CB031170

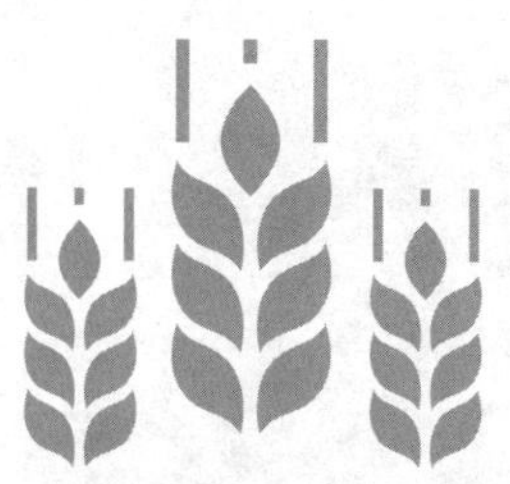

Nutrição Moderna de Shils

na Saúde e na Doença

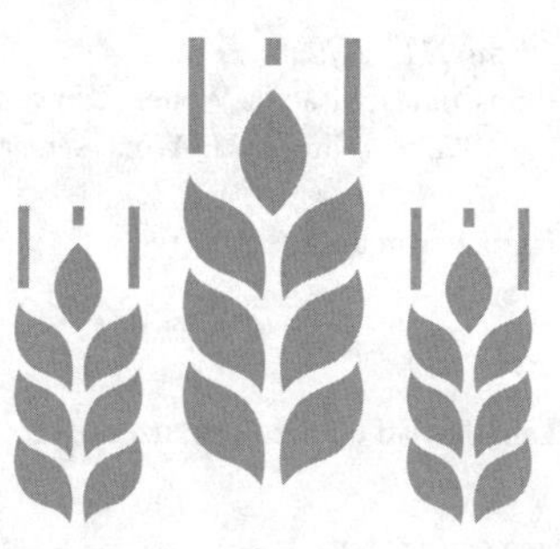

Nutrição Moderna de Shils

na Saúde e na Doença

Editores

A. Catharine Ross, Ph.D.
Benjamin Caballero, M.D., Ph.D.
Robert J. Cousins, Ph.D.
Katherine L. Tucker, Ph.D.
Thomas R. Ziegler, M.D.

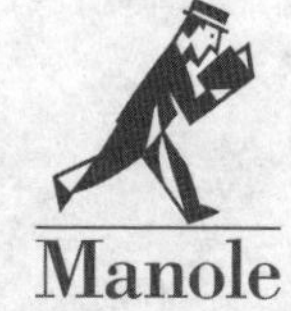

11ª edição

Título original em inglês: *Modern Nutrition in Health and Disease, 11th edition*

Este livro contempla as regras do Acordo Ortográfico da Língua Portuguesa.

Editor-gestor: Walter Luiz Coutinho
Editora de traduções: Denise Yumi Chinem
Produção editorial: Priscila Pereira Mota Hidaka, Cláudia Lahr Tetzlaff e Karen Daikuzono
Assistência editorial: Gabriela Rocha Ribeiro

Tradução da 11ª edição: Carlos David Szlak (Caps. 78-83, 98, 111 e 113); Fabiana Buassaly Leistner (Caps. 27, 31, 34-36, 38, 40, 41, 43, 44, 46, 51, 53, 55, 56 e 68); Filippe Vasconcellos (Cap. 114); Laís Andrade (Caps. 105-107); Luiz Euclydes Trindade Frazão Filho (Parte inicial e caps. 6, 19, 61, 65, 66, 69, 85, 87, 88, 90, 94, 100 e 108); Soraya Imon de Oliveira (Caps. 3, 8, 10, 12-14, 16, 18, 22-24, 26, 45, 47-49, 59, 60, 62-64, 72, 74 e 75)

Tradução das atualizações da 11ª edição: Fabiana Buassaly Leistner (Caps. 71, 84, 109 e 112 e Apêndice); Filippe Vasconcellos (Caps. 1, 2, 4, 5, 7, 9, 15, 28, 39, 54, 70, 96, 97, 99, 104 e 110); Leda Pierrotti (Caps. 20, 21, 30, 33, 50, 77 e 95); Luiz Euclydes Trindade Frazão Filho (Caps. 25, 29, 32, 37, 42, 52, 58, 67, 76, 86, 89, 91, 92, 93, 101 e 103); Noelly Vasconcellos (Caps. 11, 17, 57, 73 e 102)

Tradução da 10ª edição: Fabiana Buassaly Leistner (Caps. 1, 2, 5, 7, 9 e 11); Fátima Aparecida de Oliveira Abbate (Caps. 30 e 112); Fernanda Flauzino de Oliveira Garcia (Caps. 28 e 67); Fernando Augusto Lopes (Caps. 70 e 86); Fernando Gomes do Nascimento (Caps. 21, 25, 32, 33, 84, 92, 93 e 101); Ida Cristina Gubert (Caps. 104 e 110); Joana Fonseca Correia (Caps. 97, 99 e 102); João Carlos Hoene (Cap. 50); Judith Tonioli Arantes (Cap. 54); Laís Andrade (Caps. 42 e 77); Luciana Cristina Baldini (Caps. 17, 37 e 39); Lucy Lina Ogura (Caps. 4, 20, 50 e 57); Luiz Fernando Sardelli (Caps. 91, 95 e 96); Maíra Daher Dutra da Silva (Cap. 109); Marcos Ikeda (Cap. 52 e Apêndice); Merck Farias de Souza (Cap. 15); Natalia Ribeiro Taddei (Caps 29, 58, 71, 73, 76 e 89); Rosamaria Kelbert (Cap. 103)

Revisão de tradução e revisão de prova: Depto. editorial da Editora Manole
Diagramação: Luargraf Serviços Gráficos Ltda.–ME
Capa: Ricardo Yoshiaki Nitta Rodrigues
Editora de arte: Deborah Sayuri Takaishi

Dados Internacionais de Catalogação na Publicação (CIP)
(Câmara Brasileira do Livro, SP, Brasil)

Nutrição moderna de Shils na saúde e na doença. –
11. ed. – Barueri, SP : Manole, 2016.

Título original: Modern nutrition in health and disease.
Vários editores.
Vários tradutores.
Bibliografia.
ISBN 978-85-204-3763-6

1. Doenças – Prevenção 2. Dietoterapia
3. Nutrição.

15-10407 CDD-613.2

Índices para catálogo sistemático:

1. Alimentação e saúde 613.2
2. Doenças : Prevenção : Aspectos nutricionais :
Promoção da saúde 613.2

Edição brasileira – 2016
Direitos em língua portuguesa adquiridos pela:
Editora Manole Ltda.
Av. Ceci, 672 – Tamboré
06460-120 – Barueri – SP – Brasil
Fone: (11) 4196-6000
Fax: (11) 4196-6021
www.manole.com.br
info@manole.com.br

Impresso no Brasil
Printed in Brazil

SOBRE OS EDITORES

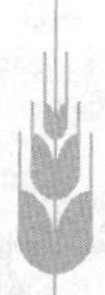

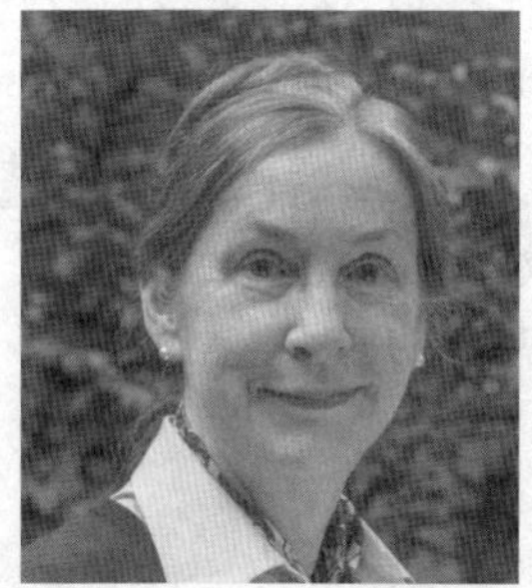

Catharine Ross ocupa a Cadeira Dorothy Foehr Huck e é professora de nutrição na Pennsylvania State University, com bacharelado em ciências pela University of California, em Davis, e mestrado em ciências da nutrição e doutorado em bioquímica e biologia molecular pela Cornell University. Depois de concluir seu pós-doutorado na Columbia University, ingressou no corpo docente da Medical College of Pennsylvania, onde atuou antes de ingressar na Penn State, em 1994. Ross atuou como conselheira e tesoureira da American Society for Nutrition (ASN) e atualmente é editora-chefe do *The Journal of Nutrition.* Agraciada com os prêmios Mead Johnson e Osborne and Mendel, da ASN, ela também é membro da American Association for the Advancement of Science e foi eleita para a National Academy of Sciences em 2003. Ross serviu em diversos comitês dos National Institutes of Health e do Institute of Medicine, inclusive do Food and Nutrition Board. Suas pesquisas têm como objeto a regulação do transporte e da função da vitamina A, especialmente no sistema imune. Atualmente, ministra cursos de pós-graduação em nutrição molecular e um seminário intensivo de graduação em nutrição. Atuou como editora da 9ª e da 10ª edição do livro *Nutrição moderna na saúde e na doença.*

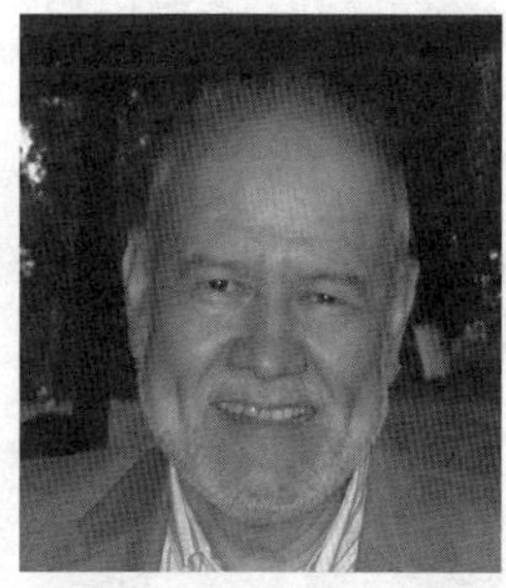

Benjamin Caballero é professor de saúde internacional na Bloomberg School of Public Health e professor de pediatria na faculdade de medicina da Johns Hopkins University, com mestrado pela Universidad de Buenos Aires e doutorado em regulação neuroendócrina pelo Massachusetts Institute of Technology. Caballero participou de vários painéis de consultoria internacional, inclusive do Food and Nutrition Board, do Institute of Medicine, do Dietary Guidelines for Americans Committee, do Food and Drug Administration Advisory Board e de vários painéis dos National Institutes of Health e do United States Department of Agriculture. Suas publicações incluem os livros *Encyclopedia of Human Nutrition, The Nutrition Transition, Obesity in China* e *Guide to Dietary Supplements*, entre outros. Caballero ministra o curso *Princípios da Nutrição Humana* do programa de pós-graduação em nutrição da Johns Hopkins University. Ele atuou como editor da 10ª edição do livro *Nutrição moderna na saúde e na doença.*

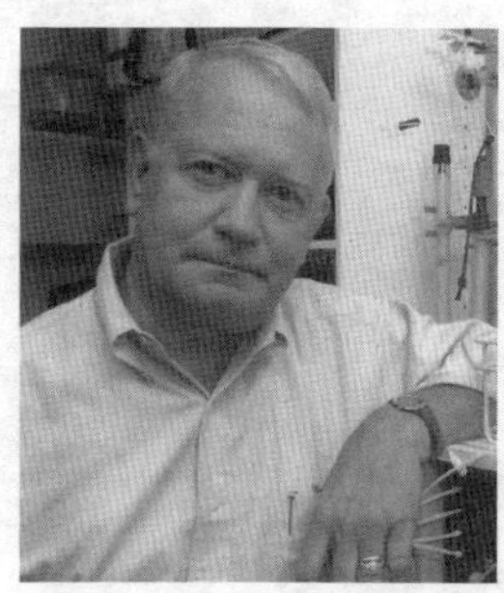

Robert J. Cousins é ocupante da Cadeira Boston Family, professor de nutrição e eminente acadêmico da University of Florida. Com bacharelado pela University of Vermont e doutorado pela University of Connecticut, ele foi Fellow de pós-doutorado em bioquímica dos National Institutes of Health (NIH) na University of Wisconsin e presidente executivo e do conselho de administração da Federation of American Societies for Experimental Biology, além de presidente da American Society for Nutrition (ASN). Cousin recebeu vários prêmios, entre os quais o Mead Johnson, o Osborne and Mendel, da ASN, o NIH MERIT, o United States Department of Agriculture Secretary's Honor, o American College of Nutrition Research, o Bristol-Myers Squibb/Mead Johnson por desenvolver pesquisa de destaque em biomedicina (nutrição), o Dannon Institute Mentorship, e o Distinguished Scientist, da International Society for Trace Element Research in Humans. Eleito para a National Academy of Sciences em 2000, ele é editor da *The Annual Review of Nutrition* e suas pesquisas se desenvolvem no campo da biologia molecular e celular de metabolismo, nutrição, transporte e função do zinco. Cousins, que ministra cursos de pós-graduação em nutrição mineral e técnicas analíticas em nutrição, atuou como editor da 10ª edição do livro *Nutrição moderna na saúde e na doença.*

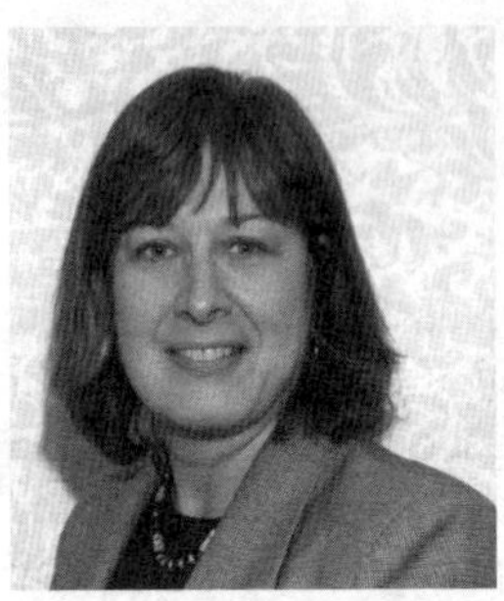

Katherine L. Tucker é professora de epidemiologia nutricional na Northeastern University, com doutorado pela Cornell University e bacharelado pela University of Connecticut, ambos em ciências da nutrição. Ex-presidente do Nutritional Sciences Council (*NSC*) e ex-membro do conselho de administração da American Society for Nutrition, Tucker atuou como editora associada do *The Journal of Nutrition* durante oito anos. Suas pesquisas têm como objeto a ingestão alimentar, o metabolismo e as doenças crônicas (osteoporose, diabetes, doenças cardiovasculares e déficit cognitivo) em populações diversas. Atual diretora do Center on Population Health and Health Disparities, subsidiado pelo National Heart, Lung and Blood Institute, e membro da seção de estudos dos National Institutes of Health Kidney, Nutrition, Obesity and Diabetes (KNOD), Tucker ministra cursos de nutrição e epidemiologia nutricional.

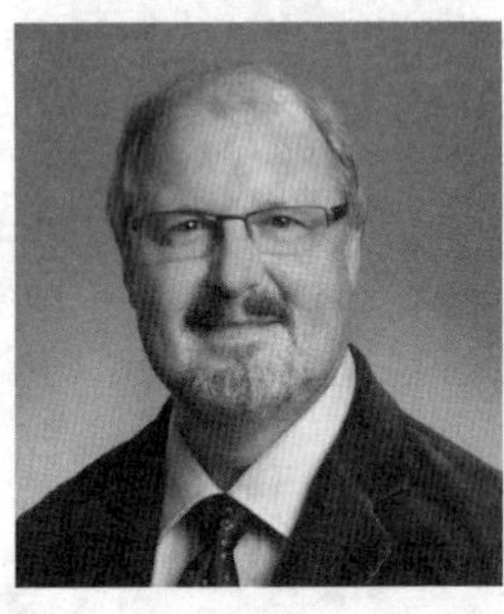

Thomas R. Ziegler é professor de medicina e diretor do Emory Center for Clinical and Molecular Nutrition, da faculdade de medicina da Emory University, com bacharelado e mestrado em nutrição, bem como doutorado em medicina, pela Michigan State University. Atuou como *fellow* de pós-doutorado em nutrição da faculdade de medicina de Harvard e é codiretor de programas do Núcleo de Pesquisas em Educação, Treinamento e Desenvolvimento Profissional do Atlanta Clinical and Translational Science Institute (ACTSI) e diretor de programas do Clinical Research Network, da mesma instituição. Ziegler é membro do conselho editorial de vários periódicos de pesquisa em nutrição e conduz pesquisas clínicas e translacionais nas áreas de metabolômica nutricional, nutrientes/fator de crescimento/regulação redox do crescimento, reparo e função das células intestinais, e efeitos metabólicos e clínicos das modalidades de terapia nutricional especializada sobre os estados catabólicos. O autor ministra um curso de pós-graduação em redação de pedidos de financiamento de projetos para estagiários do programa Master of Science in Clinical Research, do ACTSI, e um curso de nutrição para estudantes do primeiro ano de medicina.

PREFÁCIO

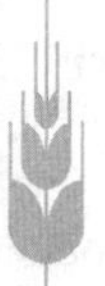

A 11ª edição de *Nutrição moderna na saúde e na doença* segue a longa história de publicação de uma obra de destaque acerca da nutrição humana, desde a ciência básica do metabolismo e funções dos nutrientes até as diferentes formas de aplicação da nutrição com vistas a melhorar os resultados clínicos e a saúde pública. O objetivo desta edição, assim como o das precedentes, é oferecer um texto e uma fonte de referência atualizados, abrangentes e confiáveis, elaborados por especialistas de diferentes campos. Nesta nova edição, mais de 190 autores participaram da iniciativa, dos quais cerca de 60% são autores novos. Todos os colaboradores forneceram o panorama mais atual de suas respectivas áreas.

A história de *Nutrição moderna na saúde e na doença* se estende por mais de cinco décadas, conforme descrito na tabela a seguir, que relaciona as edições, o ano de publicação, os editores e a editora responsável pela publicação do livro.

A partir desse início, o livro adotou uma ampla abordagem da ciência nutricional com um forte enfoque clínico. O título e os objetivos desse trabalho evoluíram a partir de um livro originalmente intitulado *Dietotherapy*, iniciado por Michael G. Wohl, M.D., e Robert S. Goodhart, M.D., como coeditores, em 1950. A segunda edição foi a primeira a usar o título *Nutrição moderna na saúde e na doença*, com o subtítulo *Dietoterapia*. Os drs. Wohl e Goodhart editaram as quatro primeiras edições. A partir da 5ª edição, em 1973, Maurice E. Shils, M.D., Sc.D., começou a editar o livro junto ao dr. Goodhart. O dr. Shils passou a ser o editor sênior a partir da 7ª edição, em 1988, permanecendo nessa função até a 10ª edição. A 10ª edição celebrou o 50º aniversário de *Nutrição moderna na saúde e na doença*.

Por ocasião do início do planejamento da 11ª edição, o dr. Shils decidiu que estava na hora de deixar o projeto. Ele e sua esposa Betty, que lhe prestou competente assistência durante a organização de várias edições, moram em Winston-Salem, Carolina do Norte, onde seguem felizes cuidando de dois cães *shelties* muito espertos e viajando com frequência. Os editores da 11ª edição, tanto os veteranos como os novos neste projeto, desejam estender os seus mais sinceros agradecimentos a Maurice Shils, pela orientação prestada, por compartilhar o seu amor por este livro e pela sua rigorosa abordagem à supervisão das tarefas envolvidas. Para muitos leitores, *Nutrição moderna na saúde e na doença* passou a ser conhecido simplesmente como *Goodhart e Shils*, e posteriormente, como *Shils*. Esperamos que, no momento de sua mais recente transição, este livro continue sendo o texto altamente respeitado e confiável que sempre foi fonte de referência.

Ao mesmo tempo que mantém as tradições, a 11ª edição também traz novidades. A organização básica continua a mesma da edição anterior, mas todos os tópicos são atualíssimos e alguns foram consolidados, sempre enfatizando a ideia de modernidade, como o próprio título do livro indica. Nesta edição, o Apêndice foi simplificado, deixando o livro mais conciso. Esta 11ª edição ressalta muitos tópicos novos que representam os conceitos mais atuais e as preocupações de ordem prática em termos de nutrição e manejo nutricional de doenças. Os novos capítulos incluem tópicos como: alimentos funcionais e nutracêuticos na promoção da saúde; prebióticos e probióticos como moduladores da microbiota intestinal; epigenética; mecanismos de sinalização de nutrientes; consequências metabólicas da restrição calórica; cirurgia bariátrica; síndrome metabólica, nutrição e processos inflamatórios; síndrome do intestino irritável e doença diverticular; insegurança alimentar em crianças; caquexia neoplásica; nutrição nas lesões por queimadura; padrões alimentares; e abordagens de prevenção da deficiência de micronutrientes.

Número da edição	Ano de publicação[a]	Editores	Editora
1	1950	Drs. Michael Wohl e Robert Goodhart	Lea & Febiger
2	1955	Drs. Michael Wohl e Robert Goodhart	Lea & Febiger
3	1964	Drs. Michael Wohl e Robert Goodhart	Lea & Febiger
4	1968	Drs. Michael Wohl e Robert Goodhart	Lea & Febiger
5	1973	Drs. Robert Goodhart e Maurice E. Shils	Lea & Febiger
6	1980	Drs. Robert Goodhart e Maurice E. Shils	Lea & Febiger
7	1988	Drs. Maurice E. Shils e Vernon Young	Lea & Febiger
8	1994	Drs. Maurice E. Shils, James A. Olson e Moshe Shike	Lea & Febiger[b]
9	1998	Drs. Maurice E. Shils, James A. Olson, Moshe Shike e A. Catharine Ross	Lippincott Williams & Wilkins
10	2005	Drs. Maurice E. Shils, Moshe Shike, A. Catharine Ross, Benjamin Caballero e Robert J. Cousins	Lippincott Williams & Wilkins
11	2012	Drs. A. Catharine Ross, Benjamin Caballero, Robert J. Cousins, Katherine L. Tucker e Thomas R. Ziegler	Lippincott Williams & Wilkins

[a]Ano da primeira impressão.

[b]A editora Lea & Febiger, da Filadélfia, foi comprada pela Waverly Company, proprietária da Williams & Wilkins Publishers, de Baltimore, pouco antes da publicação da 8ª edição. Pouco antes da publicação da 9ª edição, a Waverly Company foi comprada pela Wolters Kluwer Publishers, formando uma fusão com a Lippincott, editora de livros de medicina da Filadélfia.

Os editores desejam expressar seus agradecimentos pelo excepcional apoio na preparação, edição e produção deste extenso projeto. Os autores que contribuíram com seus conhecimentos aparecem relacionados nas páginas que se seguem. Os editores trabalharam pessoalmente com alguns dos funcionários da Lippincott Williams & Wilkins, de Baltimore, enquanto outros colaboradores atuaram "nos bastidores", nas fases de editoração, publicação, distribuição e comercialização. Agradecemos a todos pelo apoio prestado. David Troy, editor sênior de aquisições, ajudou a dar continuidade aos trabalhos de produção da 11ª edição após a saída do dr. Shils. Matt Hauber e John Larkin atuaram como nossos gerentes de produto. O projeto deve enorme gratidão a Holly Lukens, revisora-chefe. Ela trabalhou em três edições de *Nutrição moderna na saúde e na doença*, sempre melhorando a qualidade do trabalho. Agradecemos aos diversos artistas gráficos cujas ilustrações aparecem nesta edição e à equipe do departamento de arte da Lippincott Williams & Wilkins pela especial atenção dada às ilustrações contidas nesta nova edição. Somos muito gratos também àqueles que trabalharam eficientemente conosco na elaboração e distribuição dos textos e no gerenciamento das comunicações, e agradecemos a Madeleine Stull e Carrie Guzman pela excelente assistência de sua equipe.

Os editores

A. Catharine Ross, Ph.D.

Benjamin Caballero, M.D., Ph.D.

Robert J. Cousins, Ph.D.

Katherine L. Tucker, Ph.D.

Thomas R. Ziegler, M.D.

Colaboradores

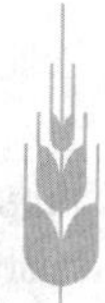

Phyllis B. Acosta, M.S., Dr.P.H., R.D.
Nutrition Consultant
Medical Genetics
Emory University School of Medicine
Atlanta, Georgia

Lindsay H. Allen, Ph.D.
Center Director and Research Professor
USDA/ARS Western Human Nutrition Research Center
University of California
Davis, California

David Alpers, M.D.
William B. Kountz Professor of Medicine
Internal Medicine/Gastroenterology
Washington University School of Medicine
Physician
Internal Medicine/Gastroenterology
Barnes Jewish Hospital
St. Louis, Missouri

Aśok C. Antony, M.D., F.A.C.P.
Professor of Medicine
Department of Medicine
Indiana University School of Medicine
Attending Physician
Hematology Service
Indiana University Hospital
Staff Physician and Consultant in Hematology
Medicine Service
Roudebush Veterans Affairs Medical Center
Indianapolis, Indiana

Lawrence J. Appel, M.D., M.P.H.
Professor
Department of Medicine
Johns Hopkins University of N
Professor of Medicine
Johns Hopkins University School of Medicine
Baltimore, Maryland

Michelle Asp, Ph.D., R.D.
Postdoctoral Research Associate
College of Food, Agricultural and Natural Resource Sciences
University of Minnesota Twin Cities Campus
St. Paul, Minnesota

David A. August, M.D.
Professor of Surgery
Chief, Division of Surgical Oncology
UMDNJ/Robert Wood Johnson Medical School and The Cancer Institute of New Jersey
New Brunswick, New Jersey

Joseph E. Baggott, Ph.D.
Assistant Professor
Retired from Department of Nutrition Sciences
University of Alabama at Birmingham
Birmingham, Alabama

James L. Bailey, M.D.
Professor
Renal Division
Department of Medicine
Emory University School of Medicine
Atlanta, Georgia

Connie Watkins Bales, Ph.D., R.D.
Professor
Department of Medicine
Duke University Medical Center
Associate Director for Education and Evaluation
Geriatric Research, Education, and Clinical Center
Durham VA Medical Center
Durham, North Carolina

Vickie E. Baracos, Ph.D.
Professor
Palliative Care Medicine
Department of Oncology
University of Alberta
Cross Cancer Institute
Edmonton, Alberta, Canada

Joseph L. Baumert, Ph.D.
Assistant Professor
Department of Food Science and Technology
University of Nebraska–Lincoln
Lincoln, Nebraska

Juliane I. Beier, Ph.D.
Assistant Professor
Pharmacology and Toxicology
University of Louisville
Louisville, Kentucky

Chantal Bémeur, Dt.P., Ph.D.
Assistant Professor
Department of Nutrition
Université de Montréal
Researcher
Neuroscience Research Unit
Hôpital St-Luc (CHUM)
Montreal, Quebec

Stephen Robert Bloom, M.A., M.D., D.Sc., F.R.C.Path., F.R.C.P, F.Med.Sci.
Chairman of Section of Investigative Medicine
Department of Investigative Medicine
Imperial College London
Chief of Pathology Service
Department of Diabetes and Endocrinology
Hammersmith Hospital
London, United Kingdom

Rex O. Brown, Pharm.D.
Professor and Vice Chair
Director, Experiential Education
Department of Clinical Pharmacy
College of Pharmacy
University of Tennessee Health Science Center
Memphis, Tennessee

Alan L. Buchman, M.D., M.S.P.H.
Professor of Medicine and Surgery
Division of Gastroenterology and Hepatology
Feinberg School of Medicine, Northwestern University
Chicago, Illinois

Douglas G. Burrin, Ph.D.
Professor
USDA-Children's Nutrition Research Center
Section of Gastroenterology, Hepatology and Nutrition
Department of Pediatrics
Baylor College of Medicine
Houston, Texas

Nancy F. Butte, Ph.D.
Professor
Department of Pediatrics
Baylor College of Medicine
USDA/ARS Children's Nutrition Research Center
Houston, Texas

Roger F. Butterworth, Ph.D., D.Sc.
Professor
Department of Medicine
Université De Montréal
Director
Neuroscience Research Unit
Hospital St-LUC (CHUM)
Montreal, Quebec

Benjamin Caballero, M.D., Ph.D.
Professor
Center for Human Nutrition
Department of International Health
Johns Hopkins Bloomberg School of Public Health
Baltimore, Maryland

Philip C. Calder, Ph.D., D.Phil., R.Nutr.
Professor of Nutritional Immunology
Faculty of Medicine
University of Southampton
Southampton, United Kingdom

Ralph Carmel, M.D.
Director of Research
New York Methodist Hospital
Brooklyn, New York
Professor of Medicine
Weill Cornell Medical College
New York, New York

Leticia Castillo, M.D.
Thomas Fariss Marsh Jr. Chair in Pediatrics
Professor of Pediatrics
Department of Pediatrics
University of Texas Southwestern
Division of Critical Care
Children's Medical Center
Dallas, Texas

Victoria A. Catenacci, M.D.
Assistant Professor of Medicine
Anschutz Health and Wellness Center
Endocrinology, Metabolism and Diabetes
University of Colorado Anschutz Medical Campus
Aurora, Colorado

Lingtak-Neander Chan, Pharm.D., B.C.N.S.P.
Associate Professor of Pharmacy and Interdisciplinary Faculty in Nutritional Sciences
School of Pharmacy and Graduate Program in Nutritional Sciences
University of Washington
Seattle, Washington

Lawrence J. Cheskin, M.D.
Associate Professor
Department of Health, Behavior and Society
Johns Hopkins Bloomberg School of Public Health
Attending Staff
Department of Medicine (Gastroenterology)
Johns Hopkins Hospital
Baltimore, Maryland

Christopher R. Chitambar, M.D., F.A.C.P.
Professor of Medicine and Fellowship Program Director
Department of Medicine, Division of Hematology and Oncology
Froedtert and Medical College of Wisconsin Clinical Cancer Center
Medical College of Wisconsin
Milwaukee, Wisconsin

Paul M. Coates, Ph.D.
Director
Office of Dietary Supplements
National Institutes of Health
Bethesda, Maryland

James F. Collins, Ph.D.
Associate Professor
Food Science and Human Nutrition Department
University of Florida
Gainesville, Florida

Arthur Cooper, M.D., M.S.
Professor of Surgery
Columbia University College of Physicians and Surgeons
Director of Trauma and Pediatric Surgical Services
Harlem Hospital Center
New York, New York

Janelle W. Coughlin, Ph.D.
Assistant Professor
Department of Psychiatry and Behavioral Sciences
Johns Hopkins University School of Medicine
Baltimore, Maryland

Robert J. Cousins, Ph.D.
Boston Family Professor of Nutrition
Director, Center for Nutritional Sciences
Food Science and Human Nutrition Department
University of Florida
Gainesville, Florida

Susette M. Coyle, M.S.
Instructor
Department of Surgery
Robert Wood Johnson Medical School
New Brunswick, New Jersey

Vanessa R. da Silva, Ph.D.
Postdoctoral Associate and Instructor
Department of Foods and Nutrition
University of Georgia
Athens, Georgia

Akila De Silva B.Sc., M.B.B.S., M.R.C.P.
Wellcome Trust/GSK Clinical Research Fellow
Department of Investigative Medicine
Imperial College London
Honorary Specialist Registrar
Department of Diabetes and Endocrinology
Hammersmith Hospital
London, United Kingdom

Alan D. Dangour, M.Sc., Ph.D.
Senior Lecturer
Department of Population Health
London School of Hygiene and Tropical Medicine
London, United Kingdom

Cindy D. Davis, Ph.D.
Director of Grants and Extramural Activities
Office of Dietary Supplements
National Institutes of Health
Rockville, Maryland

Steven R. Davis, Ph.D.
Platform Leader
Global Discovery RBD
Abbott Nutrition
Columbus, Ohio

Teresa A. Davis, Ph.D.
Professor
USDA Children's Nutrition Research Center
Department of Pediatrics
Baylor College of Medicine
Houston, Texas

Mark H. DeLegge, M.D.
Professor of Medicine
Digestive Disease Center
Medical University of South Carolina
Charleston, South Carolina

Dominick P. DePaola, D.D.S., Ph.D.
Associate Dean, Academic Affairs
College of Dental Medicine
Nova Southeastern University
Fort Lauderdale, Florida

Nicolaas E.P. Deutz, M.D., Ph.D.
Professor, Ponder Endowed Chair
Department of Health and Kinesiology
Texas A&M University
Director Translational Research in Aging and Longevity
Department of Health and Kinesiology
College Station, Texas

John K. DiBaise, M.D.
Professor of Medicine
Division of Gastroenterology
Mayo Clinic
Scottsdale, Arizona

Adrian Dobs, M.D., M.H.S.
Professor of Medicine
Division of Endocrinology and Metabolism
Johns Hopkins University
Baltimore, Maryland

Gerald W. Dryden, M.D., M.S.P.H., M.Sc.
Associate Professor of Medicine and Bioengineering
Department of Medicine
Division of Gastroenterology, Hepatology, and Nutrition
University of Louisville School of Medicine
Louisville, Kentucky

Valerie B. Duffy, Ph.D., R.D.
Professor
Department of Allied Health Sciences
College of Agriculture and Natural Resources
University of Connecticut
Storrs, Connecticut

Curtis D. Eckhert, Ph.D.
Professor
Department of Environmental Health Sciences and Molecular Toxicology
University of California Los Angeles
Los Angeles, California

Louis J. Elsas II, M.D., F.F.A.C.M.G.†
Professor of Pediatrics and Emeritus Director Center for Medical Genetics
Department of Pediatrics and Biochemistry
Miller School of Medicine University of Miami
Chief, Medical Genetics-Emeritus
Department of Pediatrics
Jackson Memorial Hospital
Miami, Florida

Joshua Farr, Ph.D.
Postdoctoral Research Fellow
Endocrine Research Unit
Mayo Clinic
Rochester, Minnesota

Celeste C. Finnerty, Ph.D.
Associate Professor
Department of Surgery
University of Texas Medical Branch
Associate Director of Research
Shriners Hospitals for Children
Galveston, Texas

Edward A. Fisher, M.D., Ph.D.
Leon H. Charney Professor of Cardiovascular Medicine
Department of Medicine (Cardiology)
NYU School of Medicine
Director
Center for the Prevention of Cardiovascular Disease
NYU Langone Medical Center
New York, New York

Luigi Fontana, M.D., Ph.D.
Full Professor of Nutrition
Department of Medicine
Salerno University Medical School
Baronissi (Salerno), Italy
Research Professor of Medicine
Department of Medicine, Center for Human Nutrition
Washington University Medical School
St.Louis, Missouri

Harold A. Franch, M.D.
Associate Professor
Renal Division
Department of Medicine
Emory University School of Medicine
Atlanta, Georgia
Research Service
Atlanta Veterans Affairs Medical Center
Decatur, Georgia

Glenn R. Gibson, B.Sc., Ph.D.
Professor
Department of Food and Nutritional Sciences
The University of Reading
Reading, Berkshire, United Kingdom

Edward Giovannucci, M.D., Sc.D.
Professor
Department of Nutrition and Epidemiology
Harvard School of Public Health
Associate Professor of Medicine
Channing Division of Network Medicine
Brigham and Women's Hospital, Harvard Medical School
Boston, Massachusetts

Scott Going, Ph.D.
Department Head and Professor
Department of Nutritional Sciences
University of Arizona
Tucson, Arizona

Michele M. Gottschlich, Ph.D., R.D., L.D., C.N.S.D., P.S.G.T.
Adjunct Associate Professor
Department of Surgery
University of Cincinnati College of Medicine
Director of Nutrition Services
Shriners Hospitals for Children
Cincinnati, Ohio

† *In memoriam.*

Jesse F. Gregory III, Ph.D.
Professor
Food Science and Human Nutrition Department
University of Florida
Gainesville, Florida

Zhenglong Gu, Ph.D.
Assistant Professor
Division of Nutritional Sciences
Cornell University
Ithaca, New York

Angela S. Guarda, M.D.
Associate Professor
Department of Psychiatry and Behavioral Sciences
Johns Hopkins University School of Medicine
Director, Johns Hopkins Eating Disorders Program
Johns Hopkins Hospital
Baltimore, Maryland

Craig Gundersen, Ph.D.
Professor
Department of Agricultural and Consumer Economics
University of Illinois
Urbana, Illinois

Paul Haggarty, B.Sc., Ph.D.
Head of Lifelong Health
Rowett Institute of Nutrition and Health
University of Aberdeen
Aberdeen, United Kingdom

Rachael A. Harrison, Ph.D.
Research Associate/cGMP Manager
Department of Biological Sciences
Sunnybrook Health Sciences Centre
Toronto, Ontario, Canada

Peter J. Havel, D.V.M., Ph.D.
Professor
Molecular Biosciences, School of Veterinary Medicine and Nutrition
University of California, Davis
Davis, California

Sophie Hawkesworth, Ph.D.
Research Fellow
Department of Population Health
London School of Hygiene and Tropical Medicine
London, United Kingdom

Robert P. Heaney, M.D.
John A. Creighton University Professor
Creighton University
Omaha, Nebraska

Robert A. Hegele, M.D., F.R.C.P.C.
Professor
Department of Medicine
University of Western Ontario
Staff Endocrinologist
London Health Sciences Center
London, Ontario, Canada

Douglas C. Heimburger, M.D., M.S.
Professor of Medicine
Vanderbilt University School of Medicine
Associate Director for Education and Training
Vanderbilt Institute for Global Health
Nashville, Tennessee

William C. Heird, M.D.
Professor Emeritus
Children's Nutritional Research Center
Baylor College of Medicine
Houston, Texas

David N. Herndon, M.D.
Chief of Staff
Shriners Hospitals for Children, Galveston
Professor of Pediatrics and Surgery
University of Texas Medical Branch
Galveston, Texas

Steve Hertzler, Ph.D., R.D.
Senior Research Scientist
Performance Nutrition
Abbott Nutrition
Columbus, Ohio

James O. Hill, Ph.D.
Professor of Pediatrics and Medicine
Anschutz Health and Wellness Center
University of Colorado Anschutz Medical Campus
Aurora, Colorado

Melanie Hingle, Ph.D., M.P.H., R.D.
Assistant Research Professor
Department of Nutritional Sciences
University of Arizona
Tucson, Arizona

L. John Hoffer, M.D., Ph.D.
Professor
Faculty of Medicine
McGill University
Senior Physician and Principal Investigator
Divisions of Internal Medicine and Endocrinology
Lady Davis Institute for Medical Research
Sir Mortimer B. Davis Jewish General Hospital
Montreal, Quebec, Canada

Maureen Huhmann, D.C.N., R.D., C.S.O.
Adjunct, Assistant Professor
Nutritional Sciences
University of Medicine and Dentistry of New Jersey
Newark, New Jersey

Gary R. Hunter, Ph.D.
Professor
Departments of Human Studies and Nutrition Sciences
University of Alabama at Birmingham
Birmingham, Alabama

Syed Sufyan Hussain, M.A., M.B. B.Chir., M.R.C.P.
Wellcome Trust Clinical Research Fellow
Department of Investigative Medicine
Imperial College London
Honorary Specialist Registrar
Department of Diabetes and Endocrinology
Hammersmith Hospital
London, United Kingdom

James K. Hyche, Ph.D.
Director, Feeding Psychology Services
Psychology
Mt. Washington Pediatric Hospital
Baltimore, Maryland

Karl L. Insogna, M.D.
Professor of Medicine (Endocrinology)
Director, Yale Bone Center
Yale University
New Haven, Connecticut

Khursheed N. Jeejeebhoy, M.B.B.S., Ph.D., F.R.C.P.C.
Professor Emeritus
Department of Medicine
Department of Nutritional Sciences
University of Toronto
Toronto, Canada

Marc G. Jeschke, M.D., Ph.D.
Director, Ross Tilley Burn Centre
Sunnybrook Health Sciences Centre
Senior Scientist
Sunnybrook Research Institute
Associate Professor
Department of Surgery, Division of Plastic Surgery
Department of Immunology
University of Toronto
Toronto, Ontario, Canada

Margaret M. Johnson, M.D.
Assistant Professor of Medicine
Division of Pulmonary Medicine
Department of Medicine
Mayo Clinic Florida
Jacksonville, Florida

Mary Ann Johnson, Ph.D.
Flatt Professor and Faculty of Gerontology
Department of Foods and Nutrition
University of Georgia
Athens, Georgia

Dean P. Jones, Ph.D.
Professor
Department of Medicine
Emory University
Atlanta, Georgia

Glenville Jones, Ph.D.
Craine Professor of Biochemistry
Biomedical and Molecular Sciences
Queen's University
Kingston, Ontario Canada

Peter J. H. Jones, Ph.D.
Professor
Department of Food Science and Human Nutritional Sciences
Richardson Centre for Functional Foods and Nutraceuticals
University of Manitoba
Winnipeg, Manitoba

Rita Rastogi Kalyani, M.D., M.H.S.
Assistant Professor of Medicine
Division of Endocrinology and Metabolism
Johns Hopkins University School of Medicine
Baltimore, Maryland

Richard M. Katz, M.D., M.B.A.
Associate Professor
Pediatric
Johns Hopkins University School of Medicine
Vice President Medical Affairs, Chief Medical Office
Pediatric Medicine
Mt. Washington Pediatric Hospital
Baltimore, Maryland

Nancy L. Keim, Ph.D.
Research Chemist
USDA/ARS Western Human Nutrition Research Center
University of California, Davis
Davis, California

Kathleen L. Keller, Ph.D.
Assistant Professor
Department of Nutritional Science and Food Science
Pennsylvania State University
University Park, Pennsylvania
Research Associate
New York Obesity Research Center
New York, New York

Jane E. Kerstetter, Ph.D., R.D.
Professor
Department of Allied Health Sciences
University of Connecticut
Storrs, Connecticut

Rubina Khan, M.S.
Consultant
Charlotte, North Carolina

Yeonsoo Kim, Ph.D., R.D., L.D.N.
Assistant Professor of Nutrition and Dietetics
School of Human Ecology
Louisiana Tech University
Ruston, Louisiana

Janet C. King, Ph.D.
Senior Scientist and Professor
Children's Hospital Oakland Research Institute and the University of California at Berkeley and Davis
Oakland, California

James B. Kirkland, Ph.D.
Associate Professor
Department of Human Health and Nutritional Sciences
University of Guelph
Guelph, Ontario, Canada

Samuel Klein, M.D., M.S.
William H. Danforth Professor of Medicine and Nutritional Science
Director, Center for Human Nutrition
Chief, Division of Geriatrics and Nutritional Science
Department of Internal Medicine
Washington University School of Medicine
St. Louis, Missouri

Joel D. Kopple, M.D.
Professor of Medicine and Public Health
David Geffen School of Medicine at UCLA and UCLA School of Public Health
Division of Nephrology and Hypertension
Los Angeles Biomedical Research Institute at Harbor-UCLA Medical Center
Los Angeles and Torrance, California

Kenneth A. Kudsk, M.D.
Professor of Surgery
Department of Surgery
School of Medicine
University of Wisconsin-Madison
Madison, Wisconsin

Sarah Landes, M.D.
Department of Medicine
University of Louisville
Louisville, Kentucky

Peter Laurberg, M.D., Dr. Med. Sci.
Clinical Professor
Department of Endocrinology
Aalborg University
Chief Endocrinologists
Aalborg Hospital
Aalborg, Denmark

Roy J. Levin, M.Sc., Ph.D.
Honorary Research Associate
Porterbrook Clinic
Sheffield Care Trust
Yorkshire, England

Mark Levine, M.D.
Chief, Molecular and Clinical Nutrition Section
Digestive Diseases Branch
National Institute of Diabetes and Digestive and Kidney Diseases
Bethesda, Maryland

Louis A. Lichten, Ph.D
Application Specialist
Center of Excellence in Biological Content
Qiagen (SABiosciences)
Frederick, Maryland

Hyunjung Lim, Ph.D.
Postdoctoral Fellow
Center for Human Nutrition
Department of International Health
Johns Hopkins Bloomberg School of Public Health
Baltimore, Maryland

Stephen F. Lowry, M.D.†
Professor and Chair of Surgery
Robert Wood Johnson Medical School
New Brunswick, New Jersey

Yvette C. Luiking, Ph.D.
Assistant Professor
Department of Health and Kinesiology
Texas A&M University
College Station, Texas

† *In memoriam.*

Amy D. Mackey, Ph.D.
Associate Director
Regulatory Science and Innovation
Abbott Nutrition
Columbus, Ohio

Thomas Magnuson, M.D., FACS
Director, Johns Hopkins Center for Bariatric Surgery
Associate Professor of Surgery
Johns Hopkins University School of Medicine
Baltimore, Maryland

Laura E. Matarese, Ph.D., R.D., L.D.N., F.A.D.A., C.N.S.C.
Associate Professor
Division of Gastroenterology, Hepatology and Nutrition
Brody School of Medicine
Department of Nutrition Science
East Carolina University
Greenville, North Carolina

Dwight E. Matthews, Ph.D.
Professor and Chair
Departments of Chemistry and Medicine
University of Vermont
Burlington, Vermont

Craig J. McClain, M.D.
Professor and Associate Vice President for Research
Division of Gastroenterology, Hepatology and Nutrition
Department of Medicine
University of Louisville School of Medicine
Chief
Division of Gastroenterology
Department of Medicine
Robley Rex VA Medical Center
Louisville, Kentucky

Linda D. Meyers, Ph.D.
Director
Food and Nutrition Board
Institute of Medicine
The National Academies
Washington, DC

John Milner, Ph.D.
Director
Beltsville Human Nutrition Research Center
USDA/ARS
Beltsville, Maryland

Gayle Minard, M.D.
Professor of Surgery
Department of Surgery
College of Medicine
University of Tennessee Health Science Center
Memphis, Tennessee

Donald M. Mock, M.D., Ph.D.
Professor
Department of Biochemistry and Molecular Biology
University of Arkansas for Medical Sciences
Professor
Department of Pediatrics
Arkansas Children's Hospital
Little Rock, Arkansas

Kris M. Mogensen, M.S., R.D., L.D.N., C.N.S.C.
Team Leader Dietitian
Department of Nutrition
Brigham and Women's Hospital and Harvard Medical School
Instructor
Sargent College of Health and Rehabilitation Sciences
Boston University
Boston, Massachusetts

Mohammad Mohammad, M.D.
Department of Medicine
University of Louisville
Louisville, Kentucky

Richard L. Mones, M.D.
Assistant Clinical Professor of Pediatrics
Columbia University College of Physicians and Surgeons
Chief of Pediatric Gastroenterology and Nutrition
Harlem Hospital Center
New York, New York

Sarah L. Morgan, M.D., M.S., R.D./L.D., F.A.D.A., F.A.C.P., C.C.D.
Professor of Nutrition Sciences and Medicine
Division of Clinical Immunology and Rheumatology
Department of Medicine
The University of Alabama at Birmingham
Birmingham, Alabama

Kimberly O. O'Brien, Ph.D.
Professor
Division of Nutritional Sciences
Cornell University
Ithaca, New York

Deborah L. O'Connor, Ph.D., R.D.
Professor of Nutritional Sciences
University of Toronto
Associate Chief, Academic and Professional Practice
The Hospital for Sick Children
Toronto, Ontario, Canada

Susan Oh, M.S., M.P.H., R.D.
Research Nutrition Manager
Institute of Clinical and Translational Research (ICTR)
Johns Hopkins University School of Medicine
Baltimore, Maryland

Stephen J. D. O'Keefe, M.D., M.Sc.
Professor of Medicine
Division of Gastroenterology
University of Pittsburgh
Pittsburgh, Pennsylvania

Sebastian J. Padayatty, M.D., Ph.D.
Staff Clinician
Molecular and Clinical Nutrition Section
Digestive Diseases Branch
National Institute of Diabetes and Digestive and Kidney Diseases
Bethesda, Maryland

Neal M. Patel, M.D., M.P.H.
Instructor of Medicine
Department of Pulmonary Medicine
Mayo Clinic Florida
Jacksonville, Florida

Rafael Pérez-Escamilla, Ph.D.
Professor
Chronic Disease Epidemiology
Yale School of Public Health
New Haven, Connecticut

Mary Frances Picciano, Ph.D.[†]
Senior Nutrition Research Scientist
Office of Dietary Supplements
National Institutes of Health
Bethesda, Maryland

Kavita H. Poddar, Ph.D.
Postdoctoral Fellow
Health Behavior and Society
Johns Hopkins Bloomberg School of Public Health
Baltimore, Maryland

Sarit Polsky, M.D., M.P.H.
Instructor
Anschutz Health and Wellness Center
Endocrinology, Metabolism and Diabetes
University of Colorado Anschutz Medical Campus
Aurora, Colorado

Ronald L. Prior, Ph.D.
Adjunct Professor
Department of Food Science
University of Arkansas
Fayetteville, Arkansas

Diane Rigassio Radler, Ph.D., R.D.
Associate Professor
Nutritional Sciences
University of Medicine and Dentistry of New Jersey
Newark, New Jersey

Amit Raina, M.B.B.S., M.D., C.N.S.C.
Fellow in Gastroenterology
Division of Gastroenterology, Hepatology, and Nutrition
University of Pittsburgh Medical School
Pittsburgh, Pennsylvania

Manuel Ramirez-Zea, M.D., Ph.D.
Head, INCAP Comprehensive Center for the Prevention of Chronic Diseases (CIIPEC)
Unit of Nutrition and Chronic Diseases
Institute of Nutrition of Central America and Panama (INCAP)
Guatemala, Guatemala

Robert Rastall, B.Sc., Ph.D.
Professor
Food and Nutritional Sciences
The University of Reading
Reading, Berkshire, United Kingdom

Charles J. Rebouche, Ph.D.
Associate Professor
Department of Pediatrics
University of Iowa
Iowa City, Iowa

Dominic N. Reeds, M.D.
Assistant Professor
Department of Internal Medicine
Washington University School of Medicine
Barnes Jewish Hospital
St. Louis, Missouri

Deborah L. Renaud, M.D.
Department of Neurology
Mayo Clinic College of Medicine
Rochester, Minnesota

[†] *In memoriam.*

Todd Rideout, Ph.D.
Assistant Professor
Department of Exercise and Nutrition Sciences
University of Buffalo
Buffalo, New York

Malcolm K. Robinson, M.D.
Assistant Professor of Surgery
Harvard Medical School
Surgeon and Metabolic Support Physician
Brigham and Women's Hospital
Boston, Massachusetts

Gustavo C. Román, M.D.
Professor of Neurology
Department of Neurology
Weill Cornell Medical College at Methodist Hospital
Jack S. Blanton Distinguished Endowed Chair
Director, Nantz National Alzheimer Center
Methodist Neurological Institute
Houston, Texas

Clifford J. Rosen, M.D.
Director, Center for Clinical and Translational Research
Maine Medical Center Research Institute
Scarborough, Maine

A. Catharine Ross, Ph.D.
Professor, Occupant of Dorothy Foehr Huck Chair
Department of Nutritional Sciences
Pennsylvania State University
University Park, Pennsylvania

Ian R. Rowland, B.Sc., Ph.D., R. Nutr.
Professor
Food and Nutritional Sciences
The University of Reading
Reading, Berkshire, United Kingdom

Robert K. Rude, M.D.†
Professor Medicine
Keck School of Medicine
University of Southern California
Los Angeles, California

Hamid M. Said, Ph.D.
Professor and Vice-Chairman
Departments of Medicine and Physiology and Biophysics
University of California/VA Medical Program
Long Beach, California

Marie-Pierre St-Onge, Ph.D.
Research Associate
Department of Medicine
St. Luke's/Roosevelt Hospital
Assistant Professor
Columbia University
New York, New York

Jeff M. Sands, M.D.
Juha P. Kokko Professor of Medicine and Physiology
Director, Renal Division
Executive Vice Chair, Department of Medicine
Associate Dean for Clinical and Translational Research
Emory University
Atlanta, Georgia

Dennis Savaiano, Ph.D.
Interim Dean of the Honors College
Professor of Nutrition Science
Purdue University
West Lafayette, Indiana

F. Edward Scarbrough, Ph.D.
Former Director, Office of Food Labeling (retired)
Center for Food Safety and Applied Nutrition
Food and Drug Administration
Germantown, Maryland

Ernst J. Schaefer, M.D.
Distinguished University Professor
Senior Scientist and Director
Lipid Metabolism Laboratory
Jean Mayer USDA Human Nutrition Research Center on Aging at Tufts University
Tufts University School of Medicine
Friedman School of Nutrition Science and Policy
Consulting Physician
Division of Endocrinology and Metabolism
Tufts Medical Center
Boston, Massachusetts

Lauren Schwartz, M.D.
Assistant Professor of Medicine
Division of Gastroenterology
Department of Medicine
Mount Sinai School of Medicine
New York, New York

Michael Schweitzer, M.D.
Associate Professor of Surgery
Johns Hopkins University School of Medicine
Director of Johns Hopkins Obesity Surgery Center
Johns Hopkins Bayview Medical Center
Baltimore, Maryland

† *In memoriam.*

Margaret Seide, M.D.
Clinical Associate
Department of Psychiatry and Behavioral Sciences
Johns Hopkins University School of Medicine
Attending Physician
Johns Hopkins Hospital
Baltimore, Maryland

Douglas L. Seidner, M.D., F.A.C.G.
Associate Professor of Medicine
Division of Gastroenterology, Hepatology, and Nutrition
Department of Medicine
Director, Vanderbilt Center for Human Nutrition
Vanderbilt University School of Medicine
Nashville, Tennessee

Richard D. Semba, M.D., M.P.H.
Professor
Ophthalmology
Johns Hopkins University
Baltimore, Maryland

Carol E. Semrad, M.D.
Professor of Medicine
Section of Gastroenterology, Hepatology and Nutrition
Department of Medicine
University of Chicago Medicine
Chicago, Illinois

Rannan Shamir, M.D.
Chairman
Institute for Gastroenterology, Nutrition and Liver Diseases
Schneider Children's Medical Center of Israel
Petah Tikva, Israel
Professor of Pediatrics
Sackler Faculty of Medicine
Tel Aviv University
Ramat Aviv, Tel Aviv, Israel

Joanne L. Slavin, Ph.D., R.D.
Professor of Food Science and Nutrition
College of Food, Agricultural, and Natural Resource Sciences
University of Minnesota Twin Cities Campus
St. Paul, Minnesota

Ellen Smit, Ph.D., R.D.
Associate Professor
School of Biological and Population Health Sciences
College of Public Health and Human Sciences
Oregon State University
Corvallis, Oregon

Meir J. Stampfer, M.D., Dr.P.H., M.P.H.
Professor
Departments of Epidemiology and Nutrition
Harvard School of Public Health
Chief, Chronic Disease Epidemiology Unit
Channing Division of Network Medicine
Department of Medicine
Brigham and Women's Hospital
Boston, Massachusetts

Charles B. Stephensen, Ph.D.
Research Leader
U.S. Department of Agriculture
Agricultural Research Service
Western Human Nutrition Research Center
Davis, California

Martha H. Stipanuk, Ph.D.
Professor
Division of Nutritional Sciences
Cornell University
Ithaca, New York

Patrick J. Stover, Ph.D.
Professor and Director
Division of Nutritional Sciences
Cornell University
Ithaca, New York

Shelby Sullivan, M.D.
Assistant Professor
Department of Internal Medicine
Washington University School of Medicine
Assistant Professor
Division of Gastroenterology
Barnes Jewish Hospital
St. Louis, Missouri

Roger A. Sunde, Ph.D.
Professor
Department of Nutritional Sciences
University of Wisconsin-Madison
Madison, Wisconsin

John W. Suttie, Ph.D.
Professor Emeritus of Biochemistry
University of Wisconsin-Madison
Madison, Wisconsin

Christine A. Swanson, Ph.D.
Senior Nutrition Scientist
Office of Dietary Supplements
National Institutes of Health
Bethesda, Maryland

Alice M. Tang, M.S., Ph.D.
Associate Professor
Department of Public Health and Community Medicine
Tufts University School of Medicine
Boston, Massachusetts

Christine Lewis Taylor, Ph.D.
Senior Nutrition Scientist
Office of Dietary Supplements
National Institutes of Health
Bethesda, Maryland

Steve L. Taylor, Ph.D.
Professor
Department of Food Science and Technology
University of Nebraska–Lincoln
Lincoln, Nebraska

Sandra Tejero, B.Sc.
Professor
Department of Food and Nutritional Sciences
The University of Reading
Reading, Berkshire, United Kingdom

Paul R. Thomas, Ed.D.
Scientific Consultant
Office of Dietary Supplements
National Institutes of Health
Bethesda, Maryland

Cheryl Toner, M.S., R.D.
Fellow
Nutritional Science Research Group
National Cancer Institute
National Institutes of Health
Rockville, Maryland

Riva Touger-Decker, Ph.D., R.D, F.A.D.A.
Professor
Nutritional Sciences
School of Health Related Professions
Diagnostic Sciences
New Jersey Dental School
University of Medicine and Dentistry of New Jersey
Newark, New Jersey

Maret G. Traber, Ph.D.
Professor
College Of Public Health and Human Sciences
Linus Pauling Institute
Oregon State University
Corvallis, Oregon

Paula R. Trumbo, Ph.D.
Acting Director
Nutrition Programs
Office of Nutrition, Labeling, and Dietary Supplements
Center for Food Safety and Applied Nutrition
U.S. Food and Drug Administration
College Park, Maryland

Katherine L. Tucker, Ph.D.
Professor
Department of Health Sciences
Northeastern University
Boston, Massachusetts

R. Elaine Turner, Ph.D., R.D.
Professor and Associate Dean
Food Science and Human Nutrition
College of Agricultural and Life Sciences
University of Florida
Gainesville, Florida

Kevin Tymitz, M.D.
Fellow, Minimally Invasive Surgery
Johns Hopkins University School of Medicine
Baltimore, Maryland

Ricardo Uauy, M.D., Ph.D.
Professor
Human Nutrition
Institute of Nutrition INTA
University of Chile
Santiago, Chile
Nutrition for Global Health
London, United Kingdom
Attending Physician
Neonatal Medicine
Neonatology Section, Department of Pediatrics
Pontificia Universidad Católica de Chile
Santiago, Chile

Jerry Vockley, M.D., Ph.D.
Professor of Pediatrics, School of Medicine
Professor of Human Genetics
Graduate School of Public Health
University of Pittsburgh
Chief of Medical Genetics
Children's Hospital of Pittsburgh of UPMC
Pittsburgh, Pennsylvania

Xiang-Dong Wang, M.D., Ph.D.
Director
Nutrition and Cancer Biology Laboratory
Jean Mayer USDA Human Nutrition Research Center on Aging at Tufts University
Professor
Department of Biochemical and Molecular Nutrition
Friedman School of Nutrition Science and Policy Tufts University
Boston, Massachusetts

Youfa Wang, M.D., M.S., Ph.D.
Associate Professor
Department of International Health
Johns Hopkins Bloomberg School of Public Health
Director
Johns Hopkins Global Center on Childhood Obesity
Baltimore, Maryland

Connie M. Weaver, Ph.D.
Distinguished Professor and Department Head
Nutrition Science
Purdue University
West Lafayette, Indiana

Edward P. Weiss, Ph.D.
Associate Professor
Department of Nutrition and Dietetics
Saint Louis University
Research Assistant Professor
Division of Geriatrics and Nutritional Science
Washington University School of Medicine
Saint Louis, Missouri

Marianne Wessling-Resnick, Ph.D.
Director of the Division of Biological Sciences and Professor of Nutritional Biochemistry
Departments of Genetics and Complex Diseases and Nutrition
Harvard School of Public Health
Boston, Massachusetts

Walter C. Willett, M.D., Dr.P.H.
Chair, Department of Nutrition
Fredrick John Stare Professor of Epidemiology and Nutrition
Harvard School of Public Health
Channing Laboratory, Department of Medicine
Brigham and Women's Hospital and Harvard Medical School
Boston, Massachusetts

Melvin H. Williams, Ph. D.
Eminent Scholar Emeritus
Department of Human Movement Sciences
Old Dominion University
Norfolk, Virginia

Holly J. Willis, Ph.D., R.D.
Research Associate
Department of Food Science and Nutrition
University of Minnesota
St. Paul, Minnesota

Ellen K. Wingert, O.T.R.
Senior Occupational Therapist
Manager, Feeding Day Program
Mt. Washington Pediatric Hospital
Baltimore, Maryland

Lynne A. Wolfe, M.S. C.R.N.P., B.C.
Nurse Practitioner
Undiagnosed Diseases Program
National Institutes of Health
Bethesda, Maryland

Holly R. Wyatt, M.D.
Associate Professor of Medicine
Anschutz Health and Wellness Center
Endocrinology, Metabolism and Diabetes
University of Colorado Anschutz Medical Campus
Aurora, Colorado

Steven H. Zeisel, M.D., Ph.D.
Director
Nutrition Research Institute
School of Public Health and School of Medicine
University of North Carolina at Chapel Hill
Kannapolis, North Carolina

Thomas R. Ziegler, M.D.
Professor of Medicine
Division of Endocrinology, Metabolism, and Lipids
Emory University Hospital Nutrition and Metabolic Support Service
Emory University School of Medicine
Atlanta, Georgia

Susan J. Zunino, Ph.D.
Research Molecular Biologist
Immunity and Disease Prevention Research Unit
USDA/ARS Western Human Nutrition Research Center
Davis, California

Revisores científicos da edição brasileira*

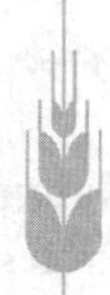

Aliny Stefanuto
Mestre em Nutrição/Lipídeos/Aterosclerose pela Universidade Federal de Santa Catarina (UFSC)
Pós-graduada em Gerontologia pela Faculdade de Medicina da Universidade de São Paulo (FMUSP)
Especialista em Nutrição Clínica pelo GANEP (SP)
Especialista em Distúrbios Metabólicos e Risco Cardiovascular pelo CEU/SBC (SP)
Capítulos 38, 68 e 70

Carlos Alberto Nogueira de Almeida
Professor Titular B-D da Universidade de Ribeirão Preto (Unaerp)
Médico especialista em Pediatria e Nutrologia formado pela Faculdade de Medicina de Ribeirão Preto, Universidade de São Paulo (FMRP-USP)
Diretor do Departamento de Nutrologia Pediátrica da Associação Brasileira de Nutrologia (ABN)
Pesquisador Líder do Centro de Estudos em Saúde e Nutrologia Infanto Juvenil (CNPq/Unaerp)
Membro do Conselho Científico do ILSI-Brasil; Membro participante do Departamento Científico de Nutrologia e Suporte Nutricional da Sociedade Brasileira de Pediatria (SBP); Membro do Departamento de Nutrição da Sociedade de Pediatria de São Paulo (SPSP); Membro da American Society for Nutrition; Membro da The Obesity Society; Membro Titular da Academia Latino-americana de Nutrologia
Coeditor do *International Journal of Nutrology*
Capítulos 54, 67, 72

Carlos Alberto Werutsky
Doutor em Clínica Médica pela Faculdade de Medicina de Ribeirão Preto da Universidade de São Paulo (FMRP-USP)
Mestre em Ciências do Movimento Humano pela Faculdade de Educação Física da Universidade Federal do Rio Grande do Sul (UFRGS)
Especialista em Nutrologia pela Associação Brasileira de Nutrologia (ABRAN)/Associação Médica Brasileira (AMB)/Conselho Federal de Medicina (CFM)
Especialista em Medicina do Esporte pela Sociedade Brasileira de Medicina do Exercício e do Esporte (SBMEE)/AMB/ CFM
Coordenador do Departamento de Atividade Física e Exercício da ABRAN
Capítulos 48, 49, 66, 81, 82, 92, 94, 101, 102, 108, 112-114

Claudia Cristina Alves
Professora Adjunta da Universidade Federal de São Paulo (Unifesp) – Campus Baixada Santista
Doutora em Ciências pela Faculdade de Medicina da Universidade de São Paulo (FMUSP)
Especialista em Nutrição Clínica pelo Centro Universitário São Camilo – SP
Capítulo 44, 93

Danilo Lopes Ferrucci
Professor de pós-graduação da Unicamp e das Faculdades Integradas Metropolitanas de Campinas (Metrocamp)
Doutor em Biologia Funcional e Molecular pelo Departamento de Bioquímica e Biologia Tecidual do IB-Unicamp
Mestre em Biologia Funcional e Molecular pelo Departamento de Bioquímica e Biologia Tecidual do Instituto de Biologia da Universidade Estadual de Campinas (IB-Unicamp)
Especialista em Bioquímica, Fisiologia, Treinamento e Nutrição Desportiva pelo Laboratório de Bioquímica do Exercício da Universidade Estadual de Campinas (Labex-Unicamp)
Membro do Laboratório de Imunologia Aplicada e do Laboratório de Matriz Extracelular da Unicamp
Capítulos 40, 41, 64

Eline de Almeida Soriano
Professora Titular da Universidade Centro de Ensino Superior de Maceió (CESMAC)
Diretora da Associação Brasileira de Nutrologia (ABRAN)
Doutora em Fisiopatologia pela Universidade Estadual Paulista Júlio de Mesquita (Unesp–Botucatu)
Especialista em Nutrologia pela Associação Brasileira de Nutrologia (ABRAN), pela Associação Médica Brasileira (AMB) e pelo Conselho Federal de Medicina (CFM)
Médica nutróloga formada pela Faculdade de Medicina de Ribeirão Preto, Universidade de São Paulo (FMRP-USP)
Capítulos 36, 84, 100

Elza Daniel de Mello
Professora Associada da Faculdade de Medicina da Universidade Federal do Rio Grande do Sul (UFRGS)
Médica especialista em Pediatria pela Sociedade Brasileira de Pediatria (SBP) e em Nutrologia pela Associação Brasileira de Nutrologia (ABRAN)
Área de atuação em Gastropediatria pela SBP e em Nutrologia pediátrica pela SBP/ABRAN
Capítulo 53, 55, 69, 71

*A revisão científica teve como foco a adequação da terminologia ao contexto brasileiro. Os revisores colaboradores se eximem de qualquer responsabilidade em relação ao conteúdo e não atestam ou reforçam a validade das informações publicadas, que expressam a opinião exclusiva dos autores.

Gabriel Tilli Politano
Professor Titular da disciplina de Odontopediatria da Faculdade de Odontologia São Leopoldo Mandic (Campinas)
Doutor em Ginecologia e Obstetrícia pela Faculdade de Ciências Médicas da Universidade Estadual de Campinas (FCM/Unicamp)
Mestre em Odontopediatria pela São Leopoldo Mandic (Campinas)
Especialista em Odontopediatria pela Faculdade de Odontologia da Universidade de São Paulo (FOUSP)
Responsável pela Odontopediatria nas clínicas privadas Politano - Odontopediatria e Ortodontia (Campinas) e Ateliê Oral Kids (São Paulo)
Capítulo 73

Isolda Prado de Negreiros Nogueira Maduro
Professora de Nutrologia do curso de Medicina da Universidade do Estado do Amazonas
Mestre e Doutora em Clínica Médica pela Faculdade de Medicina de Ribeirão Preto, Universidade de São Paulo (FMRP–USP)
Médica Nutróloga pelo Hospital das Clínicas da FMRP–USP e pela Associação Brasileira de Nutrologia (ABRAN)
Capítulo 45, 62, 63, 85

José Henrique Silvah
Médico Nutrólogo e Doutor em Ciências Médicas pela Faculdade de Medicina de Ribeirão Preto, Universidade de São Paulo (FMRP-USP)
Capítulo 43

Julio Sergio Marchini
Professor Titular da Disciplina de Nutrologia da Faculdade de Medicina de Ribeirão Preto, Universidade de São Paulo (FMRP-USP)
Membro da Associação Brasileira de Nutrologia (ABRAN)
Médico nutrólogo formado pela FMRP-USP
Capítulos 1-35, 37, 39, 43, 46, 47, 57, 75-77, 79, 98

Karine Cavalcanti Maurício de Sena Evangelista
Professora Adjunto III da área de Nutrição Clínica (Disciplinas de Dietoterapia e Estágio em Nutrição Clínica) do Departamento de Nutrição da Universidade Federal do Rio Grande do Norte (UFRN)
Doutora em Ciência dos Alimentos, área de concentração Nutrição Experimental, pela Faculdade de Ciências Farmacêuticas da Universidade de São Paulo (FCF-USP)
Mestre em Ciências Farmacêuticas, área de concentração Bioanálises, pela UFRN
Especialista em Nutrição Clínica pela UFRN
Nutricionista formada pela Universidade Federal da Paraíba (UFPB)
Capítulos 65

Kátia Rau de Almeida Callou
Professora da Faculdade Estácio de Sá de Recife
Doutora em Ciência dos Alimentos pela FCF-USP
Mestre em Ciência dos Alimentos pela Faculdade de Ciências Farmacêuticas da Universidade de São Paulo (FCF-USP)
Especialista em Nutrição Clínica pela Universidade Gama Filho - RJ
Nutricionista formada pela Universidade Federal de Pernambuco (UFPE)
Capítulo 52

Lia Kanae Okita Buschinelli
Nutricionista formada pela Faculdade de Saúde Pública, Universidade de São Paulo (FSP-USP)
Especialista em Oncologia pelo Hospital Israelita Albert Einstein (HIAE) - SP
Especialista em Nutrição Clínica pela Associação Brasileira de Nutrição (ASBRAN)
Nutricionista do Instituto Paulista de Cancerologia - Grupo IPC Saúde
Diretora Geral da empresa mL Pensando Saúde
Capítulos 86-88

Maria Ayako Kamimura
Professora da Pós-Graduação em Nutrição da Escola Paulista de Medicina da Universidade Federal de São Paulo (EPM/Unifesp)
Pós-Doutora pela EPM/Unifesp
Colaboradora da Fundação Oswaldo Ramos - Hospital do Rim e Hipertensão (SP)
Capítulo 97

Marle S. Alvarenga
Nutricionista, Mestre, Doutora e Pós-doutora pela Faculdade de Saúde Pública da Universidade de São Paulo (FSP-SP)
Coordenadora do Grupo Especializado em Nutrição, Transtornos Alimentares e Obesidade (GENTA), de São Paulo (SP)
Idealizadora de Nutrição Comportamental - São Paulo (SP)
Capítulos 58 e 59

Milena Baptista Bueno
Professora Titular do curso de Nutrição da Universidade Paulista - São Paulo
Mestre e Doutora em Saúde Pública pela Faculdade de Saúde Pública da Universidade de São Paulo (FSP-USP)
Nutricionista formada pela (FSP-USP)
Capítulos 104-106, 110

Patrícia De Souza Genaro
Professora Parcial da Universidade do Vale do Paraíba - São José dos Campos (SP)
Doutora em Saúde Pública pela Universidade de São Paulo (USP)

Nutricionista do Ambulatório de Doenças Ósteo-metabólicas da Universidade Federal de São Paulo (Unifesp)
Nutricionista formada pelo Centro Universitário São Camilo - São Paulo
Capítulos 56, 89-91, 109

Roberta Claro da Silva
Pesquisadora em Ciência e Tecnologia de Alimentos, com ênfase em Tecnologia dos Lipídios, com Pós-doutorado e Doutorado pela Faculdade de Ciências Farmacêuticas da Universidade de São Paulo (FCF-USP)
Doutora pela Faculdade de Ciências da Saúde da Universidade Fernando Pessoa do Porto - Portugal
Mestre em Ciência e Tecnologia de Alimentos pela Escola Superior de Agricultura Luiz de Queiroz (ESALQ-USP)
Graduada em Zootecnia pela Faculdade de Medicina Veterinária e Zootecnia da Universidade Estadual Julio de Mesquita Filho de Botucatu (FMVZ-Unesp)
Capítulo 107

Rodrigo Daminello Raimundo
Pós-doutor pela Faculdade de Saúde Pública da Universidade de São Paulo (USP) com estágio na Harvard School Public Health (Boston-USA)
Doutor e Mestre em Ciências da Saúde pela Faculdade de Medicina do ABC (Santo André-SP)
Especialista em Fisioterapia Cardiorrespiratória pelo Hospital Nossa Senhora de Lourdes (São Paulo-SP)
Capítulo 99

Rosane Pilot Pessa
Professora Associada do Departamento de Enfermagem Materno-Infantil da Escola de Enfermagem de Ribeirão Preto, Universidade de São Paulo (EERP-USP)
Mestre e Doutora pela USP - Ribeirão Preto
Especialista em Nutrição Enteral e Parenteral pela Sociedade Brasileira de Nutrição Enteral e Parenteral (SBNPE)
Curso de Aprimoramento em Nutrição Hospitalar pelo Hospital das Clínicas da Faculdade de Medicina de Ribeirão Preto, Universidade de São Paulo (FMRP-USP)
Nutricionista formada pela Pontifícia Universidade Católica de Campinas (PUCC)
Capítulo 83, 95, 96

Telma Sígolo Roberto
Médica Nutróloga formada pela Ciências Médicas de Santos - São Paulo
Especialista pela Associação Brasileira de Nutrologia (ABRAN) e pela Sociedade Brasileira de Nutrição Parenteral e Enteral (SBNPE)
Membro do corpo clínico do Instituto de Metabolismo e Nutrição
Coordenadora de equipe multiprofissional de terapia nutricional no Hospital São Camilo Pompéia e no Hospital Assunção Rede D'or
Capítulos 103, 111

Vivian Marques Miguel Suen
Professora Doutora da Divisão de Nutrologia do Departamento de Clínica Médica da Faculdade de Medicina de Ribeirão Preto, Universidade de São Paulo (FMRP-USP)
Doutora em Clínica Médica pela FMRP-USP
Médica nutróloga formada pela Faculdade de Ciências Médicas da Santa Casa de São Paulo
Capítulos 42, 50, 51, 60, 61, 74, 78, 80

SUMÁRIO

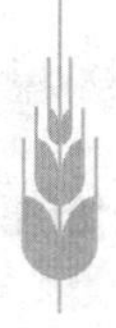

Parte I. Componentes específicos da dieta

Parte II. Nutrição em sistemas biológicos integrados

Parte III. Necessidades nutricionais e avaliação durante o ciclo de vida e mudanças fisiológicas

Parte IV. Prevenção e tratamento de doenças

Parte V. Nutrição das populações

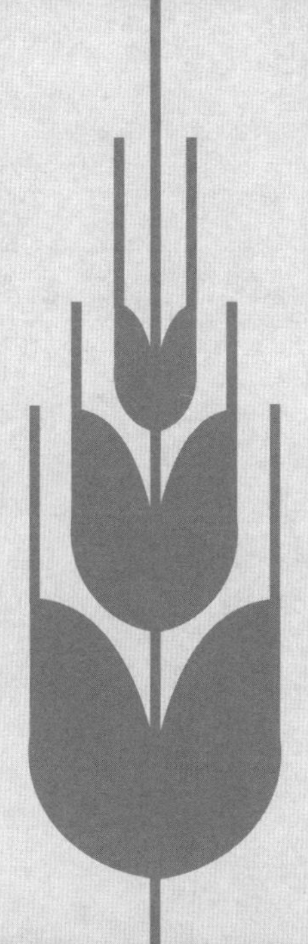

PARTE I

COMPONENTES ESPECÍFICOS DA DIETA

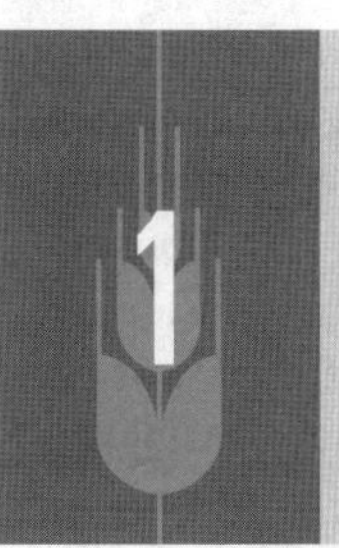

Proteínas e aminoácidos*

Dwight E. Matthews

As proteínas estão associadas a muitas formas de vida, e grande parte dos esforços para determinar como a vida teve início envolve o modo como se iniciou a produção das proteínas. As proteínas são formadas por aminoácidos unidos em longas cadeias por ligações peptídicas, que se torcem e se dobram em um espaço tridimensional, produzindo núcleos para facilitar as reações bioquímicas; sem as proteínas, essas reações são descontroladas ou não são realizadas. A vida não poderia ter se iniciado sem as enzimas, encontradas no corpo em diversos tipos. As proteínas são produzidas e secretadas para agir na sinalização entre células na forma de hormônios e citocinas. As proteínas plasmáticas produzidas e secretadas pelo fígado estabilizam o sangue pela formação de uma solução de viscosidade e osmolaridade apropriadas. Essas proteínas secretadas também transportam diversos componentes através do sangue.

A maior fonte de proteína nos animais superiores reside no músculo. Por meio de interações complexas, todas as partes da proteína deslizam para frente e para trás, constituindo a base da contração muscular e todos os aspectos da mobilidade. A contração muscular consiste na base do bombeamento de oxigênio e dos nutrientes pelo corpo, da inalação e exalação dos pulmões, bem como do movimento. Muitas das causas básicas de doenças não infecciosas resultam de distúrbios na sequência de proteínas. Os notáveis avanços na biologia molecular têm trazido muitas informações a respeito do DNA e do RNA e introduzido o campo da genômica. Essa pesquisa não é direcionada para a compreensão do DNA em si, mas para entender o propósito e a função das proteínas traduzidas a partir do código genético. Atualmente existe o campo da proteômica, que estuda a expressão, a modificação e a regulação das proteínas.

Três classes importantes de substratos são usadas como fonte de energia: carboidratos, gorduras e proteínas. As proteínas diferem das outras duas fontes primárias de energia contidas na dieta pela inclusão do nitrogênio (N) em sua estrutura. As proteínas contêm em média 16% de nitrogênio. Os aminoácidos contêm, no mínimo, uma molécula de nitrogênio na forma de um grupo amina e, dependendo do aminoácido, outra molécula de N. Quando são oxidados em CO_2 e água para a produção de energia, o resíduo de N produzido deve ser eliminado pela incorporação na ureia. Entretanto, o nitrogênio deve estar disponível para a síntese *de novo* dos aminoácidos no organismo. As vias de síntese de outros compostos contendo nitrogênio no corpo (como ácidos nucleicos para síntese do DNA e do RNA) obtêm o N proveniente de aminoácidos. Logo, quando se pensa no metabolismo de aminoácidos, deve-se pensar no metabolismo do nitrogênio.

*__Abreviaturas__: **ATP**, trifosfato de adenosina; **AV**, arteriovenoso; **BCAA**, aminoácido de cadeia ramificada; **CO_2**, dióxido de carbono; **CoA**, coenzima A; **DAAO**, oxidação direta dos aminoácidos; **EAR**, necessidade média estimada; **FAO/OMS/UNU**, Food and Agriculture Organization/World Health Organization/United Nations University (Organização das Nações Unidas para Alimentação e Agricultura/Organização Mundial da Saúde/Universidade das Nações Unidas; **IAAO**, indicador de oxidação de aminoácido; **IDAA**, aminoácido indispensável; **KIC**, α-cetoisocaproato; **N**, nitrogênio; **NH_3**, amônia; **PER**, índice de eficiência de proteína; **RDA**, ingestão dietética recomendada; **TCA**, ácido tricarboxílico; **TML**, trimetilisina.

As proteínas e os aminoácidos também são importantes no metabolismo energético do corpo. Conforme apontou Cahill,[1] a massa proteica total do organismo constitui a segunda maior reserva de energia no corpo depois do depósito de gordura no tecido adiposo (ver Tab.1.1). O carboidrato é armazenado sob a forma de glicogênio, e, embora seja importante nas necessidades energéticas em curto prazo, esse carboidrato tem uma capacidade muito limitada para suprir as necessidades energéticas além de algumas horas. Os aminoácidos das proteínas são convertidos em glicose pelo processo denominado gliconeogênese, que fornece um contínuo suprimento de glicose após o consumo de glicogênio durante o jejum. Contudo, os depósitos de proteínas devem ser conservados em função dos inúmeros papéis importantes desempenhados no corpo. A perda de mais de 30% das proteínas do corpo resulta em redução na força muscular para a respiração, na função imunológica, na função dos órgãos e, por fim, em óbito. Como consequência, o corpo deve se adaptar ao jejum conservando a proteína, conforme se observa por um declínio drástico na excreção do nitrogênio na primeira semana de inanição.

A proteína do corpo é composta de 20 aminoácidos distintos, cada um com destinos metabólicos diferentes, atividades diferenciadas em diferentes vias metabólicas em diversos órgãos, e composições distintas em proteínas variadas. Quando os aminoácidos são liberados depois da absorção da dieta proteica, o corpo toma uma série de decisões complexas a respeito do destino desses aminoácidos: oxidá-los para produção de energia; incorporá-los às proteínas; ou usá-los na formação de diversos outros compostos com nitrogênio em sua composição. A finalidade deste capítulo é elucidar as vias e os papéis desempenhados pelos aminoácidos, com foco na nutrição.

Aminoácidos

Definições básicas

Os aminoácidos conhecidos e todos aqueles incorporados nas proteínas dos mamíferos são os α-aminoácidos. Por definição, eles possuem um grupo carbono-carboxila e um grupo amino-nitrogenado ligados a um carbono α central (Fig. 1.1). Os aminoácidos diferem em estrutura pela substituição de um dos dois hidrogênios no carbono-α por um outro grupo

Tabela 1.1 Composição corporal de um homem normal em termos de componentes de energia

Componente	Massa (kg)	Energia (kcal)	Disponibilidade[a] (d)
Água e minerais corporais	49	0	0
Proteína	6	24.000	13
Glicogênio	0,2	800	0,4
Gordura	15	140.000	78
Total	70,2	164.800	91,4

[a]A disponibilidade corresponde à duração do suprimento energético, com base em um consumo energético de 1.800 kcal/dia em repouso.

Dados de Cahill GF. Starvation in man. N Engl J Med 1970;282:668-75, com permissão.

funcional. Os aminoácidos podem ser caracterizados por seus grupos funcionais, classificados, com frequência, sob pH neutro em grupos: (a) não polar; (b) não carregado mas polar; (c) ácido (carga negativa); e (d) básico (carga positiva). Em qualquer uma dessas classes, há diferenças consideráveis na forma e nas propriedades físicas. Desse modo, os aminoácidos são muitas vezes agrupados em outros subgrupos funcionais. Por exemplo, os aminoácidos com um grupo aromático – fenilalanina, tirosina, triptofano e histidina – costumam ser colocados em um só grupo, apesar de a tirosina ser claramente polar e a histidina ser básica. Outros agrupamentos comuns são os aminoácidos alifáticos ou neutros (glicina, alanina, isoleucina, leucina, valina, serina, treonina e prolina). A prolina também pode ser colocada no grupo amina, constituindo um anel de cinco membros. Em função do anel, a prolina é, na verdade, um *iminoácido*, não um aminoácido. A serina e a treonina contêm grupos hidroxila. Há um outro subgrupo importante: o dos aminoácidos de cadeia ramificada (BCAA: isoleucina, leucina e valina), que compartilham enzimas comuns nas duas primeiras etapas de suas degradações. Os aminoácidos ácidos e os ácidos aspártico e glutâmico são, com frequência, mencionados em suas formas salinas ionizadas: *aspartato* e *glutamato*. Esses aminoácidos transformam-se em *asparagina* e *glutamina* quando um grupo amino é adicionado na forma de um grupo amido em suas carboxilas terminais.

Os aminoácidos que contêm enxofre são a metionina e a cisteína. A cisteína é, em geral, encontrada no corpo sob a forma de um dímero de aminoácido, *cistina*; nesse aminoácido, os grupos tióis (os dois átomos de enxofre) estão unidos, formando uma ponte dissulfídica. Há uma diferença entre os termos *cisteína* e *cistina*, pois o primeiro constitui um aminoácido único e o último é um dímero com propriedades distintas. Os outros aminoácidos que contêm enxofre, como a homocisteína, não são incorporados às proteínas.

Todos os aminoácidos existem sob a forma de partículas carregadas em solução: em água, o grupo carboxila perde rapidamente uma molécula de hidrogênio e forma um ânion carboxila (carregado negativamente), enquanto o grupo amino ganha um hidrogênio e adquire uma carga positiva. Os aminoácidos, portanto, tornam-se "bipolares" (em geral denominados *zwitterion*) em solução, mas sem uma carga resultante (as cargas positivas e negativas se anulam). Contudo, o grupo funcional ligado pode alterar esse equilíbrio. Os aminoácidos ácidos perdem o hidrogênio no segundo grupo carboxila e tornam-se negativamente carregados em solução. No entanto, os aminoácidos básicos ganham um hidrogênio no segundo N e formam uma molécula com uma carga resultante positiva. Embora os outros aminoácidos não aceitem ou não doem hidrogênios adicionais em solução neutra, seus grupos funcionais exercem influência na polaridade relativa e no caráter acidobásico da porção bipolar dos aminoácidos, conferindo a cada um propriedades distintas na solução.

Os grupos funcionais dos aminoácidos também variam em tamanho. O peso molecular dos aminoácidos está exposto na Tabela 1.2. Os aminoácidos variam desde uma molécula diminuta (como a glicina) até uma molécula mais ampla e

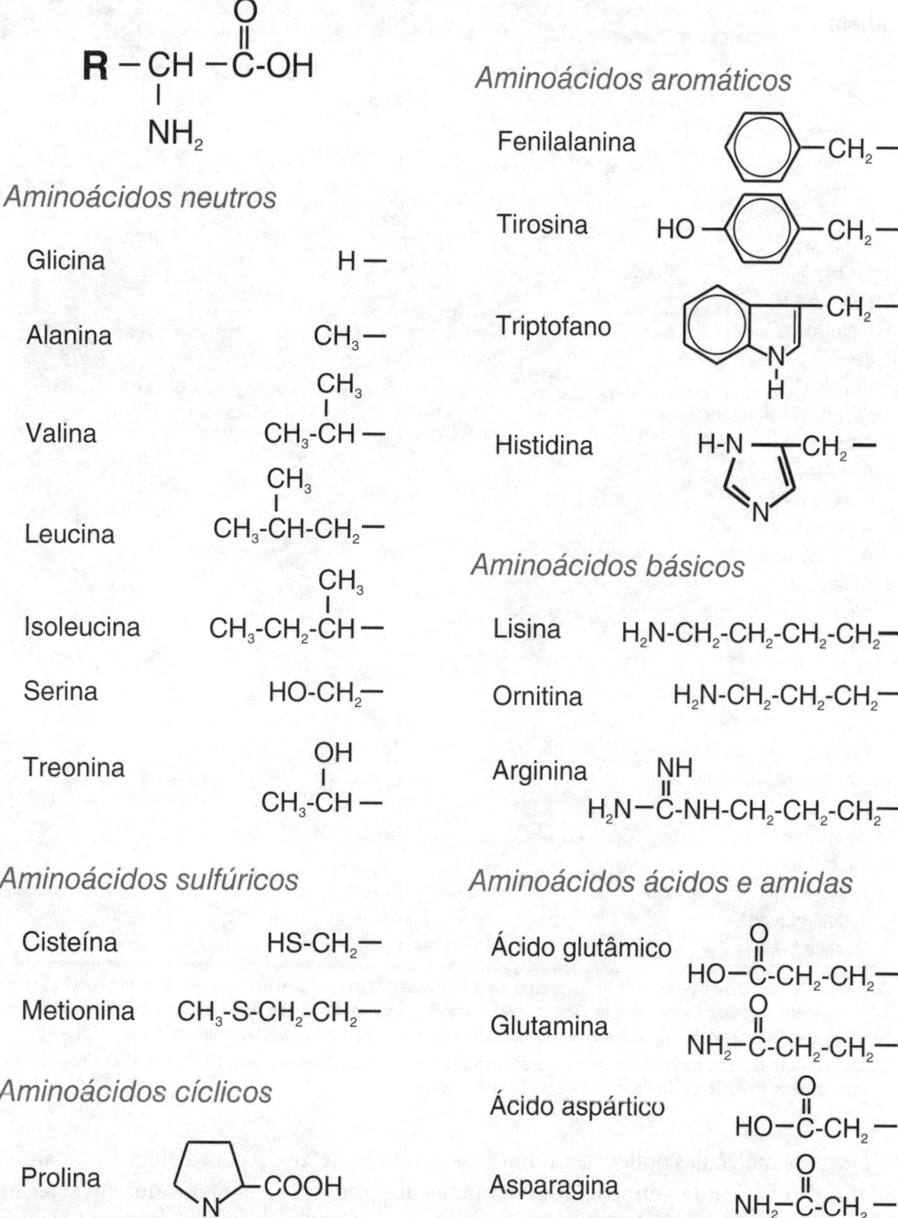

Figura 1.1 Fórmulas estruturais dos 21 α-aminoácidos comuns. Todos os α-aminoácidos possuem um grupo carboxila, um grupo amino e um grupo funcional diferenciado ligado ao carbono-α. A estrutura genérica dos aminoácidos está ilustrada no **canto superior esquerdo**, com os grupos funcionais diferenciados marcados por um *R*. O grupo funcional para cada aminoácido está ilustrado abaixo. Os aminoácidos são agrupados por classes funcionais. Na verdade, a prolina constitui um iminoácido em função de sua estrutura cíclica envolvendo seu nitrogênio (N).

volumosa (como o triptofano). A maior parte dos aminoácidos cristaliza-se como moléculas não carregadas quando purificados e secos. Os pesos moleculares exibidos na Tabela 1.2 refletem seus pesos moleculares como aminoácidos cristalinos. Contudo, os aminoácidos ácidos e básicos tendem a formar cristais muito mais estáveis como sais que como aminoácidos livres. O ácido glutâmico pode ser obtido como aminoácido livre com um peso molecular de 147; na forma de sódio (como o glutamato monossódico), esse ácido apresenta um peso cristalino de 169. A lisina é, em geral, encontrada sob a forma de sal contendo cloreto de hidrogênio. Por essa razão, quando os aminoácidos são representados pelo peso, é importante saber se o peso tem como base o aminoácido livre ou a forma de sal.

Uma outra propriedade importante dos aminoácidos é representada pela atividade óptica. Com exceção da glicina, dotada de um hidrogênio isolado como grupo funcional, todos os aminoácidos têm, no mínimo, um centro quiral: o carbono-α. O termo "quiral" tem origem grega e significa *mão*, pois essas moléculas giram para a esquerda (*"levo"* ou "L") e para a direita (*"dextro"* ou "D") em torno do átomo de carbono-α. A estrutura tetraédrica das ligações de carbono permite dois arranjos possíveis do carbono central com os mesmos quatro diferentes grupos vinculados a ele, mas não sobrepostos; as duas configurações chamadas *estereoisômeros* são imagens que se espelham uma na outra. O corpo reconhece apenas a forma "L" dos aminoácidos para grande parte das reações do corpo, embora algumas reações enzimáticas atuem com uma eficiência mais baixa quando fornecidos na forma "D". Em virtude da presença de alguns aminoácidos D nos alimentos que consumimos, o corpo possui mecanismos para depuração desses aminoácidos através da filtração renal.

Tabela 1.2 Aminoácidos comuns no corpo

	Abreviação padrão		
	3 Letras	1 Letra	Peso molecular[a]
Aminoácidos essenciais			
Isoleucina	Ile	I	131,2
Leucina	Leu	L	131,2
Lisina	Lys	K	146,2
Metionina	Met	M	149,2
Fenilalanina	Phe	F	165,2
Treonina	Thr	T	119,1
Triptofano	Trp	W	204,2
Valina	Val	V	117,2
Histidina[b]	His	H	155,2
Aminoácidos não essenciais			
Alanina	Ala	A	89,1
Arginina	Arg	R	174,2
Ácido aspártico	Asp	D	133,2
Asparagina	Asn	N	132,2
Ácido glutâmico	Glu	E	147,2
Glutamina	Gln	Q	146,2
Glicina	Gly	G	75,1
Prolina	Pro	P	115,1
Serina	Ser	S	105,1
Aminoácidos condicionalmente essenciais			
Cisteína	Cys	C	121,2
Tirosina	Tyr	Y	181,2
Alguns aminoácidos especiais			
Citrulina			175,2
Homocisteína	Hcy		135,2
Hidroxilisina	Hyl		162,2
Hidroxiprolina	Hyp		131,2
3-Metilistidina			169,2
Ornitina	Orn		132,2

[a]O peso molecular (dáltons) permanece em torno do número total mais próximo e representa o número de gramas por mol de aminoácido. Como a glutamina é degradada em glutamato durante a hidrólise de proteínas, frequentemente se abrevia a soma desses dois aminoácidos como Glx. O mesmo ocorre em relação à soma de asparagina e aspartato: Asx. As abreviações compostas de uma letra são muitas vezes utilizadas para indicar as sequências proteicas.

[b]A essencialidade da histidina foi demonstrada apenas em bebês, mas provavelmente os adultos também necessitam de pequenas quantidades desse aminoácido. Até o momento, a necessidade de histidina não foi documentada em adultos saudáveis.[6]

Diversas moléculas podem ser nomeadas para completar a definição básica de aminoácido: uma molécula com um carbono central à qual são adicionados um grupo amino, um grupo carboxila e um grupo funcional. Contudo, há uma variedade relativamente limitada existente na natureza; ou seja, apenas 20 aminoácidos são incorporados diretamente às proteínas de mamíferos. Os aminoácidos são selecionados para a síntese proteica quando acoplados ao RNA transportador (tRNA). Para sintetizar as proteínas, as fitas de DNA são transcritas no RNA mensageiro (mRNA). O tRNA liga-se ao mRNA em grupos constituídos de três bases. Combinações diferentes de três moléculas consecutivas de RNA no mRNA codificam diferentes moléculas de tRNA. Contudo, as combinações das três bases de mRNA são reconhecidas por apenas 20 moléculas distintas de tRNA, e 20 aminoácidos diferentes são incorporados às proteínas durante a síntese proteica.

Dos 20 aminoácidos presentes nas proteínas, alguns são sintetizados de novo no corpo a partir de outros aminoácidos ou de precursores mais simples. Esses aminoácidos podem ser excluídos da dieta sem prejudicar a saúde ou interromper o crescimento; ou seja, eles são *não essenciais* e *dispensáveis* para a dieta. Entretanto, diversos outros aminoácidos não são sintetizados em seres humanos; logo, esses aminoácidos são *essenciais* ou *indispensáveis* à dieta. A Tabela 1.2 lista os aminoácidos essenciais/não essenciais e dispensáveis/indispensáveis para os seres humanos. Ambos os critérios de abreviação de três letras e de uma letra adotados na representação das sequências de aminoácidos nas proteínas também são apresentados na Tabela 1.2. Alguns aminoácidos não essenciais podem se tornar *condicionalmente essenciais* em casos de limitação da síntese ou diante da indisponibilidade de quantidades adequadas de precursores para suprir as necessidades corporais.[2-4] A história e a razão da classificação dos aminoácidos na Tabela 1.2 são discutidas em mais detalhes a seguir.

Além dos 20 aminoácidos identificados pelo tRNA para incorporação à proteína, em geral existem outros aminoácidos no corpo. Esses aminoácidos desempenham importantes funções metabólicas. A ornitina e a citrulina, por exemplo, são ligadas à arginina pelo ciclo da ureia. Após incorporação às proteínas, surgem modificações em outros aminoácidos; por exemplo, a hidroxiprolina e a hidroxilisina são produzidas quando os resíduos de prolina e lisina na proteína do colágeno são hidroxilados, enquanto a 3-metilistidina é produzida pela metilação pós-tradução de resíduos selecionados de histidina das proteínas actina e miosina. Por não haver um tRNA para codificar esses aminoácidos, eles não podem ser reutilizados quando uma proteína que os contêm é degradada (hidrolisada) em aminoácidos individuais.

Distribuição e *pools* de aminoácidos

A distribuição dos aminoácidos é complexa. Não apenas diferentes aminoácidos são incorporados em uma variedade de proteínas distintas em diversos órgãos no corpo, como também são adquiridos pela dieta a partir de inúmeras fontes proteicas. Além disso, cada aminoácido é mantido, em parte, sob a forma livre em solução no sangue e dentro das células. De modo geral, existe uma ampla faixa de concentrações de aminoácidos nas várias proteínas e nos *pools* livres. A proteína que consumimos é hidrolisada por via enzimática no trato digestório, liberando aminoácidos livres que, então, são absorvidos pelo lúmen intestinal e transportados para o sangue portal. Em seguida, os aminoácidos passam para a circulação sistêmica e são extraídos por diferentes tecidos. Embora a concentração de cada aminoácido varie entre os diferentes *pools* de aminoácidos livres, como no plasma e na porção intracelular do músculo, a quantidade de aminoácidos individuais é relativamente constante em uma variedade de proteínas em todo o corpo e na natureza. A Tabela 1.3 mostra a composição de aminoácidos da proteína do ovo de galinha, bem como das proteínas do músculo e do fígado de mamíferos,[5] e do leite humano.[6] Os dados são expressos em mols de aminoácido. Do ponto de vista histórico, os aminoácidos são expressos tendo uma unidade de peso como base (*gramas* de aminoácido). A comparação dos aminoácidos em virtude do peso desvia a comparação para os aminoácidos mais volumosos, fazendo com que eles pareçam mais abundantes do que realmente são. Por exemplo, o triptofano (peso molecular de 204) aparece quase três vezes mais abundante que a glicina (peso molecular de 75) quando comparados em termos de peso.

Com base no peso, uma distribuição uniforme de todos os 20 aminoácidos seria de 5% por aminoácido por proteína; o conteúdo médio de aminoácidos individuais gira em torno desse valor para as proteínas expostas na Tabela 1.3. O triptofano constitui o aminoácido menos comum em muitas proteínas, mas considerando os efeitos exercidos pelo seu grande tamanho sobre a conformação proteica, isso não surpreende. Outros aminoácidos de tamanho modesto e polaridade limitada como a alanina, a leucina, a serina e a valina são relativamente abundantes em proteínas (8 a 10% por aminoácido). Ainda que a quantidade de aminoácidos essenciais seja semelhante nas várias fontes proteicas apresentadas na Tabela 1.3, algumas proteínas vegetais são deficientes ou pobres em alguns aminoácidos essenciais. No corpo, certas proteínas são particularmente ricas em aminoácidos específicos que conferem características peculiares às proteínas. O colágeno, por exemplo, é uma proteína fibrosa abundante no tecido conjuntivo em tendões, ossos e músculos. As fibrilas colágenas estão dispostas de diversas formas, dependendo do tipo funcional do colágeno. A glicina compreende cerca de 1/3 do colágeno, e também existe considerável quantidade de prolina e hidroxiprolina (a prolina é convertida após incorporação ao colágeno). Os resíduos de glicina e de prolina fazem com que a cadeia proteica de colágeno fique compactada e entrelaçada, e os resíduos de hidroxiprolina sustentam as ligações cruzadas das pontes de hidrogênio. Em geral, as alterações nas concentrações dos aminoácidos não variam tão drasticamente entre as proteínas como ocorre com o colágeno, mas tais exemplos demonstram a diversidade e a funcionalidade dos diferentes aminoácidos nas proteínas.

Tabela 1.3 Composição de aminoácidos em diferentes fontes de proteína

	Composição (μmol/g Proteína)			
		Mamíferos		
Aminoácido	Ovo de galinha	Músculo	Fígado	Leite humano
Alanina	810	730	750	426
Arginina	360	380	328	132
Aspartato + asparagina	530	600	600	679
Cisteína	190	120	140	182
Glutamato + glutamina	810	990	800	1.206
Glicina	450	670	610	306
Histidina	150	180	170	148
Isoleucina	490	360	380	434
Leucina	650	610	690	770
Lisina	425	580	510	472
Metionina	200	170	170	107
Fenilalanina	340	270	310	242
Prolina	350	430	430	695
Serina	770	480	510	476
Treonina	410	390	390	395
Triptofano	80	55	80	88
Tirosina	220	170	200	259
Valina	600	470	520	538

Dados de Block RJ, Weiss KW. Amino Acid Handbook: Methods and Results of Analysis. Springfield, IL: Charles C Thomas, 1956:343-4; e Organização de Alimentos e Agricultura/Organização Mundial da Saúde/Universidade das Nações Unidas. Protein and Amino Acid Requirements in Human Nutrition. Geneva: Organização Mundial da Saúde, 2007:1-256, com pemissão.

A quantidade de diferentes aminoácidos varia em uma faixa bem mais ampla nos *pools* livres dos compartimentos intra e extracelular. Os valores típicos das concentrações de aminoácidos livres no plasma e no músculo intracelular são fornecidos na Tabela 1.4. Essa tabela revela alguns pontos importantes: (a) as concentrações de aminoácidos são amplamente variáveis; e (b) os aminoácidos livres costumam ficar concentrados dentro das células. Embora exista uma correlação significativa entre as concentrações de aminoácidos livres no plasma e no músculo, a relação não é linear.[7] As concentrações de aminoácidos plasmáticos variam de um patamar inferior a 20 μM no caso do ácido aspártico e da metionina, até uma relação mais alta de aproximadamente 500 μM para glutamina. A concentração mediana para os aminoácidos no plasma é de 100 μM. Não há relação definida entre a natureza dos aminoácidos (essencial *vs.* não essencial) e as concentrações ou os tipos de aminoácidos (p. ex., as concentrações plasmáticas dos 3 BCAA variam de 50 a 250 μM). É notável

Tabela 1.4 Concentrações típicas de aminoácidos livres no corpo

Aminoácido		Concentração (mM) Intracelular Plasma	Músculo	Gradiente Intracelular/ Plasma
Ácido aspártico	NE	0,02		
Fenilalanina	E	0,05	0,07	1,4
Tirosina	CE	0,05	0,10	2,0
Metionina	E	0,02	0,11	5,5
Isoleucina	E	0,06	0,11	1,8
Leucina	E	0,12	0,15	1,3
Cisteína	CE	0,11	0,18	1,6
Valina	E	0,22	0,26	1,2
Ornitina		0,06	0,30	5,0
Histidina	E	0,08	0,37	4,6
Asparagina	NE	0,05	0,47	9,4
Arginina	NE	0,08	0,51	6,4
Prolina	NE	0,17	0,83	4,9
Serina	NE	0,12	0,98	8,2
Treonina	E	0,15	1,03	6,9
Lisina	E	0,18	1,15	6,4
Glicina	NE	0,21	1,33	6,3
Alanina	NE	0,33	2,34	7,1
Ácido glutâmico	NE	0,06	4,38	73,0
Glutamina	NE	0,57	19,45	34,1
Taurina[a]		0,07	15,44	221,0

CE, condicionalmente essencial; NE, não essencial; E, essencial.

[a]A taurina não é um aminoácido em si, mas aparece bastante concentrada sob a forma livre no músculo.

Dados de Bergström J, Fürst P, Norée LO et al. Intracellular free amino acid concentration in human muscle tissue. J Appl Physiol 1974;36:693-7, com permissão.

que a concentração dos aminoácidos ácidos aspartato e glutamato seja muito baixa fora das células no plasma. No entanto, a concentração de glutamato está entre as mais altas dentro das células, como no músculo (ver Tab. 1.4).

É importante ter em mente as diferenças nas quantidades relativas de N contido nos *pools* intra e extracelular de aminoácidos e na própria proteína. Uma pessoa fisiologicamente normal tem em torno de 55 mg de aminoácido N/L fora das células no espaço extracelular e cerca de 800 mg de aminoácido N/L dentro das células, o que significa que os aminoácidos livres são aproximadamente 15 vezes mais abundantes dentro do que fora das células.[7] Além disso, o *pool* total de N dos aminoácidos livres é pequeno se comparado aos dos aminoácidos unidos formadores de proteínas. A multiplicação dos *pools* livres pelas estimativas da água extracelular (0,2 L/kg) e água intracelular (0,4 L/kg) fornece uma medida da quantidade total de N presente nos aminoácidos livres: 0,33 g de N/kg de peso corporal. Entretanto, estudos sobre a composição corporal demonstram que o conteúdo de N do corpo é de 24 g de N/kg de peso corporal.[8,9] Desse modo, os aminoácidos livres perfazem apenas cerca de 1% do *pool* total de N derivado de aminoácidos, em relação a mais de 99% dos aminoácidos presentes em proteínas.

Transporte de aminoácidos

O gradiente dos aminoácidos dentro e fora das células é mantido por meio de transporte ativo. A partir de uma simples avaliação da Tabela 1.4, fica claro que devem existir diferentes mecanismos de transporte para que diferentes aminoácidos produzam a faixa de gradientes de concentração observada. Há inúmeros transportadores para os vários tipos e grupos de aminoácidos.[10-12] O transporte de aminoácidos é provavelmente uma das áreas mais difíceis do metabolismo de aminoácidos para se quantificar e caracterizar. As afinidades dos transportadores e seus mecanismos de transporte determinam as concentrações intracelulares dos aminoácidos. Em geral, os aminoácidos essenciais apresentam gradientes intra/extracelulares menores que os aminoácidos não essenciais (ver Tab. 1.4) e são transportados por diferentes carregadores. Os transportadores de aminoácidos são proteínas ligadas à membrana que reconhecem as formas e as propriedades químicas dos diferentes aminoácidos (p. ex., neutros, básicos ou aniônicos). O transporte ocorre tanto para dentro quanto para fora das células. O transporte pode ser considerado um processo que ajusta o gradiente intra/extracelular; os transportadores também podem ser concebidos como processos que ajustam as taxas de influxo e efluxo celular de aminoácidos, que, então, definem os gradientes intra e extracelulares.[10] Talvez o conceito mais dinâmico de transporte que define os fluxos de aminoácidos seja mais apropriado, mas, na prática, o gradiente (p. ex., concentrações intracelulares de aminoácidos na fibra muscular) é mensurável, enquanto as taxas, não.

Os transportadores dividem-se em duas classes: não dependentes de sódio e dependentes de sódio. Os transportadores sódio-dependentes cotransportam um átomo de sódio junto do aminoácido para dentro da célula. O alto gradiente extra/intracelular de sódio (140 mEq fora e 10 mEq dentro) facilita esse transporte interno de aminoácidos pelos carreadores sódio-dependentes. Esses transportadores, em geral, produzem gradientes maiores e acumulam mais aminoácidos dentro que fora das células. O sódio que ingressa na célula pode ser transportado para fora por meio da bomba sódio-potássio, que transporta um íon potássio para o interior da célula em troca da remoção de um íon sódio.

Poucos transportadores de proteínas foram identificados; a maior parte das informações sobre transporte provém de estudos cinéticos de membranas utilizando aminoácidos e inibidores competitivos ou análogos de aminoácidos para definir e caracterizar os sistemas individuais. A Tabela 1.5 lista os diferentes transportadores de aminoácidos caracterizados até o momento e os aminoácidos por eles transportados. Os aminoácidos neutros e volumosos (os BCAA, a fenilalanina, a metionina e a histidina) são transportados pelo sistema *L*, um sistema sódio-independente que opera com uma alta taxa de troca e produz baixos gradientes. Outros transportadores importantes são os sistemas *ASC* e *A*, que utilizam a energia disponibilizada pelo gradiente do íon sódio como uma força motriz a fim de manter um gradiente alto que permita o transporte de vários aminoácidos (como glicina, alanina, treonina, serina e prolina).[10,11] Os transportadores aniônicos (X_{AG-}) também produzem um gradiente alto para os aminoácidos dicarboxílicos (glutamato e aspartato). Outros transportadores relevantes são os sistemas N e N^{m} para glutamina, asparagina e histidina. O sistema y^{+} con-

Tabela 1.5 Transportadores de aminoácidos

Sistema	Aminoácido Transportado	Localização tecidual	Dependência do pH
Dependente de sódio			
A	A maioria dos aminoácidos neutros (Ala, Ser)	Ubíqua	Sim
ASC	A maioria dos aminoácidos neutros	Ubíqua	Não
B	A maioria dos aminoácidos neutros	Borda em escova do intestino	Sim
N	Gln, Asn, His	Hepatócitos	Sim
N^m	Gln, Asn	Músculo	Não
Gly	Gly, sarcosina	Ubíqua	
X_{AG-}	Glu, Asp	Ubíqua	
Independente de sódio			
L	Leu, Ile, Val, Met, Phe, Tyr, Trp, His	Ubíqua	Sim
T	Trp, Phe, Tyr	Hemácias, hepatócitos	Não
y^+	Arg, Lys, Orn	Ubíqua	Não
asc	Ala, Ser, Cys, Thr	Ubíqua	Sim

Dados obtidos de compilações das referências 10 a 12, com permissão.

trola grande parte do transporte dos aminoácidos básicos. Algumas generalizações podem ser feitas em termos do tipo de aminoácido transportado por um determinado carregador, porém o sistema não é prontamente simplificado, já que os sistemas de carregadores individuais transportam vários aminoácidos distintos, enquanto os aminoácidos individuais são, com frequência, transportados por vários carregadores diferentes com eficiências diferenciadas. Portanto, os gradientes de aminoácidos são formados, e os aminoácidos transportados para dentro e para fora da célula por meio de um sistema complexo de carregadores, que se sobrepõem quanto às suas funções.

Vias de síntese e degradação dos aminoácidos

Vários aminoácidos apresentam suas vias metabólicas atreladas ao metabolismo de outros aminoácidos. Essas codependências tornam-se importantes em caso de restrição na ingestão ou diante do aumento nas necessidades metabólicas. Dois aspectos do metabolismo são revistos aqui: (a) a síntese e (b) a degradação dos aminoácidos. A degradação serve para dois propósitos úteis: (a) a produção de energia a partir da oxidação dos aminoácidos individuais ($\approx$ 4 kcal/g de proteína, quase a mesma energia produzida pelos carboidratos); e (b) a conversão dos aminoácidos em outros produtos. Esse último propósito também está relacionado à síntese dos aminoácidos; a via de degradação de um aminoácido pode ser a via para a síntese de um outro aminoácido. A degradação dos aminoácidos também produz outros compostos nitrogenados não aminoácidos no corpo. A necessidade de síntese desses compostos pode também esgotar os *pools* de seus aminoácidos precursores, aumentando a necessidade desses aminoácidos na dieta. Quando os aminoácidos são degradados para a produção de energia e não são convertidos em outros compostos, os produtos finais são CO_2, água e ureia. O CO_2 e a água são produzidos pelas vias clássicas do metabolismo intermediário, envolvendo o ciclo do ácido tricarboxílico (TCA). Ocorre a produção de ureia, já que outras formas residuais de N, como amônia (NH_3), são tóxicas se suas concentrações aumentam no sangue e dentro das células. Para os mamíferos, a produção de ureia constitui um meio de se remover o N residual resultante da oxidação dos aminoácidos na forma de um composto atóxico e hidrossolúvel.

Descrições mais detalhadas sobre as vias metabólicas de aminoácidos podem ser encontradas em livros de bioquímica. Ao consultar tais livros de referência, no entanto, deve-se ter em mente que os mamíferos não constituem a única forma de vida e que esses livros apresentam materiais de pouca importância à bioquímica humana como as vias referentes a microrganismos (p. ex., *Escherichia coli* e levedura). Ao consultar o material de referência, o leitor precisa estar atento quanto ao sistema de vida utilizado na discussão das vias metabólicas e das enzimas. A discussão a seguir refere-se à bioquímica humana. Primeiro, são discutidos os processos de degradação de cada aminoácido quando a via metabólica é direcionada à oxidação dos aminoácidos para a produção de energia; em seguida, são analisadas as etapas da síntese dos aminoácidos e, por fim, está exposto o uso dos aminoácidos para a formação de outros compostos importantes no corpo.

Vias de degradação dos aminoácidos

A degradação completa dos aminoácidos termina com a produção de nitrogênio, removido por meio de sua incorporação em ureia. As estruturas de carbono são enfim oxidadas sob a forma de CO_2 por meio do ciclo do TCA (também conhecido como ciclo de Krebs ou ciclo do ácido cítrico). Os componentes iniciais de entrada no ciclo são o acetil-CoA (CoA) e o oxaloacetato formando citrato, que é degradado em α-cetoglutarato e depois em oxaloacetato. As estruturas de carbono dos aminoácidos podem ingressar no ciclo de Krebs através do acetato sob a forma de acetil-CoA ou via oxaloacetato/α‴-cetoglutarato. Uma alternativa para completar a oxidação das estruturas de carbono em CO_2 é o uso dessas estruturas para a formação de gordura e carboidrato. A gordura é formada a partir de alongamentos de unidades acetil, e, dessa forma, os aminoácidos cujas estruturas de carbono são degradadas em acetil-CoA e cetonas podem ser utilizados alternativamente para a síntese de ácidos graxos. No processo de glicólise, a glicose sofre clivagem em piruvato, o produto imediato da alanina. O piruvato pode ser novamente convertido em glicose pelo alongamento do oxaloacetato. Os aminoácidos cujas vias de degradação caminham em direção à formação do piruvato, oxaloacetato ou α-cetoglutarato, podem ser usados para a síntese da glicose. Assim, as vias de degradação de muitos aminoácidos podem ser divididas em dois grupos em relação à disposição de seus carbonos: aqueles cuja estrutura de carbono pode ser utilizada para a síntese de glicose (aminoácidos gliconeogênicos) e aminoácidos cujas estruturas são degradadas para uso potencial na síntese de ácidos graxos.

Os aminoácidos que são degradados diretamente em precursores primários da gliconeogênese e do ciclo do TCA (como piruvato, oxaloacetato e α-cetoglutarato) o são por meio de reações rápidas e reversíveis de transaminação:

$$\text{L-glutamato} + \text{oxaloacetato} \leftrightarrow \alpha\text{-cetoglutarato} + \text{L-aspartato}$$

catalisada pela enzima aspartato aminotransferase, que também catalisa a reação reversa:

$$\text{L-aspartato} + \alpha\text{-cetoglutarato} \leftrightarrow \text{oxaloacetato} + \text{L-glutamato}$$

e:

$$\text{L-alanina} + \alpha\text{-cetoglutarato} \leftrightarrow \text{piruvato} + \text{L-glutamato}$$

catalisada pela enzima alanina aminotransferase. O que se mostra prontamente evidente é que o N-amino desses três aminoácidos pode ser trocado com rapidez, e cada um pode ser rapidamente convertido em/de um composto primário da gliconeogênese e do ciclo do TCA. Como demonstrado a seguir, a compartimentalização entre diferentes grupos orgânicos constitui o único fator limitante para a troca rápida e completa do nitrogênio desses aminoácidos.

Os aminoácidos essenciais leucina, isoleucina e valina são agrupados como BCAA já que as duas primeiras etapas nas vias de degradação desses três aminoácidos são comuns:

$$\left.\begin{array}{l}\text{Leucina}\\ \text{Isoleucina}\\ \text{Valina}\end{array}\right\} + \alpha\text{-cetoglutarato} \leftrightarrow \text{glutamato} + \left\{\begin{array}{l}\alpha\text{-cetoisocaproato}\\ \alpha\text{-ceto-}\beta\text{-metilvalerato}\\ \alpha\text{-cetovalerato}\end{array}\right.$$

A transaminação reversível em cetoácidos é seguida pela descarboxilação irreversível do grupo carboxila para liberar o CO_2. Os BCAA são os únicos aminoácidos essenciais que sofrem transaminação e, por essa razão, são singulares entre os aminoácidos essenciais.

Juntos, os BCAA, a alanina, o aspartato e o glutamato constituem o *pool* do N-amino capaz de se deslocar entre aminoácidos através da transaminação reversível. Conforme demonstrado na Figura 1.2, o ácido glutâmico é fundamental para o processo de transaminação. Além disso, o N pode deixar o *pool* de transaminação por meio da remoção do N do glutamato pela glutamato desidrogenase ou entrar pelo processo reverso. O aminoácido glutamina também está intimamente associado ao glutamato; toda glutamina é formada pela amidação do glutamato, e a glutamina é degradada pela remoção do N-amido para formar amônia e glutamato.

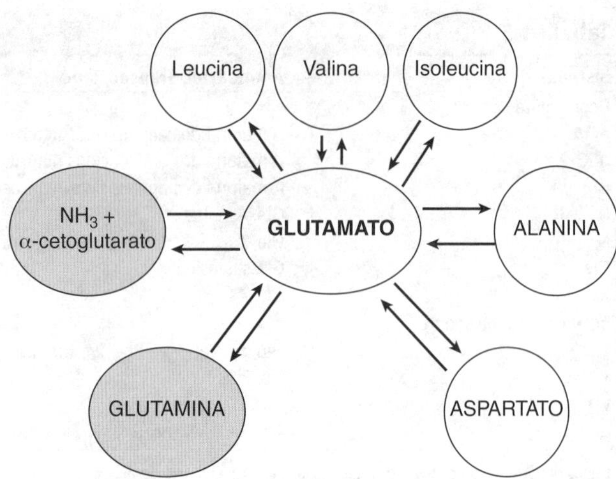

Figura 1.2 Movimento do nitrogênio amino (N) em torno do ácido glutâmico. O glutamato sofre transaminação reversível com vários aminoácidos. O nitrogênio também é removido do glutamato pela glutamato desidrogenase, produzindo, assim, α-cetoglutarato e amônia. No entanto, a enzima glutamina sintetase adiciona amônia ao glutamato, dando origem à glutamina. A glutamina é degradada novamente em glutamato pela liberação do nitrogênio da amida, liberando amônia por uma via enzimática distinta (glutaminase). NH_3, amônia.

Ocorre um processo semelhante para formação e degradação da asparagina a partir do aspartato. Em termos de metabolismo do N, a Figura 1.2 revela que o ponto central do fluxo de N no corpo ocorre por meio do glutamato. Esse papel torna-se ainda mais claro quando se observa como a ureia é sintetizada no fígado. O CO_2 (dióxido de carbono), o ATP (trifosfato de adenosina) e a NH_3 (amônia) entram no ciclo da ureia para formar o carbamoilfosfato, que se condensa com a ornitina e forma a citrulina (Fig. 1.3). O segundo N entra por meio do aspartato para formar o arginosuccinato, que é clivado para arginina e fumarato. A arginina é hidrolisada pela arginase em ornitina, liberando ureia. A ornitina resultante pode reingressar no ciclo da ureia. Conforme brevemente mencionado a seguir, alguns aminoácidos podem liberar amônia por via direta (p. ex., glutamina, asparagina e glicina), mas grande parte a transfere primeiro por meio do glutamato, que então é degradado em α-cetoglutarato e amônia. O *pool* de aspartato no corpo é pequeno; dessa forma, esse aminoácido não pode ser o principal transportador do segundo N no processo de síntese da ureia. De preferência, o aspartato deve atuar como a arginina e a ornitina, ou seja, como um veículo para a introdução do segundo N. Sendo assim, o segundo N é liberado pela transaminação via glutamato, novamente colocando o glutamato em outro ponto essencial no processo de disponibilidade do N aminoácido à degradação.

A Tabela 1.6 ilustra um esboço das vias de degradação dos vários aminoácidos. Em vez de demonstrar as etapas de reações individuais, são apresentadas as principais vias de degradação incluindo os produtos finais principais. As etapas individuais podem ser encontradas em livros sobre bioquímica ou em revisões sobre o assunto.[13] Em virtude da importância da transaminação, a maioria dos N provenientes da degradação dos aminoácidos aparece na via da transferência do N ao α-cetoglutarato para formar o glutamato. Em alguns casos, as aminotransferases catalisam a reação de transaminação do glutamato em ambos

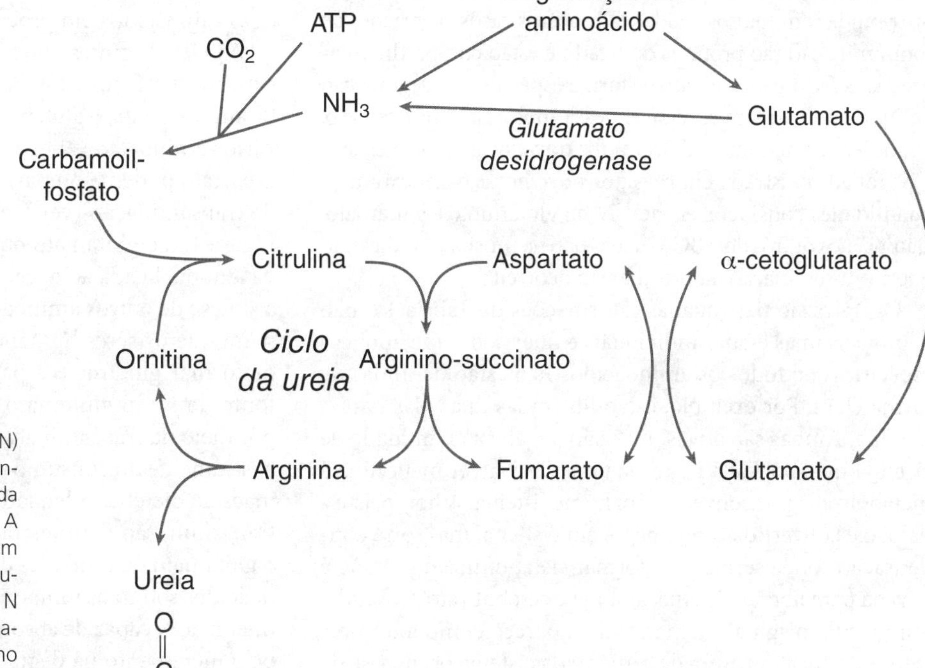

Figura 1.3 Remoção do nitrogênio (N) do aminoácido no ciclo da ureia. A síntese da ureia incorpora um nitrogênio da amônia (NH_3) e outro do aspartato. A ornitina, a citrulina e a arginina ocupam a posição intermediária do ciclo. O glutamato constitui a principal fonte de N para o aspartato; além disso, o glutamato é uma importante fonte de amônia no ciclo. ATP, trifosfato de adenosina; CO_2, dióxido de carbono; NH_2, amina.

Tabela 1.6 Vias de degradação dos aminoácidos

Via metabólica	Enzimas importantes	Produtos nitrogenados finais	Produtos carbonados finais
aminoácidos convertidos em outros aminoácidos			
Asparagina	Asparaginase	Aspartato + NH_3	
Glutamina	Glutaminase	Glutamato + NH_3	
Arginina	Arginase	Ornitina + ureia	
Fenilalanina	Fenilalanina hidroxilase	Tirosina	
Prolina		Glutamato	
Serina	Serina hidroximetiltransferase	Glicina	
Cisteína		Taurina	
Aminoácidos convertidos em glutamato por transaminação			
Alanina		Glutamato	Piruvato
Aspartato		Glutamato	Oxaloacetato
Cisteína		Glutamato	Piruvato + SO_4^{-2}
Isoleucina		Glutamato	Succinato
Leucina		Glutamato	Cetonas
Ornitina		Glutamato	α-Cetoglutarato
Serina		Glutamato	3-Fosfoglicerato
Valina		Glutamato	Succinato
Tirosina		Glutamato	Cetona + fumarato
Outras vias			
Glicina		NH_3	Dióxido de carbono
Histidina		NH_3	Urocanato
Metionina		NH_3	Cetobutirato
Serina	Serina desidratase	NH_3	Piruvato
Treonina	Serina desidratase	NH_3	Cetobutirato
Triptofano		NH_3	Cinurenina
Lisina		2 glutamatos	Cetonas

CO_2, dióxido de carbono; NH_3, amônia; SO_4^{-2}, sulfato.

os sentidos, conforme indica a Figura 1.2, e essas enzimas são distribuídas em muitos tecidos. Em outros casos, as reações de transaminação são próprias do fígado e estão compartimentalizadas nesse órgão, atuando de forma específica na degradação do N, e não na troca reversível dessa molécula. Por exemplo, quando a leucina marcada com um traçador isotópico estável ^{15}N, foi administrada em cães por nove horas, verificaram-se quantidades consideráveis de ^{15}N na glutamina + glutamato, alanina, nos outros dois BCAA, mas não na tirosina,[14] indicando que a transaminação da tirosina não ocorreu.

Outra razão pela qual as informações da Tabela 1.6 não demonstram as etapas individuais é que as vias metabólicas específicas de todos os aminoácidos não estão definidas de forma clara. Por exemplo, estão ilustradas duas vias para a cisteína. Ambas são ativas, mas não se sabe a quantidade de cisteína metabolizada por cada uma das vias. A metionina é metabolizada por conversão em homocisteína. A homocisteína não é convertida diretamente em cisteína, mas sofre condensação com a serina para formar cistationina, que então é clivada para liberar cisteína, amônia e cetobutirato. Contudo, a molécula original de metionina aparece como amônia e cetobutirato; a estrutura de carbono da cisteína origina-se da serina. Assim, a informação da Tabela 1.6 mostra a degradação da metionina em amônia, mas essa via de degradação é o principal meio de síntese para a cisteína. Em virtude da importância dos aminoácidos que contêm enxofre, uma discussão mais ampla das vias metabólicas desses aminoácidos pode ser encontrada em outro capítulo adiante.

A glicina é degradada em mais de uma possível via, dependendo da fonte utilizada como referência. Contudo, a principal via parece ser a clivagem da glicina por um sistema enzimático que a cliva em CO_2 e amônia e transfere um grupo metileno ao tetraidrofolato.[15] Essa via é predominante no fígado de ratos e em outras espécies de vertebrados.[16] Embora essa reação promova a degradação da glicina, sua importância consiste na produção de um grupo metileno que pode ser utilizado em outras reações metabólicas.

Síntese de aminoácidos não essenciais

Os aminoácidos essenciais são aqueles que não são sintetizados em quantidades suficientes no corpo e, dessa forma, devem estar presentes na dieta em quantidades suficientes para suprir as necessidades corporais. Portanto, a discussão referente à síntese dos aminoácidos aplica-se apenas aos aminoácidos não essenciais. A síntese de aminoácidos não essenciais enquadra-se em dois grupos: (a) os aminoácidos sintetizados pela transferência de um nitrogênio a uma estrutura de carbono precursor proveniente do ciclo do TCA ou da glicólise; e (b) os aminoácidos sintetizados especificamente a partir de outros aminoácidos. Como esse último grupo de aminoácidos depende da disponibilidade de outros aminoácidos específicos, eles são particularmente vulneráveis a se tornarem essenciais se o suprimento dietético de um aminoácido precursor tornar-se limitado. No entanto, o primeiro grupo raramente é limitado na síntese por causa da ampla disponibilidade de precursores de estruturas de carbono oriundos do ciclo do TCA e do *pool* lábil de N-amino dos aminoácidos em processo de transaminação.

As vias da síntese dos aminoácidos não essenciais estão expostas na Figura 1.4. Assim como ocorre na degradação de aminoácidos, o glutamato é fundamental para a síntese de vários aminoácidos por fornecer o N. Glutamato, alanina e aspartato podem compartilhar o N-amino entre si por meio da transaminação (ver Fig 1.2). Conforme representado na Figura 1.4, o glutamato obtém suas moléculas de N a partir da amônia ligada ao α-cetoglutarato, e continua a promover a síntese de outros aminoácidos. Kitagiri e Nakamura[17] afirmam que os seres humanos têm uma pequena capacidade de formar glutamato a partir da amônia e que a principal fonte de N do glutamato provém de outros aminoácidos por meio da transaminação. Esses aminoácidos se originam basicamente do consumo de proteína. Sob circunstâncias de ingestão dietética adequada, os aminoácidos em processo de transaminação demonstrados na Figura 1.2 fornecem para o glutamato quantidades de N mais que adequadas. Os aminoácidos sob transaminação propiciam um *pool* de tamponamento de N capaz de absorver um aumento no N ocasionado pelo incremento na degradação ou no suprimento de N em caso de esgotamento. A partir desse *pool*, o glutamato fornece material para manter a síntese de ornitina e prolina, sendo a prolina particularmente importante na síntese de proteína de colágeno e de proteínas relacionadas.

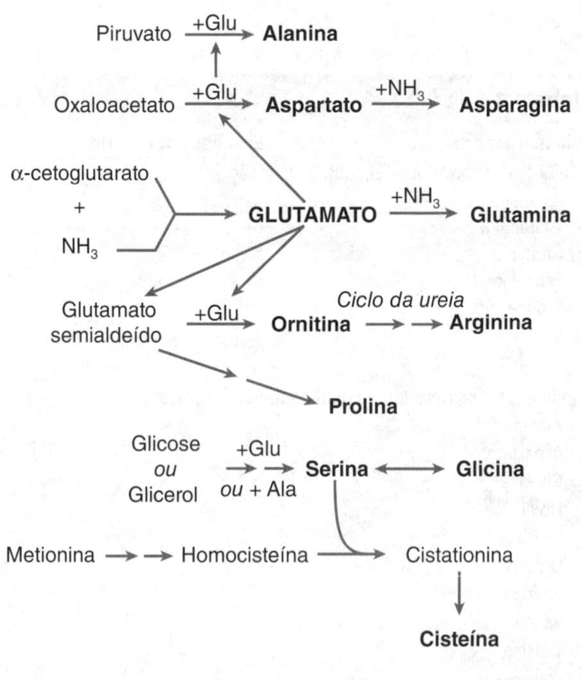

Figura 1.4 Vias de síntese de aminoácidos não essenciais. O glutamato é produzido a partir da amônia (NH_3) e do α-cetoglutarato. Esse glutamato torna-se uma fonte de nitrogênio (N) adicionado aos precursores de carbono (piruvato, oxaloacetato, produtos da glicólise e glicerol), formando a maior parte dos outros aminoácidos não essenciais. A cisteína e a tirosina são diferentes em virtude da necessidade de um aminoácido essencial para sua produção.

A serina é produzida a partir do 3-fosfoglicerato derivada da glicólise. A serina pode então ser utilizada para produzir glicina por meio de um processo que transfere um grupo metileno para tetraidrofolato. Essa via está listada na Tabela 1.6 como via de degradação da serina, mas também constitui uma fonte de geração de glicina e de uma unidade de um carbono.[15,16] Entretanto, essa via opera ativamente de modo inverso, formando serina a partir da glicina em seres humanos. Quando a [^{15}N] glicina é fornecida por via oral, o ^{15}N transfere-se principalmente para a serina.[18] Por essa razão, ocorre uma síntese reversa significativa de serina a partir da glicina. Outro local importante de incorporação de ^{15}N está no glutamato e na glutamina, indicando que a amônia liberada pela oxidação da glicina é imediatamente captada e incorporada no glutamato e no grupo de N sob transaminação via glutamato desidrogenase.

Todos os aminoácidos apresentados na Figura 1.4 têm vias *ativas* de síntese no corpo,[13] em comparação aos aminoácidos essenciais para os quais não existem vias de síntese em seres humanos. Essa afirmação deveria ser uma definição simples de "essencial" *vs.* "não essencial". Contudo, em nutrição, define-se um aminoácido "não essencial" como aquele cuja presença na dieta é *dispensável*.[3] Essa definição é diferente daquela que considera a presença ou a ausência das vias enzimáticas para a síntese de um aminoácido. Por exemplo, dois dos aminoácidos não essenciais dependem da degradação de aminoácidos essenciais para sua produção: a cisteína e a tirosina. Ainda que a serina forneça a estrutura de carbono e o grupo amino da cisteína, a metionina fornece o enxofre por meio da condensação da homocisteína e da serina para formar a cistationina.[19] A discussão acima explica o motivo pelo qual, embora nem a estrutura de carbono nem o grupo amino da serina estejam com seu suprimento reduzido, a provisão de enxofre a partir da metionina pode se tornar limitada. Portanto, a síntese de cisteína depende basicamente da disponibilidade da metionina, aminoácido essencial. Isso também se aplica para a tirosina, que é produzida pela hidroxilação da fenilalanina, que corresponde também à via de degradação deste último aminoácido. A disponibilidade da tirosina depende estritamente da disponibilidade da fenilalanina e da capacidade hepática de realização da hidroxilação.

Incorporação de aminoácidos em outros compostos

A Tabela 1.7 lista alguns dos compostos produzidos a partir da conversão direta dos aminoácidos ou utilizados como componentes importantes da síntese de outros compostos do corpo. A lista não é abrangente, e visa destacar os compostos corporais importantes que dependem dos aminoácidos para sua síntese. Os aminoácidos também são usados para a síntese da taurina,[20,21] como o 2-aminoetanossulfonato, composto semelhante aos aminoácidos encontrado no músculo esquelético em concentrações muito maiores do que a de qualquer aminoácido.[7] A glutationa, outro composto importante que contém enxofre,[22-24] é composta de três peptídeos (glicina, cisteína e glutamato).

A carnitina[25] é relevante no transporte de ácidos graxos de cadeia longa através da membrana mitocondrial antes que os ácidos graxos possam ser oxidados. Ela é sintetizada a partir do ε-N,N,N-trimetilisina (TML).[26] A síntese de TML ocorre a partir da metilação pós-translacional de resíduos específicos de lisina em proteínas específicas. O TML é liberado quando proteínas que o contêm são degradadas.[26] O TML também pode ser produzido a partir da hidrólise de carnes consumidas. Ao contrário da 3-metilistidina, pode-se encontrar o TML tanto em proteínas musculares como nas de outros órgãos, como o fígado.[27] No músculo do rato, o conteúdo de TML é cerca de 1/8 daquele da 3-metilistidina.

Tabela 1.7 Importantes produtos sintetizados a partir dos aminoácidos

Aminoácido	Incorporado em
Arginina	Creatina
	Óxido nítrico
Aspartato	Purinas e pirimidinas
Cisteína	Glutationa
	Taurina
Glutamato	Glutationa
	Neurotransmissores
Glutamina	Purinas e pirimidinas
Glicina	Creatina
	Glutationa
	Porfirinas (hemoglobina e citocromos)
	Purinas
Histidina	Histamina
Lisina	Carnitina
Metionina	Reações de metilação/transferência de um carbono
	Creatina
	Colina
Serina	Reações de metilação/transferência de um carbono
	Etanolamina e colina
Tirosina	Catecolaminas
	Hormônio tireóideo
Triptofano	Serotonina
	Ácido nicotínico

Os aminoácidos são os precursores de diversos neurotransmissores que contêm N. O glutamato pode ser uma exceção, pois, além de ser um neurotransmissor primário, ele atua como um precursor para a produção de neurotransmissores.[28] O glutamato parece ser importante em diversas doenças neurodegenerativas, desde esclerose lateral amiotrófica até Mal de Alzheimer.[29] A tirosina constitui o precursor para a síntese de catecolaminas, enquanto o triptofano corresponde ao precursor para a síntese de serotonina. Vários estudos têm demonstrado a importância das concentrações plasmáticas desses e de outros aminoácidos na síntese de seus produtos neurotransmissores. A maior parte comumente cita a relação com o aumento nos níveis cerebrais de serotonina após a administração do triptofano.

Creatina e creatinina

A maior parte da creatina no corpo é encontrada no músculo, onde ela existe principalmente sob a forma de creatina-fosfato.[30] Ao efetuar o trabalho muscular, a creatina-fosfato fornece energia por meio da hidrólise de pontes de fosfato de "alta-energia", formando creatina com transferência do fosfato para formar um ATP. A reação é reversível e mediada pela enzima ATP-creatina transfosforilase (também conhecida como creatinafosfoquinase).

As vias originais da síntese da creatina a partir de precursores de aminoácidos foram definidas por Bloch e Schoenheimer em uma série distinta de experimentos, utilizando compostos marcados com ^{15}N.[31] A creatina é sintetizada fora do músculo em um processo de duas etapas (Fig 1.5). A primeira ocorre nos rins e envolve a transferência do grupo guanidino da arginina para o grupo amino da glicina, formando, assim, a ornitina e o guanidinoacetato. A metilação do guanidinoacetato acontece no fígado via S-adenosilmetionina para a produção de creatina. Embora a glicina doe um nitrogênio e o suporte principal de carbono à creatina, a arginina deve estar disponível para fornecer o grupo guanidino, assim como a metionina deve estar disponível para doar o grupo metila. Na sequência, a creatina é transferida para o músculo, onde sofre fosforilação. Quando a creatina-fosfato é hidrolisada em creatina no músculo, a maioria da creatina é refosforilada quando as necessidades de ATP estão reduzidas, para restaurar o suprimento de creatina-fosfato. Contudo, certa quantidade de

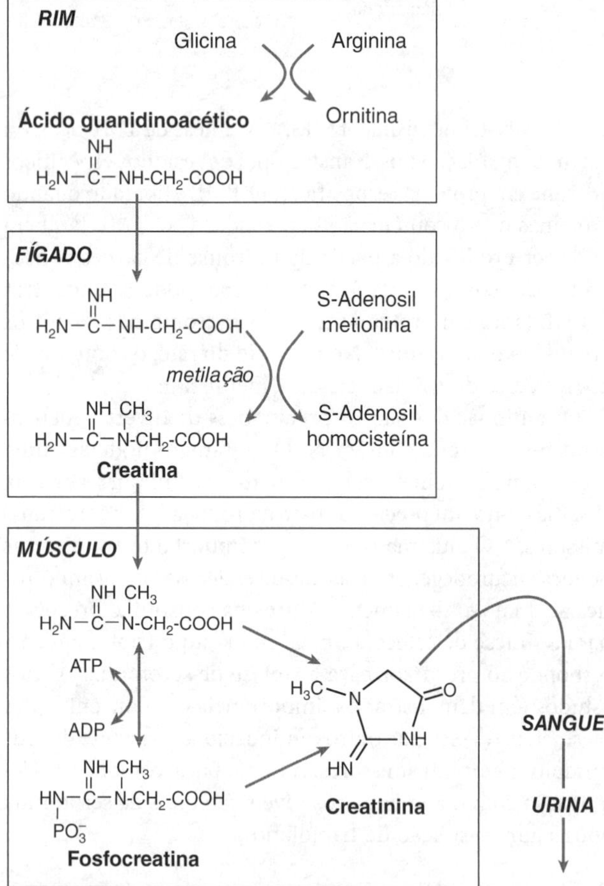

Figura 1.5 Síntese de creatina e creatinina. A creatina é sintetizada no fígado a partir do ácido guanidinoacético sintetizado nos rins. A creatina captada pelo músculo é convertida principalmente em fosfocreatina. Embora haja certa desidratação limitada direta de creatina diretamente em creatinina, a maior parte provém da desidratação da fosfocreatina. A creatinina é rapidamente filtrada pelos rins, sendo eliminada na urina. ADP, difosfato de adenosina; ATP, trifosfato de adenosina.

creatina do *pool* muscular sofre contínua desidratação por um processo não enzimático, formando a creatinina. A creatinina não fica retida no músculo, mas é liberada na água corporal, removida do sangue pelos rins e excretada na urina.[32]

A taxa diária de formação da creatinina é notavelmente constante ($\approx$1,7% do *pool* total de creatina/dia) e depende da magnitude do *pool* de creatina/creatina-fosfato, proporcional à massa muscular.[33] Assim, o débito urinário diário da creatinina é utilizado como uma medida da massa muscular corporal total. A excreção urinária de creatinina aumenta em alguns dias após a adição de uma sobrecarga de creatina à dieta, sendo necessários alguns dias a mais após a remoção da creatina da dieta até que a excreção urinária da creatinina retorne às concentrações basais, indicando que a creatina na dieta por si só afeta a produção da creatinina.[34] Portanto, o consumo de creatina e a creatinina em alimentos contendo carne aumenta as concentrações urinárias de creatinina. Embora as mensurações urinárias de creatinina sejam utilizadas principalmente para estimar a suficiência de coletas de urina ao longo de 24 horas, com controle adequado da composição e da ingestão dos alimentos, essas mensurações da excreção são índices úteis e precisos da massa muscular corporal.[35, 36]

Biossíntese de purinas e pirimidinas

As purinas (adenina e guanina) e as pirimidinas (uracila, citosina e timina) formam os moldes de base do DNA e do RNA. As purinas são compostos heterocíclicos de anel duplo que requerem a incorporação de duas moléculas de glutamina (doação da amida-N), uma molécula de glicina, um grupo metileno do tetraidofolato e a amina-N do ácido aspártico para que sua síntese como inosina monofosfato seja possível. A adenina e guanina são formadas a partir da inosina monofosfato pela adição de outro N do grupo amida da glutamina ou N do grupo amina do aspartato.

As pirimidinas são sintetizadas depois que um N do grupo amida da glutamina é condensado com CO_2 para formar carbamoil fosfato, sofrendo nova condensação com o ácido aspártico para formar o ácido orótico – anel heterocíclico de seis membros da pirimidina. A enzima que forma o carbamoil fosfato está presente em muitos tecidos para a síntese da pirimidina, mas não é a mesma enzima formadora da ureia encontrada no fígado (ver Fig. 1.3). Contudo, um bloqueio no ciclo da ureia resultando em falta de quantidades adequadas de arginina para prover o ciclo da síntese da ureia no fígado causará desvio do carbamoil fosfato não utilizado para síntese de ácido orótico e pirimidina.[37] A uracila é sintetizada a partir do ácido orótico, e a citosina é formada pela adição de um grupo amida da glutamina à uridina trifosfato, formando a citidina trifosfato.

Turnover das proteínas no corpo

Conforme indicado, as proteínas no corpo não são estáticas. Assim como toda proteína é sintetizada, ela também é degradada. Schoenheimer e Rittenberg foram os primeiros a descrever a produção e a degradação contínuas das proteínas no corpo em diferentes taxas, e os primeiros a aplicarem traçadores isotopicamente marcados no estudo do metabolismo dos aminoácidos e do *turnover* de proteínas em meados dos anos 1930. Atualmente, sabe-se que a taxa de *turnover* das proteínas corporais é bastante variável e que a taxa de *turnover* das proteínas individuais tende a acompanhar suas funções no corpo; ou seja, as proteínas que exigem a regulação de suas concentrações (p. ex., enzimas) ou que atuam como sinalizadoras (p. ex., hormônios peptídicos) apresentam taxas relativamente altas de síntese e degradação como forma de regulação de suas concentrações. Porém, as proteínas estruturais, como o colágeno e as proteínas miofibrilares ou aquelas secretadas no plasma, apresentam duração relativamente maior. Ainda assim, deve existir um equilíbrio entre a síntese e a degradação total de proteínas. Em sujeitos adultos saudáveis sem ganho ou perda de peso, o equilíbrio corresponderá ao emparelhamento entre as quantidades de N consumidas sob a forma de proteína na dieta e o N eliminado na urina, nas fezes e por outras vias. No entanto, há uma mobilização diária de uma quantidade consideravelmente maior de proteína no corpo do que a quantidade consumida (Fig. 1.6).

Ainda que não haja uma entidade definida como "proteína corporal total", o termo é útil para a compreensão da quantidade de energia e recursos despendidos na síntese e na degradação das proteínas corporais. Vários métodos baseados no uso de traçadores com isótopos marcados foram desenvolvidos para quantificar o *turnover* total de proteínas no corpo. Um detalhe importante da Figura 1.6 está no fato de que o *turnover* total de proteínas no corpo é muito maior que a entrada de novos aminoácidos pela dieta.[38] Um adulto fisiologicamente normal pode consumir 90 g de proteína que é hidrolisada e absorvida sob a forma de aminoácidos livres. Esses aminoácidos misturam-se aos aminoácidos provenientes da degradação de uma variedade de proteínas. Cerca de 1/3 dos aminoácidos são oriundos do amplo *pool* de proteína muscular, mas de *turnover* lento. Em comparação, uma quantidade substancialmente maior de aminoácidos surge e desaparece das proteínas dos órgãos viscerais e órgãos internos. Essas proteínas perfazem uma proporção muito menor da massa total de proteínas corporais, mas apresentam altas taxas de síntese e degradação. O resultado total é o seguinte: cerca de 340 g de aminoácidos ingressam no *pool* livre diariamente, dos quais apenas 90 g provêm dos aminoácidos da dieta. A questão é: como avaliar o *turnover* de proteínas no corpo humano? Esses métodos variam do simples e não invasivo até o caro e complexo.

Métodos de mensuração do *turnover* das proteínas e da cinética dos aminoácidos

Balanço nitrogenado

O mais antigo (e o mais amplamente utilizado) método de acompanhamento de mudanças no N corporal consiste no balanço nitrogenado. Em virtude de sua simplicidade, a técnica é o padrão de referência utilizado para definir quantidades mínimas de ingestão de proteínas e aminoácidos essenciais na dieta de seres humanos de todas as idades.[39] Os sujeitos são mantidos por vários dias sob um nível específico de ingestão de aminoácidos/proteínas, e tanto a urina quanto as fezes são coletadas ao longo de um período de 24 horas para mensurar

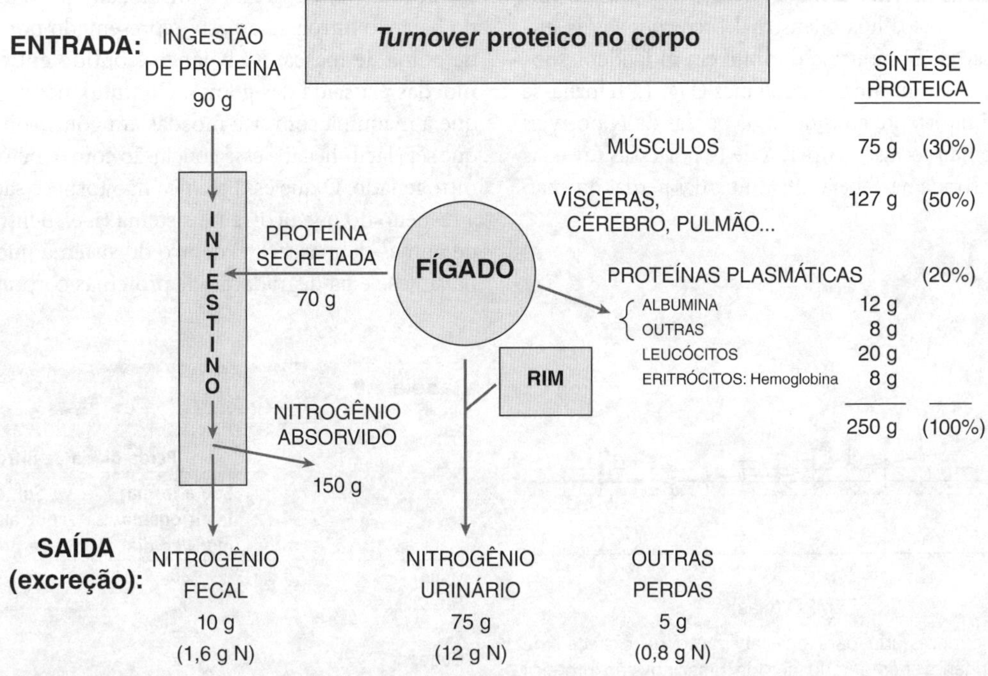

Figura 1.6 Taxas relativas de *turnover* e ingestão de proteínas em um ser humano saudável de 70 kg. Sob circunstâncias normais, a ingestão dietética (entrada = 90 g) é igual à perda de nitrogênio (N) (saída = 90 g). A degradação proteica é equivalente à síntese. A ingestão de proteínas é apenas 90/(90 + 250) ≈ 25% do *turnover* total de N no corpo por dia. (Reproduzido com permissão de Hellerstein MK, Munro HN. Interaction of liver and muscle in the regulation of metabolism in response to nutritional and other factors. In: Arias IM, Jakoby WB, Popper H et al., eds. The Liver: Biology and Pathobiology. 2.ed. Nova York: Raven Press, 1988;965-83.)

a excreção de N. Uma semana ou mais podem ser necessárias antes que as coletas indiquem uma adaptação à mudança na dieta. Um exemplo drástico de adaptação é observado quando indivíduos saudáveis são submetidos a uma dieta com quantidades mínimas de proteína. Como mostra a Figura 1.7, a excreção urinária de N declina notavelmente em resposta à deficiência proteica nos três primeiros dias e estabiliza-se em um nível mais baixo de excreção de N por volta do oitavo dia.[40]

Os produtos finais do N excretados na urina não são apenas produtos da oxidação de aminoácido (ureia e amônia), mas também de outras substâncias, como o ácido úrico, produzido a partir da degradação de nucleotídeos, e creatinina (ver Tab. 1.8). Felizmente, grande parte do N que não está na forma de ureia ou amônia é relativamente constante em diversas situações e corresponde a uma quantidade relativamente pequena do total de N na urina. A maior parte do N é excretada sob a forma de ureia, mas a excreção pequena de N da amônia aumenta significativamente em casos de acidose, conforme se evidencia na Tabela 1.8, em indivíduos submetidos a jejum durante dois dias.[41] A Tabela 1.8 também ilustra como a produção de ureia está relacionada à ingestão de N e como o corpo ajusta sua oxidação de aminoácidos para acompanhar o suprimento de aminoácido. Em outras palavras, com amplo suprimento, o excesso de aminoácidos é oxidado e a produção de ureia é alta, mas com uma dieta insuficiente em aminoácidos, estes são conservados e a produção de ureia sofre um grande declínio.

O nitrogênio aparece nas fezes porque o intestino não absorve toda a proteína da dieta nem reabsorve todo N secretado no trato gastrintestinal (ver Fig. 1.6). Além disso, ocorre perda de N pela pele por meio do suor, bem como pela descamação de células cutâneas mortas. Também ocorrem perdas adicionais por meio de cabelo, fluxo menstrual, secreções nasais, etc. Como a excreção de N na urina diminui em indivíduos submetidos a uma dieta mínima de proteínas (Fig. 1.7), torna-se cada vez mais importante considerar as perdas de N por vias não urinárias e não fecais.[42] A perda de N por essas diversas vias está demonstrada na Tabela 1.9. Muitas das perdas que não

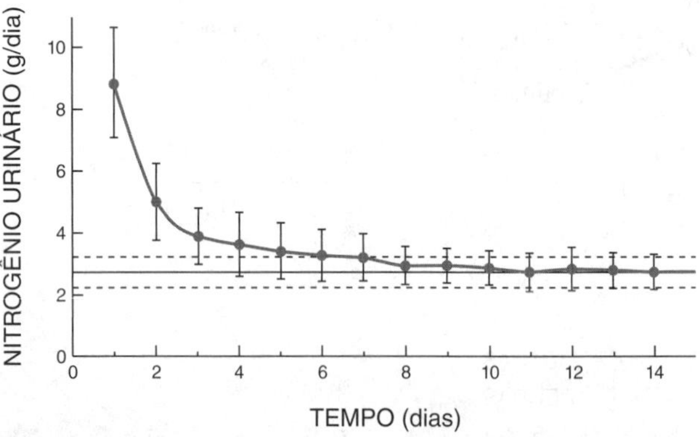

Figura 1.7 Tempo necessário para a estabilização da excreção de nitrogênio (N) urinário após a mudança de uma ingestão proteica adequada a deficiente em homens jovens. As linhas contínuas horizontais e tracejadas correspondem à média ± 1 desvio-padrão quanto à excreção de N ao término do período de mensuração. (Dados de Scrimshaw NS, Hussein MA, Murray E et al. Protein requirements of man: variations in obligatory urinary and fecal nitrogen losses in young men. J Nutr 1972;102:1595-604, com permissão.)

Tabela 1.8 Composição das principais espécies nitrogenadas na urina

Espécies nitrogenadas	Dieta rica em proteína (g N/d)	Dieta pobre em proteína	Jejum (2 dias)
Ureia	14,7 (87%)	2,2 (61%)	6,6 (75%)
Amônia	0,5 (3%)	0,4 (11%)	1,0 (12%)
Ácido úrico	0,2 (1%)	0,1 (3%)	0,2 (2%)
Creatinina	0,6 (4%)	0,6 (17%)	0,4 (5%)
Indeterminada	0,8 (5%)	0,3 (8%)	0,5 (6%)
Total	16,8 (100%)	3,6 (100%)	8,7 (100%)

N, nitrogênio.

Dados de Folin (1905) e Cathcart (1907), citados em Allison JB, Bird JWC. Elimination of nitrogen from the body. In: Munro HN, Allison JB, eds. Mammalian Protein Metabolism. New York: Academic Press, 1964:483-512, com permissão.

são prontamente mensuráveis são mínimas (< 10% do total da perda de N sob dietas isentas de proteínas, com redução bastante acentuada na excreção urinária de N decorrente da adaptação à dieta) e podem ser descontadas pelo uso de um simples fator de compensação para as perdas não urinárias e não fecais de N. A avaliação das perdas é importante na delicada definição de equilíbrio zero como uma função de ingestão de proteínas da dieta com o propósito de determinar as necessidades de proteínas e aminoácidos. Conforme será discutido adiante, pequenas mudanças nas correções do balanço nitrogenado promovem alterações significativas na avaliação das necessidades de proteína usando o balanço nitrogenado.

Apesar de ser muito útil e de fácil aplicação, a técnica do balanço nitrogenado não fornece informações sobre o funcionamento interno do sistema. Uma analogia interessante para a técnica está ilustrada na Figura 1.8, em que o modelo simples do balanço nitrogenado está representado por uma máquina de goma de mascar. O balanço é obtido entre a entrada de moedas e a saída das gomas. Contudo, não se deve concluir que a máquina converte moedas em gomas de mascar, ainda que seja fácil chegar a essa conclusão com o método do balanço nitrogenado. O que essa técnica não fornece são informações a respeito do que ocorre no sistema (i. e., dentro da máquina de gomas de mascar). É dentro do sistema que as mudanças na síntese e na degradação de proteínas corporais totais real-

Tabela 1.9 Perdas obrigatórias de nitrogênio por homens adultos na dieta sem proteína

	Perda diária de nitrogênio	
	Sob a forma de nitrogênio (mg N/kg/dia)	Sob a forma de equivalente proteico (g de proteína/kg/dia)
Urina	38	0,23
Fezes	12	0,08
Pele	3	0,02
Outras	2	0,01
Total	54	0,34
Limite máximo (+2 desvios-padrão)	70	0,44

Dados de Munro HN. Amino acid requirements and metabolism and their relevance to parenteral nutrition. In: Wilkinson AW, ed. Parenteral Nutrition. London: Churchill Livingstone, 1972:34-67, com permissão.

mente ocorrem (demonstradas como as setas menores dentro e fora do *pool* corporal de N na Fig. 1.8). Uma ilustração extra desse assunto está exposta na parte inferior da Figura 1.8, em que um aumento positivo no balanço nitrogenado foi observado partindo do zero (caso 0) até o equilíbrio positivo (casos A-D). Um balanço nitrogenado positivo pode ser obtido com aumentos idênticos no balanço nitrogenado por qualquer uma de quatro alterações diferentes na síntese e na degradação de proteínas: um simples aumento na síntese proteica (caso A); um declínio na degradação de proteínas (caso C); um incremento tanto na síntese como na degradação (caso B); ou uma queda em ambos (caso D). O efeito é o mesmo do balanço nitrogenado positivo para todos os casos, mas as implicações energéticas são consideravelmente distintas. Como a síntese de proteínas gasta energia, os casos *A* e *B* são mais dispendiosos, enquanto os casos *C* e *D* exigem menos energia que o caso inicial, o caso 0. Para esclarecer esses quatro casos, é preciso avaliar diretamente as taxas de *turnover* proteico (degradação e síntese) utilizando um traçador marcado.

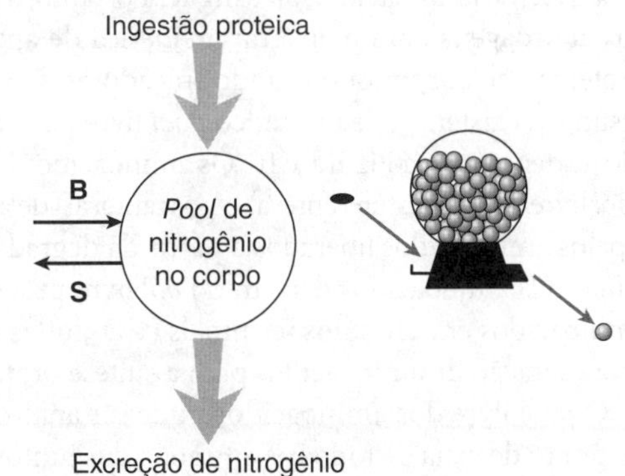

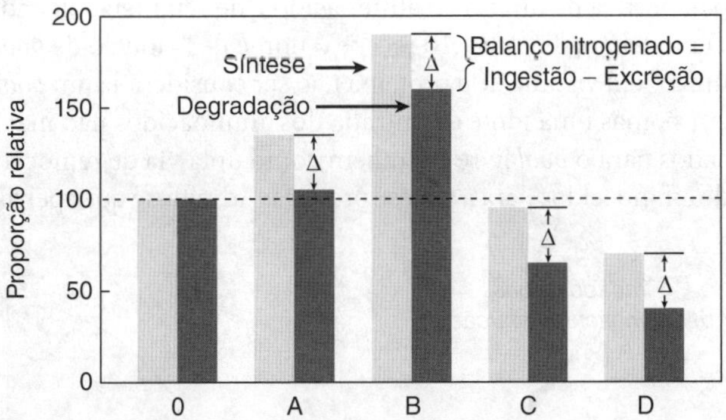

Figura 1.8 Ilustração da técnica de balanço nitrogenado (N). O balanço nitrogenado corresponde à diferença entre a entrada e a saída, semelhante à introdução de uma moeda em uma máquina de goma de mascar e a subsequente liberação da goma. Assim como a máquina troca a moeda imediatamente por uma goma de mascar, a ingestão proteica transforma-se diretamente no nitrogênio excretado, sem levar em consideração a entrada do aminoácido proveniente da degradação proteica (B) ou captação voltada para síntese proteica (S). Essa questão é mais bem ilustrada com quatro respostas hipotéticas diferentes a uma mudança de um balanço nitrogenado zero (caso 0) para um balanço nitrogenado positivo (casos A-D). Um balanço nitrogenado positivo pode ser obtido por meio do aumento na síntese proteica (A), do incremento na síntese maior do que a degradação (B), da diminuição na degradação (C), ou do declínio na degradação maior do que a síntese (D). O método de balanço nitrogenado não se distingue entre as quatro possibilidades.

Diferenças arteriovenosas para definir os equilíbrios de órgãos

Assim como a técnica de balanço nitrogenado é aplicável ao corpo como um todo, ela também pode ser aplicada a um órgão ou leito vascular. Essas mensurações são feitas a partir do sangue distribuído para os tecidos e daquele drenado a partir dos tecidos via cateteres que são inseridos em uma artéria para determinar os níveis de sangue arterial e na veia responsável pela drenagem tecidual para mensurar os níveis de sangue venoso. Este último cateter torna o procedimento particularmente invasivo quando aplicado em órgãos como intestino, fígado, rins ou cérebro.[43-46] As mensurações do metabolismo muscular deduzidas a partir das diferenças arteriovenosas (AV) da perna ou do braço são menos invasivas.[45] Contudo, a diferença AV não fornece informações sobre os mecanismos teciduais que provocam a captação ou liberação observadas.

Mais informações são compiladas a partir da mensuração dos aminoácidos que não são metabolizados pelo tecido, como a liberação dos aminoácidos essenciais tirosina ou lisina, não metabolizados pelo músculo. As diferenças AV desses aminoácidos obtidas no músculo devem refletir a diferença entre a captação líquida de aminoácidos para a síntese de proteína muscular e a liberação a partir da degradação dessa proteína. A 3-metilistidina, um aminoácido produzido por metilação pós-traducional de resíduos selecionados de histidina na proteína miofibrilar, que não pode ser reutilizada para a síntese proteica quando liberada a partir da degradação da proteína miofibrilar, é liberada de modo quantitativo a partir do tecido muscular quando a proteína miofibrilar sofre degradação.[47,48] A diferença AV pode ser utilizada como um marcador específico da quebra da proteína miofibrilar.[49,50]

O limitado conjunto de dados oriundos de valores em medidas de balanço simples em um leito vascular de um órgão é excessivamente ampliado ao se administrar um traçador e também ao se mensurar seu balanço no leito do órgão. Essa abordagem permite uma elucidação completa das várias vias que atuam no tecido para cada traçador de aminoácido utilizado. Em alguns casos, a mensuração do traçador pode se tornar muito complicada, exigindo mensurações de múltiplos metabólitos para fornecer um balanço verdadeiro do metabólito no leito vascular do órgão.[51] Outra abordagem utilizando um traçador de um aminoácido essencial não metabolizado foi descrita por Barrett et al.[52] Esse método exige um conjunto restrito de mensurações com equações simplificadas para definir especificamente as taxas de síntese e degradação proteicas no tecido muscular.

Métodos de rastreamento para definição da cinética dos aminoácidos

Traçadores isotopicamente marcados são utilizados para acompanhar os fluxos de metabólitos *endógenos* no corpo. Os traçadores marcados são idênticos aos metabólitos endógenos em termos de estrutura química pela substituição de um ou mais átomos com isótopos diferentes daqueles normalmente presentes. Os isótopos são substituídos para permitir que os traçadores possam ser diferenciados (mensuráveis) dos metabólitos normais. Em geral, pensa-se primeiro nos isótopos radioativos (p. ex., ^{3}H para hidrogênio e ^{14}C para carbono) como traçadores; no entanto, também se pode lançar mão de isótopos não radioativos ou estáveis. Como os isótopos diferem apenas no número de nêutrons, eles podem ser distinguidos em um composto pela espectrometria de massa, que determina a quantidade de compostos a partir da massa. A maior parte dos elementos mais leves possui um isótopo estável em quantidades abundantes e um ou dois isótopos de massa mais elevada, porém em *menor abundância*. Os isótopos maior e menor são: ^{1}H e ^{2}H para o hidrogênio; ^{14}N e ^{15}N para o nitrogênio; ^{12}C e ^{13}C para o carbono; e ^{16}O, ^{17}O e ^{18}O para o oxigênio. Exceto pelos efeitos de alguns isótopos, os quais podem ser significativos para ambos os isótopos de hidrogênio, o radioativo (^{3}H) e o não radioativo (^{2}H), um composto marcado com isótopos é basicamente indistinguível dos compostos endógenos correspondentes não marcados no corpo.

Por não existirem na natureza e por ser administrada uma quantidade muito pequena do material radioativo, os radioisótopos são considerados traçadores "sem peso" (leves) que não acrescentam material ao sistema. Os dados dos traçadores radioativos são expressos como contagens ou desintegrações por minuto por unidade de compostos. Em virtude da ocorrência natural dos isótopos estáveis (p. ex., $\approx$ 1% de todo o carbono do corpo corresponde ao ^{13}C), administram-se e mensuram-se os traçadores de isótopos estáveis como o "excesso acima da quantidade normalmente presente" do isótopo no corpo como a *relação molar* da quantidade do isótopo traçador, dividida pela quantidade do material não marcado chamado de proporção traçador-traçado, ou TTR, ou da *fração molar* (geralmente expressa como uma porcentagem: *% de mols em excesso* ou *% de átomos em excesso*, sendo o último um termo mais antigo e menos apropriado na literatura especializada).[53]

A maior parte das mensurações utilizando traçadores para determinar a cinética dos aminoácidos baseia-se no simples conceito de diluição de traçador. Esse conceito está ilustrado na Figura 1.9 para determinação do fluxo de água corrente. Caso se proceda à infusão de um corante de concentração conhecida (enriquecimento) em um fluxo de água corrente, dirija-se ao ponto mais baixo desse fluxo após a mistura satisfatória do corante com a água, pegue uma amostra do corante e, a partir da diluição mensurada do corante, calcule a taxa de fluxo da água exigida para fazer a diluição. As informações necessárias incluem a taxa de infusão do corante (taxa de infusão do traçador) e a concentração mensurada do corante (enriquecimento ou atividade específica do traçador). O valor calculado corresponde ao fluxo da água ao longo da corrente (fluxo dos metabólitos não marcados) que causa a diluição. Essa simples analogia de diluição de corante constitui a base para quase todos os cálculos de cinética em uma ampla variação de formatos para uma ampla gama de aplicações.

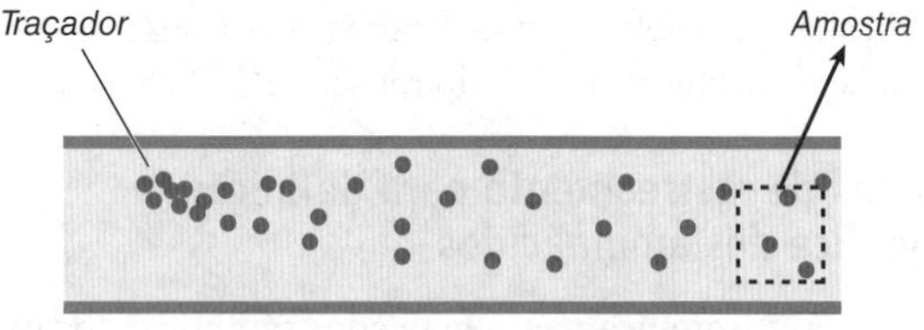

$$\text{Taxa de produção (fluxo)} = \text{Taxa de infusão do traçador}\left(\frac{\text{Concentração inicial do traçador}}{\text{Concentração do traçador "a jusante"}}\right)$$

Figura 1.9 Princípio básico do método de "diluição de corantes" para determinação da cinética de traçadores.

Modelos para os aminoácidos corporais totais e metabolismo de proteínas

As limitações ao uso de traçadores para definir o metabolismo de aminoácidos e proteínas são basicamente direcionadas pela forma de administração do traçador e pelo local de obtenção da amostra. O método mais simples de administração do traçador é por via oral; no entanto, prefere-se a aplicação intravenosa para a distribuição sistêmica (para o corpo todo) do traçador no *pool* livre de aminoácidos. O local mais simples de amostragem da diluição do traçador também provém do *pool* livre de aminoácidos do sangue. Portanto, a maior parte das abordagens para mensurar a cinética de aminoácidos e proteínas no corpo todo usando traçadores de aminoácidos assume a existência de um único *pool* livre de N amino, conforme demonstra a Figura 1.10. Os aminoácidos ingressam no *pool* livre pela ingestão (enteral ou parenteral) de aminoácidos e pelos aminoácidos liberados a partir da degradação de proteínas. Os aminoácidos deixam o *pool* livre pela oxidação de aminoácidos em produtos terminais (CO_2, ureia e amônia) e pela captação de aminoácidos para a síntese proteica.

O *pool* livre dos aminoácidos pode ser analisado a partir do ponto de vista de todos os aminoácidos juntos (conforme discutido para o método dos produtos terminais) ou pela perspectiva de um único aminoácido e de seu metabolismo. O modelo na Figura 1.10 recebe o nome de "modelo de *pool* único" em virtude de a proteína não ser considerada um *pool* em si, mas uma fonte de entrada dos aminoácidos não marcados para o *pool* livre e também como uma via de remoção de aminoácidos para a síntese proteica. Admite-se que apenas

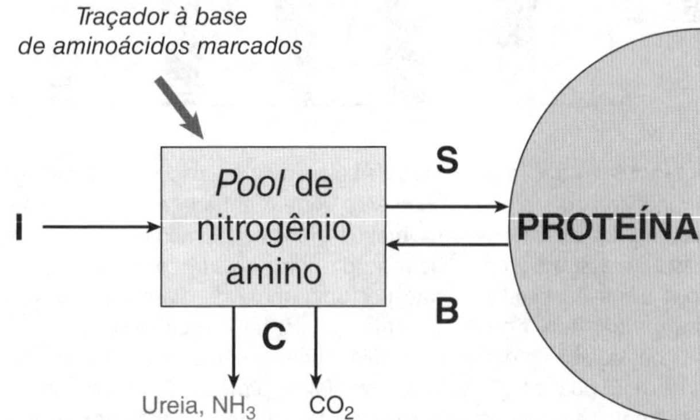

Figura 1.10 Modelo de *pool* único para o metabolismo proteico corporal total mensurado com um traçador marcado de aminoácidos. O aminoácido ingressa no *pool* livre a partir do consumo alimentar (I) e do aminoácido liberado a partir da degradação proteica (B) e deixa o *pool* livre por meio da oxidação do aminoácido (C) em ureia, amônia (NH_3) e dióxido de carbono (CO_2), bem como pela captação voltada para síntese proteica (S).

uma pequena porção das proteínas corporais sofre *turnover* durante a realização do experimento. Certamente, essas hipóteses não são verdadeiras: muitas proteínas corporais apresentam *turnover* muito rápido (maior parte das enzimas). As proteínas que fazem *turnover* durante o tempo do experimento são marcadas e aparecem como parte do *pool* livre de aminoácidos. Contudo, essas proteínas constituem apenas uma parte das proteínas totais; o restante apresenta *turnover* bem mais lento (como a proteína muscular). Muitos dos aminoácidos que entram na via de degradação das proteínas e seguem para a síntese de novas proteínas provêm de proteínas de *turnover* lento. Esses fluxos correspondem às setas *B* e *S* do modelo tradicional de *pool* único para o metabolismo proteico corporal total exibido na Figura 1.10.

Abordagem dos produtos finais

O modelo mais antigo do metabolismo proteico corporal total em seres humanos foi aplicado por San Pietro e Rittenberg em 1953 com o uso de [^{15}N] glicina.[54] A glicina foi utilizada como o primeiro traçador por ser o único aminoácido sem uma molécula de α-carbono central oticamente ativo e, portanto, é fácil sintetizá-la com marcador ^{15}N. Naquela época, a mensuração do traçador na glicina plasmática não era uma tarefa muito fácil. Assim, San Pietro e Rittenberg[54] propuseram um modelo com base em algo que pudesse ser rapidamente mensurado, ou seja, a ureia e a amônia presentes na urina. A hipótese era de que os produtos finais nitrogenados da urina refletiam o enriquecimento médio de ^{15}N de todos os aminoácidos livres oxidados. Ainda que a glicina ^{15}N fosse o traçador, admitia-se que *todos* os aminoácidos livres fossem o traçado (supondo-se um *pool* único). Entretanto, rapidamente ficou claro o caráter complexo do sistema e a necessidade de modelo e solução mais sofisticados. Basicamente, o método decaiu até 1969, quando Picou e Taylor-Roberts[55] propuseram um método mais simples que também acompanhava o traçador glicina ^{15}N no *pool* de N urinário. Esse método lidou somente com o efeito da diluição do traçador ^{15}N no *pool* livre dos aminoácidos como um todo, em vez de recorrer à solução das equações específicas para traçadores de um modelo também específico. A hipótese dos autores era semelhante à da abordagem prévia de Rittenberg, pois ambas assumiam que o traçador ^{15}N se misturava (dispersava) aos aminoácidos livres em alguma distribuição não necessariamente conhecida, mas representativa, do metabolismo do aminoácido. Para mensurar a diluição do ^{15}N no *pool* livre de aminoácidos, administra-se o traçador glicina [^{15}N] (geralmente por via oral) e coletam-se amostras urinárias.[56] O ^{15}N no *pool* livre dos aminoácidos é diluído entre os aminoácidos não marcados que chegam por meio da degradação proteica e do consumo alimentar. O *turnover* do *pool* livre (Q, tipicamente expresso em mg de N/kg/dia) é calculado a partir da diluição mensurada de ^{15}N nos produtos finais pela mesma abordagem ilustrada na Figura 1.9:

$$Q = i/E_{UN}$$

em que *i* corresponde ao padrão de infusão de [^{15}N] glicina (mg de ^{15}N/kg/dia), enquanto E_{UN} se refere ao enriquecimento em % de excesso do átomo de ^{15}N no *pool* de N urinário (ureia e/ou amônia). Admite-se que o *pool* livre se encontra em estado de equilíbrio (i. e., não aumenta ou diminui ao longo do tempo) e, portanto, o *turnover* dos aminoácidos será igual à taxa de aminoácidos que ingressam no *pool* pela degradação proteica em todo o corpo (B) e pela ingestão alimentar (I), bem como equivalente à taxa dos aminoácidos que deixam o *pool* por meio da captação para a síntese proteica (S) e oxidação em produtos terminais (como ureia e amônia) (C):

$$Q = I + B = C + S$$

Como a ingestão alimentar e a excreção urinária de N são mensuráveis, pode-se determinar a taxa de degradação proteica corporal total: B = Q – I e a taxa de síntese proteica corporal total: S = Q – C. Nesses cálculos, emprega-se o valor-padrão de 6,25 g de proteína = 1 g de N na interconversão entre proteína e N urinário. É importante estar atento às unidades (g de proteína *vs.* g de N), pois, com frequência, ambas as unidades são utilizadas concomitantemente no mesmo relato.

Algumas vezes, o termo denominado "balanço proteico líquido" ou "ganho proteico líquido" aparece em artigos científicos na literatura especializada. O balanço proteico líquido é definido como a diferença entre a medida da síntese de proteína e as taxas de degradação (S–B), que pode ser determinada a partir da degradação e da síntese proteicas corporais totais mensuradas, conforme demonstrado acima. Contudo, como pode ser visto pelo rearranjo, a equação de balanço para Q é a seguinte: S–B = I–C, que corresponde simplesmente à diferença entre as taxas de ingestão e excreção, isto é, ao balanço nitrogenado. O termo *S–B* é um nome incorreto, pois se baseia somente na mensuração do balanço nitrogenado, e não na administração do traçador ^{15}N.

O método dos produtos finais não é isento de problemas. Ao se administrar o traçador glicina [^{15}N] por via oral em intervalos curtos (p. ex., a cada 3 horas), o tempo necessário para alcançar um platô da ureia urinária é de cerca de 60 horas, independentemente de quem esteja sendo estudado, adultos,[57] crianças ou recém-nascidos.[58] O atraso em atingir o platô deve-se ao tempo necessário para que o traçador ^{15}N entre em equilíbrio com os *pools* livres de glicina, serina e ureia.[18,56] Um problema adicional está na definição de platô. Com frequência, o tempo de curso da ureia ^{15}N urinária não demonstra por inspeção normal ou curva de regressão apropriada uma única elevação exponencial antecipada para o platô. Para evitar esse problema, Waterlow et al.[59] sugeriram a mensuração do ^{15}N na amônia após uma *dose única* de [^{15}N] glicina. A vantagem é que o traçador ^{15}N atravessa o *pool* de amônia corporal dentro de 24 horas. A administração do traçador e a coleta de urina são muito simplificadas, e a modificação não depende da definição de um platô do ^{15}N na ureia urinária. A advertência aqui está na dependência do método de dose única de produtos terminais sobre o metabolismo da amônia. O enriquecimento do ^{15}N da amônia urinária geralmente difere do enriquecimento do ^{15}N da ureia urinária[60] em virtude das origens do precursor ^{15}N-amino renal para a síntese de amônia e origem hepática para a síntese de ureia. Qual enriquecimento deve ser usado? Provavelmente o ^{15}N da ureia, mas, de qualquer forma, não é fácil comprovar essa escolha.

Mensuração das cinéticas dos aminoácidos individuais

Assim como uma alternativa para mensurar o *turnover* do *pool* de N amino total em si, pode-se acompanhar a cinética de um aminoácido a partir da diluição de um traçador infundido do aminoácido em questão. Os modelos mais simples consideram apenas os aminoácidos essenciais que não possuem nenhum componente da síntese proteica *de novo*. A cinética dos aminoácidos essenciais mimetiza a cinética do *turnover* proteico, conforme demonstrado na Figura 1.10. O mesmo tipo de modelo pode ser construído, mas baseia-se especificamente em termos de um único aminoácido essencial; dessa forma, pode-se determinar a mesma equação de estado de equilíbrio:

$$Q_{aa} = I_{aa} + B_{aa} = C_{aa} + S_{aa}$$

em que Q_{aa} corresponde à taxa de *turnover* (ou fluxo) do aminoácido essencial; I_{aa}, à taxa de entrada de aminoácidos no *pool* livre a partir da ingestão alimentar; B_{aa}, à taxa de entrada de aminoácidos no *pool* provenientes da degradação proteica; C_{aa}, à taxa de oxidação dos aminoácidos; e S_{aa} ,à taxa de captação de aminoácidos para a síntese proteica. O método mais comum para definir a cinética dos aminoácidos consiste em uma infusão prévia de um traçador de um aminoácido até que o estado de equilíbrio isotópico (diluição constante) seja atingido no sangue. O fluxo em direção ao aminoácido é mensurado a partir da diluição do traçador no *pool* livre. Conhecendo-se o enriquecimento do traçador e a taxa de infusão, e mensurando-se a diluição do traçador em amostras sanguíneas obtidas no platô, determina-se a taxa de aparecimento do metabólito não marcado:[61-63]

$$Q_{aa} = i_{aa} \cdot [E_i/E_p - 1]$$

em que i_{aa} corresponde à taxa de infusão do traçador com enriquecimento, E_i, % de mol em excesso, enquanto E_p se refere ao enriquecimento do aminoácido no sangue.

Para um traçador do tipo carbono-marcado, pode-se mensurar a taxa de oxidação do aminoácido a partir da taxa de excreção de $^{13}CO_2$ ou $^{14}CO_2$.[61,63] A escolha de um carbono marcado quantitativamente oxidado é importante. Por exemplo, o ^{13}C de um traçador L-[1–^{13}C] leucina é liberado de forma quantitativa na primeira etapa irreversível do catabolismo da leucina. Em comparação, um ^{13}C-marcado na extremidade da leucina resultará em acetoacetato ou acetil-CoA, que pode, ou não, ser quantitativamente oxidado.[64] Outros aminoácidos (como a lisina) apresentam vias de oxidação ainda mais desconhecidas.

Antes de o carbono marcado oxidado ser recuperado a partir do ar exalado, ele deve passar pelo *pool* corporal de bicarbonato. É imprescindível conhecer qual fração do *turnover* do *pool* do bicarbonato é liberada do CO_2 no ar exalado *vs.* a retenção nos destinos alternativos do corpo. Em geral, cerca de 80% do bicarbonato produzido é liberado imediatamente sob a forma de CO_2 expirado, conforme determinado a partir da infusão do bicarbonato marcado e da mensuração da fração infundida recuperada no CO_2 exalado.[65] Os 20% restantes ficam retidos nos ossos e nas vias metabólicas que "fixam" carbono. A quantidade de bicarbonato retida é um tanto variável (ou seja, de 0 a 40% da sua produção) e precisa ser determinada ao se pesquisar diferentes condições metabólicas. Quando a retenção do bicarbonato no corpo pode ser alterada por distúrbio metabólico, a realização de estudos paralelos para medir a recuperação de uma dose administrada de bicarbonato marcado com ^{13}C ou ^{14}C é essencial para a interpretação dos resultados de oxidação.[66]

A taxa de liberação de aminoácidos a partir da degradação proteica e da captação para a síntese das proteínas é calculada subtraindo-se a ingestão alimentar e a oxidação do fluxo de um aminoácido essencial – assim como é feito com o método dos produtos finais. A principal diferença é que as mensurações são específicas para a cinética de um único aminoácido (μmol do aminoácido por unidade de tempo), e não diretamente para N. Os componentes do fluxo podem ser extrapolados para a cinética das proteínas totais do corpo, dividindo-se a taxa do aminoácido pela suposta concentração do aminoácido na proteína corporal (conforme demonstrado na Tab. 1.3).

As principais vantagens de se mensurar a cinética de um metabólito individual são as seguintes: (a) os resultados são específicos *àquele* metabólito, aumentando a fidedignidade da mensuração; e (b) as mensurações podem ser realizadas rapidamente porque o tempo de *turnover* do *pool* livre costuma ser rápido (geralmente < que 4 horas usando uma dose inicial). As desvantagens de se mensurar a cinética de um determinado aminoácido estão descritas a seguir: (a) possível indisponibilidade de traçador adequadamente marcado para acompanhar as vias dos aminoácidos sob estudo, particularmente em relação à oxidação do aminoácido; e (b) ocorrência do metabolismo dos aminoácidos dentro das células, considerando-se que os traçadores são tipicamente administrados no espaço extracelular e coletados do sangue.

α-Cetoisocaproato como medida de transporte celular de leucina. Os aminoácidos não passam livremente pelas células, eles são transportados. Para os aminoácidos neutros (leucina, isoleucina, valina, fenilalanina e tirosina), o transporte para dentro e fora das células pode ser rápido, e existe somente um baixo gradiente de concentração entre o plasma e o meio intracelular (ver Tab. 1.4). Entretanto, até mesmo esses baixos gradientes limitam as trocas entre aminoácidos intra e extracelulares. Em relação à leucina, esse fenômeno pode ser definido com o uso do α-cetoisocaproato (KIC), o que é formado a partir da leucina encontrada no interior da célula via transaminação. Então, parte do KIC formado é descarboxilada, mas a maior parte dele sofre nova aminação e forma nova leucina[67] ou é liberada das células para o plasma. Assim, pode-se utilizar o enriquecimento do KIC plasmático como um marcador do enriquecimento intracelular da leucina da qual ele se origina.[68]

Estudos prévios demonstraram que, em geral, o enriquecimento do KIC plasmático é cerca de 25% mais baixo que o enriquecimento da leucina plasmática.[62,68] Se o enriquecimento do KIC plasmático for substituído pelo enriquecimento do traçador da leucina plasmática no cálculo da cinética da leucina, o fluxo e a oxidação da leucina mensurados, bem como as estimativas da quebra e da síntese proteicas, aumentam em cerca de 25%. Contudo, ao se estudar o metabolismo proteico sob duas condições distintas e ao comparar as cinéticas resultantes da leucina, será obtida a mesma resposta relativa, independentemente do uso do enriquecimento da leucina ou do KIC para o cálculo das cinéticas.[68]

Muitos aminoácidos não têm um metabólito adequado passível de mensuração imediata no plasma para determinar as características de seu metabolismo intracelular, mas um marcador intracelular para leucina não reconhece necessariamente a leucina como traçador válido para definir o metabolismo proteico corporal total. Diversos pesquisadores mensuraram o padrão do *turnover* de muitos dos aminoácidos essenciais e não essenciais, em seres humanos, para definir as características do metabolismo desses aminoácidos. A partir desses estudos, a tendência geral dos dados sobre a cinética de aminoácidos foi revisada por Bier.[62] Os fluxos dos aminoácidos essenciais devem representar suas taxas de liberação a partir da degradação das proteínas corporais totais no estado pós-absortivo de seres humanos sem qualquer ingestão alimentar. Portanto, se o modelo de Waterlow da Figura 1.10 é uma representação razoável do *turnover* das proteínas corporais totais, as taxas individuais do *turnover* dos aminoácidos essenciais devem ser proporcionais ao conteúdo de cada um dos aminoácidos na proteína corporal, e deve existir uma relação linear entre o fluxo e a quantidade de aminoácidos na proteína corporal. Essa relação é demonstrada na Figura 1.11 em relação aos dados compilados a partir de diversos estudos em seres humanos avaliados no estado pós-absortivo (sem ingestão alimentar durante os estudos de infusão), submetidos previamente a dietas com quantidades adequadas de N e energia. Em diversos estudos e com uso de traçadores de aminoácidos, observou-se correlação entre o fluxo e a composição dos aminoácidos na proteína. Essa correlação sugere que mesmo que haja problemas na determinação dos gradientes de concentração intra e extracelular dos traçadores para avaliar os verdadeiros eventos intracelulares, as mudanças nos fluxos mensurados para os vários aminoácidos essenciais ainda refletirão alterações na degradação em geral.

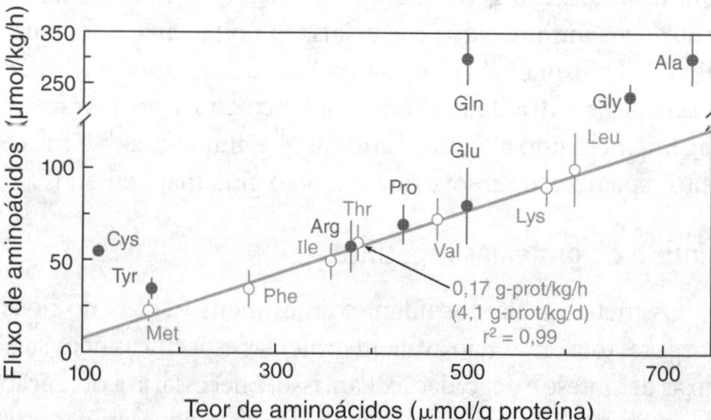

Figura 1.11 Os fluxos de aminoácidos individuais mensurados em seres humanos no estado pós-absortivo estão representados graficamente em oposição à concentração de aminoácido na proteína. Os *círculos fechados* retratam os aminoácidos não essenciais, enquanto os *círculos abertos* indicam os aminoácidos essenciais. A *linha de regressão* representa o fluxo dos aminoácidos essenciais *vs.* o conteúdo desses aminoácidos na proteína. As *barras de erro* correspondem à faixa dos valores descritos, obtidos a partir de vários artigos na literatura especializada sobre estudos da cinética de aminoácidos em seres humanos saudáveis sob ingestão adequada de nitrogênio e energia estudados no estado pós-absortivo. Os dados do conteúdo de aminoácidos da proteína muscular foram obtidos a partir dos valores expostos na Tabela 1.3. A curva de regressão linear de 4,1 g de proteína/kg/dia é semelhante a outras estimativas do *turnover* proteico corporal total. (Reproduzido com permissão de Bier DM. Intrinsically difficult problems: the kinetics of body proteins and amino acids in man. Diabetes Metab Rev 1989;5:111-32, com acréscimo de dados.)

Como os aminoácidos não essenciais são sintetizados no corpo, espera-se que os fluxos desses aminoácidos excedam o valor estimado com base na linha de regressão da Figura 1.11 pela magnitude de ocorrência do processo de síntese *de novo*. Como se espera que a síntese *de novo* e a disponibilidade dos aminoácidos não essenciais sejam baseadas nas vias metabólicas de cada aminoácido, a extensão de aminoácidos individuais não essenciais situados acima da linha também deve ser variável. A tirosina, por exemplo, é um aminoácido não essencial pelo fato de ser produzida a partir da hidroxilação da fenilalanina, que também corresponde à via de disponibilidade da fenilalanina. A taxa da síntese *de novo* da tirosina equivale à taxa de disponibilidade da fenilalanina. No estado pós-absortivo, 10 a 20% do *turnover* de um aminoácido essencial ficam disponíveis para oxidação. A disponibilidade da fenilalanina com um fluxo de aproximadamente 40 μmol/kg/h produzirá cerca de 6 μmol/kg/h de tirosina. Pelo conteúdo de tirosina da proteína corporal, pode-se predizer que a liberação de tirosina a partir da degradação proteica seja de 21 μmol/kg/h e o fluxo da tirosina (tirosina liberada a partir da degradação proteica, somada à produção desse aminoácido a partir da fenilalanina) seja de 21 + 6 = 27 μmol/kg/h. O fluxo mensurado de tirosina aproxima-se dessa predição (ver Fig. 1.11).[69]

Comparada à tirosina, cujo componente da síntese *de novo* é limitado pela oxidação da fenilalanina, a maior parte dos aminoácidos não essenciais tem muito mais componentes em consequência das vias metabólicas envolvidas. A arginina, por exemplo, está no centro do ciclo da ureia (ver Fig. 1.3). A síntese normal para a ureia é de 8 a 12 g de N por dia. Essa quantidade de produção da ureia traduz-se em uma síntese *de novo* de arginina de cerca de 250 μmol/kg/h, ou seja, quatro vezes maior do que o valor esperado de aproximadamente 60 μmol/kg/h de arginina liberada a partir da degradação proteica. Entretanto, como pode ser visto na Figura 1.11, o fluxo da arginina *mensurado* aproxima-se da arginina liberada pela quebra das proteínas.[70] No fluxo mensurado, não existe o componente amplo da síntese *de novo*. A explicação para esse baixo fluxo é que a arginina envolvida na síntese da ureia é altamente compartimentalizada no fígado, e essa arginina não é trocada com o traçador de arginina aplicado por infusão intravenosa.

Disparidades semelhantes são observadas entre os fluxos mensurados de glutamina e glutamato determinados por meio de traçadores infundidos por via intravenosa e os fluxos previstos a partir dos componentes esperados da síntese *de novo*. O fluxo predito para o glutamato deve incluir a transaminação com os BCAA, alanina e aspartato, bem como a contribuição do glutamato à produção e degradação da glutamina. Contudo, o fluxo do glutamato mensurado em indivíduos adultos em estado pós-absortivo com glutamato[^{15}N] é 80 μmol/kg/h, pouco acima da taxa prevista da liberação de glutamato a partir da degradação proteica (ver Fig. 1.11). Nesses estudos de diluição de traçadores, também se determinou o tamanho do *pool* livre de glutamato. O *pool* de glutamato determinado por traçador era muito pequeno e aproximava-se apenas ao tamanho do *pool* predito a partir da água extracelular. O *pool* intracelular, muito mais amplo, existente no músculo, (ver Tab. 1.4) não foi observado com a administração intravenosa de traçador. O fluxo mensurado para glutamina é consideravelmente mais extenso (350 μmol/kg/h), refletindo uma ampla participação de componentes da síntese *de novo* (ver Fig. 1.11). Contudo, o tamanho do *pool* determinado com o traçador glutamina[^{15}N] também foi pequeno – não muito maior do que a glutamina na água extracelular. O amplo *pool* livre de glutamina intracelular não foi encontrado no músculo.[71] Os amplos *pools* intracelulares (em particular aqueles do músculo) estão estreitamente compartimentalizados e não se misturam com facilidade com a glutamina e o glutamato extracelulares. Os traçadores de glutamina e glutamato administrados por via intravenosa definem *pools* de glutamina e glutamato que refletem principalmente o *pool* livre extracelular de ambos. Os eventos intracelulares, como a transaminação do glutamato não são detectados pelo traçador desse aminoácido. Contudo, a função proeminente da glutamina no corpo é o *transporte interórgãos*, isto é, produção pelo músculo e liberação para o uso por outros tecidos,[72] e esse evento é mensurado pelo traçador de glutamina (como mostra a Fig. 1.11, na qual o fluxo de glutamina determinado pelo traçador revela o maior fluxo mensurado dentre todos os aminoácidos).

Metabolismo dos aminoácidos da dieta no leito vascular esplâncnico. O modelo na Figura 1.10 não considera o efeito potencial de primeira passagem do leito esplâncnico (intestino e fígado) sobre a regulação da distribuição de nutrientes a partir da via oral. Sob circunstâncias normais, o traçador de aminoácidos é infundido por via intravenosa para mensurar a cinética sistêmica corporal total. Entretanto, os aminoácidos distribuídos por nutrição enteral passam pelo intestino e fígado antes de ingressarem na circulação sistêmica. Qualquer metabolismo desses aminoácidos pelo intestino ou fígado na primeira passagem durante a absorção não será "percebido" por um traçador infundido por via intravenosa em termos da cinética sistêmica. Portanto, um outro *pool* com uma segunda seta demonstra a remoção de primeira passagem pelo intestino e fígado e deve preceder a seta de entrada para "*I*" (Fig. 1.12), indicando o papel desempenhado pelo leito esplâncnico. Uma fração "*f*" da ingestão alimentar ($I \cdot f$) é sequestrada na primeira passagem, e somente $I \cdot (1-f)$ entra na circulação sistêmica.

Há duas maneiras para abordar esse problema. A primeira não avalia a fração sequestrada de modo explícito, mas estabelece o esquema de administração do traçador considerando as perdas decorrentes da primeira passagem. O traçador de aminoácido deve ser adicionado à ingestão alimentar, de modo que o traçador seja administrado por via oral (I_{gi}) e os enriquecimentos no sangue (E_{gi}) ocorram após o metabolismo de primeira passagem pelo leito esplâncnico.[73,74] Essa abordagem é especialmente útil para se estudar o efeito de níveis variáveis de ingestão de aminoácidos, mas ela não avalia por si a quantidade de material sequestrado pelo leito esplâncnico.

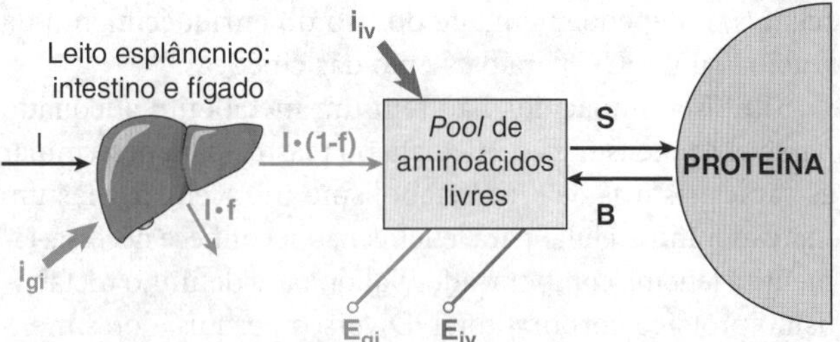

Figura 1.12 Modelo do metabolismo de proteína corporal total em relação ao estado alimentado, no qual se considera a captação de primeira passagem do consumo alimentar. Um traçador marcado de aminoácidos é administrado pela via gastrintestinal (i_{gi}) para acompanhar o trajeto da ingestão de aminoácidos da dieta (I). A fração de aminoácido sequestrada na primeira passagem pelo leito esplâncnico (f) pode ser determinada por meio da administração do traçador pelas vias gastrintestinal e intravenosa (i_{iv}) e da comparação dos enriquecimentos no sangue para os dois traçadores (E_{gi} e E_{iv}, respectivamente). B, degradação proteica; S, síntese proteica.

A segunda abordagem aplica o traçador tanto pela via intravenosa como enteral. A infusão intravenosa (I_{iv}) do traçador e o enriquecimento do plasma (E_{iv}) são utilizados para determinar a cinética sistêmica, enquanto a infusão enteral do traçador e o enriquecimento do plasma determinam a cinética sistêmica mais o efeito da primeira passagem. Pela diferença, calcula-se a fração *f* com facilidade.[75] Essa abordagem pode ser aplicada também no estado pós-absortivo para determinar a captação basal dos traçadores de aminoácidos pelo leito esplâncnico. Inúmeros aminoácidos essenciais e não essenciais foram estudados, possibilitando a determinação dos valores de captação fracional de primeira passagem para esses distintos aminoácidos. Em geral, o leito esplâncnico remove entre 20 e 50% dos aminoácidos essenciais, como leucina,[75] fenilalanina[75,76] e lisina.[77,78] Mais da metade dos aminoácidos não essenciais é extraída pelo leito esplâncnico na primeira passagem, incluindo alanina,[79] arginina[80] e glutamina,[76,81] mas o leito esplâncnico remove quase todo o glutamato enteral.[81,82]

Síntese de proteínas específicas

Os métodos citados lidam com as mensurações no nível corporal total, mas não avaliam proteínas específicas nem suas taxas de síntese e degradação. Para isso, é necessária a obtenção de amostras de proteínas passíveis de purificação. Algumas proteínas são obtidas com facilidade (proteínas no sangue como lipoproteínas, albumina, fibrinogênio e outras proteínas secretadas). Outras necessitam de coletas teciduais (por meio da biópsia muscular). Se uma proteína, ou grupo de proteínas, puder ser coletada e purificada, será possível a determinação direta da taxa de síntese a partir da taxa de incorporação do traçador. As proteínas que apresentam *turnover* lento (p. ex., proteína muscular ou albumina) incorporam somente uma pequena quantidade do traçador durante a infusão. Como a taxa de incorporação do traçador é quase linear durante esse período, pode-se mensurar a síntese proteica com a obtenção de apenas duas amostras. Essa técnica é particularmente útil para avaliar a síntese proteica da proteína miofibrilar com um número restrito de biópsias musculares.[53] Assim que a biópsia tecidual for obtida, pode-se fracionar a amostra em componentes celulares e determinar a taxa de síntese proteica em organelas (como a mitocôndria) ou proteínas musculares específicas (p. ex., actina e miosina).[83,84] Uma abordagem mais recente, porém trabalhosa, tem sido separar as proteínas por gel de eletroforese bidimensional, remover os pontos individuais de proteínas, hidrolisar cada um, e medir seu enriquecimento de aminoácido para determinar as taxas individuais de síntese proteica[85] e até modificações individuais da mesma proteína.[86]

A determinação da taxa fracional de síntese proteica é um método "precursor-produto" que exige conhecimento tanto da taxa de incorporação do traçador nas proteínas sintetizadas como do enriquecimento dos precursores de aminoácidos usados para a síntese. Para o músculo, emprega-se com frequência a leucina L-[1-^{13}C] como um traçador e utiliza-se o enriquecimento plasmático de KIC ^{13}C para aproximar o enriquecimento da leucina intracelular nesse tecido.[87] Como uma alternativa, mensurou-se o enriquecimento por aminoácidos livres, e alguns pesquisadores mediram o enriquecimento por traçador no tRNA, que é o local direto do enriquecimento precursor para a síntese de proteína.[88] Para as proteínas com uma taxa mais rápida de *turnover*, a concentração de traçador aumenta significativamente durante o curso da infusão do traçador em direção a um valor platô de enriquecimento que corresponde ao do aminoácido precursor usado em sua síntese (isto é, incorporação intracelular de aminoácido). Os tipos de proteínas que foram medidos sob tais condições foram as lipoproteínas, principalmente a apolipoproteína-B na lipoproteína de densidade muito baixa.[89,90]

Degradação de proteínas específicas

As mensurações da degradação proteica são muito mais limitadas em relação aos métodos disponíveis. Para mensurar a degradação proteica deve-se marcar a proteína previamente. Três métodos são utilizados: (a) remoção da proteína do corpo, seguida de iodinação com iodo radioativo e reintrodução no corpo para acompanhar o desaparecimento da proteína marcada;[91,92] (b) administração de um aminoácido marcado para marcar proteínas por meio da incorporação dos traçadores durante a síntese proteica, seguida pela mensuração dos aminoácidos marcados liberados a partir da degradação proteica; e (c) o uso de aminoácidos produzidos após a tradução, como a 3-metilistidina.

Proteínas de *turnover* lento podem ser marcadas por infusões prolongadas de traçador à base de aminoácido ou pela administração de água deuterada durante um período prolongado. O deutério é incorporado em vários aminoácidos indispensáveis, e esses aminoácidos são incorporados às proteínas. Esta abordagem tem sido amplamente utilizada para medir as proporções da síntese de proteínas,[93,94] mas também pode ser empregada para marcar as proteínas a fim de medir a degradação proteica.[95] Após interrupção da infusão dos traçadores, o enriquecimento destes desaparece rapidamente do plasma. Nesse momento, amostras seriadas da proteína e a mensuração da diminuição do enriquecimento do traçador com o passar do tempo fornecerão sua taxa de degradação. Contudo, ocorre um outro problema: 80% ou mais dos aminoácidos liberados a partir da degradação proteica são reutilizados para a síntese de novas proteínas. Portanto, o traçador de aminoácido proveniente da degradação proteica é reciclado em novas proteínas. Em virtude da inexistência de um amplo enriquecimento inicial nas proteínas sob mensuração, a reciclagem de baixos enriquecimentos do traçador constitui um fator que complica a interpretação dos dados da proteína marcada obtidos por esse método.[95]

3-Metilistidina e outros aminoácidos pós-traducionais modificados. No corpo, determinadas enzimas podem modificar a estrutura de proteínas após sua síntese. As mudanças após a tradução costumam ser modestas, ocorrem em aminoácidos específicos e, com frequência, consistem na adição de um grupo hidroxila (conversão de prolina em hidroxiprolina no colágeno)[96] ou na metilação de porções contendo nitrogênio de resíduos de aminoácidos, como a histidina ou a lisina. Como os tRNA não codificam para aminoácidos hidroxilados e metilados, eles não são reutilizados para a síntese proteica, uma vez que a proteína que os contém sofre degradação; a liberação desses aminoácidos e a coleta da urina podem ser utilizadas como medida da taxa de degradação das proteínas que os contêm.

Em virtude da importância quantitativa do músculo para o metabolismo proteico corporal total, a mensuração da liberação de 3-metilistidina constitui uma importante ferramenta para acompanhar a degradação da miosina e da actina – as principais proteínas do músculo esquelético que contêm 3-metilistidina.[48,97] Contudo, existem certos cuidados a serem tomados para a utilização da excreção da 3-metilistidina na mensuração da degradação proteica miofibrilar. A carne consumida na dieta distorcerá a coleta da 3-metilistidina urinária.[98] O equivalente a 5% da 3-metilistidina liberada na urina pode ser acetilada primeiramente no fígado (uma via muito mais predominante em ratos), e amostras de urina podem precisar ser hidrolisadas antes da mensuração da 3-metilistidina.

A proteína miofibrilar e a 3-metilistidina não são exclusivas para o músculo esquelético.[99] Embora a pele e os intestinos possam conter um pequeno *pool* de proteínas miofibrilares (comparado com a ampla massa de proteína miofibrilar encontrada no músculo esquelético), o *turnover* proteico desses órgãos é mais rápido que o do músculo e, portanto, pode contribuir com uma quantidade significativa de 3-metilistidina na urina. Alguns estudos sugerem que as contribuições da pele e dos intestinos, ainda que perceptíveis, podem ser adaptadas no cálculo do *turnover* do músculo esquelético humano a partir da excreção urinária da 3-metilistidina.[100]

Uma abordagem mais específica para a mensuração da 3-metilistidina oriunda da degradação da proteína miofibrilar do músculo esquelético avalia a liberação desse aminoácido pela mensuração da diferença AV ao longo do leito vascular de um músculo, como aquele da perna ou do braço.[101] Essa mensuração da degradação proteica a partir da diferença AV da 3-metilistidina pode ser combinada com a mensuração da diferença AV de um aminoácido essencial não metabolizado no músculo, como a tirosina. A diferença AV da tirosina ao longo de um braço ou de uma perna define o balanço proteico líquido, isto é, a diferença entre a degradação e síntese de proteínas. Ao subtrair a mensuração do balanço proteico da mensuração da degradação proteica miofibrilar da diferença AV da 3-metilistidina, obtém-se uma estimativa da síntese das proteínas musculares.[102,103] Um desvio final consiste na co-infusão de um traçador isotopicamente marcado da 3-metilistidina e na mensuração da diferença AV do traçador em conjunto com a concentração da 3-metilistidina. Essa abordagem fornece o quadro cinético mais completo e detalhado do movimento da 3-metilistidina, e permite determinar a degradação proteica miofibrilar.[104,105]

Contribuição de órgãos específicos para o metabolismo de proteínas

Metabolismo corporal total de proteínas

A partir da discussão sobre traçadores de aminoácidos e metabolismo proteico, está claro que o corpo não é estático e que todos os compostos estão sendo sintetizados e degradados o tempo todo. Um balanço geral dos processos envolvidos está demonstrado na Figura 1.6 para um adulto médio. Aproximadamente 250 g de proteína sofre *turnover* em um dia, sendo que o *turnover* de proteína muscular responde por 75 g/dia. A proporção da massa muscular esquelética no corpo é compatível com a contribuição muscular para o *turnover* corporal proteico total: a musculatura esquelética compõe cerca de 1/3 das proteínas corporais[8] e responde por cerca de 1/4 do *turnover*. O *turnover* de proteína nas vísceras e em outros órgãos corresponde a um adicional de 127 g/dia. A síntese dos eritrócitos e leucócitos corresponde a aproximadamente 28 g/dia de proteína, e as proteínas são sintetizadas e secretadas no plasma pelo fígado (aproximadamente 20 g/dia).

A proteína também é adicionada diretamente no lúmen intestinal em forma de proteínas secretadas, e o intestino delgado está continuamente sendo remodelado conforme as células formadas nas criptas migram em direção às pontas das vilosidades, local em que as células se desprendem. Uma estimativa razoável é que 20 g/dia de proteínas secretadas e 50 g/dia de proteínas desprendidas das células contribuem com 70 g/dia de proteína no intestino, o qual então reabsorve a proteína de maneira muito eficaz.

Se os aminoácidos pudessem ser completamente conservados, isto é, se nenhum fosse oxidado como fonte de energia ou utilizado na síntese de outros compostos, todos os aminoácidos liberados pela proteólise poderiam ser totalmente reincorporados na síntese de novas proteínas. Certamente, não é isso o que ocorre, e quando não há ingestão alimentar, a degradação proteica corporal total deve exceder a síntese de proteínas em uma quantidade equivalente à disponibilidade dos aminoácidos pela via oxidativa e por outras. Portanto, é necessário consumir quantidades suficientes de aminoácidos durante o dia para compensar as perdas que ocorrem tanto durante esse período como durante o período de jejum. Esse conceito é a base para métodos de definição das necessidades de aminoácidos e proteínas discutidos a seguir.

Conforme demonstrado na Figura 1.6, se aproximadamente 90 g de proteínas forem consumidos por dia, ocorrerão perda de 10 g pelas fezes e absorção resultante de 80 g. Ao mesmo tempo, uma quantidade consideravelmente maior de proteína é sintetizada e degradada no corpo. O *turnover* total das proteínas corporais, incluindo tanto a ingestão alimentar como o metabolismo endógeno, é 90 + 250 = 340 g/dia, dos quais a oxidação da proteína da dieta responde por (75 + 5)/340 = 24% do *turnover* de proteína no corpo por dia. Em caso de restrição na ingestão proteica, ocorre uma adaptação com redução nas perdas de N (ver Fig. 1.7), e a relação de ingestão/oxidação de proteínas diminui a uma proporção muito menor do *turnover* proteico total.

A discussão prévia define o *turnover* de proteínas em várias partes do corpo, mas não integra os fluxos do material *per se* nem destaca a relação entre os aminoácidos e os metabólitos utilizados como energia, como a glicose e os ácidos graxos. Certamente, deve haver uma cooperação entre os órgãos para manter a homeostasia das proteínas, simplesmente porque alguns tecidos (como o músculo) possuem reservatórios de aminoácidos mais amplos, ainda que todos os tecidos tenham necessidades de aminoácidos. Um esquema de alimentação regular significa que parte do dia consiste em um período de jejum, no qual a proteína endógena é utilizada na obtenção de energia e gliconeogênese. Desse modo, o período em que uma pessoa se alimenta fornece os aminoácidos oriundos da dieta proteica para reabastecer essas perdas e provê outros aminoácidos que podem ser usados para a produção de energia durante o período de alimentação. Esse padrão alimentar diário de alimentação e jejum promove o deslocamento de aminoácidos entre os órgãos, o que tem uma importância particular em situações de traumatismo e estresse; nessas circunstâncias, ocorre a adaptação, ou melhor, a falta de adaptação do metabolismo de aminoácidos para prejuízos fisiológicos ou estados fisiopatológicos.

Conforme enfatizado por Cahill[1,106] a principal preocupação do corpo é manter e distribuir o suprimento de energia (oxigênio e substratos oxidativos). As necessidades calóricas de diferentes tecidos do corpo estão demonstradas na Tabela 1.10. Como se pode observar a partir da tabela, o cérebro compõe cerca de 2% do peso corporal, mas abrange 20% das necessidades energéticas.[107] O cérebro também não possui capacidade de armazenar energia (depósitos de glicogênio); em virtude disso, depende continuamente da distribuição de substratos energéticos pelo sangue proveniente de outros órgãos (Fig. 1.13A). No estado pós-absortivo, o principal substrato energético para o cérebro é a glicose. Em recém-nascidos e crianças pequenas, o cérebro corresponde a uma proporção significativa da massa corporal e as taxas de produção e utilização de glicose são proporcionalmente maiores.[108] Os estudos pioneiros de Cahill, Felig e Wahren forneceram uma riqueza de dados referentes aos fluxos de aminoácidos e glicose a partir de estudos de balanços em órgãos em seres humanos estudados em diferentes estados nutricionais.[44,45,109-111] Alguns conceitos básicos podem ser obtidos a partir desses estudos.

Conforme ilustrado na Figura 1.13A, no estado pós-absortivo, o corpo fornece energia para o cérebro principalmente na forma de glicose oriunda da glicogenólise hepática e, secundariamente, da síntese de glicose (gliconeogênese) a partir de aminoácidos. Outros substratos (como glicerol liberado dos

Tabela 1.10 Contribuição de diferentes órgãos e tecidos para o gasto energético

Órgão ou tecido	Peso		Taxa metabólica	
	kg	(% do total)	kcal/kg de tecido/dia	(% do total)
Rins	0,3	(0,5)	440	(8)
Cérebro	1,4	(2,0)	240	(20)
Fígado	1,8	(2,6)	200	(21)
Coração	0,3	(0,5)	440	(9)
Músculo	28,0	(40,0)	14	(22)
Tecido adiposo	15,0	(40,0)	4	(4)
Outros (p. ex., pele, intestino, ossos)	23,2	(33,0)	12	(16)
Total	70,0	(100,0)		(100)

Dados de um homem de 70 kg de Elia M. Organ and tissue contribution to metabolic rate. In: Kinney JM, Tucker HN, eds. Energy Metabolism: Determinants and Cellular Corollaries. New York: Raven Press, 1992:61-79, com permissão.

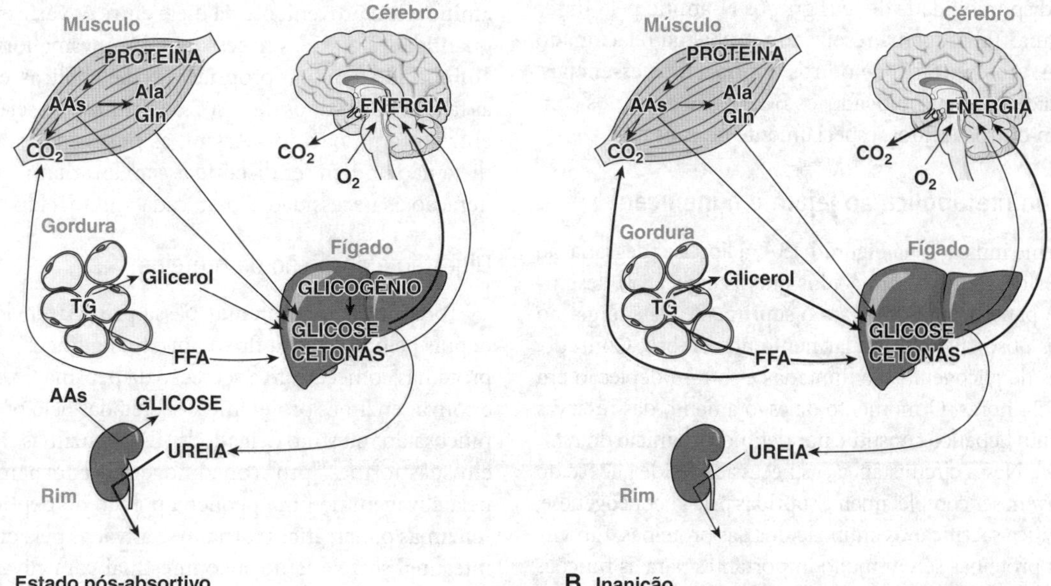

Figura 1.13 Fluxo de substratos entre os órgãos do corpo para manter o balanço energético no estado pós-absortivo (A) e após adaptação à inanição (B). Os diagramas esquemáticos foram padronizados após o trabalho de Cahill. Em todos os estados, é imprescindível satisfazer as necessidades energéticas do cérebro. No estado pós-absortivo, a glicose proveniente da glicogenólise hepática fornece a maior parte da glicose necessária para o cérebro. Após depleção das reservas hepáticas de glicogênio (estado de jejum), a gliconeogênese realizada a partir dos aminoácidos oriundos das reservas musculares predomina como fonte de glicose. Por fim, o corpo se adapta à inanição por meio da produção e do uso de corpos cetônicos no lugar da glicose, atenuando a perda de aminoácidos para a gliconeogênese. AA's, aminoácidos; Ala, alanina; CO_2, dióxido de carbono; FFA, ácidos graxos livres; Gln, glutamina; O_2, oxigênio; TG, triglicerídeos. (Reproduzido com permissão de Cahill GF Jr, Aoki TT. Parcial and total starvation. In: Kinney JM, ed. Assessment of Energy Metabolism in Health and Disease. Report of the First Ross Conference on Medical Research. Columbus, OH: Ross Laboratories, 1980;129-34.)

triacilgliceróis na lipólise) também podem ser utilizados para a gliconeogênese, porém são os aminoácidos que fornecem a maior parte de substratos gliconeogênicos. As vias de conversão são discutidas para aqueles aminoácidos, cujas estruturas de carbono podem ser facilmente rearranjadas para formar precursores gliconeogênicos. Os aminoácidos restantes liberados a partir da degradação proteica e não utilizados para a gliconeogênese podem sofrer oxidação. O N liberado dos aminoácidos por esse processo é removido do corpo por meio de sua incorporação na ureia via síntese no fígado e excreção na urina pelos rins. A gliconeogênese também ocorre nos rins, mas o efeito e a magnitude são mascarados pelas mensurações da diferença AV, já que os rins também consomem glicose.[112,113]

Papel do músculo esquelético no metabolismo dos aminoácidos corporais totais

Os estudos iniciais sobre a diferença AV da perna ou do braço humanos revelaram um dado muito interessante: mais de 50% dos aminoácidos liberados do músculo esquelético estão na forma de alanina e glutamina,[114] embora a alanina e a glutamina constituam menos de 20% dos aminoácidos na proteína (ver Tab. 1.3). Existem várias razões possíveis para isso. Primeiro, o músculo esquelético promove a oxidação dos aminoácidos não essenciais e dos BCAA *in situ* como fonte de energia. Em virtude de a oxidação dos aminoácidos produzir N como subproduto e de a amônia ser neurotóxica, deve-se evitar a liberação dos subprodutos nitrogenados na forma de amônia. Uma vez que tanto a alanina como a glutamina são sintetizadas prontamente a partir de metabólitos intermediários derivados da glicose (alanina formada a partir da transaminação do piruvato oriundo da glicólise e a glutamina a partir do α-cetoglutarato), esses aminoácidos se tornam excelentes veículos para remover N do músculo, evitando a liberação de amônia. A alanina remove um N e a glutamina remove dois Ns por aminoácido. Essas observações sugeriram a existência de um ciclo alanina-glicose, no qual a glicose produzida pelo fígado é captada pelo músculo, órgão em que a glicólise libera o piruvato. O piruvato converte-se em alanina via transaminação, sendo liberado do músculo. Essa alanina é extraída pelo fígado e transaminada em piruvato que, por sua vez, é utilizado para a síntese da glicose.[114] Esse esquema foi adotado para explicar a utilização de BCAA pelo músculo para produção de energia e disponibilidade de seus grupos N-amino pela síntese de alanina. Tal esquema resolve um problema relacionado aos BCAA. Ao contrário de outros aminoácidos essenciais, metabolizados apenas no fígado, os BCAA são oxidados com rapidez em outros tecidos, especialmente no músculo.

Adaptação metabólica ao jejum e à inanição

Conforme indicado na Figura 1.13A, a lipólise (degradação do triglicerídeo adiposo em ácidos graxos e glicerol) desempenha um papel secundário para o suprimento de energia no estado pós-absortivo, particularmente no cérebro. Contudo, as reservas de glicogênio são limitadas e sofrem depleção em menos de 24 horas. O momento de esgotamento das reservas de glicogênio hepático constitui, por definição, o início do *estado de jejum*. Nessa circunstância, as necessidades de glicose do cérebro devem ser completamente supridas pela gliconeogênese, o que significa sacrificar os aminoácidos das proteínas. Em virtude de as proteínas serem muito importantes para as funções corporais, desde a atividade enzimática até a função muscular relacionada à respiração e à circulação, a utilização irrestrita de aminoácidos para a produção de glicose ocasionaria a rápida depleção das proteínas, levando ao óbito em questão de dias. Certamente isso não ocorre, porque as pessoas podem sobreviver sem alimento por semanas. Na inanição, ocorre adaptação à troca no substrato energético utilizado; o metabolismo deixa de usar o suprimento à base de glicose e dá lugar a substratos derivados da cetona. Os ácidos graxos livres liberados pela lipólise são convertidos em corpos cetônicos no fígado, que podem ser utilizados pelo cérebro e por outros tecidos para produção de energia. Essa conversão inicia-se no estado de jejum e conclui-se sob períodos prolongados de jejum (Fig. 1.13B). Na inanição, os tecidos (como o músculo) podem utilizar ácidos graxos livres diretamente para produção de energia, enquanto o cérebro usa corpos cetônicos. A dependência do corpo em relação à glicose como substrato sofre intensa redução, preservando, desse modo, as proteínas. Esse processo de adaptação é concluído no período de uma semana a partir do início da inanição.[106]

Período de alimentação

Embora o corpo possa se adaptar à inanição, esta não é uma situação habitual. As adaptações observadas no cotidiano ocorrem entre os períodos pós-absortivo e o período alimentado. Basicamente, o ser humano mantém-se durante as noites, após completar a absorção da última refeição, utilizando nutrientes armazenados sob a forma de glicogênio e proteínas, conforme retrata a Figura 1.13A. Durante o período do dia com alimentação, a ingestão de aminoácidos e glicose: (a) é utilizada para repor a proteína e o glicogênio que foram perdidos durante o período pós-absortivo; a ingestão que excede as quantidades necessárias para repor as perdas noturnas (b) sofre oxidação ou (c) fica armazenada para o aumento de proteínas, glicogênio ou gordura para crescimento ou armazenamento do excesso de calorias. Embora o músculo contenha a maior parte da proteína corporal, espera-se que todos os órgãos percam proteínas durante o período pós-absortivo e, portanto, necessitem de reposição no período alimentado. O que é pouco compreendido é o modo de distribuição de cada aminoácido proveniente da dieta entre os vários tecidos e nas quantidades que eles necessitam. Da mesma forma que cada aminoácido tem suas próprias vias metabólicas, espera-se que as taxas e os destinos de absorção e utilização sejam diferentes entre os aminoácidos. Assim, as necessidades proteicas da dieta não podem ser discutidas sem levar também em consideração as necessidades para cada aminoácido.

Digestão e absorção da proteína

Toda ingestão alimentar passa primeiro pelo intestino e depois pelo fígado via fluxo portal sanguíneo. A digestão das proteínas começa com a secreção da pepsina no suco gástrico e com as enzimas proteolíticas secretadas pelo pâncreas e pela mucosa do intestino delgado.[115] Essas enzimas são secretadas em suas formas "pro" (ou zimogênio) e tornam-se ativadas pela clivagem de uma pequena porção do peptídeo. As pró-enzimas pancreáticas tornam-se ativadas pela enteroquinase intestinal secretada no suco intestinal para clivar o tripsinogênio em tripsina. A presença de proteína da dieta no intestino parece indicar a secreção das enzimas. À medida que a tripsina se torna ativa essa enzima liga-se a proteínas nos resíduos de lisina ou arginina que quebram a ligação peptídica na porção terminal C desses aminoácidos para formar peptídeos de 2 a 20 ou mais aminoácidos. Algumas plantas, como a soja, contêm inibidores proteicos das enzimas proteolíticas, como a tripsina. Com frequência, essas proteínas podem sofrer desnaturação pelo aquecimento (i. e., pelo cozimento). A ingestão de soja não cozida, em ratos, resulta em hipertrofia do pâncreas, presumivelmente pela hipersecreção de tripsina que se liga a essas proteínas mas não as cliva.[116]

Os eventos de digestão e absorção das proteínas estão bem estabelecidos.[115,117-119] As proteínas são clivadas sucessivamente em peptídeos menores, com base nos resíduos de aminoácidos hidrolisados pelas enzimas proteolíticas. Por exemplo, a pepsina tem especificidade relativamente baixa em relação a aminoácidos neutros (como a leucina ou a fenilalanina), enquanto a tripsina demonstra especificidade para alvos básicos (lisina e arginina). Além disso, as exopeptidases atacam as terminações livres das cadeias peptídicas, como carboxipeptidases pancreáticas no carboxil terminal e aminopeptidases secretadas no suco intestinal na porção amino terminal.

Os aminoácidos livres são absorvidos por transporte ativo para o interior da mucosa por transportadores específicos para os diferentes tipos de aminoácidos.[117,118] Ao mesmo tempo, os peptídeos, particularmente dipeptídeos e tripeptídeos, também são assimilados intactos na face luminal. As hidrolases peptídicas presentes na borda em escova e no citosol das células da mucosa completam a hidrólise desses peptídeos antes de sua liberação no sistema porta-hepático. Existem sistemas de transporte específicos para a captação de peptídeos pelas células da mucosa, independentes e distintos dos transportadores para aminoácidos. Acredita-se que 25% da proteína da dieta sejam absorvidos sob a forma de dipeptídeos e tripeptídeos.[120] Os pacientes com a rara doença genética de Hartnup, com um defeito no transporte renal e intestinal de determinados aminoácidos, por exemplo, não são capazes de transportar triptofano livre para as células da mucosa, mas conseguem absorver o triptofano administrado sob a forma de dipeptídeo.[121]

Em um grau limitado (mas importante), algumas proteínas e grandes peptídeos passam intactos diretamente do intestino para o sangue basolateral. A absorção de proteínas intactas ou grandes porções de proteínas é uma explicação fisiológica sustentável para inúmeras doenças que envolvem alergias alimentares. Em geral, o intestino é visto como uma barreira impermeável, na qual ocorre o transporte ativo de nutrientes; além disso, essa barreira também sofre ruptura por meio de lesão celular. Pequenas quantidades de algumas proteínas podem atravessar essa barreira por diversos mecanismos, como por meio de "fendas ou vazamentos" entre as junções das células epiteliais ou possivelmente por captação e transporte em vesículas, do lúmen para a fase da submucosa das células epiteliais.[122] Mais uma vez, a quantidade de proteínas que penetram na circulação de forma intacta é pequena, mas pode ser significativa em situações de resposta imunológica a proteínas ou na distribuição de algumas drogas peptídicas.

Necessidades de proteínas e aminoácidos

A questão mais relevante em nutrição é: *qual a quantidade de proteínas necessária nas dietas de seres humanos para manter a saúde?* Essa questão tem várias faces. Primeiramente, é preciso avaliar tanto a ingestão de proteínas como a quantidade de cada aminoácido nela presente. Segundo, essa questão deve ser avaliada em seres humanos: (a) ao longo de toda a vida e de todo período de desenvolvimento; (b) na saúde e na doença; e (c) sob diferentes condições de trabalho e ambiente. Por essas razões, a necessidade de proteína foi definida como "o nível mais baixo de ingestão dietética proteica que equilibrará as perdas de N do corpo, de modo a manter a massa proteica somática em pessoas com equilíbrio de energia com níveis modestos de atividade física, além de crianças ou mulheres grávidas ou lactantes, e as necessidades associadas à deposição tecidual ou à secreção de leite em taxas compatíveis com uma boa saúde".[6]

Ao se discutir a composição dos aminoácidos de uma determinada fonte de proteína, a atenção concentra-se na quantidade de aminoácidos essenciais contidos nela pelo fato de existirem alguns *indispensáveis* na dieta. A determinação de aminoácidos dispensáveis e indispensáveis foi originalmente elucidada testando se uma dieta deficiente em um dado aminoácido manteria o crescimento em um rato. Contudo, há diferenças relevantes entre ratos e seres humanos que limitam esse tipo de comparação. Além disso, o modelo de retardo do crescimento, que se mostra eficaz em ratos, não se aplica a seres humanos.

Uma alternativa para o estudo das necessidades de aminoácidos em seres humanos consiste na técnica do balanço nitrogenado. Uma dieta com níveis adequados de N total, mas deficiente em um aminoácido essencial (indispensável), não pode produzir um balanço nitrogenado positivo, porque a proteína só pode ser sintetizada se cada aminoácido estiver presente em quantidades adequadas. Os aminoácidos não essenciais podem ser sintetizados se a ingestão proteica estiver apropriada; entretanto, a restrição no consumo de um aminoácido essencial limita a quantidade de proteína que pode ser sintetizada. Então, o corpo recebe um excesso de outros aminoácidos *não limitantes* essenciais e não essenciais que não podem ser incorporados em proteínas. Portanto, esses aminoácidos devem ser oxidados em ureia, resultando em um balanço nitrogenado negativo.

Os estudos clássicos de Rose et al. mensuraram o balanço nitrogenado em seres humanos submetidos a dietas deficientes em um dado aminoácido. Esses pesquisadores determinaram que oito aminoácidos produziram um balanço nitrogenado negativo quando estavam em estado de deficiência na dieta de seres humanos adultos.[123,124] Embora as vias enzimáticas para a síntese desses aminoácidos essenciais estejam ausentes, vários deles apresentam uma via catabólica, cuja primeira etapa é transaminação reversível. Por exemplo, os BCAA sofrem transaminação para formar cetoácidos de cadeia ramificada, mas esse processo é igualmente reversível.[125] O modelo de crescimento do rato foi utilizado para demonstrar que o crescimento pode ser mantido pelo fornecimento dos cetoácidos desses aminoácidos essenciais. Diversas formulações têm sido propostas para o suprimento do esqueleto de carbono de vários aminoácidos essenciais (como os BCAA) sem a adição de N, o qual é prejudicial em estados patológicos como na doença renal.[126]

Uma outra dúvida relacionada é se aminoácidos não essenciais podem se tornar essenciais. Se um aminoácido não essencial for utilizado em uma velocidade superior à sua produção, ele se torna essencial para aquela *condição*.[2] A tirosina e a cisteína são produzidas a partir da fenilalanina e da metionina, respectivamente. No entanto, se a fenilalanina ou a metionina forem consumidas em quantidades insuficientes, haverá deficiência tanto de tirosina como de cisteína e elas se tornarão essenciais. Essa questão deve ser avaliada ao longo do ciclo vital, bem como na saúde e na doença. As enzimas envolvidas no metabolismo de aminoácidos, por exemplo, desenvolvem-se em diferentes velocidades no feto em crescimento e no recém-nascido. A histidina é essencial nos recém-nascidos, mas não necessariamente em crianças ou adultos saudáveis.[6,127] Portanto, a classificação de "essencial" ou "não essencial" depende de fatores como: (a) espécies, (b) estágio de desenvolvimento (se recém-nascido, criança em crescimento ou adulto), (c) dieta, (d) estado nutricional e (e) condição fisiopatológica. Também deve ser considerado se o consumo de um dado aminoácido *acima da necessidade* apresenta propriedades que podem melhorar ou restabelecer uma condição clínica. De qualquer forma, essas considerações devem ser avaliadas para cada grupo populacional em que elas se mostram relevantes.

Necessidade de proteínas

A determinação das necessidades de proteínas deve considerar tanto a quantidade de N proveniente de aminoácidos quanto a qualidade de tais proteínas (i. e., a capacidade de digestão e absorção, bem como o conteúdo de aminoácidos essenciais).[6] A abordagem mais simples para mensuração da qualidade nutricional de uma proteína é mensurar sua capacidade de promover o crescimento de animais jovens, como os ratos. O crescimento desses animais depende da síntese de novas proteínas e, consequentemente, da ingestão de aminoácidos essenciais. Como as alterações no crescimento dos ratos podem ser mensuradas em alguns dias, frequentemente se utiliza o rato em crescimento como modelo para comparar as diferenças na qualidade (composição) de dietas à base de proteínas/aminoácidos. Uma vez que a aplicação dessa abordagem não é ética em seres humanos, empregam-se outras abordagens para avaliar as necessidades *humanas.*

Método fatorial

Quando uma pessoa é mantida sob uma dieta sem proteínas, as taxas de oxidação de aminoácidos e produção de ureia diminuem em alguns dias, já que o corpo tenta conservar seus recursos; a oxidação de aminoácidos e a produção de ureia, no entanto, não se reduzem a zero (ver Fig. 1.7). Sempre há certa oxidação *obrigatória* de aminoácidos, formação de ureia e perdas diversas de N (ver Tab. 1.9). O método fatorial avalia todas as possíveis rotas de perda de proteínas em seres humanos adultos sob uma dieta sem N. Admite-se que a necessidade diária mínima de proteínas seja a quantidade equivalente à soma das várias perdas obrigatórias de N.

Vários estudos foram realizados para avaliar tais perdas, e os resultados foram tabulados e usados como base para determinar as necessidades proteicas até o relatório da Organização das Nações Unidas para Alimentação e Agricultura/Organização Mundial da Saúde (FAO/OMS) de 1985.[128] Naquela época, supunha-se uma perda diária total obrigatória de perda endógena de N de 54 mg/kg/dia para homens em ambientes com climas temperados, o que corresponde a uma ingestão proteica de 0,34 g/kg/dia (em que 1 g N = 6,25 g de proteína). Porém, perdas de N adicionais obrigatórias para pessoas vivendo em climas tropicais devem ser levadas em consideração neste grupo. Então, esses valores são ajustados para cima a fim de se levar em conta a utilização ineficiente da proteína dietética e a qualidade (composição de aminoácidos e digestibilidade) da fonte de proteína consumida.

Para crianças e mulheres gestantes ou lactantes, acrescenta-se uma quantia (teoricamente determinada) extra de proteína a esta recomendação para suprir o crescimento e a produção de leite. Evidentemente, essa abordagem baseia-se na extrapolação das perdas de N a partir de condições de inanição proteica e pode refletir uma adaptação à privação de N, o que pode não refletir o metabolismo normal e as necessidades de N de seres humanos saudáveis próximas às necessidades reais. Rand e Young[129] também salientaram que a relação entre a ingestão de proteína e a retenção de N é curvilínea, dificultando a extrapolação da perda obrigatória de N em relação à necessidade proteica. Portanto, os relatórios mais recentes de 2002 deram menos valor ao método fatorial para avaliar as necessidades proteicas e mais ênfase ao método de balanço.[6,130]

Método de balanço

No método de balanço, os sujeitos são submetidos a quantidades variadas de proteínas ou aminoácidos e mensura-se o *balanço* de um parâmetro particular — em geral o *balanço nitrogenado.* Uma quantia adequada de proteína na dieta corresponde ao nível de ingestão que manterá um balanço nitrogenado neutro ou levemente positivo. O método de balanço pode ser usado para determinar a ingestão de N em bebês, crianças e mulheres gestantes, cujo objetivo final está na obtenção de um balanço positivo suficiente para permitir o crescimento apropriado de novos tecidos. O método de balanço também é útil para testar a validade das estimativas do método fatorial. Em geral, os estudos do balanço nitrogenado feitos a partir da determinação da ingestão de proteínas estimam quantidades mais altas de necessidades proteicas que o predito pelo método fatorial.

O método de balanço nitrogenado apresenta erros relevantes associados a ele.[6,42,129,131] As coletas urinárias tendem a subestimar as perdas de N, enquanto a ingestão alimentar tende a ser superestimada. As perdas mistas representam "boas estimativas" e podem apresentar erros pequenos, porém substanciais. Entretanto, estes fatores influenciam ambos os métodos. No método de balanço baseado na determinação da ingestão alimentar para determinar o balanço zero, a resposta ao aumento na ingestão proteica não é linear, à medida que a ingestão proteica se eleva de um estado deficiente para um nível adequado.[129,131] Em uma metanálise, Rand et al[6,131] revisaram sistematicamente todos os estudos de balanço de N relacionados às necessidades proteicas estabelecidas. Após uma análise cuidadosa de todos os fatores, o relatório do Food and Nutrition Board de 2002 adotou os resultados desse estudo e estabeleceu a necessidade média estimada (EAR) em 0,66 g/kg/dia de proteína para homens e mulheres a partir dos 19 anos.[130] Grande parte dos estudos sobre balanço nitrogenado foi realizada com níveis presumivelmente adequados de ingestão energética. Entretanto, o balanço nitrogenado é influenciado pela ingestão de energia. O consumo de energia abaixo das necessidades faz com que a mensuração do balanço nitrogenado se torne negativa quando a ingestão de proteína está próxima da necessidade. Além disso, a recomendação considera a qualidade e a digestibilidade da proteína consumida. Em geral, admite-se que a qualidade e a digestibilidade da proteína consumida serão menores que a da proteína da clara do ovo, e então adiciona-se um fator de correção.

Ingestões dietéticas recomendadas de proteína

Em 1989, o subcomitê do Food and Nutrition Board do US Institute of Medicine, National Research Council (Conselho de Alimentação e Nutrição do Instituto Americano de Medicina, Conselho Americano de Pesquisa), atualizou as ingestões dietéticas recomendadas (RDA) para proteínas e aminoácidos.[132] As RDAs baseiam-se em grande parte no relatório de 1985 do comitê da OMS/FAO/UNU.[128] Em 2002, o Food and Nutrition Board publicou um novo relatório sobre ingestões dietéticas de referência para diversos macronutrientes, incluindo proteínas e aminoácidos.[130] Os valores das RDA para as proteínas, exibidos na Tabela 1.11, baseiam-se no relatório de 2002 e refletem os dados do balanço nitrogenado (e não os dados do método fatorial) obtidos dos estudos realizados com fonte proteica de alta qualidade e alta digestibilidade. Os dados estão apresentados em relação à EAR da proteína. A EAR reflete a ingestão proteica que produziu um balanço nitrogenado de valor zero na metade da população. Os valores da ingestão de proteína, então, foram ampliados em dois desvios-padrão para abranger 97,5% da população, a fim de obter a RDA da proteína de referência. A partir dos estudos conduzidos em homens adultos jovens, por exemplo, o valor da EAR de 0,66 g/kg/dia foi aumentado para 0,80 g/kg/dia para a RDA.[130]

Há casos especiais em que o crescimento e o aumento de tecido devem ser considerados para o estabelecimento das RDA, como durante a gestação, durante a lactação, bem como em recém-nascidos e crianças. Na gestação, estimou-se que a proteína total depositada seja de 925 g, com base no ganho de peso da mãe e no peso corporal médio do recém-nascido. As taxas de aumento proteico foram divididas por trimestres, com ajustes em relação à variação do peso ao nascimento (+15%) e uma suposta eficiência de conversão da proteína da dieta para o feto, a placenta e os tecidos maternos (+70%) para produzir incrementos na ingestão proteica de referência de +1,0, +6,3, e +10,6 g de proteína/dia para o primeiro, o segundo e o terceiro trimestres, respectivamente.[130]. Estima-se que a quantidade de proteína extra necessária para ser acrescentada à dieta durante os dois últimos trimestres da gestação para compensar as incertezas sobre as taxas de deposição tecidual e manutenção desses aumentos tenha uma EAR de +21 g de proteína/dia ou uma RDA de +25 g de proteína adicional/dia durante as necessidades pré-gestacionais.[130]

As mulheres lactantes também necessitam de uma ingestão extra de proteína. Ao utilizar o método fatorial e os dados referentes ao conteúdo proteico do leite humano, o volume do leite produzido e o ajuste quanto à eficiência (estimada em 50%) na conversão da proteína da dieta em proteína do leite recém-sintetizado terá +23,4 g de proteína/dia adicionado à EAR de mulheres no 1º mês de lactação. A EAR declina para +22 g/dia no 2º mês e para +18,3 g/dia no 4º ao 6º mês de lactação.[130] Para compensar a variação entre as mulheres, eleva-se o valor da EAR para uma RDA de +25 g de proteína adicional/dia para mulheres no 1º mês de lactação.

Tabela 1.11 Ingestões recomendadas de proteína de referência de alto valor biológico para seres humanos normais

Idade (anos)	Peso (kg)		EAR[a] (g/kg/dia)	RDA[b] (g/kg/dia)
0-0,5	6			1,52[c]
0,5-1	9		1,10	1,50
1-3	13		0,88	1,10
4-8	20		0,76	0,95
9-13	36		0,76	0,95
	Masculino	Feminino		
14-18	61	54	0,72	0,85
> 18	70	57	0,66	0,80

[a]EAR, necessidade média estimada. É a ingestão que supre as necessidades estimadas de nutrientes de metade dos sujeitos em um grupo.

[b]RDA, ingestão dietética recomendada. É a ingestão que supre a necessidade de nutrientes de quase todos (97,5%) os sujeitos em um grupo.

[c]O valor para bebês no primeiro semestre de vida corresponde à estimativa de ingestão adequada determinada nessa população que parece manter um estado nutricional definido, inclusive taxa de crescimento, valores normais de nutrientes circulantes e outros indicadores funcionais de saúde. Esse valor não é equivalente à RDA.

Dados de Food and Nutrition Board, Institute of Medicine. Proteins and amino acids. In: Dietary Reference Intakes for Energy, Carbohydrate, Fiber, Fat, Fatty Acids, Cholesterol, Protein, and Amino Acids. Washington, DC: National Academy Press, 2002, com permissão.

Necessidade de aminoácidos

As recomendações para a ingestão de aminoácidos isolados baseiam-se, em grande parte, no trabalho pioneiro de W. C. Rose et al., realizado nos anos 1950.[123] Irwin e Hegsted[133] revisaram esses e outros estudos sobre necessidades de aminoácidos publicados antes de 1971. Nos estudos de balanço nitrogenado conduzidos por Rose, sujeitos jovens do sexo masculino foram submetidos a dietas nas quais a ingestão de N consistia em uma mistura de aminoácidos cristalinos. A ingestão de um aminoácido isolado poderia ser alterada, e o balanço nitrogenado, mensurado. Em virtude dos custos das dietas com aminoácidos e da grande dificuldade na realização de estudos seriados de balanço nitrogenado em diferentes níveis de ingestão, Rose et al. foram capazes de estudar apenas uma quantidade limitada de sujeitos por aminoácido. Os problemas na interpretação dos dados referentes ao balanço nitrogenado para um número limitado de sujeitos dificultaram a extrapolação desses dados para populações;[134-136] contudo, durante muitos anos, os dados obtidos por Rose constituíram a principal base para as recomendações de aminoácidos para adultos.

Método direto de oxidação dos aminoácidos

Uma abordagem alternativa foi adotada por Young et al.,[135,137,138] com base no método de Harper et al. para avaliar as necessidades de aminoácidos nos animais em crescimento pelo uso da oxidação de aminoácidos como índice de adequação da dieta. Os animais alimentados com uma quantidade insuficiente de aminoácidos individuais específicos reduzem a oxidação dos aminoácidos deficientes para níveis obrigatórios. A oxidação dos aminoácidos deficientes da dieta permanecerá em níveis obrigatórios de oxidação até que os níveis exigidos sejam alcançados. Assim, à medida que a ingestão do aminoácido se eleva acima das necessidades, o excesso de aminoácido sofre oxidação. Portanto, deve aparecer uma curva composta de duas linhas quando a oxidação do aminoácido for representada graficamente diante da ingestão do aminoácido: uma linha plana abaixo da necessidade (indicando a oxidação obrigatória) e uma curva ascendente acima da necessidade (indicando a oxidação do excesso do aminoácido ingerido). O nível de necessidade do aminoácido deve corresponder à intersecção das duas curvas, isto é, onde se inicia a oxidação.

O método de oxidação direta dos aminoácidos (DAAO) utiliza o ponto de inflexão do gráfico na oxidação do aminoácido como uma função da ingestão do aminoácido-teste para determinar sua necessidade. A oxidação do aminoácido é determinada por meio da administração de um traçador marcado com ^{13}C ou ^{14}C do aminoácido-teste manipulado na dieta. O aminoácido traçador é administrado no final de cada período de alimentação. O método DAAO foi utilizado por Young et al. para estimar as necessidades de isoleucina, leucina, lisina, fenilalanina/tirosina e valina em adultos saudáveis.[137,138]

Método de oxidação do aminoácido indicador

Zello et al.[139] adotaram uma abordagem diferente para a mensuração das necessidades de aminoácidos, o método de oxidação do aminoácido indicador (IAAO). Em vez de administrar e mensurar a oxidação de um traçador do mesmo aminoácido manipulado na dieta, esses pesquisadores utilizaram a oxidação de um outro traçador de aminoácido essencial como *indicador* do balanço nitrogenado. O balanço nitrogenado torna-se negativo em casos de deficiência de um único aminoácido na dieta por causa do aumento na produção de ureia, resultante da oxidação do excesso de aminoácidos essenciais que não são incorporados na proteína quando o aminoácido-teste está deficiente. Dado que as mensurações do aumento na produção de ureia estão repletas de limitações, motivo pelo qual a oxidação do aminoácido indicador é mensurada utilizando-se um aminoácido traçador marcado com carbono. Quando a ingestão alimentar do aminoácido-teste está abaixo das necessidades, a oxidação do aminoácido indicador aumenta conforme o excesso de aminoácido não é aproveitado.[140] Um exemplo desse método está ilustrado na Figura 1.14: infunde-se o [1-^{13}C] fenilalanina como o aminoácido indicador em homens jovens submetidos a diferentes níveis de ingestão de treonina na dieta.[141] A ingestão de todos os outros aminoácidos mantém-se constante (inclusive a do indicador – fenilalanina). Em níveis de ingestão de treonina acima das necessidades, a oxidação da fenilalanina permanece constante; no entanto, a oxidação da fenilalanina aumenta progressivamente à medida que o consumo de treonina cai abaixo das necessidades. O ponto de inflexão do gráfico entre as duas curvas na Figura 1.14 indica a EAR de ingestão da treonina. A RDA para a treonina fixaria dois intervalos de confiança acima da EAR.

A chave para esse método está na disponibilidade de um aminoácido traçador indicador, cuja oxidação pode ser mensurada com precisão, o que difere do aminoácido-teste manipulado na dieta. Ao utilizar essa abordagem e o [1-^{13}C] fenilalanina como o aminoácido indicador, Zello et al. determinaram os níveis necessários para vários aminoácidos diferentes.[142,143] Tais estimativas estão amplamente de acordo com o método DAAO. Porém, uma preocupação a respeito do método IAAO é que períodos relativamente curtos de adaptação (p. ex., três dias) são aplicados para diferentes ingestões testadas. Os estudos clássicos de balanço nitrogenado exigem de 7 a 10 dias para que ocorra o equilíbrio no débito urinário de N, mas essa limitação não é necessária na mensuração direta da oxidação com o uso do aminoácido traçador indicador. Assim, períodos curtos de adaptação podem e são tipicamente utilizados com o método IAAO. O impacto desses períodos curtos de adaptação ainda não foi completamente definido.

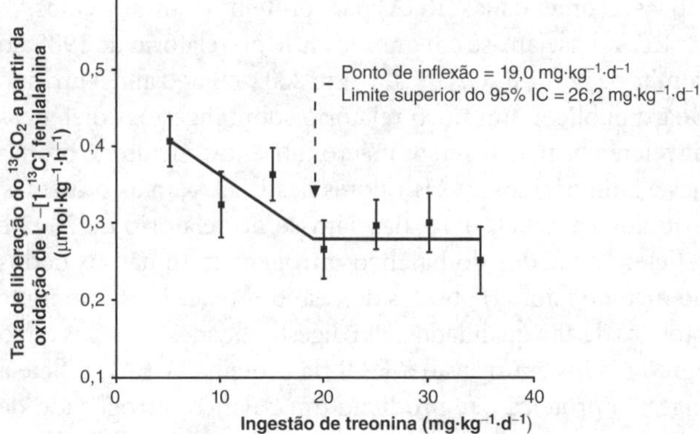

Figura 1.14 Oxidação do traçador aminoácido indicador [1-^{13}C] fenilalanina em $^{13}CO_2$ em homens jovens submetidos a diferentes ingestões de treonina na dieta. A oxidação da fenilalanina é constante acima da necessidade de treonina na dieta, mas aumenta progressivamente à medida que a ingestão de treonina declina abaixo do necessário, já que a restrição no consumo desse aminoácido limita a capacidade corporal de síntese proteica, provocando excesso de aminoácidos a serem oxidados, inclusive do aminoácido indicador, a fenilalanina. Assim, o ponto de inflexão do gráfico entre as duas linhas indica a necessidade de treonina nessas pessoas. IC, intervalo de confiança. (Reproduzido com permissão de Wilson DC, Rafii M, Ball RO et al. Threonine requirement of young men determined by indicator amino acid oxidation with use of L-[1-(13)C] phenylalanine. Am J Clin Nutr 2000;71:757-64. Copyright American Society for Clinical Nutrition.)

Método de balanço de 24 horas com o uso de traçador

Uma última alteração foi acrescentada aos métodos DAAO e IAAO pelo simples fato de que os aminoácidos são oxidados 24 horas por dia e não apenas durante os períodos de alimentação. El-Khoury et al.[144,145] infundiram um traçador [1-^{13}C] leucina por 24 horas em sujeitos submetidos a diferentes ingestões de leucina para determinar as necessidades desse aminoácido pelo método DAAO. Borgonha et al.[146] promoveram a infusão de [1-^{13}C] leucina por 24 horas como um traçador IAAO em sujeitos submetidos a diferentes ingestões de treonina para determinar as necessidades desse aminoácido. Estudos semelhantes a esses dois, conduzidos pelo grupo de Young e Borgonha,[147] foram realizados para redefinir as necessidades de aminoácidos em seres humanos e utilizados para agrupar as ingestões recomendadas de aminoácidos, bem maiores em diversos aminoácidos essenciais do que previamente determinado, em grande parte decorrente do método do balanço nitrogenado.

Tanto o relatório da Food and Nutrition Board como aquele oriundo das reuniões da FAO/OMS de 2002 consideraram uma ampla quantidade de novos dados dos estudos de traçadores isotópicos estáveis ao fazerem suas atuais recomendações.[6,130] As recomendações atuais estão expostas na Tabela 1.12 para bebês, crianças e adultos. As RDA para bebês diminuíram no relatório de 2002 em relação à maior parte dos aminoácidos. As RDA para crianças também declinaram principalmente em relação aos BCAA, mas as RDA de aminoácidos, cujos dados obtidos pelos métodos DAAO e IAAO estavam disponíveis, aumentaram de forma significativa (ver Tab. 1.12).

Tabela 1.12 Estimativas das ingestões dietéticas recomendadas de aminoácidos (mg/kg/dia) por faixa etária

	Bebês[a]	Crianças[a]		Adultos (> 18 anos)	
Aminoácido	7-12 meses	1-3 anos	4-13 anos	FNB[a]	FAO/OMS[b]
Histidina[c]	32	21	16	14	10
Isoleucina	43	28	22	19	20
Leucina	96	62	48	42	39
Lisina	89	58	45	38	30
Metionina + cisteína	43	28	22	19	15
Fenilalanina + tirosina	84	54	41	33	25
Treonina	49	32	24	20	15
Triptofano	13	8	6	5	4
Valina	58	37	28	24	26

FNB, Food and Nutrition Board; FAO/OMS, Food and Agriculture Organization/Organização Mundial da Saúde.

[a]Dados do Food and Nutrition Board, Institute of Medicine. Proteins and amino acids. In: Dietary Reference Intakes for Energy, Carbohydrate, Fiber, Fat, Fatty Acids, Cholesterol, Protein, and Amino Acids. Washington, DC: National Academy Press, 2002.

[b]Dados da Organização de Alimentos e Agricultura/Organização Mundial da Saúde/Universidade das Nações Unidas. Protein and Amino Acid Requirements in Human Nutrition. Geneva: Organização Mundial da Saúde, 2007.

[c]Apesar de a necessidade de histidina não ter sido quantificada após a infância, ela é recomendada para crianças e adultos com base no conteúdo desse aminoácido na ingestão dietética recomendada de proteína para cada uma dessas faixas etárias.

Histidina

Embora a histidina seja essencial para a dieta do rato, é difícil definir a essencialidade desse aminoácido para a dieta de seres humanos adultos.[134] O número limitado de estudos em adultos indica que a necessidade de histidina pode ser menor do que 2 mg/kg/dia.[148] Contudo, essa necessidade não foi claramente documentada em pessoas normais.[124] A avaliação da essencialidade da histidina para adultos está basicamente restrita a estudos de insuficiência renal.[4] A EAR atual da histidina é de 10 a 14 mg/kg/dia (ver Tab. 1.12), estipulada com base no conteúdo proteico desse aminoácido e na RDA da proteína.

Por que é tão difícil determinar a essencialidade da histidina em adultos, quando há poucos indícios da existência de uma via metabólica para a síntese de histidina em seres humanos?[13] As dificuldades ocorrem em virtude da pequena necessidade de histidina e das amplas reservas corporais.[4,124] A histidina é particularmente abundante na hemoglobina e na carnosina (dipeptídeo β-alanilistidina, presente em grandes quantidades no músculo). Além disso, a flora intestinal sintetiza uma quantidade desconhecida de histidina, que pode ser absorvida e utilizada. A histidina deve ser removida da dieta por mais de um mês para que os efeitos possam ser observados, e os efeitos consistem em mensurações indiretas da deficiência de histidina (queda na hemoglobina e elevação no nível de ferro sérico), e não em alterações de índices convencionais (balanço nitrogenado). Kriengsinyos et al.[127] do grupo de Pencharz submeteu quatro adultos a uma dieta isenta de histidina por 48 dias e realizou a mensuração periódica do *turnover* proteico, fazendo uso de [1-^{13}C] fenilalanina. Com o passar do tempo, observou-se uma pequena (mas significativa) queda no *turnover* proteico; no entanto, a excreção urinária de N ou 3-metilistidina permaneceu inalterada. Nesse estudo, não foi possível determinar nenhum efeito direto da necessidade de histidina em adultos. Assim, embora existam poucos indícios diretos quanto à síntese de histidina em seres humanos, as estimativas para a necessidade da ingestão desse aminoácido na dieta em adultos ainda são basicamente dedutíveis.

Avaliação da qualidade das proteínas

A qualidade de uma proteína é definida por sua capacidade em manter o crescimento em animais. As proteínas de qualidade mais elevada aceleram a taxa de crescimento. Mensurações da taxa avaliam os fatores verdadeiramente relevantes em uma proteína: (a) padrão e abundância de aminoácidos essenciais; (b) quantidades relativas de aminoácidos não essenciais e essenciais na mistura; (c) digestibilidade quando consumida; e (d) presença de materiais tóxicos, como inibidores de tripsina ou estímulos alergênicos. Os métodos de determinação da qualidade de uma fórmula ou fonte de proteína geralmente se enquadram em duas categorias: testes biológicos empíricos e sistemas de pontuação.

Testes biológicos

Admite-se que a "proteína de qualidade mais elevada" seja aquela que confere o máximo crescimento a um animal jovem. Em virtude do crescimento rápido, das reservas proteicas limitadas e da taxa metabólica elevada nos ratos, torna-se fácil detectar as deficiências e os desequilíbrios nos padrões de aminoácidos de ratos jovens em crescimento em um curto período de tempo. A *razão de eficiência proteica* (PER) é definida como o peso adquirido (em gramas) dividido pela quantidade da proteína-teste consumida (em gramas) por um rato jovem em crescimento ao longo de vários dias. Certamente, a duração da dieta, a idade, o peso corporal inicial e as espécies de ratos utilizados são variáveis importantes. Em geral, empregam-se ratos machos com 21 dias de idade alimentados com 9 a 10% de proteína (por peso) por 10 dias a 4 semanas. Em uma série de testes, a caseína produziu um PER de 2,8; a proteína da soja, 2,4; e glúten do trigo, 0,4 indicando o que já era conhecido, que o glúten é uma proteína de baixa qualidade. Tal abordagem mostra-se útil para definir a eficácia relativa de fórmulas clínicas utilizadas na nutrição enteral e parenteral.[149] A fórmula que fornece a mistura ideal de aminoácidos essenciais e não essenciais deve induzir ao crescimento mais rápido. Contudo, os resultados desse método se apresentarão distorcidos na aplicação em seres humanos, dependendo do grau com que as necessidades humanas para cada aminoácido diferem daquelas dos ratos. Entretanto, o método é bastante proveitoso na comparação de uma nova fonte proteica com proteínas de referência (como a proteína do ovo) e avalia outros fatores (como a digestibilidade relativa).

Sistemas de pontuação

Em vez de utilizar o crescimento em uma espécie animal para indicar a qualidade das proteínas, foram desenvolvidos diversos métodos para determinar um valor quantitativo em relação ao padrão de aminoácidos em uma fórmula nutricional ou a uma dada fonte proteica na dieta. Assim, a determinação baseia-se nas quantidades e na importância de cada aminoácido em uma fórmula. Esses métodos de escore podem ser aplicados para definir a qualidade de proteínas em termos de conteúdo de aminoácidos para quaisquer espécies. Em 1946, Block e Mitchell[150] salientaram que todos os aminoácidos têm de ser supridos simultaneamente em todos os locais de síntese proteica no corpo nas proporções que serão incorporadas na proteína. Admitindo-se que qualquer aminoácido não essencial não se mostraria limitante, esses pesquisadores propuseram que o valor das proteínas poderia ser determinado a partir do aminoácido essencial mais limitante em relação à quantidade ideal necessária. A partir desse conceito de "aminoácido mais limitante", surgiu a concepção de pontuação química, incorporado em importantes relatórios elaborados com a avaliação das necessidades nutricionais em seres humanos.[6,130] A essência do método está no fato de que a proteína-teste é definida "diante" de uma proteína de referência, considerada "da mais alta qualidade" em termos da composição de aminoácidos. Do ponto de vista histórico, as proteínas que favorecem o máximo crescimento em animais foram consideradas proteínas da "mais alta" qualidade. Aquelas proteínas oriundas das fontes mais disponíveis aos seres humanos para consumo – ovos e leite de vaca – foram consequentemente utilizadas como proteínas de referência.

O sistema de pontuação é de fácil aplicação porque não há necessidade de estudos em animais ou estudos clínicos para a comparação de diferentes formulações nutricionais. O *escore químico* de uma proteína é calculado em duas etapas. Primeiro, calcula-se um escore para cada aminoácido essencial (IDAA) na proteína diante da proteína de referência ou um padrão de referência de IDAA:

$$\text{Escore de IDAA} = \frac{\text{(conteúdo de IDAA na proteína } \textit{testada}\text{/mistura)}}{\text{(conteúdo de IDAA na proteína de } \textit{referência}\text{/mistura)}} \cdot 100$$

Em seguida, seleciona-se a pontuação mais baixa de IDAA. O aminoácido com o valor mais baixo é definido como *aminoácido limitante*. A pontuação química do aminoácido limitante corresponde à pontuação da proteína. Em geral, os aminoácidos limitantes na proteína da dieta são a lisina, que é particularmente baixa nas proteínas de cereais, os aminoácidos sulfurados, a treonina e o triptofano. Os BCAA e a fenilalanina/tirosina não costumam ser limitantes. O método de pontuação aponta o que já se sabe: proteínas não equilibradas em termos de aminoácidos essenciais não são tão boas quanto as equilibradas, e esse método é uma ferramenta útil para avaliar a qualidade de proteínas individuais ou proteínas de uma fonte alimentar específica.

Relação entre aminoácidos essenciais e não essenciais na proteína

As necessidades de proteína decrescem a partir do primeiro ano de vida (ver Tab. 1.11), porque as taxas de aumento de novas proteínas diminuem com a maturidade. Ao comparar as mudanças nas necessidades de aminoácidos essenciais apresentadas na Tabela 1.12 às necessidades proteicas totais da Tabela 1.11, observa-se que, com o passar dos anos, há uma queda maior em relação às necessidades de aminoácidos essenciais do que em relação às necessidades de proteínas. Os aminoácidos essenciais compõem mais de 30% das necessidades de proteínas no primeiro ano de vida e no início da infância, diminuindo para 20% no final da infância e para 11% na idade adulta. À medida que os aminoácidos essenciais se tornam um componente cada vez menos importante nas necessidades de aminoácidos com a idade, a ingestão de aminoácidos não essenciais pode aumentar e adquirir uma proporção cada vez maior na dieta. Entretanto, tal substituição não acontece necessariamente. Exceto pela possível mudança do tipo de proteína consumida (como ocorre com a diminuição na ingestão da proteína do leite), presume-se que a ingestão proteica continue nos níveis recomendados ou acima deles. Se essa proteína for de alta qualidade, ela fornecerá quase metade dos aminoácidos em caráter essencial. Portanto, o consumo de proteínas de alta qualidade por adultos em níveis apropriados que atendam à RDA de proteína fornece um excesso de aminoácidos essenciais superior às necessidades. Em geral, não é difícil para os adultos suprir a ingestão mínima de aminoácidos essenciais, conforme recomendado[6,130] quando a proteína é consumida nos mesmos níveis ou acima das necessidades.

Necessidades de proteínas e aminoácidos em estados patológicos

A maior parte das discussões até o momento abordou o metabolismo dos aminoácidos e das proteínas em pessoas normais. Embora os efeitos de doenças sobre as necessidades de proteínas e aminoácidos fujam do objetivo deste capítulo, algumas observações gerais devem ser feitas. A primeira é que as necessidades energéticas e proteicas estão ligadas, conforme ilustra a Figura 1.13. Quando as taxas metabólicas se elevam, a proteína corporal é mobilizada para uso como um substrato (oxidação de aminoácido) e para fornecer carbono à gliconeogênese. Alguns estados patológicos produzem um aumento na taxa metabólica. A primeira condição é representada por infecção, e o início de febre constitui uma indicação de aumento na taxa metabólica. A segunda condição corresponde às lesões, sejam elas traumáticas, térmicas (como as queimaduras) ou cirúrgicas. Junto ao início de um estado hipermetabólico surge um aumento característico na perda de proteína mensurada pelo aumento na produção da ureia. Em 1930, David Cuthbertson relatou que uma simples fratura óssea causava uma perda significativa de N na urina.[151] Desde então, foram conduzidos inúmeros estudos sobre o estado hipermetabólico decorrente de lesões e infecções.

Para muitas pessoas, as lesões são mínimas e autolimitantes, ou seja, a febre desaparece em alguns dias ou a lesão cicatriza. Em pessoas normais e saudáveis, o impacto de lesões sobre o metabolismo proteico total é mínimo, tal como ocorre em um período de jejum. Entretanto, em doenças crônicas ou em pacientes debilitados em razão da idade ou por outros fatores, o início de um estado hipermetabólico pode produzir uma perda significativa e perigosa de nitrogênio corporal.

O segundo ponto é que embora o diagnóstico da condição metabólica possa ser fácil e direto (como quando se encontra um aumento na perda de N e na perda de proteína corporal), corrigir o problema por meio da administração de terapia nutricional não é uma medida tão simples. A doença subjacente costuma frustrar ou complicar a simples reposição nutricional dos aminoácidos. A prevenção da perda de N é uma tarefa muito difícil em condições como traumatismo e infecção. O suprimento adicional de nutrientes por via enteral (pela boca ou por uma sonda de alimentação) ou parenteral (por administração intravenosa) pode amenizar, mas não reverter, a perda de N observada na lesão (ver capítulos sobre estados hipercatabólicos, cirurgia, infecção, trauma, e sobre queimaduras e cicatrização de ferimentos).

Para identificar o estado hipermetabólico empregam-se ferramentas simples, como: calorimetria indireta para mensurar o gasto de energia e balanço nitrogenado para acompanhar a perda de proteína. Esses métodos de mensuração demonstram que a redução na perda de N nesses pacientes não é tão simples quanto o fornecimento de maior quantidade de calorias, aminoácidos ou diferentes formulações de aminoácidos. O que se torna claro é que, embora exista um problema nutricional, a reposição nutricional não corrigirá o problema; em vez disso, é imprescindível identificar e corrigir os fatores metabólicos indutores da condição. Wilmore[152] distribuiu os fatores que produzem o estado hipermetabólico em três grupos: hormônios do estresse (cortisol, catecolaminas, glucagon), citocinas (fator de necrose tumoral, interleucinas) e mediadores lipídicos (prostaglandinas, tromboxanos). Algumas estratégias foram desenvolvidas para lidar com esses vários componentes. A insulina e o hormônio do crescimento, por exemplo, são administrados como estímulos hormonais anabólicos para melhorar o balanço nitrogenado. De modo alternativo, pessoas saudáveis foram submetidas a estudos em que se administrava um ou mais mediadores em potencial para determinar seus efeitos sobre o metabolismo de aminoácidos e proteínas.[153]

Em algumas situações, a administração de um aminoácido específico pode produzir um efeito farmacológico favorável à melhora do estado patológico. Por exemplo, a administração de glutamina e arginina ou a restrição do consumo de um aminoácido sulfurado. Além de ser o aminoácido mais concentrado nas células musculares e no plasma,[154] a glutamina é um nutriente importante para muitas células, especialmente as intestinais, e para os leucócitos, nas quais ela pode ser utilizada como fonte de energia em processos importantes, como a síntese de nucleotídeos. Além disso, a glutamina é um nutriente essencial para os meios de cultura celular. Em virtude de a queda na concentração muscular de glutamina ser uma característica própria da lesão, presumivelmente por causa do aumento no uso desse aminoácido por outros tecidos, sugere-se que a glutamina se torna condicionalmente essencial em casos de traumatismo e infecção.[152,155]

A arginina é um outro aminoácido não essencial com propriedades relevantes no estímulo da função do sistema imunológico. Além de ser precursora para a síntese do óxido nítrico,[156] a arginina é julgada como um nutriente benéfico para distúrbios da função imunológica e melhora da cicatrização de feridas.[157,158] Acredita-se que a ornitina seja sintetizada em quantidades adequadas para manter os suprimentos de arginina sob condições normais; entretanto, não se sabe se as demandas adicionais de arginina podem ser supridas por via endógena ou se esse aminoácido se torna um nutriente condicionalmente indispensável. Yu et al.,[159] por exemplo, utilizaram traçadores de isótopos estáveis para mensurar a cinética da arginina em pacientes pediátricos com queimadura e determinaram baixa síntese *de novo* da arginina, sugerindo que, nessas condições, ela é produzida em quantidades insuficientes ao suposto aumento nas necessidades quando o sistema imunológico está sob desafio.

Embora a suplementação de aminoácidos específicos ou co-fatores possa gerar respostas benéficas, em alguns casos, o ato de suplementar a dieta pode produzir efeitos indesejáveis sobre o estado patológico. A suplementação de glutamina na dieta de pacientes com câncer pode ser contraprodutiva, já que esse aminoácido (essencial para linhagens celulares de crescimento rápido em cultura) pode acelerar o crescimento tumoral.[160] Da mesma forma, a suplementação da arginina pode estimular a síntese de óxido nítrico em virtude da maior disponibilidade de precursores para a sua formação. Entretanto, a produção de óxido nítrico resulta tanto em efeitos benéficos quanto prejudiciais.[156] Nessas e em outras aplicações de nutrientes específicos, o uso de traçadores isotópicos marcados é particularmente útil, já que o destino metabólico do nutriente administrado pode ser acompanhado (produção de nitrato marcado a partir da síntese de óxido nítrico oriundo da arginina ^{15}N marcada), bem como a mensuração do estímulo ou da supressão da síntese proteica e proteólise em tecidos específicos. É muito difícil avaliar a determinação das necessidades de aminoácidos e proteínas em diversas doenças e, por essa razão, é necessária a aplicação da abordagem multifatorial.

Referências bibliográficas

1. Cahill GF. N Engl J Med 1970;282:668–75.
2. Chipponi JX, Bleier JC, Santi MT et al. Am J Clin Nutr 1982; 35:1112–6.
3. Harper AE. Dispensable and indispensable amino acid interrelationships. In: Blackburn GL, Grant JP, Young VR, eds. Amino Acids: Metabolism and Medical Applications. Boston: John Wright, 1983:105–21.
4. Laidlaw SA, Kopple JD. Am J Clin Nutr 1987;46:593–605.
5. Block RJ, Weiss KW. Amino Acid Handbook: Methods and Results of Analysis. Springfield, IL: Charles C Thomas, 1956.
6. Food and Agriculture Organization/World Health Organization/ United Nations University. Protein and Amino Acid Requirements in Human Nutrition. Geneva: World Health Organization, 2007:1–256.
7. Bergström J, Fürst P, Norée LO et al. J Appl Physiol 1974;36:693–7.
8. Cohn SH, Vartsky D, Yasumura S et al. Am J Physiol 1980; 239: E524–30.

9. Heymsfield SB, Waki M, Kehayias J et al. Am J Physiol 1991; 261: E190–8.
10. Christensen HN. Physiol Rev 1990;70:43–77.
11. Souba WW, Pacitti AJ. JPEN J Parenter Enteral Nutr 1992;16:569–78.
12. Rennie MJ, Tadros L, Khogali S et al. J Nutr 1994;124(Suppl): 1503S–8S.
13. Krebs HA. The metabolic fate of amino acids. In: Munro HN, Allison JB, eds. Mammalian Protein Metabolism, vol 1. New York: Academic Press, 1964:125–76.
14. Ben Galim E, Hruska K, Bier DM et al. J Clin Invest 1980;66:1295–304.
15. Yoshida T, Kikuchi G. Arch Biochem Biophys 1970;139:380–92.
16. Yoshida T, Kikuchi G. J Biochem (Tokyo) 1972;72:1503–16.
17. Katagiri M, Nakamura M. Biochem Biophys Res Commun 2003;312: 205–8.
18. Matthews DE, Conway JM, Young VR et al. Metabolism 1981; 30: 886–93.
19. Stipanuk MH. Annu Rev Nutr 1986;6:179–209.
20. Jacobsen JG, Smith LH Jr. Physiol Rev 1968;48:424–511.
21. Hayes KC. Nutr Rev 1985;43:65–70.
22. Beutler E. Annu Rev Nutr 1989;9:287–302.
23. Griffith OW. Free Radic Biol Med 1999;27:922–35.
24. Wu G, Fang YZ, Yang S et al. J Nutr 2004;134:489–92.
25. Rebouche CJ, Seim H. Annu Rev Nutr 1998;18:39–61.
26. Rebouche CJ. Fed Proc 1982;41:2848–52.
27. Watkins CA, Morgan HE. J Biol Chem 1979;254:693–701.
28. Meldrum BS. J Nutr 2000;130(Suppl):1007S–15S.
29. Rothstein JD, Martin LJ, Kuncl RW. N Engl J Med 1992;326:1464–8.
30. Wyss M, Kaddurah-Daouk R. Physiol Rev 2000;80:1107–213.
31. Bloch K, Schoenheimer R. J Biol Chem 1941;138:167–94.
32. Heymsfield SB, Arteaga C, McManus C et al. Am J Clin Nutr 1983; 37:478–94.
33. Walser M. JPEN J Parenter Enteral Nutr 1987;11(Suppl):73S–8S.
34. Crim MC, Calloway DH, Margen S. J Nutr 1975;105:428–38.
35. Welle S, Thornton C, Totterman S et al. Am J Clin Nutr 1996; 63: 151–6.
36. Wang Z, Gallagher D, Nelson M et al. Am J Clin Nutr 1996;63:863–9.
37. Milner JA, Visek WJ. Nature 1973;245:211–2.
38. Hellerstein MK, Munro HN. Interaction of liver and muscle in the regulation of metabolism in response to nutritional and other factors. In: Arias IM, Jakoby WB, Popper H et al, eds. The Liver: Biology and Pathobiology. 2nd ed. New York: Raven Press, 1988:965–83.
39. Harper AE. Am J Clin Nutr 1985;41:140–8.
40. Scrimshaw NS, Hussein MA, Murray E et al. J Nutr 1972;102: 1595–604.
41. Allison JB, Bird JWC. Elimination of nitrogen from the body. In: Munro HN, Allison JB, eds. Mammalian Protein Metabolism. New York: Academic Press, 1964:483–512.
42. Munro HN. Amino acid requirements and metabolism and their relevance to parenteral nutrition. In: Wilkinson AW, ed. Parenteral Nutrition. London: Churchill Livingstone, 1972:34–67.
43. Owen OE, Reichle FA, Mozzoli MA et al. J Clin Invest 1981; 68: 240–52.
44. Owen OE, Morgan AP, Kemp HG et al. J Clin Invest 1967;46:1589–95.
45. Wahren J, Felig P, Hagenfeldt L. J Clin Invest 1976;57:987–99.
46. Brundin T, Wahren J. Am J Physiol 1994;267:E648–55.
47. Young VR, Haverberg LN, Bilmazes C et al. Metabolism 1973;23: 1429–36.
48. Young VR, Munro HN. Fed Proc 1978;37:2291–2300.
49. Pisters PWT, Pearlstone DB. Crit Rev Clin Lab Sci 1993;30:223–72.
50. Louard RJ, Bhushan R, Gelfand RA et al. J Clin Endocrinol Metab 1994;79:278–84.
51. Cheng KN, Dworzak F, Ford GC et al. Eur J Clin Invest 1985; 15:349–54.
52. Barrett EJ, Revkin JH, Young LH et al. Biochem J 1987;245:223–8.
53. Wolfe RR, Chinkes DL. Isotope Tracers in Metabolic Research: Principles and Practice of Kinetic Analysis. 2nd ed. Hoboken, NJ: Wiley-Liss, 2004:1–488.
54. San Pietro A, Rittenberg D. J Biol Chem 1953;201:457–73.
55. Picou D, Taylor-Roberts T. Clin Sci 1969;36:283–96.
56. Bier DM, Matthews DE. Fed Proc 1982;41:2679–85.
57. Steffee WP, Goldsmith RS, Pencharz PB et al. Metabolism 1976;25:281–97.
58. Yudkoff M, Nissim I, McNellis W et al. Pediatr Res 1987;21:49–53.
59. Waterlow JC, Golden MHN, Garlick PJ. Am J Physiol 1978; 235:E165–74.
60. Fern EB, Garlick PJ, McNurlan MA et al. Clin Sci 1981;61:217–28.
61. Matthews DE, Motil KJ, Rohrbaugh DK et al. Am J Physiol 1980;238:E473–9.
62. Bier DM. Diabetes Metab Rev 1989;5:111–32.
63. Wolfe RR. Radioactive and Stable Isotope Tracers in Biomedicine: Principles and Practice of Kinetic Analysis. New York: Wiley-Liss, 1992:1–471.
64. Toth MJ, MacCoss MJ, Poehlman ET et al. Am J Physiol 2001; 281:E233–41.
65. Allsop JR, Wolfe RR, Burke JF. J Appl Physiol 1978;45:137–9.
66. El-Khoury AE, Sánchez M, Fukagawa NK et al. J Nutr 1994; 124:1615–27.
67. Matthews DE, Bier DM, Rennie MJ et al. Science 1981;214:1129–31.
68. Matthews DE, Schwarz HP, Yang RD et al. Metabolism 1982; 31:1105–12.
69. Tessari P, Barazzoni R, Zanetti M et al. Am J Physiol 1996; 271:E733–41.
70. Castillo L, Sánchez M, Vogt J et al. Am J Physiol 1995;268:E360–67.
71. Darmaun D, Matthews DE, Bier DM. Am J Physiol 1986;251:E117–26.
72. Souba WW. Annu Rev Nutr 1991;11:285–308.
73. Cortiella J, Matthews DE, Hoerr RA et al. Am J Clin Nutr 1988; 48:988–1009.
74. Tessari P, Pehling G, Nissen SL et al. Diabetes 1988;37:512–9.
75. Matthews DE, Marano MA, Campbell RG. Am J Physiol 1993; 264:E109–18.
76. Haisch M, Fukagawa NK, Matthews DE. Am J Physiol 2000; 278: E593–602.
77. Hoerr RA, Matthews DE, Bier DM et al. Am J Physiol 1993; 264: E567–75.
78. Metges CC, El Khoury AE, Henneman L et al. Am J Physiol 1999; 277:E597–607.
79. Battezzati A, Haisch M, Brillon DJ et al. Metabolism 1999;48: 915–21.
80. Castillo L, Chapman TE, Yu YM et al. Am J Physiol 1993;265: E532–9.
81. Matthews DE, Marano MA, Campbell RG. Am J Physiol 1993;264: E848–54.
82. Battezzati A, Brillon DJ, Matthews DE. Am J Physiol 1995;269: E269–76.
83. Rooyackers OE, Adey DB, Ades PA et al. Proc Natl Acad Sci U S A 1996;93:15364–9.
84. Rooyackers OE, Balagopal P, Nair KS. Muscle Nerve Suppl 1997; 5:S93–6.
85. Jaleel A, Short KR, Asmann YW et al. Am J Physiol 2008;295: E1255–68.
86. Jaleel A, Henderson GC, Madden BJ et al. Diabetes 2010;59:2366–74.
87. Nair KS, Halliday D, Griggs RC. Am J Physiol 1988;254: E208–13.
88. Toffolo G, Albright R, Joyner M et al. Am J Physiol 2003;285:E1142–9.
89. Cryer DR, Matsushima T, Marsh JB et al. J Lipid Res 1986;27:508–6.
90. Reeds PJ, Hachey DL, Patterson BW et al. J Nutr 1992;122:457–66.
91. Brinton EA, Eisenberg S, Breslow JL. Arterioscler Thromb 1994;14: 707–20.

92. Ikewaki K, Zech LA, Brewer HB Jr et al. J Lab Clin Med 2002; 140: 369–74.
93. Busch R, Kim YK, Neese RA et al. Biochim Biophys Acta 2006; 1760:730–44.
94. Dufner D, Previs SF. Curr Opin Clin Nutr Metab Care 2003;6:511–7.
95. Holm L, Kjaer M. Curr Opin Clin Nutr Metab Care 2010;13:526–31.
96. Laurent GJ. Am J Physiol 1987;252:C1–9.
97. Long CL, Dillard DR, Bodzin JH et al. Metabolism 1988;37: 844–9.
98. Elia M, Carter A, Bacon S et al. Clin Sci 1980;59:509–11.
99. Rennie MJ, Millward DJ. Clin Sci 1983;65:217–25.
100. Rathmacher JA, Flakoll PJ, Nissen SL. Am J Physiol 1995;269: E193–8.
101. Lundholm K, Bennegård K, Edén E et al. Cancer Res 1982; 42: 4807–11.
102. Morrison WL, Gibson JNA, Rennie MJ. Eur J Clin Invest 1988;18: 648–54.
103. Möller-Loswick A-C, Zachrisson H, Hyltander A et al. Am J Physiol 1994;266:E645–52.
104. Vissers YL, Von Meyenfeldt MF, Braulio VB et al. Clin Sci 2003;104:585–90.
105. Vesali RF, Klaude M, Thunblad L et al. Metabolism 2004;53: 1076–80.
106. Cahill GF Jr, Aoki TT. Partial and total starvation. In: Kinney JM, ed. Assessment of Energy Metabolism in Health and Disease. Report of the First Ross Conference on Medical Research. Columbus, OH: Ross Laboratories, 1980:129–34.
107. Elia M. Organ and tissue contribution to metabolic rate. In: Kinney JM, Tucker HN, eds. Energy Metabolism: Determinants and Cellular Corollaries. New York: Raven Press, 1992:61–79.
108. Bier DM, Leake RD, Haymond MW et al. Diabetes 1977;26:1016–23.
109. Owen OE, Felig P, Morgan AP et al. J Clin Invest 1969;48:574–83.
110. Pozefsky T, Felig P, Tobin JD et al. J Clin Invest 1969;48:2273–82.
111. Felig P, Owen OE, Wahren J et al. J Clin Invest 1969;48:584–94.
112. Stumvoll M, Chintalapudi U, Perriello G et al. J Clin Invest 1995;96:2528–33.
113. Cersosimo E, Judd RL, Miles JM. J Clin Invest 1994;93:2584–9.
114. Felig P. Annu Rev Biochem 1975;44:933–55.
115. Alpers DH. Digestion and absorption of carbohydrates and proteins. In: Johnson LR, Alpers DH, Christensen J et al, eds. Physiology of the Gastrointestinal Tract. 3rd ed. New York: Raven Press, 1994:1723–49.
116. Green GM, Olds BA, Matthews G et al. Proc Soc Exp Biol Med 1973;142:1162–7.
117. Matthews DM. Protein Absorption: Development and Present State of the Subject. New York: Wiley-Liss, 1991:1–414.
118. Ganapathy V, Brandsch M, Leibach FH. Intestinal transport of amino acids and peptides. In: Johnson LR, Alpers DH, Christensen J et al, eds. Physiology of the Gastrointestinal Tract. 3rd ed. New York: Raven Press, 1994:1773–94.
119. Freeman HJ, Kim YS. Annu Rev Med 1978;29:99–116.
120. Alpers DH. Fed Proc 1986;45:2261–7.
121. Asatoor AM, Cheng B, Edwards KDG et al. Gut 1970;11:380–7.
122. Gardner ML. Absorption of intact proteins and peptides. In: Johnson LR, Alpers DH, Christensen J et al, eds. Physiology of the Gastrointestinal Tract. 3rd ed. New York: Raven Press, 1994:1795–820.
123. Rose WC. Nutr Abstr Rev 1957;27:631–47.
124. Visek WJ. Annu Rev Nutr 1984;4:137–55.
125. Matthews DE, Harkin R, Battezzati A et al. Metabolism 1999;48: 1555–63.
126. Walser M. Clin Sci 1984;66:1–15.
127. Kriengsinyos W, Rafii M, Wykes LJ et al. J Nutr 2002;132:3340–8.
128. Food and Agriculture Organization/World Health Organization/ United Nations University. Energy and Protein Requirements. Technical series no. 724. Geneva: World Health Organization, 1985:1–206.
129. Rand WM, Young VR. J Nutr 1999;129:1920–6.
130. Food and Nutrition Board, Institute of Medicine. Proteins and amino acids. In: Dietary Reference Intakes for Energy, Carbohydrate, Fiber, Fat, Fatty Acids, Cholesterol, Protein, and Amino Acids. Washington, DC: National Academy Press, 2002:589–768.
131. Rand WM, Pellett PL, Young VR. Am J Clin Nutr 2003;77:109–27.
132. Food and Nutrition Board, National Research Council. Recommended Dietary Allowances. 10th ed. Washington, DC: National Academy Press, 1989:52–77.
133. Irwin MI, Hegsted DM. J Nutr 1971;101:539–66.
134. Millward DJ, Price GM, Pacy PJH et al. Proc Nutr Soc 1990;49: 473–87.
135. Young VR, Bier DM, Pellett PL. Am J Clin Nutr 1989;50:80–92.
136. Young VR. Am J Clin Nutr 1987;46:709–25.
137. Young VR. J Nutr 1994;124(Suppl):1517S–23S.
138. Young VR, El-Khoury AE. Proc Natl Acad Sci U S A 1995;92:300–4.
139. Zello GA, Wykes LJ, Ball RO et al. J Nutr 1995;125:2907–15.
140. Elango R, Ball RO, Pencharz PB. J Nutr 2008;138:243–6.
141. Wilson DC, Rafii M, Ball RO et al. Am J Clin Nutr 2000;71: 757–64.
142. Elango R, Ball RO, Pencharz PB. Curr Opin Clin Nutr Metab Care 2008;11:34–9.
143. Elango R, Ball RO, Pencharz PB. Amino Acids 2009;37:19–27.
144. El-Khoury AE, Fukagawa NK, Sánchez M et al. Am J Clin Nutr 1994;59:1000–11.
145. El-Khoury AE, Fukagawa NK, Sánchez M et al. Am J Clin Nutr 1994;59:1012–20.
146. Borgonha S, Regan MM, Oh SH et al. Am J Clin Nutr 2002;75: 698–704.
147. Young VR, Borgonha S. J Nutr 2000;130(Suppl):1841S–9S.
148. Kopple JD, Swendseid ME. J Nutr 1981;111:931–942.
149. Bjelton L, Sandberg G, Wennberg A et al. Assessment of biological quality of amino acid solutions for intravenous nutrition. In: Kinney JM, Borum PR, eds. Perspectives in Clinical Nutrition. Baltimore: Urban & Schwarzenberg, 1989:31–41.
150. Block RJ, Mitchell HH. Nutr Abstr Rev 1946;16:249–278.
151. Cuthbertson DP. Injury 1980;11:175–89.
152. Wilmore DW. N Engl J Med 1991:325:695–702.
153. Lowry SF. Proc Nutr Soc 1992;51:267–77.
154. Souba WW, Herskowitz K, Austgen TR et al. JPEN J Parenter Enteral Nutr 1990;14(Suppl):237S–43S.
155. Labow BI, Souba WW. World J Surg 2000;24:1503–13.
156. Griffith OW, Stuehr DJ. Annu Rev Physiol 1995;57:707–36.
157. Brittenden J, Heys SD, Ross J et al. Clin Sci 1994;86:123–32.
158. Ziegler TR, Gatzen C, Wilmore DW. Annu Rev Med 1994;45:459–80.
159. Yu YM, Sheridan RL, Burke JF et al. Am J Clin Nutr 1996;64:60–6.
160. Souba WW. Ann Surg 1993;218:715–28.

Sugestões de leitura

Food and Agriculture Organization/World Health Organization/United Nations University. Protein and Amino Acid Requirements in Human Nutrition. Geneva: World Health Organization, 2007:1–256.

Food and Nutrition Board, Institute of Medicine. Dietary Reference Intakes for Energy, Carbohydrate, Fiber, Fat, Fatty Acids, Cholesterol, Protein, and Amino Acids (Macronutrients). Washington, DC: National Academy Press, 2002.

Munro HN, Allison JB. Mammalian Protein Metabolism, vol 1. New York: Academic Press, 1964.

Wolfe RR, Chinkes DL. Isotope Tracers in Metabolic Research: Principles and Practice of Kinetic Analysis. 2nd ed. Hoboken, NJ: Wiley-Liss, 2004:1–488.

2 Carboidratos*

Nancy L. Keim, Roy J. Levin e Peter J. Havel

Destaques históricos

O homem moderno iniciou o consumo de grãos cultivados há cerca de 10 mil anos, com o surgimento das sociedades agrícolas. Antes, ele era caçador-coletor, e sua dieta baseava-se essencialmente em carnes e plantas silvestres. No que diz respeito à história do *Homo sapiens*, o consumo de dietas ricas em grãos é um evento bastante recente da evolução humana. O mais antigo dos grãos cultivados é o arroz, cultivado no Oriente Próximo; na Europa, o cultivo de aveia ocorre há cerca de 3 mil anos. Acredita-se que a cana-de-açúcar seja originária da Papua Nova Guiné. Ela foi cultivada, provavelmente, a partir de plantas silvestres, na era de revolução global da agricultura neolítica. A difusão lenta de migrantes levou a cana-de-açúcar para a Índia, o sudeste da Ásia e a China. Após derrotarem os romanos, os árabes a levaram da Pérsia para a Europa e o Mediterrâneo, locais onde o açúcar não se desenvolveu, exceto na costa marroquina. As Cruzadas de regresso levaram o açúcar para as cortes europeias, nas quais ele se tornou um importante e luxuoso constituinte alimentar, desejável na dieta. A cana-de-açúcar foi introduzida no Caribe por Cristóvão Colombo em sua segunda viagem, em 1493. Essas plantas desenvolveram-se e foram espalhadas pela América Central e América do Sul e por todo o Caribe. Por volta do início do século XVII, o açúcar bruto foi manipulado por refinarias na Inglaterra e na França.

Kirchoff, um químico russo, relatou em 1812 que o amido, a forma de armazenamento de carboidrato nas plantas, quando fervido com ácido diluído, produzia um açúcar livre contido

*__Abreviaturas__: **ACC**, acetil-coenzima A carboxilase; **AI**, ingestão adequada; **ATP**, trifosfato de adenosina; **Ca^{2+}**, cálcio; **ChoRE**, elemento de resposta sensível a carboidratos; **ChREBP**, proteína de ligação do elemento de resposta sensível a carboidratos; **GIP**, polipeptídeo insulinotrópico glicose-dependente; **GLP-1**, peptídeo-1 semelhante ao glucagon; **GLUT**, transportador de glicose; **HFCS**, xarope de milho rico em frutose; **IRS**, substrato do receptor de insulina; **K^+**, potássio; **K_{IR}**, canal de potássio retificador de influxo; **K_m**, constante de Michaelis-Menten; **LDL**, lipoproteína de baixa densidade; **Na^+**, sódio; **PYY**, peptídeo YY; **RDA**, ingestão dietética recomendada; **RS**, amido resistente; **SGLT**, transportador de glicose ligado ao sódio; **SRE**, elemento regulador de esterol; **SREBP**, proteína de ligação do elemento regulador de esterol; **VLDL**, lipoproteína de muito baixa densidade.

em uvas (glicose). Em 1844, Schmidt designou os carboidratos como compostos que continham carbono, hidrogênio e oxigênio, e demonstrou a presença desse açúcar no sangue. O glicogênio, a forma de armazenamento de carboidrato no fígado e no músculo dos animais, foi descoberto pelo fisiologista francês Claude Bernard, em 1856.

Atualmente, o açúcar é produzido e consumido em quase todos os países do mundo, ao lado dos oito principais cereais: trigo, centeio, cevada, aveia, milho, arroz, sorgo e milhete (painço). O trigo e o milho são os principais grãos consumidos no Ocidente. Desde a década de 1960, avanços tecnológicos nas técnicas de colheita e melhoramento vegetal visando ao desenvolvimento de plantas resistentes a doenças têm produzido plantas que, do ponto de vista genético, são bastantes diferentes de suas ancestrais. Além disso, o refinamento dos grãos para produzir alimentos palatáveis e baratos coincidiu com um aumento de 48% no consumo de grãos (trigo e milho) entre os anos 1970 e o novo milênio. Conforme aumenta a conscientização a respeito da relação inversa entre o consumo de grãos integrais e o desenvolvimento de doenças crônicas, esforços no sentido de aumentar o consumo de cereais integrais vêm ressurgindo. Graças ao melhor acesso aos produtos e à informação por meio da tecnologia, a demanda do público por grãos integrais, como produtos de trigo com alto teor de fibras, alimentos sem glúten (quinoa, arroz, amaranto) e outros grãos diversos (triguilho, trigo oriental ou Kamut, centeio), tem crescido.

Definição

O que são carboidratos? A definição formal consiste em uma classe de substâncias que possuem a fórmula $C_n(H_2O)_n$; ou seja, a relação molar de carbono:hidrogênio:oxigênio é de 1:2:1. Os carboidratos simples compreendem os monossacarídeos hexoses (glicose, galactose e frutose) e os dissacarídeos maltose (glicose-glicose), sacarose (glicose-frutose) e lactose (glicose-galactose). Os carboidratos complexos incluem os oligossacarídeos, que geram 3 a 10 monossacarídeos na hidrólise; exemplos abrangem as trioses (glicerose, $C_3H_6O_3$), tetroses (eritrose, $C_4H_8O_4$) e pentoses (ribose, $C_5H_{10}O_5$). Estas últimas são constituintes importantes dos ácidos nucleicos. Polissacarídeos são grandes carboidratos complexos que contêm mais de 10 unidades de monossacarídeos. Os polissacarídeos comuns incluem amido, glicogênio, pectinas, celulose e gomas. Além de desempenharem funções estruturais, os polissacarídeos servem para o armazenamento de energia. A quitina é um polissacarídeo modificado que contém nitrogênio na forma de *N*-acetilglicosamina, que forma o exoesqueleto de artrópodes, como insetos e crustáceos. O amido é a forma de armazenagem de carboidrato das plantas, ao passo que os animais armazenam essa substância na forma de glicogênio (o fígado contém até 6% e o músculo, cerca de 1% de glicogênio por peso). Há diversos tipos de amido, dependendo da origem da planta. A inulina, por exemplo, é o amido encontrado em tubérculos e em raízes de dálias, alcachofras e dentes-de-leão e, quando hidrolisada, produz apenas a frutose; por essa razão, recebe o nome de frutosano. A celulose consiste em unidades de glicose unidas por ligações β (1-4), formando cadeias longas e retilíneas reforçadas por ligações de hidrogênio. Ela constitui a principal estrutura de plantas e não é digerida pelos seres humanos, pois não secretamos uma carboidrase intestinal capaz de hidrolisar a ligação β (1-4). Assim, a celulose é considerada uma fibra alimentar que representa a parte principal dos alimentos à base de plantas. No entanto, as enzimas bacterianas são capazes de degradá-la. Uma pequena quantidade é hidrolisada no cólon humano, embora a digestão microbiana da celulose forneça quantidades desprezíveis de energia para as necessidades humanas.

Carboidratos da dieta

Como já discutido, os carboidratos representam uma ampla família de compostos de ocorrência natural e seus derivados (Fig. 2.1). Entretanto, apenas uma quantidade relativamente pequena de carboidratos é produzida de forma comercial e utilizada na indústria de alimentos ou tem importância metabólica significativa. O carboidrato da dieta constitui o principal macronutriente tanto de seres humanos como de animais onívoros. Os seres humanos adultos do mundo ocidental obtêm aproximadamente metade de suas necessidades energéticas diárias a partir do carboidrato da dieta; nos países em desenvolvimento, o carboidrato representa a principal fonte de energia, pelo menos até a introdução recente de alimentos ocidentais – com grandes proporções de gordura e proteína – em muitos deles. Do carboidrato ingerido, cerca de 60% encontra-se na forma de polissacarídeos, principalmente como amido; todavia, os dissacarídeos sacarose e lactose representam 30 e 10%, respectivamente (Tab. 2.1). Os monossacarídeos (glicose e frutose) estão naturalmente presentes nas frutas e também são encontrados em bebidas e alimentos industrializados, sobretudo na forma de xarope de milho rico em frutose (*high-fructose corn syrup* = HFCS). Alguns oligossacarídeos, como rafinose e estaquiose, são encontrados em pequenas quantidades em diversas leguminosas. Eles não são degradados pelas enzimas do pâncreas e do intestino delgado (Tab. 2.2), mas por enzimas bacterianas, especialmente no cólon.

Os polissacarídeos importantes da dieta precisam ser degradados em seus monossacarídeos constituintes antes que sejam absorvidos e metabolizados. Essa degradação é realizada durante a mastigação e a passagem gástrica pela carboidrase α-amilase, secretada pelas glândulas salivares, pela amilase pancreática no duodeno e concluída pelas dissacaridases localizadas na membrana da borda em escova dos enterócitos, no intestino delgado (ver Tab. 2.2, que descreve as principais glicosidases intestinais).[1]

Amido

O amido, sem dúvida o polissacarídeo mais importante da dieta, consiste apenas em unidades de glicose e, por essa razão, constitui um homopolissacarídeo, designado como glucosano ou glucano. Na verdade, ele é composto de dois homopolímeros (Fig. 2.2): amilose, dotada de α-D-glicose

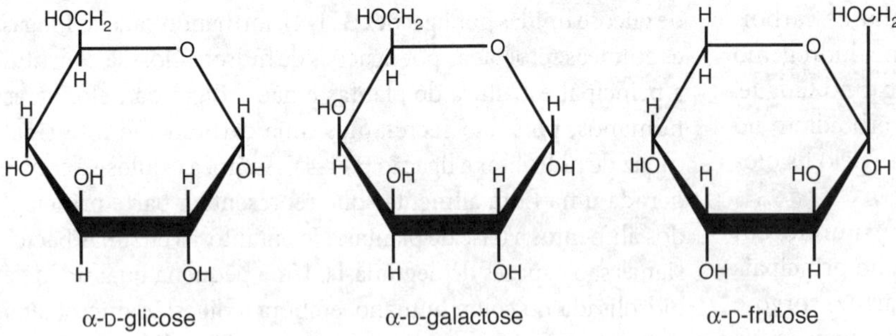

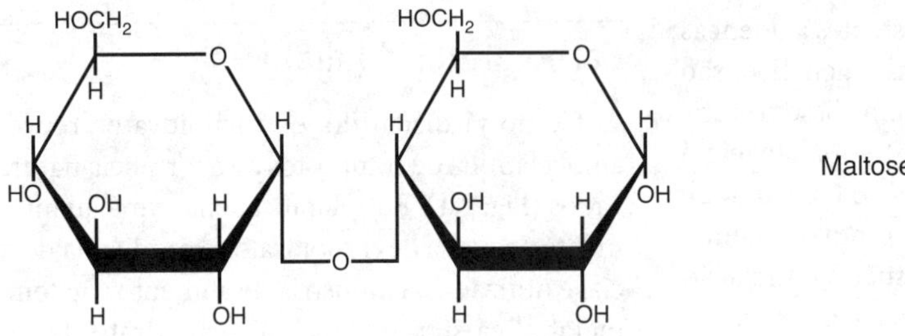

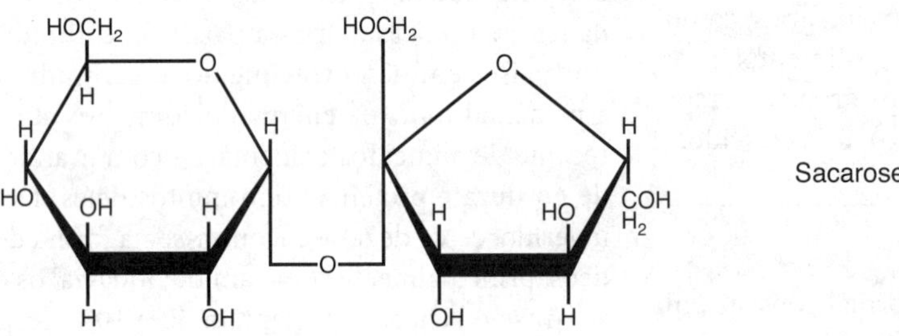

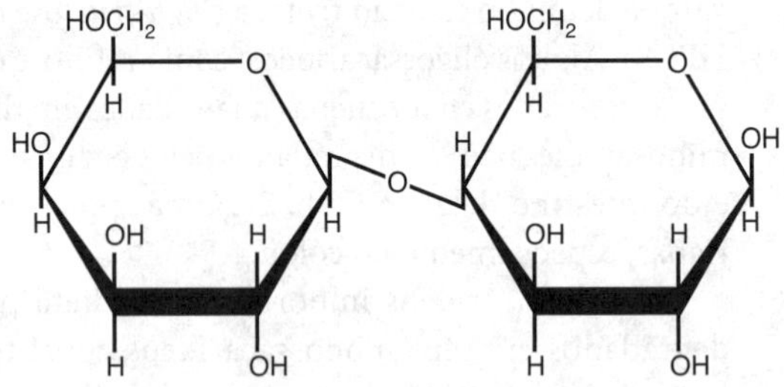

Figura 2.1 Estruturas de monossacarídeos e dissacarídeos comuns da dieta em perspectiva. Representação de Haworth.

Tabela 2.1 Principais carboidratos da dieta

Fonte alimentar	Grãos	Vegetais com amido	Leguminosas	Frutas	Açúcares e adoçantes	Leite
	Arroz	Batata-doce	Soja	Maçã	Cana-de-açúcar	
	Trigo	Batata	Ervilhas secas	Laranja	Açúcar de beterraba	
	Aveia	Milho doce	Feijão	Uvas	Sorgo	
	Cevada	Mandioca		Pêssego	Mel	
	Centeio			Abacaxi	Xarope de milho	
	Milho			Banana		
Polissacarídeo	Amido	Amido	Amido			
Oligossacarídeo			Rafinose, estaquiose			
Dissacarídeo	Maltose			Sacarose	Sacarose	Lactose
Monossacarídeo				Frutose	Frutose	
				Glicose	Glicose	

Tabela 2.2 Principais glicosidases da borda em escova do enterócito dos mamíferos

Glicosidase	Complexo enzimático	Atividade enzimática
Maltase-sacarase	Sacarase-isomaltase	80% de maltase; um pouco de α-dextrinase limite; 100% de sacarase; maior parte de isomaltase
Maltase-isomaltase		
Maltase-glicoamilase[2]	Glicoamilase	100% de glicoamilase; maior parte de α-dextrinase limite; 20% de maltase; pequena porcentagem de isomaltase
Trealase		100% de trealase
Lactase	β-glicosidase	100% de lactase neutra e celobiose
Glicosil-ceramidase (florizina hidrolase)		Maior parte de aril-β-glicosidase

Adaptado de Dahlquist A, Semenza G. Disaccharidases of small-intestinal mucosa. J Pediatr Gastroenterol 1988;4:857-65, com permissão.

unida por cadeia linear (1-4), e amilopectina, uma forma altamente ramificada contendo ambas as ligações (1-4 e 1-6) nos pontos de ramificação. As plantas possuem ambos os tipos de amido na forma de grânulos insolúveis e semicristalinos, além de proporções distintas de amilopectina e amilose, dependendo da origem da planta (Tab. 2.3). As amilases salivares e pancreáticas atuam nas ligações internas (1-4), mas não conseguem degradar as ligações externas entre as unidades de glicose (ligações glicosídicas). Dessa forma, os produtos finais formados a partir da degradação do amido pelas amilases são os dissacarídeos (maltose) e os trissacarídeos (maltotriose) unidos por ligações α–(1-4).

Degradação do amido

A degradação do amido inicia-se na boca com a ação da amilase salivar. Como essa enzima é deglutida e o estômago é ácido, admite-se com frequência que a degradação enzimática do carboidrato é interrompida (embora a hidrólise ácida ainda possa ocorrer), pois a amilase salivar é inibida por um pH inferior a 4. Contudo, o amido e seus produtos finais, bem como as proteínas e os aminoácidos presentes em uma refeição mista, promovem o tamponamento do ácido gástrico e conferem o prosseguimento de parte da hidrólise. Com isso, o envolvimento quantitativo da amilase salivar na degradação do amido pode ser subestimado. A α-amilase pancreática adicionada ao quimo (decorrente do esvaziamento gástrico) no duodeno não é capaz de hidrolisar as ligações ramificadas (1-6) e tem pouca especificidade para as ligações (1-4) adjacentes aos pontos de ramificação. A ação da amilase produz oligossacarídeos grandes (dextrinas α-limite), contendo, em média, cerca de oito unidades de glicose com uma ou mais ligações (1-6). Essas dextrinas α-limite sofrem clivagem pela ação enzimática da glicoamilase (α-limite dextrinase) que, sequencialmente, remove uma única unidade de glicose da extremidade não redutora de um oligossacarídeo α-(1-4)-glicosil linear. A maltose e a maltotriose são degradadas por dissacaridases secretadas e presentes na borda em escova, especialmente a sacarase-isomaltase, em glicose livre; essa glicose, em seguida, é transportada para os enterócitos e por meio deles pelos transportadores de hexose (Tab. 2.4).

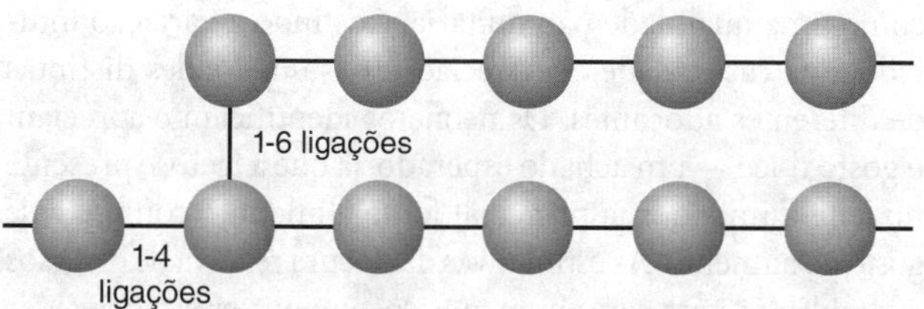

Figura 2.2 O amido é composto de amilose (15-20%) e amilopectina (80-85%). A amilose é uma cadeia helicoidal não ramificada de resíduos de glicose, enquanto a amilopectina (uma porção exibida acima) possui cadeias ramificadas de 24 a 30 resíduos de glicose (linha negra ininterrupta), unidos por ligações glicosídicas (1→4), com ligações (1-6) formando pontos de ramificação.

Tabela 2.3 Conteúdo de amilose e amilopectina em diversos amidos de planta

Planta	Amilose (%)	Amilopectina (%)
Milho (padrão)	24	76
Batata	20	80
Arroz	18,5	81,5
Tapioca	16,7	83,3
Trigo	25	75

A degradação inicial de amido em dextrinas α-limite – a fase de digestão intraluminal ou cavitária – ocorre principalmente na fase líquida do conteúdo intestinal. Em seres humanos, parece haver pouca da assim chamada digestão de membrana ou de contato, na qual a adsorção de amilase na superfície da borda em escova dos enterócitos facilita sua atividade enzimática.[2]

Normalmente, a α-amilase pancreática não é um fator limitante na assimilação de amido em seres humanos. Os bebês recém-nascidos e, especialmente, os prematuros não são capazes de assimilar o amido, pois o pâncreas secreta uma quantidade insuficiente de α-amilase para digeri-lo. No entanto, a secreção de α-amilase dentro da boca costuma ser suficiente para a digestão completa.[3]

Amido resistente

O amido é consumido mais frequentemente após o cozimento. O calor do cozimento gelatiniza os grânulos de amido, aumentando sua suscetibilidade à digestão enzimática pela α-amilase. Entretanto, uma proporção do amido, denominada amido resistente (RS), é indigerível mesmo após um período prolongado de incubação com a enzima. Em cereais,

Tabela 2.4 Família de transportadores de glicose mediados por difusão facilitada em seres humanos (GLUT-1 a 5)

Tipo	Aminoácidos (N)	Localização cromossômica	K_m (mmol/L) para captação da hexose[a]	Principais locais de expressão
GLUT-1 (hemácia)	492	1	1-2 (hemácias)	Placenta, cérebro, rim, cólon
GLUT-2 (fígado)	524	3	15-20 (hepatócitos)	Fígado, célula-β, rim, intestino delgado
GLUT-3 (cérebro)	496	12	10 (oócitos de *Xenopus*)	Cérebro, testículo
GLUT-4 (músculo/gordura)	509	17	5 (adipócitos)	Músculo esquelético e cardíaco, tecido adiposo marrom e branco
GLUT-5 (intestino delgado)	501	1	6-11 (frutose) (oócitos de *Xenopus*)	Intestino delgado, esperma

K_m, constante de Michaelis-Menten.

[a]Os valores aproximados da K_m referem-se à captação de glicose (frutose, no caso do GLUT-5) nos tecidos ou nas células designados entre parênteses; há um índice aproximado da afinidade do transportador de glicose.

o RS representa 0,4 a 2% da matéria seca; em batatas, 1 a 3,5%; e em leguminosas, 3,5 a 5,7%. O RS é categorizado como a soma do amido e dos produtos de degradação não absorvidos no intestino delgado de uma pessoa sadia.[4] São identificadas três categorias principais: RS1, amido fisicamente envolvido (grãos e sementes parcialmente triturados); RS2, grânulos cristalinos não gelatinizados com padrão de difração de raios X do tipo B (conforme encontrado em bananas e batatas); e RS3, amilose retrogradada (formada durante o resfriamento do amido gelatinizado por aquecimento úmido). Os amidos resistentes escapam da digestão no intestino delgado, mas logo em seguida ingressam no cólon, local onde podem ser fermentados pelas bactérias residentes locais (> 400 tipos distintos). Nesse sentido, o RS é um tanto similar à fibra alimentar. As estimativas do RS e do amido não absorvido representam cerca de 2 a 5% do amido total ingerido na dieta ocidental média, cerca de 10 g/dia.[5] Os produtos finais da fermentação do RS no cólon são ácidos graxos de cadeia curta (p. ex., acético, butírico, propiônico), dióxido de carbono, hidrogênio e metano (liberado na forma de flatulência).

Os amidos resistentes estimulam a proliferação bacteriana no cólon. Os ácidos graxos de cadeia curta estimulam a mitose das células da cripta em animais e humanos.[6] Contudo, se o cólon humano for removido cirurgicamente, os colonócitos perderão sua função absortiva e a absorção iônica será reduzida. Os ácidos graxos luminais de cadeia curta provenientes da fermentação bacteriana são utilizados pelos colonócitos como substratos metabólicos e parecem ser imprescindíveis para a função colônica normal.[7] Os ácidos graxos voláteis, como o butírico e o propiônico, produzidos pela digestão microbiana de RS, oligossacarídeos (como a inulina e a oligofrutose) e fibra alimentar (ver a seguir), podem estimular a expressão e a produção dos hormônios sintetizados pelo trato gastrintestinal distal, inclusive o peptídeo-1 semelhante ao glucagon (GLP-1) e o peptídeo YY (PYY). O GLP-1 e o PYY são capazes de contribuir para a saciedade por inibirem o esvaziamento gástrico; o GLP-1, em especial, demonstrou efeitos benéficos sobre a secreção de insulina e o metabolismo de carboidratos e lipídeos.[8,9]

Fibra dietética

A fibra dietética foi definida, originalmente, como "os resquícios das paredes celulares de plantas não hidrolisadas pelas enzimas alimentares do homem"; mais tarde, entretanto, a definição foi modificada, incluindo "todos os polissacarídeos e as ligninas de plantas resistentes à hidrólise pelas enzimas digestivas do homem".[10] A fibra alimentar solúvel abrange a pectina e os hidrocoloides, enquanto a insolúvel compreende a celulose e a hemicelulose.[11] As fibras solúveis e insolúveis são fermentadas pelas bactérias luminais do cólon. As dietas ricas em fibras mantidas por longos períodos reduzem a incidência de câncer de cólon, mas os mecanismos envolvidos não são bem compreendidos. Os pesquisadores sugerem que a principal ação da fibra seja acelerar o trânsito colônico e reduzir a absorção de substâncias químicas no lúmen ou absorver os agentes carcinogênicos[6] (ver também o capítulo sobre fibras).

Açúcares: funções e propriedades

Em função do sabor doce, os açúcares, diferentemente do amido, causam um impacto evidente no paladar humano. O doce é um dos cinco sabores distintos ligados a receptores específicos, e os outros sabores são considerados uma mistura desses. Um conceito mais moderno considera o "gosto doce" como uma qualidade não unitária, existindo a variação individual na capacidade de apreciação das qualidades distintas de diferentes adoçantes. Os neonatos identificam e apreciam o gosto doce — um achado esperado, já que a lactose presente no leite humano, sua principal fonte alimentar, confere esse gosto ao alimento. As estimativas da doçura relativa de diversos carboidratos para seres humanos costumam ser estabelecidas diante de um padrão, a sacarose (100%). Nessa escala, a glicose é menos doce (taxa de doçura está entre 61 e 70), a frutose é mais doce (entre 130 e 180), a maltose está entre 43 e 50, e a lactose, entre 15 e 40. As doçuras relativas dos edulcorantes à base de HFCS são 128 para HFCS-55 (55% frutose) e 116 para HFCS-42 (42% frutose). Os pesquisadores especularam que, durante a evolução humana, a busca por alimentos contendo o nível máximo de energia fez com que os seres humanos primitivos reconhecessem o gosto doce como um indicador de segurança e energia.

Atualmente, os açúcares (particularmente a sacarose, a glicose e a frutose) são empregados de forma ampla nos alimentos, por conferir sabor doce e textura, fornecer energia, volume e, ainda, pela aparência, conservação (por aumentar a pressão osmótica) e fermentação (em pães e bebidas alcoólicas). A palatabilidade, o aspecto e o prazo de validade de uma variedade enorme de alimentos e bebidas são acentuados pela adição de sacarose; seguem alguns exemplos: pães, bolos e biscoitos; compotas e geleias; confeitos; produtos lácteos; carnes curadas, secas e conservadas; cereais matinais; e vegetais congelados e enlatados. Como resultado da adição de açúcares a tantos produtos alimentícios, o consumo de açúcar tem aumentado 20% de forma global desde os anos 1970, e o uso de edulcorantes à base de milho cresceu 277%.[12] Em certos países ocidentais, refrigerantes, sucos e outras bebidas – adoçadas com sacarose ou HFCS – constituem as principais fontes de açúcar na dieta. A incorporação de adoçantes em bebidas e em muitas outras comidas dificulta a avaliação precisa da ingestão de açúcar na dieta.

Captação de glicose pelas células: os transportadores

Uma importante fonte de energia metabólica para a maior parte das células dos mamíferos, se não todas, é a oxidação da D-glicose. Nessas células, as membranas ricas em lipídeos, no entanto, são relativamente impermeáveis às moléculas polares hidrofílicas, como a glicose. Os processos específicos de transporte evoluíram de modo a permitir a entrada e a saída de glicose da célula. As proteínas carreadoras localizadas nas membranas plasmáticas das células podem se ligar à glicose e fazer com que essa molécula atravesse a barreira da membrana lipídica, liberando hexose no citoplasma celular ou nos líquidos corporais.

Há duas classes distintas descritas de transportadores: (a) uma família de transportadores facilitadores de glicose (ver Tab. 2.4) e (b) cotransportadores de sódio Na^+-glicose (simportadores). A classe mais antiga consiste em proteínas integrais de membrana, encontradas na superfície de todas as células. Essas proteínas transportam a D-glicose a favor de seu gradiente de concentração (do maior para o menor), um processo descrito como *difusão facilitada*. A energia necessária para a transferência provém da dissipação da diferença de concentração da glicose através das membranas plasmáticas. Esses transportadores de glicose promovem o fácil ingresso dessa molécula nas células, mas também podem permitir a saída, de acordo com a diferença de concentração predominante. Em contraste, os cotransportadores de Na^+-glicose participam do movimento ascendente da D-glicose em contraposição à sua diferença de concentração; ou seja, esses cotransportadores realizam o *transporte ativo* e são expressos particularmente nas bordas (em escova) especializadas dos enterócitos do intestino delgado e nas células epiteliais do túbulo (proximal) renal. Além disso, esses cotransportadores ocorrem em níveis inferiores nas células epiteliais de revestimento do pulmão e no fígado.[13] A cooperação entre as duas classes de transportadores de glicose, em combinação com hormônios envolvidos no metabolismo de carboidratos, confere um controle preciso da concentração de glicose no plasma, mantendo-se um suprimento contínuo da principal fonte de energia celular do corpo.

Família de transportadores de glicose mediados por difusão facilitada em seres humanos

Diversos transportadores importantes de hexose foram identificados e clonados desde a caracterização do primeiro transportador de glicose (GLUT-1) por meio de clonagem molecular.[14] Os transportadores clássicos, de 1 a 4 (GLUT-1 a GLUT-4), são proteínas com estruturas moleculares semelhantes, contendo entre 492 e 524 resíduos de aminoácidos. Mueckler et al.,[14] utilizando predições da estrutura hidropática e secundária, propuseram um modelo de orientação bidimensional do GLUT-1 na membrana plasmática (Fig. 2.3). A molécula possui três domínios importantes: (a) 12 hélices α-transmembrana com as regiões terminais N e C da proteína sobre a face citoplasmática da membrana celular; (b) um domínio intracelular de 65 aminoácidos hidrofílicos (entre as regiões 6 e 7 da membrana [M] da Fig. 2.3); e (c) um segmento extracelular de 33 aminoácidos (entre M1 e M2), contendo o local para um oligossacarídeo ligar-se a um resíduo de asparagina-45.

A predição era que o suporte polipeptídico da molécula atravessasse ou transpassasse a membrana plasmática 12 vezes. Ambas as extremidades aminoterminais e carboxiterminais da molécula encontram-se na face citoplasmática da membrana, enquanto um local para N-glicosilação está presente na primeira alça extracitoplasmática (M1 e M2). Essas características topológicas básicas foram confirmadas por meio de estudos, utilizando-se processos de digestão proteolítica e anticorpos de sequências específicas. O GLUT-1, purificado a partir das hemácias de humanos e reconstituído em lipossomas, parece ter predominantemente a forma α-helicoidal, e os segmentos transmembranosos formam α-hélices em ângulos retos ao plano da membrana lipídica.[15] A estrutura molecular do GLUT-1, demonstrada na Figura 2.3, é, naturalmente, um modelo bidimensional. Os estudos

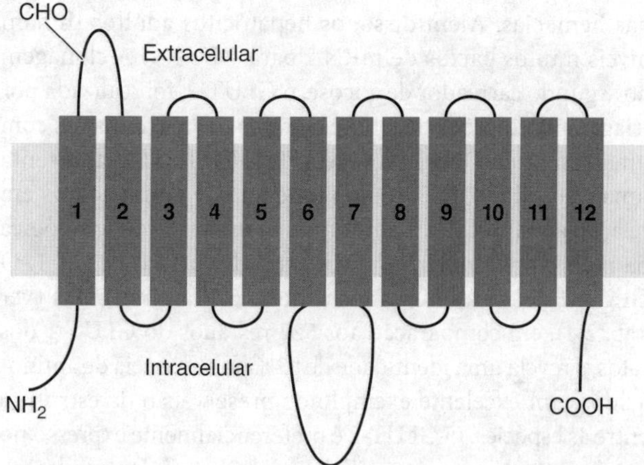

Figura 2.3 Diagrama altamente esquemático, ilustrativo de um modelo predito de estrutura secundária da molécula transportadora de glicose (GLUT-1) na membrana celular (sombreado). As α-hélices transmembranas putativas são demonstradas como retângulos numerados de 1 a 12, unidos por cadeias (linhas) de aminoácidos ligados. (Adaptado de Mueckler M, Caruso C, Baldwin SA et al. Sequence and structure of a human glucose transporter. Science 1985;229:941-5, com permissão.)

realizados com a inativação (por radiação) do carreador nas hemácias intactas indicaram que o GLUT-1 provavelmente exista como homotetrâmero.[16] As estruturas, as propriedades, os locais de expressão e os papéis de cada uma das cinco isoformas de transportador facilitador de glicose estão brevemente descritos aqui e resumidos na Tabela 2.4. Em virtude da importância identificada desses transportadores em condições fisiológicas e patológicas, publicaram-se inúmeras revisões de literatura,[17-21] que devem ser consultadas em busca de mais informações.

GLUT-1 (carreador eritroide-cerebral)

O GLUT-1, constituído de 492 resíduos de aminoácidos (ver Tab. 2.4), representa o primeiro transportador de glicose caracterizado por meio de clonagem molecular na hemácia humana.[14] O gene de expressão desse transportador está situado no cromossomo 1. O GLUT-1 encontra-se amplamente distribuído em muitos tecidos, incluindo coração, rim, células adiposas, fibroblastos, placenta, retina e cérebro, mas há uma pequena quantidade expressa na musculatura ou no fígado. Particularmente, há uma expressão elevada do GLUT-1 nas células endoteliais dos microvasos cerebrais, pois esse transportador constitui parte integrante da barreira hematoencefálica.[22] O processo de transporte da D-glicose na hemácia é assimétrico, pois a afinidade (constante de Michaelis-Menten [K_m]) para a captação dessa molécula gira em torno de 1 a 2 mmol/L, ao passo que a K_m para a saída da glicose é de 20 a 30 mmol/L. Essa assimetria parece ser regulada de forma alostérica por meio da ligação de metabólitos intracelulares e inibida pelo trifosfato de adenosina (ATP).[23] A assimetria faz com que o transportador seja eficaz quando a glicose extracelular está baixa e a demanda intracelular, alta.

GLUT-2 (transportador hepático de glicose)

Muitos estudos bioquímicos indicaram que o transportador de glicose em hepatócitos era distinto daquele presente nas hemácias. Além disso, os hepatócitos adultos tinham níveis muitos baixos de mRNA para GLUT-1. A clonagem do segundo carreador de glicose, o GLUT-2, foi realizada por triagem de coleções de DNAc de ratos e seres humanos com uma sonda de DNAc para GLUT-1. O GLUT-2 apresenta uma identidade de 55% na sequência de aminoácidos em relação ao GLUT-1 e exibe a mesma organização topológica na membrana celular, conforme predito para o GLUT-1. O GLUT-2 dos seres humanos contém 524 aminoácidos (ver Tab. 2.4), em comparação aos 522 resíduos do GLUT-1 dos ratos, e revela uma identidade de 82% na sequência de aminoácidos, um excelente exemplo de preservação da estrutura entre as espécies. O GLUT-2 é preferencialmente expresso no fígado (membranas sinusoidais), nos rins (células tubulares), no intestino delgado (enterócitos) e nas células-β pancreáticas secretoras de insulina.

No hepatócito, o GLUT-2 tem uma afinidade baixa pela glicose (K_m = 17 mmol/L) e demonstra um transporte simétrico, ou seja, um K_m semelhante para influxo e efluxo. Esse transportador de baixa afinidade e alta capacidade é útil para o rápido efluxo de glicose após a gliconeogênese. O GLUT-2 também é capaz de transportar galactose, manose e frutose.[24]

GLUT-3 (transportador cerebral de glicose)

O GLUT-3 foi originalmente clonado a partir de uma coleção de DNAc do músculo fetal humano.[25] Esse transportador contém 496 resíduos de aminoácidos (ver Tab. 2.4) e revela uma identidade de 64% com o GLUT-1 e de 52% com o GLUT-2. Novamente, a sequência de aminoácidos do GLUT-3 sugere que a topologia de sua membrana seja semelhante à da membrana do GLUT-1 (ver Fig. 2.3). O mRNA do GLUT-3 parece estar presente em todos os tecidos, mas sua expressão mais acentuada ocorre no cérebro, nos rins e na placenta de adultos. A musculatura do adulto, no entanto, demonstra níveis muito baixos. No cérebro, o mRNA do GLUT-3 é expresso principalmente nos neurônios. O mRNA do GLUT-3 é encontrado em fibroblastos e no músculo liso. Como esses dois tipos celulares são constatados em quase todos os tecidos, a expressão ubíqua do GLUT-3 não é compreensível. A afinidade do GLUT-3 pelo transporte de glicose é relativamente baixa ($K_m \approx$ 10 mmol/L); porém, bem maior do que a do GLUT-1 (17 mmol/L). O GLUT-3 também é encontrado nos espermatozoides. Essas células dedicam-se à glicólise no trato genital masculino e captam a glicose do líquido epididimário.

GLUT-4 (transportador de glicose responsivo à insulina)

A glicose é transportada através das membranas celulares dos adipócitos (células adiposas), e a velocidade desse transporte pode ser acelerada em 20 a 30 vezes dentro de 2 ou 3 minutos por meio da adição de insulina, sem indícios de síntese proteica. Os estudos mostraram que essa estimulação do transporte de glicose resultou, em parte, da translocação do GLUT-1, a partir de uma coleção intracelular, em direção à membrana. As mensurações quantitativas rigorosas, entretanto, revelaram que isso pode responder apenas por um aumento de 12 a 15 vezes no transporte de glicose. Assim, fica evidente a necessidade de envolvimento de um outro transportador que responda pela intensificação do transporte estimulado pela insulina. Esse novo transportador, o GLUT-4, foi identificado pela primeira vez em adipócitos de ratos, por meio do uso de anticorpos monoclonais. Subsequentemente, o GLUT-4 foi clonado a partir do DNA de ratos, de camundongos e de seres humanos.[24] Esse transportador consiste em uma proteína com 509 resíduos de aminoácidos (ver Tab. 2.4) e identidades de 65, 54 e 58% com o GLUT-1, o GLUT-2 e o GLUT-3, respectivamente. Os GLUT-4 dos ratos e camundongos possuem uma identidade de 95 e 96%, respectivamente, com o GLUT-4 humano. Como ocorre com os transportadores GLUT já descritos, a orientação bidimensional da estrutura na membrana celular é semelhante àquela sugerida para o GLUT-1 (ver Fig. 2.3).

O GLUT-4 constitui o principal transportador de glicose dos tecidos sensíveis à insulina, da gordura marrom e branca, bem como da musculatura esquelética e cardíaca. Esse transportador está presente, principalmente, em vesículas intracelulares das células dos tecidos mencionados. A estimulação da insulina provoca um rápido aumento na quantidade de transportadores de glicose sobre a membrana dessas células, pois as vesículas são translocadas em direção à membrana e posteriormente se fundem com ela, liberando a molécula. Esse processo garante uma alta densidade de transportadores de glicose e aumenta a capacidade de deslocamento da glicose do líquido celular circunjacente para o interior da célula, ou seja, confere uma velocidade máxima de captação de glicose. Em virtude desse mecanismo, a posição do GLUT-4 e sua regulação são componentes importantes na homeostasia da glicose, e seu papel no diabetes é muito estudado.

GLUT-5 (transportador de frutose)

O GLUT-5 foi isolado de coleções de DNAc de enterócitos de seres humanos,[26] ratos e coelhos. Esse transportador consiste em 501 resíduos de aminoácidos (ver Tab. 2.4) e possui identidades de 42, 40, 39 e 42% com os GLUT-1, 2, 3 e 4, respectivamente. Afirma-se que o GLUT-5 seja expresso principalmente no jejuno (tanto na borda em escova como na membrana basolateral); entretanto, detectou-se o mRNA desse transportador, ainda que em níveis baixos, nos rins, na musculatura esquelética, nos adipócitos, nas micróglias e na barreira hematoencefálica do ser humano. O GLUT-5 parece transportar a glicose de maneira ineficiente, pois constitui, na verdade, o transportador de frutose. O GLUT-5 é encontrado em concentrações elevadas em espermatozoides humanos maduros,[27] que, sabidamente, utilizam a frutose como fonte de energia (o líquido seminal humano contém concentrações altas de frutose, produzido pelas vesículas seminais). Em oócitos injetados com o mRNA do GLUT-5 para expressão desse transportador, o K_m de captação da frutose foi de 6 a 11 mmol/L. Com referência à regulação da homeostasia de energia, a expressão do GLUT-5 nas células-β pancreáticas é muito baixa[28] e, por essa razão, a frutose tem pouco ou nenhum efeito sobre a estimulação da secreção de insulina.[29]

Outros transportadores

Em geral, 14 isoformas da família das proteínas transportadoras de açúcar foram reconhecidas, incluindo o GLUT-6 até o GLUT-14.[30-32] Dessa forma, a lista de proteínas identificadas responsáveis pelo transporte (facilitado e dependente de Na^+) de carboidratos continua a crescer. Como esses transportadores exibem uma ampla variedade de propriedades e combinações variáveis entre si, distribuídos em diferentes tipos celulares e teciduais,[33,34] há uma complexidade muito maior no transporte, no armazenamento e no metabolismo do açúcar do que se imaginava quando os primeiros transportadores foram identificados.

Estudo dos transportadores de glicose por meio de camundongos transgênicos e nocautes

Embora muitos inibidores metabólicos estejam disponíveis para avaliação das vias metabólicas, a especificidade desses agentes é muitas vezes questionável. Com o uso de técnicas moleculares, no entanto, as vias metabólicas podem ser alteradas de formas muito específicas, mesmo em animais intactos. Uma proteína (p. ex., enzima/carreadora) pode ser superexpressa; expressa em um tecido que normalmente não a contém; ou eliminada em um tipo celular específico. As mutações sítio-dirigidas permitem a dissecação e o exame minucioso da molécula, bem como a remoção ou a modificação de componentes específicos, de modo que o papel desses componentes no funcionamento da molécula possa ser estudado. A aplicação dessas técnicas na investigação das vias metabólicas está gerando *insights* (conhecimentos) interessantes sobre os papéis biológicos das proteínas transportadoras de glicose.

Os camundongos transgênicos foram constituídos de modo a expressar níveis elevados de GLUT-1 humano, localizado no sarcolema muscular. O aumento na expressão do GLUT-1 resultou em uma elevação de 3 a 4 vezes no transporte de glicose em músculos específicos; esse achado, por sua vez, confirma que esse transportador desempenha um importante papel no controle da entrada de glicose no músculo em repouso. Estranhamente, a insulina não aumentou a entrada de glicose nos músculos dos camundongos transgênicos, embora os níveis do GLUT-4 desses animais fossem iguais aos dos camundongos do grupo de controle. Possivelmente, elevaram-se os níveis do GLUT-1 nos animais transgênicos a ponto de o transporte de glicose não ser limitado pela atividade do transportador. As concentrações musculares de glicose nos camundongos transgênicos foram 4 a 5 vezes maiores, e de glicogênio, 10 vezes maiores, embora esses animais revelem quedas de 18% (quando alimentados) a 30% (em jejum) na concentração plasmática de glicose. As cargas orais de glicose não provocaram tanto aumento nos níveis plasmáticos como em camundongos normais, e a disponibilidade de glicose foi intensificada. Assim, o aumento no número de transportadores GLUT-1 afetou não somente o metabolismo muscular, mas também a homeostasia de glicose no corpo como um todo.

A superexpressão seletiva do GLUT-4 na musculatura ou no tecido adiposo protege contra o desenvolvimento de diabetes em diversos modelos de roedores.[35] Os camundongos submetidos à ablação genética do GLUT-4 em todos os tecidos exibem uma tolerância prejudicada à glicose, apesar da hiperinsulinemia pós-prandial, e uma diminuição do nível de glicose após a injeção de insulina, um achado indicativo de resistência à insulina; no entanto, esses animais não desenvolvem diabetes evidente.[36] Os pesquisadores revelaram que a disponibilidade de glicose em roedores (e camundongos, em particular) apresenta um amplo componente insulina-independente, capaz de proteger contra o diabetes induzido pela ablação do GLUT-4. Além disso, a cepa de base dos animais utilizados em manipulações genéticas pode desempenhar uma importante influência sobre os efeitos fenotípicos. Por exemplo, observaram-se diabetes evidente e toxicidade à glicose em camundongos com uma inativação musculoesquelética do GLUT-4.[37] Por fim, a ablação adiposa específica do GLUT-4 prejudica não somente a captação de glicose em adipócitos isolados desses animais, mas também induz a resistência à insulina na musculatura esquelética e no fígado, apesar da manutenção da expressão desse transportador nesses tecidos.[38] Esses resultados sugerem que alguns fatores regulados pelo transporte de glicose no tecido adiposo estejam envolvidos no controle da ação da insulina no tecido extra-adiposo e, consequentemente, na sensibilidade de todo o corpo à insulina.

Em virtude da expressão aumentada do transportador GLUT-4, responsivo à insulina, nos adipócitos de seres humanos e roedores e da associação desse aumento com a obesidade, surge a dúvida quanto ao papel desempenhado pelo incremento nos níveis desse transportador nos adipócitos em quadros de obesidade. Os camundongos transgênicos foram produzidos de modo a expressarem o GLUT-4 humano em seus adipócitos. O transporte de glicose basal aos adipócitos aumentou cerca de 20 vezes, em comparação aos animais selvagens, mas a insulina estimulou apenas a captação da glicose em um fator de 2,5, em vez de um aumento de 15 vezes dos controles. Mais uma vez, uma possível explicação para isso está no fato de que o transporte de glicose já se encontra tão alto nos adipócitos de animais transgênicos que o número de transportadores ativados pela insulina contribui relativamente pouco, em relação ao transporte global. Embora o tamanho da célula adiposa não tenha sofrido alteração nos camundongos transgênicos, o número dessas células era maior que o dobro, e a gordura corporal total, quase triplicada, refletia o aumento na quantidade das células. Os resultados sugerem que um aumento específico do GLUT-4 em adipócitos possa contribuir com a obesidade.

Uma limitação importante quanto ao uso de camundongos transgênicos e nocautes está na ocorrência precoce das alterações genéticas induzidas no animal em desenvolvimento. Assim, os efeitos fenotípicos observados nesses animais podem resultar da presença ou da ausência do transgene no momento das mensurações laboratoriais, ou, alternativamente, a alteração genética pode desencadear diversos eventos responsáveis pelo fenótipo observado. O desenvolvimento de modelos transgênicos ou nocautes condicionais, cujas manipulações transgênicas permitem a expressão ou a inativação temporal de genes específicos, ajudará a superar essa limitação.[39]

Cotransportadores de sódio-glicose e transporte transepitelial de hexose: intestino e rim

O intestino e o rim constituem os dois principais órgãos dotados de epitélios com funções específicas, como o transporte de hexoses através de suas células até a corrente sanguínea. No intestino, os transportadores dos enterócitos maduros capturam as hexoses do lúmen após degradação dos polissacarídeos da dieta em hexoses simples: D-glicose, D-galactose e D-frutose. No rim, as células do túbulo proximal capturam a glicose do filtrado glomerular, levando-a de volta ao sangue. Esses transportadores de glicose, localizados nas membranas da borda em escova das células epiteliais, diferem dos tipos GLUT-1 a GLUT-5 e não compartilham qualquer homologia sequencial; dessa forma, eles fazem parte de uma família proteica muito distinta.

Além disso, esses transportadores conduzem a glicose através da membrana celular, pela presença de locais para ligação de hexose e Na^+; daí o nome de cotransportadores de Na^+-glicose. Esses cotransportadores acoplam a transferência de glicose celular ao gradiente de Na^+ eletroquimicamente direcionado para dentro. A concentração intracelular baixa dos íons de Na^+, mantida pela Na^+-K^+/ATPase ou pela bomba de Na^+ nas bordas basolaterais das células, impulsiona a transferência ascendente da glicose pela intervenção do cotransportador. A afinidade da molécula de açúcar pelo local de ligação de seu cotransportador torna-se maior quando os íons de Na^+ ficam unidos ao transportador, em comparação com o que ocorre quando esses íons são removidos. Dessa forma, a ligação externa do Na^+ e sua subsequente dissociação intracelular (em virtude da concentração intracelular mais baixa desse íon) provoca a ligação e, posteriormente, a liberação de glicose, fazendo com que essa molécula seja transportada contra seu gradiente de concentração. Em seguida, a glicose é transportada através das membranas basolaterais das células do intestino delgado e dos rins, em geral pelo GLUT-2; no entanto, nos segmentos S3 dos túbulos renais retilíneos, encontra-se o GLUT-1. Nessa porção dos rins, o GLUT-1 provavelmente está envolvido tanto no transporte transepitelial de glicose como na captação sanguínea desse açúcar, fornecendo energia para a glicólise celular.

A baixa concentração dos cotransportadores nas membranas celulares (0,05 a 0,7%), sua natureza hidrofóbica e sua sensibilidade à proteólise e à desnaturação tornam quase impossível o preparo por meio de técnicas normais de purificação e extração bioquímica. O primeiro transportador a ser clonado e sequenciado foi o transportador-1 de glicose ligado ao sódio (SGLT-1), a forma encontrada no intestino delgado de coelhos.[40] O mRNA poli(A)$^+$ isolado da mucosa do intestino delgado de coelhos e microinjetado em oócitos de *Xenopus* estimulou a captação dependente de Na^+ do α-metil glicosídeo (análogo à hexose), que pode ser bloqueado pela florizina (glicosídeo extraído de planta), um competidor de alta afinidade pelo local do açúcar no transportador.[19] A florizina não exerce qualquer efeito sobre os transportadores GLUT-1 a 5; esses transportadores são inibidos pela floretina (metabólito de fungo), que corresponde ao componente aglicona da florizina. A floretina não possui qualquer efeito sobre o transportador de Na^+-glicose, mas bloqueia os transportadores GLUT-1 a 5. A organização topológica predita do SGLT-1 nas membranas celulares foi preconcebida a partir de seus aminoácidos e, semelhante à família do transportador de glicose, trata-se de um polipeptídeo amplo, com 12 α-hélices transmembranas putativas (Fig. 2.4). O polipeptídeo é glicosilado em um local, mas isso exerce pouco efeito sobre sua função.[41] A análise da inativação do SGLT-1 por radiação sugere que a forma funcional na membrana seja a de um tetrâmero. O SGLT-1 humano é composto de 664 aminoácidos.

Mais recentemente, demonstrou-se a existência de três isoformas distintas de cotransportadores SGLT, designadas como SGLT-1, SGLT-2 (672 aminoácidos) e SGLT-3.[18] Os cotransportadores SGLT-1 e SGLT-2 apresentam proporções diferentes de acoplagem de glicose-Na^+; o primeiro, cotrans-

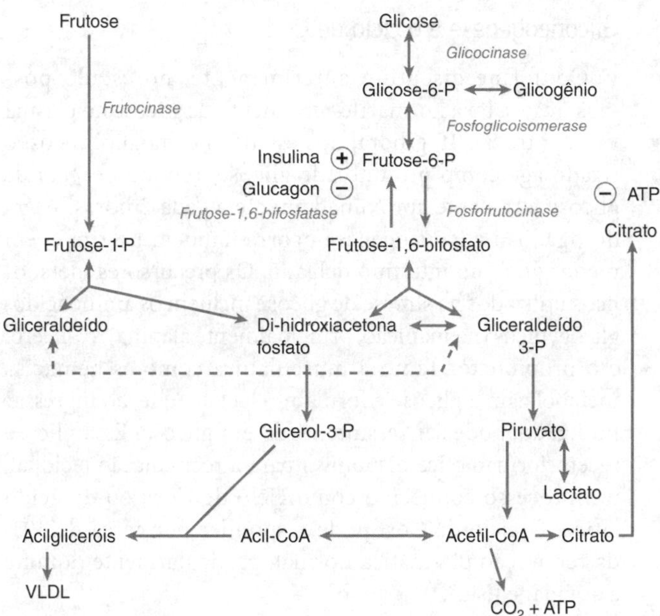

Figura 2.4 Utilização de frutose e glicose no fígado. O metabolismo hepático da frutose inicia-se com a fosforilação pela ação da frutocinase. O carbono da molécula de frutose ingressa na via glicolítica no nível da triose-fosfato (di-hidroxiacetona fosfato e gliceraldeído-3-fosfato [P]). Assim, a frutose desvia o principal ponto de controle por meio do qual o carbono da molécula de glicose inicia a glicólise (fosfofrutocinase); nesse caso, o metabolismo da glicose fica limitado pela inibição por retroalimentação do citrato e do trifosfato de adenosina (ATP). Isso faz com que a frutose sirva como uma fonte não regulada tanto de glicerol-3-fosfato como de acetil--coenzima A (CoA) para a lipogênese hepática. VLDL, lipoproteína de muito baixa densidade. (Adaptado de Havel PJ. Dietary fructose: implication for dysregulation of energy homeostasis and lipid/carbohydrate metabolism. Nutr Rev 2005;63:133-7, com permissão.)

portador de alta afinidade ($K_m \approx 0,8$ mmol de glicose/L), expresso principalmente no intestino delgado, transporta cada molécula de glicose com dois íons de Na^+, enquanto o segundo, cotransportador de afinidade mais baixa ($K_m \approx 1,6$ mmol de glicose/L), expresso nos túbulos renais, transporta a glicose com um único íon de Na^+. O SGLT-3, isolado do intestino de suínos, é um cotransportador de baixa afinidade e apresenta uma homologia de aproximadamente 60% na sequência de aminoácidos, em comparação ao SGLT-2.[42] Inibidores do SGLT-2 que impedem a reabsorção de glicose nos túbulos renais estão sendo explorados como um método para aumentar consideravelmente a excreção urinária de glicose com o objetivo de diminuir a hiperglicemia em pacientes com diabetes melito.[43]

Má absorção de glicose-galactose

A importância do SGLT-1 humano para a absorção intestinal de glicose é ilustrada em casos de má absorção de glicose--galactose, um erro inato raro do transporte de glicose. Essa condição dá origem a uma diarreia aquosa grave em neonatos, dotada de características letais, a menos que se removam da dieta os alimentos com glicose e galactose em sua composição. A diarreia ocorre em virtude do ingresso de hexoses não absorvidas no cólon e da fermentação desses monossacarídeos em compostos diarrenogênicos (indutores de diarreia). A falta de absorção de hexose em duas irmãs acometidas pela condição parece resultar da mudança de uma única base do nucleotídeo na posição 92, em que guanina é substituída por adenina. A mutação alterou o aminoácido 28 do SGLT-1, transformando-o de aspartato em asparagina, o que tornou o cotransportador SGLT-1 inativo. Uma única alteração nos 664 aminoácidos que compõem a molécula inviabiliza sua função como cotransportador.[44] Dessa forma, a absorção de glicose e galactose parece não prosseguir normalmente em seres humanos que não possuem um SGLT-1 funcional. Os estudos experimentais de mensuração da absorção de glicose no jejuno humano *in vivo* demonstraram que mais de 95% dessa absorção ocorreu por um processo mediado por carreador, um achado compatível com a fisiopatologia descrita sobre má absorção de glicose-galactose.[45,46]

Transporte eletrogênico de sódio ligado à glicose

Como os cotransportadores SGLT carreiam tanto a glicose como os íons de Na^+ através da membrana celular sem contra--íons (íons com carga oposta), o deslocamento dos íons de Na^+ positivamente carregados cria uma diferença de potencial elétrico na membrana celular e, por conseguinte, no epitélio. A transferência de glicose (ou galactose) no intestino ou no túbulo renal recebe o nome de transporte *eletrogênico* (gerador de potencial) ou *reogênico* (gerador de corrente elétrica). Essa atividade elétrica apresenta um valor inestimável na avaliação da cinética do transporte ativo de hexose em tecidos nativos e ovos de *Xenopus* injetados. Essa ligação da transferência eletrogênica do íon de Na^+ com a hexose também aumenta a absorção de líquido pelo intestino delgado. Essa absorção é tão eficaz que supera as terríveis consequências da secreção excessiva de líquido, decorrente da ação da toxina colérica no intestino delgado. A aplicação desse princípio – terapia de reidratação oral – constitui um tratamento de baixo custo e alta eficácia para manter os pacientes hidratados e vivos. Uma simples solução de NaCl e glicose (ou até mesmo água de arroz) provavelmente tem salvado mais vidas do que qualquer outro medicamento.

Glicemia: regulação metabólica, hormonal e transcricional

Regulação metabólica do metabolismo de carboidratos

A glicose é um dos substratos circulantes mais altamente regulados. A concentração dela no sangue após um jejum noturno apresenta uma variação normal de 3,9 a 5,8 mmol/L (70-105 mg/dL). Ao ingerir uma refeição à base de carboidratos, o nível de glicose pode subir temporariamente para 6,5 a 7,4 mmol/L e, durante um jejum prolongado, pode diminuir para 3,3 a 3,9 mmol/L. Uma das principais razões para essa regulação estrita da glicemia está no fato de que o cérebro usualmente depende de um suprimento contínuo de glicose, embora ele possa se adaptar a níveis mais baixos e utilizar corpos cetônicos a partir da degradação de gordura se a adaptação ocorrer lentamente em casos de fome ou jejum prolongados.[47] A adaptação ao uso de corpos cetônicos torna-se essencial durante a fome, já que o cérebro do ser humano adulto utiliza cerca de 140 g/dia de glicose,[48] e apenas aproximadamente 130 g/dia de glicose podem ser obtidos a partir de fontes extras (i. e., não carboidratos). A importância da manutenção de concentrações de glicose sanguínea no intervalo fisiológico é ressaltada pelo fato de que uma redução aguda da glicemia induz o rápido desenvolvimento de convulsões, coma e até mesmo óbito se não for corrigida imediatamente.

A glicose ingressa na reserva circulante a partir de fontes tanto exógenas (dieta) como endógenas (produção hepática via glicogenólise e gliconeogênese). Em seres humanos com pós-absorção fisiologicamente normal, a velocidade de aparecimento no plasma é de 8 a 10 g/h, e a reserva circulante é substituída a cada 2 horas. Em níveis glicêmicos normais, o fígado constitui um produtor real de glicose. Após a absorção, esses monossacarídeos são transportados pelo fluxo sanguíneo portal em direção ao fígado. Os níveis crescentes de glicose e insulina, bem como o efeito indireto da insulina na inibição da lipólise e a consequente redução na distribuição portal de ácidos graxos livres ao fígado, levam a um declínio na produção hepática de glicose. À medida que a glicose ingressa no fígado e nos tecidos periféricos, a fosforilação pela hexocinase constitui a primeira etapa metabólica. A hexocinase possui isoformas teciduais específicas que catalisam a mesma reação; porém, com cinética e mecanismos reguladores diferentes. A hexocinase I, encontrada nos músculos esqueléticos, possui um baixo valor de K_m, em coordenação com a baixa K_m do GLUT-4. Agindo em conjunto, a hexocinase I e o GLUT-4 mantêm o equilíbrio entre captação e fosforilação de glicose. A hexocinase I está sujeita à inibição por retroalimentação pelo seu produto, a glicose-6-fosfato. A enzima glicocinase hepática (hexocinase IV) não é inibida pela glicose-6-fosfato e possui menor afinidade pela glicose. A atividade da glicocinase é coordenada com o GLUT-2, que possui alto valor de K_m, de tal maneira que ambos permanecem ativos quando o aporte portal de glicose está elevado. Assim, a glicocinase é capaz de aumentar sua atividade em resposta a variações maiores de concentração de glicose na circulação portal. As hexocinases, em conjunto com o aumento nas concentrações de insulina circulante e a translocação do GLUT-4, possuem as características necessárias para captação eficiente de grandes quantidades de glicose, que ingressam no fígado e nos tecidos periféricos após o consumo de uma refeição que contenha carboidratos.

Gliconeogênese e o ciclo de Cori

Conforme discutido anteriormente, no estado pós-absorção, a taxa normal de surgimento de glicose no plasma varia entre 8 e 10 g/hora; nos estados normoglicêmicos, o fígado age como produtor de glicose, repondo o *pool* de glicose circulante aproximadamente a cada 2 horas. Além do fígado, a gliconeogênese ocorre também no rim e, em menor grau, no intestino delgado. Os precursores metabólicos utilizados na síntese de glicose incluem os aminoácidos glicogênicos (na inanição, principalmente alanina), o glicerol e o propionato. Tanto a musculatura como as hemácias metabolizam a glicose e formam o lactato, que, ao ingressar no fígado, pode ser ressintetizado em glicose. Essa glicose recém-formada fica disponível para a recirculação tecidual, um processo conhecido como ciclo de Cori, ou do ácido lático. O ciclo de Cori pode responder por cerca de 40% da renovação plasmática normal, particularmente durante a atividade física.

Regulação hormonal do metabolismo de carboidratos

O nível de glicose no sangue é regulado por mecanismos tanto hormonais como metabólicos. Os principais hormônios responsáveis pelo controle do nível de glicose incluem a insulina, o glucagon e a epinefrina (adrenalina), mas outros hormônios (como o hormônio tireóideo, os glicocorticoides, o hormônio de crescimento e a adiponectina) também podem desempenhar um papel importante.

Insulina e diabetes melito (tipos 1 e 2)

A insulina, hormônio secretado pelas células-β nas ilhotas de Langerhans no pâncreas, exerce um papel central na regulação do metabolismo de glicose; a produção diária de insulina pelo pâncreas humano é de aproximadamente 40 a 50 U, ou 15 a 20% das reservas pancreáticas de insulina. O nível de glicose no sangue constitui o principal sinal de controle da liberação de insulina; níveis sanguíneos elevados de glicose (hiperglicemia) estimulam a secreção de insulina, enquanto níveis baixos desse açúcar (hipoglicemia) resultam em um declínio na secreção desse hormônio. Quando o pâncreas se mostra incapaz de secretar a insulina ou secreta uma quantidade muito pequena, a condição clínica é conhecida como diabetes melito. Essa doença, a terceira mais prevalente no mundo ocidental, costuma ser classificada como diabetes melito tipo 1 (ou insulino-dependente) ou tipo 2 (ou não insulino-dependente). O diabetes tipo 2 está fortemente associado com obesidade e responde por cerca de 90% de todos os casos de diabetes. O diabetes tipo 1 é causado pela destruição autoimune das células-β pancreáticas, o que resulta na incapacidade absoluta de produzir insulina e na necessidade de injeções diárias do hormônio para evitar hiperglicemia grave, que pode progredir para cetoacidose e óbito. O início do diabetes melito dependente de insulina ocorre predominantemente em crianças e adultos jovens e manifesta-se quando mais de 80 a 90% das células-β são destruídas.

A maioria dos casos de diabetes tipo 2 ocorre em adultos, embora o número de casos relatados em crianças e adolescentes tenha aumentado drasticamente desde a metade dos anos 1990, em associação com o aumento da obesidade infantil em muitos países. Uma forma de diabetes tipo 2 ocorre na gestação e recebe o nome de *diabetes gestacional*. Em casos de diabetes tipo 2, os pacientes apresentam uma queda na secreção de insulina, acompanhada por um declínio nas respostas metabólicas de certos tecidos-chave sensíveis ao hormônio em questão, incluindo o fígado e o músculo esquelético (i. e., resistência periférica à insulina). As causas dessa resistência ainda precisam ser identificadas; no entanto, a deposição ectópica de gordura (triglicerídeos) no fígado e na musculatura está fortemente associada com a resistência à insulina.

Os achados sobre o papel do GLUT-4 na insensibilidade à insulina são contraditórios. Alguns pesquisadores não relataram quaisquer alterações na expressão do mRNA do GLUT-4 ou nos níveis de proteínas,[49] mas outros descobriram uma pequena diminuição (18%) nesses fatores.[50] A resistência à insulina pode ser, em parte, o resultado de um defeito na translocação do GLUT-4 até a membrana muscular.[24] Além disso, também podem contribuir à etiologia da resistência à insulina defeitos em vários pontos de controle da função dos receptores de insulina, inclusive alterações na fosforilação da tirosina e maior fosforilação de resíduos de serina no receptor de insulina e na via de transdução de sinal após ligação da insulina aos seus receptores, como o substrato 1 do receptor de insulina (IRS-1). Considera-se provável que a inflamação e o estresse oxidativo estejam envolvidos na causa do desenvolvimento da resistência à insulina.[40]

Mecanismo de secreção da insulina

O mecanismo de regulação da secreção de insulina pelo nível externo de glicose foi estudado utilizando-se as técnicas de *patch-clamp* (técnica eletrofisiológica) para controlar os canais iônicos na membrana da célula-β. O potencial de membrana das células-β em repouso é mantido pela Na^+-K^+/ATPase e pelos canais de K^+ sensíveis ao ATP (canais K_{ATP}). Esses canais costumam permanecer abertos, mas se fecham em resposta aos eventos deflagrados pelo metabolismo de glicose, quando há um aumento concomitante na proporção de ATP em relação ao difosfato de adenosina.[51] Isso despolariza a membrana celular e abre os canais de Ca^{2+} voltagem-dependentes. O incremento resultante da concentração intracelular de Ca^{2+} livre ativa a secreção de insulina pelo processo de exocitose – a fusão de grânulos contendo insulina com a membrana plasmática e a liberação de seu conteúdo.[52] Certos medicamentos (sulfonilureias), como a tolbutamida e a glibenclamida, provocam a secreção da insulina por meio da inibição dos canais K_{ATP} das células-β e são utilizados na terapia clínica do diabetes tipo 2. Os canais K_{ATP} correspondem a um complexo heteromultimérico do canal retificador interno de K^+ (K_{IR} de 6,2) e a um receptor de sulfonilureias, SUR1, um membro da família de proteínas da membrana plasmática, ligado ao ATP.[53]

Além da glicose, outros nutrientes, como determinados aminoácidos e ácidos graxos, podem contribuir com o aumento na secreção de insulina. Os hormônios gastrintestinais, incluindo o glucagon, a secretina e os hormônios com atividade semelhante à da incretina, o peptídeo-1 semelhante ao glucagon (GLP-1) e o polipeptídeo insulinotrópico dependente da glicose aumentam a secreção de insulina induzida pela refeição.[54] A ilhota pancreática é satisfatoriamente inervada pelo sistema nervoso autônomo, e os neurotransmissores clássicos (como a acetilcolina e a norepinefrina), bem como os neuropeptídeos (como a galanina, o polipeptídeo intestinal vasoativo e o polipeptídeo hipofisário ativador de adenilato ciclase), modulam a secreção de insulina.[55] A regulação neural efetuada pelo sistema parassimpático aumenta as respostas da insulina ao consumo de alimento e melhora a tolerância pós-prandial à glicose,[56,57] enquanto o sistema nervoso simpático inibe a secreção de insulina durante os períodos de estresse, aumentando a disponibilidade de glicose para o sistema nervoso central.[58] Na gestação, os hormônios placentários (lactogênio, estrogênios e progestina) promovem o aumento na secreção de insulina. Taborsky e Ahren apresentam uma revisão mais detalhada a respeito da biologia da secreção de insulina.[59]

A insulina reduz a glicemia por facilitar a entrada da glicose em tecidos sensíveis a esse hormônio e a captação desse açúcar pelo fígado. Para tanto, a insulina aumenta a translocação de GLUT-4 em tecidos como o muscular e o adiposo. No fígado, no entanto, a insulina estimula o armazenamento de glicose na forma de glicogênio ou intensifica seu metabolismo pela via glicolítica. Surpreendentemente, a entrada de glicose nas células hepáticas não é mediada por alterações na função do transportador desse açúcar, embora esses transportadores estejam presentes nas membranas dos hepatócitos.[60] Há uma especialização funcional no fígado em relação à disposição dos GLUT-1 e 2. O GLUT-2 exibe uma expressão mais elevada nos hepatócitos periportais do que nos perivenosos. Na região perivenosa, no entanto, o GLUT-1 também está presente nas membranas sinusoidais dos hepatócitos, que formam fileiras em torno das vênulas hepáticas terminais. Os hepatócitos periportais são mais gliconeogênicos do que as células perivenosas mais glicolíticas.[61] O motivo pelo qual os hepatócitos apresentam o GLUT-2 em suas membranas é um enigma, pois esse transportador seguramente não é necessário para a entrada ou a liberação de glicose. Os pesquisadores sugerem que o GLUT-2 possa estar envolvido no transporte de frutose, já que o GLUT-5, o transportador de frutose, não é expresso no fígado. Contudo, a expressão do GLUT-1 correlaciona-se satisfatoriamente com a atividade glicolítica das células; em geral, quanto mais alta a atividade, maior a concentração do GLUT-1. Assim, a presença do GLUT-1 nas células hepáticas perivenosas pode auxiliar o funcionamento eficiente de sua via glicolítica.

Apesar de exercer uma importante influência sobre a homeostasia da glicose, a insulina também influencia muitas outras funções celulares (Tab. 2.5). A glicose apresenta um efeito intenso sobre a secreção de insulina, e esse hormônio, por sua vez, afeta bastante o armazenamento normal de combustíveis ingeridos, incluindo ácidos graxos e aminoácidos e o metabolismo das proteínas, bem como o crescimento e a diferenciação celulares (conforme ilustrado na

Tabela 2.5 Influência da glicose via insulina

Efeitos positivos	Efeitos negativos
Captação de glicose	Piruvato → glicose
Captação de aminoácido	Apoptose
Acetil-coenzima A → ácido graxo	Expressão genética
Glicose → glicogênio	
Síntese de proteínas	
Síntese do DNA	
Bomba de sódio-potássio	
Expressão genética	

Tab. 2.5). Desse modo, a glicose também exerce uma influência indireta sobre esses eventos celulares, um achado que enfatiza o papel essencial da glicose sobre o metabolismo e o catabolismo, tanto de forma direta como indireta.

Glucagon

O glucagon, hormônio secretado pelas células-α das ilhotas de Langerhans no pâncreas, atua sobre o fígado na indução de glicogenólise (degradação do glicogênio), por meio da ativação da enzima fosforilase. A hipoglicemia (níveis sanguíneos baixos de glicose) constitui um estímulo importante para a secreção do glucagon. Além disso, esse hormônio aumenta a gliconeogênese (formação de glicose) a partir de aminoácidos e do lactato. Assim, as principais ações do glucagon são opostas às da insulina. As células pancreáticas α e β das ilhotas apresentam uma relação anatômica e funcional estrita com a regulação do glucagon pela insulina e da insulina pelo glucagon.[62] A supressão da secreção do glucagon pela glicose na ocorrência de hiperglicemia é mediada, em parte, pelas ações do aumento na liberação de insulina dentro das ilhotas e pela somatostatina.[63]

O glucagon pode ligar-se ao seu receptor específico na membrana plasmática, ativando as respostas celulares. Esse receptor específico para o glucagon faz parte de uma superfamília de receptores acoplados à proteína-G e de uma subfamília menor de receptores homólogos para peptídeos GLP-1, que são o produto do gene pró-glucagon produzido pelas células L no intestino delgado distal, bem como outros peptídeos incluindo GIP, peptídeo intestinal vasoativo, secretina, fator de liberação do hormônio de crescimento e polipeptídeo hipofisário ativador de adenilato ciclase. Utilizando-se a expressão do mRNA do receptor específico para o glucagon em tecidos de ratos, constatou-se que o mRNA desse receptor é relativamente abundante não somente em fígado, tecido adiposo e ilhotas pancreáticas (conforme esperado), mas também em coração, rim, baço, timo e estômago. Em certas estruturas corporais, como glândulas suprarrenais, intestino delgado, tireoide e músculo esquelético, verificam-se baixos níveis desse mRNA. No entanto, não se observa qualquer expressão desse mRNA em testículo, pulmão, intestino grosso ou cérebro.[64] É importante observar que o glucagon atua como a primeira linha de defesa contra os baixos níveis de açúcar no sangue (hipoglicemia). A ativação do sistema nervoso autônomo (tanto parassimpático como simpatoadrenal) constitui um mediador importante no aumento da secreção de glucagon em casos de hipoglicemia; esse mecanismo, por sua vez, parece estar prejudicado em indivíduos diabéticos, colocando esses pacientes sob alto risco de hipoglicemia durante insulinoterapia.[65]

Outros hormônios contrarregulatórios

Epinefrina. Esse hormônio é secretado pelas células cromafins da medula da suprarrenal. Como a liberação de epinefrina a partir da suprarrenal é deflagrada em resposta a muitos tipos de estresse (como medo, excitação, hipoglicemia, hipoxia e perda sanguínea [hipotensão]), essa catecolamina frequentemente recebe o nome de hormônio da reação de "luta ou fuga". A epinefrina atua no fígado, com a liberação da norepinefrina pelos nervos simpáticos hepáticos, aumentando a glicogenólise diretamente pela ativação da fosforilase e indiretamente pelo estímulo da secreção do glucagon e da inibição da secreção de insulina, promovendo, portanto, a liberação de glicose para o uso do músculo e do sistema nervoso central.

Hormônios tireóideos. Em seres humanos, a glicemia de jejum encontra-se elevada em pacientes hipertireóideos e mais baixa que o normal nos hipotireóideos. Os hormônios tireóideos intensificam a ação da epinefrina no aumento da glicólise e da gliconeogênese e podem potencializar as ações da insulina sobre a síntese de glicogênio e a utilização de glicose. Os hormônios tireóideos apresentam uma ação bifásica nos animais; em doses baixas, aumentam a síntese de glicogênio na presença de insulina, mas, em doses altas, elevam a glicogenólise.

Glicocorticoides. Os glicocorticoides (cortisol e corticosterona) são secretados pelo córtex da suprarrenal em resposta ao hormônio adrenocorticotrófico (ACTH) liberado pela hipófise anterior. Eles aumentam a gliconeogênese e inibem a utilização de glicose nos tecidos extra-hepáticos; dessa forma, esses agentes são antagônicos aos efeitos da insulina. O aumento na gliconeogênese estimulado pelos glicocorticoides é acentuado pela ampliação do catabolismo proteico, o que leva ao aumento na disponibilidade de aminoácidos glicogênicos para o fígado e na atividade das transaminases e de outras enzimas envolvidas na gliconeogênese hepática.

Hormônio de crescimento. Além de ser secretado pela hipófise anterior, a secreção desse hormônio é aumentada pela hipoglicemia. Além disso, ele exerce efeitos diretos e indiretos sobre a diminuição na captação de glicose em tecidos específicos (como a musculatura). Parte desse efeito pode ser resultado da liberação de ácidos graxos a partir do tecido adiposo, o que inibe o metabolismo de glicose. Em casos de administração prolongada (i. e., a longo prazo) ou de liberação a partir de um tumor hipofisário, o hormônio de crescimento resultará em uma elevação modesta e persistente dos níveis circulantes de glicose. Em casos de esgotamento na capacidade de secreção da insulina pelas células-β pancreáticas, ocorre o desenvolvimento de diabetes.

Regulação transcricional do metabolismo de carboidratos

O excesso de glicose no sangue pode ter consequências patológicas. O controle glicêmico requer que a glicose excedente seja convertida e armazenada como gordura após a reposição das reservas hepáticas e musculares de glicogênio. À conversão do carbono dos carboidratos (principalmente da glicose ou frutose) em ácidos graxos, dá-se o nome de *lipogênese de novo*. O controle homeostático da glicose sanguínea é essencial para prevenir os processos patológicos associados ao diabetes. Esse controle se dá ou mediante regulação hormonal e intermediária de enzimas constitutivas (conforme discutido anteriormente), ou mediante indução da transcrição de enzimas, seja por ações diretas da própria glicose, seja indiretamente, via mecanismos hormonais (p. ex., insulina).

Integração do metabolismo dos carboidratos e dos lipídeos

O carboidrato dietético excedente é lipogênico. No fígado, o piruvato excedente derivado dos carboidratos é convertido em triglicerídeos. Ao contrário da síntese de outros lipídeos, como o colesterol, que é rigidamente controlada, a síntese hepática de triglicerídeos é impulsionada principalmente pela presença de carbono em excesso, produzido pelo metabolismo dietético glicolítico de glicose e frutose.[66] As características lipogênicas da frutose serão abordadas em mais detalhes adiante. Já foram identificados vários fatores nucleares e ligados à membrana envolvidos na regulação transcricional do metabolismo de substratos.[67] Aparentemente, há vários fatores envolvidos no metabolismo de lipídeos, e alguns, no metabolismo de carboidratos. Fatores de transcrição específicos essenciais para a lipogênese após o consumo excessivo de carboidratos são a proteína de ligação do elemento regulador de esterol 1c (SREBP-1c) e a proteína de ligação do elemento de resposta sensível a carboidratos (ChREBP).

As SREBP formam uma família de proteínas de membrana que se ligam ao elemento regulador de esterol (SRE), presente no domínio transcricional de genes essenciais à regulação do metabolismo de lipídeos, e induzem a transcrição de proteínas-alvo.[68] Foram identificadas três isoformas da SREBP: 1a, 1c e 2. A SREBP-1a e a SREBP-1c atuam principalmente na transcrição de proteínas envolvidas na homeostasia metabólica de glicose e lipídeos, e a SREBP-2 está envolvida na síntese de colesterol.[66] Em estudos, foi demonstrado que os tecidos hepático e adiposo expressam 3 e 9 vezes mais o gene SREBP-1c, respectivamente, do que o gene SREBP-2.[68]

Ao ser ativada, a SREBP-1c, uma proteína ligada à membrana nuclear, forma homodímeros, é clivada da membrana e liga-se ao SRE-1 (5'-ATC-ACCCCAC-3),[69] ativando assim a transcrição das proteínas-alvo. Estas incluem enzimas envolvidas na síntese de ácidos graxos, como a acetil-coenzima A carboxilase (ACC), o ácido graxo sintose e a glicerol-3-fosfato aciltransferase.[66] A ativação da SREBP-1c mediada pela insulina se dá por meio do IRS-1. Foi demonstrado que a ativação do IRS-1 induz ativação da SREBP-1c em diversos passos. O principal deles envolve a ativação pelo IRS-1 da Akt, que se encontra diretamente envolvida na mobilização das SREBP recém-sintetizadas do retículo endoplasmático para os complexos de Golgi, onde ocorre o passo final da ativação transcricional.[70-72]

Em situações de consumo de dietas com alto teor de carboidratos, a captação de glicose pelo fígado por meio do GLUT-2 ocorre concomitantemente com a ativação da SREBP-1c mediada pelo IRS-1, promovendo a lipogênese, principalmente em indivíduos cujo consumo de carboidratos excede suas necessidades energéticas. A glicose excedente é convertida em triglicerídeos e, então, armazenada ou oxidada; assim, mantêm-se as concentrações normais de glicose no sangue. Essa resposta lipogênica mediada pela insulina age juntamente com a lipogênese induzida pela glicose.[73,74] A glicose, por sua vez, regula a transcrição por meio de uma via mediada pela ChREBP. Essa proteína é um fator de transcrição nuclear ativado pela glicose intracelular. Após a ativação, a ChREBP transloca-se para o interior do núcleo, onde se ligará aos elementos de resposta sensíveis a carboidratos (ChoRE) em genes-alvo e os ativará.[75,76] Os ChoRE já foram encontrados nos genes que codificam a piruvato cinase hepática, a glicose-6-fosfato desidrogenase e, é importante notar, o ácido graxo sintose e a ACC.[74] A ativação da ChREBP leva à indução tanto de glicólise como de lipogênese. Camundongos nocaute sem o gene ChREBP apresentam redução nos dois processos.[77] Portanto, a ativação combinada da ChREBP e da SREBP-1c mediada por glicose e insulina resulta em lipogênese *de novo*, principalmente após consumo excessivo de carboidratos.

Metabolismo de galactose e frutose

Metabolismo e transporte de galactose

A galactose é uma hexose (monossacarídeo) que costuma ser adquirida da dieta na forma do dissacarídeo lactose (o açúcar do leite). A lactose é hidrolisada pela lactase (enzima digestiva) em suas hexoses, a saber: glicose e galactose. A galactose compartilha os mesmos mecanismos de transporte da glicose nos enterócitos, ou seja, os cotransportadores apicais SGLT e o GLUT-2 basolateral. A galactose ingressa na circulação portal, sendo quase totalmente removida durante sua passagem pelo fígado; desse modo, observa-se apenas uma quantidade pequena ou nula (não superior a 1 mmol/L) na circulação sistêmica, mesmo após a ingestão do equivalente a 100 g de lactose. O consumo de galactose sem glicose, no entanto, induz a concentrações plasmáticas mais elevadas. Afirma-se que o álcool deprime a captação e o metabolismo da galactose pelo fígado, levando a um aumento no nível sanguíneo (galactosemia). Nas células hepáticas, ela é convertida pela enzima galactocinase em galactose-1-fosfato. Essa molécula, por sua vez, é convertida por uma transformação enzimática de duas fases em glicose-1-fosfato, que se transforma em glicogênio. Embora, em teoria, a glicose-1-fosfato possa ingressar na via glicolítica, isso não costuma ocorrer em grande escala. A maioria dos tecidos possui enzimas capazes de metabolizar a galactose. Contudo, mesmo na ausência completa de galactose na dieta, a glicose pode ser convertida em galactose, suprindo as necessidades celulares desta última molécula. Muitos elementos estruturais das células e dos tecidos (glicoproteínas e mucopolissacarídeos) contêm galactose, e nos mamíferos ela é endogenamente produzida e secretada no leite materno.

Cataratas e erros inatos do metabolismo de galactose

Os níveis de galactose no sangue periférico normalmente não ultrapassam 1 mmol/L. Se isso ocorrer (galactosemia), os diversos tecidos conseguem remover a galactose do sangue e convertê-la em galactitol (dulcitol) pela enzima aldeído redutase. Por não ser metabolizado, o galactitol aumenta nos tecidos e provoca alterações patológicas em virtude da alta pressão osmótica gerada. No cristalino dos olhos, essa condição causa cataratas.[78] As cataratas também podem ocorrer em dois tipos de erros inatos do metabolismo de galactose, causados por deficiências das enzimas galactose-1-fosfato uridiltransferase e galactocinase. A deficiência da primeira enzima mencionada gera o quadro de galactosemia clássica. A menos que essa galactosemia seja tratada imediatamente no neonato por meio da suspensão da galactose na dieta (mensurada a partir do conteúdo de lactose do leite normal), a ocorrência de retardo mental grave ou até mesmo de óbito é possível. As cataratas também podem ser uma complicação decorrente do diabetes melito; nesse caso, a glicose sanguínea elevada é conduzida para o cristalino, onde é metabolizada em sorbitol, levando à tumefação e à opacidade dessa estrutura ocular.

Absorção e metabolismo de frutose

A frutose (cetohexose), um monossacarídeo, costuma ser encontrada como hexose livre, naturalmente, tanto no mel como nas frutas, ou é produzida por meio da isomerização da glicose a partir do milho e adicionada em refrigerantes e muitas outras bebidas e alimentos adoçados, como xarope de milho rico em frutose (HFCS). A frutose também é produzida a partir da hidrólise da sacarose (dissacarídeo gerador de glicose e frutose) da dieta. As frutas contêm várias combinações de frutose e glicose livres e sacarose, em geral resultando entre 45 e 70% de frutose. Embora seja absorvido pelos enterócitos do intestino delgado, esse açúcar não constitui um substrato para os cotransportadores SGLT. Há três evidências para essa afirmação: (a) a absorção de frutose permanece normal nos humanos com má absorção de glicose-galactose e cotransportadores SGLT-1 defeituosos; (b) a absorção de frutose não é reduzida pela florizina, o inibidor clássico dos cotransportadores SGLT-1; e (c) a absorção de frutose não é sensível ao Na^+ nem é eletrogênica, como ocorre com a glicose ou a galactose. Os estudos sobre a expressão do transportador humano GLUT-5 em oócitos de *Xenopus* revelaram que o transportador exibia seletividade pelo transporte de alta afinidade da frutose; esse transporte, por sua vez, não era bloqueado pela citocalasina B, um potente inibidor do transporte facilitado de glicose pelos transportadores dessa molécula.[27] Como o GLUT-5 encontra-se elevado na borda em escova de enterócitos do intestino delgado,[79] é provável que essa isoforma seja o transportador de frutose dessa porção do intestino. A probabilidade de a frutose ser transportada pelo GLUT-5 é indiretamente evidenciada pelas altas concentrações desse transportador nas espermátides e nos espermatozoides de seres humanos,[79] células conhecidas por metabolizar esse monossacarídeo. Apesar de ter uma afinidade mais baixa pelo transporte de frutose em comparação ao GLUT-5, o GLUT-2, localizado na membrana basolateral dos enterócitos, provavelmente serve de mediador da saída da frutose absorvida dos enterócitos para a corrente sanguínea. Os pesquisadores já haviam relatado a existência do GLUT-5 na membrana basolateral do jejuno humano;[80] dessa forma, a frutose só poderia deixar os enterócitos por esse transportador. Em seres humanos, a absorção de frutose a partir do consumo de sacarose é mais rápida do que a partir de quantidades equimolares de ingestão da própria frutose. As inúmeras explicações para esse fenômeno incluem diferenças no esvaziamento gástrico; a associação entre a atividade da sacarase e a proximidade à membrana da borda em escova do intestino; transporte de frutose por arraste por causa de um aumento na absorção de líquido iniciado pela glicose; e cotransporte de frutose e glicose por um sistema de transporte relacionado à dissacaridase.[81,82]

A frutose absorvida que ingressa na circulação portal é quase totalmente removida em uma única passagem pelo fígado; entretanto, uma quantidade considerável de frutose absorvida pode ser metabolizada em lactato por meio da glicólise e depois liberada. Assim, baixas concentrações de frutose (> 0,25 mmol/L) podem ser mensuradas na circulação sistêmica após o consumo de quantidades substanciais desse açúcar nas refeições.[83] Subsequente a uma ampla dose oral de frutose livre (1 g/kg de peso corpóreo), o nível sanguíneo aumentará para 0,5 mmol/L em 30 minutos e lentamente diminuirá nos 90 minutos seguintes. No fígado, a frutose sofre fosforilação pela frutocinase (uma enzima abundante) em frutose-1-fosfato, que, por sua vez, é clivada pela aldolase hepática em gliceraldeído e di-hidroxiacetona fosfato. Esta última constitui um metabólito intermediário tanto da via glicolítica como da gliconeogênese. Embora não seja um componente intermediário em nenhuma dessas vias, o gliceraldeído pode ser convertido por diversas enzimas hepáticas em metabólitos intermediários glicolíticos que, finalmente, ficam disponíveis para serem metabolizados em glicogênio. Na sequência, esse glicogênio pode ser degradado em glicose pela glicogenólise. Dessa forma, uma quantidade relativamente pequena, mas mensurável, de frutose ingerida é convertida em glicose pelo fígado. Além disso, pequenas quantidades "catalíticas" de frutose parecem aumentar a captação hepática de glicose, talvez pela ativação da glicocinase,[84-86] e esse achado sugere que a adição de quantidades limitadas de frutose na dieta possa ser benéfica no controle da excursão pós-prandial da glicemia em pacientes com diabetes melito.[87,88] Contudo, é preciso ter cautela ao recomendar o uso de frutose no controle dietético do diabetes, já que o fornecimento de quantidades maiores pode contribuir para o ganho de peso e exacerbar a hiperlipidemia ou a resistência à insulina (ver mais adiante) ou induzir a frutosilação proteica e/ou o dano oxidativo,[89-91] envolvidos na patogenia das complicações do diabetes.

Ao se ingerir grandes quantidades de frutose, como ocorre com o rápido consumo de bebidas adoçadas com sacarose (50% de frutose) ou xarope de milho rico em frutose (55% de frutose), a via glicolítica fica saturada com intermediários; estes, por sua vez, podem ser usados na produção de glicerol na síntese de triglicerídeos ou reingressar na via da lipogênese, formando ácidos graxos que, posteriormente, são esterificados em triglicerídeos, empacotados com apolipoproteína-B e exportados como lipoproteínas de muito baixa densidade (VLDL). Ao contrário do metabolismo da glicose via fosfofrutocinase, esse aumento preferencial de precursores lipogênicos após a ingestão de frutose ocorre, em parte, porque a frutocinase não está sujeita à inibição alostérica por retroalimentação negativa por ATP e citrato[92] (Fig. 2.4). Assim, embora uma pequena porcentagem (1-3%) do carboidrato ingerido (com glicose em sua composição) retorne à lipogênese e seja incorporada na forma de triglicerídeos em indivíduos normais do ponto de vista fisiológico, uma quantidade proporcionalmente muito maior de carbono derivado da frutose ingerida é metabolizada para a formação de triglicerídeos. Acredita-se que isso seja a principal razão pela qual a ingestão de frutose aumenta os níveis circulantes de triglicerídeos, particularmente no estado pós-prandial (ver mais adiante).

Erros inatos do metabolismo de frutose

Em seres humanos, foram descritas seis anormalidades geneticamente determinadas no metabolismo da frutose.[93] Elas são causadas por deficiências em algumas enzimas (como frutocinase, aldolase A e B, frutose-1,6-difosfatase e glicerato cinase), bem como pela má absorção da própria frutose. A restrição de frutose na dieta produz resultados favoráveis em cada uma dessas condições, exceto na deficiência de aldolase A. A deficiência da frutocinase, manifestada no fígado, provoca frutosemia (altos níveis no sangue) e frutosúria (excreção na urina). Em contraste aos níveis baixos de frutose observados no sangue de indivíduos fisiologicamente normais após a ingestão de 1 g de frutose livre/kg, a concentração no indivíduo com deficiência de frutocinase chega a 3 mmol/L e é mantida por muitas horas. Apesar dos níveis altos e contínuos de frutose no sangue, não ocorre o desenvolvimento de cataratas, em nítido contraste aos casos de deficiência de galactocinase e diabetes melito (ver seções específicas).

As três aldolases (A, B e C) catalisam a conversão reversível de frutose-1,6-difosfato em gliceraldeído-3-fosfato e di-hidroxiacetona fosfato. Cada aldolase é codificada por um gene diferente: A situa-se no cromossomo 16; B, no cromossomo 9; e C, no 17. A expressão dessas enzimas é regulada durante o desenvolvimento; assim, a aldolase A é produzida em tecidos embrionários e no músculo adulto; B, no fígado, rim e intestino adultos; e C, no tecido nervoso adulto. A deficiência da aldolase A gera uma síndrome de retardo mental, estatura baixa, anemia hemolítica e aparência facial anormal. A deficiência da aldolase A provavelmente resulta nesses defeitos, pois costuma estar envolvida na glicólise fetal. Não há tratamento para essa condição. A deficiência da aldolase B (intolerância hereditária à frutose), a mais frequente das três, foi observada pela primeira vez no início dos anos 1950.[94] Ao se consumir a frutose, ocorrem vômito, falha no desenvolvimento e disfunção hepática.

A deficiência da frutose-1,6-difosfatase foi descrita pela primeira vez em 1970. Os pacientes exibem hipoglicemia, acidose, cetonúria e hiperventilação. A urinálise revela muitas alterações em ácidos orgânicos, mas a excreção de glicerol é diagnóstica. O tratamento consiste na abstinência do fornecimento de frutose na dieta. A acidúria D-glicérica é rara e é causada pela deficiência da D-glicerato cinase. A apresentação da doença é altamente variável, desde a ausência de sintomas clínicos até a ocorrência de acidose metabólica grave e retardo psicomotor — achados sugestivos da provável presença de outras deficiências enzimáticas entre os dez casos descritos.

Em casos de má absorção, a ingestão de quantidades moderadas a grandes de frutose gera distensão abdominal, flatulência e diarreia. Os indivíduos acometidos por essa condição parecem ter um defeito na absorção de frutose. Nesses pacientes, no entanto, ainda não foram feitas quaisquer avaliações quanto ao GLUT-5 intestinal ou seu gene de controle. Se a glicose ou a galactose for ingerida concomitantemente com a frutose, a absorção da frutose sofrerá um aumento; com isso, é frequente a ausência de sintomas de má absorção.[82,93]

Carboidratos e desempenho atlético

O carboidrato presente em quantidades limitadas na musculatura (300 g de glicogênio), no fígado (90 g de glicogênio) e nos líquidos corpóreos (30 g de glicose) representa o principal combustível para o desempenho físico. O ATP armazenado nas células musculares pode gerar energia apenas por alguns segundos. Além disso, o ATP pode ser ressintetizado por via anaeróbica por mais alguns segundos (5 a 8 segundos), utilizando o fosfato da creatinina fosfato. Essas explosões curtas, porém intensas, de atividade muscular ocorrem em corridas de curta distância (100 m), eventos de trilha e campo, e esportes como tênis, hóquei, futebol, ginástica e levantamento de peso. Se o nível máximo de esforço durar 30 segundos ou mais, a degradação do glicogênio muscular pode suprir a energia, com o desenvolvimento e o aumento do ácido lático muscular. A maior parte das atividades físicas, no entanto, necessita de uma fonte de energia capaz de impulsionar os músculos por períodos mais prolongados.

Tanto a duração como a intensidade do exercício determinam a mistura do combustível utilizado. Em níveis leves a moderados de atividade, à medida que a duração do exercício se prolonga, a contribuição da gordura na produção de energia aumenta. Em contraste, conforme a intensidade da atividade aumenta (desde a fase de repouso até níveis leves, moderados ou intensos), a contribuição do carboidrato na geração de energia também sofre aumento. A mudança na utilização do carboidrato não é uma resposta linear, mas acelera-se com a intensidade do trabalho. Em exercícios mais intensos, a versatilidade do carboidrato como fonte de combustível fica demonstrada pela possibilidade de produção de energia sob condições de suprimento limitado de oxigênio. Os atletas de provas de resistência utilizam maior quantidade de gordura e conservam o carboidrato armazenado no músculo e no fígado, mantendo as concentrações glicêmicas por períodos mais prolongados. Basicamente, a quantidade de carboidrato armazenado estabelece os limites para o desempenho contínuo; a depleção das reservas de glicogênio dá origem à fadiga. A reserva de carboidrato costuma ser suficiente por apenas 1 a 3 horas de exercício físico, dependendo da intensidade do esforço.

Manipulação dietética das reservas de glicogênio: sobrecarga de carboidratos

A manipulação dietética pode ser usada para aumentar as reservas de glicogênio na musculatura e no fígado. O consumo de maior quantidade de carboidratos aumenta os níveis de glicogênio. Essa prática recebe o nome de *sobrecarga de carboidratos*. O protocolo tradicional consistia em 3 dias de exercício físico exaustivo sob uma dieta pobre em carboidratos, seguidos por 3 dias de repouso sob uma dieta rica nesses compostos. Em geral, os atletas não gostam dessas duas fases; na primeira, eles se sentem esgotados tanto mental como fisicamente e apresentam maior risco de lesão; na segunda, eles se sentem inchados, já que o glicogênio retém uma maior quantidade de água. Por essas razões, o protocolo tradicional foi modificado de forma a eliminar a fase inicial de depleção de carboidratos. Atualmente, o processo conta apenas com a redução gradativa do exercício físico, por meio do fornecimento de dieta rica em carboidratos alguns dias antes do evento para aumentar as reservas de glicogênio. Outro protocolo encurta o processo de depleção e carga de glicogênio para um só dia: solicita-se ao atleta que realize um exercício de curta duração (aproximadamente 3 minutos) e alta intensidade (supramáxima) e, então, ele consome uma dieta com alto teor de carboidratos nas 24 horas seguintes. Para atletas em geral, faz sentido consumir grandes quantidades de carboidratos para maximizar o armazenamento de glicogênio, que pode sofrer depleção ao longo dos períodos habituais de treinamento por várias horas ao dia. Restam poucas dúvidas a respeito do fato de que uma dieta rica em carboidratos aumenta o armazenamento de glicogênio e é capaz de melhorar o desempenho atlético.

Entretanto, ainda há controvérsias quanto ao que realmente deve ser recomendado aos atletas em termos de consumo momentos antes do evento. A refeição ou o lanche consumido 3 a 4 horas antes do exercício deve incluir cerca de 200 a 300 g de carboidrato; em refeições feitas em torno de 1 hora antes do exercício, pode-se ingerir uma quantidade de aproximadamente 13 a 60 g de carboidrato para maximizar a manutenção da glicemia; no entanto, não é aconselhável a ingestão de alimento sólido imediatamente antes de exercícios vigorosos. Durante os eventos de resistência, pode-se lançar mão de bebidas que contenham carboidratos simples em sua composição (soluções de glicose, frutose ou sucos de fruta adoçados) para auxiliar na manutenção da glicemia. Afirma-se que a ingestão de frutose provoca um aumento menor na glicemia e nos níveis de insulina e, consequentemente, uma perda mais lenta de glicogênio muscular.[95] Após a realização de exercícios indutores de depleção do glicogênio, o consumo de carboidrato em torno de 200 a 400 g (em intervalos de 4 a 6 horas) ajudará no restabelecimento do glicogênio muscular.

Outros distúrbios da digestão, da absorção ou do metabolismo de carboidratos

Intolerância a carboidratos

Em certos distúrbios clínicos, a digestão ou a absorção de açúcar é interrompida e dá origem à intolerância a esse carboidrato, gerando sintomas decorrentes da não digestão ou da não absorção desse componente alimentar, o que provoca a entrada de água no intestino – processo responsável pela ativação do peristaltismo e indução da evacuação frequente de fezes líquidas. O carboidrato não digerido também pode ingressar no cólon, sofrer fermentação pela microflora colônica e gerar agentes diarreicos. Os distúrbios costumam ser classificados como congênitos ou secundários a alguma outra doença, à digestão prejudicada de dissacarídeos ou à absorção diminuída de monossacarídeos. Apesar de relativamente raras, as deficiências congênitas são condições com risco de morte; os exemplos incluem: deficiência de sacarase-maltase (diarreia aquosa após ingestão de alimentos com sacarose), alactasia (ausência de lactase e diarreia decorrente do consumo de leite), má absorção de glicose-galactose (diarreia por ingestão de glicose, galactose ou lactose) e a deficiência muito rara de trealase (intolerância à trealose, encontrada em cogumelos). A intolerância ao açúcar secundária à doença gastrintestinal subjacente constitui o tipo mais comum, especialmente em pediatria. As infecções do trato gastrintestinal, por exemplo, muitas vezes induzem uma intolerância temporária à lactose.

Intolerância à lactose

Os mamíferos adultos e a maioria dos grupos humanos após o desmame conservam apenas uma fração da atividade da lactase intestinal dos neonatos (que precisam digerir a lactose do leite materno). A persistência da atividade da lactase nos europeus é considerada uma exceção à regra, pois a maior parte dos grupos humanos exibe hipolactasia e má absorção de lactose.[96] Contudo, pequenas quantidades de lactose na dieta, como até 250 mL de leite, podem ser toleradas por grande parte dos adultos com má digestão de lactose. A diminuição na lactase em adultos é um evento programado durante o desenvolvimento, e o fornecimento de dietas ricas em lactose não evita essa queda. Os mecanismos do declínio na atividade da lactase foram estudados em ratos. À medida que o animal amadurece, há uma necessidade cada vez maior de mensagens transmitidas pelo mRNA para se manter a diminuição na atividade da lactase nos enterócitos, um achado sugestivo de que os eventos translacionais ou pós-translacionais possam ser de grande importância na expressão do gene da lactase.[97]

Testes diagnósticos para avaliação da digestão, da absorção ou do metabolismo de carboidratos

Teste de hidrogênio no ar expirado

Os carboidratos que não foram digeridos ou absorvidos chegam ao cólon e sofrem fermentação pelas bactérias residentes. O gás hidrogênio é produzido, parte dele é absorvida pelo cólon, entra na corrente sanguínea e depois é expelida na respiração pelos pulmões. Assim, a mensuração do hidrogênio no ar expirado fornece uma estimativa da ocorrência de má absorção de açúcar ou carboidrato. Esse teste foi utilizado pela primeira vez para detectar intolerância à lactose e, desde então, é usado em inúmeros estudos sobre intolerância ao carboidrato.[98] No entanto, o teste apresenta algumas deficiências; por exemplo: ele não fornece nenhuma indicação da quantidade de carboidratos absorvida antes de o açúcar chegar ao cólon, e o hidrogênio no ar expirado constitui apenas uma fração daquilo que foi formado.

Testes de tolerância ao açúcar

A avaliação clínica quantitativa da eficiência da digestão e absorção de carboidratos em seres humanos tem como base, principalmente, testes relativamente simples, que consistem na ingestão de sobrecargas de carboidrato (≥ 50 g) e na obtenção de amostras sanguíneas para a estimativa dos níveis de açúcar atingidos em diversos intervalos de tempo após a ingestão. Os níveis, então, são comparados com aqueles obtidos em indivíduos fisiologicamente normais. O teste de tolerância oral à glicose constitui o ensaio mais empregado. Em geral, os adultos não gestantes consomem 75 g de glicose em 5 minutos, e a glicose é estimada no soro ou no plasma em 0, 30, 60, 90 e 120 minutos. Para avaliar a intolerância à glicose e a diabetes na gestação, a mulher consome 75 a 100 g de glicose, e amostras de glicose sanguínea são obtidas. Uma criança consome 1,75 g/kg (até 75 g no máximo).[99] Os valores superiores ao normal indicam intolerância à glicose ou diabetes. Com frequência, os critérios são concentrações de glicose maiores que 2.000 mg/dL 2 horas após a ingestão. Alega-se que a reprodutibilidade do teste de tolerância oral à glicose seja insatisfatória, mesmo quando repetido no mesmo indivíduo.[100] Também existe um teste de tolerância oral à galactose. Como o fígado constitui o principal local de metabolismo da galactose, esse teste é usado para avaliar a função hepática. Há testes de tolerância oral semelhantes para a frutose, bem como para os dissacarídeos lactose (deficiência de lactase) e sacarose (deficiência de sacarase).

Índice glicêmico

Os nutricionistas usam um tipo de teste de tolerância oral para determinar o potencial glicêmico de alimentos distintos. Para cada item alimentar sob avaliação, ingere-se uma quantidade mensurada contendo 50 g de carboidratos e mensuram-se as concentrações de glicose sanguínea por um período de 2 horas. Ao calcular a área de incremento em uma curva glicêmica de 2 horas, compara-se essa área de incremento na glicemia com aquela obtida pelo consumo de um alimento de referência, geralmente uma carga de 50 g de glicose ou um pedaço de pão de forma contendo 50 g de carboidratos. Esse valor normalizado, expresso como uma porcentagem do valor obtido com o alimento de referência, recebe o nome de *índice glicêmico* do alimento.[101] Vários fatores são conhecidos por afetar o índice glicêmico de dado alimento, incluindo a natureza da estrutura do amido, o tamanho da partícula, o pH, o conteúdo de fibra, gordura e proteína na matriz do alimento, bem como os métodos e o tempo de cozimento. O índice glicêmico médio de uma refeição pode ser calculado somando-se os produtos do índice glicêmico por cada alimento (multiplicado pela quantidade de carboidrato na porção de alimento) e dividindo-se pela quantidade total de carboidratos na refeição.

Um outro conceito, a *carga glicêmica*, associa o índice glicêmico com a quantidade total de carboidratos para caracterizar o potencial glicêmico pleno de uma refeição mista ou um plano dietético. A carga glicêmica é determinada calculando-se a soma dos produtos do índice glicêmico para cada constituinte alimentar multiplicado pela quantidade de carboidratos em cada alimento. Essas classificações são úteis para o controle dietético do diabetes e da hipoglicemia.

Mais recentemente, indícios epidemiológicos vêm associando o índice glicêmico e a carga glicêmica com o risco de desenvolvimento de doenças crônicas, como diabetes tipo 2,[102,103] doença cardiovascular,[104] câncer de cólon e câncer de mama (ambos relacionados à dieta);[105-107] disso surge a seguinte questão: a restrição de alimentos com altos índice glicêmico e carga glicêmica total pode ser potencialmente benéfica na prevenção de doenças? Pesquisadores têm demonstrado considerável interesse na aplicação do conceito de índice glicêmico ao controle do peso corporal. Algumas evidências atuais sugerem que, sob condições de vida livre, ou seja, quando não há controle da ingestão de alimentos, dietas com menor índice glicêmico estão associadas à perda de peso, e as cargas glicêmicas mais altas estão associadas ao ganho de peso. Porém, falta esclarecer se essa relação é atribuível ao índice glicêmico em si ou a outras diferenças entre dietas com alto e baixo índice glicêmico, principalmente quanto ao teor de fibra alimentar, a qual reduz o índice glicêmico dos alimentos.[108]

A frutose alimentar é outro fator que pode contribuir para os efeitos variáveis do índice glicêmico e da carga glicêmica na dieta. Em um estudo, quando homens e mulheres com sobrepeso ou obesidade consumiram uma dieta que possuía baixo índice glicêmico, mas continha bebidas adoçadas com frutose (índice glicêmico = 38), foram observadas várias alterações deletérias no perfil lipídico, inclusive aumento do colesterol LDL e da apolipoproteína B, além de redução da sensibilidade à insulina ao longo de 10 semanas em comparação a uma dieta basal com índice glicêmico moderado (índice glicêmico = 64).[109,110] Em contrapartida, esses efeitos adversos sobre os lipídeos plasmáticos e sobre a resistência à insulina não foram observados em indivíduos que consumiram uma dieta com índice glicêmico mais alto (índice glicêmico = 83), mas cujas bebidas eram adoçadas com glicose. Outro estudo que comparou dietas com alto e baixo índice glicêmico em homens e mulheres com sobrepeso ao longo de 11 semanas não relatou diferenças entre as dietas no tocante aos níveis de insulina e glicose em jejum, nem nas concentrações de vários marcadores inflamatórios.[111] Este e outros resultados substanciam a sugestão de que um índice de frutose na dieta poderia ser mais relevante que o índice glicêmico.[112]

Antes que se façam quaisquer recomendações de saúde pública, é preciso realizar ensaios clínicos bem controlados e de longo prazo que avaliem os efeitos de diferentes dietas sobre as concentrações pós-prandiais de glicose e insulina circulante, de modo a determinar se o índice e a carga glicêmica de uma dieta desempenham algum papel na regulação do peso corporal ou se influenciam diretamente os fatores de risco para doenças crônicas, como o diabetes tipo 2 e as doenças cardiovasculares. Persiste a polêmica acerca do real valor do índice glicêmico; há argumentos a favor[113] e contra[114] o uso desse conceito na saúde e na doença. Ademais, os alimentos não são consumidos isoladamente (como são analisados em relação aos seus índices glicêmicos), e sim na forma de refeições, que contêm uma mistura de macronutrientes e outros tipos de carboidratos, inclusive fibras. Portanto, os efeitos glicêmicos de qualquer alimento no contexto de uma refeição mista podem apresentar importantes diferenças nos efeitos observados quando o mesmo alimento é testado como único item ingerido. De qualquer forma, o índice glicêmico ilustra bem o fato de que os alimentos à base de carboidratos podem diferir largamente entre si em relação aos seus efeitos sobre a glicemia e sobre as respostas hormonais após uma refeição (ver adiante).

Ingestão dietética de referência de carboidratos

A ingestão dietética recomendada (RDA) de carboidratos é fixada em 130 g/dia para adultos e crianças de 1 a 18 anos de idade.[115] Esse valor baseia-se na quantidade de carboidratos disponível capaz de fornecer um suprimento adequado de glicose para as células do cérebro e do sistema nervoso central, sem a necessidade de produção de glicose a partir de proteínas ou triacilgliceróis ingeridos. Além disso, admite-se que a ingestão de energia é suficiente, e o sistema nervoso central não conta com a reposição parcial de glicose pelos cetoácidos. Para bebês, ainda não foi estabelecido um valor de RDA; no entanto, a ingestão adequada (AI) é fixada em 60 g/dia para bebês de até 6 meses de vida. Além de ser igual à quantidade de carboidratos consumida no leite humano, esse valor é considerado ideal para o crescimento e o desenvolvimento durante os primeiros 6 meses de vida. Para bebês de 7 a 12 meses de vida, a AI é fixada em 95 g/dia. Esse valor baseia-se na quantidade de carboidratos consumida a partir do leite humano e de complementos alimentares nas dietas de bebês pertencentes a essa faixa etária. Não há diferenças quanto ao sexo para os valores de RDA ou AI em relação aos carboidratos.

Não se conhece a quantidade ideal de carboidratos para uma dieta saudável; todavia, os carboidratos contribuem com 45 a 65% da ingestão de energia, após a fixação de um limite de distribuição aceitável de macronutrientes. O potencial de efeitos adversos decorrentes do consumo excessivo de carboidratos foi levado em consideração. Mais especificamente, avaliaram-se os efeitos do índice glicêmico, do consumo de açúcar total e da adição de açúcar sobre o aumento no risco de doença cardíaca coronariana, câncer, diabetes e obesidade. Atualmente, há poucos indícios disponíveis que apoiem um limite máximo de ingestão de carboidratos, relacionado ao índice glicêmico da dieta. A Organização Mundial da Saúde recomenda que o consumo de açúcar não exceda 10% da energia total consumida.[116] Recomendações da American Heart Association estabeleceram um valor diário limite de ingestão de energia de açúcar de até 100 kcal para mulheres e 150 kcal para homens.[117]

Carboidratos e doença crônica

Açúcar e cáries dentárias

As cáries dentárias consistem em uma doença gerada pelo depósito de placa bacteriana no esmalte dos dentes. Nas cáries, ocorre a desmineralização gradual e progressiva do esmalte, da dentina e do cimento. Muitos estudos sugerem que os carboidratos, particularmente os açúcares (em especial, a sacarose) sejam importantes componentes indutores de cáries dentárias. Contudo, apesar da ampla gama de pesquisas laboratoriais e clínicas, a relação entre o açúcar e as cáries ainda é mal caracterizada. A principal razão para isso está na complexidade do problema, já que a formação das cáries envolve interações entre nutrientes e componentes alimentares da dieta, placa bacteriana, fluxo e composição da saliva, estado nutricional relativo a minerais e fluoreto, genética, idade e até mesmo raça. O *Streptococcus mutans* constitui o micro-organismo mais comum encontrado na placa dentária associado com a formação de cáries, mas outras bactérias também parecem contribuir com o quadro. A maioria dos estudos tem focalizado a participação de ácidos (lático e acético), gerados a partir dos açúcares (sacarose) pelas bactérias; entretanto, a formação de complexos e o acúmulo de placas com dextrana insolúvel, elaborada a partir da sacarose, também podem ser pontos relevantes.[118,119] O papel de ácidos, como o fosfórico, adicionado a muitos refrigerantes, na desmineralização de cáries, é possível.

Impacto do consumo de frutose sobre a saúde

O consumo de açúcares simples compõe uma porção significativa da ingestão de energia da dieta e tem aumentado significativamente desde a década de 1980. O consumo anual médio de sacarose + frutose em países desenvolvidos é de, aproximadamente, 25% da ingestão calórica. As atas de grupos de trabalho sobre a influência dos açúcares da dieta sobre a saúde resumem esse tópico.[120] Embora não haja dados precisos sobre a ingestão total de frutose, a ingestão média *per capita* nos Estados Unidos a partir do consumo combinado de sacarose e xarope de milho rico em frutose provavelmente está na faixa de 25 a 35 kg/ano/pessoa. Sugere-se que a frutose contribua com as doenças metabólicas, incluindo hiperlipidemia, resistência à insulina e obesidade.[92] A noção de que a frutose provoca esses efeitos metabólicos adversos está baseada em um número considerável de estudos, os quais relatam que o fornecimento de dietas ricas em sacarose/frutose em animais experimentais induz o ganho de peso, bem como hiperlipidemia, resistência à insulina, hipertensão e início de diabetes.[121] Esses dados, por sua vez, são semelhantes a um número menor de estudos realizados em seres humanos.[92]

Em virtude das diferenças discutidas previamente a respeito do metabolismo hepático de frutose e glicose, a frutose mostra-se mais lipogênica do que a glicose e converte-se com mais facilidade em triglicerídeos no fígado; os triglicerídeos, então, podem ser exportados como VLDL contendo apolipoproteína-B e armazenados no tecido adiposo. Além disso, diversos estudos demonstraram que a frutose aumenta os níveis circulantes de triglicerídeos no período pós-prandial,[122-124] e há indícios de que esse efeito seja mais pronunciado em indivíduos com hiperlipidemia ou resistência à insulina.[83,125,126] Assim, o consumo (a longo prazo) de uma dieta rica em frutose pode aumentar o risco de aterosclerose ou de outra doença cardiovascular. Ademais, dados recentes indicam que o consumo de frutose (em comparação à glicose) com as refeições não estimula a secreção de insulina, mas resulta em diminuição nas concentrações circulantes de leptina e na atenuação da supressão pós-prandial de grelina, hormônio gástrico estimulante do apetite.[124] Dessa forma, ao se considerarem os hormônios insulina, leptina e grelina envolvidos na regulação endócrina (a longo prazo) do consumo alimentar, do equilíbrio energético e da adiposidade corporal,[127,128] a frutose da dieta comporta-se mais como gordura do que outros tipos de carboidratos compostos de glicose (Fig. 2.5). A ausência de efeito da frutose sobre esses hormônios sugere que o consumo crônico de dieta rica nesse tipo de açúcar pode contribuir, em conjunto com a gordura da dieta e a inatividade, para o aumento da ingestão de energia, para o ganho de peso e a obesidade.

Em um estudo destinado a avaliar e comparar os efeitos metabólicos do consumo de frutose e de glicose na composição corporal e no metabolismo de lipídeos e carboidratos, adultos (40 a 72 anos) com sobrepeso ou obesidade consumiram bebidas adoçadas com glicose ou frutose equivalentes a 25% de suas necessidades calóricas por 10 semanas.[110] Durante as 8 semanas iniciais da intervenção, nas quais os participantes consumiram as bebidas adoçadas além de suas dietas habituais à vontade, ambos os grupos engordaram aproximadamente 1,5 kg. Porém, no grupo que consumiu as bebidas adoçadas com frutose, observou-se um aumento significante na adiposidade intra-abdominal (visceral), o que não foi observado no grupo que consumiu bebidas adoçadas com glicose; neste último grupo, o aumento da adiposidade abdominal ocorreu principalmente no compartimento subcutâneo. Além disso, os participantes que consumiram bebidas adoçadas com frutose apresentaram aumento da lipogênese *de novo* (determinada por métodos isotópicos), do perfil de triglicerídeos pós-prandial de 24 horas, do colesterol LDL, da apolipoproteína B, da subfração pequena e densa do colesterol LDL, da LDL oxidada e dos remanescentes de lipoproteínas, além de uma redução de 20% na sensibilidade à insulina, que não ocorreram no grupo que consumiu bebidas adoçadas com glicose. São observadas diferenças importantes nos efeitos da frutose e dos adoçantes que a contêm sobre o metabolismo de lipídeos e carboidratos entre homens e mulheres.[110,129-131] Os efeitos metabólicos da frutose da dieta e os mecanismos por meio dos quais o consumo de frutose aumenta a adiposidade visceral e produz alterações deletérias no perfil de lipídeos e na sensibilidade à insulina foram abordados em vários artigos de revisão.[109,123,132-134]

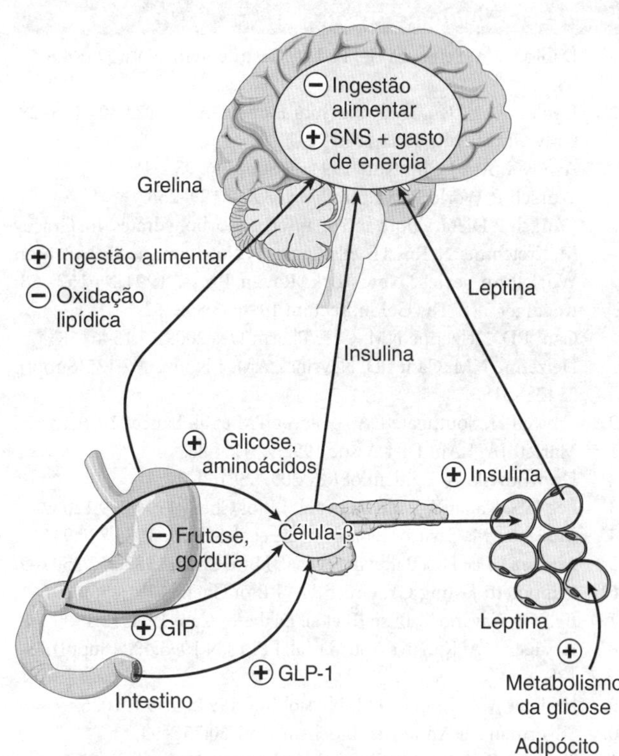

Figura 2.5 Sinais de longo prazo da regulação da ingestão alimentar e da homeostasia energética. A insulina e a leptina são importantes reguladores de longo prazo da ingestão alimentar e do balanço energético. Tanto a insulina como a leptina atuam no sistema nervoso central, inibindo a ingestão de alimento e aumentando o gasto de energia, muito provavelmente por ativar o sistema nervoso simpático (SNS). A insulina é secretada pelas células-β no pâncreas endócrino, em resposta aos nutrientes circulantes (glicose e aminoácidos), ao hormônio incretina, ao polipeptídeo insulinotrópico glicose-dependente (GIP) e ao peptídeo-1 semelhante ao glucagon (GLP-1), liberados durante a ingestão e a absorção da refeição. A insulina também pode atuar indiretamente, estimulando a produção de leptina pelo tecido adiposo por meio do aumento do metabolismo da glicose. Em contraste, a gordura e a frutose da dieta não estimulam a secreção da insulina e, em consequência, não aumentam a produção de leptina. A grelina, um hormônio produzido pelas células endócrinas do estômago, aumenta a ingestão alimentar, diminui a oxidação lipídica e parece desempenhar um papel anabólico na regulação de longo prazo do balanço energético. A secreção de grelina normalmente é suprimida após as refeições, mas não sofre o mesmo efeito pelo consumo de gordura e frutose. Os sinais de longo prazo interagem com os de curto prazo na regulação da homeostasia energética e parecem determinar a sensibilidade aos efeitos de saciedade exercidos pelos sinais de curto prazo, como a colecistoquinina. (Adaptado de Havel PJ. Peripheral signals conveying metabolic information to the brain: short-term and long-term regulation of food intake and energy homeostasis. Exp Biol Med [Maywood] 2001;226:963-77, com permissão.)

Agradecimentos

O dr. Havel agradece o incentivo à pesquisa da National Institutes of Health dos Estados Unidos (HL-075675, HL-091333 e DK-087307) e da American Diabetes Association.

O dr. Keim agradece o financiamento à pesquisa do United States Department of Agriculture (CRIS 5306-51530-019-00D).

Referências bibliográficas

1. Dahlquist A, Semenza G. J Pediatr Gastroenterol Nutr 1985;4:857–65.
2. Ugolev AM, De Laey P. Biochim Biophys Acta 1973;300:105–28.
3. Gray GM. J Nutr 1992;122:172–7.
4. Asp NG. Am J Clin Nutr 1994;59(Suppl):679S–81S.
5. Wursch P. World Rev Nutr Diet 1989;60:199–256.
6. Wursch P. Dietary fibre and unabsorbed carbohydrates. In: Gracey M, Kretchmer N, Rossi E, eds. Sugars in Nutrition. Nestle Nutrition Workshop series. New York: Raven Press, 1991;25:153–68.
7. Roediger WE. Dis Colon Rectum 1990;33:858–62.
8. Cani PD, Delzenne NM. Curr Pharm Des 2009;15:1546–58.
9. Delzenne NM, Cani PD, Neyrinck AM. J Nutr 2007;137(Suppl): 2547S–51S.
10. Trowell H, Southgate DA, Wolever TM et al. Lancet 1976;1:967.
11. Marlett JA. J Am Diet Assoc 1992;92:175–86.
12. Drewnowski A. Epidemiol Rev 2007;29:160–71.
13. Lee WS, Kanai Y, Wells RG et al. J Biol Chem 1994;269:12032–9.
14. Mueckler M, Caruso C, Baldwin SA et al. Science 1985;229:941–5.
15. Alvarez J, Lee DC, Baldwin SA et al. J Biol Chem 1987;262:3502–9.
16. Cuppoletti J, Jung CY, Green FA. J Biol Chem 1981;256:1305–6.
17. Bell GI, Kayano T, Buse JB et al. Diabetes Care 1990;13:198–208.
18. Hediger MA, Kanai Y, You G et al. J Physiol 1995;482 (Suppl):7S–17S.
19. Hediger MA, Rhoads DB. Physiol Rev 1994;74:993–1026.
20. Silverman M. Annu Rev Biochem 1991;60:757–94.
21. Thorens B. Annu Rev Physiol 1993;55:591–608.
22. Maher F, Vannucci SJ, Simpson IA. FASEB J 1994;8:1003–11.
23. Diamond DL, Carruthers A. J Biol Chem 1993;268:6437–44.
24. Gould GW, Holman GD. Biochem J 1993;295:329–41.
25. Kayano T, Fukumoto H, Eddy RL et al. J Biol Chem 1988;263:15245–8.
26. Kayano T, Burant CF, Fukumoto H et al. J Biol Chem 1990;265:13276–82.
27. Burant CF, Takeda J, Brot-Laroche E et al. J Biol Chem 1992;267: 14523–6.
28. Sato Y, Ito T, Udaka N et al. Tissue Cell 1996;28:637–43.
29. Curry DL. Pancreas 1989;4:2–9.
30. Augustin R. IUBMB Life 2010;62:315–33.
31. Joost HG, Bell GI, Best JD et al. Am J Physiol 2002;282:E974–6.
32. Joost HG, Thorens B. Mol Membr Biol 2001;18:247–56.
33. Uldry M, Thorens B. Pflugers Arch 2004;447:480–9.
34. Wood IS, Trayhurn P. Br J Nutr 2003;89:3–9.
35. Wallberg-Henriksson H, Zierath JR. Mol Membr Biol 2001;18:205–11.
36. Katz EB, Stenbit AE, Hatton K et al. Nature 1995;377:151–5.
37. Kim JK, Zisman A, Fillmore JJ et al. J Clin Invest 2001;108: 153–60.
38. Abel ED, Peroni O, Kim JK et al. Nature 2001;409:729–33.
39. Misra RP, Duncan SA. Endocrine 2002;19:229–38.
40. Hediger MA, Coady MJ, Ikeda TS et al. Nature 1987;330:379–81.
41. Wright EM, Turk E, Zabel B et al. J Clin Invest 1991;88:1435–40.
42. Mackenzie B, Panayotova-Heiermann M, Loo DD et al. J Biol Chem 1994;269:22488–91.
43. Bays H. Curr Med Res Opin 2009;25:671–81.
44. Turk E, Zabel B, Mundlos S et al. Nature 1991;350:354–6.
45. Fine KD, Santa Ana CA, Porter JL et al. Gastroenterology 1993;105:1117–25.
46. Levin RJ. Am J Clin Nutr 1994;59(Suppl):690S–98S.
47. Owen OE, Morgan AP, Kemp HG et al. J Clin Invest 1967;46:1589–95.
48. Cahill GF Jr, Owen OE, Felig P. Physiologist 1968;11:97–102.
49. Pedersen O, Bak JF, Andersen PH et al. Diabetes 1990;39:865–70.
50. Dohm GL, Elton CW, Friedman JE et al. Am J Physiol 1991;260: E459–63.
51. Ashcroft FM, Harrison DE, Ashcroft SJ. Nature 1984;312:446–8.
52. Dunne MJ, Petersen OH. Biochim Biophys Acta 1991;1071:67–82.
53. Inagaki N, Gonoi T, Clement JP et al. Science 1995;270:1166–70.
54. Vahl T, D'Alessio D. Curr Opin Clin Nutr Metab Care 2003;6:461–8.
55. Ahren B. Diabetologia 2000;43:393–410.
56. Ahren B, Holst JJ. Diabetes 2001;50:1030–8.
57. D'Alessio DA, Kieffer TJ, Taborsky GJ Jr et al. J Clin Endocrinol Metab 2001;86:1253–9.
58. Havel PJ, Taborsky GJ Jr. Stress-induced activation of the neuroendocrine system and its effects on carbohydrate metabolism.In: Porte D Jr, Sherwin R, Baron AD, eds. Ellenberg and Rifkin's Diabetes Mellitus. 6th ed. New York: McGraw-Hill,2003:127–49.
59. Taborsky GJ Jr, Ahren B. Beta-cell function and insulin secretion. In: Porte D Jr, Sherwin R, Baron AD, eds. Ellenberg and Rifkin's Diabetes Mellitus. 6th ed. New York: McGraw-Hill, 2003:43–66.
60. Thorens B, Cheng ZQ, Brown D et al. Am J Physiol 1990;259:C279–85.
61. Jungermann K, Katz N. Physiol Rev 1989;69:708–64.
62. Pipeleers D. Diabetologia 1987;30:277–91.
63. Greenbaum CJ, Havel PJ, Taborsky GJ Jr et al. J Clin Invest 1991;88:767–73.
64. Hansen LH, Abrahamsen N, Nishimura E. Peptides 1995;16:1163–6.
65. Taborsky GJ Jr, Ahren B, Havel PJ. Diabetes 1998;47:995–1005.
66. Shimano H. Prog Lipid Res 2001;40:439–52.
67. Chawla A, Repa JJ, Evans RM et al. Science 2001;294:1866–70.
68. Osborne TF. J Biol Chem 2000;275:32379–82.
69. Yokoyama C, Wang X, Briggs MR et al. Cell 1993;75:187–97.
70. Matsumoto M, Ogawa W, Teshigawara K et al. Diabetes 2002;51:1672–80.
71. Osborne TF, Espenshade PJ. Genes Dev 2009;23:2578–91.
72. Yellaturu CR, Deng X, Cagen LM et al. J Biol Chem 2009;284:7518–32.
73. Dentin R, Girard J, Postic C. Biochimie 2005;87:81–6.
74. Iizuka K, Horikawa Y. Endocr J 2008;55:617–24.
75. Fukasawa M, Ge Q, Wynn RM et al. Biochem Biophys Res Commun 2010;391:1166–9.
76. Kawaguchi T, Takenoshita M, Kabashima T et al. Proc Natl Acad Sci U S A 2001;98:13710–5.
77. Iizuka K, Bruick RK, Liang G et al. Proc Natl Acad Sci U S A 2004;101: 7281–6.
78. Van Heyningen R. Exp Eye Res 1971;11:415–28.
79. Davidson NO, Hausman AM, Ifkovits CA et al. Am J Physiol 1992;262:C795–800.
80. Blakemore SJ, Aledo JC, James J et al. Biochem J 1995;309:7–12.
81. Fujisawa T, Riby J, Kretchmer N. Gastroenterology 1991;101:360–7.
82. Riby JE, Fujisawa T, Kretchmer N. Am J Clin Nutr 1993;58(Suppl): 748S–53S.
83. Teff KL, Grudziak J, Townsend RR et al. J Clin Endocrinol Metab 2009;94:1562–9.
84. Moore MC, Cherrington AD, Mann SL et al. J Clin Endocrinol Metab 2000;85:4515–9.
85. Petersen KF, Laurent D, Yu C et al. Diabetes 2001;50:1263–8.
86. Shiota M, Galassetti P, Monohan M et al. Diabetes 1998;47:867–73.
87. McGuinness OP, Cherrington AD. Curr Opin Clin Nutr Metab Care 2003;6:441–8.
88. Moore MC, Davis SN, Mann SL et al. Diabetes Care 2001;24:1882–7.
89. Bell RC, Carlson JC, Storr KC et al. Br J Nutr 2000;84:575–82.
90. Dills WL Jr. Am J Clin Nutr 1993;58(Suppl):779S–87S.
91. Levi B, Werman MJ. J Nutr 1998;128:1442–9.
92. Elliott SS, Keim NL, Stern JS et al. Am J Clin Nutr 2002;76:911–22.
93. Hommes FA. Am J Clin Nutr 1993;58(Suppl):788S–95S.
94. Cori GT. Harvey Lect 1952–1953;48:148–71.
95. Stanton R. Sugars in the diet of athletes. In: Gracey M, Kretchmer N, Rossi E, eds. Sugars in Nutrition. Nestle Nutrition Workshop series. New York: Raven Press, 1991:25;267–78.
96. Kretchmer N. Gastroenterology 1971;61:805–13.
97. Nudell DM, Santiago NA, Zhu JS et al. Am J Physiol 1993;265: G1108–15.
98. Levitt MD, Donaldson RM. J Lab Clin Med 1970;75:937–45.

99. Potparic O, Gibson J, eds. A Dictionary of Clinical Tests. Lancashire, UK: Parthenon Publishing, 1993.
100. McDonald GW, Fisher GF, Burnham C. Diabetes 1965;14:473–80.
101. Jenkins DJ, Wolever TM, Taylor RH et al. Am J Clin Nutr 1981;34: 362–6.
102. Salmeron J, Ascherio A, Rimm EB et al. Diabetes Care 1997;20: 545–50.
103. Salmeron J, Manson JE, Stampfer MJ et al. JAMA 1997;277:472–7.
104. Liu S, Willett WC, Stampfer MJ et al. Am J Clin Nutr 2000;71:1455–61.
105. Augustin LS, Dal Maso L, La Vecchia C et al. Ann Oncol 2001;12: 1533–8.
106. Franceschi S, Dal Maso L, Augustin L et al. Ann Oncol 2001;12: 173–8.
107. Hu FB, Manson JE, Liu S et al. J Natl Cancer Inst 1999;91:542–7.
108. Mann J. Eur J Clin Nutr 2007;87(Suppl):258S–68S.
109. Stanhope KL, Havel PJ. Ann N Y Acad Sci 2010;1190:15–24.
110. Stanhope KL, Schwarz JM, Keim NL et al. J Clin Invest 2009;119: 1322–34.
111. Vrolix R, Mensink RP. Am J Clin Nutr 2010;61(Suppl 1):S100–11.
112. Johnson RJ, Segal MS, Sautin Y et al. Am J Clin Nutr 2007;86:899–906.
113. Jenkins DJ, Kendall CW, Augustin LS et al. Am J Clin Nutr 2002;76(Suppl):266S–73S.
114. Pi-Sunyer FX. Am J Clin Nutr 2002;76(Suppl):290S–8S.
115. Food and Nutrition Board, Institute of Medicine. Dietary Reference Intakes for Energy, Carbohydrate, Fiber, Fat, Fatty Acids, Cholesterol, Protein, and Amino Acids (Macronutrients). Washington, DC: National Academy Press, 2002. Disponível em: http://www.nap.edu.
116. Nishida C, Uauy R, Kumanyika S et al. Public Health Nutr 2004;7: 245–50.
117. Johnson RK, Appel LJ, Brands M et al. Circulation 2009;120:1011–20.
118. Bowen W. Simple carbohydrates as microbiological substrates. In: Conning D, eds. Biological Functions of Carbohydrates: Proceedings of the British Nutrition Foundation/World Sugar Research Organisation International Symposium. London: British Nutrition Foundation, 1993:64–7.
119. Navia JM. Am J Clin Nutr 1994;59(Suppl):719S–27S.
120. Lineback DR, Jones JM. Am J Clin Nutr 2003;78(Suppl):893S–97S.
121. Cummings BP, Stanhope KL, Graham JL et al. Am J Physiol 2010;298:R1343–50.
122. Bantle JP, Raatz SK, Thomas W et al. Am J Clin Nutr 2000;72:1128–34.
123. Stanhope KL, Havel PJ. Am J Clin Nutr 2008;88(Suppl):1733S–37S.
124. Teff KL, Elliott SS, Tschop M et al. J Clin Endocrinol Metab 2004;89:2963–72.
125. Abraha A, Humphreys SM, Clark ML et al. Br J Nutr 1998;80:169–75.
126. Jeppesen J, Chen YI, Zhou MY et al. Am J Clin Nutr 1995;61:787–91.
127. Havel PJ. Exp Biol Med (Maywood) 2001;226:963–77.
128. Havel PJ. Diabetes 2004;53(Suppl 1):S143–51.
129. Bantle JP, Raatz SK, Thomas W et al. Am J Clin Nutr 2000;72:1128–34.
130. Stanhope KL, Griffen SC, Bair BR et al. Am J Clin Nutr 2008;87: 1194–203.
131. Tran C, Jacot-Descombes D, Lecoultre V et al. Br J Nutr 2010;104: 1–9.
132. Le KA, Ith M, Kreis R et al. Am J Clin Nutr 2009;89:1760–5.
133. Stanhope KL, Havel PJ. J Nutr 2009;119(Suppl):1236S–41S.
134. Stanhope KL, Havel PJ. Curr Opin Lipidol 2008;19:16–24.

Sugestões de leitura

Havel PJ. Peripheral signals conveying metabolic information to the brain: short-term and long-term regulation of food intake and energy homeostasis. Exp Biol Med (Maywood) 2001;226:963–77.

Havel PJ. Dietary fructose: implication for dysregulation of energy homeostasis and lipid/carbohydrate metabolism. Nutr Rev 2005;63:133–57.

Johnson RK, Appel LJ, Brands M et al. American Heart Association Nutrition Committee of the Council on Nutrition, Physical Activity, and Metabolism and the Council on Epidemiology and Prevention. Dietary sugars intake and cardiovascular health: a scientific statement from the American Heart Association. Circulation 2009;120:1011–20.

Joost HG, Thorens B. The extended GLUT-family of sugar/polyol transport facilitators: nomenclature, sequence characteristics, and potential function of its novel members. Mol Membr Biol 2001;18:247–56.

Lineback DR, Jones JM. Sugars and health workshop. Am J Clin Nutr 2003;78(Suppl):814S–97S.

Stanhope KL, Havel PJ. Fructose consumption: potential mechanisms for its effects to increase visceral adiposity and induce dyslipidemia and insulin resistance. Curr Opin Lipidol 2008;19:16–24.

Stanhope KL, Havel PJ. Fructose consumption: recent results and their potential implications. N Y Acad Sci 2010;1190:15–24.

Wood IS, Trayhurn P. Glucose transporters (GLUT and SGLT): expanded families of sugar transport proteins. Br J Nutr 2003;89:3–9.

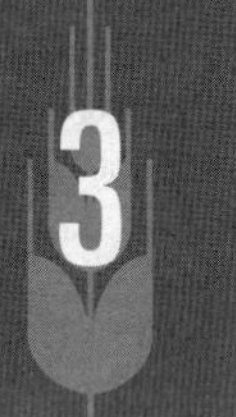

Fibras dietéticas*

Holly J. Willis e Joanne L. Slavin

Qual é a definição de fibra?

Na década de 1950, a fibra foi descrita como qualquer parte não digerível da parede celular vegetal.[1] Mais de meio século depois, quase nada mudou. Em 2002, o Institute of Medicine (IOM) declarou que a fibra total é a soma da fibra dietética com a fibra funcional.[2] A fibra dietética consiste em carboidratos não digeríveis e lignina, presentes de forma intrínseca e intactos nos vegetais, enquanto a fibra funcional consiste em carboidratos não digeríveis isolados que produzem efeitos fisiológicos benéficos aos seres humanos. Definições similares de fibra foram descritas (aceitas) por governos e organizações em todo o mundo.

Uma definição de fibra aceita mundialmente foi proposta pela Codex Alimentarius Commission (parte da Food and Drug Administration [FDA] e a Organização Mundial da Saúde [OMS]), na metade do ano 2009. Entretanto, essa definição ainda não foi aprovada pela FDA. Apesar das diferenças, todas as definições concordam que a fibra é constituída predominantemente por carboidrato digerido ou absorvido de modo incompleto no intestino delgado, mas que pode ser fermentado no intestino grosso.

Quais são as características da fibra?

Seja qual for a definição aceita, existem muitos tipos diferentes de fibras e cada um desses tipos é único. Nos Estados Unidos, a fibra deve ser incluída no quadro de informações nutricionais contido nas embalagens dos alimentos, mas também é possível identificar especificamente fibras solúveis e fibras insolúveis.[3] Os valores de fibras são medidos por métodos aceitos pela Association of Official Analytical Chemists. A fibra é inegavelmente uma substância complexa, por isso caracterizá-la com base apenas na solubilidade seria descuidado. De fato, em 2001, o *IOM Fiber Panel* recomendou que essa prática fosse abandonada, porque a solubilidade não era preditiva dos efeitos fisiológicos. Características como viscosidade e fermentabilidade podem ser mais importantes na predição dos benefícios proporcionados pelas fibras à saúde dos seres humanos.

A viscosidade é semelhante à solubilidade e com frequência (ainda que nem sempre) está associada às propriedades das fibras de retenção de água.[4] Determinar a viscosidade de um produto líquido é relativamente simples; contudo, os métodos usados para determinar a viscosidade da fibra como parte de um alimento ou da dieta são complicados, e os resultados obtidos com diferentes métodos são inconsistentes. Uma determinada fibra em particular, por exemplo, pode ser extremamente viscosa na água e, todavia, ao ser assada, por exemplo, para fazer pão, com outros ingredientes, comportar-se de modo bastante diferente. Estudos realizados com animais tentaram determinar a viscosidade do conteúdo intestinal após a ingestão de diversas fibras pelos animais.[5] Entretanto, é ilógico extrapolar os resultados de viscosidade em um determinado ponto do processo digestivo, porque a viscosidade provavelmente é modificada em diferentes partes do trato digestivo e em diferentes momentos ao longo do processo de digestão.

A fermentabilidade da fibra também é importante, apesar de ser difícil avaliá-la. Como a fibra não é digerida no intestino delgado, chega no intestino grosso intacta e disponível para ser fermentada pela microflora residente.[6] O processo de fermentação gera ácidos graxos de cadeia curta (AGCC),

*__Abreviaturas:__ **ADA**, American Dietetic Association (Associação Dietética Norte-americana); **AGCC**, ácido graxo de cadeia curta; **AI**, ingestão adequada; **CC**, cardiopatia coronariana; **DCV**, doença cardiovascular; **FDA**, Food and Drug Administration (Agência Reguladora de Medicamentos e Alimentos dos Estados Unidos); **GI**, gastrintestinal; **HDL**, lipoproteína de alta densidade; **IOM**, Institute of Medicine (Instituto de Medicina Norte-americano); **LDL**, lipoproteína de baixa densidade; **PPT**, *Polyp Prevention Trial* (Estudo de Prevenção de Pólipos).

que são disponibilizados para captação pelos colonócitos. Acredita-se que a fermentação da fibra exerça papel decisivo na saúde colônica. Nenhuma das avaliações, seja *in vitro* ou *in vivo*, esclarece o modo como uma fibra específica seria fermentada por uma determinada pessoa. Os métodos *in vitro* tentam determinar a fermentabilidade por meio da inoculação de várias fibras com amostras fecais humanas, mas esse sistema estático e fechado não representa o ambiente variável e dinâmico do cólon humano.[7] As medidas de fermentação de fibra obtidas *in vivo* não podem ser extrapoladas para a situação *in vivo*, porque o intestino grosso de cada pessoa é colonizado por diferentes tipos e quantidades de microflora.

O dilema reside no fato de a viscosidade e a fermentabilidade serem duas características importantes da fibra, mas não haver nenhum "padrão-ouro" estabelecido para medir uma ou outra. Enfim, essa limitação torna as discussões sobre fibra um desafio e deve ser considerada ao interpretar as pesquisas sobre fibras e saúde.

Quais alimentos contêm fibra e em qual quantidade?

Os alimentos mais comumente consumidos são pobres em fibras dietéticas (ver Tab. 3.1). Em geral, as porções de alimento padrão somente contêm cerca de 1 a 3 g de fibras. Conteúdos de fibras maiores são encontrados em alimentos secos, como cereais integrais, leguminosas e frutas desidratadas. Outras fontes de fibras incluem laxantes de balcão, suplementos de fibras e alimentos enriquecidos com fibras.

Segundo a FDA, o método oficial para relatar o conteúdo de calorias da fibra consiste em considerar que as fibras solúveis fornecem 4 kcal/g. Isso é surpreendente para algumas pessoas, pois 4 kcal/g é a mesma quantidade de calorias fornecida por um carboidrato totalmente digerível. Relata-se também que a fibra insolúvel fornece 0 kcal/g. Algumas fibras insolúveis, porém, são fermentadas no intestino grosso e produzem AGCC. Os AGCC são absorvidos no cólon. Dessa forma, o conceito de que a fibra insolúvel contribui com 0 kcal/g nem sempre se aplica. É difícil atribuir um valor calórico a uma fibra, todavia, porque cada tipo de fibra sofre graus diferentes de fermentação em cada pessoa. A melhor estimativa da quantidade de calorias fornecida pela fermentação da fibra é provavelmente entre 1,5 e 2,5 kcal/g de fibra,[8] em comparação à estimativa de 4 kcal/g adotada para os carboidratos.

Quais são as recomendações para a ingestão de fibra?

O quadro de informação nutricional contém a recomendação de 25 g de fibras dietéticas para uma dieta de 2.000 kcal. O IOM recomenda um nível de ingestão adequada (AI) de 14 g de fibras por cada 1.000 kcal consumidas para todas as pessoas com mais de 1 ano de idade. Com base na média das ingestões de energia nos Estados Unidos, isso equivale a cerca de 25 g/dia para mulheres e 38 g/dia para homens na faixa etária entre 19 e 50 anos. A recomendação para adultos com mais de 51 anos de idade é de 21 g/dia para mulheres e 30 g/dia para homens. A quantidade de fibras recomendada para adultos de idade mais avançada é menor, porque a média das ingestões de energia tende a diminuir com a idade.

Nenhum dado sugere que as gestantes ou mulheres que amamentam sejam beneficiadas por uma ingestão aumentada de fibras. Entretanto, como as ingestões de energia são maiores nesses dois grupos, as AI recomendadas são de 28 g/dia para gestantes e 29 g/dia para lactantes.

Em adição, considerando que as recomendações para fibras estão ligadas às recomendações energéticas, a AI para fibras estabelecida para crianças de 1 a 3 anos de idade é de 14 g/dia. Esse valor é irrealisticamente alto. O guia de fibras da "idade + 5" é mais útil, segundo o qual uma criança de 2 anos de idade deveria consumir cerca de 7 g de fibras/dia.[9]

Tabela 3.1 Conteúdo total de fibras dietéticas em alimentos comuns

Alimento	Quantidade	Fibra (g)
Pão branco	1 fatia	0,6
Pão de trigo integral	1 fatia	1,9
Arroz integral	½ xícara	1,7
Arroz branco	½ xícara	0,3
Kellogg's All Bran (original)	½ xícara	8,8
Kellogg's (produto 19)	1 xícara	1,0
Kellogg's Raisin Bran	1 xícara	7,3
Wheat Chex (moagem comum)	1 xícara	3,3
Rice Chex (moagem comum)	1 xícara	0,2
Aveia, cozida	1 xícara	4,0
Maçã, com casca	1 unidade média	3,3
Laranja	1 unidade média	3,1
Ameixas, secas	5 unidades	3,0
Framboesas	½ xícara	4,0
Brócolis, cru	½ xícara	1,1
Couve-flor, crua	½ xícara	1,2
Milho doce	½ xícara	2,1
Alface iceberg, crua	½ xícara	0,35
Feijão-comum	½ xícara	6,6
Ervilhas	½ xícara	4,4
Feijão-carioquinha	½ xícara	7,7
Batata assada	1 unidade pequena	2,3
Abóbora, cozida	½ xícara	1,25

Dados de US Department of Agriculture, Agricultural Research Service, Nutrient Database for Standard Reference, Release 22. Washington, DC: US Department of Agriculture, 2009. Disponível em: http://www.ars.usda.gov/ba/bhnrc/ndl. Acessado em 1º de agosto de 2010, com permissão.

Quanto e qual tipo de fibra a maioria dos norte-americanos consome?

Aqueles que residem nos Estados Unidos da América consomem tipicamente menos da metade das quantidades diárias de fibras recomendadas (aproximadamente 15 g/dia).[8] Farinhas, grãos e batatas são as fontes mais populares de fibras dietéticas no país, enquanto frutas, leguminosas e oleaginosas são as fontes consumidas em menor quantidade.[10] Muitos fabricantes de alimentos adicionam fibras a alimentos normalmente isentos de fibras (a chamada *fibra funcional*). Entretanto, ainda não está claro se a fibra funcional de fato aumenta a quantidade de fibras consumida ou se meramente substitui outros alimentos da dieta que contêm fibras.[10] A American Dietetic Association (ADA) sugere que a adição de fibra funcional aos alimentos é provavelmente menos benéfica para a saúde do que o consumo de alimentos integrais naturalmente ricos em fibra.[9]

É possível atender às recomendações de níveis de ingestão de fibra sem alterar drasticamente as opções de alimentos. De fato, o livro de referência da ingestão alimentar de 2005 traz exemplos específicos de dietas onívoras que fornecem fibras (e outros nutrientes) adequadamente, dentro de limites energéticos razoáveis.[8] O portal do Nutrient Data Laboratory do US Department of Agriculture (USDA — Departamento de Agricultura dos Estados Unidos) fornece uma lista abrangente do conteúdo de fibras dos alimentos comumente consumidos.[11]

O que acontece com a fibra no trato gastrintestinal?

Em geral, uma refeição comum demora cerca de 2 a 5 horas para ser esvaziada do estômago, leva mais ou menos 3 a 6 horas para passar pelo intestino delgado e, então, permanece aproximadamente 12 a 42 horas no cólon.[12] A fibra pode acelerar ou retardar esse processo em qualquer ponto ao longo do trato digestivo. O papel da fibra no trato digestivo é específico para as propriedades químicas e físicas exclusivas de cada fibra. Exemplificando, algumas fibras viscosas (p. ex., betaglucana) podem absorver grandes volumes de água e formar géis que, por sua vez, aumentam a distensão gástrica, e retardar o tempo de esvaziamento gástrico.[13] Outras fibras (p. ex., farelo de trigo e amido resistente), todavia, podem não influenciar a distensão gástrica ou o tempo de esvaziamento.[14] Independentemente do tempo que leva para as fibras serem esvaziadas do estômago, a maioria permanece intacta e resiste à degradação.

No intestino delgado, algumas fibras podem retardar a digestão e a absorção de todos os nutrientes, incluindo carboidratos digeríveis, proteínas e gorduras.[15,16] A absorção retardada ou diminuída de carboidratos explica o potencial de certas fibras de atenuar a resposta glicêmica. Embora muitos estudos tenham fornecido evidências de que os alimentos que contêm fibras podem diminuir os níveis de glicose ou insulina, em comparação aos alimentos sem fibra,[17] outros estudos demonstraram que essas relações são mais complexas do que se pensava. Vários estudos controlados e aleatorizados sugeriram que a resposta glicêmica aos alimentos com fibras provavelmente depende da viscosidade da fibra, dose da mesma e matriz do alimento.[18]

A função da fibra no intestino grosso depende de dois fatores essenciais: a fermentabilidade da fibra específica e a microflora residente no intestino grosso. Fibras como a pectina e os fruto-oligossacarídeos são extensivamente fermentadas, enquanto a celulose e o farelo de trigo são fermentados devagar ou não são fermentados.[19] O grau de fermentação afeta o bolo fecal, de tal modo que as fibras menos fermentáveis podem aumentá-lo e, assim, contribuir para um efeito laxante. As fibras fermentáveis também têm o potencial de criar bolo fecal, mas esse efeito não advém da fibra propriamente dita. Em vez disso, as fibras fermentáveis podem acarretar aumento da massa bacteriana, retendo água e aumentando o tamanho das fezes.

Quais são os benefícios da fibra para a saúde?

É difícil resumir as conclusões alcançadas pelas pesquisas sobre fibras e saúde, porque muitas vezes é impossível determinar se os efeitos finais sobre a saúde são decorrentes do consumo de fibras em si ou se resultam das alterações na densidade de nutrientes e ingestão nutricional observadas com a presença de fibras em um alimento. Especificamente, as dietas ricas em fibra muitas vezes aumentam a ingestão de compostos biologicamente ativos, como os fitoquímicos e antioxidantes, ausentes nas dietas pobres em fibra. Dito isso, numerosos estudos epidemiológicos e de intervenção sugerem que a ingestão regular de fibras está associada a vários resultados benéficos para a saúde. Entretanto, esses benefícios dependem amplamente do tipo de fibra consumido e de quem a consumiu.

Doença cardiovascular

O nível de AI de 14 g de fibras para cada 1.000 kcal consumidas, estabelecido pelo IOM, é baseado na proteção contra a doença cardiovascular (DCV). Assim, os dados que sustentam essa relação são sólidos. Estudos epidemiológicos sugerem que a ingestão adequada de fibras promove uma diminuição consistente do risco de DCV e cardiopatia coronariana (CC), primariamente via redução dos níveis de lipoproteína de baixa densidade (LDL). Exemplificando, uma revisão relatou que a prevalência de CC era 29% menor entre os pacientes do quintil superior de ingestão de fibras dietéticas, em comparação ao observado entre aqueles do quintil inferior.[20]

Apesar da convincente literatura sobre epidemiologia das doenças cardiovasculares, esse tipo de dado não pode ser usado na implicação de causa e efeito. Os resultados de estudos clínicos aleatorizados são inconsistentes, mas parecem sugerir que as fibras podem exercer um papel benéfico na redução dos níveis de proteína C reativa, de apolipoproteína e da pressão arterial — todos biomarcadores de cardiopatia. Uma revisão sobre estudos de intervenção eficientemente controlados constatou que as fibras hidrossolúveis (especificamente, betaglucana, psílio, pectina e goma guar) eram mais efetivas para promover diminuição das concentrações séricas de colesterol LDL sem afetar as concentrações de lipoproteína de alta densidade (HDL).[21] Nos Estados Unidos, as alegações referentes à saúde sobre a capacidade da aveia, da cevada e do psílio em diminuir as concentrações sanguíneas de lipídios são aceitas.[9]

Embora fosse útil identificar os tipos mais benéficos e as doses de fibra requeridas para prevenir a DCV, esse tipo de dado ainda é indisponível. Mesmo assim, a Tabela 3.2 resume os diversos tipos e as doses de fibras que comprovadamente diminuem as concentrações de colesterol LDL.[20]

Tabela 3.2 Efeitos da ingestão de fibras solúveis sobre os valores séricos de colesterol de lipoproteína de baixa densidade

Tipo de fibra	Número de estudos	Número de participantes	Média (g) de fibras adicionadas por dia	Alterações da LDL (relatadas como alterações do tratamento menos alterações do placebo)
Pectina	5	71	15	–13,0
Betaglucana da cevada	9	129	5	–11,1
Goma guar	4	79	15	–10,6
Hidroxipropil metilcelulose	2	59	5	–8,5
Psílio	9	494	6	–5,5

LDL, lipoproteína de baixa densidade.

Adaptado de Anderson JW, Baird P, Davis RH Jr et al. Health benefits of dietary fiber. Nutr Rev 2009;67:188-205.

Diabetes tipo 2 e controle glicêmico

São propostas muitas teorias sobre a relação existente entre ingestão de fibra e diabetes tipo 2. Exemplificando, o consumo regular da quantidade recomendada de fibra tem o potencial de atenuar a taxa de absorção da glicose, prevenir o ganho de peso e aumentar a carga de antioxidantes e nutrientes benéficos na dieta, que são formas de ajudar a prevenir o diabetes.[9]

Numerosos estudos de coorte de ampla escala sustentaram a existência de uma forte relação inversa entre o consumo de fibras e o desenvolvimento de diabetes tipo 2. Em um estudo de coorte multiétnico, em que 75 mil participantes foram acompanhados durante 14 anos, observou-se que aqueles que consumiam mais de 15 g de fibras/dia apresentaram um risco de desenvolvimento de diabetes significativamente menor.[22] Especificamente, a ingestão de grandes quantidades de fibra de cereal diminuiu o risco de diabetes em 10% entre homens e mulheres, enquanto a ingestão de grande quantidade de fibra de verduras promoveu uma diminuição de risco de 22% somente entre os homens. Em outro estudo, pessoas que comeram grandes quantidades de fibra insolúvel (mais de 17 g/dia) ou de fibra de cereal (mais de 8 g/dia) apresentaram risco diminuído de desenvolvimento de diabetes tipo 2, em comparação com aqueles que ingeriram menos fibras.[23] No mesmo estudo, a ingestão de fibras solúveis não foi associada com risco de diabetes.

Demoraria muitos anos (e seria oneroso demais) para um estudo de intervenção avaliar o impacto de uma dieta à base de fibras, controlada e prolongada, sobre o desenvolvimento de diabetes. Por isso, a forma mais comum de avaliar essa relação é por meio de intervenções que avaliem a resposta glicêmica após a ingestão de fibra. Os estudos de intervenção fornecem resultados inconsistentes. Exemplificando, em comparação a uma dieta-controle de 5 semanas, a ingestão de betaglucana de aveia (5 g) durante 5 semanas diminuiu significativamente as respostas pós-prandiais de glicose e as respostas de insulina, enquanto a ingestão de betaglucana de cevada (5 ou 10 g) por 5 semanas não produziu o mesmo efeito.[24] Muitos estudos de intervenção aguda falharam em encontrar uma relação entre a ingestão de fibra e a resposta de glicose pós-prandial.[25-27]

Mesmo assim, a ADA afirmou que os níveis séricos de glicose geralmente são mais baixos quando as dietas fornecem 30 a 50 g diárias de fibras oriundas de fontes de alimentos integrais, em comparação às dietas pobres em fibras.[9] A ADA também sugeriu que suplementos de fibras que fornecem 10 a 29 g adicionais de fibras/dia podem promover alguns efeitos benéficos em termos de controle glicêmico.

Controle do apetite

A ingestão de fibras e a saciedade estão relacionadas, contudo fibras diferentes tendem a alterar a saciedade de maneiras distintas.[28-31] A relação provavelmente depende de muitos fatores, incluindo o tipo de fibra consumida (solúvel, insolúvel, viscosa ou fermentável), a dose de fibras (1 g *versus* 25 g), a pessoa em si (homem, mulher, obeso, magro, jovem, idoso) e a duração da ingestão de fibras (uma dose no almoço ou consumo diário por anos).

Múltiplos mecanismos são usados para descrever o modo como a fibra influencia a saciação e a saciedade. Uma saciação maior pode ser produto do tempo mais prolongado necessário à mastigação de certos alimentos ricos em fibras.[29,30] O tempo mais prolongado para mastigação promove produção de saliva e suco gástrico, podendo aumentar a distensão gástrica. Algumas fibras solúveis ou viscosas se dissolvem na água, e isso também pode aumentar a distensão. Acredita-se que a distensão do estômago desencadeie sinais vagais aferentes de repleção, que provavelmente contribuem para a saciação durante as refeições e para a saciedade no período pós-refeição.[32] Adicionalmente, algumas fibras podem retardar o esvaziamento gástrico e diminuir a velocidade de absorção da glicose no intestino delgado. Quando a glicose é liberada lentamente, a resposta de insulina também pode ser atenuada. Respostas de insulina e glicose pós-prandiais estáveis e lentas às vezes estão correlacionadas com a saciação e a saciedade, ainda que nem sempre.[33]

Conforme o alimento se desloca pelo trato gastrintestinal (GI) superior e inferior, vários hormônios relacionados à saciedade são liberados e sinais vão sendo enviados ao encéfalo (ver também o capítulo sobre controle da ingestão de alimentos e do apetite). Muitos desses hormônios (i. e., grelina, polipeptídeo YY, peptídeo glucagon-símile) são considerados reguladores da saciedade, da ingestão de alimentos e do balanço energético geral.[34]

O freio ileal também pode influenciar a saciedade. Esse mecanismo de retroalimentação inibitória controla o trânsito de uma refeição ao longo do trato GI.[35] À medida que o alimento é empurrado por contração para fora do estômago e para dentro do intestino delgado, mensageiros distais determinam a velocidade com que o alimento passará pelo trato digestivo. O controle da velocidade e do movimento de um alimento ingerido permite otimizar a digestão e absorção dos nutrientes. Os tipos e as quantidades de nutrientes consumidos influenciam a ação do freio ileal; contudo, o papel da fibra na ativação desse freio ainda é indeterminado.[36] Por fim, certos tipos de fibras são amplamente fermentáveis no cólon. O processo de fermentação foi descrito como um potencial modificador da saciedade.[37-39]

Estudos de intervenção sobre fibras e saciedade forneceram resultados conflitantes. Está claro que nem todas as fibras são iguais quando se trata de saciedade. As fibras viscosas (p. ex., farelo de aveia e psílio) podem ser mais efetivas, embora as fibras insolúveis que sobrevivem ao trânsito intestinal (p. ex., farelo de trigo e celulose) também possam alterar positivamente a saciedade. Além disso, as fibras oriundas de alimentos integrais podem intensificar a saciedade de forma mais significativa do que as fibras processadas ou isoladas do mesmo alimento.[40,41]

Peso corporal

Em 1973, Heaton descreveu que a baixa ingestão de fibras poderia diminuir a ingestão de energia, e isso, teoricamente, poderia levar à perda de peso.[42] Hoje, estudos de coorte prospectivos relatam de modo consistente que aqueles que consomem quantidades maiores de fibra pesam menos que aqueles que consomem quantidades menores.[43] De fato, um estudo relatou que, no decorrer de um período de 20 meses, cada 1 g a mais de fibras consumida por dia corresponderia a uma diminuição de peso corporal da ordem de 250 g.[44]

Em pesquisas de maior escala, a ingestão de fibras usualmente apresenta covariação com outros fatores de estilo de vida benéficos, como a ingestão de frutas e verduras e o hábito de praticar exercício. Em adição, as dietas ricas em fibras são tipicamente mais pobres em gordura e densidade energética, e isso é útil para manter um peso corporal saudável. É importante considerar esse fator, porque a mera adição de suplementos de fibras à dieta pode não produzir os mesmos resultados.

Ao considerar os dados clínicos, Howarth et al.[29] sintetizaram os resultados de mais de 50 estudos de intervenção que avaliaram as relações existentes entre ingestão de energia, peso corporal e ingestão de fibras. Esses pesquisadores estimaram que um aumento de 14 g diárias na ingestão de fibras estava associado a uma diminuição de 10% na ingestão enérgica e à perda de 2 kg de peso no decorrer de aproximadamente 4 meses. As alterações observadas na ingestão de energia e no peso corporal ocorreram de forma independente de a fonte de fibras ser um alimento naturalmente rico em fibras ou um suplemento de fibras funcionais.

Câncer

Câncer de cólon

Na década de 1970, muitos relatos sugeriram que a prevalência aumentada de câncer colorretal era resultado das dietas pobres em fibra.[45] Essa afirmação era baseada predominantemente nas diferenças entre as taxas de incidência de câncer colorretal observadas entre diferentes nações e regiões com alta e baixa ingestão de fibras. É evidente que esse tipo de dados é deficiente de evidências causais.

Desde 2005, os resultados de vários estudos de ampla escala, incluindo alguns de intervenção, sugeriram que a ingestão de fibras não está associada ao risco geral de desenvolvimento de câncer colorretal.[46-48] Exemplificando, o *Polyp Prevention Trial* (PPT), que teve 8 anos de duração, avaliou os efeitos de uma dieta rica em fibras (18 g/1.000 kcal), com frutas e verduras em abundância e baixo teor de gordura, sobre a recorrência de pólipos adenomatosos no cólon.[49] O estudo falhou em demonstrar o efeito da dieta sobre a recorrência de adenoma após 8 anos de seguimento. Possivelmente, os adenomas recorrentes eram inadequados como marcadores do desenvolvimento de câncer de cólon. Foi o maior e mais abrangente de todos os estudos de intervenção conduzidos até hoje. A inexistência de uma relação entre intervenções de dieta rica em fibras e risco de câncer colorretal pode ser verdadeira, mas também é possível que reflita o longo período de latência para o desenvolvimento do câncer colorretal. A adesão precária às intervenções dietéticas entre os participantes do estudo também pode ter diluído a força dessa relação. Quando os "superaderentes" do PPT (participantes do estudo que relataram ter excedido todas as metas dietéticas durante um período de 4 anos) foram incluídos na análise de subgrupo, os pesquisadores encontraram uma diminuição de 35% na recorrência do adenoma colorretal, em comparação ao observado nos controles.[50] Os superaderentes, todavia, também apresentaram uma coleção de fatores de estilo de vida estatisticamente diferentes.

Assim, ainda não está claro se a ingestão de fibras confere proteção contra o câncer colorretal. Entretanto, com o uso de novos delineamentos experimentais, espera-se que sejam reveladas melhores alternativas para conhecer as alterações colônicas ocorridas durante o desenvolvimento do câncer de cólon, bem como para entender especificamente o modo como essas alterações podem estar relacionadas à ingestão de fibras.[51]

Câncer de mama

Os fatores reprodutivos e a gordura corporal podem afetar os valores plasmáticos de estrógeno, progesterona e insulina. Cada um desses valores foi identificado como potencial fator de risco de desenvolvimento de câncer de mama. Foi cogitada a hipótese de que a ingestão de fibras diminui o risco de desenvolvimento de câncer de mama, especificamente via modulação do metabolismo hormonal. A hipótese é amplamente baseada em pesquisas que mostram que as mulheres vegetarianas excretam mais estrógeno nas fezes e apresentam concentrações plasmáticas de estrógeno menores, em comparação com aquelas que consomem proteína animal.[52] Entretanto, muitos estudos de coorte prospectivos falharam em encontrar uma associação entre ingestão de fibras e risco de câncer de mama em mulheres.[53,54]

Por outro lado, um estudo mais recente relatou que mulheres em pós-menopausa que consumiram mais de 26 g de fibras/dia apresentaram um risco de câncer de mama 13% menor do que o risco apresentado por mulheres que consumiram menos de 11 g de fibras/dia.[55] A redução do risco foi mais forte para os tumores lobulares do que para os tumores ductais, bem como para os tumores negativos para receptores de estrógeno e progesterona do que para tumores positivos para esses receptores. A fibra oriunda de grãos, frutas, verduras e feijões não apresentou associação com o risco de câncer de mama, enquanto a ingestão de fibras solúveis (e não de fibras insolúveis) estava inversamente associada ao risco de câncer de mama. O achado confirma que o câncer de mama é uma doença complexa e fatores dietéticos (p. ex., ingestão de fibras) provavelmente não exercem papel consistente ao longo dos subtipos específicos de câncer ou no estado de menopausa.

Imunidade

Algumas evidências sugerem a melhora da função imune com a ingestão de fibras. O mecanismo de ação muitas vezes envolve a presença ou ausência de algumas microfloras intestinais. Os probióticos e pré-bióticos são usados com frequência nas discussões sobre fibras e função imune. Os probióticos são microrganismos vivos que, ao serem consumidos, sobrevivem ao trânsito pelo trato GI e beneficiam o hospedeiro.[56] Os pré-bióticos são ingredientes de alimentos não digeríveis que estimulam o crescimento ou a atividade de bactérias benéficas no cólon[56] (ver também o capítulo sobre pré-bióticos e probióticos). Os probióticos comumente são adicionados aos alimentos e produtos que contêm fibras, enquanto os pré-bióticos, em geral, são um tipo de fibra (i. e., fruto-oligossacarídeos). As pesquisas sobre os potenciais benefícios para a saúde proporcionados pelos probióticos e pré-bióticos têm sido conduzidas há muitos anos, embora os estudos sobre os efeitos dessas substâncias no sistema imune e nos processos inflamatórios sejam escassos. Os efeitos dos probióticos sobre o sistema imune, a infecção e a inflamação foram revisados em 2009.[57] De modo geral, os dados sugerem que as relações são amplamente dependentes do tipo de espécie e das cepas avaliadas. *Lactobacillus* e *Bifidobacterium* são as duas espécies mais provavelmente estudadas e consideradas benéficas para diversas condições. Uma revisão similar também foi conduzida sobre os pré-bióticos.[58] Os resultados alcançados pelos estudos realizados com seres humanos são mistos. Dez estudos sobre pré-bióticos envolvendo bebês e crianças relataram efeitos benéficos quanto a infecções, enquanto 15 estudos envolvendo adultos mostraram poucos efeitos.

Ação laxante e constipação

Uma revisão de quase 100 estudos avaliou o efeito da ingestão de fibras sobre os hábitos intestinais.[59] A revisão sugeriu que todas as fontes de fibra podem levar a um aumento da produção fecal. Contudo, nem todas as fibras contribuíram igualmente. A pectina (o tipo de fibra encontrada na polpa de frutas como as maçãs), por exemplo, aumentou o peso das fezes em apenas 1,3 g/g de fibras consumidas, enquanto o farelo de trigo aumentou o peso das fezes em 5,7 g/g de fibras consumidas. A explicação para as diferenças de peso das fezes é amplamente baseada nas propriedades distintas de cada fibra. Os fatores que contribuem para o tamanho das fezes são: algumas fibras podem reter mais água que outras; algumas fibras podem ser menos suscetíveis à degradação ao longo do trato digestivo; e as fibras fermentáveis podem aumentar a massa bacteriana. Em geral, fezes maiores estão associadas a um trânsito mais rápido pelo cólon e, portanto, a menos constipação.[60]

Se a fibra é benéfica para a saúde, o consumo excessivo é prejudicial?

Embora um nível de ingestão máxima tolerável (UL) para fibras não tenha sido estabelecido, certos tipos de fibra podem causar gases, distensão abdominal, desconforto abdominal ou alterações indesejáveis nos movimentos intestinais. Entretanto, esses efeitos são meramente "sintomas" do consumo de fibras e não constituem uma indicação de toxicidade. A tolerância varia amplamente de uma pessoa para outra. Exemplificando, em um estudo no qual os participantes consumiram 10 g de inulina, alguns relataram ausência de efeito e outros relataram múltiplos sintomas continuamente, por um período de 48 horas. O achado confirmou a ampla gama de tolerância pessoal.[61]

Em adição, algumas pesquisas sugerem que as dietas ricas em fibra estão significativamente associadas a concentrações de hormônio diminuídas e a uma probabilidade maior de anovulação.[62] As dietas ricas em fibra também são preocupantes por causa da ligação com a absorção diminuída de minerais, incluindo cálcio, ferro e zinco.[9] Para as populações ocidentais que consomem dietas tipicamente pobres em fibras, todavia, a absorção diminuída de minerais não representa um problema clínico. Adicionalmente, pesquisas sugerem que certas fibras (p. ex., inulina) podem, na verdade, intensificar a absorção de cálcio em algumas populações.[63]

Referências bibliográficas

1. Hipsley EH. Br Med J 1953;2:420–2.
2. Food and Nutrition Board, Institute of Medicine. Dietary Reference Intakes. Dietary, Functional, and Total Fiber. Washington, DC: National Academy Press, 2002.
3. Jones JR, Lineback DM, Levine MJ. Nutr Rev 2006;64:31–8.
4. Dikeman CL, Fahey GC. Crit Rev Food Sci Nutr 2006;46: 649–63.
5. Gallaher DD, Wood KJ, Gallaher CM et al. Cereal Chem 1999; 76:21–24.
6. Barry JL, Hoebler C, Macfarlane GT et al. Br J Nutr 1995;74: 303–22.
7. Rose DJ, DeMeo MT, Keshavarzian A et al. Nutr Rev 2007;65: 51–62.
8. Food and Nutrition Board, Institute of Medicine. Dietary Reference Intakes for Energy, Carbohydrate, Fiber, Fat, Fatty Acids, Cholesterol, Protein, and Amino Acids. Washington, DC: National Academy Press, 2005.
9. Slavin JL. J Am Diet Assoc 2008;108:1716–31.

10. US Department of Agriculture, Center for Nutrition Policy and Promotion. Trends in Dietary Fiber in the US Food Supply: Sales of Grain Products. Alexandria, VA: US Department of Agriculture Center for Nutrition Policy and Promotion, 2007.
11. US Department of Agriculture, Agricultural Research Service, Nutrient Database for Standard Reference, Release 22. Washington, DC: US Department of Agriculture, 2009. Disponível em: http://www.ars.usda.gov/ba/bhnrc/ndl. Acesso em 1 de agosto de 2010.
12. Maqbool S, Parkman HP, Friedenberg FK. Dig Dis Sci 2009; 54:2167–74.
13. Juvonen KR, Purhonen AK, Salmenkallio-Marttila M et al. J Nutr 2009;139:461–6.
14. De Peter V, Cloetens L, Rutgeerts P et al. Scand J Gastroenterol 2007;42:1187–93.
15. Ganji V, Kies CV. Eur J Clin Nutr 1994;48:595–7.
16. Aman P, Pettersson D, Zhang JX et al. J Nutr 1995;125:2341–7.
17. Juvonen KR, Salmenkallio-Marttila M, Lyly M et al. Nutr Metab Cardiovasc Dis. 2011;21(9):748–56.
18. Brand-Miller JC, Stockmann K, Atkinson F et al. Am J Clin Nutr 2009;89:97–105.
19. Klosterbuer A, Roughead ZF, Slavin JL. Nutr Clin Pract 2011;26(5):625–35.
20. Anderson JW, Baird P, Davis RH Jr et al. Nutr Rev 2009;67: 188–205.
21. Theuwissen E, Mensink RP. Physiol Behav 2008;94:285–92.
22. Hopping BN, Erber E, Grandinetti A et al. J Nutr 2010;140: 68–74.
23. Meyer KA, Kushi LH, Jacobs DR et al. Am J Clin Nutr 2000; 71:921–30.
24. Biorklund M, van Rees A, Mensink RP et al. Eur J Clin Nutr 2005;59:1272–81.
25. Kim H, Stote KS, Behall KM et al. Eur J Nutr 2009;48:170–5.
26. Hlebowicz J, Wickenberg J, Fahlstrom R et al. Nutr J 2007;6:22.
27. Mathern JR, Raatz SK, Thomas W et al. Phytother Res 2009; 23:1543–8.
28. Slavin J, Green H. 2007;32:32–42.
29. Howarth NC, Saltzman E, Roberts SB. Nutr Rev 2001;59: 129–39.
30. Burton-Freeman B. J Nutr 2000;130:272S–5S.
31. Willis HJ, Eldridge AL, Beiseigel J et al. Nutr Res 2009; 29:100–5.
32. de Graaf C, Blom WA, Smeets PA et al. Am J Clin Nutr 2004; 79:946–61.
33. Flint A, Gregersen NT, Gluud LL et al. Br J Nutr 2007; 98:17–25.
34. Chaudhri OB, Salem V, Murphy KG et al. Annu Rev Physiol 2008;70:239–55.
35. Van Citters GW, Lin HC. Curr Gastroenterol Rep 1999;1: 404–9.
36. Van Citters GW, Lin HC. Curr Gastroenterol Rep 2006;8: 367–73.
37. Wong JM, de Souza R, Kendall CW et al. J Clin Gastroenterol 2006;40:235–43.
38. Nilsson AC, Ostman EM, Holst JJ et al. J Nutr 2008;138: 732–9.
39. Zhou J, Martin RJ, Tulley RT et al. Am J Physiol Endocrinol Metab 2008;295:E1160–6.
40. Flood-Obbagy JE, Rolls BJ. Appetite 2009;52:416–22.
41. Anne Moorhead S, Welch RW, Barbara M et al. Br J Nutr 2006;96:587–95.
42. Heaton KW. Lancet 1973;2:1418–21.
43. Maskarinec G, Takata Y, Pagano I et al. Obesity 2006;14: 717–26.
44. Tucker LA, Thomas KS. J Nutr 2009;139:576–81.
45. Walker AR. Am J Clin Nutr 1976;29:1417–26.
46. Uchida K, Kono S, Yin G et al. Scand J Gastroenterol 2010; 45:1223–31.
47. Schatzkin A, Mouw T, Park Y et al. Am J Clin Nutr 2007; 85:1353–60.
48. Michels KB, Fuchs CS, Giovannucci E et al. Cancer Epidemiol Biomarkers Prev 2005;14:842–9.
49. Lanza E, Yu B, Murphy G et al. Cancer Epidemiol Biomarkers Prev 2007;16:1745–52.
50. Sansbury LB, Wanke K, Albert PS et al. Am J Epidemiol 2009; 170:576–84.
51. Corfe BM, Williams EA, Bury JP et al. BMC Cancer 2009; 9:332.
52. Goldin BR, Adlercreutz H, Gorbach SL et al. N Engl J Med 1982;307:1542–7.
53. Lajous M, Boutron-Ruault MC, Fabre A et al. Am J Clin Nutr 2008;87:1384–91.
54. Cade JE, Burley VJ, Greenwood DC et al. Int J Epidemiol 2007;36:431–8.
55. Park Y, Brinton LA, Subar AF et al. Am J Clin Nutr 2009;90: 664–71.
56. Douglas LC, Sanders ME. J Am Diet Assoc 2008;108: 510–21.
57. Lomax AR, Calder PC. Curr Pharm Des 2009;15:1428–518.
58. Lomax AR, Calder PC. Br J Nutr 2009;101:633–58.
59. Cummings JH. The effect of dietary fiber on fecal weight and composition. In: CRC Handbook of Dietary Fiber in Human Nutrition. 3rd ed. Boca Raton, FL: CRC Press, 2001.
60. Birkett AM, Jones GP, de Silva AM et al. Eur J Clin Nutr 1997; 51:625–32.
61. Bonnema AL, Kolberg LW, Thomas W et al. J Am Diet Assoc 2010;110:865–8.
62. Gaskins AJ, Mumford SL, Zhang C et al. Am J Clin Nutr 2009; 90:1061–9.
63. Holloway L, Moynihan S, Abrams SA et al. Br J Nutr 2007; 97:365–72.

Sugestões de leitura

Food and Nutrition Board, Institute of Medicine. Dietary Reference Intakes for Energy, Carbohydrate, Fiber, Fat, Fatty Acids, Cholesterol, Protein, and Amino Acids. Washington, DC: National Academy Press, 2005.

Gray J. Dietary Fibre: Definition, Analysis, Recommendations, and Health Benefits. Brussels: ILSI Europe, 2006.

Slavin JL. Position of the American Dietetic Association: health implications of dietary fiber. J Am Diet Assoc 2008;108:1716–31.

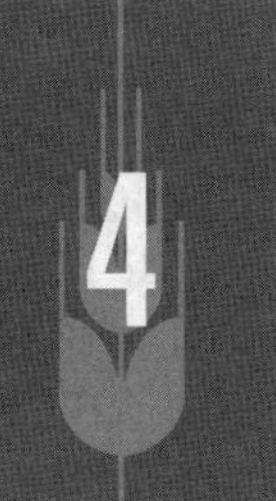

4 Lipídios, esteróis e seus metabólitos*

Peter J.H. Jones e Todd Rideout

Introdução histórica

Evans e Burr, em 1927, foram os primeiros a demonstrar por meio de experimentos que a deficiência de gordura afetava gravemente tanto o crescimento quanto a reprodução de animais, apesar da adição das vitaminas lipossolúveis A, D e E à dieta. Eles sugeriram que a gordura continha uma nova substância essencial, denominada *vitamina F.* O trabalho dos mesmos pesquisadores em 1929 foi o primeiro a demonstrar a importância nutricional de componentes lipídicos específicos na gordura. Ratos desmamados alimentados com uma dieta isenta de gordura demonstraram comprometimento do crescimento, descamação cutânea, necrose do rabo e aumento da mortalidade – condições que foram revertidas pela alimentação com ácido linoleico (C18:2n-6). Os mesmos autores descreveram fertilidade comprometida e aumento no consumo de água como sintomas adicionais de uma deficiência de C18:2n-6 ou de ácido α-linolênico (C18:3n-3). Posteriormente, Burr e Burr cunharam o termo *ácidos graxos essenciais* (AGE) para se referir aos ácidos graxos (FA) não sintetizados pelos mamíferos e cujas deficiências poderiam ser revertidas pelo acréscimo de FA específicos à dieta.

O ácido araquidônico (C20:4n-6) foi definido como um AGE, em 1938. Verificou-se que esse ácido era aproximadamente três vezes mais efetivo que o C18:2n-6 na atenuação dos sintomas da deficiência de ácidos graxos essenciais (EFAD). Subsequentemente, observou-se que o C18:2n-6 podia biotransformar-se em C20:4n-6, assim, o C18:2n-6 foi considerado como o AGE insaturado fundamental, cuja presença é necessária na alimentação de animais. Ainda que vários pesquisadores tenham sido capazes de produzir EFAD em diferentes espécies, alimentando os animais com dietas deficientes em ácidos graxos essenciais, a EFAD foi descrita

*__Abreviaturas__: **AGE**, ácido graxo essencial; **AI**, ingestão adequada; **Apo**, apolipoproteína (com modificador; p. ex., Apo-A); **ATP**, trifosfato de adenosina; **BS**, sais biliares; **CE**, ésteres de colesterol; **CETP**, proteína de transporte de éster de colesterol; **CH**, colesterol; **CO**, cicloxigenase; **CoA**, coenzima A; **DG**, diglicerídeos; **DHA**, ácido docosahexanoico; **EAR**, necessidade média estimada; **EFAD**, deficiência de ácidos graxos essenciais; **EPA**, ácido eicosapentanoico; **ER**, retículo endoplasmático; **FA**, ácido graxo; **FABP**, proteínas de ligação dos ácidos graxos; **FAD**, flavina adenina dinucleotídeo; **HDL**, lipoproteínas de alta densidade; **HETE**, ácido hidroxieicosatetranoico; **IDL**, lipoproteínas de densidade intermediária; **LCAT**, lecitina:colesterol aciltransferase; **LCFA**, ácidos graxos de cadeia longa; **LDL**, lipoproteínas de baixa densidade; **LO**, lipoxigenase; **LPL**, lipoproteína lipase; **LT**, leucotrienos; **MG**, monoglicerídeos; **MUFA**, ácidos graxos monoinsaturados; **NAD**, nicotinamida adenina dinucleotídeo; **NADH**, nicotinamida adenina dinucleotídeo (reduzido); **NPC1L1**, Niemann-Pick-C1-like 1; **PC**, fosfatidilcolina; **PE**, fosfatidiletanolamina; **PG**, prostaglandinas; **PGHS**, prostaglandina H sintase; **PI**, fosfatidilinositol; **PL**, fosfolipídios; **PPAR**, receptor ativado por proliferadores de peroxissoma; **PUFA**, ácidos graxos poli-insaturados; **SAFA**, ácidos graxos saturados; **SCFA**, ácidos graxos de cadeia curta; **TBARS**, substâncias reativas ao ácido tiobarbitúrico; **TG**, triglicerídeos; **TRL**, lipoproteína rica em triglicerídeos; **TXA**, tromboxanos; **VLCFA**, ácidos graxos de cadeia muito longa; **VLDL**, lipoproteínas de muito baixa densidade.

pela primeira vez em humanos apenas em 1958. Lactentes alimentados com uma dieta formulada à base de leite sem AGE mostraram sintomas dérmicos graves, que foram aliviados pela adição de C18:2n-6.

Em seres humanos adultos, a EFAD foi posteriormente descrita como uma consequência da nutrição parenteral na qual se infundiam continuamente soluções livres de gorduras. As erupções cutâneas resultantes e as baixas concentrações plasmáticas de ácidos graxos poliinsaturados (PUFA) foram revertidas pela infusão de emulsões intravenosas contendo C18:2n-6. Holman et al.,[1] em 1982, relataram o primeiro exemplo de sintomas de deficiência atribuídos ao C18:3n-3, em uma menina de 6 anos de idade, mantida sob alimentação parenteral por cinco meses, cuja composição era baseada em uma emulsão de óleo de cártamo, rico em C18:2n-6. Neuringer et al.,[2] em 1984, demonstraram a deficiência de C18:3n-3 na descendência de macacos Rhesus, manifestada como perda de atividade visual. A deficiência de C18:3n-3 também foi descrita em pacientes que haviam recebido de 0,02 a 0,09% das calorias como FA n-3, através de sonda de alimentação gástrica, por um período de 2,5 a 12 anos.[3] A dermatite escamosa e as concentrações diminuídas de FA n-3 no plasma e nos eritrócitos dos pacientes foram revertidas pela suplementação com C18:3n-3.

Química e estrutura

Gorduras e lipídios são geralmente definidos como uma classe de compostos solúveis em solventes orgânicos, que incluem acetona, éter e clorofórmio. Esses compostos variam acentuadamente de tamanho e de polaridade, em uma faixa de variação que abrange desde triglicerídeos (TG) e ésteres de esteróis hidrofóbicos até fosfolipídios (PL) e cardiolipinas. Os lipídios da dieta também incluem o colesterol (CH) e os fitoesteróis. Ao contrário de outros macronutrientes, a imiscibilidade dos lipídios em água faz com que esses compostos recebam processamentos especializados durante a digestão, absorção, transporte, armazenamento e utilização. Esta especialização da regulação metabólica distingue os lipídios dietéticos e seus metabólitos de outros macronutrientes.

Triglicerídeos e ácidos graxos

Os TG (ou triacilgliceróis) correspondem, sem dúvida, aos lipídios que se encontram em maior proporção na dieta consumida por humanos. Um TG é composto por três ácidos graxos (FA) esterificados com uma molécula de glicerol, em uma das três posições de ligação distintas do ponto de vista estereoquímico: sn-1, sn-2 e sn-3. As variações em relação ao tipo de FA e seu padrão de ligação ao glicerol aumentam ainda mais a heterogeneidade da composição dos TG. Na maior parte dos óleos dietéticos, aproximadamente 90% da massa de TG é composta por FA, que são geralmente cadeias de hidrocarbonetos não ramificadas com um número par de carbonos, que variam de 4 a 26 átomos de carbono.[4] Ácidos graxos de cadeia muito longa (VLCFA) predominam no cérebro e nos tecidos especializados, como a retina e os espermatozoides.[5,6] O tecido adiposo contém FA de extensões variadas.

Além das diferenças de comprimento de cadeia, os FA variam quanto ao número e arranjo das duplas-ligações ao longo da cadeia de hidrocarbonetos. Os principais FA são apresentados na Tabela 4.1. Os sistemas de identificação da posição das duplas-ligações ao longo da cadeia de hidrocarbonetos incluem a contagem dos carbonos a partir de ambas as extremidades da molécula. O sistema "Δ", o menos comum dos sistemas de identificação das duplas-ligações, faz a contagem a partir da carboxila terminal da cadeia acil do ácido graxo. A identificação da posição do primeiro carbono de uma dupla-ligação é utilizada mais frequentemente, em relação ao grupo metila terminal do FA. As duplas-ligações identificadas em relação à metila terminal utilizam os termos "n" ou "ω" para indicar a distância da primeira dupla-ligação ao longo da cadeia de carbonos. Para que contenha uma única dupla-ligação, um FA deve apresentar um comprimento de pelo menos doze átomos de carbono. Esses ácidos graxos monoinsaturados (MUFA) possuem tipicamente uma dupla-ligação na posição n-9 ou n-7. A adição posterior de duplas-ligações produz um ácido graxo poliinsaturado (PUFA). Cada dupla-ligação subsequente ocorre invariavelmente a três átomos de carbono de distância, na cadeia de carbono, a partir da ligação precedente. Portanto, o número de duplas-ligações dentro de um FA é restringido pelo comprimento de sua cadeia, mas jamais excederá seis. Um FA de dezoito átomos de carbono ou mais, que possua mais de uma única dupla-ligação, irá conter a primeira ligação de sua série apenas nas posições n-9, n-6 ou n-3. Para um FA com dezesseis átomos de carbono, a primeira dupla-ligação pode estar localizada na posição n-7.

A essencialidade de um FA depende da distância da primeira dupla-ligação em relação à metila terminal. Durante a formação de novo de FA, as enzimas biossintéticas humanas podem inserir duplas-ligações na posição n-9 ou superior; entretanto, essas enzimas não podem inserir duplas-ligações em nenhuma posição mais próxima ao grupo metila terminal. Por essa razão, FA com duplas-ligações nas posições n-6 e n-3 são, como classes individuais, consideradas essenciais. Esses AGE devem, portanto, ser obtidos de vegetais e de outros organismos que possuam as vias enzimáticas para sua construção. Os tecidos de mamíferos contêm quatro famílias de PUFA (n-3, n-6, n-7, n-9) designados de acordo com o número de átomos de carbono, a partir do grupo metila terminal até o primeiro carbono da primeira dupla-ligação. Entre todos os FA, apenas as classes n-6 e n-3 são essenciais à dieta. Todos os outros FA podem ser sintetizados por humanos, a partir de fontes alternativas de energia na dieta.

As duplas-ligações presentes nos alimentos que consumimos mais frequentemente ocorrem na configuração *cis*. Ligações *trans* são resultados da hidrogenação, um processo usado para aumentar a viscosidade dos óleos, e por meio do metabolismo microbiano de ruminantes. As ligações *trans* reduzem a mobilidade rotacional interna da cadeia acil do ácido graxo e são menos reativas às adições eletrofílicas do tipo halogenação, hidratação e hidrogenação.[7,8] A maioria dos FA *trans* da dieta apresentam n igual a um (são monoinsaturados) e comprimento de dezoito carbonos. O principal FA *trans*, o ácido elaídico

Tabela 4.1 Nomes e códigos dos ácidos graxos

Nome comum	Nomenclatura de Genebra	Código
Ácido butírico	Ácido butanoico	C4:0
Ácido caproico	Ácido hexanoico	C6:0
Ácido caprílico	Ácido octanoico	C8:0
Ácido cáprico	Ácido decanoico	C10:0
Ácido láurico	Ácido dodecanoico	C12:0
Ácido mirístico	Ácido tetradecanoico	C14:0
Ácido palmítico	Ácido hexadecanoico	C16:0
Ácido esteárico	Ácido octadecanoico	C18:0
Ácido palmitoleico	Ácido 9-hexadecaenoico	C16:1, n-7 *cis*
Ácido oleico	Ácido 9-octadecaenoico	C18:1, n-9 *cis*
Ácido elaídico	Ácido 9-octadecaenoico	C18:1, n-9 *trans*
Ácido linoleico	Ácido 9,12-octadecadienoico	C18:2, n-6,9 todo-*cis*
Ácido α-linoleico	Ácido 9,12,15-octadecatrienoico	C18:3, n-3,6,9 todo-*cis*
Ácido γ-linoleico	Ácido 6,9,12-octadecatrienoico	C18:3, n-6,9,12 todo-*cis*
Ácido columbínico	Ácido 5,9,12-octatrienoico	C18:n-6 *cis*, 9 *cis*, 13 *trans*
Ácido araquídico	Ácido eicosanoico	C20:0
Ácido beênico	Ácido docosanoico	C22:0
Ácido eicosenoico	Ácido 11-eicosenoico	C20:1, n-9 *cis*
Ácido erúcico	Ácido 13-docosaenoico	C22:1, n-9 *cis*
Ácido brassídico	Ácido 13-docosaenoico	C22:1, n-9 *trans*
Ácido nervônico	Ácido 15-tetracosaenoico	C24:1, n-9 *cis*
Ácido de Mead	Ácido 5,8,11-eicosatrienoico	C20:3, n-9,12,15 todo-*cis*
Ácido di-homo-γ-linolênico	Ácido 8,11,14-eicosatetraenoico	C20:3, n-6,9,12 todo-*cis*
Ácido araquidônico	Ácido 5,8,11,14-eicosatetraenoico	C20:4, n-6,9,12,15 todo-*cis*
Ácido timnodônico	Ácido 5,8,11,14,17-eicosapentaenoico	C20:5, n-3,6,9,12,15 todo-*cis*
Ácido clupanodônico	Ácido 7,10,13,16,19-docosapentaenoico	C22: n-3,6,9,12,15 todo-*cis*
Ácido docosaexaenoico	Ácido 4,7,10,13,16,19-docosaexaenoico	C22:6, n-3,6,9,12,15,18 todo-*cis*

(C18:1n-9 *trans*), tem um ponto de fusão de 44°C, comparado com o valor de 13°C para o ácido oleico (C18:1n-9). Ligações *trans* também são encontradas em FA, contendo mais de uma dupla-ligação. Um exemplo é o ácido linoleico conjugado, que contém duplas-ligações *cis* e *trans*, separadas por somente dois, ao invés de três, átomos de carbono.

Fosfolipídios

Alguns lipídios dietéticos ocorrem na forma de fosfolipídios (PL). Os PL distinguem-se dos TG por conter grupos de cabeças polares que conferem propriedades anfipáticas à molécula. Os PL são antifílicos insolúveis, com um grupo de cabeça hidrofílico, frequentemente com propriedades de um íon dipolar e caudas hidrofóbicas, compostas por duas cadeias mais longas de FA. Essas cabeças polares estão ligadas à molécula fundamental do glicerol por meio de ligações fosfato. Esses grupos de cabeças polares podem variar de tamanho e carga, e incluem inositol, colina, serina, etanolamina e glicerol.

Esteróis

O colesterol (CH), uma molécula anfipática, possui um núcleo esteroide e uma cauda ramificada de hidrocarboneto. É encontrado na dieta tanto na forma livre como esterificado com FA, apenas em alimentos de origem animal; os óleos vegetais são livres de CH. Embora livres do CH, os materiais vegetais contêm fitoesteróis, compostos quimicamente relacionados ao CH. Os fitoesteróis dietéticos comuns estão listados na Figura 4.1. Os fitoesteróis diferem

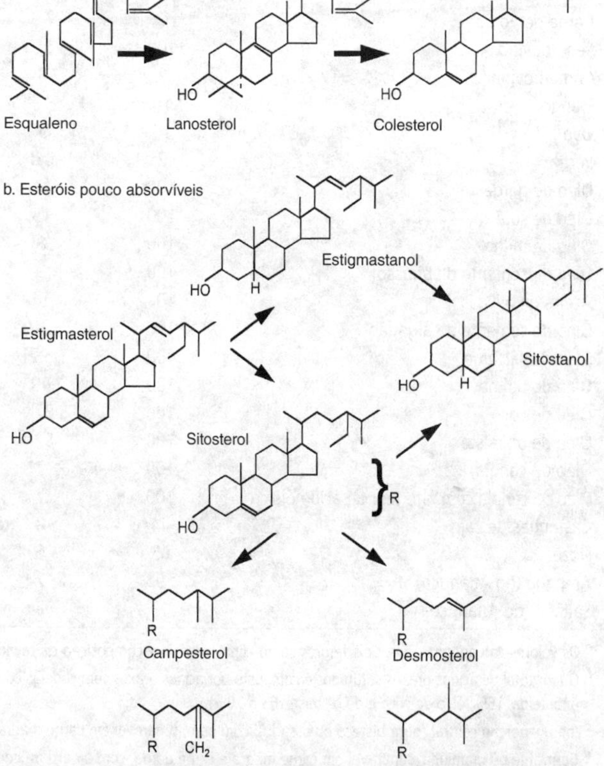

Figura 4.1 Estrutura molecular dos esteróis alimentares mais importantes (somente as cadeias laterais são exibidas para as quatro últimas estruturas).

quanto à configuração da cadeia lateral e ao padrão de ligação ao anel esteroide. Os fitoesteróis dietéticos mais comuns são o β-sitosterol, o campesterol e o estigmasterol. A Δ-5-hidrogenação dos fitoesteróis forma fitoesteróis saturados, incluindo o campestanol e o sitostanol. Esses fitoesteróis saturados são encontrados em quantidades muito pequenas nas dietas normais, mas podem ser produzidos comercialmente. Esteróis e estanóis vegetais são, com frequência, intencionalmente esterificados a FA, como o C18:2 n-6 e o n-3, para melhorar sua solubilidade e biodisponibilidade.

Considerações dietéticas

A ingestão média de gorduras pela dieta norte-americana representa de 35 a 40% do total de calorias consumidas.[9,10] Mais de 95% da ingestão total de gorduras é composta por TG, o restante está na forma de PL, FA livres, CH e esteróis vegetais. O total de TG na dieta dos norte-americanos é de cerca de 80 a 130 g por dia. Além da ingestão alimentar, os lipídios entram no trato gastrintestinal a partir das células da mucosa, da expulsão biliar no lúmen e da ação bacteriana.

Em quase nenhuma outra situação a escolha alimentar pode influenciar a composição de nutrientes como no caso das gorduras. O consumo de TG varia da mesma forma que variam amplamente os FA da alimentação quanto à composição de seus FA (Tab. 4.2). Existem grandes diferenças de composição de FA entre os óleos de fontes animais e vegetais, em grande parte atribuíveis a fatores genéticos e ambientais. No caso das gorduras animais, a composição da ração também influencia a composição final dos FA. Como será discutido posteriormente, esses fatores influenciam a composição de FA dos tecidos.

A ingestão de FA *trans* na dieta norte-americana não foi rigorosamente estabelecida, mas parece variar entre 2 e 7% da ingestão total de energia,[8,11] ao passo que a American Heart Association recomenda limitar as gorduras *trans* a menos de 1% da energia ingerida.[12,13] As quantidades de FA *trans* na dieta têm declinado ao longo das últimas décadas, em parte porque o aumento do consumo de gordura vegetal tem sido contrabalançado pelo declínio do teor de FA *trans* em muitos alimentos produzidos com gorduras vegetais.[7]

A contribuição dietética do CH varia significativamente entre os alimentos. Tipicamente, de 250 a 700 mg de CH são

Tabela 4.2 Composição de ácidos graxos de importantes gorduras alimentares[a]

		Composição média de ácidos graxos							
		Saturados			Monoinsaturados e poli-insaturados				
Alimento (100 g)	Teor médio de lipídios (%)	Total[b]	16:0	18:0	18:1	18:2	18:3	20:4
Leite de vaca, integral	4	3	0,8	0,4	0,8	0,12	0,08	
Manteiga	81	51	22	10	20	3	0,3	
Banha suína	100	39	24	14	41	10	1	
Carne de porco[c]	7	2,3	1,5	0,7	3	0,6	0,03	0,08
Sebo bovino	100	50	25	19	36	3	0,6	
Carne bovina[d]	9	3	2	1	4	0,3	0,05	0,04
Frango[e]	16	3,3	3	0,6	6	3	0,1	
Ovo	10	3	2	0,8	4	1	0,03	0,1
Peru[f]	2	0,3	0,3	0,08	0,4	0,3	0,01	0,02
Óleo de gergelim	100	14	9	5	39	39	0,3	
Óleo de soja	100	15	11	4	23	51	7	
Óleo de milho	100	8	5	2	57	23	6	
Óleo de semente de girassol	100	9	4	4	57	29		0
Azeite de oliva	100	14	11	2	7	10	0,8	0
Óleo de semente de algodão	100	26	23	2,3	17	52	0,2	0,1
Óleo de cártamo	100	6,2	4,28	2	14	75		
Óleo de palma	100	49	44	4	37	9	0,2	
Óleo de coco	100	87[b]	8	3	6	2		
Óleo de palmiste	100	82[b]	8	3	1	2		
Óleo de canola	100	7	4	2	62	19	9	
Óleo de canola com alto teor de ácido oleico	100	7	3	2	70	15	23	
Castanhas de caju	44	8	4	3	24	8	0,06	
Nozes	65	6	4	2	9	38	9	
Arenque (do Atlântico)	9	2	1	0,1	2	0,1	0,1	0,06
Salmão (do Atlântico)	13	3	2	0,5	3	1	0,2	0,09

[a] Os valores são aproximados, pois fatores como clima, espécie e composição da ração, entre outros, provocam grande variação.

[b] O teor total de ácidos graxos saturados é composto por ácidos graxos com cadeias com menos de 12 carbonos (manteiga, 14%) e por ácidos graxos com cadeias de 12 e 14 carbonos (manteiga, 16%; óleo de coco e de palmiste, 65 a 70%).

[c] Lombo, porção central (para bisteca ou assado), com osso, separável em carne magra e carne gorda, crua.

[d] Contrafilé ou maminha, separável em carne magra e carne gorda, com a gordura completamente aparada, qualquer qualidade, crua.

[e] Filezinho de peito de frango (*sassami*), cru.

[f] Carne de peito de peru.

Reproduzido com permissão de US Department of Agriculture. National Nutrient Database. Disponível em: <http://www.ars.usda.gov/ba/bhnrc/ndl>. Acesso em 31 de maio de 2011.

consumidos por dia na dieta norte-americana, sendo a maior proporção esterificada a FA. A redução dos níveis de CH dietético pode ser prontamente alcançada pela exclusão de gorduras animais e ovos da dieta. Em geral, as dietas norte-americanas contêm cerca de 250 mg/dia de esteróis vegetais, sendo que as dietas vegetarianas contêm quantidades muito maiores.[14]

Digestão e absorção

Digestão na boca e no esôfago

A digestão dos lipídios da dieta e de seus metabólitos desencadeia uma série de processos específicos que possibilitam a absorção ao longo do meio hidrossolúvel do intestino. A digestão se inicia na cavidade oral, com a salivação e a mastigação. A lipase lingual, liberada pelas glândulas serosas da língua, junto da saliva, inicia a hidrólise dos FA livres, a partir dos TG na posição sn-3. A hidrólise continua no estômago onde a lipase gástrica promove a digestão posterior dos lipídios, com preferência pelos TG que contêm FA de cadeia curta (SCFA). A gordura que entra na porção superior do duodeno é composta por aproximadamente 70% de TG, sendo o restante formado por uma mistura de produtos de hidrólise parcialmente digeridos.

Digestão intestinal

A digestão intestinal necessita de sais biliares (BS) e de lipase pancreática. Os BS, PL e esteróis são três componentes lipídicos principais da bile, líquido emulsificante produzido pelo fígado. Os BS primários, definidos como aqueles sintetizados diretamente a partir do CH hepático, incluem os BS tri e di-hidroxi, colato e quenodesoxicolato, respectivamente. Os BS secundários, incluindo o desoxicolato e o litocolato, são produzidos a partir dos BS primários por ação bacteriana sobre o colato e o quenodesoxicolato, no intestino.

A lipase pancreática, a principal enzima da digestão de TG, hidrolisa as ligações éster nas posições sn-1 e sn-3 da molécula de glicerol (Fig. 4.2). Os BS inibem a atividade da lipase pelo deslocamento da enzima do seu substrato na superfície da gotícula lipídica. A colipase, também uma proteína pancreática, reverte a inibição dos BS da lipase pancreática ligando-se à lipase e garantindo sua adesão à gotícula. Consequentemente, por meio de sua afinidade aos BS, aos PL e ao CH, a colipase facilita a transferência dos produtos de hidrólise, monoglicerídeos (MG) e FA livres, originados das gotículas de lipídios, para o interior das micelas que contêm sais biliares. Os ácidos graxos ligados na posição sn-2 dos MG, dos PL e dos ésteres de colesterol (CE) são resistentes à hidrólise pela lipase. A lipólise pela lipase pancreática é extremamente rápida, de modo que a produção de MG e de FA livres é mais rápida que sua subsequente incorporação nas micelas.[15]

A solubilização micelar dos produtos de hidrólise das gorduras ocorre por meio de ações anfipáticas dos BS e PL, que são secretados com uma razão de aproximadamente 1:3. O CH está presente na bile apenas na forma não esterificada, que é a principal forma de esterol.[16] As terminações polares dos sais biliares se orientam na direção do meio aquoso do quimo, enquanto as terminações não polares contendo grupos de hidrocarboneto estão voltadas para o centro da micela. Os BS e os PL agregam-se naturalmente, de modo que as terminações não polares formam um centro hidrofóbico.

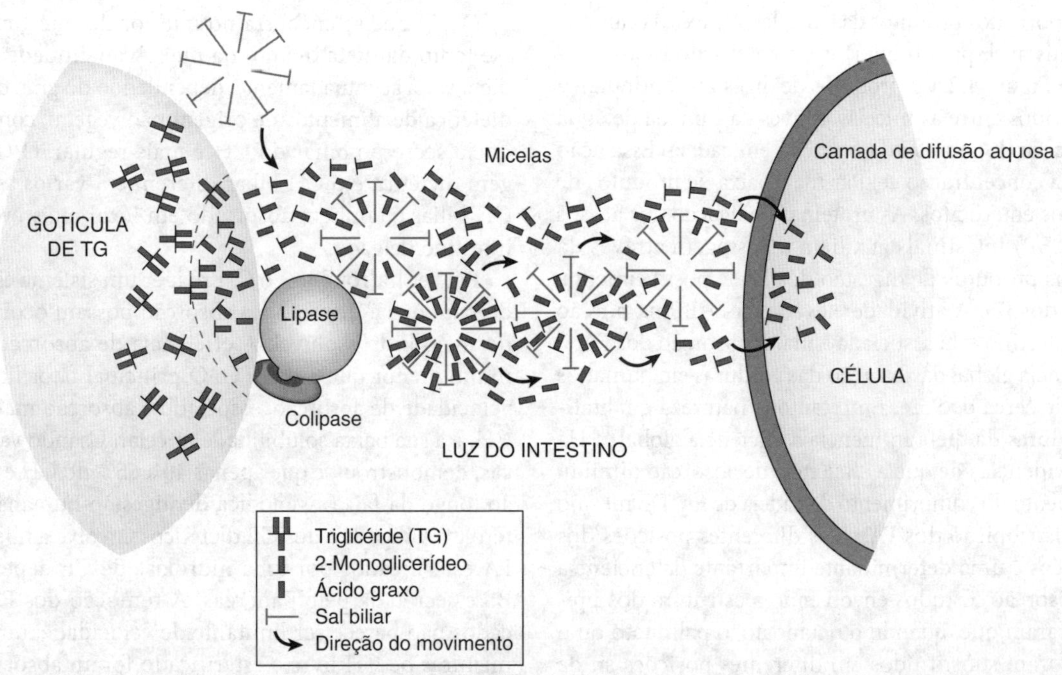

Figura 4.2 Hipótese do transporte de ácidos graxos e 2-monoglicerídeos mediante hidrólise mediada por lipases, transporte micelar e captação celular.

A incorporação dos MG no interior das micelas aumenta a capacidade das partículas de solubilizar FA livres e CH. As micelas de BS geralmente possuem a mais alta afinidade por MG e pelos FA insaturados de cadeia longa (LCFA).[17] Tanto os diglicerídeos (DG) como os TG apresentam uma limitação de incorporação às micelas. Quando formadas, as micelas mistas contendo FA, MG, CH, PL e BS migram para a camada aquosa imiscível, adjacente à superfície da membrana da borda em escova dos enterócitos.

Absorção

A absorção de lipídios parece ocorrer, em grande parte, por meio da difusão passiva. As micelas que contêm produtos de digestão das gorduras mantêm um equilíbrio dinâmico entre si; o peristaltismo, ação dinâmica do intestino, proporciona um alto contato intermicelar. Esse contato resulta na separação dos constituintes das micelas que apresentam mais conteúdo das que contêm menos, equilibrando a concentração micelar global dos produtos de digestão. Assim, durante a digestão do bolo das gorduras, as micelas retiram igual e rapidamente os produtos da digestão. Os 2-MG e os FA livres são liberados pela ação da lipase pancreática até que a capacidade de saturação das micelas seja atingida.

A penetração das micelas através da camada de água imiscível, que faz limite com as células da mucosa intestinal, representa o primeiro estágio da absorção. As micelas, mas não as gotículas de gordura, aproximam-se e entram nesta camada de água por dois motivos. Primeiro, as micelas são muito menores (30 a 100 Å) do que as gotículas de gordura emulsificadas (25.000 + 20.000 Å). Segundo, a natureza hidrofóbica das gotículas maiores de lipídios resulta em redução da solubilização no local da camada de água imiscível.

O transporte dos produtos das micelas, através da camada de água imiscível, para o interior do enterócito está representado na Figura 4.2. Os produtos de digestão continuam a ser transferidos entre as micelas através da camada de água imiscível, criando um efeito de reação em cadeia. Essa ação depende da concentração celular mais baixa de produtos de digestão nos enterócitos. As proteínas de ligação dos ácidos graxos (FABP) intestinais auxiliam a passagem através da mucosa dos produtos de digestão dos FA e, possivelmente, dos MG e dos BS. A atividade elevada da FABP na porção distal do intestino está associada à maior absorção dos FA.[18]

A eficiência global da absorção das gorduras em humanos adultos é de cerca de 95%. Entretanto, a natureza qualitativa das gorduras da dieta influencia a eficiência global.[19] Há também evidências de que a eficiência de absorção diminui com o aumento do comprimento da cadeia de FA. Do mesmo modo, a distribuição dos FA pelas diferentes posições dos TG dietéticos é uma determinante importante da eficiência final da absorção. Estudos envolvendo a estrutura dos lipídios mostraram que, quando o octanoato, o palmitato ou o linoleato foram substituídos em diferentes posições sn de uma molécula de TG, a distribuição nestas posições alterou a digestão, a absorção e o transporte linfático desse dois FA.[20,21] A tendência natural de o C16:0 localizar-se na posição sn-2, no leite humano, pode consequentemente explicar a alta digestibilidade da gordura do leite. FA, com cadeias menores que doze átomos de carbono de comprimento, também são absorvidos passivamente pela fronteira da mucosa gástrica e assimilados pela veia portal.[22]

Os BS das micelas não são absorvidos junto com os produtos da digestão das gorduras, mas são reabsorvidos posteriormente, no trato gastrintestinal. A absorção intestinal passiva dos BS não conjugados ocorre por todo o intestino delgado e pelo cólon. Os componentes do transporte ativo predominam no íleo e incluem o receptor de membrana da borda em escova, as proteínas de ligação dos ácidos biliares do citosol e as proteínas de troca aniônica basolaterais. A recirculação entero-hepática de sais biliares apresenta eficiência de, aproximadamente, 98%.[23]

Digestão e absorção de fosfolipídios

Os PL da dieta constituem apenas uma pequena porção dos lipídios ingeridos; entretanto, os PL são secretados em grandes quantidades na bile. Os PL participam da emulsificação das gotículas de TG, bem como da solubilização nas micelas do CH. Os PL, e em particular a PC, são essenciais também para a estabilização da micela dentro da camada imiscível de água. Os PL tanto de origem dietética como biliar são digeridos por meio da clivagem pela fosfolipase A_2, uma enzima pancreática secretada na bile. Ao contrário da lipase pancreática, a fosfolipase A_2 cliva o FA na posição sn-2 do PL, resultando em lisofosfoglicerídeos e ácidos graxos livres. Esses produtos sofrem absorção por um processo semelhante àquele descrito anteriormente.

Digestão e absorção de esteróis

O CH que se encontra no interior do intestino origina-se tanto da dieta quanto da bile. A quantidade de CH na dieta varia acentuadamente, dependendo do grau de inclusão dietética de alimentos de origem não vegetal, considerando que a secreção biliar do CH é mais regular. O CH de origem dietética e o CH biliar diferem em vários aspectos. O CH biliar é também absorvido em local mais proximal no intestino delgado.

Por ser hidrofóbico, o CH requer um sistema especializado para que a digestão e a absorção possam ocorrer dentro do meio hidrossolúvel. A eficiência de absorção do CH é muito menor que a dos TG. O principal fator limitante da velocidade de absorção, associado à absorção mais baixa de CH, é a sua baixa solubilidade micelar. Usando várias técnicas, demonstrou-se que apenas 40 a 65% do CH é absorvido ao longo da faixa fisiológica de ingestão humana de colesterol.[24] A digestão dos CE dietéticos envolve a liberação dos FA esterificados por uma hidrolase de CE dependente de BS e secretada pelo pâncreas. A remoção dos FA esterificados não parece ser limitante de velocidade, uma vez que misturas de CH livre e esterificado foram absorvidas com igual eficiência em ratos.[25] Sabe-se agora que a captação de CH alimentar e endógeno pelos enterócitos é rigidamente controlada pelas proteínas da membrana apical, que atuam como sentinelas da absorção de CH. A proteína Niemann-Pick-C1-like 1 (NPC1L1) foi caracterizada em uma tentativa de identificar as proteínas envolvidas no tráfego intracelular de CH.[26] Pouco depois, a NPC1L1 foi identificada como o suposto transportador intestinal de CH, usando uma abordagem genômica/bioinformática para identificar possíveis candidatos a transportadores com base em características estruturais previstas, incluindo uma sequência transmembrânica e um domínio sensor de esteróis.[27]

De forma alternativa, os transportadores do cassete de ligação a ATP, ABCG5 e ABCG8, existem como proteínas de efluxo de CH na superfície apical do enterócito. Mutações nos genes ABCG5 e ABCG8 causam sitoesterolemia, uma rara doença hereditária caracterizada pela hiperabsorção de esteróis vegetais e aterosclerose prematura.[28] Pesquisas têm avançado em relação ao conhecimento a respeito da estrutura e função desses genes, e demonstraram que o ABCG5 e o ABCG8 possuem as seguintes características: (a) cada um contém 13 éxons organizados em conformação *head-to-head*, separados por uma pequena (< 160 bases) região intergênica; (b) as proteínas por eles expressas são meio-transportadores, que precisam sofrer heterodimerização no retículo endoplasmático (ER) para tornar-se uma bomba de efluxo funcional; (c) são expressos na superfície apical dos enterócitos intestinais e na membrana canalicular dos hepatócitos; e (d) agem no efluxo de esteróis neutros do enterócito para a luz do intestino e na promoção da secreção biliar de esteróis neutros a partir do fígado.[27]

A quantidade de CH nas lipoproteínas circulantes parece ser marginalmente responsiva em relação à quantidade de CH na dieta, dentro da faixa fisiológica normal. Provavelmente, as alterações compensadoras na absorção e na biossíntese do CH servem para manter os níveis de CH circulantes, frente às alterações de ingestão dietética.[29] Em contraste com o CH, a absorção dos esteróis vegetais é muito limitada e difere dos fitoesteróis da dieta. Para o principal esterol vegetal, o β-sitosterol, a eficiência de absorção típica é de 4 a 5%, cerca de 1/10 daquela do CH. A eficiência de absorção é mais alta para o campesterol, cerca de 10%, e quase inexistente para o sitostanol.[30,31] Esta discriminação específica com relação à estrutura depende tanto do número de átomos de carbono na posição C24 da cadeia lateral do esterol como do grau de hidrogenação das duplas-ligações do núcleo esterol. As diferenças de absorção entre os fitoesteróis estão refletidas em suas concentrações circulantes. Os níveis plasmáticos de campesterol são geralmente mais altos que os do sitosterol, enquanto os níveis circulantes do sitostanol, altamente saturado, são quase não quantificáveis.[14]

A absorção dos fitoesteróis é acentuadamente reduzida por duas razões. Primeiro, os transportadores apicais ABCG5 e ABCG8 possuem grande afinidade pelos fitosteróis, e, preferencialmente, os excretam de volta à luz do intestino. Segundo, pode ocorrer esterificação inadequada dos fitosteróis dentro da membrana do enterócito. A esterificação de CH dependente da acil-coenzima A (CoA):CH aciltransferase excede a do β-sitosterol.[32]

Os fitoesteróis da dieta parecem competir entre si e com o CH pela absorção. O consumo de sitosterol reduz a absorção de colesterol, que, por sua vez, diminui os níveis circulantes de CH. A adição de sitostanol às dietas diminui a absorção dos níveis circulantes tanto de colesterol como de esteróis vegetais insaturados,[11] aparentemente por meio da redução da absorção intestinal de ambos os tipos de esteróis. Os esteróis vegetais saturados e insaturados e seus ésteres podem ser úteis na redução dos níveis séricos de colesterol total e das lipoproteínas de baixa densidade (LDL).[32]

Transporte e metabolismo

Solubilidade dos lipídios

O transporte de lipídios altamente hidrofóbicos pela circulação é, em grande parte, alcançado pelo uso de agregados de lipídios e proteínas, chamados de lipoproteínas. Os principais componentes lipídicos das lipoproteínas são TG, CH, CE e PL. As proteínas componentes destes agregados, denominadas *apolipoproteínas* ou *apoproteínas*, aumentam tanto a solubilidade das partículas como o reconhecimento pelas enzimas e pelos receptores localizados na superfície externa das lipoproteínas. As principais classes de lipoproteínas estão relacionadas na Tabela 4.3. As lipoproteínas diferem quanto à composição; entretanto, todos os tipos de lipoproteínas apresentam características de apoproteínas hidrofílicas, grupos de cabeças polares dos PL e grupos hidroxila do CH voltados para o exterior, na interface aquosa, com as caudas acil dos PL e núcleos esteroides do CH, orientados para o interior do agregado. Moléculas hidrofóbicas de CE e TG formam o núcleo das partículas de lipoproteínas. Desta maneira, os lipídios hidrofóbicos podem ser solubilizados internamente e transportados no interior do meio aquoso da linfa, do plasma e do líquido extracelular.

Tabela 4.3 Características físico-químicas das principais classes de lipoproteínas

				Lipídio (%)[a]		
Lipoproteína	**Densidade (g/dL)**	**Massa molecular (Daltons)**	**Diâmetro (nm)**	**Triglicerídios**	**Colesterol**	**Fosfolipídios**
Quilomícrons	0,95	1400×10^6	75-1200	80-95	2-7	3-9
VLDL	0,95-1,006	$10\text{-}80 \times 10^6$	30-80	55-80	5-15	10-20
IDL	1,006-1,019	$5\text{-}10 \times 10^6$	25-35	20-50	20-40	15-25
LDL	1,019-1,063	$2{,}3 \times 10^6$	18-25	5-15	40-50	20-25
HDL	1,063-1,21	$1{,}7\text{-}3{,}6 \times 10^5$	5-12	5-10	15-25	20-30

HDL, lipoproteína de alta densidade; IDL, lipoproteína de densidade intermediária; LDL, lipoproteína de baixa densidade; VLDL, lipoproteína de muito baixa densidade.

[a]Teor percentual de lipídios; o restante é composto de apolipoproteínas.

Reproduzido com permissão da WB Saunders, de Ginsberg HN. Lipoprotein metabolism and its relationship to atherosclerosis. Med Clin North Am 1994;78:1-20.

Embora as lipoproteínas discutidas aqui e em capítulos posteriores sejam caracterizadas em subclasses, elas representam um espectro contínuo de partículas que variam de tamanho, densidade, composição e função. O transporte interno dos lipídios pode ser dividido em sistemas exógeno e endógeno, refletindo os lipídios de origem dietética e interna, respectivamente.

Sistema de transporte exógeno

O sistema de transporte exógeno transfere lipídios de origem intestinal para os tecidos periféricos e hepáticos (Fig. 4.3). O sistema exógeno inicia-se com a reorganização, nos enterócitos, de FA, 2-MG, lisofosfolipídios, PL, quantidades menores de glicerol e CH absorvidos, em quilomícrons. Os quilomícrons TG são reagrupados predominantemente pela via do monoacilglicerol. Os FA absorvidos são ativados pela FA-CoA sintase para produzir acil-CoA que se combina então, sequencialmente, com o 2-MG, pela ação das mono e diglicerídeo-aciltransferases.

A síntese de quilomícrons no interior do enterócito intestinal é rigidamente regulada pela produção de apolipoproteína B (Apo-B) e pela atividade da proteína microssomal de transferência de TG (MTP), que transfere lipídios para as partículas de Apo-B em formação.[33] A síntese de novos lipídios parece ser uma força propulsora na formação e secreção das lipoproteínas. A assimilação de AGCL da dieta, a incorporação nos TG pela via do glicerol-3-fosfato e a formação das lipoproteínas exigem FABP.[34]

Nem todos os FA necessitam da incorporação e do transporte de quilomícrons. Os FA com menos de catorze carbonos de comprimento e os que contêm várias duplas-ligações sofrem, em um grau variável, transporte interno direto via circulação portal, seja como TG ligado à lipoproteína ou como FA livre ligado à albumina (não esterificado). A transferência portal libera FA para o fígado mais rapidamente que o trânsito de quilomícrons. Os quilomícrons liberados a partir das células da mucosa circulam pelo sistema linfático e alcançam a veia cava superior pelo ducto torácico. A liberação na circulação sistêmica é seguida pela hidrólise do TG na superfície dos capilares dos tecidos, pela ação da lipase lipoproteica (LPL). A hidrólise dos TG no interior dos quilomícrons resulta em movimento dos FA para o interior dos tecidos e a produção subsequente de partículas remanescentes de quilomícron depletadas em TG. Os quilomícrons remanescentes retiram, então, os CE das lipoproteínas de alta densidade (HDL) e são rapidamente captados pelo fígado.

Sistema de transporte endógeno

A transferência endógena dos lipídios e seus metabólitos consiste em três componentes inter-relacionados. O primeiro, envolvendo lipoproteínas de densidade muito baixa (VLDL), lipoproteínas de densidade intermediária (IDL) e LDL, coordena o movimento dos lipídios do fígado para os tecidos periféricos. O segundo, envolvendo as HDL, inclui uma série de eventos que levam os lipídios de volta, dos tecidos periféricos para o fígado, um processo chamado *transporte reverso de CH*. O terceiro componente do sistema, que não envolve lipoproteínas, afeta a transferência de lipídios, mediada por FA dos reservatórios de armazenamento para os órgãos de metabolização.

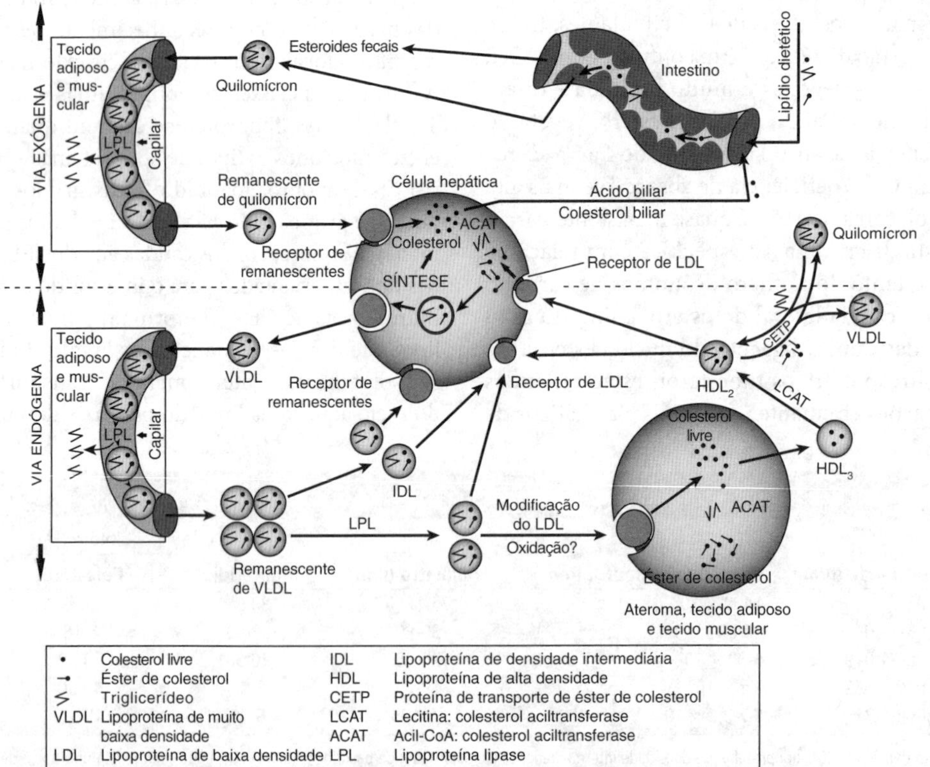

Figura 4.3 Vias exógenas e endógenas do transporte de lipídios.

Os componentes do sistema endógeno de lipoproteínas estão ilustrados na Figura 4.3. O sistema inicia-se com a formação das partículas de VLDL, predominantemente no fígado, mas também, em menor grau, no intestino delgado. A formação de VLDL nascente tem início no retículo endoplasmático (ER) e depende da presença adequada de lipídios no núcleo, nos CE e nos TG. Utilizando-se traçadores isotópicos estáveis, estimou-se que a maior parte dos FA dos TG, dentro da VLDL, é pré-formada.[35,36] A adição de lipídios de superfície, principalmente PL e CH livre, ocorre no aparelho de Golgi antes da partícula ser secretada.

Após a secreção das partículas de VLDL na circulação, ocorrem algumas trocas entre os tecidos e as lipoproteínas. Um dos eventos principais é a deposição dos lipídios nos tecidos periféricos. A hidrólise dos TG da VLDL ocorre por meio da ação da lipase lipoproteica (LPL), uma enzima localizada no lado endotelial do tecido vascular, que faz a mediação da hidrólise do TG dos quilomícrons. Os FA livres gerados pela lipase podem ser usados como fonte de energia ou como componente estrutural para os lipídios, incluindo PL, leucotrienos (LT) e tromboxanos (TXA) ou podem ser, ainda, convertidos novamente a TG e armazenados. Os TG e os PL, provenientes tanto dos remanescentes de quilomícrons quanto da LDL, são também hidrolisados pela lipase hepática. Quando a lipase hepática está ausente, grandes partículas de LDL e de lipoproteínas ricas em TG são acumuladas. Por meio da depleção de TG, a partícula de VLDL é convertida em um remanescente de lipoproteína, mais densa, menor e rica em colesterol e triglicerídeos (TRL), a qual é estruturalmente análoga ao remanescente de quilomícron. Altos níveis circulatórios de resíduos de TRL estão associados com a progressão da doença arterial coronariana. Os próprios remanescentes de TRL podem ser depurados do plasma, por meio de receptores de lipoproteínas hepáticas ou convertidos a LDL menores. A LDL é a principal lipoproteína transportadora de CH. Embora os níveis de LDL estejam associados ao risco de doenças cardíacas em geral, evidências sugerem que a predominância de partículas de LDL menores e mais densas na circulação confere um risco elevado de doença cardíaca coronariana.[37] Um receptor de LDL permite que o fígado catabolize a LDL.[38] Esta, modificada ou oxidada, também pode ser assimilada por um marcador tipo varredor (*scavenger*) dos macrófagos em vários tecidos, incluindo a parede arterial.

O segundo componente do sistema de transporte endógeno, denominado transporte reverso de CH, envolve a passagem do CH dos tecidos periféricos para o fígado. Desde 1975, quando Miller e Miller[39] descreveram o efeito protetor da HDL na aterosclerose, muitos trabalhos foram desenvolvidos para melhorar a compreensão da estrutura e da função da HDL. Essas partículas são altamente heterogêneas, com subcomponentes que se originam tanto do trato intestinal como do fígado. Propôs-se que as partículas de HDL participam do "transporte reverso do CH", captando o CH de tecidos e de outras lipoproteínas e transportando-o para o fígado, para ser excretado. Vários receptores estão envolvidos no efluxo de CH dos tecidos periféricos para a HDL. O efluxo unidirecional de CH e PL celulares para partículas de HDL pobres em lipídios e ricas em lipídios, respectivamente, é mediado por receptores de membrana das famílias ABCA1 e ABCG1. O receptor *scavenger* hepático SR-B1 é o mediador da captação de CH derivado do HDL pelo fígado.[40] Como os níveis elevados de HDL encontram-se associados a menor risco de doença coronariana em humanos, há muito interesse a respeito de estratégias nutricionais e farmacológicas para aumentar as concentrações de HDL circulante.[41] O terceiro componente do sistema endógeno de transporte de lipídios envolve o movimento de FA livres não associado às lipoproteínas pela circulação. Esses FA, em sua maior parte produtos da hidrólise celular de TG, são secretados pelo tecido adiposo no plasma, onde se ligam à albumina. Os FA ligados à albumina são removidos de uma maneira dependente do gradiente de concentração, por tecidos metabolicamente ativos e amplamente utilizados com fontes de energia.

Apolipoproteínas, proteínas de transferência de lipídios e metabolismo de lipoproteínas

A mobilidade entre os órgãos dos lipídios exógenos e endógenos dentro das lipoproteínas não é acidental, mas coordenada por uma série de apolipoproteínas. As apolipoproteínas conferem maior hidrossolubilidade, coordenam o movimento e as atividades das lipoproteínas pela modulação da atividade enzimática e são mediadoras da remoção de partículas da circulação por receptores específicos. De fato, as taxas de síntese e catabolismo das principais lipoproteínas são reguladas, em sua maior parte, pelas apolipoproteínas que se encontram em uma superfície particular, reconhecidas por receptores celulares específicos.

As lipoproteínas variam quanto ao teor de apoproteína. A apolipoproteína B (Apo-B) é a principal proteína contida nas partículas de quilomícrons, VLDL, IDL e LDL. Uma Apo-B-100, de tamanho maior, está associada às VLDL e LDL de origem hepática, enquanto a espécie Apo-B-48, de menor peso molecular, é encontrada nos quilomícrons e na VLDL derivada do intestino. Acredita-se que a Apo-B-48 seja gerada a partir do mesmo RNA mensageiro que a Apo-B-100. Dentro do intestino, porém, apenas cerca de metade das proteínas Apo-B-100 são traduzidas, por causa da presença de uma sequência de terminação. A apolipoproteína E é sintetizada no fígado e está presente em todas as formas de lipoproteínas. A Apo-E liga-se tanto a moléculas semelhantes à heparina (que estão presentes em todas as células) quanto a receptores de LDL. A Apo-E mostra polimorfismo genético, com três alelos (ε2, ε3 e ε4) que codificam as isoformas E2, E3 e E4; pelo menos três alelos do gene da Apo-E produzem seis ou mais genótipos possíveis, que diferem quanto à capacidade de ligar-se ao receptor de LDL. Foram sugeridas interações entre o genótipo da Apo-E e a absorção e síntese do CH, e possíveis correlações entre o genótipo e a incidência de doença cardiovascular.[42] Grande parte das partículas de HDL contém apolipoproteínas A-I, A-II, A-IV e C. Acredita-se que as Apo-A-I e Apo-A-IV sejam ativadoras da lecitina:colesterol aciltransferase (LCAT), uma enzima que esterifica o CH no plasma. A Apo-A-I é uma proteína estrutural crucial para a HDL. Existem três apolipoproteínas C: Apo-C-I, Apo-C-II e Apo-C-III; cada uma possui funções distintas e todas são sintetizadas no fígado. A Apo-C-II, presente nos quilomícrons, nas VLDL, IDL e HDL, é importante na ativação da enzima lipase lipoproteica, juntamente com a Apo-E. A Apo-C-III presente nos quilomícrons, nas IDL e HDL pode inibir a ação dos PL.

As apolipoproteínas desempenham um papel na mobilidade e distribuição de lipídios entre os órgãos, em vários níveis. Por exemplo, as VLDL são modificadas pela lipase lipoproteica, nos tecidos periféricos, para formar partículas de LDL. A Apo-C-II, ativando a lipase lipoproteica, hidrolisa a VLDL e os TG dos quilomícrons. Acredita-se que a HDL troque as Apo-E e Apo-C por Apo-A-I e Apo-A-IV, nos quilomícrons presentes na circulação. A Apo-E é importante para a depuração hepática dos remanescentes de quilomícrons depletados de TG.

As apolipoproteínas são substâncias críticas para a remoção de partículas da circulação. A LDL é absorvida pelos tecidos por dois processos, predominantemente nas células hepáticas, mas também nos adipócitos, nas células da musculatura lisa e nos fibroblastos por meio do receptor de LDL. O primeiro processo é dependente de receptores e envolve a interação da Apo-B-100 e da LDL com receptores específicos para LDL, na superfície celular. Quantitativamente, a maioria dos receptores de LDL está presente no fígado (ver Fig. 4.3). Os eventos que ocorrem após o contato envolvem a concentração destes receptores nas depressões revestidas e a internalização da LDL.

O receptor de LDL é sensível tanto à quantidade total como à fração esterificada de CH dentro da célula. Pacientes com anormalidades nos receptores de LDL, herdadas geneticamente, apresentam níveis de LDL extremamente elevados, por causa de imperfeições nas interações receptor-apoproteína.[43] De modo semelhante, os problemas genéticos com a estrutura da apoproteína podem resultar em elevações semelhantes da LDL. O CH nas partículas de LDL pode sofrer alterações químicas por oxidação e glicação, e pode ser, então, captado pelos receptores varredores de LDL nos macrófagos, de forma não regulada, resultando na produção potencial de células espumosas e em aterogênese. A formação da HDL também depende do modo crítico das apolipoproteínas. A aglutinação de complexos PL-apoproteínas resulta na agregação de Apo-A-I, Apo-A-II, Apo-A-IV e, possivelmente, de Apo-E para formar partículas de HDL nascentes. Essas formas menores de HDL, pobres em CH e contendo Apo-A-I, são heterogêneas em tamanho e podem ser classificadas de modo geral como pré-β ou HDL discoide. Subsequentemente, a HDL discoide altera-se em tamanho e composição no plasma e nos espaços extracelulares, como resultado da incorporação de CH livre das membranas celulares, dos tecidos periféricos. À medida que a HDL se torna enriquecida com CE, as proteínas Apo-C-II e C-III são obtidas de outras proteínas para formar três categorias esféricas de HDL. Com o objetivo de aumentar o tamanho e o teor de lipídios, essas categorias incluem HDL_3, HDL_{2a} e HDL_{2b}. A HDL esférica provavelmente passa por ciclos repetidos de aumento e diminuição de tamanho durante o seu período de vida na circulação, de 2 a 3 dias.

A HDL esférica pode ser removida da circulação e metabolizada por duas vias. Na primeira, a HDL_2 pode transferir moléculas de CE, seja para as lipoproteínas que contêm Apo-B ou diretamente para as células. O CH deixa a HDL_2, por meio da proteína de transferência de éster de colesterol (CETP), que atua como mediador na transferência de CE, da HDL_2 para a VLDL e de quilomícrons, na troca por TG. Por sua vez, as partículas contendo Apo-B transportam CE para o fígado. A CETP é produzida no fígado e associa-se à HDL. Como resultado da CETP, a HDL_2 se converte novamente para a forma de HDL_3. Outras apolipoproteínas da HDL que desempenham um papel no transporte reverso de CH e que podem ativar a LCAT incluem a Apo-A-IV, Apo-C-I e Apo-E. Na segunda via, partículas inteiras de HDL_2 podem ser captadas por receptores de LDL e, possivelmente, por um receptor Apo-E isolado, presente nos hepatócitos. O CH contido nas partículas de HDL pode ser transferido ao fígado por meio do SR-B1, que cria um canal lipofílico através do qual o HDL pode descarregar o CH de seu núcleo.

Fatores dietéticos que influenciam as lipoproteínas plasmáticas

Os fatores da dieta influenciam profundamente os níveis e o metabolismo das lipoproteínas que, por sua vez, alteram a suscetibilidade dos sujeitos em relação à aterosclerose. Gorduras dietéticas, CH, fibras, fitosteróis, proteínas, consumo de álcool e balanço energético da dieta são todos fatores que apresentam impacto essencial. Estudos clássicos revelaram, originalmente, que o consumo de gorduras saturadas elevava os níveis circulantes de colesterol total e de LDL colesterol.[44] Os efeitos da elevação do colesterol plasmático pelos FA saturados (SAFA) e, particularmente, pelos ácidos mirístico (C14:0) e palmítico (C16:0) já estão bem estabelecidos. Acredita-se que o efeito de elevação do CH ocorre em razão do fato do *pool* regulador de CH hepático ser alterado de CE para CH livre, sob condições dietéticas em que os hepatócitos se tornam enriquecidos com ácidos C14:0 e C16:0. Níveis mais altos de CH livre no fígado suprimem a atividade dos receptores de LDL, elevando os níveis circulatórios. O acúmulo de VLDL, após uma refeição, é mais prolongado em pessoas que consomem dietas ricas em SAFA, em comparação àquelas que consomem dietas contendo MUFA.[45]

Inversamente, estudos metabólicos demonstram que o consumo de PUFA n-6 diminui os valores de CH circulante; entretanto, dados epidemiológicos não conseguem demonstrar qualquer efeito protetor direto dos PUFA da dieta no risco de doença cardíaca coronariana.[46] O consumo de PUFA n-3 de óleo de peixe apresenta uma correlação inversa mais acentuada com a incidência de doença cardíaca e está associado a potentes efeitos hipotrigliceridemiantes e anti-inflamatórios. Os efeitos anti-inflamatórios dos FA n-3 são mediados pelas suas ligações ao receptor acoplado à proteína G 120.

Os PUFA n-3 que diminuem os níveis circulantes de TG apresentam apenas um impacto pequeno nos níveis das lipoproteínas do CH em humanos. O papel do FA n-3, na redução do risco de doença cardíaca por meio da sua ação antiarrítmica, está se tornando cada vez mais reconhecido.[47] Como alternativa aos FA n-3 de origem marinha, óleos vegetais modificados para conter alto teor de ácido estearidônico 18:4(n-3), um intermediário metabólico da conversão de 18:3n-3 a 20:5n-3, possuem efeito comprovado na redução de vários biomarcadores do risco de doença cardiovascular.

O consumo de gorduras monoinsaturadas (MUFA) também resulta em níveis mais baixos de CH, mas não em maior extensão do que o consumo rico em PUFA n-6. O consumo de FA *trans* aumenta os níveis de LDL e diminui os de HDL de modo dose-dependente. Sugeriu-se que o consumo dietético de gorduras do tipo *trans* pode aumentar a atividade da CETP, o que explica os níveis circulantes mais altos de LDL, associados ao consumo de gorduras *trans*.[48] O papel do CH dietético na hiperlipidemia tem gerado debates consideráveis. Dentro da faixa de ingestão normal do CH, a alteração do teor de CH na dieta parece produzir pouca alteração dos níveis circulantes de CH ou do metabolismo subsequente.[49] Certos sujeitos demonstram uma hipersensibilidade ao CH da dieta, o que pode resultar em uma percepção equivocada da resposta ao colesterol dietético, dentro de uma população global.

As fibras da dieta também influenciam as concentrações de CH.[50] Em geral, as fibras insolúveis, como celulose, hemicelulose e lignina, presentes em grãos e vegetais, possuem efeitos limitados nos níveis de CH, embora as formas mais solúveis, como as gomas e as pectinas, encontradas em leguminosas e frutas, possuam propriedades mais intensas de abaixamento do CH. As fibras exibem ação de diminuição do CH por pelo menos três outros mecanismos, além da simples substituição dos ingredientes hipercolesterolêmicos da dieta. Primeiro, as fibras podem atuar como CH e agente sequestrador de ácidos biliares no intestino delgado. Segundo, as fibras provavelmente reduzem as taxas de aumento da insulina pela redução da velocidade de absorção de carboidratos, retardando, assim, a síntese de CH. Terceiro, a fermentação de fibras no intestino grosso pode produzir SCFA, que são absorvidos pela circulação portal e inibem a síntese de CH.

Conforme discutido anteriormente, os fitosteróis são esteróis de origem vegetal com estrutura semelhante à do CH de mamíferos. Na América do Norte, o consumo de fitosteróis é comparável ao de CH (aproximadamente 300 a 400 mg/dia); as principais fontes são os óleos vegetais e as nozes e sementes. Os fitosteróis possuem um longo histórico de uso como agentes eficazes para redução do CH; as primeiras intervenções em animais e clínicas das quais se tem notícia ocorreram no início da década de 1950. Cytellin, o primeiro medicamento à base de fitosteróis para redução do CH, apresentava eficácia para este propósito quando administrado em altas doses, de 6 a 18 g/dia. Desde o início da década de 1990, vários alimentos fortificados com fitosteróis, inclusive cremes vegetais, sucos, molhos para salada e leite de soja, têm sido disponibilizados comercialmente de forma gradual em mais de 35 países. Metanálises indicam que o consumo de fitosteróis na quantidade recomendada (2 g/dia) reduz as concentrações plasmáticas de CH em 10%, mediante interferência com a absorção de CH no intestino.[32]

A ingestão qualitativa de proteínas pode também influenciar os níveis circulantes de CH, uma vez que o consumo de proteínas de origem animal eleva esses níveis mais do que o consumo das proteínas de origem vegetal. Existem argumentos de que a ingestão de álcool está moderadamente associada ao risco de doenças cardíacas. A relação entre o consumo de álcool e os níveis de colesterol resulta em uma forma de "J". Em valores baixos de ingestão, os vinhos e as bebidas alcoólicas fortes, mas não as cervejas, produzem um perfil lipídico mais favorável: redução do colesterol LDL e aumento do colesterol HDL. Além disso, o consumo de calorias em excesso, que resulta em obesidade, está associado a concentrações circulantes mais elevadas de CH. Estudos mostram que tanto os níveis de CH quanto os de TG caem durante a perda de peso.[51] Em resumo, esses fatores da dieta sugerem que a substituição de alimentos de origem animal, com alta densidade energética e ricos em gorduras saturadas, por aqueles obtidos a partir de fontes vegetais é garantia de manutenção de um perfil desejável de lipídios circulantes.

Oxidação e conversão de lipídios em outros metabólitos

Oxidação de ácidos graxos

Os FA são uma fonte de energia mais eficiente que outros macronutrientes, por causa do seu alto teor de ligações entre carbonos e hidrogênios. Tais ligações são mais fortes e, portanto, contêm energia mais oxidável que as ligações entre carbonos e outros átomos, como as observadas em carboidratos, proteínas e álcoois. Os FA usados para produzir energia seguem por vários estágios, incluindo o transporte para tecidos oxidativos, a absorção transcelular, a transferência mitocondrial e a subsequente betaoxidação.

Os FA destinados à oxidação são ativados a acil graxo-CoA e então transportados para o interior das mitocôndrias, onde sofrem oxidação. Entretanto, os LCFA e seus derivados CoA não podem cruzar a membrana da mitocôndria sem carnitina, sintetizada em humanos a partir de lisina e metionina. Após a transmissão intramitocondrial, os FA são reativados a CoA enquanto a carnitina se recicla para a superfície citoplasmática.

A betaoxidação mitocondrial dos ácidos graxos acarreta a liberação consecutiva de unidades de acetil-CoA, com dois carbonos da carboxila terminal da cadeia acil. Antes da liberação de cada unidade, os átomos de carbono β da cadeia acil sofrem degradação cíclica, em quatro estágios: desidrogenação (remoção de hidrogênio), hidratação (adição de água), desidrogenação e clivagem. A finalização destas quatro reações representa um ciclo da betaoxidação. Para as ligações insaturadas dentro do FA, a reação de desidrogenação inicial é omitida. O ciclo completo é repetido até que a cadeia acil do ácido graxo esteja completamente degradada.

A betaoxidação dos FA nos peroxissomos é semelhante à mitocondrial; contudo, há várias diferenças entre essas duas organelas. Em primeiro lugar, a sintase de cadeia muito longa acil-CoA, a enzima responsável pela ativação dos VLCFA, está presente nos peroxissomos e no retículo endoplasmático, mas não nas mitocôndrias. Isso provavelmente explica porque os VLCFA são oxidados predominantemente nos peroxissomos. Segundo, a reação inicial da betaoxidação nos peroxissomos (dessaturação da acil-CoA) é catalisada por uma acil-CoA oxidase contendo flavina adenina dinucleotídeo, que se presume seja a enzima limitante de velocidade, enquanto uma desidrogenase da acil-CoA é a primeira enzima na via mitocondrial. Terceiro, a betaoxidação nos peroxissomos não está diretamente acoplada à cadeia de transporte de elétrons, que conserva energia por meio da fosforilação oxidativa. Nos peroxissomos, os elétrons gerados na primeira etapa da oxidação são transferidos diretamente para o oxigênio molecular, resultando em peróxido de hidrogênio, que é removido pela catalase, ao mesmo tempo em que a energia produzida na segunda etapa da oxidação (redução de NAD^+) é conservada na forma dos elétrons de alta energia da nicotinamida adenina dinucleotídeo (NADH).

Modulação dietética da oxidação de ácidos graxos

Um interesse considerável envolveu a questão da indução da oxidação de FA e sua dependência com a estrutura. Assim, em seres humanos a seleção de alimentos pode influenciar a distribuição das gorduras da dieta, entre oxidação e retenção para o armazenamento ou a utilização estrutural. Este assunto é de interesse para a saúde por pelo menos duas razões. Primeira, o consumo de gorduras associado a uma maior retenção pode resultar em um aumento da tendência à obesidade. Segunda, o maior acúmulo nas células de ácidos graxos menos preferencialmente oxidados pode conferir alterações estruturais/funcionais por causa das mudanças dos padrões de PL dos ácidos graxos de membrana ou das razões entre prostaglandinas (PG): TXA. É bem reconhecida a influência da composição de FA dos tecidos na capacidade funcional, como a sensibilidade à insulina.[53]

A oxidação discriminativa está bem definida para determinados FA. Clinicamente, o consumo de triglicerídeos de cadeia curta e média está associado ao aumento da produção de energia, talvez por causa da transferência portal direta de SCFA do intestino para o fígado. A ausência de necessidades de carnitina no trânsito da membrana mitocondrial por SCFA pode também ser responsável por sua oxidação mais rápida. Para os LCFA, as evidências crescentes sugerem que os PUFA n-3 e n-6 são mais rapidamente oxidados na produção de energia que os SAFA. Em animais, os PUFA marcados são mais rapidamente convertidos a dióxido de carbono que os SAFA,[54,55] embora o consumo de PUFA mostre um maior efeito termogênico,[56] maior consumo de oxigênio[57] e maior estimulação do sistema nervoso simpático.[58] Os dados do balanço de FA corporal total também apóiam o conceito de que o C18:2 n-6 é mais prontamente utilizado para a produção de energia que os SAFA.[59] Outros estudos sugerem uma contribuição preferencial das gorduras monoinsaturadas n-9 à oxidação no corpo inteiro.[60] Embora esses achados ainda tenham de ser confirmados em seres humanos, o consumo de gorduras contendo PUFA ou MUFA parece intensificar a contribuição das gorduras dietéticas para a produção total de energia em pessoas saudáveis[61] e influenciar a utilização de outros FA para fornecer energia.[62] As taxas de transferência pela veia porta, de liberação de FA do tecido adiposo, de atividades enzimáticas hepáticas de oxidação de FA e de entrada de FA nas mitocôndrias geralmente aumentam com o grau de insaturação da cadeia acil.

Processos oxidativos. Os PL da membrana celular são altamente vulneráveis à lesão oxidativa, em razão da suscetibilidade de suas cadeias laterais PUFA à peroxidação. A peroxidação de lipídios da membrana resulta em perda de PUFA, menor fluidez da membrana e sua maior permeabilidade a substâncias como os íons de cálcio (Ca^{2+}). A peroxidação de lipídios pode levar à perda da atividade de enzimas e receptores e ter efeitos deletérios sobre as funções secretoras da membrana. A peroxidação continuada de lipídios pode levar à perda completa da integridade da membrana, como demonstrado pela hemólise que acompanha a peroxidação de lipídios na membrana eritrocitária.

Uma ampla variedade de componentes dietéticos tem sido descrita como capaz de influenciar a suscetibilidade das membranas ao dano oxidativo. A peroxidação lipídica celular depende rigorosamente da ingestão de PUFA, bem como da ingestão de vitamina E e de outros antioxidantes lipídicos. Em eritrócitos isolados de seres humanos, a geração de produtos de peroxidação lipídica após o estresse oxidativo, induzida pelo peróxido de hidrogênio, foi medida na forma de substâncias reativas ao ácido tiobarbitúrico (TBARS). A análise de multivariáveis mostrou que o índice de insaturação foi o melhor prognosticador da variabilidade de TBARS em eritrócitos.[63] Uma razão relativamente estável entre C18:2 n-6 e vitamina E em óleos vegetais oferece proteção contra o risco de peroxidação lipídica excessiva e deficiência de vitamina E, em presença de ingestão elevada de PUFA. Os óleos de peixe são uma exceção à observação da associação natural entre PUFA e vitamina E, em óleos e gorduras comestíveis e a estabilidade dos PUFA à oxidação na dieta e no organismo. Os ácidos graxos n-3 altamente insaturados, pentanoico e hexanoico, encontrados em abundância em óleos de peixe e de outros animais marinhos, com um teor relativamente baixo de vitamina E, aumentam de forma marcante a suscetibilidade *in vivo* desses óleos à peroxidação lipídica.[64] Os TBARS aumentaram quando as concentrações totais de AGPI n-3 foram mais elevadas em eritrócitos humanos isolados, enquanto os TBAR diminuem diante de concentrações mais altas de MUFA.[63]

Numerosos estudos sugerem que lipídios oxidados podem exercer efeitos aterogênicos.[65,66] Os FA livres oxidados afetam a proliferação e a sobrevivência celular, a sinalização celular e a quimiotaxia, indicados como importantes mediadores de aterogênese. Também mostrou-se que os PL oxidados que contêm FA exercem efeitos adversos nas células vasculares.[67] As células são regularmente expostas aos FA oxidados por meio do metabolismo endógeno, por meio dos produtos gerados pela ação da lipoxigenase (LO) e cicloxigenase (CO), assim como por meio da absorção dos produtos finais da lipólise dos lipídios dietéticos oxidados. Esses lipídios podem contribuir para a aterogenicidade de lipoproteínas aumentando o estresse oxidativo e o LDL oxidado no plasma e nas paredes arteriais.[65] A dieta ocidental típica contém grande quantidade de PUFA, que é exposta ao aquecimento ou processamento, gerando FA oxidado.[67] Os FA oxidados, como o ácido 13-hidroxilinoleico, compartilham similaridades estruturais com um ácido biliar monoidroxilado, como o ácido litocólico, que é necessário para a absorção intestinal de CH. Tais FA dietéticos oxidados podem, portanto, atuar como um melhorador de BS aumentando a solubilização e a absorção do CH dietético, levando assim a uma concentração plasmática de CH mais alta.[65]

Os efeitos dos radicais livres de oxigênio sobre o CH de membrana podem ser tão importantes quanto os efeitos observados nos PL de membrana, já que foi sugerido que os derivados oxidados de CH, os oxiesteróis ou óxidos de CH, desempenham um papel central no desenvolvimento da aterosclerose.[68] Este conceito tem sido estimulado pelas evidências crescentes do papel das lipoproteínas modificadas pela oxidação na aterogênese. O CH sofre oxidação prontamente,[69] e os metabólitos derivados mostram uma ampla variedade de ações no metabolismo celular, incluindo efeitos angiotóxicos, mutagênicos e carcinogênicos.[68] Os produtos comuns da oxidação do CH incluem o 5α, 6α-epóxido colesterol, o 5β,6β-epóxido colesterol e o 3β,5α,6β triol colestano. Os óxidos de colesterol alteram a integridade endotelial ao modificar a permeabilidade vascular, enquanto o CH purificado não apresenta efeitos. Produtos de oxidação do CH foram detectados nas lipoproteínas séricas humanas e nas placas de ateroma humano.[70] Quantidades substanciais de CH oxidado são detectadas em uma grande variedade de alimentos de origem animal expostos a condições oxidantes.[69] Esses oxiesteróis altamente aterogênicos podem também ser ingeridos e absorvidos a partir de alimentos processados ou gerados pela oxidação de lipoproteínas por radicais livres. Entretanto, até o momento, não está claro se os óxidos de CH servem meramente como marcadores de lipoproteínas modificadas pela oxidação, ou se eles contribuem para a toxicidade das lipoproteínas oxidadas.

A oxidação da LDL tem sido aventada como um fator causal no desenvolvimento da aterosclerose humana.[71] Os lipídios insaturados presentes na LDL estão sujeitos à degradação peroxidativa, enquanto a suscetibilidade da LDL à oxidação tem sido correlacionada com o grau de aterosclerose coronariana.[72] A LDL oxidada está presente nas placas ateromatosas.[73] As possíveis fontes de oxidação incluem as células endoteliais, células da musculatura lisa, os monócitos e macrófagos e outras células inflamatórias. Na presença do cobre, que age como promotor, a peroxidação da LDL resulta na formação de hidroxialdeídos, tais como o 4-hidroxinonenal e o malondialdeído (MDA), os quais modificam a Apo-B pela reação com os grupos amino da lisina. Essa modificação da Apo-B poderia, por sua vez, prejudicar sua captação pelo receptor da LDL. Esta, modificada pela oxidação, pode exercer efeitos aterogênicos por meio de suas propriedades citotóxicas e quimiotáticas, e promover a captação da LDL por receptores varredores, presentes em macrófagos, levando à formação de células espumosas enriquecidas com lipídios.

Estudos nutricionais e bioquímicos sugerem que a dieta pode modular a suscetibilidade da LDL do plasma à degradação oxidativa, pela alteração da concentração de PUFA e de antioxidantes nas partículas de lipoproteínas. Os primeiros alvos da peroxidação na oxidação da LDL são os PUFA dos PL na superfície da LDL. Em estudos de LDL, isolados de seres humanos e animais saudáveis, uma dieta rica em C18:2 n-6 aumentou a suscetibilidade da LDL plasmática à oxidação induzida pelo cobre e à captação dos macrófagos *in vitro*, quando comparada com uma dieta rica em C18:1 n-9.[74] Este e outros MUFA não contêm as duplas-ligações conjugadas, facilmente oxidadas, encontradas nos PUFA. Além disso, o C18:1 n-9 possui uma alta afinidade por metais de transição, tornando-os indisponíveis para a peroxidação da LDL. Estudos mostram, consistentemente, que dietas ricas em MUFA induzem um aumento na resistência da LDL para a modificação oxidativa.[75] Dependendo da dose utilizada, os pacientes tratados com PUFA n-3 mostraram ou um aumento ou nenhuma alteração da oxidação da LDL.[76]

Biossíntese de lipídios

Ácidos graxos

A biossíntese dos FA ocorre no compartimento extramitocondrial por um grupo de enzimas conhecidas como ácido graxo sintetases. De maneira semelhante a muitas espécies animais, a síntese de FA em seres humanos ocorre predominantemente no fígado e é muito menos ativa no tecido adiposo. A via de biossíntese dos FA é praticamente idêntica em todos os organismos examinados até o momento. O processo envolve a combinação sequencial da acetil-CoA com uma sucessão de moléculas de malonil-CoA.

Em mamíferos, a síntese *de novo* completa resulta em C16:0. Outros FA podem ser formados a partir de C16:0, pela elongação da cadeia na via microssomal, por meio da elongase dependente de malonil-CoA. Os mamíferos têm uma série de dessaturases e elongases para produzir PUFA de cadeia longa, a partir do metabolismo do C16:0, C18:0, C18:2n-6 e C18:3n-3 (Fig. 4.4). Essas reações ocorrem predominantemente nas membranas do retículo endoplasmático. As reações com dessaturases são catalisadas pelas enzimas de dessaturação ligadas à membrana com ampla especificidade do comprimento das cadeias, incluindo as dessaturases de acil-CoA Δ^9, Δ^6, Δ^5 e Δ^4. Essas enzimas estão envolvidas na dessaturação das famílias C16:1n-7, C18:1n-9, C18:2n-6 e C18:3n-3. A dessaturação em Δ^4, necessária para a formação de C22:6n-3 a partir de C22:5n-3 e de C22:5n-6 a partir de C22:4n-6.

Os precursores das famílias n-7 e n-9 dos PUFA são MUFA sintetizados pela dessaturação oxidativa microssomal Δ^9 do C16:0 e C18:0, para formar C16:1n-7 e C18:1n-9, respectivamente (ver Fig. 4.4). As duplas-ligações adicionais podem ser introduzidas em MUFA C16:1n-7 e C18:1n-9 já existentes e também no C18:2n-6 por meio da dessaturase Δ^6 (ver Fig. 4.4). Até recentemente, acreditava-se que os seres humanos e outros mamíferos eram incapazes de sintetizar ácidos AGE n-3 de cadeia longa (C18:3n-3) e n-6 (C18:2n-6). Entretanto, estudos recentes sugerem que os C18:2n-6 e C18:3n-3 podem ser sintetizados em seres humanos e em outros mamíferos pela elongação de precursores dietéticos C16:2n-6 e C16:3n-3, respectivamente.[77] Vegetais verdes comestíveis contêm cerca de até 14% de C16:2n-6 e C16:3n-3.[77] Na prática, o fornecimento dietético de AGE 18C ainda é importante, uma vez que os seres humanos provavelmente não obtêm quantidades suficientes de precursores com dezesseis carbonos.

As famílias n-3, n-6 e n-9 de FA competem umas com as outras, principalmente no passo limitante da via, a Δ^6 dessaturase. De modo geral, as enzimas dessaturases exibem

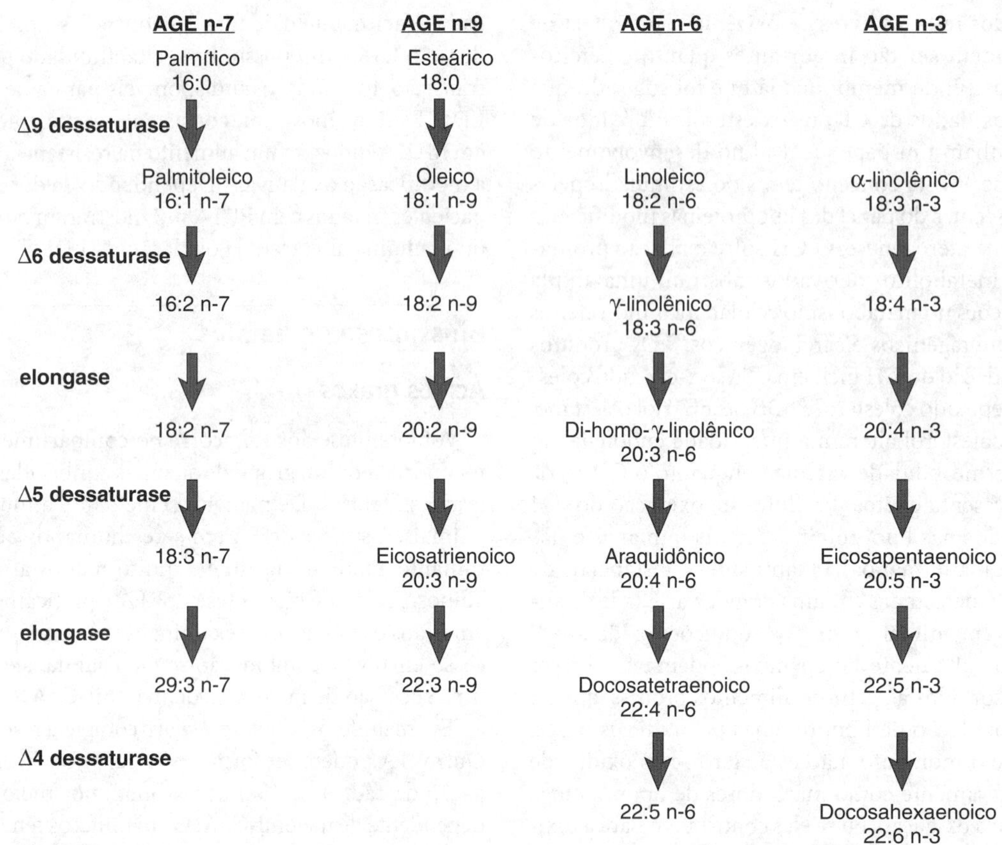

Figura 4.4 Efeitos das dessaturases e elongases sobre os ácidos graxos essenciais (AGE).

afinidade mais alta pelos substratos mais altamente insaturados. A ordem de preferência é a seguinte: família do ácido α-linolênico (n-3) > família do ácido linoleico (n-6) > família do ácido oleico (n-9) > família do ácido palmitoleico (n-7) > família do ácido elaídico (n-9, *trans*). Ocorre também competição entre as famílias de PUFA pelas enzimas elongase e pelas acil transferases envolvidas na formação dos PL.

Em razão da natureza competitiva da dessaturação e da elongação dos FA, cada classe de AGE pode interferir no metabolismo da outra. Essa competição apresenta implicações nutricionais. Um excesso de AGE n-6 irá reduzir o metabolismo de C18:3n-3, levando possivelmente a um déficit de seus metabólitos, incluindo o ácido eicosapentanoico (EPA; C20:5n-3). Este é um tema importante em relação às fórmulas para lactentes, as quais contêm um excesso de C18:2n-6, sem o respectivo balanceamento dos AGE n-3. Portanto, a maioria das fórmulas infantis disponíveis no mercado são fortificadas com FA n-3 para aproximarem-se mais do perfil lipídico do leite materno. Inversamente, da mesma forma como as cadeias longas de AGE n-3 diminuem acentuadamente a dessaturação de Δ^6 do C18:2n-6, a ingestão excessiva de óleo de peixe poderia levar a um prejuízo do metabolismo de C18:2n-6 e a um déficit de derivados dos AGE n-6. Embora o C18:1n-9 possa inibir a atividade da Δ^6 dessaturase, ingestões elevadas deste composto são necessárias. Na presença de C18:2n-6 ou C18:3n-3, ocorre pouca dessaturação de C18:1n-9. Durante a EFAD, o C20:3n-9 ("ácido de Mead") é sintetizado a partir de C18:1n-9, em razão da quase completa ausência de efeitos competitivos dos AGE n-3 e n-6. A presença de C20:3n-9 nos tecidos, em vez de C20:4n-6, C20:5n-3 e C22:6n-3, indica EFAD, o que reverte à ingestão de AGE.[78] Na hidrogenação catalítica de óleos vegetais e de peixe para a produção de algumas margarinas e gorduras de uso culinário, vários isômeros de geometria e de posição de FA insaturados são formados em quantidades variáveis. Após a absorção, esses isômeros podem competir com os AGE e sintetizar FA por via endógena para a dessaturação e a elongação da cadeia.

Por um fenômeno chamado de *retroversão*, PUFA C22 de cadeia muito longa, presentes em óleos marinhos, podem ser encurtados em dois carbonos, com a saturação concomitante de uma dupla-ligação. Por exemplo, o C22:6n-3 é convertido a C22:5n-3 e a C20:5n-3.[79] Esta via do peroxissomo é também ativa na conversão de C22:5n-6 em C20:4n-6.[80] Como resultado da competição entre as várias famílias de PUFA por dessaturases, elongases e acil transferases e por causa da retroversão, um padrão característico de produtos finais acumula-se nos tecidos lipídicos para cada família. Consequentemente, o produto principal dos PUFA para a família n-7 do palmitoleato é o C20:3n-7; para a do oleato n-9, o C20:3n-9, e para a do linoleato, o C20:4n-6 e uma pequena quantidade de C20:3n-6. Os produtos mais comuns para a família dos ácidos graxos n-3 são o C20:5n-3 e o C22:6n-3.

A eficiência da síntese em múltiplos estágios dos PUFA nos seres humanos não está clara. Estudos de isótopos estáveis indicam que, em sujeitos saudáveis, a conversão de C18:3n-3 dietético a C20:5n-3 parece ser limitada e a conversão a C22:6n-3 é ainda menor.[81,82] A conversão corporal total de 18:3n-3 a 22:6n-3 em seres humanos mostra, em geral, ser menor do que 5% e parece ser dependente da concentração dietética de FA n-6 e PUFA de cadeia longa.[82]

Colesterol

As evidências atuais indicam que três vias distintas modulam a transmissão intracelular do CH. Existem sistemas separados de translocação para o colesterol sintetizado de forma endógena e para o CH exógeno, derivado da LDL. Um terceiro sistema de transporte também existe para o CH destinado à síntese de esteroides.

A biossíntese de CH representa um vetor essencial do suprimento de CH corporal total em seres humanos, sendo que até cerca de 60 a 80% é sintetizado durante o consumo de uma dieta norte-americana típica. Estudos em animais demonstram que mesmo que a incorporação de acetato aos esteróis ocorra em todos os órgãos, o fígado é o órgão principal da biossíntese.[83] Inversamente, em seres humanos, estimou-se que a contribuição líquida da biossíntese hepática não excede 10% da biossíntese total do colesterol.

O processo da colesterologênese inicia-se com a conversão de acetato em ácido mevalônico. A maior parte da acetil-CoA utilizada na síntese de esteróis é gerada no interior da mitocôndria pela betaoxidação de FA ou pela descarboxilação oxidativa do piruvato. O piruvato é convertido em citrato, que se difunde para o citosol e sofre hidrólise, formando acetil-CoA e oxaloacetato, pela enzima ATP-citrato liase. O ácido mevalônico é fosforilado, isomerizado e convertido a pirofosfato de geranil e farnesil, que, por sua vez, formam esqualeno. Este é então oxidado e ciclizado a um anel esteroide, o lanosterol. Nas últimas etapas, o lanosterol é convertido a CH pela perda de três grupos metila, saturação da cadeia lateral e mudança da dupla-ligação de Δ^8 para Δ^5.

A biossíntese do CH em humanos é sensível a uma série de fatores da dieta. A adição de CH à dieta, em níveis fisiológicos, resulta em aumentos modestos dos níveis de CH circulante e uma inibição recíproca branda da síntese.[84,85] A seleção das gorduras dietéticas mostra uma influência mais pronunciada na colesterogênese, uma vez que o consumo de gorduras poli-insaturadas está associado à biossíntese mais elevada se comparado com o consumo de outras gorduras vegetais ou animais. Tanto as diferenças de composição dos ácidos graxos como os níveis de concentração dos esteróis vegetais podem ser fatores contribuintes.[35] A frequência mais alta de refeições reduz as taxas de biossíntese em humanos, o que pode explicar as taxas mais baixas de síntese de CH circulante, observadas em pessoas que consomem um maior número de refeições pequenas.[86] A insulina, associada à síntese hepática de CH em animais, pode ser liberada em maiores quantidades quando se consomem refeições menos frequentes e maiores. Dos fatores dietéticos capazes de modificar a síntese do colesterol, a restrição energética é a que exibe o maior efeito. O jejum de 24 horas em humanos cessa completamente a biossíntese do colesterol.[19] Um ponto de vista em desenvolvimento é o de que a síntese do CH age tanto passiva como ativamente em relação aos níveis circulantes de CH, dependendo das variações dietéticas. Passivamente, o fígado responde aos altos níveis de CH por meio da supressão da síntese mediada pelo receptor de LDL. A supressão modesta perante o aumento dos níveis dietéticos e circulantes reflete a contribuição hepática limitada da produção corporal total de colesterol.[84] A substituição dos PUFA por outras gorduras resulta em uma razão diminuída entre o colesterol livre intracelular hepático e o colesterol esterificado, o que, por sua vez, faz com que haja uma regulação aumentada tanto do número de receptores de LDL quanto da colesterogênese. Por ambas as formas, a síntese de CH responde passivamente aos estímulos externos. Ao contrário, a síntese não hepática é menos sensível aos níveis dietéticos do colesterol e ao tipo de gordura, enquanto a síntese hepática é mais responsiva à disponibilidade do substrato na etapa de síntese.[87] Desta forma, vários fatores dietéticos modificam ativamente a síntese e os níveis de CH. Tal sensibilidade diferencial pode explicar o decréscimo mais pronunciado da síntese e dos níveis de CH que ocorre após o déficit energético em seres humanos.

O CH desempenha a função de um precursor necessário para outros compostos esteroides importantes, incluindo hormônios sexuais, hormônios adrenocorticoides e vitamina D. Os hormônios esteroides sexuais, incluindo estrógeno, androgênio e progesterona, envolvem a remoção da cadeia lateral do CH na posição C-17 e o rearranjo das duplas-ligações no núcleo esteroide. O 7-desidrocolesterol é o precursor do colecalciferol (vitamina D) formado na superfície da pele pela irradiação da luz ultravioleta. Os metabólitos dos hormônios esteroides são excretados, principalmente, pela urina. Estima-se que os humanos convertam cerca de 50 mg/dia de CH em hormônios esteroides.

Os vertebrados não podem converter os esteróis vegetais a CH. Entretanto, insetos e pitus podem transformar fitoesteróis em hormônios esteroides ou ácidos biliares, por meio de um intermediário do CH.

Funções dos ácidos graxos essenciais

Após a ingestão, os AGE (C18:2n-6 e C18:3n-3) são distribuídos entre os TG do tecido adiposo, outros tecidos de armazenamento e lipídios estruturais de tecidos. Uma certa proporção de C18:2n-6 e C18:3n-3 fornece energia e esses PUFA são oxidados mais rapidamente do que os SAFA ou os MUFA. Ao contrário, os PUFA de cadeia longa, derivados de AGE (i. e., C20:3n-6, C20:4n-6, C20:5n-3 e C22:6n-3) são oxidados menos facilmente. Esses ácidos, quando se apresentam pré-formados na dieta, são incorporados em lipídios estruturais com eficiência aproximadamente vinte vezes maior do que após a síntese a partir de C18:2n-6 e C18:3n-3 dietéticos. O fígado é o local onde se dá a maior parte do metabolismo dos PUFA, que transformam os AGE dietéticos de dezoito carbonos em PUFA de cadeia longa, com vinte ou vinte e dois carbonos. Os PUFA de cadeia longa são transportados para os tecidos extra-hepáticos para serem incorporados aos lipídios celulares, mesmo que haja uma captação e acilação diferenciais dos PUFA entre os diferentes tecidos. A composição tecidual final dos PUFA de cadeia longa é o resultado dos processos complexos relatados, juntamente com a influência dos fatores da dieta. Os elementos fundamentais da dieta, que determinam a distribuição final dos PUFA de cadeia longa nos PL das células, incluem as proporções relativas das famílias de FA n-3, n-6 e n-9 e os PUFA de cadeia longa pré-formados, em relação a seus precursores de cadeia mais curta.[88]

Os PL estruturais de membrana contêm altas concentrações de PUFA, com vinte e vinte e dois átomos de carbono, que predominam nas duas famílias de AGE. O C20:4n-6 é o PUFA de cadeia longa mais importante e abundante encontrado nos PL de membrana e é o precursor fundamental dos eicosanoides. Em termos de AGE da série de PUFA n-3, os C20:5n-3 e C22:6n-3 são os mais prevalentes nos PL de membrana. Os PUFA de cadeia longa, derivados dos AGE, são incorporados principalmente na posição 2-acil da bicamada de PL das membranas plasmática, mitocondrial e nuclear de mamíferos. Os FA com vinte carbonos, quando liberados de seus PL, podem ser transformados em metabólitos intracelulares (i. e., trifosfato de inositol [IP_3] e diacilglicerol [DAG]) e extracelulares (i. e., fator ativador de plaquetas [PAF] e eicosanoides), que participam de muitas respostas importantes de sinalização celular. As proporções relativas de C20:4n-6 e outros PUFA de cadeia longa (C18:3n-6, C20:4n-6 e C20:5n-3), em PL de tecidos, são importantes, na medida em que esses PUFA podem competir por enzimas ou inibir as enzimas envolvidas na geração de produtos biologicamente ativos, intra e extracelulares. Além disso, os C18:1n-9, C18:2n-6, C18:2n-6 *trans*, C18:3n-6, C18:3n-3 e os PUFA n-3 de cadeia longa (C20:5n-3 e C22:6n-3) dietéticos podem competir com o C20:4n-6 pelas acetil transferases pela esterificação no *pool* de PL e, desta maneira, inibir as funções de membrana mediadas por C20:4n-6 (ver Fig. 4.4).

Demonstrou-se que os FA e os eicosanoides regulam a transcrição de genes por meio de receptores ativados por proliferadores de peroxissomo (PPAR), que são receptores hormonais nucleares com um papel importante na regulação genética da oxidação de FA e da lipogênese. Chawla et al.[89] revisaram as várias famílias de receptores nucleares com funções importantes na fisiologia lipídica, incluindo o PPAR, que age como sensor de FA. Quatro isoformas de PPAR foram identificadas: α, β (também conhecida como δ) e γ. Os PPAR são fatores de transcrição ligante-dependentes e agem de modo que a ativação do gene de transcrição-alvo depende da ligação do ligante ao receptor. Certos ligantes, como os PUFA e FA oxidados, são compartilhados por três isoformas. Muitos eicosanoides e FA ligam-se com uma alta afinidade a PPAR-α, incluindo C18:2n-6 longo, ácido linoleico conjugado e eicosanoides como o LT-B_4.[90] O PPAR-α opera no catabolismo de FA no fígado, pois promove a oxidação de FA nas condições de catabolismo lipídico, como o jejum.[91] A oxidação hepática de FA a acetil-CoA e subsequente metabolismo a corpos cetônicos são fortemente estimulados por PPAR-α, cuja expressão é elevada no jejum. Os PPAR-β regulam a expressão da acil-CoA sintetase 2 nos tecidos do cérebro.[91] Os PPAR-γ promovem a lipogênese no tecido adiposo sob condições anabólicas, pois seus genes-alvo no tecido adiposo incluem proteínas transportadoras de FA (FATP), acil-CoA sintase, LPL e FABP dos adipócitos (A-FABP).[91,92] Os PPAR-γ poderiam participar no desenvolvimento de aterosclerose estimulando a captação celular de LDL oxidada. Os FA oxidados que entram nas células via LDL oxidados podem ativar os PPAR-γ para estimular a captação celular de mais LDL oxidadas.[91] Os PPAR-δ foram caracterizados como um mediador de sinalização lipoproteica nos macrófagos.[93]

Funções e integridade das membranas

Em razão do fato das membranas frágeis de eritrócitos e mitocôndrias serem típicas da EFAD, uma função inicialmente atribuída aos AGE foi o papel deles como componentes integrais dos PL, necessários para a integridade das membranas plasmática e intracelular. A EFAD resulta em um decréscimo progressivo do C20:4n-6 nos PL de membrana, com um aumento concomitante no C18:1n-9 e seu produto, C20:3n-9. A fluidez e outras propriedades físicas dos PL de membrana são amplamente determinadas pelo comprimento da cadeia e pelo grau de insaturação dos componentes dos FA. Essas propriedades físicas, por sua vez, afetam a capacidade dos PL para desempenhar funções estruturais, como a manutenção das atividades normais das enzimas ligadas à membrana. Os SAFA, MUFA e PUFA da dieta são as determinantes essenciais da composição dos lipídios armazenados e estruturais, alteram a atividade e a afinidade dos receptores, a permeabilidade da membrana e as propriedades de transporte.[94]

A heterogeneidade e a seletividade dos PUFA, em relação à sua distribuição na membrana dos tecidos entre os diferentes órgãos, podem estar relacionadas aos seus papéis estruturais e funcionais.[94] Por exemplo, os derivados de cadeia longa dos PUFA n-3 estão concentrados nas estruturas biológicas envolvidas com a passagem rápida, como aquela necessária aos mecanismos de transporte cerebral e suas junções sinápticas e à retina.[95] Aproximadamente 50% dos PL no disco da membrana dos segmentos externos dos bastonetes retinianos, nos quais se aloja a rodopsina, contêm C22:6n-3.[96] Este está concentrado nas principais classes de PL (i. e., PC, PE e fosfatidilserina [PS] no disco da membrana), enquanto o C20:4n-6 é encontrado nos componentes PL secundários, como o fosfatidilinositol (PI). Essa observação levou à especulação de que o C22:6n-3 exerce um papel estrutural nessas membranas, enquanto o C20:4n-6 pode exercer um papel mais funcional.[97]

Biossíntese e função dos eicosanoides

Alguns dos efeitos mais potentes dos PUFA estão relacionados com suas conversões enzimáticas em uma série de metabólitos oxigenados chamados eicosanoides, assim denominados por terem como seus precursores os PUFA com cadeias contendo vinte unidades de carbono de comprimento. Os eicosanoides incluem PG, TXA, LT, hidróxi-FA e lipoxinas. As PG e os TXA são produzidos por meio das enzimas cicloxigenases (CO), enquanto os LT, hidroxiácidos e as lipoxinas são produzidos no metabolismo da lipoxigenase (LO). Quando estimulada, a síntese rápida e temporária de eicosanoides ativos ativa receptores específicos localmente nos tecidos nos quais são formados. Os eicosanoides modulam as funções cardiovascular, pulmonar, imunológica, reprodutiva e secretora de muitas células. Eles são rapidamente convertidos em suas formas inativas, por enzimas catabólicas seletivas. Os seres humanos dependem da presença na dieta das famílias de estruturas n-3 e n-6 de PUFA para que ocorra a biossíntese adequada de eicosanoides. Há três precursores diretos de FA, a partir dos quais os eicosanoides são formados pela ação da CO ligada à membrana ou a sistemas enzimáticos específicos de LO: C20:3n-6, C20:4n-6 e C20:5n-3. Uma série de prostanoides e LT com diferentes propriedades biológicas são gerados a partir de cada um destes FA (Fig. 4.5). A primeira etapa irreversível comprometida com a síntese de PG e LT é a ação da oxigenase de FA, ativada por hidroperóxido, exercida ou pela prostaglandina H sintase (PGHS) ou pelas enzimas LO, no precursor PUFA não esterificado (Fig. 4.6).

A estimulação de células normais, por meio de estímulos fisiológicos ou patológicos específicos, como a trombina, o difosfato de adenosina (ADP) ou o colágeno, inicia uma cascata mediada pelo cálcio. Esta cascata envolve a ativação da fosfolipase A_2, que libera PUFA na posição 2 da membrana celular. A maior proporção de PUFA disponível para a ação da fosfolipase A_2 contém C20:4n-6. A liberação hidrolítica, a partir de ésteres de PL, parece ocorrer indiscriminadamente com PUFA dos tipos n-3 e n-6 e envolver todas as classes principais de PL, como PC, PE e PI. Esses FA servem como precursores diretos da geração de produtos eicosanoides por meio da ação enzimática de CO e LO (ver Fig. 4.6). A biotransformação enzimática dos precursores de PUFA para PG é catalisada por duas isoenzimas da PG sintase, denominadas PGH sintase I (PGHS-1) e PGH sintase 2 (PGHS-2).[98] A PGHS-1 está localizada no retículo endoplasmático e a PGHS-2, no envoltório nuclear. Ambas as formas são enzimas bifuncionais que catalisam a oxigenação de C20:4n-6 a PGG_2, por meio da reação da CO

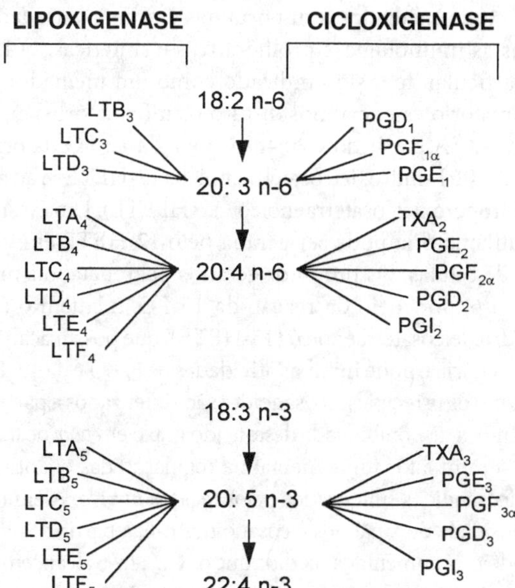

Figura 4.5 Formação de prostaglandinas (PG), tromboxanos (TXA) e leucotrienos (LT) a partir do ácido di-homo-γ-linolênico (DHGA) (C20:3n-6), do ácido araquidônico (C20:4n-6) e do ácido eicosapentaenoico (C20:5n-3) por meio das vias da cicloxigenase e lipoxigenase.

e a redução da PGG_2 para formar um hidroxiendoperóxido transiente (PGH_2) pela reação da peroxidase (ver Fig. 4.6). O intermediário PGH_2 é rapidamente convertido em PGI_2, pelas células vasculares endoteliais, a TXA_2 por uma isomerase nas plaquetas ou em outros prostanoides, dependendo dos tecidos envolvidos. A PGHS-2 produz prostanoides associados à mitogênese e inflamação, e é inibida pelos glicocorticoides.

O C20:4n-6 pode ser oxigenado por meio das vias 5, 12 e 15-LO (ver Fig. 4.5). A via da 5-LO, partindo do C20:4n-6, dá origem principalmente a LTB_4, LTC_4 e LTD_4, que são envol-

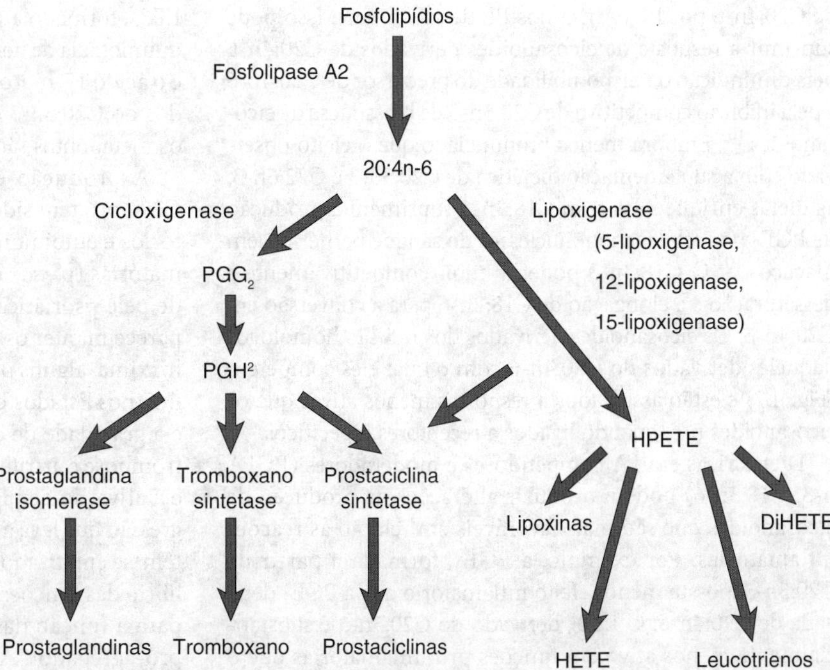

Figura 4.6 Principais vias da síntese de eicosanoides a partir do ácido araquidônico. DiHETE, ácido di-hidroxieicosatetraenoico; HETE, ácido hidroxieicosatetraenoico; HPETE, ácido hidroperoxieicosatetraenoico; PG, prostaglandina. (Adaptado com permissão de Innis SM. Essential dietary lipids. In: Ziegler EE, Filer LJ, eds.Present Knowledge in Nutrition. 7ª ed. Washington, DC: ILSI Press, 1996:58-66.)

vidos como mediadores importantes em uma variedade de respostas imunológicas proliferativas e sintéticas. O LTB_4, em particular, tem sido indicado como um mediador pró-inflamatório essencial nos distúrbios inflamatórios e proliferativos.[98] A partir do C20:4n-6, a via da 12-LO dá origem ao ácido 12-L-hidroxieicosatetraenoico (12-HETE) e ao ácido 12-hidroperoxieicosatetraenoico (12-HPETE). Uma resposta pró-inflamatória pode ser gerada pelo 12-HETE em vários tipos de células. Os produtos gerados pelo metabolismo do C20:4n-6, por meio da reação da 15-LO, incluem o ácido 15-hidroxieicosatetraenoico (15-HETE), que possui ação anti-inflamatória e pode inibir as atividades da 5-LO e da 12-LO.[99]

Como os principais eicosanoides são sintetizados a partir dos C20:4n-6, a disponibilidade deste ácido graxo em *pool* de tecidos pode ser um fator fundamental na regulação das quantidades dos eicosanoides sintetizados pelos tecidos *in vivo*. Além disso, a intensidade do sinal dos eicosanoides n-6, a partir dos PUFA liberados, irá aumentar à medida que os C20:4n-6 alcancem uma proporção maior dos PUFA. Os níveis de C20:4n-6 em *pool* de tecidos de PL são afetados pela elongação e pela dessaturação dos C18:2n-6 da dieta e pela ingestão de C20:4n-6 (170 a 220 mg/dia na dieta ocidental).[100] Embora as concentrações dietéticas de C18:2n-6, de 2 a 3% das calorias, aumentem as concentrações teciduais de C20:4n-6, a ingestão de C18:2n-6 acima de 3% das calorias é pouco correlacionada com o teor de C20:4n-6 nos tecidos.[101] Como o C18:2n-6 constitui, aproximadamente, 6 a 8% da dieta norte-americana, não seria de se esperar que alterações moderadas de C18:2n-6 modulassem os níveis teciduais de C20:4n-6. Entretanto, a ingestão de C18:2n-6 acima de 12% pode, na verdade, diminuir o C20:4n-6 tecidual por causa da inibição da Δ^6 dessaturase. Pelo contrário, o C20:4n-6 da dieta é muito mais efetivo no enriquecimento do C20:4n-6 nos PL dos tecidos[101] e, comparado com o C18:2n-6, níveis dietéticos relativamente baixos de C20:4n-6 podem ser fisiologicamente significativos na intensificação do metabolismo de eicosanoides.[100]

Dietas alimentares ricas em FA n-3 resultam na substituição de C20:4n-6 por PUFA n-3 nos PL de membrana. Isso pode suprimir a resposta de eicosanoides derivados de C20:4n-6 pela diminuição da disponibilidade do precursor de C20:4n-6 e pela inibição competitiva de C20:5n-3 da biossíntese de eicosanoides.[102] Embora menos pronunciado que o efeito observado com a suplementação dietética de C20:5n-3 e C22:6n-3, as dietas enriquecidas com C18:3n-3 suprimem a produção de PGE_2 por células mononucleares do sangue periférico, em macacos.[102] O C18:3n-3 poderia inibir competitivamente a dessaturação e a elongação de C18:2n-6 para a conversão em C20:4n-6. Os eicosanoides derivados dos n-3 são homólogos daqueles derivados do C20:4n-6 com o qual eles competem (Fig. 4.7) e estão associados a respostas menos ativas que os eicosanoides n-6, quando ligados a receptores específicos.

Dietas ricas em FA competidores e moderadores (PUFA n-3, C18:3n-6) podem produzir alterações da produção de eicosanoides que são mais favoráveis em relação às reações inflamatórias. Por exemplo, a PGE_3, formada a partir de C20:5n-3, possui menos efeito inflamatório que a PGE_2 derivada de C20:4n-6. O LTB_5 derivado do C20:5n-3 é substancialmente menos ativo em funções pró-inflamatórias que o

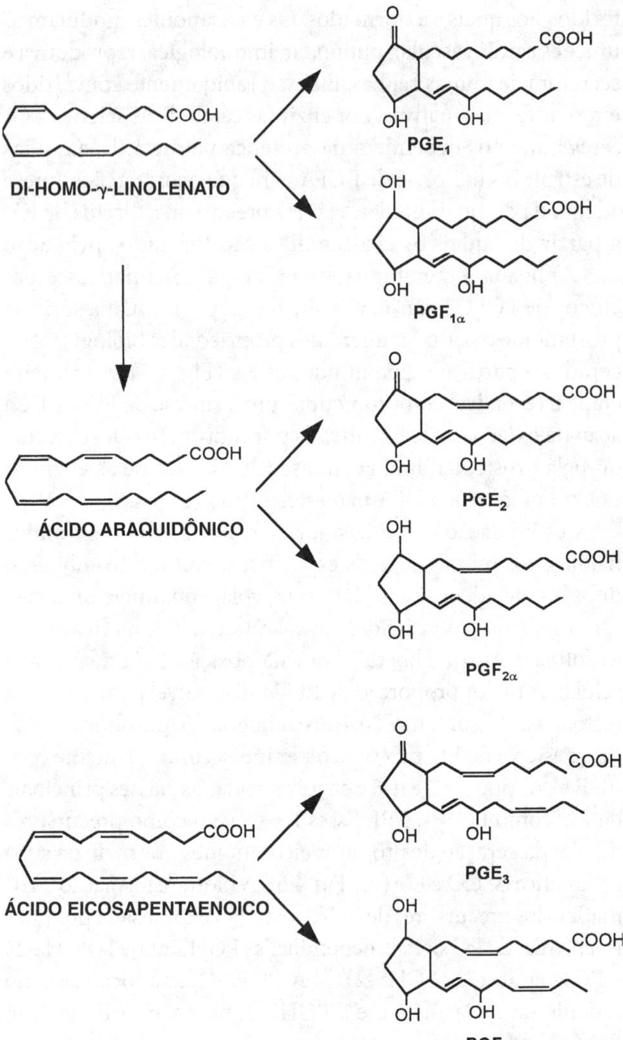

Figura 4.7 Formação de prostaglandinas. PG, prostaglandina.

LTB_4, formado a partir de C20:4n-6, incluindo a agregação e quimiotaxia de neutrófilos. Dois produtos da 15-LO, 15-HEPE e o ácido 17-hidroxidocosaexanoico (17-H_0DHE), são derivados do C20:5n-3 e do C22:6n-3, respectivamente.[100] Ambos os metabólitos são inibidores potentes da formação de LTB_4.

A produção excessiva de eicosanoides derivados de C20:4n-6 tem sido envolvida em muitos distúrbios inflamatórios e autoimunes, como tromboses, doenças imunoinflamatórias (p. ex., artrites, nefrites por lúpus), câncer e lesões de pele psoriáticas, entre outras. O norte-americano típico parece manter os PUFA n-6 nos PL próximos da capacidade máxima, alguns pesquisadores sugeriram que dietas ricas em n-6, nos Estados Unidos, podem contribuir para a incidência e a gravidade de doenças mediadas por eicosanoides, como trombose e artrite.[103] Como há indicações de que a agregação e a ativação de plaquetas exercem um papel crucial na progressão que leva à oclusão vascular e ao infarto do miocárdio, têm-se enfatizado a participação do TXA_2 e da PGI_2 no equilíbrio das funções cardiovasculares. O C20:4n-6 é necessário para a função das plaquetas como um precursor do TXA_2 pró-agregador. A biossíntese de TXA_2 é a etapa limitante de velocidade da agregação de plaquetas, um evento essencial da trombose. Os efeitos do TXA_2 são contrabalançados pela PGI_2, um agente antiagregador potente, que previne a aderência das plaquetas às paredes dos vasos sanguíneos. Em razão da substituição do C20:4n-6 do PL de membrana pelo C18:2n-6, C18:3n-6 e C20:3n-6, aumentos graduais do C18:2n-6 dietético de 3 a 40% das calorias podem, na verdade, diminuir a agregação das plaquetas, o que indica a inibição da síntese de eicosanoides por esses PUFA n-6. Entretanto, a influência antitrombótica dos C18:2n-6 é substancialmente menor do que a observada após a alta ingestão de óleos de peixe ricos em PUFA n-3.[104] Isso tem sido relacionado com as observações de que a PGI_3, gerada a partir de C20:5n-3, possui potência antiagregadora. Inversamente, o TXA_3, derivado do C20:5n-3, tem um efeito pró-agregador muito fraco enquanto a síntese de TXA_2 está reduzida.[105] A ingestão crônica de aspirina[106] e de PUFA n-3 reduz a intensidade da biossíntese de TXA_2, que poderia diminuir as taxas de mortalidade cardiovascular. Entretanto, estudos epidemiológicos sobre os efeitos dos FA n-3 dietéticos na doença cardiovascular têm sido inconsistentes. Um estudo prospectivo demonstrou não haver efeito protetor exercido pelo consumo do óleo de peixe na mortalidade e na morbidade por doenças cardiovasculares,[107] enquanto um outro estudo mostrou efeitos protetores em homens e mulheres japoneses que consumiram apenas pequenas quantidades de peixe.[108] Entretanto, uma grande intervenção clínica experimental mais recente, envolvendo suplementação de óleo de peixe, mostrou um começo rápido na redução da arritmia fatal e morte cardíaca súbita e nenhum efeito no infarto recorrente não fatal do miocárdio.[109] O efeito protetor inicial da ingestão de PUFA n-3 na mortalidade total e na morte súbita poderia indicar que o efeito protetor principal de PUFA n-3 pode ser exercido por ação antiarrítmica, ao contrário de antiaterotrombótica.[110]

Os resultados de vários estudos sugerem que o C18:3n-6 e o AGE n-3 estão envolvidos na regulação da imunidade mediada por células e que a administração destes FA pode ser benéfica para a supressão das respostas imunológicas patológicas. Por exemplo, pacientes com artrite reumatoide, alimentados com óleos de peixe ricos em PUFA n-3, obtiveram benefícios sintomáticos regulares em experimentos controlados, duplo-cego e aleatórios.[110] Embora pareça que a inibição dos eicosanoides pró-inflamatórios LTB_4 e PGE_2 possa ser responsável por muitos dos efeitos protetores dos PUFA n-3, a diminuição da produção de citocinas interleucina-1β e do fator de necrose tumoral provavelmente também está envolvida.[111]

Necessidades de ácidos graxos essenciais

Necessidades de ácidos graxos n-6

Em estudos com AGE, o C18:2n-6 e o C20:4n-6 foram enfatizados porque os mamíferos possuem necessidades absolutas de FA da família n-6. Os AGE são necessários para a estimulação do crescimento, manutenção da pele e o crescimento capilar, regulação do metabolismo do CH, atividade lipotrópica e manutenção do desempenho reprodutivo, entre outros efeitos fisiológicos. Em razão dos AGE serem necessários para a função normal de todos os tecidos, a lista de sintomas da EFAD é longa, incluindo taxas de crescimento reduzidas, dermatite escamosa com aumento da perda de água decorrente da mudança da permeabilidade da pele, infertilidade em machos e fêmeas, depressão das respostas inflamatórias, anormalidades renais, mitocôndrias hepáticas anormais, resistência capilar diminuída, fragilidade aumentada dos eritrócitos e contração reduzida do tecido do miocárdio.[112]

O ácido linoleico (C18:2n-6) é especificamente necessário na pele para manter a integridade da barreira aquosa epidérmica. Neste contexto, os C18:2n-6 parecem ser necessários como um componente integral da acilglicoceramidas. Animais com EFAD perdem quantidades consideráveis de água através da pele, o que limita as taxas de crescimento. A repleção de C18:2n-6, em valores correspondentes a 1% das calorias, corrige a perda excessiva de água através da epiderme e o crescimento é restaurado.[113] Outras razões importantes para a essencialidade do C18:2n-6 é que derivam de seu metabolismo posterior a C20:4n-6 e deste a eicosanoides. Na EFAD, a aderência e a agregação de plaquetas estão prejudicadas em razão da síntese limitada de TXA, em consequência da limitação dos suprimentos de C20:4n-6. A ação dos eicosanoides na modulação da liberação dos hormônios hipotalâmico e pituitário foi apontada como um fator essencial no papel dos AGE n-3 e n-6 em apoio ao crescimento e desenvolvimento.[113] A pele está sujeita a infectar-se rapidamente e as feridas cirúrgicas cicatrizam muito lentamente nos pacientes que apresentam EFAD. Isso provavelmente reflete a falta de C20:4n-6, que é necessário para as funções celulares protetoras inflamatórias e imunológicas, mediadas por eicosanoides, e para a proliferação tecidual.[103] As funções dos monócitos e macrófagos apresentam-se defeituosas na EFAD por causa da produção prejudicada de eicosanoides. Atribuiu-se as escamações de pele, em pacientes deficientes em AGE, à síntese insuficiente de PG e demonstrou-se a eficácia dos vários AGE do tipo n-6 contra a dermatite escamosa em baixos níveis de dose.

A necessidade exata de AGE em humanos não está claramente definida, mas é aparentemente muito baixa. O primeiro estudo de EFAD em humanos adultos, mantidos por 6 meses sob uma dieta extremamente baixa em gorduras, não produziu sintomas dramáticos.[114] Sugeriu-se que pelo fato de os adultos possuírem aproximadamente 1 kg de C18:2n-6 nas reservas corporais, a depleção dos estoques de AGE necessários para produzir os sintomas de deficiência ocorreria após 6 meses de uma dieta EFAD. A maioria das dietas contém AGE ou seus produtos metabólicos em quantidades suficientes para atingir as necessidades diárias de AGE; em consequência, a EFAD é relativamente rara em seres humanos. Faltam dados sobre as necessidades de PUFA n-6 em pessoas saudáveis, porque a ingestão de FA n-6 é mais alta que os níveis necessários para manter uma razão trieno:tetraeno (p. ex., de C20:3, n-9 para C20:4, n-6) menor que 0,2. Portanto, não foram realizados estudos sobre alimentação metabólica para estabelecer as necessidades. Como resultado, as necessidades médias estimadas (EAR) não têm sido baseadas na correção da deficiência.[115]

Sugeriu-se um papel importante do C20:4n-6 no desenvolvimento fetal ideal, pelo fato do C20:4n-6 exercer efeitos promotores do crescimento.[116] Crawford et al.[117] demonstraram que mães de lactentes com baixo peso ao nascer possuíam ingestão mais baixa de C20:4n-6 que as mães de crianças com peso normal. Entretanto, concentrações mais baixas de C20:4n-6 no plasma e no PC plasmático foram associadas ao crescimento reduzido intra e extra-uterino, apesar dos níveis dietéticos adequados de C18:2n-6.[118] Em um experimento duplo-cego, aleatório e controlado, as concentrações plasmáticas reduzidas de PC C20:4n-6, induzidas pela suplementação de fórmulas com óleos marinhos ricos em C20:5n-3, foram associadas a taxas de crescimento mais lentas em lactentes prematuros.[119]

Os AGE de cadeia longa, com comprimento de cadeia de vinte e vinte e dois carbonos, são incorporados com cerca de dez vezes mais eficiência no cérebro em desenvolvimento do que os AGE que dão origem a eles. Entretanto, ainda é um ponto controverso se os lactentes nascidos a termo ou os prematuros possuem atividade enzimática suficiente para sintetizar seus próprios PUFA de cadeia longa a partir dos AGE, para atender suas necessidades de crescimento e desenvolvimento cerebral. Estudos usando FA estáveis marcados isotopicamente, contudo, mostraram que a conversão de C18:2n-6 a C20:4n-6 pode ocorrer tão cedo como na 26ª semana de gestação, e que as taxas de conversão de C18:2n-6 e C18:3n-3 a C20:4n-6 e C22:6n-3, respectivamente, diminuíram com o aumento da idade gestacional.[120] A presença de níveis mais baixos de C20:4n-6 nos PL das hemácias de lactentes alimentados com fórmulas, comparados com os PL de lactentes amamentados, levantou a discussão sobre a possibilidade do C20:4n-6 ser essencial para o desenvolvimento ótimo do sistema nervoso central em lactentes. Os níveis mais baixos de C20:4n-6 nas hemácias de bebês alimentados com fórmulas (em relação a bebês amamentados) podem ser normalizados pela inclusão de C20:4n-6 nas fórmulas alimentares.[121] Desenvolveu-se o conceito de que é necessária uma razão ideal entre FA n-3 e n-6 na dieta, pelo fato dessas famílias (n-3 e n-6) competirem pela produção de eicosanoides. Ensaios com isótopos estáveis indicam que ocorre síntese de C20:4n-6 em bebês nascidos a termo; porém, a atividade de tal síntese é baixa, e somente cerca de 6% do C20:4n-6 total plasmático é renovado por esta via.[122] Porém, estudos da composição lipídica do encéfalo pós-morte demonstraram que o teor de C20:4n-6 encefálico é mantido em lactentes alimentados com fórmula infantil.[123]

Há preocupações de que a ingestão elevada de C18:2n-6 em relação aos PUFA n-3 pode levar a uma produção excessiva ou desequilibrada de eicosanoides capaz de conduzir a várias fisiopatologias. Ainda não está claro qual a razão ótima entre n-6:n-3 na dieta, que pode variar com o estágio de desenvolvimento, com a presença de AGE de cadeia longa e com outros fatores. Com a tendência em longo prazo de maior consumo de óleos vegetais e menor consumo de peixe, atualmente, a razão entre n-6 e n-3 na dieta ocidental varia entre 15:1 e 20:1.[124]

Necessidades de ácidos graxos n-3

O C18:3n-3 é semelhante ao C18:2n-6 no que concerne à taxa de crescimento, resistência capilar, fragilidade dos eritrócitos e função mitocondrial. Os C18:3n-3 e C20:5n-3 dietéticos são inferiores ao C18:2n-6 e aos outros PUFA n-6 quanto à eliminação das lesões da pele e à prevenção da perda de água pela epiderme. Em razão da incapacidade do C18:3n-3 de normalizar todas as funções fisiológicas durante a EFAD e, como as atividades do AGE, atribuídas ao C18:3n-3, são também iguais ou mais potentemente expressas pelo C18:2n-6, os FA n-3 foram até recentemente designados como não essenciais ou parcialmente essenciais.

Entretanto, estudos sugeriram que os FA n-3 podem ser essenciais ao desenvolvimento do tecido neural e à função visual, ultrapassando a necessidade por FA n-6, os quais podem substituir parcialmente. Entre as espécies de mamíferos, os níveis de C22:6n-3 nos PL do cérebro e da retina são extremamente estáveis, apesar das amplas variações dietéticas.[125] A forte afinidade dos lipídios cerebrais por C22:6n-3 sugere uma necessidade de AGE n-3, mas essa é uma necessidade difícil de estudar porque a EFAD por n-3 se desenvolve apenas sob condições dietéticas extremas.[125] Um papel essencial do C22:6n-3 no cérebro e o no PL da retina foi descrito por Neuringer e Connor, que demonstraram a deficiência de C18:3n-3 em macacos *rhesus*, alimentados durante a gestação com dietas contendo óleo de cártamo (razão de n-6:n-3 de 255:1), como única fonte de gordura.[126] A prole destes animais, alimentada com a mesma dieta, desenvolveu deficiências que resultaram em eletrorretinogramas anormais quando comparados com os da prole do grupo-controle, alimentada com óleo de soja (razão n-6:n-3 igual a 7). Observou-se concentrações diminuídas de C18:3n-3 e de PUFA n-3 de cadeia longa nos PL do plasma da prole que apresentou perda de atividade visual. A capacidade de aprendizagem não foi afetada, avaliada por tarefas de aprendizado de reversão espacial, possivelmente por causa do aumento compensatório observado nos PUFA n-6, particularmente do C22:5n-6 nos PL. A deficiência de PUFA n-3 na retina foi revertida, em bebês com 10 a 24 meses de vida, pelo consumo de uma dieta com óleo de peixe rico em C20:5n-3 e C22:6n-3.[126] Uma EAR não foi estabelecida com base na correção da deficiência por causa da falta de dados sobre a necessidade de FA n-3 em pessoas saudáveis.[115]

Como a massa cinzenta humana e as membranas da retina contêm quantidades significativas de C22:6n-3, a necessidade de AGE n-3 pode ser mais crítica durante o último trimestre da gestação e os primeiros meses de vida, quando ocorre o acúmulo rápido destes FA no sistema nervoso central.[127] Os PL cerebrais incorporam apenas derivados de cadeia longa dos AGE e não seus precursores com dezoito átomos de carbonos, sendo o C22:6n-3 o PUFA predominante nos PL das membranas sinaptossomais e dos fotorreceptores.[128] A maior parte do C22:6n-3 incorporada pelo cérebro é acumulada durante o período de amamentação, quando o cérebro sofre desenvolvimento rápido. Vários estudos em animais demonstraram dano ao processo visual, comportamento de aprendizado alterado e baixo teor cerebral de C22:6n-3 em razão de uma deficiência de C18:3n-3 e seus metabólitos C20:5n-3 e C22:6n-3.[125] Distúrbios permanentes de aprendizagem e alterações da função sináptica cerebral, observados na EFAD durante a gravidez, podem ser prevenidos pelo consumo de AGE n-3.[126] Além disso, observou-se uma correlação entre as alterações induzidas pela dieta no C22:6n-3 na retina e uma modificação dos potenciais elétricos induzidos nos segmentos externos dos bastonetes pela estimulação luminosa.

Embora a ingestão dietética adequada de AGE n-3 pareça ser essencial para o desenvolvimento do sistema nervoso central, não se sabe quais as necessidades ideais deste AGE n-3 para lactentes. O leite humano fornece tanto C18:3n-3 quanto C22:6n-3, frequentemente ausentes na maioria das fórmulas para lactentes existentes no mercado. Assim, os lactentes alimentados com essas fórmulas dependem da síntese endógena de PUFA de cadeia longa. A capacidade de lactentes nascidos a termo e prematuros converterem C18:3n-3 a C22:6n-3 tem sido demonstrada por meio de estudos de isótopos estáveis, com uma capacidade maior de conversão observada em tecidos de lactentes prematuros.[120] Entretanto, sugere-se que os PUFA n-3 de cadeia longa podem não ser sintetizados a partir dos AGE que dão origem a eles, em taxas ideais para o desenvolvimento cerebral, durante as primeiras semanas após o nascimento, particularmente em lactentes nascidos prematuramente. Clandinin et al.[128] assinalaram que a necessidade dos lactentes quanto ao acúmulo neural de PUFA de cadeia longa pode ser alcançada pela ingestão de apenas PUFA de cadeia longa, sem a síntese endógena. Usando a composição de FA dos PL das hemácias como um índice de composição da membrana cerebral, lactentes alimentados com leite humano apresentaram um estado de C22:6n-3 significativamente melhor do que os recém-nascidos alimentados com fórmulas comerciais.[130]

Gravidez

O rápido desenvolvimento dos órgãos fetais, como fígado e cérebro, incorpora grandes quantidades de AGE n-3 e n-6 de cadeia longa nos PL de membrana.[121] O acúmulo de AGE durante a gravidez aproxima-se de 620 g, valor que inclui a demanda do crescimento fetal, placentário, glandular mamário, uterino e do volume sanguíneo materno. A ingestão recomendada de AGE e ácido docosaexaenoico (DHA) em mulheres grávidas e lactantes é de 300 mg/dia, sendo 200 mg de DHA.[131] A ingestão adequada (AI) de C18:2n-6 atualmente estabelecida é de 13 g/dia, e a de C18:3n-3 é de 1,4 g/dia.

Lactação

Em mães bem nutridas, aproximadamente 4 a 5% das calorias totais do leite humano estão presentes como C18:2n-6 e C18:3n-3, e um valor adicional de 1% como PUFA de cadeia longa derivado destes ácidos graxos, atingindo cerca de 6% da energia total como AGE e seus metabólitos. A eficiência da conversão dos AGE dietéticos em FA no leite não está clara; entretanto, recomenda-se uma porcentagem adicional de 1 a 2% das calorias na forma de AGE, durante os primeiros 3 meses da lactação. Após esse período, recomenda-se mais 2 a 4% das calorias acima das necessidades básicas.[132] Em razão da evidência insuficiente em relação às necessidades de C18:2n-6 e C18:3n-3 durante a gravidez, a AI desses FA é baseada na ingestão média dos Estados Unidos, onde não existe evidência de deficiência desses FA entre a população saudável.[115] A necessidade média de DHA na lactação foi estabelecida em 200 mg/dia.[131]

Lactente e infância

As necessidades ideais de AGE das famílias n-6 e n-3 para lactentes ainda não são conhecidas, embora o crescimento normal de lactentes dependa do suprimento adequado de AGE. Sujeitos em fase de crescimento aparentemente necessitam de um mínimo de 1 a 4,5% das calorias totais como C18:2n-6, para assegurar um suprimento de AGE adequado à proliferação tecidual, integridade das membranas e formação de eicosanoides.[115] Para bebês com até 6 meses de vida, uma AI para C18:2n-6 foi estabelecida em 4,4 g/dia, ou aproximadamente 8% das calorias, baseado nas quantidades médias de FA n-6 fornecido pelo leite humano. Dos 7 aos 12 meses, a AI para C18:2n-6 é de 4,6 g/dia, ou 6% das calorias.[115] A AI para C18:2n-6 em crianças e adolescentes foi estabelecida com base na ingestão média de C18:2n-6 nos Estados Unidos porque não há dados disponíveis em relação à quantidade necessária para corrigir uma deficiência, pois não existe deficiência na população livre dos Estados Unidos. A AI para C18:2n-6 foi estabelecida em 7 a 10 g/dia de um a 8 anos de idade. A AI para C18:2n-6 foi estabelecida em 12 e 16 g/dia para meninos com idade entre 9 a 13 e 14 a 18 anos, respectivamente. A AI para C18:2n-6 foi estabelecida em 10 e 11 g/dia para meninas com idade entre 9 a 13 e 14 a 18 anos, respectivamente. A AI para C18:3n-3 foi estabelecida em 0,5 g/dia, ou aproximadamente 1% das calorias, com base na quantidade média de FA n-3 fornecida pelo leite materno. Para lactentes de 7 a 12 meses de vida, a AI para C18:3n-3 é 0,5 g/dia.[115] A AI para C18:3n-3 em crianças e adolescentes foi estabelecida com base na ingestão média de C18:3n-3 nos Estados Unidos. A AI para C18:3n-3 foi estabelecida em 0,7 a 0,9 g/dia de 1 a 8 anos de idade. A AI para C18:3n-3 foi estabelecida em 1,2 e 1,6 g/dia para meninos com idade entre 9 a 13 e 14 a 18 anos, respectivamente. A AI para C18:3n-3 foi estabelecida em 1,0 e 1,1 g/dia para meninas com idade entre 9 a 13 e 14 a 18 anos, respectivamente.

Adultos

Sugere-se que as necessidades de C18:3n-3 para os adultos variem de 0,5 a 2% da energia, embora sejam necessários mais estudos para definir as necessidades mínimas em humanos.[115] A National Institutes of Health Working Group recomendou AI de 2 a 3% do total de calorias para o ácido linoleico, 1% do total de calorias para o ácido α-linolênico, e 0,3% do total de calorias para EPA e DHA.[115] A AI de C18:2n-6 para homens com idade entre 19 e 50 anos é de 17 g/dia, e 14 g/dia para homens com mais de 50 anos de idade. Para mulheres, a AI foi estabelecida em 12 g/dia entre 19 e 50 anos de idade e 11 g/dia acima de 50 anos. A AI de C18:3n-3 é de 1,6 g/dia para homens e de 1,1 g/dia para mulheres. EPA e DHA podem contribuir para a reversão da deficiência de FA n-3.[3] Por causa da capacidade desses FA n-3 de cadeia longa fornecerem até 10% da ingestão de FA n-3 total, essa porcentagem pode contribuir para a AI de C18:3n-3.[115]

Agradecimentos

Nós somos especialmente gratos a Maggie Victoria Wilson por sua pesquisa e assistência na redação deste capítulo. Também agradecemos a Stan Kubow por suas valiosas contribuições, a Helen Rimmer pela arte e aos nossos alunos por suas muitas sugestões úteis.

Referências bibliográficas

1. Holman RT, Johnson SB, Hatch TF. Am J Clin Nutr 1982; 35:617–23.
2. Neuringer M, Connor WE, Van Petten C et al. J Clin Invest 1984;73:272.
3. Bjerve KS. J Intern Med 1989;225(Suppl):171S–5S.
4. Poulos A, Beckman K, Johnson DW et al. Adv Exp Med Biol 1992;318:331–40.
5. Xi ZP, Want JY. J Nutr Sci Vitaminol 2003;49:210–3.
6. Riediger ND, Othman RA, Suh M et al. J Am Diet Assoc 2009;109:668–79.
7. Muller H, Kirkhus B, Pedersen JI. Lipids 2001;36:783–91.
8. ASCN Task Force on Trans Fatty Acids. Am J Clin Nutr 1996;63:663–70.
9. Posner BM, Cupples LA, Franz MM et al. Int J Epidemiol 1993;22:1014–25.
10. Anonymous. MMWR Morb Mortal Wkly Rep 1994;43;116–7, 123–5.
11. Chen ZY, Ratnayake WM, Fortier L et al. Can J Physiol Pharmacol 1995;73:718–23.
12. Remig V, Franklin B, Margolis S et al. J Am Diet Assoc 2010; 110:585–92.
13. Lichtenstein AH, Appel LJ, Brands M et al. Circulation 2006; 114:82–96.
14. Tuomilehto J, Tikkanen MJ, Högström P et al. Eur J Clin Nutr 2009;63:684–91.
15. Vandermeers A, Vandermeers-Piret MC, Rathe J et al. Biochim Biophys Acta 1974;370:257–68.
16. Hay DW, Carey MC. Hepatology 1990;12(Suppl):6S–14S.
17. Hofmann AF, Mekhijian HS. Bile acids and the intestinal absorption of fat and electrolytes in health and disease. In: Nair PP, Kritchevsky D, eds. The Bile Acids, vol 2. New York: Plenum Press, 1973.
18. Reinhart GA, Mahan DC, Lepine AJ et al. J Anim Sci 1993; 71:2693–9.
19. Niot I, Porier H, Tran TT et al. Prog Lipid Res 2009;48:101–15.
20. Tso P, Karlstad MD, Bistrian BR et al. Am J Physiol 1995;268: G568–77.
21. de Fouw NJ, Kivits GA, Quinlan PT et al. Lipids 1994;29:765–70.
22. Bracco U. Am J Clin Nutr 1994;60(Suppl):1002S–9S.
23. Grundy SM, Metzger AL, Adler RD. J Clin Invest 1972; 51:3026–43.
24. Wang, D. Q. Annu Rev Physiol 2007;69:221–48.
25. Mattson FH, Jandacek RJ, Webb MR. J Nutr 1976;106:747–52.
26. Davies JP, Levy B, Ioannou YA. Genomics 2000;65:137–45.
27. Brown JM, Yu L. Subcell Biochem 2010;51:337–80.
28. Lee MH, Lu K, Patel SB. Curr Opin Lipidol 2001;12:141–9.
29. Santosa S, Varady KA, AbuMweis S et al. Life Sci 2007;80:505–14.
30. Mietteinen TA, Gylling H Curr Opin Lipidol 1999;10:9–14.
31. Lin DS, Steiner RD, Merkens LS et al. Atherosclerosis 2010; 208:155–60.
32. AbuMweis SS, Barake R, Jones PJ. Food Nutr Res 2008:25:8.
33. Iqbal J, Hussain MM. Am J Physiol 2009;296:E1183–94.
34. Levy E, Menard D, Delvin E et al. Histochem Cell Biol 2009; 132:351–67.
35. Leitch CA, Jones PJ. J Lipid Res 1993;34:157–63.
36. Hellerstein MK, Christiansen M, Kaempfer S et al. J Clin Invest 1991;87:1841–52.
37. Ai M, Otokozawa S, Asztalos BF et al. Clin Chem 2010;56: 967–76.
38. Goldstein JL, Brown MS. Arterioscler Thromb Vasc Biol 2009; 29:431–8.
39. Miller GJ, Miller NE. Lancet 1975;1:16–9.
40. Connelly MA, Williams DL. Endocr Res 2004;30:697–703.
41. Natarajan P, Ray KK, Cannon CP. J Am Coll Cardiol 2010; 55:1283–99.
42. Eichner JE, Dunn ST, Perveen G et al. Am J Epidemiol 2002; 155:487–95.
43. Burnett JR, Hooper AJ. Clin Biochem Rev 2008;29:11–26.
44. Hegsted DM, McGandy RB, Myers ML et al. Am J Clin Nutr 1965;17:281–95.
45. Thomsen C, Storm H, Holst JJ et al. Am J Clin Nutr 2003; 77:605–11.
46. Czernichow S, Thomas D, Bruckert E. Br J Nutr 2010;104:788–96.
47. Jones PJH, Lau V. Nutr Rev 2003;132:329–32.
48. van Tol A, Zock PL, van Gent T et al. Atherosclerosis 1995; 115:129–34.
49. Kratz M et al. Handb Exp Pharmacol 2005;170:195–213.
50. Rideout T, Harding S, Fan MZ et al. Vasc Health Risk Manag 2008;4:1023–33.
51. Andersen RE, Wadden TA, Bartlett SJ et al. Am J Clin Nutr 1995;62:350–7.
52. Lemieux S, Prud'homme D, Moorjani S et al. Atherosclerosis 1995;118:155–64.
53. Zhang L, Keung W, Samokhvalov V et al. Biochim Biophys Acta 2010;1801:1–22.
54. Leyton J, Drury PJ, Crawford MA. Br J Nutr 1987;57:383–93.
55. Li JJ, Huang CJ, Xie D. Mol Nutr Food Res 2008;52:631–45.
56. Takeuchi H, Matsuo T, Tokuyama K. J Nutr 1995;125:920–5.
57. Shimomura Y, Tamura T, Suzuki M. J Nutr 1990;120:1291–6.
58. Matsuo T, Shimomura Y, Saitoh S et al. Metab Clin Exp 1995;44:934–9.
59. Chen ZY, Menard CR, Cunnane SC. Am J Physiol 1995; 268:R498–505.
60. Bergouignan A, Momken I, Schoeller DA et al. Prog Lipid Res 2009;48:128–47.
61. Buckley JD, Howe PR. Obes Rev 2009;10:648–59.
62. Clandinin MT, Wang LC, Rajotte RV et al. Am J Clin Nutr 1995;61:1052–7.
63. Girelli D, Olivieri O, Stanzial AM et al. Clin Chim Acta 1994; 227:45–57.
64. Draper HH. Adv Nutr Res 1990;8:119–45.
65. Penumetcha M, Khan N, Parthasarathy S. J Lipid Res 2000;41:1473–80.
66. Geng H, Wang A, Rong G et al. Mol Cell Biochem 2010;342:201–6.
67. Cherepanova OA, Pidkovka NA, Sarmento OF et al. Circ Res 2009;104:609–18.
68. Addis PB, Warner GJ. In: Aruoma OI, Halliwell B eds. Free Radicals and Food Additives. London: Taylor and Francis, 1991:77–119.
69. Smith LL. Lipids 1996;31:453–87.
70. Peng SK, Philips GA, Xia GZ et al. Atherosclerosis 1987;64:1–6.
71. Miller YI, Choi SH, Fang L et al. Subcell Biochem 2010; 51:229–5.
72. Regnstrom J, Nilsson J, Tornvall P et al. Lancet 1992;339:1183–6.

73. Palinski W, Rosenfeld ME, Yla-Herttuala S et al. Proc Natl Acad Sci U S A 1989;86:1372–6.
74. Louheranta AM, Porkkalasarataho EK, Nyyssönen MK et al. Am J Clin Nutr 1996;63:698–703.
75. Egert S, Kratz M, Kannenberg F et al. Eur J Nutr 2011;50:71–9.
76. Bonanome A, Biasia F, Deluca M et al. Am J Clin Nutr 1996; 63:261–6.
77. Cunnane SC, Ryan MA, Craig KS et al. Lipids 1995;30:781–3.
78. Holman RT. Prog Chem Fats Other Lipids 1970;9:611–82.
79. Schlenk H, Sand DM, Gellerman JL. Biochim Biophys Acta 1969;187:201–7.
80. Hagve TA, Christophersen BO. Biochim Biophys Acta 1986; 875:165–73.
81. Burdge GC, Calder PC. Reprod Nutr Dev 2005;45:581–97.
82. Brenna JT, Salem N Jr, Sinclair AJ et al. Prostaglandins Leukot Essent Fatty Acids 2009;80:85–91.
83. Dietschy JM. Klin Wochenschr 1984;62:338–45.
84. Jones PJH, Pappu AS, Hatcher L et al. Atheroscler Thromb 1996; 16:1222–8.
85. Grundy SM, Barret Connor E, Rudel LL et al. Arteriosclerosis 1988;8:95–101.
86. Jenkins DJ, Khan A, Jenkins AL et al. Metab Clin Exp 1995; 44:549–55.
87. Wu-Pong S, Elias PM, Feingold KR. J Invest Dermatol 1994; 102:799–802.
88. Arterburn LM, Hall EB, Oken H. Am J Clin Nutr 2006;83(Suppl): 1467S–76S.
89. Chawla A, Repa JJ, Evans RM et al. Science 2001;294:1866–70.
90. Wang X. Cell Res 2010;20:124–37.
91. Kersten S, Beatrice D, Wahli W. Nature 2000;405:421–4.
92. Anghel SI, Wahli W. Cell Res 2007;17:486–511.
93. Chawala A, Lee CH, Barak Y et al. Proc Nat Acad Sci U S A 2003;100:1268–73.
94. Murphy MG. J Nutr Biochem 1990;1:68–79.
95. Uauy R, Dangour AD. Nutr Rev 2006;64:S24–33;discussion S72–91.
96. Stinson AM, Wiegand RD, Anderson RE. Exp Eye Res 1991;52: 213–8.
97. Litman BJ, Mitchell DC. Lipids 1996;31(Suppl):193S–7S.
98. Cipollone F, Cicolini G, Bucci M. Pharmacol Ther 2008;118: 161–80.
99. Ziboh VA, Miller CC, Cho Y. Am J Clin Nutr 2000;71(Suppl): 361S–6S.
100. Li B, Birdwell C, Whelan J. J Lipid Res 1994;35:1869–77.
101. Whelan J, Surette ME, Hardardottir I et al. J Nutr 1993;123: 2174–85.
102. Wu D, Meydani SN, Meydani M et al. Am J Clin Nutr 1996;63: 273–80.
103. Simopoulos AP. Exp Biol Med 2008;233:674–88.
104. Hurst S, Rees S G, Randerson PF et al. Lipids 2009;44:889–96.
105. von Schacky C, Fischer S, Weber PC. J Clin Invest 1985;76: 1626–31.
106. Anonymous. Lancet 1988;2:349–60.
107. Manger MS, Strand E, Ebbing M et al. Am J Clin Nutr 2010; 92:244–51.
108. Iso H, Kobayashi M, Ishihara J et al. Circulation 2006;113:195–202.
109. Marchioli R, Barzi F, Bomba E et al. Circulation 2002;105:1897–903.
110. Wall R, Ross RP, Fitzgerald GF et al. Nutr Rev 2010;68:280–9.
111. Caughey GE, Mantzioris E, Gibson RA et al. Am J Clin Nutr 1996;63:116–22.
112. Holman RT. Essential fatty acid deficiency. Progress Chem Fats Other Lipids 1971;9:275–348.
113. Hansen HS, Artmann A. J Neuroendocrinol 2008;20(Suppl 1): 94–9.
114. Brown WR, Hansen AE, Burr GO et al. J Nutr 1938;16:511–24.
115. Food and Nutrition Board, Institute of Medicine. Dietary Reference Intakes for Energy, Carbohydrate, Fiber, Fat, Fatty Acids, Cholesterol, Protein, and Amino Acids (Macronutrients). Washington, DC: National Academy Press, 2005.
116. Crawford MA, Golfetto I, Ghebremeskel K et al. Lipids 2004;38:303–15.
117. Crawford MA, Costeloe K, Doyle W et al. Essential fatty acids in early development. In: Bracco U, Deckelbaum RJ, eds. Polyunsaturated Fatty Acids in Human Nutrition. New York: Raven Press, 1992:93–110.
118. Koletzko B, Braun M. Ann Nutr Metab 1991;35:128–31.
119. Carlson SE, Cooke RJ, Werkman SH et al. Lipids 1992;27:901–7.
120. Uauy R, Mena P, Wegher B et al. Pediatr Res 2000;47:127–135.
121. Fleith M, Clandinin MT. Crit Rev Food Sci Nutr 2005;45:205–29.
122. Koletzko B, Decsi T, Demmelmair H. Lipids 1996;31:79–83.
123. Makrides M, Neumann MA, Gibson RA. Lipids 1996;31:115–9.
124. Russo GL. Biochem Pharmacol 2009;77:937–46.
125. Chung WL, Chen JJ, Su HM. J Nutr 2008;138:1165–71.
126. Neuringer M, Connor WE. Nutr Rev 1986;44:285–94.
127. Innis SM. Brain Res 2008 27;1237:35–43.
128. Clandinin MT, Chappell JE, Heim T. Prog Lipid Res 1981;20:901–4.
129. Carlson SE, Rhodes PG, Ferguson MG. Am J Clin Nutr 1986; 44:798–804.
130. Makrides M, Neumann MA, Simmer K et al. Lancet 1995;345: 1463–8.
131. Brenna JT, Lapillonne A. Ann Nutr Metab 2009;55:97–122.
132. Food and Agriculture Organization/World Health Organization Expert Consultation. The Role of Fats and Oils in Human Nutrition. FAO Food and Nutrition paper 3. Rome: Food and Agriculture Organization, 1978.

Sugestões de leitura

Chawla, A, Repa JJ, Evans RM et al. Nuclear receptors and lipid physiology: opening the X-Files, Science 2001;294:1866–70.

Din JN, Newby DE, Flapan AD. Omega 3 fatty acids and cardiovascular disease: fishing for a natural treatment. BMJ 2004;328:30–5.

Grundy SM, Abate N, Chandalia M. Diet composition and the metabolic syndrome: what is the optimal fat intake? Am J Med 2002;113:25–9.

Jequier E, Bray GA. Low-fat diets are preferred. Am J Med 2002;113:41–6.

Masson LF, McNeill G, Avenell A. Genetic variation and the lipid response to dietary intervention: a systematic review. Am J Clin Nutr 2003;77:1098–111.

Oh DY, Talukdar S, Bae EJ et al. GPR120 is an omega-3 fatty acid receptor mediating potent anti-inflammatory and insulin-sensitizing effects. Cell 2010;142:687–98.

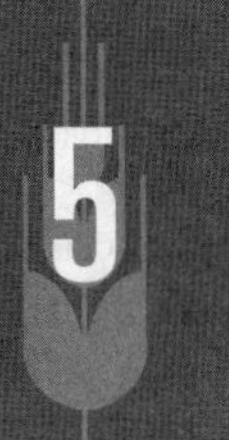

Necessidades energéticas*

Nancy F. Butte e Benjamin Caballero

Metabolismo energético intermediário

Os seres humanos devem se alimentar para sobreviver. A energia livre química do alimento constitui a única forma de energia que os seres humanos podem utilizar para manter a integridade estrutural e bioquímica do corpo, para realizar o trabalho interno de atividades como circulação, respiração e contração muscular e ainda efetuar o externo.[1-3] A capacidade de utilização de energia livre química do alimento pelos seres humanos provém do desenvolvimento de mecanismo bioquímico, estrutural e fisiológico que permite a transformação desse tipo de energia em outras formas essenciais para a vida. Parte da energia do alimento, na ordem de 5%, é termodinamicamente compelida à conversão em calor, porque a entropia dos produtos terminais metabólicos é superior à das substâncias iniciais (Fig. 5.1). A conversão de energia alimentar em compostos bioquímicos de alta energia é um processo ineficaz, com uma perda de aproximadamente 50% sob a forma de calor. Por meio de transformações bioquímicas, cerca de 45% da energia do alimento está disponível, principalmente, sob a forma de trifosfato de adenosina (ATP). Por fim, toda a energia do alimento é perdida sob a forma de calor ou trabalho externo.

A energia é fornecida na dieta por meio de proteína, carboidrato, gordura e álcool. Em alimentos, ela é expressa como uma unidade de calor, a caloria. Uma caloria é definida

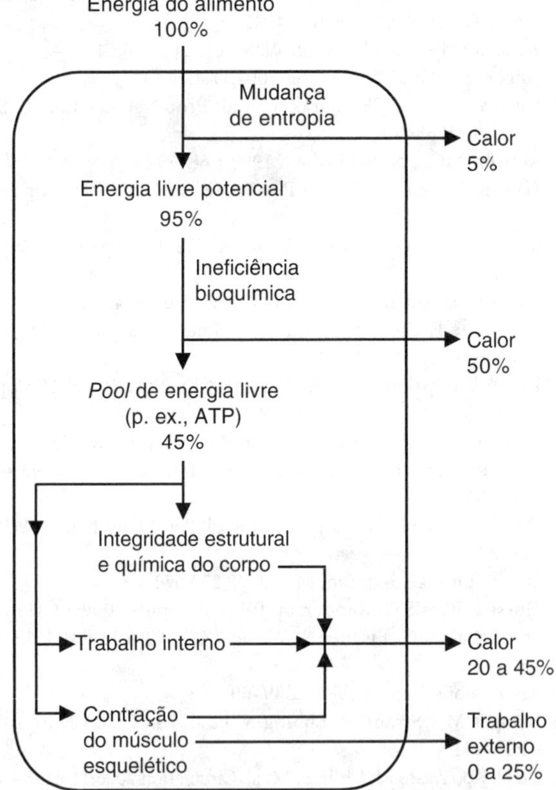

Figura 5.1 Utilização da energia corporal. Estão ilustradas a distribuição de energia do alimento dentro do corpo e sua transferência ao ambiente sob a forma de calor ou trabalho externo (ver texto para mais detalhes). ATP, trifosfato de adenosina. (Reproduzido com autorização de Brown AC. Energy metabolism. In: Ruch TC, Patton HD, eds. Physiology and Biophysics III: Digestion, Metabolism, Endocrine Function and Reproduction. Philadelphia: WB Saunders, 1973:85-104.)

*__Abreviaturas__: ATP, trifosfato de adenosina; **BAT**, tecido adiposo marrom; **CO_2**, dióxido de carbono; **DLW**, método de água duplamente marcada; **DRI**, ingestão dietética de referência; **EER**, necessidade energética estimada; **FC**, frequência cardíaca; **FFA**, ácidos graxos livres; **FFM**, massa livre de gordura; **FM**, massa de gordura; **GE**, gasto energético; **GEB**, gasto energético basal; **GET**, gasto energético total; **NPRQ**, quociente respiratório não proteico; **PAL**, nível de atividade física; **relação P:O**, relação fosforilação:oxidação; **RMR**, taxa metabólica de repouso; **RQ**, quociente respiratório; **SMR**, taxa metabólica durante o sono; **TEF**, efeito térmico do alimento; **TMB**, taxa metabólica basal; **UCP1**, proteína desacopladora 1; **VCO_2**, produção de dióxido de carbono; **$\dot{V}O_2$**, consumo de oxigênio; **$\dot{V}O_2$máx**, consumo máximo de oxigênio.

como a quantidade de calor necessária para elevar a temperatura de 1 g de água em 1°C, de 15°C para 16°C. A unidade internacional científica de energia corresponde ao joule (J), definida como a energia despendida quando 1 kg é deslocado por 1 m pela força de 1 newton. Em 1956, um comitê internacional padronizou a equivalência dessas unidades como 1 cal = 4,1868 J, mas o valor de 4,184 costuma ser mais utilizado em estudos sobre nutrição. Para fins práticos, uma quilocaloria (kcal), que equivale a 1.000 vezes a energia de uma caloria (cal), é comumente utilizada em nutrição. Portanto, 1 kcal = 4,184 kJ, e 1 kJ = 0,0239 kcal. Embora seja uma unidade empregada com menos frequência, a caloria termoquímica consiste no calor liberado pela combustão de 1 g de ácido benzoico puro e equivale a 4,184 J.[1]

A contribuição de energia potencial do alimento é determinada por via experimental, medindo o calor emitido em uma bomba calorimétrica quando os gêneros alimentícios sofrem combustão completa em dióxido de carbono (CO_2) e água.[4] A quantidade real de calor emitido por grama de gênero alimentício varia de acordo com sua composição química. Os valores médios são 4,1 kcal/g de carboidrato, 9,3 kcal/g de gordura e 5,4 kcal/g de proteína. O corpo não é capaz de promover a oxidação de nitrogênio; por esse motivo, a energia resultante da oxidação do componente nitrogenado de proteínas não fica disponível ao corpo. Consequentemente, apenas 4,2 kcal/g de proteína ficam potencialmente disponíveis ao corpo. O valor do alimento como combustível fisiológico é ainda mais influenciado pela digestibilidade aparente de diversos gêneros alimentícios, variando entre as fontes alimentares. Esses fatores resultam em valores de 4 kcal/g para carboidrato, 9 kcal/g para gordura e 4 kcal/g para proteína, também conhecidos como fatores de Atwater. O valor do álcool como combustível fisiológico é de 7 kcal/g (Tab. 5.1).

As taxas de oxidação do substrato são função da ingestão de macronutrientes da dieta e representam o *turnover* (taxa de reciclagem) de energia.[5] A oxidação de proteína é determinada pela ingestão desse nutriente, enquanto as contribuições relativas de glicose ou de ácidos graxos livres (FFA) para a fonte mista de combustível são mais variáveis. A oxidação de glicose é ajustada segundo a ingestão de carboidrato para manter reservas estáveis de glicogênio. A ingestão de gordura, porém, não promove sua própria oxidação e, sob condições de equilíbrio energético positivo, haverá o depósito de certa quantidade de gordura. A maior parte das células pode utilizar os intermediários metabólicos de carboidratos, gordura e proteínas de forma intercambiável para regenerar o ATP, com algumas exceções. Apesar da preferência pela glicose, o cérebro é capaz de usar os corpos cetônicos após adaptação à fome, mas não emprega os FFA.[6] As hemácias também dependem da glicose. Em repouso, o cérebro (20%), os órgãos internos (25 a 30%) e o músculo esquelético (20%) respondem por grande parte do *turnover* (reciclagem) de energia. Durante uma atividade vigorosa, o músculo esquelético é responsável pela maior utilização energética em relação aos outros tecidos. No estado pós-absortivo, os FFA são oxidados principalmente pelo músculo, enquanto durante o exercício, utiliza-se a própria reserva de glicogênio do músculo, com um subsequente desvio ao uso dos FFA mobilizados a partir das reservas musculares de gordura e do tecido adiposo.

Após o consumo, o álcool aparece imediatamente na circulação e sofre oxidação em uma velocidade determinada basicamente por sua concentração e pela atividade da enzima hepática álcool desidrogenase. Sua oxidação rapidamente diminui a dos outros substratos utilizados para a regeneração do ATP. A oxidação de etanol prossegue em grande parte por meio da conversão em acetato e fosforilação oxidativa. Aproximadamente 80% da energia liberada pela oxidação do etanol é utilizada para impulsionar a regeneração do ATP, e o restante (em torno de 20%) é liberado sob a forma de calor.[7] As bebidas alcoólicas podem contribuir para o ganho de peso em indivíduos saudáveis que consomem uma dieta adequada sob outros aspectos,[8] em comparação com o efeito farmacológico do excesso de etanol, que pode inibir a alimentação normal e causar emaciação em indivíduos acometidos pelo alcoolismo.

Flatt e Tremblay[5] calcularam a produção de ATP a partir da oxidação de macronutrientes com base na relação da fosforilação:oxidação (P:O) e do ATP necessário para desencadear a degradação, o transporte, a ativação e o controle dos combustíveis metabólicos (Fig. 5.2). Admitindo-se uma relação de P:O de 3:1 para a reoxidação da nicotinamida adenina dinucleotídeo reduzida da mitocôndria, a oxidação de 1 mol de glicose produz 38 mols de ATP, mas 2 mols são utilizados para a ativação; portanto, a produção real de ATP é de 95%. Ao levar em conta os gastos com a reciclagem pelos ciclos de Cori e da glicose-alanina e pela gliconeogênese, a produção pós-absortiva real do ATP gira em torno de 82%. Considerando a fase pós-prandial da digestão, absorção e transporte, a produção real de ATP a partir do carboidrato da dieta é de 75%, já que a oxidação de 24 kcal dele

Tabela 5.1 Calores de combustão, valores de energia fisiológica, equivalentes de calor e volumes correspondentes de oxigênio e dióxido de carbono para oxidação de carboidrato, proteína, gordura e etanol

	Energia (kcal/g)			Equivalentes de calor			Volume	
Alimento	Calor de combustão	Oxidação humana	Valor fisiológico	$\dot{V}O_2$ (kcal/L)	$\dot{V}CO_2$ (kcal/L)	RQ	Oxigênio (L/g)	CO_2 (L/g)
Carboidrato	4,1	4,1	4	5,05	5,05	1,00	0,81	0,81
Proteína	5,4	4,2	4	4,46	5,57	0,80	0,94	0,75
Gordura	9,3	9,3	9	4,74	6,67	0,71	1,96	1,39
Etanol	7,1	7,1	7	4,86	7,25	0,67	1,46	0,98

RQ, quociente respiratório; VCO_2, produção de dióxido de carbono; $\dot{V}O_2$, consumo de oxigênio.

Reproduzido com permissão de Brown AC, Energy metabolism. In: Ruch TC, Patton HD, eds. Physiology and Biophysics III. Digestion, Metabolism, Endocrine Function and Reproduction. Philadelphia: WB Saunders, 1973:85-104.

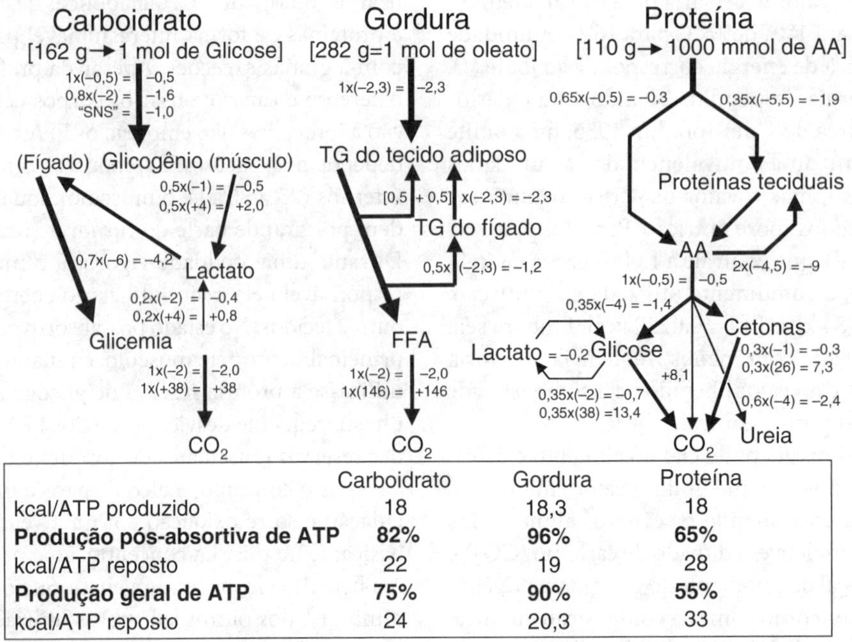

	Carboidrato	Gordura	Proteína
kcal/ATP produzido	18	18,3	18
Produção pós-absortiva de ATP	**82%**	**96%**	**65%**
kcal/ATP reposto	22	19	28
Produção geral de ATP	**75%**	**90%**	**55%**
kcal/ATP reposto	24	20,3	33

Figura 5.2 Produção de trifosfato de adenosina (ATP) a partir da oxidação de carboidrato, gordura e proteína. Os mols do fluxo de substrato pelas vias metabólicas estão entre *colchetes*, enquanto os mols de ATP produzidos e gastos por mol de substrato metabolizado estão entre *parênteses*, admitindo-se uma relação de fosforilação:oxidação (P:O) de 3 para a reoxidação da nicotinamida adenina dinucleotídeo reduzida da mitocôndria. Por exemplo, são produzidos 38 ATP durante a oxidação de 1 mol de glicose; no entanto, em função dos gastos despendidos na manipulação, no armazenamento e na reciclagem do substrato, a produção pós-absortiva do ATP gira em torno de 82%, enquanto a produção geral é de 75%. AA, aminoácido; FFA, ácido graxo livre; SNS, sistema nervoso simpático; TG, triglicerídeo. (Reproduzido com permissão de Flatt JP, Tremblay A. Energy expenditure and substrate oxidation. In: Bray GA, Bouchard C, James WPT, eds. Handbook of Obesity. New York: Marcel Dekker, 1998.)

é necessária para repor 1 mol de ATP. Para calcular a produção de ATP a partir da gordura da dieta, o ácido graxo oleato foi utilizado como exemplo. A oxidação de 1 mol de oleato produz 146 mols de ATP, mas despende 5,5 mols de ATP nos processos de lipólise/reesterificação e ativação em oleil-CoA; por essa razão, a produção de ATP por oxidação da gordura está por volta de 96%. Ao considerar a fase pós-prandial, a produção real de ATP a partir da gordura da dieta é de, aproximadamente, 90%.

No caso de proteínas, a oxidação de 1 mol de aminoácidos gera cerca de 28,8 mols de ATP (ou 18 kcal/mol). Os gastos da gliconeogênese, ureagênese e ressíntese proteica diminuem a produção pós-absortiva real de ATP em 65%. Ao se considerar a fase pós-prandial, a produção global de ATP é de 55%. Com base nessas estimativas, o transporte, o armazenamento, a reciclagem e a ativação dissipam cerca de 10, 25 e 45% do ATP produzido na oxidação de gordura, carboidrato e proteína da dieta, respectivamente. Portanto, estima-se que a produção real correspondente de ATP seja de 90, 75 e 55% a partir de gordura, carboidrato e proteína da dieta.

A lipogênese da conversão do carboidrato da dieta em gordura é um processo ineficaz estimado em 25%. Essa via parece ser de pequena importância em seres humanos, já que grandes quantidades de carboidrato da dieta aumentam as reservas de glicogênio, e não de gordura corporal.[9] Portanto, a lipogênese não é responsável pela dissipação mais alta de energia por meio do carboidrato da dieta, em comparação à gordura. Do mesmo modo, a dissipação dela por ciclos fúteis ou de substratos que dissipam ATP sem nenhuma alteração real no organismo também parece dar apenas uma pequena contribuição à economia global de energia. Acredita-se que ciclos fúteis sejam responsáveis somente por uma pequena porcentagem do gasto energético total (GET).[10]

Equilíbrio energético

O equilíbrio energético corresponde ao cálculo da energia consumida em alimentos, perdas em excretas, calor produzido e retenção ou secreção de compostos orgânicos.[4] No traçado do equilíbrio energético, está implícita a conservação da energia. Ele pode ser expresso da seguinte forma:

$$E_{\text{ingestão}} - E_{\text{fezes}} - E_{\text{urina}} - E_{\text{gás combustível}} - E_{\text{gasto}} = E_{\text{retenção}} \text{ ou } E_{\text{secreção}}$$

A energia digestível consiste naquela dietética absorvida pelo trato gastrintestinal, depois de se levar em consideração a perda nas fezes.[11] A energia metabolizável representa aquela disponível ao organismo após contabilizar as perdas nas fezes, na urina e nos gases combustíveis. Essa é medida por meio de técnicas meticulosas de equilíbrio energético e foi determinada para dietas humanas por Atwater, no início dos anos 1900. Os fatores de Atwater de 4, 9 e 4 kcal de energia metabolizável por grama de proteína, gordura e carboidrato, respectivamente, são amplamente utilizados para expressar o conteúdo de energia dos alimentos em tabelas de composição alimentar, incluindo aquelas nos Estados Unidos.[12] Os fatores de Atwater são aplicados à proteína estimada a partir de seu conteúdo de nitrogênio, à gordura estipulada por extração e aos carboidratos estabelecidos pela diferença, após considerar a água e a cinza no alimento. No Reino Unido, os fatores de energia metabolizável de 4, 9 e 3,75 kcal/g de proteína, gordura e carboidrato, respectivamente, são utilizados em tabelas de composição alimentar.[13] Nesse sistema, o fator de energia metabolizável é aplicado ao carboidrato disponível, definido como a soma de açúcares livres, dextrinas, amido e glicogênio, resultando em estimativas mais baixas do conteúdo calórico de alimentos do que no sistema de Atwater.

Os seres humanos conseguem sobreviver ingerindo alimentos com proporções variadas de carboidratos, gorduras e proteínas.[14-18] A capacidade da troca do carboidrato pela gordura como a principal fonte de energia, associada a reservas corporais substanciais dessa última, torna possível a adaptação a grandes oscilações na ingestão e no gasto energéticos. O equilíbrio energético é regulado por um conjunto complexo de mecanismos de retroalimentação (*feedback*) neuroendócrino. As alterações na ingestão ou no gasto energéticos deflagram respostas metabólicas e comportamentais que visam o restabelecimento do equilíbrio energético.

Mensuração de ingestão e gasto energéticos

Diversos métodos são utilizados para avaliar a ingestão dietética, incluindo registros da dieta com pesagem ou inspeção, anotações e diários sobre a dieta e frequências de alimentação. Atualmente, sabe-se que as ingestões energéticas relatadas tendem a subestimar a ingestão energética real.[19] Indícios de relato subestimado foram concretizados a partir de mensurações do GET pelo método de água duplamente marcada (DLW).[20,21] Ingestões energéticas inadmissivelmente baixas foram reveladas quando o GET era bem maior do que as habituais relatadas em indivíduos de peso estável. A subestimação dos relatos sobre a ingestão alimentar é universal, variando de 10 a 45% dependendo da idade, do sexo e da composição corporal dos indivíduos do estudo.[22]

Os métodos de mensuração do gasto energético (GE) incluem calorimetria direta e indireta, bem como não calorimétricos.[23] A calorimetria direta consiste na medida do calor emitido do corpo durante um período.[1,24] Uma câmara calorimétrica direta mede o calor perdido por radiação, convecção, condução, bem como o calor latente originário da vaporização da água. Os calorímetros de fluxo de calor capturam o calor produzido por intercambiadores de calor resfriado por líquido. Os calorímetros de camada de gradiente medem a perda de calor por uma rede de termopares em série que circunda a câmara isolada. A calorimetria indireta estima a produção de calor por meio indireto, mensurando-se o consumo de oxigênio ($\dot{V}O_2$), a produção de CO_2 (VCO_2) e o quociente respiratório (RQ), equivalente à relação de VCO_2:$\dot{V}O_2$.[25] Esta surgiu das observações de Lavoisier e Laplace, nas quais a produção de calor de animais medida por calorimetria era igual àquela liberada na combustão de substâncias orgânicas, e as mesmas quantidades de oxigênio eram consumidas pelos dois processos. O RQ reflete a utilização de substrato. A oxidação completa de glicose resulta em um RQ igual a 1,0. A oxidação plena de gordura e proteína dá origem a um RQ de 0,71 e 0,84 em média, respectivamente, dependendo da estrutura química do gênero alimentício. Os RQs específicos de FFA variam de 0,69 a 0,81, enquanto os RQs de aminoácidos variam de 0,56 a 1,0, estando as proteínas de alimentos convencionais entre 0,81 a 0,87. Em dietas mistas, o RQ gira em torno de 0,85. A lipogênese, que é a conversão do carboidrato em gordura, pode aumentar substancialmente o RQ. Porém, o contrário, ou seja, a conversão de gordura para carboidrato, reduzirá o RQ para valores menores que 0,70.

A utilização de substrato pode ser determinada a partir das taxas de $\dot{V}O_2$, VCO_2 e nitrogênio urinário.[23,25] Primeiramente, deve-se corrigir a troca gasosa em função da oxidação incompleta de proteína. A quantidade de 1 g de nitrogênio presente na urina representa a combustão de uma quantidade de proteína que exigiria 5,92 L de oxigênio e produziria 4,75 L de CO_2. O $\dot{V}O_2$ e a VCO_2 associados com a proteína oxidada são subtraídos do total e utilizados para calcular um RQ não proteico (NPRQ). A quantidade de proteína oxidada pode ser calculada diretamente a partir do nitrogênio presente na urina, admitindo-se que 1 g de nitrogênio representa 6,25 g de proteína. O NPRQ é, então, aplicado para calcular as proporções de carboidrato e gordura oxidados quando esse NPRQ for menor que 1,0 (Tab. 5.2). Quando o NPRQ for superior a 1,0, ocorrerá a síntese real de gordura, conforme ilustrado na Figura 5.3; nesse caso, emprega-se o carboidrato para armazenamento de energia e oxidação.[25]

Weir[26] demonstrou que o erro em negligenciar o efeito do metabolismo proteico sobre o equivalente calórico de oxigênio é de 1% para cada 12,3% das calorias totais provenientes de proteína. A equação mais amplamente utilizada formulada por Weir para o cálculo da produção total de calor está exposta a seguir:

$$\text{GE (kcal)} = 3{,}941 \times \dot{V}O_2\ (L) + 1{,}106\ VCO_2\ (L) - (2{,}17 \times \text{UrN [g]})\ \text{ou}$$

$$\text{GE (kcal)} = 3{,}941 \times \dot{V}O_2\ (L) + 1\ VCO_2\ (L)/(1 + 0{,}082\ p)$$

em que UrN corresponde ao nitrogênio presente na urina e p, à fração de calorias resultantes da proteína. Sob condições usuais, aproximadamente 12,5% das calorias totais procederão da proteína; logo, a equação anterior pode ser reduzida na fórmula a seguir:

$$\text{GE (kcal)} = 3{,}9 \times \dot{V}O_2\ (L) + 1{,}1\ VCO_2\ (L)$$

Os calorímetros respiratórios de corpo inteiro são pequenas salas em que o indivíduo pode residir confortavelmente por períodos mais prolongados, livre de dispositivos de coleta de gases respiratórios. Nessas salas, as concentrações de O_2 e CO_2, bem como o fluxo de ar do sistema, são monitoradas continuamente. Esses locais fornecem um ambiente experimental controlado para mensurar o GET e seus componentes. Sistemas calorimétricos indiretos portáteis também foram projetados para mensurar o GE a campo, assim como nos ambientes clínico e laboratorial.[27-29] Historicamente, o método das bolsas de Douglas foi empregado para inúme-

Tabela 5.2 Quociente respiratório não proteico e quantidade relativa de carboidrato e gordura oxidados e energia por litro de oxigênio

Quociente respiratório não proteico	Carboidrato (g/L O_2)	Gordura (g/L O_2)	Energia (kcal/L O_2)
0,707	0,000	0,502	4,686
0,71	0,016	0,497	4,690
0,72	0,055	0,482	4,702
0,73	0,094	0,465	4,714
0,74	0,134	0,450	4,727
0,75	0,173	0,433	4,739
0,76	0,213	0,417	4,751
0,77	0,254	0,400	4,764
0,78	0,294	0,384	4,776
0,79	0,334	0,368	4,788
0,80	0,375	0,350	4,801
0,81	0,415	0,334	4,813
0,82	0,456	0,317	4,825
0,83	0,498	0,301	4,838
0,84	0,539	0,284	4,850
0,85	0,580	0,267	4,862
0,86	0,622	0,249	4,875
0,87	0,666	0,232	4,887
0,88	0,708	0,215	4,899
0,89	0,741	0,197	4,911
0,90	0,793	0,180	4,924
0,91	0,836	0,162	4,936
0,92	0,878	0,145	4,948
0,93	0,922	0,127	4,961
0,94	0,966	0,109	4,973
0,95	1,010	0,091	4,985
0,96	1,053	0,073	4,998
0,97	1,098	0,055	5,010
0,98	1,142	0,036	5,022
0,99	1,185	0,018	5,035
1,00	1,232	0,000	5,047

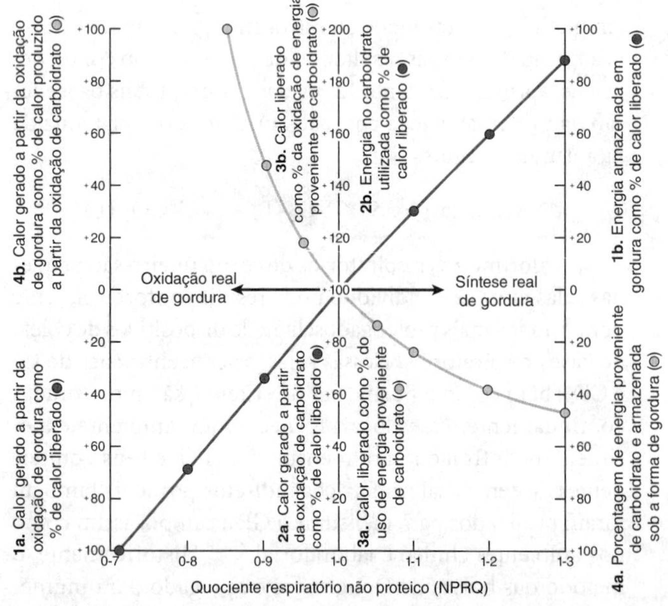

Figura 5.3 Utilização de carboidrato e gordura como uma função do quociente respiratório não proteico (NPRQ). As duas curvas demonstram a utilização de carboidrato (amido, glicogênio), bem como a oxidação e a síntese de gordura (triglicerídeo), com os eixos da ordenada mostrando o calor gerado a partir da oxidação de gordura em forma de porcentagem de calor liberado, o calor gerado a partir da oxidação de gordura como uma porcentagem do calor produzido da oxidação de carboidrato e a porcentagem de energia proveniente de carboidrato armazenada como gordura e armazenada em gordura como porcentagem de calor liberado. (Reproduzido com permissão de Elia M, Livesey G. Theory and validity of indirect calorimetry during net lipid synthesis. Am J Clin Nutr 1988;47:591-607. Copyright American Journal of Clinical Nutrition, American Society for Clinical Nutrition.)

ras mensurações do metabolismo basal e de repouso. Nesse método, coleta-se todo o ar expirado em uma bolsa impermeável com capacidade de até 150 L. Após um período determinado, mede-se o volume do ar expirado à temperatura e pressão padrão, a seco, e as concentrações de O_2 e CO_2; a partir desses valores, calculam-se o $\dot{V}O_2$, a VCO_2 e o RQ. Nos ambientes laboratoriais e clínicos, conjuntos metabólicos comerciais têm basicamente substituído o método das bolsas de Douglas. Para as mensurações em campo, diversos respirômetros portáteis foram projetados com analisadores de oxigênio, bem como fluxômetros de gás e aparelhos eletrônicos para processar e armazenar os dados. Esses sistemas precisam de máscaras faciais herméticas, válvulas respiratórias e prendedores nasais para a mensuração quantitativa da troca gasosa. Apesar de restringirem os movimentos, os dispositivos do tipo capuz e tenda foram criados para se ter mais conforto.

Outros métodos para avaliar o GE aplicáveis às condições em campo incluem monitoração da frequência cardíaca (FC) e DLW. O método de monitoração da FC baseia-se na relação linear entre a FC e o GE.[30] Em virtude das variações resultantes de idade, sexo, condição corporal e estado nutricional, deve-se calibrar a relação para cada indivíduo. As mensurações simultâneas do GE e da FC nos indivíduos são realizadas por meio de diversas atividades até calibrar os valores individuais. Outros fatores capazes de gerar confusão (como condições ambientais, hora do dia, estado emocional, estado de hidratação, ingestão de alimento e cafeína, bem como cigarro) podem influenciar a relação GE:FC. Em consequência disso, os dados da FC nos indivíduos estão sujeitos a erro e podem produzir estimativas não confiáveis do GE. Quando aplicado a grupos de indivíduos, o método de monitoração da FC fornece uma estimativa aceitável do GET.

DLW constitui um método de isótopo estável (não radioativo) que gera uma estimativa do GET em indivíduos de vida independente. O método de DLW foi originalmente desenvolvido por Lifson et al. para uso em pequenos animais[31,32] e mais tarde foi adaptado aos seres humanos.[33,34] Nesse método, administram-se duas formas isotópicas estáveis de água ($H_2{}^{18}O$ e ^2H_2O) ao indivíduo, e monitoram-se as taxas de desaparecimento do ^{18}O e ^2H do corpo de 7 a 21 dias, equivalente a 1-3 meias-vidas para tais isótopos. A taxa de desaparecimento do ^2H_2O reflete o fluxo de água, enquanto a do $H_2{}^{18}O$ exprime o fluxo de água mais a VCO_2, em função do rápido equilíbrio dos *pools* corporais de bicarbonato e água pela anidrase carbônica. A diferença entre as duas taxas de desaparecimento é utilizada para calcular a VCO_2. Admitindo-se um RQ, calculam-se o $\dot{V}O_2$ e, consequentemente, o GE. Quando o equilíbrio energético prevalece, pode-se estimar o RQ médio a partir da composição da dieta, utilizando-se o quociente alimentar.[35] Caso ocorram ganhos ou perdas substanciais de constituintes corporais durante o período de mensuração, devem-se fazer ajustes apropriados na estimativa do RQ. Sob condições em campo, esse método tem precisão de 5% ou mais. A vantagem dessa técnica está em seu método não invasivo e não intrusivo de mensuração do GET. Em indivíduos de peso estável, o método de DLW pode ser aplicado para avaliar as necessidades energéticas. As desvantagens do método incluem o alto custo do ^{18}O, o valor dos equipamentos sofisticados de espectrometria em massa e a necessidade de especialistas para medir o ^{18}O e ^2H.

Necessidades energéticas humanas

As necessidades energéticas em seres humanos são constituídas de metabolismo basal, termogênese, trabalho externo ou atividade física, bem como dos gastos energéticos na deposição de novos tecidos durante o crescimento e a gestação e na produção de leite durante a lactação. A utilização de energia metabolizável está representada em termos de equilíbrios energético e térmico na Figura 5.4. Desde os anos 1960, o ressurgimento do metabolismo energético de corpo inteiro conduziu à reavaliação dos principais fatores que contribuem para o GET.[2]

Metabolismo basal

A taxa metabólica basal (TMB) é definida como a taxa de GE no estado pós-absortivo após um jejum noturno de 12 horas. A TMB é medida enquanto o indivíduo se encontra em decúbito dorsal, acordado e imóvel em um ambiente termoneutro. A TMB representa a energia necessária para manter as atividades metabólicas de células e tecidos além daquela para conservar a circulação sanguínea e a respiração no estado de alerta. A taxa metabólica durante o sono (SMR) é, aproximadamente, de 5 a 10% menor que a TMB.[36] A TMB é influenciada por fatores como idade, sexo, composição corporal, bem como estado nutricional e geral. Para fins práticos, a taxa metabólica de repouso (RMR) é mensurada em uma frequência maior no lugar da TMB. Por definição, mensura-se a RMR sob as mesmas condições experimentais que a TMB, exceto pela necessidade de um período de jejum de 3 a 4 horas e pela falta de controle da hora do dia e de atividade física prévia. A RMR é cerca de 10 a 20% maior que a TMB.

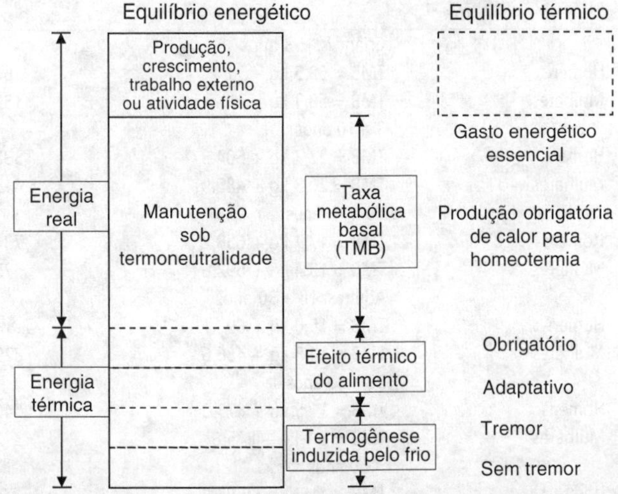

Figura 5.4 Utilização de energia metabolizável representada em termos de equilíbrios energético e térmico. (Reproduzido com permissão de Kinney JM. Energy metabolism: heat, fuel and life. In: Nutrition and Metabolism in Patient Care. Philadelphia: WB Saunders, 1988:3-34.)

Antigamente, a TMB era normalizada de acordo com a área de superfície corporal, mas no momento, a mais adequada é feita segundo o peso corporal ou a massa livre de gordura (FFM).

Em 1932, Brody e Kleiber descreveram a relação empírica entre a TMB e o peso corporal.[1] Descobriu-se que o logaritmo da taxa metabólica era uma função linear do logaritmo do peso corporal; por essa razão, a taxa metabólica pode ser melhor descrita como uma potência do peso corporal. Quando a TMB foi medida em diversas espécies de tamanhos variados, estimou-se que:

$$\text{TMB} = 70\ \text{WT}^{3/4}$$

em que WT corresponde ao peso em kg e TMB está em $\text{kcal/kg}^{3/4}$/dia.

Contudo, a relação de Brody-Kleiber não se mantém igual em todas as espécies ou dentro de uma, nessa última, a associação entre o metabolismo mínimo e o peso corporal varia conforme uma potência de peso menor que 0,75 em relação aos adultos, já que os jovens possuem taxas metabólicas mais altas por unidade de tamanho metabólico.

Em 1919, Harris e Benedict[37] publicaram equações de predição para a TMB, com base no sexo, na altura, na idade e no peso:

$$\text{TMB}_{\text{mulheres}}\ (\text{kcal/dia}) = 665 + (9{,}6 \times \text{Peso [kg]}) + (1{,}8 \times \text{Altura [cm]}) - (4{,}7 \times \text{Idade [anos]})$$

$$\text{TMB}_{\text{homens}}\ (\text{kcal/dia}) = 66 + (13{,}7 \times \text{Peso [kg]}) + (5 \times \text{Altura [cm]}) - (6{,}8 \times \text{Idade [anos]})$$

Schofield et al.[38] compilaram as equações mais recentes para predição da TMB, utilizando os dados de 7.549 pessoas. As equações de predição da TMB a partir do peso e da altura ou somente a partir do peso estão ilustradas nas Tabelas 5.3 e 5.4, organizadas em grupos de acordo com o sexo e a idade. A inclusão da altura e do peso mostrou-se vantajosa para indivíduos muito jovens e idosos; para crianças e adultos, efetuaram-se as equações baseadas apenas no peso, bem como equações mais complexas. Apesar de predizerem a BRM de forma aceitável em algumas populações, as equações de Schofield parecem superestimar essa taxa em populações tropicais por volta de 8 a 10%.[39,40] Outros estudos, no entanto, não colaboraram com esses achados.[41,42] Além disso, estudos de imigrantes bem-nutridos que se deslocam de regiões de climas tropicais para outras de climas temperados verificaram TMB semelhante/kg de peso corporal.[43-45]

A FFM contém os compartimentos metabolicamente ativos do corpo e, por esse motivo, constitui o principal fator de predição do metabolismo basal. A contribuição da FFM e da massa de gordura (FM) à variabilidade na RMR foi avaliada em uma metanálise de sete estudos publicados.[46] A FFM mostrou-se como o único fator de predição mais satisfatório da RMR, respondendo por 73% da variabilidade; a FM assumiu apenas um adicional de 2%. Ajustada de acordo com a FFM, a RMR não se diferiu entre os sexos, mas entre pessoas magras e obesas. Em outra metanálise, verificou-se que a relação entre RMR e FFM não é linear em uma ampla faixa de bebês a adultos.[47] A RMR/kg de peso ou de FFM declina à medida que a massa aumenta, já que as contribuições relativas oferecidas pelos tecidos de maior metabolismo (cérebro, fígado e coração) diminuem conforme o peso corporal aumenta.

O metabolismo basal declina com a idade em uma taxa de, aproximadamente, 1 a 2% por década em indivíduos de peso constante.[48] Esse declínio é atribuível à perda de FFM e ao ganho de gordura metabolicamente menos ativos associados ao envelhecimento. O treinamento de resistência pode atenuar o decréscimo na TMB observado com o avanço da idade.[49] As diferenças sexuais no metabolismo basal também são evidentes. Uma TMB mais baixa em mulheres deve-se basicamente às diferenças na composição corporal, embora as variações hormonais também possam desempenhar um papel impor-

Tabela 5.3 Equações de Schofield para estimativa da taxa metabólica basal (kcal/d) a partir do peso (kg)

		n	Correlação múltipla	Erro padrão
	Crianças: < 3 anos			
Homens	TMB = 59,5 kg – 30,4	162	0,95	69,9
Mulheres	TMB = 58,3 kg – 31,1	137	0,96	58,7
	3 a 10 anos			
Homens	TMB = 22,7 kg + 504,3	338	0,83	67,0
Mulheres	TMB = 20,3 kg + 485,9	413	0,81	69,9
	10 a 18 anos			
Homens	TMB = 17,7 kg + 658,2	734	0,93	105,2
Mulheres	TMB = 13,4 kg + 692,6	575	0,80	111,4
	Adultos: 18 a 30 anos			
Homens	TMB = 15,0 kg + 692,1	2.879	0,65	153,8
Mulheres	TMB = 14,8 kg + 486,6	829	0,73	119,2
	30 a 60 anos			
Homens	TMB = 11,5 kg + 873,0	646	0,60	167,9
Mulheres	TMB = 8,1 kg + 845,6	372	0,68	111,7
	> 60 anos			
Homens	TMB = 11,7 kg + 587,7	50	0,71	164,8
Mulheres	TMB = 9,1 kg + 658,4	38	0,68	108,3

TMB, taxa metabólica basal.

Reproduzido com permissão de Schofield WN, Schofield C, James WPT. Basal metabolic rate. Hum Nutr Clin Nutr 1985;39C:1-96.

Tabela 5.4 Equações de Schofield para estimativa da taxa metabólica basal (kcal/d) a partir do peso (kg) e da altura (m)

		n	Correlação múltipla	Erro padrão
	Crianças: < 3 anos			
Homens	TMB = 1,67 kg + 1.517 m – 618	162	0,97	58,0
Mulheres	TMB = 16,2 kg + 1.023 m – 413	137	0,97	51,6
	3 a 10 anos			
Homens	TMB = 19,6 kg + 130 m + 415	338	0,83	66,8
Mulheres	TMB = 17,0 kg + 162 m + 371	413	0,81	69,4
	10 a 18 anos			
Homens	TMB = 16,2 kg + 137 m + 516	734	0,93	105,0
Mulheres	TMB = 8,4 kg + 466 m + 200	575	0,82	108,1
	Adultos: 18 a 30 anos			
Homens	TMB = 15,0 kg – 10,0 m + 706	2.879	0,65	153,2
Mulheres	TMB = 13,6 kg + 283 m + 98	829	0,73	117,7
	30 a 60 anos			
Homens	TMB = 11,5 kg – 2,6 m + 877	646	0,60	167,3
Mulheres	TMB = 8,1 kg + 1,4 m + 844	372	0,68	111,4
	> 60 anos			
Homens	TMB = 9,1 kg + 972 m – 834	50	0,74	157,7
Mulheres	TMB = 7,9 kg + 458 m + 17,7	38	0,73	102,5

TMB, taxa metabólica basal.

Reproduzido com permissão de Schofield WN, Schofield C, James WPT. Basal metabolic rate. Hum Nutr Clin Nutr 1985;39C:1-96.

tante. A TMB varia durante todo o ciclo menstrual;[50,51] desse modo, ela é cerca de 6 a 15% mais baixa na fase pré-ovulatória (folicular) do que na pré-menstrual (lútea) do ciclo. Entretanto, mesmo quando os dados da TMB são ajustados de acordo com as diferenças sexuais na FFM e na FM, ainda haverá algumas na TMB, possivelmente por causa das variações nas contribuições relativas de órgãos e tecidos à FFM.

O compartimento da FFM consiste em órgãos e tecidos com uma ampla gama de taxas metabólicas específicas.[52] As RMR do músculo esquelético (14,5 kcal × kg^{-1} × d^{-1}) e tecido adiposo (4,5 kcal × kg^{-1} × d^{-1}) são baixas em relação às taxas metabólicas do cérebro (240 kcal × kg^{-1} × d^{-1}), fígado (200 kcal × kg^{-1} × d^{-1}), coração e rins (440 kcal × kg^{-1} × d^{-1}). Juntos, o cérebro, fígado, coração e rins são responsáveis por aproximadamente 60 a 70% da RMR em adultos, mas representam menos de 6% do peso corporal. O músculo esquelético é responsável por apenas 20 a 30% da RMR, mas responde por 40 a 50% do peso corporal.

A contribuição de órgãos e massas de tecidos para a variabilidade da RMR tem sido investigada usando-se ressonância magnética e métodos ecocardiográficos para medir a massa do fígado, rins, baço, coração e cérebro.[53-57] Em um estudo abrangente de 89 adultos, a adição da massa dos órgãos do tronco e cérebro explicou 5% a mais da variação da RMR além da variação explicada pela FFM e FM.[55] Além disso, as massas dos órgãos reduziram o papel da idade, raça e sexo para explicar a variação da RMR, em concordância com outro estudo em pessoas idosas.[56] O declínio da RMR nas crianças em crescimento é atribuído tanto a diminuições na proporção de alguns órgãos e tecidos metabolicamente ativos como a mudanças na taxa metabólica de órgãos e tecidos específicos.[54]

A etnicidade também pode influenciar o metabolismo basal. Inúmeros estudos registraram uma TMB mais baixa em afro-americanos do que em adultos[58-61] e crianças[62-65] brancos. A TMB, expressa por kg de peso corporal ou de FFM, está na ordem de 5 a 10% mais baixa em afro-americanos, em comparação com brancos. As diferenças nas contribuições relativas de órgãos e tecidos à FFM podem explicar aquelas na TMB entre os grupos étnicos. A RMR menor das mulheres afro-americanas em comparação às mulheres brancas é atribuída à maior proporção de músculo esquelético e osso com baixas taxas metabólicas em afro-americanos.[57]

Termogênese

A termogênese aumenta o metabolismo basal em resposta a estímulos que não são associados à atividade muscular. Os estímulos incluem ingestão de alimento, bem como exposição ao frio e ao calor. A termogênese abrange dois componentes, um obrigatório e outro facultativo.[23,66] A termogênese obrigatória depende do gasto de energia na digestão, na absorção, no processamento ou no armazenamento de nutrientes. A magnitude desse componente é determinada pelo destino metabólico do substrato ingerido. Esse tipo de termogênese também pode ser potencializado por exercícios, um padrão frequente de refeição e aumento do tamanho da refeição. A termogênese facultativa ou regulatória representa o GE adicional não contabilizado pelos gastos energéticos conhecidos da termogênese obrigatória. O sistema nervoso simpático desempenha um papel importante na modulação da termogênese facultativa.

O efeito térmico do alimento (TEF) refere-se ao aumento no GE eliciado pelo consumo alimentar.[1] Os incrementos no GE acima da TMB, divididos pelo conteúdo de energia da refeição consumida, variam de 5 a 10% para carboidrato, de 0 a 5% para gordura e de 20 a 30% para proteína. Uma alimentação mista elicia um aumento no GE equivalente a cerca de 10% das calorias consumidas.

A termogênese induzida pelo frio e calor refere-se à elevação no GE provocada em temperaturas ambientes abaixo ou acima da zona de termoneutralidade. Estudos sugerem que temperaturas baixas/normais, de 20 a 22°C, e altas, de 28 a 30°C, são associadas a um aumento no GE sedentário de 2 a 5%, em comparação com 24 a 27°C. Como as pessoas costumam adaptar suas vestimentas e seu ambiente para manter o conforto, o gasto energético adicional da termorregulação tem um efeito mínimo sobre o GET.

Há muito tempo se reconhece o papel único desempenhado pelo tecido adiposo marrom (BAT) na termogênese facultativa em roedores. A proteína desacopladora 1 (UCP1) no interior da membrana mitocondrial do BAT é responsável por esse processo de adaptação. A UCP1 permite que os adipócitos marrons dissipem o gradiente eletroquímico de prótons na mitocôndria, que normalmente impulsiona a síntese de ATP.[67] O achado da presença de BAT nos humanos levou a uma reavaliação de seu papel na fisiologia humana. A tomografia por emissão de pósitrons com fludesoxiglicose (FDG-PET), usada para rastrear metástases de tumores, revelou áreas simétricas de aumento de captação do traçador nas partes superiores do corpo correspondentes ao BAT.[68] Depósitos de BAT em humanos foram encontrados nas regiões supraclavicular e do pescoço, com depósitos adicionais em locais paravertebrais, mediastinais, para-aórticos e suprarrenais. A presença de UCP1 exclusiva ao BAT em amostras de tecido adiposo do pescoço de 35 pacientes confirmou a presença de BAT.[69] A atividade do BAT é induzida agudamente pela exposição ao frio, e é estimulada pelo sistema nervoso simpático.[70] O BAT tem potencial para ser metabolicamente significativo na fisiologia humana normal.

Outras substâncias (como a cafeína) podem aumentar a TMB em 10 a 30% por 1 a 3 horas.[71] Em um esquema diário, o consumo normal de cafeína pode causar um aumento modesto de 3% no GET.[72] Algumas drogas como anfetamina, efedrina e alguns antidepressivos estimulam o sistema nervoso simpático, consequentemente, aumentando o metabolismo, enquanto outras como propranolol, reserpina ou betanidina podem deprimi-lo. O efeito do cigarro sobre a TMB não é claro,[73,74] mas um estudo revelou aumento de 10% no GE em 24 horas em um calorímetro de ambiente, associado ao consumo de 24 cigarros.[75]

Atividade física

O GE para a atividade física representa o componente mais variável do GET. O nível de atividade física (PAL) é definido como a relação entre GET e GEB diários (GET/ GEB) e costuma ser utilizado para descrever os níveis de atividade física. O PAL para indivíduos sedentários variou de 1,3 a 1,5 com um valor médio de 1,35 entre nove estudos.[21] Em estudos com calorímetro de todo o ambiente, a relação GET/GEB foi em média 1,32 em grupos sem exercício, 1,42 naqueles que faziam de 30 a 75 minutos/dia de exercício e 1,60 naqueles que praticavam de 100 a 180 minutos/dia.[76] O valor de 1,4 × TMB corresponde à necessidade energética de manutenção e engloba a TMB, o TEF e a atividade mínima. Em grupos mais ativos e em muito ativos, o PAL varia de 1,4 a 1,7 e de 2,0 a 2,8, respectivamente.

Os gastos energéticos de atividades físicas de pouca intensidade foram calculados utilizando-se calorimetria indireta.[77,78] Ainsworth et al.[79] forneceram tabelas abrangentes para estimar a energia despendida nas atividades de pouca intensidade em adultos.

A eficiência energética para a conversão da energia da dieta em trabalho físico é notavelmente constante em seres humanos em relação a atividades sem sustentação do peso.[1,3,80-82] O gasto metabólico na execução de atividades físicas específicas é altamente reproduzível sob condições padronizadas de teste. Sob condições ideais, a eficiência real (aumento na taxa de conversão trabalho externo/interno, necessário para executar o trabalho) do corpo gira em torno de 25 a 27%, mas sob circunstâncias típicas, sua eficiência mecânica é consideravelmente menor. No entanto, isso não significa que o gasto energético de atividades seja constante entre os indivíduos. Na verdade, ele varia em função da diferença em termos de peso e habilidade. Para atividades com sustentação do peso, o gasto é mais ou menos proporcional ao peso do corpo.

O excesso do consumo de oxigênio pós-exercício refere-se ao pequeno aumento no GE, que ocorre por período determinado após ele ter sido concluído. Estima-se que esse consumo excessivo de oxigênio seja de aproximadamente 14% do incremento no gasto que ocorre durante o próprio exercício.[83] Um aumento contínuo no metabolismo basal pós-exercício acontece somente depois de atividades intensas e prolongadas ($\dot{V}O_2$máx de 70 a 75% para 80 a 90 minutos ou mais), e até esse aumento é baixo em relação à energia despendida no exercício. Os níveis moderados de exercício não parecem aumentar o GE subsequente de forma acentuada.

A utilização de substrato durante o exercício depende principalmente da intensidade relativa. A gordura constitui a principal fonte de energia no músculo e em todo o corpo durante repouso e exercício de intensidade leve.[84] À medida que a intensidade do exercício aumenta, ocorre um desvio do uso predominante de gordura para carboidrato. Outros fatores como duração do exercício, sexo, estado de treinamento e histórico da dieta desempenham papéis secundários.[85] A taxa de pico de oxidação da gordura é atingida em torno de 45% do $\dot{V}O_2$máx; para exercícios com $\dot{V}O_2$máx superior a 50%, a oxidação de FFA diminui no músculo, tanto sob a forma de porcentagem de energia total como em uma base absoluta. A principal fonte de energia de carboidrato é o glicogênio da musculatura, suplementado pelo lactato e glicose sanguíneos. Caso o exercício persista por mais de 60 a 90 minutos, a oxidação de gordura aumentará à medida que as fontes de carboidrato sofrerem depleção. Nesse caso, a intensidade do exercício deve cair por conta da depleção do glicogênio muscular, da diminuição da glicemia e da fadiga.[80]

Crescimento

Em bebês e crianças, a necessidade energética inclui a energia associada com a deposição de tecidos. Para o crescimento em relação à manutenção, a necessidade de energia é baixa, exceto nos primeiros meses de vida. Como porcentagem de necessidades energéticas totais, o gasto de energia do crescimento diminui de 35% com 1 mês para 3% com 12 meses de vida e permanece baixo até a puberdade, quando então aumenta para 4%.[82] Durante a infância, as meninas crescem em uma velocidade ligeiramente mais lenta do que os meninos; além disso, elas apresentam uma quantidade levemente maior de gordura no corpo. Na adolescência, as diferenças sexuais na composição corporal são acentuadas.[86-89] A adolescência em meninos caracteriza-se pela rápida aquisição de FFM e aumento modesto na FM no início da puberdade, seguido por um decréscimo. Em meninas, tal período caracteriza-se por incremento moderado na FFM e acúmulo contínuo na FM.

Gestação e lactação

As necessidades energéticas adicionais da gestação incluem aumento no metabolismo basal e no gasto energético, decorrente de atividade física e deposição energética em tecidos maternos e fetais. A TMB aumenta em função da contribuição metabólica do útero e do feto, bem como pelo aumento no trabalho interno do coração e dos pulmões.[90] No final da gestação, o feto é responsável por cerca de 50% do incremento na TMB. Um feto de 3 kg utiliza aproximadamente 8 mL de O_2/kg/minuto ou 56 kcal/kg/dia.[91] O gasto energético de atividades com sustentação do peso aumentou em 19% após 25 semanas de gestação.[92] No final da gestação, o gasto energético bruto de atividades sem sustentação do peso aumentou na ordem de 10% e o gasto real na faixa de 6%.[92] O gasto energético de deposição tecidual pode ser calculado a partir da quantidade de proteína e gordura depositada no feto, na placenta, no líquido amniótico, no útero, nas mamas, no sangue, no líquido extracelular e tecido adiposo. Hytten e Chamberlain[90] estimaram que 925 g de proteína e 3,8 kg de gordura, equivalentes a 41.500 kcal, estavam associados com um ganho de peso de 12,5 kg e um peso ao nascimento de 3,4 kg.

Compatível com o gasto energético adicional da síntese do leite, o metabolismo basal de mulheres lactantes aumenta na ordem de 4 a 5%.[93-96] Embora o GET possa ser levemente inferior nos primeiros meses pós-parto, esse não parece diferir dos valores de mulheres não gestantes e não lactantes.[93,94,97,98] O gasto energético da lactação é estimado a partir das taxas de produção láctea e da densidade energética do leite materno. As taxas de produção láctea são, em média, de 0,78 L/dia dos 0 aos 6 meses pós-parto[99-101] e 0,6 L/dia de 6 a 12 meses pós-parto.[102] A densidade energética medida por meio de bomba calorimétrica ou análise aproximada de macronutrientes é, em média, de 0,67 (variação de 0,64 a 0,74) kcal/g.[103] A energia mobilizada a partir de reservas teciduais maternas pode diminuir o gasto energético da lactação. A perda gradativa de peso de, aproximadamente, 0,8 kg/mês nos primeiros 6 meses pós-parto é típica em mulheres lactantes bem-nutridas.[93]

Avaliação das necessidades energéticas

As necessidades energéticas são definidas como os níveis de ingestão de energia metabolizável do alimento que equilibrará o GE e ainda suprirá as necessidades do crescimento, da gestação e da lactação. As recomendações quanto às ingestões de nutrientes dos indivíduos geralmente são fixadas para suprir ou exceder as necessidades de quase todos os sujeitos sadios em um dado grupo etário sexual, bem como para permitir uma recuperação razoavelmente rápida das perdas que possam ter incorrido. Para grande parte dos nutrientes, as necessidades individuais correspondem àquela média da população, somada a dois desvios-padrão como um fator de segurança para garantir que as necessidades supram quase todos os indivíduos saudáveis (~95%) na população. Essa abordagem é aceitável para nutrientes, cujas ingestões modestamente excessivas não representam qualquer risco à saúde. No entanto, o excesso de ingestão de energia em um certo momento acaba se depositando na forma de gordura corporal, o que representa um meio de manutenção do metabolismo durante períodos de restrição alimentar, embora possa resultar em obesidade.

Para atingir o equilíbrio energético, níveis desejáveis de ingestão energética devem ser proporcionais ao GE. No entanto, o *Technical Report* de 1985, publicado pela Organização de Alimentação e Agricultura/Organização Mundial da Saúde/Junta de Especialistas da Universidade das Nações Unidas considerou o equilíbrio energético inadequado como o único critério para o estabelecimento das necessidades energéticas.[104] Nesse relatório, afirmou-se que:

> A necessidade energética individual corresponde ao nível de ingestão alimentar energética que equilibrará o gasto energético quando o indivíduo apresenta tamanho e composição do corpo e atividade física compatíveis com o bom estado geral em longo prazo; e que permitiria a manutenção de atividade física necessária do ponto de vista econômico e desejável no âmbito social. Em crianças e gestantes ou lactantes, a necessidade energética inclui aquelas associadas com a deposição dos tecidos ou a secreção de leite em taxas compatíveis com o bom estado de saúde.

Essa definição sugere que as ingestões energéticas desejáveis devam sustentar pesos e composições corporais adequados, bem como PAL apropriados. Embora seja teoricamente possível manter o equilíbrio energético e evitar o ganho de peso excessivo apenas por meio da regulação da ingestão de energia da dieta, há importantes vantagens em otimizar tanto a ingestão *como* a produção de energia. Em primeiro lugar, alguns indícios sugerem que a capacidade de controlar a ingestão de alimento pode ser reduzida em PAL muito baixos.[105] Em segundo lugar, reduções acentuadas na ingestão de alimento podem dificultar o preenchimento das necessidades de nutrientes essenciais, tais como vitaminas e minerais. Nessa afirmação, está implícito que as ingestões energéticas desejáveis para indivíduos obesos sejam menores do que seus GE, já que a perda de peso e o estabelecimento de um peso corporal mais baixo são desejáveis para tais indivíduos. De modo inverso, para indivíduos abaixo do peso, ingestões energéticas desejáveis são maiores do que seus GE a fim de se permitir o ganho de peso e a manutenção de um peso corporal mais alto. Diferentemente dos outros nutrientes, pode-se utilizar o peso corporal para monitorar a adequação ou a inadequação da ingestão energética habitual. O peso do corpo provê um legível indicador monitorado da adequação ou inadequação do consumo habitual de energia. A deficiência crônica de energia ou o excesso de energia acabam se manifestando na forma de emaciação ou obesidade. Os índices de peso em relação à altura e o índice de massa corporal são usados para avaliar o peso de indivíduos e de grupos populacionais.[106,107]

Do ponto de vista histórico, o método fatorial era o meio utilizado para avaliar as necessidades energéticas.[102,108] Nessa abordagem, o GET é estimado a partir do GEB (i. e., TMB extrapolado para 24 horas) e do gasto energético da atividade, derivado do tempo dedicado em diferentes atividades e dos gastos energéticos de cada atividade. As limitações dessa abordagem incluem a acurácia das predições da TMB, a disponibilidade de dados dos gastos energéticos de todas as atividades e a dificuldade na estimativa de movimento espontâneo e aleatório. Em comparação com o método de DLW, verificou-se que o método fatorial fornece estimativas significativamente mais altas do GET.[109,110] De modo alternativo, pode-se lançar mão do amplo banco de dados do DLW em relação às mensurações do GET para estimar as necessidades energéticas.

Ingestões dietéticas de referência: necessidade energética estimada

As ingestões dietéticas de referência (DRI) são publicadas pelo Food and Nutrition Board do Institute of Medicine (Conselho de Alimentação e Nutrição do Instituto de Medicina) e planejadas para indivíduos sadios nos Estados Unidos e no Canadá.[111] A necessidade energética estimada (EER) é definida como a ingestão dietética média predita para manter o equilíbrio energético em um adulto saudável de idade, sexo, peso e altura definidos, bem como de PAL compatível com a saúde. Em crianças e mulheres gestantes e lactantes, a EER inclui as necessidades associadas à deposição de tecidos ou à secreção de leite em taxas compatíveis com a saúde.

A EER baseia-se no GET mensurado pelo método de DLW.[111] Um banco de dados normativo do DLW foi compilado sobre os valores do GET de 407 adultos e 525 crianças de peso normal. Foram definidos quatro PAL, refletindo níveis de GE sedentários, pouco ativos, ativos e muito ativos. A categoria de PAL sedentário (PAL = 1,0 – 1,39) reflete o GEB, o TEF e a atividade de GE. Além das atividades necessárias para o modo de vida independente, a categoria de PAL baixo (PAL = 1,4 – 1,59) envolve caminhada de 4 km/dia ou GE equivalente em outras atividades; a categoria de PAL ativo (PAL = 1,6 – 1,89) inclui caminhada de 9,6 km/dia ou seu equivalente; e o PAL muito ativo (PAL = 1,9 – 2,5) revela caminhada de 19,3 km/dia ou equivalente. Para o desenvolvimento de equações de predição do GET a partir de idade, sexo, peso, altura e categoria de PAL, empregou-se uma regressão linear múltipla gradual. A equação geral foi a seguinte:

$$\text{GET (kcal/dia)} = A + B \times \text{Idade (anos)} + PC \times (D \times \text{Peso [kg]} + E \times \text{Altura [m]})$$

em que A representa o termo constante; B é o coeficiente de peso; PC é o coeficiente de atividade física para categorias de PAL sedentário, ativo baixo, ativo e muito ativo; D é o coeficiente de peso e E é o coeficiente de altura. O EER derivou-se do GET, somado à compensação em relação ao crescimento no caso de crianças. As equações para predizer a EER de agrupamentos sexual-etários específicos estão ilustradas na Tabela 5.5.

Bebês e crianças

As necessidades energéticas de bebês e crianças jovens devem equilibrar o GE em PAL proveitosos para o desenvolvimento normal e permitir a deposição de tecidos em taxas compatíveis com a saúde. Em virtude da contribuição prepon-

Tabela 5.5 Equações das necessidades energéticas estimadas por agrupamentos sexual-etários e coeficientes de atividade física para indivíduos sedentários, pouco ativos, ativos e muito ativos

Categoria sexual e etária	Equações das necessidades energéticas estimadas (kcal/d)	PA PAL = sedentário	PA PAL = pouco ativo	PA PAL = ativo	PA PAL = muito ativo
Homens, mulheres 0 a 3 meses	(89 x peso [kg] – 100) + 175				
Homens, mulheres 4 a 6 meses	(89 x peso [kg] – 100) + 56				
Homens, mulheres 7 a 12 meses	(89 x peso [kg] – 100) + 22				
Homens, mulheres 13 a 35 meses	(89 x peso [kg] – 100) + 20				
Homens, 3 a 8 anos	88,5 – 61,9 x idade [anos] + PA x (26,7 x peso [kg] + 903 x altura [m]) + 20	1,00	1,13	1,26	1,42
Mulheres, 3 a 8 anos	135,3 – 30,8 x idade [anos] + PA x (10,0 x peso [kg] + 934 x altura [m]) + 20	1,00	1,16	1,31	1,56
Homens, 9 a 18 anos	88,5 – 61,9 x idade [anos] + PA x (26,7 x peso [kg] + 903 x altura [m]) + 25	1,00	1,13	1,26	1,42
Mulheres, 9 a 18 anos	135,3 – 30,8 x idade [anos] + PA x (10,0 x peso [kg] + 934 x altura [m]) + 25	1,00	1,16	1,31	1,56
Homens, > 19 anos	662 – 9,53 x idade [anos] + PA x (15,91 x peso [kg] + 539,6 x altura [m]	1,00	1,11	1,25	1,48
Mulheres, > 19 anos	354 – 6,91 x idade [anos] + PA x (9,36 x peso [kg] + 726 x altura [m])	1,00	1,12	1,27	1,45

PA, coeficiente de atividade física; PAL, nível de atividade física.

Reproduzido com permissão de Food and Nutrition Board, Institute of Medicine. Dietary Reference Intakes for Energy, Carbohydrate, Fiber, Fat, Fatty Acids, Cholesterol, Protein, and Amino Acids. 5ª ed. Washington, DC: National Academy Press, 2002.

derante do cérebro (60 a 70%), o metabolismo basal é mais alto durante os primeiros anos de idade.[112] A TMB de bebês a termo varia de 43 a 60 kcal/kg/dia ou se apresenta duas a três vezes maior do que em adultos.[113] A TMB e o GET são influenciados pela idade (mais em indivíduos idosos do que nos mais jovens), sexo (maior em indivíduos do sexo masculino do que no feminino) e modo de alimentação (menor em bebês amamentados do que naqueles alimentados com fórmulas).[82] A DRI para bebês e crianças jovens baseou-se em uma única equação utilizando-se apenas o peso para predizer o GET, somado à compensação em relação ao crescimento.

As necessidades energéticas para crianças com um pouco mais de idade e adolescentes são determinadas para estimular o crescimento e a maturação normais e apoiar um PAL desejável compatível com a saúde. As necessidades energéticas de crianças e adolescentes são altamente variáveis, em consequência das diferenças na taxa de crescimento e no nível de atividade física. Os PAL médios estimados por DLW, monitoração da FC, registros de movimento diário/tempo e distribuição do tempo variaram de 1,3 a 1,5 para crianças com menos de 5 anos, e 1,5 a 1,9 para crianças com 6 a 18 anos que vivem em áreas urbanas e industrializadas.[114] Embora o GE absoluto aumente com a idade, o GE específico ao peso diminui na adolescência, principalmente por causa do declínio na TMB.

Haschke[115] estimou as alterações na composição corporal durante a adolescência a partir dos valores corporais totais de água, potássio e cálcio descritos na literatura especializada. A FFM aumenta em meninos, e a deposição pico coincide com as taxas máximas de ganho de altura. A porcentagem da FM aumenta durante esse período em meninas e decresce em meninos.

O gasto energético no crescimento é estimado com maior precisão a partir dos dispêndios individuais de proteína e deposição de gordura, pois a composição do ganho de peso varia com a idade. O gasto energético no crescimento varia de 2,4 a 6,0 kcal/g (10 a 25 kJ/g), dependendo da composição dos tecidos depositados.[116,117] Quanto à DRI, estima-se que o gasto energético no crescimento seja de 175 kcal/dia para o intervalo de 0 a 3 meses de vida, 60 kcal/dia para 4 a 6 meses e 20 kcal/dia para 7 a 35 meses. Embora a composição dos tecidos recém-sintetizados varie na infância e na adolescência, essas variações exercem pouco impacto sobre as necessidades energéticas totais, pois há necessidade de apenas 20 a 25 kcal/dia para o crescimento.

Adultos

Em adultos de peso estável, as necessidades energéticas são equivalentes ao seu GET. O banco de dados do DLW foi utilizado para obter equações preditivas isoladas do GET para homens e mulheres, com base em idade, altura, peso e categoria de PAL. Verificou-se que o declínio no GET relacionado à idade corresponde a aproximadamente 10 e 7 kcal/ano para homens e mulheres, respectivamente. Há variações acentuadas evidentes nas PAL, que dependem dos estilos de vida ocupacional e recreativa dos adultos. As equações de DRI para adultos foram confirmadas no *Observing Protein and Energy Nutrition Study*, OPEN (Estudo de observação da nutrição calórico-proteica), no qual o GET foi medido usando-se DLW em 450 homens e mulheres com idades entre 40 e 69 anos.[118]

Gestação e lactação

As DRI atuais baseiam-se em dados longitudinais empíricos de alterações no GET e na composição corporal de mulheres gestantes. A deposição energética total durante a gestação como resultado da ingestão de 3,7 kg de gordura e 925 g de proteína é estimada em 39.862 kcal ou 180 kcal/dia. À medida que a gestação avança, o incremento no metabolismo basal é compensado parcialmente pela diminuição na atividade física. As mensurações longitudinais do GET durante a gestação indicam uma alteração média no GET de aproximadamente 8 kcal/semana gestacional, com uma variação de –57 a 107 kcal/semana. A DRI para a energia extra necessária na gestação (340 e 452 kcal/dia durante o segundo e terceiro trimestres, respectivamente) foi estimada a partir da soma da alteração média no GET e da deposição de energia em tal período. No primeiro trimestre, não recomenda-se nenhuma ingestão de energia adicional, já que o GET sofre pouca alteração e o ganho de peso é mínimo. Fatores adicionais que devem ser levados em consideração para determinar as metas individuais de ingestão dietética de energia incluem peso antes da gravidez, obesidade e risco de diabetes, entre outros.

Durante a lactação, a EER é estimada a partir do GET, da energia necessária para a produção de leite e da mobilização de energia desde as reservas teciduais. Com base nas taxas de produção de leite de 0,78 e 0,6 L/dia de 0 a 6 meses e 6 a 12 meses pós-parto, respectivamente, e uma densidade energética de 0,67 kcal/g de leite, o gasto energético adicional da lactação seria de 523 kcal/dia durante o primeiro semestre e 402 kcal/dia no segundo semestre da lactação. Com base na perda de peso média (0,8 kg/mês, equivalente a 170 kcal/dia) de mulheres bem-nutridas no período de 0 a 6 meses pós-parto, o gasto energético real da lactação é de 330 kcal/dia de 0 a 6 meses pós-parto. Não se admite nenhuma perda de peso extra; portanto, o gasto total de energia durante a lactação é de 400 kcal/dia de 6 a 12 meses pós-parto.

Referências bibliográficas

1. Kleiber M. The Fire of Life: An Introduction to Animal Energetics. Huntington, NY: Robert E. Kreiger, 1975.
2. Kinney JM. Energy metabolism: heat, fuel, and life. In: Kinney JM, Jeejeebhoy KN, Hill GL et al, eds. Nutrition and Metabolism in Patient Care. Philadelphia: WB Saunders, 1988:3–34.
3. Brown AC. Energy metabolism. In: Ruch TC, Patton HD, eds. Physiology and Biophysics III: Digestion, Metabolism, Endocrine Function and Reproduction. Philadelphia: WB Saunders, 1973:85–104.
4. Blaxter K. Energy Metabolism in Animals and Man. Cambridge: Cambridge University Press, 1989:1–336.
5. Flatt JP, Tremblay A. Energy expenditure and substrate oxidation. In: Bray GA, Bouchard C, James WPT, eds. Handbook of Obesity. New York: Marcel Dekker, 1998.

6. Elia M. Fuels of the tissues. In: Garrow JS, James WPT, Ralph A, eds. Human Nutrition and Dietetics. Edinburgh: Churchill Livingstone, 2000:37–59.
7. Siler SQ, Neese RA, Hellerstein MK. Am J Clin Nutr 1999;70:928–36.
8. Suter PM, Schutz Y, Jequier E. N Engl J Med 1992;326: 983–7.
9. Acheson KJ, Schutz Y, Bessard T et al. Endocrinol Metab 1984;9:E62–E70.
10. Wolfe RR. The role of triglyceride–fatty acid cycling and glucose cycling in thermogenesis and amplification of net substrate flux in human subjects. In: Muller MJ, Danforth E, Burger AG, eds. Hormones and Nutrition in Obesity and Cachexia. New York: Springer, 1990.
11. Consolazio CF, Johnson RE, Pecora LJ. The computation of metabolic balances. In: Physiological Measurements of Metabolic Functions in Man. New York: McGraw-Hill, 1963:313–25.
12. Watt BK, Merrill AL. Composition of Foods. ARS Handbook No. 8. Washington, DC: US Government Printing Office, 1963:160.
13. Paul AA, Southgate DAT. McCance & Widdowson's the Composition of Foods. 4th ed. London: Her Majesty's Stationery Office, 1978.
14. Flatt JP. Energetics of intermediary metabolism. In: Garrow JS, Halliday D, eds. Substrate and Energy Metabolism in Man. London: John Libbey, 1985:58–69.
15. Flatt JP. Rec Adv Obes Res 1978;2:211–28.
16. Flatt JP. Diabetes Metab Rev 1988;4:571–81.
17. Flatt JP. Am J Clin Nutr 1995;62:820–36.
18. Flatt JP. Am J Clin Nutr 1987;45:296–306.
19. Black AE, Prentice AM, Goldberg GR et al. J Am Diet Assoc 1993;33:572–9.
20. Schoeller D. Metabolism 1995;44:18–22.
21. Goldberg GR, Black AE, Jebb SA et al. Eur J Clin Nutr 1991;45:569–81.
22. Johnson RK, Soultanakis RP, Matthews DW. J Am Diet Assoc 1998;98:1136–40.
23. Jequier E, Acheson K, Schutz Y. Assessment of energy expenditure and fuel utilization in man. Annu Rev Nutr 1987;7:187–208.
24. Holmes FL. Lavoisier and the Chemistry of Life. Madison, WI: University of Wisconsin Press, 1985.
25. Livesey G, Elia M. Am J Clin Nutr 1988;47:608–28.
26. Weir JB. J Physiol 1949;109:1–9.
27. Webb P. Human Calorimeters. New York: Praeger, 1985.
28. McLean JA. Animal and Human Calorimetry. Cambridge: Cambridge University Press, 1987.
29. Murgatroyd PR, Shetty PS, Prentice AM. Int J Obes 1993; 17:549–68.
30. Schutz Y, Weinsier RL, Hunter G. Obes Res 2001;9:368–79.
31. Lifson N, McClintock R. J Theoret Biol 1966;12:46–74.
32. Lifson N, Gordon GB, McClintock R. J Appl Physiol 1955; 7:704–10.
33. Schoeller DA, Van Santen E. J Appl Physiol 1982;53:955–9.
34. Schoeller DA, Leitch CA, Brown C. Am J Physiol 1986; 1:R1137–43.
35. Black AE, Prentice AM, Coward WA. Hum Nutr Clin Nutr 1986;40C:381–91.
36. Garby L, Kurzer MS, Lammert O et al. Hum Nutr Clin Nutr 1987;41:225–33.
37. Harris JA, Benedict FG. A Biometric Study of Basal Metabolism. Publication 279. Washington, DC: Carnegie Institution, 1919.
38. Schofield WN, Schofield C, James WPT. Hum Nutr Clin Nutr 1985;39C:1–96.
39. Henry CJK, Rees DG. Eur J Clin Nutr 1991;45:177–85.
40. Piers LS, Shetty PS. Eur J Clin Nutr 1993;47:586–91.
41. Henry CJK, Piggott SM, Emery B. Hum Nutr Clin Nutr 1987;41C:397–402.
42. Soares MJ, Francis DG, Shetty PS. Eur J Clin Nutr 1993; 47:389–94.
43. Ulijaszek SJ, Strickland SS. Ann Hum Biol 1991;18:245–51.
44. Geissler CA, Aldouri MS. Ann Nutr Metab 1985;29:40–7.
45. Hayter JE, Henry CJK. Eur J Clin Nutr 1993;47:724–34.
46. Nelson KM, Weinsier RL, Long CL et al. Am J Clin Nutr 1992;56: 848–56.
47. Weinsier RL, Schutz Y, Bracco D. Am J Clin Nutr 1992;55: 790–4.
48. Keys A, Brozek J, Henschel A et al. The Biology of Human Starvation. Minneapolis: University of Minnesota Press, 1950.
49. Poehlman ET, Danforth E Jr. Am J Physiol 1991;261:E233–9.
50. Bisdee JT, James WP, Shaw MA. Br J Nutr 1989;61:187–99.
51. Solomon SJ, Kurzer MS, Calloway DH. Am J Clin Nutr 1982; 36:611–6.
52. Elia M. Organ and tissue contribution to metabolic rate. In: Kinney JM, Tucker HN. Energy Metabolism: Tissue Determinants and Cellular Corollaries. New York: Raven Press, 1992:61–79.
53. Gallagher D, Belmonte D, Deurenberg P et al. Am J Physiol 1998;275:E249–58.
54. Hsu A, Heshka S, Janumala I et al. Am J Clin Nutr 2003;77: 1506–11.
55. Javed F, He Q, Davidson LE et al. Am J Clin Nutr 2010;91:907–12.
56. Wang Z, Heshka S, Heymsfield SB et al. Am J Clin Nutr 2005;81:799–806.
57. Jones A Jr, Shen W, St-Onge MP et al. Am J Clin Nutr 2004; 79:780–6.
58. Albu J, Shur M, Curi M et al. Am J Clin Nutr 1997;66:531–8.
59. Carpenter WH, Fonong T, Toth MJ et al. Am J Physiol 1998;274: E98–101.
60. Foster GD, Wadden TA, Vogt RA. Obes Res 1997;5:1–8.
61. Jakicic JM, Wing RR. Int J Obes Relat Metab Disord 1998; 22:236–42.
62. Kaplan AS, Zemel BS, Stallings VA. J Pediatr 1996;129:643–7.
63. Treuth MS, Butte NF, Wong WW. Am J Clin Nutr 2000; 71:893–900.
64. Wong WW, Butte NF, Ellis KJ et al. J Clin Endocrinol Metab 1999;84:906–11.
65. Yanovski SZ, Renolds JC, Boyle AJ et al. Obes Res 1997;5: 321–5.
66. Jequier E. Clin Endocrinol Metab 1984;13:563–80.
67. Ricquier D. Int J Obes 2010;34(Suppl 1):S3–6.
68. Nedergaard J, Bengtsson T, Cannon B. Am J Physiol Endocrinol Metab 2007;293 E444–52.
69. Zingaretti MC, Crosta F, Vitali A et al. FASEB J 2009;23: 3113–20.
70. Cannon B, Nedergaard J. Int J Obes 2010;34:S7–16.
71. Acheson KJ, Azhorska-Markiewicz B, Pittet P et al. Am J Clin Nutr 1980;33:989–97.
72. Garrow JS, Webster JD. Thermogenesis to small stimuli in human energy metabolism. In: van Es AJH, ed. Human Energy Metabolism. Wageningen, Netherlands: Agricultural University, 1985.
73. Warwick PM, Chapple RS, Thomson ES. Int J Obes 1987; 11:229–37.
74. Dallosso HM, James WPT. Int J Obes 1984;8:365–75.
75. Hofstetter A, Schutz Y, Jequier E et al. N Engl J Med 1986;314: 79–82.
76. Warwick PM. Predicting food energy requirements from estimates of energy expenditure. In: Truswell AS, Dreosti IE, English RM et al, eds. Recommended Nutrient Intakes: Australian Papers. Sydney: Australian Professional Publications, 1990:295–320.
77. Durnin JVGA, Passmore R. Energy, Work and Leisure. London: Heinemann Educational Books, 1967.
78. Passmore R, Durnin JVGA. Physiol Rev 1955;35:801–40.

79. Ainsworth BE, Haskell WL, Leon AS et al. Med Sci Sports Exerc 1993;25:71–80.
80. Pahud P, Ravussin E, Jequier E. Appl Physiol 1980;48:770–5.
81. Graham TE, Adamo KB. Can J Appl Physiol 1999;24:393–415.
82. Butte NF, Wong WW, Hopkinson JM et al. Am J Clin Nutr 2000;72:1558–69.
83. Bahr R, Ingnes I, Vaage O et al. J Appl Physiol 1987;62:485–90.
84. Brooks GA, Mercier J. J Appl Physiol 1994;76:2253–61.
85. Brooks GA, Fahey TD, White TP et al. Exercise Physiology: Human Bioenergetics and Its Applications. 3rd ed. Mountain View, CA: Mayfield Publishing, 2000.
86. Ellis KJ. Am J Clin Nutr 1997;66:1323–31.
87. Ellis KJ, Abrams SA, Wong WW. Am J Clin Nutr 1997;65:724–731.
88. Forbes GB. Human Body Composition: Growth, Aging, Nutrition, and Activity. New York: Springer, 1987:1–350.
89. Tanner JM. Growth at Adolescence. 2nd ed. Oxford: Blackwell Scientific Publications, 1962.
90. Hytten FE, Chamberlain G. Clinical Physiology in Obstetrics. 2nd ed. Oxford: Blackwell Scientific Publications, 1991.
91. Sparks JW. Biol Neonate 1980;38:113–9.
92. Prentice AM, Spaaij CJK, Goldberg GR et al. Eur J Clin Nutr 1996;50:S82–111.
93. Butte NF, Wong WW, Hopkinson JM. J Nutr 2001;131:53–8.
94. Forsum E, Kabir N, Sadurskis A et al. Am J Clin Nutr 1992;56: 334–42.
95. Sadurskis A, Kabir N, Wager J et al. Am J Clin Nutr 1988;48:44–9.
96. Spaaij CJK, van Raaij JMA, de Groot LCPGM et al. Am J Clin Nutr 1994;59:42–7.
97. Goldberg GR, Prentice AM, Coward WA et al. Am J Clin Nutr 1991;54:788–98.
98. Lovelady CA, Meredith CN, McCrory MA et al. Am J Clin Nutr 1993;57:512–8.
99. Allen JC, Keller RP, Archer P et al. Am J Clin Nutr 1991;54:69–80.
100. Butte NF, Garza C, Stuff JE et al. Am J Clin Nutr 1984;39:296–306.
101. Heinig MJ, Nommsen LA, Peerson JM et al. Am J Clin Nutr 1993;58:152–61.
102. Dewey KG, Finley DA, Lönnerdal B. J Pediatr Gastroenterol Nutr 1984;3:713–20.
103. Neville MC. Volume and caloric density of human milk. In: Jensen RG, ed. Handbook of Milk Composition. San Diego: Academic Press, 1995:99–113.
104. Food and Agriculture Organization/World Health Organization/ United Nations University. Report of a Joint Consultation: Energy and Protein Requirements. Technical Report Series 724. Geneva: World Health Organization, 1985.
105. Stubbs RJ, Highes DA, Johnstone AM et al. Am J Clin Nutr 2004;79:62–9.
106. World Health Organization. Obesity: Preventing and Managing the Global Epidemic. Report of a World Health Organization Consultation on Obesity. Geneva: World Health Organization, 1998:1–276.
107. Kuczmarski RJ, Ogden CL, Grummer-Strawn LM et al. CDC Growth Charts: United States. Advance Data from Vital and Health Statistics. 314th ed. Hyattsville, MD: US Department of Health and Human Services, 2000:1–28.
108. National Research Council, Subcommittee on the Tenth Edition of the RDAs. Recommended Dietary Allowances. 10th ed. Washington, DC: National Academy Press, 1989.
109. Haggarty P, McNeill G, Abu Manneh MK et al. Br J Nutr 1994;72:799–813.
110. Jones PJ, Martin LJ, Su W et al. Can J Public Health 1997;88:314–9.
111. Food and Nutrition Board, Institute of Medicine. Dietary Reference Intakes for Energy, Carbohydrate, Fiber, Fat, Fatty Acids, Cholesterol, Protein, and Amino Acids. 5th ed. Washington, DC: National Academy Press, 2002.
112. Holliday M, Potter D, Jarrah A et al. Pediatr Res 1967;1:185–95.
113. Schofield WN, Schofield C, James WPT. Hum Nutr Clin Nutr 1985;39C:1–96.
114. Torun B, Davies PSW, Livingstone MBE et al. Eur J Clin Nutr 1996;50:35S–81S.
115. Haschke F. Body composition during adolescence. In: Body Composition Measurements in Infants and Children. Columbus, OH: Ross Laboratories, 1989.
116. Butte NF, Wong WW, Garza C. Proc Nutr Soc 1989;48:303–12.
117. Roberts SB, Young VR. Am J Clin Nutr 1988;48:951–5.
118. Tooze JA, Schoeller DA, Subar AF et al. Am J Clin Nutr 2007;86:382–7.

Sugestões de leitura

Flatt JP. McCollum award lecture: diet, lifestyle and weight maintenance. Am J Clin Nutr 1995;62:820–36.

Livesey G, Elia M. Estimation of energy expenditure, net carbohydrate utilization, and net fat oxidation and synthesis by indirect calorimetry: evaluation of errors with special reference to the detailed composition of fuels. Am J Clin Nutr 1988;47:608–28.

Elia M, Livesey G. Theory and validity of indirect calorimetry during net lipid synthesis. Am J Clin Nutr 1988;47:591–607.

Nedergaard J, Bengtsson T, Cannon B. Unexpected evidence for active brown adipose tissue in adult humans. Am J Physiol Endocrinol Metab 2007;293:E444–52.

Schoeller DA, Van Santen E. Measurement of energy expenditure in humans by doubly labeled water method. J Appl Physiol 1982;53:955–9.

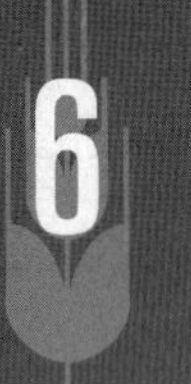

Água, eletrólitos e metabolismo ácido-base*

James L. Bailey, Jeff M. Sands e Harold A. Franch

***Abreviaturas**: **ADH**, hormônio antidiurético; **AG**, hiato aniônico (*anion gap*); **AGL**, ácidos graxos livres; **ATPase**, trifosfatase de adenosina; **ATR**, acidose tubular renal; Ca^{2+}, cálcio; Cl^-, cloreto; CO_2, dióxido de carbono; **DASH**, *Dietary Approaches to Stop Hypertension* (Abordagens Alimentares de Combate à Hipertensão); **DI**, diabetes insípido; **DRC**, doença renal crônica; **ECG**, eletrocardiograma; **EFA**, excreção final de ácido; **ENaC**, canal epitelial de sódio; **FDA**, Food and Drug Administration (Agência Reguladora de Medicamentos e Alimentos dos Estados Unidos); **GI**, gastrintestinal; **HCl**, ácido clorídrico; HCO_3^-, bicarbonato; K^+, potássio; Mg^{2+}, magnésio; Na^+, sódio; **NaCl**, cloreto de sódio; **NAD + (NAD^+)**, nicotinamida adenina dinucleotídeo; **NADH**, nicotinamida adenina dinucleotídeo reduzida; $NaHCO_3$, bicarbonato de sódio; NH_4^+, amônia; **P**, fósforo; PO_4^-, fosfato; **PRAL**, potencial de carga ácida renal; **ROMK**, canal de potássio da medula renal externa; **SIADH**, síndrome da secreção inadequada do hormônio antidiurético; **SPS**, sulfonato poliestireno; **TFG**, taxa de filtração glomerular.

Água

Os seres humanos são capazes de sobreviver apenas alguns dias sem uma fonte de água. Esse nutriente essencial desempenha um papel importante na manutenção e na regulação dos processos celulares e metabólicos normais. A maior parte da nossa ingestão de água provém do consumo de líquidos, mas os seres humanos também ingerem quantidades significativas de água a partir de frutas e legumes. A água se forma também durante o metabolismo de muitos alimentos, embora a quantidade produzida seja inferior às perdas diárias. A perda pela urina é responsável pela maior parte da excreção, mas a perda por suor, respiração e fezes contribui significativamente para a excreção diária.

Conteúdo e distribuição de água

A água constitui aproximadamente 54% do peso corporal em adultos hospitalizados sem distúrbios hidroeletrolíticos.[1] A fração de peso corporal formada pela água é superior em lactentes e crianças e diminui progressivamente com o envelhecimento; isso também varia dependendo do conteúdo de gordura corporal. As mulheres e pessoas obesas, que apresentam um maior conteúdo de gordura corporal, tendem a ter menos água, independente do peso considerado. Consequentemente, a idade e o conteúdo de gordura corporal, bem como outros fatores, devem ser levados em consideração para efeito de cálculo da água corporal total.

A água está presente tanto nos compartimentos de fluidos intracelulares como extracelulares do corpo em forma de uma solução aquosa que contém eletrólitos. Cada célula tem o seu próprio local separado, mas também se comunica com outras por meio do espaço extracelular. Como as membranas das células são permeáveis à água, essa disposição permite que a concentração de íons por litro de solução (isto é, osmolalidade) seja a mesma em ambos os compartimentos.[2] Para manter as funções metabólicas normais, a força iônica ideal é de fundamental importância, especialmente no fluido intracelular, visto que lá ocorre a maioria das atividades metabólicas.

A quantidade de sódio (Na^+) determina o volume do compartimento extracelular. A água corporal total varia de 30 a 53%, dependendo do uso ou não de cloreto (Cl^-), inulina ou sulfato para determinar essa quantidade[3], que é superior em pessoas mais velhas, em mulheres, e quando o Cl^- é utilizado como um marcador.[1,4] Em geral, considera-se que 40% da água total do corpo representam o volume extracelular. O volume extracelular pode ser ainda dividido em três frações: intersticial (espaço entre as células), plasmático e de água transcelular (sequestrado), os quais constituem, 28, 8 e 4% da água corporal total, respectivamente.[5] Desse modo, a maior parte do fluido extracelular é fracionada entre os compartimentos extra e intravasculares, que estão em equilíbrio uns com os outros (Tab. 6.1). A água transcelular representa os fluidos que são sequestrados do equilíbrio osmótico, entre os quais estão o fluido luminal do trato gastrintestinal (GI), os fluidos do sistema nervoso central e fluido dos olhos, bem como os fluidos lubrificantes presentes nas superfícies serosas.[3,6]

Tabela 6.1 Volumes dos compartimentos de fluidos corporais[a]

Volume intracelular: 24,0 L (60%)
Volume extracelular: 16,0 L (40%)
  Volume intersticial: 11,2 L (28%)
  Volume do plasma: 3,2 L (8%)
  Volume transcelular: 1,6 L (4%)

[a]Foi utilizado como modelo um homem fisiologicamente normal com 73 kg de peso e um total de 40 L de água corporal.

Reproduzido com permissão de Oh MS, Uribarri J. Electrolytes, water, and acid-base balance. Em: Shils ME, Shike M, Ross AC et al., eds. Modern Nutrition in Health and Disease. 10.ed. Baltimore: Lippincott Williams & Wilkins, 2006:149-93.

Composição do fluido corporal

Clinicamente, as concentrações de eletrólitos são mensuradas apenas no compartimento extracelular: o nível de Na^+ no plasma é de 140 mEq/L, de potássio (K^+), 4 mEq/L, de Cl^-, 104 mEq/L, e de bicarbonato (HCO_3^-), 24 mEq/L. Embora o Na^+, o Cl^- e o HCO_3^- sejam os principais solutos no fluido extracelular, o K^+, o magnésio (Mg^{2+}), o fosfato (PO_4^-) e as proteínas (com cargas negativas) são os solutos dominantes na célula (Tab. 6.2). As concentrações de eletrólitos individuais no interior da célula não podem ser medidas, porém, na maioria dos casos, a osmolalidade é exatamente a mesma dentro e fora da célula.[7-9]

Diferença entre a concentração sérica de sódio e o total de sódio do corpo

Já que medimos o líquido extracelular, em que Na^+ é o cátion dominante, utilizamos a concentração sérica de Na^+ como o principal fator determinante da osmolalidade do fluido corporal.[10] A ingestão dietética de mais ou menos Na^+ normalmente não altera a concentração de Na^+ no sangue. O aumento de Na^+ na dieta é acompanhado por sede, levando, assim, a um aumento quase proporcional do conteúdo de água à medida que o corpo mantém a osmolalidade sérica, enquanto a concentração sérica de Na^+ permanece inalterada. Caso o Na^+ alimentar diminuir, o rim garantirá a perda de uma quantidade proporcional de água, e a osmolalidade sérica será novamente mantida. O teor total de Na^+ no corpo reflete-se no volume extracelular, que é o principal determinante do volume vascular. Quando o teor total de Na^+ corporal se eleva, a tendência é de que o volume vascular aumente, enquanto uma diminuição do teor total de Na^+ corporal prevê uma diminuição do volume vascular. Portanto, a concentração sérica de Na^+ não é um bom marcador do Na^+ corporal total. A pressão arterial e os sinais físicos do estado de volume, tal como a presença ou ausência de edema, sao muito melhores marcadores do Na^+ corporal total.

Tabela 6.2 Concentrações de eletrólitos nos fluidos extracelulares e intracelulares

	Plasma		Fluido intersticial		Água do plasma		Água das células (músculos)	
	mEq/L	mmol/L	mEq/L	mmol/L	mEq/L	mmol/L	mEq/L	mmol/L
Na^+	140	140	145,3	145,3	149,8	149,8	13	13
K^+	4,5	4,5	4,7	4,7	4,8	4,8	140	140
Ca^{2+}	5,0	2,5	2,8	2,8	5,3	5,3	1×10^{-7}	1×10^{-7}
Mg^{2+}	1,7	0,85	1,0	0,5	1,8	0,9	7,0	3,5
Cl^-	104	104	114,7	114,7	111,4	111,4	3	3
HCO_3^-	24	24	26,5	26,5	25,7	25,7	10	10
SO_4^-	1	0,5	1,2	0,6	1,1	0,44	–	–
PO_4^-	2,1	1,2[a]	2,3	1,3	2,2	1,2[a]	107	57[b]
Proteína	15	1	8	0,5	16	1	40	2,5[c]
Ânions orgânicos	5	5[d]	5,6	5,6	5,3	5,3[d]	–	–

Ca^{2+}, cálcio; Cl^-, cloreto; HCO_3^-, bicarbonato; K^+, potássio; Mg^{2+}, magnésio; Na^+, sódio; PO_4^-, fosfato; SO_4^-, sulfato.

[a]O cálculo baseia-se no pressuposto de que o pH do fluido extracelular é de 7,4 e a constante de dissociação (pK_a) de di-hidrogenofosfato ($H_2PO_4^-$) é de 6,8.

[b]A concentração molar intracelular do fosfato é calculada com base no pressuposto de que o pK_a do fosfato orgânico é de 6,1 e o pH intracelular é de 7,0.

[c]O cálculo baseia-se no pressuposto de que cada milimole de proteína intracelular tem, em média, 15 mEq, mas a natureza das proteínas celulares não é claramente conhecida.

[d]O pressuposto foi de que todos os ânions orgânicos são univalentes.

Reproduzido com permissão de Oh MS, Uribarri J. Electrolytes, water, and acid-base balance. Em: Shils ME, Shike M, Ross AC et al., eds. Modern Nutrition in Health and Disease. 10.ed. Baltimore: Lippincott Williams & Wilkins, 2006:149-93.

Ingestão de sal na dieta, edema e pressão arterial

Como o rim retém Na^+, o conteúdo corporal total de Na^+ se eleva. Isto resulta em um aumento do volume vascular, do débito cardíaco e da pressão arterial. Em algum momento, ocorre a natriurese pressórica, que faz com que o rim perca o excesso de Na^+.[11] Em indivíduos hipertensos, um aumento em longo prazo do débito cardíaco resulta em constrição arteriolar, um mecanismo autorregulador que previne a transmissão da pressão arterial sistêmica aos leitos capilares. Com a constrição arteriolar crônica, o débito cardíaco retorna gradualmente ao nível basal; no entanto, a resistência vascular periférica permanece elevada.[12] Segue-se a hipertensão. O papel da retenção renal primária de Na^+ como uma das causas da hipertensão está documentado em várias doenças renais, no hiperaldosteronismo primário e em muitos distúrbios congênitos caracterizados por um aumento da reabsorção renal de Na^+. Na maioria dos casos de insuficiência cardíaca congestiva, o aumento do volume vascular não vem acompanhado da elevação dos níveis de débito cardíaco e pressão arterial. A falta de fluxo adiante resulta na formação de edema. O edema pode ocorrer também em condições como doença hepática ou síndrome nefrótica, sem aumento do volume vascular. Todavia, o teor corporal total de Na^+ é elevado em todas essas condições.

Embora a retenção renal de Na^+ seja conhecida como a causa primária da hipertensão arterial secundária, o papel exato da ingestão de Na^+ como causa da hipertensão essencial é desconhecido, e o grau de restrição do Na^+ alimentar é objeto de amplo debate. O National Heart, Lung and Blood Institute dos National Institutes of Health apoia a posição do National High Blood Pressure Education Program e recomenda que os residentes dos EUA consumam, no máximo, 2.400 mg/dia de Na^+ (6 g de sal).[13] Essa quantidade é reduzida para 1.500 mg/dia em indivíduos com hipertensão ou com doença renal e Na^+ elevado em determinados indivíduos, com perda elevada de Na^+ através da transpiração.

A princípio, a redução da ingestão de sal não vem acompanhada da diminuição de excreção renal de Na^+, razão pela qual a excreção de sal excede temporariamente o consumo de sal. Esse desequilíbrio leva a uma redução dos volumes extracelular e vascular efetivo. Por fim, o rim reduz a excreção de sal em resposta a uma diminuição do volume extracelular, estabelecendo-se um novo equilíbrio entre a ingestão e a saída de Na^+. Até que isso aconteça, a excreção de sal deve continuar superior à ingestão. A redução do teor corporal total de Na^+ é acompanhada daquela do volume extracelular e da pressão arterial. Sujeitos que sofrem uma perda substancial de sal até que um novo equilíbrio se estabeleça tendem a apresentar uma queda mais acentuada da pressão arterial do que aqueles que perdem um pouco de sal antes que os níveis de sal no organismo alcancem um novo ponto de equilíbrio.[14,15]

Cloreto

Considerando-se que o Na^+ determina, em grande parte, o volume extracelular, o Cl^- corporal total normalmente é regulado exatamente na mesma proporção que o Na^+, por isso é difícil mensurar o efeito do Cl^- sobre o volume de fluido extracelular. Consequentemente, exceto no caso de distúrbios ácido-base, pode-se utilizar a concentração de Na^+ ou de Cl^- para determinar alterações nos níveis de osmolalidade, e quando o Na^+ corporal total sobe, o Cl^- corporal total também se eleva. Entretanto, a concentração de Cl^- varia no caso dos distúrbios de ácido-base, de modo que, por razões práticas, o padrão clínico consiste em usar a concentração de Na^+ do soro ou plasma para a osmolalidade. As evidências indicam que o Cl^- tem efeitos independentes do Na^+. Por exemplo, uma dose de cloreto de sódio (NaCl) eleva a pressão arterial de forma muito mais significativa do que uma igual de bicarbonato de sódio ($NaHCO_3$).[16] Além disso, a administração de Cl^-, mas não de Na^+, alivia a alcalose metabólica (ver adiante).

Teor de sódio e cloreto dos alimentos

Apesar de possíveis diferenças, o Na^+ e o Cl^- são consumidos juntos na maioria dos alimentos. Embora o Na^+ e o Cl^- sejam os principais solutos extracelulares, a quantidade de Na^+ contida nos alimentos é muito baixa, uma vez que o líquido intersticial representa uma pequena fração do conteúdo líquido total dos alimentos. Além disso, embora o teor intracelular de Cl^- seja um pouco mais elevado do que o de Na^+, o conteúdo intracelular de ambos os íons ainda é bem inferior.[17] Por esses motivos, o teor de sal dos alimentos é baixo antes do preparo. A alta ingestão de Na^+ e de Cl^- é resultante do sal adicionado aos alimentos em seu preparo ou durante o cozimento. Em média, o teor de Na^+ e Cl^- nos alimentos antes do processamento tende a ser igual. Muitos alimentos de origem vegetal, tais como nozes, frutas, legumes e cereais, contêm mais Cl^- do que Na^+,[17] enquanto carnes, peixes e ovos possuem mais Na^+ do que Cl^- (Fig. 6.1).

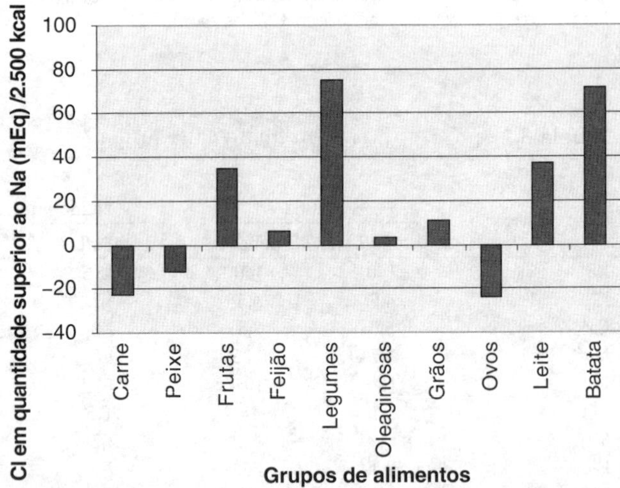

Figura 6.1 Diferença do cloreto de sódio dos principais grupos de alimentos. A maior parte do sódio (Na) e do cloreto (Cl) presente nos alimentos está agora sob a forma de sal de adição (proporção de 1:1 de sódio para cloreto). Em alimentos naturais sem adição de sal, o teor de cloreto é maior do que o de sódio, com exceção da carne, do peixe e dos ovos, que contêm mais sódio do que o cloreto. (Reproduzido com permissão de Oh MS, Uribarri J. Electrolytes, water, and acid-base balance. Em: Shils ME, Shike M, Ross AC et al., eds. Modern Nutrition in Health and Disease. 10.ed. Baltimore: Lippincott Williams & Wilkins, 2006:149-93.)

Fisiopatologia da água e osmolalidade

Relações e regulação osmolares

Medida da osmolalidade plasmática

A osmolalidade plasmática pode ser medida com um osmômetro ou estimada como a soma das concentrações de todos os solutos presentes no plasma. O NaCl, a glicose e a ureia são os principais componentes do plasma que contribuem para a osmolalidade plasmática, calculada a partir da seguinte fórmula:

$$\text{Osmolalidade plasmática} = \text{Níveis plasmáticos de } Na^{+} \text{ (mEq/L)} \times 2 + \text{Glicose (mg/dL)}/18 + \text{Ureia (mg/dL)}/2{,}8$$

O Na^{+} sempre se associa ao seu ânion, o Cl^{-}, para preservar a eletroneutralidade, ao passo que a contribuição da glicose e ureia para a osmolalidade depende do peso molecular fracionado. O peso molecular da glicose é de 180 daltons e o da ureia é de 28 daltons. Ao contrário do NaCl ou da glicose, que continuam presentes em larga escala no plasma, a ureia é capaz de atravessar as membranas celulares e não se restringe ao fluido extracelular, razão pela qual é considerada um osmol ineficaz. Embora a ureia possa atingir concentrações substanciais no plasma, a sua concentração normal é de apenas 5 mOsm/L. Em virtude de sua pequena contribuição para a osmolalidade total, esta é aproximadamente igual à efetiva no plasma normal.

Perigos das alterações da osmolalidade

Os solutos que se restringem ao fluido extracelular e contribuem para a osmolalidade são chamados osmoles eficazes, enquanto os solutos que podem entrar livremente na célula são denominados osmoles ineficazes. Constituem exemplos de osmoles eficazes a glicose e o Na^{+}; e os ineficazes, a ureia e o álcool. Quando a concentração de osmoles eficazes aumenta, o equilíbrio osmótico é restabelecido pelo deslocamento de água da célula ao fluido extracelular. A osmolalidade intracelular, então, se eleva ao mesmo nível da osmolalidade extracelular.[18-20] Acrescentando-se osmoles ineficazes ao fluido extracelular, o equilíbrio osmótico se restabelecerá pela entrada desses solutos na célula. Como a maior parte dos solutos normalmente presentes no fluido extracelular são osmoles eficazes, a perda de água extracelular, que pode ocorrer por meio de perdas insensíveis, resultará em um aumento da osmolalidade efetiva, causando um deslocamento de água das células para o fluido extracelular. Caso a osmolalidade extracelular seja reduzida, tanto pela perda dos solutos extracelulares normais ou por retenção de água, ocorrerá um deslocamento de água para o interior das células a fim de se manter a osmolalidade. Quando a osmolalidade efetiva muda, o metabolismo celular é afetado, causando um inchaço ou encolhimento das células, conforme as mudanças no volume intracelular. Algumas das manifestações mais graves da osmolalidade alterada estão relacionadas com mudanças do volume das células cerebrais, considerando que o cérebro está confinado a um espaço fixo. As células cerebrais têm a capacidade de regular o seu volume com o tempo, o que explica por que a rapidez das alterações na osmolalidade é um fator determinante importante da gravidade dos sintomas.[21]

A maioria dos sinais e sintomas de uma concentração reduzida de Na^{+} (hiponatremia, que representa uma baixa osmolalidade) é causada pelo inchaço do cérebro e aumento da pressão intracraniana e inclui náuseas ou vômitos, dor de cabeça, papiledema e confusão mental.[22] Com um maior nível de gravidade, pode ocorrer letargia, fraqueza, hiper-reflexia e hiporreflexia, delírio, coma, psicose, fraqueza focal, ataxia, afasia, rigidez generalizada e convulsões, causados por um aumento no volume celular e uma concentração reduzida dos eletrólitos das células cerebrais. As manifestações GI incluem cólicas abdominais, perda temporária da sensação de gosto e sabor, diminuição do apetite, náuseas, vômitos, salivação e íleo paralítico. Os efeitos cardiovasculares da hiposmolaridade geralmente manifestam-se como hipotensão e outros sinais de baixo volume vascular eficaz. A hiponatremia também pode ser acompanhada de cãibras musculares, espasmos e rigidez.[23,24]

O aumento da osmolalidade efetiva não precisa vir acompanhado de uma concentração sérica elevada de Na^{+} (hipernatremia), mas a hipernatremia vem sempre acompanhada de hiperosmolaridade. Assim como nos estados hiposmolares, os sinais e sintomas de hiperosmolaridade dependem da rapidez do desenvolvimento e da gravidade da hiperosmolaridade. Tanto nos seres humanos quanto nos animais, a hiperosmolaridade aguda resultante de hipernatremia causa as hemorragias subdural, cortical e subaracnóidea, o encolhimento súbito das células cerebrais e produz uma pressão negativa no cérebro.[25] A depressão do estado mental varia da letargia ao coma. Se a condição for grave, podem ser observadas também convulsões generalizadas, mas com menos frequência do que na hiposmolaridade. Os sintomas musculares da hiperosmolaridade incluem rigidez muscular, tremor, mioclonia, hiper-reflexia, espasticidade e rabdomiólise. Em crianças com hiperosmolaridade crônica, podem ocorrer espasticidade, transtorno convulsivo crônico e retardo mental.[25]

Regulação da sede e liberação de hormônio antidiurético

Caso a osmolalidade efetiva aumente, as células osmorreceptoras do hipotálamo se encolherão; esse processo, então, estimulará o centro da sede no córtex cerebral e a produção de hormônio antidiurético (ADH) nos núcleos supraóptico e paraventricular.[26,27] Se a osmolalidade efetiva diminuir, as células osmorreceptoras incharão, inibindo a produção de ADH. O ADH produzido no hipotálamo é carregado por longos axônios e secretado pela pituitária posterior.[28-30] O estímulo e a inibição das células osmorreceptoras afetam a produção pelo hipotálamo e a secreção de ADH pela hipófise posterior.

A secreção de ADH é extremamente sensível às alterações na osmolalidade efetiva. Um aumento de apenas 2 a 3% na osmolalidade efetiva estimula a secreção de ADH a ponto de maximizar os níveis de concentração urinária,[25] enquanto uma redução de somente 2 a 3% na osmolalidade do plasma resulta na maximização da diluição urinária (< 100 mOsm/L).

A liberação de ADH também é regulada por fatores não osmóticos, tais como náuseas, dores e volume.[22] Um baixo volume vascular efetivo (redução de ~10%) provoca sede e liberação do ADH.[31-33] Esses efeitos são mediados por barorreceptores e alguns fatores humorais liberados em resposta à diminuição do fluxo sanguíneo. Essa resposta explica a forte sede, apesar da hiponatremia observada nas falências cardíacas ou hepáticas. Outros fatores, inclusive as β-catecolaminas, a angiotensina II e o estresse físico e emocional, aumentam a produção de ADH. O etanol e as catecolaminas, por outro lado, inibem a produção de ADH. O lítio, determinados antibióticos de tetraciclina (demeclociclina), foscarnet, o metoxiflurano, a anfotericina B e os antagonistas do receptor V-2 (Vaptans) inibem o efeito do ADH no rim.[22]

Para entender o efeito do ADH, considere que 180 L de água são filtrados pelo rim diariamente; 120 L são reabsorvidos no túbulo proximal e 35 L são reabsorvidos no ramo descendente da alça de Henle. Toda essa absorção de água é acompanhada por absorção de sal (no caso da alça de Henle no ramo ascendente), de modo que nenhuma alteração substancial ocorre na osmolalidade.[34] Os túbulos distais contorcidos e coletores reabsorvem o sal sem a água, razão pela qual cerca de 25 L de urina diluída são despejados no duto de coleta. Quando há total ausência de ADH, aproximadamente 5 L de água são reabsorvidos no túbulo coletor medular interno e 20 L são excretados como urina final. Quando há níveis máximos de ADH, o volume de urina pode ser de apenas 0,5 L/dia, visto que a urina é concentrada a um nível de até 1.200 mOsm/L, e a água é reabsorvida no túbulo coletor cortical e medular (Fig. 6.2). A reabsorção de água no ducto coletor é regulada pelo ADH. A água se conserva na medida em que há concentração de urina. O resultado final é uma urina osmoticamente concentrada.[35-44]

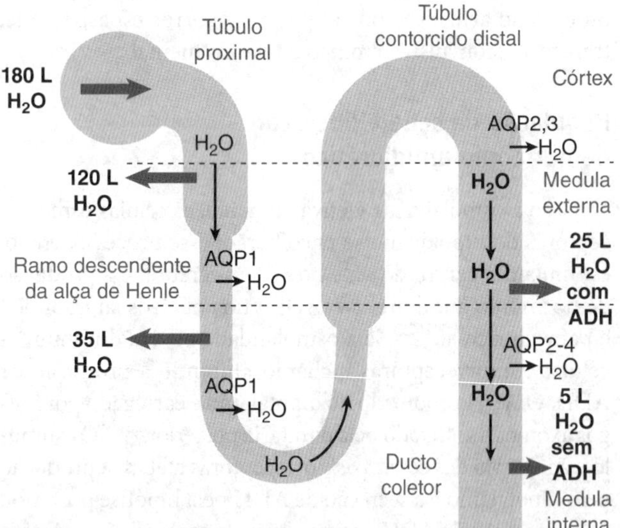

Figura 6.2 Dos 180 L de água filtrada pelos rins diariamente, 120 L são reabsorvidos no túbulo proximal e 35 L são reabsorvidos no ramo descendente da alça de Henle. A maior parte dos 25 L restantes é reabsorvida no ducto coletor na presença do hormônio antidiurético (ADH). Na total ausência do ADH, aproximadamente 5 L são reabsorvidos no ducto coletor e os 20 L restantes são eliminados como urina final.

Controle não renal da água e equilíbrio eletrolítico

Além das perdas de água pela urina, também é perdida água por meio da pele e da respiração normal. A perda de água através da pele ocorre, principalmente, como uma forma de eliminação de calor, e a quantidade de água perdida depende da quantidade de calor gerada no corpo. Na ausência de suor ou em caso de doença febril, a perda de água a partir da pele é chamada de transpiração insensível. A perda de água por via cutânea depende, especialmente, da quantidade de calor gerada no corpo. A perda de água a partir da pele é de 30 mL/100 kcal ou aproximadamente (~300 a 1.000 mL/24 horas). Além da água, o suor contém Na^+ e K^+ em uma concentração de aproximadamente 50 e 5 mEq/L, respectivamente, e equivale a aproximadamente 0,45% de solução salina normal. O conteúdo de Na^+ no suor varia conforme o condicionamento de um sujeito. Um indivíduo com baixo condicionamento colocado em um ambiente quente (por exemplo, um novo recruta no treinamento básico) pode produzir suor com até 100 mEq/L de Na^+, enquanto que, após o treinamento, o suor pode conter um nível do Na^+ de apenas 30 mEq/L. Essa diferença explica a razão de uma maior ingestão de Na^+ ser necessária para indivíduos sem condicionamento.[45]

Tanto gorduras quanto carboidratos atuam como as principais fontes de energia para o corpo. Esses componentes, por sua vez, são repartidos em dióxido de carbono (CO_2) e água. Ambos podem ser excretados por meio de ventilação. Perde-se água durante a ventilação normal porque o teor de água do ar inspirado é menor que o de ar expirado. A ventilação é determinada pela quantidade de CO_2 produzido, que é determinado pelo consumo calórico. A quantidade de água perdida durante a ventilação também depende do gasto calórico:

Perda de água por via respiratória = 13 mL/100 kcal com pressão parcial normal do CO_2 (Pco_2)

Com a queima de calorias, grande parte da água produzida se perde durante a respiração normal. No cálculo do equilíbrio hídrico, a perda de água por via respiratória pode ser ignorada na medição da perda insensível de água, desde que o ganho de água metabólica também seja ignorado. Nos casos de hiperventilação ou febre, a perda de água por via respiratória aumenta desproporcionalmente em relação à produção metabólica do líquido.[1]

A atividade líquida do trato GI em nível de jejuno é a secreção de água e eletrólitos. A atividade líquida do jejuno ao cólon é a reabsorção de água e eletrólitos. A maior parte do fluido que entra no intestino delgado é absorvida lá, e o restante é absorvido no cólon, deixando apenas cerca de 100 mL de água por dia a ser excretado nas fezes. Os teores do trato GI são isotônicos com plasma, e qualquer fluido que entra no trato GI torna-se isotônico. Desse modo, se a água for ingerida e vomitada, perde-se soluto do corpo.

Desidratação e depleção volumétrica

Os termos *desidratação* e *depleção volumétrica* aparecem em qualquer debate sobre perdas de sal e água. A desidratação caracteriza-se pela perda de água por si só ou por uma perda excessiva de água em relação ao sal. A depleção volumétrica descreve uma perda igual de sal e água. O sal, nesse caso, refere-se ao NaCl, que é o principal soluto presente no espaço vascular. Dependendo da quantidade de perda de NaCl em relação à perda de água, configuram-se formas mistas de depleção volumétrica e desidratação. Na desidratação hipotônica, as perdas de NaCl excedem as de água.

Depleção volumétrica

O NaCl pode se perder de forma isotônica (isto é, na mesma concentração que no plasma) através do trato GI ou diretamente, a partir de aspiração do fluido extracelular de efusões pleurais ou ascites. Com a perda de fluido GI, o NaCl se perde com uma quantidade igual ou maior de perda de água, e a osmolalidade dos fluidos corporais é subsequentemente ajustada à isotonicidade por alterações ocorridas na ingestão oral ou na excreção urinária de água. A perda de fluido isotônico reduz apenas o volume de fluido extracelular e pode ser tratada com solução salina isotônica (0,9% de solução salina normal).

Desidratação

A principal anomalia na desidratação é a perda de água, que resulta em hipernatremia decorrente de uma maior concentração de Na^+ no espaço extracelular. Esse excesso desproporcional de NaCl em relação à quantidade de água contida no espaço extracelular pode ocorrer no caso de consumo inadequado ou perda excessiva de água. Em geral, a desidratação decorrente da perda excessiva de água se desenvolve mais rapidamente do que aquela pela ingestão reduzida de água. A falta de ingestão de água é sempre causada por um entre dois mecanismos: (a) um distúrbio no mecanismo da sensação de sede ou nível de consciência reduzido,[46,47] ou (b) indisponibilidade de água ou incapacidade para beber água. **Desidratação hipotônica**. A desidratação hipotônica (depleção volumétrica com mais perda de Na^+ do que de água) ocorre quando o paciente perde NaCl e substitui o sal por água ou por água com menos NaCl do que o líquido perdido (ver adiante discussão sobre hiponatremia). Quando há função renal normal, é difícil perder mais NaCl que água, uma vez que o rim excreta prontamente o excesso de água por meio da supressão do ADH. Essa resposta é atenuada ou inexistente em pacientes com desidratação hipotônica.[48]

Princípios da fluidoterapia

Objetivos da reposição de sal e água

O objetivo da terapia é restaurar o equilíbrio normal do paciente. Os déficits de volume e água devem ser identificados e corrigidos; as necessidades basais de eletrólitos e água devem ser supridas diariamente, e as perdas constantes de sal e água devem ser quantificadas e previstas no plano de tratamento.[49,50]

Necessidades basais

A necessidade basal de água depende de perdas sensíveis (urinária) e insensíveis de água.[51] A febre aumenta tanto as perdas de água pela respiração quanto pela pele em decorrência de um aumento na taxa metabólica basal. Até certo ponto, a perda urinária de água diminui para compensar essas perdas; entretanto, as perdas de água pela urina dependem, em parte, da quantidade total de solutos excretada e do grau em que o rim consegue concentrar a urina. A excreção de solutos depende, principalmente, da ingestão de sal e proteínas, mas a glicosúria grave provoca diurese osmótica e aumenta as perdas urinárias de água.

Necessidades diárias de água

Na ausência de febre ou atividade física, a perda de água por via cutânea é relativamente fixa, mas as perdas urinárias variam muito e dependem da quantidade total de solutos a ser excretada e da capacidade de concentração urinária. Por exemplo, para uma excreção total de solutos de 600 mOsm/dia, o volume de urina será de 500 mL, se a urina for concentrada até 1.200 mOsm/L, e de 6 L, se a osmolalidade da urina for de 100 mOsm/L. No caso do primeiro indivíduo, que é capaz de concentrar ao máximo a urina, a necessidade mínima de água seria de 1.100 mL (500 mL para a perda pela urina, acrescidos de 600 mL para a perda por via cutânea a 2.000 calorias/dia). Para o segundo indivíduo, que é incapaz de concentrar a urina, a ingestão máxima de água admissível seria de 6,6 L. Na ausência de anomalia na concentração urinária ou na capacidade de diluição, grandes faixas de ingestão de água são bem toleradas, uma vez que os rins ajustam e mantêm a homeostase dos fluidos.[2,52] Entretanto, em pacientes hospitalizados, o melhor é não superestimar as necessidades de água a fim de evitar a intoxicação hídrica. A redução da diluição urinária, como ocorre na síndrome da secreção inadequada de ADH (SIADH), é mais comum do que a redução dos níveis de concentração da urina. Em um paciente consciente, a sede é um mecanismo de defesa eficaz, mas aqueles com hiponatremia grave, geralmente, entram em coma sem aviso prévio.[1]

Poliúria

A *poliúria*, arbitrariamente definida como um volume involuntário de urina superior a 2,5 L/dia, pode ser causada tanto por uma diurese osmótica quanto por diurese hídrica.[1] Na diurese osmótica, a produção de urina aumenta em decorrência de uma taxa excessiva de excreção de solutos. Alguns solutos, como glicose, ureia, manitol, meios radiopacos e NaCl, podem causar diurese osmótica, na qual a taxa de excreção de solutos é superior a 60 mOsm/hora ou 1.440 mOsm/dia em um adulto.[1] Na diurese hídrica, a osmolalidade urinária é inferior à plasmática porque o rim excreta urina diluída, e a água não é reabsorvida no túbulo coletor. As principais razões para a redução da reabsorção de água no túbulo coletor podem ser atribuídas à ingestão de grandes quantidades de água, à falta de ADH,[53-62] ou à ausência de resposta ao ADH (diabetes insípido [DI] nefrogênico).

O DI nefrogênico pode ser congênito ou adquirido. A falta do ADH pode ser resultante de uma deficiência primária de ADH (DI central) ou da supressão fisiológica de ADH por uma osmolalidade sérica reduzida. A supressão do ADH decorre do consumo ou da infusão de grandes quantidades de água e é comum entre pacientes institucionalizados com psicose, particularmente entre aqueles com esquizofrenia.[53-55,63,64] Existem diversas graduações da deficiência do ADH. No cenário de uma deficiência parcial de ADH, a osmolalidade urinária é próxima do normal. Essa falta de ADH pode ser congênita ou adquirida.[56-59,60,61] Durante a gravidez, a deficiência do ADH pode ser causada pela produção excessiva de vasopressinas (DI gestacional).[65,66] A Tabela 6.3 relaciona as causas da poliúria. Vale notar que uma produção de urina superior a 2,5 L pode ser considerada desejável em pacientes com formação de cálculos renais.

A polidipsia primária é um aumento da ingestão de água na falta de um estímulo fisiológico, tal como a hiperosmolaridade ou a depleção volumétrica.[53-55,63,64] Normalmente, é uma condição de origem psicogênica, daí o termo *polidipsia psicogênica*. A supressão fisiológica da secreção do ADH provoca um aumento na produção de urina, com níveis séricos de Na^+ geralmente no limite mínimo de normalidade. Ocasionalmente, a concentração sérica do Na^+ pode ser baixa e indicar que a capacidade do trato GI de absorver água excede a capacidade normal dos rins de excretar o líquido. Por outro lado, a polidipsia secundária é resultante da estimulação da sede em resposta à hiperosmolaridade. Essa condição é observada em pacientes com DI ou pacientes com diabetes com glicosúria grave; o Na^+ sérico geralmente está no limite máximo de normalidade.

Tabela 6.3 Causas da poliúria

Diurese de água
A. Falta de ADH
1. Diabetes insípido central
Congênita
Adquirida (destruição da pituitária posterior)
Tumores
Granulomas
Cirurgia da pituitária
Trauma
Infarto
Infecção da pituitária ou do hipotálamo
2. Polidipsia primária (psicogênica)
B. Incapacidade do rim para responder ao ADH
1. Diabetes insípido nefrogênico congênito
Defeito no receptor de ADH
Defeito na expressão da aquaporina
2. Insuficiência renal crônica
3. Diabetes insípido nefrogênico adquirido
Fármacos
Lítio
Demeclociclina
Metoxiflurano
Metais pesados
Doença renal intersticial
Amiloidose
Anemia falciforme ou traço
Sarcoidose
Desequilíbrio eletrolítico
Hipercalemia
Hipocalemia
Uropatia obstrutiva
Diurese de solutos
A. Carga salina
B. Diurese pós-obstrutiva
C. Hiperglicemia
D. Alimentação por sonda de alta proteína
E. Nefropatia perdedora de sal

ADH, hormônio antidiurético.

Diagnóstico diferencial

O primeiro passo no diagnóstico inicial da poliúria deve ser a medição da osmolalidade urinária.[67] A diurese osmótica pode ser descartada ou diagnosticada exclusivamente com base na taxa de excreção osmolar: se a excreção osmolar exceder uma taxa superior a 60 mOsm/hora ou 1.440 mOsm/dia, subentende-se que seja uma diurese osmolar. Por outro lado, a excreção de grandes volumes de urina maximamente diluída a 100 mOsm/L constitui a diurese hídrica.

Para estabelecer a causa da diurese hídrica, o primeiro passo é determinar a concentração sérica do Na^+. Na DI, o Na^+ sérico tende a estar acima do normal, enquanto que, na polidipsia primária, tende a estar abaixo do normal. Entretanto, essas condições podem se sobrepor, sendo necessário um teste de privação de água para confirmação.[68] Para realizar tal teste, a ingestão de água é restringida durante a noite ou até que haja uma perda de 5% do peso corporal. Se o paciente tiver dificuldade em concentrar maximamente a urina e essa condição melhorar significativamente com a administração de ADH, a indicação é de DI central. Se, por outro lado, o paciente tiver dificuldade para concentrar maximamente a urina e for incapaz de responder ao ADH, deve-se suspeitar de DI nefrogênico. Não é possível distinguir a polidipsia primária do DI nefrogênico parcial por meio desse teste. Em geral, os pacientes com DI nefrogênico parcial são hipernatrêmicos, enquanto aqueles com polidipsia primária costumam ser hiponatrêmicos.

Tratamento

Para tratar a diurese osmótica, deve-se verificar e controlar a causa do aumento da excreção de solutos, tais como o baixo controle da glicose ou o consumo excessivo de proteínas. Um cuidadoso recordatório alimentar costuma ser útil nesse caso. A administração do ADH é útil apenas para o DI central. A desmopressina (DDAVP), um análogo sintético do ADH, é administrada por via intranasal, subcutânea ou intravenosa.[69,70] O DI nefrogênico não pode ser tratado com preparos de ADH, porém as medidas para reduzir a distribuição distal de sal e água (ou seja, dieta com baixo teor de sal e diuréticos tiazídicos) são bem eficazes.[71,72] Estudos sugerem que as estatinas podem ser úteis para aumentar a abundância do canal de água, reduzindo a sua remoção da superfície das células em pacientes com DI nefrogênico.[73] Já foi reportado também o uso da clozapina e do propranolol para o tratamento da polidipsia primária em pacientes com esquizofrenia,[74] porém os medicamentos que interferem na diluição urinária, como os diuréticos tiazídicos, só irão agravar o problema e devem ser evitados.

Distúrbios do metabolismo de sódio

Hiponatremia

A hiponatremia ocorre quando a concentração de Na^+ no plasma diminui para menos de 135 mEq/L. Trata-se do distúrbio eletrolítico mais comum e, geralmente, constitui motivo de preocupação clínica quando a concentração é inferior a 130 mEq/L. A pseudo-hiponatremia é uma falsa redução da concentração sérica de Na^+, resultante de um erro sistemático de medição. Mudanças metodológicas realizadas já reduziram muito esse problema na maioria dos centros clínicos;[75] no entanto, a presença de uma substância não osmótica (hemólise *in vitro*, hiperlipidemia, hiperproteinemia e manitol) ainda pode causar pseudo-hiponatremia.[76-79]

Causas e patogênese

Os mecanismos responsáveis pela redução da concentração extracelular de Na^+ (hiponatremia) são os seguintes:

1. A água pode se deslocar da célula em reação a um acúmulo de solutos extracelulares que não constituem sais de Na^+.[78-82] A hiperglicemia causa hiponatremia por esse mecanismo, e os níveis séricos de Na^+ diminuem em até 1,6 mEq/L para cada 100 mg/dL de aumento das concentrações séricas de glicose. A osmolalidade sérica se mantém inalterada.
2. O corpo pode reter o excesso de água.
3. O organismo pode não conseguir reter Na^+.[83]
4. O Na^+ se desloca ao interior das células.

Nos exemplos 2, 3 e 4, o resultado é a hipotonicidade, já a resposta fisiológica adequada é a supressão da liberação do ADH, que leva à rápida excreção do excesso de água e correção da hiponatremia. Portanto, a persistência da hiponatremia indica uma falha desse mecanismo compensatório. Na maioria dos casos, a hiponatremia persiste porque o rim não produz diurese hídrica, mas, às vezes, a causa está na ingestão de água acima dos limites da compensação renal normal. Os motivos da incapacidade dos rins de excretar água incluem: insuficiência renal, distribuição reduzida do filtrado glome rular para o néfron distal e presença de ADH. Após serem excluídas as causas da pseudo-hiponatremia, uma avaliação do volume de líquido extracelular permite uma útil classificação funcional da hiponatremia.[84-86]

Na maioria dos casos de hiponatremia, a principal razão para a redução dos níveis séricos de Na^+ é a retenção anormal de água, a qual pode ser ingerida ou administrada sob a forma de fluidos hipotônicos.[83] Mesmo com a administração de fluidos isotônicos, ainda pode ocorrer retenção de água. Esse fato é observado quando há aumento da quantidade de ADH, o que leva à excreção de urina hipertônica. A resposta é considerada apropriada quando há liberação do ADH em resposta à hipertonicidade do fluido corporal ou o volume vascular efetivo é reduzido. A hiponatremia em estados clínicos, como insuficiência cardíaca congestiva e cirrose hepática, está associada a um volume vascular efetivo reduzido e é provocada pelo aumento da secreção de ADH. Da mesma forma, a diminuição da perfusão pode provocar o mesmo, apesar da hiponatremia no hipotireoidismo[87] e em estados de deficiência de glicocorticoides. A síndrome cerebral perdedora de sal, que é definida como a perda renal de sal causada por substâncias humorais liberadas em resposta aos distúrbios cerebrais, tais como a hemorragia subaracnoide aguda, provoca uma depleção volumétrica que resulta em hiponatremia.[88-90]

O termo síndrome da secreção inapropriada de ADH (SIADH), reserva-se, portanto, à secreção de ADH que ocorre apesar da hiponatremia e de um volume vascular efetivo normal ou aumentado. As causas da SIADH incluem tumores, doenças pulmonares como tuberculose e pneumonia, doenças do sistema nervoso central e drogas, entre outros (Tab. 6.4).[21,22,91-101] Por fim, a hiponatremia leve pode ser causada pelo ajuste do osmorreceptor a uma osmolalidade inferior ao nível normal. Em tais casos, a diluição da urina ocorre normalmente quando a osmolalidade do plasma é reduzida para menos do que o nível de restauração. Pacientes com doenças debilitantes crônicas, tais como tuberculose pulmonar, geralmente manifestam esse fenômeno.[102]

Diagnóstico

A presença de uma baixa concentração de Na^+ no plasma e osmolalidade normal sugere pseudo-hiponatremia (ver Tab. 6.4). Com os analisadores modernos, a causa mais comum tem sido uma alta concentração de glicose, e os níveis séricos de Na^+ caem para até 1,6 mEq/L para cada aumento de 100 mg/dL da concentração sérica de glicose. A suspeita de hiponatremia provocada pela glicose decorre do histórico

Tabela 6.4	**Causas da hiponatremia**
Distúrbios em que a excreção renal de água é prejudicada	
A. Depleção do volume circulante efetivo	
1. Perdas gastrintestinais	
Vômito	
Diarreia	
Drenagem do tubo	
Obstrução intestinal	
2. Perdas renais	
Diuréticos	
Hipoaldosteronismo	
Nefropatia perdedora de sódio	
3. Perdas cutâneas	
Ultramaratonistas	
Queimaduras	
Fibrose cística	
4. Estados edematosos	
Insuficiência cardíaca	
Cirrose hepática	
Síndrome nefrótica	
5. Depleção de potássio	
B. Diuréticos tiazídicos	
C. Insuficiência renal	
D. Estados não hipovolêmicos do excesso de ADH	
1. Síndrome da secreção inadequada de ADH	
2. Deficiência de cortisol	
3. Hipotireoidismo	
E. Redução da ingestão de solutos	
Distúrbios em que a excreção renal de água é normal	
A. Polidipsia primária	
B. Alteração da osmolalidade sérica	
1. Gravidez	
2. Psicose	
3. Quadriplegia	
4. Desnutrição grave	

ADH, hormônio antidiurético.

ou de medições simultâneas dos níveis de Na^+, osmolalidade e glicose no plasma. A pseudo-hiponatremia resultante da hiperlipidemia ocorre apenas com determinados analisadores e é causada pelo acúmulo de quilomícrons, que consistem principalmente em triglicerídeos. Essa condição é evidente em função da aparência leitosa do soro. Uma hiponatremia substancial decorrente de hiperlipidemia requer um acúmulo de mais de 5 a 6 g/dL de lipídeos, e esse grau de hiperlipidemia não ocorre apenas com a hipercolesterolemia.

Na avaliação da hiponatremia associada à hiposmolaridade, a principal preocupação é a distinção entre a SIADH e a hiponatremia resultante de outras causas, principalmente de depleção volumétrica e estados edematosos. A principal distinção entre a SIADH e as demais causas da hiponatremia está no estado do volume vascular efetivo. Este é normal ou aumentado na SIADH e reduzido em outras síndromes que causam hiponatremia. Nenhum teste diagnóstico mede o volume vascular efetivo com precisão. Sabe-se que o exame físico é impreciso para determinar uma depleção volumétrica leve à moderada. Um método mais confiável para calcular o volume vascular efetivo é medir certos parâmetros laboratoriais, os quais dependem das respostas renais às alterações do volume vascular efetivo. Entre esses parâmetros estão o Na^+ urinário, o nitrogênio ureico sérico, a creatinina sérica e o ácido úrico sérico. Uma excreção urinária de Na^+ superior a 20 mEq/L, nitrogênio ureico sérico inferior a 10 mg/dL, creatinina sérica inferior a 1 mg/dL e urato sérico superior a 4,0 mg/dL sugerem um volume vascular efetivo normal ou aumentado. A excreção fracionária de ureia é mais confiável do que o valor de nitrogênio da ureia no soro para determinar a condição do volume vascular efetivo, uma vez que o nitrogênio ureico sérico também depende da ingestão de proteínas. Uma excreção fracionária de ureia inferior a 35% é considerada um indicador de baixo volume vascular efetivo,[103] enquanto que uma excreção fracionada de Na^+ inferior a 0,5% também representa um volume vascular efetivo baixo.[104] Por outro lado, a medição da osmolalidade urinária não tem praticamente nenhum valor de diagnóstico e, usualmente, induz os médicos ao erro.

Ao contrário da crença comum, a osmolalidade da urina na SIADH não precisa ser maior do que a do plasma. Além disso, uma alta osmolalidade urinária não respalda necessariamente o diagnóstico de SIADH, considerando que a maioria das demais causas de hiponatremia também é acompanhada de um nível de osmolalidade urinária superior ao do plasma. A única situação em que a osmolalidade urinária pode ser adequadamente baixa na presença de hiponatremia é na hiponatremia causada por polidipsia primária, que é uma condição geralmente aparente quando um histórico criterioso revela poliúria e polidipsia. Em todas as outras causas de hiponatremia, a osmolalidade urinária é inadequadamente elevada (ou seja, > 100 mOsm/L).[105]

Tratamento

O tratamento da hiponatremia é direcionado à causa implícita e pode variar desde a adição de Na^+, a remoção da água ou a melhora da disfunção orgânica (cardíaca, renal ou hepática). O sal é administrado a pacientes com hiponatremia decorrente da depleção de sal.[106,107] O tempo de correção da hiponatremia é controverso, porém depende do ritmo de desenvolvimento da condição e dos sintomas do paciente. A hiponatremia sintomática grave é uma condição de risco de vida e deve ser tratada com solução salina hipertônica,[108,109] mas a sobrecarga de volume e a mielinólise pontina central (também conhecida como doença desmielinizante osmótica) estão associadas à administração de uma grande quantidade de soluções salinas.[110,111] A mielinólise pontina central, que é uma doença desmielinizante da ponte central e de outras áreas do cérebro, caracteriza-se por uma disfunção do nervo motor. Caso a doença seja suficientemente grave, pode ocorrer quadriplegia. Sua incidência é mais comum no tratamento da hiponatremia crônica do que da aguda, ocorrendo frequentemente em pacientes desnutridos e debilitados. As taxas de correção da hiponatremia crônica normalmente aceitas variam de 0,5 a 1,0 mEq/L/hora ou menos, no entanto já foi reportada a ocorrência de mielinólise pontina central com uma taxa de correção de hiponatremia inferior a 0,5 mEq/L. Uma revisão da literatura sugeriu que um aumento de 4 a 6 mEq/L na concentração sérica de Na^+ seria suficiente para recuperar pacientes com complicações da hiponatremia aguda.[109] Como o perigo de uma mielinólise pontina central é limitado, principalmente, a pacientes com hiponatremia assintomática crônica, a correção rápida (a uma taxa de 1 a 2 mEq/L/hora) deve restringir-se àqueles sujeitos com hiponatremia aguda sintomática.[21,112] Os resultados clínicos não melhoram com uma rápida correção da concentração sérica de Na^+ para um nível superior a 120 mEq/L.[75] Em casos de hipercorreção, uma redução terapêutica da concentração sérica de Na^+ evita lesões cerebrais.[113]

No caso de pacientes hospitalizados com depleção volumétrica e hiponatremia crônica assintomática, a recomendação tradicional é a administração de solução salina isotônica. Com a expansão de volume, a liberação de ADH é suprimida. Seguem-se, então, a excreção de água e a elevação da concentração sérica de Na^+. Como a rápida excreção de água após a administração de solução salina isotônica pode levar ao desenvolvimento de uma mielinólise pontina central, alguns clínicos defendem o uso da solução de NaCl a 0,45%, alternado com 0,90%. Além disso, um aumento de 4 a 6 mmol/L na concentração sérica de Na^+ costuma ser suficiente para melhorar os sintomas mais graves em pacientes com hiponatremia aguda, de modo que uma meta terapêutica de 6 mmol/dia é razoável na hiponatremia crônica, mesmo quando o Na^+ sérico diminui para níveis extremamente baixos.[114] Para a depleção de K^+, o tratamento adequado é com NaCl a 0,45% contendo 40 mEq/L de K^+. Independentemente disso, os eletrólitos séricos devem ser cuidadosamente controlados, com monitoramento sanguíneo a cada duas horas e ajustes nas taxas de perfusão, a fim de se evitar uma correção demasiadamente rápida.

Tratamento agudo. No caso de hiponatremia com depleção de Na^+ e hiposmolaridade sintomática (p. ex., confusão), a administração intravenosa de Na^+ como solução salina hipertônica corrige efetivamente a hiposmolalidade. A quantidade de Na^+ necessária para elevar a concentração do mineral ao nível desejado é calculada da seguinte maneira:[69,115]

$$\text{Necessidade de Na}^+ \text{ (mEq)} = \text{PCT} \times \Delta\text{Na}$$

em que PCT é o peso corporal total de água e ΔNa^+ é o Na^+ sérico desejado de 120 mEq/L menos Na^+ sérico real. O Na^+ é administrado como uma solução de NaCl a 3%. Em situações emergenciais, as infusões em bólus de 100 mL ou 2 mL/kg de solução salina a 3% podem ser administradas rapidamente, em questão de minutos, no caso de convulsões, podendo ser repetidas até duas vezes, se necessário.[109,116] É necessário um monitoramento preciso do Na^+ até que os níveis sanguíneos estejam estáveis.

Quando o acúmulo de água em excesso é o principal responsável pela hiponatremia, como na SIADH, a água pode ser rapidamente retirada mediante a administração de diuréticos osmóticos intravenosos, tais como o manitol ou a ureia. Os diuréticos de alça, como a furosemida, alteram a capacidade de concentração urinária e dificultam a capacidade dos rins de reter tanto Na^+ como água. Quando os diuréticos de alça são administrados em conjunto com a solução salina hipertônica, o efeito líquido é uma elevação do nível de Na^+ sérico, uma vez que a reposição de Na^+ excede àquela de água. Não se tem como prever precisamente a resposta à furosemida, devendo ser feitas mensurações frequentes para acompanhar os níveis séricos de Na^+. Em geral, a administração de solução salina hipertônica isoladamente provoca diurese de sal e água, mas a adição de um diurético de alça torna a correção da hiponatremia mais previsível, impedindo a excreção de uma urina concentrada. Em adição, o diurético impede a sobrecarga de líquidos. São usados antagonistas da vasopressina (*vaptans*) para facilitar a excreção de água livre e a correção da hiponatremia.[117] A vasopressina medeia os seus efeitos biológicos ligando-se a três subtipos de receptores: V1A, V1B e V2. Os receptores V1A estão localizados no músculo liso vascular, nas plaquetas e no fígado. A ativação de tais receptores resulta em vasoconstrição, agregação de plaquetas e gliconeogênese. Os receptores V1B estão localizados na pituitária anterior, sendo que a sua ativação estimula a liberação do hormônio adrenocorticotrófico (ACTH), enquanto que os receptores V2 estão nas células principais do túbulo coletor renal. A estimulação desses receptores resulta em retenção de água; o antagonismo desses receptores, por outro lado, resulta em uma urina diluída e na excreção urinária de água livre.[118]

O *conivaptan* intravenoso foi o primeiro antagonista do receptor da vasopressina a ser aprovado pela US Food and Drug Administration (FDA) para o tratamento de hiponatremia euvolêmica causada por SIADH, hipotireoidismo, insuficiência adrenal ou distúrbios pulmonares.[119] Em função de sua alta afinidade com o receptor V1A, há possibilidade de hipotensão. Quando ligado ao receptor V2, por sua vez, observa-se um efeito aquarético com duração de 12 horas.[120] O *conivaptan* também recebeu aprovação da FDA para o tratamento da hiponatremia hipervolêmica em pacientes com insuficiência cardíaca. O *tolvaptan*, o primeiro antagonista seletivo oral do receptor V2 aprovado pela FDA para uso nos Estados Unidos, demonstrou aumentar significativamente as concentrações séricas de Na^+ em comparação com o placebo, em pacientes com hiponatremia euvolêmica (SIADH) e hipervolêmica (decorrente de cirrose, insuficiência cardíaca congestiva), porém não alterou a progressão da doença ou a sua taxa de mortalidade.[118-120]

Tratamento em longo prazo. A hiponatremia crônica pode ser tratada por meio de uma redução da ingestão de água (restrição de água) ou um aumento da excreção renal de água. A diminuição do consumo de água é preferível, mas seguir essa restrição é difícil por causa da severa sede que geralmente se manifesta. Balas mais sólidas e goma de mascar podem ser úteis para manter a boca úmida, e pedaços de gelo são mais eficazes para acabar com a sede do que um volume igual de água. Se a restrição de água não for bem-sucedida, pode-se obter uma maior excreção renal de água com o uso de agentes farmacológicos que interferem na concentração urinária. O lítio e a demeclociclina aumentam a produção de urina mediante a interferência nos efeitos renais de ADH. A demeclociclina é mais eficaz e tem menos efeitos colaterais, mas pode causar nefrotoxicidade em pacientes com doença hepática.

A administração de um diurético de alça, como a furosemida, em conjunto com o aumento da ingestão de sal e K^+, é mais segura do que os métodos precedentes. O diurético impede a alta osmolalidade intersticial medular, ao limitar a reabsorção de sal na alça de Henle, impedindo, consequentemente, uma alta concentração urinária. O aumento da ingestão de sal e K^+ amplia a perda de água na medida em que eleva a taxa de excreção dos solutos. Embora os antagonistas de vasopressina estejam disponíveis comercialmente e sejam utilizados nos casos agudos, o custo proibitivo desses medicamentos dificulta o seu uso no tratamento prolongado da hiponatremia.[121] Entretanto, esses agentes têm se mostrado úteis no tratamento de insuficiência cardíaca, cirrose e SIADH, bem como em pacientes com transtornos psicóticos.[122,123]

Hipernatremia

A hipernatremia é definida como um aumento da concentração de Na^+ na água do plasma. Embora a hiponatremia possa não vir acompanhada de hiposmolaridade, a hipernatremia sempre é associada a uma alta da osmolalidade efetiva do plasma e a um volume reduzido da célula. Um aumento na osmolalidade plasmática pode estimular a sede. Desse modo, pode ocorrer hipernatremia somente se o mecanismo da sede for bloqueado, como no caso de alteração do estado mental, ou de paciente imobilizado sem acesso à água. Embora o volume extracelular na hipernatremia possa ser normal, reduzido ou ampliado, a hipernatremia quase sempre ocorre em situações de depleção volumétrica.

Causas e patogênese

Em teoria, a hipernatremia é causada por perda de água, redução da ingestão de água, ganho de Na^+ ou uma combinação de todos os fatores (Tab. 6.5). No ganho de Na^+ em uma pessoa com percepção normal da sede e capacidade de beber água; no entanto, a disponibilidade de água não resulta em hipernatremia, pois uma quantidade proporcional de água é retida para manter a osmolalidade normal dos fluidos do corpo. A defesa fisiológica contra a hiponatremia é o aumento da excreção renal de água, enquanto aquela

Tabela 6.5 Causas da hipernatremia

Perda de água
- A. Perda insensível
  1. Aumento da transpiração: febre, exercício
  2. Queimaduras
  3. Infecções respiratórias
- B. Perda renal
  1. Diabetes insípido central
  2. Diabetes insípido nefrogênico
  3. Diurese osmótica
     - Glicose
     - Manitol
- C. Perda gastrintestinal
  1. Diarreia osmótica
     - Lactulose
     - Má absorção
     - Enterites infecciosas
- D. Distúrbios do hipotálamo
  1. Hipodipsia primária
  2. Alteração da osmolalidade sérica em decorrência de expansão volumétrica por excesso de mineralocorticoide primário
- E. Perda de água nas células
  1. Convulsões
  2. Exercícios severos
  3. Rabdomiólise

Ingestão reduzida de água
- A. Distúrbio da sede
  1. Estado mental alterado
  2. Distúrbio do centro da sede
- B. Incapacidade de beber água
- C. Falta de acesso à água

Retenção de sódio
- A. Administração de cloreto de sódio ou bicarbonato de sódio hipertônico
- B. Ingestão de sódio

contra a hipernatremia é a ingestão de água ampliada em resposta à sede. Como a sede é um mecanismo de defesa eficaz e sensível contra a hipernatremia, é praticamente impossível aumentar a concentração sérica de Na^+ em mais do que alguns miliequivalentes (mEq) por litro se o mecanismo da ingestão de água estiver intacto. Portanto, um paciente com hipernatremia sempre tem motivos para uma ingestão reduzida de água. A redução do consumo de água é mais comum em pacientes comatosos, naqueles com um mecanismo de sede defeituoso, com vômitos contínuos ou que não têm acesso à água, ou naqueles com obstrução mecânica resultante de uma condição como um tumor de esôfago, por exemplo.

O ganho excessivo de Na^+ que resulta em hipernatremia, geralmente, é iatrogênico. Isso ocorre no caso da infusão de solução salina hipertônica, da entrada acidental na circulação materna de solução hipertônica salina durante um aborto ou da administração de $NaHCO_3^-$ hipertônico em um procedimento de reanimação cardiopulmonar ou tratamento de acidose lática cardiopulmonar. A redução da excreção renal de Na^+, que resulta no aumento das concentrações de Na^+ e hipernatremia, costuma ocorrer em resposta à desidratação causada por um déficit hídrico primário. O esgotamento da água resultante de DI, diurese osmótica ou ingestão insuficiente de água leva à retenção secundária de Na^+ em pacientes que continuam a ingerir Na^+ ou que recebem Na^+.[124]

Pode-se determinar se a hipernatremia é causada pela retenção de Na^+ ou perda de água com um exame do estado de volume do paciente. Por exemplo, se um paciente com uma concentração sérica de Na^+ de 170 mEq/L não demonstra evidência óbvia de desidratação, a hipernatremia não é completamente causada pela perda de água. Para elevar o Na^+ sérico a 170 mEq/L apenas através da perda de água, seria necessária uma perda superior a 20% da água total do corpo.

Tratamento

Tratamento agudo. A hipernatremia, geralmente, é tratada pela adição de água. Quando a causa é iatrogênica, o Na^+ deve ser removido. Quando a hipernatremia é associada à depleção volumétrica, uma solução isotônica (0,9%) de NaCl ou de NaCl a 0,45% pode ser administrada inicialmente para estabilizar a dinâmica circulatória, seguida pela administração de soluções hipotônicas a fim de normalizar a tonicidade. Como a redução brusca da osmolalidade plasmática pode resultar em edema cerebral, o Na^+ sérico pode ser reduzido em 6 a 8 mEq/L, nas primeiras três a quatro horas em caso de hipernatremia aguda sintomática.[118] Assim como acontece com a hiponatremia, a hipernatremia crônica normalmente não causa sintomas no sistema nervoso central e, portanto, não requer uma correção rápida. Embora os investigadores normalmente aceitem que uma redução lenta da concentração sérica de Na^+ para menos de 10 mmol/L/dia ou 0,5 mmol/L/hora seja desejável, há poucas evidências comprovadas do que constitui uma taxa segura de reidratação.

Em um estudo realizado em um hospital infantil na China, os fatores de risco para edema cerebral foram um bólus de fluido inicial, a gravidade da hipernatremia e a taxa de hidratação geral.[124] O edema cerebral parecia estar atenuado se a taxa de hidratação geral nas primeiras 24 horas fosse inferior a 0,5 mmol/L/hora. Por conseguinte, uma taxa de correção segura é de 0,5 mEq/L/hora, não devendo exceder uma alteração de 10% na concentração sérica de Na^+ durante o período inicial de 24 horas. A quantidade de água necessária para corrigir a hipernatremia pode ser calculada por meio da seguinte equação:[69]

$$\text{Déficit de água (L)} = \text{PCT} \times (Na^+ \text{ real} - Na^+ \text{ desejado}) / Na^+ \text{ desejado} = \text{PCT} \times (\Delta Na^+ / Na^+ \text{ desejado})$$

em que ΔNa^+ é a diferença entre a concentração sérica de Na^+ desejada e a real.

Nas situações de hipernatremia com excesso de Na^+, uma redução da concentração sérica de Na^+ com fluidos geralmente inicia uma natriurese. Se a natriurese não ocorrer imediatamente, o Na^+ poderá ser removido com diuréticos. A furosemida, em combinação com uma solução de dextrose a 5%, pode ser um regime apropriado para o tratamento de hipernatremia associada ao excesso de Na^+.[69] Se um paciente hipernatrêmico com excesso de Na^+ apresentar insuficiência renal, o sal poderá ser removido por diálise. A necessidade total de água deve incluir também as perdas de água insensíveis (~300 a 500 mL/24 horas) e aquelas urinárias de água livre de eletrólitos. O segundo requisito representa as perdas de água pela urina em quantidade superior ao volume necessário para conter a concentração urinária de Na^+, além do K^+, no mesmo nível de concentração que o Na^+ sérico. Quando a excreção urinária de água livre de eletrólitos demonstrar um valor positivo, o Na^+ sérico aumentará ainda mais; quando o valor for negativo, o efeito será de redução do Na^+ sérico. A excreção urinária de água sem eletrólitos é calculada da seguinte maneira:

$$\text{Excreção de água livre de eletrólitos} = V - (U_{Na^+} + U_{K^+} V/S_{Na^+}$$

em que V é o volume urinário; $U_{(Na^+ + K^+)}$ é a soma das concentrações da urina de Na^+ e K^+, e S_{Na^+} é a concentração sérica de Na^+.

Tratamento em longo prazo. Entre os distúrbios hipernatrêmicos que requerem terapia preventiva em longo prazo estão o DI e a hipodipsia primária. Embora frequentemente apresentado como uma causa da hipernatremia, o DI não a produz na ausência de distúrbio da sede. Desse modo, portanto, a hipernatremia pode ser considerada um desequilíbrio hormonal de inconveniência. O tratamento visa à redução da polidipsia e poliúria, que constituem as principais queixas dos pacientes. Os pacientes com hipodipsia primária devem ser orientados a beber água de forma programada. Em alguns casos, a estimulação do centro da sede com clorpropamida se mostrou eficaz.[69]

Metabolismo do potássio e seus distúrbios

Fontes alimentares de potássio e processamento

Por ser o maior cátion intracelular, o K^+ encontra-se amplamente distribuído em todos os alimentos, porém o seu teor varia muito, dependendo do tipo de alimento (Fig. 6.3). O conteúdo mais elevado de K^+ está nas frutas e nos legumes; o teor de K^+ dos legumes é particularmente alto quando expresso como teor por caloria.[17,125] Entre os alimentos ricos em amido, o teor de K^+ no arroz branco e na farinha de trigo é particularmente baixo, enquanto que na batata, na soja e no trigo sarraceno, é bastante elevado (Fig. 6.4). Embora as frutas cítricas e a banana sejam frequentemente citadas pelos profissionais de saúde como fontes particularmente ricas em K^+, outros alimentos contêm K^+ em maior concentração. Tomates, damascos e melões possuem muito mais K^+ que laranjas e bananas quando expressos em miliequivalentes de K^+ por caloria (Fig. 6.5).[17] Apesar das fontes de proteínas não serem tão ricas em K^+ quanto as frutas ou os legumes em termos calóricos, as carnes e os peixes contêm cerca de 2.267 a 2.834 mEq/gramas. Tratar os alimentos com sal e, em seguida, descartar o líquido (salgar, ferver) induz a troca de Na^+ por K^+ e reduz o teor de K^+ dos alimentos.

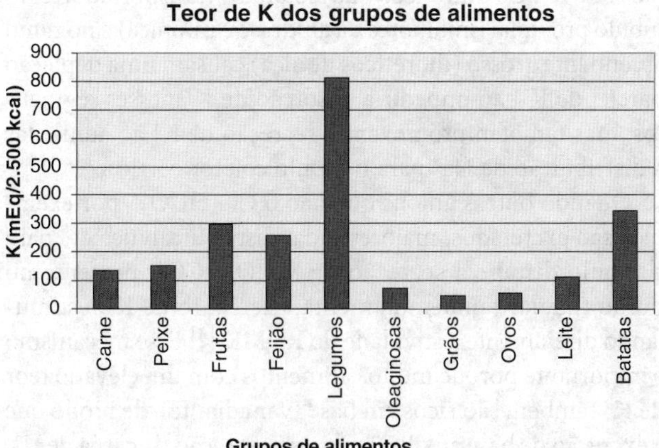

Figura 6.3 Teores de potássio (K) nos principais grupos de alimentos. Quando expressos pelo teor calórico dos alimentos, os legumes contêm as quantidades mais elevadas de potássio. O teor de potássio dos grãos é bastante baixo. (Reproduzido com permissão de Oh MS, Uribarri J. Electrolytes, water, and acid-base balance. Em: Shils ME, Shike M, Ross AC et al., eds. Modern Nutrition in Health and Disease. 10.ed. Baltimore: Lippincott Williams & Wilkins, 2006:149-93.)

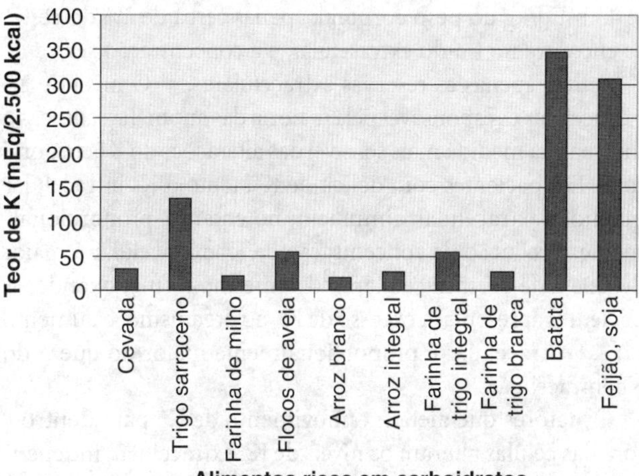

Figura 6.4 Teores de potássio (K) nos principais alimentos que contêm carboidratos. Grãos, especialmente o arroz branco e a farinha de trigo branca, contêm pouco potássio, enquanto a batata e a soja possuem grandes quantidades de potássio. (Reproduzido com permissão de Oh MS, Uribarri J. Electrolytes, water, and acid-base balance. Em: Shils ME, Shike M, Ross AC et al., eds. Modern Nutrition in Health and Disease. 10.ed. Baltimore: Lippincott Williams & Wilkins, 2006:149-93.)

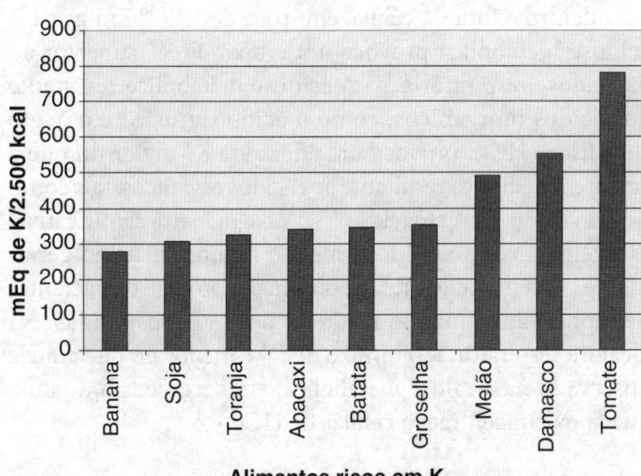

Figura 6.5 Teores de potássio (K) nas principais frutas. Embora laranjas e bananas geralmente sejam citadas como frutas com elevado teor de potássio, muitas outras frutas contêm muito mais potássio. Por exemplo, o teor de potássio do damasco é mais de duas vezes superior ao das laranjas. (Reproduzido com permissão de Oh MS, Uribarri J. Electrolytes, water, and acid-base balance. Em: Shils ME, Shike M, Ross AC et al., eds. Modern Nutrition in Health and Disease. 10.ed. Baltimore: Lippincott Williams & Wilkins, 2006:149-93.)

O K^+ alimentar é quase completamente absorvido no intestino delgado normal, aproximadamente 10% do K^+ ingerido por meio da alimentação são excretados nas fezes.[126] A absorção de K^+ no intestino delgado é passiva e depende dos mecanismos de absorção do Na^+ e da glicose. Portanto, não é de surpreender que os fatores redutores da adsorção de Na^+ e água diminuam também a adsorção de K^+. Embora as perdas sejam menores do que as de Na^+, a transpiração resulta na perda de cerca de 0,2 g (5 mEq) de K^+/L de suor. Esse valor é relativamente constante com a aclimatação.

Controle do potássio intracelular e extracelular

Embora o K^+ corporal total corresponda a aproximadamente 43 mEq/kg do peso corporal, apenas cerca de 2% desse K^+ se encontra no fluido extracelular, e a concentração sérica de K^+ reflete apenas as reservas extracelulares.[127] O nível de K^+ extracelular é responsável pela maioria das anomalias clínicas e indica uma medida mais sensível das alterações do K^+ corporal total. Em pacientes com déficit de K^+, tanto o K^+ intracelular quanto o extracelular diminuem; no entanto, proporcionalmente, a redução da concentração de K^+ extracelular é maior do que a de K^+ intracelular.[128] Da mesma forma, quando os pacientes apresentam excesso de K^+ no organismo, o aumento do K^+ extracelular é proporcionalmente maior do que o do K^+ intracelular.

Os fatores que afetam o movimento de K^+ para dentro e fora das células alteram os níveis de K^+ extracelular, independentemente das reservas corporais totais. O aumento da insulina após uma refeição reduz os níveis séricos de K^+, intensificando o seu transporte às células e reduzindo a capacidade do K^+ alimentar de provocar uma elevação significativa do K^+ sérico.[129-132] As catecolaminas (por meio dos receptores β2-adrenérgicos) têm um efeito semelhante.[133-135] A acidemia eleva os níveis séricos de K^+, enquanto a alcalemia reduz esses níveis em virtude das trocas de íons de hidrogênio (H^+) para dentro e fora da célula, em troca de K^+.[136] Em geral, a acidose metabólica provoca um efluxo de K^+ superior ao da acidose respiratória.[137] A acidose metabólica resultante dos ácidos inorgânicos, como o ácido sulfúrico e o ácido clorídrico (HCl), provoca um efluxo de K^+ maior do que a acidose metabólica resultante dos ácidos orgânicos, tais como o ácido lático e os cetoácidos.[136,138] De maneira significativa, as refeições com elevado conteúdo líquido de ácido geralmente contêm menos K^+, e essa função protege os pacientes de hipocalemia quando tais refeições são consumidas. Na alcalose respiratória, o influxo de K^+ é menor do que aquele observado na alcalose metabólica, em decorrência de uma queda da concentração celular de HCO_3^-.[139]

Controle da excreção renal de potássio

Aproximadamente 90% da ingestão diária de K^+ (40 a 100 mEq) são excretados na urina.[126] Como o K^+ filtrado no glomérulo é quase totalmente reabsorvido pelo túbulo proximal e pelo membro ascendente da alça de Henle, a excreção urinária líquida de K^+ é determinada no túbulo coletor cortical por meio de mecanismos mostrados na Figura 6.6. A secreção de K^+ ocorre pelo canal de K da medula renal externa (ROMK) da mesma maneira que o Na^+ entra na célula, por meio do canal epitelial de Na^+ (ENaC).[140,141] Desse modo, o K^+ é excretado em troca de Na^+. Tanto um nível elevado de Na^+ no líquido tubular quanto uma alta concentração de K^+ no sangue aumentam o K^+ urinário. O fato de o Na^+ presente no líquido tubular aumentar a secreção de K^+ explica os efeitos dos diuréticos tiazídicos como causas de perda urinária de K^+. Os diuréticos que afetam os transportadores no túbulo proximal (inibidores da anidrase carbônica) e no ramo ascendente grosso (diuréticos de alça) causam uma depleção parcial de K^+, ao impedir a absorção de K^+ nesses segmentos, mas também promovem a secreção de K^+ ao aumentar a distribuição de Na^+ para o túbulo coletor cortical.[142-144]

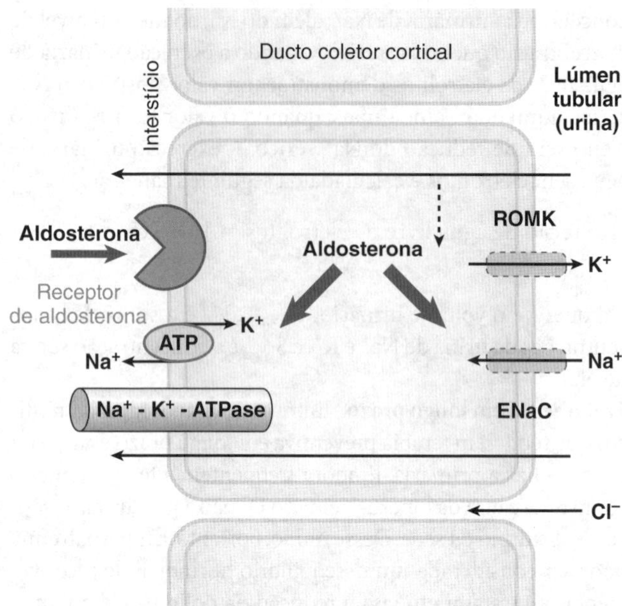

Figura 6.6 Controle da secreção de potássio (K^+) no ducto coletor cortical. O sódio (Na^+) entra na célula pelo canal epitelial de Na^+ (ENaC), a partir do fluido luminal, e é transportado para fora da célula através do Na^+ / K^+- trifosfato de adenosina (ATPase) presente na membrana basolateral. Esses processos criam um potencial elétrico luminal mais negativo do que o do fluido peritubular. O desequilíbrio da carga elétrica criado pela reabsorção de Na^+ é parcialmente compensado pela entrada de K^+ no lúmen por meio do canal de K^+ da medula renal externa (ROMK), um canal de K^+. ATP, trifosfato de adenosina; Cl^-, cloreto.

Quando outros ânions que não o Cl^- (HCO_3^-, por exemplo) são excretados, maiores são a distribuição de Na^+ para o túbulo distal e a secreção de K^+. O HCO_3^- presente no fluido tubular também aumenta a secreção de K^+, estimulando diretamente a atividade do ROMK.[141] Esse mecanismo é importante porque muitos alimentos com um elevado teor de K^+ também são ricos em base (ver adiante), de modo que a excreção de base auxilia os rins na excreção da carga de K^+. Além disso, esse processo explica a maior excreção de K^+ em pacientes que vomitam. A perda de ácidos do estômago deixa a base atrás na corrente sanguínea, elevando o HCO_3^- sérico. Depois de filtrado nos rins, esse HCO_3^- não é recuperado no túbulo proximal, sendo fornecido ao néfron distal juntamente com o Na^+, local em que aumenta a perda de K^+.

Além da distribuição de Na^+ ao néfron distal, a concentração plasmática de aldosterona controla a excreção de K^+.[145-148] Um alto nível de aldosterona no plasma aumenta a atividade do ENaC para reabsorver o Na^+ e do ROMK para aumentar a excreção de K^+. A retenção de sal e água e a consequente expansão volumétrica aumentam a distribuição distal de Na^+, a qual, por sua vez, pode aumentar a excreção de K^+.

Em uma típica dieta ocidental, rica em Na^+, os rins facilmente excretam K^+ em função da elevada distribuição distal de Na^+. A maior parte do K^+ excretado na urina é proveniente da secreção no túbulo coletor cortical e determinada pela quantidade de Na^+ fornecida a essa porção do néfron. Está claro que a excreção de uma grande quantidade de K^+ requer uma maior distribuição de Na^+ para o túbulo coletor cortical.[149,150] Na realidade, as pessoas podem desenvolver hipocalemia com uma dieta rica em Na^+ e pobre em K^+ pela perda obrigatória de cerca de 15 mEq de K^+/L (0,6 g) de urina. Indivíduos com função renal normal são capazes de excretar mais de 400 mEq/dia (16 g/dia) de K^+, sem provocar qualquer alteração clinicamente significativa no nível sérico de K^+. Além disso, uma adaptação permite uma maior excreção de K^+ nas fezes à medida que a ingestão de K^+ aumenta.

A dieta dos seres humanos em eras pré-agrícolas concentrava muito mais K^+ em virtude de uma maior ingestão de frutas, legumes e carnes e um menor consumo de grãos; a ingestão de Na^+ era baixa por uma questão de indisponibilidade. É possível que a carga dietética diária de K^+ fosse superior a 300 mEq/dia (~12 g/dia), enquanto o teor de Na^+ na alimentação provavelmente fosse inferior a 90 mEq/dia (~2 g/dia). Com base nos mecanismos discutidos até aqui, pode-se imaginar que a quantidade de Na^+ fornecida ao túbulo coletor cortical era muito menor nos tempos pré-históricos do que nos tempos modernos. De que maneira, então, os rins se adaptaram para excretar mais K^+ em uma dieta com baixo teor de Na^+? Considerando-se que os álcalis aumentam a secreção de K^+ (mesmo em uma dieta com baixo teor de Na^+), por fornecerem mais Na^+ ao néfron distal, mecanismos adicionais explicam a excreção de K^+. As dietas ricas em K^+ diminuem a quantidade do cotransportador de NaCl sensível à tiazida no néfron distal.[151] O transportador sensível à tiazida está no segmento imediatamente anterior àquele que expressa o ENaC, permitindo que mais Na^+ alcance o ENaC e seja trocado por K^+. Essa condição resultaria também em uma maior excreção de Na^+ caso a atividade do ENaC permaneça inalterada, mas o ENaC também aumenta com uma alta ingestão de K^+. No caso de dietas ricas tanto em K^+ quanto em Na^+,[152] o efeito do K^+ sobre o transportador sensível à tiazida aumenta a excreção de Na^+ de maneira mais expressiva do que o efeito sobre o ENaC causa a sua redução, provocando, assim, um aumento líquido da excreção de Na^+. Conforme mencionado, a pressão arterial se eleva com a ingestão de Na^+ para aumentar a taxa de filtração glomerular (TFG) e a excreção de Na^+. Consequentemente, no caso das altas concentrações de Na^+, a alta ingestão de K^+ aumenta a excreção de Na^+ a fim de reduzir efetivamente a pressão arterial.

O inverso também é verdadeiro. A baixa ingestão de K^+ dificulta a excreção de uma alta ingestão de Na^+, e a pressão arterial sobe em consequência da retenção de Na^+. Quando a ingestão de Na^+ é baixa, a aldosterona também regula positivamente o ENaC, de modo que a excreção líquida de Na^+ é menos influenciada pelo K^+. Uma dieta rica em K^+ e com baixo teor de Na^+ resulta em uma maior reabsorção de Na^+, permitindo, ao mesmo tempo, a excreção de K^+. Esse mecanismo só falha quando a ingestão de Na^+ é tão baixa a ponto de provocar a queda da pressão arterial, e o próprio rim começar a falhar.

Papel da ingestão de potássio na excreção de sódio e na pressão arterial

No estudo *Dietary Approaches to Stop Hypertension* (DASH), as dietas ricas em frutas e legumes mostraram-se benéficas na redução da pressão arterial.[153,154] Alguns dos efeitos redutores da pressão arterial dessas dietas provavelmente resultaram de seu elevado teor de K^+. Embora os níveis mais baixos de pressão arterial tenham sido obtidos pela combinação de uma pequena ingestão de Na^+ com o estudo DASH, a dieta reduziu a pressão arterial de forma mais significativa na presença de uma ingestão elevada de Na^+.[153,154] Os pesquisadores do DASH mostraram que o teor de K^+ da dieta aumentava a excreção de Na^+ para qualquer valor da pressão arterial. Vários outros estudos confirmaram que um aumento de até 40 mEq/dia na ingestão de K^+ reduzia a pressão arterial mais do que a redução da ingestão de Na^+ de 60 a 80 mEq/dia.[153-156] Uma dieta rica em K^+ provavelmente diminui a pressão arterial por meio de uma maior distribuição de Na^+ para o néfron distal, caso em que ocorre a diurese de Na^+. Conforme mencionado, o K^+ dietético aumenta a excreção de Na^+ de maneira mais significativa quando a ingestão de Na^+ é alta, e o efeito de uma dieta rica em K^+ sobre a pressão arterial é maior quando a ingestão de Na^+ é mais elevada. Todavia, observa-se esse efeito mesmo com uma ingestão de apenas 1,6 g de Na^+ (uma quantidade dificilmente alcançada em uma dieta ocidental). Esses dados sugerem que, quando uma abordagem dietética é utilizada para tratar a hipertensão, o aumento da ingestão de K^+ é um complemento eficaz à redução do Na^+ para baixar a pressão arterial.

Hipocalemia

Causas e patogênese

Considerando-se que a concentração intracelular de K^+ excede em muito a extracelular, o deslocamento de K^+ para o interior da célula pode causar hipocalemia severa, sem alterar muito a sua concentração intracelular[157-165] (Tab. 6.6). A alcalose, a insulina e os β2 agonistas podem causar hipocalemia, deslocando K^+ para dentro das células.[158,159] Uma consequência clínica importante dessa mudança é a realimentação da hipocalemia. A baixa ingestão de K^+, raramente, é a única causa de hipocalemia, visto que uma ingestão insatisfatória de K^+ normalmente é acompanhada de uma reduzida de Na^+, o que diminui a excreção de K^+, e uma baixa ingestão calórica, o que provoca catabolismo e liberação de K^+ dos tecidos.[165] Durante a recuperação, após um período de inanição, no entanto, a liberação de insulina faz com que o K^+ seja transportado para o interior das células. Em função da massa celular aumentar durante a recuperação nutricional, o K^+, principal

Tabela 6.6. Causas da hipocalemia

Redução da ingestão líquida
- A. Baixa ingestão dietética
- B. Ingestão de argila (pica)

Aumento da entrada nas células que causa hipocalemia transiente
- A. Elevação do pH intracelular
- B. Maior disponibilidade de insulina
- C. Aumento da atividade dos β-adrenérgicos
  1. Estresse
  2. Isquemia miocárdica
  3. *Delirium tremens* (abstinência alcoólica)
  4. Administração de agonistas β-adrenérgicos
- D. Paralisia periódica, forma hipocalêmica
- E. Tratamento da anemia megaloblástica
- F. Hipotermia
- G. Estado de recuperação nutricional

Aumento das perdas gastrintestinais
- A. Diarreia
- B. Vômito
- C. Drenagem intestinal
- D. Abuso de laxantes

Aumento das perdas urinárias
- A. Diuréticos
- B. Excesso de mineralocorticoide
  1. Hiperaldosteronismo primário (adenoma adrenal ou hiperplasia)
  2. Hiperaldosteronismo secundário (hipertensão maligna, estenose da artéria renal)
- C. Aumento do fluxo para o néfron distal
  1. Nefropatias perdedoras de sal
  2. Diuréticos
- D. Reabsorção de sódio com um ânion não reabsorvível
  1. Vômitos ou sucção nasogástrica
  2. Acidose metabólica
  3. Derivados de penicilina
- E. Anfotericina B
- F. Hipomagnesemia
- G. Poliúria

Aumento de perdas pela transpiração

Diálise

cátion intracelular, fica retido no interior das células, levando a uma queda do nível extracelular.[165-167] Por essa razão, os níveis de K^+ devem ser cuidadosamente observados em pacientes que voltam a se alimentar após um período de inanição ou desnutrição prolongada (p. ex., pacientes alcoólatras, hospitalizados com baixa ingestão nutricional antes ou após a hospitalização). O fósforo (P) e o Mg^{2+} seguem o K^+ em muitos desses casos, podendo também diminuir de forma aguda no sangue com a realimentação dos pacientes de risco.[165,166]

Vômito e diarreia são as causas mais comuns de hipocalemia.[165] A baixa ingestão de K^+ em pacientes com essas condições contribui para a hipocalemia, porém não é a sua principal causa. A diarreia provoca perda direta de K^+ por meio das fezes, mas, no vômito, a hipocalemia ocorre por causa da perda direta por meio do próprio vômito, bem como pela perda de K^+ na urina. Como analisado, o desperdício renal de K^+ ocorre quando o aumento da concentração de aldosterona é acompanhado por aquele da distribuição distal de Na^+.[168-183] O vômito causa alcalose metabólica, e a subsequente excreção renal de HCO_3^- leva a um aumento da distribuição de Na^+ para o néfron distal. Por causa da baixa ingestão de Na^+ e de uma maior perda urinária de Na^+, a aldosterona se eleva. Portanto, o vômito aumenta a distribuição distal de Na^+ ao estimular a produção de aldosterona. Segue-se a perda renal de K^+.

A perda renal de K^+ é comum em outras causas de hipocalemia. No aldosteronismo primário, a hiperatividade da glândula suprarrenal ocorre sem uma causa secundária. A distribuição distal de Na^+ aumenta, e o Na^+ é retido no néfron distal. A pressão arterial se eleva em consequência da expansão volumétrica.[184] Em pacientes com causas secundárias de aldosterona elevada, a hipocalemia acontece somente em condições acompanhadas por uma maior distribuição distal de Na^+. Alguns exemplos são as condições que provocam a elevação da pressão arterial, como a estenose da artéria renal e a hipertensão maligna. A insuficiência cardíaca não leva à hipocalemia, apesar do aldosteronismo secundário, a menos que os transportadores renais de Na^+ estejam bloqueados. Essa situação ocorre em situações de terapia com diuréticos tiazídicos ou de alça. A falha na reabsorção de Na^+, próxima ao local efetivo da aldosterona, resulta na distribuição de Na^+ para o túbulo coletor cortical. Segue-se a hipocalemia. As síndromes de Bartter e Gitelman são doenças genéticas que levam à diminuição da atividade dos mesmos transportadores inibidos por diuréticos tiazídicos ou de alça, respectivamente.[140,185] A hipocalemia ocorre pelos mesmos mecanismos.[175-180] Na acidose metabólica crônica, a hipocalemia se desenvolve porque a acidose metabólica estimula diretamente a secreção de aldosterona, reduz a reabsorção proximal de NaCl e permite o aumento da distribuição de NaCl ao néfron distal.[186] Com a ingestão de alcaçuz natural, a perda renal de K^+ resulta da atividade mineralocorticoide sustentada do cortisol, pois o alcaçuz inibe a enzima 11-β-hidroxiesteroide desidrogenase e inibe o rápido metabolismo do cortisol no rim.[181-183] O alcaçuz artificial não causa hipocalemia. A síndrome de Liddle, outra causa genética da hipocalemia, caracteriza-se pelo aumento da atividade do canal de Na^+, que resulta no aumento da secreção de K^+.[187]

Manifestações clínicas

Uma baixa concentração sérica de K^+ pode ser fatal em função das alterações potencialmente negativas de frequência, ritmo e condução cardíacas, bem como diversas alterações estruturais e funcionais em vários órgãos, especialmente no músculo esquelético.[188] A hipocalemia produz anomalias no ritmo e na taxa de condução cardíaca através da mudança de vários estados fisiológicos: a alteração da repolarização ventricular leva à depressão do segmento ST, achatamento e inversão das ondas T e aparecimento de ondas U – as alterações eletrocardiográficas (ECG) mais comuns no caso de hipocalemia. As combinações dos estados alterados de polarização e condução podem produzir arritmias – geralmente, batimentos ectópicos supraventriculares e ventriculares e taquicardia, distúrbios da condução atrioventricular e fibrilação ventricular. A hipocalemia de desenvolvimento rápido tem maior probabilidade de causar arritmias cardíacas que aquela com desenvolvimento lento.[188] Entre as alterações das funções orgânicas estão a necrose das células dos músculos cardíaco e esquelético e a rabdomiólise musculoesquelética aguda. Os níveis diminuídos da secreção de insulina e motilidade intestinal constituem importantes efeitos da hipocalemia. A hipocalemia crônica pode estar associada à hipertensão resultante da diminuição de excreção do Na^+ e à formação de cálculos renais, em decorrência da inibição da excreção de citratos.[189,190]

Tratamento

A hipocalemia, geralmente, é tratada com a administração de K^+ ou a prevenção da perda renal de K^+. Em um caso não emergencial, o K^+ deve ser administrado por via oral na dieta ou farmacologicamente como KCl, fosfato de K^+ ou sais de ácidos orgânicos. A administração de K^+ deve levar em consideração a distribuição de K^+ intra e extracelular. Pacientes privados de K^+ por períodos prolongados têm níveis de reserva intracelular inferiores e requerem mais K^+ para corrigir o distúrbio do que aqueles com níveis normais de K^+. O K^+ deve ser administrado gradualmente para conseguir tempo de se deslocar ao interior das células e evitar a elevação súbita da concentração extracelular. Quando o K^+ é administrado em forma de comprimidos por via oral, apenas 40 mEq podem ser fornecidos com segurança como uma dose única para que o K^+ tenha tempo de se deslocar até o interior da célula. Não há uma quantidade segura estabelecida para uma refeição mista,[191,192] mas é um valor significativamente maior porque a insulina promove a entrada de K^+ nas células. O Institute of Medicine dos EUA recomenda a administração diária de 125 mEq (~5 g) de K^+ para pessoas com função renal normal.[193] A menos que ocorram perdas contínuas (p. ex., diarreia, vômito, diuréticos), o nível de K^+ no organismo deve se elevar com um aumento de apenas 40 mEq/dia no nível de ingestão. Em pacientes com hipocalemia prolongada e esgotamento das reservas intracelulares, uma queda de 1 mEq/L da concentração sérica de K^+ normalmente indica perdas corporais totais de 150 a 200 mEq de K^+, enquanto uma queda de 2 mEq/L denota perdas superiores a 500 mEq.

Na unidade de terapia intensiva, o K^+ é administrado por via intravenosa como KCl a uma taxa inferior a 10 mEq/hora. Na hipocalemia com risco de morte, recomenda-se estimar o número de litros de fluido extracelular como peso corporal em quilogramas, multiplicado por 0,2.[194] Tal valor, multiplicado pelo aumento desejado de K^+ sérico por litro, fornece uma estimativa da quantidade de K^+ que pode ser administrada, com segurança, em 20 a 30 minutos sem risco de hipercalemia. Não se deve usar solução que contenha glicose como veículo para a administração de KCl quando houver necessidade de elevar rapidamente o K^+ sérico, pois a glicose estimula a liberação de insulina, a qual, por sua vez, aciona o K^+ nas células e reduz os níveis sanguíneos. Em concentrações superiores a 40 mEq/L, o K^+ pode induzir dor no local da infusão e levar a uma esclerose dos vasos menores. É aconselhável também evitar a infusão venosa central de K^+ em concentrações elevadas, sob risco de que a despolarização dos tecidos de condução possa resultar em uma parada cardíaca.

A perda renal de K^+ pode ser evitada com o tratamento de sua causa (p. ex., remoção de adenoma produtor de aldosterona ou interrupção do uso de diuréticos), com a diminuição da distribuição de Na^+ distal ou a administração de diuréticos poupadores de K^+.[195] Como a distribuição diminuída de Na^+ para o néfron distal reduz a secreção de K^+, uma dieta com baixo teor de sal ajuda a reduzir a perda de K^+ renal, a menos que um mecanismo separado aumente a distribuição distal de Na^+ (p. ex., alcalose metabólica ou diuréticos de alça). Os diuréticos poupadores de K^+ de uso corrente são os antagonistas da aldosterona (p. ex., espironolactona e eplerenona) e os bloqueadores de ENaC, triantereno e amilorida. Os antagonistas da aldosterona são mais eficazes na prevenção da perda renal de K^+ no caso de hipocalemia causada pelo aumento da concentração de mineralocorticoides; do contrário, os inibidores do ENaC são preferíveis.

Hipercalemia

Causas e patogênese

A hipercalemia pode ser causada tanto por uma troca de K^+ das células para o fluido extracelular[1,19,196,197] quanto por um aumento do K^+ corporal total (Tab. 6.7). Uma troca de K^+ proveniente do interior das células pode ser causada por níveis inadequados de insulina (inanição de diabetes do tipo 1) ou, mais comumente, pela resistência à insulina observada no diabetes do tipo 2, na paralisia periódica hipercalêmica familiar, na administração de agentes paralisantes musculares,[1,19,196,197] na administração excessiva de aminoácidos catiônicos, como a arginina e a lisina, e na acidose aguda. Todos causam hipercalemia por troca de K^+ extracelular. A morte celular causadora de perda do conteúdo intracelular (i.e., rabdomiólise ou hemólise) pode ser associada aos deslocamentos maciços de K^+. Embora a hipercalemia não seja tão previsível na acidose orgânica quanto na inorgânica em situações experimentais, a hipercalemia é comum na cetoacidose diabética em função da ausência do efeito da insulina na troca intracelular de K^+.[198] A hipercalemia pode ocorrer também no caso de intoxicação grave por digitálicos, por meio da troca extracelular de K^+, uma vez que os digitálicos inibem a bomba de adenosina trifosfatase Na^+/K^+ (ATPase).[199]

Tabela 6.7. Causas da hipercalemia

Aumento da ingestão
- A. Oral (geralmente com redução da excreção)
- B. Intravenosa

Deslocamento das células para o líquido extracelular
- A. Pseudo-hipercalemia
  - 1. Punção mecânica durante a punção venosa
  - 2. Leucocitose (contagem de células brancas do sangue > 100.000/mm³)
  - 3. Trombocitose (contagem de plaquetas > 400.000/mm³)
- B. Acidose metabólica
- C. Deficiência de insulina e hiperglicemia em diabetes melito não controlado
- D. Catabolismo tecidual
- E. Bloqueio dos β-adrenérgicos
- F. Exercícios severos
- G. Overdose digitálica
- H. Paralisia periódica, forma hipercalêmica
- I. Succinilcolina
- J. Arginina

Diminuição da excreção urinária
- A. Insuficiência renal
- B. Depleção do volume circulante efetivo
- C. Hipoaldosteronismo
- D. Acidose tubular renal do tipo I, forma hipercalêmica

A capacidade dos rins de excretar K^+ dietético é tão grande que a hipercalemia raramente ocorre apenas em função do aumento da ingestão de K^+ pelos alimentos. Portanto, a hipercalemia é quase sempre um resultado da excreção renal prejudicada. Os três principais mecanismos de excreção renal reduzida do K^+ são a diminuição dos níveis de aldosterona ou de resposta da aldosterona, redução da distribuição distal de Na^+ e insuficiência renal (aguda ou crônica). A deficiência de aldosterona pode ser parte de uma deficiência generalizada de hormônios suprarrenais (p. ex., doença de Addison), ou pode representar um processo seletivo (por exemplo, hipoaldosteronismo hiporreninêmico). O hipoaldosteronismo hiporreninêmico é a causa mais comum de todos os estados de deficiência da aldosterona e de hipercalemia crônica entre pacientes não submetidos à diálise.[19,200] O hipoaldosteronismo seletivo pode ocorrer também no caso de terapia com heparina, a qual inibe a produção de esteroides na zona glomerular.[201]

Em pacientes com níveis reduzidos da secreção de aldosterona, qualquer agente que limite o fornecimento de renina ou angiotensina II pode provocar hipercalemia. Os inibidores da enzima conversora da angiotensina, os agentes anti-inflamatórios não esteroides e os β-bloqueadores constituem alguns exemplos. Esta última categoria de fármacos pode agravar a tendência a causar hipercalemia por interferir no transporte de K^+ às células. A doença renal crônica (DRC), no estágio 3 ou superior, geralmente é associada à redução dos níveis de aldosterona causada pela retenção de Na^+ e pressão arterial elevada, podendo também resultar em hipercalemia em função da falta de resposta dos túbulos renais à aldosterona. Essa resistência adquirida à aldosterona pode resultar da destruição do néfron distal por obstrução urinária do rim ou nefrite intersticial. O estágio 4 ou superior da DRC é quase sempre associado à incapacidade de excretar uma carga de K^+, independentemente da aldosterona. Pode ocorrer também o pseudo-hipoaldosteronismo genético, um transtorno que pode envolver apenas a secreção de K^+ (pseudo-hipoaldosteronismo do tipo II) ou a reabsorção de Na^+, além da secreção de K^+ (pseudo-hipoaldosteronismo do tipo I).[202,203] Uma depleção volumétrica severa pode causar hipercalemia, apesar do hiperaldosteronismo secundário, em função de uma redução acentuada da distribuição de Na^+ para o túbulo coletor cortical.

A pseudo-hipercalemia, definida como um valor medido de K^+ superior ao presente no sangue, normalmente é causada pela lise das células sanguíneas durante o processo de obtenção de sangue. Esse processo libera K^+ para o interior do tubo antes da medição.[204,205] A repetição da coleta de sangue muitas vezes é necessária para verificação da hipercalemia. Um aumento acentuado das plaquetas e dos leucócitos pode resultar em pseudo-hipercalemia, por meio da liberação de K^+ durante o processo de coagulação (ver Tab. 6.7).

Manifestações clínicas

O K^+ ajuda a manter a polarização dos músculos esquelético e cardíaco. Na hipercalemia grave, a paralisia do músculo esquelético ocorre com fraqueza ou paralisa muscular que ascende rapidamente. Antes que possa haver uma parada cardíaca, ocorrem alterações do ritmo cardíaco e de sua taxa de condução. Resultados característicos de eletrocardiogramas (ECG) são utilizados para avaliar o grau de comprometimento cardíaco. O primeiro sinal de hipercalemia, mas menos específico, consiste em elevados picos de ondas T com intervalos QT encurtados. À medida que a hipercalemia piora, as ondas P se achatam e os complexos QRS se alargam progressivamente; em seguida, as ondas P desaparecem completamente e os complexos QRS se fundem às ondas T para estimular uma onda senoidal. Esse último ritmo é associado a um declínio do débito cardíaco, que pode ser fatal se não tratado rapidamente. Outros resultados de ECG incluem bloco fascicular e bloqueio cardíaco completo (especialmente em pacientes digitalizados), taquicardia ventricular, *flutter* e fibrilação, e parada cardíaca sem o padrão de onda senoidal.[206,207] Foram observadas alterações eletrocardiográficas leves, com níveis séricos de K^+ de apenas 5,5 mEq/L. Assim como na hipocalemia, no entanto, a taxa de desenvolvimento da hipercalemia é importante no desenvolvimento de anomalias cardíacas. Na hipercalemia crônica, os pacientes com níveis de K^+ superiores a 7,0 mEq/L apresentaram traçados normais do ECG. A hipercalemia pode causar também confusão mental e parestesias.[208]

Tratamento

Pode-se tratar a hipercalemia aguda removendo o K^+ do organismo e deslocando o K^+ extracelular para o interior das células, ou com a ação antagonista do K^+ sobre a membrana do sistema de condução cardíaca (Tab. 6.8).[209-211] O antagonismo de ação do K^+ sobre o coração, com a administração intravenosa de sais de Ca^{2+}, tem o efeito mais rápido contra a hipercalemia e é utilizado em hipercalemia com risco de vida. O $CaCl_2$ e o gluconato de Ca são igualmente eficazes,[212] mas o gluconato de Ca é preferível porque o dano tecidual é menor em caso de extravasamento do medicamento durante a infusão intravenosa. O deslocamento de K^+ para o interior das células pode ser realizado com o auxílio de insulina (geralmente administrada com glicose para prevenir a hipoglicemia), de agonistas β-adrenérgicos (que têm a vantagem da via de administração por inalação se o paciente não tiver acesso intravenoso), ou pelo aumento do pH do sangue com $NaHCO_3^-$. O HCO_3^- é menos eficaz em curto prazo do que as outras abordagens e funciona, em parte, por meio da diluição do K^+ e aumento de sua excreção.[211]

A remoção do K^+ pode ser realizada por diversas vias: através do trato GI com resinas de troca de K^+ ou laxantes; pelos rins com o auxílio de diuréticos e mineralocorticoides e o aumento da ingestão de sal ou a administração de soro fisiológico; com a administração de $NaHCO_3$; e por hemodiálise ou diálise peritoneal (ver Tab. 6.8). Uma resina de troca de K^+, o sulfonato poliestireno de Na^+ (SPS [Kayexalato]), é mais eficaz quando administrada em conjunto com agentes como sorbitol ou manitol, que causam diarreia osmótica. No entanto, nenhum ensaio clínico comparou a sua eficácia com a de outros agentes. Observa-se a ocorrência de necrose intestinal quando o sorbitol é administrado em forma de enema,[213] razão pela qual talvez outros laxantes sejam preferíveis.[214,215] Em resposta a essas complicações relatadas, a FDA emitiu um alerta em 2009 contra a administração concomitante de SPS com sorbitol. Como os investigadores achavam que a toxicidade

Tabela 6.8 Tratamento da hipercalemia

Redução do teor de potássio no organismo
- A. Redução da ingestão
- B. Aumento da secreção fecal; resina de troca de potássio e sorbitol
- C. Aumento da excreção renal; mineralocorticoides, aumento da ingestão de sal, diuréticos
- D. Peritoneal ou hemodiálise

Troca intracelular de potássio
- A. Glicose e insulina
- B. Administração de álcalis
- C. β-agonistas: salbutamol, albuterol

Antagonismo do efeito de membrana da hipercalemia
- A. Sais de cálcio
- B. Sais de sódio hipertônico

estava relacionada à concentração de 70% – e não de 30% de sorbitol – uma pré-mistura de SPS em 30% de sorbitol obteve autorização para permanecer no mercado. Mais recentemente, foram relatados casos da necrose de cólon após o uso de pré-misturas de SPS com 30% de sorbitol.[216,217] São necessários, no entanto, dados mais detalhados sobre os benefícios e perigos associados ao uso de SPS e sorbitol.[218] Como alternativa, uma solução salina funciona por diluição e aumento da distribuição distal de Na^+ em pacientes com função renal normal. Pode ser utilizado também $NaHCO_3$. Quando o rim está responsivo e há sobrecarga de volume, os diuréticos são extremamente eficazes.[219,220] Os mineralocorticoides são muito lentos no início para uso em casos agudos. O ácido glicirrízico, ingrediente ativo do alcaçuz que inibe a 11-β-hidroxiesteroide desidrogenase, demonstrou diminuir a concentração sérica de K^+ em pacientes submetidos à diálise. São necessários mais dados a respeito de sua farmacocinética e toxicidade antes que o medicamento possa ser adotado para uso em longo prazo.[221]

No caso de hipercalemia crônica, a redução da ingestão de K^+ é eficaz para o controle dos níveis elevados de K^+. Entre os problemas com essa abordagem estão a palatabilidade, a ingestão insuficiente de frutas e legumes (e, consequentemente, de fibras, antioxidantes, etc.) e a conformidade. Um problema difícil de ser resolvido é que, apesar do aumento do risco cardíaco em pacientes com DRC, uma dieta com baixo teor de K^+ restringe os próprios alimentos associados à redução do risco de doença cardiovascular. Se necessários para o controle do Na^+, os diuréticos são eficazes na perda de K^+ em longo prazo, podendo possibilitar uma dieta saudável a alguns pacientes. A perda de Mg^{2+} pode ser problemática quando os diuréticos são combinados a uma dieta com baixo teor de K^+. Algumas autoridades defendem o uso de diuréticos combinados a uma dieta rica em sal para pacientes sem expansão volumétrica. Entretanto, a retenção renal de sal é um importante mecanismo de hipertensão e lesão cardíaca hipertensiva, de modo que o monitoramento do equilíbrio de Na^+ também é fundamental. Os mineralocorticoides (a fludrocortisona [Florinef]) são empregados com muita frequência nesses pacientes para promover a perda de K^+,[200] mas também são associados à patogênese das doenças cardíaca e renal. O $NaHCO_3$ pode aumentar moderadamente a excreção de K^+ em pacientes com DRC. Em função de ser benéfico pelo seu efeito sobre o equilíbrio ácido-base, o $NaHCO_3$ é um útil complemento para o manejo desses pacientes.

Equilíbrio e distúrbios ácido-base

Terminologia

As alterações na concentração de prótons, refletidas no pH do sangue, têm um impacto intenso em diversos estados, com um impacto nutricional importante, tais como alimentação, vômitos, diarreia e catabolismo. Entretanto, esses distúrbios têm etiologia e diagnóstico complexos. Os médicos utilizam vários modelos (p. ex., o hiato aniônico [*anion gap*] de HCO_3^- [AG], o excesso de base, a forte diferença de íons) para classificar os distúrbios ácido-base; desses, o modelo AG-HCO_3^- é mais adequado para a ciência nutricional, pois classifica os distúrbios pelas espécies predominantes de ácido ou base acumulados.[68,222] Neste modelo, o ácido e a base aparecem em duas formas: a respiratória, derivada de CO_2 dissolvido; e a metabólica, derivada, em grande parte, de ácidos e bases metabólicos ou alimentares.[19] Fisiologicamente, uma substância é um ácido ou uma base, dependendo se vai doar ou aceitar um H^+ após o metabolismo no organismo. O CO_2 é um ácido porque reage com a água para formar o ácido carbônico. Tanto o ácido cítrico (em refrigerantes de fruta) quanto os fosfóricos (em refrigerantes à base de cola), são ácidos do ponto de vista químico, mas o ácido cítrico se transforma em uma base depois do metabolismo no fígado, enquanto o fosfórico permanece inalterado. Portanto, os refrigerantes de fruta fornecem base e as colas fornecem ácido para o corpo. Os termos *acidose* ou *alcalose* referem-se a um processo patológico que conduz a um pH ácido ou alcalino, enquanto *acidemia* e *alcalemia* indicam um pH ácido e alcalino.[68] Isso significa que os pacientes podem ter acidose e, na verdade, ter um pH alcalino, caso, por exemplo, tiverem acidose respiratória (retendo CO_2) e alcalose metabólica (consumo excessivo de base, como comprimidos de carbonato de cálcio, por exemplo) combinadas.

Equilíbrio ácido-base do organismo

Produção líquida de ácido

Em indivíduos saudáveis, os ácidos respiratórios são provenientes do CO_2 da respiração celular, ao passo que os metabólicos normalmente são derivados da alimentação.[19,68] Em uma típica dieta ocidental, a produção diária de ácido não volátil é de aproximadamente 90 mEq/dia.[223] O principal ácido é o ácido sulfúrico (~40 mEq/dia), originário do metabolismo dos aminoácidos que contêm enxofre, a metionina e a cistina. O ácido adicional provém de ácidos orgânicos que não são totalmente metabolizados. A carga de ácido varia muito de acordo com o teor de metionina e cistina das proteínas ingeridas, podendo ser calculada a partir dos bancos de dados que contêm a composição dos aminoácidos.[223,224] Em geral, quando o teor de enxofre é expresso em mEq/100 g de proteína, as proteínas de origem animal (carne, peixe, leite e ovo) possuem quantidades mais elevadas de sulfato para uma determinada quantidade de proteína do que as de origem vegetal (cereais, feijões e nozes) (Fig. 6.7). O teor de enxofre por caloria é muito maior em frutas, legumes e batatas, mas tais grupos de alimentos não constituem fontes importantes de proteína,

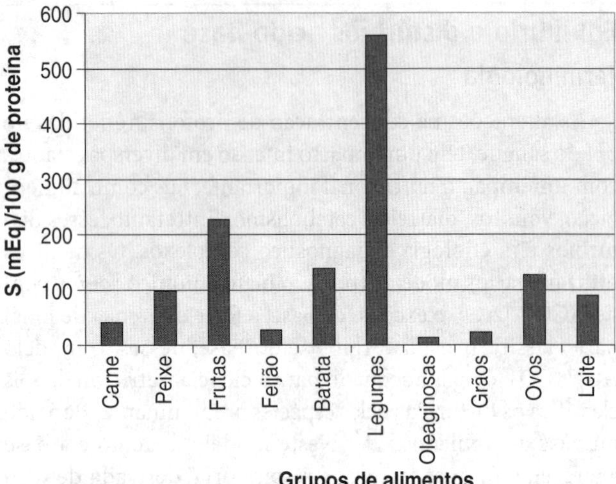

Figura 6.7 Teor de enxofre (S) nos grupos de alimentos. (Reproduzido com permissão de Oh MS, Uribarri J. Electrolytes, water, and acid-base balance. Em: Shils ME, Shike M, Ross AC et al., eds. Modern Nutrition in Health and Disease. 10.ed. Baltimore: Lippincott Williams & Wilkins, 2006:149-93.)

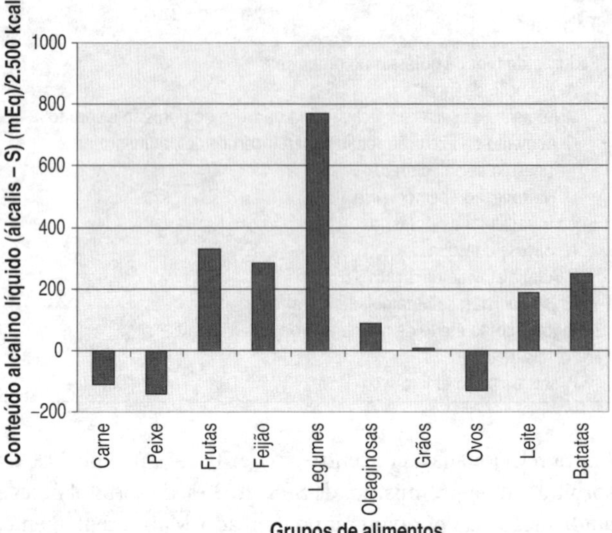

Figura 6.8 Conteúdo alcalino líquido de alimentos expresso como o teor alcalino de alimentos menos o teor de enxofre (S). Apenas a carne, o peixe e os ovos têm teor alcalino negativo. Os legumes têm o maior teor alcalino quando expressos pelo teor calórico. (Reproduzido com permissão de Oh MS, Uribarri J. Electrolytes, water, and acid-base balance. Em: Shils ME, Shike M, Ross AC et al., eds. Modern Nutrition in Health and Disease. 10.ed. Baltimore: Lippincott Williams & Wilkins, 2006:149-93.)

nas quantidades normalmente consumidas. Os fosfatos inorgânicos como aditivos alimentares também podem aumentar o teor de ácido dos alimentos (p. ex., as colas).

A quantidade total da carga de ácido também depende do teor alcalino dos alimentos, presente principalmente em forma dos sais de ácidos orgânicos.[225] Considerando-se ambos os fatores, as frutas e os legumes contêm uma grande quantidade de álcalis líquidos; o leite pode variar de levemente ácido a alcalino, dependendo da espécie; a carne, o peixe e os grãos têm um valor líquido de ácidos (Fig. 6.8). A proteína vegetal purificada, embora desprovida de bases orgânicas, também fornece uma carga líquida de ácidos. O mesmo é válido para os aminoácidos isolados utilizados na nutrição parenteral e nas infusões de aminoácidos (p. ex., glutamina), que estão sendo estudados em alguns protocolos de cuidados críticos. As infusões parenterais de aminoácidos, geralmente, são tamponadas com base adicional para prevenir acidose. Nas típicas dietas americanas, a quantidade de álcalis absorvida a partir do trato GI é de aproximadamente 30 mEq/dia.[225-227] Quando normalmente metabolizados em base, como o citrato, e excretados em vez de metabolizados, os ácidos orgânicos abandonam os seus H^+, criando, assim, uma carga líquida de ácidos. Além disso, a perda de HCO_3^- e outras bases orgânicas pelas fezes também contribui para a carga de ácidos.

Medida da carga dietética de ácido ou base

É difícil obter medidas precisas e exatas da quantidade de ácido ou base fornecida pela dieta. Como já analisado, a medida da carga ácida da alimentação consiste em determinar o número de aminoácidos que contêm enxofre, além do fósforo inorgânico adicionado. Entretanto, eventuais erros podem ocorrer na medição do conteúdo líquido de álcalis da dieta, já que essas são baseadas nos destinos metabólicos dos componentes após o metabolismo. Os íons são geralmente utilizados, visto que o metabolismo final da aceitação de um H^+ (base) envolve a liberação de cátions e de um H^+ mediante a liberação de ânions.[223] Portanto, o valor líquido da base orgânica nos alimentos pode ser estimado a partir de seu conteúdo iônico (a chamada diferença de íons fortes) após o metabolismo.[222] Por exemplo, a quantidade total de cátions não combustíveis (Na^+, K^+, Ca^{2+} e Mg^{2+}) referente à quantidade total de ânions não combustíveis (Cl^- e P) fornece uma simples estimativa do teor alcalino:

$$\text{Conteúdo alcalino líquido} = (Na^+ + K^+ + Ca^{2+} + Mg^{2+}) - (Cl^- + 1{,}8\ P)$$

Todas as unidades são expressas como miliequivalentes por dia, exceto o P, que é expresso em milimoles por dia multiplicado por 1,8 e reflete a dependência da valência do P no pH. Apenas os seis íons mencionados são considerados na equação, porque os outros íons não combustíveis estão presentes em quantidades insignificantes nos alimentos normais. O sulfato não está incluído aqui porque é medido por ocasião da determinação da carga de ácidos.

É claro que os alimentos induzem diferentes graus de absorção, bem como a perda de base pelas fezes.[228] Um método simples para medir a absorção líquida no GI de álcalis envolve uma análise dos eletrólitos da urina, e não daqueles da alimentação e das fezes. O método baseia-se no princípio de que os íons não combustíveis seriam absorvidos pelo trato GI e, posteriormente, excretados pela urina, e os valores individuais desses eletrólitos excretados na urina seriam iguais àqueles absorvidos a partir do trato GI. A fórmula seria a mesma descrita anteriormente, que utiliza uma coleta de urina de 24 horas realizada enquanto o sujeito ingere a dieta em questão.[228,229] Se o médico não precisar saber o teor de ácido ou base de uma alimentação, mas apenas os seus efeitos líquidos de base e ácido, a excreção líquida de ácidos (NAE) pelos rins pode ser medida diretamente (ver discussão sobre excreção renal de ácido-base) ou estimada a partir dos componentes da dieta.[230,231] Os valores estimados da NAE foram extraídos de questionários sobre frequência alimentar e são baseados no teor de eletrólitos e proteínas.[230,231] O teor de enxofre pode ser calculado a partir do conteúdo total de proteína dietética, com uma correção para o P dietético. A carga base potencial é calculada pela subtração do efeito da base, utilizando-se os eletrólitos, criando, assim, o chamado potencial de carga ácida renal (PRAL):[230]

$$\text{PRAL (mEq/dia)} = 0{,}49 \text{ x Proteína (g/dia)} + 0{,}037 \times \text{P (mg/dia)} - 0{,}21 \times K^+ \text{(mg/dia)} - 0{,}026 \times Mg^{2+} \text{(mg/dia)} - 0{,}13 \times \text{Cálcio } (Ca^{2+}) \text{ (mg/dia)}$$

O PRAL correlaciona-se com a NAE renal, por isso é útil em estudos epidemiológicos, mas não acompanha linearmente a medida da NAE. Já foi proposto um ajuste na dieta baseado no metabolismo ou na perda urinária de ácidos orgânicos. Um fator de correção (OA) para esses ácidos orgânicos no equilíbrio ácido-base foi medido como OA = área de superfície corporal × 41/1,73.[232] Essa fórmula tem correlação com o consumo estimado dos questionários de frequência alimentar e com as medidas da urina de 24 horas.[232] Portanto, a melhor estimativa da carga líquida de ácidos em uma dieta é a seguinte:[232]

$$\text{NAE} = \text{PRAL} + \text{OA}$$

O problema com essa abordagem é que todos os íons na maioria dos alimentos da dieta precisam ser conhecidos, o que não é o caso de muitos alimentos pré-embalados. O teor de P adicionado aos alimentos embalados, especificamente, é pouco conhecido. Os investigadores queriam uma equação mais simples que utilizasse na dieta componentes facilmente mensuráveis para uso nos estudos de coorte.[231] Foi escolhido o K^+, marcador dominante de base orgânica presente na dieta (e aquele cujo conteúdo em alimentos embalados é informado), e estabeleceram uma relação com a proteína dietética e a fonte de ácido alimentar, ajustando os dados à NAE mensurada. Essa fórmula, que se aproxima do PRAL, é útil quando o conhecimento dos alimentos é mais limitado: NAE (mEq/dia) = –10,2 + 54,5 (proteína dietética [g/dia]/K^+ [mEq/dia]).[231] Uma preocupação com essa fórmula é que ela foi verificada em populações cuja ingestão proteica é proveniente, principalmente, da carne (com alto teor de proteína e K^+). Além disso, a utilidade dessa fórmula em estudos epidemiológicos é frustrada pela forte dependência de componentes que produzem efeitos independentes sobre os desfechos clínicos.

Tamponamento (equilíbrio ácido-base)

Como ocorre tamponamento, os prótons (H^+) adicionados ou removidos a partir dos fluidos corporais não resultam em uma mudança instantânea do pH.[68,233] Todos os tampões do corpo, inclusive o sistema HCO_3^--CO_2, estão em equilíbrio químico com os prótons e afetam o pH conforme a equação de equilíbrio:[234]

$$\text{pH} = \text{constante de dissociação } (pK_a) + \log A^-/HA$$

em que A é o tampão e A^- é uma base conjugada de um ácido HA. Como o HCO_3^- e o CO_2 são os principais tampões do corpo, o pH normalmente é expresso como uma função da relação entre as duas variáveis, como na equação de Henderson-Hasselbalch:

$$\text{pH} = 6{,}1 + \log HCO_3^-/(PCO_2 \times 0{,}03)$$

em que 6,1 é o pK_a do sistema de tamponamento de HCO_3^- e CO_2, 0,03 é o coeficiente de solubilidade de CO_2.

A equação pode ser simplificada ainda mais, combinando-se as duas constantes, pK_a e o coeficiente de solubilidade de CO_2:

$$\begin{aligned} \text{pH} &= 6{,}1 + \log HCO_3^- / (Pco_2 \times 0{,}03) \\ &= 6{,}1 + \log 1/0{,}03 + \log HCO_3^- / Pco_2 \end{aligned}$$

Portanto,[5]

$$\begin{aligned} &= 7{,}62 + \log HCO_3^- / Pco_2 \\ \text{pH} &= 7{,}62 - \log Pco_2/HCO_3^- \\ &= 7{,}62 + \log HCO_3^- - \log CO_2 \end{aligned}$$

Quando H^+ é expresso em nanomolares, e não em um valor negativo de log (pH), o PCO_2 pode ser relacionado ao HCO_3^- na seguinte equação:

$$\text{H (nM)} = 24 \times PCO_2 \text{ (mm Hg)}/ HCO_3^- \text{ (mM)}$$

Clinicamente, a equação de Henderson-Hasselbalch é útil porque ressalta que o pH depende da relação HCO_3^-/Pco_2.[74] O pH aumenta quando a relação aumenta (alcalose) e diminui quando a relação diminui (acidose). A proporção pode ser elevada pelo aumento de HCO_3^- (alcalose metabólica) ou pela redução de PCO_2 (alcalose respiratória). A taxa pode ser diminuída pela redução de HCO_3^- (acidose metabólica) ou pelo aumento de PCO_2 (acidose respiratória).

Embora o sistema de tamponamento do CO_2 seja crucial para o entendimento dos distúrbios ácido-base, as complicações da acidemia e da alcalemia são mais bem explicadas pelo tamponamento ósseo e proteico.[235] O carbonato de apatita presente na matriz óssea atua como uma reserva de base durante uma carga ácida, o que normalmente ocorre após uma refeição rica em proteína. Os prótons interagem com o carbonato para formar CO_2 e água, liberando, assim, Ca^{2+} e P do osso. O efeito direto de uma carga ácida é a dissolução do osso.[235] As proteínas possuem grupos laterais de ácido carboxílico, os quais podem doar ou aceitar prótons. Essa mudança na carga elétrica altera o enovelamento proteico ou as interações proteína-proteína, causando disfunção celular e o Ca^{2+} livre sofre alteração.[236,237] A acidose aumenta o Ca^{2+} livre (iônico) pelo aumento das cargas positivas das proteínas e diminuição da ligação de Ca^{2+}; a alcalose diminui o Ca^{2+} livre (iônico) pelo aumento tanto das cargas negativas das proteínas quanto da ligação de Ca^{2+}.

Troca de prótons no organismo

Os prótons se deslocam regularmente para o interior das células em uma troca líquida de K^+, mas esse movimento é mais importante para a regulação do K^+ do que do pH.[137] O deslocamento de ácidos e bases para os espaços sequestrados tem um efeito muito maior sobre o pH sérico.[68,237] Por exemplo, o transporte de prótons para o estômago para formar o ácido gástrico e o deslocamento de HCO_3^- para o intestino para formar as secreções biliares e pancreáticas afetam o pH sérico.[68] A liberação de ácido gástrico provoca uma "maré alcalina" pós-prandial. Esse efeito é causado pelo atraso entre a secreção de ácido para o estômago, antes e imediatamente após a alimentação e a secreção de base para o intestino, que ocorre por ocasião do esvaziamento gástrico. O pH urinário aumenta transitoriamente após as refeições à medida que o rim excreta parte dessa base e aumenta a carga líquida de ácidos associada à refeição. O pH da urina, então, cai assim que a bile alcalina e as secreções pancreáticas são repostas. Essa elevação transitória do pH urinário é eliminada por fármacos que bloqueiam a secreção de ácido gástrico.

Excreção renal ácido-base

O rim protege o organismo das elevações do pH simplesmente deixando de reabsorver HCO_3^- quando o pH está elevado, mas a excreção renal de ácido é mais complexa.[68,233] O ácido é excretado em forma de ácido titulável (prótons livres e tamponados nos ânions de PO_4^- e de sulfato) e amônio (NH_4^+). A excreção de ácido titulável normalmente é modesta em função da quantidade limitada de tampão que produz ácido titulável (i.e., P, creatinina e urato), porém pode ser significativamente aumentada em estado de doença (p. ex., ácido β-hidroxibutírico em cetoacidose diabética). Normalmente, cerca de dois terços da excreção de ácido ocorrem em forma de NH_4^+, mas, na acidose, a excreção de NH_4^+ pode aumentar em até 10 vezes.

Do ponto de vista nutricional, é importante reconhecer que a amônia é necessária para excretar uma carga de ácido e é gerada a partir da destruição do aminoácido glutamina.[238] Em resposta à acidemia, os músculos liberam aminoácidos de cadeia ramificada que o fígado converte em glutamina. O túbulo proximal desamina a glutamina a fim de formar um próton, amônia e HCO_3^-. Consequentemente, o mecanismo de secreção de ácido renal depende do aumento da produção de glutamina a partir dos músculos e do fígado e contribui para os efeitos catabólicos da acidose metabólica crônica (ver adiante).[239] O K^+ elevado bloqueia a produção de amônia. Esse efeito é anulado em um quadro de desnutrição proteica e síndrome metabólica.[233,240]

O HCO_3^- formado a partir da glutamina retorna ao corpo, mas a amônia e os prótons são excretados para o lúmen do túbulo proximal[68,233] (Fig. 6.9). O próton é excretado em troca de Na^+ por meio do antiporte de Na^+ e hidrogênio 3. Essa troca explica por que a alteração da reabsorção de Na^+ afeta a absorção de uma base no túbulo proximal, na medida em que o próton reage com o HCO_3^- filtrado presente no túbulo para formar CO_2 e água (a chamada recuperação de HCO_3^-). Se a quantidade filtrada de HCO_3^- for maior do que a capacidade de reabsorção do túbulo proximal (em razão do elevado nível sanguíneo de HCO_3^- ou da elevação repentina da TFG), o excesso é distribuído para o néfron distal. Mais frequentemente, isso resulta na perda de HCO_3^- do corpo e na secreção líquida de álcalis. A eletroneutralidade é mantida pelo acoplamento do HCO_3^- com o Na^+. Como abordado, essa resistência do HCO_3^- influencia o equilíbrio de Na^+ e K^+.[138] O néfron distal tem tanto bombas de hidrogênio (principalmente, H ATPase vacuolar), para adicionar ácido à urina final, quanto permutadores Cl^-- HCO_3^- (principalmente a pendrina) para adicionar base à urina final.[233] A acidemia ou o aumento da atividade do sistema renina-angiotensina-aldosterona aumenta a secreção de ácido e diminui a de base, enquanto a alcalemia ou a atividade reduzida desse sistema fisiológico diminui a secreção de ácido e aumenta a secreção de base.

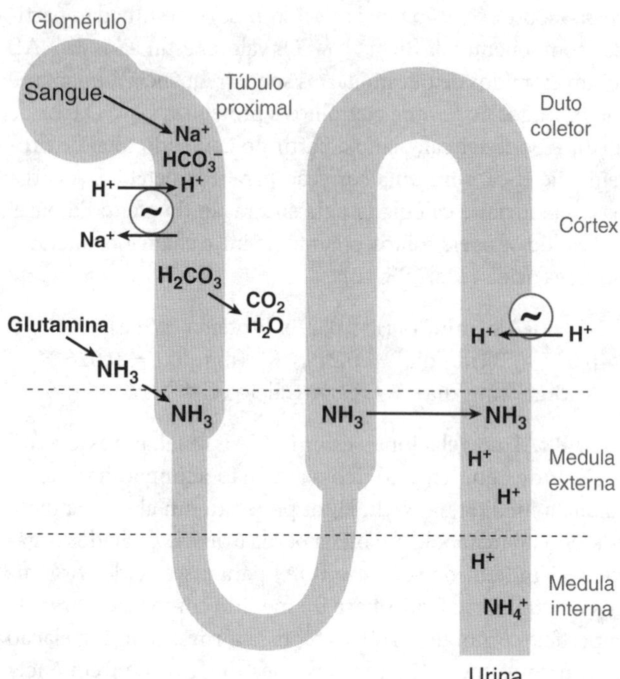

Figura 6.9 Excreção renal de ácido. O bicarbonato (HCO_3^-) e o sódio (Na^+) são filtrados no glomérulo a partir do sangue. No túbulo proximal, os íons de hidrogênio (H^+) são excretados na urina em troca por sódio, e o hidrogênio e o bicarbonato formam o ácido carbônico, que se dissolve em dióxido de carbono e água. O dióxido de carbono e a água são reabsorvidos, e o resultado é que o bicarbonato filtrado não se perde na urina. O túbulo proximal produz amônia (NH_3) a partir da glutamina, a qual é transportada para o ducto coletor. Os íons de hidrogênio são bombeados para o lúmen. Alguns reagem com a NH_3 para formar amônio (NH_4), que não reduz o pH da urina, enquanto outros permanecem em solução para reduzir o pH da urina. Desse modo, o ácido é excretado em forma de íons de hidrogênio e amônio, e as quantidades relativas de cada um determina o pH final da urina.

Em uma dieta ocidental, sempre ocorre a secreção líquida de ácido no néfron distal, e o pH final da urina é acidêmico.[223] As bases potenciais presentes na urina, como o P ou o ácido úrico, tamponam o pH.[68,233] A amônia criada no túbulo proximal também é excretada para dentro do lúmen e se desloca ao túbulo distal, no qual aceita os prótons secretados no néfron distal para formar NH_4^+. Desse modo, o NH_4^+ permite a excreção de ácido sem reduzir o pH final da urina.

Esse pH final da urina é relevante para os efeitos da dieta sobre a formação de cálculos renais.[240,241] As dietas ocidentais são associadas à formação de cálculos renais na presença de urina com pH ácido, tais como o oxalato de cálcio e os cálculos de ácido úrico. O ácido úrico se dissolve em um pH superior a 6, de modo que os cálculos de ácido úrico requerem um pH urinário persistentemente acidêmico. Como vimos anteriormente, a desnutrição proteica ou a síndrome metabólica diminui o pH urinário durante a acidose por suprimir a produção de amônia, e estudos têm mostrado que essas condições estimulam a formação de cálculos do ácido úrico nos rins.[240] Consequentemente, um determinado tipo de pedra associado às sociedades afluentes pode ser observado também naquelas em desenvolvimento. O consumo excessivo de base (p. ex., citrato de cálcio ou suplementos dietéticos de carbonato) eleva o pH da urina. Com um pH acima de 6,8, o PO_4^- aceita um segundo próton. Essa troca torna o $CaPO_4^-$ muito menos solúvel e resulta na produção de pedras de $CaPO_4^-$, o que explica o maior risco de cálculos renais em pacientes que ingerem tais suplementos.[241]

Em resumo, a NAE, que equivale à produção renal líquida de álcalis, pode ser determinada subtraindo-se a excreção de HCO_3^- daquela de ácido:

NAE = Excreção de ácido − excreção de HCO_3^- = NH_4^+ urinário + ácido titulável urinário (onde o ácido titulável inclui o pH urinário + fosfatos e outros ácidos tituláveis − HCO_3^- urinário)

A manutenção do equilíbrio ácido-base requer que a produção líquida de ácidos seja igual à NAE. A acidose metabólica se desenvolve quando a produção líquida de ácido excede a NAE; a alcalose metabólica, por outro lado, ocorre quando a NAE excede a produção líquida de ácidos.

Acidose metabólica

A acidose metabólica é definida como um excesso de prótons e, desse modo, uma redução do teor de HCO_3^- no organismo.[19,68] A redução do conteúdo de HCO_3^- pode ser causada por um aumento primário na produção de ácidos (acidose extrarrenal) ou por uma redução primária da NAE (acidose renal) (Tab. 6.9). Nessa classificação, a perda não renal de HCO_3^- ou de um precursor alcalino é considerada parte da maior produção de ácido. Na acidose extrarrenal, a NAE aumenta acentuadamente de acordo com a compensação renal necessária para superar a acidose. Por outro lado, na acidose renal crônica, ela pode ser restaurada aos seus níveis normais, porque a acidose estimula a excreção renal de H^+. Uma NAE normal na presença de um pH ácido sugere um distúrbio na excreção renal de ácido e, por conseguinte, acidose renal. Caso a capacidade de excreção renal de ácido for normal, a NAE deve ser supranormal na presença de um pH ácido.

Complicações da acidemia

O corpo prontamente tolera uma acidose metabólica aguda leve.[236] Observa-se essa condição durante um exercício extenuante (p. ex., corrida de velocidade), quando o pH do sangue cai para menos de 7,2, sem efeitos adversos imediatos. Em alguns aspectos, a acidose aguda ajuda o organismo no caso de exercício ou doença aguda. Principalmente, a maior distribuição de oxigênio para os tecidos ocorre por meio do efeito de Bohr, à medida que o oxigênio se desloca da hemoglobina aos tecidos. A vasodilatação e a estimulação do *drive* respiratório atuam no sentido de auxiliar a respiração dos tecidos e minimizar a acidose láctica.[242] Entretanto, uma acidose metabólica grave (pH < 7,1) contribui para uma irritabilidade ventricular, podendo causar arritmias e resistência aos efeitos das catecolaminas e levar a uma redução da pressão arterial.[236,243] A acidemia grave com pH inferior a 6,8 não é bem tolerada, podendo ser seguida de choque, coma, insuficiência respiratória e morte.

Tabela 6.9 Causas de acidose metabólica

	Ânion
Hiato aniônico elevado	
A. Acidose láctica	Lactato
B. Cetoacidose	Ácido β-hidroxibutírico, ácido acetoacético
C. Insuficiência renal	Sulfato, fosfato, urato
D. Ingestão	
1. Salicilato	Salicilato, lactato
2. Metanol	Formato
3. Etileno glicol	Glicolato, oxalato
4. Paraldeído	Acetato, cloroacetato
5. Tolueno	Hipurato
E. Rabdomiólise sólida	
Hiato aniônico normal (acidose hiperclorêmica)	
A. Perda gastrintestinal de bicarbonato	
1. Diarreia	
2. Fístulas pancreáticas, biliares ou intestinais	
3. Ureterossigmoidostomia	
B. Perda renal de bicarbonato	
1. Acidose tubular renal (proximal) do tipo 2	
C. Disfunção renal	
1. Alguns casos de insuficiência renal	
2. Hipoaldosteronismo	
3. Acidose tubular renal (distal) do tipo 1	
D. Ingestão	
1. Cloreto de amônio	

Em longo prazo, o organismo não tolera nem mesmo pequenos graus de acidemia.[236] Tanto o catabolismo ósseo como o muscular ocorrem na presença de uma carga ácida crônica, mesmo com um pH sanguíneo normal. Isso é em função de grande parte da resposta catabólica à acidemia ser causada pela ativação crônica dos próprios mecanismos do corpo que protegem e excretam o excesso de H^+.[236,239] O tamponamento crônico do ácido pelos ossos leva a uma perda direta de mineral ósseo e a uma indireta relacionada a alterações hormonais.[235] Níveis elevados de cortisol e hormônio da paratireoide aumentam a remodelação óssea. A acidose também induz uma inibição direta da reabsorção tubular de Ca^{2+}, que independe dos níveis de Ca^{2+}.[235] Além disso, a acidose resulta em uma queda na concentração urinária de citrato, um importante inibidor urinário da cristalização de Ca^{2+}, de modo que a elevação dos níveis de Ca^{2+} urinário está associada a um maior risco de pedras de oxalato de cálcio nos rins.[244] A acidose induz tanto a osteoporose em adultos quanto uma redução do crescimento ósseo em crianças, efeitos que podem se reverter com a sua correção. Os efeitos catabólicos da acidose nos ossos têm a possibilidade de acontecerem em pacientes cuja dieta contém uma alta carga líquida de ácidos. A adição de base à alimentação das mulheres de meia-idade demonstrou efeito positivo na densidade óssea.[245]

A acidemia induz também a um balanço de nitrogênio negativo e estimula a excreção renal de amônia. Como já abordado, a proteína muscular é dividida para produzir aminoácidos que são convertidos na glutamina que forma o substrato para a secreção de NH_4^+.[238,239] O ácido estimula diretamente a produção de glutamina, aumentando a degradação da proteína muscular e a oxidação dos aminoácidos de cadeia ramificada a fim de gerar substrato para a sintetização da glutamina no fígado.[240] Além disso, a acidemia eleva os níveis dos hormônios catabólicos, tais como o cortisol e o hormônio da paratireoide, aumentando ainda mais a perda de massa muscular, e induz a resistência muscular específica à ação dos hormônios anabólicos (insulina e fator de crescimento semelhante a insulina do tipo 1). Esse efeito catabólico pode ocorrer no caso de dieta ácida: mulheres de meia-idade mostraram uma melhora no balanço de nitrogênio quando suas dietas foram suplementadas com base.[125] Os suplementos de base constituem um auxílio ergonômico eficaz para o desempenho esportivo,[246] podem ser úteis para a reabilitação muscular em pacientes idosos,[247,248] e podem melhorar a massa muscular na DRC.[249] Portanto, a correção da acidemia fornece importantes benefícios nutricionais para o metabolismo muscular e do Ca^{2+}.

As dietas ricas em proteínas podem aumentar a lesão renal em pacientes com DRC, e a acidemia é um mediador potencial desse efeito.[239] O hormônio adrenal aldosterona é estimulado pelo ácido e aumenta a secreção renal líquida de ácidos.[19,68] A progressão da insuficiência cardíaca congestiva e da DRC já foi atribuída à ação da aldosterona.[239,249,250] Embora não tenham sido realizados estudos cardíacos, o decréscimo da acidemia com $NaHCO_3$ demonstrou retardar a perda da função renal em paciente com DRC avançada.[249]

Acidose hiperclorêmica

Os ácidos metabólicos estão em duas formas: (a) associados à adição de HCl ou à remoção de quantidade equivalente de HCO_3^- ou (b) originários da adição de um ácido orgânico não metabolizável.[19,68,233] Quando o HCl é adicionado ou o HCO_3^- é perdido, a concentração sérica de Cl^- aumenta, e a de HCO_3^- diminui, provocando, assim, a chamada acidose metabólica hiperclorêmica. Essa é uma condição resultante da perda de HCO_3^- nas fezes, em caso de diarreia ou pela retenção de H^+ na DRC. A adição de um ácido não metabolizado provoca uma acidose hiperclorêmica em virtude da perda de ânion orgânico na urina após a liberação de H^+. À medida que o nível de HCO_3^- decresce, o Cl^- sai das células para manter a eletroneutralidade, enquanto no indivíduo que tem uma dieta rica em proteínas o ânion enxofre se perde na urina. O próton ainda existente se combina ao Cl^- e provoca acidose hiperclorêmica. Um efeito semelhante ocorre quando as infusões parenterais de aminoácidos não são tamponadas com base suficiente.

Causas da acidose hiperclorêmica e respectivas terapias. O diagnóstico correto da causa de acidose metabólica é importante na medida em que as dietas e terapias variam.[19,68,233] A perda diarreica de HCO_3^- é a causa mais comum de acidose hiperclorêmica e, normalmente, é diagnosticada com base no histórico do paciente. Quando a diarreia não é óbvia, a culpa geralmente recai sobre laxantes, intolerância à lactose, enteropatia glúten-sensível, produtos hiperosmolares para alimentação enteral líquida, medicamentos ou suplementos alimentares que aumentam o volume das fezes, ou drenagem cirúrgica de fluido biliar ou pancreático rico em HCO_3^-. Como a excreção urinária de NH_4^+ se eleva em função dos mecanismos de compensação renal, as medições indiretas de NH_4^+ na urina podem ser utilizadas para confirmar o diagnóstico.[239] Considerando-se que a acidose atrasa a reposição das reservas proteicas e aumenta o anabolismo ósseo, os efeitos catabólicos da acidose crônica desempenham um papel importante nas alterações nutricionais resultantes de diarreia crônica. O uso de suplementos-base, tais como K^+, Ca^{2+} ou sais de Na^+, pode proporcionar benefícios significativos.[251] Ao selecionar produtos alimentícios, é importante levar em consideração o fornecimento adequado – mas não excessivo – de proteína, bem como a carga osmolar e a facilidade de digestão para acelerar a recuperação.

A acidose urêmica observada na lesão renal aguda ou DRC pode ser facilmente diagnosticada pela medição dos níveis de creatinina sérica e nitrogênio ureico no sangue.[19,68,250] Como o desenvolvimento da acidose renal depende da produção de ácido, isso varia muito de acordo com o teor de proteínas e legumes da dieta.[239] Infelizmente, uma alimentação pobre em K^+, por vezes necessária no caso de DRC avançada, geralmente é deficiente em base orgânica, requerendo o uso de HCO_3^- em comprimidos como suplementação. Estudos sugerem também que a acidose costuma ocorrer com uma TFG de 40 mL/minuto (estágio 3 da DRC), em decorrência do consumo excessivo de proteína ou insuficiente de base, ou da presença de acidose tubular renal (ATR) (ver adiante). A restrição moderada de proteínas pode resultar no desenvolvimento de acidose urêmica, quando a TFG cai para menos de 20 mL/minuto (estágio 4 da DRC).[239] A restrição proteica na dieta e o $NaHCO_3$ são terapias eficazes para a acidose na DRC.[239,249,252] Ambas as terapias já demonstraram benefícios para os anabolismos muscular e ósseo e capacidade de retardar a perda da função renal. Entretanto, a restrição proteica deve fazer parte de uma dieta cuidadosamente concebida e controlada (ver o capítulo sobre doença renal).

A ATR ocorre quando o rim não consegue excretar o ácido e não há presença de DRC avançada.[19,68,252] Existem três tipos de ATR. A ATR do tipo I, também chamada clássica ou distal, caracteriza-se por uma incapacidade de reduzir maximamente o pH da urina para menos de 5,5. A ATR do tipo I pode se desenvolver como uma deficiência primária ou em decorrência de toxicidade medicamentosa, doenças renais tubulointersticiais, doença autoimune ou outras doenças renais.[252] A condição associa-se a uma baixa concentração sérica de K^+ e à presença de cálculos renais.[68,252,253] A gestão da dieta depende de uma alimentação rica em K^+ e base, com alto teor de frutas e legumes e baixo teor de proteína animal (ver a dieta DASH). Os suplementos-base de K^+ são eficazes no tratamento.

A ATR do tipo II, também conhecida como ATR proximal, provoca defeitos na reabsorção proximal de HCO_3^-.[19,68,252] A maioria dos pacientes com ATR proximal apresenta indícios de disfunção tubular proximal generalizada (i.e., síndrome de Fanconi), que se manifesta por bicarbonatúria, aminoacidúria, glicosúria, fosfatúria e uricosúria. Dentre essas condições, a glicosúria renal (glicosúria na presença de glicose sanguínea normal) é muito útil ao diagnóstico da síndrome de Fanconi. A ATR do tipo II pode ser um distúrbio primário decorrente de disfunção renal genética ou adquirida, ou induzido por medicamentos que inibem a anidrase carbônica. A hipocalemia é uma condição observada tanto na ATR do tipo I quanto II, mas tende a ser mais grave na primeira do que na segunda. Como as perdas de HCO_3^- na urina não podem ser repostas apenas com a alimentação, as considerações dietéticas geralmente visam à reposição de K^+ e PO_4^-. É necessária uma terapia com altas doses utilizando base de K^+, Na^+ e Ca^{2+} para normalizar o equilíbrio ácido-base.

A ATR do tipo IV é causada pela deficiência de aldosterona ou ausência de resposta tubular à aldosterona e resulta no comprometimento da secreção de K^+ tubular renal e em hipercalemia.[200] Embora a secreção reduzida de H^+ no túbulo coletor tenha o seu papel, o principal mecanismo da acidose na ATR do tipo IV é o comprometimento da produção de amônia no túbulo proximal por indução da hipercalemia. Portanto, o controle do K^+ é a principal consideração nutricional. Como visto, uma dieta com pouco teor de K^+ costuma ter um baixo teor de base, de modo que o $NaHCO_3$ é um complemento eficaz.

Acidose de hiato aniônico (*anion gap*)

A superprodução sólida de ácido orgânico ocorre em duas síndromes fatais (a acidose láctica e a cetoacidose), resultantes de uma falha catastrófica no metabolismo energético.[19,68,251] Por causa dessa produção excessiva, o rim não consegue excretar o ácido orgânico de forma suficientemente rápida, e o ânion fica retido no organismo. Como o ânion se acumula no sangue como uma carga negativa, o H^+ liberado provoca uma queda na concentração sérica de HCO_3^- sem qualquer alteração nos níveis séricos de Cl^-. Uma vez que o ânion não é medido em testes químicos da rotina clínica, aparentemente falta um ânion no soro do paciente.[19,68,252] Esse "hiato aniônico" é clinicamente empregado para detectar a acidose causada por ácidos orgânicos não metabolizáveis, que não se perdem na urina.

O termo *hiato aniônico* subentende uma lacuna entre as concentrações de cátions e ânions, o que obviamente não é verdade; a concentração total de cátions no soro deve ser exatamente igual à de ânions.[19,68] Uma mudança no Na^+ sérico normalmente não altera o hiato aniônico, porque o Cl^- sérico geralmente muda na mesma direção. Considerando-se que a concentração sérica normal de K^+ é quantitativamente um componente irrelevante dos eletrólitos séricos, o hiato aniônico é calculado a partir das concentrações de Na^+, Cl^-, e HCO_3^-, como demonstrado a seguir:

$$HA = Na^+ - (Cl^- + HCO_3^-)$$

Como os cátions não medidos superam os ânions não medidos, o valor normal é de aproximadamente 10 mEq/L (8 a 14 mEq/L). Embora a concentração total de ânions não medidos (i. e., outros ânions, exceto o Cl^- e o HCO_3^-) seja de aproximadamente 23 mEq/L, o HA é de apenas 12 mEq/L por causa da presença de aproximadamente 11 mEq/L de cátions não medidos (i. e., outros cátions, exceto o Na^+).[254] O HA normalmente aumenta com o acúmulo dos ânions de ácidos, tais como o sulfato, o lactato ou as cetonas. O HA normalmente diminui em decorrência de uma redução da concentração sérica de albumina.[252,255] Em função da albumina ser uma proteína de carga negativa, ela é responsável por grande parte do HA normal. O HA varia também por outras influências, como alterações severas no pH e a hipergamaglobulinemia. A interpretação adequada de um HA sérico requer o conhecimento da existência de condições que influenciam o HA, embora elas possam não ter qualquer efeito direto sobre a acidose metabólica. Por exemplo, se uma pessoa com hipoalbuminemia desenvolve acidose láctica com insuficiência renal, o HA pode ser normal, uma vez que a baixa concentração de albumina e o lactato acumulado têm efeitos opostos sobre o HA. Desconhecendo-se o efeito da albumina sérica sobre o HA, pode-se ignorar a existência de acidose láctica com base em um HA normal.

O HA aumenta provavelmente por causa de acidose orgânica (acidose láctica e cetoacidose, acidose urêmica e acidose resultante de determinadas toxinas) (ver Tab. 6.9).[19,68,252] A maioria dos casos de acidose na DRC é acompanhada por um HA normal, porque os rins ainda mantêm a sua capacidade de apurar adequadamente o enxofre proveniente das proteínas. Somente nas insuficiências renais crônica avançada e aguda ocorre aumento do HA. Quando a TFG cai para menos de 15 mL/minuto, os sulfatos de ácidos aminados da dieta se acumulam no sangue e provocam acidose de HA.

Acidose láctica. No metabolismo celular, os carboidratos são reduzidos primeiro ao ácido pirúvico (piruvato), por meio da glicólise. O ácido pirúvico pode entrar nas mitocôndrias para ser metabolizado e transformado em CO_2 e água na presença de oxigênio no ciclo do ácido tricarboxílico (ciclo de Krebs), ou ser reciclado e transformado em ácido láctico e, posteriormente, em glicose novamente. Portanto, a disponibilidade de oxigênio, normalmente, é o principal regulador da produção de lactato e explica o uso clínico da acidose láctica como marcador essencial da hipóxia tecidual.[253] A hipóxia pode surgir do aumento da demanda de oxigênio (p. ex., exercício, convulsões, câncer) ou a partir da redução da produção de oxigênio (p. ex., choque, insuficiência respiratória causada por anemia severa e intoxicação por monóxido de carbono).[252] A desidrogenase de lactato e o cofator nicotinamida adenina dinucleotídeo reduzida (NADH) são necessários para a produção de lactato no tecido periférico (geralmente muscular) e para a reconversão de lactato em ácido pirúvico no fígado e, em menores proporções, nos rins. Por essa razão, a hipóxia, às vezes, afeta tanto a produção quanto o metabolismo de ácido láctico. Uma concentração elevada de ácido pirúvico e uma maior proporção de NADH/NAD^+ aumentam a produção de ácido láctico, diminuindo, ao mesmo tempo, o seu metabolismo. A redução do metabolismo de lactato é, em grande parte, responsável pela acidose láctica em intoxicação alcoólica aguda (o etanol aumenta a relação NADH/NAD^+), intoxicação por salicilato e metformina e doença hepática grave.[251,252]

Cetoacidose. Os cetoácidos, o ácido acetoacético e o ácido β-hidroxibutírico são produzidos no fígado a partir dos ácidos graxos livres (AGL) e metabolizados pelos tecidos extra-

-hepáticos.[19,68,256] O aumento da produção de cetoácidos, principal mecanismo para o acúmulo de cetoácidos, requer uma concentração elevada de AGL e a sua conversão em cetoácidos no fígado. A deficiência de insulina é responsável pela maior mobilização dos AGL provenientes do tecido adiposo, enquanto o excesso de glucagon e a deficiência de insulina estimulam a conversão hepática de AGL em cetoácidos. O passo inicial para a produção de cetoácidos a partir dos AGL é a entrada de AGL nas mitocôndrias, um processo que exige a acilcarnitina transferase. Essa etapa é estimulada pelo excesso de glucagon. O próximo passo é o metabolismo dos AGL em acetilcoenzima A, e, por fim, em cetoácidos. O desvio da acetilcoenzima A para a ressíntese de ácidos graxos necessita da enzima acetilcoenzima A carboxilase. A inibição dessa enzima por deficiência de insulina, excesso de glucagon ou excesso de hormônios induzidos pelo estresse contribui ainda mais para o aumento da síntese de cetoácidos.

Desse modo, na ausência de efeito da insulina, a disponibilidade de AGL e a elevação dos níveis de glucagon são requisitos necessários para a formação de cetona no fígado. Embora essas condições estejam presentes na inanição prolongada (cetose por inanição), a expressão plena de cetoacidose fatal ocorre somente em caso de cetoacidoses diabética e alcoólica. Apenas pacientes diabéticos com um nível de produção de insulina muito baixo (diabetes do tipo 1) ou com severa resistência à insulina desenvolvem uma cetoacidose grave.[256,262] Em pacientes com diabetes do tipo 1, a falta de insulina estimula a produção de glucagon de maneira mais significativa do que a inanição isoladamente, mobilizando maiores quantidades de AGL. A hiperglicemia leva à perda de Na^+ pela urina através de diurese osmótica, enquanto as náuseas e os vômitos resultam em uma redução da ingestão de Na^+. A falta de Na^+ compromete a função renal, aprisiona as cetonas no organismo e bloqueia a excreção de ácidos. A insulina, a infusão de NaCl e, normalmente, a glicose adicional são necessárias para tratar a cetoacidose diabética. Embora o etanol seja metabolizado e transformado em uma cetona – o acetoacetato – pela enzima álcool-desidrogenase, o consumo ocasional de álcool não causa a cetose.[68] O consumo prolongado de álcool na ausência da ingestão de carboidratos resulta em um aumento acentuado da supressão de glucagon e insulina. A liberação de AGL é estimulada e ocorre a depleção de Na^+ por efeito do etanol como diurético osmótico excretado na urina. Os carboidratos e o NaCl são suficientes para reverter a cetoacidose alcoólica. Como a inanição está associada a níveis relativamente elevados de insulina e inferiores de glucagon e AGL, a formação de cetona é menor e não leva à acidemia com risco de vida.

As bases dos cetoácidos são rapidamente eliminadas na urina após a perda de seu respectivo próton.[19,68,256] Os dois principais cetoácidos, o ácido acetoacético e o ácido β-hidroxibutírico, podem ser convertidos de um para o outro por desidrogenase do ácido β-hidroxibutírico e pelo cofator NADH. Consequentemente, a proporção entre o NADH e o NAD^+ é o principal fator determinante da razão entre o ácido acetoacético e o ácido β-hidroxibutírico. Esse é um aspecto importante, uma vez que o exame de urina para pesquisa de cetoácidos detecta apenas o ácido acetoacético. Quando o ácido β-hidroxibutírico é a cetona primária, pode haver erro no diagnóstico de acetoacidose. Essa situação pode ocorrer em caso de choque ou cetoacidose alcoólica.

Outros tipos. Vários tipos diferentes de intoxicação podem levar à acidose de HA. Uma superdosagem de salicilato (aspirina), conforme mencionado, pode resultar em acidose láctica.[19,68] Assim como o etanol, outros álcoois, inclusive o metanol (álcool da madeira) e o propileno glicol (anticongelante), são metabolizados pela álcool e aldeído desidrogenase.[257] Ao invés da formação de acetona e, subsequentemente, ácido acetoacético com o etanol, o metanol forma o formaldeído e o ácido fórmico, e o etileno glicol constrói o ácido glicólico. O ácido glicólico é, posteriormente, metabolizado e transformado em oxalato. O formaldeído causa a cegueira característica do envenenamento por metanol, enquanto o oxalato se cristaliza na urina com o Ca^{2+} em concentrações elevadas, causando lesão renal aguda. Por fim, as bactérias do intestino podem criar vários ácidos orgânicos que são difíceis de medir quando crescem demais no trato GI.

Tratamento. A correção do distúrbio subjacente é a melhor terapia à acidose metabólica causada por HA.[258,259] Quando possível, a promoção do metabolismo do ácido orgânico é extremamente eficaz. Por exemplo, quando a cetoacidose é tratada com insulina, o acetoacetato e o ácido β-hidroxibutírico são metabolizados na base produtora do ciclo de Krebs. Portanto, o álcali exógeno raramente é necessário na cetoacidose. Quando o ácido láctico é resultado de superprodução fisiológica, durante a prática de exercícios ou a ocorrência de convulsões, ele é rapidamente metabolizado. A restauração do fornecimento de oxigênio para os tecidos com ácido láctico induzido por hipóxia é igualmente eficaz, porém, muitas vezes, não é possível em função da gravidade da doença.

A rápida restauração do pH normal com a terapia de base geralmente é desnecessária, podendo ser indesejável por várias razões.[259] A elevação repentina do pH extracelular pode causar acidose paradoxal de fluido cerebrospinal. A restauração rápida de um nível sérico normal de HCO_3^- na acidose metabólica também seria indesejável, porque a hiperventilação persistente produziria um pH sanguíneo muito elevado. O objetivo inicial do tratamento de acidose metabólica grave deve ser a elevação do pH sanguíneo a um nível em que os efeitos cardiovasculares adversos da acidemia grave possam ser evitados. Embora o risco de acidose varie com a idade e a condição cardiovascular dos pacientes, as orientações de cuidados intensivos sugerem enfaticamente o objetivo de substituição por um pH de 7,15.[243]

Acidose respiratória

Causas e patogênese

A diminuição da ventilação dos pulmões provoca o acúmulo de CO_2 no organismo.[19,68,260] Em geral, as causas da acidose respiratória são bastante evidentes (Tab. 6.10) e incluem doenças do pulmão (mais comuns), dos músculos respiratórios, do nervo respiratório, da caixa torácica e das vias aéreas e a supressão do centro respiratório por meio de acidente vascular cerebral, fármacos como o fenobarbital, ou pelo hipotireoidis-

Tabela 6.10 Causas de acidose respiratória aguda e crônica

Inibição do centro respiratório medular
A. Aguda
1. Fármacos: opioides, anestésicos, sedativos
2. Apneia central do sono
3. Parada cardíaca
B. Crônica
1. Obesidade mórbida
Disfunções dos músculos respiratórios e da parede torácica
A. Agudas
1. Fraqueza muscular
Miastenia grave
Paralisia periódica
Síndrome de Guillain-Barré
Hipocalemia severa
Hipofosfatemia severa
B. Crônicas
1. Fraqueza muscular
Poliomielite
Esclerose lateral amiotrófica
Esclerose múltipla
Mixedema
2. Cifoescoliose
3. Obesidade mórbida
Obstrução das vias aéreas superiores
A. Aguda
1. Aspiração de corpo estranho ou vômito
2. Apneia obstrutiva do sono
3. Laringoespasmo
Disfunções que afetam as trocas gasosas pela artéria pulmonar
A. Agudas
1. Exacerbação de doença pulmonar subjacente (aumento da produção de dióxido de carbono com dieta rica em carboidratos)
2. Síndrome da angústia respiratória do adulto
3. Edema agudo pulmonar cardiogênico
4. Asma severa ou pneumonia
B. Crônicas
1. Doença pulmonar obstrutiva crônica
Bronquite
Enfisema
Ventilação mecânica

mo grave. Embora estudos sugiram sutis diferenças entre as complicações das acidoses respiratória e metabólica, na prática clínica, as duas condições são praticamente indistinguíveis, exceto pelos efeitos nutricionais sobre os músculos. A compensação renal por acidose respiratória envolve a retenção de HCO_3^-, de modo que a produção de amônia (e, consequentemente, o uso da glutamina) não chega a ser tão afetada.[261]

Tratamento

Todos os casos de acidose respiratória são causados por hipoventilação alveolar; no entanto, na acidose respiratória grave, deve-se procurar normalizar a ventilação.[260] Quando a restauração da ventilação efetiva é adiada e o paciente está em coma ou apresenta arritmias cardíacas, a acidose pode ser temporariamente tratada com a administração de álcalis. Entretanto, a administração de HCO_3^- não é muito eficaz para a correção do nível de pH no cérebro, em função da sua lenta penetração no sistema nervoso central. Depois de 24 a 96 horas, os rins respondem à acidose respiratória e controlam o pH pela compensação renal.[261] Como resultado da compensação, a hipóxia causa um problema maior do que a acidose respiratória crônica. Vários medicamentos já foram testados para estimular a respiração em caso de acidose respiratória aguda e crônica.[19] A apneia da prematuridade já foi tratada com estimulantes respiratórios como o doxapram e as metil-xantinas, o citrato de cafeína e a teofilina. A cafeína ocorre naturalmente no café e é um aditivo alimentar comum. A teofilina ocorre naturalmente no chá preto e em plantas correlatas. O citrato de cafeína é o medicamento de escolha consensual para bebês prematuros com depressão respiratória. Na doença pulmonar obstrutiva crônica, foram experimentados a teofilina, o doxapram e os derivados da progesterona, entre os quais a progesterona, a medroxiprogesterona e a clormadinona.[262]

Alcalose metabólica

Causas e patogênese

Em uma concentração sérica normal de HCO_3^- em uma alimentação ocidental, o HCO_3^- filtrado no glomérulo é quase totalmente reabsorvido.[68,233,237] Quando a concentração sérica de HCO_3^- se eleva acima do nível normal, a reabsorção de HCO_3^- está incompleta, iniciando-se a bicarbonatúria. Um leve aumento no HCO_3^- sérico para mais de 24 mEq/L provoca uma bicarbonatúria acentuada. Por essa razão, quando a manutenção tubular renal de HCO_3^- e a TFG estão normais, é muito difícil manter uma concentração plasmática elevada de HCO_3^-, a menos que seja administrada uma quantidade enorme de HCO_3^-. Portanto, a manutenção da alcalose metabólica exige duas condições: um mecanismo para aumentar o HCO_3^- plasmático e outro para manter essa concentração elevada. A concentração de HCO_3^- pode ser elevada com a administração de álcalis, pela perda gástrica de HCl através de aspiração nasogástrica ou vômitos, ou pela produção renal de HCO_3^-. A concentração plasmática de HCO_3^- pode ser mantida em um nível elevado se o HCO_3^- não for filtrado no glomérulo, em virtude de insuficiência renal avançada ou se o HCO_3^- filtrado for rapidamente reabsorvido em decorrência do aumento do limiar renal de HCO_3^-.[19] As duas causas mais comuns para o aumento do limiar renal de HCO_3^- são a depleção volumétrica e de K^+, mas o excesso de aldosterona também pode ser uma delas (Tab. 6.11).

Quando a alcalose metabólica é o resultado da depleção volumétrica, a excreção urinária de Cl^- é reduzida.[19,68,237]

A medida do Na^+ urinário não é um índice confiável de depleção volumétrica na alcalose metabólica, pois a excreção de HCO_3^- provoca perda obrigatória de Na^+ apesar da depleção volumétrica. A alcalose metabólica acompanhada por uma baixa concentração urinária de Cl^- pode ser corrigida com a administração de alimentos que contenham Cl^- ou de solução intravenosa, como NaCl ou KCl – daí o termo alcalose metabólica Cl^-sensível. Os pacientes com alcalose metabólica Cl^-sensível apresentam depleção volumétrica, e a resposta ao Cl^- por si só sugere que ele ajuda a regular o volume extracelular.[16] Quando a depleção volumétrica é causada pela perda renal primária de Na^+ (p. ex., com diuréticos), a perda urinária de Cl^- não é reduzida, apesar da depleção

Tabela 6.11 Causas da alcalose metabólica
Sensíveis ao cloreto (cloreto urinário baixo)
A. Perda gastrintestinal de ácido e cloreto
1. Vômitos, sucção nasogástrica
2. Adenoma viloso
B. Renais
1. Diuréticos
2. Estado pós-hipercápnico
3. Baixa ingestão de cloreto
4. Hipercalcemia
5. Resistência aniônica (geralmente penicilina)
C. Administração de bases
1. Base de cálcio (carbonato de cálcio, citrato de cálcio) Síndrome alcalina do leite
2. Base de sódio ou potássio (bicarbonato de sódio, citrato de potássio)
3. Produtos derivados de sangue (citrato)
4. Nutrição parenteral com alto teor de acetato
Com baixa concentração de cloreto na urina, sem nenhuma resposta ao cloreto
A. Depleção do volume circulante efetivo
1. Insuficiência renal
2. Insuficiência cardíaca
3. Cirrose hepática
Resistentes ao cloreto (níveis normais de cloreto na urina)
A. Aumento da ação da aldosterona
1. Hiperaldosteronismo
2. Síndrome de Cushing
3. Alcaçuz natural
4. Pseudo-hiperaldosteronismo
5. Hipocalemia severa

volumétrica. Quando há formação de edema (insuficiência cardíaca, cirrose), é possível que a administração de Cl^- não melhore a alcalose metabólica. Embora o padrão da excreção urinária de Cl^- sugira alcalose metabólica Cl-sensível, a administração de líquidos normalmente não restaura o volume vascular efetivo a um nível normal.[237]

A alcalose metabólica acompanhada de excreção normal de Cl^- pela urina é chamada alcalose metabólica Cl-resistente (p. ex., alcalose induzida por hipocalemia), e a administração de Cl^- não corrige a alcalose em tal condição.[237] O aumento da atividade da aldosterona é a causa mais comum de alcalose Cl-resistente, mas a hipocalemia severa também pode produzir essa condição. O limiar renal de HCO_3^- se eleva na depleção de K^+ em razão de uma melhor reabsorção tubular de HCO_3^- e de redução da TFG, o que poderia diminuir a carga filtrada de HCO_3^-. Essa condição responde rapidamente à depleção de K^+.

Complicações

A alcalemia crônica leve é extremamente bem tolerada e, como vimos anteriormente, pode ter benefícios nutricionais para neutralizar os efeitos negativos da dieta ocidental ácida.[125,245] A alcalemia moderada, no entanto, pode ser um sinal de depleção volumétrica (deficiência de Cl^-) por excesso de diurese, vômitos crônicos, insuficiência cardíaca ou outras condições.[237] A deposição de Ca^{2+} nos rins (pedras ou nefrocalcinose), e talvez nos vasos sanguíneos, pode tornar-se um problema grave se a alcalemia for causada pela ingestão excessiva de base, especialmente na forma dos sais de cálcio.[237,241]

Os principais problemas da alcalose metabólica são drasticamente reduzidos com o fornecimento de oxigênio para os tecidos e uma queda do Ca^{2+}.[237] Assim como a acidemia é um vasodilatador, a alcalemia causa vasoconstrição. Ainda, o efeito de Bohr reduz a liberação de oxigênio da hemoglobina na presença de um pH elevado. Desse modo, a alcalemia está associada ao fornecimento reduzido de oxigênio para os tecidos. A compensação respiratória no caso de alcalose metabólica consiste na redução do *drive* respiratório, de modo que a alcalose pode complicar o manejo da insuficiência respiratória. O Ca^{2+} (um cátion divalente) liga-se aos ácidos carboxílicos das proteínas, reduzindo a sua concentração efetiva. O Ca^{2+} livre ou ionizado cai com a alcalemia à medida que as proteínas tamponam o aumento do pH, com a doação de prótons. As cargas negativas livres ligam-se ao Ca^{2+} e diminuem a sua biodisponibilidade. Consequentemente, os sintomas da alcalemia aguda são, em grande parte, os mesmos da hipocalcemia. Com um pH acima de 7,75, não há Ca^{2+} livres suficientes para uma contratilidade cardíaca normal, ocorrendo a morte rapidamente.

Tratamento

Quando um aumento do limiar renal de HCO_3^- na alcalose metabólica é causado por uma redução do volume vascular efetivo e por hipocalemia, a correção dessas anomalias leva à rápida restauração da concentração sérica de HCO_3^- na maioria dos pacientes. A correção de um volume vascular efetivo baixo é obtida com a administração de solução salina normal ou seminormal. Às vezes, a interrupção de um agente agressor (p. ex., um diurético) e a restauração da ingestão normal ou elevada de sal são suficientes. Se a depleção volumétrica precisar ser corrigida, deve-se proceder à administração de Cl^- – em forma de NaCl ou KCl – em substituição ao HCO_3^- excretado.[242] Em determinadas situações clínicas, tais como em condições da formação de edema, o tratamento do volume vascular efetivo reduzido com solução salina não é eficaz. Em tais situações, a acetazolamida (Diamox), um inibidor da anidrase carbônica, trata a alcalose metabólica e o edema.[237] Sua administração geralmente reduz o limiar renal de HCO_3^- a um nível abaixo do normal, mas, apesar do fármaco, o limiar de HCO_3^- pode permanecer supranormal em pacientes com depleção volumétrica grave. Em pacientes com insuficiência renal, a alcalose metabólica pode ser tratada com a administração de ácido clorídrico diluído ou sais acidificantes, ou com a diálise. Os sais acidificantes incluem NH_4^+Cl, Cl de arginina e Cl de lisina. O metabolismo desses sais resulta na liberação de HCl, que, em seguida, neutraliza o HCO_3^-. A administração direta de HCl em grandes veias também já foi utilizada. Se a causa da alcalose metabólica estiver na perda contínua de ácido gástrico, pode-se utilizar um inibidor da secreção de ácido, tais como os bloqueadores da histamina (H_2) ou os inibidores da bomba de prótons.

Alcalose respiratória

Causas e patogênese

À exceção da alcalose induzida por respirador e hiperventilação voluntária, a alcalose respiratória é sempre o resultado da estimulação do centro respiratório (Tab. 6.12).[19,64,260] As duas

Tabela 6.12	Causas da alcalose respiratória
Hipoxemia	
A. Doença pulmonar	
Edema pulmonar	
Pneumonia	
Fibrose pulmonar	
Embolia pulmonar	
B. Insuficiência cardíaca congestiva	
C. Anemia severa	
D. Residência em altitude elevada	
Estimulação direta do centro respiratório medular	
A. Hiperventilação psicogênica ou voluntária	
B. Insuficiência hepática	
C. Septicemia por Gram-negativo	
D. Intoxicação por salicilatos	
E. Gravidez	
F. Estado após a correção da acidose metabólica	
G. Disfunções neurológicas: acidentes vasculares cerebrais, tumores pontinos	

causas mais comuns de alcalose respiratória são a estimulação hipóxica do centro respiratório e a estimulação pelos receptores pulmonares, causada por diversas lesões no pulmão, tais como pneumonia, congestão pulmonar e embolia pulmonar. Determinados fármacos, como o salicilato e a progesterona, estimulam diretamente o centro respiratório.[263] A alcalose respiratória é comum na sepse por bactérias Gram-negativas e nas doenças hepáticas, por meio de um mecanismo desconhecido. O pH sanguíneo tende a ser extremamente elevado quando a alcalose respiratória é causada por estimulação psicogênica do centro respiratório por se tratar de condição normalmente superaguda, razão pela qual não há tempo para a compensação. As complicações da alcalemia respiratória grave estão relacionadas aos baixos níveis de Ca^{2+} ionizados.

Tratamento

Na alcalose respiratória crônica, normalmente não há necessidade de tratamento, porque a compensação renal restaura o pH do sangue a valores quase normais.[260] A alcalose leve pode ser benéfica do ponto de vista nutricional. Na alcalose respiratória aguda resultante de hiperventilação psicogênica, o PCO_2 pode ser aumentado por meio do uso de um saco para respiração repetida. Se isso não funcionar, é possível que o paciente necessite de sedação para deprimir o centro respiratório.

Agradecimentos

Gostaríamos de agradecer aos doutores Man S. Oh e Jaime Uribarri por seu trabalho anterior neste capítulo da décima edição do presente livro.[19]

Referências bibliográficas

1. Carroll HJ, Oh MS. Water, Electrolyte, and Acid-Base Metabolism. Philadelphia: JB Lippincott, 1989.
2. Berl T, Robertson GL. Pathophysiology of water metabolism. In: Brenner BM, ed. The Kidney. 6th ed. Philadelphia: WB Saunders, 2000:866–924.
3. Altman PL, Dittmer DS, eds. Blood and Other Body Fluids. Washington, DC: Federation of American Societies for Experimental Biology, 1961.
4. Gamble JL Jr, Robertson JS, Hannigan CA et al. J Clin Invest 1953;32:483–9.
5. Sterns RH, Palmer BF, eds. Nephrol Self Assess Program 2007;6:21–272.
6. Hendry EF. Clin Chem 1961;155:154–64.
7. Conway EJ. Physiol Rev 1957;37:84–132.
8. Maffly RH, Leaf A. Gen Physiol 1959;42:1257–75.
9. Conway EJ, McCormack JI. J Physiol (Lond) 1953;120:1.
10. Maffly RH, Leaf A. Nature 1958;182:60–1.
11. Selkurt EE, Womack I, Dailey WN. Am J Physiol 1965;209: 95–9.
12. Mulvaney MJ. Structural changes in the resistance vessels in human hypertension. In: Laragh JH, Brenner BM, eds. Hypertension: Pathophysiology, Diagnosis, and Management, vol 1. New York: Raven Press, 1995:503–13.
13. Whelton PK, He J, Appel LJ et al. JAMA 2002;288:1882–8.
14. Oh MS, Carroll HJ. External balance of electrolytes and acids and alkali. In: Seldin DW, Giebisch G, eds. The Kidney. 3rd ed. Philadelphia: Lippincott Williams & Wilkins, 2000:33–60.
15. Guyton AC, Coleman TG, Cowley AV Jr et al. Am J Med 1972;52: 584–94.
16. Papadoyannakis NJ, Stefanidis CJ, McGeowan M. Am J Clin Nutr 1984;40:623–7.
17. Lentner C. Geigy Scientific Tables, vol 1: Units of Measurement, Body Fluids, Composition of the Body, Nutrition. Basel: Ciba-Geigy, 1986:243–60.
18. Hill LL. Pediatr Clin North Am 1990;37:241–56.
19. Oh MS, Uribarri J. Electrolytes, water, and acid-base balance. In: Shils ME, Shike M, Ross AC et al, eds. Modern Nutrition in Health and Disease. 10th ed. Baltimore: Lippincott Williams & Wilkins, 2006:149–93.
20. Weisberg HF. Ann Clin Lab Sci 1978;8:155–64.
21. Mount DB. Semin Nephrol 2009;29:196–215.
22. Ellison DH, Berl T. N Engl J Med 2005;356:2064–72.
23. Arieff AI, Llack F, Massry SG. Medicine (Baltimore) 1976; 55:121–9.
24. Fishman RA, Brain ED. N Engl J Med 1975;293:706–11.
25. Androgue HJ, Madias NE. N Engl J Med 2000;342:1494–9.
26. Hoffmann EK, Lambert IH, Pedersen SF. Physiol Rev 2009;89: 193–277.
27. Overgaard-Steensen C, Stø´dkilde-Jø´rgensen H, Larsson A et al. Am J Physiol Regul Integr Comp Physiol 2010;299:R521–32.
28. McKinley MJ, Allen AM, Burns P et al. Clin Exp Pharmacol Physiol Suppl 1998;25:61S–7S.
29. Ibata Y, Okamura H, Tanaka M et al. Front Neuroendocrinol 1999;20:241–68.
30. Wells T. Mol Cell Endocrinol 1998;136:103–7.
31. Bourque CW, Oliet SH. Annu Rev Physiol 1997;59:601–19.
32. Olsson K. Acta Paediatr Scand Suppl 1983;305:36–9.
33. Schrier RW, Berl T, Anderson RJ. Am J Physiol 1979;236:F321–32.
34. Eaton DC, Pooler J. Vander's Renal Physiology. 7th ed. New York: McGraw-Hill, 2009.
35. Pallone TL, Turner MR, Edwards A et al. Am J Physiol Regul Integr Comp Physiol 2003;284:R1153–75.
36. Hogg RJ, Kokko JP. Urine concentrating and diluting mechanisms in mammalian kidneys. In: Brenner BM, Rector FC, eds. The Kidney. Philadelphia: WB Saunders, 1986:251–79.
37. de Rouffignac C, Jamison RL. Kidney Int 1987;31:501–672.
38. Oh MS, Halperin ML. Nephron 1997;75:84–93.
39. Sands JM, Kokko JP. Kidney Int Suppl 1996;57:93S–9S.
40. Burg MB. Am J Physiol 1995;268:F983–9.
41. Schmidt-Nielson B. Fed Proc 1977;36:2493.
42. Knepper MA. Am J Physiol 1983;245:F634–9.
43. Hogg RJ, Kokko JP. Kidney Int 1978;14:428–36.
44. Gregger R, Schlatter E, Lang F. Pflugers Arch 1983;396:308–14.

45. Shirreffs SM, Maughan RJ. Am J Physiol 1998;274:F868–75.
46. Thornton SN. Physiol Behav 2010;100:15–21.
47. Mavrakis AN, Tritos NA. Am J Kidney Dis 2008;51:851–9.
48. Elkinton JR, Winkler AW, Danowski TS. J Clin Invest 1947; 26:1002–9.
49. Arieff AI. Principles of parenteral therapy. In: Maxwell MH, Kleeman CR, eds. Clinical Disorders of Fluid and Electrolyte Metabolism. 2nd ed. New York: McGraw-Hill, 1972:567–89.
50. Shoemaker WC, Walker WF. Year Book of Surgery. Chicago: Year Book Medical Publishers, 1970.
51. Adolph EF. Physiology of Man in the Desert. New York: Hafner, 1969.
52. Gaskill MB, Reilly M, Robertson GL. Clin Res 1983;31:780a.
53. Rendell M, McGrane D, Cuesta M. JAMA 1978;240:2557–9.
54. Hariprassad MK, Eisinger RP, Nadler IM et al. Arch Intern Med 1980;140:1639–42.
55. Levine S, McManus BM, Blackbourne BD et al. Am J Med 1987;82:153–5.
56. Vokes TJ, Gaskill MB, Robertson GL. Ann Intern Med 1988;108:190–5.
57. Arai K, Akimoto H, Inokami T et al. Nippon Jinzo Gakkai Shi 1999;41:804–12.
58. Leggett DA, Hill PT, Anderson RJ. Australas Radiol 1999; 43;104–7.
59. Siggaard C, Rittig S, Corydon TJ et al. J Clin Endocrinol Metab 1999;84:2933–4.
60. Rutishauser J, Kopp P, Gaskill MB et al. Mol Genet Metab 1999; 67:89–92.
61. Ito M, Jameson JL, Ito M. J Clin Invest 1997;99:1897–905.
62. Shibata S, Mori K, Teramoto S. No Shinkei Geka 1978;6: 795–801.
63. Siegel AJ. Harv Rev Psychiatry 2008;16:13–24.
64. Dundas B, Harris M, Narasimhan M. Curr Psychiatry Rep 2007;9:236–41.
65. Nielsen S, Frokiaer J, Marples D et al. Physiol Rev 2002; 82:205–44.
66. Aleksandrov N, Audibert F, Bedard MJ et al. J Obstet Gynaecol Can 2010;32:225–31.
67. Oyama H, Kida Y, Tanaka T et al. Neurol Med Chir (Tokyo) 1995;35:380–4.
68. Rose BD. Clinical Physiology of Acid-Base and Electrolyte Disorders. Chicago: R.R. Donnelley & Sons, 1989:657–60.
69. Oh MS, Carroll HJ. Crit Care Med 1992;20:94–103.
70. Loh JA, Verbalis JG. Endocrinol Metab Clin North Am 2008; 37:213–34.
71. Fukuda I, Hizuka N, Takano K. Endocr J 2003;50:437–43.
72. Magaldi AJ. Nephrol Dial Transplant 2000;15:1903–5.
73. Bouley R, Hasler U, Lu HA et al. Semin Nephrol 2008;28: 266–78.
74. Kirchlechner V, Koller DY, Seidl R et al. Arch Dis Child 1999;80:548–52.
75. Nguyen MK, Ornekian V, Butch AW et al. Am J Physiol 2007;292:F1652–6.
76. Oh MS, Dawood M, Carroll HJ. Proceedings of the American Society of Nephrology. Boston: American Society of Nephrology, 1993.
77. Weisberg LS. Am J Med 1989;86:315–8.
78. Nguyen MK, Rastogi A, Kurtz I. Clin Exp Nephrol 2006: 10;124–6.
79. Yun JJ, Cheong I. Intern Med J 2008;38:73.
80. Milionis HJ, Liamis GL, Elisaf MS. Can Med Assoc J 2002;166:1056–62.
81. Agraharkar M, Agraharkar A. Am J Kidney Dis 1997;30:717–9.
82. Akan H, Sargin S, Turkseven F et al. Br J Urol 1996;78:224–7.
83. Agarwal R, Emmett M. Am J Kidney Dis 1994;24:108–11.
84. Berl T, Anderson RJ, McDonald KM. Kidney Int 1976;10:117–21.
85. DeFronzo RA, Their SO. Arch Intern Med 1980;140:897–902.
86. Goldberg M. Med Clin North Am 1981;65:251–69.
87. Friedmann AS, Memoli VA, North WG. Cancer Lett 1993;75:79–85.
88. Hill AR, Uribarri J, Mann J et al. Am J Med 1990;88:357–64.
89. Palmer BF. Semin Nephrol 2009;29:257–70.
90. Costa KN, Nakamura HM, Cruz LR et al. Arq Neuropsiquiatr 2009;67:1037–44.
91. Sonnenblick M, Friedlander Y, Rosin AJ. Chest 1993;103: 601–60.
92. Bartter FC, Schwartz WB. Am J Med 1967;42:790–99.
93. Ajaelo I, Koenig K, Snoey E. Acad Emerg Med 1998;5:839–40.
94. Henry JA, Fallon JK, Kicman AT et al. Lancet 1998;351:1784.
95. Gold PW, Robertson GL, Ballenger JC et al. J Clin Endocrinol Metab 1983;57:952–7.
96. Hensen J, Haenelt M, Gross P. Eur J Endocrinol 1995;132: 459–64.
97. North WG. Exp Physiol 2000;85:27S–40S.
98. Arlt W, Dahia PL, Callies F et al. Clin Endocrinol (Oxf) 1997;47:623–7.
99. Johnson BE, Chute JP, Rushin J et al. Am J Respir Crit Care Med 1997;156:1669–78.
100. Argani P, Erlandson RA, Rosai J. Am J Clin Pathol 1997; 108:537–43.
101. Ferlito A, Rinaldo A, Devaney KO. Ann Otol Rhinol Laryngol 1997;106:878–83.
102. Koide Y, Oda K, Shimizu K et al. Endocrinol Jpn 1982;29:363–8.
103. Carvounis CP, Nisar S, Guro-Razuman S. Kidney Int 2002; 62:2223–9.
104. Musch W, Thimpont J, Vandervelde D et al. Am J Med 1995;99:348–55.
105. Oh MS, Carroll HJ. Nephron 1999;82:110–4.
106. Halperin ML, Bichet DG, Oh MS. Clin Nephrol 2001;56: 339–45.
107. Sterns RH. Am J Med 1990;88:557–60.
108. Sterns RH, Hix JK, Silver S. Curr Opin Nephrol Hypertens 2010;19:493–8.
109. Sterns RH, Nigwekar SU, Hix JK. Semin Nephrol 2009;29:282–99.
110. Sterns RH. Semin Nephrol 1990;10:503–14.
111. Sterns RH. Crit Care Med 1992;20:534–9.
112. Norenberg MD. Metab Brain Dis 2010;25:97–106.
113. Sterns RH, Hix JK. Kidney Int 2009;76:587–89.
114. Sterns RH, Hix JK. Am J Kidney Dis 2010;56:774–9.
115. Sterns RH. Ann Intern Med 1987;107:656–64.
116. Moritz ML, Ayus JC. Metab Brain Dis 2010;25:91–96.
117. Kumar S, Berl T. Semin Nephrol 2008;28:279–88.
118. Rozen-Zvi B, Yahav D, Gheorghiade M et al. Am J Kidney Dis 2010;56:325–37.
119. Sterns RH, Emmett M, eds. Nephrol Self Assess Program 2011;10:161–6.
120. Li-Ng M, Verbalis JG. Core Evid 2010;4:83–92.
121. Oh MS, Kim HJ. Nephron 2002;92(Suppl 1):56–9.
122. Nemerovski C, Hutchinson DJ. Clin Ther 2010;32:1015–32.
123. Josiassen RC, Curtis J, Filmyer DM et al. Expert Opin Pharmacother 2010;11:637–48.
124. Fang C, Mao J, Dai Y et al. J Paediatr Child Health 2010;46:301–3.
125. Frassetto L, Morris RC Jr, Sellmeyer DE et al. Eur J Nutr 2001;40:200–13.
126. Wingo C, Weiner ID. In: Brenner BM, ed. Brenner's and Rector's The Kidney, vol 2. Philadelphia: WB Saunders, 2000:998–1035.
127. Rastegar A, DeFronzo RA. In: Schrier RW, Gottschalk CW, eds. Diseases of the Kidney. 4th ed. Boston: Little, Brown, 1988:2921–45.
128. Shirreffs SM, Maughan RJ. Am J Physiol 1998;274:F868–75.
129. Meister B, Aperia A. Semin Nephrol 1993;13:41–9.

130. Feraille E, Carranza ML, Gonin S et al. Mol Biol Cell 1999;10:2847–59.
131. Sweeney G, Klip A. Mol Cell Biochem 1998;182:121–33.
132. Goguen JM, Halperin ML. Diabetologia 1993;36:813–6.
133. Powell WJ Jr, Skinner NS. Am J Cardiol 1966;18:73–82.
134. de la Lande IS, Manson J, Parks VJ et al. J Physiol (Lond) 1961;157:177–84.
135. Vick R, Todd E, Luedhe D. J Pharmacol Exp Ther 1972; 181:139–46.
136. Adrogue HJ, Madias NE. Am J Med 1981;71:456–67.
137. Guillerm R, Radziszewski E. Undersea Biomed Res 1979;6: S91–114.
138. Perez GO, Oster JK, Vaamondi CA. Nephron 1981;27:233–43.
139. Krapf R, Caduff P, Wagdi P et al. Kidney Int 1995;47:217–24.
140. Wang WH, Giebisch G. Pflugers Arch 2009;458:157–68.
141. Welling PA, Ho K. Am J Physiol 2009;297:F849–83.
142. Giebisch GH. Kidney Int 2002;62:1498–512.
143. Halperin ML, Kamel KS. Lancet 1998;352:135–40.
144. Giebisch G. Am J Physiol 1998;274:F817–33.
145. Bock HA, Hermle M, Brunner FP et al. Kidney Int 1992; 41:275–80.
146. Hollenberg NK. Hypertension 2000;35:150–4.
147. Laragh JH. J Hum Hypertens 1995;9:385–90.
148. Hall JE. Compr Ther 1991;17:8–17.
149. Stokes JB. J Clin Invest 1982;70:219–29.
150. Jamison RL. Kidney Int 1987;31:695–703.
151. Palmer B, Naderi A. J Am Soc Hypertens 2007;1:381–92.
152. Van Brummelen P, Schalekamp M, DeGraeff J. Acta Med Scand 1978;204:151–7.
153. Sacks FM, Willett WC, Smith A et al. Hypertension 1998;31:131.
154. Sacks FM, Svetkey LP, Vollmer WM et al. N Engl J Med 2001; 344:3–10.
155. Geleijnse JM, Kok FJ, Grobbee DE. J Hum Hypertens 2003; 17:471–80.
156. Espeland MA, Kumanyika S, Yunis C et al. Ann Epidemiol 2002;12:587–95.
157. Clemessy JL, Favier C, Borron SW et al. Lancet 1995;346: 877–80.
158. Matsumura M, Nakashima A, Tofuku Y. Intern Med 2000; 39:55–7.
159. Rakhmanina NY, Kearns GL, Farrar HC 3rd. Pediatr Emerg Care 1998;14:145–7.
160. Jordan P, Brookes JG, Nikolic G et al. J Toxicol Clin Toxicol 1999;37:861–4.
161. Ogawa T, Kamikubo K. Am J Med Sci 1999;318:69–75.
162. Cannon SC. Neuromuscul Disord 2002;12:533–43.
163. Jurkat-Rott K, Mitrovic N, Hang C et al. Proc Natl Acad Sci U S A 2000;97:9549–54.
164. Bradberry SM, Vale JA. J Toxicol Clin Toxicol 1995;33:295–310.
165. Steen B. Acta Med Scand Suppl 1981;647:61–6.
166. Gariballa S. Nutr Clin Pract 2008;24:604–6.
167. Miller S. Nutr Clin Pract 2008;23:166–71.
168. Torpy DJ, Gordon RD, Lin JP et al. J Clin Endocrinol Metab 1998;83:3214–8.
169. Stowasser M, Bachmann AW, Jonsson JR et al. Clin Exp Pharmacol Physiol 1995;22:444–6.
170. Stowasser M, Bachmann AW, Jonsson JR et al. J Hypertens 1995;13:1610–3.
171. Abdelhamid S, Lewicka S, Vecsei P et al. J Clin Endocrinol Metab 1995;80:737–44.
172. Litchfield WR, New MI, Coolidge C et al. J Clin Endocrinol Metab 1997;82:3570–3.
173. Litchfield WR, Coolidge C, Silva P et al. J Clin Endocrinol Metab 1997;82:1507–10.
174. Vargas-Poussou R, Huang C, Hulin P et al. J Am Soc Nephrol 2002;13:2259–66.
175. Sakakida M, Araki E. J Clin Endocrinol Metab 2003;88:781–6.
176. Finer G, Shalev H, Birk OS et al. J Pediatr 2003;142:318–23.
177. Kunchaparty S, Palcso M, Berkman J et al. Am J Physiol 1999;277: F643–9.
178. Seyberth HW, Rascher W, Schweer H et al. J Pediatr 1985; 107:694–701.
179. Zelikovic I, Szargel R, Hawash A. Kidney Int 2003;63:24–32.
180. Schulthesis PJ, Lorenz JN, Menton P et al. J Biol Chem 1998;273:29150–5.
181. Krozowski Z, Li KX, Koyama K et al. J Steroid Biochem Mol Biol 1999;69:391–401.
182. Heilmann P, Heide J, Hundertmark S et al. Exp Clin Endocrinol Diabetes 1999;107:370–8.
183. Song D, Lorenzo B, Reidenberg MM. J Lab Clin Med 1992;120: 792–7.
184. Rossi G, Pessera A, Heagarty A. J Hypertens 2008;26:613–21.
185. Hebert SC, Desir G, Giebisch G et al. Physiol Rev 2005;85:319–71.
186. Nagami G. Am J Physiol 2008;294:F874–80.
187. Warnock DG. Contrib Nephrol 2001;136:1–10.
188. McKenna M, Bangsbo J Renaud J. J Appl Physiol 2008;104:288–95.
189. Agarwal R. Hypertension 2008;52:1012–3.
190. Barri YM, Wingo CS. Am J Med Sci 1997;314:37–40.
191. Savica V, Bellinghieri G, Kopple JD. Annu Rev Nutr 2010;30: 365–401.
192. Kovesdy CP, Shinaberger CS, Kalantar-Zadeh K. Semin Dial 2010;23:353–8.
193. Sterns RH, Palmer BF, eds. Nephrol Self Assess Program 2009;8: 84–6.
194. Crop M, Hoorn E, Lindemans J et al. Nephrol Dial Transplant 2007;22:3471–7.
195. Cohn JN, Kowey PR, Whelton PK et al. Arch Intern Med 2000;160: 2429–36.
196. Wasserman K, Stringer WW, Casaburi R et al. J Appl Physiol 1997;83:631–43.
197. Perazella MA, Biswas P. Am J Kidney Dis 1999;33:782–5.
198. Sterns RH, Emmett M. Nephrol Self Assess Program 2011;10: 129–30.
199. Reza MJ, Kovick RB, Shine KI et al. N Engl J Med 1974;291:777–8.
200. Phelps KR, Lieberman RL, Oh MS et al. Metabolism 1980;29: 186–99.
201. Phelps KR, Oh MS, Carroll HJ. Nephron 1980;25:254–8.
202. Segal A. Nat Clin Pract 2008;4:102–8.
203. Wilson FH, Kahle KT, Sabath E et al. Proc Natl Acad Sci U S A 2003;100:680–4.
204. Belot A, Ranchin B, Fichtner C et al. Nephrol Dial Transplant 2008;23:1636–41.
205. Don BR, Sebastian A, Cheitlin M et al. N Engl J Med 1990;322: 1290–2.
206. Ong YL, Deore R, El-Agnaf M. Int J Lab Hematol 2010;32:e151–7.
207. Montague B, Ouellette J, Buller G. Clin J Am Soc Nephrol 2008;3:324–30.
208. Krishnan AV, Kiernan MC. Muscle Nerve 2007;35:273–90.
209. Greenberg A. Semin Nephrol 1998;18:46–57.
210. Mandelberg A, Krupnik Z, Houri S et al. Chest 1999;115:617–22.
211. Wong SL, Maltz HC. Ann Pharmacother 1999;33:103–6.
212. Martin TJ, Kang Y, Robertson KM et al. Anesthesiology 1990;73: 62–5.
213. McGowan CD, Saha S, Chu G et al. South Med J 2009;102:493–7.
214. Emmett M, Hootkins RE, Fine KD et al. Gastroenterology 1995;108:752–60.
215. Gruy-Kapral C, Emmett M, Santa Ana CA et al. Am Soc Nephrol 1998;9:1924–30.
216. Thomas A, James BR, Landsberg D. Am J Med Sci 2009;337:305–6.
217. Trottier V, Drolet S, Morcos MW. Can J Gastroenterol 2009;23: 689–90.

218. Sterns RH, Rojas M, Bernstein P et al. J Am Soc Nephrol 2010;21:733–5.
219. Palmer BF. Am J Kidney Dis 2010;56:387–93.
220. Nyirenda MJ, Tang JI, Padfield PL et al. BMJ 2009;339:b4114.
221. Farese S, Kruse A, Pasch A et al. Kidney Int 2009;75:877–84.
222. Rastegar A. Clin J Am Soc Nephrol 2009;4:1267–74.
223. Remer T, Manz F. J Am Diet Assoc 1995;95:791–7.
224. US Department of Agriculture. USDA National Nutrient Database for Standard Reference. Release 18. Washington, DC: US Department of Agriculture, 2006.
225. Lemann J Jr, Relman AS. J Clin Invest 1959;38:2215–23.
226. Oh MS. Nephron 1991;59:7–10.
227. Oh MS. Kidney Int 1989;36:915–7.
228. Oh MS, Carroll HJ. Contrib Nephrol 1992;100:89–104.
229. Lennon EJ, Lemann J Jr, Litzow JR. J Clin Invest 1966;45:1601–7.
230. Remer T, Dimitriou T, Manz F. Am J Clin Nutr 2003;77:1255–60.
231. Frassetto LA, Todd KM, Morris RC Jr et al. Am J Clin Nutr 1998;68: 576–83.
232. Berkemeyer S, Remer T. J Nutr 2006;136:1203–8.
233. Koeppen BM. Adv Physiol Educ 2009;33:275–81.
234. Soupart A, Silver S, Schrooeder B et al. J Am Soc Nephrol 2002;13:1433–41.
235. Lemann J Jr, Bushinsky DA, Hamm LL. Am J Physiol 2003;285: F811–32.
236. Franch HA, Mitch WE. J Am Soc Nephrol 1998;9:S78–81.
237. Laski ME, Sabatini S. Semin Nephrol 2006;26:404–21.
238. Welbourne TC. Am J Physiol 1987;253:F1069–76.
239. Franch HA, Mitch WE. Annu Rev Nutr 2009;29:341–64.
240. Maalouf NM, Cameron MA, Moe OW et al. Clin J Am Soc Nephrol 2010;5:1277–81.
241. Patel AM, Goldfarb S. J Am Soc Nephrol 2010;21:1440–3.
242. Hsia CC. N Engl J Med 1998;338:239–47.
243. Dellinger R, Levy M, Carlet J et al. Intensive Care Med 2008;34: 17–60.
244. Taylor EN, Stampfer MJ, Curhan GC. J Am Soc Nephrol 2003;15: 3225–32.
245. Sebastian A, Harris ST, Ottaway JH et al. N Engl J Med 1994;330: 1776–81.
246. Webster M. Sodium bicarbonate. In: Bahrke M, Yesalis C, eds. Performance-Enhancing Substances in Sport and Exercise. Champaign, IL: Human Kinetics, 2002.
247. Mitch WE, Price SR, May RC et al. Am J Kidney Dis 1994;23: 224–8.
248. Dawson-Hughes B, Castaneda-Sceppa C, Harris S et al. Osteoporos Int 2010;21:1171–9.
249. de Brito-Ashurst I, Varagunam M, Raftery MJ et al. J Am Soc Nephrol 2009;20:2075–84.
250. Kraut JA, Madias NE. Pediatr Nephrol 2011;26:19–28.
251. Morris CG, Low J. Anaesthesia 2008;63:396–411.
252. Kraut JA, Madias NE. Nat Rev Nephrol 2010;6:274–85.
253. Wagner CA. Kidney Int 2008;73:1103–5.
254. Umpierrez GE, Khajavi M, Kitabchi AE. Am J Med Sci 1996;311:225–33.
255. Chawla LS, Shih S, Davison D et al. BMC Emerg Med 2008;8:18.
256. Rewers A. Adv. Pediatr 2010;57:247–67.
257. Kraut JA, Kurtz I. Clin J Am Soc Nephrol 2008;3:208–25.
258. Oh MS, Phelps KR, Traube M et al. N Engl J Med 1979;301:249–52.
259. Sabatini S, Kurtzman NA. J Am Soc Nephrol 2009;20:692–5.
260. Oh YK. Electrolyte Blood Press 2010;8:66–71.
261. Madias NE. J Nephrol 2010;23(Suppl 16):S85–91.
262. Oh MS, Carroll HJ. Nephron 2002;91:379–82.
263. Saaresranta T, Polo-Kantola P, Irjala K et al. Chest 1999;115:1581–7.

Sugestões de leitura

Thornton SN. Thirst and hydration: physiology and consequences of dysfunction. Physiol Behav 2010;100:15–21.

Loh JA, Verbalis JG. Disorders of water and salt metabolism associated with pituitary disease. Endocrinol Metab Clin North Am 2008;37:213–34.

Franch HA, Mitch WE. Navigating between the Scylla and Charybdis of prescribing dietary protein for chronic kidney diseases. Annu Rev Nutr 2009;29:341–64.

7 Cálcio*

Connie M. Weaver e Robert P. Heaney

Papéis biológicos do cálcio

Nos mamíferos superiores, o papel mais óbvio do cálcio é estrutural ou mecânico, sendo expresso na massa, na dureza e na resistência dos ossos e dentes. Contudo, o cálcio tem outra função básica: modular as proteínas-chave biológicas para ativar suas propriedades catalíticas e mecânicas. Uma parcela importante do aparelho regulador do organismo está envolvida com a proteção dessa segunda função (p. ex., todas as atividades e os papéis do paratormônio [PTH], da calcitonina e da vitamina D). O cálcio é o íon mais estritamente regulado no líquido extracelular (LEC). O papel estrutural está discutido com mais detalhes no capítulo sobre osteoporose, enquanto os aspectos metabólicos celulares, reguladores e nutricionais desse elemento essencial são abordados neste capítulo.

Cálcio e a célula

Além de ter um raio iônico de 0,99 Å, o íon cálcio (Ca^{2+}) é capaz de formar ligações de coordenação com até 12 átomos de oxigênio.[1] A combinação dessas duas características torna o cálcio um elemento quase exclusivo entre todos os cátions em sua capacidade de se encaixar ordenadamente dentro da cadeia peptídica. As proteínas citoplasmáticas são extremamente flexíveis, a ponto de serem literalmente moles (dobráveis). Elas assumem centenas de diferentes configurações tridimensionais a cada segundo. Algumas dessas configurações têm a capacidade de unir-se a ligantes importantes ou assumir funções catalíticas. Sem o cálcio, essas configurações durariam tão pouco que praticamente não teriam importância funcional. Quando presente no citosol em concentração suficiente, o cálcio liga-se, por exemplo, às cadeias laterais aspartato e glutamato do esqueleto peptídico, construindo assim ligações intramoleculares que unem diferentes dobras da cadeia peptídica e "congelam" a proteína em uma conformação específica com atividade funcional. O magnésio e o estrôncio, quimicamente semelhantes ao cálcio, têm raios iônicos distintos e não se ligam à proteína de forma tão satisfatória. Os íons chumbo e cádmio, entretanto, substituem muito bem o cálcio, e, na verdade, o chumbo liga-se a várias proteínas ligantes de cálcio com maior avidez do que o próprio cálcio. Felizmente, nenhum desses elementos está presente em quantidade significativa no meio em que se desenvolvem os organismos vivos. Contudo, a capacidade de ligação do chumbo às proteínas ligantes de cálcio constitui uma parte integrante da base da toxicidade do chumbo.

A ligação de cálcio a um grande número de proteínas celulares desencadeia mudanças na forma da proteína que governa a função.[2] Essas proteínas incluem desde as envolvidas com o movimento celular e a contração muscular até aquelas envolvidas com transmissão nervosa, secreção glandular e até mesmo divisão celular. Na maioria dessas situações, o cálcio atua tanto como transmissor de sinais de fora para dentro da célula quanto como ativador ou estabilizador das

---

*__Abreviaturas:__ **$1,25(OH)_2D$**, 1,25-di-hidroxivitamina D; **AI**, ingestão adequada; **ATP**, adenosina trifosfato; **ATPase**, adenosina trifosfatase; **Ca^{2+}**, íon cálcio; **CaR**, receptor sensível ao cálcio; **CT**, calcitonina; **DAG**, diacilglicerol; **IGF-1**, fator de crescimento semelhante à insulina tipo 1; **$InsP_3$**, inositol-1,4,5-trifosfato; **LEC**, líquido extracelular; **Na^+**, íon sódio; **NHANES**, *National Health and Nutrition Examination Survey* (Pesquisa Nacional sobre Saúde e Nutrição dos Estados Unidos); **PIP_2**, fosfatidilinositol-4,5-bisfosfato; **PTH**, paratormônio; **RyR**, receptor de rianodina; **VDR**, receptor de vitamina D.

proteínas funcionais envolvidas. De fato, o cálcio ionizado representa o transmissor de sinais mais comum em toda a biologia. Ele atua desde as células bacterianas até as células teciduais altamente especializadas em mamíferos superiores.

Quando uma célula é ativada (p. ex., uma fibra muscular recebe um estímulo nervoso para contração), o primeiro evento que acontece é a abertura dos canais de cálcio na membrana plasmática para permitir a entrada de alguns Ca^{2+} para dentro do citosol. Esses íons imediatamente se ligam a uma ampla variedade de proteínas ativadoras intracelulares que, por sua vez, liberam um fluxo de cálcio a partir das vesículas intracelulares de armazenamento (o retículo sarcoplasmático, no caso do músculo). Essa segunda etapa eleva rapidamente a concentração de cálcio no citosol e leva à ativação do complexo da contração. Duas das inúmeras reações envolvendo as proteínas ligantes de cálcio são de particular interesse aqui: (a) a troponina C, após ligação com o cálcio, desencadeia uma sequência de eventos que levam à contração muscular efetiva; e (b) a calmodulina, uma segunda proteína ligante de cálcio amplamente distribuída, ativa as enzimas que degradam o glicogênio, liberando energia para contração. Nesse sentido, os Ca^{2+} deflagram a contração e abastecem o processo. Quando a célula conclui a tarefa designada, as diversas bombas existentes rapidamente reduzem a concentração de cálcio no citosol, e a célula retorna a um estado de repouso. Esses processos estão descritos com mais detalhes a seguir.

Se todas as proteínas funcionais de uma célula fossem completamente ativadas pelo cálcio ao mesmo tempo, a célula se autodestruiria com rapidez. Por essa razão, as células precisam manter concentrações de Ca^{2+} livre no citosol em níveis muito baixos, tipicamente da ordem de 0,1 μmol. Isso corresponde a um valor 10 mil vezes mais baixo que a concentração de Ca^{2+} no líquido extracelular. As células mantêm esse gradiente de concentração por uma combinação de mecanismos: (a) uma membrana celular com permeabilidade limitada ao cálcio; (b) bombas iônicas que deslocam o cálcio rapidamente para fora do citosol, seja para o lado de fora da célula, seja para dentro de vesículas de armazenamento dentro da célula; e (c) uma série de proteínas especializadas nas vesículas de armazenamento que não possuem função catalítica em si, mas servem apenas para ligação (e, consequentemente, sequestro) de grandes quantidades de cálcio. Baixa $[Ca^{2+}]$ citosólica assegura a manutenção da latência de várias proteínas funcionais até que a célula ative algumas delas, e isso é feito simplesmente permitindo a elevação da $[Ca^{2+}]$ em compartimentos citosólicos críticos. Em contraste com proteínas que são ativadas pelo aumento da $[Ca^{2+}]$, certas enzimas, como diversas proteases e desidrogenase, são ativadas ou estabilizadas pelo cálcio ligado, independentemente de alterações na $[Ca^{2+}]$ intracelular.

Ocorrência e distribuição na natureza

Além de ser o quinto elemento mais abundante na biosfera (depois de ferro, alumínio, silício e oxigênio), o cálcio é constituinte de materiais como calcário e mármore, coral e pérolas, conchas marinhas e cascas de ovos, chifres e ossos. Como os sais de cálcio exibem solubilidade intermediária, o cálcio é encontrado tanto na forma sólida (rochas) como em solução. Provavelmente, o cálcio estava presente em abundância no ambiente aquoso, onde a vida surgiu pela primeira vez. Atualmente, a água do mar contém, aproximadamente, 10 mmol de cálcio por litro (cerca de oito vezes maior que a concentração de cálcio no LEC dos vertebrados superiores), e mesmo as águas doces, se suportarem uma biota abundante, tipicamente conterão cálcio em concentrações de 1 a 2 mmol. Na maioria dos solos, existe cálcio sob a forma de um cátion intercambiável nos coloides do solo. Ele é captado pelas plantas, cujas partes geralmente contêm desde 0,1 até 8% de cálcio. De modo geral, as concentrações de cálcio são mais altas nas folhas, mais baixas nos caules e nas raízes, e ainda mais baixas nas sementes.

Nos mamíferos terrestres, o cálcio responde por 2 a 4% do peso corporal bruto. Uma mulher adulta de 60 kg, em geral, possui em torno de 1.000 a 1.200 g (25 a 30 mol) de cálcio em seu corpo. Mais de 99% desse total está nos ossos e nos dentes. Cerca de 1 g está no plasma e no LEC que banha as células, e 6 a 8 g estão nos próprios tecidos (principalmente sequestrados em vesículas de armazenamento de cálcio dentro das células, ver anteriormente).

Na circulação sanguínea, a concentração de cálcio é caracteristicamente de 2,25 a 2,5 mmol. Cerca de 40 a 45% dessa quantidade encontram-se ligados a proteínas plasmáticas; por volta de 8 a 10% formam complexos com íons, como citrato; 45 a 50% estão dissociados sob a forma de íons livres. No LEC fora dos vasos sanguíneos, a concentração de cálcio total é da ordem de 1,25 mmol, o que difere da concentração no plasma em virtude da ausência da maioria das proteínas plasmáticas no LEC. A concentração de cálcio no LEC identificada pelas células é estritamente regulada pelos sistemas de controle hormonal da paratireoide, calcitonina e vitamina D.

Com o avanço da idade, os seres humanos costumam acumular depósitos de cálcio em vários tecidos danificados, como placas ateroscleróticas nas artérias, granulomas cicatrizados e outras cicatrizes causadas por doença ou traumatismo e, frequentemente, nas cartilagens costais. Esses depósitos são chamados de calcificação distrófica e raramente totalizam mais que alguns gramas de cálcio. Esses depósitos não são causados pelo cálcio da dieta, mas, sim, por lesão local, associada com a tendência amplamente difundida de ligação das proteínas com o cálcio. A calcificação em outros tecidos, que não nos ossos e nos dentes, geralmente é um sinal de lesão tecidual e morte celular. Esse processo é bastante agravado em condições como doença renal terminal, quando o produto de cálcio *vs.* fósforo do LEC excede 2,5 a 3,0 $mmol^2/L^2$.

Metabolismo

O metabolismo e o transporte do cálcio, conforme afetados por idade, raça e sexo, em ingestões que se aproximam das necessidades (1.000 a 1.300 mg/dia), são apresentados na Tabela 7.1. Parte do cálcio da dieta é absorvido pela corrente sanguínea, onde permanece em troca íntima com o cálcio do LEC. Parte do cálcio absorvido retorna como secreção endógena para o intestino, onde é excretado juntamente com o cálcio não absorvido. Parte é excretada pela urina por meio dos rins, e parte entra nos compartimentos de troca lenta dos tecidos

Tabela 7.1 Influência da raça e da idade no metabolismo do cálcio (Ca)

	mg/d[a]							
Estágio da vida (idade em anos)	Ingestão	Absorvido	Secreção endógena	Excreção fecal	Excreção urinária	Formação óssea	Reabsorção óssea	Balanço ósseo
Meninas brancas na puberdade (12-14)	1.330	494±232	112±35	918±253	100±54	1.459±542	1.177±436	282±269
Meninas negras na puberdade (11-14)	1.128	636±188	109±50	680±178	46±38	1.976±540	1.496±528	484±180
Meninas orientais na puberdade (11-15)	1.068	567±27	104±17	604±19	87±6	1.369±86	992±89	378±22
Meninos orientais na puberdade (11-15)	1.211	662±30	154±19	702±20	78±6	2416±95	1.986±97	430±24
Mulheres brancas jovens (19-31)	1.330	283±122	121±39	1.138±143	203±79	501±129	542±212	−41±165
Mulheres na pós-menopausa (57±6)	1.083	221±58	151±49	1.092±256	121±63	307±138	415±192	−108±110

[a]1 mg Ca = 25 μmol.

Dados de Wastney ME, Ng J, Smith D et al. Am J Physiol 1996;271:R208-16; Bryant RJ, Wastney ME, Martin BR et al. Racial differences in bone turnover and calcium metabolism in adolescent females. J Endocrinol Metab 2003;88:1043-7; Spence LA, Lipscomb ER, Cadogan J et al. Differences in calcium kinetics between adolescent girls and young women. Am J Clin Nutr 2005;81:916-22; and Wu L, Martin BR, Braun MM et al. Calcium requirements and metabolism in Chinese-American boys and girls. J Bone Miner Res 2010;25:1842-9.

moles e ossos. O cálcio da dieta influencia a absorção de cálcio e, consequentemente, a excreção fecal (e, em menor grau, urinária) de cálcio. Perdas obrigatórias de cálcio ocorrem por meio de secreção endógena, pela urina e pela pele. Sexo, idade e diferenças étnicas influenciam no metabolismo do cálcio. Os adolescentes usam o cálcio de maneira mais eficiente do que os adultos jovens, enquanto os idosos são os menos eficientes. Meninos são mais eficientes em metabolizar o cálcio do que as meninas, e negros são mais eficientes do que brancos.

Regulação homeostática

O cálcio plasmático é estreitamente regulado em cerca de 2,5 mM (9 a 10 mg/dL). Se a diferença na concentração sérica de cálcio for maior que 10% em relação à média da população, há razão para suspeitar de doença. A regulação do cálcio sérico envolve um sistema de fatores de controle e mecanismos de retroalimentação (Fig. 7.1).

As concentrações plasmáticas de cálcio são detectadas pelos receptores sensíveis ao Ca^{2+} (CaR), encontrados na superfície da paratireoide e das células claras das glândulas tireoides, dos rins, do intestino, da medula óssea e de outros tecidos. Quando as concentrações plasmáticas de cálcio se encontram elevadas, a liberação do PTH é inibida e a da CT, estimulada.

Quando a concentração plasmática de cálcio declina, ocorre a liberação do PTH pelo estímulo da glândula paratireoide. O PTH aumenta a depuração renal de fosfato e a reabsorção tubular renal de cálcio; ativa os locais de reabsorção óssea; reforça a atividade osteoclástica em locais de reabsorção; e ativa a vitamina D, intensificando a absorção intestinal de cálcio. A ativação da vitamina D ocorre em duas etapas. Uma hidroxilação inicial é catalisada pela vitamina D-25--hidroxilase (CYP27), um sistema enzimático de citocromo P450 microssômico no fígado. A segunda hidroxilação promovida pela 25-OH-D-1-α-hidroxilase (CYP27B1) nas células do túbulo contorcido proximal do rim converte a vitamina na sua forma potente ativa, 1,25-di-hidroxivitamina D ($1,25[OH]_2D$) ou calcitriol (ver o capítulo sobre vitamina D para mais detalhes). Essa etapa é estimulada pelo PTH por meio de uma queda no fosfato sérico. O PTH e o $1,25(OH)_2D$ atuam de forma sinérgica, intensificando a reabsorção tubular renal de cálcio e mobilizando as reservas de cálcio do osso. O PTH atua em

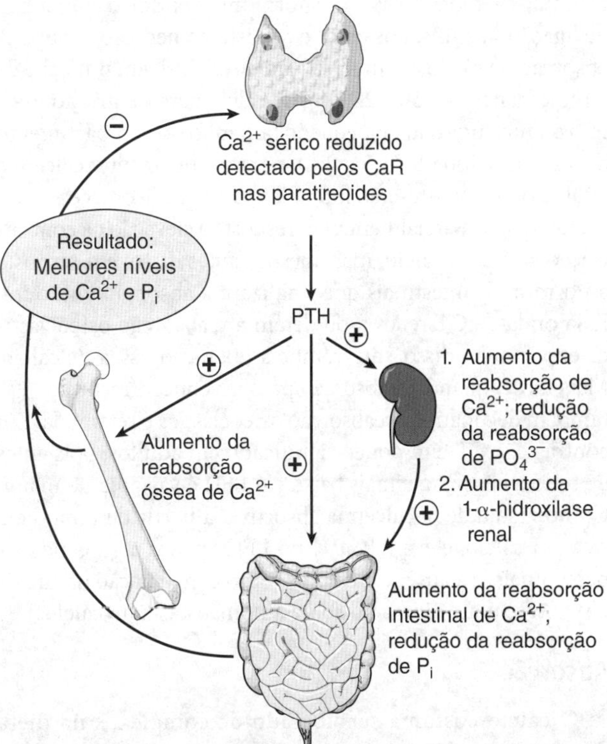

Figura 7.1 Regulação homeostática do cálcio (Ca^{2+}) demonstrando as alterações que ocorrem na vitamina D e no paratormônio (PTH) quando a concentração de cálcio no plasma cai abaixo de 2,5 mM. CaR, receptor sensível ao cálcio; P_i, fosfato inorgânico; PO_4^{3-}, fosfato.

um circuito clássico de retroalimentação negativo para elevar a $[Ca^{2+}]$ do LEC; por este meio, esse hormônio encerra o circuito e diminui a liberação de PTH. Evidências indicam que o intestino também possui atividade CYP27B1, que poderia produzir $1,25(OH)_2D$ para uso local; isto explicaria o aumento observado na absorção de cálcio com aumento dos níveis séricos de 25(OH)D, sem alteração nos níveis séricos de $1,25(OH)_2D$.[3]

Apesar de conferir uma rápida resposta para correção de hipocalcemia transitória, na presença de uma dieta cronicamente deficiente em cálcio, esse sofisticado sistema de regulação mantém a $[Ca^{2+}]$ do LEC à custa da depleção do esqueleto. Os três tecidos que sustentam os níveis séricos de cálcio (i. e., intestino, rim e osso) atuam de modo independente entre si, e a alteração na sensibilidade de qualquer um desses tecidos pode aumentar a fragilidade óssea. Por exemplo, a baixa capacidade de absorção fracionada de cálcio foi associada com um aumento no risco de fratura do quadril em mulheres idosas.[4]

Quando a concentração de cálcio plasmático aumenta em resposta ao incremento na absorção de cálcio ou na reabsorção de tecido ósseo, o Ca^{2+} extracelular liga-se aos CaR na superfície das células paratireoides e isso estimula uma alteração conformacional nos receptores, levando à inibição da secreção do PTH a partir da paratireoide.[5] O PTH aumenta a reabsorção tubular do cálcio. Essa reabsorção possui um limite máximo (o T_mCa); quando esse limite é excedido, o cálcio adicional filtrado é excretado.

Em bebês e crianças, uma defesa importante contra hipercalcemia é a liberação de calcitonina (CT) pelas células C da glândula tireoide. A CT é um hormônio peptídico com locais de ligação nos rins, nos ossos e no sistema nervoso central. A absorção de cálcio de uma refeição de 250 mL em um bebê de 6 meses lança de 150 a 220 mg de cálcio para dentro do LEC. Isso é suficiente, dado o pequeno tamanho do compartimento do LEC nessa idade (1,5 a 2 L), para produzir hipercalcemia fatal se outros ajustes não forem feitos. O que acontece é que a CT é liberada, parcialmente, em resposta à elevação na concentração sérica de cálcio, mas, mesmo antes disso, em resposta a hormônios intestinais que sinalizam a absorção vindoura. Essa onda de CT retarda ou detém a reabsorção osteoclástica e, por meio disso, interrompe a liberação óssea de cálcio. Mais tarde, quando a absorção para, as concentrações de CT também declinam e a reabsorção osteoclástica é retomada. Em contraste, a CT tem pouco significado em adultos, pois antes de tudo a absorção é mais baixa e o LEC é vastamente maior. Como resultado, a calcemia absortiva, a partir de uma dieta rica em cálcio, eleva a $[Ca^{2+}]$ no LEC apenas alguns pontos percentuais, e a ausência de CT (como com ablação da tireoide) exerce pouco impacto sobre a homeostasia do cálcio.

Absorção

O cálcio costuma ser liberado de complexos na dieta durante a digestão, na forma solúvel e provavelmente ionizada para absorção. Entretanto, os complexos de baixo peso molecular, como oxalato de cálcio e carbonato de cálcio, podem ser absorvidos na forma intacta.[6]

Em geral, a fração de absorção do cálcio (eficiência absortiva) varia quase inversamente com a ingestão, mas a quantidade absoluta de cálcio absorvida aumenta com a ingestão.[7,8] No entanto, apenas 20% da variação na absorção de cálcio pode ser responsabilizada pela ingestão usual de cálcio.[9] Em vez disso, os indivíduos parecem possuir eficiências absortivas pré-ajustadas; em torno de 60% da variação na absorção de cálcio entre os indivíduos pode responder por sua fração de absorção de cálcio individual.[10]

Mecanismos de absorção

A absorção de cálcio ocorre por duas vias (Fig. 7.2).

1. Transcelular: transferência saturável (ativa), que envolve uma proteína ligante de cálcio, a calbindina.

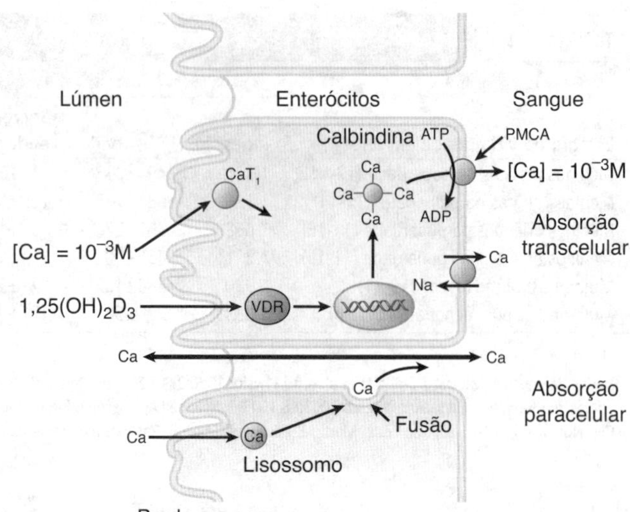

Figura 7.2 Absorção do cálcio (Ca), demonstrando a absorção ativa transcelular e a absorção passiva paracelular. A absorção paracelular é bidirecional, enquanto a transcelular é unidirecional. O cálcio ingressa no citosol a favor de um gradiente de concentração. Em seguida, o cálcio entra na célula via CaT_1, sendo transportado através do enterócito contra um gradiente ascendente, com o auxílio da calbindina induzida pela vitamina D, provavelmente, pelo menos em parte, por intermédio de endossomos e lisossomos. Por fim, o cálcio é expelido pela membrana basolateral, principalmente por meio da bomba de cálcio da membrana plasmática (PMCA) e, de maneira secundária, pelo trocador Na^+/Ca^{2+} ou por exocitose. ADP, adenosina difosfato; VDR, receptor de vitamina D.

2. Paracelular: transferência não saturável (por difusão), que corresponde a uma função linear do conteúdo de cálcio do quimo.

A relação entre a ingestão de cálcio e o cálcio absorvido está ilustrada na Figura 7.3. Sob ingestões mais baixas de cálcio, o componente ativo contribui com o cálcio absorvido. Calcula-se que a constante de Michaelis-Menten (K_m) para o componente ativo em adultos seja de 3,2 a 5,5 mM (o equivalente a uma carga de cálcio de 230 a 400 mg).[3] À medida que as ingestões de cálcio aumentam e o componente ativo se torna saturado, uma proporção cada vez maior de cálcio é absorvida por difusão passiva.

A absorção ativa é mais eficiente no duodeno e depois no jejuno, mas a absorção de cálcio total é maior no íleo, onde o tempo de permanência é o maior de todos. Em um estudo com ratos, a absorção líquida de cálcio estava distribuída em 62% no íleo, 23% no jejuno e 15% no duodeno.[11] A absorção no cólon responde por cerca de 5 a 23% (ou aproximadamente 1% do cálcio ingerido) da absorção total em indivíduos normais, mas pode ser importante em pacientes com ressecções de intestino delgado e quando as bactérias do cólon degradam os complexos da dieta.

Transporte transcelular de cálcio. A entrada de cálcio nas células epiteliais ocorre por meio de canais de cálcio, CaT_1,[12] embora não seja uma etapa limitada pela velocidade.[13] Essa transferência de cálcio obedece a um gradiente eletroquímico e não necessita de energia. O principal regulador do transporte por meio da célula epitelial contra o gradiente

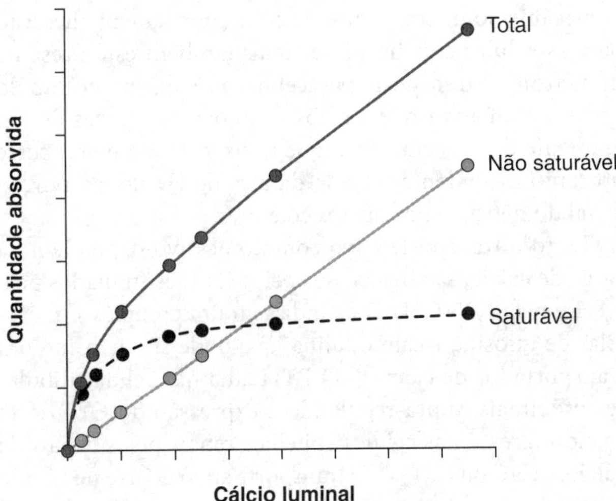

Figura 7.3 O cálcio é absorvido por vias tanto saturáveis como não saturáveis. O transporte total de cálcio (a soma do componente saturável [A], definido pela equação de Michaelis-Menten, com um componente não saturável [B], dependente de concentração e definido por uma equação linear) pode ser descrito por uma função curvilínea.

de energia é a $1{,}25(OH)_2$ vitamina D. Conforme ilustrado na Figura 7.2, a $1{,}25(OH)_2D$, responsiva às concentrações séricas de cálcio, regula a síntese de calbindina por ligação com receptores da vitamina D (VDR) no citoplasma e translocação ao núcleo, onde se liga a elementos de resposta para iniciar a transcrição do mRNA da calbindina. A necessidade indispensável de VDR e $1{,}25(OH)_2D$ no controle de absorção do cálcio foi estabelecida com ratos transgênicos.[14] A calbindina intestinal, uma proteína de 9 kDa em mamíferos e uma proteína de 28 kDa em aves, é capaz de ligar dois Ca^{2+} por molécula. A calbindina atua por meio da ligação de Ca^{2+} na superfície da célula e, em seguida, internaliza os íons via vesículas endocitóticas, que provavelmente se fundem com lisossomos. Após a liberação do cálcio ligado no interior ácido do lisossomo, a calbindina retorna à superfície da célula, e os íons Ca^{2+} deixam a célula pela membrana basolateral.[15] Com o uso da microscopia iônica de $^{44}Ca^{2+}$ injetado, a entrada de cálcio na vilosidade foi observada em pintinhos com deficiência de vitamina D, mas a transferência rápida de Ca^{2+} através do citoplasma para o polo basolateral não ocorreu na ausência da capacidade de sintetizar a calbindina.[16] Portanto, a calbindina serve tanto como um translocador de Ca^{2+} quanto como um tampão de Ca^{2+} citosólico para resistir à toxicidade[17] no intestino dos pintinhos, mas seu papel nas células epiteliais intestinais de mamíferos tem sido questionado.[3] Ainda há muita incerteza a respeito do transporte de cálcio por meio do intestino, porque, em um modelo de camundongos duplo nocaute para os genes calbindina-D9K e TRPV6, foi observado que a absorção de cálcio ainda respondeu à $1{,}25(OH)_2D$, apesar de essa resposta ter sido 60% menor comparada à observada em camundongos do tipo selvagem.[18]

O transporte de cálcio induzido pela vitamina D também envolve a ativação de bombas de ATP cálcio-dependentes (PMCAlb) para efetuar a extrusão do cálcio para dentro do LEC contra um gradiente eletroquímico.[19] As capacidades relativas de ligação de Ca^{2+} por meio do enterócito são as seguintes: 1 para a borda em escova, 4 para a calbindina e 10 para a bomba de Ca^{2+} ATP-dependente, o que garante a transferência unidirecional de Ca^{2+}.[20] Um rápido aumento na absorção de cálcio resultante da transcaltaquia, que envolve eventos mediados pela $1{,}25(OH)_2D$ (mas não transcricionais), também parece agir.[3]

Transporte paracelular de cálcio. Na via paracelular, a transferência de cálcio ocorre entre células. Do ponto de vista teórico, isso pode ocorrer em ambas as direções, mas normalmente a direção predominante é do lúmen para o sangue, pois grande parte da transferência ocorre por dragagem de soluto, ou seja, predominantemente do lúmen para o LEC. A taxa de transferência depende da carga de cálcio ingerido e da impermeabilidade das junções. O cálcio também intensifica o fluxo de íons, inclusive do Ca^{2+}.[21] A água provavelmente conduz o cálcio por meio das junções por dragagem de solvente, que é estimulado pela $1{,}25(OH)_2D$ por meio da indução de proteínas da zônula de oclusão.[22]

Fatores fisiológicos com influência sobre a absorção

Vários fatores do hospedeiro afetam a fração de absorção de cálcio. O estado nutricional para a vitamina D, o tempo de trânsito intestinal e a magnitude da mucosa são os mais bem estabelecidos.[23] A deficiência de fósforo, como pode ocorrer pelo uso prolongado de antiácidos contendo alumínio, pode causar hipofosfatemia, aumento nos níveis circulantes de $1{,}25(OH)_2D$ e incremento na absorção de cálcio.

O estágio de vida também influencia a absorção de cálcio. No bebê, a absorção é dominada pela difusão. Por essa razão, o estado de vitamina D da mãe não compromete a fração de absorção de cálcio de bebês amamentados. Ambos os transportes de cálcio, ativo e passivo, encontram-se aumentados durante a gestação e a lactação. Os níveis de calbindina e as concentrações plasmáticas de $1{,}25(OH)_2D$ e PTH aumentam durante a gestação. Da meia-idade em diante, a eficiência da absorção declina por volta de 0,2 pontos percentuais por ano, com um declínio extra de 2% na menopausa.[24] A diminuição na eficiência da absorção de cálcio com a idade relaciona-se a um aumento na resistência intestinal ao $1{,}25(OH)_2D$, conforme ilustrado por uma inclinação mais íngreme na relação entre a absorção fracionada de cálcio e o nível sérico de $1{,}25(OH_2)D_3$ em mulheres idosas na pós-menopausa, em comparação a mulheres jovens na pré-menopausa.[25] A queda relacionada à idade na absorção de cálcio decorrente da resistência intestinal à $1{,}25(OH)_2D_3$ é associada com redução nos níveis do VDR[26] e nos níveis de estrogênio.[23]

A redução do ácido gástrico, como ocorre na acloridria, diminui a solubilidade de sais insolúveis de cálcio (p. ex., carbonato, fosfato), o que, teoricamente, reduz a absorção de cálcio, a menos que se forneça uma refeição.[27] A absorção de suplementos de cálcio melhora quando eles são tomados com alimento, independentemente do estado de ácido gástrico, talvez por retardar o esvaziamento gástrico e por meio disso prolongar o tempo de contato do quimo contendo cálcio com a superfície absortiva.

Os polimorfismos do VDR foram estudados quanto à sua relação com a eficiência da absorção de cálcio. Um único estudo revelou uma associação significativa entre o polimorfismo do VDR Fok1 e a absorção de cálcio em crianças.[28]

Excreção

A perda de cálcio ocorre via urina, fezes e suor. As diferenças nas perdas entre adultos e adolescentes do sexo feminino sob ingestões equivalentes e adequadas de cálcio estão expostas na Tabela 7.1. A tabela demonstra a conservação de cálcio no rim para a formação dos ossos no período de rápido crescimento esquelético durante a puberdade. As meninas afro-americanas absorvem uma quantidade maior de cálcio e excretam uma quantidade menor desse elemento em comparação às meninas de pele branca, e isso resulta em maior deposição óssea líquida.[29] As mulheres afro-americanas têm em média um conteúdo mineral ósseo 10% maior que as mulheres de pele branca.[30]

O *turnover* do *pool* de cálcio miscível em adultos sadios gira em torno de 16%/dia e o do componente de rápido intercâmbio (do qual o LEC faz parte) é cerca de 40%/dia. A carga filtrável do rim é determinada pela taxa de filtração glomerular e pela concentração plasmática de cálcio ultrafiltrável (mais ionizado que aquele ligado a ânions de baixo peso molecular). Em adultos, isso corresponde a aproximadamente 175 a 250 mmol/dia (7 a 10 g/dia). Mais de 98% desse cálcio é reabsorvido pelo túbulo renal à medida que o filtrado atravessa o néfron, mas de 2,5 a 5 mmol (100 a 200 mg) são excretados na urina diariamente. A perda endógena por excreção fecal é semelhante à quantidade excretada na urina. A perda no suor é, tipicamente, de 0,4 a 0,6 mmol (16 a 24 mg)/dia,[31] e há perdas diurnas adicionais da pele descamada, dos pelos e das unhas, totalizando o equivalente a 1,5 mmol (60 mg)/dia. As perdas dérmicas de crianças são em média de 1,3 mmol (52 mg)/dia.[32] Exercícios moderados podem elevar a perda de cálcio.[33]

Cálcio fecal endógeno

O cálcio fecal inclui o cálcio não absorvido da dieta mais o cálcio intestinal proveniente de fontes endógenas, incluindo células descamadas da mucosa e secreções digestivas. As perdas de cálcio fecal endógeno estão em torno de 2,5 a 3,0 mmol (100 a 120 mg)/dia. Essas perdas são inversamente proporcionais à eficiência da absorção e estão diretamente relacionadas à magnitude do intestino (e, portanto, à ingestão alimentar). O cálcio urinário aumenta durante a infância até a adolescência. Os valores de cálcio fecal endógeno de adolescentes e adultos do sexo feminino não são significativamente distintos (como mostrado na Tab. 7.1).

Excreção urinária

No rim, um aumento na concentração do Ca^{2+} no LEC diminui a taxa de filtração glomerular, tem ação diurética no túbulo proximal e inibe as ações do hormônio antidiurético.[34] O mecanismo de transporte de cálcio previamente descrito para as células epiteliais intestinais também está presente no néfron. O transporte paracelular predomina no túbulo proximal uma vez que a reabsorção ocorre através de um gradiente de concentração. Esse transporte também ocorre no ramo ascendente espesso da alça de Henle, na porção distal do néfron e nos ductos coletores.

Tanto o transporte ativo como o passivo dependem da carga de cálcio, são detectados pelos CaR, estimulados pelo PTH e pela $1{,}25(OH)_2D$ e ainda têm um complexo microvilar de miosina I-calmodulina, que pode servir como um transportador de cálcio.[35] O PTH atua nas células tubulares proximais, supra-regulando a expressão do CYP1α. O cálcio ingressa nas células epiteliais renais pelos canais de cálcio, ECaC ou CaT_2.[36] O transporte ativo ocorre no túbulo contorcido distal contra um gradiente de concentração. No rim de mamíferos, a regulação da vitamina D ocorre por meio da calbindina-D_{28}k, que liga quatro Ca^{2+} por molécula e não compartilha nenhuma sequência homóloga com a calbindina-D_9k do intestino. Essa proteína ligante de cálcio foi clonada, sendo regulada por mecanismos transcricionais e pós-transcricionais. A administração de $1{,}25(OH)_2D$ a ratos induz à formação de mRNA de calbindina-D_{28}k e mRNA do receptor da vitamina D em animais sem deficiência da vitamina D.[37] Entretanto, na ausência de vitamina D não se observa hipercalciúria, como seria previsto se os mecanismos fossem semelhantes àqueles do intestino. Uma queda na carga filtrada associa-se com leves declínios no cálcio urinário. Mesmo assim, a depuração renal de cálcio sofre redução na deficiência de vitamina D e aumento na deficiência de PTH, indicando que o principal efeito sobre a conservação de cálcio é exercido pelo PTH.

Durante o rápido crescimento na adolescência, o cálcio urinário é pouco influenciado pela carga. O cálcio absorvido é desviado para crescimento ósseo em ingestões típicas de cálcio, exceto pelas perdas obrigatórias na urina, na pele e nas secreções endógenas. A reabsorção tubular diminui em mulheres na pós-menopausa.

Considerações dietéticas

As fontes da dieta e as ingestões de cálcio sofreram mudanças consideráveis durante a evolução humana. O homem primitivo obtinha cálcio de raízes, tubérculos, nozes e feijões em quantidades que supostamente excediam 37,5 mmol (1.500 g)/dia[38] e talvez até o dobro disso ao se alimentar para suprir as demandas calóricas de alguém de porte contemporâneo que vive da prática de caça e coleta. Após a familiarização dos cereais, a ingestão de cálcio diminuiu substancialmente, pois os alimentos básicos tornaram-se os grãos (frutos), as partes das plantas que acumulam menos cálcio. As práticas de mineração da época anterior ao ferro tinham como base o calcário e, consequentemente, o cálcio mensurável adicionado sob a forma de carbonato de cálcio, a farinha pobre em cálcio. Consequentemente, o homem moderno consome em média uma quantidade insuficiente de cálcio para otimizar a densidade óssea. O grupo de alimentos que fornece a maior parte do cálcio na dieta ocidental é representado atualmente pelos produtos lácteos.

Fontes alimentares e biodisponibilidade

Em adultos, os produtos lácteos suprem 70% do cálcio da dieta nos Estados Unidos.[39] Embora as tortilhas de milho, processadas com cal comestível e feijões secos, forneçam a maior parte do cálcio da dieta para alguns grupos étnicos, para a maioria dos indivíduos fica difícil ingerir quantidades suficientes de cálcio a partir dos alimentos disponíveis em uma economia à base de cereais, sem consumo liberal de produtos lácteos. Assim, os fabricantes de alimentos desenvolveram produtos enriquecidos com cálcio. Muitos indivíduos voltaram-se aos suplementos dietéticos para satisfazer suas necessidades de cálcio. Entretanto, é prudente lembrar que o cálcio não é o único nutriente importante para a saúde fornecido pelos produtos lácteos. O consumo de leite tem sido associado com a ingestão não apenas de cálcio, mas também de potássio, magnésio, zinco, riboflavina, vitamina A, folato e vitamina D em crianças.[40] O consumo médio de leite nos Estados Unidos vai ao encontro da ingestão recomendada para crianças entre 1 e 8 anos, apesar de 25% das crianças não consumirem as 2 xícaras diárias recomendadas.[41] Em contrapartida, o consumo médio para grupos mais velhos cai muito abaixo das 3 xícaras diárias recomendadas (ou seja, o equivalente a 1,9 xícara para meninas e 2,4 xícaras para meninos com idade entre 9 e 13 anos; 1,5 xícara para meninas e 2,3 xícaras para meninos com idade entre 14 e 18 anos; 1,2 xícaras para mulheres e 1,6 xícara para homens).

Salvo o conteúdo bruto de cálcio, as fontes potenciais de cálcio variam de forma significativa em termos de biodisponibilidade. A absorção fracionada de cálcio a partir de diversos produtos lácteos é semelhante, aproximadamente 30%.[42] O cálcio proveniente de grande parte dos suplementos é absorvido de forma tão satisfatória quanto o do leite, porque a solubilidade dos sais em pH neutro tem pouco impacto sobre a absorção de cálcio.[43] A absorção de alguns sais de cálcio, incluindo o citrato-malato de cálcio e o ascorbato de cálcio, é maior que a de outros. Contudo, os adjuvantes adicionados aos suplementos ou às matrizes alimentares podem alterar a biodisponibilidade de forma considerável.

Diversos constituintes de plantas formam sais indigeríveis com o cálcio, diminuindo por meio disso a absorção de cálcio. O inibidor mais potente da absorção de cálcio é o ácido oxálico, encontrado em alta concentração no espinafre e ruibarbo e em menor extensão nas batatas-doces e nos feijões secos.[44] A absorção de cálcio do espinafre é de apenas 5%, em comparação com 27% do leite ingerido em uma carga semelhante.[45] Quando esses dois alimentos de biodisponibilidade distinta são ingeridos juntos durante a refeição, a fração de absorção de cálcio do leite diminui 30%, em relação à diferença entre o leite e o espinafre (fornecidos isoladamente) pela presença do espinafre; além disso, a fração de absorção de cálcio a partir do espinafre aumenta 37% da diferença entre o leite e o espinafre em razão da presença do leite.[46] A ausência de intercâmbio pleno e a falha para encontrar uma absorção equivalente a partir de dois alimentos intermediários entre os valores de alimentos consumidos isoladamente sugerem que o cálcio não constitui um *pool* dietético comum completo, tal como foi descrito para o ferro e o zinco.

O ácido fítico, a forma de armazenamento do fósforo em sementes, é um inibidor modesto da absorção de cálcio. O conteúdo de ácido fítico das sementes, que depende do conteúdo de fósforo do solo onde os vegetais são cultivados, influencia a absorção de cálcio.[47] A fermentação, como ocorre durante a fabricação de pão, reduz o conteúdo de ácido fítico em virtude da fitase presente no fermento, resultando em um aumento na absorção de cálcio.[48] Desde os primeiros estudos de McCance & Widdowson, que descreveram um balanço negativo de cálcio durante o consumo de produtos de trigo integral,[49] admite-se que a fibra afete negativamente o balanço de cálcio por meio de aprisionamento físico ou ligação catiônica com resíduos de ácido urônico.[50] Entretanto, é mais provável que o ácido fítico associado com alimentos ricos em fibra seja o componente que afeta o balanço, pois fibras purificadas não influenciam negativamente a absorção de cálcio.[51] Apenas fontes concentradas de fitato, como farelo de trigo ingerido como cereal extrudado[48] ou feijões secos,[52] diminuem a absorção de cálcio de forma considerável. Quanto a outras plantas ricas em cálcio (principalmente o gênero *Brassica,* que inclui brócolis, couve, repolho chinês, repolho, mostarda e folhas de nabo), a biodisponibilidade do cálcio é tão boa como a do leite.[53] As *brássicas* correspondem a uma anomalia no reino vegetal, pois não acumulam oxalato como um mecanismo de detoxificação do excesso de cálcio para proteção contra a morte celular.

Uma comparação entre o cálcio presente em diversos alimentos, a biodisponibilidade e o número de porções necessárias para compensar a quantidade de cálcio presente em uma xícara de leite estão listados na Tabela 7.2.

Os estimulantes verdadeiros da absorção de cálcio não foram bem caracterizados. A lactose parece aumentar a absorção de cálcio nos bebês. Entretanto, em adultos, a absorção de cálcio de vários produtos lácteos é equivalente, independentemente do conteúdo de lactose, da forma química do cálcio ou da presença de condimentos.[54] Os carboidratos não digeríveis podem aumentar a absorção de cálcio no intestino grosso, onde são fermentados e os ácidos graxos de cadeia curta resultantes diminuem o pH e aumentam a solubilidade do cálcio.[55] Algumas proteínas podem aumentar muito a absorção do cálcio, mas o efeito desaparece com a alimentação a longo prazo, quando a absorção de cálcio se adapta mediante suprarregulação das proteínas de transporte.[56]

Interações nutriente-nutriente

Diversos nutrientes e constituintes alimentares afetam aspectos da homeostasia do cálcio, não por um simples efeito sobre a digestibilidade, conforme descrito acima. Diversos componentes da dieta influenciam a excreção urinária de cálcio. O cálcio da dieta tem uma influência relativamente pequena na perda de cálcio urinário, especialmente durante o crescimento.[57] Em contrapartida, um determinante

Tabela 7.2 Fontes alimentares de cálcio biodisponível

Alimento	Quantidade da porção (g)	Conteúdo de cálcio (mg)	Absorção fracionada[a] (%)	Cálcio absorvível estimado[b] (mg)	Porção necessária	Equivalentes a 1 xícara de leite
Leite (ou 1 xícara de iogurte ou 42 g de queijo cheddar)	260	300	32,1	96,3	1,0	
Feijão seco		177	50,0	15,6	7,8	12,3
Brócolis	71	35	61,3	21,5	4,5	
Repolho chinês	85	79	52,7	41,6	2,3	
Couve		65	47,0	58,8	27,6	3,5
Espinafre	90	122	5,1	6,2	15,5	
Tofu, nível fixo de cálcio		126	258,0	31,0	80,0	1,2

[a]Ajustado por carga; para o leite, isso corresponde à absorção fracionada (Fx abs) = 0,889-0,0964; para vegetais pobres em oxalato, após ajuste por meio da relação de Fx abs determinada para couve em relação ao leite com a mesma carga, a equação torna-se Fx abs = 0,959-0,0964.

[b]Conteúdo de cálcio (mg) × Fx abs.

Com permissão de Weaver CM, Proulx WR, Heaney RP. Choices for achieving adequate dietary calcium with a vegetarian diet. Am J Clin Nutr 1999;70(Suppl):543S-8S.

importante do cálcio urinário é o sódio urinário, que reflete o sódio da dieta.[58,59] O sódio e o cálcio compartilham alguns dos mesmos sistemas de transporte no túbulo proximal. Em adultos, cada incremento de 100 mmol (2,3 g) de sódio excretado pelo rim atrai aproximadamente de 0,6 a 1,0 mmol (24 a 40 mg) de cálcio acompanhante.[60] Como as perdas urinárias de cálcio respondem por 50% da variabilidade na retenção desse elemento, o sódio da dieta exerce grande influência sobre a perda óssea em mulheres com ingestão inadequada de cálcio; cada grama extra de sódio por dia é projetado para produzir uma taxa adicional de perda óssea de 1% ao ano, caso a perda de cálcio na urina venha do esqueleto.[61] Um estudo longitudinal de mulheres na pós-menopausa revelou uma correlação negativa entre a excreção urinária de sódio e a densidade óssea do quadril.[58] A partir da variação de valores disponíveis, os autores concluíram que a perda óssea poderia ter sido evitada, aumentando-se a ingestão diária de 891 mg de cálcio ou diminuindo-se a ingestão diária de sódio pela metade. Diferenças étnicas no efeito do sódio dietético no sódio urinário e na excreção de cálcio são observadas desde a puberdade.[62] Meninas brancas que consomem dietas com muito sódio excretam mais sódio e cálcio do que meninas negras, uma constatação que pode ser parcialmente responsável por uma menor vulnerabilidade à hipertensão pela retenção de água, mas por uma vulnerabilidade maior à osteoporose com perda óssea com o envelhecimento.[62,63]

Outro componente da dieta que influencia a excreção de cálcio na urina é a proteína. Cada grama de proteína metabolizada aumenta as concentrações urinárias de cálcio por volta de 1 mg; assim, duplicar a quantidade de proteínas dietéticas purificadas ou aminoácidos na dieta aumenta o cálcio urinário em torno de 50%.[64] A carga ácida do sulfato produzida no metabolismo dos aminoácidos que contêm enxofre, que produz resíduos ácidos, é a principal responsável por esse aumento. Porém, uma metanálise concluiu que existe pouca evidência para o efeito dos resíduos ácidos no equilíbrio do cálcio.[65] Aumento na absorção de cálcio,[66] diminuição da secreção endógena[67] ou o efeito hipocalciúrico do fósforo em alimentos de alto teor proteico podem compensar o efeito hipercalciúrico da proteína. No outro extremo, ingestões inadequadas de proteína comprometem a saúde óssea e contribuem para a osteoporose em idosos.[68] Aparentemente, existem interações proteína-cálcio que aumentam a absorção de cálcio para compensar os efeitos calciúricos da dieta de alto teor de proteína mais nas menores ingestões de cálcio do que nas maiores.[69] Porém, os benefícios dos suplementos de cálcio em atenuar a perda óssea em idosos são maiores com ingestões maiores de proteína.[70]

Existem preocupações em relação aos efeitos do alto consumo de fosfato sobre os ossos, especialmente com a tendência popular do consumo de refrigerantes com alto teor de fosfato. Uma metanálise de estudos do balanço de cálcio em resposta à ingestão de fosfato mostrou diminuição do cálcio na urina e aumento da retenção de cálcio, apesar da secreção endógena aumentada com maiores níveis de ingestão de fosfato.[71] As bebidas à base de cola têm sido associadas com redução de ganho ósseo em crianças,[72] mas é mais provável que a explicação seja a troca do leite pelos refrigerantes e não a ingestão do fósforo. Além do mais, bebidas à base de cola tipicamente não contêm mais fósforo por porção do que suco de laranja e contêm consideravelmente menos fósforo do que muitos sucos de laranja fortificados com cálcio comercializados hoje.

Embora a cafeína em grandes quantidades aumente acentuadamente o cálcio urinário,[73] o cálcio urinário de 24 h não foi alterado em um ensaio duplo-cego controlado com placebo.[74] O consumo diário de cafeína, equivalente a 2 ou 3 xícaras de café, acelerou a perda óssea da coluna vertebral e de todo o corpo em mulheres na pós-menopausa que consumiam menos de 744 mg de cálcio por dia.[75] A relação entre a ingestão de cafeína e a perda óssea nesse estudo observacional pode ser o resultado de uma pequena diminuição na absorção de cálcio[76] ou um fator de confusão, como uma provável associação inversa entre ingestão de leite e ingestão de cafeína.

A ingestão de gordura tem um impacto negativo sobre o balanço do cálcio apenas durante esteatorreia. Nessa condição, o cálcio forma sabões insolúveis com ácidos graxos no tubo digestório.

O uso ampliado de suplementos de cálcio e alimentos enriquecidos tem gerado preocupação quanto às altas ingestões de cálcio na produção de deficiências relativas de diversos minerais. O consumo elevado de cálcio produziu deficiências relativas de magnésio em ratos;[77] entretanto, a ingestão de cálcio não afeta a retenção de magnésio em seres humanos.[78] Do mesmo modo, exceto em um único relato em mulheres na pós-menopausa,[79] a diminuição na retenção de zinco não foi associada com altas ingestões de cálcio. A natureza dessa interação é incerta e exige estudos extras. A absorção de ferro de fontes não heme é reduzida pela metade em refeições de teste radiomarcadas na presença de ingestões de cálcio de até 300 mg/dia; depois disso, não há redução adicional. Assim, falando em termos práticos, é prudente estabelecer as necessidades de ferro admitindo-se que os indivíduos irão ingerir a quantidade de cálcio de pelo menos um copo de leite em cada refeição.[80] A inibição da absorção de ferro pelo cálcio não parece ser efeito do intestino e pode envolver competição com o transporte de ferro na mucosa intestinal,[81] possivelmente ao nível da mobilferrina (ver o capítulo sobre ferro). A suplementação de cálcio por até doze semanas não produz alterações no estado nutricional para o ferro,[82] provavelmente pela suprarregulação compensatória da absorção desse último elemento; do mesmo modo, a suplementação em longo prazo não diminui o acúmulo de ferro na massa corporal total em garotas adolescentes.[83] Os estudos de absorção de ferro de uma única refeição, muito provavelmente, exageram os efeitos inibitórios, que desaparecem no contexto da dieta total. A deficiência de ferro em ratos em crescimento tem um efeito prejudicial na morfologia óssea que é exacerbado pela deficiência de cálcio.[84] Até onde a mudança da proporção de minerais predispõe a doenças crônicas ainda não é bem compreendido.

Funções

Mensageiro intracelular

O cálcio ionizado é o elemento mais comum de transdução de sinais nas células em virtude da sua capacidade de ligação reversível às proteínas. Para produzir uma alteração reguladora, um estímulo interno ou externo (físico, elétrico ou químico) causa uma alteração no [Ca^{2+}] em um local específico na célula, liberando uma reserva de Ca^{2+} de dentro da célula ou provocando a entrada de Ca^{2+} (Fig. 7.4). O [Ca^{2+}] é mantido em torno de 0,1 μM no citosol, por meio de muitas proteínas ligantes e especializadas em extrusão. Isso é necessário porque o Ca^{2+} não é metabolizado como outras moléculas de segundos mensageiros. Um íon Ca^{2+} liberado provavelmente migra menos de 0,1 a 0,5 μm, existindo como íon livre apenas por volta de 50 ms antes de encontrar uma proteína ligante. O retículo endoplasmático (retículo sarcoplasmático, nos músculos) com suas bombas de Ca^{2+}-ATPase constitui o principal escoadouro de cálcio intracelular, pois abriga as proteínas ligantes de Ca^{2+}. O acúmulo de Ca^{2+} no citosol levaria à morte celular em virtude da precipitação de fosfato (vital na transferência de energia).

O [Ca^{2+}] é percebido pelo corpo por meio do CaR Dessa forma, o Ca^{2+} por si só é um estímulo, representado na Figura 7.4, detectado pelo receptor acoplado à proteína G, o CaR.

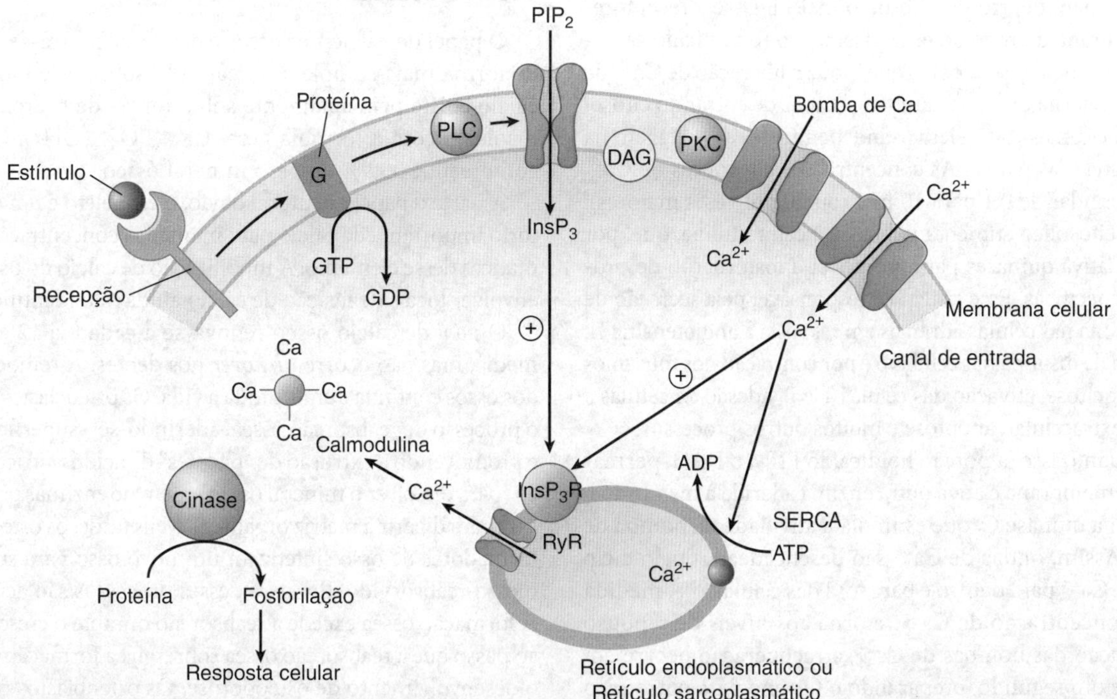

Figura 7.4 Sinalização com cálcio intracelular (Ca^{2+}). ADP, adenosina difosfato; bomba de Ca, bomba de Ca^{2+} ATPase da membrana plasmática; DAG, diacilglicerol; GDP, difosfato de guanosina; GTP, trifosfato de guanosina; $InsP_3$, inositol-1,4,5-trifosfato; $InsP_3R$, receptor do $InsP_3$; PIP_2, fosfatidilinositol-4,5-bisfosfato; PKC, proteína quinase C; PLC, fosfolipase C; RYR, receptor de rianodina; SERCA, bomba de Ca^{2+} ATPase da membrana celular. (Adaptado de Clapham DE. Calcium signaling. Cell 2007;131:1047-58, com permissão.)

Nesse sentido, o cálcio constitui um importante "primeiro" mensageiro extracelular, bem como um indispensável segundo mensageiro intracelular. A membrana plasmática é importante na manutenção da homeostase de cálcio, pois a membrana em repouso é somente um pouco permeável à entrada de Ca^{2+}, e uma bomba de Ca^{2+}-Mg^{2+}-ATPase bombeia Ca^{2+} para fora do citosol das células de volta ao espaço do LEC. A bomba é ativada pela calmodulina, uma proteína intracelular receptora de Ca^{2+} que diminui o K_m (constante de Michaelis-Menten) do Ca^{2+} de 0,4 a 0,8 μM para 0,2 μM e aumenta a capacidade total da bomba. Assim, um aumento momentâneo na $[Ca^{2+}]$ citosólica causado por um influxo de Ca^{2+} rapidamente faz retornar às concentrações pré-excitação. Outras vias menos importantes de fluxo de Ca^{2+} através da membrana plasmática incluem vias de influxo, canais operados pelo potencial (voltagem-dependentes) em células excitáveis, canais operados por receptor em membranas pós-sinápticas, canais de Na^+, bem como uma via de efluxo, que é uma via de intercâmbio de Na^+-Ca^{2+} mantida pela bomba de Na^+. Os sistemas mensageiros do cálcio incluem proteínas deflagradoras e respostas sustentadas.[1]

Respostas sustentadas

Quando um estímulo externo ou interno (como um hormônio ou um neurotransmissor) se liga a um receptor na membrana plasmática, ocorre uma série de respostas. Os receptores podem ser receptores acoplados à proteína G, como ilustrado na Figura 7.4, ou receptores de proteínas tirosina quinases. Uma vez ativada, a fosfolipase C degrada a fosfatidilinositol-4,5-bisfosfato (PIP_2) na membrana celular em inositol-1,4,5-trifosfato ($InsP_3$) e diacilglicerol (DAG). Liberado para dentro do citosol, o $InsP_3$ liga-se a receptores na membrana do retículo endoplasmático (ou retículo sarcoplasmático, nos músculos), o que induz à liberação de Ca^{2+} de reservas internas. O Ca^{2+} também é capaz de entrar no citosol através de canais Ca^{2+}seletivos independentes de voltagem na membrana plasmática. As concentrações citosólicas de Ca^{2+} podem mudar de 0,1 para 10 μM (ou 20 mil vezes maiores). O Ca^{2+} citosólico aumentado liga-se à calmodulina, que, por sua vez, ativa quinases para promover a fosforilação de proteínas específicas. Esse sistema é responsável pela secreção de aldosterona nas células adrenais em resposta à angiotensina II, secreção de insulina nas células β e por contração dos músculos lisos, exocitose, ativação das células T e B, adesão de células à matriz extracelular, apoptose e muitos outros processos.

Enquanto isso, a porção lipídica do PIP_2, o DAG, permanece na membrana e ativa outra enzima aderida à membrana, a proteína quinase C, que estimula a atividade da bomba de cálcio. Assim, ondas de Ca^{2+} são desencadeadas pelo ciclo extra de Ca^{2+} para dentro e para fora das células.[85] À medida que a concentração de Ca^{2+} retorna aos níveis de repouso após a ação das bombas de Ca^{2+}, a recuperação ocorre em cerca de um segundo, preparando o terreno para outro pico de Ca^{2+}. Com a clonagem do CaR, as vias de transdução de sinais influenciadas pelo CaR estão sendo descobertas com rapidez. Além de inibir a adenilato ciclase, o CaR ativa as fosfolipases e a proteína quinase ativada por mitógeno.[86]

Proteínas deflagradoras

As vias de proteínas receptoras de cálcio são quase universais e estão presentes tanto nas células excitáveis como nas não excitáveis. Tais vias são importantes para processos de troca rápida, nos quais o Ca^{2+} atua como um interruptor de liga-desliga. O músculo esquelético e os neurônios, o músculo liso e as células gustativas que respondem ao sal são exemplos de células excitáveis. As células excitáveis contêm canais de Ca^{2+} voltagem-dependentes na membrana plasmática, além do sistema descrito acima para células não excitáveis, que permite aumentos drásticos no Ca^{2+} intracelular. A entrada de Ca^{2+} ativa receptores de rianodina (RyR) para liberar o Ca^{2+} das reservas internas.

Esse único íon difusível é capaz de regular processos celulares muito diversos, como proliferação, diferenciação, adaptação neuronal e deslocamento, pois pode ser localizado em um ponto na célula ou espalhado pela célula, ajustando-se à quantidade liberada (modulação de amplitude); e pode ser liberado em pulsos de diferentes frequências (modulação de frequência).

Cofator para enzimas e proteínas extracelulares

O cálcio é necessário para estabilizar ou possibilitar a atividade máxima de certas proteases e enzimas da coagulação sanguínea. Essas funções não são significativamente afetadas por alterações na concentração de Ca^{2+} extracelular. As que não parecem ser ativadas pela calmodulina no sistema descrito anteriormente incluem gliceraldeído fosfato desidrogenase, piruvato desidrogenase e α-cetoglutarato desidrogenase.

Ossos e dentes

O papel do cálcio nos ossos e dentes encontra-se descrito de forma mais completa no capítulo sobre osteoporose. O cálcio existe principalmente sob a forma de hidroxiapatita insolúvel com a fórmula geral $Ca_{10}(PO_4)_6(OH)_2$. O cálcio compreende 39,9% do peso mineral ósseo.

À parte o papel estrutural óbvio, o esqueleto é um reservatório importante de cálcio para manter as concentrações plasmáticas desse elemento. A mobilização de cálcio do osso pode envolver locais de ligação de cálcio ainda não identificados.[87]

O *pool* de cálcio ósseo renova-se a cada 8 a 12 anos em média, mas não ocorre *turnover* nos dentes. A remodelagem dos ossos continua durante toda a vida. Os osteoclastos iniciam o processo de reabsorção óssea, aderindo-se à superfície óssea e promovendo a extrusão de "pacotes" de ácidos cítrico e láctico (para dissolver o mineral ósseo), além de enzimas proteolíticas (para digerir a matriz orgânica). Mais tarde, os osteoblastos formadores de osso sintetizam um novo osso para substituir o osso reabsorvido. Em geral, esses processos são acoplados. A formação óssea excede a reabsorção durante o crescimento, ao passo que a reabsorção óssea sobrepuja a formação durante o desenvolvimento de osteoporose. Os osteoblastos possuem receptores para PTH, $1,25(OH)_2D$, estrogênio e prostaglandina E_2, enquanto os osteoclastos contêm receptores para calcitonina e diversas citocinas. A reabsorção óssea é estimulada pelo PTH e inibida pela calcitonina.

Avaliação do estado nutricional referente ao cálcio

A avaliação do estado nutricional para o cálcio apresenta desafios singulares entre os nutrientes. O esqueleto, conforme assinalado no capítulo sobre osteoporose, funciona como uma reserva muito ampla de cálcio, para a manutenção das concentrações de cálcio do LEC e para as funções celulares críticas do cálcio. Essa reserva é tão grande que, raramente, se constata uma deficiência de cálcio em nível celular ou tecidual, pelo menos por razões nutricionais. Entretanto, como a função mecânica do esqueleto é diretamente proporcional à massa esquelética (i. e., ao tamanho da reserva de cálcio), qualquer redução na reserva resultará em uma diminuição na resistência óssea. Nesse sentido, o cálcio constitui o único nutriente cuja reserva tem uma função relevante por si própria. O tamanho da reserva pode ser avaliado por meio de estimativa do mineral ósseo corporal total, utilizando-se o método de absorciometria por raios X de dupla energia (DEXA) (ver cap. sobre osteoporose). No entanto, surge um problema na interpretação dos resultados: a reserva pode estar baixa não apenas por causas nutricionais, mas por outras razões, como falta de atividade física adequada, perda de peso, deficiência de hormônio gonadal e várias doenças clínicas e seus tratamentos.

No âmbito da pesquisa, o balanço de cálcio (ingestão menos excreção) pode ser usado para determinar se as perdas de cálcio do corpo estão sendo supridas pela ingestão da dieta controlada. Se um indivíduo estiver em balanço negativo, provavelmente há uma perda de cálcio do osso. Contudo, fica difícil avaliar o estado de cálcio de uma população de vida livre sob ingestões de cálcio autosselecionadas.

Outro aspecto do metabolismo do cálcio: a concentração de Ca^{2+} no sangue e no LEC, no entanto, pode ser mensurada com facilidade. A baixa concentração sérica de Ca^{2+} costuma indicar alguma anormalidade da função paratireoidea. Apesar de um aumento na pós-absorção do cálcio sérico ser detectável após grandes cargas de cálcio, o $[Ca^{2+}]$ sérico raramente diminui em virtude de deficiência de cálcio na dieta. Isso ocorre, basicamente, porque (conforme mencionado anteriormente) o esqueleto serve como uma reserva muito ampla de cálcio e protege o $[Ca^{2+}]$ no LEC sem limite. Conforme descrito em outro lugar neste capítulo, é função das glândulas paratireoides retirar o cálcio dessas reservas para a manutenção da $[Ca^{2+}]$ no LEC.

Deficiência

As deficiências *metabólicas* de cálcio evidentes e não complicadas são quase inexistentes, dadas as grandes reservas esqueléticas, conforme discutido anteriormente. Porém, o raquitismo por deficiência de cálcio realmente ocorre em algumas partes do mundo, em áreas como endêmicas ou Bangladesh, onde a incidência chega a 21,5%.[88] Foi relatado que um suplemento contendo apenas 50 mg de cálcio por dia já basta para prevenir raquitismo em crianças entre 1 e 5 anos de idade.

Ingestões adequadas de cálcio foram definitivamente estabelecidas como protetoras contra osteoporose. As principais estratégias para reduzir o risco de osteoporose são: maximizar o desenvolvimento da massa óssea máxima durante o crescimento e reduzir a perda óssea no decorrer da vida. Ambas as metas visam a atingir ingestões ideais de cálcio. Outros detalhes sobre o papel do cálcio na prevenção dessa doença debilitante podem ser encontrados no capítulo sobre osteoporose.

A função de mensageiro intracelular do cálcio, previamente descrita, não é influenciada por variações na ingestão de cálcio, que costumam ser encontradas nas populações de nações industrializadas. Apesar disso, essa variação desempenha um papel indireto na deficiência de cálcio. Algumas das consequências da baixa ingestão de cálcio envolvem sistemas não relacionados diretamente ao controle de cálcio. Altos níveis circulantes de $1,25(OH)_2D$, como ocorreria em resposta à baixa ingestão de cálcio (ver anteriormente), promovem a abertura dos canais de cálcio na membrana de determinadas células (p. ex., músculo liso e adipócitos), elevando, por esse meio, a $[Ca^{2+}]$ citosólica, com todas as consequências descritas previamente (i.e., ativação de diversas respostas teciduais específicas, como contração na musculatura lisa arteriolar, suprarregulação da síntese de lipídio, e subrregulação da lipólise em adipócitos). Nesse sentido, as baixas ingestões de cálcio contribuem para o desenvolvimento ou a gravidade de distúrbios, como obesidade e hipertensão.[89]

Ingestões de cálcio necessárias para prevenir perda óssea também podem melhorar concentrações séricas de lipídios e proteger contra o risco de hipertensão.[90,91] Existe uma associação inversa entre a ingestão de cálcio e o risco de alguns tipos de câncer, incluindo o de cólon[92] e mama.[93] A suplementação de cálcio reduz a reincidência de adenomas colorretais em aproximadamente 20%.[94]

Ingestões adequadas de cálcio diminuem o risco de cálculos renais (ver seção sobre toxicidade mais adiante neste capítulo).[95] O cálcio não absorvido pelo intestino forma um sal de oxalato altamente insolúvel no cólon, reduzindo, por meio disso, a absorção de oxalato da dieta.[96] Suplementos abundantes de cálcio constituem a terapia aceita para o problema de cálculos renais decorrentes de hiperoxalose intestinal.

Um conjunto emergente de etiologias que acompanham o aumento da população acima do peso tem um componente dietético. O consumo de laticínios (que pode estar relacionado parcial ou totalmente ao consumo de cálcio) está associado com um risco mais baixo de desenvolvimento da síndrome de resistência à insulina e seus componentes, como obesidade, hiperinsulinemia e resistência à insulina.[97] Os produtos lácteos pobres em gordura também fazem parte das *Dietary Approaches to Stop Hypertension* (DASH — Abordagens Alimentares de Combate à Hipertensão), dieta recomendada para o controle da hipertensão pelo Comitê dos Estados Unidos de Prevenção, Detecção, Avaliação e Tratamento da Hipertensão Arterial.[98]

Necessidades e ingestão recomendada

A *necessidade de cálcio* corresponde à quantidade de cálcio dietético necessária para a reposição das perdas na urina, nas fezes e no suor associada ao cálcio necessário para o crescimento ósseo durante os períodos de desenvolvimento esquelético. As recomendações para os ciclos de vida de ingestões ideais de cálcio pelo Conselho de Alimentação e Nutrição da Academia Nacional de Ciências dos Estados Unidos estão expostas na Tabela 7.3. A integridade óssea é a principal consideração para determinar a ingestão adequada de cálcio, pois quando o cálcio da dieta não é suficiente, as necessidades extraesqueléticas são facilmente supridas, acessando-se as reservas de cálcio esqueléticas. As necessidades de cálcio para a integridade óssea durante todo o período de vida não são uniformes, em virtude das alterações no crescimento do esqueleto e das alterações relacionadas à idade na absorção e excreção. Os inúmeros estudos da relação de cálcio ou da ingestão de produtos lácteos com a integridade do esqueleto para todas as idades foram revisados.[99,100] De 75 a 80% dos estudos revelaram uma relação positiva entre o aumento da ingestão de cálcio e o balanço do cálcio, maior ganho ósseo durante o crescimento, menor perda óssea na idade adulta ou menor incidência de fratura. Uma metanálise de ensaios clínicos randomizados em adultos de 50 anos de idade ou mais mostrou que suplementos de cálcio e vitamina D reduziram o risco relativo de fraturas em 12%.[101]

Lactância

Um bebê a termo possui aproximadamente 0,65 a 0,75 mol (26 a 30 g) de cálcio. No final do primeiro ano de vida, o cálcio corporal total aumenta para cerca de 2 mol (80 g). A taxa de deposição de cálcio em relação ao tamanho do corpo é mais alta do que em qualquer outro período da vida. O consumo necessário de cálcio baseia-se em ingestões adequadas, determinadas a partir da ingestão média de leite humano por bebês alimentados principalmente com esse tipo de leite

Tabela 7.3 Recomendações de cálcio durante os ciclos de vida

Grupo	1997 Ingestão adequada (AI) (mg/d)	2010 Ingestão Dietética Recomendada (mg/d)
Bebês		
0-6 meses	210	200 (AI)
7-12 meses	270	260 (AI)
Crianças		
1–3 anos	500	700
4–8 anos	800	1.000
Adolescentes 9-18 anos	1.300	1.300
Adultos		
19–50 anos	1.000	1.000
> 50 anos	1.200	1.200
Gestantes e lactantes		
14–18 anos	1.300	1.300
> 19 anos	1.000	1.000

Dados da Food and Nutrition Board, Institute of Medicine. Dietary Reference Intakes for Calcium, Phosphorus, Magnesium, Vitamin D, and Fluoride. Washington, DC: National Academy Press, 1997; and Food and Nutrition Board, Institute of Medicine. Dietary Reference Intakes for Vitamin D and Calcium. Washington, DC: National Academies Press, 2010, com permissão.

durante o primeiro semestre de vida e com leite mais alimentos sólidos durante o segundo semestre.

Infância e adolescência

O acréscimo de cálcio continua durante toda a infância. A velocidade de crescimento diminui entre 2 e 8 anos de idade. Entre 9 e 17 anos de idade, uma quantidade de aproximadamente 45% do esqueleto adulto é adquirida, mas não é uniforme. O crescimento esperado em crianças entre 1 e 4 anos é alcançado com ingestões aproximadas de 470 mg/dia.[102] O acréscimo máximo ocorre durante o estirão de crescimento, que ocorre na maioria das meninas entre 12 e 14 anos e, nos meninos, entre 14 e 16 anos.[103] A ingestão de cálcio, a etnia e marcadores da puberdade, como IGF-1 sérico e idade pré-menarca, são os maiores indicadores da retenção esquelética de cálcio.[104] A menor estimativa de ingestão necessária para se alcançar a média da retenção máxima de cálcio em meninas adolescentes é de 1.300 mg/dia.[57] Ingestões de cálcio superiores a isso, comparadas com níveis mais baixos de ingestão, reforçam o acréscimo de cálcio pelo aumento na absorção desse elemento e pela supressão na reabsorção de tecido ósseo.[105] Contudo, há uma certa discussão se ingestões de cálcio menores do que as recomendadas na Tabela 7.3 conduzirão à formação de massa óssea abaixo do ideal no adulto.[106] Em um estudo longitudinal de meninos e meninas de raça branca, a ingestão de cálcio estimada como necessária para alcançar índices observados, mas não necessariamente ideais, de acréscimo ósseo foi de 1.000 mg/dia em meninas e 1.200 mg/dia em meninos com 14 a 18 anos.[107] Estudos em animais demonstraram que a deficiência de cálcio durante o estirão de crescimento da puberdade resulta em recuperação parcial, porém incompleta, do crescimento.[108,109] Em ensaios clínicos randomizados em humanos, durante o acompanhamento do ganho diferencial de massa óssea entre grupos que receberam suplementação de cálcio e grupos-placebo, a retenção desapareceu após interromper a suplementação de cálcio.[106,110]

Massa óssea máxima

Após se alcançar a estatura adulta, o acréscimo de cálcio continua durante a fase de consolidação óssea. Ao término da consolidação, quando a quantidade máxima de osso foi acumulada, diz-se que o adulto atingiu sua massa óssea máxima. Em mulheres, 90% do conteúdo mineral ósseo total é obtido por volta dos 16,9 anos de idade, 95% em torno dos 19,8 anos, e 99% ao redor dos 22,1 anos.[111] Contudo, a cronologia da massa óssea máxima varia conforme a região do esqueleto. O quadril atinge a massa óssea máxima primeiramente em torno dos 14,2 anos no trocânter, 18,5 anos no colo do fêmur e 15,8 anos no triângulo de Ward, enquanto a coluna pode adicionar massa em quase toda a terceira década de vida nas mulheres.[112] O crânio acumula osso durante toda a vida, assim como a diáfise do fêmur.[113]

Cerca de 60 a 80% da massa óssea máxima são geneticamente predeterminados. Isso inclui genes diversos que controlam todos os aspectos da utilização de cálcio, desde aqueles com influência sobre a pigmentação da pele, o que compromete a síntese da vitamina D e influencia a eficiência da absorção ativa de cálcio, até os que controlam a eficiência da reabsorção tubular renal e o tamanho corpóreo. Além disso, diversos fatores ambientais influenciam a massa óssea.[114] O principal determinante da densidade óssea em garotas adolescentes é a ingestão de cálcio.[115] Durante esse período, o cálcio urinário não é relativamente influenciado pela ingestão de cálcio,[38,57] uma descoberta que indica uma capacidade de usar para a acumulação óssea todo o cálcio absorvido resultante da gama de ingestões estudadas. Uma ingestão adequada de cálcio na dieta influencia o tamanho e a geometria óssea, não somente a massa óssea; ambas contribuem também para a resistência dos ossos.[116]

Com exceção da ingestão de cálcio: outras opções do estilo de vida que afetam a massa óssea máxima incluem atividade física, ingestão de outros nutrientes com influência sobre o balanço de cálcio (comentados anteriormente neste capítulo), anorexia e abuso de substâncias. Como esperado, o cálcio da dieta e os exercícios interagem positivamente na formação de esqueletos fortes.[117-119] Além da cronologia da massa óssea máxima, as escolhas de estilo de vida podem afetar a velocidade de perda óssea, mas a janela de oportunidade para consolidação óssea já passou.

Adultos

A mulher adulta tem de 23 a 25 mol (920 a 1.000 g) de cálcio corporal, enquanto o homem adulto tem aproximadamente 30 mol (1.200 g) de cálcio corporal total. O coeficiente de variação da população em torno dessas médias gira em torno de 15%. A massa óssea corporal total permanece relativamente constante ao longo dos anos reprodutivos, uma vez que as diminuições na porção proximal do fêmur e em outros locais após os 18 anos de idade são compensadas pelo crescimento ininterrupto do antebraço, de toda a coluna e da cabeça. A seguir, ocorre perda óssea relacionada à idade, a qual varia individualmente, mas é mais rápida durante os três primeiros anos após a menopausa em mulheres. O adulto apresenta, em média, uma perda óssea em uma taxa de, aproximadamente, 1% ao ano. As diminuições relacionadas à idade na absorção de cálcio e os aumentos no cálcio urinário contribuem para essa perda. Essas alterações fisiológicas são abruptas na menopausa em mulheres. A perda de estrogênio e o envelhecimento estão associados com a perda de VDR intestinal.[3] A explicação para a perda óssea durante o envelhecimento engloba inúmeras causas, como ingestões declinantes de cálcio (assunto discutido mais adiante), baixa atividade física, níveis reduzidos de hormônios gonadais. A ingestão de cálcio exigida pelos adultos com idade mais avançada para se alcançar valores médios de retenção máxima ou perda mínima foi determinada como 1.200 mg/dia pelo Painel sobre Cálcio e Nutrientes Relacionados (ver Tab. 7.3).[117]

Gestação

O acréscimo de cálcio esquelético fetal não é extenso até o terceiro trimestre. Durante o terceiro trimestre, aproximadamente 5 mmol/dia (200 mg/dia) de cálcio são necessários para o crescimento fetal. A absorção de cálcio da mãe e a conservação renal aumentam no início do segundo trimestre para suprir as demandas fetais e armazenar cálcio para o escoamento lactacional subsequente controlado pelo PTH e IGF-1.[120,121] Do estado pré-gestacional até o terceiro trimestre, a absorção fracional de cálcio aumenta de 60 a 70%.[122] Sob baixas ingestões de cálcio, o esqueleto da mãe fica comprometido para satisfazer às demandas de cálcio do feto, e o esqueleto do feto é protegido, exceto em ingestões excepcionalmente baixas de cálcio.[123] Essas mudanças são acompanhadas pelo declínio do PTH biologicamente ativo, pela elevação da calcitonina no início da gravidez e pelo aumento da prolactina em dez a vinte vezes. A suplementação de cálcio aumentou a densidade óssea de recém-nascidos de mulheres desnutridas na Índia[124] e melhorou o balanço de cálcio e as taxas de formação óssea durante a gravidez e lactação em mulheres com ingestões habituais de menos de 500 mg/dia.[125] Porém, a suplementação de cálcio em mulheres grávidas da Gâmbia cujas ingestões habituais de cálcio eram de 9 mmol (360 mg)/dia não trouxe benefícios para o *status* mineral ósseo de seus bebês.[126]

Lactação

A transferência de cálcio para o leite materno varia principalmente com alterações no volume; a concentração de cálcio permanece relativamente constante a 7 ± 0,65 mmol/L (280 ± 26 mg/L) e não depende do conteúdo de cálcio da dieta da mãe. Uma ampla variedade na quantidade de cálcio transferida ao leite diariamente não costuma ser associada com o crescimento ou o estado mineral ósseo do bebê.[127] Contudo, o baixo consumo de produtos lácteos por adolescentes afro-americanas grávidas foi associado ao comprimento reduzido do fêmur fetal.[128] A transferência diária de cálcio do soro materno para o leite materno aumenta de 4,2 mmol/dia (168 mg/dia) três meses após o parto para 7 mmol/dia (280 mg/dia) seis meses após o parto. O aumento na absorção intestinal de cálcio ao término da gestação gradativamente desaparece depois do nascimento e durante o período de lactação. Para satisfazer a essa necessidade de produção de leite, ocorrem não só a conservação renal de cálcio, mas também a depleção do esqueleto materno a uma taxa de aproximadamente 1% ao mês; essa perda não é evitada pela suplementação de cálcio e vitamina D.[129] O aumento no *turnover* ósseo durante a lactação pode estar sob o controle do peptídeo relacionado ao PTH (PTHrP), produzido pelas glândulas mamárias.[130] Uma fase anabólica pós-lactação permite a recuperação da densidade óssea aos níveis pré-lactação. Não se sabe se essa recuperação é completa em todos os indivíduos, como mulheres lactantes com idade mais avançada. Os estudos epidemiológicos não revelaram qualquer associação entre a gestação, a lactação e o risco de fraturas osteoporóticas.

Adequação da ingestão de cálcio

As ingestões médias de cálcio por idade, em homens e mulheres nos Estados Unidos, coligidas pela *National Health and Nutrition Examination Survey* (NHANES) de 1999 a 2004, foram comparadas com as AI e os níveis de ingestão máxima toleráveis (UL) para o cálcio determinados pelo Dietary

Reference Intake Committee do Institute of Medicine de 1997.[131] Em média, as ingestões de cálcio eram inferiores às recomendadas para indivíduos maiores de 9 anos. Apenas 21,3% das meninas e mulheres e 43,7% dos meninos e homens nos Estados Unidos tinham uma ingestão habitual maior que as AI para o cálcio.[131] O consumo de leite apresenta uma queda de mais de 25% desde o início da infância até o final da adolescência, e isso explica o declínio na ingestão de cálcio.[111] Pela estimativa da NHANES de 2003 a 2006, 43% dos residentes dos Estados Unidos usam suplementos de cálcio.[132] Os suplementos de cálcio eram tomados principalmente por adultos e aumentaram consideravelmente o percentual de indivíduos que atingiam sua AI (ou seja, para homens acima dos 71 anos de idade, 15% apenas da alimentação, contra 31% da alimentação mais suplementos; para mulheres acima dos 71 anos, 39% das que tomavam suplementos alcançaram a AI para o cálcio, contra 8% apenas com a alimentação).

A avaliação das ingestões de cálcio das populações é importante para determinar o estado nutricional e para tirar conclusões acerca da relação entre dieta, saúde e doença. Entretanto, avaliar a ingestão habitual de cálcio de um indivíduo é uma medida repleta de erros.[133] A ingestão de cálcio pode ser avaliada utilizando-se questionários de frequência alimentar, recordatórios ou registros da dieta, ou por análise de pratos duplicados. Esta última abordagem elimina muitos dos erros associados com outros métodos, mas não é prática para avaliar grandes grupos de indivíduos. Os questionários de frequência alimentar avaliam o cálcio de forma mais satisfatória que outros nutrientes, pois os produtos lácteos constituem a principal fonte de cálcio, e os indivíduos lembram-se razoavelmente bem do consumo desses produtos. No entanto, o cálcio oculto ingerido, como em aditivos alimentares (agentes antiaglomerantes, etc.), água, alimentos enriquecidos e componentes de medicamentos, pode facilmente passar despercebido. Ao considerar as ingestões de cálcio a partir de alimentos enriquecidos na avaliação de dietas de crianças e adolescentes asiáticos, hispânicos e caucasianos de 10 a 18 anos de idade, observaram-se ingestões mais altas desse elemento do que as previamente relatadas em pesquisas feitas nos EUA; no entanto, a maioria dos subgrupos ainda se enquadra abaixo das ingestões recomendadas para a faixa etária mencionada.[134] O intervalo entre as ingestões de cálcio e as ingestões recomendadas é maior para os afro-americanos.[135] Os recordatórios e os registros da dieta estão sujeitos a erros na estimativa do volume das porções, à variabilidade na composição dos alimentos, e às inadequações das tabelas existentes de composição dos alimentos. A obtenção de múltiplos registros da dieta pode melhorar a estimativa da ingestão média de cálcio de um indivíduo. Entretanto, a variabilidade geralmente ampla na ingestão diária de cálcio dificulta a confiança nas estimativas da ingestão habitual de cálcio de um indivíduo.[136,137]

Riscos do excesso de cálcio na dieta

A toxicidade nutricional do cálcio indica uma elevação das concentrações sanguíneas de cálcio (hipercalcemia), em virtude do consumo excessivo desse elemento, ou uma elevação da excreção urinária de cálcio (hipercalciúria) a ponto de ocorrer calcificação renal ou desenvolvimento de cálculos renais. A hipercalcemia, particularmente se for grave, resulta em tônus muscular flácido, constipação, grandes volumes urinários, náusea e, por fim, confusão, coma e morte. A toxicidade, basicamente, nunca decorre da ingestão de fontes alimentares naturais. Uma boa ilustração da segurança das fontes alimentares de cálcio é representada pelos povos nômades pastorais, como os Massai.[138] Como suas dietas consistem principalmente no leite dos seus rebanhos e manadas, esses povos apresentam ingestões de cálcio acima de 5.000 mg/dia (e, muitas vezes, maiores), cerca de 5 a 10 vezes do que é ingerido pelos povos de nações industrializadas. Esses povos pastorais não são conhecidos por terem uma incidência incomum de hipercalcemia ou cálculos renais.

A hipercalcemia, a alcalose metabólica e, possivelmente, a insuficiência renal vêm crescendo, especialmente em mulheres na pós-menopausa e em grávidas com histórico de ingestão excessiva de cálcio suplementar (tipicamente > 4 g/dia) e, geralmente, de álcali absorvível, que aumenta o pH da urina e predispõe à deposição de cálcio nos rins.[139] Pessoas idosas são vulneráveis a esta "síndrome leite-álcali" pois apresentam um estado basal de reabsorção óssea, em que o osso é menos eficaz como reservatório para tamponamento contra o excesso de cálcio. Mulheres grávidas que apresentam aumento da absorção de cálcio e da depleção de volume também podem estar vulneráveis.

Os cálculos renais não costumam ser causados pelo cálcio da dieta. Mais frequentemente, os indivíduos com cálculos renais apresentam altas concentrações urinárias de cálcio, pois exibem um extravasamento renal desse elemento. Por conseguinte, esses pacientes muitas vezes sofrem certo grau de redução de suas reservas de cálcio no esqueleto. A diminuição da ingestão de cálcio nesses indivíduos raramente afeta o seu problema de cálculos renais, mas sempre induz a reduções adicionais na massa óssea. Altas ingestões de cálcio podem contribuir para a formação de cálculos renais em certos indivíduos suscetíveis. No ensaio de 7 anos da Women's Health Initiative, a suplementação com cálcio e vitamina D esteve associada a um aumento de 17% no risco de cálculos renais,[140] mas os eventos relatados como "cálculos renais" não foram confirmados clinicamente. Portanto, a importância dessa descoberta é incerta, especialmente porque a maioria dos estudos não mostra aumento do risco de nefrolitíase com cálcio na dieta ou em suplementos.[141] Em pacientes com pedras de oxalato de cálcio recorrentes, o problema dos cálculos é na realidade auxiliado *aumentando-se* as ingestões de cálcio para 30 mmol (1.200 mg)/dia junto da restrição do consumo de proteína animal e sal, se comparado a indivíduos em regimes de baixo teor de cálcio (10 mmol/400 mg de cálcio/dia).[95] Isso acontece porque a excreção urinária de oxalato representa um fator de risco de cálculos mais importante, o cálcio da dieta liga-se ao oxalato de origem dietética no intestino e impede sua absorção, reduzindo com isso a carga urinária de oxalato.

Foram relatadas preocupações a respeito da suplementação prolongada de cálcio em conexão com o risco de câncer de próstata,[142] infarto do miocárdio e calcificação vascular.[143]

Uma metanálise relatou que o uso de suplementos de cálcio estava associado a um aumento de quase 30% no risco de doença cardiovascular.[144] Os possíveis mecanismos não foram estabelecidos. No que diz respeito à preocupação com desfechos cardiovasculares, os efeitos benéficos do cálcio nos lipídeos séricos e na pressão sanguínea parecem incompatíveis com um aumento no risco de doença. É prudente não exceder o nível máximo de ingestão recomendado para os suplementos enquanto essas relações são estudadas mais a fundo. Se houver um risco real, a evidência indica que isso se aplicaria apenas às fontes suplementares, porque estudos de populações (p. ex., os Massai citados anteriormente e homens suecos com alto consumo diário)[145] mostraram um efeito benéfico na doença cardiovascular pela ingestão de alimentos com alto teor de cálcio.

Distúrbios clínicos com envolvimento do cálcio

Conforme mencionado anteriormente, baixas ingestões de cálcio associadas com a eficiência na absorção de cálcio e as perdas obrigatórias elevadas de cálcio do corpo promovem a depleção das reservas esqueléticas de cálcio. Em outras palavras, as baixas ingestões provocam desenvolvimento de massa óssea (e resistência) subnormal. Essa é uma das causas que contribuem para a *osteoporose*, doença abordada em um capítulo à parte. Mutações genéticas podem alterar a sinalização do cálcio intracelular. Por exemplo, alterações na proteína RyR podem levar a hipertrofia e acidente vascular cerebral. Hipercalcemia familiar benigna ocorre quando o CaR está parcial ou totalmente inativado. A ocorrência de lesão, dano ou de disfunção celular séria está sempre associada com uma elevação na concentração citosólica de cálcio, refletindo, provavelmente, uma diminuição na capacidade da célula em manter o gradiente normal de 10 mil vezes entre os compartimentos intra e extracelular. A elevação no cálcio citosólico pode agravar o dano e acelerar a morte celular.[146]

Os distúrbios mais comuns do metabolismo do cálcio (exceto a osteoporose, que apresenta etiologia multifatorial) envolvem a regulação da [Ca^{2+}] no LEC. Em geral, essas condições resultam de distúrbios da função das glândulas paratireoides e não são de fundo nutricional. Conforme mencionado em outra parte deste capítulo, as reservas esqueléticas de cálcio são tão vastas, em relação ao tamanho do compartimento da [Ca^{2+}] no LEC, que a simples deficiência de cálcio na dieta basicamente nunca compromete a regulação da [Ca^{2+}] no LEC. Há, no entanto, algumas raras exceções que vale a pena assinalar, pois ilustram o modo de atuação do sistema.

Durante o crescimento, quando as demandas da mineralização esquelética são máximas, dietas extremamente pobres em cálcio podem conduzir à hipocalcemia, apesar do débito secretório máximo das glândulas paratireoides. Uma consequência da hipersecreção de PTH consiste na redução dos níveis séricos de fosfato. A combinação de baixas concentrações de cálcio e de fósforo no LEC resulta em submineralização da matriz óssea recém-depositada e disfunção dos osteoblastos. O resultado clínico é o raquitismo, que normalmente é produzido por deficiência de vitamina D ou hipofosfatemia gerada por outras causas, ou toxicidade dos osteoblastos. Contudo, conforme demonstrado, o raquitismo pode algumas vezes ser causado pela deficiência isolada de cálcio.[137]

Outro exemplo de hipocalcemia nutricional ocorre como resultado da deficiência de magnésio, observada com maior frequência em casos graves de alcoolismo ou em virtude da presença de fístula ou má absorção intestinal indutoras da perda excessiva de magnésio do corpo. O magnésio, evidentemente, é um cátion essencial para muitos processos metabólicos celulares (ver capítulo sobre o magnésio), e, em casos de depleção grave desse cátion, muitos órgãos e sistemas deixam de funcionar normalmente. O sistema responsável pela regulação da [Ca^{2+}] no LEC constitui um exemplo. Tanto a liberação de PTH das glândulas paratireoides como a resposta óssea a esse hormônio dependem do magnésio, e ambas as atividades ficam defeituosas na deficiência de magnésio. A evidência de dano em ambas as etapas é dada pela constatação de falha na elevação adequada nos níveis de PTH em resposta à hipocalcemia em pacientes com deficiência de magnésio e falha de aumento na remodelagem óssea pelo PTH exógeno, como seria de costume. A repleção de magnésio corrige ambos os problemas.

Agradecimentos

Este trabalho foi apoiado em parte pelo Public Health Service (PHS) (Serviço de Saúde Pública dos Estados Unidos) HD 061908.

Conflito de interesses: CMW é membro do conselho consultivo da Pharmavite.

Referências bibliográficas

1. Clapham DE. Cell 2007;131:1047–58.
2. Carafoli E, Penniston JT. Sci Am 1985;253:70–8.
3. Fleet JC, Schoch RD. In Crit Rev Clin Lab Sci 2010; 47: 181–195.
4. Ensrud KE, Duong T, Cauley JA et al. Ann Intern Med 2000;132:345–53.
5. Chattopadhyay N, Brown EM. Cell Signal 2000;12:361–6.
6. Hanes D, Weaver CM, Wastney ME. FASEB J 1995;9: A283 (abstract1642).
7. Heaney RP, Saville PD, Recker RR. J Lab Clin Med 1975;85:881–90.
8. Heaney RP, Weaver CM, Fitzsimmons ML. J Bone Miner Res 1990;5:1135–8.
9. Heaney RP. Am J Clin Nutr 1991;54(Suppl):242S–57S.
10. Heaney RP, Weaver CM, Fitzsimmons ML et al. J Bone Miner Res 1990;5:1139–42.
11. Marcus CS, Lengermann FW. J Nutr 1962;77:155–60.
12. Peng JB, Cheng XZ, Berger UV et al. J Biol Chem 1999;274: 22739–46.
13. Song Y, Kato S, Fleet JC. J Nutr 2003;133:374–80.
14. Xue Y, Fleet JC. Gastroenterology 2009;136:1317–27.
15. Nemere I, Leathers V, Norman AW. J Biol Chem 1986; 261:16106–14.
16. Fulmer CA. J Nutr 1992;122:644–50.
17. Nemer I. J Nutr 1992;122:657–61.
18. Benn BS, Ajibade D, Porta A et al. Endocrinology 2008;149: 3196–3205.
19. Wasserman RH, Fullmer CS. J Nutr 1995;125(Suppl): 1971S–79S.
20. Wassermann RH, Chandler JS, Meyer SA et al. J Nutr 1992;122: 662–71.

21. Chirayath MV, Gajdzik L, Hulla W et al. Am J Physiol 1998; 274:G389–96.
22. Fujita H, Sugimoto K, Inatomi S et al. Mol Biol Cell 2008;19: 1912–21.
23. Barger-Lux MJ, Heaney RP, Lanspa SJ et al. J Clin Endocrinol Metab 1995;80:406–11.
24. Heaney RP, Recker RR, Steagman MR et al. J Bone Miner Res 1989;4:469–75.
25. Pattanaungkul S, Riggs BL, Yergey AL et al. J Clin Endocrinol Metab 2000;85:4023–27.
26. Ebeling PR, Sandgren ME, Dimagno EP et al. J Clin Endocrinol Metab 1992;75:176–182.
27. Recker RR. N Engl J Med 1985;43:133–7.
28. Ames SK, Ellis KJ, Gunn SK et al. J Bone Miner Res 1999;14:740–6.
29. Bryant RJ, Wastney ME, Martin BR et al. J Endocrinol Metab 2003;88:1043–7.
30. Looker AC, Wahner HW, Dunn WL et al. Osteoporos Int 1998;8:468–89.
31. Charles P, Jenson FT, Mosekilde L et al. Clin Sci 1983;65: 415–22.
32. Palacios C, Wigertz K, Martin B et al. Nutr Res 2003;23: 401–11.
33. Martin BR, Davis S, Campbell WW et al. Med Sci Sports Exerc 2007;39:1986–6.
34. Humes HD, Ichikawa I, Troy JL et al. J Clin Invest 1978; 61:32–40.
35. Coluccio LM. Eur J Cell Biol 1991;56:286–94.
36. Hoenderop JG, van der Kemp AW, Hartog A et al. J Biol Chem 1999;274:8375–78.
37. Christakos S, Gill R, Lee S et al. J Nutr 1992;122:678–82.
38. Eaton SB, Konner M. N Engl J Med 1985;312:283–9.
39. 2005 Dietary Guidelines Advisory Committee Report. Disponível em: http://www.health.gov/dietaryguidelines. Acesso em 30 de junho de 2010.
40. Ballow C, Kuester S, Gillespie C. Arch Pediatr Adolesc Med 2000;154:1148–2.
41. 2010 Dietary Guidelines Advisory Committee Report. Disponível em: http://www.health.gov/dietaryguidelines. Acesso em 30 de junho de 2010.
42. Nickel KP, Martin BR, Smith DL et al. J Nutr 1996;126: 1406–11.
43. Heaney RP, Recker RR, Weaver CM. Calcif Tissue Int 1990;46:300–4.
44. Heaney RP, Weaver CM. Am J Clin Nutr 1989;50:830–2.
45. Heaney RP, Weaver CM, Recker RR. Am J Clin Nutr 1988;47: 707–9.
46. Weaver CM, Heaney RP. Calcif Tissue Int 1991;56:436–42.
47. Heaney RP, Weaver CM, Fitzsimmons ML. Am J Clin Nutr 1991;53:745–7.
48. Weaver CM, Heaney RP, Martin BR et al. J Nutr 1991; 121:1769–75.
49. McCance RA, Widdowson EM. J Physiol 1942;101:44–85.
50. James WPT, Branch WJ, Southgate DAT. Lancet 1978;1:638–9.
51. Heaney RP, Weaver CM. J Am Geriatr Soc 1995;43:1–3.
52. Weaver CM, Proulx WR, Heaney RP. Am J Clin Nutr 1999;70(Suppl):543S–8S.
53. Weaver CM, Heaney RP, Connor L et al. J Food Sci 2002;67:3144–7.
54. Recker RR, Bammi A, Barger-Lux MG et al. Am J Clin Nutr 1988;47:93–5.
55. Cashman KD. Br J Nutr 2002;87(Suppl):169S–77S.
56. Zhao Y, Martin BR, Wastney ME et al. Exp Biol Med 2005;230:536–42.
57. Jackman LA, Millane SS, Martin BR et al. Am J Clin Nutr 1997;66:327–33.
58. Devine A, Criddle RA, Dick IM et al. Am J Clin Nutr 1995; 62:740–5.
59. Matkovic V, Ilich JZ, Andon WB et al. Am J Clin Nutr 1995;62:417–25.
60. Itoh R, Suyama Y. Am J Clin Nutr 1996;63:735–40.
61. Shortt C, Madden A, Fllynn A et al. Eur J Clin Nutr 1988;42:595–603.
62. Wigertz, K, Palacios C, Jackman LA et al. Am J Clin Nutr 2005;l81:845–50.
63. Palacios C, Wigertz K, Martin BR et al. J Clin Endocrinol Metab 2004;89:1858–63.
64. Heaney RP. J Am Diet Assoc 1993;93:1259–60.
65. Fenton TR, Lyon AW, Eliasziw M et al. J Bone Miner Res 2009;24:1835–40.
66. Kerstetter JE, O'Brien KO, Caseria DM et al. J Clin Endocrinol Metab 2005;90:26–31.
67. Spence LA, Lipscomb ER, Cadogan J et al. Am J Clin Nutr 2005;81:916–22.
68. Dawson-Hughes B. J Nutr 2003;133:852S–4S.
69. Hunt JR, Johnson LK, Roughead ZKF. Am J Clin Nutr 2009;89:1354–65.
70. Dawson-Hughes B, Harris SS. Am J Clin Nutr 2002;75:773–9.
71. Fenton TR, Lyon AW, Eliasziw M et al. Nutr J 2009;8:41–56.
72. Whiting SJ, Vatanparast H, Baxter-Jones A et al. J Nutr 2004;134(Suppl):696S–700S.
73. Hasling C, Sondergraad K, Charles P et al. J Nutr 1992; 122:1119–26.
74. Barger-Lux MJ, Heaney RP, Stegman MR. Am J Clin Nutr 1990;52:722–5.
75. Harris SS, Dawson-Hughes B. Am J Clin Nutr 1994;60: 573–8.
76. Barger-Lux MJ, Heaney RP. Osteoporos Int 1995;5:97–102.
77. Evans GH, Weaver CM, Harrington DD et al. J Hypertens 1990;8:327–37.
78. Andon MB, Ilich JZ, Tzagournio MA et al. Am J Clin Nutr 1996;63:950–3.
79. Wood RJ, Zheng JJ. Am J Clin Nutr 1997;65:1803–9.
80. Gleerup A, Rossander-Hulten L, Gramatkovski E et al. Am J Clin Nutr 1995;61:97–104.
81. Halberg L, Rossander-Hulten L, Brune M et al. Eur J Clin Nutr 1992;46:317–27.
82. Whiting SJ. Nutr Rev 1995;53:77–80.
83. Ilich-Ernst JZ, McKenna AA, Badenhop NE et al. Am J Clin Nutr 1998;68:880–7.
84. Medeiros DM, Plattner A, Jennings D et al. J Nutr 2002; 132:3135–44.
85. Berridge MJ. Nature 1993;361:315–25.
86. Brown EM. Annu Rev Nutr 2000;20:501–33.
87. Bronner F, Stein WD. J Nutr 1995;125(Suppl):1987S–95S.
88. Combs GF, Hassan N, Dellagana N et al. Biol Trace Elem Res 2008;121:193–204.
89. Barger-Lux MJ, Heaney RP. J Nutr 1994;124(Suppl):1406S–11S.
90a. Weaver CM. Endocrine 2002;17:43–48.
90b. Reid IR, Mason B, Horne A et al. Am J Med 2002;112: 343–47.
91. Van Vierlo LA, Arends LR, Streppel MT et al. J Hum Hypertens 2006;20:571–80.
92. Chia V, Newcomb RA. Nutr Rev 2004;62:115–20.
93. Moorman PG, Terry PD. Am J Clin Nutr 2004;80:5–14.
94. Shaukat A, Scouras N, Schunemann HJ. Am J Gastroenterol 2005;100:390–4.
95. Borghi L, Schianchi T, Meschi T et al. N Engl J Med 2002;346:77–84.
96. Heaney RP, Weaver CM. Am J Clin Nutr 1989;50:830–2.
97. Pereira MA, Jacobs DR, Van Horn L et al. JAMA 2002;287: 2081–9.
98. Chobanian AV, Bakris GL, Black HR et al. JAMA 2003: 289:2560–72.

99. Heaney RP. J Am Coll Nutr 2000;19(Suppl):83S–99S.
100. Heaney RP. J Am Coll Nutr 2009;28(Suppl):82S–90S.
101. Tang BM, Eslick GD, Nowson C et al. Lancet 2007;370: 657–66.
102. Lynch MF, Griffin IJ, Hawthorne KM et al. Am J Clin Nutr 2007;85:750–4.
103. Bailey DA, McKay HA, Mirald RL et al. J Bone Miner Res 1999;14:1672–9.
104. Hill K, Braun MM, Kern M et al. J Clin Endocrind Metab 2008; 93:4743–8.
105. Wastney ME. J Clin Endocrinol Metab 2000;85:4470–5.
106. Atkinson S, McCabe GP, Weaver CM et al. J Nutr 2008; 138:1182–6.
107. Vatanparast H, Bailey DA, Baxter-Jones ADG et al. Br J Nutr 2010;103:575–80.
108. Peterson CA. J Bone Miner Res 1995;10:81–95.
109. Weaver CM, Janle E, Martin B et al. J Bone Miner Res 2009:4:1411–9.
110. Bonjour J-P. Lancet 2001;358:1208–13.
111. Teegarden D, Proulx WR, Martin BR et al. J Bone Miner Res 1995;10:711–5.
112. Lin Y-C, Lyle RM, Weaver CM et al. Bone 2003;35:546–53.
113. Heaney RP, Barger-Lux MJ, Davis KM et al. Osteoporos Int 1997;7:426–30.
114. Heaney RP, Abrams S, Dawson-Hughes B et al. Osteoporos Int 2000;11:985–1009.
115. Matkovic V, Fortana D, Tominac C et al. Am J Clin Nutr 1990;52:878–88.
116. Cheng S, Lyytikainen A, Kroger H et al. Am J Clin Nutr 2005;82:1115–26.
117. Specker B, Binkley T, Wermers J. J Bone Miner Res 2002;17(Suppl):S398.
118. Stear SJ, Prentice A, Jones SC et al. Am J Clin Nutr 2003;77:985–92.
119. Bass SL, Naughton G, Saxon L et al. J Bone Miner Res 2007;22:458–64.
120. Heaney RP, Skillman TG. J Clin Endocrinol Metab 1971; 331:661–70.
121. Zapatas CLV, Donangelo CM, Woodhouse LR et al. Am J Clin Nutr 2004;80:417–22.
122. Ritchie LD, Fung EB, Holloran BP et al. Am J Clin Nutr 1998;67:693–701.
123. Naylor KE, Igbal P, Fledeluis C et al. J Bone Miner Res 2000;15:129–37.
124. Wargovich MJ. J Am Coll Nutr 1988;7:295–300.
125. O'Brien KO, Donangelo CM, Zapato CLV et al. Am J Clin Nutr 2006;83:317–23.
126. Jarjou LMA, Prentice A, Sawo Y et al. Am J Clin Nutr 2006;83;657–66.
127. Prentice A, Laskey A, Jarjou LMA. Lactation and bone development: Implications for the calcium requirements of infants and lactating mothers. In: Bonjour J-P, Tsang RC, eds. Nutrition and Bone Development, vol 41. Philadelphia: Lippincott-Raven, 1999:127–145.
128. Chang S-C, O'Brien KO, Nathanson MS et al. Am J Clin Nutr 2003;77:1248–54.
129. Kalkwarf HJ, Specker BC, Henbi JE et al. Am J Clin Nutr 1996;63:526–31.
130. Kalkwarf HJ, Specker BL. Endocrine 2002;17:49–53.
131. Nicklas TA, O'Neil CE, Fulgoni VL. J Am Coll Nutr 2009;28(Suppl):73S–81S.
132. Bailey RL, Dodd, KW, Goldman JA, et al. J Nutr 2010;140: 817–22.
133. Boushey CJ. Clinical Approaches for Studying Calcium Metabolism and Its Relationship to Disease. In: Weaver CM, Heaney RP, eds. Calcium in Human Health. Totowa, NJ: Humana Press, 2006:65–81.
134. Novotny R, Peck L, Auld G et al. J Am Coll Nutr 2003;224: 64–70.
135. Fulgoni VL 3rd, Huth PJ, DiRienzo DB et al. J Am Coll Nutr 2004;23:651–9.
136. Weaver CM, Martin BR, Peacock M. Calcium Metabolism in Adolescent Girls. In: Burckhardt P, Heaney RP, eds. Nutritional Aspects of Osteoporosis, vol 7. New York: Raven Press, 1995:123–8.
137. Barger-Lux MJ, Heaney RP. Determinants of Calcium Absorption. In: Burckhardt P, Heaney RP, eds. Nutritional Aspects of Osteoporosis, vol 7. New York: Raven Press 1995:243–51.
138. Jackson RT, Latham MC. Am J Clin Nutr 1979;32:779–82.
139. Patel AM, Goldfarb S. J Am Soc Nephrol 2010;21:1440–3.
140. Jackson RD, La Croix AZ, Gass M et al. N Engl J Med 2006;354:669–83.
141. Heaney RP. J Am Coll Nutr 2008;27:519–27.
142. World Cancer Research Fund. Food, Nutrition, Physical Activity and the Prevention of Cancer: a Global Perspective. Am Inst Cancer Res Washington DC AICR 2007.
143. Daly RM, Ebeling PR. Nutrients 2010;2:505–22.
144. Reid IR, Bolland MJ, Grey A. Int Med J 2010;40(Suppl): S47.
145. Kaluza J, Orsini N, Levitan EB et al. Am J Epidemiol 2010;171:801–7.
146. Rasmussen H, Palmieri GMA. Altered cell calcium metabolism and human diseases. In: Rubin RP, Weiss GB, Putnsy JW Jr, eds. Calcium in Biological Systems. New York: Plenum Publishing, 1985:551–60.

Sugestões de leitura

Weaver CM. Osteoporosis: the early years. In: Coulston AM, Boushey CJ, eds. Nutrition: The Prevention and Treatment of Disease. 2nd ed. New York: Academic Press, 2008; 833–49.

Weaver CM, Heaney RP, eds. Calcium in Human Health. Totowa, NJ: Humana Press, 2006.

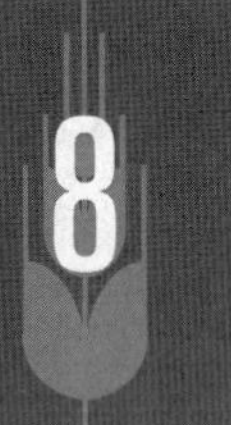

Fósforo*

Kimberly O. O'Brien, Jane E. Kerstetter e Karl L. Insogna

Breve revisão da história

O fósforo foi descoberto em 1669, por Hennig Brand, que isolou o mineral a partir da urina. Sua observação de que o fósforo brilhava quando exposto ao ar levou à nomeação do elemento com base no uso de palavras gregas que descrevem "luz" (*phos*) e "portador" (*phoros*). Na natureza, o fósforo é monoisotópico e tem peso molecular de 30,97. Existem dois radioisótopos de fósforo: ^{32}P, com meia-vida de 14,28 dias; e ^{33}P, com meia-vida de 24,3 dias. No início da década de 1920, George Hevesy et al. usaram ^{32}P em modelos de experimentação vegetal para elucidar os papéis biológicos desse mineral.[1] Ao longo da década subsequente, Hevesy empregou modelos de experimentação animal e marcadores radioativos de fósforo para caracterizar a distribuição do fósforo após ser absorvido no corpo, bem como para identificar o papel integral do fósforo nos tecidos mineralizados.[2] Os estudos iniciais sobre o equilíbrio metabólico humano foram realizados na década de 1940, por McCance e Widdowson.[3] Os estudos originais desses pesquisadores destacaram o papel essencial que a manipulação tubular renal do fosfato exerce na homeostasia desse mineral no corpo inteiro. Ainda na mesma época, Harrison e Harrison caracterizaram o impacto do paratormônio (PTH) e da vitamina D sobre o metabolismo e a excreção urinária do fósforo.[4] Embora esses estudos iniciais tenham contribuído enormemente para a compreensão acerca do fluxo de fósforo no corpo humano, muitos aspectos do seu metabolismo permanecem indefinidos. Mais recentemente, as descobertas da fosfatonina, do fator de crescimento de fibroblasto 23 (FGF23) e do gene codificador do correceptor de FGF Klotho esclareceram a regulação hormonal a longo prazo do metabolismo do fósforo. Tais avanços aprimoraram nosso conhecimento sobre o eixo osso-rins na homeostasia e estabeleceram a base genética de vários distúrbios hereditários do metabolismo do fósforo.[5-7] O conhecimento ampliado acerca da biologia do metabolismo do fósforo pode conduzir a novas terapias para indivíduos com metabolismo mineral desregulado. Entretanto, biomarcadores da homeostasia do fósforo na saúde e em doenças humanas ainda se fazem necessários.

Bioquímica e fisiologia

Importância

O fósforo é um mineral ubíquo no corpo humano e está integrado a diversas funções, que variam da transferência da informação genética à utilização de energia. O fósforo cons-

*__Abreviaturas:__ **$1{,}25(OH)_2D$**, 1,25-di-hidroxivitamina D; **AI**, ingestão adequada; **ATP**, trifosfato de adenosina; **CAD**, cetoacidose diabética; **DRC**, doença renal crônica; **EAR**, necessidade média estimada; **FGF**, fator de crescimento de fibroblasto; **GALNT3**, *N*-acetilgalactosaminiltransferase; **NaP_i-2a/NaP_i-2b**, cotransportadores de sódio-fosfato; **PHEX**, gene regulador de fosfato com homologias com endopeptidases no cromossomo X; **P_i**, íon de fósforo inorgânico; **PTH**, paratormônio; **RHAD**, raquitismo hipofosfatêmico autossômico dominante; **RHAR**, raquitismo hipofosfatêmico autossômico recessivo; **RHHH**, raquitismo hipofosfatêmico hereditário com hipercalciúria; **RHX**, raquitismo hipofosfatêmico ligado ao X; **UL**, nível de ingestão máxima tolerável.

titui a estrutura do DNA e do RNA, além de ser um componente essencial dos fosfolipídios, que formam a bicamada das membranas. Muitas proteínas, enzimas e açúcares presentes no corpo são fosforilados, sendo este o processo que muitas vezes determina a atividade e a função das fosfoproteínas e dos açúcares. O fósforo é um componente integral de uma fonte energética essencial do corpo: o trifosfato de adenosina (ATP). Outras proteínas fosforiladas (p. ex., creatina fosfato, no músculo) atuam como fonte rápida de fosfato para produção de ATP. O fósforo, na forma de 2,3-difosfoglicerato (também conhecido como 2,3-bisfosfoglicerato), exerce papel fundamental na dissociação do oxigênio da hemoglobina. O fosfato celular é o principal tampão intracelular e, portanto, é essencial à regulação do pH do corpo humano. Por fim, muitos processos sinalizadores intracelulares dependem de compostos que contêm fósforo, como monofosfato de adenosina cíclico (cAMP), monofosfato de guanina cíclico (cGMP) e inositol polifosfatos (p. ex., inositol trifosfato ou IP_3).

Distribuição e constituição corporal

Ao nascer, um neonato contém cerca de 20 g de fósforo (0,5 g/100 g de tecido livre de gordura), e a maior parte desse conteúdo é acumulada durante as últimas 8 semanas de gestação.[8] Na maturidade, o conteúdo corporal total de fósforo aumenta para cerca de 1,35 g/100 g de tecido livre de gordura,[9] com uma média de conteúdo corporal total de fósforo de 400 g em mulheres e 500 g em homens.[10]

O maior depósito de fósforo no corpo humano (~85%) é encontrado na forma de hidroxiapatita ou $Ca_{10}(PO_4)_6(OH)_6$.[7] Esse composto forma a matriz óssea mineralizada e contribui para as propriedades mecânicas exclusivas dos ossos. O fósforo remanescente no corpo humano (~14%) está localizado no tecido mole, nos músculos e nas vísceras, com apenas uma pequena fração (~1%) encontrada no espaço extracelular, seja como íons de fósforo inorgânico (P_i), primariamente na forma de fosfato (PO_4), seja complexado a outros cátions, como cálcio (Ca^{2+}) ou magnésio (Mg^{2+}).

Concentrações circulantes no plasma

O correspondente a 85% dos fósforo presente no plasma é ultrafiltrável, enquanto 15% está ligado a proteínas. As concentrações plasmáticas de P_i são apenas frouxamente reguladas e, em adultos, variam tipicamente de 0,8 a 1,5 mmol/L.[11,12] Durante a fase de lactação, a infância e a adolescência, as concentrações séricas de P_i caem progressivamente a partir de valores que são quase duas vezes maiores do que aqueles observados em adultos (p. ex., 1,88 a 2,42 mmol/L). Os motivos pelos quais os níveis séricos de fósforo são altos no início da vida não são totalmente definidos; porém, a aumentada regeneração renal de fósforo parece exercer papel importante. A hipofosfatemia é definida por concentrações séricas de fósforo inferiores a 0,5 mmol/L, enquanto a hiperfosfatemia é considerada presente quando a concentração plasmática é maior que 2,2 mmol/L. A hipofosfatemia grave está associada com miocardiopatia e miopatia esquelética. A hipofosfatemia crônica pode causar raquitismo em crianças e osteomalácia em adultos. A hiperfosfatemia pode resultar em calcificação do tecido mole e, quando grave, pode causar hipocalcemia, que leva à tetania e morte.

Uma concentração sérica de fósforo discretamente mais alta que o limite normal máximo pode ter alguma utilidade como biomarcador de doença cardiovascular.[13-15] Os mecanismos responsáveis por essa associação são indeterminados, mas pesquisadores postularam que concentrações séricas de fósforo mais elevadas podem refletir uma aumentada reabsorção óssea, levando à calcificação vascular e osteoporose.[16] Alternativamente, elevadas concentrações plasmáticas de fósforo talvez indiquem o consumo de uma dieta aterogênica (rica em carne bovina, manteiga, gorduras saturadas e colesterol).

Hormônios reguladores da homeostasia do fósforo

Três hormônios influenciam a economia de fósforo no corpo inteiro: 1,25-di-hidroxivitamina D (abreviada como $1,25[OH]_2D$, também conhecida como calcitriol), PTH e FGF23. O calcitriol é produzido nos rins, por hidroxilação da 25-hidroxivitamina D na posição 1, mediada pela enzima 1-α-hidroxilase. Essa enzima está sujeita a uma regulação bastante estreita, e o resultado são concentrações circulantes de calcitriol mil vezes menores do que os níveis de seu precursor (25-hidroxivitamina D).

O PTH é produzido pelas quatro glândulas paratireoides, adjacentes à tireoide. A secreção de PTH é responsiva a alterações muito pequenas na concentração sérica de cálcio ionizado. Uma queda discreta dos níveis séricos de cálcio ionizado induz uma elevação substancial do PTH, enquanto a hipercalcemia, ainda que modesta, causa uma profunda supressão da secreção de PTH. O PTH sérico estimula a enzima 1-α-hidroxilase renal, levando a um aumento da produção de calcitriol. O calcitriol estimula a absorção de cálcio e fósforo no intestino delgado proximal. Elevações crônicas de PTH resultam em aumento da reabsorção óssea e, consequentemente, na liberação de fósforo a partir de hidroxiapatita. Apesar das ações do PTH sobre a 1-α-hidroxilase e o osso, o efeito dominante do PTH consiste na diminuição dos níveis circulantes de fósforo, uma vez que o PTH promove diminuição aguda do limiar de fosfato renal. O limiar é a concentração plasmática de fósforo acima da qual o fosfato começa a aparecer na urina. O limiar de fosfato renal é o principal determinante da concentração de fosfato no plasma. O PTH atua diminuindo o limiar de fosfato renal ao inibir a reabsorção de fosfato nos túbulos proximais (ver adiante). Na regulação das concentrações de fosfato, o PTH atua via receptor PTHR1, expresso nos túbulos proximais renais e nos ossos. O efeito do PTH na promoção da diminuição do fosfato sérico ocorre em questão de minutos, após o início da administração do hormônio em seres humanos.

As concentrações séricas de fosfato também estão envolvidas na regulação dos hormônios calcitrópicos. Dessa forma, a hipofosfatemia ou a deficiência de fosfato da dieta estimulam profundamente a 1-α-hidroxilase (uma ação independente do PTH) e levam ao aumento dos níveis séricos de $1,25(OH)_2D$, que, conforme observado, estimula a absorção intestinal de fosfato. Por outro lado, as elevações dos níveis séricos de fosfato inibem a atividade da enzima 1-α-hidroxilase. Também foi demonstrado que o fosfato sérico, pelo menos em modelos de experimentação animal, estimula a secreção de PTH de modo direto e independente das alterações na concentração de cálcio ionizado extracelular.

Pesquisas conduzidas desde a metade da década de 1990 identificaram fatores circulantes independentes do PTH, chamados de fosfatoninas, que também regulam o metabolismo do fósforo.[17] As fosfatoninas foram originalmente isoladas de indivíduos com osteomalácia oncogênica, doença rara na qual um tumor mesenquimal secreta um fator que diminui o limiar de fosfato renal e resulta em hipofosfatemia. Esses fatores também suprimem a atividade da 1-α-hidroxilase.[18] Até o momento, foram identificadas pelo menos quatro fosfatoninas, incluindo FGF23, proteína relacionada com *frizzled* secretada-4 (sFRP-4), fosfoglicoproteína da matriz extracelular (MEPE) e FGF7.[17] Dentre as fosfatoninas identificadas, acredita-se que a FGF23 seja a principal a contribuir para a homeostasia do fosfato.

A FGF23 é produzida pelos osteócitos, que são células ósseas especializadas enterradas na matriz mineralizada do esqueleto. Os pesquisadores especulam que a FGF23 serve para regular a quantidade de fósforo disponível para mineralização na matriz óssea recém-formada. Sob condições fisiológicas, o fósforo sérico e $1,25(OH)_2D$ são os principais reguladores da produção de FGF23. Hiperfosfatemia, suplementação dietética com fosfato e $1,25(OH)_2D$ estimulam a produção de FGF23, enquanto a hipofosfatemia e a deficiência dietética de fosfato suprimem sua expressão. Os principais efeitos de FGF23 ocorrem no nível da célula tubular proximal renal, com a FGF23 diminuindo o limiar de fosfato renal ao suprimir a reabsorção de fosfato nos túbulos proximais renais. A FGF23 também suprime a atividade da 1-α-hidroxilase. As ações da FGF23 sobre a reabsorção tubular renal de fosfato são mais lentas do que as ações do PTH. Os níveis de FGF23 não apresentam variação diurna em indivíduos sadios e, segundo a crença atual, a FGF23 é responsável pela regulação da homeostasia do fosfato a longo prazo.

Aparentemente, a FGF23 atua primariamente via receptor FGFR1c. A FGF23 requer um cofator transmembrana – α-Klotho – para ativar o receptor FGFR1c. Tomados em conjunto, o receptor FGFR1c e o Klotho formam um complexo receptor que, ligado ao FGF23, induz uma cascata de sinalização celular, afetando a homeostasia do fosfato, como explicado anteriormente. Quando o Klotho não é funcional ou está geneticamente ausente, a FGF23 não pode agir. Camundongos com essa lesão genética apresentam níveis séricos de fósforo acentuadamente altos, mesmo com níveis circulantes de FGF23 elevados. Trabalhando em conjunto, PTH, $1,25(OH)_2D$ e FGF23 garantem que as concentrações séricas e as reservas corporais de fosfato permaneçam dentro da faixa normal.

Homeostasia do corpo como um todo

Fontes dietéticas

O fósforo está amplamente distribuído na dieta, sendo encontrado no leite, carne bovina, aves, peixes, ovos, laticínios, oleaginosas, leguminosas e grãos de cereais. Por conta da ampla variedade de alimentos que contêm fósforo, a deficiência desse mineral é relativamente incomum em indivíduos que consomem dietas típicas, as quais fornecem cerca de 20 mg/kg/dia ou cerca de 1.500 mg de fósforo diárias.

A avaliação do fósforo dietético pode ser dificultada pelo fato de muitos aditivos e conservantes alimentícios comuns conterem fósforo. Esses sais de fósforo inorgânico (p. ex., fosfato de sódio, fosfato de sódio e alumínio, pirofosfato ácido de sódio, fosfato de monocálcio, tripolifosfato de sódio) são adicionados durante o processamento dos alimentos, por suas funções não nutricionais, como retenção de umidade, suavidade e ligação. Esses aditivos podem não ser considerados no conteúdo de fósforo publicado dos alimentos,[19,20] e a indústria alimentícia não é legalmente obrigada a incluir as concentrações nos rótulos dos alimentos.[21] Os pesquisadores estimaram que esses aditivos podem aumentar a ingestão de fósforo das pessoas em até 1.000 mg/dia, à medida que aumenta a contribuição relativa dos alimentos processados em nossas dietas.[22] Mais pesquisas sobre o impacto dos aditivos e conservantes alimentícios sobre a homeostasia do fósforo se fazem necessárias, porque seu uso foi associado a níveis séricos de PTH maiores.[23]

Absorção intestinal do fósforo

O fósforo alcança as superfícies de absorção do enterócito na forma de P_i ou complexos de fósforo orgânico. Junto ao lúmen intestinal, as fosfatases ajudam a digerir e hidrolisar as formas orgânicas em P_i. A absorção do fósforo a partir da dieta é maior em bebês e crianças (nos quais varia de 65 a 90%). A absorção intestinal de fósforo tende a diminuir com o avanço da idade, mas permanece alta e é, em média, de cerca de 50 a 70% em adultos.

A maior parte da absorção de fósforo ocorre no intestino delgado, por absorção passiva dependente da sobrecarga de P na alimentação. Também ocorre absorção ativa, mediada por transportador, em um processo dependente de sódio que usa cotransportadores de sódio-fósforo do tipo NaP_i-2b (NPT2B) e P_iT1. O calcitriol aumenta o número de cotransportadores NaP_i-2b no intestino e leva ao aumento da eficiência da absorção de fósforo.[24] A absorção intestinal pode ocorrer na ausência de calcitriol, conforme demonstrado por uma diferença relativamente pequena de absorção de fósforo observada em pacientes com insuficiência renal (60%), em comparação ao observado em controles sadios (80%).[25] Além disso, indivíduos com mutações inativadoras de NaP_i-2b apresentam concentrações séricas de fosfato normais, embora isso possa ser apenas resultado de uma alteração compensatória no limiar renal de fosfato. Um relato intrigante e ainda não confirmado[26] sugeriu que a mucosa duodenal secreta um novo hormônio regulador da manipulação de fosfato ao nível tubular renal. Essa constatação, do ponto de vista teleológico, sugere que um hormônio desse tipo atuaria mitigando a hiperfosfatemia, a qual, de outro modo, ocorreria após a ingestão de uma refeição rica em fosfato.

Secreção de fósforo endógena

Durante o processo de digestão, cerca de 3 mg/kg/dia de fósforo são secretadas no intestino, como componente de enzimas intestinais e pancreáticas digestivas. Diferente das perdas fecais endógenas de cálcio, que são apenas minimamente afetadas pela ampla variação da ingestão dietética de cálcio, a excreção fecal endógena de fósforo é afetada por alterações que ocorrem na ingestão dietética de fósforo e varia de 0,9 a 4 mg/kg (0,03 a 1,24 mmol/kg/dia).[27,28]

Excreção renal de fósforo

O rim exerce papel predominante na regulação da economia sistêmica de fósforo. Aproximadamente 95% do fosfato filtrado nos rins é reabsorvido no túbulo proximal, por meio de um processo ativo mediado por hormônio. Quando um indivíduo está em equilíbrio de fósforo (i. e., não ganha, nem perde fósforo), a quantidade perdida na urina é, a grosso modo, igual à quantidade absorvida pelo trato gastrintestinal. Quando o estado nutricional de fósforo está comprometido, a regeneração renal desse elemento aumenta drasticamente, para maximizar a sua retenção. Exemplificando, em 24 a 48 h após o fornecimento de uma dieta sem fósforo a um indivíduo, a concentração de fosfato na urina declina a níveis indetectáveis.

Nos rins, o fosfato entra no lado apical das células tubulares proximais, via dois cotransportadores renais de sódio-fosfato: NaP_i-2a (NPT2A) e NaP_i-2c (NPT2C).[7] A atividade desses cotransportadores de sódio-fosfato conta com um gradiente de concentração de sódio a favor, que é gerado e mantido pela bomba ATPase de sódio-potássio. NaP_i-2a é eletrogênico, importando três átomos de sódio para cada átomo divalente de P_i (3 íons Na:1 fosfato), enquanto NaP_i-2c é eletroneutro, transportando dois átomos de sódio para cada P_i.

A capacidade do rim de responder e modificar a reabsorção de fósforo em resposta ao estado nutricional desse elemento é mediada por PTH, FGF23 e suas concentrações circulantes. Quando as concentrações séricas de fosfato estão elevadas (ou os níveis séricos de cálcio ionizado caem abaixo da faixa normal), o PTH é liberado pelas paratireoides. O principal papel fisiológico do PTH é responder rápido à hipocalcemia e, para cumprir esse papel em questão de minutos, promove aumento da absorção tubular distal renal de cálcio e diminui a reabsorção tubular proximal renal de fosfato (i. e., abaixa o limiar renal de fosfato). O mecanismo molecular pelo qual isso ocorre é via internalização PTH-induzida do cotransportador de sódio-fosfato da membrana luminal da célula tubular proximal renal, o NaP_i-2a. NaP_i-2c também exerce papel central na reabsorção renal de fosfato (ver adiante), mas aparentemente não está sujeito a uma regulação tão estreita quanto a do NaP_i-2a.

Os eventos de sinalização intracelular que mediam a internalização PTH-induzida de NaP_i-2a incluem a ativação PTH-induzida da proteína quinase A e da fosfolipase C. O NaP_i-2a é estabilizado na membrana da borda em escova por uma proteína estrutural chamada NHERF1 (fator regulador de troca de sódio/hidrogênio-1). Acredita-se que o tratamento com PTH dissocia NaP_i-2a de NHERF1, com subsequente localização de NaP_i-2a nas depressões revestidas (*coated pits*) de clatrina e, em seguida, nos endossomos. A internalização dos cotransportadores NaP_i-2a previne a reabsorção e aumenta a excreção urinária de fósforo.[29] A queda resultante dos níveis séricos de fósforo favorece uma elevação do cálcio sérico. Decorridas algumas horas da elevação da secreção de PTH, a reabsorção óssea aumenta e, com isso, há liberação de cálcio e fósforo na circulação. O fósforo extra não causa elevação dos níveis plasmáticos de fosfato, em decorrência do efeito já explicado sobre o limiar renal de fosfato.

Concentrações séricas de fosfato elevadas, em grande parte via estimulação da produção de FGF23, suprimem a 1-α-hidroxilase. Isso diminui os níveis circulantes de calcitriol e reduz a absorção intestinal de fósforo e cálcio. Concentrações séricas de fosfato baixas exercem efeito oposto, diminuindo então os níveis de FGF23 e, assim, estimulando a atividade da enzima 1-α-hidroxilase, o que aumenta a produção renal de $1,25(OH)_2D$ e, por fim, aumenta a absorção intestinal de fósforo. Em seres humanos, a restrição dietética de fosfato causa uma elevação de 180% nos níveis de calcitriol, ao passo que a suplementação com fosfato promove uma diminuição de 29%.[30]

A FGF23 abaixa o limiar renal de fosfato e aumenta a excreção urinária de fósforo ao suprimir a transcrição dos genes codificadores do cotransportador NaP_i, no túbulo proximal. Quando a atividade dos transportadores diminui, a reabsorção renal de fosfato fica comprometida e aumenta a perda de fósforo na urina. A FGF23 também suprime a atividade da 1-α-hidroxilase na célula tubular proximal renal, por uma via molecular ainda desconhecida. Além disso, a FGF23 induz a enzima renal 24-hidroxilase, que é responsável pela inativação de $1,25(OH)_2D$. Essas duas ações levam a uma queda dos níveis séricos de $1,25(OH)_2D$. No agregado, a FGF23 aumenta a excreção urinária de fósforo e diminui a sua absorção intestinal. As duas ações se combinam para diminuir as concentrações séricas de fósforo. Esses efeitos são amplamente independentes de alterações dos níveis de PTH ou cálcio sérico. Conforme observado, a sinalização de FGF23 requer expressão da proteína transmembrana α-Klotho.[6] A deleção genética de Klotho em camundongos causa hiperfosfatemia, e os animais exibem um fenótipo similar àquele observado em camundongos nocauteados para FGF23.[31] Um quebra-cabeça intrigante e ainda não resolvido acerca das ações da FGF23 sobre a reabsorção de fosfato pela célula tubular proximal renal é o fato de não haver expressão de α-Klotho nessa célula. Klotho é expressa na célula tubular distal renal. Dada a necessidade de Klotho para ativação do receptor FGFR1c por FGF23, o modo como isso ocorre permanece indeterminado. Embora exista uma forma insolúvel de Klotho, ainda há controvérsia sobre a possibilidade de que essa forma seja um substituto efetivo da isoforma transmembrana.

Atualmente, está comprovado que várias doenças humanas que alteram o metabolismo normal do fósforo são causadas por mutações no gene codificador de FGF23 (detalhadas adiante). Dentre as doenças adquiridas em que a FGF23 parece exercer papel patogênico, a doença renal é a mais importante. À medida que a função renal declina, a capacidade dos rins de manipular a carga de fosfato da dieta fica comprometida. Com um declínio da função renal da ordem de 80%, há desenvolvimento de hiperfosfatemia, a menos que sejam instituídas intervenções dietéticas e/ou médicas.[11] Indivíduos com insuficiência renal crônica restringem a ingestão dietética de fósforo para diminuir o risco de hiperfosfatemia. Sem a adoção de medidas preventivas, a hiperfosfatemia pode resultar em calcificação dos tecidos moles e levar à hipocalcemia. Essa condição acarreta uma elevação compensatória do PTH, que é referida como hiperparatireoidismo secundário.

A elevação dos níveis séricos de fósforo também é acompanhada de elevação dos níveis séricos de FGF23, em uma tentativa inútil de corrigir a hiperfosfatemia. O resultante aumento do FGF23 sérico suprime a produção renal de $1{,}25(OH)_2D$, comprometendo a absorção intestinal de cálcio e exacerbando a hipocalcemia. O perturbado *milieu* de íons minerais e hormônios observado nas doenças renais em estágio avançado é considerado responsável pela doença esquelética e pela calcificação vascular acelerada, prevalente em pacientes com insuficiência renal.[32] Um resumo da compartimentalização do fósforo em todo o corpo é representado na Figura 8.1.

Necessidades nutricionais de fósforo

Tradicionalmente, as necessidades nutricionais de fósforo foram estabelecidas estreitamente de acordo com as necessidades nutricionais de cálcio. As recomendações mais recentes de ingestão dietética de referência (DRI), publicadas em 1997, não usam essa abordagem e, em vez disso, estabeleceram as necessidades com base na ingestão de fósforo necessária para manter as concentrações séricas de fosfato na faixa normal mínima, usando dados referentes ao P_i sérico e ao balanço. As necessidades para bebês foram estabelecidas com base

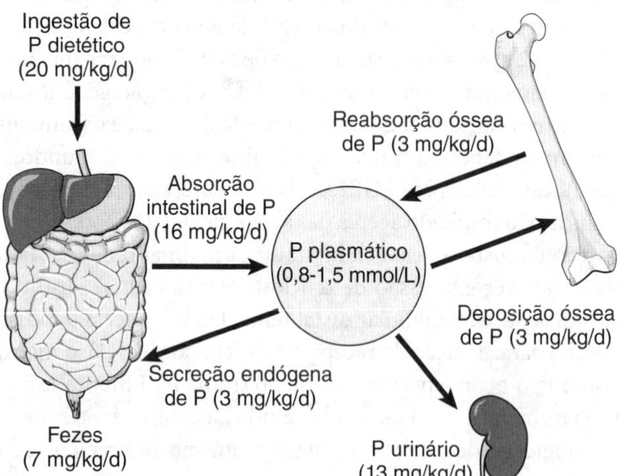

Figura 8.1 Economia de fósforo no corpo humano. Uma visão geral da economia de fósforo no corpo humano é representada para um indivíduo adulto que mantém o equilíbrio de fósforo. Sob tais condições, as perdas urinárias de fósforo são comparáveis à absorção líquida de fósforo, enquanto a deposição esquelética de fósforo é igual à reabsorção esquelética de fósforo. P, fósforo.

em dados disponíveis obtidos de bebês que receberam leite humano como leite principal durante o primeiro ano de vida.

Dependendo da força dos dados disponíveis para cada faixa etária, as necessidades nutricionais de fósforo foram apresentadas como ingestão adequada (AI), necessidade média estimada (EAR) ou ingestão dietética recomendada (RDA). Um nível de ingestão máxima tolerável (UL) foi igualmente estimado para crianças com idade a partir de 1 ano. Em bebês com menos de 12 meses de idade, os dados disponíveis sobre os efeitos adversos associados à ingestão de fósforo eram insuficientes, por isso nenhum UL foi estabelecido para essa faixa etária. As diretrizes de 1997 para a ingestão dietética de fósforo são apresentadas na Tabela 8.1.

Avaliação das necessidades de fósforo

Avaliação dietética

Na população dos Estados Unidos, a ingestão de fósforo mostrou uma tendência a aumentar, ao longo das últimas décadas. Entre 1977 e 1985, os levantamentos realizados pelo Departamento de Agricultura dos Estados Unidos sugeriram um aumento discreto (~8%) do fósforo dietético. Os dados referentes ao suprimento e desaparecimento

Tabela 8.1 Ingestão de fósforo recomendada[a]

Grupos por fase da vida	Fósforo (mg/d)
Bebês	
0-6 meses	100*
7-12 meses	275*
Crianças	
1-3 anos	**460**
4-8 anos	**500**
Sexo masculino	
9-13 anos	**1.250**
14-18 anos	**1.250**
19-30 anos	**700**
31-50 anos	**700**
51-70 anos	**700**
> 70 anos	**700**
Sexo feminino	
9-13 anos	**1.250**
14-18 anos	**1.250**
19-30 anos	**700**
31-50 anos	**700**
51-70 anos	**700**
> 70 anos	**700**
Gravidez	
14-18 anos	**1.250**
19-30 anos	**700**
31-50 anos	**700**
Lactação	
14-18 anos	**1.250**
19-30 anos	**700**
31-50 anos	**700**

[a]Nessa tabela, as ingestões dietéticas recomendadas (RDA) são apresentadas em negrito, e as ingestões adequadas (AI) aparecem sem negrito e seguidas de asterisco (*).
Dados da Food and Nutrition Board, Institute of Medicine. Dietary Reference Intakes for Calcium, Phosphorus, Magnesium, Vitamin D, and Fluoride. Washington, DC: National Academy Press, 1998, com permissão.

de alimentos sugerem que houve um aumento ainda maior, de cerca de 13%, no período de 1990 a 1994. Apesar das dificuldades para estimar a ingestão de alimentos usando dados de suprimento e desaparecimento, e das limitações para avaliar o conteúdo de fósforo dos aditivos alimentares (como já explicado), parece que houve um aumento aproximado de 10 a 15% na ingestão de fósforo ao longo das últimas décadas.[11]

Um aspecto preocupante foi destacado em relação à ingestão de fósforo a partir de refrigerantes contendo ácido fosfórico e o possível impacto sobre a saúde dos ossos. O conteúdo de fósforo dos refrigerantes é relativamente baixo (50 mg/341 mL de refrigerante). O conteúdo de fósforo do mesmo volume de leite é aproximadamente sete vezes maior. No caso dos refrigerantes, foi postulado que o culpado mais provável é a carga de ácido fixa imposta pelo ácido fosfórico, além da possibilidade de essa carga ser tamponada por minerais ósseos. Contudo, os dados epidemiológicos existentes sobre essa questão são mistos, e os estudos de intervenção a curto prazo não sugerem que isso seja provável. Talvez, o aspecto mais desfavorável do consumo de refrigerantes é a consequente remoção das bebidas nutritivas da dieta. Os suplementos de fósforo não são amplamente usados nos Estados Unidos.[11]

De um modo geral, os alimentos ricos em proteína também são ricos em fósforo. Com a possível exceção dos idosos, a maioria dos norte-americanos, por exemplo, consome proteína em quantidade superior à adequada e, ao mesmo tempo, ingere fósforo em quantidade igualmente acima da considerada adequada. Como a probabilidade de deficiência de fósforo é baixíssima em adultos independentes, a avaliação do estado nutricional de fósforo seja talvez menos relevante do que a avaliação de outros minerais ou nutrientes.

Avaliação do estado nutricional referente ao fósforo

Os indicadores e as abordagens empregados para avaliar o estado nutricional do fósforo e estabelecer a AI incluem fósforo sérico, equilíbrio do fósforo e crescimento do corpo como um todo (em condições de crescimento de tecido novo).

Os estudos sobre a compartimentalização do fósforo no corpo são limitados, porque o fósforo é monoisotópico e, portanto, não existe uma menor abundância de isótopos estáveis para avaliar a compartimentalização e o metabolismo desse mineral *in vivo*. Múltiplos indicadores bioquímicos são usados para monitorar o estado nutricional e as necessidades de fósforo, incluindo concentrações urinárias de fosfato, concentrações plasmáticas de fósforo e conteúdo de fosfato de hemácias, leucócitos e plaquetas. A concentração urinária de fosfato é usada para avaliar as ingestões dietéticas de fósforo sob condições fisiológicas normais. O conteúdo de fosfato de hemácias, leucócitos e plaquetas está consistentemente correlacionado com os níveis séricos de fósforo e tem sido usado como um indicador aceitável do seu estado nutricional. Outras abordagens para medir o conteúdo desse elemento no corpo como um todo, como as análises de ressonância magnética nuclear e ativação de nêutron corporal total, são onerosas e possuem aplicação limitada.

Embora o fósforo sérico às vezes seja usado como um índice do estado nutricional de fósforo corporal total, não é um marcador confiável. Conforme observado, a concentração sérica de fósforo é inteiramente dependente do limiar renal de fosfato, que, sob condições fisiológicas, é controlado pelo PTH e também é influenciado por FGF23 e outros fatores hormonais, como hormônio do crescimento e catecolaminas. Os fármacos que se ligam ao fosfato da dieta podem causar hipofosfatemia. Similarmente, as elevações do fósforo sérico podem ser consequência de insuficiência renal e hipotireoidismo, bem como do consumo de laxantes contendo fosfato (p. ex., Phospho-soda®). Apesar das limitações, o fósforo sérico foi usado para estabelecer a EAR para adultos, em 1997. Durante as fases de crescimento, o fósforo sérico não é confiável como indicador do estado nutricional de fósforo, por isso a abordagem fatorial para bebês, crianças e adolescentes foi usada para estabelecer as necessidades.[11] Os estudos sobre o balanço de fósforo também podem ser usados para avaliar a sua retenção líquida e determinar como se dá a sua variação ao longo do ciclo de vida.

Biodisponibilidade de fósforo

A capacidade de absorver e usar o fósforo é afetada pela quantidade total de fósforo presente na dieta e também pelo tipo (orgânico *versus* inorgânico), pela origem do alimento (derivado de animal *versus* vegetal) e pela proporção em relação aos demais componentes da dieta. Embora a maioria dos grupos alimentares contenha fósforo, nem todas as fontes dietéticas são biodisponíveis. Em particular, o ácido fítico (a forma de armazenamento do fósforo nos vegetais) não pode ser digerido, porque os seres humanos não possuem a enzima fitase. Leveduras e bactérias têm fitase, que lhes proporciona certo grau de degradação de fitato no intestino.

A absorção de fósforo também pode ser afetada por outros minerais, incluindo magnésio, alumínio e cálcio. Exemplificando, o uso excessivo de antiácidos contendo hidróxido de alumínio pode acarretar depleção de fósforo, particularmente se a dieta habitual for limitada em fósforo. É possível afirmar o mesmo em relação aos sais de cálcio. Alguns polímeros sintéticos, como o sevelamer, são usados como ligantes farmacológicos do fosfato da dieta. O impacto desses compostos sobre a biodisponibilidade de fósforo tem sido utilizado nas situações em que a redução da absorção de fósforo dietético em seres humanos é desejável. Doses farmacológicas de acetato de cálcio e sevelamer, por exemplo, são empregadas no tratamento de pacientes com doença renal, para ajudar a prevenir a hiperfosfatemia.

Distúrbios adquiridos do metabolismo de fósforo

Os distúrbios do metabolismo do fósforo podem ser caracterizados como genéticos ou adquiridos. Os distúrbios adquiridos são resultantes de complicações médicas. A prevalência dos distúrbios adquiridos é significativamente maior do que a prevalência das doenças associadas a mutações genéticas conhecidas envolvendo os reguladores identificados do metabolismo do fósforo.

Doença renal crônica

Na doença renal crônica (DRC) não tratada, conforme a taxa de filtração glomerular cai para menos de 60 mL/min, observa-se um rápido aumento da frequência de hiperfosfatemia, hipocalcemia e hiperparatireoidismo secundário. Por conta do seu alto peso molecular, os ânions fosfato não são dialisados de maneira eficiente. Em consequência, os pacientes submetidos à hemodiálise retêm cerca da metade do fósforo que consomem. Diante da impossibilidade de eliminar eficientemente o fosfato da dieta, há desenvolvimento de hiperfosfatemia. Os efeitos combinados de PTH e FGF23 podem ser insuficientes para estimular a excreção renal de fosfato como forma de compensar a queda da taxa de filtração glomerular. Quando não tratada, a estimulação crônica das paratireoides pelo efeito combinado dos níveis séricos de fósforo elevados e das concentrações séricas de cálcio diminuídas, ambos decorrentes de hiperfosfatemia e da baixa produção renal de $1,25(OH)_2D$, acarreta hiperplasia da paratireoide. O hiperparatireoidismo secundário de longa duração pode eventualmente levar a uma hiperplasia paratireoidiana tão grave que ocorre desenvolvimento de hipercalcemia franca, chamada de hiperparatireoidismo terciário. A doença metabólica óssea conhecida como osteodistrofia renal é comum em pacientes com insuficiência renal avançada, em consequência de hiperparatireoidismo crônico, deficiência de vitamina D, absorção de cálcio precária e acúmulo de grupos tóxicos, como os produtos finais da glicação avançada (AGE).

Nesses pacientes, uma alta ingestão dietética de fósforo exacerba o hiperparatireoidismo e a osteodistrofia renal, podendo promover calcificação vascular e, assim, levar a potenciais eventos cardiovasculares. Para evitar essas complicações, esforços consideráveis são empreendidos no sentido de controlar a quantidade de fósforo ingerida e absorvida a partir da dieta em pacientes com DRC, e, ao mesmo tempo, promover a ingestão de alimentos ricos em cálcio. Em termos práticos, essa tarefa costuma ser difícil, porque os alimentos ricos em cálcio (p. ex., laticínios) também são ricos em fósforo. De modo similar, a restrição de fósforo da dieta pode limitar o consumo de alimentos ricos em proteína e exacerbar o desgaste proteico-energético nesse grupo de indivíduos.[33] As impraticabilidades da restrição do fósforo dietético levaram ao uso rotineiro de medicações, como os ligantes de fósforo, com o objetivo de diminuir a absorção intestinal de fósforo. Conforme observado antes, entre esses agentes, os mais comumente usados são os sais de cálcio (em particular, o acetato de cálcio) e os polímeros (p. ex., sevelamer).

Inanição e síndrome da realimentação

Durante os períodos de inanição, há depleção de fosfato, mesmo que os níveis séricos de fósforo possam permanecer inalterados em consequência de um efluxo aumentado de fósforo originário das células musculares. Após um período de inanição, uma reabilitação nutricional agressiva (seja entérica, parenteral ou oral, em particular com carboidrato) resulta em uma síndrome de realimentação potencialmente prejudicial à vida. Essa síndrome foi reconhecida pela primeira vez durante a II Guerra Mundial, quando houve fornecimento de uma rápida terapia nutricional, tanto em qualidade como em quantidade de energia, para pacientes desnutridos. Hiperglicemia, deficiência de tiamina, hipocalemia e hipomagnesemia foram observadas como parte da síndrome da realimentação, mas o problema predominante observado foi a hipofosfatemia, com consequente parada cardíaca fatal. Com a reintrodução da glicose como fonte primária de energia no paciente previamente desnutrido, a elevação do metabolismo da glicose aumenta o uso de fosfato intracelular na geração de ATP. Esse mecanismo, aliado ao fato de que a captação de glicose para dentro das células requer fosfato, resulta em rápida queda das concentrações de fosfato no meio extracelular.

Para diminuir o risco dessa complicação, as concentrações séricas de fósforo (bem como de potássio e magnésio, além do estado hídrico) devem ser monitoradas atentamente, enquanto o fósforo deve ser suplementado de acordo com a necessidade. É igualmente importante reconhecer outros fatores que possam precipitar a síndrome da realimentação, como vômito ou diarreia prolongada, jejum prolongado em paciente em pós-operatório, câncer, doenças de má absorção gastrintestinal e alcoolismo.[34]

Doença óssea metabólica da prematuridade

As deficiências minerais em bebês prematuros são comuns, por numerosos motivos: necessidades nutricionais aumentadas para o crescimento; alimentação entérica inadequada ou atrasada; nutrição parenteral; leite humano não enriquecido; má absorção; e uso de medicação (corticosteroides, furosemida e metilxantinas). A mineralização óssea comprometida muitas vezes é consequência dessas deficiências e, nessa faixa etária, é referida como osteopenia da prematuridade. Acredita-se que o problema ocorra em quase 1/4 dos bebês com peso muito baixo ao nascimento (peso inferior a 1.500 g), sendo que a incidência é duas vezes maior entre os bebês com peso inferior a 1.000 g.[35] A deficiência de fósforo é uma das causas nutricionais primárias de osteopenia da prematuridade. O leite humano contém cerca de 150 mg de fósforo/L. Embora essa concentração seja adequada para a mineralização óssea, no que se refere aos bebês, o leite humano não enriquecido é inadequado para atender às altíssimas necessidades de cálcio e fósforo dos bebês prematuros, em particular daqueles com peso abaixo de 1.500 g. Para evitar essa complicação e auxiliar o atendimento às elevadas demandas de fósforo e cálcio do bebê prematuro, fortificantes minerais podem ser adicionados ao leite humano.[36]

Causas médicas de hipofosfatemia

Muitos distúrbios médicos relativamente comuns podem levar à hipofosfatemia. Um desses distúrbios é a cetoacidose diabética (CAD). A hipofosfatemia é observada com frequência durante o tratamento da CAD, porque a administração de insulina direciona a glicose e o fosfato para dentro das células, causando uma queda rápida da concentração plasmática extracelular de fosfato. O declínio geralmente é autolimitante e não está associado a achados clínicos, embora uma suplementação de fósforo cautelosa às vezes seja recomendada nas situações em que a concentração sérica de fósforo caia a menos de 2 mg/dL.

A hipofosfatemia leve também pode ocorrer como consequência comum, em geral assintomática, do hiperparatireoidismo. A hipofosfatemia resulta de níveis circulantes de PTH elevados, que abaixam o limiar renal de fosfato, conforme já discutido. A síndrome de Fanconi também pode causar hipofosfatemia. Essa doença pode ser adquirida ou herdada e causa um defeito envolvendo a regeneração renal de vários filtrados, entre os quais o de fosfato, que às vezes pode resultar na perda de fosfato clinicamente significativa.

Alguns tumores podem produzir FGF23 e resultam em hipofosfatemia, supressão dos níveis de $1{,}25(OH)_2D$ e osteomalácia em adultos ou raquitismo em crianças, chamada de osteomalácia oncogenosa. Esses tumores costumam ser difíceis de encontrar, mas sua localização e extirpação resultam ne remissão completa da doença.

Várias medicações que comprometem a absorção intestinal de fosfato também podem causar hipofosfatemia. Entre elas estão os antiácidos contendo alumínio. A depleção de fosfato induzida por antiácido somente ocorre com a ingestão excessiva de antiácido e, em geral, também no contexto de comprometimento dietético.[37]

Distúrbios genéticos do metabolismo de fósforo

Os distúrbios genéticos do metabolismo de fosfato levaram a hipóteses poderosas acerca do metabolismo de fosfato normal, sendo que uma parte significativa do nosso atual conhecimento sobre a fisiologia do fosfato é oriunda de estudos sobre doenças genéticas incomuns caracterizadas por hiper ou hipofosfatemia.[7,38,39] A seguir, algumas doenças genéticas selecionadas são revistas.

Raquitismo hipofosfatêmico ligado ao X

O raquitismo hipofosfatêmico ligado ao X (RHX) é causado por uma perda funcional envolvendo o gene PHEX (gene regulador de fosfato com homologias com endopeptidases no cromossomo X). A perda de PHEX resulta em elevação crônica de FGF23 e consequentes perdas de fosfato e hipofosfatemia vitalícios, que se tornam bioquimicamente evidentes nos primeiros 6 a 12 meses de vida. Na infância, a perda crônica de fosfato leva ao desenvolvimento do raquitismo. A hipofosfatemia crônica é ainda mais exacerbada pela repressão concomitante da 1-α-hidroxilase e por baixos níveis circulantes de $1{,}25(OH)_2D$. Em adultos, o RHX é caracterizado por osteomalácia, pseudofraturas e propensão à mineralização de ligamentos e tendões (chamada entesopatia). Doença dental e a progressiva perda da audição também são típicas desse distúrbio, em adultos.

Raquitismo hipofosfatêmico autossômico dominante

O raquitismo hipofosfatêmico autossômico dominante (RHAD) é outro distúrbio genético caracterizado por uma mutação envolvendo a molécula de FGF23 em si. Essa mutação torna a proteína FGF23 resistente à degradação proteolítica normal. A modificação resulta no acúmulo de FGF23 na circulação, causando hipofosfatemia crônica e supressão da atividade da 1-α-hidroxilase. O RHAD tende a ser um pouco menos grave e a se manifestar mais tardiamente na vida, em comparação ao RHX.

Raquitismo hipofosfatêmico autossômico recessivo

Uma terceira síndrome hereditária de hipofosfatemia foi descrita: o raquitismo hipofosfatêmico autossômico recessivo (RHAR). Essa doença rara é causada por mutações determinantes de perda funcional envolvendo uma proteína chamada proteína da matriz dentinária-1 (DMP1), expressa em osteócitos. O RHAR também está associado a níveis séricos de FGF23 elevados.

Raquitismo hipofosfatêmico hereditário com hipercalciúria

Os distúrbios primários da reabsorção renal de fosfato podem resultar em hipofosfatemia. Uma dessas doenças é o raquitismo hipofosfatêmico hereditário com hipercalciúria (RHHH). O RHHH é uma doença autossômica recessiva que se manifesta na infância, com raquitismo hipofosfatêmico, hipercalciúria e, muitas vezes, enfraquecimento muscular concomitante. Em contraste com o RHX, em que a superprodução de FGF23 leva à supressão da 1-α-hidroxilase, os níveis de $1{,}25(OH)_2D$ estão acentuadamente elevados no RHHH. Esse achado explica a hipercalciúria e a ocorrência frequente de cálculo renal em pacientes com RHHH. Nessa condição, é comum encontrar níveis altos de FGF23, e a base genética do RHHH são as mutações de perda funcional envolvendo o transportador renal de fosfato NaP_i-2c. Esses pacientes são tratados de forma bem-sucedida apenas com fornecimento de suplemento de fósforo.

Calcinose tumoral

A calcinose tumoral é herdada como um distúrbio autossômico recessivo e se caracteriza por níveis séricos de fosfato elevados, níveis séricos de $1{,}25(OH)_2D$ altos e concentrações séricas de cálcio normais. A combinação de uma alta concentração sérica de fosfato com uma concentração sérica de cálcio normal resulta em elevada produção de íon mineral e calcificação heterotópica, ocorrendo usualmente nas superfícies extensoras articulares, em particular nas articulações propensas a traumatismos. Um subgrupo de indivíduos com a doença apresenta mutações inativadoras no gene codificador de *N*-acetilgalactosaminiltransferase (GALNT3). A GALNT3 é responsável pela glicosilação de FGF23, que é uma modificação pós-translacional essencial desse hormônio. Na ausência da função de GALNT3, os níveis circulantes de FGF23 são baixos, o que resulta em elevação da reabsorção tubular renal de fosfato, bem como em altos níveis séricos de $1{,}25(OH)_2D$.

Resumo

O fósforo é um mineral ubíquo no corpo humano. Apesar de sua importância na fisiologia humana, faz relativamente pouco tempo que muitos aspectos do metabolismo do fósforo foram elucidados. Em particular, a FGF23 hoje é considerada um hormônio essencial envolvido na regulação da homeostasia do fosfato. Os avanços têm destacado a complexidade da regulação sistêmica do fósforo e estão abrindo novas áreas de pesquisa futura. Apesar dos avanços ocorridos na área de regulação do metabolismo do fosfato, os biomarcadores do estado nutricional de fosfato ainda são limitados e há necessidade de mais estudos para que possamos compreender totalmente o impacto do estado do fósforo sobre desfechos clínicos de prazo com relação à saúde, bem como sobre o risco de doença crônica.

Referências bibliográficas

1. Hevesy G. Biochem J 1923;17:439–45.
2. Chiewitz O, Hevesy G. Nature 1935;136:754–5.
3. McCance RA, Widdowson EM. J Physiol 1942;101:350–4.
4. Harrison HE, Harrison HC. J Clin Invest 1941;20:47–55.
5. Nabeshima Y, Imura H. Am J Nephrol 2008;28:455–64.
6. Razzaque MS. Nat Rev Endocrinol 2009;5:611–9.
7. Prie D, Friedlander G. N Engl J Med 2010;362:2399–409.
8. Widdowson EM, Spray CM. Arch Dis Child 1951;26:205–14.
9. McCance RA, Widdowson EM. Br Med Bull 1951;7:297–306.
10. Aloia JF, Vaswani A, Yeh JK et al. Miner Electrolyte Metab 1984;10:73–6.
11. Food and Nutrition Board, Institute of Medicine. Dietary Reference Intakes for Calcium, Phosphorus, Magnesium, Vitamin D, and Fluoride. Washington, DC: National Academy Press, 1998.
12. Greenberg BG, Winters RW, Graham JB. J Clin Endocrinol Metab 1960;20:364–79.
13. de Boer IH, Rue TC, Kestenbaum B. Am J Kidney Dis 2009; 53:399–407.
14. Dhingra R, Sullivan LM, Fox CS et al. Arch Intern Med 2007;167:879–85.
15. Tonelli M, Sacks F, Pfeffer M et al. Circulation 2005;112: 2627–33.
16. Boukhris R, Becker KL. JAMA 1972;219:1307–11.
17. Berndt TJ, Schiavi S, Kumar R. Am J Physiol 2005;289: F1170–82.
18. Econs MJ, Drezner MK. N Engl J Med 1994;330:1679–81.
19. Calvo MS, Park YK. J Nutr 1996;126(Suppl):1168S–80S.
20. Uribarri J. Semin Dial 2007;20:295–301.
21. Karalis M. J Ren Nutr 2007;17:423–4.
22. Bell RR, Draper HH, Tzeng DY et al. J Nutr 1977;107:42–50.
23. Kemi VE, Rita HJ, Karkkainen MU et al. Public Health Nutr 2009;12:1885–92.
24. Kaplan RA, Haussler MR, Deftos LJ et al. J Clin Invest 1977; 59:756–60.
25. Ramirez JA, Emmett M, White MG et al. Kidney Int 1986;30:753–9.
26. Berndt T, Thomas LF, Craig TA et al. Proc Natl Acad Sci U S A 2007;104:11085–90.
27. Lee DBN, Brautbar N, Kleeman CR. Disorders of phosphorus metabolism. In: Bronner F, Coburn JW, eds. Disorders of Mineral Metabolism, vol 3: Pathophysiology of Calcium, Phosphorus, and Magnesium. New York: Academic Press, 1981.
28. Dominguez JH, Gray RW, Lemann J Jr. J Clin Endocrinol Metab 1976;43:1056–68.
29. Forster IC, Hernando N, Biber J et al. Kidney Int 2006; 70:1548–59.
30. Portale AA, Halloran BP, Murphy MM et al. J Clin Invest 1986;77:7–12.
31. Kuro-o M, Matsumura Y, Aizawa H et al. Nature 1997; 390: 45–51.
32. Uribarri J. Semin Dial 2007;20:295–301.
33. Gutierrez OM, Wolf M. Semin Dial 2010;23:401–6.
34. Adkins SM. Dimens Crit Care Nurs 2009;28:53–8.
35. Vachharajani AJ, Mathur AM, Rao R. Neoreviews 2009;10: e402–10.
36. Abrams SA. Am J Clin Nutr 2007;85(Suppl):604S–7S.
37. Insogna KL, Bordley DR, Caro JF et al. JAMA 1980;244: 2544–6.
38. Amatschek S, Haller M, Oberbauer R. Eur J Clin Invest 2010;40:552–60.
39. Bergwitz C, Juppner H. Annu Rev Med 2010;61:91–104.

Sugestões de leitura

Bergwitz C, Juppner H. Regulation of phosphate homeostasis by PTH, vitamin D and FGF23. Annu Rev Med 2010;61:91-104.

Berndt TJ, Schiavi S, Kumar R. Phosphatonins and the regulation of phosphorus homeostasis. Am J Physiol 2005;289:F1170–82.

Heaney RP. Phosphorus nutrition and the treatment of osteoporosis. Mayo Clin Proc 2004;79:91–7.

Prie D, Friedlander G. Genetic disorders of renal phosphate transport. N Engl J Med 2010;362:2399–2409.

Razzaque MS. The FGF23-Klotho axis: endocrine regulation of phosphate homeostasis. Nat Rev Endocrinol 2009;11:611–9.

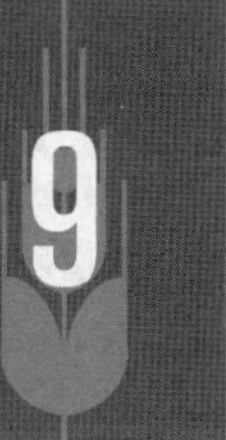

Magnésio*

Robert K. Rude†

*__Abreviaturas__: **AAS**, espectrofotometria de absorção atômica; **AMI**, infarto agudo do miocárdio; **ATP**, trifosfato de adenosina; **Ca**, cálcio; **cAMP**, monofosfato de adenosina cíclico; **DRI**, ingestão dietética de referência; **EGF**, fator de crescimento epidérmico; **IP_3**, trifosfato de inositol; **ISIS-4**, *Fourth International Study of Infarct Survival* (Quarto Estudo Internacional sobre Sobrevivência ao Infarto); **K**, potássio; **LIMIT-2**, *Second Leicester Intravenous Magnesium Intervention Trial* (Segundo Estudo de Leicester sobre Intervenção com Magnésio Intravenoso; **Mg**, magnésio; **Na**, sódio; **NHANES**, *National Health and Nutrition Examination Survey* (Pesquisa Nacional sobre Saúde e Nutrição dos Estados Unidos); **$PGF1_\alpha$**, prostaglandina $F1_\alpha$; **PGI_2**, prostaciclina; **PTH**, paratormônio; **RDA**, ingestão dietética recomendada; **UL**, níveis de ingestão máxima tolerável.

†*In memoriam.*

O magnésio (Mg) desempenha um papel essencial em uma ampla variedade de reações biológicas fundamentais. Por essa razão, não é de se surpreender que a deficiência de Mg induz a sérios sintomas clínicos. Kruse et al.[1] fizeram as primeiras observações sistemáticas da deficiência de Mg em ratos e cães no início dos anos 1930. A primeira descrição de depleção clínica em seres humanos, publicada em 1934, envolveu um número pequeno de pacientes com várias doenças subjacentes.[2] No começo dos anos 1950, Flink[3] iniciou estudos que documentaram a depleção desse íon em pacientes alcoolistas e naqueles submetidos a soluções intravenosas sem magnésio. Apesar de se enquadrarem abaixo da ingestão dietética recomendada (RDA),[4] as dietas habitualmente consumidas pelos norte-americanos sadios não parecem levar à depleção sintomática de Mg. No entanto, alguns distúrbios clínicos, conforme discutido neste capítulo, têm sido associados a uma dieta pobre em Mg.

Bioquímica e fisiologia

Além de estar bem distribuído na natureza, o Mg constitui o oitavo elemento mais abundante no solo e o segundo cátion mais encontrado na água do mar.[5,6] Esse elemento representa o quarto cátion mais abundante do corpo e o segundo cátion mais prevalente do compartimento intracelular.[5,6] Em virtude de sua carga positiva, o Mg liga-se a moléculas negativamente carregadas. A maior parte do Mg intracelular liga-se aos ribossomos, às membranas e a outras macromoléculas no citosol e no núcleo.

Interações enzimáticas

O magnésio está envolvido em mais de 300 reações metabólicas essenciais.[7] O íon magnésio (Mg^{2+}) forma complexos com uma variedade de moléculas orgânicas. O Mg^{2+} é essencial para muitas reações enzimáticas e sofre duas interações gerais: (a) o Mg^{2+} liga-se ao substrato formando por meio disso um complexo com o qual a enzima interage, como na reação de quinases com trifosfato de adenosina (MgATP); e (b) o Mg^{2+} liga-se diretamente à enzima e altera sua estrutura ou exerce um papel catalítico (p. ex., exonuclease, topoisomerase, bem como RNA e DNA polimerases).[6,8,9] Em geral, a ação predominante do Mg relaciona-se à utilização do ATP. O ATP tem uma posição estratégica em circulação de "energia livre" para quase todos os processos celulares, por fornecer fosfato de alta energia. Ele está presente em todas as células, principalmente sob a forma de $MgATP^{2-}$. Portanto, o magnésio é essencial para a função do ciclo glicolítico, do ciclo do ácido cítrico, das proteínas quinases, das polimerases do RNA e do DNA, do metabolismo dos lipídios e para a ativação dos aminoácidos. O magnésio também desempenha um papel importante nos sistemas de segundo-mensageiro do monofosfato de adenosina cíclico (cAMP) e da fosfolipase C.[5,6,10-12]

Modificações estruturais de ácidos nucleicos e membranas

Outro papel relevante do Mg é sua capacidade de formar complexos com ácidos nucleicos. A estrutura de ribose fosfato, negativamente carregada, dos ácidos nucleicos tem uma alta afinidade com Mg^{2+}; a estabilização resultante de inúmeros ribonucleotídeos e desoxirribonucleotídeos leva a importantes mudanças físico-químicas que afetam a manutenção, a duplicação e a transcrição do DNA.[6-9,13] Além disso, a ligação de Mg^{2+} hidratado pelo RNA de transferência (tRNA), pelo tRNA modificado e por seus análogos de DNA resulta em estruturas que não podem ser duplicadas pela ligação de outros metais.[6-9,13]

O magnésio, o cálcio (Ca^{2+}) e alguns outros cátions reagem com carboxilatos e fosfatos polianiônicos hidrofílicos de vários componentes da membrana para estabilização da membrana e, por meio disso, afetam a fluidez e a permeabilidade. Esse processo influencia os canais iônicos, os transportadores e os transdutores de sinais.[6]

Canais iônicos

Os canais iônicos constituem uma classe de proteínas presentes na membrana celular que permitem a passagem de íons para dentro ou para fora das células quando os canais são abertos. Esses canais são classificados de acordo com o tipo de íon cuja passagem é permitida, como sódio (Na^+), potássio (K^+) ou cálcio (Ca^{2+}).[14] O Mg^{2+} desempenha um papel importante na função de diversos canais iônicos. A deficiência de Mg resulta em depleção celular de potássio (K).[14] O Mg^{2+} é necessário para o transporte ativo de K^+ para fora das células pela Na^+/K^+ -ATPase.[15] Outro mecanismo de perda de K^+ consiste em um aumento no efluxo de K^+ das células por meio de outros canais de K^+ sensíveis ao Mg^{2+}, conforme observado na musculatura esquelética e cardíaca.[16,17] Portanto, a deficiência de Mg^{2+} pode levar a uma queda na quantidade de K^+ intracelular. O efeito arritmogênico da deficiência de Mg, conforme discutido mais adiante, pode estar relacionado ao seu efeito sobre a manutenção do K^+ intracelular.

O Mg recebeu o nome de bloqueador fisiológico natural dos canais de Ca.[14] Durante a depleção de Mg, o Ca^{2+} intracelular sobe. Isso pode ser causado tanto por aumento do Ca^{2+} extracelular como por liberação das reservas do Ca^{2+} intracelular. Demonstrou-se que o Mg^{2+} diminui o fluxo interno do Ca^{2+} pelos canais lentos de Ca.[15] Além disso, o Mg^{2+} diminui o transporte de Ca^{2+} para fora do retículo sarcoplasmático no citosol celular. O trifosfato de inositol (IP_3) tem capacidade inversa para liberar o Ca^{2+} das reservas intracelulares em resposta às alterações nas concentrações de Mg^{2+} e isso também contribui para uma elevação no nível de Ca^{2+} intracelular durante uma diminuição de Mg^{2+}.[12]

Composição corporal e homeostasia

Composição

A distribuição de magnésio em várias partes do corpo de pessoas aparentemente saudáveis encontra-se resumida na Tabela 9.1. Aproximadamente 60% do Mg está no esqueleto – dos quais 2/3 estão na camada de hidratação e 1/3 na superfície de cristal.[18] Isso pode servir como um reservatório para manutenção do Mg extracelular e intracelular. Apenas 1% do Mg está no líquido extracelular; o restante está no intracelular.[19]

Tabela 9.1 Distribuição e concentrações de magnésio (Mg) em um adulto sadio (quantidade corporal total: 833-1.170 mmol,[a] ou 20-28 g)

Local	Porcentagem de Mg corporal total	Concentração/conteúdo
Osso	53	0,5% de cinza óssea
Músculo	27	9 mmol/kg de peso úmido
Tecido mole	19	9 mmol/kg de peso úmido
Tecido adiposo	0,012	0,8 mmol/kg de peso úmido[b]
Hemácias	0,5	1,65-2,73 mmol/L[c]
Soro	0,3	0,88 ± 0,06 mmol/L[d]
% total		
Livre	65	0,56 ± 0,05 m/mol/L[e]
Complexo do	8	
Ligado	27	
Mononucleares		2,91 ± 0,6 fmol/célula[g]
Células sanguíneas[f]		2,79 ± 0,6 fmol/célula[h]
		3,00 ± 0,4 fmol/célula[i]
Plaquetas		2,26 ± 0,29 mmol/L[j]
$[Mg^{2+}]_i$[k]		0,5-1,0 mmol/L
Líquido cerebroespinal		1,25 mmol/L
Livre 55%		
Complexo 45%		
Secreções		
Saliva, suco gástrico, bile		0,3-0,7 mmol/L
Suor		0,3 mmol/L (38°C)[l]
		0,09 mmol/h[m]

[a] 1 mmol = 2 mEq = 24,3 mg.
[b] De Snyder WS. Report of the Task Group on Reference Man. Elmsford, NY: Pergamon Press, 1975:306.
[c] O nível de Mg declina lentamente com o envelhecimento.
[d] Semelhante em várias idades.
[e] De Huijgen HJ, Van Ingen HE, Kok WT et al. Clin Biochem 1996;29:261-6.
[f] Monócitos e linfócitos no sangue venoso.
[g] De Elin RJ, Hosseini JM. Clin Chem 1985;31:377-80. 1 fmol = 24,3 fg.
[h] De Reinhart RA, Marx JJ Jr, Haas RG et al. Clin Clim Acta 1987;167:187-95.
[i] De Yang et al. J Am Coll Nutr 1990;9:328.
[j] De Niemala JE et al. Clin Chem 1996;42:744-8.
[k] Concentração intracelular de Mg livre.
[l] De Consolazio CF, Matoush LO, Nelson RA et al. J Nutr 1963;79:407.
[m] De Wenk C, Kohut M, Kunz G et al. Methodological studies of the estimation of loss of sodium, potassium, calcium and magnesium through the skin during a 10 km run [em alemão]. Z Ernahrungswiss 1993;32:301-7.

Homeostasia celular

O Mg encontra-se compartimentalizado dentro da célula, e a maior parte desse elemento está ligada a proteínas e moléculas negativamente carregadas. Quantidades significativas de Mg são encontradas em organelas como núcleo, mitocôndria, retículo endoplasmático e sarcoplasmático e citoplasma.[5,6,20] Relata-se que a concentração total de Mg na célula esteja entre 5 e 20 mM.[15] De 90 a 95% dessa quantia no citosol está conectada a ligandos, como ATP, ADP, citrato, proteínas e ácidos nucleicos. O restante é composto por Mg^{2+} livre, constituindo 1 a 5% do Mg celular total.[15,21]

A concentração de Mg^{2+} ionizado livre mensurado no citoplasma das células de mamíferos varia de 0,5 a 1,0 mM, similar ao Mg^{2+} ionizado circulando.[6,15] A concentração de Mg^{2+} no citoplasma celular é mantida em um nível relativamente constante, mesmo quando a concentração desse elemento no líquido extracelular muda no campo experimental para níveis não fisiológicos tanto altos como baixos.[22] A constância relativa do Mg^{2+} no meio intracelular é atribuída à permeabilidade limitada da membrana plasmática ao Mg e à atuação dos sistemas proteicos de transporte do Mg, os quais regulam as velocidades de captação ou extrusão do Mg das células.[5,6,15] A manutenção das concentrações intracelulares normais de Mg^{2+} exige o transporte ativo desse elemento para fora da célula.[15] O transporte de Mg para dentro ou fora das células parece necessitar da presença dos sistemas de transporte mediados por carreador. O efluxo de Mg a partir da célula parece estar acoplado ao transporte de Na e necessita da extrusão de Na pela atuação da Na^+/K^+-ATPase.[15] Há indícios de efluxo de Mg que não depende do Na.[7,15] O influxo de Mg parece estar ligado ao transporte de Na, mas por meio de um mecanismo diferente do efluxo.[15,23] Pelo menos sete canais transmembrana de Mg^{2+} já foram clonados.[24] Estes incluem NIPA2[25] e MagT1 e TUSC3.[26] Estudos de doenças hereditárias humanas (ver adiante) identificaram a paracelina-1 (claudina 16), claudina 19 e dois canais da família TRP, TRPM6 e TRMP7.[27-29] O TRPM6 é expressado no rim, e o TRPM7 apresenta expressão constitutiva.[28] Os tecidos variam em relação às taxas de ocorrência de troca do Mg e à porcentagem do Mg total, o que é facilmente permutável.[7] A taxa de troca do Mg no coração, fígado e rim excede a do músculo esquelético, linfócitos, hemácias, cérebro e testículo.

Os processos que mantêm ou modificam as relações entre Mg total e ionizado interno e externo não são compreendidos completamente. Alterações no Mg^{2+} citosólico regulam alguns canais (TRPM6 e TRPM7).[24] O transporte de Mg em células de mamíferos pode ser influenciado por fatores hormonais e farmacológicos.[15] O efluxo de Mg^{2+} foi estimulado após exposição a curto prazo de coração e fígado de ratos perfundidos isoladamente ou de timócitos para α e β-agonistas e cAMP permeante.[30,31] A ativação da proteína quinase C por diacilglicerol ou por ésteres de forbol estimula o influxo de Mg^{2+} e não altera o efluxo.[32] Demonstrou-se que o fator de crescimento epidérmico (EGF) aumenta o transporte de Mg^{2+} para a linha celular da musculatura lisa vascular.[33] Descobriu-se que a insulina e a dextrose aumentam a captação do ^{28}Mg por diversos tecidos, incluindo musculatura esquelética e cardíaca.[5,6] O mecanismo de transporte de Mg induzido pela insulina provavelmente resulta de um efeito sobre a proteína quinase C.[5,6] O transporte de Mg induzido pela insulina para dentro das células pode ser um fator responsável pela queda na concentração sérica do Mg observada durante a insulinoterapia em casos de cetoacidose diabética.[34] Pesquisadores formularam a hipótese de que esse sistema de captação do Mg regulado por hormônios controle a concentração de Mg^{2+} em compartimentos subcitoplasmáticos celulares. A concentração de Mg^{2+} nesses compartimentos serviria então para regular a atividade das enzimas sensíveis a esse elemento. O esquema genérico da homeostasia celular do Mg está ilustrado na Figura 9.1.

Homeostasia corporal

A homeostasia do mineral depende das quantidades ingeridas, da eficiência de absorção e excreção intestinal e renal, bem como de todos os outros fatores relevantes. A Figura 9.2 apresenta um esquema do balanço do magnésio em humanos.

Ingestão dietética

O magnésio está amplamente distribuído em fontes vegetais e animais, mas em diferentes concentrações. Vegetais, frutas, cereais e produtos de origem animal responderam por cerca de 16% cada; contribuições dos laticínios correspondem a 20% em adolescentes e 10% naqueles com mais de 30 anos.[35] Em 1994, a US Department of Agriculture Continuing Survey of Food Intakes by Individuals (CSFII) indicou que a ingestão diária média de Mg era de 323 mg para homens e 228 mg para mulheres, achados semelhantes aos obtidos na National Health and Nutrition Examination Survey III (NHANES III). Esses valores enquadram-se abaixo da recomendação da RDA atual de aproximadamente 420 mg para homens e 320 mg para mulheres.[4] De fato, pesquisadores sugerem que 75% das pessoas nos Estados Unidos apresentam consumo alimentar de Mg abaixo da ingestão recomendada (ver discussão mais adiante a respeito das necessidades de Mg e o site http://ods.od.nih.gov/factsheets/magnesium.asp — em inglês).

Absorção intestinal

Os mecanismos moleculares para a homeostase do Mg já foram revisados na literatura.[36] Em seres humanos, os principais locais de absorção intestinal de Mg incluem o jejuno e o íleo, embora a absorção possa ocorrer em outros locais, como o colon.[37] Sob uma ingestão dietética normal de Mg, 30 a 40% é absorvido. Com base no tempo de aparecimento de ^{28}Mg no sangue após sua ingestão oral, a absorção começa dentro de uma hora, estabiliza-se a uma taxa de 4 a 6%/h da 2ª a 8ª hora, depois diminuia rapidamente e por fim cessa na 10ª hora.[38] Para a absorção de Mg, há tanto um mecanismo paracelular passivo como um processo de transporte ativo (Fig. 9.3). O mecanismo paracelular depende de uma diferença de potencial transcelular gerado pelo transporte de Na e responde por cerca de 90% da absorção intestinal de Mg.[37]

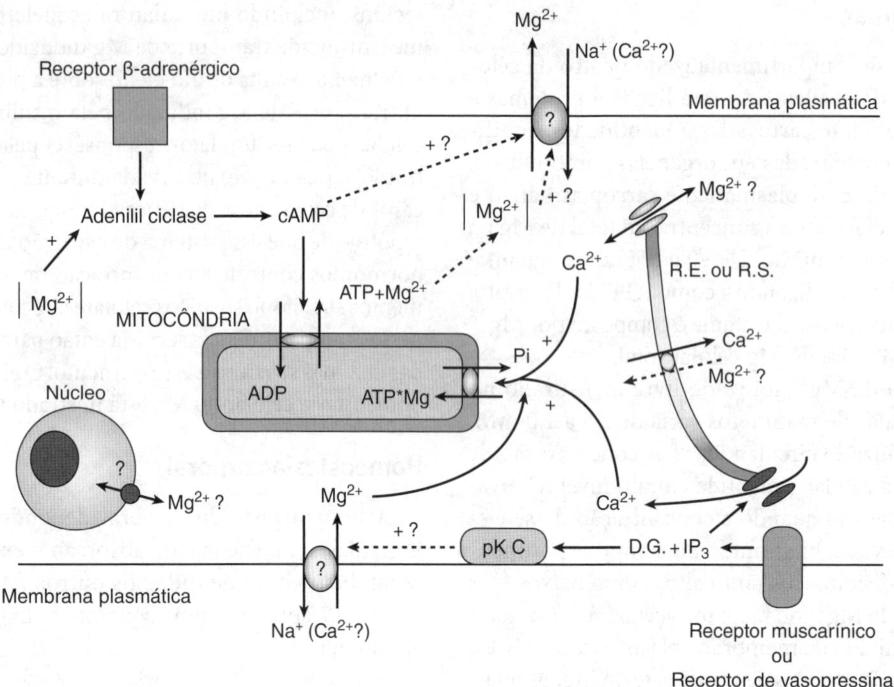

Figura 9.1 Esquema da regulação da homeostasia celular do Mg^{2+} em célula de mamífero. As vias estão indicadas em relação à liberação celular de Mg^{2+} (***parte de cima***) e de sua captação (***parte de baixo***). Estimulado por agonistas β-adrenérgicos, o monofosfato de adenosina cíclico (cAMP) aumenta no citosol, o que modula a adenina nucleotídeo translocase mitocondrial e eleva o efluxo de Mg^{2+} a partir da mitocôndria por meio de uma troca de um Mg-ATP por ADP. A ativação de receptores muscarínicos (nas células cardíacas) ou receptores da vasopressina (no fígado) pode estimular um mecanismo de influxo de Mg^{2+}, seja diminuindo o cAMP ou aumentando a atividade de proteína quinase C (pk C) pelo diacilglicerol (D.G.). A ativação do receptor da vasopressina é acoplada com a produção de trifosfato de inositol (IP_3) a partir do difosfato de fosfatidilinositol, o que induz à liberação de Ca^{2+} do retículo endoplasmático (R.E.) ou do retículo sarcoplasmático (R.S.). A liberação de íon cálcio pode estar associada com influxo de Mg^{2+} ou redistribuição de Mg no núcleo ou retículo endoplasmático. Na^+, sódio. (Adaptado de Romani A, Marfella C, Scarpa A. Cell magnesium transport and homeostasis: role of intracellular compartments. Miner Electrolyte Metab 1993;19:282-9, com permissão.)

Um canal proteico de transporte específico para o Mg, o TRPM6,[28] é responsável pelo restante da absorção de Mg e pode ser influenciado por certos hormônios.[39] A absorção de Mg em função da ingestão é curvilínea (ver Fig. 9.3) e seu padrão reflete o processo saturável ativo e a difusão passiva. A absorção líquida de Mg aumenta com a ingestão adicional desse elemento; no entanto, a fração de absorção do Mg declina. Quando pequenas quantidades de magnésio foram fornecidas sob a forma de uma refeição padrão suplementada por quantidades variadas de magnésio,[40] a fração de absorção exibiu uma queda progressiva de aproximadamente 65 a 70%, com ingestão de 7 a 36 mg (0,3 a 1,5 mmol) e 11 a 14% com ingestão de 960 a 1.000 mg (40 mmol).

Os dados sobre frações de absorção, obtidos a partir de estudos de balanço realizados utilizando-se dietas distintas, variam de 35 a 70%.[41] Quando adultos de vida livre submetidos a dietas autosselecionadas foram avaliados periodicamente durante o curso de um ano, a fração absortiva média foi de 21% com ingestão média de 323 mg (13,4 mmol) pelos homens e 27% com ingestão média de 234 mg (9,75 mmol) pelas mulheres.[42]

Biodisponibilidade

A fração de absorção do Mg ingerido por sujeitos saudáveis é influenciada não apenas pela concentração desse elemento na dieta, mas também pela presença de componentes dietéticos responsáveis pela inibição ou pelo estímulo da absorção de Mg. Na maioria das vezes, os estudos de equilíbrio em longo prazo em pessoas sadias indicam que o incremento na ingestão oral de cálcio não afeta significativamente a absorção ou retenção de Mg.[43] Quantidades maiores de Mg na dieta foram associadas tanto à absorção diminuída de cálcio[44] como a falta de efeito.[45] Embora o aumento na ingestão de Mg possa não comprometer a absorção intestinal de Ca, os mecanismos tubulares renais podem reforçar a excreção deste íon.[40]

Alguns relatos indicam o declínio na absorção de magnésio sob altas concentrações de fosfato na dieta, enquanto outros não observaram nenhum efeito compatível.[46] Notou-se que quantidades elevadas de Mg oral absorvível diminuem a absorção de fosfato, talvez posteriormente à formação de fosfato de magnésio insolúvel.[40] A diminuição na absorção de Mg associada ao consumo elevado de fosfato não alterou o equilíbrio de Mg em virtude da excreção urinária reduzida associada desse elemento.[40]

Um aumento importante na ingestão de zinco (de 12 para 142 mg/dia) diminuiu a absorção e o equilíbrio de Mg de forma bastante significativa.[47] A depleção de vitamina B_6 induzida em mulheres jovens foi associada com equilíbrio negativo de Mg em razão de excreção urinária aumentada.[48] A presença de quantidades excessivas de ácidos graxos e oxalato livres também pode prejudicar a absorção de Mg.[49]

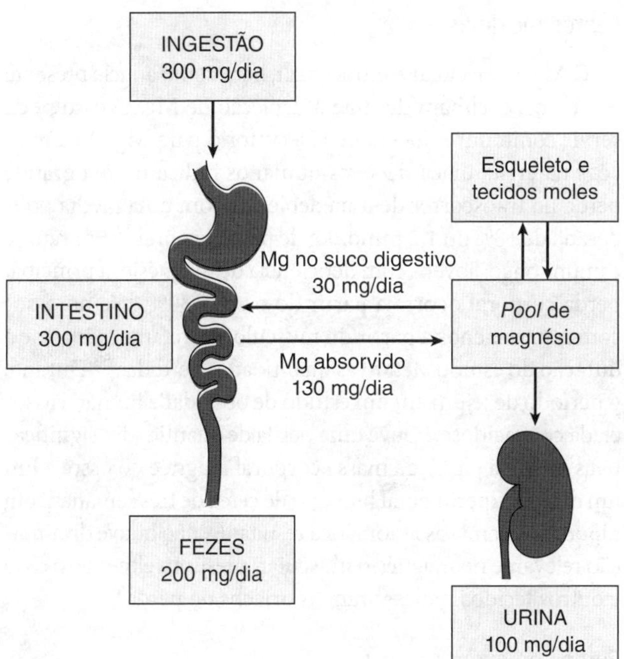

Figura 9.2 Homeostasia do magnésio (Mg) em seres humanos. Uma representação esquemática de seu controle metabólico, indicando (a) sua absorção a partir do trato alimentar, (b) sua distribuição em vários *pools* teciduais, principalmente no osso, e (c) sua dependência do rim para excreção. A homeostasia depende da integridade de processos absortivos intestinais e renais. (Adaptado de Rude RK. Magnesium homeostasis. In: Bilezikian JB, Raisz L. Rodan G, eds. Principles of Bone Biology. 3.ed. San Diego: Academic Press, 2008: 487-513, reproduzido com autorização.)

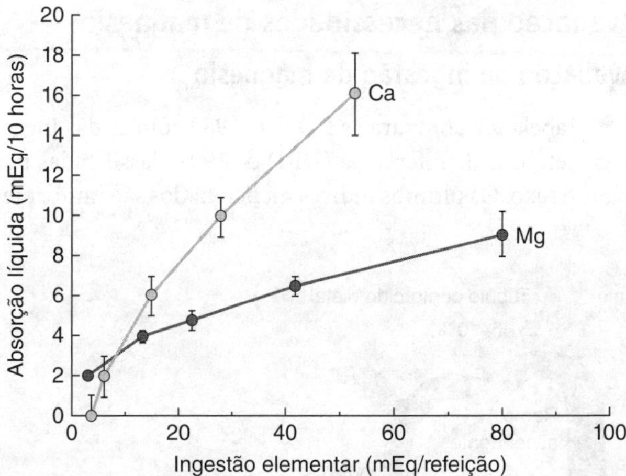

Figura 9.3 Absorção líquida de magnésio (Mg) e cálcio (Ca) em seres humanos sadios. Os dados foram obtidos sob as condições descritas na referência 39 e no texto. Os valores médios EP estão indicados por *barras verticais*. Os dados de absorção de magnésio representam uma função curva compatível com um processo saturável (a aproximadamente 10 mEq/refeição nesse estudo) e uma função linear refletindo um processo de difusão passiva sob ingestões mais altas. (Adaptado de Fine KD, Santa Ana CA, Porter JL, et al. Intestinal absorption of magnesium from foods and supplements. J Clin Invest 1991;88:396-402, reproduzido com autorização.)

Há relatos de que o aumento no consumo de fibra alimentar diminui a utilização de Mg em seres humanos, presumivelmente pelo decréscimo na absorção. Entretanto, a introdução de variáveis não controladas, incluindo múltiplas diferenças entre componentes da dieta, além do conteúdo de fibra, dificulta a interpretação dos dados.[46] Quando a fibra foi adicionada isoladamente à dieta basal, os efeitos da fibra por si só foram negativos com fibra de cevada desfitinizada[50] e positivos com celulose.[51]

Absorbilidade dos sais de magnésio

Há inúmeros sais de Mg disponíveis na forma de suplementos dietéticos, como óxido, hidróxido, citrato, cloreto, gluconato, lactato e aspartato. A fração de absorção de um sal depende da sua solubilidade nos líquidos intestinais e das quantidades ingeridas; por exemplo, constatou-se que 5 mmol (120 mg) do acetato em cápsulas de gelatina representam uma ótima dose em termos de absorção líquida.[40] A absorção de cloreto de magnésio em comprimido entérico revestido é 67% menor que a do acetato em cápsula de gelatina.[41] Um estudo revelou que o citrato de magnésio possui alta solubilidade mesmo em água, enquanto o óxido de magnésio é pouco solúvel mesmo em solução ácida; em seres humanos, demonstrou-se uma absorção mais satisfatória do sal de citrato.[52] No entanto, pouca diferença em termos de absorção foi demonstrada entre os outros sais.[53] O óxido de magnésio e diversos sais em altas doses atuam como laxante osmótico, resultando em diarreia; o médico que se depara com uma diarreia de etiologia incerta deve considerar a mensuração das concentrações fecais de Mg.[45]

Regulação da absorção de magnésio

Não há descrição de nenhum hormônio ou fator que seja responsável pela regulação da absorção intestinal do Mg, embora vários hormônios possam influenciar o canal TRPM6, como discutido anteriormente. Alguns estudos demonstraram que a vitamina D e seus metabólitos ativos aumentam a absorção intestinal de Mg.[37] O metabólito ativo da vitamina D, o $1,25(OH)_2$- vitamina D, aumenta a absorção intestinal de Mg em seres humanos normais e em pacientes com insuficiência renal crônica.[54] Em estudos de balanço, a vitamina D aumentou a absorção intestinal de Mg, porém muito menos do que a de Ca, e o balanço médio de Mg não foi influenciado.[54] Em pacientes com absorção deficiente de Ca secundária a doença intestinal, os quais receberam vitamina D, foram observados apenas pequenos aumentos na absorção de Mg em comparação ao Ca.[54] O Mg foi absorvido por sujeitos sem nenhum $1,25(OH)_2$--vitamina D plasmático detectável e, em contraste com a absorção de Ca, não há nenhuma correlação significativa entre o $1,25(OH)_2$-vitamina D plasmático e a absorção de Mg.[54]

Regulação renal

Filtração e absorção tubular. O rim é o órgão fundamental na regulação da homeostasia de Mg. O tratamento do Mg consiste em um processo de filtração e reabsorção. O rim tem um papel crítico na excreção do Mg que não é retido para desenvolvimento dos tecidos ou reposição do *turnover*.[55] Aproximadamente 10% (grosseiramente 100 mmol ou 2.400 mg) do magnésio corporal total costuma ser filtrado diariamente por glomérulos em um adulto sadio; disso, apenas cerca de 5% é excretado na urina. Aproximadamente 75% do magnésio sérico é ultrafiltrável nos glomérulos. A fração de absorção da carga filtrada nos vários segmentos do néfron está resumida na Figura 9.4. A paracelina-1 (claudina 16) e a claudina 19 parecem mediar esse transporte.[27,28] O túbulo contorcido distal reabsorve de 5 a 10% do Mg filtrado através de uma via transcelular ativa. Várias proteínas podem estar envolvidas, inclusive o cotransportador de Na^+/Cl^-.[28] O TRPM6 também é expressado no túbulo distal. Mutações no gene TRPM6 ocasionam baixa absorção de Mg intestinal e perda renal de Mg.[27-29]

Influências de hormônios e de outros reguladores sobre a absorção. Estudos experimentais de micropunção em roedores revelaram que a arginina-vasopressina, o glucagon, a calcitonina, o hormônio da paratireoide (PTH) e (em menor grau) um agonista adrenérgico e a insulina, quando adicionados isoladamente à imersão de segmentos do ramo ascendente espesso cortical da alça de Henle ou do túbulo contorcido distal do camundongo, aumentaram de forma significativa a absorção de Mg.[55,56] O significado fisiológico dessas observações, no entanto, não é claro. A prova de que o equilíbrio de magnésio costuma ser regulado por fatores hormonais exigiria que certas alterações nas concentrações séricas de magnésio liberassem um ou mais desses hormônios na circulação sanguínea e atuassem sobre o túbulo.[56]

Embora os mecanismos reguladores não estejam claros, determinadas condições afetam a absorção, principalmente no ramo espesso ascendente. Acredita-se que ocorra inibição na presença de hipermagnesemia e hipercalcemia[55] em virtude da ligação desses cátions a receptores sensíveis ao Ca existentes na face basolateral dessas células tubulares; esse processo diminui a voltagem transepitelial e, assim, reduza absorção paracelular tanto de Mg como de Ca. A redução na ingestão de magnésio em animais experimentais e seres humanos diminui rapidamente a excreção desse elemento, antes mesmo que as concentrações séricas e plasmáticas de Mg fiquem abaixo da faixa normal, sugerindo uma adaptação do rim à deficiência de Mg.[55]

Fontes teciduais

O Mg extracelular e intracelular, bem como aquele presente nos ossos, declinam durante a depleção de Mg. O osso pode servir como um importante reservatório para Mg. As alterações na crista ilíaca de seres humanos indicam uma grande perda no transcorrer de uma depleção, com uma média ponderada de 18% ou 1,2 mmol/kg de peso corporal.[57] Em ratos e camundongos jovens com deficiência de magnésio, a principal perda corporal ocorre a partir do osso (~30% dele no osso) com muito menos a partir do músculo; entretanto, a idade e a duração do estudo afetam as quantidades perdidas.[58] Durante o período de jejum em um estudo de obesidade humana associada com acidose, houve uma perda de quantidades significativas de Mg a partir da massa corporal magra e do osso.[59] Em um estudo experimental humano de cerca de três semanas com hipomagnesemia assintomática resultante, não houve diminuição relevante no magnésio muscular; presumivelmente, o osso e outros tecidos moles foram as origens da perda.[60]

Perdas no suor

A quantidade de Mg perdido por meio do suor é muito pequena, em comparação com outros cátions. Por exemplo, em uma corrida de 10 km feita em 40,5 minutos com uma perda (hídrica) média de 1,45 kg do peso corporal, as perdas iônicas efetivas por kg de peso perdido foram as seguintes: Na, 800 mg; K, 200 mg; Ca, 20 mg; e Mg, 5 mg.[61]

Avaliação das necessidades de magnésio

Avaliação da ingestão de magnésio

A Tabela 9.2 compara as RDA de 1989 com as das ingestões dietéticas de referência (DRI) de 1997 classificadas por idade e sexo. Os últimos índices mencionados são uniforme-

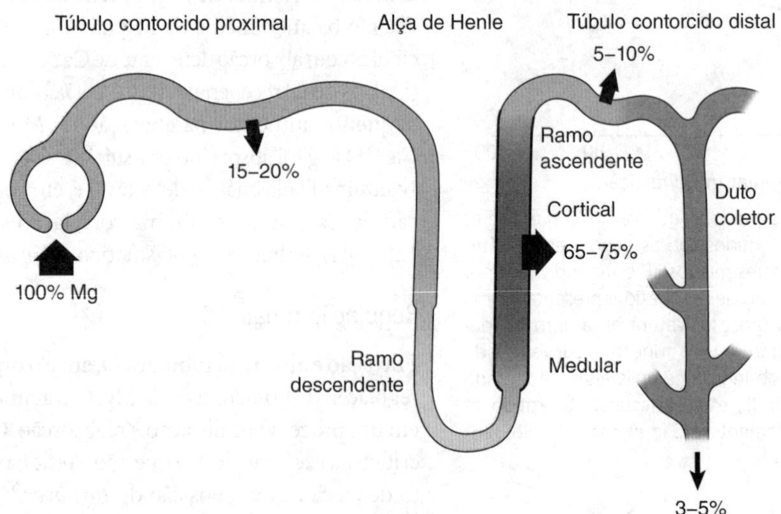

Figura 9.4 Fração de reabsorção segmentar do magnésio filtrado (Mg^{2+}) no néfron. A porcentagem de absorção do Mg^{2+} filtrado foi determinada por técnicas de micropunção em vários animais de laboratório à medida que o magnésio prossegue pelo néfron. Cerca de 15 a 20% do Mg^{2+} são reabsorvidos no túbulo contorcido proximal. O principal local de reabsorção do Mg^{2+} é representado pelo ramo ascendente espesso da alça de Henle, principalmente em sua porção cortical. Neste local, 65 a 75% do Mg^{2+} deixam o lúmen. No túbulo contorcido distal, 5 a 10% do Mg^{2+} são reabsorvidos. (Adaptado de Cole DE, Quamme GA. Inherited disorders of renal magnesium handling. J Am Soc Nephol 2000;11:1937-7, reproduzido com permissão.)

mente mais altos para crianças com 4 anos ou mais e para adultos. Como a ingestão excessiva de Mg de fontes não alimentares provoca efeitos adversos, as DRI[4] estabeleceram os níveis máximos de ingestão (UL) para tais fontes. O UL para adolescentes e adultos é de 350 mg (14,6 mmol)/dia. Isso tem como base o nível mais baixo de efeito adverso observado (diarreia) de 360 mg (15 mmol) por dia.

De acordo com as DRI (Tabela S-3 na referência 4), os níveis de bebês baseiam-se nas estimativas do conteúdo de Mg da ingestão adequada de seres humanos, enquanto os dados da maioria das outras idades se apoiam em estudos de balanço. Foram discutidas previamente as dificuldades na realização dos estudos de balanço em relação às dificuldades em se atingir o equilíbrio zero e às incertezas apresentadas pela variabilidade no gasto energético individual e na constituição física corporal.[62] A Tabela 9.2 representa as RDA dos Estados Unidos e do Canadá de 1989 e 1997 para fins de comparação.

Avaliação da ingestão dietética de magnésio

As estimativas das ingestões de magnésio no NHANES III (1988-1991) indicaram que as crianças de 2 a 11 anos tinham ingestões médias bem acima de suas RDA. As de 1 a 5 anos no quintil inferior ocupavam cerca de 90% da RDA, incluindo um fator de segurança.[63] Por outro lado, homens e mulheres de 12 a 60 anos ou mais, agrupados por raça e etnia, com exceção dos homens brancos não hispânicos, apresentavam baixas ingestões médias em termos da RDA.[63]

A base para as alegações de que muitos adolescentes e adultos nos Estados Unidos estão sob risco de depleção de Mg provém do grau de precisão de dois índices: os dados de ingestão dietética resumidos no NHANES e a RDA. Se um ou ambos forem seriamente imprecisos, o grau de depleção potencial será mais alto ou mais baixo. O *The Third Report on Nutrition Monitoring* nos Estados Unidos (1995) analisou a ingestão em relação à RDA quanto à idade e ao sexo; concluiu-se que o Mg representa um sério problema em termos de saúde pública, exigindo estudos adicionais.[63] Uma razão apresentada foi que as ingestões médias de Mg a partir dos alimentos eram mais baixas que as RDA em diversos grupos populacionais. Além disso, não se efetuou a avaliação do estado de Mg de grande número de sujeitos sadios sob várias ingestões dietéticas desse elemento. Portanto, é impossível estimar que nível de ingestão colocaria uma pessoa sob risco de ter um problema associado à deficiência de Mg. O Mg sérico foi determinado por meio de espectrometria de absorção atômica em 15.820 sujeitos sadios na pesquisa do NHANES I (1971-1974); 95% dos adultos de 18 a 74 anos de idade apresentaram níveis séricos na faixa de 0,75 a 0,96 mmol/L (1,50-1,92 mEq/L), com uma média de 0,85 mmol/L. Os níveis do quintil eram maiores ou iguais aos níveis mais baixos que o normal (i. e., 0,70-0,73 mmol/L). Embora a concentração sérica de Mg se correlacione com a pressão arterial, esse parâmetro pode não refletir o real *status* nutricional do corpo em relação ao Mg.

Avaliação do estado nutricional relativo ao magnésio

Procedimentos analíticos

Diversos métodos foram desenvolvidos para mensurar o Mg em alimentos, fezes, sangue, células e compartimentos celulares. Como o Mg é encontrado principalmente no interior das células ou nos ossos, a avaliação do estado nutricional desse elemento é muito difícil. Certas técnicas laboratoriais são utilizadas em pesquisas clínicas e experimentais.[14] A espectrofotometria de absorção atômica (AAS) é amplamente

Tabela 9.2 Comparação das Recomendações de Ingestões Diárias de Magnésio de 1989 e 1997

1989[a]			1997[b]			
Idade (anos)	Masculino (mg)	Feminino (mg)	Idade (anos)	Masculino	Feminino	
0-0,5	40	40	0-0,5	30[c]	30[c]	AI
0,5-1,0	60	60	0,5-1,0	74[d]	75[d]	AI
1-3	80	80	1-3	80	80	
4-6	120	120	4-8	130	130	
7-10	170	170	9-13	240	240	
11-14	270	280	14-18	410	360	
15-18	400	300	19-30	400	310	
19-24	350	280	31-50	420	320	
25-50	350	280	51-0	420	320	
51+	350	280	> 70	420	320	
Gestação		320	≤ 18		400	
			19-30		350	
			31-50		360	
Lactação						
Primeiros seis meses			≤ 18		400	
Seis meses seguintes			19-30		350	
			31-50		320	

AI, ingestão adequada.

[a]Food and Nutrition Board, National Research Council. Recommended Dietary Allowances. 10.ed. Washington, DC: National Academy Press, 1989.

[b]Food and Nutrition Board, Institute of Medicine. Dietary Reference Intakes for Calcium, Phosphorus, Magnesium, Vitamin D, and Fluoride. Washington, DC: National Academy Press, 1997.

[c]Ingestão a partir do leite humano por bebês saudáveis amamentados.

[d]Leite humano mais alimento sólido.

utilizada para determinar o Mg total em muitas fontes e ainda permanece como método de referência, pois fornece maior precisão e acurácia,[64] apesar de alguns indicadores metalocrômicos e corantes serem usados frequentemente em métodos automatizados.[19] Os eletrodos íon-seletivos (ISE) podem medir o Mg ionizado (70% do Mg total) no soro, no plasma e no sangue total.[22,65] Porém, o Ca^{2+} e os cátions lipofílicos interferem na determinação do Mg ionizado. A literatura indica que a precisão de eletrodos íon-seletivos (ISE) de diversos fabricantes difere entre si e do AAS, e pode gerar resultados duvidosos nos soros com baixas concentrações de Mg.[66] Além disso, em pacientes em estado crítico, a correlação entre a concentração do magnésio sérico total e ionizado é fraca.[67]

Outras técnicas foram desenvolvidas para avaliar a concentração de Mg intracelular, incluindo espectroscopia por ressonância magnética nuclear e indicadores fluorescentes.[19,21] Isótopos de Mg têm sido usados como marcadores biológicos para rastrear a absorção, distribuição e excreção do íon de Mg. O radioisótopo ^{28}Mg foi utilizado em estudos humanos.[5,68] Seu valor é limitado por sua radioatividade, sua meia-vida de 21,3 horas e sua disponibilidade, escassa.

Avaliação médica

O magnésio total sérico é o único exame disponível ao clínico para a avaliação do status de Mg.[19,69] Alguns relatos mostram concentrações normais séricas e plasmáticas associadas a uma variedade de doenças, mas com baixos valores em várias células sanguíneas e outros órgãos. Consequentemente, os valores de Mg sérico e plasmático totais em tais condições podem ser considerados indicadores não confiáveis de depleção. A concentração de Mg ionizado pode ser mais relevante sob certas circunstâncias que a de Mg total. Conforme discutido anteriormente, há diferenças entre os métodos de mensuração do Mg ionizado. Portanto, deve haver limites de referência para cada analisador, os quais podem não ser comparáveis entre fabricantes diferentes.[70]

O teor de Mg nos eritrócitos e células mononucleares do sangue periférico tem sido medido em experimentos humanos de deficiência de Mg e em populações de pacientes, e essas medições podem ser mais exatas do que o Mg sérico para a avaliação do *status* de Mg.[19,71,72] No entanto, esses exames não estão rotineiramente disponíveis, e problemas técnicos parecem limitar o uso desse método na avaliação do estado nutricional de Mg em qualquer sujeito.

Avaliar a excreção urinária de Mg pode ser útil. Quando a quantidade de Mg ingerido é reduzida, a excreção urinária de Mg cai rapidamente. O Mg sérico pode ainda estar dentro dos limites normais quando as concentrações urinárias estão baixas.[73] Porém, esse achado não indica se a deficiência de Mg é aguda ou crônica. Em casos de perda renal de magnésio, a hipomagnesemia resultante associa-se a excessiva excreção urinária de Mg (> 1 mmol/dia).[74] Essa relação sugere disfunção tubular renal como causa da hipomagnesemia.

O teste de carga intravenosa ou de retenção fornece uma estimativa da proporção de magnésio infundido que fica retida ao longo de um dado período. As pessoas que conservam mais que a porcentagem retida pelos sujeitos repletos de Mg (p. ex., 20-25%) são consideradas portadoras de alguma depleção corporal. Uma sugestão de protocolo clínico que testou um número relativamente grande de pacientes hipomagnesêmicos, pacientes com alcoolismo crônico e animais controles foi publicada.[75] Este teste é invasivo, demorado, não padronizado e caro; ele exige hospitalização ou outra supervisão rigorosa durante parte ou todo o período de 24 horas após a infusão, com cuidadosa coleta da urina para análise laboratorial.

Fatores de risco e causas da deficiência de magnésio

Prevalência

Os inúmeros fatores de risco da depleção de magnésio (Tab. 9.3) sugerem que essa condição não seja uma ocorrência rara em pacientes aguda ou cronicamente enfermos. Dentre 2.300 pacientes examinados em um hospital da Administração de Veteranos, 6,9% estavam hipomagnesêmicos e 11% dos pacientes submetidos às determinações de rotina do Mg esta-

Tabela 9.3 Causas da deficiência de magnésio
Distúrbios gastrintestinais
Deficiência nutricional
Sucção nasogástrica/vômito prolongados
Diarreia aguda e crônica
Fístulas intestinais e biliares
Síndromes de má absorção
Ressecção ou desvio intestinais extensos
Pancreatite hemorrágica aguda
Hipomagnesemia intestinal primária (mutação do canal TRPM6)
Inibidores da bomba de prótons
Perda renal
Fluidoterapia parenteral de longo prazo
Diurese osmótica (glicose, ureia, manitol)
Hipercalcemia
Fase poliúrica da lesão renal aguda, transplante renal, histórico de obstrução renal
Nefropatia tubulointersticial não provocada por fármacos
Álcool
Diuréticos (furosemida, hidroclorotiazida)
Inibidores do fator de crescimento epidérmico (cetuximabe, panitumumabe)
Compostos nefrotóxicos para o túbulo renal (aminoglicosídeos, cisplatina, anfotericina B, pentamidina)
Inibidores da calcineurina (ciclosporina, tacrolimo)
Mutações genéticas dos canais transportadores de magnésio
Mutação ativadora do receptor sensor de cálcio
Distúrbios endócrinos e metabólicos
Diabetes melito (glicosúria, diurese osmótica)
Depleção de fosfato
Hiperparatireoidismo primário
Hipoparatireoidismo
Aldosteronismo primário
Lactação excessiva
Perdas cutâneas
Suor (em atletas)
Queimaduras
Redistribuição do magnésio aos ossos e tecidos moles
Síndrome da "fome óssea"
Nutrição parenteral/síndrome da realimentação

vam hipomagnesêmicos.[76] Quando os pacientes se encontravam hipocalêmicos, ocorreu hipomagnesemia em 42%; 29% daqueles com hipofosfatemia apresentavam-se hipomagnesêmicos, 27% com hiponatremia e 22% com hipocalcemia.[76] A prevalência verdadeira da depleção de Mg não é conhecida, porque esse íon não é incluído na dosagem de eletrólitos de rotina em muitas clínicas ou hospitais.[77] Em estudos de pacientes internados em unidades de terapia intensiva, relatam-se de forma semelhante altas taxas de depleção.[78]

Distúrbios gastrintestinais

Como discutido anteriormente, a ingestão dietética de Mg é inferior ao recomendado em uma grande proporção da população.[4] Assim, a deficiência nutricional de Mg pode ser observada na presença de outras doenças que prejudicam o equilíbrio de Mg. Os distúrbios gastrintestinais (ver Tab. 9.3) podem levar à depleção de Mg de vários modos.[79] O conteúdo de Mg de líquidos do trato intestinal superior é de aproximadamente 1 mEq/L. A ocorrência de vômito e a realização de sucção nasogástrica podem contribuir com a depleção de Mg. O conteúdo de Mg em líquidos diarreicos e drenagem fistulosa é muito maior ($\leq$ 15 mEq/L) e, consequentemente, a depleção de Mg é comum em casos de diarreia aguda e crônica, enterite regional, colite ulcerativa, bem como em fístulas intestinais e biliares. As síndromes de má-absorção também podem gerar deficiência de Mg. A presença de esteatorreia e as cirurgias de ressecção ou desvio do intestino delgado, particularmente do íleo, muitas vezes resultam em perda ou má-absorção intestinais de Mg. O quadro de pancreatite aguda grave está associado a hipomagnesemia, que pode resultar de problema clínico indutor de pancreatite, como alcoolismo, ou de saponificação do Mg na gordura peripancreática necrótica.[80]

Os inibidores da bomba de prótons têm sido relatados como causa da hipomagnesemia em alguns pacientes.[81] As evidências sugerem que a má-absorção intestinal de Mg está envolvida. Um defeito primário na absorção intestinal de Mg, que se manifesta precocemente com hipomagnesemia, hipocalcemia e crises epilépticas, foi descrito como um distúrbio autossômico recessivo ligado ao cromossomo 9q22. Esse distúrbio parece ser causado por mutações no gene TRPM6, que expressa uma proteína envolvida com o transporte ativo de Mg no intestino.[38]

Distúrbios renais

A excreção excessiva de Mg na urina pode constituir a base da depleção desse elemento (ver Tab. 9.3).[79,82] A reabsorção renal de Mg é proporcional ao fluxo do líquido tubular, bem como à excreção de Na e Ca. Portanto, a fluidoterapia parenteral de longo prazo, particularmente com solução salina, os estados de expansão de volume (como aldosteronismo primário) e os estados hipercalciúricos podem resultar em depleção de Mg. Foi demonstrado que a hipercalcemia diminui a reabsorção renal de Mg, provavelmente por meio da ligação de Ca aos receptores sensíveis a esse íon no ramo ascendente espesso da alça de Henle e pela diminuição na voltagem transepitelial.[83] A diurese osmótica causada por glicosúria culmina em perda de Mg na urina.[79]

A hipermagnesúria também ocorre durante a fase poliúrica da recuperação da lesão renal aguda no rim nativo, durante a recuperação de uma lesão isquêmica no rim transplantado e na diurese pós-obstrutiva. Em tais casos, é provável que defeitos na reabsorção tubular residual persistentes da lesão renal primária desempenhem um papel tão importante quanto a poliúria na indução da perda de Mg renal.[74] A perda renal de Mg tem sido relatada ocasionalmente em pacientes com nefrite tubulointersticial aguda ou crônica não causada por drogas nefrotóxicas, como na pielonefrite crônica e na rejeição de aloenxerto renal.[74] A ingestão de álcool também causa perda de Mg renal e é uma das causas da alta prevalência de deficiência de Mg em pacientes com alcoolismo crônico.[84]

Muitos agentes farmacêuticos podem causar perda e depleção renais de Mg, inclusive diuréticos como a furosemida[85] e os bloqueadores dos receptores de EGF cetuximabe e panitumumabe[86] – anticorpos monoclonais bloqueadores dos receptores de EGF que são usados no tratamento do câncer colorretal metastático. Foi demonstrado que as nefrotoxinas nocivas ao túbulo renal (aminoglicosídeos, anfotericina B, cisplatina e pentamidina) causam lesões renais que resultam em hipermagnesúria e hipomagnesemia.[74,87-89] De maneira semelhante, foi relatado que os inibidores de calcineurina (ciclosporina e tacrolimo) causam perda renal de Mg em pacientes após o transplante de órgãos, provocada por uma infrarregulação do canal de magnésio TRPM6 no túbulo distal.[90]

Foram descritos diversos distúrbios genéticos ou esporádicos capazes de causar perda renal de Mg.[91] Uma forma autossômica recessiva resulta de mutações no gene paracelina-1 no cromossomo 3 (claudina 16). Esse distúrbio caracteriza-se por baixa concentração sérica de Mg, hipercalciúria e nefrocalcinose. Outra forma autossômica dominante de perda renal isolada de Mg e hipomagnesemia está ligada ao cromossomo 11q23, sendo identificada como uma mutação na subunidade-γ do gene *FXYD2* da Na^+/K^+-ATPase. A mutação do canal, TRPM6, pode também resultar em perda de Mg. A síndrome de Gitelman (síndrome familiar de hipocalemia-hipomagnesemia) é um distúrbio autossômico recessivo causado por um defeito genético do cromossomo 16 no gene cotransportador de cloreto de sódio sensível à tiazida. Além disso, existem outros defeitos genéticos ainda sem definição.[91]

Diabetes melito

O diabetes melito é um distúrbio muito comum associado com a deficiência de Mg.[92] Em geral, pesquisadores acreditam que o mecanismo de depleção do Mg em pacientes diabéticos se origine da perda renal desse elemento, secundária à diurese osmótica gerada por hiperglicosúria. Na maioria dos pacientes, a ingestão dietética de Mg é inferior à RDA; portanto, a privação nutricional também pode ser um fator. Há relatos de que a deficiência de Mg resulte em secreção de insulina prejudicada e resistência a esse hormônio,[93,94] o que pode contribuir para hipertensão.[95,96] O mecanismo ainda não está claro, mas pode ser causado por anormalidade no metabolismo de glicose, já que o Mg é cofator em várias enzimas participantes desse ciclo. Além disso, a depleção de Mg pode diminuir a atividade da tirosina quinase no receptor de insulina, e o Mg possivelmente influencia a secreção desse hormônio pelas células-β. Os pacientes diabéticos submetidos à terapia com Mg parecem mostrar melhor controle da doença. Dois estudos descreveram que a incidência do diabetes tipo 2 é significativamente maior em pessoas sob uma dieta pobre em Mg.[93,94] Foi relatado que variações nos genes TRPM6 e TRPM7 aumentam o risco de diabetes tipo 2 em mulheres com ingestão menor do que 250 mg/dia.[97] Por essa razão, o estado nutricional de Mg deve ser avaliado em pacientes diabéticos, em virtude da possível ocorrência de um ciclo vicioso: o diabetes pode levar a perda de Mg, e a subsequente deficiência de Mg pode resultar em prejuízo para a secreção e ação da insulina, com piora no controle do diabetes.

Outros distúrbios

A hipomagnesemia pode acompanhar vários outros distúrbios.[79] Em estudos experimentais, a depleção de fosfato resulta em perda urinária de Mg e hipomagnesemia. A hipomagnesemia também pode acompanhar a síndrome da "fome óssea", uma fase de rápido acúmulo de minerais nos ossos em pacientes com hiperparatireoidismo ou hipertireoidismo após tratamento cirúrgico, assim como acúmulo de minerais nos tecidos moles durante a síndrome de realimentação.[98,99] A perda de Mg também pode ocorrer pela pele no suor e em pacientes com lesão por queimadura.[100,101]

Apresentações clínicas da deficiência de magnésio

Como o Mg desempenha um papel essencial em uma ampla variedade de reações biológicas fundamentais, não é de se surpreender que a deficiência de Mg possa induzir sérios sintomas clínicos. Estudos prévios foram feitos em animais. Necessidades nutricionais dos animais de laboratório foram estabelecidas.[102]

A evolução da deficiência de Mg induzida por dietas com baixo teor deste elemento foi estudada em pacientes humanos,[79,103] e estas observações, junto de achados observados em pessoas com deficiência de Mg secundária a outras causas, foram utilizados para identificar as manifestações dessa deficiência. A Tabela 9.4 apresenta os sintomas e sinais de deficiência de Mg, e a Figura 9.5 exibe um algoritmo de abordagem diagnóstica para casos de suspeita de deficiência de Mg. A deficiência também ocorre em certos estados patológicos predisponentes e complicados. A apresentação clínica da deficiência de Mg em estados patológicos pode coexistir ou ser mascarada pelos sinais e sintomas do distúrbio primário.

Tabela 9.4 Manifestações da depleção de magnésio
Metabolismo ósseo e mineral
Hipocalcemia
Diminuição na secreção do paratormônio
Resistência renal e esquelética ao paratormônio
Má formação e resistência à 1,25(OH)$_2$- vitamina D
Osteoporose
Manifestações neuromusculares
Sinais de Chvostek e Trousseau positivos
Espasmo carpopedal espontâneo
Crises epilépticas
Vertigem, ataxia, nistagmo, movimentos atetoides e coreiformes
Fraqueza muscular, tremor, fasciculação e emaciação
Psiquiátricas: depressão, psicose
Homeostasia do potássio
Hipocalemia
Perda renal de potássio
Diminuição do potássio intracelular
Manifestações cardiovasculares
Arritmia cardíaca
Alterações eletrocardiográficas: prolongamento dos intervalos PR e QT, presença de ondas U
Taquicardia atrial, contrações atriais prematuras e fibrilação atrial
Arritmias juncionais
Contrações ventriculares prematuras, taquicardia ventricular, fibrilação ventricular
Sensibilidade à intoxicação por digitálicos
Torsade de pointes
Isquemia/infarto do miocárdio (supostos)
Hipertensão
Doença vascular aterosclerótica (suposta)
Outras manifestações
Enxaqueca
Asma
Câncer de cólon

PTH, hormônio da paratireoide.

Deficiências moderada a grave de magnésio

Quando identificada no ambiente clínico, a deficiência de Mg costuma ser moderada a grave. Complicações bioquímicas, neuromusculares e cardíacas constituem os achados mais prevalentes em pacientes com deficiência de Mg.

Hipocalcemia

O Ca representa o principal regulador da secreção de PTH, mas o Mg também modula a secreção desse hormônio via receptor sensor de Ca^{2+} de forma semelhante à atuação do Ca.[104] Embora as alterações agudas nas concentrações extracelulares de Mg influenciem a secreção de PTH de uma forma qualitativa similar às alterações no Ca, a deficiência de Mg causa um transtorno acentuado na homeostasia mineral.[104,105] A hipocalcemia constitui uma manifestação moderada a grave da deficiência de Mg. Nesse caso, a terapia de Mg sozinha restabelece as concentrações séricas de Ca ao normal, apesar de que Ca ou a vitamina D não corrige a hipocalcemia. Uma das grandes causas da hipocalcemia é a função prejudicada da glândula paratireoide. A maioria dos pacientes com hipocalcemia resultante da deficiência de Mg tem concentrações de PTH sérico baixas ou inapropriadamente normais (em relação à concentração de Ca sérico). A administração de Mg resultará em uma elevação imediata na concentração sérica de PTH. A constatação de concentrações séricas normais ou elevadas de PTH na presença de hipocalcemia sugere uma possível resistência de órgãos finais à ação do PTH. Estudos clínicos descreveram uma resistência esquelética ao PTH exógeno em pacientes hipocalcêmicos deficientes em Mg. A resposta renal ao PTH em casos de deficiência de Mg foi estimada determinando-se a excreção urinária de cAMP ou fosfato.[104,105]

O mecanismo de dano à secreção e ação do PTH na deficiência de Mg permanece incerto. Os pesquisadores sugerem um possível defeito nos sistemas de segundo mensageiro na deple-

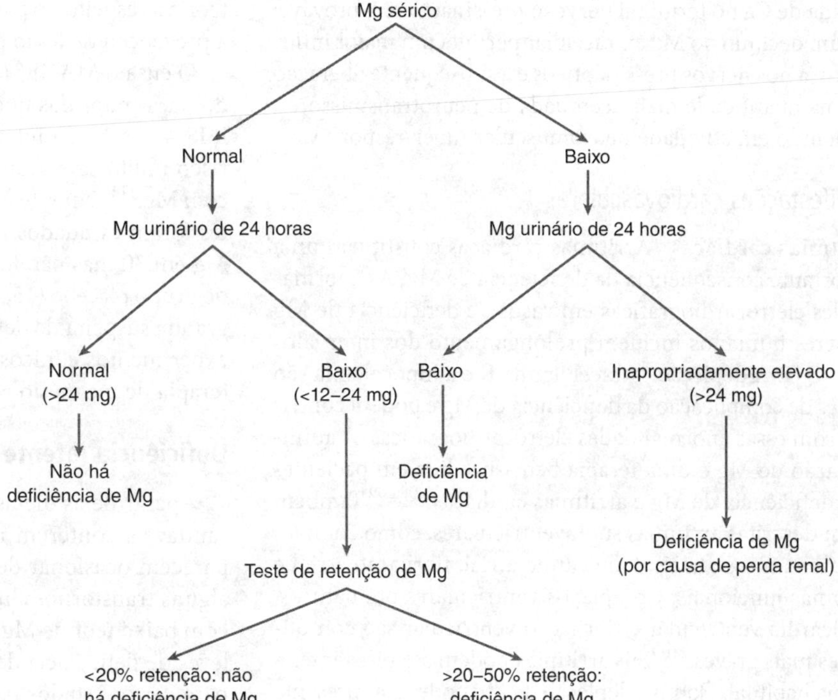

Figura 9.5 Algoritmo de uma abordagem diagnóstica em casos de suspeita de deficiência de magnésio (Mg), na qual as concentrações urinárias desse elemento estão enfatizadas a fim de distinguir os fatores-chave indutores da depleção de magnésio. (Adaptado de Al Ghamdi SMG, Cameron EC, Sutton RAL. Magnesium deficiency: pathophysiologic and clinical overview. Am J Kidney Dis 1994;24:737-752, reproduzido com permissão.)

ção de Mg. Universalmente, verifica-se que a adenilato ciclase necessita de Mg para a produção de cAMP, tanto como um componente do substrato (MgATP) quanto como um ativador obrigatório da atividade enzimática. O PTH também ativa o sistema de segundo mensageiro da fosfolipase C. A depleção de Mg pode causar alterações nesse sistema por meio de vários mecanismos, já que uma proteína responsável pela regulação do nucleotídeo guanina dependente de Mg^{2+} está envolvida na ativação da fosfolipase C e o Mg^{2+} se mostrou um inibidor não competitivo da liberação de Ca^{2+} induzida pelo IP_3.[105]

O Mg também é importante no metabolismo da vitamina D.[104,105] Há relatos de que os pacientes com hipocalcemia e deficiência de Mg eram resistentes a doses farmacológicas de vitamina D, 1α-hidroxi-vitamina D e 1,25-di-hidroxi-vitamina D. A natureza exata de alteração no metabolismo e/ou na ação da vitamina D em casos de deficiência de Mg não é clara. As concentrações séricas de 1,25-di-hidroxi-vitamina D encontram-se reduzidas ou no limite inferior da normalidade na maioria dos pacientes com deficiência de Mg hipocalcêmicos. Como o PTH é um importante fator trófico para a formação da 1,25-di-hidroxi-vitamina D, as baixas concentrações de PTH sérico poderiam explicar as baixas concentrações de 1,25-di-hidroxi-vitamina D, um achado que sugere que a deficiência de Mg prejudica a capacidade de o rim sintetizar 1,25-di-hidroxi-vitamina D. Sabe-se que o Mg auxilia a 25-hidroxivitamin-1α-hidroxilase em experimentos *in vitro*.[104,105]

Hipocalemia

A hipocalemia é uma característica comum da depleção de Mg.[106,107] A deficiência experimental de Mg em seres humanos demonstrou um equilíbrio negativo de K, resultante de aumento na perda urinária. Durante a depleção de Mg, os pacientes apresentam perda de K da célula (depleção intracelular). As tentativas de reposição da deficiência de K apenas com a administração desse íon não são bem-sucedidas sem a terapia simultânea com Mg. O motivo desse distúrbio no metabolismo de K pode estar relacionado à dependência da Na^+/K^+-ATPase. Na depleção de Mg, há uma elevação intracelular de Na e Ca e uma queda de Mg e K. O Mg também parece importante na regulação dos canais de K em células cardíacas, que se caracterizam por retificação interna.[106,107] Essa característica bioquímica pode ser uma causa que contribui com os achados eletrocardiográficos e as arritmias cardíacas discutidos adiante.

Manifestações neuromusculares

A hiperexcitabilidade neuromuscular é uma queixa comum de pacientes com deficiência de Mg.[79] Pode haver os sinais de tetania latente, conforme eliciada por um sinal de Chvostek e Trousseau positivo, ou espasmo carpo-pedal espontâneo. Também podem ocorrer casos generalizados de epilepsia. Embora a hipocalcemia possa contribuir com os sinais neurológicos, relata-se que a deficiência de Mg sem hipocalcemia resulta em hiperexcitabilidade neuromuscular. Outros sinais clínicos ocasionalmente observados incluem vertigem, ataxia, nistagmo, movimentos atetoides e coreiformes. Tremores musculares, fasciculação, emaciação e fraqueza podem estar presentes. Também há relatos de aberrações psiquiátricas reversíveis.

Esses problemas neuromusculares podem ter diferentes mecanismos. O Mg é apresentado como estabilizador do axônio neuronal. A redução na concentração sérica desse elemento diminui o limiar de estimulação axonal e aumenta a velocidade de condução nervosa. O Mg também influencia a liberação de neurotransmissores, como o glutamato, na junção neuromuscular por meio da inibição competitiva da entrada de Ca no terminal nervoso pré-sináptico. É provável que um declínio no Mg extracelular permita um maior influxo de Ca nos nervos pré-sinápticos e a subsequente liberação de uma quantidade mais acentuada de neurotransmissores, resultando em atividade neuromuscular hiper-responsiva.

Manifestações cardiovasculares

Arritmias cardíacas. Arritmias cardíacas constituem uma importante consequência da deficiência de Mg. As anormalidades eletrocardiográficas em casos de deficiência de Mg em seres humanos incluem prolongamento dos intervalos P-R e Q-T. A depleção intracelular de K e a hipocalemia são fatores de complicação da deficiência de Mg e podem contribuir com essas anormalidades eletrocardiográficas. A administração de Mg é uma terapia bem-sucedida em pacientes com deficiência de Mg e arritmias cardíacas.[108,109] Também foram descritas arritmias supraventriculares, como complexos prematuros atriais, taquicardia atrial, fibrilação atrial e arritmias juncionais. Complexos ventriculares prematuros, taquicardia ventricular e fibrilação ventricular são complicações mais graves.[110] Tais arritmias podem ser resistentes à terapia habitual. Como a depleção de Mg pode estar presente apesar de uma concentração sérica normal de Mg, sempre se deve considerar a deficiência desse elemento como um fator potencial em arritmias cardíacas.

Infarto agudo do miocárdio. O infarto agudo do miocárdio (IAM) é a principal causa de óbito nos Estados Unidos. A deficiência de Mg pode ser um fator de risco pelo papel exercido sobre o tônus vascular sistêmico e coronariano (ver adiante), em arritmias cardíacas, como mencionado, bem como pela inibição da agregação plaquetária. Desde os anos 1980, surgiu um debate a respeito da utilidade clínica da terapia complementar com Mg contra IAM. Apesar de vários pequenos estudos controlados terem sugerido que a terapia adjuvante com Mg reduz a mortalidade por IAM em 50%, três grandes estudos definiram nossa compreensão no que diz respeito à terapia com Mg no IAM.[111] O segundo *Leicester Intravenous Magnesium Intervention Trial* (LIMIT-2) foi o primeiro estudo com um grande número de participantes. Durante um período de 6 anos, 2.316 participantes com suspeita de IAM foram selecionados aleatoriamente para receber terapia adjunta com Mg ou placebo. O grupo tratado com Mg exibiu uma taxa de mortalidade aproximadamente 25% mais baixa (7,8% *versus* 10,3%; $p < 0,04$).

O quarto *International Study of Infarct Survival* (ISIS-4) fez a seleção aleatória de mais de 58.000 participantes em um período de 3 anos para examinar os efeitos do captopril, dos nitratos e do Mg sobre o IAM. Ao contrário do LIMIT-2, a taxa de mortalidade no grupo tratado com Mg não foi significativamente diferente do grupo controle (7,64% *versus* 7,24%). Dessa forma, concluiu-se que a terapia com Mg não é indicada na suspeita de IAM. Apesar do resultado nulo, alguns pesquisadores sugeriram que o escopo do ISIS-4 mascarava os benefícios da terapia com Mg. As duas principais críticas envolviam o momento da terapia com Mg e a gravidade da doença. O ISIS-4 selecionou os participantes aleatoriamente até 24 horas após a apresentação. A principal teoria a respeito do papel da terapia com Mg no IAM envolve a prevenção de lesão por isquemia-reperfusão.

O ensaio MAGIC (*Magnesium in Coronaries*) foi destinado para tratar das questões referentes ao escopo do estudo ISIS-4; a saber, a intervenção precoce em pacientes de alto risco muito provavelmente revelaria o benefício da terapia com Mg.[111] Durante um período de 3 anos, 6.213 participantes foram estudados. A mortalidade do grupo tratado com Mg em 30 dias não foi significativamente diferente daquela do grupo placebo (15,3% *versus* 15,2%). Apesar de haver uma grande suspeita de deficiência de Mg, a maior evidência em experimentos clínicos não sustenta a aplicação rotineira de terapia de magnésio em pacientes com IAM.[112]

Deficiência latente crônica de magnésio

Apesar de as dietas consumidas pelos norte-americanos saudáveis conterem menos Mg do que a RDA,[4] elas não parecem ocasionar depleção sintomática de Mg. Contudo, alguns transtornos clínicos têm sido associados a uma dieta com baixo teor de Mg. Os pesquisadores sugerem que graus leves de deficiência de Mg possam com o tempo contribuir para certos estados patológicos, como hipertensão, doença coronariana, pré-eclâmpsia e osteoporose.

Hipertensão

Vários estudos demonstraram uma relação inversa entre populações com baixa ingestão de Mg e pressão arterial.[24,113] A hipomagnesemia e a redução do Mg intracelular também têm sido inversamente correlacionadas com a pressão arterial. Observou-se que pacientes com hipertensão essencial têm concentrações baixas de Mg livre nas células sanguíneas. As concentrações de Mg^{2+} apresentam relação inversa com a pressão arterial tanto sistólica como diastólica. Estudos de intervenção com o emprego de Mg em casos de hipertensão levaram a resultados conflitantes. Diversos estudos demonstraram um efeito positivo de suplementos com Mg na redução da pressão arterial, enquanto outros, não. Outros fatores da dieta também podem desempenhar um papel. Uma dieta rica em frutas e vegetais, com aumento na ingestão de Mg de 176 para 423 mg/dia (juntamente com um aumento no consumo de K), reduziu a pressão arterial de forma significativa.[114] A adição de laticínios não gordurosos aumentou a ingestão de Ca e reduziu ainda mais a pressão arterial.[114] O mecanismo por meio do qual o Mg pode afetar a pressão arterial não está claro, mas pode envolver o declínio na produção de prostaciclina (PGI_2), aumento da produção de tromboxano A_2, e aumento do efeito vasoconstritor da angiotensina II e da norepinefrina. Pesquisas sugerem que o canal vascular TRPM7 pode estar alterado na hipertensão.[24]

Doença vascular aterosclerótica

Outra complicação cardiovascular potente que decorre da deficiência de Mg consiste no desenvolvimento de doença ateromatosa.[115] Há relatos de alterações lipídicas em seres humanos hipomagnesêmicos; no entanto, tais alterações são frequentemente complicadas por fatores relacionados a anormalidades lipoproteicas subjacentes, que ocorrem em casos de diabetes, doença coronariana, infarto do miocárdio e outras doenças.[116] Estudos epidemiológicos descreveram a dureza da água (conteúdo de Ca e Mg) inversamente às taxas de óbito cardiovascular. A hiperatividade plaquetária é um fator de risco identificado no desenvolvimento de doenças cardiovasculares. Foi demonstrado que o Mg inibe a agregação plaquetária diante de inúmeros agentes promotores de agregação. Os pacientes diabéticos com depleção de Mg apresentam um aumento na agregação plaquetária. Nesses pacientes, a terapia com Mg restabeleceu a resposta ao normal. O efeito antiplaquetário do Mg pode estar relacionado à descoberta de que esse elemento inibe a síntese de tromboxano A_2 e ácido 12-hidroxieicosatetraenoico (12-HETE), eicosanoides supostamente envolvidos na agregação plaquetária.[117,118] O Mg também inibe o influxo de Ca induzido pela trombina em plaquetas e estimula a síntese de PGI_2, potente eicosanoide antiagregação.

Pré-eclâmpsia e eclâmpsia

A pré-eclâmpsia gera complicações em 1 dentre 2.000 gestações em países desenvolvidos e é responsável por mais de 50 mil mortes maternas por ano. A terapia com Mg foi utilizada durante décadas tanto em casos de pré-eclâmpsia como de eclâmpsia e contribui para a taxa de mortalidade muito baixa em países desenvolvidos.[119] Apesar de décadas de uso, não havia nenhum ensaio amplo e aleatório que avaliasse a eficácia da terapia com Mg até o desenvolvimento do ensaio MAGPIE (*Magnesium Sulfate for Prevention of Eclampsia*) em 2002. Essa experiência, a qual comparou mulheres com pré-eclâmpsia tratadas com sulfato de Mg ($MgSO_4$) ou nimodipina, um vasodilatador arterial cerebral específico, revelou um risco mais baixo (0,8 *versus* 2,6%) de eclâmpsia no grupo submetido à terapia com Mg.[119] Tem sido difícil estabelecer o *status* de Mg em mulheres com pré-eclâmpsia. Não se constatou qualquer diferença nos níveis plasmáticos de Mg entre mulheres com pré-eclâmpsia e gestantes sadias; no entanto, as mulheres com pré-eclâmpsia apresentaram um nível reduzido de Mg nas hemácias. Em uma comparação feita entre mulheres com pré-eclâmpsia e mulheres em trabalho de parto pré-termo, não se verificaram quaisquer diferenças nos níveis de Mg ionizado ou sérico antes da terapia com Mg. Embora deficiências sutis no Mg corporal total possam contribuir com a hipertensão durante a gestação, o papel do Mg pode se relacionar mais com seus efeitos de estabilização neural e vascular do que à correção do déficit eletrolítico. A terapia com Mg é claramente indicada para mulheres com pré-eclâmpsia, pois diminui a incidência de eclâmpsia e provavelmente reduz a mortalidade total.[119]

Osteoporose

A restrição dietética de Mg em animais resultou em crescimento ósseo retardado.[105,120] Demonstrou-se redução da formação óssea osteoblástica. Foi relatado um aumento no número e atividade de osteoclastos em ratos e camundongos com deficiência de Mg,[105,120] até mesmo em níveis de ingestão observados na população humana.[121-124] Os ossos de ratos deficientes em Mg foram descritos como quebradiços e frágeis. Os testes bioquímicos demonstraram diretamente fragilidade esquelética tanto em ratos como em porcos.

Em seres humanos, estudos epidemiológicos revelaram uma correlação entre a massa óssea e a ingestão de Mg na dieta.[105] Em pacientes com osteoporose, foram conduzidos poucos estudos que avaliassem o estado nutricional de Mg. As concentrações séricas e eritrocitárias baixas de Mg e a retenção elevada de Mg administrado por via parenteral sugeriam uma deficiência desse elemento; no entanto, esses resultados não são constantes de um estudo para outro. Do mesmo modo, enquanto um conteúdo baixo de Mg foi observado em alguns estudos, outros constataram um conteúdo normal ou até mesmo alta concentração desse elemento. O efeito da suplementação de Mg na dieta sobre a massa óssea em pacientes com osteoporose não foi extensivamente estudado. O efeito de suplementos com Mg sobre a massa óssea costuma induzir a um aumento na densidade mineral óssea, embora o desenho experimental limite informações úteis. Há necessidade de pesquisas mais amplas, controladas por placebo, duplo-cegas e de longo prazo.

Diversos mecanismos em potencial podem ser responsáveis por um declínio na massa óssea em casos de deficiência de Mg. O Mg é mitogênico para o desenvolvimento de células ósseas, e isso pode resultar diretamente em uma diminuição na formação óssea.[105] Um estudo sugeriu que o canal de Mg TRPM7 é fundamental para a função osteoblástica e que, portanto, a deficiência de Mg pode diminuir a formação óssea.[121] O Mg também afeta a formação de cristais; a falta de Mg resulta na formação de cristais maiores e mais perfeitos, que podem afetar a dureza óssea. A deficiência de Mg pode causar distúrbio na homeostasia de Ca e resultar em queda nos níveis séricos de PTH e $1,25(OH)_2D$, conforme discutido previamente. Uma vez que ambos os hormônios são tróficos para o osso, a secreção prejudicada ou a resistência esquelética podem resultar em osteoporose. Foi demonstrado que um aumento da liberação de citocinas inflamatórias produz ativação de osteoclastos e aumento da reabsorção óssea em roedores.[105,120,122,124]

Outros distúrbios

A deficiência de Mg tem sido associada com a enxaqueca, e foi relatado que a terapia com Mg pode ser eficaz no tratamento da enxaqueca.[125] Como a deficiência de Mg resulta em espasmos dos músculos lisos, também tem sido implicada na asma, e, em alguns estudos, a terapia com Mg foi eficaz como tratamento contra esta doença.[126] Finalmente, a alta ingestão dietética de Mg apresenta associação com risco reduzido de câncer de cólon.[127]

Tratamento da depleção de magnésio

O médico deve considerar todos os fatores predisponentes nos pacientes sob risco, prever a hipomagnesemia e instituir tratamentos precoces para evitar sua ocorrência ou minimizar sua gravidade. Essas medidas incluem a instituição de controle da doença subjacente, a minimização de insulto terapêutico, bem como o início de alterações clínicas e dietéticas destinadas a maximizar a retenção de magnésio pelo intestino e rim. Quando a depleção de magnésio é evidente, deve-se determinar a causa. Antes de iniciar o tratamento, as concentrações de Mg, Ca, K e Na no sangue e na urina, assim como o equilíbrio acidobásico no sangue, devem ser determinados. A quantidade, a via e a duração da administração de magnésio dependem da gravidade da depleção e de suas causas.

Adolescentes e adultos

Crises epilépticas, arritmias agudas e espasticidade generalizada grave necessitam de infusão intravenosa imediata de um dentre vários protocolos, dependendo do estado da função renal. Uma quantidade de 1 a 2 g de $MgSO_4 \times 7H_2O$ (8,2-16,4 mEq Mg^{2+}) costuma ser infundida ao longo de 5 a 10 minutos, seguida pela infusão contínua de 6 g durante 24 horas ou até que a condição seja controlada.[128] A correção de desequilíbrios eletrolíticos (especialmente de K) e acidobásicos deve acompanhar a terapia com magnésio. Além disso, as concentrações séricas de magnésio e de outros eletrólitos devem ser determinadas pelo menos duas vezes ao dia nesses pacientes.[129,130]

Do mesmo modo, manifestações menos graves (p. ex., parestesia com tetania latente ou ativa) são mais bem tratadas pela via intravenosa, novamente em conjunto com terapia apropriada da condição subjacente e com correção de outras anormalidades eletrolíticas e acidobásicas. Quando a função renal permanece satisfatória, pode-se aplicar uma dose de 6 g (48 mEq) de $MgSO_4$ por via intravenosa durante 24 horas, diluída em soro fisiológico ou solução de glicose e associada a outros nutrientes, conforme a necessidade.[128] Esse regime pode ser mantido por 3 a 5 dias até que os sinais e os sintomas e/ou as anormalidades eletrolíticas sejam corrigidas. Quando não se consegue utilizar a via intravenosa, podem-se aplicar injeções intramusculares periódicas equivalentes, embora sejam dolorosas e possam levar a reações fibróticas. Esse esquema é mantido por 2 dias ou mais, e a seguir a condição é reavaliada. As doses fornecidas sempre devem exceder as perdas diárias, conforme indicado pelas concentrações séricas e pela excreção urinária.O retorno à faixa normal ou ligeiramente mais alta das concentrações séricas de Mg com qualquer um desses esquemas é relativamente rápido. Entretanto, a repleção de Mg perdido pelo osso e por outros tecidos necessita de terapia mais prolongada.

Quando a absorção intestinal permanece normal e a perda renal de magnésio está presente, devem-se adicionar suplementos à dieta habitual até o nível de tolerância (início de diarreia) a fim de manter concentrações séricas normais. Em alguns casos, o Mg oral pode não ser suficiente, podendo haver a necessidade de administração intramuscular e/ou intravenosa. Os pacientes com perdas graves contínuas de Mg e K na urina (p. ex., nefrotoxicidade por cisplatina ou defeitos renais hereditários) podem necessitar de suplementos de longo prazo por meio de infusão intravenosa via sonda central de demora para administração em casa.

Quando a depleção é modesta e persistente, os esforços iniciais devem ser direcionados para o aumento na ingestão de alimentos ricos em Mg. Quando necessário e viável, a suplementação oral de Mg pode ser fornecida. Uma quantidade de 300 a 600 mg pode ser dada em doses distintas, 3 a 6 vezes por dia, com um copo cheio d'água para evitar ou minimizar a diarreia relacionada ao Mg e para garantir a solubilização.[41] No paciente submetido à alimentação enteral, pode-se dissolver um desses sais na fórmula. A melhora da esteatorreia existente por meios da dieta ou de outros recursos clínicos diminuirá as perdas de Mg nas fezes. Mais uma vez, o tratamento da doença subjacente e a reposição das deficiências de K são essenciais.

Bebês e crianças

A depleção sintomática de Mg em bebês responde de forma satisfatória a quantidades relativamente pequenas desse elemento por via intravenosa ou intramuscular. Quando a função renal permanece normal, recomenda-se a administração parenteral: 3,6 a 6,0 mg (0,15-0,25 mmol ou 0,3 a 0,5 mEq)/kg de peso corporal sob a forma de $MgSO_4$ a 50% durante as primeiras horas, seguidos por uma quantidade equivalente, por via intramuscular ou intravenosa, durante o resto do dia.[131] A infusão de cálcio também deve ser feita, em princípio, juntamente com potássio e outros eletrólitos, conforme indicado. Na presença de convulsões ou arritmias em outros pacientes além de bebês, pode-se iniciar o tratamento com um bolo oral do $MgSO_4$ a 50% a uma dose de 20 a 100 mg (1,65-8,25 mEq/kg) ao longo de um minuto; depois disso, essa dosagem é acompanhada pela administração contínua de 1,0 mEq/kg.[132]

Aos pacientes com má-absorção crônica (p. ex., hipomagnesemia primária), sugere-se uma dose de 12 a 18 mg/kg (0,5-0,75 mmol) em múltiplas doses orais divididas; esse esquema posológico eleva as concentrações séricas para próximo do normal, sem induzir à diarreia.[131]

Excesso de magnésio

O excesso de Mg ou a intoxicação por esse elemento não constitui um problema clínico comum, mas a elevação branda a moderada em sua concentração sérica foi observada em até 12% dos atendimentos em prontos-socorros.[133] A intoxicação pelo Mg costuma resultar da administração excessiva de sais de magnésio, geralmente na presença de um declínio na função renal.

Causas de hipermagnesemia

Pré-eclâmpsia e eclâmpsia

Em casos de pré-eclâmpsia e eclâmpsia, observa-se uma administração excessiva de Mg. Conforme discutido anteriormente, a pré-eclâmpsia e a eclâmpsia constituem as causas mais importantes de óbito materno nos Estados Unidos e em muitos outros países.[119,134] A administração parenteral de altas doses de $MgSO_4$ representa a terapia de escolha na América do Norte para evitar as convulsões eclâmpticas que podem ocorrer em associação com hipertensão grave e outros problemas na gestação avançada ou durante o trabalho de parto.[119,135] Para manter uma alta concentração sérica de aproximadamente 2 a 3 mmol/L (4-6 mEq/L)[135] ou ligeiramente mais alta, aplica-se uma dose de carga, seguida por doses de manutenção.[136] As pacientes com rins normais são capazes de excretar 40 a 60 g de $MgSO_4 \times 7H_2O$ por dia quando o Mg é fornecido por meio de infusão constante. As altas doses utilizadas raramente são associadas a efeitos colaterais graves, pois os pacientes são monitorados de perto com mudança da posologia, conforme indicação.

Em um estudo, os fetos nascidos de mães submetidas a altas doses de Mg apresentaram hipermagnesemia do sangue da veia e da artéria umbilicais em níveis tão elevados como os da mãe; entretanto, as concentrações séricas exibiram uma queda progressiva e retornaram ao normal nos neonatos por volta de 48 horas.[137]

Superdosagem de magnésio

Os catárticos com Mg em sua composição são administrados por via oral, associados com carvão ativado em doses isoladas ou múltiplas (cada uma de 30 g de $MgSO_4 \times 7H_2O$ [245 mEq de Mg^{2+}]) na tentativa de diminuir as concentrações sanguíneas de drogas, como parte do tratamento de pacientes com suspeita de superdosagem medicamentosa. Em um estudo, apesar de concentrações séricas inicialmente normais de creatinina,[138] nove de 14 pacientes estavam hipermagnesêmicos na 3ª dose após 8 horas, inclusive quatro com concentrações de magnésio de 3 a 5 mEq/L. A presença de medicamentos que diminuíam a motilidade intestinal (p. ex., anticolinérgicos ou opioides) parecia estar relacionada às concentrações mais altas.[139]

Insuficiência renal

Além da hipermagnesemia terapêutica planejada já mencionada, observam-se concentrações séricas elevadas mediante a ingestão de drogas contendo Mg, em geral, antiácidos ou catárticos, em um esquema de longo prazo e em quantidades relativamente grandes por pacientes com insuficiência renal avançada. Como 20% ou mais de Mg proveniente de vários sais podem ser absorvidos, a depuração renal prejudicada pode induzir à hipermagnesemia significativa. A associação comum entre o comprometimento da filtração glomerular relacionado à idade ou doença, que pode ser exacerbado pela ingestão de medicamentos potencialmente nefrotóxicos (p. ex., drogas anti-inflamatórias esteroides para dor artrítica) com o uso prolongado de antiácidos e/ou laxantes contendo Mg contribui para o risco de hipermagnesemia importante nesses indivíduos.

A hipermagnesemia pode ocorrer em níveis sintomáticos em pacientes com distúrbios gastrintestinais, como obstipação, constipação grave, ulceração, obstrução ou perfuração, mediante a administração de catárticos ou antiácidos contendo Mg, até mesmo em doses moderadas, e na presença de insuficiência renal branda ou moderada.[140]

Apresentações clínicas do excesso de magnésio

Os inúmeros efeitos potencialmente tóxicos e até mesmo letais do excesso de Mg estão resumidos na Figura 9.6.[141] Um dos efeitos mais precoces consiste em uma queda na pressão arterial, que progride com hipermagnesemia crescente; isso parece resultar da inibição do fluxo de Ca^{2+}, bem como da ação vasoconstritora da norepinefrina e da angiotensina II.[142] O Mg em níveis mais altos que o normal promove o relaxamento da musculatura lisa vascular *in vitro* e diminui as respostas pressóricas.[143] Em humanos, foram observados os seguintes efeitos em concentrações de Mg sérico aproximadamente duas vezes maiores que o normal: redução média de 10 e 8 mm Hg nas pressões arteriais sistólica e diastólica, respectivamente; aumento significativo do fluxo de sangue renal; e minimização

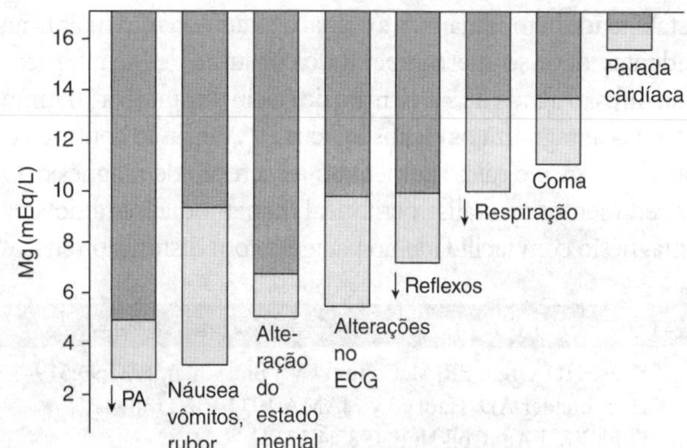

Figura 9.6 Progressão nos efeitos tóxicos à medida que a hipermagnesemia se torna mais grave. Um sinal precoce consiste em um declínio da pressão arterial (PA). Os sinais de náusea, vômito e hipotensão podem ocorrer na faixa de 3 a 9 mEq/L; bradicardia e retenção urinária também ocorrem nessa faixa. Alterações no eletrocardiograma (ECG), hiporreflexia e depressão secundária do sistema nervoso central podem aparecer na faixa de 5 a 10 mEq/L, seguidas das concentrações mais altas por depressão respiratória com risco de morte, coma e parada cardíaca assistólica. (De Mordes JP, Wacker EC. Excess magnesium. Pharmacol Rev 1978;29:274-300, reproduzido com permissão.)

do efeito vasopressor da angiotensina II.[143] A excreção urinária da 6-ceto-$PGF_{1\alpha}$ ($PGF_{1\alpha}$) aumentou consideravelmente. A inibição da cicloxigenase com indometacina ou ibuprofeno bloqueou completamente o declínio na pressão arterial induzido pelo Mg, bem como a elevação na excreção urinária da 6-ceto-$PGF_{1\alpha}$ e no fluxo sanguíneo renal. A nifedipina, bloqueador dos canais de Ca, também evitou o aumento na 6-ceto-$PGF_{1\alpha}$ induzido pelo Mg e a queda na pressão arterial. Esses achados indicam que o efeito do Mg foi mediado pela liberação de PGI_2 e pelo aumento no fluxo de Ca^{2+}. Com níveis séricos elevados de Mg, as concentrações circulantes de PTH podem cair, ocorrendo uma hipocalcemia associada.[136,144] Em casos de hipocalcemia materna no tratamento de eclâmpsia, o feto no momento do parto pode apresentar um valor sérico normal[137] ou baixa concentração de Ca.[145]

Alguns dos efeitos decorrentes de níveis séricos muito elevados de Mg, como letargia, confusão e deterioração na função renal, podem estar relacionados à hipotensão.[146] Alterações eletrocardiográficas, como prolongamento dos intervalos P-R e Q-T, ocorrem em concentrações de 5 mEq/L (2,5 mmol). Além disso, pode ocorrer taquicardia (provavelmente posterior à hipotensão) ou bradicardia. Níveis ≥ 6 mEq/L podem gerar sinais de fraqueza muscular e hiporreflexia, presumivelmente em consequência da liberação reduzida de acetilcolina e da transmissão prejudicada na junção neuromuscular; a hipocalcemia pode contribuir para a fraqueza muscular progressiva e a dificuldade respiratória. A ocorrência de bloqueio cardíaco completo e parada cardíaca é possível em concentrações de aproximadamente 15 mEq/L.[141]

Tratamento da hipermagnesemia

A prevenção ou o tratamento da hipermagnesemia branda a moderada (≥ 1,5 mmol) exige a redução da ingestão de Mg quando a absorção de todas as fontes exceder a capacidade excretória renal. Em concentrações mais altas, quando a ocorrência de instabilidade hemodinâmica e o sinal de fraqueza muscular ficam evidentes, deve-se interromper todo consumo de Mg e fornecer uma infusão aguda de 5 a 10 mEq de cálcio durante 5 a 10 minutos; o Ca antagoniza os efeitos tóxicos.[146] A infusão contínua de soro fisiológico e cálcio aumentará a excreção de magnésio. Os procedimentos de diálise peritoneal ou hemodiálise removerão o magnésio com facilidade no paciente com disfunção renal.[146]

Referências bibliográficas

1. Kruse HD, Orent ER, McCollum EV. J Biol Chem 1932;96:519-36.
2. Hirschfelder AD, Haury VG. JAMA 1934;102:1138-41.
3. Flink EB. J Am Coll Nutr 1985;4:17-31.
4. Food and Nutrition Board, Institute of Medicine. Dietary Reference Intakes for Calcium, Phosphorus, Magnesium, Vitamin D, and Fluoride. Washington, DC: National Academy Press, 1997.
5. Maguire ME, Cowan JA. Biometals 2002;15:203-10.
6. Wolf FI, Cittadini A. Mol Aspects Med 2003;24:3-9.
7. Cowan JA. Biometals 2002;15:225-35.
8. Cowan JA. Introduction to the biological chemistry of magnesium. In: Cowan JA, ed. The Biological Chemistry of Magnesium. New York: VCH Publishers, 1995:1-24.
9. Black CB, Cowan JA. Magnesium dependent enzymes in nucleic acid biochemistry; and Magnesium dependent enzymes in general metabolism. In: Cowan JA, ed. The Biological Chemistry of Magnesium. New York: VCH Publishers, 1995:137-58.
10. Knighton DR, Zheng J, Ten Eyck LF et al. Science 1991;253:407-14.
11. Litosch I. J Biol Chem 1991;266:4764-71.
12. Volpe P, Alderson-Lang BH, Nickols GA. Am J Physiol 1990; 258:C1077-85.
13. Smith D. Magnesium as the catalytic center of RNA enzymes. In: Cowan JA, ed. The Biological Chemistry of Magnesium. New York: VCH Publishers, 1995:111-36.
14. Ackerman MJ, Clapham DE. N Engl J Med 1997;336:1575-86.
15. Romani A. Arch Biochem Biophys 2007;458;90-102.
16. Dorup I. Acta Physiol Scand 1994;150:7-46.
17. White RE, Hartzell HC. Biochem Pharmacol 1989;38:859-67.
18. Wallach S. Magnes Trace Elem 1990;9:1-14.
19. Endres DB, Rude RK. Disorders of bone. In: Burtis CA, Ashwood ET, Burns DE, eds. Tietz Textbook of Clinical Chemistry. 6th ed. Philadelphia: WB Saunders, 2008:711-34.
20. Romani A, Marfella C, Scarpa A. Miner Electrolyte Metab 1993;19:282-9.
21. Grubbs RD. Biometals 2002;15:251-9.
22. Quamme GA, Dai L, Rabkin SW. Am J Physiol 1993;265:H281-8.
23. Gunther T, Hollriegl V. Biochim Biophys Acta 1993;1149:49-54.
24. Touyz RM. Am J Physiol 2008;294:H1103-118.
25. Goytain A, Hines RM, Quamme GA. Am J Physiol 2008;295:C944-52.
26. Zhou H, Clapham DE. Proc Natl Acad Sci U S A 2009;106:15750-5.
27. Hou J, Renigunta A, Gomes AS et al. Proc Natl Acad Sci U S A 2009;106:15350-5.
28. Schlingmann KP, Waldegger S, Kondrad M et al. Biochim Biophys Acta 2007;1772:813-21.
29. Gunzel D, Yu AS. Eur J Physiol 2009;458:77-88.
30. Romani A, Scarpa A. FEBS Lett 1990;269:37-40.
31. Gunther T, Vormann J. Magnes Trace Elem 1990;9:279-82.
32. Romani A, Marfella C, Scarpa A. FEBS Lett 1992;296:135-40.
33. Grubbs RD. Am J Physiol 1991;260:C1158-64.
34. Kumar D, Leonard E, Rude RK. Arch Intern Med 1978;138:660.
35. Pennington JA, Young B. J Am Diet Assoc 1991;91:179-83.
36. Alexander RT, Hoenderop JG, Bindels RJ. J Am Soc Nephrol 2008;19:1451-8.
37. Kerstan D, Quamme GA. Physiology and pathophysiology of intestinal absorption of magnesium. In: Massry SG, Morii H, Nishizawa Y, eds. Calcium in Internal Medicine. Surrey, UK: Springer-Verlag, 2002:171-83.
38. Quamme GA. Curr Opin Gastroenterol 2008;24:230-5.
39. Graham LA, Ceasar JJ, Burgen AS. Metab Clin Exp 1960;9:646-59.
40. Fine KD, Santa Ana CA, Porter JL et al. J Clin Invest 1991;88:396-402.
41. Spencer H, Lesniak M, Gatza LA et al. Gastroenterology 1980;79:26-34.
42. Lakshmann FL, Rao RB, Kim WW. Am J Clin Nutr 1984; 40(Suppl 6):1380-9.
43. Andon MB, Illich JZ, Tzagournis MA et al. Am J Clin Nutr 1996;63:950-3.
44. Spencer H, Osis D. Magnesium 1988;7:271-80.
45. Fine KD, Santa Ana CA, Fordtran JS. N Engl J Med 1991;324:1012-7.
46. Vormann J. Mol Aspects Med 2003;24:27-37.
47. Spencer H, Norris C, Williams D. J Am Coll Nutr 1994;13:479-84.
48. Turnlund JR, Betschart AA, Liebman M et al. Am J Clin Nutr 1992;56:905-10.
49. Franz KB. In: Itokawa Y, Durlach J, eds. Magnesium in Health and Disease. London: John Libbey, 1989:71-8.
50. Wisker E, Nagel R, Tanudjaja TK et al. Am J Clin Nutr 1991;54:553-9.
51. Slavin JL, Marlett JA. Am J Clin Nutr 1980;33:1932-9.
52. Lindberg JS, Zobitz MM, Poindexter JR et al. J Am Coll Nutr 1990;9:48-55.
53. Kuhn I, Jost V, Wieckhorst G et al. Meth Find Exp Clin Pharmacol 1992;14:269-72.
54. Rude RK, Shils ME. Magnesium. In: Shils ME, Shike M, Ross CA et al, eds. Modern Nutrition in Health and Disease. 10th ed. Philadelphia: Lippincott Williams & Wilkins, 2006:223-47.
55. Satoh J, Romero MF. Biometals 2002;15:285-95.
56. de Rouffignac C, Mandon B, Wittner M et al. Miner Electrolyte Metab 1993;19:226-31.
57. Wallach S. Magnesium 1988;7:262-70.
58. Rude RK, Gruber HE, Wei LY et al. Cacif Tissue Int 2003; 72:32-41.
59. Drenick EG, Hung JF, Swendseid ME. J Clin Endocrinol l969;29:1341-8.
60. Dunn MJ, Walser M. Metabolism 1966;15:884-95.
61. Wenk C, Kuhnt M, Kunz P et al. Z Ernahrungswiss 1993; 32:301-7.
62. Shils ME, Rude RK. J Nutr 1996;126:2398S-403S.
63. American Society for Experimental Biology, Life Sciences Research Office, Interagency Board for Nutrition Monitoring and Related Research. Third Report on Nutrition Monitoring in the United States. Washington, DC: US Government Printing Office, 1995.
64. Elin RJ. Magnes Trace Elem 1991-92;10:60-6.
65. Huijgen HJ, Van Ingen HE, Kok WT et al. Clin Biochem 1996;29:261-6.
66. Csako G, Rehak N, Elin RJ. Clin Chem 1996:42(Suppl):S279.
67. Escuela MP, Guerra, M, Anon, JM et al. Intensive Care Med 2005;31:151-6.
68. Haigney MC, Silver B, Tanglao E et al. Circulation 1995; 92:2190-7.
69. Arnaud MJ. Br J Nutr 2008;99(Suppl 3):S24-36.
70. Cecco SA, Hristova ME, Rehak NN. Clin Chem 1997;108: 564-9.
71. Rude RK, Stephen A, Nadler J. Magnes Trace Elem 1991-92; 10:117-2.
72. Elin RJ, Hosseini JM, Gill JR Jr. J Am Coll Nutr 1994;13:463-6.
73. Fleming CR, George L, Stoner GL et al. Mayo Clin Proc 1996;71:21-4.
74. Rude RK. Magnesium disorders. In: Kokko JP, Tannen RL, eds. Fluids and Electrolytes. 3rd ed. Philadelphia: WB Saunders, 1996:421-45.
75. Ryzen E, Elbaum N, Singer FR, Rude RK. Magnesium 1985;4:137-47.
76. Whang R, Oei T, Aikawa JK et al. Arch Intern Med 1984;144:1794-6.

77. Whang R, Hampton EM, Whang DD. Ann Pharmacother 1994;28:220-6.
78. Ryzen E, Wagers PW, Singer FR et al. Crit Care Med 1985;13:19-21.
79. Rude RK. Magnesium homeostasis. In: Bilezikian JB, Raisz L, Rodan G, eds. Principles of Bone Biology. 3rd ed. San Diego: Academic Press, 2008:487-513.
80. Ryzen E, Rude RK. West J Med 1990;152:145-8.
81. Cundy T, Dissanayake A. Clin Endocrinol (Oxf) 2008;69:338-41.
82. Quamme GA, de Rouffignac C. Frontiers Biosci 2000;5:694-711.
83. Quamme GA. Kidney Int 1997;52:1180-95.
84. Romani AP. Magnes Res 2008;21:197-204.
85. Dyckner T, Wester PO. Acta Med Scand 1985;218:443-8.
86. Tejpar S, Piessevaux H, Claes K et al. Lancet Oncol 2007;8:387-94.
87. Lajer H, Kristensen M, Hansen HH et al. Cancer Chemother Pharmacol 2005;5:231-6.
88. Goldman RD, Koren G. J Pediatr Hematol Oncol 2004;26:421-6.
89. Wilkinson R, Lucas GL, Heath DA et al. Br Med J (Clin Res Ed) 1986;292:818-9.
90. Navaneethan SD, Sankarasubbaiyan S, Gross MD et al. Transplant Proc 2006;38:1320-2.
91. Naderi AS, Reilly RF Jr. Nat Clin Pract Nephrol 2008;4:80-9.
92. McNair P, Christensen MS, Christiansen C et al. Eur J Clin Invest 1982;12:81-5.
93. Song Y, Buring JE, Manson JE et al. Diabetes Care 2004;27:59-65.
94. Lopez-Ridaura R, Stampfer MJ, Wiollett WC et al. Diabetes Care 2004;27:134-40.
95. Barbagallo M, Dominguez LJ, Resnick LM. Am J Ther 2007; 14:375-85.
96. Gunther T. Magnes Res 2010;23:5-18.
97. Song Y, Hsu YH, Niu T et al. BMC Med Genet 2009;10:4.
98. Farese S. Ther Umsch 2007;64:277-80.
99. Ziegler TR. N Engl J Med 2009;361:1088-97.
100. Nielsen FH, Lukaski HC. Magnes Res 2006;19:180-9.
101. Berger MM, Rothen C, Cavadini C, Chiolero RL. Am J Clin Nutr 1997;65:1473-81.
102. National Research Council. Nutrient Requirements of Laboratory Animals. Washington, DC: National Academy Press, 1995. Disponível em: http://www.nap.edu/openbook.php?record_id=4758. Acesso em 15 de junho de 2011.
103. Shils ME. Magnesium. In: O'Dell BL, Sunde RA, eds. Handbook of Nutritionally Essential Mineral Elements. New York: Marcel Dekker, 1997:117-52.
104. Rude RK. Magnesium deficiency in parathyroid function. In: Bilezikian JP, ed. The Parathyroids. 2nd ed. New York: Raven Press, 2001:763-77.
105. Rude RK, Singer FR, Gruber HE. J Am Coll Nutr 2009;28:131-41.
106. Whang R, Hampton EM, Whang DD. Ann Pharmacother 1994;28:220-6.
107. Huang CL, Kuo E. J Am Soc Nephrol 2007;18:2649-52.
108. Zehender M, Meinertz T, Faber T et al. J Am Coll Cardiol 1997; 29:1028-34.
109. Morgan JL, Gallagher J, Peake SL et al. Crit Care Med 1995; 23:1816-24.
110. Delva P. Mol Aspects Med 2003;24:53-62.
111. Antman E, Cooper H, Domanski M et al. Lancet 2002;360:1189-96.
112. Yellon DM, Hausenloy DJ. N Engl J Med 2007;357:1121-35.
113. Sontia B, Touyz RM. Arch Biochem Biophys 2007;458:33-9.
114. Appel LJ, Moore TJ, Obarzanek E et al. N Engl J Med 1997;336:1117-24.
115. Maier J. Mol Aspects Med 2003;24:137-46.
116. Delva P. Mol Aspects Med 2003;24:63-78.
117. Hwang D, Yen C, Nadler J. Am J Hypertens 1992;5:700-6.
118. Nadler J, Malayan S, Luong H et al. Diabetes Care 1992; 15:835-41.
119. Belfort MA, Anthony J, Saade GR et al. N Engl J Med 2003;348:302-11.
120. Rude RK, Gruber HE, Norton HJ et al. J Nutr 2004;134:79-85.
121. Abed E, Moreau. Am J Physiol 2009;297:C360-8.
122. Rude RK, Gruber HE, Norton HJ et al. Bone 2005;37:211-9.
123. Rude RK, Gruber HE, Norton HJ et al. Osteoporosis Int 2006;17:1022-32.
124. Rude RK, Wei L, Norton HJ et al. Growth Factors 2009;26:370-6.
125. Sun-Edelstein C, Mauskop A. Expert Rev Neurother 2009; 9:369-79.
126. Mohammed S, Goodacre S. Emerg Med J 2007;24:823-30.
127. Dai Q, Shrubsole MJ, Ness RM et al. Am J Clin Nutr 2007; 86:743-51.
128. Ryzen E. Magnesium 1989;8:201-12.
129. Ramee SR, White CJ, Savarinth JT et al. Am Heart J 1985;109:164-6.
130. Tzivoni D, Keren A. Am J Cardiol 1990;65:1397-9.
131. Stromme JH, Steen-Johnson J, Harnaes K et al. Pediatr Res 1981;15:1134-9.
132. Allen DB, Greer FR. Calcium and magnesium deficiency beyond infancy. In: Tsang RC, ed. Calcium and Magnesium Metabolism in Early Life. Boca Raton, FL: CRC Press, 1995.
133. Wong ET, Rude RK, Singer FR et al. Am Soc Clin Pathol 1983;79:348-52.
134. Roberts JM, Redman CWG. Lancet 1993;341:1447-51.
135. Cunningham FG, Lindheimer MD. N Engl J Med 1992;326:927-32.
136. Cholst IN, Steinberg SF, Tropper PJ et al. N Engl J Med 1984;310:1221-5.
137. McGuinness GA, Weinstein MM, Cruikshank DP et al. Obstet Gynecol 1980;56:595-600.
138. Smilkstein MJ, Steedle D, Kulig KW et al. Clin Toxicol 1988;26:51-65.
139. Nelson KB. JAMA 1996;276:1843-33.
140. Kattan M. J Pediatr 1996;129:783-5.
141. Mordes JP, Wacker EC. Pharmacol Rev 1978;29:274-300.
142. Rude RK, Mamoogian C, Ehrich P et al. Magnesium 1989;8:266-73.
143. Altura BM, Altura BT. Magnes Bull 1986;8:338-50.
144. Eisunbud E, LoBoe CL. Arch Intern Med 1976;136:688-91.
145. Donovan EF, Tsang RC, Steichen JJ et al. J Pediatr 1980; 96:305-10.
146. Clark BA, Brown RS. Am J Nephrol 1992;12:336-43.

Sugestões de leitura

Cowan JA. Introduction to the biological chemistry of magnesium. In: Cowan JA, ed. The Biological Chemistry of Magnesium. New York: VCH Publishers, 1995:1-24.

Endres D, Rude RK. Disorders of bone. In: Burtis CA, Ashwood ET, Burns DE, eds. Tietz Textbook of Clinical Chemistry. 6th ed. Philadelphia: WB Saunders, 2008:711-34.

Rude RK. Magnesium deficiency and hypermagnesemia. In: Favus MJ, ed. Primer on the Metabolic Bone Diseases and Disorders of Mineral Metabolism. 7th ed. Washington, DC: American Society of Bone and Mineral Research, 2008:325-8.

Rude RK. Magnesium homeostasis. In: Bilezikian JB, Raisz L, Rodan G, eds. Principles of Bone Biology. 3rd ed. San Diego: Academic Press, 2008:487-513.

Rude RK, Shils ME. Magnesium. In: Shils ME, Shike M, Ross CA et al, eds. Modern Nutrition in Health and Disease. 10th ed. Philadelphia: Lippincott Williams & Wilkins, 2006:223-47.

10 Ferro*

Marianne Wessling-Resnick

Perspectiva histórica

Já nos séculos XVI e XVII, a clorose (anemia ferropriva) foi relatada como condição médica que poderia ser tratada com suplementação de ferro, mas foi somente após a virada do século XX que nosso conhecimento acerca da natureza essencial do ferro para a síntese do heme foi emergindo lentamente.[1] Desde aquele tempo, o ritmo das descobertas no campo do metabolismo do ferro foi acelerando até chegar à explosão atual de informações moleculares no século XXI.[2] O presente capítulo destaca os conceitos mais correntes da homeostase do ferro.

Química e importância do ferro

O ferro existe em um entre dois estados de oxidação: na forma ferrosa (Fe^{2+}) ou na forma férrica (Fe^{3+}). Essa propriedade química resulta no papel catalítico do ferro em múltiplas reações redox necessárias à sustentação das funções metabólicas para a vida. De fato, o papel central do ferro no metabolismo do oxigênio e no metabolismo energético destaca a importância biológica desse elemento e ajuda a explicar por que se trata de um dos metais mais bem estudados em nutrição e saúde. Essas mesmas propriedades catalíticas do ferro também conferem sua conhecida toxicidade, resultante da química de Fenton, uma reação que gera radicais livres como o superóxido. Dessa forma, o ferro é um nutriente essencial e também um poderoso agente tóxico, sendo importante saber como essas duas características são mantidas em equilíbrio.

Estima-se que o conteúdo corporal de ferro total seja igual a 3,8 g em homens e a 2,3 g em mulheres. A maior parte do ferro corporal é encontrada na forma de heme (ver Fig. 10.1). O ferro-heme é o constituinte essencial para o transporte de oxigênio na hemoglobina, o armazenamento de oxigênio na mioglobina e o transporte de elétrons para funcionamento de citocromo na respiração aeróbica, além de ser necessário até mesmo para a transdução de sinal, como cofator da óxido nítrico sintase e da guanilil ciclase. O segundo maior *pool* de ferro é encontrado em sua forma de armazenamento, a ferritina (também hemossiderina). A ferritina consiste em uma montagem ampla de 24 subunidades proteicas que formam uma grande esfera em torno de um núcleo férrico minerali-

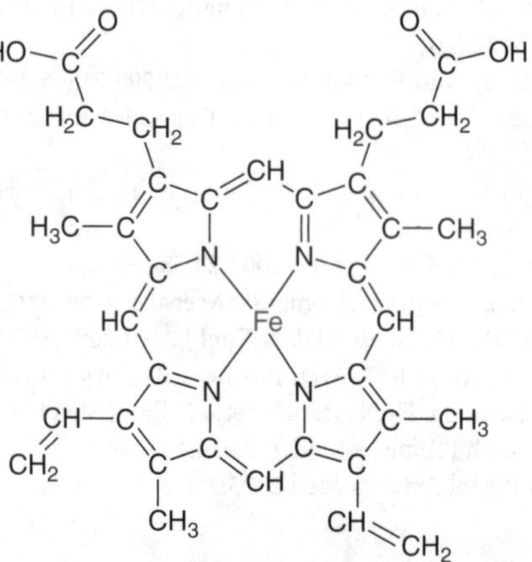

Figura 10.1 Estrutura do heme.

*__Abreviaturas:__ **2,5-DHBA**, ácido 2,5-di-hidroxibenzoico; **ADC**, anemia da doença crônica; **BMP**, proteína morfogênica do osso; **CHr**, hemoglobina de reticulócito; **DcitB**, citocromo B duodenal; **DMT1**, transportador metálico divalente-1; **HCP1**, proteína transportadora de heme-1; **HH**, hemácias hipocrômicas; **HJV**, hemojuvelina; **IRE**, elemento ferro-responsivo; **IRP**, proteínas reguladoras de ferro; **MCH**, hemoglobina corpuscular média; **OMS**, Organização Mundial da Saúde, **PCBP1**, proteína ligadora de poli(rC)-1; **RDA**, ingestão dietética recomendada; **sTfR**, receptor solúvel de transferrina.

zado que contém milhares de átomos de ferro.[3] Em tempos de demanda, o ferro é liberado da ferritina para atender às funções essenciais no transporte de oxigênio e no metabolismo energético. A lesão gerada pelas espécies reativas de oxigênio que surgem a partir do ferro livre redox-reativo é evitada por seu armazenamento na ferritina.

De modo similar, o ferro recém-absorvido é ligado pela transferrina, e isso limita seus efeitos tóxicos durante o transporte no sangue. O ferro ligado à transferrina é destinado a ser captado pelo receptor de transferrina nos tecidos periféricos, para armazenamento ou utilização. A transferrina tem dois sítios de ligação para um ferro cada. Em circunstâncias normais, 30-40% desses sítios de ligação de ferro são preenchidos com cerca de 4 mg de ferro corporal total. O ferro ligado à transferrina circulante representa um *pool* de armazenamento altamente dinâmico, que pode ser usado para atender às demandas imediatas. Dessa forma, o estado de saturação da transferrina sérica exerce papel central na regulação do metabolismo do ferro e é um dos índices clinicamente usados para avaliação do estado do ferro.

A absorção, a utilização e o armazenamento do ferro são finamente voltados à manutenção da homeostase do metal. Diferentemente da situação com outros elementos essenciais, o metabolismo do ferro está sujeito a um alto grau de conservação. Em vez de eliminar o ferro em excesso que não é imediatamente necessário, o ferro é estocado na ferritina para os períodos de necessidade, conforme descrito anteriormente. A natureza da homeostase do ferro reflete o papel químico central do metal no metabolismo do oxigênio e no metabolismo energético, que são processos necessários à vida e que, portanto, devem contar com um reservatório substancial de ferro para sustentar as demandas finais da fisiologia humana. Cerca de 20-25 mg de ferro são renovados diariamente por meio da eritrofagocitose de hemácias senescentes, e o ferro liberado a partir do heme é capturado para reutilização na produção de novos eritrócitos. Pequenas quantidades de ferro são perdidas nas fezes (~0,6 mg/dia), na urina (< 0,1 mg/dia) e no suor (< 0,3 mg/dia). As mulheres que menstruam sofrem em média uma perda sanguínea de cerca de 40 mL/ciclo ou 0,4-0,5 mg/dia. A maioria das perdas é compensada pela quantidade de ferro fornecida pela dieta, entretanto as condições patológicas associadas à perda excessiva de sangue, como a infecção por ancilostomídeos ou as úlceras hemorrágicas, podem resultar em demandas de ferro maiores. Uma das principais características da homeostase do ferro é que o estado de ferro do corpo permanece no nível da absorção de ferro da dieta para prevenir o acúmulo tóxico, enquanto quantidades adequadas são fornecidas para compensação das perdas. Quando o ferro é depletado do corpo, a absorção de ferro da dieta aumenta para atender à demanda de ferro, apesar de não haver nenhuma via regulada conhecida para excreção do excesso de ferro.

Fontes dietéticas

O ferro é absorvido da dieta em forma de heme ou como ferro não heme (consulte o website: http://ods.od.nih.gov/factsheets/Iron-HealthProfessional). O ferro em forma de heme tipicamente deriva da hemoglobina ou da mioglobina e está contido em alimentos como carnes vermelhas, peixes e aves. Há também várias fontes de ferro não heme disponíveis, como os alimentos de origem vegetal. Essa forma de ferro também é adicionada para enriquecimento e fortificação de alimentos como os cereais. Embora o ferro não heme seja a forma predominante na dieta, o ferro heme é mais biodisponível.[4] Cerca de 15-35% do ferro heme serão assimilados, em comparação aos 2-20% de absorção de ferro não heme. Conforme discussão anterior, os níveis de ferro estocados no corpo influenciam a extensão da absorção. Em condições de ferro baixo, a absorção a partir da dieta aumenta, enquanto as condições de ferro alto diminuem a absorção. Muitos fatores dietéticos e endógenos podem influenciar a captação do ferro (ver Tab. 10.1). Exemplificando, o ascorbato pode ajudar a reduzir o íon férrico aumentando a quantidade do íon ferroso mais biodisponível.[5,6] Os polifenóis e fitatos podem interferir na captação de ferro não heme.[6] O cálcio bloqueia a captação tanto do ferro heme como do ferro não heme,[7] enquanto outros metais podem inibir a absorção do ferro não heme por compartilharem a mesma via de absorção.[4] Em particular, o chumbo não só é inibidor competitivo da captação como também pode desorganizar as etapas do metabolismo do ferro necessárias para a síntese de heme.[8] Como o estado de ferro baixo intensifica a absorção do metal, o envenenamento por chumbo frequentemente está associado à deficiência de ferro em crianças.[9]

Ingestões dietéticas recomendadas

As ingestões dietéticas recomendadas (RDA) estabelecidas para o ferro pelo Institute of Medicine of the National Academy of Sciences são listadas na Tabela 10.2. O ferro é considerado um micronutriente: homens adultos necessitam de 8 mg de ferro/dia e, durante os anos de idade fértil, as jovens e as mulheres necessitam de 18 mg de ferro/dia. A dieta norte-americana típica com 12-18 mg de ferro/dia deveria ser adequada para atender a essas necessidades, mas a necessidade de ferro aumenta acentuadamente para 27 mg/dia durante a gravidez,

Tabela 10.1 Fatores que influenciam a absorção de ferro

	Nutrientes	Fatores endógenos
Intensificadores	Ácido ascórbico (vitamina C)	Eritropoiese aumentada por:
		Hipóxia
	Frutose	Hemorragia
	Ácido cítrico	Hemólise
	Proteína da dieta	Andrógenos
	Lisina	Cobalto
	Histidina	Reservas de ferro baixas
	Cisteína	
	Metionina	
Inibidores	Ácido oxálico	Infecção/inflamação
	Taninas	Falta de ácido gástrico
	Fitato	Reservas de ferro altas
	Polifenóis	
	Carbonato	
	Fosfato	
	Fibra	
	Outros íons metálicos	

Adaptada de Linder M. Nutritional Biochemistry and Metabolism with Clinical Applications. New York: Elsevier, 1985, com permissão.

e os suplementos de ferro muitas vezes se tornam necessários para corresponder a essa alta demanda. Os bebês nascem com um estoque de ferro suficiente para 4-6 meses, e nenhuma RDA foi estabelecida para essa faixa etária inicial. Entretanto, recomenda-se uma ingestão de 0,27 mg/dia como sendo adequada. Além dessa faixa etária, o conteúdo de ferro presente no leite não basta para atender completamente às necessidades da criança em desenvolvimento, de modo que as fontes alimentícias se tornam necessárias para atender às RDA (7 mg/dia para as idades de 1-3 anos e 10 mg/dia para os 4-8 anos). A toxicidade do ferro também constitui um risco às crianças e comumente resulta da ingestão de suplementos de ferro em excesso. A morte ocorre a níveis de 200-300 mg/kg. Os níveis de ingestões máxima tolerável (UL) de ferro são listados na Tabela 10.2.

Metabolismo de ferro e sua regulação

O campo da biologia do ferro tem avançado rapidamente, desde 2000. Muitas proteínas envolvidas no transporte e na regulação homeostática do ferro têm sido identificadas, e seus papéis fisiológicos, revelados. Talvez, o avanço mais excitante tenha vindo da descoberta do hormônio de regulação do ferro, a hepcidina. As características da regulação pela hepcidina do metabolismo do ferro têm sido comparadas à ação da insulina no metabolismo da glicose, criando assim um novo campo de endocrinologia do ferro.[10] O modo como a hepcidina regula a homeostase sistêmica do ferro é um dos principais focos de pesquisa, atualmente. No nível celular, as hipóteses moleculares acerca da regulação das proteínas ligadoras de ferro têm fornecido informação sobre a regulação do transporte, da utilização e do armazenamento do ferro, a qual representa considerações clínicas relevantes. Por fim, as redes transcricionais e as pós-transcricionais que podem ser ativadas pela sinalização induzida por hepcidina estão começando a emergir e a fornecer indícios das relações entre ferro e inflamação.

Absorção intestinal de ferro

Como o estado de ferro corporal é precisamente ajustado pela absorção de ferro da dieta, é importante compreender os mecanismos envolvidos nesse processo e as múltiplas vias que regulam o fluxo de ferro para dentro do sistema (ver Fig. 10.2). Como o corpo não elimina o excesso de ferro, a desregulação da absorção intestinal de ferro que causa aumento da assimilação de ferro resultará em sobrecarga de ferro, por um lado. Por outro, se não houver absorção suficiente de ferro para compensar as pequenas perdas diárias, o risco de deficiência de ferro aumenta. O ferro é absorvido nas formas não heme ou heme. O ferro heme é absorvido mais efetivamente,[11] e esse processo parece não estar sujeito aos mesmos mecanismos regulatórios da captação do ferro não heme.[12]

Esses achados indicam que o ferro heme e o ferro não heme são captados por mecanismos independentes. Foi identificado um transportador putativo de heme chamado proteína transportadora de heme-1 (HCP1),[13] mas surgiram perguntas acerca de sua verdadeira função quando um papel no transporte de folato foi determinado para o mesmo fator.[14] A HCP1 pode ser um transportador de heme de baixa afinidade, mas sua relevância fisiológica ainda precisa ser mais bem estabelecida. Uma molécula diferente, o gene heme-responsivo-1 ou *HRG1*, foi identificada como transportador de heme em *Caenorhabditis elegans*.[15] Embora um gene similar esteja presente nos seres humanos, sua atividade ainda precisa ser definida. A heme oxigenase pode liberar ferro a partir do heme que entra no enterócito absortivo intestinal para fazer parte do *pool* de ferro não heme recém-absorvido que entra na célula.[16] Alternativamente, o heme intacto pode ser liberado através da superfície basolateral. O receptor do vírus da leucemia felina C (FLVCR) foi identificado como sendo uma molécula que atua como exportador de heme nas células eritroides,[17] e foi sugerida a existência de uma segunda via de efluxo possível que envolve o transportador ABC chamado ABCG2 (também conhecido como proteína regulada pelo câncer de mama, BCRP),[18] mas seus possíveis papéis na assimilação de heme pelo intestino ainda precisam ser totalmente explorados.

A captação do ferro não heme pelos enterócitos é mais conhecida. Embora menos efetivamente absorvido, o ferro não heme está presente em uma gama maior de alimentos, mais tipicamente na forma férrica (Fe^{3+}). A redução a Fe^{2+} é a primeira etapa da assimilação intestinal do ferro não heme e é

Tabela 10.2 Ingestões dietéticas recomendadas e níveis de ingestão máxima tolerável de ferro

	Ingestões dietéticas recomendadas			Níveis de ingestão máxima tolerável		
	Idade (anos)	Homens (mg/d)	Mulheres (mg/d)	Idade (anos)	Homens (mg/d)	Mulheres (mg/d)
Bebês	0,58-1,0	11	11	0,58-1,0	40	40
Crianças	1-3	7	7	1-13	40	40
	4-8	10	10			
Adolescentes	9-13	8	8	14-18	45	45
	14-18	11	15			
Adultos	19-50	8	18	19+	45	45
	51+	8	8			
Gestantes	14-18	–	27	14-18	–	45
	19-50		27	19+		45
Lactação	14-18	–	10	14-18	–	45
	19-50		9	19+		45

De Food and Nutrition Board, Institute of Medicine. Dietary Reference Intakes for Vitamin A, Vitamin K, Arsenic, Boron, Chromium, Copper, Iodine, Iron, Manganese, Molybdenum, Nickel, Silicon, Vanadium, and Zinc. Washington, DC: National Academy Press, 2001.

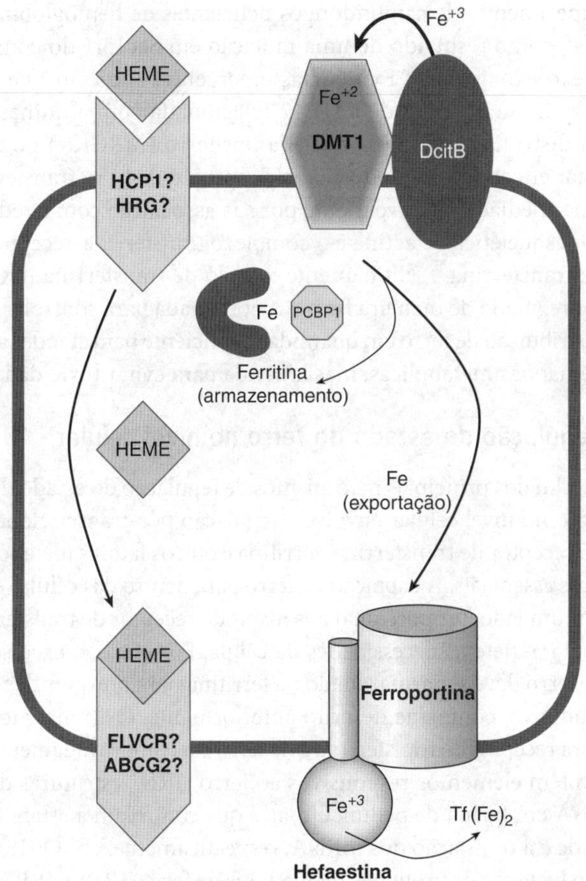

Figura 10.2 Absorção intestinal de ferro (Fe). ABCG2, transportador ABC; DcitB, citocromo B duodenal; DMT1, transportador de metal divalente-1; FLVCR, receptor do vírus da leucemia felina C; HCP1, proteína transportadora de heme-1; HRG, gene heme-responsivo; PCBP1, proteína ligadora de poli(rC)-1; $Tf(Fe)_2$, transferrina diférrica.

mediada pela atividade da ferrirredutase da borda em escova. Uma enzima chamada citocromo B duodenal (DcitB) tem sido implicada nesse processo.[19] Ainda que aparentemente não seja um gene essencial,[20] o DcitB é altamente regulado em resposta ao estado do ferro em animais e em seres humanos.[21-23] Um polimorfismo promotor observado na população humana parece modificar os níveis séricos de ferritina na hemocromatose hereditária *HFE*-associada.[24] Após a redução pelo DcitB ou outra ferrirredutase da borda em escova, a captação da forma ferrosa (Fe^{2+}) do ferro é mediada pelo transportador de metal divalente-1 (DMT1).[25-27] O pH baixo do lúmen intestinal é importante para essas etapas iniciais, porque o DMT1 é um transportador acoplado a próton e a acidificação, portanto, se faz necessária para sua atividade ótima.[26] Assim como o DcitB, o DMT1 também é altamente regulado pelo estado do ferro. O intestino delgado expressa quatro transcritos do DMT1, e os níveis de mRNA são regulados transcricional e pós-transcricionalmente.[28,29]

Diferentes isoformas da proteína parecem ter função tecido-específica e localização subcelular.[30] O estado do ferro parece controlar não só a proteína e os níveis de mRNA do DMT1 como também a distribuição da proteína em vários compartimentos do enterócito.[31] Estudos têm demonstrado que o DMT1 intestinal é necessário para absorção do ferro em camundongos após o nascimento, mas parece ser dispensável em outros tecidos – um achado sugestivo da existência de atividades redundantes que cumprem esse papel.[27] As mutações humanas em DMT1 estão associadas à anemia microcítica,[32] consistente com sua função central na absorção de ferro da dieta. A descoberta de que esses pacientes também acumulam ferro é consistente com uma função importante do DMT1 na distribuição de ferro para as células eritroides (ver descrição posterior do ciclo da transferrina).

Também têm emergido detalhes moleculares da transferência de ferro não heme importado através das células da mucosa intestinal para liberação na circulação. Há muito tempo, pesquisadores têm especulado que uma chaperona de ferro citosólica dirige o destino do ferro intestinal recém-absorvido. No entanto, apenas um único fator desse tipo foi identificado até o presente, e sua função no intestino ainda precisa ser totalmente caracterizada. Foi demonstrado que a proteína ligadora de poli(rC)-1 (PCBP1) distribui ferro à ferritina e é expressa de forma ubíqua.[33] Quando o efluxo a partir do enterócito é comprometido, o ferro intestinal comprovadamente se acumula no compartimento de armazenamento da ferritina.[34,35] A deleção da ferritina intestinal em camundongos promove o aumento da absorção de ferro da dieta e a desregulação do metabolismo sistêmico de ferro.[36] O ferro de ferritina estocado em consequência da absorção excessiva a partir da dieta provavelmente seria perdido do corpo conforme os enterócitos fossem se soltando da ponta das vilosidades. Parece provável que a PCBP1 pode atuar no intestino ajudando a carregar ferro na ferritina. Entretanto, não está claro se a atuação de uma chaperona de ferro se faz necessária para que o ferro citosólico transite pela mucosa e entre na circulação da veia porta.

Em um modelo alternativo, o ferro atravessa o enterócito por uma via de tráfico vesicular,[37,38] que envolve a transferência para um compartimento com a ferroportina (exportador de ferro de membrana) e a hefaestina (uma ferroxidase), além do alvo final apotransferrina livre de ferro. Cada um desses fatores exerce um papel importante na exportação de ferro a partir do enterócito, mas não se sabe se tais fatores atuam junto ao lúmen de vesículas intracelulares ou diretamente na superfície basolateral, uma vez que são topologicamente equivalentes. A ferroportina é essencial ao efluxo de ferro a partir do intestino.[39] Acredita-se que a ferroportina exporta ferro em conjunto com a hefaestina, um homólogo de ceruloplasmina ligada à membrana que oxida o ferro ferroso na forma férrica.[35] A própria ceruloplasmina também pode realizar essa função,[40] e ambas as ferroxidases fornecem ferro para a transferrina no estado correto de oxidação. A transferrina liga-se a dois átomos de íon férrico e circula no soro para distribuir ferro aos tecidos periféricos. De fato, a saturação de jejum da transferrina é recomendada como índice sérico mais sensível do estado do ferro, porque os aumentos pós-prandiais podem levar a indicações falso-positivas da carga de ferro.[41]

Ciclo da transferrina

A transferrina circulante distribui ferro ligando-se aos receptores de superfície celulares. Existem dois receptores conhecidos que reconhecem específica e exclusivamente a transferrina como ligante. O receptor de transferrina-1 vem sendo estudado desde longa data como parceiro funcional na captação de ferro e é expresso de forma ubíqua.[42,43] Se homólogo estreitamente relacionado, o receptor de transferrina-2, exibe padrão de expressão mais restrito e predomina no fígado, onde atua como sensor de ferro no metabolismo.[44-46]

A captação de ferro pelas células a partir do complexo de ligação transferrina-receptor começa com sua internalização por endocitose mediada por clatrina (ver Fig. 10.3). As vesículas revestidas de clatrina distribuem suas cargas a compartimentos intracelulares acídicos chamados endossomos iniciais. O pH baixo desse ambiente promove liberação de ferro e estabiliza a ligação da apotransferrina ao receptor. Juntos, são reciclados de volta à superfície celular, onde a apotransferrina se dissocia do receptor em pH neutro.[47] A redução do íon férrico liberado no lúmen do endossoma é sustentada pela ferrirredutase Steap3.[48] O transporte subsequente do ferro ferroso nas células eritroides é mediado pelo DMT1.[49] Em um modelo, pesquisadores propuseram que os endossomos do reticulócito com transferrina ligada ao ferro distribuem as cargas diretamente à mitocôndria, para biossíntese de heme, a "hipótese do beijar e correr".[50]

Mesmo assim, outros transportadores podem realizar a transferência de ferro no sistema endossomo-lisossomo junto aos tecidos periféricos, incluindo-se Zip14[51] e TRPML1.[52] O ferro logo que entra no citoplasma pode ser rapidamente metabolizado ou armazenado na ferritina. Existe um pequeno *pool* de ferro lábil, cuja concentração está na faixa micromolar na maioria dos tipos celulares. Em excesso, esse ferro livre pode produzir espécies reativas de oxigênio capazes de causar dano celular. Exemplificando, a perda do estoque de ferro como resultado de deleção tecido-específica da cadeia pesada da ferritina em camundongos acarreta dano hepático.[53] Os defeitos que envolvem o trânsito intracelular de transferrina comprovadamente também produzem anemia no modelo experimental de camundongos deficientes de hemoglobina *hbd*, como resultado de uma mutação em Sec15l1 do complexo exocístico.[54] Evidências emergentes indicam que a α-quinase ligadora de CDC42 relacionada com a quinase da distrofia miotônica regulada por ferro (MRCKα) pode estar envolvida na modulação da captação de ferro transferrina-mediada, possivelmente por sua associação com a rede citoesquelética de actina e o complexo transferrina-receptor de transferrina.[55] Nitidamente, o ciclo de transferrina deve ser regulado de maneira firme e coordenada para controlar a distribuição de ferro em quantidade suficiente para atender às demandas metabólicas, mas limitada para evitar toxicidade.

Regulação do estado do ferro no nível celular

Um dos principais mecanismos de regulação do estado do ferro no nível celular envolve a regulação pós-transcricional do receptor de transferrina, ferritina e outros fatores metabólicos essenciais. A captação de ferro para dentro das células é, por um lado, proporcional aos níveis de receptor de transferrina e reflete as necessidades da célula. Por outro, o excesso de ferro deve ser armazenado na ferritina para prevenir dano oxidativo, conforme descrito anteriormente. Os transcritos para receptor de transferrina e de ferritina comprovadamente contêm elementos responsivos ao ferro (IRE), estruturas de RNA em forma de pedúnculo-alça que controlam a estabilidade e a translação dos mRNA, respectivamente.[56,57] Os IRE são ligados por proteínas reguladoras de ferro (IRP1 e IRP2), para regulação da expressão destes e de muitos outros fatores importantes no transporte, na utilização e no armazenamento coordenado do ferro (ver Tab. 10.3). Em condições de ferro baixo, as IRP conferem controle translacional ligando-se às IRE presentes nas extremidades 5· das proteínas de armazenamento ou de efluxo de ferro (ferritina e ferroportina), para diminuir a síntese proteica. Ao mesmo tempo, a ligação

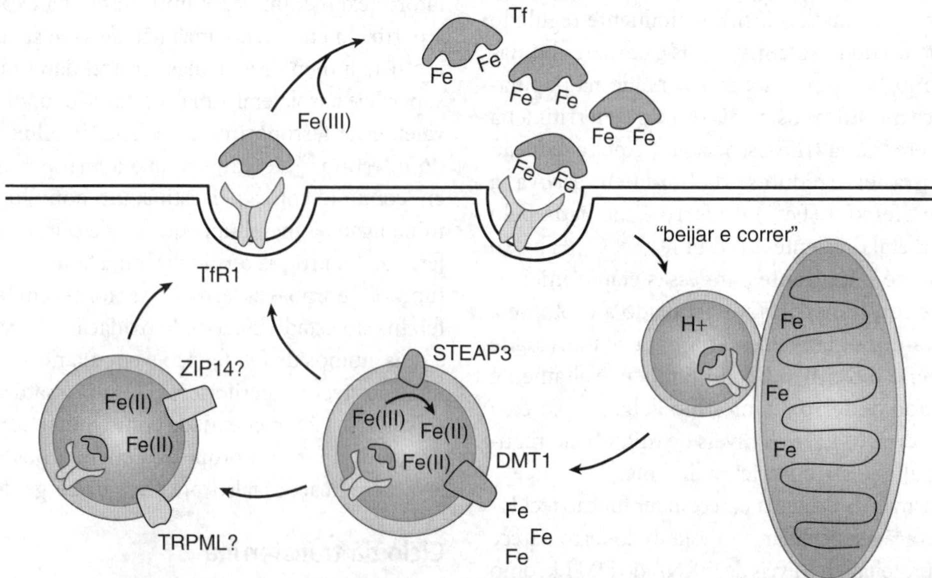

Figura 10.3 Ciclo da transferrina (Tf). DMT1, transportador de metal divalente-1; Fe, ferro; STEAP3, ferrirredutase; TfR1, receptor de transferrina-1; TRPML, canal de cátion com potencial de receptor transiente, subfamília mucolipina (transportador); ZIP 14, transportador de zinco.

Tabela 10.3 Fatores com elementos de resposta ao ferro ou elementos análogos aos elementos de resposta ao ferro presentes em transcritos de mRNA

	Fatores	Papel metabólico
3'IRE	Receptor de transferrina	Captação de ferro
	Transportador de metal divalente-1 (SLC11A2)	Captação de ferro
	Fosfatase do ciclo celular (CDC14A)	Ciclo celular
	α-quinase ligadora de CDC42 relacionada com a quinase da distrofia miotônica (MRCKα)	Organização de actina Captação de ferro (?)
	Hidroxiácido oxidase (Hao1)	Resposta à lesão oxidativa (?)
5'IRE	L-ferritina	Armazenamento de ferro
	H-ferritina	Armazenamento de ferro
	Amino levulinato sintase (ALAS2)	Biossíntese do heme (eritroide-específica)
	Ferroportina (SLC40A1)	Exportador de ferro
	Aconitase (ACO2)	Ciclo do ácido cítrico
	Drosophila succinato desidrogenase (dSDH)	Ciclo do ácido cítrico
	Proteína do domínio PAS endotelial-1 (EPAS1)	Sensor de oxigênio/regulador transcricional do metabolismo de ferro
	Fator induzível por hipóxia-2α (HIF2α)	
	Proteína precursora de Alzheimer (APP)	Resposta a lesão induzida por ferro; quelante de ferro e/ou ferroxidase
	Proteína estabilizadora de α-hemoglobina (AHSP)	Síntese de hemoglobina
	Glicolato oxidase (GOX)	Oxidorredutase com sítio de ligação à flavina mononucleotídea (FMN)

IRE, elemento ferro-responsivo.

de IRP às extremidades 3' dos mRNA para fatores de captação de ferro (receptor de transferrina-1 e DMT1) aumenta a estabilidade da mensagem para intensificação dos níveis de transporte para dentro das células. Ao contrário, em condições de ferro alto, a ligação IRP-IRE é perdida e há aumento da síntese de proteínas envolvidas no armazenamento ou no efluxo, enquanto a captação de ferro é diminuída.

O ferro celular também exerce efeitos transcricionais por meio de elementos antioxidantes (ARE) encontrados em genes codificadores das cadeias pesada e leve da ferritina.[58,59] Adicionalmente, a transcrição dos genes de ferritina é responsiva ao heme (ferro na protoporfirina X; ver Fig. 10.1), exercida por meio de suas interações com BACH1, um repressor transcricional ligador de DNA.[60] Indiretamente, os níveis de ferritina também respondem à regulação dos níveis de proteína de IRP1 e de IRP2 pelo domínio hemeritrina ferro-sensível de FBXL5.[61,62] Essa ligase E3 é desestabilizada quando o ferro (ou oxigênio) está baixo. Ao contrário, a FBXL5 é estabilizada por níveis altos de ferro e de oxigênio e habilitada a alvejar as IRP para degradação. Acrescentando uma camada extra de complexidade, a IRP1 é uma proteína bifuncional que se torna protegida contra a degradação ferro-dependente ao se ligar ao grupo ferro/enxofre que converte sua atividade ligadora de RNA em atividade enzimática de aconitase (ver Fig. 10.4). Em células deficientes de ferro, a IRP1 falha em se ligar ao grupo ferro/enxofre (Fe/S) promovendo sua ligação aos IRE. Embora a montagem e a desmontagem do grupo Fe/S comprovadamente estejam ligadas à biogênese do grupo mitocondrialmente derivado, o processo é pouco conhecido.[63,64] Pesquisadores têm sugerido que os níveis de IRP1 podem corresponder ao metabolismo mitocondrial do ferro, enquanto a IRP2 é mais diretamente controlada pelo metabolismo citosólico do ferro.[65] Em suma, a resposta celular ao estado do ferro é complexa e ocorre por mecanismos transcricionais, pós-transcricionais, translacionais e pós-translacionais controlados pela deficiência ou pelo excesso de ferro.

Transporte e metabolismo de ferro mitocondrial

Como as mitocôndrias são o compartimento central da biossíntese do heme, da biogênese do grupo Fe/S e da geração de energia, essa organela impõe complexidade espacial à homeostase celular do ferro. Embora um quadro abrangente do metabolismo e do transporte de ferro mitocondrial ainda esteja por emergir, os avanços alcançados têm começado a fornecer indícios sobre como a manipulação de ferro pela mitocôndria faz interface com o restante da utilização e do armazenamento celular.

Uma observação importante é que a perda da função da IRP1 e da IRP2 em camundongos causa deficiência grave de ferro mitocondrial,[66] um achado sugestivo de que a regulação celular do ferro citosólico está intimamente ligada às propriedades do estoque de ferro mitocondrial. Em tais condições, a mitoferrina-2, homóloga do importador de ferro mitocondrial eritroide mitoferrina-1,[67,68] é positivamente regulada no fígado de camundongos tecido-específico *knockout*. A mitoferrina-1 comprovadamente transporta ferro através da membrana mitocondrial de modo que é estabilizada pela ABCB10, outra proteína de membrana mitocondrial eritroide.[69] A ABCB10 é regulada pelos níveis de heme, de forma que, quando a demanda por síntese de heme é atendida, os níveis da proteína diminuem para limitar a atividade da mitoferrina-1 e ajustar o estoque mitocondrial de ferro. Ainda é necessário esclarecer se há uma via regulatória similar à mitoferrina-2 em células não eritroides, todavia essa evidência indireta sugere que a biossíntese do heme está coordenada aos níveis mitocondriais de ferro e que fatores citosólicos estão envolvidos na detecção do excesso ou da deficiência de ferro metabolicamente ativo.

Outro mecanismo de regulação celular de ambos os estoques de ferro, extramitocondrial e mitocondrial, é pela montagem do grupo Fe/S. Essa via também parece envolver a comunicação estreita entre os dois compartimentos, conforme destacam as doenças inatas como a ataxia de Friedreich,

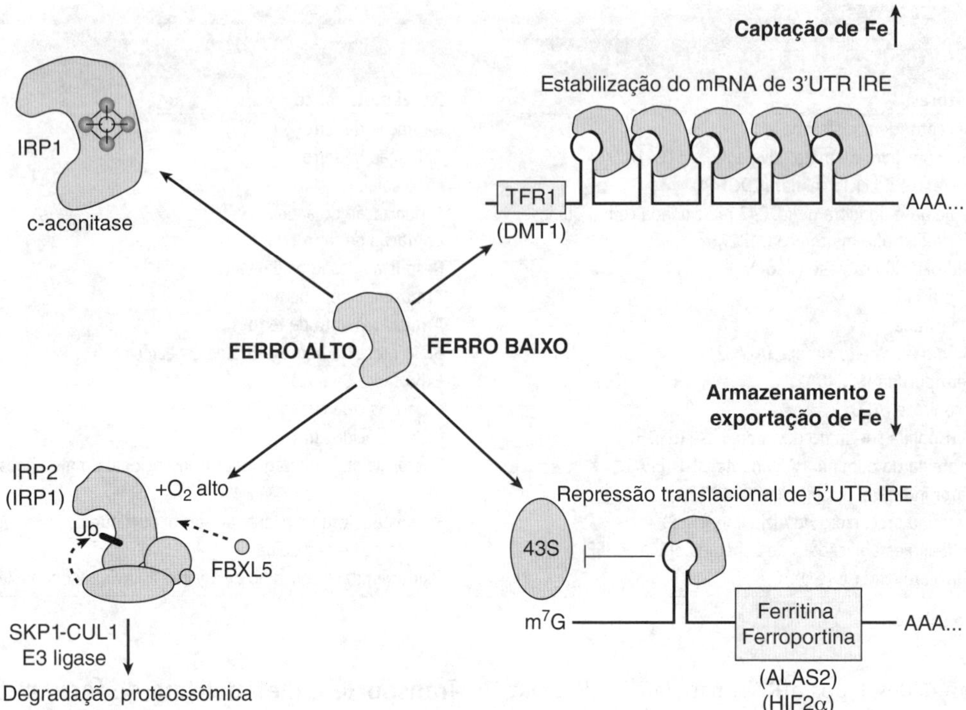

Figura 10.4 Regulação do estado de ferro celular. ALAS2, amino levulinato sintase; DMT1, transportador de metal divalente-1; Fe, ferro; HIF2α, fator induzível por hipóxia-2α; IRE, elemento ferro-responsivo; IRP, proteína de resposta ao ferro; SKP1-CUL1, proteína associada a quinase de fase S-1/culina-1; TFR1, receptor de transferrina-1; UTR, região não traduzida.

que está associada à perda de uma proteína da matriz mitocondrial, a frataxina, e a anemia sideroblástica, que está associada com defeitos genéticos que envolvem a proteína de membrana mitocondrial interna ABCB7.[70] Por um lado, a deficiência de frataxina desorganiza a montagem do grupo Fe/S e a manipulação do ferro mitocondrial, uma vez que a perda de sua atividade de chaperona do ferro é considerada envolvida na regulação da biogênese do grupo. A ABCB7, por outro, parece estar envolvida na transferência de grupo ao citosol para incorporação em enzimas extramitocondriais.[71] Quando a montagem do grupo é desorganizada ou há comprometimento da biossíntese do heme, o ferro deriva na mitocôndria. Em contrapartida, a insuficiência de ferro mitocondrial é uma área relativamente inexplorada. Pesquisadores têm mostrado que o ácido 2,5-di-hidrobenzoico (2,5-DHBA) se liga ao ferro, e a depleção desse metabólito resulta em altos níveis de ferro citosólico, em aumento das espécies reativas de oxigênio e em mitocôndrias deficientes de ferro.[72] Por um lado, o 2,5-DHBA se associa a uma proteína conhecida como lipocalina-2, que pode levar ferro às células. Por outro, a lipocalina-2 sem ferro pode liberar ferro celular para diminuir o *pool* intracelular de ferro lábil. A lipocalina-2 e o 2,5-DHBA são candidatos atraentes a exercerem algum papel na importação de ferro mitocondrial, seja trabalhando com as mitoferrinas-1 e 2 ou em uma via paralela.

Formas circulantes de ferritina

Uma das medidas clínicas mais importantes do estado do ferro diz respeito aos níveis circulantes de ferritina, que são úteis para o diagnóstico diferencial de condições anêmicas. Como já descrito, a ferritina é comprovadamente um depósito citosólico para excesso de ferro, embora as funções mitocondrial[73] e nuclear[74] também tenham sido descritas. Dois monômeros comuns foram descritos como sendo a cadeia pesada e a cadeia leve da ferritina, apesar de a isoforma mitocondrial ser uma espécie à parte. No desenvolvimento, a ferritina e seu receptor Scara5 podem atuar na distribuição de ferro na organogênese renal,[75] e suas funções na angiogênese têm sido descritas.[76] Entretanto, a fonte de ferritina sérica vem sendo um assunto controverso há vários anos. A presença de uma ferritina sérica não reflete simplesmente o dano tecidual, exceto na doença hepática grave.[77] A natureza exata da ferritina sérica tem sido obscurecida em meio a controvérsias, em parte porque os trabalhos iniciais sugeriam que a proteína era glicosilada e, então, liberada pela via secretória.

Estudos biofísicos mais recentes que empregam um modelo experimental murino de sobrecarga de ferro mostraram que a ferritina sérica não é glicosilada.[78] Assim, duas vias diferentes foram propostas para acomodar a secreção de ferritina: um mecanismo secretor clássico que envolve a translocação da membrana do peptídeo nascente para dentro do retículo endoplasmático e o trânsito pelo aparelho de Golgi até a superfície celular;[79] e uma via não clássica que envolve maquinário secretor lisossomal.[78] Essa última hipótese advém da abundância de uma forma circulante de cadeia leve de ferritina truncada, a subunidade S. A ferritina sérica murina tem baixo conteúdo de ferro e consiste principalmente nessa forma, com pouca cadeia pesada de ferritina.[78] A cadeia pesada da ferritina pode ser preferencialmente depurada por ligação e captação pelo receptor murino TIM-2.[80]

Em seres humanos, considera-se que a ligação e a captação da cadeia pesada da ferritina ocorram via receptor de transferrina-1,[81] e esse mecanismo de depuração também pode ser responsável pela presença predominante da forma de cadeia leve em amostras clínicas de ferritina sérica. Pesquisadores têm proposto que a forma exclusiva de ferritina sérica surge por meio de um processo que envolve sua translocação para dentro dos lisossomos.[78] Estudos têm mostrado que a quelação terapêutica do ferro com uso de desferroxamina envolve a liberação lissômica de ferro,[82] possivelmente por meio de uma resposta autofágica.[83] Esse mecanismo é atraente porque a degradação de ferritina pelos lisossomos possibilitaria a liberação de ferro em um *milieu* acídico, para recuperação e utilização do metal essencial em condições de deficiência.

Uma questão de longa data é como a captação lisossomal e a liberação da ferritina ocorreriam em condições de excesso de ferro.[78,79] Um modelo alternativo postula que a biossíntese da ferritina em condições de ferro baixo permite a translocação do peptídeo recém-sintetizado para dentro do retículo endoplasmático, através da via secretória clássica. Esse modelo é sustentado por evidências fornecidas por experimentos farmacológicos *in vitro* e de pulso-caça (*pulse-chase*) com células de mamíferos.[79] Esses dois processos não são mutualmente exclusivos, e ambos podem contribuir para a geração de ferritina sérica *in vivo*, particularmente em condições inflamatórias. As respostas de abstinência de ferro durante a infecção e a inflamação envolvem a indução da fase aguda da síntese de ferritina aliada à indução pelos mecanismos de defesa do hospedeiro de um estado de ferro baixo, incluindo-se a síntese aumentada do hormônio regulatório hepcidina para controle da homeostase sistêmica. A liberação da ferritina pobre em ferro em tais condições pode servir para limitar a disponibilidade de ferro, desintoxicar o estresse oxidativo ou proporcionar um mecanismo de sinalização para a resposta inflamatória.[84]

Regulação sistêmica da homeostase do ferro

A descoberta da hepcidina impulsionou nosso conhecimento sobre como o metabolismo do ferro é regulado no nível sistêmico. O peptídeo é produzido pelo fígado em resposta ao ferro corporal aumentado[85,86] e se liga ao exportador de ferro ferroportina para induzir sua internalização e degradação.[87] Níveis diminuídos de ferroportina resultam em diminuição da absorção de ferro da dieta e em promoção de retenção de ferro nos macrófagos do sistema reticuloendotelial. A síntese da hepcidina também é induzida durante as respostas inflamatórias,[88-90] produzindo enfim o consequente sequestro e a retirada sistêmica do ferro.[91]

A regulação do metabolismo sistêmico do ferro por esse mecanismo de sinalização hormonal tem sido amplamente descoberta por estudos sobre doenças humanas (ver Fig. 10.5). Mutações que envolvem o próprio gene da hepcidina humana (*HAMP*) foram identificadas como sendo promotoras de carga de ferro, enquanto os defeitos associados ao gene codificador de hemojuvelina (*HJV*) foram comprovadamente

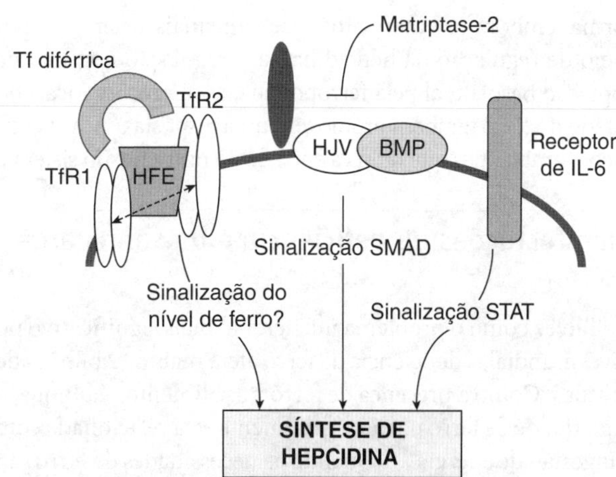

Figura 10.5 Regulação da hepcidina. BMP, proteína morfogênica do osso; HFE, gene HFE; HJV, hemojuvelina; IL-6, interleucina-6; SMAD, via de sinalização; STAT, via de sinalização; Tf, transferrina; TfR, receptor de transferrina.

responsáveis pela regulação mais inicial dessa via.[92] O HJV se associa às proteínas morfogênicas do osso (BMP) como correceptor, para sinalizar por meio da transcrição Smad fatores que promovem a expressão genética da hepcidina.[93] Outra doença humana, a anemia ferropriva refratária ao ferro (AFRF), é causada por mutações em *TMPRSS6* (matripase-2),[94,95] um regulador negativo da sinalização BMP/Smad.[96] Também foi constatado que outros genes associados à hemocromatose hereditária, *HFE* e *TFR2*, regulam os níveis de hepcidina por meio de um mecanismo ferro-sensível.[22,97,98] O *HFE* se associa ao receptor de transferrina-1 e, em presença de transferrina saturada com ferro, é deslocado, associa-se com o receptor de transferrina-2 e regula a expressão de hepcidina por um mecanismo desconhecido.[99,100]

Embora essas vias regulatórias atuem mantendo o equilíbrio do ferro contra a sobrecarga e a deficiência em condições saudáveis, a indução de hepcidina durante a resposta inflamatória promove anemia da doença crônica (ADC).[91,101,102] O controle inflamatório da expressão do gene da hepcidina resulta da ativação da via STAT pela interleucina-6 e outras citocinas.[88-90] Essa via de controle transcricional é o principal regulador da resposta de fase aguda. Dessa forma, a hepcidina pode ser considerada um reagente de fase aguda do tipo II. Dado seu papel proeminente na hipoferremia associada à infecção e à inflamação crônica, a hepcidina e seus reguladores representam potenciais alvos terapêuticos para melhora do estado do ferro em condições patológicas.[103]

Enquanto níveis aumentados de hepcidina circulante tipicamente refletem carga de ferro ou inflamação para "desligamento" da absorção intestinal de ferro, sabe-se também que a hipóxia "liga" a ingestão de ferro. O controle hipóxico da absorção de ferro parece operar no nível intestinal, em razão do controle regulatório dos transportadores envolvidos na captação de ferro apical, a saber DMT1 e DcitB, pelo fator de transcrição conhecido como fator 2α induzido por hipóxia.[104,105] Esse mesmo mecanismo também é considerado uma explicação para o bloqueio de mucosa que ocorre quando a ingestão de ferro diminui a absorção subsequente.[106] Dessa forma, embora os enterócitos recebam sinais sistêmicos por meio de regulação da hepcidina para regulação negativa da captação basolateral pela ferroportina, as alterações locais do estado do ferro também promovem uma resposta única às condições ambientais que refina a entrada do nutriente no sistema.

Manifestações de deficiência e de sobrecarga de ferro

Talvez como o problema nutricional mais significativo no nível mundial, a deficiência de ferro afeta mais de 2 bilhões de pessoas. Como a presença de ferro nos alimentos é ubíqua, a quantidade de ferro na dieta geralmente está relacionada com a ingestão de energia.[107] Quando as necessidades de ferro são maiores que as demandas de energia, há deficiência de ferro e desenvolvimento de anemia. A anemia por deficiência de ferro, ou anemia ferropriva, é particularmente problemática em mulheres e em crianças. As estimativas da Organização Mundial da Saúde (OMS) são perturbadoras: 39% das crianças com menos de 5 anos de idade; 48% das crianças na faixa etária de 5-14 anos e 42% das mulheres que vivem em países em desenvolvimento sofrem de anemia, enquanto a deficiência de ferro está presente em metade desses indivíduos.[108]

A deficiência de ferro branda pode ser compensada pela distribuição de oxigênio mais eficiente da hemoglobina para os tecidos, pela redistribuição no fluxo sanguíneo para proteção do encéfalo e do coração, e pelo aumento do débito cardíaco. O desempenho profissional pode se tornar significativamente comprometido pela reduzida produção de energia oxidativa que ocorre com o desenvolvimento da anemia ferropriva,[109] podendo haver, entretanto, acidose em condições graves de deficiência de ferro.[110] Outra característica da anemia é a falta de regulação da temperatura corporal em condições de frio, que está associada à diminuição da síntese de hormônio da tireoide resultante da atividade diminuída da tireoide peroxidase, uma enzima heme-dependente.[111] A síndrome das pernas inquietas surge do comprometimento da função dopaminérgica e também está ligada à deficiência de ferro.[112] A deficiência de ferro parece comprometer a função imune secundária ao importante papel do ferro na geração da resposta de radicais livres à infecção (p. ex., atividade de mieloperoxidase), estando um estado de ferro baixo associado a alterações funcionais de linfócitos e de neutrófilos.[113] As infecções respiratórias são observadas com maior frequência e duram mais em crianças com deficiência de ferro.[114] Durante o início da infância, baixos níveis cerebrais de ferro também podem produzir achados relacionados com o desenvolvimento que podem não ser revertidos pela repleção de ferro (ver adiante).[115] A deficiência de ferro aumenta a incidência de partos prematuros e diminui o peso ao nascimento, sendo os casos muito graves associados ao risco aumentado de mortalidade tanto da mãe quanto do bebê.[116]

Opostamente, o problema da sobrecarga de ferro pode ser causado por doença hereditária ou adquirida. A hemocromatose hereditária surge do defeito dos genes *HFE*, *TfR2*, *HJV*, *HAMP* e *FPN*. Outras causas genéticas incluem a aceruloplasminemia, a hipotransferrinemia, a anemia com carga de ferro (p. ex., talassemia intermédia), a ataxia de Friedreich e a porfiria cutânea tardia. As mutações nos genes codificadores de DMT1 e da cadeia pesada da ferritina também promovem carga de ferro. Mais de 80% dos pacientes com hemocromatose hereditária com ascendência norte-europeia são homozigotos para o gene *C282Y HFE*, e, no entanto, apesar de muitos portadores não desenvolverem condições relacionadas com a carga de ferro, 1 em cada 200 é homozigoto para esse alelo e pode ser considerado em situação de risco.[117] As causas de sobrecarga de ferro adquirida também são comuns e incluem as anemias dependentes de transfusão (anemia hemolítica, anemia sideroblástica e anemia talassêmica), a hemodiálise, a carga dietética ou parenteral e as doenças hepáticas crônicas (doenças alcoólicas, virais ou metabólicas). A toxicidade do ferro associada ao estresse oxidativo torna os sistemas cardíaco e endócrino particularmente sensíveis nos estágios iniciais da carga de ferro, uma vez que esses tecidos têm mais mitocôndrias e menor capacidade antioxidante. Como resultado, a insuficiência cardíaca e as endocrinopatias (p. ex., diabetes) ocorrem com frequência.[10] O fígado é o sítio de armazenamento primário de ferro e, como tal, tem alta capacidade para realizar essa função. A carga de ferro mais grave resulta em hepatotoxicidade, porém com fibrose, cirrose e carcinoma hepatocelular. As terapias de depleção de ferro, incluindo-se a flebotomia e a quelação, são comumente empregadas para melhorar a sobrevida.

Ferro no cérebro e desenvolvimento

Os efeitos do estado de ferro baixo em bebês e em crianças pequenas são particularmente problemáticos e incluem o comprometimento do crescimento e do desenvolvimento intelectual, com consequente estatura baixa e escores de quociente de inteligência baixos. As necessidades de ferro para a função e o desenvolvimento cerebral são pouco conhecidas, mas os problemas com o desempenho auditivo identificados em bebês com anemia ferropriva apontam para condições associadas com hipomielinização.[118] O ferro comprovadamente atua na função oligodendrítica, bem como na mielinização.[119] Aspectos importantes do desenvolvimento motor e do desenvolvimento comportamental também parecem estar comprometidos em indivíduos com estado de ferro baixo.[119,120]

Evidências consideráveis fornecidas por estudos realizados com animais indicam que a função de neurotransmissor é desorganizada pela deficiência de ferro, com o metabolismo da dopamina sendo especificamente afetado.[121] Pesquisadores também têm sugerido que a deficiência de ferro altera o metabolismo energético do encéfalo.[115] Como a influência profunda da deficiência de ferro sobre o desenvolvimento e a função cerebrais não parece ser revertida pela repleção de ferro posterior, as fases iniciais da vida representam um estágio particularmente vulnerável.[115,121,122] Paradoxalmente, a carga de ferro neonatal em modelos de roedores também produz defeitos de aprendizado e defeitos motores.[123,124] O comprometimento neonatal é visto no início em casos de ataxia de Friedreich ocorridos no início da infância, de neurodegeneração com acúmulo de ferro no encéfalo (antiga síndrome de Hallervorden-Spatz) e de outras condições hereditárias associadas com a carga de ferro. Assim, tanto a deficiência como a sobrecarga de ferro representam desafios singulares ao desenvolvimento cerebral.[125]

Estado do ferro e envelhecimento

Os adultos de idade mais avançada são igualmente vulneráveis tanto à deficiência como à sobrecarga de ferro. A anemia ferropriva está associada ao envelhecimento,[126] e a anemia da inflamação crônica é bastante comum.[127,128] Entretanto, a prevalência da anemia inexplicável em populações de idade mais avançada é alta,[126] e as quedas dos níveis de hemoglobina associadas à idade possivelmente refletem aspectos únicos do processo de envelhecimento e do metabolismo do ferro.

As elevações associadas à idade do ferro cerebral comprovadamente contribuem para o desenvolvimento de algumas doenças neurodegenerativas.[129,130] As mutações em *HFE* e em outros genes determinantes de carga de ferro estão associadas à doença de Alzheimer.[131-134] Felizmente, a terapia de quelação de ferro se mostra promissora como forma de tratamento da doença de Alzheimer.[135] A quelação do ferro também mostra potencial em modelos experimentais de doença de Parkinson em animais.[136] Pacientes com doença de Parkinson têm altos níveis de substância negra, em que o ferro rompe a função dopaminérgica.[137-139] O DMT1 tem sido implicado em modelos de doença de Parkinson em roedores[140] e tem sido demonstrado que o ferro regula positivamente o adaptador de ubiquitina E3 ligase Ndfip1 em neurônios humanos, para conferir proteção contra a toxicidade do metal, por meio da regulação negativa do DMT1.[141] Mais recentemente, pesquisadores têm proposto que a ligase E3 parkina associada à doença também regula o DMT1 neuronal, fornecendo indícios importantes das relações existentes entre envelhecimento, ferro e neurodegeneração.[142,143]

Uso de suplementos de ferro

A frequência, a gravidade e a natureza global dos efeitos adversos da deficiência nutricional de ferro têm levado a esforços significativos para correção do problema. A fortificação com ferro para prevenção da deficiência nutricional de ferro, seja por meio da abertura do mercado ou por meio de programas regulamentados pelo governo, tem sido eficaz em países desenvolvidos, mas não tem se mostrado tão efetiva nos países menos desenvolvidos, onde o risco de deficiência de ferro talvez seja mais problemático.[144,145] Individualmente, são feitas recomendações dietéticas para aumentar o consumo de alimentos com alta disponibilidade de ferro (p. ex., fontes de carne), consumir alimentos que aumentem a absorção de ferro (p. ex., fontes ricas em vitamina C) e evitar alimentos que diminuem a absorção (p. ex., chá), sendo os suplementos de ferro usados para satisfazer necessidades maiores. Gestantes, bebês prematuros ou bebês com baixo peso ao nascimento, crianças pequenas e mulheres em idade fértil tendem a se beneficiar com a suplementação de ferro. Indivíduos com insuficiência renal que se submetem à diálise e indivíduos com enteropatias inflamatórias com dificuldade de absorção de ferro também podem necessitar de suplementos de ferro. A anemia resultante de infecção por ancilostomídeos e a perda de sangue associada também são melhoradas com a suplementação de ferro. Entretanto, o uso de suplementos pode ser contraindicado na ADC.[103]

As diretrizes de fortificação com ferro têm sido criticadas por também causarem problemas para indivíduos com sobrecarga de ferro ou suscetibilidade à carga genética ou adquirida de ferro. Similarmente, os benefícios da suplementação com ferro para gestantes são controversos, considerando-se que concentrações altas de ferro podem promover estresse oxidativo e complicações como o diabetes gestacional.[145,146] Como resultado, têm sido propostas a suplementação semanal (em oposição à suplementação diária) e estratégias focadas na prevenção da deficiência de ferro (em vez de no tratamento da anemia).[145,147]

O folato comumente é fornecido com suplementos de ferro para gestantes e crianças, e esse fornecimento é justificado não só pela possibilidade de anemia decorrente de deficiência de ácido fólico como também pelo fato de o folato reduzir o risco de defeitos do tubo neural. Mesmo assim, a presença de outras deficiências de micronutrientes é uma preocupação relevante quando se usa suplementação de ferro para tratar anemia ferropriva. A deficiência de vitamina A afeta a mobilização de ferro e muitas vezes coexiste com a deficiência de ferro, de modo que o fornecimento somente de ferro não é tão efetivo quanto a suplementação combinada com esses três micronutrientes.[146] A riboflavina produz efeitos similares. A deficiência de ferro semelhantemente pode perturbar o metabolismo da vitamina A[148] e limitar a efetividade da suplementação de iodo.[111] Dessa forma, os suplementos de micronutrientes devem ser usados com cautela para a correta abordagem dos problemas metabólicos.

Avaliação do estado do ferro

A perda de sangue, demandas fisiológicas aumentadas e dieta limitada promovem deficiência de ferro e anemia ferropriva. A ADC ou a inflamação também são prevalentes entre pacientes com doença médica. Entre os sintomas significativos, estão a fadiga resultante da necessidade de ferro no metabolismo oxidativo. Os exames clínicos envolvem a análise de vários indicadores em amostras de sangue (ver Tab. 10.4), com valores que refletem a depleção de ferro ou a produção ferro-restrita de hemácias.[149,150] Os problemas com absorção excessiva de ferro e sobrecarga também são comuns, baseando-se o diagnóstico geralmente nos resultados dos mesmos exames de sangue.

Deficiência de ferro e anemia ferropriva

A principal característica da anemia ferropriva franca são os níveis baixos de hemoglobina (homens, < 13 g/dL; mulheres, < 12 g/dL). A saturação da transferrina (< 20%) e a ferritina sérica (< 30 ng/mL) tipicamente estão baixas, enquanto a inflamação deve estar ausente (ver adiante). A hemoglobina corpuscular média (MCH) e o volume corpuscular médio (VCM) são indicadores de deficiência de ferro em hemácias. A deficiência de vitamina B_{12} ou de folato também pode promover anemia com ou sem deficiência de ferro, e o tamanho celular (microcitose) é importante para a distinção da anemia ferropriva. Na deficiência de ferro sem anemia, os níveis de hemoglobina podem estar normais por causa da

Tabela 10.4 Exames para deficiência de ferro e anemia ferropriva

	Parâmetros	Valores
Depleção de ferro no corpo	Ferro sérico	50-180 mg/dL
	Transferrina	200-360 mg/dL
	Saturação da transferrina	20-50%
	Ferritina	30-300 ng/mL
	sTfR	0,76-1,76 mg/L
	Log da razão sTfR:ferritina sérica	< 1
Produção de hemácias deficientes de ferro	Hemoglobina	12-16 g/dL (feminino) 13-17 g/dL (masculino)
	VCM	80-100 fL
	RDW	11-15
	MCH	28-35 pg
	HH	< 5%
	CHr	28-35 pg

CHr, hemoglobina de reticulócito; HH, hemácias hipocrômicas; MCH, hemoglobina corpuscular média; VCM, volume corpuscular médio; RDW, amplitude da distribuição de hemácias; sTFR, receptor solúvel de transferrina.

grande quantidade de ferro armazenada no corpo. A ferritina sérica diminuída é o principal indicador de depleção de ferro, porque sua proteína de armazenamento circula de modo dependente da disponibilidade de ferro. A deficiência de ferro tipicamente é caracterizada por níveis de ferritina inferiores a 30 ng/mL. Na presença de inflamação, os níveis de ferritina podem permanecer normais ou até aumentar, porque a ferritina é uma proteína reagente de fase aguda. Nesse contexto, a deficiência de ferro é positivamente identificada pela baixa saturação da transferrina (20-50% da faixa normal).

A deficiência de ferro também é refletida na menor concentração de MCH (faixa normal de 28-35 pg) ou na maior amplitude de distribuição de hemácias (ADH, faixa normal de 11-15). O conteúdo de hemoglobina de reticulócito (CHr) é um indicador inicial de deficiência de ferro que pode ser particularmente útil para o diagnóstico em crianças, que são vulneráveis ao dano neurológico causado por um estado de ferro baixo.[151] A faixa normal para adultos é 28-35 pg, e os valores que indicam anemia em crianças pequenas estão abaixo de 28 pg.[152]

Anemia da doença crônica com e sem deficiência de ferro

Pacientes com doença crônica ou inflamatória são identificados com altos níveis séricos de proteína C reativa, superiores a 0,5 mg/dL. A ADC pode ser diagnosticada pela detecção de baixas concentrações de hemoglobina (homens, < 13 g/dL; mulheres, < 12 g/dL) e baixa saturação de transferrina (< 20%). As concentrações séricas de ferritina estão normais ou aumentadas (> 100 ng/mL). Para pacientes com ADC e deficiência de ferro, os níveis séricos de ferritina podem cair abaixo da faixa normal de 30-100 ng/mL. Para determinar o diagnóstico de ADC com deficiência de ferro, uma forma solúvel de receptor de transferrina presente no soro (sTfR) é útil. O sTfR é proporcional à quantidade de receptores de superfície e, portanto, ao número de células eritroides progenitoras.[153] Um valor derivado para a razão de sTfR:log de ferritina maior do que 2 define a ADC com deficiência de ferro, enquanto uma razão de sTfR:log de ferritina inferior a 1 é típica da ADC sem deficiência de ferro.[150] Dois outros marcadores úteis são CHr e hemácias hipocrômicas (HH), cujas concentrações são, respectivamente, inferiores a 28 pg e a 5% na deficiência de ferro. Pesquisadores têm argumentado que esses valores são os indicadores mais diretos da deficiência funcional de ferro, ao passo que os estoques de ferro falham em ser mobilizados do sistema reticuloendotelial para a medula óssea na ADC.[154]

Hemocromatose

Seja genética ou adquirida, a hemocromatose resulta do acréscimo de níveis tóxicos de ferro no fígado, no coração e nos tecidos endócrinos. Como o ferro é armazenado primariamente no fígado, a determinação do conteúdo de ferro em biópsias de fígado por espectroscopia de absorção atômica é uma forma definitiva de diagnóstico. Entretanto, a saturação da transferrina e a ferritina sérica talvez sejam os índices imediatos mais úteis do estado patológico. Ambos os indicadores refletem estoques de ferro aumentados na ausência de inflamação. A saturação de transferrina acima de 45% permite identificar a maioria dos casos de hemocromatose associada a HFE.[155] Uma elevação dos níveis séricos de ferritina em geral ocorre subsequentemente à saturação de transferrina aumentada na carga de ferro, enquanto níveis de ferritina superiores a 1.000 ng/mL são usados como indicação para biópsia de fígado.[41]

Perspectivas futuras

Há perspectiva de ferramentas laboratoriais mais eficientes para avaliação do estado do ferro. O uso de analisadores que fornecem valores de CHr e HH (ADVIA 120 e 2120 [Bayer, atual Siemens] e Sysmex XE-2100) está se tornando mais amplamente disseminado. Prevê-se que os dispositivos avançados de monitoramento contínuo e não invasivo da hemoglobina tenham maior utilidade para exames de ferro em crianças pequenas.[151] Os imunoensaios séricos para hepcidina também têm sido disponibilizados e podem passar a ser empregados de forma rotineira para diferenciar pacientes com ADC e deficiência de ferro e pacientes com ADC sem deficiência de ferro.[156,157] A imagem de ressonância magnética representa uma promessa significativa para determinação do conteúdo hepático de ferro em pacientes com distúrbios de carga de ferro.[158] Terapias de reposição de hepcidina estão sendo desenvolvidas.[10] Em termos de estudos populacionais, as determinações de ferro corporal baseadas no uso de sTfR log-transformado e de razões de ferritina para definição do estado do ferro têm sido recomendadas pela OMS, tendo se mostrado promissoras para o monitoramento da prevalência da deficiência de ferro nos Estados Unidos.[159] Esses e outros avanços significativos das ferramentas diagnósticas e das abordagens clínicas têm nitidamente acompanhado o ritmo rápido das descobertas no metabolismo do ferro.

Agradecimentos

Esta pesquisa é sustentada pelo National Institutes of Health, números de concessão ROI DK064750, ROI ES014638, R21 DA025573, RC1 DK086774 e R03 DA027030.

Referências bibliográficas

1. Guggenheim KY. J Nutr 1995;125:1822–5.
2. Andrews NC. Blood 2008;112:219–30.
3. Theil EC. Annu Rev Nutr 2004;24:327–43.
4. Miret S, Simpson RJ, McKie AT. Annu Rev Nutr 2003;23:283–301.
5. Hunt JR, Gallagher SK, Johnson LK. Am J Clin Nutr 1994;59:1381–5.
6. Siegenberg D, Baynes RD, Bothwell TH et al. Am J Clin Nutr 1991;53:537–41.
7. Hallberg L, Brune M, Erlandsson M et al. Am J Clin Nutr 1991;53:112–9.
8. Goyer RA. Environ Health Perspect 1993;100:177–87.
9. Kwong WT, Friello P, Semba RD. Sci Total Environ 2004;330:21–37.
10. Pietrangelo A. Gastroenterology 2010;139:393–408.
11. Hunt JR, Roughead ZK. Am J Clin Nutr 2000;71:94–102.
12. Roughead ZK, Hunt JR. Am J Clin Nutr 2000;72:982–9.
13. Shayeghi M, Latunde-Dada GO, Oakhill JS et al. Cell 2005; 122:789–801.
14. Qiu A, Jansen M, Sakaris A et al. Cell 2006;127:917–28.
15. Rajagopal A, Rao AU, Amigo J et al. Nature 2008;453:1127–31.
16. Raffin SB, Woo CH, Roost KT et al. J Clin Invest 1974;54:1344–52.
17. Quigley JG, Yang Z, Worthington MT et al. Cell 2004;118:757–66.
18. Krishnamurthy P, Ross DD, Nakanishi T et al. J Biol Chem 2004;279:24218–25.
19. McKie AT, Barrow D, Latunde-Dada GO et al. Science 2001; 291:1755–9.
20. Gunshin H, Starr CN, Direnzo C et al. Blood 2005;106:2879–83.
21. Latunde-Dada GO, Van der Westhuizen J, Vulpe CD et al. Blood Cells Mol Dis 2002;29:356–60.
22. Muckenthaler M, Roy CN, Custodio AO et al. Nat Genet 2003;34:102–7.
23. Nelson JE, Mugford VR, Kilcourse E et al. Am J Physiol 2010;298:G57–62.
24. Constantine CC, Anderson GJ, Vulpe CD et al. Br J Haematol 2009;147:140–9.
25. Fleming MD, Trenor CC 3rd, Su MA et al. Nat Genet 1997;16:383–6.
26. Gunshin H, Mackenzie B, Berger UV et al. Nature 1997;388:482–8.
27. Gunshin H, Fujiwara Y, Custodio AO et al. J Clin Invest 2005;115:1258–66.
28. Hubert N, Hentze MW. Proc Natl Acad Sci U S A 2002;99:12345–50.
29. Lee PL, Gelbart T, West C et al. Blood Cells Mol Dis 1998;24:199–215.
30. Lam-Yuk-Tseung S, Gros P. Biochemistry 2006;45:2294–301.
31. Ma Y, Specian RD, Yeh KY et al. Am J Physiol 2002;283:G965–74.
32. Mims MP, Guan Y, Pospisilova D et al. Blood 2005;105:1337–42.
33. Shi H, Bencze KZ, Stemmler TL et al. Science 2008;320:1207–10.
34. Edwards JA, Hoke JE, Mattioli M et al. J Lab Clin Med 1977;90:68–76.
35. Vulpe CD, Kuo YM, Murphy TL et al. Nat Genet 1999;21:195–9.
36. Vanoaica L, Darshan D, Richman L et al. Cell Metab 2010;12:273–82.
37. Alvarez-Hernandez X, Smith M, Glass J. Blood 2000;95:721–3.
38. Moriya M, Linder MC. Am J Physiol 2006;290:G301–9.
39. Donovan A, Lima CA, Pinkus JL et al. Cell Metab 2005;1:191–200.
40. Cherukuri S, Potla R, Sarkar J et al. Cell Metab 2005;2:309–19.
41. Clark P, Britton LJ, Powell LW. Clin Biochem Rev 2010;31:3–8.
42. Testa U, Pelosi E, Peschle C. Crit Rev Oncog 1993;4:241–76.
43. Enns CA, Rutledge EA, Williams AM. Biomembranes 1996; 4:255–87.
44. Kawabata H, Yang R, Hirama T et al. J Biol Chem 1999;274:20826–32.
45. Robb A, Wessling-Resnick M. Blood 2004;104:4294–9.
46. Johnson MB, Enns CA. Blood 2004;104:4287–93.
47. Richardson DR, Ponka P. Biochim Biophys Acta 1997; 1331:1–40.
48. Ohgami RS, Campagna DR, Greer EL et al. Nat Genet 2005;37:1264–9.
49. Fleming MD, Romano MA, Su MA et al. Proc Natl Acad Sci U S A 1998;95:1148–53.
50. Zhang AS, Sheftel AD, Ponka P. Blood 2005;105:368–75.
51. Zhao N, Gao J, Enns CA et al. J Biol Chem 2010;285:32141–50.
52. Dong XP, Cheng X, Mills E et al. Nature 2008;455:992–6.
53. Darshan D, Vanoaica L, Richman L et al. Hepatology 2009;50:852–60.
54. Lim JE, Jin O, Bennett C et al. Nat Genet 2005;37:1270–3.
55. Cmejla R, Ptackova P, Petrak J et al. Biochem Biophys Res Commun 2010;395:163–7.
56. Wallander ML, Leibold EA, Eisenstein RS. Biochim Biophys Acta 2006;1763:668–89.
57. Theil EC, Goss DJ. Chem Rev 2009;109:4568–79.
58. Wasserman WW, Fahl WE. Proc Natl Acad Sci U S A 1997;94:5361–6.
59. Torti FM, Torti SV. Blood 2002;99:3505–16.
60. Hintze KJ, Katoh Y, Igarashi K et al. J Biol Chem 2007;282:34365–71.
61. Vashisht AA, Zumbrennen KB, Huang X et al. Science 2009; 326:718–21.
62. Salahudeen AA, Thompson JW, Ruiz JC et al. Science 2009; 326:722–6.
63. Ye H, Rouault TA. Biochemistry 2010;49:4945–56.
64. Sheftel A, Stehling O, Lill R. Trends Endocrinol Metab 2010;21:302–14.
65. Hentze MW, Muckenthaler MU, Galy B et al. Cell 2010;142:24–38.
66. Galy B, Ferring-Appel D, Sauer SW et al. Cell Metab 2010; 12:194–201.
67. Shaw GC, Cope JJ, Li L et al. Nature 2006;440:96–100.
68. Paradkar PN, Zumbrennen KB, Paw BH et al. Mol Cell Biol 2009; 29:1007–16.
69. Chen W, Paradkar PN, Li L et al. Proc Natl Acad Sci U S A 2009; 106:16263–8.
70. Richardson DR, Lane DJ, Becker EM et al. Proc Natl Acad Sci U S A 2010;107:10775–82.
71. Sheftel AD, Lill R. Ann Med 2009;41:82–99.
72. Devireddy LR, Hart DO, Goetz DH et al. Cell 2010;141:1006–17.
73. Levi S, Corsi B, Bosisio M et al. J Biol Chem 2001;276:24437–40.
74. Surguladze N, Patton S, Cozzi A et al. Biochem J 2005;388:731–40.
75. Li JY, Paragas N, Ned RM et al. Dev Cell 2009;16:35–46.
76. Coffman LG, Parsonage D, D'Agostino R Jr et al. Proc Natl Acad Sci U S A 2009;106:570–5.
77. Worwood M, Cragg SJ, Wagstaff M et al. Clin Sci (Lond) 1979; 56:83–7.
78. Cohen LA, Gutierrez L, Weiss A et al. Blood 2010;116:1574–84.
79. De Domenico I, Vaughn MB, Paradkar PN et al. Cell Metab 2011;13:57–67.
80. Chen TT, Li L, Chung DH et al. J Exp Med 2005;202:955–65.
81. Li L, Fang CJ, Ryan JC et al. Proc Natl Acad Sci U S A 2010; 107:3505–10.
82. De Domenico I, Ward DM, Kaplan J. Blood 2009;114:4546–51.
83. Asano T, Komatsu M, Yamaguchi-Iwai Y et al. Mol Cell Biol 2011.

84. Wang W, Knovich MA, Coffman LG et al. Biochim Biophys Acta 2010;1800:760–9.
85. Nicolas G, Bennoun M, Porteu A et al. Proc Natl Acad Sci U S A 2002;99:4596–601.
86. Nicolas G, Viatte L, Bennoun M et al. Blood Cells Mol Dis 2002; 29:327–35.
87. Nemeth E, Tuttle MS, Powelson J et al. Science 2004;306:2090–3.
88. Verga Falzacappa MV, Vujic Spasic M, Kessler R et al. Blood 2007; 109:353–8.
89. Wrighting DM, Andrews NC. Blood 2006;108:3204–9.
90. Lee P, Peng H, Gelbart T et al. Proc Natl Acad Sci U S A 2005; 102:1906–10.
91. Nemeth E, Rivera S, Gabayan V et al. J Clin Invest 2004;113:1271–6.
92. Lee PL, Beutler E. Annu Rev Pathol 2009;4:489–515.
93. Babitt JL, Huang FW, Wrighting DM et al. Nat Genet 2006;38:531–9.
94. Du X, She E, Gelbart T et al. Science 2008;320:1088–92.
95. Finberg KE, Heeney MM, Campagna DR et al. Nat Genet 2008; 40:569–71.
96. Silvestri L, Pagani A, Nai A et al. Cell Metab 2008;8:502–11.
97. van Dijk BA, Laarakkers CM, Klaver SM et al. Br J Haematol 2008;142:979–85.
98. Nemeth E, Roetto A, Garozzo G et al. Blood 2005;105:1803–6.
99. Schmidt PJ, Toran PT, Giannetti AM et al. Cell Metab 2008;7:205–14.
100. Gao J, Chen J, Kramer M et al. Cell Metab 2009;9:217–27.
101. Nemeth E, Valore EV, Territo M et al. Blood 2003;101:2461–3.
102. Nicolas G, Chauvet C, Viatte L et al. J Clin Invest 2002;110:1037–44.
103. Wessling-Resnick M. Annu Rev Nutr 2010;30:105–22.
104. Shah YM, Matsubara T, Ito S et al. Cell Metab 2009;9:152–64.
105. Mastrogiannaki M, Matak P, Keith B et al. J Clin Invest 2009; 119:1159–66.
106. Hahn PF, Bale WF, Ross JF et al. J Exp Med 1943;78:169–88.
107. Zimmermann MB, Hurrell RF. Lancet 2007;370:511–20.
108. World Health Organization/UNICEF/United Nations University. Iron Deficiency Anemia: Assessment, Prevention, and Control. Geneva: World Health Organization, 2001.
109. Gardner GW, Edgerton VR, Barnard RJ et al. Am J Clin Nutr 1975; 28:982–8.
110. Finch CA, Gollnick PD, Hlastala MP et al. J Clin Invest 1979; 64:129–37.
111. Zimmermann MB. Annu Rev Nutr 2006;26:367–89.
112. Salas RE, Gamaldo CE, Allen RP. Curr Opin Neurol 2010;23:401–6.
113. Bhaskaram P. Br J Nutr 2001;85(Suppl 2):S75–80.
114. de Silva A, Atukorala S, Weerasinghe I et al. Am J Clin Nutr 2003; 77:234–41.
115. Beard J. J Nutr 2003;133(Suppl):1468S–72S.
116. World Health Organization. The Prevalence of Anemia in Women: A Tabulation of Available Information. Geneva: World Health Organization, 1992.
117. Allen KJ, Gurrin LC, Constantine CC et al. N Engl J Med 2008; 358:221–30.
118. Roncagliolo M, Garrido M, Walter T et al. Am J Clin Nutr 1998; 68:683–90.
119. Lukowski AF, Koss M, Burden MJ et al. Nutr Neurosci 2010;13:54–70.
120. Shafir T, Angulo-Barroso R, Jing Y et al. Early Hum Dev 2008; 84:479–85.
121. Beard JL, Connor JR. Annu Rev Nutr 2003;23:41–58.
122. Lozoff B, Beard J, Connor J et al. Nutr Rev 2006;64:S34–43.
123. Perez VP, de Lima MN, da Silva RS et al. Curr Neurovasc Res 2010; 7:15–22.
124. Fredriksson A, Archer T. J Neural Transm 2007;114:195–203.
125. Rao R, Georgieff MK. Semin Fetal Neonatal Med 2007;12:54–63.
126. Guralnik JM, Eisenstaedt RS, Ferrucci L et al. Blood 2004;104:2263–8.
127. Yip R, Dallman PR. Am J Clin Nutr 1988;48:1295–300.
128. Ferrucci L, Semba RD, Guralnik JM et al. Blood 2010;115:3810–6.
129. Levenson CW, Tassabehji NM. Ageing Res Rev 2004;3:251–63.
130. Zecca L, Youdim MB, Riederer P et al. Nat Rev Neurosci 2004; 5:863–73.
131. Moalem S, Percy ME, Andrews DF et al. Am J Med Genet 2000; 93:58–66.
132. Bartzokis G, Lu PH, Tishler TA et al. J Alzheimers Dis 2010;20:333–41.
133. Lehmann DJ, Worwood M, Ellis R et al. J Med Genet 2006;43:e52.
134. Connor JR, Lee SY. J Alzheimers Dis 2006;10:267–76.
135. Crapper McLachlan DR, Dalton AJ, Kruck TP et al. Lancet 1991; 337:1304–8.
136. Kaur D, Yantiri F, Rajagopalan S et al. Neuron 2003;37:899–909.
137. Berg D. Neurochem Res 2007;32:1646–54.
138. Pezzella A, d'Ischia M, Napolitano A et al. J Med Chem 1997; 40:2211–6.
139. Youdim MB, Ben-Shachar D, Yehuda S et al. Adv Neurol 1990; 53:155–62.
140. Salazar J, Mena N, Hunot S et al. Proc Natl Acad Sci U S A 2008; 105:18578–83.
141. Howitt J, Putz U, Lackovic J et al. Proc Natl Acad Sci U S A 2009; 106:15489–94.
142. Roth JA, Singleton S, Feng J et al. J Neurochem 2010;113:454–64.
143. Higashi Y, Asanuma M, Miyazaki I et al. J Neurochem 2004; 89:1490–7.
144. Lynch SR. Best Pract Res Clin Haematol 2005;18:333–46.
145. Pena-Rosas J, Viteri F. Cochrane Database Syst Rev 2009; (4):CD004736.
146. Allen LH. J Nutr 2002;132:813S–9S.
147. Scholl TO. Am J Clin Nutr 2005;81:1218S–22S.
148. Hodges RE, Rucker RB, Gardner RH. Ann N Y Acad Sci 1980; 355:58–61.
149. Cook JD. Best Pract Res Clin Haematol 2005;18:319–32.
150. Weiss G, Goodnough LT. N Engl J Med 2005;352:1011–23.
151. Bamberg R. Clin Lab Sci 2008;21:225–31.
152. Brugnara C, Zurakowski D, DiCanzio J et al. JAMA 1999;281:2225–30.
153. Cook JD, Flowers CH, Skikne BS. Blood 2003;101:3359–64.
154. Punnonen K, Irjala K, Rajamaki A. Blood 1997;89:1052–7.
155. McLaren CE, McLachlan GJ, Halliday JW et al. Gastroenterology 1998;114:543–9.
156. Ganz T, Olbina G, Girelli D et al. Blood 2008;112:4292–7.
157. Koliaraki V, Marinou M, Vassilakopoulos TP et al. PLoS One 2009;4:e4581.
158. Tziomalos K, Perifanis V. World J Gastroenterol 2010;16:1587–97.
159. Cogswell ME, Looker AC, Pfeiffer CM et al. Am J Clin Nutr 2009; 89:1334–42.

Sugestões de leitura

Pietrangelo A. Hereditary hemochromatosis: pathogenesis, diagnosis and treatment. Gastroenterology 2010;139:393–408.

Richardson DR, Ponka P. The molecular mechanisms of the metabolism and transport of iron in normal and neoplastic cells. Biochim Biophys Acta 1997;1331:1–40.

Torti FM, Torti SV. Regulation of ferritin genes and protein. Blood 2002;99:3505–16.

Hentze MW, Muckenthaler MU, Galy B et al. Two to tango: regulation of mammalian iron metabolism. Cell 2010;142:24–38.

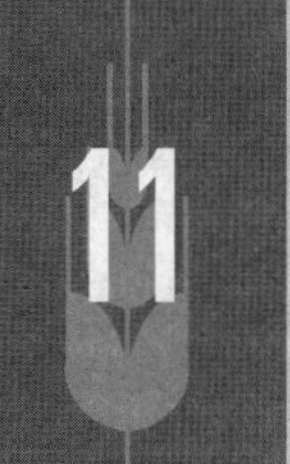

Zinco*

Janet C. King e Robert J. Cousins

Contexto histórico

A essencialidade do zinco (Zn) foi determinada em plantas em 1869, em animais experimentais em 1934 e em seres humanos em 1961. A base bioquímica para a essencialidade ainda não foi estabelecida, porém encontra-se no papel catalítico, estrutural e regulador deste micronutriente. Há revisões detalhadas disponíveis.[1-4] Uma síndrome de anemia, hipogonadismo e nanismo foi relatada em 1961 em um fazendeiro iraniano de 21 anos de idade, que estava se alimentando com uma dieta de pão sírio, batatas e leite. Logo em seguida, observou-se no Egito uma síndrome semelhante em 45 meninos adolescentes, que também estavam se alimentando com uma dieta de pão sírio e um pouco de legumes e verduras. A administração de uma dieta hospitalar contendo alimentos frescos melhorou o crescimento e corrigiu o hipogonadismo. Estudos subsequentes revelaram que a síndrome era principalmente resultado de falta de Zn na dieta. Desde a descoberta da deficiência de Zn em seres humanos, o interesse em aspectos bioquímicos e clínicos da nutrição desse elemento químico aumentou acentuadamente.

Estrutura química

O Zn^{2+} é um ácido de Lewis mais forte (aceptor de elétrons) que o ferro (Fe^{3+}), porém mais fraco que o cobre (Cu^{2+}). Essa característica favorece uma ligação forte com doadores de elétrons do grupo tiolato e amina.[5] O Zn exibe rápido intercâmbio de ligante, que supostamente é importante para algumas funções bioquímicas. O Zn não exibe uma estrutura química de oxirredução diretamente, mas a liberação de Zn^{2+} a partir de um agrupamento de Zn-tiolato por um oxidante produz ligações dissulfeto. Por essa razão, as ligações de Zn-S tiolato são sensíveis à oxirredução celular.[6]

Os procedimentos analíticos são focados nos métodos de espectrofotometria de absorção atômica e na emissão de plasma acoplado indutivamente. Ambos têm uma faixa de variabilidade analítica adequadas para amostras biológicas e têm gerado grande parte da literatura especializada citada neste capítulo. Os padrões de referência do Zn estão disponíveis no National Institute of Standards and Technology (Instituto Norte-Americano de Padrões e Tecnologia). Dos radioisótopos de Zn, apenas o ^{65}Zn (meia-vida, 245 dias) foi amplamente utilizado em pesquisa. Os isótopos estáveis de Zn e as abundâncias naturais correspondentes estão expostos a seguir: ^{64}Zn, 49%; ^{66}Zn, 29%; ^{67}Zn, 4%; ^{68}Zn, 19%; e ^{70}Zn, 1%. Esses isótopos são utilizados com eficiência em experimentos com

*__Abreviaturas:__ __DA__, doença de Alzheimer; __DMRI__, degeneração macular relacionada à idade; __EAR__, necessidade média estimada; __FAO__, Food and Agriculture Organization (Organização das Nações Unidas para Alimentação e Agricultura); __GI__, gastrintestinal; __HIV__, vírus da imunodeficiência humana; __IFN__, interferon; K_d, constante de dissociação; __LOAEL__, menor nível de efeito adverso observado; __MT__, metalotioneína; __NO__, óxido nítrico; __OMS__, Organização Mundial da Saúde; __RDA__, ingestão dietética recomendada; __UL__, nível de ingestão máxima tolerável; __ZnT__, transportador de zinco.

seres humanos. A disponibilidade de sondas fluorescentes altamente específicas para o Zn está cada vez maior, e tais sondas estão sendo aplicadas para compreender o metabolismo desse elemento químico nos níveis celular e molecular.[7] Os usos incluem o estudo do transporte de zinco pelas células e organelas e a medição das concentrações de Zn^{2+} lábil (um suposto reservatório de Zn^{2+} livre) dentro das células.[8]

Funções bioquímicas e fisiológicas

Os mecanismos bioquímicos Zn-dependentes que determinam as funções fisiológicas têm sido amplamente estudados, mas as relações exatas ainda não foram completamente definidas. O Zn tem distribuição subcelular ubíqua, o que dificulta essa situação. Portanto, o Zn diferencia-se do Fe, que existe em componentes celulares definidos e exerce papéis fisiológicos determinados. Três classes funcionais gerais – catalíticas, estruturais e regulatórias – definem o papel do Zn na biologia.[9]

Funções catalíticas

O Zn desempenha um papel catalítico em enzimas pertencentes a seis classes enzimáticas.[10] Mais de 300 metaloenzimas de Zn foram identificadas; entretanto, quando a mesma enzima identificada em diferentes espécies é contada apenas uma vez, o número fica muito menor. Não se sabe como o Zn é doado para apometaloenzimas. A ligação de Zn corresponde a uma modificação pós-translacional de proteínas, que provavelmente necessita de uma molécula doadora de metal e/ou pH apropriado para a solubilidade do Zn, coordenada possivelmente por eventos no retículo endoplasmático ou por um compartimento vesicular. Esse processo pode exigir atividade dos transportadores de zinco. Um exemplo disso é que um complexo ZnT5/ZnT7 fornece Zn^{2+} para ativar a fosfatase alcalina não específica do tecido.[10]

Uma enzima é considerada metaloenzima de Zn se a remoção desse elemento químico causar perda da atividade sem alteração irreversível da proteína e se a reconstituição seletiva com Zn restaurar a atividade. Os exemplos incluem as polimerases de nucleotídeos (RNA polimerases I, II e III), fosfatase alcalina e anidrases carbônicas. Um indício claro de ligação direta entre sinais de deficiência ou toxicidade do Zn e uma metaloenzima específica não foi demonstrado em organismos complexos. Em geral, acredita-se na ocorrência de um defeito fisiológico evidente apenas se a enzima dependente de Zn limitar a velocidade em uma via bioquímica crítica. A literatura mais antiga cita exemplos de relações entre Zn-enzima-doença, como a álcool desidrogenase em casos de hepatopatia e RNA polimerases em casos de retardo do crescimento. Não se considera que tais alterações enzimáticas representem uma função crítica do Zn. Foram publicados relatos que documentam o controle responsivo ao zinco de enzimas atuantes no metabolismo intermediário, talvez operando por meio de efeitos sobre a concentração intracelular de zinco.[11,12] A demonstração do controle fisiológico de alguns transportadores de zinco proporciona uma nova perspectiva sobre a maneira como os fluxos intracelulares coordenados de Zn^{2+} poderiam influenciar a atividade enzimática.[13]

Funções estruturais

A função estrutural do Zn teve sua origem em 1985 com a identificação do TFIIIA (fator de transcrição do oócito de rã [*Xenopus*]), por ter focos de Zn na coordenação.[14] Esses focos ("*fingers* de Zn") utilizam a cisteína e a histidina para formar um complexo tetraédrico de coordenação de Zn^{2+}. Eles possuem a estrutura geral $-C-X_2-C-X_n-C-X_2-C-$, em que C indica a cisteína ou a histidina e X representa outros aminoácidos. Os *fingers* de Zn apresentam duas a quatro cisteínas e até duas histidinas. A remoção de Zn das proteínas do *finger* de Zn altera o pregueamento, resultando em perda da função e provável degradação. Os exemplos clássicos dos fatores de transcrição *finger* de Zn são os receptores do ácido retinoico e do calcitriol. O transcriptoma humano tem 2.500 genes para proteína *finger* de Zn.[15] Isso representa aproximadamente 8% do genoma, sugerindo a alocação de uma porção significativa da necessidade de Zn para manter a ocupação das proteínas *finger* de Zn. O transcriptoma de camundongo possui um número comparável de genes *finger* de Zn.[16] A afinidade de ligação (constantes de estabilidade aparente) dos *fingers* varia amplamente (constante de dissociação $[K_d] = 10^8 - 10^{11}\ M^{-1}$). Por comparação, a metalotioneína liga-se fortemente ao Zn ($K_d = 10^{12}\ M^{-1}$).[17] Tanto o estresse nitrosativo como o oxidativo pode romper os intuitos do *finger* de zinco e podem causar perda de função, pelo menos para o estresse oxidativo.[18] Como a ligação de Zn por meio de *fingers* exibe diversas afinidades[19], alguns locais podem ser particularmente de fácil acesso. Isso gerou a especulação de que mais locais acessíveis são potencialmente influenciados pelo fornecimento de Zn na dieta.

Originalmente consideradas como um domínio de ligação do DNA dos fatores de transcrição, descobriu-se mais tarde que as proteínas *fingers* de Zn possuem uma ampla distribuição celular e também se ligam a moléculas de RNA e outras proteínas durante interações proteicas. Essa descoberta amplia o papel biológico dessas proteínas *fingers* de Zn, incluindo controle transcricional e translacional, modulação desses processos e transdução de sinal. O interesse nos motivos do tipo *fingers* de Zn é considerável, em virtude de seu potencial como alvos de intervenções terapêuticas, inclusive terapia genética.

Os agrupamentos de Zn-enxofre, como aqueles da metalotioneína, podem atuar como unidades de oxirredução.[17] O baixo potencial de oxirredução desses grupos tióis, quando oxidados por oxidantes celulares, resulta na liberação de Zn. Esse par de oxirredução (glutationa/glutationa oxidada) e alguns compostos de selênio influenciam a liberação de Zn, o que potencialmente integra a metalotioneína nos mecanismos de oxirredução celular. O óxido nítrico (NO) também pode mobilizar o Zn a partir dos agrupamentos proteicos de tiolato.[20,21] Esta mobilização pode ser limitada ao domínio beta da proteína (agrupamento 3 Zn); enquanto acredita-se que o domínio alfa (agrupamento 4 Zn) desempenha uma função desintoxicante. O aumento do estresse oxidativo e nitrosativo que acompanha a deficiência de zinco[22,23] pode ser explicado, em parte, pela indução da NO sintase.[24,25]

Uma função híbrida entre estrutural e regulatória é o movimento de grandes quantidades de zinco associado à secreção de insulina pelas células beta do pâncreas, à secreção de enzimas metalodigestivas pelas células acinares pancreáticas e à secreção ácida pelas células parietais do estômago. Nas duas primeiras instâncias, o Zn^{2+} tem um papel estabilizador durante o processo de secreção, podendo tomar o lugar do íon de hidrogênio (H^+) durante a liberação do ácido gástrico.[26,27] Os transportadores ZnT8, ZnT2 e ZIP11 são, possivelmente, os de maior importância para tais funções.

Funções regulatórias

A regulação de genes específicos constitui um papel bioquímico do Zn. Originalmente identificado como um componente ativo do mecanismo metalorregulatório para a regulação do gene da *metalotioneína*, acredita-se que o fator de transcrição (*MTF1*) ligado ao elemento de resposta ao metal (MRE) gere responsividade do Zn a muitos genes[28,29] inclusive agindo como um fator de transcrição regulatório universal[30] para os genes miRNA, que estão envolvidos na repressão de genes. A mutação nula do gene *MTF1* produz letalidade embrionária em camundongos, um achado que indica a importância nos animais. Em resposta à ocupação por zinco, *MTF1* se movimenta ao núcleo, no qual participa da ligação de cromação por meio das MRE do promotor gênico. A ocorrência de polimorfismos no domínio do *finger* de Zn do gene *MTF1* humano[31] sugere a possibilidade de variação genética na resposta dos genes regulados por esse gene às ingestões de Zn na dieta. Um fator de transcrição homólogo, *MTF2*, que está envolvido no desenvolvimento das células-tronco,[32] pode reprimir os genes na vigência da condição de zinco normal e ativá-los em estados de depleção do zinco. A expressão recíproca de genes responsivos ao Zn, incluindo transportadores de Zn, que mantêm a homeostase desse elemento químico pode ser regulada por fatores de transcrição responsáveis pelo fornecimento de respostas opostas ao estado nutricional do Zn.

O segundo papel regulatório executado pelo zinco é atuar como um regulador das vias de sinalização celular. Isto significa que o Zn^{2+} possui um papel intracelular análogo ao do cálcio (Ca^{2+}), exceto em relação ao nível de controle, que é mais fino. O principal modo de ação é pela regulação da atividade de quinases e fosforilases.[33,35] O Zn^{2+} é um poderoso inibidor de fosfatases em concentrações micromolares baixas. Tal controle da fosforilação e desfosforilação poderia explicar muitos dos efeitos atribuídos ao zinco sobre a atividade dos fatores de transcrição desfosforilados, da ligação dos fatores de crescimento e citocinas aos receptores de superfície celular e atividade dos principais substratos das fosforilases dentro das células. Os efeitos profundos do zinco sobre o sistema imunológico podem, assim, serem atribuídos aos efeitos da disponibilidade de Zn^{2+} para regular indiretamente os fatores de transcrição, tais como os STAT, NFAT e CREBP, assim como a fosfatase calcineurina e a tirosina quinase específica dos linfócitos, uma tirosina quinase citoplasmática. A coordenação destas atividades pode estar relacionada a qualquer um (ou vários) dos 24 transportadores de zinco que apresentam diferentes especificidades de expressão, em diferentes tipos de células. Exemplos relevantes são a influência do ZIP8 sobre a produção de interferon-gama (IFN-γ) pelas células T e a regulação pelo ZIP6 do complexo de histocompatibilidade, induzido por lipopolissacarídeo nas células dendríticas.[36,37]

O Zn é abundante no sistema nervoso central. Uma parcela considerável encontra-se na forma de Zn^{2+} iônico, em concentrações denominadas $[Zn^{2+}]i$, que vão desde pico até micromolares, nas vesículas sinápticas.[38] O zinco afeta a atividade dos receptores de *N*-metil-D-aspartato e ácido γ-aminobutírico, influenciando assim a transmissão sináptica. O Zn neuronal é estritamente controlado por uma MT específica ao cérebro e por membros das famílias ZnT e ZIP. O mecanismo do transporte de zinco pela barreira hematoencefálica é desconhecido. Demonstrou-se que a deficiência dietética de zinco altera a homeostase cerebral deste elemento.[39-41] A isquemia cerebral provoca a liberação de Zn^{2+}, que participa na ativação das cascatas de sinalização a jusante (principalmente a via P13K/Akt) e dos estresses oxidativo e nitrosativo, os quais produzem a morte dos neurônios e das células gliais por necrose, apoptose e autofagia.[38,42]

Biodisponibilidade

A biodisponibilidade do Zn refere-se à fração da ingestão desse elemento que fica retida e é utilizada em funções fisiológicas. A biodisponibilidade do Zn em pessoas sadias é determinada por três fatores: o estado nutricional do Zn do indivíduo, o conteúdo total do Zn na dieta e a disponibilidade de Zn solúvel a partir dos componentes alimentares da dieta.[43] Em geral, a *quantidade* de zinco absorvida aumenta com a quantidade ingerida, e a absorção *fracionada* diminui. No entanto, se a dieta for de alto teor de fitato, o aumento líquido no zinco absorvido com aumentos na ingestão dietética será significativamente amenizado. Apesar das mudanças na quantidade de zinco biodisponível influenciarem diretamente na quantidade de zinco que é absorvida, o efeito da condição do zinco ao longo do tempo sobre a absorção do zinco é questionável, e, no máximo, desempenha um pequeno papel na manutenção da homeostase do zinco.[44,45]

Fatores que influenciam na biodisponibilidade de zinco

Em geral, o Zn é absorvido de forma mais satisfatória a partir de fontes aquosas na ausência de alimentos. Com ingestões menores do que 5 mg, a absorção fica próxima a 100% quando o zinco é consumido em solução aquosa no estado de jejum.[46] Quando o zinco é ingerido com alimentos, a quantidade absorvida pode variar entre 5% a mais de 50%, dependendo da quantidade de zinco e fitato na alimentação.[44] Estudos de modelagem demonstraram que a quantidade máxima de zinco absorvida por dia é de aproximadamente 7 mg, se a dieta tiver baixo teor de fitato e as ingestões de zinco forem distribuídas ao longo do dia.

A eficácia da absorção de zinco por alimentos vegetais é menor do que a partir de alimentos de origem animal.[43] O fitato (hexafosfato de mioinositol), presente em produtos de origem vegetal, particularmente cereais e leguminosas, liga-se de modo irreversível ao Zn no lúmen intestinal e é responsável pela menor eficiência de absorção a partir dos alimentos derivados de vegetais. O efeito negativo em relação à absorção é exercido pelos hexafosfatos e pentafosfatos de inositol. Os fitatos com menos fosfato têm pouco a nenhum efeito sobre a absorção de Zn. Quando as principais fontes de vegetais são fermentadas (como ocorre com pães levedados e mingau de cereais preparados a partir de cereais fermentados), os microrganismos responsáveis pela fermentação produzem fitases, que degradam o fitato e aumentam a quantidade de Zn absorvível.[47] Como o fitato representa o principal inibidor da absorção de Zn, a relação molar de fitato-Zn é utilizada para estimar a provável absorção de Zn a partir de uma dieta mista. Tal estimativa pode ser feita da seguinte maneira: (conteúdo de fitato nos alimentos/660)/(conteúdo de Zn nos alimentos/65,4), em que 660 e 65,4 correspondem aos pesos moleculares ou atômicos do fitato e do Zn, respectivamente.[48] Em geral, considera-se que relações molares de fitato-Zn superiores a 15 têm uma biodisponibilidade de Zn relativamente baixa; já relações entre 5 e 15 e abaixo de 5 têm biodisponibilidade média e boa, respectivamente. A maioria dos alimentos vegetais tem uma relação fitato/zinco superior a 15 (sementes e nozes, cereais integrais, feijões, lentilhas e tubérculos). A absorção de zinco destes alimentos vegetais geralmente é menor do que 1 mg/100 g de alimento, enquanto aproximadamente 2 a 2,5 mg de zinco são absorvidos de 100 g de carne.

Um modelo matemático da absorção de zinco foi desenvolvido para predizer a quantidade de zinco absorvida como uma função do zinco e fitato dietético.[49] Esse modelo é usado para desenvolver as recomendações para a fortificação com zinco das farinhas de vários grãos de cereais e para predizer a disponibilidade de zinco dos cereais fortificados com zinco. Estratégias de aprimoramento vegetal e engenharia genética que reduzem o conteúdo de inibidores (por exemplo, fitato) ou aumentam a expressão de compostos que melhoram a absorção de zinco (por exemplo, aminoácidos) têm sido vistas como uma maneira de melhorar a biodisponibilidade de zinco dos alimentos vegetais.[50]

Como o cálcio tende a formar complexos com os elementos insolúveis fitato e Zn, sugere-se que a relação molar de fitato-Zn deve ser multiplicada pela concentração de cálcio da dieta para melhorar a predição da biodisponibilidade do Zn.[51] No entanto, a interação com o cálcio é complexa e o efeito do cálcio sobre a interação fitato-zinco não é consistente. Assim, o efeito do cálcio é geralmente ignorado ao se determinar o efeito do fitato na absorção de zinco. A suplementação com cálcio ou cálcio dietético sem fitato tem pouco ou nenhum efeito na absorção de zinco, se o nível de ingestão for adequado.

Interações de nutrientes

As interações com outros cátions divalentes no lúmen intestinal também podem influenciar a biodisponibilidade de Zn. Estudos com marcadores radioisotópicos indicaram que a suplementação de ferro pode interferir com a absorção de zinco e vice-versa, mas somente quando estes suplementos são fornecidos simultaneamente em soluções aquosas e em doses molares desproporcionais.[52] Não há evidência que indique uma interferência quando os suplementos são ingeridos em quantidades quase isomolares, ou com alimento. Alguns estudos de longo prazo sugerem que, quando o ferro e o zinco são dados juntos, cada um dos minerais pode reduzir a magnitude da resposta observada na suplementação com apenas um nutriente,[53] apesar da condição nutricional ainda apresentar melhora considerável.

Há menos informação disponível no que diz respeito à interação entre zinco e cobre. Alteração na relação de zinco-cobre na dieta de 2:1 para 15:1 não teve nenhum efeito sobre a absorção do cobre.[54] Contudo, alguns estudos demonstraram um efeito negativo de grandes doses dos suplementos de zinco (~50 mg/dia) sobre os indicadores da condição de cobre.[55] Altos níveis de estanho e cádmio inibem a absorção de Zn, mas não se conhece o grau de interferência de níveis fisiológicos mais baixos sobre a absorção em seres humanos. A biodisponibilidade relativa das nanopartículas de zinco (óxido ou fosfato) não é conhecida, mas podem ser utilizadas como aditivos alimentares no futuro.[56]

Fontes na dieta

A qualidade das fontes de Zn na dieta é determinada pela quantidade e biodisponibilidade desse elemento químico a partir dos alimentos. Vísceras e carne de mamíferos, aves, peixes e crustáceos constituem as fontes mais ricas de Zn; por não conterem fitato, esses alimentos representam particularmente boas fontes de Zn absorvível. Os ovos e os laticínios também são livres de fitato, mas têm conteúdo levemente mais baixo de Zn do que as vísceras e carnes. Os cereais e as leguminosas contêm uma quantidade modesta de Zn, mas o alto teor de fitato desses alimentos diminui a quantidade absorvida. Muitos cereais matinais são enriquecidos com Zn. As frutas e os vegetais apresentam baixos níveis de Zn.

Metabolismo

Zinco no corpo humano

O zinco corporal total em adultos humanos está entre 1,5 g (mulheres) e 2,5 g (homens), tornando-o ligeiramente menos abundante do que o Fe. A distribuição tecidual do Zn, no entanto, é ubíqua, mas alguns tecidos, como a próstata, apresentam uma concentração total curiosamente alta. As concentrações de Zn de alguns tecidos em homens fisiologicamente normais estão expostas na Tabela 11.1. Oitenta e seis por cento do Zn corporal total encontra-se na musculatura esquelética e nos ossos. No interior dos órgãos, as diferenças regionais em termos de abundância do Zn podem ser notáveis, como o hipocampo dos hemisférios cerebrais, as células β do pâncreas e o córtex renal. Acredita-se que esses focos de concentração do Zn sejam funcionalmente relevantes. Cerca de 95% do Zn corporal está no meio intracelular, mas a maior parte desse elemento químico é encontrada no citosol. Uma quantidade variável de Zn citosólico pode residir em vesículas. A quantidade finita de Zn^{2+} "livre" nas células é assunto de debate, mas há um consenso de que ela é muito baixa.[8,17] As altas afinidades de ligação de ácidos nucleicos, grupos tióis proteicos e ligantes nitrogenados são responsáveis por essa baixa concentração de Zn^{2+} livre.

Tabela 11.1 Conteúdo aproximado de zinco dos principais órgãos e tecidos em um homem adulto normal

	Concentração aproximada de zinco		% de zinco corporal	
Tecido	peso líquido (μM/g)	(μg/g)	(g)	%
Músculo esquelético	0,78	(51)	(1,53)	57 (aprox.)
Osso	1,54	(100)	(0,77)	29
Pele	0,49	(32)	(0,16)	6
Fígado	0,89	(58)	(0,13)	5
Cérebro	0,17	(11)	(0,04)	1,5
Rins	0,85	(55)	(0,02)	0,7
Coração	0,35	(23)	(0,01)	0,4
Cabelo	2,30	(150)	(< 0,01)	0,1 (aprox.)
Plasma sanguíneo	0,02	(1)	(< 0,01)	0,1 (aprox.)

Adaptado de Mills CF, ed. Zinc in Human Biology. London: Springer-Verlag, 1989.

Transportadores de zinco

Alguns anos após a descoberta dos transportadores de Zn, ficou claro que todos os aspectos do metabolismo do Zn em células humanas podem ser considerados dentro do contexto de regulação do gene do transportador pela dieta e por hormônios/citocinas, pela especificidade tecidual de expressão e interações, bem como pelas mutações e polimorfismos nesses genes, e suas consequências fenotípicas. Duas famílias de proteínas transportadoras de Zn foram definidas. A família ZnT (carreador de soluto; SLC30A) e a família ZIP (SLC39A) possuem inúmeros membros.[13] Acredita-se que os 10 ZnT em mamíferos (ZnT1 a ZnT10) facilitem o efluxo do Zn através da membrana celular ou para dentro de vesículas intracelulares. Em contrapartida, os 14 transportadores ZIP em mamíferos (ZIP1 a ZIP14) facilitam o influxo de Zn para o interior das células ou a partir das vesículas. Os genes de ambas as famílias exibem expressão tecidual específica. A localização subcelular não parece uniforme; ao contrário, a localização pode ser uma função de condições fisiológicas e do estado nutricional do Zn corporal.

Algumas interações entre metais podem ser explicadas por meio de transportadores específicos, que apresentam especificidade iônica múltipla (p. ex., ZIP8 com zinco e manganês e ZIP14 com zinco e ferro não ligado à transferrina). Os indícios do GenBank sugerem que alguns genes de transportadores demonstram polimorfismos de nucleotídeos isolados, o que pode ter um significado fisiológico. Há indícios de que os genes humanos do ZnT e do ZIP exibem suprarregulação ou infrarregulação em resposta ao Zn[13], podendo contribuir para o controle homeostático estreito do Zn. Os mecanismos responsáveis por regular os transportadores de zinco incluem os fatores de transcrição responsivos à dieta ou às condições fisiológicas, estabilização de mRNA e mecanismos proteolíticos intracelulares.

Alguns transportadores têm sido relacionados a doenças e condições genéticas específicas, tais como ZnT2 (baixo teor de zinco no leite materno); ZIP4, (acrodermatite enteropática, com má absorção de zinco) e ZIP13 (síndrome de Ehlers-Danlos). Outros transportadores mostram associações indefinidas com doenças humanas, tais como ZnT8 (diabetes tipos 1 e 2), ZIP1, ZIP4, ZIP6, ZIP7, ZIP10 e ZIP14 (cânceres da próstata, pancreático, de cólon ou de mama) e ZIP14 (sobrecarga de ferro).

Ingestão e absorção intestinal

A natureza do zinco absorvido não é clara. Como as macromoléculas de ligação com o zinco dos alimentos são liberadas e degradadas para moléculas de ligação com Zn menores durante a digestão, em geral há uma melhor biodisponibilidade. Como mencionado em seções anteriores, nenhum complexo específico parece ter um papel preferencial na promoção de absorção do zinco. Fatores sistêmicos que influenciam secreção intestinal endógena de Zn ou que resultam na hidrólise deficiente de constituintes luminais (p. ex., insuficiência pancreática, doenças inflamatórias do intestino) afetam a absorção e retenção intestinal de zinco.

As evidências de sistemas modelos sugerem que o zinco é provavelmente transportado como um soluto livre (Zn^{2+}) ou como um complexo que pode liberar Zn^{2+}, antes ou após o transporte de membrana. A maneira como o zinco é liberado pelos complexos no pH neutro do lúmen intestinal para o transporte como um soluto livre ainda não é conhecida.

A absorção ocorre em todo o trato intestinal.[57] Os estudos de perfusão sugerem que o jejuno do ser humano exibe a maior taxa de absorção.[58] Outros estudos em seres humanos e animais indicam que o duodeno é quantitativamente mais importante ao volume global de Zn absorvido, já que o lúmen duodenal apresenta a concentração inicial mais alta de Zn após uma refeição.[59] As secreções endógenas, incluindo aquelas provenientes do pâncreas, contribuem para essa abundância luminal de Zn. Conforme descrito adiante, a necessidade média estimada (EAR) e a ingestão dietética recomendada (RDA) baseiam-se na excreção endógena de Zn, em que a secreção intestinal representa o principal colaborador. No geral, o grau de absorção representa uma função da solubilidade coletiva do Zn ingerido. Além de ter uma média de 33%, a absorção aparente constitui um fator utilizado para calcular a RDA.[60]

A absorção do zinco ocorre ao longo de um gradiente da concentração a partir de uma concentração luminal relativamente alta (na região micromolar) após uma refeição. As mensurações cinéticas posicionam a constante de Michaelis-Menten (K_m: afinidade) para a ingestão de zinco no âmbito micromolar. A velocidade máxima é aumentada durante as doenças de deficiência de zinco, um achado que sugere suprarregulação do transporte de zinco quando o consumo de zinco dietético é baixo.[61,62] A cinética da captação de zinco pelo intestino delgado apresenta componentes mediados (saturáveis) e não mediados (transporte passivo).[61,63] O componente saturável pode representar a soma da atividade do transporte de zinco dos enterócitos. O transportador apical ZIP4 (SLC39A4) é suprarregulado na deficiência de zinco em camundongos.[64,65] Uma mutação do *ZIP4* humano é responsável pela má absorção de zinco que ocorre na acrodermatite enteropática.[66] Nesta doença, o ZIP4 defeituoso ocasiona a disfunção imunorresponsiva ao zinco e em alterações cognitivas.[67]

Dentro dos enterócitos, duas proteínas, MT e transportador ZnT7, influenciam o movimento transcelular do zinco[68,69] pelo tamponamento de zinco e transporte de zinco do complexo de Golgi para uma via secretora, respectivamente. Ambos são dispensáveis, porque a ablação destes genes não bloqueia a absorção de zinco. O ZnT1 possivelmente é o principal transportador que facilita o efluxo de zinco dos enterócitos.[70] Dependendo da condição do zinco dietético, os transportadores expressos nos enterócitos passam por várias taxas de síntese, transporte, endocitose e degradação. Em concentrações mais altas de zinco luminal, criadas pelo consumo de um suplemento de zinco, o componente não mediado (não saturável) da absorção de zinco pode fazer uma contribuição importante para a absorção total. A albumina parece ser o principal carregador portal para o zinco após a transferência pela superfície basolateral dos enterócitos.[71]

Regulação homeostática

O trato gastrintestinal (GI) desempenha um papel importante na manutenção do conteúdo total estável de zinco no organismo (homeostase). Em níveis muito baixos de zinco ingerido, inferiores a 1 mg/dia, quase todo aquele oriundo de uma dieta com baixo teor de fitato é absorvido.[72] Ao mesmo tempo, ocorre a redução na secreção de zinco no lúmen intestinal por meio de secreções pancreáticas e do intestino pelo fluxo epitelial na direção da serosa para a mucosa. Os mecanismos que regulam a secreção de zinco intestinal não são bem compreendidos. Conforme a quantidade de zinco ingerido aumenta, mais zinco é absorvido, apesar da eficácia da absorção de zinco diminuir e as perdas endógenas aumentarem para manter a homeostase do zinco. Em humanos, alterações na absorção do zinco, com maior ingestão de zinco, ajustam-se melhor a um modelo de resposta saturável.[73] Em ingestões dietéticas de 1 a aproximadamente 9 mg de zinco por dia, a eficácia da absorção de zinco decresce de quase 1,0 para aproximadamente 0,4. Com ingestões maiores do que aproximadamente 9 mg/dia, ou a necessidade média estimada (EAR), a absorção fracionada do zinco declina rapidamente, um declínio que ajuda a manter a homeostase pela minimização da absorção do excesso de zinco. A suprarregulação e a infrarregulação dos transportadores de zinco e, possivelmente, de outras proteínas envolvidas no transporte de zinco são responsáveis por tais ajustes na eficácia da absorção de zinco com mudanças na ingestão. Os ajustes na absorção parecem ocorrer rapidamente, pois quase triplicar a ingestão de zinco reduz a eficácia na absorção de zinco dentro de 24 horas.[46] Apesar da absorção de zinco responder rapidamente às mudanças na ingestão, as mudanças na absorção com alterações na condição do zinco parecem ser menores quando comparadas. Estudos experimentais com animais demonstraram que a absorção aumenta no final da gestação e lactação,[74] e também pode decrescer com o envelhecimento.[75]

Turnover e transporte de zinco

O Zn plasmático compreende apenas 0,1% do Zn corporal total e, dependendo da espécie, representa 20 a 30% do Zn nutricional em todo o corpo. As concentrações plasmáticas normalmente são mantidas dentro de limites estritos (~100 μg/dL; 15 μM), com concentrações séricas levemente mais altas em amostras não hemolisadas. A redução no estado nutricional de Zn em seres humanos produz um declínio nesses níveis em aproximadamente duas semanas.[72] Com as ingestões de zinco entre 3 e 10 mg/dia, o zinco plasmático aumenta e, então, muito lentamente, é elevado até um platô ser alcançado com ingestões entre 25 e 30 mg/dia.[75] O zinco plasmático pode variar até 20% em um dia, principalmente em função dos efeitos da ingestão de alimentos. Os valores mais altos ocorrem pela manhã, após o jejum noturno.

O Zn plasmático está ligado principalmente à albumina (70%).[71,76] Em sua concentração plasmática normal de 600 μM, a albumina tem uma relação molar com o Zn de 40:1. O Zn é facilmente trocado pela albumina (K_d = 7,5 M-1). A α_2-macroglobulina, um inibidor da protease e carreador dos fatores de crescimento, liga-se estreitamente ao Zn e representa grande parte do Zn ligado ao restante de proteína no plasma.[3] Uma quantidade muito pequena (i.e., ~ 0,01 %) é complexada com aminoácidos, principalmente a histidina e cisteína. Esse componente não ligado à proteína pode ser fisiologicamente relevante e pode influenciar a perda urinária de zinco. Em função da estrutura química do Zn, praticamente nenhuma molécula circula em uma forma ionizada livre. O fluxo do Zn pelo compartimento plasmático é de aproximadamente 130 vezes/dia.[72]

Uma quantidade de 70 a 80% do Zn sanguíneo encontra-se nas células, exibindo uma concentração maior em leucócitos (6 mg de Zn/10^6 células) do que em eritrócitos (1 mg de Zn/10^6 células).[77] O Zn eritrocitário é encontrado principalmente na anidrase carbônica (> 85%), na Cu-Zn superóxido dismutase e em diversas outras proteínas, inclusive metalotioneína.[78] Em camundongos, as membranas de eritrócitos no sangue periférico contêm proteínas transportadoras de zinco, algumas das quais refletem a ingestão de zinco anterior.[79] Análises com arranjo de cDNA demonstraram que alguns genes de leucócitos são muito sensíveis ao zinco[80] e podem responder aos níveis plasmáticos de zinco, ou, mais provavelmente, podem refletir condições do estado do zinco das células progenitoras na medula óssea.

Os dados cinéticos obtidos com isótopos tanto radioativos como estáveis forneceram informações relevantes sobre o *turnover* do *pool* de Zn em seres humanos. Foram identificados dois *pools* metabólicos (rápido [~12,5 dias] e lento [~300 dias]).[81,82] Os tecidos cineticamente ativos incluem primeiramente o fígado e depois o pâncreas, os rins e o baço. Um *turnover* lento é constatado nos músculos e nas hemácias, seguidos pelo osso e sistema nervoso. Um modelo metabólico comparável com ratos identificou importantes órgãos para o metabolismo de Zn, incluindo timo, pele, baço, intestino e, especialmente, medula óssea.[83] Em seres humanos, determinou-se um *pool* permutável de Zn, cuja magnitude é influenciada pela ingestão de Zn.[84] O *pool* representa em torno de 10% do corpo total de zinco, que faz trocas com o isótopo num período de 2 dias. Como a maior parte do zinco no organismo encontra-se ligado a proteínas, o tamanho do *pool* é influenciado pela quantidade de massa magra do corpo.[85] Uma restrição grave de zinco dietético causa uma diminuição de, aproximadamente, um terço no tamanho do *pool*. Isso pode refletir a redistribuição deste zinco com *turnover* mais rápido para outros tecidos. As características gerais do metabolismo de Zn estão ilustradas nas Figuras 11.1 e 11.2.

Mecanismos de adaptação dietéticos e fisiológicos

A regulação hormonal do metabolismo de Zn foi identificada por meio de flutuações transitórias no Zn plasmático. Os indivíduos sofrem uma redução reprodutível nesse nível de Zn no período pós-prandial, possivelmente em virtude das alterações na insulina e em outros hormônios induzidos pela

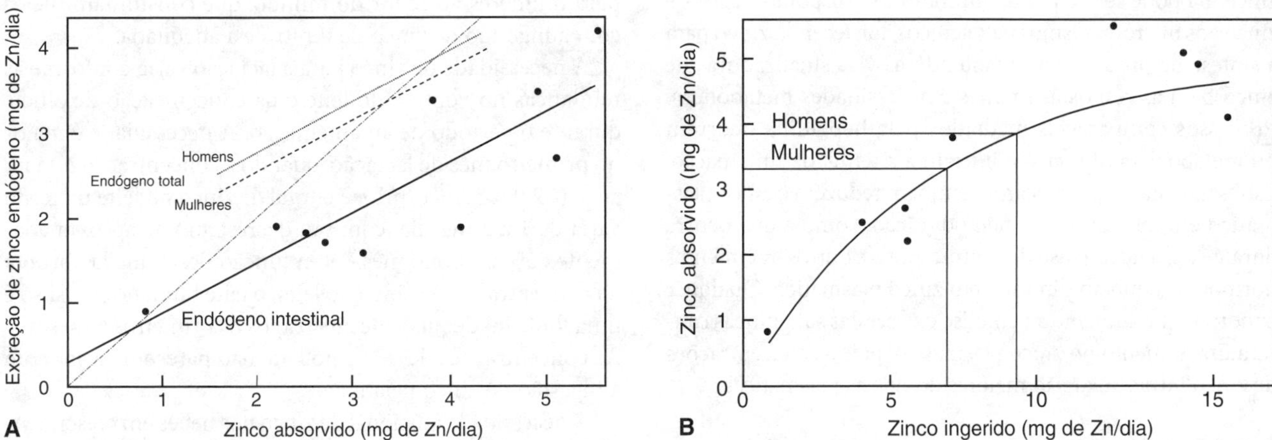

Figura 11.1 A. Relação entre as perdas de zinco e a absorção desse elemento em seres humanos adultos. A linha que se inicia no ponto de origem (linha pontilhada e tracejada) representa uma harmonia hipotética e perfeita entre a perda endógena e o zinco absorvido. A linha sólida maciça corresponde à regressão linear da excreção intestinal real de zinco endógeno vs. zinco absorvido, com base nos dados de dez estudos metabólicos com isótopos. Outras perdas, somadas às perdas endógenas intestinais, foram utilizadas para obter as linhas (linhas pontilhadas e tracejadas) das perdas endógenas totais em homens e mulheres. A intersecção da linha correspondente à perfeita harmonia com aquelas das perdas endógenas totais representa a quantidade de zinco que deverá ser absorvida para compensar tais perdas. **B.** Relação do zinco absorvido com o zinco ingerido nas perdas de sujeitos humanos. (Com permissão do Food and Nutrition Board, Institute of Medicine. Zinc. In: Dietary Reference Intakes for Vitamin A, Vitamin K, Arsenic, Boron, Chromium, Copper, Iodine, Iron, Manganese, Molybdenum, Nickel, Silicon, Vanadium, and Zinc. Washington, DC: National Academy Press, 2001.)

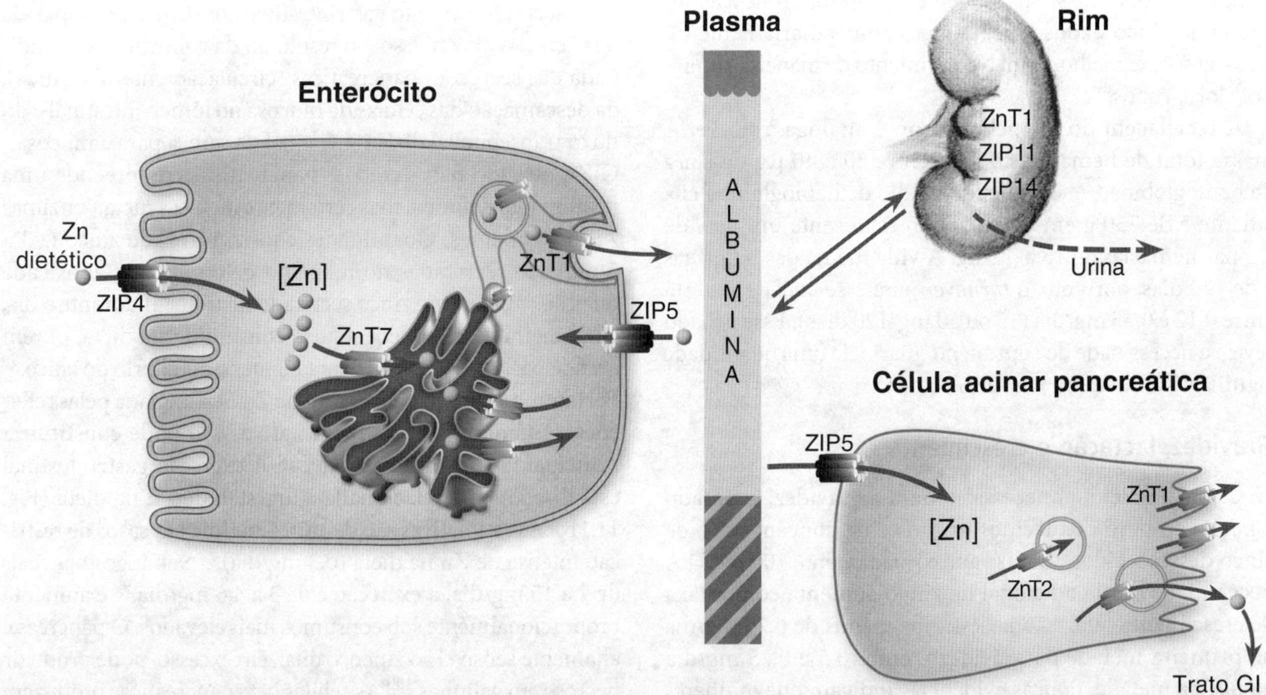

Figura 11.2 Principais vias mediadas por transportadores da absorção entérica e excreção pancreática e renal do zinco (Zn). GI: gastrintestinal; ZnT, transportador de zinco.

refeição.[86] Os aumentos nos níveis plasmáticos do Zn durante jejum intenso[87] provavelmente são causados pelo catabolismo muscular influenciado por mecanismo hormonal, com liberação concomitante do Zn. O Zn plasmático sofre redução transitória após estresse agudo (infecção, traumatismo e cirurgia).[88] A hipozincemia é associada com o estresse e as reações de fase aguda. Os mecanismos responsáveis têm relação com o transporte de zinco para o fígado e outros órgãos e talvez envolvam transportadores responsivos às citocinas.[89] A hipozincemia pode ser benéfica, diminuindo a disponibilidade de zinco aos microrganismos patogênicos, fornecendo zinco para a síntese de proteínas ou mantendo as vias sinalizadoras de zinco para as respostas imunes e necessidades metabólicas. Processos comparáveis mediados pela hepcidina ocorrem no metabolismo do ferro e iniciam a anemia da inflamação. Estresse e infarto do miocárdio também reduzem o zinco plasmático em humanos.[90] A hemodiluição, como a que ocorre durante a gravidez, o uso de contraceptivo e outros tratamentos hormonais também diminuem o zinco plasmático. Qualquer condição que aumente a hemólise das células sanguíneas causará um aumento no zinco plasmático, pois as concentrações de zinco intracelular são maiores do que as plasmáticas.

Armazenamento, reciclagem e conservação

O Zn não tem um "local de armazenamento" específico. No entanto, as células possuem zinco em vesículas que podem servir como uma fonte transitória de zinco celular quando há necessidade e como uma maneira de proteger a célula da citotoxicidade resultante do excesso de zinco livre no citoplasma.[91] Por exemplo, em estudos com pintinhos, a suplementação de zinco em níveis superiores aos necessários continuou a dar apoio ao crescimento normal em até oito dias após a retirada.[92] Além disso, os suplementos de micronutrientes contendo zinco dados a bebês vietnamitas diariamente ou semanalmente melhoraram o crescimento de maneira similar nos dois grupos.[93]

A reciclagem do Zn pelo éritron é análoga à do Fe. A massa total de hemácias contém entre 20 a 40 μg de Zn/g de hemoglobina,[77] e o conteúdo médio de hemoglobina circulante é de 750 g em adultos. Isso representa um *pool* de Zn nas hemácias de 15 a 30 mg. A vida média das hemácias é de 120 dias; portanto, o *turnover* para esse *pool* de Zn está entre 0,12 e 0,25 mg/dia (15 ou 30 mg/120 dias). Esse achado revela a necessidade do suprimento diário de uma quantidade significativa de Zn ao *pool* eritrocitário.

Gravidez, lactação e crescimento

O zinco adicional necessário para a gravidez, estimado a partir do peso dos tecidos ganhos e da concentração de zinco desses tecidos, totaliza aproximadamente 100 mg.[94] A necessidade diária adicional de zinco aumenta com a taxa de crescimento fetal; são necessários menos de 0,25 mg/dia na primeira metade da gravidez e entre 0,5 e 0,75 mg/dia na última metade. Poucas evidências indicam que mulheres grávidas aumentam sua ingestão de zinco para atender esta necessidade adicional. Esse achado sugere que podem ocorrer ajustes modestos na absorção do zinco ou na excreção fecal endógena. Como a necessidade diária de zinco adicional é pequena, mudanças na homeostase do zinco podem não ser evidentes. Em animais, a grave deficiência de zinco na gravidez causa anomalias teratogênicas múltiplas e limita o crescimento fetal.[95] Efeitos similares da deficiência de zinco e do desenvolvimento fetal têm sido observados em mulheres com acrodermatite enteropática. Ensaios controlados randomizados da suplementação de zinco mostraram poucos benefícios para mulheres ao redor do mundo, que consumiam dietas com a ingestão de zinco de limítrofe à adequada.[96]

A necessidade de zinco para a lactação varia conforme as mudanças no volume do leite e na concentração de zinco, durante o período de amamentação. A necessidade é maior no primeiro mês de lactação, quando a concentração está no auge (~2,8 μg zinco/mL), e o total de zinco no leite materno varia de 1 a 2 mg/dia, com um decréscimo de aproximadamente 75% no nono mês.[97] Em função desta queda abrupta na concentração de zinco no leite, o leite humano por si só é uma fonte inadequada de zinco após os primeiros 6 meses.[60] As concentrações de zinco no leite não parecem variar com a ingestão de zinco pela mãe.

A necessidade adicional de zinco nos bebês em crescimento e em crianças é estimada a partir da média da concentração de zinco no peso úmido do tecido, de 20 μg/g.[60] Presume-se que cada grama de novo tecido magro e adiposo ganho durante o crescimento requer essa quantidade de zinco, resultando, assim, na média de necessidade adicional de zinco absorvido em aproximadamente 840 μg/dia em bebês entre 7 e 12 meses e aproximadamente 750 μg/dia em crianças de 1 a 3 anos.

Excreção e perdas

A secreção no trato gastrintestinal constitui a principal via de excreção do Zn. Isso é o resultado da contribuição combinada das secreções pancreáticas (circulação enterohepática), da descamação das células da mucosa no lúmen intestinal e do fluxo transepitelial do Zn intestinal da serosa para a mucosa.[3] O Zn perdido nas secreções pancreáticas compreende uma mistura mal definida, mas certamente inclui as metaloenzimas Zn-dependentes. Quantidades consideráveis de zinco (~3 a 5 mg) são secretadas no intestino pelo pâncreas após cada refeição.[59] O total de zinco secretado no trato GI durante o dia, de maneira geral, excede aquele consumido na dieta, porém grande parte é reabsorvida para manter o equilíbrio do zinco.[98] Portanto, a secreção pancreática de Zn é estimulada pelas refeições. Do ponto de vista quantitativo, isso pode constituir a principal via de eliminação fecal. A excreção gastrintestinal está diretamente relacionada à ingestão de Zn na dieta (Fig. 11.1B). As estimativas são de até 0,5 mg/dia em casos de restrição intensa de Zn na dieta (0,3 mg/dia).[72] Sob ingestões reais de 7 a 15 mg/dia, a excreção é de 3 a 4,6 mg/dia,[99] e aumenta proporcionalmente sob consumos mais elevados. O pâncreas é altamente sensível ao zinco, o qual, em excesso, pode produzir necrose em galinhas.[100] As células beta pancreáticas produzem grandes quantidades de ZnT8, que influenciam a estabilidade e a secreção da insulina pelo transporte de zinco.[13] As células acinares produzem grandes quantidades de MT, que refletem intimamente a ingestão dietética de zinco e podem ter um papel protetor.[26] O ZIP5 é encontrado na membrana plasmática localizada nas células acinares e é refratário à ingestão de zinco,[101] enquanto que o ZnT2 é encontrado nas membranas dos grânulos de zimogênio e responde tanto ao zinco como aos hormônios glicocorticoides.[26] O ZnT1 parece facilitar a secreção de zinco a partir das células acinares dentro do sistema ductal, por meio da membrana apical para exportação subsequente ao lúmen intestinal.

O débito urinário de Zn é baixo (< 1 mg/dia), sendo refratário à alteração em uma ampla variação de ingestão (4 a 25 mg/dia).[99] A ocorrência de inanição ou traumatismo e de outras condições que aumentam o catabolismo proteico muscular aumenta o Zn urinário à medida que a carga de aminoácidos filtrados pelo rim aumenta. Alguns suplementos que se ligam estritamente ao Zn (p. ex., picolinato de Zn) podem levar à perda de Zn na urina.[102] Foi demonstrado que o glucagon regula a reabsorção de Zn pelo sistema tubular renal.[103] Determinados transportadores de Zn são expressos no rim. Assim, os pesquisadores sugeriram que o ZnT1, um transportador do efluxo, está orientado de tal forma que ele contribui com a reabsorção de Zn.[104] De maneira similar, ZIP8, ZIP11 e ZIP14 são expressos em grande quantidade no rim,[13,105] e poderiam auxiliar a captação de zinco do filtrado glomerular pelas células epiteliais renais. Embora pouco explorado, costuma-se aceitar que a expressão do transportador de Zn responsivo à ingestão de Zn na dieta regule a secreção endógena de Zn no intestino e a conservação desse elemento químico pelo suprimento sanguíneo renal.

Outras perdas de Zn ocorrem na pele (1 mg/dia), no sêmen (1 mg/ejaculado), na menstruação (0,1-0,5 mg no total) e no parto (100 g/feto, 100 mg/placenta). A lactação produz perdas de 2,2 mg/dia em 4 semanas e 0,9 mg/dia em 35 semanas[60] (ver Fig. 11.3). Algumas mulheres não produzem leite com quantidades normais de Zn. Em algumas pessoas, essa condição é causada por uma mutação de ZnT2, que reduz a captação de zinco nas vesículas secretoras da glândula mamária e aumenta a quantidade normal de zinco do leite.[106]

Deficiência de zinco: animais e seres humanos

Em animais e seres humanos com deficiência de Zn, relata-se dano tecidual (incluindo peroxidação, citotoxicidade/citoproteção, apoptose, proliferação tecidual diminuída, intolerância ao estresse, deficiência imunológica incluindo desequilíbrios de citocinas e alterações de desenvolvimento).[1-3,93] Contudo, as funções bioquímicas do Zn, descritas na seção anterior, são tão básicas para o crescimento, o desenvolvimento e a atividade das células que não é de se espantar que os fatores exatos responsáveis por esses efeitos da deficiência de Zn ainda não tenham sido definidos. As consequências das funções do Zn em sistemas integrados podem ser enquadradas em quatro categorias gerais: (a) oxirredução, peroxidação e dano tecidual; (b) regulação da apoptose; (c) proliferação e crescimento celular; e (d) regu-

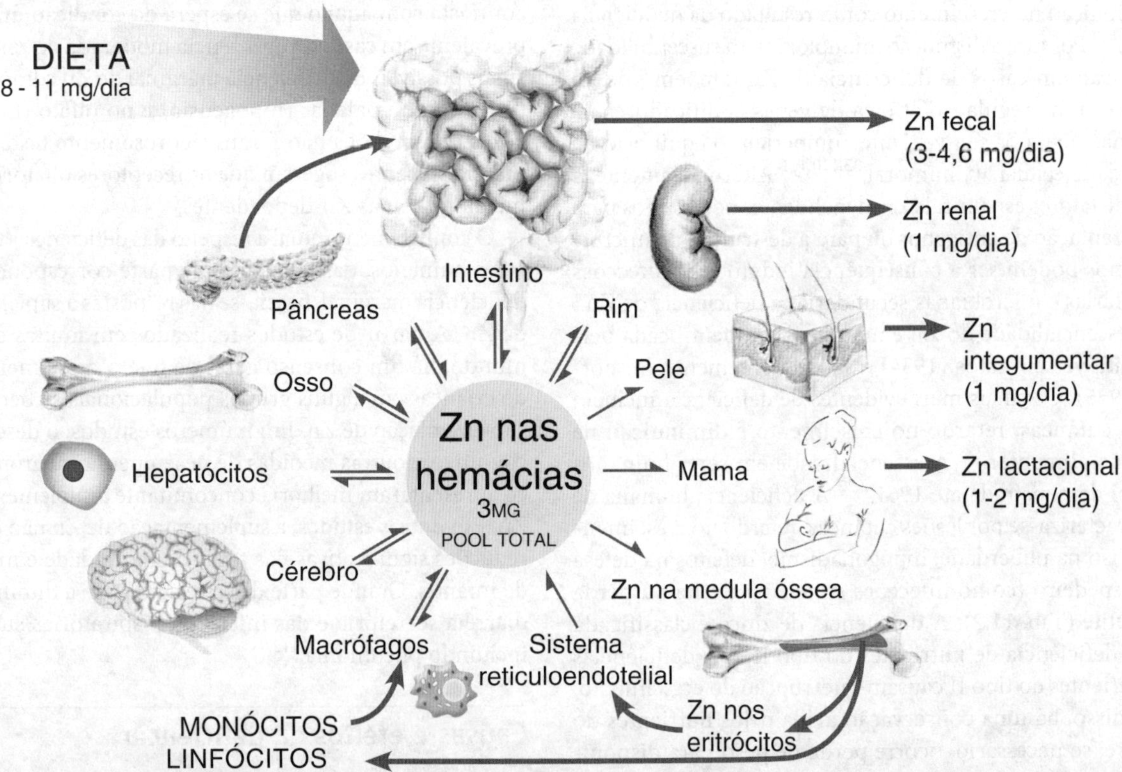

Figura 11.3 Representação esquemática do metabolismo do zinco em mamíferos. Os tecidos de alta atividade metabólica e/ou de significado funcional particular estão ilustrados conforme a procedência do zinco a partir do *pool* plasmático (*setas duplas*). Os sistemas que contribuem com a absorção, a reciclagem e a perda de zinco estão demonstrados como *setas unidirecionais*.

lação imunológica. Essa divisão confere uma estrutura para ajudar a compreender as complexidades da deficiência de Zn.

O Zn, conforme já foi descrito, não sofre reação direta de oxirredução, mas ocasionalmente se observam peroxidação tecidual e lesão oxidativa em animais com deficiência de Zn. O acúmulo de ferro, que ocasiona a geração de espécies reativas de oxigênio ou nitrogênio, pode ser um fator, pois ao menos um transportador de zinco (ZIP14) também transporta o ferro.[107,108] O NO causa liberação oxidativa de Zn a partir dos locais de ligação do grupo sulfidrila e leva à disfunção.[18,20] A suprarregulação da NO sintetase induzível em casos de deficiência de Zn pode exacerbar a liberação de Zn e a lesão da célula induzidas pelo óxido nítrico.[24,65,107] Os indícios baseados em animais sugerem que o Zn protege contra o dano de radicais livres derivados dos xenobióticos. Do mesmo modo, o Zn pode ser um fator na regulação da apoptose (morte celular programada) por influenciar diversas etapas nas cascatas de sinalização envolvidas. As células com taxas de *turnover* tipicamente elevadas, como as células imunológicas e epiteliais, podem ser mais vulneráveis. Portanto, a ocorrência de disfunção imunológica, bem como de distúrbios cutâneos e intestinais, associada com a deficiência de Zn pode ser consequência da alteração na apoptose.

O declínio no crescimento e na proliferação celulares observado em casos de deficiência de Zn também pode estar relacionado à anormalidade na apoptose. Além disso, os efeitos diretos sobre hormônios que influenciam a divisão celular ou a ingestão alimentar (p. ex., IGF ou leptina), ou os genes que produzem esses hormônios ou seus receptores ou alteram as vias de transdução de sinal, também podem explicar a diminuição no crescimento como resultado da deficiência de Zn.[109] Por fim, a disfunção imunológica e a suscetibilidade à infecção em casos de deficiência de Zn também podem envolver uma regulação atípica de genes codificadores de citocinas que, por sua vez, interromperiam o equilíbrio da imunidade celular *vs.* humoral.[35,110,111] Alternativamente, a falha de fatores estruturais Zn-dependentes necessários para a apresentação de antígenos ou para a destruição de microrganismos podem ser a consequência indutora de infecções parasitárias e microbianas secundárias à deficiência de Zn.

A essencialidade do Zn em animais foi identificada pela primeira vez em ratos (1934) e subsequentemente em porcos (1955). Os sinais mais evidentes de deficiência incluem lesões cutâneas, retardo no crescimento e diminuição na ingestão alimentar.[1-3] A essencialidade em seres humanos não foi demonstrada até 1961.[2,22] A deficiência humana de Zn caracteriza-se por lesões cutâneas, retardo no crescimento, atraso na puberdade, hipogonadismo, defeitos na defesa do hospedeiro (como infecções epiteliais) e falta ou perda de apetite (Tab. 11.2). A deficiência de zinco é classificada como deficiência de nutrientes do tipo II.[3] As deficiências de nutrientes do tipo II causam interrupção do crescimento; além disso, há uma conservação ávida pelos nutrientes do corpo e, se necessário, ocorre perda de peso para disponibilizar o nutriente internamente e manter sua concentração tecidual. Desse modo, ocorre um retardo no crescimento sem declínio concomitante nos níveis teciduais de Zn, associado com sinais inespecíficos, particularmente em grande parte dos tecidos com metabolismo ativo.

Tabela 11.2 Manifestações clínicas da deficiência humana marginal a grave de zinco[a]

Retardo de crescimento
Maturação sexual tardia e impotência sexual
Hipogonadismo e hipospermia
Diarreia e inflamação intestinal
Alopecia
Lesões cutâneas acro-orificiais
Outras lesões epiteliais: glossite, alopecia, distrofia da unha
Deficiências imunológicas: linfopenia, defeitos tímicos, redução na capacidade de fagocitose, depressão na função do linfócito T, diminuição na produção de citocina
Distúrbios comportamentais, incluindo redução no tônus hedônico
Diminuição no paladar (hipogeusia)
Atraso na cicatrização de feridas, queimaduras e úlceras de decúbito
Diminuição do apetite e da ingestão de alimento
Lesões oculares, incluindo fotofobia, falta de adaptação ao escuro e lesão fótica

[a] Alguns sinais foram observados em casos de deficiência grave ou são revertidos por meio da suplementação de zinco.

Em seres humanos adultos, a depleção de Zn é um processo lento em virtude dos mecanismos adaptativos que envolvem controle homeostático da absorção e das perdas endógenas. A repleção em casos de deficiência de Zn parece ser rápida. Indícios obtidos a partir de estudos realizados em animais experimentais sugerem que alguns marcadores bioquímicos da deficiência de Zn retornam à normalidade dentro de 24 horas. O espectro clínico da deficiência grave de Zn contrasta com aquilo que se espera da condição muito mais prevalente em casos de deficiência moderada de Zn.[4] Outros sinais possíveis de deficiência marginal de Zn compreendem disfunção no paladar (hipogeusia) e no olfato (hiposmia). Essas observações não foram rigorosamente testadas, mas indícios recentes sugerem que os receptores olfatórios sejam metaloproteínas Zn-dependentes.

O conhecimento atual a respeito das deficiências de Zn em seres humanos, das quais grande parte corresponde a uma deficiência marginal, baseia-se nas respostas à suplementação de Zn. A partir de estudos realizados em muitas partes do mundo, há um consenso geral de que o crescimento físico de crianças em alguns grupos populacionais se beneficia da suplementação de Zn. Em inúmeros estudos, o desempenho cognitivo e outras medidas de desempenho neuropsicológico apresentaram melhoria concomitante à suplementação de Zn. Em outros estudos, a suplementação de Zn não produziu reduções significativas nas taxas de morbidade e mortalidade infantis. Grande parte disso relaciona-se à diminuição da diarreia secretória e das infecções respiratórias superiores, incluindo pneumonia.[112]

Causas e efeitos da deficiência

A deficiência de Zn pode ser atribuída a cinco causas gerais isoladas ou combinadas.[113] Tais causas incluem ingestão inadequada, aumento das necessidades, má absorção, aumento de perdas e utilização prejudicada. A deficiência de Zn primária, ou induzida pela dieta, ocorre quando a ingestão de Zn absorvível se mostra inadequada. Pesquisas sobre a dieta revelam uma prevalência mundial e disseminada de inadequação do consumo de Zn. Com base nos dados dos balancetes da Organização das Nações Unidas para Alimentação e Agricultura (FAO), Brown e Wuehler determinaram a ingestão per capita diária média de Zn no suprimento alimentar de 178 países e estimaram a prevalência da população sob risco de ingestões baixas de Zn (i. e., menos que a recomendação normativa média sugerida pela Organização Mundial de Saúde [OMS]).[114] No geral, quase metade da população mundial estava sob risco. O risco era consideravelmente menor em populações da Europa e da América do Norte (1 a 13%) em comparação com regiões da Ásia, da África e do Mediterrâneo Oriental (68 a 95%). Os dados obtidos a partir de levantamentos norte-americanos revelam que as ingestões médias de Zn em homens e mulheres nos Estados Unidos são de 13 e 9 mg/dia, respectivamente.[60]

As ingestões baixas de Zn absorvível são exacerbadas por condições fisiopatológicas que aumentam as necessidades desse elemento químico. O aumento nas necessidades de Zn para o crescimento coloca bebês, crianças, adolescentes, gestantes e lactantes sob risco elevado de depleção de Zn. Algumas condições patológicas, como parto pré-termo, baixo peso ao nascer e distúrbios diarreicos, diminuem a absorção de Zn em virtude da imaturidade do trato gastrintestinal ou, então, tais condições aumentam as perdas intestinais, ampliando ainda mais o risco de deficiência de Zn entre bebês e crianças.[112]

A deficiência grave de Zn caracteriza-se por erupções cutâneas eritematosas, vesiculobolhosas e pustulares, principalmente em torno dos orifícios corporais e nas extremidades (ver Tab. 11.2). Após o início de dermatite, o cabelo pode sofrer alteração e se tornar hipopigmentado, adquirindo um tom avermelhado. A perda irregular de cabelo é uma característica comum.

Distúrbios de má absorção

As síndromes de má absorção e as enteropatias inflamatórias que alteram a integridade das células da mucosa podem reduzir a absorção de Zn e precipitar os estados de deficiência secundária desse elemento químico, particularmente se as ingestões também forem marginais. A doença de Crohn, o espru celíaco, a síndrome do intestino curto e o desvio jejunoileal predispõem à deficiência de Zn. A doença de Crohn, ou enterite regional, é um tipo de enteropatia inflamatória; nos pacientes acometidos por doença de Crohn, relatam-se concentrações séricas baixas de Zn e excreção urinária reduzida desse elemento.[115] A depleção de Zn na doença de Crohn pode resultar de absorção prejudicada, excreção aumentada, hipoalbuminemia ou redistribuição interna de Zn.[116,117] A suplementação com 25 mg de Zn elementar/dia por 8 semanas reduziu a permeabilidade do intestino delgado em pacientes com doença de Crohn.[118] Neste contexto, pesquisadores demonstraram que pelo menos um transportador de zinco (ZIP14) expresso no trato GI[108] é regulado por estímulos imunes[89] e pode influenciar a absorção de zinco na doença inflamatória intestinal.

Em pacientes com espru celíaco, também há relatos de declínio nos níveis plasmáticos de Zn.[119] O tratamento com uma dieta livre de glúten normaliza o nível de zinco plasmático.[120] Em pacientes não tratados, a absorção do zinco pode ser prejudicada, e a atividade das enzimas dissacaridases pode ser reduzida.[121] Os pacientes com síndrome do intestino curto estão sob risco de depleção do Zn por alguns fatores, como diminuição na superfície absortiva do intestino, aumento no tempo de trânsito intestinal e dano à reabsorção intestinal de Zn a partir do suco pancreático se grande parte da porção distal do intestino for removida.

Em pacientes submetidos à cirurgia de desvio intestinal, relatam-se baixos níveis plasmáticos de zinco. Embora a ingestão de Zn na dieta pareça adequada nesses pacientes, a absorção (conforme mensurada por um teste de tolerância ao Zn oral) sugere que a captação desse elemento se encontra prejudicada.[122] Um ano após a cirurgia de desvio gástrico por videolaparoscopia, os níveis de zinco plasmático estavam baixos em mais de um terço dos pacientes pesquisados.[123] Um estado nutricional deficiente de Zn pode contribuir com a frequente ocorrência de infecções após cirurgia de desvio jejunoileal.

Alcoolismo

Pacientes com cirrose alcoólica frequentemente apresentam hiperzincúria, hipozincemia e baixas concentrações hepáticas de Zn.[124] A hiperzincúria é atribuída ao desvio de Zn do plasma para ligantes que são excretados com facilidade e inibem a reabsorção tubular de Zn. O fornecimento de álcool em longo prazo a macacos, ratos e porcos reduziu as concentrações hepáticas e plasmáticas de Zn. Tal achado pode estar relacionado à disfunção das proteínas de barreira das junções compactas (*tight junctions*) no intestino delgado, ocasionando endotoxemia alcoólica e apoptose hepática.[125,126] Em pacientes alcoólatras, é comum a combinação da deficiência de vitamina A e de zinco,[127] podendo resultar em uma adaptação ruim ao escuro, relacionada a uma redução na atividade da retinol álcool desidrogenase, uma enzima retiniana zinco-dependente.[128]

Diabetes

Além de apresentarem hiperzincúria, os ratos com diabetes genético ou induzido por meio químico acumulam Zn no fígado e nos rins.[129] Os pacientes com diabetes do tipo 1 ou do tipo 2 podem exibir hiperzincúria, que tende a aumentar com a gravidade da doença.[130] No entanto, ainda não foram identificados os mecanismos subjacentes à alteração no metabolismo de Zn em pacientes diabéticos. Os íons de zinco têm um efeito semelhante ao da insulina,[131] e o zinco liberado pelas células beta na forma do complexo de insulina pode estar envolvido na regulação do sítio de fosforilação do receptor de insulina.[132] O zinco também desempenha um papel na secreção da insulina. O transportador ZnT8 é expresso de forma singular nas células beta pancreáticas, a fim de facilitar a ingestão de zinco oriundo do citoplasma para incorporação nas vesículas secretoras.[133] Posteriormente, o gene do ZnT8 foi identificado em vários estudos como um lócus de risco para o diabetes tipo 2, e foram identificados polimorfismos de nucleotídeo único.[134] Além disso, o ZnT8 é um autoantígeno ao diabetes tipo 1.[135] Isso sugere que os autoanticorpos contra este transportador podem ser usados como um marcador preditivo independente para o diabetes tipo 1.[13]

Infecções

Como o Zn é necessário para a síntese de proteínas regulatórias do sistema imune e para a manutenção da função imunológica normal, o estado nutricional deficiente desse elemento químico pode aumentar a suscetibilidade a doenças infecciosas. Em estudos com crianças de países em desenvolvimento, a suplementação preventiva de zinco reduziu a incidência de diarreia em aproximadamente 27%, entre as crianças com mais de 12 meses, e diminuiu a incidência das infecções agudas do trato respiratório inferior em aproximadamente 15%.[136] A suplementação preventiva de zinco também pode reduzir a incidência de malária. No geral, a suplementação de zinco reduz a mortalidade infantil por infecção em aproximadamente 6%; em crianças com mais de 12 meses, o impacto é maior — há uma redução de 18% na mortalidade.[136] A suplementação terapêutica de zinco durante os episódios de diarreia reduz a gravidade e a duração da doença. Logo, a duração da diarreia aguda é reduzida em aproximadamente 0,5 dias e a da persistente, em 0,7 dia.[112] Com base nestes achados e em outros trabalhos,[112] a OMS e a Unicef recomendam que o zinco terapêutico seja incluído nos programas de controle da diarreia.[137]

O efeito das pastilhas de zinco na duração e gravidade dos sintomas do resfriado comum foi estudado em aproximadamente 14 estudos diferentes desde 1984. Os resultados destes estudos são inconsistentes. Um trabalho subsequente demonstrou que a eficácia do tratamento com zinco estava associada ao tipo de sal de zinco usado (acetato e gluconato de zinco foram eficazes), ao início do tratamento com pastilhas dentro de 24 horas após o surgimento dos sintomas de resfriado e ao uso de uma dose diária de pelo menos 75 mg.[22] Uma dose dessas ultrapassa o nível de ingestão máxima tolerável (UL) de zinco, que é de 40 mg/dia, e alguns pacientes relataram distúrbios GI e irritação oral ao usarem pastilhas de zinco.[138]

A infecção pelo vírus da imunodeficiência humana (HIV) altera a nutrição do zinco por reduzir a ingestão, a absorção e o metabolismo dos alimentos que contêm zinco.[139] As perdas excessivas de zinco pela diarreia que geralmente acompanha o HIV aumentam a necessidade de zinco dietético. Níveis baixos de zinco sérico ou plasmático são comuns em indivíduos infectados pelo HIV. Porém, no HIV, uma concentração baixa de zinco sérico ou plasmático pode não refletir uma deficiência fraca, já que tanto o HIV como as infecções oportunistas podem deprimir o nível de zinco circulante na presença de ingestão adequada de zinco.[139] Considerando o importante papel que o zinco desempenha na manutenção da imunidade, a suplementação de zinco pode melhorar o controle dos indivíduos infectados pelo HIV. No entanto, os resultados inconsistentes dos ensaios de suplementação de zinco em pacientes infectados pelo HIV tornam impossível formular uma recomendação da suplementação de zinco.

Estudos mecanísticos revelaram que o zinco modula a expressão e a atividade das citocinas por meio do controle pelos transportadores em resposta aos agentes infecciosos. O zinco modifica a produção de IFN pelo ZIP8 em humanos suplementados com zinco.[36,140] De forma semelhante, o fator nuclear Kappa B (NF-kB), um fator de transcrição nuclear relacionado ao sistema imune, é sensível à suplementação de zinco[141] e pode ser um fator responsivo à sepse polimicrobiana.

Outras doenças

As drogas quelantes do Zn, como a penicilamina (utilizada para tratar a doença de Wilson) e o pentacetato de dietilenotriamina (usadas para tratar a sobrecarga de ferro na talassemia e na anemia falciforme) podem quelar o zinco, assim como os outros cátions-alvo e causar deficiência secundária de zinco.[142] A baixa estatura e concentração de zinco plasmático, observadas em crianças pré-púberes com anemia falciforme, têm sido atribuídas à depleção de zinco possivelmente associada com a terapia de quelação. Em um ensaio controlado randomizado de crianças com doença falciforme, aquelas que receberam suplementação com 10 mg de zinco/dia haviam ganho significativamente mais estatura do que as crianças que receberam placebo após 12 meses.[143] Apesar de o zinco ser tratado com frequência em associação com a penicilamina para tratar a doença de Wilson, a terapia combinada não impediu uma redução na densidade mineral óssea 1 ano após o tratamento ter sido iniciado.[144]

O Zn é encontrado em altas concentrações na retina e presumivelmente diminui o risco de DMRI, principal causa de deficiência visual e cegueira nos Estados Unidos. Em um estudo com 3.640 indivíduos com idades entre 55 a 80 anos, por mais de 6 anos, um suplemento de antioxidantes (vitaminas C, E e betacaroteno) mais zinco (80 mg/dia) reduziu o risco do desenvolvimento de DMRI avançada em aproximadamente 25%.[145] A mortalidade decresceu em aproximadamente 27% naqueles que receberam zinco suplementar.[146] O mecanismo de ação do zinco na redução do risco de DMRI não foi definido, mas pode estar relacionado a uma diminuição na lesão oxidativa no epitélio retiniano, que é rico em zinco.[145,146]

Considerações e necessidades dietéticas

A Agência Internacional de Energia Atômica juntamente com a OMS e a FAO reúnem comitês de especialistas regularmente para estimar as necessidades humanas de zinco.[48] A abordagem usada pelos dois grupos é semelhante. Porém, as recomendações dos dois grupos diferem em função das diferentes estimativas das perdas de zinco endógenas totais e da biodisponibilidade dietética do zinco (ver Tab. 11.3).

Absorção *vs.* perdas endógenas

As estimativas das necessidades dietéticas de zinco são derivadas dos grupos etários (com exceção de bebês menores de 1 ano), usando-se o *método fatorial*, definido como a quantidade de zinco a ser absorvida a fim de contrabalançar a quantidade de zinco endógeno perdida nos sítios intestinais e não intestinais.[48,60] Perdas não intestinais incluem perda urinária e "perdas de superfície" (pele descamada, cabelo, unhas, suor). Outras perdas não intestinais incluem perda pelo esperma e sangue menstrual, necessidades de crianças

Tabela 11.3 Ingestões recomendadas de zinco (mg/dia)[a]

	Idade (anos)	Homens RDA[a]	Mulheres RDA[a]	Homens UL	Mulheres UL
Bebês	0-0,5	[b]	[b]	4	4
	0,5-1	3	3	5	5
Crianças	1-3	3	3	7	7
ou	4-8	4	4	12	12
adolescentes	9-13	8	8	23	23
	14-18	11	9	34	34
Adultos	19-71+	11	8	40	40
Gestação	> 19	–	11	–	40
Lactação	> 19	–	12	–	40

RDA, ingestão dietética recomendada; UL, nível de ingestão máxima tolerável.

[a]Com permissão do Food and Nutrition Board, Institute of Medicine. Zinc. In: Dietary Reference Intakes for Vitamin A, Vitamin K, Arsenic, Boron, Chromium, Copper, Iodine, Iron, Manganese, Molybdenum, Nickel, Silicon, Vanadium, and Zinc. Washington, DC: National Academy Press, 2001.

[b]Definido como uma ingestão adequada (AI) que corresponda à ingestão média de zinco observada em lactentes alimentados, principalmente com leite humano. AI é de 2 mg/dia para lactentes, tanto do sexo masculino como do feminino.

em crescimento e mulheres grávidas e perda de zinco no leite materno. Ao serem estimadas as necessidades de zinco, as perdas não intestinais são consideradas constantes, independentemente das ingestões de zinco, se as últimas estiverem dentro da faixa de ingestão normal, ao passo que as perdas intestinais variam com a quantidade de zinco absorvida. Assim, as perdas intestinais são a quantidade perdida quando o total de zinco absorvido é apenas suficiente para atender às necessidades fisiológicas. A necessidade total de Zn absorvido, portanto, era determinada pela adição das perdas não intestinais às intestinais e pela regressão das perdas totais ao Zn absorvido. A intersecção da linha de equidade (i. e., em que o Zn absorvido se iguala ao Zn endógeno) com a linha de regressão prevê a quantidade de Zn absorvido necessário para repor as perdas endógenas totais (ver Fig. 11.1A).

Necessidade média estimada

A EAR é definida como o nível de ingestão média do nutriente estimado para atender às necessidades de metade dos indivíduos saudáveis num grupo em um estágio específico da vida.[60] A relação entre zinco ingerido e absorvido é assintótica (isto é, a eficácia da absorção do zinco diminui conforme a quantidade ingerida de zinco aumenta). A quantidade média de zinco dietético necessária para a absorção de zinco ser suficiente para repor as perdas totais endógenas é procedente da relação entre zinco ingerido e absorvido (ver Fig. 11.1B). Por exemplo, se homens adultos precisam absorver 3,84 mg/dia para repor sua perda endógena total, eles precisarão consumir 9,4 mg de zinco/dia, supondo-se que, em média, 40% do zinco dietético é biodisponível. Estimativas semelhantes são feitas para grupos em outros estágios da vida e outros gêneros. A RDA é estabelecida em dois desvios padrão acima da necessidade média ou EAR. Desse modo, a quantidade de zinco dietético atende à necessidade de 97,5% da população. Em função da variação e, portanto, do desvio padrão das necessidades não serem conhecidos, supõe-se que o coeficiente de variação das necessidades de zinco seja de 10%. Portanto, 20% da EAR são adicionados à necessidade média para estabelecer uma RDA.

Nível de ingestão máxima tolerável

O UL, definido como "a média mais alta do nível da ingestão diária de nutriente que provavelmente não oferece risco de efeitos adversos à saúde de quase todas as pessoas" (ver mais adiante), é o terceiro componente das ingestões dietéticas de referência (DRI) para o zinco (Tab. 11.3). Após considerar os efeitos adversos de altas ingestões de zinco no estado do cobre, um menor nível de efeito adverso observado (LOAEL) foi originado, com base na atividade reduzida de uma enzima dependente de cobre, cobre eritrocitária, superóxido dismutase, quando as ingestões de zinco ultrapassaram 50 mg/dia.[60] Supondo-se que a ingestão de zinco dietético seja, em média, aproximadamente 10 mg/dia, o LOAEL estimado de 1,5 foi aplicado, e a UL foi estimada em 40 mg de zinco/dia (60/1,5) para adultos com 19 anos ou mais.

O UL para bebês é de 4 mg/dia (Tab. 11.3). Este valor é baseado em um estudo de 68 bebês, em que 4 mg/dia de Zn foram adicionados à fórmula, fornecendo 1,8 mg de Zn/dia.[60] Como não foram observados efeitos adversos, o UL foi estabelecido em 4 mg/dia para bebês de 0 a 6 meses; aumentando para 5 mg/dia entre 7 e 12 meses e para 7 mg/dia para crianças pequenas entre 1 e 3 anos. Uma pesquisa norte-americana em bebês e crianças pequenas realizada nos Estados Unidos mostrou que 92% das crianças entre 0 e 6 meses, 86% daquelas entre 7 e 12 meses e 51% daquelas entre 1 e 3 anos de idade ultrapassaram o UL para o zinco.[147] A falta dos problemas de saúde associados com as atuais ingestões de zinco por bebês e crianças pequenas pede uma reavaliação de seus UL.

Avaliação do estado nutricional de zinco

Zinco plasmático

A regulação eficaz da homeostase do zinco em todos os níveis corporal e celular complica a avaliação da condição do zinco. Este forte controle homeostático dificulta a identificação de um biomarcador simples, sensível e específico da condição do zinco que reflita o espectro inteiro de possíveis estados, desde a deficiência, passando pela adequação, até o excesso e a toxicidade. Em geral, são usadas as concentrações de zinco plasmáticas, que variam de 12 a 18 μmol/L (0,8 a 1,2 μg/mL). Em um estudo de depleção e repleção do zinco em homens, alterações no zinco corporal total estimado a partir dos dados de equilíbrio correlacionaram-se melhor com as alterações no zinco plasmático ($r^2 = 0,826$, $p < 0,001$) do que qualquer outro indicador mensurado (fluxo de zinco plasmático, fosfatase alcalina, proteína de ligação ao retinol).[148] Além disso, uma revisão sistemática de 32 potenciais biomarcadores de zinco em 46 publicações identificou a concentração de zinco plasmática como o único biomarcador que responde, de maneira dose-dependente, às manipulações dietéticas.[149]

A sensibilidade e especificidade do zinco plasmático como um biomarcador da condição do zinco são limitadas pela responsividade das concentrações de zinco plasmático a estímulos não associados com o estado do zinco. As concentrações decrescem com a ingestão de alimento, estresses agudos, como infecções, e níveis aumentados de hormônios esteroides, tal como ocorre na gravidez e no uso de anticoncepcionais; as concentrações aumentam com o catabolismo muscular durante as doenças ou perda de peso.[150] No entanto, a concentração de zinco plasmático tem algumas características importantes que a tornam um bom indicador da condição do zinco em nível populacional: reflete as ingestões dietéticas de zinco a longo prazo, responde à suplementação de zinco e os valores de referência estão disponíveis para a maioria dos grupos por idade e sexo.[150] Os níveis de corte, baseados em dados da National Health and Nutrition Examination Survey II (NHANES II), controlados pela hora do dia, jejum, gênero e estado fisiológico, foram estabelecidos para o uso em pesquisas populacionais.[151] Os níveis de corte sugeridos para o percentil 2,5 é 74 μg/dL (11,3 μmol/L) em homens em jejum e 70 μg/dL (10,7 μmol/L) em mulheres em jejum. Os níveis de zinco leucocitário, eritrocitário, capilar e salivar não atendem a esse critério e não são considerados bons indicadores da condição do zinco.[76,149]

Indicadores funcionais da condição do zinco

A grave deficiência de zinco causa certas alterações clínicas inespecíficas, elencadas na Tabela 11.2. Esses sintomas facilitam um diagnóstico definitivo da deficiência de zinco. Porém, a grave deficiência de zinco é relativamente rara, e são necessários indicadores funcionais da depleção de zinco leve ou limítrofe. Os indicadores funcionais da condição de zinco podem ser divididos em dois tipos: processos celulares ou metabólicos e relativos ao corpo inteiro.

Numerosas alterações metabólicas que ocorrem com a deficiência de zinco são bem conhecidas. O estabelecimento de uma relação direta entre o estado de zinco e estas mudanças provou ser desafiante. Alguns exemplos incluem alterações na atividade das enzimas que contêm zinco, incluindo a fosfatase alcalina plasmática, a Cu-Zn superóxido dismutase eritrocitária, a linfócito ecto-5'-nucleotidase e a desidratase do ácido aminolevulínico. No geral, a atividade das metaloenzimas que contêm zinco não se mostrou como um biomarcador consistente do estado do zinco. Indicadores metabólicos do aumento de estresse oxidativo também têm sido associados com a depleção de zinco. Em um estudo sobre a depleção marginal de zinco em homens (0,6 mg zinco/dia por 1 semana, seguido de 4 mg de zinco/dia por 5 semanas), houve aumento da incidência de quebra das fitas de DNA nas células do sangue periférico, uma alteração que foi amenizada pela repleção[152] e que pode estar relacionada a um aumento no estresse oxidativo celular. Embora a suplementação de zinco tenha reduzido os biomarcadores do estresse oxidativo em humanos com doença clínica,[22] não foram identificados biomarcadores específicos de mudanças relacionadas ao zinco no estresse oxidativo que não a MT.[78,153]

Vários marcadores moleculares responsivos ao zinco foram identificados em roedores. A MT é expressa na maioria dos tecidos e, em alguns (por exemplo, o pâncreas), é extremamente sensível ao estado do zinco no nível do RNA.[26,110] A MT plasmática reflete a ingestão de zinco em ratos, mas é sensível à infecção e ao estresse.[153] Transportadores específicos de zinco também são sensíveis ao estado de zinco nas células mononucleares do sangue periférico ou eritrócitos em roedores.[79,154] Em humanos, sabe-se que a expressão de MT responde à depleção ou suplementação de zinco em eritrócitos[78,155,156] e leucócitos,[140] e alguns genes dos transportadores de zinco, especificamente *ZnT1*, respondem à suplementação[140] e depleção de zinco. A mensuração do zinco lábil utilizando métodos de fluorescência[8] ainda não foi avaliada como uma possível ferramenta para avaliação do estado de zinco. Estes métodos e conceitos, que estão sendo usados de maneira mais ampla na medicina diagnóstica, precisam ser testados de maneira rigorosa em pesquisas de campo e em estudos de intervenção.

Ensaios controlados randomizados, realizados em países em desenvolvimento com alto risco, demonstraram que a suplementação de zinco reduz a incidência e a prevalência de diarreia e pneumonia e aumenta o escore Z de estatura por idade ou comprimento por idade,[112,157] mas os efeitos da suplementação de zinco em parâmetros do desenvolvimento infantil não foram consistentes. Alguns pesquisadores propuseram que o risco da deficiência de zinco pode ser avaliado em certa população pela medição da concentração do zinco plasmático/sérico, da ingestão dietética de zinco e da prevalência de baixa estatura.[158] O risco da deficiência de zinco é considerado elevado se (a) a prevalência de baixas concentrações de zinco sérico for maior que 20%; (b) a prevalência de baixas ingestões de zinco dietético for maior que 25% (isto é, as ingestões são inferiores à EAR para aquela população); e (c) a prevalência de baixa estatura for maior que 20% (isto é, a estatura para a idade está a menos de dois desvios padrão da mediana de referência para a população).[151]

Toxicidade do zinco

Os aspectos dietéticos da toxicidade do Zn foram satisfatoriamente revisados.[60,159,160] A toxicidade aguda do Zn causa desconforto gástrico, vertigem e náusea. O zinco pode ter um efeito emético mesmo em doses baixas, como 50 mg. Para evitar este problema em ensaios de suplementação, recomenda-se o uso dos sais de acetato e gluconato de zinco. Há relato de óbito após uma infusão acidental de mais de 7 g de zinco ao longo de um período de 60 horas.[160] Vários casos de toxicidade grave por zinco foram relatados em pacientes com pica que ingeriam moedas dos EUA cunhadas após 1981, que são compostas principalmente de zinco.[161]

Foi demonstrado que a exposição por período prolongado entre operários que trabalham com galvanização causou uma elevação no zinco sérico e um declínio das concentrações séricas de cobre e cálcio, mas as radiografias de pulmão estavam normais.[162] Outros sintomas da toxicidade crônica incluem problemas gástricos, declínio na função imunológica (estimulação de linfócitos pela fitoemaglutinina) e diminuição no colesterol de alta densidade; essas alterações ocorrem sob ingestão de altos teores de Zn (> 300 mg/dia. Concentrações baixas de cobre sérico ocorreram em ingestões tão baixas quanto 50 mg de zinco/dia ao longo de algumas semanas.[163]

Em animais (cães e pintinhos), o pâncreas constitui um alvo da toxicidade do Zn.[2] No entanto, esse efeito toxicológico não foi observado em seres humanos.

Em pacientes com anemia falciforme tratados com Zn (150 mg/dia), constatou-se a ocorrência de hipocupremia. O fenômeno pode estar relacionado à queda na absorção de Cu, possivelmente por meio da indução de metalotioneína intestinal pelo Zn; essa metalotioneína, nesse caso, liga-se preferencialmente ao Cu e não ao Zn, tornando-se o primeiro elemento químico indisponível para liberação a partir de enterócitos.[164] Esta interação entre zinco e cobre é aproveitada na prática clínica: a suplementação de zinco é um tratamento aprovado pela Food and Drug Administration para a doença de Wilson, uma doença do acúmulo de cobre. Secundariamente à deficiência de Cu induzida pela alta ingestão de Zn, observou-se uma anemia sideroblástica.[165]

O excesso de Zn foi relacionado à patogenia da doença de Alzheimer (DA). O Zn pode se ligar à glicoproteína normal, proteína β-amiloide (Aβ), alterar a estrutura secundária dessa proteína e causar agregação e acúmulo sob a forma de placa amiloide, uma indicação dessa doença.[38] Pressupõe-se uma ligação direta entre DA e o consumo de Zn, mas não há uma definição clara a respeito disso. O efeito tóxico dos íons de Zn aos neurônios do córtex não tem ligação direta com o consumo desse elemento químico, mas é potencialmente relevante em condições clínicas.[166] Após isquemia transitória do prosencéfalo, ocorre acúmulo de Zn, podendo contribuir para a neurodegeneração e a morte neuronal. A superexpressão do ZnT1 diminui esse dano neuronal, provavelmente por meio de um processo de efluxo do Zn.[167]

Foram relatados vários casos de neuropatia produzida, possivelmente, pelo uso de quantidades excessivas de cremes para dentadura, com mais de 17 a 34 mg de zinco/g.[168] Foram relatadas anomalias hematológicas e neurológicas associadas à deficiência de cobre. Em um caso, a suplementação de cobre melhorou as alterações hematológicas, mas não os distúrbios neurológicos.[169] Essas observações clínicas provavelmente se relacionam com a indução de MT ocasionada pelo zinco, com subsequente ligação de cobre nas influências induzidas pelo zinco sobre genes associados com a absorção de cobre.

Em geral, o zinco é um nutriente relativamente não tóxico, com suplementação em níveis moderados (< 50 mg/dia). Contudo, sempre existe a possibilidade de que desequilíbrios nutricionais ocasionados pela suplementação seletiva possam causar sintomas de toxicidade.

Referências bibliográficas

1. Hambidge MH, Casey CE, Krebs NF. Zinc. In: Mertz W, ed. Trace Elements in Human and Animal Nutrition. New York: Academic Press, 1986:1–137.
2. Prasad AS. J Pharmacol 1985;16:344–52.
3. Mills CF. The biological significance of zinc for man: problems and prospects. In: Mills CF, ed. Zinc in Human Biology, London: Springer, 1989:371–81.
4. Hambidge M, Cousins RJ, Costello RB. J Nutr 2000;130(Suppl): 1341S–3S.
5. da Silva JRR, Williams RJP, eds. The Biological Chemistry of the Elements: The Inorganic Chemistry of Life. Oxford: Clarendon Press, 1991.
6. Krezel A, Hao Q, Maret W. Arch Biochem Biophys 2007; 463:188–200.
7. Gee KR, Zhou ZL, Qian WJ et al. J Am Chem Soc 2002;124:776–8.
8. Haase H, Hebel S, Engelhardt G et al. Anal Biochem 2006;352: 222–30.
9. Cousins RJ. Zinc. In: Brown Bowman BA, Russell RM, eds. Present Knowledge in Nutrition. International Life Sciences Institute (ILSI) Nutrition Foundation. Washington, DC: ILSI Press, 2006:445–57.
10. Suzuki T, Ishihara K, Migaki H et al. J Biol Chem 2005; 280:637–43.
11. Pedrosa FO, Pontremoli S, Horecker BL. Proc Natl Acad Sci U S A 1977;74:2742–5.
12. Brand IA, Kleineke J. J Biol Chem 1996;271:1941–9.
13. Lichten LA, Cousins RJ. Annu Rev Nutr 2009;29:153–76.
14. Klug A, Schwabe JW. FASEB J 1995;9:597–604.
15. Blasie CA, Berg JM. Biochemistry 2002;41:15068–73.
16. Ravasi T, Huber T, Zavolan M et al. Genome Res 2003;13: 1430–42.
17. Krezel A, Maret W. J Am Chem Soc 2007;129:10911–21.
18. Kroncke KD, Klotz LO, Suschek CV et al. J Biol Chem 2002;277:13294–301.
19. Roesijadi G, Bogumil R, Vasak M et al. J Biol Chem 1998;273:17425–32.
20. Spahl DU, Berendji-Grun D, Suschek CV et al. Proc Natl Acad Sci U S A 2003;100:13952–7.
21. Zangger K, Oz G, Haslinger E et al. FASEB J 2001;15:1303–5.
22. Prasad AS. Curr Opin Clin Nutr Metab Care 2009;12:646–52.
23. Ho E, Ames BN. Proc Natl Acad Sci U S A 2002;99:16770–5.
24. Cui L, Blanchard RK, Cousins RJ. J Nutr 2003;133:51–6.
25. Gomez NN, Davicino RC, Biaggio VS et al. Nitric Oxide 2006;14:30–8.
26. Guo L, Lichten LA, Ryu MS et al. Proc Natl Acad Sci U S A 2010;107:2818–23.
27. Naik HB, Beshire M, Walsh BM et al. Am J Physiol 2009; 297:C979–89.
28. Lichtlen P, Wang Y, Belser T et al. Nucleic Acids Res 2001; 29:1514–23.
29. Hogstrand C, Zheng D, Feeney G et al. Biochem Soc Trans 2008;36:1252–7.
30. Lee J, Li Z, Brower-Sinning R et al. PLoS Comput Biol 2007;3:e67.
31. Otsuka F, Okugaito I, Ohsawa M et al. Biochim Biophys Acta 2000;1492:330–40.
32. Walker E, Chang WY, Hunkapiller J et al. Cell Stem Cell 2010; 6:153–66.
33. Cousins RJ, Liuzzi JP, Lichten LA. J Biol Chem 2006;281: 24085–9.
34. Yamasaki S, Sakata-Sogawa K, Hasegawa A et al. J Cell Biol 2007;177:637–45.
35. Haase H, Rink L. Annu Rev Nutr 2009;29:133–52.
36. Aydemir TB, Liuzzi JP, McClellan S et al. J Leukoc Biol 2009;86:337–48.
37. Kitamura H, Morikawa H, Kamon H et al. Nat Immunol 2006;7:971–7.
38. Sensi SL, Paoletti P, Bush AI et al. Nat Rev Neurosci 2009; 10:780–91.
39. Takeda A, Minami A, Takefuta S et al. J Neurosci Res 2001; 63:447–52.
40. Chowanadisai W, Kelleher SL, Lonnerdal B. J Nutr 2005; 135:1002–7.
41. Cote A, Chiasson M, Peralta MR, 3rd et al. J Physiol 2005; 566:821–37.

42. Kwak YD, Wang B, Pan W et al. J Biol Chem 2010;285:9847–57.
43. Lonnerdal B. J Nutr 2000;130(Suppl):1378S–83S.
44. Hambidge KM, Miller LV, Westcott JE et al. Am J Clin Nutr 2010;91(Suppl):1478S–83S.
45. Hunt JR, Beiseigel JM, Johnson LK. Am J Clin Nutr 2008; 87:1336–45.
46. Chung CS, Stookey J, Dare D et al. Am J Clin Nutr 2008; 87:1224–9.
47. Hotz C, Gibson RS, Temple L. Int J Food Sci Nutr 2001; 52:133–42.
48. World Health Organization. Trace Elements in Human Nutrition and Health. Geneva: World Health Organization, 1996.
49. Miller LV, Krebs NF, Hambidge KM. J Nutr 2007;137:135–41.
50. Lonnerdal B. J Nutr 2003;133(Suppl):1490S–3S.
51. Fordyce EJ, Forbes RM, Robbins KR et al. J Food Sci 1987;52: 440–4.
52. Sandstrom B, Davidsson L, Cederblad A et al. J Nutr 1985;115: 411–4.
53. Brown KH, Peerson JM, Baker SK et al. Food Nutr Bull 2009;30(Suppl):S12–S40.
54. August D, Janghorbani M, Young VR. Am J Clin Nutr 1989;50:1457–63.
55. Davis CD, Milne DB, Nielsen FH. Am J Clin Nutr 2000; 71:781–8.
56. Hilty FM, Arnold M, Hilbe M et al. Nat Nanotechnol 2010; 5:374–80.
57. Cousins RJ. Adv Exp Med Biol 1989;249:3–12.
58. Lee HH, Prasad AS, Brewer GJ et al. Am J Physiol 1989;256: G87–91.
59. Matseshe JW, Phillips SF, Malagelada JR et al. Am J Clin Nutr 1980;33:1946–53.
60. Food and Nutrition Board, Institute of Medicine. Zinc. In: Dietary Reference Intakes for Vitamin A, Vitamin K, Arsenic, Boron, Chromium, Copper, Iodine, Iron, Manganese, Molybdenum, Nickel, Silicon, Vanadium, and Zinc. Washington, DC: National Academy Press, 2001.
61. Hoadley JE, Leinart AS, Cousins RJ. Am J Physiol 1987; 252:G825–31.
62. Lee DY, Prasad AS, Hydrick-Adair C et al. J Lab Clin Med 1993;122:549–56.
63. Raffaniello RD, Lee SY, Teichberg S et al. J Cell Physiol 1992;152:356–61.
64. Dufner-Beattie J, Wang F, Kuo YM et al. J Biol Chem2003;278: 33474–81.
65. Liuzzi JP, Guo L, Chang SM et al. Am J Physiol 2009;296:G517–23.
66. Wang K, Zhou B, Kuo YM et al. Am J Hum Genet 2002;71:66–73.
67. Thyresson N. Acta Derm Venereol 1974;54:383–5.
68. Davis SR, McMahon RJ, Cousins RJ. J Nutr 1998;128:825–31.
69. Huang XP, Yabuki Y, Kojima M et al. Biol Chem 2007;388:129–33.
70. McMahon RJ, Cousins RJ. Proc Natl Acad Sci U S A 1998; 95:4841–6.
71. Smith KT, Failla ML, Cousins RJ. Biochem J 1979;184:627–33.
72. King JC, Shames DM, Lowe NM et al. Am J Clin Nutr 2001;74: 116–24.
73. Hambidge KM, Miller LV, Westcott JE et al. Am J Clin Nutr 2010;91(Suppl):1478S–83S.
74. Davies NT, Williams RB. Br J Nutr 1977;38:417–23.
75. Fairweather-Tait SJ, Harvey LJ, Ford D. Exp Gerontol 2008;43: 382–8.
76. Gibson RS, Hess SY, Hotz C et al. Br J Nutr 2008;99(Suppl): S14–S23.
77. Milne DB, Ralston NV, Wallwork JC. Clin Chem 1985;31:65–9.
78. Grider A, Bailey LB, Cousins RJ. Proc Natl Acad Sci U S A 1990;87:1259–62.
79. Ryu MS, Lichten LA, Liuzzi JP et al. J Nutr 2008;138:2076–83.
80. Cousins RJ, Blanchard RK, Popp MP et al. Proc Natl Acad Sci U S A 2003;100:6952–7.
81. Foster DM, Aamodt RL, Henkin RI et al. Am J Physiol 1979;237: R340–R9.
82. Wastney ME, Aamodt RL, Rumble WF et al. Am J Physiol 1986;251: R398–R408.
83. Dunn MA, Cousins RJ. Am J Physiol 1989;256:E420–30.
84. Miller LV, Hambidge KM, Naake VL et al. J Nutr 1994;124:268–76.
85. Pinna K, Woodhouse LR, Sutherland B et al. J Nutr 2001;131: 2288–94.
86. King JC, Hambidge KM, Westcott JL et al. J Nutr 1994;124:508–16.
87. Fell GS, Fleck A, Cuthbertson DP et al. Lancet 1973;1:280–2.
88. Falchuk KH. N Engl J Med 1977;296:1129–34.
89. Liuzzi JP, Lichten LA, Rivera S et al. Proc Natl Acad Sci U S A 2005;102:6843–8.
90. Prasad AS. J Am Coll Nutr 1985;4:591–8.
91. Haase H, Beyersmann D. Biometals 1999;12:247–54.
92. Emmert JL, Baker DH. Poultry Sci 1995;74:1011–21.
93. Thu BD, Schultink W, Dillon D et al. Am J Clin Nutr 1999;69:80–6.
94. Swanson CA, King JC. Am J Clin Nutr 1987;46:763–71.
95. King JC. Am J Clin Nutr 2000;71(Suppl):1334S–43S.
96. Brown KH, Hess S. Food Nutr Bull 2009;30(Suppl):S1–S188.
97. King JC, Turnlund JR. Human zinc requirements. In: Mills CF, ed. Zinc in Human Biology. London: Springer, 1989:335–50.
98. Krebs NF. J Nutr 2000;130(Suppl):1374S–7S.
99. King JC, Shames DM, Woodhouse LR. J Nutr 2000;130 (Suppl):1360S–6S.
100. Lu J, Combs GF Jr. J Nutr 1988;118:681–9.
101. Wang F, Kim BE, Petris MJ et al. J Biol Chem 2004;279: 51433–41.
102. Seal CJ, Heaton FW. J Nutr 1985;115:986–93.
103. Victery W, Levenson R, Vander AJ. Am J Physiol 1981;240:F299–F305.
104. Cousins RJ, McMahon RJ. J Nutr 2000;130(Suppl):1384S–7S.
105. Girijashanker K, He L, Soleimani M et al. Mol Pharmacol 2008;73:1413–23.
106. Chowanadisai W, Lonnerdal B, Kelleher SL. J Biol Chem 2006;281:39699–707.
107. Mackenzie GG, Keen CL, Oteiza PI. Dev Neurosci 2002;24: 125–33.
108. Liuzzi JP, Aydemir F, Nam H et al. Proc Natl Acad Sci U S A 2006; 103:13612–7.
109. MacDonald RS. J Nutr 2000;130(Suppl):1500S–8S.
110. Moore JB, Blanchard RK, Cousins RJ. Proc Natl Acad Sci U S A 2003;100:3883–8.
111. Koski KG, Scott ME. Annu Rev Nutr 2001;21:297–321.
112. Walker CF, Black RE. Annu Rev Nutr 2004;24:255–75.
113. Solomons NW, Cousins RJ. Zinc. In: Solomons NW, Rosenberg IH, eds. Absorption and Malabsorption of Mineral Nutrients. New York: Alan R. Liss, 1984:125–97.
114. Brown KH, Wuehler SE. Zinc and Human Health: The Results of Recent Trials and Implications for Program Interventions and Research. Ottawa: Micronutrient Initiative, 2000.
115. McClain CJ. J Am Coll Nutr 1985;4:49–64.
116. Matsui T. J Gastroenterol 1998;33:924–5.
117. Griffin IJ, Kim SC, Hicks PD et al. Pediatr Res 2004;56:235–9.
118. Sturniolo GC, Di Leo V, Ferronato A et al. Inflamm Bowel Dis 2001;7:94–8.
119. Elmes ME, Golden MK, Love AHG. Q J Mol Med 1978;55:293–306.
120. Hogberg L, Danielsson L, Jarleman S et al. Acta Paediatr 2009;98:343–5.
121. Jones PE, Peters TJ. Gut 1981;22:194–8.
122. Andersson K-E, Bratt L, Dencker H et al. Eur J Clin Pharmacol 1976;9:423–8.

123. Madan AK, Orth WS, Tichansky DS et al. Obes Surg 2006;16:603–6.
124. Halsted CH, Keen CL. Eur J Gastroenterol Hepatol 1990;2:399–405.
125. Zhong W, McClain CJ, Cave M et al. Am J Physiol 2010;298: G625–33.
126. Szuster-Ciesielska A, Plewka K, Daniluk J et al. Toxicol Appl Pharmacol 2008;229:1–9.
127. Russell RM. Am J Clin Nutr 1980;33:2741–9.
128. McClain CJ, Su LC. Alcohol Clin Exp Res 1983;7:5–10.
129. Uriu-Hare JY, Stern JS. Diabetes 1989;38:1282–90.
130. Walter RM Jr, Uriu-Hare JY, Olin KL et al. Diabetes Care 1991;14(11): 1050–6.
131. Beletate V, El Dib RP, Atallah AN. Cochrane Database Syst Rev 2007;(1):CD005525.
132. Haase H, Maret W. Biometals 2005;18:333–8.
133. Chimienti F, Devergnas S, Favier A et al. Diabetes 2004;53:2330–7.
134. Staiger H, Machicao F, Stefan N et al. PLoS One 2007;2:e832
135. Wenzlau JM, Juhl K, Yu L et al. Proc Natl Acad Sci U S A 2007;104: 17040–5.
136. Brown KH, Baker SK, Committee IS. Food Nutr Bull 2009;30(Suppl):S179–S84.
137. World Health Organization, United Nations Children's Fund (UNICEF). WHO/UNICEF Joint Statement. Clinical management of acute diarrhea. Geneva: World Health Organization/UNICEF, 2004.
138. Garland ML, Hagmeyer KO. Ann Pharmacother 1998;32:63–9.
139. Kupka R, Fawzi W. Nutr Rev 2002;60:69–79.
140. Aydemir TB, Blanchard RK, Cousins RJ. Proc Natl Acad Sci U S A 2006;103:1699–704.
141. Bao S, Liu MJ, Lee B et al. Am J Physiol 2010;298:L744–54.
142. Weismann K. Dan Med Bull 1986;33:208–11.
143. Zemel BS, Kawchak DA, Fung EB et al. Am J Clin Nutr 2002;75:300–7.
144. Selimoglu MA, Ertekin V, Doneray H et al. J Clin Gastroenterol 2008;42:194–8.
145. Age-Related Eye Disease Study Research Group. Arch Ophthalmol 2001;119:1417–36.
146. Clemons TE, Kurinij N, Sperduto RD. Arch Ophthalmol 2004;122: 716–26.
147. Arsenault JE, Brown KH. Am J Clin Nutr 2003,78.1011–7.
148. Lowe NM, Woodhouse LR, Sutherland B et al. J Nutr 2004;134:2178–81.
149. Lowe NM, Fekete K, Decsi T. Am J Clin Nutr 2009;89(Suppl): 2040S–51S.
150. Hess SY, Peerson JM, King JC et al. Food Nutr Bull 2007;28(Suppl): S403–29.
151. Hotz C, Peerson JM, Brown KH. Am J Clin Nutr 2003;78:756–64.
152. Song Y, Chung CS, Bruno RS et al. Am J Clin Nutr 2009;90:321–8.
153. Bremner I, Morrison JN, Wood AM et al. J Nutr 1987;117: 1595–602.
154. Liuzzi JP, Bobo JA, Lichten LA et al. Proc Natl Acad Sci U S A 2004;101:14355–60.
155. Allan AK, Hawksworth GM, Woodhouse LR et al. Br J Nutr 2000;84: 747–56.
156. Sullivan VK, Burnett FR, Cousins RJ. J Nutr 1998;128:707–13.
157. Gibson RS, Hess SY, Hotz C et al. Br J Nutr 2008;99(Suppl 3): S14–23.
158. Hotz C, Brown KH. Food Nutr Bull 2004;25(Suppl): S94–S203.
159. Brocks A, Reid H, Glazer G. Br Med J 1977;1:1390–1.
160. Fosmire GJ. Am J Clin Nutr 1990;51:225–7.
161. Pawa S, Khalifa AJ, Ehrinpreis MN et al. Am J Med Sci 2008;336:430–3.
162. El Safty A, El Mahgoub K, Helal S et al. Ann N Y Acad Sci 2008;1140:256–62.
163. Greger JL. Zinc: overview from deficiency to toxicity. In: Mertz W, Abernathy CO, Olin SS, eds. Risk Assessment of Essential Elements. Washington, DC: ILSI Press, 1994.
164. Yuzbasiyan-Gurkan V, Grider A, Nostrant T et al. J Lab Clin Med 1992;120:380–6.
165. Fiske DN, McCoy HE 3rd, Kitchens CS. Am J Hematol 1994;46: 147–50.
166. Choi DW, Koh JY. Annu Rev Neurosci 1998;21:347–75.
167. Kim AH, Sheline CT, Tian M et al. Brain Res 2000;886: 99–107.
168. Nations SP, Boyer PJ, Love LA et al. Neurology 2008;71:639–43.
169. Afrin LB. Am J Med Sci 2010;340:164–8.

Sugestões de leitura

Haase H, Rink L. Functional significance of zinc-related signaling pathways in immune cells. Annu Rev Nutr 2009;29:133–52.

King JC, ed. 11th International Symposium on Trace Elements in Man and Animals. J Nutr 2003;133(Suppl):1429S–587S.

Lichten LA, Cousins RJ. Mammalian zinc transporters: nutritional and physiologic regulation. Annu Rev Nutr 2009;29:153–76.

Sensi SL, Paoletti P, Bush AI et al. Zinc in the physiology and pathology of the CNS. Nat Rev Neurosci 2009;10:780–91.

Walker CF, Black RE. Zinc and the risk for infectious disease. Annu Rev Nutr.2004;24:255–75.

12 Cobre*

James F. Collins

Destaques históricos

Há quase 200 anos, foi estabelecido que o cobre era um constituinte normal de plantas e invertebrados inferiores marinhos. Entretanto, somente a partir de 1921 que a presença do cobre nos tecidos animais foi firmemente estabelecida, quando Bodansky demonstrou de maneira definitiva que o encéfalo humano contém cobre.[1] Na mesma época, foi identificado um papel fisiológico específico do cobre, quando os pesquisadores descobriram que o cobre detectado em um extrato de fígado, aliado aos sais de ferro, era necessário para curar a anemia experimental em ratos[2] e em outras espécies de mamíferos. Evidências diretas do envolvimento do cobre na doença humana foram estabelecidas definitivamente no início dos anos 1900, com a primeira descrição da doença de Wilson (DW),[3] embora o fato de que essa doença seja um erro inato do metabolismo somente tenha sido constatado após várias décadas.[4] A suspeita da existência de uma relação entre baixos níveis corporais de cobre e anemia em seres humanos foi levantada nos anos 1930, contudo as provas experimentais conclusivas somente foram obtidas posteriormente. A deficiência de cobre em seres humanos foi observada pela primeira vez em pacientes com doença de Menkes (DM), em 1962,[5] apesar de o defeito fisiológico subjacente somente ter sido descoberto após uma década.[6] Atualmente, os pesquisadores já estabeleceram firmemente que o cobre é um nutriente essencial para os seres humanos. Ele está presente nos líquidos e tecidos corporais, na faixa de partes por milhão (mg/g) a partes por bilhão (ng/g). Em decorrência das perturbações dos processos homeostáticos normais influenciados por concentrações altas ou baixas de cobre, os mamíferos desenvolveram sistemas requintados de regulação de absorção, transporte, armazenamento, uso e excreção do cobre.

Química

A massa atômica do cobre é de aproximadamente 63,5 daltons. O cobre possui dois isótopos estáveis, ^{63}Cu e ^{65}Cu. Dentre os sete radioisótopos do cobre, os dois cujas meias-vidas são maiores (^{67}Cu [~70 horas] e ^{64}Cu [~13 horas]) e também os dois isótopos estáveis são os mais comumente empregados nas análises experimentais do metabolismo do cobre. O cobre apresenta dois estados de oxidação predominantes, Cu^{2+} (cúprico) e Cu^{+} (cuproso), que costumam se alternar para a frente e para trás durante as reações enzimáticas. O Cu^{+} é altamente insolúvel em soluções aquosas e, por isso, é fortemente complexado.[7] Nos sistemas biológicos, a maior parte está ligada a proteínas, por meio de interações específicas com as cadeias laterais de aminoácidos.

*__Abreviaturas__: **AI**, ingestão adequada; **ATOX1**, chaperona da ATPase de cobre de Menkes; **ATP**, trifosfato de adenosina; **ATP7A**, ATPase transportadora de cobre de Menkes; **CCO**, citocromo c oxidase; **CCS**, chaperona de cobre da cobre/zinco-superóxido dismutase; **COX17**, chaperona da citocromo c oxidase; **CP**, ceruloplasmina; **CTR1**, transportador de cobre 1; **Cu^{+}**, íon cuproso; **Cu^{2+}**, íon cúprico; **DBM**, dopamina β-monoxigenase; **DMT1**, transportador de metal divalente-1; **DW**, doença de Wilson; **EAA**, espectroscopia de absorção atômica; **EM**, espectrometria de massa; **EMIT**, espectrometria de massa de ionização térmica; **HEPH**, hefaestina; **LOX**, lisil oxidase; **MAO**, monoamina oxidase; **MT**, metalotioneína; **PAI**, plasma acoplado induzivelmente; **PAM**, monoxidase α-amidante de peptidilglicina; **RDA**, ingestão dietética recomendada; **RTG**, rede *trans*-Golgi; **SNC**, sistema nervoso central; **SOD**, superóxido dismutase; **TYR**, tirosinase; **UL**, nível de ingestão máxima tolerável.

Funções bioquímicas e fisiológicas

O cobre exerce papel proeminente na biologia dos mamíferos, atuando como um cofator enzimático para diversas cuproenzimas. Essas enzimas, que na maioria são oxidases, estão coletivamente envolvidas nas reações de transferência de elétron único entre um substrato e o oxigênio molecular, que usam átomos de cobre oxidados (Cu^{2+}) ou reduzidos (Cu^{+}). Descrições detalhadas dessas proteínas, bem como de suas propriedades e funções físico-químicas foram publicadas.[8,9] O cobre também exerce funções não enzimáticas comprovadas em diversos processos fisiológicos, como angiogênese, transporte de gás, homeostasia neuro-hormonal e regulação da expressão genética. Várias enzimas dependentes de cobre foram identificadas em mamíferos, as quais são listadas na Tabela 12.1 e discutidas brevemente adiante. As proteínas ligadoras de cobre, embora não sejam discutidas em detalhes aqui, também são listadas na Tabela 12.1.

Funções catalíticas

Amina oxidases

Essas enzimas atuam na desaminação oxidativa das aminas primárias biogênicas e existem na forma de dímeros contendo duas subunidades equivalentes. No plasma, pequenas concentrações dessas proteínas catabolizam as aminas fisiologicamente ativas histidina, tiramina e poliaminas. Tais enzimas também podem atuar na sinalização intracelular, via produção de peróxido de hidrogênio.[10] Nessa família, está incluída a proteína de adesão vascular-1 (VAP-1), propositadamente envolvida no trânsito de leucócitos.[11]

Monoamina oxidases. Foram identificadas duas isoformas da enzima monoamina oxidase (MAO), MAOA e MAOB. Cada isoforma apresenta uma localização tecidual distinta. Envolvidas no catabolismo das catecolaminas, essas enzimas contendo cobre reagem com serotonina, noradrenalina, tira-

Tabela 12.1 Proteínas que contêm cobre e proteínas ligadoras de cobre em mamíferos

Enzimas que contêm cobre	Função	Efeito da deficiência de cobre
Amina oxidases	Desaminação de mono e diaminas	Variável
Lisil oxidase (LOX)	Processamento de elastina e colágeno	Anormalidades do sistema cardiovascular; instabilidade óssea e cartilaginosa
Ceruloplasmina (CP)	Ferroxidase; liberação de ferro a partir de sítios de armazenamento	Atividade diminuída; acúmulo de ferro no fígado, encéfalo e pâncreas
Hefaestina (HEPH)	Ferroxidase; transporte intestinal de ferro	Atividade diminuída; absorção intestinal de ferro diminuída
Dopamina β-monoxigenase (DBM)	Metabolismo de catecolamina	Neuropatologias; hipomielinização de fibras nervosas
Tirosinase (TYR)	Pigmentação; biossíntese de melanina	Hipopigmentação; queratinização anômala do cabelo
Monoxigenase α-amidante de peptidilglicina (PAM)	Ativação de peptídeos biologicamente ativos	Produção alterada de hormônio no sistema nervoso central; disfunção do sistema cardiovascular
Citocromo c oxidase (CCO)	Sistema de transporte de elétron; produção de ATP	Capacidade diminuída de fosforilação oxidativa; hipomielinização
Superóxido dismutase 1 (SOD1)	Defesa antioxidante	Suscetibilidade aumentada aos radicais livres de oxigênio
Superóxido dismutase (extracelular) (SOD3)	Defesa antioxidante	Suscetibilidade aumentada aos radicais livres de oxigênio
Zyklopen	Efluxo de ferro da placenta	Desconhecido
Monoamina oxidases A e B (MAOA, MAOB)	Degradação de neurotransmissores de amina	Desconhecido
Proteínas ligadoras de cobre	**Função relacionada ao cobre**	
α_2-macroglobulina	Transporte de cobre a partir do sítio de absorção intestinal até o fígado	
Albumina	Transporte de cobre a partir do sítio de absorção intestinal até o fígado	
Proteína precursora amiloide (APP)	Transporte de cobre para o encéfalo; ferroxidase	
ATOX1	Chaperona de cobre para ATPases transportadoras de cobre; fator de transcrição dependente de cobre	
ATP7A	Transporte de cobre para dentro da RTG e para fora das células; gene da doença de Menkes	
ATP7B	Transporte de cobre para dentro da RTG; excreção de cobre na bile; gene da doença de Wilson	
Fatores de coagulação sanguínea V e VIII	Coagulação sanguínea; dependência de cobre desconhecida	
COMMD1	Excreção biliar de cobre por interação com ATP7B; gene da doença na toxicose por cobre do cão Bedlington terrier	
CCS	Chaperona de cobre para SOD1 no citosol	
CTR1	Transportador de cobre presente na membrana plasmática; necessário à captação do cobre no intestino, fígado, coração e outros tecidos	
CTR2	Captação junto à membrana plasmática e transporte vesicular do cobre	
COX11	Chaperona mitocondrial para citocromo c oxidase	
COX17	Distribuição de cobre a partir do citoplasma para o espaço intermembrana mitocondrial	
Metalotioneína (MT)	Proteína de armazenamento de cobre intracelular (também liga zinco e cádmio)	
Proteína priônica (PRNP)	Desconhecida; várias funções possíveis propostas	
SCO1	Chaperona de cobre mitocondrial	
SCO2	Chaperona de cobre mitocondrial	
XIAP	Ubiquitinação de COMMD1 e CCS	

ATP, trifosfato de adenosina; COMMD1, domínio de metabolismo (Murr1) contendo cobre 1; COX11, homólogo de montagem de citocromo c oxidase (levedura); COX17, homólogo de montagem de citocromo c oxidase (*S. cerevisiae*); CTR, transportador de cobre; XIAP, inibidor de apoptose ligado ao X.

mina e dopamina. A regulação anormal das MAO no corpo foi associada a depressão, abuso de substâncias, transtorno do déficit de atenção e maturação sexual irregular.[12]

Diamina oxidases. Esse grupo de enzimas é encontrado nas células no corpo inteiro. Uma delas está envolvida no catabolismo da histamina. No estômago, a produção de ácido é inibida e, no corpo inteiro, as reações alérgicas são atenuadas pela inativação da histamina por uma diamina oxidase. Elas também inativam as poliaminas e, portanto, limitam o crescimento celular excessivo – uma propriedade potencialmente relevante para a apoptose e o câncer.[13]

Lisil oxidase. A lisil oxidase (LOX), outra amina oxidase dependente de cobre, inicia a ligação cruzada e, portanto, a estabilização das fibras de elastina e colágeno. A LOX está envolvida na formação de tecido conjuntivo, incluindo ossos, vasos sanguíneos, pele, pulmões e dentes. A LOX foi implicada em diversos processos patológicos, como fibrose, progressão tumoral e metástases, bem como em doenças neurodegenerativas e cardiovasculares. A LOX é, na verdade, considerada um potencial alvo terapêutico para esses processos patológicos.[14] Além disso, foi identificada uma família de pelo menos quatro genes de LOX (denominada proteínas LOX-*like*; LOXL), cujas proteínas codificadas possuem, todas, domínios catalíticos similares e sítios de ligação de cobre e de cofator.[15]

Monoxidase α-amidante de peptidilglicina. A monoxidase α-amidante de peptidilglicina (PAM) é uma enzima dependente de cobre e ascorbato altamente conservada que é essencial à ativação de muitos peptídeos bioativos, incluindo vasopressina, peptídeo intestinal vasoativo, hormônio estimulador de α-melanócito, colecistoquinina, gastrina, neuropeptídeo Y e substância P.[16] O papel não redundante da PAM na fisiologia dos mamíferos foi demonstrado pelo achado de que a sua ausência em camundongos leva à letalidade embrionária.[17]

Ferroxidases

Ceruloplasmina. A ceruloplasmina (CP) é uma abundante glicoproteína circulante fabricada e secretada pelo fígado, que atua na liberação de ferro a partir de alguns tecidos, via oxidação de ferro ferroso, para subsequente ligação à transferrina e distribuição no sangue. Foi descoberta uma isoforma de CP associada à membrana celular (glicofosfatidilinositol [GPI]-ligada), que é expressa nos hepatócitos, encéfalo e macrófagos. Há indicações de que a CP GPI-ligada pode ser importante para o efluxo de ferro dos macrófagos e, possivelmente, de outros tipos celulares via interação com a única proteína exportadora de ferro já identificada – a ferroportina 1 (Fpn1).[18]

Hefaestina. A hefaestina (HEPH) é uma proteína relacionada à CP (50% de homologia), originalmente descrita como uma ferroxidase intestinal ancorada à membrana. A HEPH foi descoberta em consequência de um gene mutante que perturbava a homeostasia do ferro na anemia ligada ao sexo (*sla*) murina.[19] Evidências mais recentes, porém, sugerem que a proteína é expressa em outros tecidos adicionais, incluindo o antro do estômago, o sistema nervoso entérico e as células β do pâncreas.[20] A expressão de HEPH é considerada responsiva aos níveis corporais de cobre, de um modo que modula sua atividade e, ao mesmo tempo, a absorção do ferro da dieta.[21]

Citocromo C oxidase

A citocromo c oxidase (CCO) é um complexo amplo que consiste em 13 subunidades proteicas, dois grupos heme, zinco, magnésio e três íons cobre. A CCO, encontrada na mitocôndria celular, é o membro terminal da cadeia de transporte de elétrons. Atua reduzindo o oxigênio molecular para formar água e, por fim, permitir a produção de trifosfato de adenosina (ATP) por geração de um gradiente de prótons. A atividade da CCO depende de uma ingestão adequada de cobre e as mutações que afetam sua montagem ou atividade tendem a ser letais.

Dopamina β-monoxigenase

A dopamina β-monoxigenase (DBM) catalisa a conversão da dopamina em noradrenalina, requerendo cobre em cada uma de suas quatro subunidades, bem como ascorbato como co-substrato. Sua expressão é máxima na medula suprarrenal, nos neurônios do sistema nervoso periférico, e nos neurônios noradrenérgicos e adrenérgicos encefálicos.[16] Em camundongos, a inativação do gene *DBM* causa letalidade embrionária, exemplificando assim o papel essencial da enzima na fisiologia do sistema nervoso.[22]

Superóxido dismutase

As proteínas superóxido dismutase (SOD1 e SOD3 [extracelular]) atuam varrendo os radicais livres superóxido para proteger contra o dano oxidativo. Duas dessas proteínas requerem cobre (e zinco) para funcionar – a cobre/zinco-SOD (SOD1) e a SOD extracelular (SOD3). A SOD1 é um homodímero de cerca de 16 kDa encontrado no citoplasma celular, enquanto a SOD3 é um tetrâmero de cerca de 135 kDa. A SOD3, encontrada na linfa, no líquido sinovial e no plasma, é a dismutase extracelular predominante.[23] Evidências sustentam um papel para a SOD3 no desenvolvimento da doença pulmonar obstrutiva crônica em seres humanos.[24]

Tirosinase

A tirosinase (TYR) é uma enzima envolvida na biossíntese da melanina, sendo necessária à pigmentação normal. A perda de atividade de TYR leva ao albinismo. A TYR catalisa a conversão da tirosina em dopamina e a subsequente oxidação da dopamina em dopaquinona, que são etapas ao longo da via da síntese de melanina. A dependência desse processo de cobre é melhor exemplificada pela acromotriquia observada em animais domésticos e de laboratório privados de cobre.[16]

Funções fisiológicas

A presença necessária do cobre nas diversas enzimas discutidas anteriormente dá indícios do fenótipo da deficiência de cobre. Em muitos casos, os sintomas da inadequação de cobre podem estar ligados à atividade diminuída de uma ou mais dessas enzimas dependentes de cobre.

Formação de tecido conjuntivo

A enzima dependente de cobre LOX é necessária para formação normal dos tecidos conjuntivo e ósseo, bem como para a integridade do tecido conjuntivo no coração e na vasculatura. A deficiência de cobre, portanto, resulta em distúrbios do tecido conjuntivo, osteoporose e defeitos ósseos. Há relatos de perturbações esqueléticas em neonatos com deficiência de cobre, que refletem as anomalias ósseas do escorbuto (deficiência de vitamina C).[25] Em adição, dados mostram que a suplementação de cobre por longos períodos diminui a perda óssea em adultos humanos,[26] embora resultados contraditórios também tenham sido obtidos.[27]

Metabolismo do ferro

A homeostasia do cobre está intimamente entrelaçada com a homeostasia do ferro.[28] A ligação mais evidente são as multicobre ferroxidases, CP e HEPH. A expressão e a atividade dessas duas proteínas é influenciada pela condição de cobre na dieta (e, talvez, de ferro). Na deficiência de cobre, a atividade de CP é extremamente baixa, refletindo sua necessidade do metal para o funcionamento adequado.[29] Assim, o efeito líquido dos níveis baixos de cobre é o comprometimento do efluxo de ferro de alguns tecidos, entre os quais o fígado, numa extensão que pode ter consequências patológicas em seres humanos.[30] Além disso, a deficiência de cobre resulta em anemia hipocrômica microcítica, semelhante àquela observada na deficiência de ferro. Esse achado pode ser explicado por níveis diminuídos de ferro circulante ou por uma incapacidade das células precursoras eritroides de usar ferro para sintetizar hemoglobina.

Sistema nervoso central

O cobre exerce papéis conhecidos na fisiologia do SNC, entre os quais o desenvolvimento encefálico. Ele é depositado no encéfalo tardiamente, durante o desenvolvimento fetal e no período neonatal, de modo que a privação de cobre em gestantes ou mulheres que estejam amamentando resulta em fenótipos patológicos na prole. Muitos dos efeitos da privação de cobre podem ser atribuídos a expressão ou atividade alterada das cuproenzimas encontradas nos tecidos do SNC e sua suscetibilidade aos níveis corporais de cobre.[16] O caráter essencial do cobre no desenvolvimento encefálico talvez seja melhor exemplificado pelo fenótipo neuropatológico de bebês com DM, um distúrbio genético de deficiência de cobre.[31] Tremores, ataxia, perturbações da mielinização de fibras nervosas (hipomielinização ou desmielinização) e reduções de alguns neurotransmissores observados durante a deficiência de cobre provavelmente resultam da produção diminuída de esfingolipídios (mediada pela CCO) e da atividade diminuída das enzimas dopamina β-hidroxilase e MAO.

Formação do pigmento melanina

O cobre é necessário para uma pigmentação normal, por conta da dependência de cobre da enzima TYR, que é um fator essencial para a síntese de melanina. Na deficiência de cobre, tanto em seres humanos como em animais, a despigmentação da pele e do cabelo é comumente observada.

Função cardíaca e metabolismo do colesterol

Várias anomalias patológicas envolvendo o sistema cardiovascular são observadas em animais jovens com deficiência de cobre grave. Em seres humanos, a deficiência de cobre também pode predispor ao desenvolvimento de doença cardiovascular. Alguns estudos sobre metabolismo humano mostraram ausência de efeitos cardiovasculares com o consumo de uma dieta pobre em cobre, enquanto outros mostraram o desenvolvimento de arritmias cardíacas.[16] Vários estudos observacionais envolvendo seres humanos estabeleceram conexões correlativas entre níveis séricos de cobre elevados e incidência diminuída de cardiopatia coronariana. Esses estudos foram revisados.[32]

Também está comprovado que a deficiência de cobre causa alterações nos perfis lipídicos sanguíneos e na pressão arterial, além de anemia. O metabolismo lipídico anormal é exemplificado pela hipercolesterolemia e pela hipertrigliceridemia. Trata-se de uma consequência lógica, porque a deficiência de cobre, que causa alterações no metabolismo lipídico e, portanto, produz fatores de risco de doença cardiovascular aterosclerótica, tende a exercer papel essencial na aterogênese.[33]

Função imune

Há evidências de que o cobre exerce papel importante no funcionamento normal do sistema imune. Muitos estudos demonstraram que a deficiência sistêmica de cobre frequentemente está associada a um risco aumentado de infecção.[34] O motivo pode ser a alteração ou a supressão de fatores celulares e humorais do sistema imune pela deficiência de cobre. Um sintoma comumente observado em seres humanos deficientes de cobre é a neutropenia, com algumas atividades dos macrófagos e linfócitos sendo adversamente afetadas por deficiências de cobre, até mesmo marginais. Um estudo realizado com homens mostrou que a estimulação *in vitro* de linfócitos T foi suprimida pelo consumo de uma dieta contendo 0,36 mg de cobre/dia durante 42 dias. Esses indivíduos apresentaram ainda níveis plasmáticos de cobre diminuídos e atividade diminuída de algumas enzimas dependentes de cobre, contudo seus parâmetros hematológicos permaneceram normais.[35] Esses e outros achados omitidos[36] implicam o cobre na capacidade das células imunes de responder a estímulos infecciosos, contudo ainda falta uma prova definitiva, em parte em decorrência da incapacidade de detectar deficiências marginais de cobre.

Biodisponibilidade

A quantidade relativa de cobre na dieta parece ser o principal preditor dos níveis de absorção. Entretanto, há relatos de vários fatores, incluindo certos aminoácidos e proteínas, ferro, zinco, molibdênio, vitamina C e carboidratos, que exercem efeitos adversos sobre a biodisponibilidade do cobre da dieta.[37] Doses altas de zinco induzem sintomas de deficiência sistêmica de cobre, conforme relatos de vários pacientes que usavam quantidades excessivas de creme para dentadura contendo zinco.[38] O impacto dos componentes da dieta sobre a absorção do cobre pode ser mais pronunciado em neonatos, nos quais a função digestiva e a regulação homeostática da excreção biliar de cobre são imaturas.

Interações com nutrientes

O metabolismo do cobre é comprovadamente afetado pela presença de ferro, zinco e vitamina C. As perturbações dos níveis de cobre da dieta também são consideradas potencialmente influenciadoras do metabolismo de outros nutrientes, mas esse assunto não será discutido aqui.

Ferro

Cobre e ferro interagem de inúmeras formas.[28] Interações ferro-cobre importantes que ocorrem no intestino incluem a regulação de HEPH pelos níveis de cobre da dieta e a regulação da expressão da ATPase de cobre de Menkes (ATP7A, uma proteína necessária ao efluxo de cobre) pelos níveis de ferro.[39,40] Além disso, os níveis hepáticos de cobre variam de modo inverso em relação à condição do ferro e a causa desse fato é indeterminada.[41] Um aspecto desconhecido da utilização de ferro na medula óssea é dependente de cobre, uma vez que na deficiência de cobre há produção ineficiente de hemoglobina, apesar dos níveis séricos de ferro normais.[28]

Zinco

Uma alta ingestão de zinco na dieta compromete a absorção do cobre. Isso pode ser explicado em parte pela indução de metalotioneína (MT) nos enterócitos. Além disso, a deficiência de cobre foi observada em indivíduos que consumiram suplementos contendo 50 mg de zinco diariamente, por longos períodos. Esse achado, na verdade, é a lógica que estabelece um nível de ingestão máxima tolerável (UL) de zinco de 40 mg/dia para adultos.[42]

Ácido ascórbico

A suplementação com ácido ascórbico pode induzir deficiência de cobre em animais de experimentação e poderia produzir um efeito similar em seres humanos. Em bebês prematuros, os níveis plasmáticos de vitamina C foram negativamente correlacionados com os níveis séricos de CP e atividade antioxidante.[43] Outros estudos envolvendo seres humanos também sugeriram que a suplementação com ácido ascórbico pode perturbar a atividade da ferroxidase sérica.

Fontes alimentares

A dieta típica de um adulto, nos EUA, fornece uma quantidade de cobre discretamente maior do que a sugerida pela ingestão dietética recomendada (RDA = 0,9 mg/dia). As fontes dietéticas mais ricas em cobre são os mariscos, sementes, nozes, vísceras, cereais à base de farelo de trigo, produtos contendo grãos integrais e alimentos contendo chocolate. As dietas vegetarianas são ricas em cobre, porém a absorção do cobre oriundo de alimentos de origem vegetal parece ser menor que a absorção do cobre fornecido por outras fontes alimentares.[44] Outras fontes de cobre incluem os suplementos de vitaminas e minerais, embora o cobre contido nesses produtos frequentemente esteja na forma de óxido de Cu^{2+}, que apresenta baixa biodisponibilidade.[45]

Metabolismo

Regulação genética

Os níveis de mRNA de muitas proteínas envolvidas na homeostasia do cobre em mamíferos (p. ex., CTR1, ATP7A, ATP7B) não são alterados em resposta aos níveis de ingestão de cobre na dieta, mostrando uma falta de controle no nível da transcrição genética.[46] A regulação da ingestão e do efluxo de cobre pode ser realizada no nível pós-transcricional, predominantemente pelo trânsito de proteínas.[47] Em contraste, foi demonstrado que a ATP7A é induzida ao nível transcricional durante a privação de ferro nas células epiteliais intestinais.[48]

Homeostasia corporal geral do cobre

O cobre entra no corpo a partir da dieta, com uma ingestão média de cerca de 1,3 mg/dia (ver Fig. 12.1). A quantidade extraída da dieta diariamente é de cerca de 0,8 mg/dia, que então é entregue ao fígado. A excreção ocorre de forma predominante através do exportador de cobre ATP7B, para dentro da bile (~0,4 mg/dia), com perdas fecais totais de aproximadamente 1 mg/dia. O cobre é incorporado à CP e a outras cuproenzimas no fígado. A CP é secretada no sangue com o cobre atômico, que se liga a proteínas séricas para ser distribuído às células do corpo. O controle homeostático dos níveis corporais de cobre inclui a modificação da absorção intestinal e da excreção hepática do cobre.

Transporte vetorial através da mucosa intestinal

As fontes dietéticas de cobre e o cobre endógeno oriundo de várias secreções corporais contribuem para o *pool* intestinal de cobre, embora o cobre biliar possa ser complexado e estar indisponível para absorção. O cobre da dieta deve ser reduzido de Cu^{2+} para Cu^{+} para ser absorvido (ver Fig. 12.2). Pelo menos três redutases de Cu^{2+} foram identificadas (citocromo b [558] férrico/Cu^{2+} redutase, STEAP 2 e CYBRD1), mas os papéis precisos de cada uma ainda não foram esclarecidos.[28] Uma vez reduzido, o metal tende a ser transportado para dentro dos enterócitos pelo transportador de cobre 1 (CTR1).[49] Outra possibilidade é que o transportador de metal divalente 1 (DMT1) seja envolvido na absorção do cobre da dieta.[50] Isso parece plausível, particularmente durante a privação dietética de ferro, quando os níveis de mRNA e proteína de DMT1 são fortemente induzidos no contexto de átomos de ferro não competidores.[40]

Uma vez dentro das células, o cobre se liga a uma das várias proteínas chaperonas que o entregam à mitocôndria (COX17; uma chaperona para CCO), à rede *trans*-Golgi (ATOX1; uma chaperona para a ATPase de cobre de Menkes [ATP7A]) ou ao citosol, para expressão da cobre/zinco-SOD (SOD1) (chaperona de cobre para SOD1 [CCS]). O excesso de cobre pode ser ligado pela MT nas células. Enfim, o cobre pode ser transportado para fora dos enterócitos pela ATP7A. Quando o cobre sai dos enterócitos, o ambiente oxidante dos

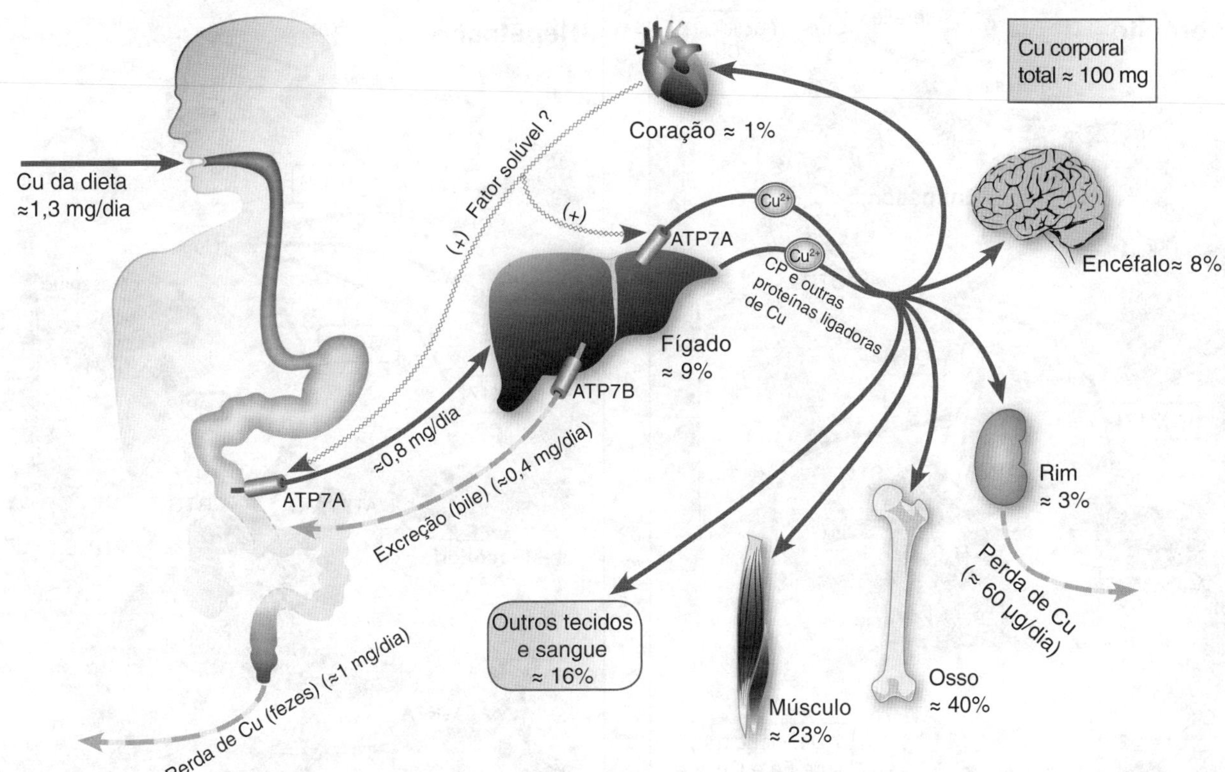

Figura 12.1 Homeostasia corporal geral do cobre (Cu). O diagrama mostra os principais mecanismos regulatórios controladores dos níveis corporais de cobre, desde a absorção da dieta até a distribuição aos diversos tecidos corporais e aos mecanismos de excreção. As trifosfatases de adenosina exportadoras de cobre (ATPases) exercem papéis decisivos na absorção intestinal (ATP7A) e na excreção biliar (ATP7B). Estudos sugerem que a deficiência cardíaca de cobre pode sinalizar, através de um fator desconhecido, para a ATP7A exportador de cobre, no intestino e no fígado, para aumentar os níveis séricos de cobre. Os *números* situados embaixo de vários órgãos representados na ilustração indicam o percentual aproximado de cobre corporal presente no órgão ou tecido. O cobre é encontrado predominantemente na forma cúprica (Cu^{2+}) na dieta e no soro, mas deve ser reduzido para ser absorvido nas células que revestem o intestino delgado e em outras células do corpo. Depois que o cobre sai das células, o ambiente oxidante dos líquidos intestinais causa reoxidação em Cu^{2+}. Embora a maior parte do cobre presente no soro esteja ligada à ceruloplasmina (CP), existem outras proteínas ligadoras de cobre, pois a ausência de CP (aceruloplasminemia) não causa déficits de cobre nos tecidos periféricos.

líquidos intestinais provavelmente converte Cu^{+} em Cu^{2+}. O Cu^{2+} se liga à albumina ou à α_2-macroglobulina para ser distribuído no sangue portal até o fígado.

Transporte e transferência

O cobre absorvido é transportado para o fígado, onde é primeiro reduzido e, em seguida, importado pela CTR1 (ver Fig. 12.3).[51] Dentro dos hepatócitos, o cobre se liga às chaperonas e é distribuído para as proteínas dependentes de cobre. ATP7B bombeia cobre para dentro da rede *trans*-Golgi (RTG), onde ocorre a incorporação à CP e a outras cuproproteínas. O excesso de cobre estimula a translocação de ATP7B da RTG para a membrana canalicular do hepatócito e, assim, facilita a excreção de cobre na bile.

Excreção

A via excretória primária do cobre endógeno segue dos hepatócitos para dentro da bile, com mediação de ATP7B. O cobre biliar e o cobre da dieta não absorvido são perdidos nas fezes. A excreção de cobre é imatura durante os períodos fetal e neonatal, explicando os elevados níveis hepáticos de cobre observados nesses estágios do desenvolvimento. A colestase, mais tardiamente na vida, também pode levar ao aumento dos níveis hepáticos de cobre.

Armazenamento

A concentração total de cobre em adultos varia de 50 a 120 mg. Em geral, o cobre não é armazenado no corpo humano. Os níveis teciduais de cobre, portanto, tendem a refletir as concentrações de cuproenzimas.

Mecanismos homeostáticos

Os seres humanos desenvolveram mecanismos adaptativos eficientes, projetados para conferir proteção contra a deficiência e a toxicidade do cobre. A absorção do cobre da dieta é regulada, com o percentual de absorção aumentando diante de níveis de ingestão baixos.[52] Sob condições de alta ingestão de cobre, ele pode ser sequestrado na MT nos enterócitos, enquanto a excreção biliar também pode aumentar. A absorção de cobre sob condições normais é de cerca de 10%, o que reflete a combinação

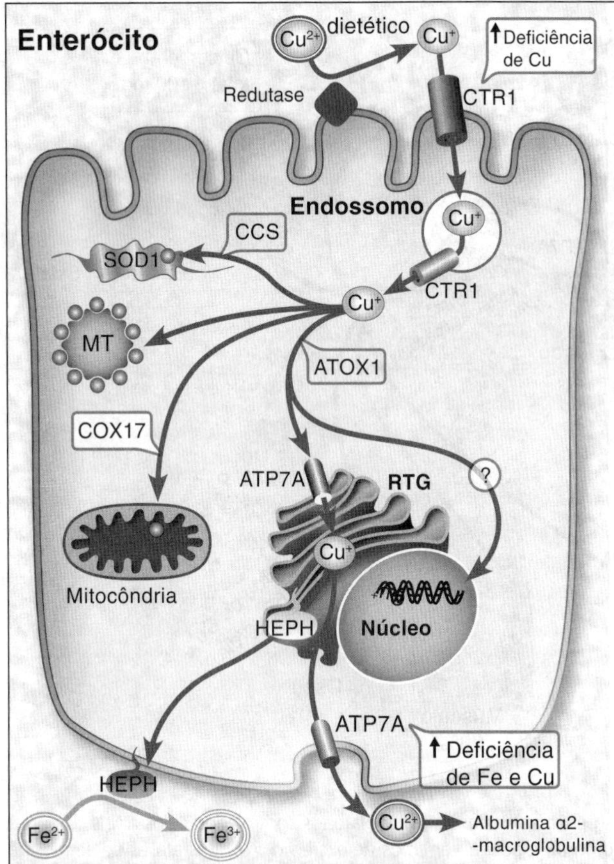

Figura 12.2 Homeostasia do cobre (Cu) nos enterócitos. O diagrama representa um único enterócito, com os processos envolvidos na absorção de cobre a partir da dieta. O cobre da dieta é primeiramente reduzido e, em seguida, transportado através da superfície apical pelo transportador de cobre 1 (CTR1). Depois de entrar no *pool* citoplasmático, o cobre se liga rapidamente às chaperonas para ser distribuído aos vários compartimentos celulares. A chaperona do cobre para superóxido dismutase (CCS) entrega o cobre para a superóxido dismutase citosólica (SOD1) de cobre/zinco (Cu/Zn). ATOX1 entrega cobre para a adenosina trifosfatase transportadora de cobre de Menkes (ATP7A) na rede *trans*-Golgi (RTG), podendo também entregar cobre ao núcleo, onde ATOX1 pode atuar como fator de transcrição para regular os genes relacionados ao controle do ciclo celular. O homólogo de montagem de citocromo c oxidase (*S. cerevisiae*) (COX17) entrega cobre à mitocôndria. O excesso de cobre pode se ligar à metalotioneína (MT) em determinadas condições, equiparando-se a um bloqueio de mucosa da absorção de cobre. Na RTG, o cobre é incorporado a proteínas contendo cobre que são ligadas para a via secretória, incluindo a hefaestina (HEPH), que é uma ferroxidase multicobre importante para a oxidação do ferro (Fe) transportado na superfície basolateral, para ligação à transferrina. Sob condições de excesso de cobre, ATP7A transita para a membrana basolateral e atua na exportação do cobre. Depois que o cobre cuproso sai das células, sofre oxidação espontânea e então se liga à albumina e à α_2-macroglobulina para ser transportado através do sangue porta até o fígado. A expressão dos principais elementos envolvidos nos processos de importação e exportação pode ser aumentada pela deficiência de cobre (CTR1 e ATP7A), enquanto o processo de exportação de cobre também pode ser intensificado na deficiência de ferro, porque a expressão de ATP7A é fortemente induzida.

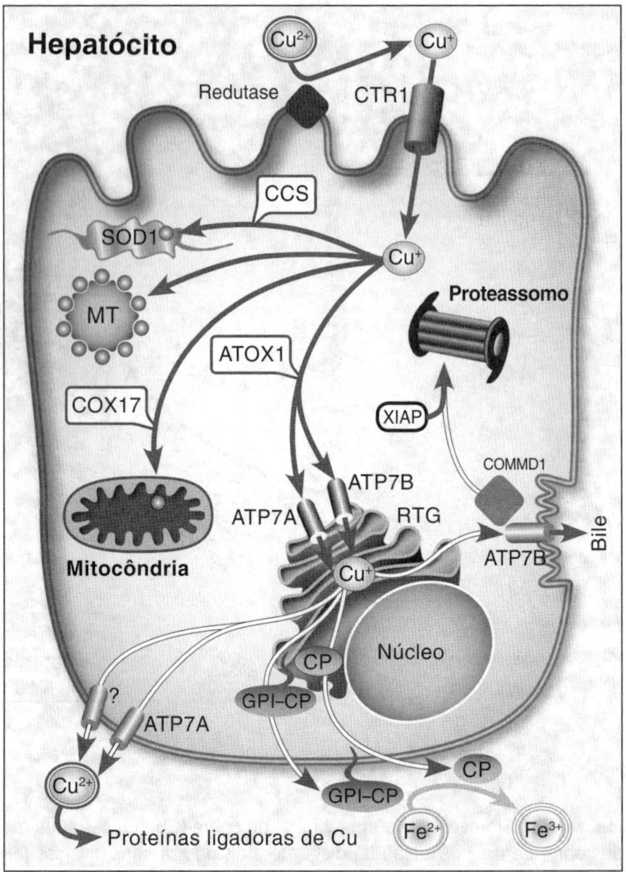

Figura 12.3 Homeostasia do cobre (Cu) nos hepatócitos. Um hepatócito isolado é representado com as principais proteínas envolvidas na homeostasia do cobre no fígado. O cobre presente no sangue deve ser reduzido antes de ser transportado para dentro da célula pelo transportador de cobre 1 (CTR1). Uma gama similar de chaperonas de cobre liga o cobre (conforme detalhado na legenda da Fig.12.2) e facilita a movimentação pela célula. O excesso de cobre também pode ser armazenado ligado à metalotioneína (MT). Durante as primeiras fases da vida, ambas as adenosinas trifosfatases exportadoras de cobre (ATP7A, ATP7B) são expressas nos hepatócitos e podem ser necessárias à produção de cuproproteínas na rede *trans*-Golgi (RTG). Após o período neonatal, a expressão de ATP7A diminui drasticamente, embora estudos tenham indicado que ela pode exercer um papel importante na exportação hepática de cobre em animais mais velhos durante a deficiência cardíaca desse elemento (por isso, a ATP7A foi representada na membrana inferior da célula). Um amplo percentual de cobre, nesse tipo celular, é incorporado à ceruloplasmina (CP), que é secretada na circulação sanguínea. Uma versão da CP ancorada ao glicofosfatidilinositol (GPI) também está presente nos hepatócitos. Ambas as proteínas CP são ferroxidases que exercem papéis decisivos na liberação de ferro (Fe) a partir de certos tecidos e tipos celulares. Sob condições de excesso de cobre corporal, a ATP7B se transloca para a membrana canalicular e facilita a excreção de cobre na bile. Os níveis de proteína ATP7B são controlados pelo domínio de metabolismo (Murr1) contendo cobre 1 (COMMD1) e pelo inibidor de apoptose ligado ao X (XIAP), através da via do proteassomo. Os hepatócitos possuem ainda vias extras de exportação de cobre, pois um percentual do cobre sérico não está ligado à CP e, portanto, pode não seguir adiante pela via secretória. Um cobre transportado desconhecido em potencial foi, por isso, representado na superfície inferior da célula. ATOX1, homólogo da proteína antioxidante 1 ATX1 (levedura); CCS, chaperona de cobre para superóxido dismutase; COX17, homólogo de montagem de citocromo c oxidase (*S. cerevisiae*); SOD, superóxido dismutase.

encontrada da absorção com a subsequente excreção do cobre recém-absorvido.[53] Esses mecanismos adaptativos perdem eficiência com ingestões crônicas de cobre inferiores a 0,7 mg/dia. Felizmente, esse nível de ingestão está bem abaixo da ingestão média estimada nos EUA, por exemplo, de cerca de 1,2 mg/dia.

Defeitos genéticos no metabolismo do cobre

As doenças relacionadas ao cobre em seres humanos são mais frequentemente decorrentes de defeitos envolvendo dois sistemas de exportação de cobre, que resultam em DM e DW.

Doença de Menkes

A DM é um distúrbio recessivo ligado ao X do metabolismo do cobre, que afeta múltiplos sistemas orgânicos. Conforme esperado, a maioria dos pacientes é do sexo masculino. As manifestações típicas incluem neurodegeneração progressiva, perturbações do tecido conjuntivo e um cabelo incomumente "encaracolado". A doença costuma ser fatal ao redor dos 3 anos de idade. Não há cura, embora o tratamento dos indivíduos afetados com cobre histidina (via injeção subcutânea) durante as primeiras fases da vida tenha se mostrado promissor, particularmente em termos de promoção da melhora dos sintomas neurológicos.[31] A prevalência da DM varia em diferentes regiões do mundo, com uma prevalência menor no Japão e em países europeus (1:300.000-1:360.000), mas com uma incidência significativamente maior na Austrália (1:50.000-100.000).[54] O defeito genético subjacente envolve o gene *ATP7A*, codificador de uma ATPase translocadora de cobre necessária à distribuição do metal para as cuproenzimas da via secretória e à exportação do cobre celular.

A eliminação defeituosa do cobre das células constitui a perturbação fisiológica básica na DM, com a maioria dos tecidos (exceto fígado e encéfalo) acumulando cobre em excesso. Todavia, o cobre não é acumulado em níveis tóxicos, por conta, ao menos em parte, de um bloqueio intestinal da absorção do cobre da dieta. A falta de cobre em alguns tecidos periféricos, apesar do acúmulo em outros tecidos (p. ex., mucosa intestinal, músculo, baço e rim), induz a manifestação de sinais e sintomas de deficiência de cobre. Esses incluem baixos níveis séricos de cobre e de atividade de CP, bem como comprometimento da síntese de SOD e CCO. A atividade de LOX também fica comprometida, levando à formação de artérias defeituosas no SNC e ao desenvolvimento de osteoporose. Uma progressiva degeneração nervosa é observada no encéfalo, com consequente manifestação dos sintomas neurológicos clássicos da DM.[55]

Doença de Wilson

A DW é uma doença autossômica recessiva em que os indivíduos afetados exibem anomalias de armazenamento de cobre.[56] O defeito subjacente envolve o gene *ATP7B*, que codifica uma ATPase transportadora de cobre. A prevalência mundial da DW é de 1:30.000.[57] Em pacientes com DW, o acúmulo sistêmico de cobre no fígado, no encéfalo e na córnea (anéis de Kayse-Fleisher) resulta em dano a múltiplos órgãos, particularmente no encéfalo e no fígado. Pode haver dano neurológico e cirrose, se a condição não for tratada. Também podem ocorrer hepatite aguda, crise hemolítica e insuficiência hepática. Entre outras observações, há uma excreção urinária de cobre anormalmente alta e valores de CP baixos. O dano orgânico permanente pode ser evitado na DW com a instituição de um tratamento médico adequado, sobretudo ainda no início da vida. O tratamento típico emprega a terapia de quelação de decobreamento com penicilamina ou trientina,[58] que requer complacência pelo resto da vida, ou administração de altas doses de zinco (que interfere na absorção do cobre da dieta).

Deficiência de cobre em animais e seres humanos

Em animais, a deficiência de cobre grave resulta em anormalidades dos sistemas imune, esquelético e cardiovascular. Outras consequências adicionais da privação de cobre são a anemia hipocrômica (que é irresponsiva à suplementação de ferro), hipopigmentação, trombocitopenia e neutropenia.[25] Em muitas espécies, outros achados característicos da deficiência de cobre, além da anemia, incluem neutropenia e osteoporose. Os aspectos mais específicos são: anormalidades esqueléticas, fraturas e deformações espinais; ataxia neonatal; despigmentação de cabelo e lã; queratinização anômala do cabelo, pelos e lã; insuficiência reprodutiva; anormalidades cardiovasculares; e comprometimento da função imune. Alguns desses sintomas foram observados apenas em uma ou duas espécies, e as manifestações da deficiência de cobre em animais de experimentação e outros animais costuma ser mais grave do que aquelas observadas em seres humanos (descritas adiante).

A deficiência sistêmica de cobre em seres humanos, que é uma condição rara, pode resultar da absorção inefetiva do cobre da dieta ou da sua perda excessiva por meio do sistema excretório endógeno no fígado, pela bile. Entretanto, existem vários grupos de indivíduos suscetíveis à deficiência de cobre: indivíduos que recebem nutrição parenteral total por tempo prolongado e sem a devida suplementação de cobre; bebês prematuros que consomem leite à base de fórmulas deficientes de cobre; neonatos com diarreia crônica ou desnutrição; pacientes internados submetidos a diálise peritoneal prolongada; pacientes com queimaduras graves; pacientes submetidos a diálise renal; e indivíduos que consomem doses altas de suplemento de zinco, antiácidos ou quelantes de cobre.[16] A má absorção também pode resultar em deficiência de cobre. Além disso, evidências sugerem a existência de uma associação entre a ressecção cirúrgica intestinal no manejo da obesidade mórbida e a deficiência de cobre adquirida.[59]

Em seres humanos, a deficiência de cobre é acompanhada de baixos níveis séricos de cobre e atividade diminuída de ferroxidase sérica. Entre os achados fisiopatológicos habituais, estão anemia, leucopenia e neutropenia. Durante os períodos de crescimento rápido, a osteoporose é um achado comum. Em adição, uma deficiência de cobre moderada resultante de baixas ingestões de cobre por longos períodos é outra possibilidade em seres humanos. Essa condição pode resultar em manifestações adicionais de artrite, doença arterial, despigmentação, miocardiopatia e anormalidades neurológicas.[52] Outros possíveis efeitos adicionais da deficiência de cobre marginal incluem as arritmias cardíacas, níveis séricos de colesterol aumentados e intolerância à glicose.[60] Como essas observações não foram reproduzidas em outros estudos, futuros estudos clínicos serão necessários para seja possível chegar a conclusões significativas.

Considerações e necessidades dietéticas

As ingestões de referência dietéticas para o cobre foram estabelecidas em 2001[61] e são listadas na Tabela 12.2. Com base na falta de dados experimentais, os níveis de ingestão adequados (AI) de cobre foram estabelecidos para bebês de 0-6 meses e 7-12 meses de idade. A RDA aumenta ao longo de toda a infância e adolescência, estando aumentada em relação aos níveis do adulto durante a gestação e na lactação. Os UL também foram estabelecidos para o cobre (ver Tab. 12.2).

Avaliação do estado nutricional relacionado ao cobre

Métodos analíticos

Os métodos mais amplamente empregados para quantificar o cobre são a espectroscopia de emissão por plasma indutivamente acoplado (ICP) e a espectroscopia de absorção atômica (EAA).[12] Para a EAA, amostras são atomizadas em fornalha de grafite (EAAFG) ou em chama de ar-acetileno (AA de chama) para ionização eletrotérmica. A ICP é usada com frequência quando mais de um mineral é quantificado. Os estudos para determinação da distribuição do cobre em animais vivos tipicamente empregam isótopos estáveis de cobre[62] para traçar a absorção, a utilização, a excreção e a renovação do cobre em sistemas biológicos. O método mais comum de quantificação das proporções de isótopo de cobre é a espectrometria de massa (EM). A ICP-EM e a EM de ionização térmica (EMIT) são as técnicas mais usadas.

Tabela 12.2 Valores de ingestão de referência dietética para cobre[a]

Idade	RDA (μg/d)[b]	AI (μg/d)[c]	UL (μg/d)[d]
0-6 meses	—	200	ND[e]
7-12 meses	—	220	ND
1-3 anos	340	—	1.000
4-8 anos	440	—	3.000
9-13 anos	700	—	5.000
14-18 anos	890	—	8.000
19-50 anos	900	—	10.000
> 51 anos	900	—	10.000
Gravidez			
14-18 anos	1.000	—	8.000
19-50 anos	1.000	—	10.000
Lactação			
14-18 anos	1.300	—	8.000
19-50 anos	1.300	—	10.000

[a]1 μg de cobre = 0,0157 μmol.
[b]Ingestão dietética recomendada. É a ingestão que atende às necessidades nutricionais de quase todos (97-98%) os indivíduos de um grupo.
[c]Ingestão adequada. É a ingestão média de bebês sadios que recebem leite humano.
[d]Nível de ingestão máxima tolerável. É o maior nível que provavelmente não impõe risco de efeitos adversos à saúde a quase todos os indivíduos.
[e]Não determinável. A fonte de ingestão deve ser somente os alimentos.

Avaliação do estado de cobre

Muitos esforços têm sido empreendidos para identificar biomarcadores do estado de cobre que sejam sensíveis até mesmo às deficiências marginais, e ao mesmo tempo não invasivos e consistentemente confiáveis.[63] O método mais comumente usado para seres humanos consiste na quantificação dos níveis de cobre e na determinação da atividade de várias cuproenzimas no sangue.[16] Diminuições da concentração plasmática de cobre e da atividade de CP são detectadas em indivíduos com deficiência de cobre grave. No contexto experimental, ingestões ≤ 0,6 mg/dia por um período mínimo de 1,5 mês são necessárias para observar essas reduções de maneira consistente. Entretanto, as diminuições da atividade de CP e da concentração de cobre no soro observadas são agravadas pelo achado de que várias alterações fisiológicas podem aumentar esses dois parâmetros no sangue, incluindo a resposta de fase aguda a infecção e inflamação, gravidez e outras perturbações hormonais, além de alguns fenótipos carcinogênicos.[16] Outros marcadores em uso, incluindo atividade de SOD1 em eritrócitos, atividade de CCO em plaquetas e células mononucleares, e conteúdo de cobre em diversas células sanguíneas circulantes, mostraram utilidade limitada na determinação do estado do cobre em seres humanos. Estudos recentes também avaliaram outros potenciais biomarcadores do estado de cobre. Estudos realizados com ratos que mostraram a ocorrência de alterações na atividade de PAM sérica e tecidual[64] foram correlacionados com observações similares em seres humanos com deficiência de cobre.[65]

Toxicidade e limites máximos de cobre

A toxicidade do cobre é incomum em seres humanos e animais, porque os animais desenvolveram um controle homeostático preciso do cobre em resposta à propensão do metal livre de gerar espécies reativas de oxigênio. O cobre livre está presente nas células e no corpo em concentrações extremamente baixas. Nos sistemas biológicos, o cobre quase sempre existe na forma ligada a proteínas. A ingestão de altos teores de cobre, porém, pode anular os *checkpoints* inatos destinados a regular os níveis corporais gerais de cobre, inclusive (mas sem se limitar a) uma absorção intestinal aumentada na ausência de demanda fisiológica de cobre. Por conta das possíveis consequências adversas de uma alta ingestão de cobre, UL de 10 mg/dia foi estabelecido para adultos com idade > 19 anos.

O cobre costuma ser incluído na nutrição completa e nos suplementos de micronutrientes, sem maiores consequências. Em um estudo, adultos receberam suplementação de 10 mg de gliconato de Cu^{2+}/dia por um período de 12 semanas, sem mostrar evidências de dano hepático nem sofrimento gastrintestinal.[66] Apesar da ausência de efeito da alta ingestão de cobre em adultos, os riscos de toxicidade de cobre são maiores em neonatos e crianças pequenas, em decorrência da imaturidade do sistema excretório biliar e do aparato de absorção intestinal mais eficiente. Hoje, a carga de cobre é clinicamente observada no contexto da DW e outros distúrbios em que a excreção biliar de cobre está comprometida, como na cirrose biliar e na atresia biliar.

Agradecimentos

A redação deste capítulo contou com apoio financeiro do NIH, National Institutes of Health dos Estados Unidos, DK074867 (para JFC).

Referências bibliográficas

1. Bodansky M. J Biol Chem 1921;48:361.
2. Cohn EJ, Minot GR, Fulton JF et al. J Biol Chem 1927;74:1xix.
3. Wilson SAK. Brain 1912;34:295–509.
4. Mason KE. J Nutr 1979;109:1979–2066.
5. Menkes JH, Alter M, Steigleder GK et al. Pediatrics 1962;29:764–79.
6. Danks DM, Campbell PE, Stevens BJ et al. Pediatrics 1972; 50:188–201.
7. Dyer FF, Leddicotte GW. The Radiochemistry of Copper. Washington, DC: National Academy of Sciences, National Research Council, 1961.
8. Harris ED. Copper. In: O'Dell BL, Sunde RA, eds. Clinical Nutrition in Health and Disease: Handbook of Nutritionally Essential Mineral Elements, vol 2. New York: Marcel Dekker, 1997:231–73.
9. Linder MC. Biochemistry and molecular biology of copper in mammals. In: Massaro EJ, ed. Handbook of Copper Pharmacology and Toxicology. Totowa, NJ: Humana Press, 2003:3–32.
10. McDonald A, Tipton K, O'Sullivan J et al. J Neural Transm 2007;114:783–6.
11. Dunkel P, Gelain A, Barlocco D et al. Curr Med Chem 2008; 15:1827–39.
12. Turnlund JR. Copper. In: Shils ME, Shike M, Ross AC et al, eds. Modern Nutrition in Health and Disease. 10th ed. Baltimore: Lippincott Williams & Wilkins, 2006:286–99.
13. Tininello A, Pietrangeli P, De Marchi U et al. Biochim Biophys Acta 2006;1765:1–13.
14. Rodriguez C, Rodriguez-Sinovas A, Martinez-Gonzales J. Drug News Perspect 2008;21:218–24.
15. Molnar J, Fong KS, He QP et al. Biochim Biophys Acta 2003; 1647:220–24.
16. Prohaska JR. Copper. In: Bowman BA, Russell RM eds. Present Knowledge in Nutrition. 9th ed. Washington, DC: ILSI Press, 2006:458–470.
17. Czyzyk TA, Morgan DJ, Peng B et al. J Neurosci Res 2003; 74:446–55.
18. De Domenico I, Ward DM, Di Patti MC et al. EMBO J 2007; 26:2823–31.
19. Vulpe CD, Kuo YM, Murphy TL et al. Nat Genet 1999;21:195–9.
20. Hudson DM, Curtis SB, Smith VC et al. Am J Physiol 2010; 298:G425–32.
21. Chen H, Huang G, Su T et al. J Nutr 2006;136:1236–41.
22. Thomas SA, Matsumoto AM, Palmiter RD. Nature 1995; 374:643–46.
23. Fattman CL, Schaefer LM, Oury TD. Free Radic Biol Med 2003; 35:236–56.
24. Oberley-Deegan RE, Regan EA, Kinnula VL et al. COPD 2009; 6:307–12.
25. Uauy R, Olivares M, Gonzalez M. Am J Clin Nutr 1998;67:952S–9S.
26. Disilvestro RA, Selsby J, Siefker K. J Trace Elem Med Biol 2010; 23:165–68.
27. Baker A, Harvey L, Kajask-Newman G et al. J Nutr 1999; 53:408–12.
28. Collins JF, Prohaska JR, Knutson MD. Nutr Rev 2010;68:133–47.
29. Broderius M, Mostad E, Wendroth K et al. Comp Biochem Physiol C Toxicol Pharmacol 2010;151:473–9.
30. Thackeray EW, Sanderson SO, Fox JC et al. J Clin Gastroenterol 2011;45:153–8.
31. Kaler SG, Holmes CS, Goldstein DS et al. N Engl J Med 2008; 358:605–14.
32. Easter RN, Chan Q, Lai B et al. Vas Med 2010;15:61–69.
33. Aliabadi H. Med Hypoth 2008;6:1163–66.
34. Prohaska JR, Failla ML. Copper and immunity. In: Klurfeld DM, ed. Human Nutrition: A Comprehensive Treatise. New York: Plenum Press, 1993:309–32.
35. Kelley DS, Dauda PA, Taylor PC et al. Am J Clin Nutr 1995;62: 412–6.
36. White C, Lee J, Kambe T et al. J Biol Chem 2009;284:33949–56.
37. Lonnerdal B. Am J Clin Nutr 1998;67(Suppl):1046S–53S.
38. Nations SP, Boyer PJ, Love LA et al. Neurology 2008;71: 639–43.
39. Collins JF, Franck CA, Kowdley KV et al. Am J Physiol 2005; 288:G964–71.
40. Ravia JJ, Stephen RM, Ghishan FK et al. J Biol Chem 2005; 280:36221–7.
41. Yokoi K, Kimura M, Itokawa Y. Biol Trace Elem Res 1991; 29:257–65.
42. Food and Nutrition Board, Institute of Medicine. Zinc. In: Dietary Reference Intakes for Vitamin A, Vitamin K, Arsenic, Boron, Chromium, Copper, Iodine, Manganese, Molybdenum, Nickel, Silicon, Vanadium, and Zinc. Washington, DC: National Academy Press, 2002:442–501.
43. Powers HJ, Loban A, Silvers K et al. Free Radic Res 1995;22:57–65.
44. Hunt JR, Matthys LA, Johnson LK. Am J Clin Nutr 1998; 67:421–30.
45. Baker DH. J Nutr 1999;129:2278–79.
46. Prohaska JR, Gybina AA. J Nutr 2004;134:1003–6.
47. Van Den Berghe PV, Klomp LW. J Biol Inorg Chem 2010; 15:37–46.
48. Collins JF, Hua P, Lu Y et al. Am J Physiol 2009;297:G695–707.
49. Nose Y, Kim BE, Thiele DJ. Cell Metab 2006;4:235–44.
50. Arredondo M, Cambiazo, V, Tapia L et al. Am J Physiol 2003; 284:C1525–30.
51. Kim H, Son HY, Bailey SM et al. Am J Physiol 2009;297:G356–64.
52. Danks DM. Annu Rev Nutr 1988;8:235–57.
53. Harvey LJ, Dainty JR, Hollands WJ et al. Am J Clin Nutr 2005;81:807–13.
54. Tumer Z, Moller LB. Eur J Hum Genet 2010;18:511–8.
55. Nishihara E, Furuyama T, Yamashita S et al. Neuroreport 1998; 9:3259–63.
56. Mak CM, Lam CW. Crit Rev Clin Lab Sci 2008;45:263–90.
57. Scheinberg I, Sternlieb I. Major Prob Intern Med 1984;23: 1–24.
58. Lewitt PA. Mov Disord 1999;14:555–6.
59. Griffith DP, Liff DA, Ziegler TR et al. Obesity 2009;17:827–31.
60. Davis GK, Mertz W. Copper. In: Mertz W, ed. Trace Elements in Human and Animal Nutrition, vol 1. 5th ed. San Diego: Academic Press, 1987:301–64.
61. Trumbo P, Yates AA, Schlicker S et al. J Am Diet Assoc 2001; 101:294–301.
62. Patterson KY, Veillon C. Exp Biol Med 2001;226:271–82.
63. Harvey LJ, Ashton K, Hooper L et al. Am J Clin Nutr 2009; 89(Suppl):2009S–24S.
64. Prohaska JR, Gybina AA. J Neurochem 2005;93:698–705.

65. Prohaska JR. Neurochemical roles of copper as antioxidant or prooxidant. In: Conner JR, ed. Metals and Oxidative Damage in Neurological Disorders. New York: Plenum Press, 1997.
66. Pratt WB, Omdahl, JL. Sorenson JR. Am J Clin Nutr 1985;42: 681–82.

Sugestões de leitura

Harris ED. Copper. In: O'Dell BL, Sunde, RA, eds. Clinical Nutrition in Health and Disease: Handbook of Nutritionally Essential Mineral Elements, vol 2. New York: Marcel Dekker, 1997:231–73.

La Fontaine S, Ackland ML, Mercer JF. Mammalian copper-transporting P-type ATPases, ATP7A and ATP7B: emerging roles. Int J Biochem Cell Biol 2010;42:206–9.

Lutsenko S, Bhattacharjee A, Hubbard AL. Copper handling machinery of the brain. Metallomics 2010;9:596–608.

Mason KE. A conspectus of research on copper metabolism and requirements of man. J Nutr 1979;109:1979–2066.

Prohaska JR. Copper. In: Bowman BA, Russell RM, eds. Present Knowledge in Nutrition. 9th ed. Washington, DC: ILSI Press, 2006;458–70.

Uriu-Adams JY, Scherr RE, Lanoue L et al. Influence of copper on early development: prenatal and postnatal considerations. Biofactors 2010; 36:136–52.

13 Iodo*

Peter Laurberg

Visão geral

O papel conhecido do iodo nos seres humanos é ser um componente dos hormônios da tireoide. Esses hormônios são essenciais ao desenvolvimento e ao crescimento, e a deficiência grave de iodo pode resultar em um grave dano cerebral.[1] Além disso, os hormônios tireoidianos participam da regulação da atividade diária de provavelmente todas as células do corpo.

Os níveis apropriados de hormônios tireoidianos para o estado atual de cada célula do organismo são obtidos por meio de vários sistemas complexos. O iodo produz poderosos efeitos autorregulatórios sobre a tireoide, acomodando a utilização do iodo pela glândula às necessidades diárias de produção hormonal, apesar das amplas variações a que o suprimento de iodo está sujeito. Com o passar do tempo, a ativação dos mecanismos autorregulatórios do iodo pode levar ao desenvolvimento de anormalidades funcionais tireoidianas em muitos indivíduos. Dessa forma, a epidemiologia da doença tireoidiana em uma população está associada ao nível de ingestão de iodo, até mesmo na ausência de excesso ou deficiência grave regular de iodo.

Antecedentes históricos

A história associada ao iodo é aquela de doenças decorrentes da deficiência desse elemento, conhecidas como bócio endêmico e cretinismo. A descoberta do iodo é creditada a Bernard Courtois, no ano de 1811, e o primeiro uso para tratamento do bócio foi publicado em 1820, por Coindet,[2,3] em Genebra. No início do século XIX, o uso em doses altas para fins médicos levou às primeiras publicações sobre tireotoxicose subsequente à ingestão de iodo.[4]

Um marco da evolução foi o estudo realizado em Ohio (EUA), entre os anos de 1917 e 1922, por Marine e Kimball. Esse estudo envolveu 4.495 crianças e seus resultados mostraram os efeitos profundos produzidos pelos suplementos de iodo sobre as frequências de bócio.[5] A profilaxia voluntária com sal iodado foi introduzida em Michigan (EUA), em 1924.

Durante o mesmo período, Hunziker (originário da Suíça, país deficiente de iodo) observou que a ingestão de pelo menos 100 μg de iodo por dia era efetiva para fins de prevenção do bócio. Então, em 1922, a profilaxia voluntária com sal iodado foi introduzida em algumas partes daquele país.[6]

Apesar do considerável conhecimento sobre prevenção da deficiência de iodo, o dano de desenvolvimento cerebral causado pela sua deficiência continuou ocorrendo em muitas partes do mundo até as últimas décadas. A formação do ICCIDD International Council for the Control of Iodine Deficiency Disorders (http://www.ICCIDD.org),[7] em 1985, e suas atividades subsequentes em colaboração com a Organização Mundial da Saúde (OMS) e o Fundo das Nações Unidas para a Infância (Unicef) melhoraram a situação, embora ainda hoje exista a necessidade de esforços adicionais.

Fontes dietéticas

As fontes dietéticas de iodo variam de acordo com o país e o setor da população. Dados referentes aos Estados Unidos foram revisados por Pearce.[8] Em países como os Estados Unidos, onde há uma extensiva ingestão de laticínios, esses alimentos costumam ser a fonte mais importante. O iodo

*__Abreviaturas:__ H_2O_2, peróxido de hidrogênio; **ICCIDD**, International Council for the Control of Iodine Deficiency Disorders (Conselho Internacional para o Controle de Distúrbios por Deficiência de Iodo); **KI**, iodeto de potássio; **MCT8**, transportador de monocarboxilato 8; **NIS**, simtransportador de iodeto de sódio; **OMS**, Organização Mundial da Saúde; **T3**, tri-iodotironina; **T4**, tiroxina; **TPO**, tireoide peroxidase; **TRH**, hormônio liberador de tireotropina; **TSH**, hormônio estimulador da tireoide; **Unicef**, Fundo das Nações Unidas para a Infância.

está concentrado no leite (ver adiante) e o seu conteúdo nos laticínios muitas vezes é relativamente alto por conta da presença nos suplementos fornecidos às vacas leiteiras. Antes da iodação do sal ocorrida na Dinamarca, o iodo proveniente dos laticínios contribuía para 44% da ingestão total, enquanto aquele presente nos derivados de peixe correspondia a 15%.[9]

Os países onde os derivados de algas ricos em iodo constituem uma parte significativa da dieta (Japão, Coreia) em geral apresentam uma elevada ingestão de iodo,[10,11] que é significativamente maior que os níveis mundialmente recomendados (ver adiante). O conteúdo de iodo das águas subterrâneas é baixo na maioria dos lugares. Níveis altos podem ser produzidos pela lixiviação de substâncias húmicas que contenham iodo nos aquíferos, provavelmente a partir de antigos depósitos situados no fundo do oceano.[12,13]

Uma fonte dietética de iodo difícil de controlar é aquela proveniente dos compostos químicos empregados pela indústria alimentícia com outras finalidades. O exemplo de maior destaque é o uso de iodato na indústria da fermentação, nos Estados Unidos, embora essa prática tenha se tornado menos comum. Mesmo assim, alguns tipos de pães podem conter mais do que a ingestão dietética recomendada em uma única fatia, sem qualquer notificação ao consumidor.[14] A diminuição do uso de iodato na indústria da panificação é provavelmente uma das principais causas da queda da concentração urinária média de iodo da população americana - de 320 μg/L, no período de 1971-1974 (excessiva; ver Tab. 13.1), para 145 μg/L, no período de 1988-1994 (dentro dos níveis recomendados). No período de 2001-2002, os valores eram de 168 μg/L[15] e, no período de 2003-2004, eram de 160 μg/L.[16]

O uso de medicações contendo iodo, agentes de contraste radiográfico ou desinfetantes pode levar a ingestões bastante altas em alguns indivíduos.

Os multivitamínicos podem conter iodo, frequentemente na concentração de 150 μg por comprimido. Essa é uma importante fonte de ingestão para algumas populações.

Em muitos países, uma das principais fontes de ingestão é o sal iodado, que previne os distúrbios consequentes à deficiência de iodo.[17] Os programas diferem entre os países do mundo. Nos Estados Unidos, o conteúdo de iodo do sal iodado é relativamente alto (45 mg de iodo/kg de sal [45 ppm]), apesar das amplas variações entre as amostras de sal.[18] Entretanto, o uso de iodo é voluntário e limitado a 70% do sal de cozinha.[8] Na Suíça, são adicionadas quantidades menores de iodo ao sal (20 ppm),[19] porém a frequência do uso é alta. Nesse país, 95% do sal de cozinha e 70% do sal usado na indústria alimentícia são iodados. Em alguns países, como a Dinamarca, o uso de sal iodado é obrigatório para determinados propósitos (sal de mesa, produção de pães, mas não de outros tipos de alimento),[20] para que seja alcançada uma distribuição mais uniforme da ingestão de iodo na população.

Ingestão recomendada

Organizações norte-americanas e internacionais fazem recomendações similares de ingestão de iodo. Como aproximadamente 90% do iodo da dieta é excretado pelos rins, e considerando-se que o estado nutricional do iodo é avaliado principalmente por meio da sua quantificação na urina, frequentemente são feitas recomendações para valores de excreção urinária. As recomendações feitas pela OMS, Unicef e ICCIDD[1] são destacadas na Tabela 13.1.

As recomendações de ingestão de iodo do Food and Nutrition Board do Institute of Medicine[21] são mostradas na Tabela 13.2. Essas recomendações são para as ingestões de iodo de grupos populacionais, com o intuito de minimizar o risco de doença, e também para as ingestões médias individuais durante determinado período. As recomendações não são destinadas à avaliação diária de indivíduos. Graças às capacidades adaptativas da tireoide, a maioria das pessoas se

Tabela 13.1 Critérios epidemiológicos da Organização Mundial da Saúde, do fundo das Nações Unidas para a Infância e do ICCIDD, para avaliação do estado nutricional de iodo com base nas concentrações urinárias médias de iodo

Crianças em idade escolar (≥ 6 anos)[a]	
Concentração urinária média de iodo (μg/L)	**Estado de iodo**
< 20	Insuficiente; deficiência de iodo grave
20-49	Insuficiente; deficiência de iodo moderada
50-99	Insuficiente; deficiência de iodo leve
100-199	Estado nutricional de iodo adequado
200-299	Acima dos requerimentos
≥ 300	Excessivo; risco de consequências adversas para a saúde (hipertireoidismo induzido por iodo, doença tireoidiana autoimune)
Gestantes[b]	
Concentração urinária média de iodo (μg/L)	**Estado de iodo**
< 150	Insuficiente
150-249	Adequado
250-499	Acima dos requerimentos
≥ 500	Excessivo[c]

[a]Aplicável para adultos e não para gestantes e mulheres que estejam amamentando. Comentário: em adultos, uma concentração urinária média de iodo sem jejum igual a 100 μg/L corresponderia a uma excreção urinária de iodo de 150 μg/24 horas.[71] Como pequenas quantidades de iodo são excretadas nas fezes e suor, a ingestão de iodo seria 10% maior do que a excreção urinária de iodo. As ingestões recomendadas pela Organização Mundial da Saúde, Fundo das Nações Unidas para a Infância e ICCDD são: < 5 anos de idade, 90 μg; 6-12 anos, 120 μg; > 12 anos, 150 μg; gestação e lactação, 250 μg/dia. A concentração de 1 μg de iodo/L corresponde a 7,88 nmol/L.

[b]Para mulheres que estão amamentando e para crianças com < 2 anos de idade, uma concentração urinária média de iodo igual a 100 μg/L pode ser usada para definir a ingestão adequada de iodo, embora outras categorias de ingestão de iodo não sejam definidas. Embora as mulheres em fase de lactação tenham os mesmos requerimentos que as gestantes, a média de iodo urinário é menor porque parte do iodo é excretada no leite materno.

[c]O termo "excessivo" significa exceder a quantidade requerida para prevenção e controle da deficiência de iodo. Comentário: se a ingestão de iodo da população de um modo geral é adequada, com uma excreção urinária média de iodo igual a 100-200 μg/L em grupos representativos, a ingestão diária de iodo e as reservas tireoidianas de iodo serão suficientes para atender às necessidades durante a gravidez e a lactação.[23]

De World Health Organization, United Nations Children's Fund, International Council for the Control of Iodine Deficiency Disorders. Assessment of Iodine Deficiency and Monitoring Their Elimination: A Guide for Programme Managers, 3rd ed. Geneva: Word Health Organization, 2007:1–99, com permissão.

Tabela 13.2 Recomendações de ingestões dietéticas de iodo do Food and Nutrition Board do Institute of Medicine

	RDA[a] (μg/d)	AI[b] (μg/d)	UL[c] (μg/d)
Bebês			
0-6 meses		110	
7-12 meses		130	
Crianças			
1-3 anos	90		200
4-8 anos	90		300
9-13 anos	120		600
14-18 anos	150		900
Mulheres	150		1.100
Homens	150		1.100
Gravidez	220		1.100
Lactação	290		1.100

[a]RDA, ingestão dietética recomendada: ingestão diária média que atende às necessidades estimadas de iodo de quase todos (97,5%) os indivíduos de um grupo.

[b]AI, ingestão adequada: ingestão de iodo que aparentemente sustenta estrutura e função tireoidianas normais no grupo. Os dados são insuficientes para estabelecer uma RDA.

[c]UL, nível de ingestão máxima tolerável: nível mais alto de ingestão diária de iodo que provavelmente não impõe risco de efeitos adversos à saúde para quase todos os indivíduos do grupo.

De Food and Nutrition Board, Institute of Medicine. Dietary Reference Intakes: Iodine. Washington, DC: National Academy Press, 2001:258–89, com permissão.

adapta a dias de ingestão de iodo muito baixa ou alta, sem que ocorra nenhum incidente.

O Public Health Committee da American Thyroid Association recomenda que as mulheres que vivem nos Estados Unidos e no Canadá recebam suplementos diários contendo 150 μg de iodo durante a gravidez e a lactação, para atender à maior demanda associada a esses períodos.[22] Recomendações detalhadas sobre a ingestão de iodo durante a gravidez e a lactação foram publicadas pela OMS, Unicef e ICCIDD[23] (ver Tab. 13.1).

Efeitos do iodo no corpo humano

Os efeitos do iodo sobre o corpo humano podem ser considerados como pertencentes a um dentre três grupos:

1. Efeitos da produção deficiente de hormônio da tireoide, causada pela deficiência de iodo.
2. Efeitos autorregulatórios do iodo sobre a glândula tireoide.
3. Efeitos extratireoidianos do iodo, predominantemente de importância teórica, que ainda requerem comprovação final.

O papel central do iodo está em ser um componente dos hormônios produzidos pela tireoide. Evitar a sua deficiência é especialmente importante na gravidez, para prevenir danos cerebrais fetais associados ao desenvolvimento.

Os efeitos autorregulatórios do iodo sobre a tireoide tendem a compensar um baixo suprimento desse elemento, promovendo aumento da atividade dos processos envolvidos na sua utilização para produção dos hormônios tireoidianos. Outros processos autorregulatórios rapidamente desligam a utilização tireoidiana de iodo após sua ingestão excessiva. Dessa forma, a tireoide normalmente mantém a produção de seus hormônios estável, apesar das grandes alterações que ocorrem no suprimento de iodo. O preço pela complexa capacidade de compensar essas variáveis é uma tendência ao desenvolvimento de doença tireoidiana. Como os processos tireoidianos ativados por ingestão baixa e ingestão alta diferem, o padrão de doença da tireoide em uma população depende do nível de ingestão de iodo.[24]

Os efeitos extratireoidianos e a manipulação de iodo têm sido menos enfocados. A exceção são os processos envolvidos no seu transporte a partir da mãe para a criança que é amamentada e, em certo grau, também a partir da mãe para o feto via placenta. Esse iodo é necessário à produção de hormônios tireoidianos pela tireoide do feto e do bebê.

Pesquisadores sugeriram que o iodo pode atuar no corpo humano (p. ex., nas mamas e trato gastrointestinal) conferindo proteção contra as espécies reativas do oxigênio,[25] de modo semelhante ao papel que exerce nas microalgas.[26] Entretanto, evidências adicionais se fazem necessárias para que uma conclusão possa ser estabelecida.

Por fim, concentrações muito altas de iodo podem levar ao excesso de secreções nas vias aéreas superiores (doses altas de iodo antigamente eram usadas como medicação para tratar problemas de vias respiratórias), erupções cutâneas e outras toxicidades.[27]

Metabolismo

O iodo está presente na dieta em várias formas. A maioria dos compostos iodados é quebrada no intestino e o iodeto então é rapidamente absorvido.

O iodeto absorvido entra no *pool* circulante de iodeto, com o iodeto liberado pela metabolização dos hormônios tireoidianos. A maior parte do iodeto circulante é excretada pelos rins (depuração de 30-50 mL/min, independentemente do estado do iodo) ou concentrada na tireoide (a depuração varia de muito lenta a mais de 100 mL/min). A captação de iodo pela tireoide é lenta após a sua ingestão excessiva e alta na sua deficiência, e depende do estado funcional da glândula (será baixa se a tireoide estiver não funcional, ou alta se a tireoide estiver estimulada). Em indivíduos que consomem a ingestão recomendada de iodo, que é de cerca de 150 μg/dia, a depuração pela tireoide equivale a aproximadamente a metade da depuração de iodo feita pelos rins, sendo que a meia-vida do iodeto no sangue é de cerca de 6 horas. Em mulheres que estão amamentando, uma fração considerável do iodeto circulante é captada pelas glândulas mamárias e excretada no leite materno, conforme discutido adiante.

O iodeto captado pela tireoide é reunido em grupos de tirosina para criar monoiodotirosinas e diiodotirosinas na glicoproteína tireoglobulina, de 660 kDa, presente no coloide dos folículos tireoidianos. Esse processo é catalisado pela peroxidase tireoidiana (TPO), que é uma enzima ligada à membrana, em presença de peróxido de hidrogênio (H_2O_2). A TPO é uma proteína que contém heme, e sabe-se que há interação entre os efeitos da deficiência de ferro e iodo.[28] Ela também catalisa o acoplamento dos resíduos de tirosina iodados à tireoglobulina, para formar iodotironinas de anel duplo, que são as L-tiroxinas (tetraiodotironina, T4) e L-tri-iodotironina (T3).

A secreção de hormônio tireoidiano é iniciada pela captação de tireoglobulina para dentro das células foliculares, através de micro- e macropinocitose. Os hormônios tireoidianos T3 e T4, bem como as iodotirosinas, são liberados por hidrólise da tireoglobulina catalisada por enzimas lisossômicas. As iodotirosinas são quase totalmente deiodadas nas células foliculares, preservando assim o iodeto dentro das células para a produção de hormônios. A liberação de T4 e T3 pode ser imediata e reversivelmente bloqueada por alguns compostos que contêm iodo. Esse achado indica que ocorre transporte ativo dos hormônios para fora das células foliculares.[29] Alguns transportadores de hormônios tireoidianos foram identificados,[30] mas o papel potencial desses transportadores na secreção de hormônios da tireoide não foi determinado.

Os dois reguladores da atividade tireoidiana mais importantes são a tireotropina (hormônio estimulador da tireoide [TSH]) e o iodeto, por autorregulação. O TSH é secretado a partir do lobo anterior da hipófise, sob regulação da clássica retroalimentação inibitória por T3 e T4, e também por sinais hipotalâmicos. O fator hipotalâmico mais importante é o hormônio liberador de tireotropina (TRH), que modula o ponto de ajuste do sistema tireoidiano. A vitamina A tem papel na atividade do eixo hipófise-tireoide.[31] O TSH ativa todos os processos envolvidos nas atividades da tireoide, ligando-se ao receptor de TSH.

Simportador de iodeto de sódio

O simportador de iodeto de sódio (NIS) é central no transporte de iodo pelo corpo.[32] Trata-se de uma proteína de membrana de 85 kDa, que acopla as translocações de sódio (Na^+) (altas a baixas) e iodo (I^-) (concentrações baixas a altas) dentro das células. Os sítios mais importantes de NIS são a membrana basolateral das células foliculares da tireoide e os lactotrofos da glândula mamária em lactação, contudo ele também está presente nas glândulas salivares, mucosas intestinais, glândulas sudoríparas e plexo coroide dos ventrículos laterais cerebrais.

Autorregulação da tireoide pelo iodeto

O iodeto exerce uma poderosa função autorregulatória na tireoide, que independe da regulação da glândula pelo TSH.[33] Os mecanismos envolvidos foram apenas parcialmente elucidados, mas podem ser mediados por compostos orgânicos iodados, possivelmente por iodolactonas.[34]

Quando há escassez de iodo, praticamente todos os processos envolvidos na captura de iodo e na síntese de hormônios são intensificados. Ao contrário, o excesso de iodo é rapidamente seguido do bloqueio da organificação do iodeto (efeito de Wolff-Chaikoff) e da secreção de hormônio (efeito usado para fins terapêuticos em pacientes com tempestade tireoidiana), bem como do fluxo sanguíneo (efeito usado para fins terapêuticos antes da cirurgia da tireoide, como forma de prevenção de hemorragia). Em adição, concentrações elevadas de iodo inibem o crescimento da tireoide e promovem a apoptose das células tireoidianas.[35] Pouco depois de uma carga de iodo, o NIS é regulado negativamente[36] e há diminuição da retenção de iodo na tireoide e do conteúdo intratireoidiano de iodo. Este processo tende a restabelecer a organificação do iodeto (escape do efeito de Wolff-Chaikoff).

Transporte de iodeto para o leite

A glândula mamária em lactação concentra o iodeto oriundo do sangue no leite por meio do NIS. A principal diferença existente entre o transporte de iodeto nas glândulas mamárias e o transporte na tireoide está no fato de a autorregulação pelo iodeto e a estimulação pelo TSH exercerem pouco ou nenhum efeito sobre as glândulas mamárias. A concentração de iodeto no leite materno varia de acordo com a ingestão de iodo materna.

Alguns compostos químicos, dentre os quais os mais importantes são o tiocianato e o perclorato, são inibidores competitivos do transporte de iodeto pelo NIS,[32] tanto na tireoide como na glândula mamária em lactação. Em decorrência da ausência de autorregulação pelo iodeto na glândula mamária, a ingestão desses compostos afeta a excreção de iodeto no leite de forma significativamente mais direta do que afeta a captação de iodeto pela tireoide. O tiocianato presente nos bolos de óleo de colza usados para alimentar vacas pode resultar em baixo conteúdo de iodo no leite de vaca.[37] Tanto o tiocianato como o perclorato são importantes como produtos de descarte industrial, sendo que a poluição ambiental pode agravar a deficiência de iodo e levar ao aumento do risco de bócio e nódulos tireoidianos diante de uma baixa ingestão de iodo.[38]

A principal causa de níveis sanguíneos elevados de tiocianato é o tabagismo, uma vez que o cianeto presente na fumaça do tabaco é destoxificado no fígado em tiocianato. Assim, o tabagismo durante o período de amamentação resulta em baixa concentração de iodo no leite materno e os neonatos de mães fumantes apresentam menor excreção urinária de iodo em decorrência da baixa ingestão de iodo a partir do leite materno.[39] Os fumantes também apresentam risco aumentado de bócio, quando a ingestão de iodo é baixa.[40]

Ações dos hormônios da tireoide

As principais ações dos hormônios da tireoide são exercidas por meio da ligação a receptores nucleares que modulam a transcrição de muitas proteínas. O hormônio ativo é o T3, que foi diretamente sintetizado na tireoide ou derivado por 5'-deiodação do anel externo de T4. Em indivíduos fisiologicamente normais, cerca de 80% do T3 circulante é derivado de T4 nos tecidos periféricos. A deiodação do anel externo de T4 em T3 é catalisada pela iodotironina deiodinase de tipo 1 ou 2, enquanto a iodotironina deiodinase de tipo 3 inativa exclusivamente os hormônios tireoidianos por deiodação do anel interno.[41] As três deiodinases são selênio-enzimas e a deficiência de selênio grave interfere na função tireoidiana normal. O selênio pode influenciar o crescimento e a autoimunidade tireoidiana por meio de vários mecanismos.[42]

As iodotironinas deiodinases, bem como os diferentes tipos de receptores e transportadores de hormônios da tireoide, estão diversamente distribuídas ao longo dos tecidos. Os papéis complexos das deiodinases na saúde e na doença ainda são foco de pesquisa.[43]

Os pesquisadores demonstraram que a síndrome de Allan-Herndon-Dudley é causada por uma mutação no gene codificador de uma proteína de transporte chamada transportador de monocarboxilato 8 (MCT8).[30] O MCT8 é um transportador de hormônio da tireoide, porém o transporte defeituoso de outras substâncias pode contribuir para o desenvolvimento da síndrome clínica.

O hormônio tireoidiano é importante para o desenvolvimento do encéfalo, conforme discutido adiante. Em adultos humanos, os efeitos mais significativos dos hormônios tireoidianos são a regulação geral dos níveis de atividade em muitos órgãos e tecidos. Assim, a produção excessiva de hormônio tireoidiano está associada ao quadro clínico de tireotoxicose, caracterizado por hiperatividade psicomotora, frequência de pulsação elevada, sudorese, perda de peso e tremores, enquanto a falta de hormônio tireoidiano (hipotireoidismo ou mixedema) está associada a sinais e sintomas opostos.

Efeitos da produção deficiente de hormônio tireoidiano causada pela deficiência de iodo

As consequências mais importantes da deficiência de iodo estão relacionadas ao desenvolvimento, porque podem ser irreversíveis. A importância do hormônio tireoidiano para a metamorfose nos anfíbios está bem caracterizada.[44] Os hormônios tireoidianos exercem papel igualmente importante no desenvolvimento do encéfalo nos mamíferos. Exemplificando, os hormônios da tireoide são necessários para o brotamento adequado dos neurônios e, portanto, ao desenvolvimento das redes neurais.[45,46]

A consequência clínica da deficiência de iodo séria na gravidez e na vida fetal, bem como durante os primeiros anos de vida, é o cretinismo. Dependendo do momento e da gravidade da deficiência de hormônio tireoidiano que ocorre durante o desenvolvimento, diferentes quadros clínicos podem ser estabelecidos. Nas áreas geográficas onde há cretinismo causado por deficiência de iodo, as populações podem apresentar um desvio geral do quociente de inteligência para valores baixos.[47]

Ingestão de iodo e doença tireoidiana na população

Pesquisas sobre o desenvolvimento de doença tireoidiana em populações revelaram que o nível de ingestão de iodo de uma população é o principal determinante da epidemiologia da doença tireoidiana, até mesmo em áreas não afetadas por sinais evidentes de deficiência de iodo.[24]

A Figura 13.1 ilustra a principal relação existente entre um certo nível de ingestão de iodo e o risco de doença associado. A curva tem forma de "U" e é assimétrica, com um aumento significativamente mais íngreme do risco associado à baixa ingestão do que à ingestão elevada de iodo. As doenças que podem ser mais comuns com determinado nível de ingestão de iodo são indicadas na Tabela 13.3. Adicionalmente, o risco individual depende da genética e de outros fatores ambientais.

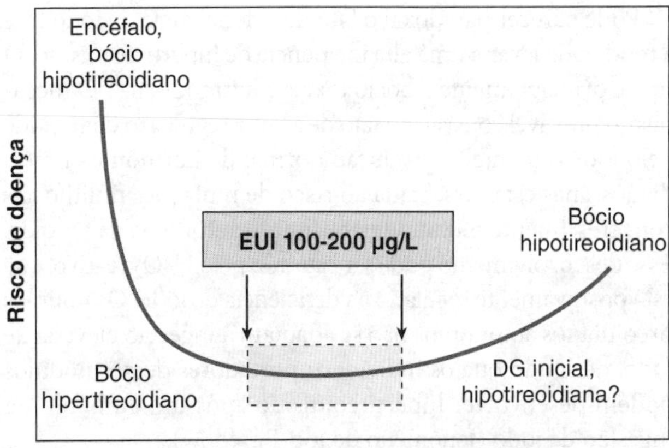

Figura 13.1 Relação teórica existente entre a exposição a determinado nível de ingestão de iodo por período prolongado e o risco de desenvolvimento de doença da tireoide. O *retângulo* indica o nível recomendado, com uma excreção urinária média de iodo (EUI) da ordem de 100-200 µg/L. *DG*, doença de Graves. (Modificado com permissão de Laurberg P. Prevention in endocrinology. In: Wass J, Shales S, eds. Oxford Textbook of Endocrinoly and Diabetes. Oxford: Oxford University Press, 2002:3–8.)

Tabela 13.3 Aumento do risco de doença na população associado com a ingestão de iodo fora do nível ideal[a]

Estado nutricional de iodo	Concentração urinária média de iodo (µg/L)	Doença
Deficiência de iodo grave	< 20	Cretinismo Bócio Hipotireoidismo QI baixo
Deficiência de iodo moderada	20-49	(Hipotireoidismo, QI baixo) Bócio Hipertireoidismo
Deficiência de iodo leve	50-99	Bócio Hipertireoidismo
Ideal	100-199	
Mais do que adequado	200-299	Hipotireoidismo Doença de Graves inicial?
Excessivo	≥ 300	Hipotireoidismo Bócio Doença de Graves inicial?

QI, quociente de inteligência.

[a]Os limites exatos da ingestão de iodo associados a diferentes doenças dependem da ingestão de agentes causadores de bócio e outras deficiências nutricionais. Subgrupos da população podem apresentar níveis de ingestão de iodo que diferem dos níveis da população principal. A parte inferior da deficiência de iodo moderada pode estar especialmente associada ao risco de envolvimento cerebral em alguns indivíduos. Um aumento súbito de ingestão baixa para ingestão alta de iodo pode provocar um surto de hipertireoidismo.[4]

As doenças associadas à deficiência de iodo grave e, em menor grau, à deficiência de iodo moderada (ver Tab. 13.3) são facilmente compreensíveis. Tanto o cretinismo como o hipotireoidismo são causados pela falta de substrato para produção de hormônio tireoidiano, e o bócio é secundário ao aumento dos níveis séricos de TSH e à autorregulação da tireoide pelo iodeto.

Pode parecer paradoxal o fato de a deficiência de iodo leve a moderada levar a uma alta incidência de hipertireoidismo. O tipo é principalmente o bócio tóxico multinodular.[48] O mecanismo provável consiste no fato de a autorregulação da tireoide pelo iodeto manter a produção normal de hormônios tireoidianos, mas estar associada ao risco de mutações multifocais com crescimento multinodular e função autônoma da tireoide. Esse desenvolvimento pode ser causado pelo H_2O_2 reativo, que está positivamente regulado na deficiência de iodo. Os nódulos tireoidianos autônomos não se adaptam à ingestão elevada de iodo, de modo que os indivíduos portadores desses nódulos podem desenvolver hipertireoidismo após um aumento da ingestão de iodo (fenômeno de Jod-Basedow).[4]

O padrão de doença é bastante distinto quando a ingestão de iodo excede os níveis recomendados (ver Tab. 13.3). Os achados incluem elevada incidência e prevalência de hipofunção tireoidiana com aumento da secreção hipofisária de TSH. Um estudo epidemiológico comparativo mostrou que os idosos que viviam em Jutland, na Dinamarca, e apresentavam deficiência de iodo leve a moderada de longa duração frequentemente tinham baixas concentrações séricas de TSH, com raros casos de níveis séricos de TSH elevados. Em contraste, os idosos que viviam na Islândia e apresentavam uma ingestão de iodo elevada e de longa duração exibiam o padrão oposto.[49] Este achado foi consistente em numerosos estudos.[24] Exemplificando, um estudo conduzido no Brasil (cuja ingestão de iodo foi avaliada como sendo excessiva pela OMS[50]) relatou altas concentrações séricas de TSH em 23% das mulheres brancas na faixa etária de 66-75 anos.[51]

Com uma ingestão de iodo elevada, há indicações de que pode haver desenvolvimento de doença de Graves durante a juventude e de que o desenvolvimento de bócio difuso pode ser mais comum.[24]

A causa provável da função tireoidiana diminuída em populações com ingestão elevada de iodo é a hiperadaptação a uma alta ingestão de iodo em indivíduos afetados por autoimunidade tireoidiana. Uma reação autoimune contra a tireoide é bastante comum, especialmente em idosos, mulheres e brancos. Cerca de 50% das mulheres brancas idosas apresentam algum grau de infiltração linfocítica na tireoide.[52,53] A frequência de reações autoimunes tireoidianas é menor entre os japoneses,[53] sendo que as concentrações de TSH elevadas em idosos são menos comuns no Japão, apesar da elevada ingestão de iodo. Mesmo assim, níveis séricos de TSH elevados estão correlacionados com uma alta ingestão de iodo no Japão.[54] A autoimunidade tireoidiana e o TSH elevado também são menos frequentes em afro-americanos idosos[52,55] e em afrodescendentes brasileiros.[51]

A Figura 13.1 sugere que o nível ideal de ingestão de iodo corresponde a uma concentração urinária média de iodeto igual a 100-200 μg/L, que está em conformidade com as recomendações da OMS, Unicef e ICCIDD (ver Tab. 13.1). Infelizmente, a ocorrência de hipotireoidismo em uma população se torna alta quando a ingestão de iodo aumenta de levemente deficiente para os níveis recomendados,[56] contudo a ocorrência de hipertireoidismo diminui. Assim, ajustar a ingestão de iodo de uma população para minimizar o risco de doença tireoidiana constitui um equilíbrio delicado.

Avaliação nutricional do iodo

É difícil representar com exatidão as necessidades de ingestão diária a partir de estudos sobre equilíbrio de iodo. Por esse motivo, as recomendações são baseadas principalmente no conhecimento da associação existente entre nível de ingestão de iodo e doença.[57]

Um referencial na história da nutrição do iodo foi o relato de um bócio mundialmente endêmico, feito por Kelly e Snedden,[58] publicado pela OMS em 1960. Em todos os continentes e na maioria dos países, amplas áreas foram marcadas como áreas de bócio endêmico. Embora alguns agentes ambientais possam acarretar bócio endêmico por interagirem com a utilização de iodo e a função tireoidiana,[59] a causa predominante de bócio endêmico é a deficiência de iodo.

A ingestão de iodo pode ser estudada a partir do registro de uma dieta e da quantificação dos conteúdos de iodo dos alimentos.[60] Entretanto, a ferramenta primária recomendada para avaliar e monitorar o estado nutricional do iodo em uma dada população é a quantificação da excreção urinária de iodo em grupos representativos dessa população.[1] Como a concentração de iodo em uma amostra de urina de pequeno volume geralmente reflete a ingestão de iodo nas últimas horas, a concentração urinária de um indivíduo pode variar consideravelmente de um dia para outro, e até no mesmo dia, tornando necessária a obtenção de valores médios de grupos de amostras para realizar a avaliação.

O número de amostras de urina de pequeno volume necessário para estimar os níveis de iodo em uma população com 95% de confiança e dentro de uma faixa de precisão de ± 10% é aproximadamente 125 ou, para uma faixa de precisão de ± 5%, 500 amostras. Uma faixa de precisão de ± 20% para um indivíduo requereria a obtenção de cerca de 12 amostras de urina.[61] Dessa forma, a deficiência de iodo em um indivíduo não pode ser diagnosticada com base na quantificação do iodo em uma única amostra de urina de pequeno volume. Os estudos sobre a excreção urinária de iodo em populações exigem a consideração de vários detalhes técnicos adicionais.[1,62]

As consequências clínicas da deficiência de iodo podem ser monitoradas submetendo-se as crianças em idade escolar ao exame para bócio. Um sistema de classificação simples é usado para descrever o bócio, porém a sensibilidade e a especificidade para casos de bócio mais discreto são baixas. A frequência do bócio deve ser inferior a 5%. A ultrassonografia da tireoide fornece uma estimativa significativamente mais precisa do tamanho da tireoide. Os valores normativos dependentes de idade e sexo foram fornecidos.[1]

A tireoglobulina é liberada da tireoide em quantidades que dependem do tamanho e da atividade da glândula. Em estudos populacionais, os níveis séricos de tireoglobulina constituem um indicador sensível da deficiência de iodo,[63] porém esse valor é inespecífico para indivíduos.

O TSH sérico, medido como parte da triagem neonatal do hipotireoidismo congênito, é usado para avaliar a deficiência de iodo durante a gravidez. A lógica está no fato de que a baixa produção de hormônios tireoidianos no feto ou no recém-nascido causada pela deficiência de iodo levaria a um aumento compensatório da secreção hipofisária de TSH fetal ou neonatal. O método de quantificação do TSH requer um controle cuidadoso. Além disso, a tireoide neonatal é bastante sensível ao efeito inibitório do iodo elevado materno. Assim, o significativo percentual de valores de TSH neonatal elevados observado nas áreas de baixa ingestão de iodo é causado pela aplicação vaginal de esterilizadores contendo iodo na mãe durante a preparação para o parto.[64]

Programas nutricionais norte-americanos de iodo

Como a ingestão de iodo é muito importante para o risco de doença numa dada população e pouquíssimas populações apresentam ingestão adequada de iodo a partir de dietas naturais, praticamente todos os países deveriam adotar um programa nutricional de iodo oficial.[1] Conforme indicado, uma prevenção significativa de doenças pode ser conseguida por meio da regulação adequada. A OMS regularmente fornece atualizações sobre o estado nutricional do iodo em nível mundial, e o *website* do ICCIDD (http://www.ICCIDD.org) é uma valiosa fonte de informação.

Estado nutricional global do iodo

Embora o estado nutricional global do iodo tenha melhorado bastante desde a década de 1980, as áreas de deficiência e excesso de iodo ainda são comuns.[47,50] Monitoramento e ajuste contínuos dos programas são obrigatórios. A iodação do sal é abordagem recomendada para alcançar o estado nutricional de iodo ideal na maioria dos países.[1] Se todo o sal usado nas residências e indústrias alimentícias for iodado (iodação de sal universal), isso distribuirá o iodo de forma bastante uniforme na população.

Um problema técnico a ser considerado é a garantia de uma cobertura suficiente nos casos de uso voluntário do sal iodado. Quando apenas uma fração da população usa sal iodado, o resultado é uma ingestão acima do ideal por parte das pessoas que usam o sal e uma ingestão abaixo do ideal por parte daquelas que não usam o sal iodado.[65] Essa situação é o principal motivo que levou à iodação obrigatória do sal em alguns países.

Outro detalhe técnico a ser considerado é o ajuste do conteúdo de iodo do sal quando a ingestão de sal é reduzida para prevenção da doença cardiovascular.[66] Teoricamente, é fácil fazer isso, contudo um ajuste adequado requer a realização de estudos populacionais minuciosos sobre a ingestão de sal e de iodo.

O iodo como agente bloqueador da tireoide em emergências radioativas

O acidente com o reator nuclear de Chernobyl, ocorrido na Ucrânia, em 1986, resultou em liberações maciças de iodo radioativo, inclusive de iodo-131 (^{131}I). Com uma latência aproximada de 4 anos, este acidente foi seguido de um aumento agudo da incidência de câncer de tireoide em crianças e adolescentes na Bielorrússia e na Ucrânia.[67] A deficiência de iodo observada na população que apresenta alta captação tireoidiana de ^{131}I pode ter contribuído para a alta frequência de câncer de tireoide.

Na Polônia, onde o *fallout* de Chernobyl felizmente foi apenas moderado, mais de 10 milhões de crianças receberam iodeto de potássio (KI) após o acidente nuclear como forma de proteção contra o câncer de tireoide. Foram observados apenas efeitos colaterais leves e clinicamente irrelevantes produzidos pelo iodo.[68]

No Japão, o desastre ocorrido na usina nuclear de Fukushima, em março de 2011, causado por um terremoto seguido de tsunami, renovou o foco da distribuição de iodo para prevenção do câncer de tireoide. Felizmente, a ingestão de iodo com alimentos (a partir das algas) é alta no Japão e isso diminui o risco de captação tireoidiana significativa de iodo radioativo. As medidas preventivas vigentes no Japão consistem em evacuação das pessoas da área de risco e controle dos níveis de radiação da água e dos alimentos, para bloquear a distribuição desses itens sempre que apropriado. Logo após o desastre, as autoridades japonesas distribuíram 230 mil doses de KI para os centros de evacuação da área situada nas proximidades da usina, como medida preventiva. Entretanto, até o momento em que este texto foi escrito, não havia sido iniciada nenhuma forma de administração sistemática de iodo para grupos da população.

A OMS[69] e o Food and Drug Administration[70] estabeleceram recomendações detalhadas para o uso de KI como agente bloqueador da tireoide em casos de emergência radioativa. Uma atualização das recomendações estabelecidas pela OMS deverá ser lançada em breve.

Referências bibliográficas

1. World Health Organization, United Nations Children's Fund, International Council for the Control of Iodine Deficiency Disorders. Assessment of Iodine Deficiency Disorders and Monitoring Their Elimination: A Guide for Programme Managers. 3rd ed. Geneva: World Health Organization, 2007:1–99.
2. Coindet JF. Ann Clin Phys 1820;15:49–59.
3. Hetzel BS. The Story of Iodine Deficiency: An International Challenge in Nutrition. Oxford: Oxford University Press, 1989: 1–236.
4. Stanbury JB, Ermans AE, Bourdoux P et al. Thyroid 1998;8: 83–100.
5. Carpenter KJ. J Nutr 2005;135:675–80.
6. Bürgi H, Supersaxo Z, Selz B. Acta Endocrinol 1990;123:577–90.
7. Stanbury JB. The Iodine Trail: Exploring Iodine Deficiency and Its Prevention around the World. Oxford: Farber Public Relations, 2008:1–202.
8. Pearce EN. Thyroid 2007;17:823–7.
9. Rasmussen LB, Ovesen L, Bülow I et al. Br J Nutr 2002;87: 61–9.
10. Nagataki S. Thyroid 2008;18:667–8.
11. Kim JY, Moon SJ, Kim KR et al. Yonsei Med J 1998;39:355–62.
12. Laurberg P, Andersen S, Pedersen IB et al. Biofactors 2003;19: 145–53.
13. Andersen S, Guan H, Teng W et al. Biol Trace Elem Res 2009;128: 95–103.
14. Pearce EN, Pino S, He X et al. J Clin Endocrinol Metab 2004; 89:3421–4.
15. Caldwell KL, Jones RL, Hollowell JG. Thyroid 2005;15:692–9.

16. Caldwell KL, Miller GA, Wang RY et al. Thyroid 2008;18:1207–14.
17. Andersson M, de Benoist B, Rogers L. Best Pract Res Clin Endocrinol Metab 2010;24:1–11.
18. Dasgupta PK, Liu Y, Dyke JV. Environ Sci Technol 2008;42: 1315–23.
19. Zimmermann MB, Aeberli I, Torresani T et al. Am J Clin Nutr 2005;82:388–92.
20. Laurberg P, Jørgensen T, Perrild H et al. Eur J Endocrinol 2006; 155:219–28.
21. Food and Nutrition Board, Institute of Medicine. Dietary Reference Intakes: Iodine. Washington, DC: National Academy Press, 2001:258–89.
22. Becker DV, Braverman LE, Delange F et al. Thyroid 2006; 16:949–51.
23. World Health Organization Secretariat, Andersson M, de Benoist B, et al. Public Health Nutr 2007;10:1606–11.
24. Laurberg P, Cerqueira C, Ovesen L et al. Best Pract Res Clin Endocrinol Metab 2010;24:13–27.
25. Venturi S, Venturi M. Nutr Health 2009;20:119–34.
26. Küpper FC, Carpenter LJ, McFiggans GB et al. Proc Natl Acad Sci U S A 2008;105:6954–8.
27. Pennington JA. J Am Diet Assoc 1990;90:1571–81.
28. Zimmermann MB. Annu Rev Nutr 2006;26:367–89.
29. Laurberg P. Endocrinology 1985;117:1639–44.
30. Heuer H, Visser TJ. Endocrinology 2009;150:1078–83.
31. Biebinger R, Arnold M, Koss M et al. Thyroid 2006;16:961–5.
32. Dohán O, De la Vieja A, Paroder V et al. Endocr Rev 2003;24: 48–77.
33. Ingbar SH. Mayo Clin Proc 1972;47:814–23.
34. Gärtner R, Dugrillon A, Bechtner G. Acta Med Aust 1996; 23:47–51.
35. Chen W, Man N, Shan Z et al. Exp Clin Endocrinol Diabetes 2011;119:1–8.
36. Eng PH, Cardona GR, Fang SL et al. Endocrinology 1999; 140:3404–10.
37. Laurberg P, Andersen S, Knudsen N et al. Thyroid 2002;12: 897–902.
38. Brauer VF, Below H, Kramer A et al. Eur J Endocrinol 2006; 154:229–35.
39. Laurberg P, Nøhr SB, Pedersen KM et al. J Clin Endocrinol Metab 2004;89:181–7.
40. Knudsen N, Laurberg P, Perrild H et al. Thyroid 2002;12: 879–88.
41. Bianco AC, Salvatore D, Gereben B et al. Endocr Rev 2002;23: 38–89.
42. Köhrle J, Gärtner R. Best Pract Res Clin Endocrinol Metab 2009; 23:815–27.
43. St Germain DL, Galton VA, Hernandez A. Endocrinology 2009; 150:1097–107.
44. Brown DD, Cai L. Dev Biol 2007;306:20–33.
45. Kimura-Kuroda J, Nagata I, Negishi-Kato M et al. Brain Res Dev Brain Res 2002;137:55–65.
46. Bernal J. Vitam Horm 2005;71:95–122.
47. Zimmermann, MB. Endocr Rev 2009;30:376–408.
48. Laurberg P, Pedersen KM, Vestergaard H et al. J Intern Med 1991;229:415–20.
49. Laurberg P, Pedersen KM, Hreidarsson A et al. J Clin Endocrinol Metab 1998;83:765–9.
50. Andersson M, Takkouche B, Egli I et al. Bull World Health Organ 2005;83:518–25.
51. Sichieri R, Baima J, Marante T et al. Clin Endocrinol 2007;66: 803–7.
52. Okayasu I, Hara Y, Nakamura K et al. Am J Clin Pathol 1994;101: 698–702.
53. Okayasu I, Hatakeyama S, Tanaka Y et al. J Pathol 1991;163: 257–64.
54. Konno N, Makita H, Yuri K et al. J Clin Endocrinol Metab 1994; 78:393–7.
55. Hollowell JG, Staehling NW, Flanders WD et al. J Clin Endocrinol Metab 2002;87:489–99.
56. Pedersen IB, Laurberg P, Knudsen N et al. J Clin Endocrinol Metab 2007;92:3122–7.
57. Ascoli W, Arroyave G. Arch Latinoam Nutr 1970;20:309–20.
58. Kelly FC, Snedden WW. Prevalence and distribution of endemic goitre. In: World Health Organization, ed. Endemic Goitre. WHO monograph series no. 44. Geneva: World Health Organization, 1960:27–233.
59. Gaitan E. Annu Rev Nutr 1990;10:21–39.
60. Murray CW, Egan SK, Kim H et al. J Expo Sci Environ Epidemiol 2008;18:571–80.
61. Andersen S, Karmisholt J, Pedersen KM et al. Br J Nutr 2008; 99:813–8.
62. Vejbjerg P, Knudsen N, Perrild H et al. Thyroid 2009;19:1281–6.
63. Knudsen N, Bülow I, Jørgensen T et al. J Clin Endocrinol Metab 2001;86:3599–603.
64. Chanoine JP, Boulvain M, Bourdoux P et al. Arch Dis Child 1988;63:1207–10.
65. Laurberg P, Andersen S, Pedersen IB et al. Hot Thyroidol 2007(4). Disponível em: http://www.hotthyroidology.com. Acesso em 18 de março de 2011.
66. Bibbins-Domingo K, Chertow GM, Coxson PG et al. N Engl J Med 2010;362:590–9.
67. Cardis E, Howe G, Ron E et al. J Radiol Prot 2006;26:127–40.
68. Nauman J, Wolff J. Am J Med 1993;94:524–32.
69. World Health Organization. Guidelines for Iodine Prophylaxis following Nuclear Accidents. Geneva: World Health Organization, 1999:1–30.
70. Guidance: Potassium Iodide as a Thyroid Blocking Agent in Radiation Emergencies. Rockville, MD: US Department of Health and Human Services, Food and Drug Administration, Center for Drug Evaluation and Research (CDER), 2001: 1–12. Disponível em: http://www.fda.gov/downloads/Drugs/GuidanceComplianceRegulatoryInformation/Guidances/ucm080542.pdf. Acesso em 18 de março de 2011.
71. Laurberg P, Andersen S, Bjarnadóttir RI et al. Public Health Nutrition 2007;10:1547–52.

Sugestões de leitura

International Council for the Control of Iodine Deficiency Disorders. Disponível em: http://www.iccidd.org. Acesso em 18 março de 2011. (Homepage)

Preedy VC, Burrow GN, Watson RR, eds. Comprehensive Handbook on Iodine: Nutritional, Endocrine and Pathological Aspects. London: Academic Press, 2009:1–1334. (Livro detalhado de vários especialistas sobre aspectos do iodo.)

Public Health Nutr 2007:10;1527–1611. (Publicação especial 12A organizada pela Organização Mundial da Saúde e pelo Fundo das Nações Unidas para a Infância sobre a ingestão de iodo durante a gravidez a lactação)

World Health Organization, United Nations Children's Fund, International Council for the Control of Iodine Deficiency Disorders. Assessment of Iodine Deficiency Disorders and Monitoring Their Elimination: A Guide for Programme Managers. 3rd ed. Geneva: World Health Organization, 2007. (Diretrizes oficiais abrangentes)

Zimmermann M, ed: Iodine efficiency. Best Pract Res Clin Endocrinol Metab 2010;24:1–158. (Publicação especial sobre iodo e doença)

14 Selênio*

Roger A. Sunde

*__Abreviaturas__: **ApoER2**, receptor de apolipoproteína E; **DRI**, ingestão dietética de referência; **EAR**, necessidade média estimada; **GPX**, glutationa peroxidase; **GSH**, glutationa; **NHANES**, *National Health and Nutrition Examination Survey* (Pesquisa Nacional sobre Saúde e Nutrição dos Estados Unidos); **NECNO**, níveis de efeitos colaterais não observado; **OMS**, Organização Mundial da Saúde; **RDA**, ingestão dietética recomendada; **Sec**, selenocisteína; **SECIS**, sequência de inserção de selenocisteína; **SEPN1**, selenoproteína N; **SEPP1**, selenoproteína P; **SNP**, polimorfismo de nucleotídeo único; **U**, selenocisteína (símbolo de uma letra); **UL**, nível de ingestão máxima tolerável.

O selênio foi alvo de interesse biológico pela primeira vez na década de 1930, quando foi identificado como causador de envenenamento em gados que pastavam nas áreas com solo rico em selênio.[1] Em 1957, Schwarz e Foltz[2] relataram que pequenas quantidades de selênio preveniram a necrose hepática em ratos com deficiência de vitamina E, um achado indicativo de que o selênio era um nutriente essencial e não só uma toxina. Logo depois, foi demonstrado que as deficiências de selênio e vitamina E estavam envolvidas em diversas doenças nutricionais economicamente relevantes de gado bovino, ovelhas, suínos e aves.[1] A primeira demonstração de uma função bioquímica do selênio em animais foi realizada em 1973, com a descoberta de que o elemento era constituinte da enzima glutationa peroxidase (GPX).[3]

A importância desse elemento na nutrição humana foi descrita em 1979, quando cientistas chineses relataram que a suplementação com selênio preveniu o desenvolvimento de uma miocardiopatia conhecida como doença de Keshan em crianças que viviam em áreas pobres em selênio;[4] e pesquisadores da Nova Zelândia relataram resposta clínica ao selênio em um paciente deficiente do elemento.[5] O volume de informação sobre o selênio na nutrição humana aumentou rápido na década de 1980. Em 1989,[6] foi estabelecida uma ingestão dietética recomendada (RDA) para o selênio, revisada em 2000.[7] As recomendações dietéticas da Organização Mundial da Saúde (OMS) foram instituídas em 1996.[8] Estudos moleculares e genéticos estão fornecendo extensiva informação nova acerca das selenoproteínas e sobre a biologia molecular do selênio.

Formas químicas

Nos sistemas biológicos, a maior parte do selênio está presente nas proteínas, como constituinte de aminoácidos. Como reflexo da similaridade bioquímica entre selênio e enxofre, esses aminoácidos geralmente são a selenocisteína e a selenometionina. A selenocisteína (ver Fig. 14.1) é incorporada à estrutura peptídica das selenoproteínas, contém selênio na forma de selenol e frequentemente é mencionada como sendo o 21º aminoácido. Os símbolos padrão de aminoácido para selenocisteína são Sec (três letras) ou U (uma letra). O selenol tem propriedades químicas distintas das do tiol na cisteína, enquanto a selenocisteína quase sempre exerce funções catalíticas nas proteínas. Por outro lado, a selenometionina contém selênio ligado covalentemente a dois átomos de carbono e é consideravelmente menos reativa

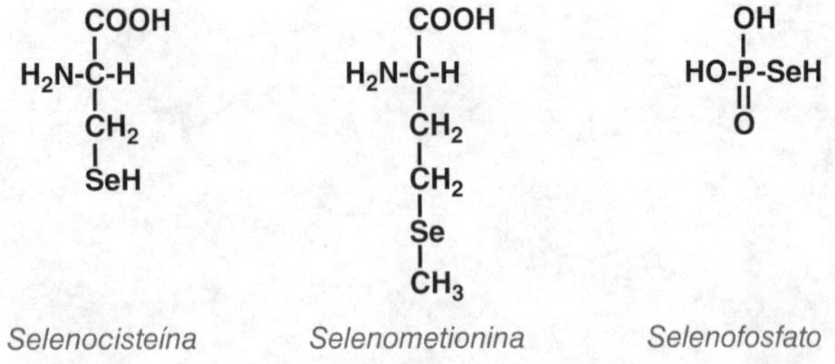

COOH / H_2N-C-H / CH_2 / SeH — *Selenocisteína*

COOH / H_2N-C-H / CH_2 / CH_2 / Se / CH_3 — *Selenometionina*

OH / HO-P-SeH / O — *Selenofosfato*

Figura 14.1 Moléculas essenciais contendo selênio encontradas em animais. A selenocisteína é a forma biologicamente ativa do elemento encontrado em selenoproteínas. Seu selenol é amplamente ionizado em pH fisiológico, além de ser um nucleófilo mais forte do que o tiol da cisteína. Essas propriedades químicas contribuem para sua função catalítica nas selenoenzimas. A selenometionina contém selênio covalentemente ligado a dois átomos de carbono. Assim, seu selênio é blindado e não é tão quimicamente ativo quando o selênio presente na selenocisteína. A selenometionina parece estar distribuída de modo inespecífico no *pool* de metionina. O selenofosfato, produto da selenofosfato quinase, é a forma ativada do selênio usado para síntese de selenocisteína.

do que a selenocisteína. Não há relatos de que tenha função bioquímica distinta daquela da metionina.

Uma selenoproteína contém quantidades estequiométricas de selênio. A selenocisteína é a forma do elemento em todas as selenoproteínas animais identificadas até hoje, bem como em quase todas as selenoproteínas bacterianas. A presença de selênio em uma forma não identificada (não selenocisteína) coordenada com molibdênio na ácido nicotínico hidroxilase de *Clostridium barkeri*[9] indica que existem na natureza outras formas do elemento contendo selenoproteínas que não a selenocisteína. Adicionalmente, alguns procariotos sintetizam uma base de selenouridina encontrada em anticódons de apenas algumas espécies de tRNA.[10]

Numerosas proteínas contêm selênio na forma de selenometionina, em quantidades não estequiométricas, e são descritas como proteínas que contêm selênio. Essa designação tem pouca utilidade, porque quase todas as proteínas que contêm metionina contêm selenometionina de forma proporcional à abundância relativa desses dois aminoácidos no organismo. Isso ocorre porque as enzimas que fixam metionina ao metionina-tRNA para incorporação na proteína ou as enzimas que metabolizam metionina não conseguem distinguir entre selenometionina e metionina.

O selênio entra na cadeia alimentar por meio das plantas que o incorporam em compostos que costumam ter enxofre. O resultado é que o selênio na planta está na forma de selenometionina e, em menor extensão, selenocisteína e outros análogos de aminoácidos contendo enxofre. Fungos e outras plantas superiores não têm selenoproteínas nem o maquinário necessário à síntese de selenoproteínas[11] e, aparentemente, sua existência independe do selênio.

Algumas plantas expressam uma enzima que metila selenocisteína livre, produzindo assim selênio-metilselenocisteína.[12] Trata-se de um produto de destoxificação e não é possível incorporá-lo à proteína. Esse produto se acumula até atingir altas concentrações e pode ser responsável pela intoxicação por selênio em animais que comem tais vegetais.

O selenofosfato (ver Fig. 14.1) é um importante composto intermediário no metabolismo do selênio. É produzido pela selenofosfato sintetase e atua como doador de selênio para produção de selenocisteína destinada à incorporação em selenoproteínas.[13]

As formas metiladas de selênio são produzidas como metabólitos excretórios e aparecem rapidamente na urina e na respiração.[14,15] Há entre elas um selenoaçúcar metilado sintetizado no fígado, a 1β-metilseleno-*N*-acetil-D-galactosamina, que é a principal espécie de selênio encontrada na urina com as ingestões dietéticas usuais de selênio.[15] Outras formas moleculares pequenas adicionais do elemento têm sido detectadas no plasma sanguíneo, mas suas identidades continuam indefinidas.[16]

Considerações dietéticas

Fontes alimentares

As fontes alimentares mais ricas em selênio são as vísceras e frutos do mar (0,4-1,5 μg/g de peso fresco)*, seguidos das carnes (0,1-0,4), cereais e grãos (< 0,1 a > 0,8), laticínios (< 0,1-0,3), frutas e verduras (< 0,1).[14] A ampla variação do conteúdo de selênio dos cereais e grãos se deve ao conteúdo variável das plantas, dependendo da concentração de selênio no solo disponível para captação. Exemplificando, o conteúdo de selênio do milho coletado na China variou de 0,005 a 8,1 μg/g ao passo que na dieta inglesa caiu de 65 para 31 μg/dia depois que a Inglaterra trocou o fornecedor de trigo norte-americano pelo europeu.[14] Os alimentos de origem animal apresentam certo grau de variação do conteúdo de selênio, todavia essa variação é menor que nos vegetais graças ao controle homeostático do metabolismo nos animais. O US Department of Agriculture National Nutrient Database for Standard Reference fornece os valores analíticos ou deduzidos para conteúdo de selênio de centenas de itens alimentícios.[17] A água potável geralmente contribui de forma negligível para o conteúdo de selênio da ingestão geral, exceto em algumas áreas específicas altamente seleníferas.[14]

O *Dietary Intake Data* do III *National Health and Nutrition Survey* (NHANES III) *Total Diet Study* constatou que a ingestão diária média de selênio era de 149 e 98 μg para homens e mulheres adultos (19-50 anos), respectivamente, entre 1988 e 1994.[7] Ingestões diárias de selênio mais baixas, da ordem de 30 μg ou menos, têm sido relatadas em países com solos pobres em selênio, como a Nova Zelândia.[14] Ingestões dietéticas de selênio extremamente baixas, de 3-22 μg/dia, têm sido relatadas em áreas da China afetadas pela doença de Keshan. Por outro lado, ingestões dietéticas bastante altas (≤ 6.690 μg/dia) têm sido observadas em uma região chinesa com selenose humana endêmica. Nessa área, os alimentos são cultivados em solo contaminado com selênio lavado de cinzas de carvão volantes altamente seleníferas.[14]

*1 μg de selênio = 0,0127 μmol de selênio.

Biodisponibilidade

Apenas alguns poucos estudos têm determinado a biodisponibilidade nutricional do selênio em alimentos consumidos por seres humanos. Um procedimento experimental comumente usado para estimar a disponibilidade de selênio tem sido acompanhar as elevações de atividade de GPX hepática após a alimentação com diversas fontes alimentares de selênio, em roedores previamente deficientes do elemento. Com base nisso, o selênio ingerido na forma de cogumelos, atum e trigo foi disponibilizado aos ratos em 5, 57 e 83%, respectivamente, na forma de selenito de sódio.[14] Um estudo sobre biodisponibilidade humana conduzido na Finlândia com homens cujo estado nutricional de selênio era moderadamente baixo demonstrou a existência de diferenças significativas entre as várias formas de selênio testadas (p. ex., selenato, trigo, levedura), dependendo dos critérios de disponibilidade adotados (aumento da atividade de GPX plaquetária, elevação do conteúdo de selênio no plasma ou nas hemácias, retenção de selênio).[14] Um estudo de 16 semanas com indivíduos americanos que receberam suplemento de 200-600 μg de selênio/dia na forma de selenito, selenometionina ou levedura selenizada não observou nenhum efeito de qualquer uma dessas suplementações sobre os níveis plasmáticos de GPX ou selenoproteína P (SEPP1) em uma população de indivíduos com estado nutricional de selênio já adequado, nem qualquer elevação associada ao selenito no selênio plasmático. Por outro lado, demonstrou elevações rápidas do selênio plasmático com o fornecimento de altos níveis de selenometionina ou levedura selenizada.[18] Esses estudos indicam a necessidade de se considerar em sua interpretação: a forma de suplemento do selênio, os biomarcadores biologicamente ativos e suas funções *versus* os níveis teciduais de selênio, alterações em curto *versus* longo prazo nos biomarcadores, e finalmente, repleção de indivíduos deficientes *versus* manutenção do estado nutricional de selênio adequado dos indivíduos.

Inter-relações nutriente-nutriente

Como as GPX e a maioria das outras selenoproteínas são oxidorredutases em potencial (ver adiante), é provável que o selênio interaja com outros nutrientes que afetam o equilíbrio antioxidante-pró-oxidante da célula. O selênio também protege contra a toxicidade de mercúrio, cádmio e prata, tendo sido proposto que um de seus papéis fisiológicos é contrapor metais pesados poluentes.[14] Um novo composto chamado selenoneína tem selênio ligado ao anel imidazol da histidina modificada, e é a principal forma de selênio no fígado e no sangue do atum.[19] A baixa biodisponibilidade do selênio no atum pode resultar dessa forma ou de sua complexação com o mercúrio,[14] mas a questão precisa de investigação adicional.

Metabolismo

O selênio entra no corpo de várias formas (ver Fig. 14.2). As duas formas principais são a selenometionina, derivada das plantas, e a selenocisteína, oriunda principalmente de selenoproteínas animais. A selenometioniona está presente no sangue e nos tecidos na forma de proteínas que contêm metionina.

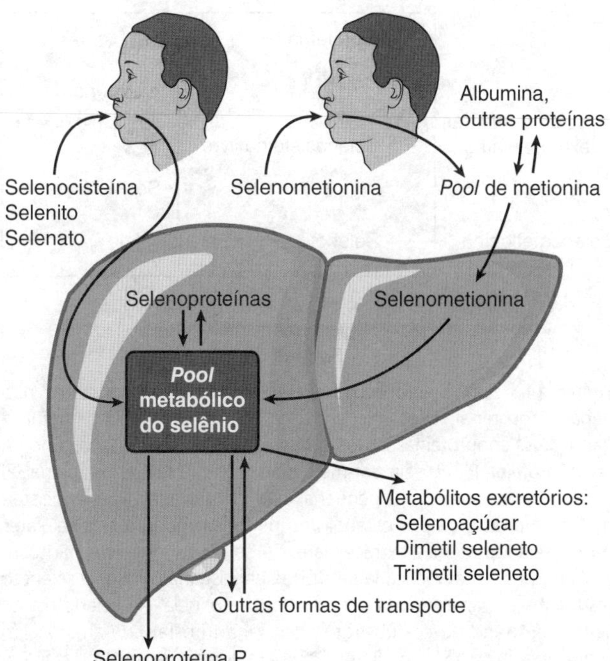

Figura 14.2 Relação entre a forma dietética do selênio e as formas teciduais do elemento. A selenocisteína ingerida e as formas inorgânicas de selênio (selenito e selenato) entram diretamente no *pool* metabólico do selênio (para mais detalhes, ver Fig. 14.3). A selenometionina entra no *pool* da metionina e é incorporada às proteínas contendo metionina em todo o corpo. Quando a selenometionina é metabolizada em selenocisteína pela via de transulfuração, ela entra no *pool* metabólico do selênio. No fígado, o *pool* metabólico do selênio produz selenoproteínas hepáticas e selenoproteína P (SEPP1) para exportação. A homeostasia do selênio é mantida pela produção de metabólitos excretórios e formas de transporte de selênio.

O selênio presente na selenometionina é disponibilizado para uso específico quando o aminoácido é catabolizado pela via de transulfuração (ver também o capítulo sobre proteínas e aminoácidos) no fígado ou no rim. O selênio então entra no *pool* metabólico regulado do selênio e pode ser incorporado em selenoproteínas, transportado para outros órgãos ou excretado.

A Figura 14.3 é um esboço do metabolismo do selênio em uma célula típica. A selenocisteína livre, quando derivada do catabolismo de selenoproteínas intra- ou extracelulares, é degradada pela selenocisteína β-liase. A selenida resultante consegue entrar na via anabólica por conversão a selenofosfato, podendo ser convertida em uma forma de excreção ou modificada para ser transportada para fora da célula. O metabolismo da selenida é o provável ponto de regulação homeostática do selênio dentro da célula, porém o mecanismo dessa regulação permanece indeterminado.

Absorção

A absorção aparentemente não exerce nenhum papel na regulação homeostática do selênio. Ocorre absorção quase total quando o elemento é fornecido na forma de selenometionina e, provavelmente, na forma de selenocisteína. A absorção de seleneto e selenato é maior que 50%, mas pode variar de modo significativo. Assim, a absorção de selênio geralmente está na faixa de 50-100% e não é afetada pelo estado do selênio.[14]

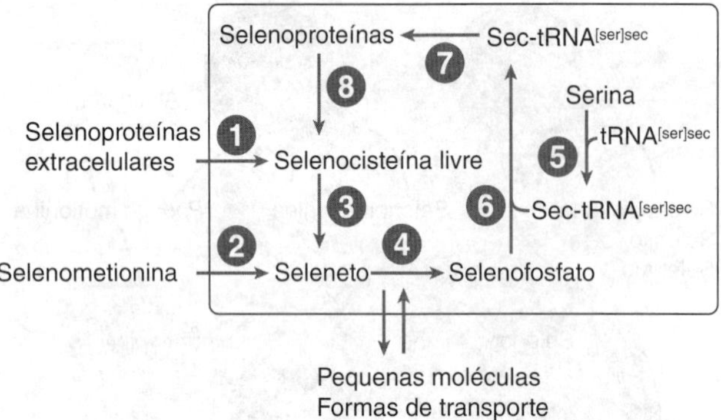

Figura 14.3 *Pool* metabólico do selênio em uma típica célula não hepática ou renal. O selênio entra na célula como selenocisteína a partir de selenoproteínas extracelulares (provavelmente, sobretudo da selenoproteína P), *(1)* seja por meio da quebra de selenometionina *(2)* ou de formas moleculares pequenas não identificadas. A selenocisteína livre é produzida por catabolismo de *(8)* selenoproteínas celulares ou *(1)* selenoproteínas extracelulares. A selenocisteína livre não acumula porque é metabolizada pela *(3)* selenocisteína β-liase. O seleneto resultante é transformado em selenofosfato pela *(4)* selenofosfato sintetase, usando o co-substrato adenosina trifosfato. O aminoácido serina é acilado *(5)* em $tRNA^{[ser]sec}$ para formar ser-$tRNA^{[ser]sec}$. Em bactérias, o selenofosfato é substrato para selenocisteína sintetase *(6)*, que forma sec-$tRNA^{[ser]sec}$ diretamente. Nos eucariotos, uma quinase atuando em uma etapa adicional fosforila a serina no ser-$tRNA^{[ser]sec}$ que, com o selenofosfato, é substrato para a selenocisteína sintetase *(6)*. O sec-$tRNA^{[ser]sec}$ doa seleno-cisteína para a cadeia peptídica em crescimento na síntese de selenoproteínas *(7)* (ver Fig. 14.4B).

Transporte

Duas selenoproteínas, SEPP1 e GPX extracelular (GPX3), foram identificadas no plasma e ambas contêm o elemento como selenocisteína. Trabalhos usando camundongos com deleção-alvo do gene de SEPP1 têm demonstrado que a proteína está envolvida no fornecimento de selênio para encéfalo e testículos, resultando em reduções acentuadas dos níveis de selênio nos testículos até mesmo em camundongos suplementados com níveis normalmente adequados de selênio,[20,21] e resulta em defeitos de espermatozoide indistinguíveis daqueles induzidos pela deficiência dietética de selênio.[22,23] A deleção de SEPP1 também resulta em disfunção neurológica na forma de descoordenação motora, a qual pode ser prevenida e não revertida com a suplementação de selênio supernutricional.[21,24] A suplementação de selênio supernutricional restaura amplamente os níveis de selênio no encéfalo, mas não nos testículos.[20] Um receptor SEPP1-específico, o receptor de apolipoproteína E (ApoER2), é expresso no encéfalo e nos testículos, enquanto a deleção de ApoER2 em camundongos resulta em queda acentuada da concentração de selênio no encéfalo e nos testículos, bem como em disfunção neurológica e defeitos de espermatozoide idênticos àqueles observados em camundongos deletados de SEPP1 ou em ratos e camundongos com deficiência de selênio.[25,26] Por fim, a restauração transgênica da expressão de SEPP1 apenas no fígado é totalmente suficiente para restaurar a captação de selênio pelo encéfalo e testículos, bem como para prevenir fenótipos de espermatozoides neurológicos e frágeis.[23] Esses estudos ilustram como a pesquisa genética e molecular está levando ao conhecimento detalhado da distribuição dirigida do selênio para os testículos e encéfalo.

Em adição ao receptor ApoER2, o receptor de megalina media a captação de SEPP1 pelo rim e, assim, proporciona um segundo mecanismo de direcionamento para o selênio.[27] Em camundongos SEPP1-*knockout*, a capacidade dos níveis elevados de selênio de restaurar os níveis encefálicos do elemento[20] ou de fornecer selênio para o desenvolvimento em fetos e filhotes de cães[28] indica que outras formas, talvez de baixo peso molecular, podem prover funções de transporte adicionais.

Incorporação em proteína

As selenoproteínas contêm selenocisteína em sua estrutura primária. O mecanismo pelo qual a selenocisteína (o 21º aminoácido) é sintetizada e então incorporada nas selenoproteínas é complexo (ver Fig. 14.3, etapas 4-7). A serina fornece o esqueleto de carbono para a selenocisteína,[29] enquanto o selênio inorgânico ao nível do seleneto fornece o selênio.[30] A serina é acilada a $tRNA^{[ser]sec}$, um tRNA único contendo anticódon para UGA, pela ação de seril tRNA ligases regulares. A serina, enquanto ligada a $tRNA^{[ser]sec}$, é então convertida em selenocisteína como descrito na Figura 14.3.[31]

A Figura 14.4A representa um mRNA típico de selenoproteína. Um mRNA de selenoproteína requer um UGA no quadro de leitura aberto, para codificar a inserção de selenocisteína, bem como uma estrutura em forma de haste-alça na região 3' não traduzida (3'UTR). Essa estrutura em haste-alça é conhecida como elemento da sequência de inserção de selenocisteína (SECIS). A ausência do elemento SECIS ou a modificação de suas características essenciais faz UGA funcionar como códon de terminação.[32] Nos eucariotos, 3'UTR atua como uma "corda" que permite a SECIS curvar-se para trás de modo a interagir com o códon UGA e facilitar a incorporação de selenocisteína. Em procariotos, SECIS é adjacente ao códon UGA.[33]

Em eucariotos, dois proteicos selênio-específicos facilitam a inserção de selenocisteína em UGA (ver Fig. 14.4B). Um fator, a proteína ligadora de selenocisteína 2 (SBP2), se liga ao elemento SECIS.[34] O outro, o fator de alongamento para selenocisteína (EF_{sec}), se liga ao sec-$tRNA^{[ser]sec}$.[35,36] Essas duas proteínas se ligam uma à outra formando um complexo que distribui sec-$tRNA^{[ser]sec}$ ao ribossomo para incorporação de selenocisteína no interior da cadeia polipeptídica crescente. Está se tornando claro que diversos fatores adicionais com papéis no complexo ribossômico usual de síntese peptídica são igualmente importantes para a incorporação de selenocisteína no interior da estrutura peptídica das selenoproteínas.[37,38]

Excreção

A homeostasia do selênio no corpo é alcançada por meio da regulação da excreção. À medida que a ingestão dietética aumenta, indo da faixa de deficiência para a faixa adequada, a excreção urinária do elemento aumenta e contribui para a manutenção da homeostasia. Com ingestões muito altas, formas voláteis de selênio são exaladas e a respiração se torna uma via de excreção relevante. Não há evidências indicativas de regulação do selênio fecal. Sendo assim, sob condições

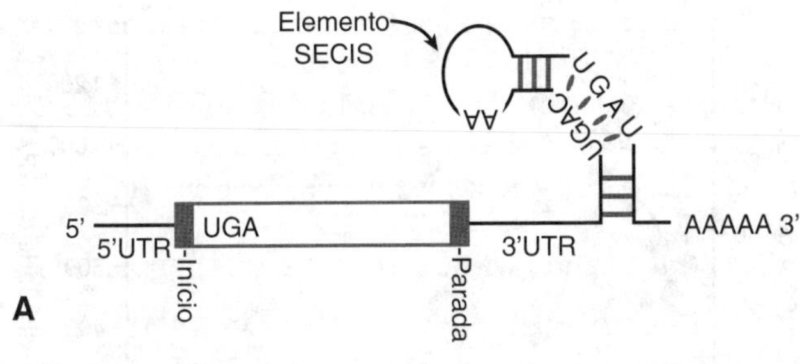

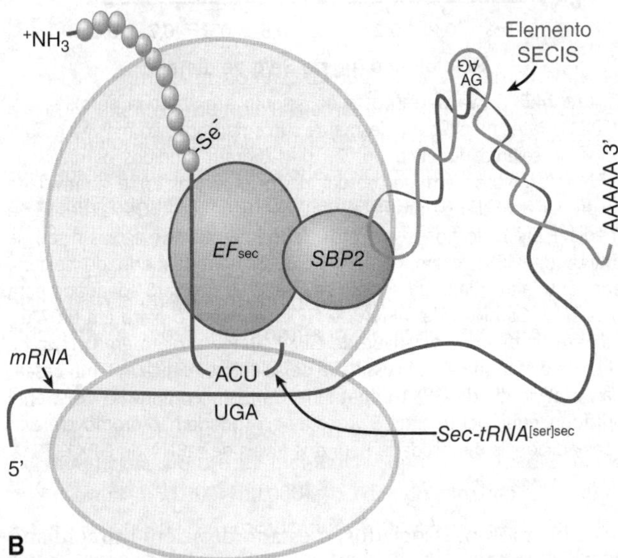

Figura 14.4 Síntese de selenoproteína. **A.** O mRNA de uma selenoproteína tem um UGA no quadro de leitura aberto especificando a incorporação de selenocisteína (Sec) e uma estrutura especializada em forma de haste-alça, conhecida como elemento da sequência de inserção Sec (SECIS), na região 3' não traduzida (3'UTR). **B.** Duas proteínas transatuantes proteína ligadora de SECIS 2 (SBP2) e fator de alongamento de selenoscisteína (EF_{sec}), facilitam o reconhecimento de sec-tRNA$^{[ser]sec}$ pela UGA. A se liga ao elemento SECIS e interage com EF_{sec} que, por sua vez, tem um sec-tRNA$^{[ser]sec}$ preso. Esse complexo distribui sec-tRNA$^{[ser]sec}$ ao ribossomo para incorporação de Sec na cadeia polipeptídica crescente (ver Fig. 14.3, etapa 7).

fisiológicas, a excreção urinária é o meio primário pelo qual o selênio corporal é regulado.[14]

A maioria dos metabólitos excretórios de selênio parecem ser formas metiladas produzidas pelo fígado ou rins. Sob condições de deficiência a adequação, uma ampla fração de selênio urinário está presente na forma de selenoaçúcar metilado,[15] enquanto um percentual significativamente menor é de íon trimetilselenônio. O selênio presente na respiração é em grande parte dimetilseleneto, especialmente com altos níveis de ingestão de selênio. Os mecanismos bioquímicos que regulam a formação desses metabólitos são desconhecidos.[14]

Funções bioquímicas

Foram identificados 25 genes codificadores de selenoproteína no genoma humano, por meio de métodos de bioinformática (ver Tab. 14.1).[39] As selenoproteínas resultantes da

Tabela 14.1 Selenoproteínas em seres humanos

Grupo/nome	Símbolo
Selenoproteínas envolvidas nas reações redox de tiol	
Glutationa peroxidases	
Glutationa peroxidase celular	GPX1
Glutationa peroxidase gastrointestinal	GPX2
Glutationa peroxidase extracelular	GPX3
Fosfolipídio hidroperóxido glutationa peroxidase	GPX4
Glutationa peroxidase olfatória	GPX6
Tiorredoxina redutases	
Tiorredoxina redutase citosólica	TXNRD1
Tiorredoxina/glutationa redutase	TXNRD2
Tiorredoxina redutase mitocondrial	TXNRD3
Outras selenoproteínas redox de motif U-C	
Metionina-R-sulfóxido redutase	SELR
Selenoproteína 15 (residente no RE[a])	SEP15
Selenoproteína H (pode regular o metabolismo da glutationa)	SELH
Selenoproteína M (residente no RE)	SELM
Selenoproteína O (a maior selenoproteína de mamífero)	SELO
Selenoproteína T (residente no RE)	SELT
Selenoproteína V (relacionada a Sepw1; expressa nos testículos)	SELV
Selenoproteínas de membrana	
Selenoproteína I (pode ser fosfotransferase)	SELI
Selenoproteína K (residente no RE)	SELK
Selenoproteína S (residente no RE)	SELS
Selenoproteínas envolvidas na tireoide	
Metabolismo de hormônio	
Iodotironina deiodinase tipo I	DIO1
Iodotironina deiodinase tipo II (residente no RE)	DIO2
Iodotironina deiodinase tipo III	DIO3
Selenoproteínas musculares	
Selenoproteína W (liga-se à glutationa)	SEPW1
Selenoproteína N (residente no RE)	SEPN1
Selenoproteínas de síntese de selenocisteína	
Selenofosfato sintetase-2	SEPHS2
Selenoproteínas de transporte	
Selenoproteína P	SEPP1

[a]Selenoproteínas que parecem estar localizadas no retículo endoplasmático (RE).[41]
Dados selecionados de Kryukov GV, Castellano S, Novoselov SV et al. Characterization of mammalian selenoproteomes. Science 2003;300:1439–43, com permissão.

expressão desses genes são responsáveis pela função bioquímica do selênio. O selênio está presente na maioria dessas proteínas como parte de um par Sec-Cys (ou Sec-serina ou Sec-treonina), um achado fortemente sugestivo do papel de oxidorredutase exercido por tais proteínas.[40] Em adição, várias delas parecem estar localizadas no retículo endoplasmático,[41] sugerindo assim papéis no dobramento proteico ou na regulação da degradação proteica. Quase metade das selenoproteínas, todavia, ainda não foi suficientemente caracterizada para identificação de suas atividades. Algumas das selenoproteínas mais bem conhecidas são brevemente discutidas, para mostrar a função bioquímica do selênio da respiração.

Glutationa peroxidases

As GPX usam equivalentes redutores da glutationa (GSH) para catabolizar hidroperóxidos. Cinco GPX contendo selênio, todas produtos de genes distintos, foram identificadas no genoma humano.[39] A GPX celular, GPX1, é o membro mais abundante do grupo e está presente em todas as células. GPX2, originalmente designada GSH-Px-GI, também é uma enzima celular que, todavia, é predominantemente encontrada nos tecidos do trato gastrointestinal. GPX3 está presente no plasma e no leite. A fosfolipídio hidroperóxido GPX, GPX4, está presente dentro das células e difere em vários aspectos dos outros membros do grupo. Pode catalisar a redução de hidroperóxidos de ácidos graxos que são esterificados em fosfolipídios, enquanto o processamento alternativo pode produzir uma forma com sinal que localiza a proteína na mitocôndria. Essa proteína tem uma função especial nos espermatozoides, nos quais é oxidada e exerce papel estrutural na cápsula mitocondrial.[42] GPX6 está presente no aparelho olfativo.[39] É uma selenoproteína em seres humanos, contudo a selenocisteína é substituída por cisteína no camundongo. Sua função é desconhecida. Em camundongos, a deleção de GPX1[43] ou GPX3[44] é desprovida de fenótipo no caso dos camundongos não estressados, contudo a deleção de GPX4 é embrionariamente letal.[45] Assim como com GPX1, a deleção de GPX2 é desprovida de fenótipo, mas camundongos duplo-*knockout* para GPX1 e GPX2 desenvolvem ileocolite.[46]

As GPX catabolizam peróxido de hidrogênio, hidroperóxidos derivados de ácidos graxos e outros hidroperóxidos, sendo em geral consideradas enzimas que protegem as células contra essas moléculas oxidantes. Por outro lado, as GPX podem ter papéis regulatórios nas células por serem capazes de afetar as concentrações de moléculas oxidantes, ou podem reduzir outras moléculas sinalizadoras.[14]

A deficiência de selênio diminui a atividade de GPX, embora o efeito varie de acordo com o tecido e a enzima. A GPX encefálica é relativamente bem preservada na deficiência de selênio, do mesmo modo que a GPX4 em todos os tecidos. As atividades da GPX no plasma e no fígado (ver Fig. 14.5) são bastante sensíveis ao suprimento de selênio e são usadas como biomarcadores do estado de selênio, podendo ser usadas para estabelecer as necessidades de selênio (ver a última discussão sobre avaliação do estado nutricional). Ao menos em roedores, os níveis de mRNA de GPX1 também diminuem drasticamente na deficiência de selênio, em comparação aos níveis de mRNA de GPX4 e GPX3, ocasionando algumas das quedas significativas de atividade de GPX1 na deficiência de selênio.[47] A atividade e o mRNA de GPX atingem um platô nas curvas de resposta (ver Fig. 14.5), um achado que mostra que o selênio dietético adicional acima das necessidades não promove aumento adicional de atividade nem de mRNA de selenoproteína.[47]

Iodotironina deiodinases

Foi demonstrado que todas as iodotironinas deiodinases, tipos I a III, são selenoproteínas.[48] Essas enzimas catalisam a deiodinização de tiroxina, tri-iodotironina e tri-iodotironina reversa, regulando assim a concentração do hormônio ativo tri-iodotironina. Vários tióis podem servir de substrato redutor para essas enzimas, mas o GSH tende a ser o substrato fisiológico. Entretanto, por conta dos mecanismos de *feedback* hormônio-associados, o estado de selênio tireoidiano pode não refletir o estado de selênio no organismo.[48]

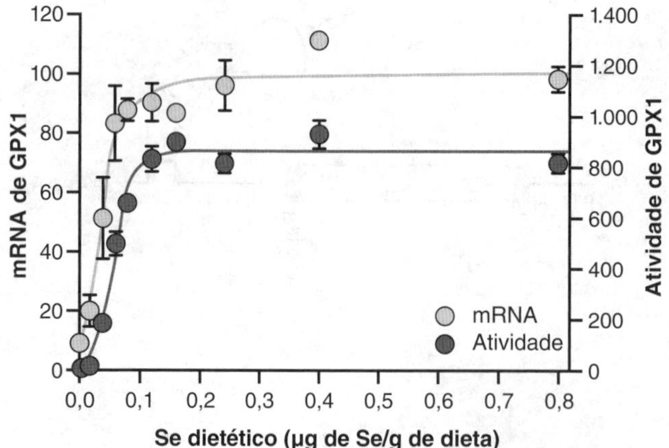

Figura 14.5 Curva de resposta do selênio à glutationa peroxidase 1 (GPX1). Ratos machos em desmame suplementados com níveis graduados de selênio dietético por 28 dias. Foram medidos os níveis de mRNA (expressos em percentual do nível de platô) e a atividade (expressa em EU/g de proteína) da GPX1 hepática.[47] Os valores são a média ± EPM. No fígado de ratos deficientes de selênio, os níveis de mRNA de GPX1 caem para 10% do platô adequado do selênio, enquanto a atividade da enzima cai para 2% do platô adequado para o selênio. Os níveis de mRNA de GPX1 atingem o platô em 0,07 µg de Se/g de dieta. A atividade de GPX1 atinge o platô em 0,1 µg de Se/g de dieta, que é a necessidade de selênio dietética mínima baseada na atividade de GPX1 hepática.[47] Uma suplementação de selênio adicional equivalente a até 8 vezes a necessidade não promove elevações adicionais da atividade nem dos níveis de mRNA de GPX1.

Tiorredoxina redutases

A tiorredoxina redutase é uma selenoproteína contendo flavina, dependente de fosfato de nicotinamida adenina dinucleotídeo, que reduz o dissulfeto de tiorredoxina interno.[49] Três isoformas foram identificadas: uma está presente no citosol, outra na mitocôndria e a terceira é encontrada nos testículos. Essas redutases fornecem equivalentes redutores para várias enzimas. Muitas delas são enzimas oxidantes de defesa, mas outras atuam na síntese de DNA e na sinalização celular. A atividade hepática da enzima declina na deficiência de selênio.[50]

Selenoproteína P

Essa selenoproteína foi identificada no plasma em 1977, mas resistiu à purificação e à caracterização por muitos anos.[26] SEPP1 é uma glicoproteína extracelular encontrada no plasma e também está associada às células endoteliais. Seu cDNA indica a presença de um peptídeo sinalizador típico de secreção a partir da célula, e que seu quadro de leitura aberto contém 10-17 UGA que designam a incorporação de selenocisteína. Quatro isoformas da proteína foram identificadas no plasma de ratos. A principal função de SEPP1 é transportar selênio para encéfalo e testículos (ver seção sobre transporte). SEPP1 contém uma ampla fração do selênio plasmático, que é de cerca de 45% em um norte-americano típico, por exemplo. A concentração de SEPP1 declina na deficiência de selênio e pode ser usada como indicador do estado de selênio.[26]

Selenoproteína W

Essa selenoproteína foi originalmente identificada no músculo e postulou-se que atua no desenvolvimento da doença do músculo branco, uma condição de deficiência de selênio em ovelhas.[51] Desde então, tem sido identificada em numerosos tecidos e sua existência em várias formas tem sido demonstrada. Uma forma está ligada ao GSH, um achado sugestivo de que a selenoproteína W sofre alterações redox. Evidências indicam que essa proteína é capaz de conferir proteção contra a lesão oxidativa. A concentração de selenoproteína W diminui na deficiência de selênio[51] e, pelo menos em roedores, os níveis de mRNA de selenoproteína W na deficiência de selênio diminuem de modo similar aos da GPX1.[47]

Selenoproteína N

A selenoproteína N (SEPN1), uma das proteínas residentes do retículo endoplasmático, é altamente expressa no músculo. Mutações humanas envolvendo SEPN1 resultam em distrofia muscular congênita inicialmente caracterizada pelo desenvolvimento de coluna vertebral rígida.[52] Pelo menos 30 mutações humanas distintas foram identificadas, todas associadas ao aparecimento precoce de enfraquecimento muscular, coletivamente denominadas miopatias associadas à SEPN1.[53] Fetos e filhotes de camundongo sem gene SEPN1 se desenvolvem de modo normal, um achado que sugere algum papel de SEPN1 durante a maturação de órgãos ou proteção durante o estresse.[54]

Selenofosfato sintetase

Duas selenofosfato sintetases foram identificadas em animais. Uma contém um resíduo de selenocisteína em sua estrutura primária e a outra contém um resíduo de cisteína nesta posição.[39] Atualmente, porém, parece que apenas a sintetase contendo selenocisteína é usada para síntese de selenocisteína.[13]

Atividade biológica

A deficiência de selênio pode levar a alterações marcantes em muitos sistemas bioquímicos, porém a deficiência de selênio isolada geralmente não causa doença em animais nem doença clínica em seres humanos de vida livre. Os animais de primeira geração com deficiência de selênio apresentam sensibilidade aumentada a certos estresses e isso é a base da maioria das condições de deficiência de selênio de ocorrência natural. Um desses estresses é a deficiência de vitamina E. As deficiências simultâneas de selênio e vitamina E levam a numerosas condições patológicas em animais.[1] Os animais com deficiência de selênio são mais suscetíveis a lesões por certos compostos químicos, como cicladores redox paraquat, diquat e nitrofurantoína. Essas lesões geralmente são oxidativas e podem estar relacionadas a níveis diminuídos de selenoenzimas que conferem defesa contra lesões oxidativas.[14]

Quando a deficiência de selênio ou outros fatores resulta em perda de selenoproteínas protetoras, pode haver aumento das espécies reativas de oxigênio e consequente sinalização de uma cascata de alterações. As atividades da GSH S-transferase em fígado, rim e pulmão de rato aumentam na deficiência de selênio,[55] enquanto o metabolismo de GSH é afetado pela deficiência de selênio.[56] Algumas enzimas metabolizadoras de fármacos (incluindo o sistema do citocromo P-450) são afetadas, com algumas apresentando aumento de atividade e outras, diminuição.[57] As causas subjacentes dessas alterações parecem ser as elevações de espécies reativas de oxigênio na deficiência de selênio e a ativação de genes Nrf2-responsivos, como o de GSH S-transferase.[58,59]

O selênio pode influenciar o resultado de infecções. A virulência aumentada do coxsackie vírus B3 em camundongos com deficiência de selênio é descrita adiante.

Deficiência em seres humanos e animais

A deficiência combinada de selênio e vitamina E causa necrose hepática em ratos e porcos, diátese exsudativa em galinhas e doença do músculo branco em ovelhas e bovinos.[1] Em animais alimentados com dieta deficiente em selênio contendo níveis adequados de vitamina E, os sinais atribuíveis à deficiência de selênio incluem perda de pelo e retardo do crescimento, bem como insuficiência reprodutiva em ratos alimentados com dieta deficiente por duas gerações, além de degeneração pancreática em galinhas alimentadas com dietas à base de aminoácidos gravemente deficientes em selênio. Roedores alimentados com dietas deficientes em selênio e vitamina E, na época em que o caráter essencial do selênio foi descoberto, cresciam mal e desenvolviam necrose em menos de 1 mês.[2] Hoje, com a melhora do estado do selênio nas mães, dietas aprimoradas e condições livres de doença (ver coxsackie vírus, adiante), os roedores alimentados com dietas deficientes já não apresentam diminuição do crescimento nem doença evidente,[47] embora ratos de segunda geração com deficiência de selênio cresçam precariamente, em comparação aos ratos da ninhada tratados com suplemento de selênio.[60]

Doença de Keshan

Em 1979, na Inglaterra, cientistas chineses descreveram pela primeira vez a relação existente entre o selênio e a doença de Keshan, uma miocardiopatia endêmica capaz de afetar crianças e mulheres jovens, cuja ocorrência se dá em um longo cinturão que se estende do Nordeste ao Sudeste da China.[4] A forma aguda é caracterizada pelo aparecimento repentino de insuficiência funcional cardíaca, enquanto os pacientes com doença crônica exibem ampliação cardíaca moderada a grave com graus variáveis de insuficiência cardíaca. Os achados histopatológicos incluem necrose multifocal e fibrose do miocárdio. Uma série de estudos de intervenção englobando mais de um milhão de indivíduos demonstrou os efeitos protetores dos suplementos de selênio,[61] contudo o selênio não reverte a insuficiência cardíaca depois que ela se instala. Uma condição nutricional marginal à deficiência de vitamina E também tem sido observada em indivíduos residentes de áreas endêmicas, sendo que outras deficiências nutricionais agravantes (p. ex., proteína) podem exacerbar a condição. Mesmo assim, a deficiência de selênio parece ser a condição subjacente essencial à predisposição de indivíduos ao desenvolvimento da doença de Keshan. Com a melhora da situação econômica e das condições de vida na China, a doença está desaparecendo.[14]

Como certos achados da doença de Keshan não poderiam ser explicados apenas com base na condição do selênio (p. ex., variação sazonal), pesquisadores sugeriram que um agente citotóxico, como um vírus, também poderia estar envolvido. Beck[62] constatou que uma cepa miocardítica de coxsackie vírus B3 (*CVB3/20*) produziu mais lesão cardíaca em camundongos com deficiência de selênio que em camundongos fisiologicamente normais. De modo semelhante, camundongos normais infectados com uma cepa benigna (amiocardítica) de coxsackie vírus B3 (*CVB3/0*) não sofreram lesão cardíaca, enquanto um grau moderado de lesão cardíaca foi observado em camundongos deficientes de selênio infectados. Vírus isolado de camundongos deficientes de selênio infectados com a cepa CVB3/0 originalmente benigna retiveram a cardiotoxicidade ao serem depois inoculados em camundongos fisiologicamente normais. Este achado indica que houve conversão do vírus avirulento em uma cepa virulenta por alteração genotípica. Um fenômeno similar pode ocorrer com o vírus influenza e se desenvolver com outros desequilíbrios nutricionais, como a deficiência de vitamina E e a sobrecarga de ferro em animais de laboratório, ou a insuficiência nutricional em uma população humana.[63] Esses resultados sugerem que as mutações promovidas pela dieta podem ser um achado geral dos vírus RNA e de doença.[62,63]

Doença de Kashin-Beck

A doença de Kashin-Beck é outra doença endêmica na China que tem sido associada a um estado nutricional de selênio precário.[64] Trata-se de uma osteoartrite pré-adolescente ou adolescente, com degeneração necrótica de condrócitos, além de nanismo e deformação articular resultante dessas anomalias cartilaginosas. Ao lado da deficiência de selênio, foram sugeridos numerosos fatores etiológicos adicionais para essa condição (p. ex., micotoxinas em grãos, desequilíbrio mineral, contaminantes orgânicos na água potável). As tentativas de melhorar a condição clínica dos indivíduos com doença de Kashin-Beck via administração de selênio têm fracassado; entretanto, ainda existe a possibilidade de que a deficiência de selênio permita o desenvolvimento da doença.[64]

Câncer

Uma das principais questões ainda não resolvidas com relação à biologia do selênio é se o elemento exerce efeito preventivo benéfico contra o câncer em seres humanos. As evidências epidemiológicas que ligam o estado nutricional de selênio precário a uma incidência aumentada de câncer são conflitantes[65,66] e com frequência se baseiam em pequenas diferenças de níveis plasmáticos de selênio entre controle e indivíduos que desenvolvem câncer posteriormente.[67] Alguns experimentos realizados com animais mostram que níveis altos de selênio dietético podem conferir proteção contra certos cânceres induzidos por químicos ou vírus,[66] contudo há exemplos em que o próprio selênio pode estimular a tumorigênese em modelos de roedores.[68]

Estudos de intervenção nutricional humana sugerem que os suplementos de selênio podem ter efeitos benéficos contra o câncer. Um estudo sobre cerca de 30 mil chineses desnutridos da zona rural constatou que a mortalidade geral por câncer poderia ser diminuída em 13% com o fornecimento de um suplemento contendo selênio, vitamina E e β-caroteno.[69] Entretanto, esses resultados podem não ser diretamente aplicáveis às populações ocidentais, cujo estado nutricional é melhor.

Nos Estados Unidos, o *National Prevention of Cancer Trial* (NPCT) foi conduzido para estudar o efeito da suplementação com 200 μg de selênio/dia, na forma de leveduras selenizadas, sobre a recorrência do câncer de pele não melanoma.[70] A pesquisa incluiu 1.312 homens e mulheres em um estudo multicêntricos, duplo-cego, randomizado e controlado com placebo. O resultado observado foi o de que a suplementação com selênio não proporcionou benefícios em termos de prevenção do câncer de pele. Entretanto, foram relatadas diminuições significativas em vários pontos terminais secundários, incluindo uma redução de 37% na incidência de câncer total; declínios de 58 e 46% na incidência de cânceres colorretal e pulmonar, respectivamente; diminuição de 50% na mortalidade total por câncer; e redução de 63% no número de casos de câncer de próstata entre homens que tomaram selênio por 6,5 anos, em comparação aos homens que tomaram placebo.[70] Esse estudo deu início ao atual interesse na suplementação rica em selênio para prevenção da doença.

O relato original[70] foi submetido a várias reanálises, estimuladas por um estudo de acompanhamento que demonstrou que a concentração plasmática basal de selênio poderia predizer o efeito da suplementação de selênio subsequente sobre o câncer de próstata.[71] Somente indivíduos incluídos nos dois terços inferiores de concentração plasmática de selênio (< 1,56 μmol/L), todavia, apresentaram diminuição estatisticamente significativa da incidência de câncer de próstata como resultado da suplementação com selênio, enquanto aqueles incluídos no terço superior mostraram uma elevação estatisticamente insignificante de 20% na incidência total de câncer.[72] Resultados similares foram encontrados para o câncer de pulmão.[73] Um relatório de todo o período-cego (12 anos) de suplementação com levedura rica em selênio mostrou que o grupo suplementado apresentou maior incidência de carcinoma de células escamosas de pele do que o grupo placebo.[74] Análises do estudo inteiro também encontraram uma incidência significativamente aumentada de diabetes melito (razão de risco = 1,55) entre indivíduos que receberam suplemento de selênio *versus* indivíduos que receberam placebo, bem como uma razão de risco significativa de 2,7 para suplementação com selênio entre os indivíduos incluídos no terço superior dos níveis plasmáticos basais de selênio.[75]

Mais recentemente, o *Selenium and Vitamin E Cancer Prevention Trial* (SELECT) inscreveu 35.534 participantes que tomaram comprimidos contendo 200 μg de selênio na forma de L-selenometionina e/ou 400 μg de DL-α-tocoferol acetato, ou comprimidos placebo. Em 2008, porém, o estudo foi interrompido porque o comitê de monitoramento independente descobriu que o selênio e a vitamina E, tomados de forma isolada ou juntos por um período médio de 5 anos, não preveniam o câncer de próstata, e também por conta das sugestões de efeitos colaterais resultantes de suplementações isoladas.[76] A discrepância entre os dois estudos não é compreendida, mas pode envolver o estado nutricional inicial do selênio em ambas as populações, ou a forma de suplementação de selênio (levedura selenizada *versus* selenometionina).

Similarmente, estudos iniciais sugeriram a existência de uma ligação inversa entre o estado do selênio e o câncer de mama. Entretanto, estudos prospectivos de caso-controle posteriores, usando o selênio tecidual e a incidência de câncer de mama, falharam em fornecer evidências do efeito protetor do selênio.[77] Por fim, a análise de 67 estudos de intervenção considerando estudos de risco de baixa tendenciosidade também falharam em encontrar um efeito significativo, seja positivo ou negativo, da suplementação com selênio sobre a mortalidade de todas as causas[78] — um achado adicional indica que a suplementação com selênio não é a panaceia. Considerando os dados mencionados, estudos definidores se fazem necessários para demonstrar que o selênio pode ser útil como agente quimiopreventivo ou, de outro modo, que pode afetar positivamente a saúde dos residentes dos EUA, antes que se possa parecer prudente recomendar a suplementação com selênio supernutritiva ao público desse país.

Avaliação do estado nutricional relacionado ao selênio

O estado de selênio pode ser avaliado por meios dietéticos e bioquímicos. Não existem sinais conhecidos detectados ao exame físico que estejam associados à deficiência de selênio.

Avaliação analítica

Amostras de urina aleatórias têm pouca utilidade para a avaliação do estado de selênio, porque são afetadas pela diluição e pelo conteúdo de selênio da refeição anterior.[79] Considera-se que os níveis sanguíneos de selênio, amplamente variáveis em diferentes países, refletem as ingestões dietéticas e nutrição do selênio quando avaliados sob condições de estado estável.[80] Nos EUA, o NHANES III relatou que o 1º e o 99º percentis dos níveis séricos de selênio de adultos (19-50 anos) eram de 1,23 e 2,05 μmol/L, respectivamente, entre 1988 e 1994,[7] enquanto valores extremos de 0,10 e 95 μmol/L foram relatados em áreas da China afetadas por doença de Keshan e selenose endêmica, respectivamente.[81]

Os níveis plasmáticos (ou séricos) de selênio, que respondem à suplementação com selênio mais rapidamente do que os níveis no sangue total, são usados com maior frequência como índice do estado do selênio. O NHANES III constatou que os níveis séricos de selênio eram, em média, de 1,59 e 1,54 μmol/L em homens e mulheres adultos (19-50 anos), respectivamente, entre 1988 e 1994.[7] Os valores de 25º e 75º percentis foram de 1,49 e 1,70 μmol/L, respectivamente, para homens; e de 1,44 e 1,65 μmol/L, respectivamente, para mulheres.[7] Níveis abaixo de 0,63 μmol/L são observados com frequência em residentes saudáveis da ilha do Sul da Nova Zelândia.[82] As concentrações séricas de selênio caem logo após o nascimento e, em seguida, aumentam gradativamente até atingirem os valores de adulto.[79]

A determinação do selênio total ou em frações do sangue não fornece informação definitiva sobre a sua especiação no sangue.[18] A compartimentalização desse elemento pode influenciar a interpretação dos seus níveis sanguíneos (ver Fig. 14.6). A ingestão de dietas ricas em selenometionina pode elevar as concentrações sanguíneas de selênio acentuadamente, porque essa forma de selênio não está sujeita à regulação homeostática. Em adição, o selênio sérico não reflete o acúmulo de selênio no músculo esquelético de animais quando altos níveis de selenometionina são fornecidos.[83] O selênio de cabelo era usado na China para avaliar o estado de selênio,[61] mas essa abordagem pode ser inválida nos países ocidentais, onde xampus contendo selênio são usados. Tem sido sugerido que o selênio da unha do pé é um índice não invasivo conveniente do estado do selênio, entretanto os níveis no cabelo e na unha, pelo menos em ratos, são influenciados pela forma desse elemento fornecida na alimentação e pelo conteúdo de metionina da dieta.[83]

A avaliação do estado de selênio por meio do cálculo da ingestão dietética a partir das tabelas de composição alimentar é um procedimento potencialmente menos preciso em decorrência da ampla variação do conteúdo de selênio dos alimentos.[14] A menos que se tenha certeza de que o banco de dados usado é aplicável à

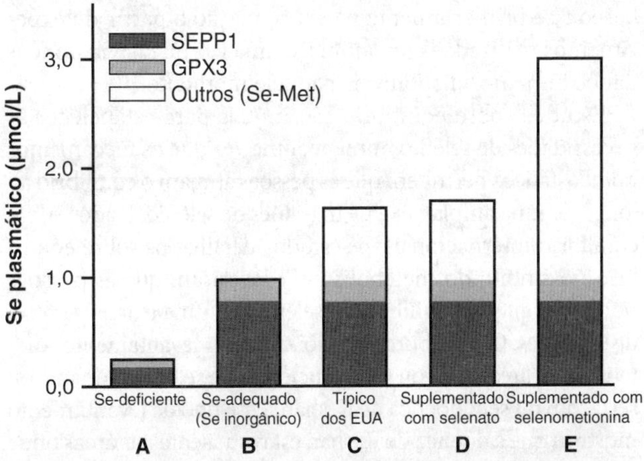

Figura 14.6 *Pools* de selênio (Se) em proteínas plasmáticas. As duas selenoproteínas presentes no plasma são a glutationa peroxidase (GPX3) e a selenoproteína P (SEPP1). A selenometionina (Se-met) é distribuída no *pool* de metionina e está presente como tal na maioria das proteínas. Esses três *pools* constituem mais de 95% do selênio plasmático. A coluna A representa o plasma obtido de uma área afetada pela doença de Keshan, na China. A coluna B representa o plasma obtido de um indivíduo com níveis adequados de selênio que consumiu apenas selênio inorgânico e, portanto, não tinha selênio na forma de selenometionina. A coluna C representa o plasma oriundo de um indivíduo que consumia mais do que a ingestão dietética recomendada de selênio, em que a maior parte do selênio estava na forma de selenometionina. A coluna D representa o plasma do indivíduo da coluna C após 1 mês de suplementação com 400 μg de selênio/dia na forma de selenato. A coluna E representa o plasma do indivíduo da coluna C após 1 mês de suplementação com 400 μg de selênio/dia na forma de selenometionina. O indivíduo com deficiência de selênio tinha níveis de selenoproteínas e de selênio subnormais. Todas as amostras adequadas para selênio têm o mesmo conteúdo de selenoproteínas. A concentração plasmática de selênio em indivíduos com níveis de selênio adequados depende da ingestão de selenometionina.

dieta em questão, a abordagem mais segura é a análise química direta da dieta. Apesar disso, sabe-se que é possível obter concordância razoável entre as ingestões de selênio calculada e analisada, desde que um banco de dados apropriado esteja disponível.[84]

Avaliação bioquímica

A quantificação de selenoproteínas, como GPX e SEPP1 plasmática (ver Fig. 14.5), é útil para avaliar a nutrição do selênio. Entretanto, nenhum valor aumenta depois que as necessidades de selênio são atingidas. Além desse ponto, os valores atingem um platô e podem ser usados somente para indicar que a nutrição do selênio está adequada. O selênio plasmático continuará a aumentar, se quantidades crescentes de selênio forem fornecidas na forma de selenometionina (ver Fig. 14.6). Sendo assim, é possível admitir que a nutrição de selênio está adequada quando a atividade de GPX e a concentração de SEPP1 estão normais, ou se a concentração plasmática de selênio for igual ou maior que 1 μmol/L. Concentrações plasmáticas de selênio maiores geralmente ocorrem em paralelo à ingestão de selenometionina.

Necessidade e ingestão recomendada

Em 1980, o US National Research Council estabeleceu uma ingestão dietética diária de selênio adequada e segura para adultos da ordem de 50-200 μg.[85] Essa recomendação baseou-se primariamente na extrapolação a partir de experimentos realizados com animais, uma vez que havia poucos dados humanos disponíveis naquele momento.

Estudos sobre equilíbrio são inúteis para estabelecer as necessidades de selênio humano, uma vez que os mecanismos homeostáticos permitem que as pessoas atinjam o equilíbrio ao longo de uma ampla faixa de ingestões de selênio. Dados sobre equilíbrio internacionais[67] e estudos detalhados sobre equilíbrio no âmbito do metabolismo[86] revelaram que as pessoas podem manter o equilíbrio do selênio em uma extensiva faixa de ingestões. Outra abordagem foi conduzir levantamentos dietéticos em áreas com ou sem deficiência de selênio humana, ou seja, com ou sem doença de Keshan. Esse tipo de levantamento mostrou que a doença de Keshan estava ausente nas áreas onde a ingestão de selênio era de no mínimo 19 e 13 μg/dia, respectivamente, para homens e mulheres.[87] Tais valores podem ser considerados as necessidades dietéticas mínimas para o selênio.

As necessidades de selênio para seres humanos também têm sido estimadas por meio da determinação da ingestão dietética de selênio necessária para maximizar a atividade da selenoenzima GPX. Nesses estudos, as dietas de homens chineses com estado nutricional de selênio muito precário (residentes de uma área onde a doença de Keshan é endêmica) foram suplementados com doses altas de selenometionina. A atividade de GPX plasmática tendeu a ser maior nos indivíduos que receberam 30 μg/dia ou mais de selênio suplementar ao longo de vários meses. Essa ingestão aliada à ingestão dietética habitual dos indivíduos (11 μg/dia) rendeu 41 μg/dia como menor quantidade testada a produzir um platô de atividade enzimática. Esse valor, multiplicado pelo peso corporal e por fatores de segurança, foi a base da RDA estabelecida em 1989 pelo US National Research Council, de 70 e 55 μg de selênio/dia para homens e mulheres, respectivamente.[6]

Ingestão dietética recomendada

Embora os norte-americanos devam alcançar facilmente a RDA de selênio consumindo uma típica dieta mista dos EUA, indivíduos que vivem em países com solos pobres em selênio teriam dificuldade para alcançar essas ingestões (ver seção anterior sobre considerações dietéticas). Por isso, um grupo de consultores especialistas da OMS desenvolveu padrões dietéticos de selênio consideravelmente menores do que as RDA dos EUA.[8] A OMS, usando um sistema de dois níveis de recomendações de ingestão média de população ("basal" e "normativa"), especificou as necessidades basais como sendo de 21 e 16 μg de selênio/dia para homens e mulheres, respectivamente, com base nas necessidades dietéticas mínimas baseadas na doença de Keshan. Adicionalmente, o grupo de consultores da OMS especificou as necessidades normativas como sendo de 40 e 30 μg/dia para homens e mulheres, respectivamente, com base em dados de atividade de GPX plasmática em chineses, que mostraram a quantidade de selênio ingerida necessária para alcançar dois terços da atividade alcançável máxima de GPX plasmática. A decisão de usar dois terços da atividade máxima de GPX foi fundamentada na observação de que "as anormalidades da capacidade das células sanguíneas de metabolizar peróxido de hidrogênio se tornaram evidentes apenas quando a atividade de GPX nessas células declinou para 25% ou menos do normal".[8]

Em 2000, o US Institute of Medicine[7] estabeleceu padrões de ingestão de referência dietética (DRI) para o selênio baseados em dois estudos de intervenção: um conduzido na China e o outro, na Nova Zelândia. A análise forneceu as necessidades médias estimadas (EAR) de 52 e 38 μg/dia, respectivamente, com base na quantidade de selênio dietético necessária para maximizar a atividade de GPX plasmática. A média das duas EAR (45 μg/dia) foi multiplicada por 1,2 para incluir a variação individual e render uma RDA de 55 μg/dia (ver Tab. 14.2). Como as mulheres em idade fértil são propensas ao desenvolvimento da doença de Keshan, sua RDA foi mantida em 55 μg/dia, apesar do menor tamanho. Não havia dados disponíveis para derivar uma EAR para crianças ou adolescentes, por isso suas RDA foram extrapoladas para baixo, a partir dos valores de adulto, com ajustes para crescimento e tamanho corporal metabólico.

Adultos de idade mais avançada e adultos mais jovens parecem ter necessidades de selênio similares, e o processo de envelhecimento parece exercer pouco efeito sobre a absorção ou a utilização do selênio, de modo que a RDA para idosos foi mantida igual à RDA para adultos jovens. Para bebês, como "não há demonstração de nenhum critério funcional do estado do selênio que reflita a resposta à ingestão dietética",[7] a ingestão adequada (AI) para o selênio foi estabelecida em 15-20 μg/dia no primeiro e segundo semestres de vida, respectivamente, com base na ingestão média de selênio de bebês alimentados sobretudo com leite humano. Similarmente, a RDA do selênio durante a gravidez e a lactação foi calculada somando-se a quantidade de selênio adquirida pelo feto (4 μg/dia) ou a quantidade de selênio perdida no leite materno (14 μg/dia), respectivamente, para determinar a EAR de mulheres não grávidas e que não estejam amamentado.

Dois estudos mais recentes podem ajudar a refinar a RDA para o selênio. Um estudo inicial foi conduzido na China, envol-

Tabela 14.2 Ingestões recomendadas de selênio (Se) e limites máximos (μg/dia)[a]

	Idade (anos)	Ingestões[b]	UL[b]
Bebês	0-0,5	15	45
	0,5-1	20	60
Crianças	1-3	20	90
	4-8	30	150
	9-13	40	280
Adolescentes	14-18	55	400
Adultos	19-30	55	400
	31-50	55	400
	51+	55	400
Gravidez		60	400
Lactação		70	400

UL, níveis de ingestão máxima tolerável.

[a]1 μg de Se = 0,0127 μmol.

[b]Ingestões recomendadas e limites máximos para homens e mulheres, exceto na gravidez e na lactação. Os valores de ingestão referem-se à ingestão dietética recomendada, com exceção dos valores de ingestão para bebês. De Food and Nutrition Board. Dietary Reference Intakes for Vitamin C, Vitamin E, Selenium and Carotenoids. Washington, DC: National Academy Press, 2000, com permissão.

vendo 120 indivíduos com deficiência de selênio, cujas ingestões dietéticas eram em média de 10 μg de selênio/dia. Esses indivíduos receberam suplementação por 20 semanas com níveis graduados entre 13 e 66 μg de selênio/dia fornecidos como comprimidos de selenita ou selenometionina. A atividade de GPX3 plasmática atingiu um platô com 37 μg de selênio/dia na forma de selenometionina e com 66 μg de selênio/dia na forma de selenita. Nenhuma dessas formas de selênio elevou os níveis de SEPP1 ao nível de platô.[88] Um segundo estudo foi então conduzido usando doses maiores de selênio e com duração maior. Um total de 98 indivíduos com deficiência de selênio, com ingestão dietética média de 14 μg de selênio/dia, foram suplementados durante 40 semanas com níveis graduados entre 21 e 125 μg de selênio/dia, fornecidos em comprimidos contendo selenometionina. Com a duração mais prolongada, a atividade de GPX3 foi otimizada em 21 μg de selênio/dia, enquanto a SEPP1 foi otimizada em 49 μg de selênio/dia. Incluindo a ingestão dietética de 14 μg de selênio/dia, isso resulta em ingestões totais diárias de 35 e 63 μg de selênio/dia.[89] Os resultados indicam que os níveis plasmáticos de SEPP1 são um biomarcador mais conservador do que a GPX3 plasmática para a estimativa do estado nutricional e das necessidades de selênio em seres humanos. Com ajustes para diferenças de tamanho corporal entre indivíduos dos EUA e da China e para a incerteza, similarmente aos ajustes para RDA vigente,[7] esse achado sugere que a RDA de selênio de adultos pode chegar a 75 μg de selênio/dia. Entretanto, estudos realizados com populações menos deficientes[90] forneceram estimativas de necessidades mais baixas, sugerindo assim que os valores obtidos em estudos de repleção com indivíduos bastante deficientes de selênio podem resultar em uma superestimativa dos níveis requeridos para manter o estado de selênio na população dos EUA.

Por fim, como os níveis de mRNA de GPX1 e várias outras selenoproteínas são altamente regulados pelo estado de selênio ao menos em roedores (ver Fig. 14.5), estes transcritos de mRNA têm o potencial de servir como biomarcadores moleculares para avaliação do estado de selênio.[47,91] A aplicação dessa abordagem a indivíduos europeus, todavia, tem fracassado talvez porque o estado de selênio dessa população já esteja na região do platô das curvas de resposta.[92,93]

Toxicidade em seres humanos e animais

Os níveis de selênio dietético necessários para causar toxicidade crônica por selênio em animais são de 4-5 μg/g.[1] Em animais domésticos, a selenose crônica (doença por álcali) é caracterizada por cirrose, claudicação, malformação de casco, perda de pelo e emaciação.[1] Ratos de laboratório intoxicados com selênio em longo prazo exibem depressão do crescimento e cirrose. O mecanismo de toxicidade do selênio é desconhecido e seus efeitos tóxicos podem ser modificados por adaptação e certos fatores dietéticos. Atualmente, não existem testes bioquímicos sensíveis e específicos disponíveis para indicar a superexposição ao selênio;[14] entretanto, os níveis plasmáticos de selênio podem servir de índice de ingestão de selênio quando a forma ingerida é a selenometionina (ver Fig. 14.6).

Os levantamentos de saúde pública conduzidos em áreas seleníferas dos EUA falharam em estabelecer quaisquer sintomas específicos para a intoxicação por selênio.[14] Um relato da China descreveu um surto de intoxicação endêmica por selênio em seres humanos. O sinal mais comum de intoxicação foi a perda de cabelo e unhas. Em áreas de alta incidência, foram observados lesões cutâneas, no sistema nervoso e nos dentes. As análises bioquímicas mostraram uma alteração na proporção de selênio plasmático para selênio eritrocitário com ingestões acima de 750 μg/dia. Os sinais de selenose (alterações nas unhas) foram vistos em pacientes suscetíveis a ingestões de 910 μg/dia ou mais, correspondendo a níveis sanguíneos de selênio de 13,3 μmol/L ou mais.[14] Não foram observados sinais nem sintomas de superexposição ao selênio entre os residentes de ranchos seleníferos em Dakota dos Sul ou em Wyoming, cujas ingestões dietéticas chegavam a 724 μg/dia.[94]

Por outro lado, os episódios de intoxicação humana por selênio são relatados nos EUA como resultado da formulação inadequada de produtos. Em 1984, foram identificados 13 indivíduos que consumiram um suplemento "natural" (*health food*) cujo conteúdo de selênio excedia as informações constantes no rótulo em 182 vezes,[95] de modo que a quantidade total de selênio consumida pelos indivíduos foi estimada entre 27 e 2.387 mg. Os sinais e sintomas de intoxicação incluíram náusea, diarreia, irritabilidade, fadiga, neuropatia periférica, perda de cabelo e alterações nas unhas. Em 2008, o US Food and Drug Administration foi solicitado a diagnosticar a natureza de mais de 40 casos de reação adversa a um suplemento natural, cujos sintomas adversos incluíam perda de cabelo, câimbras musculares, diarreia, dor articular, deformação das unhas dos dedos da mão e fadiga. Constatou-se, enfim, que o produto chegava a conter até mais de 700 vezes a RDA vigente nos EUA para o selênio por porção.[96]

Similarmente, em 2009, houve a morte de 21 cavalos de polo que receberam injeções de suplemento poucas horas antes de sofrerem uma intensa hemorragia pulmonar de aparecimento rápido. Os representantes da indústria presumiam que o suplemento (contendo selênio, vitamina B12, potássio e magnésio) ajudava os músculos a se recuperarem do exercício extenuante. Esse suplemento, no entanto, fora formulado de maneira inadequada (talvez, por confusão entre μg e mg), resultando em níveis sanguíneos de selênio 10-15 vezes mais altos e níveis hepáticos de selênio 15-20 vezes acima do normal.[97]

Níveis de ingestão máxima tolerável

Como parte das DRI, Institute of Medicine estabeleceu níveis de ingestão máxima tolerável (UL) definidos como os "níveis mais altos de ingestão diária de nutriente que tendem a não impor risco de efeitos adversos para a saúde em quase todos os indivíduos".[7] Para o selênio, os UL foram estabelecidos com base na fragilidade do cabelo e das unhas, e na perda dos pontos terminais toxicológicos críticos. Para esse cálculo, o comitê usou um conjunto de dados fornecido por cinco chineses que se recuperaram em 1992 de um episódio anterior de intoxicação por selênio ocorrido em 1986. Durante a fase de selenose, os indivíduos estavam consumindo 913-1.907 μg de selênio/dia (calculados a partir das concentrações sanguíneas de selênio correspondentes). Decorridos 6 anos, durante a fase de recuperação, a ingestão média de selênio desses mesmos indivíduos era de 800 μg/dia. Os pesquisadores chineses sugeriram que a última ingestão representava um nível de efeito colateral não observado (NECNO) e, de fato, 800 μg/dia foram usadas para calcular os UL de acordo com a seguinte fórmula:

$$UL = NECNO/FI$$

em que FI é um fator de incerteza que abrange todas as incertezas relevantes associadas com a extrapolação a partir do conjunto de dados observados para a população geral. Para proteger indivíduos sensíveis, um FI = 2 foi usado para calcular os UL:

$$NIMT = 800/2 = 400 \ \mu g/dia$$

O comitê do Institute of Medicine também calculou UL para bebês, crianças e adolescentes. Um NECNO de 7 μg/kg foi identificado com base na ausência de efeitos adversos em bebês alimentados com leite materno contendo 60 μg/L. Consumir 0,78 L/dia desse leite forneceria em média 47 μg/dia a um bebê de 7 kg ou 7 μg/kg/dia. O valor 7 μg/kg/dia foi então usado para calcular UL para todas as faixas etárias ao longo da adolescência, com os devidos ajustes para peso corporal. Como não há relatos publicados de teratogenicidade nem selenose em bebês nascidos de mães com ingestões de selênio altas, todavia não tóxicas, os UL para mulheres grávidas e em fase de amamentação foram mantidos iguais aos UL para mulheres não grávidas e que não estão amamentando.

A escassez atual de bons biomarcadores do estado de selênio e a questão não resolvida sobre os efeitos benéficos da suplementação com selênio supernutritiva enfatizam, juntos, a necessidade de pesquisas adicionais para identificar biomarcadores de estado de selênio elevado. Ainda por serem identificados, os biomarcadores moleculares e biomarcadores bioquímicos têm o potencial de propiciar avaliação isolada do estado de selênio e, talvez, de discriminar entre indivíduos que serão beneficiados e indivíduos que serão adversamente afetados pela suplementação com selênio supernutritiva.[91]

Genética do selênio e doença humana

Com a investigação das selenoproteínas, existe a possibilidade de que causas genéticas de deficiência de selênio venham a ser encontradas em seres humanos, como mutações no gene *SEPP1*[26] que possam ser tratadas com o fornecimento de quantidades supernutritivas de selênio, de modo similar ao que se pratica nos estudos atuais realizados com roedores. Os erros inatos envolvendo outros genes de selenoproteínas, como as miopatias relacionadas ao *SEPN1*,[53] ou genes importantes no metabolismo do selênio provavelmente também serão identificados. Em adição, as pesquisas sobre polimorfismos de nucleotídeo único (SNP) de genes de selenoproteína estão constatando que os SNP de selenoproteína podem desencadear diferenças em biomarcadores de selenoproteína e estão associados a diferenças de risco de câncer.[98-100] Estudos similares conduzidos futuramente tendem a expandir nosso conhecimento sobre a interação entre genética e estado de selênio, bem como a identificar opções, dietas, entre outros para o tratamento da doença humana correlata.

Agradecimentos

Agradeço sinceramente aos autores do capítulo sobre selênio da edição anterior, Dr. Raymond F. Burk e Dr. Orville A. Levander, por suas contribuições substanciais para o capítulo atual. Meu trabalho conta com suporte do National Institutes of Health (concessão DK74184).

Referências bibliográficas

1. National Research Council. Selenium in Nutrition. Washington, DC: National Academy Press, 1983.
2. Schwarz K, Foltz CM. J Am Chem Soc 1957;79:3292–3.
3. Rotruck JT, Pope AL, Ganther HE et al. Science 1973;179:588–90.
4. Keshan Disease Research Group. Chin Med J 1979;92:471–6.
5. van Rij AM, Thomson CD, McKenzie JM et al. Am J Clin Nutr 1979;32:2076–85.
6. National Research Council. Recommended Dietary Allowances. 10th ed. Washington, DC: National Academy Press, 1989.
7. Food and Nutrition Board. Dietary Reference Intakes for Vitamin C, Vitamin E, Selenium and Carotenoids. Washington, DC: National Academy Press, 2000.
8. World Health Organization. Trace Elements in Human Nutrition and Health. Geneva: World Health Organization, 1996.
9. Gladyshev VN, Khangulov SV, Stadtman TC. Proc Natl Acad Sci U S A 1994;91:232–6.
10. Zhang Y, Gladyshev VN. Chem Rev 2009;109:4828–61.
11. Lobanov AV, Hatfield DL, Gladyshev VN. Biochim Biophys Acta 2009;1790:1424–8.
12. Neuhierl B, Bock A. Methods Enzymol 2002;347:203–7.
13. Lobanov AV, Hatfield DL, Gladyshev VN. Protein Sci 2008;17:176–82.
14. Burk RF, Levander OA. Selenium. In: Shils ME, Shike M, Ross CA et al, eds. Modern Nutrition in Health and Disease. 10th ed. Philadelphia: Lippincott Williams & Wilkins, 2005:312–25.
15. Kobayashi Y, Ogra Y, Ishiwata K et al. Proc Natl Acad Sci U S A 2002; 99:15932–6.
16. Kato T, Read R, Rozga J et al. Am J Physiol 1992;262:G854–8.
17. US Department of Agriculture. USDA National Nutrient Database for Standard Reference, release 24, 2011 (cited December 12, 2011). Disponível em: http://www.ars.usda.gov/ba/bhnrc/ndl. Acesso em 12 de dezembro de 2011.
18. Burk RF, Norsworthy BK, Hill KE et al. Cancer Epidemiol Biomarkers Prev 2006;15:804–10.

19. Yamashita Y, Yamashita M. J Biol Chem 2010;285:18134–8.
20. Hill KE, Zhou J, McMahan WJ et al. J Biol Chem 2003;278:13640–6.
21. Schomburg L, Schweizer U, Holtmann B et al. Biochem J 2003;370:397–402.
22. Olson GE, Winfrey VP, Nagdas SK et al. Biol Reprod 2005;73:201–11.
23. Renko K, Werner M, Renner-Muller I et al. Biochem J 2008; 409:741–9.
24. Hill KE, Zhou J, McMahan WJ et al. J Nutr 2004;134:157–61.
25. Olson GE, Winfrey VP, Nagdas SK et al. J Biol Chem 2007; 282:12290–7.
26. Burk RF, Hill KE. Biochim Biophys Acta 2009;1790:1441–7.
27. Olson GE, Winfrey VP, Hill KE et al. J Biol Chem 2008;283:6854–60.
28. Schweizer U, Michaelis M, Köhrle J et al. Biochem J 2004;378:21–6.
29. Sunde RA, Evenson JK. J Biol Chem 1987;262:933–7.
30. Sunde RA, Hoekstra WG. Biochem Biophys Res Commun 1980; 93:1181–8.
31. Ganichkin OM, Xu XM, Carlson BA et al. J Biol Chem 2008; 283:5849–65.
32. Berry MJ, Larsen PR. Endocr Rev 1992;13:207–19.
33. Böck A. Incorporation of selenium into bacterial selenoproteins. In: Burk RF, ed. Selenium in Biology and Human Health. New York: Springer-Verlag, 1994:9–25.
34. Driscoll DM, Copeland PR. Annu Rev Nutr 2003;23:17–40.
35. Tujebajeva RM, Copeland PR, Xu XM et al. EMBO Rep 2000; 1:158–63.
36. Fagegaltier D, Hubert N, Yamada K et al. EMBO J 2000;19:4796–805.
37. Chavatte L, Brown BA, Driscoll DM. Nat Struct Mol Biol 2005; 12:408–16.
38. Allmang C, Wurth L, Krol A. Biochim Biophys Acta 2009;1790: 1415–23.
39. Kryukov GV, Castellano S, Novoselov SV et al. Science 2003; 300:1439–43.
40. Fomenko DE, Gladyshev VN. Biochemistry 2003;42:11214–25.
41. Shchedrina VA, Zhang Y, Labunskyy VM et al. Antioxid Redox Signal 2010;12:839–49.
42. Ursini F, Heim S, Kiess M et al. Science 1999;285:1393–6.
43. Spector A, Yang Y, Ho YS et al. Exp Eye Res 1996;62:521–40.
44. Olson GE, Whitin JC, Hill KE et al. Am J Physiol Renal Physiol 2010;298:F1244–53.
45. Yant LJ, Ran Q, Rao L et al. Free Radic Biol Med 2003;34:496–502.
46. Esworthy RS, Yang L, Frankel P et al. J Nutr 2005;135:740–5.
47. Barnes KM, Evenson JK, Raines AM et al. J Nutr 2009;139:199–206.
48. Kohrle J, Gartner R. Best Pract Res Clin Endocrinol Metab 2009;23:815–27.
49. Arner ES. Biochim Biophys Acta 2009;1790:495–526.
50. Hill KE, McCollum GW, Boeglin ME et al. Biochem Biophys Res Commun 1997;234:293–5.
51. Whanger PD. Biochim Biophys Acta 2009;1790:1448–52.
52. Moghadaszadeh B, Petit N, Jaillard C et al. Nat Genet 2001;29:17–8.
53. Lescure A, Rederstorff M, Krol A et al. Biochim Biophys Acta 2009;1790:1569–74.
54. Castets P, Maugenre S, Gartioux C et al. BMC Dev Biol 2009;9:46.
55. Prohaska JR, Ganther HE. Biochem Biophys Res Commun 1977; 76:437–45.
56. Hill KE, Burk RF, Lane JM. J Nutr 1987;117:99–104.
57. Reiter R, Wendel A. Biochem Pharmacol 1983;32:3063–7.
58. Burk RF, Hill KE, Nakayama A et al. Free Radic Biol Med 2008; 44:1617–23.
59. Suzuki T, Kelly VP, Motohashi H et al. J Biol Chem 2008; 283:2021–30.
60. Thompson KM, Haibach H, Sunde RA. J Nutr 1995;125:864–73.
61. Yang G, Chen J, Wen Z et al. Adv Nutr Res 1984;6:203–31.
62. Beck MA. J Nutr 2007;137:1338–40.
63. Beck MA, Handy J, Levander OA. Trends Microbiol 2004;12:417–23.
64. Stone R. Science 2009;234:1378–81.
65. Willett WC, Stampfer MJ. BMJ 1988;297:573–4.
66. Ip C. J Nutr 1998;128:1845–54.
67. Levander OA. Annu Rev Nutr 1987;7:227–50.:227–50.
68. Birt DF, Pour PM, Pelling JC. The influence of dietary selenium on colon, pancreas, and skin tumorigenesis. In: Wendel A, ed. Selenium in Biology and Medicine. Berlin: Springer-Verlag, 1989:297–304.
69. Blot WJ, Li JY, Taylor PR et al. J Natl Cancer Inst 1993;85:1483–92.
70. Clark LC, Combs GF, Turnbull BW et al. JAMA 1996;276:1957–63.
71. Clark LC, Dalkin B, Krongrad A et al. Br J Urol 1998;81:730–4.
72. Duffield-Lillico AJ, Reid ME, Turnbull BW et al. Cancer Epidemiol Biomarkers Prev 2002;11:630–9.
73. Reid ME, Duffield-Lillico AJ, Garland L et al. Cancer Epidemiol Biomarkers Prev 2002;11:1285–91.
74. Duffield-Lillico AJ, Slate EH, Reid ME et al. J Natl Cancer Inst 2003;95:1477–81.
75. Stranges S, Marshall JR, Natarajan R et al. Ann Intern Med 2007; 147:217–23.
76. Lippman SM, Klein EA, Goodman PJ et al. JAMA 2009;301:39–51.
77. Hunter DJ, Willett WC. Annu Rev Nutr 1994;14:393–418.
78. Bjelakovic G, Nikolova D, Gluud LL et al. JAMA 2007;297:842–57.
79. Thomson CD, Robinson MF. Am J Clin Nutr 1980;33:303–23.
80. Rayman MP. Lancet 2000;356:233–41.
81. Yang GQ, Wang S, Zhou R et al. Am J Clin Nutr 1983;37:872–81.
82. Robinson MF. Nutr Rev 1989;47:99–107.
83. Salbe AD, Levander OA. J Nutr 1990;120:200–6.
84. Duffield AJ, Thomson CD. Br J Nutr 1999;82:131–8.
85. National Research Council. Recommended Dietary Allowances. 9th ed. Washington, DC: National Academy of Sciences, 1980.
86. Levander OA, Sutherland B, Morris VC et al. Am J Clin Nutr 1981;34:2662–9.
87. Yang G, Ge K, Chen J et al. World Rev Nutr Diet 1988;55:98–152.
88. Xia Y, Hill KE, Byrne DW et al. Am J Clin Nutr 2005;81:829–34.
89. Xia YM, Hill KE, Li P et al. Am J Clin Nutr 2010;92:525–31.
90. Duffield AJ, Thomson CD, Hill KE et al. Am J Clin Nutr 1999; 70:896–903.
91. Sunde RA. J Nutr Biochem 2010;21:665–70.
92. Sunde RA, Paterson E, Evenson JK et al. Br J Nutr 2008;99(Suppl): S37–47.
93. Pagmantidis V, Meplan C, van Schothorst EM et al. Am J Clin Nutr 2008;87:181–9.
94. Longnecker MP, Taylor PR, Levander OA et al. Am J Clin Nutr 1991;53:1288–94.
95. Helzlsouer K, Jacobs R, Morris S. Fed Proc 1985;44:1670 (abstr).
96. MacFarquhar JK, Broussard DL, Melstrom P et al. Arch Intern Med 2010;170:256–61.
97. Ballantyne C. Mystery Solved: Polo Ponies Probably Died of Selenium Overdose, 2009 (cited June 10, 2010). Disponível em: http://www.scientificamerican.com/blog/post.cfm?id=mystery-solved-polo-ponies-probably-2009-04-30. Acesso em 26 de abril de 2011.
98. Meplan C, Hughes DJ, Pardini B et al. Carcinogenesis 2010; 31:1074–9.
99. Cooper ML, Adami HO, Gronberg H et al. Cancer Res 2008; 68:10171–7.
100. Zhuo P, Goldberg M, Herman L et al. Cancer Res 2009;69:8183–90.

Sugestões de leitura

Food and Nutrition Board, Institute of Medicine. Selenium. In: Dietary Reference Intakes for Vitamin C, Vitamin E, Selenium, and Carotenoids. Washington, DC: National Academy Press, 2000:284–324.

Hatfield DL, Berry MJ, Gladyshev VN, eds. Selenium: Its Molecular Biology and Role in Human Health. 3rd ed. New York: Springer-Verlag, 2012:1–598.

Sunde RA. Selenium. In: Stipanuk MH, ed. Biochemical, Physiological, and Molecular Aspects of Human Nutrition. 2nd ed. Philadelphia: WB Saunders, 2006:1091–126.

15 Manganês*

Alan L. Buchman

Histórico, química e bioquímica

O manganês (Mn) foi isolado pela primeira vez como um metal livre em 1774 após a redução de seu dióxido com o carbono. Foi encontrado primeiramente como um elemento integrante de tecidos animais em 1913, embora a detecção de deficiência (em animais) só tenha sido descrita em 1931.[1-3] O Mn é um metal duro, frágil e quebradiço. Seu estado de oxidação varia entre -3 e +7, embora a valência mais estável seja +2 e a mais abundante seja 4+. O Mn^{2+}, a única forma absorvida por seres humanos, é oxidada para Mn^{3+}, o estado oxidativo, ao longo do tempo no plasma. O corpo humano contém aproximadamente 10 a 20 mg de Mn; 25 a 40% está presente nos ossos e 5 a 8 mg sofre *turnover* diariamente. Sua meia-vida biológica varia de aproximadamente 12 a 40 dias.[4]

Enzimas associadas

O Mn é essencial como um cofator de metaloenzimas, como superóxido dismutase (SOD), xantina oxidase, arginase, galactosil transferase e piruvato carboxilase.[5] Funciona como um constituinte dessas metaloenzimas e/ou ativador de enzimas. A atividade da SOD é suprimida em animais com deficiência de Mn.[6] A SOD protege a célula contra processos oxidantes, incluindo danos relacionados à radiação, produto químico e lesão associada à luz ultravioleta. O Mn que se liga à arginase tem uma importância significativa no metabolismo do nitrogênio através do ciclo da ornitina.[7] Ele hidrolisa a L-arginina à ureia e à L-ornitina. A diminuição de arginase resulta em aumento de amônia no plasma de ratos.[8] A piruvato carboxilase é envolvida na gliconeogênese, mas sua atividade parece ser pouco afetada pela deficiência de Mn, exceto em recém-nascidos.[6,9] O Mn ativa também diversas enzimas incluindo descarboxilases, glutamina sintetase, hidrólases, cinases e transferases, tais como glicosil transferase, sendo esta última responsável pela biossíntese dos polissacarídeos.[10] A atividade deficitária da galactosil transferase pode esclarecer a má-formação do tecido conjuntivo observado em animais com deficiência de Mn.[11] A ativação dessas enzimas pelo Mn pode ser causada por sua ligação com a proteína que induz uma mudança estrutural ou por uma ligação a um substrato como a adenosina trifosfato (ATP). O Mn não é essencial à maioria desses sistemas de enzimas, os quais podem também ser ativados por outros metais, à exceção das glicosiltransferases. Entretanto, pelo menos em animais não primatas, a deficiência de Mn pode resultar em má-formação das cartilagens.

Considerações dietéticas

O Mn dietético é encontrado principalmente nos cereais, nas leguminosas, nas nozes, no café e em chás. Um estudo de 1982 em 10.000 residências francesas demonstrou que a ingestão diária de Mn era de, em média, 2 mg/dia, tendo como base alimentos que totalizaram 2.000 kcal/dia (8.360 kJ/dia).[12] Outros estudos dietéticos realizados nos Estados Unidos, no Canadá e na Nova Zelândia mostraram uma ingestão diária em uma escala de 2,0 a 4,7 mg/dia, sendo que os vegetarianos ingeriram quantidades consideravelmente maiores.[13] A ingestão diária por alimentos varia entre 2 e 6 mg e em até mais de 11 mg/dia nas dietas vegetarianas.[13]

Fórmulas nutricionais orais consumidas por adultos têm um conteúdo de Mn variando de 0,7 a 1,2 por 237 mL.[14,15] A concentração real pode diferir daquela mostrada no rótulo.[16] Em um estudo com 116 amostras de leite materno de 24 mulheres lactantes de Champaign-Urbana, Illinois, a concentração de Mn encontrada variou entre 1,9 e 27,5 μg/L (0,03 e 0,50 μmol/L), com valor médio de 4,9 ± 3,9 μg/L (0,09 ± 0,07 μmol/L); as crianças consumiram aproximadamente 0,4 μg/kg/dia.[17] A fórmula infantil com base no leite bovino contém de 30 a 75 μg/L (0,54-1,35 μmol/L) e a fórmula à base de soja

*__Abreviaturas__: __AI__, ingestão adequada; __Ca__, cálcio; __IRM__, imagem de ressonância magnética; __Mn__, manganês; __NP__, nutrição parenteral; __SOD__, superóxido dismutase; __UL__, níveis de ingestão máxima tolerável.

contém aproximadamente 100 a 300 μg/L de Mn (1,8-5,4 μmol/L).[18] O leite de vaca tem quantidades significativamente maiores de Mn do que o leite materno.[19] Para adultos, a maioria dos estudos mostrou que uma ingestão de 2 a 5 mg/dia é suficiente para um equilíbrio positivo em relação ao Mn, embora houvesse uma variação individual considerável. Homens, por exemplo, absorvem menos Mn, porém o retêm por muito mais tempo do que as mulheres.[20]

As ingestões dietéticas de referência do Food and Nutrition Board, do Institute of Medicine, para o Mn são fornecidas na Tabela 15.1. Dos critérios listados, é notório que nenhuma informação baseia-se em dados bioquímicos quantitativos. Como dados insuficientes estavam disponíveis para ser formulada uma recomendação dietética, consequentemente o valor de ingestão adequada (AI) de Mn foi indicado. Para recém-nascidos, a AI reflete a ingestão média de Mn derivado do leite materno. Para adultos, a AI foi ajustada com base na ingestão média relatada no Total Diet Study da Food and Drug Administration. Embora não haja nenhuma necessidade documentada para a suplementação dietética de Mn, a absorção de suplementos de Mn é substancialmente maior em estado de jejum.[15] Os níveis de ingestão máxima tolerável (UL) são descritos mais adiante neste capítulo. A toxicidade proveniente da ingestão dietética não é comum, pois apenas aproximadamente 5% do Mn dietético é absorvido.[16,17]

Nutrição parenteral

Para pacientes que necessitam de nutrição parenteral, a Sociedade Americana de Nutrição Enteral e Parenteral recomendou 0,06 a 0,10 mg/dia para adultos e 0,001 a 0,150 mg/kg para crianças, dependendo da idade.[18] A contaminação por componentes na nutrição parenteral (NP) é baixa (< 3 a 20 μg/dia); portanto, quase todo o Mn da NP é derivado da adição de um complexo de metal multitraço.[19-24] Ao analisar esse assunto sob o ponto de vista de quantidades mínimas, entretanto, tal contaminação pode fornecer até $^1/_3$ da necessidade diária. Dados de várias concentrações de Mn de pacientes que receberam NP por um longo período indicaram que as suas concentrações no sangue poderiam ser mantidas em níveis adequados com 60 a 120 μg/dia (1,5-3,0 μg/kg).[25] Entretanto, a deficiência humana, mesmo na ausência de suplemento de Mn, não foi claramente descrita em pacientes recebendo NP, e a suplementação pode não ser necessária. A suplementação com Mn deve ser descontinuada na presença de obstrução biliar ou icterícia colestática, por causa da diminuição da excreção de Mn com subsequente acúmulo nos tecidos (ver adiante o tema da toxicidade).

Interações nutriente-nutriente

A adição de doses maiores de Mn (quatro a oito vezes a AI) leva a uma diminuição na absorção do ferro em aproximadamente $^1/_3$.[26] A suplementação de Mn leva a uma redução na absorção de ferro em animais com deficiência de ferro, embora esse efeito não seja demonstrado em seres humanos.[27] Foi também verificado que a absorção de Mn está ligada à suficiência de ferro e é reduzida na deficiência de ferro.[28] Dessa forma, é possível que o Mn seja reconhecido pelo mecanismo intestinal de transporte de ferro, e os fatores que regulam a absorção de ferro também possam regular a absorção de Mn. Em nenhuma interação conhecida a ingestão de Mn interfere na absorção de outros nutrientes, metais ou medicamentos. Mostrou-se que a adição de cálcio ao leite materno e o aumento do fitato dietético reduzem a absorção de Mn.[29,30]

Por causa da excreção biliar,[31] os estudos de balanço não são particularmente úteis na determinação das recomendações diárias. Consequentemente, a maioria das estimativas de absorção são baseadas na retenção total corporal após 10 a 30 dias usando ^{54}Mn.

Tabela 15.1 Critérios e valores de DRI de manganês por grupo etário

		AI (mg/dia)[a]	
Grupo etário	**Critérios**	**Homem**	**Mulher**
0-6 meses	Ingestão média de Mn proveniente do leite materno	0,003	0,003
7-12 meses	Extrapolação da AI de adultos	0,6	0,6
1-3 anos	Ingestão média de Mn proveniente do estudo da dieta total da FDA	1,2	1,2
4-8 anos	Ingestão média de Mn proveniente do estudo da dieta total da FDA	1,5	1,5
9-13 anos	Ingestão média de Mn proveniente do estudo da dieta total da FDA	1,9	1,6
14-18 anos	Ingestão média de Mn proveniente do estudo da dieta total da FDA	2,2	1,6
≥ 19 anos	Ingestão média de Mn proveniente do estudo da dieta total da FDA	2,3	1,8
Gravidez			
14-18 anos	Extrapolação da AI de meninas adolescentes com base no peso corporal		2,0
19-50 anos	Extrapolação da AI de mulheres adultas com base no peso corporal		2,0
Lactação			
14-18 anos	Ingestão média de Mn proveniente do estudo da dieta total da FDA		2,6
19-50 anos	Ingestão média de Mn proveniente do estudo da dieta total da FDA		2,6

DRI, ingestão dietética de referência; FDA, Food and Drug Administration.

[a]AI, ingestão adequada. A ingestão média observada ou experimentalmente determinada por uma população definida ou um subgrupo que pareça sustentar um estado nutricional definido, como a taxa de crescimento, valores nutricionais de circulação normais ou outros indicadores funcionais de saúde. A AI é usada caso não haja evidências científicas suficientes disponíveis para originar uma ingestão média estimada (EAR). Para recém-nascidos saudáveis que estão sendo amamentados, a AI é a média de ingestão. A AI não é equivalente à recomendação dietética.

Reproduzido com permissão de Food and Nutrition Board, Institute of Medicine. Dietary Reference Intakes for Vitamin A, Vitamin K, Arsenic, Boron, Chromium, Copper, Iodine, Iron, Manganese, Molybidenum, Nickel, Silicon, Vanadium, and Zinc. Washington, DC: National Academy Press, 2001.

Absorção, transporte e excreção

O Mn dietético é absorvido por um mecanismo de difusão e um mecanismo de transporte ativo que são rapidamente saturáveis.[32,33] Cerca de 6 a 16% do Mn dietético é absorvido (média de 9%), com uma meia-vida de retenção de 8 a 33 dias.[19,34,35] Mena[36] descobriu que a retenção foi de 15,4% em bebês prematuros nos dez primeiros dias, mas de somente 8% em recém-nascidos e de 1 a 3% nos adultos. A melhor absorção do leite humano em relação ao leite de vaca ou ao leite à base de soja pode estar relacionada com a baixa concentração de Mn no leite humano ou a uma maior ligação do Mn no leite materno à lactoferrina, ao aumento do conteúdo de cálcio no leite de vaca e, na fórmula à base de soja, à maior quantidade de ácido fítico.[37,38] Nenhum outro fator dietético que possa afetar a absorção de Mn é conhecido, incluindo o ácido ascórbico.

Os mecanismos homeoestáticos controlam a absorção intestinal; quantidades menores são absorvidas durante períodos de grande exposição.[39] Entretanto, os mecanismos celulares que determinam e controlam a absorção são desconhecidos. A absorção é aumentada em pacientes com hemocromatose,[34] como também em pacientes com deficiência de ferro.[36] A absorção de Mn é reduzida na presença de uma grande quantidade de Ca.[40] O sulfato de manganês é o sal mais solúvel e, consequentemente, a forma mais encontrada nos suplementos nutricionais.[41] Após a absorção pela circulação portal, o Mn pode permanecer livre ou ligado preferencialmente à transferrina,[42] mas também à α_2-macroglobulina[43,44] e albumina[45] em menor extensão; todos esses três são absorvidos rapidamente pelo fígado.

No soro sanguíneo, o Mn parece estar ligado principalmente a transferrina[44] e α_2-macroglobulina,[46] embora a ligação à transferrina não pareça ser essencial para a captação de Mn pelos tecidos extra-hepáticos.[47] A forma divalente de Mn está firmemente ligada dentro do eritrócito. O mecanismo pelo qual o Mn é transportado e captado pelos tecidos extra-hepáticos ainda não foi elucidado claramente, mas parece envolver a internalização pelas vesículas endossomais, bem como pelos canais de cálcio regulados por voltagem.[48] O Mn cruza a barreira hematoencefálica através de um transporte mediado por carreador, embora o carreador específico não tenha sido identificado.[49,50] Algumas evidências sugerem que a principal proteína carreadora é a transportadora de metal divalente 1 (DMT1).[51] Contudo, dados divergentes sugerem outra alternativa.[52] Crossgrove e Yokel[53] sugeriram que os canais de Ca operados por reserva (SOC) são, em grande parte, responsáveis pelo transporte de Mn pela barreira hematoencefálica. Depois de certo tempo, Mn^{2+} é oxidado a Mn^{3+} no plasma,[54,55] possivelmente pela ceruloplasmina,[46] que também está ligada à transferrina.[46] Esta última pode ser a porção que se acumula nos tecidos.[55] Quando o Mn está oxidado, torna-se mais firmemente ligado à transferrina.[46] Dados mais recentes sugerem um possível papel dos transportadores de zinco, ZIP8 (SLC39a8) e ZIP14 (SLC39a14), na captação de manganês[56,57] (ver também Cap. 11, sobre zinco). Esses processos de transporte e a possível concorrência dos íons de Mn com outros íons metálicos divalentes e trivalentes encontram-se ilustrados esquematicamente na Figura 15.1.

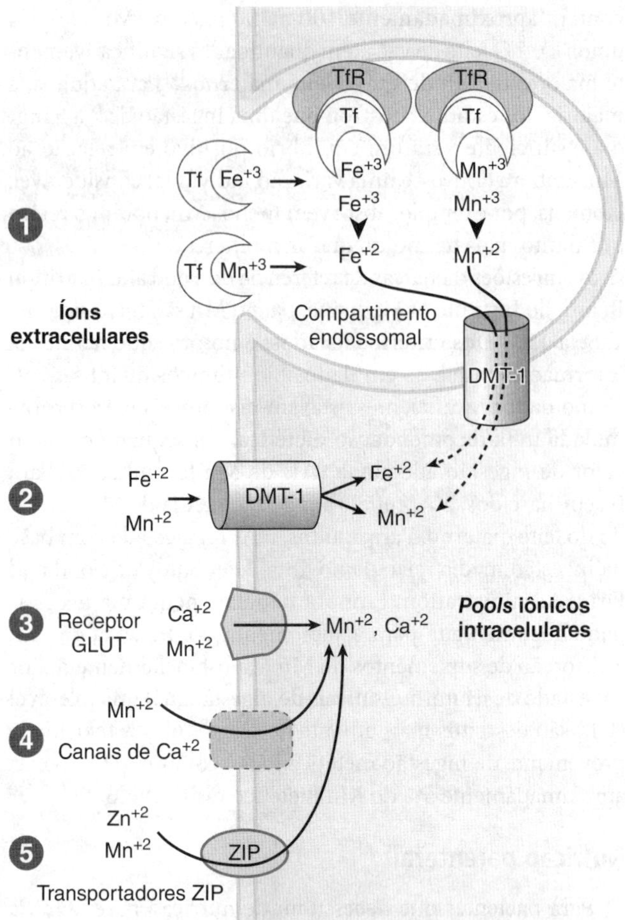

Figura 15.1 Vários mecanismos de transporte, responsáveis pela captação de manganês: 1, mediado pela transferrina (Tf)–receptor de transferrina (TfR); 2, mediado pela proteína transportadora de metal divalente 1 (DMT-1); 3, mediado pelo receptor ionotrópico de ácido glutâmico (receptor GLUT); 4, mediado por canais considerados tipicamente como canais de cálcio; 5, mediado por transportadores de metal divalente da família dos transportadores de zinco (ZIP/ SLC39).[44,46,48,51-53,56,57,115]

A forma trivalente de Mn é transportada e está ligada à transferrina, à albumina e à β-globulina transmanganina.[58] É captada pelo fígado, pelo pâncreas e pelo rim, embora não esteja claro que o Mn^{3+} possa ser armazenado nos tecidos, com exceção dos ossos, onde 25% dos supostos 10 a 20 mg de Mn corporal total podem ser encontrados.[59] Metabolicamente, os tecidos ativos com números elevados de mitocôndrias, como também as estruturas pigmentadas, parecem ter maiores concentrações de Mn.[6] Estudos em animais indicaram que o Mn é então secretado na bile contra um gradiente de concentração.[60]

A excreção ocorre principalmente através da bile, e, portanto, a maior parte é excretada nas fezes.[31] Estudos em ratos indicaram que aproximadamente 11% do Mn infundido intravenosamente e excretado no sistema biliar é reabsorvido pelo intestino, embora alguma variação possa existir entre as espécies. Entretanto, menos de 1% de uma dose intravenosa de ^{54}Mn estava presente no sangue 10 minutos após ser injetada.[61] Esse achado indica uma circulação entero-hepática de Mn e mostra que nem tudo é eliminado necessariamente através do trato biliar.[62] O Mn é pouco excretado na urina, e a excreção urinária não está correlacionada com a ingestão dietética.[58]

Métodos analíticos

A espectrofotometria de absorção atômica com chama é o método aceito para a quantificação de Mn em amostras biológicas, embora, na presença de baixas concentrações de Mn, seja preferível a absorção atômica em forno de grafite.[31] A espectrofotometria de massa indutível acoplada à fonte do plasma também pode ser usada, embora essa técnica seja muito mais cara.[19] A concentração no sangue total reflete a exposição atual, em vez da toxicidade crônica ou da deficiência.[63] A concentração normal no sangue total é de 4 a 15 μg/L (73-274 nmol/L), quando medido por absorção atômica, e é mais elevada na cirrose.[64] A concentração de Mn do soro sanguíneo geralmente não é útil, tendo em vista que a concentração intracerebral elevada pode ocorrer na presença da concentração normal no soro sanguíneo. Além disso, as concentrações do soro sanguíneo são sujeitas a erro porque elas podem se aproximar dos limites da detecção. Finalmente, mesmo uma simples hemólise na amostra pode aumentar drasticamente a concentração de Mn no plasma ou soro sanguíneo.

O Mn nos eritrócitos também pode ser medido porque os eritrócitos são responsáveis por 60 a 80% do Mn no sangue total e são bons indicadores dos depósitos dos tecidos.[65] Quando se obtém sangue para a análise, deve-se considerar uma possível contaminação por Mn das agulhas de aço das seringas descartáveis; a margem de erro pode chegar a 80%.[66] Dessa maneira, torna-se apropriado rejeitar a amostra inicial de sangue obtida pela seringa antes de obter o sangue para a análise. O ácido etilenodiamina tetracético é o melhor anticoagulante, porque a heparina também pode ser contaminada com Mn. Considerando-se que a concentração de Mn nos eritrócitos é cerca de 25 vezes maior que no soro, a contaminação tem um efeito menos significativo na mensuração de Mn no eritrócito se comparado ao Mn do soro sanguíneo. Deve-se também tomar o devido cuidado para evitar a utilização de água contaminada por Mn em diluições durante a análise.[67] Um procedimento de purificação composto de três etapas, incluindo deionização, dupla destilação e redeionização, é recomendado para se obter brancos verdadeiros. Além disso, o instrumento analítico deve ser coberto para se evitar uma possível contaminação por poeira.

O Mn também pode ser detectado por meio de ressonância magnética (RM), pois o átomo do metal possui elétrons não pareados na terceira órbita.[68] O teor cerebral de Mn pode ser estimado usando-se o índice palidal, que é uma proporção da intensidade do sinal em T1 do globo pálido em relação ao sinal da substância branca frontal.[69] Esta técnica pode ser usada para ajudar a diferenciar a doença de Parkinson de outros distúrbios do movimento de origem neurológica.

Deficiência

Deficiência humana

A deficiência humana de Mn ainda não foi documentada por completo. Um paciente estudado em unidade metabólica enquanto recebia acidentalmente 0,34 mg/dia de Mn durante 17 semanas, desenvolveu retardo na coagulação sanguínea, hipocolesterolemia, perda de peso, retardo do crescimento de unhas e cabelo e avermelhamento da sua barba.[70] Tratava-se de um paciente ao qual foi administrada uma dieta experimental livre de vitamina K em uma tentativa de induzir sua deficiência. O nível de Mn nos alimentos foi determinado de acordo com as tabelas de composição de alimentos criadas antes de 1970, quando os métodos analíticos não eram tão exatos quanto os métodos mais recentes, e o Mn adicional proveniente de contaminação não foi considerado. Infelizmente, nem a concentração de Mn no sangue, nem a perda de Mn foram mensuradas. O tempo de protrombina não respondeu a uma dose de 0,5 mg da vitamina K, mas respondeu de forma incompleta a uma dose injetada intramuscularmente de 10 mg. Houve queda na taxa de colesterol, mas somente de 20 mg/dL. Não foram relatados se essas descobertas, além do tempo de protrombina, melhoraram depois que o paciente voltou para a dieta normal. Por fim, apenas um paciente no estudo desenvolveu essas características apesar de as dietas experimentais serem idênticas. A melhora na habilidade de coagulação ocorreu quando uma dieta padrão foi fornecida sem nenhum suplemento adicional de Mn.

Outro caso de suposta deficiência de Mn, relatado apenas de forma resumida, descreveu um recém-nascido dependente de NP que desenvolveu deformidades na calcificação óssea bem como desmineralização óssea na presença de concentrações muito baixas de Mn no soro sanguíneo.[71] Essas anormalidades foram reportadamente corrigidas após uma quantidade não especificada de suplementação de Mn em um período de quatro meses.

Por fim, Friedman et al.[72] descreveram achados clínicos e laboratoriais em um grupo formado por sete estudantes universitários do sexo masculino tratados com uma dieta pobre em Mn em um estudo que durou 39 dias. A concentração do colesterol no soro diminuiu, embora os pacientes tenham sido tratados com uma dieta pobre em colesterol por três semanas antes da avaliação basal, por razões não especificadas. Entretanto, a concentração de colesterol continuou diminuindo, mesmo após a suplementação de Mn durante a fase de repleção. Dermatite miliária cristalina foi identificada em cinco dos sete pacientes durante o período de depleção de Mn e foi resolvida após a suplementação de Mn. A concentração de Mn no plasma, no soro e no sangue total não sofreram alterações durante o estudo. Com base nos valores da perda de Mn e na retenção calculada (difíceis de determinar com precisão por causa da circulação entero-hepática de Mn), os pesquisadores calcularam que a quantidade mínima de Mn exigida deve ser de 98,5 a 1.037 μg/dia (média de 743 μg/dia).

Pesquisas com animais

Em várias espécies de animais não primatas, a deficiência de Mn foi associada a anormalidades esqueléticas,[10,73] ataxia,[74] diminuição da fertilidade,[75] degeneração da córnea[76] e distúrbios no metabolismo de carboidratos e lipídios, incluindo a baixa produção de insulina[77] e a diminuição da concentração da lipoproteína de alta densidade no soro.[78-81]

Toxicidade

A toxicidade afeta, sobretudo, o sistema nervoso central e foi diagnosticada pela primeira vez em 1837, em mineiros chilenos que foram expostos à poeira contendo Mn e desenvolveram "loucura mangânica".[82] Em trabalhadores que sofreram significativa exposição ocupacional ao Mn foram observados inicialmente quadros de mania, com insônia, depressão e alucinações, seguidos de anorexia, apatia, artralgias, astenia, dores de cabeça, irritabilidade, letargia e fraqueza nas extremidades dos membros inferiores. Consequentemente, surgiram alterações progressivas na marcha e no equilíbrio, bem como tremores e desenvolvimento de sintomas associados ao mal de Parkinson (incluindo tremores e rigidez), consistentes com acúmulo de Mn no gânglio basal. Os sintomas podem melhorar, mas não desaparecem completamente, e podem ainda continuar a progredir apesar da interrupção da exposição ao Mn e da evolução das descobertas feitas por meio de RM. Recentemente, foi sugerida a potencial toxicidade do Mn transportado pelo ar quando o Mn^{2+} é liberado pelos escapamentos de veículos, proveniente da exaustão do metilciclopentadienil Mn tricarbonil, um aditivo substituto do chumbo utilizado na gasolina para aumentar sua octanagem. Esse aditivo é usado em alguns lugares da Europa e no Canadá.[86]

O Mn é depositado principalmente no globo pálido e na área subtalâmica, mas também na cápsula interna e na substância branca talâmica. Esse acúmulo resulta em um sinal aumentado que pôde ser observado pela varredura de imagens de ressonância magnética ponderada em T1 (RM). Entretanto, essas lesões também podem ser vistas em outras doenças, como cirrose e neurofibromatose do tipo 1, como também em pacientes com calcificação dos glânglios basais. O Mn parece alterar a neurotransmissão dopaminérgica por algum mecanismo desconhecido. Pesquisadores postularam que a ligação de Mn aos receptores dopaminérgicos pode conduzir à auto-oxidação da dopamina com sua subsequente diminuição e formação de radicais livres,[87] apesar de dados conflitantes sugerirem que o Mn pode atuar como um potente antioxidante.[88] Isso pode estar relacionado com a degeneração dos neurônios ácido γ-aminobutírico (GABA) minérgicos no interior do globo pálido.[89,90] A apoptose induzida pelo Mn também pode contribuir para a toxicidade,[91,92] mas é improvável que seja a causa principal da toxicidade, porque a inibição dos marcadores da apoptose não previne a citotoxicidade.[93]

Diversos casos de uma possível toxicidade por Mn foram relatados em pacientes que recebem NP em casa, embora nem todos os pacientes fossem sintomáticos.[94-97] A concentração no sangue total está relacionada tanto com a intensidade de RM do globo pálido como com valores de T1.[98] O acúmulo de Mn no cérebro pode ocorrer mesmo com a administração de uma dose diária de 0,1 mg.[24] Em alguns pacientes, o aumento da intensidade do sinal no globo pálido se dissipa após a suspensão da suplementação com Mn (embora não aquele presente pela contaminação) proveniente das soluções de NP, embora os sintomas semelhantes ao mal de Parkinson frequentemente não melhorem na ausência da terapia médica.[94,95] O tremor melhorou em outros pacientes que continuaram com a retirada de Mn e com a diminuição da concentração de Mn total no sangue.[99,100] O mecanismo homeostático que controla a absorção de Mn torna-se irrelevante quando o Mn é suprido na forma intravenosa. Apesar da falta de evidências bem demonstradas de que a deficiência de Mn ocorre nos pacientes que necessitam de NP por longos períodos, a suplementação das soluções parenterais foi recomendada.[101] Essa suplementação é adicional àquela encontrada nos NP provenientes dos seus componentes como contaminantes.[102] Entretanto, não se sabe até o momento se o acúmulo e o depósito de Mn no cérebro resultam diretamente da toxicidade de Mn ou se são causados por uma diminuição na excreção biliar mediada pela NP e por doenças hepáticas associadas à NP.[103]

Níveis consideráveis de concentração de Mn no sangue total foram verificados em pacientes com icterícia colestática.[95-97] Pesquisadores verificaram que doenças no fígado associadas à NP podem, em parte, ser relacionadas com a intoxicação por Mn. Entretanto, tendo em vista que nas doenças hepáticas a excreção de Mn é menor, especialmente na colestase, e o fluxo biliar é reduzido durante a NP,[104] é provável que as concentrações elevadas de Mn e o depósito no cérebro desses pacientes sejam sequelas das doenças no fígado, mais do que sua causa. A toxicidade de Mn será discutida mais adiante no Capítulo 84.

A toxicidade provocada por uma ingestão dietética exacerbada de Mn não foi descrita claramente em seres humanos saudáveis. Nenhum efeito adverso foi observado em pessoas que ingeriram um valor estimado de 13 a 20 mg/dia de Mn,[105-107] embora os níveis no sangue possam aumentar consideravelmente quando associados com atividades de superóxido dismutase dependente de manganês nos linfócitos.[105]

Um único relato de caso descreveu um aumento na concentração de Mn no sangue total, em um paciente que recebeu nutrição enteral cíclica por um longo tempo com ingestão concomitante de chá.[108]

A exposição prolongada a níveis mais baixos de ingestão elevada de Mn pode estar associada à toxicidade crônica.[109] Neste estudo, o sulfato de Mn (15 a 20 mg/kg por semana) foi administrado por via endovenosa em um bólus semanal, por um período de aproximadamente 28 semanas em macacos cinomolgos. As concentrações de Mn no sangue total aumentaram significativamente e foram semelhantes às dos humanos com toxicidade, apesar da dose administrada ter sido muito superior àquela que humanos receberiam, mesmo durante NP. Essa concentração de Mn foi acompanhada por leves déficits na memória de trabalho espacial e déficits mais significantes na memória de trabalho não espacial, e o desempenho foi inversamente associado com a concentração de

Mn no cérebro. O desempenho em tarefas foi melhor em animais tratados com veículo. No entanto, em humanos, o nível de exposição e o período de tempo necessários para o desenvolvimento da toxicidade crônica não estão claros. A toxicidade, manifestada por sintomas neurológicos, pode piorar mesmo se a exposição tóxica, incluindo a exposição assintomática, tenha cessado anos antes.[110]

Yin et al.[111] relataram que, em camundongos, o exportador de ferro citoplásmico ferroportina (Fpn) pode funcionar como um transportador ativo de Mn das células na vigência de toxicidade. Apesar do mecanismo da toxicidade por Mn permanecer desconhecido, dados sugerem que o estresse oxidativo induzido pelo Mn pode estar envolvido.[112] O Mn é transportado por um uniportador de cálcio (Ca^{2+}) para o interior da mitocôndria, na qual pode se acumular, em função da depuração lenta, podendo inibir a fosforilação oxidativa.[113]

O tratamento da toxicidade por Mn exige a interrupção da exposição, e pode ser necessário tratamento com um agente quelante, tal como o sal dissódico de cálcio do ácido etilenodiamino tetra-acético ($CaNa_2EDTA$), com cuidadosa monitoração clínica e bioquímica.[114] No entanto, faltam ensaios controlados deste tratamento em humanos.

Níveis de ingestão máxima tolerável

O Food and Nutrition Board fixou os seguintes níveis razoáveis para efeitos adversos não observados de Mn total no alimento, na água e nos suplementos como o UL: 2, 3 e 6 mg/dia para crianças entre 1 e 3 anos, 4 e 8 anos e 9 e 13 anos, respectivamente; 9 mg/dia para adolescentes com idades entre 14 e 18 anos, mesmo durante a gravidez e a lactação; e 11 mg/dia para adultos com mais de 19 anos, gestantes e lactantes. Com base em um estudo intitulado Total Diet Study da Food and Drug Administration, a ingestão dietética diária mais elevada no percentil 95 foi de 6,3 mg (em homens com 31 a 50 anos de idade).[12]

Referências bibliográficas

1. Kemmerer AR, Elvehjem CA, Hart EB. J Biol Chem 1931;92:623–30.
2. Orent ER, McCollum EV. Science 1931;73:501–6.
3. Orent ER, McCollum EV. J Biol Chem 1931;92:651–78.
4. Mahoney JP, Small WJ. J Clin Invest 1968;47:643–53.
5. Schroder HA, Balassa JJ, Tipton IH. J Chronic Dis 1966;19:545–71.
6. Keen CL, Ensunsa JL, Clegg MS. Metal Ions Biol Systems 2000;37:89–121.
7. Kuhn NJ, Ward S, Piponski M et al. Arch Biochem Biophys 1995;320:24–34.
8. Brock AA, Chapman SA, Ulman EA et al. J Nutr 1994;124:340–4.
9. Baly DL, Keen CL, Hurley LS. J Nutr 1985;115:872.
10. Staley GP, Van der Lugt JJ, Axsel G et al. J S Afr Vet Assoc 1994; 65:73–7.
11. Baly DL, Keen CL, Hurley LS. J Nutr 1985;115:872–9.
12. Food and Nutrition Board, Institute of Medicine. Dietary Reference Intakes for Vitamin A, Vitamin K, Arsenic, Boron, Chromium, Copper, Iodine, Iron, Manganese, Molybdenum, Nickel, Silicon, Vanadium, and Zinc. Washington, DC: National Academy Press, 2001.
13. Couzy F, Aubree E, Magnolia C et al. J Trace Elem Electrolytes Health Dis 1988;2:79–83.
14. Gibson RS. Am J Clin Nutr 1994;59:1223S–32S.
15. Sandstrom B, Davidsson L, Eriksson R et al. J Trace Elem Electrolytes Health Dis 1987;1:33–8.
16. Davidsson L, Cederblad A, Lonnerdal B et al. Am J Clin Nutr 1989;49:170–9.
17. Johnson PE, Lykken GI, Korynta ED. J Nutr 1991;121:711–7.
18. National Advisory Group on Standards and Practice Guidelines for Parenteral Nutrition. JPEN J Parenter Enteral Nutr 1998;22:49–66.
19. Stobbaerts RFJ, Ieven M, Deelstra H et al. Z Emahrungswiss 1992;31:138–46.
20. Krachler M, Rossipal E. Ann Nutr Metab 2000;44:68–74.
21. Stastny D, Vogel RS, Picciano MF. Am J Clin Nutr 1984;39:872–8.
22. Lonnerdal B. Physiol Rev 1997;77:643–9.
23. Finley JW, Johnson PE, Johnson LK. Am J Clin Nutr 1994;60:949–55.
24. Bertinet DB, Tinivella M, Balzola FA et al. JPEN J Parenter Enteral Nutr 2000;24:223–7.
25. Shike M, Ritchie ME, Shils ME. Clin Nutr 1986;34:804A.
26. Rossander-Hulten L, Brune M, Sandstrom B et al. Am J Clin Nutr 1991;54:152–6.
27. Thompson ABR, Olatunbosun P, Valberg LS. J Lab Clin Med 1971;78:642–55.
28. Finley JW. Am J Clin Nutr 1999;70:37–43.
29. Davidsson L, Cedarblad A, Lonnerdal B et al. Am J Clin Nutr 1991;54:1065–70.
30. Davidsson L, Almgren A, Jullerat MA et al. Am J Clin Nutr 1995;62:984–7.
31. Ishihara N, Matsushiro T. Arch Environ Health 1986;41:324–30.
32. Garcia-Aranda JA, Wapnir RA, Lifshitz F. J Nutr 1983;113:2601–7.
33. Bell JG, Keen CL, Lonnerdal B. J Toxicol Environ Health Res 1989;26:387–98.
34. MacDonald NS, Figueroa WG. UCLA Rep (US Atomic Energy Com) 1969;June 30:51–33.
35. Davidsson L, Cederblad A, Hagebo E et al. J Nutr 1988;118: 1517–21.
36. Mena I. In: Bronner FL, Coburn JW, eds. Disorders of Mineral Metabolism. New York: Academic Press, 1981:233–70.
37. Ekmekcioglu C. Nahrung 2000;44:390–7.
38. Davidson L, Almgren A, Juillerat MA et al. Am J Clin Nutr 1995;62:984–7.
39. Mena I, Horiuchi K, Burke K et al. Neurology 1969;19:1000–6.
40. Freeland-Graves JH, Lin PH. J Am Coll Nutr 1991;10:38–43.
41. Wong-Valle J, Henry PR, Ammerman CB et al. J Anim Sci 1989;67:2409–14.
42. Rabin O, Hegedus L, Bourre JM et al. J Neurochem 1993;61:509–17.
43. Davis CD, Wolf TL, Greger JL. J Nutr 1992;122:1300–8.
44. Davidsson L, Lonnerdal B, Sandstrom B et al. J Nutr 1989;119: 1461–4.
45. Davis CD, Zech L, Greger JL. Proc Soc Exp Biol Med 1993;202: 103–8.
46. Harris WR, Chan Y. J Inorg Chem 1994;54:1–19.
47. Davidsson L, Lonnerdal B, Sandstrom B et al. J Nutr 1989;119: 1461–4.
48. Ruth JA, Garrick MD. Biochem Pharmacol 2003;66:1–13.
49. Ascher M, Ascher JL. Neurosci Biobehav Rev 1991;15:333–40.
50. Rabin O, Hegedus L, Bourren JM et al. J Neurochem 1993;61: 509–17.
51. Wu LJ, Leenders AG, Cooperman S et al. Brain Res 2004;1001: 108–17.
52. Crossgrove JS, Yokel RA. Neurotoxicology 2004;25:451–60.
53. Crossgrove JS, Yokel RA. Neurotoxicology 2005;26:297–307.
54. Aisen P, Aesa R, Redfield AG. J Biol Chem 1969;244:4628–33.

55. Gibbons RA, Dixon SN, Hallis K et al. Biochem Biophys Acta 1976;444:1-10.
56. He L, Girijashanker K, Dalton TP et al. Mol Pharmacol 2006;70: 171-80.
57. Girijashanker K, He L, Soleimani M et al. Mol Pharmacol 2008;73: 1413-23.
58. Foradori AC, Bertinchamps A, Gulibon JM, et al. J Gen Physiol 1967;50:2255.
59. Sumino K, Hayakawa K, Shibata T et al. Arch Environ Health 1975;30:487-94.
60. Klassen C. Toxicol Appl Pharmacol 1974;29:458-68.
61. Cotzias GC, Horiuchi K, Fuenzalida S et al. Neurology 1968;18:376-82.
62. Cikrt M. Arch Toxikol 1973;31:51-9.
63. Tsalev DL, Langmyhr FJ, Gunderson N. Bull Environ Contam Toxicol 1977;17:660-6.
64. Hauser RA, Zesiewica TA, Martinez C et al. Can J Neurol Sci 1996;23:95-8.
65. Milne DB, Sims RL, Ralston NVC. Clin Chem 1990;36:450-2.
66. Versieck J. Crit Rev Clin Lab Sci 1985;22:97-184.
67. Neve J, Leclercq N. Clin Chem 1991;37:723-8.
68. Aschner M, Erikson KM, Hernandez EH et al. Neuromol Med 2009;11:252-66.
69. Krieger D, Krieger S, Jansen O et al. Lancet 1995;346:270-4.
70. Doisy EA Jr. Trace Sub Environ Health 1972;6:193-9.
71. Norose N, Terai M, Norose K. J Trace Elem Exp Med 1992;5:100-1.
72. Friedman BJ, Freeland-Graves JH, Bales CW et al. J Nutr 1987;117: 133-43.
73. Smart ME. Vet Clin North Am Food Anim Pract 1985;1:13-23.
74. Erway L, Hurley LS, Fraser AS. J Nutr 1970;100:643-54.
75. Hidiroglou M. J Diary Sci 1979;62:1195-206.
76. Gong H, Amemiya T. Cornea 1999;18:472-82.
77. Baly DL, Curry DL, Keen CL et al. J Nutr 1984;114:1438-46.
78. Leach RM Jr, Lilburn MS. World Rev Nutr Diet 1978;32:123-34.
79. Everson GJ, Shrader RE. J Nutr 1968;94:89-94.
80. Amdur MO, Norris LC, Heuser GF. J Biol Chem 1946;164:783-4.
81. Kawano J, Ney DM, Keen CL et al. J Nutr 1987;117:902-6.
82. Couper J. Br Ann Med Pharm Vital Statis Gen Sci 1837;1:41-2.
83. Rodier J. Br J Ind Med 1955;12:21-35.
84. Huang CC, Lu CS, Chu NS et al. Neurology 1993;43:1479-83.
85. Huang CC, Chu NS, Lu CS et al. Neurology 1998;50:698-700.
86. Kaiser J. Science 2003;300:926-8.
87. Mergler D. Can J Neurol Sci 1996;23:93-4.
88. Sziraki I, Rauhala P, Koh KK et al. Neurotoxicology 1999; 20:455-6.
89. Olanow CW, Good PF, Shinotoh H et al. Neurology 1996;46:492-8.
90. Pal KP, Samii A, Caline DB. Neurotoxicology 1999;20:227-38.
91. Desole MS, Sciola L, Delogu MR et al. Neurochem Int 1997;31: 169-76.
92. Latchoumycandane C, Anantharam V, Kitazawa A et al. J Pharmacol Exp Ther 2005;313:46-55.
93. Roth JA, Walowitz J, Browne RW. J Neurosci Res 2000;61:162-71.
94. Mirowitz SA, Westrich TJ. Radiology 1992;18:535-6.
95. Ejima A, Imamura T, Nakamura S et al. Lancet 1992;339:426.
96. Taylor S, Manara AR. Anaesthesia 1994;49:1013.
97. Azaz A, Thomas A, Miller V et al. Arch Dis Child 1995;73:89.
98. Takagi Y, Okada A, Sando K et al. Am J Clin Nutr 2002;75:112-8.
99. Komaki H, Maisawa SI, Sugai K et al. Brain Dev 1999;21:122-4.
100. Nagatomo S, Umehara F, Hanada K et al. J Neurol Sci 1999;162: 102-5.
101. American Society for Parenteral and Enteral Nutrition Board of Directors. JPEN J Parenter Enteral Nutr 1998;22:49-66.
102. Buchman AL, Neely M, Grossie VB Jr et al. Nutrition 2001;17: 600-6.
103. Alves G, Thiebot J, Tracqui A et al. JPEN J Parenter Enteral Nutr 1997;21:41-5.
104. Messing B, Bories C, Kunstlinger F et al. Gastroenterology 1983;84: 1012-9.
105. David CD, Greger JL. Am J Clin Nutr 1992;55:747-52.
106. Greger JL. Neurotoxicology 1999;20:205-12.
107. Schroeder HA, Balassa JJ, Tipton IH. J Chronic Dis 1966; 19:545-71.
108. Ross C, O'Reilly DS, McKee R. Ann Clin Biochem 2006;43:226-8.
109. Schneider JS, Decamp E, Clark K et al. Brain Res 2009;1258:86-95.
110. Rosenstock HA, Simons DG, Meyer JS. JAMA 1971;217:1354-8.
111. Yin Z, Jiang H, Lee ES et al. J Neurochem 2010;112:1190-8.
112. Stredrick DL, Stokes AH, Worst TJ et al. Neurotoxicology 2004;25:543-53.
113. Gavin CE, Gunter KK, Gunter TE. Toxicol Appl Pharmacol 1992;115:1-5.
114. Herrero Hernandez E, Discalzi G, Valentini C et al. Neurotoxicology 2006;27:333-9.
115. Roth JA. Biol Res 2006;39:45-57.

Sugestões de leitura

Friedman BJ, Freeland-Graves JH, Bales CW et al. Manganese balance and clinical observations in young men fed a manganese-deficient diet. J Nutr 1987;117:133-43.

Girijashanker K, He L, Soleimani M et al. Slc39a14 gene encodes ZIP14, a metal/bicarbonate symporter: similarities to the ZIP8 transporter. Mol Pharmacol 2008;73:1413-23.

Roth JA. Homeostatic and toxic mechanisms regulating manganese uptake, retention, and elimination. Biol Res 2006;39:45-57.

16 Oligoelementos*

Curtis D. Eckhert

* **Abreviaturas**: **AI**, ingestão adequada; **As**, arsênico; **AsO^{2-}**, arsenito; **ATPase**, adenosina trifosfatase; **B**, boro; **Ca^{2+}**, cálcio; **cADPR**, adenosina difosfato ribose cíclica; **CO_2**, dióxido de carbono; **Cr**, cromo; **DARP**, procarioto redutor de arsenato diferenciador; **DRI**, ingestão dietética de referência; **FAD**, flavina adenina dinucleotídeo; **FDA**, Food and Drug Administration (Agência Reguladora de Medicamentos e Alimentos dos Estados Unidos); **GTF**, fator de tolerância à glicose; **NPT**, nutrição parenteral total; **Mo**, molibdênio; **NAD**, nicotinamida adenina dinucleotídeo; **Ni**, níquel; **PO^{3-}**, fosfito; **Si**, silicone; **UL**, níveis de ingestão máxima tolerável; **V**, vanádio.

Os elementos ingeridos em quantidades diárias equivalentes a miligramas ou menos são referidos como oligoelementos.[1] Os químicos originalmente usaram o termo *traços* para indicar concentrações inferiores aos limites detectáveis de um procedimento analítico em algumas amostras. A análise estatística não pode usar palavras, por isso a prática foi modificada para substituir "traços" por um número estimado, muitas vezes no ponto médio entre o menor limite detectável e zero.

Os oligoelementos entram na cadeia alimentar a partir do solo, da água e das partículas atmosféricas derivadas de erupções vulcânicas e formações geológicas desgastadas pela ação do tempo. Quando se considera a essencialidade dos oligoelementos metálicos, devem-se ter em mente dois conceitos importantes. O primeiro conceito é o de que os sistemas biológicos evoluídos eram baseados na geoquímica e na química aquática, que empregavam metais e metaloides na execução de funções catalíticas, estruturais e sinalizadoras. Em ambientes pobres em metais, como o oceano, os organismos sobrevivem porque muitas funções podem ser mantidas com o uso de diferentes metais dotados de raios iônicos e estruturas eletrônicas similares. O segundo conceito é o da reatividade química. Em sistemas vivos, os átomos metálicos reativos não estão "livres", e sim estabilizados por ligações coordenadas a grupos funcionais de aminoácidos em locais catalíticos energeticamente tensionados (entáticos) de proteínas ou conectados a ligantes como nucleotídeos e tetrapirrois.[2] Nas metaloenzimas, o estado tensionado da geometria de coordenação metálica armazena a maior parte da energia requerida para atingir o estado de transição de alta energia crítico do complexo enzima-substrato, de modo que são necessárias somente pequenas alterações geométricas para produzir a energia de ativação necessária para iniciar a catálise enzimática. Um dos locais de coordenação existentes no átomo metálico está aberto para ligação ao substrato e, no estado relaxado, conecta-se a um ligante facilmente substituível, como a água (H_2O). A reatividade de um metal confinado dessa maneira exerce papel essencial na função biológica, contudo a concentrações que excedem a capacidade de coordenar ou ligar átomos metálicos, essa mesma reatividade pode danificar moléculas adjacentes. Dessa forma, a baixos níveis de ingestão, o benefício de um oligoelemento metálico pode ser relativo à disponibilidade de outros elementos, mas com ingestões elevadas a probabilidade de toxicidade certamente aumenta.

Este capítulo aborda vários oligoelementos: arsênico (As), boro (B), cromo (Cr), molibdênio (Mo), níquel (Ni), silicone (Si) e vanádio (V). Esses elementos estão presentes nos tecidos em concentrações da ordem de microgramas por quilo e foram relatados como sendo modificadores de alguns processos biológicos em certas espécies. Os elementos Cr, Mo, Ni e V são metais, enquanto o As, o B e o Si são metaloides com propriedades de metais e não metais. O termo *essencial* possui dois componentes: a essencialidade da função biológica e a necessidade de um elemento específico para exercer essa função. B e Mo são os únicos oligoelementos abordados neste capítulo que são essenciais às plantas e cujas concentrações nos alimentos de origem vegetal são determinadas pelas concentrações presentes no solo e na água locais, bem como pelos mecanismos homeostáticos da planta. O Mo é essencial à saúde humana, enquanto o B é essencial aos vertebrados inferiores e benéfico para seres humanos. Os elementos As e B são singulares no sentido de que foram propostos papéis importantes para ambos na origem da vida. Evidências sugerem que os outros oligoelementos são benéficos para a saúde em condições específicas. Os benefícios desses outros oligoelementos para os seres humanos podem não ser exclusivos, mas podem ser alcançados com o uso de outros elementos ou moléculas.

Arsênico

Revisão da história

O As é usado como veneno há milhares de anos. Os sírios antigos usavam sais inorgânicos de As como pesticidas na agricultura,[3] e, hoje, os arsênicos orgânicos como o roxarsone (ácido 4-hidroxi-3-nitrofenil arsênico) são empregados na prevenção da coccidiose suína e para melhorar o crescimento das aves. Na Idade Média, o trióxido de As era bastante efetivo como veneno para seres humanos, tendo sido referido como "herança em pó".[4] Um dos eventos curiosos da história europeia envolveu o metabolismo do As. William Morris (1834-1896) era membro de uma família proprietária de uma grande mina de As na Europa. A mina causava poluição em Devon, na Inglaterra, e estava provocando o aparecimento de bolsas cutâneas e doença pulmonar na população local.[5] Para se afastar de vez da mina, William vendeu a parte que lhe pertencia por direito e usou o dinheiro ganho na venda para produzir papéis de parede caros que eram tingidos com corante verde de Scheele, que continha arsenito de cobre. Os fungos presentes na cola de papel de parede metilavam o sal de As em trimetil arsenamina tóxica. Essa substância volátil atingia altas concentrações nos recintos pouco ventilados da época. Presume-se que isso foi a fonte dos altos níveis de As encontrados nos cabelos de Napoleão Bonaparte, quando este foi exilado.[6]

Terminologia, bioquímica, papéis metabólicos, interações com outros compostos e importância básica nas funções normais

O As é amplamente distribuído na natureza, associado a outros minérios metálicos, como cobre, ferro e ouro.[3,7]

Trata-se de um metaloide encontrado em quatro estados de oxidação diferentes: As(–III), As(0), As (III) e As(V). A forma predominante de As inorgânico em meio aquoso e em condições aeróbicas é o arsenato (As[V], como $H_2AsO_4^-$ e $HAsO_4^{2-}$), enquanto o arsenito (As[III], como $H_3AsO_3^0$ e $H_2AsO_3^-$) predomina nos ambientes anóxicos. A adsorção de arsenato na superfície de minerais como ferridrita e alumina restringe sua mobilidade hidrológica. A forma mais comum de arsenito (AsO_2^-) é menos fortemente adsorvida aos minerais, de modo que seu oxiânion é mais móvel na água do meio ambiente.[8] Não há demonstrações de que o As seja necessário para as funções fisiológicas em animais e em seres humanos, porém há relatos de que as deficiências resultam em dano miocárdico. Sua principal relevância para a dieta está no fato de ser uma toxina capaz de induzir dano aos sistemas nervoso e cardiovascular, além de aumentar o risco de câncer de pele, pulmão e bexiga.

Fontes dietéticas

A ingestão dietética total de As a partir dos alimentos é de cerca de 50 μg de As/dia, dos quais 10 μg são de As inorgânico. Menos de 4 μg/dia derivam da água de beber.[9] O peixe de água salgada contém a maior concentração de As (1.662 ng/g) como arsenobetaína, que é uma forma orgânica não tóxica. Os cereais e os produtos de panificação fornecem aproximadamente 23,5 ng/g. As gorduras e os óleos contêm 19 ng/g.[10] Os principais contribuidores para o conteúdo de As inorgânico são o arroz, a farinha, o espinafre e o suco de uva.[11] Na América do Norte, as ingestões de As variam de 0,5 a 0,81 μg/kg/dia, com uma ingestão média de 2-2,9 e 1,7-2,1 μg/dia para homens e mulheres, respectivamente.[12] A concentração no leite humano varia de 0,2 a 6 μg/kg de peso úmido. A água de beber é a fonte primária de As inorgânico (As[III] e As[V]).

Ingestão dietética recomendada

O Food and Nutrition Board do Institute of Medicine não estabeleceu nenhuma ingestão dietética de referência (DRI) nem níveis de ingestão máxima tolerável (UL) para o As (Tab. 16.1).

Locais de absorção intestinal, transporte sanguíneo e formas intracelulares

As formas solúveis de As ingerido são prontamente absorvidas a partir da água (90%) e dos alimentos (60-70%) pelo trato gastrintestinal humano.[13,14] Os açúcares de As, menos solúveis, estão presentes nos produtos de origem vegetal, como as algas, e são absorvidos precariamente.[15] A proporção de As inalado absorvido varia de 30 a 34%.[16] O As ligado à pele é lentamente liberado na circulação.[17] Em seres humanos, o As é eliminado do sangue, ainda que certa concentração permaneça ligada aos resíduos de cisteína da hemoglobina.[18] O As é metilado no fígado usando-se *S*-adenosilmetionina como doador de metil para o ácido metilarsônico e o ácido dimetilarsínico.[19] Os arsênicos que contêm As(III) são preferidos como substratos para metilação enzimaticamente catalisada.

Tabela 16.1 Ingestão dietética recomendada e limites máximos

Elemento	AI	RDA	UL
Arsênico	ND		
Boro	ND		
1-3 anos			3 mg/dia
4-8 anos			6 mg/dia
9-13 anos			11 mg/dia
14-18 anos			17 mg/dia
Adultos			20 mg/dia
Cromo			
0-6 meses	0,2 μg/dia		
7-12 meses	5,5 μg/dia		
1-3 anos	11 μg/dia		
4-8 anos	15 μg/dia		
9-13 anos	25 μg/dia		
Homem adulto	35 μg/dia		
Mulher adulta	25 μg/dia		
Molibdênio			
0-6 meses		2 μg/dia	
7-12 meses		3 μg/dia	
1-3 anos		17 μg/dia	300 μg/dia
4-8 anos		22 μg/dia	600 μg/dia
9-13 anos		34 μg/dia	1.100 μg/dia
14-18 anos		43 μg/dia	1.700 μg/dia
Adultos		45 μg/dia	2.000 μg/dia
Gravidez e lactação		50 μg/dia	
Níquel	ND		
1-3 anos			0,2 mg/dia
4-8 anos			0,3 mg/dia
9-13 anos			0,6 mg/dia
Adultos			1,0 mg/dia
Silicone	ND		ND
Vanádio	ND		ND

AI, ingestão adequada; ND, não determinado; RDA, ingestão dietética recomendada; UL, níveis de ingestão máxima tolerável.

Os As(V) inorgânico e o orgânico são primeiro reduzidos a As(III) pela glutationa ou outros tióis e, em seguida, metilados e ciclados entre os estados de oxidação As(V) e As(III) para formarem produtos dimetilados.

$$As^{V}{}_4{}^{3-} + 2e \rightarrow As^{III}O_3{}^{3-} + CH_3{}^+ \rightarrow CH_3As^{V}O_3{}^{2-}$$
$$+ 2e \rightarrow CH_3As^{III}O_2{}^{2-} + CH_3{}^+(CH_3)_2As^{V}O_2{}^- + 2e$$
$$\rightarrow (CH_3)_2As^{III}O^- + CH_3{}^+$$

Nos mamíferos, a enzima responsável pela catalisação da transferência do grupo metil da *S*-adenosil-L-metionina aos arsênicos trivalentes e dimetilados é a *S*-adenosil-L-metionina As(III) metiltransferase.[19] Nos humanos, a eficiência da metilação diminui quando as concentrações estão altas[20] e, quando a capacidade hepática de metilação é excedida, há acúmulo de As inorgânico nos tecidos moles. O pré-tratamento das células com pequenas quantidades de As por períodos prolongados aumenta a eficiência da metilação e, assim, diminui o risco de toxicidade.

O acúmulo nos tecidos é influenciado pelas metiltransferases, e os polimorfismos dessas enzimas podem explicar a variabilidade do risco individual de toxicidade por As.[19] O As se acumula no fígado, nos rins, nos músculos, no coração, no baço, no pâncreas, nos pulmões e no encéfalo.[21] Após um baixo nível de exposição ao As inorgânico, seus metabólitos metilados são rapidamente excretados na urina com pequenas quantidades de As inorgânico eliminadas nas fezes, por meio do suor, da descamação cutânea, dos cabelos e das unhas.[22] As proporções relativas de metabólitos de As urinários são de 40-60% de ácido dimetilarsínico; 20-25% de As inorgânico e 15-25% de ácido metilarsínico.[23] Um estudo, em que uma única injeção intravenosa de As(III) inorgânico trivalente radiomarcado foi administrada em voluntários humanos, mostrou que a maior parte do As(III) fora removida por excreção urinária, ao longo de 2 dias, enquanto uma pequena quantidade de excreção foi mantida no decorrer das 2 semanas subsequentes. Estima-se que a meia-vida biológica do As oriundo de peixe seja inferior a 20 horas, com depuração total ocorrendo ao longo de 48 horas. As concentrações sanguíneas aparentemente podem estar normais, enquanto os níveis urinários permanecem altos.

Funções no metabolismo e na biologia

As bactérias isoladas da lama coletada em Mono Lake, na Califórnia (EUA), conseguiram crescer usando AsO_3^- no lugar de fosfito (PO_3^-). Esse achado sugere que a vida com AsO_3^- no lugar de PO_3^- foi importante para a origem da vida na Terra e que ela pode existir em outros planetas.[24]

Um grupo de bactérias chamadas procariotos redutores de arsenato diferenciadores (DARP) usa As(V) como nutriente.[7] Os DARP ocorrem em ambientes anóxicos, no trato gastrintestinal dos animais e na subsuperfície dos sedimentos aquíferos de Bangladesh.[7,25] Os DARP usam As na respiração estabelecendo uma ligação entre a oxidação de lactato e a redução de As(V) a As(III). Não foi descoberta nenhuma função biológica para o As nos vertebrados.

Avaliação do estado nutricional

Não existem métodos disponíveis para avaliar o estado nutricional, contudo os níveis sanguíneos de As podem ser afetados pelo estado do folato. A metilação do As inorgânico ingerido nos ácidos monometilarsônico e dimetilarsínico requer o metabolismo de monocarbono folato-dependente e facilita a eliminação urinária de As. Gamble et al. [26] usaram suplementação de ácido fólico (400 μg/dia) para diminuir as concentrações totais de As no sangue, de um valor médio pré-intervenção da ordem de 9,86 ± 0,62 μg/L (média ± DP) para o valor de 8,20 ± 0,50 μg/L após a intervenção com ácido fólico ($p < 0,0001$). Um declínio não significativo (9,59 ± 0,63 μg/L para 9,14 ± 0,61 μg/L) ocorreu em indivíduos que receberam placebo ($p = 0,10$).[26]

Causas específicas e manifestações de deficiência e de excesso

Dabeka[10] relatou sintomas associados a uma baixa ingestão dietética de As em cabras, miniporcos e ratos. O dano miocárdico foi observado em cabras em lactação com evidência de dano na membrana mitocondrial. Outras manifestações incluíram o crescimento diminuído, o comprometimento da fertilidade e a mortalidade perinatal aumentada. Os sintomas de deficiência dependem da capacidade de metilação disponível.[25]

A toxicidade do As é baseada na habilidade do As(III) de reagir com os grupos sulfidril existentes nas proteínas, levando assim à inativação das enzimas.[27] As mitocôndrias são os alvos celulares primários do As(III) e são também o local onde o As(III) se acumula, desacopla a fosforilação oxidativa e diminui a síntese de trifosfato de adenosina (ATP). O As atua ainda como cocarcinógeno com a radiação ultravioleta.[20] O mecanismo subjacente pode ser a inibição do reparo do DNA pelo AsO_2^- subsequentemente ao dano pela radiação ultravioleta.[28] A metilação do As compete por *S*-adenosilmetionina e leva à hipometilação do DNA e a potenciais danos.[29] A intoxicação aguda por As causa uma síndrome paralítica aguda caracterizada por colapso cardiovascular e perda da função cerebral em consequência da necrose das substâncias branca e cinza secundariamente à vasodilatação.[30,31] Os sintomas de toxicidade por As são dose-dependentes e incluem encefalopatia, sintomas gastrintestinais, pigmentação cutânea e dermatotoxicidade, doença vascular periférica e neuropatia, genotoxicidade e câncer. A ingestão aguda de 1 mg/kg/dia de As inorgânico causa anemia e hepatoxicidade. Ingestões a partir de 10 mg/kg/dia podem resultar em encefalopatia e perturbações gastrintestinais. A ingestão prolongada de 10 μg/kg/dia misturada a água pode produzir arsenicismo. Essa é uma doença vascular periférica obstrutiva, comumente referida como doença do pé preto. Nos casos extremos dessa condição, os pés se tornam enegrecidos e desenvolvem gangrena. O nível máximo de contaminação (MCL) da água potável por As, criado pela US Environmental Protection Agency, é de 10 μg/L.[16]

A ingestão prolongada de níveis baixos de As inorgânico ocorre ao longo de uma extensiva região do sudeste asiático e aumenta o risco de cânceres de pele, bexiga e pulmão.[32] A intoxicação por As é um problema em Bangladesh e em Bengala Ocidental, na Índia, em uma escala nunca antes encontrada para uma substância tóxica natural ou sintética.[33,34] O problema é uma consequência das tentativas de atendimento à demanda por água da ampla população. Na década de 1970, o Fundo das Nações Unidas para a infância (UNICEF) e outras agências de assistência internacionais perfuraram 6-10 milhões de poços rasos de água para beber, com o objetivo de desviar as águas de superfície contaminadas com esgoto e cólera. Os sedimentos encontrados na área continham As adsorvido na superfície de óxidos de ferro. Em 1998, constatou-se que 61% dos poços rasos estavam contaminados com As, expondo assim milhões de pessoas a altos níveis da substância e possibilitando a ocorrência dos 200 mil casos de arsenicose relatados. A liberação de As a partir de minerais pode ter sido iniciada pela redução da cobertura de óxido de ferro dos grãos de areia do sedimento por DARP, carbono inorgânico de turfa e metano.[34]

Boro

Revisão da história

O B foi identificado como um nutriente essencial de plantas em 1923.[35] Entretanto, foram 73 anos para descobrir que os ésteres de borato são necessários para manter a armação natural da parede celular unida sob as enormes pressões requeridas para o alongamento da célula.[36] O B também é necessário para o florescimento e a formação de sementes, sendo adicionado aos fertilizantes, contudo sua deficiência continua sendo uma das principais causas de fracasso de cultivos ao redor do mundo. Os fungos sintetizam antibióticos que contêm um único átomo de B na estrutura, enquanto as bactérias sintetizam e liberam o autoindutor AI-2, que é uma molécula quórum-sensível que contém um único átomo de B.[37]

Ao investigarem a função do B, Hunt e Nielsen[38] usaram um modelo de estresse de nutriente. Esses pesquisadores mostraram que o B era benéfico para o desenvolvimento ósseo em aves e também em mamíferos estressados com uma deficiência combinada de B e cálcio (Ca^{2+}), vitamina D ou magnésio. Penland[39] determinou que a principal alteração ocorrida em seres humanos submetidos a 62 dias de privação de B era um déficit da função executiva cerebral. Eckhert[40] determinou que o B era necessário até mesmo na ausência de estresse, ao demonstrar que o crescimento de embriões de truta arco-íris (*Oncorhynchus mykiss*) aumentou de forma dose-dependente com o aumento de ácido bórico. Evidências adicionais dessa essencialidade em vertebrados foram obtidas em um estudo que mostrou que a deficiência de B desorganizava a clivagem de zigotos de peixe-zebra. Os zigotos com deficiência de B apresentavam falha da clivagem em duas células e falha da clivagem destas no estágio de quatro células, a qual era reversível com o fornecimento de ácido bórico.[41] Tais observações foram reforçadas por estudos que mostraram que o B também era necessário para a morfogênese de embriões de sapo (*Xenopus*).[42] O principal sintoma da deficiência de B em peixes-zebra adultos era a degeneração da retina, uma observação que reforçou a observação de Penland de que o B era importante para o sistema nervoso.[43]

Terminologia, bioquímica, papéis metabólicos, interações com outros compostos e importância básica nas funções normais

O B foi formado com o hidrogênio, o carbono, o nitrogênio e o oxigênio durante a nucleossíntese de elementos de baixo peso molecular, subsequentemente ao *Big Bang*.[44] Os boratos oriundos de meteoritos eram capazes de estabilizar gliceraldeído e, dessa forma, permitir sua combinação ao enediolato e estabilizar a ribose no ambiente interestelar.[45] Esse papel postulado, na transição entre a química interestelar e o mundo do RNA, colocou o B no palco central da origem da vida.

O boro, cujo número atômico é 5, tem peso atômico igual a 10,81 e é encontrado na forma de uma mistura de isótopos estáveis, ^{10}B e ^{11}B, cujas respectivas abundâncias são iguais a 19,8% e 80,2% no meio ambiente natural. As principais formas geológicas do borato incluem: tincal (borax), $Na_2B_4O_7.10H_2O$; quernita (bórax penta-hidratado), $Na_2[B_4O_5(OH)_4].2H_2O$; colemanita, $Ca[B_3O_4(OH)_3].H_2O$ e ulexita, $NaCa[B_5O_6(OH)_6].5H_2O$.[44] O B é um metaloide com estrutura eletrônica $1s^22s^2p$ e estado de oxidação $^+3$. A química do B na natureza é dominada por sua afinidade com o oxigênio.[46] Três ligações covalentes (trígono) com o oxigênio formam o ácido bórico, enquanto quatro (tetraedro) ligações originam os boratos. O B exibe uma forte tendência a formar uma quarta ligação para completar o octeto de elétrons de valência em moléculas como os haletos. As formas solúveis do B incluem o ácido bórico $B(OH)_3$ e o ânion monovalente $B(OH)_4^-$, com a forma predominante dependente do pH do solvente. O ácido bórico é um ácido de Lewis fraco, com um logaritmo negativo de constante de equilíbrio de ionização (pK_a) igual a 9,2. As estruturas dos minerais de borato contêm unidades trigonais de BO_3 ou unidades tetraédricas de BO_4 que formam grandes ânions de B-oxigênio. O ácido bórico é a principal forma de B presente nos líquidos fisiológicos a faixas de concentrações relatadas de 2 a 100 μM de B, mas usualmente entre 2 e 10 μM de B. O ácido bórico e o borato formam complexos com grupos *cis*-diol presentes nos açúcares de 5 carbonos em plantas (apiose) e em animais (ribose). Foi demonstrado que as concentrações fisiológicas de ácido bórico modulam a liberação de Ca^{2+} a partir das reservas reticulares endoplasmáticas – um dos principais processos pelos quais as células controlam os eventos intracelulares em resposta às alterações ocorridas no meio ambiente. Em concentrações milimolares, o ácido bórico inibe as serina proteases, inclusive o antígeno prostático sérico.[8]

Fontes dietéticas

Todos os alimentos feitos a partir de vegetais e seus derivados contêm B como um dos componentes estruturais essenciais das paredes celulares. Sementes, nozes e verduras contêm uma concentração maior de B que frutas e grãos. Além disso, o conteúdo de B dos alimentos reflete as condições do solo e da água locais, onde foram cultivados.[46] Os principais contribuidores para o conteúdo de B da dieta são aqueles associados à dieta mediterrânea e incluem as maçãs, os abacates, as leguminosas, as tâmaras, as ameixas, as nozes, o vinho, os pães integrais, os molhos de tomate e as batatas.[47,48]

Por um lado, nos países industrializados, como as dietas contêm vários produtos de origem vegetal, os principais contribuidores para o B da dieta representam menos de 10% da ingestão total de B. Por outro, nos países em desenvolvimento, a tendência é que apenas um alimento forneça o B da dieta. Na Alemanha, por exemplo, o principal contribuidor é o vinho (15%); no Quênia, é o milho (35%); na Coreia do Sul, o arroz (6%); no México, as tortilhas (56%) e, nos EUA, o café (6%).[48,49]

Ingestão dietética recomendada

O Food and Nutrition Board não estabeleceu uma DRI para o B. Os UL para diferentes faixas etárias são: 3 mg de B/dia para crianças com 1-3 anos de idade; 6 mg de B/dia para crianças com 4-8 anos; 11 mg de B/dia para crianças com 9-13 anos; 17 mg de B/dia para adolescentes com 14-18 anos e 20 mg de B/dia para mulheres grávidas e em fase de aleitamento com idade acima de 19 anos e também para todos os adultos[11] (ver Tab. 16.1).

Locais de absorção intestinal, transporte sanguíneo e formas intracelulares

O ácido bórico e os boratos são rapidamente absorvidos a partir do trato gastrintestinal, com uma eficiência superior a

90%.[11] Os boratos não são absorvidos pela pele, mas pequenas concentrações podem ser absorvidas por inalação de poeira durante as exposições ocupacionais e a produtos consumidos. A principal forma encontrada no sangue e em outros líquidos corporais é o ácido bórico, que é distribuído a todos os tecidos. As concentrações presentes no sêmen de homens fisiologicamente normais são quatro vezes maiores do que as concentrações sanguíneas em regiões de baixa oferta de B, contudo essa proporção é menor em homens que vivem em regiões de maior oferta de B.[50] Esse achado sugere a existência de transportadores que exportam borato/ácido bórico na próstata ou nas glândulas seminais. Em seres humanos e em ratos, mais de 90% do B ingerido são eliminados como ácido bórico na urina, seguindo uma cinética de primeira ordem. A meia-vida da depuração renal é de cerca de 21 horas em seres humanos, e a reabsorção renal ocorre quando a proporção B:creatinina é inferior a 1.[51] Locksley e Sweet[52] conduziram um estudo sobre toxicidade murina dose-dependente empregando injeções intraperitoneais de bórax. As concentrações teciduais de B aumentaram de modo proporcional ao longo de uma faixa de 1,8 a 71 mg de B/kg. Ku et al.[53] avaliaram as concentrações teciduais em ratos machos alimentados com uma dieta que continha 1.575 mg de B/kg, por um período de 7 dias. O osso e, na sequência, as vesículas seminais apresentaram os maiores acúmulos de B e são comprovadamente alvos da exposição tóxica em ratos.

Funções no metabolismo e na biologia

Papéis exclusivos foram identificados para o B em três processos biológicos distintos. Nas plantas vascularizadas, as cadeias polissacarídicas do mais complexo dos carboidratos – o ramnogalacturonan II – fornecem a armação que mantém a arquitetura das células, conforme estas expandem seu comprimento em centenas de vezes durante o crescimento. À medida que uma tremenda pressão túrgida alonga a célula, os ésteres de borato se ligam aos dímeros de ramnogalacturonan II e os unem, prevenindo rupturas.[22] Foram identificados vários transportadores nas plantas, que deslocam os ânions borato das raízes para os brotos e exportam B quando os níveis deste se tornam excessivos.[54] Um transportador foi identificado em células animais, mas esse achado não foi confirmado por outros laboratórios.[55] A mixobactéria sintetiza antibióticos que contêm um único átomo de B.[56-58] As bactérias gram-positivas e gram-negativas sintetizam um autoindutor que contém um único átomo de B e coordena a expressão genética em diferentes espécies.[59]

Hunt[60-63] propôs que, nos animais, o B atua modificando a utilização do substrato energético, o metabolismo mineral, o metabolismo de vitaminas e as atividades enzimáticas, além de perturbar o sistema imune, entre outras ações. Cui, Barranco e Eckhert et al.[64-66] usaram a epidemiologia como uma ferramenta de triagem dos efeitos B-responsivos sobre a saúde. Tais pesquisadores constataram que a ingestão de B a partir dos alimentos e de água subterrânea regional estava inversamente associada à incidência de câncer de próstata. A plausibilidade dessa hipótese foi confirmada com culturas de células e modelos de experimentação animal.[67] Esses pesquisadores propuseram que tais efeitos eram secundários à habilidade do B de modular a via de sinalização intercelular de nicotinamida adenina dinucleotídeo (NAD^+)/CD38/adenosina difosfato ribose cíclica (cADPR).[68] O NAD^+ extracelular derivado da secreção ativa pelas células ou da necrose destas se liga ao CD38 localizado na membrana plasmática das células vizinhas.[69] O CD38 é uma enzima multifuncional que converte NAD^+ em cADPR, um mensageiro intracelular. A cADPR é liberada no citoplasma, onde se liga ao receptor de rianodina, um canal de Ca^{2+} que controla a liberação de Ca^{2+} a partir das reservas reticulares endoplasmáticas existentes no citoplasma. A espectrometria de massa mostrou o ácido bórico ligado ao NAD^+ e à cADPR.[70,71] A imagem confocal de Ca^{2+} identificou que o ácido bórico atua como um inibidor competitivo reversível da liberação de Ca^{2+} estimulada por cADPR.[72] A habilidade de modular a liberação de Ca^{2+} estimulada por cADPR estava dentro da faixa sanguínea controlada por dieta de indivíduos sadios, além de ser dose-dependente. O efeito ocorreu em questão de segundos e levou a uma queda de 30% dos níveis de Ca^{2+} no retículo endoplasmático. A sinalização e a fosforilação do Ca^{2+} representam as principais formas de adaptação celular às alterações ocorridas no ambiente, estando bem estabelecida a relação existente entre o Ca^{2+} e a proliferação celular.[73]

Foram relatados efeitos positivos do B sobre a saúde em estudos com seres humanos. Entre esses efeitos, estão o aumento da função executiva cerebral e a prevenção do câncer. Os participantes humanos desse estudo que foram submetidos à depleção de B por até 65 dias exibiram déficits da função executiva cerebral, com alterações mínimas do metabolismo de esteroides e indicadores hematológicos, que foram revertidas com a suplementação com B.[39] O risco de câncer de próstata diminuiu com o aumento da ingestão de B a partir dos alimentos[64] ou a partir do suprimento de água.[65,66] A plausibilidade biológica dessa associação epidemiológica foi demonstrada por estudos que usaram linhagens de células humanas,[74,75] camundongos[67] e seres humanos.[76] O ácido bórico da dieta inibiu o crescimento de xenoenxertos de tumor de células de próstata humanas e a quantidade de antígeno sérico (antígeno prostático específico), em um modelo murino de câncer.[67] As próstatas aumentadas constituem um fator de risco importante de câncer de próstata. Urologistas turcos usaram ultrassom para medir o volume da próstata em homens com idade média de 59 anos, oriundos de duas vilas que usavam níveis de B diferentes em seus suprimentos de água. Os homens que viviam na vila cujo suprimento de água tinha alta concentração de B apresentaram ingestões de 6,2 mg de B/dia e próstatas significativamente menores ($p < 0,0001$) do que os homens que viviam na vila cujo suprimento de água continha níveis menores de B e que apresentavam ingestões de 0,6-0,8 mg de B/dia.[76] Um estudo epidemiológico não observou nenhum efeito protetor do B sobre o risco de câncer de próstata, embora esse estudo tenha cometido a falha de agrupar homens oriundos de regiões com suprimentos altos e baixos de B, usando um banco de dados destinado a comparar as quantidades relativas de elementos nos alimentos, em vez de suas quantidades absolutas, e estimando a concentração de B dos alimentos.[77]

O efeito protetor do B não se limita ao câncer de próstata. Também foi relatado que o risco de câncer de pulmão em mulheres foi diminuído pelo B, de forma dose-dependente,[78] e que a incidência de displasia cervical foi menor nas regiões com suprimento de alto nível de B, em comparação às regiões com suprimento de baixo nível de B.[79] Estudos *in vitro* também mostraram que o ácido bórico diminui a proliferação do câncer de mama[80] e do número de células de melanoma.[81]

Numerosos estudos mostraram que o B altera o osso em pintinhos, porcos e ratos.[82] Em suínos, níveis de suplementação de 5 mg de B/kg na dieta aumentaram o momento de inclinação óssea apenas nos machos.[83] Em ratos machos, a suplementação com B não modificou a resistência da tíbia ou do fêmur à inclinação, porém níveis dietéticos de 200 mg de B/kg na dieta aumentaram a resistência vertebral a forças de esmagamento.[84] Em contrapartida, a suplementação com B de ratas ovarectomizadas não conferiu proteção contra a osteopenia nem melhorou a força vertebral. Um estudo epidemiológico sobre mulheres coreanas com 41 anos de idade, em média, não constatou a existência de uma relação significativa entre a ingestão de B (0,9 mg/dia) e a densidade óssea.[49]

Avaliação do estado nutricional

A ingestão dietética de B apresenta uma considerável variabilidade geográfica.[47,85] Uma comparação de ingestões dietéticas nos EUA, na Alemanha, no Quênia e no México mostrou que a menor ingestão ocorria nos EUA e a maior ingestão, no México.[48] Os principais contribuidores e sua contribuição para a ingestão dietética total de B nos EUA foram o café (6,7%), o leite (5,1%), a maçã (5,1%), o feijão (4,8%) e a batata (4,8%).[86] Medir a excreção de B em uma coleta de urina de 24 horas é a abordagem mais objetiva para determinação da ingestão de B.[87]

Causas específicas e manifestações de deficiência e de excesso

Ainda não foi estabelecido um nível adequado de ingestão de B. Quando a quantidade requerida para a saúde óssea das mulheres é enfocada, o relato de Kim et al.[49] sobre o observado em coreanas sugere que 0,9 mg de B/dia seria adequado para as mulheres. Quando a saúde da próstata é escolhida como ponto final de estudo para homens, o relato de Muezzinoglu et al.[76] sugere que a concentração de 6 mg de B/dia seria uma ingestão adequada. Não há relatos acerca da toxicidade do B induzida pela dieta em seres humanos. A toxicidade em animais requer concentrações sanguíneas superiores a 1.000 μM, um nível 20 vezes maior do que o relatado em trabalhadores de minas de B da República Popular da China, os quais apresentavam ingestões bastante elevadas de 41 mg de B/dia.[50] Em ratos, o efeito reprodutor primário é a degeneração do epitélio espermatogênico testicular, o que leva ao comprometimento da espermatogênese, à fertilidade diminuída e à esterilidade.[88]

Cromo

Revisão da história

Ratos alimentados com uma dieta necrogênica desenvolvem degeneração hepática e intolerância à glicose. Schwarz e Mertz[89] descobriram que o selênio da dieta conferia proteção contra a degeneração hepática, enquanto a intolerância à glicose poderia ser corrigida com a entubação de frações brutas de rim suíno homogeneizado ou de levedura de cerveja. Esses pesquisadores nomearam o fator desconhecido presente nas frações de fator de tolerância à glicose (GTF). A atividade da fração era perdida durante o armazenamento, mas era possível restaurá-la com cinzas umedecidas de rim suíno. Os pesquisadores concluíram que havia um oligoelemento necessário como cofator. Eles então fizeram a triagem de 43 sais diferentes, investigando a habilidade desses sais de melhorar a taxa de remoção de glicose quando consumidos por via oral,[89] e relataram as três preparações de sais mais ativas: uma combinação de Cr(II) e Cr(VI), sulfato de vanadil e Cr(VI), e apenas cloreto de Cr(III). A partir dessa informação, os pesquisadores concluíram que o Cr(III) era requerido para a atividade de GTF.[89] Em 1998, Mertz[90] discutiu as quatro críticas principais que outros haviam feito sobre suas conclusões e contra o uso do Cr(III) para tratar a intolerância à glicose. Essas críticas eram as seguintes: (a) o Cr(VI) é um carcinógeno; (b) a biodisponibilidade do Cr(III) é muito baixa; (c) o Cr(III) não melhora a intolerância à glicose em todos os organismos e (d) apesar do grau de esforço, o GTF não está caracterizado, e diferentes laboratórios discordam quanto a sua composição ou estrutura.[90]

Terminologia, bioquímica, papéis metabólicos, interações com outros compostos e importância básica nas funções normais

O Cr (número atômico igual a 24, peso molecular igual a 59) ocorre em cada estado oxidativo desde -2 a +6, com o Cr(III) e o Cr(VI) sendo os mais importantes para a saúde humana. O Cr(III) é fracamente absorvido (0,4-2,5%), e o restante é excretado nas fezes. Levantou-se a hipótese de que o Cr(III) atua como o cofator necessário à atividade biológica do fator de Mertz isolado. Mertz chamou esse fator de GTF, mas não conseguiu purificá-lo. Vincent[91] isolou, a partir de adipócitos, uma substância ligadora de Cr de baixo peso molecular chamada cromodulina. Ele propôs que a ativação do receptor de insulina permite a entrada do Cr na célula. Uma vez absorvido, o Cr se liga à apocromodulina e a converte em holocromodulina, a forma ativa. A holocromodulina se liga ao receptor de insulina e, dessa forma, ativa sua atividade de quinase receptor, bem como sua função fisiológica. Wang et al.[92] relataram que vários compostos de Cr(III) diferentes foram efetivos para melhorar a fosforilação do receptor de insulina em células intactas, mas foram inefetivos para a ativação de uma quinase receptor de insulina recombinante. Anderson[93] sugeriu que o Cr(III) aumenta a atividade da insulina ativando o receptor de insulina e aumentando o número de cópias do receptor.

Fontes dietéticas

O nível de Cr nos vegetais consumidos na dieta é determinado pelas condições locais do solo e da água. As plantas não precisam de Cr e o contêm em concentrações inferiores a 0,2 mg/kg, no entanto bioacumulam metais pesados. Quando crescem em solos poluídos por indústrias emissoras de Cr ou quando dejetos de esgoto são usados como fertilizante, as plantas podem acumular altas concentrações.[94] Os grãos inteiros, cereais e açúcares não refinados contêm as maiores concentrações, enquanto as menores concentrações são encontradas nas frutas e nas verduras, e a maioria das porções contém menos de 1-2 μg.[95] O Cr também entra nos alimentos a partir de utensílios de cozinha de aço inoxidável durante o cozimento e o processamento de carnes.[96]

Ingestão dietética recomendada

O Food and Nutrition Board estabeleceu uma AI para o Cr (ver Tab. 16.1). A AI infantil foi calculada a partir dos níveis de Cr no leite. Estima-se que uma dieta completa de adulto contenha 13,4 μg de Cr/1.000 kcal. A AI para homens e para mulheres foi estabelecida em 35 e 25 μg/dia, respectivamente. Um valor de UL para o Cr ainda não foi estabelecido.

Locais de absorção intestinal, transporte sanguíneo e formas intracelulares

O Cr (III) ingerido é fracamente absorvido (0,4-2,5%), com o restante sendo excretado nas fezes. Em ratos, foi relatado que 80% do $^{51}CrCl_3$ absorvido a partir da dieta estavam ligados à transferrina.[97] Muitos quelatos de Cr(III) diferentes foram sintetizados, em uma tentativa de aumentar sua biodisponibilidade, inclusive de aminoácidos, vitaminas e ácido picolínico. Apesar dos anos de trabalho, a forma biologicamente ativa de Cr(III) ainda não foi identificada. A excreção urinária de Cr é aumentada pelo exercício.[98]

Funções no metabolismo e na biologia

O Cr pode aumentar a efetividade da insulina no controle da glicemia, contudo esse efeito é pequeno e inconsistente. A elucidação da função do Cr no nível molecular se mostrou problemática. Foi proposto que seu modo de ação envolve um aumento da atividade do receptor de insulina, mas a especificidade e o alvo do Cr(III) permanecem desconhecidos. Vincent e Anderson escreveram revisões sobre o assunto.[91,93]

Avaliação do estado nutricional

No presente, nenhum indicador do estado de Cr é conhecido. O Cr urinário está relacionado com a ingestão recente de Cr e não é confiável como indicador do estado de Cr.[99]

Causas específicas e manifestações de deficiência e de excesso

Não há relatos de casos de deficiência de Cr em uma população sadia. Três pacientes que receberam nutrição parenteral total (NPT), incluindo-se um paciente que recebeu NPT por mais de 3 anos, exibiram sintomas de comprometimento da remoção da glicose, elevação de ácidos graxos, neuropatia periférica e perda de peso inexplicável. A adição de 250 μg de Cr à solução de NPT corrigiu a resistência à glicose em 2 semanas.[11] Anderson[93] revisou 23 estudos que envolveram seres humanos, projetados para determinar o efeito da suplementação com Cr(III) sobre os níveis sanguíneos de glicose e de lipídios. Cinco estudos não observaram nenhum efeito, enquanto os demais relataram melhora da tolerância à glicose e aumento dos níveis de lipoproteína de alto peso molecular (HDL).[93] O US National Institutes of Health atualmente está conduzindo um estudo randomizado duplo-cego, que envolve indivíduos não obesos, não diabéticos e com resistência à insulina. Os participantes desse estudo tomarão 500 μg de picolinato de Cr ou placebo diariamente, durante 16 semanas, para determinar se essa suplementação é efetiva para diminuir a resistência à insulina e os níveis sanguíneos de lipídios.[100]

O Cr(VI) está bem estabelecido como teratógeno, genotoxina e carcinógeno, mas durante muito tempo a toxicidade do Cr(III) foi considerada baixa em razão de sua baixa biodisponibilidade e reatividade. Vincent[91] revisou a toxicidade dos suplementos de nutrientes que contêm Cr(III). A toxicidade do Cr(III) advém de sua habilidade de se ligar aos ácidos nucleicos de DNA e aos grupos sulfidrila das proteínas. O Cr(III) é um hapteno e se liga a proteínas, desencadeando respostas imunes que resultam em reações alérgicas.[101] Foram publicados dois relatos de caso clínico de nefrite intersticial crônica atribuída à ingestão de picolinato de Cr.[11] O Cr(III), fornecido como cloreto crônico, é levemente teratogênico ao sistema nervoso murino.[102] O Cr(III) não é considerado genotóxico com base em testes de mutação, fragmentação de DNA, síntese de DNA não programada e ensaios de troca de cromátides irmãs. Um teste de detecção de perda de genes (deleção genética) mostrou que concentrações farmacológicas de Cr(III) eram mais potentes do que o Cr(VI) para causar deleções genéticas em camundongos e em leveduras.[103]

Molibdênio

Revisão da história

O Mo é essencial no ciclo do nitrogênio, por seu papel no cofator molibdopterina das molibdoenzimas (envolvidas na fixação do nitrogênio) e na nitrato redutase (uma enzima requerida à conversão de nitrato em amônia). Em 1953, o Mo foi reconhecido como essencial à atividade de xantina oxidase humana. Seu papel essencial à atividade da sulfito oxidase foi reconhecido em 1971.[104,105] A essencialidade humana é baseada em observações de defeitos genéticos causadores de uma deficiência de cofator Mo que resulta em convulsões e em morte de recém-nascidos dias após o nascimento.[106]

Terminologia, bioquímica, papéis metabólicos, interações com outros compostos e importância básica nas funções normais

A crosta terrestre contém cerca de 1 mg de Mo/kg.[107] Os estados de oxidação fisiologicamente relevantes para o Mo estão entre +IV e +VI, com potenciais redox de –0,3 V.[108] Nesses estados de oxidação, o Mo apresenta uma afinidade com ligantes de *S* e de *O* de carga negativa, como os óxidos, os sulfuretos, os tiolatos ou hidróxidos e os ligantes de nitrogênio. O Mo é um elemento essencial para os vegetais e ocorre a concentrações que variam de menos de 0,5 a mais de 100 mg/kg na matéria seca vegetal.[109] Uma forma hexavalente estável – o molibdato(VI),

MoO_4^{2-} – é bastante solúvel em pH 7 e se assemelha ao íon transportador de enxofre SO_4^{2-}. O molibdato se agrega em aglomerados a estados de oxidação abaixo de +VI, porém essa ação é suprimida nos sistemas biológicos pela coordenação do átomo de Mo aos enxofres de ditioleno na molibdopterina, para formar o cofator molibdopterina. O cofator molibdopterina é idêntico em todas as espécies e serve de coenzima para molibdoenzimas.

O Mo se acumula na forma de cofator molibdopterina no fígado, no rim, nas glândulas suprarrenais e nos ossos, a concentrações que variam de 0,1 a 1 mg/g de peso úmido.[110] Um *pool* de complexos metal-pterina livre de enzima, o cofator Mo, está presente na membrana externa das mitocôndrias. A molibdoenzima sulfito oxidase está localizada no espaço intermembrana mitocondrial, enquanto a xantina desidrogenase e a aldeído oxidase são enzimas citosólicas.[111]

Fontes dietéticas

A concentração de Mo nos alimentos reflete os níveis no solo e na água de irrigação em que os vegetais foram cultivados. As fontes ricas incluem as leguminosas, os grãos e as nozes. Pequenas quantidades são encontradas em animais, frutas e verduras.[112,113]

Ingestão dietética recomendada

Dados do Total Diet Study indicaram que, nos EUA, a ingestão média de Mo é de 76 μg/dia para mulheres e 109 μg/dia para homens.[112] A AI recomendada para bebês nascidos a termo é 0,3 μg/(kg/dia),[11] mas existe uma preocupação quanto ao fato de que esse valor deveria estar entre 4 e 6 μg/(kg/dia) para bebês prematuros.[114] O Food and Nutrition Board usou um nível de efeitos adversos observados mínimo igual a 0,9 mg/kg/dia e um fator de incerteza igual a 30 para determinar o UL. Os UL para diferentes faixas etárias são: 300 μg de Mo/dia para 1-3 anos; 600 μg de Mo/dia para 4-8 anos; 1.100 μg de Mo/dia para 9-13 anos; 1.700 μg de Mo/dia para 14-18 anos e 2.000 μg de Mo/dia para mulheres grávidas e em fase de aleitamento com idade acima de 19 anos.[11]

Locais de absorção intestinal, transporte sanguíneo e formas intracelulares

Em sua forma hexavalente mais estável, como molibdato(VI) (MoO_4^{2-}), o Mo é hidrossolúvel e absorvido por uma ampla gama de ingestões. A adição extrínseca de isótopos estáveis de Mo às dietas era usada para medir a absorção, a retenção e a excreção.[115] O Mo é rapidamente absorvido e excretado a partir dos rins, com a retenção regulada primariamente pela excreção urinária. A absorção média chegou a 89% quando a ingestão diária de Mo variou de 25 a 122 μg/dia e atingiu 93% quando as ingestões médias variaram de 466 a 1.488 μg/dia. A absorção de Mo é inibida por altas ingestões de sulfato, possivelmente porque os ânions sulfato competem pelas mesmas proteínas de transporte.[116,117] A ingestão excessiva de Mo produziu uma deficiência de cobre em ruminantes e em não ruminantes que pastavam em um pasto contaminado com altas concentrações de Mo oriundo de resíduos industriais e de extração de minério.[118]

Um alimento intrinsecamente marcado foi produzido por meio da incorporação de ^{97}Mo a grãos de soja e a couve cultivados em sistemas hidropônicos.[119,120] Purês dos grãos de soja e da couve extrínseca e intrinsecamente marcados foram então consumidos por 12 mulheres. A média de absorção de Mo em 8 dias foi de 87% para o Mo extrínseco; de 86,1% a partir da couve e de 56,7% a partir dos grãos de soja. A excreção urinária média foi igual a 60,8% da dose absorvida para o Mo extrínseco, de 56,6% a partir da couve e de 63,9% a partir dos grãos de soja.

Funções no metabolismo e na biologia

A função mais importante do Mo nos sistemas dos mamíferos é a transferência de oxigênio para um substrato de dois elétrons, por meio da utilização de compostos de transferência de um elétron, como o flavina adenina dinucleotídeo (FAD). O acoplamento de transferência de elétron e troca de óxido transfere um átomo de oxigênio do centro metálico para o substrato.

$$LMo^{VI}O_2 + X \leftrightarrow LMo^{IV}O + XO$$

em que L é o ligante.

Três hidroxilases de mamíferos são molibdoenzimas e incluem uma enzima mitocondrial chamada sulfito oxidase, que catalisa a oxidação de sulfito em sulfato no metabolismo do enxofre a partir de metionina e cisteína, e duas enzimas que hidroxilam substratos heterocíclicos, incluindo-se purinas e piridinas, xantina oxidase e aldeído oxidase. A xantina oxidase catalisa a conversão de xantina e seus derivados, como a cafeína, em ácido úrico e derivados de ácido úrico. A aldeído oxidase é uma metaloflavoproteína composta de FAD, Mo e ferro em uma proporção de 1:1:4. Está envolvida na formação de cotinina, que é um dos principais metabólitos da nicotina, encontrada na urina de fumantes.

Avaliação do estado nutricional

Na literatura, as concentrações sanguíneas de Mo são amplamente variáveis.[121] Os estudos de diluição de isótopos relataram valores plasmáticos de 5 nmol/L em indivíduos com ingestões de 22 μg/dia; de 20 μmol/L com uma ingestão de 467 μg/dia; e de 44 μmol/L com ingestões de 1.490 μg/dia.[122]

Causas específicas e manifestações de deficiência e de excesso

O tungstênio, elemento imediatamente abaixo do Mo no grupo 6B da tabela periódica, possui um raio iônico e estrutura eletrônica similares, além de formar um complexo com a molibdopterina que ativa as molibdoenzimas. O tungstênio pode induzir uma deficiência de Mo que é medida por meio da diminuição da atividade de molibdoenzima, mas não é considerado significativo para as criações de animais nem para seres humanos por ser raramente encontrado no meio ambiente.

As evidências da essencialidade do Mo são baseadas em observações clínicas.[123] A primeira observação foi de um caso de deficiência de sulfito oxidase em uma criança com erro inato do metabolismo. Os sintomas incluíam convulsões, retardo mental e deslocamento das lentes oculares, com aparecimento de um aminoácido incomum (*S*-sulfocisteína) no plasma e na urina, bem como elevados níveis urinários de sulfito, tiossulfato e taurina. Um exame pós-morte confirmou a deficiência de sulfito oxidase. Desde então, quase 50 casos adicionais de deficiência de sulfito oxidase foram identificados.[123] A segunda observação foi uma perda da atividade de sulfito oxidase em um paciente com doença de Crohn que recebera NPT por 18 meses.[124] Os sintomas se desenvolveram após 1 ano e incluíam taquicardia, taquipneia, cegueira noturna e coma. A avaliação bioquímica mostrou uma elevação da concentração plasmática de metionina, níveis séricos diminuídos de ácido úrico e níveis urinários reduzidos de sulfato, tiossulfato e ácido úrico. Todos os sintomas foram eliminados com a adição de 300 μg de molibdato de amônio/dia à solução de NPT.

A deficiência de Mo ainda não foi observada em seres humanos, e não há relatos de nenhum efeito benéfico consequente ao uso de suplementos desse elemento. As observações de deficiência de Mo foram limitadas a defeitos genéticos que interferiam na habilidade do Mo de atuar como cofator de ativação das molibdoenzimas. A toxicidade por Mo foi induzida em ratos e causou insuficiência renal a níveis de 80 mg/kg/dia, mas não a 40 mg/kg/dia.[96] Em coelhos, 5 mg/kg/dia induziram perda de peso e alterações histopatológicas nos rins e no fígado.[125]

Níquel

Revisão da história

A primeira demonstração de que o Ni promovia o crescimento bacteriano foi feita em 1965.[126] Subsequentemente, a importância biológica do Ni foi demonstrada em bactérias e em vegetais, baseada em seu papel catalítico junto a quatro enzimas: uréase, hidrogenases, CD desidrogenase e metil-coenzima M redutase. Entre 1975 e 1978, foram desenvolvidas dietas para induzir os sintomas da deficiência em ratos, pintinhos, porcos e cabras.[127-130] A importância nutricional do Ni em seres humanos é desconhecida e continua sem ser estudada amplamente.

Terminologia, bioquímica, papéis metabólicos, interações com outros compostos e importância básica nas funções normais

O Ni está na primeira transição de séries da tabela periódica, com estados de oxidação de –I, 0, II, III e IV. O estado II é o mais importante em sistemas biológicos. O Ni se coordena aos aminoácidos histidina, ácido glutâmico e aspartato nos centros metálicos das proteínas,[108] além de se ligar à histidina e à cisteína na albumina e em uma macroglobulina chamada niqueloplasmina.[131] As concentrações teciduais diminuem com o avanço da idade e são menores em idosos de 90 anos do que em crianças de 1 ano.[132]

Fontes dietéticas

O *1984 Total Diet Study*, conduzido pelo US Food and Drug Administration (FDA), demonstrou que o consumo médio de Ni entre bebês e crianças era de 69-90 μg/dia, enquanto a média para adolescentes, adultos e idosos era de 71-97 μg/dia, 74-100 μg/dia e 80-97 μg/dia, respectivamente.[112] Os principais contribuidores variam em diferentes países. Na dieta norte-americana, as principais fontes são pratos mistos e as sopas (19-30%), grãos e produtos à base de grãos (12-30%), vegetais (10-24%), leguminosas (3-16%) e sobremesas (4-18%). No Canadá, as principais fontes são a carne bovina e as aves.[11] Os alimentos que contêm a maior concentração de Ni são as oleaginosas, as leguminosas e o chocolate.[112]

Ingestão dietética recomendada

Nenhuma AI ou ingestão dietética recomendada (RDA) foi estabelecida para o Ni. O Food and Nutrition Board usou um nível de efeitos adversos não observados igual a 5 mg/kg/dia, com base no ganho de peso reduzido em ratos. Um fator de incerteza igual a 300 foi derivado multiplicando-se cada uma das incertezas por 10, para extrapolar, a partir do observado em ratos para os seres humanos, a variação humana, e por 3, para potenciais efeitos tóxicos sobre a reprodução. Os UL dos sais de Ni solúvel para crianças de 1-3, 4-8 e 9-13 anos de idade eram de 0,2, 0,3 e 0,6 mg/dia, respectivamente. Para adultos e adolescentes, o UL foi de 1,0 mg/dia.[11]

Locais de absorção intestinal, transporte sanguíneo e formas intracelulares

O Ni da dieta é precariamente absorvido, com valores relatados de 1-5%.[132-135] A absorção aumenta em condições de baixa disponibilidade de Ni e de Fe. Um estudo de isótopo estável empregando-se ^{62}Ni relatou que 29-40% do metal eram absorvidos.[109] As maiores concentrações no sangue ocorreram em 2-3 horas após a ingestão oral de óxido ou sulfato de Ni.[134,136] A quantidade retida variou de 0 a 11%. A entrada nas células epiteliais da borda em escova é saturável. O movimento do Ni a partir das células epiteliais para dentro do sangue não é regulado, e os íons de Ni se movem em ambas as direções.[134,137,138]

Funções no metabolismo e na biologia

O caráter essencial do Ni não foi demonstrado em relação a nenhum dos processos bioquímicos que ocorrem em seres humanos. O Ni é um componente essencial de uréases no feijão-de-porco, em bactérias ruminais e diversos vegetais, algas e fungos. As uréases catalisam a degradação da ureia em dióxido de carbono (CO_2) e amônia. O Ni é igualmente essencial para as hidrogenases em bactérias metanogênicas que catalisam a conversão do hidrogênio (H_2) e do CO_2 em metano (CH_4). As bactérias metanogênicas e as acetogênicas também necessitam de Ni na CD desidrogenase, uma enzima que converte monóxido de carbono em CO_2. Por fim, os metanógenos usam Ni na enzima metilcoenzima M redutase durante a etapa final da formação e da liberação de metano.[108,134]

Avaliação do estado nutricional

Não existem métodos disponíveis para avaliação do estado nutricional do Ni, mas há relatos de que as concentrações urinárias são maiores em fumantes.[139] Os níveis sanguíneos de Ni em não fumantes variaram de 0,01 a 0,26 μg/L (média de 0,06 μg/L), em comparação a uma faixa de 0,01-0,42 μg/L (média de 0,07 mg/L) em fumantes. Os valores urinários de indivíduos não fumantes apresentaram uma variação de menos de 0,01 a 4,6 μg/L (média de 0,5 μg/L), enquanto os valores observados em fumantes variaram de menos de 0,01 a 8,2 μg/L (média de 1,2 μg/L) ($p < 0,05$).

Causas específicas e manifestações de deficiência e de excesso

O consumo de Ni na dieta não promove nenhum benefício comprovado à saúde humana. Nielsen[132] revisou os efeitos da restrição de Ni na dieta sobre a saúde de animais. As principais observações feitas em suínos e em ratos privados de Ni foram: retardo da maturidade sexual, mortalidade perinatal, pelo áspero e desorganização do retículo endoplasmático rugoso no fígado.

Silicone

Revisão da história

As anormalidades nos ossos, nas articulações, na pele, nas penas e nos pelos de aves e de ratos com deficiência de Si foram relatadas pela primeira vez em 1972, por Carlisle[140] e também por Schwarz e Milne.[141] Os resultados rapidamente se tornaram controversos quando vários laboratórios falharam na observação de alterações similares.[142] Em estudos nos quais a suplementação com Si de animais com deficiência de Si foi inefetiva, observou-se um efeito sobre a matriz extracelular e no local ativo de formação óssea durante o crescimento. Uma discussão sobre a controvérsia pode ser encontrada na revisão feita por Sripanyakorn et al.[142] Um estudo epidemiológico conduzido em 2004 observou a existência de uma associação positiva entre a ingestão de Si e a densidade mineral óssea no quadril de homens e de mulheres em pré-menopausa, mas não em mulheres em pós-menopausa.[143] A melhor evidência da essencialidade biológica está presente nos vegetais e nas diatomáceas. Em 1997, uma família de genes codificadores de proteínas transportadoras de Si foi identificada em diatomáceas.[144]

Terminologia, bioquímica, papéis metabólicos, interações com outros compostos e importância básica nas funções normais

O Si é o segundo elemento mais abundante na crosta terrestre. A química do Si no mundo natural é dominada por sua afinidade com o oxigênio, ao qual se coordena tetraedricamente em minerais.[145] Em soluções aquosas com pH neutro, o Si assume a forma de ácido monossilícico – $Si(OH)_4$.[146] Forma complexos estáveis com o manitol e outros açúcares hexose poli-hidroxi alifáticos que contêm dois grupos hidroxila na posição *teo*. Isso resulta na formação de complexos de poliolato estáveis que contêm 5 e 6 átomos de Si coordenados. A facilidade de formação e a estabilidade desses ânions de polissilicato são o que mais provavelmente intensifica a absorção e o acúmulo nos tecidos.[146]

Fontes dietéticas

No *Total Diet Study* do FDA, os principais contribuidores para o conteúdo de Si da dieta norte-americana foram as bebidas (55%), principalmente cerveja, café e água, seguidas pelos grãos e produtos à base de grãos (14%) e pelos vegetais (8%).[147] A cenoura, a beterraba e o rabanete contêm altas concentrações de Si, mas sua biodisponibilidade é menor do que nos outros vegetais.[148]

Ingestão dietética recomendada

O Food and Nutrition Board não estabeleceu uma DRI para o Si. A ingestão média de Si para homens e mulheres adultos, com base no *Total Diet Study*, era de 40 e 19 mg/dia, respectivamente.[147] A magnitude da diferença entre as ingestões de dietas pobres em fibra e ricas em fibra é de aproximadamente 21 mg/dia *versus* 46 mg/dia.[149] Nenhuma evidência indica que o Si dietético exerce algum tipo de efeito adverso. O uso de antiácidos que contêm trissilicato de magnésio foi associado ao desenvolvimento de urolitíase resultante da formação de cálculos que contêm Si.[150]

Locais de absorção intestinal, transporte sanguíneo e formas intracelulares

A captação média de Si em homens e mulheres adultos, a partir do *Total Diet Study*, foi de 40 e 19 mg/dia, respectivamente.[94] No trato gastrintestinal, o Si presente nos alimentos é quebrado em uma forma monomérica e então absorvido. Os níveis séricos de Si atingem o máximo decorridos 100-120 minutos da ingestão.[148] O Si é livremente transportado no sangue, possivelmente em uma forma polimérica.[151] É movido do plasma para dentro do tecido e prontamente excretado. Nos seres humanos, a excreção de Si aumenta conforme a ingestão de Si aumenta a partir da dieta.[152]

O Si urinário representa 41 ± 36% da ingestão total – um percentual sugestivo de que, para muitos alimentos, o conteúdo de Si pode ser usado como indicador aproximado da absorção alimentar.[148] De toda forma, tal método não pode ser utilizado para o Si oriundo de tubérculos e bananas, pois estes são precariamente absorvidos.[148]

Funções no metabolismo e na biologia

Foi relatado que o Si aumenta a mineralização óssea, porém o mecanismo de ação ainda é indeterminado.[140,141,153] Carlisle[154] sugeriu o envolvimento do Si com o fósforo nos eventos que levam à calcificação e que seu efeito primário é exercido sobre os componentes do tecido conjuntivo. Entretanto, essa pesquisadora nunca conseguiu elucidar o processo biológico. De toda forma, quando ela usou uma microssonda de elétron para determinar o local do Si, o Si foi localizado nas áreas de crescimento ativo de ossos em camundongos e ratos em fase de crescimento.[155] A concentração localizada chegou ao máximo durante os estágios finais de calcificação e então se dissipou. Com base nesses conhecimentos e naquilo que conhecia sobre as diatomáceas,[157,158] Eckhert[156] sugeriu que o mecanismo subjacente ao efeito do Si sobre ossos poderia estar associado ao tamponamento de próton.

Avaliação do estado nutricional

Os valores séricos de Si de 1.325 indivíduos saudáveis, na faixa etária de 18-91 anos, foram medidos por espectrometria de absorção atômica.[159] Em homens na faixa etária de 18-59 anos, a média obtida foi 9,5 µmol/L, que então caiu para 8,5 µmol/L em indivíduos de 60-74 anos de idade. Nas mulheres, a concentração média aumentou de 10 µmol/L aos 18-29 anos de idade para 11,1 µmol/L na faixa etária de 30-44 anos, diminuindo para 9,23 µmol/L na faixa etária de 45-59. Nos indivíduos com 74 anos ou mais, a média foi igual a 7,7 µmol/L para homens e 8 µmol/L para mulheres.

Causas específicas e manifestações de deficiência e de excesso

Não há relatos de deficiência humana de Si. Estudos realizados com aves, ratos e camundongos sugerem que o Si pode ser importante para o crescimento ósseo.[148] Um estudo epidemiológico descobriu uma associação positiva entre ingestão de Si e densidade mineral óssea em homens e em mulheres em pré-menopausa, porém não em mulheres em pós-menopausa.[143] As injeções intramusculares de monometiltrisilanol e também em pacientes osteoporóticos comprovadamente melhoraram o volume trabecular ósseo e a densidade de massa mineral femoral.[143] Há relatos de que as ingestões excessivas de Si causam urolitíase, uma deposição de cálculos ou urolitos que contêm ácido monossilícico no rim, na bexiga e na uretra de animais que pastam.[155] Em seres humanos, os efeitos adversos são primariamente limitados à silicose, que é uma doença pulmonar resultante da inalação de partículas de sílica. Não há dados de dose-resposta disponíveis para estabelecimento de um UL para o Si.

Vanádio

Revisão da história

Nos anos 1970, diversos laboratórios relataram que o Va melhorava o crescimento de aves, ratos e cabras.[160] Os resultados então obtidos eram inconsistentes, todavia, e Nielsen[161] sugeriu que os efeitos provavelmente refletiam as dietas experimentais sem controles adequados, as quais forneciam Va em níveis 10-100 vezes maiores do que os níveis encontrados nas dietas normais. Nos anos de 1986 e 1989, Anke[160] usou dietas formuladas mais apropriadamente e comparou as metas da suplementação (2 µg/g de dieta) de cabras privadas de Va (10 ng/dieta). As cabras com deficiência de Va exibiram taxas maiores de aborto espontâneo e proles que desenvolveram convulsões e sucumbiram à morte com uma frequência de 41% durante os 3 primeiros meses de vida.[160] As concentrações séricas de creatinina e de β-lipoproteína estavam altas, enquanto a glicose sérica estava reduzida nas cabras privadas de Va. Estudos realizados com ratos mostraram aumento do peso da tireoide nos animais privados de Va.[162] O Va é um possível carcinógeno, e não há evidências indicativas de que seja essencial para seres humanos, embora níveis farmacológicos promovam a ação da insulina e diminuam a glicemia.[162,163]

Terminologia, bioquímica, papéis metabólicos, interações com outros compostos e importância básica nas funções normais

O Va é um metal de transição com seis oxidações, dentre as quais três são biologicamente relevantes: +III, +IV e +V.[108] Os alimentos contêm vanadil tetravalente [VO_2^+] e formas pentavalentes [VO_3^-]. Os compostos comuns incluem o pentóxido de Va (V_5O_5), metavanadato de sódio ($NaVO_3$), ortovanadato de sódio (Na_3VO_4), sulfato de vanadil ($VOSO_4$) e vanadato de amônio (NH_4O_3). O íon Va é um cofator enzimático que comprovadamente está presente em alguns tunicados.[164] Os íons de vanadato (V) competem com os íons fosfato e inibem a Na^+ adenosina trifosfatase (ATPase). O íon *orto*vanadato, VO_4^{3-}, é semelhante ao íon *orto*fosfato, PO_4^{3-}. Diferente do íon fosfato, o Va(V) é facilmente reduzido a IV e III com redutores biológicos, como a glutationa.[165,166] As enzimas dependentes de Va incluem a nitrogenase (bactérias), bem como a iodoperoxidase e bromoperoxidase (algas e líquens).[108]

Fontes dietéticas

Os grãos e produtos à base de grãos contribuem para 13-30% do Va da dieta. Os organismos marinhos, como tunicados e algas marrons, além dos líquens e cogumelos, são fontes ricas em Va.[112] O correspondente a 88% dos alimentos avaliados no *Total Diet Study* do FDA continha menos de 2 µg de Va/100 g.

Ingestão dietética recomendada

A ingestão dietética de Va varia de 6 a 18 µg/dia.[112] O Food and Nutrition Board não estabeleceu uma DRI nem um UL para o Va.

Locais de absorção intestinal, transporte sanguíneo e formas intracelulares

Menos de 5% do Va ingerido são absorvidos.[167,168] O sulfato de vanadil e o metavanadato de sódio são usados como suplementos. O pentóxido de Va (V_2O_3) oriundo das exposições ocupacionais é reduzido a partir do Va(V) a (IV) em seres humanos e em outros animais. A maioria do Va está na forma de íon vanadil – VO^{2+}(IV) – no estômago. A absorção ocorre no duodeno e no trato gastrintestinal superior.[169] O ânion vanadato(V) é absorvido 3-5 vezes mais rápido do que o íon vanadil(IV). O ânion vanadato(V) entra nas células através de canais aniônicos inespecíficos e é reduzido pela glutationa.[170,171]

O Va é rapidamente depurado do plasma e se acumula nos rins, no fígado, nos testículos, nos ossos e no baço. O ânion(V) de Va se liga a proteínas ligadoras de ferro, lactoferrina, transferrina e ferritina, e seus níveis teciduais aumentam em ratos alimentados com dietas suplementadas com Va.[169] O Va consegue atravessar a placenta e é considerado uma toxina reprodutiva. É excretado primariamente pelos rins, com uma pequena quantidade sendo excretada na bile. Os tecidos com maiores concentrações são os pulmões, os dentes, a tireoide e os ossos.[169]

Funções no metabolismo e na biologia

Um papel funcional para o Va ainda não foi identificado em seres humanos nem em outros vertebrados. Os complexos de vanadil(IV) potencializam o efeito da insulina, mas o mecanismo subjacente permanece indeterminado.[164] As doses orais de sulfato de vanadil (100 mg/dia) melhoraram a sensibilidade hepática e musculoesquelética à insulina em indivíduos com diabetes melito não insulina-dependente (DMNID), em parte por intensificarem o efeito inibidor da insulina sobre a lipólise, contudo não alteraram a sensibilidade à insulina de indivíduos não diabéticos.[172] A análise cristalográfica mostrou que o Va na forma de VO_4^{3-} pode ser incorporado à matriz óssea e assim substituir o PO_4^{3-}.[173] Os ânions vanadato(V) inibem as enzimas fosfato-dependentes e a hidrólise da ATPase de Na^+/potássio (K^+). De toda forma, ratos alimentados com dietas pobres em pentóxido de Va (1,8-18 mg/kg de peso corporal) apresentaram maior atividade de fosfatase alcalina e conteúdo de DNA na diáfise femoral - um achado indicativo de um efeito benéfico da dieta. Entretanto, dietas com 27 mg de pentóxido de Va/kg de peso corporal foram inibitórias.[174] Dessa forma, o limite entre benéfico e inibitório aparentemente é bastante estreito.

Na cultura celular *in vitro* de dourada (*Sparus aurata* L.) do modelo de desenvolvimento esquelético de vertebrado, a concentração de 7,5 μM de vanadato aumentou a proliferação celular e diminuiu em 20% a mineralização da matriz extracelular em comparação aos controles.[175] O Va é particularmente tóxico para macrófagos.[176] O Va(V) causa oxidação de tióis, inclusive de glutationa e de cisteína, além de introduzir radicais tiil.[177] A toxicidade do Va é mediada em parte por radicais livres derivados do oxigênio.[178] O Va amplifica a geração inicial de oxigênio *singlet* gerado pela forma reduzida de NAD fosfato (NADPH) oxidase. A genotoxicidade do pentóxido de Va resulta do dano oxidativo ao DNA, que acarreta a quebra da fita de DNA.

Avaliação do estado nutricional

Não existem métodos disponíveis para avaliar o estado nutricional do Va.

Causas específicas e manifestações de deficiência e de excesso

Não foram registrados relatos de casos de deficiência de Va humana. Foi relatado que a deficiência de Va em cabras aumenta a incidência de aborto, convulsões, malformações ósseas e morte prematura. O Va e o pentóxido de Va são poluentes industriais bastante tóxicos, mas estão ausentes nos alimentos. Não está claro quão interconversíveis são as várias formas de Va no estômago e quando elas sofrem a ação da microflora intestinal. Os sintomas de toxicidade do Va incluem cólicas abdominais, diarreia, hemólise, aumento da pressão arterial e fadiga. O Va é uma toxina reprodutiva que afeta mais os homens do que as mulheres. Ele atravessa a barreira hematoplacentária, é teratogênico em roedores e afeta animais na fase pré-puberdade. A International Agency for Research on Cancer (IRAC) classifica o Va como um possível carcinógeno, com base em estudos sobre inalação de pentóxido de Va por animais.[176] A dose oral de referência estabelecida pela US Environmental Protection Agency é 0,009 mg/kg/dia.[11]

Referências bibliográficas

1. O'Dell B, Sunde R, eds. Handbook of Nutritionally Essential Mineral Elements. New York: Marcel Dekker; 1997.
2. Kaim W, Schwederski B. Some general principles. In: Bioinorganic Chemistry: Inorganic Elements in the Chemistry of Life. West Sussex, UK: John Wiley, 1994:1-38.
3. Nriagu J. Environmental Chemistry of Arsenic. New York: Marcel Dekker, 2002.
4. Megard A. Nature 2003;423:688.
5. Oremland RS, Stolz JF. Science 2003;300:939-43.
6. Jones DE, Ledingham KW. Nature 1982;299:626-7.
7. Smedley PL, Kinniburgh DG. Appl Geochem 2002;17:517.
8. Lin S, Shi Q, Nix FB et al. J Biol Chem 2002;277:10795-803.
9. Bagla P, Kaiser J. Science 1996;274:174-5.
10. Dabeka RW. Sci Total Environ 1989;89:279-89.
11. Food and Nutrition Board, Institute of Medicine. Dietary Reference Intakes for Vitamin A, Vitamin K, Arsenic, Boron, Chromium, Copper, Iodine, Iron, Manganese, Molybdenum, Nickel, Silicon, Vanadium, and Zinc. Washington, DC: National Academy Press, 2001.
12. Gunderson EL. J AOAC Int 1995;78:1352-63.
13. Hopenhayn-Rich C, Biggs M, Fuchs A, et al. Epidemiology 1996;7:117-24.
14. Yamauchi H, Kaise T, Yamamura Y. Bull Environ Contam Toxicol 1986;36:350-5.
15. Holland RH, McCall MS, Lanz HC. Cancer Res 1956;19:1154-6.
16. Wester RC, Maibach HI, Sedik L. Fundam Appl Toxicol 1993; 20:336-40.
17. Benramdane L, Accominotti M, Fanton L. Clin Chem 1999;45:301-6.
18. Lu M, Wang H, Li XF et al. Chem Res Toxicol 2004;17:1733-42.
19. Agency for Toxic Substances and Disease Registry. Toxicological Profile for Arsenic. Atlanta: US Department of Health and Human Services, 2000:301-6.
20. Abernathy CO, Liu YP, Longfellow D et al. Environ Health Perspect 1999;107:593-7.
21. Abernathy CO, Thomas DJ, Calderon RL. J Nutr 2003;13:1536S-8S.
22. Marafante E, Vahter M, Norin H et al. J Appl Toxicol 1987;7:111-7.
23. Marcus WL, Rispin AS. Threshold carcinogenicity using arsenic as an example. In: Cothern C, Mehlman M, Marcus W, eds. In: Advances in Modern Environmental Toxicology, vol 15. Risk Assessment and Risk Management of Industrial and Environmental Chemicals. Princeton, NJ: Princeton Scientific, 1988:133-58.
24. Wolfe-Simon F, Blum JS, Kulp TR et al. Science 2011;332:1163-6.
25. Czarnecki DL, Baker GH. Poultry Sci 1982;61:516.
26. Gamble MV, Liu X, Slavkovich V et al. Am J Clin Nutr 2007; 86:1202-9.
27. Abernathy CO, Liu YP, Longfellow D et al. Environ Health Perspect 1999;107:593-7.

28. Rossman TG, Uddin AN, Burns FJ et al. Toxicol Appl Pharmacol 2001;176:64–71.
29. Costa M. Am J Clin Nutr 1995;61(Suppl 3):666S–9S.
30. Nielsen FH. Ultratrace minerals. In: Shils ME, Olson JA, Shike M, et al, eds. Modern Nutrition in Health and Disease. 9th ed. Baltimore: Williams & Wilkins, 1999:283–303.
31. Civantos DP, Lopez RA, Aguado-Borruey JM et al. Chest 1995;108:1774–5.
32. Brouwer OF, Okenhout W, Edelbroek PM et al. Clin Neurol Neurosurg 1992;94:307–10.
33. National Research Council. Arsenic in Drinking Water. Washington, DC: National Academy Press, 1999.
34. Stokstad E. Science 2002;298:1535–6.
35. Warington K. Ann Bot 1923;37:629–72.
36. O'Neill MA, Eberhard S, Albersheim P et al. Science 2001;294:846–9.
37. Vendeville A, Winzer K, Heurlier K et al. Nat Rev Microbiol 2005;3:383–96.
38. Hunt C, Nielsen F. Interaction between boron and cholecalciferol in the chick In: Hunt C, Nielsen F, Gawthorne J, White C, eds. Trace Element Metabolism in Man and Animals. 1981:567–600.
39. Penland JG. Environ Health Perspect 1994;102(Suppl 7):65–72.
40. Eckhert CD. J Nutr 1998;128:2488–93.
41. Rowe RI, Eckhert CD. J Exp Biol 1999;37:1649–54.
42. Fort DJ, Propst TL, Stover EL et al. Biol Trace Elem Res 1998;66:237–59.
43. Eckhert CD, Rowe RI. J Trace Elem Exp Med 1999;12:213–9.
44. Copi CJ, Schramm DN, Turner ST. Science 1995;267:192–8.
45. Ricardo A, Carrigan MA, Olcott AN et al. Science 2004;303:196.
46. Loomis WD, Durst RW. BioFactors 1992;3:229–39.
47. Naghii MR, Wall L, Samman S. J Am Coll Nutr 1996;15:614–9.
48. Rainey C, Nyquist L. Biol Trace Elem Res 1998;66:79–86.
49. Kim MH, Bae YJ, Lee YS, Choi MK. Biol Trace Elem Res 2008.
50. Robbins WA, Wei F, Elashoff DA et al. J Androl 2007;29:115–21.
51. Pahl MV, Culver BD, Strong PL et al. Toxicol Sci 2001;60:252–6.
52. Locksley H, Sweet WH. Proc Soc Exp Biol Med 1954;86:56–63.
53. Ku WW, Chapin RE, Moseman RF, et al. Toxicol Appl Pharmacol 1991;111:145–51.
54. Tanaka M, Fujiwara T. Pflugers Arch 2008;456:671–7.
55. Park M, Li Q, Shcheynikov N et al. Mol Cell 2004;16:331–41.
56. Schummer D, Irschik H, Reichenbach H et al. Liebigs Ann Chem 1994;1994:283–9.
57. Dunitz JD, Hawley DM, Micklos D et al. Helv Chim Acta 1971; 54:1709–13.
58. Chen TSS, Ching-Jer C, Floss HG. J Am Chem Soc 1979;101:5826–7.
59. Chen X, Schauder S, Potier N et al. Nature 2002;415:545–9.
60. Hunt CD. J Trace Elem Exp Med 1996;9:185–213.
61. Hunt C. Environ Health Perspect 1994;102(Suppl 7):35–43.
62. Hunt CD. Biol Trace Elem Res 1998;66:205–25.
63. Hunt CD. J Trace Elem Exp Med 2003;216:291–306.
64. Cui Y, Winton M, Zhang ZF et al. Oncol Rep 2004;11:887–92.
65. Barranco W, Hudak P, Eckhert C. Cancer Causes Control 2007;18:71–7.
66. Barranco W, Hudak P, Eckhert CD. Cancer Causes Control 2007;18:583–4.
67. Gallardo-Williams M, Chapin R, King P et al. Toxicol Pathol 2004;32:73–8.
68. Barranco WT, Eckhert CD. Cancer Lett 2004;216:21–9.
69. Lee HC. Mol Med 2006;12:317–23.
70. Kim D, Marbois B, Faull K et al. J Mass Spectrom 2003;38:632–40.
71. Kim D, Faull K, Norris AJ et al. J Mass Spectrom 2004;39:743–51.
72. Henderson K, Salvatore L, Stella J et al. PLoS One 2009;4:1–10.
73. Whitfield JF. Calcium in Cell Cycles and Cancer. 2nd ed. Boca Raton: CRC Press, 1995.
74. Barranco W, Eckhert C. Cancer Lett 2004;216:21–9.
75. Barranco W, Eckhert C. Br J Cancer 2006;94:884–90.
76. Muezzinoglu T, Korkmaz M, Nese N et al. Biol Trace Elem Res 2011 Mar 23 [Epub ahead of print].
77. Gonzalea A, Peters U, Lampe JW et al. Cancer Causes Control 2007;18:1131–40.
78. Mahabir S, Spitz MR, Barrera SL et al. Am J Epidemiol 2008; 167:1070–80.
79. Korkmaz M, Uzgoren E, Bakirdere S et al. Environ Toxicol 2007; 22:17–25.
80. Scorei R, Ciubar R, Ciofrangeanu C et al. Biol Trace Elem Res 2008; 122:197–205.
81. Acerbo AS, Miller LM. Analyst 2009;134:1669–74.
82. Nielsen FH, Stoecker BJ. J Trace Elem Med Biol 2009;23:195–203.
83. Armstrong TA, Spears JW, Crenshaw TD et al. J Nutr 2000; 139:2575–81.
84. Chapin RE, Ku WW, Kenney MA et al. Fundam Appl Toxicol 1997;35:205–15.
85. Rainey C, Nyquist LA, Christensen RE et al. J Am Diet Assoc 1999;99:335–40.
86. Rainey C, Nyquist LA. Biol Trace Elem Res 1998;66:79–86.
87. Pahl MV, Culver BD, Strong PL et al. Toxicol Sci 2001;60:252–6.
88. Fail PA, Chapin RE, Price CJ. Reprod Toxicol 1998;12:1–18.
89. Schwarz K, Mertz W. Nature 1959;85:292–5.
90. Mertz W. J Am Coll Nutr 1998;17:544–7.
91. Vincent JB. Acc Chem Res 2000;33:503–10.
92. Wang H, Kruszewski A, Brautigan DL. Biochemistry 2005; 44:8167–75.
93. Anderson RA. J Am College Nutr 2005;17:548–55.
94. Taylor FGJ, Mann LK, Dahlmann RC et al. Environmental effects of chromium and zinc in cooling-water drift. In: Cooling Tower Environment. Washington, DC: US Energy Research and Development Administration, 1975:408–26.
95. Welch RM, Carry EE. J Agric Food Chem 1975;23:479–82.
96. Anderson RA, Bryden NA, Polansky MM. Biol Trace Elem Res 1992;32:117–21.
97. Harris DC. Biochemistry 1977;16:560–4.
98. Anderson RA, Polansky MM, Bryden NA et al. J Nutr 1983; 113:276–81.
99. Anderson RA, Polansky MM, Bryden NA et al. Am J Clin Nutr 1991;54:909–16.
100. University of California, San Francisco. Chromium and Insulin Resistance. Trial identifier: NCT00846248. Disponível em: http://clinicaltrials.gov. Acesso em 23 de novembro de 2011.
101. Polak L. Immunology of chromium. In: Burrows D, ed. Chromium: Metabolism and Toxicity. Boca Raton, FL: CRC Press, 1981: 51–136.
102. Iijima S, Matsumoto N, Lu CC. Toxicology 1983;26:257–65.
103. Kirpnick-Sobol Z, Reliene R, Schiestl RH. Cancer Res 2006; 66:3480–4.
104. Richert DA, Westerfield WW. J Biol Chem 1953;203:915–23.
105. Cohen HJ, Fridovich I, Rajogopalan KV. J Biol Chem 1971; 246:374–82.
106. Johnson JL. Molybdenum. In: O'Dell BL, Sunde RA, eds. Handbook of Nutritionally Essential Mineral Elements. New York: Marcel Dekker, 1997:413–38.
107. Davis GK, Jorden R, Kubota H et al. Geochemistry and the Environment. Washington, DC: National Academy of Sciences, 1974.
108. Fraústo da Silva JJR, Williams RJP. The Biological Chemistry of the Elements: The Inorganic Chemistry of Life. New York: Oxford University Press, 2001:454.
109. Stone LR, Erdman JA, Fedder GL et al. J Range Manage 1983; 36:280–5.
110. Schroeder HA, Balassa JJ, Tipton IH. J Chronic Dis 1970;23:481–99.
111. Johnson JL, Jones HP, Rajogopalan KV. J Biol Chem 1977;252: 4995–5003.
112. Pennington JA, Jones JW. J Am Diet Assoc 1987;87:1644–50.

113. Tsongas TA, Meglen RR, Walravens PA et al. Am J Clin Nutr 1980;33: 1103–7.
114. Sievers EJ. J Nutr 2003;133:236–7.
115. Turnlund JR, Keyes WR, Anderson HL et al. Am J Clin Nutr 1989;49: 870–8.
116. Cardin CJ, Mason J. Biochim Biophys Acta 1975;455:937.
117. Mills CF, Bremner I. Nutritional Aspects of Molybdenum in Animals. Oxford: Pergamon Press, 1980.
118. Ladefoged O, Sturup S. Vet Hum Toxicol 1995;37:63–5.
119. Turnlund JR, Keyes WR, Peiffer GL. Am J Clin Nutr 1995;61:1102–9.
120. Turnlund JR, Keyes WR, Peiffer GL. Am J Clin Nutr 1995;61:790–6.
121. Allaway WH, Kubota J, Losee F et al. Arch Environ Health 1968;16:342–8.
122. Turnlund JR, Keyes WR. J Nutr Biochem 2004;25:90–5.
123. Johnson JL, Wadman SK. Molybdenum Cofactor Deficiency and Isolated Sulfite Oxidase Deficiency. 7th ed. New York: McGraw-Hill, 1995.
124. Adbumrad N, Schnieder AJ, Steel D et al. Am J Clin Nutr 1981; 34:2271–83.
125. Asmangulyan TA. Gig Sanit 1965:6–11.
126. Bartha R, Ordal EJ. J Bacteriol 1965;89:1015–9.
127. Schnegg A, Kirchgessner M. Z Terphysiol Tierernahr Futtermittelkd 1975;36:63–74.
128. Nielsen FH, Myron DR, Givand SH et al. J Nutr 1975;105: 1620–30.
129. Anke M, Grun M, Dittrich D et al. Low Nickel Rations for Growth and Reproduction in Pigs. Baltimore: University Park Press, 1974.
130. Spears JW, Hatfield E, Forbes RM et al. J Nutr 1978;108:313–20.
131. Sunderman FW Jr. Ann Clin Lab Sci 1977;7:377–98.
132. Nielsen FH. Nickel. In: Mertz W, ed. Trace Elements in Human and Animal Nutrition. 5th ed. San Diego: Academic Press, 1987:245–73.
133. Zimmerli B, Candrian U, Schlatter C. Mitt Gegiete Lebensm Hyg 1987;78:344–96.
134. Eder K, Kirchgessner M. Nickel. In: O'Dell BL, Sunde RA, eds. Handbook of Nutritionally Essential Mineral Elements. New York: Marcel Dekker, 1997:439–541.
135. Solomons NW, Viteri F, Shyler TR et al. J Nutr 1982;112:39–50.
136. Patriarca M, Lyon TD, Fell GS. Am J Clin Nutr 1992;66:616–21.
137. Tabata M, Sarkar B. J Inorg Biochem 1992;45:93–104.
138. Nieboer E, Rickey TT, Sanford WE. Nickel metabolism in man and animals. In: Sigel H, ed. Nickel and Its Role in Biology. New York: Marcel Dekker, 1988:91–121.
139. Stojanovic D, Nikic D, Lazarevic K. Cent Eur J Public Health 2004;12:187–9.
140. Carlisle EM. Science 1972;178:619–21.
141. Schwarz K, Milne DB. Nature 1972;239:333–4.
142. Sripanyakorn S, Jugdaohsingh R, Thompson RP et al. Nutr Bull 2005;30:222–30.
143. Jugdaohsingh R, Tucker KL, Qiao N et al. J Bone Miner Res 2004;19:297–307.
144. Hildebrand M, Volcani BE, Gallmann W et al. Nature 1997; 385:688–9.
145. Coradin T, Lopez PJ. Chem Biochem 2003;3:1–9.
146. Kinrad SD, Del Nin JW, Schach AS et al. Science 1999;285:1542–5.
147. Pennington JA. Food Addit Contam 1991;8:97–118.
148. Jugdaohsingh R, Andersen SH, Tucker KL et al. Am J Clin Nutr 2002;75:887–93.
149. Kelsay JL, Behall KM, Prather ES. Am J Clin Nutr 1979;32:1876–80.
150. Haddad FS, Kouyoumdjian A. Urol Int 1986;41:70–6.
151. Policard A, Collet A, Moussard DH et al. J Biophys Biochem Cytol 1961;9:236.
152. Holt PF. J Biochem 1950;54:300–5.
153. Seaborn CD, Nielsen FH. J Trace Elem Exp Med 1994;7:1–11.
154. Carlisle EM. Nutr Rev 1984;40:193–8.
155. Carlisle EM. Silicon. In: Mertz W, ed. Trace Element Metabolism in Human and Animal Nutrition. Orlando, FL: Academic Press, 1986:373–90.
156. Eckhert CD. Other Trace Elements. In: Shils ME, Shike M, Ross AC, et al, eds. Modern Nutrition in Health and Disease. 10th ed. Baltimore: Lippincott Williams & Wilkins, 2006:339–48.
157. Milligan AJ, Morel FM. Science 2002;297:1848–50.
158. Kocher MS, Kasser JR. Am J Orthop 2003;32:222–8.
159. Bisse E, Epting T, Beil A et al. Anal Biochem 2005;337:130–5.
160. Anke M. The essentiality of ultra trace elements for reproduction and pre- and postnatal development. In: Chandra RK, ed. Trace Elements in Nutrition of Children II. Nestle Nutrition Workshop Series. New York: Raven Press, 1991.
161. Nielsen FH. J Nutr 1985;115:1239–47.
162. Schechter Y. Diabetes 1990;39:1.
163. Frantus IG, Kadota S, Deragon G et al. Biochemistry 1989;28:8864–71.
164. Crans DC, Smee JJ, Gaidamauskas E et al. Chem Rev 2004; 104:849–902.
165. Degani H, Gochin M, Karlish SJ et al. Biochemistry 1981;20:5795–899.
166. Liochev SI, Fridovich I. Arch Biochem Biophys 1990;279:1–7.
167. Byrne AR, Kosta L. Sci Total Environ 1978;10:17–30.
168. Myron DR, Kimmerman TJ, Shuler TR et al. Am J Clin Nutr 1978;31:527–31.
169. Nielsen FH. Vanadium. In: O'Dell BL, Sunde RA, eds. Handbook of Nutritionally Essential Mineral Elements. New York: Marcel Dekker, 1997:619–30.
170. Boyd DW, Kustin K. Adv Inorg Biochem 1984;6:311–65.
171. Nechay BR. Annu Rev Pharmacol Toxicol 1984;24:501–24.
172. Halberstam M, Cohen N, Shlimovich P et al. Diabetes 1996; 45:659–66.
173. Etcheverry SB, Apella MC, Baran EJ. J Inorg Biochem 1984;20: 269–74.
174. Yamaguchi M, Oishi H, Suketa Y. Res Exp Med 1989;198:47–53.
175. Laize V, Tiago DM, Aureliano M et al. Cell Mol Life Sci 2009;66:3831–6.
176. Vanadium Pentoxide. Lyon, France: International Agency for Research on Cancer, 2006:1–68.
177. Byczkowski JZ, Kulkarni AP. Oxidative stress pro-oxidant biological effects of vanadium. In: Nriagu JO, ed. Vanadium in the Environment. Part 2: Health Effects. New York: John Wiley & Sons, 1998:235–64.
178. Ding M, Li JJ, Leonard SS et al. Carcinogenesis 1999;20:663–8.

Sugestões de leitura

Anderson RA. Chromium, glucose intolerance and diabetes. J Am Coll Nutr 2005;17:548–55.

Crans DC, Smee JJ, Gaidamauskas E, Yang L. Chemistry and biochemistry of vanadium and the biological activities exerted by vanadium compounds. Chem Rev 2004;104:849–902.

Food and Nutrition Board, Institute of Medicine. Dietary Reference Intakes for Vitamin A, Vitamin K, Arsenic, Boron, Chromium, Copper, Iodine, Iron, Manganese, Molybdenum, Nickel, Silicon, Vanadium, and Zinc. Washington, DC: National Academy Press, 2001.

Hille R. Molybdenum and tungsten in biology. Trends Biochem Sci 2002;27:360–7.

Kaim W, Schwederski B, eds. Bioinorganic Chemistry: Inorganic Elements in the Chemistry of Life. West Sussex, UK: John Wiley, 1994.

Nielsen FH. Is boron nutritionally relevant? Nutr Rev 2008;66:183–91.

O'Dell BL, Sunde RA, eds. Handbook of Nutritionally Essential Mineral Elements. New York: Marcel Dekker, 1997.

17 Vitamina A*

A. Catharine Ross

*__Abreviaturas:__ **CIC**, citologia de impressão conjuntival; **CRABP**, proteína celular ligadora de ácido retinoico; **CRALBP**, proteína celular ligadora de retinal; **CRBP**, proteína celular de ligação aos retinoides; **DR**, repetição direta; **EAR**, necessidade média estimada; **FDA**, Food and Drug Administration (Agência Reguladora de Medicamentos e Alimentos dos Estados Unidos); **IOM**, Institute of Medicine (Instituto de Medicina Norte-americano); **IRBP**, proteína intersticial de ligação aos retinoides; **LPA**, leucemia promielocítica aguda; **LPL**, lipoproteína lipase; **LRAT**, lecitina:retinol aciltransferase; **NHANES**, *National Health and Nutrition Examination Survey* (Pesquisa Nacional sobre Saúde e Nutrição dos Estados Unidos); **OMS**, Organização Mundial da Saúde; **PCR**, proteína C reativa; **RA**, ácido retinoico; **RAE**, equivalente de atividade de retinol; **RALDH**, retinal desidrogenase; **RAR**, receptores do ácido retinoico; **RARE**, elementos de resposta do receptor do ácido retinoico; **RBP**, proteínas de ligação do retinol; **RDA**, ingestão dietética recomendada; **RDH**, retinol desidrogenase; **RDR**, teste de resposta a dose relativa; **RE**, éster de retinila; **REH**, hidrolase de ésteres de retinila; **RPE**, epitélio pigmentado retiniano; **RXR**, receptor de retinoide X; **TTR**, transtiretina; **UI**, unidade internacional; **UL**, níveis de ingestão máxima tolerável.

Resumo histórico

Há mais de 2.000 anos, médicos egípcios e gregos reconheceram que o fígado, agora uma conhecida fonte concentrada de vitamina A, podia curar o distúrbio conhecido como cegueira noturna.[1] A era moderna de pesquisa referente à vitamina A começou em 1913, com as descobertas independentes de "A lipossolúvel", mais tarde chamada vitamina A, por Osborne e Mendal e por McCollum e Davis. Esses pesquisadores notaram que ratos jovens alimentados com dietas que continham banha ou óleo de oliva como única fonte de gordura perdiam peso e depois morriam, enquanto ratos alimentados com pequenas quantidades de certas "lipinas" extraídas de alimentos como manteiga, ovos e óleo de fígado de bacalhau, sobreviviam e começavam a crescer novamente. Diversas descobertas nas décadas seguintes ligaram a deficiência de vitamina A alterações oculares (xeroftalmia), diferenciação dos tecidos, reprodução e função imune. A primeira síntese *de novo* da vitamina A (retinol) foi realizada na década de 1930 por Karrer. Uma década depois, Arens e van Dorp sintetizaram a forma de ácido carboxílico da vitamina A, o ácido retinoico (RA). Pesquisadores demonstraram que o RA pode substituir o retinol de muitas formas, mas não na visão. Nas décadas de 1950 e 1960, Wald, Hubbard et al. descobriram o papel da vitamina A na visão e mostraram que o "retineno" (retinal) é o componente essencial para a absorção da luz pela rodopsina.[2] Essas descobertas básicas abriram caminho para a compreensão de que a vitamina A é um precursor para a síntese de dois metabólitos ativos principais: 11-*cis*-retinal e *all-trans*-RA.

Desde a década de 1980, pesquisas esclareceram o mecanismo de ação do RA, por meio de sua ligação com os receptores nucleares do RA (RAR), que, junto com os receptores de retinoide X (RXR), regulam a expressão dos genes-alvo específicos.[3,4] Por sua vez, a compreensão do papel do RA na expressão gênica levou a um grande interesse na utilização do RA e seus análogos sintéticos (denominados coletivamente "retinoides") como agentes terapêuticos para a prevenção e o tratamento dos distúrbios da pele, de certos tipos de leucemia e outras doenças. Na área de saúde pública, programas de suplementação da vitamina A demonstraram reduzir a mortalidade infantil. Agora, a vitamina A é uma parte importante da estratégia global para a redução da mortalidade infantil, conforme estabelecido pelas Metas de Desenvolvimento do Milênio do Fundo das Nações Unidas para a Infância (UNICEF).[5,6]

Terminologia, química e análise

Vitamina A é um termo nutricional para referir-se ao retinol e aos compostos relacionados com suas atividades biológicas. Na dieta, a vitamina A pode ser consumida como vitamina A pré-formada (retinol) ou como provitamina A, ou seja, betacaroteno e outros carotenoides. A molécula de vitamina A contém um anel β-ionona, uma cadeia lateral de polieno conjugado e um grupo funcional terminal. A molécula-mãe, o *all-trans*-retinol (Fig. 17.1A), pode ser esterificada com ácidos graxos de cadeia longa para formar ésteres de retinila (RE). Uma parte da vitamina A do mundo é agora produzida comercialmente e usada na produção de ração animal e suplementos nutricionais e na fortificação de alimentos. As principais formas sintéticas da vitamina A são o palmitato de retinila, que é idêntico ao RE principal encontrado nos tecidos da maioria dos animais, e o acetato de retinila, usado em suplementos.

Também existem variantes do retinol com atividade "parcial" de vitamina A. O α-retinol possui uma ligação dupla entre os anéis de carbono 4 e 5, em vez dos carbonos 5 e 6; é encontrado em óleos tropicais, como o óleo de palma vermelha (azeite de dendê) e nas cenouras, e tem aproximadamente metade da bioatividade do retinol.[7] A vitamina A_2 (quimicamente, 3,4-dideidroretinol) está presente nos peixes de água doce, é também um metabólito da vitamina A na pele humana e possui aproximadamente 40% da bioatividade do retinol.

Por meio de vários passos metabólicos, que serão discutidos posteriormente, o retinol é sequencialmente oxidado, primeiro em retinol e depois em RA. O 11-*cis*-retinal é a forma predominante na retina.[2] O *all-trans*-RA é o principal metabólito que regula a expressão gênica,[3,4] enquanto o 9-*cis*-RA e o 13-*cis*-RA, como será discutido posteriormente, têm uma função incerta. Outros retinoides que ocorrem naturalmente contêm substituintes adicionais em forma de grupos cetona, hidroxila ou epóxido. O RA e o retinol podem ser conjugados com o ácido glicurônico, o que torna a molécula solúvel em água.

Além disso, muitos análogos sintéticos (ver Fig. 17.1B) têm atividade farmacológica, tais como o Am80/580,[8] a hidroxifenilretinamida (fenretinida)[9] e a acitretina.[10] Com o tempo, o termo "retinoides" passou a incluir todas as vitaminas A naturais e os análogos estruturalmente relacionados, como mostra a Figura 17.1.

Métodos de análise

A maioria dos métodos de análise dos retinoides baseia-se na extração de solvente para liberar os retinoides das proteínas e outros lipídeos na amostra, seguido de separação cromatográfica, geralmente por meio de cromatografia líquida de alto desempenho (HPLC), com detecção pela absorção ultravioleta em comprimentos de onda otimizados para cada componente,[11-13] ou, progressivamente, por espectrometria de massa simples ou em tandem (LC-MS-MS).[14] Durante o armazenamento e a análise, a amostra deve ser protegida da luz e do oxigênio a fim de evitar isomerização e oxidação. Para quantificação do retinol total no plasma e nos tecidos, a saponificação é comumente utilizada para converter o RE para retinol antes da análise; sem a saponificação, o retinol "livre" e as porções de RE podem ser determinados separadamente.[15]

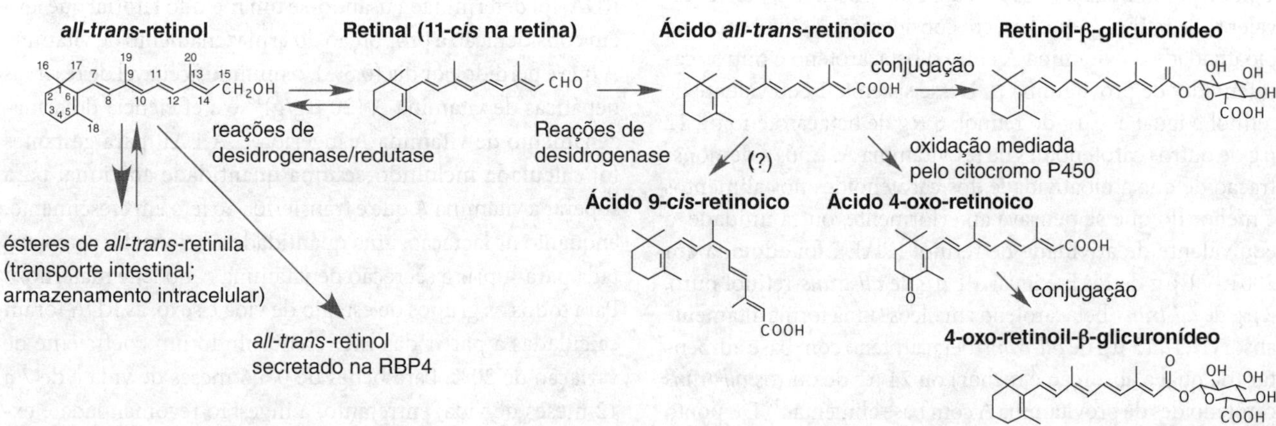

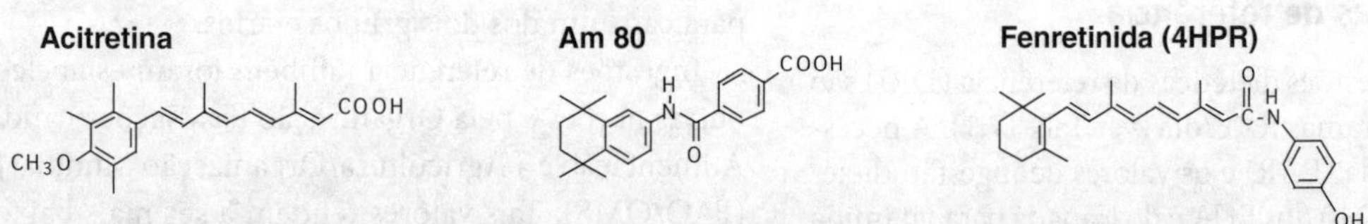

Figura 17.1 **A.** Estruturas e metabolismo dos principais retinoides de ocorrência natural. **B.** Retinoides farmacologicamente ativos com relação estrutural ao ácido *all-trans*-retinoico. RBP, proteína de ligação ao retinol.

Fontes e unidades nutricionais

Todos os seres vertebrados necessitam de vitamina A, mas nenhum é capaz de sintetizá-la *de novo*. A necessidade nutricional de vitamina A pode ser atendida tanto pela vitamina A pré-formada (i. e., retinol e RE presentes nos tecidos dos animais, que metaboliza precursores derivados dos vegetais) como pelas provitaminas A, especificamente, certos carotenoides que são produzidos exclusivamente por plantas, fungos e bactérias. As maiores concentrações de vitamina A pré-formada são encontradas no fígado e em óleos de fígado de peixes e outros órgãos animais; níveis inferiores estão no leite e nos ovos. Alimentos fortificados com RE ou betacaroteno, como o leite, a margarina e os cereais matinais, também são fontes significativas.[16] Nos Estados Unidos, a vitamina A pré-formada responde por aproximadamente dois terços de sua ingestão, em parte oriunda de suplementos nutricionais. No mundo em desenvolvimento, a vitamina A é consumida, principalmente, na forma de carotenoides (para informações sobre fontes alimentares, metabolismo e formação de vitamina A do betacaroteno, ver o capítulo sobre carotenoides).

Unidades nutricionais

Visto que nos alimentos a vitamina A pré-formada e a provitamina A diferem quanto à sua biodisponibilidade, que afeta sua atividade biológica, foi necessário utilizar fatores de equivalência para comparar as quantidades de vitamina A contidas nos alimentos. A unidade internacional (UI) foi utilizada por muitos anos. Por definição, 1 UI = 0,30 μg de *all-trans*-retinol ou 0,6 μg de *all-trans*-betacaroteno. A UI ainda é encontrada nos rótulos de suplementos, mas está desatualizada para o cálculo da vitamina A nos alimentos, por não levar em conta a biodisponibilidade. Em 1967, a UI foi substituída pelo equivalente de retinol,[17] que leva em consideração as diferenças na bioatividade da vitamina A entre o betacaroteno e outros carotenoides de provitamina A. Nesse sistema, 1 equivalente de retinol é igual a 1 μg de retinol, 6 μg de betacaroteno ou 12 μg de outros carotenoides de provitamina A. Após a demonstração de que a bioatividade dos carotenoides nos alimentos é menor do que se pensava anteriormente, outra unidade, a equivalente de atividade de retinol (RAE), foi adotada em 2001:[18] 1 μg de RAE é igual a 1 μg de *all-trans*-retinol puro, 2 μg de *all-trans*-betacaroteno em óleos (uma forma altamente absorvível), 12 μg de *all-trans*-betacaroteno com base alimentar (da qual a absorção é menor) ou 24 μg de outros *all-trans* carotenoides de provitamina A com base alimentar.[18] Do ponto de vista nutricional, uma molécula de retinol e uma de qualquer forma de RE são equivalentes.

Ingestões dietéticas de referência

Os valores das ingestões dietéticas de referência (DRI) são expressos em microgramas RAE/dia (ver Tab. 17.1). A necessidade média estimada (EAR) e os valores de ingestão dietética recomendada (RDA) dos EUA e do Canadá para vitamina A foram definidos pelo Institute of Medicine (IOM), em 2001. A EAR, que é definida como o ponto médio da distribuição de necessidades da população e que serve como base para a RDA, foi determinada usando-se um método fatorial que leva em consideração a proporção do armazenamento de vitamina A que é perdido por dia (0,5%), o mínimo aceitável de reservas hepáticas de vitamina A (20 μg/g)[19] e a eficiência do armazenamento de vitamina A ingerida.[18] A EAR para gestantes foi calculada incluindo-se uma quantidade adicional para superar a vitamina A que é transferida ao feto em crescimento, enquanto na lactação, uma quantidade adicional foi acrescentada para suprir a secreção de vitamina A no leite materno.[18] Para todos os grupos de estágio de vida e sexo, as RDA foram calculadas a partir das EAR, assumindo um coeficiente de variação de 20%. Para bebês de 0 a 6 meses de vida e de 7 a 12 meses de vida, entretanto, a ingestão recomendada é expressa como uma ingestão adequada (AI) com base nos valores médios para a concentração dessa vitamina no leite materno humano, multiplicados pelo volume médio de leite para cada um dos dois grupos etários.

Ingestões de referência também foram estabelecidas por outras nações e pela Organização das Nações Unidas para a Alimentação e a Agricultura/Organização Mundial da Saúde (FAO/OMS). Tais valores tendem a ser mais baixos que as RDA.[20] Na prática, uma pessoa pode obter vitamina A suficiente de qualquer mistura de vitamina A pré-formada e

Tabela 17.1 Valores de referência sobre a ingestão dietética de vitamina A por faixa etária

Faixa etária	RDA (μg RAE/dia)[a] Homens	RDA (μg RAE/dia)[a] Mulheres	AI[b] (μg/dia)	UL[c] (μg retinol pré-formado/dia)
0-6 meses			400	600
7-12 meses			500	600
1-3 anos	300	300		600
4-8 anos	400	400		900
9-13 anos	600	600		1.700
14-18 anos	900	700		2.800
> 18 anos	900	700		2.800/3.000[d]
Gestação				
14-18 anos	750			2.800
19-50 anos	770			3.000
Lactação				
14-18 anos	1.200			2.800
19-50 anos	1.300			3.000

[a]RDA, ou ingestão dietética recomendada, é a ingestão que supre as necessidades nutricionais de quase todos (97 a 98%) os sujeitos de um grupo. RAE, equivalente de atividade de retinol.

[b]AI, ou ingestão adequada, é a ingestão média observada ou determinada por métodos experimentais, os quais, em uma população ou subgrupo definido, parece preservar um determinado estado nutricional, tal como taxa de crescimento, valores circulantes normais do nutriente ou outros indicadores funcionais de saúde. A AI é utilizada se não houver evidência científica suficiente para derivar uma necessidade média estimada (EAR). Para lactentes saudáveis alimentados com leite materno, a AI é a ingestão média. A AI não equivale à RDA.

[c]O UL, ou níveis de ingestão máxima tolerável, é o maior limite de ingestão diária de um nutriente, que provavelmente não apresentará risco de efeitos adversos à saúde para quase todos os sujeitos na faixa etária especificada.

[d]O UL é 2.800 μg/dia em mulheres e 3.000 μg/dia em homens maiores de 18 anos.

Reproduzido com permissão de Food and Nutrition Board, Institute of Medicine. Dietary Reference Intakes for Vitamin A, Vitamin K, Arsenic, Boron, Chromium, Copper, Iodine, Iron, Manganese, Molybdenum, Nickel, Silicon, Vanadium, and Zinc. Washington, DC: National Academy Press, 2001.

carotenoides de provitamina A, que ofereça o nível recomendado em termos de RAE/dia.[18]

Nível de ingestão máxima tolerável

Ao calcular o nível de ingestão máxima tolerável (UL), que é o nível mais alto que não oferece risco durante longos períodos, o comitê da IOM considerou apenas a *vitamina A pré-formada*, porque o betacaroteno não mostrou estar associado a um aumento do risco.[16,18] Os indicadores críticos usados para especificar a UL foram as malformações congênitas em mulheres em idade reprodutiva e as alterações hepáticas para todos os outros grupos de idade e sexo. A UL foi especificada como 3.000 μg de retinol/dia para mulheres e homens, e 600, 900, 1.700 e 2.800 μg de retinol/dia para as faixas etárias de 0 a 3, 4 a 8, 9 a 13 e 14 a 18 anos, respectivamente.[18]

Metabolismo

A Figura 17.2 apresenta um esquema do metabolismo da vitamina A no corpo inteiro. O metabolismo dos retinoides é guiado, em parte, por sua ligação a proteínas específicas, como discutido a seguir, e por várias enzimas que convertem o retinol para a sua forma de estoque, mobilizam os RE e oxidam retinol e retinal em RA, como será discutido subsequentemente. Vários processos no metabolismo da vitamina A são regulados pelos metabólitos da própria vitamina A, o que resulta em certo nível de autorregulação.

Proteínas chaperonas que facilitam o metabolismo da vitamina A

As chaperonas que pertencem à família das proteínas de ligação aos retinoides e dos receptores de retinoides são essenciais para o metabolismo normal da vitamina A. As proteínas de ligação ao retinoide conferem solubilidade aquosa às moléculas lipofílicas e servem como guias para o transporte e o metabolismo de retinoides específicos, enquanto os receptores nucleares agem como mediadores das funções do RA.

Proteínas plasmáticas transportadoras: proteína de ligação ao retinol e transtiretina

Aproximadamente 95% da vitamina A plasmática se apresenta na forma de *all-trans*-retinol, e quase toda ela é ligada à proteína de ligação ao retinol (RBP), que às vezes é chamada por sua designação de gene, *RBP4*. A RBP chama-se "holo-RBP" quando há retinol ligado a ela e "apo-RBP", na ausência de retinol. A RBP é uma proteína de 21 kDa pertencente à família das lipocalinas, que possui uma estrutura geral do tipo "barril β". Cada molécula de proteína liga-se a uma de retinol dentro de uma cavidade hidrofóbica, com o grupo hidroxila do retinol orientado em direção à superfície da RBP.[21] A RBP circula vinculada à proteína transtiretina (TTR, antigamente conhecida como pré-albumina), que é uma das proteínas transportadoras plasmáticas da tiroxina. A associação entre uma molécula de RBP e um tetrâmero de TTR é não covalente, ela serve para estabilizar a holo-RBP, como demonstrado *in vitro* e *in vivo*.[22-24] Alguns outros retinoides se ligam à RBP, porém de maneira menos estável. Por exemplo, o análogo de retinol 4-HPR liga-se à RBP, mas o complexo interage de maneira relativamente fraca com a TTR. Por conseguinte, a RBP é perdida mais facilmente na urina, e as concentrações de retinol plasmática decrescem.[23,25] O α-retinol, aparentemente por causa de sua estrutura geral mais planar que a do retinol (formalmente denominado β-retinol), não se liga de maneira eficaz à RBP.[26]

Apesar da taxa de síntese da RBP ser normalmente alta, a sua concentração plasmática é relativamente baixa, aproxi-

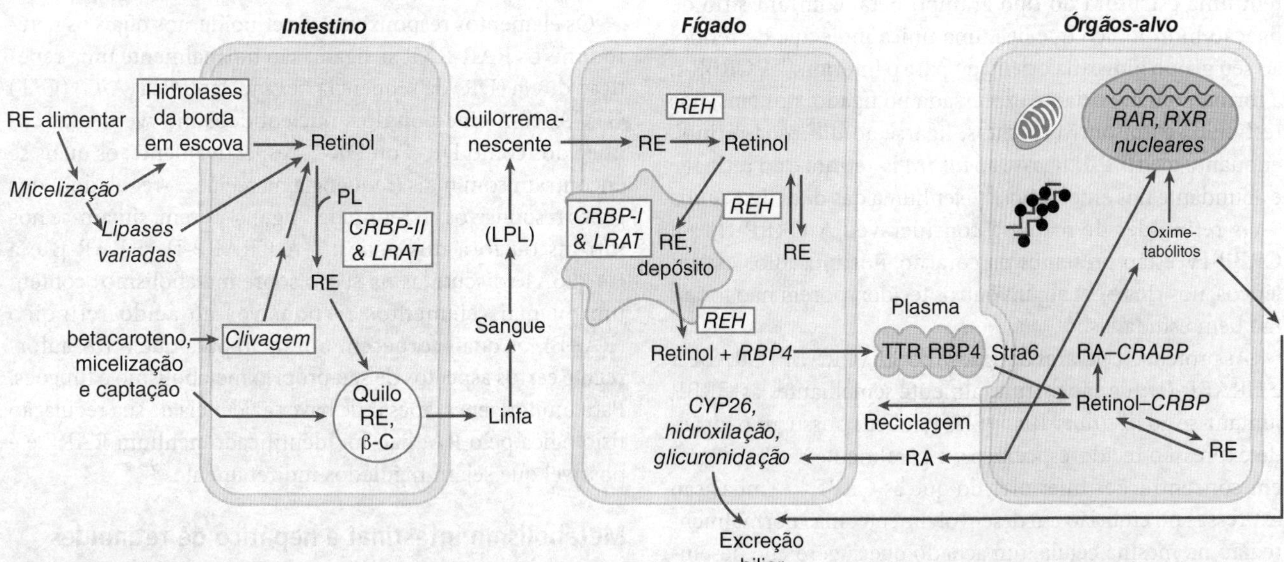

Figura 17.2 Principais reações no metabolismo retinoide. CRABP, proteína celular ligadora de ácido retinoico; CRBP, proteína celular de ligação aos retinoides; LPL, lipoproteína lipase; LRAT, lecitina:retinol aciltransferase; PL, fosfolipídio; RA, ácido retinoico; RAR, receptor do ácido retinoico; RBP, proteína de ligação ao retinol; RE, éster de retinila; REH, hidrolase de ésteres de retinila; RXR, receptor de retinoide X; Stra6, estimulado pelo gene RA 6; TTR, transtiretina.

madamente de 1 a 3 μM, pelo menos ao ser comparada à concentração de outras proteínas plasmáticas.[27] Esse fenômeno está relacionado ao rápido *turnover* da RBP, com uma meia-vida de aproximadamente 0,5 dias para a holoproteína e 4 horas para a apo-RBP.[24] Como a formação do complexo holo-RBP-TTR[23] aumenta o seu peso molecular para aproximadamente 75 kDa, a formação do complexo diminui a taxa de perda de RBP nos rins.

O gene *RBP4*, que codifica a RBP, ocupa aproximadamente 1.000 pares das bases de cDNA, e seu mRNA também é expresso no fígado,[27] com a expressão de mRNA localizada nos hepatócitos.[28] O mRNA do *RBP4* também é expresso no tecido adiposo e nos rins, em aproximadamente 3 a 10% do nível presente no fígado,[27] um achado que sugere que esses órgãos também podem sintetizar a proteína RBP. A RBP derivada das células adiposas pode funcionar como uma adipocina e pode desempenhar um papel na homeostase da glicose,[29] e diversos estudos correlacionaram os seus níveis com vários indicadores metabólicos. No entanto, ainda não está claro se é um fator causal ou um biomarcador de correlação.

O fígado é o principal local da síntese de TTR, mas não o único.[22] A concentração molar de TTR no plasma é maior que a de RBP e, portanto, a maior parte da TTR circula como o tetrâmero livre. Vários polimorfismos de TTR são conhecidos, e apesar de alguns afetarem a ligação à tiroxina ou à RBP, a maioria está associada com as polineuropatias amiloidóticas familiares.[22]

Proteínas celulares de ligação aos retinoides

Várias proteínas celulares de ligação aos retinoides agem como chaperonas intracelulares para o retinol, retinal ou RA.[30,31] As RBP celulares (CRBP) CRBP-I, II e III pertencem à família das proteínas de ligação aos ácidos graxos/CRBP, são de tamanhos similares (aproximadamente 14,6 kDa) e têm uma estrutura do tipo grampo-beta, com um sítio de ligação hidrofóbico que liga uma única molécula de retinol ao seu grupo hidroxila orientado para o interior.[30] A CRBP-I, a forma mais abundante expressada no fígado, nos rins, nos testículos e em outros tecidos, liga-se ao *all-trans*-retinol, enquanto a CRBP-II liga-se ao *all-trans*-retinol e ao retinal e é abundante nos enterócitos.[32] Nenhuma das duas liga-se aos 9-*cis*-retinoides de maneira considerável. A CRBP-III e a CRBP-IV estão presentes no coração, nos músculos esqueléticos, nos rins e em alguns outros tecidos, porém não foram tão bem estudadas.[31]

As proteínas celulares de ligação ao RA (CRABP) CRABP-I e CRABP-II, que são estruturalmente semelhantes às CRBP, juntam-se ao *all-trans*-RA.[33] Elas também possuem padrões de expressão tecido-específicos, e geralmente são expressas em concentrações inferiores do que as CRBP.[31] Ambas são expressas no embrião em desenvolvimento, mas normalmente não na mesma célula, um achado que sugere que desempenham funções diferentes.

Outras duas proteínas celulares de ligação ao retinol, a proteína celular de ligação ao retinal (CRALBP) e a proteína intersticial de ligação aos retinoides (IRBP), são expressas quase exclusivamente no olho (ver seção mais adiante sobre metabolismo ocular dos retinoides).

Receptores nucleares de retinoides

Os receptores nucleares de retinoides das famílias de genes RAR e RXR são membros das superfamílias dos receptores de hormônios esteroides/tireoidianos.[3,4] Cada um inclui três genes: *RAR*-alfa, beta e gama, e *RXR*-alfa, beta e gama, com considerável similaridade estrutural, principalmente no domínio de ligação ao ligante de cada subgrupo.[34,35] Porém, a expressão tecidual é diferente para cada receptor. As RAR ligam-se exclusivamente ao ácido *all-trans*-retinoico. As RAR podem se ligar ao 9-*cis*-RA, mas, de maneira alternativa, outros ligantes fisiológicos foram sugeridos, inclusive ácidos graxos insaturados e ácido fitânico.[36] "Rexinoides" sintéticos ativam seletivamente as RXR.[37] Além disso, também podem atuar independentemente ao ligante.[38] Funcionalmente, a RXR e a RAR ligam-se uma à outra como heterodímeros, os quais, por sua vez, ligam-se a sequências específicas de DNA em genes responsivos aos retinoides, como descrito mais adiante. A junção ao ligante – por exemplo, do ácido *all-trans*-RA com a RAR – ocasiona uma mudança de conformação no receptor que facilita sua interação com outras proteínas, inclusive proteínas coativadoras ou correpressoras, enzimas que modificam histonas ligadas à cromatina, fatores de transcrição basal e polimerases de RNA.[3,35] A quantidade de proteína receptora de retinoide disponível para ligação com o ligante pode ser regulada por transcrição, por modificação pós-transcricional, por proteólise e pelo transporte de proteínas.[35] As RXR também formam heterodímeros com outros receptores nucleares, inclusive o receptor de vitamina D, o receptor ativado por proliferadores de peroxissoma (PPAR), o receptor de farnesoide X (FXR), o receptor do fígado X (LXR) e os receptores para certos fármacos e xenobióticos,[34] participando assim de várias redes regulatórias.

Os elementos responsivos ao retinoide, aos quais os heterodímeros RAR-RXR se ligam, são normalmente uma repetição direta (DR) da sequência hexanucleotídica (A/G) (G/T) GTCA, com cinco ou dois nucleotídeos intervenientes conhecidos como DR-5 ou DR-2, respectivamente, os quais se encontram com mais frequência na região 5'-reguladora dos genes responsivos ao retinoide. Alguns, porém, situam-se nos íntrons ou fora dos genes.[39] A CRABP-II, a RAR-β e a CYP26A1 (discutidas na seção sobre metabolismo) contêm um ou mais elementos responsivos ao ácido retinoico (RARE), os quais fornecem um meio para que o RA autorregule certos aspectos de seu próprio metabolismo e funções. Para muitos genes, apesar de haver evidência de sua regulação fisiológica pelo RA, não foi identificado nenhum RARE e é possível que sejam regulados indiretamente.[39]

Metabolismo intestinal e hepático de retinoides

O metabolismo é caracterizado pelo extenso transporte de retinol entre órgãos, ciclos de esterificação do retinol para formar RE e de hidrólise do RE para regenerar o retinol, e pelo gradual metabolismo oxidativo. Aproximadamente 70%

da vitamina A dietética é absorvida, mesmo quando a ingestão é alta, o que tem causado repercussões na sobrecarga e toxicidade para a vitamina A. Em contrapartida, o retinol plasmático é mantido a um nível quase constante, exceto nas condições de deficiência e excesso de vitamina A.[19] Assim, os tecidos são normalmente expostos a um suprimento bem regulado de retinol plasmático.

Absorção intestinal de retinol

A absorção da vitamina A engloba os processos de digestão, emulsificação, ingestão, metabolismo intracelular e exportação do intestino para o sistema linfático ou para o sangue portal.[40] Os RE dos alimentos devem ser liberados do quimo pelas enzimas digestivas, e todo RE, não importa a sua origem, precisa ser emulsificado com ácidos graxos e sais biliares e incorporado às micelas de lipídeos, antes da hidrólise pelas RE hidrolases (REH) e da captação do retinol pelos enterócitos duodenais e jejunais. As REH incluem a lipase pancreática colipase-dependente,[41] assim como as enzimas associadas às membranas das microvilosidades. Condições que interferem com a digestão e a emulsificação de lipídeos, incluindo um teor de gordura na dieta inferior a aproximadamente 5%, podem reduzir a eficácia da absorção da vitamina A.[18]

Após a captação do retinol livre pelos enterócitos,[42] aproximadamente 95% são esterificados como RE.[43] O retinol para esterificação é transportado pela CRBP-II para a enzima ligada à membrana lecitina:retinol aciltransferase (LRAT), que transfere o ácido graxo na posição (sn)-1 da fosfatidilcolina (lecitina) associada à membrana ao retinol, formando assim o RE. A composição dos ácidos graxos sn-1 na lecitina determina que a LRAT formará uma mistura de palmitato de retinila em quantidades maiores do que estearato, oleato e linoleato, na maioria dos tecidos. A LRAT é uma enzima obrigatória, como demonstrado por estudos em ratos sem LRAT que acumulam pouco RE em seus tecidos.[44] Os RE recém-formados, junto com os ésteres de triglicérides e colesterol, são transportados para o interior do núcleo lipídico do quilomícron nascente.[41] A quantidade de RE formada no enterócito e aquela por partícula de quilomícron variam em proporção direta à quantidade de vitamina A que está sendo absorvida e esterificada no momento,[45] a qual pode variar de zero (após uma refeição sem vitamina A) até vários miligramas por grama de gordura depois da ingestão de uma refeição com alto teor de vitamina A ou de um suplemento de vitamina A.[45]

O transporte de RE pelos quilomícrons é determinado, principalmente, pelo metabolismo do próprio quilomícron. Os quilomícrons entram no sistema linfático e depois na circulação venosa, e o pico de sua concentração no plasma ocorre 2 a 6 horas aproximadamente após as refeições. Enquanto os triglicérides nos quilomícrons são rapidamente metabolizados nos tecidos que contêm lipoproteína lipase (LPL), o remanescente do quilomícron contém quase todo o RE original, exceto por uma pequena fração que pode se transferir para dentro do tecido durante a reação da LPL ou realizar trocas com as lipoproteínas plasmáticas. Em função da captação hepática muito rápida dos remanescentes de quilomícrons, os RE dietéticos têm uma meia-vida curta, de menos de 20 minutos, no plasma de pessoas normais.[46] Se a depuração de quilomícrons for prejudicada ou a absorção de RE for extremamente alta, então os RE poderão ser encontrados no plasma em mais do que poucos por cento da concentração total de retinol. Alguma captação de RE pelos tecidos pode ocorrer pelos receptores de lipoproteína[47] ou durante a lipólise pela LPL.[48,49] Contudo, aproximadamente 60 a 80% do RE dietético é captado pelo fígado no processo de depuração dos remanescentes de quilomícrons.

Os quilomícrons também possuem uma porção pequena de retinol não esterificado (5 a 10% do total de vitamina A), que pode realizar trocas mais prontamente com os tecidos e as lipoproteínas. Além disso, uma pequena fração de vitamina A recém-absorvida é oxidada aos retinoides polares nas células da mucosa intestinal. O RA é absorvido ligado à albumina.[27] O RA no sangue venoso portal aumenta após uma dose de betacaroteno,[50] e muito provavelmente após a exposição à vitamina A.

Em estudos referentes à cinética de isótopos, aproximadamente 70 a 90% de uma dose de vitamina A fisiológica foi absorvida.[51] O processo de absorção do retinol é relativamente não regulado, e a absorção é alta até mesmo quando a dose é muito grande,[18] uma situação que pode contribuir para o desenvolvimento de hipervitaminose A (ver seção posterior). Em humanos, os quilomícrons contêm uma pequena proporção de betacaroteno intacto,[52] mas principalmente de RE. Em roedores, quase todo o caroteno é clivado e absorvido como RE.

Metabolismo hepático

O fígado desempenha um papel central na homeostase dos retinoides no organismo. As moléculas de RE nos quilomícrons remanescentes são hidrolisadas logo após a captação pelo fígado.[53,54] Enquanto esse processo parece ser insensível à condição da vitamina A, o que acontece depois dessa hidrólise inicial depende em grande parte do estado da vitamina A. Em um estudo que traçou o metabolismo do RE tritiado (^{3}H-RE) em quilomícrons, em ratos com níveis adequados de vitamina A, a maior parte do ^{3}H foi inicialmente captado pelos hepatócitos, porém foi depois transferido dentro de duas horas para as células estreladas hepáticas (HSC),[54] que contêm a CRBP-I e a lecitina:retinol aciltransferase (LRAT), as quais são necessárias para sintetizar RE e estocar RE dentro de suas gotículas de lipídeo citoplasmático.[55] Esses RE respondem por aproximadamente 50 a 85% da vitamina A total do corpo, mais do que 90% como RE, em pessoas eutróficas.[56] Em contrapartida, em ratos com deficiência de vitamina A, pouquíssimo retinol é transferido para as HCS;[54] ao invés disso, o retinol aparece rapidamente no compartimento plasmático. Sabe-se que a expressão e atividade de LRAT hepática decaem progressivamente conforme a deficiência de vitamina A se instala.[45] Portanto, a redução da LRAT hepática é provavelmente parte de um mecanismo regulatório que poupa o pouco retinol restante para outros usos, tais como secreção como holo-RBP ou conversão para RA.

A proporção de CRBP como apo-CRBP também aumenta conforme a condição da vitamina A decresce, e a apo-CRBP estimula a hidrólise de RE pela REH.[57] O resultado é que, essencialmente, toda a vitamina A no fígado pode ser mobilizada e utilizada. Em contrapartida, quando a vitamina A é administrada em animais deficientes, a holo-RBP é secretada muito rapidamente e a expressão de LRAT hepática aumenta,[58] resultando na restauração do retinol plasmático normal e o aparecimento, dentro de poucas horas, de RE armazenado. Embora a maioria dos estudos tenha sido realizada em camundongos e ratos, é provável que o metabolismo de retinol em humanos seja semelhante, com base no intervalo dos níveis de vitamina A observados em amostras de fígado humano,[59] assim como em observações de um aumento semelhante no plasma de pessoas com deficiência de vitamina A após a suplementação vitamínica.

Síntese hepática e secreção da proteína de ligação ao retinol

Os hepatócitos sintetizam RBP como uma pré-proteína de 24 kDa, que é clivada durante a tradução para formar a proteína madura de 21 kDa.[27] O movimento da RBP por meio da via secretora depende de sua combinação com o retinol para formar holo-RBP.[60] Na deficiência de vitamina A, o mRNA de RBP permanece relativamente constante, porém a proteína RBP se acumula dentro dos hepatócitos como apo-RBP, a fim de ser liberada como holo-RBP quando ocorre a repleção de vitamina A. Em camundongos com deficiência de vitamina A, as concentrações de retinol plasmático aumentaram, de quase indetectáveis para um nível maior do que o normal, em aproximadamente 5 horas após a repleção de vitamina A, e então se estabilizaram a um nível normal.[61] Esses achados fornecem a justificativa para o teste da resposta à dose relativa (RDR) descrito mais adiante, que é usado na prática clínica.

Retinoides no plasma

Retinol

Em humanos saudáveis no estado de jejum, a vitamina A plasmática encontra-se, principalmente, em forma de retinol (> 95%). Os RE plasmáticos sofrem elevação transitória após refeições com vitamina A como resultado dos RE em quilomícrons e seus resíduos. Porém, se os RE constituem de 5 a 10% do total de retinol plasmático em jejum, isso sugere uma situação anormal, tal como depuração reduzida de quilomícrons ou ingestão excessiva de vitamina A na dieta (hipervitaminose A; ver mais adiante). Existe uma variação considerável no transporte de retinol no plasma entre espécies animais: enquanto a maioria dos roedores usados em pesquisa de laboratório assemelham-se aos humanos e transportam a maior parte de sua vitamina A plasmática como retinol, a maior parte da vitamina A plasmática em orangotangos e em várias espécies de carnívoros é encontrada como RE ligado às lipoproteínas.[62] Em cães, os RE plasmáticos encontram-se presentes no estado de jejum, surpreendentemente, mesmo após semanas de exposição a uma dieta deficiente em vitamina A.[63]

As concentrações de retinol plasmático em adultos, normalmente, variam de aproximadamente 1 a 3 μmol/L (equivalente a 28-86 μg/dL). A variação dia a dia é baixa. A proporção molar de retinol plasmático para RBP é aproximadamente 0,82, portanto algum apo-RBP normalmente está presente no plasma.[64] A concentração mediana de retinol plasmático na amostra da *National Health and Nutrition Examination Survey* (NHANES) apresentou-se relacionada à idade, sendo mais baixa em crianças pequenas do que em adolescentes e mais alta em homens adultos do que em mulheres na pré-menopausa.[65] Após os 50 anos de idade, os valores apresentam-se semelhantes em homens e mulheres. Em mulheres usando contraceptivos orais, a concentração de retinol é de 15 a 35% maior. Nos recém-nascidos, os valores são menores em bebês prematuros do que em bebês nascidos a termo.[66]

Os valores de retinol plasmático inferiores a 0,35, 0,70 e 1,05 μmol/L são geralmente interpretados como indicadores do estado de deficiência severa, deficiência marginal e hipovitaminose A subclínica, respectivamente. Com base na análise do retinol plasmático na NHANES de 1988 a 1994, a prevalência de retinol sérico inferior a 0,70 μmol/L em todas as camadas da população dos Estados Unidos foi muito baixa.[67] A prevalência de retinol sérico menor que 1,05 μmol/L foi de 16,7 a 33,9%, em crianças com idades entre 4 e 8 anos, e 3,6 a 14,2%, em crianças entre 9 e 13 anos, dependendo do sexo e raça ou etnia. No entanto, era maior em negros não hispânicos e em crianças de ascendência mexicana do que em crianças brancas não hispânicas, mesmo depois de controlar covariáveis. Como revisado na literatura,[68] a OMS e outras organizações usam o retinol plasmático como um critério para determinar se o baixo estado de vitamina A é um problema de saúde pública em regiões ou países.

Em função da meia-vida relativamente curta do RBP e TTR no plasma, aproximadamente 0,5 dia e 2 a 3 dias respectivamente,[24] sua reposição necessita de uma alta taxa de síntese proteica. Os níveis de RBP no plasma são sensíveis a alterações nas condições nutricionais e fisiológicas e são significativamente reduzidos na desnutrição proteico-energética,[69] nos quadros infecciosos e inflamatórios[70,71] e no trauma.[72,73] Por outro lado, a síntese de RBP e a concentração de holo-RBP plasmático de maneira geral respondem rapidamente durante a fase de recuperação; portanto, o RBP é considerado um indicador clínico útil do estado da proteína visceral e da resposta à terapia nutricional.[74,75]

Os níveis de retinol e RBP no plasma, geralmente, apresentam-se reduzidos nas doenças do fígado, rins e tireoide,[76] assim como durante estados inflamatórios. Níveis baixos foram relatados em pacientes com cirrose hepática primária e colangite primária esclerosante.[77] Vários aspectos do metabolismo hepático da vitamina A são alterados pela inflamação, inclusive uma perda de RE oriunda das células estreladas hepáticas, que desenvolvem um fenótipo miofibroblástico,[78] e da síntese reduzida de RBP e TTR no fígado.[70] Pacientes portadores de inflamação apresentaram baixos níveis de concentrações de RBP plasmática, retinol, *all-trans* e 13-*cis*-RA, as quais estavam negativamente correlacionadas à concentração de proteína reativa C utilizada como marcador de inflamação.[79] Com base nesse achado, Fex et al.[79] conjecturaram que "a diminuição da concentração de retinol sérico e ácido retinoico, que ocorre durante a inflamação, pode gerar uma 'deficiência aguda de vitamina A', fator que pode contribuir para a mortalidade em demasia associada ao sarampo em crianças com deficiência marginal de vitamina A e em pacientes com AIDS".

Deficiências genéticas da RBP são raras, mas níveis reduzidos foram descritos em um estudo detalhado de duas irmãs na Alemanha, as quais apresentaram visão prejudicada (cegueira noturna).[80] Essas irmãs mostraram ser portadoras de dois alelos com mutação do gene do RBP, o que resultou em duas diferentes substituições de aminoácido único na sequência da proteína RBP. Apesar de seu retinol plasmático e das concentrações de RBP serem 0,19 μmol/L e < 0,60 μmol/L, respectivamente, seu crescimento e desenvolvimento pareceram normais. De forma interessante, seus níveis de RA plasmático também eram normais. Como a dieta delas era adequada em vitamina A, considerou-se mais provável que a maioria de seus tecidos, exceto pelos olhos, receberam vitamina A adequada dos quilomícrons e que RA suficiente fora produzido a partir desse precursor. Uma situação semelhante foi observada em camundongos sem o gene *RBP4*, com retinol plasmático baixo e eletrorretinogramas anormais, os quais melhoraram após vários meses de exposição a uma dieta adequada com vitamina A.[81] Esses estudos sugerem que os olhos são relativamente mais sensíveis a uma deficiência de holo-RBP circulante do que os outros tecidos, que podem obter vitamina A suficiente pelo metabolismo de vitamina A dietética ou captação de RA do plasma. Mutações no gene TTR que afetam a ligação de TTR com holo-RBP também encontram-se associadas aos baixos níveis de RBP plasmático.[82] O achado de Stra6 (estimulado pelo gene 6 RA), um receptor para RBP, agindo como relativamente abundante na superfície das células do epitélio pigmentar da retina (RPE) (ver seção sobre captação de vitamina A do plasma para o interior das células) também sugere que a retina depende do holo-RBP como uma fonte de retinol.

Relação entre vitamina A plasmática e armazenamento hepático da vitamina A

Dados compilados por Olson[19] demonstraram inicialmente que o retinol plasmático é mantido em níveis quase constantes em uma ampla gama de concentrações de vitamina A hepática, de um nadir de aproximadamente 20 μg/g de fígado até um pico de aproximadamente 300 a 500 μg/g de fígado. O retinol plasmático começa a decrescer apenas quando o fígado está quase sem vitamina A. O valor inferior a 20 μg/g de fígado é, de forma geral, considerado um ponto de corte para reservas inadequadas de vitamina A hepática. Na vigência dos níveis elevados de vitamina A hepática, aproximadamente 300 a 500 μg de retinol/g, a vitamina A plasmática sobe, mas ainda assim ocorrem pequenas elevações de holo-RBP e quase todo o aumento do retinol plasmático resulta da presença de RE nas lipoproteínas.[19,64]

Captação de vitamina A do plasma para as células

A proteína transmembrana Stra6 atua como um receptor para RBP,[83] e a captação de retinol ligado ao RBP pela Stra6 é auxiliada pelo acoplamento à reação LRAT, que esterifica o retinol no interior da célula.[83,84] A concentração de retinol intracelular, em geral, ultrapassa a concentração no plasma.[14,85] A Stra6 é relativamente abundante no RPE, no qual a LRAT também é abundante. Nos pulmões de camundongos recém-nascidos, a vitamina A, tanto sozinha como combinada com RA, aumentou a expressão de Stra6 e LRAT, resultando assim em uma formação de RE significativamente mais alta.[86] O distúrbio genético síndrome de Matthew-Wood foi atribuído a mutações na Stra6,[84] e, no peixe-zebra em desenvolvimento, a deleção do gene Stra6 prejudicou a homeostase da vitamina A.[84]

Muitos tipos de células estocam RE, apesar de os níveis serem usualmente muito inferiores do que no fígado. Células estreladas extra-hepáticas estão presentes nos pulmões, no intestino, nos rins, no pâncreas e provavelmente em muitos outros tecidos, nos quais acredita-se que elas estoquem vitamina A (na forma de RE) que pode ser liberada, posteriormente, e usada localmente para a formação de RA ou liberada de volta para o plasma como retinol.[87] Humanos e camundongos de laboratório são semelhantes na estocagem da maior parte da vitamina A no fígado, porém, entre outras espécies, existem diferenças consideráveis; alguns carnívoros apresentam níveis muito mais altos de RE nos rins do que no fígado.[88]

Nos rins, a apo-RBP é filtrada prontamente como qualquer holo-RBP que tenha se dissociado da TTR. O receptor de múltiplos ligantes megalina (gp330), que pode ligar tanto TTR como RBP, assim como muitas outras proteínas transportadoras relacionadas ao nutriente, demonstrou auxiliar na recaptação de RBP e retinol. A megalina está presente na superfície apical das células tubulares proximais renais.[89] Enquanto uma porção da RBP que é captada sofre degradação intracelular, uma porção passa por transcitose pelas células tubulares renais, com a consequente reciclagem do retinol de volta ao plasma.[89] Em ratos sem o gene da megalina, a captação de RBP dentro dos túbulos proximais renais é defeituosa, e a perda de retinol e RBP pela urina é significativamente elevada.[90]

Tecidos contendo receptores das lipoproteínas de baixa densidade ou receptores sequestrantes, provavelmente, estão envolvidos na captação de RE contidos em lipoproteínas plasmáticas, como demonstrado em estudos de cultura de células.[47]

Reciclagem de retinol

Uma importante característica da fisiologia do retinol é a reciclagem do retinol do plasma para os tecidos e ao retorno até o compartimento plasmático. Acredita-se que a reciclagem ajude a regular os níveis de retinol plasmático aos níveis relativamente estáveis que são típicos desse nutriente. Baseando-se em estudos de modelagem compartimental computacional em ratos, cada molécula de retinol é reciclada uma média de 9 a 11 vezes entre fígado, plasma, rins e outros tecidos antes de ser degradada de forma irreversível.[51,91] Um estudo descobriu que o número de reciclagens permaneceu bem constante, embora o tamanho do *pool* total de vitamina A nos organismos de ratos individuais tenha variado por volta de 40 vezes.[51] Uma análise compartimental dos dados de um jovem saudável que havia consumido 105 μmol de palmitato de retinila marcado com ^{13}C mostrou que 50 μmol de retinol passou pelo plasma a cada dia, enquanto apenas 4 μmol/dia foi degradado.[91] Em contrapartida ao retinol, a molécula de RBP parece não ser reciclada,[24] e esse achado sugere que a RBP deve ser ressintetizada *de novo* em vários tecidos para que o retinol seja reciclado. Corroborando tal sugestão, o mRNA da RBP é encontrado em vários tecidos, embora pouco se saiba sobre as taxas de síntese de RBP encontradas neles. A análise compartimental também revelou que o *turnover* do retinol sofre alterações, aparentemente como uma forma de conservar a vitamina A, quando a ingestão dietética é baixa e o fígado está quase sem retinol. Outras condições que demonstraram afetar o *turnover* do retinol corporal incluem tratamento com retinoides, inflamação e exposição a agentes hepatóxicos.[51]

Outros retinoides no plasma e nos tecidos

A concentração de RA plasmático e metabólitos relacionados encontra-se tipicamente na faixa nanomolar baixa e o RA encontra-se ligado à albumina sérica,[14,31] enquanto os metabólitos polares podem estar fracamente ligados às proteínas ou ter solubilidade aquosa suficiente para estarem parcialmente no estado livre. Metabólitos incluindo 13-*cis*-RA e 13-*cis*-4-oxo-RA estão presentes no plasma humano, e suas concentrações aumentaram de 2 a 4 vezes em sujeitos humanos saudáveis que ingeriram palmitato de retinila em níveis superiores de ingestões normais,[92] assim como após o consumo de fígado com alto teor de vitamina A.[93] Os produtos mais polares da oxidação dos retinoides são progressivamente mais hidrossolúveis, e seus glicuronídeos são considerados solúveis em água.

O RA é suficientemente lipofílico com o objetivo de ser levado para dentro das células por difusão simples, mas a possibilidade de que os canais das membranas ou transportadores estejam envolvidos não foi eliminada. A concentração de RA geralmente é mais alta nos tecidos do que no plasma, talvez em função do sequestro do RA por CRABP citoplasmáticos. A captação de plasma *versus* a produção intracelular contribui em diferentes proporções para o teor do RA de vários tecidos. Em ratos, por exemplo, mais de 80% do RA no fígado foi derivado do plasma, porém a maior parte do RA nos testículos foi produzida localmente, presumivelmente a partir da oxidação do retinol.[85]

Metabolismo celular do ácido retinoico

As concentrações de RA são reguladas tanto pela biossíntese como pela oxidação. Várias enzimas diferentes demonstraram ser capazes de produzir e degradar o RA. Porém, muitas questões permanecem sobre as suas funções específicas em diferentes tecidos *in vivo*. A oxidação do retinol em retinal foi atribuída a várias desidrogenases de retinol (RDH), que são membros da superfamília reductase/deidrogenase de cadeia curta. Essas enzimas têm a especificidade de substratos relativamente ampla, incluindo certos esteroides.[94,95] *In vitro*, alguns RDH oxidam preferencialmente o *all-trans*-retinol e outros isômeros *cis* do retinol. Além disso, algumas desidrogenases de álcool oxidam retinol em retinal.[96] A oxidação de retinol em retinal é, de forma geral, considerada o passo limitador da taxa de produção de RA, e a concentração de retinal dentro da maioria dos tecidos é muito baixa, por exemplo, menos de 2% comparado com retinol não esterificado, em um estudo de fígado de rato.[13]

A oxidação de retinol para RA é um processo irreversível. Diversas enzimas foram implicadas na formação de RA, inclusive membros da família das desidrogenases de retinol (RALDH) e a família do citocromo P-450. O gene *RALDH2* é o gene mais firmemente estabelecido como primordial para a produção de RA, principalmente durante a embriogênese, quando sua deleção é letal. Em ratos sem o gene *RALDH2*, a administração de RA para a fêmea resgatou o fenótipo, um achado que fornece forte evidência sobre a importância do *RALDH2* e o seu papel na produção de RA.[97]

A relevância biológica do 13-*cis*-RA e do 9-*cis*-RA não está clara.[98] O 13-*cis*-RA é um metabólito natural da vitamina A no plasma humano. O 13-*cis*-RA possui uma bioatividade semelhante à do *all-trans*-RA em alguns ensaios, e é útil na área clínica (ver a seção adiante sobre os outros usos dos retinoides), mas não foi mostrado ligar-se significantemente com RAR ou RXR, e, portanto, seu mecanismo de ação não está claro. Talvez, as funções de 13-*cis*-RA são como um "pró-fármaco" que sofre uma isomerização lenta do *all-trans*-RA. O papel fisiológico do 9-*cis*-RA, que tem sido amplamente empregado em estudos de pesquisa, principalmente como um ligante para os RXR, é controverso. Nenhum mecanismo enzimático foi descrito à conversão de *all-trans*-RA para nenhum dos dois isômeros *cis*.[98] Contudo, *in vitro*, algumas conversões ocorrem por vias não enzimáticas.[14] Como o CRABP-I e CRABP-II ligam preferencialmente o isômero de *all-trans*-RA, essa forma pode ser preferencialmente estabilizada e tornar-se um alvo dentro das células.[30] O CRABP-I também pode facilitar a oxidação de *all-trans*-RA para produtos mais polares,[30,99] ao mesmo tempo em que foi proposto que a CRABP-II transporta RA para o núcleo, interage com RAR-alfa e participa da regulação da transcrição do gene-alvo.[100,101]

Várias enzimas microssomais do citocromo P-450, principalmente da família CYP26, foram descritas como capazes de realizar hidroxilação oxidativa do RA, pelo menos em estudos bioquímicos. Com base nos estudos *in vivo*, a família CYP26 das enzimas do citocromo P-450 é de particular interesse por ser induzível pelo RA em vários tecidos e tipos de células.[102] O mRNA de CYP26A1 é mais abundante no fígado, no intestino e nos órgãos reprodutivos.[102] A região promotora do gene *CYP26A1* contém vários RARE, que funcionam em forma cooperativa para induzir um alto nível de expressão, principalmente no fígado tratado com RA e em cultura de células hepáticas.[103,104] O mRNA de CYP26B1 é mais expresso em tecido cefálico,[105,106] e é prontamente induzido nos pulmões, mediante tratamento dos animais com RA.[86] O gene do CYP26C1 é expresso no cérebro embrionário, e essa forma de CYP26 parece ser a única capaz de oxidar isômeros *cis* e *trans* do RA.[107] Após a oxidação, a estrutura retinoide, em geral, passa por glicuronidação (ver Figs. 17.1 e 17.2), resultando em metabólitos solúveis em água,[9] que têm uma meia-vida curta *in vivo*.

Excreção de retinoides

Estima-se que a depuração renal de RBP seja equivalente a aproximadamente 7 a 8 L/dia de plasma, em um humano de 70 kg.[24] Como discutido anteriormente, a proteína megalina encontra-se envolvida como um tipo de receptor para RBP nos túbulos proximais, que facilita a recuperação e a recaptação de retinol e RBP.[90] Os retinoides polares, como os glicuronídeos descritos anteriormente, são diretamente secretados pelo fígado e excretados na bile.

As doenças renais crônicas que afetam a filtração estão tipicamente associadas aos níveis mais elevados de retinol plasmático, RBP[76] e TTR.[108] A apo-RBP, que costuma ser rapidamente filtrada do plasma nos glomérulos, em função de sua fraca ligação à TTR, pode fornecer um sinal para o fígado para estimular a produção de holo-RBP, a fim de manter a homeostase do retinol plasmático.[109] Em infecções graves que causam diarreia[110] e proteinúria significativa,[111] detectou-se excreção de retinol por via urinária.

Funções

Metabolismo do retinoide ocular

Em 1913, Ishihara sugeriu que uma "substância gordurosa" no plasma era necessária para a síntese de rodopsina na retina e manutenção da córnea, e propôs que a cegueira noturna e a ceratomalácia se desenvolvem quando essa substância é deficiente.[112] Sabe-se agora que a vitamina A desempenha dois papéis distintos: como 11-*cis*-retinal nos processos de fotoisomerização e transdução de sinal na retina;[113] e como RA nas membranas da conjuntiva e na córnea, local em que promove a diferenciação celular, a morfologia normal e a função de barreira dessas membranas.

As células fotorreceptoras do tipo bastonete, que são especializadas para a visão com pouca luz e detecção de movimento, contêm rodopsina em abundância. Cada molécula de rodopsina possui uma molécula de 11-*cis*-retinal ligada a um resíduo de lisina específico, em uma ligação de tipo base de Schiff. Como mostra a Figura 17.3, a absorção de um fóton de luz pelo 11-*cis*-retinal na rodopsina desencadeia a sua fotoisomerização. Este processo resulta em uma complexa cascata de transdução dos sinais e na produção de *all-trans*-retinal, que é liberado pela molécula opsina. O processo de fotoisomerização (descoloração pela luz) ocorre em frações de segundo. Sinais gerados simultaneamente por várias células tipo bastonete são integrados por células gangliônicas próximas e comunicados, pelo nervo óptico, ao córtex visual do cérebro.[114]

Para a visão continuar após a descoloração pela luz, o 11-*cis*-retinal precisa ser regenerado. A maioria das reações enzimáticas que formam o 11-*cis*-retinal ocorre na RPE, uma camada de células epiteliais separadas das células fotorreceptoras pelo espaço interfotorreceptor. Em resumo, todo o *all-trans*-retinal primeiro é reduzido por vias enzimáticas para *all-trans*-retinol nos segmentos externos da célula fotorreceptora, e então é transportado pela IRBP por meio do espaço interfotorreceptor para o RPE.[115] No RPE, a maior parte do retinol é esterificada pela LRAT e por uma forma palmitoilada e ligada à membrana da proteína RPE65, que forma um

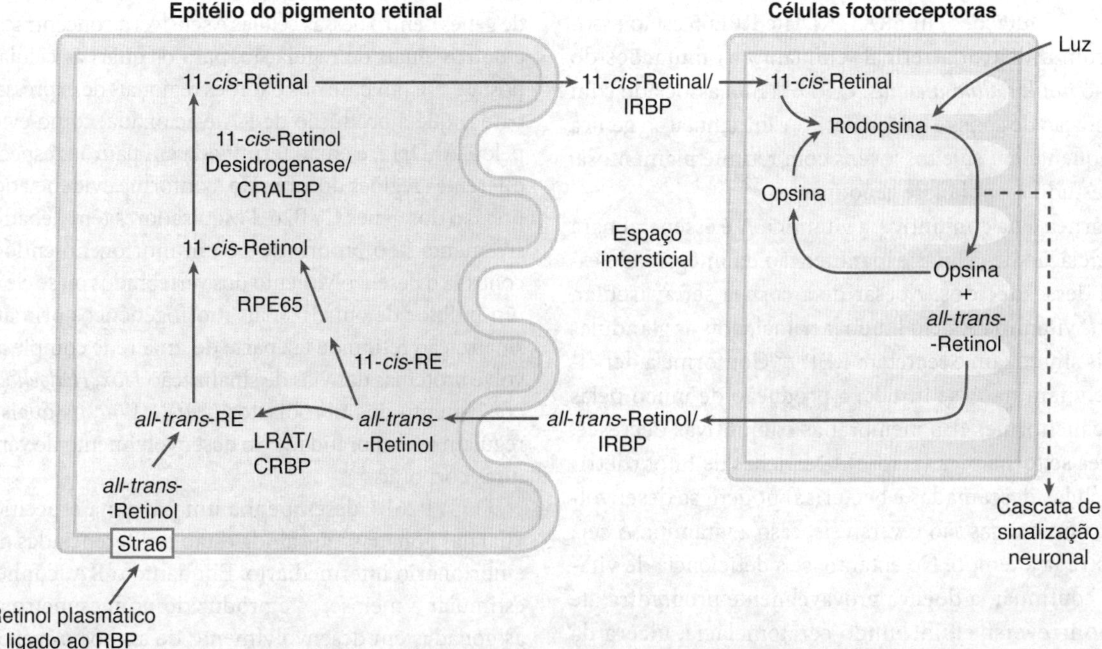

Figura 17.3 O metabolismo do retinoide na visão. RPE, epitélio do pigmento retinal; RE, éster de retinila; LRAT, lecitina:retinol aciltransferase; CRALBP, proteína celular ligadora de retinal; CRBP, proteína celular de ligação do retinoide; IRBP, proteína intersticial de ligação do retinoide; RBP, proteínas de ligação do retinol; Stra6, estimulado pelo ácido retinoico.

pool local de RE.[114,116] O retinol plasmático também entra nesse *pool* após a captação pelo Stra6. O ciclo continua quando os RE são hidrolisados e isomerizados pela proteína RPE65 específica de RPE, para regenerar o 11-*cis*-retinol,[117] seguido por oxidação que resulta na regeneração de 11-*cis*-retinal. Essa última reação é facilitada pela CRALBP nas células do RPE.[118] Depois que o 11-*cis*-retinal é transportado de volta para as células fotorreceptoras, ele pode reagir novamente com a opsina a fim de regenerar a rodopsina.[113] Quando o conteúdo do *pool* do RE se esgota, como no caso da deficiência de vitamina A, a regeneração do 11-*cis*-retinal e a reconstituição da rodopsina ocorrem muito mais lentamente. A consequência clínica é a cegueira noturna (má adaptação ao escuro após exposição à luz forte),[1] que será melhor discutida posteriormente.

Um ciclo semelhante ocorre nas células cone, que são sensíveis à cor, localizadas principalmente na região foveal. Cada uma delas expressa uma opsina vermelha, verde ou azul específica que é sensível à parte visível do espectro de luz.[113] O ciclo do cone visual regenera rapidamente o 11-*cis*-retinal para ligação às opsinas dos cones. Algumas das reações do ciclo do cone ocorrem nas células de Müller próximas, com provável funcionamento da IRBP entre elas.[119]

A maioria dos casos de cegueira noturna resulta da deficiência de vitamina A e é prontamente reversível pela provisão adequada dessa vitamina. A cegueira noturna também ocorre na distrofia de Sorsby, uma degeneração retinal dominante autossômica. Em pacientes em estágios iniciais da doença, essa condição melhorou no decorrer de uma semana após a administração de 50.000 UI (~ 15.000 μg) de vitamina A.[120,121]

Pesquisadores descreveram várias mutações e deleções de proteínas metabolizantes da vitamina A que afetam a função visual.[122,123] Mutações em LRAT, RDH e RPE65 estão associadas com a distrofia retinal, enquanto as mutações do RDH5, ao *fundus albipunctatus*. O RDH12 foi associado com a degeneração de cones e bastonetes,[124] e foi a mutação gênica mais frequente em sujeitos jovens com retinite pigmentosa, em um estudo espanhol de genotipagem.[125]

Na córnea e na conjuntiva, a vitamina A é essencial para a diferenciação de células e manutenção da integridade estrutural desses tecidos. Apesar de a córnea ser avascular, ela recebe vitamina A pelo fluido lacrimal, pois as glândulas lacrimais sintetizam e secretam RBP.[126] Conforme a deficiência de vitamina A se instala, a produção de muco pelas células caliciformes das membranas conjuntivas decresce, e a córnea se torna seca (xerose).[1] Manchas de Bitot (detritos de células descamadas e bactérias) podem se desenvolver. Essas mudanças são reversíveis, caso a vitamina A seja administrada a tempo. No entanto, se a deficiência de vitamina A continuar, a doença provavelmente progredirá até um dano irreversível, incluindo ceratomalácia, úlcera da córnea e cegueira irreversível (para ilustrações, ver o capítulo sobre manifestações clínicas de deficiências nutricionais e toxicidade).

Desenvolvimento pré-natal e pós-natal

O papel dos compostos da vitamina A no desenvolvimento tem sido estudado desde a década de 1930. Trabalhos iniciais em embriões de ratos, camundongos e galinhas mostraram que o excesso ou a falta de vitamina A em períodos críticos do desenvolvimento causa graves malformações, envolvendo principalmente as estruturas craniofaciais, os membros e os órgãos viscerais.[127] Agora sabe-se que a sinalização retinoide começa logo após a gastrulação. Além disso, um nível adequado de RA é decisivo para a formação normal de estruturas derivadas das células da crista neural e dos somitos, e, mais adiante, no período de organogênese, para o desenvolvimento correto do coração, dos pulmões, dos olhos, das gônadas, do trato urinário e de outros órgãos.[127-129] Quando o RA é administrado por meio de gavagem oral a ratas prenhes no dia 9.5 da embriogênese, o desenvolvimento dos membros é anormal, com encurtamento dos membros e número anormal de dedos ou artelhos. Estudos nos quais esferas embebidas em RA foram implantadas em regiões específicas dos tecidos de embriões de galinha e rato também demonstraram que o excesso de RA altera o desenvolvimento de estruturas próximas.

Acredita-se que o embrião seja capaz de produzir o seu próprio RA a partir de retinol derivado da mãe, pois vários genes envolvidos na produção, na sinalização e no catabolismo do RA são expressos quando o padrão do corpo embrionário está em formação. Esses incluem o RALDH2 (chamado de Aldh1a2 em camundongos), RAR-beta e CYPA1, os quais são expressos em padrões regulados espacial e temporariamente, em geral em células ou camadas adjacentes, porém raramente dentro das mesmas células. Com base em tais observações, os pesquisadores acreditam que a produção local de RA resulte na difusão de RA, formando um gradiente das concentrações de RA, às quais as células próximas são expostas. A expressão de genes dentro dessas células é sensível à concentração de RA, e outros sinais de regulação, para os quais as células são expostas.[127] Com base nos padrões regionais de expressão gênica, parece que a produção de RA é acionada, como evidenciado pelo RALDH2, e então terminada em padrões específicos em diferentes regiões do embrião, conforme evidenciado pela expressão dos genes CYP26. Pesquisadores têm debatido extensivamente se o próprio RA é um morfógeno endógeno que controla o desenvolvimento dos vertebrados ou se ele age como um indutor de outros sinais morfogenéticos primários.[130] A sinalização retinoide faz parte de uma rede complexa que envolve proteínas das vias de sinalização *Hox*, *Hedgehog*, fator de crescimento dos fibroblastos (*Fgf*) e *Wnt*, os quais também regulam a temporalidade e o desenvolvimento de várias estruturas corporais.[131]

O CYP26B1 desempenha um papel na especificação sexual das gônadas, que ainda estão indiferenciadas no estágio embrionário intermediário. Enquanto o RA, conhecido por estimular a meiose,[132] é produzido no mesonefro adjacente às gônadas em desenvolvimento de ambos os sexos, no dia 13,5 embriônico em ratos, apenas as gônadas masculinas expressam CYP26B1, aparentemente nas células de Sertoli. Simultaneamente, a quantidade relativa de RA na gônada masculina é reduzida para 25% disso na gônada feminina. Em outros estudos, o CYP26B1, junto com um fator inibidor desconhecido secretado pela meiose, inibiu a meiose especificamente nas células germinais masculinas.[133] Bowles et al.[134,135] concluíram que o CYP26B1, nas células de Sertoli, nas quais age como um fator inibidor da meiose em machos, é o controlador do tempo apropriado para a maturação das células germinais masculinas, ao retardar a meiose nos testículos do feto macho.

Na gestação tardia, aproximadamente no 16º dia embriônico, o RBP pode ser encontrado no fígado do camundongo.[136] Padrões de expressão gênica órgão-específicos no período perinatal também foram descritos para outras proteínas de ligação aos retinoides, assim como para os receptores de retinoides nucleares e deposição de RE no fígado, nos pulmões, no intestino delgado e em outros tecidos.[86,137] No início do período pós-natal, os pulmões são de interesse especial porque passam por extensa alveolarização, e a vitamina A está envolvida na aceleração desse processo de maturação.[138] Em modelos de rato e camundongo, a RA promove alveolarização até mesmo na presença de hiperoxia ou dexametasona, que é conhecida por desacelerar o processo.[138] Fornecer vitamina A sozinha ou combinada com RA aumenta significativamente o teor de RE pulmonar no período pós-natal, ao mesmo tempo em que regula a expressão de genes da homeostase de retinoides, incluindo *LRAT, CYP26B1* e *Stra6*.[86] Uma revisão Cochrane de estudos clínicos realizados em bebês com peso muito baixo ao nascer concluiu que a suplementação com vitamina A (2,5 mg três vezes por semana), em bebês que pesavam menos de 1.500 g, está associada com reduções das taxas de mortalidade e com a necessidade de oxigênio com 1 mês de idade.[139]

Reparo tecidual

Uma grande parte da literatura demonstrou que o RA é um dos principais reguladores da diferenciação celular e do reparo tecidual. Em 1925, Wolbach e Howe[140] descobriram que o revestimento epitelial de muitos tecidos se torna achatado (escamoso), seco e queratinizado na deficiência de vitamina A. A pesquisa contínua até recentemente demonstrou que o RA é um fator chave na regulação de muitos genes diferentes que regulam a progressão do ciclo celular ou agem como fatores de transcrição, receptores, enzimas, moléculas solúveis de sinalização ou proteínas estruturais.[4,39] Esses achados justificam a investigação dos retinoides como agentes terapêuticos em várias doenças.

Como dois exemplos entre muitos, o RA melhorou o reparo alveolar pulmonar,[141] inclusive em alguns modelos de enfisema.[142] Em camundongos com deficiência de vitamina A submetidos à ressecção parcial do intestino delgado, a resposta adaptativa foi inibida, enquanto a administração de RA melhorou a resposta adaptativa intestinal, como demonstrado pela proliferação de células das criptas, apoptose reduzida e pelo aumento da síntese de matriz extracelular e taxa de migração de enterócitos.[143]

Imunidade

A pouca resistência às infecções foi uma das primeiras características patológicas da deficiência de vitamina A reconhecida. Recentemente, já ficou bem estabelecido que animais e humanos com deficiência de vitamina A são mais suscetíveis a infecções naturais ou respondem mal a desafios imunológicos[144] (ver o capítulo sobre nutrição e doenças infecciosas). A vitamina A e seu metabólito, o RA, são reconhecidos como importantes reguladores de vários tipos de células imunes que desempenham papéis na diferenciação das células T. A vitamina A e o RA são, principalmente, influentes na regulação do equilíbrio das células auxiliares Th1 para Th2, sendo que a vitamina A favorece o desenvolvimento de Th2.[144] A vitamina A e o RA também regulam o equilíbrio das células T reguladoras FoxP3-positivas e células Th17, nas quais o RA e o fator transformador de crescimento-beta promovem o fenótipo de célula T reguladora,[145] associado à homeostase intestinal e prevenção de distúrbios autoimunes,[146] enquanto suprimem o desenvolvimento das células Th17, as quais, em geral, são pró-inflamatórias. A deficiência de vitamina A resulta em tráfico prejudicado das células T e B no intestino, associado com a expressão prejudicada das moléculas de adesão e outros fatores de migração dos linfócitos.[147,148] Atualmente entende-se que as células dendríticas nos nódulos linfáticos da mucosa intestinal produzem ou respondem ao RA de uma forma que favorece a indução de células T reguladoras, em vez de células Th17.[146] O RA também regula a maturação das células B,[149] a magnitude da resposta dos anticorpos[150] e vários aspectos da imunidade inata e mucosal.[151,152]

Avaliação do estado nutricional referente à vitamina A

O estado de vitamina A existe como um espectro contínuo das condições para as quais "deficiente", "marginal", "adequado", "excessivo" e "tóxico" representam descrições convenientes.[45,153] Algumas das alterações plasmáticas e hepáticas indicativas dessas doenças encontram-se elencadas na Tabela 17.2. Pesquisadores têm se interessado, principalmente, em como avaliar os estados de deficiência de maneiras não invasivas ou minimamente invasivas.[68,154]

Indicadores e testes

Indicadores bioquímicos

Os valores baixos de vitamina A ou do RBP no plasma, leite materno ou líquido lacrimal podem indicar deficiência de vitamina A. Apesar das limitações do retinol plasmático para avaliar o estado da vitamina A em pessoas, ele ainda é útil para caracterizar a condição de grandes populações.[68] A concentração de RBP plasmático é uma boa substituta do retinol sérico na deficiência da vitamina A,[155] mas também é possível ser baixa quando a proteína ou energia é inadequada para manter a síntese de RBP e em condições de inflamação. Uma análise dos dados do NHANES mostrou que o retinol plasmático baixo está inversamente relacionado ao

Tabela 17.2 Achados típicos associados a categorias do estado da vitamina A

Variação	Retinol plasmático	Sinais clínicos	Grupos vulneráveis e situações mais comuns
Deficiente	< 0,35 μmol/L[a]	Cegueira noturna; outras manifestações oculares comuns	Crianças em idade pré-escolar e gestantes ou lactantes com baixa ingestão de vitamina A; inflamação e baixo estado nutricional
Marginal	0,35-0,70[b] μmol/L	Nenhum ou muito poucos (resposta positiva do plasma à vitamina A)[c]	Crianças, gestantes em populações vulneráveis, frequentemente com altas taxas de infecção[d]
Adequado	> 1,05-3,00 μmol/L	Nenhum	Típica de uma população geral bem-alimentada
Excessivo	Entre normal superior e > 3 μmol/L[e]	Não aparentes ou muito discretos; pode haver quantidade elevada de enzimas hepáticas no plasma, indicativas de doença hepática	Uso de suplementos a longo prazo; ingestão frequente de alimentos ricos em vitamina A pré-formada (p. ex., fígado)
Tóxico	Similar ao anterior, com ésteres de retinila circulantes no plasma em estado de jejum	Dores de cabeça; dor na articulação/osso; níveis de enzimas no fígado elevados e sinais clínicos de doença hepática; altas taxas de vitamina A no fígado e níveis aumentados nos tecidos extra-hepáticos	Modismos alimentares e usuários de altas doses de suplementos de vitamina A; pacientes tratados com retinoides[f]

[a]Muito raramente, o retinol plasmático pode estar baixo por causa da hereditariedade familial de proteína ligadora de retinol baixa (ver texto); 0,35 μmol/L = 10 μg retinol/dL.

[b]A variação de 1,05 a 0,7 μmol/L algumas vezes é utilizada para indicar estado marginal, e < 0,7 μmol/L, para indicar deficiência de vitamina A. Essas variações podem ser mais apropriadas para adultos, cujos níveis médios de retinol plasmático são mais elevados que os das crianças (ver texto).

[c]Teste de resposta a dose relativa (RDR), ou modificado (MRDR).

[d]Retinol plasmático baixo na inflamação pode indicar uma resposta de fase aguda associada à produção de proteínas de ligação do retinol reduzida (RBP) em vez de deficiência do armazenamento de vitamina A (ver texto).

[e]Retinol e RBP estão normais, enquanto o retinol total está elevado em virtude dos ésteres de retinila, e o retinol total hepático excede aproximadamente 300 μg/g.

[f]A administração de retinoide tipicamente reduz (não aumenta) os níveis de retinol plasmático.

nível de proteína C-reativa, uma proteína de fase aguda positiva e frequentemente marcadora de inflamação. Esse achado sugere que os sujeitos com estado nutricional adequado para vitamina A e com inflamação leve, como talvez existam na população geral saudável dos Estados Unidos amostrada pela NHANES, podem ser classificados erroneamente como possuidores de níveis baixos (inadequados) de vitamina A com base em seus valores mais baixos de retinol sérico, quando a redução é o resultado de um quadro inflamatório.[156]

O retinol total hepático é considerado o "padrão-ouro", mas raramente é obtido em estudos com seres humanos. Ensaios indiretos das reservas de vitamina A hepática foram desenvolvidos. No teste de RDR, uma pequena dose de retinol (1,6 a 3,5 μmol [450 a 1.000 μg]) é administrada oralmente em óleo, e uma amostra de plasma basal é coletada, e outra é coletada aproximadamente 5 horas mais tarde – o tempo de pico da resposta do retinol plasmático. Em geral, um aumento no retinol plasmático de mais de 20% comparado com a concentração basal é interpretado como uma indicação de que as reservas de vitamina A hepáticas são inadequadas para manter uma taxa normal de secreção de holo-RBP. Subsequentemente, um teste modificado de RDR (MRDR), que é semelhante em princípio, porém utiliza uma dose de vitamina A2 (3,4-didesidroretinol), foi criado. Esses testes foram comprovados como úteis ao indicar baixas reservas de vitamina A na pesquisa clínica, e foram adaptados para uso limitado em estudos direcionados para populações.[68]

Métodos com traçadores usando isótopos estáveis de retinol foram utilizados como ferramentas de pesquisa a fim de quantificar o retinol total do corpo, como revisado por Furr et al.[157]

Sinais oculares

A xerose conjuntival com manchas de Bitot em crianças jovens (Classificação X1B da OMS) está fortemente associada à deficiência de vitamina A.[1,68] Uma prevalência de mais de 0,5% de X1B em crianças pequenas consiste em um critério utilizado pela OMS para identificar a deficiência da vitamina A. Os testes de avaliação da cegueira noturna foram desenvolvidos para serem apropriados para o uso de campo em crianças jovens. A cegueira noturna também é significativa em gestantes de regiões com baixa ingestão de vitamina A.[158] A avaliação histológica da conjuntiva pela impressão citológica conjuntival (CIC) também foi proposta como um teste de campo operacional para o estado de deficiência de vitamina A.[154] Mais características são descritas mais adiante na seção "Quem está em risco?".

Avaliação nutricional

Os dados dietéticos são de grande valor na avaliação dos hábitos alimentares de populações. A vitamina A está concentrada relativamente em poucos alimentos que podem ser consumidos de modo não frequente. As comparações de históricos alimentares e métodos de questionamento sobre frequência alimentar foram relatados.[159] É importante levar em conta os suplementos que contêm vitamina A.

Causas e manifestações de deficiência e excesso

Deficiência de vitamina A

Pelo critério da OMS, a deficiência de vitamina A é considerada um problema de saúde pública com base na prevalência regional de sinais oculares tradicionais de deficiência grave

(p. ex., xerose da córnea, manchas de Bitot), bem como níveis de corte baseados em populações para indicadores subclínicos [p. ex., retinol sérico reduzido (< 0,7 µmol/L em 15% ou mais de uma população estabelecida) ou valores baixos de retinol no leite materno].[68] A prevalência da deficiência de vitamina A em crianças jovens aumenta após o desmame, muito provavelmente como reflexo de uma combinação da deficiência de vitamina A materna, resultando em uma transferência limitada de vitamina A materna para o feto e leite materno com baixo teor de vitamina A, e teor inadequado de vitamina A na dieta da criança após o desmame.[160] A deficiência de vitamina A pode piorar o estado nutricional relativo ao ferro, resultando em "anemia por deficiência de vitamina A".[161]

De acordo com as estimativas da OMS, fornecer vitamina A adequada para crianças, em partes do mundo em que a deficiência de vitamina A ainda é prevalente, reduzirá a mortalidade infantil de 23 a 34%.[1,160,162] O efeito sobre a mortalidade infantil é incerto no momento, já que alguns estudos relataram reduções na mortalidade pela suplementação com vitamina A durante os dois primeiros dias de vida,[163] enquanto outros apresentaram diferenças, dependendo do sexo, na mortalidade, com uma redução em meninos mas um aumento em meninas que receberam vitamina A no período neonatal.[164] Atualmente, a suplementação com vitamina A é preconizada pela OMS/UNICEF para diminuir a mortalidade infantil em regiões em que a deficiência de vitamina A ainda é um problema de saúde pública.[5] Doses usuais em forma de cápsulas contêm de 15 a 60 mg de retinol, dependendo da idade, as quais são administradas em intervalos de 3 a 6 meses.[165] Fornecer vitamina A em doses mais altas não parece ser essencial, porque um estudo que forneceu vitamina A semanalmente em doses correspondentes ao RDA relatou uma redução de 50% na mortalidade.[166,167] Em mulheres grávidas nepalesas, uma dose baixa semanal de vitamina A ou betacaroteno diminuiu a mortalidade relacionada à gestação.[158] Tendo em vista a potencial teratogenicidade de uma alta ingestão de vitamina A no início da gestação, a suplementação de vitamina A em mulheres em idade reprodutiva é limitada às primeiras 6 semanas pós-parto (ver mais na seção posterior sobre sinais clínicos de toxicidade e hipervitaminose A).

Quem está em risco?

Doenças que envolvem a má absorção de lipídeos, incluindo secreção pancreática ou biliar prejudicada, doença de Crohn, doença celíaca, enterite por radiação, ressecção ou lesão ileal e várias infecções, aumentam o risco de deficiência da vitamina A, assim como de outros nutrientes.

Os sintomas e sinais da deficiência de vitamina A foram estudados em maiores detalhes do que aqueles de qualquer outro distúrbio de deficiência nutricional. Os olhos são acometidos primeiramente, e a xeroftalmia afeta predominantemente as crianças pequenas. Adaptação ao escuro prejudicada ou cegueira noturna é um sintoma inicial e pode ser detectado por meio de uma cuidadosa anamnese e alguns testes simples realizados em uma sala pouco iluminada. A visão fotópica e colorida, mediada pelos cones retinais, geralmente não é afetada.

Em seguida, ocorre a secura (xerose) e a perda da umectabilidade da conjuntiva bulbar. CIC, como descrita na seção sobre a avaliação do estado da vitamina A, é incomum nesse estágio. Manchas de Bitot, uma acumulação de células descamadas vista mais comumente na fissura interpalpebral no aspecto temporal da conjuntiva, é outro sinal (ver o capítulo sobre manifestações das deficiências de nutriente e toxicidade). Em crianças mais velhas e em adultos, as manchas de Bitot podem indicar uma deficiência antiga ou podem não estar relacionadas inteiramente com a deficiência de vitamina A, quando um trauma local é o responsável. O acometimento da córnea, começando como uma ceratopatia puntiforme e avançando para xerose e vários graus de "ulceração" e liquefação (ceratomalácia), frequentemente resulta em cegueira. Alterações degenerativas puntiformes na retina (fundo xeroftálmico) são sinais raros de deficiência crônica, geralmente observados em crianças mais velhas. Cicatrizes na córnea podem ter muitas causas, porém as que são bilaterais e observadas nas partes baixa e externa da córnea de uma pessoa com um histórico passado de má nutrição ou sarampo, geralmente sinalizam deficiência de vitamina A anterior.

As manifestações extraoculares incluem hiperceratose perifolicular, que é o acúmulo de epitélio cutâneo hiperqueratinizado ao redor dos folículos pilosos mais comumente observados nos aspectos laterais dos braços e das coxas. Esse achado também é visto na inanição e foi atribuído a uma deficiência das vitaminas do complexo B ou dos ácidos graxos essenciais. Outras alterações associadas à deficiência de vitamina A incluem paladar prejudicado, anorexia, perturbação vestibular, alterações ósseas com pressão nos nervos cranianos, aumento da pressão intracraniana, infertilidade e malformações congênitas.[168]

Hipervitaminose A e efeitos adversos

A hipervitaminose A é induzida pelo excesso agudo ou crônico dessa vitamina; no entanto, é mais comumente o resultado da ingestão prolongada de quantidades inferiores de vitamina A, porém ainda excessivas, e particularmente do uso excessivo de suplementos com vitamina A. Alguns casos resultaram de modismos alimentares, como um consumo exagerado de fígado, ou automedicação com preparações com vitamina A.[16] A gravidade dos efeitos adversos depende da dosagem, e esses efeitos podem incluir fortes dores de cabeça, náuseas, irritação cutânea, dor nos ossos e nas articulações, coma e morte. A prescrição de retinoides também pode produzir efeitos colaterais semelhantes aos da hipervitaminose A (toxicidade por retinoide). A toxicidade por retinoide depende da dosagem e varia conforme a estrutura do retinol.[169]

Sinais clínicos de toxicidade (hipervitaminose A)

Muitas das características da hipervitaminose A estão relacionadas com um aumento da pressão intracraniana: náusea, vômito, dor de cabeça, vertigem, irritabilidade, estupor, abaulamento da fontanela (em crianças), papiledema e pseudotumor cerebral (que imita um tumor cerebral).[170] Pirexia e descamação da pele também ocorrem.

A intoxicação crônica produz um quadro clínico bizarro que, frequentemente, é mal diagnosticado por não se considerar a ingestão excessiva de vitamina A.[170] É caracterizado por anorexia, perda de peso, dor de cabeça, visão embaçada, diplopia, pele seca e descamada com prurido, alopecia, engrossamento do cabelo, hepatomegalia, esplenomegalia, anemia, crescimento de novo osso periosteal, espessamento cortical (especialmente nos ossos das mãos e pés e nos ossos longos das pernas) e descoloração gengival. A aparência radiográfica pode auxiliar no diagnóstico correto. Em crianças pequenas, as suturas cranianas apresentam-se alargadas.

Defeitos congênitos (teratogênese)

A vitamina A e outros retinoides são teratógenos eficazes nas gestações experimentais de animais e mulheres.[170,171] Esses agentes causam malformações fetais (exencefalia, malformações craniofaciais, defeitos nos olhos e anomalias cardíacas), bastante semelhantes entre as espécies animais e os humanos.[127,172] A Teratology Society revisou a literatura em 1987 e concluiu que pelo menos sete relatos de casos sobre desfechos gestacionais adversos relacionados com a ingestão diária de 25.000 UI ou mais de vitamina A haviam sido publicados.[173] Em um estudo da relação entre a ingestão diária de vitamina A dietética e os defeitos congênitos em mais de 22.000 mulheres grávidas norte-americanas,[174] os pesquisadores concluíram que o risco de defeitos congênitos era significativamente maior em mulheres que consumiram mais de 10.000 UI/dia (3.000 μg/dia) de retinol, durante o período anterior à concepção. Esse estudo serviu em parte como base para o estabelecimento da UL de 3.000 μg/dia de retinol.[18] Surgiram preocupações a respeito do consumo frequente de alimentos com alto teor de vitamina A, tais como fígado (> 100.000 UI, ou ~33.000 μg, de retinol por 100 g) por mulheres grávidas ou potencialmente grávidas.[93]

Os derivados do RA, aprovados pela Food and Drug Administration (FDA) dos Estados Unidos e comercializados, principalmente, para terapia dos distúrbios da pele (ver adiante), agora são sujeitos a regulamentos extremamente rígidos da FDA, os quais foram implementados para impedir a exposição ao retinol durante a gravidez, que resultaria em malformações congênitas.[175] Contudo, o risco de teratogênese pode persistir por muitos meses depois da suspensão da droga.[172] Efeitos adversos de depressão e outros efeitos psiquiátricos também foram relatados.[176]

Anormalidades hepáticas

O comitê do IOM revisou relatos de casos de anormalidades hepáticas associadas com altas ingestões de vitamina A em longo prazo.[18] Os dados humanos são potencialmente confundidos com outros fatores relacionados à lesão hepática, como ingestão de álcool, hepatites A, B e C, medicação hepatotóxica ou doença hepática preexistente. Consistência e especificidade foram encontradas para as seguintes anormalidades hepáticas associadas com altas ingestões prolongadas da vitamina A: evidência de excesso de vitamina A nas células perisinusoidais (estreladas), fibrose perisinusoidal, hiperplasia e hipertrofia das células estreladas. O nível de ingestão relatado para esses casos variou de 1.500 a mais de 14.000 μg/dia por períodos de 1 a 30 anos de duração.

Perda mineral óssea

Todas as pesquisas (com seres humanos, com animais e as laboratoriais) sustentam uma associação entre alta ingestão de vitamina A e perda de densidade mineral óssea, um fator de risco para osteoporose. Contudo, um estudo com ratos alimentados com altos níveis de vitamina A não encontrou evidências sobre os efeitos ósseos adversos.[177] Evidências significativas indicam que a ingestão por tempo prolongado de grandes doses de suplementos com retinol (ingestão de retinol > 300 μg/dia) está associada com um aumento no risco de fraturas ósseas em homens e mulheres idosos suecos, assim como em mulheres norte-americanas.[178]

Retinoides como agentes terapêuticos

Dermatologia

O *all-trans*-RA, o 13-*cis*-RA (isotretinoína, [Accutane®]) e o etretinato (Tegison®, Tigason®) são usados terapeuticamente para distúrbios que incluem acne cística grave e psoríase, tanto como drogas sistêmicas quanto como tratamento tópico.[179] Retinoides aplicados de forma tópica foram utilizados para reverter as características clínicas e histológicas da fotolesão cutânea.[180] Os efeitos dos retinoides na pele, provavelmente, envolvem vários mecanismos, inclusive a redução da proliferação celular, promoção da diferenciação epidérmica, modulação dérmica dos fatores de crescimento e seus receptores, inibição da atividade das glândulas sebáceas [180] e supressão da formação de andrógenos.[181] Essas ações podem responder pela atividade comedolítica e anticomedogênica dos retinoides aplicados sistêmica e topicamente.[182] A utilização de retinoide tópico resulta em exposição sistêmica muito menor. Um modelo farmacocinético utilizado para avaliar a exposição interna ao ácido *all-trans*-retinoico quando aplicado topicamente na pele indicou uma exposição interna de aproximadamente 4 a 6 graus de magnitude abaixo de uma dose mínima oral teratogênica.[183]

Prevenção e tratamento do câncer

Muitos estudos epidemiológicos sugeriram que uma ingestão menor de vitamina A está associada com um risco mais elevado de certos tipos de câncer, especialmente os de origem epitelial.[184,185] Experimentalmente, a deficiência da vitamina A está associada com uma incidência mais elevada de tumor e ao aumento de suscetibilidade aos carcinógenos químicos. Pesquisadores sugeriram que alterações aberrantes no metabolismo do retinoide tecidual e nos receptores nucleares da via sinalizadora de retinoide podem contribuir para o crescimento tumoral e a progressão do câncer.[186] No entanto, as evidências não sugerem nenhum benefício advindo do consumo diário de vitamina A em quantidades maiores que a RDA.[185]

O ácido *all-trans*-retinoico tem se mostrado um medicamento altamente bem-sucedido no tratamento de leucemia promielocítica aguda (LPA). Essa forma de leucemia é caracterizada por uma translocação cromossômica t específica[15,17] que interrompe uma cópia do gene *RAR-alfa*, o qual se localiza no 17q21, e assim resulta em uma sinalização retinoide aberrante. Pesquisadores de Xangai foram os que primeiro relataram, em 1986, que uma alta dose de ácido *all-trans*-retinoico induzia uma remissão completa em uma proporção significativa de pacientes com LPA. Esse estudo e ensaios clínicos de seguimento de maior porte conduzidos nos Estados Unidos e na Europa conduziram ao uso difundido do ácido *all-trans*-retinoico no tratamento da LPA.[187,188]

Inesperadamente, a utilização de AR em pacientes com LPA revelou uma nova síndrome de alto risco, que ocorre em alguns pacientes. Referida como a síndrome AR,[188] esse distúrbio inclui febre, fadiga respiratória, hipotensão e insuficiência renal, que foi fatal em uma percentagem significativa de pacientes. Para minimizar esta complicação, atualmente utiliza-se o ácido *all-trans*-retinoico por menos tempo, seguido de quimioterapia convencional para eliminar as células leucemogênicas. Pacientes tratados com ácido *all-trans*-retinoico tornaram-se resistentes a sua atividade de diferenciação, e os que têm recidiva após o término da quimioterapia geralmente são resistentes aos tratamentos subsequentes com o ácido *all-trans*-retinoico. Pelo menos em parte, o motivo parece ser o maior catabolismo dos retinoides.

Agradecimentos

Esta pesquisa recebeu apoio financeiro do National Institutes of Health dos Estados Unidos, por meio das bolsas DK-41479, CA-90214 e HD-66982, e da doação de Dorothy Foehr Huck à Pennsylvania State University. Meus agradecimentos a Douglas Heimburger e Maurice E. Shils por cederem materiais referentes às manifestações clínicas da deficiência de vitamina A e toxicidade por vitamina A.

Referências bibliográficas

1. Sommer A. J Nutr 2008;138:1835–9.
2. Wald G. Science 1968;162:230–9.
3. Germain P, Chambon, Eichele G et al. Pharmacol Rev 2006; 58:712–25.
4. Balmer JE, Blomhoff R. J Lipid Res 2002;43:1773–808.
5. World Health Organization. Prevention and Control of Vitamin A Deficiency, Xerophthalmia and Nutritional Blindness: Proposal for a Ten-Year Programme of Support to Countries. Document NUT/84.5 Rev 1. Geneva: World Health Organization, 1985.
6. United Nations Children's Fund. Reduce child mortality. In: Millennium Development Goals. 2011. Disponível em: http://www.unicef.org/mdg/childmortality.html. Acesso em 29 de novembro de 2011.
7. Tanumihardjo SA, Howe JA. J Nutr 2005;135:2622–6.
8. Tamura K, Kagechika H, Hashimoto Y et al. Cell Diff Dev 1990;32:17–26.
9. Formelli F, Barua AB, Olson JA. FASEB J 1996;10:1014–24.
10. Pilkington T, Grogden RN. Drugs 1992;43:597–627.
11. Gundersen TE, Blomhoff R. J Chromatogr A 2001;935:13–43.
12. Furr HC. J Nutr 2004;134(Suppl):281S–5S.
13. Kane M, Folias AE, Napoli JL. Anal Biochem 2008;378:71–9.
14. Kane MA, Folias AE, Wang C et al. Anal Chem 2008;80:1702–8.
15. Ross AC. Methods Enzymol 1990;189:81–4.
16. Office of Dietary Supplements, National Institutes of Health. Vitamin A. Disponível em: http://ods.od.nih.gov/factsheets/list-all/VitaminA. Acesso em 30 de novembro de 2011.
17. Food and Agriculture Organization/World Health Organization. Requirements of Vitamin A, Thiamine, Riboflavin, and Niacin. Report of a Joint Food and Agriculture Organization/World Health Organization Expert Committee. FAO nutrition meetings report series no. 41. WHO technical report series no. 362. Geneva: World Health Organization, 1967.
18. Food and Nutrition Board, Institute of Medicine. Dietary Reference Intakes for Vitamin A, Vitamin K, Arsenic, Boron, Chromium, Copper, Iodine, Iron, Manganese, Molybdenum, Nickel, Silicon, Vanadium, and Zinc. Washington, DC: National Academy Press, 2001.
19. Olson JA. J Natl Cancer Inst 1984;73:1439–44.
20. Food and Agriculture Organization/World Health Organization. Vitamin A. In: Human Vitamin and Mineral Requirements. Report of a joint FAO/WHO expert consultation. Geneva: World Health Organization, 2001.
21. Newcomer ME, Ong DE. Biochim Biophys Acta 2000;1482:57–64.
22. Robbins J. Clin Chem Lab Med 2002;40:1183–90.
23. Berni R, Clerici M, Malpeli G et al. FASEB J 1993;7:1179–84.
24. Goodman DS. Retinol-binding protein. In: Sporn MB, Roberts AB, Goodman DS, eds. The Retinoids, vol 2. Orlando, FL: Academic Press, 1984:42–88.
25. Smith JE, Lawless DC, Green MH et al. J Nutr 1992;122: 1999–2009.
26. Dever JT, Surles RL, Davis CR et al. J Nutr 2011;141:42–7.
27. Soprano DR, Blaner WS. Plasma retinol-binding protein. In: Sporn MB, Roberts AB, Goodman DS, eds. The Retinoids: Biology, Chemistry and Medicine. New York: Raven Press, 1994:257–81.
28. Ross AC, Cifelli CJ, Zolfaghari R et al. Physiol Genomics 2011;43:57–67.
29. Yang Q, Graham TE, Mody N et al. Nature 2005;436:356–62.
30. Noy N. Biochem J 2000;348:481–95.
31. O'Bryne SM, Blaner WS. Introduction to retinoids. In: Packer L, Kraemer K, Obermüller-Jevic U et al, eds. Carotenoids and Retinoids: Molecular Aspects and Health Issues. Champaign, IL: AOCS Press, 2005:1–22.
32. Ong DE, Newcomer ME, Chytil F. Cellular retinoid-binding proteins. In: Sporn MB, Roberts AB, Goodman DS, eds. The Retinoids: Biology, Chemistry and Medicine. New York: Raven Press, 1994:283–317.
33. Li E. Mol Cell Biochem 1999;192:105–8.
34. Mangelsdorf DJ, Thummel C, Beato M et al. Cell 1995;83:835–9.
35. Bastien J, Rochette-Egly C. Gene 2004;328:1–16.
36. Goldstein JT, Dobrzyn A, Clagett-Dame M et al. Arch Biochem Biophys 2003;420:185–93.
37. Dawson MI, Zhang XK. Curr Med Chem 2002;9:623–37.
38. Weston AD, Blumberg B, Underhill TM. J Cell Biol 2003; 161:223–8.
39. Balmer JE, Blomhoff R. J Steroid Biochem Mol Biol 2005; 96:347–54.
40. Li E, Tso P. Curr Opin Lipidol 2003;14:241–7.
41. Harrison EH. Annu Rev Nutr 2005;25:87–103.
42. Dew SE, Ong DE. Biochemistry 1994;33:12340–5.
43. Iqbal J, Hussain M. Am J Physiol 2009;296:E1183–94.
44. Batten ML, Imanishi Y, Maeda T et al. J Biol Chem 2004;279: 10422–32.
45. Ross AC, Zolfaghari R. J Nutr 2004;134:269S–75S.
46. Berr F. J Lipid Res 1992;33:915–30.
47. Blomhoff R, Skrede B, Norum KR. J Intern Med 1990;228:207–10.
48. Wei SH, Lai K, Patel S et al. J Biol Chem 1997;272:14159–65.

49. Ross AC, Pasatiempo AM, Green MH. Exp Biol Med (Maywood) 2004;229:46–55.
50. Wang XD, Russell RM, Marini RP et al. Biochim Biophys Acta 1993;1167:159–64.
51. Cifelli CJ, Green JB, Green MH. Vitam Horm 2007;75:161–95.
52. Goodman DS, Blomstrand R, Werner B et al. J Clin Invest 1966;45:1615–23.
53. Goodman DS, Huang HS, Shiratori T. J Lipid Res 1965;6:390–6.
54. Blomhoff R, Helgerud P, Rasmussen M et al. Proc Natl Acad Sci U S A 1982;79:7326–30.
55. Matsuura T, Gad MZ, Harrison ER et al. J Nutr 1997;127:218–24.
56. Sato M, Suzuki S, Senoo H. Cell Struct Funct 2003;28:105–12.
57. Boerman MHEM, Napoli JL. J Biol Chem 1991;266:22273–8.
58. Zolfaghari R, Ross AC. J Lipid Res 2000;41:2024–34.
59. Dahro M, Gunning D, Olson JA. Int J Vitam Nutr Res 1983;53:13–8.
60. Gaetani S, Bellovino D, Apreda M et al. Clin Chem Lab Med 2002; 40:1211–20.
61. Muto Y, Smith JE, Milch PO et al. J Biol Chem 1972;247:2542–50.
62. García A, Raila J, Koebnick C et al. Am J Phys Anthropol 2006; 131:236–42.
63. Wilson DE, Hejazi J, Elstad NL et al. Biochim Biophys Acta 1987;922:247–58.
64. Smith FR, Goodman DS. N Engl J Med 1976;294:805–8.
65. Sowell A, Briefel R, Huff D et al. FASEB J 1996;10:A813.
66. Shenai JP, Rush MG, Stahlman MT et al. J Pediatr 1990; 116:607–14.
67. Ballew C, Bowman BA, Sowell AL et al. Am J Clin Nutr 2001;73: 586–93.
68. Tanumihardjo SA. J Nutr 2004;134:290S–3S.
69. Smith FR, Goodman DS, Arroyave G et al. Am J Clin Nutr 1973;26: 982–7.
70. Rosales FJ, Ritter SJ, Zolfaghari R et al. J Lipid Res 1996;37:962–71.
71. Rosales FJ, Ross AC. J Nutr 1998;128:960-6.
72. Aldred AR, Schreiber G. The negative acute phase proteins. In: Mackiewicz A, Kushner I, Bauman H, eds. Acute Phase Proteins: Molecular Biology, Biochemistry, and Clinical Applications. Boca Raton, FL: CRC Press, 1993:21–37.
73. Felding P, Fex G. Acta Physiol Scand 1985;123:477–83.
74. Raguso CA, Dupertuis YM, Pichard C. Curr Opin Clin Nutr Metab Care 2003;6:211–6.
75. Bernstein LH, Ingenbleek Y. Clin Chem Lab Med 2002; 40:1344–8.
76. Smith FR, Goodman DS. J Clin Invest 1971;50:2426–36.
77. Floreani A, Baragiotta A, Martines D et al. Aliment Pharmacol Ther 2000;14:353–8.
78. Safadi R, Friedman SL. Med Gen Med 2002;4:27.
79. Fex GA, Larsson K, Nilsson-Ehle I. J Nutr Biochem 1996; 7:162–5.
80. Biesalski HK, Frank J, Beck SC et al. Am J Clin Nutr 1999;69: 931–6.
81. Vogel S, Piantedosi R, O'Byrne SM et al. Biochemistry 2002;41: 15360–8.
82. Waits R, Yamada T, Uemichi T et al. Clin Chem 1995;41:1288–91.
83. Kawaguchi R, Yu J, Honda J et al. Science 2007;315:820–5.
84. Isken A, Golczak M, Oberhauser V et al. Cell Metab 2008; 7:258–68.
85. Kurlandsky SB, Gamble MV, Ramakrishnan R et al. J Biol Chem 1995;270:17850–7.
86. Wu L, Ross AC. J Lipid Res 2010;51:378–87.
87. Senoo H, Yoshikawa K, Morii M et al. Cell Biol Int 2010;34: 1247–72.
88. Raila J, Buchholz I, Aupperle H et al. Vet Res 2000;31:541–51.
89. Marino M, Andrews D, Brown D et al. J Am Soc Nephrol 2001;12: 637–48.
90. Christensen EI, Moskaug JO, Vorum H et al. J Am Soc Nephrol 1999;10: 685–95.
91. Von Reinersdorff D, Green MH, Green JB. Adv Exp Med Biol 1998;445: 207–23.
92. Chen C, Mistry G, Jensen B et al. J Clin Pharmacol 1996;36: 799–808.
93. Arnhold T, Tzimas G, Wittfoht W et al. Life Sci 1996;59:PL169–77.
94. Kedishvili NY, Stone CL, Popov KM et al. Adv Exp Med Biol 1997;414:321–9.
95. Pares X, Farres J, Kedishvili N et al. Cell Mol Life Sci 2008;65: 3936–49.
96. Duester G, Mic FA, Molotkov A. Chem Biol Interact 2003;143: 201–10.
97. Niederreither K, Vermot J, Le Roux I et al. Development 2003;130: 2525–34.
98. Blomhoff R, Blomhoff HK. J Neurobiol 2006;66:606–30.
99. Napoli JL. Biochim Biophys Acta. 2011May 19 [Epub ahead of print].
100. Cornic M, Delva L, Castaigne S et al. Leukemia 1994;8:914–7.
101. Budhu AS, Noy N. Mol Cell Biol 2002;22:2632–41.
102. Ross AC, Zolfaghari R. Annu Rev Nutr 2011;31:4.1–23.
103. Loudig O, Maclean GA, Dore NL et al. Biochem J 2005;392:241–8.
104. Zhang Y, Zolfaghari R, Ross AC. Gene 2010;464:32–43.
105. MacLean G, Abu-Abed S, Dolle P et al. Mech Dev 2001; 107:195–201.
106. Trofimova-Griffin ME, Juchau MR. Brain Res Dev Brain Res 2002;136: 175–8.
107. Taimi M, Helvig C, Wisniewski J et al. J Biol Chem 2004;279: 77–85.
108. Cano NJ. Clin Chem Lab Med 2002;40:1313–9.
109. Gerlach TH, Zile MH. FASEB J 1991;5:86–92.
110. Alvarez JO, Salazar-Lindo E, Kohatsu J et al. Am J Clin Nutr 1995;61: 1273–6.
111. Stephensen CB, Alvarez JO, Kohatsu J et al. Am J Clin Nutr 1994;60: 388–92.
112. Lanska DJ. Handb Clin Neurol 2010;95:435–44.
113. Saari JC. Retinoids in photosensitive systems. In: Sporn MB, Roberts AB, Goodman DS, eds. The Retinoids: Biology, Chemistry and Medicine. New York: Raven Press, 1994:351–85.
114. Saari JC. Invest Ophthalmol Vis Sci 2000;41:337–48.
115. Gonzalez-Fernandez F, Ghosh D. Exp Eye Res 2008;86: 169–70.
116. Takahashi Y, Moiseyev G, Ablonczy Z et al. J Biol Chem 2009;284: 3211–8.
117. Redmond TM, Poliakov E, Yu S et al. Proc Natl Acad Sci U S A 2005;102: 13658–63.
118. Saari JC, Nawrot M, Kennedy BN et al. Neuron 2001;29:739–48.
119. Muniz A, Villazana-Espinoza E, Hatch A et al. Exp Eye Res 2007;85: 175–84.
120. Jacobson SG, Cideciyan AV, Regunath G et al. Nat Genet 1995;11: 27–32.
121. Cideciyan AV, Haeseleer F, Fariss RN et al. Vis Neurosci 2000;17: 667–78.
122. Thompson DA, Gal A. Prog Retin Eye Res 2003;22:683–703.
123. Gollapalli DR, Maiti P, Rando RR. Biochemistry 2003;42:11824–30.
124. Sun W, Gerth C, Maeda A et al. Ophthalmic Genet 2008;29:29–32.
125. Ávila-Fernández A, Cantalapiedra D, Aller E et al. Mol Vis 2010;16: 2550–8.
126. Ubels JL, Harkema JR. Invest Ophthalmol Vis Sci 1994;35:1249–53.
127. Clagett-Dame M, DeLuca HF. Annu Rev Nutr 2002;22:347–81.
128. Conlon RA. Trends Genet 1995;11:314–9.
129. McCaffery PJ, Adams J, Maden M et al. Eur J Neurosci 2003;18: 457–72.
130. Tabin C. Int J Dev Biol 2009;53:725–31.
131. Zhao X, Duester G. Gene Expr Patterns 2009;9:430–5.

132. Koubova J, Menke DB, Zhou Q et al. Proc Natl Acad Sci U S A 2006;103: 2474–9.
133. Guerquin M-J, Duquenne C, Lahaye J-B et al. Dev Biol 2010; 346:320–30.
134. Bowles J, Knight D, Smith C et al. Science 2006;312:596–600.
135. Bowles J, Koopman P. Development 2007;134:3401–11.
136. Takahashi YI, Smith JE, Goodman DS. Am J Physiol 1977; 233:E263–72.
137. Biesalski HK, Nohr D. Mol Aspects Med 2003;24:431–40.
138. Massaro D, Massaro GD. Am J Physiol 2002;282:L345–58.
139. Darlow BA, Graham PJ. Cochrane Database Syst Rev 2002;(4):CD000501.
140. Wolbach SB, Howe PR. J Exp Med 1925;42:753–77.
141. McGowan SE. Chest 2002;121(Suppl):206S–8S.
142. Massaro D, Massaro GD. Am J Respir Cell Mol Biol 2003;28:271–4.
143. Swartz-Basile DA, Wang LH, Tang YZ et al. Am J Physiol 2003;285:G424–32.
144. Stephensen CB. Annu Rev Nutr 2001;21:167–92.
145. Ziegler SF, Buckner JH. Microbes Infect 2009;11:594–698.
146. Mucida D, Park Y, Cheroutre H. Semin Immunol 2009;21:14–21.
147. Iwata M. Semin Immunol 2009;21:8–13.
148. Iwata M, Hirakiyama A, Eshima Y et al. Immunity 2004;21:527–38.
149. Ertesvåg A, Naderi S, Blomhoff HK. Semin Immunol 2009;21: 36–41.
150. Ross AC, Chen Q, Ma Y. Semin Immunol 2009;21:42–50.
151. Durancik DM, Lackey DE, Hoag KA. J Nutr 2010;140:1395–9.
152. Strober W. Mucosal Immunol 2008;1:92–5.
153. Russell RM. Am J Clin Nutr 2000;71:878–84.
154. Congdon NG, West KP Jr. J Nutr 2002;132(Suppl):2889S–94S.
155. de Pee S, Dary O. J Nutr 2002;132(Suppl):2895S–901S.
156. Stephensen CB, Gildengorin G. Am J Clin Nutr 2000;72:1170–8.
157. Furr HC, Green MH, Haskell MJ et al. Public Health Nutr 2005;8: 596–607.
158. West KP Jr. J Nutr 2002;132:2857S–66S.
159. Ambrosini GL, de Klerk NH, Musk AW et al. Public Health Nutr 2001;4:255–64.
160. McLaren DS, ed. The Control of Xerophthalmia: A Century of Contributions and Lessons. Basel: Task Force Sight and Life, 2004.
161. Semba RD, Bloem MW. Eur J Clin Nutr 2002;56:271–81.
162. Beaton GH, Martorell R, Aronson KA et al. Food Nutr Bull 1994;15: 282–9.
163. Rahmathullah L, Tielsch JM, Thulasiraj RD et al. BMJ 2003; 327:254.
164. Benn CS, Fisker AB, Napirna BM et al. BMJ 2010;340:c1101.
165. World Health Organization. Vitamin A Supplementation. 2003. Disponível em: http://www.who.int/vaccines/en/vitamina.shtml. Acesso em 29 de novembro de 2011.
166. Rahmathullah L, Underwood BA, Thulasiraj RD et al. N Engl J Med 1990;323:929–35.
167. Underwood BA. J Nutr 1998;128:145–51.
168. International Vitamin A Consultative Group. Guidelines for the Eradication of Vitamin A Deficiency and Xerophthalmia, Washington, DC: Nutrition Foundation, 1976.
169. Tzimas G, Nau H. Curr Pharm Des 2001;7:803–31.
170. Hathcock JN, Hattan DG, Jenkins MY et al. Am J Clin Nutr 1990;52: 183–202.
171. Soprano DR, Soprano KJ. Annu Rev Nutr 1995;15:111–32.
172. Nau H. J Am Acad Dermatol 2001;45(Suppl):S183–7.
173. Teratology Society. Teratology 1987;35:269–75.
174. Rothman KJ, Moore LL, Singer MR et al. N Engl J Med 1995; 333: 1369–73.
175. US Food and Drug Administration. iPLEDGE information. 2010. Disponível em: http://www.fda.gov/Drugs/DrugSafety/PostmarketDrugSafetyInformationforPatientsandProviders/ucm094307.htm. Acesso em 30 de novembro de 2011.
176. O'Donnell J. Am J Ther 2003;10:148–59.
177. Wray AE, Okita N, Ross AC. J Nutr 2011;141:660–6.
178. Ribaya-Mercado JD, Blumberg JB. Nutr Rev 2007;65:425–38.
179. Parish LC. JAMA 2008;299:1611–2.
180. Yaar M, Gilchrest BA. Br J Dermatol 2007;157:874–87.
181. Karlsson T, Vahlquist A, Kedishvili N et al. Biochem Biophys Res Commun 2003;303:273–8.
182. Krautheim A, Gollnick H. Clin Pharmacokinet 2003;42:1287–304.
183. Clewell HJ 3rd, Andersen ME, Wills RJ et al. J Am Acad Dermatol l 1997;36:S77–85.
184. Mongan NP, Gudas LJ. Differentiation 2007;75:853–70.
185. Ross AC. Vitamin A. In: Milner J, Romagnolo D, eds. Bioactive Compounds and Cancer. New York: Springer, 2010.
186. Sun SY, Lotan R. Crit Rev Oncol Hematol 2002;41–55.
187. Warrell RP Jr, de Thé H, Wang Z-Y et al. N Engl J Med 1993;329:177–89.
188. Parmar S, Tallman MS. Expert Opin Pharmacother 2003;4: 1379–92.

Sugestões de leitura

Li E. Structure and function of cytoplasmic retinoid binding proteins. Mol Cell Biochem 1999;192:105–8.

Mucida D, Park Y, Cheroutre H. From the diet to the nucleus: vitamin A and TGF-β join efforts at the mucosal interface of the intestine. Semin Immunol 2009;21:14–21.

Ross AC. Vitamin A. In: Milner J, Romagnolo D, eds. Bioactive Compounds and Cancer. New York: Springer, 2010.

Ross AC, Zolfaghari R. Cytochrome P450s in the regulation of cellular retinoic acid metabolism. Annu Rev Nutr 2011;31:4.1–23.

Sommer A. Vitamin A deficiency and clinical disease: an historical overview. J Nutr 2008;138:1835–9.

18 Vitamina D*

Glenville Jones

História do raquitismo e da vitamina D como fator antirraquítico

Embora a vitamina D tenha sido descoberta há menos de 100 anos, as doenças decorrentes de sua deficiência (o raquitismo e sua correspondente manifestação na fase adulta, a osteomalacia) foram claramente identificadas muito antes, por médicos como Daniel Whistler (1645), nos Países Baixos, e Francis Glisson (1650), na Inglaterra.[1,2] O raquitismo é caracterizado por uma "matriz óssea insuficientemente mineralizada ou calcificada", em geral como resultado de deficiência de vitamina D. O raquitismo resulta em um esqueleto deformado e com conformação estranha, particularmente com inclinação ou curvamento de ossos longos e alargamento das epífises articulares da caixa torácica, dos braços, das pernas e do pescoço. Esses defeitos resultam em respiração dolorosa e dificuldades para sustentar a cabeça; nas mulheres, acarretam problemas de parto em fases posteriores da vida, com a persistência das deformações raquíticas da pelve. Na virada do século XX, o raquitismo já tinha alcançado proporções quase epidêmicas, em particular nas cidades industrializadas do norte da Europa, onde a poluição excessiva do ar que bloqueava a exposição aos raios ultravioleta (UV) combinava-se com as práticas de trabalho em estabelecimentos com condições sub-humanas que mantinham os trabalhadores em ambientes fechados durante as horas do dia, impedindo a síntese cutânea de vitamina D.

Nos séculos XIX e XX, os médicos e cientistas mencionados a seguir investigaram a causa do raquitismo e fizeram observações decisivas que levaram à descoberta da vitamina D: Sniadecki (1822), que notou que o raquitismo era comum nas crianças que viviam na zona urbana, e não nas que viviam em áreas rurais;[3] Palm (1890), que observou a importância da latitude na incidência do raquitismo na China e concluiu que a luz solar era o principal fator etiológico do raquitismo;[4] Percival (1789), que discutiu os usos medicinais do óleo de fígado de bacalhau no tratamento do raquitismo;[5] Raczynski (1913), Huldschinsky (1919) e, mais tarde, Hess e Unger (1922), que demonstraram que animais de laboratório e crianças com raquitismo eram curados quando expostos à luz solar ou a lâmpadas de mercúrio (UV);[6-8] Mellanby (1919), que se alimentou de uma dieta à base de aveia semissintética para cães com o intuito de induzir raquitismo, o qual, por sua vez, foi revertido com a administração de óleo de fígado de bacalhau;[9] McCollum et al. (1922), que demonstrou que o fator antirraquítico presente no óleo de fígado de bacalhau era diferente da vitamina A e o denominou vitamina D;[10] Hess e Weinstock (1924) e Steenbock e Black (1924), que conseguiram reconciliar conceitos aparentemente discrepantes de luz solar e fatores dietéticos ao mostrarem que a irradiação de certos alimentos (p. ex., óleos vegetais ou levedura) aumentava a atividade da vitamina D[11,12] (esse fator antirraquítico de origem vegetal atualmente é conhecido como vitamina D_2), e Windaus et al. (1936), que recebeu o Prêmio Nobel em 1928 sobretudo por ter elucidado a estrutura dos esteróis, entre os quais a vitamina D.[13]

***Abreviaturas**: **1α,25-$(OH)_2$D**, 1α,25-di-hidroxivitamina D; **1α,25-$(OH)_2D_3$**, 1α,25-di-hidroxivitamina D_3; **25-OH-D**, 25-hidroxivitamina D; **Ca^{2+}**, íon cálcio; **CYP**, citocromo P-450; **DBP**, proteína ligadora de vitamina D; **DRI**, ingestão dietética de referência; **FGF-23**, fator de crescimento de fibroblasto 23; **IMC**, índice de massa corporal; **IOM**, Institute of Medicine (Instituto de Medicina Norte-americano); **NHANES**, *National Health and Nutrition Examination Survey* (Pesquisa Nacional sobre Saúde e Nutrição dos Estados Unidos); **PCR**, reação em cadeia da polimerase; **PTH**, paratormônio; **RDA**, ingestão dietética recomendada; **UL**, níveis de ingestão máxima tolerável; **UV**, ultravioleta; **VDR**, receptor de vitamina D; **VDRE**, elemento vitamina D-responsivo.

Terminologia

A terminologia usada na área da vitamina D é confusa não só para muitos especialistas, como também para leigos. Assim, um glossário de termos relevantes é apresentado a seguir para ajudar o leitor.

Vitamina D: termo nutricional cunhado na década de 1920 para denotar uma substância que tem a atividade antirraquítica integral da molécula de vitamina D_3 parental. O termo hoje é empregado com frequência como forma resumida para descrever a classe de compostos com atividade biológica de 1α,25-di-hidroxivitamina D, abreviada como $1\alpha,25\text{-}(OH)_2D$, e também conhecida como calcitriol. Também é usada ocasionalmente para denotar a soma das formas vitamina D_2 e vitamina D_3,[14] especialmente no relato de resultados de ensaios clínicos em que a 25-hidroxivitamina D (25-OH-D) sérica é usada com significado de soma das formas 25-hidroxivitamina D_2 (25-OH-D_2) e 25-hidroxivitamina D_3 (25-OH-D_3).

Vitamina D_3: esse derivado natural de 7-desidrocolesterol é produzido na pele (ver estrutura na Fig. 18.1).

Vitamina D_2: forma de vitamina D artificial ou derivada de vegetal, usada com frequência no enriquecimento de alimentos, em suplementos dietéticos de uso diário e em preparações farmacológicas de alta potência. É metabolizada à forma ativa, $1\alpha,25\text{-}(OH)_2D_2$, de modo similar à vitamina D_3 natural. As vitaminas D_2 e D_3 são consideradas biologicamente equivalentes quanto à habilidade de curar o raquitismo.

1α-hidroxilase renal: forma tubular proximal da enzima responsável pela etapa final de 1α-hidroxilação da ativação da vitamina D, constituída por três proteínas, entre as quais a proteína central é a CYP27B1 (CYP) do citocromo P-450. A 1α-hidroxilase renal é regulada pelos íons cálcio (Ca^{2+}) e fosfato (PO_4^{3-}) por meio do paratormônio (PTH) e do fator de crescimento de fibroblasto 23 (FGF-23).

1α-hidroxilase extrarrenal: 1α-hidroxilase, como evidenciado pela proteína CYP27B1, expressa em tecidos não renais, sobretudo onde produz localmente a $1\alpha,25\text{-}(OH)_2D_3$, que parece atuar de modo autócrino ou parácrino. É regulada por citocinas, e não pelo PTH ou pelo FGF-23.

Receptor de vitamina D (VDR): proteína celular alvo que se liga à $1\alpha,25\text{-}(OH)_2D_3$, bem como a sequências específicas (elementos vitamina D-responsivos [VDRE]) no genoma, para regular a expressão de genes dependentes de vitamina D, no nível transcricional. O VDR não se liga com alta afinidade a nenhum outro metabólito, e isso torna improvável algum efeito direto da vitamina D e da 25-OH-D sobre a expressão genética em circunstâncias normais.

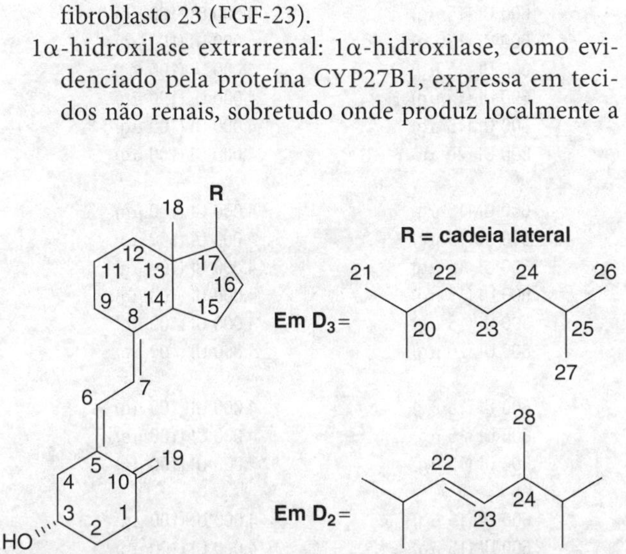

Figura 18.1 Estrutura das vitaminas D_2 e D_3. (Reproduzido com permissão de Makin HLJ, Jones G, Kaufmann M et al. Analysis of vitamins D, their metabolites and analogues. In: Makin HLJ, Gower DB, eds. Steroid Analysis. New York: Springer, 2010:967-1096.)

Fontes dietéticas de vitamina D

Como já destacado, a vitamina D pode ser derivada da síntese endógena na pele ou a partir da dieta. No uso mais estrito do termo, a vitamina D não é, portanto, uma vitamina, pelo menos durante os meses de verão. Por consequência, deveria ser referida como um pró-hormônio. As fontes dietéticas se tornam decisivas durante os meses de inverno (aproximadamente 43° ao norte, entre outubro e abril), quando o ângulo de zênite do Sol é tal que a luz UVB não penetra a atmosfera e a síntese de vitamina D_3 na pele é insignificante. Infelizmente, as fontes dietéticas de vitamina D são poucas, e a maioria dos alimentos não contém vitamina D. As únicas fontes significativas de vitamina D (D_2 ou D_3) são o fígado animal, peixes gordos (p. ex., salmão, halibute, bacalhau), gema de ovo e óleos de peixe. O leite de vaca não enriquecido não é uma fonte abundante. Como o leite humano é uma fonte extremamente pobre de vitamina D, os bebês amamentados necessitam de suplemento de vitamina D. A maioria dos grãos, das carnes magras, verduras e frutas são praticamente destituídos de quantidades mensuráveis de vitamina D. Embora a vitamina D_2 possa ser derivada do esterol vegetal ergosterol, a probabilidade de essa pró-vitamina D_2 vir a receber radiação UV de forma natural parece ser baixa, ainda que algumas culturas de verduras sejam secas ao sol. A irradiação artificial dos cogumelos shitake, uma fonte rica de ergosterol, tem aumentado a possibilidade de encontrar vitamina D_2 na dieta.

O enriquecimento de alimentos com vitamina D_2 sintética ou, mais tarde, com vitamina D_3 foi pioneiro, tendo sido patenteado nos Estados Unidos na década de 1930, por Steenbock. O conceito dele era enriquecer matérias-primas, como cereais matinais, leite e margarina, com vitamina D, a princípio na forma de ergosterol irradiado, a fim de garantir o fornecimento desse nutriente escasso e também para superar a variabilidade sazonal da potência encontrada nas fontes naturais (p. ex., óleos de peixe). Essa iniciativa de saúde pública de enriquecer certos alimentos com vitamina D erradicou o raquitismo nos Estados Unidos e em quase todos os lugares do mundo onde foi introduzida. Em Quebec, no Canadá, que foi a última província ou estado da América do Norte a introduzir o enriquecimento com vitamina D, as estatísticas mostraram um declínio drástico da incidência anual dos casos de raquitismo, em um hospital do centro de Montreal (St. Justine pour les Enfants), de

130 em 1.000 para quase 0 em 1.000 ao longo de um período de 8 anos, entre 1968 e 1976. Esse período coincidiu com a legislação provincial que obrigou as leiterias a enriquecerem o leite.[15] Poucos países resistiram aos programas de enriquecimento com vitamina D, não por acreditarem que fracassariam na erradicação do raquitismo e sim por questões financeiras sobre o governo ou a indústria ter de arcar com os custos dos programas, ou por se preocuparem com a intoxicação por vitamina D no período neonatal — temores que se mostraram amplamente infundados.

Ingestão dietética recomendada de vitamina D

As ingestões dietéticas de referência (DRI) foram revisadas em um relato publicado por um painel do Institute of Medicine (IOM), na National Academy of Sciences, em Washington, DC (EUA).[16] Os indicadores escolhidos para relatar as ingestões ideais de vitamina D atualmente são a ingestão adequada (AI) para recém-nascidos até o estágio de 1 ano de vida e a ingestão dietética recomendada (RDA) para todos os outros estágios de vida. A ingestão excessiva é definida como níveis de ingestão máxima tolerável (UL) para todas as faixas etárias, enquanto os valores de DRI para os diversos estágios da vida são fornecidos na Tabela 18.1.

Conhecimento atual sobre ativação e inativação da vitamina D

A vitamina D_3 é sintetizada a partir do 7-desidrocolesterol, por um processo que envolve luz UVB nos comprimentos de onda de 290-315 nm[17] (Fig. 18.2). A irradiação UV abre a ligação 9,10 da pró-vitamina e dá origem à pré-vitamina D_3 intermediária nas camadas superiores da pele, antes de ser isomerizada não enzimaticamente por calor para originar vitamina D_3 nas camadas inferiores. O transporte de vitamina D_3 é realizado por uma proteína plasmática específica, a proteína ligadora de vitamina D (DBP), partindo da pele até os tecidos de armazenamento ou até o fígado para a primeira etapa de ativação. As vitaminas D também podem ser derivadas da dieta, tanto como vitamina D_3 quanto como vitamina D_2. O transporte para os depósitos de armazenagem ou para o fígado, no caso da forma dietética, é feito em quilomícrons, embora algumas evidências indiquem que a transferência a partir dos quilomícrons para a DBP também seja possível no decorrer do trânsito. A vitamina D oriunda da pele ou de fontes dietéticas não circula por tempo prolongado na corrente sanguínea e, em vez disso, é captada imediatamente em questão de horas pelo tecido adiposo ou pelo fígado para armazenamento ou ativação.[18]

Por fim, a vitamina D_3 segue para a primeira etapa de ativação (Fig. 18.3), ou seja, a 25-hidroxilação no fígado.

Tabela 18.1 Ingestões dietéticas de referência de vitamina D por estágio da vida (quantidade/dia)

Grupo de estágio da vida	AI	EAR	RDA	UL
Bebês				
0-6 meses	400 UI (10 μg)	—	—	1.000 UI (25 μg)
7-12 meses	400 UI (10 μg)	—	—	1.500 UI (38 μg)
Crianças				
1-3 anos	—	400 UI (10 μg)	600 UI (15 μg)	2.500 UI (63 μg)
4-8 anos	—	400 UI (10 μg)	600 UI (15 μg)	3.000 UI (75 μg)
Sexo masculino				
9-13 anos	—	400 UI (10 μg)	600 UI (15 μg)	4.000 UI (100 μg)
14-18 anos	—	400 UI (10 μg)	600 UI (15 μg)	4.000 UI (100 μg)
19-30 anos	—	400 UI (10 μg)	600 UI (15 μg)	4.000 UI (100 mg)
31-50 anos	—	400 UI (10 μg)	600 UI (15 μg)	4.000 UI (100 μg)
51-70 anos	—	400 UI (10 μg)	600 UI (15 μg)	4.000 UI (100 μg)
> 71 anos	—	400 UI (10 μg)	800 UI (20 μg)	4.000 UI (100 μg)
Sexo feminino				
9-13 anos	—	400 UI (10 μg)	600 UI (15 μg)	4.000 UI (100 μg)
14-18 anos	—	400 UI (10 μg)	600 UI (15 μg)	4.000 UI (100 μg)
19-30 anos	—	400 UI (10 μg)	600 UI (15 μg)	4.000 UI (100 μg)
31-50 anos	—	400 UI (10 μg)	600 UI (15 μg)	4.000 UI (100 μg)
51-70 anos	—	400 UI (10 μg)	600 UI (15 μg)	4.000 UI (100 μg)
> 71 anos	—	400 UI (10 μg)	800 UI (20 μg)	4.000 UI (100 μg)
Gravidez				
14-18 anos	—	400 UI (10 μg)	600 UI (15 μg)	4.000 UI (100 μg)
19-30 anos	—	400 UI (10 μg)	600 UI (15 μg)	4.000 UI (100 μg)
31-50 anos	—	400 UI (10 μg)	600 UI (15 μg)	4.000 UI (100 μg)
Lactação				
14-18 anos	—	400 UI (10 μg)	600 UI (15 μg)	4.000 UI (100 μg)
19-30 anos	—	400 UI (10 μg)	600 UI (15 μg)	4.000 UI (100 μg)
31-50 anos	—	400 UI (10 μg)	600 UI (15 μg)	4.000 UI (100 μg)

AI = ingestão adequada; EAR = necessidade média estimada; UI = unidade internacional; RDA = ingestão dietética recomendada; UL = níveis de ingestão máxima tolerável.

Reproduzido com permissão de Food and Nutrition Board, Institute of Medicine. Dietary Reference Intakes for Calcium and Vitamin D. Washington, DC: National Academy Press, 2011.

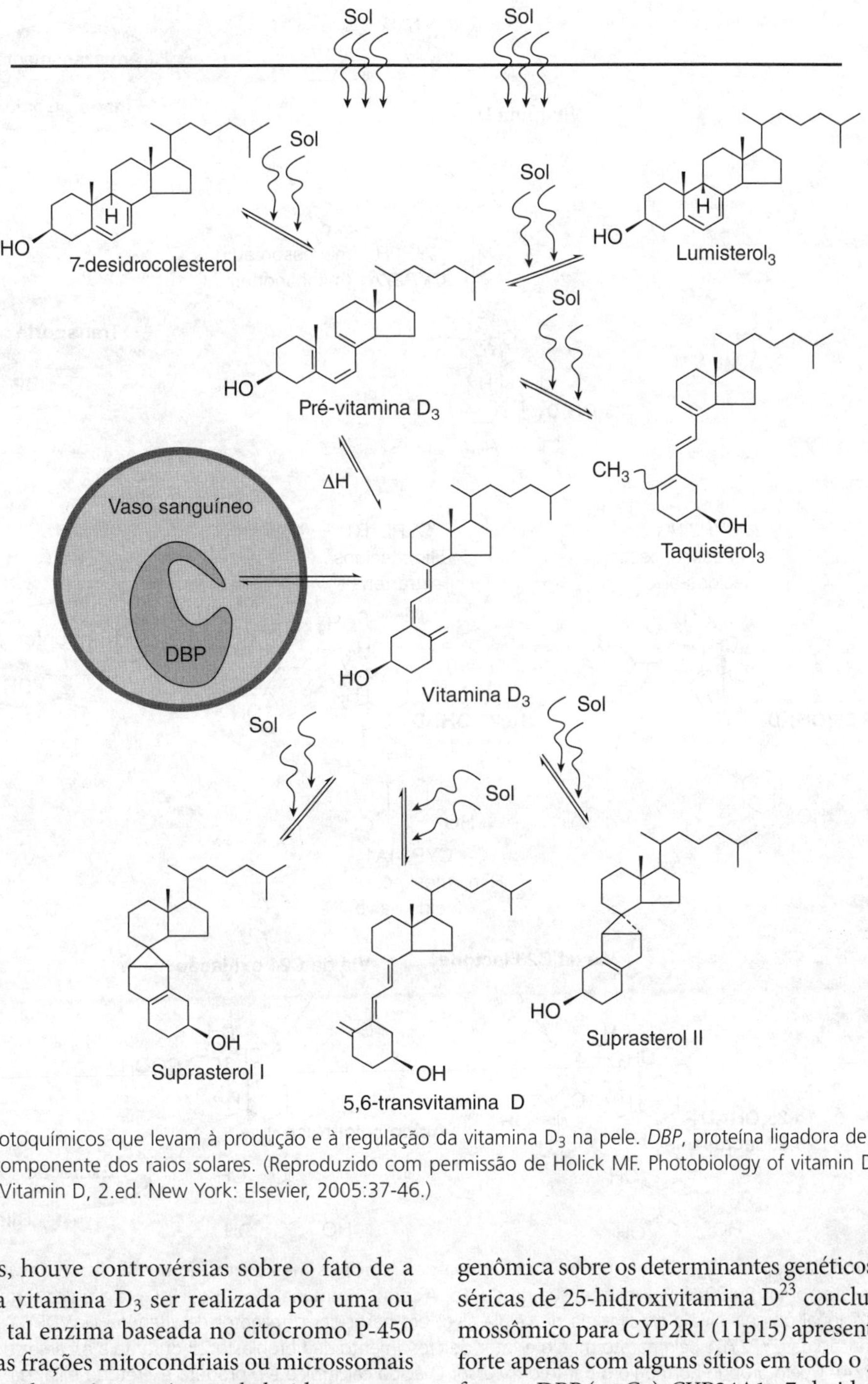

Figura 18.2 Eventos fotoquímicos que levam à produção e à regulação da vitamina D_3 na pele. *DBP*, proteína ligadora de vitamina D; *Sol*, raios ultravioleta B, como componente dos raios solares. (Reproduzido com permissão de Holick MF. Photobiology of vitamin D. In: Feldman D, Pike JW, Glorieux FH, eds. Vitamin D, 2.ed. New York: Elsevier, 2005:37-46.)

Ao longo dos anos, houve controvérsias sobre o fato de a 25-hidroxilação da vitamina D_3 ser realizada por uma ou duas enzimas, e se tal enzima baseada no citocromo P-450 seria encontrada nas frações mitocondriais ou microssomais do fígado.[18] Pesquisas bioquímicas têm estabelecido que uma enzima mitocondrial humana (CYP27A1) e várias enzimas citocromo P-450 microssomais (inclusive CYP2R1, CYP3A4 e CYP2J3) são capazes de realizar a 25-hidroxilação da vitamina D_2 ou da vitamina D_3, ou de ambas (ver Fig. 18.3).[19] A relevância fisiológica de uma dessas enzimas, a CYP2R1, é particularmente pertinente em razão de um único relato de uma mutação humana em Leu99Pro junto ao gene CYP2R1 em um paciente com raquitismo.[20] A enzima é uma 1α-OH-D_2-25-hidroxilase com alta afinidade pelo substrato de vitamina D_2.[21] Pesquisas têm montado uma estrutura cristalina de CYP2R1 com vários dos substratos de vitamina D conhecidos ligados no sítio ativo.[22] Além disso, um estudo de associação genômica sobre os determinantes genéticos das concentrações séricas de 25-hidroxivitamina D[23] concluiu que o *locus* cromossômico para CYP2R1 (11p15) apresentou associação mais forte apenas com alguns sítios em todo o genoma; os demais foram a DBP (ou Gc), CYP24A1 e 7-desidrocolesterol redutase (DHR7). Notavelmente, as variantes de outras 25-hidroxilases, como CYP27A1 ou CYP3A4, não foram identificadas como estando associadas às concentrações séricas de 25-OH-D. Esse achado sugere que CYP2R1 é a fisiologicamente mais relevante entre todas as 25-hidroxilases.

O produto da etapa de 25-hidroxilação, 25-OH-D_3, é a principal forma circulante da vitamina D_3 e, em seres humanos, está presente no plasma em concentrações na faixa de 10 a 80 ng/mL (25-200 nmol/L).[24] A principal explicação para a meia-vida plasmática estendida da 25-OH-D_3 é sua forte afinidade com a DBP, apresentando camundongos DBP-XO taxas de depuração aceleradas e níveis baixos de 25-OH-D_3.[25]

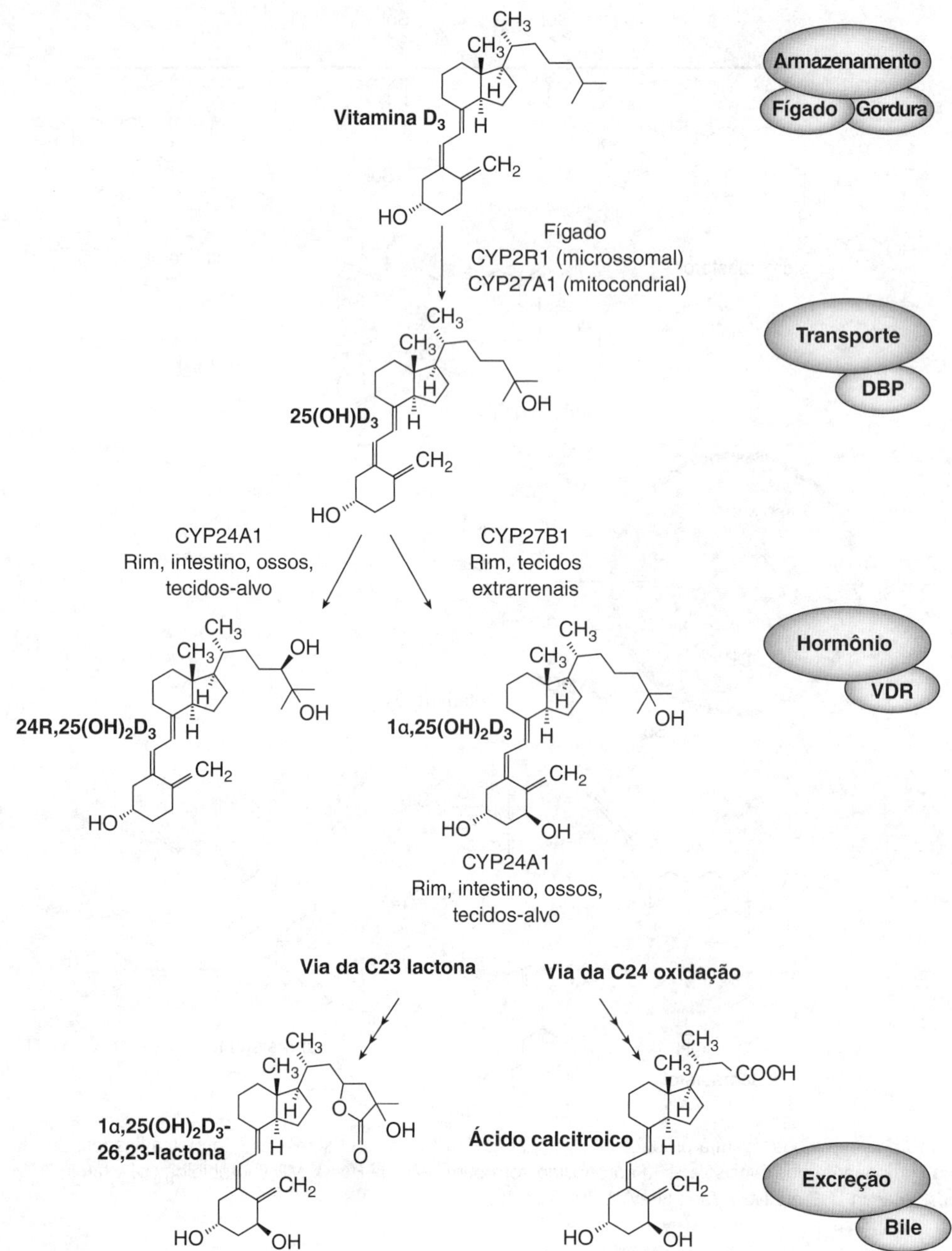

Figura 18.3 Metabolismo da vitamina D_3. Conhecimento atual acerca dos principais metabólitos no metabolismo da vitamina D em conjunto com as enzimas (todas citocromos P-450) envolvidas em sua produção. A forma hormonal, $1\alpha,25\text{-}(OH)_2D_3$, é a única forma "ativa" ao longo de um mecanismo transcricional que envolve o mecanismo da célula-alvo, em particular o receptor da vitamina D (VDR). A regulação do sistema enzimático envolve indução da CYP27B1 pelo paratormônio e fator de crescimento de fibroblasto 23 durante a escassez de $1\alpha,25\text{-}(OH)_2D_3$, bem como indução da CYP24A1 pelo próprio hormônio durante o excesso. O ácido calcitroico é o produto excretório biliar da $1\alpha,25\text{-}(OH)_2D_3$ gerado pela CYP24A1. Existe uma via similar para a vitamina D_2. *DBP*, proteína ligadora de vitamina D.

Os níveis séricos de 25-OH-D_3, portanto, representam uma medida do estado de vitamina D do animal *in vivo*.

O metabolito circulante, 25-OH-D_3, é convertido na forma ativa de vitamina D conhecida como calcitriol ou $1\alpha,25\text{-}(OH)_2D_3$. A segunda etapa da ativação, a 1α-hidroxilação, ocorre primariamente nos rins.[18] A síntese de $1\alpha,25\text{-}(OH)_2D_3$ *circulante* em mamíferos normais e não gravídicos parece ser o domínio exclusivo dos rins. Um mecanismo específico parece envolver os receptores de superfície celular megalina e cubilina na promoção da captação do substrato, em forma do complexo 25-OH-D/DBP, por meio das células proximais renais (ver Fig. 18.3).[26] Os camundongos *knockout* para megalina apresentam níveis diminuídos de metabolito de vitamina D e deficiência de vitamina D. Evidências adicionais da síntese renal de calcitriol circulante surgem da medicina clínica. Pacientes com doença renal crônica apresentam níveis diminuídos de $1\alpha,25\text{-}(OH)_2D_3$ e raquitismo franco ou osteomalacia resultante de deficiência de $1\alpha,25\text{-}(OH)_2D_3$ causada pela falta de 1α-hidroxilase renal, em uma situação que pode ser revertida com terapia de reposição hormonal de $1\alpha,25\text{-}(OH)_2D_3$.[27] A enzima citocromo P-450,

CYP27B1, representando a enzima 1α-hidroxilase, foi clonada quase simultaneamente a partir de várias espécies, incluindo-se rato, homem e camundongo.[28-31] Há algum tempo, os pesquisadores sabem que a enzima 1α-hidroxilase mitocondrial renal é constituída por três proteínas — um citocromo P-450, uma ferrodoxina e uma ferrodoxina redutase para atividade —, sendo fortemente inibida por 1α,25-$(OH)_2D_3$ e estimulada pelo PTH como parte da alça homeostática de cálcio.[32] Os pesquisadores demonstram que também existe uma alça homeostática de fosfato similar que envolve FGF-23, aparentemente o há muito proposto hormônio "fosfatonina" inibidor da atividade da enzima CYP27B1 provavelmente no nível transcricional.[33] O promotor do gene da CYP27B1 parece conter os elementos regulatórios necessários (elementos de resposta ao AMP cíclico [CRE] e VDRE negativos) para explicar as regulações fisiológicas observadas de PTH e 1α,25-$(OH)_2D_3$, respectivamente, no nível transcricional. Ainda resta esclarecer se existem outros elementos adicionais que expliquem a ação de FGF-23 via receptor klotho.[33] As mutações no gene da CYP27B1 humana resultam em raquitismo dependente de vitamina D tipo 1 (RDVD-I),[34] um estado patológico que foi proposto pela primeira vez em 1973, como sendo resultante de um defeito genético que envolve a enzima 1α-hidroxilase.[35] Dois grupos independentes criaram o modelo análogo de camundongo *knockout* para a CYP27B1, apagando o gene da cyp27B1, e também o modelo deficiente de 1α,25-$(OH)_2D_3$, trazendo novas suposições acerca da regulação do gene por diferentes estímulos e sutilezas sobre os papéis da 1α,25-$(OH)_2D_3$.[36,37]

A peça final do mecanismo metabólico da vitamina D tem sido a elucidação do catabolismo de 25-OH-D_3 e 1α,25-$(OH)_2D_3$ no corpo. Isso envolve outra enzima citocromo P-450 chamada CYP24A1, originalmente conhecida como 25-OH-D-24-hidroxilase. A CYP24A1 inativa ambas, 25-OH-D_3 e 1α,25-$(OH)_2D_3$, sujeitando esses metabolitos à 24-hidroxilação e, portanto, dando origem inicialmente à 24R,25-$(OH)_2D_3$ e à 1α,24,25-$(OH)_3D_3$, respectivamente[38,39] (ver Fig. 18.3).

Atualmente, especula-se que os metabolitos 24-hidroxilados podem exercer um papel biológico exclusivo no reparo de fraturas ósseas, contudo a maioria das evidências favorece a concepção de que a 24-hidroxilação é primariamente uma etapa de inativação. A enzima faz a 24-hidroxilação de 25-OH-D_3 e 1α,25-$(OH)_2D_3$, com uma eficiência 10 vezes maior no caso desta última.[40,41] Entretanto, na ausência total da DBP, essa discriminação de substrato é menos evidente. Como os níveis circulantes de 25-OH-D_3 são cerca de 1.000 vezes maiores do que os de 1α,25-$(OH)_2D_3$, a depuração dos produtos da 25-OH-D_3 pela CYP24A1 (p. ex., 24R,25-$(OH)_2D_3$) é prontamente evidente na corrente sanguínea. A enzima, particularmente na forma renal, parece ser constitutivamente expressa em altos níveis nos animais normais e pode estar envolvida na inativação e na depuração do excesso de 25-OH-D_3 na circulação.

De modo inverso, a 24-hidroxilase extrarrenal parece estar primariamente envolvida na destruição de 1α,25-$(OH)_2D_3$ de células-alvo.[42] De fato, foi demonstrado que a CYP24A1 é expressão de modo bastante ubíquo, em particular sempre que há expressão de VDR. A atividade da enzima CYP24A1 tem sido demonstrada em diversas linhagens celulares, representando órgãos-alvo de vitamina D específicos (intestino, células CaCo2; osteossarcoma, células UMR-106; rim, células LLC-PK1; queratinócito, HPK1A e HPK1A-ras). Pesquisadores têm demonstrado que a 24-hidroxilação é a primeira etapa da via de C-24 oxidação, uma via de cinco etapas induzível por vitamina D e sensível ao cetoconazol, que modifica as moléculas de vitamina D hidroxiladas em produtos truncados hidrossolúveis, como a forma biliar do ácido calcitroico.[43,44]

Embora com a CYP24A1 de seres humanos, de ratos e de camundongos a formação de ácido calcitroico seja a via principal, outras isoformas da CYP24A1, em particular os análogos de cobaia e de gambá, realizam predominantemente uma via de 23-hidroxilação a um produto de 26,23-lactona.[45] O valor biológico da síntese de 26,23-lactona ainda é indeterminado, contudo a mudança para a via da 23-hidroxilação pode ser promovida por uma única mutação Ala326Gly na CYP24A1 humana.[45] Na maioria dos ensaios biológicos, os produtos intermediários e truncados dessas vias de 23- e 24-hidroxilação têm atividade biológica menor ou insignificante. Além disso, muitos desses compostos apresentam pouca ou nenhuma afinidade com a DBP, e isso faz que a sobrevida dessas moléculas no plasma seja, na melhor das hipóteses, tênue. Os estudos sobre a CYP24A1 com reação em cadeia da polimerase (PCR) levaram à detecção de mRNA da CYP24A1 em uma ampla gama de tecidos, corroborando assim os estudos anteriores que relataram atividade de 24-hidroxilase amplamente disseminada na maioria das (se não em todas) células-alvo de calcitriol.

Estudos adicionais mostraram que transcritos de mRNA para a CYP24A1 são quase indetectáveis em células-alvo *naive*, ainda não expostas à 1α,25-$(OH)_2D_3$, porém são drasticamente induzidas por um mecanismo VDR-mediado em questão de horas de exposição à 1α,25-$(OH)_2D_3$.[46] De fato, os promotores do gene da CYP24A1 em seres humanos e em ratos possuem um VDRE duplo que comprovadamente medeia a indução calcitriol-dependente da enzima CYP24 em ambas as espécies. Dessa forma, torna-se atraente propor que a 24-hidroxilação não só é uma etapa importante na inativação do excesso de 25-OH-D_3 na circulação, como também está envolvida na inativação da 1α,25-$(OH)_2D_3$ dentro das células-alvo. Sendo assim, é possível supor que a oxidação C-24 é um processo de dessensibilização ou atenuação da célula-alvo que constitui uma troca molecular para desligamento das respostas de calcitriol dentro das células-alvo.[47]

As mutações de perda de função da CYP24A1 humana resultam em uma condição conhecida como hipercalcemia idiopática infantil (HII),[48] caracterizada por hipercalcemia, hipercalciúria, nefrolitíase e nefrocalcinose, sustentando um papel de contrarregulação para a CYP24A1 no metabolismo da vitamina D. O camundongo *knockout* para a CYP24A1 exibe um fenótipo hipercalcêmico similar que, em 50% dos animais, é grave o bastante para causar morte próxima do desmame. Ao contrário, os animais sobreviventes sofrem alterações inexplicáveis na morfologia óssea que envolvem excesso de osteoide não mineralizado, o que poderia sugerir um papel alternativo para a 24-hidroxilase na mineralização óssea, embora os *knockouts* duplos (sem a CYP24A1 e o VDR) não exibam esse fenótipo ósseo.[49] Foi demonstrado que os animais CYP24A1 *null* sobreviventes têm uma habilidade bastante diminuída de eliminar uma dose de bolo de [1β-^{3}H]1α,25-$(OH)_2D_3$ da circulação, em comparação às ninhadas de animais do tipo selvagem normais.[50] Dessa forma, há poucas evidências da existência de sistemas excretórios de recuperação eficientes não mediados pela CYP24A1 para o catabolismo do calcitriol.

O ácido calcitroico, produto biliar hidrossolúvel final do catabolismo de 1α,25-$(OH)_2D_3$, provavelmente não é sintetizado no fígado porque a C-24 oxidação não ocorre em células de hepatoma e, presume-se, deve ser então transferido das células-alvo para o fígado por algum transportador plasmático. Embora o ácido calcitroico tenha sido encontrado em vários tecidos *in vivo*,[51] os detalhes de sua transferência para a bile não estão elucidados. Algumas evidências emergentes indicam que altas concentrações de compostos de vitamina D podem ser metabolizadas pela enzima citocromo P-450 hepática de uso geral, a CYP3A4, que é induzida no intestino pelo calcitriol.[52-54]

Papel do calcitriol na regulação da expressão genética dependente de vitamina D

O dogma vigente sustenta que a vitamina D, por meio de sua forma hormonal de 1α,25-$(OH)_2D_3$ (calcitriol), é um regulador central da homeostasia do cálcio e do fosfato, além de promover a diferenciação celular e limitar a divisão celular de tipos celulares selecionados.[18] O calcitriol executa essas funções por um mecanismo mediado por VDR, em que o hormônio regula diretamente a expressão genética no nível transcricional de muitos genes dependentes de vitamina D distintos nas células-alvo de vitamina D,[55] codificando proteínas que, por sua vez, regulam eventos celulares como o transporte de cálcio intestinal e a divisão celular[18] (Fig. 18.4). No modelo clássico do hormônio esteroide, a 1α,25-$(OH)_2D_3$ entra na célula atravessando a membrana plasmática na forma livre e se liga fortemente ao VDR dentro do núcleo (constante de dissociação $[K_d] = 2 \times 10^{-10}$ M). O VDR ligado ou ocupado tem como alvo especificamente apenas genes dependentes de vitamina D, interagindo com uma sequência específica encontrada mais próxima do gene vitamina D-dependente. A sequência, conhecida como VDRE, é um oligonucleotídeo de repetição em tandem constituído por seis pares de bases que contêm um

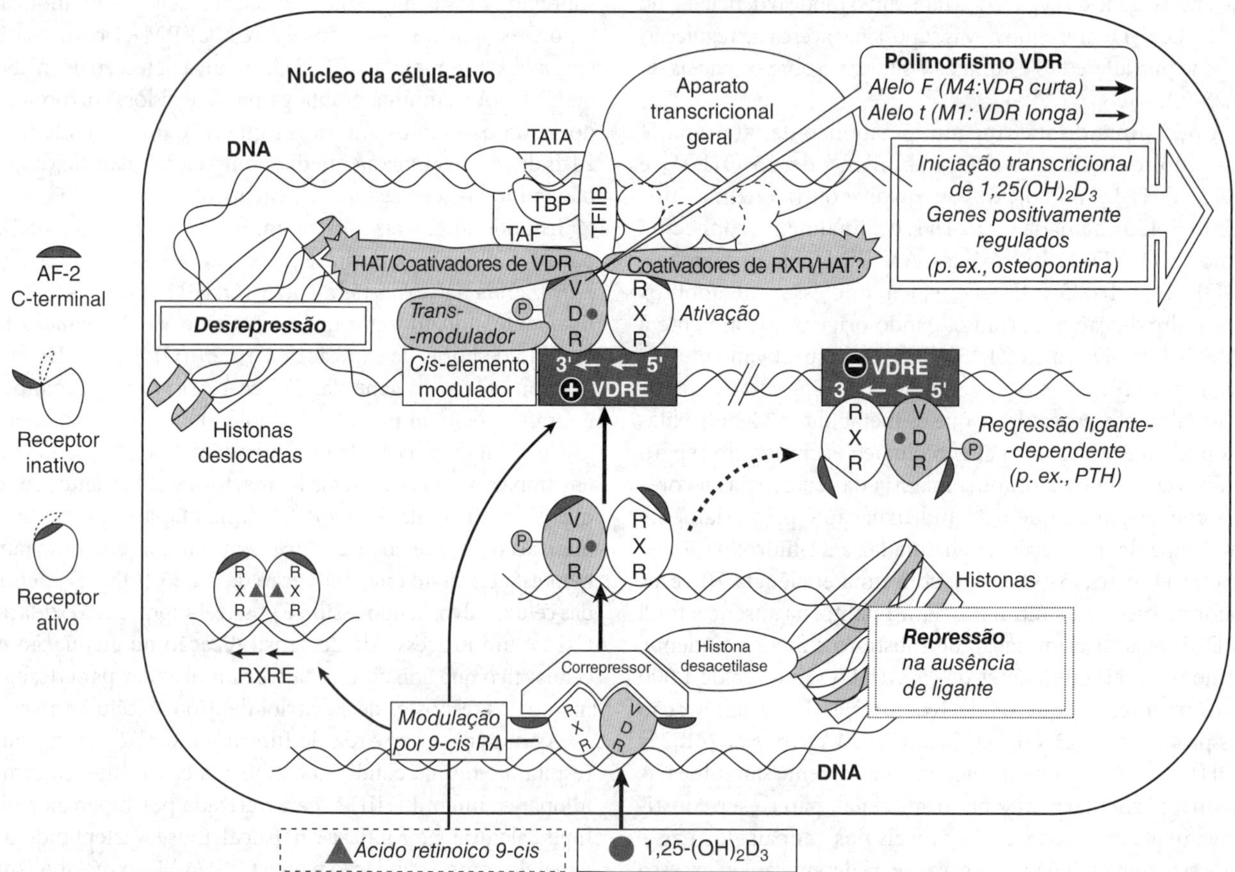

Figura 18.4 Mecanismo de ação da 1α,25-$(OH)_2D_3$ na expressão genética, no nível transcricional. A célula-alvo simples capta 1α,25-$(OH)_2D_3$ como ligante livre originalmente transportada até a célula-alvo ligada à proteína ligadora de vitamina D. A ilustração mostra os elementos-chave do mecanismo transcricional, incluindo o receptor de vitamina D (VDR), receptor X retinoide (RXR) e vários coativadores, que atuam na regulação desse mecanismo. HAT, histona acetiltransferase; PTH, paratormônio; RA, ácido retinoico; RXRE, elemento de resposta do receptor X retinoico; TAF, TBP e TFIIB, fatores de transcrição; VDRE, elemento vitamina D-responsivo. (Reproduzida com autorização de Haussler MR, Whitfield GK, Haussler CA et al. The nuclear vitamin D receptor: biological and molecular regulatory properties revealed. J Bone Miner Res 1998; 13:325-49.)

espaçador de três nucleotídeos normalmente situado perto da extremidade 5' do gene vitamina D-responsivo. Um VDRE de consenso (AGGTCAnnnAGGTCA) é encontrado em genes de osteocalcina de rato e humano, gene de calbindina-9K de rato e gene de osteopontina murina, enquanto os elementos mais complexos são encontrados no gene de colágeno tipo I e no gene de pré-pró-PTH, onde esses elementos exercem ação negativa ou supressora. Pesquisas adicionais mostraram que o VDR requer um heterodímero parceiro chamado *receptor de retinoide X* (RXR), bem como uma pletora de outros transativadores, denominados *complexo DRIP*, para transativar genes.[56]

O modelo atual sugere que a ocupação do domínio de ligação de ligante do VDR desencadeia uma alteração conformacional na proteína, no domínio AF-2 do C-terminal do VDR,[56] que permite o recrutamento de fatores de transcrição positivos e a liberação de fatores de transcrição inibitórios com consequente aumento da formação de um complexo de iniciação da transcrição e aumento da taxa de transcrição genética. A complexidade desse mecanismo e o número de fatores de transcrição específicos e gerais envolvidos são impressionantes.

Funções calcêmicas e não calcêmicas da vitamina D

A partir de estudos autorradiográficos com calcitriol radiomarcado,[57] estudos sobre distribuição da proteína VDR,[58] ensaios com arranjos de *chip* de gene[59] e dados obtidos com camundongos *knockout* para vários genes,[36,37,50,60] os pesquisadores atualmente admitem que a vitamina D, na forma de calcitriol, atua em muitas células distintas em todo o corpo. O espectro de genes dependentes de vitamina D não se limita a um punhado de genes relacionados com o transporte específico de fosfato e cálcio, mas é amplo e provavelmente da ordem de centenas de genes.[61] Os genes dependentes de vitamina D apontam várias funções fisiológicas da $1\alpha,25\text{-}(OH)_2D_3$,[18] que geralmente são divididas em papéis calcêmicos e não calcêmicos. Os *papéis calcêmicos* incluem a regulação das concentrações sanguíneas de cálcio e fosfato por ações junto ao intestino, ao osso, à paratireoide e ao rim. Os *papéis não calcêmicos* incluem a diferenciação celular e ações antiproliferativas em diversos tipos celulares, como medula óssea (precursores de osteoclastos e linfócitos), sistema imune, pele, mama e células do epitélio prostático, músculo e intestino.

Embora a maioria das ações calcêmicas do calcitriol seja conhecida desde o início do século XX, quando a deficiência de vitamina D da dieta foi demonstrada pela primeira vez, os papéis não calcêmicos somente emergiram a partir de estudos mais sutis que envolviam experimentos de sondagem dos mecanismos de ação do calcitriol no nível molecular, bem como estudos com camundongo *knockout* para o VDR.[62]

Os papéis calcêmicos do calcitriol são mediados por regulação de uma série de genes relacionados com o cálcio, como proteínas do canal de cálcio (TRPV5 e 6), proteínas ligadoras de cálcio celular (calbindinas 9K e 28K) e bombas de cálcio (p. ex., adenosina trifosfatases dependentes de cálcio: $PMCA_{1b}$ e o trocador de sódio/Ca^{2+} NCX1), que, juntas, explicam o movimento do Ca^{2+} através das membranas das células intestinais e renais.[62] Embora vários camundongos *knockout* para o VDR tenham mostrado uma diminuição de 60% na absorção de cálcio intestinal e expressão diminuída de todas essas proteínas,[62] no processo de demonstração de sua dependência da vitamina D, os camundongos *knockout* para TRPV6[63,64] e para calbindina-9K[65,66] paradoxalmente forneceram sobretudo dados negativos ou inconclusivos em relação ao envolvimento dessas proteínas na absorção de cálcio. As explicações evidentes para tais observações são de que os camundongos *knockout* para TRPV6 e calbindina-9K têm mecanismos de transporte de cálcio compensatórios dependentes de vitamina D e que as bombas de cálcio são componentes-chave dependentes de vitamina D.[62] Considerando-se os efeitos comprovados do calcitriol sobre o transporte de fosfato no intestino, também deve existir um conjunto similar de genes (inclusive o cotransportador de sódio-fosfato de tipo 2b) para o fosfato.[33,67]

As ações não calcêmicas do calcitriol, especialmente na divisão e na diferenciação celulares, resultam dos efeitos sobre o ciclo celular na transição de G_0 para G_1. Foi demonstrado que a $1\alpha,25\text{-}(OH)_2D_3$ exerce as seguintes ações: regulação positiva dos inibidores de quinase ciclina-dependentes p21 e p27, em um processo que resulta na desfosforilação da proteína do retinoblastoma, a qual inibe a transcrição dos fatores de transcrição E2F de mamífero requeridos para a progressão do ciclo celular;[68,69] regulação positiva do gene do fator de transcrição *homeobox* HOXA10[70] e regulação da desfosforilação da p70S6 quinase, implicada na parada do ciclo celular na transição de G1 para a fase S em células de câncer de mama e de cólon, respectivamente.[71] A mudança para sinalização de fator de crescimento é outra via pela qual a $1\alpha,25\text{-}(OH)_2D_3$ e seus análogos parecem inibir o crescimento celular.[72] Vários mecanismos pelos quais a $1\alpha,25\text{-}(OH)_2D_3$ pode induzir apoptose em células neoplásicas têm sido identificados e incluem: (a) modulação das quantidades relativas de Bcl-2 antiapoptótica e Bax pró-apoptótica;[73,74] (b) ativação de μ-calpaína pró-apoptótica por aumento da concentração celular de cálcio[75] e (c) interação com outras vias sinalizadoras que podem levar à apoptose, inclusive por fator de crescimento insulina-símile e fator de necrose tumoral.[76,77] Os resultados obtidos a partir de camundongos *knockout* para o VDR sugerem que a $1\alpha,25\text{-}(OH)_2D_3$ pode atuar na diferenciação de tipos celulares especializados. Exemplificando, os queratinócitos de animais *knockout* para o VDR exibiram hiperplasia descontrolada, bem como diminuição da expressão de marcadores de diferenciação de queratinócitos, incluindo-se involucrina e loricrina, e foram mais propensos à tumorigênese induzida por carcinógeno quando comparados aos animais do tipo selvagem.[78-80] Os marcadores de diferenciação terminal de queratinócitos também estavam diminuídos em animais *knockout* para a CYP27B1, um achado que implica um papel para a $1\alpha,25\text{-}(OH)_2D_3$ na diferenciação do queratinócito.

As descobertas feitas na ciência básica da vitamina D formaram uma base para a pesquisa de novas funções ou aplicações da vitamina D e, em certos casos, são adicionalmente sustentadas por dados epidemiológicos bastante convincentes.[81] As ações do calcitriol no sistema imune, na pele, nos músculos, no pâncreas, no rim e no encéfalo levaram à argumentação de que a deficiência de vitamina D está associada à patogênese da psoríase, a certos tipos de câncer e a doenças autoimunes como esclerose múltipla e diabetes. Essas ações também indicam papéis do calcitriol na síntese de peptídeos antimicrobianos, regulação da pressão arterial e diferenciação da célula muscular. Por isso essas aplicações não calcêmicas da vitamina D hoje podem ser adicionadas aos papéis calcêmicos em doenças relacionadas com o cálcio e o fosfato, como o raquitismo e a osteomalácia, o hiperparatireoidismo e a osteoporose[18,81] (Fig. 18.5).

Emergência da CYP27B1 extrarrenal e a importância dos níveis séricos de 25-hidroxivitamina D

Dados epidemiológicos[82,83] dão ênfase maior ao monitoramento dos níveis séricos de 25-OH-D, o precursor circulante de 1α,25-$(OH)_2D$, porque os valores séricos de 25-OH-D apresentam boa correlação (melhor do que os valores de 1α,25-$(OH)_2D$) com certos parâmetros clínicos (p. ex., densidade mineral óssea). Por que os níveis séricos de 25-OH-D podem ser melhores como indicadores de saúde do que os níveis séricos de 1α,25-$(OH)_2D$? A melhor forma de abordar essa questão é com um conceito recém-emergido de uma 1α-hidroxilase extrarrenal expressa em muitos sítios fora do rim e que aumenta a 1α,25-$(OH)_2D$ sérica "endócrina" produzida pelo rim com a 1α,25-$(OH)_2D$ "autócrina" ou "parácrina", para promover os papéis adicionais da vitamina D fora das funções clássicas na homeostasia do cálcio e do fosfato. Essa hipótese tem suas raízes nas ideias desenvolvidas na doença prostática,[84] mas tem sido ampliada para explicar a ampla distribuição da 1α-hidroxilase e do VDR na pele, no sistema imune e no intestino.[85-87] De fato, o conceito original de atividade da enzima 1α-hidroxilase extrarrenal já data de duas décadas. Pesquisadores sugeriram que uma 1α-hidroxilase *extrarrenal* pode se manifestar em várias situações fisiológicas ou farmacológicas. No final da década de 1970, foi descrita uma 1α-hidroxilase placentária de difícil purificação. Entretanto, desde a clonagem da enzima renal, sua presença no tecido placentário tem sido confirmada pela PCR em tempo real de mRNA da CYP27B1 e por estudos com anticorpos específicos da proteína imunodetectável da CYP27B1.[88,89]

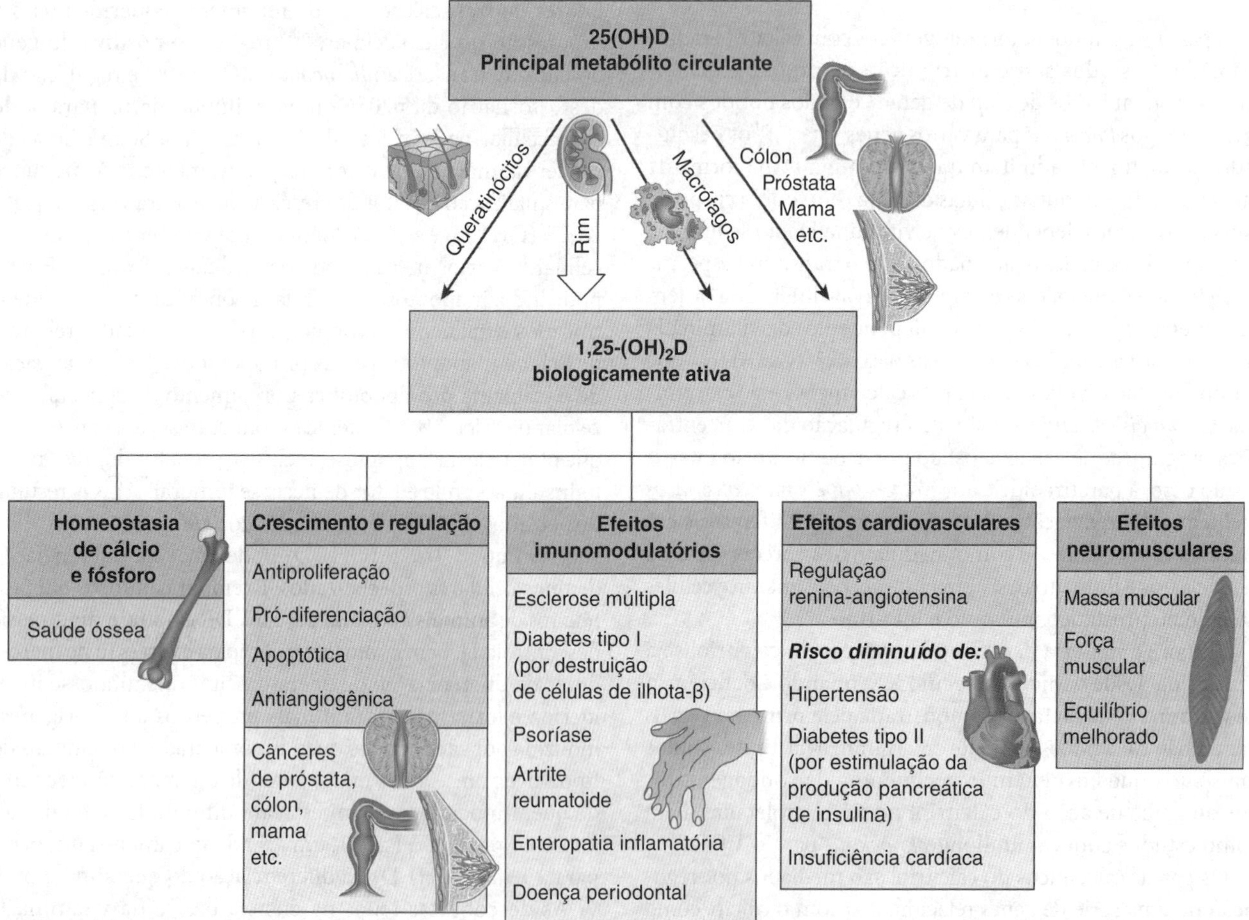

Figura 18.5 Ações calcêmicas e não calcêmicas do calcitriol. A figura mostra a gama de efeitos biológicos do calcitriol ao longo do corpo, pelo hormônio produzido no nível renal por síntese local pela 1α-hidroxilase extrarrenal (CYP27B1). Os estados patológicos associados à deficiência de vitamina D também são indicados. (Reproduzido com permissão de Holick MF. High prevalence of vitamin D inadequacy and implications for health. Mayo Clin Proc 2006;81:353-73.)

Antes do uso do calcitriol e seus análogos na medicina clínica, relatos ocasionais foram trazidos à tona por indivíduos anéfricos que receberam doses altas de vitamina D ou 25-OH-D_3 e tinham níveis sanguíneos mensuráveis de um metabólito. Esse metabólito deslocou a 1α,25-$(OH)_2D_3$ em ensaios de ligação de receptor,[90,91] um achado sugestivo da existência de uma fonte extrarrenal significativa de 1α-hidroxilase. O conceito ganhou impulso adicional com o trabalho que demonstrou a existência de atividade de 1α-hidroxilase fracamente regulada por 25-OH-D_3 no tecido sarcoide, a qual pode promover níveis plasmáticos elevados de 1α,25-$(OH)_2D_3$ e, por sua vez, hipercalciúria e hipercalcemia em pacientes com sarcoidose.[92] A indução de 1α-hidroxilase extrarrenal em macrófagos por citocinas (p. ex., interferon-γ) e fatores de crescimento como parte da resposta inflamatória foi confirmada com o uso de sondas moleculares,[93,94] e até mesmo seu papel na síntese do peptídeo antimicrobiano catelicidina foi elucidado.

O mRNA e a proteína da CYP27B1 têm sido detectados em diversos locais extrarrenais.[95] Esse conhecimento tem originado o conceito de que a CYP27B1 extrarrenal aumenta os níveis de 1α,25-$(OH)_2D_3$ circulante com produção local de 1α,25-$(OH)_2D_3$.[96,97] As concentrações localmente altas de 1α,25-$(OH)_2D_3$ em alguns sítios, como pele, próstata e mama, parecem originar padrões tecido-específicos de expressão genética, os quais, por sua vez, limitam o crescimento celular e levam à diferenciação tecido-específica de tipos celulares específicos. Ocasionalmente, como na sarcoidose, o calcitriol elevado sintetizado em sítios extrarrenais deixa o tecido e vaza para dentro da circulação principal.[92]

Um importante papel fisiológico da 1α-hidroxilase extrarrenal também está associado à relevância dos níveis de 25-OH-D circulante que fornecem substrato para essa enzima extrarrenal, bem como para a enzima renal. Cada vez mais tem sido sustentada a ideia de que a concentração sérica de 25-OH-D é um excelente preditor ou biomarcador das ações não calcêmicas das vitaminas D na saúde do sistema imune, da pele, dos ossos, de algumas células epiteliais e dos músculos,[81] superior até mesmo à concentração sérica de 1α,25-$(OH)_2D$.

Avaliação do estado nutricional: 25-hidroxivitamina D sérica como potencial biomarcador de saúde

Como a 25-OH-D sérica serve de substrato não só no rim como em qualquer lugar onde a 1α-hidroxilase é encontrada, a nova teoria tem sugerido um uso mais amplo do parâmetro de 25-OH-D sérica para monitoramento do estado nutricional da vitamina D. Essa teoria também tem levado à reavaliação dos níveis ótimos de 25-OH-D circulante. O relatório do IOM definiu as diferentes categorias nutricionais[16] da seguinte forma: (a) a deficiência de vitamina D continua sendo uma concentração de 25-OH-D inferior a 20 ng/mL; (b) a suficiência de vitamina D é definida por níveis de 25-OH-D entre 20 e 50 ng/mL e (c) a toxicidade da vitamina D é definida por níveis de 25-OH-D acima de 50 ng/mL.

Outros pesquisadores definiram outra categoria entre deficiência e suficiência, que é conhecida como *insuficiência*.[24] Esses pesquisadores adotaram um limiar mais alto de mais de 30 ng/mL entre a inadequação e a adequação. Alguns bioquímicos clínicos também usam um limiar de toxicidade bem mais alto, superior a 80 ng/mL. Entretanto, os valores séricos de 25-OH-D observados em residentes dos EUA no *National Health and Nutrition Examination Survey* (NHANES), no período de 2003 a 2006, variaram de 5 a 50 ng/mL.

Um aspecto central das controvérsias sobre as faixas ideais de 25-OH-D sérica é que diferentes agências de saúde[98] adotam valores distintos para o importante limiar entre deficiência e suficiência. Alguns especialistas em vitamina D, como o IOM, estabelecem esse valor mais baixo, em aproximadamente 20 ng/mL, com base nos níveis sanguíneos que resultam na normalização da saúde óssea em 97,5% da população (RDA). E esses especialistas sugeriram que valores mais altos constituem a normalidade.[99] Outros especialistas aprovaram o conceito de uma faixa de insuficiência e sugeriram que a faixa normal começasse entre 20 e 60 ng/mL. Juntos a esse grupo, alguns especialistas enfatizam o limiar de 25-OH-D como sendo o ponto de inflexão (em ~32 ng/mL) em um *plot* de PTH/25-OH-D sérico acima do qual os valores de PTH são normalizados. Além disso, outro grupo de especialistas em ossos aplicou dados emergidos dos estudos NHANES de parâmetros de densidade óssea ou força muscular em populações amplas de mulheres americanas fisiologicamente normais[100,101] ou em amplas correlações epidemiológicas de 25-OH-D sérica com a incidência de câncer de mama, cólon e próstata, para sugerir que o limiar de suficiência pode ser estabelecido em 40 ng/mL ou mais.

O estudo do IOM[16] avaliou dois relatórios da Agency for Healthcare Research and Quality (AHRQ) e mais de 1.000 estudos para chegar à conclusão de que o estado de vitamina D poderia ser baseado apenas na saúde óssea, uma vez que os dados referentes aos desfechos clínicos não esqueléticos foram inconclusivos, contraditórios ou negativos. O tempo dirá se os pesquisadores precisarão reavaliar essa perspectiva e estabelecer uma faixa normal mais alta e, por consequência, novos limiares para suplementação com vitamina D. Enquanto isso, as recomendações do IOM de 2011 devem ser usadas como guia apropriado para todos os norte-americanos, já que essas diretrizes são baseadas em uma análise abrangente dos melhores dados atualmente disponíveis.

A metodologia da 25-OH-D sérica usa abordagens baseadas em anticorpo e abordagens baseadas em cromatografia líquida com espectroscopia de massa em tandem, fornecendo valores razoavelmente confiáveis para parâmetros de relevância fisiológica, que são a 25-OH-D total (soma de 25-OH-D_2 e 25-OH-D_3). As controvérsias atuais em torno da metodologia da vitamina D foram revisadas,[102] e a maioria dos analistas de vitamina D se inscreveram voluntariamente em um esquema global de avaliação de qualidade externa da vitamina D (DEQAS) que supervisiona o desempenho do ensaio e do analista quatro vezes por ano. A constatação de níveis séricos de 25-OH-D inferiores a 20 ng/mL constitui uma justificativa clara para suplementação com doses apropriadas de vitamina D por períodos aproximados de 6 semanas. Em razão do intervalo de tempo entre a ingestão de vitamina D e a elevação dos níveis séricos de 25-OH-D e como a 25-OH-D tem meia-vida de 15-20 dias no sangue, a quantificação dos níveis séricos de 25-OH-D somente se justifica após 4 meses do início do tratamento. A maioria dos clínicos recomenda que se monitore a 25-OH-D sérica anualmente.

Na avaliação dos níveis séricos de 25-OH-D, muitos indivíduos normais que vivem em áreas de latitude norte (> 42°), onde a síntese cutânea fica comprometida 6 meses por ano, apresentam níveis de 25-OH-D na faixa de 10-40 ng/mL e, portanto, são classificados por alguns especialistas como insuficientes, ao menos em parte do ano.[24]

Bioequivalência da vitamina D_2 *versus* vitamina D_3

Qualitativamente, as vitaminas D_2 e D_3 exibem conjuntos idênticos de respostas biológicas ao longo do corpo, primariamente por meio da regulação VDR-mediada da expressão genética descrita anteriormente para o calcitriol.[18,56] As respostas fisiológicas à vitamina D_2 e aos hormônios D_3 incluem a regulação da homeostasia do cálcio e do fosfato, bem como a regulação da proliferação e da diferenciação celular de tipos celulares específicos.[18] Do ponto de vista quantitativo, evidências bioquímicas consideráveis indicam que a maioria das etapas individuais envolvidas no metabolismo e nas ações das vitaminas D_2 e D_3 são idênticas.[18] Com a descoberta da importância decisiva do metabolismo na ação da vitamina D, uma série de metabólitos de vitamina D_3 foram isolados e identificados no final da década de 1960 e início da década de 1970. Entre esses metabólitos estão incluídos 25-OH-D_3, 1α,25-$(OH)_2D_3$ e 24R,25-$(OH)_2D_3$.[18] A essa descoberta seguiu-se a identificação das contrapartes de vitamina D_2 dos metabólitos: 25-OH-D_2, 1α,25-$(OH)_2D_2$ e 24R,25-$(OH)_2D_2$.[18] Um aspecto notável foi o fato de as características estruturais exclusivas da cadeia lateral da vitamina D_2 não impedirem as etapas de 25-hidroxilação ou 1α-hidroxilação na ativação da molécula nem a primeira etapa de inativação (a saber, a 24-hidroxilação).

Estudos que relacionavam a bioquímica da vitamina D desde o final da década de 1970 também comprovaram que nenhuma das etapas da cascata de transdução de sinal da vitamina D específica pareceu discriminar com discernimento entre os dois homólogos da vitamina D, no nível molecular. Essas etapas incluem as seguintes: transporte da vitamina D pela DBP; 25-hidroxilação pela CYP2R1; 1α-hidroxilação pela CYP27B1; ligação de 25-OH-D à proteína de transporte DBP; ligação de 1,25-$(OH)_2D$ ao VDR; 24-hidroxilação de 25-OH-D ou 1,25-$(OH)_2D$ pela CYP24A1; e depuração metabólica de 1,25-$(OH)_2D_3$, com todas as etapas similares para as vitaminas D_2 e D_3.[18] A implicação é que os sistemas de transdução de sinal específicos projetados para responder à vitamina D_3 também respondem igualmente bem a doses fisiológicas de vitamina D_2.

Embora relatos tenham sugerido que certas espécies (p. ex., espécies de aves e macacos do Novo Mundo)[103,104] fazem discriminação contra a vitamina D_2, em seres humanos, os pesquisadores admitiram há muito tempo que as duas vitaminas são essencialmente equipotentes. Em 1940, Park[105] revisou as comparações de biopotência do viosterol (vitamina D_2) e do óleo de fígado de bacalhau (vitamina D_3) a partir de mais de quarenta estudos sobre tratamento de raquitismo. E, apesar de Park ter sugerido que muitos desses estudos eram de "baixa qualidade", ele concluiu que "para fins práticos, a vitamina D no viosterol pode ser considerada como sendo igual à vitamina D do óleo de fígado de bacalhau. Se o viosterol é inferior ao óleo de fígado de bacalhau, unidade de rato por unidade de rato, as diferenças não podem ser grandes".[105] Dessa forma, a perspectiva histórica na literatura médica de que a vitamina D_2 e a vitamina D_3 são equipotentes no tratamento do raquitismo parece ter sido reforçada por comparações subsequentes realizadas com roedores[106,107] e por relatos frequentes que assumiam que ambas as vitaminas produziam efeitos similares em seres humanos.[108]

Desde 2000, o dogma de que as vitaminas D_2 e D_3 são bioequivalentes vem sendo desafiado.[109] Isso tem levado a numerosos esforços para reexaminar a biopotência das duas formas em seres humanos. A maioria desses estudos (se não todos) tem se baseado em um marcador subordinado não funcional de atividade biológica, ou seja, na comparação dos níveis plasmáticos de 25-OH-D alcançados após a dosagem equivalente de vitamina D_2 e de vitamina D_3.

Por um lado, múltiplos estudos têm fornecido evidências que sugerem que a vitamina D_2 é várias vezes menos efetiva para elevar ou manter os níveis de 25-OH-D, em comparação à vitamina D_3.[110-113] Por outro, outros estudos falharam em demonstrar uma discriminação contra a vitamina D_2 e argumentaram que elevações similares dos níveis de 25-OH-D podem ser alcançadas com ambas as formas.[114-116] Parte do conflito aparente entre esses diferentes estudos é quase com certeza resultante da significativa variação entre os delineamentos experimentais, com diferenças de tamanho, frequência e duração da dosagem (que varia de doses diárias de 1.000 UI por vários meses ou anos a doses únicas de 50.000 UI), formulação, modo de administração e níveis séricos basais de 25-OH-D (i. e., grau de deficiência). Enquanto o estudo conduzido por Armas et al.[111] empregou doses únicas de 50.000 UI e observou uma depuração acelerada de 25-OH-D_2, em comparação ao 25-OH-D_3, o estudo de Holick et al.[115] usou doses diárias de 1.000 UI por 11 semanas e observou as mesmas elevações dos níveis de 25-OH-D e níveis absolutos de 25-OH-D ao final do período de dosagem. Mesmo assim, a complexidade dos fatores que afetam a elevação dos níveis séricos de vitamina D_3 e de 25-OH-D_3 subsequentemente à administração oral de várias doses de vitamina D_3 não pode ser exagerada, tendo sido destacada no trabalho de farmacocinética de Heaney et al.[117]

Essa discussão contínua acerca da biopotência relativa das vitaminas D_2 e D_3 também pode ser inserida no contexto dos argumentos de que os compostos de vitamina D_2 são menos tóxicos do que suas contrapartes da vitamina D_3, em numerosas espécies de mamíferos, desde roedores a primatas.[101-102,113] A implicação desses diversos estudos é que os compostos de vitamina D_2 podem apresentar diferenças quanto à farmacocinética, em particular com o uso de doses farmacológicas (p. ex., 50.000 UI/dose),[111] que são refletidas em termos de menor toxicidade de vitamina D_2, mas não necessariamente em uma menor potência de cura do raquitismo com uso de doses fisiológicas (p. ex., 1.000 UI/dia).[115]

O desafio imposto pelos achados observados em estudos sobre dieta é explicar a discriminação *in vivo* contra a vitamina D_2 em doses mais altas,[110-113] discriminação consistente com os relatos de menor toxicidade,[106-107,118] enquanto com doses menores há uma relativa equipotência entre as duas formas de vitamina. Entre as possíveis explicações para esse fenômeno concentração-dependente, estão os relatos de que as vitaminas D_2 e D_3 poderiam ser diferencialmente suscetíveis a modificações inativadoras inespecíficas, como aquelas que ocorrem com diversos fármacos no fígado. Essas enzimas poderiam incluir qualquer uma das CYP hepáticas que comprovadamente metabolizam de modos distintos os compostos de vitamina D, como a CYP27A1, que faz a 25-hidroxilação da vitamina D_3 e a 24-hidroxilação da vitamina D_2;[18] e a CYP3A4, que faz a 24- e a 25-hidroxilação dos substratos de vitamina D_2 de forma mais eficiente do que os substratos de vitamina D_3,[119,120] além de fazer a 23R- e a 24S-hidroxilação da $1\alpha,25\text{-}(OH)_2D_3$.[52] Tem-se demonstrado que a CYP3A4 é seletivamente induzida pela $1\alpha,25\text{-}(OH)_2D$ no intestino.[52,53]

Está comprovado que ambas as enzimas, CYP27A1 e CYP3A4, têm valores significativamente menores de constante de Michaelis-Menten (K_m) para compostos de vitamina D[18] na faixa micromolar, uma propriedade que questiona sua relevância fisiológica, mas não a relevância farmacológica. Pesquisadores[121] demonstraram que tanto os microssomos intestinais humanos como a CYP3A4 recombinante quebram a $1\alpha,25\text{-}(OH)_2D_2$ com uma velocidade significativamente maior do que o fazem com a $1\alpha,25\text{-}(OH)_2D_3$. Tal achado sugere que essa enzima citocromo P-450 inespecífica pode limitar a ação da vitamina D_2 preferencialmente nas células-alvo em que é expressa,[53,121] sobretudo na faixa de doses farmacológicas. Assim, uma explicação para a discriminação contra a vitamina D_2 poderia ser o catabolismo seletivo da vitamina D_2 por enzimas citocromo P-450 inespecíficas (p. ex., a CYP3A4) no fígado e no intestino. O mesmo tipo de mecanismo que envolve indução diferencial das CYP inespecíficas também pode estar por trás dos relatos de longa duração de que classes de fármacos coadministradas, como os anticonvulsivos,[122,123] causam degradação acelerada da vitamina D_2.

Populações com risco de deficiência de vitamina D

Como o leite materno é uma fonte precária de vitamina D, os bebês amamentados constituem um importante grupo-alvo de suplementação de vitamina D. As crianças em fase de amamentação que têm pele escura e descendência africana ou asiática estão particularmente em situação de risco, sobretudo as que vivem nas zonas climáticas do norte, como o Canadá. Ao longo das últimas décadas, relatos esporádicos têm descrito casos de raquitismo por deficiência de vitamina D persistente com envolvimento quase sempre de crianças canadenses em fase de amamentação que têm pele escura e descendência africana ou asiática, porém o número total de casos, mesmo em um centro metropolitano importante como Toronto, é pequeno (17 em um período de 5 anos, de 1988 a 1993).[124] Mesmo assim, sociedades pediátricas do Canadá e dos EUA têm dado destaque aos programas de suplementação de vitamina D e recomendado que, para essa fase da vida, as ingestões diárias de vitamina D sejam dobradas para 400 UI ou 10 μg.

Outros grupos ou estágios da vida que apresentam risco de deficiência de vitamina D incluem os indivíduos que vivem em áreas de alta latitude (inuítes), especialmente aqueles que abandonaram suas dietas tradicionais à base de frutos do mar ricas em vitamina D, inclusive os de descendência africana, indiana, paquistanesa ou sri lankanesa que vivem nas áreas de latitude norte.[125] Esses indivíduos têm exposição limitada à luz UV ou requerem exposições mais prolongadas à luz UV para fabricar quantidades adequadas de vitamina D. Relatos sugerem que indivíduos desses grupos têm níveis séricos de 25-OH-D mais baixos do que seus vizinhos de pele mais clara, uma característica que pode torná-los mais suscetíveis à deficiência de vitamina D ao menos durante parte do ano.

Outro grupo identificado com risco de deficiência de vitamina D é constituído por indivíduos com alto índice de massa corporal (IMC–kg/m^2). Com o aumento da obesidade a proporções epidêmicas ocorrido nos EUA e nos países ocidentais, tem havido grande interesse pela associação de IMC crescentes e deficiência de vitamina D.[126,127] A crença amplamente sustentada é a de que a deficiência de vitamina D resulta do sequestro da vitamina D da dieta pelo tecido adiposo. Como a vitamina D é lipofílica, ao ser absorvida a partir do intestino, entra na circulação, primeiramente em quilomícrons, sendo então apenas parcialmente transferida para a DBP a uma taxa bastante lenta.[5] A vitamina D tem afinidade relativamente baixa com a DBP, que, segundo estimam as revisões, varia entre 10^{-5} M e 10^{-7} M.[128] O transporte da vitamina D da dieta contrasta de forma significativa com o da vitamina D_3 produzida durante a síntese cutânea, predominantemente ligada à DBP.[129] As consequências do transporte por quilomícrons da vitamina D da dieta incluem a possibilidade de captação pelos tecidos periféricos (p. ex., tecido adiposo e músculos), como consequência da ação da lipoproteína lipase,[128] e uma meia-vida plasmática curta de 4-6 horas.[128] A meia-vida das reservas de vitamina D é, ao contrário, de 2 meses. O resultado nutricional do sequestro da vitamina D dietética pelos tecidos adiposos é a variabilidade aumentada da elevação dos níveis séricos de 25-OH-D em resposta à suplementação de vitamina D com IMCs crescentes. Em contrapartida, os estudos sobre perda de peso mostram que até mesmo perdas de peso modestas resultam em elevações dos níveis séricos de 25-OH-D, provavelmente por causa da mobilização das reservas de tecido adiposo que ocorre de forma paralela à depleção de tecido adiposo.

Um grupo com risco de deficiência de vitamina D em particular é o de pacientes com doença renal crônica, entre os quais 80-100% apresentam níveis de 25-OH-D extremamente baixos.[130] Essa situação é agravada ainda mais pelos altos níveis de FGF-23 secundários à retenção de fosfato, que resultam na regulação negativa de CYP27B1, bem como no catabolismo aumentado de 25-OH-D causado pela regulação positiva de CYP24A1.[131] A correção da 25-OH-D sérica com sua inclusão na faixa suficiente promove certo grau de melhora na maioria dos resultados relacionados com vitamina D em pacientes com doença renal crônica e em pacientes submetidos à diálise a suplementação com vitamina D até melhora a sobrevida.[131,132] Ainda está para ser comprovado, por meio de estudos controlados randomizados adequados, se a suplementação com vitamina D também é benéfica para os diversos desfechos clínicos relacionados com a vitamina D em populações fisiologicamente normais.

Toxicidade aguda causada pela vitamina D

Numerosos estudos realizados com animais sobre intoxicação sistêmica por vitamina D têm sido conduzidos desde o final da década de 1970 envolvendo diversas espécies, como ratos, vacas, porcos, coelhos, cães e cavalos.[128] A intoxicação pela vitamina D_3 resulta na elevação dos níveis sanguíneos de vários metabólitos, inclusive vitamina D_3, 25-(OH)D_3, 24,25-$(OH)_2D_3$, 25,26-$(OH)_2D_3$ e 25-(OH)D_3-26,23-lactona, embora raramente eleve os níveis plasmáticos de 1α,25-$(OH)_2D_3$. Os resultados dos estudos conduzidos por Horst et al.,[128] com porcos e vacas leiteiras, foram bastante definitivos ao sugerirem que a CYP27B1 renal é efetivamente desligada.

Dessa forma, o foco foi desviado para os níveis de outros metabólitos de vitamina D correlacionados com toxicidade, especialmente o limiar plasmático da 25-OH-D, que deve ser excedido para haver hipercalcemia. Shephard e DeLuca[133] induziram intoxicação aguda em ratos administrando doses orais graduadas de vitamina D_3 (0,65-6.500 ng/dia, por 14 dias) ou de 25-OH-D_3 (0,46-4.600 ng/dia, por 14 dias) e usaram cromatografia líquida de alto desempenho e ensaios de ligação competitiva para quantificar os metabólitos de vitamina D na pós-morte. Os achados mostraram que os níveis séricos de vitamina D_3 e de 25-(OH)D_3 aumentaram a níveis micromolares no plasma dos ratos tratados com as ingestões mais altas de vitamina D_3 e resultaram em acentuada hipercalcemia. Os níveis de metabólitos di-hidroxilados, incluindo-se 24,25-$(OH)_2D_3$, 25,26-$(OH)_2D_3$ e 25-(OH)D_3-26,23-lactona, também subiram para mais de 40 ng/mL, porém os níveis plasmáticos de 1α,25-$(OH)_2D_3$ permaneceram dentro da faixa normal. Uma dose de 460 ng/dia de 25-(OH)D_3 resultou em níveis séricos de 25-(OH) D_3 da ordem de 436 ± 53 ng/mL com normocalcemia, todavia esses animais não apresentaram carga de vitamina D. Com base nesse achado e nos diversos estudos realizados com diferentes espécies de animais, parece que os níveis séricos de 25-OH-D associados com a toxicidade sempre excedem 200 ng/mL.

Por um lado, por questões éticas, estudos sistemáticos sobre intoxicação com vitamina não são realizados com seres humanos. Por outro, numerosos relatos pouco confiáveis de dados coletados ao longo dos anos têm descrito intoxicação acidental por vitamina D com vitamina D_3 ou D_2 – revisões realizadas por Jones (2008)[128] e Lieth (1990)[134]. Como muitos desses estudos envolveram a quantificação de 25-OH-D e, às vezes, de 1α,25-$(OH)_2D$, vale a pena rever os valores de metabólito de vitamina D correlacionados com sintomas de toxicidade evidente. Embora um relato ocasional tenha encontrado evidências de elevação modesta dos níveis de 1α,25-$(OH)_2D$,[128] todos relatam que os níveis de 25-OH-D estavam bem acima da faixa normal, entre 284 e 635 ng/mL. Em um estudo que envolveu 35 pacientes hipervitaminóticos com hipercalcemia resultante da ingestão crônica de leite hiperfortificado,[135] a média dos níveis de 25-OH-D foi 224 ng/mL (faixa de 56-596 ng/mL). Em um grupo de família acidentalmente intoxicado com concentrado de vitamina D de uso veterinário (solução de óleo de amendoim com 2×10^6 UI de colecalciferol), Pettifor et al.[136] mostraram que os níveis de 25-OH-D variaram de 339 a 661 ng/mL nos membros da família intoxicados, enquanto os valores plasmáticos de 1α,25-$(OH)_2D$ permaneceram dentro da faixa normal em 8 dos 11 pacientes.

A leitura atenta desses dados e dos relatos pouco confiáveis levou os revisores da área à mesma conclusão,[128,134] ou seja: a hipercalcemia ocorre apenas quando os níveis de 25-OH-D_3 se tornam consistentemente maiores que 200 ng/mL. O mecanismo da toxicidade da vitamina D é desconhecido, mas parece envolver uma concentração de metabólitos de vitamina D que excede a capacidade da DBP plasmática de transportar vitamina D. O deslocamento de um dos metabólitos elevados, 1α,25-$(OH)_2D$ ou 25-OH-D, para dentro da célula-alvo resulta em efeitos biológicos desregulados aumentados. Estudos recentes com camundongos *knockout* para a CYP27B1, que são incapazes de produzir 1α,25-$(OH)_2D_3$ a partir de 25-OH-D_3, sugerem que a forma tóxica é a 25-OH-D_3, e não a 1α,25-$(OH)_2D_3$.[137] Tanto os animais *knockout* como os irmãos de ninhada de tipo selvagem normais sofrem intoxicação com as mesmas ingestões dietéticas de vitamina D.

Com o apelo cada vez maior na literatura científica[96,99] e até mesmo na imprensa leiga pelo aumento da suplementação com vitamina D, a questão da toxicidade da vitamina D passou a ser a seguinte: quais são os riscos a longo prazo de doses moderadamente altas de vitamina D? Uma resposta honesta a essa importante pergunta é que não sabemos se a suplementação com vitamina D que produz níveis séricos de 25-OH-D da ordem de 50-100 ng/mL é segura ou se causa efeitos colaterais a longo prazo. Indivíduos com níveis séricos de 25-OH-D dentro dessa faixa (p. ex., salva-vidas, trabalhadores do campo) não apresentam toxicidade aguda (p. ex., hipercalcemia), mas ainda é preciso esclarecer se tais indivíduos desenvolvem efeitos colaterais mais sutis (p. ex., mais cálculos renais, incidência aumentada de câncer, taxas de mortalidade mais altas). Dados epidemiológicos de câncer sugerem que certos cânceres estão associados a uma curva em U em resposta à suplementação com vitamina D: baixos níveis séricos de 25-OH-D estão fortemente associados com risco aumentado de câncer, e níveis moderadamente elevados de 25-OH-D sérica (acima de 50 ng/mL) também apresentam risco, ainda que o nível desse risco seja menor do que na deficiência.[138] É preocupante o fato de o consumo a longo prazo de ingestões de vitamina D moderadamente altas poder causar alterações na calcificação vascular.

A experimentação com modelo de camundongos *knockout* para receptor de lipoproteína de baixa densidade hipercolesterolêmicos, tornados urêmicos por nefrectomia parcial e apresentando baixa produção endógena de 1α,25-$(OH)_2D$, exibiu calcificação vascular acelerada, que, todavia, foi revertida com doses graduadas de vários análogos de vitamina D.[139] Esse modelo sugere que, ao contrário do que diz a crença popular, os compostos de vitamina D protegem a vasculatura contra a calcificação, e somente doses muito altas os fazem desencadear os efeitos adversos por elevação dos níveis séricos Ca^{2+} e PO_4^{3-}. Os resultados dos estudos epidemiológicos são consistentes com esses dados obtidos com experimentação animal.[140] Consequentemente, a suplementação de vitamina D que não resulta em alterações na homeostasia de cálcio e fosfato pode ser segura, e o limiar de 25-OH-D sérica para toxicidade aguda de vitamina D (> 200 ng/mL) também pode se tornar preditivo do risco a longo prazo. Atualmente, a faixa normal de 25-OH-D sérica adotada pelos laboratórios de bioquímica clínica é de 20 a 80 ng/mL, ou até entre 20 e 100 ng/mL,[24] embora dados do NHANES sugiram que a maioria dos residentes dos EUA apresenta valores entre 5 e 50 ng/mL.[16] Essa faixa pode mudar significativamente, uma vez que as recomendações do comitê do IOM incluem o uso de uma faixa normal mais estreita, de 20 a 50 ng/mL, tendo-se em vista as preocupações com os efeitos a longo prazo da dosagem crônica de vitamina D.[16] Os norte-americanos deveriam ser tranquilizados com relação ao fato de os UL selecionados para diferentes faixas etárias (4.000 UI para a faixa etária de 9 a mais de 71 anos) ainda incluírem uma ampla margem de segurança, pelo menos com base nos sintomas de toxicidade aguda (hipercalcemia).

Referências bibliográficas

1. Whistler D. De morbo puerili Anglorum, quem patrio idiomate indigenae vocant. The rickets MD thesis, University of Leiden, Leiden, Netherlands, 1645.
2. Glisson F. De Rachitide sive morbo puerili qui vulgo. The rickets dicitur. London, 1650.
3. Sniadecki J. 1840. Cited by Mozolowski W. Nature 1939;143:121.
4. Palm TA. Practitioner 1890;45:270–9.
5. Percival T. Essays Medical, Philosophical and Experimental on the Medical Use of Cod-Liver Oil, vol 2. London, 1789.
6. Raczynski J. C R Assoc Int Pediatr 1913;308.
7. Huldschinsky K. Dtsch Med Wochenschr 1919;45,712–3.
8. Hess AF, Unger JF Pappenheimer AM. J Exp Med 1922;36:427–46.
9. Mellanby E. Lancet 1919;1:407–12.
10. McCollum EV, Simmonds N, Becker JE et al. J Biol Chem 1922;53:293–312.
11. Hess AF, Weinstock M. J Biol Chem 1924;62:301–13.
12. Steenbock H, Black A. J Biol Chem 1924;61:408–22.
13. Windaus A, Schenck F, van Werder F. Hoppe Seylers Z Physiol Chem 1936;241:100–3.
14. Makin HLJ, Jones G, Kaufmann M et al. Analysis of vitamins D, their metabolites and analogues. In: Makin HLJ, Gower DB, eds. Steroid Analysis. New York: Springer, 2010:967–1096.
15. Delvin EE, Glorieux FH, Dussault M et al. Med Biol 1978;57:165–70.
16. Food and Nutrition Board, Institute of Medicine. Dietary Reference Intakes for Calcium and Vitamin D. Washington, DC: National Academy Press, 2011.
17. Holick MF. Photobiology of vitamin D. In: Feldman D, Pike JW, Glorieux FH, eds. Vitamin D. 2nd ed. New York: Elsevier, 2005:37–46.
18. Jones G, Strugnell SA, DeLuca HF. Physiol Rev 1998;78: 1193–231.
19. Prosser DE, Jones G. Trends Biochem Sci 2004;29:664–73.
20. Cheng JB, Levine MA, Bell NH et al. Proc Natl Acad Sci U S A 2004;101:7711–5.
21. Jones G, Byford V, West S et al. Anticancer Res 2006;26:2589–96.
22. Strushkevich N, Usanov SA, Plotnikov AN et al. J Mol Biol 2008;380:95–106.
23. Wang TJ, Zhang F, Richards JB et al. Lancet 2010;376:180–8.
24. Hollis BW: Detection of vitamin D and its major metabolites. In: Feldman D, Pike JW, Glorieux FH, eds. Vitamin D. 2nd ed. New York: Elsevier, 2005:931–50.
25. Safadi FF, Thornton P, Magiera H et al. J Clin Invest 1999; 103:239–51.
26. Willnow TE, Nykjaer A. Endocytic pathways for 25-hydroxyvitamin D3. In: Feldman D, Pike JW, Glorieux FH, eds. Vitamin D. 2nd ed. New York: Elsevier, 2005:153–63.
27. Martinez I, Saracho R, Montenegro J et al. Nephrol Dial Transplant 1996;11:22–8.
28. St-Arnaud RH, Messerlian SH, Moir JM et al. J Bone Miner Res 1997;12:1552–9.
29. Takeyama K, Kitanaka S, Sato T et al. Science 1997;277:1827–30.
30. Monkawa T, Yoshida T, Wakino S et al. Biochem Biophys Res Commun 1997;239:527–33.
31. Fu GK, Lin D, Zhang MYH et al. Mol Endocrinol 1997;11:1961–70.
32. Armbrecht HJ, Hodam TL, Boltz MA. Arch Biochem Biophys 2003;409:298–304.
33. Quarles LD. Am J Physiol 2003;285:E1–9.
34. Yamamoto K, Uchida E, Urushino N et al. J Biol Chem 2005;280:30511–6.
35. Fraser D, Kooh SW, Kind P et al. N Engl J Med 1973;289:817–22.
36. Dardenne O, Prud'homme J, Arabian A et al. Endocrinology 2001;142:3135–41.
37. Panda DK, Miao D, Bolivar I et al. J Biol Chem 2004;279:16754–66.
38. Holick MF, Schnoes HK, DeLuca HF et al. Biochemistry 1972;11:4251–5.
39. Holick MF, Kleiner-Bossaller A, Schnoes HK et al. J Biol Chem 1973;248:6691–6.
40. Ohyama Y, Okuda K. J Biol Chem 1991;266:8690–5.
41. Tenenhouse HS, Yip A, Jones G. J Clin Invest 1988;81:461–5.
42. Jones G, Vriezen D, Lohnes D et al. Steroids 1987;49:29–53.
43. Makin G, Lohnes D, Byford V et al. Biochem J 1989;262:173–80.
44. Reddy GS, Tserng KY. Biochemistry 1989;28:1763–9.
45. Prosser D, Kaufmann M, O'Leary B et al. Proc Natl Acad Sci U S A 2007;104:12673–8.
46. Shinki T, Jin CH, Nishimura A et al. J Biol Chem 1992;267:13757–62.
47. Lohnes D, Jones, G. J Nutr Sci Vitaminol (Tokyo) 1992;Spec No:75–8.
48. Schlingmann KP, Kaufmann M, Weber S et al. New Engl J Med 2011;365:410–21.
49. St-Arnaud R, Arabian A, Travers R et al. Endocrinology 2000;141:2658–66.
50. Masuda S, Byford V, Arabian A et al. Endocrinology 2005;146:825–34.
51. Esvelt RP, Schnoes HK, DeLuca HF. Biochemistry 1979;18:3977–83.
52. Xue Y, Hashizume T, Shuhart MC et al. Mol Pharmacol 2006; 69:56–65.
53. Thummel KE, Brimer C, Yasuda K et al. Mol Pharmacol 2001; 60:1399–406.
54. Thompson PD, Jurutka PW, Whitfield GK et al. Biochem Biophys Res Commun 2002;299:730–8.
55. Haussler MR, Whitfield GK, Haussler CA et al. J Bone Miner Res 1998;13:325–49.
56. Whitfield GK, Jurutka PW, Haussler C et al. Nuclear receptor: structure-function, molecular control of gene transcription and novel bioactions. In: Feldman D, Pike JW, Glorieux FH, eds. Vitamin D. 2nd ed. New York: Elsevier, 2005:219–62.
57. Stumpf WE. Histochem Cell Biol 1995;104:417–27.

58. Pike JW. Annu Rev Nutr 1991;11:189–216.
59. White JH. J Steroid Biochem Mol Biol 2004;89–90:239–44.
60. Yoshizawa T, Handa Y, Uematsu Y et al. Nat Genet 1997;16:391–6.
61. Pike JW, Zella LA, Meyer MB et al. J Bone Miner Res 2007;22(Suppl 2):V16–9.
62. Bouillon R, Carmeliet G, Verlinden L et al. Endocr Rev 2008; 29:726–76.
63. Benn BS, Ajibade D, Porta A et al. Endocrinology 2008;149: 3196–205.
64. Bianco SD, Peng JB, Takanaga H et al. J Bone Miner Res 2007;22:274–85.
65. Kutuzova GD, Akhter S, Christakos S et al. Proc Natl Acad Sci U S A 2006;103:12377–81.
66. Lee GS, Lee KY, Choi KC et al. J Bone Miner Res 2007;22: 1968–78.
67. Xu H, Bai L, Collins JF et al. Am J Physiol 2002;282:C487–93.
68. Liu M, Lee MH, Cohen M et al. Genes Dev 1996;10:142–53.
69. Wang Q, Jones JB, Studzinski GP. Cancer Res 1996;56:264–7.
70. Rots NY, Liu M, Anderson EC et al. Mol Cell Biol 1998;18:1918.
71. Bettoun DJ, Buck DW, Lu JF et al. J Biol Chem 2002;277:24847–50.
72. Masuda S, Jones G. Mol Cancer Ther 2006;5:797–808.
73. Wagner N, Wagner KD, Schley G et al. Exp Eye Res 2003;77:1–9.
74. James SY, Mackay AG, Colston KW et al. J Steroid Biochem Mol Biol 1996;58:395–401.
75. Mathiasen IS, Sergev IN, Bastholm L et al. J Biol Chem 2002;277:30738–45.
76. Xie SP, James SY, Colston KW. J Endocrinol 1997;154:495–504.
77. McGuire TF, Trump DL, Johnson CS. J Biol Chem 276:26365–73.
78. Xie ZJ, Komuves L, Yu QC et al. J Invest Dermatol 2002;118:11–6.
79. Sakai Y, Demay MB. Endocrinology 2000;141:2043–9.
80. Zinser GM, Sundberg JP, Welsh J. Carcinogenesis 2002;23:2103–9.
81. Holick MF. Am J Clin Nutr 2004;80(Suppl):1678S–88S.
82. Grant WB, Garland CF. Nutr Cancer 2004;48:115–23.
83. Grant WB, Garland CF. J Intern Med 2002;252:178–9.
84. Schwartz GG, Hulka BS. Anticancer Res 1990;10:1307–11.
85. Bikle DD, Chang S, Crumrine D et al. J Invest Dermatol 2004;122:984–92.
86. Bises G, Kallay E, Weiland T et al. J Histochem Cytochem 2004; 52:985–9.
87. Jones G, Ramshaw H, Zhang A et al. Endocrinology 1999;140:3303–10.
88. Zeohnder D, Bland R, Williams MC et al. J Clin Endocrinol Metab 2001;86:888–94.
89. Somjen D, Katzburg S, Stern N et al. J Steroid Biochem Mol Biol 2007;107:238–44.
90. Barbour GL, Coburn JW, Slatopolsky E et al. N Engl J Med 1981;305:440–3.
91. Dusso AS, Finch J, Brown A et al. J Clin Endocrinol Metab 1991; 72:157–64.
92. Adams JS, Gacad MA, Singer FR et al. Ann N Y Acad Sci 1986, 465:587–94.
93. Dusso AS, Kamimura S, Gallieni M et al. J Clin Endocrinol Metab 1997;82:2222–32.
94. Stoffels K, Overbergh L, Giulietti A et al. J Bone Miner Res 2006;21:37–47.
95. Hewison M, Adams JS. Extra-renal 1α-hydroxylase activity and human disease. In: Feldman D, Pike JW, Glorieux FH, eds. Vitamin D. 2nd ed. New York: Elsevier, 2005:1379–402.
96. Holick MF. N Engl J Med 2007;357:266–81.
97. Jones G. Semin Dial 2007;20:316–24.
98. Kidney Disease Outcomes Quality Initiative of the National Kidney Foundation. Am J Kidney Dis 2003;42(Suppl 3):S1–202.
99. Hollis BW. J Nutr 2005;135:317–22.
100. Bischoff-Ferrari HA, Dietrich T, Orav EJ et al. Am J Med 2004;116:634–9.
101. Bischoff-Ferrari HA, Dietrich T, Orav EJ et al. Am J Clin Nutr 2004;80:752–8.
102. Jones G, Horst RL, Carter G et al. J Bone Miner Res 2007; 22(Suppl 2): V11–5.
103. Chen PS, Bosmann HB. J Nutr 1964;83:133–9.
104. Marx SJ, Jones G, Weinstein RS et al. J Clin Endocrinol Metab 1989;69:1282–90.
105. Park EA. JAMA 1940;115:370–9.
106. Roborgh JR, de Man T. Biochem Pharmacol 1960;2:1–6.
107. Roborgh JR, de Man T. Biochem Pharmacol 1960;3:277–82.
108. Whyte MP, Haddad JG, Walters DD et al. J Clin Endocrinol Metab 1979;48:906–11.
109. Houghton LA, Vieth R. Am J Clin Nutr 2006;84:694–7.
110. Trang HM, Cole DE, Rubin LA et al. Am J Clin Nutr 1998;68:854–8.
111. Armas LA, Hollis BW, Heaney RP. J Clin Endocrinol Metab 2004;89:5387–91.
112. Romagnoli E, Mascia ML, Cipriani C et al. J Clin Endocrinol Metab 93:3015–20.
113. Leventis P, Kiely PD. Scand J Rheumatol 2009;38:149–53.
114. Rapuri PB, Gallagher JC, Haynatzki G. Calcif Tissue Int 2004;74:150–6.
115. Holick MF, Biancuzzo RM, Chen TC et al. J Clin Endocrinol Metab 2008;93:677–81.
116. Thacher TD, Obadofin MO, O'Brien KO et al. J Clin Endocrinol Metab 2009;94:3314–21.
117. Heaney RP, Armas LA, Shary JR et al. Am J Clin Nutr 2008; 87:1738–42.
118. Hunt RD, Garcia FG, Walsh RJ. J Nutr 1972;102:975–86.
119. Gupta RP, Hollis BW, Patel SB et al. J Bone Miner Res 2004;19:680–8.
120. Gupta RP, He YA, Patrick KS et al. J Clin Endocrinol Metab 2005;90:1210–9.
121. Jones G, Byford V, Helvig C et al. Abstract presented at the 14th International Vitamin D Workshop, Brugge, Belgium, October 4–8, 2009.
122. Tjellesen L, Gotfredsen A, Christiansen C. Calcif Tissue Int 1985;37:218–22.
123. Hosseinpour F, Ellfolk M, Norlin M et al. Biochem Biophys Res Commun 2007;357:603–7.
124. Binet A, Kooh SW. Can J Public Health 1996;87:227–30.
125. Wu H, Gozdzik A, Barta JL et al. Nutr Res 2009;29:255–61.
126. Wortsman J, Matsuoka LY, Chen TC et al. Am J Clin Nutr 2000; 72:690–3.
127. Reinehr T, de Sousa G, Alexy U et al. Eur J Endocrinol 2007; 157:225–32.
128. Jones G. Am J Clin Nutr 2008;88(Suppl):582S–6S.
129. Haddad JG, Matsuoka LY, Hollis BW et al. J Clin Invest 1993;91:2552–5.
130. Gonzalez EA, Sachdeva A, Oliver DA et al. Am J Nephrol 2004;24:503–10.
131. Judd SE, Tangpricha V. Am J Med Sci 2009;338:40–4.
132. Drechsler C, Pilz S, Obermayer-Pietsch B et al. Eur Heart J 2010;31:2253–61.
133. Shephard RM, DeLuca HF. Arch Biochem Biophys 1980;202:43–53.
134. Vieth R. Bone Miner 1990;11:267–72.
135. Blank S, Scanlon KS, Sinks T et al. Am J Public Health 1995;85:656–9.
136. Pettifor JM, Bikle DD, Cavaleros M et al. Ann Intern Med 1995;122:511–3.
137. DeLuca HF, Prahl JM, Plum LA. Arch Biochem Biophys. 2011;505:226-30.
138. Grant WG. Dermatoendocrinology 2009;1:289–93.
139. Mathew S, Lund RJ, Chaudhary LR et al. J Am Soc Nephrol 2008;19:1509–19.
140. Giovannucci E. Curr Atheroscler Rep 2009;11:456–61.

19 Vitamina E*

Maret G. Traber

Contexto histórico

Em 1922, Evans e Bishop,[1] durante suas investigações sobre a infertilidade, descreveram inicialmente a reabsorção fetal como um sintoma da deficiência de vitamina E em ratos alimentados com "banha rançosa". Em 1936, Evans et al.[2] isolaram um fator do germe de trigo e o denominaram "α-tocoferol", um nome derivado do grego *tokos* (prole, descendência) e *pherein* (carregar, portar), com um "ol" para indicar que se tratava de um álcool. Dois outros tocoferóis, β- e γ-, com atividade biológica mais baixa, foram isolados a partir de óleos vegetais.[3] Essas observações iniciais deram a referência para a definição da "atividade biológica" da vitamina E, que é baseada na sua capacidade de evitar ou reverter sintomas específicos de deficiência de vitamina E.[4] Hoje se reconhece que as diversas formas não são interconversíveis, e que somente o α-tocoferol atende às necessidades humanas.[5]

Machlin[4] analisou os sintomas da deficiência de vitamina E em diversas espécies animais. Miopatia necrosante, morte e reabsorção fetal, anemia e acúmulo de lipofuscina (um pigmento fluorescente do "envelhecimento" nos tecidos foram sintomas observados em animais com deficiência de vitamina E. A neuropatia sensorial periférica progressiva é o primeiro sinal de deficiência de vitamina E em seres humanos.[6]

Horwitt et al.[7,8] tentaram induzir a deficiência de vitamina E em homens administrando, durante seis anos, uma dieta com baixo teor de vitamina E a voluntários participantes de um ensaio conduzido no Elgin (Illinois) State Hospital na década de 1950. Esses dados foram utilizados em 2000 para estabelecer a ingestão dietética recomendada (RDA) de vitamina E,[5] abordada mais adiante.

Apenas em meados da década de 1960 a deficiência de vitamina E foi descrita em crianças com síndromes de má absorção de lipídeos, conforme analisado.[9] Posteriormente, foram descritos pacientes com deficiência da vitamina E que apresentavam neuropatias periféricas, mas sem má absorção de gorduras.[10] Os estudos realizados com esses pacientes abriram novos caminhos nas investigações sobre a vitamina E depois de revelar que eles apresentavam um defeito genético na proteína hepática de transferência de α-tocoferol (α-TTP).[11,12]

Terminologia

O Conselho de Alimentação e Nutrição do Institute of Medicine (IOM) definiu que somente o α-tocoferol atende às

*__Abreviaturas:__ __α-CEHC__, 2,5,7,8-tetrametil-2-(2_-carboxietil)-6--hidroxicroman; __α-TTP__, proteína de transferência de α-tocoferol; __γ-CEHC__, 2,7,8-trimetil-2-(2_carboxietil)-6-hidroxicroman; __ABC__, cassete de ligação de ATP; __AGPI__, ácido graxo poli-insaturado; __APO__, apolipoproteína; __AVED__, ataxia com deficiência de vitamina E; __CRALBP__, proteína celular de ligação ao retinaldeído; __DRI__, ingestões dietéticas de referência; __EAR__, necessidade média estimada; __HDL__, lipoproteína de alta densidade; __HOPE__, *Heart Outcomes Prevention Evaluation* (Avaliação da Prevenção de Desfechos Cardíacos); __IOM__, Institute of Medicine (Instituto de Medicina Norte-americano); __LDL__, lipoproteína de baixa densidade; __MDR__, gene de resistência a múltiplos medicamentos ou p-glicoproteína; __NGT__, 2,7,8 trimetil-2-(4,8,12-decil trimetil)-5-nitro-6--cromanol; __NPC1L1__, Nieman-Pick C1-*like* 1; __NPT__, nutrição parenteral total; __PLTP__, proteína de transferência de fosfolipídeos; __RDA__, ingestão dietética recomendada; __ROO•__, radical peroxil; __UI__, unidade internacional; __UL__, níveis de ingestão máxima tolerável; __VLDL__, lipoproteína de densidade muito baixa.

necessidades humanas de vitamina E.[5] Entretanto, as moléculas que possuem a ação antioxidante do α-tocoferol são formadas por quatro tocoferóis e quatro tocotrienóis (Fig. 19.1). Essas moléculas possuem estruturas de cromanol semelhantes: trimetil (α-), dimentil (β- ou γ-) e monometil (δ-); os tocoferóis possuem uma cadeia lateral fitil, enquanto os tocotrienóis possuem uma cadeia lateral insaturada. O α-tocoferol sintetizado pela condensação de trimetil-hidroquinona com isofitol racêmico[13] contém oito estereoisômeros (provenientes de três centros quirais 2', 4' e 8', em específico: *RRR, RSR, RSS, RRS, SRR, SSR, SRS* e *SSS*) e é designado *all-rac*-α-tocoferol (incorretamente chamado *dl*-α-tocoferol) (ver Fig. 19.1). A forma natural *RRR*-α-tocoferol (antigamente chamada *d*-α-tocoferol) é apenas um dos oito estereoisômeros presentes no *all-rac*-tocoferol. O IOM[5] definiu que apenas os 2*R*-α-tocoferóis, isto é, a metade dos estereoisômeros contidos no *all-rac*-tocoferol, atendem às necessidades humanas de vitamina E. Anteriormente, o γ-tocoferol e outras formas de vitamina E eram considerados fontes de vitamina E; essas formas, no entanto, não são mais incluídas pela falta de evidências que demonstrem seus benefícios para a saúde em seres humanos.[5]

A determinação de vitamina E do IOM gerou confusão em relação às unidades de vitamina E. A determinação da unidade contida nos rótulos dos suplementos vitamínicos provém das unidades definidas pela *US Pharmacopoeia*.[14] Esses suplementos em geral contêm ésteres de α-tocoferol, como acetato, succinato ou nicotinato de α-tocoferol. Anteriormente, a unidade internacional (UI) da vitamina E era determinada como

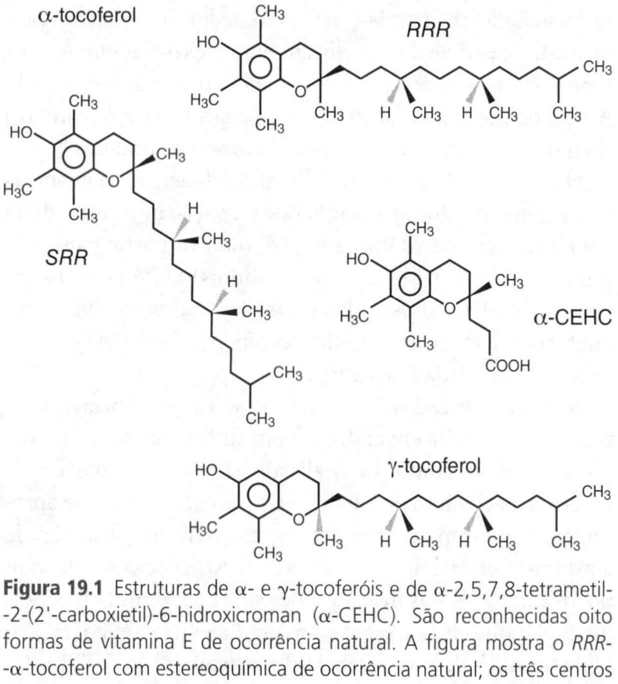

Figura 19.1 Estruturas de α- e γ-tocoferóis e de α-2,5,7,8-tetrametil-2-(2'-carboxietil)-6-hidroxicroman (α-CEHC). São reconhecidas oito formas de vitamina E de ocorrência natural. A figura mostra o *RRR*-α-tocoferol com estereoquímica de ocorrência natural; os três centros quirais podem dar origem a oito estereoisômeros diferentes na vitamina E sintética (*all-rac*-α-tocoferol): *RRR-, RRS-, RSR-, RSS-, SRR-, SSR-, SRS- e SSS-*. A figura ilustra o *SRR*-α-tocoferol; a sua diferença estrutural é imediatamente aparente e explica por que apenas os 2*R*-α-tocoferóis atendem às necessidades humanas de vitamina E. Vê-se na figura também o *RRR*-γ-tocoferol e o metabólito de α-tocoferol, o CEHC; vale observar que o composto tem uma estereoquímica oposta ao composto progenitor.

1 UI = 1 mg de acetato de *all-rac*-α-tocoferil ou 0,67 mg de *RRR*-α-tocoferol, ou 0,74 mg de acetato de *RRR*-α-tocoferil. O IOM (ver Tab. 6.1 na referência 5), no entanto, definiu a necessidade de vitamina E em miligramas de 2*R*-α-tocoferol e forneceu os fatores de conversão, de modo que 1 mg de *all-rac*-α-tocoferol é igual a 0,5 mg de *RRR*-α-tocoferol.

A vitamina E conforme definida pelo IOM:[5]

UI *all-rac*-α-tocoferol ou seus ésteres
= 0,45 mg de 2*R*-α-tocoferol

UI *RRR*-α-tocoferol ou seus ésteres
= 0,67 mg de 2*R*-α-tocoferol

Portanto, um comprimido de 400 UI de *d*-α-tocoferol contém 268 mg de 2*R*-α-tocoferol (400 UI × 0,67 mg/UI), enquanto um comprimido de 400 UI de *dl*-α-tocoferol contém 180 mg de 2*R*-α-tocoferol (400 UI × 0,91 mg/UI/2).

Química

Ação antioxidante

A vitamina E atua *in vivo* como um antioxidante de quebra de cadeias, conforme analisado.[15] Trata-se de um potente sequestrador de radicais peroxila que protege os ácidos graxos poli-insaturados (AGPI). Ao se formarem, os radicais peroxila (ROO•) reagem 1.000 mais rápido com a vitamina E (Vit E-OH) do que com o AGPI, formando o radical tocoferoxila (Vit E–O•):

Na presença da vitamina E: ROO• + Vit E-OH → ROOH + Vit E–O•

Na ausência da vitamina E: ROO• + RH → ROOH + R•

R• + O_2 → ROO•

Dessa maneira, a vitamina E evita uma maior auto-oxidação lipídica.

O produto da oxidação de dois elétrons de α-tocoferol é a α-tocoferil quinona. Outros produtos da oxidação de α-tocoferol que podem se formar são as tocoferonas 4a,5-epoxi- e 7,8-epoxi-8a (hidroperoxi) e os respectivos produtos de sua hidrólise, 2,3-epoxi-α-tocoferol quinona e 5,6-epoxi-α-tocoferol quinona.[16,17] Esses produtos se formam durante a oxidação *in vitro*; entretanto, a sua importância *in vivo* é desconhecida. Outros produtos de oxidação, entre os quais os dímeros, trímeros e outros adutos, também já foram descritos.[18]

Rede de antioxidantes da vitamina E

O radical tocoferoxil (Vit E–O•) que se forma nas membranas é proveniente da bicamada lipídica em meio aquoso, conforme analisado.[19] É nesse momento que o radical tocoferoxil reage com a vitamina C (ou outros redutores que estejam agindo como doadores de hidrogênio, AH), oxidando-a, e devolve à vitamina E a sua forma reduzida.

Vit E–O• + AH → Vit E-OH + A•

Os doadores de hidrogênio biologicamente importantes são o ascorbato (vitamina C) e os tióis, em especial a glutationa. Esse fenômeno levou à ideia da reciclagem da vitamina E, na qual a função antioxidante do radical de vitamina E é continuamente restaurada por outros antioxidantes e pela atividade metabólica das células.[20] A regeneração do tocoferol a partir de seu radical pela vitamina C parece ser um mecanismo relevante do ponto de vista fisiológico, com base nos estudos realizados com seres humanos (ver a próxima seção), porquinhos-da-índia[21-23] e outros roedores.[24]

Maior utilização de vitamina E por seres humanos sob estresse oxidativo

O estresse oxidativo causado pela disputa de uma ultramaratona demonstrou aumentar as taxas de desaparecimento dos níveis séricos de vitamina E nos seres humanos.[25] Além disso, a suplementação anterior de vitamina C e E reduziu os marcadores da peroxidação lipídica dos corredores.[26] O estresse oxidativo crônico e a inflamação causados pelo tabagismo aumentaram também as ínfimas taxas de desaparecimento de α-tocoferol nos fumantes, comparados aos não fumantes.[27] Além disso, os fumantes com as menores concentrações séricas de ácido ascórbico apresentaram as taxas de desaparecimento mais acelerado de α-tocoferol, supostamente porque a vitamina C regenera a vitamina E.[28] Em um estudo posterior, Bruno et al.[29] demonstraram não apenas que os níveis marginais de vitamina C nos fumantes estavam associados a taxas mais elevadas de desaparecimento da vitamina E do plasma, mas também que essas taxas poderiam ser normalizadas pela suplementação anterior de vitamina C. O importante é que tanto os α-tocoferóis como os γ-tocoferóis foram igualmente afetados pelos níveis de concentração de vitamina C, uma constatação que sugere que a oxidação dos tocoferóis é o mecanismo para o desaparecimento mais rápido da vitamina E na presença de baixas concentrações de vitamina C.[29]

Relações entre a estrutura e a função das diferentes formas de vitamina E

Diversos relatórios observaram os benefícios dos não α-tocoferóis para a saúde como agentes anti-inflamatórios, antioxidantes e compostos antiangiogênicos tanto na proteção contra a aterosclerose como contra o câncer, conforme analisado.[30,31] Um mecanismo do qual o α-tocoferol não pode participar é o sequestro de espécies reativas de nitrogênio. *In vitro*, os γ-, β- ou δ-tocoferóis podem ser nitrados.[32-34] Hoglen et al.[35] demonstraram que o 5-nitro-γ-tocoferol (2,7,8-trimetil-2-[4,8,12-decil trimetil]-5-nitro-6-cromanol [NGT] é o principal produto reativo entre o peroxinitrito e o γ-tocoferol. O NGT foi detectado no plasma de ratos tratados com zymosan,[36] no plasma de pacientes com doença arterial coronariana[37] e fumantes,[38] bem como na matéria cerebral *post-mortem* colhida de pacientes com mal de Alzheimer.[39]

Fontes alimentares

As fontes alimentares mais ricas em vitamina E são as amêndoas, as sementes de girassol e os óleos vegetais comestíveis,[40] que contêm proporções variáveis dos oito homólogos: α-, β-, γ- e δ-tocoferóis ou tocotrienóis. O teor de *RRR*-α-tocoferol é especialmente elevado no óleo de germe de trigo, no óleo de cártamo e no óleo de girassol, enquanto o γ-tocoferol predomina nos óleos de soja e milho, bem como em alguns tocotrienóis. Entre os alimentos fortificados com acetato de *all-rac*-α-tocoferil estão alguns cereais consumidos no café da manhã, o suco de tomate, o suco de laranja e o leite.

Ingestões dietéticas de referência

Os padrões de ingestão dietética de referência (DRI) para a vitamina C, a vitamina E, o selênio e os carotenoides foram publicados em 2000.[5] Os DRI fazem a distinção entre *RRR*- e *all-rac*-α-tocoferol porque essas estruturas são fisicamente diferentes e têm destinos diferentes em termos de transporte e metabolismo.[5]

A necessidade média estimada (EAR) foi baseada no nível de ingestão de 2*R*-α-tocoferol que reverteu a hemólise de eritrócitos *in vitro* induzida por peróxidos em homens com deficiência de vitamina E depois de consumirem durante cinco anos uma dieta com baixo teor da vitamina, conforme analisado.[5] A Tabela 19.1 apresenta os valores da RDA de α-tocoferol de acordo com cada fase da vida. Foi escolhida uma EAR de 12 mg de 2*R*-α-tocoferol porque esse nível de ingestão ou superior resultou em concentrações séricas de α-tocoferol que evitaram a hemólise de eritrócitos *in vitro* induzida por peróxido de hidrogênio. Foi levantada a hipótese de que homens e mulheres teriam necessidades

Tabela 19.1 Valores de ingestão dietética de referência de vitamina E por grupo de estágio de vida[a]

Grupo de estágio de vida	RDA[b] (mg/d)	AI[c] (mg/d)
0-6 meses		4
7-12 meses		5
1-3 anos	6	
4-8 anos	7	
9-13 anos	11	
14-18 anos	15	
> 18 anos	15	
Gravidez		
≤ 18 anos	15	
19-50 anos	15	
Lactação		
≤ 18 anos	19	
19-50 anos	19	

[a]Em unidades de mg de 2*R*-α-tocoferol.

[b]RDA, ingestão dietética recomendada. Ingestão que atende às necessidades de nutrientes de quase todos (97-98%) os integrantes de um grupo.

[c]AI, ingestão adequada. Ingestão média observada ou experimentalmente definida por uma determinada população ou subgrupo que parece manter uma condição nutricional definida, como taxa de crescimento, valores normais de nutrientes circulantes ou outros indicadores funcionais de saúde. A AI é utilizada na falta de evidências científicas suficientes para uma estimativa média das necessidades. Para bebês saudáveis que estão recebendo leite humano, a AI é a ingestão média. A AI não equivale à RDA.

Reproduzido com permissão de Food and Nutrition Board, Institute of Medicine. Dietary Reference Intakes for Vitamin C, Vitamin E, Selenium, and Carotenoids. Washington, DC: National Academy Press, 2000.

semelhantes porque as mulheres, apesar de seu menor peso corporal, possuem um maior percentual de gordura corporal que necessita de proteção antioxidante. A RDA para adultos (tanto homens como mulheres com idade ≥ 19 anos), definida como 2*R*-α-tocoferol, é de 15 mg/dia.

Os níveis de ingestão máxima tolerável (UL) de vitamina E (qualquer forma de α-tocoferol suplementar) foram fixados em 1.000 mg/dia.[5] Esse foi um dos poucos UL estabelecidos com base em estudos realizados com ratos em razão da falta de dados quantitativos que avaliassem os efeitos de longo prazo dos suplementos de vitamina E em seres humanos.

A quantidade de α-tocoferol consumida pela maioria dos adultos nos Estados Unidos é suficiente para prevenir sintomas visíveis de deficiência.[41] A quantidade efetiva consumida pelos adultos no país é de, no entanto, cerca de 8 mg, conforme avaliado por diversas pesquisas de opinião.[42-44] Em consequência, 93% dos homens e 96% das mulheres nos Estados Unidos não consomem 12 mg de vitamina E por dia.[45] O relatório do 2010 Dietary Guidelines Committee reconheceu essa discrepância entre a ingestão efetiva e as recomendações, mas não promoveu o consumo da maioria dos alimentos que contêm grandes quantidades de α-tocoferol por se tratar de alimentos com altos teores de gordura em geral.[45a]

A maioria das pessoas não consome 15 mg de α-tocoferol por dia e, por essa razão, podem apresentar maior risco de diversas doenças crônicas. Anteriormente, o ensaio *Alpha-Tocopherol Beta-Carotene* sobre prevenção do câncer constatou que os suplementos diários (vitamina E [50 mg de acetato de *dl*-α-tocoferil] ou β-caroteno [20 mg]) durante cinco anos não reduziram a incidência de câncer.[46] Um relatório posterior que avaliou a condição basal da concentração de vitamina E no organismo e os níveis de ingestão dietética descreveu os 29.092 homens acompanhados durante dezenove anos desde o início do estudo, em cujo período foram registradas 13.380 mortes. Os homens participantes da amostra basal situados nos quintis mais altos de concentração sérica de α-tocoferol apresentaram um risco significativamente menor de mortalidade total e mortalidade por causas específicas do que aqueles situados nos quintis mais baixos, inclusive doença cardiovascular e câncer.[47] As reduções relativas ideais das taxas de mortalidade ocorreram em níveis de concentração sérica de α-tocoferol de 13 a 14 mg/L (30 a 32 μmol/L) ou mais, e foram associadas a uma ingestão alimentar de vitamina E estimada em 12 mg de α-tocoferol,[47] um valor dietético igual à EAR (12 mg) proposta pelo IOM.[5] Essa constatação sugere que a extração da RDA de vitamina E a partir da alimentação constitui um benefício para a saúde.

Fatores fisiológicos que influenciam a utilização

Digestão e absorção intestinal

A eficiência da absorção de vitamina E é baixa (< 50%) e depende dos processos necessários para a digestão e absorção de lipídeos pelos enterócitos.[41] A biodisponibilidade de vitamina E aumenta com o maior teor de gordura dos alimentos consumidos com os suplementos de vitamina E ou fortificantes alimentares.[48-50]

O trânsito de vitamina E pelas células absortivas ainda não é um processo bem conhecido; nunca foi descrita a existência de quaisquer proteínas intestinais de transferência de α-tocoferol.[41] As diferentes formas de vitamina E não são discriminadas durante sua absorção e secreção pelos quilomícrons. As células intestinais incorporam quilomícrons que contêm triglicerídeos, colesterol livre e esterificado, fosfolipídeos e apolipoproteínas (especialmente a apolipoproteína [APO] B48). Além disso, as vitaminas lipossolúveis, os carotenoides e outros componentes alimentares solúveis em gordura são incorporados aos quilomícrons.[41] Anwar et al.[51] demonstraram que a via primária para a absorção de vitamina E ocorre através dos quilomícrons, mas na ausência de uma proteína funcional microssomal de transferência de triglicerídeos, necessária para a formação de quilomícrons, as lipoproteínas de alta densidade (HDL) participam do processo de absorção da vitamina E. O papel fundamental dos ácidos biliares para a absorção de vitamina E sugere também que as principais etapas do processo de absorção são, primeiro, a entrada no enterócito, seguida pela incorporação aos quilomícrons.[41]

A absorção de vitamina E parece ser mediada de forma semelhante à absorção de colesterol. A Niemann-Pick C1-*like* 1 (NPC1L1), uma proteína de transporte de esteróis, é fundamental para a absorção de colesterol pelo enterócito.[52,53] De forma semelhante, a absorção de vitamina E é facilitada pela NPC1L1,[54] uma constatação que leva à sugestão de que as pessoas com defeito no gene NPC1L1 podem ter uma absorção defeituosa de vitamina E.[55] A prevalência de defeitos no gene NPC1L1 em relação aos defeitos de absorção de vitamina E em seres humanos ainda não foram suficientemente elucidados.

Transporte no plasma

Ao contrário de outras vitaminas lipossolúveis, que possuem suas proteínas específicas de transporte no plasma, a vitamina E é transportada não especificamente pelas lipoproteínas contidas no plasma. Durante o catabolismo dos quilomícrons na circulação e delipidação por lipase lipoproteica, parte da vitamina E recém-absorvida é transferida para as lipoproteínas circulantes e despejada no fígado (Fig. 19.2).[41] Durante esse processo, a vitamina E é transferida também para as HDL, que a transferem de imediato para outras lipoproteínas circulantes. Kostner et al.[56] demonstraram que a proteína de transferência de fosfolipídeos (PLTP) catalisava a troca de vitamina E entre as lipoproteínas em uma proporção equivalente à transferência de cerca de 10% da vitamina E plasmática por hora.

O fígado – não o intestino delgado – distingue as diversas formas de vitamina E. Após a delipidação parcial dos quilomícrons e sua absorção pelo fígado, as gorduras são reincorporadas às lipoproteínas de densidade muito baixa (VLDL), conforme analisado,[41] e o 2*R*-α-tocoferol é secretado seletivamente para o plasma. Durante a cascata de delipidação de VLDL, formam-se as lipoproteínas de baixa densidade (LDL). Parte do α-tocoferol permanece com as LDL e parte é transferida para as HDL. Consequentemente, as principais lipoproteínas plasmáticas, LDL e HDL, são enriquecidas com α-tocoferol (Fig. 19.3).

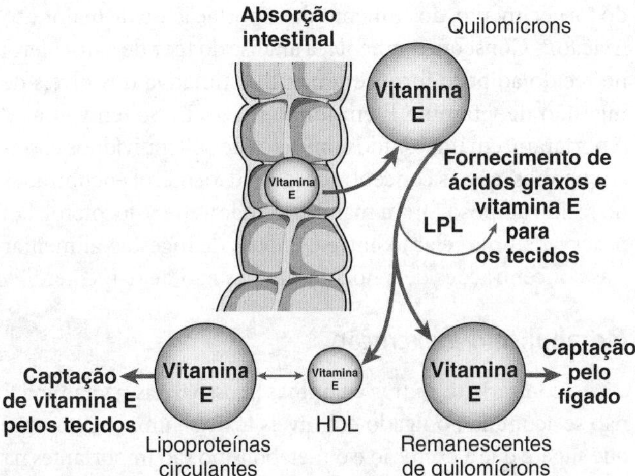

Figura 19.2 Vias de absorção de vitamina E e seu fornecimento para os tecidos durante o catabolismo dos quilomícrons. A absorção de vitamina E requer ácidos biliares (secretados a partir do fígado), ácidos graxos e monoglicerídeos (liberados pelas enzimas pancreáticas a partir da gordura alimentar) para a formação de micelas. Após a absorção pelos enterócitos intestinais, todas as formas alimentares de vitamina E são incorporadas aos quilomícrons.[41] Essas lipoproteínas ricas em triglicerídeos são secretadas para a circulação sanguínea, onde ocorre a lipólise através da lipase lipoproteica (LPL) ligada à superfície endotelial das paredes capilares. Os remanescentes de quilomícrons produzidos são captados principalmente pelo fígado. Durante a lipólise, diversas formas de vitamina E podem ser transferidas aos tecidos ou às lipoproteínas de alta densidade (HDL). Pode haver trocas entre a vitamina E e a HDL e outras lipoproteínas circulantes, que também podem fornecer vitamina E aos tecidos periféricos.

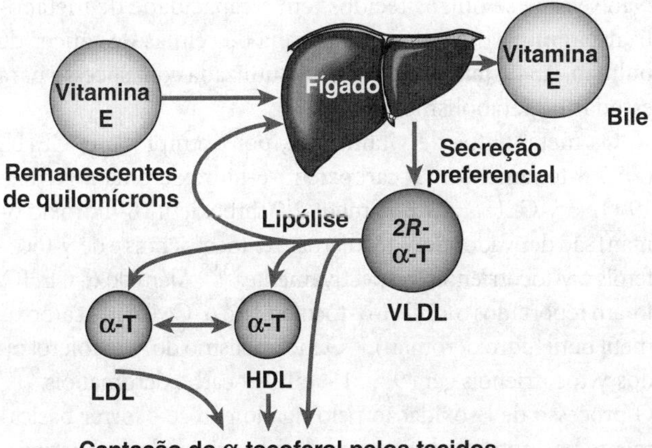

Figura 19.3 Vias para o fornecimento preferencial de α-tocoferol para os tecidos periféricos. Os remanescentes de quilomícrons, que contêm diversas formas de vitamina E, são absorvidos pelo fígado. No fígado, a proteína de transferência de α-tocoferol parece incorporar o α-tocoferol preferencialmente às lipoproteínas nascentes de muito baixa densidade (VLDL).[41] Após a secreção de VLDL para o plasma, a lipólise da VLDL através da lipase lipoproteica e da lipase hepática dos triglicerídeos resulta no enriquecimento preferencial das lipoproteínas circulantes com *RRR*-α--tocoferol. O metabolismo dessas lipoproteínas resulta no fornecimento de *RRR*-α-tocoferol para os tecidos periféricos. HDL, lipoproteína de alta densidade; LDL, lipoproteína de baixa densidade.

Um modelo farmacocinético de transporte de vitamina E no plasma foi desenvolvido a partir de dados de estudos com estereoisômeros de α-tocoferol deutério rotulados (*RRR*- e *SRR*-).[57] Em participantes de grupos de controle, as ínfimas taxas de desaparecimento de *RRR*-α-tocoferol marcado com deutério (0,4 +/– 0,1 *pools* por dia) foram significativamente ($p < 0{,}01$) mais baixas para o *SRR*- (1,2 +/– 0,6). A meia-vida aparente do *RRR*-α-tocoferol em participantes do grupo normal foi de aproximadamente 48 horas - compatível com o "lento" desaparecimento do *RRR*-α-tocoferol plasmático (ou sérico).[57] Como o *RRR*-α-tocoferol é devolvido ao plasma, a sua reciclagem aparente é baixa. Essa recirculação hepática de *RRR*-α-tocoferol resulta na substituição diária de quase todo o *RRR*-α-tocoferol circulante.

Proteína hepática de transferência de α-tocoferol

A α-TTP (30-35 kDa) foi isolada em seres humanos e vários animais. A proteína humana possui uma homologia de 94% com a proteína dos ratos, bem como alguma homologia tanto com a proteína celular de ligação ao retinaldeído (CRALBP), encontrada na retina, como com a sec14, uma PLTP.[58] O gene foi localizado na região 8q13.1–13.3 do cromossomo 8 humano.[58,59] A estrutura do cristalino também foi descrita,[60,61] bem como diversas mutações humanas.[62]

A α-TTP pertence a uma família de proteínas de ligação de ligantes hidrofóbicos que possui uma sequência de motivos de ligação *cis*-retinal (CRAL_TRIO). Esse motivo é compartilhado também com a CRALBP e a proteína de transferência de fosfatidil inositol proveniente de leveduras (Sec14p). Panagabko et al.[63] mostraram que todos os membros da família CRAL_TRIO ligam α-tocoferol, mas somente a α-TTP parece ter afinidade suficiente para servir como um mediador fisiológico de transferência de α-tocoferol.

A α-TTP é expressa pelos hepatócitos,[64] e o RNAm (RNA mensageiro) da α-TTP foi detectado também em baixos níveis no cérebro, no baço, nos pulmões e nos rins de ratos.[65] A α-TTP é um fator fundamental durante a gravidez; mais elevada no local do implante,[66,67] é expressa nas células do sinciciotrofoblasto e do trofoblasto da placenta humana,[67-69] e também pela vesícula vitelina (ou saco vitelino) humana.[70] A perda gestacional precoce está associada à peroxidação lipídica, com consequentes danos ao sinciciotrofoblasto.[71] Jauniaux et al.[70] sugeriram que, durante a fase inicial do desenvolvimento fetal, o embrião humano recebe α-tocoferol da vesícula vitelina. Consequentemente, é provável que o α-tocoferol seja necessário tanto para o feto como para a mãe, a fim de protegê-la do estresse oxidativo decorrente do rápido crescimento do feto.

In vitro, a α-TTP transfere preferencialmente α-tocoferol – em comparação com outras formas alimentares de vitamina E – entre os lipossomas e microssomas.[72] Hipoteticamente, essa transferência seletiva de α-tocoferol é responsável pela ação *in vivo* da α-TTP, que enriquece as VLDL nascentes secretadas com *RRR*-α-tocoferol.[73] Quando essa hipótese foi testada em uma linha de células hepáticas com expressão de α-TTP (células McARH7777), no entanto, a secreção de α-tocoferol mediada por α-TTP não foi associada diretamente à secreção de VLDL.[74] Portanto, o *mecanismo* pelo qual a α-TTP facilita a secreção de α-tocoferol para o plasma é desconhecido. O progresso nessa área é pontuado por estudos que demonstram a capacidade da α-TTP *in vitro* purificada para dobrar adequadamente, ligar e transferir vitamina E,[75] bem como o uso de análogos fluorescentes α-tocoferol para acompanhar o trânsito e a oxidação.[76,77]

Distribuição para os tecidos

A vitamina E é transportada não especificamente pelas lipoproteínas plasmáticas,[41] e os mecanismos do metabolismo lipoproteico facilitam o fornecimento de vitamina E para os tecidos, que talvez adquirem a vitamina E através de, pelo menos, quatro vias principais:

1. A vitamina E é fornecida aos tecidos durante o catabolismo das lipoproteínas ricas em triglicerídeos por mediação da lipase lipoproteica. Sattler et al.[78] superexpressaram a lipase lipoproteica nos músculos de ratos e constataram um aumento no fornecimento de α-tocoferol para os músculos.
2. A vitamina E é fornecida através da absorção de lipoproteínas pelo receptor de LDL e por outros receptores de lipoproteínas.[41]
3. A vitamina E é fornecida pelas HDL através do receptor scavenger classe B tipo I (SR-BI),[79] que fornece conteúdo lipoproteico às células.
4. Ocorrem rápidas trocas entre a vitamina E e as lipoproteínas, bem como entre as lipoproteínas e as membranas. Em consequência, os mecanismos de troca podem enriquecer as membranas com vitamina E, conforme analisado.[41]

O ABCA1 é um transportador de cassete (ABC) de ligação de ATP que transporta colesterol e fosfolipídeos das células para o HDL, pobre em lipídeos. Oram et al.[80] identificaram que o ABCA1 facilita a absorção de α-tocoferol pelas HDL. O ABCA1 facilita também a secreção de α-tocoferol mediada pela α-TTP proveniente dos hepatócitos *in vitro*, quando a apoAI é utilizada como aceitadora.[81] Ratos deficientes de ABCA1 sofrem de uma grave deficiência de vitaminas lipossolúveis, inclusive de α-tocoferol.[82] Obviamente, a ABCA1 é importante no trânsito de α-tocoferol; a sua função fisiológica em relação à vitamina E parece envolver o efluxo celular de α-tocoferol.

Foi utilizado α-tocoferol deuterado em ratos,[83] porquinhos-da-índia[84] e seres humanos[85] para avaliar a cinética e a distribuição de α-tocoferol para os diversos tecidos. A partir desses estudos, ficou evidente que os grupos de tecidos, como os eritrócitos, o fígado e o baço, estão em franco equilíbrio com o *pool* de α-tocoferol plasmático, substituindo logo o α-tocoferol "velho" pelo "novo".[86] Outros tecidos, como o coração, os músculos e a medula espinal, apresentam uma taxa de reciclagem de α-tocoferol mais baixa, talvez por expressar α-TTP.[65,87] Nos seres humanos, os nervos periféricos[6] são os tecidos mais suscetíveis à deficiência de α-tocoferol.[88]

Os mecanismos de liberação de tocoferol dos tecidos não são bem caracterizados. Mais de 90% do *pool* de α-tocoferol do corpo humano está localizado no tecido adiposo, com mais de 90% do α-tocoferol do tecido adiposo em forma de gotículas de gordura. Em seres humanos com deficiência de α-tocoferol, o teor de α-tocoferol no tecido adiposo é menor do que em indivíduos fisiologicamente normais, embora não esteja claro se essa condição é uma consequência da redução do fornecimento, do aumento da exportação ou de maior utilização.[89] Consequentemente, a análise do teor de α-tocoferol no tecido adiposo fornece uma útil estimativa dos níveis de ingestão de vitamina E em longo prazo. El-Sohemy et al.[90] reportaram, em um estudo com cerca de 500 indivíduos costa-riquenhos, que as concentrações de α-tocoferol encontradas no tecido adiposo foram maiores do que as de γ-tocoferol. Foi observada uma relação entre os níveis de ingestão alimentar e as concentrações de γ-tocoferol, mas não de α-tocoferol.

Metabolismo e excreção

Ao contrário de outras vitaminas lipossolúveis, a vitamina E não se acumula no fígado em níveis tóxicos, uma constatação que sugere que a excreção e o metabolismo são importantes na prevenção dos efeitos adversos da vitamina E. Além da função de α-TTP, o metabolismo da vitamina E é um mecanismo essencial para a preferência do organismo pelo α-tocoferol. Além disso, o metabolismo limita o acúmulo de α-tocoferol e determina os níveis de circulação das diversas formas alimentares de vitamina E. Todas as formas de vitamina E são metabolizadas através de ω-oxidação por citocromos P-450 (CYP), seguida por β-oxidação, conjugação e excreção através da urina[91] ou da bile.[92] Em razão de sua absorção relativamente baixa, a maior parte da vitamina E ingerida é excretada nas fezes.

Metabolismo hepático

O fígado é um local de metabolismo da vitamina E.[93-95] Não se sabe se outros tecidos têm a capacidade de metabolizar vitamina E, embora uma linha de células de câncer de pulmão, A549, também tenha sido utilizada com sucesso para estudar o metabolismo.[96,97]

Os metabólitos de vitamina E, por exemplo, o α-CEHC (2,5,7,8-tetrametil-2-[2'-carboxietil]-6-hidroxicroman; ver Fig. 19.1) e o γ-CEHC (2,7,8-trimetil-2[2'carboxietil]-6-hidroxicroman) são derivados de α-tocoferóis e α-tocotrienóis e de γ-tocoferóis e γ-tocotrienóis, respectivamente.[93,98] Além do α-CEHC, foram reportados o 13'OH-α-tocoferol e o α-CMBHC (carboximetil butil hidroxicroman).[95] O metabolismo do γ-tocoferol ou dos γ-tocotrienóis gera 9'-, 11'-, e 13'-γ-carboxicromanóis.[97,99] O processo de β-oxidação pelo fígado parece ocorrer basicamente nas mitocôndrias, com alguma atividade nos peroxissomos.[100]

Altos níveis de ingestão de α-tocoferol (p. ex., a maioria dos suplementos de vitamina E) resultam no aumento do α-tocoferol plasmático, na diminuição do γ-tocoferol[101] e na elevação dos níveis de excreção de α-CEHC[102] e γ-CEHC.[98,103] A excreção de γ-CEHC aumenta porque o γ-tocoferol é metabolizado e convertido em CEHCs de forma mais ativa do que o α-tocoferol.[98,104,105]

A CYP4F2 hepática participa da ω-oxidação dos α- e γ-tocoferóis.[106] Sontag e Parker,[107] no entanto, demonstraram também que a atividade da CYP4F2 em relação ao α-tocoferol era limitada e que o α-tocoferol estimulava a ω-hidroxilação de outras formas de vitamina E que não o α-tocoferol. Embora provavelmente responsável por iniciar o metabolismo da vitamina E, a CYP4F2 não é específica para a vitamina E, por ser necessária no metabolismo dos eicosanoides para regular o processo inflamatório.[108]

Já foi sugerido também o envolvimento da CYP3A no metabolismo da vitamina E, com base na observação de que os inibidores e estimuladores de CYP3A alteravam a produção de CEHC.[93,109-111] Além disso, estudos realizados demonstram que o fornecimento alimentar de α-tocoferol aumenta a CYP3A RNAm.[112] A aplicação diária de injeções subcutâneas de α-tocoferol em ratos aumentou as proteínas CYP3A e CYP2B; as concentrações de CYP4F e α-TTP permaneceram inalteradas.[95] Os inibidores de CYP4F, como um composto de ω-imidazol, 1,[(R)-2-(9-(1H-imidazol-1-il) nonil)-2,5,7,8-tetrametil-croman-6-ol], no entanto, reduziram a produção *in vitro* de γ-CEHC pelas células hepáticas HepG2.[113] Em consequência, os mecanismos parcialmente coincidentes podem iniciar o metabolismo da vitamina E.

De forma semelhante aos xenobióticos, os CEHC são sulfatados ou glicuronidados para aumentar a sua solubilidade na água e respectiva excreção.[105,114,115] O γ-CEHC β-D-glucosídeo também foi reportado.[116] O γ-CEHC sulfatado é o principal conjugado de CEHC encontrado tanto em células de ratos quanto em células humanas em cultura.[97,99,117] Foram detectados também intermediários sulfatados, uma constatação que sugere que a sulfatação pode ser uma importante etapa inicial do trânsito intracelular para orientar o metabolismo da vitamina E. Não se sabe ao certo se as diferenças de sulfatação ou glicuronidação têm relação com as diferenças de metabolismo entre o α-tocoferol e o γ-tocoferol, as diferenças entre ratos e humanos, ou as diferenças entre os tecidos hepáticos, comparados a amostras de urina.

Os transportadores de xenobióticos são prováveis candidatos a mediar a excreção hepática de CEHC, uma vez que os CEHC encontram-se no plasma, na urina e na bile. Uma das respostas hepáticas para o "excesso" de α-tocoferol é a regulação positiva da secreção biliar de α-tocoferol.[95] O produto do gene de resistência a múltiplos medicamentos, o MDR1 (p-glicoproteína, ou ABCB1), é modulado pelos mesmos xenobióticos que alteram a CYP3A.[118] O excesso de α-tocoferol demonstrou regular positivamente o gene hepático MDR1[119] e a proteína MDR[95] dos ratos. Anteriormente, o MDR2 dos ratos, outra importante proteína de transporte de ABC, demonstrou envolvimento no efluxo de α-tocoferol para a bile.[120]

Interações entre a vitamina E e a vitamina K

As vitaminas E e K provavelmente compartilham as mesmas vias para o metabolismo e a excreção. Ambas passam por um processo de ω-hidroxilação e β-oxidação da cadeia lateral para produzir metabólitos carboxílicos.[95,121-123] A CYP4F2 ω-hidroxila não apenas a vitamina E, mas também a vitamina K1 (filoquinona).[124]

O *Women's Health Study* (Estudo da Saúde da Mulher) testou a eficácia dos suplementos de vitamina E (600 UI) ou placebo tomados em dias alternados durante dez anos por cerca de 40 mil mulheres acima de 45 anos, como forma de prevenção contra doenças cardíacas ou câncer em mulheres saudáveis e fisiologicamente normais.[125] De um modo geral, os suplementos de vitamina E não tiveram nenhum efeito na incidência de câncer, eventos cardiovasculares ou mortalidade em geral, mas reduziram em até 21% o tromboembolismo venoso.[126] A razão para esse benefício pode estar no fato de o α-tocoferol agir como um agente antitrombótico leve que diminui os níveis de vitamina K no organismo e, em consequência, reduz a probabilidade de formação de coágulos.[127]

O efeito adverso dos suplementos de vitamina E sobre os níveis de vitamina K em seres humanos resulta na subcarboxilação da protrombina.[128] Os suplementos de vitamina E (1.000 UI) aumentaram um biomarcador das concentrações inadequadas de vitamina K, a protrombina sub-γ-carboxilada[129] (ver também o capítulo sobre a vitamina K). Além disso, o fator de coagulação IX foi alterado pelas concentrações de vitamina E encontradas em ratos.[130] O fator IX é sintetizado no fígado, onde ocorre a carboxilação de resíduos de glutamato (Gla) do fator IX e de outras proteínas específicas em um processo dependente da vitamina K. Os altos níveis de ingestão de vitamina E em ratos aumentaram o sangramento, um fenômeno reversível com a administração de maiores concentrações de vitamina K.[5] Helson[131] estudou o efeito da vitamina E (acetato de *all-rac*-α-tocoferil) administrada por via intravenosa em uma dose diária de 2.300 mg/m^2 (cerca de 2.000 mg de *all-rac*-α-tocoferol diariamente) em dois pacientes pediátricos que desenvolveram defeitos de coagulação; a vitamina K administrada por via intravenosa (10 mg, 10 minutos antes da infusão de vitamina E) teve efeito preventivo contra os defeitos de coagulação. O mecanismo para esse efeito da vitamina E sobre as concentrações de vitamina K ainda não foi elucidado.

Avaliação das concentrações de α-tocoferol

O IOM determinou que uma concentração plasmática inferior a 12 μmol de α-tocoferol/L estava associada à evidência de níveis inadequados de α-tocoferol; as concentrações plasmáticas em indivíduos fisiologicamente normais são de cerca de 20 μmol/L.[5] Vários indicadores podem ser medidos em pacientes que podem estar com deficiência de α-tocoferol (Tab. 19.2). Embora as baixas concentrações séricas ou plas-

Tabela 19.2 Técnicas de avaliação das concentrações de α-tocoferol no organismo

Medições das concentrações de vitamina E no plasma
Os valores normais são > 12 μmol de α-tocoferol/L (μM) ou 5 μg/mL
Os valores normais são > 0,8 mg de α-tocoferol/g de lipídeos totais (colesterol + triglicerídeos) ou 2,8 mg/g de colesterol
Medições das concentrações de vitamina E no tecido adiposo
> 100 μg de α-tocoferol/mg de triglicerídeos
Sinais funcionais de deficiência de vitamina E
Aumento da hemólise dos glóbulos vermelhos
Maior peroxidação lipídica (p. ex., F_2-isoprostanos)
Maior exalação de etano ou pentano
Sinais clínicos de deficiência de vitamina E
Exame neurológico: função anormal do nervo sensorial
Histopatologia dos nervos periféricos
Medições eletrofisiológicas
Teste genético
Presença de polimorfismos na proteína de transferência de α-tocoferol (TTP)

máticas de α-tocoferol indiquem deficiência de vitamina E, a medição dos níveis plasmáticos é insuficiente para pacientes com diversas formas de má absorção de gorduras. Pacientes com elevadas concentrações de colesterol ou triglicerídeos podem apresentar níveis "normais" de α-tocoferol, mas esses níveis podem não ser suficientes para proteger os tecidos.[132] O cálculo das concentrações efetivas de α-tocoferol no plasma precisa levar em consideração os níveis de lipídeos no plasma, dividindo os níveis plasmáticos de α-tocoferol pela soma do colesterol total e dos triglicerídeos presentes no plasma.[133]

Pacientes com neuropatias periféricas ou retinite pigmentosa de causas desconhecidas devem ser avaliados para saber se estão com deficiência de α-tocoferol. As concentrações plasmáticas de α-tocoferol devem ser medidas em todos os pacientes com ataxia para que seja descartada a deficiência de α-tocoferol, uma vez que a ataxia de Friedreich é notavelmente semelhante àquela observada em pacientes com ataxia com deficiência de vitamina E (AVED) (para mais detalhes sobre a ataxia de Friedreich, ver também o capítulo sobre o ferro).

Causas da deficiência

A deficiência de α-tocoferol ocorre raramente em seres humanos e quase nunca em consequência de deficiência alimentar, conforme analisado.[41] A deficiência de α-tocoferol ocorre em decorrência de anomalias genéticas na α-TTP e de diversas síndromes de má absorção de gorduras, como obstrução biliar, doença hepática colestática, pancreatite ou fibrose cística[41] (Tab. 19.3).

Tabela 19.3 Distúrbios que exigem suplementação com α-tocoferol para prevenir a deficiência de vitamina E

Anomalias genéticas
Proteína de transferência de α-tocoferol (AVED, ataxia com deficiência de vitamina E)
Apolipoproteína B (hipobetalipoproteinemia homozigota)
Proteína microssomal de transferência de triglicerídeos (abetalipoproteinemia)
Síndromes de má absorção de gorduras
Colestase crônica em crianças e adultos
Hepatite neonatal idiopática
Síndrome colestática familiar
Síndrome de Alagille
Número reduzido de dutos biliares interlobulares
Atresia biliar extra-hepática
Cirrose hepática primária
Fibrose cística e insuficiência pancreática
Síndromes do intestino curto
Doença de Crohn
Trombose vascular mesentérica
Pseudo-obstrução intestinal
Esteatorreia crônica
Síndrome da alça cega
Linfangiectasia intestinal
Doença celíaca
Pancreatite crônica
Nutrição parenteral total

Defeitos genéticos na proteína de transferência de α-tocoferol

Os defeitos genéticos de uma α-TTP estão associados à AVED.[62] Pacientes com AVED apresentam defeitos neurológicos, os quais são caracterizados por neuropatia periférica progressiva com uma "degeneração retrógrada" (*dying back*) específica dos axônios de grande calibre dos neurônios sensoriais, resultando em ataxia.[41]

Pacientes com AVED são sensíveis aos suplementos orais de α-tocoferol. Uma dose de 800 a 1.200 mg/dia normalmente é suficiente para evitar maior deterioração da função neurológica, tendo sido observadas melhorias em alguns casos, conforme analisado por Sokol.[6] Pacientes não submetidos a tratamento possuem concentrações muito baixas de α-tocoferol no plasma (equivalentes a 1/100 do normal), mas, quando recebem suplementos de α-tocoferol, as concentrações plasmáticas alcançam níveis normais em questão de horas. Se a suplementação de α-tocoferol for interrompida, no entanto, as concentrações de α-tocoferol no plasma cairão a níveis deficientes em poucos dias.

Os pacientes com AVED podem ser divididos em dois grupos. Em um estudo, alguns pacientes não conseguiram diferenciar as variadas formas de vitamina E, enquanto outros, sim, mas todos tiveram dificuldade em manter as concentrações de α-tocoferol no plasma.[12] Estudos destinados a identificar as relações estrutura-função das diversas mutações da α-TTP e suas funções na biodisponibilidade de α-tocoferol estão sendo conduzidos de maneira ativa.[134-137]

A retinite pigmentosa normalmente acompanha a deficiência de vitamina E nos seres humanos, conforme analisado.[41] O importante é que o α-tocoferol interrompa ou reduza a progressão da retinite pigmentosa causada pela deficiência de vitamina E.[138] As mutações ocorridas nas proteínas com o motivo CRAL_TRIO, como a CRALBP[139] (ver o capítulo sobre a vitamina A) e a α-TTP,[138] estão associadas à retinite pigmentosa. Os resultados de um ensaio com suplementos de vitamina E e vitamina A em pacientes com muitas formas comuns de retinite pigmentosa que não apresentavam deficiência de vitamina E, no entanto, demonstraram um efeito benéfico de 15.000 UI/dia de vitamina A e um possível efeito adverso de 400 UI de vitamina E.[140] Portanto, as concentrações de vitamina E no plasma devem ser medidas em pacientes com retinite pigmentosa para avaliar os níveis de vitamina E no organismo antes da suplementação. Apenas aqueles pacientes com retinite pigmentosa que apresentem deficiência de vitamina E devem receber suplementação de α-tocoferol.

Defeitos genéticos da síntese lipoproteica

Estudos realizados com pacientes com hipobetalipoproteinemia ou abetalipoproteinemia (com níveis de quilomícrons, VLDL ou LDL circulantes de baixos a não detectáveis) demonstraram que as lipoproteínas que contêm apolipoproteína B (apoB) são necessárias para a absorção efetiva e o transporte de vitamina E no plasma, conforme analisado.[41] Os aspectos clínicos incluem crescimento retardado, acantocitose, retinite pigmentosa e distúrbio neurológico crônico e progressivo com ataxia.

Doses diárias de 100 a 200 mg/kg, ou cerca de 5 a 7 g de *RRR*-α-tocoferol, são recomendadas para adultos.[6] Embora as concentrações de α-tocoferol no plasma nunca alcancem níveis normais, as concentrações no tecido adiposo alcançam.

Síndromes de má absorção de gorduras

A falta de solubilização micelar e a má absorção de lipídeos alimentares levam à deficiência de vitamina E em crianças com distúrbios hepatobiliares colestáticos crônicos, inclusive doenças do fígado e anomalias dos dutos biliares intra-hepáticos e extra-hepáticos. Crianças com doença hepática colestática, cuja secreção de bile para o intestino delgado é deficitária, apresentam condições severas de má absorção de gorduras. As anomalias neurológicas aparecem logo no segundo ano de vida, tornando-se irreversíveis se a deficiência de vitamina E não for corrigida.[41]

Qualquer distúrbio que causa má absorção de gorduras pode levar à deficiência de vitamina E. A lista de distúrbios associados à deficiência adquirida de vitamina E, compilada por Sokol,[6] inclui fibrose cística, disfunção crônica ou ressecção do intestino delgado, doença de Crohn, trombose vascular mesentérica ou pseudo-obstrução intestinal, síndrome da alça cega, linfangiectasia intestinal, doença celíaca e pancreatite crônica. Os níveis séricos de vitamina E podem cair em 1 a 2 anos de má absorção adquirida de gorduras em adolescentes e adultos. Entretanto, em geral é observado um intervalo de 10 a 20 anos entre a identificação da deficiência bioquímica de vitamina E e a manifestação dos sintomas neurológicos em adultos.[6] O tempo prolongado para a manifestação dos sintomas é uma decorrência do acúmulo anterior de vitamina E na maioria dos tecidos e do seu esgotamento relativamente lento dos tecidos nervosos.

A suplementação de vitamina E em pacientes com síndromes de má absorção de gorduras é muito difícil porque esses pacientes absorvem mal também a vitamina E. Sokol[6] sugere o tratamento com *RRR*-α-tocoferol (não o éster) em doses de 25 a 50 mg/kg/dia, avançando até 50 mg/kg/dia para alcançar um máximo de 150 a 200 mg/kg/dia, se a proporção entre o α-tocoferol sérico e os lipídeos totais não se normalizar (> 0,8 mg/g). A dose deve ser administrada com uma refeição antes da administração de qualquer medicamento que possa interferir na absorção de vitamina E (p. ex., colestiramina, grandes dose de vitamina A ou sulfato ferroso). Em casos de colestase severa, as concentrações intraluminais de ácidos biliares se apresentam bem abaixo da concentração micelar crítica, o que resulta na má absorção de vitamina E. Nesse caso, podem ser utilizadas injeções intramusculares de vitamina E, como Viprimol (Hoffmann-La Roche) para fornecer uma dosagem de 1 a 2 mg/kg/dia.[6] Um éster de vitamina E solúvel em água, como sucinato de *d*-α-tocoferil polietileno glicol-1000 (TPGS, Eastman Chemical Products), é absorvido quando administrado por via oral, parece ser atóxico e reverte ou previne disfunções neurológicas.[6] Produtos como o TPGS não devem ser utilizados se o paciente sofrer de insuficiência renal ou desidratação, no entanto, porque a excreção do polietileno glicol absorvido pode ser prejudicada.[6]

Nutrição parenteral total

O ideal é que aos pacientes que recebem nutrição parenteral total (NPT) sejam fornecidos todos os nutrientes de que eles necessitam. A vitamina E (10 mg/dia) é administrada como parte de uma mistura de vitaminas e como um componente de uma emulsão lipídica, que forneça também ácidos graxos essenciais e calorias, conforme analisado[41] (ver também os capítulos sobre alimentação parenteral). A avaliação dos níveis de vitamina E no organismo de pacientes que recebem NPT com emulsões lipídicas sugere que esses pacientes podem estar recebendo quantidades inadequadas de α-tocoferol. Esses pacientes apresentam níveis elevados de pentano e etano exalado, marcadores de peroxidação lipídica *in vivo*[141] e concentrações de α-tocoferol no tecido adiposo equivalentes à metade do normal – uma constatação que sugere o esgotamento das reservas teciduais de α-tocoferol.[89]

Patologia da deficiência de α-tocoferol em seres humanos

As manifestações primárias da deficiência de α-tocoferol incluem ataxia espinocerebelar, miopatia esquelética e retinopatia pigmentar.[41,142] A progressão dos sintomas neurológicos decorrentes da deficiência de α-tocoferol em seres humanos segue um padrão distinto. A hiporreflexia ou arreflexia é o primeiro sintoma observado. Ao final da primeira década de vida, os pacientes com doença hepatobiliar colestática crônica não tratados apresentam uma combinação de ataxia espinocerebelar, neuropatia e oftalmoplegia. A progressão dos sintomas neurológicos parece depender do nível de estresse oxidativo que acompanha a deficiência de α-tocoferol.

A deficiência em crianças e adultos resulta em neuropatia periférica progressiva com uma degeneração dos axônios de grande calibre nos neurônios sensoriais, conforme analisado.[9] Foi observada uma distrofia axonal nas colunas posteriores da medula espinal e nos tratos espinocerebelares dorsal e ventral.[9] Os axônios "mielinados" (envolvidos em bainha de mielina) de grande calibre dos nervos sensoriais periféricos são os alvos predominantes na deficiência de α-tocoferol em seres humanos. Em consequência, a degeneração axonal, e não a desmielinização, é a anomalia primária do nervo sensorial.

Suplementos de vitamina E

Estudos epidemiológicos e alguns ensaios de intervenção realizados demonstraram um papel benéfico do α-tocoferol suplementar na redução do risco de doenças crônicas. Os estudos sobre os efeitos da vitamina E sobre o risco de ataques cardíacos, no entanto, geraram resultados conflitantes: efeitos benéficos,[143-145] efeitos limitados,[146] nenhum benefício[147] e possível prejuízo.[148-150] Uma meta-análise dos ensaios sobre a intervenção com antioxidantes envolvendo seres humanos sugere que as doses de suplemento de vitamina E (400 ou 800 UI) administradas em muitos ensaios clínicos não estão associadas a efeitos adversos[151,152] ou estão associadas a um maior risco de morte.[153,154] Nenhum estudo comprovou o mecanismo de outros efeitos adversos da vitamina E além de sua tendência a aumentar o sangramento.

Boaz et al.[144] sugeriram que, nos ensaios clínicos em que a vitamina E demonstrou benefícios, os participantes que consumiram placebo apresentaram níveis mais elevados de incidência de doença cardiovascular e, talvez, maior estresse oxidativo; os exemplos incluem pacientes com doença renal em fase terminal e transplante de coração. Embora o ensaio *Heart Outcomes Prevention Evaluation* (HOPE) tenha sido o primeiro de muitos estudos de intervenção controlados e randomizados a demonstrar que os suplementos de vitamina E administrados a pacientes de alto risco não diminuíam a incidência de doença cardíaca,[147] o ensaio constitui também o primeiro exemplo de que os suplementos de vitamina E são benéficos em indivíduos com níveis mais elevados de estresse oxidativo. Especificamente, a suplementação de vitamina E reduziu o risco de ataques cardíacos em indivíduos com proteção antioxidante que se comprovou inadequada em razão do comprometimento da função da haptoglobina. A análise de subgrupos de pacientes diabéticos participantes do ensaio HOPE que possuíam o genótipo 2-2 (Hp 2-2) da haptoglobina demonstrou uma redução "estatisticamente significativa do risco de morte por doença cardiovascular (0,45 [0,23-0,90]) e infartos do miocárdio não fatais (0,57 [0,33-0,97])" quando os pacientes receberam suplementos de vitamina E.[155] Vale ressaltar que, em um estudo placebo-controlado separado envolvendo apenas pacientes diabéticos portadores do genótipo Hp 2-2, Milman et al.[156] constataram que a suplementação diária de vitamina E (400 UI) reduzia a incidência de eventos cardiovasculares.

Por outro lado, estudos realizados com médicos saudáveis não demonstraram nenhum benefício dos suplementos de vitamina E no tocante a doenças cardíacas[157] ou câncer – em específico, câncer de próstata.[158,159] Aparentemente, os suplementos de α-tocoferol são benéficos apenas se as doenças crônicas forem resultantes, pelo menos em parte, de um nível de proteção insuficiente proporcionado pelos antioxidantes. Vale notar que as quantidades de vitamina E que produziram efeitos benéficos nos estudos de intervenção não são obtidas por meios alimentares, mas os níveis alimentares de vitamina E se mostraram benéficos nesse sentido quando os participantes do estudo passaram a ser acompanhados indefinidamente.[47] A segunda constatação sugere também que é provável os participantes do grupo controlado com placebo que consomem rotineiramente níveis alimentares de 15 mg de α-tocoferol não contarem com o benefício dos suplementos, e que o "efeito voluntário saudável"[160] provavelmente impede que se encontre um benefício da vitamina E na prevenção de doenças crônicas se os indivíduos já estiverem bem nutridos no que diz respeito ao α-tocoferol.

É possível que o benefício decorrente da suplementação de vitamina E na prevenção de doenças cardíacas não esteja na sua função antioxidante, mas na capacidade da vitamina E de intervir na formação de coágulos interferindo nos níveis de vitamina K no organismo, como foi visto anteriormente. Trata-se de uma função importante na prevenção de trombose, que pode levar a ataques cardíacos ou derrames. Entretanto, esse efeito da vitamina E também apresenta riscos potenciais. A suplementação de α-tocoferol pode aumentar a tendência a sangramentos. Além disso, a vitamina E pode potencializar os efeitos da aspirina em relação à coagulação do sangue.[161] Os usuários de suplementos não devem exceder os níveis de ingestão máxima tolerável (UL) de 1.000 mg de α-tocoferol (1.100 UI de *dl*-α-tocoferol ou 1.500 UI de *d*-α-tocoferol) estabelecido pelo IOM.[5]

Agradecimentos

O autor foi parcialmente financiado pelo Office of Dietary Supplements (ODS — Secretaria de Suplementos Dietéticos) dos National Institutes of Health — (NIH — Institutos Nacionais de Saúde), número de concessão DK 067930, e pelo US Department of Agriculture (USDA — Ministério da Agricultura dos Estados Unidos), número de concessão 2008-01875. Não há conflitos de interesse a citar.

Referências bibliográficas

1. Evans HM, Bishop KS. Science 1922;56:650–1.
2. Evans HM, Emerson OH, Emerson GA. J Biol Chem 1936; 113:319–32.
3. Emerson OH, Emerson GA, Mohammad A et al. J Biol Chem 1937;22:99–107.
4. Machlin LJ. Vitamin E. In: Machlin LJ, ed. Handbook of Vitamins. New York: Marcel Dekker, 1991:99–144.
5. Food and Nutrition Board, Institute of Medicine. Dietary Reference Intakes for Vitamin C, Vitamin E, Selenium, and Carotenoids. Washington, DC: National Academy Press, 2000:1–529.
6. Sokol RJ. Vitamin E deficiency and neurological disorders. In: Packer L, Fuchs J, eds. Vitamin E in Health and Disease. New York: Marcel Dekker, 1993:815–49.
7. Horwitt MK, Harvey CC, Duncan GD et al. Am J Clin Nutr 1956;4:408–19.
8. Horwitt MK. Am J Clin Nutr 1960;8:451–61.
9. Sokol RJ, Kayden HJ, Bettis DB et al. J Lab Clin Med 1988; 111: 548–59.
10. Traber MG, Sokol RJ, Kohlschütter A et al. J Lipid Res 1993; 34: 201–10.
11. Ouahchi K, Arita M, Kayden H et al. Nat Genet 1995;9:141–5.
12. Cavalier L, Ouahchi K, Kayden HJ et al. Am J Hum Genet 1998;62:301–10.
13. Kasparek S. Chemistry of tocopherols and tocotrienols. In: Machlin LJ, ed. Vitamin E: A Comprehensive Treatise. New York: Marcel Dekker, 1980:7–65.
14. United States Pharmacopeia. Vitamin E. In: The United States Pharmacopeia. 20th ed. Rockville, MD: United States Pharmacopeia Convention, 1980:846–8.
15. Traber MG, Atkinson J. Free Radic Biol Med 2007;43:4–15.
16. Liebler DC, Burr JA. Lipids 1995;30:789–93.
17. Liebler DC, Burr JA, Philips L et al. Anal Biochem 1996;236:27–34.
18. Kamal-Eldin A, Appelqvist LA. Lipids 1996;31:671–701.
19. Atkinson J, Epand RF, Epand RM. Free Radic Biol Med 2008;44:739–64.
20. Packer L. Sci Am Sci Med 1994;1:54–63.
21. Burk RF, Christensen JM, Maguire MJ et al. J Nutr 2006; 136:1576–81.

22. Hill KE, Montine TJ, Motley AK et al. Am J Clin Nutr 2003;77:1484–8.
23. Hill KE, Motley AK, Li X et al. J Nutr 2001;131:1798–802.
24. Babaev VR, Li L, Shah S et al. Arterioscler Thromb Vasc Biol 2010 (in press).
25. Mastaloudis A, Leonard SW, Traber MG. Free Radic Biol Med 2001;31:911–22.
26. Mastaloudis A, Morrow JD, Hopkins DW et al. Free Radic Biol Med 2004;36:1329–41.
27. Bruno RS, Ramakrishnan R, Montine TJ et al. Am J Clin Nutr 2005;81:95–103.
28. Buettner GR. Arch Biochem Biophys 1993;300:535–43.
29. Bruno RS, Leonard SW, Atkinson JK et al. Free Radic Biol Med 2006;40:689–97.
30. Singh U, Devaraj S. Vitam Horm 2007;76:519–49.
31. Miyazawa T, Shibata A, Sookwong P et al. J Nutr Biochem 2009;20:79–86.
32. Green J, McHale D, Marcinkiewicz S et al. J Chem Soc 1959:3362–73.
33. Cooney RV, Franke AA, Harwood PJ et al. Proc Natl Acad Sci U S A 1993;90:1771–5.
34. Christen S, Woodall AA, Shigenaga MK et al. Proc Natl Acad Sci U S A 1997;94:3217–22.
35. Hoglen NC, Waller SC, Sipes IG et al. Chem Res Toxicol 1997;10:401–7.
36. Christen S, Jiang Q, Shigenaga MK et al. J Lipid Res 2002;43:1978–85.
37. Morton LW, Ward NC, Croft KD et al. Biochem J 2002;364:625–8.
38. Leonard SW, Bruno RS, Paterson E et al. Free Radic Biol Med 2003;38:813–9.
39. Williamson KS, Gabbita SP, Mou S et al. Nitric Oxide 2002;6:221–7.
40. Sheppard AJ, Pennington JAT, Weihrauch JL. Analysis and distribution of vitamin E in vegetable oils and foods. In: Packer L, Fuchs J, eds. Vitamin E in Health and Disease. New York: Marcel Dekker, 1993:9–31.
41. Traber MG. Vitamin E. In: Shils ME, Olson JA, Shike M et al, eds. Modern Nutrition in Health and Disease. 9th ed. Baltimore: Williams & Wilkins, 1999:347–62.
42. Ma J, Hampl JS, Betts NM. Am J Clin Nutr 2000;71:774–80.
43. Ford ES, Sowell A. Am J Epidemiol 1999;150:290–300.
44. Kushi LH, Fee RM, Sellers TA et al. Am J Epidemiol 1996, 144:165–74.
45. Maras JE, Bermudez OI, Qiao N et al. J Am Diet Assoc 2004;104:567–75.
45a. 2010 Dietary Guidelines Committee, US Department of Agriculture. Dietary Guidelines for Americans, June 23, 2010. Disponível em: http://www.cnpp.usda.gov/dietaryguidelines.htm. Acesso em 21 de julho de 2010.
46. Albanes D, Heinonen OP, Taylor PR et al. J Natl Cancer Inst 1996; 88:1560–70.
47. Wright ME, Lawson KA, Weinstein SJ et al. Am J Clin Nutr 2006; 84:1200–7.
48. Hayes KC, Pronczuk A, Perlman D. Am J Clin Nutr 2001;74:211–8.
49. Bruno RS, Leonard SW, Park S-I et al. Am J Clin Nutr 2006;83:299–304.
50. Leonard SW, Good CK, Gugger ET et al. Am J Clin Nutr 2004; 79:86–92.
51. Anwar K, Iqbal J, Hussain MM. J Lipid Res 2007;48:2028–38.
52. Altmann SW, Davis HR Jr, Zhu LJ et al. Science 2004;303:1201–4.
53. Davis HR Jr, Altmann SW. Biochim Biophys Acta 2009;1791:679–83.
54. Narushima K, Takada T, Yamanashi Y et al. Mol Pharmacol 2008;74:42–9.
55. Yamanashi Y, Takada T, Suzuki H. Pharmacogenet Genomics 2009;19:884–92.
56. Kostner GM, Oettl K, Jauhiainen M et al. Biochem J 1995; 305:659–67.
57. Traber MG, Ramakrishnan R, Kayden HJ. Proc Natl Acad Sci U S A 1994;91:10005–8.
58. Arita M, Sato Y, Miyata A et al. Biochem J 1995;306:437–43.
59. Doerflinger N, Linder C, Ouahchi K et al. Am J Hum Genet 1995;56:1116–24.
60. Meier R, Tomizaki T, Schulze-Briese C et al. J Mol Biol 2003; 331:725–34.
61. Min KC, Kovall RA, Hendrickson WA. Proc Natl Acad Sci U S A 2003;100:14713–8.
62. Schuelke M. Ataxia with vitamin E deficiency. In: Pagon RA, Bird TC, Dolan CR et al, eds. GeneReviews [serial online] May 20, 2005 [updated September 4, 2007]. Disponível em: http://www.ncbi.nlm.nih.gov/bookshelf/br.fcgi?book=gene&part=aved. Acesso em 14 de julho de 2010.
63. Panagabko C, Morley S, Hernandez M et al. Biochemistry 2003; 42:6467–74.
64. Yoshida H, Yusin M, Ren I et al. J Lipid Res 1992;33:343–50.
65. Hosomi A, Goto K, Kondo H et al. Neurosci Lett 1998;256:159–62.
66. Jishage K, Arita M, Igarashi K et al. J Biol Chem 2001;273:1669–72.
67. Kaempf-Rotzoll DE, Igarashi K, Aoki J et al. Biol Reprod 2002; 67:599–604.
68. Kaempf-Rotzoll DE, Horiguchi M, Hashiguchi K et al. Placenta 2003;24:439–44.
69. Rotzoll DE, Scherling R, Etzl R et al. Eur J Obstet Gynecol Reprod Biol 2008;140:183–91.
70. Jauniaux E, Cindrova-Davies T, Johns J et al. J Clin Endocrinol Metab 2004;89:1452–8.
71. Hempstock J, Jauniaux E, Greenwold N et al. Hum Pathol 2003;34:1265–75.
72. Sato Y, Hagiwara K, Arai H et al. FEBS Lett 1991;288:41–5.
73. Traber MG, Rudel LL, Burton GW et al. J Lipid Res 1990;31:687–94.
74. Arita M, Nomura K, Arai H et al. Proc Natl Acad Sci U S A 1997; 94:12437–41.
75. Panagabko C, Morley S, Neely S et al. Protein Express Purif 2002;24:395–403.
76. Wang Y, Panagabko C, Atkinson J. Bioorg Med Chem 2010; 18:777–86.
77. West R, Panagabko C, Atkinson J. J Org Chem 2010;75:2883–92.
78. Sattler W, Levak-Frank S, Radner H et al. Biochem J 1996;318:15–9.
79. Mardones P, Strobel P, Miranda S et al. J Nutr 2002;132:443–9.
80. Oram JF, Vaughan AM, Stocker R. J Biol Chem 2001;276:39898–902.
81. Shichiri M, Takanezawa Y, Rotzoll DE et al. J Nutr Biochem 2010; 21:451–6.
82. Orso E, Broccardo C, Kaminski WE et al. Nat Genet 2000;24:192–6.
83. Ingold KU, Burton GW, Foster DO et al. Lipids 1987;22:163–72.
84. Burton GW, Wronska U, Stone L et al. Lipids 1990;25:199–210.
85. Burton GW, Traber MG, Acuff RV et al. Am J Clin Nutr 1998; 67:669–84.
86. Burton GW, Traber MG. Annu Rev Nutr 1990;10:357–82.
87. Copp RP, Wisniewski T, Hentati F et al. Brain Res 1999;822:80–7.
88. Traber MG, Sokol RJ, Ringel SP et al. N Engl J Med 1987; 317:262–5.
89. Steephen AC, Traber MG, Ito Y et al. JPEN J Parenter Enteral Nutr 1991;15:642–52.
90. El-Sohemy A, Baylin A, Ascherio A et al. Am J Clin Nutr 2001; 74:356–63.
91. Brigelius-Flohé R, Traber MG. FASEB J 1999;13:1145–55.
92. Kiyose C, Saito H, Kaneko K et al. Lipids 2001;36:467–72.
93. Birringer M, Pfluger P, Kluth D et al. J Nutr 2002;132:3113–8.
94. Parker RS, Swanson JE. Biochem Biophys Res Commun 2000; 269:580–3.

95. Mustacich DJ, Leonard SW, Devereaux MW et al. Free Radic Biol Med 2006;41:1069–78.
96. Yang WC, Regnier FE, Jiang Q et al. J Chromatogr A 2010; 1217:667–75.
97. Freiser H, Jiang Q. J Nutr 2009;139:884–9.
98. Lodge JK, Ridlington J, Vaule H et al. Lipids 2001;36:43–8.
99. Freiser H, Jiang Q. Anal Biochem 2009;388:260–5.
100. Mustacich DJ, Leonard SW, Patel NK et al. Free Radic Biol Med 2010;48:73–81.
101. Handelman GJ, Machlin LJ, Fitch K et al. J Nutr 1985;115:807–13.
102. Schultz M, Leist M, Elsner A et al. Methods Enzymol 1997; 282:297–310.
103. Smith KS, Lee C-L, Ridlington JW et al. Lipids 2003;38:813–9.
104. Traber MG, Elsner A, Brigelius-Flohe R. FEBS Lett 1998;437:145–8.
105. Swanson JE, Ben RN, Burton GW et al. J Lipid Res 1999;40:665–71.
106. Sontag TJ, Parker RS. J Biol Chem 2002;277:25290–6.
107. Sontag TJ, Parker RS. J Lipid Res 2007;48:1090–8.
108. Kalsotra A, Strobel HW. Pharmacol Ther 2006;112:589–611.
109. Birringer M, Drogan D, Brigelius-Flohe R. Free Radic Biol Med 2001;31:226–32.
110. Parker RS, Sontag TJ, Swanson JE. Biochem Biophys Res Commun 2000;277:531–4.
111. Ikeda S, Tohyama T, Yamashita K. J Nutr 2002;132:961–6.
112. Kluth D, Landes N, Pfluger P et al. Free Radic Biol Med 2005; 38:507–14.
113. Ohnmacht S, Nava P, West R et al. Bioorg Med Chem 2008;16:7631–8.
114. Stahl W, Graf P, Brigelius-Flohe R et al. Anal Biochem 1999; 275:254–9.
115. Pope SA, Burtin GE, Clayton PT et al. Free Radic Biol Med 2002; 33:807–17.
116. Cho JY, Kang DW, Ma X et al. J Lipid Res 2009;50:924–37.
117. Jiang Q, Freiser H, Wood KV et al. J Lipid Res 2007;48:1221–30.
118. Christians U. Ther Drug Monit 2004;26:104–6.
119. Mustacich DJ, Gohil K, Bruno RS et al. J Nutr Biochem 2009;20:469–76.
120. Mustacich DJ, Shields J, Horton RA et al. Arch Biochem Biophys 1998;350:183–92.
121. Mustacich DJ, Vo AT, Elias VD et al. Free Radic Biol Med 2007; 43:610–8.
122. Shearer MJ, Bach A, Kohlmeier M. J Nutr 1996;126:1181S–6S.
123. Harrington DJ, Booth SL, Card DJ et al. J Nutr 2007;137:1763–8.
124. McDonald MG, Rieder MJ, Nakano M et al. Mol Pharmacol 2009; 75:1337–46.
125. Lee IM, Cook NR, Gaziano JM et al. JAMA 2005;294:56–65.
126. Glynn RJ, Ridker PM, Goldhaber SZ et al. Circulation 2007; 116:1497–503.
127. Traber MG. Nutr Rev 2008;66:624–9.
128. Tovar A, Ameho CK, Blumberg JB et al. Nutr Metab (Lond) 2006;3:29.
129. Booth SL, Golly I, Sacheck JM et al. Am J Clin Nutr 2004;80:143–8.
130. Barella L, Muller PY, Schlachter M et al. Biochim Biophys Acta 2004;1689:66–74.
131. Helson L. Thromb Res 1984;35:11–8.
132. Sokol RJ, Heubi JE, Iannaccone ST et al. N Engl J Med 1984;310:1209–12.
133. Traber MG, Jialal I. Lancet 2000;355:2013–4.
134. Morley S, Cross V, Cecchini M et al. Biochemistry 2006;45:1075–81.
135. Qian J, Atkinson J, Manor D. Biochemistry 2006;45:8236–42.
136. Morley S, Cecchini M, Zhang W et al. J Biol Chem 2008; 283:17797–804.
137. Zhang WX, Frahm G, Morley S et al. Lipids 2009;44:631–41.
138. Yokota T, Shiojiri T, Gotoda T et al. Ann Neurol 1997;41:826–32.
139. van Soest S, Westerveld A, de Jong PT et al. Surv Ophthalmol 1999;43:321–34.
140. Berson EL, Rosner B, Sandberg MA et al. Arch Ophthalmol 1993; 111:761–72.
141. Lemoyne M, Van Gossum A, Kurian R et al. Am J Clin Nutr 1987; 46:267–72.
142. Di Donato I, Bianchi S, Federico A. Neurol Sci 2010;31:511–5.
143. Stephens NG, Parsons A, Schofield PM et al. Lancet 1996;347:781–6.
144. Boaz M, Smetana S, Weinstein T et al. Lancet 2000;356:1213–8.
145. Salonen RM, Nyyssonen K, Kaikkonen J et al. Circulation 2003; 107:947–53.
146. Gruppo Italiano per lo Studio della Streptochinasi nell'Infarcto Miocardico. Lancet 1999;354:447–55.
147. Yusuf S, Dagenais G, Pogue J et al. N Engl J Med 2000;342:154–60.
148. Cheung MC, Zhao XQ, Chait A et al. Arterioscler Thromb Vasc Biol 2001;21:1320–6.
149. Brown BG, Zhao XQ, Chait A et al. N Engl J Med 2001;345:1583–92.
150. Waters DD, Alderman EL, Hsia J et al. JAMA 2002;288:2432–40.
151. Vivekananthan DP, Penn MS, Sapp SK et al. Lancet 2003; 361:2017–23.
152. Berry D, Wathen JK, Newell M. Clin Trials 2009;6:28–41.
153. Miller ER, 3rd, Paston-Barriuso R, Dalal D et al. Ann Intern Med 2005;142:37–46.
154. Bjelakovic G, Nikolova D, Gluud LL et al. JAMA 2007;297:842–57.
155. Levy AP, Gerstein HC, Miller-Lotan R et al. Diabetes Care 2004; 27:2767.
156. Milman U, Blum S, Shapira C et al. Arterioscler Thromb Vasc Biol 2008;28:1–7.
157. Sesso HD, Buring JE, Christen WG et al. JAMA 2008;300:2123–33.
158. Gaziano JM, Glynn RJ, Christen WG et al. JAMA 2009;301:52–62.
159. Lippman SM, Klein EA, Goodman PJ et al. JAMA 2009;301:39–51.
160. Pinsky PF, Miller A, Kramer BS et al. Am J Epidemiol 2007; 165:874–81.
161. Steiner M, Glantz M, Lekos A. Am J Clin Nutr 1995;62:1381S-4S.

Sugestões de leitura

Di Donato I, Bianchi S, Federico A. Ataxia with vitamin E deficiency: update of molecular diagnosis. Neurol Sci 2010;31:511–5.

Food and Nutrition Board, Institute of Medicine. Dietary Reference Intakes for Vitamin C, Vitamin E, Selenium, and Carotenoids. Washington, DC: National Academy Press, 2000.

Morley S, Cecchini M, Zhang W et al. Mechanisms of ligand transfer by the hepatic tocopherol transfer protein. J Biol Chem 2008;283:17797.

Schuelke M. Ataxia with vitamin E deficiency. In: Pagon RA, Bird TC, Dolan CR et al, eds. GeneReviews [serial online] May 20, 2005 [updated September 4, 2007]. Disponível em: http://www.ncbi.nlm.nih.gov/bookshelf/br.fcgi?book=gene&part=aved. Acesso em 14 de julho de 2010.

Traber MG, Atkinson J. Vitamin E, antioxidant and nothing more. Free Radic Biol Med 2007;43:4.

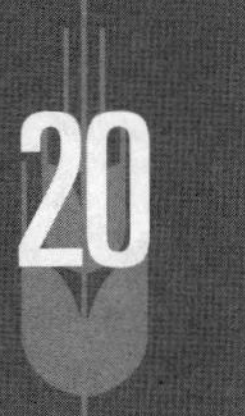

20 Vitamina K*

John W. Suttie

A vitamina K foi descoberta em 1929, por Henrik Dam,[1] quando ele notou que pintinhos que ingeriam dietas cujo colesterol havia sido extraído por solventes não polares desenvolveram hemorragias subdural ou muscular e que o sangue retirado desses animais havia se coagulado lentamente. Outros pesquisadores também conduziram estudos sobre episódios hemorrágicos em experimentos em animais[2] com dietas alteradas no conteúdo de lipídeo e, em 1935, Dam[3] propôs a existência de um novo fator lipossolúvel, a vitamina K. Durante o final da década de 1930, os pesquisadores determinaram que a menadiona, 2-metil-1,4-naftoquinona, tinha atividade de vitamina K, e a vitamina foi isolada da alfafa na forma de um óleo amarelo. Essa fórmula, vitamina K_1, foi caracterizada como 2-metil-3-fitil-1,4-naftoquinona[4] e foi sintetizada pelo grupo de Doisy na Universidade de St. Louis. O grupo de Doisy também isolou uma forma da vitamina a partir de alimento à base de peixe pútrido, chamada vitamina K_2 e que continha uma cadeia lateral de poliprenil insaturado na posição 3 do anel naftoquinona. Os primeiros pesquisadores reconheceram que a atividade da vitamina K de algumas fontes de vitamina, como o alimento à base de peixe pútrido, resultava da síntese bacteriana, e também notaram que vários vitâmeros diferentes da série K_2 tinham cadeia do grupo poliprenil de diferentes comprimentos na posição 3.

No momento em que a vitamina K foi isolada e caracterizada, as únicas proteínas plasmáticas conhecidas envolvidas na coagulação do sangue eram a protrombina e o fibrinogênio. Dam et al.[5] isolaram uma fração de protrombina bruta a partir do plasma de frango e demonstraram que a sua atividade diminuía quando a fração era obtida de frangos com deficiência de vitamina K. A condição hemorrágica resultante da icterícia obstrutiva ou de problemas biliares também mostrou ser decorrente da má utilização de vitamina K, sendo que esses episódios de sangramento eram, no início, especificamente atribuídos à falta de protrombina. Um entendimento real da formação do trombo e dos vários fatores solúveis e celulares envolvidos na regulação da geração de trombina a partir da protrombina não começou até meados da década de 1950. Assim que os fatores VII, IX e X foram descobertos, por meio dos estudos de pacientes com distúrbios de coagulação, mostrou-se a dependência de vitamina K para a sua síntese. Por um tempo considerável, esses três fatores e a protrombina eram as únicas proteínas cuja necessidade de vitamina K para a sua síntese era conhecida.

Estrutura química e nomenclatura

O termo *vitamina K* é utilizado como uma descrição genérica de 2-metil-1,4-naftoquinona (menadiona ou vitamina K_3), e todos os derivados deste composto que exibem atividade anti-hemorrágica em animais que são nutridos com uma dieta deficiente em vitamina K (Fig. 20.1). A principal fonte dietética de vitamina K são os vegetais, em geral chamados de vitamina K_1, preferencialmente chamados de filoquinona (USP fitonadiona). O composto 2-metil-3-farnesilgeranilgeranil-1,4-naftoquinona, isolado pela primeira vez a partir de alimento à base de peixe pútrido, é um em

*__Abreviaturas__: **AI**, ingestão adequada; **ApoE**, apolipoproteína; **DRI**, ingestão dietética de referência; **EAR**, necessidade média estimada; **Gla**, ácido γ-carboxiglutâmico; **GRP**, proteína rica em Gla; **HCO_3^-**, bicarbonato; **INR**, razão normalizada internacional; **K_m**, constante de Michaelis-Menten; **MGP**, proteína Gla da matriz; **MK**: menaquinona; **OC**, osteocalcina; **PT**, tempo de protrombina; **RDA**, ingestão dietética recomendada; **ucOC**, osteocalcina pouco γ-carboxilada; **VKDB**, sangramento por deficiência de vitamina K; **VKORC1**, subunidade 1 do complexo epóxi-redutase de vitamina K-.

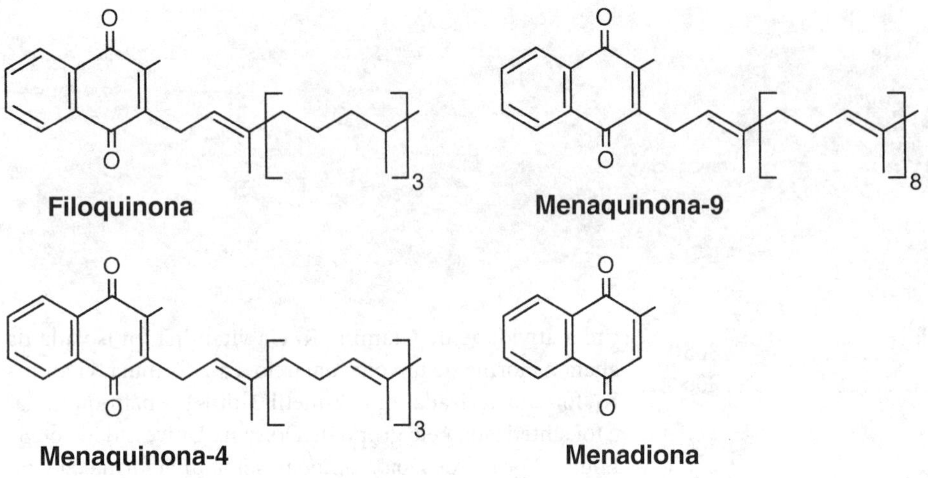

Figura 20.1 Estruturas dos compostos ativos da vitamina K. A filoquinona (vitamina K_1) sintetizada em plantas é a forma dietética principal de vitamina K. A menaquinona-9 é uma forma proeminente de uma série de menaquinonas (vitamina K_2), produzida por bactérias intestinais, e a menadiona (vitamina K_3) é um composto sintético que pode ser convertido em menaquinona-4 pelos tecidos animais.

uma série de compostos da vitamina K com cadeias laterais insaturadas chamadas multiprenilmenaquinonas, as quais são produzidas por um pequeno número de bactérias anaeróbias e estão presentes em grandes quantidades no intestino grosso. Essa menaquinona (MK) em particular tem sete unidades isoprenoides, ou 35 carbonos na cadeia lateral, e já foi denominada vitamina K_2, porém este termo atualmente é utilizado para descrever qualquer vitâmero com uma cadeia lateral insaturada, e esse composto seria identificado como MK-7. Vitaminas da série MK com até 13 grupos prenil têm sido identificadas, mas as formas predominantes encontradas no intestino são MK-7 até MK-9. O MK-4 (2-metil-3-geranilgeranil-1,4-naftoquinona) pode ser formado em tecidos animais por alquilação da menadiona[6] e é a forma tecidual biologicamente ativa da vitamina, utilizada quando a menadiona é empregada como a forma dietética da vitamina K.

Fontes e utilização da vitamina K

Análise, composição dos alimentos e biodisponibilidade

Procedimentos padronizados adequados para a análise do conteúdo de vitamina K dos alimentos estão disponíveis no momento,[7] e têm sido obtidos valores suficientes para fornecer uma estimativa razoável da ingestão dietética da vitamina (Tab. 20.1). Em geral, os alimentos com alto conteúdo de filoquinona são os vegetais folhosos verdes. Aqueles que fornecem quantidades substanciais da vitamina para a maioria da população são espinafre (380 μg/100 g), brócolis (180 μg/100 g) e alface americana (35 μg/100 g). Gorduras e óleos também contribuem para a ingestão diária de vitamina K de muitas pessoas.

O conteúdo de filoquinona dos óleos varia consideravelmente, sendo o óleo de soja (190 μg/100 g) e o de canola (130 μg/100 g) fontes muito ricas e o óleo de milho (3 μg/100 g), uma muito pobre. A fonte de gordura ou óleo tem importante influência no conteúdo de vitamina K de margarinas e de alimentos preparados com um alto conteúdo de gordura. O processo de hidrogenação para conversão de óleo vegetal em margarina sólida ou manteiga converte algumas das filoquinonas a 2',3'-di-hidrofiloquinona com uma cadeia lateral completamente saturada. A atividade biológica desta forma da vitamina é menor do que aquela da filoquinona, mas não foi determinada exatamente. Pesquisadores encontraram que a ingestão desta forma da vitamina pela população dos Estados Unidos é de 20 a 25% da ingestão de filoquinona.[8]

A biodisponibilidade da filoquinona de vários alimentos em humanos tem sido difícil de avaliar. Estudos iniciais compararam o aumento da filoquinona no plasma a partir do con-

Tabela 20.1 Concentrações de filoquinona de alimentos comuns[a]

Item alimentar	μg/100 g	Item alimentar	μg/100 g
Vegetais		Gorduras e óleos	
Couve	440	Óleo de soja	193
Espinafre	380	Óleo de canola	127
Saladas verdes	315	Óleo de semente de algodão	60
Brócolis	180	Azeite	55
Couve-de-bruxelas	177	Margarina	42
Repolho	145	Manteiga	7
Alface repolhuda	122	Óleo de milho	3
Aspargo	60		
Quiabo	40		
Alface americana	35	Alimentos preparados	
Vagem	33	Molhos para salada	100
Ervilha	24	Salada de repolho cru	80
Pepino	20	Maionese	41
Couve-flor	20	Macarrão com carne	31
Cenouras	10	Muffins	25
Tomates	6	Rosquinhas	10
Batatas	1	Batata chips	15
		Torta de maçã	11
Fontes de proteína		Batatas fritas	5
Soja seca	47	Macarrão com queijo	5
Lentilha seca	22	Lasanha	5
Fígado	5	Pizza	4
Ovos	2	Hambúrguer	4
Carne fresca	< 1	Cachorro-quente	3
Peixe fresco	< 1	Feijão cozido	3
Leite integral	< 1	Pão	3

[a]Valores médios.

Modificado de Food and Nutrition Board, Institute of Medicine. Dietary Reference Intakes for Vitamin A, Vitamin K, Arsenic, Boron, Chromium, Copper, Iodine, Iron, Manganese, Molybdenum, Nickel, Silicon, Vanadium, and Zinc. Washington DC: National Academy Press, 2001.

sumo de vegetais verdes com filoquinona pura. Esses estudos limitados sugeriram que a biodisponibilidade de filoquinona proveniente de várias fontes vegetais não deve ser considerada maior que 15 a 20% daquela filoquinona consumida como suplemento. A disponibilidade de filoquinona a partir de óleos vegetais adicionada ao óleo de milho era cerca de duas vezes maior do que a de brócolis. O uso de isótopos estáveis classificados por filoquinona deveria resultar em medições mais precisas de bioatividade.[9-11] Esses achados demonstram que a composição da refeição é um fator importante.[12]

Alguns alimentos, especialmente queijos, contêm uma quantidade significativa (50 a 70 μg/100 g) de MK de cadeia longa, e um produto da soja fermentada, nato, que é consumido principalmente no mercado japonês, com aproximadamente 1.000 μg/100 g de MK-7. Alguns dados indicam que a absorção de MK de cadeia longa pode ser substancialmente superior à de filoquinona a partir de vegetais verdes.[13]

Absorção e transporte da vitamina K

A filoquinona, forma dietética predominante da vitamina, é absorvida do intestino por meio do sistema linfático,[14] e a absorção é reduzida em pacientes com insuficiência biliar ou em várias síndromes de má absorção. A filoquinona no plasma é predominantemente carregada pela fração de lipoproteína rica em triglicérides que tem lipoproteínas de densidade muito baixa e remanescentes de quilomícrons, embora quantidades significativas estejam localizadas em frações de lipoproteína de alta e baixa densidades.[15] Demonstrou-se que a concentração de filoquinona plasmática em uma população fisiologicamente normal tem uma média de cerca de 1,0 nmol/L (~0,45 ng/mL), com uma ampla variação nos valores de 0,3 a 2,6 nmol/L.[16] Como era de se esperar dessa via de transporte, as concentrações de filoquinona plasmática são fortemente correlacionadas com os níveis de lipídeos plasmáticos.[17]

A principal via de entrada da filoquinona nos tecidos parece ser por meio da depuração dos remanescentes de quilomícrons pelos receptores de apolipoproteína E (ApoE). Descobriu-se que o polimorfismo da ApoE influencia as concentrações de filoquinona plasmática no jejum. Esta resposta está correlacionada com a depuração hepática dos remanescentes de quilomícron da circulação, com o ApoE2 apresentando a taxa de remoção mais devagar.[18] A secreção de filoquinona pelo fígado e o processo do movimento da vitamina nos órgãos ainda não foram compreendidos.

O estoque total de filoquinona do corpo humano é muito pequeno, e a renovação é rápida. Um pico de circulação de concentração de filoquinona após absorção tem mostrado ser rapidamente diminuída (meia-vida ~ 15 minutos), seguido por uma diminuição mais lenta (meia-vida ~ 2,5 horas).[10] Embora a quantia total de vitamina K seja relativamente alta, MK de cadeia longa, mais do que a filoquinona, são a maior fonte de vitamina no fígado.[2] Dados baseados nas biópsias do fígado de pacientes alimentados com dieta pobre em vitamina K antes da cirurgia indicaram que cerca de dois terços da filoquinona hepática foram perdidos em 3 dias.[19] Essas descobertas são consistentes com um pequeno estoque de filoquinona que se renova muito rapidamente. A grande quantidade de MK no fígado, entretanto, se renova em uma velocidade muito mais baixa.

As fezes são a principal via de excreção dos metabólitos de filoquinona, e muito pouca vitamina não metabolizada é excretada. Atualmente, faltam muitos detalhes sobre a transformação metabólica da vitamina; no entanto, pesquisadores mostraram que as cadeias laterais da filoquinona e da MK-4 foram reduzidas a sete ou cinco átomos, produzindo um grupo ácido carboxílico na extremidade.[14,20] Esses ^{5}C e ^{7}C-agliconas, que são os principais metabólitos da filoquinona, são excretados pela urina em concentrações que são relacionadas à ingestão da vitamina.[21] Estudos também mostram que os glucorinídeos de menadiona são excretados na urina em uma quantidade positivamente relacionada à filoquinona.[22] O mecanismo pelo qual a menadiona é elevada a partir de várias fontes de vitamina K ou seus metabólitos é desconhecido. Evidências indicam que existem inúmeros metabólitos não identificados, e o tratamento de pacientes com anticoagulante oral varfarina, que resulta em uma conversão substancial do estoque corporal de filoquinona a filoquinona-2,3-epóxido, também leva à geração de novos metabólitos.

Utilização de menaquinonas originárias do intestino grosso

Sabe-se há muito tempo que o intestino humano contém quantidades substanciais de vitamina K na forma de cadeias longas de MK. Relativamente poucas das bactérias que compreendem a flora intestinal normal são os principais produtores de MK. No entanto, as anaeróbias obrigatórias do grupo das *Bacteroides fragilis*, *Eubacterium*, *Propionibacterium* e *Arachnia* são produtoras, assim como os organismos anaeróbios facultativos, tais como *Escherichia coli*. A quantidade de vitamina K no intestino pode ser relativamente grande, e as quantidades encontradas no conteúdo total do trato intestinal provenientes de cinco pacientes submetidos à colonoscopia variaram de 0,3 a 5,1 mg,[23] sendo MK-9 e MK-10 os principais contribuintes. Essas quantidades são consideravelmente maiores do que a necessidade dietética diária da vitamina, que corresponde a menos de 100 μg/dia. As MK de cadeia longa, principalmente MK-6, MK-7, MK-10 e MK-11, estão presentes em níveis muito baixos no plasma, mas foram encontradas no fígado humano em níveis que excedem a concentração de filoquinona.[24]

Uma principal questão ainda permanece sobre como esses compostos muito lipofílicos, que estão presentes como constituintes das membranas bacterianas, são absorvidos pelo intestino grosso. Poucas evidências a respeito da via de absorção e transporte dessas vitaminas para o fígado estão disponíveis.

A deficiência de vitamina K em seres humanos adultos, caracterizada por hipoprotrombinemia responsiva à vitamina K, é uma condição muito rara, e vários relatos de casos de hipoprotrombinemia induzida por antibióticos são citados como evidência da importância das MK bacterianas. Historicamente, admitiu-se que essas hipoprotrombinemias induzidas por antibióticos resultam da redução na síntese de MK por organismos do intestino,[25] com a suposição fundamental de que as MK são importantes para satisfazer pelo menos uma porção da necessidade humana normal de vitamina K. Entretanto, em quase todos esses relatos de casos, faltam evidências da redução da síntese de MK na presença de tratamento por antibióticos, e as próprias drogas podem ter influenciado no controle hemostático. A dificuldade em produzir uma deficiência clinicamente significativa (aumento do tempo de protrombina – PT), por restrição dietética em seres humanos, e a conhecida e rápida *renovação* do estoque corporal de filoquinona sugerem fortemente que as MK contribuem para uma manutenção do estado de vitamina K adequado,[24] porém a magnitude da contribuição não pode ser determinada com os dados disponíveis.

Proteínas dependentes de vitamina K

Proteínas plasmáticas envolvidas na hemostasia

A protrombina, que é o zimogênio circulante da trombina pró-coagulante, foi a primeira proteína cuja dependência de vitamina K para sua síntese foi demonstrada. Ela também foi a primeira proteína que mostrou conter resíduos de ácido γ-carboxiglutâmico (Gla). Os fatores de coagulação plasmáticos VII, IX e X foram todos, no início, identificados, porque suas atividades estavam reduzidas no plasma de um paciente com um distúrbio hemorrágico hereditário[26] e, posteriormente, apresentou-se que esses fatores dependem da vitamina K_1 para a sua síntese. Até a metade da década de 1970, esses quatro "fatores de coagulação dependentes de vitamina K" eram as únicas proteínas conhecidas por precisarem dessa vitamina para a sua síntese.

Uma série complexa de eventos (Fig. 20.2), que leva à geração de trombina por ativação proteolítica de zimogênios de protease,[27,28] é essencial para homeostasia. Os fatores de coagulação dependentes de vitamina K estão envolvidos nesses eventos de ativação e propagação por meio de complexos associados à membrana, uns com os outros e com proteínas acessórias. Todas essas proteínas incluem alguns resíduos de Gla e seu domínio Gla de amina terminal é muito homólogo, com 10 a 13 resíduos em cada, essencialmente na mesma posição como na protrombina.

Além das proteínas dependentes de vitamina K clássicas, mais três proteínas plasmáticas contendo Gla com homologia similar foram descobertas. As proteínas C e S estão envolvidas na inativação do fator V iniciada por trombina e, portanto, têm um papel mais anticoagulante do que pró-coagulante na hemostasia normal.[29] Além dos aproximados 40 resíduos do domínio Gla, as proteínas dependentes de vitamina K têm outras características comuns. O domínio Gla da protrombina é seguido por dois domínios "*kringle*", que são também encontrados no plasminogênio, e um domínio de serina protease. Os fatores VII, IX e X e a proteína C contêm dois domínios de fator de crescimento epidermal e um de serina protease, enquanto a proteína S possui quatro domínios de fator de crescimento epidermal, mas não é uma serina protease. A função da sétima proteína plasmática contendo Gla (proteína Z), que não é um zimogênio protease, demonstrou

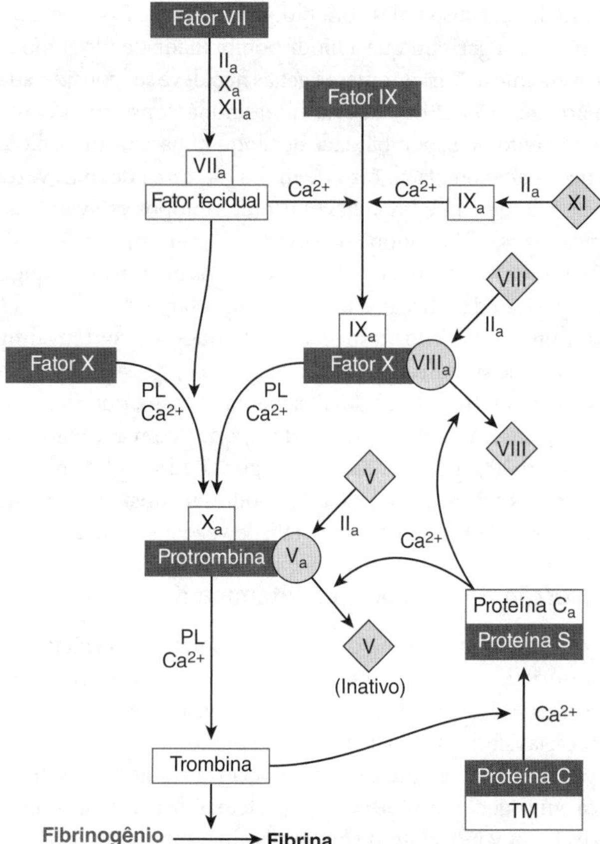

Figura 20.2 Fatores de coagulação dependentes de vitamina K envolvidos na coagulação sanguínea. Os pró-coagulantes dependentes de vitamina K (protrombina, fatores VII, IX, X) circulam como zimogênios da serina protease até serem convertidos em suas formas ativas ("a" subscrito). A iniciação desse processo ocorre quando um dano vascular expõe o fator tecidual ao sangue (via extrínseca). O produto da ativação de um fator pode ativar um segundo zimogênio, e esse efeito cascata resulta em uma rápida ativação da protrombina em trombina e a posterior conversão de fibrinogênio solúvel em coágulo de fibrina insolúvel. Alguns dos passos nessa ativação envolvem uma protease ativa, um segundo substrato de proteína dependente de vitamina K e um cofator de proteína plasmática (*círculos*) adicional para formar uma associação mediada por cálcio (Ca^{2+}) com uma superfície de fosfolipídio (PL). A formação do fator X ativado também pode ocorrer por meio de ativação da trombina do fator XI e, posteriormente, do fator IX (via intrínseca). As duas outras proteínas dependentes de vitamina K participam no controle hemostático como anticoagulantes, e não como pró-coagulantes. A proteína C é ativada pela trombina (fator II_a) na presença de uma proteína da célula endotelial chamada trombomodulina (TM). A proteína C ativada funciona em um complexo com a proteína S para inativar V_a e VIII_a e limitar a formação de coágulo.

ter uma função anticoagulante sob algumas condições.[30] Por ter um papel crítico na hemostasia, essas proteínas têm sido estudadas extensivamente. O cDNA e a organização genômica de cada uma delas estão bem documentados, e muitas variantes genéticas dessas proteínas têm sido identificadas como fatores de risco em distúrbios de coagulação.[31]

Proteínas encontradas em tecidos calcificados

A primeira proteína dependente de vitamina K contendo Gla, que não estava localizada no plasma, foi isolada do osso.[32,33] Essa proteína de 49 resíduos com três resíduos de Gla foi chamada de osteocalcina (OC) ou proteína Gla do osso (BGP), e tinha pouca homologia estrutural com as proteínas plasmáticas dependentes de vitamina K. Embora a OC seja a segunda proteína mais abundante no osso, sua função ainda não foi claramente definida. Ratos mantidos em um protocolo de tratamento anticoagulante e administração de vitamina K para prevenir problemas de sangramento desenvolveram fusão da placa de crescimento da tíbia proximal.[34] Por isso, a OC parece estar envolvida de alguma forma no controle da mineralização tecidual ou renovação esquelética, mas foi mostrado que camundongos de gene OC *knockout* produzem preferencialmente ossos mais densos do que um defeito na formação dos ossos.[35]

A OC produzida no osso aparece no plasma em concentrações altas em crianças e aproxima-se dos níveis adultos na puberdade. As concentrações de OC são mais altas na doença de Paget e em outras condições de rápida *renovação* do osso. O osso também possui uma segunda proteína de baixo peso molecular (resíduo 79) com cinco resíduos de Gla isolados do osso, chamada proteína Gla da matriz (MGP). Esta proteína tem uma relação estrutural com a OC, mas também está presente em outros tecidos e é sintetizada na cartilagem e em outros tecidos moles.[37] Tem sido difícil estudar a proteína em razão de sua natureza hidrofóbica, insolubilidade relativa e tendência a agregar. Assim como a OC, detalhes de seu papel fisiológico não estão claros, mas, em estudos com camundongos de MGP *knockout*, a calcificação espontânea das artérias e cartilagem resultou em morte.[38] A calcificação arterial foi também demonstrada em modelos de ratos tratados com varfarina.[39]

Mais recentemente, foram identificadas outras proteínas dependentes de vitamina K, associadas ao tecido calcificado. Embora faltem evidências para sustentar uma função específica em tecidos calcificados, a proteína plasmática, proteína S, que é produzida no fígado, também é sintetizada pelas células ósseas. A proteína rica em Gla (GRP), a proteína mais extensivamente carboxilatada conhecida,[40] foi inicialmente encontrada em cartilagem de esturjão e foi, a seguir, demostrada ser expressa e acumulada no tecido mole de ratos e humanos. Embora o papel metabólico desta proteína não tenha sido estabelecido, ela parece desempenhar um papel na calcificação do tecido conjuntivo.[41] Uma proteína expressa por células de estroma mesenquimal, periostina, demonstrou conter quatro domínios *fascilin-like* ricos em Gla.[42] Seu papel não é conhecido, e ratos sem periostina são manifestadamente normais ao nascer, mas gravemente retardados no crescimento.[43]

Outras proteínas

Descobriu-se que números limitados de outras proteínas de mamíferos têm resíduos de Gla e, portanto, dependem da vitamina K para a sua síntese. Uma delas é o Gas 6, um ligante para a tirosina quinase Axl,[44] que parece ser um fator de crescimento para células mesangiais e epiteliais. Duas proteínas Gla ricas em prolina (PRGP-1, PRGP-2) foram descobertas como proteínas integrais da membrana, com um domínio amina terminal extracelular rico em resíduos de Gla.[45] Posteriormente, dois outros membros dessa família de proteína Gla transmembrana (TMG-3 e TMG-4) foram clonados.[46] As especificidades do papel desses receptores da superfície celular ainda não são conhecidas. As proteínas dependentes de vitamina K não são restritas aos vertebrados, e muitos peptídeos de venenos tóxicos secretados pelo caracol marinho *Conus* são ricos em resíduos de Gla.[47] Proteínas dependentes de vitamina K também têm sido encontradas no veneno de cobras,[48] e a carboxilase tem sido clonada de vários vertebrados, do caracol *Conus*, um tunicado e da *Drosophila*.[49] A forte homologia da sequência da enzima carboxilase desses sistemas filogenéticos sugere que essa modificação pós-translacional do ácido glutâmico tem origem evolucionária remota, e numerosas proteínas dependentes de vitamina K ainda serão descobertas.

Função bioquímica da vitamina K

Aproximadamente 40 anos se passaram entre a descoberta da vitamina K e a determinação, começando na década de 1960, do seu papel metabólico. Teorias recentes de que a vitamina K controlava a produção de proteínas específicas no nível transcripcional não foram provadas. Anormalidades nos tempos de coagulação em pacientes anticoagulados sugeriram que uma forma inativa de protrombina circulante, porém imunoquimicamente semelhante, chamada de "protrombina anormal", estava presente em concentrações maiores no plasma desses pacientes.

A caracterização de uma protrombina anormal isolada do plasma de vacas alimentadas com anticoagulante dicumarol levou diretamente a um entendimento do papel metabólico da vitamina K. Essa proteína não tinha o local específico de ligação do cálcio presente na protrombina normal e não demonstrou uma associação dependente de cálcio com superfícies de fosfolipídios, carregadas negativamente, conhecidas por serem essenciais para a ativação da protrombina. Peptídeos ácidos foram obtidos por digestão enzimática proteolítica da protrombina e, posteriormente, notou-se que continham Gla, um aminoácido ácido que não tinha sido reconhecido anteriormente.[50,51] Os resíduos de Gla não puderam ser obtidos por proteólise da protrombina anormal. Posteriormente, apresentou-se que os dez resíduos de ácido glutâmico, nos primeiros 42 resíduos de protrombina bovina, são pós-translacionalmente γ-carboxilados para formar esses grupos cálcio-ligantes efetivos.

Carboxilase dependente de vitamina K

A descoberta dos resíduos de Gla na protrombina levou à constatação de que preparações microssomais do fígado de rato em estado natural continham uma atividade enzimática (carboxilase dependente de vitamina K), a qual promovia uma incorporação dependente de vitamina K de bicarbonato ^{14}C ($H^{14}CO_3^-$) em precursores endógenos de proteínas dependentes de vitamina K presentes nessas preparações.[52] Peptídeos pequenos com sequências de Glu-Glu adjacente, tais como Phe-Leu-Glu-Glu-Val, eram substratos para a enzima, e foram usados para estudar as propriedades dessa carboxilase rara. Essa fração microssomal rugosa do fígado teve uma atividade carboxilase altamente melhorada, e o evento de carboxilação foi localizado no lado luminal do retículo endoplasmático rugoso. A reação de carboxilação dependente de vitamina K não precisa do trifosfato de adenosina, e a energia para acionar essa reação de carboxilação é derivada da oxidação da forma reduzida, hidronaftoquinona, da vitamina K (vitamina KH_2) pelo O_2 para formar a vitamina K-2,3-epóxido (Fig. 20.3).

A falta de necessidades definidas de biotina e de estudos sobre a necessidade de CO_2/HCO_3^- (dióxido/bicarbonato) indicam que a espécie ativa na reação de carboxilação é preferencialmente o CO_2, quando comparado com o HCO_3^-. Estudos da especificidade do substrato no local de ligação da vitamina K da enzima têm mostrado que, embora algumas diferenças na atividade biológica possam ser medidas, a filoquinona, MK-4, e as formas intestinais predominantes da vitamina, MK-6 e MK-8, são substratos efetivos. A síntese e a análise de um grande (constante de Michaelis-Menten – K_m) número de substratos de peptídeo de baixo peso molecular da enzima não conseguiram revelar qualquer sequência rara ao redor do resíduo de Glu necessária como um sinal para a carboxilação.

Somente algumas das proteínas secretadas pelo fígado para o plasma são dependentes de vitamina K, portanto um mecanismo eficiente para o reconhecimento dos precursores das proteínas dependentes de vitamina K é um pré-requisito essencial a fim de uma carboxilação eficiente. A clonagem de proteínas dependentes de vitamina K revelou que os produtos de seu gene primário contêm um domínio muito homólogo entre as aminas terminais da proteína madura e a sequência sinalizada, que direciona o polipeptídio até a via secretória. Essa região do propeptídeo parece ser tanto um sítio de ancoragem ou reconhecimento para a enzima,[53] como um modulador da atividade da enzima, diminuindo o K_m aparente do substrato de sítio Glu.[54] Todas as proteínas dependentes de vitamina K incluem uma sequência de aproximadamente 18 resíduos, que é clivada antes da secreção da proteína.

Embora as afinidades de ligação carboxilase dos propeptídeos para diversas proteínas sejam significativamente diferentes,[55] os propeptídeos são necessários a fim de uma carboxilação eficiente. O papel da vitamina K na reação geral catalisada pela enzima é abstrair o hidrogênio no carbono γ do resíduo glutamil para permitir o ataque do CO_2 nessa posição. A associação entre a formação de epóxido, a formação de Gla e a quebra da ligação γ-C-H foi estudada, e a eficiência da reação, definida como a razão entre os resíduos de Gla formados e as ligações γ-C-H quebradas, não dependia das concentrações de substrato de Glu e aproximou-se da unidade em altas concentrações de CO_2.[56]

A identificação de uma forma química intermediária da vitamina K que pudesse ser suficientemente fundamental para abstrair o hidrogênio γ do resíduo glutamil foi primeiramente proposta por Dowd et al.[57] Esses pesquisadores sugeriram que um ataque inicial de oxigênio na carbonila da naftoquinona do carbono adjacente ao grupo metila resulta

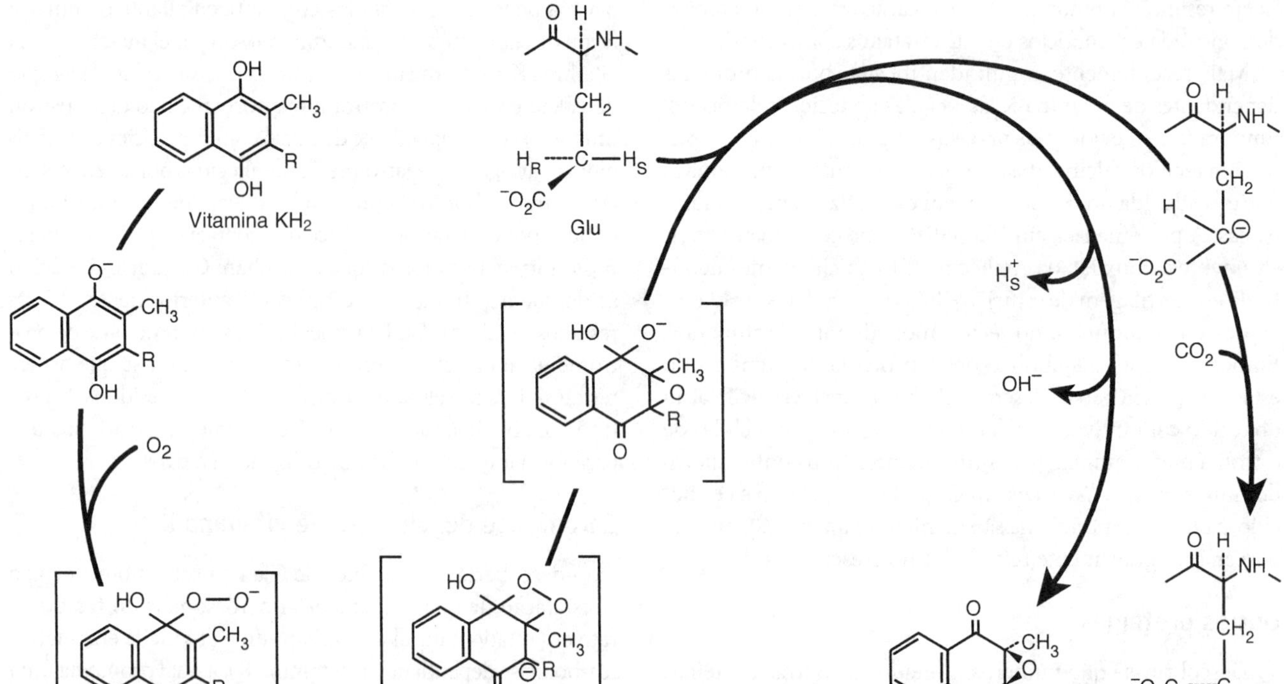

Figura 20.3 A γ-glutamil carboxilase dependente de vitamina K. Os dados disponíveis sustentam uma interação do oxigênio (O_2) com a vitamina KH_2, a forma reduzida da vitamina K (hidronaftoquinona), para formar um intermediário oxigenado que é suficientemente básico para extrair o hidrogênio γ do resíduo glutamil. Os produtos dessa reação são a vitamina K-2,3-epóxido e uma carbânion glutamil. Ataque do CO_2 no carbânion leva à formação de um resíduo de ácido γ-carboxiglutâmico (Gla). Os intermediários entre parênteses peroxo, dioxetano e alcóxidos não foram identificados em reações catalisadas por enzimas, mas são postulados baseados em modelos de reações orgânicas, e os dados disponíveis são consistentes com a sua presença.

na formação de um anel dioxetano, o qual gera um intermediário alcóxido. Tem-se como hipótese que esse intermediário é uma base forte que abstrai o hidrogênio do γ-metileno e deixa um carbânion, o qual pode interagir com o CO_2. Essa via leva à incorporação de um átomo de oxigênio molecular no epóxido de vitamina K e o segundo à água.[58,59] Embora o esquema geral mostrado na Figura 20.3 seja consistente com todos os dados disponíveis, os detalhes deste mecanismo permanecem sem clarificação.

Apesar do avanço na purificação química da enzima ter sido lento, a enzima foi purificada até quase a homogeneidade[60] e foi clonada.[61] A carboxilase é uma proteína única de 758 resíduos de aminoácidos incluindo uma sequência sugestiva de uma proteína integral de membrana, com alguns domínios transmembranares no terminal N, e um terminal C localizado no lúmen do retículo endoplasmático. Pesquisadores demonstraram que os sítios múltiplos de Glu no substrato para essa enzima são carboxilados por processo, conforme vão se ligando à enzima por meio de seu propeptídeo,[62] enquanto o domínio Gla é submetido a um movimento intramolecular para repor cada Glu à catálise, e a liberação do substrato carboxilado é a etapa limitante da velocidade na reação.[63] Detalhes adicionais da morfologia da enzima dentro da membrana, a localização e a identificação dos principais resíduos do sítio ativo, e a ampla distribuição da enzima no reino animal estão disponíveis em artigos de revisão publicados.[2,49,64,65]

Vitamina K epóxido redutase

Conforme as proteínas dependentes de vitamina K são catabolizadas, os resíduos de Gla liberados não são usados para formar novas proteínas ou serem metabolizados, mas são excretados pela urina.[66] A quantidade de Gla excretada por um ser humano adulto está na faixa de 50 μmol/dia, portanto uma quantidade similar deve ser formada todos os dias. A necessidade dietética de vitamina K é somente cerca de 0,2 μmol/dia, e os suprimentos teciduais são muito baixos. Um mol de vitamina é oxidado para cada mol de Gla formado, por isso a vitamina K-2,3-epóxido gerada pela carboxilase deve ser ativamente reciclada por uma enzima chamada vitamina K epóxido redutase.

A razão hepática do epóxido referente àquela da vitamina era superior em animais nos quais era administrada varfarina anticoagulante 4-hidroxicumarina.[67] Esse achado levou à teoria de que a inibição da ação da vitamina K pela varfarina ocorre indiretamente, por meio de uma inibição de 2,3-epóxido redutase. O bloqueio dessa enzima impede a redução do epóxido à forma quinona da vitamina e, finalmente, ao substrato carboxilase, a vitamina KH_2. O estudo da atividade de epóxido redutase nos fígados de ratos resistentes à varfarina[68] foi essencial para compreender[69,70] os detalhes do ciclo da vitamina K (Fig. 20.4).

Três formas de vitamina K podem suprir o ciclo de vitamina K no fígado: a quinona (K), a hidronaftoquinona (KH_2) e o

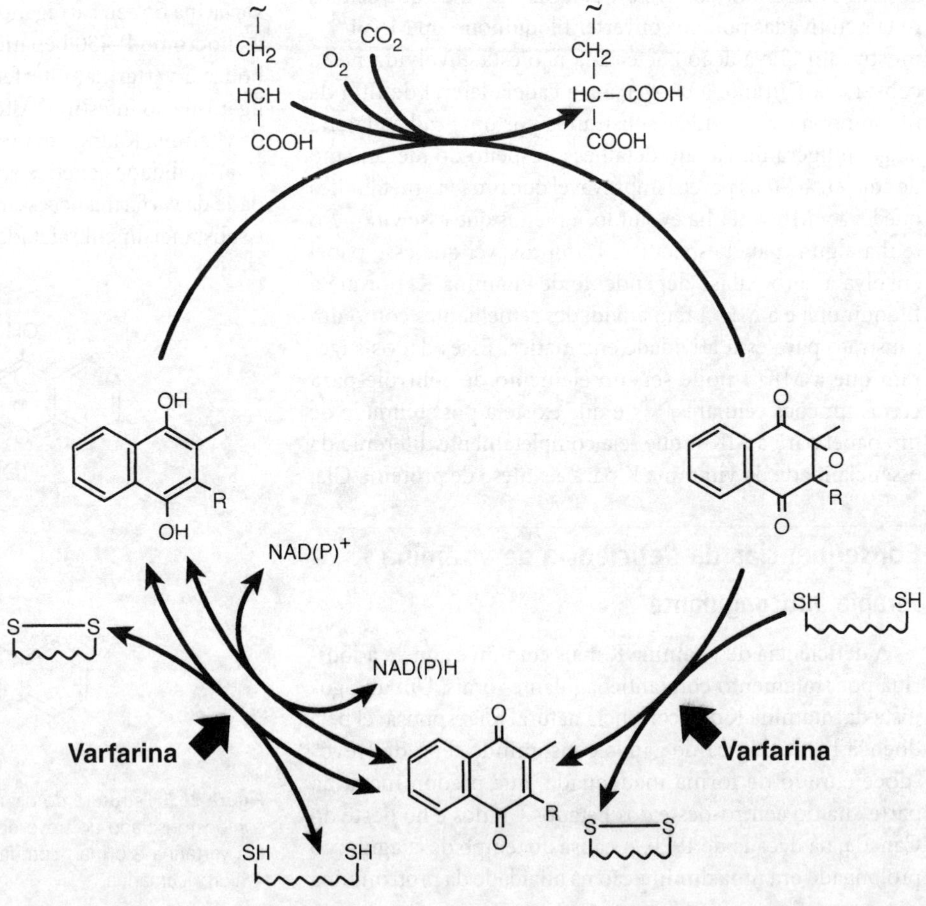

Figura 20.4 Metabolismo tecidual da vitamina K. A vitamina K epóxido formada na reação de carboxilação é reduzida a sua forma quinona pela via sensível à varfarina, vitamina K epóxido redutase (VKORC1), que é acionada por um ditiol reduzido. A forma naftoquinona da vitamina pode ser reduzida para a forma hidronaftoquinona pela mesma redutase acionada por ditiol sensível à varfarina ou por uma, ou mais, nicotinamida adenina dinucleotídeo reduzida (NADH) ou NADH fosfato reduzida (NADPH) hepáticas ligadas à quinona redutase, que são menos sensíveis à varfarina.

2,3-epóxido (KO). No fígado normal, a razão entre a vitamina K-2,3-epóxido e a forma menos oxidada da vitamina é cerca de 1:10, mas pode aumentar para uma maioria de epóxido em um animal anticoagulado. A epoxi-redutase é agora conhecida[71,72] como uma subunidade 1 complexo de redutase epóxi de vitamina K (VKORC1) de proteína integral de membrana de cadeia simples de 163 aminoácidos pequena. Embora outras redutases celulares possam reduzir a forma quinona da vitamina K,[73] pesquisadores mostraram que VKORC1 provocaram a morte de ratos logo após o nascimento por uma deficiência de fator de coagulação.[74] A enzima contém centro redox baseado em cicteína, mas a regeneração de VKORC1, após a redução epóxi de vitamina K requer uma proteína redox ainda não identificada.

Síntese e função da menaquinona-4

A MK-4 não é o principal produto da síntese bacteriana de vitamina K dentro do intestino grosso, e pesquisadores sabiam por algum tempo que animais têm a capacidade de converter menadiona a MK-4. Estudos do metabolismo da vitamina K em aves domésticas no início da década de 1990 descobriram que o fígado de frangos alimentados com filoquinona, como uma fonte de vitamina K, também continham uma grande quantidade de MK-4. Altas concentrações hepáticas de MK-4 aparentemente são limitadas aos frangos, mas certos tecidos extra-hepáticos, como o cérebro, as glândulas salivares e o pâncreas de ratos e seres humanos alimentados com filoquinona, têm uma concentração muito maior de MK-4 do que de filoquinona.[75,76]

A formação tecidual da MK-4 a partir de filoquinona dada aos ratos gnotobióticos[77,78] e a demonstração de que células renais cultivadas podem converter filoquinona em MK-4[78,79] mostraram que a ação bacteriana não está envolvida nessa conversão. Durante a conversão, a cadeia lateral de fitol da filoquinona é removida e substituída por uma cadeia lateral de geranilgeranil. Faltam detalhes a respeito do mecanismo de conversão, mas parece improvável que uma via metabólica que leva à MK-4 tenha evoluído, a menos que esse vitâmero tenha algum papel específico. É improvável que esse papel envolva a carboxilase dependente de vitamina K, porque a filoquinona e a MK-4 têm atividades semelhantes como um substrato para essa atividade enzimática. Esses dados sugerem que a MK-4 pode ser um elemento de controle para certas funções celulares,[80,81] e que existe a possibilidade de um papel para a MK-4 que seja completamente diferente da essencialidade da vitamina K para a síntese de proteína Gla.

Consequências da deficiência de vitamina K

Terapia anticoagulante

A deficiência de vitamina K mais comum é aquela adquirida por tratamento com anticoagulantes orais. Um antagonista da vitamina K de ocorrência natural foi responsável pela doença hemorrágica de gados consumindo feno de trevo-doce curado de forma inadequada, que predominava na parte alta do centro-oeste dos Estados Unidos e no oeste do Canadá, na década de 1920. A causa do tempo de coagulação prolongado era uma diminuição na atividade da protrombina do sangue, por isso alguns pesquisadores tentaram isolar o composto a partir do trevo-doce estragado. Este foi primeiramente isolado, caracterizado como 3-3'-metilenobis-4-hidroxicumarina pelo grupo de Link da Universidade de Wisconsin[82] e chamado de dicumarol (Fig. 20.5). Análogos de dicumarol foram sintetizados, e o primeiro composto utilizado tanto como um raticida como uma terapia para doença trombótica foi a varfarina.

Embora a varfarina tenha um perfil farmacológico muito favorável e seja essencialmente o único derivado de cumarina prescrito na América do Norte, alguns compostos com estruturas relacionadas, como o acenocumarol, a fenprocumona e o ticlomarol, são amplamente usados na Europa. A farmacologia e os usos clínicos dessas drogas são similares àqueles da varfarina.

A varfarina atua como um inibidor da vitamina K epóxido redutase. Os resultados desta ação são uma deficiência adquirida de vitamina K no nível tecidual e uma secreção para o plasma de proteínas dependentes de vitamina K, deficientes de todos ou de uma porção do número normal de resíduos de Gla. Embora as atividades de todos os fatores de coagulação dependentes de vitamina K sejam alteradas pelo tratamento de varfarina, a evidência disponível sugere que a eficácia do tratamento está mais bem correlacionada com alterações na atividade da protrombina.

A magnitude do efeito anticoagulante produzido por uma certa dose de varfarina varia substancialmente entre os pacientes e pode variar muitas vezes em um único paciente ao longo do tempo. Algumas drogas alteram o desalojamento de varfarina do seu carregador de albumina plasmática, induzem o citocromo P-450 hepático (isoenzima CYP2C9) que metaboliza a varfarina, interferem na depuração da varfarina ou ligam-na ao intestino. Alterações na ingestão ou na absorção de vitamina K também podem alterar a eficácia da varfarina, e a variabilidade genética é, sem dúvida, importante. A quantidade de varfarina necessária para estabilizar a anticoagulação é substancialmente afetada pelo polimorfismo dentro do gene

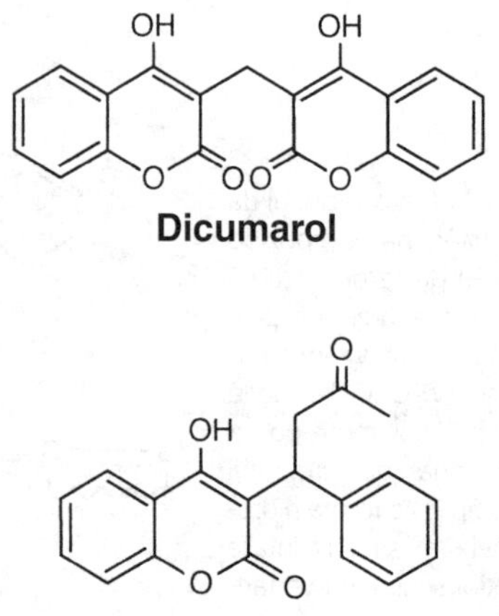

OH OH O O O O

Dicumarol

O OH O O

Varfarina

Figura 20.5 Estrutura do dicumarol e da varfarina. O dicumarol foi o composto isolado do trevo-doce como um fator hemorrágico tóxico, e a varfarina é o mais comumente usado dos vários anticoagulantes 4-hidroxicumarina.

VKOR1, o gene CYP2C9, e o gene CYP4F2, uma oxidase de vitamina K.[83,84] Testes farmacogenéticos dessas alelas estão sendo utilizados para auxiliar na determinação da quantia apropriada de varfarina necessária para os pacientes.[85]

O efeito anticoagulante da terapia de varfarina é monitorado mensurando-se o PT, que é mais uma medida do estado pró-coagulante do que uma medida verdadeira da atividade da protrombina. O PT é o tempo de coagulação de uma mistura de plasma citrato anticoagulado, cálcio e tromboplastina, que é uma mistura de fosfolipídio e fator tecidual ou extrato de tecido contendo um fator tecidual. Em razão do fato de os reagentes da tromboplastina variarem amplamente em sua composição e porque alguns reagentes são muito mais sensíveis que outros, o plasma proveniente de um paciente tratado com varfarina pode, portanto, produzir PT muito diferentes quando testados com variadas tromboplastinas. Para superar esse problema, utiliza-se a razão normalizada internacional (INR) como um método padronizado para relatar resultados de PT. A INR permite a interconversão das razões de PT (PT do paciente/PT normal médio) por meio do emprego de um índice de sensibilidade internacional que corrige as diferenças nas sensibilidades da tromboplastina.

O objetivo de uma terapia anticoagulante é alcançar níveis estáveis de pró-coagulantes dependentes de vitamina K na faixa de 10 a 30% do normal (INR de 2 a 3). A complicação mais comum da terapia anticoagulante, o sangramento, está diretamente relacionada ao INR, com poucos episódios de sangramento em um INR estável menor do que 4,0 e uma incidência relativamente alta com INR maior do que 7,0. A anticoagulação em excesso pode ser revertida aos níveis desejados, baixando-se a dose de varfarina ou, se estiver gravemente fora da faixa, por infusão subcutânea ou mesmo infusão intravenosa lenta de filoquinona.

Doença hemorrágica do recém-nascido

O exemplo clássico da deficiência de vitamina K em seres humanos é aquele da doença hemorrágica do recém-nascido ou sangramento por deficiência de vitamina K (VKDB) precoce, que ocorre durante a primeira semana de vida, em neonatos de aparência sadia.[86] A baixa transferência placentária de filoquinona, os baixos níveis de fator de coagulação, um intestino estéril e pouco conteúdo de vitamina K no leite materno são fatores que contribuem para a doença. Embora a incidência seja baixa, a taxa de mortalidade por sangramento intracranial é alta, e a prevenção por administração oral ou parenteral de vitamina K imediatamente após o nascimento é o procedimento padrão de abordagem. O VKDB tardio é uma síndrome que ocorre entre 2 e 12 semanas de vida, predominantemente em lactentes alimentados exclusivamente com leite materno[87] ou naqueles com problemas de má absorção intestinal grave. Embora a administração oral de vitamina K pareça ser tão efetiva quanto a parenteral para prevenir o VKDB precoce, pode não ser tão efetiva na prevenção do VKDB tardio.

Um relato no início da década de 1990[88] sugeriu que a injeção intramuscular de vitamina K em lactentes estava associada a uma maior incidência de alguns cânceres infantis. Isso levou a uma mudança para a administração oral de vitamina K em alguns países e um aumento na incidência de VKDB tardio. Estudos posteriores falharam em mostrar uma correlação entre o uso intramuscular de vitamina K e a incidência de leucemia infantil ou outros cânceres.[89,90] As recomendações vigentes da Academia Americana de Pediatria[91] aconselham que "a vitamina K (filoquinona) deve ser dada a todos os recém-nascidos em uma dose única intramuscular de 0,5 a 1 mg".

Deficiências em adultos

Relatos de deficiências de vitamina K não complicadas em adultos são extremamente raros, e a maioria das dietas contém uma quantidade adequada de vitamina K. A indicação histórica da deficiência de vitamina K, a hipoprotrombinemia que respondia à administração de vitamina K, dependia do PT relativamente insensível para avaliar a adequação dos fatores de coagulação dependentes de vitamina K.

A deficiência desta vitamina foi relatada em pacientes submetidos à nutrição parenteral total por tempo prolongado, e a suplementação de vitamina é aconselhada nessas circunstâncias. Pouca ingestão ou deficiência na absorção de lipídeos resultante da falta de sais biliares também afetam desfavoravelmente a absorção de vitamina K, além das síndromes de má absorção e outros distúrbios gastrintestinais (p. ex., fibrose cística, espru, doença celíaca, colite ulcerativa, ileíte regional, infecção por *Ascaris* e síndrome do intestino curto).

Esses relatos e muitos casos de um evento hemorrágico responsivo à vitamina K em pacientes sob tratamento com antibióticos têm sido extensivamente revisados.[25] Tem sido assumido que esses episódios resultam da utilização reduzida de MK por esses pacientes, mas é possível que muitos casos possam representar apenas uma ingestão dietética baixa. A segunda e a terceira geração de cefalosporinas foram relacionadas a muitos episódios hipotrombinêmicos,[92] e é provável que estejam exercendo uma fraca inibição da carboxilase ou uma resposta semelhante à cumarina, que pode ser mais importante do que uma influência na população de bactérias intestinais.

Deficiências de vitamina K induzidas experimentalmente, que sejam suficientemente graves para prolongar as medidas de PT, são raras. Um estudo frequentemente citado[93] investigou a necessidade de vitamina K por pacientes debilitados, com inanição, alimentados intravenosamente, que receberam antibióticos para diminuir a síntese intestinal de vitamina K. Um grau significativo de hipoprotrombinemia responsiva à vitamina K foi claramente estabelecido nesses sujeitos. Mais recentemente, estudos controlados usando dietas com aproximadamente 10 μg/dia ou menos de filoquinona demonstraram alterações usando marcadores do estado de vitamina K mais sensíveis,[94,95] porém um aumento clinicamente significativo no PT não foi observado.

Função na saúde do esqueleto

Embora MGP, proteína S e GRP sejam também sintetizados ou localizados nos ossos ou na cartilagem, a grande quantidade de OC no osso chama a atenção como um possível fator na saúde dos ossos. Pequenas quantidades dessa proteína circulam no plasma. As concentrações são de quatro a cinco vezes maiores em crianças do que em adultos, atingindo os níveis de adultos na puberdade. Uma fração da OC circulante em pessoas fisiologicamente normais não está completamente γ-carboxilada e pode ser influenciada pelo estado de vitamina K.[96-98] A maioria dos estudos definiu a OC pouco γ-carboxilada (ucOC) como a fração que não adsorve hidroxiapatita em condições-padrão. Dependendo das condições da análise e dos epítopos específicos detectados pelos *kits* de análise utilizados, a fração de ucOC relatada, em uma população fisiologicamente normal, variou de 30 a 40 até menos de 10%.

Está claro que a ingestão dietética normal de vitamina K não é suficiente para a γ-carboxilação máxima da OC. A suplementação com 1 mg de filoquinona/dia (~10 × a ingestão dietética de referência [DRI]) é necessária para atingir γ-carboxilação máxima.[99] Tentativas de relacionar esse evidente marcador de insuficiência de vitamina K com a saúde dos ossos incluíram observações epidemiológicas de que baixas ingestões de vitamina K estão associadas com um maior risco de fratura no quadril[100] e relatos de que a ucOC está correlacionada com a perda de massa óssea.[101] Essas associações não implicam necessariamente causalidade, e podem simplesmente ser marcadores sub-rogados de deficiências de nutrientes em geral. Pacientes que recebem terapia de anticoagulantes orais têm níveis muito altos de ucOC, e muitas tentativas de correlacionar esse tratamento com alterações na densidade mineral óssea não produziram resultados consistentes.[102] A demonstração de que ratos transgênicos com falta do gene OC mostraram mineral ósseo aumentado ao invés de diminuído também sugere que o impacto do *status* de OC na mineralização óssea ainda não é entendido.[35]

A suplementação de vitamina K na forma de MK-4 tem sido uma terapia comum para a osteoporose no Japão e em outros países asiáticos há uns anos. A quantidade padrão suplementada é de 45 mg de MK-4/dia, uma abordagem mais farmacológica do que nutricional. Muitas tentativas bem reduzidas que avaliam a densidade mineral óssea ou taxas de fratura em mulheres com osteoporose pós-menopausa foram conduzidas,[103,104] com respostas variadas. Um estudo sobre pesquisa de pós-comercialização com 2 mil entrevistados encontrou diminuição nas novas fraturas apenas em uma pequena subpopulação.[105] Suplementação com essa grande quantia de MK-4 não foi amplamente utilizada fora da Ásia, mas algumas tentativas clínicas aleatórias, mais recentes, controladas com placebo, avaliando o impacto da suplementação de 200 μg a 5 mg de filoquinona na saúde óssea foram conduzidas.[106-110] Esses estudos foram direcionados a mudanças na densidade mineral óssea ou marcadores de renovação óssea e não sustentaram a visão de que a suplementação de vitamina K terá um papel positivo na diminuição da taxa de fratura óssea.[111,112]

Proteína Gla da matriz e calcificação vascular

Estudos prévios de camundongos *knockout* MPG indicaram que esses animais morreram de calcificação massiva de grandes artérias dentro de oito semanas após o nascimento,[38,39] e outros esforços para bloquear a carboxilação MPG em camundongos levaram à rápida calcificação da lamela elástica das artérias e das válvulas do coração. Esses achados levaram aos estudos humanos relacionando a baixa atividade de MPG a vários aspectos do tecido liso e da calcificação dos vasos sanguíneos. Relatos de uma associação entre uma baixa ingestão de vitamina K e a calcificação aórtica foram publicados,[113] e uma tentativa clínica indicou que a suplementação com 500 μg de filoquinona por três anos diminuiu ligeiramente a progressão de calcificação da artéria coronária em homens e mulheres idosos.[114]

Se o *status* da vitamina K tem uma influência na calcificação vascular, pacientes tratados com varfarina por anos, deveriam ser particularmente susceptíveis à calcificação da coronária. Os estudos tiveram resultados mesclados,[115-117] e mais dados serão necessários para definir, com maior clareza, o risco de calcificação vascular que pode estar relacionado à terapia com varfarina. Uma anomalia genética, pseudoxantoma elástico, também está ligada ao controle de calcificação ectópico, por MGP,[118,119] em decorrência de que o sub-carboxilato MGP aumenta em pacientes com essa doença. Embora o envolvimento do MGP em regular calcificação vascular pareça estabelecido, o valor clínico da suplementação com vitamina K ainda não foi determinado.[120,121]

Necessidades nutricionais

Foram publicados valores de referência para a ingestão de vitamina K que têm sido estabelecidos como parte do Dietary Reference Intakes Project do Food and Nutrition Board do Institute of Medicine.[7] Diversos dados estabeleceram que, essencialmente, todas as pessoas não consomem vitamina K suficiente para γ-carboxilar sua OC circulante ao máximo e que a suplementação de cerca de 1 mg/dia de filoquinona é necessária para alcançar esta resposta. Esses índices de adequação não são usados para definir um valor de referência porque a implicação clínica dessa deficiência evidente não foi estabelecida. O único indicador do estado da vitamina K com alguma implicação clínica é o PT, e as alterações no PT somente pela mudança na dieta ingerida são incomuns ou não existentes. A concentração da filoquinona circulante também não é um indicador satisfatório de uma AI, porque depende bastante da ingestão do dia anterior.

Foi demonstrado que ingestões de vitamina K, que estão na faixa de 10% do normal sob condições controladas, resultam em diminuições da excreção urinária de Gla e no aumento da protrombina pouco γ-carboxilada, que pode ser medida por um imunoensaio comercialmente disponível. No entanto, nenhum estudo usando uma faixa de ingestões que permitiria o cálculo de uma necessidade média estimada (EAR) está disponível.

A ingestão dietética recomendada (RDA), que é o termo histórico usado para indicar as necessidades, é definida como a ingestão suficiente para quase todas as pessoas (97 a 98%) e pode ser calculada a partir do EAR. Em razão da insuficiência de dados disponíveis para determinar uma EAR, o valor utilizado era a ingestão adequada (AI). O valor é definido como "o nível de ingestão diária média recomendada baseada em aproximações ou estimativas observadas ou determinadas experimentalmente pela ingestão de nutrientes por um grupo (ou grupos) de pessoas aparentemente saudáveis, que era assumido ser adequado".

As AI de lactentes são baseadas no conteúdo de filoquinona do leite humano e assumem que lactantes também recebem vitamina K profilática no nascimento (Tab. 20.2). As AI para crianças, adolescentes e adultos são baseadas na ingestão média mais alta para cada grupo de idade, relatadas pelo terceiro NHANES, *National Health and Nutrition Examination Survey* (Pesquisa Nacional sobre Saúde e Nutrição dos Estados Unidos). Com base nesses dados, as ingestões de mulheres grávidas e lactantes não são diferentes daquelas da população em geral.

Em decorrência das indicações de toxicidade seguida da ingestão de grandes quantidades de vitamina K não estarem disponíveis, o processo de DRI não foi capaz de definir níveis de ingestão máxima tolerável (UL) de vitamina K.

Tabela 20.2 Ingestões adequadas da vitamina K[a]

População	Vitamina K (μg/dia)
Lactentes de 0 a 6 meses de vida	2,0
Lactentes de 7 a 12 meses de vida	2,5
Crianças de 1 a 3 anos	30,0
Crianças de 4 a 8 anos	55,0
Meninos e meninas de 9 a 13 anos	60,0
Meninos e meninas de 14 a 18 anos[b]	75,0
Homens de 19– > 70 anos	120,0
Mulheres de 19– > 70 anos[b]	90,0

[a]Ingestão dietética de referência.

[b]Sem alterações na ingestão para gravidez e lactação.

Reproduzido com autorização de Food and Nutrition Board, Institute of Medicine. Dietary Reference Intakes for Vitamin A, Vitamin K, Arsenic, Boron, Chromium, Copper, Iodine, Iron, Manganese, Molybdenum, Nickel, Silicon, Vanadium, and Zinc. Washington DC: National Academy Press, 2001.

Referências bibliográficas

1. Dam H. Biochem Z 1929;215:475–92.
2. Suttie JW. Vitamin K in Health and Disease. Boca Raton, FL: CRC Press Taylor & Francis Group, 2009.
3. Dam H. Nature 1935;135:652–3.
4. MacCorquodale DW, Cheney LC, Binkley SB et al. J Biol Chem 1939;131:357–70.
5. Dam H, Schonheyder F, Tage-Hansen E. Biochem J 1936;30:1075–9.
6. Dialameh GH, Yekundi KG, Olson RE. Biochim Biophys Acta 1970;223:332–8.
7. Food and Nutrition Board, Institute of Medicine. Dietary Reference Intakes for Vitamin A, Vitamin K, Arsenic, Boron, Chromium, Copper, Iodine, Iron, Manganese, Molybdenum, Nickel, Silicon, Vanadium, and Zinc. Washington DC: National Academy Press, 2001.
8. Booth SL, Webb DR, Peters JC. J Am Diet Assoc 1999;99:1072–6.
9. Kurilich AC, Britz SJ, Clevidence BA et al. J Agric Food Chem 2003;51:4877–83.
10. Jones KS, Bluck LJC, Wang LY et al. Eur J Clin Nutr 2008;62: 1273–81.
11. Fu X, Peterson JW, Hdeib M. Anal Chem 2009;81:5421–5.
12. Jones KS, Gluck LJC, Wang LY et al. Br J Nutr 2009;102:1195–1202.
13. Schurgers LJ, Vermeer C. Haemostasis 2000;30:298–307.
14. Shearer MJ, Newman P. Thromb Haemost 2008;100:530–47.
15. Lamon-Fava S, Sadowski JA, Davidson KW et al. Am J Clin Nutr 1998;67:1226–31.
16. Sadowski JA, Hood SJ, Dallal GE et al. Am J Clin Nutr 1989;50: 100–8.
17. Saupe J, Shearer MJ, Kohlmeier M. Am J Clin Nutr 1993;58: 204–8
18. Kohlmeier M, Saupe J, Drossel HJ et al. Thromb Haemost 1995;74: 1252–4.
19. Usui Y, Tanimura H, Nishimura N et al. Am J Clin Nutr 1990;51: 846–52.
20. Wiss O, Gloor H. Vitam Horm 1966;24:575–86.
21. Harrington DJ, Booth SL, Card DJ et al. J Nutr 2007;137:1763–8.
22. Thijssen HHW, Vervoort LMT, Schurgers LJ et al. Br J Nutr 2006;95:260–6.
23. Conly JM, Stein K. Am J Gastroenterol 1992;87:311–6.
24. Suttie JW. Annu Rev Nutr 1995;15:399–417.
25. Savage D, Lindenbaum J. Clinical and experimental human vitamin K deficiency. In: Lindenbaum J, ed. Nutrition in Hematology. New York: Churchill Livingstone, 1983:271–320.
26. Giangrande PLF. Br J Haematol 2003;121:703–12.
27. Dahlback B. Lancet 2000;355:1627–32.
28. Mann KG. Chest 2003;124(Suppl):4S–10S.
29. Esmon CT. Chest 2003;124(Suppl):26S–32S.
30. Yin ZF, Huang ZF, Cui J, et al. Proc Natl Acad Sci U S A 2000;97:6734–8.
31. Endler G, Mannhalter C. Clin Chim Acta 2003;330:31–55.
32. Hauschka PV, Lian JB, Gallop PM. Proc Natl Acad Sci U S A 1975;72: 3925–9.
33. Price PA, Otsuka AS, Poser JW et al. Proc Natl Acad Sci U S A 1976;73: 1447–51.
34. Price PA, Williamson MK, Haba T et al. Proc Natl Acad Sci U S A 1982;79:7734–8.
35. Ducy P, Desbois C, Boyce B et al. Nature 1996;382:448–52.
36. Price PA, Williamson MK. J Biol Chem 1985;260:14971–5.
37. Fraser JD, Price PA. J Biol Chem 1988;263:11033–6.
38. Luo G, Ducy P, McKee MD et al. Nature 1997;386:78–81.
39. Price PA, Faus SA, Williamson MK. Arterioscler Thromb Vasc Biol 1998;18:1400–7.
40. Viegas CSB, Simes DC, Laize V. J Biol Chem 2008;283:36655–64.
41. Viegas CSB, Cavaco S, Neves PL. Am J Pathol 2009;175:2288–98.
42. Coutu DL, Wu JH, Monette A. J Biol Chem 2008;238:17991–18001.
43. Rios H, Koushik SV, Wang H. Mol Cell Biol 2005;25:11131–44.
44. Manfioletti G, Brancolini C, Avanzi G et al. Mol Cell Biol 1993;13:4976–85.
45. Kulman JD, Harris JE, Haldeman BA et al. Proc Natl Acad Sci U S A 1997;94:9058–62.
46. Kulman JD, Harris JE, Xie L et al. Proc Natl Acad Sci U S A 2001;98:1370–5.
47. McIntosh JM, Olivera BM, Cruz LJ et al. J Biol Chem 1984; 259:14343–6.
48. Brown MA, Hambe B, Furie B et al. Toxicon 2002;40:447–53.
49. Bandyopadhyay PK. Vitamin K–dependent gamma-glutamylcarboxylation: an ancient posttranslational modification. In: Litwack G, ed. Vitamin K. New York: Academic Press, 2008:157–85.
50. Stenflo J, Ferlund P, Egan W et al. Proc Natl Acad Sci U S A 1974;71:2730–3.
51. Nelsestuen GL, Zytkovicz TH, Howard JB. J Biol Chem 1974;249:6347–50.
52. Esmon CT, Sadowski JA, Suttie JW. J Biol Chem 1975;250:4744–8.
53. Furie B, Furie BC. N Engl J Med 1992;326:800–6.
54. Knobloch JE, Suttie JW. J Biol Chem 1987;262:15334–7.
55. Presnell SR, Stafford DW. Thromb Haemost 2002;87:937–46.
56. Suttie JW. Vitamin K. In: Zempleni J, Rucker RB, McCormick DB et al, eds. Handbook of Vitamins. Boca Raton, FL: CRC Press Taylor & Francis Group, 2007:111–52.

57. Dowd P, Ham SW, Geib SJ. J Am Chem Soc 1991;113:7734–43.
58. Dowd P, Ham SW, Naganathan S et al. Annu Rev Nutr 1995;15: 419–40.
59. Berkner KL. Annu Rev Nutr 2005;25:127–49.
60. Wu SM, Morris DP, Stafford DW. Proc Natl Acad Sci U S A 1991;88: 2236–40.
61. Wu SM, Cheung WF, Frazier D et al. Science 1991;254:1634–6.
62. Stenina O, Pudota BN, McNally BA et al. Biochemistry 2001;40: 10301–9.
63. Hallgren KW, Hommema EL, McNally BA et al. Biochemistry 2002;41:15045–55.
64. Presnell SR, Stafford DW. Thromb Haemost 2002;87:937–46.
65. Berkner KL. Vitamin K–dependent carboxylation. In: Litwack G, ed. Vitamin K. New York: Academic Press, 2008;78:131–56.
66. Shah DV, Tews JK, Harper AE et al. Biochim Biophys Acta 1978;539: 209–17.
67. Bell RG, Matschiner JT. Nature 1972;237:32–3.
68. Lund M. Nature 1964;203:778.
69. Zimmermann A, Matschiner JT. Biochem Pharmacol 1974;23:1033–40.
70. Hildebrandt EF, Suttie JW. Biochemistry 1982;21:2406–11.
71. Rost S, Fregin A, Ivaskevicius V et al. Nature 2004;427:537–41.
72. Li T, Chang CY, Jim DY et al. Nature 2004;427:541–4.
73. Tie JK, Stafford DW. Structure and function of vitamin K epoxide reductase. In: Litwack G, ed. Vitamin K. New York: Academic Press, 2008;78:103–30.
74. Spohn G, Kleinridders A, Wunderlich FT et al. Thromb Haemost 2009;101:1044–50.
75. Thijssen HHW, Drittij-Reijnders MJ. Br J Nutr 1994;72:415–25.
76. Thijssen HHW, Drittij-Reijnders MJ. Br J Nutr 1996;75:121–7.
77. Ronden JE, Drittij-Reijnders MJ, Vermeer C et al. Biochim Biophys Acta 1998;1379:69–75.
78. Davidson RT, Foley AL, Engelke JA et al. J Nutr 1998;128:220–3.
79. Okano T, Shimomura Y, Yamane M et al. J Biol Chem 2008;283: 11270–9.
80. Yoshida T, Miyazawa K, Kasuga I. Int J Oncol 2003;23:627–32.
81. Tabb MM, Sun A, Zhou C. J Biol Chem 2003;278:43919–27.
82. Link KP. Circulation 1959;19:97–107.
83. Flockhart DA, O'Kane D, Williams MS et al. Genet Med 2008;10: 139–50.
84. McDonald MG, Rieder MJ, Nakano M et al. Mol Pharmacol 2009;75: 1337–46.
85. Gage BF, Eby C, Johnson J et al. Clin Pharmacol Ther 2008;84:326–31.
86. Lane PA, Hathaway WE. J Pediatr 1985;106:351–9.
87. Greer FR. Nutr Res 1995;15:289–310.
88. Golding J, Greenwood R, Birmingham K et al. BMJ 1992;305:341–6.
89. Roman E, Fear NT, Ansell P et al. Br J Cancer 2002;86:63–9.
90. Fear NT, Roman E, Ansell P et al. Br J Cancer 2003;89:1228–31.
91. American Academy of Pediatrics Committee on Fetus and Newborn. Pediatrics 2003;112:191–2.
92. Weitekamp MR, Aber RC. JAMA 1983;249:69–71.
93. Frick PG, Riedler G, Brogli H. J Appl Physiol 1967;23:387–9.
94. Allison, PM, Mummah-Schendel LL, Kindberg CG et al. J Lab Clin Med 1987;110:180–8.
95. Booth SL, O'Brien-Morse ME, Dallal GE et al. Am J Clin Nutr 1999;70:368–77.
96. Sokoll, IJ, Booth SL, O'Brien ME et al. Am J Clin Nutr 1997;65: 779–84.
97. Sokoll, IJ, Sadowski JA. Am J Clin Nutr 1996;63:566–73.
98. Binkley NC, Krueger DC, Engelke JA et al. Am J Clin Nur 2000;72:1523–8.
99. Binkley NC, Krueger DC, Kawahara TN et al. Am J Clin Nutr 2002;76:1055–60.
100. Booth SL, Tucker KI, Chen H et al. Am J Clin Nutr 2000;71:1201–8.
101. Vergnaud P, Garnero P, Meunier PJ et al. J Clin Endocrinol Metab 1997;82:719–24.
102. Caraballo PJ, Gabriel SE, Castro MR et al. Osteoporosis Int 1999;9:441–8.
103. Iwamoto J, Sato Y, Takeda T et al. Nutr Res 2009;29:221–8.
104. Cockayne S, Adamson J, Lanham-New S et al. Arch Intern Med 2006;166:1256–61.
105. Tamura T, Morgan SL, Takimoto H. Arch Intern Med 2007;167:94.
106. Braam LAJ, Knapen MHJ, Geusens P et al. Calcif Tissue Int 2003;73:21–6.
107. Bolton-Smith C, McMurdo MET, Paterson CR et al. J Bone Miner Res 2007;22:509–12.
108. Booth SL, Dallal G, Shea MK et al. J Clin Endocrinol Metab 2008;93:1217–23.
109. Binkley N, Harke JM, Krueger D et al. J Bone Miner Res 2009;24:983–91.
110. Cheung AM, Tile L, Lee Y et al. PLoS Med 2008;5:1461–72.
111. Gundberg C. J Bone Miner Res 2009;24:980–2.
112. Shea MK, Booth SL. Nutr Rev 2008;66:549–57.
113. Jie KS, Bots ML, Vermeer C et al. Atherosclerosis 1995;116:117–23.
114. Shea MK, O'Donnell CJ, Hoffmann U et al. Am J Clin Nutr 2009;89:1799–1807.
115. Donovan JL, Whittaker P. Circulation 2006;114(Suppl II):30.
116. Rennenberg RJ, van Varik BJ, Schurgers LJ et al. Blood 2010;115: 5121–3.
117. Villines TC, O'Malley PG, Feuerstein IM et al. Calcif Tissue Int 2009;85:494–500.
118. Gheduzzi D, Boraldi F, Annovi G et al. Lab Invest 2007;87: 998–1008.
119. Hendig D, Zarbock R, Szliska C et al. Clin Biochem 2008;41:407–12.
120. Wallin R, Schurgers LJ, Wajih N. Thromb Res 2008;122:411–7.
121. Schurgers LJ, Cranenburg ECM, Vermeer C. Thromb Haemost 2008;100:593–603.

21 Tiamina*

Chantal Bémeur e Roger F. Butterworth

Marcos históricos

Já em 2700 a.C., os textos médicos chineses faziam alusão ao beribéri, mas foi apenas no século XIX, em 1884, que Takaki, um cirurgião-geral da Marinha japonesa, demonstrou que a doença era consequência de inadequação alimentar. Alguns anos depois, Eijkman, um médico militar nas Índias holandesas, descobriu que aves alimentadas com uma dieta à base de arroz polido e cozido sofriam paralisia, atribuída pelo médico a uma neurotoxina presente no endosperma do arroz. Mais tarde, Grijns interpretou corretamente a relação entre o consumo excessivo de arroz polido e o beribéri; esse pesquisador concluiu que o arroz continha, nas camadas externas do grão, um nutriente essencial que era removido pelo processo de polimento.[1] Em 1911, Funk isolou uma substância antineurítica do farelo de arroz, denominada "vitamina", por conter um grupo amina. Químicos holandeses isolaram e cristalizaram o agente ativo. Em 1934, a estrutura (ver Fig. 21.1) desse agente foi determinada por Williams, um químico norte-americano. Por fim, em 1936, ocorreu a síntese da tiamina.

Química e metabolismo

Quimicamente, a tiamina (também conhecida como vitamina B ou aneurina) apresenta a seguinte fórmula: 3-(4-amino-2-metilpirimidil-5-metil)-5(2-hidroxietil)-4--metiltiazônio (ver Fig. 21.1), com peso molecular (na forma de sal hidrocloreto) de 337,3.[2] A tiamina é uma vitamina hidrossolúvel. As soluções aquosas de tiamina são estáveis no pH ácido, mas instáveis em soluções alcalinas ou quando expostas à luz ultravioleta. Tanto as frações pirimidina como tiazol (ver Fig. 21.1) são necessárias para a atividade biológica.[3] A tiamina é imediatamente clivada na ponte metileno pelo tratamento por sulfito em pH 6,0.

Fontes e recomendações dietéticas

As concentrações de tiamina são maiores na levedura, no pericarpo e no germe de cereais.[3,4] As principais fontes dietéticas de tiamina estão ilustradas na Tabela 21.1. Atualmente, quase todos os cereais e pães são enriquecidos com tiamina. Por sua vez, o leite e seus derivados, os frutos do mar e a maioria das frutas não são boas fontes; essa vitamina está ausente nos açúcares refinados. Ela é sensível às temperaturas elevadas, e o cozimento prolongado dos alimentos pode resultar em perda do conteúdo dessa vitamina. O cozimento do pão em forno, por exemplo, promove redução de 20 a 30% da tiamina, e a pasteurização do leite também pode resultar em perdas de até 20%. Já o congelamento dos alimentos não resulta em reduções significativas. Considerando que esta é uma vitamina hidrossolúvel, ocorrem perdas significativas na água do cozimento descartada. A tiamina é também destruída pelos raios X e pela radiação ultravioleta de alimentos.[3,4] A Tabela 21.2 ilustra os valores de ingestão dietética de referência para tiamina por grupo de estágio da vida.[4]

*__Abreviaturas__: __α-KGDH__, α-cetoglutarato desidrogenase; __BHE__, barreira hematoencefálica; __eNOS__, sintase de óxido nítrico endotelial; __EW__, encefalopatia de Wernicke; __HPLC__, cromatografia líquida de alto desempenho; __IgG__, imunoglobulina G; __NMDA__, N-metil-D-aspartato; __PK__, psicose de Korsakoff; __TDP__, difosfato de tiamina; __TTP__, trifosfato de tiamina; .

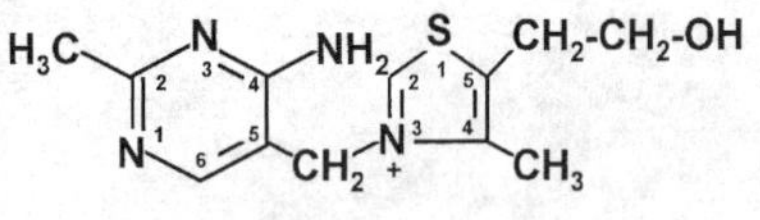

Tiamina

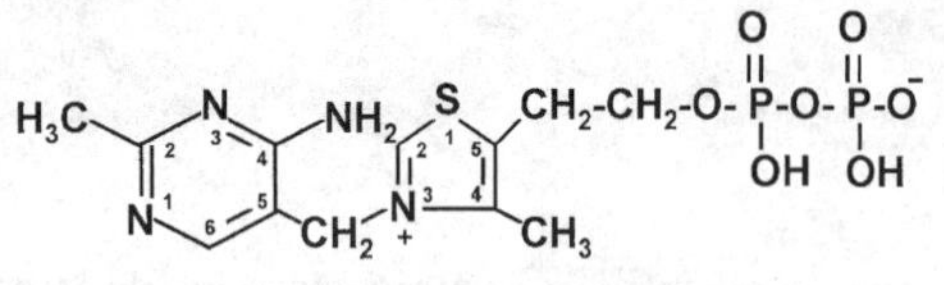

Pirofosfato de tiamina

Figura 21.1 A molécula de tiamina consiste em um anel pirimidina e de uma fração tiazol, que estão ligados por uma ponte de metileno (CH_2). Tiamina é um sólido cristalino branco hidrossolúvel.

Tiaminases e compostos de antitiamina nos alimentos

Certos alimentos contêm tiaminases que degradam rapidamente a tiamina.[3] A tiaminase I também pode ser encontrada em alguns peixes crus, mariscos, samambaias e em micro-organismos como o *Clostridium thiaminolyticus*. A tiaminase II, que exerce ação distinta da tiaminase I, pode ser encontrada em outros organismos, como a *Candida aneurinolytica*. As tiaminases têm ação durante o armazenamento dos alimentos ou em seu trânsito através do trato gastrintestinal. Consequentemente, o consumo regular de peixe cru (com ou sem fermentação), mariscos crus e samambaias constitui fatores de risco para ocorrência de deficiência de tiamina. As tiaminases são termolábeis. Por sua vez, os compostos de antitiamina são termostáveis e podem ser identificados em algumas samambaias, em chás e na noz-de-areca. Nesse tipo de castanha, verificou-se que os agentes tóxicos eram análogos de compostos polifenólicos como o ácido tânico (tanino).

Tabela 21.1 Conteúdo de tiamina em alimentos

Tipo de alimento	Conteúdo de tiamina (mg/100 g)
Farinha de trigo (integral)	0,4-0,5
Arroz	
Arroz integral	0,50
Arroz polido	0,03
Farelo de arroz	2,30
Vegetais	
Ervilhas	0,36
Outras leguminosas	0,4-0,6
Batatas	0,10
Leite de vaca	0,04
Carnes	
Bovina	0,3
De cordeiro	0,2
Suína	≤ 1,0
De aves	0,1
Açúcares refinados	zero

Absorção, transporte e excreção

A tiamina é absorvida pelo intestino delgado por dois mecanismos distintos: transporte ativo (em concentrações $< 2\ \mu mol/L$) e difusão passiva (em concentrações mais elevadas).[3] O transporte ativo de tiamina é mais intenso no jejuno e íleo. No ser humano, o transporte intestinal de tiamina é razão-limitante. Em seguida à absorção no trato gastrintestinal, a tiamina é transportada pelo sangue portal até o fígado.

Estima-se que as concentrações totais de tiamina no corpo humano adulto normal variem de 25 a 30 mg. As relativamente altas são encontradas no músculo esquelético, coração, fígado, rim e cérebro. As taxas de *turnover* da tiamina no cérebro dependem da região em que essa vitamina está localizada (Tab. 21.3), mas sabe-se que são mais evidentes em

Tabela 21.2 Critérios e valores de ingestão dietética de referência para tiamina por grupos de estágio de vida

Grupo por estágio de vida	Critério	EAR[a] (mg/dia) Homens	EAR[a] (mg/dia) Mulheres	RDA[b] (mg/dia) Homens	RDA[b] (mg/dia) Mulheres	AI[c] (mg/dia)
0-6 meses	Ingestão média de tiamina a partir do leite humano					0,2
7-12 meses	Extrapolação das necessidades do adulto					0,3
1-3 anos	Extrapolação da EAR do adulto	0,4	0,4	0,5	0,5	
4-8 anos	Extrapolação da EAR do adulto	0,5	0,5	0,6	0,6	
9-13 anos	Extrapolação da EAR do adulto	0,7	0,7	0,9	0,9	
14-18 anos	Extrapolação da EAR do adulto	1,0	0,9	1,2	1,0	
18->70 anos	Estudos de depleção/repleção; atividade transcetolase eritrocitária	1,0	0,8	1,2	1,1	
Gravidez						
14-50 anos	EAR da mulher adulta + acúmulo diário estimado de tiamina pelo feto		1,2		1,4	
Lactação						
14-50 anos	EAR da mulher adolescente + quantidade média de tiamina secretada no leite humano		1,2		1,4	

[a]EAR, necessidade média estimada, ingestão que atende às necessidades estimadas do nutriente em metade dos indivíduos em um grupo.

[b]RDA, ingestão dietética recomendada, a ingestão que atende às necessidades nutricionais de praticamente todos (97-98%) os indivíduos em um grupo.

[c]AI, ingestão adequada, a média observada de ingestão determinada experimentalmente por uma população ou subgrupo determinado, que parece manter um estado nutricional definido, como velocidade de crescimento, valores normais para nutrientes circulantes ou outros indicadores funcionais da saúde. A AI será utilizada se não houver evidência científica suficiente que permita obter um valor de EAR. Para bebês saudáveis que estão sendo amamentados, a AI é a ingestão média. Não equivale à RDA.

Reproduzido com permissão de Food and Nutrition Board, Institute of Medicine. Dietary Reference Intakes for Thiamin, Riboflavin, Niacin, Vitamin B_6, Folate, Vitamin B_{12}, Biotin, and Choline. Washington, DC: National Academy Press, 1998:58-86.

Tabela 21.3 Taxas de *turnover* da tiamina no nervo periférico, na medula espinal e em regiões do cérebro

Taxa do *turnover* da tiamina	(μg/g de tecido/h)
Nervo periférico	0,58
Medula espinal	0,39
Cérebro	
Cerebelo	0,55
Bulbo	0,54
Ponte	0,45
Hipotálamo	0,36
Mesencéfalo	0,29
Corpo estriado	0,27
Córtex cerebral	0,16

Adaptado de Rindi G, Patrini C, Comincioli V et al. Thiamine content and turnover rates of some rat nervous regions, using labeled thiamine as a tracer. Brain Res 1980;181:369-80, com permissão.

estruturas cerebrais mais caudais, como o corpo estriado e o córtex cerebral.[5] Como essas taxas de *turnover* são relativamente rápidas e como a tiamina não é armazenada em nível significativo em qualquer tecido, há necessidade de um suplemento contínuo dessa vitamina por meio da alimentação. A tiamina e seus metabólitos ácidos (ácido 2-metil-4-amino-5--pirimidina carboxílico, ácido 4-metiltiazol-5-acético e ácido tiamina-acético) são excretados principalmente na urina.[3]

Medida do estado nutricional referente à tiamina

As medidas dos níveis sanguíneos de tiamina e da excreção urinária dessa vitamina não constituem indicadores confiáveis do estado nutricional referente à tiamina. Consequentemente, essas medidas foram substituídas por ensaios indiretos do estado nutricional da tiamina, com base na quantificação e medida de atividade da enzima transcetolase, dependente de TDP (difosfato de tiamina), em hemolisados eritrocitários,[6] ou pela quantificação direta de TDP nesses hemolisados, nos quais foi utilizada cromatografia líquida de alto desempenho (HPLC).[7]

Ensaio da ativação da transcetolase eritrocitária

Esse ensaio de amplo uso baseia-se na medição da atividade da transcetolase em hemolisados de eritrócitos na ausência (e na presença) de cofator (TDP) adicionado em excesso. A reação enzimática catalisada pela transcetolase é a seguinte:

⇔

Xilulose-5-fosfato + ribose-5-fosfato D sedoeptulose--7-fosfato + gliceraldeído-3-fosfato

As amostras de sangue total hemolisado são incubadas com o substrato enzimático (ribose-5-fosfato) em um tampão em pH 7,4 a uma temperatura de 37°C, com ou sem adição de TDP (10 mM). O produto, sedoeptulose-7-fosfato, produzido por mililitro de sangue por hora, é uma medida da atividade da transcetolase. A diferença em atividade enzimática entre a amostra à qual foi adicionado TDP em excesso, comparada com a amostra sem adição em excesso do cofator, é então definida como *efeito de TDP*.

Em voluntários fisiologicamente normais, as atividades da transcetolase no hemolisado se situam na faixa de 90 a 160 μg de sedoeptulose formada/mL/hora, e os valores do efeito de TDP variam de 0 a 15%, dependendo dos níveis de TDP circulante em indivíduos fisiologicamente normais. Os pacientes com deficiência marginal de tiamina manifestam valores para efeito de TDP na faixa de 15 a 25%, e aqueles com valores superiores a 25% são, em geral, considerados deficientes em tiamina. Após a administração parenteral de tiamina em pessoas com deficiência dessa vitamina, os valores do efeito de TDP em geral retornam para as faixas de normalidade em torno de 24 horas.[6]

Cromatografia líquida de alto desempenho

O advento da HPLC levou à publicação de diversos procedimentos para medição direta da tiamina e de seus ésteres de fosfato no sangue. Desses métodos, o mais confiável faz uso da HPLC e da derivatização pré-coluna. Amostras de sangue são hemolisadas e desproteinadas com ácido perclórico; em seguida, os sobrenadantes são oxidados até seus derivados de tiocromo. Posteriormente, ocorre a adição de ferrocianeto de potássio e hidróxido de sódio, e subsequente neutralização. Com essa técnica, os tempos de análise são curtos e a recuperação é excelente. Os valores de referência para TDP em voluntários saudáveis são de 120 ± 17,5 nmol/L.[8] O método HPLC é preciso e os resultados do rendimento são similares aos do ensaio da ativação eritrocitária.[9]

Funções da tiamina no metabolismo

Cofator enzimático

Depois de ser absorvida pela célula, a tiamina é rapidamente fosforilada até seu éster difosfato (difosfato de tiamina – TDP), outrora conhecido como pirofosfato de tiamina. O TDP é um cofator essencial para enzimas envolvidas no metabolismo da glicose e dos aminoácidos pela célula.[10-12] Essas enzimas incluem a transcetolase, uma enzima-chave, componente da via do *shunt* das pentoses, complexo do piruvato desidrogenase, um complexo enzimático situado no ponto de entrada do carbono do piruvato no ciclo do ácido tricarboxílico, α-cetoglutarato desidrogenase (α-KGDH), uma enzima razão-limitante e constituinte do ciclo do ácido tricarboxílico, e desidrogenases de cetoácidos de cadeia ramificada. As três primeiras dessas enzimas dependentes de TDP estão envolvidas no metabolismo da glicose e de energia pela célula, conforme mostra de maneira esquemática e simplificada a Figura 21.2.

Diante da localização mitocondrial da desidrogenase e da importância da via do *shunt* das pentoses no metabolismo da glicose celular, não surpreende que a deficiência de tiamina resulte em uma pletora de consequências metabólicas, inclusive acúmulo de lactato[14] e alanina,[12] redução das formas intermediárias do ciclo do ácido tricarboxílico e redução da síntese de fosfatos de alta energia.[13] Alterações do pH do cérebro como resultado de acidose láctica focal podem contribuir para a patogênese de dano neuronal talâmico e con-

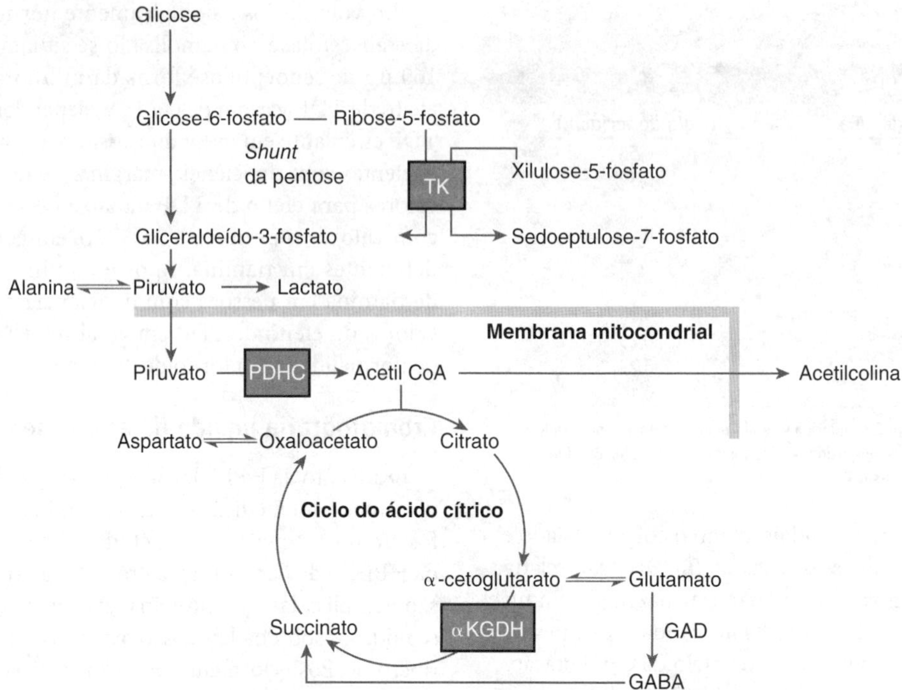

Figura 21.2 Enzimas dependentes de difosfato de tiamina. CoA, coenzima A; GABA, ácido γ-aminobutírico; GAD, descarboxilase do ácido glutâmico; α-KGDH, α-cetoglutarato desidrogenase; PDHC, complexo piruvato desidrogenase; TK, transcetolase.

sequente disfunção cerebral na deficiência de tiamina.[15] No cérebro, onde o ciclo do ácido tricarboxílico é essencial para a síntese de neurotransmissores como acetilcolina e ácido γ-aminobutírico, a deficiência de tiamina também acarreta reduções em sua síntese[12,16] (ver Fig. 21.2). A adição de tiamina a preparações celulares destituídas dessa vitamina *in vitro*[17] ou a animais intactos com deficiência de tiamina[12] resulta em rápida normalização das atividades das enzimas dependentes de TDP e seus metabólitos e neurotransmissores associados.[12] Esse fenômeno metabólico reversível foi chamado de *lesão bioquímica* da deficiência de tiamina.

Componente das membranas neuronais

A estimulação elétrica de preparações de nervo resulta na liberação de tiamina, um achado que levou à proposta de a tiamina ter função celular distinta de seu papel na forma de TDP como cofator enzimático. O TDP pode ser outra vez fosforilado, resultando em trifosfato de tiamina (TTP), pela ação da enzima TDP fosforiltransferase, a qual é expressa no cérebro, fígado, rim e coração. Ainda não foi determinado o exato papel do TTP, mas pesquisadores sugerem que essa substância ativa canais de cloreto de alta condutância.[18] O TTP também possui propriedades reguladoras em certas proteínas envolvidas na aglomeração dos receptores da acetilcolina, o que sugere um papel direto na regulação da neurotransmissão colinérgica.[19]

O TTP é rapidamente hidrolisado até o TDP (pela ação da TTPase) e, em seguida, até o monofosfato de tiamina (pela ação da TDPase) e, finalmente, até a tiamina livre (pela ação da tiamina monofosfatase). Estudos sugerem que as reações de fosforilação-desfosforilação da tiamina representam uma série compartimentada de processos no cérebro, envolvendo tanto neurônios como as células gliais circunjacentes.[20] Atualmente, estão em processo de clonagem e caracterização os genes codificadores das enzimas envolvidas na fosforilação e na desfosforilação da tiamina; espera-se que essa informação seja de grande ajuda para o entendimento do papel desses processos na função celular.

Causas da deficiência de tiamina

A deficiência de tiamina pode resultar da ingestão de dieta inadequada de vitamina assim como de absorção diminuída, transporte defeituoso, aumento das necessidades e perdas acentuadas.[4] Entre as populações particularmente em alto risco para o desenvolvimento de deficiência de tiamina, incluem-se aquelas com alcoolismo, vírus de imunodeficiência humana e síndrome de imunodeficiência adquirida (HIV/AIDS),[21] doenças gastrintestinais e hepáticas, e vômito persistente (p. ex., na hiperêmese gravídica),[22] assim como aquelas que recebem nutrição parenteral,[16] na qual a tiamina é omitida da fórmula por erro ou é destruída por contato prolongado com a solução de aminoácido. Algumas drogas, tais como o agente anti-hiperglicêmico tolazamida, podem também causar deficiência de tiamina.[23] A deficiência de tiamina é também vista em grevistas de fome e pacientes com anorexia nervosa.

Distúrbios da deficiência de tiamina no ser humano

Nos seres humanos, os distúrbios diretamente resultantes da deficiência de tiamina assumem diversas formas de beribéri e encefalopatia de Wernicke (EW – síndrome de Wernicke-Korsakoff). Além disso, constataram-se anormalidades de enzimas dependentes de TDP em ampla variedade de doenças metabólicas hereditárias e neurodegenerativas.

Beribéri

As manifestações clínicas do beribéri variam com a idade do paciente (ver também o capítulo sobre manifestações da deficiência e excesso de nutrientes). As três formas principais do distúrbio são: beribéri úmido, seco e infantil.[3] O *beribéri seco* se caracteriza principalmente por uma neuropatia periférica decorrente do comprometimento simétrico das funções sensitivas, motoras e reflexas. Essa neuropatia afeta segmentos distais dos membros (mais do que os segmentos proximais) e causa hipersensibilidade da musculatura da panturrilha. Além da neuropatia periférica, o *beribéri úmido* está associado a edema, taquicardia, cardiomegalia e insuficiência cardíaca congestiva. Em casos de beribéri úmido, as alterações hemodinâmicas são débito cardíaco alto e baixa resistência periférica. Os pacientes raramente manifestam um beribéri fulminante (beribéri *shoshin*), cujas características principais são taquicardia e colapso circulatório.

O cérebro em desenvolvimento é mais sensível do que o adulto com relação aos efeitos deletérios da deficiência de tiamina;[24,25] exemplificando, já está devidamente estabelecido que o beribéri infantil ocorre em bebês amamentados por mães que podem estar assintomáticas. Relatos provenientes de muitas populações em todo o mundo continuam a descrever alta prevalência de deficiência de tiamina e de suas complicações em mulheres grávidas e em lactantes – uma população que sabidamente tem necessidades maiores de tiamina. Algumas populações em risco particularmente alto de ocorrência de deficiência de tiamina materna são as vítimas de embargos comerciais e também pessoas não repatriadas mantidas em campos de refugiados.[26] Acredita-se que o aumento das necessidades de tiamina durante o terceiro trimestre da gestação seja resultante do maior sequestro da vitamina pelo feto e pela placenta. As concentrações de tiamina são mais altas no sangue de cordão umbilical, em comparação com o sangue materno – um achado consistente com o fornecimento preferencial de tiamina ao bebê em desenvolvimento.

A principal causa de deficiência materna de tiamina em muitas partes do mundo continua sendo o consumo de uma dieta fundamentalmente baseada em arroz polido, associada à ingestão de alimentos contendo tiaminases ou compostos de antitiamina. Por exemplo, o arroz branco com frequência causa falta de enriquecimento de nutrientes, incluindo a tiamina.[27] Outras causas de deficiência materna de tiamina são abuso de bebidas alcoólicas, doença gastrintestinal, hiperêmese gravídica e síndrome de imunodeficiência adquirida (AIDS). Pesquisadores demonstraram que a deficiência materna de tiamina contribui para o retardo do crescimento intrauterino,[24] uma condição que resulta em um atraso da mielinização do cérebro, causado pela redução da atividade de enzimas dependentes de TDP. A deficiência de tiamina materna pode também contribuir para a patogênese da síndrome alcoólica fetal.

Comumente, o *beribéri infantil* se apresenta entre 2 e 6 meses de vida. Os bebês podem manifestar a forma cardíaca, afônica ou pseudomeningítica do distúrbio. Os bebês com beribéri cardíaco com frequência exibem um choro agudo e ruidoso, vômito e taquicardia.[3] Convulsões não são raras, e a criança poderá morrer se a tiamina não for imediatamente administrada.

Encefalopatia de Wernicke (síndrome de Wernicke-Korsakoff)

A EW é uma complicação neuropsiquiátrica comum do alcoolismo crônico.[10] Essa doença também pode ser observada em pacientes com doença gastrintestinal grave, em portadores do vírus HIV/AIDS[21] e em casos de administração pouco criteriosa de glicose ou de hiperalimentação parenteral, sem que seja instituída uma adequada suplementação de vitaminas do complexo B.[21] No tecido cerebral obtido por autópsia de pacientes com EW, foi observado que as atividades de todas as três enzimas dependentes de TDP estão reduzidas.[28]

Em pacientes alcoolistas, a deficiência de tiamina é resultante da ingestão alimentar inadequada da vitamina, redução da absorção por causa de doença gastrintestinal e redução das reservas hepáticas de tiamina causada por esteatose ou fibrose hepática.[10] Além disso, o etanol *per se* pode inibir o transporte de tiamina no sistema gastrintestinal, além de bloquear a fosforilação cerebral da tiamina até sua forma de cofator (TDP).[29]

Em geral, o diagnóstico de EW baseia-se no surgimento agudo de paralisias oculares, nistagmo e ataxia da marcha, além de distúrbios da atividade mental.[1] Além disso, mais de 80% dos pacientes com EW exibem sinais de neuropatia periférica. Contudo, esses critérios diagnósticos são inespecíficos, e o diagnóstico de EW deixa de ser proposto em grande porcentual de pacientes alcoolistas[30] e em portadores do vírus HIV/AIDS.[21] A razão para o elevado grau de subdiagnóstico está no uso excessivamente zeloso da tríade clássica de sintomas (oftalmoplegia, ataxia e confusão), defendida por muitos livros-texto. Na prática, muitos casos de EW confirmados na autópsia não manifestam essa tríade de sintomas, e os pacientes podem exibir apenas apatia ou retardo psicomotor.[21] É imprescindível que uma nova definição de EW seja elaborada. Nesse ínterim, deve-se suspeitar de deficiência de tiamina em todos os pacientes com um quadro nutricional visivelmente comprometido e em associação com doenças crônicas. Alguns pacientes devem receber atenção redobrada, sobretudo os alcoolistas, portadores de doenças gastrintestinais e do vírus HIV/AIDS, além daqueles com vômito persistente. A tiamina deve ser administrada por via parenteral, utilizando uma cronologia conveniente. Esses pacientes devem ser tratados com tiamina antes que sejam administradas infusões de glicose ou nutrição parenteral.

Em geral, considera-se que a psicose de Korsakoff (PK) ocorre com a deterioração da função cerebral em pacientes inicialmente diagnosticados com EW.[1] Contudo, a PK pode estar presente por ocasião do diagnóstico de EW ou, mesmo em pequeno número de casos, quando não se verificam sintomas de EW. A PK é uma síndrome amnésica-confabulatória, caracterizada por amnésia retrógrada e anterógrada, com comprometimento das funções conceituais e diminuição da espontaneidade e iniciativa.

Neuropatologia

Nos estágios agudos de EW são observadas lesões hemorrágicas dos corpos mamilares e de regiões periventriculares do tálamo.[31] No final do processo, inúmeras lesões agudas darão origem a uma lesão crônica, caracterizada por desprendimento do neurópilo (região entre os corpos celulares neuronais na massa cinzenta do cérebro e da medula espinal, formada por dendritos compactados, células da glia e ramos de axônios) e perda celular, que se manifestam como atrofia dos corpos mamilares e dilatação ventricular. Também se pode observar uma perda significativa de neurônios no verme cerebelar em casos de EW, um fenômeno também conhecido como *degeneração cerebelar alcoólica*.

A ressonância magnética permite o diagnóstico e a avaliação da extensão das lesões cerebrais. O método de ressonância magnética permite a avaliação da neurodegeneração e da recuperação neuronal.[32] São claramente discerníveis a atrofia dos corpos mamilares e a perda de tecido talâmico, conducentes à dilatação ventricular e também à atrofia cerebelar.[33]

Genética

Embora a deficiência de tiamina seja muito comum em pacientes alcoolistas, relativamente poucos (10-12%) são acometidos por EW – uma observação que levou à proposta de uma predisposição genética para o distúrbio. Nesse tocante, muita atenção tem sido dada à enzima dependente de TDP, a transcetolase. Inicialmente, os pesquisadores propuseram que uma redução na afinidade da transcetolase por seu cofator (TDP) poderia representar uma anormalidade genética. Surgiram na literatura informes de variantes (tanto bioquímicas como cromatográficas) da transcetolase em células de pacientes com EW.[34,35] Contudo, as sequências codificadoras do gene da transcetolase foram comparadas com base em células de indivíduos fisiologicamente normais e de pacientes com EW, e não foram observadas diferenças significativas[36] – um achado sugestivo de que, se realmente existem alterações da transcetolase nesses pacientes, elas são pós-translacionais.

Enzimas dependentes de difosfato de tiamina no cérebro, em doenças neurodegenerativas

O tecido cerebral obtido por ocasião da autópsia de pacientes com doença de Alzheimer exibe atividades reduzidas das enzimas dependentes de TDP.[37,38] As atividades de α-KGDH em particular ficam significativamente reduzidas nas formas genéticas e esporádicas da doença de Alzheimer. Também foram descritas atividades reduzidas de α-KGDH nos cérebros de pacientes com outras doenças neurodegenerativas, como doença de Parkinson e paralisia subnuclear progressiva.[11] A explicação mais plausível para essa perda seletiva da atividade de α-KGDH nessas doenças pode estar relacionada aos efeitos deletérios do estresse oxidativo, resultante dos mecanismos de morte celular em cascata.[11]

Outros distúrbios ligados à deficiência de tiamina

A tiamina tem papel significativo em outros distúrbios, como encefalomielopatia necrosante subaguda, cerebelopatia opsoclônica (uma síndrome paraneoplástica) e ataxia sazonal nigeriana. Além disso, foram descritos diversos distúrbios hereditários de enzimas dependentes de TDP,[39] dos quais alguns podem responder ao tratamento com tiamina. O estágio final de insuficiência hepática crônica resulta em deficiência de tiamina causada principalmente por depleção dos estoques de tiamina do fígado. Consequentemente, pode ocorrer a disfunção cerebral secundária à deficiência de tiamina na insuficiência hepática crônica.[40]

Resposta clínica à administração de tiamina

A tiamina parenteral deve ser administrada imediatamente em pacientes com suspeita de beribéri ou EW. Inicialmente, administram-se doses de 50 a 100 mg por via intravenosa ou intramuscular, com o objetivo de recompor as reservas celulares de tiamina (em particular no fígado).[3] A administração parenteral (e não oral) de tiamina é particularmente importante em pacientes com doença gastrintestinal e/ou em alcoolistas, casos em que há um provável comprometimento da absorção dessa vitamina.

Em casos de beribéri úmido, geralmente ocorre melhora rápida em um período de 24 horas, a qual é percebida pela redução das frequências cardíaca e respiratória e pelo desaparecimento da congestão pulmonar.[3] Também são observadas melhoras rápidas em bebês com beribéri seco; no entanto, a recuperação da sensação de deficiência e da debilitação motora poderá levar várias semanas ou meses.

A resposta à administração de tiamina em pacientes com EW é variável, o que dependerá dos sintomas e do grau de perda de células neuronais. Em geral, a oftalmoplegia (nistagmo e ptose) melhora rapidamente (em um período de 24 horas) – um achado sugestivo de que esses sintomas são resultantes de lesões bioquímicas (metabólicas) nos núcleos oculomotores e vestibulares. Por sua vez, a ataxia da marcha responde de forma mais lenta à administração de tiamina porque, na maioria dos casos, ocorre perda significativa de neurônios cerebelares.[41] Analogamente, a deficiência amnésica, que em geral é tida como resultante de lesões no núcleo médio-dorsal do tálamo, exibe resposta variável à administração de tiamina; quase todos os pacientes demonstram alguma deficiência residual de memória. Para que ocorra melhora da neuropatia periférica em pacientes com beribéri ou com síndrome EW, geralmente são necessários meses de tratamento com tiamina.[41] Além disso, a recuperação completa de EW foi demonstrada seguindo um tratamento agressivo com tiamina.[42]

Morte seletiva das células neuronais como resultado da deficiência de tiamina

Pesquisadores propuseram que a deficiência de tiamina leva a dois tipos distintos de lesões neuropatológicas. O primeiro tipo, caracterizado por desintegração neuronal, por edema endotelial leve, e por escassez de neurópilo, é geralmente confinada ao tálamo e às olivas inferiores. Por outro lado, a destruição do neurópilo, o edema endotelial, e a escassez neuronal ocorrem em corpos mamilares e núcleos do tronco encefálico periventricular.[43] Vários mecanismos foram propostos para explicar o fenômeno de dano celular neuronal seletivo e para morte que resulta da deficiência de tiamina. Esses mecanismos incluem insuficiência de energia celular, estresse oxidativo e nitrosativo, N-metil-D-aspartato (NMDA) excitotoxidade mediada por receptor e degradação de barreira hematoencefálica (BHE).

Deficiência do metabolismo energético celular

Como discutido anteriormente, a deficiência de tiamina é caracterizada pelas concentrações cerebrais diminuídas de TDP e atividade reduzida de enzimas dependentes de TDP.[12] O foco tem sido, particularmente, o papel da α-KGDH na patogênese de morte celular neuronal como resultado de deficiência de tiamina porque está bem estabelecido que α-KGDH é uma enzima de limitação de taxa no ciclo de ácido tricarboxílico responsável pela produção de energia celular.

Reduções prolongadas na atividade de α-KGDH como resultado de deficiência de tiamina levam à oxidação de glicose (pirovato) diminuída e concentrações cerebrais aumentadas de alanina e lactato. Estudos do metabolismo oxidativo na mitocôndria isolada de cérebros animais com deficiência de tiamina revelaram respiração diminuída em situações nas quais a α-cetoglutarato era utilizada como substrato, mas nenhuma alteração na respiração quando o succinato era utilizado,[8] um achado consistente com atividades diminuídas de α-KGDH (ver Fig. 21.2). Fosfatos de alta energia na deficiência de tiamina são diminuídos no tronco encefálico.[13] A atividade diminuída de α-KGDH, resultado de deficiência de tiamina, também reduz a síntese de neurotransmissores de aminoácidos tais como o glutamato e o ácido γ-aminobutírico.[12] A acumulação focal de lactato que leva à redução do pH tem sido descrita,[14] assim como a desintegração da mitocôndria também tem sido relatada nos neurônios diencefálicos degenerativos de animais deficientes de tiamina.[11] Além disso, pesquisadores sugerem que o metabolismo ketoácido de cadeia ramificada poderia contribuir para a disfunção neuronal e por fim para a morte da célula neuronal talâmica, observada na deficiência de tiamina.[44]

Estresse oxidativo e nitrosativo

O acúmulo de espécies de oxigênio reativo foi relatado na deficiência de tiamina no cérebro.[45] Outros indicadores consistentes com o estresse oxidativo e nitrosativo no cérebro como resultado de deficiência de tiamina incluem relatos de ativação precoce de micróglia,[11,46] e expressão aumentada de sintase óxido nítrica induzível que leva à imunorreatividade de nitrotirosina em regiões vulneráveis do cérebro,[47] assim como relatos de expressão aumentada de heme oxigenase-1, molécula-1 de adesão intercelular, S-nitrocisteína e ciclo-oxigenase-2.[11,48,49] Evidência sugere que fatores vasculares também contribuem para deficiência de tiamina – relacionada a dano cerebral. Tais fatores incluem aumento de sintase óxido nítrica endotelial (eNOS).[50] Além disso, a ruptura direcionada (fulminante) do gene eNOS alterna a morte celular neuronal em ratos com deficiência de tiamina.[11,48] eNOS fulminante, mas não fulminante por NOS de indução ou NOS neuronal, leva a uma redução na nitração de tirosina de proteína.

Este achado sugere um papel importante dos eNOS como fonte de óxido nítrico-estresse nitrosativo relacionado na deficiência de tiamina. Além disso, o tratamento de ratos deficientes pela administração de tiamina com o antioxidante N-acetilcisteína previne regulação baixa de transportador glutamato astrocítico ou transportador de aminoácido excitatório (EAAT-2) e aumenta a sobrevida neuronal.[51] A produção de espécies de oxigênio reativo resulta em expressão diminuída de transportadores de glutamato astrocítico e atividades reduzidas de α-KGDH, com potencial para resultar em amplificação de mecanismos de morte celular na deficiência de tiamina[52] (ver também o capítulo sobre defesas oxidantes).

Receptor NMDA – excitotoxicidade mediada

A natureza do dano neuropatológico que resulta da deficiência de tiamina é similar em algum grau ao daquele encontrado no dano cerebral excitotóxico (i. e., dano cerebral resultante de estímulo excessivo de receptores de NMDA por glutamato, um processo conhecido como *excitotoxicidade* e resultante de acúmulo excessivo de cálcio intracelular que leva à ativação do mecanismo de morte celular). Trata-se de evidência consistente com um papel da excitotoxicidade na patogênesse de dano cerebral relacionado à deficiência de tiamina – o dano cerebral relacionado inclui o achado de glutamato extracelular aumentado nas regiões cerebrais, particularmente vulneráveis à deficiência de tiamina,[53] e o relato de que o pré-tratamento com NMDA receptor antagonista MK801 leva à neuro proteção significativa.[54] Uma explicação possível para as concentrações cerebrais extracelulares aumentadas de glutamato na deficiência de tiamina é a perda relatada na expressão de transportadores de glutamato de afinidade alta em regiões cerebrais vulneráveis.[55,51]

Ruptura da barreira hematoencefálica

As lesões hemorrágicas características de deficiência de tiamina experimental e de EW em humanos são indicativas da ruptura de BHE. Estudos que utilizam a imunoglobina G (IgG) como um indicador de integridade de BHE em animais deficientes em tiamina revelaram imunorreatividade IgG aumentada no folículo inferior e oliva inferior antes do desencadeamento de morte celular nessas regiões, assim como no tálamo medial.[56-58] A ativação microglial que leva à liberação de espécies de oxigênio reativo e citoquinas é um evento celular precoce responsável pela ruptura de BHE, que resulta da deficiência de tiamina.[46] Pesquisadores também demonstraram que a deficiência de tiamina está associada a alterações nas proteínas *tight junction* (ocludina, zona ocludente-1, e zona ocludente-2) e matriz metaloproteinaze-9.[58] Essas alterações podem ser responsáveis pelo início de mudanças da integridade de BHE na deficiência de tiamina.[58]

Referências bibliográficas

1. McCollum EV. A History of Nutrition. Cambridge, MA: Riverside Press, Houghton Mifflin, 1957.
2. International Union of Nutritional Sciences Committee on Nomenclature. J Nutr 1990;120:7–14.
3. Tanphaichitr V. Thiamin. In: Shils ME, Olsen JA, Shike M et al., eds. Modern Nutrition in Health and Disease. 9th ed. Baltimore: Lippincott Williams & Wilkins, 1999.
4. Food and Nutrition Board, Institute of Medicine. Dietary Reference Intakes for Thiamin, Riboflavin, Niacin, Vitamin B6, Folate, Vitamin B12, Biotin, and Choline. Washington, DC: National Academy Press, 1998:58–86.
5. Rindi G, Patrini C, Comincioli V et al. Brain Res 1980;181: 369–80.
6. Dreyfus PM. N Engl J Med 1962;267:596–8.
7. Mojzisova G, Kuchta M. Physiol Res 2001;50:529–35.
8. Parker WD Jr, Haas R, Stumpf DA et al. Neurology 1984;34: 1477–81.
9. Talwar D, Davidson H, Cooney J et al. Clin Chem 2000;46: 704–10.
10. Butterworth RF. Drug Alcohol Rev 1993;12:315–22.
11. Gibson GE, Zhang H. Neurochem Int 2002;40:493–504.
12. Butterworth RF, Héroux M. J Neurochem 1989;52:1079–84.
13. Aikawa H, Watanabe IS, Furuse T et al. J Neuropathol Exp Neurol 1984;43:276–87.
14. Hakim AM. Ann Neurol 1984;16:673–9.
15. Navarro D, Zwingmann C, Chatauret N et al. Metab Brain Dis 2008;23:115–22.
16. Harper CG. Aust N Z J Med 1980;10:230–5.
17. Pannunzio P, Hazell AS, Pannunzio M et al. J Neurosci Res 2000;62:286–92.
18. Cooper JR, Pincus JH. Neurochem Res 1979;4:223–39.
19. Bettendorff L. Metab Brain Dis 1994;9:183–209.
20. Butterworth RF. Nutr Res Rev 2003;16:277–84.
21. Butterworth RF, Gaudreau C, Vincelette J et al. Metab Brain Dis 1991;6:207–12.
22. Nightingale S, Bates D, Heath PD et al. Postgrad Med J 1982;58:558–9.
23. Kwee IL, Nakada T. N Engl J Med 1983;309:599–600.
24. Butterworth RF. Am J Clin Nutr 2001;74:712–3.
25. Fournier H, Butterworth RF. Metab Brain Dis 1990;5:77–84.
26. McGready R, Simpson JA, Cho T et al. Am J Clin Nutr 2001;74:808–13.
27. Leon Guerrero RT, Gebhardt SE, Holden J et al. J Am Diet Assoc 2009;109:1738–43.
28. Butterworth RF, Kril JJ, Harper CG. Alcohol Clin Exp Res 1993;17:1084–8.
29. Rindi G, Imarisio L, Patrini C. Biochem Pharmacol 1986;35:3903–8.
30. Harper C. J Neurol Neurosurg Psychiatry 1979;42:226–31.
31. Kril JJ. Metab Brain Dis 1996;11:9–17.
32. Dror V, Eliash S, Rehavi M et al. Brain Res 2010;1308: 176–84.
33. Charness ME, DeLaPaz RL. Ann Neurol 1987;22:595–600.
34. Blass JP, Gibson GE. N Engl J Med 1977;297:1367–70.
35. Mukherjee AB, Svoronos S, Ghzanfari A et al. J Clin Invest 1987;79:1039–43.
36. McCool BA, Plonk SG, Martin PR et al. J Biol Chem 1993;268:1397–04.
37. Gibson GE, Sheu KF, Blass JP et al. Arch Neurol 1988;45: 836–40.
38. Butterworth RF, Besnard AM. Metab Brain Dis 1990;5: 179–84.
39. Blass JP. Inborn errors of pyruvate metabolism. In: Stanbury JB, Wyngaarden JB, Frederckson DS et al., eds. Metabolic Basis of Inherited Disease. 5th ed. New York: McGraw-Hill, 1983.
40. Butterworth RF. Metab Brain Dis 2009;24:189–96.
41. Maurice V, Adams RD, Collins GH. The Wernicke-Korsakoff Syndrome and Related Neurologic Disorders Due to Alcoholism and Malnutrition. Philadelphia: FA Davis, 1989.
42. Paparrigopoulos T, Tzavellas E, Karaiskos D et al. In Vivo 2010;24:231–3.
43. Trovik A. Science 1985;11:179–90.
44. Navarro D, Zwingmann C, Butterworth RF. Metab Brain Dis 2008;23:445–55.
45. Langlais PJ, Anderson G, Guo SX et al. Metab Brain Dis 1997;12:137–43.
46. Todd KG, Butterworth RF. Glia 1999;25:190–8.
47. Calingasan NY, Park LC, Calo LL et al. Am J Pathol 1998;153:599–610.
48. Beauchesne E, Desjardins P, Hazell AS et al. J Neurochem 2009;111:452–9.
49. Gu B, Desjardins P, Butterworth RF. Metab Brain Dis 2008;23:175–87.
50. Kruse M, Navarro D, Desjardins P et al. Neurochem Int 2004;45:49–56.
51. Hazell AS, Sheedy D, Oanea R et al. Glia 2010;58:148–56.
52. Desjardins P, Butterworth RF. Mol Neurobiol 2005;31:17–25.
53. Hazell AS, Butterworth RF, Hakim AM. J Neurochem 1993;61:1155–8.
54. Langlais PJ, Mair RG. J Neurosci 1990;10:1664–74.
55. Hazell AS, Rao KV, Danbolt NC et al. J Neurochem 2001;78:560–8.
56. Calingasan NY, Baker H, Sheu KF et al. Exp Neurol 1995;134:64–72.
57. Harata N, Iwasaki Y. Metab Brain Dis 1995;10:159–74.
58. Beauchesne E, Desjardins P, Hazell AS et al. Neurochem Int 2009;55:275–281.

Sugestões de leitura

Beauchesne E, Desjardins P, Hazell AS et al. Altered expression of tight junction proteins and matrix metalloproteinases in thiamine-deficient mouse brain. Neurochem Int 2009;55:275–81.

Butterworth RF. Maternal thiamine deficiency: still a problem in some world communities. Am J Clin Nutr 2001;74:712–3.

Food and Nutrition Board, Institute of Medicine. Dietary Reference Intakes for Thiamin, Riboflavin, Niacin, Vitamin B_6, Folate, Vitamin B_{12}, Biotin, and Choline. Washington, DC: National Academy Press, 1998:58–86.

Maurice V, Adams RD, Collins GH. The Wernicke-Korsakoff Syndrome and Related Neurologic Disorders Due to Alcoholism and Malnutrition. Philadelphia: FA Davis, 1989.

22 Riboflavina*

Hamid M. Said e Catharine Ross

A riboflavina (vitamina B_2) foi inicialmente isolada do soro de leite como uma forma impura em 1879.[1] Em seguida, foi feita a determinação de sua estrutura e foram identificadas suas principais coenzimas, a flavina mononucleotídeo (FMN) e a flavina-adenina dinucleotídeo (FAD).[2-5] Embora a riboflavina livre tenha pouca atividade biológica, suas coenzimas FMN e FAD exercem papéis essenciais nas funções celulares normais, no crescimento e no desenvolvimento. De modo específico, a FMN e a FAD atuam como cofatores para certas enzimas (flavoproteínas) envolvidas nas reações de transferência de elétron (p. ex., reações de produção de energia; conversão metabólica de micronutrientes essenciais, como folato, vitamina B_6, niacina), no metabolismo de fármacos, na detoxificação de toxinas e em vias de varredura de elétrons. A deficiência de riboflavina, também chamada arriboflavinose, acarreta alterações degenerativas no sistema nervoso, disfunção endócrina, anemia e distúrbios cutâneos, bem como inflamação do revestimento bucal, da língua e da garganta, rachaduras nos cantos da boca (queilite angular), além de vermelhidão e irritação dos olhos (a partir da vascularização da córnea). A deficiência e os níveis subótimos de riboflavina ocorrem em indivíduos alcoólatras e pacientes com síndrome de enteropatia inflamatória e diabetes, assim como em idosos.

*__Abreviações:__ __EGRAC__, coeficiente de atividade da glutationa redutase eritrocitária; __FAD__, flavina-adenina dinucleotídeo; __FMN__, flavina mononucleotídeo; __G6PD__, glicose-6-fosfato desidrogenase; __Na__$^+$, sódio; __RDA__, ingestão dietética recomendada; __RFT__, transportador de riboflavina.

Química, bioquímica e função da riboflavina e derivados

A molécula da riboflavina (7,8-dimetil-10-(1'-D-ribitil)-isoaloxazina) é composta por um anel planar de isoaloxazina ao qual está ligada uma cadeia lateral de ribitol (Fig. 22.1). A riboflavina livre tem peso molecular igual a 376,4 e atua como uma base fraca em soluções aquosas, além de ser fluorescente. A modesta hidrossolubilidade da vitamina limita seu uso em preparações parenterais e aquosas orais. A molécula de riboflavina é fotossensível, sendo degradada em lumiflavina (7,8,10-trimetil-isoaloxazina; Fig. 22.2) e lumicromo (7,8-dimetil-isoaloxazina; ver Fig. 22.2) em soluções alcalinas e neutro-ácidas, respectivamente. Tanto a lumiflavina como o lumicromo são compostos biologicamente inativos, apesar de competirem com a riboflavina pela captação por diferentes células. Dessa forma, a fototerapia prolongada de neonatos com icterícia e de pacientes com alguns distúrbios cutâneos pode afetar negativamente a homeostasia corporal e celular normal da riboflavina.

A riboflavina presente na dieta é encontrada principalmente na forma de FAD e FMN, com uma concentração muito pequena da forma livre. A FMN é produzida enzimaticamente por fosforilação da terminação 5'-hidroximetil da cadeia lateral de ribitil da molécula de riboflavina. Essa reação é catalisada pela enzima flavoquinase (Fig. 22.3). Quando a FMN é adicionalmente modificada pela inserção de um grupo adenil com ponte de pirofosfato, em uma reação catalisada pela FAD sintetase (também conhecida como FAD pirofosfatase), é produzida a forma FAD mais abundante da vitamina (ver Fig. 22.3). A conversão da riboflavina livre em suas formas de coenzima ocorre principalmente no citoplasma, embora também tenha sido relatada a ocorrência de conversão na mitocôndria.[6-9] A conversão da riboflavina em FMN e FAD parece ser afetada pelos hormônios da tireoide, e esse efeito aparentemente é mediado pela ativação de flavoquinase.[10-12] A riboflavina pode ser regenerada a partir de FMN e FAD em reações que envolvem várias fosfatases (ver Fig. 22.3).

A FAD é mais usada como coenzima do que a FMN pela maioria das flavoproteínas celulares, nas diferentes vias metabólicas. Além de gerar uma forma biologicamente mais ativa de vitamina, a conversão celular da riboflavina em FMN e FAD também atua como mecanismo de captura e retenção desse micronutriente essencial dentro da célula. A maioria das flavoproteínas intracelulares está localizada na mitocôndria.

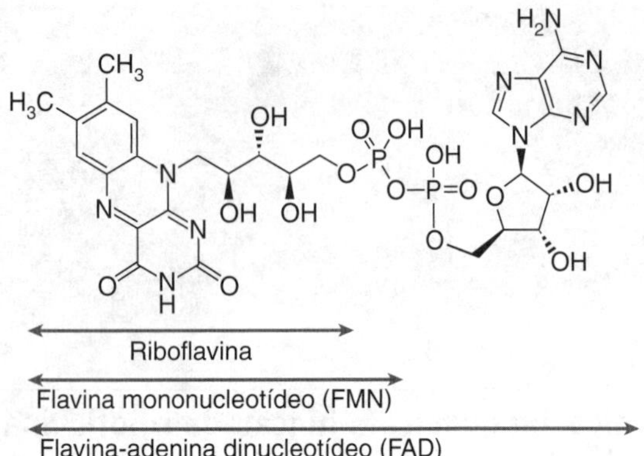

Figura 22.1 Estrutura da riboflavina e suas coenzimas, flavina mononucleotídeo (FMN) e flavina-adenina dinucleotídeo (FAD).

Lumiflavina **Lumicromo**

Clorpromazina

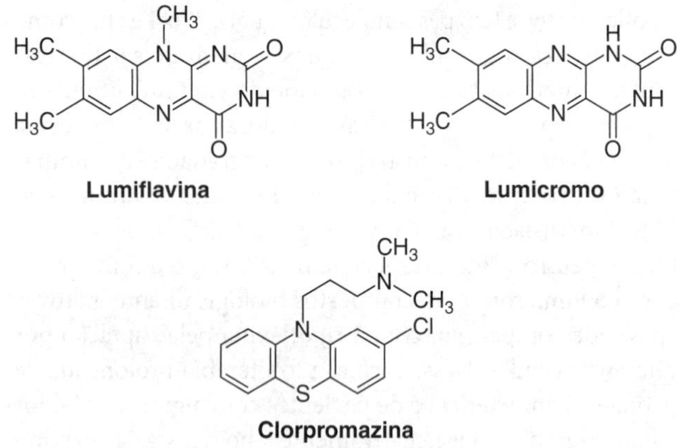

Figura 22.2 Estrutura da riboflavina e compostos relacionados.

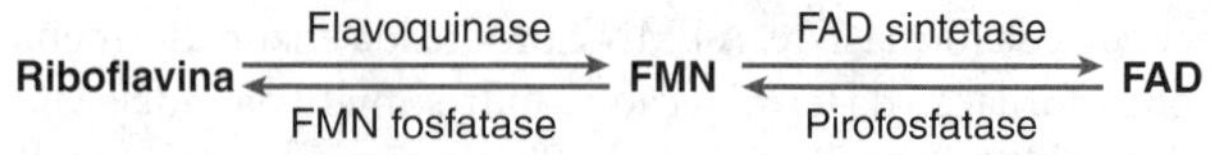

Riboflavina ⇌ (Flavoquinase / FMN fosfatase) **FMN** ⇌ (FAD sintetase / Pirofosfatase) **FAD**

Figura 22.3 Interconversão da riboflavina em suas coenzimas flavina mononucleotídeo (FMN) e flavina-adenina dinucleotídeo (FAD).

A FAD (ou riboflavina) é importada para dentro dessa organela por meio de um mecanismo que difere do mecanismo envolvido na captação mitocondrial de flavoproteínas.[9,12-15] O transporte de FAD e de riboflavina para dentro da mitocôndria aparentemente se dá por meio de um sistema mediado por transportador específico, junto à membrana mitocondrial.[14] Pouco se sabe sobre o modo como esse sistema é regulado nos níveis celular e molecular e sobre os fatores que afetam tal função.

Avaliação do estado de riboflavina

A maioria das flavinas presentes no plasma existe na forma de riboflavina livre, embora também haja um pouco de FMN e FAD. Toda a flavina plasmática está associada a proteínas plasmáticas, sobretudo à albumina. Existem dois métodos principais comumente usados para avaliar o estado nutricional em termos de riboflavina. O primeiro método é baseado em uma determinação da atividade, conhecido como coeficiente de atividade da glutationa redutase eritrocitária (EGRAC, na abreviação em inglês).[16,17] O segundo método é baseado na medida fluorimétrica da excreção urinária de riboflavina ao longo de um período de 24 horas (expressa como quantidade total de riboflavina excretada ou em relação à excreção de creatinina). Foi, ainda, descrito um método mais novo que envolve a estimação da atividade de piridoxina fosfato oxidase eritrocitária.[18] Esse método parece ser especialmente conveniente para populações com alta prevalência de deficiência de glicose-6-fosfato desidrogenase (G6PD).[18] A estimativa do estado de riboflavina em pacientes com deficiência de G6PD pelo método de determinação da atividade de glutationa redutase eritrocitária pode mascarar a deficiência de riboflavina, pois a deficiência de G6PD comprovadamente está associada ao aumento da ligação de FAD à glutationa redutase eritrocitária.[19] Outros métodos disponíveis para medir os níveis de riboflavina e seus derivados em amostras biológicas incluem a cromatografia líquida de alto desempenho e a ligação da riboflavina e derivados a flavoproteínas específicas.[20]

Fisiologia da riboflavina

Absorção intestinal

Os seres humanos e demais mamíferos não conseguem sintetizar riboflavina, precisando, portanto, obter a vitamina de fontes exógenas por absorção intestinal. Assim sendo, o intestino exerce papel central na regulação e manutenção da homeostase corporal normal da riboflavina. O intestino é exposto a duas fontes de riboflavina: uma fonte dietética, que é processada e absorvida no intestino delgado, e uma fonte bacteriana, em que a riboflavina é gerada pela microflora normal do intestino grosso e absorvida nessa região do intestino.[21] A riboflavina presente na dieta existe principalmente na forma de FMN e FAD, que estão ligadas a proteínas de forma não covalente. A riboflavina livre existe apenas em quantidades pequenas na dieta. A primeira etapa do processamento de FMN e FAD da dieta consiste na liberação de ambas a partir das proteínas, pela ação combinada do ácido gástrico e de hidrolases associadas ao intestino. As moléculas de FMN e FAD liberadas são então hidrolisadas à riboflavina livre no lúmen e na superfície intestinal, por ação das fosfatases alcalinas, antes da absorção.[22]

O mecanismo de absorção intestinal da riboflavina livre no intestino delgado tem sido assunto de extensivas investigações com uso de várias preparações intestinais humanas e animais. Essas preparações variam de tecido intestinal intacto e vesículas purificadas isoladas de domínios individuais de membrana de células absortivas intestinais polarizadas (i. e., da membrana da borda em escova apical e da membrana basolateral).[22-30] Coletivamente, os pesquisadores demonstraram que a absorção de riboflavina livre ocorre sobretudo na parte proximal do intestino delgado e envolve um sistema mediado por transportador independente de sódio (Na^+) específico. Esse sistema é inibido de forma competitiva por análogos estruturais da riboflavina, como lumiflavina e lumicromo, e pela amilorida (um inibidor da troca de Na^+/hidrogênio

$[H^+]$).[24] O processo de captação de riboflavina intestinal também é inibido pela clorpromazina (uma fenotiazina tricíclica), um composto que compartilha similaridades estruturais com a riboflavina.[25] Embora uma parte da riboflavina internalizada seja fosforilada dentro das células absortivas,[31] apenas a riboflavina livre sai através da membrana basolateral. Novamente, esse último processo envolve um mecanismo eletroneutro específico mediado por transportador.[25]

A quantidade de riboflavina gerada pela microflora normal do intestino grosso depende do tipo de dieta ingerida. Quantidades maiores de riboflavina são produzidas após a ingestão de uma dieta à base de vegetais, em comparação às dietas à base de carne.[32] Além disso, quantidades consideráveis de riboflavina produzida por bactérias saem para o lúmen do intestino grosso na forma de riboflavina livre[32,33] e, assim, são disponibilizadas para absorção. De fato, estudos demonstraram que o intestino grosso é capaz de absorver a riboflavina livre introduzida no lúmen.[34,35] O mecanismo envolvido na captação de riboflavina pelos colonócitos foi caracterizado e envolve um mecanismo mediado por transportador eficiente e específico, que é similar àquele descrito para o intestino delgado.[36,37] Considerando-se o tempo de permanência do conteúdo luminal no intestino grosso, é razoável admitir que essa fonte de riboflavina contribui para o estado nutricional de riboflavina geral do hospedeiro, em especial para a nutrição celular dos colonócitos localizados. Esses colonócitos são comprovadamente dependentes do conteúdo luminal de outros nutrientes (p. ex., os ácidos graxos de cadeia curta produzidos por bactérias são usados pelos colonócitos para produção de energia). Contudo, estudos adicionais se fazem necessários para determinação do nível exato de contribuição dessa fonte de riboflavina para a nutrição do corpo com riboflavina como um todo e também do modo como os fatores ambientais podem afetar essa contribuição.

Surgiram novas hipóteses sobre a identidade molecular dos sistemas envolvidos no processo de captação intestinal da riboflavina.[38,39] Foram identificados dois sistemas de transporte em potencial: o transportador de riboflavina-1 (RFT-1) e o transportador de riboflavina-2 (RFT-2).[38,39] O RFT-2 parece ser um candidato mais promissor do que o RFT-1, porque transporta a riboflavina com eficiência significativamente maior. Ambos os sistemas, todavia, são expressos no intestino.[38,39] Estudos adicionais se fazem necessários para determinar qual desses sistemas de captação contribui mais para a absorção de riboflavina no intestino nativo *in vivo*.

A flutuação dos níveis dietéticos de riboflavina atua na regulação do processo de captação intestinal da riboflavina. Pesquisadores demonstraram que a deficiência de riboflavina estava associada a uma significativa e específica regulação positiva na captação intestinal de riboflavina, enquanto a hipersuplementação com concentrações farmacológicas de riboflavina resultou em uma significativa e específica regulação negativa na captação de riboflavina.[24,36,40] Essas alterações adaptativas no processo de captação intestinal de riboflavina aparentemente eram mediadas por mecanismos de transcrição.[24,36,40] Também foi constatado que o processo de captação intestinal de riboflavina era regulado por vias mediadas pela proteína quinase A intracelular e por cálcio/calmodulina.[28,36] Foi demonstrado, ainda, que o processo de absorção intestinal da riboflavina está sujeito à regulação ontogênica, com maior captação durante o período de amamentação do que na fase adulta.[41]

Excreção e reabsorção no rim

O rim também exerce um importante papel na regulação e manutenção da homeostasia corporal normal da riboflavina, ao controlar os níveis de vitamina perdidos na urina. Em condições normais de ingestão de riboflavina em quantidade suficiente, a quantidade de riboflavina que aparece na urina diariamente é de cerca de 120 μg, com a riboflavina livre representando algo entre 60 e 70% da flavina urinária total. Outros metabólitos de flavina identificados na urina incluem as 7- e 8-hidroximetilflavinas, o lumicromo, a 10-formilmetilflavina, a 10-(2'-hidroxietil)flavina, os peptídeos 8α-flavina e o 5'-riboflavinil peptídeo éster.[17, 41-47]

No rim, os níveis fisiológicos de riboflavina são filtrados através dos glomérulos e, em seguida, reabsorvidos no túbulo proximal por um processo eficiente e específico mediado por transportador.[48-53] Mais uma vez, esse processo está adaptativamente submetido a uma regulação positiva na deficiência de riboflavina e sujeito à regulação por vias intracelulares específicas mediadas pela proteína quinase.[48-53] Quando os níveis plasmáticos de riboflavina são altos (após a ingestão de altas doses de riboflavina), também há secreção tubular de riboflavina para intensificação da excreção da vitamina do corpo.[48-53]

Transporte em outros epitélios

Com relação ao transporte de riboflavina na placenta, estudos com emprego de modelos de cultura de células e vesículas membranosas isoladas das membranas apical (voltada para a mãe) e basal (voltada para o feto) do sincício-trofoblasto de placentas humanas de gestações completas demonstraram o envolvimento de um processo mediado por transportador específico e regulado.[7,54-56]

Estudos também caracterizaram o transporte da riboflavina no fígado, que exerce um importante papel no metabolismo normal da riboflavina e é o sítio de utilização máxima da vitamina. Os resultados novamente demonstraram o envolvimento de um processo mediado por transportador que é regulado pelos níveis extracelulares de riboflavina e por uma via regulatória intracelular específica.[57-59]

A captação de riboflavina pelo epitélio pigmentado da retina humana, que fornece riboflavina para a retina metabolicamente ativa, também foi investigada. Os resultados mostraram o envolvimento de um mecanismo específico mediado por transportador que é positivamente regulado na deficiência de riboflavina e controlado por vias regulatórias intracelulares específicas.[60]

Secreção no leite

Tanto a riboflavina como a FAD são encontradas no leite humano e no leite de vaca, em concentrações maiores no primeiro.[61,62] O nível de flavina no leite depende da ingestão dietética de vitamina materna.[63,64] A secreção de riboflavina livre e de FAD no leite parece envolver dois mecanismos separados, com transporte de riboflavina na glândula mamária mediado pela proteína de resistência ao câncer de mama de transporte de múltiplos fármacos (BCRP/ABCG2), um transportador ABC.[65] Outros metabólitos da flavina encontrados no leite são a 10-(2'-hidroxietil)flavina e as 7- e 8-hidroximetilriboflavinas, a 10-formilmetilflavina e o lumicromo.[59,61,62]

Deficiência de riboflavina

A deficiência de riboflavina (arriboflavinose) muitas vezes é acompanhada de outros déficits nutricionais. Os sinais e sintomas clínicos incluem lesões na parte externa dos lábios (queilose) e nos cantos da boca (estomatite angular), inflamação da língua (glossite), cavidade oral ou boca avermelhada ou com aumento de volume de sangue (hiperemia) e inchaço (edema), uma condição inflamatória cutânea de dermatite seborreica, anemia e disfunção de nervo periférico (neuropatia), entre outros sinais (ver o capítulo sobre manifestações de deficiência nutricional e toxicidade). Os indivíduos com risco de deficiência incluem aqueles com cardiopatia congênita, alguns tipos de câncer e consumo excessivo de bebidas alcoólicas. A conversão da riboflavina em FAD e FMN está comprometida no hipotireoidismo e na insuficiência suprarrenal.[11,43,66]

A excreção da riboflavina é intensificada pelo diabetes melito, por traumatismo, estresse e uso de anticoncepcional oral. Quando a ingestão de riboflavina é muito alta, o excesso de vitamina é excretado na urina. Dada a participação da FAD no metabolismo intermediário, há comprometimento da oxidação de ácidos graxos. A riboflavina atua com a tiamina, a niacina e o ácido pantotênico, nas reações que incluem piruvato desidrogenase e α-cetoglutarato desidrogenase, bem como no metabolismo da vitamina B_6 (a conversão dos fosfatos de piridoxina ou pirodoxamina em piridoxal fosfato é catalisada por uma flavoproteína). O estado de riboflavina marginal pode estar associado a níveis plasmáticos de homocisteína aumentados em consequência do requerimento de riboflavina para 5,10-metileno tetra-hidrofolato redutase, uma enzima essencial ao metabolismo de folato. Foi proposta a ocorrência de uma hierarquia de alterações metabólicas celulares durante o aparecimento da deficiência de riboflavina: a cadeia de transferência de elétrons nuclear requerida para a síntese de trifosfato de adenosina é preservada, enquanto há diminuição das enzimas necessárias à primeira etapa da β-oxidação de ácidos graxos.[67]

A deficiência de riboflavina varia de branda a grave. A deficiência branda é detectável apenas por meio de ensaios bioquímicos (EGRAC alto ou atividade de glutationa redutase eritrocitária diminuída). A suplementação com riboflavina também resulta em alterações bioquimicamente detectáveis. Em uma revisão sistemática de numerosos estudos sobre suplementação com riboflavina que empregaram o EGRAC ou atividade basal de glutationa redutase para determinar o estado de riboflavina, o EGRAC (14 estudos) e a atividade de glutationa redutase (5 estudos) apresentaram uma associação altamente significativa com a ingestão de riboflavina, apesar da substancial heterogeneidade interestudos observada.[68] As alterações no EGRAC ou na atividade de glutationa redutase pareceram ser biomarcadores adequados para as alterações da ingestão de riboflavina em populações com ingestões basais de graves a normais.[68]

Os pesquisadores constataram ou admitiram por algum tempo que a deficiência de riboflavina é relativamente prevalente em algumas partes do mundo subdesenvolvido onde as ingestões de alimentos de origem animal (principalmente leite, ovos e carne), que contêm concentrações maiores da vitamina, são limitadas. Crianças e gestantes são mais propensas a serem afetadas. Um estudo de revisão da dieta de 24 horas, com mulheres em idade reprodutiva que viviam na zona urbana de Mali, identificou a riboflavina como sendo um dos quatro micronutrientes com menor probabilidade de adequação.[69] Outros estudos avaliaram a suplementação com múltiplos micronutrientes como forma de melhorar a qualidade da dieta e também vários biomarcadores relacionados com a saúde, porém a riboflavina em si não foi especificamente testada. Um estudo conduzido na Polônia, que empregou o EGRAC para avaliar o estado de riboflavina em homens e mulheres na faixa etária de 20-25 anos, encontrou evidências bioquímicas de deficiência de riboflavina em 33,7% das mulheres e em 25% dos homens.[70] Os pesquisadores associaram esses achados às ingestões menores de riboflavina no período de 7 dias em que a ingestão dietética foi monitorada.[70]

Os pesquisadores também mostraram interesse em descobrir se a deficiência de riboflavina de branda a moderada é prevalente em países afluentes e se pode ser parte de uma síndrome de saúde subótima ou se possivelmente afeta a utilização de outros micronutrientes. Powers et al.[71] relatam os resultados de um estudo clínico randomizado sobre suplementação com riboflavina que envolveu mulheres que viviam no Reino Unido, na faixa etária de 19-25 anos e que consumiam pouco leite. A melhora do estado hematológico serviu de ponto final primário do estudo. Um grupo de estudos apresentou valores altos do EGRAC (acima de 1,4 no nível basal) e foi randomizado para receber 2 ou 4 mg de riboflavina ou placebo durante 8 semanas. O estado de riboflavina, avaliado quanto à diminuição dos valores do EGRAC, melhorou de forma dose-dependente. O estado de hemoglobina melhorou significativamente e foi máximo em 1/3 das mulheres que receberam suplementação de riboflavina e que apresentaram os maiores valores basais do EGRAC (acima de 1,65). Os pesquisadores sugeriram que é preciso considerar a elevação do limiar do EGRAC atualmente aceito para determinação da deficiência.

Fontes e ingestões dietéticas recomendadas

A riboflavina, encontrada amplamente como componente de coenzimas digeríveis, está presente na maioria dos tecidos vegetais e animais. As fontes especialmente boas incluem os ovos, as vísceras (fígado e rim), as carnes magras e o leite. O US Department of Agriculture Continuing Survey of Food Intakes by Individuals constatou que os grupos alimentares que suprem mais de 5% da ingestão total de riboflavina são o leite e as bebidas lácteas, pão e produtos à base de pão, alimentos mistos (inclusive sanduíches com carne bovina, carne de aves ou peixe como ingrediente principal), cereais prontos para comer e alimentos mistos que contêm grãos como ingrediente principal.[72] Entre os vegetais, a couve-de-bruxelas e os brócolis contêm mais riboflavina por peso e caloria do que a maioria dos outros vegetais ou frutas. Os grãos integrais contêm mais riboflavina do que os grãos moídos e refinados. Os pães e cereais enriquecidos com vitamina B são fontes significativas de riboflavina, não só nos Estados Unidos como em outros países que adotam políticas similares de enriquecimento nutricional. Ocorrem perdas durante o cozimento, como resultado da lixiviação na água das flavinas termoestáveis e fotossensíveis. Estima-se que a biodisponibilidade aproximada seja 95% de flavina de alimento, até cerca de 27 mg por refeição ou dose.[72]

A necessidade de riboflavina, ao contrário da necessidade de tiamina, não cresce com o aumento do gasto energético.[72] As ingestões dietéticas recomendadas (RDA) (Tab. 22.1) para a riboflavina são expressas em mg/dia. Por convenção, 1 μmol de riboflavina é igual a 0,376 mg ou, inversamente, 1 mg de riboflavina equivale a 2,66 μmol. Os sinais clínicos de deficiência em adultos podem ser prevenidos com ingestões de riboflavina superiores a 0,4 mg/1.000 kcal; contudo, é possível que seja necessária uma ingestão maior que 0,5 mg/1.000 kcal para manutenção das reservas teciduais em adultos e em crianças, conforme refletido na excreção urinária, riboflavina de hemácias e glutationa redutase eritrocitária.

Para bebês, uma ingestão adequada – com base no conteúdo de riboflavina do leite humano (0,35 mg/L) e no volume consumido – é sugerida atualmente como sendo de 0,3 mg/dia para bebês com 0-6 meses de idade e de 0,4 mg/dia para bebês com 7-12 meses de idade (ver Tab. 22.1). Os valores de RDA de riboflavina[72] para crianças aumentam progressivamente de acordo com o peso corporal, de 0,5 a 1,3 mg/dia para as faixas etárias de 1-3 anos e, até os 18 anos, com quantidades recomendadas para meninos discretamente maiores do que aquelas recomendadas para meninas. A gravidez e a lactação impõem demandas extras, sendo consideradas apropriadas adições de 0,3 mg/dia e 0,5 mg/dia à RDA de mulheres adultas, respectivamente.

Tabela 22.1 Valores de referência de ingestão dietética para riboflavina, por estágio da vida

	RDA (mg/d)[a]		
Estágio da vida	Sexo masculino	Sexo feminino	AI[b] (mg/d)
0-6 meses			0,3
7-12 meses			0,4
1-3 anos	0,5	0,5	
4-8 anos	0,6	0,6	
9-13 anos	0,9	0,9	
14-18 anos	1,3	1,0	
19- > 70 anos	1,3	1,1	
Gravidez	1,4		
Lactação	1,6		

[a]RDA, ingestão dietética recomendada, é a ingestão que atende às necessidades nutricionais de quase todos (97-98%) os indivíduos de um grupo.

[b]AI é a ingestão adequada. Para bebês saudáveis que recebem leite humano, a AI é a ingestão média.

Reproduzido com autorização de Food and Drug Board, Institute of Medicine, Riboflavin. In: Dietary Reference Intakes: Thiamin, Riboflavin, Niacin, Vitamin B_6, Vitamin B_{12}, Pantothenic Acid, Biotin, and Choline. Washington, DC: National Academy Press, 1998:87-122.

Segurança e efeitos adversos

Quando a suplementação ou terapia com riboflavina é justificada, a administração oral de 5-10 vezes o valor da RDA usualmente é satisfatória.

A toxicidade a partir da ingestão de riboflavina em excesso é questionável. Em seres humanos, não há efeitos tóxicos ou adversos conhecidos resultantes de uma elevada ingestão de riboflavina. Nenhum efeito adverso foi relatado por um estudo científico em que foram administrados 60 mg de riboflavina suplementar e 11,6 mg de riboflavina em forma de bólus intravenoso.[73] O Food and Nutrition Board do Institute of Medicine não estabeleceu nenhum nível de ingestão máxima tolerável durante a revisão de RDA conduzida em 1998.[72]

Agradecimentos

Gostaríamos de agradecer ao US Department of Veterans Affairs (HMS) e ao National Institutes of Health (DK56061, DK58057 a HMS e DK41479, CA90214 e HD66982 a ACR) pelo suporte ao nosso trabalho.

Referências bibliográficas

1. McCollum EV, Kennedy C. J Biol Chem 1916;24:491.
2. Stern KG, Holiday ER. Ber Dtsch Chem Ges 1934;67:1104.
3. Theorell H. Biochem Z 1934;272:155.
4. Theorell H. Biochem Z 1937;290:293.
5. Warburg O, Christian V. Biochem Z 1938;295:261.
6. Merrill AH Jr, Lambeth JD, Edmondson DE et al. Annu Rev Nutr 1981;1:281–317.
7. Huang SN, Swaan PW. J Pharmacol Exp Ther 2001;298:264–71.
8. McCormick DB. Riboflavin. In: Brown ML, ed. Present Knowledge in Nutrition. 6th ed. Washington, DC: International Life Sciences Institute Press, 1990:146–54.
9. Barile M, Brizio C, Valenti D et al. Eur J Biochem 2000;267: 4888–4900.
10. Rivlin RS. Riboflavin. In: Bowman BA, Russel RN, eds. Present Knowledge in Nutrition. 8th ed. Washington, DC: International Life Sciences Institute Press, 2001;191–8.
11. Lees SS, McCormick DB. Arch Biochem Biophys 1985;237: 197–201.
12. Cimino JA, Jhangiani S, Schwartz E et al. Proc Soc Exp Biol Med 1987;184:151–3.
13. Spaan AN, Ijlst L, van Roermund CWT et al. Mol Genet Metab 2005;86:441–7.
14. Nagao M, Tanaka K. J Biol Chem 1992;267:17925–32.
15. Barile M, Passarella S, Bertoldi A et al. Arch Biochem Biophys 1993;305:442–7.
16. Sauberlich HE, Judd WH. Am J Clin Nutr 1972;25:756–62.
17. Briggs M, ed. Vitamins in Human Biology and Medicine. Boca Raton, FL: CRC Press, 1981.
18. Mushtaq S, Su H, Hill MH et al. Am J Clin Nutr 2009;90:1151–9.
19. Flatz G. Nature 1970;226:755.
20. Kodentsova VM, Vrzhesinskaya OA, Spirichev VB. Ann Nutr Metab 1995;39:455–60.

21. Wrong OM, Edmonds CJ, Chadwich WS. Vitamins. In: The Large Intestine: Its Role in Mammalian Nutrition and Homeostasis. New York: Wiley, 1981:157–66.
22. Daniel H, Binninger E, Rehner G. Int J Vitam Nutr Res 1983;53: 109–14.
23. Daniel H, Wille U, Rehner G. J Nutr 1983;113:636–43.
24. Said HM, Ma TY. Am J Physiol 1994;266:G15–21.
25. Said HM, Hollander D, Khani R. Biochim Biophys Acta 1993;1148:263–8.
26. Tomei S, Yuasa H, Inoue K. Drug Deliv 2001;8:119–24.
27. Said HM, Khani R, McCloud E. Proc Soc Exp Biol Med 1993;202:428–34.
28. Said HM, Ma TY, Grant K. Am J Physiol 1994;267:G955–9.
29. Hegazy E, Schwnk M. J Nutr 1983;113:1702–7.
30. Middleton HM. J Nutr 1985;120:588–93.
31. Gastaldi G, Ferrari G, Verri A et al. J Nutr 2000;130:2556–61.
32. Iinuma S. J Vitam 1955;2:6–13.
33. Ocese O, Pearson PB, Schwiegert BS. J Nutr 1948;35:577–90.
34. Sorrell MP, Frank O, Thomson AD et al. Am J Clin Nutr 1971;24:924–9.
35. Kasper H. Am J Protocol 1970;21:341–5.
36. Said HM, Ortiz A, Moyer MP et al. Am J Physiol 2000;278:C270–6.
37. Yuasa H, Hirobe M, Tomei SA et al. Biopharm Drug Dispos 2000;21:77–82.
38. Yonezawa A, Masuda S, Katsura T et al. Am J Physiol 2008;295: C632–41.
39. Yamamoto S, Inoue K, Ohta KY et al. J Biochem 2009;145:437–43.
40. Said HM, Khani R. Gastroenterology 1993;105:1294–8.
41. Said HM, Ghishan FK, Greene HL et al. Pediatr Res 1985;19:1175–8.
42. Ohkawa H, Ohishi N, Yagi K. J Biol Chem 1983;258:5623–8.
43. McCormick DB. Riboflavin. In: Shils ME, Shike M, Olson JA et al, eds. Modern Nutrition in Health and Disease. 9th ed. Baltimore: Williams & Wilkins, 1999:391–9.
44. Chastain JL, McCormick DB. J Nutr 1987;117:468–75.
45. Chia CP, Addison R, McCormick DB. J Nutr 1978;108:373–81.
46. Chastain JL, McCormick DB. Biochim Biophys Acta 1988; 967:131–4.
47. Chastain JL, McCormick DB. Am J Clin Nutr 1987;46:830–4.
48. Yanagawa N, Shih RN, Jo OD et al. Am J Physiol 2000;279: C1782–6.
49. Yanagawa N, Jo OD, Said HM. Biochim Biophys Acta 1998;1415: 56–62.
50. Kumar CK, Yanagawa N, Ortiz A et al. Am J Physiol 1998;274: F104–10.
51. Yanagawa N, Jo OD, Said HM. Biochim Biophys Acta 1997;1330: 172–8.
52. Lowy RJ, Spring KR. J Membr Biol 1990;117:91–9.
53. Spector R. J Pharmacol Exp Ther 1982;221:394–8.
54. Moe AJ, Plas DR, Powell KA et al. Placenta 1994;15:137–46.
55. Zempleni J, Link G, Kubler W. Int J Vitam Nutr Res 1992;62: 165–72.
56. Dancis J, Lehanka J, Levitz M. Pediatr Res 1985;19:1143–6.
57. Said HM, McCloud E, Yanagawa N. Biochim Biophys Acta 1995;1236:244–8.
58. Said HM, Ortiz A, Ma TY et al. J Cell Physiol 1998;176:588–94.
59. Aw YT, Jones DP, McCormick DB. J Nutr 1983;113:1249–54.
60. Said HM, Wang S, Ma TY. J Physiol 2005;566:369–77.
61. Roughead ZK, McCormick DB. J Nutr 1990;120:382–8.
62. Roughead ZK, McCormick DB. Am J Clin Nutr 1990;52:854–7.
63. Ortega RM, Quintas ME, Martinez RM et al. J m Coll Nutr 1999;18:324–9.
64. Allen LH. J Nutr 2003;133:3000S–7S.
65. van Herwaarden AE, Wagenaar E, Merino G et al. Mol Cell Biol 2007;27:1247–53.
66. Powers HJ. Proc Nutr Soc 1999;58:435–40.
67. Ross NS, Hansen TP. Biofactors 1992;3:185–90.
68. Hoey L, McNulty H, Strain JJ. Am J Clin Nutr 2009;89:1960S–80S.
69. Kennedy G, Fanou-Fogny N, Seghieri C et al. J Nutr 2010; 140:2070S–8S.
70. Szczuko M, Seidler T, Mierzwa M et al. Int J Food Sci Nutr 2011;62: 431–8.
71. Powers HJ, Hill MH, Mushtag S et al. Am J Clin Nutr 2011;93: 1274–84.
72. Food and Nutrition Board, Institute of Medicine. Riboflavin. In: Dietary Reference Intakes: Thiamin, Riboflavin, Niacin, Vitamin B6, Vitamin B12, Pantothenic Acid, Biotin, and Choline. Washington, DC: National Academy Press, 1998:87–122.
73. Zempleni J, Galloway JR, McCormick DB. Am J Clin Nutr 1996;63:54–66.

Sugestões de leitura

Fujimura M, Yamamoto S, Murata T et al. Functional characteristics of the human ortholog of riboflavin transporter 2 and riboflavin-responsive expression of its rat ortholog in the small intestine indicate its involvement in riboflavin absorption. J Nutr 2010;140:1722–7.

Powers HJ, Hill MH, Mushtag S et al. Correcting a marginal riboflavin deficiency improves hematologic status in young women in the United Kingdom (RIBOFEM). Am J Clin Nutr 2011;93:1274–84.

Zempleni J, Galloway JR, McCormick DB. Pharmacokinetics of orally and intravenously administered riboflavin in healthy humans. Am J Clin Nutr 1996;63:54–66.

23 Niacina*

James B. Kirkland

Panorama histórico geral

A pelagra é a doença clínica da deficiência de niacina em seres humanos. É causada principalmente pela dependência do milho como alimento de primeira necessidade. Embora a incidência da pelagra tenha sido baixa ao longo da história, chegou a alcançar proporções epidêmicas no Sul dos Estados Unidos e Europa, com a expansão da agricultura baseada no milho.[1] O termo *pelagra* foi derivado do nome italiano da condição e significa "pele enrugada". O milho contém niacina, porém firmemente ligada, constituindo estruturas. Essa ligação é termoestável, embora sensível ao tratamento alcalino.[2]

Os americanos nativos desenvolveram várias técnicas de processamento alcalino para liberar a niacina contida no milho, mas a importância desse processamento não foi reconhecida quando Colombo levou o milho de volta para a Europa.[1]

A pelagra é caracterizada por três "Ds", que significam dermatite (hipersensibilidade à luz solar), demência e diarreia. A diarreia é a menos exclusiva das três características, mas conduz a um ciclo vicioso de piora progressiva do estado nutricional de niacina e outros nutrientes. Há também uma tendência ao desenvolvimento de anorexia, à medida que a deficiência evolui, que usualmente leva o paciente à morte. O desenvolvimento dos sinais mais exclusivos – dermatite e demência – pode ser imprevisível de paciente para paciente, dificultando o diagnóstico da pelagra em muitos casos. A epidemia ocorrida no Sul dos Estados Unidos envolveu amplamente pacientes que trabalhavam ao ar livre, sendo que as lesões cutâneas induzidas pela exposição ao Sol constituíram um foco clínico.[3] Epidemias similares ocorreram na Espanha, Itália e Egito durante os anos de 1700 e 1800. A incidência relatada no Norte da Europa foi bem menor,[3] porém o clima mais frio e os ambientes de trabalho internos podem ter feito a pelagra se manifestar como uma demência precariamente diagnosticada, em decorrência da qual os infelizes pacientes muitas vezes eram confinados em asilo e alimentados com uma dieta à base de milho que terminava por perpetuar a condição. Até mesmo no Sul dos Estados Unidos, nos anos 1900, foram relatadas epidemias de pelagra em populações de pacientes que viviam em asilos.[3] As mulheres eram bem mais propensas ao desenvolvimento de pelagra, em comparação aos homens, possivelmente por conta da distribuição desigual dos recursos alimentícios.[1]

Notavelmente, demorou várias centenas de anos para que a dependência dietética do milho fosse aceita como causa da pelagra, embora tenha sido originalmente proposto que o consumo de milho transmitia uma doença ou toxina. A partir de 1915, o dr. Joseph Goldberger conduziu estudos clínicos nos quais a pelagra foi induzida em populações de prisioneiros e curada ou prevenida com o fornecimento de dietas balanceadas ou suplementos de levedura.[4] Embora o ácido nicotínico tenha sido isolado pela primeira vez em 1867, seu papel como vitamina ativa somente foi identificado em 1937, quando a língua enegrecida de cães foi usada como modelo animal de pelagra.[5] Numerosas publicações lançadas no período de 1937-1938 demonstraram que o ácido nicotínico curava pelagra em seres humanos.[3] Os doutores Douglas Spies, Marion Arthur Blankenhorn e Clark Niel Cooper foram nomeados pela revista *Time* como "Homens do Ano", por suas contribuições.

*__Abreviaturas__: **ACMS**, 2-amino-3-carboximucônico-6-semialdeído; **ACMSD**, 2-amino-3-carboximucônico-6-semialdeído descarboxilase; **ADP**, difosfato de adenosina; **ART**, mono-ADP-ribosiltransferase; **ATP**, trifosfato de adenosina; **DRI**, ingestão dietética de referência; **GI**, gastrintestinal; **GRP**, proteína regulada por glicose; **IP3**, inositol trifosfato; **LCIC**, liberação de cálcio induzida por cálcio; **NAADP**, ácido nicotínico adenina dinucleotídeo fosfato; **NAD**, nicotinamida adenina dinucleotídeo; **NADH**, nicotinamida adenina dinucleotídeo reduzida; **NADP**, nicotinamida adenina dinucleotídeo fosfato; **NADPH**, nicotinamida adenina dinucleotídeo reduzido fosfato; **NFκB**, fator nuclear kB; **PARP**, poli-ADP-ribose polimerase; **RDA**, ingestão dietética recomendada; **REB**, reparo por excisão de base; **REN**, reparo por excisão de nucleotídeo; **TCA**, ácido tricarboxílico; **UL**, níveis de ingestão máxima tolerável.

A nicotinamida adenina dinucleotídeo (NAD^+) foi identificada pela primeira vez em extratos de levedura, no ano de 1906,[6] contudo suas capacidades redox somente foram descritas em 1936,[7] seguidas da conexão entre formação de NAD reduzido (NADH) e produção de trifosfato de adenosina (ATP), em 1949.[8] Por várias décadas, as pesquisas se concentraram nos extensivos papéis redox de NAD e NAD fosfato (NADP) no metabolismo animal, vegetal e microbiano. Um avanço importante ocorreu em 1966, com a primeira publicação sobre a formação de adenosina difosfato ADP-ribose.[9] Este avanço conduziu ao nosso atual conhecimento sobre a poli- e mono-ADP-ribosilação de proteínas,[10] bem como sobre a formação de ADP-ribose cíclica[11] e *O*-acetil-ADP-ribose pelas sirtuínas.[12] Estas descobertas proporcionaram um conhecimento significativamente maior acerca da origem metabólica exclusiva da pelagra.

Terminologia e química

O termo *niacina* pode ter um significado amplo ou restrito. No sentido mais amplo, como em "conteúdo de niacina de uma dieta", pode se referir à combinação de ácido nicotínico com as formas livre e ligada de nicotinamida, as quais poderiam contribuir diretamente para o estado nutricional da niacina. No sentido restrito, "niacina" se refere ao ácido nicotínico e é um termo encontrado na extensiva literatura sobre o uso farmacológico do ácido nicotínico no tratamento das dislipidemias e outras condições.

Da perspectiva ecológica, a niacina é introduzida na cadeia alimentar principalmente pelos vegetais, em forma de ácido nicotínico, nicotinamida e aminoácido triptofano (ver Fig. 23.1). As plantas frequentemente sintetizam metabólitos de pró-vitamina para usos bastante diferentes daqueles das células humanas. As plantas usam ácido nicotínico para formar nucleotídeos de piridina, mas também usam o ácido nicotínico para formar grandes quantidades de alcaloides, como a nicotina[13] e a trigonelina,[14] para finalidades como resistência a pragas e regulação do crescimento. Uma parte da nicotinamida é formada nos vegetais a partir do ácido nicotínico, durante a síntese de nucleotídeo piridina, e pode ser liberada durante o metabolismo celular no vegetal ou durante a digestão de matéria vegetal no trato gastrintestinal (GI) humano.

O ácido nicotínico e a nicotinamida (niacinamida) são derivados de posição 3 da estrutura do anel de piridina (ácido carboxílico na primeira, carboximida na segunda estrutura) (ver Fig. 23.1). O triptofano é um aminoácido essencial dos animais, sintetizado nos vegetais como derivado de uma estrutura indol. Apesar das diferenças de estrutura de anel, o triptofano é usado para formar niacina em muitas plantas[15] e para formar NAD^+ no fígado dos animais, com eficiência variável e controle precário em termos de estado nutricional da niacina.[16,17]

As formas biologicamente ativas dos compostos de niacina são as coenzimas NAD e NADP (ver Fig. 23.1). A posição C-4 no anel de piridina do grupo nicotinamida participa das reações de oxidação e redução. Por conta da eletronegatividade do grupo amida e do nitrogênio na posição 1 deste anel, os íons híbridos podem reduzir imediatamente a posição C-4

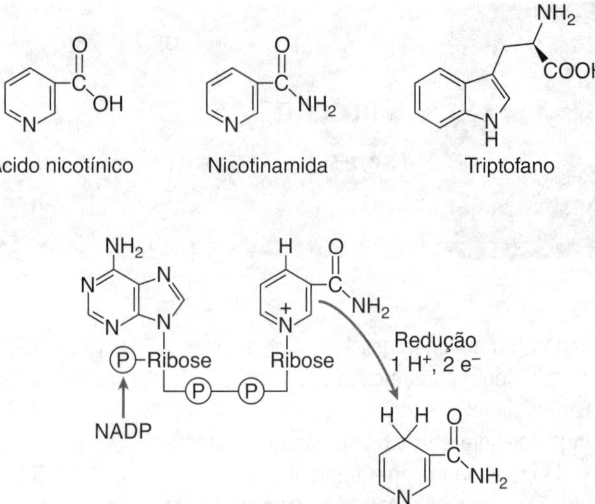

Figura 23.1 A árvore de precursores dietéticos para síntese de nicotinamida adenina dinucleotídeo (NAD) está representada na *linha de cima*. Os *diagramas inferiores* mostram as estruturas de NAD, o sítio de fosforilação para formação de nicotinamida adenina dinucleotídeo fosfato (NADP) e a modificação ocorrida na estrutura em anel durante a redução.

oxidada. É a base das reações enzimáticas de transferência de hidrogênio que são onipresentes entre os organismos. Com relação às funções não redox de NAD, a ligação glicosídica existente entre a nicotinamida e a ribose é uma ligação de alta energia, e sua clivagem faz todos os tipos de reações de transferência de ADP-ribose avançarem.

As formas oxidada e reduzida das coenzimas são designadas, respectivamente, NAD^+ ou $NADP^+$ e NADH ou NADPH. As designações NAD e NADP são usadas para descrever os *pools* totais. Essas considerações frequentemente se fazem necessárias quando o método de quantificação não distingue as formas oxidada e reduzida, ou diante de afirmativas gerais sobre o *pool* de nucleotídeo. O *pool* total de todas as quatro formas pode ser referido como NAD(P). NAD e NADP exibem forte absorção ultravioleta a 340 nm em suas formas reduzidas, e isso frequentemente é usado para monitorar a oxidação ou redução destes cofatores em ensaios enzimáticos.

Fontes dietéticas

Várias categorias de alimentos são fontes de niacina eficientes, via diferentes mecanismos. Começando pelos alimentos à base de vegetais, as nozes, leguminosas e grãos contêm cerca de 2-5 mg por porção média, sendo portanto fontes importantes, dado o nível de consumo desses alimentos de primeira necessidade. A niacina presente nesses alimentos é amplamente encontrada na forma de ácido nicotínico, em alguns casos ligado a estruturas precariamente disponíveis, como se observa no milho. Os alimentos à base de músculo, como aves, carne bovina e peixes, fornecem cerca de 5-10 mg por porção média, principalmente na forma de nucleotídeos pré-formados, que liberam nicotinamida durante a digestão. Uma terceira categoria de alimentos ricos em niacina é criada por enriquecimento, em geral de produtos à base de farinha e cereais. No Canadá e Estados Unidos, esses produtos são enriquecidos com cerca de

5 mg/100 g de farinha. Todavia, o eventual conteúdo de niacina dos cereais matinais prontos para consumo pode chegar a 60 mg/100 g de cereais secos, segundo o US Departament of Agriculture National Nutrient Database.[18]

A última categoria de alimentos ricos em niacina consiste naqueles com alto teor de proteína que fornecem triptofano, submetido por sua vez a uma conversão hepática de baixa eficiência em NAD. A contribuição do triptofano geralmente não é incluída no conteúdo de niacina de um alimento, mas em um cálculo de equivalentes de niacina (1 NE = 1 mg de niacina = 60 mg de triptofano; ou miligramas de niacina + miligramas de triptofano/60). A eficiência da conversão de triptofano não é facilmente previsível, porque será menos eficiente com ingestões baixas.[16,17]

A niacina contida em produtos vegetais está presente principalmente na forma de ácido nicotínico, embora uma grande parte esteja presente como formas ligadas, ainda pouco conhecidas. Essas formas ligadas foram estudadas no farelo de trigo, milho e outros grãos, e são misturas heterogêneas de polissacarídeos e glicopeptídeos nos quais o ácido nicotínico é esterificado.[2] No milho, por exemplo, a maior parte do ácido nicotínico está na forma ligada e o conteúdo de triptofano é baixo, tornando a pelagra um resultado provável com o consumo desse produto enquanto grão de primeira necessidade sem processamento alcalino. Essas condições ainda ocorrem nos países em desenvolvimento e os surtos periódicos de pelagra são descritos.[19] Por outro lado, nos Estados Unidos, a ingestão diária média de niacina subiu de cerca de 16 mg, na década de 1930, para aproximadamente 32 mg, em 2004,[20] como resultado do enriquecimento e aumento da ingestão de produtos à base de cereais. Assim, a incidência de pelagra clinicamente evidente nos países desenvolvidos é baixíssima. Todavia, ainda existem algumas evidências indicadoras de deficiências subclínicas nesses países, que se baseiam em baixas proporções sanguíneas de NAD/NADP.[21] A deficiência de niacina e os sinais clínicos de pelagra podem surgir combinados a outras condições, como anorexia nervosa,[22] alcoolismo,[23] síndrome de imunodeficiência adquirida,[24] câncer[25] e quimioterapia.[26]

Ingestões dietéticas recomendadas e níveis de ingestão máxima tolerável

Os valores de ingestão dietética de referência (DRI) adotados nos Estados Unidos e Canadá incluem ingestões dietéticas recomendadas (RDA) que variam entre 2-8 mg/dia para bebês e crianças, 14 mg/dia para mulheres e 16 mg/dia para homens (ver Tab. 23.1). Os níveis de ingestão máxima tolerável (UL) variam de 10-20 mg/dia para crianças a 35 mg/dia para adultos. Os valores de UL somente se aplicam aos suplementos de niacina mais enriquecimento com niacina, sendo baseados na resposta de rubor cutâneo induzida pelo ácido nicotínico. O rubor da pele é desconfortável, mas não está diretamente relacionado a nenhum problema de saúde real. São raros os indivíduos que apresentam respostas de rubor persistente da pele a este nível de niacina, sendo que a maior parte dos suplementos de niacina, bem como todas as formulações de complexos B-50, B-75 e B-100 excedem bastante o UL estabelecido. Suplementos de niacina de até 500 mg são vendidos sem prescrição.

Os médicos prescrevem ácido nicotínico em doses de até 3.000 mg/dia para tratar dislipidemias. Esse tratamento pode ser efetivo para diminuir os níveis de colesterol de lipoproteína de baixo peso molecular e aumentar os níveis de colesterol de lipoproteína de alta densidade.[27] As respostas de rubor cutâneo intensas diminuem com o passar do tempo e podem ser moduladas com inibidores de ciclo-oxigenase. Os pacientes, contudo, têm de se esforçar para serem complacentes. Essas ingestões maiores de niacina também causam outros efeitos colaterais, além do rubor da pele, tais como náuseas e, em casos raros, lesão hepática. A duplicação da ingestão de niacina ocorrida entre 1930 e 2005, nos Estados Unidos, precedeu o aumento da incidência de obesidade e diabetes entre as crianças. Além disso, estudos de intervenção mostraram que doses muito altas de nicotinamida podem comprometer a tolerância à glicose.[20] A relevância desses resultados para a variação normal do estado dietético da niacina é incerta.

Os efeitos farmacológicos de doses altas de ácido nicotínico e nicotinamida são mediados por alguns mecanismos comuns e distintos,[28] e seus efeitos deletérios precisam ser investigados e avaliados isoladamente. Até mesmo os efeitos individuais, como a inibição das poli-ADP-ribose polimerases, podem produzir consequências benéficas e prejudiciais à saúde.[29] Níveis de ingestão de niacina muito altos podem estressar o estado de doador de metil[30] e aumentar os níveis sanguíneos de homocisteína.[31] A essa altura, está claro que os atuais valores de UL não estão sendo forçados e há potencial de toxicidade associado a doses maiores de suplementos de ácido nicotínico ou nicotinamida. Trabalhos adicionais devem ser conduzidos para definir limites máximos mais válidos, que então possam ser aplicados no mercado.

Sítios de absorção intestinal, transporte sanguíneo e formas intracelulares

A nicotinamida e o ácido nicotínico pré-formados podem ser lentamente absorvidos através do revestimento gástrico,

Tabela 23.1 Ingestões dietéticas recomendadas para niacina[a]

Idade (anos)	0-0,5	0,5-1	1-3	4-8	9-13	≥ 14	Gravidez	Lactação
RDA (mg)	2	4	6	8	12	Sexo feminino: 14 Sexo masculino: 16	18	17

RDA, ingestão dietética recomendada.

[a]Valores em equivalentes de niacina (NE), com exceção dos valores para bebês com menos de 6 meses de idade, que estão expressos como niacina pré-formada.

Dados de Food and Nutrition Board, Institute of Medicine. http://www.iom.edu/~/media/Files/Activity%20Files/Nutrition/DRIs/DRI_Vitamins.pdf. Acessado em 27 de Julho de 2012.

porém a absorção no intestino delgado é mais rápida. Os nucleotídeos intactos são degradados na porção superior do intestino delgado, para formar nicotinamida. Os mecanismos de absorção intestinal não estão totalmente esclarecidos na literatura atual. Concentrações baixas de ácido nicotínico e nicotinamida podem ser transportadas via difusão facilitada sódio-dependente,[32] cotransportadores de próton[33] ou contratransportadores de ânion.[34] Concentrações maiores de ambas as formas parecem ser absorvidas por difusão passiva, que entrará em cena com o uso de suplementos.

Uma vez absorvida a partir do lúmen para dentro da mucosa intestinal, a nicotinamida pode ser convertida em NAD (ver Fig. 23.2, reações 4 e 5) ou liberada para a circulação porta. Por outro lado, os níveis fisiológicos de ácido nicotínico são amplamente convertidos em NAD pela via de Preiss-Handler[32] (ver Fig. 23.2, reações 1, 2 e 3). As NAD

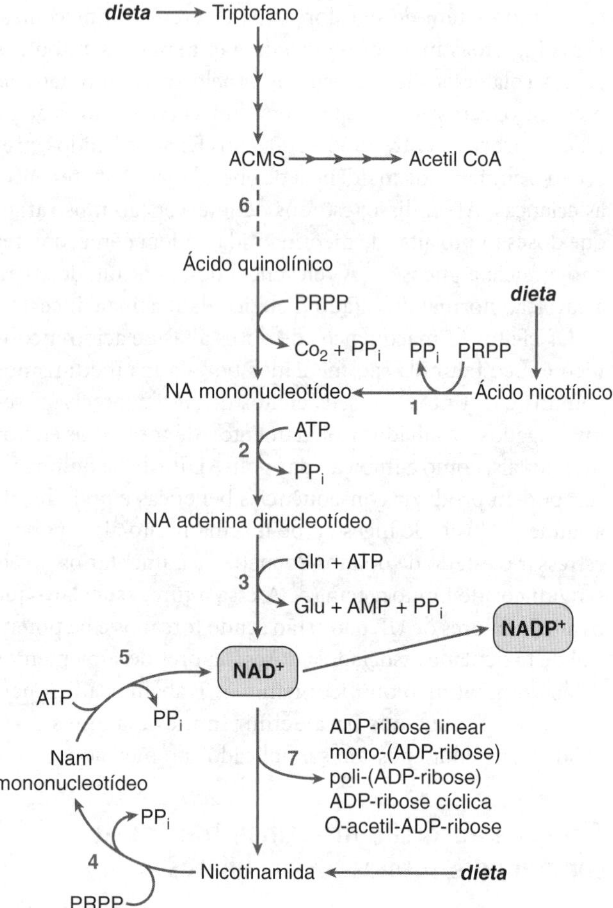

Figura 23.2 Síntese e reações não redox de nucleotídeos piridina. As reações 1 a 3 constituem a via de Preiss-Handler para síntese *de novo* de nicotinamida adenina dinucleotídeo (NAD^+). As reações 4 e 5 são usadas para converter a nicotinamida dietética ou endógena em NAD^+. A reação 6 é uma reação química espontânea necessária à formação de NAD^+ a partir de triptofano. Na posição 7, há uma ampla família de variadas reações de adenosina difosfato (ADP)-ribosilação e NAD glico-hidrolase. ACMS, 2-amino-3-carboximucônico-6-semialdeído; AMP, monofosfato de adenosina; ATP, trifosfato de adenosina; CoA, coenzima; Gln, glutamina; NA, ácido nicotínico; Nam, nicotinamida; PP_i, pirofosfato; PRPP, fosforribosil pirofosfato.

glico-hidrolases liberam nicotinamida na circulação porta (ver Fig. 23.2, reação 7). O fígado então capta e converte a maior parte do ácido nicotínico restante no sangue porta em NAD, a qual cliva para liberar nicotinamida na circulação sistêmica, de acordo com a necessidade. As hemácias também captam ácido nicotínico e nicotinamida, formando assim um *pool* de reserva circulante de nucleotídeos piridina.[35,36]

O fígado tem papel central no metabolismo da niacina. Ele recebe nicotinamida e um pouco de ácido nicotínico por meio da circulação porta, bem como a nicotinamida liberada de outros tecidos extra-hepáticos. Uma vez nesse órgão, o ácido nicotínico e a nicotinamida são metabolizados em NAD ou para render compostos de excreção urinária, dependendo do estado nutricional da niacina. O fígado também é o sítio de conversão de triptofano em NAD. Ele possui níveis basais de NAD muito altos, que aumentam ainda mais em função da niacina extra da dieta e criam um *pool* de estoque a médio prazo, que pode ser usado para manter os níveis sanguíneos de nicotinamida.[32] O fígado também produz vários produtos metilados e hidroxilados a partir do ácido nicotínico e da nicotinamida, para excreção urinária. Em seres humanos, a nicotinamida é primariamente metilada para produzir N^1-metilnicotinamida, enquanto o ácido nicotínico é conjugado com glicina para formar ácido nicotinúrico. Ácido nicotínico e nicotinamida não modificados podem ser encontrados na urina, em consequência de uma alta ingestão dietética,[32] porque a capacidade doadora de metil pode se tornar limitada.[30]

Os vegetais e microrganismos formam ácido nicotínico, nicotinamida e triptofano, que atuam como fontes dietéticas para a estrutura em anel de piridina nos mamíferos. Preiss e Handler[37] inicialmente descreveram a via de conversão do ácido nicotínico em NAD nas células animais (ver Fig. 23.2, reações 1, 2 e 3). Dietrich et al.[38] mostraram que a nicotinamida é preservada pela combinação com fosforribosil pirofosfato e, em seguida, com ATP, para produção direta de NAD (ver Fig. 23.2, reações 4 e 5). Em seres humanos, a nicotinamida não é desmetilada para formar ácido nicotínico, exceto nas bactérias presentes no trato GI, sendo que isso pode ocorrer com níveis altos de ingestão de nicotinamida.[28]

Uma pequena proporção do triptofano catabolizado no fígado resulta em formação de NAD, sustentando assim o estado nutricional da niacina. A maior parte do triptofano é totalmente catabolizada via 2-amino-3-carboximucônico-6--semialdeído (ACMS) em acetil coenzima. O ACMS é catabolizado pela ACMS descarboxilase (ACMSD). Quando há acúmulo de ACMS, uma parte sofre degradação espontânea em ácido quinolínico (ver Fig. 23.2, reação 6), para permitir a formação de NAD. Dessa forma, a produção de NAD a partir de triptofano é favorecida pela alta atividade de triptofano ou indoleamina 2,3-dioxigenase, baixa atividade de ACMSD e alta atividade de quinolinato fosforribosiltransferase, com todos esses fatores levando a uma ampla gama de eficiência de conversão de triptofano em niacina entre diferentes espécies e indivíduos.[39-41] Essa via parece ser parcialmente regulada, com o objetivo de minimizar a neurotoxicidade do quinolinato durante a alta ingestão de proteínas,[42] inanição e cetose.[43]

Tradicionalmente, a estimativa da eficiência da conversão de triptofano em NAD é 1/60. Isso leva ao conceito de equivalentes de niacina (1 NE = 1 mg de niacina = 60 mg de triptofano). Entretanto, existem variações significativas entre os indivíduos.[44] Mais significativamente, uma falta de conversão de triptofano é observada com níveis baixos de ingestão de triptofano.[16] Em alguns estudos, homens jovens que consumiram uma dieta contendo 6 NE/dia (RDA = 16 NE) por 5 semanas começaram a receber um adicional de 240 mg de triptofano/dia. Tal adição de 4 NE/dia não produziu efeito sobre os níveis sanguíneos de NAD e pareceu que a renovação de proteínas precedia a síntese de niacina quando os níveis de triptofano estavam baixos. Essa descoberta também foi relatada em estudos com animais.[17] Ao mesmo tempo, dietas com alto teor de proteína e suplementos de triptofano curam a pelagra, dado que um defeito genético envolvendo a absorção de triptofano – conhecido como doença de Hartnup – pode causar pelagra em indivíduos que consomem dietas marginais.

Avaliação do estado nutricional

Com ingestões de niacina normais a baixas, a maior parte da excreção urinária é de metabólitos de nicotinamida, pois o ácido nicotínico é eficientemente convertido em nucleotídeos metabolicamente ativos. Conforme o indivíduo desenvolve deficiência de niacina, a excreção urinária de N-metil-2-piridona-5-carboxamida diminui mais extensivamente do que a de N-metilnicotinamida, com uma proporção inferior a 1, o que sugere deficiência de niacina.[45] Estudos realizados com seres humanos conduzidos por Fu et al.[16] mostram subsequentemente que o conteúdo de NAD da hemácia diminui durante a deficiência de niacina, embora o *pool* de NADPH seja bastante estável. Esses achados levaram ao uso de (NAD/NADP + NADP) × 100, referido enquanto número de niacina, como um índice de deficiência de niacina humana que pode ser facilmente obtido.[21,25,46] O resultado foi reproduzido em outros tipos celulares em cultura[47] e modelos de experimentação animal[48] e mostrou a ocorrência de uma perda específica do *pool* de NAD^+ durante a deficiência de niacina. Este tópico é considerado adiante, na discussão sobre os mecanismos de desorganização celular durante a deficiência de niacina.

Funções no metabolismo

Reações redox

A função mais essencial dos nucleotídeos piridina é provavelmente sustentar as reações de oxidação e redução encontradas ao longo de todo o metabolismo, em todos os organismos. O anel de nicotinamida oxidado em NAD^+ ou $NADP^+$ pode aceitar um elétron no nitrogênio positivamente carregado e um segundo elétron (com próton associado) no carbono C-4 (ver Fig. 23.1). A formação do *pool* de NADP à parte é decisiva para sustentar os processos oxidativos e redutores, com a NAD quinase responsável altamente conservável entre todos os níveis de organismos.[49] A própria fosforilação em si não afeta as propriedades redox do cofator, mas permite a especificidade das enzimas entre os *pools* de NAD e NADP. Em consequência, o *pool* de NAD é mantido em um estado amplamente oxidado (como NAD^+), primariamente por componentes da cadeia de transporte de elétrons.

Por outro lado, o *pool* de NADP é mantido extensivamente em estado reduzido (como NADPH), primariamente pelo *shunt* de hexose monofosfato (via da pentose fosfato). O par NAD^+ oxidante/NADH redutor pode então se ligar a enzimas que oxidam substratos (p. ex., reações glicolíticas, descarboxilação oxidativa de piruvato, oxidação do acetato no ciclo do ácido tricarboxílico [TCA], oxidação de álcool, beta-oxidação de ácidos graxos) e conduzi-las adiante por ação em massa. O par redox NADPH redutor/$NADP^+$ pode se ligar a enzimas que reduzem substratos (p. ex., síntese de colesterol e ácido graxo, produção de desoxirribonucleotídeos, desintoxicação de peróxido de hidrogênio). A natureza essencial dessas reações pode ser observada a partir das vias centrais que dependem totalmente de sua função, incluindo a glicólise, ciclo do TCA, cadeia de transporte de elétrons, síntese de ácidos graxos e beta-oxidação.

Formação de poli-ADP-ribose

A poli-ADP-ribose foi descoberta em 1966, pelo grupo de Paul Mandel.[9] A poli-ADP-ribose polimerase-1 (PARP-1) foi a primeira enzima sintética identificada, por ser uma proteína abundante e que representa a maior parte da atividade de PARP celular. Eventualmente, foi constatado que os camundongos nocauteados por PARP-1 sintetizam o equivalente a 5-10% dos níveis de controle de poli-ADP-ribose. Em adição, uma pesquisa sobre as enzimas correlatas levou à descoberta de PARP-2, PARP-3, *vault*-PARP, tanquirase e tanquirase-2, PARP-7 (induzível por dioxina) e PARP-10.[50,51]

A PARP-1 contém 2 dedos de zinco que permitem à enzima se ligar especificamente aos pontos de quebra da fita de DNA e sinalizar a porção catalítica da proteína para iniciar a síntese de poli-ADP-ribose.[52] Mais de 30 proteínas nucleares podem atuar como aceptores, contudo a maior parte da poli-ADP-ribose é sintetizada na própria PARP-1. Essa "automodificação" de PARP-1 é essencial à sua atuação no reparo do DNA. A automodificação de PARP-1 ocorre por homodimerização de PARP-1 ou heterodimerização de PARP-1 e PARP-2.[53] À medida que PARP se torna mais poli-ADP-ribosilada, adquire uma carga negativa que eventualmente a faz ser repelida do DNA e perder sua atividade catalítica.[54]

A PARP-2 é similar a PARP-1, com um domínio de ligação ao DNA abreviado. PARP-1 e PARP-2 interagem com XRCC1 na regulação do reparo por excisão de base (REB).[55] Camundongos nulos para PARP-1 e PARP-2 sobrevivem e se reproduzem, embora exibam instabilidade genômica. Os camundongos duplo-nocautes morrem *in utero*, demonstrando uma redundância de atividade entre as duas enzimas.[56]

A PARP-3 não possui habilidade clivagem-sensível, mas pode se heterodimerizar com PARP-1 e tende a permanecer localizada no centrossomo.[51] A PARP-4, ou VPARP, é encontrada em associação com partículas *vault*, que são partículas de ribonucleoproteína maciças presentes no citosol das células de mamíferos.[51] O papel da PARP-4, bem como das partículas *vault* em geral, é pouco conhecido. A tanquirase e tanquirase-2 são encontradas ao redor dos telômeros, que consistem nas sequências repetitivas existentes na extremidade dos cromossomos dos mamíferos.[51] Sua atividade de PARP causa relaxamento das pontas dobradas dos telômeros permitindo que a telomerase acesse a terminação do DNA, a qual é por ela alongada. A telomerase é necessária às células em divisão, para prevenir a ocorrência de erosão e instabilidade nas extremidades do cromossomo. PARP-7 e PARP-10 podem poli-ADP-ribosilar as histonas e regular a expressão genética.[51]

Foge ao escopo do presente capítulo detalhar a função dessa superfamília de enzimas PARP. Mecanicamente, a poli-ADP-ribose possui uma forte carga negativa, de modo semelhante ao DNA. As proteínas covalentemente modificadas com polímero são então repelidas do DNA ou de outras moléculas de ligação com carga negativa. Em adição, a modificação covalente pode alterar diretamente a atividade de uma proteína.[57] Nuvens de polímero com carga negativa ao redor dos sítios de dano ao DNA podem repelir outras fitas de DNA e ajudar a prevenir eventos de translocação deletérios. Por fim, muitas proteínas têm sítios de ligação específicos e não covalentes de alta afinidade pela poli-ADP-ribose e, portanto, são puxadas para os sítios de formação de polímero. Esses mecanismos variados foram estudados de modo mais abrangente em relação às funções de PARP-1 e PARP-2 (PARP-1/2) no reparo do DNA. Em resumo, a ativação de PARP-1/2 em resposta ao dano ao DNA leva a uma cascata de eventos. A PARP-1/2 ativada, ligada a um ponto de quebra na fita de DNA, modificará covalentemente as histonas nas proximidades, fazendo com que sejam repelidas do DNA e causando o relaxamento da cromatina local.

Adicionalmente, as histonas possuem sítios de ligação de alta afinidade por polímeros e são puxadas para fora da cromatina nas proximidades, para se ligarem à nuvem de poli-ADP-ribose presa a PARP-1/2. Esse relaxamento da cromatina permite a montagem de um complexo de enzimas de reparo que é adicionalmente auxiliado pela atração de proteínas específicas com alta afinidade por grupos de ligação de polímero, como XRCC1, p53, XPA, ATM, DEC, topoisomerase, DNA ligase e DNA polimerase.[58] Após a montagem completa do complexo de reparo, a PARP-1/2 modificada pode ser repelida do DNA para permitir a conclusão do processo de reparo. A inibição da atividade de PARP-1 ou níveis celulares de NAD muito baixos podem fazer com que a PARP-1 fique emperrada no sítio de dano de DNA e impessa o avanço do reparo.[28]

Outra área de interesse é o papel das enzimas PARP no controle da expressão genética, provavelmente via propriedades similares àquelas já descritas. A PARP-1 se liga ao DNA na ausência de quebras na fita e pode ser cataliticamente ativada por algumas estruturas secundárias no DNA.[59] Dessa forma, a PARP-1 pode regular a estrutura da cromatina e promover montagem dos fatores de transcrição na ausência de dano ao DNA. Exemplificando, foi demonstrado que a PARP-1 é necessária à plasticidade neural e ao aprendizado,[60] processos considerados dirigidos mais significativamente pela regulação da expressão genética do que por quebras na fita de DNA. De modo semelhante, tem havido um interesse crescente no papel de PARP-1 na regulagem do fator nuclear κB (NFκB), sinalização e inflamação.[61] Embora essa via provavelmente exerça efeitos positivos na resposta à infecção, os sinais pioram a lesão tecidual em muitos modelos agudos, como ataque cardíaco e acidente vascular encefálico, transplante de órgão e choque séptico, bem como em modelos crônicos, como diabetes e doença cardiovascular.[29] Muitos pesquisadores demonstraram que a inibição de PARP-1 pode diminuir significativamente a gravidade dos processos patológicos. Esse achado gerou bastante controvérsia na literatura sobre PARP-1 e saúde. Muitas publicações mostram a necessidade de atividade de PARP para manter a estabilidade genômica e saúde em longo prazo, enquanto muitos outros mostram o impacto negativo da atividade de PARP-1 sobre a progressão de numerosos aspectos relacionadas à saúde humana.[29] Para fazer uso clínico maximamente efetivo dos modificadores de PARP, incluindo os inibidores catalíticos e a suplementação com niacina, é preciso definir os papéis positivo e negativo das enzimas PARP em cada estágio de cada processo patológico.

Reações de mono-ADP-ribosilação

Nesta classe de reações, uma única unidade de ADP-ribose é deslocada de NAD^+ para um resíduo de aminoácido em uma proteína aceptora.[10,62] As toxinas bacterianas dos patógenos do cólera, coqueluche e difteria, além de *Pseudomonas* promovem a ADP-ribosilação das proteínas G do hospedeiro e, assim, desorganizam a função celular do hospedeiro. Sabe-se hoje que as células dos mamíferos contêm numerosas mono-ADP-ribosiltransferases (ART) endógenas[10] que atuam em várias cadeias laterais de aminoácidos como aceptoras de ADP-ribose. As ecto-ART são secretadas ou expressas no lado externo das células, enquanto as endo-ART atuam dentro das células. Algumas ecto-ART incluem ART1 (ADP-ribosila integrinas e controla a miogênese) e ART2 (induz apoptose via ADP-ribosilação de um canal iônico regulado por ATP).[63] Normalmente, os níveis extracelulares de NAD^+ são muito baixos e a fonte de substrato para ecto-ART pode envolver canais de NAD na membrana plasmática ou NAD liberada de células danificadas. Essas hipóteses sugerem que a própria NAD pode ser usada como sinal do estado metabólico de uma célula ou sinal para a morte de células adjacentes, levando assim aos eventos de sinalização que podem ter natureza parácrina ou autócrina.

As endo-ART atuam dentro da célula. As proteínas G são componentes importantes da sinalização celular e foi demonstrado que são substratos para ADP-ribosilação arginina-específica.[10] Esse processo poderia controlar diversas vias, em função daquilo que a proteína G esteja controlando. O fator de alongamento 2 é outra proteína G que serve de substrato para outra endo-ART.[64] Outro substrato da atividade de endo-ART é uma proteína regulada por glicose, de 78 kDa, a GRP78. Trata-se de uma chaperona molecular que auxilia no dobramento correto das proteínas secretadas no lúmen do retículo endoplasmático. Durante o estresse metabólico ou ambiental, a GRP78 é mono-ADP-ribosilada e esse processo pode diminuir a taxa de secreção de proteína nos momentos de estresse nutricional, ao mesmo tempo em que previne um desligamento total que eventualmente mataria a célula.[10]

ADP-ribose cíclica, ADP-ribose linear, *O*-acetil-ADP-ribose, ácido nicotínico adenina dinucleotídeo fosfato e sinalização de cálcio

Em 1993, um metabólito de NAD^+ que comprovadamente causa mobilização de cálcio intracelular foi identificado como ADP-ribose cíclica.[65] As concentrações de cálcio são cerca de 10 mil vezes maiores no meio extracelular, em relação às concentrações citosólicas. Elevações transientes do cálcio intracelular, que chega através da membrana plasmática ou é liberado a partir das reservas intracelulares (p. ex., retículo endoplasmático, mitocôndrias, lisossomos), regulam processos que vão da neurotransmissão à liberação de insulina pelas células β, contração da célula muscular, e ativação de linfócito T, entre outros.[66] A ADP-ribose cíclica participa do processo de liberação de cálcio induzida por cálcio (LCIC). Exemplificando, um impulso seguindo ao longo do axônio de um nervo chega a uma sinapse em que os canais regulados por voltagem permitem que uma determinada quantidade de cálcio atravesse a membrana plasmática. Esse cálcio causa formação de inositol trifosfato (IP3) e ADP-ribose cíclica, que se ligam ao receptores de IP3 e rianodina, respectivamente, promovendo a liberação de mais cálcio a partir das reservas intracelulares. Quando o cálcio intracelular atinge certo limiar, os sinais para liberação de neurotransmissores serão suficientes para causar a propagação do impulso pela sinapse. Eventos similares de liberação de cálcio ocorrem nos botões pré e pós-sináptico, intensificando ou inibindo a força das sinapses, e estão envolvidos essencialmente em todos os aspectos da função do sistema nervoso.

Mais recentemente, foi constatado que um contaminante de $NADP^+$ comercial mobiliza cálcio. Esse contaminante foi identificado como ácido nicotínico adenina dinucleotídeo fosfato ($NAADP^+$). O $NAADP^+$ foi detectado em células de cultura e tecidos integrais, e é comprovadamente responsivo aos eventos fisiológicos.[67] Embora o mecanismo de formação de $NAADP^+$ a partir de $NADP^+$ seja indeterminado, $NAADP^+$ é surpreendentemente produzido pelas mesmas enzimas que produzem ADP-ribose cíclica *in vitro*.[11] As enzimas responsáveis pela formação de $NAADP^+$ *in vivo* não foram identificadas. $NAADP^+$ causa liberação de cálcio por canais de dois poros, o que pode iniciar ou amplificar a LCIC.[68] Por fim, essa mesma classe de enzimas forma ADP-ribose linear, seja diretamente a partir de NAD^+, ou por hidrólise de ADP-ribose cíclica.[11] A ADP-ribose linear também é formada por meio da formação e renovação de poli-ADP-ribose. A ADP-ribose linear também causa liberação de cálcio através dos canais TRPM2.[69] Os canais TRPM2 também podem liberar cálcio em resposta a outro metabólito de NAD^+, a *O*-acetil-ADP-ribose, que resulta da atividade de sirtuína. O quadro emergente é o de controle da liberação de cálcio intracelular como resultado de sinais sobrepostos de IP3, ADP-ribose cíclica, ADP-ribose linear, *O*-acetil-ADP-ribose e $NAADP^+$. De forma nítida, a sinalização de cálcio está pesadamente integrada ao metabolismo do nucleotídeo piridina e ao estado energético da célula.

Função da sirtuína

Outro papel de NAD^+ é servir de substrato para sirtuínas. Elas constituem uma família de proteína desacetilases NAD-dependentes. O grupo acetil é transferido de várias proteínas para a ADP-ribose, com liberação de nicotinamida. A família de sirtuínas dos mamíferos possui sete membros, dos quais SIRT1 (mamíferos)/Sir2 (leveduras, vermes, moscas) foi estudado de forma mais abrangente.[12] O entusiasmo aumentou com a descoberta de que Sir2 media os efeitos da restrição calórica sobre a extensão da vida em modelos de leveduras, vermes e moscas. Foi comprovado que o resveratrol, um polifenol encontrado em derivados de uva, ativa Sir2 e estende a expectativa de vida na ausência de restrição calórica.[70] Essa descoberta intensificou o interesse pelo vinho tinto e a saúde. Existem muitas dúvidas acerca do mecanismo exato de extensão da expectativa de vida e se SIRT1 atua nos mamíferos da mesma forma como Sir2 atua nos modelos de animais mais simples.

SIRT1 atua como uma proteína desacetilase, enquanto SIRT2 a SIRT7 apresentam atividades mistas de desacetilase e ADP-ribosil transferase.[12] Trabalhos anteriores estabeleceram que SIRT1 atuava promovendo a desacetilação de histonas e p53. A desacetilação de histonas leva a uma estrutura cromatínica mais compactada e ao silenciamento genético. Teoricamente, a deficiência de niacina poderia resultar em uma estrutura de DNA mais aberta, com uma expressão genética mais ativa, maior sensibilidade ao dano e a eventos de translocação. SIRT1 parece conectar o controle da estrutura cromatínica ao estado energético celular. SIRT1 pode controlar o microambiente da cromatina em torno dos sítios de dano de DNA. A ativação de PARP-1/2 nos pontos de quebra da fita cria uma depressão localizada em NAD^+ e aumento de nicotinamida. Isso inibe a atividade de SIRT1, permitindo a acetilação das histonas e levando ao relaxamento da cromatina,[71] que ajudam a acessar as enzimas de reparo (ver Fig. 23.3).

Outros substratos que são desacetilados por SIRT1 incluem p53, FOXO, Ku70, p300, Rb, NFκB e PGC-1α[72] – achados sugestivos de que o impacto metabólico da ativação de sirtuína é complexo. p53 controla os pontos de checagem do ciclo celular, reparo do DNA e apoptose, enquanto a acetilação parece intensificar a estabilidade e acúmulo de p53 ao inibir a ubiquitinação. Sendo assim, a ação de SIRT1 parece ser a de entravar a função de p53 e atuar como promotor tumoral.[72] Muitos outros substratos deverão ser estudados para determinar o equilíbrio das ações de SIRT1 em relação à apoptose, estabilidade genômica e câncer.

SIRT1 tem o potencial de estender a longevidade por meio da estrutura cromatínica e estabilidade genômica, mas também parece estar extensivamente envolvido na regulação da expressão genética relacionada ao controle do metabolismo energético em tecidos essenciais, como hepático, musculoesquelético e adiposo, e pancreático.[12] A ativação de SIRT1, em contraposição, aparentemente mantém a sensibilidade à insulina e diminui o risco de diabetes tipo 2.[12,70] Ainda resta muito a aprender sobre as sirtuínas, a saúde humana e a extensão da expectativa de vida.

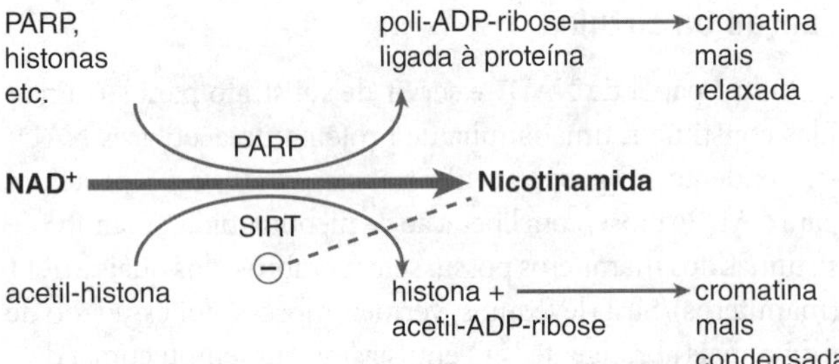

Figura 23.3 Potenciais interações entre poli-ADP-ribose polimerases (PARP) e sirtuínas (SIRT) no controle da estrutura cromatínica. ADP, monofosfato de adenosina; NAD, nicotinamida adenina dinucleotídeo.

Causas específicas e manifestações dos estados de deficiência e excesso

Os primeiros pesquisadores provavelmente atribuíram os aspectos patológicos associados à deficiência de niacina às desorganizações do ciclo redox, pois era o único papel metabólico conhecido da niacina naquela época. Contudo, os sinais clínicos distintivos da pelagra (demência, dermatite sensível à exposição ao Sol) são melhor explicados em relação às funções de ADP-ribosilação de NAD. As funções redox dos nucleotídeos de piridina são essenciais demais para serem perdidas e podem ser preservadas, na medida do possível, durante a deficiência de niacina, por meio de altas afinidades enzimáticas e compartimentalização subcelular.[1] Durante a deficiência de niacina, é principalmente o *pool* de NAD^+ que declina, enquanto NADH, $NADP^+$ e NADPH são mantidas, e o par GSH/GSSG (glutationa reduzida e oxidada) não é comprometido.[48] A NAD é comprovadamente concentrada na mitocôndria, onde pode exercer múltiplas funções redox e, ao mesmo tempo, ser preservada do uso por ação da maioria das ADP-ribosiltransferases existentes na célula (ver adiante).[1] As poderosas técnicas de metabolômica deverão ser trazidas em breve para a análise do metabolismo intermediário em diferentes níveis de estado de niacina, para nos dar uma noção melhor da responsividade das reações redox ao estado de niacina em diferentes tecidos, em modelos de animais inteiros.

A sensibilidade à luz solar associada à pelagra é dramática e não ocorre nas deficiências de nutrientes relacionados com redox, como riboflavina ou ferro. A partir da experiência com distúrbios familiares de sensibilidade à luz solar, como o xeroderma pigmentoso, geralmente se considera que a sensibilidade à luz solar reflete problemas envolvendo as vias de reparo de DNA, como o reparo por excisão de nucleotídeo (REN). Não ocorrem deficiências genéticas significativas nos genes de reparo por excisão de base (REB), provavelmente porque tais genes são essenciais à sobrevida. Um baixo estado nutricional de niacina e a atividade diminuída de PARP poderiam comprometer REN, REB e outras vias de reparo de DNA, em decorrência da ampla participação das enzimas PARP nesses processos.[73] Os modelos murinos mostraram que a deficiência de niacina aumenta a incidência de câncer de pele induzido por radiação ultravioleta,[74] e que doses farmacológicas de niacina diminuem adicionalmente o risco de câncer de pele para um risco ainda menor do que aquele observado com a ingestão adequada.[75]

Os modelos de cultura celular mostraram que a formação de poli-ADP-ribose é bastante sensível ao estado nutricional de niacina, enquanto a perda da habilidade de formar polímero está correlacionada com uma sensibilidade aumentada a danos no DNA.[76,77] Resultados semelhantes foram obtidos com células de medula óssea de rato, nas quais a deficiência de niacina comprometeu a formação de poli-ADP-ribose catalisada por PARP-1;[78] bloqueou o REN; e ampliou drasticamente a instabilidade genômica,[79] aumentando assim o desenvolvimento de leucemias induzidas por nitrosureia.[80] Esses achados levantam a questão sobre o estado nutricional de niacina e o risco de câncer em seres humanos. Aparentemente, não há dados disponíveis sobre o risco de câncer de pele em longo prazo em populações humanas com deficiência de niacina. A população nativa da região de Transkei, na África do Sul, apresenta alto risco de câncer de esôfago.[81] Uma dieta à base de milho, pobre em proteína, é de primeira necessidade para essas pessoas, entre as quais a pelagra é comum. As ulcerações de esôfago e esofagite, frequentes em pacientes com pelagra, foram associadas ao desenvolvimento de carcinoma de esôfago. Estudos sobre outras populações associaram o consumo de milho ao risco de câncer de esôfago.[82-85] Em resumo, a sensibilidade à luz solar associada à pelagra bem como outras formas de instabilidade genômica provavelmente estão relacionadas com níveis baixos de síntese de poli-ADP-ribose, definitivamente por PARP-1 e possivelmente por outros membros da família PARP.

A outra resposta exclusiva à deficiência de niacina é a demência da pelagra, que pode evoluir de uma depressão geral para a desorganização da função neural, similarmente à esquizofrenia. Os pacientes podem apresentar alucinações auditivas e visuais, além de exibirem comportamentos paranoicos, suicidas e agressivos.[86] Ao longo da história das epidemias de pelagra, muitos pacientes internados em hospícios não passavam de indivíduos com deficiência de niacina, mesmo quando não apresentavam lesões cutâneas. Essa situação é ilustrada por um relato de 11 casos de internação no Georgia State Sanitarium, no início da década de 1900.[87] A maioria dos pacientes com demência inicialmente não apresentava lesões cutâneas e não foi imediatamente diagnosticada com pelagra. O dr. Little tratou com êxito 10 dos 11 pacientes, fornecendo-lhes uma dieta rica em niacina, começando com uma combinação de ovos crus e leite adocicado.

A partir de 1937, numerosos relatos clínicos da resposta de pacientes com pelagra à terapia com ácido nicotínico foram publicados. Os clínicos relataram que as melhoras mais rápidas e drásticas ocorreram na área de função neural. Os sinais de demência da pelagra frequentemente desapareciam, quase da noite para o dia. Os pacientes conseguiam lembrar de seus transtornos mentais e ficavam maravilhados com seu desaparecimento. Isso mostra que a deficiência de niacina desorganiza um processo em curto prazo, como a sinalização celular e a transmissão neural, em vez de causar degeneração da estrutura cerebral. Assim como a sensibilidade à luz solar, a demência não é observada nas deficiências de outros nutrientes ativos nas reações redox, como a riboflavina e o ferro. A pelagra geralmente envolve deficiências de proteína, energia e micronutrientes, além da niacina, como riboflavina e tiamina. Após a terapia com niacina, a suplementação com riboflavina pode ser necessária à resolução das lesões orais, enquanto a tiamina pode ser necessária ao tratamento de problemas nervosos periféricos. Alguns pesquisadores enfocaram a concentração diminuída de metabólitos do triptofano, incluindo o ácido quinolínico e a serotonina,[88] para explicar a demência da pelagra. Contudo, a melhora rápida da função do sistema nervoso central subsequente à suplementação com niacina confere maior sustentação ao papel dos metabólitos de NAD.

Hoje, é evidente que a função neural pode ser modificada por alterações envolvendo as várias reações de ADP-ribosilação. A atividade de PARP-1 é requerida para potencialização em longo prazo das sinapses, em diversos modelos de aprendizado e memória.[60] A mono-ADP-ribosilação de proteínas G poderia regular a sensibilidade sináptica. A ligação mais provável entre o estado nutricional de niacina e a função neural, todavia, envolve a sinalização de cálcio. Conforme mencionado, a ADP-ribose cíclica, ADP-ribose linear, NAADP e *O*-acetil-ADP-ribose podem aumentar os níveis citosólicos de cálcio e, dessa forma, levar à iniciação de picos ou elevações de cálcio via processos de LCIC. Esses processos atuam nos botões pré e pós-sinápticos de todos os tipos de neurônios, com todos os tipos de neurotransmissores, de modo que a desorganização da função neural pode ser amplamente disseminada e complexa. Embora a suplementação com niacina não pareça ser amplamente efetiva no tratamento da esquizofrenia,[89] a similaridade existente entre essa condição pouco conhecida e a demência da pelagra pode conduzir a um maior conhecimento funcional acerca de ambas as condições, futuramente.

Um corpo de trabalho relativamente pequeno investigou o impacto do estado nutricional da niacina sobre a função neural. Os níveis de NAD^+ e ADP-ribose cíclica estavam alterados no encéfalo de ratos com deficiência de niacina, ratos de controle e ratos farmacologicamente tratados com suplementação, sendo que tais alterações foram associadas a diferenças de aprendizado e comportamento.[90] Camundongos nulos para CD38 apresentaram níveis mais baixos de ADP-ribose cíclica no encéfalo e também exibiram comportamento alterado.[90] Ainda resta muito trabalho a ser feito para definir os papéis das formas cíclica e linear de ADP-ribose, NAADP e *O*-acetil-ADP-ribose na origem da demência da pelagra. Parece provável que as profundas alterações neurais e sua rápida resolução venham a ser relacionadas com alterações envolvendo as moléculas de sinalização.

A diarreia, que é um dos "Ds" da pelagra, é bem menos exclusiva e ocorre em outras deficiências de micro e macronutrientes. A manutenção do trato GI requer bastante energia e esse tecido atrofia durante várias formas de desnutrição. Assim como os vilos do intestino delgado encurtam, há perda de área de superfície e os nutrientes se movem para o cólon, onde fermentam e causam diarreia. Não está claro qual função metabólica específica da niacina falha no trato GI quando há diarreia, mas a falha inicia um ciclo vicioso de perda de nutrientes e piora da desnutrição que acelera a última consequência da pelagra (morte).

A pelagra é uma condição fascinante, que reflete os papéis complexos da niacina no metabolismo do corpo inteiro, desde a participação nas reações redox essenciais até a estabilidade genômica, comunicação celular e controle da expressão genética. Trabalhos adicionais serão necessários para determinar qual dos processos falham progressivamente com o desenvolvimento dos sinais e sintomas da pelagra.

Referências bibliográficas

1. Kirkland JB. Niacin. In: Rucker R, Zempleni J, Suttie JW et al. eds. Handbook of Vitamins. 4th ed. New York: Taylor and Francis, 2007:191–232.
2. Mason JB, Gibson N, Kodicek E. Br J Nutr 1973;30:297–311.
3. Carpenter KJ. Pellagra. Stroudsburg, PA: Hutchinson Ross, 1981.
4. Goldberger J. J Am Med Assoc 1922;78:1676–80.
5. Elvehjem CA, Madden RJ, Strong FM et al. J Am Chem Soc 1937;59:1767–8.
6. Harden A, Young WJ. Proc R Soc Lond 1906;78:369–75.
7. Warburg O, Christian W. Biochem Z 1936;287:291.
8. Friedkin M, Lehninger AL. J Biol Chem 1949;178:611–44.
9. Chambon P, Weill JD, Doly J et al. Biochem Biophys Res Commun 1966;25:638–43.
10. Di Girolamo M, Dani N, Stilla A et al. FEBS J 2005;272:4565–75.
11. Malavasi F, Deaglio S, Funaro A et al. Physiol Rev 2008; 88:841–86.
12. Imai S, Guarente L. Trends Pharmacol Sci 2010;31:212–20.
13. Kajikawa M, Hirai N, Hashimoto T. Plant Mol Biol 2009; 69:287–98.
14. Zheng XQ, Hayashibe E, Ashihara H. J Exp Bot 2005;56: 1615–23.
15. Tarr JB, Arditti J. Plant Physiol 1982;69:553–6.
16. Fu CS, Swendseid ME, Jacob RA et al. J Nutr 1989;119:1949–55.
17. Shibata K, Shimada H, Kondo T. Biosci Biotechnol Biochem 1996;60:1660–6.
18. US Department of Agriculture. Niacin Content of Selected Foods per Common Measure. National Nutrient Database for Standard Reference, Release 24. Disponível em: http://www.ars.usda.gov/SP2UserFiles/Place/12354500/Data/SR24/nutrlist/sr24w406.pdf. Acesso em 26 de dezembro de 2011.
19. Malfait P, Moren A, Dillon JC et al. Int J Epidemiol 1993; 22:504–11.
20. Li D, Sun WP, Zhou YM et al. World J Gastroenterol 2010; 16:2378–87.
21. Jacobson EL. J Am Coll Nutr 1993;12:412–6.
22. Prousky JE. Altern Med Rev 2003;8:180–5.
23. Varella MJ, Ernesto TL, Garcia CP et al. Clin Nutr 2006;25:977–83.
24. Monteiro JP, da Cunha DF, Filho DC et al. Nutrition 2004;20:778–82.
25. Shah GM, Shah RG, Veillette H et al. Am J Gastroenterol 2005; 100:2307–14.
26. Stevens HP, Ostlere LS, Begent RH et al. Br J Dermatol 1993; 128:578–80.
27. Carlson LA. J Intern Med 2005;258:94–114.
28. Kirkland JB. Curr Pharm Des 2009;15:3–11.
29. Kirkland JB. Exp Biol Med (Maywood) 2010;235:561–8.
30. ApSimon MM, Rawling JM, Kirkland JB. J Nutr 1995; 125:1826–32.
31. Stead LM, Jacobs RL, Brosnan ME et al. Adv Enzyme Regul 2004;44:321–33.
32. Henderson LM. Annu Rev Nutr 1983;3:289–307.
33. Nabokina SM, Kashyap ML, Said HM. Am J Physiol 2005;289: C97–103.
34. Takanaga H, Maeda H, Yabuuchi H et al. J Pharm Pharmacol 1996;48:1073–7.

35. Lan SJ, Henderson LM. J Biol Chem 1968;243:3388–94.
36. Micheli V, Simmonds HA, Sestini S et al. Arch Biochem Biophys 1990;283:40–5.
37. Preiss J, Handler P. J Biol Chem 1958;233:488–500.
38. Dietrich LS, Fuller L, Yero IL et al. J Biol Chem 1966;241:188–91.
39. Heyes MP, Chen CY, Major EO et al. Biochem J 1997;326: 351–6.
40. Bender DA. Br J Nutr 1983;50:25–32.
41. Shastri NV, Nayudu SG, Nath MC. J Vitaminol (Kyoto) 1968;14:198–202.
42. Kimura N, Fukuwatari T, Sasaki R et al. Biosci Biotechnol Biochem 2005;69:273–9.
43. Fukuoka S, Ishiguro K, Yanagihara K et al. J Biol Chem 2002; 277:35162–7.
44. Horwitt MK, Harper AE, Henderson LM. Am J Clin Nutr 1981; 34:423–7.
45. Sauberlich SE. Nutritional aspects of pyridine nucleotides. In: Dolphin D, Poulson R, Avramovic O, eds. Pyridine Nucleotide Coenzymes: Chemical, Biochemical and Medical Aspects. New York: John Wiley, 1987:599–626.
46. Jacobson EL, Jacobson MK. Methods Enzymol 1997;280:221–30.
47. Benavente CA, Jacobson EL. Free Radic Biol Med 2008; 44:527–37.
48. Tang K, Sham H, Hui E et al. J Nutr Biochem 2008;19:746–53.
49. Agledal L, Niere M, Ziegler M. Redox Rep 2010;15:2–10.
50. Ame JC, Spenlehauer C, de Murcia G. Bioessays 2004;26: 882–93.
51. Burkle A. FEBS J 2005;272:4576–89.
52. Ikejima M, Noguchi S, Yamashita R et al. J Biol Chem 1990; 265:21907–13.
53. Mendoza-Alvarez H, Alvarez-Gonzalez R. J Biol Chem 1993; 268:22575–80.
54. Althaus FR, Hofferer L, Kleczkowska HE et al. Environ Mol Mutagen 1993;22:278–82.
55. Schreiber V, Ame JC, Dolle P et al. J Biol Chem 2002; 277:23028–36.
56. Huber A, Bai P, de Murcia JM et al. DNA Repair (Amst) 2004; 3:1103–8.
57. Creissen D, Shall S. Nature 1982;296:271–2.
58. Fahrer J, Popp O, Malanga M et al. Biochemistry 2010;49: 7119–30.
59. Lonskaya I, Potaman VN, Shlyakhtenko LS et al. J Biol Chem 2005;280:17076–83.
60. Goldberg S, Visochek L, Giladi E et al. J Neurochem 2009; 111:72–9.
61. Aguilar-Quesada R, Munoz-Gamez JA, Martin-Oliva D et al. Curr Med Chem 2007;14:1179–87.
62. Yates SP, Jorgensen R, Andersen GR et al. Trends Biochem Sci 2006;31:123–33.
63. Ohlrogge W, Haag F, Lohler J et al. Mol Cell Biol 2002;22: 7535–42.
64. Ergen K, Bektas M, Gokce S et al. Biocell 2007;31:61–6.
65. Kim H, Jacobson EL, Jacobson MK. Biochem Biophys Res Commun 1993;194:1143–7.
66. Uhlen P, Fritz N. Biochem Biophys Res Commun 2010;396:28–32.
67. Mandi M, Bak J. J Recept Signal Transduct Res 2008;28:163–84.
68. Patel S, Marchant JS, Brailoiu E. Cell Calcium 2010;47:480–90.
69. Olah ME, Jackson MF, Li H et al. J Physiol 2009;587:965–79.
70. Camins A, Sureda FX, Junyent F et al. Biochim Biophys Acta 2010;1799:740–9.
71. Kruszewski M, Szumiel I. DNA Repair (Amst) 2005;4:1306–13.
72. Yi J, Luo J. Biochim Biophys Acta 2010;1804:1684–9.
73. Ghodgaonkar MM, Zacal N, Kassam S et al. DNA Repair (Amst) 2008;7:617–32.
74. Shah GM, Le Rhun Y, Sutarjono I et al. J Nutr 2001;131(Suppl):3150S.
75. Gensler HL, Williams T, Huang AC et al. Nutr Cancer 1999; 34:36–41.
76. Jacobson EL, Nunbhakdi-Craig V et al. ADP-ribose polymer metabolism: implications for human nutrition. In: Poirier GG, Moreau P, eds. ADP-Ribosylation Reactions. New York: Springer, 1992:153–62.
77. Whitacre CM, Hashimoto H, Tsai ML et al. Cancer Res 1995; 55:3697–701.
78. Boyonoski AC, Spronck JC, Gallacher LM et al. J Nutr 2002; 132:108–14.
79. Kostecki LM, Thomas M, Linford G et al. Mutat Res 2007; 625:50–61.
80. Bartleman AP, Jacobs R, Kirkland JB. Nutr Cancer 2008; 60:251–8.
81. Warwick GP, Harington JS. Adv Cancer Res 1973;17:121–31.
82. Van Rensburg SJ, Bradshaw ES, Bradshaw D et al. Br J Cancer 1985;51:399–405.
83. Wahrendorf J, Chang-Claude J, Liang QS et al. Lancet 1989; 2:1239–41.
84. Franceschi S, Bidoli E, Baron AE et al. J Natl Cancer Inst 1990; 82:1407–11.
85. Marshall JR, Graham S, Haughey BP et al. Eur J Cancer B Oral Oncol 1992;28B:9–15.
86. Roberts SR. Pellagra: History, Distribution, Diagnosis, Prognosis, Treatment, Etiology. St. Louis: CV Mosby, 1914.
87. Little YA. South Med J 1915;8:659–62.
88. Dickerson JW, Wiryanti J. Proc Nutr Soc 1978;37:167–71.
89. Ban TA. Neuropsychobiology 1975;1:133–45.
90. Young GS, Kirkland JB. Nutr Res Rev 2008;21:42–55.

24 Vitamina B_6*

Vanessa R. da Silva, Amy D. Mackey, Steven R. Davis e Jesse F. Gregory III

Desde a década de 1930, com o primeiro relato de evidência de vitamina B_6, nosso conhecimento sobre suas propriedades, função metabólica e papel na manutenção da saúde sofreu uma enorme expansão. Apesar dos avanços, ainda existem áreas de incerteza, como a ingestão ideal da vitamina, as consequências da inadequação, a melhor forma de avaliar o estado nutricional e os efeitos da suplementação sobre a saúde. Desde a edição anterior deste livro,[1] ocorreram avanços importantes relacionados ao papel do estado nutricional da vitamina B_6 e incidência de doença crônica. Portanto, esse tópico foi especialmente considerado no presente capítulo.

História

O primeiro relato da evidência da existência de um fator nutricional hidrossolúvel, posteriormente identificado como vitamina B_6, data de 1934.[2] Cinco laboratórios relataram o isolamento independente e cristalização da piridoxina (PN) em 1938,[3-7] e a estrutura proposta foi confirmada com a síntese bem-sucedida da vitamina no ano seguinte. Os estudos sobre os requerimentos nutricionais das bactérias produtoras de ácido lático levaram ao reconhecimento do piridoxal (PL) e da piridoxamina (PM).[8] Foi demonstrado que a forma de coenzima da vitamina B_6 era um derivado fosforilado[9] que, eventualmente, acabou sendo identificado como 5'-fosfato.

Química e nomenclatura

O termo *vitamina B_6* é o descritor genérico[10] preferido para a família de derivados 2-metil,3-hidroxi,5-hidroximetilpiridina que exibem a atividade nutricional da PN. E "piridoxina" tem sido usado como termo genérico, especialmente no contexto clínico. Entretanto, é fortemente recomendado que o uso consistente do termo genérico "vitamina B_6" e não do termo "piridoxina" seja adotado para minimizar confusões em relação à nomenclatura da vitamina B_6.

A vitamina B_6 existe como três derivados principais de um núcleo de 2-metil,3-hidroxi,5-hidroximetilpiridina, que diferem entre si quanto à substituição na posição 4 do anel de piridina (ver Fig. 24.1). Para a substituição C-4, PN tem um grupo hidroximetil; PL tem um aldeído; e PM tem um grupo aminometil. Por ser um álcool, a PN foi denominada "piridoxol", de maneira intermitente. Essa designação, contudo, é obsoleta e deve cair em desuso. PN, PL e PM podem existir com um grupo fosfato esterificado na posição C-5' (i. e., PNP, PLP e PMP). O piridoxal-5'-fosfato (PLP) e a piridoxamina-5'-fosfato (PMP) são as formas de coenzima da vitamina B_6. Ambas são interconvertidas, pois suas funções correspondem às ações das enzimas da família de aminotransferases. Embora a piridoxina-5'-fosfato (PNP) não seja uma coenzima, é um importante intermediário na via metabólica pela qual o PLP é formado a partir da PN da dieta (ver Fig. 24.2). O ácido 4-piridóxico (4-PA), que é o principal produto catabólico metabolicamente inativo da vitamina B_6, possui um grupo carboxil em C-4 e é nutricional e metabolicamente inativo. Na Figura 24.1, também está representada a piridoxina-5'-β-D-glicosídeo (PNG), que constitui uma forma glicosilada da vitamina B_6 comumente encontrada em alimentos de origem vegetal.

---

*__Abreviaturas__: __4-PA__, ácido 4-piridóxico; __ALAS__, δ-aminolevudinato sintase; __DV__, doença vascular; __FAD__, flavina-adenina dinucleotídeo; __FMN__, flavina mononucleotídeo; __HPLC__, cromatografia líquida de alto desempenho; __NAD__, nicotinamida adenina dinucleotídeo; __PCR__, proteína C reativa; __PL__, piridoxal; __PLP__, piridoxal 5'-fosfato; __PM__, piridoxamina; __PMP__, piridoxamina 5'-fosfato; __PN__, piridoxina; __PNG__, piridoxina-5'-β'''-D-glicosídeo; __PNP__, piridoxina-5'-fosfato; __RDA__, ingestão dietética recomendada; __SHMT__, serina hidroximetiltransferase; __TNAP__, fosfatase tecido-inespecífica.

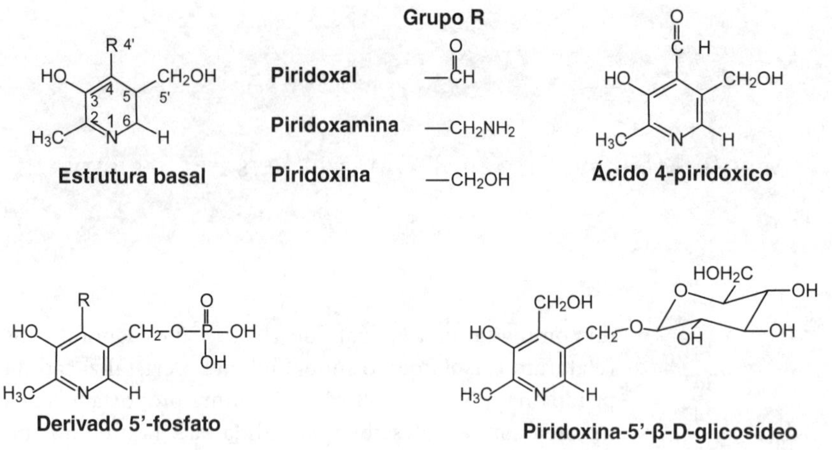

Grupo R

Estrutura basal — Piridoxal: —CHO; Piridoxamina: —CH_2NH_2; Piridoxina: —CH_2OH

Ácido 4-piridóxico

Derivado 5'-fosfato

Piridoxina-5'-β-D-glicosídeo

Figura 24.1 Estruturas químicas das formas de vitamina B_6.

Absorção e biodisponibilidade

Considera-se que a absorção intestinal da vitamina B_6 ocorre em jejum, por meio de difusão passiva não saturável das formas não fosforiladas.[11] Entretanto, evidências fornecidas por estudos *in vitro* usando células eucarióticas sugerem que a absorção da vitamina B_6 depende do pH e apresenta componentes saturáveis e não saturáveis dependentes de concentração.[12] No modelo *in vitro*, a absorção parece ocorrer através de uma via mediada por transportador que envolve troca de próton.[12] PLP, PMP e PNP da dieta são enzimaticamente desfosforilados junto à membrana da borda em escova, por ação da fosfatase alcalina e antes da absorção.[1] Uma vez absorvidos, PN, PL e PM da dieta são fosforilados pela piridoxal quinase com o propósito de aprisionamento metabólico. A adição do grupo fosfato na posição 5' do anel de piridina cria uma carga negativa na molécula que impede a difusão dos vitâmeros através das membranas celulares nas células da mucosa intestinal e em outros tecidos. Para atravessar a membrana basolateral e entrar na circulação porta, PN, PL e PM voltam a ser convertidos nas formas não fosforiladas.

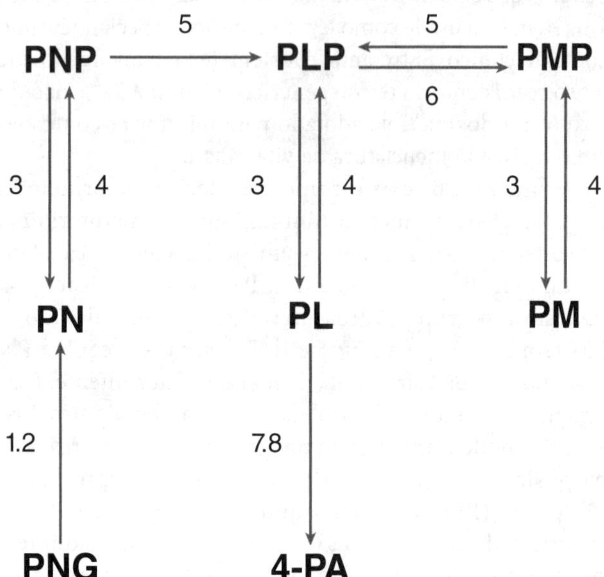

1: Lactato-florizina hidrolase
2: Piridoxina-5'-β-D-glicosídeo hidrolase
3: Fosfatases
4: Piridoxal quinase
5: Piridoxina (piridoxamina) fosfato oxidase
6: Aminotransferase
7: Aldeído oxidase
8: Aldeído desidrogenase

Figura 24.2 Visão geral do metabolismo da vitamina B6. 4-PA, ácido 4-piridóxico; PL, piridoxal; PLP, piridoxal-5'-fosfato; PM, piridoxamina; PMP, piridoxamina-5'-fosfato; PN, piridoxina; PNG, piridoxina-5'-β-D--glicosídeo; PNP, piridoxina-5'-fosfato.

A biodisponibilidade de nutrientes nos alimentos e suplementos é um aspecto importante para a avaliação da adequação das dietas e eficácia dos suplementos para atender aos requerimentos nutricionais e corrigir estados inadequados. A biodisponibilidade da vitamina B_6 em seres humanos que consomem dietas mistas é de cerca de 75%.[13] Dados obtidos com porcos indicam que a digestibilidade da vitamina B_6 a partir de fontes animais é aproximadamente 10% maior do que a da vitamina obtida de fontes vegetais.[14] Conforme revisado,[15] a biodisponibilidade da vitamina B_6 é provavelmente uma função do grau de captura na matriz do alimento (i. e., resíduo indigerível) e extensão da utilização das formas glicosiladas da vitamina B_6. A PNG, principal forma glicosilada da vitamina B_6 na dieta humana, fornece em média cerca de 15% da ingestão diária total de vitamina B_6,[16] ainda que esse percentual varie amplamente dependendo da seleção de alimentos. A biodisponibilidade da PNG purificada foi de apenas cerca de 30% em ratos[17,18] e de aproximadamente 50% em seres humanos, em comparação à PN livre.[19,20] Estudos realizados com ratos[17] e seres humanos[19,20] empregando PNG isotopicamente marcada constataram que a PNG foi absorvida de modo efetivo, embora não tenha sido hidrolisada por completo no intestino delgado em glicose e PN – uma forma metabolicamente ativa da vitamina B_6. A hidrólise intestinal da PNG é catalisada por duas β-glicosidases: uma nova enzima citoplasmática denominada PNG hidrolase;[21] e a enzima lactase-florizina hidrolase,[22] da membrana da borda em escova. A PNG também pode ser absorvida intacta, potencialmente hidrolisada pela atividade da glicosidase nos rins, ou excretada sem modificação na urina.[19,20]

Transporte e metabolismo

A vitamina B_6, principalmente PL, entra na circulação porta e se liga à albumina no plasma para fins de transporte.[23] PL e PLP constituem 75-80% das formas circulantes de vitamina B_6.[24] Os eritrócitos podem captar PN e PL,[25] entretanto a vitamina B_6 eritrocitária provavelmente não é disponibilizada para captação direta a partir da circulação para dentro dos tecidos.

O fígado é o sítio primário de metabolização da vitamina B_6 e é o local onde há geração de PLP para uso hepático e exportação para os tecidos extra-hepáticos. A fosforilação de PN, PL e PM gerando PNP, PLP e PMP, respectivamente, é catalisada pela piridoxal quinase.[26] A conversão de PNP e PMP em PLP é catalisada pela piroxamina-(piridoxina-)5'-fosfato oxidase dependente de flavina mononucleotídeo (FMN), no fígado.[26] Essa reação é decisiva para o metabolismo da vitamina B_6 da dieta, pois a maioria dos tecidos extra-hepáticos apresenta, comparativamente, pouca atividade de oxidase. A piroxamina-(piridoxina-)5'-fosfato oxidase está sujeita a uma forte inibição de produto, que serve para evitar a produção de quantidades excessivas de PLP.[27] A desfosforilação de PLP e PMP no fígado e outros tecidos é catalisada pela atividade de fosfatase tecido inespecífica (TNAP),[28] bem como por uma forma fosfatase alcalina eritrocitária vitamina B_6-específica.[29] Duas enzimas hepáticas, aldeído oxidase dependente de riboflavina (flavina-adenina dinucleotídeo [FAD]) e aldeído desidrogenase dependente de nicotinamida adenina dinucleotídeo (NAD), oxidam o excesso de PL nos tecidos em 4-PA, que é o principal produto catabólico da vitamina B_6.[28]

Conforme mencionado anteriormente, PLP e PL são as formas circulantes predominantes da vitamina B_6. A renovação da vitamina B_6, como PLP, foi descrita empregando um modelo de compartimentos que inclui cinco *pools* corporais: músculo, fígado, plasma, eritrócitos e um compartimento que combina os outros quatro *pools*.[30] Estima-se que as concentrações corporais totais de vitamina B_6 sejam iguais a 15 nmol/g, que correspondem a cerca de 1.000 μmol/g em um adulto humano.[31] O PLP contido no *pool* muscular representa 75-80% do conteúdo corporal total de vitamina B_6 e atua como coenzima para a glicogênio fosforilase.[31]

A captação tecidual de vitamina B_6 a partir da circulação requer desfosforilação. Após a remoção enzimática do grupo 5'-fosfato pela TNAP da membrana plasmática, a vitamina B_6 pode atravessar as membranas celulares por meio de um sistema de transporte mediado por transportador.[12,32] A vitamina B_6 é retida nos tecidos por fosforilação, sendo concentrada nas mitocôndrias e citoplasma.

Funções

A vitamina B_6 atua como coenzima em diversas reações enzimáticas no metabolismo de aminoácidos, unidades monocarbono, lipídios e vias da neoglicogênese, heme e biossíntese de neurotransmissores. O PLP é a coenzima mais comum da vitamina B_6. As estruturas do PLP e PMP, bem como suas respectivas formas não fosforiladas, acomodam a formação de ligações básicas de Schiff com outras aminas (PL/PLP) e aldeídos (PM/PMP). As estruturas desses vitâmeros os torna convenientes para atuarem como coenzimas para mais de 100 enzimas diferentes.

Aminoácidos

Quase todos os aminoácidos requerem a participação de pelo menos uma enzima dependente de PLP em seu metabolismo. O PLP é uma coenzima de aminotransferases que catalisa conversões reversíveis de aminoácidos em seus α-cetoácidos correspondentes, com transferência simultânea do grupo amino para gerar PMP. Os aminoácidos também podem ser modificados por reações de dessulfuração e descarboxilação dependentes de PLP. O metabolismo de vários aminoácidos envolvidos na metabolização de monocarbonos é catalisado por reações dependentes de PLP, conforme descrito adiante. As reações de descarboxilação dependentes de PLP são importantes na biossíntese de neurotransmissores (ácido γ-aminobutírico, dopamina e noradrenalina), incluindo a conversão de aminoácidos L-aromáticos em neurotransmissores ativos (p. ex., conversão do triptofano em serotonina).[33]

Unidades monocarbono

O PLP serve de coenzima para quatro enzimas que atuam no metabolismo e trans-sulfuração de monocarbonos. A serina hidroximetiltransferase (SHMT) e a glicina descarboxilase transferem unidades monocarbono ao tetraidrofolato, a partir da serina e glicina, respectivamente (ver Fig. 24.3, reações 1 e 2). Essas reações enzimáticas fornecem a maior parte dos grupos monocarbono usados na síntese de purinas e timidina, bem como os grupos metil para remetilação da homocisteína em metionina.[34,35] Os grupos metil incorporados à metionina podem ser usados nas reações de transmetilação dependentes de *S*-adenosilmetionina envolvidas na metabolização de creatina, DNA, RNA, lipídios, proteínas e outras moléculas. A via da trans-sulfuração é composta pelas enzimas PLP-dependentes cistationina β-sintase e cistationina γ-liase (ver Fig. 24.3, reações 3 e 4). Nessa via, a homocisteína é condensada com serina para produzir cistationina, que subsequentemente é clivada para produzir cisteína e α-aminobutirato. A trans-sulfuração e geração de unidades monocarbono estão comprometidas em ratos com deficiência grave de vitamina B_6.[36,37] As concentrações altas de glicina e cistationina no plasma de pacientes desnutridos em relação à vitamina B_6 sugerem efeitos similares nos seres humanos durante a restrição moderada de vitamina B_6. Todavia, a concentração de cisteína no plasma e nas hemácias bem como a taxa de geração de unidades monocarbono não foram significativamente afetadas pelo estado nutricional marginal de vitamina B_6 (20-30 nmol de PLP/L) em adultos jovens saudáveis.[38-41] Os níveis de deficiência de vitamina B_6 requeridos para afetar a função dessas vias em seres humanos são indeterminados.

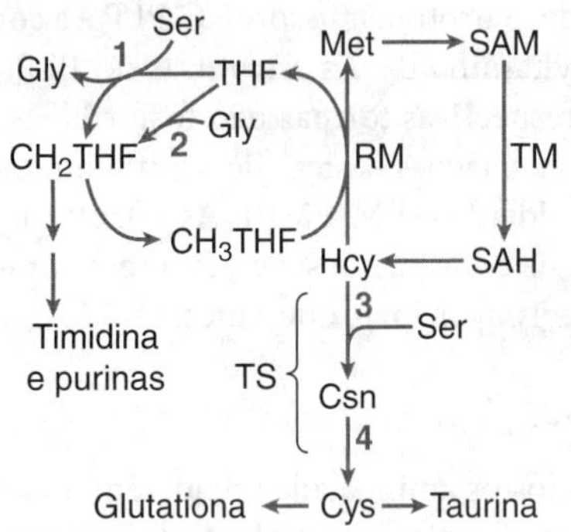

Figura 24.3 Dependência de piridoxal-5'-fosfato (PLP) da homocisteína (Hcy) e outras reações cíclicas monocarbono: (1) serina (Ser) hidroximetiltransferase; (2) glicina (Gly) descarboxilase do sistema de clivagem da glicina; (3) cistationina (Csn) β-sintase; (4) cistationa γ-liase. CH2THF, 5,10-metilenotetraidrofolato; CH3THF, 5-metiltetraidrofolato; Cys, cisteína; Met, metionina; RM, remetilação; SAH, S-adenosil-homocisteína; SAM, S-adenosilmetionina; TM, transmetilação; TS, trans-sulfuração.

Lipídios

O papel da vitamina B_6 no metabolismo lipídico não está totalmente esclarecido. Ratos com deficiência de vitamina B_6 apresentaram perfis alterados de ácidos graxos em lipídios teciduais, com concentrações diminuídas de ácido araquidônico e aumento de ácido linoleico,[42] enquanto as concentrações plasmáticas de colesterol e triglicerídeos estavam aumentadas.[42] Os mecanismos bioquímicos envolvidos são incertos, contudo tais observações podem ser explicadas por aberrações das vias enzimáticas PLP-dependentes envolvidas na transferência de grupos metil, que poderiam render concentrações menores de fosfolipídios metilados. A via biossintética da carnitina, que é essencial ao transporte intramitocondrial de ácidos graxos de cadeia longa, requer atividade de 3-hidroxitrimetil-lisina aldolase dependente de PLP. Foi demonstrado que a deficiência de vitamina B_6 diminui as concentrações plasmáticas de carnitina em ratos[43] e não em seres humanos.[1]

Glicogenólise e neoglicogênese

A vitamina B_6, como PLP, exerce papel duplo na síntese de glicose. A glicogênio fosforilase conta com o PLP como coenzima na clivagem enzimática do glicogênio que libera sequencialmente unidades de glicose-1-fosfato. O grupo 5'-fosfato do PLP, em vez do grupo 4'-formil (como nas reações da aminotransferase), é necessário para catálise ácida geral na glicogenólise. A atividade de glicogênio fosforilase e as concentrações musculares de vitamina B_6 são resilientes aos efeitos da restrição de B_6 dietética.[44,45] As transaminases dependentes de PLP convertem os aminoácidos neoglicogênicos em α-cetoácidos, para criar substratos para produção de glicose. O efeito do estado nutricional da vitamina B_6 sobre a neoglicogênese endógena ainda é desconhecido.

Biossíntese do heme

A biossíntese do heme requer atividade de δ-aminolevulinato sintase (ALAS) dependente de PLP. Essa enzima catalisa a condensação de succinil coenzima A e glicina para formação de δ-aminolevulinato, o precursor do anel de porfirina. A deficiência crônica de vitamina B_6 pode precipitar a anemia hipocrômica microcítica, em que a concentração de hemoglobina nos eritrócitos está diminuída. A anemia sideroblástica é uma forma hereditária de deficiência de ALAS. Esse tipo de anemia muitas vezes pode ser tratado com sucesso à base de suplementação de PN. Entretanto, algumas mutações alteram os sítios de ligação do PLP na enzima ALAS[46] e, portanto, diminuem a eficácia da suplementação com PN.

Interações com outros nutrientes

A interconversão e o metabolismo da vitamina B_6 dependem de riboflavina, niacina e zinco (ver Fig. 24.2). A PN (PM) fosfato oxidase e aldeído oxidase necessitam de riboflavina em forma de FMN e FAD, respectivamente. A niacina, como NAD, serve de coenzima para a aldeído desidrogenase. A fosforilação da vitamina B_6 é catalisada pela PL quinase, que necessita de zinco como cofator. A ingestão dietética insuficiente desses nutrientes pode produzir efeitos adversos sobre a utilização metabólica da vitamina B_6.

Niacina, folato e carnitina requerem vitamina B_6 para biossíntese e metabolismo. A biossíntese de niacina a partir de triptofano é catalisada pela quinureninase dependente de PLP. Como discutido, a SHMT dependente de PLP e a glicina descarboxilase são essenciais ao metabolismo normal de folato (ver Fig. 24.3, reações 1 e 2). A carnitina é sintetizada a partir de lisina e metionina em um processo de múltiplas etapas que requer PLP.

Vitamina B_6 em alimentos e suplementos

A vitamina B_6 é tradicionalmente quantificada em alimentos e materiais biológicos em ensaios microbiológicos empregando a levedura *Saccharomyces uvarum*.[47] Tanto o método microbiológico como a cromatografia líquida de alto desempenho (HPLC) são hoje amplamente usados.[47] Os ensaios microbiológicos são mais convenientes para a quantificação de vitamina B_6 total, enquanto os métodos de HPLC corretamente configurados permitem a determinação das várias formas de vitamina B_6, inclusive a(s) forma(s) glicosilada(s).[48]

A vitamina B_6 é amplamente distribuída através do suprimento alimentar. Os alimentos de origem animal, como carne, peixe, ovos e laticínios, são ricos em vitamina B_6, principalmente em PL e PM e suas formas fosforiladas. Muitos vegetais e cereais integrais são fontes eficientes da vitamina. As formas predominantes de vitamina B_6 nos alimentos de origem vegetal são a PN e PN glicosilada.[11] Os tecidos vegetais podem conter até 75% de sua vitamina B_6 na forma de PNG,[49] que é provavelmente uma forma de armazenamento da vitamina. Segundo o *Continuing Survey of Food Intakes by Individuals* de 1995 (dados não publicados), a população adulta dos Estados Unidos obtém a vitamina B_6 dietética principalmente a partir de cereais enriquecidos prontos, carne bovina, peixe, aves, verduras ricas em amido e frutas não cítricas.

A perda de vitamina B_6 que ocorre durante o armazenamento e manipulação dos alimentos é relativamente pequena, à parte as perdas ocorridas na moagem dos grãos, contudo, podem ser significativas as perdas de PN, PLP, PM e PMP durante o cozimento e processamento térmico dos alimentos.[50] O impacto nutricional da perda de vitamina B_6 foi agudamente observado na década de 1950, quando os bebês foram alimentados com uma fórmula cujas condições de processamento térmico haviam sido alteradas, causando destruição excessiva de vitamina B_6 na fórmula não enriquecida.[51] Alguns bebês que consumiram essa fórmula desenvolveram crises convulsivas, que somente foram aliviadas com suplementação de PN. Esses incidentes levaram ao enriquecimento de rotina imediato das fórmulas para bebês com PN. Por apresentar maior estabilidade do que os outros vitâmeros B_6, o hidrocloreto de PN é usado em todos os tipos de enriquecimento de alimentos e na maioria dos suplementos nutricionais. A PN α-cetoglutarato também foi usada como suplemento de vitamina B_6 para melhorar o desempenho no exercício, mas as evidências que sustentam esse efeito benéfico são enganosas.[52]

Avaliação do estado nutricional

O estado nutricional da vitamina B_6 pode ser avaliado por quantificação direta das formas da vitamina B_6 no sangue ou na urina, através dos indicadores baseados na função bioquímica da vitamina B_6.[53,54] Os vários indicadores do estado nutricional da vitamina B_6 e seus respectivos valores de corte geralmente aceitos são resumidos na Tabela 24.1.

Tabela 24.1 Índices para avaliação do estado nutricional da vitamina B_6 e valores mínimos sugeridos para o estado nutricional adequado

Índice	Estado nutricional adequado
Direto	
Piridoxal fosfato plasmático	> 30 nmol/L[a]
Vitamina B_6 plasmática total	> 40 nmol/L
Ácido 4-piridóxico urinário	> 3 μmol/d
Vitamina B_6 urinária total	> 0,5 μmol/d
Indireto	
Índice de estimulação da coenzima alanina aminotransferase eritrocitária[b]	< 1,25
Índice de estimulação da coenzima aspartato aminotransferase eritrocitária[b]	< 1,80
Carga de 2 g de L-triptofano, ácido xanturênico urinário	< 65 μmol/d
Carga de 3 g de L-metionina, cistationina urinária	< 350 μmol/d
Ingestão dietética	
Ingestão de vitamina B_6, média semanal	> 1,25-1,50 mg/dia
Proporção vitamina B_6/proteína	≥ 0,016 mg/g

[a]Um valor plasmático de piridoxal fosfato inferior a 20 nmol/L é considerado indicativo de deficiência.

[b]O índice de estimulação de coenzima é a proporção entre os valores de atividade enzimática medidos com e sem pré-incubação do hemolisado de eritrócitos com piridoxal fosfato. Esse índice é proporcional à fração de enzima na forma de apoenzima.

Adaptado com permissão de Leklem JE. Vitamin B-6: a status report. J Nutr 1990;120 (Suppl):S1503-7.

A medida direta do estado nutricional de vitamina B_6 mais usada é a determinação da concentração plasmática de PLP, que pode ser prontamente quantificada por HPLC ou métodos enzimáticos. Foi demonstrado que a concentração plasmática de PLP está correlacionada com a concentração tecidual de PLP em ratos[55] e, em estudos dietéticos controlados realizados com seres humanos, com a ingestão de vitamina B_6.[11,54] Uma concentração plasmática acima de 30 nmol/L é tradicionalmente considerada indicativa de um estado nutricional adequado em adultos humanos,[11,54] enquanto uma concentração superior a 20 nmol/L é usada como valor de corte mais conservador.[53] Quando o valor de corte de 20 nmol/L é usado, é recomendável que os valores na faixa de 20-30 nmol/L sejam interpretados como indicativos de estado marginal.

Algumas condições genéticas e fisiológicas influenciam os valores plasmáticos de PLP.[1] Sendo assim, as conclusões acerca do estado nutricional de vitamina B_6 baseadas na concentração plasmática de PLP devem ser consideradas prováveis, até serem confirmadas com algum método alternativo de avaliação. Ainda que a concentração plasmática total de vitamina B_6 seja usada como indicador do estado nutricional, nem as concentrações totais de vitamina B_6 nem as concentrações individuais das outras formas (p. ex., PL, 4-PA) são tão úteis quanto o PLP, por conta da falta de critérios para interpretação. De modo similar, o PLP eritrocitário é um potencial indicador do estado nutricional de vitamina B_6 para o qual falta consenso com relação a sua utilidade diagnóstica. O uso diagnóstico do PLP eritrocitário também é limitado, em decorrência de questões metodológicas ainda não resolvidas.

A excreção urinária de 4-PA (> 3 μmol/dia) é indicativa da adequação da vitamina B_6.[54] Embora a concentração urinária de 4-PA seja facilmente determinada por HPLC, deve-se considerá-la um indicador secundário do estado nutricional, dada a necessidade usual de coleta completa da urina de 24 horas, e porque a excreção de 4-PA é fortemente afetada pela ingestão recente de vitamina B_6.

Os indicadores funcionais do estado nutricional de vitamina B_6 são baseados em medidas de processos dependentes de PLP, seja *in vivo* ou em hemácias. A excreção urinária de ácido xanturênico, seja basal ou após uma carga de triptofano, foi o primeiro indicador funcional. O teste da carga de triptofano não tem sido amplamente utilizado desde de um incidente de toxicidade ocorrido na década de 1980, resultante da presença de impurezas tóxicas em um lote de triptofano. O teste de carga de metionina, que hoje é mais amplamente usado, envolve a quantificação da elevação da concentração plasmática de homocisteína após a administração oral de uma carga de metionina.[56] A deficiência de vitamina B_6 exerce pouco efeito sobre a concentração plasmática de homocisteína de jejum (diferentemente da deficiência de folato), mas rende uma maior concentração de homocisteína pós-carga de metionina, por conta do comprometimento da via de trans-sulfuração. As numerosas variações do protocolo dos testes de carga de metionina (i. e., doses e tempos de coleta de amostra de sangue) complicam a interpretação e comparação dos achados publicados. Conforme mencionado, a concentração plasmática de cistationina é um biomarcador sensível e bastante responsivo do estado nutricional de vitamina B_6 insuficiente,[57,58] contudo não há faixas de referência estabelecidas. Por fim, a quantificação *in vitro* de aspartato aminotransferase ou alanina aminotransferase eritrocitárias na presença e ausência de adição de PLP permite calcular um coeficiente de ativação, que é uma medida indireta do grau de deficiência através da avaliação da proporção de enzima na forma de apoenzima.

Necessidades

Em 1998, o Food and Nutrition Board[53] revisou as ingestões de referência dietéticas para vitamina B_6 (ver Tab. 24.2). Uma necessidade média estimada (EAR) de 1,1 mg/dia e uma ingestão dietética recomendada (RDA) de 1,3 mg/dia para homens e mulheres (19-50 anos de idade) foram estabelecidas como resultado desta reavaliação. As RDA foram diminuídas em relação às recomendações estabelecidas em 1989.[1] Para determinar o requerimento, a concentração plasmática de PLP (< 20 nmol/L) foi usada como principal indicador do estado nutricional de vitamina B_6, por representar melhor as reservas teciduais.[53] Conforme revisado no relatório,[53] os requerimentos de vitamina B_6 eram baseados em dados obtidos por estudos controlados que investigaram a ingestão de vitamina B_6 dietética combinada com a de PN sintética. Uma ingestão média de vitamina B_6, conforme as estimativas feitas por levantamentos de ingestão nutricional nacionalmente representativos nos Estados Unidos, é de cerca de 1,5 mg/dia para mulheres e 2,0 mg/dia para homens. Embora vários estudos tenham demonstrado que os indicadores do estado nutricional de vitamina B_6 declinaram com o consumo aumentado de proteínas, esse efeito não foi observado de maneira consistente.[53] É por este motivo que a RDA vigente não é expressa em função da ingestão de proteína.[53] Há controvérsias em relação à RDA para vitamina B_6, em especial à luz dos achados sugestivos de que a ingestão ideal é maior do que a atual RDA de 1,3 mg/dia[59,60] que, em certas populações, é insuficiente para sustentar os níveis de PLP circulante dentro da faixa adequada.[61] Pesquisas adicionais são necessárias para responder à questão.

Existem dados limitados sobre os requerimentos de vitamina B_6 de bebês e crianças. A ingestão adequada (AI) estabelecida para bebês de até 11 meses de idade foi derivada primariamente do conteúdo do leite humano (0,13-0,24 mg/L) e da sua ingestão por bebês saudáveis alimentados exclusivamente com leite materno.[62] Apesar de a ingestão dietética e do consequente estado nutricional insuficiente de vitamina B_6 não serem prevalentes na população em geral, partes significativas das populações apresentam risco de ingestão e estado nutricional subótimos de vitamina B_6. Estes grupos incluem gestantes e mulheres em lactação,[16,63] mulheres que tomam anticoncepcionais orais,[61] fumantes[64] e idosos.[61]

Tabela 24.2 Ingestões de vitamina B_6 recomendadas por idade e gênero (mg/d)[a]

	Idade (anos)	Masculino	Feminino	Nível de ingestão máxima tolerável[b]
Bebês	0-0,5	0,1[c]	0,1[c]	ND
	0,5-1	0,3[c]	0,3[c]	ND
Crianças	1-3	0,5	0,5	30
	4-8	0,6	0,6	40
Adolescentes	9-13	1,0	1,0	60
	14-18	1,3	1,2	80
Adultos	19-30	1,3	1,3	100
	31-50	1,3	1,3	100
	51-70	1,7	1,5	100
	> 70	1,7	1,5	100
Gravidez			1,9	100
Lactação			2,0	100

ND, não determinável por conta da falta de dados sobre efeitos adversos nesta faixa etária e preocupação relacionada à inabilidade para lidar com quantidades excessivas. A fonte de ingestão deve ser apenas os alimentos, a fim de prevenir níveis de ingestão elevados.

[a] 1 mg de piridoxina = 5,92 μmol.

[b] O nível de ingestão máxima tolerável (UL) é o nível mais alto de ingestão de nutriente diária que provavelmente não impõe risco de efeitos adversos para a saúde em quase todos os indivíduos da população em geral. Os UL para vitamina B_6 são iguais para homens e mulheres.

[c] Ingestões adequadas. Todos os outros valores são apresentados como ingestões dietéticas recomendadas.

Reproduzido com permissão de Food and Nutrition Board, Institute of Medicine. Dietary Reference Intakes for Thiamin, Riboflavin, Niacin, Vitamin B_6, Folate, Vitamin B_{12}, Pantothenic Acid, Biotin, and Choline. Washington, DC: National Academy Press, 1998:150.

Vitamina B_6 na saúde e na doença

A relação existente entre nutrição da vitamina B_6, saúde e doença vascular ainda é uma área ativa de pesquisas. Um risco aumentado de doença cardiovascular foi relatado pela primeira vez por estudos realizados com animais em que a deficiência de vitamina B_6 levou ao desenvolvimento de lesões vasculares.[65,66] Uma alta concentração plasmática de homocisteína está associada ao risco aumentado de acidente vascular encefálico, cardiopatia coronariana e trombose venosa.[67] A homocisteína plasmática está primariamente elevada sob condições de jejum, quando a ingestão de vitamina B_6 e os níveis plasmáticos de PLP estão muito baixos.[68]

Vários estudos epidemiológicos relataram a existência de uma associação entre níveis plasmáticos de PLP baixos e doença cardiovascular,[69-71] que independe da homocisteína plasmática[72-74] e da concentração plasmática de proteína C reativa (PCR).[69,73] Esse achado é esperado, porque a associação existente entre a concentração plasmática total de homocisteína de jejum e o estado nutricional de vitamina B_6 é inconsistente e muitas vezes fraca em indivíduos de vida livre, bem como em estudos sobre depleção de vitamina B_6 e suplementação.[75]

A associação existente entre um baixo estado nutricional de vitamina B_6 e a doença vascular (DV) tende a ser mais forte em estudos envolvendo populações já diagnosticadas com DV. O achado sugere um efeito de progressão da DV em relação ao estado nutricional de vitamina B_6, em vez de um efeito do estado nutricional da vitamina B_6 sobre o risco de DV. Estudos de intervenção enfocaram amplamente a ação de redução da homocisteína plasmática das vitaminas B e a prevenção da incidência secundária de eventos vasculares. Os resultados desses estudos não sustentam o uso das vitaminas B como forma de prevenir a recorrência de doença cardiovascular.[76-80] Entretanto, a análise secundária de dois estudos mostrou que a suplementação com vitamina B diminuiu a incidência de acidente vascular encefálico.[81,82] A suplementação concomitante de folato e vitamina B_{12} dificultou a avaliação dos efeitos produzidos apenas pela vitamina B_6. Mesmo assim, estudos randomizados de ampla escala, que tentaram examinar o efeito da suplementação com vitamina B_6 na prevenção secundária, forneceram resultados amplamente negativos.[83]

Várias hipóteses podem explicar como a deficiência de vitamina B_6 afeta a DV. Além dos efeitos sobre as múltiplas vias do metabolismo da homocisteína,[75] o estado nutricional de vitamina B_6 pode afetar a DV ao produzir efeitos sobre o metabolismo lipídico,[84] função endotelial,[85] trombogênese[84] e inflamação.[74] Níveis plasmáticos de PLP baixos ou uma baixa ingestão de vitamina B_6 foram associados a níveis altos de PCR plasmática, um indicador de inflamação.[74,86,87] Ao comparar a associação existente entre os níveis plasmáticos de PLP e a PCR circulante em pacientes sadios com arteriopatia coronariana, foi constatado que a associação estava presente somente nos pacientes saudáveis.[69] Em adição, a restrição dietética controlada da vitamina B_6 não afetou a PCR plasmática em indivíduos jovens saudáveis.[57] Pesquisadores sugerem que o requerimento de vitamina B_6 aumenta na inflamação.[86] O mecanismo relacionado às concentrações plasmáticas de PLP e PCR ou ainda a outros marcadores inflamatórios requer investigação adicional. O papel inibitório proposto para a vitamina B_6 na agregação plaquetária *in vivo* é improvável,[88] enquanto todas as demais hipóteses permanecem sem comprovação.

A importância de um estado nutricional de vitamina B_6 adequado para um funcionamento imunológico adequado, em particular da imunidade celular e em menor grau da imunidade humoral, é conhecida há muitos anos. A atrofia do tecido linfoide, diminuição do conteúdo de linfócitos dos tecidos linfáticos, sobrevida estendida de aloenxertos e inibição da produção de anticorpos, bem como diminuição da proliferação de linfócitos, inibição da atividade fagocítica de macrófagos e inibição da citotoxicidade mediada por células T *in vitro* são características observadas em animais com deficiência de vitamina B_6.[89] Em estudos realizados com seres humanos, os linfócitos isolados de indivíduos com deficiência de vitamina B_6 exibiram diminuição da proliferação e produção de interleucina-2 em resposta a mitógenos,[60,90] além de produção de anticorpos diminuída em resposta à imunização.[89] Foi relatado que a suplementação com vitamina B_6 melhora as respostas imunes nas condições inflamatórias. De forma evidentemente contrastante, houve supressão das citocinas pró-inflamatórias em pacientes com artrite reumatoide tratados com 100 mg de vitamina B_6/dia.[91] Os pacientes gravemente doentes que receberam suplementação com doses altas de vitamina B_6 apresentaram melhora das respostas imunes celulares após 14 dias.[92] A proliferação linfocitária deprimida na deficiência de vitamina B_6 pode ter origem na síntese de DNA comprometida resultante da atividade diminuída de SHMT, uma enzima essencial à síntese *de novo* de purinas e timidina (ver Fig. 24.3, reação 1). O sistema imune de idosos parece ser particularmente sensível ao estado nutricional de vitamina B_6 inadequado[90] e essa população pode ser beneficiada pela suplementação com vitamina B_6.[93] Os estudos sobre depleção-repleção de vitamina B_6 em indivíduos jovens e idosos sugeriram que a ingestão de vitamina B_6 igual à RDA vigente pode ser insuficiente para maximizar a imunocompetência.[60,90]

Um papel para a vitamina B_6 no câncer foi sugerido pelas perturbações do metabolismo da vitamina observadas em pacientes com câncer de mama e junto aos tumores.[94] O nível de exposição à vitamina B_6 é inversamente proporcional à proliferação celular em modelos experimentais de câncer, conforme revisado por Komatsu et al.[94] Vários estudos epidemiológicos relataram a existência de uma relação inversa entre ingestão de vitamina B_6 ou PLP plasmático e o risco de câncer colorretal.[95] Foi sugerido que esse efeito protetor independe dos efeitos do estado nutricional da vitamina B_6 sobre os metabólitos monocarbono e biomarcadores inflamatórios.[96] Níveis plasmáticos de PLP mais altos também foram associados a um risco menor de câncer de pulmão.[97] A existência dessa associação também foi sugerida em outros cânceres, porém os resultados obtidos são inconsistentes.[98-100] Existem poucos dados de estudos clínicos disponíveis para avaliar a causalidade de um baixo estado nutricional de vitamina B_6 no câncer. Os potenciais efeitos protetores da vitamina B_6 incluem modulação da ação de hormônios esteroides,[101] manutenção do metabolismo de monocarbono e manutenção da função imune.[102]

O sistema nervoso conta com algumas enzimas dependentes de PLP para sintetizar neurotransmissores, conforme explicado anteriormente. A produção de serotonina e de ácido γ-aminobutírico é particularmente sensível ao estado nutricional de vitamina B_6 em ratos. Essa sensibilidade pode se responsável pelas alterações dos níveis de hormônios do timo e pela atividade convulsiva observada em animais com deficiência de vitamina B_6.[33] Em adição, os estudos sugerem a existência de um sólido papel da vitamina B_6 no desenvolvimento cognitivo. A convulsão dependente de PN é uma condição hereditária rara em seres humanos, que surge antes ou alguns dias após o nascimento, desaparece imediatamente com a administração de PN por via intravenosa e é controlada com uma suplementação diária de PN (~0,2-3 mg/kg de peso corporal).[103] Atualmente, está comprovado que esta doença é causada por mutações no gene codificador de um semialdeído desidrogenage α-aminoadípica.[104] A perda de atividade da desidrogenase resulta em acúmulo de piperideína-6-carboxilato, que se condensa com o PLP e o inativa.[104] Presume-se que a resultante diminuição da atividade de glutamato descarboxilase PLP-dependente cause as convulsões.[105] Conforme discutido antes, as convulsões também ocorreram em bebês que consumiam fórmulas deficientes em vitamina B_6.[51] Uma atividade anormal de ondas cerebrais foi observada nestes bebês, bem como em adultos examinados em estudos sobre deficiência de vitamina B_6.[106] Um êxito limitado foi alcançado pelas tentativas de corrigir anormalidades de neurotransmissor suspeitas por meio do tratamento com PN em condições como cefaleia, dor crônica, transtornos do comportamento, depressão, autismo, síndrome de Down, esquizofrenia e diversas neuropatias.[107] Embora a associação positiva existente entre a homocisteína plasmática total e o declínio cognitivo, demência e doença de Alzheimer em idosos implique uma potencial ligação entre o estado nutricional da vitamina B_6 e essas condições, poucos estudos encontraram algum tipo de associação entre o estado nutricional da vitamina B_6 e a função cognitiva.[108-110] A baixa concentração plasmática de PLP e a baixa ingestão dietética de vitamina B_6 foram associadas a uma maior probabilidade de sintomas depressivos.[111,112]

Existem múltiplas ligações entre o estado nutricional da vitamina B_6 e o diabetes.[113] Os papéis da vitamina B_6 na neoglicogênese e glicogenólise são descritos na seção sobre função da vitamina B_6. As baixas concentrações plasmáticas de vitâmeros B_6 observadas no diabetes tipo 1 ou no diabetes tipo 2 podem estar relacionadas à atividade aumentada de fosfatase alcalina plasmática ou ao efeito supressor agudo de uma carga oral de glicose sobre a concentração plasmática de PLP. As concentrações suprafisiológicas de PLP inibem as reações de glicação avançada *in vitro*.[114] Similarmente, a administração de uma dose alta de vitamina B_6 inibiu acentuadamente o acúmulo dos produtos finais da glicação avançada em ratos com diabetes induzida por estreptozotocina[115] e melhorou a neuropatia diabética.[116] As alegações relacionadas ao tratamento com PM ainda não foram totalmente avaliadas, do ponto de vista clínico. Os índices bioquímicos e funcionais indicam que o declínio do estado nutricional de vitamina B_6 ocorre com o envelhecimento tanto em animais como em seres humanos.[117,118] Embora a causa dessas observações seja duvidosa, uma ingestão dietética diminuída, função renal comprometida e efeitos da inflamação e da resposta de fase aguda sobre o metabolismo da vitamina B_6 são possíveis fatores contribuidores.[118] Estes índices, assim como a função imune, são melhorados com a suplementação de PN.[93,119] Em estudos nutricionais controlados, as ingestões de vitamina B_6 necessárias para restaurar os índices bioquímico, funcional e imunológico do estado nutricional de B_6 em idosos aos níveis considerados normais para populações mais jovens foram maiores do que a RDA vigente para essa faixa etária.[90,120]

O estado nutricional da vitamina B_6 também está alterado em indivíduos com função renal comprometida.[121,122] O baixo estado nutricional de vitamina B_6 está associado a altas concentrações de homocisteína pós-carga de metionina em receptores de transplante renal, podendo ser melhorada com suplementação de vitamina B_6.[123] A neuropatia periférica induzida por hemodiálise e as anormalidades sensoriais também respondem à suplementação com PN.[124] A deficiência de vitamina B_6 e a hiper-homocisteinemia, que são fatores de risco de DV independentes,[72] prevalecem em pacientes com doença renal e coincidem com o alto risco de DV observado nesta população.[122] Os pacientes com doença renal que receberam suplemento de vitaminas B apresentaram concentração plasmática de homocisteína mais baixa do que os pacientes tratados com placebo, contudo o tratamento não melhorou a sobrevida nem diminuiu a incidência de eventos cardiovasculares.[125]

O metabolismo da vitamina B_6 está prejudicado em pacientes com artrite reumatoide.[126] Eles apresentam concentrações plasmáticas de PLP significativamente menores,[127] mesmo com ingestões de vitamina B_6 similares.[128] Foi demonstrado que a depleção da vitamina B_6 é tecido-específica em um modelo de artrite induzida em roedor, e este achado implica a redistribuição do PLP para tecidos que possam ter demandas maiores de coenzima.[129] A suplementação com 100 mg de PN/dia (e não com 50 mg de PN/dia) suprimiu a produção de citocinas pró-inflamatórias em pacientes com artrite reumatoide.[91,130]

Terapia farmacológica e toxicidade da piridoxina

Além dos usos da PN suplementar já mencionados, a homocistinúria tem sido tratada com sucesso com 250-500 mg de PN/dia.[131] A PN também melhora a hematopoiese em pacientes com formas específicas de anemia sideroblástica.[132] Doses farmacológicas de vitamina B_6 também são usadas, com pouca comprovação de eficácia, para aliviar os sintomas da dismenorreia, êmese gravídica, asma, síndrome do túnel do carpo e hiperoxalúria, entre outras condições.[133] Os estudos que mostraram os benefícios da PN suplementar eram frequentemente pequenos e precariamente controlados. Os estudos sobre terapia da síndrome pré-menstrual com PN – o tratamento que pode representar o uso mais frequente de doses altas de PN – forneceram resultados equivocados.[134]

Embora sua eficácia seja questionável em muitos casos, o tratamento com PN em doses farmacológicas continua em uso, com ou sem prescrição médica, como terapia isolada ou auxiliar para muitas das condições mencionadas anteriormente. O uso persistente de PN é resultado, em parte, da baixa toxicidade percebida da suplementação com PN, em comparação às abordagens médicas tradicionais. Entretanto, a ingestão prolongada de doses farmacológicas de PN (> 500 mg/dia) está associada ao risco de desenvolvimento de neuropatias sensoriais, que são revertidas mediante suspensão dos suplementos de PN.[53] O Food and Nutrition Board do Institute of Medicine estabeleceu um nível de ingestão máxima tolerável de vitamina B_6 em 100 mg/dia, a fim de prevenir as neuropatias.[53] Essa quantidade de ingestão de vitamina B_6 não é abordável por meios dietéticos que não a suplementação.

Interações farmacológicas com a vitamina B_6

Alguns fármacos, incluindo a ciclo-serina, hidralazina, fenilzina, gentamicina, penicilamina, isoniazida e L-dopa, antagonizam o estado nutricional da vitamina B_6 ao se ligarem de forma covalente ao grupo carbonila do PLP ou PL. Esse processo diminui a disponibilidade da coenzima PLP.[135] O fármaco teofilina, usado no tratamento da asma, interfere na produção de PLP inibindo a PL quinase.[136] O estado nutricional da vitamina B_6 usualmente é recuperado por meio de suplementação com PN , sem diminuição da eficácia do fármaco.[135] A suplementação com PN foi previamente contraindicada para pacientes com doença de Parkinson tratados com L-dopa, porque a PN intensifica a metabolização periférica do fármaco.[133] Entretanto, o tratamento concomitante com um inibidor de descarboxilase periférica pode ser usado para preservar a efetividade da L-dopa durante a suplementação com PN. A ingestão de álcool antagoniza o estado nutricional da vitamina B_6 via produção de acetaldeído, que compete com o PLP pelos sítios de ligação existentes nas enzimas dependentes de PLP.[137] Como o alcoolismo crônico tende a aumentar o catabolismo da vitamina B_6 através deste mecanismo, a suplementação com PN pode ser recomendável para pacientes afetados pela condição.

Foi relatado que o metabolismo do triptofano está perturbado em usuárias de anticoncepcionais orais.[138] O padrão de metabólitos de triptofano excretados era semelhante àquele observado na deficiência de vitamina B_6. Esse achado sugeriu que os anticoncepcionais orais afetam o estado nutricional da vitamina B_6. Estudos confirmaram que os níveis plasmáticos de PLP são menores em usuárias de anticoncepcionais orais,[61,139] porém o mecanismo subjacente a tal associação não foi elucidado.

Referências bibliográficas

1. Mackey AD, Davis SR, Gregory JF. Vitamin B6. In: Shils ME, Shike M, Ross AC, et al, eds. Modern Nutrition in Health and Disease. 10th ed. Baltimore: Lippincott Williams & Wilkins, 2005:452-461.
2. Gyorgy P. Nature 1934;133:448-9.
3. Lepkovsky S. Science 1938;87:169-70.
4. Keresztesy JC, Stevens JR. Proc Soc Exp Biol Med 1938;38: 64-5.
5. Gyorgy P. J Am Chem Soc 1938;60:983-4.
6. Kuhn R, Wendt G. Ber Dtsch Chem Ges 1938;71B:780-2.
7. Ichiba A, Michi K. Sci Papers Inst Phys Chem Res 1938;34: 623-6.
8. Snell EE. Annu Rev Nutr 1989;9:1-19.
9. Gunsalus IC, Bellamy WD, Umbreit WW. J Biol Chem 1944; 155:685-6.
10. American Institute of Nutrition. J Nutr 1990;120:12-9.
11. Leklem JE, Machlin LJ.Vitamin B-6. New York: Marcel Dekker, 1991:341.
12. Said HM. Annu Rev Physiol 2004;66:419-46.
13. Tarr JB, Tamura T, Stokstad ELR. Am J Clin Nutr 1981;34: 1328-37.
14. Roth-Maier DA, Kettler SI, Kirchgessner M. Int J Food Sci Nutr 2002;53:171-9.
15. Gregory JF III. Eur J Clin Nutr 1997;51(Suppl 1):S43-8.
16. Andon MB, Reynolds RD, Moser-Veillon PB et al. Am J Clin Nutr 1989;50:1050-8.
17. Ink SL, Gregory JF III, Sartain DB. J Agric Food Chem 1986;34:857-62.
18. Trumbo PR, Gregory JF III, Sartain DB. J Nutr 1988;118: 170-5.
19. Nakano H, McMahon LG, Gregory JF III. J Nutr 1997;127: 1508-13.
20. Gregory JF III, Trumbo PR, Bailey LB et al. J Nutr 1991;121: 177-86.
21. McMahon LG, Nakano H, Levy MD et al. J Biol Chem 1997; 272:320-25.
22. Mackey AD, Henderson GN, Gregory JF III. J Biol Chem 2002;277:26858-64.
23. Ink SL, Mehansho H, Henderson LM. J Biol Chem 1982;257: 4753-7.
24. Coburn SP, Mahuren JD, Kennedy MS et al. Biofactors 1988;1: 307-12.
25. Mehansho H, Henderson LM. J Biol Chem 1980;255: 11901-7.
26. McCormick DB, Chen H. J Nutr 1999;129:325-7.
27. Merrill AH, Henderson JM. Ann N Y Acad Sci 1990;585:110-7.
28. Van Hoof VO, De Broe ME. Crit Rev Clin Lab Sci 1994;31:197-293.
29. Fonda ML. J Biol Chem 1992;267:159-78.
30. Coburn SP. Ann N Y Acad Sci 1990;585:76-85.
31. Coburn SP, Lewis DL, Fink WJ et al. Am J Clin Nutr 1988; 48:291-4.
32. Zhang Z, Gregory JF III, McCormick, DB. J Nutr 1993;123: 85-9.
33. Dakshinamurti K, Paulose CS, Viswanathan M et al. Ann N Y Acad Sci 1990;585:128-44.
34. Davis SR, Stacpoole PW, Williamson J et al. Am J Physiol 2004;286:E272-9.
35. Lamers Y, Williamson J, Gilbert LR et al. J Nutr 2007; 137:2647-52.
36. Lima CP, Davis SR, Mackey AD et al. J Nutr 2006;136: 2141-7.
37. Scheer JB, Mackey AD, Gregory JF. J Nutr 2005;135:233-8.
38. Davis SR, Quinlivan EP, Shelnutt KP et al. J Nutr 2005;135:1045-50.
39. Davis SR, Scheer JB, Quinlivan EP et al. Am J Clin Nutr 2005;81:648-55.
40. Lamers Y, O'Rourke B, Gilbert LR et al. Am J Clin Nutr 2009;90:336-43.
41. Lamers Y, Williamson J, Theriaque DW et al. J Nutr 2009; 139:666-71.
42. Bergami R, Maranesi M, Marchetti M et al. Int J Vitam Nutr Res 1999;69:315-21.
43. Cho YO, Leklem JE. J Nutr 1990;120:258-65.
44. Black AL, Guirard BM, Snell EE. J Nutr 1978;108:670-7.
45. Coburn SP, Ziegler PJ, Costill DL et al. Am J Clin Nutr 1991;53:1436-42.
46. Hurford MT, Marshall-Taylor C, Vicki SL et al. Clin Chim Acta 2002;321:49-53.
47. Gregory JF. J Food Comp Anal 1988;1:105-23.
48. Gregory JF, Sartain DB. J Agric Food Chem 1991;39: 899-905.
49. Kabir H, Leklem JE, Miller LT. J Food Sci 1983;48:422-5.
50. Gregory JF, Fennema OR. Vitamins. New York: Marcel Dekker, 2007:429-521.
51. Coursin DB. JAMA 1954;154:406-8.
52. Gregory JF III, Carmel R, Jacobsen DW.Vitamin B6 Deficiency. New York: Cambridge University Press, 2001:307.
53. Food and Nutrition Board, Institute of Medicine. Dietary Reference Intakes for Thiamin, Riboflavin, Niacin, Vitamin B6, Folate, Vitamin B12, Pantothenic Acid, Biotin, and Choline. Washington, DC: National Academy Press, 1998:150.
54. Leklem JE. J Nutr 1990;120(Suppl):S1503-7.
55. Lumeng L, Ryan MP, Li TK. J Nutr 1978;108:545-53.
56. Ubbink JB, van der Merwe A, Delport R et al. J Clin Invest 1996;98:177-84.
57. Davis SR, Quinlivan EP, Stacpoole PW et al. J Nutr 2006;136: 373-8.
58. Lamers Y, Williamson J, Ralat M et al. J Nutr 2009;139: 452-60.
59. Hansen CM, Shultz TD, Kwak HK et al. J Nutr 2001;131: 1777-86.
60. Kwak HK, Hansen CM, Leklem JE et al. J Nutr 2002;132: 330-8.
61. Morris MS, Picciano MF, Jacques PF et al. Am J Clin Nutr 2008;87:1446-54.
62. West KD, Kirksey A. Am J Clin Nutr 1976;29:961-9.
63. Reynolds RD, Polansky M, Moser PB. J Am Diet Assoc 1984;84:1339-44.
64. Ulvik A, Ebbing M, Hustad S et al. Clin Chem 2010;56: 755-63.

65. Rhinehart JF, Greenberg LD. Am J Pathol 1949;25:481–91.
66. Smolin LA, Crenshaw TD, Kurtycz D et al. J Nutr 1983;113: 2122–33.
67. Clarke R, Smulders Y, Fowler B et al. Semin Vasc Med 2005;5:75–6.
68. Selhub J, Jacques PF, Wilson PWF et al. JAMA 1993;270: 2693–8.
69. Cheng CH, Lin PT, Liaw YP et al. Nutrition 2008;2:239–44.
70. Hron G, Lombardi R, Eichinger S et al. Haematologica 2007;92:1250–3.
71. Page JH, Ma J, Chiuve SE et al. Circulation 2009;120:649–55.
72. Kelly PJ, Shih VE, Kistler JP et al. Stroke 2003;34:e51–4.
73. Vanuzzo D, Pilotto L, Lornbardi R et al. Eur Heart J 2007; 28:484–91.
74. Friso S, Jacques PF, Wilson PW et al. Circulation 2001;103: 2788–91.
75. McKinley MC. Proc Nutr Soc 2000;59:221–37.
76. Albert CM, Cook NR, Gaziano JM et al. JAMA 2008;299: 2027–36.
77. Galan P, Kesse-Guyot E, Czernichow S et al. BMJ 2010;341:36.
78. Hankey GJ, Eikelboom JW, Baker RI et al. Lancet Neurol 2010;9:855–65.
79. Lonn E, Yusuf S, Arnold MJ et al. N Engl J Med 2006;354:1567–77.
80. Toole JF, Malinow MR, Chambless LE et al. JAMA 2004; 291:565–75.
81. Saposnik G, Ray JG, Sheridan P et al. Stroke 2009;40: 1365–72.
82. Spence JD, Bang H, Chambless LE et al. Stroke 2005;36: 2404–9.
83. Ebbing M, Bonaa KH, Arnesen E et al. J Intern Med 2010;268:367–82.
84. Brattstrom L, Stavenow L, Galvard H. Scand J Clin Lab Invest 1990;50:873–7.
85. Miner SE, Cole DE, Evrovski J et al. J Heart Lung Transplant 2001;20:964–9.
86. Morris MS, Sakakeeny L, Jacques PF et al. J Nutr 2010;140:103–10.
87. Shen J, Lai CQ, Mattei J et al. Am J Clin Nutr 2010;91: 337–42.
88. Schoene NW, Chanmugam P, Reynolds RD. Am J Clin Nutr 1986;43:825–30.
89. Chandra RK, Sudhakaran L. Ann N Y Acad Sci 1990;585:404–23.
90. Meydani SN, Ribaya-Mercado JD, Russel RM et al. Am J Clin Nutr 1991;53:1275–80.
91. Huang SC, Wei JC, Wu, DJ et al. Eur J Clin Nutr 2010;64:1007–13.
92. Cheng CH, Chang SJ, Lee BJ et al. Eur J Clin Nutr 2006; 60:1207–13.
93. Talbott MC, Miller LT, Kerkvliet NI. Am J Clin Nutr 1987; 46:659–64.
94. Komatsu S, Yanaka N, Matsubara K et al. Biochim Biophys Acta 2003;1647:127–30.
95. Larsson SC, Orsini N, Wolk A. JAMA 2010;303:1077–83.
96. Lee JE, Li HJ, Giovannucci E et al. Cancer Epidemiol Biomarkers Prev 2009;18:1197–1202.
97. Johansson M, Relton C, Ueland PM et al. JAMA 2010;303: 2377–85.
98. Ames BN, Wakimoto P. Nat Rev Cancer 2002;2:694–704.
99. Gibson TM, Weinstein SJ, Mayne ST et al. Cancer Cause Control 2010;21:1061–9.
100. Stevens VL, McCullough ML, Sun J et al. Am J Clin Nutr 2010;91:1708–15.
101. Allgood AE, Cidlowski JA. J Biol Chem 1992;267:3819–24.
102. Brown RR. Possible role for vitamin B-6 in cancer prevention and treatment. In: Leklem JE, Reynolds, RD, eds. Clinical and Physiological Applications of Vitamin B-6. New York: Alan R. Liss, 1988:279–301.
103. Gupta VK, Mishra D, Mathur I et al. J Paediatr Child Health 2001;37:592–6.
104. Mills PB, Struys E, Jakobs C et al. Nat Med 2006;12:307–9.
105. Baxter P. Biochim Biophys Acta 2003;1647:36–41.
106. Kretsch MJ, Sauberlich HE, Newburn E. Am J Clin Nutr 1991;53:1266–74.
107. Pfeiffer SI, Norton J, Nelson L et al. J Autism Dev Disord 1995;25:481–93.
108. Balk EM, Raman G, Tatsioni A et al. Arch Intern Med 2007;167:21–30.
109. Brady CB, Gaziano JM, Cxypoliski RA et al. Am J Kidney Dis 2009;54:440–9.
110. Ford AH, Flicker L, Alfonso H et al. Neurology 2010;75: 1540–7.
111. Merete C, Falcon LM, Tucker KL. J Am Coll Nutr 2008;27: 421–7.
112. Skarupski KA, Tangney C, Li H et al. Am J Clin Nutr 2010;92: 330–5.
113. Leklem JE. Ann N Y Acad Sci 1992;669:34–43.
114. Bender DA. Br J Nutr 1999;81:7–20.
115. Nakamura S, Li H, Adijiang A et al. Nephrol Dial Transplant 2007;22:2165–74.
116. Jolivalt CG, Mizisin LM, Nelson A et al. Eur J Pharmacol 2009;612:41–7.
117. van den Berg H, Bode W, Mocking JA et al. Ann N Y Acad Sci 1990;585:96–104.
118. Bates CJ, Pentieva KD, Prentice A et al. Br J Nutr 1999;81: 191–201.
119. Schrijver J, Westermarck T, Tolonen M et al.Vitamin B-6 status and the effect of supplementation in Finnish and Dutch elderly. In: Leklem J, Reynolds, RD, eds. Clinical and Physiological Applications of Vitamin B-6. New York: Alan R. Liss, 1988:127.
120. Ribaya-Mercado JD, Russel RM, Sahyoun N et al. J Nutr 1991;121:1062–71.
121. Lindner A, Bankson DD, Stehman-Breen C et al. Am J Kidney Dis 2002;39:134–45.
122. Robinson K, Gupta A, Dennis V et al. Circulation 1996;94:2743–8.
123. Bostom AG, Gohh RY, Beaulieu AJ et al. Ann Intern Med 1997;127:1089–92.
124. Okada H, Moriwaki, K, Kanno Y et al. Nephrol Dial Transplant 2000;15:1410–3.
125. Jamison RL, Hartigan P, Kaufman JS et al. JAMA 2007;298: 1163–70.
126. Roubenoff R, Roubenoff RA, Selhub J et al. Arthritis Rheum 1995;38:105–9.
127. Chiang EP, Bagley PJ, Roubenoff R et al. J Nutr 2003;133: 1056–9.
128. Woolf K, Manore MM. J Am Diet Assoc 2008;108:443–53.
129. Chiang EP, Smith DE, Selhub J et al. Arthritis Res Ther 2005;7:R1254–62.
130. Chiang EPI, Selhub J, Bagley PJ et al. Arthritis Res Ther 2005;7:R1404–R11.
131. Barber GW, Spaeth GL. J Pediatr 1969;75:463–78.
132. Mason DY, Emerson PM. Br Med J 1973;1:389–90.
133. Bernstein AL. Ann N Y Acad Sci 1990;585:250–60.
134. Wyatt KM, Dimmock PW, Jones PW et al. BMJ 1999;318: 1375–81.
135. Bhagavan BM. Curr Concepts Nutr 1983;12:1–12.
136. Ubbink JB, Delport R, Becker PJ et al. J Lab Clin Med 1989;113:15–22.
137. Lumeng L. J Clin Invest 1978;62:286–93.
138. Rose DP. Nature 1966;210:196–7.
139. Lussana F, Zighetti ML, Bucciarelli P et al. Thromb Res 2003;112:37–41.

25 Ácido pantotênico*

Paula R. Trumbo

Contexto histórico

O ácido pantotênico pertence ao grupo das vitaminas do complexo B. O nome é uma derivação do grego, significando "de todos os lugares". Os primeiros nomes utilizados para o ácido pantotênico foram vitamina B_5, fator antidermatite dos frangos, vitamina antidermatose e fator antipelagra dos frangos. A vitamina foi isolada por R. J. Williams et al. em 1931,[1] sendo demonstrado, em 1933, que ele isolado é uma substância ácida simples, essencial para o crescimento da levedura.[2] A estrutura do ácido pantotênico foi determinada mais tarde, em 1939.[3] Em 1940, Williams et al. obtiveram êxito na síntese do ácido pantotênico[4] e demonstraram sua relação com inositol, tiamina, biotina, vitamina B_6 e também com o crescimento da levedura,[5] tendo desenvolvido análises para seu isolamento e mensuração.[6] Em 1947, Lipmann et al. identificaram o ácido pantotênico como um dos componentes da coenzima A (CoA). Em 1953,[7] foi publicada a estrutura bioquímica da CoA. Em 1954, Bean & Hodges[8] afirmaram que o ácido pantotênico era essencial na nutrição humana. Desde então, foi demonstrado que CoA contendo ácido pantotênico é essencial para o ciclo respiratório do ácido tricarboxílico (TCA), síntese e degradação dos ácidos graxos e muitos outros processos metabólicos e reguladores.

Terminologia, química e bioquímica

O ácido pantotênico é uma substância hidrossolúvel, encontrada na forma de óleo viscoso amarelo; demonstra instabilidade diante de ácidos, bases e calor. O ácido pantotênico, d(+)-α-(-di-hidroxi-β,β-dimetilbutiril-β-alanina), é sintetizado por microrganismos por meio de uma ligação amida de β-alanina e ácido pantoico (Fig. 25.1). Panteteína consiste em um grupo β-mercaptoetilamina adicionado ao pantotenato em seres humanos. CoA é composta de 4'-fosfopanteteína conectada por uma ligação anidrido a adenosina 5'-monofosfato, modificado por um 3'-hidroxil fosfato. Além de servir como componente de CoA, 4'-fosfopanteteína está ligada a certas proteínas. Foi demonstrado que 4'-fosfopanteteína é cofator essencial na biossíntese dos ácidos graxos (p. ex., ácido graxo sintetase), peptídeos (p. ex., antibióticos) e policetídeos.[9]

O pantotenato, na forma de CoA, desempenha diversas funções no metabolismo celular. A CoA facilita a transferência de grupos acetil ou acil. A β-oxidação dos ácidos graxos e a degradação oxidativa dos aminoácidos dependem de CoA, por tornar disponíveis os produtos catabólicos ao ciclo do TCA. Além disso, o acetil CoA fornece grupos acetil ao ácido oxaloacético para a formação de citrato no ciclo do TCA. A condensação de três moléculas de acetil CoA resulta na formação de hidroxil-3-metilglutaril-CoA, um intermediário na síntese do colesterol.

Fontes de alimentos

O ácido pantotênico, tanto livre como conjugado, é encontrado em vários alimentos vegetais e animais. Aproximadamente 85% do ácido pantotênico alimentar existe em forma de CoA ou de fosfopanteteína.[10] As principais fontes de ácido pantotênico são carne bovina, carne de frango, fígado, ovos, produtos derivados do tomate, brócolis, batatas e cereais integrais[11,12] (Tab. 25.1). O ácido pantotênico é adicionado a diversos tipos de alimentos, cereais e bebidas para o desjejum e alimentos para bebês. Produtos à base de frutas, cereais à base de milho e pré-adoçados estão entre as fontes mais pobres de ácido pantotênico.

*__Abreviaturas:__ **AI**, ingestão adequada; **ATP**, trifosfato de adenosina; **CoA**, coenzima A; **NBIA**, neurodegeneração com acúmulo de ferro no cérebro; **PKAN**, neurodegeneração associada à pantotenato quinase; **TCA**, ácido tricarboxílico.

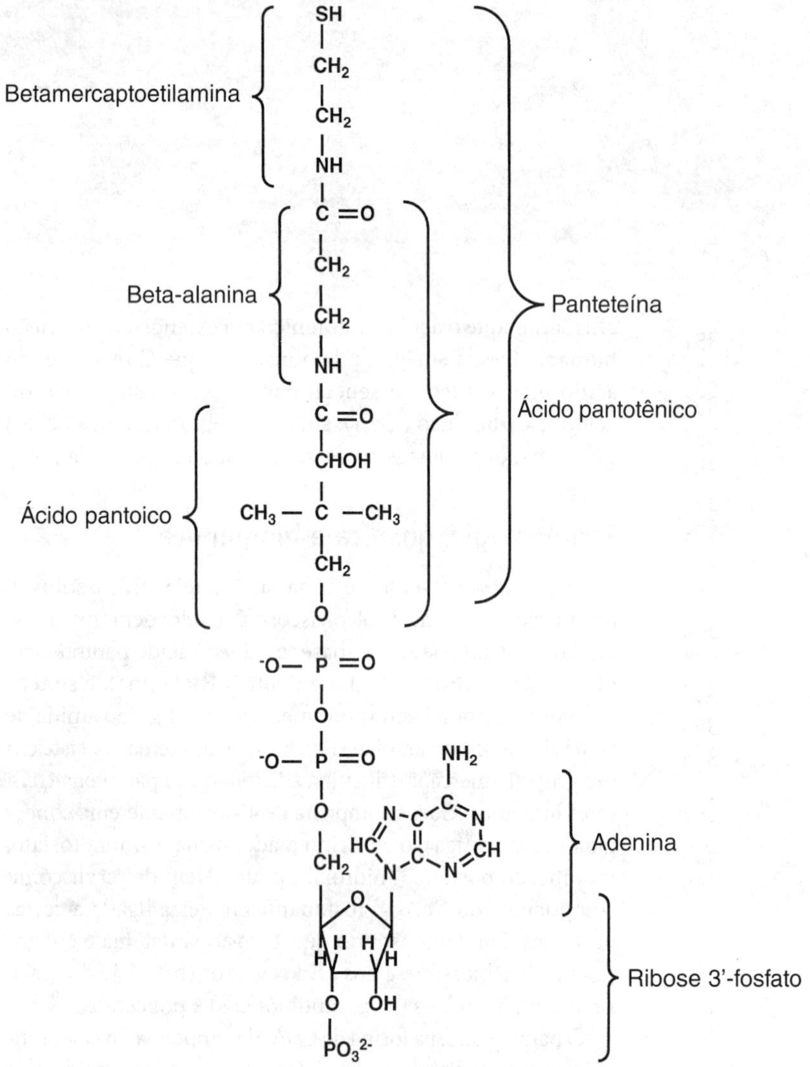

Figura 25.1 Coenzima A e intermediários.

Tabela 25.1 Conteúdo de ácido pantotênico dos alimentos

Alimento	Ácido pantotênico (mg/100 g de porção comestível)
Arroz branco	1,13
Batatas assadas	0,86
Brócolis cru	0,53
Carne bovina, moída, cozida	0,33
Castanha de caju	1,22
Cogumelos cozidos	2,16
Farinha de cereais, 100%	1,73
Fígado frito	5,92
Frango frito	1,00
Leite em pó	0,76
Ovos bem cozidos	1,40
Produtos do tomate	0,75

Em uma revisão de estudos realizados nos Estados Unidos e na Grã-Bretanha, foi constatado que a concentração média de ácido pantotênico no leite materno maduro varia de 2,2 até 2,5 mg/L.[13] Foi relatado que a concentração de ácido pantotênico no leite humano é de 6,7 mg/L, sem que tenha ocorrido mudança de 1 a 6 meses pós-parto.[14] O conteúdo de ácido pantotênico no leite humano correlaciona-se com a ingestão da vitamina pela mãe.[15] Em um estudo, dentro de quatro dias após o parto, a concentração de ácido pantotênico no leite materno aumentou de 0,48 para 2,45 mg/L.[16]

Ingestões dietéticas recomendadas

Em 1989, foi estabelecida uma ingestão diária estimada, segura e adequada, de 4 a 7 mg/dia de ácido pantotênico, por ter sido demonstrado que os voluntários participantes no estudo excretavam esse nível pela urina e pelas fezes.[17] Com base em uma revisão dos dados para o estabelecimento de ingestões dietéticas de referência, determinou-se que as informações existentes eram insuficientes para o estabelecimento de uma necessidade média estimada; portanto, não foi possível estabelecer uma recomendação de consumo alimentar. Um valor de ingestão adequada (AI) foi estabelecido para o ácido pantotênico, para todos os estágios biológicos e grupos de gênero (Tab. 25.2).[18] A AI para bebês de zero a seis meses de idade representa a ingestão diária média de ácido pantotênico para bebês exclusivamente alimentados com leite humano. A AI para homens e para mulheres não grávidas e grávidas baseia-se nas ingestões habituais de ácido pantotênico por adultos, nos Estados Unidos. A AI para crianças de 1 ano até 18 anos de idade foi estabelecida pela extrapolação da AI para adultos, com base no peso corporal e nos fatores do crescimento. A AI durante a lactação é de 7 mg/dia, porque ocorre secreção diária de, aproximadamente, 2 mg de ácido pantotênico no leite humano.[18]

Pesquisas nutricionais realizadas nos Estados Unidos não estimaram as ingestões de ácido pantotênico. A ingestão média de ácido pantotênico em homens e mulheres de diferentes idades em Quebec, em 1990, caíram de aproximadamente 6 mg/dia para cerca de 3 mg/dia, com o avanço da idade.[18] A ingestão média de ácido pantotênico foi de 5,5 e 4,0 g/dia para a população masculina e feminina, respectivamente, de New Brunswick, Canadá.[19] Para adolescentes e adultos de diversas idades, foram informadas ingestões habituais de, aproximadamente, 4 a 7 mg/dia.[18] A ingestão alimentar média, estimada para mulheres grávidas e lactantes, foi de 2,8 mg/1.000 kcal;[20] para mulheres que estavam amamentando, de 7,6 mg/dia;[14] para mulheres grávidas que viviam em Boston, 6,6 mg/dia;[21] para pessoas idosas, de 5,9 mg/dia.[22] A ingestão diária de ácido pantotênico a partir de suplemento multivitamínico/mineral foi estimada em 10 mg/dia.[23]

Aspectos fisiológicos

Digestão, absorção e excreção

A CoA presente na alimentação é hidrolisada no lúmen intestinal até defosfo-CoA, panteteína e fosfopanteteína. Por sua vez, panteteína é hidrolisada até ácido pantotênico. Embora o ácido pantotênico possa ser absorvido por difusão passiva, essa substância é absorvida na corrente sanguínea de animais por um mecanismo de transporte ativo saturável e dependente de sódio.[24] Estudos em camundongos indicam que a cinética para esse sistema de transporte ativo não é afetada por níveis diferentes de ingestão alimentar da vitamina.[25] Embora estudos em animais tenham demonstrado que a microflora intestinal sintetiza ácido pantotênico,[25] desconhece-se a contribuição do ácido pantotênico absorvido em seres humanos.

O ácido pantotênico absorvido é transportado pelos eritrócitos para todo o corpo.[26] A vitamina também é transportada em forma de ácido livre no plasma, em uma concentração de aproximadamente 1 μg/mL.[27] (O peso molecular do ácido pantotênico = 219,24 g/mol; 1 mg = 4,56 μmol; 1 μg/mL = 4,56 μmolar (μM).) As concentrações nos eritrócitos são mais altas que no plasma. Concentrações máximas de pantotenato ocorreram três minutos depois da injeção intravenosa e subsequentemente diminuíram, um achado sugestivo de que a vitamina é absorvida com rapidez pelos eritrócitos e por outros tecidos.[28] Foi observado grande aumento nas concentrações eritrocitárias de pantotenato em homens, após a injeção de uma mistura polivitamínica que continha 45 mg de D-pantenol.[29]

Estudos em animais demonstraram que, depois da administração intraluminal de pantotenato ou CoA radiomarcado, aproximadamente 40% se localizam no músculo, 10% no fígado e 10% no intestino.[30] Tendo em vista que o ácido pantotênico é componente essencial para a biossíntese de CoA, quase todos os tecidos transportam a vitamina por meio de um mecanismo de cotransporte ativo de sódio.[31,32] A maior parte do ácido pantotênico está presente nos tecidos na forma de CoA, e menores quantidades estão presentes como proteína de transporte de acila e ácido pantotênico livre.

Antes da excreção urinária, a CoA é hidrolisada até pantotenato, em uma reação em diversas etapas. O ácido pantotênico é excretado na urina, sendo tipicamente medido por análise microbiológica. Quando seres humanos receberam 100 mg/dia de ácido pantotênico, a excreção urinária foi de apenas 60 mg/dia – uma descoberta sugestiva de que a vitamina pode ser armazenada quando os níveis de ingestão são elevados ou quando a biodisponibilidade fracionada é relativamente baixa.

Biodisponibilidade

São escassos os dados sobre biodisponibilidade do ácido pantotênico alimentar. Um estudo comunicou que esse ácido tinha biodisponibilidade média de 50% (40-61%), em comparação com a forma pura da vitamina (pantotenato de cálcio) administrada em uma dieta formulada.[33] Aproximadamente 60% do ácido pantotênico ingerido foi excretado na urina, quando voluntários foram alimentados com três dietas experimentais diferentes.[34]

Fatores genéticos

A neurodegeneração associada à pantotenato quinase (PKAN) é a principal causa de neurodegeneração por acúmulo de ferro no cérebro (NBIA). A NBIA é um distúrbio neurológico hereditário raro que afeta os movimentos e no qual uma mutação do gene *PANK2* resulta em uma deficiência de pantotenato quinase e, consequentemente, na síntese inadequada de CoA. A NBIA caracteriza-se por distonia, parkinsonismo e acúmulo de ferro no cérebro.[35] Aproximadamente 25% das pessoas afetadas apresentam sintomas atípicos (p. ex., defeitos proeminentes da fala e perturbações psiquiátricas) com manifestação tardia (mais

Tabela 25.2 Ingestão adequada para ácido pantotênico

Idade (homens e mulheres)	Ingestão adequada (mg/d)[a]
0-6 meses[b]	1,7
7-12 meses	1,8
1-3 anos	2
4-8 anos	3
9-13 anos	4
14-18 anos	5
≥ 19 anos	5
Mulheres grávidas	6
Mulheres lactantes	7

[a]Com base nas ingestões habituais para grupos com 1 ano de idade ou mais (ver texto).
[b]Baseado em conteúdos médios de ácido pantotênico no leite humano consumido por bebês (ver texto).

de 10 anos de idade).[36] O *PANK2* constitui uma das quatro pantotenato quinases conhecidas e é o único gene que se sabe ter relação com a PKAN.[36] Observou-se também a presença de acantocitose e de um defeito nas lipoproteínas plasmáticas, ambos associados a mutações ocorridas no gene *PANK2*.[37] A eficácia da suplementação de pantotenato com o objetivo de amenizar os sintomas da PKAN é desconhecida; entretanto, alguns relatos empíricos sugerem melhoras com a suplementação.[36]

Funções no metabolismo

Síntese de coenzima A

A primeira etapa na síntese de CoA é a fosforilação do ácido pantotênico, que é catalisada pela pantotenato quinase. Em seguida a essa reação, forma-se uma condensação dependente de trifosfato de adenosina (ATP) de 4'-fosfopanteteína com cisteína que produz 4'-fosfopantotenoilcisteína, que é descabroxilada e convertida em 4'-fosfopanteteína.[38] A CoA se forma através de uma série de transferências de adenosina monofosfato e fosfato da ATP para a 4'-fosfopanteteína. Aproximadamente 95% do CoA localizam-se nas mitocôndrias. Considerando que a CoA não atravessa a membrana das mitocôndrias, acredita-se que o local final da síntese de CoA ocorra no interior dessas organelas.[39]

Metabolismo celular

O pantotenato, comumente na forma de CoA, desempenha vários papéis no metabolismo celular.[40] O acetil-CoA é fundamental para a oxidação geradora de energia de produtos glicolíticos e outros metabólitos, através do ciclo do TCA mitocondrial. A primeira etapa do ciclo do TCA envolve a condensação de acetil-CoA com oxaloacetato, produzindo citrato e, subsequentemente, succinil-CoA, que fornece energia para a fosforilação do difosfato de guanosina. A β-oxidação de ácidos graxos e a degradação oxidativa de aminoácidos também são processos dependentes de CoA; os produtos catabólicos desses processos se tornam disponíveis ao ciclo do TCA respiratório para continuidade da degradação e da produção de energia.

Também há necessidade da presença do ácido pantotênico para a síntese, por espécie biossinteticamente competente, de numerosas moléculas essenciais, como esfingolipídios, leucina, arginina e metionina. A CoA também é indispensável para a síntese de derivados isoprenoides, como farnesol, colesterol, hormônios esteroides, vitamina A, vitamina D e heme A. Alguns dos isoprenoides são subsequentemente ligados a certas proteínas, como as proteínas RAS virais. Há necessidade da presença de succinil-CoA para a síntese do ácido δ-aminolevulínico, que é o precursor dos anéis de porfirina na hemoglobina e nos citocromos, e do anel corrina da vitamina B_{12}. A CoA fornece o grupo acetil, essencial para o neurotransmissor acetilcolina e para a serotonina, em sua conversão até melatonina, e para os açúcares acetilados presentes nas glicoproteínas e glicolipídios (*N*-acetilglicosamina, *N*-acetilgalactosamina e ácido *N*-acetilneurâmico).

Acetilação das proteínas

Em sua maioria, as proteínas solúveis são *N*-terminalmente acetiladas por CoA. Ao que parece, a *N*-acetilação muda a estrutura de certas proteínas, alterando assim a função ou o metabolismo da proteína. Hormônios peptídicos são acetilados, e isso altera sua atividade hormonal. Por exemplo, a acetilação resulta na ativação do hormônio estimulador do α-melanócito e na inativação da β-endorfina. A acetilação de histonas altera a conformação da cromatina e muda sua sensibilidade às nucleases. Duas classes de proteínas são internamente acetiladas: histonas e β-tubulina. A acetilação das histonas neutraliza a carga dos resíduos lisina acetilados e, com isso, ficam enfraquecidas as interações entre os nucleossomos que dependem das caudas N-terminais de histona. Histonas intensamente acetiladas tendem a se associar ao DNA sintetizado de novo ou com DNA transcricionalmente ativo. Cromatina acetilada exibe conformação mais desdobrada, o que fica indicado por sua maior sensibilidade às nucleases.[41] A hiperacetilação das histonas H3 e H4 diminuiu o superenrolamento no interior do nucleossomo.[42]

A acetilação e a desacetilação regulam a montagem e a desmontagem dos microtúbulos. Essas estruturas – componentes essenciais do citoesqueleto celular – são montadas a partir de dímeros de α e β-tubulina, que polimerizam e despolimerizam de forma contínua. A acetilação da α-tubulina ocorre no microtúbulo montado, aparentemente estabilizando os microtúbulos.[43] Ao que parece, a desacetilação está associada à despolimerização dos microtúbulos.[44]

Acilação das proteínas

Muitas proteínas celulares distintas são covalentemente modificadas com ácidos graxos de cadeia longa, doados por acila de ácido graxo-CoA. Os ácidos mirístico e palmítico, dois ácidos graxos, são comumente adicionados a proteínas por meio de acilação. Essa modificação afeta a localização e a atividade de muitas proteínas, inclusive daquelas envolvidas com a transdução de sinal. Proteínas miristoladas se localizam no citoplasma, membrana plasmática, retículo endoplasmático e membrana nuclear. A miristolação de proteínas é irreversível e frequentemente se combina com outras modificações de proteínas para a regulação da atividade ou localização da proteína. Em razão da reversibilidade da palmitoilação, esse processo tem função reguladora. Proteínas ligantes de trifosfato de guanosina, SRC e tirosina cinases, relacionadas a SRC, e a maioria das proteínas RAS virais e celulares compreendem um extenso grupo de proteínas, que ficam modificadas pela adição de miristato e/ou palmitato. Há necessidade de palmitoilação para que as proteínas RAS virais oncogênicas liguem-se à membrana plasmática e transformem as células; e para o transporte vesicular através das vesículas de Golgi empilhadas.[45] O receptor de insulina e o de ferrotransferrina são receptores transmembrana submetidos à palmitoilação. O palmitato é acilado a numerosas proteínas de membrana, envolvidas com o citoesqueleto, inclusive fibronectina e proteínas da junção de hiato.[46] Diversas proteínas neuronais são modificadas com palmitato. A acetilcolinesterase, que degrada acetilcolina (um neurotransmissor), é ligada à membrana celular por palmitoilação.[47] A palmitoilação reversível das proteínas está envolvida com o desenvolvimento neural, por influenciar a motilidade e o brotamento no cérebro em desenvolvimento.[48]

Avaliação do estado

Métodos analíticos

Com frequência, as concentrações sanguíneas, urinárias e histológicas do ácido pantotênico são medidas por análises de crescimento microbiológico, bioanálises em animais ou radioimunoensaio. Análises microbiológicas utilizadas para avaliar o ácido pantotênico são extremamente sensíveis e específicas, mas sua realização é demorada e exaustiva. Os resultados do radioimunoensaio se comparam, de forma favorável, com aqueles obtidos por métodos microbiológicos. Amostras contendo vitamina ligada (de origens biológicas, excluindo a urina) devem ser hidrolisadas com enzimas ou agentes químicos, para que seja liberado o componente pantotenato de CoA antes da realização do teste. As enzimas utilizadas na liberação do ácido pantotênico são papaína, milase-P, diastase e clarase. Os métodos de cromatografia líquida de alta eficiência, combinados à espectometria de massa ou à detecção fluorométrica, também são suficientemente sensíveis para determinar as concentrações de ácido pantotênico na urina.[49,50] Foi desenvolvida a quantificação do ácido pantotênico em amostras biológicas, com o uso de um teste de diluição de isótopos estáveis[51] e ensaio de imunoadsorção enzimática.[52]

Concentrações sanguíneas

Foi sugerido que níveis sanguíneos de ácido pantotênico inferiores a 100 μg/dL são indicativos de ingestão inadequada.[53] Também foi relatado que concentrações de ácido pantotênico no sangue total têm correlação significativa com a ingestão.[54] As concentrações no sangue total caíram de 8,9 para 6,4 μmol/L quando homens foram alimentados com uma dieta isenta de ácido pantotênico por até nove semanas.[55] Quando os homens foram suplementados com 10 mg/dia de ácido pantotênico durante nove semanas, não foi observada diferença nas concentrações de sangue total, em comparação com os níveis basais. Em um grupo de pessoas idosas, a ingestão alimentar de ácido pantotênico não teve correlação com as concentrações sanguíneas; contudo, quando foi administrado um suplemento contendo esse ácido, as concentrações sanguíneas aumentaram significativamente.[56]

Foi relatado que, em adolescentes, houve correlação entre ingestão de ácido pantotênico e concentrações séricas dessa vitamina; por outro lado, não foi observada tal correlação em adultos.[57] As concentrações plasmáticas não refletiram mudanças na ingestão ou no quadro do ácido pantotênico.[29] Em um grupo de adolescentes bem alimentados, a correlação entre valores alimentares e eritrocitários de ácido pantotênico foi igual a 0,4, e as concentrações eritrocitárias médias foram de 1,5 μmol/L (334 ng/L).[54] Por ocasião do parto, em comparação com a concentração de ácido pantotênico no soro do bebê, a concentração no soro materno estava cinco vezes mais baixa.[16]

Excreção urinária

Em mulheres, existe uma relação de dose-resposta entre ingestão alimentar e excreção urinária de ácido pantotênico.[58,59] Essa correlação também foi confirmada em adolescentes.[57] Os níveis urinários de ácido pantotênico em mulheres alimentadas com uma dieta pobre nessa vitamina (2,8 mg/dia) excediam o nível de ingestão – uma descoberta indicativa de que as reservas do organismo estavam sendo exauridas ou de que estava ocorrendo síntese.[58] Foi demonstrado que o corpo conserva o ácido pantotênico.[60]

Causas, excesso e sintomas de deficiência

A informação sobre as causas de deficiência ou superexposição de ácido pantotênico em humanos é limitada. Tendo em vista que esse ácido está presente em certo teor em todos os alimentos, é rara a ocorrência de deficiência em seres humanos, exceto em casos de desnutrição grave; é mais provável que ela ocorra juntamente com outras deficiências de nutrientes. Durante a II Guerra Mundial, os prisioneiros de guerra no Japão, Filipinas e Burma sentiram dormência nos dedos dos pés e sensações dolorosas de queimação nos pés. Esses sintomas foram aliviados com a suplementação de ácido pantotênico, mas não ao serem administradas outras vitaminas do complexo B.[61] Ao ser administrada uma dieta completamente isenta de ácido pantotênico,[57] ou ao ser administrado um antagonista do metabolismo do ácido pantotênico,[62,63] os participantes sentiram irritabilidade, agitação, distúrbios do sono, dormência e distúrbios gastrintestinais.

Já foi sugerido que o ácido pantotênico pode auxiliar na cicatrização de ferimentos[64, 65] na medida em que aumenta o número de fibroblastos dérmicos migrantes[66] por meio da modulação da expressão gênica.[67] Foi relatada a presença de baixas concentrações de ácido pantotênico no sangue de pacientes com artrite reumatóide.[68] Um estudo duplo-cego aleatório demonstrou que a suplementação diária com 1 g de pantotenato de cálcio resulta em uma redução significativa da dor em pacientes com artrite reumatóide[69] (ver também o capítulo sobre doenças reumáticas e artríticas). As evidências demonstraram que uma determinada classe de análogos de ácido pantotênico reprime a proliferação do parasita da malária humana, o *Plasmodium falciparum*.[70] Estudos observacionais prospectivos relataram uma associação positiva significativa entre a ingestão de ácido pantotênico e o peso[71] e a altura[21] de nascimento.

Já ocorreu administração não intencional de análogos do pantotenato a seres humanos, com efeitos colaterais deletérios. O hopantenato é um análogo do ácido pantotênico, em que o ácido γ-aminobutírico (GABA) substitui a β-alanina. O hopantenato foi utilizado no Japão com o objetivo de estimular o cérebro de pessoas com distúrbio emocional e aliviar os sintomas da discinesia tardia induzidos por tranquilizantes. Como resultado, os pacientes exibiram graves efeitos colaterais, como acidose lática, hipoglicemia, hiperamonemia e, finalmente, encefalite aguda.[72] Esses efeitos também foram demonstrados em cães, tendo sido constatada sua origem em uma deficiência de ácido pantotênico. Cães que receberam quantidade equivalente de ácido pantotênico e de hopantenato de cálcio não foram acometidos pelo distúrbio.[73]

Não foram observados efeitos adversos do excesso de consumo de ácido pantotênico em seres humanos. Por essa razão, o Institute of Medicine não estabeleceu um nível superior tolerável de ingestão para essa vitamina.[18] No entanto, quando pacientes foram tratados com até 15 g/dia de ácido pantotênico, foram observados sintomas de lúpus eritematoso, náusea e desarranjo intestinal.[74,75] Foi determinado que a dose oral tóxica para camundongos (LD_{50}) é de 10 g/kg, causando morte por insuficiência respiratória.[15] Um estudo com ratos, cuja dieta, administrada durante 29 dias, consistia em até 3% de pantotenato de cálcio, demonstrou a ocorrência de efeitos adversos (crescimento dos testículos, diarreia e danos aos pelos) com uma dosagem de 3%, mas não de 1%.[76] Os pesquisadores sugeriram que o nível mais baixo de efeitos adversos observados (LOAEL) e o nível de ausência de efeitos adversos observados (NOAEL) do ácido pantotênico devem ser de 3 e 1%, respectivamente. Essas informações, combinadas ao fator de incerteza que leva em consideração o uso de dados sobre os animais, podem ser utilizadas para definir a ingestão máxima tolerável (UL).

Referências bibliográficas

1. Williams RJ, Bradway EM. J Am Chem Soc 1931;53:783.
2. Williams RJ, Lyman CM, Goodyear GH et al. J Am Chem Soc 1933;55:2912-27.
3. Williams RJ, Weinstock HH, Rohrmann E et al. J Am Chem Soc 1939:89:199-206.
4. William RJ, Mitchell HK, Weinstock HH et al. J Am Chem Soc 1940;62:1784-5.
5. Williams RJ, Eakin RE, Snell EE. J Am Chem Soc 1940; 62:1204-7.
6. Pennington D, Snell EE, William RJ. J Biol Chem 1940;135:213-22.
7. Baddiley J, Thain EM, Novelli GD et al. Nature 1953;171:76-9.
8. Bean WB, Hodges RE. Proc Soc Exp Biol Med 1954;86:693-9.
9. Plesofsky-Vig N, Brambl R. Annu Rev Nutr 1988;8:461-82.
10. Bender DA, Bender AE, eds. Nutrition: A Reference Handbook. Oxford: Oxford University Press, 1997.
11. Walsh JH, Wyse BW, Hansen RG. J Am Diet Assoc 1981;78:140-4.
12. US Department of Agriculture, Agricultural Research Service. USDA National Nutrient Database for Standard Reference. Release 16. Nutrient Data Laboratory. 2003. Disponível em: http://www.ars.usda.gov/ba/bhnrc/ndl. Acesso em 5 de dezembro de 2011.
13. Picciano MF. Water-soluble vitamins in milk. In: Jensen RG, ed. Handbook of Milk Composition. San Diego: Academic Press, 1995.
14. Johnston L, Vaughan L, Fox HM. Am J Clin Nutr 1981;34:2205-9.
15. Song WO, Chan GM, Wyse BW et al. Am J Clin Nutr 1984;40: 317-24.
16. Robinson AF, Folkers K, eds. Vitamins and Coenzymes. New York: John Wiley, 1964.
17. National Research Council. Recommended Dietary Allowances. Washington, DC: National Academy Press, 1989:169-73.
18. Food and Nutrition Board, Institute of Medicine. Dietary Reference Intakes for Thiamin, Riboflavin, Niacin, Vitamin B6, Folate, Pantothenic Acid, Biotin, and Choline. Washington, DC: National Academy Press, 1998;357-73.
19. New Brunswick Department of Health and Wellness. Appendix E. In: New Brunswick Nutrition Survey. Fredericton, New Brunswick, Canada: New Brunswick Department of Health and Wellness, 1997.
20. Song WO, Wyse BW, Hansen RG. J Am Diet Assoc 1985;85: 192-8.
21. Lagiou P, Mucci L, Tamimi R et al. Eur J Nutr 2005;44:52-9.
22. Srinivasan V, Christensen N, Wyse BW et al. Am J Clin Nutr 1981;34:1736-42.
23. Park SY, Murphy SP, Martin CL et al. J Am Diet Assoc 2008;108: 529-33.
24. Fenstermacher DK, Rose DC. Am J Physiol 1986;250:G155-60.
25. Stein ED, Diamond JM. J Nutr 1989;119:1973-83.
26. Eissenstat BR, Wyse BW, Hansen RG. Am J Clin Nutr 1986; 44:931-37.
27. Fox HM. Pantothenic acid. In: Machlin LJ, ed. Handbook of Vitamins. New York: Marcel Dekker, 1984:437.
28. Tahiliani AB, Beinlich CH. Vitam Horm 1991;46:165-28.
29. Baker H, Frank O, Thomson AD et al. Am J Clin Nutr 1969;22:1469-75.
30. Shibata K, Gross CJ, Henderson LM. J Nutr 1983;113:2107-15.
31. Barbarat B, Podevin RA. J Biol Chem 1986;261:14455-60.
32. Prasad PD, Ramamoorthy S, Leibach FH et al. Placenta 1997;18:527-33.
33. Tarr JB, Tamura T, Stocksatd EL. Am J Clin Nutr 1981;34: 1328-37.
34. Yu BH, Kies C. Plant Foods Hum Nutr 1993;43:87-95.
35. Hayflick SJ, Westaway SK, Levinson B et al. N Engl J Med 2003;348:33-40.
36. Gregory A, Hayflick SJ. Pantothenate kinase-associated neurodegeneration. In: Pagon RA, Bird TD, Dolan CR, Stephens K, eds. GeneReviews. Seattle: University of Washington, 2008.
37. Ching KH, Westaway SK, Levinson B et al. Neurology 2002; 58:1673-4.
38. Brown G. J Biol Chem 1959;234:370-8.
39. Robishaw JD, Berkick D, Neely JR. J Biol Chem 1982;257: 10967-72.
40. Combs GF. The Vitamins: Fundamental Aspects in Nutrition and Health. New York: Academic Press, 1992:352.
41. Ridsdale JA, Hendzel MJ, Delcuve GP et al. J Biol Chem 1990;265:5150-6.
42. Norton VG, Marvin KW, Yau P et al. J Biol Chem 1990; 265:19848-52.
43. Plesofsky-Vig N, Brambl R. Annu Rev Nutr 1988;8:461-82.
44. Lim SS, Sammak PJ, Borisy GG. J Cell Biol 1989;109:253-63.
45. Pfanner N, Orci L, Glick BS et al. Cell 1989;59:95-102.
46. Maneti S, Dunia I, Benedetti EL. FEBS Lett 1990;262:356-8.
47. Randall WR. J Biol Chem 1994;269:12367-74.
48. Hess DT, Patterson SI, Smith DS et al. Nature 1993;366:562-5.
49. Heudi O, Fontannaz P. J Sep Sci 2005;28:669-72.
50. Takahashi K, Fukuwatari T, Shibata K. J Chrom B 2009; 877:2168-72.
51. Rychlik M J Agr Food Chem 2000;48:1175-81.
52. Gonthier A, Boullanger P, Fayol V et al. J Immunoassay 1998; 19:167-94.
53. Sauberlich HE, Skala, JH. Laboratory Tests for the Assessment of Nutritional Status. Cleveland: CRC Press, 1974:88.
54. Eissenstat BR, Wyse BW, Hansen RG. Am J Clin Nutr 1986;44: 931-7.
55. Fry PC, Fox HM, Tao HG. J Nutr Sci Vitaminol (Tokyo) 1976;22: 399-46.
56. Wyse BW, Hansen RG. Fed Proc 1977;36:1169.
57. Kathman JV, Kies C. Nutr Res 1984;4:245-50.
58. Fox HM, Linkswiler H. J Nutr 1961;75:451-4.
59. Tsuiji T, Fukuwatari T, Sasaki S et al. Nutr Res 2010;30:171-8.
60. Karnitz LM, Gross CJ, Henderson LM. Biochim Biophys Acta 1984;769:486-92.

61. Glusman M. Am J Med 1947;3:211–23.
62. Hodges RE, Ohlson MA, Bean WB. J Clin Invest 1958;37:1642–57.
63. Hodges RE, Bean WB, Ohlson MA et al. J Clin Invest 1959;38:1421–25.
64. Aprahamian M, Dentiger A, Stock-Damage C et al. Am J Clin Nutr 1985;41:578–89.
65. Lacroix B, Didier E, Grenier JF. Int J Vit Nutr Res 1988;58:407–13.
66. Weimann BI, Hermann D. Int J Vit Nutr Res 1999;69:113–9.
67. Widerholt T, Heise R, Skazik C et al. Exp Dermatol 2009;18:969–78.
68. Barton-Wright EC, Elliot WA. Lancet 1963;26:862–3.
69. Einstein P, Scheiner SA, eds. Overcoming the Pain of Inflammatory Arthritis: The Pain-Free Promise of Pantothenic Acid. Garden City, NY: Avery, 1999.
70. Lehane SM, Marchetti RV, Spry C et al. J Biol Chem 2007;282:25395–405.
71. Haggarty P, Campbell DM, Duthie S et al. Br J Nutr 2009;102:1487–97.
72. Otsuka M, Akiba T, Okita Y et al. Jpn J Med 1990;29:324–8.
73. Noda S, Haratake J, Sasaki A et al. Liver 1991;11:134–42.
74. Welsh AL. Arch Dermatol 1952;65:137–48.
75. Welsh AL. Arch Dermatol 1954;70:181–98.
76. Shibata K, Takahashi C, Fukuwatari T et al. J Nutr Sci Vitaminol (Tokyo) 2005;51:385–91.

Sugestões de leitura

Expert Group on Vitamins and Minerals. Review of Pantothenic Acid. London: Food Standards Agency, 2002.

Gregory A, Hayflick SJ. Pantothenate kinase-associated neurodegeneration. In: Pagon RA, Bird TD, Dolan CR et al., eds. GeneReviews. Seattle: University of Washington, 2008.

US Department of Agriculture, Agricultural Research Service. USDA National Nutrient Database for Standard Reference, Release 22. Nutrient Data Laboratory Home Page. 2008. Disponível em: http://www.ars.usda.gov/ba/bhnrc/ndl. Acesso em 5 de dezembro de 2011.

26 Ácido fólico*

Patrick J. Stover

Antecedentes históricos

Também conhecido como vitamina B_9, vitamina B_c, vitamina M, fator de *Lactobacillus casei*, folacina e pteroil-L-ácido glutâmico, o ácido fólico foi descoberto por Wills e Mehta, em 1931, como um cofator presente na levedura ("fator de Will") que corrigia a anemia macrocítica em gestantes hindus, na Índia.[1] Posteriormente, o fator foi isolado das folhas de espinafre e recebeu o nome de ácido fólico (do latim *folium*, "folhas"), dado por Mitchell et al., em 1941. Mitchell demonstrou que o ácido fólico era necessário ao crescimento de *Streptococcus lactis* R (*Streptococcus faecalis*).[2] Em 1945, a síntese química de ácido fólico cristalino puro foi relatada na revista *Science*.[3] O ácido fólico sintético era efetivo na reversão da anemia megaloblástica refratária ao tratamento com extratos de fígado, contudo este agente não conseguia prevenir nem melhorar o dano neurológico progressivo associado à anemia e que hoje sabemos ser causado pela deficiência de vitamina B_{12}.

Pouco depois da descoberta do ácido fólico como fator promotor do crescimento, o desenvolvimento de antagonistas de folato para uso como quimioterápicos foi conduzido por Hitchings e Elion, ganhadores do prêmio Nobel. Em 1948, os antagonistas de folato aminopterina e (logo em seguida) metotrexato foram desenvolvidos e administrados a pacientes com leucemia linfoblástica aguda da infância, tendo se mostrado tratamentos efetivos.[4] Esse sucesso levou ao desenvolvimento de numerosos agentes anticâncer e antimicrobiano ao longo dos 50 anos subsequentes, tendo como alvo as enzimas dependentes de folato. A partir da década de 1950 até hoje, as enzimas utilizadoras de folato foram purificadas para obtenção de homogeneidade, suas vias bioquímicas foram elucidadas; posteriormente, seus genes foram clonados e suas estruturas, determinadas. A partir dos anos 1980, a importância do ácido fólico na prevenção de doenças crônicas, alguns cânceres e defeitos de nascimento ganhou consideração. O conhecimento desse fato levou ao enriquecimento do suprimento alimentício com ácido fólico nos Estados Unidos, Canadá e outros países, com o objetivo de prevenir uma classe comum de defeitos inatos conhecida como defeitos de tubo neural (DTN). Uma excelente revisão sobre a história do ácido fólico foi publicada em 2001, por Hoffbrand e Weir.[1]

Visão geral do folato e ácido fólico

O termo *folato* é genérico e designa uma família de vitaminas B hidrossolúveis encontradas em alimentos naturais e organismos biológicos (ver Fig. 26.1). Os folatos atuam como uma família de cofatores enzimáticos que transportam e ativam quimicamente carbonos isolados (referidos como monocarbonos) para reações biossintéticas. O folato é requerido para a biossíntese de precursores ribonucleotídeos e desoxirribonucleotídeos para a síntese de DNA. Também é requerido para o metabolismo de aminoácidos, inclusive a remetilação da homocisteína em metionina, atuando assim na regulação da expressão genética por metilação. Desta forma, os cofatores folato são encontrados em quase todas as formas de vida. O

*__Abreviaturas__: **AdoHcy**, *S*-adenosil-homocisteína; **AdoMet**, *S*-adenosil-metionina; **AICARFT**, fosforribosil-amino-imidazol-carboxamida di-hidrofolato; **DFE**, equivalente de folato dietético; **DHF**, di-hidrofolato; **DHFR**, di-hidrofolato redutase; **DNMT**, DNA metiltransferase; **DTN**, defeito de tubo neural; **GARFT**, fosforribosilglicinamida formiltransferase; **GNMT**, glicina *N*-metiltransferase; **LINE-1**, elemento nuclear intercalado longo-1; **MTHFD**, metilenotetraidrofolato desidrogenase; **MTHFR**, metilenotetraidrofolato redutase; **MTR**, metionina sintase; **NADPH**, nicotinamida adenina dinucleotídeo fosfato reduzido; **PCFT**, transportador de folato acoplado a próton; **RDA**, ingestão dietética recomendada; **SHMT**, serina hidroximetiltransferase; **THF**, tetraidrofolato; **TYMS**, timidilato sintase.

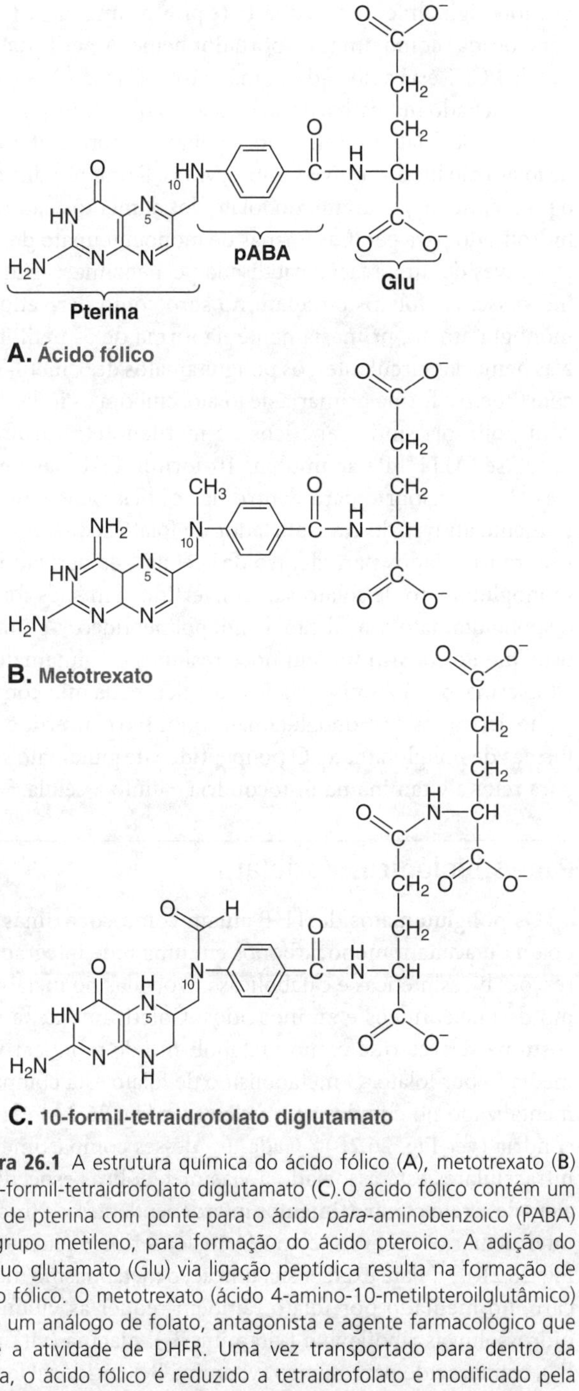

Pterina pABA Glu

A. Ácido fólico

B. Metotrexato

C. 10-formil-tetraidrofolato diglutamato

Figura 26.1 A estrutura química do ácido fólico (A), metotrexato (B) e 10-formil-tetraidrofolato diglutamato (C).O ácido fólico contém um anel de pterina com ponte para o ácido *para*-aminobenzoico (PABA) via grupo metileno, para formação do ácido pteroico. A adição do resíduo glutamato (Glu) via ligação peptídica resulta na formação de ácido fólico. O metotrexato (ácido 4-amino-10-metilpteroilglutâmico) (B) é um análogo de folato, antagonista e agente farmacológico que inibe a atividade de DHFR. Uma vez transportado para dentro da célula, o ácido fólico é reduzido a tetraidrofolato e modificado pela adição de um polipeptídeo glutamato, com até nove resíduos de glutamato ligados via ligações γ-peptídicas não usuais. THF também é modificado pela adição de monocarbonos nas posições N5 ou N10, ou que fazem ponte nestas posições. Os grupos carbono são conduzidos para os estados de oxidação de formato, formaldeído ou metanol. A estrutura do 10-formil-tetraidrofolato diglutamato é mostrada em C.

tetraidrofolato (THF), que é a forma totalmente reduzida da vitamina, carrega monocarbonos em um dos três níveis de oxidação distintos, variando de metanol a formato.[5,6] Os monocarbonos são covalentemente ligados à posição N5 ou N10 do THF. Na célula, existem cinco formas diferentes de THF com substituição de monocarbono: 10-formil-THF; 5-formil-THF; 5,10-metenil-THF; 5,10-metileno-THF; e 5-metil-THF. Cada uma destas formas é interconvertida na célula via catálise mediada por enzima. Os folatos também são modificados por meio da adição de um polipeptídeo glutamato, que é polimerizado via ligações peptídicas com ligações γ incomuns.[7] O polipeptídeo poliglutamato aumenta a afinidade dos cofatores folato pelas enzimas dependentes de folato e é necessário para reter os folatos na célula e organelas subcelulares. O ácido fólico (ver Fig. 26.1) não é uma forma biologicamente ativa de folato, mas pode atuar como pró-vitamina por ser convertido na forma natural reduzida do folato, quando transportado para dentro das células. Trata-se de uma forma oxidada de folato gerada durante a degradação oxidativa do folato e, normalmente, não se acumula nas células, embora a maior parte da degradação de THF seja irreversível e gere produtos de degradação como pterina oxidada e *para*-aminobenzoil-glutamato.[8] O ácido fólico também é uma forma sintética de folato presente em alimentos enriquecidos e suplementos dietéticos.

Fontes dietéticas

O folato é uma vitamina e, portanto, deve ser obtida a partir da dieta. O estado nutricional do folato é sustentado pela ingestão da vitamina encontrada em alimentos naturais, bem como suplementos dietéticos e alimentos enriquecidos.[9] As melhores fontes dietéticas de folato natural incluem as frutas frescas, verduras de folhas verdes, leveduras, fígado e leguminosas.[10] Os folatos naturais encontrados nos alimentos são quimicamente lábeis e prontamente degradados por oxidação, de forma irreversível, durante o preparo e cozimento dos alimentos. O 5-metil-THF e THF com substituição de formil são as formas primárias de folato presentes nos alimentos naturais, além de também estarem entre as formas mais estáveis da vitamina. O ácido fólico, que é forma de pró-vitamina estável, totalmente oxidada e sintética, está presente nos suplementos dietéticos e alimentos enriquecidos (ver Fig. 26.1). O ácido fólico apresenta maior biodisponibilidade do que o folato dos alimentos naturais, por conta da sua estabilidade química e ausência de um grupo poliglutamato, que impede a absorção através do epitélio intestinal.[11] Uma vez transportado para dentro da célula, o ácido fólico é reduzido a di-hidrofolato (DHF) e, subsequentemente, a THF por ação da enzima DHF redutase (DHFR). Depois de totalmente reduzido, ele se torna indistinguível do folato contido nos alimentos naturais. Níveis baixos de expressão de DHFR podem resultar no aparecimento de ácido fólico no soro de indivíduos com níveis elevados de ingestão dessa substância.[9] Evidências indicam que a atividade de DHFR total é altamente variável de um indivíduo para outro – achado que pode indicar uma capacidade variável de metabolizar ácido fólico entre diferentes indivíduos.[12]

Ingestões dietéticas recomendadas e enriquecimento com ácido fólico

As ingestões recomendadas de folato estabelecidas pelo *Food and Nutrition Board* do Institute of Medicine são mostradas na Tabela 26.1.[13] As necessidades de folato dietéticas são expressas em equivalentes de folato dietético (DFE),

Tabela 26.1 Ingestões de referência dietética para folato[a]

Grupo	Ingestão (μg de DFE/d)
Bebês (meses)	Ingestão adequada
0-5	65
6-11	80
Crianças e adolescentes (anos)	Ingestão dietética recomendada
1-3	150
4-8	200
9-13	300
14-18	400
Adultos (anos)	Ingestão dietética recomendada
≥ 19	400
Gestantes	600
Lactantes	500

DFE, equivalente de folato dietético.

[a]Os requerimentos são expressos como equivalentes dietéticos de folato, para corresponder à biodisponibilidade aumentada do ácido fólico, em comparação ao folato presente nos alimentos naturais.

Dados de Food and Nutrition Board, Institute of Medicine. Folate. In: Dietary Reference Intakes for Thiamin, Riboflavin, Niacin, Vitamin B_6, Folate, Vitamin B_{12}, Pantothenic Acid, Biotin, and Choline. Washington, DC: National Academy Press, 1998:196-305; e Bailey LB, Gregory JF III. Folate metabolism and requeriments. J Nutr 1999; 129:779-82.

por conta da necessidade de ajuste para a biodisponibilidade aumentada de folato, em comparação ao folato dos alimentos naturais.[11] Estima-se que a biodisponibilidade do ácido fólico seja 1,7 vezes maior do que a biodisponibilidade do folato dos alimentos naturais. A ingestão dietética recomendada (RDA) para homens e mulheres é 400 μg/dia de DFE. O requerimento para mulheres em idade fértil é de 400 μg de ácido fólico de alimentos enriquecidos e suplementos, além do consumo de folato oriundo dos alimentos de uma dieta diversificada.[13] O nível de ingestão máximo tolerado para adultos foi estabelecido em 1.000 μg diárias de ácido fólico oriundo exclusivamente do folato dos alimentos, com base na preocupação de que uma ingestão elevada de ácido fólico exacerbaria as consequências neurológicas da deficiência de vitamina B_{12}.

Em 1998, os Estados Unidos e o Canadá tornaram obrigatória a adição de ácido fólico em níveis de 140 μg/100 g de produto, para enriquecimento da farinha, com o objetivo de alcançar uma ingestão preditiva de 100 μg de ácido fólico/dia e assim diminuir a incidência de DTN.[14] Antes do enriquecimento com ácido fólico, a média da ingestão de folato a partir dos alimentos era estimada em 250 μg/dia. Os níveis de ingestão da população aumentaram em 529 μg de DFE/dia no intervalo de 1994-1998 (antes do enriquecimento) e 1999-2000 (após o enriquecimento), para então decrescerem em 135 μg entre 1999-2000 e 2003-2004.[14] O enriquecimento com ácido fólico aumentou as concentrações séricas e eritrocitárias de folato na população dos Estados Unidos, bem como diminuiu os níveis plasmáticos totais de homocisteína em 6-13%.[15,16]

Sítios de absorção intestinal

A absorção de folato através do epitélio intestinal ocorre no ambiente acídico da porção superior do intestino delgado, via transportador de folato acoplado a próton (PCFT),[17] que foi originalmente descoberto (e provavelmente de forma equivocada) como um transportador heme. A perda da função de PCFT está associada a uma grave má absorção de folato, um achado indicativo de sua atuação como transportador primário de folato no intestino. Apenas os monoglutamatos de folato são biodisponíveis e absorvidos. Durante a digestão, o polipeptídeo γ-glutamil do folato dos alimentos naturais é hidrolisado para gerar as formas de monoglutamato de folato através de uma reação catalisada pela enzima γ-glutamil hidrolase. Os folatos circulam no soro como derivados de monoglutamato, primariamente na forma de 5-metil-THF. Nas hemácias circulantes, os poliglutamatos de 5-metil-THF constituem a forma primária de folato, embora os indivíduos com polimorfismos genéticos de metilenotetraidrofolato redutase (MTHFR) acumulem 10-formil-THF nas hemácias.[18] O transporte para dentro das células ocorre primariamente através do transportador de folato reduzido. Uma vez transportados para dentro das células, os derivados de monoglutamato de folato são convertidos em suas formas de poliglutamato, via adição de um polipeptídeo γ-glutamil, usualmente consistindo em nove resíduos de glutamato no citoplasma; ou são transportados para dentro da mitocôndria, como derivados de monoglutamato, onde são convertidos nas formas de poliglutamato. O polipeptídeo de glutamato serve para reter a vitamina na mitocôndria e junto à célula.

Papéis biológicos do folato

Os poliglutamatos de THF atuam como coenzimas que doam ou aceitam monocarbonos em uma rede integrada de reações biossintéticas e catabólicas envolvidas no metabolismo de nucleotídeos e aminoácidos. Coletivamente, a rede costuma ser referida como metabolismo de monocarbono mediado por folato. O metabolismo de folato está compartimentalizado no citoplasma, núcleo (ver Fig. 26.2A) e mitocôndria (ver Fig. 26.2B).[6] Cada um desses compartimentos intracelulares está associado a vias metabólicas específicas, além de serem compartimentos interdependentes via troca de intermediários comuns, como formato, serina e glicina (ver Fig. 26.2B).[5,19] Para exercer sua função, o metabolismo monocarbono mediado por folato também requer as vitaminas hidrossolúveis riboflavina (vitamina B_2), niacina (vitamina B_3), colina, ácido pantotênico (vitamina B_5), piridoxal fosfato (vitamina B_6) e cobalamina (vitamina B_{12})[6] (ver Fig. 26.2).

Citoplasma

A biossíntese *de novo* de nucleotídeos purina e timidilato bem como a remetilação da homocisteína em metionina ocorrem no citoplasma. O citoplasma é o único compartimento da rede que envolve todas as formas com substituição de monocarbono do THF.[6] O formato serve de fonte primária de unidades monocarbono para as reações de transferência de monocarbono citoplasmáticas, sendo derivado do catabolismo de aminoácido que ocorre na mitocôndria.[5,20] Em uma reação dependente de trifosfato de adenosina, o formato se condensa com THF para formação de 10-formil-THF cata-

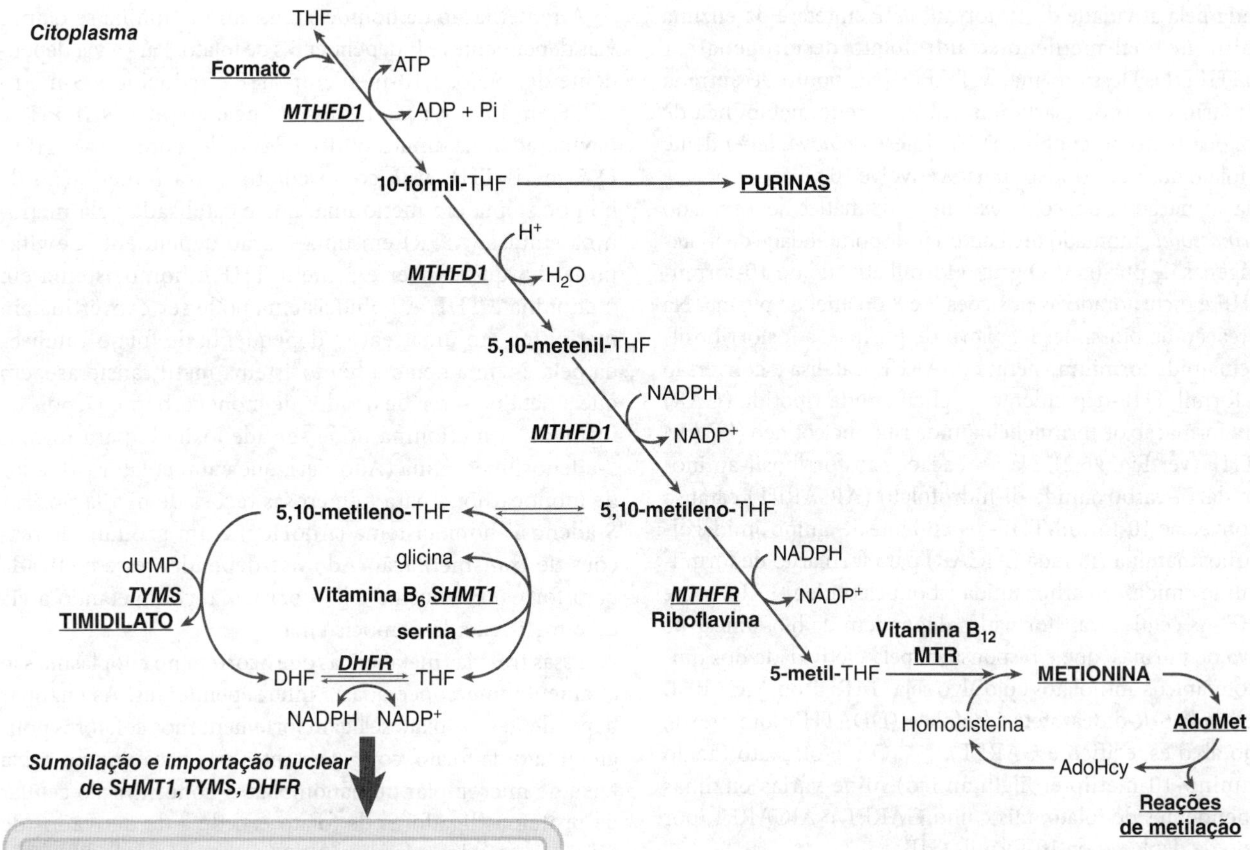

Citoplasma
THF
Formato
ATP
MTHFD1
ADP + Pi
10-formil-THF
PURINAS
H^+
MTHFD1
H_2O
5,10-metenil-THF
NADPH
MTHFD1
$NADP^+$
5,10-metileno-THF
5,10-metileno-THF
dUMP
glicina
TYMS
Vitamina B_6 SHMT1
TIMIDILATO
serina
NADPH
MTHFR
$NADP^+$
Riboflavina
Vitamina B_{12}
MTR
5-metil-THF
METIONINA
DHFR
DHF
THF
NADPH
$NADP^+$
Homocisteína
AdoMet
AdoHcy
Reações de metilação
Sumoilação e importação nuclear de SHMT1, TYMS, DHFR
Núcleo
5,10-metileno-THF
dUMP
glicina
Sumo-TYMS
Sumo-SHMT1
TIMIDILATO
serina
Sumo-DHFR
DHF
THF
NADPH
$NADP^+$
A

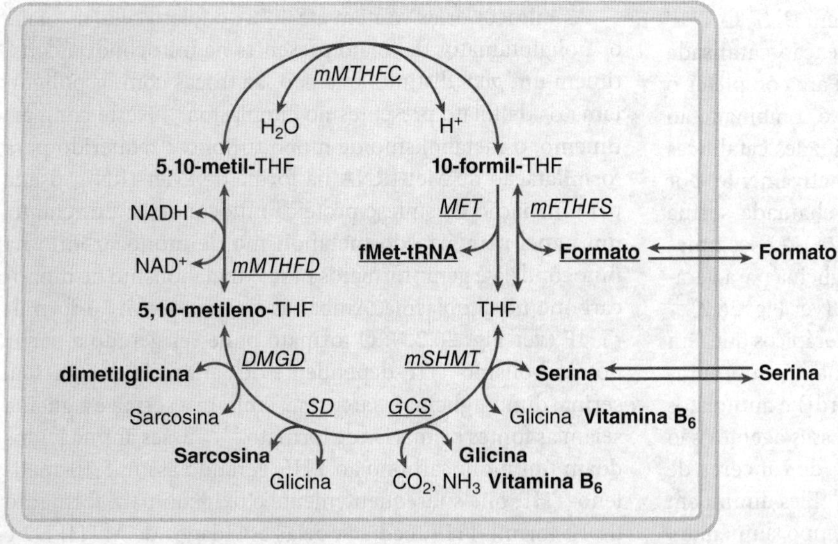

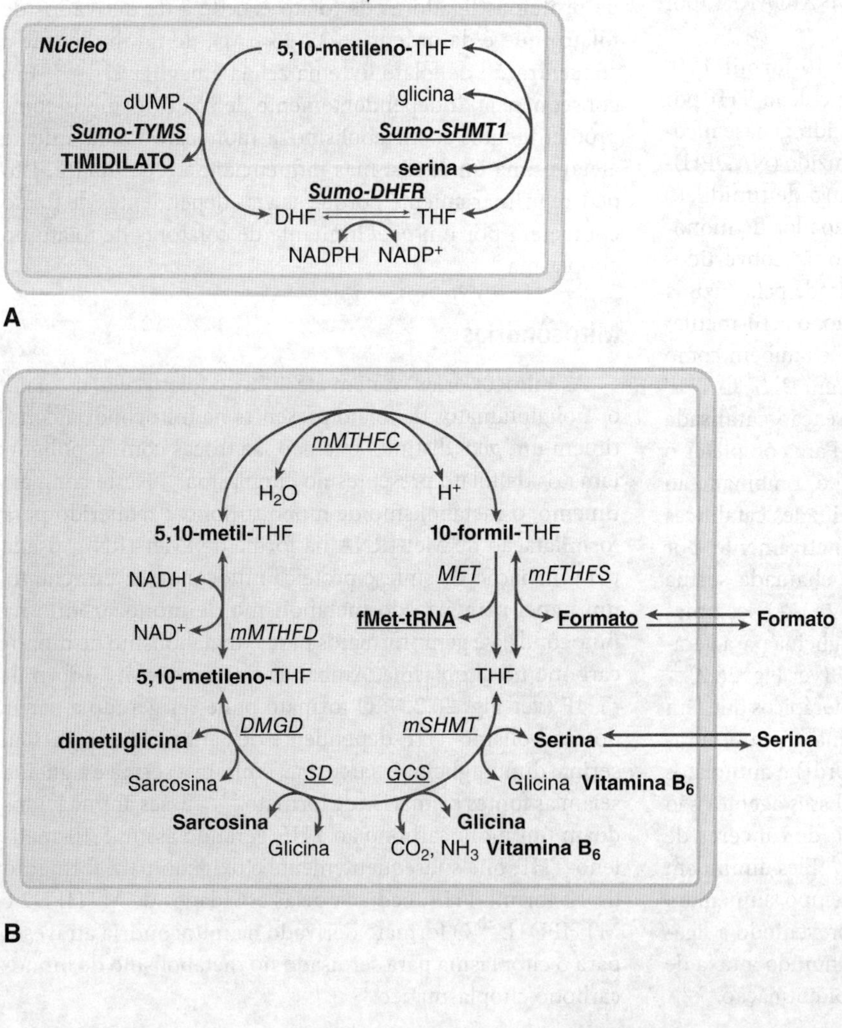

Figura 26.2 Compartimentalização do metabolismo de monocarbono folato-mediado, no citoplasma, mitocôndrias e núcleo. **A.** O metabolismo de monocarbono no citoplasma é necessário à síntese *de novo* de purinas e timidilato, bem como para a remetilação da homocisteína em metionina. O metabolismo de monocarbono no núcleo sintetiza timidilato a partir de uridilato e serina, ocorrendo durante a fase S do ciclo celular. **B.** O metabolismo de monocarbono na mitocôndria se faz necessário para a geração de formato para o metabolismo de monocarbono citoplasmático. O folato e os transportadores de aminoácido da unidade monocarbono estão indicados **em negrito**. AdoHcy, *S*-adenosil-homocisteína; AdoMet, *S*-adenosilmetionina; ADP, adenosina difosfato; ATP, adenosina trifosfato; DHF, di-hidrofolato; DHFR, di-hidrofolato redutase; DMGD, dimetilglicina desidrogenase; dUMP, monofosfato de desoxiuridina; GCS, sistema de clivagem da glicina; mFTHFS, formiltetraidrofolato sintetase mitocondrial; mMTHFC, meteniltetraidrofolato ciclo-hidrolase mitocondrial; mMTHFD, metilenotetraidrofolato desidrogenase mitocondrial; *MTHFR*, metilenotetraidrofolato redutase; MTR, metionina sintase; M-tRNA-FT, metionil-tRNA formiltransferase; NAD, nicotinamida adenina dinucleotídeo; NADP, nicotinamida adenina dinucleotídeo fosfato; NADPH, nicotinamida adenina dinucleotídeo fosfato reduzido; Pi, fosfato inorgânico; SD, sarcosina desidrogenase; SHMT1, serina hidroximetiltransferase citoplasmática; THF, tetraidrofolato; TYMS, timidilato sintase.

lisada pela atividade de 10-formil-THF sintetase da enzima multifuncional metilenotetraidrofolato desidrogenase-1 (MTHFD1). Dessa forma, MTHFD1 é o ponto de entrada primário dos monocarbonos em uma rede metabólica de monocarbono no citoplasma. A síntese *de novo* dependente de folato dos nucleotídeos purina envolve 10 reações e ocorre pela formação de um complexo multienzimático denominado *purinassomo*, montado mediante a indisponibilidade de fontes exógenas de purina.[21] O grupo formil ativado do 10-formil-THF é incorporado às posições 2 e 8 do anel de purina. Na 3ª reação da biossíntese *de novo* de purinas, a fosforribosilglicinamida formiltransferase (GARFT) catalisa a conversão 10-formil-THF-dependente da glicinamida ribotida (GAR) para formação de formilglicinamida ribonucleotídeo (FGAR) e THF (ver Fig. 26.2). Na 9ª reação, a fosforribosil-amino-imidazol-carboxamida di-hidrofolato (AICARFT) catalisa a conversão 10-formil-THF-dependente de amino-imidazol-carboxinamida ribotida (AICAR) para formação de formil-amino-imidazol-carboxamida ribonucleotídeo (FAICAR) e THF. As células transformadas dependem da biossíntese *de novo* de purinas, que é responsável pela efetividade dos quimioterápicos antifolatos cujo alvo seja GARFT ou AICARFT, incluindo 6-*R*-dideazatetraidrofolato (DDATHF; lometrexol, cujo alvo específico é GARFT).[22-24] O metotrexato (ácido 4-amino-10-metilpteroilglutâmico) inibe várias enzimas dependentes de folato, tais como GARFT e AICARFT, por meio da depleção de 10-formil-THF.

Alternativamente, o monocarbono de 10-formil-THF pode ser enzimaticamente reduzido a 5,10-metileno-THF por meio das atividades de ciclo-hidrolase e desidrogenase nicotinamida adenina dinucleotídeo fosfato reduzido (NADPH)-dependente de MTHFD1. A síntese *de novo* de timidilato requer 5,10-metileno-THF como cofator doador de monocarbono. O 5,10-metileno-THF e o uridilato são convertidos em timidilato e DHF em uma reação catalisada pela enzima timidilato sintase (TYMS). Para esta reação, o 5,10-metileno-THF serve de doador de monocarbono e também como fonte de dois elétrons via oxidação de THF em DHF. O THF é regenerado a partir de DHF em uma reação catalisada pela enzima NADPH-dependente DHFR. Para completar o ciclo de síntese *de novo* de timidilato, THF é combinado ao 5,10-metileno-THF por meio das três atividades catalíticas de MTHFD1, conforme descrito ou, alternativamente, por uma enzima dependente de vitamina B_6 chamada serina hidroximetiltransferase (SHMT1 e SHMT2α). As isozimas SHMT catalisam a conversão de serina em glicina para geração de 5,10-metileno-THF a partir de THF (ver Fig. 26.2).[25] Foram desenvolvidos vários agentes quimioterápicos que têm como alvo TYMS, incluindo fluoropirimidinas (5-fluorouracil [5-FU] e 5-fluoro-2-desoxiuridina [FdUrd]) e antifolatos (raltitrexed, permetrexed e metotrexato). Esses agentes são comprovadamente efetivos no tratamento de cânceres de cabeça, pescoço, mama, estômago e cólon.[26] Eles diminuem a função catalítica de TYMS e, ao mesmo tempo, aumentam as concentrações celulares de TYMS,[27,28] prevenindo a ligação desta molécula ao seu RNAm ou diminuindo a taxa de degradação enzimática independente de ubiquitinação.[29,30]

A remetilação da homocisteína em metionina se dá por vias dependentes e independentes de folato. Para a via dependente de folato, 5,10-metileno-THF é reduzido a 5-metil-THF em uma reação catalisada pela enzima NADPH- e flavina-adenina dinucleotídeo (FAD)-dependente MTHFR. O 5-metil-THF atua como cofator para remetilação de homocisteína em metionina, que é catalisada pela metionina sintase (MTR) em uma reação dependente de vitamina B_{12} que converte 5-metil-THF e homocisteína em metionina e THF. A homocisteína pode ser convertida em metionina em uma reação dependente de folato catalisada pela enzima betaína homocisteína metiltransferase, em que a betaína serve de doador de monocarbono. Depois de formada, a metionina pode ser adenosilada para formar *S*-adenosilmetionina (AdoMet), que é um cofator e doador de monocarbono para numerosas rações de metilação.[31] A *S*-adenosil-homocisteína (AdoHcy) é um produto de reações de transmetilação AdoMet-dependentes e é clivada para formar adenosina e homocisteína, completando a via de remetilação da homocisteína.

Essas três vias metabólicas que ocorrem no citoplasma são altamente interconectadas e interdependentes. As enzimas dependentes de folato se ligam fortemente aos cofatores poliglutamato de folato, com constantes de ligação numa baixa faixa de micromolar ou nanomolar. A concentração celular de proteínas ligadoras de folato excede a de derivados de folato (que é da ordem de 25-35 μM), de tal modo que a concentração de folato livre na célula é negligível.[8,32,33] Em consequência, independentemente de sua origem, os comprometimentos do metabolismo de monocarbono raramente afetam uma única via, mas influenciam a rede inteira. Isto ocorre primariamente porque as vias dependentes de folato competem por um *pool* limitante de cofatores de folato no citoplasma.[8,34]

Mitocôndrias

As mitocôndrias contêm até 40% do folato celular total e os poliglutamatos de folato presentes na mitocôndria constituem um *pool* distinto, que não faz trocas com os poliglutamatos de folato presentes no citoplasma.[35] Neste compartimento, o metabolismo de monocarbono é requerido para formilatação de Met-tRNA na forma de fMet-tRNA, usada para iniciação da síntese proteica mitocondrial. Entretanto, um papel primário do metabolismo de monocarbono na mitocôndria é gerar formatos para o metabolismo de monocarbono no citoplasma. Ambas as vias requerem 10-formil-THF (ver Fig. 26.2B). O formato pode ser gerado a partir do catabolismo THF-dependente dos aminoácidos glicina, serina, dimetilglicina e sarcosina, embora a serina e a glicina sejam as fontes primárias de formato.[36,37] Esses aminoácidos doam um monocarbono ao THF, gerando assim 5,10-metileno-THF, que subsequentemente é oxidado para formação de 10-formil-THF mediada pelas atividades de MTHFD2 e MTHFD1L.[20] O formato derivado na mitocôndria atravessa para o citoplasma para ser usado no metabolismo de monocarbono citoplasmático.[5]

Núcleo

Cerca de 10% dos folatos hepáticos totais residem no compartimento nuclear.[38] O metabolismo de monocarbono nuclear atua gerando timidilato a partir de uridilato[25] durante a fase S do ciclo celular e durante o dano induzido por radiação ultravioleta ao DNA.[39] As enzimas que constituem toda a via de síntese de timidilato, incluindo as enzimas SHMT1, SHMT2α, TYMS e DHFR, são modificadas pelo pequeno modificador relacionado à ubiquitina (SUMO), facilitando a translocação nuclear da via inteira.[25] SHMT é a única fonte de monocarbonos para síntese de timidilato nuclear. Camundongos que não possuem SHMT1 apresentam síntese de timidilato comprometida e níveis altos de uracil no DNA nuclear.[40] A necessidade de redundância na compartimentalização da síntese *de novo* de timidilato no citoplasma e no núcleo é desconhecida.

Regulação do potencial de metilação celular e impacto da deficiência de vitamina B_{12}

O potencial de metilação celular é altamente regulado, primariamente por meio do controle da síntese e uso de AdoMet. A síntese de AdoMet ocorre apenas quando as concentrações celulares desse elemento são depletadas, enquanto o excesso dele é consumido quando seus níveis estão altos. Ambos os processos regulatórios se dão por meio de um único mecanismo, que envolve interações entre os metabólitos AdoMet, 5-metil-THF, MTHFR e glicina *N*-metiltransferase (GNMT), uma enzima que catalisa a metilação AdoMet-dependente da glicina em sarcosina com a finalidade de eliminar o excesso de AdoMet celular.[41] Como AdoMet é um inibidor alostérico de MTHFR, o 5-metil-THF, que atua como cofator para remetilação folato-dependente da homocisteína em metionina, é sintetizado apenas quando os níveis de AdoMet estão depletados. Essa retroalimentação inibitória de MTHFR por AdoMet garante que os cofatores de folato sejam disponibilizados para a síntese de nucleotídeo quando o potencial de metilação for adequado para sustentar as reações de metilação celulares.

Os níveis de AdoMet também são mantidos por meio da inibição alostérica de GNMT pelo 5-metil-THF.[42] A depleção dos níveis de 5-metil-THF resultante da inibição por AdoMet de MTHFR ativa GNMT que, por sua vez, diminui os níveis de AdoMet via conversão de glicina em sarcosina. GNMT previne o acúmulo celular de AdoMet. Camundongos que não possuem GNMT exibem concentrações de AdoMet 36 vezes maiores e um aumento de 100 vezes da proporção AdoMet/AdoHcy. Esses camundongos também apresentam esteatose hepática.[43] Foram identificados seres humanos com mutações em GNMT apresentando desorganizações metabólicas similares àquelas observadas em camundongos nulos para *Gnmt*.[43] A expressão de GNMT é regulada pela vitamina A[44] e glicocorticoides,[45] fornecendo assim um mecanismo pelo qual os sinais e nutrientes não relacionados ao metabolismo de monocarbono podem influenciar as reações de metilação celular e, potencialmente, os processos epigenéticos.[41]

A deficiência de vitamina B_{12} exerce impacto relevante sobre a rede de monocarbono mediada por folato, além de desorganizar tanto a remetilação de homocisteína como a biossíntese de nucleotídeo. Esta desorganização é a origem metabólica da anemia megaloblástica. A deficiência de vitamina B_{12}, seja por deficiência nutricional ou exposição excessiva ao óxido nítrico, compromete a atividade de MTR. A falta de atividade de MTR desorganiza a via de remetilação da homocisteína e depleta as concentrações de AdoMet, ativando assim a MTHFR. A ativação de MTHFR causa acúmulo celular de folato na forma de 5-metil-THF, em uma condição frequentemente referida como "captura de metil" do folato. Como a geração de 5-metil-THF catalisada por MTHFR é essencialmente irreversível *in vivo*, o acúmulo de 5-metil-THF pode comprometer a biossíntese *de novo* de purina e timidilato, como ocorre na deficiência grave de vitamina B_{12}.[46]

Métodos analíticos e biomarcadores do comprometimento metabólico de monocarbono

Alguns biomarcadores clinicamente úteis são responsivos à ingestão de folato dietético e podem ser usados para avaliar o estado nutricional do folato e a perda da integridade do metabolismo de monocarbono por ele mediado. Contudo, a maioria dos biomarcadores metabólicos funcionais que relatam o estado nutricional de folato tem pouca especificidade, por também serem responsivos ao estado nutricional de outras vitaminas B, bem como a variações envolvendo os genes codificadores de enzimas dependentes de folato.[47,48] Os comprometimentos da rede metabólica desse elemento podem resultar da sua deficiência dietética primária e das deficiências de outros nutrientes que atuam no metabolismo de monocarbono, incluindo a vitamina B_6, vitamina B_{12} e riboflavina, a partir do consumo excessivo de álcool, ou a partir de variação genética que influencie a atividade ou expressão de enzimas folato-dependentes (ver Fig. 26.2).[19]

Os níveis de folato são quantificados no soro ou nas hemácias, para avaliar o estado nutricional de folato individual, o estado nutricional epidemiológico e o estado nutricional populacional.[13] As concentrações de folato eritrocitárias são os indicadores preferidos do estado nutricional de folato a longo prazo.[47] O motivo é que ele entra nas hemácias apenas durante seu desenvolvimento na medula óssea, de modo que estes valores refletem a média do estado nutricional de folato ao longo da expectativa de vida da hemácia adulta, que é de 120 dias. Um valor de folato eritrocitário da ordem de 140 ng/mL é considerado o limite inferior da sua suficiência. Os níveis séricos de folato relatam o estado nutricional a longo prazo e a ingestão recente de folato, devendo por isso ser medidos repetidamente na avaliação do estado nutricional do elemento. Níveis plasmáticos abaixo de 7 nM indicam um equilíbrio de folato negativo. A persistência desta condição usualmente progride para anemia megaloblástica.

Quantificar os níveis de folato é particularmente difícil, em decorrência das múltiplas formas químicas da vitamina e a sua dependência química.[8] O ensaio microbiológico era o método de escolha até bem recentemente, em parte por medir o crescimento de *Lactobacillus casei* diante da exposição a todas as formas de monoglutamatos de folato, e também por tolerar as altas concentrações de ascorbato requeridas para prevenir a oxidação do folato durante a preparação da amostra e execução do ensaio. Os métodos que usam radioisótopos e quimioluminescência, bem como cromatografia de alto desempenho, também são amplamente empregados.[48] Os métodos de cromatografia de alto desempenho têm a vantagem de distinguir entre as formas monocarbono e poliglutamato do folato.[49] Similarmente, os modernos métodos de espectrometria de massa conseguem resolver e quantificar as formas de monocarbono do folato.[50] A distribuição das formas de monocarbono do folato no soro ou nos eritrócitos pode ser útil como um biomarcador mais robusto do estado nutricional de folato, ou como indicador funcional do metabolismo de monocarbono comprometido. Todos os métodos existentes estão sujeitos a erros de acurácia e precisão, conforme discutido.[48]

Dois biomarcadores sensíveis de metabolismo de folato comprometido são o conteúdo de uracil do DNA nuclear[51,52] e as elevações das concentrações de homocisteína no plasma e tecidos.[47] Taxas diminuídas de síntese de trifosfato de desoxitimidina (dTTP) resultam na incorporação de trifosfato de desoxiuridina (dUTP) ao DNA, porque as DNA polimerases não discriminam entre dUTP e dTTP.[51,53] O conteúdo de uracil do DNA de leucócitos pode não ser todavia um substituto robusto para o conteúdo tecidual de uracil, por isso sua utilidade para avaliação clínica e populacional do estado nutricional do folato ainda é duvidosa.[54] Conforme mencionado, a homocisteína plasmática total é responsiva ao estado nutricional de folato e tem sido usada para avaliar o seu estado na clínica e em estudos populacionais, porque as taxas diminuídas de remetilação de homocisteína folato-dependente resultam em elevações do conteúdo celular e plasmático de homocisteína.[31] A homocisteína plasmática total também é responsiva ao estado nutricional das vitaminas B_6 e B_{12}, bem como à variação genética de *MTHFR*.[47,48,55] A homocisteína elevada também resulta em elevação das concentrações de AdoHcy, porque o equilíbrio da hidrólise de AdoHcy em adenosina e homocisteína favorece a síntese de AdoHcy.[56] AdoHcy é um potente inibidor de metilases dependentes de AdoMet, inclusive de DNA e proteína metiltransferases,[57] sendo que o acúmulo de AdoHcy gera DNA hipometilado em leucócitos.[18,58,60] AdoMet, AdoHcy e a proporção AdoMet/AdoHcy também têm sido explorados como indicadores funcionais do estado de folato.[61] Outros biomarcadores da deficiência de folato no corpo inteiro incluem a hipometilação do DNA, níveis altos de formiminoglutamato na urina (um intermediário no catabolismo de histidina folato-dependente) e a hipersegmentação de neutrófilos.[62,63]

Os biomarcadores empregados pelo Institute of Medicine para determinar a RDA para a ingestão de folato dietética incluem as concentrações eritrocitárias de folato e as concentrações plasmáticas de folato e de homocisteína.[47] Ambos são responsivos à ingestão dietética inadequada de folato. Entretanto, conforme explicado antes, as deficiências nutricionais secundárias (incluindo as de vitaminas B_6 e B_{12}), genética e gênero podem influenciar biomarcadores metabólicos como a homocisteína, que são usados para avaliar o estado nutricional de folato no corpo inteiro.[64] Os homens tendem a exibir níveis mais altos do que as mulheres.[47] O intervalo de referência para homocisteína plasmática total varia de um laboratório de pesquisa para outro. Para a avaliação do estado nutricional de folato em populações, foi sugerido um valor de corte de 10 μM para homocisteína plasmática total. Concentrações eritrocitárias de folato abaixo de 140 ng/mL indicam deficiência de folato, contudo estas concentrações também são influenciadas pela variação genética, incluindo o polimorfismo comum de 677 C → T no gene *MTHFR*.[18] Evidências crescentes indicam que os requerimentos de folato dietético podem diferir de acordo com o genótipo de *MTHFR*.[65]

Folato e epigenética

Epigenética comumente se refere à herança de traços independentes da sequência primária de DNA; o termo é usado com frequência para descrever a transmissão dos padrões de metilação do DNA e, potencialmente, outras modificações cromatínicas covalentes que possam ser herdáveis.[66] Muitas vezes ele é associado a vários fenômenos biológicos, incluindo a inativação do cromossomo X e o *imprinting* metabólico e nutricional. A influência da nutrição materna durante a gestação e no período de amamentação sobre os traços fetais e neonatais é referida como *imprinting metabólico*.[67] Modelos de experimentação animal sustentam o conceito de que a nutrição materna pode influenciar o feto em desenvolvimento e o recém-nascido, alterando os padrões de metilação do DNA e também os padrões de expressão genética. Estas alterações genômicas persistem ao longo de toda a vida do animal e resultam em fenótipos de risco, como obesidade e síndrome metabólica, aumentando o risco de doenças que surgem na fase adulta, incluindo a doença cardiovascular e alguns tipos de câncer.[68] As exposições dietéticas associadas ao fenômeno de programação metabólica são a subnutrição calórica e a hipernutrição, bem como os níveis de ingestão de componentes dietéticos específicos, incluindo proteínas, ácidos graxos, folato, colina, metionina e combinações dessas vitaminas B e doadores de metil.[69-74]

O folato dietético e a ingestão de outras vitaminas B e metabólitos do metabolismo de monocarbono podem induzir alterações nos padrões de metilação que são potencialmente herdáveis.[75] O único metabolismo estabelecido pelo qual o folato influencia os processos epigenéticos é a via de remetilação da homocisteína. Os níveis celulares de AdoMet e AdoHcy influenciam a atividade das metiltransferases AdoMet-dependentes, ainda que por mecanismos distintos. AdoMet é o substrato para as reações de transmetilação catalisadas pelas metiltransferases, incluindo as DNA e histona metiltransferases. AdoHcy, que é produto das reações mediadas por metiltransferases AdoMet-dependentes, se liga fortemente e inibe muitas enzimas dependentes de AdoMet, via inibição de produto, e assim é um inibidor fisiologicamente relevante da metilação cromatínica. A proporção de AdoMet celular para as concentrações de AdoHcy é frequentemente referida como *potencial de metilação celular*.[56] O AdoHcy, que se acumula quando há igualmente acúmulo de homocisteína (ver

Fig. 26.1), é o determinante mais importante da capacidade de metilação celular e metilação de DNA global, em comparação às concentrações de AdoMet em linfócitos humanos.[76] Em camundongos deficientes de cistationina β-sintase, que exibem níveis altos de homocisteína e AdoHcy, é o AdoHcy (e não AdoMet) que prediz a hipometilação de DNA global.[77] Similarmente, a deficiência de vitamina B_{12} causa níveis altos de homocisteína e hipometilação de DNA em roedores.[78]

Numerosos exemplos do impacto da deficiência de folato e de muitas outras deficiências dietéticas de vitamina B sobre a metilação CpG de DNA global foram relatadas. Camundongos alimentados com uma dieta deficiente em folato por 32 semanas exibiram elevações de 60% nos níveis séricos de homocisteína e hipometilação de DNA global em esplenócitos (diminuição de 9,1%) e células epiteliais colônicas (diminuição de 7,2%), sem alterações na metilação alelo-específica no elemento B1 murino ou nos genes *H19* ou *Oct4* com *imprint* genético.[52] Estes efeitos podem ser mediados pelas elevações de homocisteína. Em um modelo de cultura celular, a exposição à homocisteína (a 50 μm) foi suficiente para diminuir em 30% a atividade de DNA metiltransferase 1 (DNMT1) sem afetar os níveis de proteína DNMT1. A exposição à homocisteína diminuiu a metilação CpG de DNA junto ao elemento ciclina-dependente repressor do promotor da ciclina A, levando assim a uma transcrição de *ciclina A* deprimida. Estes resultados são consistentes com um papel para as elevações homocisteína-induzidas na proporção de AdoHcy na regulação da atividade de DNMT1.[79] Em estudos realizados com seres humanos, os comprometimentos genéticos que elevam a homocisteína também estão associados à hipometilação de DNA global. Um polimorfismo comum no gene *MTHFR*, C677T, está associado a uma atividade reduzida da enzima MTHFR e a níveis elevados de homocisteína,[80] bem como a um potencial de metilação diminuído e hipometilação de DNA em linfócitos.[18] Entretanto, o estado nutricional de folato e a metilação CpG de DNA global não exibem uma relação dose-resposta linear. Em seres humanos, foi demonstrado que a suplementação com 1 mg de ácido fólico/dia não altera a densidade de metilação do elemento nuclear intercalado longo-1 (LINE-1), um substituto para a metilação de DNA global, nas células da mucosa colônica normal.[81]

As elevações mais graves dos níveis plasmáticos de homocisteína, a níveis mostrados em pacientes com homocistinúria (níveis plasmáticos acima de 50 μM), exibiram hipometilação CpG de DNA e expressão bialélica de genes ligados ao sexo e de genes com *imprint*. A magnitude do desvio da expressão monoalélica para a expressão bialélica dependeu das concentrações de homocisteína. O ácido fólico suplementar apresentou correlação com a hipometilação de DNA e restaurou os padrões de *imprint* da expressão genética.[82] Todavia, na ausência de desorganização genética grave (como se observa em pacientes com homocistinúria) ou de deficiências dietéticas sérias, nenhuma evidência indica que o metabolismo de monocarbono influencia o silenciamento genético associado ao clássico *imprinting* genético fonte-de-origem-específico.

No tecido transformado, a deficiência de folato ou o comprometimento do metabolismo de monocarbono afeta a metilação, tanto CpG alelo-específica como global, diferentemente daquilo que se observa em células não transformadas. O estado nutricional do folato e a metilação de LINE-1 não estão correlacionados na mucosa colônica normal, porém algumas evidências indicam que o estado nutricional de folato afeta a metilação de LINE-1 tão logo a neoplasia se desenvolva.[83] De modo semelhante, o polimorfismo C677T comum em *MTHFR* está associado ao aumento da metilação de promotor no câncer de cólon.[84] Um estudo conduzido por Vogel et al.[85] mostrou que as variantes dos genes de MTR (A2756) e de MTR redutase (A66G) podem diminuir a hipermetilação do promotor mutL homólogo 1 (*MLH1*) no câncer colorretal. Nos cânceres de pulmão de células não pequenas, os níveis de folato nos tumores estão correlacionados com a metilação global, usando a metilação de LINE-1 como substituto e a metilação alelo-específica nos promotores de CDH13, RUNX3, mas não MYOD1, RASSF1P16, APC, RARB. Este estudo sustenta o conceito de que os níveis de folato influenciam a metilação global e uma parte da metilação alelo-específica em células transformadas.[86]

Embora as alterações envolvendo o metabolismo de monocarbono e o potencial de metilação celular possam alterar os padrões de metilação do DNA e afetar a expressão genética, a habilidade do folato dietético materno e de outros metabólitos do metabolismo de monocarbono de estabelecer e, então, memorizar alterações específicas ocorridas na metilação cromatínica parece ser possível apenas junto a determinadas janelas do desenvolvimento específicas.[87] O atrelamento da relação dieta-epigenética irá requerer avanços adicionais em nosso conhecimento acerca dos alvos da metilação e limites da plasticidade epigenética em células-tronco embrionárias e adultas, bem como em linhagens celulares mais diferenciadas.

Folato e defeitos do tubo neural

Os DTN são anormalidades do neurodesenvolvimento que resultam de uma falha do fechamento do tubo neural durante o desenvolvimento embrionário inicial.[88] Estão entre os defeitos de nascimento congênitos mais comuns em seres humanos, com uma prevalência mundial que varia de 0,5-60/10.000 nascimentos.[89] Os DTN mais frequentes e graves são a espinha bífida (resultante de uma falha de fechamento da parte posterior do tubo neural, cuja consequência é a exposição da medula espinal e paralisia vitalícia) e a anencefalia (uma condição letal definida pela ausência da calota craniana e do encéfalo secundariamente à falha do fechamento da parte anterior do tubo neural). A suplementação materna com ácido fólico é a intervenção mais efetiva, que comprovadamente previne até 70% dos DTN.[90] Nos Estados Unidos e Canadá, o enriquecimento com ácido fólico das farinhas foi iniciado em 1998, para diminuir a incidência de DTN. E esta intervenção de saúde pública foi bem-sucedida.[91] A variação genética humana, que contribui para o risco de as mulheres terem uma gestação afetada por DTN, inclui os genes codificadores das enzimas folato-dependentes MTHFR[92-94] e MTHFD1.[95] Ambas as variantes de MTHFR, materna e fetal, contribuem para este risco, porém o risco associado a MTHFD1 é exclusivamente materno.

A via metabólica comprometida responsável pelos DTN é indeterminada. A homocisteína é citotóxica em níveis altos e induz estresse oxidativo, contudo os modelos murinos de erros inatos do metabolismo que exibem hiper-homocisteinemia grave, incluindo a deleção de MTHFR, não desenvolvem DTN. Similarmente, níveis altos de homocisteína em meio de cultura fetal não induzem DTN em embriões em desenvolvimento.[96] Também foi proposto que os comprometimentos das reações de metilação AdoMet-dependentes, inclusive a metilação genômica, são subjacentes à origem do DTN. A metilação diminuída da cromatina pode afetar o fechamento do tubo neural por afetar a diferenciação celular[97] ou os processos de migração celular,[98,99] que são decisivos para a formação do tubo neural. Sustentando essa noção, há a observação de que camundongos com deleção direcionada da enzima *de novo* DNMT Dnmt3b exibem capacidade de diferenciação alterada em células ES,[100] enquanto os embriões apresentam DTN. Estes achados confirmam a essencialidade da metilação *de novo* e da diferenciação celular no fechamento do tubo neural. A deleção dirigida dos genes mediadores da supressão da expressão genética mediada por metilação de DNA também resulta em DTN.[101] A relevância desses modelos murinos para os DTN humanos, caso exista, é desconhecida. Entretanto, também não sabemos se os DTN podem ser prevenidos com ácido fólico.

Foi demonstrado que os embriões humanos com DTN exibem comprometimento da síntese *de novo* de timidilato.[102] Este achado indica a existência de uma potencial correlação causal entre a biossíntese de timidilato comprometida e os DTN. A rápida proliferação do neuroepitélio durante a formação do tubo neural requer uma robusta biossíntese *de novo* de nucleotídeos para manter as taxas de divisão celular e limitar o acúmulo de uracil no DNA. Os comprometimentos da biossíntese de timidilato durante a replicação e reparo do DNA diminuem as taxas de divisão celular durante o período crítico de fechamento do tubo neural.[103] Os modelos murinos de instabilidade genômica também exibem DTN, embora a instabilidade genômica resultante do maior acúmulo de uracil no DNA ainda não tenha sido investigada.[104-106] A desorganização do gene murino *Pax3*, que codifica um fator de transcrição *homeobox*, causa espinha bífida 100% penetrante e comprometimento da biossíntese *de novo* de timidilato.[107,108] A suplementação com ácido fólico materna *in utero* ou a suplementação de meio de cultura com timidina ou ácido fólico preveniram os DTN em embriões nulos para *Pax3* homozigotos. Por outro lado, a suplementação com metionina exacerbou o fenótipo DTN. Coletivamente, a literatura indica que a biossíntese de timidilato é forte candidato à via biossintética causal envolvida na patogênese do DTN folato-responsiva. Os estudos epidemiológicos humanos e modelos de cultura fetal murina também identificaram a colina como sendo um modificador do risco de DTN.[109]

A colina interage com o metabolismo de monocarbono folato-mediado através de dois mecanismos distintos. A degradação da colina é uma fonte de unidades monocarbono para o metabolismo de monocarbono no citoplasma. A biossíntese de colina a partir de glicina é dependente de folato e requer três equivalentes de AdoMet. O embrião em desenvolvimento também pode apresentar risco de anormalidades do desenvolvimento resultantes de deficiência de vitamina B_{12}. Evidências crescentes fornecidas por estudos transversais indicam que as gestações afetadas por DTN não evitadas pela suplementação materna com ácido fólico nem por enriquecimento da farinha com ácido fólico podem resultar de deficiência de vitamina B_{12}, embora nenhum estudo randomizado controlado tenha sido realizado.[110] Pesquisas adicionais se fazem necessárias para demonstrar conclusivamente quais desorganizações envolvendo o metabolismo de monocarbono são causais e quais são *bystanders* na etiologia das anormalidades de desenvolvimento responsivas ao folato. O potencial papel de outros nutrientes na origem dos DTN deve ser considerado.

Folato no câncer e doença crônica

Foi comprovado que os comprometimentos do metabolismo de monocarbono, indicados primariamente por níveis plasmáticos de homocisteína altos ou concentrações circulantes de folato baixas, estão associados à doença cardiovascular,[111,112] cânceres[113] e declínio cognitivo.[114] As interações gene-dieta são consideradas fundamentais para as origens de quase todas as doenças crônicas associadas ao folato. Foi demonstrado que a variação genética envolvendo a rede metabólica de monocarbono está associada ao risco de câncer. O polimorfismo *MTHFR* 677C → T está associado ao risco aumentado de DTN e, todavia, a um risco diminuído de câncer de cólon.[115] Embora ainda seja necessário estabelecer os mecanismos, entre os mecanismos subjacentes a estes distúrbios propostos estão a modificação de proteínas celulares pela homocisteína, levando à perda funcional;[116,117] alterações na metilação genômica e nos perfis de expressão genética; acúmulo de uracil no DNA; e subsequente instabilidade genômica.[118] Os papéis propostos para um estado nutricional de folato precário na carcinogênese foram assunto de várias revisões excelentes.[113,119] O baixo estado nutricional de folato aumenta o conteúdo de uracil no DNA,[52] que pode provocar quebras na fita dupla e alterações nos padrões de metilação de DNA, contribuindo para a carcinogênese. Também foi proposto que o folato é uma "faca de dois gumes" em relação ao risco de câncer. Ao mesmo tempo que a deficiência de folato pode aumentar o risco de iniciação de câncer, também foi proposto que pode acelerar o crescimento de cânceres estabelecidos.

Estudos clínicos randomizados controlados com placebo não validaram, de forma conclusiva, os estudos observacionais que indicaram um papel preventivo do folato na doença cardiovascular e no câncer. Os estudos sobre prevenção secundária falharam em demonstrar um efeito da diminuição da homocisteína sobre os resultados da doença cardiovascular.[120] Similarmente, estudos clínicos randomizados não sustentam um papel para a suplementação com ácido fólico na prevenção do câncer.[121,122] Este último achado indica que o risco de câncer pode estar associado apenas à deficiência de folato manifesta. Considerando o papel do folato na biossíntese de nucleotídeo, os pesquisadores sugeriram que um alto estado nutricional de folato pode acelerar a transformação celular ou o crescimento tumoral no câncer de cólon, contudo nenhuma evidência definitiva de estudos randomizados controlados sustenta totalmente esta hipótese.[122,123]

O metabolismo de monocarbono folato-mediado continua sendo um alvo atraente de intervenção nutricional para prevenção ou controle de doenças crônicas, porém um conhecimento mais abrangente sobre as vias causais, sua regulação e mecanismo de patogênese se faz necessário. Estudos de associação genômica indicam um papel para o metabolismo de monocarbono na mitocôndria, na doença vascular,[124] mas quase nada é sabido acerca da regulação do metabolismo de monocarbono neste compartimento, inclusive se a produção de formato é limitante na rede de monocarbono. Um conhecimento mais abrangente sobre o metabolismo do folato e sua regulação proporcionaria uma apreciação mecânica mais eficiente do seu papel na doença humana, bem como levaria ao delineamento de terapias e estratégias preventivas mais efetivas.

Referências bibliográficas

1. Hoffbrand AV, Weir DG. Br J Haematol 2001;113:579–89.
2. Mitchell HK, Snell EE, Williams RJ. J Am Chem Soc 1941;63:2284.
3. Angier RB, Boothe JH, Hutchings BL et al. Science 1945;102:227–8.
4. Farber S, Diamond LK. N Engl J Med 1948;238:787–93.
5. Appling DR. FASEB J 1991;5:2645–51.
6. Fox JT, Stover PJ. Vitam Horm 2008;79:1–44.
7. Moran RG. Semin Oncol 1999;26(Suppl 6):24–32.
8. Suh JR, Herbig AK, Stover PJ. Annu Rev Nutr 2001;21:255–82.
9. Yang Q, Cogswell ME, Hamner HC et al. Am J Clin Nutr 2010;91:64–72.
10. Allen LH. Food Nutr Bull 2008;29(2 Suppl):S20–34; discussion S35–7.
11. Bailey LB. Nutr Rev 1998;56:294–9.
12. Bailey SW, Ayling JE. Proc Natl Acad Sci U S A 2009;106: 15424–9.
13. Food and Nutrition Board, Institute of Medicine. Folate. In: Dietary Reference Intakes for Thiamin, Riboflavin, Niacin, Vitamin B6, Folate, Vitamin B12, Pantothenic Acid, Biotin, and Choline. Washington, DC: National Academy Press, 1998: 196–305.
14. Quinlivan EP, Gregory JF III. Am J Clin Nutr 2007;86:1773–9.
15. Ganji V, Kafai MR. J Nutr 2009;139:345–52.
16. Pfeiffer CM, Osterloh JD, Kennedy-Stephenson J et al. Clin Chem 2008;54:801–13.
17. Zhao R, Matherly LH, Goldman ID. Expert Rev Mol Med 2009; 11:e4.
18. Friso S, Choi SW, Girelli D et al. Proc Natl Acad Sci U S A 2002;99: 5606–11.
19. Stover PJ. Nutr Rev 2004;62:S3–12; discussion S13.
20. Christensen KE, MacKenzie RE. Bioessays 2006;28:595–605.
21. An S, Kumar R, Sheets ED et al. Science 2008;320:103–6.
22. Beardsley GP, Moroson BA, Taylor EC et al. J Biol Chem 1989;264:328–33.
23. Erba E, Sen S, Sessa C et al. Br J Cancer 1994;69:205–11.
24. Zhao R, Goldman ID. Oncogene 2003;22:7431–57.
25. Anderson DD, Stover PJ. PLoS One 2009;4:e5839.
26. Takemura Y, Jackman AL. Anticancer Drugs 1997;8:3–16.
27. Gorlick R, Metzger R, Danenberg KD et al. J Clin Oncol 1998;16:1465–9.
28. Van der Wilt CL, Pinedo HM, Smid K et al. Cancer Res 1992;52: 4922–8.
29. Forsthoefel AM, Pena MM, Xing YY et al. Biochemistry 2004;43:1972–9.
30. Kitchens ME, Forsthoefel AM, Rafique Z et al. J Biol Chem 1999;274:12544–7.
31. Finkelstein JD. Semin Thromb Hemost 2000;26:219–25.
32. Schirch V, Strong WB. Arch Biochem Biophys 1989;269:371–80.
33. Strong WB, Tendler SJ, Seither RL et al. J Biol Chem 1990; 265:12149–55.
34. Scott JM, Dinn JJ, Wilson P et al. Lancet 1981;2:334–7.
35. Lin BF, Huang RF, Shane B. J Biol Chem 1993;268:21674–9.
36. Davis SR, Stacpoole PW, Williamson J et al. Am J Physiol 2004;286:E272–9.
37. Lamers Y, Williamson J, Theriaque DW et al. J Nutr 2009;139: 666–71.
38. Shin YS, Chan C, Vidal AJ et al. Biochim Biophys Acta 1976;444: 794–801.
39. Fox JT, Shin WK, Caudill MA et al. J Biol Chem 2009;284: 31097–108.
40. MacFarlane AJ, Liu X, Perry CA et al. J Biol Chem 2008;283: 25846–53.
41. Luka Z, Mudd SH, Wagner C. J Biol Chem 2009;284:22507–11.
42. Luka Z, Loukachevitch LV, Wagner C. Biochim Biophys Acta 2008;1784:1342–6.
43. Luka Z, Capdevila A, Mato JM et al. Transgenic Res 2006;15:393–7.
44. Nieman KM, Rowling MJ, Garrow TA et al. J Biol Chem 2004;279: 45708–12.
45. Rowling MJ, Schalinske LK. J Nutr 2003;133:3392–8.
46. Scott JM. Proc Nutr Soc 1999;58:441–8.
47. Selhub J, Jacques PF, Dallal G et al. Food Nutr Bull 2008;29(Suppl): S67–73.
48. Green R. Food Nutr Bull 2008;29(Suppl):S52–63; discussion S64–6.
49. Bagley PJ, Selhub J. Clin Chem 2000;46:404–11.
50. Hannisdal R, Gislefoss RE, Grimsrud TK et al. J Nutr 2010; 140:522–6.
51. Blount BC, Mack MM, Wehr CM et al. Proc Natl Acad Sci U S A 1997;94:3290–5.
52. Linhart HG, Troen A, Bell GW et al. Gastroenterology 2009; 136:227–35.
53. Ames BN. Ann N Y Acad Sci 1999;889:87–106.
54. Hazra A, Selhub J, Chao WH et al. Am J Clin Nutr 2010; 91:160–5.
55. Barbosa PR, Stabler SP, Machado AL et al. Eur J Clin Nutr 2008;62:1010–21.
56. Finkelstein JD. Clin Chem Lab Med 2007;45:1694–9.
57. Clarke S, Banfield K. S-Adenosylmethionine-dependent methyltransferases. In: Carmel R, Jacobson DW, eds. Homocysteine in Health and Disease. Cambridge: Cambridge University Press, 2001.
58. Friso S, Choi SW, Dolnikowski GG et al. Anal Chem 2002;74: 4526–31.
59. Jaenisch R, Bird A. Nat Genet 2003;33(Suppl):245–54.
60. Huang C, Sloan EA, Boerkoel CF. Curr Opin Genet Dev 2003;13:246–52.
61. Obeid R, Kostopoulos P, Knapp JP et al. Clin Chem 2007;53:326–33.
62. Lindenbaum J, Allen RH. Clinical spectrum and diagnosis of folate deficiency. In: Bailey LB, ed. Folate in Health and Disease. New York: Marcel Dekker, 1995.
63. O'Connor DL. Prog Food Nutr Sci 1991;15231–54.
64. Bailey LB, Gregory JF III. J Nutr 1999;129:779–82.
65. Solis C, Veenema K, Ivanov AA et al. J Nutr 2008;138:67–72.
66. Ptashne M. Curr Biol 2007;17:R233–6.
67. Waterland RA, Garza C. Am J Clin Nutr 1999;69:179–97.
68. Stover PJ, Harlan WR, Hammond JA et al. Curr Opin Lipidol 2010;21:136–40.
69. Plagemann A, Harder T, Brunn M et al. J Physiol 2009;587: 4963–76.

70. Sinclair KD, Allegrucci C, Singh R et al. Proc Natl Acad Sci U S A 2007;104:19351–6.
71. Zeisel SH. Am J Clin Nutr 2009;89:673S–7S.
72. Suter MA, Aagaard-Tillery KM. Semin Reprod Med 2009; 27:380–90.
73. Lillycrop KA, Slater-Jefferies JL, Hanson MA et al. Br J Nutr 2007;97:1064–73.
74. Burdge GC, Slater-Jefferies J, Torrens C et al. Br J Nutr 2007;97:435–9.
75. Waterland RA, Jirtle RL. Mol Cell Biol 2003;23:5293–300.
76. Yi P, Melnyk S, Pogribna M et al. J Biol Chem 2000;275:29318–23.
77. Caudill MA, Wang JC, Melnyk S et al. J Nutr 2001;131:2811–8.
78. Brunaud L, Alberto JM, Ayav A et al. Digestion 2003;68:133–40.
79. Jamaluddin MD, Chen I, Yang F et al. Blood 2007;110:3648–55.
80. Frosst P, Blom HJ, Milos R et al. Nat Genet 1995;10:111–3.
81. Figueiredo JC, Grau MV, Wallace K et al. Cancer Epidemiol Biomarkers Prev 2009;18:1041–9.
82. Ingrosso D, Cimmino A, Perna AF et al. Lancet 2003;361:1693–9.
83. Schernhammer ES, Giovannucci E, Kawasaki T et al. Gut 2010;59:794–9.
84. Oyama K, Kawakami K, Maeda K et al. Anticancer Res 2004; 24:649–54.
85. de Vogel S, Wouters KA, Gottschalk RW et al. Cancer Epidemiol Biomarkers Prev 2009;18:3086–96.
86. Jin M, Kawakami K, Fukui Y et al. Cancer Sci 2009;100:2325–30.
87. Waterland RA. Epigenetics 2009;4:523–5.
88. Beaudin AE, Stover PJ. Birth Defects Res A Clin Mol Teratol 2009;85:274–84.
89. International Centre for Birth Defects. Birth Defects Annual Report. Rome: International Center for Birth Defects, 2000.
90. Blencowe H, Cousens S, Modell B et al. Int J Epidemiol 2010;39(Suppl 1):i110–21.
91. Ray JG. Food Nutr Bull 2008;29(Suppl):S225–30.
92. Botto LD, Yang Q. Am J Epidemiol 2000;151:862–77.
93. Blom HJ, Shaw GM, den Heijer H et al. Nat Rev Neurosci 2006; 7:724–31.
94. van der Put NM, Blom HJ. Eur J Obstet Gynecol Reprod Biol 2000;92:57–61.
95. Brody LC, Conley M, Cox C et al. Am J Hum Genet 2002;71: 1207–15.
96. Watanabe M, Osada J, Aratani Y et al. Proc Natl Acad Sci U S A 1995;92: 1585–9.
97. Kobayakawa S, Miike K, Nakao M et al. Genes Cells 2007;12:447–60.
98. Issaeva I, Zonis Y, Rozovskaia T et al. Mol Cell Biol 2007;27: 1889–903.
99. Rahnama F, Shafiei F, Gluckman PD et al. Endocrinology 2006;147: 5275–83.
100. Jackson M, Krassowska A, Gilbert N et al. Mol Cell Biol 2004;24:8862–71.
101. Kim JK, Huh SO, Choi H et al. Mol Cell Biol 2001;21:7787–95.
102. Dunlevy LP, Chitty LS, Burren KA et al. Brain 2007;130:1043–9.
103. Keller-Peck CR, Mullen RJ. Brain Res Dev Brain Res 1997;102: 177–88.
104. Herrera E, Samper E, Blasco MA. Embo J 1999;18:1172–81.
105. Hollander MC, Sheikh MS, Bulavin DV et al. Nat Genet 1999;23:176–84.
106. Wang X, Wang RH, Li W et al. J Biol Chem 2004;279:29606–14.
107. Fleming A, Copp AJ. Science 1998;280:2107–9.
108. Wlodarczyk BJ, Tang LS, Triplett A et al. Toxicol Appl Pharmacol 2006;213:55–63.
109. Zeisel SH. Annu Rev Nutr 2006;26:229–50.
110. Thompson MD, Cole DE, Ray JG. Am J Clin Nutr 2009; 89:697S–701S.
111. McNulty H, Pentieva K, Hoey L et al. Proc Nutr Soc 2008;67:232–7.
112. Bazzano LA. Am J Med Sci 2009;338:48–9.
113. Martinez ME, Marshall JR, Giovannucci E. Nat Rev Cancer 2008;8:694–703.
114. Vogel T, Dali-Youcef N, Kaltenbach G et al. Int J Clin Pract 2009;63:1061–7.
115. Ma J, Stampfer MJ, Giovannucci E et al. Cancer Res 1997;57: 1098–102.
116. Hubmacher D, Cirulis JT, Miao M et al. J Biol Chem 2010;285: 1188–98.
117. Perla-Kajan J, Jakubowski H. FASEB J 2010;24:931–6.
118. Mason JB. Nutr Rev 2009;67:206–12.
119. Hubner RA, Houlston RS. Br J Cancer 2009;100:233–9.
120. Smulders YM, Blom HJ. J Inherit Metab Dis 2011;34:93–9.
121. Cole BF, Baron JA, Sandler RS et al. JAMA 2007;297:2351–9.
122. Wu K, Platz EA, Willett WC et al. Am J Clin Nutr 2009;90:1623–31.
123. Ebbing M, Bonaa KH, Nygard O et al. JAMA 2009;302:2119–26.
124. Samani NJ, Erdmann J, Hall AS et al. N Engl J Med 2007; 357:443–53.

Sugestões de leitura

Hoffbrand AV, Wier DG. The history of folic acid. Br J Haematol 2001;113:579–89.

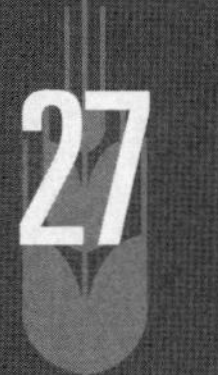

27 Cobalamina (vitamina B_{12})*†

Ralph Carmel

Contexto histórico

A história da cobalamina está intimamente ligada à doença que produz o quadro mais comum em caso de sua deficiência clínica, embora a deficiência dessa vitamina possa surgir de muitas outras causas. O leitor é convidado a consultar as excelentes revisões sobre a impressionante história clínica e científica dessa vitamina.[1,2] Em 1849, Addison relatou vários pacientes com uma "forma notável de anemia" que vinha acompanhada por letargia e inquietação, entre outros sinais e sintomas. Embora Addison tenha atribuído erroneamente a anemia à doença adrenal, seu relato é considerado como o primeiro da doença, cuja evolução (muitas vezes, fatal) levou Biermer a nomeá-la mais tarde como "anemia perniciosa". Essa nomenclatura não é muito adequada hoje, porque, além de a doença facilmente tratada não ser mais perniciosa, ela é definida por seu defeito gástrico de base e não por sua manifestação anêmica que, algumas vezes, é mínima ou até ausente. De fato, a anemia notavelmente megaloblástica, embora característica, não é específica da anemia perniciosa ou mesmo da deficiência de cobalamina.

Os experimentos clássicos feitos por Minot e Murphy[3] transformaram a evolução letal da anemia perniciosa, alimentando os pacientes acometidos com grandes quantidades de fígado e registrando a melhora dos parâmetros hematológicos desses pacientes. Por esse trabalho, eles dividiram um Prêmio Nobel. A segunda contribuição importante foi a descoberta feita por Castle, a de que os pacientes com anemia perniciosa respondiam de forma eficaz a algum "fator extrínseco" contido na carne ou fígado ingerido, quando ele era combinado com

*__Abreviaturas__: **CoA**, coenzima A; **holo-TC II**, holotranscobalamina II; **NHANES**, *National Health and Nutrition Examination Survey* (Pesquisa Nacional sobre Exames de Saúde e Nutrição); **VCM**, volume corpuscular médio; **TC**, transcobalamina.
†Sistema Internacional de Unidades: 1 ng de cobalamina = 0,738 pmol.

algum "fator intrínseco" no suco gástrico.[4] Essa demonstração selou a suspeita de longa data quanto à ligação da anemia perniciosa com a acloridria gástrica. O terceiro achado crítico foi a identificação da cobalamina como o fator extrínseco. A síntese da cobalamina[5,6] foi acompanhada pela elucidação de sua estrutura por Hodgkin,[7] que também recebeu um Prêmio Nobel por seu trabalho cristalográfico.

Como a fermentação biossintética tornava a cianocobalamina prontamente disponível, ficou fácil tratar a anemia perniciosa. A vitamina também se tornou uma das injeções mais frequentemente aplicadas nos Estados Unidos, mas adquiriu uma posição dúbia de placebo e "energizante", muitas vezes mal utilizados. Tendo perdido suas terríveis e sombrias implicações, a deficiência de cobalamina começou a ser vista com complacência por alguns profissionais de saúde, às vezes para o prejuízo de seus pacientes.

Nas últimas décadas, ampliaram-se os avanços metodológicos em ensaios metabólicos precisos e sensíveis que permitem a identificação da deficiência de cobalamina em estágios ainda mais precoces de desenvolvimento. Em consequência disso, a deficiência subclínica assintomática de cobalamina[8,9] é considerada atualmente como um quadro bem mais prevalente do que o estado relativamente raro de deficiência clínica.[10] Esse aumento subclínico teve importantes ramificações epidemiológicas. A compreensão molecular do transporte e metabolismo de cobalamina, bem como de seus distúrbios diversos, também sofreu um avanço, com a exploração das influências genéticas e interações com o ambiente e com distúrbios adquiridos.

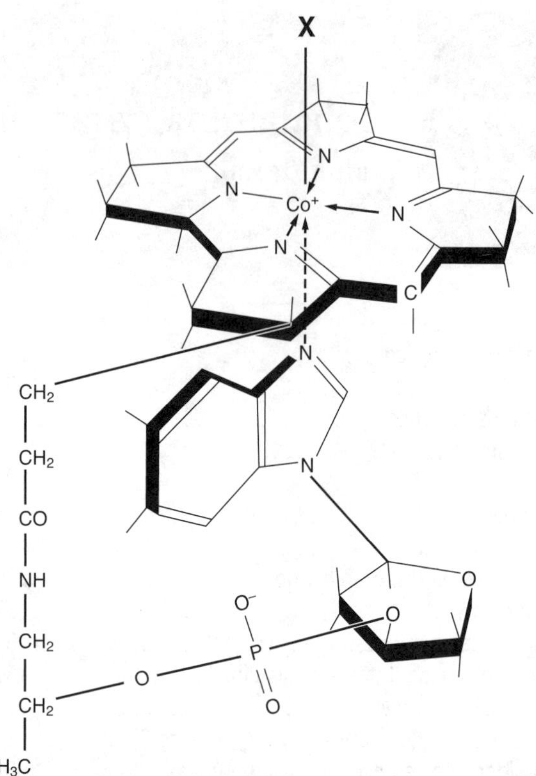

Figura 27.1 A estrutura da cobalamina. Acoplado ao átomo central de cobalto da corrina tetrapirrólica e a um dos anéis pirrólicos, encontra-se o α-ligante, o nucleotídeo 5,6-dimetilbenzimidazol, que se estende abaixo do plano da corrina. O β-ligante (marcado como um X na figura) acima do plano pode ser qualquer um dos vários grupos, como metil, 5'-desoxiadenosil, hidroxil ou cianeto. (Reproduzido com permissão de Carmel R. Megaloblastic anemias: disorders of impaired DNA synthesis. In: Greer JP, Foerster J, Lukens JL et al, eds. Wintrobe's Clinical Hematology. 11th ed. Philadelphia: Lippincott Williams & Wilkins, 2004.)

Bioquímica

A cobalamina contém um tetrapirrol planar (corrina), em cujo centro repousa um átomo de cobalto, além de possuir grupos intimamente ligados ou unidos (ver Fig. 27.1). O cobalto oscila entre os estados mono, bi e trivalentes, com a cob(I)alamina monovalente reduzida como a forma ativa. Ligado ao cobalto na posição alfa abaixo do plano da corrina, está o nucleotídeo 5,6-dimetilbenzimidazol. Também ligado ao átomo de cobalto, mas se estendendo acima do plano (posição beta), está qualquer um dos vários grupos prostéticos permutáveis que emprestam seus nomes à cobalamina. As cobalaminas mais importantes são a metilcobalamina, em que o metil constitui o radical prostético, e a desoxiadenosilcobalamina, em que a 5'-desoxiadenosina representa o grupo ligado à fração beta. A metilcobalamina predomina no citoplasma e serve como cofator com o ácido 5-metiltetra-hidrofólico (metil[THF]) na metilação da homocisteína em metionina (ver Fig. 27.2). A desoxiadenosilcobalamina predomina nas mitocôndrias, onde serve como cofator no rearranjo intramolecular da L-metilmalonilcoenzima A (CoA) em succinil-CoA no metabolismo de propionato (ver Fig. 27.3). Esses dois são os únicos papéis conhecidos para a cobalamina em seres humanos.

Outras cobalaminas incluem a hidroxocobalamina que, além de ser muito estável, ocorre abundantemente; a aquocobalamina; e a sulfitocobalamina. A cianocobalamina é um agente farmacêutico biossintético estável que requer a conversão em outras cobalaminas para se tornar metabolicamente ativa; o termo *vitamina B_{12}* refere-se especificamente à cianocobalamina,[5] mas frequentemente serve como um nome genérico para as cobalaminas como um todo. Os corrinoides alterados com deleções estruturais são afuncionais em seres humanos, mas podem seguir sua via para os tecidos,[11] embora os carreadores de cobalamina, com exceção da transcobalamina (TC) I, se liguem pouco a eles, em comparação com as cobalaminas funcionais.[12-14]

Muitas terminologias confusas foram aplicadas às proteínas de ligação da cobalamina. O presente capítulo utiliza TC I e TC II para os dois transportadores plasmáticos, termos utilizados há mais tempo e em conformidade com a nomenclatura genética de *TCN1* e *TCN2*, respectivamente. Outros introduziram os nomes haptocorrina e transcobalamina, respectivamente. Um nome comum, porém mais antigo, para a TC I na literatura especializada foi ligante R.

Métodos analíticos

Os métodos analíticos para diagnosticar a deficiência de cobalamina se enquadram em duas categorias: mensurações

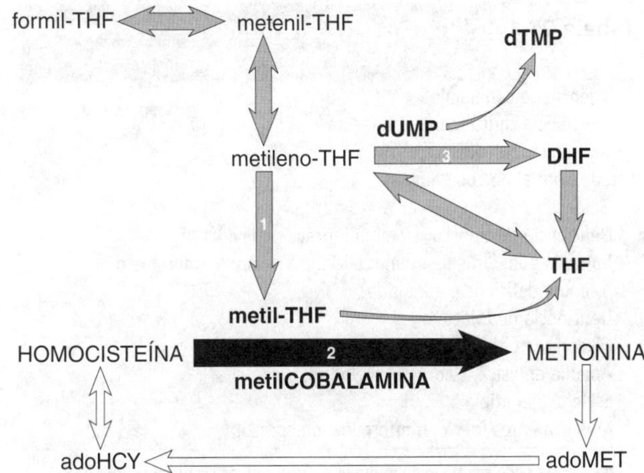

Figura 27.2 Diagrama esquemático da intersecção da cobalamina (*seta preta*) com o metabolismo de folato (*setas cinzas*) e o ciclo de metionina (*setas brancas*). O papel direto desempenhado pelo folato na síntese de timidilato (*reação 3*) também está ilustrado. *Reação 1*: redução do ácido 5,10-metileno tetra-hidrofólico (THF) em 5-metil-THF pela metileno-THF redutase, o que requer a riboflavina. *Reação 2*: remetilação da homocisteína em metionina pela metionina sintase, com o metil-THF e a metilcobalamina como cofatores; o THF produzido é reutilizado no ciclo metabólico do folato. *Reação 3*: conversão do desoxiuridilato (dUMP) em desoxitimidilato (dTMP) pela timidina sintase, em que o 5,10-metileno-THF é convertido em ácido di-hidrofólico (DHF). (Ver o capítulo sobre ácido fólico em busca de mais informações e detalhes sobre o metabolismo de folato.) adoHCY, *S*-adenosil-homocisteína; adoMET, *S*-adenosilmetionina.

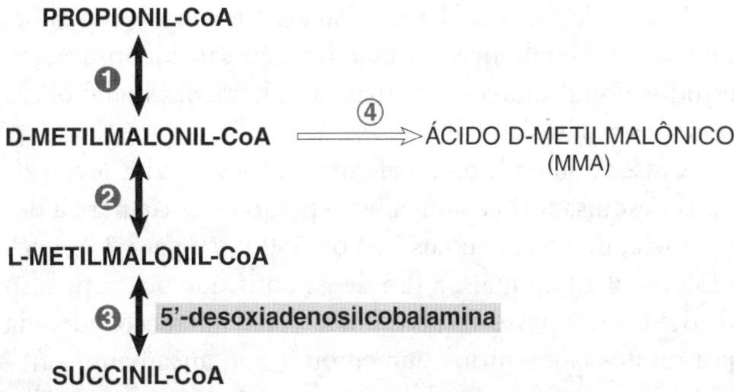

Figura 27.3 A função exclusiva da 5'-desoxiadenosilcobalamina em seres humanos. A conversão mitocondrial da propionilcoenzima A (CoA), derivada de fontes diversas, em succinil-CoA, que entra no ciclo do ácido tricarboxílico, passa por três reações reversíveis. *Reação 1*: carboxilação da propionil-CoA pela propionil-CoA carboxilase, o que exige a adenosina trifosfato (ATP), a biotina e o magnésio. *Reação 2*: racemização da D-metilmalonil-CoA pela metilmalonil-CoA racemase. *Reação 3*: rearranjo intramolecular da L-metilmalonil-CoA em succinil-CoA pela L-metilmalonil-CoA mutase, o que requer a 5'-desoxiadenosilcobalamina. Além disso, uma reação colateral irreversível que converte a D-metilmalonil-CoA em ácido metilmalônico, mediada pela D-metilmalonil-CoA hidrolase, produz esse ácido (*reação 4*). O destino metabólico do ácido metilmalônico é basicamente desconhecido, embora uma parte seja excretada pelos rins.

da quantidade de cobalamina, como ensaios de cobalamina e holotranscobalamina (holo-TC) II; e medidas do estado metabólico funcional, tais como: os metabólitos biomarcadores, ácido metilmalônico e homocisteína, ou indicadores metabólicos celulares complexos, como o teste de supressão com desoxiuridina. Quando os sinais clínicos de deficiência são evidentes, um único teste costuma ser suficiente como confirmação;[15] em pesquisas e levantamentos epidemiológicos, no entanto, a ausência frequente de identificadores clínicos geralmente exige a aplicação de mais de um biomarcador diagnóstico.[16] Infelizmente, não existe nenhum teste diagnóstico com padrão ouro de excelência.

Cobalamina sérica

A cobalamina existe sob a forma de metilcobalamina e outras formas no soro.[17] A cobalamina sérica permanece estável em armazenamento prolongado (embora formas específicas possam ser convertidas sob exposição à luz) e pode ser dosada por meio de várias técnicas. Os primeiros métodos fizeram uso de microrganismos, como *Euglena gracilis* e *Lactobacillus leichmannii*, cujo crescimento é proporcional ao conteúdo de cobalamina de amostra desconhecida.[17] Os ensaios, agora automatizados, ainda são considerados como o padrão por alguns laboratórios de referência. Métodos radioisotópicos contam com a ligação competitiva da cobalamina da amostra pelo fator intrínseco purificado como a proteína de ligação da cobalamina adicionada; o fator intrínseco não deve ser contaminado com a TC I, que também se liga a corrinoides afuncionais e gera resultados falsamente elevados da cobalamina em amostras com altos níveis de tais corrinoides. As técnicas de quimioluminescência imunoenzimática, que utilizam anticorpo antifator intrínseco para capturar a cobalamina unida a esse fator sob a forma de complexos, predominam atualmente no uso diagnóstico. Esses ensaios automatizados altamente patenteados não são muito definidos e monitorados em relação aos métodos anteriores. Eles também parecem suscetíveis a resultados falsamente normais em alguns soros deficientes em cobalamina,[18,19] provavelmente por não inativarem o anticorpo antifator intrínseco endógeno das amostras de anemia perniciosa.[19] Esse erro seletivo não parece afetar soros normais, o que dificulta a detecção do erro; ele pode explicar os intrigantes relatos de níveis normais de cobalamina, apesar de grave deficiência dessa vitamina.[16,20]

O ponto de corte entre os valores séricos normais e subnormais de cobalamina varia de método para método e de laboratório para laboratório.[16] A maioria dos laboratórios utiliza os limites de decisão tradicionais (pontos de corte) de 200 a 250 ng/L (148 a 185 pmol/L) para definir a normalidade. A sensibilidade dos baixos níveis de cobalamina para a deficiência dessa vitamina é questionada, mas grande parte depende do tipo de deficiência considerado.[15,16] A sensibilidade ultrapassava 95% nos pacientes que exibiam manifestações clínicas evidentes de deficiência, como anemia megaloblástica ou alterações neurológicas.[16,21-23] Quanto menor o nível de cobalamina, maior será a probabilidade de deficiência clinicamente grave;[17,24,25] todavia, existem exceções.[26,27] Assim como acontece com todos os biomarcadores, a sensibilidade diagnóstica diminui em condições subclínicas, sendo de 38 a 39% em casos de deficiência subclínica de cobalamina.[16] Os níveis de cobalamina baixos a normais com anormalidades metabólicas associadas não são incomuns em estudos populacionais,[28-30] mas tais alterações metabólicas podem ser falsas algumas vezes.[16]

A insensibilidade da cobalamina nesses estudos levou alguns pesquisadores a aumentar o ponto de corte para a deficiência, dos tradicionais 200 ou 250 ng/L para 350 ng/L (258 pmol/L) ou mais, a fim de garantir que nenhum caso de deficiência passe despercebido.[28] Essa alteração, adotada por muitos laboratórios, aumentou instantaneamente a frequência de deficiências diagnosticadas. O sobrediagnóstico gerado por essa mudança é considerável. Por exemplo, a frequência de 5,3 a 24,8% de valores "anormais" da cobalamina em quatro estudos aumentou para 40,5 a 71,7% em populações idosas não excepcionais.[15] De maior importância, a reanálise mostrou que apenas um terço das pessoas assim recategorizadas apresentava alterações do ácido metilmalônico ou da homocisteína, tornando, com isso, dois terços dos novos diagnósticos metabolicamente suspeitos; além disso, pouquíssimos casos desse um terço tinham deficiência clínica.[10,16] Ademais, as vantagens do sobrediagnóstico permanecem sem identificação, pois os riscos de deficiência subclínica de cobalamina à saúde e os benefícios da intervenção nesses casos continuam sem comprovação.

Conforme mencionado, a especificidade dos baixos níveis de cobalamina pode ser mais limitada do que sua sensibilidade. A Tabela 27.1 lista as condições associadas ao baixo nível sérico dessa vitamina. As causas mais notáveis de níveis falsamente baixos incluem gravidez e deficiência de folato,[17,31] embora a deficiência verdadeira possa acompanhar alguns casos. As influências genéticas substanciais sobre os níveis da cobalamina também estão se tornando evidentes. Com frequência, as mutações do *TCN1* provocam deficiência da TC I,[32,33] mas essa deficiência pode explicar 15% dos baixos níveis de cobalamina[27] e, dessa forma, torná-la uma causa mais frequente de baixo nível dessa vitamina no soro do que a anemia perniciosa.

As influências genéticas também podem aumentar os níveis de cobalamina, como os níveis inexplicáveis moderadamente mais altos em homozigotos para um polimorfismo comum do gene da α-1,2 fucosiltransferase.[34,35] Os níveis de cobalamina são mais elevados em africanos do que em asiáticos ou brancos,[36] talvez por razões genéticas. Níveis falsamente altos de cobalamina em quadros clínicos são causados, na maioria das vezes, por insuficiência renal ou são idiopáticos.[37] Os autoanticorpos antitranscobalamina podem ser induzidos por tratamento[38] ou serem espontâneos,[39,40] o que pode explicar 8% dos níveis elevados de cobalamina.[41] Elevações menos frequentes, porém muitas vezes drásticas, acompanham níveis plasmáticos extremamente altos de TC I em casos de leucemia mielógena crônica e alguns tipos de câncer.[42]

Apesar de suas limitações, o ensaio de cobalamina continua sendo, por enquanto, o primeiro teste de escolha em pacientes com suspeita de deficiência dessa vitamina.[16,43] Independentemente das circunstâncias, incluindo os erros de laboratórios, os resultados laboratoriais incongruentes que entram em conflito com o quadro clínico de um paciente sempre devem ser mais aprofundados.[15] Testes adicionais de valor quando o diagnóstico permanece incerto são abordados a seguir. A elevação da cobalamina pós-tratamento carece de especificidade e, portanto, de valor diagnóstico.

Tabela 27.1 Condições frequentemente associadas a baixos níveis séricos de cobalamina

Deficiência de cobalamina
Deficiência clinicamente manifesta[a]
Deficiência subclínica[b]
Estado normal de cobalamina
Gestação
Deficiência de transcobalamina I (grave ou leve)[c]
Infecção pelo vírus da imunodeficiência humana; síndrome da imunodeficiência adquirida
Deficiência de folato
Mieloma múltiplo[d]
Anemia aplásica, síndrome mielodisplásica
Esclerose múltipla
Medicamentos (p. ex., metformina, omeprazol)[e]

[a]A deficiência pode ser grave ou muito leve. Os distúrbios costumam surgir de má absorção grave relacionada com o fator intrínseco, como anemia perniciosa.

[b]A deficiência manifesta-se apenas em nível bioquímico. As causas da deficiência geralmente são desconhecidas; algumas delas decorrem de má absorção restrita à cobalamina ligada aos alimentos.

[c]Embora a deficiência grave seja rara, a leve pode ser comum.

[d]A maioria dos pacientes não tem nenhum indício de deficiência ou má absorção de cobalamina, mas alguns deles podem ter deficiência ou má absorção coexistentes (descritas em alguns pacientes com síndrome da imunodeficiência adquirida) ou anemia perniciosa concomitante (descrita em alguns pacientes com mieloma múltiplo).

[e]Medicamentos tomados de forma breve ou irregular raramente afetam o estado da cobalamina. A metformina diminui os níveis dessa vitamina por um mecanismo desconhecido, mas os indícios de deficiência são fracos. O omeprazol reduz a absorção de cobalamina, mas os baixos níveis dessa vitamina são raros (o que pode exigir muitos anos de uso constante para induzir à deficiência).

Ácido metilmalônico

O ácido metilmalônico acumula-se no soro, mas parte desse ácido é excretado na urina, quando a atividade da metilmalonil-CoA mutase dependente da desoxiadenosilcobalamina é reduzida (ver Fig. 27.3). O ácido metilmalônico pode ser mensurado de forma confiável e fidedigna por cromatografia gasosa acoplada à espectrometria de massa. A maioria dos laboratórios define valores séricos superiores a 280 nmol/L como anormais, embora os pontos de corte variem entre 210 e 480 nmol/L.[16,21,44,45] O ácido metilmalônico encontra-se elevado em 98% dos pacientes que sofrem de anemia perniciosa e apresentam uma manifestação clínica de deficiência de cobalamina, muitas vezes com níveis superiores a 1.000 nmol/L.[21-23,46] A elevação desse ácido se reverte logo após o tratamento com cobalamina.[22,23]

O aumento do ácido metilmalônico costuma ser mais moderado em casos de deficiência subclínica de cobalamina, pois as reservas dessa vitamina não sofrem depleção grave; além disso, a sensibilidade do alto nível desse ácido, apesar de não ser estabelecida em função da falta de um padrão-ouro de comparação, é provavelmente mais baixa do que na deficiência clínica.[16,29,30,47] A especificidade é claramente superior àquela da homocisteína, uma vez que o nível de folato não afeta o ácido metilmalônico.[22,23,46] Contudo, os principais fatores que sabidamente influenciam esse ácido incluem, em ordem de frequência, a filtração glomerular (até mesmo uma redução mínima eleva o ácido metilmalônico sérico), o nível da cobalamina, a idade e talvez o sexo,[45,48] mas eles explicam apenas 16% da variação.[45] Bebês assintomáticos podem ter uma elevação moderada do ácido metilmalônico, com remissão espontânea após o primeiro ano de vida.[49] Embora a causa seja desconhecida, a associação com leves alterações de homocisteína e cobalamina (nenhuma das quais costuma chegar à anormalidade) e sua melhora após o tratamento com cobalamina levantam a possibilidade de uma deficiência relativa dessa vitamina.[50]

Muitos especialistas consideram o ácido metilmalônico como o melhor teste metabólico disponível para confirmar a deficiência de cobalamina, mas os níveis normais desse ácido fornecem fortes indícios contra a deficiência. No entanto, o ácido metilmalônico pode não ser o padrão-ouro de diagnóstico, visto que sua especificidade é indefinida.[16] Em particular, não está claro o que significam os leves aumentos do ácido metilmalônico sem quaisquer outras anormalidades.[16,51,52] A melhora de muitas elevações isoladas desse ácido ocorre após a administração da cobalamina, o que sugere que essas elevações representem uma leve deficiência subclínica de cobalamina.[23,30,51] Todavia, os níveis normais do ácido metilmalônico muitas vezes também declinam após o tratamento com cobalamina — um achado que sugere regressão à média ou supersaturação da metilmalonil-CoA mutase pela cobalamina como explicações alternativas. Um estudo longitudinal digno de nota, conduzido em 432 pacientes não submetidos a tratamento durante 1 a 3,9 anos, observou que 44% das elevações brandas isoladas do ácido metilmalônico exibiram uma melhora espontânea e apenas 16% evoluíram.[53] Os antibióticos, algumas vezes, reduzem a elevação do ácido metilmalônico irresponsiva à cobalamina[23,54] — um achado sugestivo de que o aumento no metabolismo de propionato por algumas bactérias intestinais pode elevar diretamente o ácido metilmalônico sem deficiência de cobalamina.

Homocisteína

A elevação da homocisteína total em virtude da atividade prejudicada da metionina sintase é quase tão sensível quanto a elevação do ácido metilmalônico para a deficiência de cobalamina. A sensibilidade é de 95% quando a deficiência de cobalamina é clinicamente evidente, mas o aumento da homocisteína é muitas vezes notável.[23,46] Entretanto, a hiper-homocisteinemia tem inúmeras causas,[55,56] incluindo influências pré-analíticas, como o processamento tardio da amostra de sangue ou o uso de soro em vez de plasma, ambos os quais promovem a liberação artificial de homocisteína dos eritrócitos. O estado da função renal e o nível de folato afetam a homocisteína, mais do que o nível da cobalamina,[28,55,56] conforme observado em países que não enriquecem a dieta com ácido fólico.[48] O impacto relativo do nível de cobalamina sobre a homocisteína aumenta em idosos que, por sua vez, apresentam alas taxas de deficiência de cobalamina. Outras influências importantes sobre a homocisteína incluem sexo, polimorfismos genéticos (especialmente metileno THF redutase), medicamentos, consumo de bebidas alcoólicas, fatores relacionados com o estilo de vida e distúrbios da transulfuração da homocisteína.[55,56] Os pontos de corte para os resultados da homocisteína têm variado muito e, consequentemente, isso afeta a definição do caso. Os níveis plasmáticos inferiores a 10 μmol/L são considerados ideais, mas muitos laboratórios utilizam pontos de corte de 12 a 14 μmol/L em homens adultos e de 10 a 12 μmol/L em mulheres na pré-menopausa.

A homocisteína é mais confiável do que a cobalamina e tão confiável quanto o ácido metilmalônico na monitoração da resposta terapêutica em casos de deficiência de cobalamina; a elevação tanto da homocisteína como do ácido metilmalônico responde à cobalamina, mas não ao ácido fólico.[22,23]

Holotranscobalamina II

Lindemans et al.[57] sugeriram pela primeira vez que o ato de mensurar apenas a cobalamina sérica ligada à TC II, transportador que promove a captação celular de cobalamina, pode aumentar a sensibilidade e especificidade diagnóstica do teste dessa vitamina. A holo-TC II, TC II com cobalamina ligada, origina-se na célula ileal, mas também pode ter origens renais. Como a holo-TC II é capturada pelas células com rapidez, menos de 20 a 30% da cobalamina plasmática está na holo-TC II em qualquer dado momento; o restante é transportado pela TC I, o que não promove uma captação celular específica.[42]

Atualmente, os ensaios da holo-TC II são precisos e, para tanto, existe um método totalmente automatizado disponível no mercado.[58] Assim como acontece com outros biomarcadores relacionados com a cobalamina, os pontos de corte da holo-TC II variam amplamente entre 19 e 50 pmol/L.[16] As comparações diretas revelam uma pequena vantagem para a holo-TC II sobre a cobalamina (total); as áreas sob a curva obtidas pelas análises das curvas receptor-operador variaram entre 0,75 e 0,90 para a holo-TC II *versus* entre 0,72 e 0,85 para a cobalamina.[16] A alegação de que a holo-TC II não declina falsamente como a cobalamina na gravidez e, portanto, permite uma melhor caracterização do nível dessa vitamina em gestantes[59] pode ser prematura: na verdade, ocorre uma elevação da holo-TC II após o parto que passa despercebida (os níveis de pré-natal não foram determinados) — um achado sugestivo de que a holo-TC II provavelmente havia, de fato, declinado durante a gestação.[16] A maioria dos estudos da holo-TC II envolve grandes grupos amorfos definidos quase exclusivamente pelos seus níveis de ácido metilmalônico, cuja especificidade é, por si só, incerta. O estado clínico ou absortivo raramente foi avaliado, mas as divergências entre os resultados da holo-TC II e da cobalamina raras vezes foram exploradas.[16] Um dos poucos estudos clínicos de pacientes com leve deficiência clinicamente manifesta não constatou que a holo-TC II seja superior à cobalamina na predição da resposta ao tratamento.[60]

A controvérsia persiste sobre a holo-TC II, pois muito pouco se sabe a respeito de outras influências sobre ela. A insuficiência renal pode produzir uma elevação notável da holo-TC II,[37] mas os relatos preliminares de muitas influências não relacionadas com a cobalamina sobre a holo-TC II, como consumo abusivo de bebidas alcoólicas, deficiência de folato, mielodisplasia e doença de Gaucher ainda aguardam esclarecimentos.[16,61] Além disso, níveis da holo-TC II mais baixos do que os valores-controle em pacientes com repleção de cobalamina e anemia perniciosa[62] sugerem que a absorção dessa vitamina afeta a holo-TC II, independentemente do estado metabólico. Essas influências duplas podem introduzir uma inespecificidade ao diagnóstico; por exemplo, parece possível que até mesmo uma mudança transitória da dieta ou má absorção passageira (p. ex., induzida por medicamentos) com duração de apenas alguns dias ou semanas e não acompanhada por deficiência de cobalamina nem propensa a evoluir para essa deficiência possa provocar baixos níveis de holo-TC II. Estas e outras influências podem explicar as elevações isoladas da holo-TC II que, até o momento, são atribuídas a uma sensibilidade incomum da holo-TC II em casos de deficiência subclínica de cobalamina.

Nutrição e biodisponibilidade

Determinadas bactérias e arqueobactérias sintetizam a cobalamina;[63] algumas também sintetizam corrinoides afuncionais em seres humanos. Os animais que ingerem os microrganismos incorporam a cobalamina.[17,64,65] Os animais e seus produtos contêm quantidades variadas dessa vitamina: de 139 μg/100 g no músculo escuro de peixes semelhantes ao atum a 83 μg no fígado bovino cozido e 10 μg em moluscos, bem como de 3 a 8,9 μg no salmão e em outros peixes, até 0,9 a 1,4 μg em ovos e 0,3 μg no leite.[65] As plantas são fontes insignificantes de cobalamina, embora as algas verdes e roxas secas contenham uma quantidade dessa vitamina que pode ser biodisponível.[65] Existe a necessidade de métodos mais eficazes para quantificar o conteúdo alimentar e diferenciar as cobalaminas utilizáveis pelos seres humanos a partir de corrinoides que não são passíveis de uso.[65] Tão importantes quanto a quantidade, são características como a biodisponibilidade, que pode variar 10 vezes entre diferentes alimentos e também em termos de estabilidade após o cozimento ou processamento. Cereais enriquecidos com cobalamina e leite são fontes particularmente eficientes na dieta norte-americana, e o peixe na dieta norueguesa; todos superam a carne em sua biodisponibilidade de cobalamina.[65-67]

A peculiaridade da absorção ativa de cobalamina reside em um sistema de capacidade limitada mediado pelo fator intrínseco, que maximiza a biodisponibilidade da cobalamina ingerida, seja ela livre ou ligada aos alimentos, ao mesmo tempo em que evita a absorção excessiva, talvez para excluir principalmente os análogos corrinoides afuncionais ou até mesmo nocivos. Existem grandes disparidades em matéria de eficiência entre a absorção ativa e passiva, embora ambas comecem com a liberação de cobalamina dos alimentos. Em uma refeição normal, mais de 50% da cobalamina será absorvida ativamente se o sistema do fator intrínseco, que inclui esse fator e o seu sistema de captação, estiver intacto. Contudo, o fator intrínseco não consegue acomodar muito mais do que 2 μg de cobalamina de cada vez (ver Tab. 27.2). Doses maiores, como as encontradas em muitos suplementos, ultrapassam a capacidade do sistema do fator intrínseco. O excesso de cobalamina, então, torna-se dependente da absorção passiva inespecífica, muito menos eficiente (de 1 a 2% da dose são absorvidos), embora não seja saturável e esteja linearmente relacionada com a quantidade de cobalamina apresentada. Com frequência, admite-se que as características de absorção da cobalamina livre contida em suplementos permaneçam inalteradas quando consideradas em conjunto com os alimentos; entretanto, a hipótese parece não justificada em pessoas com anemia perniciosa[68] ou má absorção de cobalamina ligada aos alimentos.[69]

Absorção

A absorção de cobalamina mediada pelo fator intrínseco predomina no íleo, local onde os receptores desse fator são mais abundantes.[17,31] Esse processo eficiente, destinado a assegurar e concentrar a cobalamina ao máximo, está ilustrado na Figura 27.4.

A cobalamina ligada aos alimentos é liberada pela pepsina gástrica, cuja atividade se torna ideal no pH ácido do estômago normal e degrada as proteínas alimentares que se ligam à cobalamina (ver Fig. 27.4, painel 1).[70] As células parietais que produzem o ácido também sintetizam e secretam o fator intrínseco, uma glicoproteína de 48-kDa que se liga à cobalamina de forma específica. Contudo, a cobalamina liberada é ligada de preferência sob pH gástrico baixo pela TC I (também chamada haptocorrina ou ligante R), uma glicoproteína secretada pelas células epiteliais da glândula salivar.

As proteases do pâncreas degradam a TC I/haptocorrina à medida que ela deixa o estômago e fica exposta à alcalinização pancreática, o que potencializa a atividade da tripsina.[71] A cobalamina novamente liberada é, então, ligada ao fator intrínseco no intestino, pois presumivelmente se trata da cobalamina biliar que fica exposta às proteases desse local (ver Fig. 27.4, painel 2).[13] O fator intrínseco, ao contrário da TC I/haptocorrina, liga-se fracamente aos análogos corrinoides inativos.[12]

O complexo fator intrínseco-cobalamina segue para o íleo (ver Fig. 27.4, painel 3), onde é capturado pelo receptor desse fator, a cubilina, um receptor não transmembranar de múltiplos ligantes existente sobre as células epiteliais do intestino;[72] a localização na membrana e a função da cubilina de 460-kDa são apoiadas pela *amnionless*, a proteína de 45-kDa que desempenha a função de sinalização transmembrana e celular em um complexo chamado cubam.[73,74] Após a internalização por endocitose clássica, o complexo cubilina-fator intrínseco-cobalamina é dividido nos endossomos das células ileais. A cobalamina acaba chegando à superfície abluminal da célula ileal, onde desemboca na corrente sanguínea ligada à TC II[75] cerca de 4 horas após a ingestão oral.[17]

A absorção da cobalamina ingerida mediada pelo fator intrínseco e, presumivelmente, a reabsorção de grande parte da cobalamina biliar são eficientes, mas saturáveis. A única via alternativa consiste em uma difusão passiva inespecífica. Esse processo ineficiente, abordado na seção anterior, assume importância apenas quando o mecanismo do fator intrínseco está prejudicado, como acontece na anemia perniciosa, ou sobrecarregado por doses de cobalamina maiores do que alguns microgramas. A difusão não é limitada ao íleo, mas também ocorre em superfícies não gastrintestinais, como o epitélio sublingual ou nasal. As eficiências quantitativas da absorção intestinal passiva e ativa estão comparadas na Tabela 27.2.

Transporte, metabolismo e excreção

A cobalamina atravessa as membranas de maneira fraca e depende de várias proteínas de ligação para o seu transporte por todo o corpo. O processo de absorção mediado pelo fator intrínseco está limitado ao trato gastrintestinal, embora a cubilina seja abundante na borda em escova das células tubulares renais;[72] além disso, fragmentos inexplicáveis do fator intrínseco foram encontrados na urina.[76] Uma vez absorvida, a cobalamina atinge a corrente sanguínea, mas seu transporte e captação dependem da TC II. A TC I também se liga à cobalamina no sangue, mas seu papel parece envolver a retenção da cobalamina e, possivelmente de maior importância, dos análogos corrinoides afuncionais das células. A depuração hepática de cobalamina através da bile chega a 1,4 μg por dia; em torno de 70% costumam ser reabsorvidos, presumivelmente pelo fator intrínseco, enquanto o restante é perdido nas fezes,[13] juntamente com a maioria dos análogos corrinoides.

Transcobalamina II (transcobalamina)

O gene *TCN2* compartilha considerável homologia com o gene *GIF* para o fator intrínseco, embora esteja localizado em um cromossomo diferente.[77] Uma variante genética comum substitui a prolina pela arginina no códon 259 do gene *TCN2*; embora seus efeitos sejam incertos, essa variante pode comprometer um pouco a função da TC II.[78] A TC II desempenha um papel fundamental no sangue, mas também existem pequenas quantidades no leite, líquido cerebrospinal, sêmen e em outros locais.[42] A holo-TC II rapidamente distribui sua cobalamina para todos os tecidos (ver Fig. 27.4, painel 4), mas sua meia-vida plasmática é de apenas 90 minutos. Um receptor específico de membrana celular dependente de cálcio e composto por 282 aminoácidos, cujo gene foi identificado,[79] é ubíquo e parece ser regulado em sincronia com os ciclos celulares.[80] O complexo holo-TC II-receptor é internalizado por endocitose. No entanto, a megalina, um receptor isolado de 600-kDa, dependente de cálcio e múltiplo ligante para a holo-TC II, também existe em enterócitos, saco vitelínico e outros tecidos.[72] A megalina foi mais bem estudada no túbulo renal,[81] onde pode ajudar a conservar a cobalamina por meio da reabsorção de grandes quantidades de holo-TC II filtrada. A necessidade de dois sistemas receptores para a TC II aguarda explicação.

Metabolismo celular

Após a captação, a cobalamina é liberada dentro dos endossomos e ingressa no citoplasma, onde ela existe principalmente sob a forma de metilcobalamina ou é capturada pelas mitocôndrias (ver Fig. 27.4, painel 4). A metilcobalamina citoplasmática participa da remetilação da homocisteína (ver Fig. 27.2), enquanto a 5'-desoxiadenosilcobalamina mitocondrial participa do metabolismo da propionil-CoA (ver Fig. 27.3).

Transcobalamina I (haptocorrina ou ligante R)

A TC I do plasma origina-se nos grânulos específicos dos precursores de granulócitos.[82] Do ponto de vista estrutural e imunológico, essa TC é idêntica à TC I nas secreções, o que se deriva das células epiteliais glandulares exócrinas; no entanto,

Tabela 27.2 Biodisponibilidade da cobalamina a partir de uma única dose oral dada a pessoas com (a) absorção normal e (b) absorção anormal sem fator intrínseco (anemia perniciosa)[a]

Dose oral	(A) Quantidade (e %) absorvida por processos mediados pelo fator intrínseco e passivo[b]		(B) Quantidade (e %) absorvida apenas por processo passivo[c]	
0,25 μg	0,19 μg	(75%)	—	—
1 μg	0,56 μg	(56%)	≈0,02 μg	(≈2 %)
2 μg	0,92 μg	(46%)	—	—
3 μg	—	—	≈0,08 μg	(≈3%)
5 μg	1,4 μg	(28%)	—	—
10 μg	1,6 μg	(16%)	≈0,2 μg	(≈2%)
50 μg	1,5 μg	(3%)	≈0,5 μg	(≈1%)
100 μg	—	—	≈1,8 μg	(≈1,8%)
500 μg	—	—	≈6 μg	(≈1,2%)

[a]Não há dados disponíveis para a absorção parcialmente comprometida em pacientes com má absorção da cobalamina ligada aos alimentos, cuja eficiência de absorção é desconhecida; no entanto, supõe-se que seja intermediária entre (A) absorção normal e (B) absorção gravemente comprometida.

[b]Em pessoas normais, evidenciadas a partir da comparação entre as colunas A e B, a absorção mediada pelo fator intrínseco em pessoas normais excede a difusão passiva em mais de 10 vezes até que a ingestão ultrapasse 10 μg.

[c]Como a atividade do fator intrínseco é perdida em pacientes com anemia perniciosa, a absorção é feita apenas por difusão passiva. Os valores desta coluna foram obtidos em um estudo diferente daquele dos sujeitos normais da coluna à esquerda. Portanto, a comparabilidade pode ser limitada, mas os padrões notáveis ilustram os pontos essenciais.

Dados combinados de Chanarin I. The Megaloblastic Anaemias. 2nd ed. Oxford: Blackwell Scientific, 1979:94; and Berlin H, Berlin R, Brante G. Oral treatment of pernicious anemia with high doses of vitamin B_{12} without intrinsic factor. Acta Med Scand 1968;184:247-58.

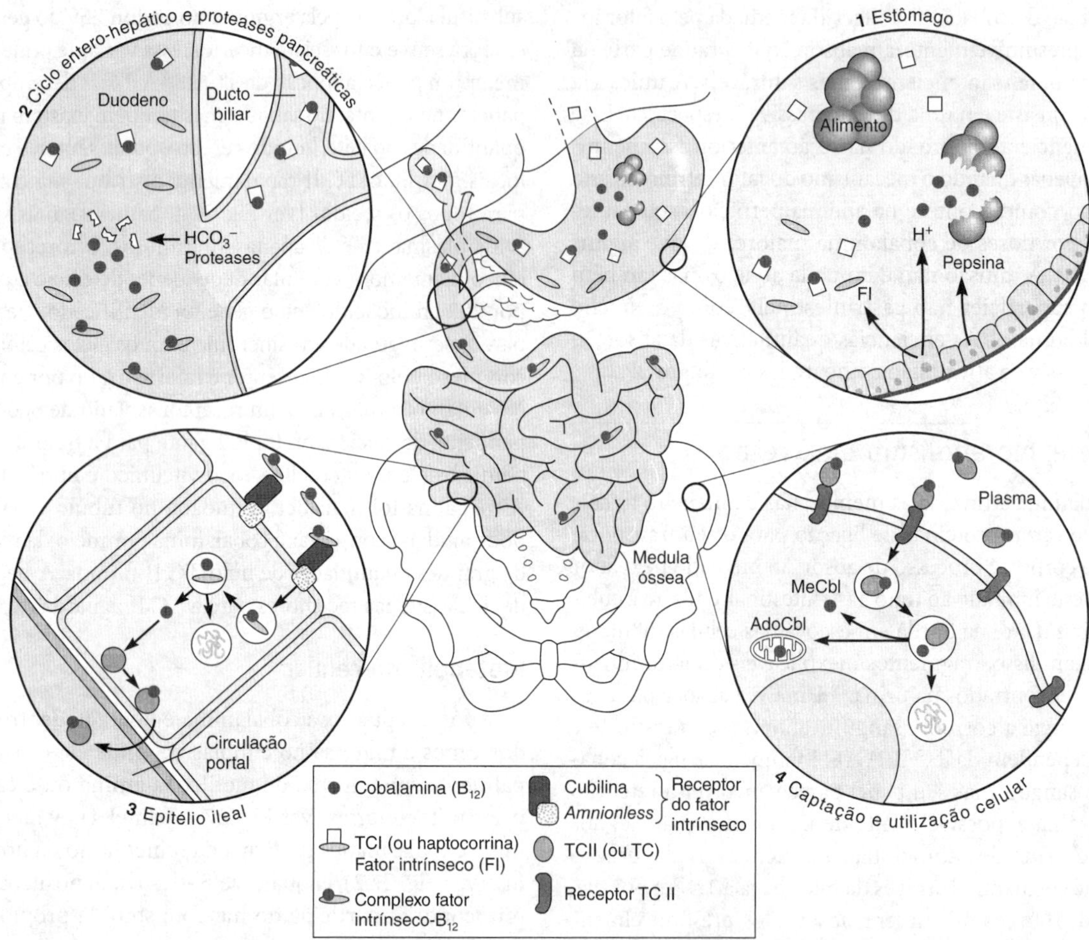

Figura 27.4. Ciclo de absorção e captação celular da cobalamina em seres humanos: *1*, secreção gástrica de fator intrínseco (FI), ácido clorídrico e pepsina, liberação de cobalamina dos alimentos e ligação à TC I (ligante R ou haptocorrina); *2*, secreção biliar e pancreática, com consequente degradação da TC I pelas enzimas pancreáticas; *3*, captação ileal do complexo fator intrínseco-cobalamina pelo receptor cubam (formado por duas proteínas, cubilina e *amnionless*), processamento lisossomal e transferência de transcobalamina (TC) II-cobalamina para a circulação portal; 4, captação celular (p. ex., na medula óssea) da TC II-cobalamina plasmática, processamento lisossomal e liberação de cobalamina para fixação mitocondrial ou citoplasmática às enzimas. AdoCbl, adenosilcobalamina; MeCbl, metilcobalamina. (Modificado de Carmel R, Rosenblatt, DS. Disorders of cobalamin and folate metabolism. In: Handin RI, Lux SE, Stossel TP, eds. Blood: Principles and Practice of Hematology. 2nd ed. Philadelphia: Lippincott Williams & Wilkins, 2003. Originalmente adaptado com permissão de Carmel R. Cobalamin deficiency. In: Carmel R, Jacobsen DW, eds. Homocysteine in Health and Disease. Cambridge: Cambridge University Press, 2001.)

a glicosilação varia consideravelmente de célula para célula.[42] A TC I parece não ter receptores celulares específicos, deixando assim o complexo TC I plasmática-cobalamina (holo-TC I) circular com uma meia-vida de 9 a 10 dias; portanto, a holo-TC I costuma transportar 70% ou mais da cobalamina do plasma.[83] Os experimentos em animais de espécies cruzadas sugerem que a holo-TC I plasmática acaba sendo dessializada e removida pelos receptores asialoglicoproteicos inespecíficos no fígado.[84] Esse processo pode dar início à maior parte da reciclagem entero-hepática da cobalamina. A TC I plasmática também transporta de 100 a 380 pmol/L de análogo corrinoide,[14] podendo desviar os corrinoides não utilizáveis ou até mesmo potencialmente nocivos das células e também promover sua excreção fecal através da bile.

A TC I existe em secreções como saliva, leite materno e lágrimas, dentre outras, muitas vezes em concentrações bastante elevadas. A presença de TC I tanto nas secreções como nos granulócitos, bem como sua capacidade de reter a cobalamina e análogos dos tecidos e microrganismos, sugerem que ela também possa ter um papel antibacteriano.[42]

Considerações e necessidades dietéticas

As considerações dietéticas são influenciadas por dois princípios gerais. Um deles é que o *turnover* (taxa de renovação) diário muito baixo da cobalamina em relação às reservas totais torna irrelevante grande parte das alterações em curto prazo nos processos de ingestão ou assimilação. O outro princípio é que a capacidade absortiva afeta o estado da cobalamina de forma mais decisiva e determinante do que a quantidade de ingestão alimentar.

A má absorção da cobalamina afeta principalmente pessoas idosas que, no caso, são mais suscetíveis à deficiência dessa vitamina.[85,86] O maior risco de deficiência nessa população surge basicamente de sua maior suscetibilidade à gastrite, má absorção de cobalamina ligada aos alimentos e anemia perniciosa,[17,29,85,87,88] embora a ingestão dessa vitamina não pareça indevidamente restrita.[29,89-91]

Adultos

A perda diária estimada de 1 μg de cobalamina é mínima quando comparada com as reservas corporais de aproximadamente 2.500 μg.[17,64] Essa grande disparidade explica o motivo pelo qual a depleção das reservas corporais leva anos e porque é raro o aparecimento da deficiência de cobalamina clinicamente manifesta, em oposição à deficiência subclínica dessa vitamina, por causa de uma má ingestão alimentar. A biodisponibilidade chega a 50% em níveis habituais de ingestão (ver Tab. 27.2), o que explica a ingestão dietética recomendada de 2,4 μg. A ingestão dietética média diária, exclusiva de suplementos, foi de 5,3 μg em adultos com níveis normais de cobalamina e ácido metilmalônico nos dados do NHANES de 1999 a 2004 e de 4,2 a 4,9 μg em pessoas com níveis anormais.[52] As ingestões alimentares estratificadas por idade e sexo no NHANES de 1999 a 2000 revelaram consumos consistentemente mais baixos em mulheres do que em homens (ver Tab. 27.3).[91] Uma pesquisa norueguesa conduzida através de um questionário sobre a frequência alimentar mostrou ingestões mais altas (o que incluiu os suplementos) que diferiram mais entre os sexos do que entre pessoas idosas e não idosas.[67]

As ingestões dietéticas recomendadas (RDA) derivam-se tradicionalmente das quantidades de cobalamina parenteral necessárias para evitar recidiva em pacientes com anemia perniciosa. Embora tais dados tenham valor, eles guardam uma relação limitada com as necessidades normais. Não é ideal julgar a suficiência da ingestão alimentar pela manutenção dos níveis séricos normais de cobalamina e pela prevenção das manifestações hematológicas, pois isso está cada vez mais abrindo espaço para desfechos metabólicos. Pesquisas de várias subpopulações saudáveis que equipararam a ingestão com os níveis de biomarcadores metabólicos, como o ácido metilmalônico, sugerem que a distribuição dos biomarcadores possa não atingir um platô até que as ingestões diárias ultrapassem 4,2 μg ou ainda 6 a 7 μg, dependendo da população estudada.[67,92,93] Apesar disso, esses dados também levantam dúvidas que vão desde algumas de ordem prática (p. ex., a validade e relevância dos instrumentos de avaliação a curto prazo até a evolução de longos anos da insuficiência dietética de cobalamina; a inclusão de um número desproporcional de vegetarianos em um estudo) até outras de ordem conceitual (p. ex., as limitações de muitos biomarcadores; o impacto de modificadores da biodisponibilidade, como a má absorção).

A ingestão de suplemento de cobalamina, em geral como parte de uma preparação multivitamínica, tem crescido muito, sobretudo entre idosos, brancos e mulheres e, de forma contundente, muitas vezes entre aqueles que necessitam menos.[64,94] No entanto, é cada vez mais reconhecido que pequenas doses de suplemento (p. ex., 5 a 6 μg) exerçam um efeito metabólico abaixo do ideal, não só em pessoas com má absorção grave, como na anemia perniciosa, o que era bem conhecido, mas também, surpreendentemente, nos estados de má absorção mais frequentes e mais brandos (leves) com nível normal do fator intrínseco. Muitas pessoas idosas com nível baixo de cobalamina, mas com um estado de absorção indeterminado, podem não responder bem até que as doses orais dessa vitamina excedam 50 μg e, algumas vezes, até que elas ultrapassem 500 μg.[69,95-97]

Crianças

A transferência materna de cobalamina favorece o feto. A transferência parece não ser afetada pelo declínio progressivo, porém metabolicamente insignificante, nos níveis séricos maternos de cobalamina durante toda a gravidez; tais níveis cos-

Tabela 27.3 Comparação entre as ingestões dietéticas recomendadas e as ingestões dietéticas estimadas de cobalamina em subgrupos populacionais normais[a]

	RDA		Ingestão dietética estimada		
				Ingestões médias/medianas (μg/d)[b]	
Grupo	**Idade (anos)**	**RDA (μg/d)**	**Idade (anos)**	**Em homens**	**Em mulheres**
Lactentes	< 1	0,4-0,5[c]	—	—	—
Crianças	1-3	0,9	< 6	3,3/2,9	2,8/2,4
	4-8	1,2	6-11	3,9/3,1	3,7/3,0
	9-13	1,8	—	—	—
	14-18	2,4	12-19	5,4/4,3	3,4/2,6
Adultos	19-70	2,4	20-59	6,1/4,4	4,0-4,1/2,7-3,1
Idosos	> 70	2,4	> 60	5,3/3,9	3,9/2,7
Gestantes	—	2,6	—	—	—
Lactantes	—	2,8	—	—	—

RDA, ingestão dietética recomendada.

[a]Os limites superiores não foram determinados para a ingestão de cobalamina e, portanto, não são mostrados na tabela.

[b]As estimativas de ingestão são estabelecidas com base em um recordatório alimentar de 24 horas e não incluem os suplementos. Os valores médios e medianos estão exibidos separadamente por uma barra.

[c]No lugar das estimativas de RDA, a ingestão adequada para lactentes foi estimada a partir do conteúdo de cobalamina do leite consumido.

Dados sobre a RDA, obtidos de Food and Nutrition Board, Institute of Medicine. Dietary Reference Intakes: Thiamin, Riboflavin, Niacin, Vitamin B_6, Folate, Vitamin B_{12}, Pantothenic Acid, Biotin, and Choline. Washington, DC: National Academy Press, 1998:306-56. Daily intakes data are vitamin intake analyses from the 1999 to 2000 National Health and Nutrition Estimate Survey (De Ervin RB, Wright JD, Wang CY et al. Advance Data from Vital and Health Statistics. No. 339. Hyattsville MD: National Center for Health Statistics, 2004).

tumam ficar abaixo do normal no último trimestre da gestação.[17] A ingestão adequada de cobalamina em crianças foi estimada a partir de comparações feitas com base na eficácia do leite humano com conteúdo conhecido dessa vitamina,[64] mas depende em grande parte dos critérios utilizados para definir a deficiência em lactentes. As ingestões de 0,4 a 0,5 μg são consideradas adequadas no primeiro ano de vida, embora níveis de ácido metilmalônico transitoriamente elevados de importância clínica ou mecanismo desconhecido levantem dúvidas sobre a adequação da cobalamina (ver a seção anterior sobre o ácido metilmalônico). A Tabela 27.3 mostra as ingestões adequadas e ingestões dietéticas recomendadas em bebês e crianças, bem como as estimativas de consumo.

Estado de deficiência

A deficiência de cobalamina é única em vários aspectos. Com a máxima interrupção na absorção (a saber, a perda completa e não flutuante da absorção do fator intrínseco, incluindo a reabsorção entero-hepática), ainda haverá a necessidade de 2 a 5 anos para que ocorra a depleção das reservas desproporcionais de cobalamina, o suficiente a ponto de induzir manifestações clínicas neurológicas e hematológicas.[17] Mesmo as alterações bioquímicas precoces que precedem as manifestações clínicas podem não aparecer até muitos meses ou alguns anos após o processo indutor da deficiência ter iniciado. O processo é ainda mais prolongado quando a causa consiste em uma restrição alimentar, pois uma absorção intacta permite a reabsorção normal da cobalamina biliar. O mesmo pode ser verdadeiro para o desenvolvimento de deficiência em pacientes com má absorção de cobalamina ligada aos alimentos, em que o fator intrínseco parece adequado para a reabsorção de cobalamina biliar. Em ambas as condições, a depleção na maioria das vezes não evolui além do estágio de deficiência subclínica da cobalamina.

Aspectos hematológicos

A manifestação clínica mais frequente da deficiência de cobalamina é a anemia megaloblástica, que afeta todas as células sanguíneas, e não só os glóbulos vermelhos.[17,31] De fato, as alterações megaloblásticas afetam todas as células em processo de divisão, como as células epiteliais no intestino, embora as consequências clínicas predominem no sistema sanguíneo (é curioso que a anemia megaloblástica raramente acompanha a deficiência de cobalamina em grande parte do reino animal). As características celulares incluem a macrocitose (hemácias grandes), o que é altamente sensível, mas inespecífico para a anemia megaloblástica, e uma maturação nuclear anormal, mais específica do que a macrocitose.

A macrocitose é facilmente detectada e quantificada pelo volume corpuscular médio (VCM) eritroide, mas o dimensionamento celular é incluído de forma rotineira nas contagens sanguíneas. Em adultos, o VCM gira normalmente entre 83 e 97 fl. À medida que os macrócitos substituem os normócitos que completam sua vida útil de 120 dias, o VCM aumenta muito antes que a anemia se torne aparente;[98-100] o VCM continua aumentando, algumas vezes até níveis superiores a 120 fl, conforme a anemia se agrava. Por esse motivo, a anemia normocítica (i. e., VCM normal) nunca deve ser atribuída à deficiência de cobalamina, exceto em pessoas com microcitose coexistente, seja por anemia ferropriva ou talassemia, o que pode atenuar ou eliminar a macrocitose esperada em 7% dos pacientes com anemia perniciosa.[31,101] Entretanto, a macrocitose pode ter muitas causas não relacionadas; o consumo abusivo de bebidas alcoólicas, por exemplo, é uma causa bem mais comum de macrocitose do que a deficiência de cobalamina. Outras causas incluem deficiência de folato, hepatopatia, medicamentos (p. ex., agentes quimioterápicos, antivirais ou imunossupressores), hipotireoidismo, deficiência de cobre (cuja mielopatia ocasional também pode mimetizar a deficiência de cobalamina) e distúrbios de maturação hematopoiética, como a síndrome mielodisplásica.[31,102]

As alterações megaloblásticas consistem em núcleos grandes com cromatina dispersa, que conferem uma aparência imatura aos precursores hematopoiéticos na medula óssea (ver Fig. 27.5); no entanto, pode não ser uma tarefa fácil reconhecer tais alterações quando elas se mostram brandas ou leves. Os granulócitos maduros, entretanto, exibem hipersegmentação nuclear característica no sangue periférico. A hipersegmentação, diagnosticada quando mais de 3 a 4% dos neutrófilos apresentam núcleos com cinco lóbulos ou quando qualquer neutrófilo tem seis ou mais lóbulos (ver Fig. 27.5), é a manifestação identificável mais precoce de anemia megaloblástica.[98] Essa alteração também tem especificidade maior do que a macrocitose para a deficiência de cobalamina ou folato, embora algumas outras condições possam exibi-la.[31]

A megaloblastose produz uma hematopoiese ineficaz, na qual as células precursoras são geradas em abundância na medula óssea, mas não sobrevivem para entrar na corrente sanguínea.[31] Os marcadores bioquímicos da morte celular prematura maciça, particularmente a elevação sérica da bilirrubina e da lactato desidrogenase, tornam-se proeminentes à medida que a anemia avança. A anemia e seus mecanismos são idênticos nas deficiências de cobalamina e folato, embora o aparecimento ocorra mais tarde na deficiência de cobalamina de evolução mais lenta.[17,31,98]

As manifestações hematológicas são detectáveis em 73 a 87% dos pacientes com anemia perniciosa, porém a macrocitose sem anemia pode persistir por meses antes que a anemia apareça posteriormente.[26,31,99,100] O espectro hematológico reflete uma evolução prolongada: os sinais clínicos de deficiência começam com macrocitose assintomática sem anemia; eles passam por leve anemia macrocítica minimamente sintomática; e terminam com pancitopenia grave, à medida que a contagem de granulócitos e plaquetas declina, juntamente com o agravamento da anemia. Os estágios mais tardios apresentam sintomas resultantes da má distribuição de oxigênio, como fadiga ou falta de ar,[31] mas também podem ser atenuados pela distribuição em geral mais eficiente desse gás pelas hemácias em casos de anemia crônica. A manifestação clínica pode ser agravada por complicações coexistentes.

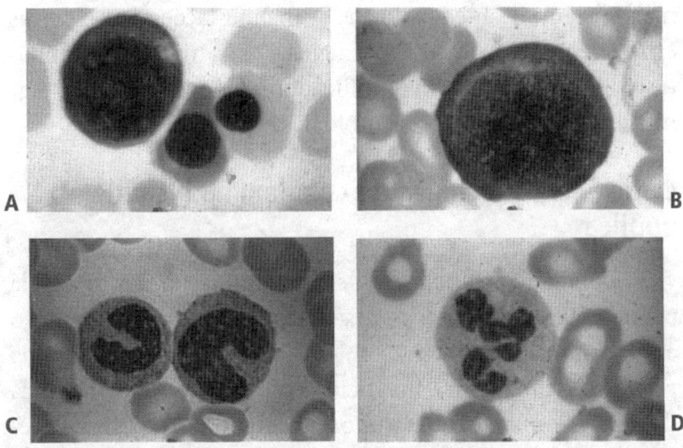

Figura 27.5 Alterações megaloblásticas em precursores hematopoiéticos na medula óssea e sua progênie no sangue periférico, em comparação com células normais. **A.** Células precursoras eritroides normais na medula óssea. Três precursores nucleados de maturação crescente estão ilustrados da **esquerda** para a **direita**, com tamanho cada vez menor das células e natureza mais compacta do núcleo; a célula **à direita** está pronta para extruir seu núcleo, tornar-se um eritrócito maduro e sair para a corrente sanguínea. **B.** Célula precursora eritroide megaloblástica em um estágio de maturação, comparável ao da célula precursora grande normal **à esquerda** na figura **A**. Observe o aspecto anormal da cromatina nuclear na célula megaloblástica, em comparação com o seu equivalente normal. **C.** Sangue periférico, contendo um bastonete "gigante" megaloblástico (um granulócito quase maduro) que pode ser comparado com o bastonete normal à sua esquerda; note o tamanho maior tanto da célula megaloblástica como de seu núcleo e a cromatina nuclear levemente mais dispersa. **D.** Esfregaço de sangue periférico megaloblástico, exibindo um granulócito neutrofílico hipersegmentado; o núcleo desses neutrófilos hipersegmentados possui mais de seis lóbulos, enquanto os neutrófilos normais tipicamente têm núcleos com quatro lóbulos ou menos. Muitas hemácias maduras (sem núcleos) tendem a ser excepcionalmente grandes quando megaloblásticas – algumas se aproximam do neutrófilo em termos de tamanho, enquanto outras são ovais em vez de arredondadas; a macro-ovalocitose é típica, mas não exclusiva, de anemia megaloblástica. (Reproduzido com permissão de Carmel R. Folate deficiency. In: Carmel R, Jacobsen DW, eds. Homocysteine in Health and Disease. Cambridge: Cambridge University Press, 2001.)

Aspectos neurológicos

Suas manifestações neurológicas potencialmente graves distinguem a deficiência de cobalamina da deficiência de folato em termos clínicos, embora as nuances e distinções neurológicas continuem sendo discutidas.[103] A frequência da disfunção neurológica varia em parte por ser menos quantificável que as alterações hematológicas e também porque seu diagnóstico, especialmente quando as alterações são sutis, depende da experiência dos observadores. Estimativas sugerem que mais da metade dos pacientes com anemia perniciosa exibem achados neurológicos.[103,104] Os déficits neurológicos podem ser os sinais mais precoces e, em até 27% dos casos, a única manifestação clínica da deficiência de cobalamina.[26,104,105] Por razões desconhecidas, as gravidades das manifestações hematológicas e neurológicas tendem a ser inversamente relacionadas nos pacientes,[104,106] mas a mesma manifestação tende a recorrer em casos de recidiva.[100,104,107] Assim como muitos pacientes com anemia perniciosa apresentam apenas anemia, outros apresentam somente alterações neurológicas. O polimorfismo genético da metileno THF redutase, que desvia o metileno THF de gerar metil-THF e o direciona para a síntese de timidilato (ver Fig. 27.2), parece não ser um fator.[108]

A distribuição e as características da neuro e mielopatia tendem a ser estereotipadas, mas não são específicas para a deficiência de cobalamina. Do ponto de vista histológico, a perda de mielina é acompanhada por degeneração axonal e gliose, mas as fibras maiores e mais mielinizadas são preferencialmente afetadas.[107] A mielopatia afeta as colunas posteriores e laterais, dando com isso origem à "degeneração combinada subaguda" da medula espinal. Os sintomas tendem a ser simétricos e a começar nos pés; posteriormente, eles ascendem até comprometer as pernas, as mãos e o tronco.[17,104] As manifestações clínicas iniciais (precoces) consistem em uma diminuição no senso de vibração e posição (propriocepção), além de parestesias; muitas vezes, no entanto, isso resulta em ataxia, assim como espasticidade, incontinência e outras manifestações incapacitantes. A função motora é em grande parte poupada, embora distúrbios da marcha e espasticidade possam se tornar incapacitantes. Manifestações cerebrais podem variar desde alterações de memória, humor ou personalidade até psicose e, ocasionalmente, delírio.[103-105] Algumas vezes, ocorrem disfunção autonômica, neurite óptica e alterações visuais.

Surpreendentemente, a imagem por ressonância magnética pode demonstrar grandes placas de desmielinização em todo o cérebro, além do envolvimento clássico da medula espinal superior. As anormalidades eletroencefalográficas e outras eletrofisiológicas são comuns,[109,110] mas podem ocorrer até mesmo em pacientes assintomáticos.[9,111,112]

As alterações neurológicas geralmente respondem dentro de algumas semanas a meses ao tratamento com cobalamina, com resposta completa em 47% dos casos e parcial em grande parte do restante.[104] Ocorre irreversibilidade total em apenas 6%, ao contrário da correção universal da anemia (a menos que complicada por anemias coexistentes). A irreversibilidade é imprevisível, mas parece ligada à extensão inicial do envolvimento neurológico e, muitas vezes, ao atraso terapêutico indevido em pacientes com uma causa persistente de deficiência, como a anemia perniciosa.[103,104,113,114] A ingestão elevada de folato ou o tratamento com essa vitamina também é um fator que supostamente contribui para o quadro; os pacientes neurologicamente acometidos tendem a ter níveis séricos mais altos de folato do que os não acometidos,[106,115] mas não está claro se o metabolismo relacionado com a cobalamina ou a alta ingestão de folato explica os níveis mais elevados. A resposta parcial da anemia por deficiência de cobalamina ao folato, algumas vezes, retarda o reconhecimento da deficiência de cobalamina.[17,103] Ainda permanece em aberto se a o tratamento com folato simplesmente atrasa a identificação da deficiência de cobalamina ou pode algumas vezes acelerar o agravamento neurológico por via direta. Nosso persistente desconhecimento sobre os mecanismos básicos por meio dos quais a deficiência de cobalamina produz alterações neurológicas tem impedido progressos até o momento.

Outras manifestações clínicas

Em casos de deficiência clínica da cobalamina, também ocorrem anormalidades não hematológicas e não neurológicas, que se revertem após o tratamento com essa vitamina.[17,31] Tais alterações incluem: glossite ocasional, algumas vezes grave o suficiente a ponto de ser o sintoma predominante; perda de peso inexplicável; má absorção intestinal transitória; escurecimento da pele, cabelo avermelhado e alterações pigmentares das unhas, sobretudo em pacientes de pele mais escura; e indícios bioquímicos de formação óssea comprometida.

Explicações metabólicas para as manifestações clínicas

A anemia megaloblástica da deficiência de cobalamina surge da conexão bioquímica dessa vitamina com o metabolismo de folato, sendo idêntica à anemia por deficiência desta última. A hipótese *metil trap* (forma de 5-metil-THF retida)[116,117] fornece um enfoque convincente sobre a metilação da homocisteína pela metionina sintase, o que requer tanto o metil-THF quanto a metilcobalamina (ver Fig. 27.2). Essa reação irreversível fica comprometida na deficiência de cobalamina; além disso, o metil-THF, o folato mais abundante, mas incapaz de fluir através do ciclo de folato por meio de qualquer outra reação, acumula-se à medida que outros folatos críticos diminuem. A produção reduzida da metionina e, portanto, também da *S*-adenosilmetionina, que alimenta muitas metilações críticas, estimula a conversão do metileno-THF em metil-THF em uma tentativa de gerar mais *S*-adenosilmetionina, mas isso só aumenta a retenção de folatos sob a forma de metil-THF. A retenção também diminui a disponibilidade do metileno-THF para a conversão do desoxiuridilato em timidilato. O excesso de uracila substitui a incorporação da timidina ao DNA, mas o reparo ativo por excisão leva a rupturas dos filamentos e, por fim, à interrupção da interfase. Esse processo parece ser um importante fator a contribuir para a conversão megaloblástica, mas talvez não seja a explicação completa.[31]

O mecanismo para as manifestações neurológicas da deficiência de cobalamina é desconhecido. As hipóteses incluem mielinização anormal resultante do metabolismo comprometido de ácido propiônico, toxicidade do ácido metilmalônico às células neurais, acúmulo de análogos não funcionais da cobalamina e possíveis efeitos de citocinas. Muitas observações, incluindo a limitação de déficits neurológicos clássicos a distúrbios genéticos relacionados com a cobalamina, envolvendo hiper-homocisteinemia isolada e não aqueles que envolvem acidúria metilmalônica isolada, favorecem o bloqueio da metionina sintase como um pivô ou elemento-chave, mas os detalhes são imprecisos. Os estudos do líquido cerebrospinal em modelos indiretos sugeriram que a depleção da *S*-adenosilmetionina possa causar a disfunção neurológica em casos de deficiência de cobalamina.[118] Contudo, isso não explicaria as diferenças neurológicas entre as deficiências de cobalamina e folato. Além disso, foi relatado que a baixa concentração plasmática da *S*-adenosilmetionina é um indicador mais eficiente de anemia do que de manifestações neurológicas em pacientes com anemia perniciosa;[106] os níveis plasmáticos de cisteína e folato eram os indicadores bioquímicos mais significativos de disfunção neurológica.

Deficiência subclínica de cobalamina e saúde pública

A deficiência subclínica de cobalamina foi descrita pela primeira vez em 1985,[8,9,111] e suas características de definição estão exibidas na Tabela 27.4. Um baixo valor de cobalamina por si só é uma prova insuficiente de deficiência subclínica de cobalamina e requer suporte metabólico. As fases pré-clínicas iniciais da anemia perniciosa satisfazem a definição da deficiência subclínica de cobalamina[119] antes de evoluir para o estágio clínico, embora a maioria dos casos dessa deficiência subclínica não esteja relacionada com anemia perniciosa ou má absorção associada ao fator intrínseco.[9,10,85] A maior parte das causas de deficiência subclínica de cobalamina é desconhecida, mas apenas 30 a 50% dos casos são associados à má absorção de cobalamina ligada aos alimentos.[10,85,88] A evolução da deficiência subclínica de cobalamina para deficiência clínica não é garantida, ao contrário da pro-

Tabela 27.4 Critérios para deficiência subclínica de cobalamina

O diagnóstico requer que todos os quatro critérios a seguir sejam atendidos:

1. Duas ou mais das alterações abaixo devem estar presentes:[a]
   - Nível elevado do ácido metilmalônico[b]
   - Concentração plasmática aumentada da homocisteína[b]
   - Nível sérico baixo da cobalamina[c]
   - Concentração sérica reduzida da holotranscobalamina II
   - Resultado anormal no teste de supressão com desoxiuridina
2. Os resultados anormais do ácido metilmalônico e da homocisteína devem responder ao tratamento com a cobalamina.[d,e]
3. Os sinais clínicos de deficiência de cobalamina devem estar ausentes.[f]
4. A anemia perniciosa deve ser descartada.[g]

[a]Uma alteração isolada não é confiável porque, além de cada biomarcador ter sensibilidade e especificidade limitadas, a confirmação clínica, por definição, não está disponível em casos de deficiência subclínica.

[b]O nível sérico de creatinina também deve estar normal. Níveis elevados da creatinina sugerem a probabilidade de valores falsamente elevados dos metabólitos.

[c]O sujeito avaliado não deve estar gestante nem ter deficiência da transcobalamina I, condições que apresentam níveis falsamente baixos da cobalamina. Apesar disso, essas condições coexistem de vez em quando com deficiência subclínica.

[d]O tratamento deve fornecer uma quantidade suficiente de cobalamina: uma injeção única de 100 a 1.000 μg ou doses orais diárias de 1.000 μg por uma semana.

[e]Qualquer elevação nos níveis de cobalamina e da holotranscobalamina II após o tratamento com cobalamina simplesmente reflete o influxo da vitamina e não tem nenhuma implicação ou especificidade diagnóstica ou metabólica.

[f]A deficiência subclínica é frequentemente encontrada em pessoas submetidas à avaliação em decorrência de achados clínicos não relacionados que, a princípio, mimetizam a deficiência de cobalamina, como a anemia. É preciso evitar a tentação de relacionar a deficiência subclínica com achados clínicos coexistentes, mas inespecíficos, como a anemia não macrocítica (além de a deficiência subclínica não causar nenhuma anemia, a anemia por deficiência de cobalamina é macrocítica).

[g]O anticorpo antifator intrínseco deve ser mensurado em todos os pacientes com deficiência de cobalamina para descartar anemia perniciosa que, por sua vez, constitui a causa mais comum de deficiência clínica; ocasionalmente, no entanto, a deficiência é encontrada em um estágio pré-clínico, antes de evoluir de forma inevitável e irreversível para um estágio clínico.

gressão inevitável da anemia perniciosa. A deficiência subclínica de cobalamina e suas causas podem (a) ser estáticas, (b) evoluir de forma lenta, (c) oscilar/flutuar, (d) sofrer remissão espontânea ou, ocasionalmente, (e) acelerar, tal como acontece quando a gastrite crônica se transforma em anemia perniciosa, e a absorção de cobalamina declina rapidamente (ver Fig. 27.6). Em consequência disso, o prognóstico em casos de deficiência subclínica de cobalamina e anemia perniciosa difere e, por isso, precisam de tratamento.

A deficiência subclínica de cobalamina responde por mais de 80% da deficiência detectada dessa vitamina em estudos populacionais.[28,30] A evolução da deficiência subclínica de cobalamina, frequentemente estável ou até mesmo transitória,[16,53,85] indica que os dados epidemiológicos e clínicos não são intercambiáveis;[16,69,120] a má absorção relacionada com o fator intrínseco em casos de deficiência clínica costuma predizer uma evolução inevitável se não for tratada.

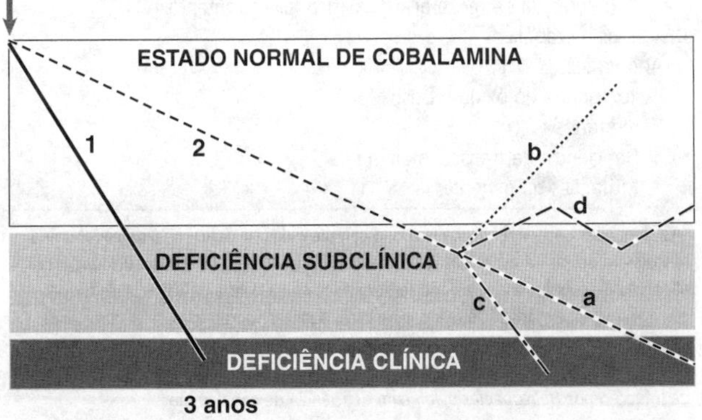

Figura 27.6 Ilustração esquemática dos diversos cursos que os estados de deficiência de cobalamina podem seguir, dependendo de suas causas subjacentes. Os campos representam, de **cima** para **baixo**, o nível normal da cobalamina, a deficiência subclínica (alterações metabólicas leves, sem sinais ou sintomas clínicos) e deficiência clínica (manifestações hematológicas ou neurológicas [ou ambas] leves e, em seguida, progressivamente mais graves). A *seta* (**superior à esquerda**) marca o início da depleção gradativa de cobalamina, cujos progressos são arbitrariamente representados sob formas lineares: *linha 1*, a depleção produzida por má absorção grave e permanente, tipificada por anemia perniciosa; *linha 2*, um transtorno mais parcial e menos inexorável do equilíbrio da cobalamina (p. ex., insuficiência alimentar ou má absorção restrita à cobalamina ligada aos alimentos). Com base em observações diretas e indiretas publicadas (mas não sistemáticas), o diagrama postula um curso mais lento de duração desconhecida que aumenta o tempo de trânsito (passagem) pela deficiência subclínica, o que pode explicar porque esse tipo de deficiência é observado com maior frequência do que a deficiência clínica. Em algum ponto, esse curso pode: (*linha a*) acabar evoluindo o suficiente a ponto de produzir uma deficiência clínica sintomática; (*linha b*) sofrer remissão completa por razões que podem ou não ser conhecidas (p. ex., remissão da má absorção de cobalamina ligada aos alimentos após antibioticoterapia não relacionada); (*linha c*) acelerar e chegar à deficiência clínica com maior rapidez (p. ex., a gastrite crônica se transforma em anemia perniciosa à medida que a secreção do fator intrínseco desaparece); ou (*linha d*) oscilar por tempo indefinido entre nível normal de cobalamina e estado de deficiência levemente subclínico. (Reproduzido com permissão de Carmel R. Biomarkers of cobalamin [vitamin B-12] status in the epidemiologic setting: a critical overview of context, applications, and performance characteristics of cobalamin, methylmalonic acid, and holotranscobalamin II. Am J Clin Nutr 2011;94[Suppl1]:348S-58S.)

Assim como a deficiência clínica, a deficiência subclínica de cobalamina é mais comum na população idosa.[85,86] Ocorrem baixos níveis de cobalamina em 5 a 15% das pessoas idosas, das quais quase todas absorvem a cobalamina livre de forma adequada, conforme demonstrado por meio do teste de Schilling, e ainda parecem ter uma ingestão suficiente dessa vitamina.[10,85,90] Anormalidades metabólicas relacionadas com a cobalamina acompanham apenas 60 a 70% desses baixos níveis da vitamina em questão,[30,121] o que sugere que um terço dessas pessoas pode não ter deficiência subclínica de cobalamina ou que não seja, de modo algum, deficiente dessa vitamina. Além disso, alterações metabólicas isoladas frequentemente parecem ser falsas. Um estudo longitudinal (de 1 a 4 anos) relatou que 84% das elevações isoladas do ácido metilmalônico sofreram reversão espontânea ou permaneceram estáveis[53] — um achado que apoia as observações limitadas mais antigas de que muitas pessoas com deficiência subclínica de cobalamina permanecem assintomáticas por muitos anos.[122]

As consequências neurológicas conhecidas da deficiência clínica de cobalamina explicam a preocupação persistente quanto aos riscos semelhantes na deficiência subclínica dessa vitamina. Quando avaliados, alguns pacientes com essa deficiência subclínica demonstraram alterações neurológicas e eletrofisiológicas sutis responsivas à cobalamina, sem aparente impacto sobre a saúde.[111,112] Apesar disso, a extensa literatura especializada a respeito dos riscos cognitivos na deficiência subclínica da cobalamina é controversa. Além de ser impossível provar a causalidade através de estudos observacionais, não é uma tarefa fácil desvencilhar ou dissociar a influência do nível de cobalamina das influências do folato de outras vitaminas do complexo B e, principalmente, da homocisteína.[123-125] Os ensaios clínicos iniciais foram igualmente inconclusivos e muitas vezes negativos.[126-130]

Atualmente, dois ensaios clínicos mais recentes fornecem provas de que altas doses diárias de vitaminas do complexo B podem retardar o declínio cognitivo e reduzir a progressão da atrofia cerebral;[130a,130b] aspectos importantes, no entanto, precisam de atenção.[125] O uso justificável de uma combinação de cobalamina, ácido fólico e piridoxina não permite a identificação da(s) vitamina(s) eficaz(es); na verdade, um ensaio mais precoce relatou uma melhora cognitiva com o ácido fólico isolado.[130c] Aqueles que respondiam ao esquema terapêutico com três vitaminas eram propensos a ter níveis basais elevados de homocisteína[130a] — um achado sugestivo de que a resposta talvez não ocorra quando a homocisteína se encontra normal. Todavia, níveis basais do ácido metilmalônico, que constitui um indicador mais específico do metabolismo de cobalamina, tendiam a permanecer normais nos responsivos ao tratamento; esse fato gera incertezas sobre o papel da deficiência subclínica de cobalamina, sobretudo por causa das observações recorrentes nestes e em outros estudos de que os dados relacionados com essa vitamina eram apenas um pouco "menos normais" do que nos sujeitos-controle,[125] apesar da sugestão de que o nível de cobalamina pode estar anormal a despeito de dados metabólicos normais.[130d] Ademais, os sujeitos apresentavam uma leve disfunção cognitiva em nível basal, o que deixa o profissional de saúde sem saber se as pessoas idosas normais ou aquelas com disfunção avançada serão beneficiadas com o tratamento. Por fim, a necessidade de altas doses impossibilitará a fortificação dos alimentos.[130e]

Outras associações estatísticas não resolvidas com níveis baixos ou baixos a normais de cobalamina incluem insulinorresistência em crianças de mães com nível marginal (reduzido ou mínimo) de cobalamina, depressão, osteopenia, infertilidade, zumbido e alguns tipos de câncer. Só para dar alguma perspectiva a esta lista parcial, os dados são muitas vezes exercícios estatísticos em que, por exemplo, as comparações do quartil mais alto com o mais baixo conferem uma influência indevida aos valores atípicos/extremos que, raramente, são investigados em detalhes. Na verdade, os níveis mais altos de cobalamina são, algumas vezes, igualmente associados a desfechos adversos,[131] mas podem refletir alterações da TC I mais do que o nível de cobalamina em si.[42,131]

Os ensaios clínicos randomizados isolados podem determinar se o tratamento com cobalamina modifica qualquer uma das muitas associações de risco propostas com a deficiência subclínica dessa vitamina, o que afeta milhões de pessoas nos Estados Unidos. Estudos também precisam confirmar e esclarecer o efeito do tratamento combinado com vitaminas do complexo B sobre o declínio cognitivo. Atualmente, os efeitos adversos da ingestão crônica elevada dessas vitaminas do complexo B são desconhecidos.

Causas de deficiência

No cuidado de pacientes, é essencial identificar o que causou uma deficiência de cobalamina, pois isso também tem importantes implicações nas áreas de saúde pública e pesquisa. Essa identificação determina qual será o melhor tratamento para a deficiência, sua provável evolução e prognóstico, bem como suas possíveis associações e complicações. As causas estão agrupadas na Tabela 27.5 por categorias de mecanismos, organizados na sequência de eventos, desde a ingestão da cobalamina até a utilização pelas células, conforme ilustrado na Figura 27.4.

Causas relacionadas com a dieta

Por razões já abordadas, vegetarianos adultos e até mesmo veganos levam muitos anos para desenvolver deficiência de cobalamina. As consequências tendem a ser leves (p. ex., macrocitose limítrofe, sem anemia) ou, na maioria das vezes, puramente bioquímica;[132,133] deficiência clínica manifesta é incomum. A insuficiência de cobalamina na dieta é particularmente comum entre hindus e outros vegetarianos ao longo da vida, embora também possam ocorrer limitações (restrições) dietéticas crônicas em outros quadros.[134] Fatores gastrintestinais que contribuem para essa deficiência nem sempre são excluídos em estudos geográficos.

As consequências podem ser mais acentuadas quando a ingestão restrita começa na infância, talvez por causa das reservas corporais menores, das necessidades de crescimento e da maior vulnerabilidade do cérebro em desenvolvimento.

Tabela 27.5 Causas de deficiência de cobalamina[a]

Ingestão alimentar inadequada
Veganismo
Bebês de mães veganas (especialmente se amamentados por elas também)
Dietas altamente restritivas por tempo prolongado (p. ex., dieta fenilcetonúrica)
Má absorção gastrintestinal
Má absorção de todas as cobalaminas (livre e ligada aos alimentos)
Anemia perniciosa: adquirida ou hereditária
Gastrectomia total
Gastrectomia parcial (~30% dos casos)
Doença ou dano ileal (p. ex., espru tropical, cirurgia ileal)
Má absorção hereditária de cobalamina (síndrome de Imerslund-Gräsbeck)
Proliferação bacteriana do intestino delgado
Infestação parasitária (p. ex., *Diphyllobothrium latum*)
Má absorção limitada à cobalamina ligada aos alimentos
Gastrite atrófica
Gastrectomia parcial (afeta > 50% dos casos)
Outras cirurgias gástricas (p. ex., grampeamento gástrico, vagotomia)
Inibidores da secreção ácida gástrica (p. ex., omeprazol)
Distúrbios metabólicos
Adquiridos
Toxicidade do óxido nitroso
Hereditários
Deficiência da transcobalamina II
Mutações do gene *cbl*

[a]As alegações para algumas causas não comprovadas de deficiência de cobalamina maculam a literatura especializada. Os exemplos disso são: fatores associados à má absorção de cobalamina, mas não relacionados ainda com a deficiência de forma convincente (p. ex., insuficiência pancreática, agentes supressores da acidez gástrica), medicamentos associados a níveis ocasionalmente baixos de cobalamina sem prova de má absorção ou deficiência (p. ex., metformina) e equiparação automática da infecção por *Helicobacter pylori* com deficiência de cobalamina.

As crianças podem exibir problemas cognitivos, mas as anormalidades metabólicas algumas vezes persistem apesar do relaxamento da dieta.[135]

Uma síndrome frequentemente catastrófica afeta bebês nascidos de mães veganas ou daquelas que sofrem de anemia perniciosa leve não diagnosticada, com conteúdo de cobalamina abaixo do normal no leite materno, e dependem totalmente da amamentação.[136-139] Essas crianças muitas vezes desenvolvem complicações neurológicas graves, incluindo crises convulsivas e problemas de desenvolvimento, enquanto as mães apresentam apenas deficiência subclínica assintomática de cobalamina. Embora a frequência seja desconhecida, essa síndrome pode ser a causa mais comum de deficiência clínica de cobalamina em bebês.

Anemia perniciosa e outras causas de má absorção de todas as cobalaminas

Foi demonstrado que a má absorção grave de todas as cobalaminas, que era diagnosticável com o teste de Schilling (indisponível, no momento),[17,31] provoca 94% dos casos clinicamente manifestos de deficiência.[46] A anemia perniciosa, em que a secreção do fator intrínseco é perdida de forma irremediável, foi responsável por 76% dos casos. Sua frequência varia; uma pesquisa com moradores de comunidades/abrigos para idosos em Los Angeles descobriu que 1,9% tinha anemia perniciosa em um estado de deficiência leve, precoce e frequentemente subclínico.[119]

Na lenta evolução da anemia perniciosa adquirida clássica, o quadro de gastrite atrófica, que normalmente é autoimune e costuma poupar o antro, começa no final da meia-idade. A anemia perniciosa sobrevém quando o dano às células parietais evolui a ponto de causar perda do fator intrínseco.[87] No entanto, a maior parte dos casos de gastrite crônica com acloridria pode causar má absorção da cobalamina ligada aos alimentos, sem evoluir para anemia perniciosa. Uma vez que a secreção do fator intrínseco falha, a depleção de cobalamina começa (ou acelera), induzindo à deficiência clínica alguns anos depois, normalmente na velhice. A anemia perniciosa algumas vezes afeta jovens adultos e até mesmo crianças,[17] especialmente entre as mulheres negras e, em menor grau, latino-americanos.[140] Os aspectos imunológicos da anemia perniciosa incluem dois autoanticorpos: o mais prevalente é direcionado contra a bomba de adenosina trifosfatase ativada por hidrogênio e potássio das células parietais, embora não seja específico para anemia perniciosa; o anticorpo menos frequente, porém mais específico em termos de diagnóstico, é direcionado contra o fator intrínseco.[31] Várias doenças autoimunes coexistem com anemia perniciosa, sendo os distúrbios da tireoide os mais comuns;[141] outros distúrbios imunológicos incluem o vitiligo, a miastenia grave, as citopenias imunes e a agamaglobulinemia.[17,31] A deficiência de ferro, muitas vezes (mas nem sempre) atribuída à má absorção desse elemento em virtude de gastrite acloridrica, coexiste em metade dos casos.[142] A complicação mais preocupante na anemia perniciosa consiste em um aumento no risco de câncer gástrico e tumores carcinoides.[31,87,143,114]

Uma forma mais rara de anemia perniciosa é causada pela perda isolada de secreção do fator intrínseco pelo estômago, causada por mutações no gene *GIF*.[145,146] A deficiência clínica de cobalamina costuma aparecer nos primeiros anos de vida.[147]

A ressecção gástrica parcial provoca algumas vezes má absorção de cobalamina livre e ligada aos alimentos. A perda do fator intrínseco ou o parasitismo significativo da cobalamina pelo aumento da colonização bacteriana no intestino delgado proximal pode ser responsável, embora a deficiência clínica ocorra em 15 a 30% dos pacientes.[31,148] Na maioria das vezes, entretanto, a má absorção pós-gastrectomia limita-se à cobalamina ligada aos alimentos, o que provoca apenas deficiência subclínica dessa vitamina, além de ser um quadro leve.[149]

A proliferação bacteriana no intestino delgado, resultante de alças intestinais cegas, motilidade intestinal prejudicada ou divertículos gigantes, pode parasitar a cobalamina ingerida, produzindo um quadro malabsortivo e deficiência clínica. A tênia do peixe, *Diphyllobothrium latum*, pode fazer o mesmo, mas raramente é vista hoje em dia.

As causas intestinais de má absorção grave relacionada com o fator intrínseco são distúrbios do íleo, o principal local de absorção mediada por esse fator. As causas adquiridas incluem espru tropical, dano ao íleo causado por procedimentos cirúrgicos como desvio (*bypass*), ressecção ou radiação e construção de bolsas-reservatório ("bexiga ileal").[17,31,46] Muitas vezes, outros nutrientes também são pouco absorvidos. A má absorção hereditária de cobalamina (síndrome de Imerslund-Gräsbeck) causa má absorção isolada dessa vitamina no início da vida.[147] Essa má absorção surge de mutações do gene da cubilina[150,151] ou do gene da *amnionless*.[73] As crianças também costumam exibir proteinúria secundária, o que reflete uma cubilina defeituosa no túbulo renal.

Má absorção restrita à cobalamina ligada aos alimentos

A má absorção leve restrita à liberação inadequada da cobalamina dos alimentos e, com isso, sua transferência reduzida para o fator intrínseco, foi descoberta em 1973 em pacientes com deficiência dessa vitamina e resultados normais no teste de Schilling.[149] A má absorção de cobalamina ligada aos alimentos foi vinculada à cirurgia gástrica ou gastrite crônica, geralmente com secreção diminuída de ácido clorídrico e pepsina;[88] a secreção do fator intrínseco estava intacta. Outras causas incluem procedimentos gástricos bariátricos[152,153] e manipulações para suprimir a secreção ácida, na maioria das vezes com medicamentos como inibidores da bomba de prótons. A má absorção de cobalamina ligada aos alimentos afeta 30 a 50% das pessoas com deficiência subclínica dessa vitamina, mas também ocorre em 10 a 15% daquelas sem deficiência e em raros pacientes com deficiência grave.[88]

Infecção por *Helicobacter pylori* ocorreu em 78% dos pacientes com má absorção de cobalamina ligada aos alimentos e em 44% daqueles sem esse tipo de má absorção.[154] Estudos gástricos histológicos e funcionais sugeriram que os pacientes infectados com má absorção de cobalamina ligada aos alimentos tinham gastrite leve e hipocloridria, enquanto os não infectados apresentavam gastrite atrófica grave e acloridria;[155] um estudo em um pequeno subgrupo de pessoas mostrou que os antibióticos reverteram a má absorção de cobalamina ligada aos alimentos em pacientes infectados por *H. pylori*, mas não em não infectados. O papel do *H. pylori*, no entanto, ainda permanece em aberto,[69,156] apesar dos relatos, de melhora do nível da cobalamina após antibioticoterapia.

Os dados sobre má absorção de cobalamina ligada aos alimentos a partir do período ativo de pesquisas foram revisados com detalhes,[88] mas muitos estudos após a década de 1990 se tornaram pouco confiáveis à medida que o teste de absorção desapareceu.[157] Conforme abordado em outro lugar,[157] alguns pesquisadores substituíram os critérios diagnósticos não comprovados, cujo erro no diagnóstico da má absorção de cobalamina ligada aos alimentos gera dúvidas quanto aos dados e conclusões, tais como as alegações de que as pessoas com essa suposta má absorção respondem a pequenas doses orais de cobalamina. A existência de outras hipóteses e a falta de dados sobre a absorção obscurecem relatos intrigantes, sugerindo que a melhora clínica da deficiência de cobalamina em pacientes infectados por *H. pylori* é obtida apenas com antibióticos.[69]

Medicamentos

Ao contrário de medicamentos que afetam diretamente o metabolismo de cobalamina (p. ex., óxido nitroso), é provável que fármacos com outras ações, como inibidores de absorção, produzam deficiência dessa vitamina somente quando tomados de forma ininterrupta por muitos anos. Assim, muitos medicamentos, como a colchicina e o omeprazol, além do consumo de bebidas alcoólicas, podem induzir à má absorção de cobalamina, mas raramente levam à deficiência dessa vitamina. A metformina, tomada em um esquema a longo prazo, é associada a níveis baixos de cobalamina, mas o mecanismo e a existência ou não de deficiência dessa vitamina são pouco documentados.

Distúrbios metabólicos

A deficiência clínica de cobalamina desenvolve-se muito mais rapidamente em distúrbios que prejudicam a captação e utilização celular dessa vitamina do que em condições malabsortivas. Os níveis séricos de cobalamina frequentemente permanecem normais ou até mesmo se elevam em distúrbios celulares. O distúrbio metabólico adquirido mais comum é a exposição recorrente ao óxido nitroso a longo prazo, o que promove a destruição oxidativa da cobalamina e da metionina sintase à qual ela está ligada.[158] O abuso de inalantes de óxido nitroso é particularmente disseminado entre os jovens,[159] podendo produzir alterações neurológicas e mentais graves. Embora os procedimentos cirúrgicos representem uma exposição muito transitória (passageira) a ponto de gerar consequências clínicas, poderá ocorrer disfunção neurológica pós-operatória grave se um paciente com deficiência clínica não identificada de cobalamina, como a anemia perniciosa, receber o óxido nitroso.[160,161]

Distúrbios metabólicos hereditários são raros. Esses distúrbios incluem deficiência da TC II, em que a falha de captação celular da cobalamina provoca anemia megaloblástica e, ocasionalmente, complicações neurológicas e disfunções imunes. Várias mutações do gene *cbl* afetam a atividade da metionina sintase ou da metionina sintase redutase, cujas manifestações variam desde consequências evolutivas, neurológicas e hematológicas muito leves e tardias a graves, que podem ser fatais na infância, como muitas vezes acontece com a mutação do gene *cblC*, a mutação mais comum. Outras fontes podem ser consultadas para obter mais detalhes sobre essa área complexa em rápido desenvolvimento.[147,162]

Distúrbios relacionados com a cobalamina que não provocam deficiência dessa vitamina

A insuficiência pancreática crônica pode produzir resultados anormais no teste de Schilling, porque a secreção do pâncreas é insuficiente para degradar a TC I/haptocorrina e liberar sua cobalamina para o fator intrínseco no intestino (ver Fig. 27.4). Algumas vezes, alega-se que o distúrbio provoca deficiência de cobalamina apesar da ausência de relatos clinicamente convincentes. Os pacientes com hipertireoidismo e algumas doenças malignas podem ter necessidades aumentadas de cobalamina, mas as consequências clínicas parecem insignificantes.

A deficiência hereditária de TC I produz níveis séricos falsamente baixos de cobalamina (ver a seção anterior sobre cobalamina sérica). Como o metabolismo celular de cobalamina não é afetado, os baixos níveis dessa vitamina são normalmente descobertos de forma incidental em adultos.[27,163] O papel da TC I, que limita o acesso de análogos corrinoides às células e pode reter a cobalamina de bactérias, é incerto. Mutações heterozigotas compostas ou homozigotas do *TCN1* geram níveis praticamente indetectáveis de TC I com níveis de cobalamina abaixo de 100 ng/mL, enquanto a heterozigose simples provoca reduções modestas de TC I e cobalamina.[32,33,163] Originalmente considerada rara, a deficiência leve de TC I pode explicar 15% dos níveis baixos de todas as cobalaminas,[27] sendo normalmente confundida e tratada como deficiência de cobalamina.

Testes diagnósticos para as causas de deficiência de cobalamina

Os ensaios séricos da cobalamina e metabólitos identificam a deficiência dessa vitamina, mas não a sua causa. A identificação da causa tem uma grande importância clínica e científica, não somente em termos de precisão diagnóstica, mas também por suas implicações prognósticas e orientações terapêuticas quanto à duração do tratamento e complicações da doença.[15,157] Os testes de absorção da cobalamina vêm sendo a base do diagnóstico há muito tempo,[17,31] porque a deficiência clínica é malabsortiva em 94% dos casos.[46] O desaparecimento do teste clássico de Schilling para medir a absorção da cobalamina oral radiomarcada e diferenciar defeitos gástricos de intestinais criou uma grande lacuna no diagnóstico.[157] Versões modificadas para avaliar a má absorção de cobalamina ligada aos alimentos[88,149] também não estão disponíveis. Um teste de absorção mais recente, feito com base na resposta da holo-TC II à cobalamina oral,[164] ainda não passou por uma avaliação adequada de suas características de desempenho, bem como de sua sensibilidade e especificidade clínicas.

Os testes substitutos para a má absorção de cobalamina têm valor limitado. A mensuração de anticorpos séricos contra o fator intrínseco é uma medida útil, pois representa um método altamente específico para o diagnóstico da anemia perniciosa, ao contrário do anticorpo anticélula parietal.[165,166] Contudo, apenas 50 a 70% dos pacientes com anemia perniciosa apresentam o anticorpo antifator intrínseco, mas o teste não fornece nenhuma informação diagnóstica sobre outros distúrbios. A gastrina sérica encontra-se elevada e o pepsinogênio I, diminuído em 80 a 90% dos pacientes com anemia perniciosa, mas ambos os testes carecem de especificidade.[167] A combinação de qualquer um desses testes com o anticorpo antifator intrínseco parece ser a melhor abordagem atualmente no diagnóstico de anemia perniciosa.

Não existe nenhum marcador substituto confiável para os testes de absorção não mais disponíveis em casos de má absorção da cobalamina ligada aos alimentos. Critérios diagnósticos indiretos não comprovados[168] predispõem a erros no diagnóstico.[157]

A abordagem diagnóstica em crianças deve considerar os distúrbios genéticos, bem como os fatores que também afetam os adultos. Os testes do ácido metilmalônico e da homocisteína sempre devem ser incluídos em crianças, porque os níveis de cobalamina podem permanecer normais em distúrbios genéticos de captação e metabolismo celular e também pelo fato de os dois testes ajudarem a estreitar as possibilidades genéticas e o foco diagnóstico. A abordagem complexa é discutida em outra seção.[147] Níveis baixos de cobalamina bem no início da infância sugerem deficiência materna dessa vitamina como causa; portanto, a mãe também deve ser testada.

Tratamento de deficiência

Embora uma injeção de 1 μg de cobalamina seja suficiente para reverter temporariamente a anemia megaloblástica por deficiência dessa vitamina, os objetivos terapêuticos incluem repleção das reservas e prevenção de recidivas, não só a reversão das manifestações. O tratamento requer a determinação da causa da deficiência. Apenas o conhecimento da causa pode permitir a tomada de decisões esclarecidas sobre a duração (que varia de um breve curso terapêutico até um tratamento pelo resto da vida), as doses e as vias da terapia com a cobalamina.[15]

Vegetarianos e outros pacientes com absorção normal

A absorção normal de cobalamina em vegetarianos permite o uso de pequenas doses de suplementos por via oral (p. ex., 5 μg). Doses maiores ultrapassam a capacidade do sistema do fator intrínseco, mas apenas 1 a 2% do excesso podem ser assimilados (ver Tab. 27.2). É prudente que os vegetarianos não só tomem suplementos preventivos de cobalamina, especialmente durante a gravidez e a amamentação, mas também evitem anestesia com óxido nitroso.

Pacientes incapazes de absorver qualquer cobalamina

Essa categoria inclui pacientes com anemia perniciosa, que é irreversível, e doenças intestinais, com absorção comprometida do complexo cobalamina-fator intrínseco. Juntos, esses distúrbios abrangem mais de 90% dos casos clinicamente aparentes de deficiência da cobalamina. O objetivo ideal é promover a repleção das reservas dessa vitamina. Doses parenterais maiores produzem maior retenção absoluta, apesar das maiores perdas excretórias.[17,31,68] Após um breve curso de injeções diárias a semanais, doses mensais de 100 ou 1.000 μg de cianocobalamina proporcionam retenções médias de 55 ou 100 μg, respectivamente (ver Tab. 27.6). É possível ensinar os pacientes a aplicar suas próprias injeções. Por razões desconhecidas, talvez relacionadas com as variações de depuração, alguns pacientes podem necessitar de injeções mais frequentes.[15,68]

Os pacientes com anemia perniciosa também respondem à cobalamina por via oral, desde que a dose seja alta o bastante (p. ex., 1.000 μg) e tomada diariamente, para que a biodisponibilidade média de 1,2% forneça uma quantidade suficiente de vitamina absorvida.[68,169] O tratamento por via oral evita o desconforto, a inconveniência e o custo de injeções mensais, mas não é isento de problemas em casos de anemia perniciosa.[15] As respostas clínicas ficam algumas vezes abaixo do ideal,[170] a eficácia equivalente para sintomas neurológicos graves não é totalmente comprovada e o cumprimento da necessidade geralmente vitalícia pode falhar, ocorrendo recidiva após descontinuidade do tratamento oral, mais cedo do que depois da interrupção da terapia parenteral.[171] A não adesão ao tratamento e a ocorrência de recidiva dificultam todas as modalidades terapêuticas com a cobalamina[100] e podem ser atribuídas à falta de entendimento pelos pacientes e, algumas vezes, à complacência dos médicos em relação ao tratamento com essa vitamina.

Pacientes com má absorção restrita à cobalamina ligada aos alimentos

Os pacientes com má absorção da cobalamina ligada aos alimentos absorvem a cobalamina livre (i. e., não ligada) e, em tese, deveriam absorver a cobalamina de suplementos normalmente. No entanto, essa hipótese pode ser precipitada.[69] Os pacientes costumam responder de forma parcial a doses orais de até 50 μg após cirurgia gástrica, causa conhecida de má absorção de cobalamina ligada aos alimentos;[152,153] além disso, alguns idosos com deficiência subclínica dessa vitamina (mas com nível de absorção desconhecido) já exibiram respostas metabólicas incompletas até a doses que chegaram a 500 μg.[95-97] As doses ideais por via oral e o efeito de refeições sobre sua biodisponibilidade, o que pode ser significativo em pacientes com anemia perniciosa,[68] aguardam a realização de estudos formais em pacientes idosos com e sem má absorção documentada de cobalamina ligada aos alimentos.

Tabela 27.6 Retenção de doses de injeção intramuscular de cobalamina, em comparação com cianocobalamina e hidroxocobalamina[a]

Dose de injeção intramuscular	Cianocobalamina		Hidroxocobalamina	
	Quantidade retida	% Retida	Quantidade retida	% Retida
10 μg	9,7 μg	97%	—	—
100 μg	55 μg	55%	92 μg	92%
500 μg	150 μg	30%	375 μg	75%
1.000 μg	150 μg	15%	710 μg	71%

[a]As quantidades retidas podem ser superestimadas, porque se baseiam apenas nas perdas por excreção urinária. Por exemplo, as perdas por outras vias (p. ex., biliar) podem diferir de forma concebível entre as duas formas de cobalamina.

Dados de Chanarin I. The Megaloblastic Anaemias. 2nd ed. Oxford: Blackwell Scientific, 1979:311.

Pacientes com deficiência subclínica de cobalamina

A deficiência subclínica de cobalamina é muito mais comum do que a deficiência clínica na população, mas a necessidade de tratá-la ainda não é comprovada. O papel clínico específico da deficiência subclínica de cobalamina e o benefício do tratamento com essa vitamina não foram abordados na recente demonstração de profilaxia cognitiva,[130a,130b] porque a resposta ocorreu com altas doses de ácido fólico, cobalamina e piridoxina em pacientes sem deficiência subclínica de cobalamina comprovada.

Conforme discutido na seção anterior, as doses de cobalamina necessárias para simplesmente melhorar o estado metabólico na deficiência subclínica dessa vitamina em si podem ser surpreendente e imprevisivelmente altas.[95-97,152,153] Muitas pesquisas a respeito de suplementação sugeriram que pequenas doses orais sejam eficazes em toda a população de estudo, muitas vezes sem identificar o pequeno subgrupo sob risco de irresponsividade, camuflado pela maioria normal responsiva, em casos de deficiência subclínica de cobalamina. Se a suplementação for julgada necessária para esse tipo de deficiência, a resposta metabólica deverá ser monitorada, e as doses, ajustadas de acordo.[15] A duração da intervenção, seja ela breve ou longa, também não está clara na maioria das pessoas com deficiência subclínica de cobalamina, pois as causas de deficiência são muitas vezes desconhecidas.

Pacientes com distúrbios metabólicos

O tratamento da toxicidade do óxido nitroso deve ser parenteral e iniciado precocemente, uma vez que a reversão pode ser incompleta. A formulação ideal da cobalamina e o possível valor da adição de ácido fólico são incertos. Sempre que possível, é importante proceder à prevenção, mas os níveis de cobalamina e as contagens de células sanguíneas devem ser avaliados no pré-operatório caso seja previsto o uso de óxido nitroso.

Grande parte dos pacientes com distúrbios hereditários do metabolismo necessita de terapia parenteral e, algumas vezes, medidas auxiliares também. Para saber mais detalhes e fundamentos terapêuticos, o leitor poderá consultar outras fontes de referência.[147]

Monitoramento e resposta ao tratamento com cobalamina

O monitoramento da resposta tem muitas vantagens, pois permite não só a confirmação definitiva de que o diagnóstico estava correto, mas também a identificação precoce de irresponsividade ou complicações.[15] Na deficiência clinicamente manifesta, a contagem de reticulócitos mostra aumentos dentro de 2 a 3 dias e atinge o pico em 7 a 10 dias.[15,17,31] A falha de normalização hematológica completa até 8 semanas sugere que o diagnóstico estava incorreto ou que coexistia alguma outra forma de anemia, geralmente por deficiência de ferro. A resposta neurológica, tanto clínica como eletrofisiológica, também começa nas primeiras semanas e pode evoluir por vários meses, embora o curso e a taxa de resposta variem;[104] cerca de 6% dos pacientes apresentam danos irreversíveis.

O restabelecimento ou melhora dos indicadores bioquímicos, que constitui a única resposta mensurável em casos de deficiência subclínica de cobalamina assintomática, começa dentro de uma semana. Os níveis do ácido metilmalônico e da homocisteína atingem a normalidade após 1 a 2 semanas,[22,23] mas não respondem ao ácido fólico administrado no lugar da cobalamina. É preferível monitorar os metabólitos em níveis da vitamina (cobalamina ou holo-TC II), pois esses níveis se elevam independentemente da eficácia do tratamento. A terapia de manutenção deve continuar pelo período de tempo em que o distúrbio causal persistir.

Fortificação de alimentos

As necessidades conceituais e práticas para a fortificação de cobalamina nos alimentos foram revisadas.[172] Os casos para a fortificação surgem de uma confluência de considerações: o potencial de aumentar a prevenção de defeitos do tubo neural e, talvez, de outros defeitos congênitos;[173] a frequência elevada de deficiência subclínica de cobalamina em pessoas idosas; e a possibilidade de atenuar os riscos neurológicos que a alta ingestão de ácido fólico pode representar em pessoas sem suspeita de deficiência clínica de cobalamina.

Embora sejam metas importantes, o resumo delas deve superar as muitas lacunas de informação.[172] Apesar de a fortificação de ácido fólico ser bem-sucedida, ela não prevê o sucesso para a fortificação de cobalamina.[130e] Existem duas diferenças significativas entre as duas fortificações. Uma delas é que a biodisponibilidade na principal subpopulação alvo nunca esteve em questão com o ácido fólico, embora seja algo problemático com a cobalamina. No presente momento, a biodisponibilidade da cobalamina parece surpreendentemente baixa, não só em casos de anemia perniciosa, mas também em muitos idosos com deficiência subclínica de cobalamina ou má absorção da cobalamina ligada aos alimentos,[69,95-97,152,153] um ponto fraco sugestivo de que pequenas doses de fortificação podem não ser suficientes em uma importante subpopulação alvo. Além disso, a biodisponibilidade pode ficar comprometida quando a cobalamina for tomada juntamente com as refeições,[68] o que caracteriza o contexto da fortificação. Estudos populacionais da resposta metabólica aos suplementos de cobalamina geralmente fornecem informações limitadas sobre a resposta de subgrupos sob risco específico. O primeiro estudo controlado de alimentos fortificados (um pão que fornecia uma alta quantidade diária de 9,6 μg) revelou uma melhora geral em uma pequena coorte.[174] Entretanto, os níveis elevados do ácido metilmalônico se tornaram normais em apenas 7 dos 15 sujeitos, mas os detalhes sobre os sujeitos irresponsivos ou a respeito do nível de absorção não ficaram disponíveis.

Outras questões que precisam ser resolvidas são se, de fato, a deficiência subclínica de cobalamina provoca as alterações neurocognitivas possivelmente associadas a ela ou se a administração dessa vitamina em doses menores é capaz de revertê-las ou preveni-las. Os efeitos adversos potenciais da fortificação também devem ser levados em conta, guiados pela experiência da suplementação combinada de altas doses de cobalamina e ácido fólico que detectou um aumento nos riscos de câncer[175] e declínio na função renal em pacientes diabéticos.[176] Caso surjam efeitos adversos, o acúmulo de cobalamina pode não ser rapidamente dissipado, uma vez que o *turnover* (taxa de renovação) dessa vitamina é muito lento.[172] Embora haja divergência de opiniões, há um consenso geral de que os ensaios clínicos prospectivos devem abordar essas importantes questões, inclusive a questão crucial da dose.

Características de preparações de cobalamina

A hidroxocobalamina é uma alternativa adequada à cianocobalamina, pois sua retenção superior possibilita a aplicação menos frequente de injeções de manutenção. A documentação de vantagens da metilcobalamina é limitada. As preparações nasais e sublinguais não foram estudadas de forma sistemática.

A cobalamina tem pouca toxicidade, mesmo em altas doses. Todavia, a forma injetável não fisiológica, cianocobalamina, acumula-se nos eritrócitos quando as doses chegam a 1.000 μg ou mais.[177] Durante o tratamento de rotina, é possível a ocorrência de reações alérgicas, que podem ser graves.[178] Algumas vezes, aparecem autoanticorpos antiTC II após a injeção de preparações de cobalamina de alta retenção, o que gera níveis séricos muito altos dessa vitamina;[38] no entanto, não foram observados efeitos nocivos.

Interações

Folato

A cobalamina e o folato possuem íntimas ligações metabólicas, clínicas e terapêuticas (ver também o capítulo sobre ácido fólico). As fontes alimentares restritas de cobalamina, a taxa lenta de depleção e os processos de absorção dependentes do fator intrínseco, altamente específicos, mas ocasionalmente vulneráveis, explicam o motivo pelo qual a deficiência de cobalamina, ao contrário da deficiência de folato, tende a ser um estado de deficiência malabsortivo prolongado, restrito principalmente à cobalamina. À medida que a deficiência de cobalamina evolui, ela costuma elevar os níveis de metil-THF (e, consequentemente, do folato sérico), conforme previsto pela hipótese *metil trap*, enquanto a baixa retenção celular de metil-THF reduz os níveis de folato nos eritrócitos. A deficiência de folato diminui os níveis plasmáticos de cobalamina por mecanismos desconhecidos; contudo, os níveis se recuperam após o tratamento com folato. As deficiências de ambas as vitaminas induzem à elevação da homocisteína.

A anemia por deficiência de cobalamina frequentemente responde ao tratamento com folato, embora a resposta possa ser parcial e transitória; as manifestações neurológicas, entretanto, respondem com uma frequência bem menor.[17,113,114] Os dados são insuficientes para determinar se a ingestão de folato acentuadamente elevada nos Estados Unidos desde 1997 comprometeu o diagnóstico hematológico precoce da deficiência de cobalamina ou agravou suas complicações neurológicas. Achados cognitivos opuseram altos níveis de folato e baixos níveis de cobalamina em três estudos epidemiológicos,[179-181] talvez porque os subgrupos sob risco fossem todos pequenos, e os testes neurocognitivos, muito limitados.[120] Um achado incidental inesperado foi de que a combinação de baixos níveis de cobalamina e altos níveis de folato estava associada a maiores alterações do ácido metilmalônico do que quando o nível de folato permanecia normal.[181,182] A natureza dessas associações metabólicas não é clara. Contudo, evidências indiretas[183] sustentam a probabilidade de que os pacientes com essa combinação metabólica incomum tinham deficiência de cobalamina grave (como anemia perniciosa), o que eleva o folato sérico, e não apresentavam deficiência subclínica de cobalamina com a ingestão de folato anormalmente elevada.[120] Não há nenhuma prova que relacione os padrões metabólicos com o estado cognitivo.

As interações entre a ingestão de folato e o nível de cobalamina levantam outras questões em quadros clínicos específicos. Por exemplo, os pacientes com doenças falciformes recebem ácido fólico rotineiramente, porque sua anemia hemolítica crônica aumenta suas necessidades de folato. Entretanto, os relatos atuais sugerem que os pacientes com doença falciforme podem desenvolver anemia perniciosa apesar de sua pouca idade.[163,184] Parece prudente fazer uma triagem periódica desses pacientes quanto à deficiência clínica de cobalamina se eles continuarem tomando suplementos de ácido fólico.

Ferro

Mais da metade dos pacientes com anemia perniciosa desenvolvem deficiência de ferro,[142] muitas vezes porque a gastrite atrófica subjacente a essa anemia também compromete a absorção desse elemento químico. No entanto, o aumento no risco de câncer gástrico em pacientes com anemia perniciosa exige a pesquisa por perda sanguínea. Quando as anemias por deficiência de ferro e de cobalamina coexistem, as características hematológicas esperadas de um desses parâmetros clínicos podem ser confundidas com a outra;[31,101] o VCM pode estar alto, normal ou baixo, enquanto os marcadores do nível de ferro podem algumas vezes ser mascarados pela deficiência de cobalamina grave não tratada.[17] A anemia mista pode não responder ao tratamento se apenas um dos dois hematínicos necessários for administrado.

Referências bibliográficas

1. Kass L. Pernicious Anemia. Philadelphia: WB Saunders, 1976.
2. Wintrobe MM. Blood, Pure and Eloquent: A Story of Discovery, of People, and of Ideas. New York: McGraw-Hill, 1980.
3. Minot GR, Murphy WP. JAMA 1926;87:470–6.
4. Castle WB. Am J Med Sci 1929;178:748–64.
5. Rickes EL, Brink NG, Koniuszy FR et al. Science 1948;107:396–7.
6. Smith EL, Parker LFJ. Biochem J 1948;43:viii–ix.
7. Hodgkin DC, Kamper J, Mackay M et al. Nature 1956;178:64–6.
8. Carmel R, Karnaze DS. JAMA 1985;253:1284–7.
9. Carmel R, Sinow RM, Karnaze DS. J Lab Clin Med 1987;109: 454–63.
10. Carmel R. Annu Rev Med 2000;51:357–75.
11. Kondo H, Kolhouse JF, Allen RH. Proc Natl Acad Sci U S A 1980;77: 817–21.
12. Kolhouse JF, Kondo H, Allen NC et al. N Engl J Med 1978;299: 785–92.

13. el Kholty S, Guéant JL, Bressler L et al. Gastroenterology 1991;101: 1399–408.
14. Hardlei RF, Nexo E. Clin Chem 2009;55:1002–10.
15. Carmel R. Blood 2008;112:2214–21.
16. Carmel R. Am J Clin Nutr 2011;94(Suppl 1):348S–58S.
17. Chanarin I. The Megaloblastic Anaemias. 2nd ed. Oxford: Blackwell Scientific, 1979.
18. Carmel R, Brar S, Agrawal A et al. Clin Chem 2000;46:2017–8.
19. Vlasveld LT, van't Wout JKW, Meuwissen P et al. Clin Chem 2006;52: 17–8.
20. Carmel R. Blood 2005;106:1136–7.
21. Stabler SP, Marcell PD, Podell ER et al. J Clin Invest 1986;77: 1606–12.
22. Allen RH, Stabler SP, Savage DG et al. Am J Hematol 1990;34:90–8.
23. Lindenbaum J, Savage DG, Stabler SP et al. Am J Hematol 1990;34:99–107.
24. Adams J, Boddy K, Douglas A. Br J Haematol 1972;23:297–305.
25. Mollin DL, Anderson BB, Burman JF. Clin Haematol 1976;5:521–46.
26. Carmel R. Arch Intern Med 1988;148:1712–4.
27. Carmel R. Clin Chem 2003;49:1367–74.
28. Lindenbaum J, Rosenberg IH, Wilson PWF et al. Am J Clin Nutr 1994;60:2–11.
29. van Asselt DZB, de Groot LCPGM, van Staveren WA et al. Am J Clin Nutr 1998;68:328–34.
30. Carmel R, Green R, Jacobsen DW et al. Am J Clin Nutr 1999;70: 904–10.
31. Carmel R. Megaloblastic anemias: disorders of impaired DNA synthesis. In: Greer JP, Foerster J, Rodgers GM et al, eds. Wintrobe's Clinical Hematology. 12th ed. Philadelphia: Lippincott Williams & Wilkins, 2009:1143–72.
32. Carmel R, Parker J, Kelman Z. Br J Haematol 2009;147:386–91.
33. Carmel R, Parker J, Kelman Z. Blood 2009;114(Suppl):abstract 1989.
34. Hazra A, Kraft P, Lazarus R et al. Hum Mol Genet 2009;18:4677–87.
35. Tanaka T, Scheet P, Giusti B et al. Am J Hum Genet 2009;84:477–82.
36. Carmel R. Semin Hematol 1999;36:88–100.
37. Carmel R, Vasireddy H, Aurangzeb I et al. Clin Lab Haematol 2001;23:365–71.
38. Skouby AP, Hippe E, Olesen H. Blood 1971;38:769–74.
39. Carmel R, Tatsis B, Baril L. Blood 1977;49:987–1000.
40. Carmel R. Large vitamin B_{12}-binding proteins and complexes in human serum. In: Zagalak B, Friedrich W, eds. Vitamin B_{12}: Proceedings of the Third European Symposium on Vitamin B_{12} and Intrinsic Factor. Berlin: Walter de Gruyter, 1979:777–90.
41. Jeffery J, Millar H, MacKenzie P et al. Clin Biochem 2010;43:82–8.
42. Carmel R. Cobalamin-binding proteins in man. In: Silber R, Gordon AS, LoBue J et al, eds. Contemporary Hematology-Oncology, vol 2. New York: Plenum, 1981:79–129.
43. Bolann BJ, Soll JD, Schneede J et al. Clin Chem 2000;46:1744–50.
44. Rasmussen K, Moller J, Lyngbak M et al. Clin Chem 1996;42:630–6.
45. Vogiatzoglou A, Oulhaj A, Smith AD et al. Clin Chem 2009;55: 2198–206.
46. Savage DG, Lindenbaum J, Stabler SP et al. Am J Med 1994;96: 239–46.
47. Carmel R, Rasmussen K, Jacobsen DW et al. Br J Haematol 1996;93: 311–8.
48. Lewerin C, Ljungman S, Nilsson-Ehle H. J Intern Med 2007;261: 65–73.
49. Monsen ALB, Refsum H, Markestad T et al. Clin Chem 2003;49: 2067–75.
50. Bjorke-Monsen AL, Torvik I, Saetran H et al. Pediatrics 2008;122: 83–91.
51. Hvas AM, Ellegaard J, Nexo E. Clin Chem 2001;47:1396–404.
52. Bailey R, Carmel R, Green R et al. Am J Clin Nutr 2011;94:552–61.
53. Hvas AM, Ellegaard J, Nexo E. Arch Intern Med 2001;161:1534–41.
54. Sentongo TA, Azzam R, Charrao J. J Pediatr Gastroenterol Nutr 2009;48:495–7.
55. Carmel R, Jacobsen DW. Homocysteine in Health and Disease. Cambridge: Cambridge University Press, 2001.
56. Refsum H, Smith AD, Ueland PM et al. Clin Chem 2004;50:3–32.
57. Lindemans J, Schoester M, van Kapel J. Clin Chim Acta 1983;132: 53–61.
58. Brady J, McGregor L, Valente E et al. Clin Chem 2008;54:567–73.
59. Morkbak AL, Hvas AM, Milman N et al. Haematologica 2007;92: 1171–2.
60. Goringe A, Ellis R, McDowell I et al. Haematologica 2006;91:231–4.
61. Carmel R. Clin Chem 2002;48:407–9.
62. Chen X, Remacha AF, Sardà MP et al. Am J Clin Nutr 2005;81:110–4.
63. Martens AF, Barg H, Warren MJ. Appl Microbiol Biotechnol 2002;58:275–85.
64. Food and Nutrition Board, Institute of Medicine. Dietary Reference Intakes: Thiamin, Riboflavin, Niacin, Vitamin B_6, Folate, Vitamin B_{12}, Pantothenic Acid, Biotin, and Choline. Washington, DC: National Academy Press, 1998:306–56.
65. Watanabe F. Exp Biol Med 2007;232:1266–74.
66. Tucker KL, Rich S, Rosenberg I et al. Am J Clin Nutr 2000; 71:514–22.
67. Vogiatzoglou A, Smith AD, Nurk E et al. Am J Clin Nutr 2009;89: 1078–87.
68. Berlin H, Berlin R, Brante G. Acta Med Scand 1968;184:247–58.
69. Carmel R, Sarrai M. Curr Hematol Rep 2006;5:23–33.
70. del Corral A, Carmel R. Gastroenterology 1990;98:1460–6.
71. Allen RH, Seetharam B, Podell E et al. J Clin Invest 1978; 61:47–54.
72. Moestrup SK, Verroust PJ. Annu Rev Nutr 2001;21:407–28.
73. Fyfe JC, Madsen M, Hojrup P et al. Blood 2004;103:1573–9.
74. Pedersen GA, Chakraborty S, Steinhauser AL et al. Traffic 2010;11:706–20.
75. Quadros EV, Regec AL, Khan KM et al. Am J Physiol 1999;277:G161–6.
76. Waters HM, Dawson DW. Clin Lab Haematol 1999;21:169–72.
77. Kalra S, Li N, Yammani RR et al. Arch Biochem Biophys 2004;431:189–96.
78. Namour F, Olivier JL, Abdelmoutalleb I et al. Blood 2001;97:1092–8.
79. Quadros EV, Nakayama Y, Sequeira JM. Blood 2009;113:186–92.
80. Jiang W, Sequeira JM. Nakayama Y et al. Gene 2010;466:49–55.
81. Birn H. Am J Physiol Renal Physiol 2006;291:F22–36.
82. Cowland JB, Borregaard N. J Leukoc Biol 1999;66:989–95.
83. Hall CA. Clin Sci Mol Med 1977;53:453–7.
84. Burger RL, Schneider RJ, Mehlman CS et al. J Biol Chem 1975;250:7707–13.
85. Carmel R. Am J Clin Nutr 1997;66:750–9.
86. Nilsson-Ehle H. Drugs Aging 1998;12:277–92.
87. Carmel R. Pernicious anemia: definitions, expressions, and the long-term consequences of atrophic gastritis. In: Holt PR, Russell RM, eds. Chronic Gastritis and Hypochlorhydria in the Elderly. Boca Raton, FL: CRC Press, 1993:99–114.
88. Carmel R. Baillieres Clin Haematol 1995;8:639–55.
89. Selhub J, Jacques PF, Wilson PWF et al. JAMA 1993;270:2693–8.
90. Howard JM, Azen C, Jacobsen DW et al. Eur J Clin Nutr 1998; 52:582–7.
91. Ervin RB, Wright JD, Wang CY et al. Advance Data from Vital and Health Statistics. No. 339. Hyattsville, MD: National Center for Health Statistics, 2004.
92. Bor MV, Lydeking-Olsen E, Moller J et al. Am J Clin Nutr 2006;83:52–8.
93. Bor MV, von Castel-Roberts KM, Kauwell GPA et al. Am J Clin Nutr 2010;91:571–7.
94. Kaufman DW, Kelly JP, Rosenberg I et al. JAMA 2002;287:337–44.
95. Seal EC, Metz J, Flicker L et al. J Am Geriatr Soc 2002;50:146–51.
96. Garcia A, Paris-Pombo A, Evans L et al. J Am Geriatr Soc 2002; 50:1401–4.
97. Rajan S, Wallace JI, Brodkin KI et al. J Am Geriatr Soc 2002;50: 1789–95.
98. Herbert V. Trans Assoc Am Physicians 1962;75:307–20.
99. Carmel R. Arch Intern Med 1979;139:47–50.
100. Savage D, Lindenbaum J. Am J Med 1983;74:765–72.
101. Chan CW, Liu SY, Kho CS et al. Int J Lab Haematol 2007;29:163–71.
102. Carmel R. Sem Hematol 2008;45:224–34.
103. Reynolds EH. Lancet Neurol 2006;5:949–60.
104. Healton EB, Savage DG, Brust JC et al. Medicine (Baltimore) 1991;70: 229–45.

105. Lindenbaum J, Healton EB, Savage DG et al. N Engl J Med 1988;318: 1720–8.
106. Carmel R, Melnyk S, James SJ. Blood 2003;101:3302–8.
107. Pant SS, Asbury AK, Richardson EP Jr. Acta Neurol Scand Suppl 1968;44:1–36.
108. Carmel R, Pullarkat V. Br J Haematol 2003;120:907–9.
109. Fine EJ, Soria E, Paroski MW et al. Muscle Nerve 1990;13:158–64.
110. Hemmer B, Glocker FX, Schumacher M et al. J Neurol Neurosurg Psychiatry 1998;65:822–7.
111. Karnaze DS, Carmel R. Arch Neurol 1990;47:1008–12.
112. Carmel R, Gott PS, Waters CH et al. Eur J Haematol 1995;54:245–53.
113. Rundles RW. Blood 1946;1:209–19.
114. Ungley CC. Brain 1949;72:382–427.
115. Magnus EM. Eur J Haematol 1987;39:39–43.
116. Noronha JM, Silverman M. On folic acid, vitamin B_{12}, methionine and formiminoglutamic acid metabolism. In: Heinrich HC, ed. Vitamin B_{12} und Intrinsic Factor 2. Europäisches Symposion. Stuttgart: Enke, 1962:728–36.
117. Herbert V, Zalusky R. J Clin Invest 1962;41:1263–76.
118. Bottiglieri T, Hyland K, Reynolds EH. Drugs 1994;48:137–52.
119. Carmel R. Arch Intern Med 1996;156:1097–100.
120. Carmel R. Am J Clin Nutr 2009;90:1449–50.
121. Metz J, Bell AH, Flicker L et al. J Am Geriatr Soc 1996;44:1355–61.
122. Waters WE, Withey JL, Kilpatrick GS et al. Br J Haematol 1971;20:521–6.
123. Smith AD. Food Nutr Bull 2008;29:S143–72.
124. Ho RCM, Cheung MWL, Fu E et al. Am J Geriatr Psychiatry 2011;19: 607–17.
125. Carmel R. Curr Opin Gastroenterol 2012;28:151–8.
126. Malouf R, Areosa Sastre A. Cochrane Database of Syst Rev 2003:CD004394. .
127. McMahon JA, Green TJ, Skeaff CM et al. N Engl J Med 2006;354: 2564–72.
128. Balk EM, Raman G, Tatsioni A et al. Arch Intern Med 2007;167: 21–30.
129. Aisen PS, Schneider LS, Sano M et al. JAMA 2008;300:1774–83.
130. Wald DS, Kasturiratne A, Simmonds M. Am J Med 2010;123:522–7.
130a. Smith AD, Smith SM, de Jager CA et al. PLoS One 2010;5:e12244.
130b. de Jager CA, Oulhaj A, Jacoby R et al. Int J Geriatr Psychiatry 2012;27:592–600.
130c. Durga J, van Boxtel MPJ, Schouten EG et al. Lancet 2007;369: 208–16.
130d. Smith AD, Refsum H. Am J Clin Nutr 2009;89(Suppl):707S–11S.
130e. Carmel R. J Inher Metab Dis 2011;34:67–73.
131. Collin SM, Metcalfe C, Refsum H et al. Cancer Epidemiol Biomarkers Prev 2010;19:1632–42.
132. Refsum H, Yajnik CS, Gadkari M et al. Am J Clin Nutr 2001; 74:233–41.
133. Carmel R, Mallidi PV, Vinarskiy S et al. Am J Hematol 2002;70: 107–14.
134. Stabler SP, Allen RH. Annu Rev Nutr 2004;24:299–326.
135. Louwman MWJ, van Dusseldorp M, van den Vijver FJR et al. Am J Clin Nutr 2000;72:762–9.
136. Higginbottom MC, Sweetman L, Nyhan WL. N Engl J Med 1978;299:317–23.
137. Graham SM, Arvela OM, Wise GA. J Pediatr 1992;121:710–4.
138. Grattan-Smith PJ, Wilcken B, Procopis PG et al. Mov Disord 1997;12:39–46.
139. Centers for Disease Control and Prevention. MMWR Morb Mortal Wkly Rep 2003;52:61–4.
140. Carmel R, Johnson CS, Weiner JM. Arch Intern Med1987;147: 1995–6.
141. Carmel R, Spencer CA. Arch Intern Med 1982;142:1465–9.
142. Carmel R, Weiner JM, Johnson CS. JAMA 1987;257:1081–3.
143. Borch K. Scand J Gastroenterol 1986;21:21–30.
144. Sjoblom SM, Sipponen P, Miettinen M et al. Endoscopy 1988;20: 52–6.
145. Yassin F, Rothenberg SP, Rao S et al. Blood 2004;103:1515–7.
146. Tanner SM, Li Z, Perko JD et al. Proc Natl Acad Sci U S A 2005;102: 4130–3.
147. Watkins D, Rosenblatt DS. Inherited disorders of folate and cobalamin transport and metabolism. In: Valle D, Beaudet AL, Vogelstein B et al, eds. The Online Metabolic and Molecular Bases of Inherited Disease. New York: McGraw-Hill, 2011: part 17, chap 155. Disponível em: http://www.ommbid.comract/part17/ch155.
148. Sumner AE, Chin MM, Abraham JL et al. Ann Intern Med 1996;124:469–76.
149. Doscherholmen A, Swaim WR. Gastroenterology 1973;64:913–9.
150. Aminoff M, Carter JE, Chadwick RB et al. Nature Genet 1999;21:309–13.
151. Kristiansen M, Aminoff M, Jacobsen C et al. Blood 2000;96:405–9.
152. Provenzale D, Reinhold RB, Golner B et al. J Am Coll Nutr 1992;11:29–35.
153. Rhode BM, Arseneau P, Cooper BA et al. Am J Clin Nutr 1996;63:103–9.
154. Carmel R, Aurangzeb I, Qian D. Am J Gastroenterol 2001;96:63–70.
155. Cohen H, Weinstein WM, Carmel R. Gut 2000;47:638–45.
156. Dierkes J, Ebert M, Malfertheiner P, et al. Dig Dis 2003;21:237–44.
157. Carmel R. J Nutr 2007;137:2481–4.
158. Guttormsen AB, Refsum H, Ueland PM. Acta Anaesthesiol Scand 1994;38:753–6.
159. Ng J, Frith R. Lancet 2002;360:384.
160. Schilling RF. JAMA 1986;255:1605–6.
161. Kinsella LJ, Green R. Neurology 1995;45:1608–10.
162. Quadros EV. Br J Haematol 2009;148:195–204.
163. Carmel R, Bellevue R, Kelman Z. Am J Hematol 2010;85:436–9.
164. Hardlei TF, Morkbak AL, Bor MV et al. Clin Chem 2010;56:432–6.
165. Carmel R. Clin Exp Immunol 1992;89:74–7.
166. Waters HM, Dawson DW, Howarth JE et al. J Clin Pathol 1993;46:45–7.
167. Carmel R. Am J Clin Pathol 1988;90:442–6.
168. Andres E, Kurtz JE, Perrin AE et al. Am J Med 2001;111:126–9.
169. Kuzminski AM, Del Giacco EJ, Allen RH et al. Blood 1998;92:1191–8.
170. Kondo H. Acta Haematol 1998;99:200–5.
171. Magnus EM. Scand J Haematol 1986;36:457–65.
172. Carmel R. Food Nutr Bull 2008;29:S177–87.
173. Li F, Watkins D, Rosenblatt DS. Mol Genet Metab 2009;98:166–72.
174. Winkels RM, Brouwer IA, Clarke R et al. Am J Clin Nutr 2008;88:348–55.
175. Ebbing M, Bonaa KH, Nygard O et al. JAMA 2009;302:2119–26.
176. House AA, Eliasziw M, Cattran D et al. JAMA 2010;303:1603–9.
177. Gimsing P, Hippe E, Helleberg-Rasmussen I et al. Scand J Haematol 1982;29:311–8.
178. Tordjman R, Genereau T, Guinnepain T et al. Eur J Haematol 1998;60:269–70.
179. Morris MS, Jacques PF, Rosenberg IH et al. Am J Clin Nutr 2007;85:193–200.
180. Clarke R, Sherliker P, Hin H et al. Br J Nutr 2008;100:1054–9.
181. Miller JW, Garrod MG, Allen LH et al. Am J Clin Nutr 2009;90:1586–92.
182. Selhub J, Morris MS, Jacques PF. Proc Natl Acad Sci U S A 2007;104:19995–20000.
183. Mills JL, Carter TC, Scott JM et al. Am J Clin Nutr 2011;94:495–500.
184. Dhar M, Bellevue R, Carmel R. N Engl J Med 2003;348:2204–7.

Sugestões de leitura

Banerjee R. B_{12} trafficking in mammals: a case for coenzyme escort service. ACS Chem Biol 2006;1:149–59.

Carmel R. How I treat cobalamin (vitamin B_{12}) deficiency. Blood 2008;112:2214–21.

Carmel R, Sarrai M. Diagnosis and management of clinical and subclinical cobalamin deficiency: advances and controversies. Curr Hematol Rep 2006;5:23–33.

Healton EB, Savage DG, Brust JC et al. Neurologic aspects of cobalamin deficiency. Medicine (Baltimore) 1991;70:229–45.

Stabler SP, Allen RH. Vitamin B_{12} deficiency as a worldwide problem. Annu Rev Nutr 2004;24:299–326.

Watanabe F. Vitamin B_{12} souces and bioavailability. Exp Biol Med 2007;232:1266–74.

28 Biotina*

Donald M. Mock

Histórico da descoberta

Embora a necessidade de uma fração "bios" para o crescimento de levedura tenha sido demonstrada, Boas foi o primeiro a demonstrar a necessidade de um fator, biotina, para ratos alimentados com proteína da clara do ovo. A dermatite grave, a perda de cabelo e a disfunção neuromuscular foram denominadas "lesão da clara de ovo" e foram curadas por um fator presente no fígado. O evento crítico nessa lesão da clara de ovo em seres humanos e ratos é a ligação altamente específica e muito firme (constante de dissociação = 10^{-15}M) da biotina pela avidina, uma glicoproteína encontrada na clara de ovo. A partir de um ponto de vista evolucionário, a avidina serve, provavelmente, como um agente bacteriostático na clara de ovo; consistente com esta hipótese é a observação de que a avidina é resistente a uma ampla escala de proteases bacterianas, tanto na forma livre quanto na ligada à biotina. A avidina também é resistente a proteases pancreáticas; a avidina dietética se liga à biotina dietética e à biotina sintetizada por microrganismos intestinais, o que previne a absorção. O cozimento desnatura a avidina e torna esta proteína suscetível à digestão e incapaz de interferir na absorção da biotina.

Estrutura, química e bioquímica

Estrutura

A biotina é um composto bicíclico (Fig. 28.1). Um anel contém um grupo ureido; o outro contém enxofre e uma cadeia lateral de ácido valérico. A estrutura da biotina foi independentemente elucidada por Kogl e por du Vigneaud no início dos anos 1940.[1] Existem oito estereoisômeros, mas apenas um (designado d-(+)-biotina ou, simplesmente, biotina) é encontrado na natureza e é ativo enzimaticamente.

Regulação

Em mamíferos, a biotina serve como um cofator essencial para cinco carboxilases, cada qual catalisando um passo crítico no metabolismo intermediário. A biotina existe na forma livre e ligada em locais de armazenamento dentro das células que são responsivas às mudanças no estado nutricional de biotina.[2] O tamanho do armazenamento é determinado por um equilíbrio entre captação celular, liberação celular, incorporação às apocarboxilases e às histonas, liberação dessas proteínas biotiniladas durante o *turnover* e catabolismo para metabólitos inativos.

A aderência da biotina à apocarboxilase (ver Fig. 28.1) é uma reação de condensação catalisada por holocarboxilase sintetase (HCS). Uma ligação amida é formada entre o grupo carboxila da cadeia lateral de ácido valérico e o grupo ϵ-amino de um resíduo lisil específico na apocarboxilase; essas regiões de apocarboxilases contêm sequências de aminoácidos que tendem a ser altamente preservadas, dentro e entre espécies, para as carboxilases individuais.

*Abreviaturas: **ACC**, acetil-CoA carboxilase; **AMP**, adenosina monofosfato; **CoA**, coenzima A; **HCS**, holocarboxilase sintetase; **MCC**, metilcrotonil-CoA carboxilase; **Na^+**, sódio; **PC**, piruvato carboxilase; **PCC**, propionil-CoA carboxilase; **SMVT**, transportador de multivitaminas dependente de sódio.

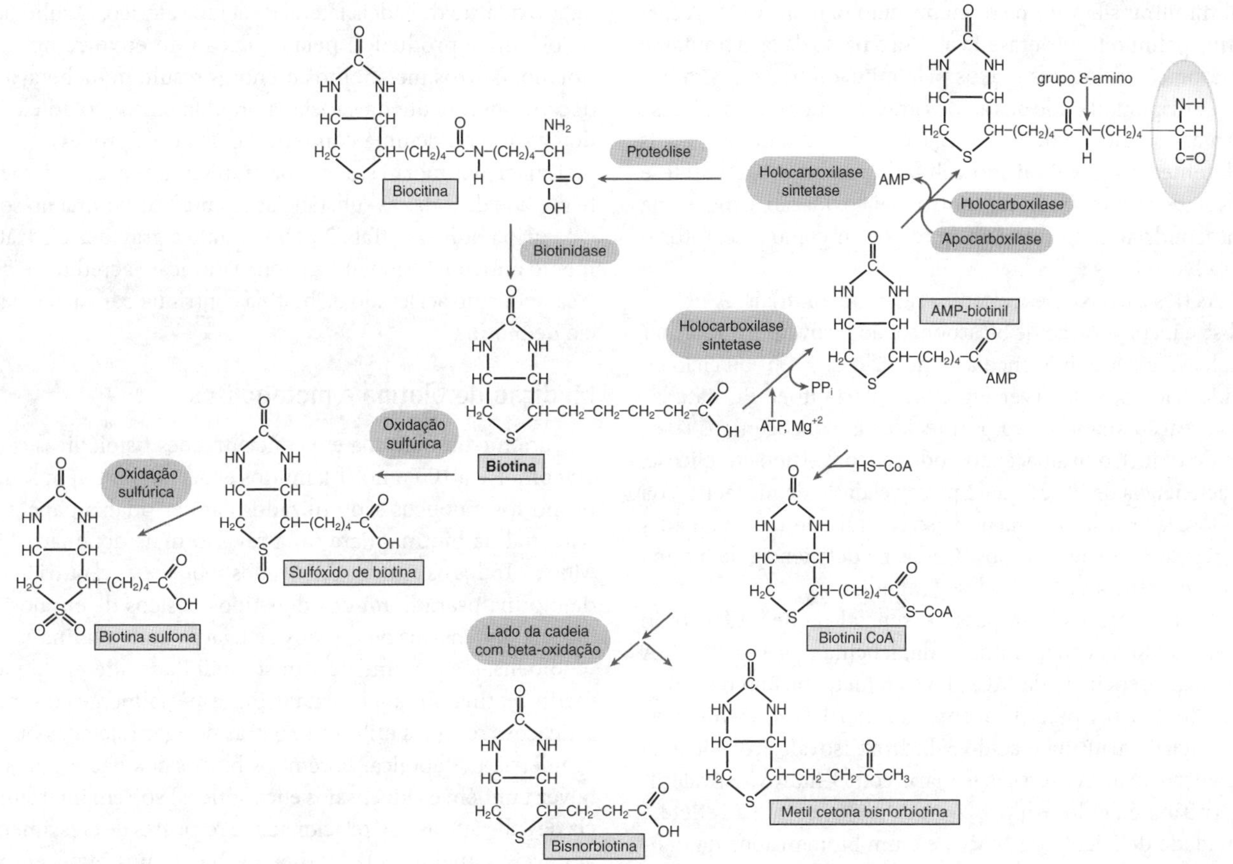

Figura 28.1 Metabolismo e degradação da biotina. *Ovais* denotam enzimas ou sistemas enzimáticos. *Retângulos* denotam biotina, intermediários e metabólitos. AMP, monofosfato de adenosina; ATP, trifosfato de adenosina; CoA, coenzima A; PPi, pirofosfato.

A regulação da atividade da carboxilase intracelular de mamíferos pela biotina ainda necessita ser esclarecida. Porém, a interação entre a síntese da biotina e a produção de holoacetil-coenzima A (CoA) carboxilase na *Escherichia coli* tem sido estudada extensivamente. No sistema bacteriano, a disponibilidade da proteína apocarboxilase e da biotina (na forma do intermediário biotinil adenosina monofosfato [AMP]) agem juntas para controlar a taxa da síntese de biotina por interação direta com as regiões promotoras do óperon da biotina, o qual, por sua vez, controla um conjunto de genes que codificam enzimas que catalisam a síntese da biotina.

No *turnover* normal de proteínas celulares, holocarboxilases são degradadas em biocitina (ϵ-*N*-biotinil-L-lisina) ou em biotina ligada a um oligopeptídeo contendo, na maior parte, poucos resíduos de aminoácido (ver Fig. 28.1). A biotinidase (biotina amido hidrolase, EC 3.5.1.12) libera biotina para reciclagem. As manifestações clínicas da deficiência de biotinidase parecem resultar, principalmente, de uma deficiência secundária de biotina. Os genes para HCS e biotinidase humana foram clonados, sequenciados e caracterizados.[3]

Química

Todas as cinco carboxilases de mamíferos catalisam a incorporação a um substrato de bicarbonato como um grupo carboxila e empregam um mecanismo catalítico similar. Na reação da carboxilase, parte da carboxila é aderida primeiro à biotina no nitrogênio ureído oposto à cadeia lateral. Depois o grupo carboxila é transferido ao substrato. A reação é dirigida pela hidrólise do trifosfato de adenosina. Reações subsequentes liberam dióxido de carbono. Assim, essas sequências de reações rearranjam o substrato em intermediários mais úteis, mas não violam a observação clássica de que o metabolismo dos mamíferos não resulta na fixação líquida do dióxido de carbono.[4]

Carboxilases dependentes de biotina

As cinco carboxilases de mamíferos dependentes de biotina são: acetil-coenzima A (CoA) carboxilase (ACC; EC 6.4.1.2), isoformas I e II; piruvato carboxilase (PC; EC 6.4.1.1); metilcrotonil-CoA carboxilase (MCC; EC 6.4.1.4); e propionil-CoA carboxilase (PCC; EC 6.4.1.3).

As duas acetil-CoA carboxilases catalisam a incorporação de bicarbonato à acetil-CoA para formar malonil-CoA (Fig. 28.2). A isoforma 1 da ACC (ACC-1) é codificada pelo gene *ACACA* e encontra-se no citosol. A malonil-CoA produzida pela ACC-1 é o passo limitante para a síntese (elongação) de ácidos graxos. A isoforma 2 da ACC (ACC-2) é codificada pelo gene *ACACB* e encontra-se na membrana externa da mitocôndria. A ACC-2 controla a oxidação dos ácidos graxos na mitocôndria através da inibição da carnitina palmitoiltransferase 1 pelo seu produto malonil-CoA. A carnitina palmitoiltransferase 1 catalisa o passo da taxa limitante na captação de ácidos graxos pela mitocôndria e, assim, regula a disponibilidade dos ácidos graxos para oxidação. Dessa forma, acredita-se que a ACC-1 e a ACC-2 tenham papéis diferentes no metabolismo celular: uma controla a síntese dos ácidos graxos e a outra controla sua oxidação. Uma forma mitocondrial inativa de ACC pode servir como reservatório para biotina.[5]

As três carboxilases restantes são mitocondriais. A PC catalisa a incorporação de bicarbonato ao piruvato para formar oxaloacetato, um intermediário no ciclo de Krebs ou ciclo do ácido tricarboxílico (ver Fig. 28.2). Portanto, a PC catalisa uma reação anaplerótica. Em tecidos gliconeogênicos (i. e., fígado e rim), o oxaloacetato pode ser convertido em glicose. A deficiência de PC é a causa provável da acidemia láctica, da acidose láctica do sistema nervoso central e de anormalidades na regulação de glicose observadas na deficiência de biotina e na deficiência de biotinidase (ver adiante).

A MCC catalisa um passo essencial na degradação do aminoácido de cadeia ramificada, leucina (ver Fig. 28.2). A atividade deficiente da MCC leva ao metabolismo da 3-metilcrotonil-CoA para 3-hidroxi-isovaleril-CoA, 3-hidroxi-isovaleril-carnitina e ácido 3-hidroxi-isovalérico por uma via alternativa.[1] A excreção urinária com 3-hidroxi-isovaleril-carnitina e ácido 3-hidroxi-isovalérico elevados reflete a atividade deficiente de MMC, e é um biomarcador da deficiência de biotina.[1,6]

A PCC catalisa a incorporação de bicarbonato à propionil-CoA para formar metilmalonil-CoA, o qual sofre isomerização para succinil-CoA, e entra no ciclo do ácido tricarboxílico (ver Fig. 28.2). De modo análogo à deficiência de MCC, a deficiência de PCC leva a uma excreção urinária elevada de ácido 3-hidroxipropiônico e ácido 3-metilcítrico.

Metabolismo

Em humanos, por volta de metade da biotina sofre catabolismo para metabólitos inativos antes da excreção pela urina.[4] Os dois metabólitos principais são a bisnorbiotina e o sulfóxido de biotina. A bisnorbiotina é produzida pela beta-oxidação da cadeia lateral de ácido valérico. O sulfóxido de biotina é produzido pela oxidação do enxofre no anel tiofeno. Outros metabólitos menores resultam da beta-oxidação subsequente da cadeia lateral, da oxidação adicional do enxofre ou de uma combinação dos dois processos.

Em termos molares, a biotina representa aproximadamente metade de todas as substâncias ligantes de avidina no soro e na urina humana (Tab. 28.1). Durante a gravidez e o tratamento anticonvulsionante de longa duração, acredita-se que o catabolismo acelerado da biotina contribua para a deficiência de biotina.

Medição de biotina e metabólitos

Para medir a biotina em concentrações fisiológicas (i. e., 100 pmol/L a 100 nmol/L), muitos experimentos vêm sendo propostos e poucos são utilizados para estudar o papel nutricional da biotina. Para uma revisão mais detalhada, ver Mock.[7] Todos os estudos publicados sobre o papel nutricional da biotina usaram um dos dois tipos básicos de ensaios de biotina: bioensaios ou ensaios de ligação com avidina.

Bioensaios geralmente têm sensibilidade adequada para medir biotina no sangue e na urina, especialmente com modificações recentes utilizando placas de ágar injetadas ou radiometria metabólica. Porém, os bioensaios bacterianos (e talvez também os bioensaios eucarióticos) sofrem interferência de substâncias não relacionadas e respostas de crescimento variáveis a análogos da biotina. Os bioensaios oferecem resultados conflitantes se a biotina estiver ligada à proteína.[7]

Ensaios de ligação com avidina geralmente medem a capacidade da biotina em competir com a biotina radiomarcada

Tabela 28.1 Valores normais para biotina e metabólitos no soro e na urina humana[a]

Composto	Soro (pmol/L)	Urina (nmol/24 h)
Biotina	133-329	18-127
Bisnorbiotina	21-563	6-39
Sulfóxido de biotina	0-120	5-19

[a]Os valores representam os limites da normalidade (mínimo-máximo) (n = 15 para soro; n = 16 para urina).

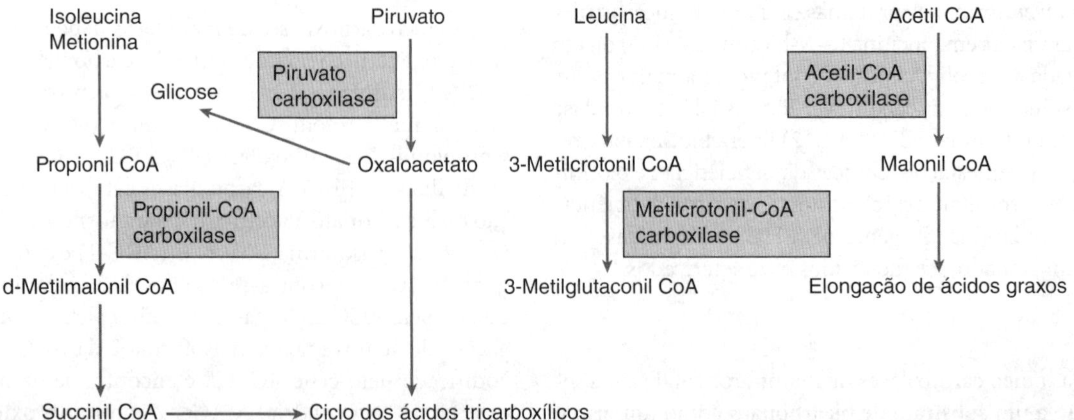

Figura 28.2 Inter-relacionamento de mecanismos catalisados por enzimas dependentes de biotina (mostrado em caixas). CoA, coenzima A.

para se ligar à avidina (ensaios de diluição isotópica), para ligar avidina acoplada a um repórter e, assim, prevenir a avidina de se ligar a uma biotina vinculada à fase sólida, ou para prevenir a inibição de uma enzima biotinilada por avidina. Vários novos sistemas de repórteres vêm sendo descritos.[1,8] Ensaios com ligantes de avidina geralmente detectam todas as substâncias ligantes de avidina, apesar da detectabilidade relativa da biotina e análogos variarem entre análogos e entre ensaios.[8] A separação cromatográfica dos análogos de biotina, com o ensaio subsequente de ligantes de avidina das frações cromatográficas, parece ser tanto sensível como quimicamente específica. Em ensaios de ligação com avidina, a concentração de biotina no plasma humano em jejum é aproximadamente 250 pmol/L.

Absorção

Digestão de biotina ligada à proteína

O conteúdo de biotina livre e biotina ligada à proteína em alimentos é variável, mas a maioria da biotina em carnes e cereais parece ser ligada à proteína via uma ligação amida entre biotina e lisina.

Absorção intestinal, reabsorção renal e captação por células somáticas

Em pH fisiológico, a biotina é, pelo menos modestamente, solúvel em água e necessita de um transportador para atravessar as membranas celulares, tais como: enterócitos, células somáticas e células dos túbulos renais.

Captação intestinal

Uma excelente revisão aprofundada sobre a captação intestinal da biotina foi publicada.[9] As células epiteliais intestinais humanas são altamente especializadas. O transporte da biotina deve ocorrer através de dois domínios da membrana, estrutural e funcionalmente diferentes: a membrana da borda em escova que está voltada para o lúmen intestinal e a membrana basolateral, voltada para o interstício, que está em contato com o sangue que perfunde o intestino.[9]

Um transportador de biotina está presente em cada um dos domínios da membrana. Na membrana da borda em escova, o transporte ocorre através de um mecanismo dependente de sódio (Na^+), eletricamente neutro e mediado por carregador que sofre saturação em concentrações micromolares e responde pela limitação geral ao transporte não difusional.[9] Na presença de um gradiente de Na^+, o transporte de biotina ocorre contra um gradiente de concentração. Este transportador de biotina também é capaz de transportar ácido pantotênico e ácido lipoico; por isso, recebeu o nome de transportador de multivitaminas dependente de sódio (SMVT). O SMVT humano é o produto do gene *SLC5A6*, situado no cromossomo 2p23. O SMVT é endereçado exclusivamente à membrana apical (borda em escova).

O transporte de biotina através da membrana basolateral também é mediado por carregador. Porém, este é independente de Na^+ e é eletrogênico, e não é capaz de acumular biotina contra um gradiente de concentração.[9]

Tanto em modelos animais como em humanos, o transporte intestinal de biotina apresenta suprarregulação em resposta à deficiência de biotina. É provável que o mecanismo envolva principalmente a indução da síntese de mRNA de SMVT e um aumento do número de transportadores SMVT por célula. Este aumento provavelmente é mediado por indução da atividade de P1, uma das duas regiões promotoras encontradas a montante do gene SMVT.[9]

Em ratos, o transporte de biotina aumenta com a maturação e com a deficiência de biotina.[10] Apesar do transporte mediado por carreador da biotina ser ativo, principalmente no intestino delgado proximal do rato, a absorção de biotina do cólon proximal é ainda significante, um achado que suporta a significância nutricional potencial da biotina sintetizada e liberada pela flora entérica. Porém, a importância quantitativa da contribuição da síntese entérica de biotina à biotina absorvida permanece indeterminada.

Baseado em um estudo em que a biotina foi administrada por via oral em quantidades farmacológicas, a biodisponibilidade de biotina é de aproximadamente 100%. Portanto, as doses farmacológicas de biotina administradas para tratar erros inatos do metabolismo, dependentes de biotina, são provavelmente bem absorvidas. Além disso, a descoberta sobre a alta biodisponibilidade de biotina em doses farmacológicas fornece ao menos alguma base para a previsão de que a biodisponibilidade também será alta em doses fisiológicas, nas quais o transportador de biotina medeia a captação.

Transporte do intestino para os tecidos periféricos

A biotina é transportada no sangue do seu local de absorção no intestino para os tecidos periféricos e para o fígado.[1] As concentrações de biotina no plasma são pequenas quando comparadas às de outras vitaminas hidrossolúveis. A maior parte da biotina no plasma é livre e encontra-se dissolvida na fase aquosa do plasma. Porém, aproximadamente 7% são ligadas reversivelmente e aproximadamente 12% são ligadas covalentemente às proteínas plasmáticas. A ligação à albumina sérica humana provavelmente responde pela ligação reversível. Foi proposto que a biotinidase pudesse atuar como uma proteína de ligação à biotina ou uma proteína carregadora de biotina para o transporte nas células. As concentrações de biotina nos enterócitos são iguais às concentrações no plasma (observação não publicada, D.M. Mock), mas o transporte da biotina no interior dos enterócitos é muito lento, o que é compatível com difusão passiva.[11]

Captação pelo fígado

O SMVT é amplamente expresso nos tecidos humanos. Estudos realizados por Subramanya e Said et al., que usaram iRNA específico para SMVT, forneceram fortes evidências de que a captação da biotina pelo fígado (e provavelmente por muitos outros tecidos somáticos) ocorre através do SMVT.[12] O aprisionamento metabólico (i. e., a ligação covalente da biotina às proteínas intracelulares) também é importante. Depois de entrar no hepatócito, a biotina difunde-se dentro da mitocôndria por um processo pH-dependente, o que sugere que a biotina adentra a mitocôndria em forma neutra, protonada, e dissocia-se na forma aniônica no ambiente mitocondrial alcalino, tornando-se portanto aprisionada pela carga. Com base em um estudo com ratos, a excreção biliar de biotina é quantitativamente insignificante.

Manejo renal

Como a biotina é uma molécula pequena (244 Dalton) e principalmente não ligada às proteínas plasmáticas, a maior parte da biotina plasmática aparece no filtrado glomerular. Assim, como ocorre com muitas outras vitaminas hidrossolúveis, um sistema específico para a reabsorção da biotina do filtrado glomerular é necessário para evitar perdas substanciais na urina. Nas vesículas da membrana da borda em escova do córtex do fígado humano e em células epiteliais HK-2 do túbulo proximal, Said et al. identificaram o principal sistema de transporte renal de biotina. Esses estudos elegantes, incluindo silenciamento gênico por siRNA específico para SMVT, forneceram provas conclusivas de que o SMVT é o transportador renal de biotina. A captação de biotina pelo SMVT é regulada adaptativamente pela deficiência de biotina – um achado compatível com estudos prévios que demonstraram excreção reduzida de biotina nos estágios iniciais de deficiência de biotina induzida experimentalmente em humanos. Saídas subsequentes de biotina das células tubulares ocorrem via um sistema de transporte da membrana basolateral, que não é dependente de sódio.

Transporte para o sistema nervoso central

Vários estudos em animais e seres humanos sugerem que a biotina é transportada por meio da barreira hematoencefálica.[1,13,14] O transportador é saturável e específico estruturalmente para o grupo carboxilado livre da cadeia lateral do ácido valérico. O transporte para dentro dos neurônios também parece envolver um sistema de transporte específico, assim como uma captura subsequente de biotina por ligação covalente às proteínas cerebrais, presumidamente apocarboxilase ou histonas.

Ozand et al. descreveram vários pacientes na Arábia Saudita com uma encefalopatia dos núcleos da base sensível à biotina.[15] Os sintomas incluíam confusão, letargia, vômito, convulsões, distonia, disartria, disfagia, paralisia do nervo facial, tetraparesia, ataxia, hipertensão, coreia e coma. Os sinais e sintomas reapareciam com a suspensão da biotina. Um defeito no sistema de transporte da biotina através da barreira hematoencefálica foi postulado. Uma pesquisa adicional identificou um defeito genético em *SLC19A3*,[16] mas foi demonstrado, de forma conclusiva, que o gene *SLC19A3* codifica para o THTR2, o transportador de tiamina localizado na membrana apical das células intestinais, hepáticas e do túbulo renal.[17] O THTR2 não transporta biotina; por isso, a sensibilidade à biotina desses pacientes permanece sem explicação.

Transporte placentário

As concentrações de biotina são de 3 a 17 vezes maiores no plasma de fetos humanos no segundo trimestre de gravidez do que as concentrações no plasma de suas mães, um achado consistente com o transporte placentário ativo.[18] O SMVT é expresso na placenta humana normal; e, de fato, foi descoberto originalmente nas células de carcinoma coriônico humano. Porém, no cotilédone placentário isolado e perfundido, o transporte de biotina através da placenta é relativamente fraco, o que permite uma deficiência fetal maior do que a deficiência materna, como relatado em ratos.[19]

Transporte para o leite humano

Mais de 95% da biotina é livre na fração desnatada do leite humano.[20] A concentração de biotina no leite humano varia substancialmente em algumas mulheres,[21] e excede em uma ou duas vezes a concentração no soro, um achado que sugere um sistema de transporte para o leite. A bisnorbiotina representa, aproximadamente, 50% e o sulfóxido de biotina cerca de 10% do total de biotina mais metabólitos no leite humano precoce e de transição.[22] Com a maturação pós-parto, a concentração de biotina aumenta, mas as concentrações de bisnorbiotina e de sulfóxido de biotina ainda representam 25 e 8% do total, respectivamente, com 5 semanas após o parto. Estudos atuais não fornecem evidências de um mecanismo de captura predominante ou de uma proteína solúvel ligante de biotina.

Deficiência nos transportadores de biotina

Foi relatado o caso de uma criança com dependência de biotina resultante do transporte defeituoso de biotina expresso nos linfócitos.[11] Um menino de 18 meses de idade apresentou coma de início súbito; tanto os problemas neurológicos, como um padrão de acidúria orgânica compatível com deficiência múltipla de carboxilases foram sensíveis à biotina. Foi necessária a suplementação de biotina contínua em alta dose para impedir uma recaída sintomática. A sequência genética do SMVT era normal. Os autores especularam que o defeito no transporte linfocitário de biotina também ocorre em outros tecidos e medeia alguns aspectos críticos da homeostase de biotina.

Um transportador adicional de biotina foi proposto; Daberkow e Zempleni et al. forneceram evidências de que o transportador monocarboxilato 1 (MCT1) é um transportador de biotina nos linfócitos humanos.[23] O MCT1 também pode ser responsável pelo transporte da biotina nos queratinócitos.[24]

Deficiência de biotina

Circunstâncias que levam à deficiência

A descoberta de que pessoas fisiologicamente normais possuem uma necessidade para biotina foi claramente documentada em duas situações: consumo prolongado de clara de ovo cru e nutrição parenteral sem suplementação de biotina em pacientes com síndrome do intestino curto e outras causas de má-absorção,[1] e alimentação de bebês com uma fórmula elementar desprovida de biotina. Como a biotina não podia ser legalmente adicionada como suplemento às fórmulas infantis no Japão até 2003, todos os relatos relacionados à fórmula infantil vieram do Japão.[25] Esses bebês precisavam, com frequência, de uma fórmula elementar para tratar diarreia crônica intratável.

Os achados clínicos e as anormalidades bioquímicas causadas pela deficiência de biotinidase são muito semelhantes àqueles da deficiência de biotina; achados comuns incluem: dermatite periorificial, conjuntivite, alopécia, ataxia e atraso no desenvolvimento. Essas similaridades clínicas sugerem que a patogênese da deficiência de biotinidase envolve uma deficiência secundária de biotina. Porém, os sinais e sintomas reportados das deficiências de biotina e biotinidase não são idênticos. Convulsões, perda auditiva neurossensorial irreversível e atrofia ótica foram observadas na deficiência de biotinidase, mas não foram reportadas na deficiência de biotina em seres humanos.

Baseados na atividade da carboxilase do linfócito e nos níveis plasmáticos de biotina, Velazquez et al. reportaram que a deficiência de biotina ocorre em crianças com desnutrição proteico-energética grave.[26] Essas pesquisas especularam que os efeitos da deficiência de biotina podem ser responsáveis por parte da síndrome clínica da desnutrição proteico-energética.

Dados acumulados fornecem evidências de que a terapia de longo prazo com anticonvulsivantes em adultos e crianças pode levar à depleção de biotina.[27-29] O mecanismo pode envolver a quebra acelerada de biotina[29-31] e a danificação da absorção de biotina, causada pelos anticonvulsivantes.[32]

Estudos do *status* da biotina durante a gravidez forneceram evidências de que um grau marginal de deficiência de biotina se desenvolve em pelo menos um terço das mulheres durante a gravidez normal.[19] Apesar de o grau de deficiência de biotina não ser grave o bastante para produzir manifestações claras de deficiência de biotina, a deficiência é grave suficiente para produzir desarranjos metabólicos. Um grau marginal similar da deficiência de biotina causa altas taxas de má-formação fetal em alguns mamíferos. Takechi et al. demonstraram que a deficiência de biotina reduz as carboxilases dependentes de biotina, as histonas biotiniladas e a proliferação celular em células mesenquimais embrionárias do palato.[33] Além disso, dados de um estudo sobre suplementação multivitamínica proveram evidências significantes, apesar de indiretas, de que a deficiência marginal de biotina, que ocorre espontaneamente na gestação humana normal, é teratogênica.[19,34,35]

A deficiência de biotina também foi reportada ou inferida em várias outras circunstâncias:

1. Alcoolismo crônico[1] e doenças gastrintestinais, talvez através de um defeito na captação intestinal de biotina[12,36]
2. Doença de Leiner (uma forma grave de dermatite seborreica que ocorre na infância)[37-39]
3. Diálise renal[40-43]

Achados clínicos de deficiência franca

Sejam causados por alimentação com clara de ovo ou por exclusão de biotina na nutrição parenteral total, os achados clínicos da deficiência franca de biotina em adultos, crianças mais velhas e lactentes são similares. Tipicamente, os achados aparecem gradualmente, após semanas e em até muitos anos de alimentação com clara de ovo ou nutrição parenteral. Afinamento do cabelo e progressão para perda total de cabelo, incluindo sobrancelhas e cílios, são citados. Uma erupção de pele, vermelha (eczematosa) e escamosa (seborreica) está presente na maioria dos pacientes; a erupção pode estar distribuída em volta dos olhos, nariz, boca e orifícios perineais. Depressão, letargia, alucinações e parestesias das extremidades são sintomas neurológicos proeminentes na maioria dos adultos; e hipotonia, letargia e atraso no desenvolvimento, nos bebês. Estas manifestações cutâneas, juntamente a uma distribuição não usual de gordura facial, foram apelidadas de faces da deficiência de biotina.

Achados laboratoriais

Os índices do *status* da biotina em humanos foram estabelecidos primeiramente com a indução experimental de uma deficiência progressiva de biotina com alimentação à base de clara de ovo.[6,44-50] Nesses estudos, a excreção urinária de biotina e a atividade de PCC linfocitária decaíram dramaticamente ao longo da duração da dieta de clara de ovo, e a concentração plasmática de 3-hidroxi-isovaleril-carnitina e a excreção urinária de 3-hidroxi-isovaleril-carnitina e ácido 3-hidroxi-isovalérico aumentaram de forma constante – achados que fornecem evidências de um declínio na atividade da MCC. Com base em dois estudos que totalizam 12 sujeitos, a excreção urinária de 3-hidroxi-isovaleril-carnitina e ácido 3-hidroxi-isovalérico, em resposta a um desafio com leucina, também foi indicador sensível da deficiência marginal de biotina. Em contrapartida, as concentrações plasmáticas de biotina decaíram a níveis anormais somente em metade dos sujeitos.

O acúmulo de ácido graxo de cadeia ímpar é também um marcador de deficiência de biotina. Imagina-se que este acúmulo é um resultado da deficiência de PCC (ver Fig. 28.2). Presumidamente, o acúmulo de propionil-CoA leva à substituição do componente propionil-CoA por acetil-CoA na reação de ACC e à incorporação de um componente carbono 3 (preferencialmente ao 2) durante a elongação do ácido graxo.

A deficiência de biotina pode ser diagnosticada com o uso desses indicadores em associação com a resolução das alterações clínicas e laboratoriais em resposta à suplementação com biotina. A resposta clínica à biotina pode incluir resolução da hipotonia, letargia e depressão e cura da erupção cutânea dentro de algumas semanas. Em lactentes, o crescimento capilar foi acompanhado de aceleração do desenvolvimento psicomotor dentro de alguns meses. Doses farmacológicas de biotina (p. ex., de 1 a 10 mg) são usadas para tratar a maioria dos pacientes.

Patogênese bioquímica

O mecanismo pelo qual a deficiência de biotina produz sinais e sintomas específicos ainda precisa ser completamente delineado. Tacitamente, supõe-se que, como ocorre com a maioria das vitaminas que atuam como cofatores para enzimas essenciais, os achados clínicos na deficiência de biotina resultam direta ou indiretamente da atividade deficiente das carboxilases dependentes de biotina. Com base nos estudos em seres humanos sobre a deficiência de biotinidase e a deficiência isolada de PC, assim como a deficiência de biotina em animais, os efeitos da deficiência de biotina no sistema nervoso central (hipotonia, convulsões, ataxia e atraso no desenvolvimento) são mediados por meio da deficiência de PC do cérebro e da acidose láctica do sistema nervoso central associada, mais exatamente do que por distúrbios na composição de ácidos graxos cerebrais.[51-53] Anormalidades no metabolismo de ácidos graxos também são importantes na patogênese da erupção da pele e da perda de cabelos.[54]

Um estudo animador forneceu evidências de um papel potencial da biotina na expressão gênica; esses achados provavelmente irão oferecer novos entendimentos para a patogênese da deficiência de biotina. Hymes e Wolf descobriram que a biotinidase pode agir como uma biotinil-transferase; a biocitina serve como fonte de biotina, e histonas são especificamente biotiniladas.[3] Stanley et al. demonstraram que a abundância de histonas biotiniladas varia ao longo do ciclo celular e que seu número aproximadamente dobra em linfócitos ativados e em divisão em relação ao número em linfócitos quiescentes.[55] Essas observações iniciais forneceram as primeiras evidências de que a biotinilação de histonas pode desempenhar um papel regulatório na transcrição e regulação do DNA como um elemento adicional no chamado código de histonas. Inicialmente, acreditava-se que a biotinilação de histonas era catalisada pela biotinidase.[56] Aproximadamente 25% da atividade celular total da biotinidase é localizada no núcleo. Porém, a HCS também está presente nos compartimentos nuclear e citoplasmático; no núcleo, a HCS encontra-se associada à cromatina. A visão atual é de que a HCS desempenha o papel principal na biotinilação de histonas, ao passo que a biotinidase é o fator principal na desbiotinilação de histonas.[57-59]

Há várias linhas de apoio a pesquisas sobre a ocorrência de biotinilação de resíduos distintos de lisina como modificação covalente do código de histonas. Aproximadamente uma dúzia de locais de biotinilação já foram identificados nas histonas H2A, H3 e H4. Embora os mecanismos permaneçam desconhecidos, o *status* de biotinilação claramente afeta a expressão gênica. Estudos em culturas celulares indicam que a proliferação celular gera um aumento da demanda por biotina, possivelmente mediado pela síntese de carboxilases dependentes da biotina. Surgem cada vez mais evidências de que essa demanda é atendida pelo controle da expressão do transportador de biotina, mediado por controle do gene, mediante biotinilação da lisina 12 na histona H4 (H4K12bio).[57] A H4K12bio também é enriquecida em genes com transcrição restrita e em repetições da heterocromatina como os telômeros, as repetições terminais longas e as repetições de alfa-satélites pericentroméricas; esta modificação covalente da H4 parece reprimir a expressão de repetições longas terminais, o que reduz a retrotransposição.[57,58,60,61] Foram relatados níveis reduzidos de biotinilação de histonas em células e modelos animais de deficiência de biotina;[58] a redução da biotinilação de histonas encontra-se associada a maior frequência de eventos de retrotransposição – um achado compatível com um possível papel da biotinilação de histonas na estabilidade cromossômica.

Porém, restam controvérsias a respeito da relevância fisiológica da biotinilação de histonas. Healy et al. questionaram a hipótese de as histonas serem biotiniladas *in vivo*.[62] Este grupo de pesquisadores apresentou evidências de que, quando a histona H2A recombinante foi incubada com bio-5′-AMP, a H2A sofreu ligação rápida e covalente à biotina, apesar da ausência de enzimas. Os locais específicos de fixação da H2A recombinante biotinilada sem a participação de enzimas seguiram um padrão semelhante ao observado na presença da enzima HCS, com fixação preferencial a lisinas na região N-terminal fortemente básica da histona. Nenhum dos locais de lisina no interior da H2A se assemelha à sequência consenso do local de fixação à biotina encontrado nas carboxilases; este achado sugere que a biotinilação de histonas ocorre por meio de um mecanismo não enzimático.[63]

Estudos realizados com pacientes e ratos diabéticos apoiam um efeito do estado nutricional de biotina sobre o metabolismo de carboidratos e sobre o óxido nítrico na via de sinalização da guanosina cíclica monosfofato (cGMP).[64-66]

Necessidades e recomendações

Faltam dados que forneçam uma estimativa acurada das recomendações dietéticas e parenterais de biotina para lactentes, crianças e adultos. Entretanto, recomendações para suplementação de biotina foram formuladas para administração oral desde lactentes até adultos, para administração oral e parenteral em lactentes pré-termo e para administração parenteral desde lactentes até adultos (Tab. 28.2).[67]

Fontes dietéticas

Nenhuma evidência publicada indica que a biotina possa ser sintetizada por mamíferos; portanto, animais superiores devem adquirir biotina a partir de outras fontes. A fonte definitiva de biotina parece ser a síntese *de novo* por bactéria, organismos eucarióticos primitivos, tais como leveduras, bolores e algas, e por algumas espécies de planta.

A maioria das análises de biotina contida em alimentos usou bioensaios.[68,69] Estes valores provavelmente contêm

Tabela 28.2 Ingestão adequada de biotina[a]

Grupo etário	Idade	Ingestão adequada (μg/dia)
Lactentes	0-6 meses	5
	7-12 meses	6
Crianças	1-3 anos	8
	4-8 anos	12
Homens e mulheres	9-13 anos	20
	14-18 anos	25
	≥19 anos	30
Gravidez		30
Lactação		35

[a]1 μg de biotina = 4 nmol.

erros substanciais[70] e algumas generalizações válidas podem ser feitas. A biotina é amplamente distribuída em gêneros alimentícios naturais, mas o conteúdo absoluto, mesmo das fontes mais ricas, é baixo quando comparado ao conteúdo da maioria das outras vitaminas solúveis em água. Alimentos relativamente ricos em biotina incluem gema de ovo, fígado e alguns vegetais. Baseando-se nos dados de Hardinge e Crooks,[68] a ingestão dietética média de biotina foi estimada em, aproximadamente, 70 μg/dia (300 nmol/dia) para a população suíça. Este resultado está razoavelmente de acordo com a ingestão dietética estimada no Canadá, de 60 μg/dia,[71] e na Grã-Bretanha, de 35 μg/dia.[72,73]

Toxicidade

Doses diárias de até 200 mg por via oral e de até 20 mg por via intravenosa foram administradas para tratar erros inatos do metabolismo responsivos à biotina e deficiência de biotina adquirida. Não foi reportada toxicidade.

Agradecimentos

Nell Matthews e Marie Tippett forneceram assistência na preparação deste capítulo.

Referências bibliográficas

1. Mock DM. Biotin. In: Ziegler EE, Filer LJ Jr, eds. Present Knowledge in Nutrition. 7th ed. Washington, DC: International Life Sciences Institutes, Nutrition Foundation, 1996:220–35.
2. Lewis B, Rathman S, McMahon R. J Nutr 2001;131:2310–5.
3. Wolf B. Disorders of biotin metabolism. In: Scriver CR, Beaudet AL, Sly WS et al., eds. The Metabolic and Molecular Basis of Inherited Disease. 8th ed. New York: McGraw-Hill, 2001:3151–77.
4. Mock DM. Biotin. In: Shils ME, Olson JA, Shike M et al., eds. Modern Nutrition in Health and Disease. 9th ed. Baltimore: Lippincott Williams & Wilkins, 1999:459–66.
5. Shriver BJ, Roman-Shriver C, Allred JB. J Nutr 1993;123:1140–9.
6. Stratton SL, Horvath TD, Bogusiewicz A et al. Am J Clin Nutr 2010;92:1399–405.
7. Mock DM. Biotin. In: Brown M, ed. Present Knowledge in Nutrition. 6th ed. Blacksburg, VA: International Life Sciences Institute, Nutrition Foundation, 1990:189–207.
8. Mock DM, Nyalala JO, Raguseo RM. J Nutr 2001;131:2208–14.
9. Said H. J Nutr 2008;139:158–62.
10. Balamurugan K, Ortiz A, Said HM. Am J Physiol Gastrointest Liver Physiol 2003;285:G73–7.
11. Mardach R, Zempleni J, Wolf B et al. J Clin Invest 2002;109:1617–23.
12. Subramanya SB, Subramanian VS, Kumar JS et al. Am J Physiol Gastrointest Liver Physiol 2011;300:G494–501.
13. Spector R, Mock DM. J Neurochem 1987;48:400–4.
14. Spector R, Mock DM. Neurochem Res 1988;13:213–9.
15. Ozand PT, Gascon GG, Al Essa M et al. Brain 1999;121:1267–79.
16. Zeng WQ, Al-Yamani E, Acierno JS Jr et al. Am J Hum Genet 2005;77:16–26.
17. Subramanian VS, Marchant JS, Said HM. Am J Physiol Cell Physiol 2006;291:C851–9.
18. Mantagos S, Malamitsi-Puchner A, Antsaklis A et al. Biol Neonate 1998;74:72–4.
19. Mock DM. J Nutr 2009;139:154–7.
20. Mock DM, Mock NI, Langbehn SE. J Nutr 1992;122:535–45.
21. Mock DM, Mock NI, Dankle JA. J Nutr 1992;122:546–52.
22. Mock DM, Stratton SL, Mock NI. J Pediatr 1997;131:456–8.
23. Daberkow RL, White BR, Cederberg RA et al. J Nutr 2003;133:2703–6.
24. Grafe F, Wohlrab W, Neubert RH et al. J Invest Dermatol 2003;120:428–33.
25. Fujimoto W, Inaoki M, Fukui T et al. J Dermatol 2005;32:256–61.
26. Velazquez A, Martin-del-Campo C, Baez A et al. Eur J Clin Nutr 1988;43:169–73.
27. Krause KH, Berlit P, Bonjour JP. Ann Neurol 1982;12:485–6.
28. Krause KH, Berlit P, Bonjour JP. Int J Vitam Nutr Res 1982;52:375–85.
29. Mock DM, Dyken ME. Neurology 1997;49:1444–7.
30. Wang KS, Mock NI, Mock DM. J Nutr 1997;127:2212–6.
31. Mock DM, Mock NI, Lombard KA et al. J Pediatr Gastroenterol Nutr 1998;26:245–50.
32. Said HM, Redha R, Nylander W. Am J Clin Nutr 1989;49:127–31.
33. Takechi R, Taniguchi A, Ebara S et al. J Nutr 2008;138:680–4.
34. Czeizel AE, Dudás I. N Engl J Med 1992;327:1832–5.
35. Zempleni J, Mock D. Proc Soc Exp Biol Med 2000;223:14–21.
36. Said HM, Sharifian A, Bagherzadeh A et al. Am J Clin Nutr 1990;52:1083–6.
37. Nisenson A. J Pediatr 1957;51:537–48.
38. Nisenson A. Pediatrics 1969;44:1014–5.
39. Erlichman M, Goldstein R, Levi E et al. Arch Dis Child 1981;567:560–2.
40. Livaniou E, Evangelatos GP, Ithakissios DS et al. Nephron 1987;46:331–2.
41. Yatzidis H, Koutisicos D, Agroyannis B et al. Nephron 1984;36:183–6.
42. Koutsikos D, Fourtounas C, Kapetanaki A et al. Ren Fail 1996;18:131–7.
43. Descombes E, Hanck AB, Fellay G. Kidney Int 1993;43:1319–28.
44. Mock NI, Malik MI, Stumbo PJ et al. Am J Clin Nutr 1997;65:951–8.
45. Mock DM, Henrich-Shell CL, Carnell N et al. J Nutr 2004;134:317–20.
46. Mock DM, Henrich CL, Carnell N et al. Am J Clin Nutr 2002;76:1061–8.
47. Mock DM, Henrich CL, Carnell N et al. J Nutr Biochem 2002;13:462–70.
48. Horvath TD, Stratton SL, Bogusiewicz A et al. Anal Chem 2010;82:4140–4.
49. Horvath TD, Stratton SL, Bogusiewicz A et al. Anal Chem 2010;82:9543–8.
50. Stratton SL, Horvath TD, Bogusiewicz A et al. J Nutr 2011;141:353–8.
51. Sander JE, Packman S, Townsend JJ. Neurology 1982;32:878–80.
52. Suchy SF, Rizzo WB, Wolf B. Am J Clin Nutr 1986;44:475–80.
53. Suchy SF, Wolf B. Am J Clin Nutr 1986;43:831–8.
54. Mock DM. J Pediatr Gastroenterol Nutr 1990;10:222–9.
55. Stanley JS, Mock DM, Griffin JB, Zempleni J. J Nutr 2002;132:1854–9.
56. Hymes J, Fleischhauer K, Wolf B. Clin Chim Acta 1995;233:39–45.
57. Gralla M, Camporeale G, Zempleni J. J Nutr Biochem 2008;19:400–8.

58. Chew YC, West JT, Kratzer SJ et al. J Nutr 2008;138:2316–22.
59. Kobza K, Sarath G, Zempleni J. BMB Rep 2008;41:310–5.
60. Camporeale G, Oommen AM, Griffin JB et al. J Nutr Biochem 2007;18:760–8.
61. Wijeratne SS, Camporeale G, Zempleni J. J Nutr Biochem 2010;21:310–6.
62. Healy S, Perez-Cadahia B, Jia D et al. Biochem Biophys Acta 2009;1789:719–33.
63. Healy S, Heightman TD, Hohmann L et al. Protein Sci 2008;18:314–28.
64. Chauhan J, Dakshinamurti K. J Biol Chem 1991;266:10035–8.
65. Dakshinamurti K, Desjardins PR. Can J Biochem 1968;46: 1261–7.
66. Collins JC, Paietta E, Green R et al. J Biol Chem 1988;263:11280–3.
67. Greene HL, Hambridge KM, Schanler R et al. Am J Clin Nutr 1988;48:1324–42.
68. Hardinge MG, Crooks H. J Am Diet Assoc 1961;38:240–5.
69. Guilarte TR. Nutr Rep Int 1985;32:837–45.
70. Staggs CG, Sealey WM, McCabe BJ et al. J Food Compost Anal 2004;17:767–76.
71. Hoppner K, Lampi B, Smith DC. Can Inst Food Sci Technol J 1978;11:71–4.
72. Bull NL, Buss DH. Hum Nutr Appl Nutr 1982;36A:125–9.
73. Lewis J, Buss DH. Br J Nutr 1988;60:413–24.

Sugestões de leitura

Gralla M, Camporeale G, Zempleni J. Holocarboxylase synthetase regulates expression of biotin transporters by chromatin remodeling events at the SMVT locus. J Nutr Biochem 2008;19:400–8.

Mock DM, Said H. Introduction to advances in understanding of the biological role of biotin at the clinical, biochemical, and molecular level. J Nutr 2009;139:152–3.

Zeng WQ, Al-Yamani E, Acierno JS Jr et al. Biotin-responsive basal ganglia disease maps to 2q36.3 and is due to mutations in SLC19A3. Am J Hum Genet 2005;77:16–26.

29 Vitamina C*

Mark Levine e Sebastian J. Padayatty

*__Abreviaturas__: **DP**, desvio-padrão; **DRI**, ingestão dietética de referência; **EAR**, necessidade média estimada; **HPLC**, cromatografia líquida de alto desempenho; $\mathbf{K_m}$, constantes de Michaelis-Menten; **LDL**, lipoproteínas de baixa densidade; **NHANES**, *National Health and Nutrition Examination Survey* (Pesquisa Nacional sobre saúde e Nutrição dos Estados Unidos); **NIH**, National Institute of Health dos Estados Unidos; **RDA**, ingestão dietética recomendada; **UL**, níveis de ingestão máxima tolerável; $\dot{V}_{máx}$, velocidade máxima.

História

Escorbuto, hoje conhecida doença causada pela deficiência de vitamina C, foi descrita por egípcios cerca de 3000 a.C. e por Hipócrates em 500 a.C.[1] Apesar de navegantes dos séculos XVI e XVII conhecerem a doença, sua evolução para óbito e a cura por meio de frutas, limão ou outros vegetais, ainda assim, a doença persistiu entre navegadores e em latitudes setentriontais quando e onde vegetais e frutas eram escassos.

Em 1753, James Lind publicou *A Treatise of the Scurvy*, um estudo de referência mostrando que o escorbuto era uma doença facilmente tratável.[2] Lind realizou um experimento clínico, durante um percurso marítimo, em que dividiu 12 pacientes com escorbuto grave em seis grupos. Cada grupo recebeu um tratamento diferente, que incluía cidra, vinagre, água do mar ou fruta cítrica. Os resultados mostraram, inequivocadamente, que as frutas cítricas curavam o escorbuto. Infelizmente, Lind incluiu outros fatores ambientais, como clima frio, umidade, falta de ar fresco e neblina como agentes causadores da doença, ocultando assim o resultado claro de seu tratamento clínico. Somente em 1795, a Marinha Real Britânica tornou obrigatória a administração diária de cerca de 28 g de suco de frutas cítricas (lima e, mais tarde, limão) a todo marinheiro por mais de duas semanas a bordo, mas a obrigatoriedade não foi cumprida até 1804. Os tripulantes dos navios da marinha mercante continuaram a desenvolver escorbuto até que a provisão de frutas cítricas se tornou obrigatória, de acordo com o *Merchant Shipping Act* de 1854.

O escorbuto continuou a ser muito frequente durante a Guerra Civil Norte-americana e a Primeira Guerra Mundial. Após a Primeira Guerra Mundial, as pesquisas para identificar o princípio antiescorbútico se intensificaram. Utilizando-se glândulas adrenais de bois, laranjas e repolhos, Albert Szent-Gyorgyi isolou em 1928 uma substância redutora de seis carbonos. Em 1932, os laboratórios de Szent-Gyorgyi e de C.C. King confirmaram, de maneira independente, ser essa substância o princípio antiescorbútico.[3,4] Szent-Gyorgyi a denominou ácido ascórbico e ganhou o Prêmio Nobel por esta pesquisa em 1937.

Terminologia, química, funções metabólicas, interações com outros compostos e importância básica nas funções normais

Terminologia e propriedades químicas: formação, oxidação-redução e degradação

A vitamina C (ácido L-ascórbico, ascorbato), um micronutriente solúvel em água e essencial aos seres humanos, é uma α-cetolactona de seis carbonos, com pH de 4,2 e peso molecular de 176 (Fig. 29.1). As plantas sintetizam a vitamina C a partir da glicose e da frutose. Ela é abundante nas folhas das plantas e nos cloroplastos, e pode desempenhar papel na fotossíntese, na resistência ao estresse, no crescimento da planta e no seu desenvolvimento. A maioria dos mamíferos sintetiza a vitamina C no fígado, a partir da glicose, enquanto algumas aves, os répteis e os anfíbios a sintetizam no rim.[5] Seres humanos e primatas não humanos não sintetizam a vitamina C por falta da gulonolactona oxidase, a enzima terminal na via biossintética da vitamina C proveniente da glicose. O gene da gulonolactona oxidase perdeu sua funcionalidade em um ancestral primata comum.[5] Porcos-da-guiné, capivaras, morcegos e alguns peixes também não são capazes de sintetizar o ascorbato.[6] Para todas as espécies que não conseguem sintetizar o ascorbato, trata-se de uma vitamina por definição que deve ser obtida de forma exógena. Normalmente, os animais incapazes de produzir vitamina C a obtêm em quantidade suficiente por meio de uma dieta com base em verduras e legumes, mas podem desenvolver escorbuto em cativeiro sem a suplementação adequada.[7]

A vitamina C é uma doadora de elétrons, ou agente redutor (ver Fig. 29.1), e todas as suas funções conhecidas são atribuídas a essa propriedade. Ela doa em sequência dois elétrons da dupla ligação entre os carbonos dois e três. Quando perde esses elétrons, a vitamina é oxidada e outra substância é reduzida, impedindo a oxidação da substância reduzida. Portanto, a vitamina C é conhecida como um antioxidante.

Com a perda do primeiro elétron, a vitamina C se oxida, formando o radical livre ascorbato (ácido semideidroascórbico). Em comparação com outros radicais livres, o ascorbato

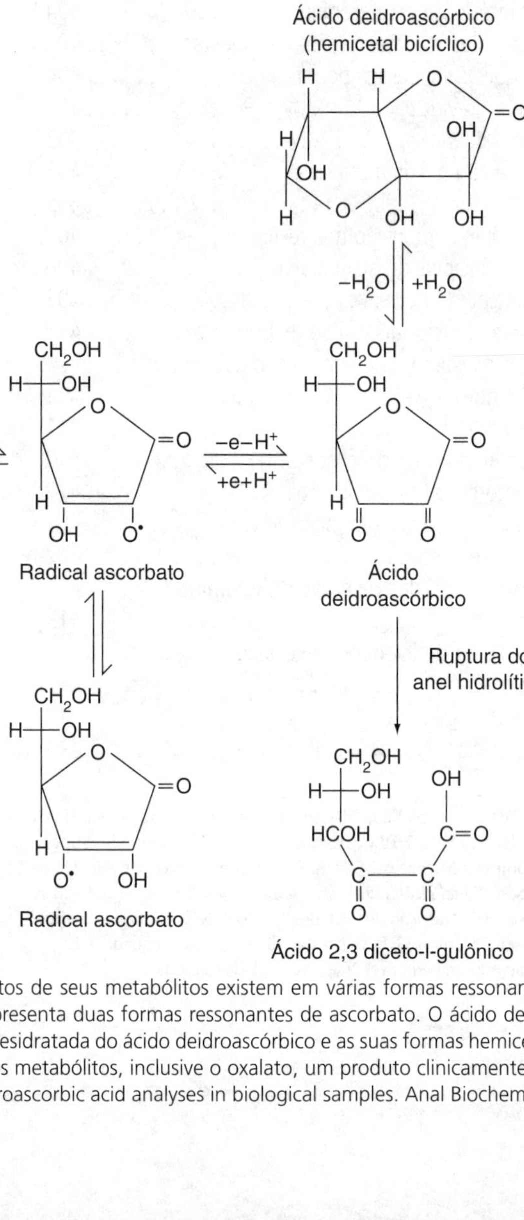

Ácido deidroascórbico (hemicetal bicíclico)

$-H_2O$ / $+H_2O$

Ácido L-ascórbico ⇌ ($-H^+$ / $+H^+$) Ânion L-ascórbico ⇌ ($-e$ / $+e$) Radical ascorbato ⇌ ($-e-H^+$ / $+e+H^+$) Ácido deidroascórbico

Radical ascorbato

Ruptura do anel hidrolítico

Ácido 2,3 diceto-l-gulônico

Figura 29.1 Metabolismo do ácido ascórbico. O ácido ascórbico e muitos de seus metabólitos existem em várias formas ressonantes. Por uma questão de simplificação, essas formas não aparecem na figura, que apresenta duas formas ressonantes de ascorbato. O ácido deidroascórbico pode existir em muitas formas estruturais. A figura mostra a forma não desidratada do ácido deidroascórbico e as suas formas hemicetais bicíclicas hidratadas. O ácido 2,3 diceto-l-gulônico é metabolizado e produz vários metabólitos, inclusive o oxalato, um produto clinicamente significativo. (De Washko PW, Welch RW, Dhariwal KR et al. Ascorbic acid and dehydroascorbic acid analyses in biological samples. Anal Biochem 1992;204:1-14. Editado e reproduzido com permissão da *Analytical Biochemistry*.)

é relativamente estável e não reativo. Os radicais livres reativos são reduzidos pela vitamina C, e, em lugar desses, formam o radical ascorbato, menos reativo. Por essas razões, a vitamina C é considerada uma boa "limpadora" de radicais livres, ou antioxidante.[8] Por terem uma meia-vida curta (i. e., $< 10^{-3}$ segundos), a maioria dos radicais livres não pode ser medida de forma direta e utilizam-se então, para medição indireta, agentes que formam outras espécies de radical de meia-vida mais longa. No entanto, a meia-vida do radical ascorbato é longa o suficiente para que possa ser medido diretamente por ressonância paramagnética eletrônica. A meia-vida do radical ascorbato depende da concentração, da presença de metais traço e de oxigênio, podendo variar de 10^{-3} segundos a minutos.

Depois da formação, o radical ascorbato pode ser reversivelmente reduzido para formar a vitamina C ou, com a perda de um segundo elétron, se oxidar e formar o ácido deidroascórbico, mais estável.[8] Apesar de esta substância ser mais estável que o radical ascorbato, a estabilidade do ácido deidroascórbico depende de sua concentração, temperatura e do seu pH, mas, normalmente, só dura alguns minutos.[9] O ácido deidroascórbico pode apresentar várias estruturas diferentes (ver Fig. 29.1). Não se sabe ao certo sua forma predominante *in vivo*, mas é possível que seja o hemicetal hidratado.[10] A designação "deidroascorbato" é incorreta, já que provavelmente ele não é um ácido *in vivo*. A formação do radical ascorbato e do ácido deidroascórbico, a partir da vitamina C, em sistemas biológicos, é mediada por oxidantes como oxigênio molecular com ou sem metais traço (ferro e zinco), superóxido, radical hidroxil, ácido hipocloroso e espécies reativas de nitrogênio.

Nos sistemas biológicos, o ácido deidroascórbico tem dois destinos. Um deles para se tornar hidrolisado, com quebra irreversível do anel, gerando o ácido 2,3-dicetogulônico. Apesar de o metabolismo deste ácido não ser ainda bem caracterizado, acredita-se que seus produtos metabólicos incluam oxalato, treonato, xilose, ácido xilônico e ácido linxônico.[9] Foi relatado que os carbonos da vitamina C são eliminados na forma de dióxido de carbono pelos animais, mas é provável que o mesmo não ocorra em seres humanos.[11] Dentre os metabólitos da vitamina C formados pela hidrólise do ácido deidroascórbico, o oxalato é um produto final de significância clínica (ver seção "Manifestações de deficiência e excessos de vitamina C").

O segundo destino possível do ácido deidroascórbico é a redução, seja para o radical ascorbato por adição de um elétron ou diretamente para vitamina C por adição de dois elétrons. A redução do ácido deidroascórbico nos tecidos pode ser mediada quimicamente ou por rotas dependentes de proteínas.[5] A redução química do ácido deidroascórbico é mediada *in vivo* pela glutationa, com formação de dissulfeto de glutationa. A redução enzimática do ácido deidroascórbico é mediada *in vivo*, com um doador de elétron e é, em geral, mais rápido se comparada com a redução química isolada. Enzimas em regeneração dependentes da nicotinamida adenina dinucleotídeo fosfato incluem a 3-α-hidroxiesteroide desidrogenase e tioredoxina reductase. Enzimas em regeneração dependentes da glutationa incluem a glutaredoxina (tioltransferase), proteína dissulfeto isomerase e deidroascorbato (*sic*) reductase, com as constantes de Michaelis-Menten (K_ms) para o ácido deidroascórbico variando aproximadamente entre 250 μM e vários milimolares. A redução mediada por proteína pode resultar na formação de ascorbato sem a presença do radical ascorbato como intermediário, como descrito no caso da glutaredoxina.

O radical ascorbato também pode ser reduzido para vitamina C. Apesar de não terem sido purificadas, relataram-se inúmeras atividades de redução em membranas de mitocôndrias, de microssomas e de eritrócitos. A enzima citosólica tioredoxina reductase também reduz o radical ascorbato (L-ascorbila).[5]

Em seres humanos, a eficiência de redução é somente parcial tanto para o radical ascorbato como para o ácido deidroascórbico. Pessoas saudáveis passam a apresentar deficiência de vitamina C após 30 dias de privação absoluta dessa substância, mesmo se estiverem inicialmente saturadas dela[12,13] (ver a discussão sobre farmacocinética na seção "Fisiologia"). Esses dados representam a soma das taxas de oxidação e de redução. A instrução geral é a utilização da vitamina C, na qual o ácido ascórbido é oxidado e convertido em ácido deidroascórbico, o qual passa por uma hidrólise irreversível.

Funções metabólicas, bioquímica e importância nas funções normais

Princípios gerais da vitamina C como doadora de elétrons

Referimo-nos à vitamina C, com frequência, como um excelente antioxidante, por causa de seu potencial de redução (potencial redox) como doadora de elétrons, levando em consideração as concentrações estimadas *in vivo*. Sob condições químicas padrão, o potencial de redução da dupla ácido deidroascórbico/vitamina C é de aproximadamente +0,06 volt.[9] Os potenciais de redução são baseados na equação de Nernst:

$$E = E^o + \frac{RT}{nF} \quad \text{In: } \frac{[\text{receptor de elétrons}]}{[\text{doador de elétrons}]}$$

Como a vitamina C perde elétrons sequencialmente, com o radical ascorbato como intermediário, o potencial de redução para o par ácido deidroascórbico/ácido ascórbico é a soma dos pares ácido deidroascórbico/radical ascorbato e radical ascorbato/ácido ascórbico. O potencial redox do par radical ascorbato/ácido ascórbico é de aproximadamente +0,3 volt sob condições-padrão.[8,9] Tendo como base somente esses potenciais redox, o ácido ascórbico não aparentaria ser um bom agente redutor. No entanto, os padrões de redução são medidos partindo-se do princípio de que cada membro do par redox tem concentração de 1 molar, pH 7, a 25°C. A equação de Nernst leva em consideração as várias concentrações de cada espécie para o cálculo dos potenciais de redução, e esses podem variar quando as concentrações do doador de elétrons e do receptor de elétrons são diferentes. Nas concentrações fisiológicas, as concentrações previstas são ácido ascórbico >> ácido deidroascórbico >> radical ascorbato, então os potencias redox se tornam favoráveis para a redução de várias substâncias oxidantes.[8,9]

Além do seu potencial redox, outras propriedades do ácido ascórbico fazem dele um excelente doador bioquímico de elétrons. Após a perda de um elétron, o produto radical ascorbato é relativamente inofensivo sob condições fisiológicas, pois é pouco reativo e tem baixa reação com o oxigênio produzindo pequena ou nenhuma quantidade de superóxido.[8] Como descrito anteriormente, parte do produto ácido deidroascórbico totalmente oxidado é reduzida pelas células para ácido ascórbico, para reutilização.[14]

Funções redutoras

Funções enzimáticas. A vitamina C é doadora de elétrons para 17 enzimas,[15-17] três das quais estão presentes em fungos e envolvidas nas rotas de reutilização das pirimidinas ou da porção desoxirribose dos desoxinucleosídeos. Nos mamíferos, a vitamina C é um cofator para catorze enzimas diferentes, que são monoxigenases ou dioxigenases (Tab. 29.1). As monoxigenases dopamina β-monoxigenase e peptidil glicina α-monoxigenase incorporam uma única molécula de oxigênio em um substrato, seja ele uma dopamina para a síntese de norepinefrina ou um peptídeo com uma glicina terminal para a amidação de peptídeo. As doze enzimas remanescentes dos mamíferos são dioxigenases, que incorporam oxigênio molecular (O_2), mas com cada átomo de oxigênio incorporado de maneira diferente.[15,16] Nove dioxigenases acrescentam grupos hidroxila à prolina ou à lisina. Dessas, três isoenzimas prolil 4-hidroxilase adicionam grupos hidroxil aos aminoácidos prolina ou lisina na molécula de colágeno para estabilizar sua estrutura de tripla hélice.[18] Quatro prolil 4-hidroxilases acrescentam grupos hidroxila à prolina no fator induzível por hipoxia (HIF).[17] Duas dioxigenases adicionais, a prolil-3-hidroxilase e a lisil hidroxilase, também modificam o colágeno.[18] Das três enzimas mamíferas dioxigenase restantes, duas participam de diferentes etapas da biossíntese da carnitina, necessária para o transporte de ácidos graxos para as mitocôndrias para a síntese da adenosina trifosfato,[19] e a dioxigenase remanescente participa do metabolismo da tirosina. O escorbuto possivelmente é resultante da função prejudicada das enzimas dependentes do ascorbato.

Funções não enzimáticas: vitamina C como antioxidante *in vitro*. A vitamina C pode ter funções não enzimáticas resultantes do seu potencial redox e/ou do seu radical livre intermediário. Evidências *in vitro* sugerem que a vitamina C desempenha o papel de agente redutor químico tanto no âmbito intracelular como no extracelular (ver Tab. 29.1). É possível que a vitamina C impeça a oxidação intracelular de proteínas em tecidos com alta produção oxidante e/ou concentração de oxigênio, como neutrófilos, monócitos, macrófagos, pulmão e tecidos dos olhos expostos à luz.[20]

Tabela 29.1 Efeitos enzimáticos e não enzimáticos putativos da vitamina C em seres humanos

Cofator para enzimas	
Enzima	**Função de enzima**
Dopamina β-monoxigenase	Biossíntese de norepinefrina[57]
Peptidil-glicina α-amidante monoxigenase	Amidação de hormônios peptídeos[114]
Prolil 4-hidroxilase (Três isoenzimas do colágeno)	Hidroxilação de colágeno[18]
Quatro isoenzimas do HIF	Hidroxilação do HIF[17]
Prolil 3-hidroxilase	
Lisil hidroxilase	
Trimetilisina hidroxilase	Biossíntese da carnitina[19]
γ-butirobetaína hidroxilase	
4-hidroxifenilpiruvato dioxigenase	Metabolismo da tirosina[115]
Agente redutor	
Local	**Ação**
Intestino delgado	Promove a absorção de ferro[106]
Antioxidante	
Local	**Ação**
Células	Regular a expressão genética e a translação de mRNA, prevenir danos causados por oxidantes ao DNA e às proteínas intracelulares[20,116,117]
Plasma	Aumentar a vasodilatação dependente do endotélio, reduzir os oxidantes provenientes dos neutrófilos, reduzir a oxidação da lipoproteína de baixa densidade, eliminar radicais peroxila em meio aquoso e produtos da peroxidação lipídica[22]
Estômago	Prevenção da formação de compostos de N-nitroso[118]
Pró-oxidante	
Alvo	**Efeito**
DNA	Dano ao DNA[37]
Hidroperoxidase lipídica	Decomposição da peroxidase lipídica levando ao dano do DNA[36]
Alvos do radical ascorbato	Dano a certas células cancerígenas[39,45]

HIF, fator induzível por hipoxia.

Adaptado de Padayatty SJ, Daruwala R, Wang Y et al. Vitamin C: molecular actions to optimum intake. In: Cadenas E, Packer L, eds. Handbook of Antioxidants. 2nd ed. New York: Marcel Dekker, 2002:117-145, com permissão de Marcel Dekker Inc, New York.

In vitro, é possível que a vitamina C extracelular forneça proteção contra oxidantes e contra danos por eles mediados. A vitamina C é o principal antioxidante plasmático para a destruição de radicais peroxil aquosos, bem como de produtos da peroxidação lipídica;[21,22] a vitamina C se oxida, preferencialmente, antes de outros antioxidantes plasmáticos, como o ácido úrico, o tocoferol e a bilirrubina. *In vitro*, a vitamina C extracelular afeta diversas vias envolvidas na aterogênese, inclusive proteção das lipoproteínas extracelulares de baixa densidade (LDL) da oxidação catalisada por metais e a regeneração do α-tocoferol oxidado (vitamina E) como um antioxidante lipossolúvel[21-23] (ver também o capítulo sobre vitamina E). Porque o α-tocoferol também impede a oxidação do LDL *in vitro*,[23] supõe-se que a reciclagem do α-tocoferol oxidado pela vitamina reduza a aterosclerose, de acordo com a hipótese da modificação causada pela oxidação.[24] Infelizmente, a vitamina C produz efeitos mínimos nos marcadores de oxidação e ativação endotelial em seres humanos,[25] a hipótese da modificação oxidativa não encontra respaldo na maioria dos ensaios clínicos[26] e as evidências da ocorrência da reciclagem *in vivo* do α-tocoferol são limitadas.[27,28]

É necessário ter cautela ao extrapolar as reações de redução extracelular *in vitro* com condições *in vivo*.[20] As reações *in vitro* podem não determinar especificamente a vitamina C como antioxidante *in vivo*, e o tipo ou a concentração do oxidante selecionado para uso *in vitro* pode não ser relevante *in vivo*. A oxidação *in vitro* geralmente é induzida pelo cobre ou pelo ferro, adicionado exogenamente ou como contaminantes-traço involuntários em meio de cultura. *In vitro*, a oxidação do LDL catalisada por metais requer a presença de cobre ou ferro livre e períodos de defasagem para a indução da oxidação. *In vivo*, ambos os metais são intimamente ligados a proteínas e podem não estar disponíveis para oxidar concentrações fisiológicas de vitamina C.

A vitamina C extracelular produz outros efeitos como antioxidante, podendo, por exemplo, reduzir os oxidantes provenientes de neutrófilos[14] ou macrófagos ativados que, por outro lado, poderiam danificar o colágeno ou os fibroblastos.[29] A vitamina C extracelular presente no lúmen intestinal pode manter os níveis reduzidos de ferro, facilitar a absorção de ferro e suprimir os oxidantes reativos no estômago e no duodeno (ver a seção "Consequências funcionais em seres humanos").

Outras funções celulares. Em sistemas celulares *in vitro*, a vitamina C possui outras funções intracelulares não mediadas por enzimas. Há relatos de que a vitamina C regule a transcrição de genes ou a estabilização de mRNA de determinados genes como: colágeno dos tipos I e III, elastina, receptor de acetilcolina, antígeno-1 relacionado a fos (fra-1), proteína ativadora-1(AP-1), fator nuclear κB (NF-κB), algumas formas do citocromo P450, tirosina hidroxilase, integrinas de colágeno e algumas ubiquitinas, algumas proteínas marcadoras de osteoblastos e proteína de transferência de fosfatidilinositol.[30-32] É possível que a vitamina C regule a translação de mRNA[33] e também estabilize a tetrahidrobiopterina, aumentando, portanto, a síntese de óxido nítrico endotelial.[34]

Os efeitos da vitamina C em muitas das vias devem ser interpretados com cautela. Não existem condições *in vivo* além de uma severa condição de escorbuto. Às vezes, as concentrações acrescentadas de ascorbato são suficientemente elevadas para, inadvertidamente, gerar oxidantes – responsáveis pelos efeitos observados.[30,35]

Funções potenciais como pró-oxidante

Alguns pesquisadores demonstraram que a vitamina C, sob condições fisiológicas e agindo como doadora de elétrons, pode iniciar reações pró-oxidante, como aumento da 8-oxo-adenina no DNA ou decomposição de hidroperóxidos lipídicos.[36,37] A relevância desses sistemas para a fisiologia *in vivo* é incerta, já que a concentração de vitamina C nesses estudos não é, de fato, fisiológica. As condições *in vitro* não representam a fisiologia *in vivo* e artefatos experimentais podem ter complicado a interpretação das medidas. Os dados *in vivo* não corroboram o efeito pró-oxidante das concentrações fisiológicas de vitamina C.[13] Funções potenciais como pró-oxidante quando a vitamina C está em concentrações farmacológicas[38,39] são discutidas nas seções "Fisiologia" (discussão sobre farmacocinética) e "Consequências funcionais em seres humanos".

Fontes alimentares e ingestão

Fontes alimentares de vitamina C

As frutas e as sementes são boas fontes de ascorbato de origem vegetal (Tab. 29.2). Como a vitamina C é lábil, sua concentração em alimentos vegetais pode variar de acordo com a estação do ano, o transporte, o tempo de permanência na prateleira, a estocagem e as formas de cozimento. Em geral, a ingestão de 200 a 300 mg/dia de vitamina C pode ser obtida por meio de cinco porções de frutas e vegetais variados, porém, se o consumo de frutas e vegetais for restrito a uma variedade limitada, menos vitamina C será consumida.[40] Existem suplementos de vitamina C em pó ou em comprimidos, pura ou combinada a outras vitaminas.[20]

Ingestão nos Estados Unidos

De acordo com o terceiro National Health and Nutrition Examination Survey (NHANES III) (1988 a 1991), a ingestão mediana de vitamina C para homens de 20 a 59 anos de idade foi de 85 mg/dia, e de 67 mg/dia para mulheres de 20 a 59 anos, com algumas variações em função da raça e etnicidade.[41] Em contraste com a mediana, a média de ingestão de vitamina C foi um pouco mais alta, talvez em razão da distorção gerada pelos usuários de suplementos de alta dose.[42] Aproximadamente 37% dos homens e 24% das mulheres consumiam menos de 2,5 porções de frutas e vegetais por dia.[41] Alguns dados de ingestão não levaram em consideração o consumo de vitamina C por meio de suplementos, utilizado por cerca da metade da população norte-americana, mas não se sabe ao certo se a suplementação altera de maneira substancial o consumo total de vitamina C. Os dados desta pesquisa indicam um pequeno aumento na ingestão de vitamina C nos Estados Unidos, se comparado com os dados do levantamento nutricional anterior, NHANES II, no qual 10 a 25% da população norte-americana apresenta média de ingestão de vitamina C menor ou igual aos valores de DRI.[20,42]

Desde o estudo NHANES III, dados mais recentes sobre a vitamina C fornecidos pelo NHANES – hoje conduzido como uma pesquisa contínua – foram coletados em 2003 e 2004 junto a 7.277 civis não institucionalizados.[43] As concentrações médias de vitamina C no plasma (em participantes ≥ 6 anos) foram de 48 μM entre sujeitos de pesquisa do sexo masculino e 54,8 μM entre participantes do sexo feminino. A ingestão de vitamina C e o consumo de frutas e legumes permaneceram amplamente inalterados entre as duas pesquisas (os dados farmacocinéticos discutidos mais adiante na seção "Fisiologia" podem ser utilizados para converter os valores plasmáticos em valores de ingestão estimados). Observou-se deficiência de vitamina C, definida como concentrações plasmáticas de vitamina C inferiores a 11,4 μM, em 8,2% dos participantes do sexo masculino e em 6% daqueles do sexo feminino (ver a seção "Avaliação do estado das reservas de vitamina C no organismo"). A deficiência de vitamina C se mostrou mais comum em alguns subgrupos populacionais, inclusive os participantes de baixa renda e os fumantes. Nos homens de, pelo menos, 20 anos, 18% dos fumantes apresentaram deficiência de vitamina C, contra 5,3% dos não fumantes. No caso das mulheres, os valores equivalentes foram de 15,3 e 4,2%, respectivamente.

Ingestões dietéticas de referência

Estratégias para as recomendações de ingestão

As recomendações para a ingestão ideal de vitamina C deveriam se basear nas doses que produzem boa saúde, e o resultado clínico deveria ser demonstrado para diferentes ingestões de vitamina C como componente dos alimentos. Na ausência desses dados, outras medidas podem refletir, de forma razoável, o resultado: disponibilidade dietética, as concentrações plasmáticas estáveis em relação à dose, as concentrações estáveis nos tecidos com relação à dose, a biodisponibilidade, a excreção urinária, os efeitos adversos, as funções bioquímicas e moleculares em relação à concentração, os efeitos benéficos em relação à dose e a prevenção da deficiência.[15,42] Apesar de haver estudos recentes com dados sobre alguns desses parâmetros,[12,13] é necessária a realização de estudos com resultados clínicos para determinar a ingestão ideal de vitamina C na saúde e para a prevenção de doenças por sua falta[38] (ver a seção "Consequências funcionais em seres humanos").

Valores de ingestão dietética de referência

Os valores de DRI para a vitamina C foram definidos pelo Institute of Medicine.[42] Os cálculos da necessidade média estimada (EAR) se basearam nas concentrações da vitamina C em neutrófilos de homens, na suposta ação antioxidante da vitamina C nos neutrófilos e na excreção urinária de homens, abordagem analisada em outra parte do texto.[38] A EAR

Tabela 29.2 Fontes alimentares de Vitamina C

Fonte (tamanho da porção)	Vitamina C (mg)	Fonte (tamanho da porção)	Vitamina C (mg)
Fruta		**Hortaliças**	
Melão-cantalupo (1/4 médio)	60	Aspargos, cozidos (1/2 xíc.)	10
Grapefruit fresca (1/2 fruta)	40	Banana-da-terra, picada, cozida (1/2 xíc.)	15
Melão doce (1/8 médio)	40	Batata, assada (1 média)	25
Kiwi (1 médio)	75	Batata-doce	
Laranja (1 média)	70	À vácuo (1 xíc.)	50
Manga (1 xíc., fatiados)	45	Assada (1 média)	30
Melancia (1 xíc.)	15	Em lata (1 xíc.)	20
Morangos (1 xíc., fatiados)	95	Brócolis, cozido (1/2 xíc.)	60
Mamão (1 xíc., cubos)	85	Couve-de-bruxelas, cozida (1/2 xíc.)	50
Tangerina ou tangelo (1 média)	25	Couve-flor, crua ou cozida (1/2 xíc.)	25
Suco		Couve-galega, cozida (1/2 xíc.)	55
Grapefruit (1/2 xíc.)	35	Ervilha	
Laranja (1/2 xíc.)	50	Congelada, cozida (1/2 xíc.)	20
Suco enriquecido		Fresca, cozida (1/2 xíc.)	40
Suco de cranberry (1/2 xíc.)	45	Grãos de mostarda, cozidos (1 xíc.)	35
Maçã (1/2 xíc.)	50	Pimentão, vermelho ou verde	
Uva (1/2 xíc.)	120	Cozido (1/2 xíc.)	50
		Cru (1/2 xíc.)	65
		Repolho	
		Cozido (1/2 xíc.)	15
		Cru, picado (1/2 xíc.)	10
		Roxo, cozido (1/2 xíc.)	25
		Roxo, cru, picado (1/2 xíc.)	20
		Tomate	
		Cru (1/2 xíc.)	15
		Enlatado (1/2 xíc.)	35
		Suco (± 170 mL)	35

De Levine M, Rumsey SC, Daruwala R et al. Criteria and recommendations for vitamin C intake. JAMA 1999;281:1415-23, com permissão da American Medical Association.

para homens com 19 anos ou mais foi estabelecida em 75 mg/dia. Baseando-se nas diferenças de peso corporal entre os sexos, as estimativas para as mulheres excederam, e chegou-se a um valor estimado de 60 mg/dia para mulheres maiores de 19 anos. Nos Estados Unidos, as RDA para a vitamina C foram calculadas a partir desses valores de EAR, e aumentadas de 60 para 90 mg/dia para homens e para 75 mg/dia para mulheres (Tab. 29.3). Dados reais para mulheres foram disponibilizados somente um ano após a divulgação dos valores de DRI,[13] e não foram incorporados a essas diretrizes. Baseados nesses dados farmacocinéticos mais recentes, outros países fixaram as recomendações de ingestão de vitamina C em 100 a 110 mg/dia.[13]

Uso durante a gravidez

As concentrações plasmáticas de vitamina C decrescem durante a gravidez, talvez em consequência da hemodiluição, da transferência ativa para o feto ou da perda renal aumentada. A deficiência de vitamina C durante a gravidez está associada ao maior risco de infecções, à ruptura prematura das membranas, ao parto prematuro e à eclâmpsia. Não se sabe se a deficiência de vitamina C contribui para essas condições ou se simplesmente indica nutrição pobre. Um aumento na ingestão de 75 mg/dia em mulheres não grávidas para 85 mg/dia durante a gravidez foi recomendado com base nos dados que indicam que 7 mg/dia de vitamina C previnem o escorbuto em crianças.[42]

Uso durante a doença

Os dados são insuficientes para a recomendação de suplementos de vitamina C para pessoas que não sejam mulheres grávidas, lactantes e fumantes.[42]

Níveis de ingestão máxima tolerável

Os níveis de ingestão máxima tolerável (UL) para vitamina C foi estabelecido em 2 g/dia, com base nos efeitos gastrintestinais adversos em doses mais altas.[42]

Fisiologia

Fisiologia geral e distribuição nos tecidos

A vitamina C absorvida chega ao fígado pelo sistema venoso portal hepático. Além da veia hepática, a vitamina C aparece na circulação geral sem ligação proteica. No sangue, o ácido ascórbico é dominante ou então, a única espécie química presente.[44] No rim, a vitamina C é livremente filtrada pelos glomérulos e reabsorvida pelo tubo coletor proximal.

Tabela 29.3 Valores da ingestão dietética de referência para a vitamina C[a]

Estágio de vida	Sexo	Idade	EAR	RDA	AI	UL
Lactentes (meses)		0-6			40	[b]
		7-12			50	
Crianças (anos)	Meninos e meninas	1-3	13	15		400
		4-8	22	25		650
	Meninos	9-13	39	45		1.200
		14-18	63	75		1.800
	Meninas	9-13	39	45		1.200
		14-18	56	65		1.800
						2.000
Adultos (anos)	Homens	19-30	75	90		
		31-50	75	90		
		51-70	75	90		
		> 70	75	90		
	Mulheres	19-30	60	75		
		31-50	60	75		
		51-70	60	75		
		> 70	60	75		
Gravidez (anos)		14-18	66	80		1.800
		19-30	70	85		2.000
		31-50	70	85		
Lactação (anos)		14-18	96	115		1.800
		19-30	100	120		2.000
		31-50	100	120		
Fumantes (anos)	Homens	> 19	110	130[c]		
	Mulheres	> 19	95	115[c]		

AI, ingestão adequada; EAR, necessidade média estimada; RDA, ingestão dietética recomendada; UL, níveis de ingestão máxima tolerável.

[a]Valores de ingestão dietética de referência para a vitamina C em miligramas, por estágio de vida e sexo.

[b]Não é possível determinar os valores de UL para lactentes e crianças, para os quais a fonte de ingestão de vitamina C deve ser apenas as fórmulas e os alimentos para lactentes.

[c]Enquanto as EAR para fumantes foram determinadas, as RDA para fumantes não foram explicitamente documentadas. As RDA para fumantes são calculadas com base na EAR declarada × 1,2.

Adaptado de Food and Nutrition Board, Institute of Medicine. Dietary Reference Intakes for Vitamin C, Vitamin E, Selenium, and Carotenoids. Washington, DC: National Academy Press, 2000. Extraído de Levine M, Padayatty SJ, Katz A et al. Dietary allowances for vitamin C: recommended dietary allowances and optimal nutrient ingestion. In: Asard H, May JM, Smirnoff N, eds. Vitamin C Function and Biochemistry in Animals and Plants. Londres: BIOS Scientific Publishers, 2004:291-316, com permissão de BIOS Scientific Publishers, Londres.

Quando ocorre saturação dos mecanismos de reabsorção, a vitamina C excedente é excretada como tal na urina.

A vitamina C se distribui livremente no espaço extracelular como micronutriente hidrossolúvel[45] e ela é acumulada por quase todos os tecidos humanos (Tab. 29.4). Como conversão aproximada, pode-se considerar que cada 1 g de tecido corresponde a 1 mL de volume interno. Os gradientes de concentração variam, aproximadamente, de um mínimo de duas a cinco vezes até um máximo de 100 vezes para a glândula pituitária e a adrenal. Os glóbulos vermelhos são um dos poucos tipos celulares onde a concentração interna é menor do que a concentração plasmática.[46] Como muitas destas medidas foram realizadas antes do advento das análises por cromatografia líquida de alta eficiência, HPLC, os valores da literatura podem estar subestimados.

Desconhece-se a razão pela qual a maioria das células, dos tecidos e dos órgãos acumulam vitamina C em concentrações milimolares. Em determinados tipos de células, a vitamina C funciona como cofator enzimático específico. Na medula adrenal, a vitamina C parece ser um cofator na biossíntese de norepinefrina a partir da dopamina. Em específico na pituitária e talvez no pâncreas, a função principal da vitamina C pode ser a de cofator na amidação de hormônios peptídicos. Nos fibroblastos, nos osteoblastos e nos condrócitos, a vitamina C pode funcionar como cofator na hidroxilação da prolina e da lisina, e talvez regule a transcrição do gene do colágeno ou da elastina. Em outras células e tecidos, a vitamina C desempenha papéis postulados ainda não caracterizados por completo, envolvendo, com frequência, a ação antioxidante como doadora de elétrons. Tais células e tecidos incluem neutrófilos, monócitos, cristalino, retina, córnea, neurônios periféricos e centrais, fígado, pâncreas, músculos esqueléticos e células endoteliais. Nos linfócitos, nas plaquetas, no córtex adrenal, nos testículos e nos ovários, a função do acúmulo de vitamina C é desconhecida.

Transporte e princípios de acumulação

O ácido ascórbico se acumula no interior das células por duas rotas distintas: transporte como ascorbato e transporte facilitado como ácido deidroascórbico por meio da reciclagem do ascorbato. Na primeira, o próprio ácido ascórbico é conduzido por um dos dois transportadores sódio-dependentes conhecidos, denominados SLC23A1 e SLC23A2, também conhecidos como SVCT1 e SVCT2 (transportadores de vitamina C sódio-dependentes).[47,48] Esses dois transportadores fazem parte da superfamília de transportadores de nucleobases e são diferentes dos demais transportadores sódio-dependentes. O SVCT1 (SLC23A1) é um transportador celular epitelial e pode ser encontrado no intestino, no fígado e nos rins. Ele possui um K_m de 100 a 200 μM e uma velocidade máxima ($\dot{V}_{máx}$) aparente de, aproximadamente, 1 mM. Esses valores são compatíveis com as concentrações de vitamina C no lúmen intestinal após a ingestão oral, no sistema venoso portal e no túbulo renal proximal. O SVCT2 (SLC23A2) encontra-se amplamente distribuído; ele possui um K_m aparente de aproximadamente 5 a 10 μM e uma velocidade máxima aparente de 60 a 100 μM. Esses valores estão dentro do espectro observado em seres humanos, como será descrito adiante. Ambos os transportadores são dependentes de sódio e de energia e não transportam ácido deidroascórbico.[10]

O segundo mecanismo de acúmulo de ascorbato nas células é a reciclagem de ascorbato. Nessa via, o ácido ascórbico é oxidado em ácido deidroascórbico, depois conduzido pelos transportadores facilitadores de glicose 1 para 4, e reduzido, de imediato, a ácido ascórbico, dentro da célula.[10,14] A afinidade por esse ácido é igual ou maior do que a afinidade pela glicose. A redução do ácido deidroascórbico pode ser mediada pela glutationa e/ou pelas proteínas redutoras, como descrito anteriormente.

O acúmulo de vitamina C *in vivo* provavelmente é determinado pelo transporte de vitamina C dependente de sódio, embora tecidos específicos possam utilizar a via de reciclagem ácido deidroascórbico-ascorbato. Camundongos sem SVCT2 têm grave deficiência de vitamina C em muitos tecidos e morrem ao nascer, um achado indicativo de que o transporte de vitamina C dependente de sódio é o mecanismo dominante.[49] É difícil conciliar esses achados com as propostas de que o transporte de ácido deidroascórbico é a via primária para o acúmulo de ascorbato.[50] A reciclagem de ácido deidroascórbico-ascorbato provavelmente depende da disponibilidade de ácido deidroascórbico. Estudos realizados por cromotografia líquida de alta eficiência revelam a presença de quantidades apenas residuais de ácido deidroascórbico no sangue e no plasma.[44] Para que ocorresse reciclagem de ascorbato, seria preciso haver formação local de ácido deidroascórbico. Esse mecanismo pode ser relevante para células como os neutró-

Tabela 29.4 Conteúdo de vitamina C em tecidos humanos[a]

Órgão/tecido	Concentração de vitamina C	Órgão/tecido	Concentração de vitamina C
Glândula pituitária	40-50	Pulmões	7
Glândula adrenal	30-40	Músculos esqueléticos	3-4
Cristalino	25-31	Testículos	3
Fígado	10-16	Tireoide	2
Cérebro	13-15	Líquido cerebrospinal	3,8
Pâncreas	10-15	Plasma	0,4-1
Baço	10-15	Saliva	0,07-0,09
Rins	5-15		

[a]Conteúdo de ácido ascórbico em tecidos humanos (mg/100 g de tecido integral, mg/100 mL para fluidos).[119,120] Valores fornecidos são aproximados e podem variar de acordo com a ingestão de ácido ascórbico, a idade e possível doença.

Adaptado de Hornig D. Distribution of ascorbic acid, metabolites and analogues in man and animals. Ann NY Acad Sci 1975;258:103-18, com permissão da New York Academy of Sciences, New York.

filos, que geram oxidantes difusíveis, para que o ácido ascórbido extracelular seja oxidado e convertido em ácido deidroascórbico, ou para o tipo de célula que não expressa SVCT – os glóbulos vermelhos. Os análogos de ascorbato que se acumulam através de um único mecanismo de transporte podem contribuir para o entendimento do mecanismo dominante do acúmulo de vitamina C *in vivo*.[10]

É provável que existam outros transportadores de vitamina C ainda não identificados como tal. Ratos geneticamente modificados por desativação do gene SVCT1 absorvem vitamina C, um achado que sugere a existência ou a indução de outro transportador absortivo.[51] Como a vitamina C é uma molécula existente no pH fisiológico e não é difusível, os transportadores devem mediar tanto o efluxo como o influxo. Uma vez transportada para as células epiteliais do intestino, a vitamina C deve sair para alcançar a veia mesentérica; o processo é semelhante para as células do túbulo renal, para a reabsorção de vitamina C na circulação. Em animais que sintetizam ascorbato, a vitamina C pode sair dos hepatócitos. Além disso, a vitamina C é liberada por órgãos como as glândulas adrenais, o ovário, os testículos, o estômago e o cérebro.[52-56] A identificação dos transportadores de efluxo de vitamina C aguarda futuros estudos.

Farmacocinética

Histórico

Um meio básico para definir as recomendações sobre a ingestão de vitaminas – de qualquer vitamina – é a partir das relações entre concentração e função. Graficamente, trata-se das relações entre os eixos *x* e *y*, onde o eixo *x* representa a ingestão (ou a concentração) de vitamina e o eixo *y* representa a função. Antes da instituição das DRI, as medidas do eixo *x* para a vitamina C e outras vitaminas visam à prevenção da deficiência, com o acréscimo das devidas margens de segurança. Para os fins das DRI, as relações concentração-função de vitaminas visam não apenas à prevenção da deficiência, mas também a prevenção de doenças crônicas.[42] Apesar da dificuldade em obtê-los, esses dados são essenciais para as recomendações dos níveis ideais de ingestão de nutrientes.[7,57]

Os dados relativos à concentração (eixo *x*) são fornecidos pela farmacocinética, que descreve a maneira como as doses de vitamina afetam as concentrações vitamínicas. No caso da vitamina C, os estudos de depleção-repleção em seres humanos constituem o modelo de estudo preferido. A concentração de vitamina C no plasma é medida porque as amostras são prontamente disponibilizadas, as medições refletem as concentrações extracelulares,[45] a vitamina C não tem ligação proteica e o ácido deidroascórbico não se encontra presente ou está presente em quantidades demasiadamente pequenas para serem detectadas.[44]

Estudos de depleção-repleção: concentrações de vitamina C rigidamente controladas em função da dose

Os estudos de repleção-depleção para vitamina C têm sido realizados tanto com pacientes de ambulatório como com pacientes internados. A maioria dos estudos com pacientes não internados é limitada por incerteza do consumo real de vitamina C, variável que pode ser controlada nos pacientes internados. Em estudos com pacientes internados, foi possível evitar os sinais físicos do escorbuto com 10 mg/dia de vitamina C, e as reservas corporais foram capazes de evitar o escorbuto por menos de 6 semanas.[58-60] Antes do estabelecimento das DRI, esses dados eram a base das ingestões diárias de vitamina C. Esses dados são limitados por uma análise imprecisa para a vitamina C, por uma dieta que provavelmente apresentava outras deficiências nutricionais, pelo pequeno número de pessoas e por um espectro de dosagem de pequena amplitude.

O National Institutes of Health (NIH) conduziu dois estudos de depleção-repleção em pacientes internados, utilizando homens e mulheres saudáveis.[12,13] Esses estudos estão descritos em detalhes, pois fornecem dados abrangentes de dose-concentração, obtidos por meio de testes modernos, alguns deles utilizados para calcular as ingestões dietéticas de referência (DRI) para vitamina C. Foram estudados 7 homens e 15 mulheres, todos internados por um período que variou de cinco a sete meses. A dieta continha menos de 5 mg/dia de vitamina C e foi suplementada para prevenir outras deficiências nutricionais. Ela causou depleção, alcançando a concentração plasmática de 7 a 8 μM em 4 semanas em todas as pessoas. Seguiu-se a repleção, na qual os participantes receberam uma dose fixa diária de vitamina C, gradativamente aumentada, até que se alcançasse um estado estacionário de concentração de vitamina C em jejum, o qual foi definido com 5 ou mais medições consecutivas, obtidas ao longo de, pelo menos, 7 dias e para as quais os níveis plasmáticos de vitamina C apresentaram uma média (SD) de menos de 10%. Em estado estacionário para cada dose, foram conduzidos estudos de biodisponibilidade (ver adiante), as células sanguíneas circulantes foram isoladas para a medição dos níveis de vitamina C e foram coletadas amostras de urina de 24 horas para verificação das concentrações urinárias de vitamina C e metabólitos. Após a coleta das amostras, os participantes avançaram para a dose seguinte – mais alta – de vitamina C, alcançando um novo estado estacionário, e a sequência se repetiu. As doses de vitamina C foram de 30, 60, 100, 200, 400, mil e 2.500 mg, administradas com água como doses divididas em duas vezes por dia em estado de jejum.

A partir desses estudos, obtiveram-se extensos dados farmacocinéticos para a vitamina C. O esquema de depleção-repleção e os valores plasmáticos obtidos para as 15 mulheres se encontram na Figura 29.2. Os cálculos de constante em jejum para cada pessoa podem ser demonstrados como uma função da dose para homens e mulheres (Fig. 29.3). Em doses menores ou iguais a 100 mg/dia, foi encontrada uma acentuada relação sigmoidal entre dose e concentração plasmática, com pequenas modificações nas doses produzindo grandes alterações na concentração plasmática. Em doses menores ou iguais a 100 mg/dia, as mulheres alcançaram concentração plasmática constante em jejum mais elevada do que os homens. Em doses maiores ou iguais a 400 mg/dia, as concentrações plasmáticas constantes em jejum foram de 70 a 80 μM e aumentaram pouco com doses mais elevadas. Esses dados mostram que as concentrações plasmáticas de vitamina C são

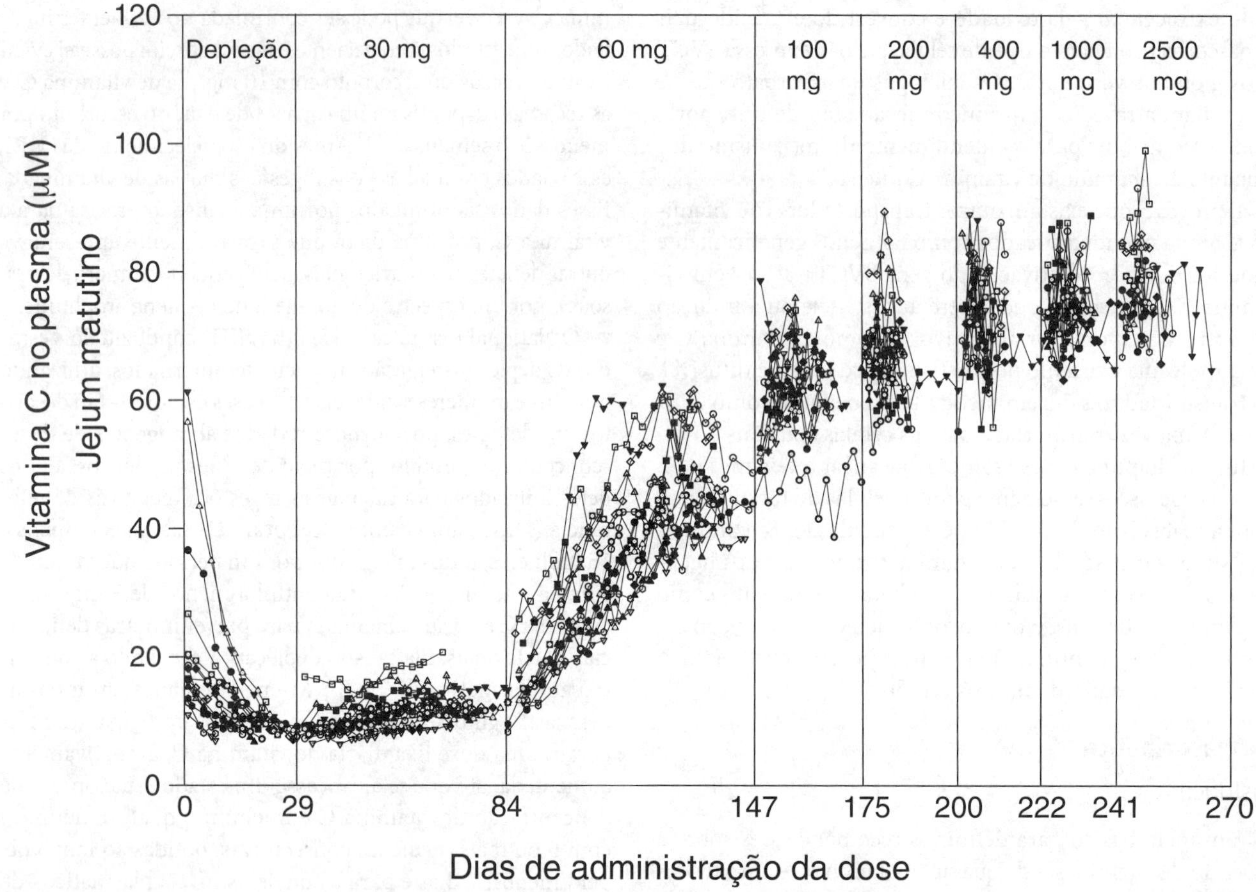

Figura 29.2 Concentrações plasmáticas de vitamina C em jejum em função da dose para 15 mulheres saudáveis. Os sujeitos consumiram dieta deficiente em vitamina C, o que resultou na depleção da vitamina C plasmática e tecidual. A solução de vitamina C foi então administrada por via oral nas doses mostradas até que se alcançasse a homeostase para cada dose. (De Levine M, Wang Y, Padayatty SJ et al. A new recommended dietary allowance of vitamin C for healthy young women. Proc Natl Acad Sci USA 2001; 98:9842-6, com permissão da National Academy of Sciences, Washington DC.)

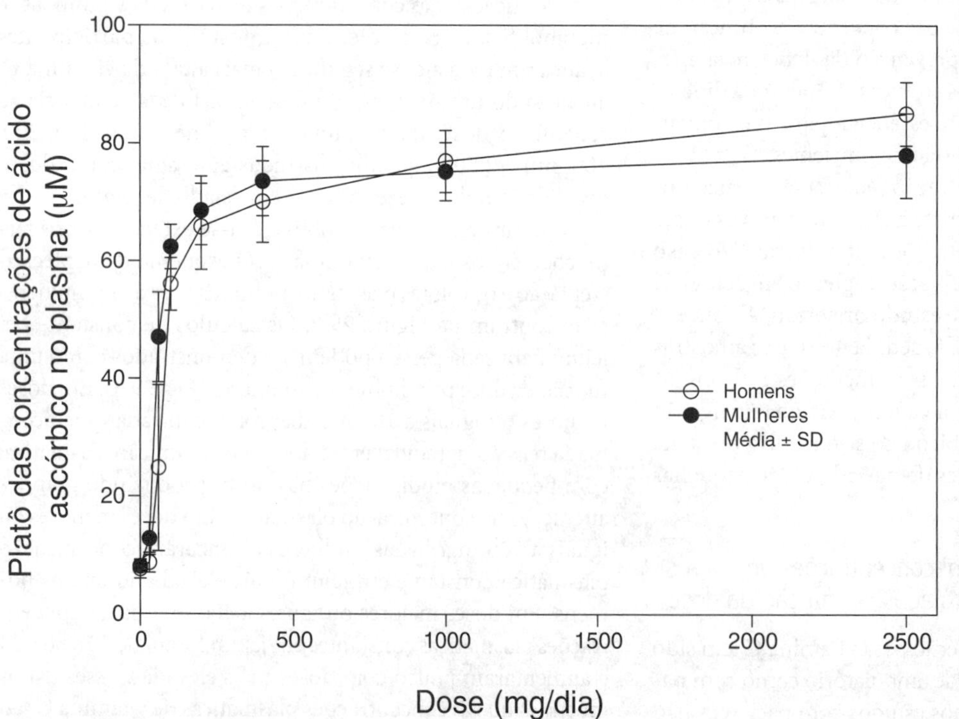

Figura 29.3 Relação entre doses orais de vitamina C e a concentração plasmática de ácido ascórbico homeostática em jejum em 7 homens saudáveis[12] e 15 mulheres saudáveis.[13] As doses diárias de vitamina C foram de 30, 60, 100, 200, 400, 1.000 e 2.500 mg. A curva de concentração das doses é sigmoidal, com a porção mais acentuada da curva entre 30 e 100 mg de vitamina C diária. A figura apresentada é uma composição de curvas de concentração de doses anteriormente publicadas para homens e mulheres.[12,13] (Dados de Levine M, Conry-Cantilena C, Wang Y et al. Vitamin C pharmacokinetics in healthy volunteers: evidence for a recommended dietary allowance. Proc Natl Acad Sci USA 1996;93:3704-9; e Levine M, Wang Y, Padayatty SJ et al. A new recommended dietary allowance of vitamin C for healthy young women. Proc Natl Acad Sci USA 2001;98:9842-6, com permissão.)

rigidamente controladas em função da dose oral em ambos os sexos. Os mecanismos subjacentes, os quais serão tratados a seguir, incluem ingestão, absorção intestinal, distribuição nos tecidos, utilização, reabsorção e excreção renais.

Mecanismos de controle rígido

Absorção. A eficiência da absorção intestinal de vitamina C é avaliada por meio da biodisponibilidade, a qual quando absoluta permite uma medição mais acurada. Não há dados disponíveis que descrevam a biodisponibilidade absoluta da vitamina C dos alimentos. A biodisponibilidade absoluta da vitamina C pura, porém, como determinada pelo estudo da NIH com homens saudáveis para pessoas em homeostase, foi calculada usando ou a análise farmacocinética padrão com a área sob curva ou um modelo multicompartimental mais complexo.[12,61] Convencionou-se expressar a biodisponibilidade como uma porcentagem, com 100% indicando absorção completa. A biodisponibilidade da vitamina C foi de acima de 80% para doses de 15 a 100 mg/dia e diminuiu para menos de 50%, para 1.250 mg/dia (Tab. 29.5). Esses dados mostram que a absorção intestinal contribui para o controle rígido das concentrações de vitamina C.

O ascorbato é absorvido pelo intestino delgado.[14] Não se sabe ao certo se o ascorbato, o ácido deidroascórbico, ou ambos, é ou são as espécies transportadas no epitélio de borda estriada. Embora o gene SVCT1 esteja localizado no intestino delgado, o rato geneticamente modificado pela desativação desse gene absorve um análogo de ascorbato que, quando oxidado, não é transportado pelos transportadores de glicose.[10,51] Esses dados sugerem haver no intestino delgado outro transportador de ascorbato dependente de sódio.

Distribuição nos tecidos. O controle rígido das concentrações plasmáticas da vitamina C poderia ser causado, em parte, pela distribuição dependente da concentração nas células e nos tecidos. Nos sujeitos saudáveis, somente alguns tipos de amostras podem ser obtidas e incluem: neutrófilos, monócitos, linfócitos e plaquetas – todos componentes do sangue; sêmen e líquido seminal dos homens; e urina.[62] Dada a sua pronta disponibilidade, as células circulantes foram utilizadas como um reflexo para outros tecidos para determinar a concentração de vitamina C em relação à dose em um intervalo de aumento de 83 vezes (Fig. 29.4). As concentrações intracelulares de vitamina C aumentaram de duas a três vezes em doses aumentadas de 30 para 100 mg/dia. As células atingiram platôs de concentração antes do plasma (ver Figs. 29.3 e 29.4), em concordância com a cinética do transportador SVCT2 e a contribuição do acúmulo desses tecidos para um controle rigoroso.

Tabela 29.5 Biodisponibilidade da vitamina C[a]

	Biodisponibilidade de ácido ascórbico	
	Método utilizando área sob análise da curva	Método utilizando modelo matemático multicompartimentalizado
Dose (mg)	Média (%) (DP)	Mediana (%)
15	—	89
30	—	87,3
50	—	58
100	—	80
200	112 (25)	72
500	73 (27)	63
1.250	49 (25)	46

[a]Biodisponibilidade da vitamina C em homens saudáveis em homeostase para cada dose. A biodisponibilidade de vitamina C para três doses foi calculada utilizando a área sob análise da curva.[12] Esse método não pôde ser usado para doses inferiores a 200 mg, quando a vitamina C não apresentava volume constante de distribuição, ou uma razão constante de *clearance*.[61]

Dados de Levine M, Conry-Cantilena C, Wang Y et al. Vitamin C pharmacokinetics in healthy volunteers: evidence for a recommended dietary allowance. Proc Natl Acad Sci USA 1996; 93:3704-9; e Graumlich JF, Ludden TM, Conry-Cantilena C et al. Pharmacokinetic model of ascorbic acid in healthy male volunteers during depletion and repletion. Pharm Res 1997; 14:1133-9, com permissão.

Utilização. A taxa de utilização da vitamina C pode afetar sua concentração; a primeira pode ser afetada por variações na atividade do transportador, na reciclagem, na eficiência enzimática e na presença ou ausência de condições que possam acelerar a utilização, como o estresse oxidativo. Presume-se que a utilização acelerada seja responsável pelas concentrações de vitamina C abaixo do esperado em fumantes, doenças graves, infarto agudo do miocárdio, diabetes e pancreatite.[15,63-67] As taxas de utilização diferem em sujeitos saudáveis (ver Fig. 29.2).[7,13,59]

Reabsorção e excreção renais. Com a função renal normal, pequenas moléculas (p. ex., glicose e aminoácidos) são filtradas através do filtrado glomerular e reabsorvidas nos túbulos renais. Tomando-se por base o transporte tubular de reabsorção individualmente, os néfrons têm uma capacidade máxima para absorver determinadas substâncias, chamada *taxa máxima de reabsorção tubular*. Quando a taxa máxima de reabsorção tubular está dentro da faixa das concentrações plasmáticas, o rim tem um papel fundamental na homeostase.

As características específicas e os mecanismos de reabsorção da vitamina C estão emergindo. Embora dados anteriores descrevessem uma quantidade baixa, mas constante, de vitamina C na urina,[68] medições mais apuradas não detectaram a presença de ácido na urina em estado estacionário com doses inferiores a 100 mg/dia nos homens e 60 mg/dia nas mulheres[12,13] (Fig. 29.5). É provável que a vitamina C seja livremente filtrada pelos glomérulos e reabsorvida nos túbulos proximais pelo SVCT1,[51] e que o máximo de reabsorção tubular para a vitamina C esteja dentro da faixa das concentrações plasmáticas.[12,13] Um máximo de reabsorção tubular exato, embora ainda não exista, seria de grande valia para o estabelecimento das recomendações sobre os níveis de ingestão.

A reabsorção e a excreção renais contribuem fundamentalmente para o rigoroso controle das concentrações de vitamina C. Apesar de que nos estudos citados anteriormente não há excreção de vitamina C nas doses baixas, nas doses mais elevadas, toda a vitamina C administrada por via intravenosa ou absorvida por via oral foi excretada (Fig. 29.5).[12,13] Por exemplo, quando foram administradas 1.250 mg de vitamina C por via oral, aproximadamente 600 mg foram absorvidos e, a seguir, excretados na urina. Com a administração intravenosa, que evita os efeitos de interação da absorção intestinal, quase toda a dose administrada foi excretada com 500 e 1.250 mg.

Os pacientes com doença renal terminal não são capazes de excretar a vitamina C, pois não ocorre filtração glomerular.

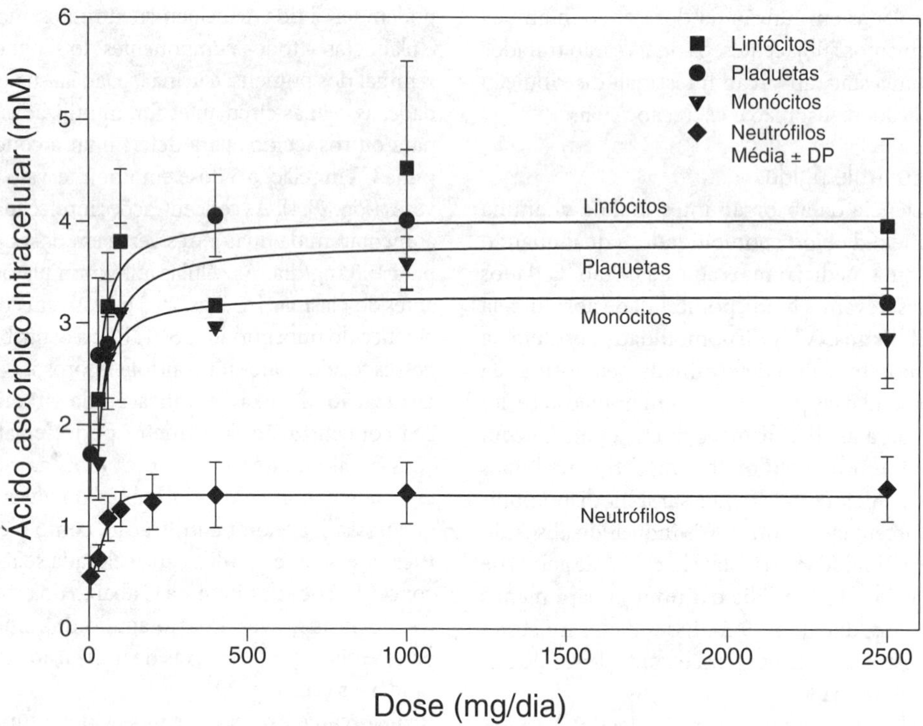

Figura 29.4 Concentrações intracelulares de vitamina C em células circulantes em função da dose em mulheres saudáveis. As células foram isoladas ao se alcançar a homeostase para cada dose. (De Levine M, Wang Y, Padayatty SJ et al. A new recommended dietary allowance of vitamin C for healthy young women. Proc Natl Acad Sci USA 2001;98:9842-6, com permissão da National Academy of Sciences, Washington DC.)

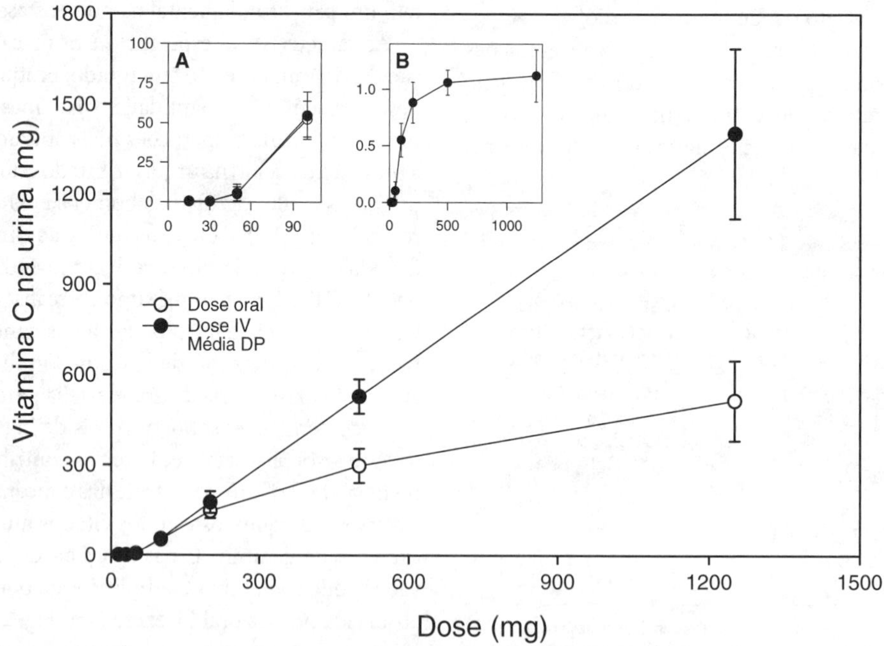

Figura 29.5 Excreção urinária de vitamina C em função de doses únicas de vitamina C em homeostase. A excreção de vitamina C durante 24 h foi determinada após a administração de doses únicas por via oral ou intravenosa. **Detalhe A.** Excreção de vitamina C para doses únicas orais ou intravenosas de 15 a 100 mg. O eixo X indica a dose, o eixo Y indica a quantidade (mg) excretada na urina. **Detalhe B.** Excreção fracional (a fração da dose excretada) após a administração intravenosa de doses únicas de vitamina C. O eixo X indica a dose e o eixo Y indica a excreção fracional (vitamina C excretada na urina, em miligramas, dividida pela dose de vitamina C em miligramas). (De Levine M, Wang Y, Padayatty SJ et al. A new recommended dietary allowance of vitamin C for healthy young women. Proc Natl Acad Sci USA 2001;98:9842-6, com permissão da National Academy of Sciences, Washington DC.)

Doses maiores de 200 mg/dia podem se acumular, gerando hiperoxalemia. Por outro lado, a vitamina C é livremente dialisável e se perde durante a diálise. Por causa da preocupação com a reposição excessiva, pacientes com doença renal terminal submetidos à diálise apresentam, com frequência, baixas concentrações plasmáticas de vitamina C.[69]

Genética. Dado o papel fundamental dos transportadores de ascorbato para um controle rigoroso, as variações genéticas na expressão ou na atividade do transportador podem modificar o rigoroso controle das concentrações de vitamina C em seres humanos saudáveis. No caso de ambos os transportadores conhecidos de vitamina C, ocorrem polimorfismos de nucleotídeos nos respectivos genes, inclusive naqueles que demonstram reduzir a atividade de transporte do SVCT1 (SLC23A1).[51] A atividade de transporte reduzida do SVCT1 diminui a reabsorção de vitamina C pelos rins, resultando em menores concentrações de vitamina C no plasma.[51] Dados comprobatórios obtidos a partir de um estudo populacional[70] sugerem que as variações genéticas nos transportadores de vitamina C afetam o controle rigoroso.

Ignorando o controle rigoroso: farmacologia

O ascorbato pode ser ingerido em doses administradas em gramas como suplemento oral, embora doses superiores a 3 g produzam diarreia (ver seção "Manifestações de deficiência e excessos de vitamina C"). Os pesquisadores relataram que com um dosagem oral máxima em intervalos de algumas horas, as concentrações plasmáticas permaneciam abaixo de 300 μM.[71] As concentrações plasmáticas são rigorosamente controladas por causa da limitada absorção intestinal combinada à excreção renal, uma consequência, por sua vez, da saturação da reabsorção tubular renal. Quando o ascorbato é administrado por via intravenosa (parenteral), a absorção limitada é ignorada, ocorrendo concentrações milimolares de vitamina C no plasma em questão de minutos. Durante várias horas, a homeostase é restaurada por filtração glomerular, saturação da reabsorção tubular e excreção renal.[71,72] Nos seres humanos, o ascorbato intravenoso produz concentrações plasmáticas máximas de 25 a 30 mM, níveis centenas de vezes mais elevados do que aqueles produzidos pela ingestão alimentar. O ascorbato intravenoso é de uso farmacológico, não de uso nutricional, e o seu uso, como medicamento, parece ser surpreendentemente seguro,[72,73] com possível aplicação terapêutica, como veremos adiante.

Consequências funcionais em seres humanos

Benefícios do consumo da vitamina C proveniente de frutas e hortaliças

O National Cancer Institute dos Estados Unidos recomenda para pessoas saudáveis o consumo de, pelo menos, cinco porções de frutas e hortaliças por dia, número baseado em mais de duzentos estudos que descrevem associações inversas entre a ocorrência de câncer e a maior ingestão de frutas e legumes ou de nutrientes antioxidantes, inclusive de vitamina C.[74,75] Em retrospecto, muitos desses estudos se mostraram falhos por serem estudos de controle de caso, por contarem com uma representação excessiva de pessoas conscientes em relação aos cuidados com a saúde ou em razão das diferenças de memória dos participantes.[76] Dados prospectivos mais novos indicam que a associação entre a prevenção do câncer e a ingestão de frutas e legumes é, na melhor das hipóteses, inconsistente.[76-78]

Tomando-se por base essencialmente a epidemiologia observacional, existe uma associação entre a ingestão de frutas e legumes e a prevenção de doença cardiovascular.[76,78-80] A ingestão de frutas e legumes em condições controladas foi associada à redução da pressão arterial,[81] um fator de risco para doença cardiovascular. Entretanto, faltam ensaios de prevenção nutricional ou intervenção clínica que confirmem o caráter protetor das frutas e dos legumes.[80]

Para a prevenção tanto de câncer como de doença cardiovascular, não se sabe se os benefícios desses alimentos estão relacionados à vitamina C em si, com a combinação entre a vitamina C e outros componentes das frutas e vegetais, ou com substâncias desses alimentos, independentemente da vitamina C.[15] A vitamina C pode ser somente um marcador substituto do consumo de frutas e vegetais ou, talvez, de outras práticas que compõem um estilo de vida saudável. O consumo de frutas e legumes é uma fonte de micronutrientes, fibra e proporciona saciedade.

Estudos de resultado

Investigou-se a ação da vitamina C dos alimentos associada a suplementos na prevenção do câncer, da doença cardiovascular, do acidente vascular cerebral e de doenças oftalmológicas associadas à idade, com resultados contraditórios e, muitas vezes, decepcionantes.[20,82-86] Alguns estudos observacionais correlacionaram o consumo de vitamina C, tanto de alimentos como de suplementos, com a redução da mortalidade[87] e com menor risco de doença cardíaca isquêmica,[82] particularmente quando os pacientes tinham baixa ingestão de vitamina C.[83] Em um estudo de intervenção, as suplementações das vitaminas C e E desaceleraram a progressão da aterosclerose de carótida,[88] mas, em muitos outros estudos, o efeito de proteção contra a ateresclerose não foi observado.[20,89] Em estudos de intervenções de grande escala, a vitamina C foi parcialmente obtida a partir de alimentos, mas foi também consumida em combinação com outras vitaminas antioxidantes. Nessas condições, a vitamina C não apresentou os benefícios à saúde observados com o consumo de frutas e vegetais na prevenção do câncer e na redução da doença vascular.[86]

Em consonância com estudos conduzidos com ratos,[51] as vitaminas C e E reduziram a incidência de pré-eclâmpsia ou hipertensão em gestantes com baixas concentrações de vitamina no início dos estudos realizados.[90] Esses achados não se confirmaram em populações mais saudáveis, provavelmente porque os participantes apresentavam concentrações de ascorbato próximas ao nível de saturação no início dos estudos.[91,92]

Os dados observacionais indicaram que a suplementação de vitamina C pode prevenir a catarata,[84] mas um grande estudo prospectivo mostrou que a combinação de suplementos de vitamina C com vitamina E e betacaroteno não causa tal efeito.[93] Um grande estudo controlado por placebo mostrou que a combinação dos suplementos de vitamina C, vitamina E, betacaroteno e zinco reduziu as chances de desenvolver degeneração macular avançada relacionada à idade, quando a doença já está presente,[94] mas faltam evidências que provem que as vitaminas antioxidantes, inclusive a vitamina C, previnem a degeneração macular.[95] Não há relato de estudos de intervenção em grande escala para a prevenção de doenças nos quais a vitamina C tenha sido administrada como o único suplemento.

Testaram-se também os efeitos em potencial da suplementação de vitamina C na hipertensão, na disfunção endotelial e nas doenças respiratórias. Os suplementos de vitamina C apresentaram efeitos moderados na diminuição da pressão sanguínea em alguns sujeitos, mas não em todos; não há estudos de grande escala disponíveis sobre essa questão.[96] Muitos estudos mostram que a vitamina C minimiza a disfunção vasomotora endotelial e induz à vasodilatação quando administrada por via arterial. Porém, as concentrações arteriais são muito maiores do que as alcançadas por via oral. A suplementação de vitamina C, por um período de três dias, potencializa a vasodilatação induzida pela nitroglicerina, mas não se sabe se esse efeito persiste a longo prazo.[97] Provavelmente, os suplementos de vitamina C não previnem as infecções respiratórias agudas em populações saudáveis[98] e não trouxeram benefício clínico no tratamento de pacientes asmáticos.[99]

Um pequeno estudo concluiu que os suplementos de ácido ascórbico são eficazes no tratamento de escaras, mas esse achado ainda não foi confirmado.[100] As informações iniciais talvez tenham indicado que os sujeitos-controle sofriam de deficiência de vitamina C, e a suplementação corrigiu tal deficiência. Apesar de os dados serem insuficientes, utilizam-se os suplementos de vitamina C no tratamento das escaras em pacientes idosos, pois apresentam baixo risco, existe a possibilidade de a população tratada apresentar deficiência de vitamina C e é difícil tratar a condição.

Efeitos da vitamina C no trato gastrintestinal

As concentrações de vitamina C no suco gástrico são três vezes maiores do que aquelas encontradas no plasma.[55] O conteúdo de vitamina C é baixo no suco gástrico de pacientes com gastrite atrófica e *Helicobacter pylori*, e a erradicação dessa bactéria aumenta a secreção gástrica de vitamina C.[101] A vitamina C pode potencialmente anular metabólitos reativos de oxigênio no estômago e no duodeno e prevenir a formação de substâncias mutagênicas de N-nitroso. Não se sabe se essas características trazem benefício clínico. Apesar de haver correlação entre uma maior ingestão dietética de vitamina C e redução do risco de câncer gástrico,[75,102] não está claro se a vitamina C em si é responsável por tal redução ou se outras substâncias encontradas nos vegetais ricos em vitamina C apresentam esse efeito. Em uma população de alto risco para câncer gástrico, a suplementação de vitamina C, com ou sem tratamento contra a *Helicobacter pylori*, foi associada à regressão das lesões pré-neoplásicas.[103] Entretanto, um grande estudo epidemiológico não mostrou associação entre a suplementação de vitamina C e a redução da mortalidade por câncer de estômago.[102,104] Uma metanálise de suplementos antioxidantes para a prevenção de câncer gastrintestinal, incluindo o ascorbato, indicou que o uso de suplementos não tinha correlação com a redução, mas, talvez, com o aumento da mortalidade.[105]

No intestino delgado, a vitamina C reduz as concentrações de ferro e, consequentemente, promove a absorção desse mineral (ver também Cap. 10, "Ferro"). Uma dose de 20 a 60 mg/dia de vitamina C, encontrada em alimentos ricos em vitamina C, aumentou em 1,5 a 10 vezes a absorção de ferro pelo intestino delgado, dependendo do estado das reservas de ferro no organismo, da dose de vitamina C e do tipo da refeição de teste.[106] O efeito da vitamina C na elevação da concentração de hemoglobina foi modesto.[107] Clinicamente, a vitamina C é administrada juntamente com o ferro para aumentar a sua absorção, especialmente durante a gestação.

Efeitos do ascorbato farmacológico

As concentrações de ascorbato farmacológico, obtidas somente por administração por via parenteral, produzem peróxido de hidrogênio no fluido extracelular, mas não no sangue, mediante a redução do oxigênio molecular para formar superóxido.[39,45] O peróxido de hidrogênio, o ascorbato farmacológico e os metais traço produzem espécies reativas de oxigênio que são seletivamente tóxicas para as células neoplásicas *in vitro* e para o câncer em modelos animais.[39,45] Por meio do mesmo mecanismo, o ascorbato farmacológico se mostrou promissor no tratamento de infecções.[39] São necessários ensaios clínicos que determinem se o ascorbato farmacológico oferece eficácia no tratamento de tipos específicos de câncer em seres humanos como recurso auxiliar à quimioterapia.

Funções em relação à concentração *in vivo*: limitações e resumo

A função definitiva da vitamina C em seres humanos *in vivo*, exceto para a prevenção de escorbuto, permanece um mistério. Quase todos os tecidos concentram vitamina C, inclusive muitos que não contêm as enzimas que a solicitam, um achado sugestivo de que essa vitamina tem outras funções não reconhecidas *in vivo*. O conhecimento que se tem atualmente das 14 enzimas dependentes de vitamina C e de outras funções não enzimáticas a partir de ensaios *in vivo*, como observamos anteriormente, permanece incompleto. É interessante pensar na vitamina C em termos de um antioxidante fundamental ou de um doador de elétrons *in vivo*, mas faltam evidências conclusivas.[20]

Atualmente, os pesquisadores não têm provas definitivas de que uma determinada concentração ou nível de ingestão de vitamina C produza um resultado benéfico do ponto de vista clínico, além da prevenção de sua deficiência.[20] O consumo de 5 a 9 porções de frutas e legumes por dia fornece de 200 a 400 mg de vitamina C, produzindo concentrações plasmáticas de 70 a 80 μM em estado estacionário em jejum.

Não se sabe ao certo, no entanto, se essas concentrações de vitamina C *in vivo* otimizam as funções bioquímicas ou melhoram os resultados clínicos.

Embora a farmacocinética da vitamina C proporcione um conhecimento fundamental sobre as concentrações (o eixo *x*), existe uma escassez de dados sobre o efeito dessas concentrações sobre a função (o eixo *y*) *in vivo*. Mesmo na falta de dados definitivos do eixo *y*, o eixo *x* oferece esclarecimentos essenciais para análises de resultados com seres humanos, os quais, de preferência, deveriam reconhecer o rigoroso controle e a forte relação entre as doses orais e as concentrações de vitamina C no organismo. Para determinar se a vitamina C afeta um determinado resultado, é preciso comparar sujeitos com diferentes concentrações de vitamina C.[15,92] Infelizmente, muitas análises de resultados comparam participantes que apresentam diferentes níveis de ingestão de vitamina C com diferentes concentrações de vitamina C no organismo. Essa falha comum de projeto, infelizmente, continua sendo um fator de limitação básico das análises de resultados sobre a vitamina C. Se os pacientes situados na faixa de ingestão mais baixa já estiverem além da parte íngreme da curva farmacocinética (ver Fig. 29.3), o aumento da ingestão não produzirá aumento das concentrações, e os resultados não devem diferir. As análises de resultados futuros devem comparar participantes situados dentro de uma determinada faixa de concentrações de vitamina C no organismo, não de ingestão. A mesma abordagem do eixo *x-y* aplicada à fisiologia pode revelar o possível benefício do ascorbato farmacológico, quando o controle rigoroso é transitoriamente ignorado com a administração de ascorbato por via parenteral.

Avaliação do estado das reservas de vitamina C no organismo

Na ausênica de escorbuto clínico, o estado das reservas de vitamina C no organismo é baseado nas medições dos níveis de ascorbato nos glóbulos brancos (leucócitos) ou no plasma; o ascorbato plasmático é usado com mais frequência por causa da facilidade técnica. A deficiência de vitamina C é considerada presente quando as concentrações plasmáticas são inferiores a 11,4 μM (0,2 mg/dL).[43,108] O estado marginal dos níveis e concentração de vitamina C no organismo, com um risco moderado de desenvolvimento de deficiência, é indicado por concentrações plasmáticas entre 11,4 e 28,4 μM (0,2 a 0,5 mg/dL).[43,108] A saturação ocorre em concentrações plasmáticas de aproximadamente 70 μM ou mais.[12,13]

Como não existe nenhuma medida funcional do estado das reservas de vitamina C no organismo além do escoburto clínico, os valores indicativos de deficiência e estado marginal são arbitrários. Para a deficiência, os valores foram obtidos com um estudo que superestimou as concentrações de vitamina C como baixas.[58-60] No caso do escorbuto, achados clínicos de hemorragia e hiperceratose só ocorrem quando as concentrações plasmáticas estão abaixo de 5 μM.[12,13] O primeiro sintoma de escorbuto é a fadiga, a qual, infelizmente, talvez seja o sintoma geral mais comum na medicina. A fadiga ocorre em condições controladas quando as concentrações de vitamina C no plasma estão abaixo de aproximadamente 20 μM.[12,20] O estado marginal das reservas de vitamina C é baseado no risco de desenvolvimento de deficiência franca e pode ser considerado representativo das reservas de vitamina C no organismo. Se a ingestão de vitamina C cessar, uma concentração plasmática de 28 μM de vitamina C equivale a uma reserva aproximada de 2 a 3 semanas para prevenir o escorbuto clínico. Com uma ingestão de vitamina C em nível de RDA para homens e mulheres, os valores plasmáticos são de aproximadamente 45 μM.[12,13]

Manifestações de deficiência e excessos de vitamina C

Deficiência

Escorbuto

Atualmente, o escorbuto é raro em países industrializados. Ele ocorre principalmente nos seguintes grupos: populações desnutridas; pacientes com caquexia associada ao câncer e à má-absorção; alcoólatras, sujeitos de baixa renda e idosos cuja dieta é inadequada; pessoas institucionalizadas e, por vezes, sujeitos com dietas excêntricas.[109] O escorbuto ocorre em áreas devastadas por guerras e em campos de refugiados. A deficiência subclínica de vitamina C pode ser mais comum, mas os sintomas não são específicos e, consequentemente, não são facilmente atribuídos à falta de vitamina C. Historicamente, Lind notou que os sintomas iniciais do escorbuto são fraqueza e letargia.[2] O Capítulo 57, que trata sobre as manifestações das deficiências e toxicidades dos nutrientes, aborda de forma mais detalhada os sinais e sintomas do escorbuto. O diagnóstico baseia-se nos dados clínicos e pode ser confirmado por baixas concentrações plasmáticas de vitamina C. Se não for tratado, o escorbuto é fatal, e o tratamento não deve ser adiado para a confirmação laboratorial. **Tratamento e prevenção.** Deve-se iniciar o tratamento com 100 mg de vitamina C três vezes ao dia. Pode-se aplicar uma dose inicial intravenosa de 60 a 100 mg de vitamina C. As crianças podem receber 100 a 200 mg/dia, por via oral ou parenteral. Se o diagnóstico e o tratamento forem imediatos, o dano permanente, causado pelo escorbuto, pode ser evitado. As concentrações plasmáticas estáveis obtidas com uma dose de vitamina C de 100 mg/dia irão prevenir a deficiência por cerca de 1 mês.[12,15]

Efeitos adversos do excesso de vitamina C

Trato gastrintestinal

A vitamina C é, em geral, segura e bem tolerada, com poucos efeitos colaterais relacionados à dose.[15,42] Pelo fato de a ingestão de 3 g ou mais, de uma única vez, causar diarreia e distensão abdominal, os níveis de ingestão máxima tolerável foram determinados em 2 g/dia. A vitamina C favorece a absorção de ferro pelo intestino delgado. O uso dessa vitamina, a longo prazo, poderia aumentar o risco de excesso de ferro no organismo de pacientes suscetíveis, como aqueles com hemocromatose, talassemia major, anemia falsiforme, anemia sideroblástica ou que necessitem de transfusões frequentes de hemácias.[110] Esses pacientes devem evitar doses altas de vitamina C, mas não frutas e vegetais.[111] Em sujeitos saudáveis, doses de vitamina C de até 2 g durante 18 meses não induziram à absorção aumentada de ferro.[112]

Sangue

A deficiência de glicose-6-fosfato desidrogenase é uma doença hereditária ligada ao cromossomo X, que pode causar crises hemolíticas, em geral, quando ocorre estresse oxidativo. Em pacientes com essa deficiência, a hemólise foi precipitada por vitamina C intravenosa ou por doses orais únicas de, pelo menos, 6 g.[73]

Rim

Doses de 3 g de vitamina C podem causar hiperuricosúria transitória, o que não ocorre com doses inferiores a 1 g/dia. Doses superiores a 1 g/dia podem aumentar a secreção de oxalato em pacientes com hiperoxalúria, oculta ou conhecida, e podem precipitar a formação de cálculos renais de oxalato.[15] Não se sabe ao certo se a administração de doses de vitamina C contribui para a hiperoxalúria.[42,69] Em estudos de grande escala com pessoas saudáveis sem histórico de cálculo renal, o alto consumo de vitamina C, proveniente de alimentos e de suplementos, não aumenta a formação de cálculos renais.[113] Em pacientes com falência renal submetidos à hemodiálise crônica, a hiperoxalemia foi induzida por repetidas doses intravenosas de vitamina C maiores que 500 mg.[69] Para prevenir a oxalose, a ingestão de vitamina C desses pacientes não deveria exceder 200 mg/dia.[15]

Outros

A vitamina C, em doses maiores ou iguais a 250 mg, pode causar resultados falso-negativos em testes para a detecção de sangue oculto nas fezes à base de *Guaiacum officinale*. A ingestão de vitamina C deve ser reduzida a menos de 250 g por vários dias antes da realização do teste. Atribuíram-se vários efeitos nocivos à vitamina C erroneamente, inclusive hipoglicemia, rebote do escorbuto, infertilidade, mutagênese e destruição de vitamina B_{12}.[15]

Referências bibliográficas

1. Clemeston CAB. Classical scurvy: a historical review. In: Vitamin C. Boca Raton, FL: CRC Press, 1989:1–10.
2. Lind J. Lind's Treatise on Scurvy. In: Stewart CP, Guthrie D, eds. Bicentenary volume. Edinburgh: Edinburgh University Press, 1953:1–440.
3. Svirbely J, Szent-Gyorgyi A. Biochem J 1932;26:865–70.
4. King CG, Waugh WA. Science 1932;75:357.
5. Linster CL, Van Schaftingen E. FEBS J 2007;274:1–22.
6. Cueto GR, Allekotte R, Kravetz FO. J Wildl Dis 2000;36:97–101.
7. Levine M. N Engl J Med 1986;314:892–902.
8. Buettner GR. Arch Biochem Biophys 1993;300:535–43.
9. Lewin S. Vitamin C: Its Molecular Biology and Medical Potential. London: Academic Press, 1976:5–39.
10. Corpe CP, Lee JH, Kwon O et al. J Biol Chem 2005;280:5211–20.
11. Baker EM, Halver JE, Johnsen DO et al. Ann N Y Acad Sci 1975;258:72–80.
12. Levine M, Conry-Cantilena C, Wang Y et al. Proc Natl Acad Sci U S A 1996;93:3704–9.
13. Levine M, Wang Y, Padayatty SJ et al. Proc Natl Acad Sci U S A 2001;98:9842–6.
14. Rumsey SC, Levine M. J Nutr Biochem 1998;9:116–30.
15. Levine M, Rumsey SC, Daruwala R et al. JAMA 1999;281:1415–23.
16. Levine M, Rumsey SC, Wang Y et al. Vitamin C. In: Stipanuk MH, ed. Biochemical and Physiological Aspects of Human Nutrition. Philadelphia: WB Saunders, 2000:541–67.
17. Myllyharju J. Ann Med 2008;40:402–17.
18. Prockop DJ, Kivirikko KI. Annu Rev Biochem 1995;64:403–34.
19. Rebouche CJ. Am J Clin Nutr 1991;54(Suppl):1147S–52S.
20. Padayatty SJ, Katz A, Wang Y et al. J Am Coll Nutr 2003;22:18–35.
21. Carr AC, Frei B. Am J Clin Nutr 1999;69:1086–1107.
22. Polidori MC, Mecocci P, Levine M et al. Arch Biochem Biophys 2004;423:109–15.
23. Jialal I, Fuller CJ. Can J Cardiol 1995;11:97G–103G.
24. Steinberg D. Nat Med 2002;8:1211–7.
25. Van Hoydonck PGA, Schouten EG, Manuel-Y-Keenoy B et al. Eur J Clin Nutr 2004;58:1587–93.
26. Kris-Etherton PM, Lichtenstein AH, Howard BV et al. Circulation 2004;110:637–41.
27. Jacob RA, Kutnink MA, Csallany AS et al. J Nutr 1996;126:2268–77.
28. Bruno RS, Leonard SW, Atkinson J et al. Free Radic Biol Med 2006;40:689–97.
29. Nualart FJ, Rivas CI, Montecinos VP et al. J Biol Chem 2003; 278:10128–33.
30. Duarte TL, Lunec J. Free Radic Res 2005;39:671–86.
31. Li Y, Schellhorn HE. J Nutr 2007;137:2171–84.
32. Griffiths HR, Willetts RS, Grant MM et al. Br J Nutr 2008;101:1432–9.
33. Toth I, Bridges KR. J Biol Chem 1995;270:19540–4.
34. Heller R, Unbehaun A, Schellenberg B et al. J Biol Chem 2001;276:40–7.
35. Houglum KP, Brenner DA, Chojkier M. Am J Clin Nutr 1991; 54(Suppl):1141S–3S.
36. Lee SH, Oe, T, Blair IA. Science 2001;292:2083–6.
37. Podmore ID, Griffiths HR, Herbert KE et al. Nature 1998;392:559.
38. Levine M, Padayatty SJ, Katz A et al. Dietary allowances for vitamin C: recommended dietary allowances and optimal nutrient ingestion. In: Asard H, May JM, Smirnoff N, eds. Vitamin C Function and Biochemistry in Animals and Plants. London: BIOS Scientific Publishers, 2004:291–316.
39. Chen Q, Espey MG, Sun AY et al. Proc Natl Acad Sci U S A 2008; 105:11105–9.
40. Johnston CS. JAMA 1999;282:2118.
41. Life Sciences Research Office, Federation of American Societies for Experimental Biology, Interagency Board for Nutrition Monitoring and Related Research. Third Report on Nutrition Monitoring in the United States. Report no. 2. Washington, DC: US Government Printing Office, 1995.
42. Food and Nutrition Board, Institute of Medicine. Dietary Reference Intakes for Vitamin C, Vitamin E, Selenium, and Carotenoids. Washington, DC: National Academy Press, 2000.
43. Schleicher RL, Carroll MD, Ford ES et al. Am J Clin Nutr 2009; 90:1252–63.
44. Dhariwal KR, Hartzell WO, Levine M. Am J Clin Nutr 1991; 54:712–6.
45. Chen Q, Espey MG, Sun AY et al. Proc Natl Acad Sci U S A 2007; 104:8749–54.
46. Evans RM, Currie L, Campbell A. Br J Nutr 1982;47:473–82.
47. Tsukaguchi H, Tokui T, Mackenzie B et al. Nature 1999;399:70–5.

48. Daruwala R, Song J, Koh WS et al. FEBS Lett 1999;460:480–4.
49. Sotiriou S, Gispert S, Cheng J et al. Nat Med 2002;8:514–7.
50. Huang J, Agus DB, Winfree CJ et al. Proc Natl Acad Sci U S A 2001;98:11720–4.
51. Corpe CP, Tu H, Eck P et al. J Clin Invest 2010;120:1069–83.
52. Koba H, Kawao K, Yamashita K. Tohoku J Exp Med 1971;104: 65–71.
53. Musicki B, Kodaman PH, Aten RF et al. Biol Reprod 1996;54: 399–406.
54. Rebec GV, Wang Z. J Neurosci 2001;21:668–75.
55. Schorah CJ, Sobala GM, Sanderson M et al. Am J Clin Nutr 1991; 53(Suppl):287S–93S.
56. Padayatty SJ, Doppman JL, Chang R et al. Am J Clin Nutr 2007; 86:145–9.
57. Levine M, Dhariwal KR, Washko PW et al. Am J Clin Nutr 1991; 54(Suppl):1157S–62S.
58. Baker EM, Hodges RE, Hood J et al. Am J Clin Nutr 1969;22: 549–58.
59. Baker EM, Hodges RE, Hood J et al. Am J Clin Nutr 1971;24: 444–54.
60. Hodges RE, Hood J, Canham JE et al. Am J Clin Nutr 1971;24: 432–43.
61. Graumlich JF, Ludden TM, Conry-Cantilena C et al. Pharm Res 1997;14:1133–9.
62. Fraga CG, Motchnik PA, Shigenaga MK et al. Proc Natl Acad Sci U S A 1991;88:11003–6.
63. Padayatty SJ, Levine M. Am J Clin Nutr 2000;71:1027–8.
64. Alberg A. Toxicology 2002;180:121–37.
65. Bonham MJ, Abu-Zidan FM, Simovic MO et al. Br J Surg 1999; 86:1296–1301.
66. Long CL, Maull KI, Krishnan RS et al. J Surg Res 2003;109:144–8.
67. Cunningham JJ. J Am Coll Nutr 1998;17:105–8.
68. Kallner A, Hartmann D, Hornig D. Am J Clin Nutr 1979;32:530–9.
69. Handelman GJ. Nephrol Dial Transplant 2007;22:328–1.
70. Timpson NJ, Forouhi NG, Brion MJ et al. Am J Clin Nutr 2010; 92:375–82.
71. Padayatty SJ, Sun H, Wang Y et al. Ann Intern Med 2004;140:533–7.
72. Hoffer LJ, Levine M, Assouline S et al. Ann Oncol 2008;19:1969–74.
73. Padayatty SJ, Sun AY, Chen Q et al. PloS One 2010;5: e11414.
74. Ames B, Gold L, Willett W. Proc Natl Acad Sci U S A 1995;92:5258–65.
75. Byers T, Guerrero N. Am J Clin Nutr 1995;62(Suppl):1385S–92S.
76. Willett WC. J Natl Cancer Inst. 2010;102:510–1.
77. Boffetta P, Couto E, Wichmann J et al. J Natl Cancer Inst 2010;102:529–37.
78. Hung HC, Joshipura KJ, Jiang R et al. J Natl Cancer Inst 2004; 96:1577–84.
79. Khaw KT, Bingham S, Welch A et al. Lancet 2001;357:657–63.
80. Dauchet L, Montaye M, Ruidavets JB et al. Eur J Clin Nutr 2010;64:578–86.
81. Sacks FM, Svetkey LP, Vollmer WM et al. N Engl J Med 2001;344:3.
82. Osganian SK, Stampfer MJ, Rimm E et al. J Am Coll Cardiol 2003;42:246–52.
83. Nyyssonen K, Parviainen MT, Salonen R et al. BMJ 1997; 314:634–8.
84. Jacques PF, Chylack LT Jr, Hankinson SE et al. Arch Ophthalmol 2001;119:1009–19.
85. Jacobs EJ, Henion AK, Briggs PJ et al. Am J Epidemiol 2002; 156:1002–10.
86. Heart Protection Study Collaborative Group. Lan cet 2002;360:23–33.
87. Enstrom JE, Kanim LE, Klein MA. Epidemiology 1992;3:194–202.
88. Salonen RM, Nyyssonen K, Kaikkonen J et al. Circulation 2003;107:947–53.
89. Sesso HD, Buring JE, Christen WG et al. JAMA 2008;300:2123.
90. Chappell LC, Seed PT, Briley AL et al. Lancet 1999;354:810–16.
91. Roberts JM, Myat, L, Spong CY et al. N Engl J Med 2010;362:1282.
92. Padayatty SJ, Levine M. N Engl J Med 2006;355:1065.
93. Age-Related Eye Disease Study Research Group. Arch Ophthalmol 2001;119:1439–52.
94. Age-Related Eye Disease Study Research Group. Arch Ophthalmol 2001;119:1417–36.
95. Evans J. Eye 2008;22:751–60.
96. Harrison DG, Gongora MC. Med Clin North Am 2009;93:621–35.
97. Bassenge E, Fink N, Skatchkov M et al. J Clin Invest 1998;102: 67–71.
98. Douglas RM, Hemila H, D'Souza R et al. PLoS Med 2005;2:503.
99. Kaur B, Rowe BH, Arnold E. Cochrane Database Syst Rev 2009;(1): CD000993.
100. ter Riet G, Kessels AG, Knipschild PG. J Clin Epidemiol 1995; 48:1453–60.
101. Sobala GM, Schorah CJ, Shires S et al. Gut 1993;34:1038–41.
102. Jenab M, Riboli E, Ferrari P et al. Br J Cancer 2006;95:406–15.
103. Correa P, Fontham ET, Bravo JC et al. J Natl Cancer Inst 2000; 92: 1881–8.
104. Jacobs EJ, Connell CJ, McCullough ML et al. Cancer Epidemiol Biomarkers Prev 2002;11:35–41.
105. Bjelakovic G, Nikolova D, Simonetti RG et al. Lancet 2004; 364:1219–28.
106. Hallberg L, Brune M, Rossander-Hulthen L. Ann N Y Acad Sci 1987;498:324–32.
107. Cook JD, Reddy MB. Am J Clin Nutr 2001;73:93–8.
108. Jacob RA, Skala JH, Omaye ST. Am J Clin Nutr 1987;46:818–26.
109. Anonymous. N Engl J Med 1995;333:1695–1702.
110. Nienhuis AW. N Engl J Med 1981;304:170–1.
111. Barton JC, McDonnell SM, Adams PC et al. Ann Intern Med 1998; 129:932–9.
112. Cook JD, Watson SS, Simpson KM et al. Blood 1984;64:721–6.
113. Gerster H. Ann Nutr Metab 1997;41:269–82.
114. Prigge ST, Kolhekar AS, Eipper BA et al. Nat Struct Biol 1999; 6:976–83.
115. Lindblad B, Lindstedt G, Lindstedt S. J Am Chem Soc 1970; 92:7446–9.
116. Hitomi K, Tsukagoshi N. Subcell Biochem 1996;25:41–56.
117. Toth I, Rogers JT, McPhee JA et al. J Biol Chem 1995;270:2846–52.
118. Helser MA, Hotchkiss JH, Roe DA. Carcinogenesis 1992;13:2277–80.
119. Hornig D. Ann N Y Acad Sci 1975;258:103–18.
120. Voigt K, Kontush A, Stuerenburg HJ et al. Free Radic Res 2002; 36:735–9.

Sugestões de leitura

Asard H, May JM, Smirnoff N, eds. Vitamin C Function and Biochemistry in Animals and Plants. London: BIOS Scientific Publishers, 2004.

Corti A, Casini AF, Pompella A. Cellular pathways for transport and efflux of ascorbate and dehydroascorbate. Arch Biochem Biophys 2010;500:107–15.

Food and Nutrition Board, Institute of Medicine. Dietary Reference Intakes for Vitamin C, Vitamin E, Selenium, and Carotenoids. Washington, DC: National Academy Press, 2000.

Li Y, Schellhorn HE. New developments and novel therapeutic perspectives for vitamin C. J Nutr 2007;137:2171–84.

Lykkesfeldt J, Poulsen HE. Is vitamin C supplementation beneficial? Lessons learned from randomised controlled trials. Br J Nutr 2010;103:1251–9.

Padayatty SJ, Katz A, Wang Y et al. Vitamin C as an antioxidant: evaluation of its role in disease prevention. J Am Coll Nutr 2003;22: 18–35.

30 Colina*

Steven H. Zeisel

Descoberta em 1862, a colina foi quimicamente sintetizada em 1866,[1] mas não foi reconhecida como um dos nutrientes indispensáveis para humanos até 1998.[2] A importância da colina como nutriente foi compreendida 50 anos antes, durante o trabalho pioneiro sobre a insulina.[3] Cães cujos pâncreas foram extraídos, mantidos sob insulina, desenvolveram infiltrações de gordura no fígado e morreram. A administração de pâncreas cru preveniu danos hepáticos e fígado gorduroso; o componente ativo foi a porção de colina da fosfatidilcolina pancreática.[4] O reconhecimento de que a colina era necessária aos humanos levou muito tempo, pois, como a vitamina D, a meação de colina pode ser produzida endogenamente (quando a fosfatidilcolina é formada a partir de fosfatidiletanolamina, principalmente no fígado. Investigadores assumiram que esta biossíntese poderia atender às necessidades humanas, mas isso não é verdade na maioria dos homens e em mulheres na pós-menopausa.[5] O gene para a enzima catalisar essa biossíntese é induzido por estrogênio,[6] e algumas jovens podem não precisar ingerir colina.[5] Como discutido em detalhes adiante, a variação genética também contribui para uma ampla variação nas necessidades dietéticas para colina.

Em 1998, o US Institute of Medicine's Food and Nutrition Board (Conselho para a Nutrição e Alimentação do Instituto de Medicina dos Estados Unidos) estabeleceu uma ingestão adequada (AI) e um nível de ingestão máxima tolerável de colina (UL) (ver Tab. 30.1).[2] A AI é de aproximadamente 550 mg/70 kg de peso corporal, sendo que mais pode ser recomendado durante a gestação e a lactação. A AI para crianças é estimada a partir da ingestão calculada de leite materno. O UL de colina (ver Tab. 30.1) foi derivado do nível mais baixo de efeitos adversos observados (hipotensão) em seres humanos, e é de 3 g/dia para um adulto.[2] Não foram objetos de estudo as necessidades de colina de crianças ou bebês. Como já discutido, as mulheres podem precisar menos de colina na dieta por causa da alta biossíntese endógena,[5,6] mas na gravidez e na lactação necessitam de grandes quantidades de colina e é provável que as necessidades desse nutriente aumentem.[7]

A colina possui várias funções importantes: é uma fonte dos grupos metil necessários para fazer a S-adenosilmetionina, é uma parte da acetilcolina de neurotransmissor, e é uma parte dos fosfolipídios predominante nas membranas (fosfatidilcolina e esfingomielina).[8] A betaína, formada a partir da colina, é um osmólito importante na glomerulose renal e ajuda na reabsorção de água do túbulo renal.[9] Embora representem uma proporção menor no *pool* total da colina, metabólitos importantes de colina incluem fator de ativação de plaquetas, plasmalógenos de colina, lisofosfatidilcolina, fosfocolina e glicerofosfocolina.[8]

Fontes dietéticas

Muitos dos alimentos que ingerimos contêm quantidades significativas de colina e ésteres de colina.[10,11] Ovos e fígado são excelentes fontes de colina; um ovo contém aproximadamente 33% das necessidades diárias (ver no site, em inglês, do Departamento de Agricultura dos Estados Unidos uma lista de fontes dietéticas de colina e betaína: http://www.nal.usda.gov/fnic/foodcomp/Data/Choline/Choline.html). Humanos em dieta *ad libitum* ingerem entre 150 e 600 mg de colina/dia (como colina livre e ésteres de colina).[12-17] Em 2005, na NHANES (*National Health and Nutrition Examination Survey* – Pesquisa Nacional sobre Saúde e Nutrição dos Estados Unidos), poucos participantes de todos os grupos etários nos Estados Unidos ingeriam dietas que atingiam a ingestão recomendada para colina (~ 550 mg/dia/70kg de peso corporal).[18] Os alimentos também contêm betaína, um metabólito de colina[10] que não pode ser convertido nela, mas pode ser usado como um doador de metila, economizando

*Abreviações: **AI**, ingestão adequada; **CDP-colina**, citidina difosfocolina; **CHDH**, colina desidrogenase; **ERE**, elementos responsáveis pelo estrógeno; **LTP**, potenciação de longo prazo; **MTHFR**, metilenotetraidrofolato redutase; **NPT**, nutrição parenteral total; **PEMT**, fosfatidiletanolamina *N*-metiltransferase; **SNP**, polimorfismos de nucleotídeo único; **SRE**, elemento responsivo do esterol; **UL**, níveis de ingestão máxima tolerável; **VLDL**, lipoproteína de muito baixa densidade.

Tabela 30.1 Ingestões dietéticas de referência para colina

População	Idade	AI	UL
Bebês	0-6 meses	125 mg/dia, 18 mg/kg	Impossível estabelecer[a]
	6-12 meses	150 mg/dia	
Crianças	1-3 anos	200 mg/dia	1.000 mg/dia
	4-8 anos	250 mg/dia	1.000 mg/dia
	9-13 anos	375 mg/dia	2.000 mg/dia
Homens	14-18 anos	550 mg/dia	3.000 mg/dia
	≥ 19 anos	550 mg/dia	3.500 mg/dia
Mulheres	14-18 anos	400 mg/dia	3.000 mg/dia
	≥ 19 anos	425 mg/dia	3.500 mg/dia
Gravidez	Todas as idades	450 mg/dia	De acordo com a idade
Lactação	Todas as idades	550 mg/dia	De acordo com a idade

[a]A fonte de ingestão deve ser somente de alimento e fórmula.

De Food and Nutrition Board, Institute of Medicine. Dietary Reference Intakes for Folate, Thiamin, Riboflavin, Niacin, Vitamin B_{12}, Panthothenic Acid, Biotin, and Choline. Washington, DC: National Academy Press, 1998:390-422, com permissão.

dessa forma as necessidades de colina.[19] Fontes alimentares derivadas de vegetais podem ser uma fonte rica de betaína (p. ex., de beterrabas), mas somente componentes vegetais ricos em membranas (p. ex., germe de trigo) contêm quantias significativas de colina.

O leite humano é rico em compostos de colina,[20] e a biodisponibilidade pode diferir da que se encontra nas fórmulas para bebês,[20,21] que contêm diferentes compostos de colina. Em 2007, a maioria das fórmulas comerciais infantis foi modificada para "humanizar" seu conteúdo de colina e aproximá-lo da quantidade presente no leite materno. De onde vem toda essa colina presente no leite humano? As células epiteliais mamárias são capazes de tomar e concentrar colina a partir do sangue materno,[22] e a biossíntese *de novo*[23] ocorre via atividade de fosfatidiletanolamina *N*-metiltransferase (PEMT); esse é o único caminho para a biossíntese endógena de parte da colina. O conteúdo de colina livre no leite humano é muito alto no início da lactação e diminui, mais ou menos, 30 dias após o parto.[24] A fosfatidilcolina de leite materno e as concentrações de colina no plasma são influenciadas pela ingestão de colina dietética, de modo que um suplemento dietético de fosfatidilcolina pode aumentar ainda mais as concentrações de colina, betaína e fosfocolina do leite materno.[25]

Digestão e absorção

A extensão em que a colina é biodisponível depende da eficiência de sua absorção do intestino. Em adultos, uma parte da colina ingerida é metabolizada antes que possa ser absorvida do intestino. As bactérias intestinais degradam-na para formar betaína e produzir metilaminas,[26] e podem destruir a colina suficiente derivada da dieta a fim de influenciar a necessidade dietética humana.[27,28] Algumas das variações nas necessidades humanas podem ser causadas pelas diferenças microbianas intestinais. A colina livre remanescente a esses destinos é absorvida pelo intestino por meio de transporte mediado por carreador.[29,30] Até o momento, não se identificou nenhum outro componente da dieta capaz de competir com a colina no transporte por carreadores intestinais. Tanto o suco pancreático como as células mucosas do intestino contêm enzimas (fosfolipases A_1, A_2 e B) capazes de hidrolisar a fosfatidilcolina da dieta. A colina livre que é formada adentra a circulação portal do fígado.[31]

Grandes quantidades de colina são fornecidas ao feto por meio da placenta, onde os sistemas de transporte de colina bombeiam-na contra um gradiente de concentração.[32] A placenta é um dos poucos tecidos não nervosos a armazenar grandes quantidades de colina na forma de acetilcolina.[33] Talvez seja esse um *pool* de armazenamento especial de reserva que assegura a provisão de colina ao feto. No útero, o feto está exposto a concentrações muito altas de colina com um progressivo declínio da concentração no sangue daí em diante, até atingir níveis de adultos depois das primeiras semanas de vida.[34] De fato, as concentrações de colina plasmática ou sérica são seis a sete vezes mais altas no feto e no recém-nascido do que nos adultos.[35,36] Os altos níveis que circulam no recém-nascido devem garantir elevada disponibilidade de colina aos tecidos. O cérebro do rato recém-nascido extrai colina do sangue eficientemente,[37] e o aumento da colina sérica neste rato está associada à concentração duas vezes mais alta no cérebro neonatal do que a presente ao longo da vida. A suplementação durante o período perinatal aumenta ainda mais as concentrações de metabólito de colina no sangue e no cérebro.[38]

Todos os tecidos acumulam colina por difusão e transporte mediado, mas a absorção pelo fígado, rim, glândula mamária, placenta e cérebro é de especial importância.[30,39] Um mecanismo de carreador específico transporta a colina livre através da barreira hematoencefálica a uma taxa proporcional à concentração de colina sérica e, no recém-nascido, em especial, esse transportador de colina tem uma alta capacidade.[37,40] A hepatectomia eleva a meia-vida de colina e resulta em um aumento da concentração de colina no sangue. A taxa na qual o fígado capta colina é suficiente para explicar o rápido desaparecimento da colina injetada sistemicamente. O rim também acumula colina.[41] Alguma quantidade de colina aparece inalterada na urina, porém muito mais é oxidada no rim para formar betaína[42-45] e glicerofosfocolina.[46] Ambas são substâncias intracelulares osmoprotetoras importantes dentro do rim. As concentrações médias de colina livre no plasma de pacientes azotêmicos são muitas vezes mais altas do que em controles normais.[47] A hemodiálise remove rapidamente a colina do plasma.[48,49] O transplante renal em humanos diminui a colina plasmática do paciente azotêmico de 30 μM para 15 μM no espaço de um dia.[50]

Metabolismo

Apenas uma pequena fração da colina da dieta é acetilada (Fig. 30.1), catalisada pela atividade da colina acetiltransferase.[51] Essa enzima é altamente concentrada nos terminais dos neurônios colinérgicos, mas está também presente em alguns tecidos não nervosos, como a placenta. A disponibilidade de colina e de acetil-coenzima A (CoA) influencia a atividade da colina acetiltransferase. No cérebro, é pouco provável que a colina acetiltransferase esteja saturada com um de seus substratos, então, a disponibilidade de colina (e possivelmente de acetil-CoA) determina a taxa da síntese de acetilcolina.[51] O aumento da síntese de acetilcolina no cérebro está associado a uma maior liberação dentro da sinapse desse neurotransmissor.[52-54] A colina absorvida pelo cérebro pode primeiro entrar em um *pool* de armazenamento (talvez a fosfatidilcolina de membranas) antes de ser convertida em acetilcolina.[55] Os fosfolipídios de colina nos neurônios colinérgicos compreendem um grande *pool* precursor de colina disponível para uso na síntese de acetilcolina.[56] Isso pode ser importante, em especial, em neurônios com demandas aumentadas de colina para sustentar a liberação de acetilcolina (p. ex., quando neurocolinérgicos específicos são estimulados com frequência ou quando o suprimento de colina a partir do fluido extracelular é inadequado).

Os grupos metila de colina podem estar disponíveis a partir do metabolismo de um único átomo de carbono na conversão para betaína[8] (ver Fig. 30.1). A formação de betaína envolve oxidação para aldeído de betaína no interior da membrana mitocondrial[57,58] e, em seguida, a oxidação do aldeído de betaína (catalisado pela desidrogenase do aldeído de betaína ou por uma desidrogenase não específica de aldeído na mitocôndria e no citosol) para formar betaína. O fígado e o rim são os principais locais de oxidação de colina. A betaína não pode ser revertida em colina. Assim, o caminho de oxidação age para diminuir a disponibilidade de colina para os tecidos e, ao mesmo tempo, varre alguns grupos metila. Essa via também é importante para a geração de trifosfato de adenosina mitocondrial (ATP), porque camundongos com gene de desidrogenase de colina (CHDH) eliminado possuem produção de ATP mitocondrial defeituoso.[58]

A demanda de colina como um doador de grupo metila é provavelmente o principal fator que determina quão rapidamente uma dieta deficiente em colina induzirá processos patológicos. O metabolismo de colina, o de metionina e o de metilfolato estão inter-relacionados (ver Fig. 30.1). Os caminhos se cruzam na formação de metionina a partir de homocisteína. A betaína:homocisteína metiltransferase, uma metaloenzima de zinco,[59] catalisa a metilação de homocisteína usando a betaína de metabólito de colina como doador de metila.[59,60] Em uma via alternativa, 5-metiltetraidrofolato:homocisteína metiltransferase regenera metionina usando um grupo metila derivado *de novo* a partir de um *pool* de um único átomo de carbono.[61] Alterar o metabolismo de um dos doadores de metila resulta em mudanças compensatórias no outros doadores de metila como consequência da interligação desses caminhos metabólicos.[62-68]

Ratos que ingeriram uma dieta pobre em colina apresentaram concentrações menores de metionina e *S*-adenosilmetionina[66] e de folato total nos tecidos.[63] O metotrexato, que é largamente utilizado no tratamento de câncer, psoríase e artrite reumatoide, limita a disponibilidade de grupos metila, inibindo de modo competitivo a di-hidrofolato redutase, uma enzima-chave no metabolismo do folato intracelular. Os ratos tratados com metotrexato apresentaram diminuição dos *pools* de todos os metabólitos de colina no fígado.[69] A suplementação com colina reverte o fígado gorduroso causado pela administração de metotrexato.[70-73]

Camundongos geneticamente modificados com deficiência da atividade de metilenotetraidrofolato redutase (MTHFR) tornaram-se deficientes em colina,[74] uma importante observação porque muitas pessoas têm polimorfismos genéticos que alteram a atividade dessa enzima,[75,76] e a ingestão de colina que excede as recomendações dietéticas diárias preserva marcadores de metilação celular e atenua dano ao DNA em homens com genótipo MTHFR C677T.[67]

A inter-relação entre colina e folato é especialmente interessante porque muitos estudos clínicos demonstraram que pessoas com estado nutricional diminuído para folato têm maior possibilidade de gerar bebês com defeito do tubo neural.[2,77] Em humanos, mulheres no quartil mais baixo de ingestão de colina dietética tiveram maior risco de dar à luz a um bebê com defeito de tubo neural ou fissura palatina.[15,78] Em camundongos, a depleção de colina foi associada ao desenvolvimento de defeitos no tubo neural.[79,80] Além disso, a entremesclagem do metabolismo de colina e homocisteína é importante porque a concentração aumentada de homocisteína plasmática é um fator de risco independente de doença cardiovascular.[81] Concentrações de homocisteína são menores em pessoas que ingerem dietas com maior conteúdo de colina.[16,82]

Mecanismos regulatórios complexos controlam a biossíntese e a hidrólise de fosfatidilcolina.[83,84] A síntese ocorre por dois caminhos (ver Fig. 30.1). No primeiro, a colina é fosforilada e é, então, convertida em citidina-difosfato de colina (CDP-colina). Esse intermediário de alta energia, em combinação com diacilglicerol, forma fosfatidilcolina e monofosfato de citidina. No caminho alternativo, a fosfatidiletanolamina é sequencialmente metilada para formar fosfatidilcolina usando *S*-adenosilmetionina como o doador de metila.

A colina quinase, a primeira enzima no caminho CDP-colina, foi purificada e suas propriedades serão revistas em outro lugar.[85] Essa enzima citosólica também catalisa a fosforilação de etanolamina. O passo seguinte no caminho catalisado por CTP:fosfocolina citidililtransferase é a razão limitante da taxa e o passo regulado na biossíntese da fosfatidilcolina.[86,87] A atividade deficiente dessa enzima nos pulmões de bebês humanos nascidos prematuramente

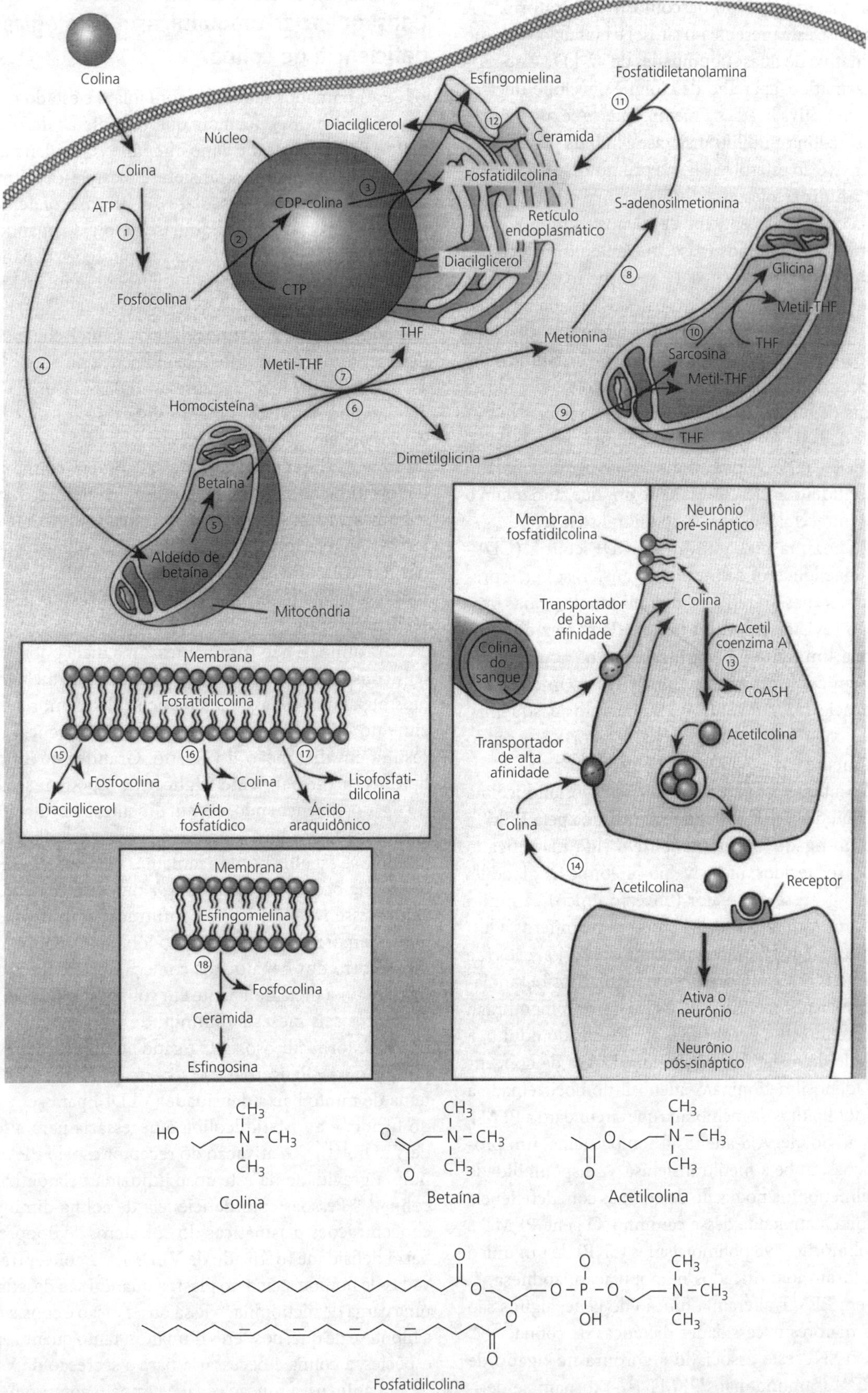

Figura 30.1 Metabolismo da colina. Os três principais usos metabólicos de colina são: como precursor da biossíntese de fosfatidilcolina, como doador de metila e como precursor da biossíntese de acetilcolina. ATP, trifosfato de adenosina; CDP-colina, citidino-difosfato de colina; CoA, coenzima A; CoASH, síntese de acetilcolina coenzima A; CTP, trifosfato de citidina; THF, tetraídro folato.

contribui para a síndrome do desconforto respiratório.[88] A citidililtransferase está presente no citosol e no núcleo[89] como um dímero inativo de duas subunidades de 42-kDa e no retículo endoplasmático, aparelho de Golgi e envelope nuclear como uma forma ativa ligada na membrana.[83] A expressão do gene CTP:fosfocolina citidililtransferase é inibida por um elemento responsivo ao esterol (SRE) no promotor ativado pelo colesterol, 25-hidroxicolesterol, $SREBP_{1a}$ ou $SREBP_2$.[90,91]

A proteína quinase dependente de adenosina monofosfato cíclica fosforila a citidililtransferase, que então transloca das membranas para dentro do citosol e se torna inativa.[83] Esse processo se reverte quando a enzima é desfosforilada pela fosfatase de proteína.[92] As citidililtransferases aderem às membranas mais avidamente quando seu conteúdo de fosfatidilcolina diminui, ao passo que o contrário ocorre quando o conteúdo de fosfatidilcolina da membrana aumenta.[93,94] Isso pode explicar por que a atividade da citidililtransferase aumenta nos hepatócitos com deficiência de colina.[95] O diacilglicerol é também um regulador de citidililtransferase. Tratamentos que aumentam o diacilglicerol intracelular ativam a citidililtransferase.[96]

A terceira enzima no caminho de CDP-colina (CDP--colina: 1,2-diacilglicerol colina-fosfotransferase) está presente nas membranas do retículo endoplasmático. Suas propriedades são revistas em outra parte.[97] Uma vez que não é uma enzima limitante no caminho, não há acúmulo de CDP-colina em concentrações significantes no interior das células. A eficácia de CDP-colina no tratamento de isquemia, distúrbios da coagulação e disfunções de memória está sendo testada atualmente em experiências clínicas.[98,100]

O caminho alternativo para a biossíntese da fosfatidilcolina (por meio da metilação da fosfatidiletanolamina pela PEMT) é mais ativo no fígado, mas também tem sido identificado em muitos outros tecidos, inclusive no cérebro e na glândula mamária.[23,101,102] Esse é o maior (talvez o único) caminho para a síntese *de novo* de parte da colina em mamíferos adultos. Entretanto, plantas[103] e talvez neurônios embrionários (de frangos ou ratos)[104,105] são capazes de metilar fosfoetanolamina para formar fosfocolina. A PEMT é ligada à membrana e existem ao menos duas isoformas.[106] No fígado adulto, a disponibilidade de fosfatidiletanolamina, a taxa de concentração de *S*-adenosilmetionina/*S*-adenosil-homocisteína, e a composição dos lipídios da membrana que circundam a PEMT regulam sua atividade. A *S*-adenosil-homocisteína, um produto das reações, inibe a metiltransferase. A disponibilidade de *S*-adenosilmetionina no fígado de animais com deficiência de colina limita a atividade desse caminho. O gene PEMT é altamente polimórfico; 98 polimorfismos (SNP) de um único nucleotídeo foram identificados na população japonesa.[107] Vários SNP em PEMT alteram a função do gene; alguns são associados a maiores necessidades dietéticas de colina,[108] e, no mínimo, o SNP está associado à gordura no fígado de humanos.[109-111] Camundongos PEMT (-/-) tornam-se deficientes em colina com dietas normais e desenvolvem fígado gorduroso, e a suplementação de colina pode restaurar o estado nutricional referente a esta.[112,113]

Consequências bioquímicas e fisiológicas da deficiência de colina

Seres humanos saudáveis com folato e estado nutricional para vitamina B_{12} normais que têm dietas deficientes em colina desenvolveram danos hepáticos, evidenciados pela elevada alamina aminotransferase plasmática (bem como o aspartato) ou danos musculares, conforme foi demonstrado pela elevada creatina fosfoquinase, resolvido quando a colina foi reinserida na dieta.[5,114] As complicações hepáticas associadas à nutrição parenteral total (NPT) que incluem infiltração gordurosa no fígado e danos hepatocelulares foram relatadas por muitos grupos clínicos. Com frequência, a NPT deve ser terminal por causa da gravidade da doença hepática associada. Soluções de glicose-aminoácidos usadas na NPT de seres humanos não contêm colina. As emulsões de lipídios usadas para fornecer calorias extras e ácidos graxos essenciais durante a alimentação parenteral contêm colina na forma de fosfatidilcolina (20% de emulsão contêm 13,2 mmol/L). Algumas doenças do fígado associadas à alimentação parenteral estão relacionadas à deficiência de colina e são prevenidas com colina ou fosfatidilcolina suplementares.[115-119] Desse modo, a colina parece ser um nutriente essencial durante a NPT prolongada.

Para animais não ruminantes, uma dieta pobre em colina tem consequências muito importantes, que incluem distúrbios hepáticos, renais, pancreáticos, de memória e de crescimento.[8] Na maioria dos animais, a deficiência de colina resulta em disfunção do fígado. Grandes quantidades de lipídios (principalmente triglicérides) podem se acumular no fígado, preenchendo, eventualmente, o hepatócito inteiro. A infiltração gordurosa do fígado começa na área central do lóbulo e se espalha perifericamente. Esse processo é diferente do que ocorre no *kwashiorkor* ou deficiência de aminoácidos essenciais, em que a infiltração gordurosa começa, quase sempre, na área portal do lóbulo. O acúmulo de lipídios dentro dos hepatócitos começa horas depois que ratos iniciam uma dieta deficiente em colina, atingindo o pico nos primeiros seis meses e diminuindo, então, à medida que o fígado se torna fibroso.[120] O fígado pode se tornar gorduroso porque o triacilglicerol deve ser encapsulado como lipoproteína de muito baixa densidade (VLDL) para ser exportado do fígado, e a fosfatidilcolina é necessária para a formação de VLDL.[121-123] A ativação do receptor α pelo PPARα diminuiu a gravidade da esteatose induzida pela deficiência de colina.[124] Pessoas com deficiência de colina diminuíram as concentrações plasmáticas do colesterol de lipoproteína de baixa densidade (derivado da VLDL)[125] e concentrações elevadas de homocisteína no plasma quando são desafiadas com uma carga de metionina.[82] Essa observação é consistente com a hipótese de que, nos seres humanos, tanto quanto em outras espécies, a colina é necessária para a secreção de VLDL.

Em animais, a função renal é também comprometida pela deficiência de colina[8] em decorrência da habilidade de concentração anormal, reabsorção da água livre, excreção de sódio, taxa de filtração glomerular, fluxo renal plasmático e hemorragia renal aguda. Infertilidade, prejuízo no crescimento, anomalias ósseas, diminuição da hematopoiese e hipertensão também foram relatados em associação a dietas pobres em conteúdo de colina.[8] A função pancreática também pode ser comprometida em animais alimentados com dietas deficientes em doador de metila.[126] A colina pode ser necessária para o transporte de carnitina para dentro dos tecidos.[127-130] A deficiência de colina é associada às concentrações diminuídas de carnitina sérica e urinária.[131,132]

O estrogênio e a necessidade de colina

Como mencionado anteriormente, mulheres na pré-menopausa, em relação a meninos e homens e mulheres pós-menopausa, são resistentes a desenvolver disfunção de órgão quando alimentadas com dieta pobre em colina.[5] As ações do estrogênio ocorrem depois que ele se liga a um receptor de estrogênio (ERα ou ERβ), que, por sua vez, liga-se como um homodímero ou heterodímero aos elementos de resposta de estrogênio (ERE) nos promotores de muitos genes receptivos a estrogênio.[133] ERE múltiplos estão presentes nas regiões promotoras do gene PEMT,[6] e o estrogênio causa suprarregulação marcada na expressão de PEMT RNAm e atividade enzimática em hepatócitos humanos.[6] Assim, mulheres na pré-menopausa possuem uma capacidade aumentada para biossíntese *de novo* de meação de colina. Durante a gestação, a concentração de estradiol aumenta de aproximadamente 1 para 60 nM no período.[134,135] Esse achado sugere que a capacidade de síntese endógena de colina é maior no período em que as mulheres precisam apoiar o desenvolvimento fetal. A gravidez e a lactação são os momentos em que a demanda por colina é especialmente alta.

Polimorfismos genéticos e a necessidade de colina

Embora as mulheres na pré-menopausa devam ser resistentes à deficiência de colina, muitas (45%), quando privadas desta, desenvolvem disfunção orgânica.[5] A variação genética é provavelmente subjacente a essas diferenças nas necessidades dietéticas. Como discutido anteriormente, várias vias metabólicas influenciam a quantidade de colina necessária a partir da dieta, e os SNP em genes específicos inflenciam a eficiência dessas vias. Especificamente, alguns polimorfismos nas vias do folato limitam a disponibilidade de metiltetraidrofolato e aumentam, consequentemente, o uso de colina como um doador de metil. Os poliformismos no gene PEMT alteram a síntese endógena de colina, e, em outros genes responsáveis por seu metabolismo, influenciam nas necessidades dietéticas ao modificar o uso da meação de colina.

Utilizando um método clínico para fenotipar pessoas em relação à sua susceptibilidade a desenvolver disfunção orgânica quando alimentados com dieta pobre em colina,[5,114,136,137] investigadores identificaram SNP em genes de metabolismo de um carbono que influenciaram as necessidades de colina na dieta.[108,138] Mulheres na pré-menopausa, portadoras do alelo de gene muito comum 5,10-metilenotetraidrofolato desidrogenase G1958A (MTHFD1; rs2236225) eram mais de 15 vezes propensas do que as não portadoras a desenvolver sinais de deficiência de colina ($p < 0{,}0001$) em dieta com pouca colina. Sessenta e três por cento de um estudo da população da Carolina do Norte teve no mínimo um alelo para este SNP. O poliformismo do MTHFD1 G1958A altera o fluxo delicadamente equilibrado entre 5,10-metilenotetraidrofolato e 10-formiltetraidrofolato e, assim, influencia a disponibilidade de 5-metiltetraidrofolato por remetilação de homocisteína.[139] Este processo aumenta a demanda por colina como um grupo doador de metil. O risco de dar à luz a uma criança com defeito de tubo neural aumenta em mães com G1958A SNP em MTHFD1.[140]

Como visto antes, a PEMT codifica para uma proteína responsável pela formação endógena de colina. Um SNP na região promotora do gene PEMT (rs12325817) caracterizou um haplótipo associado ao aumento das necessidades dietéticas de colina; 18 dos 23 portadores do alelo C (78%) desenvolveram disfunção orgânica quando se alimentaram com dieta pobre em colina (*odds ratio*, 25; $p = 0{,}002$).[108] Este SNP é associado a menor indução de estrogênio do gene (dados não publicados); assim, homens e mulheres pós-menopausa foram relativamente não afetados pelo SNP em razão de possuírem pouco estrogênio. Em um estudo, 74% das mulheres da população da Carolina do Norte tiveram um ou dois alelos para esse alelo variante. O primeiro dos dois SNP na região de codificação do gene CHDH (rs9001) teve um efeito protetor na susceptibilidade à deficiência de colina, enquanto uma segunda variante de CHDH (rs12676) foi associada ao aumento de susceptibilidade à deficiência de colina.[108]

Colina e o cérebro em desenvolvimento

A nutrição de colina durante a gravidez é especialmente importante porque influencia o desenvolvimento do cérebro do feto. A natureza desenvolveu mecanismos para assegurar que um animal em desenvolvimento receba quantidades adequadas de colina. Conforme discutido antes, nos mamíferos, a placenta regula o transporte de colina para o feto. A capacidade do cérebro de extrair colina do sangue é maior durante o período neonatal. Uma nova PEMT diferente no cérebro do rato recém-nascido é bastante ativa na produção de fosfatidilcolina;[102] essa enzima não se encontra presente no cérebro adulto. Além disso, nos cérebros de ratos recém-nascidos, as concentrações de S-adenosilmetionina são de 40 a 50 nmol/g de tecido,[141] níveis provavelmente suficientes para dotar a forma neonatal de PEMT a fim de manter altas taxas de atividade. Conforme mencionado, o leite humano e o de rata fornecem grandes quantidades de colina para o neonato.

A suplementação materna de colina pela dieta e a deficiência de colina no final da gravidez foram associadas a mudanças significativas e irreversíveis na função do hipocampo do animal adulto, incluindo potenciação de longo prazo (LPT)[142-144] e memória alteradas.[145-150] Mais colina (cerca de quatro vezes os níveis dietéticos) durante 11 a 17 dias de gestação em roedor aumentou a proliferação de células progenitoras no hipocampo,[151,152] diminuiu a apoptose nessas células,[151,152] aumentou LPT na prole quando adultos[142-144] e ampliou a memória visuoespacial e auditiva em 30% nos animais adultos durante a vida toda.[145-147,149,150,153-155] Na verdade, os roedores adultos apresentam diminuição da memória à medida que envelhecem, e a prole exposta a colina extra dentro do útero não apresenta essa "senilidade".[147,153] As mães roedoras alimentadas com dietas deficientes em colina durante o fim da gravidez têm prole com proliferação diminuída de células progenitoras e aumento da apoptose no hipocampo fetal,[151,152] insensibilidade à LTP quando adultos[144] e redução da memória visuoespacial e auditiva.[150] Os efeitos da suplementação de colina perinatal sobre a memória foram a princípio encontrados com o uso de tarefas do labirinto e ratos Sprague-Dawley. Porém, outros laboratórios encontraram resultados similares usando outras tarefas especiais de memória como o labirinto aquático de Morris[156,157] em outras linhagens de ratos como os Long-Evans[158-160] e camundongos.[161] Assim, a deficiência de colina durante um período crítico da gravidez causa déficits de memória pela vida inteira.

Não se sabe se essas descobertas em roedores se aplicam aos seres humanos. Naturalmente, o cérebro de seres humanos e o de ratos amadurecem a diferentes taxas, sendo que o do rato é comparativamente mais maduro no nascimento do que o cérebro do ser humano. A estrutura do hipocampo humano continua a se desenvolver depois do nascimento e, por volta dos quatro anos de idade, já se assemelha muito à estrutura adulta.[162] Essa área do cérebro é uma das poucas em que as células nervosas continuam a se multiplicar vagarosamente durante a vida.[163,164]

Não se elucidou ainda o mecanismo pelo qual um suplemento de colina fornecido à mãe teve resultados de mudanças permanentes de memória da prole. Embora a hipótese inicial tenha sido que o efeito da suplementação de colina neonatal na memória seja mediado pelo aumento de colina no cérebro com subsequente liberação aumentada de acetilcolina, as quantidades de colina que se acumulam no cérebro do feto depois do tratamento da fêmea prenhe não são de magnitude suficiente para aumentar a liberação de acetilcolina.[38] Ao invés disso, a colina suplementar administrada à fêmea resulta em acúmulo bem maior de fosfocolina e betaína no cérebro dos fetos quando comparados aos do grupo-controle.[38] A evidência indica que esses efeitos podem ocorrer via mecanismos epigenéticos.

Colina e mudanças epigenéticas na expressão do gene

Os efeitos de colina no fechamento do tubo neural e desenvolvimento cerebral podem ser medidos por mudanças na expressão dos genes. A deficiência de colina dietética diminui as concentrações de S-adenosilmetionina nos tecidos,[66,165] com resultante hipometilação do DNA.[166,167] A metilação do DNA ocorre em bases de citosina que são seguidas por uma guanosina (sítios de 5'-CpG-3')[168] e influencia muitos eventos celulares incluindo transcrição de gene, impressão e estabilidade genômica.[169-171] Nos mamíferos, cerca de 60 a 80% dos sítios CpG no DNA são metilados, enquanto a maioria dos CpG com ilhas CpG não são.[172] Quando essa modificação ocorre em regiões de promotores, a expressão do gene é alterada;[173] a metilação aumentada está associada ao silenciamento do gene ou à redução da expressão do gene.[172] Em células deficientes de colina em cultura, e em cérebros de fetos de roedores cujas mães eram alimentadas em dietas deficientes de colina, a metilação do gene promotor CDKN3 apresentou-se diminuída, resultando em expressão aumentada desse gene com inibição da proliferação celular.[174,175] Esta mudança na metilação promotora de gene provavelmente altera a neurogênese no hipocampo para vida; a suplementação de colina pré-natal em ratos resultou na neurogênese aumentada que ainda foi detectada aos sete meses de idade.[176] A metilação de histona também é modificada no cérebro do feto após a manipulação da colina dietética materna,[177] um achado que reforça os efeitos da metilação de DNA na expressão genética. Além disso, a angiogênese e a neurogênese são alteradas no cérebro fetal após a colina dietética materna ser manipulada.[178]

Outros exemplos nos quais a dieta materna rica em grupos metil teve efeitos permanentes em seus descendentes foram relatados. Alimentar o camundongo fêmea gestante com Avy/a pseudoagouti, com dieta suplementada com metilcolina alterou a regulação epigenética da expressão agouti em seus descendentes, como indicado pelas manchas agouti/pretas em seus pelos.[179,180] Em outro exemplo, a metilação de DNA aumentada de gene fetal axin unido (*Axin[Fu]*) após suplementação de doador de metil dos camundongos fêmeas antes e durante a gestação reduziu a incidência de dobra de cauda no Axin (Fu)/+ descendente em 50%.[181] A manipulação dietética de doadores de metil (deficiência ou suplementação), claramente, pode impactar de forma profunda a expressão genética e, consequentemente, os mecanismos homeostáticos que asseguram a função normal dos processos fisiológicos.

Colina e função neural em adultos

Conforme visto anteriormente, a colina acelera a síntese e a liberação de acetilcolina nas células nervosas.[51-53,182-184] Um mecanismo de carreador específico transporta a colina livre através da barreira hematoencefálica a uma taxa proporcional à da concentração de colina sérica.[40,185] A fosfatidilcolina pode ser levada para dentro dos neurônios como parte de uma apolipoproteína E.[186,187] O metabolismo anormal de fosfolipídios na doença de Alzheimer[188] resulta em níveis reduzidos de fosfatidilcolina, fosfatidiletanolamina, colina e etanolamina e em níveis mais altos de glicerofosfocolina e glicerofosfoetanolamina no cérebro (em autópsia). Por isso, a colina e a fosfatidilcolina têm sido usadas para tratar distúrbios neurológicos.

Os camundongos e os ratos apresentam uma perda de função de memória relacionada à idade. Em animais adultos, a baixa ingestão de colina a longo prazo aumentou essa perda, ao passo que dietas enriquecidas com colina diminuíram a perda.[189] Realizaram-se alguns estudos sobre o efeito da administração de colina ou lecitina a curto prazo na memória de pessoas fisiologicamente normais e os resultados encontrados variaram. Em um estudo duplo-cego com alunos de universidade fisiologicamente normais, 25 g de fosfatidilcolina causaram melhora significante na memória explícita, medida por uma tarefa de aprendizagem seriada; isso poderia ser resultado de respostas melhoradas de alunos cujo aprendizado era mais lento.[190] Uma só dose oral de 10 g de cloreto de colina administrada a voluntários fisiologicamente normais diminuiu o número de tentativas necessárias para dominar um teste verbal de aprendizagem seriada.[191]

O precursor para a formação de fosfatidilcolina, CDP-colina, também foi testado quanto aos seus efeitos sobre o aumento da memória. Em estudo randomizado, duplo-cego e controlado por placebo, voluntários foram tratados com colina-CDP, 1.000 mg/dia ou placebo durante três meses. A colina-CDP melhorou a memória lógica imediata e remota.[192] Em um segundo estudo, a administração oral de colina-CDP (500 a 1.000 mg/dia) durante quatro semanas em pessoas mais velhas com déficit de memória, mas sem demência, resultou em melhora nas tarefas livres de recordação, mas não em testes de reconhecimento.[193] Em um estudo duplo-cego, os pacientes com início de demência do tipo Alzheimer foram tratados com 25 g/dia de fosfatidilcolina durante seis meses. Os avanços observados foram modestos, comparados com placebo em vários testes de memória.[194,195] Também foram conduzidos estudos em que o efeito da colina na memória de pessoas fisiologicamente normais[196-198] ou em pacientes com demência não foi observado.[199-201]

Deficiência de colina causa câncer em ratos

Ratos e camundongos alimentados com dieta deficiente em colina (e deficiente em metil) primeiro acumulam grandes quantias de lipídios no fígado que diminuem assim que o fígado se torna fibrótico, seguido de focos de hepatócitos alterados de enzima que são similares aos induzidos durante o início de câncer com uma das muitas carcinogêneses químicas diferentes.[120,202-205] Na deficiência de colina, esses focos de hepatócitos alterados, que expressam a γ-glutamiltranspeptidase[206] e a forma de placenta de glutationa *S*-transferase,[207] precede a formação de adenomas e carcinomas hepatocelulares.[208] Uma dieta acrescida de 0,8% de colina evitou completamente o desenvolvimento de câncer nos animais do ensaio.[209]

A deficiência de colina também sensibiliza os carcinomas de mama como a aflatoxina B1,[210] e sensibiliza a carcinogênese de mama como dimetilbenzeno[a]antraceno (DMBA),[210] ou DMBA e acetato de medroxiprogesterona (MPA),[211] assim como a procarbazina.[212] Por exemplo, após tratamento com procarbazina, a incidência de tumor mamário aumentou mais de 50% em ratos machos alimentados com dieta deficiente em colina, comparado a ratos com uma dieta adequada de colina, tratados com a droga.[212] Estes estudos sugerem que a deficiência de colina age como um promotor de carcinogênese e, embora o mecanismo para esse efeito promotor de câncer não seja claro, várias teorias foram sugeridas. Essas teorias incluem a hipometilação de DNA que altera a regulação de genes,[213] movimentação hepática aumentada e estresse oxidativo,[214] perda de sinalização de apoptose,[215] e sinalização de crescimento celular alterado.[120]

Dado o corpo da pesquisa que liga a deficiência de colina dietética (metil) ao câncer hepático, é plausível que variações genéticas (em PEMT, CHDH, MTHFD1) que aumentam a necessidade dietética para colina também aumentarão o risco de câncer. A proliferação celular da linha de célula derivada de hepatoma que se divide rapidamente, McArdle RH777, e tem atividade PEMT insignificante, foi suprimida quando transfectada com PEMT2.[216] Neste momento, elas falharam na formação de colônias de ancoragem independente, em ágar-ágar mole, ao mesmo tempo em que as células de controle transfectadas de vetor cresciam com eficiência.[217] Além disso, carcinomas hepatocelulares induzidos por aflatoxina B1 de carcinogênese química, dietilnitrosamina ou metilnitrosourea tiveram sua atividade de expressão de PEMT2 e PEMT diminuída (medidas de PEMT1 e PEMT2), quando comparadas ao tecido hepático não tumoral.[217,218] Esta mudança na expressão e atividade de PEMT também foi observada em carcinomas hepatocelulares em humanos.[219]

Resumo

A colina é essencial para sustentar a vida. Ela modula os processos de sinalização básicos dentro das células e é um elemento estrutural das membranas, vital durante períodos críticos do desenvolvimento do cérebro. O metabolismo da colina está intimamente inter-relacionado ao metabolismo de metionina e folato. Homens e mulheres na pós-menopausa são mais vulneráveis à deficiência de colina que mulheres na pré-menopausa, sendo que SNP comuns aumentam o risco de desenvolver deficiência de colina.

Agradecimentos

Alguns trabalhos descritos neste capítulo foram apoiados por subvenções dos Institutos Norte-americanos de Saúde (National Institutes of Health) (DK55865, AG09525, DK56350).

Referências bibliográficas

1. Strecker A. Ann Chem Pharm 1862;183:964–5.
2. Food and Nutrition Board, Institute of Medicine. Dietary Reference Intakes for Folate, Thiamin, Riboflavin, Niacin, Vitamin B_{12}, Pantothenic Acid, Biotin, and Choline. Washington DC: National Academy Press, 1998:390–422.
3. Best CH, Huntsman ME. J Physiol 1932;75:405–12.
4. Best CH, Huntsman ME. J Physiol 1935;83:255–74.
5. Fischer LM, daCosta K, Kwock L et al. Am J Clin Nutr 2007;85:1275–85.
6. Resseguie M, Song J, Niculescu MD, et al. FASEB J 2007;21:2622–32.
7. Zeisel SH, Mar MH, Zhou ZW et al. J Nutr 1995;125:3049–54.
8. Zeisel SH. Annu Rev Nutr 2006;26:229–50.
9. Kempson SA, Montrose MH. Pflugers Arch 2004;449:227–34.
10. Zeisel SH, Mar MH, Howe JC et al. J Nutr 2003;133:1302–7.
11. Zeisel SH, Mar MH, Howe JC et al. J Nutr 2003;133:2918–919.
12. Fischer LM, Scearce JA, Mar MH et al. J Nutr 2005;135:826–9.
13. Xu X, Gammon MD, Zeisel SH et al. FASEB J 2009;23:4022–8.

14. Bidulescu A, Chambless LE, Siega-Riz AM et al. BMC Cardiovasc Disord 2007;7:20.
15. Shaw GM, Carmichael SL, Yang W et al. Am J Epidemiol 2004;160:102–9.
16. Cho E, Zeisel SH, Jacques P et al. Am J Clin Nutr 2006;83:905–11.
17. Konstantinova SV, Tell GS, Vollset SE et al. Am J Clin Nutr 2008;88:1663–9.
18. Jensen HH, Batres-Marquez SP, Carriquiry A et al. FASEB J 2007;21:lb219.
19. Craig SA. Am J Clin Nutr 2004;80:539–49.
20. Holmes-McNary M, Cheng WL, Mar MH et al. Am J Clin Nutr 1996;64:572–6.
21. Cheng WL, Holmes-McNary MQ, Mar MH et al. J Nutr Biochem 1996;7:457–64.
22. Chao CK, Pomfret EA, Zeisel SH. Biochem J 1988;254:33–8.
23. Yang EK, Blusztajn JK, Pomfret EA et al. Biochem J 1988;256:821–8.
24. Zeisel SH, Char D, Sheard NF. J Nutr 1986;116:50–8.
25. Fischer LM, da Costa KA, Galanko J et al. Am J Clin Nutr 2010;92:336–46.
26. Zeisel SH, Wishnok JS, Blusztajn JK. J Pharmacol Exp Ther 1983;225:320–4.
27. Dumas ME, Barton RH, Toye A et al. Proc Natl Acad Sci U S A 2006;103:12511–6.
28. Toye AA, Dumas ME, Blancher C et al. Diabetologia 2007;50: 1867–79.
29. Kamath A, Darling I, Morris M. J Nutr 2003;133:2607–11.
30. Zeisel SH, Blusztajn JK. Annu Rev Nutr 1994;14:269–6.
31. Lekim D, Betzing H. Hoppe Seylers Z Physiol Chem 1976;357:1321–31.
32. Sweiry JH, Page KR, Dacke CG et al. J Dev Physiol 1986;8:435–45.
33. Leventer SM, Rowell PP. Placenta 1984;5:261–70.
34. McMahon KE, Farrell PM. Clin Chim Acta 1985;149:1–12.
35. Zeisel SH, Wurtman RJ. Biochem J 1981;198:565–70.
36. Ozarda IY, Uncu G, Ulus IH. Arch Physiol Biochem 2002;110: 393–9.
37. Cornford EM, Cornford ME. Fed Proc 1986;45:2065–72.
38. Garner SC, Mar MH, Zeisel SH. J Nutr 1995;125:2851–8.
39. Lockman PR, Allen DD. Drug Dev Ind Pharm 2002;28:249–71.
40. Cornford EM, Braun LD, Oldendorf WH. J Neurochem 1978;30:299–308.
41. Acara M, Rennick B. Am J Physiol 1973;225:1123–8.
42. Rennick B, Acara M, Glor M. Am J Physiol 1977;232:F443–7.
43. Guder WG, Beck FX, Schmolke M. Klin Wochenschr 1990;68: 1091–5.
44. Handler J, Kwon H. Kidney Int 1996;49:1682–3.
45. Garcia-Perez A, Burg MB. J Membrane Biol 1991;119:1–13.
46. Nakanishi T, Burg MB. Am J Physiol 1989;257:C795–801.
47. Ilcol YO, Donmez O, Yavuz M et al. Clin Biochem 2002;35:307–13.
48. Ilcol YO, Gurun MS, Taga Y et al. Horm Metab Res 2002;34:341–7.
49. Rennick B, Acara M, Hysert P et al. Kidney Int 1976;10:329–35.
50. Acara M, Rennick B, LaGraff S et al. Nephron 1983;35:241–3.
51. Blusztajn JK, Wurtman RJ. Science 1983;221:614–20.
52. Cohen EL, Wurtman RJ. Life Sci 1975;16:1095–102.
53. Ulus IH, Wurtman RJ, Mauron C et al. Brain Res 1989;484:217–27.
54. Wecker L. J Neurochem 1991;57:1119–27.
55. Blusztajn JK, Holbrook PG, Lakher M et al. Psychopharmacol Bull 1986;22:781–6.
56. Blusztajn JK, Liscovitch M, Richardson UI. Proc Natl Acad Sci U S A 1987;84:5474–7.
57. Lin CS, Wu RD. J Protein Chem 1986;5:193–200.
58. Johnson AR, Craciunescu CN, Guo Z et al. FASEB J 2010;24: 2752–61.
59. Millian NS, Garrow TA. Arch Biochem Biophys 1998;356:93–8.
60. Sunden S, Renduchintala M, Park E et al. Arch Biochem Biophys 1997;345:171–4.
61. Bailey LB, Gregory JF 3rd. J Nutr 1999;129:779–82.
62. Kim YI, Miller JW, da Costa KA et al. J Nutr 1995;124:2197–203.
63. Selhub J, Seyoum E, Pomfret EA et al. Cancer Res 1991;51:16–21.
64. Varela-Moreiras G, Selhub J, da Costa K et al. J Nutr Biochem 1992;3:519–22.
65. Pomfret EA, daCosta K, Schurman LL et al. Anal Biochem 1989;180:85–90.
66. Zeisel SH, Zola T, daCosta K et al. Biochem J 1989;259:725–9.
67. Shin W, Yan J, Abratte CM et al. J Nutr 2010;140:975–80.
68. Hung J, Abratte CM, Wang W et al. J Am Coll Nutr 2008;27:253–9.
69. Pomfret EA, da Costa K, Zeisel SH. J Nutr Biochem 1990;1:533–41.
70. Freeman-Narrod M, Narrod SA, Yarbro JW. Med Pediatr Oncol 1977;3:9–14.
71. Custer RP, Freeman-Narrod M, Narrod SJ. J Natl Cancer Inst 1977;58:1011–5.
72. Aarsaether N, Berge RK, Aarsland A et al. Biochim Biophys Acta 1988;958:70–80.
73. Svardal AM, Ueland PM, Berge RK et al. Cancer Chemother Pharmacol 1988;21:313–8.
74. Schwahn BC, Chen Z, Laryea MD et al. FASEB J 2003;17:512–4.
75. Rozen R. Clin Invest Med 1996;19:171–8.
76. Wilcken D, Wang X, Sim A et al. Arterioscler Thromb Vasc Biol 1996;16:878–82.
77. Centers for Disease Control and Prevention. Morb Mortal Wkly Rep 1992;41:1–7.
78. Shaw GM, Carmichael SL, Laurent C et al. Epidemiology 2006;17:285–91.
79. Fisher MC, Zeisel SH, Mar MH et al. Teratology 2001;64:114–22.
80. Fisher MC, Zeisel SH, Mar MH et al. FASEB J 2002;16:619–21.
81. Boushey C, Beresford S, Omenn G et al. JAMA 1995;274:1049–57.
82. da Costa KA, Gaffney CE, Fischer LM et al. Am J Clin Nutr 2005;81:440–4.
83. Vance DE. Biochem Cell Biol 1990;68:1151–65.
84. Kent C. Prog Lipid Res 1990;29:87–105.
85. Ishidate K, Nakazawa Y. Methods Enzymol 1992;209:121–34.
86. Kent C. Biochim Biophys Acta 1997;1348:79–90.
87. Pelech SL, Cook HW, Paddon HB et al. Biochim Biophys Acta 1984;795:433–40.
88. Farrell PM, Epstein MF, Fleischman AR et al. Biol Neonate 1976;29:238–46.
89. Wang Y, MacDonald JI, Kent C. J Biol Chem 19950;270:354–60.
90. Kast HR, Nguyen CM, Anisfeld AM et al. J Lipid Res 2001;42: 1266–72.
91. Ridgway ND, Lagace TA. Biochem J 2003;372.
92. Wang Y, MacDonald JI, Kent C. J Biol Chem 1993;268:5512–8.
93. Watkins JD, Wang YL, Kent C. Arch Biochem Biophys 1992;292:360–7.
94. Jamil H, Hatch GM, Vance DE. Biochem J 1993;291:419–27.
95. Yao ZM, Jamil H, Vance DE. J Biol Chem 1990;265:4326–31.
96. Hatch GM, Jamil H, Utal AK et al. J Biol Chem 1992;267:15751–8.
97. Cornell R. Cholinephosphotransferase. In: Vance DE, ed. Phosphatidylcholine Metabolism. Boca Raton, FL: CRC Press, 1989:47–65.
98. Mosharrof AH, Petkov VD. Acta Physiol Pharmacol Bulg 1990;16:25–31.
99. Bonavita E, Chioma V, Dall'Oca P et al. Minerva Psichiatr 1983;24:53–62.
100. Yilmaz Z, Ozarda Y, Cansev M et al. Blood Coagul Fibrinolysis 2010;21:339–48.
101. Vance DE, Walkey CJ, Cui Z. Biochim Biophys Acta 1997;1348: 142–50.
102. Blusztajn JK, Zeisel SH, Wurtman RJ. Biochem J 1985;232:505–11.
103. Mudd SH, Datko AH. Plant Physiol 1989;90:306–10.
104. Andriamampandry C, Freysz L, Kanfer JN et al. J Neurochem 1991;56:1845–50.

105. Andriamampandry C, Freysz L, Kanfer JN et al. Biochem J 1989; 264:555–62.
106. Cui Z, Vance JE, Chen MH et al. J Biol Chem 1993;268:16655–63.
107. Saito S, Iida A, Sekine A et al. J Hum Genet 2001;46:529–37.
108. da Costa KA, Kozyreva OG, Song J et al. FASEB J 2006;20: 1336–44.
109. Dong H, Wang J, Li C et al. J Hepatol 2007;46:915–20.
110. Jun DW, Han JH, Jang EC et al. Eur J Gastroenterol Hepatol 2009;21:667–72.
111. Song J, da Costa KA, Fischer LM et al. FASEB J 2005;19:1266–71.
112. Waite KA, Cabilio NR, Vance DE. J Nutr 2002;132:68–71.
113. Zhu X, Song J, Mar MH et al. Biochem J 2003;370:987–93.
114. da Costa KA, Badea M, Fischer LM et al. Am J Clin Nutr 2004;80:163–70.
115. Buchman A, Dubin M, Moukarzel A et al. Hepatology 1995;22:1399–403.
116. Buchman AL, Ament ME, Sohel M et al. JPEN J Parenter Enteral Nutr 2001;25:260–8.
117. Buchman AL, Dubin M, Jenden D et al. Gastroenterology 1992;102:1363–70.
118. Buchman AL, Moukarzel A, Jenden DJ et al. Clin Nutr 1993;12: 33–7.
119. Misra S, Ahn C, Ament ME et al. JPEN J Parenter Enteral Nutr 1999;23:305–8.
120. da Costa KA, Garner SC, Chang J et al. Carcinogenesis 1995;16:327–34.
121. Yao ZM, Vance DE. J Biol Chem 1988;263:2998–3004.
122. Yao ZM, Vance DE. J Biol Chem 1989;264:11373–80.
123. Yao ZM, Vance DE. Biochem Cell Biol 1990;68:552–8.
124. Rao MS, Papreddy K, Musunuri S et al. In Vivo 2002;16:145–52.
125. Zeisel SH, daCosta KA, Franklin PD et al. FASEB J 1991;5:2093–8.
126. Longnecker DS. J Nutr 2002;132:2373S–6S.
127. Daily Jr, Sachan D. J Nutr 1995;125:1938–44.
128. Dodson W, Sachan D. Am J Clin Nutr 1996;63:904–10.
129. Buchman A. Am J Clin Nutr 1997;65:574–5.
130. Carter AL, Frenkel R. J Nutr 1978;108:1748–54.
131. Hongu N, Sachan DS. J Nutr 2003;133:84–9.
132. Corredor C, Mansbach C, Bressler R. Biochim Biophys Acta 1967;144:366–74.
133. Walter P, Green S, Greene G et al. Proc Natl Acad Sci U S A 1985;82:7889–93.
134. Sarda IR, Gorwill RH. Am J Obstet Gynecol 1976;124:234–8.
135. Adeyemo O, Jeyakumar H. Afr J Med Med Sci 1993;22:55–60.
136. Busby MG, Fischer L, da Costa KA et al. J Am Diet Assoc 2004;104:1836–45.
137. Kohlmeier M, da Costa KA, Fischer LM et al. Proc Natl Acad Sci U S A 2005;102:16025–30.
138. Horne DW. J Nutr 2003;133:476–8.
139. Brody LC, Conley M, Cox C et al. Am J Hum Genet 2002;71: 1207–15.
140. Hoffman DR, Cornatzer WE, Duerre JA. Can J Biochem 1979;57: 56–65.
141. Pyapali G, Turner D, Williams C et al. J Neurophysiol 1998;79: 1790–6.
142. Montoya DA, White AM, Williams CL et al. Brain Res Dev Brain Res 2000;123:25–32.
143. Jones JP, Meck W, Williams CL et al. Brain Res 1999;118:159–67.
144. Meck W, Williams C. Neuroreport 1997;8:3053–9.
145. Meck W, Williams C. Neuroreport 1997;8:2831–5.
146. Meck W, Williams C. Neuroreport 1997;8:3045–51.
147. Meck WH, Smith RA, Williams CL. Behav Neurosci 1989;103: 1234–41.
148. Meck WH, Smith RA, Williams CL. Dev Psychobiol 1988;21: 339–53.
149. Meck WH, Williams CL. Brain Res 1999;118:51–9.
150. Albright CD, Friedrich CB, Brown EC et al. Brain Res 1999;115: 123–9.
151. Albright CD, Tsai AY, Friedrich CB et al. Brain Res 1999;113:13–20.
152. Meck WH, Williams CL. Neurosci Biobehav Rev 2003;27:385–99.
153. Williams CL, Meck WH, Heyer DD et al. Brain Res 1998;794:225–38.
154. Meck WH, Williams CL, Cermak JM et al. Front Integr Neurosci 2007;1:7.
155. Schenk F, Brandner C. Psychobiology 1995;23:302–13.
156. Brandner C. Brain Res 2002;928:85–95.
157. Tees RC. Behav Brain Res 1999;105:173–88.
158. Tees RC. Dev Psychobiol 1999;35:328–42.
159. Tees RC, Mohammadi E, Adam TJ. Soc Neurosci Abstr 1999;17:1401.
160. Ricceri L, Berger-Sweeney J. Behav Neurosci 1998;112:1387–92.
161. Dani S, Hori A, Walter G, eds. Principals of Neural Aging. Amsterdam: Elsevier, 1997.
162. van Praag H, Kempermann G, Gage FH. Nat Neurosci 1999;2: 266–70.
163. Markakis EA, Gage FH. J Comp Neurol 1999;406:449–60.
164. Shivapurkar N, Poirier LA. Carcinogenesis 1983;4:1051–7.
165. Locker J, Reddy TV, Lombardi B. Carcinogenesis 1986;7:1309–12.
166. Tsujiuchi T, Tsutsumi M, Sasaki Y et al. Jpn J Cancer Res 1999;90:909–13.
167. Holliday R, Grigg GW. Mutat Res 1993;285:61–7.
168. Jaenisch R. Trends Genet 1997;13:323–9.
169. Jones PA, Gonzalgo ML. Proc Natl Acad Sci U S A 1997;94:2103–5.
170. Robertson KD, Wolffe AP. Nat Rev Genet 2000;1:11–9.
171. Jeltsch A. Chembiochem 2002;3:382.
172. Bird AP. Nature 1986;321:209–13.
173. Niculescu MD, Craciunescu CN, Zeisel SH. Brain Res 2005;134:309–22.
174. Niculescu MD, Yamamuro Y, Zeisel SH. J Neurochem 2004;89: 1252–9.
175. Glenn MJ, Gibson EM, Kirby ED et al. Eur J Neurosci 2007;25: 2473–82.
176. Mehedint MG, Niculescu MD, Craciunescu CN et al. FASEB J 2010;24:184–95.
177. Mehedint M, Craciunescu C, Zeisel S. Proc Natl Acad Sci U S A 2010;107:12834–9.
178. Wolff GL, Kodell RL, Moore SR et al. FASEB J 1998;12:949–57.
179. Cooney CA, Dave AA, Wolff GL. J Nutr 2002;132:2393S–400S.
180. Waterland RA, Dolinoy DC, Lin JR et al. Genesis 2006;44:401–6.
181. Cohen EL, Wurtman RJ. Science 1976;191:561–2.
182. Haubrich DR, Wang PF, Clody DE et al. Life Sci 1975;17:975–80.
183. Trommer BA, Schmidt DE, Wecker L. J Neurochem 1982;39: 1704–9.
184. Pardridge WM. Fed Proc 1986;45:2047–9.
185. Poirier J. Trends Neurosci 1994;17:525–30.
186. Weisgraber KH, Mahley RW. FASEB J 1996;10:1485–94.
187. Nitsch RM, Blusztajn JK, Pittas AG et al. Proc Natl Acad Sci U S A 1992;89:1671–5.
188. Bartus RT, Dean RL, Goas JA et al. Science 1980;209:301–3.
189. Ladd SL, Sommer SA, LaBerge S et al. Clin Neuropharmacol 1993;16:540–9.
190. Sitaram N, Weingartner H, Caine ED et al. Life Sci 1978;22: 1555–60.
191. Spiers P, Myers D, Hochanadel G et al. Arch Neurol 1996;53:441–8.
192. Alvarez XA, Laredo M, Corzo D et al. Methods Find Exp Clin Pharmacol 1997;19:201–10.
193. Levy R. Lancet 1982;2:671–2.
194. Little A, Levy R, Chuaqui-Kidd P et al. J Neurol Neurosurg Psychiatry 1985;48:736–42.
195. Mohs RC, Davis KL. Psychiatry Res 1980;2:149–56.
196. Drachman DA, Glosser G, Fleming P et al. Neurology 1982;32: 944–50.

197. Harris CM, Dysken MW, Fovall P et al. Am J Psychiatry 1983;140: 1010–2.
198. Weinstein HC, Teunisse S, van Gool WA. J Neurol 1991;238:34–8.
199. Fitten LJ, Perryman KM, Gross PL et al. Am J Psychiatry 1990;147:239–42.
200. Brinkman SD, Smith RC, Meyer JS et al. J Gerontol 1982;37:4–9.
201. da Costa K, Cochary EF, Blusztajn JK et al. J Biol Chem 1993;268:2100–5.
202. Chandar N, Lombardi B. Carcinogenesis 1988;9:259–63.
203. Goshal AK, Farber E. Carcinogenesis 1984;5:1367–70.
204. Nakae D, Yoshiji H, Mizumoto Y et al. Cancer Res 1992;52:5042–5.
205. Shinozuka H, Lombardi B. Cancer Res 1980;40:3846–9.
206. Yokota K, Singh U, Shinozuka H. Jpn J Cancer Res 1990;81: 129–34.
207. Denda A, Kitayama W, Kishida H et al. Jpn J Cancer Res 2002;93: 125–32.
208. Ghoshal AK, Farber E. Carcinogenesis 1984;5:1367–70.
209. Rogers AE, Zeisel SH, Groopman J. Carcinogenesis 1993;14: 2205–17.
210. Lanari C, Lamb CA, Fabris VT et al. Endocr Relat Cancer 2009;16: 333–50.
211. Rogers AE, Akhtar R, Zeisel SH. Carcinogenesis 1990;11:1491–5.
212. Dizik M, Christman JK, Wainfan E. Carcinogenesis 1991;12: 1307–12.
213. Ghoshal AK, Farber E. Lab Invest 1993;68:255–60.
214. Zeisel SH, Albright CD, Shin OK et al. Carcinogenesis 1997;18:731–8.
215. Cui Z, Houweling M, Vance DE. J Biol Chem 1994;269:24531–3.
216. Tessitore L. J Nutr 2000;130:104–10.
217. Tessitore L, Dianzani I, Cui Z et al. Biochem J 1999;337:23–7.
218. Tessitore L, Marengo B, Vance DE et al. Oncology 2003;65:152–8.

31 Carotenoides*

Xiang-Dong Wang

Panorama histórico

Além de serem pigmentos lipofílicos que ocorrem amplamente em plantas, insetos, peixes, aves, algas, leveduras e bactérias, os carotenoides desempenham várias funções biológicas importantes. Os estudos sobre carotenoides começaram em 1831, quando Wackenroder isolou pela primeira vez o *caroteno*, pigmento amarelo cristalino, de cenouras (*Daucus carota*). Tais estudos prosseguiram em 1837, quando Berzelius nomeou de *xantófilos* os pigmentos amarelos das folhas de outono.[1] No início do século XX, foi descoberta a técnica de cromatografia e, com isso, a análise dos carotenoides passou por um grande avanço. Pesquisadores descobriram uma grande família de carotenoides e constataram que essas substâncias eram derivados isoprenoides. Em 1913, muito perto da descoberta da vitamina A por McCollum e Davis (ver o capítulo sobre vitamina A), Osborne e Mendel observaram que as partes verdes das plantas continham uma quantidade relativamente alta de atividade "lipossolúvel A". Na década seguinte, Steenbock, Moore e outros pesquisadores forneceram mais informações sobre a relação entre a vitamina A lipossolúvel e os pigmentos amarelos a partir de estudos comparativos de suas atividades promotoras de crescimento *in vivo*.

Em 1930 e 1931, Karrer et al. definiram as estruturas químicas tanto do betacaroteno como do retinol purificados do óleo de fígado de tubarão. Esses pesquisadores determinaram que metade da estrutura química do betacaroteno se assemelha à estrutura do retinol. Essa constatação levou Karrer a sugerir que a simples adição de duas moléculas de água na ligação dupla central da molécula de caroteno deve gerar duas moléculas de retinol. Contudo, foi só em 1965 que Goodman e Huang[2] e Olson e Hayaishi,[3] independentemente, demonstraram a síntese enzimática de retinal a partir do betacaroteno em extratos livres de células de fígado e intestino de rato. Esses pesquisadores não detectaram quaisquer outros produtos de clivagem e, portanto, sugeriram a ocorrência de um processo por meio de clivagem simétrica na ligação dupla central do betacaroteno que exigia a molécula de oxigênio. Esses pesquisadores nomearam a enzima de betacaroteno-15,15'-oxigenase (BCO1).

Mais de 35 anos se passaram até que Wyss et al.[4] e von Lintig e Vogt[5] foram capazes de obter a clonagem molecular do gene *BCO1* em espécies diferentes; subsequentemente, esses pesquisadores forneceram uma caracterização bioquímica e estrutural.[6-11] Esses estudos determinaram categoricamente que a clivagem central de carotenoides provitamina A é a principal via que leva à formação da vitamina A (Fig. 31.1).

Em 1954, Glover et al.[12] propuseram que o betacaroteno pode sofrer clivagem tanto central como excêntrica. A clivagem excêntrica refere-se à clivagem assimétrica de carotenoides em posições fora da ligação dupla central (ver

*__Abreviaturas__: **ARE**, elemento de resposta antioxidante; **BCO1**, betacaroteno-15,15'-oxigenase; **BCO2**, betacaroteno-9',10'-oxigenase; **Cx43**, conexina 43; **GJC**, comunicações da junção de hiato; **HDL**, lipoproteína de alta densidade; **HPLC**, cromatografia líquida de alto desempenho; **IGF**, fator de crescimento semelhante à insulina; **IGFBP**, proteína ligadora do fator de crescimento semelhante à insulina; **ISX**, genes *homeobox* específicos do intestino; **LDL**, lipoproteína de baixa densidade; **NHANES**, National Health and Nutrition Examination Survey (Pesquisa Nacional sobre Saúde e Nutrição dos Estados Unidos); **RMN**, ressonância magnética nuclear; **Nrf2**, fator 2 relacionado com fator nuclear E2; **PPAR**, receptor ativado por proliferador de peroxissomo; **PPRE**, elemento de resposta ao proliferador de peroxissomo; **RAR**, receptor do ácido retinoico; **RXR**, receptor X de retinoide; **SNP**, polimorfismo de nucleotídeo único; **SR-B1**, transportador proteico do receptor *scavenger* (varredor) classe B tipo 1; **VLDL**, lipoproteína de baixa densidade.

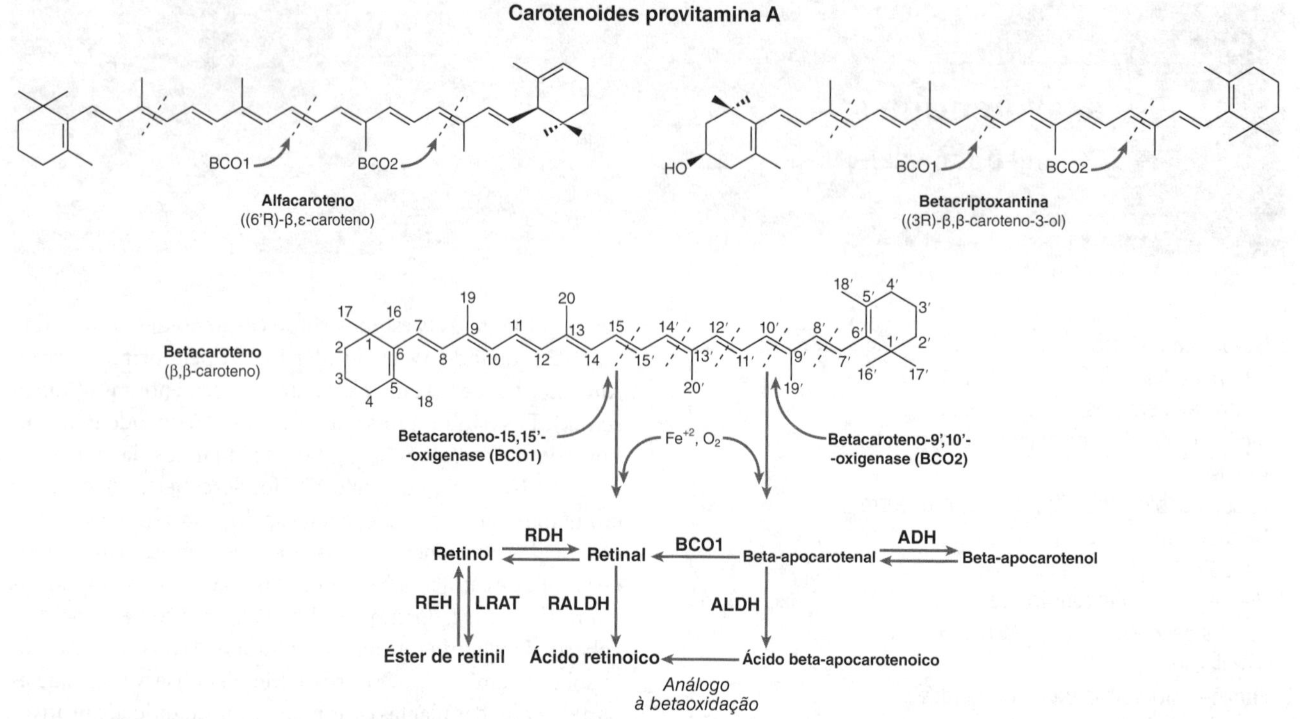

Carotenoides provitamina A

BCO1 BCO2
Alfacaroteno
((6'R)-β,ε-caroteno)

BCO1 BCO2
Betacriptoxantina
((3R)-β,β-caroteno-3-ol)

Betacaroteno
(β,β-caroteno)

Betacaroteno-15,15'-oxigenase (BCO1)
Fe^{+2}, O_2
Betacaroteno-9',10'-oxigenase (BCO2)

Retinol ⇌ (RDH) Retinal ← (BCO1) Beta-apocarotenal ⇌ (ADH) Beta-apocarotenol
REH / LRAT; RALDH; ALDH
Éster de retinil; Ácido retinoico ← Ácido beta-apocarotenoico
Análogo à betaoxidação

Figura 31.1 Via metabólica e estruturas químicas dos principais carotenoides provitamina A (betacaroteno, alfacaroteno e betacriptoxantina) encontrados no plasma e em tecidos de seres humanos. Os carotenoides provitamina A sofrem clivagem simétrica na ligação dupla 15,15' pela enzima betacaroteno-15,15'-oxigenase (BCO1); tal reação produz uma ou duas moléculas de all-*trans*-retinal, que pode(m) ser oxidada(s) em ácido retinoico ou reduzida(s) em retinol. O retinol pode ser convertido em ésteres de retinil para armazenamento. Os carotenoides provitamina A também podem ser clivados pela enzima betacaroteno-9',10'-oxigenase (BCO2) em sua ligação dupla 9,10 ou 9',10', dando origem a beta--apo-10'-carotenal e betaionona. Os apobetacarotenais podem ser precursores da vitamina A por clivagem adicional promovida pela BCO2 ou ser oxidados em seus ácidos apobetacarotenoicos correspondentes, que, então, podem sofrer um processo semelhante à betaoxidação de ácidos graxos, para produzir o ácido retinoico. *ADH*, álcool desidrogenase; *ALDH*, aldeído desidrogenase; *LRAT*, lecitina:retinol aciltransferase; *RALDH*, retinal desidrogenase; *RDH*, retinol desidrogenase; *REH*, retinil-éster hidrolase.

Fig. 31.1). A existência da via de clivagem excêntrica para o betacaroteno era controversa entre os cientistas desde os anos 1970;[13-16] tal existência, no entanto, não foi confirmada até a identificação molecular da enzima betacaroteno-9',10'-oxigenase (BCO2) em seres humanos e camundongos por Kiefer et al.[17] Os pesquisadores ainda demonstraram que a BCO2 cliva, de preferência, carotenoides não provitamina A (*cis*licopeno, luteína e zeaxantina)[18,19] (Fig. 31.2).

Os dados indicam que, além da vitamina A, os metabólitos de carotenoides podem participar de atividades biológicas específicas em diversas vias importantes de sinalização celular e alvos moleculares.[20,21] Essa constatação implica que os metabólitos de carotenoides podem desempenhar papéis biológicos mais notáveis do que seus compostos aparentados na saúde e na doença em seres humanos. Com o mapeamento do genoma humano e o desenvolvimento das ciências "ômicas", espera-se uma maior compreensão do metabolismo e da atividade de carotenoides para fornecer uma nova perspectiva sobre as funções biológicas dessas substâncias.

Propriedades químicas

No *Carotenoids Handbook*,[22] estão listados mais de 750 carotenoides com estruturas químicas definidas e dados analíticos chave; no entanto, novos carotenoides continuam sendo identificados. Entre os carotenoides encontrados na natureza, cerca de 40 a 50 ocorrem na cadeia alimentar humana, mas 24 foram detectados no plasma e em tecidos de seres humanos.[23] Os carotenoides mais abundantes no plasma humano incluem betacaroteno, alfacaroteno, betacriptoxantina, luteína, zeaxantina e licopeno. Esses seis carotenoides principais respondem por aproximadamente 70% de todos os carotenoides identificados no plasma e em tecidos de seres humanos. Os carotenoides são divididos em dois grupos maiores: xantófilos, que são carotenoides oxigenados, incluindo a luteína, a zeaxantina e a betacriptoxantina; e carotenos, que são carotenoides hidrocarbonetos ciclizados, como o alfacaroteno e o betacaroteno, ou lineares, como o licopeno.

A estrutura básica de um carotenoide é uma cadeia de polienos conjugados contendo 40 átomos de carbono, flanqueada algumas vezes por estruturas anelares.[22] A cadeia poliênica, que tipicamente contém uma série de ligações duplas conjugadas (p. ex., -C=C-C=C-) na cadeia central da molécula, representa um cromóforo, responsável pelas cores características associadas aos carotenoides. Essa cadeia poliênica também gera instabilidade nos carotenoides, tornando-os suscetíveis à clivagem por oxidação, calor, luz, ácido e isomerização das formas *trans* para as formas *cis*. Os sistemas conjugados com ligações simples e duplas alternadas resultam em uma deslocalização geral de elétrons entre átomos adjacentes, formando estruturas estabi-

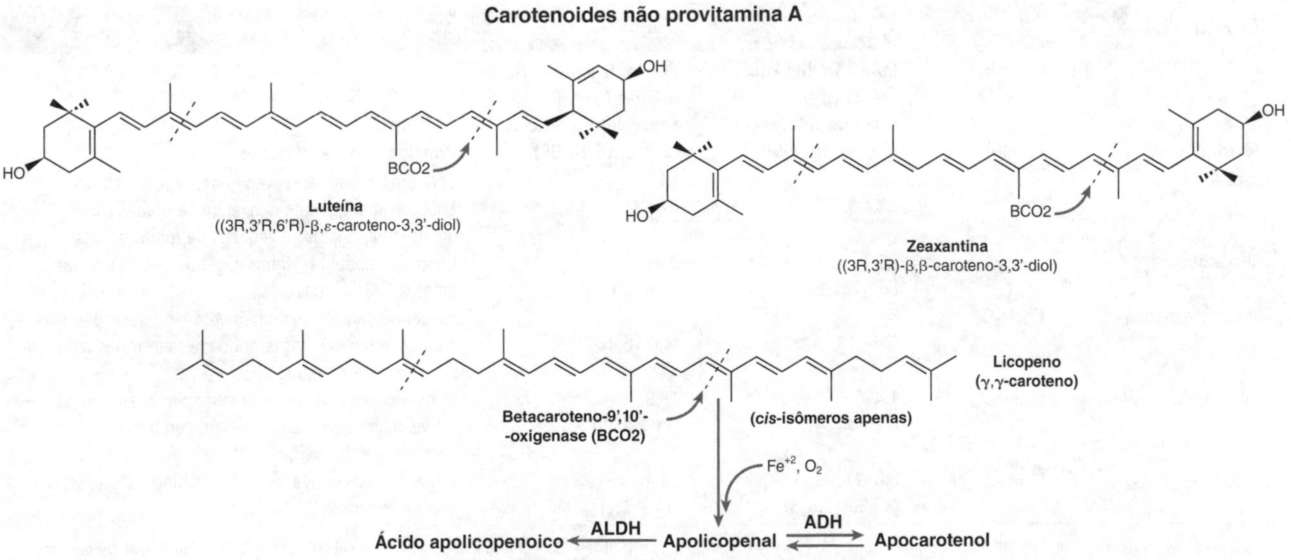

Carotenoides não provitamina A

Luteína
((3R,3'R,6'R)-β,ε-caroteno-3,3'-diol)

Zeaxantina
((3R,3'R)-β,β-caroteno-3,3'-diol)

Licopeno
(γ,γ-caroteno)

Betacaroteno-9',10'-oxigenase (BCO2)

(*cis*-isômeros apenas)

Fe^{+2}, O_2

Ácido apolicopenoico ← ALDH — Apolicopenal ⇄ ADH Apocarotenol

Figura 31.2 Via metabólica proposta e estruturas químicas dos principais carotenoides não provitamina A (luteína, zeaxantina e licopeno) encontrados no plasma e em tecidos de seres humanos. A clivagem de xantófilos (luteína e zeaxantina) pela enzima betacaroteno-9',10'-oxigenase (BCO2) pode ocorrer na ligação dupla 9,10 ou 9',10' para produzir 3-OH-beta-apo-10'-carotenal e betaionona ou 3-OH-betaionona e beta-apo-10'-carotenal, respectivamente. A clivagem de *cis*-licopeno pela BCO2 pode ocorrer na ligação dupla 9,10 ou 9',10' para produzir apo-10'-licopenal, que pode ser oxidado em ácido apo-10'-licopenoico ou reduzido para apo-10'-licopenol. *ADH*, álcool desidrogenase; *ALDH*, aldeído desidrogenase.

lizadas por ressonância. Essas estruturas, que conferem tanto uma capacidade de atuar como antioxidantes biológicos como a capacidade de absorver e emanar luz em certos comprimentos de ondas, fazem com que um composto pareça colorido.

O betacaroteno, o alfacaroteno e a betacriptoxantina são fontes importantes de vitamina A (ver o capítulo sobre vitamina A). Todos os carotenoides provitamina A possuem um ou mais anéis betaiononas (ver Fig. 31.1). O betacaroteno tem uma estrutura química simétrica caracterizada por longa cadeia de carbono com ligações duplas e simples alternadas, flanqueadas em cada extremidade por uma estrutura anelar (ver Fig. 31.1). Tanto a luteína como a zeaxantina contêm oxigênio adicionado ao seu anel ionona, mas cada um difere do outro na posição da ligação dupla em um dos anéis iononas (ver Fig. 31.2). O licopeno apresenta uma estrutura simétrica de cadeia aberta sem anel (ver Fig. 31.2).

Os principais dados químicos sobre esses carotenoides são encontrados no *Carotenoids Handbook*.[22] Os carotenoides costumam ocorrer na natureza sob a forma de all-*trans*-isômeros, embora as exceções conhecidas incluam o 9-*cis*betacaroteno na alga *Dunaliella* e o 15-*cis*fitoeno presente nos tomates e em outros organismos. O isomerismo *cis-trans* das ligações duplas entre carbonos é uma importante característica da estereoquímica de carotenoides, porque esses isômeros geométricos podem ter propriedades biológicas distintas. Aproximadamente 370 dos carotenoides de ocorrência natural são moléculas quirais, dotadas de 1 a 5 átomos de carbono assimétricos; a maioria dos carotenoides individuais ocorre na natureza em apenas uma única configuração.

O termo *apocarotenoides* ou *apolicopenoides* refere-se aos derivados de carotenoides em que o esqueleto de carbono é encurtado pela remoção de fragmentos de uma ou ambas as extremidades do carotenoide com a posição do ponto de clivagem indicada (p. ex., beta-apo-10'-carotenal do betacaroteno [ver Fig. 31.1] ou apo-10'-licopenal do licopeno [ver Fig. 31.2]). O mesmo se aplica aos seus metabólitos adicionais, como o álcool e as formas ácidas. Os apocarotenoides, que são mediadores bioativos nas plantas, atuam como sinais visuais ou voláteis para atrair agentes polinizadores e dispersores de sementes. Essas substâncias são protagonistas importantes nas defesas e arquiteturas de plantas, bem como em interações alelopáticas.[24] O ácido abscísico, formado por clivagem oxidativa específica da ligação dupla entre os carbonos 11,12 da 9'-(Z)-neoxantina, atua como um hormônio nas plantas. Em seres humanos, os apocarotenoides mais relevantes correspondem ao retinal e seus derivados.

Fontes alimentares

As principais fontes de carotenoides na dieta humana são frutas e vegetais de pigmentação intensamente amarela a vermelha (Tab. 31.1). Os exemplos comuns de coloração carotenoide na dieta humana incluem vegetais amarelos, como o milho, e a gema do ovo. Ambos são ricos em caroteno e luteína. O betacaroteno é responsável pela cor laranja de cenouras, enquanto o licopeno, pela cor vermelha de tomates e da melancia; já a zeaxantina responde pela cor rosa do salmão. Nas folhas verdes de vegetais, as cores dos carotenoides são frequentemente mascaradas pela clorofila. Uma lista mais extensa de fontes alimentares de carotenoides é encontrada na Tabela 31.1. Desde os anos 1990, têm-se empreendido grandes esforços na área de engenharia metabólica de carotenoides em produções agrícolas, como "arroz dourado", milho rico em betacaroteno, raízes de mandioca e batatas. Atualmente, cientistas estão avaliando esses novos produtos alimentares por sua biodisponibilidade em fornecer a vitamina A e estimando o potencial desses produtos em combater mundialmente a deficiência dessa vitamina com segurança.

Tabela 31.1 Ingestão dietética, concentrações séricas e fontes naturais de seis carotenoides importantes

Carotenoides	Fórmula	Ingestão dietética média (µg/d) Faixa de referência (percentil 10-90)	Concentrações séricas médias (µg/dL) Faixa de referência (percentil 10-90)	Principais fontes naturais
Betacaroteno	$C_{40}H_{56}$	1.665 (774-3.580)	14,7 (6,4-35,1)	Cenouras, batata-doce, espinafre, brócolis, couve, abóbora, manga, damasco, além de muitas frutas amarelo-alaranjadas e vegetais de folhas verdes
Alfacaroteno	$C_{40}H_{56}$	36 (2-1,184)	3,4 (1,3-9,2)	Cenouras, abóbora, alguns vegetais verdes e frutas amarelo-alaranjadas
Betacriptoxantina	$C_{40}H_{56}O$	88 (24-319)	8,0 (4,0-16,4)	Tangerina, laranja, pimentão-vermelho doce, pêssego, mamão; em pequenas quantidades, em frutas amarelo-alaranjadas e no milho
Luteína + zeaxantina	$C_{40}H_{56}O_2$	1.466 (714-3.021)	18,9 (11,1-33,0)	Gema do ovo, brócolis, espinafre, pimentão-amarelo, couve, milho doce, abóbora, bem como todos os vegetais e frutas verdes
Licopeno	$C_{40}H_{56}$	8.031 (3.580-16.833)	22,4 (11,9-36,1)	Tomate e seus derivados (p. ex., molho, massa, sopa e suco) e melancia

Dados obtidos do Third National Health and Nutrition Examination Survey (NHANES III), de 1988 a 1994, conforme abordado em Trumbo P, Yates AA, Schlicker S et al. Dietary reference intakes: vitamin A, vitamin K, arsenic, boron, chromium, copper, iodine, iron, manganese, molybdenum, nickel, silicon, vanadium, and zinc. J Am Diet Assoc 2001; 101:294-301; e Monsen ER. Dietary reference intakes for the antioxidant nutrients: vitamin C, vitamin E, selenium, and carotenoids. J Am Diet Assoc 2000; 100:637-40, com permissão.

Ingestão dietética e concentrações séricas

A partir do *Third National Health and Nutrition Examination Survey* (NHANES III, 3ª Pesquisa Nacional sobre Saúde e Nutrição dos Estados Unidos), foram obtidas informações sobre a ingestão dietética e as concentrações séricas de carotenoides (ver Tab. 31.1).[25,26] Como os carotenoides não são classificados como nutrientes essenciais, os valores de sua ingestão dietética recomendada não foram estabelecidos. O betacaroteno e outros carotenoides provitamina A são importantes fontes confirmadas de vitamina A, embora não exista nenhuma recomendação específica sobre a porcentagem de vitamina A total que deve ser obtida a partir de ésteres de retinil ou carotenoides. No presente momento, os valores relatados para a conversão de betacaroteno em vitamina A (ou seja, o número de moléculas de betacaroteno que são nutricionalmente equivalentes a 1 molécula de vitamina A) exibem uma ampla variação, desde 2:1 para o betacaroteno puro sintético no óleo até 27:1 para o betacaroteno de vegetais.[27] Vários fatores afetam a biodisponibilidade do betacaroteno e a conversão em vitamina A, tais como a matriz do alimento (p. ex., vegetais, frutas), além do estado de saúde e nutrição do hospedeiro (p. ex., nível da vitamina A, desnutrição, parasitismo). O Institute of Medicine (IOM) nos Estados Unidos não determinou uma tolerância dietética recomendada ou uma ingestão adequada para o betacaroteno ou os carotenoides totais. Em 2003, no entanto, o Expert Group on Vitamins and Minerals (Grupo de Especialistas em Vitaminas e Minerais) no Reino Unido estabeleceu um nível máximo seguro de 7 mg para a ingestão diária de betacaroteno em suplementos alimentares.[28]

Estudos demonstram a existência de polimorfismos de nucleotídeo único (SNP) não sinônimos comuns no gene (*BCO1*) codificador da enzima de clivagem do betacaroteno em seres humanos; tais polimorfismos ocorrem em altas frequências, alterando com isso o metabolismo de betacaroteno.[29] Esses estudos podem fornecer uma explicação sobre os vários fenótipos observados na absorção e no metabolismo de betacaroteno. Além disso, estudos indicam que a variabilidade genética na população deve ser levada em conta para as futuras recomendações de suplementação da vitamina A.

Análise

A cromatografia líquida de alto desempenho (HPLC) é um meio poderoso de analisar a composição do carotenoide e determinar as concentrações após a extração de carotenoides de amostras de plasma, tecido e alimento. O espectro de absorção ultravioleta-visível intrínseco fornece o primeiro critério para identificar um carotenoide, além de ser a base de uma análise quantitativa. Os carotenoides possuem um espectro de absorção característico, mas suas concentrações podem ser calculadas a partir de coeficientes de extinção específicos.

Os dados químicos sobre os principais carotenoides, incluindo os espectros ultravioleta-visíveis e os coeficientes de extinção, foram descritos por Britton et al.[22] O detector de arranjo de fotodiodos permite a monitorização simultânea em uma faixa de comprimentos de ondas selecionados e fornece espectros ultravioleta-visíveis *online* para cada componente de um cromatograma como auxílio para identificação. Técnicas de HPLC acoplada à espectrometria de massa e HPLC ligada à ressonância magnética nuclear (RMN) estão se tornando mais facilmente disponíveis.

A identificação de carotenoides como compostos conhecidos deve ser feita, no mínimo, com base nos seguintes aspectos: (a) o espectro de absorção ultravioleta-visível (λmax) precisa ser idêntico ao de uma amostra autêntica; (b) as propriedades cromatográficas devem ser idênticas às de uma amostra autêntica em HPLC, devendo-se demonstrar a cocromatografia com uma amostra autêntica; e (c) se possível, deve ser obtido um espectro de massa que permita, pelo menos, uma única confirmação da massa molecular. Para análise quantitativa por HPLC, é necessário um controle interno, como da equinenona, para avaliar a eficiência dos procedimentos de extração. A elucidação completa da estrutura requer um espectro de RMN totalmente acoplado e, para compostos quirais, a comparação de um espectro de dicroísmo circular com o de uma amostra de referência autêntica.

Os carotenoides são instáveis e vulneráveis quando expostos a oxigênio, calor, luz e ácido. Por essa razão, é preciso tomar precauções e realizar procedimentos especiais para minimizar o risco de degradação e a formação de artefatos. Todos os procedimentos analíticos devem ser efetuados em uma atmosfera inerte (nitrogênio ou argônio), à temperatura ambiente (~20°C), no escuro ou em luz difusa, sob condições livres de ácido e com solventes recém-purificados livres de peróxidos. A isomerização geométrica (*cis-trans*) ocorre com facilidade quando os carotenoides são expostos a fatores como luz ou calor, mas acontece de forma lenta mesmo em amostras isoladas ou purificadas. As amostras de plasma ou tecido devem ser armazenadas a -80°C para minimizar as reações degradativas e a isomerização.

As técnicas espectroscópicas não invasivas de Raman por ressonância mostram-se promissoras para medir os carotenoides *in situ* na pele e na retina.[30,31] Os carotenoides na pele da palma da mão podem ser mensurados com o uso de um dispositivo portável de Raman. As emissões de luz de 488 e 514 nm são utilizadas para estimar os carotenoides totais e o licopeno, respectivamente. A falta de potência (energia) para separar cada carotenoide, exceto o licopeno, é uma limitação para a pesquisa; no entanto, existe um grande potencial para monitorizar o nível de carotenoide a partir da ingestão de frutas e vegetais ou o efeito da suplementação de carotenoide em ensaios humanos. A luteína e a zeaxantina, importantes pigmentos maculares da retina humana, também podem ser mensuradas com o emprego das técnicas espectroscópicas de Raman por ressonância.[30] Essa técnica não invasiva de detecção pode ser um método de triagem para os níveis de pigmentos maculares na população geral.

Técnicas de isótopos estáveis que utilizam carotenoides intrinsecamente marcados têm provado sua utilidade na determinação da biodisponibilidade, bioconversão e bioeficácia dos carotenoides a partir de diferentes fontes de alimentos de seres humanos.[27] Apesar de dispendiosos e complexos, esses métodos são capazes não só de diferenciar entre carotenoides dosados e endógenos, mas também de determinar a equivalência da vitamina A dos carotenoides provitamina A.

Absorção, biodisponibilidade e transporte

Grande parte das pesquisas sobre carotenoides tem se concentrado no betacaroteno. A eficiência de absorção de uma dose moderada de betacaroteno em óleo gira em torno de 9 a 22%. Seres humanos (juntamente com macacos, furões e gerbos, mas excluindo ratos, camundongos e coelhos a menos que sejam submetidos a doses muito altas) absorvem uma porção significativa de carotenoides intactos diretamente e os circulam ou acumulam em locais como plasma, fígado e tecidos periféricos. As concentrações médias de carotenoides foram relatadas no NHANES III (ver Tab. 31.1). A meia-vida de carotenoides plasmáticos varia de até 12 dias para betacaroteno, alfacaroteno e criptoxantina a 12-33 dias para licopeno e 33-61 dias para zeaxantina e luteína.[32]

A biodisponibilidade do betacaroteno de vegetais é geralmente baixa.[33] Os principais fatores que afetam a biodisponibilidade de carotenoides são: espécies de carotenoides, nível molecular de *linkages* (ligações), quantidade de carotenoide, efetores da matriz, nível de nutrientes, genética, fatores relacionados com o hospedeiro e interações entre essas variáveis.[33] Esses fatores são abordados com detalhes na literatura especializada.[34,35]

Os carotenoides embebidos em sua matriz alimentar não podem ser absorvidos de forma eficiente. O processamento e o cozimento que provocam a degradação mecânica da matriz do alimento e a liberação dos carotenoides podem melhorar a absorção intestinal. Após a liberação da matriz do alimento, os carotenoides ingeridos precisam ser emulsificados e solubilizados em micélios antes de serem absorvidos na mucosa intestinal (Fig. 31.3).

Pesquisas prévias acreditavam que o processo de absorção dos carotenoides ocorria por difusão passiva. Todavia, estudos mais recentes indicaram o envolvimento de um processo ativo para a captação de carotenoides pelo transportador proteico do receptor *scavenger* (varredor) classe B tipo 1 (SR-B1).[36] O SR-B1 é encontrado no corpo humano em diferentes locais: intestino delgado, fígado, adrenais, ovários, placenta, rins, próstata e cérebro. Portanto, o SR-B1 pode ser parcialmente responsável pelo transporte de carotenoides da lipoproteína para os tecidos e dos tecidos para as lipoproteínas.[37] Foi demonstrado que uma rede regulatória responsiva à dieta envolvendo o fator de transcrição do gene *homeobox* específico do intestino (ISX) regule a captação intestinal de betacaroteno e a produção de vitamina A por um mecanismo regulador de *feedback* negativo.[36] O ISX reprimiu a expressão tanto da BCO1 intestinal[38] como do SR-B1,[39] o que facilita a absorção de lipídeos e carotenoides da dieta.[34] Como o ISX está sob o controle de mecanismos dependentes do ácido retinoico e do receptor desse ácido (RAR), tanto a expressão da BCO1 como a do SR-B1 são induzidas para aumentar a absorção e a conversão do betacaroteno em vitamina A durante as deficiências dessa vitamina (ver Fig. 31.3). A clivagem do betacaroteno pela BCO1 produz o composto retinal, que pode ser oxidado em ácido retinoico. Esse ácido induz a expressão do fator de transcrição do ISX e, em seguida, reprime a expressão tanto da BCO1 como do SR-B1, para completar o mecanismo de *feedback* da dieta (ver Fig. 31.3).

Outra proteína, a CD36, uma glicoproteína de membrana expressa na superfície das células intestinais (duodeno e jejuno) e envolvida na captação de ácidos graxos de cadeia longa e lipoproteínas de baixa densidade (LDL) oxidadas, também pode desempenhar um papel no movimento de carotenoides para as células. Embora os mesmos fatores que influenciam a absorção de betacaroteno possam afetar outros carotenoides de modo similar, há necessidade de mais pesquisas sobre a absorção de cada carotenoide e de seus isômeros *cis*.

Depois de sua captação pela mucosa do intestino delgado, o betacaroteno é clivado pelas enzimas BCO1 ou BCO2 em vitamina A e outros metabólitos ou incorporado em quilo-

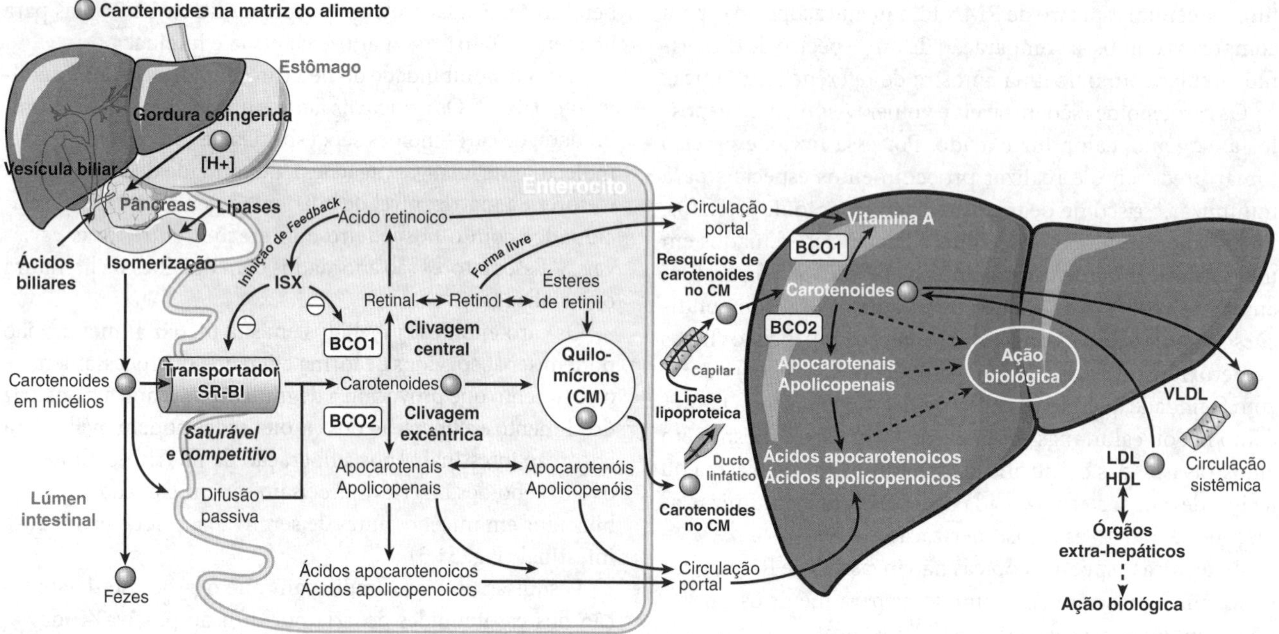

Figura 31.3 Ilustração esquemática simplificada de absorção, metabolismo e transporte de carotenoides. *BCO1*, betacaroteno-15,15'-oxigenase; *BCO2*, betacaroteno-9',10'-oxigenase; *HDL*, lipoproteína de alta densidade; *LDL*, lipoproteína de baixa densidade; *VLDL*, lipoproteína de baixíssima densidade. (Ver texto para informações detalhadas).

mícrons e secretado no sistema linfático para transporte até o fígado e outros tecidos periféricos (ver Fig. 31.3). Alguns metabólitos polares podem ser diretamente transportados para o fígado através da circulação portal.[40] O betacaroteno, os ésteres de retinil, o retinol e os metabólitos menos polares são absorvidos pela linfa, enquanto os metabólitos mais polares, que incluem beta-apocarotenais, retinoil-betaglicuronídeo, retinil-betaglicuronídeo e ácido retinoico, são captados diretamente pela circulação portal.[40] A absorção diferencial do betacaroteno e de seus metabólitos pela circulação linfática ou portal parece depender da polaridade dos metabólitos envolvidos.

Os quilomícrons na corrente sanguínea são parcialmente degradados pela lipase lipoproteica, um processo que deixa resquícios de quilomícrons; tais resquícios, por sua vez, são rapidamente capturados pelo fígado (ver Fig. 31.3, bem como os capítulos sobre lipídeos, esteróis e seus metabólitos). Alguns carotenoides podem ser liberados dessas lipoproteínas e capturados diretamente pelos tecidos extra-hepáticos. No estado alimentado, o fígado armazena ou secreta os carotenoides em lipoproteínas de baixíssima densidade (VLDL) e baixa densidade (LDL). Em jejum, os carotenos plasmáticos são encontrados principalmente na lipoproteína LDL. Os xantófilos (luteína, zeaxantina e betacriptoxantina) são localizados basicamente nas lipoproteínas de baixa (LDL) e alta (HDL) densidades, mas pequenas proporções são constatadas em VLDL. O transporte pela lipoproteína LDL responde por aproximadamente 55% dos carotenoides sanguíneos totais, enquanto os transportes pelas HDL e VLDL são responsáveis por 31 e 14%, respectivamente. Fatores específicos que regulam a captação tecidual, a reciclagem de carotenoides de volta ao fígado e a excreção ainda não estão esclarecidos.[35]

Metabolismo

Via de clivagem central

Para os carotenoides provitamina A, a clivagem central é a principal via que leva à formação da vitamina A. Os carotenoides como betacaroteno, alfacaroteno e betacriptoxantina são clivados de forma simétrica em sua ligação dupla central pela BCO1,[5,6,41] além de estarem presentes em vários tecidos de camundongos e seres humanos (p. ex., fígado, rim, trato intestinal e testículo).[7,42] A enzima BCO1 humana recombinante purificada cliva o betacaroteno *in vitro* com uma constante de Michaelis-Menten (K_m) e velocidade máxima ($\dot{V}_{máx}$) de 7 μM e 10 nmol de retinal/mg/min, respectivamente.[43] O composto retinal formado a partir do betacaroteno pode ser subsequentemente reduzido em retinol ou oxidado ainda mais até formar o ácido retinoico (ver Fig. 31.1, bem como o capítulo sobre vitamina A para detalhes). Os carotenoides não provitamina A, como o licopeno, foram clivados pela BCO1 murina recombinante purificada com atividade muito menor[7] ou nula.[9,44]

Quatro resíduos de histidina conservados e um único resíduo de glutamato conservado são essenciais para o mecanismo catalítico da BCO1, presumivelmente pela coordenação do cofator de ferro necessário para a atividade catalítica.[10] A BCO1 de frango demonstrou especificidade pelo substrato para um amplo leque de substratos de carotenoides, incluindo alfacaroteno, betacaroteno, gamacaroteno, betacriptoxantina, apo-4'-carotenal e apo-8'-carotenal.[44] Diante dessas provas, parece que a presença de pelo menos 1 anel betaionona não substituído seja suficiente para a clivagem catalítica da ligação dupla 15,15' do carbono central.

Via de clivagem excêntrica

Com base nas provas de que a clivagem excêntrica de betacaroteno induz uma série de produtos homólogos de clivagem do grupo carbonila,[15,45] a existência dessa via foi confirmada pela identificação molecular da BCO2 em camundongos, seres humanos, peixes-zebra e furões.[17,18] A BCO2 compartilha homologia de sequência global com a BCO1, bem como o mesmo padrão conservado dos resíduos de histidina e dos resíduos de glutamato presumivelmente envolvidos na ligação do cofator de ferro em ambas as proteínas.[10,17] A BCO2 é altamente expressa no fígado e testículo, porém em níveis mais baixos nos rins, pulmões, coração, baço, próstata, intestino, estômago, cólon e cérebro.[17,18]

A BCO2 recombinante de furão clivou o all-*trans*-betacaroteno para formar o beta-apo-10'-carotenal de uma forma linear dependente do pH e do tempo, com pH ideal entre 8,0 e 8,5. A reação exibiu a cinética de Michaelis-Menten, com K_m estimado de 3,5 ± 1,1 μM para o betacaroteno e uma $\dot{V}_{máx}$ de 32,2 ± 2,9 pmol para o beta-apo-10'-carotenal/mg/h. Os beta-apocarotenais podem ser clivados ainda mais pela BCO1 para produzir retinol e ácido retinoico[46,47] ou oxidados em seus ácidos apobetacarotenoicos correspondentes (ver Fig. 31.1). Em seguida, os ácidos apobetacarotenoicos podem sofrer um processo semelhante à betaoxidação de ácidos graxos, até uma nova oxidação ser interrompida pelo grupo metila na posição C13.[48] Esse encurtamento produz o ácido retinoico a partir do betacaroteno.[48] O beta-apo-12'-carotenal e o beta-apo-10'-carotenal foram isolados da mucosa intestinal de furão após perfusão de betacaroteno *in vivo*;[49,50] além disso, o beta-apo-8'-carotenal foi detectado em seres humanos submetidos a uma dose oral de all-*trans*[10,10',11,11'-^{14}C]-betacaroteno.[51]

Embora a contribuição exata da BCO2 para a biossíntese da vitamina A permaneça desconhecida,[52] resultados cinéticos sugerem que os beta-apocarotenais possam ser compostos intermediários na produção de retinoides a partir do betacaroteno. De fato, a perfusão de beta-apo-14'-carotenal em furões aumentou a formação de ácido retinoico e retinol *in vivo*;[47] além disso, o fornecimento de apo-8'-carotenal restabeleceu os níveis séricos de retinol em ratos com depleção de vitamina A.[53] Os dados revelam que a mutação no gene *BCO2* bovino resulta em aumento nas concentrações de betacaroteno no tecido adiposo, soro e leite, mas em diminuição nos níveis hepáticos de retinol.[54,55]

Apesar de a BCO1 catalisar a clivagem dos carotenoides provitamina A com atividade muito maior que os carotenoides não provitamina A, a atividade da BCO2 é mais alta para os carotenoides não provitamina A, como isômeros *cis*licopeno, luteína, zeaxantina, do que para o betacaroteno como um substrato.[18,19] Essas observações destacam o papel emergente de clivagem central e excêntrica desempenhado pelo betacaroteno e outros carotenoides (tanto provitamina A como não provitamina A) no metabolismo e na saúde de vertebrados. A expressão quase ubíqua de carotenoide oxigenases indica que muitos tecidos podem contribuir para sua própria homeostasia metabólica. No entanto, ainda precisa ser descoberto se a formação de outros beta-apocarotenais encontrados *in vitro* e *in vivo* é o resultado de metabolismo extra do produto de clivagem de beta-apocarotenoide ou se essas substâncias são produtos primários de clivagem de caroteno oxigenases adicionais.

Fatores genéticos

A variabilidade na absorção e no metabolismo de betacaroteno é bem documentada em seres humanos.[56] Embora a regulação de BCO1[53] e SR-B1[36] possa explicar parcialmente essa variabilidade, várias alterações genéticas identificadas em seres humanos também afetam a absorção e o metabolismo de betacaroteno. SNP dentro dos componentes do metabolismo de lipoproteínas, como apolipoproteína B, lipase lipoproteica e SR-B1, são associados a níveis plasmáticos alterados de carotenoides em seres humanos.[37] Esses genes exercem um profundo efeito não só na absorção de carotenoides, mas também na distribuição aos tecidos. Foi identificada a ocorrência de SNP no interior do gene *SRB1* como fator de risco para a degeneração macular relacionada com a idade.[57] Em indivíduo com mutação heterozigótica no gene *BCO1*, demonstraram-se uma elevação no betacaroteno e uma diminuição no retinol, ambos do plasma.[58] A análise bioquímica da proteína BCO1 mutante identificou a substituição de um resíduo de treonina altamente conservado por um resíduo de metionina. A caracterização cinética demonstrou um declínio de aproximadamente 90% na atividade em comparação à BCO1 tipo selvagem.

Certos SNP também são identificados na região codificadora de proteínas do gene *BCO1* humano, resultando com isso em diversas variantes proteicas distintas.[29,58,59] As mulheres portadoras da variante 267S + 379S ou 379V no *BCO1* exibiram uma eficiência de conversão reduzida do betacaroteno intestinal.[59] Em um estudo separado, a existência de SNP localizado a montante do gene *BCO1* foi associada ao aumento nos níveis sanguíneos de betacaroteno e alfacaroteno.[29] Os níveis de licopeno, luteína e zeaxantina eram mais baixos em portadores de SNP. Apesar disso, a presença de SNP dentro dos genes *SRB1* e *BCO1* pode explicar parcialmente os fenótipos de baixa absorção ou de baixa conversão.

Embora não haja relatos de alterações genéticas no gene *BCO2* humano, os relatos genéticos em animais forneceram provas de uma ampla especificidade da BCO2 por substrato. Foi demonstrado que o gene *BCO2* bovino contém algum SNP que resultou em uma proteína BCO2 truncada e presumivelmente afuncional.[54,55] Em ovelhas brancas da Noruega (*Ovis aries*), uma mutação *nonsense* no gene *BCO2* foi significativamente associada a um fenótipo do tecido adiposo amarelo.[60] Em frangos, um fenótipo de pele amarela é associado a algum SNP no gene *BCO2*.[61] O declínio da betacaroteno 9'-10'-mono-oxigenase da pele induz à pigmentação amarela de frangos domésticos, um achado que sugere uma diminuição na capacidade de clivagem de substâncias xantófilas (luteína e zeaxantina), os principais carotenoides acumulados na pele do frango.[62]

Regulação

O conhecimento da estrutura molecular e regulatória do metabolismo de carotenoides está longe de ser concluído.

Estudos moleculares do promotor da BCO1 de camundongos e seres humanos demonstram a presença de um elemento de resposta a proliferador de peroxissomo (PPRE).[63,64] Os agonistas do receptor ativado por proliferador de peroxissomo gama (PPARγ) e do receptor X de retinoide alfa (RXRα) podem transativar o promotor-relatador da BCO1 quando forem cotransfectados com o receptor nuclear correspondente.[63] O promotor da BCO1 de seres humanos contém um elemento acentuador adicional na forma de um sítio (local) ligado ao fator 2 acentuador de miócitos (MEF2).[64] Em ratos suplementados com licopeno, a expressão da BCO1 foi significativamente reduzida nas glândulas adrenais e nos rins.[65] A proteína-3 ligadora de ácidos graxos, um gene-alvo do PPARγ, foi sub-regulada em paralelo com a BCO1. Em camundongos nocautes para a BCO1, foi observado um comprometimento brutal no metabolismo lipídico.[52] Pesquisadores sugeriram que produtos de clivagem do betacaroteno possam refinar a interconexão entre os receptores nucleares que regulam o metabolismo lipídico.[66] A relação entre o metabolismo de carotenoides e de lipídeos merece mais pesquisas.

Ao contrário da BCO1, há poucas provas disponíveis a respeito da regulação da BCO2. Uma análise molecular falhou na identificação de PPRE dentro do promotor da BCO2 de camundongos.[65] Algum conhecimento sobre a regulação da BCO2 é adquirido pelo estudo de camundongos nocautes para a BCO1 que, quando comparados com camundongos selvagens, apresentam uma expressão hepática expressivamente elevada da BCO2.[52,67] Esse achado sugere a presença de mecanismos combinados que governam a expressão das enzimas BCO1 e BCO2.

Grande parte das provas produzidas até o momento indica que a suplementação com vários carotenoides, especialmente carotenoides não provitamina A, pode afetar a expressão da BCO2. Em furão adulto macho, foi observado um aumento relevante de 4 vezes na expressão da BCO2 nos pulmões após 9 semanas de suplementação com licopeno.[18] Um estudo separado em ratos revelou que a suplementação com licopeno por várias vezes resultou em sub-regulação sutil, porém significativa, da expressão da BCO2 em diversos tecidos.[65] O alcoolismo crônico aumentou a expressão de mRNA da BCO1, bem como a expressão de mRNA das proteínas PPARγ e PPARα.[68] Conforme esperado, a expressão da BCO1 era alta e positivamente correlacionada com a expressão de PPARγ.[63,69] Também ocorreu um aumento pequeno, mas importante, na expressão do mRNA da proteína BCO2, positivamente correlacionado com a expressão tanto de PPARγ como de PPARα. Considerados em conjunto, esses resultados indicam que os fatores da dieta, sobretudo a suplementação com carotenoide, possam influenciar a expressão da BCO2.

Funções biológicas de carotenoides e seus metabólitos

Os estudos iniciais se concentraram nos carotenoides provitamina A, em particular o betacaroteno; no entanto, pesquisas feitas desde 1980 forneceram uma estrutura para a compreensão de outros carotenoides e de como suas funções podem beneficiar a saúde de seres humanos. Betacaroteno, betacriptoxantina, luteína, zeaxantina e licopeno podem desempenhar papéis biológicos exclusivos na proteção contra o desenvolvimento de várias doenças crônicas e degenerativas, incluindo deficiência de vitamina A e seus problemas de saúde relacionados (p. ex., anemia, retardo do crescimento, déficit de imunocompetência, infecções e xeroftalmia),[70] degeneração macular relacionada com a idade,[71] doença cardiovascular,[72] certos tipos de câncer[73] e lesões cutâneas,[74] englobando protoporfiria eritropoiética.[75] Pesquisadores propuseram que os carotenoides exercem uma função na síndrome metabólica,[76] saúde óssea[77] e função cognitiva.[78] Contudo, ainda precisa ser confirmado se os carotenoides são importantes componentes da dieta com benefícios à saúde.

Embora os estudos de culturas celulares e modelos animais forneçam fortes indícios de que os carotenoides e seus metabólitos são ativos em várias atividades biológicas (ver adiante; Fig. 31.4), a demonstração desses efeitos moleculares em sistemas humanos, um processo que envolve múltiplos eventos genéticos e epigenéticos, é um grande desafio. De modo específico, os valores plasmáticos de carotenoides são biomarcadores para o consumo de dietas ricas em frutas e vegetais que contenham outros nutrientes potencialmente bioativos; dessa forma, a associação não prova necessariamente que os carotenoides são os componentes ativos. À medida que aumentar nossa compreensão sobre o metabolismo de carotenoides e as propriedades biológicas moleculares dessas substâncias, bem como suas interações com fatores genéticos e epigenéticos, será adquirido um maior conhecimento a respeito do papel e da aplicação de carotenoides e seus metabólicos na saúde e na doença em seres humanos.

Atividade dependente de retinoide

A função biológica humana mais claramente definida de carotenoides em seres humanos é sua atividade de vitamina A. Por meio do processo de clivagem central, os carotenoides provitamina A servem como precursores da vitamina A e representam as principais fontes dessa vitamina na dieta para grande parte da população mundial. Pela ação de vitamina A, os carotenoides provitamina A exercem efeitos sobre vários processos vitais críticos, como visão, reprodução, metabolismo, diferenciação, hematopoiese, desenvolvimento ósseo, formação de padrão durante embriogênese e tumorigênese (ver capítulo sobre vitamina A).

Os carotenoides provitamina A podem servir como precursores diretos dos ácidos all-*trans*- e 9-*cis*-retinoicos,[79,80] que são ligantes para os receptores RAR e RXR. Em um único estudo, o betacaroteno foi capaz de manter níveis teciduais normais de ácido retinoico e inibir a ativação das vias da proteína quinase ativada por mitógeno, a proliferação das células e a fosforilação da p53.[81] Determinados metabólitos de clivagem excêntrica, como o ácido beta-apocarotenoico, também podem induzir a expressão de RARβ e transativar o promotor de RARβ2 por metabolismo ao potente ligante de RAR, o ácido all-*trans*-retinoico.[82] Portanto, é provável que o modo de ação molecular dos carotenoides provitamina A seja mediado pelo ácido retinoico através da ativação transcricional de uma série de genes.[20]

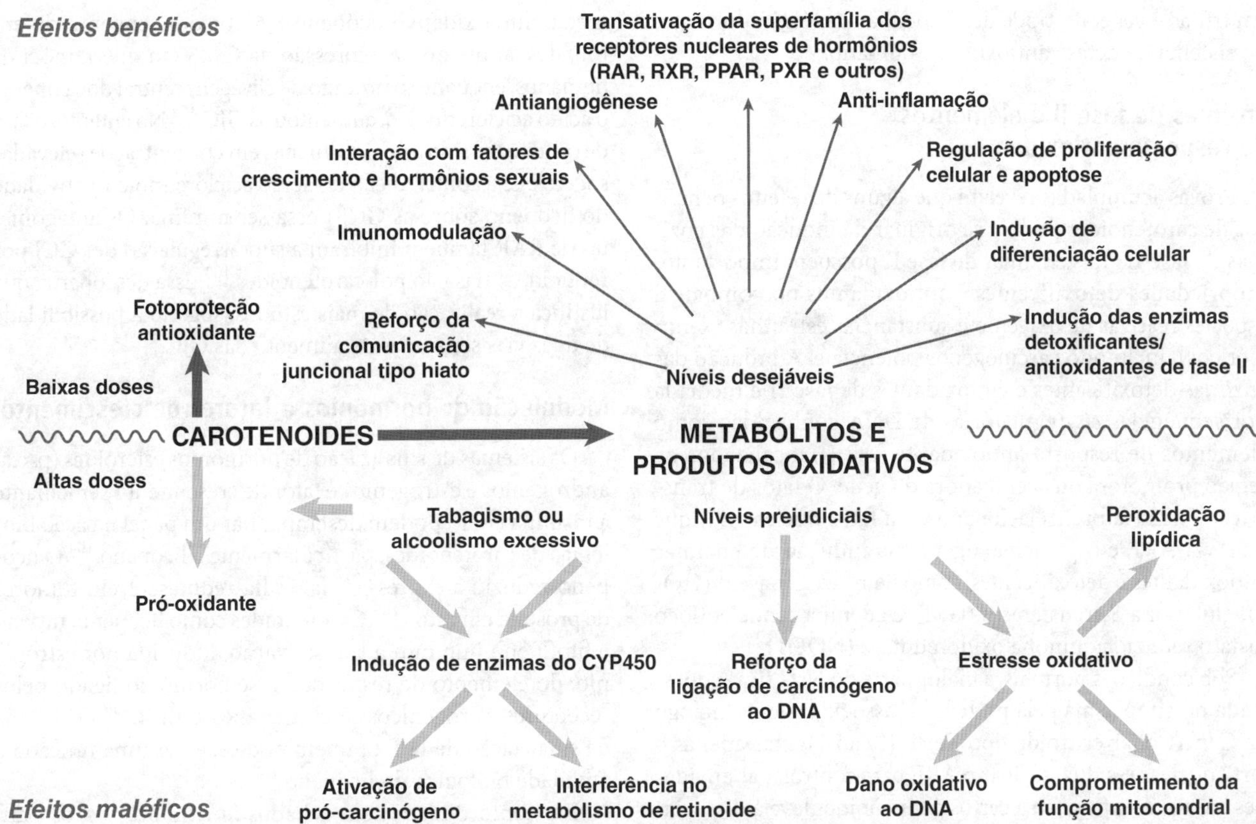

Figura 31.4 Ilustração esquemática dos efeitos biológicos potenciais, tanto benéficos como maléficos, atribuídos aos carotenoides e seus metabólitos à saúde humana. Embora pequenas quantidades de metabólitos de carotenoides possam conferir proteção contra doenças crônicas e certos tipos de câncer, quantidades maiores podem ser nocivas, sobretudo quando associadas a ambiente altamente oxidativo (p. ex., os pulmões de fumantes de cigarro ou fígado de alcoolistas). *CYP450*, citocromo P-450; *PPAR*, receptor ativado por proliferador de peroxissomo; *PXR*, receptor X de pregnano; *RAR*, receptor de ácido retinoico; *RXR*, receptor X de retinoide.

Atividade independente de retinoide

A descoberta da clivagem excêntrica de carotenoides aumentou o interesse pelos produtos de clivagem dos carotenoides e seu possível papel biológico em seres humanos. A produção de apocarotenoides e apolicopenais foi demonstrada em diversos estudos.[19,51,67,83] Sem a conversão em retinoides, os apolicopenoides e apocarotenoides não voláteis são capazes de inibir o crescimento celular,[84-87] estimular a diferenciação,[88] transativar os receptores nucleares[84] ou antagonizar a ativação desses receptores.[83,89] Também foi demonstrado que a estrutura betaionona do apocarotenoide volátil inibe a proliferação celular e induz a apoptose tanto *in vitro*[90-92] como *in vivo*.[93] A dose da betacriptoxantina aumenta de forma dependente a atividade do promotor dependente de RARE em células cotransfectadas com vetor da expressão de RAR,[94] que comprovadamente se liga a receptores RAR e os ativa, sem sua conversão em retinoides.[95] Além de participar das vias de sinalização conhecidas de retinoides, é possível que os carotenoides sejam capazes de interagir diretamente com fatores de transcrição sem sua conversão em retinoides.

Atividade antioxidante

Os radicais livres podem gerar dano celular por reagirem com proteínas, lipídeos, carboidratos e DNA; além disso, tais radicais podem estar envolvidos na etiologia de enfermidades humanas, como câncer, doença cardiovascular e distúrbios relacionados com a idade. Grande parte da atividade biológica atribuída aos carotenoides se deve às suas capacidades antioxidantes (p. ex., funcionando como varredores de radicais livres e, no caso da luteína e da zeaxantina, como filtros da luz azul que, possivelmente, evitam o fotodano à retina).[72] De fato, as propriedades antioxidantes de muitos carotenoides são bem documentadas nos sistemas *in vitro*, onde se acredita que eles desempenham papéis críticos na proteção contra doenças crônicas.[72] No entanto, dados precisos a respeito dos efeitos antioxidantes de carotenoides isolados nos sistemas biológicos *in vivo* são limitados.

Como a maioria dos estudos *in vivo* utiliza produtos à base de frutas e vegetais que contêm vários micronutrientes e fitoquímicos, incluindo outros carotenoides, polifenóis, vitamina C e vitamina E, é preciso ter cuidado ao atribuir os efeitos benéficos de frutas e vegetais aos carotenoides ou à sua atividade antioxidante. Dessa forma, embora os carotenoides demonstrem atividade antioxidante em certos modelos de animais, nenhuma prova definitiva indica que os carotenoides da dieta e de fontes alimentares atuem como antioxidantes *in vivo* em estudos conduzidos em seres humanos. Além disso, uma interação sinérgica entre carotenoides e outros antioxidantes, como vitaminas E e C e outros fitonutrientes em frutas e vegetais, pode desempenhar papéis importantes no sistema de defesa antioxidante humano.

Enzimas de fase II e elementos de resposta antioxidante

Provas acumuladas revelam que alguns dos efeitos benéficos de carotenoides podem se originar da indução das enzimas de fase II. Tais enzimas de fase II possuem importantes propriedades detoxificantes e antioxidantes no combate a espécies reativas de oxigênio e substâncias estranhas (xenobióticos), incluindo carcinógenos potenciais. A indução das enzimas detoxificantes e antioxidantes de fase II é mediada por sequências *cis*-regulatórias de DNA conhecidas como elementos de resposta antioxidante (ARE), localizados na região promotora ou acentuadora do gene. O fator de transcrição Nrf2 (fator 2 relacionado com fator nuclear E2) que atua via ARE é o principal agente na indução de enzimas antioxidantes e detoxificantes, como heme oxigenase-1 (HO-1), glutationa S-transferases (GST) e adenina dinucleotídeo fosfato reduzida:quinona oxidoredutase (NQO1).

Sob condições normais, a maior parte do Nrf2 fica sequestrada no citoplasma pela proteína 1' associada ao homólogo da Cap'n'Collar eritroide tipo Kelch (Keap 1), mas apenas o Nrf2 nuclear residual se liga ao ARE para controlar as atividades basais. A exposição a certos carotenoides leva à dissociação do complexo Nrf2-Keap1 no citoplasma e à translocação de Nrf2 para o núcleo.[21,84,96] Subsequentemente, o acúmulo nuclear de Nrf2 ativa os genes-alvo das enzimas antioxidantes de fase II. Não só o betacaroteno, mas também alguns carotenoides não provitamina A, incluindo licopeno, luteína, cantaxantina e astaxantina, podem induzir várias enzimas de fase II tanto *in vivo* como *in vitro*.[97,98]

Comunicações da junção de hiato

As comunicações da junção de hiato (GJC) são canais existentes entre as células que possibilitam a troca de nutrientes, produtos residuais e informações pelas células conectadas. As GJC são implicadas no controle do crescimento celular por meio de respostas adaptativas de diferenciação, proliferação e apoptose. Cada junção de hiato é derivada de 6 proteínas conexinas de cada célula adjacente no total de 12 proteínas conexinas. A família das conexinas inclui mais de 20 proteínas; no entanto, a conexina 43 (Cx43) é a mais amplamente expressa, sendo a forma induzida com maior frequência por retinoides e carotenoides.[99] Tanto os carotenoides provitamina A como os não provitamina A podem inibir a transformação neoplásica induzida por carcinógenos[100] e suprarregular a expressão de mRNA da Cx43.

Várias linhas de evidências *in vitro* indicam que os produtos oxidativos de carotenoides e seus metabólitos, especialmente o licopeno, podem ser responsáveis pelo aumento das GJC. Após oxidação completa do licopeno com peróxido de hidrogênio e tetróxido de ósmio, Aust et al.[101] isolaram um metabólito oxidativo que aumentou as GJC de forma eficaz. O composto, identificado como 2,7,11-trimetiltetradeca-hexaeno-1,14-dial, induziu as GJC do mesmo modo que o ácido retinoico. O metabólito oxidativo licopeno-5,6-epóxido, encontrado em tomates, aumentou a expressão da Cx43 em queratinócitos humanos, enquanto o produto de clivagem central do licopeno, o ácido acicloretinoico, aumentou as GJC.[102] No entanto, o fato de o efeito ter sido atingido apenas em concentrações elevadas sugere que a contribuição do ácido acicloretinoico à atividade do licopeno sobre as GCJ possa ser mínima. Os antagonistas de RAR também inibiram a suprarregulação das GCJ por retinoides, mas não por carotenoides.[103] Essa descoberta, que justifica a realização de mais estudos, sugeriu a possibilidade de duas vias separadas de aumento das GJC.

Modulação de hormônios e fatores de crescimento

Os sistemas de sinalização de hormônios esteroides (p. ex., androgênios e estrogênio) e fator de crescimento semelhante à insulina (IGF) podem desempenhar um papel na ação biológica de carotenoides, particularmente o licopeno.[104] O licopeno reduziu a expressão da 5-alfa-redutase-1 em tumores de próstata em ratos.[105] Carotenoides como licopeno, fitoeno e fitoflueno inibiram a transativação, induzida por estrogênio, do elemento de resposta a esse hormônio ligado pelos receptores estrogênicos nucleares ERα e ERβ.[106] O sistema de sinalização de IGF também pode exercer uma função na atividade biológica do licopeno.[107]

Em conformidade com achados *in vitro* prévios, os estudos epidemiológicos demonstraram que uma maior ingestão dietética de licopeno está associada a níveis circulantes mais baixos de IGF-I[108] e níveis mais elevados de proteínas ligadoras ao IGF (IGFBP).[109,110] O nível de IGFBP-3 foi aumentado pela suplementação com licopeno, mas diminuído pela exposição ao cigarro. Além de aumentar os níveis plasmáticos de IGFBP-3, a suplementação de licopeno foi associada à inibição de metaplasia escamosa pulmonar induzida pela fumaça de cigarro, à diminuição do antígeno nuclear de proliferação celular e à indução de apoptose.[111] Esses resultados, juntamente com outros, sugerem que a interferência na sinalização de IGF-I possa ser um mecanismo importante por meio do qual o licopeno poderia exercer uma atividade antineoplásica.

Efeitos relacionados a alta dosagem

No início dos anos 1980, duas publicações[112,113] revelaram que o betacaroteno podia ser um agente antioxidante e antineoplásico. Essa descoberta estimulou consideravelmente a área de pesquisa sobre carotenoides e, com isso, foram realizados diversos ensaios de intervenção, utilizando doses farmacológicas de betacaroteno (aproximadamente 10 a 15 vezes mais do que o consumo alimentar médio) como agente preventivo contra o câncer. Infelizmente, em 1994 a 1996, os ensaios em seres humanos concluíram a ausência de efeito benéfico e, na verdade, demonstraram um aumento no risco de câncer de pulmão em fumantes inveterados e trabalhadores de asbestos (amianto). Essas descobertas inesperadas conduziram os pesquisadores de carotenoides de volta às pesquisas experimentais em modelos animais e culturas celulares na tentativa de encontrar uma explicação para essa contradição. Os efeitos dose-resposta, o efeito antioxidante e pró-oxidante, bem como a coexistência das vias de clivagem central e excêntrica, revelam a complexidade do metabolismo de carotenoides nos organismos e levantam dúvidas a respeito dos efeitos potenciais de interações entre fatores exógenos (p. ex., tabagismo e alcoolismo crônico) e carotenoides e seus metabólitos.[20]

Dosagem e metabólitos indesejáveis

As dosagens de betacaroteno utilizadas em dois estudos de intervenção em seres humanos (the Alpha-Tocopherol, Beta-Carotene Cancer Prevention Trial [ATBC, Ensaio de prevenção do câncer com betacaroteno e alfatocoferol] e the Beta-Carotene and Retinol Efficacy Trial [CARET, Ensaio de eficácia do betacaroteno e do retinol]) foram de 20 a 30 mg/d por 2 a 8 anos, mais de 10 vezes a ingestão de betacaroteno na dieta norte-americana típica (~2 mg/d). Acredita-se que essa dosagem farmacológica de betacaroteno em seres humanos tenha resultado no acúmulo de níveis relativamente altos desse carotenoide e seus metabólitos oxidativos de clivagem excêntrica no tecido pulmonar, sobretudo após longos períodos de suplementação.

Pesquisas em modelos animais e culturas celulares sugeriram não só que o betacaroteno é instável no ambiente rico em radicais livres de pulmões expostos à fumaça de cigarro, mas também que tal ambiente altera o metabolismo desse carotenoide e produz metabólitos indesejáveis de clivagem excêntrica (ver Fig. 31.4). Foi demonstrado que esses metabólitos facilitam as alterações associadas ao processo carcinogênico, incluindo a indução de enzimas ativadoras de carcinógenos, a ligação de metabólitos carcinógenos ao DNA, a interferência no metabolismo da vitamina A, a sub-regulação de genes supressores tumorais, a suprarregulação de oncogenes, a indução de estresse oxidativo e a indução acentuada de transformação celular por carcinógenos.[20] Considerando-se o fato de que o betacaroteno na dieta é menos biodisponível que a suplementação desse carotenoide, nenhuma prova atual indica qualquer efeito nocivo associado a altos níveis de betacaroteno na dieta proveniente de fontes alimentares naturais, exceto o aparecimento ocasional de carotenodermia.

Efeito pró-oxidante

Algumas evidências indicam que os carotenoides podem se comportar como pró-oxidantes em certas circunstâncias. Sob concentrações mais altas de oxigênio, é possível a formação de radical peróxi do carotenoide (p. ex., Car-OO· ou ROO-Car-OO·) que, então, pode atuar como pró-oxidante, promovendo a abstração de hidrogênio e a oxidação de lipídeos insaturados e, com isso, exacerbar o dano à membrana. Com base nas provas apresentadas com referência à suplementação de betacaroteno em casos de câncer de pulmão em grandes ensaios clínicos, parece que esse carotenoide pode atuar como um antioxidante protetor contra o câncer em níveis fisiológicos, embora possa perder sua eficácia ou até exercer efeitos pró-oxidantes em níveis farmacológicos, sobretudo em compartimentos altamente oxidativos do corpo (ver Fig. 31.4).

Fortes interações entre betacaroteno, alfatocoferol e ácido ascórbico *in vitro*, bem como a possível capacidade desses compostos em reciclar um a outro, levaram os pesquisadores a especular sobre a utilidade potencial da suplementação antioxidante combinada para eliminar efeitos pró-oxidantes potenciais por um único agente. Em estudos com animais, o alfatocoferol e o ácido ascórbico diminuíram a produção de metabólitos oxidativos indesejáveis, mas aumentaram a formação de retinoides a partir do betacaroteno no tecido pulmonar de furões expostos à fumaça *in vitro* e *in vivo*.

Indução das enzimas de fase I

Em estudos laboratoriais, o tabagismo e o alcoolismo crônico, especialmente quando vinculados com altas doses de carotenoides, induziram a expressão de enzimas do citocromo P-450 (ver Fig. 31.4).[114,115] Essas enzimas podem não só ativar pró-carcinógenos presentes em bebidas alcoólicas, fumaça de cigarro e dieta, mas também levar a um aumento na formação de adutos carcinógeno-DNA. Se não forem submetidos a reparo ou se forem reparados de forma incorreta, esses adutos poderão induzir à ocorrência de mutações e, por fim, ao desenvolvimento de câncer, particularmente se os adutos estiverem localizados em genes supressores tumorais. Além disso, essas mesmas enzimas do citocromo P-450 são capazes de degradar o ácido retinoico e levar a uma diminuição significativa nos níveis teciduais desse ácido.[116] Esses estudos fornecem possíveis explicações mecanicistas para a discordância entre os resultados de estudos epidemiológicos observacionais e ensaios de intervenção utilizando os carotenoides como um agente benéfico em potencial.

Resumo

Muitos estudos epidemiológicos demonstraram o benefício de frutas e vegetais ricos em carotenoides na prevenção de doenças crônicas; no entanto, ensaios clínicos de suplementação forneceram achados nulos ou até mesmo indícios de danos em certas populações. Com bases nesses resultados, a suplementação de carotenoides não é recomendada para a população geral, embora fumantes e alcoolistas sejam advertidos para evitar altas doses de carotenoides sob a forma de suplementos. O metabolismo e as propriedades biológicas moleculares de muitos carotenoides ainda precisam ser determinados. Os metabólitos de carotenoides podem não só ser ativos em diversos alvos moleculares e vias de sinalização celular importantes, mas também desempenhar papéis biológicos maiores do que seus compostos aparentados na saúde e na doença humana.

Enquanto aguardamos uma melhor compreensão sobre o metabolismo e os mecanismos de ação dos carotenoides, especificamente as interações entre essas substâncias e outros nutrientes, bem como o polimorfismo individual, uma estratégia prudente para diminuir o risco da incidência e mortalidade de doenças crônicas é aumentar o consumo de vegetais e frutas como parte de uma dieta balanceada.

Agradecimentos e comentários

O presente trabalho é apoiado pelo auxílio R01CA104932 do National Institutes of Health e pelo US Department of Agriculture, sob protocolo número 58-1950-64S. Quaisquer opiniões, descobertas, conclusões ou recomendações expressas nesta publicação são minhas e não refletem necessariamente a visão do US Department of Agriculture. Não tenho nenhum conflito de interesse.

Também agradeço a Stephanie-Jo McGehee e outros membros de meu laboratório de pesquisa por sua assistência no preparo deste manuscrito. Em virtude das limitações de espaço, nem todas as excelentes publicações puderam ser citadas.

Referências bibliográficas

1. Goodwin T, ed. The Biochemistry of the Carotenoids. New York: Methuen, 1980:143-203.
2. Goodman DS, Huang HS. Science 1965;149:879–80.
3. Olson JA, Hayaishi O. Proc Natl Acad Sci U S A 1965;54:1364–70.
4. Wyss A, Wirtz G, Woggon W et al. Biochem Biophys Res Commun 2000;271:334-6.
5. von Lintig J, Vogt K. J Biol Chem 2000;275:11915–20.
6. Leuenberger MG, Engeloch-Jarret C, Woggon WD. Angew Chem Int Ed Engl 2001;40:2613-7.
7. Redmond TM, Gentleman S, Duncan T et al. J Biol Chem 2001;276:6560-5.
8. Paik J, During A, Harrison EH et al. J Biol Chem 2001;276:32160–8.
9. Lindqvist A, Andersson S. J Biol Chem 2002;277:23942–8.
10. Poliakov E, Gentleman S, Cunningham FX Jr et al. J Biol Chem 2005;280:29217–23.
11. Kloer DP, Ruch S, Al-Babili S et al. Science 2005;308:267–9.
12. Glover J. Vitam Horm 1960;18:371–86.
13. Sharma RV, Mathur SN, Dmitrovskii AA et al. Biochim Biophys Acta 1976;486:183–94.
14. Sharma RV, Mathur SN, Ganguly J. Biochem J 1976;158:377–83.
15. Wang XD, Tang GW, Fox JG et al. Arch Biochem Biophys 1991;285:8–16.
16. Tang GW, Wang XD, Russell RM et al. Biochemistry 1991;30: 9829–34.
17. Kiefer C, Hessel S, Lampert JM et al. J Biol Chem 2001;276:14110–6.
18. Hu KQ, Liu C, Ernst H et al. J Biol Chem 2006;281:19327–38.
19. Mein JR, Dolnikowski G, Ernst H et al. Arch Biochem Biophys 2011;506:109–21.
20. Wang XD. Carotenoid oxidative/degradative products and their biological activities. In: Krinsky NI, Mayne ST, Sies H, eds. Carotenoids in Health and Disease. New York: Marcel Dekker, 2004:313–35.
21. Wang XD. Biological activities of carotenoid metabolites. In: Britton J, Liaaen-Jensen S, Pfander H, eds. Carotenoids. Basel: Birkhäuser, 2010:383–408.
22. Britton G, Liaaen-Jensen S, Pfander H, eds. Carotenoids Handbook. Basel: Birkhäuser, 2004:1-563.
23. Khachik F. Chemical and metabolic oxidation of carotenoids. In: Packer L, Kraemer K, Obermuller-Jevic U et al, eds. Carotenoids and Retinoids: Molecular Aspects and Health Issues. Champaign, IL: AOCS Press, 2005:61–75.
24. Bouvier F, Isner JC, Dogbo O et al. Trends Plant Sci 2005;10:187–94.
25. Trumbo P, Yates AA, Schlicker S et al. J Am Diet Assoc 2001;101: 294–301.
26. Monsen ER. J Am Diet Assoc 2000;100:637–40.
27. Tang G. Am J Clin Nutr 2010;91:1468S–73S.
28. Expert Group on Vitamins and Minerals. Safe Upper Levels for Vitamins and Minerals. London: Food Standards Agency Publications, 2003:1–360.
29. Ferrucci L, Perry JR, Matteini A et al. Am J Hum Genet 2009;84: 123–33.
30. Mayne ST, Cartmel B, Scarmo S et al. Am J Clin Nutr 2010;92: 794–800.
31. Hammond B, Wooten B. J Biomed Opt 2005;10:540–2.
32. Rock CL, Swendseid ME, Jacob RA et al. J Nutr 1992;122:96–100.
33. Castenmiller JJ, West CE, Linssen JP et al. J Nutr 1999;129:349–55.
34. During A, Harrison EH. Arch Biochem Biophys 2004;430:77–88.
35. Canene-Adams K, Erdman, JW. Absorption, transport, distribution in tissues and bioavailability. In: Britton J, Liaaen-Jensen S, Pfander H, eds. Carotenoids. Basel: Birkhäuser, 2010:115–48.
36. Lobo GP, Hessel S, Eichinger A et al. FASEB J 2010;24:1656–66.
37. von Lintig J. Annu Rev Nutr 2010;30:35–56.
38. Seino Y, Miki T, Kiyonari H et al. J Biol Chem 2008;283:4905–11.
39. Choi S, Koo S. J Org Chem 2005;70:3328–31.
40. Wang XD, Krinsky NI, Marini RP et al. Am J Physiol 1992;263:G480–6.
41. Wyss A, Wirtz GM, Woggon WD et al. Biochem J 2001;354:521–9.
42. Lindqvist A, He YG, Andersson S. J Histochem Cytochem 2005;53: 1403–12.
43. Lindqvist A, Dreja K, Sward K et al. Am J Physiol Heart Circ Physiol 2002;283:H110–7.
44. Kim YS, Oh DK. Appl Microbiol Biotechnol 2010;88:807–16.
45. Ganguly J, Sastry PS. World Rev Nutr Diet 1985;45:199–220.
46. Lakshmanan MR, Pope JL, Olson JA. Biochem Biophys Res Commun 1968;33:347–52.
47. Liu C, Wang XD, Russell RM. J Nutr Biochem 1997;8:652–7.
48. Wang XD, Russell RM, Liu C et al. J Biol Chem 1996;271:26490–8.
49. Wang XD, Marini RP, Hebuterne X et al. Gastroenterology 1995;108:719–26.
50. Hebuterne X, Wang XD, Johnson EJ et al. J Lipid Res 1995;36: 1264–73.
51. Ho CC, de Moura FF, Kim SH et al. Am J Clin Nutr 2007;85:770–7.
52. Hessel S, Eichinger A, Isken A et al. J Biol Chem 2007;282:33553–61.
53. Bachmann H, Desbarats A, Pattison P et al. J Nutr 2002;132:3616–22.
54. Berry SD, Davis SR, Beattie EM et al. Genetics 2009;182:923–6.
55. Tian B, Sun Z, Shen S et al. Lett Appl Microbiol 2009;49:689–94.
56. Novotny JA, Harrison DJ, Pawlosky R et al. J Nutr 2010;140:915–8.
57. Zerbib J, Seddon JM, Richard F et al. PLoS One 2009;4:e7341.
58. Lindqvist A, Sharvill J, Sharvill DE et al. J Nutr 2007;137:2346–50.
59. Leung WC, Hessel S, Meplan C et al. FASEB J 2009;23:1041–53.
60. Vage DI, Boman, IA. BMC Genet 2010;11:10.
61. Eriksson J, Larson G, Gunnarsson U et al. PLoS Genet 2008;4:e1000010.
62. Castaneda MP, Hirschler EM, Sams AR. Poult Sci 2005;84:143–7.
63. Boulanger A, McLemore P, Copeland NG et al. FASEB J 2003;17:1304–6.
64. Gong X, Tsai SW, Yan B et al. BMC Mol Biol 2006;7:7.
65. Zaripheh S, Nara TY, Nakamura MT et al. J Nutr 2006;136:932–8.
66. Ziouzenkova O, Orasanu G, Sharlach M et al. Nat Med 2007;13:695–702.
67. Shmarakov I, Fleshman MK, D'Ambrosio DN et al. Arch Biochem Biophys 2010;504:3–10.
68. Luvizotto RA, Nascimento AF, Veeramachaneni S et al. J Nutr 2010;140:1808–14.
69. Gong P, Cederbaum AI. Hepatology 2006;43:144–53.
70. Britton G. Vitamin A and vitamin A deficiency. In: Britton J, Liaaen-Jensen S, Pfander H, eds. Carotenoids. Basel: Birkhäuser, 2010:173–90.
71. Schalch W, Bone RA, Landrum JT. The functional role of xanthophylls in the primate retina. In: Landrum J, ed. Carotenoids. Boca Raton, FL: CRC Press, 2010:257–82.
72. Krinsky NI, Johnson EJ. Mol Aspects Med 2005;26:459–516.
73. Rock CL, Natarajan L, Pu M et al. Cancer Epidemiol Biomarkers Prev 2009;18:486–94.
74. Goralczyk R. Nutr Cancer 2009;61:767–74.

75. Minder EI, Schneider-Yin X, Steurer J et al. Cell Mol Biol (Noisy-le-grand) 2009;55:84–97.
76. Coyne T, Ibiebele TI, Baade PD et al. Br J Nutr 2009;102:1668–77.
77. Yamaguchi M, Weitzmann MN. Int J Mol Med 2009;24:671–5.
78. Akbaraly NT, Faure H, Gourlet V et al. J Gerontol A Biol Sci Med Sci 2007;62:308–16.
79. Napoli JL, Race KR. J Biol Chem 1988;263:17372–7.
80. Wang XD, Krinsky NI, Benotti PN et al. Arch Biochem Biophys 1994;313:150–5.
81. Kim Y, Lian F, Yeum KJ et al. Int J Cancer 2007;120:1847–54.
82. Prakash P, Liu C, Hu KQ et al. J Nutr 2004;134:667–73.
83. Eroglu A, Hruszkewycz DP, Curley RW Jr et al. Arch Biochem Biophys 2010;504:11–6.
84. Lian F, Smith DE, Ernst H et al. Carcinogenesis 2007;28:1567–74.
85. Suzuki T, Matsui M, Murayama A. J Nutr Sci Vitaminol (Tokyo) 1995;41:575–85.
86. Tibaduiza EC, Fleet JC, Russell RM et al. J Nutr 2002;132:1368–75.
87. Linnewiel K, Ernst H, Caris-Veyrat C et al. Free Radic Biol Med 2009;47:659–67.
88. Winum JY, Kamal M, Defacque H et al. Farmaco 1997;52:39–42.
89. Ziouzenkova O, Orasanu G, Sukhova G et al. Mol Endocrinol 2007;21:77–88.
90. Duncan RE, Lau D, El-Sohemy A et al. Biochem Pharmacol 2004;68:1739–47.
91. Liu JR, Dong HW, Sun XR et al. Nutr Cancer 2010;62:58–65.
92. Jung M, Mo H, Elson CE. Anticancer Res 1998;18:189–92.
93. Liu JR, Sun XR, Dong HW et al. Int J Cancer 2008;122:2689–98.
94. Lian F, Hu KQ, Russell RM et al. Int J Cancer 2006;119:2084–9.
95. Matsumoto A, Mizukami H, Mizuno S et al. Biochem Pharmacol 2007;74:256–64.
96. Ben-Dor A, Steiner M, Gheber L et al. Mol Cancer Ther 2005;4:177–86.
97. Gradelet S, Astorg P, Leclerc J et al. Xenobiotica 1996;26:49–63.
98. Wang Y, Ausman LM, Greenberg AS et al. Int J Cancer 2010;126:1788–96.
99. King TJ, Bertram JS. Biochim Biophys Acta 2005;1719:146–60.
100. Bertram JS, Pung A, Churley M et al. Carcinogenesis 1991;12:671–8.
101. Aust O, Ale-Agha N, Zhang L et al. Food Chem Toxicol 2003;41:1399–407.
102. Stahl W, von Laar J, Martin HD et al. Arch Biochem Biophys 2000;373:271–4.
103. Hix L, Vine AL, Lockwood SF et al. Retinoids and carotenoids as cancer chemopreventive agents: role of upregulated gap junctional communication. In: Packer L, Obermuller-Jevic U, Kraemer K et al, eds. Carotenoids and Retinoids: Molecular Aspect and Health Issues. Champaign, IL: AOCS Press, 2005:182–203.
104. Herzog A, Siler U, Spitzer V et al. FASEB J 2005;19:272–4.
105. Siler U, Barella L, Spitzer V et al. FASEB J 2004;18:1019–21.
106. Hirsch K, Atzmon A, Danilenko M et al. Breast Cancer Res Treat 2007;104:221–30.
107. Karas M, Amir H, Fishman D et al. Nutr Cancer 2000;36:101–11.
108. Mucci LA, Tamimi R, Lagiou P et al. BJU Int 2001;87:814–20.
109. Holmes MD, Pollak MN, Willett WC et al. Cancer Epidemiol Biomarkers Prev 2002;11:852–61.
110. Vrieling A, Voskuil DW, Bonfrer JM et al. Am J Clin Nutr 2007;86:1456–62.
111. Liu C, Lian F, Smith DE et al. Cancer Res 2003;63:3138–44.
112. Peto R, Doll R, Buckley JD et al. Nature 1981;290:201–8.
113. Burton GW, Ingold KU. Science 1984;224:569–73.
114. Liu C, Russell RM, Wang XD. J Nutr 2003;133:173–9.
115. Veeramachaneni S, Ausman LM, Choi SW et al. J Nutr 2008;138:1329–35.
116. Liu C, Russell RM, Seitz HK et al. Gastroenterology 2001;120:179–89.

Sugestões de leitura

Britton G, Liaaen-Jensen S, Pfander H, eds. Carotenoids, vol 5. Nutrition and Health. Basel: Birkhäuser, 2009:1–431.

Landrum J, ed. Carotenoids: Physical, Chemical, and Biological Functions and Properties. Boca Raton, FL: CRC Press, 2010:1–637.

von Lintig J. Colors with functions: elucidating the biochemical and molecular basis of carotenoid metabolism. Annu Rev Nutr 2010;30:35–56.

32 Carnitina*

Charles J. Rebouche

Panorama histórico

A carnitina foi descoberta pela primeira vez em extratos musculares, independentemente, por Gulewitsch e Krimberg e por Kutscher em 1905, e a estrutura correta foi determinada em 1927 por Tomita e Sendju.[1] Entre 1948 e 1952, Fraenkel et al. demonstraram a natureza essencial desse composto para o bicho-da-farinha, o *Tenebrio molitor*, tendo atribuído o termo "vitamina B_T" à carnitina.[1] O papel da carnitina na oxidação dos ácidos graxos foi descoberto pela primeira vez, também independentemente, por Bremer e por Fritz e Yue, entre 1962 e 1963.[2] A origem dos grupos metil de carnitina foi identificada por Wolf e Berger e por Bremer em 1961,[2] e a origem da cadeia de carbono da carnitina proveniente do aminoácido essencial lisina foi comunicada, pela primeira vez, por Tanphaichitr et al. em 1971.[3] As síndromes clínicas associadas à deficiência de carnitina foram originalmente descritas por Engel et al., em 1973[4] e 1975,[5] e a deficiência sistêmica primária de carnitina associada especificamente a um defeito no transporte dessa substância foi identificada por Treem et al., em 1988.[6]

*__Abreviaturas__: __CoA__, coenzima A; __Na^+__, sódio.

Química e nomenclatura

A L-carnitina [R(-)-β-hidroxi-γ-(N,N,N-trimetilamônio) butirato] é um aminoácido quaternário zwitteriônico (Fig. 32.1), com peso molecular de 161,2 g/mol (sal interno). Apenas o L-isômero tem atividade biológica. A L-carnitina está presente em sistemas biológicos, tanto em formas não esterificadas como nas esterificadas. Ácidos orgânicos de cadeia curta (C_2–C_5), ou de cadeia média (C_6–C_{12}), ou longa (C_{14}–C_{24}), são transferidos da e para a coenzima A (CoA) e grupo hidroxila da carnitina (ver Fig. 32.1). Essas reações reversíveis são catalisadas por um grupo de enzimas adequadamente denominadas carnitina aciltransferases.

Fontes de dieta

Em geral, há abundância de carnitina em alimentos de origem animal. Entre todas as fontes alimentares, as carnes vermelhas contêm as maiores concentrações de carnitina. Frutas, vegetais, grãos e outros alimentos derivados dos vegetais contêm quantidades relativamente pequenas de carnitina.[7,8] Assim, uma dieta normal de um indivíduo onívoro proporciona, aproximadamente, 2 a 12 μmol/kg de peso corporal/dia de carnitina, enquanto a dieta de uma pessoa estritamente vegetariana contém cerca de 0,1 μmol/kg de peso corporal/dia.[7]

Necessidades e ingestões recomendadas

A carnitina não é exigência nutricional para crianças e adultos. Não há ingestão recomendada estabelecida. Os grupos populacionais que poderiam se revelar mais vulneráveis à deficiência nutricional de carnitina são bebês recém-nascidos e pessoas estritamente vegetarianas. Pessoas estritamente vegetarianas (tanto adultos como crianças) ingerem pouca quantidade de carnitina em suas dietas. Essas pessoas exibem concentrações plasmáticas um pouco mais baixas, em comparação aos onívoros, mas sem indicação de deficiência clinicamente relevante de carnitina.[9]

Bebês, em particular os prematuros, nascem com reservas relativamente baixas de carnitina, e o rápido crescimento implica em demandas por acréscimo dessa substância. No passado, as fórmulas infantis à base de proteína de soja não continham carnitina. Bebês que consumiam essas fórmulas cresciam com velocidade normal e não demonstravam evi-

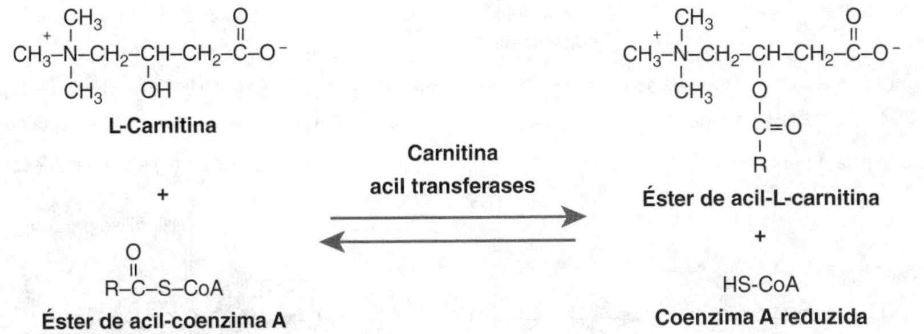

Figura 32.1 Estrutura e interconversões metabólicas da carnitina. *CoA*, coenzima A; *HS-CoA*, coenzima A.

dência relevante de deficiência clínica de carnitina, embora alguns indicadores bioquímicos relacionados ao metabolismo dos lipídeos (p. ex., concentração plasmática de ácidos graxos livres, velocidade da excreção de ácidos dicarboxílicos de cadeia média) fossem diferentes, em comparação àqueles de bebês que consumiam as mesmas fórmulas, porém suplementadas com carnitina.[10] Um painel de especialistas contratado pelo Center for Food Safety and Applied Nutrition do US Food and Drug Administration recomendou um teor mínimo de carnitina de 7,5 μmol/100 kcal nas fórmulas infantis e um nível máximo de 12,4 μmol/100 kcal, um valor semelhante ao limite máximo reportado para o leite humano.[11] Essas recomendações foram feitas com base nas diferenças bioquímicas relatadas quando os lactentes recebiam dietas isentas de carnitina - em comparação com dietas semelhantes com carnitina -, apesar da falta de evidências de que a carnitina é considerada essencial para o lactente nascido a termo.

Mecanismos homeostáticos

Em seres humanos, a homeostase de carnitina é mantida pelas interações dinâmicas da síntese endógena, aquisição a partir de fontes alimentares, manutenção dos gradientes de concentração ao longo das membranas celulares e regulação da reabsorção e excreção de carnitina pelos rins.

Absorção e biodisponibilidade

A absorção da carnitina provavelmente envolve uma combinação de transporte ativo e difusão passiva pela barreira mucosa intestinal. Com base em estudos *in vivo* e *in vitro* utilizando diversas preparações experimentais, há evidência demonstrando que o transporte ativo da carnitina ocorre através da membrana da borda em escova apical dos enterócitos, mas não pela membrana basal.[9] Com base em estudos experimentais em ratos, foi vigorosamente sugerida a existência de um componente passivo, pelo menos na superfície serosa[12,13] e por células Caco-2,[14] que demonstraram uma entrada relativamente rápida de carnitina nos enterócitos a partir do meio luminal, mas com surgimento muito lento no meio (ou no perfusado) seroso.

Ocorre absorção de, aproximadamente, 63 a 75% da carnitina presente na dieta de um indivíduo onívoro normal.[15] O restante é quase inteiramente degradado pelas bactérias no intestino grosso. Os produtos de degradação orgânica primária da carnitina são trimetilamina (excretada na urina como óxido de trimetilamina) e γ-butirobetaína (excretada principalmente nas fezes). A carnitina não é degradada por enzimas de origem animal.[16]

Biossíntese

O ser humano é capaz de sintetizar carnitina a partir dos aminoácidos essenciais lisina e metionina (Fig. 32.2). A lisina fornece a cadeia de carbono e o átomo de nitrogênio, e três moléculas de metionina (como *S*-adenosil-L-metionina) fornecem os grupos metil para uma molécula de carnitina.[17] A metilação do grupo amino épsilon (ϵ) da lisina é catalisada por uma ou mais proteínas: lisina metiltransferases. Os resíduos de lisina destinados à síntese de carnitina devem estar ligados a um peptídeo; não há evidências indicando que lisina livre é metilada por enzimas em mamíferos. ϵ-N-trimetil-lisina é liberada para a síntese de carnitina por meio de mecanismos normais e hidrólise proteica.

A ϵ-N-trimetil-lisina passa por quatro reações enzimáticas sequenciadas:[17] hidroxilação na posição 2 da cadeia de carbono, catalisada por ϵ-N-trimetil-lisina hidroxilase (EC 1.14.11.8); clivagem do aldol entre os carbonos 2 e 3 da cadeia de carbono, catalisada pela serina hidroximetiltransferase (EC 2.1.2.1); oxidação do aldeído resultante por qualquer aldeído desidrogenases que requerem nicotinamida adenina dinucleotídeo oxidado (NAD1) (inclusive uma com elevada especificidade para γ-N-trimetilaminobutiraldeído); e uma segunda hidroxilação, catalisada por γ-butirobetaína hidroxilase (EC 1.14.11.1). Já foram clonados e sequenciados cDNA codificadores para cada uma dessas quatro enzimas.[18] À exceção de γ-butirobetaína hidroxilase, todas as enzimas na via existem de modo geral nos tecidos dos mamíferos. A última enzima na via não é detectada nas musculaturas cardíaca e esquelética.[17] A atividade de γ-butirobetaína hidroxilase é mais intensa no fígado e nos testículos e, em algumas espécies (inclusive no ser humano), está abundantemente presente no rim.

A taxa normal de síntese da carnitina em seres humanos é de aproximadamente 1,2 μmol/kg de peso corporal/dia.[7] Essa estimativa foi obtida a partir de velocidades normais de excreção urinária de carnitina por pessoas estritamente vegetarianas, que recebem pouquíssima quantidade dessa substância na alimentação (~0,1 μmol/kg de peso corporal/dia). Tecnicamente, não é exequível a determinação direta

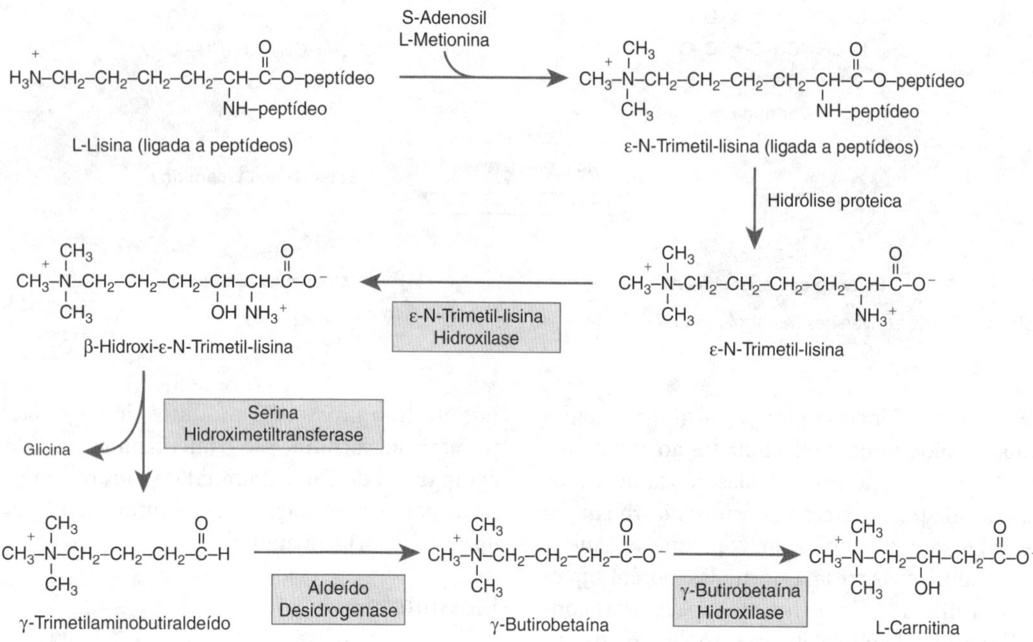

Figura 32.2 Via da biossíntese da carnitina em mamíferos. (Adaptado com permissão de Rebouche CJ. Ascorbic acid and carnitine biosynthesis. Am J Clin Nutr 1991;54(Suppl):1147S-52S.)

da velocidade de síntese de carnitina.[7] Os problemas da diluição de isótopos (apenas uma percentagem muito pequena do *pool* de lisina corporal é utilizada para a síntese da carnitina) e da mistura uniforme no *pool* corporal são enormes e impedem a medida direta das taxas de síntese da carnitina a partir da lisina. A determinação direta das taxas de síntese da carnitina a partir da ε-N-trimetil-lisina por conversão isotópica também é impraticável, porque esse precursor não atravessa prontamente as membranas celulares e, consequentemente, os *pools* (depósitos) de ε-N-trimetil-lisina livre não podem ser marcados de maneira uniforme.

Nos mamíferos, a velocidade da síntese da carnitina é regulada pela disponibilidade de ε-N-trimetil-lisina, que, por sua vez, é determinada pela extensão da metilação da lisina ligada a peptídeo e pela velocidade do *turnover* proteico.[7] É provável que a ε-N-trimetil-lisina destinada à síntese de carnitina seja derivada do *pool* geral das proteínas, e não de qualquer proteína isolada ou pequeno grupo de proteínas. O fornecimento de lisina em excesso na dieta pode aumentar modestamente a síntese de carnitina,[19] mas as evidências são indiretas, e ainda não foi identificado o mecanismo (p. ex., aumento do fluxo por meio de síntese, metilação e *turnover* das proteínas ou estimulação de uma capacidade vestigial putativa para metilação da lisina livre). Aparentemente, a velocidade de biossíntese da carnitina não é afetada pela magnitude da ingestão dessa substância nos alimentos, ou por mudanças no manejo da carnitina pelos rins.

Transporte e excreção

Observa-se carnitina concentrada na maior parte dos tecidos do corpo. Em seres humanos, as concentrações intracelulares de carnitina no músculo esquelético e no fígado são aproximadamente 76 e 50 vezes superiores, respectivamente, que a concentração no líquido extracelular (~50 μmol/L). Aproximadamente 97% de toda a carnitina no corpo estão localizadas no músculo esquelético. Foram identificados seis transportadores de carnitina: três transportadores de cátion orgânicos OCTN1, OCTN2 e OCTN3; um transportador de carnitina, CT2; um transportador de ânion orgânico, Oat9S; e um transportador de aminoácidos, $ATB^{0,+}$.

OCTN1 está expresso em muitos tecidos (mas não no fígado humano adulto),[20] mas tem afinidade (translocação de taxa constante, K_t = 412 μM) e especificidade relativamente baixas para carnitina.[21] Esse transportador pH-dependente e com 63 kDa pode ser responsável pela secreção de carnitina e de seus ésteres de cadeia curta por meio da membrana da borda em escova do epitélio renal.[22,23] A carnitina é transportada para a maior parte dos tecidos por OCTN2, um transportador catiônico orgânico de alta afinidade (K_t = 3-5 μM) dependente do gradiente de Na^+ (sódio).[24,25] Esse transportador com 63 kDa tem grande expressão no coração, placenta, músculo esquelético, rins, pâncreas, testículos e epidídimo,[20,25] tendo baixa expressão no cérebro, pulmão e fígado.[26] OCTN2 liga carnitina, acetilcarnitina e propionilcarnitina com afinidade comparável.[27] É provável que, de forma quantitativa, seja o mais importante transportador de carnitina em todos os tecidos, exceto testículos.

OCTN3 se expressa principalmente, e em nível elevado, nos testículos, demonstrando especificidade mais elevada por carnitina do que OCTN1 ou OCTN2.[20] Diferentemente do que ocorre com OCTN2, o transporte da carnitina através de OCTN3 não é impulsionado por um gradiente de Na^+ intrinsecamente direcionado. Foi obtida expressão de um construto de proteína fluorescente murina (verde) com OCTN3 em células HepG2, com localização em peroxissomos.[28] A CT2 foi encontrada apenas na membrana luminal dos epidídimos humanos e tem alta especificidade para L-carnitina.[29] Essa proteína pode servir para secretar L-carnitina do epitélio epididimal para o lúmen e pode ter um papel relevante na maturação dos espermatozoides humanos. Em nível de sequência de aminoácidos, a CT2 é distinta dos membros da família OCT, OCTN e OAT.[29]

A Oat9S é expressa no rim e no fígado de ratos.[30] Esse transporador está localizado no lado apical da última parte dos túbulos proximais e no lado sinusoidal dos hepatócitos. O Oat9S tem alta afinidade com a L-carnitina (K_t = 2,9 μM), quando expresso nos oócitos de *Xenopus*. Não se sabe ao certo o seu papel no transporte da carnitina em seres humanos. O transportador de aminoácido $ATB^{0,+}$ clonado do cólon de rato também transporta carnitina.[10] Esse transportador se expressa principalmente no pulmão, na glândula mamária e no intestino. A carnitina se liga com baixa afinidade (K_t = 1-2 M) e baixa especificidade, mas a capacidade de transporte de carnitina é alta, graças à energização por gradientes transmembrana de Na^+ e de íon cloreto (Cl^-) e pelo potencial de membrana.[10] Esse transportador pode exercer algum papel na absorção de carnitina.[10] Ainda não foram examinadas suas funções e sua distribuição nos tecidos como transportador da carnitina em humanos.

A carnitina e os ésteres da acilcarnitina são excretados pelo rim. Em concentrações plasmáticas normais, a taxa de excreção dessa substância é muito baixa, mas ocorre rápido aumento diante da elevação da concentração plasmática de carnitina ao aumentar o consumo oral dela ou pela infusão intravenosa dessa substância.[9] Observa-se um efeito de "limiar" em concentrações plasmáticas de carnitina próximas do normal, acima dos quais a velocidade de excreção de carnitina logo passa a acompanhar o aumento da carga filtrada (aparecimento de carnitina na filtração glomerular).

A reabsorção eficiente tem papel importante na manutenção da homeostase da carnitina. Em pessoas fisiologicamente normais, ocorre reabsorção de aproximadamente 95% da carnitina filtrada. A eficiência da reabsorção da carnitina diminui com o aumento dessa substância na dieta, independentemente da velocidade de filtração glomerular e da carga filtrada.[31] Essa resposta adaptativa tem a função de manter a concentração circulante de carnitina na presença de uma redução da entrada da substância com a ingestão de alimentos.

O transporte de carnitina através da membrana da borda em escova renal é mediado por OCTN2. γ-Butirobetaína e ésteres de acilcarnitina de cadeia curta também são absorvidos com eficiência, provavelmente pelo mesmo transportador. Ainda não ficou completamente elucidado o mecanismo pelo qual a carnitina intracelular é transferida pela membrana serosa da célula epitelial renal. No camundongo, a membrana basolateral renal transporta carnitina por um processo de alta afinidade dependente de Na^+, parecido com as vesículas da membrana da borda em escova renal; mas enquanto a análise *Western blot* revelou OCTN2 nas vesículas da membrana da borda em escova, essa substância não foi observada nas vesículas da membrana basolateral.[32] Carnitina, ésteres de acilcarnitina de cadeia curta e γ-butirobetaína são secretados das células epiteliais renais para o lúmen tubular.[9] O transportador da membrana da borda em escova responsável neste processo ainda não foi identificado.

Funções no metabolismo

Oxidação dos ácidos graxos de cadeia longa na mitocôndria

Os ácidos graxos de cadeia longa entram na mitocôndria apenas na forma de ésteres de acilcarnitina (Fig. 32.3). A carnitina palmitoiltransferase 1 (EC 2.3.1.21),[33] localizada na membrana mitocondrial externa, catalisa a transesterificação dos ácidos graxos de cadeia longa do citosol de CoA até carnitina. Os ésteres de acilcarnitina atravessam a membrana mitocondrial interna por meio de uma carnitina-acilcarnitina translocase,[34,35] e as frações acil são transesterificadas até CoA intramitocondrial pela ação de carnitina palmitoiltransferase 2, localizada na superfície da matriz da membrana mitocondrial interna.[24,36] Assim, carnitina é essencial para a utilização de ácidos graxos de cadeia longa mitocondriais para a produção de energia.

Modulação da relação acil-coenzima A/coenzima A

CoA é um fator necessário em muitas reações celulares. Se não houver disponibilidade de CoA não esterificada em um compartimento celular (p. ex., citosol, mitocôndria, peroxissomos) por ter ocorrido esterificação completa, ocorrerá diminuição do fluxo pelas vias que dependem desse cofator. Carnitina é um reservatório para resíduos acil em excesso, gerados, por exemplo, por elevadas taxas de β-oxidação na mitocôndria, em que o resíduo acil é transesterificado de CoA até carnitina; desse modo, ocorre liberação de CoA para participar em outras reações celulares (ver Fig. 32.3). O éster de acilcarnitina formado nesse processo pode permanecer na organela ou na célula de origem, para utilização conforme a necessidade, ou pode ser exportado para fora da célula para uso por outras células ou tecidos, ou para excreção. Diferentemente de CoA e seus ésteres, carnitina e seus ésteres promovem trocas imediatas pela maior parte das membranas, facilitadas por carreadores e transportadores específicos.

Essa função tem implicações importantes para o metabolismo da energia celular.[37] A carnitina, por exemplo, facilita a oxidação da glicose no trabalho cardíaco, ao minimizar a inibição da piruvato desidrogenase pelos ácidos graxos.[38] O mecanismo envolve a remoção de grupos acetil, gerados pela β-oxidação dos ácidos graxos por transesterificação de acetil-CoA até carnitina (catalisada pela carnitina acetiltransferase; EC 2.3.1.7), que libera CoA para participar na sequência da reação de piruvato desidrogenase. A carnitina também pode aumentar a taxa de produção e oxidação de glicose de modo secundário, mediante facilitação da utilização de acil-CoA de cadeia longa no hipotálamo. Foi demonstrado que a inibição de carnitina palmitoiltransferase I e o consequente aumento na concentração de acil-CoA de cadeia longa no hipotálamo promovem anorexia e diminuição da produção de glicose hepática.[39]

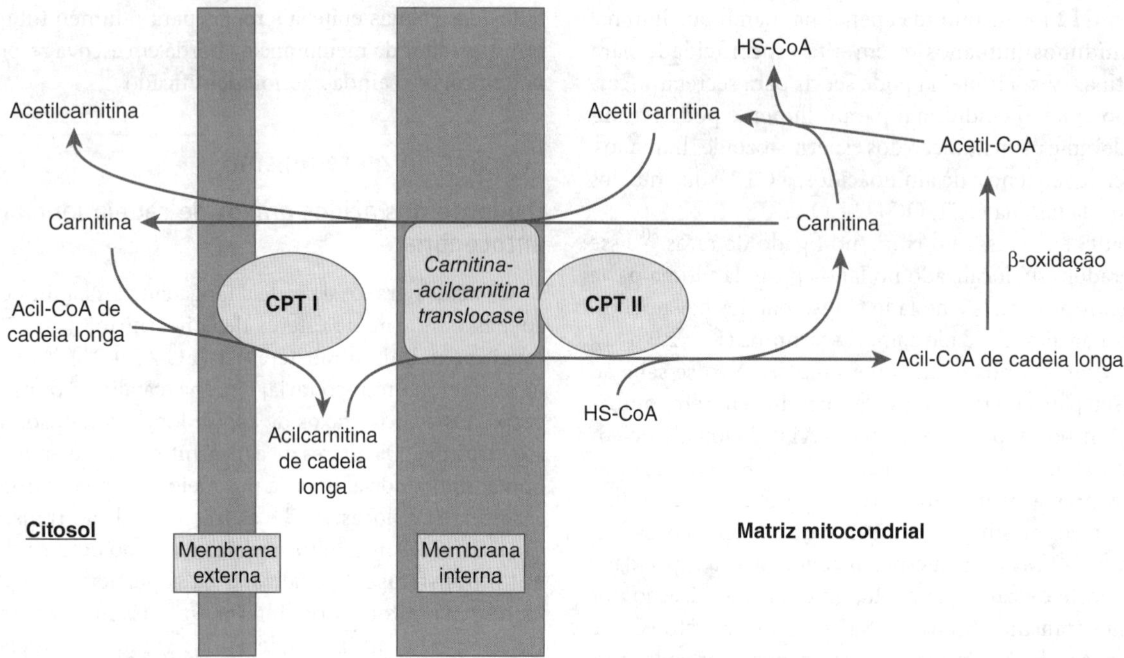

Figura 32.3 Função da carnitina: facilitação da oxidação dos ácidos graxos de cadeia longa na mitocôndria e modulação da relação acil-coenzima A (CoA)/CoA. *CAT*, carnitina aciltransferase; *CPT I*, carnitina palmitoiltransferase I; *CPT II*, carnitina palmitoiltransferase II; *HS-CoA*, coenzima A.

Outras funções no metabolismo celular

Carnitina e carnitina palmitoiltransferase extramitocondrial são importantes na utilização dos ácidos graxos de cadeia longa para remodelagem e biossíntese dos fosfolipídeos. A carnitina funciona como reservatório para ácidos graxos de cadeia longa destinados a incorporação nos fosfolipídeos, como ocorre, por exemplo, em eritrócitos durante o reparo subsequente à lesão oxidativa,[40] e nas células alveolares pulmonares na síntese de dipalmitoilfosfatidilcolina, o principal componente do surfactante.[41]

A carnitina facilita a remoção de produtos da oxidação dos ácidos graxos de cadeia curta dos peroxissomos.[42] Os peroxissomos oxidam ácidos graxos de cadeia muito longa que não são metabolizados nas mitocôndrias. Produtos de cadeia curta, principalmente ácidos graxos de cadeias média e longa esterificados a CoA, são transesterificados até carnitina (catalisados pela carnitina octanoiltransferase; EC 2.3.1.137), sendo subsequentemente oxidados nas mitocôndrias.

A atividade antioxidante e de sequestro de radicais da carnitina pode facilitar a manutenção da integridade e função mitocondriais, bloqueando a formação ou atenuando os efeitos tóxicos das espécies reativas de oxigênio no meio intracelular. Os efeitos antioxidantes diretos da carnitina foram demonstrados *in vitro*.[43,44] Reações-modelo revelaram poder redutor dependente da concentração e atividades de sequestro de peróxido de hidrogênio e radicais da carnitina de magnitude semelhante ao α-tocoferol e ao Trolox (um análogo hidrossolúvel do α-tocoferol). A carnitina protegeu os eritrócitos contra lise por ação do hipoclorito e do 2,2'-azobis(2--amidinopropano) di-hidrocloreto. Demonstrou-se também a capacidade quelante de íons ferrosos da carnitina. Os mecanismos químicos dessas atividades são desconhecidos.

Avaliação do estado

Com mais frequência, o estado de carnitina é informado como sendo função da concentração de carnitina circulante e da relação entre carnitina esterificada/carnitina não esterificada. Em geral, concentrações plasmáticas de carnitina livre iguais ou inferiores a 20 μmol/L, ou concentrações de carnitina total iguais ou inferiores a 30 μmol/L, são consideradas anormalmente baixas. Contudo, esses valores apenas demonstram a faixa mais baixa das concentrações plasmáticas normais de carnitina, não refletindo pontos em que pode ser observada deficiência funcional de carnitina. Uma relação entre carnitina esterificada/carnitina livre, igual ou superior a 0,4 no plasma ou no soro (mas não na urina), é considerada indicativa de metabolismo anormal da carnitina. Essa relação sofre aumento principalmente quando há comprometimento do metabolismo energético mitocondrial, resultando em maior carga de ácidos orgânicos de cadeia curta esterificados até CoA, com subsequente transesterificação até carnitina para exportação dos tecidos até a circulação. Assim, em distúrbios genéticos da oxidação dos ácidos graxos e orgânicos (ver próxima seção), com frequência se observa elevação da relação entre carnitina esterificada/carnitina livre na circulação. Essa relação elevada está associada à depleção de carnitina, resultante tanto da hiperexcreção de ésteres de acilcarnitina como da diminuição da capacidade de reabsorção renal da carnitina e de seus ésteres. As velocidades de excreção urinária de carnitina não constituem medida particularmente útil do estado de carnitina, porque variam consideravelmente com a ingestão de carnitina nos alimentos e com outros parâmetros fisiológicos. Não existem testes validados ou determinações de deficiência funcional de carnitina que nos sirvam de base para a avaliação do estado dessa substância no ser humano.

Causas e efeitos da deficiência e depleção

Doenças genéticas e adquiridas

Deficiência sistêmica primária de carnitina com origem genética ocorre como resultado de mutações em OCTN2, o transportador de carnitina.[45] Trata-se de um distúrbio autossômico recessivo, caracterizado por cardiomiopatia progressiva, miopatia esquelética, hipoglicemia e hiperamonemia.[46] Em geral, a doença se apresenta dentro dos primeiros cinco anos de vida, sendo fatal se não for tratada. Não foi ainda identificada deficiência primária de carnitina resultante de um defeito na biossíntese dessa substância.

Deficiência ou depleção de carnitina ocorre de forma secundária a muitas condições e distúrbios genéticos e adquiridos.[47] Há pelo menos dois mecanismos básicos responsáveis por esses efeitos no estado da carnitina. Em alguns distúrbios, a eficiência da reabsorção de carnitina é prejudicada (como a deficiência de desidrogenase de acil-CoA de cadeia média). Em outros casos, são produzidas quantidades anormais de ácidos orgânicos de cadeia curta; esses ácidos são removidos do corpo por excreção urinária, na forma de ésteres de acilcarnitina (como propionilcarnitina em casos de deficiência de propionil-CoA carboxilase). Nesses distúrbios, a velocidade de excreção da carnitina na forma de ésteres de acilcarnitina de cadeia curta excede as velocidades combinadas de síntese endógena e ingestão de carnitina com os alimentos; desse modo, ocorrerá um estado de depleção de carnitina.

A triagem de neonatos para a verificação de distúrbios da oxidação de ácidos graxos na matriz mitocondrial e outros defeitos metabólicos congênitos associados à deficiência primária ou secundária de carnitina é facilitada pela análise, por meio de espectometria de massas em tandem, de espécies de ésteres de acilcarnitina presentes em manchas de sangue coagulado.[48] A análise quantitativa das concentrações de ésteres de acilcarnitina no plasma e na urina através de espectrometria de massas em tandem também se mostrou clínica e experimentalmente útil no estudo de doenças e condições de deficiência secundária de carnitina.

Interações entre nutrientes e agentes farmacológicos

Pró-fármacos (antibióticos) contendo ácido valproico e ácido piválico afetam negativamente o estado da carnitina no ser humano.[49,50] O ácido valproico e seus metabólitos afetam adversamente a β-oxidação mitocondrial e contribuem para a hepatotoxicidade e a encefalopatia hiperamonêmica. Em alguns pacientes, a administração de ácido valproico diminui as concentrações de carnitina circulante. Apesar dos vários mecanismos possíveis identificados para a depleção de carnitina induzida pelo ácido valproico, as causas primárias ainda não foram esclarecidas. A suplementação com carnitina é recomendada para crianças tratadas com ácido valproico.[49] O ácido piválico é conjugado a alguns antibióticos e antirretrovirais (vírus da imunodeficiência adquirida), com o intuito de melhorar suas taxas de absorção. Na mucosa intestinal, o ácido piválico é clivado por esterases inespecíficas. O ácido piválico (como pivaloil-CoA) é conjugado à carnitina, sendo excretado de forma quantitativa na urina em forma de pivaloilcarnitina.[50] O tratamento prolongado com esses antibióticos acarreta a depleção do *pool* circulatório de carnitina e, possivelmente, também os *pools* de carnitina nos tecidos.

O tratamento em curto prazo com os agentes quimioterápicos cisplatina[51] e ifosfamida[52] aumenta a velocidade de excreção de carnitina total em cerca de 10 e 30 vezes, respectivamente, durante o período de tratamento. As concentrações plasmáticas de carnitina estavam modestamente elevadas nos pacientes tratados com cisplatina, sugerindo que a perda de carnitina pelos tecidos, além da redução da capacidade de reabsorção de carnitina, contribuiu para a maior velocidade de excreção dessa substância. Por outro lado, o metabolismo de ifosfamida gera cloroacetaldeído, que, depois da oxidação, é esterificado até carnitina e excretado na urina. Tanto a carnitina não esterificada como os ésteres de acilcarnitina estavam elevados nos pacientes tratados com ifosfamida – uma descoberta sugestiva de dois mecanismos para o aumento da perda urinária de carnitina: excreção e/ou secreção do éster anormal de acilcarnitina e redução da capacidade de reabsorção de carnitina.

Uso terapêutico e suplementos

A L-carnitina é utilizada para fins terapêuticos (como terapia substitutiva) em pacientes com deficiência sistêmica primária de carnitina, resultante de mutações no gene codificador do transportador de carnitina OCTN2, e em pacientes com deficiência secundária de carnitina, causada por defeitos genéticos no metabolismo dos ácidos orgânicos.[47] A L-carnitina é amplamente utilizada também em pacientes com doença renal em estado terminal, submetidos a tratamento prolongado com hemodiálise. Esses pacientes geralmente apresentam uma relação carnitina esterificada-carnitina livre extremamente elevada que é corrigida pela administração de L-carnitina. Estudos realizados demonstraram que a administração de carnitina melhora o metabolismo lipídico, o estado das reservas de antioxidantes no organismo e as anemias tratadas com eritropoietina, e podem ainda reduzir a incidência de câimbras musculares intradialíticas, hipotensão e cardiomiopatia.[53, 54] O uso da carnitina nesses pacientes, no entanto, continua controverso.

A L-carnitina é acrescentada a soluções nutricionais parenterais e enteral para lactentes prematuros hospitalizados, e já foi descrita como um "nutriente condicionalmente essencial" para essa população.[55] Os estudos revelam que a L-carnitina melhora o metabolismo lipídico e o ganho de peso,[56] embora as evidências existentes não forneçam provas conclusivas de sua necessidade.

A L-carnitina e a acetil-L-carnitina têm sido investigadas como suplementos dietéticos e comercializadas por seus diversos possíveis benefícios para a saúde. A manutenção ou a redução do peso, a melhoria do desempenho e dos níveis de recuperação do esforço físico, o aumento da fertilidade masculina e a melhoria da saúde reprodutiva, a manutenção das funções físicas e mentais, e a reversão do declínio decorrente do envelhecimento são alguns desses benefícios. Esses tópicos são abordados em outras fontes.[57] A L-carnitina e seus ésteres acetil-L--carnitina e propionil-L-carnitina podem ser benéficos como suplementos dietéticos em outras condições clínicas, entre as quais, hipertireoidismo, infecção pelo vírus da imunodeficiência humana e terapia antirretroviral, quimioterapia para tratamento do câncer, síndrome da fadiga crônica, diabetes do tipo 2, neuropatia diabética crônica, doença vascular periférica, angina do peito e insuficiência cardíaca congestiva. As referências 57 e 58 contêm informações adicionais e citações a trabalhos publicados sobre esses tópicos. As quantidades normais de L-carnitina recomendadas como suplemento são de 0,5 a 4,0 g/dia (administração por via oral) para crianças e adultos. A toxicidade associada ao uso dessas quantidades de suplemento é pouca ou nenhuma. Existem relatos de eventuais ocorrências de odor corporal ("síndrome do odor de peixe") ou diarreia.

Referências bibliográficas

1. Fraenkel G, Friedman S. Vitam Horm 1957;15:73–118.
2. Bremer J. Physiol Rev 1983;63:1420–80.
3. Tanphaichitr V, Horne DW, Broquist HP. J Biol Chem 1971; 246:6364–66.
4. Engel AG, Angelini C. Science 1973;173:899–902.
5. Karpati G, Carpenter S, Engel AG et al. Neurology 1975;25:16–24.
6. Treem WR, Stanley CA, Finegold DN et al. N Engl J Med 1988; 319:1331–6.
7. Rebouche CJ. FASEB J 1992;6:3379–86.
8. Demarquoy J, Georges W, Rigault C et al. Food Chem 2004;86:137–42.
9. Rebouche CJ, Seim H. Annu Rev Nutr 1998;18:39–61.
10. Nakanishi T, Hatanaka T, Huang W et al. J Physiol 2001;532:297–304.
11. Raiten DJ, Talbot JM, Waters JH, eds. J Nutr 1998;128:2059S–294S.
12. Gross CJ, Henderson LM. Biochim Biophys Acta 1984;772:209–19.
13. Gudjonsson H, Li BU, Shug AL et al. Gastroenterology 1985; 88:1880–7.
14. Rebouche CJ. J Nutr Biochem 1998;9:228–35.
15. Rebouche CJ, Chenard CA. J Nutr 1991;121:539–46.
16. Rebouche CJ, Mack DL, Edmonson PF. Biochemistry 1984; 23:6422–26.
17. Rebouche CJ. Am J Clin Nutr 1991;54(Suppl):1147S–52S.
18. Vaz FM, Wanders RJ. Biochem J 2002;361:417–29.
19. Rebouche CJ, Bosch EP, Chenard CA et al. J Nutr 1989;119:1907–13.
20. Tamai I, Yabuuchi H, Nezu J et al. FEBS Lett 1997;419:107–11.
21. Xuan W, Lamhonwah AM, Librach C et al. Biochem Biophys Res Commun 2003;306:121–8.
22. Yabuuchi H, Tamai I, Nezu J et al. J Pharmacol Exp Ther 1999; 289:768–73.
23. Tein I. J Inherit Metab Dis 2003;26:147–69.
24. Ramsay RR, Gandour RD, van der Leij FR. Biochim Biophys Acta 2001;1546:21–43.
25. Tamai I, Ohashi R, Nezu J et al. J Biol Chem 1998;273:20378–82.
26. Wu X, Prasad PD, Leibach FH et al. Biochem Biophys Res Commun 1998;246:589–95.
27. Wu X, Huang W, Prasad PD et al. J Pharmacol Exp Ther 1999;290:1482–92.
28. Lamhonwah AM, Skaug J, Scherer SW et al. Biochem Biophys Res Commun 2003;301:98–101.
29. Enomoto A, Wempe MF, Tsuchida H et al. J Biol Chem 2002; 277:36262–71.
30. Tsuchida H, Anzai N, Shin HJ et al. Cell Physiol Biochem. 2010;25:511–22.
31. Rebouche CJ, Lombard KA, Chenard CA. Am J Clin Nutr 1993;58:660–5.
32. Lahjouji K, Malo C, Mitchell GA et al. Biochim Biophys Acta 2002;1558:82–93.
33. Zammit VA. IUBMB Life 2008;60:347–54.
34. Iacobazzi V, Naglieri MA, Stanley CA et al. Biochem Biophys Res Commun 1998;252:770–4.
35. Pande SV, Murthy MS. Biochim Biophys Acta 1994;1226:269–76.
36. van der Leij FR, Huijkman NC, Boomsma C et al. Mol Genet Metab 2000;71:139–53.
37. Zammit VA, Price NT, Jackson VN et al. Monatsch Chem 2005;136:1299–309.
38. Broderick TL, Quinney HA, Lopaschuk GD. J Biol Chem 1992;267:3758–63.
39. Obici S, Feng Z, Arduini A et al. Nat Med 2003;9:756–61.
40. Ramsay RR, Arduini A. Arch Biochem Biophys 1993;302: 307–14.
41. Arduini A, Zibellini G, Ferrari L et al. Mol Cell Biochem 2001; 218:81–6.
42. Ramsay RR. Am J Med Sci 1999;318:28–35.
43. Gülçin I. Life Sci 2006;78:803–11.
44. Solarska K, Lewinska A, Karowicz-Bilinska A et al. Cell Mol Biol Lett 2010;15:90–7.
45. Li FY, El-Hattab AW, Bawle EV et al. Hum Mutat 2010;31: E1632–51.
46. Nezu J, Tamai I, Oku A et al. Nat Genet 1999;21:91–4.
47. Di Donato S. Disorders of lipid metabolism. In: Engel AG, Franzini-Armstrong C, eds. Myology: Basic and Clinical. 3rd ed. New York: McGraw-Hill, 2004:1587–621.
48. Chace DH, Kalas TA, Naylor EW. Annu Rev Genomics Hum Genet 2002;3:17–45.
49. Lheureux PE, Penaloza A, Zahir S et al. Crit Care 2005;9:431–40.
50. Brass EP. Pharmacol Rev 2002;54:589–98.
51. Heuberger W, Berardi S, Jacky E et al. Eur J Clin Pharmacol 1998;54:503–8.
52. Marthaler NP, Visarius T, Küpfer A et al. Cancer Chemother Pharmacol 1999;44:170–2.
53. Bellinghieri G, Santoro D, Calvani M et al. Am J Kidney Dis 2003;41(Suppl):S116–22.
54. Stanley WC, Lopaschuk GD, Hall JL et al. Cardiovasc Res 1997;33:243–7.
55. Borum PR. J Child Neurol. 1995;10:2S25–31.
56. Helms RA, Mauer EC, Hay WW Jr et al. JPEN J Parenter Enteral Nutr 1990;14:448–53.
57. Rebouche CJ. l-Carnitine, acetyl-l-carnitine, and propionyl-l--carnitine. In: Coates PM, Betz JM, Blackman MR, et al, eds. Encyclopedia of Dietary Supplements. 2nd ed. New York: Informa Healthcare; 2010:107–14.
58. Rebouche CJ. Carnitine. In: Bowman BA, Russell RM, eds. Present Knowledge in Nutrition. 9th ed. Washington, DC: International Life Sciences Institute, 2006:340–51.

Sugestões de leitura

Crill CM, Helms RA. The use of carnitine in pediatric nutrition. Nutr Clin Pract 2007;22:204–13.

Flanagan JL, Simmons PA, Vehige P et al. Role of carnitine in disease. Nutr Metab 2010;7:30.

Strijbis K, Vaz FM, Distel B. Enzymology of the carnitine biosynthesis pathway. IUBMB Life 2010;62:57–362.

van der Leij FR, Huijkman NCA, Boomsma C et al. Genomics of the human carnitine acyltransferases genes. Mol Genet Metab 2000;71: 139–53.

Zammit VA, Ramsay RR, Bonomini M et al. Carnitine, mitochondrial function and therapy. Adv Drug Deliv Rev 2009;61:1353–62.

33 Homocisteína, cisteína e taurina*†

Martha H. Stipanuk

Introdução histórica

A cisteína (Cys) é um aminoácido que contém enxofre, enquanto a taurina é um produto de oxidação da Cys, e a homocisteína (Hcy), um metabólito da metionina (Met), que também serve como um precursor sulfurado da Cys. Sabe-se da importância dos aminoácidos sulfurados (SAA) para o crescimento ou a síntese das proteínas desde 1915, quando Osborne e Mendel[1] demonstraram que a adição de cistina a uma dieta com baixo teor de caseína resultou na restauração do rápido crescimento de ratos. Womack et al.[2] demonstraram que a cist(e)ína não era essencial para ratos quando a quantidade de metionina na dieta estava adequada e que o efeito da cist(e)ína resultava de sua capacidade para repor parte, mas não toda metionina na dieta. Rose e Wixom[3] relataram a mesma relação de metionina e necessidades de cist(e)ína em seus estudos acerca das necessidades de aminoácidos para homens. Dessa forma, apenas a metionina é considerada um aminoácido essencial; entretanto, na prática, a necessidade dela ou de aminoácidos sulfurados totais é, em geral, atendida por uma combinação de metionina e Cys. A *N*-acetilcisteína, que é prontamente desacetilada até Cys, é utilizada clinicamente para o tratamento de doses excessivas de acetaminofen (paracetamol) e para a prevenção de nefropatia induzida por radiocontraste.

Durante as últimas décadas do século XX, descobriu-se a importância nutricional da taurina e o significado clínico da homocisteína (Hcy ou HcySH). A taurina é o produto final do catabolismo da Cys. Foi isolada pela primeira vez da bile do touro (*Box taurus*) em 1827.[4] O interesse pela taurina surgiu em seguida à descoberta, em 1975, de que gatos alimentados com dietas sem ou com baixo teor dessa substância sofriam degeneração retinal acompanhada de baixas concentrações plasmáticas dela.[5] Esse achado foi logo seguido pela observação de que lactentes alimentados com fórmulas purificadas sem taurina apresentavam níveis plasmáticos e urinários de taurina mais baixos, em comparação com aqueles alimentados com *pools* de leite materno.[6,7] Em consequência da crescente evidência de um possível papel da taurina no desenvolvimento, essa substância é adicionada à maioria das fórmulas para lactentes desde meados da década de 1980. Foram sugeridas inúmeras aplicações terapêuticas da taurina, como tratamento de pacientes com hipertensão, doença cardiovascular, diabetes, distúrbios hepáticos, insuficiência renal crônica, sepse e distúrbios inflamatórios.

Hcy, um metabólito da metionina e precursor do átomo de enxofre na biossíntese de Cys, foi descoberta por du Vigneaud, em 1932,[8] como o produto da desmetilação da metionina. Sub-

*__Abreviaturas__: **Cys**, cisteína (qualquer forma), e as formas tiol e dissulfeto estão indicadas como **CySH**, **CySSCy** e **CySSR**; **cist(e)ína**, cisteína, e/ou cistina; **EAR**, necessidade média estimada; **Glu**, glutamato; **Gly**, glicina; **GSH**, glutationa; **Hcy**, homocisteína (qualquer forma), e as formas tiol e dissulfeto estão indicadas como **HcySH**, **HcySSHcy** e **HcySSR**; **H_2S**, sulfeto de hidrogênio; **K_m**, constante de Michaelis; **Met**, metionina; **NHANES III**, Third National Health and Nutrition Examination Survey (Terceira Pesquisa Nacional sobre Saúde e Nutrição dos Estados Unidos); **NPT**, nutrição parenteral total; **RDA**, ingestão dietética recomendada; **SAA**, aminoácido sulfurado; **SAH**, *S*-adenosil-homocisteína; **SAM**, *S*-adenosilmetionina; **TauT**, transportador de taurina; **tCys**, soma de todas as formas de Cys, inclusive as presentes como tiol, semi-dissulfeto, dissulfeto misto e dissulfeto ligado à proteína; **tHcy**, soma de todas as formas de **Hcy**, homocist(e)ína, homocisteína e/ou homocistina; **THF**, tetraidrofolato; **UL**, níveis de ingestão máxima tolerável.

†**Lista de compostos:** cisteína, 121,2 g/mol; glutationa (forma reduzida), 307,3 g/mol; homocisteína, 135,2 g/mol; metionina, 149,2 g/mol; taurina, 125,1 g/mol.

sequentemente, estudou-se o papel da Hcy na conversão do enxofre da metionina para Cys (a via de transulfuração pela qual o grupo sulfidrila de Hcy substitui o grupo hidroxila de serina para formar Cys), e pesquisadores demonstraram que a Hcy poderia manter o crescimento de animais alimentados com dietas deficientes em Cys, metionina ou colina. A homocistinúria, um erro inato do metabolismo, foi identificada em 1962, quando pessoas com retardo mental foram submetidas a uma triagem para padrões anormais de aminoácidos urinários.[9] Logo após, os pesquisadores descobriram que pequenos aumentos nas concentrações plasmáticas de Hcy estão associados à deficiência de folato, vitamina B_{12} ou B_6 e ao aumento do risco de doença cardiovascular, defeitos do tubo neural e várias outras doenças na população geral.[10-13]

Química, nomenclatura e formas celulares/extracelulares

A Figura 33.1 ilustra as estruturas de Cys, Hcy, taurina e suas relações com os aminoácidos precursores (metionina e serina). Como outros aminoácidos com um átomo de carbono assimétrico, os L-isômeros de metionina, Hcy e Cys são as formas biologicamente ativas. Tanto Hcy como Cys possuem um grupo sulfidrila livre. O esqueleto de carbono de Hcy, que é derivado da metionina, tem um carbono a mais do que a cadeia carbônica de Cys, que é derivada da serina. A taurina, 2-aminoetano sulfonato, é formada a partir de Cys pela remoção do grupo carboxila e oxidação do enxofre, para a formação de um grupo ácido sulfônico. Os grupos carboxila ($pK_a \sim 1{,}7$), sulfônico ($pK_a \sim 1{,}5$), sulfidrila ($pK_a \sim 8{,}3$) e amino ($pK_a \sim 9\text{-}11$) sofrem ionização; as formas zwitteriônicas ilustradas na Figura 33.1 são as espécies dominantes em condições de pH fisiológico.

Considerações nutricionais, ingestões típicas e recomendadas

A necessidade orgânica de Cys deve ser fornecida pela alimentação ou pode ser suprida tanto com cist(e)ína pré-formada como por seu precursor de enxofre a Met. A cadeia de

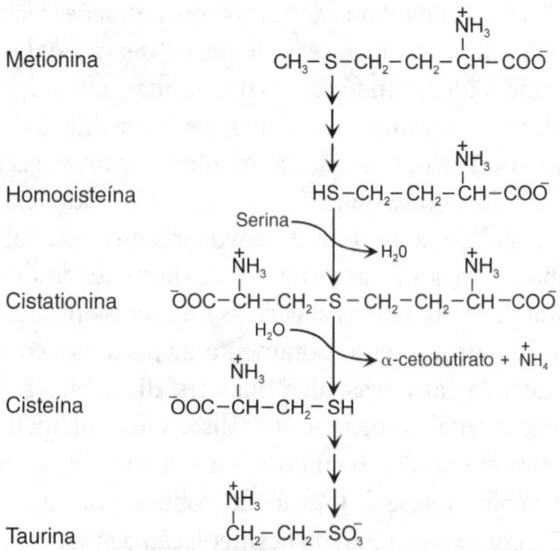

Metionina $CH_3{-}S{-}CH_2{-}CH_2{-}CH(\overset{+}{N}H_3){-}COO^-$

Homocisteína $HS{-}CH_2{-}CH_2{-}CH(\overset{+}{N}H_3){-}COO^-$

Serina → H_2O

Cistationina $^-OOC{-}CH(\overset{+}{N}H_3){-}CH_2{-}S{-}CH_2{-}CH_2{-}CH(\overset{+}{N}H_3){-}COO^-$

H_2O → α-cetobutirato + $\overset{+}{N}H_4$

Cisteína $^-OOC{-}CH(\overset{+}{N}H_3){-}CH_2{-}SH$

Taurina $\overset{+}{N}H_3{-}CH_2{-}CH_2{-}SO_3^-$

Figura 33.1 Estruturas e relações metabólicas dos aminoácidos sulfurados.

carbono para a biossíntese de cist(e)ína é fornecida pela serina, que pode ser sintetizada no corpo. Na maioria das vezes, uma quantidade suficiente de taurina pode aparentemente ser sintetizada a partir de SAA, mas a taurina pode ser classificada como condicionalmente essencial diante de algumas circunstâncias. Pouca Hcy está presente na dieta, embora seja formada no processo de metabolização de Met no corpo. Não existe qualquer requisito dietético para a ingestão de Hcy.

Metionina e cist(e)ína

Em geral, os aminoácidos sulfurados, a metionina e a Cys são consumidos como componentes de proteínas na dieta. As dietas ocidentais comuns fornecem aproximadamente 2 a 4 g/dia de aminoácidos sulfurados para adultos.[14] Com base na NHANES III (Terceira Pesquisa Nacional Sobre Saúde e Nutrição dos Estados Unidos; 1988-1994), a ingestão média de metionina por homens e mulheres de 31 a 50 anos de idade foi de 2,3 ± 0,04 e 1,6 ± 0,2 (EPm) g/dia, ou 15,4 e 10,7 mmol/dia, respectivamente. A ingestão média de Cys para a mesma faixa etária foi de 1,3 ± 0,02 e 0,89 ± 0,01 g/dia, ou 10,7 e 7,4 mmol/dia, respectivamente. Dessa forma, a ingestão total média de aminoácidos sulfurados foi de 26,1 e 18,1 mmol/dia, respectivamente, para homens e mulheres. Os aminoácidos sulfurados tendem a ser mais abundantes em proteínas de origem animal e de cereais, em comparação com o teor dessas substâncias em proteínas de leguminosas, e a relação entre a metionina e a Cys tende a ser mais alta em proteínas animais, em comparação ao que ocorre em proteínas vegetais (Tab. 33.1).

Para adultos, a atual necessidade média estimada (EAR) para ingestão de metionina e Cys é de 15 $mg \cdot kg^{-1} \cdot dia$, e a ingestão dietética recomendada (RDA) é de 19 $mg \cdot kg^{-1} \cdot dia$.[14] Considerando que cerca de um terço da necessidade de aminoácidos sulfurados é consumido como Cys, e não como metionina, a atual RDA é consistente com a ingestão segura estimada de metionina (21 $mg \cdot kg^{-1} \cdot dia^{-1}$) publicada por Di Buono et al.,[15] porém fica abaixo da ingestão segura estimada (25 $mg \cdot kg^{-1} \cdot dia^{-1}$) determinada por Young et al.[16] e Storch et al.[17] A atual EAR para a ingestão de proteína é 0,66 $g \cdot kg^{-1} \cdot dia$, e a RDA é 0,8 $g \cdot kg^{-1} \cdot dia^{-1}$. Portanto, um padrão desejável de aminoácidos para adultos deve incluir pelo menos 24 mg de metionina mais Cys/g de proteína (i. e., 19 mg/0,8 g = 24 mg/g). Na verdade, as misturas de proteínas consumidas nos Estados Unidos contêm uma proporção mais elevada de aminoácidos sulfurados, uma porção de cerca de 35 mg de metionina mais Cys/g de proteína. A RDA para aminoácidos sulfurados (1,3 g/dia para um adulto com 70 kg) é facilmente alcançada nas dietas comumente consumidas nos Estados Unidos. Mesmo as mais baixas ingestões de metionina e Cys informadas no estudo NHANES III (primeiro percentil; 1,87 g para homens e 1,4 g para mulheres na faixa dos 31 aos 50 anos de idade) excederam a atual RDA.[14]

As RDA para aminoácidos sulfurados para mulheres grávidas e amamentando são 25 e 26 $mg \cdot kg^{-1} \cdot dia^{-1}$. As RDA para lactentes e crianças são 43 $mg \cdot kg^{-1} \cdot dia^{-1}$ para lactentes com 7 a 12 meses, 28 $mg \cdot kg^{-1} \cdot dia^{-1}$ para crianças com 1 a 3 anos, 22 $mg \cdot kg^{-1} \cdot dia^{-1}$ para crianças de 4 a 8 anos, 22 e

Tabela 33.1 Conteúdo de metionina e cisteína em alimentos selecionados

Alimento	Quantidade: Metionina (mg/100 g de porção comestível)	Quantidade: Cisteína (mg/100 g de porção comestível)	Padrão: Metionina (mg/g de proteína)	Padrão: Cisteína (mg/g de proteína)
Queijo tipo cheddar	652	125	26	5
Leite integral	83	30	25	9
Ovo inteiro de galinha	392	289	32	24
Frango (apenas a carne) assado	800	370	28	13
Carne bovina (coxão), apenas a carne magra separável	557	224	26	11
Farinha de trigo integral	186	278	14	21
Farelo de milho comum, seco	196	237	22	22
Aveia comum, seca	266	398	17	25
Pasta de amendoim	292	365	10	13
Soja verde, cozida	150	113	12	9
Arroz integral, seco	142	152	19	21

21 mg · kg^{-1} · dia^{-1} para meninos e meninas com 9 a 13 anos, e 21 e 19 mg · kg^{-1} · dia^{-1} para meninos e meninas com 14 a 18 anos.[14] O Instituto de Medicina não estabeleceu um nível de ingestão máxima tolerável (UL) para a ingestão de Cys ou Met, em função dos dados serem insuficientes para avaliar a resposta de dosagem e derivação de uma UL para adultos saudáveis.

Apesar da disponibilidade de proteínas alimentares que fornecem grandes quantidades de aminoácidos sulfurados, é provável que algumas pessoas tenham ingestões inadequadas, seja por causa de uma ingestão inadequada de proteínas totais, seja pela seleção de uma variedade limitada de proteínas que proporcionam aminoácidos sulfurados inadequados. A análise de dietas de pessoas que são veganas há muito tempo na Califórnia indicou uma ingestão média de proteína de 64 g/dia e uma ingestão de aminoácidos sulfurados de 1,04 g (7,6 mmol)/dia;[18] isso equivale a uma ingestão de aproximadamente 15 mg · kg^{-1} · dia^{-1} de aminoácidos sulfurados e um padrão de aminoácidos de 16 mg de metionina mais Cys/g de proteína. Esse nível de ingestão atenderia à EAR, mas não à RDA, para aminoácidos sulfurados. Adultos com necessidades superiores à média estariam em risco de uma ingestão inadequada. A cuidadosa seleção de proteínas vegetais para garantir uma ingestão adequada de aminoácidos sulfurados pode ser muito importante para adultos veganos estritos.

As misturas de proteínas tipicamente consumidas nos Estados Unidos fornecem cerca de 40% dos aminoácidos sulfurados totais como Cys e 60% como metionina, em base molar. Ao que parece, essa distribuição permitiria uma utilização ideal dos aminoácidos sulfurados, com base nas estimativas de cerca de 50% da capacidade da Cys em substituir a metionina na dieta. Em casos de capacidade limitada de conversão de metionina em Cys (seja em razão de disfunção hepática, erros inatos do metabolismo da metionina até Cys ou prematuridade), deve-se considerar a quantidade total de aminoácidos sulfurados na dieta, o balanço de Cys e metionina e a adequação de taurina.

Taurina

Embora a taurina seja um produto final do metabolismo dos aminoácidos sulfurados, essa substância também é comumente obtida a partir da dieta, mas não é um nutriente essencial. O conteúdo de taurina no alimento ainda não foi devidamente determinado, porém dados de diversos estudos[19-22] estão resumidos na Tabela 33.2. A taurina está presente na maioria dos alimentos de origem animal; por outro lado, essa substância está ausente, ou presente em níveis muito baixos na maioria dos alimentos de origem vegetal. Foram relatadas concentrações relativamente altas de taurina em alguns vegetais inferiores, como as algas.[22]

Consistente com a ampla gama de taurina contida nos alimentos, o conteúdo dessa substância nas dietas comuns varia amplamente. A análise das dietas de veganos estritos que vivem na Inglaterra não resultou em detecção de taurina, ao passo que as dietas de onívoros continham 463 ± 156 (EPm) μmol/dia.[23] A ingestão de taurina analisada em adultos alimentados com dietas onívoras em um centro de estudos clínicos nos Estados Unidos foi de 1.000 a 1.200 μmol/dia.[19]

Tabela 33.2 Conteúdo de taurina em alimentos selecionados

Alimento	Conteúdo de taurina
Alimentos de origem animal	
Aves	89-2.245 μmol/100 g de peso úmido
Carne bovina e suína	307-489 μmol/100 g de peso úmido
Carnes processadas	251-981 μmol/100 g de peso úmido
Frutos do mar	84-6.614 μmol/100 g de peso úmido
Leite de vaca	18-20 μmol/100 mL
Iogurte, sorvete	15-62 μmol/100 mL
Queijo	Não detectado
Alimentos de origem vegetal	
A maioria das frutas, vegetais, sementes, cereais, grãos, feijão, amendoim	Não detectado
Soja, grão-de-bico, feijão preto, semente de abóbora, algumas nozes[a]	≤ 1-4 μmol/100 g de peso úmido
Algas marinhas	1,5-100 μmol/100 g de peso úmido

[a]Os baixos valores publicados devem ser considerados limites superiores, uma vez que a contaminação do alimento ou a interferência metodológica por compostos que fazem coeluição com a taurina poderiam explicar essas baixas concentrações da substância.

Valores de Laidlaw et al.,[19] Pasantes-Morales et al.,[20] Roe e Weston[21] e Kataoka e Ohnishi.[22]

A ampla variação de ingestões de taurina da dieta também foi ilustrada pelo estudo transversal, envolvendo 24 populações em 16 países.[24] Os níveis urinários médios mais elevados de taurina foram encontrados em homens e mulheres (2.181 e 1.590 μmol/dia, respectivamente) em Beppu, Japão, ao passo que as excreções urinárias médias mais baixas de taurina foram observadas em homens em St. John, Canadá (192 μmol/dia), e em mulheres em Moscou, Rússia (128 μmol/dia). A grande variação na excreção de taurina reflete, em grande parte, a amplitude da ingestão dietética e a contribuição das algas marinhas para a ingestão de taurina.

Bebidas enriquecidas com taurina são populares há décadas no Japão, onde o Lipovitan, da empresa Taisho Pharmaceutical, é uma das bebidas favoritas. Desde meados dos anos de 1990, essas bebidas enriquecidas com taurina se popularizaram em muitos outros países, incluindo os Estados Unidos, com bebidas como Red Bull, Dark Dog, Monster e Rock Star, com 1.000 mg (8.000 μmol)/lata de 240 ou 250 mL. Está claro que o consumo de bebidas enriquecidas com taurina aumentam muito a ingestão de taurina em oito ou mais vezes à ingestão usual em uma população. No entanto, há poucas razões para concluir que as quantias de taurina nessas bebidas possuem benefícios terapêuticos ou efeitos adversos.

Crianças amamentadas no peito recebem taurina do leite materno. O conteúdo de taurina do leite de mulheres amamentando foi 413 ± 71 (EPm) μmol/L para colostro (1-7 dias) e 337 ± 28 μmol/L para leite maduro (> 7 dias).[25,26] A concentração média de taurina no leite de mulheres ovolactovegetarianas em amamentação foi apenas ligeiramente inferior à concentração das onívoras.[26] O conteúdo médio de taurina no leite de lactantes veganas é mais baixo que o de lactantes onívoras, porém ainda é considerável a superposição dos valores entre os dois grupos, e a concentração de taurina no leite de mães veganas é cerca de 30 vezes o nível nas fórmulas para lactentes à base de leite de vaca, utilizadas no início dos anos de 1980.[23]

Tendo em vista que as dietas veganas estritas tendem a possuir um baixo teor de conteúdo de aminoácidos sulfurados e serem quase isentas de taurina, os adultos veganos possuem maior risco de apresentar um quadro inadequado de aminoácidos sulfurados. Relatou-se que adultos que consomem dietas vegetarianas estritas apresentam concentrações plasmáticas mais baixas de taurina e uma excreção urinária muito reduzida dessa substância, em comparação com adultos onívoros. Contudo, veganos que não consomem ou consomem pouca taurina pré-formada são sadios, e filhos de mães veganas e alimentados por elas apresentam crescimento e desenvolvimento normais.[23]

Por consenso geral, a taurina é considerada, condicionalmente, essencial durante o desenvolvimento do lactente e, provavelmente, para adultos em algumas circunstâncias especiais. Tendo em vista que o cérebro e a retina de lactentes não estão completamente desenvolvidos por ocasião do nascimento e podem ser vulneráveis aos efeitos da privação de taurina, considera-se prudente fazer suplementação das fórmulas para lactentes e soluções de alimentação pediátrica com taurina.[7,27] Durante os anos de 1980, os fabricantes de fórmulas para lactentes começaram a adicionar taurina a seus produtos; atualmente, ela é adicionada a quase todas as fórmulas para lactentes e soluções parenterais pediátricas em todo o mundo.[28] A taurina é acrescentada às fórmulas infantis em níveis comparáveis aos do leite humano ou um pouco mais altos em fórmulas para crianças prematuras.[19]

Absorção, transporte e excreção

Absorção intestinal

A absorção dos produtos da digestão das proteínas através do epitélio intestinal é um processo altamente eficaz (~ 95-99%). A metionina da dieta, um precursor de Cys, é transportada por sistemas de transporte de aminoácidos neutros $B^{0,+}$ (SLC6A14) e L (SLC7A8 + SLC3A2) e como peptídeos que contêm metionina por sistemas de transporte de peptídeos (PEPT1), através da membrana luminal (borda em escova) dos enterócitos. A Met pode sair dos enterócitos até o fluido intersticial por meio do sistema preferencial de alanina, serina e Cys (asc) (SLC7A10 + SLC3A2). A Cys da dieta é absorvida em forma de CySH, CySSCy e como peptídeos que contêm Cys por uma série de sistemas de transporte de L-aminoácidos e peptídeos na mucosa do intestino delgado. O transporte de Cys (CySH) é efetuado por transportadores de aminoácidos neutros dependentes de sódio (Na^+), incluindo o sistema B (SLC6A19) na membrana apical e o sistema ASC independente de Na^+ (SLC7A10 + SLC3A2) na membrana plasmática basolateral das células da mucosa intestinal. A cistina (CySSCy) é transportada pelo sistema $B^{0,+}$ (SLC7A9 + SLC3A1) e x_c^- (SLC7A11 + SLC3A2), ambos não dependentes de Na^+ que está presente nas membranas apicais da mucosa intestinal.[29,30]

A eficiente absorção de taurina é facilitada pelo sistema de transporte de β-aminoácidos ou de taurina (TauT; SLC6A6), um transportador dependente de Na^+ e de cloreto que atende à taurina, à β-alanina e ao ácido γ-aminobutírico; e o íon de hidrogênio (H^+), transportador acoplado de PAT1 (SLC36A1), que pode ser importante somente quando a ingestão de taurina é muito alta.[31] O efluxo de taurina do enterócito pela membrana basolateral pode também ser mediada por TauT.[32] A captação intestinal de taurina e a expressão de TauT no intestino não respondem ao nível de SAA ou taurina dietéticos.[33]

A reabsorção de ácidos biliares conjugados com a taurina secretados no lúmen pela vesícula biliar ocorre no íleo, e essa reabsorção entero-hepática desempenha um papel importante na conservação de taurina. A ingestão apical de ácidos luminais biliares é mediada pelo transportador ASBT (SLC10A2) de ácido biliar dependente de Na^+ no íleo distal, enquanto o efluxo pela membrana basolateral pode resultar do transportador de soluto orgânico heterodimérico Ostα-Ostβ.[34]

Transporte sanguíneo e formas intracelulares

As células do intestino delgado utilizam SAA dietéticos para síntese proteica e de glutationa (GSH), bem como possuem a capacidade do catabolismo de SAA.[35] Os aminoácidos entram no plasma e circulam em forma livre até serem removidos pelos tecidos. As formas do dissulfeto de Cys (Cys de ligação proteica,

PSSCy e cistina, CySSCy) dominam no ambiente extracelular mais oxidado. As membranas plasmáticas das células nos tecidos possuem vários transportadores de aminoácidos, que são similares aos do intestino delgado, carregando Cys do plasma. O sistema x_c^- é regulado em resposta ao estresse oxidativo ou à deficiência de aminoácido e permite captação de mais cisteína a fim de facilitar a síntese de GSH e proteica.[36-38]

O fígado remove uma parte substancial dos aminoácidos sulfurados da circulação portal, utilizando-os para síntese de proteínas e GSH, ou para catabolismo até taurina e sulfato. A GSH é exportada para o plasma, e esse tripeptídeo que contém Cys, além de seus metabólitos, CysGly e γ-GluCys, pode ser uma fonte de Cys para os tecidos. A maioria da Cys nas células está em forma de peptídeo (GSH) ou polipeptídeo/proteína. Para a Cys livre, a forma de tiol de Cys (CysSH) domina de modo intracelular.

Os níveis de Hcy plasmáticos são normalmente baixos, pois a Hcy não está presente na dieta, e apenas quantidades muito pequenas são liberadas dos tecidos para o plasma. De modo intracelular, baixas concentrações de Hcy estão presentes em formas livres (HcySH) e de ligação proteica (PSSHcy). Extracelularmente, Hcy está presente predominantemente como dissulfetos mistos de Hcy com proteína (PSSHcy) ou Cys (HcySSCy).

Fatores fisiológicos e genéticos que influenciam o uso ou a produção de cisteína, homocisteína e taurina

Transporte de cist(e)ína

A captação de Cys pode ser diminuída, e sua perda do plasma aumentada pelos defeitos do transporte de cisteína. A cistinúria é um distúrbio hereditário do transporte de cistina e de aminoácidos dibásicos pelo sistema $B^{0,+}$, que é expressado pelos rins e intestino delgado.[39-41] Tendo em vista que outros transportadores de aminoácidos intestinais e peptídeos não são afetados, esses aminoácidos são geralmente absorvidos do intestino em quantias suficientes. No entanto, o defeito no transportador renal resulta em níveis elevados de lisina, ornitina, arginina e cistina na urina, em função da falta de reabsorção desses aminoácidos pelas células tubulares proximais do rim.[42] A cistina é bastante insolúvel, podendo causar a formação de cálculos de cistina se estiver presente acima de seu limite de solubilidade aquosa (250 mg/L ou 1 mmol/L).

Em outro distúrbio genético relacionado ao transporte de cistina – cistinose –, a reutilização da cistina é evitada, o que leva ao acúmulo de cistina nos lisossomos. Na cistinose, as mutações no gene por cistinosina originam a falta de um transportador de cistina lisossomal funcional.[43] Esta situação faz com que a cistina de proteína degradada acumule-se dentro dos lisossomos de células e leva ao dano tecidual. O mau funcionamento dos rins e cristais corneanos é a principal característica inicial do distúrbio. Pacientes com cistinose são normalmente tratados pela administração da cisteamina tiol para reduzir a cistina intracelular. A cisteamina entra no lisossomo e reage com a cistina a fim de formar Cys e um dissulfeto de cisteamina de Cys, ambos capazes de deixar o lisossomo por outros sistemas de transporte.

Via metabólica da metionina na formação de homocisteína e cisteína

Como a Cys pode ser sintetizada no corpo a partir da serina e do enxofre da Met (Hcy), níveis de Cys podem ser afetados pela ingestão de Met e por vários fatores que influenciam o metabolismo de Met, incluindo vias para transmetilação de Met, remetilação de Hcy e transulfuração de Hcy, que estão resumidas na Figura 33.2. A Met é metabolizada pela formação

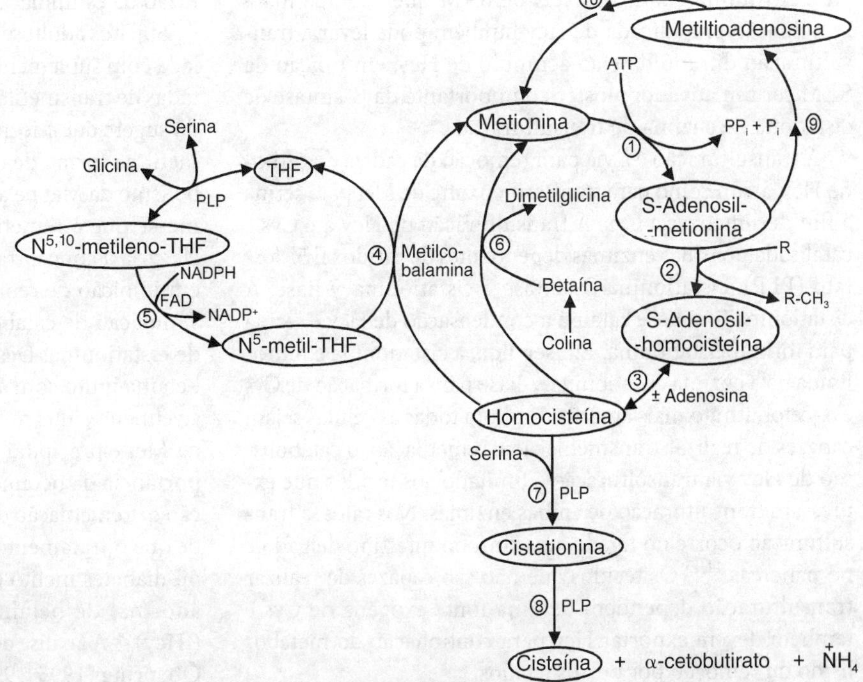

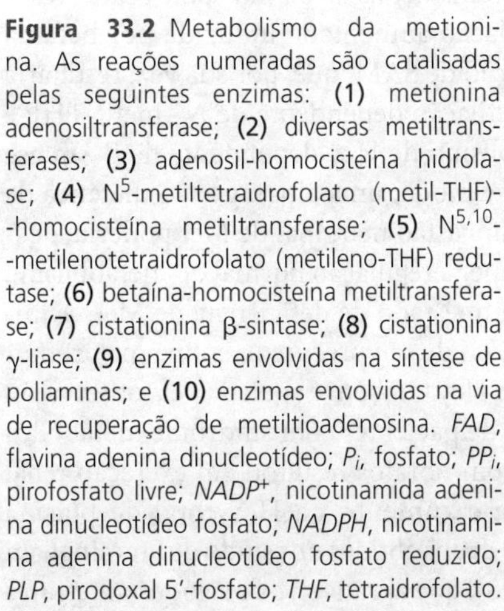

Figura 33.2 Metabolismo da metionina. As reações numeradas são catalisadas pelas seguintes enzimas: **(1)** metionina adenosiltransferase; **(2)** diversas metiltransferases; **(3)** adenosil-homocisteína hidrolase; **(4)** N^5-metiltetraidrofolato (metil-THF)-homocisteína metiltransferase; **(5)** $N^{5,10}$-metilenotetraidrofolato (metileno-THF) redutase; **(6)** betaína-homocisteína metiltransferase; **(7)** cistationina β-sintase; **(8)** cistationina γ-liase; **(9)** enzimas envolvidas na síntese de poliaminas; e **(10)** enzimas envolvidas na via de recuperação de metiltioadenosina. *FAD*, flavina adenina dinucleotídeo; *P_i*, fosfato; *PP_i*, pirofosfato livre; *$NADP^+$*, nicotinamida adenina dinucleotídeo fosfato; *NADPH*, nicotinamina adenina dinucleotídeo fosfato reduzido; *PLP*, pirodoxal 5'-fosfato; *THF*, tetraidrofolato.

de S-adenosilmetionina (SAM), transferência do grupo metil para vários substratos que formam a S-adenosil-homocisteína (SAH) e a hidrólise de SAH para formar Hcy. Assim, a formação de Hcy depende da ingestão de Met e da regulação e função da via de transmetilação de Met, resultando na formação de Hcy. O fígado é unicamente capaz de responder à ingestão máxima ou concentração plasmática de Met com formação de SAM aumentada, pois hepatócitos expressam uma constante isozima de Michaelis-Menten específica do fígado (K_m), isozima de Met adenosiltransferase, que é codificada pelo gene *MAT1A*. Outros tecidos, como o fígado, expressam a isozima de K_m inferior codificada pelo gene *MAT2*. Embora o equilíbrio de hidrolase SAH favoreça a formação de SAH, a reação é normalmente dirigida adiante pela rápida remoção dos produtos de Hcy e adenosina. O acúmulo de SAH pode preju-dicar as reações de transmetilação por inibição de alostéricode metiltransferases.

A Hcy gerada pela hidrólise de SAH tem dois destinos metabólicos prováveis – remetilação e transulfuração. No caso da remetilação, a Hcy adquire um grupo metila de N^5-metiltetraidrofolato (N^5-metil-THF) ou de betaína para formar metionina. No caso da transulfuração, o enxofre é transferido para serina para formar Cys, e o restante da molécula de Hcy é catabolisada até α-cetobutirato e amônia. Distúrbios da remetilação de Hcy para Met resultam no acúmulo de Hcy e na regeneração reduzida de Met (e, portanto, SAM), por meio do uso dos grupos de metil doados diretamente por N^5-metil-THF ou betaína. Distúrbios de remetilação podem ser resultados de mutações genéticas que causam uma falta de sintase de Met funcional, uma falta de coenzima funcional (metilcobalamina) ou uma ausência de síntese do cossubstrato (N^5-metil-THF). Alternativamente, a ausência de vitamina B_{12} ou coenzimas de folato secundárias à deficiência de vitamina resultante da má absorção ou ingestão inadequada pode também causar uma ausência de remetilação da Hcy. A diminuição nos níveis de SAM que acompanha a remetilação prejudicada de Hcy também pode levar à transulfuração diminuída e ao acúmulo de Hcy, em função da SAM ser um ativador alostérico importante da β-sintase de cistationa de enzima de transulfuração.

A transulfuração é a via para remoção da cadeia de carbono Hcy, assim como para transferir enxofre de Met para serina a fim de sintetizar a Cys. A transulfuração de Hcy até Cys é catalisada por duas enzimas dependentes de piridoxal 5'-fosfato (PLP), cistationina β-sintase e cistationina γ-liase. A cistationina β-sintase catalisa a condensação de Hcy e serina para formar cistationina. Em seguida, a cistationina é hidrolisada pela enzima cistationina γ-liase para a formação de Cys e α-cetobutirato mais amônia. Embora todas as células sejam capazes de realizar transmetilação e remetilação, o catabolismo de Hcy via transulfuração é limitado aos tecidos que expressam transulfuração de ambas enzimas. Nos ratos, a transulfuração ocorre no fígado, nos rins, no intestino delgado e no pâncreas.[44,45] Os tecidos que não são capazes de realizar transulfuração dependem de uma fonte exógena de Cys e também devem exportar Hcy para continuação do metabolismo ou remoção por outros tecidos.

Como é possível prever, a superexpressão de cistationina β-sintase (no cromossomo 21) em crianças com síndrome de Down resulta em níveis plasmáticos significativamente reduzidos de Hcy, metionina, SAH e SAM e em um aumento significativo nos níveis plasmáticos de cistationina e Cys.[46] Por outro lado, erros congênitos de metabolismo que levam a uma falta de β-sintase de cistationa funcional resultam em uma marcada elevação dos níveis teciduais e plasmáticos de Hcy. A falta da segunda enzima na via de transulfuração, γ-liase de cistationina resulta no acúmulo de cistationina nos tecidos e na sua perda pela urina, mas sem nenhum distúrbio aparente. No entanto, uma ausência de qualquer das enzimas prejudica a síntese de Cys de enxofre da Met (Hcy) e diminui o suprimento de Cys para o corpo.

A ingestão da Met fornece o substrato para a formação de Hcy. Em ingestões usuais de SAA, a formação de Hcy em homens foi de aproximadamente 19 mmol/dia, e a de Cys pela transulfuração de parte deste Hcy foi de aproximadamente 12 mmol/dia. Em homens alimentados com dieta sem SAA, a formação de Hcy foi reduzida para 6 mmol/dia, e a de Cys para 2 mmol/dia.[17,47] O equilíbrio de Hcy foi remetilado para a Met. O principal mecanismo para regulação da remetilação de Hcy *versus* a transulfuração em resposta à disponibilidade de Met ou de grupo metil é o efeito alostérico de SAM.[48] A *S*-adenosilmetionina funciona como um inibidor alostérico de $N^{5,10}$-metilenotetraidrofolato redutase e como um ativador da enzima cistationina β-sintase (ver também o capítulo sobre ácido fólico). Portanto, quando a concentração celular de *S*-adenosilmetionina está baixa, a síntese de N^5-metiltetraidrofolato prossegue sem maiores inibições, ao passo que ocorre supressão da síntese de cistationina. Isso resulta na remetilação de Hcy ou na síntese de metionina. Por outro lado, quando a concentração de *S*-adenosilmetionina está elevada, a inibição da síntese de N^5-metiltetraidrofolato é acompanhada pelo desvio de Hcy através da via de transulfuração, em razão da estimulação da síntese de cistationina.

Sujeitos adultos normais que receberam uma dieta controlada com suplemento de betaína apresentaram taxas aumentadas de transmetilação e transulfuração de Met.[49] Esse achado sugere que o fornecimento dietético aumentado de grupos metil na forma de colina ou betaína pode aumentar o catabolismo da Met pela transmetilação ou transulfuração. Presume-se que a remetilação aumentada induzida por betaína elevaria a concentração de SAM, que, por sua vez, resultaria em inibição de remetilação dependente de N^5-metil-THF e simulação de catabolismo de Hcy dependente de β-sintase de cistationina. Desse modo, uma alta ingestão dietética de betaína junto com a ingestão marginal de Met poderia, possivelmente, interromper a regulação normal do metabolismo da Met e precipitar um estado de deficiência de Met. A importância da betaína ou de seu precursor, colina, na promoção de remetilação da Hcy também é apoiada pela observação de que o tratamento de pacientes com síndrome metabólica ou diabetes melito com fibratos resultou em excreção renal anormal de betaína e aumento na Hcy total de plasma (tHcy).[50] A análise de dados obtidos no estudo de Framingham Offspring (1995-1998), que abrangeu os períodos anteriores e posteriores ao enriquecimento com ácido fólico nos Estados Unidos, foi utilizada para a associação de ingestão de colina mais betaína e tHcy de plasma. Durante o período anterior à suplementação, uma ingestão mais alta de colina mais betaína foi associada às concentrações menores de tHcy em jejum e tHcy pós-carga da Met, mas essa associação não esteve mais presente no período pós-enriquecimento.[51]

Acredita-se que a Cys tenha um efeito poupador de metionina, ao reduzir o catabolismo da metionina por meio da via de transulfuração, e isso parece ocorrer com ingestões de proteínas alimentares típicas, em que a relação entre a metionina e a Cys varia de aproximadamente 1:1 a 2:1.[52] A economia máxima de metionina é de, aproximadamente, 64%, a julgar por observações em indivíduos que consomem Cys em excesso e quantidades mínimas de metionina.[53] A ação da Cys suplementar, quando essa substância é adicionada a uma dieta sem aminoácidos sulfurados ou a uma dieta com baixo teor de metionina, pode ser explicada, pelo menos em parte, pela promoção da incorporação de metionina na proteína, de tal modo que ocorre catabolismo de uma quantidade menor de metionina.[54,55] A ação da Cys, quando essa substância é utilizada na reposição de parte da metionina da dieta, mantendo o nível de aminoácidos sulfurados totais igual, pode ser explicada por uma redução nas concentrações hepáticas da metionina e da *S*-adenosilmetionina e, portanto, por menor ativação e redução da atividade da cistationina β-sintase hepática. Quando a relação entre a metionina e a Cys da dieta foi aumentada de 1:0 para 1:1 e para 1:3, a taxa de metabolismo da Hcy por remetilação *vs.* transulfuração aumentou de 0,75 para 1,3 e para 1,9.[53] O menor catabolismo de Hcy por transulfuração resultaria em um aumento na reciclagem de Hcy até metionina, utilizando grupos metila gerados pelo sistema de coenzimas folato (ver o capítulo sobre ácido fólico).

Outros mecanismos para a regulação de transulfuração podem também ter um papel na conversão de Hcy em Cys. A regulação redox da cistationina β-sintase pode proporcionar um meio de promover a transulfuração em função da remetilação, independentemente do estado da metilação, quando o corpo demonstra uma maior necessidade de Cys para a síntese de GSH. Aparentemente, o fluxo de Hcy através da transulfuração aumenta em condições de oxidação, e essa suprarregulação da transulfuração foi associada com a oxidação da mesma porção heme no domínio N-terminal ou com a proteólise direcionada do domínio C-terminal da cistationina β-sintase.[56,57] A expressão do gene da cistationina β-sintase hepática aumenta com o glucagon e glicocorticoides, e diminui com a insulina.[58,59] A regulação hormonal da expressão da cistationina β-sintase hepática pode servir para a conservação de metionina para a síntese de proteínas no estado alimentado e para a promoção de catabolismo da metionina/cadeia carbônica de Hcy até α-cetobutirato, um substrato gliconeogênico, no estado de fome.

Hiper-homocisteinemia

Pode ocorrer aumento na tHcy plasmática em decorrência da maior velocidade de produção (i. e., transmetilação), menor velocidade de remoção por transulfuração, menor velocidade de remetilação até metionina, ou diminuição na absorção e metabolismo ou excreção de Hcy pelos rins. Exemplos destes três últimos mecanismos já foram bem estabelecidos.

Condições graves de níveis elevados de Hcy no tecido e no plasma, que também resultam na excreção de Hcy, homocisteína e dissulfetos mistos de Hcy pela urina, são causadas por erros congênitos de metabolismo que são tipicamente referidos como *homocistinúria*. A causa mais comum de homocistinúria (Hcy urinária > 10 μmol/24 horas) é a ausência da atividade de cistationina β-sintase, que comumente está associada com concentrações plasmáticas de tHcy mais altas do que 200 μmol/L em pacientes não tratados, e tem incidência mundial de 1 em 335 mil nascimentos.[60] Um segundo erro inato do metabolismo que causa homocistinúria é a ausência da atividade de $N^{5,10}$-metilenotetraidrofolato redutase (ver também o capítulo sobre ácido fólico). Esse é o principal erro inato conhecido que afeta o metabolismo do folato e a segunda causa principal de homocistinúria. Um terceiro grupo de erros inatos que dão origem à homocistinúria compreende aqueles que afetam diversas etapas na síntese da metilcobalamina, um cofator essencial para metionina sintase (ver também o capítulo sobre cobalamina). A homocistinúria resulta em distúrbios graves (inclusive anormalidades oculares, episódios de tromboembolia cardiovascular e retardo mental) se tal condição não for detectada e tratada logo após o nascimento, com vitamina B_6 ou folato e suplementação de vitamina B_{12}, suplementação de betaína ou dieta restrita de Met, suplementada com Cys.[61]

Condições muito mais simples dos níveis elevados de tHcy resultam em valores de tHcy de plasma que são somente leve ou moderadamente elevados (p. ex., > 14 a 16 μmol/L).[62,63] A prevalência exata geral de hiper-homocisteinemia leve ou moderada, na população em geral, não é conhecida, mas tem sido medida por vários coortes, e o distúrbio é relativamente comum. Heterozigosidade para as mutações que dão origem à homocistinúria não podem ser responsáveis pela proporção substancial dos casos observados de hiper-homocisteinemia leve a moderada, em função da baixa frequência dessas mutações (< 0,2%). Por outro lado, mutações que resultam na expressão de enzimas funcionais com atividade prejudicada são responsáveis por uma proporção substancial dos casos observados, particularmente em indivíduos com ingestão baixa de folato ou vitamina B_{12}. A causa genética mais comum de hiper-homocisteinemia é a variante C677T (Ala222Val) de $N^{5,10}$-metileno-THF redutase, que origina uma diminuição na atividade enzimática.[64,65] A frequência do polimorfismo C677T varia entre os grupos raciais e étnicos (ver também o capítulo sobre polimorfismos). Até aproximadamente 12% das populações branca e asiática são homozigotas para essa mutação, e aproximadamente 30 a 40% são heterozigotas.[66] Afro-americanos exibem uma prevalência muito menor de mutação C677T; menos de 1,5% dessa população é homozigota para tal polimorfismo. Em populações que rotineiramente consomem alimento enriquecido com ácido fólico, o polimorfismo C677T de $N^{5,10}$-metileno-THF redutase tem efeito inferior no nível de tHcy, embora um efeito significante possa ainda ser detectado.[67,68]

Distúrbios nutricionais que potencialmente levam à hiper-homocisteinemia leve a moderada, particularmente em pessoas com predisposição genética inerente, são deficientes de folato, vitaminas B_{12} e B_6.[69,70] Como visto anteriormente, a síntese *de novo* dos grupos Met metil requer tanto vitamina B_{12} como coenzimas de folato, enquanto a transulfuração necessita da coenzima PLP da vitamina B_6.

Também foi observada a ocorrência de hiper-homocisteinemia leve a moderada (i. e., tHcy entre 15 e 100 μmol/L) em pacientes com doença renal. A concentração plasmática de tHcy aumenta de forma significativa em pacientes com insuficiência renal moderada e de forma abrupta na uremia terminal.[71,72] Acredita-se que a elevação na tHcy plasmática em pacientes com insuficiência renal resulte da diminuição da absorção no parênquima renal e do metabolismo da Hcy plasmática, e não da diminuição da excreção renal de Hcy.

Certos medicamentos interferem no metabolismo normal da Hcy, por causarem deficiências vitamínicas funcionais secundárias. Por exemplo, a teofilina é um antagonista da vitamina B_6, e o valproato e a carbamazepina apresentam atividade antifolato. O tratamento de pacientes com síndrome metabólica ou diabetes melito com fibratos resultou em excreção renal anormal de betaína e em aumento no tHcy do plasma.[50] Esses medicamentos (ou agentes farmacológicos) podem causar elevação nos níveis plasmáticos de tHcy como resultado da redução da remetilação de Hcy.

Metabolismo de cisteína para taurina e enxofre inorgânico

As vias metabólicas para Cys são mostradas na Figura 33.3. Em parte, níveis de Cys podem ser influenciados pela demanda por Cys como um substrato por incorporação reversível em proteínas e GSH e pela demanda por produção de coenzima A, taurina, e formas inorgânicas de enxofre a partir da Cys. No geral, entretanto, níveis de Cys nos tecidos e no plasma parecem ser rigorosamente controlados no nível de catabolismo da Cys para taurina e sulfato, que é regulado pelas mudanças na concentração e na atividade de dioxigenase de cisteína em resposta direta a mudanças no nível de Cys do tecido.[45,73] As concentrações de Cys são geralmente mantidas em um nível que permite taxas adequadas de síntese de proteína e GSH. Quando a ingestão de SAA é reduzida, a preservação dos níveis de Cys ocorre à custa da produção de taurina e sulfato. GSH atua como um reservatório de Cys. Quando a ingestão de SAA é insuficiente, a hidrólise líquida de GSH ajuda a preservar as concentrações da Cys de plasma e a proteger a síntese proteica. Desse modo, a síntese de GSH, taurina e formas inorgânicas de enxofre é fortemente influenciada pela disponibilidade da Cys como substrato.

A síntese de taurina depende da presença tanto de Cys dioxigenase quanto de cisteína sulfinato descarboxilase, e a atividade de dioxigenase de cisteína é normalmente um fator de taxa limitante na produção de taurina. Houve indicação de expressão significativa do gene da Cys dioxigenase pela presença de RNAm para Cys dioxigenase no fígado, nos rins e nos pulmões do ser humano.[74] Roedores possuem altos níveis de cisteína dioxigenase e cisteína sulfinato descarboxilase no fígado, rim, pulmão, pâncreas e tecido adiposo.[45] Implicações de polimorfismo na cisteína dioxigenase não têm sido muito exploradas, mas uma alta incidência de características clínica e bioquímica consistentes com a atividade baixa de cisteína dioxigenase tem sido relatada em indivíduos com doenças hepáticas e com artrite reumatoide.[75,76]

Relatou-se que o fígado do ser humano apresenta baixa atividade de cisteína sulfinato descarboxilase.[77] Apesar disso, os seres humanos adultos têm, aparentemente, uma capacidade significativa de sintetizar taurina. A avaliação *in vivo* da capacidade de adultos em sintetizar taurina, com base na incorporação de ^{18}O (a partir do $^{18}O_2$ inalado) nessa substância, resultou em estimativas conservadoras de síntese na faixa de 200 a 400 μmol/dia.[78] Essas estimativas equivalem a 1 a 3% da ingestão de aminoácidos sulfurados totais, comparando-se

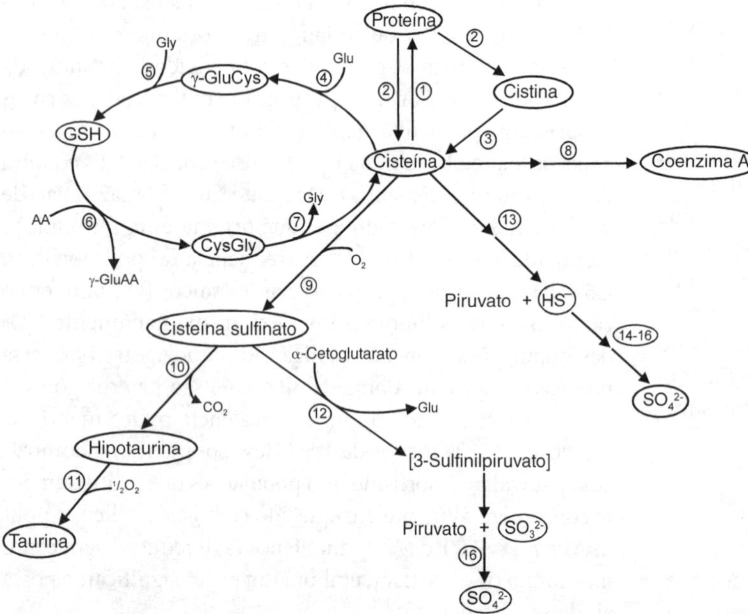

Figura 33.3 Vias do metabolismo da cisteína. As reações numeradas são catalisadas pelas seguintes enzimas ou vias: **(1)** síntese de proteína; **(2)** degradação de proteína; **(3)** glutationa (GSH) tioltransferase ou troca não enzimática de dissulfeto de tiol de cistina com GSH; **(4)** γ-glutamilcisteína sintetase; **(5)** GSH sintetase; **(6)** GSH transpeptidase; **(7)** dipeptidase; **(8)** via de síntese de coenzima A; **(9)** cisteína dioxigenase; **(10)** cisteína sulfinato descarboxilase; **(11)** oxidação enzimática ou não enzimática de hipotaurina; **(12)** aspartato (cisteína sulfinato) aminotransferase; **(13)** vias independentes de cisteína sulfinato ou de dessulfidração do catabolismo da cist(e)ína; **(14)** oxidação de sulfito por sulfito quinona oxidorredutase, dioxigenase sulfúrica e tiossulfato sulfutransferase (rodanese) **(15)** GSH dependente de tiossulfato redutase e **(16)** sulfito oxidase. *GSH*, glutationa; *GLU*, glutamato; *HS*, hidrogênio sulfito; *CYS*, cisteína.

favoravelmente com a excreção média de taurina de, aproximadamente, 250 μmol/dia observada em veganos estritos que consomem uma dieta essencialmente isenta de taurina.[18,23] Dessa forma, o porcentual da ingestão de aminoácidos sulfurados ou da excreção urinária total de enxofre, que é representada pela taurina urinária em seres humanos alimentados com dietas isentas de taurina, é semelhante ao porcentual observado em ratos alimentados com dietas isentas de taurina (2-6%).[79] Esse padrão metabólico similar entre ratos e seres humanos parece pôr em questão a afirmação frequente de que o rato tem uma elevada capacidade de síntese de taurina, ao passo que, no ser humano, essa capacidade é baixa. Parece possível que uma atividade hepática relativamente alta de Cys dioxigenase em seres humanos pode permitir elevadas velocidades de catabolismo de Cys até cisteína sulfinato e que concentrações relativamente altas de cisteína sulfinato permitem elevadas taxas de síntese de taurina, apesar da atividade relativamente baixa de cisteína sulfinato descarboxilase.

O sulfinato de cisteína produzido pela cisteína dioxigenase também é o substrato para aminotransferase de aspartato (sulfinato de cisteína), que transamina sulfinato de cisteína em seu cetoácido instável, o qual se decompõe para produzir piruvato e sulfito. Além disso, a Cys é catabolizada pelas reações de dessulfidração catalisada pela cistationina β-sintase e cistationa γ-liase. Essas vias de dessulfidração são consideradas importantes para a produção de sulfeto de hidrogênio (H_2S), que é considerado um importante regulador ou sinalizador molecular. Para o metabolismo de Cys em animais intactos, a concentração de Cys e a atividade de cisteína dioxigenase mudam na mesma direção: atividade de cisteína dioxigenase é baixa quando a concentração de Cys for baixa, e o catabolismo limitado de Cys nessas condições é, principalmente, o resultado das vias de dessulfidração. Por outro lado, a atividade de cisteína dioxigenase é alta quando a concentração de Cys é alta, e a Cys é prontamente catabolizada pelas vias mediadas de cisteína dioxigenase para taurina e sulfito/sulfato, evitando assim a produção de H_2S. O fluxo percentual estimado de Cys por meio das vias mediadas por cisteína dioxigenase foi de 8% para ratos alimentados com dieta deficiente de SAA e 70,6% para aqueles com dieta adequada de SAA.[45]

Excreção

O epitélio reabsortivo do túbulo proximal renal possui sistemas de transporte semelhantes aos do epitélio absortivo do intestino, e os rins reabsorvem de maneira eficiente aminoácidos do filtrado. Em geral, a reabsorção renal de Cys e metionina é muito elevada (> 94%), e a perda de aminoácidos na urina normalmente é desprezível.[80] Relatou-se que a excreção urinária de metionina é de 22 a 41 μmol/dia, e a excreção urinária de Cys por adultos é de 63 a 285 μmol/dia.[23,81] Assim, a excreção urinária típica dessas quantias de aminoácidos corresponde a 0,2 a 2% da média de ingestão diária.

A excreção urinária de Hcy extracelular é limitada, mesmo em pessoas com defeitos no metabolismo de Hcy, em razão da intensa ligação de Hcy plasmática às proteínas, o que limita a filtração, e à reabsorção renal normalmente ativa de Hcy livre. Da Hcy plasmática filtrada pelos rins, apenas cerca de 1 a 2% é excretada na urina.[82] A excreção urinária normal de Hcy varia de 3,5 a 9,8 μmol/dia.[82] Níveis mais elevados de Hcy na urina são indicativos de concentrações plasmáticas muito altas de tHcy e de um erro inato do metabolismo. Por exemplo, a excreção de Hcy na urina de pacientes com deficiência de $N^{5,10}$-metilenotetraidrofolato redutase variou de 15 a 667 μmol/dia.[83]

Ao contrário de Cys e Hcy, em geral a taurina não é completamente reabsorvida, e a excreção fracionada pode variar amplamente. Em geral, os rins regulam as dimensões do *pool* corporal de taurina, adaptando-se às mudanças na ingestão dietética de taurina pela regulação do transportador de membrana da borda em escova do túbulo proximal para taurina. Durante períodos de ingestão dietética inadequada de taurina ou de seus precursores aminoácidos sulfurados, uma quantidade maior de taurina é reabsorvida do filtrado, em função da aceleração da atividade do transportador de taurina; uma quantidade menor dessa substância será excretada na urina, e ela será mantida em maior quantidade nas reservas teciduais. A concentração renal de taurina parece ser o sinal para as mudanças na atividade renal do transportador de taurina, ocasionada pelas mudanças na expressão, atividade e localização subcelular de TauT.[84-86]

De forma consistente com a variação na ingestão de taurina e com a regulação adaptativa da reabsorção dessa substância, seus níveis urinários variam amplamente. Foram relatados níveis urinários de taurina de 250 μmol/dia para adultos veganos que consomem dietas sem adição de taurina pré-formada, ao passo que a excreção de taurina por adultos onívoros é, em geral, maior que 600 μmol/dia, não sendo raros valores superiores a 1.000 μmol/dia.[18,23,81] Foram relatadas excreções diárias de taurina inferiores a 90 μmol/dia para pessoas na Finlândia e no Canadá, e superiores a 2.000 μmol/dia para pessoas em Taiwan e no Japão.[24]

Funções da cisteína e da taurina

A Cys, seja formada a partir da metionina e da serina por meio da via de transulfuração, seja fornecida pré-formada na dieta, funciona como um precursor para a síntese de proteínas e do tripeptídeo GSH (γ-glutamilcisteinilglicina) e de diversas outras moléculas essenciais, conforme demonstrado na Figura 33.3. Com ingestões próximas às necessidades, uma grande parte da Cys disponível é utilizada para a síntese de proteínas e de GSH. O *turnover* de proteína e a hidrólise de GSH pela transpeptidase e dipeptidase de γ-glutamil resultam na liberação de Cys de volta ao *pool* de aminoácidos. A Cys também é uma precursora da síntese da coenzima A e da produção de taurina e de sulfato inorgânico. Essas funções da Cys envolvem a perda da porção Cys *per se*. As funções de GSH, taurina e enxofre inorgânico são discutidas brevemente aqui. As funções da coenzima A, entretanto, são discutidas no capítulo sobre ácido pantotênico.

Tanto o grupo sulfidrila reativo dos resíduos cisteinil nas proteínas como a capacidade desses resíduos em formar ligações dissulfeto desempenham papéis importantes na estrutura e no funcionamento das proteínas. O GSH é o principal tiol intracelular, bem como a razão intracelular de oxidado (GSSG) para reduzido (GSH) é maior que 500.[87,88] Dessa forma, a GSH funciona como um fornecedor de equivalentes de redução ou de elétrons, e está envolvida na proteção de células contra a lesão oxidativa (ver também o capítulo sobre defesas oxidantes) em razão de seu papel na redução do peróxido de hidrogênio e de peróxidos orgânicos via GSH peroxidases e de sua capacidade de inativação não enzimática de radicais livres mediante a doação de hidrogênio ao radical. A GSH é uma fonte importante de equivalentes de redução para a redução intracelular de cistina até CySH. Essa redução pode ocorrer pela troca tiol-dissulfeto ou, enzimaticamente, pela ação da tiol-transferase, em que a GSH fornece os equivalentes de redução. Esses processos resultam na oxidação de GSH até GSSG. A GSSG e GSH podem ser interconvertidas por meio da reação com GSH redutase, que utiliza NAD fosfato oxidado ($NADP^+$)/NADP reduzido (NADPH) como oxidante/redutor; dessa forma, a GSH desempenha certo papel na manutenção do estado redox celular.

A GSH pode participar no transporte de aminoácidos via enzima ligada à membrana, γ-glutamil transpeptidase. A γ-glutamil transpeptidase, a mesma enzima responsável pela hidrólise extracelular de GSH, catalisa a transferência do grupo γ-glutamil de GSH até o grupo α-amino de um aminoácido aceptor, como cistina ou glutamina. O γ-glutamil aminoácido é transportado para o interior da célula, onde o aminoácido é liberado e a porção glutamil sofre reação de ciclagem até 5-oxoprolina, que, em seguida, é hidrolisada para regenerar glutamato (Glu). O dipeptídeo CysGly, subproduto da γ-glutamil transpeptidação, pode ser hidrolisado até Cys e glicina, seja fora ou dentro da célula, pelas dipeptidases; dessa forma, não ocorre o consumo final de aminoácidos como resultado desse ciclo de transporte.

A GSH também funciona como um cossubstrato para diversas reações, incluindo certas etapas da síntese dos leucotrienos e da síntese dos polímeros de melanina. A GSH é o substrato para um grupo de enzimas, GSH *S*-transferases, que formam conjugados de GSH a partir de uma série de compostos aceptores, incluindo diversos xenobióticos.[89] Normalmente, esses conjugados são degradados pelas enzimas do ciclo γ-glutamil, resultando nos derivados cisteinil que podem ser acetilados utilizando acetil-coenzima A para resultar em ácidos mercaptúricos, que são excretados na urina. Em geral, esse é um processo de destoxificação e de excreção.

A taurina tem múltiplas funções e desempenha um importante papel em vários processos fisiológicos, embora muitos sejam mal compreendidos.[90] A única função fisiológica da taurina devidamente compreendida é o seu papel na conjugação dos ácidos biliares.[27] Os conjugados de taurina são os principais metabólitos dessa substância formados em vertebrados. O taurocolato é um ácido biliar muito eficiente, em razão do baixo pK_a do grupo ácido sulfônico, que facilita sua ionização e, portanto, a sua ação detergente, a solubilidade, uma reabsorção mais lenta e uma concentração intraluminal mais alta. Em adultos, a relação entre o taurocolato e o glicocolato é de aproximadamente 3:1, porém essa relação varia conforme a pessoa e as mudanças na concentração hepática de taurina. Em homens que consomem uma dieta com alto teor de gordura e de colesterol, a suplementação oral com taurina (6 g/dia) durante 3 semanas resultou em um decréscimo no colesterol de lipoproteína de baixa densidade e no colesterol total.[91]

A taurina também funciona como um substrato de conjugação para certos compostos, como o ácido all-*trans*-retinoico, o que aumenta a polaridade, a solubilidade aquosa e, na maioria dos casos, a excreção do corpo. Além disso, a taurina é essencial para duas modificações recentes de uridinas em várias mitocôndrias de mamíferos (mt) tRNAs (5-taurinometil-2-tiouridina em mt tRNA para lisina, glutamina e Glu; e 5-taurinometil-uridina em mt tRNA para triptofano e leucina).[92] Essas uridinas modificadas são encontradas na posição de oscilação do anticódon nos tRNA, e mutações que causam uma falha dessas modificações de taurina são encontradas em pacientes com encefalomiopatias mitocondriais, miopatia mitocondrial, encefalopatia, acidose láctica e derrame (MELAS) e epilepsia mioclônica com fibras-rotas vermelhas (MERRF).[93]

A taurina está presente em altas concentrações em muitos tecidos dos seres humanos (~ 25 μmol/g de peso úmido na retina e nos leucócitos), e foram estudadas inúmeras ações fisiológicas da taurina em diversos tecidos.[27,85] Lamentavelmente, essas ações ainda não estão devidamente esclarecidas, apesar de muitas décadas de trabalho intensivo.[7,21,40] A taurina está envolvida na osmorregulação, sendo um importante osmólito orgânico.[94] O movimento da taurina, assim como dos eletrólitos, para dentro ou para fora da célula, é um fator contributivo importante para a regulação do volume que acompanha um insulto osmótico. Algumas das ações da taurina podem ser causadas pela ativação de vias de sinalização com ligação osmótica, como aumento da expressão gênica, mudanças no estado de fosforilação das proteínas ou alterações no citosqueleto.[95,96]

A taurina tem um efeito antioxidante, a julgar pela sua capacidade de diminuir o acúmulo de marcadores oxidativos (carbonilas proteicas ou substâncias reativas de ácido tiobarbitúrico, como o malonildialdeído que se forma durante a peroxidação dos lipídios) e pela diminuição de taurina nos tecidos de animais idosos ou diabéticos.[97,98] O mecanismo desse efeito antioxidante da taurina ainda não está esclarecido. A taurina pode minimizar a peroxidação dos lipídios por meio de sua atividade estabilizadora de membrana, ou pela sua modulação da homeostasia do Ca^{2+} intracelular e envolvimento nas interações fosfolipídios-Ca^{2+}. A taurina atua diretamente como um antioxidante na remoção de hipoclorito (HOCl), um forte oxidante gerado a partir de peróxido e cloreto pela ação da mieloperoxidase em neutrófilos ativos. A taurina cloramina formada é liberada dos neutrófilos. A taurina cloramina funciona como um potente agente anti-inflamatório.

A taurina tem uma clara relação com o desenvolvimento, e existem indícios substanciais que comprovam o papel crucial dessa substância durante o desenvolvimento pré-natal e pós-

-natal dos sistemas nervoso central e visual. Ainda não está esclarecido o modo específico pelo qual a taurina participa desses eventos, embora a taurina possa agir como um agonista nos receptores de ácido-érgico γ-aminobutírico (GABA-érgico) e sistemas neurotransmissores glicinérgicos.[99] Em primatas privados de taurina, foram observadas alterações da retina, comprometimento da acuidade visual e mudanças ultraestruturais degenerativas em segmentos externos dos fotorreceptores; em animais mais jovens, as alterações foram mais graves.[27,85,100] Alguns lactentes e crianças cuja única nutrição foi infusão parenteral isenta de taurina ou fórmulas sem essa substância apresentaram anormalidades retinais detectáveis oftalmoscopicamente e eletrofisiologicamente e respostas evocadas auditivas do tronco cerebral imaturo.[27,85]

O enxofre de Met e Cys é, finalmente, liberado como enxofre inorgânico se a Cys não for convertida em taurina. Nas vias de dessulfidração do catabolismo de Cys (vias catalisadas pelas duas enzimas de transulfuração, cistationina β-sintase e cistationina γ-liase), o grupo tiol é partido da cadeia de carbono antes da oxidação de enxofre, dando origem assim ao H_2S (principalmente ao ânion de sulfito de hidrogênio [HS^-]). Essas reações podem ser importantes para a provisão de enxofre reduzida, pois mamíferos não possuem a habilidade de reduzir sulfato ou sulfito para tiossulfato ou sulfito. O enxofre reduzido pode ser armazenado como enxofre sulfano vinculado (p. ex., R-$[S]_n$-SH] em tecidos e liberado quando necessário.[101] H_2S parece ser um fator de relaxamento psicológico derivado do endotelial, que pode sinalizar pela S-sulfidração de proteínas (p. ex., formação de resíduos de persulfito de CyS-SH) e levar à abertura dos canais de trifosfato de adenosina de potássio (H_{ATP}).[102,103] H_2S também parece realizar uma função de sinalizador regulatório no sistema nervoso[104] e nos sistemas de defesa do corpo.[105] O enxofre de Cys também é essencial como uma fonte de enxofre não oxidado para a síntese dos aglomerados de ferro-enxofre às proteínas de ferro-enxofre, para modificação de resíduos específicos de uridina no tRNA (tiouridina) e para a biossíntese da coenzima de molibdopterina.[106,107] Para tais processos, a cisteína desulfurase mitocondrial (sintetase de aglomerado ferro-enxofre, NFS1) remove o enxofre de cisteína e a apresenta como um persulfito vinculado de enzima para entregar proteínas que aceitam enxofre e comprometem o enxofre para várias vias sintéticas.

O sulfito é oxidado ao tiossulfato (enxofre interior), sulfito e, finalmente, sulfato por uma série de reações, enquanto o sulfito é oxidado para sulfato pela oxidase de sulfito. A maior parte do enxofre inorgânico é eventualmente oxidada em sulfato, e a maioria do enxofre de ingestão de SAA é eventualmente excretada na urina como sulfato. Na célula, a forma ativada de sulfato, 3'-fosfo-5'-fosfossulfato (PAPS), funciona como um substrato para diversas reações envolvendo sulfotransferases. Muitos compostos estruturais são sulfatados; em particular, as cadeias de oligossacarídeos dos proteoglicanos contêm muitos resíduos de açúcar sulfatados. Resíduos de tirosina em certas proteínas da membrana secretada e integral sofrem sulfação como uma modificação pós-translacional. Além disso, muitos compostos (tanto de origem endógena como exógena) são excretados como sulfoésteres; são exemplos os sulfoésteres dos hormônios esteroides e o agente farmacológico acetaminofen (paracetamol). O enxofre inorgânico é obtido, em grande parte, a partir do metabolismo da Cys no corpo, e o enxofre não é considerado um nutriente inorgânico essencial na dieta. Estudos com animais sugeriram que o sulfato inorgânico na dieta pode melhorar o crescimento, a eficiência alimentar e a sulfatação de proteoglicanos cartilaginosos, nos casos em que a ingestão de aminoácidos sulfurados é insuficiente.[108]

Avaliação do estado dos aminoácidos de enxofre

A adequação de SAA tem sido geralmente avaliada por medidas de equilíbrio de nitrogênio e crescimento. Embora o crescimento e o equilíbrio de nitrogênio tenham sido usados para definir os requisitos nutricionais por aminoácidos, eles não são necessariamente bons indicadores para saber se a ingestão de SAA é suficiente para taxas ideais de produção de GSH, enxofre inorgânico ou taurina.

Os seres humanos adultos permanecem em equilíbrio de enxofre, e a excreção de enxofre é essencialmente equivalente a 14-28 mmol/dia, principalmente sulfato inorgânico. Em estudos com crianças e adultos, o sulfato livre respondeu por cerca de 77 a 92%, o éster sulfato por cerca de 7 a 9%, a taurina por cerca de 2 a 6% e a Cys por cerca de 0,6 a 0,7% da excreção urinária total de enxofre. A excreção de taurina muda muito conforme a variação na ingestão dessa substância. Outros compostos que contêm enxofre encontrados na urina em quantidades mínimas (< 0,2% do enxofre total) são metionina, Hcy, cistationina, N-acetilcisteína, mercaptolactato, mercaptoacetato, tiossulfato e tiocianato.[81,109] Nakamura et al.,[110] em um estudo com mulheres japonesas jovens, verificaram que o enxofre livre, mas não o éster sulfato ou a taurina, demonstrava correlação significativa com a excreção de ureia, um achado que sugere que a excreção de enxofre livre é o melhor indicador da ingestão de aminoácidos sulfurados.

Níveis plasmáticos normais de cisteína, homocisteína e taurina

Os valores normais para Cys total de plasma (tCys), GSH e aminotióis relacionados são mostrados na Figura 33.4. A Cys é o principal tiol plasmático; a Hcy total (tHcy) está presente em 10% ou menos da concentração para Cys total (tCys), e o GSH total (tGSH), em menos de 1%. Tanto a Cys como a Hcy estão predominantemente presentes como dissulfetos ligados à proteína, com concentrações intermediárias de dissulfetos (sobretudo CySSCy e HcySSCy), e com concentrações muito baixas de tióis livres. Mais da metade do tGSH de plasma está presente na forma de tiol livre. Os peptídeos que contêm Cys derivada do volume de GHS, cisteinilglicina (CysGly) e γ-glutamilcisteína (γGluCys) também estão presentes no plasma e nos tecidos.

As concentrações plasmáticas médias de tCys em adultos sadios variam de aproximadamente 220 a 320 μmol/L.[111-114]

	Reduzido		Oxidado				Total	Índice reduzido/ total
	Livre				Ligado à proteína			
Cisteína	CySH	14	RSSCy	88	PSSCy	196	250	0,056
Cisteinilglicina	HSCyGly	4	RSSCyGly	5	PSSCyGly	18	29	0,14
Homocisteína	HcySH	0,05	RSSHcy	1	PSSHcy	10	11	0,0045
Glutationa	GSH	4	RSSG	1,5	PSSG	1,6	6	0,67
γ-Glutamilcisteína	γ-GluCySH	0,6	RSSCyGlu	2	PSCyGlu	1	3	0,20

Figura 33.4 Concentrações de diversas formas de aminotióis importantes no plasma do ser humano. A designação RSH é utilizada para representar a forma reduzida de tiol, a RSSR ou RSSR' para representar o dissulfeto do tiol consigo próprio ou com outro tiol, e a PSSR para representar dissulfetos ligados à proteína. PS, grupo sulfidrila de resíduo cisteinil em proteína; RS, tiol não especificado, habitualmente CySH no plasma. Os valores médios para os aminotióis plasmáticos estão baseados nos dados de Mansoor et al.[111,113] e de Andersson et al.[112]

A tHcy plasmática média foi 11,9 μmol/L (mediana de 11,6), com uma faixa de 3,5 a 66,8 μmol/L em 1.160 indivíduos com 67 a 95 anos de idade.[69] Essa avaliação foi realizada nas coortes sobreviventes do estudo de Framingham Heart, entre 1988 e 1989, antes do enriquecimento com ácido fólico, nos Estados Unidos.[69] O valor da tHcy plasmática média foi ligeiramente inferior em adultos mais novos, em comparação com adultos mais idosos, e em mulheres, em comparação com homens.[62,115-117]

O diagnóstico de hiper-homocisteinemia é baseado na aceitação de um valor de corte, mas não foram estabelecidos pontos de corte específicos para a Hcy de plasma normal. O uso de valores no nonagésimo percentil (P90) como pontos-limítrofes resultou na utilização de valores plasmáticos em jejum de tHcy superiores a 14 a 16 μmol/L como indicadores de hiper-homocisteinemia antes da fortificação de alimentos com ácido fólico.[62,63] No entanto, um ponto-limítrofe mais baixo para a faixa de normalidade pode ser apropriado, uma vez que a distribuição da frequência das concentrações plasmáticas de tHcy passa a demonstrar uma tendência mais positiva, e a melhora do estado vitamínico pode diminuir o valor-limítrofe de 90% para 20 a 25%.[117,118] Para populações suplementadas com folato (alimento ou suplementos), Refsum et al.[117] sugeriram limites de referência superiores a 12 μmol/L para adultos (15 a 65 anos), com um valor de corte inferior para crianças (8 μmol/L) e um superior para idosos (16 μmol/L). A homocisteinemia tem sido classificada de acordo com os níveis de tHcy de plasma como moderado (15 a 30 μmol/L), intermediário (> 30 a 100 μmol/L) ou grave (> 100 μmol/L),[117] de modo que essa classificação deveria ser útil para determinar o tratamento apropriado.

Em seres humanos, relatou-se uma ampla variação nas concentrações plasmáticas de taurina. Trautwein e Hayes[119] revisaram os valores publicados na literatura, tendo observado que a concentração plasmática média informada de taurina em seres humanos variou de 39 a 116 μmol/L. A taurina no sangue total variou entre 160 e 320 μmol/L, com média de 225 μmol/L, em uma pequena amostra de adultos.[119] As concentrações plasmáticas de taurina mudam mais rapidamente em resposta a mudanças na ingestão dessa substância do que as concentrações no sangue total, e as concentrações de taurina no sangue total não estão correlacionadas com as concentrações plasmáticas, exceto durante períodos de depleção, ou de excesso de ingestão. As concentrações plasmáticas de taurina são um pouco mais baixas em veganos, em comparação com onívoros, e são um pouco mais baixas em meninas e mulheres, em comparação com meninos e homens.[18,23] O nível urinário de taurina pode ser utilizado como um indicador do estado nutricional adequado dela, uma vez que ocorre aumento da excreção dessa substância, à medida que aumentam as concentrações plasmáticas e/ou a ingestão ou biossíntese de taurina.

Determinação de aminotióis e taurina

A ligação às proteínas e o estado redox dos diferentes aminotióis plasmáticos interagem como resultado de supostas reações de ciclagem redox e de troca de dissulfeto. Por exemplo, a Hcy desloca a Cys ligada à proteína ou Cys-Gly.[113] Em seguida à ingestão de uma carga de metionina ou de uma refeição que contenha proteína, a Cys ligada à proteína tende a diminuir, provavelmente em função do deslocamento da Cys ligada à proteína por Hcy.[111,114] Essas redistribuições dificultam a mensuração de formas específicas de Cys ou Hcy com precisão, portanto medições de tHcy ou tCys são geralmente usadas em estudos clínicos. A ingestão de alimentos pode afetar os níveis totais de aminotióis e taurina no plasma, particularmente se refeições com alimentos ricos em proteína ou taurina forem consumidos.

É essencial que as amostras de sangue destinadas à determinação de concentrações plasmáticas de aminotióis e taurina sejam cuidadosamente manipuladas. O sangue deveria ser rapidamente resfriado e centrifugado em centrífuga refrigerada para evitar alteração dos níveis de aminotiol e taurina, resultantes do transporte para dentro ou fora das células sanguíneas, ou do metabolismo de SAA dentro das células sanguíneas para alterar as concentrações desses compostos.[120] A ocorrência de hemólise ou de contaminação da fração plasmática com plaquetas ou leucócitos interfere com a análise da taurina plasmática ou GSH de plasma, porque as concentrações de taurina e GSH são maiores na fração celular do sangue.[119] Uma vez que o plasma tenha sido obtido, níveis de tHcy, tCys e taurina estarão estáveis, e o plasma poderá ser armazenado por vários anos a –20°C.

Causas e manifestações de deficiência ou excesso

Possíveis causas de deficiência de cisteína ou taurina

Imaturidade

A imaturidade pode estar associada a uma necessidade condicional tanto de Cys como de taurina (ver também o capítulo sobre nutrição na infância). Lactentes pré-termo (< 32 semanas de gestação) possuem uma baixa capacidade para transulfuração (baixa atividade de cistationina γ-liase), baixas concentrações plasmáticas de Cys, elevadas concentrações plasmáticas de cistationina e baixa taxa de síntese de GSH a partir da metionina nos eritrócitos.[121,122] Essas observações sugerem que a transulfuração pode ser insuficiente para atender às necessidades de Cys do lactente muito prematuro. Também observou-se que lactentes a termo alimentados com fórmulas apresentam aumento da cistationina e diminuição da taurina na urina – achados que sugerem uma capacidade limitada para transulfuração, mesmo em lactentes a termo.[123]

Além de uma capacidade limitada da conversão de metionina até Cys e, portanto, até taurina (baixa taxa de síntese), diversas outras características de lactentes prematuros contribuem para a sua necessidade adicional de taurina e/ou Cys.[7,85] Em primeiro lugar, o lactente prematuro pode apresentar uma necessidade maior de Cys como resultado de crescimento mais rápido e de taurina em função do provável papel dessa substância no desenvolvimento dos sistemas nervoso e visual. O cérebro e a retina de animais em desenvolvimento apresentam altas concentrações de taurina, e foram observados comprometimentos morfológicos e funcionais em animais privados de taurina durante o desenvolvimento. Em segundo lugar, lactentes prematuros nascem com reservas mais baixas de taurina, em comparação com lactentes maduros. Em terceiro lugar, o sistema de transporte de β-aminoácidos (TauT) no rim imaturo não se adapta ao estado carencial de taurina pelo aumento da reabsorção dessa substância. O conteúdo urinário de taurina de neonatos prematuros é significativamente elevado, com uma excreção fracionada que varia entre 38 a 60%, em comparação com uma excreção fracionada inferior a 10% em lactentes a termo. Lactentes prematuros alimentados com soluções nutricionais parenterais sem taurina apresentaram porcentuais altos de excreção urinária da substância, apesar dos valores plasmáticos de taurina muito baixos.[84,124,125] Por outro lado, neonatos a termo alimentados com uma solução nutricional parenteral deficiente em taurina são capazes de manter as concentrações plasmáticas da substância pelo aumento da reabsorção renal de taurina, excretando 1% da carga filtrada de taurina.

Disfunção hepática

Tendo em vista que o fígado é o principal local para transulfuração e síntese de taurina, a disfunção hepática pode ter efeitos adversos em relação ao estado nutricional dos aminoácidos sulfurados. Em relatórios publicados, pacientes com formas avançadas de disfunção hepática ou com cirrose apresentaram baixas concentrações plasmáticas de taurina, Cys e GSH, concentração plasmática elevada de cistationina, diminuição da excreção urinária de taurina e aumento da excreção urinária de Cys e cistationina.[126,127] Aparentemente, esses pacientes apresentam uma redução da capacidade de metabolizar metionina (até Cys, com acúmulo de cistationina) e Cys (até taurina e sulfato inorgânico, com acúmulo de tiossulfato, Cys e *N*-acetilcisteína).

Nutrição parenteral ou enteral total

Pacientes medicados durante longos períodos com nutrição parenteral total (NPT) apresentaram efeitos adversos em seu estado nutricional para aminoácidos sulfurados, em função da via de administração e da composição das soluções de NPT (ver também o capítulo sobre nutrição parenteral). As misturas de aminoácidos utilizadas para soluções de NPT, em geral, não contêm ou contêm pouca Cys, uma vez que ela é rapidamente convertida em seu dissulfeto, cistina, que é muito insolúvel em solução aquosa. Em geral, a taurina não é rotineiramente adicionada às soluções de NPT para adultos. Dessa forma, pacientes medicados com NPT precisam sintetizar tanto Cys como taurina a partir da metionina fornecida pela NPT. Contudo, a síntese de Cys e de taurina a partir da metionina é restrita, quando o metabolismo de primeira passagem pelo fígado é "desviado" pela alimentação parenteral. Em pacientes adultos medicados com soluções de alimentação parenteral sem Cys por diferentes vias, a concentração plasmática de Cys diminuiu de forma significativa quando a alimentação foi realizada pela via parenteral, ao passo que a concentração aumentou quando a alimentação foi feita pela via oral.[128] Aparentemente, o fígado remove grande parte da metionina na primeira passagem quando as soluções são administradas pela via oral, de tal modo que ocorre facilitação da síntese de Cys e da de taurina a partir da metionina.

Entretanto, mesmo a alimentação enteral que inclua taurina pode ter efeito marginal para pacientes enfermos. Em um grupo de pacientes hospitalizados do sexo masculino que receberam nutrição enteral durante longos períodos, Cho et al.[129] observaram que, apesar de uma ingestão média de 337 μmol de taurina/dia, os níveis séricos e urinários (em jejum) de taurina diminuíram em pacientes medicados com nutrição enteral durante 48 meses, em comparação com os níveis de pacientes que receberam nutrição enteral durante apenas 6 meses. Boelens et al.[130] relataram que pacientes politraumatizados apresentaram baixas concentrações plasmáticas de taurina, que aumentaram com a suplementação de glutamina – um achado que sugere que a suplementação de fórmulas enterais tanto com taurina como com glutamina melhorariam o estado nutricional para taurina.

Metabolismo de agentes farmacológicos

Diversos agentes farmacológicos e toxinas são parcialmente metabolizados e excretados pela conjugação com sulfato, GSH (síntese de ácido mercaptúrico) ou mesmo taurina. O acetaminofeno, que é um analgésico e droga antipirética amplamente utilizado, é excretado principalmente como glucuronido e sulfato conjugados; sendo que uma quantia muito menor é excretada como ácido mercaptúrico. Ratos alimentados com até 1 g (6,6 mmol) de acetaminofeno/100 g na dieta apresentaram inibição (dependente da dose) do crescimento, que não dependia de hepatotoxicidade e que poderia ser evitada pela adição de metionina ou Cys à dieta.[131,132] Lauterburg e Mitchell[131] constataram que doses terapêuticas de acetaminofeno (600 e 1.200 mg ou 4 e 8 mmol) administradas a adultos sadios estimularam significativamente a velocidade de *turnover* do *pool* de Cys disponível para a síntese de GSH. Pacientes e voluntários com ingestão prolongada de acetaminofeno em doses de 2 a 4 g (13-26 mmol) produziram um máximo de 0,6 mmol/hora de sulfato de acetaminofeno, ao passo que a excreção total de enxofre foi de 0,3-1,1 mmol/hora.[133] Uma ingestão marginal de aminoácidos sulfurados acompanhada pela ingestão prolongada de doses elevadas de agentes farmacológicos ou toxinas metabolizados pela conjugação com sulfato ou GSH poderia ter efeitos adversos tanto no estado nutricional para aminoácidos sulfurados como no metabolismo do agente farmacológico.

Possibilidade de toxicidade de cisteína ou taurina

Demonstrou-se que altas doses de CySH ou cistina têm efeito neuroexcitotóxico em diversas espécies. Injeções isoladas de Cys (0,6-1,5 g/kg) em filhotes de rato com 4 dias de vida resultaram em uma grande lesão nos neurônios corticais, distrofia retinal permanente, atrofia cerebral e hiperatividade.[134-136] A injeção subcutânea de Cys em doses maiores a 1,2 g/kg em camundongos com 4 a 5 dias de vida resultou em hipoglicemia e neurotoxicidade dependente de dose.[137,138] Sobreviventes de longo prazo mostraram evidências de dano cerebral do hipocampo e comportamento prejudicado relacionado ao hipocampo; mudanças morfológicas na histologia cerebral foram evitadas quando os animais receberam glucose após a injeção de Cys.[137] O mecanismo pelo qual a Cys induz o dano cerebral e se ele resulta de seu potencial aumentado do neurotransmissor excitatório ou seu possível efeito hipoglicêmico são controversos. Essas observações deram origem a preocupações acerca da administração de quantidades excessivas de Cys a seres humanos, especialmente a lactentes. As doses utilizadas para produzir toxicidade em estudos com animais foi de 33 a 83 vezes a média diária de ingestão de Cys nos Estados Unidos (ou 12 a 31 vezes a média de ingestão média do total de SAA); entretanto, tamanha toxicidade parece muito improvável quando o alimento é a única fonte de aminoácidos.

Estudos em roedores também demonstraram influência dos aminoácidos sulfurados na dieta sobre o metabolismo dos lipídios; 2 a 5% (por peso) de L-cistina resultaram em uma elevada concentração plasmática de colesterol, aumento da biossíntese do colesterol hepático e depressão da atividade da ceruloplasmina plasmática.[139] O excesso de L-Cys (0,8 ou 2% da dieta por peso) não resultou em elevação do colesterol plasmático, ao contrário da adição de 0,8% de L-metionina.[122,133] As dietas de roedores contêm tipicamente cerca de 6 g totais de SAA por quilograma (0,6% por peso), portanto os níveis de cistina que negativamente afetam os lipídios do sangue foram três a oito vezes o nível típico dos SSA totais nas dietas de roedores.

Sturman e Messing[140] não observaram indícios de efeitos adversos da alimentação prolongada de dietas com alto teor de taurina (≤ 1 g ou 8 mmol de taurina/100 g de dieta) em gatas adultas, ou em suas proles. De fato, a taurina pode proteger contra efeitos tóxicos de outros compostos. A adição de taurina a dietas para gatos proporcionou certa proteção contra os efeitos adversos do alto nível de cistina – um achado que comprova o papel neuroprotetor da taurina contra as lesões excitotóxicas no sistema nervoso dos mamíferos.[141] A experiência com o consumo humano de bebidas energéticas enriquecidas com taurina apoiou o baixo nível de toxicidade por taurina.

Possíveis efeitos adversos da hiper-homocisteinemia

Embora a Hcy não seja fornecida em qualquer quantidade substancial pelos alimentos típicos, certos tipos de dietas (p. ex., níveis altos de metionina e níveis baixos de folato e vitamina B_{12}) podem promover níveis elevados de Hcy, sobretudo em indivíduos com predisposição genética para hiper-homocisteinemia.[51,142] Como muitos estudos mostram aparente associação de hiper-homocisteinemia de leve a moderada intensidade com doenças cardiovasculares ateroscleróticas e isquêmicas, AVC e tromboses venosas, a hiper-homocisteinemia é considerada um fator de risco para doença cardiovascular de artérias coronárias, cerebrais e periféricas.[10,11,72,115,118] Além disso, estudos epidemiológicos demonstraram associações entre a hiper-homocisteinemia e os distúrbios neuropsiquiátricos, como doença de Alzheimer (ver o capítulo sobre influências nutricionais no sistema nervoso), distúrbios evolutivos como defeitos do tubo neural e complicações da gravidez como descolamento da placenta ou infarto e perda inexplicada da gravidez.[12,13,143,144] Em populações de pacientes com doença aterosclerótica, observa-se hiper-homocisteinemia com frequência praticamente igual à hipercolesterolemia ou hipertensão. Uma metanálise de 12 estudos prospectivos e 18 retrospectivos, publicada em 2002, indicou que um tHcy 25% inferior (p. ex., 3 μmol/L mais baixo em populações com média de tHcy de 11 a 12 μmol/L) foi associado com 11% de risco menor de doença arterial coronariana e um risco 19% menor de derrame.[145] De forma similar, uma metanálise incluindo 92 estudos com, pelo menos, uma entre três mensurações do ponto final indicou que um aumento de 5 μmol/L na concentração de tHcy de plasma foi associado a um aumento de 33% no risco de doença arterial coronariana, um aumento de 60% no risco de derrame e um aumento de 59% no risco de trombose das veias profundas.[146]

Em um estudo multicêntrico de pacientes com hiper-homocisteinemia grave causada por erros congênitos, que resulta em deficiência da atividade de cistationina sintase β, terapia de longo prazo para reduzir a Hcy (restrição de Met, suplementação de vitamina B e suplementação de betaína sobre um período médio de tratamento do paciente de 17,9 anos), houve diminuição de tHcy do plasma na maioria dos pacientes, de boa em excesso de 150 μmol/L à faixa intermediária (30 a 100 μmol/L).[147] Esta mudança foi associada com, aproximadamente, uma redução de 90% no número de eventos vasculares conforme calculado por meio de comparação com o número previsto de eventos vasculares para pacientes não tratados.[147] O número de eventos vasculares previstos para pacientes não tratados foi calculado com base na documentação do histórico de progressão da doença em pacientes não tratados antes de seus diagnósticos.[61] Esta documentação foi baseada em dados obtidos de 629 indivíduos em resposta a um questionário de pesquisa internacional de pacientes com deficiência de cistationina β-sintase.[61] O histórico de sucesso do tratamento de pacientes com homocistinúria resultante da deficiência de cistationina β-sintase e outros erros genéticos de metabolismo, claramente, estabeleceu um benefício marcado de terapia nutricional para baixar os níveis de tHcy, reduzindo a incidência de eventos vasculares em pacientes com hiper-homocisteinemia grave.

Vários mecanismos pelos quais a própria Hcy pode promover doença cardiovascular têm sido estudados, mas o papel preciso da Hcy é incerto. Na verdade, parece provável que a Hcy poderia agir por múltiplos mecanismos. Alguns mecanismos podem depender dos efeitos diretos da Hcy, tais como oxidação de Hcy para homocistina ou dissulfetos mistos acompanhados pela geração de espécies de oxigênio reativo, homocisteinilação de proteínas resultante de reatividade da Hcy com grupos tiol ou formação de homocisteína tiolactona, que reage com o grupo amino de resíduos de lisina em proteínas para formar a proteína *N*-homocisteinalada. Outros mecanismos poderiam ser indiretos. Por exemplo, um alto nível de Hcy poderia levar a uma elevação de SAH comparado com SAM, e essa mudança poderia resultar em metilação alterada de DNA e outros compostos.

Diferentemente da relação causal clara da hiper-homocisteinemia grave e doença cardiovascular, a relação entre hiper-homocisteinemia leve à moderada e risco de doença cardiovascular é incerta.[148,149] Embora estudos anteriores de curto prazo tenham mostrado uma associação de leve a moderada hiper-homocisteinemia e risco de doença cardiovascular, e embora ensaios anteriores a curto prazo para baixar os níveis de tHcy tenham mostrado algum benefício aparente, vários ensaios subsequentes de longo prazo não apresentaram qualquer benefício na redução dos níveis de tHcy de plasma por meio de terapia de vitamina B em indivíduos com hiper-homocisteinemia leve.[149,150] A maioria desses ensaios grandes aleatórios controlados foram conduzidos em sujeitos com incidentes cardiovasculares anteriores (p. ex., infarto cerebral não debilitante ou recente infarto miocardial) ou naqueles com risco aumentado de doença cardiovascular (sujeitos com diabetes melito ou doença renal crônica), e todos os estudos envolveram tratamento com ácido fólico, vitamina B_{12} e vitamina B_6 por períodos que variaram de 2 a 7,3 anos.[151-160] Nesses ensaios, a terapia com vitamina B foi bem-sucedida ao gerar uma diminuição de 20 a 30% nos níveis de tHcy plasmáticos, mas nenhum efeito significativo de tratamento em desfechos cardiovasculares foi observado. Na verdade, em vários estudos, grupos que receberam terapia de vitamina B tiveram resultados piores do que os grupos de placebo.[154,156,157] Juntos, esses estudos sugerem que o tratamento de pacientes com doença vascular estabelecida utilizando-se a terapia com vitaminas não é uma estratégia eficaz.

A falha no ensaio controlado aleatório de longo prazo de terapia de vitamina B nos deixa com questões não resolvidas. O tHcy elevado é um marcador, mas não a causa real da patogênese vascular? Talvez algum fator comum não definido cause uma elevação de tHcy e um risco aumentado de eventos vasculares. Vários estudos focados nos marcadores bioquímicos diferentes de tHcy descobriram que baixar tHcy por suplementação de vitamina B não teve efeito nos níveis plasmáticos de SAH e SAM, níveis plasmáticos de marcadores inflamatórios, disfunção endotelial ou hipercoagulabilidade.[161-164] Alternativamente, a terapia de vitamina B de alta dose é benéfica em indivíduos com níveis severamente elevados de tHcy, mas não naqueles com níveis levemente elevados de tHcy? Talvez a terapia de alta dose de vitamina B tenha efeitos adversos que compensam o benefício de diminuir os níveis de tHcy plasmáticos quando tHcy está severamente elevado, porém não quando ele é apenas levemente elevado.

Alguns dados sugerem que diminuir os níveis plasmáticos de tHcy pode ajudar mais a prevenir a doença cardiovascular do que reverter a progressão da disfunção estabelecida. Taxas de mortalidade por derrame nos Estados Unidos e no Canadá diminuíram desde o período anterior ao enriquecimento com folato (1990-1997) até os anos após o enriquecimento (1998-2002), embora essa tendência não tenha sido observada na Inglaterra e no País de Gales, em que o enriquecimento com folato não é obrigatório.[165] Em um estudo clínico duplo-cego de três anos, sobre a suplementação da vitamina B em alta dose em sujeitos saudáveis, sem sinais ou sintomas de doença cardiovascular, os sujeitos suplementados com uma concentração basal de tHcy maior do que 9,1 μmol/L tiveram uma taxa menor de progressão da espessura íntima-média de artéria carótida comparado com o grupo de placebo, embora nenhuma diferença tenha sido notada entre os grupos tratados e de placebo para a progressão de calcificação da artéria coronária ou aorta.[166] Será necessária uma maior investigação a fim de responder questões relacionadas à diminuição de tHcy de plasma atuando como o alvo terapêutico apropriado, bem como se a terapia de vitamina B de alta dosagem é a terapia correta, e se reduzir os níveis de tHcy teria mais valor como prevenção do que o tratamento terapêutico.

Referências bibliográficas

1. Osborne TB, Mendel LR. J Biol Chem 1915;20:351–78.
2. Womack M, Kemmerer KS, Rose WC. J Biol Chem 1937;121:403–10.
3. Rose WC, Wixom RL. J Biol Chem 1955;216:763–73.
4. Tiedemann F, Gmelin L. Ann Physik Chem 1827;9:326–37.
5. Hayes KC, Carey RE, Schmidt SY. Science 1975;188:949–51.
6. Sturman JA, Rassin DK, Gaull GE. Life Sci 1977;21:1–22.
7. Sturman JA. Physiol Rev 1993;73:119–47.
8. du Vigneaud VE. Trail of Research in Sulfur Chemistry and Metabolism and Related Fields. Ithaca, NY: Cornell University Press, 1952.
9. Carson NAJ, Neill DW. Arch Dis Child 1962;37:505–13.
10. Clarke R, Daly L, Robinson K et al. N Engl J Med 1991;324:1149–55.

11. Robinson K, Mayer E, Jacobsen DW. Cleve Clin J Med 1994;61: 438–50.
12. Steegers-Theunissen RPM, Boers GHJ, Trijbels FJM et al. Metabolism 1994;43:1475–80.
13. Wouters MCAJ, Boers GHJ, Blom HJ et al. Fertil Steril 1993;60:820–5.
14. Food and Nutrition Board, Institute of Medicine. Dietary Reference Intakes for Energy, Carbohydrate, Fiber, Fat, Fatty Acids, Cholesterol, Protein, and Amino Acids. Washington, DC: National Academy Press, 2000.
15. Di Buono M, Wykes LJ, Ball RO et al. Am J Clin Nutr 2001;74:756–60.
16. Young VR, Wagner DA, Burini R et al. Am J Clin Nutr 1991;54: 377–85.
17. Storch KJ, Wagner DA, Burke JF et al. Am J Physiol 1988;255: E322–31.
18. Laidlaw SA, Shultz TD, Cecchino JT et al. Am J Clin Nutr 1988;47:660–3.
19. Laidlaw SA, Grosvenor M, Kopple JD. J Parenter Enteral Nutr 1990;14:183–8.
20. Pasantes-Morales H, Quesada O, Alcocer L et al. Nutr Rep Int 1989;40:793–801.
21. Roe DA, Weston MO. Nature 1965;203:287–8.
22. Kataoka H, Ohnishi N. Agric Biol Chem 1986;50:1887–8.
23. Rana SK, Sanders TAB. Br J Nutr 1986;56:17–27.
24. Yamori Y, Liu L, Ikeda K et al. Hypertens Res 2001;24:453–7.
25. Rassin DK, Sturman JA, Gaull GE. Early Hum Dev 1978;2:1–13.
26. Kim ES, Cho KH, Park MA et al. Adv Exp Med Biol 1996;403:571–7.
27. Huxtable RJ. Physiol Rev 1992;72:101–63.
28. Agostoni C, Carratu B, Boniglia C et al. J Am Coll Nutr 2000; 19:434–8.
29. Burdo J, Dargusch R, Schubert D. J Histochem Cytochem 2006;54:549–57.
30. Dave MH, Schulz N, Zecevic M et al. J Physiol 2004;558:597–610.
31. Anderson CM, Howard A, Walters JR et al. J Physiol 2009;587: 731–44.
32. Roig-Pérez S, Ferrer C, Rafecas M et al. J Membr Biol 2009; 228:141–50.
33. Satsu H, Kobayashi Y, Yokoyama T et al. Amino Acids 2002;23: 447–52.
34. Dawson PA, Lan T, Rao A. J Lipid Res 2009;50:2340–57.
35. Bauchart-Thevret C, Stoll B, Chacko S et al. Am J Physiol 2009;296:E1239–50.
36. Lee JI, Dominy JE Jr, Sikalidis AK et al. Physiol Genomics 2008;33: 218–29.
37. Sikalidis AK, Stipanuk MH. J Nutr 2010;140:1080–5.
38. Sato H, Nomura S, Maebara K et al. Biochem Biophys Res Commun 2004;325:109–16.
39. Palacin M, Chillaron J, Mora C. Biochem Soc Trans 1996;24:856–63.
40. Mora C, Chillaron J, Calonge MJ et al. J Biol Chem 1996;271: 10569–76.
41. Chillaron J, Estevez R, Mora C et al. J Biol Chem 1996;271:17761–70.
42. Sakhaee K. Miner Electrolyte Metab 1994;20:414–23.
43. Kalatzis V, Antignac C. Pediatr Nephrol 2003:18:207–15.
44. Finkelstein JD. Am J Clin Nutr 2003;77:1094–5.
45. Stipanuk MH, Ueki I. J Inherit Metab Dis 2011;34:17–32.
46. Finkelstein JD. Am J Clin Nutr 1998;68:224–5.
47. Storch KJ, Wagner DA, Burke JF et al. Am J Physiol 1990;258: E790–8.
48. Selhub J, Miller J. Am J Clin Nutr 1992;55:131–8.
49. Storch KJ, Wagner DA, Young VR. Am J Clin Nutr 1991;54:386–94.
50. Lever M, George PM, Slow S et al. Cardiovasc Drugs Ther 2009; 23:395–401.
51. Lee JE, Jacques PF, Dougherty L et al. Am J Clin Nutr 2010;91:1303–10.
52. Di Buono M, Wykes LJ, Ball RO et al. Am J Clin Nutr 2001;74: 761–6.
53. Di Buono M, Wykes LJ, Cole DEC et al. J Nutr 2003;133:733–9.
54. Stipanuk MH, Benevenga NJ. J Nutr 1977;107:1455–67.
55. Stipanuk MH. Annu Rev Nutr 2004;24:539–77.
56. Taoka S, Lepore BW, Kabil O et al. Biochemistry 2002;41:10454–61.
57. Zou CG, Banerjee R. J Biol Chem 2003;278:16802–8.
58. Jacobs RL, Stead LM, Brosnan ME et al. J Biol Chem 2001; 276:43740–47.
59. Ratnam S, Maclean KN, Jacobs RL et al. J Biol Chem 2002;277: 42912–8.
60. Yap S. J Inherit Metab Dis 2003;26:259–65.
61. Mudd SH, Skovby F, Levy HL et al. Am J Hum Genet 1985;37:1–31.
62. Dalery K, Lussier-Cacan S, Selhub J et al. Am J Cardiol 1995; 75:1107–11.
63. Bostom AG, Jacques PF, Nadeau MR et al. Atherosclerosis 1995;116:147–51.
64. Rozen, R. Semin Thromb Hemost 2000;26:255–61.
65. Jacques PF, Bostom AG, Williams RR et al. Circulation 1996;93:7–9.
66. Bailey LB, Gregory JF 3rd. J Nutr 1999;129:919–22.
67. Tsai MY, Loria CM, Cao J et al. Mol Genet Metab 2009;98:181–6.
68. Tsai MY, Loria CM, Cao J et al. J Nutr 2009;139:33–7.
69. Selhub J, Jacques PF, Wilson PWF et al. JAMA 1993;270:2693–8.
70. Ubbink JB, van der Merwe A, Delport R et al. J Clin Invest 1996;98:177–84.
71. Arnadotti M, Hultberg B, Nilsson-Ehle P et al. Scand J Clin Invest 1996;56:41–6.
72. Chauveau P, Chadefaux B, Conde M et al. Miner Electrolyte Metab 1996;22:106–9.
73. Stipanuk MH, Ueki I, Dominy JE Jr et al. Amino Acids 2009;37:55–63.
74. Shimada M, Koide T, Kuroda E et al. Amino Acids 1998;15:143–50.
75. Davies MH, Ngong JM, Pean A et al. J Hepatol 1995;22:551–60.
76. Bradley H, Gough A, Sokhi RS et al. J Rheumatol 1994;21:1192–6.
77. Gaull GE, Rassin DK, Raiha NCR et al. J Pediatr 1977;90:348–55.
78. Irving CS, Marks L, Klein PD et al. Life Sci 1986;38:491–5.
79. Bella DL, Stipanuk MH. Am J Physiol 1995;269:E910–7.
80. Paauw JD, Davis AT. Am J Clin Nutr 1994;60:203–6.
81. Martensson J, Hermansson G. Metabolism 1984;33:425–8.
82. Refsum H, Helland S, Ueland PM. Clin Chem 1985;31:624–8.
83. Erbe RW. Inborn errors of folate metabolism. In: Blakley RL Whitehead VM, eds. Folates and Pterins, vol 3. New York: Wiley, 1986:413–65.
84. Jensen H. Biochim Biophys Acta 1994;1194:44–52.
85. Sturman JA, Chesney RW. Pediatr Nutr 1995;42:879–97.
86. Voss JW, Pedersen SF, Christensen ST et al. Eur J Biochem 2004;271:4646–58.
87. DeLeve LD, Kaplowitz N. Pharmacol Ther 1991;52:287–305.
88. Meister A. Pharmacol Ther 1991;51:155–94.
89. Hinchman CA, Ballatori N. J Toxicol Environ Health 1994;41:387–409.
90. Bouckenooghe T, Remacle C, Reusens B. Curr Opin Clin Nutr Metab Care 2006;9:728–33.
91. Mizushima S, Nara Y, Sawamura M et al. Adv Exp Med Biol 1996;403:615–22.
92. Suzuki T, Suzuki T, Wada T et al. Nucleic Acids Res Suppl 2001; 1:257–8.
93. Yasukawa T, Kirino Y, Ishii N et al. FEBS Lett 2005;579:2948–52.
94. Chiarla D, Giovannini I, Siegel JH. Amino Acids 2003;24:89–93.
95. Schaeffer S, Takahashi K, Azuma J. Amino Acids 2000;19:527–46.
96. Schaeffer SW, Pastukh V, Solodushko V et al. Amino Acids 2002:23:395–400.
97. Eppler B, Dawson R Jr. Biochem Pharmacol 2001;62:29–39.
98. DiLeo MAS, Santini SA, Cercone S et al. Amino Acids 2002; 23:401–6.
99. Albrecht J, Schousboe A. Neurochem Res 2005;30:1615–21.
100. Militante JD, Lombardini JB. Nutr Neurosci 2002;5:75–90.
101. Ishigami M, Hiraki K, Umemura K et al. Antioxid Redox Signal 2009;11:205–14.

102. Gadalla MM, Snyder SH. J Neurochem 2010;113:14-26.
103. Yang G, Wu L, Jiang B et al. Science 2008;322:587-90.
104. Tan BH, Wong PT, Bian JS. Neurochem Int 2010;56:3-10.
105. Mancardi D, Penna C, Merlino A et al. Biochim Biophys Acta 2009;1787:864-72.
106. Shi R, Proteau A, Villarroya M et al. PLoS Biol 2010;8:e1000354.
107. Noma A, Sakaguchi Y, Suzuki T. Nucleic Acids Res 2009;37: 1335-52.
108. Anderson JO, Warnick RE, Dalai RK. Poult Sci 1975;54:1122-8.
109. Martensson J. Metabolism 1982;31:487-92.
110. Nakamura H, Kajikawa R, Ubuka T. Amino Acids 2002;23:427-31.
111. Mansoor MA, Bergmark C, Svardal AM et al. Arterioscler Thromb Vasc Biol 1995;15:232-40.
112. Andersson A, Isaksson A Brattstrom L et al. Clin Chem 1993; 39:1590-7.
113. Mansoor MA, Ueland PM, Svardal AM. Am J Clin Nutr 1994; 59:631-5.
114. Guttormsen AB, Schneede J, Fiskerstrand R et al. J Nutr 1994; 124:1934-41.
115. Nygård O, Vollset SE, Refsum H et al. JAMA 1995;274:1526-33.
116. Rasmussen K, Moller J, Lyngbak M et al. Clin Chem 1996;42: 630-6.
117. Refsum H, Smith AD, Ueland PM et al. Clin Chem 2004;50:3-32.
118. Ubbink JH, Becker PJ, Vermaak WJH et al. Clin Chem 1995;41: 1033-7.
119. Trautwein EA, Hayes KC. Am J Clin Nutr 1990;52:758-64.
120. Malinow MR, Axthelm MK, Meredith MJ et al. J Lab Clin Med 1994;123:421-9.
121. Miller RG, Jahoor F, Jaksic T. J Pediatr Surg 1995;30:953-8.
122. Vina J, Vento M, Garcia-Sala F et al. Am J Clin Nutr 1995;61:1067-9.
123. Martensson J, Finnstrom O. Early Hum Dev 1985;11:333-9.
124. Zelikovic I, Chesney RW, Friedman AL et al. J Pediatr 1990; 116:301-6.
125. Helms RA, Christensen ML, Storm MC et al. J Nutr Biochem 1995;6:462-6.
126. Chawla RK, Berry CJ, Kutner MH et al. Am J Clin Nutr 1985; 42:577-84.
127. Martensson J, Foberg U, Fryden A et al. Scand J Gastroenterol 1992;27:405-11.
128. Stegink LD, den Besten L. Science 1972;178:514-6.
129. Cho KH, Kim ES, Chen JD. Adv Exp Med Biol 2000;483:605-12.
130. Boelens PG, Houdijk APJ, de Thouars HN et al. Am J Clin Nutr 2003;77:250-6.
131. Lauterburg BH, Mitchell JR. J Hepatol 1987;4:206-11.
132. McLean AEM, Armstrong GR, Beales D. Biochem Pharmacol 1989;38:347-52.
133. Sugiyama K, Akai H, Muramatsu K. J Nutr Sci Vitaminol 1986;32:537-49.
134. Sandberg M, Orwar O, Hehmann A. J Neurochem 1991;57:S152.
135. Pedersen OO, Lund-Karlsen R. Invest Ophthalmol Vis Sci 1980;19:886-92.
136. Lund-Karlsen R, Grofova I, Malthe-Sorenssen D et al. Brain Res 1981;208:167-80.
137. Gazit V, Ben-Abraham R, Pick CG et al. Pharmacol Biochem Behav 2003;75:795-9.
138. Gazit V, Ben-Abraham R, Coleman R et al. Amino Acids 2004;26: 163-8.
139. Yang B-S, Wan Q, Kato N. Biosci Biotechnol Biochem 1994;58: 1177-8.
140. Sturman JA, Messing JM. J Nutr 1992;122:82-8.
141. Imaki H, Sturman JA. Nutr Res 1990;10:1385-400.
142. Jakubowski H, Zhang L, Bardeguez A et al. Circ Res 2000;87:45-51.
143. Mills JL, Scott JM, Kirke PN et al. J Nutr 1996;126(Suppl):756S-60S.
144. Selhub J, Jacques PF, Bostom AG et al. N Engl J Med 1995;332: 286-91.
145. Homocysteine Studies Collaboration. JAMA 2002;288:2015-22.
146. Wald DS, Law M, Morris JK. BMJ 2002;325:1202.
147. Yap S, Boers GH, Wilcken B et al. Arterioscler Thromb Vasc Biol 2001;21:2080-5.
148. Antoniades C, Antonopoulos AS, Tousoulis D et al. Eur Heart J 2009;30:6-15.
149. Joseph J, Handy DE, Loscalzo J. Cardiovasc Toxicol 2009;9:53-63.
150. Heinz J, Kropf S, Domröse U et al. Circulation 2010;121:1432-8.
151. Hankey GJ, Green DJ, Eikelboom J et al. BMC Cardiovasc Disord 2008;8:24.
152. Jamison RL, Hartigan P, Kaufman JS et al. JAMA 2007;298:1163-70.
153. Albert CM, Cook NR, Gaziano JM et al. JAMA 2008;299:2027-36.
154. Lonn E, Yusuf S, Arnold MJ et al. N Engl J Med 2006;354:1567-77.
155. Saposnik G, Ray JG, Sheridan P et al. Stroke 2009;40:1365-72.
156. Toole JF, Malinow MR, Chambless LE et al. JAMA 2004;291:565-75.
157. Løland KH, Bleie O, Blix AJ et al. Am J Cardiol 2010;105:1577-84.
158. Ebbing M, Bleie Ø, Ueland PM et al. JAMA 2008;300:795-804.
159. Bønaa KH, Njølstad I, Ueland PM et al. N Engl J Med 2006;354:1578-88.
160. den Heijer M, Willems HP, Blom HJ et al. Blood 2007;109:139-44.
161. Green TJ, Skeaff CM, McMahon JA et al. Br J Nutr 2010;103: 1629-34.
162. Khandanpour N, Armon MP, Jennings B et al. Br J Surg 2009;96: 990-8.
163. Bleie O, Semb AG, Grundt H et al. J Intern Med 2007;262:244-53.
164. Dusitanond P, Eikelboom JW, Hankey GJ et al. Stroke 2005;36: 144-6.
165. Yang Q, Botto LD, Erickson JD et al. Circulation 2006;113:1335-43.
166. Hodis HN, Mack WJ, Dustin L et al. Stroke 2009;40:730-6.

Sugestões de leitura

Bauchart-Thevret C, Stoll B, Burrin DG. Intestinal metabolism of sulfur amino acids. Nutr Res Rev 2009;22:175-87.

Joseph J, Handy DE, Loscalzo J. Quo vadis: whither homocysteine research? Cardiovasc Toxicol 2009;9:53-63.

Refsum H, Smith AD, Ueland PM et al. Facts and recommendations about total homocysteine determinations: an expert opinion. Clin Chem 2004;50:3-32.

Sikalidis AK, Stipanuk MH. Growing rats respond to a sulfur amino acid-deficient diet by phosphorylation of the alpha subunit of eukaryotic initiation factor 2 heterotrimeric complex and induction of adaptive components of the integrated stress response. J Nutr 2010;140:1080-5.

Stipanuk MH, Ueki I. Dealing with methionine/homocysteine sulfur: cysteine metabolism to taurine and inorganic sulfur. J Inherit Metab Dis 2011;34:17-32.

34 Glutamina*

Thomas R. Ziegler

O aminoácido glutamina, classicamente categorizado como um aminoácido não essencial, tornou-se um dos nutrientes mais intensivamente estudados nas pesquisas sobre terapia nutricional.[1-9] Inúmeros estudos em modelos animais de estresse catabólico ou lesão da mucosa intestinal apoiam os efeitos benéficos da suplementação parenteral ou enteral de glutamina.[10-12] Além disso, a maioria, mas nem todos os estudos de desfechos clínicos conduzidos até o momento, indica que as alimentações enterais e parenterais suplementadas com L-glutamina ou dipeptídeos glutamínicos exercem efeitos metabólicos ou clínicos benéficos em várias condições clínicas.[3-9]

*__Abreviaturas__: **ASPEN**, American Society for Parenteral and Enteral Nutrition (Sociedade Norte-americana de Nutrição Parenteral e Enteral); **ATP**, trifosfato de adenosina; **ESPEN**, European Society for Parenteral and Enteral Nutrition (Sociedade Europeia de Nutrição Parenteral e Enteral); **GH**, hormônio de crescimento; **GI**, gastrintestinal; **Glu**, glutamato; **GSH**, glutationa; **HE**, encefalopatia hepática; **NE**, nutrição enteral; **NP**, nutrição parenteral; **SRO**, solução de reidratação oral; **RCT**, ensaio controlado aleatório; **SCCM**, Society of Critical Care Medicine (Sociedade de Medicina de Cuidados Críticos); **SIC**, síndrome do intestino curto; **SRO**, solução de reidratação oral; **TCA**, ácido tricarboxílico; **TMO**, transplante de medula óssea; **UTI**, unidade de terapia intensiva.

A glutamina é o aminoácido mais abundante no sangue e na musculatura esquelética de seres humanos, bem como no *pool* de aminoácidos totais livres do corpo.[1,2,11,13] Além de ser importante em vários processos metabólicos centrais, do ponto de vista fisiológico, a glutamina exibe um metabolismo dinâmico entre os órgãos, incluindo sua utilização como um combustível preferencial (fonte de energia) para a mucosa intestinal e as células imunológicas.[10,13-16]

Vários aspectos do metabolismo de glutamina têm uma importância direta para a terapia nutricional na área de clínica médica, incluindo evidências de que este aminoácido se torna condicionalmente essencial durante determinados estados catabólicos, quando as necessidades de glutamina em certos tecidos excedem a sua produção endógena e a distribuição para os tecidos que fazem uso dele.[1,6-9,11,13-21] Durante estados patológicos, o músculo esquelético exporta grandes quantidades de glutamina para o sangue (> 35% de todo o nitrogênio dos aminoácidos).[17-20] Concomitantemente, os tecidos que utilizam a glutamina (p. ex., intestino, rins e células imunológicas) aumentam a captação e o metabolismo desse aminoácido de forma acentuada.[1,9,11,13-16] Quando a utilização tecidual da glutamina ultrapassa a produção endógena, os níveis desse aminoácido na musculatura declinam, seguidos por uma diminuição nos níveis plasmáticos, tipicamente em função da gravidade da doença.[1, 2, 20]

A nutrição parenteral (NP) ou a nutrição enteral (NE) convencional por meio de catéteres/sondas de alimentação ou suplementos orais não supre as necessidades de glutamina de maneira adequada em alguns pacientes durante doenças graves (ver os capítulos adiante sobre NE e NP para mais informações sobre os métodos de terapia nutricional especializada de NE e NP). Contudo, a glutamina exógena, particularmente quando administrada por via intravenosa, afeta o anabolismo proteico de forma acentuada em pacientes cirúrgicos e outros tipos de pacientes catabólicos.[1-4] Além disso, em ensaios controlados aleatórios clínicos (RCT), principalmente aqueles que comparam a administração de NP e NE suplementadas com glutamina com NP livre de glutamina e NE pobre em glutamina, a NP suplementada com esse aminoácido revelou o maior benefício potencial em uma ampla variedade de condições clínicas catabólicas.[5-9]

Bioquímica

Como um aminoácido não essencial clássico, a glutamina (Fig. 34.1) é sintetizada por via endógena no citoplasma da

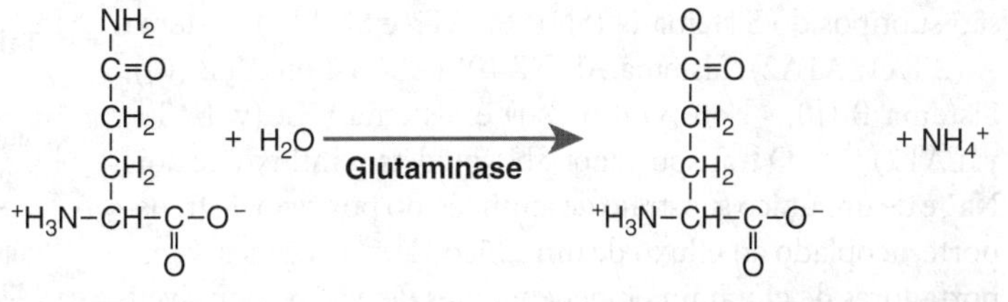

Figura 34.1 Estrutura da glutamina e metabolismo em glutamato.

célula a partir de outros aminoácidos, predominantemente aminoácidos de cadeia ramificada e glutamato (Glu).[16] A glutamina possui duas frações amínicas, um grupo α-amino e um grupo amidoterminal.[1] A síntese de glutamina via Glu envolve a incorporação do íon amônio, catalisado pela glutamina sintetase e controlado pela hidrólise de um único ATP. A glutamina sintetase é particularmente ativa em hepatócitos perivenosos, onde ela desempenha um papel importante na produção corporal total de glutamina. A enzima glutaminase é abundante não só em enterócitos (particularmente no jejuno), mas também no cérebro, nos rins e em outros tecidos. No citoplasma de hepatócitos periportais, a glutaminase é ativada em resposta a concentrações elevadas de glutamina na veia porta, provenientes do lúmen intestinal.[11]

A glutaminase promove a clivagem do grupo amidoterminal e catalisa a hidrólise da glutamina em Glu e íon amônio (ver Fig. 34.1). O fígado converte amônia em ureia, enquanto o Glu pode ser transaminado para formar α-cetoglutarato, alanina e aspartato.[11,16] O α-cetoglutarato pode entrar no ciclo do ácido tricarboxílico (TCA) para gerar energia; assim, a oxidação completa de um mol da molécula de glutamina de cinco carbonos produz 30 moles de ATP, comparáveis aos 36 moles de ATP formados a partir da oxidação da molécula de glicose de seis carbonos.[1] O metabolismo da glutamina pelos enterócitos gera dióxido de carbono, alanina, ornitina, prolina e citrulina; a glutamina também atua predominantemente como um doador de nitrogênio para a síntese de citrulina dentro dos enterócitos[22,23] (ver adiante). A citrulina, por sua vez, participa da síntese de arginina pelos rins.[22] A atividade da glutaminase é suprarregulada para dar suporte à gliconeogênese durante inanição,[24] em que a glutamina é um dos principais substratos gliconeogênicos.[1,18] Durante acidose metabólica crônica ou aguda, o íon amônio, gerado no rim por meio do processo de hidrólise da glutamina pela glutaminase renal (ver Fig. 34.1), é excretado e, dessa forma, serve para atenuar a acidose.[11,16,25]

Fontes de dieta

A glutamina está presente em proteínas de origem animal e vegetal. Estudos da composição de aminoácidos em alimentos têm utilizado principalmente um método de hidrólise ácida. Uma desvantagem dessa abordagem é que a hidrólise de glutamina em Glu ocorre antes da análise. Assim, o conteúdo específico de glutamina em grande parte dos bancos de dados de aminoácidos e proteínas dos alimentos não está disponível, ao passo que o conteúdo relatado de "Glu" reflete o conteúdo total de glutamina mais Glu.[26]

A composição de aminoácidos de proteínas selecionadas utilizando um método de sequenciamento de genes para calcular a porcentagem de aminoácidos específicos em proteínas revelou que a glutamina compreendia 8,9% dos aminoácidos totais na β-caseína do leite da vaca, 3,8% na ovalbumina do ovo da galinha e 2,9% na actina do músculo esquelético (preparação composta da musculatura de seres humanos e de vários animais).[1] Estudos bioquímicos subsequentes do conteúdo de glutamina ligada à proteína no músculo esquelético de várias espécies demonstraram que a glutamina compreendia 4,8 e 4,1% dos aminoácidos na musculatura da vaca e do porco, respectivamente,[27] enquanto o conteúdo de glutamina das proteínas totais (soja, soro do leite, caseína) presentes em várias formulações comerciais de alimentação por sonda variava de 5,18 a 7,89% do conteúdo proteico total.[28] Utilizando os métodos de sequenciamento de genes, Lenders et al.[26] analisaram o conteúdo de glutamina das proteínas em alimentos relatados no *Nurse's Health Study* (Estudo da Saúde de Enfermeiras) e constataram que o conteúdo de glutamina das proteínas em carne bovina e leite desnatado era de 1,2 e 2,8%, respectivamente, ao passo que no arroz branco, na soja (tofu) e no ovo de galinha equivalia a 1,2, 6,0 e 5,6%, respectivamente. As quantidades totais de glutamina consumida em refeições mistas ou a partir de formulações não suplementadas de alimentação por sonda (< 8% de proteína total) são muito mais baixas do que as doses administradas em ensaios clínicos de suplementação desse aminoácido em ambientes hospitalares, em que 20 a 40% das proteínas e dos aminoácidos totais administrados em NP ou NE foram fornecidos sob a forma de glutamina.[2-9]

Digestão, absorção e transporte

A assimilação de glutamina da dieta pelo trato gastrintestinal (GI) ocorre por meio de digestão e absorção proteicas enzimáticas – processos extremamente eficientes em indivíduos saudáveis.[28] A L-glutamina livre é transportada através dos enterócitos e de outros tipos de células de mamíferos por proteínas transportadoras dependentes ou independentes de sódio (Na^+).[28-31] A glutamina presente em dipeptídeos e tripeptídeos após a digestão proteica é transportada através das membranas apicais dos enterócitos pelo transportador PepT1 dependente de hidrogênio (H^+).[32] O transporte dependente de Na^+ utiliza a energia potencial armazenada em Na^+/potássio-ATPase para transportar a glutamina através de gradientes eletroquímicos transmembrana.[28] Os genes transportadores de glutamina dependentes de Na^+ isolados até o momento são subtipos do Sistema N (SN1, SNAT3 e SNAT5), Sistema A (ATA1, ATA2), Sistema ASC/B (0) (ASCT2 ou ATB [0]), Sistema B ([0, +] ou ATB [0, +]) e Sistema y^+ L (y^+LAT1, y^+LAT2).[29-31] O transportador SN1 medeia o influxo de dois Na^+ e de um único substrato de aminoácido por ciclo de transporte, acoplado ao efluxo de um único H^+.[29] Os genes transportadores de glutamina independentes de Na^+ responsáveis pela codificação do Sistema L (LAT1, LAT2) e do Sistema B (0, +) [b (0, +) AT] também foram isolados.[30] A maioria desses transportadores também medeia o deslocamento de outros aminoácidos, além da glutamina, através da membrana.

A circulação esplâncnica é a principal fonte de glutamina para captação intestinal,[17] embora a acidose aumente a captação renal de forma expressiva.[33] Cerca de 60 a 85% da glutamina que é absorvida pelo lúmen GI de seres humanos saudáveis é capturada e, presumivelmente, metabolizada pelo leito esplâncnico.[34,35] As concentrações de glutamina no plasma se elevam de uma forma dose-dependente após cargas orais desse aminoácido.[34,35] Além disso, a glutamina administrada por via enteral é metabolizada pelos tecidos esplâncnicos em produtos finais de aminoácidos. Em um único estudo, adultos saudáveis submetidos a uma única dose oral de L-glutamina em bólus (0 = controle; 0,1 e 0,3 g/kg) revelaram um aumento relacionado com a dose nos níveis plasmáticos de alanina, citrulina e arginina (convertida a partir da citrulina no rim).[34] Estudos de traçador em adultos saudáveis demonstraram um consumo intestinal de glutamina em uma velocidade que dependia do aporte desse aminoácido.[36] Aproximadamente 13% da glutamina absorvida pelos intestinos era convertida em citrulina, mas a glutamina era o único precursor importante para a liberação intestinal de citrulina.[36] Em estudos de isótopos estáveis, a utilização de glutamina em todo o corpo era reduzida em torno de 20% em pacientes com ampla ressecção do intestino delgado.[37]

Funções no metabolismo corporal total, orgânico e celular

Funções metabólicas importantes da glutamina estão esboçadas na Tabela 34.1. Além de seu uso como precursor de intermediários do ciclo do TCA para a geração de ATP descrita anteriormente, a glutamina é um constituinte essencial de proteínas corporais, compreendendo cerca de 5 a 6% dos aminoácidos ligados. A glutamina desempenha um papel central na transaminação de aminoácidos através de α-cetoglutarato e Glu, na ureagênese hepática e na destoxificação de amônia.[21,38] A glutamina e o Glu são os principais doadores de nitrogênio no corpo. A glutamina é um importante carreador de nitrogênio no metabolismo proteico normal, respondendo por cerca de um terço do nitrogênio que percorre o sangue entre os órgãos.

Como um doador de nitrogênio para a síntese de purina e pirimidina, a glutamina é crucial para a biossíntese de nucleotídeos, DNA e RNA.[1,9,21,37] Foi bem documentado que a glutamina seja um substrato energético primário e preferencial para tipos de células em rápida divisão, particularmente enterócitos, colonócitos e células imunológicas, sobretudo linfócitos e monócitos.[1,11,14,15,21,38,39] É provável que os efeitos proliferativos líquidos (reais) da glutamina nesses tipos de células se originem do papel desempenhado por esse aminoácido como uma importante fonte de combustível, na síntese de purina/pirimidina e na estimulação das vias de sinalização celular envolvidas nos processos de proliferação das células e inibição da apoptose.[1,21,40,41] Além disso, estudos *in vitro* demonstraram que a glutamina aumenta o tamanho dos hepatócitos e de outros tipos de células por meio de mecanismos osmossinalizadores, resultando com isso em efeitos catabólicos antiproteicos.[21,42]

Tabela 34.1 Principais funções metabólicas da glutamina

Aminoácido constituinte das proteínas corporais
Importante substrato energético, especialmente para as células em rápida divisão (p. ex., células intestinais e imunológicas)
Principal carreador de nitrogênio no metabolismo proteico entre os órgãos
Papel central na transaminação de aminoácidos; precursor de glutamato
Doador de nitrogênio para a biossíntese de purina e pirimidina
Substrato-chave para ureagênese hepática e gliconeogênese
Importante substrato para amoniagênese renal e excreção de ácido

Conforme já foi observado, a glutamina e a alanina, derivadas predominantemente do músculo esquelético, constituem os principais precursores gliconeogênicos de aminoácidos do corpo.[1,21] Vários estudos sugeriram que a glutamina contribui para a homeostase da glicose de outras formas, atuando como um secretagogo de insulina e acentuando a sensibilidade a esse hormônio e, com isso, aumentando a captação de glicose.[21,43-45] O nitrogênio na cadeia lateral da glutamina também contribui para a biossíntese de uma ampla gama de compostos metabólicos;[1,11,21] e o Glu, formado através da hidrólise de glutamina pela glutaminase, desempenha por si só funções metabólicas críticas, incluindo a atuação como (a) neurotransmissor, (b) precursor de aminoácidos (glutamina, prolina e arginina) e (c) componente do principal antioxidante tripeptídeo, a glutationa (GSH), entre outros, além de atuar nas reações de transaminação de aminoácidos.

Depleção de glutamina durante estados catabólicos

A glutamina exibe metabolismo dinâmico entre os órgãos, particularmente entre a musculatura esquelética, o leito esplâncnico e os rins – os principais locais de captação desse aminoácido durante estados patológicos. A concentração de glutamina nos *pools* do plasma e da musculatura é passível de sofrer alteração durante estados catabólicos, embora ocorra uma diminuição acentuada na concentração desse aminoácido primeiro no músculo e depois no plasma.[1,19,20] Após procedimentos cirúrgicos intra-abdominais moderados sem complicações em seres humanos, a concentração intracelular de glutamina livre nos músculos esqueléticos declina dentro de alguns dias para 25 a 60% dos valores pré-operatórios;[6] em pacientes com pancreatite ou sepse grave, os níveis musculares de glutamina caem até de forma mais drástica, algumas vezes para menos de 20% dos valores normais.[9,20] Sob essas condições, a musculatura esquelética exporta grandes quantidades de glutamina para o sangue, até mais de 35% de todo o nitrogênio de aminoácidos em alguns quadros clínicos.[1,6,7,9,17-20] Concomitantemente, conforme demonstrado em modelos animais de estresse catabólico, os tecidos que fazem uso da glutamina, incluindo o intestino, os rins e as células imunológicas, aumentam acentuadamente sua captação e o metabolismo desse aminoácido.[1,6,7,9,11,14-16,46] Quando o uso de glutamina pelos tecidos ultrapassa a produção endógena, a queda da glutamina muscular é acompanhada por uma redução da glutamina plasmática, tipicamente em função da gravidade da doença.[1,2,7,20] A glutamina diminuída no músculo e no plasma é associada a desfechos clínicos mais graves; contudo, ainda não se sabe se isso é atribuído à gravidade da depleção ou se a depleção da glutamina é simplesmente um biomarcador de doença grave.[5-7,47] Formulações convencionais de NP, além de NE padrão com baixo teor de glutamina administrada por meio de sondas de alimentação ou suplementos orais, não suprem adequadamente as necessidades de glutamina de alguns pacientes durante doenças catabólicas, porque esse aminoácido está ausente em NP padrão e presente em baixas quantidades em grande parte das formulações de NE.[1,7,9] Estudos interorgânicos sofisticados por Souba et al.[10,11,16] demonstraram que, após traumatismo operatório, o efluxo de glutamina do pulmão e, especialmente, do músculo era acelerado para fornecer esse aminoácido a feridas, intestino, células imunológicas, rins (para amoniagênese renal) e fígado. Esses efeitos eram mediados pela elevação que ocorre em glicocorticosteroides no sangue. Em casos de sepse, foi observada uma liberação mais drástica de glutamina do músculo e, em menor grau, do pulmão. As células do sistema imune e o fígado pareciam ser os maiores consumidores de glutamina, enquanto a captação desse aminoácido no intestino e no rim era diminuída.[10,11,16] Estudos em seres humanos confirmaram que altas doses de glicocorticoides aumentam a excreção de glutamina pelo leito esplâncnico, presumivelmente por um efeito secundário a um aumento regional nas necessidades desse aminoácido.[16,17]

Impacto clínico e metabólico da suplementação de glutamina em estados patológicos

Efeitos citoprotetores

Inúmeros estudos demonstraram que a suplementação exógena de glutamina exerce efeitos possivelmente considerados como citoprotetores, incluindo efeitos anabólicos no metabolismo de proteínas e restabelecimento do balanço nitrogenado após cirurgia de grande porte.[2,5,7,8,13,48-52] Foi demonstrado que a glutamina estimula a proliferação das células e inibe o processo de apoptose em células do epitélio intestinal;[12,40,41] intensifica a função imune endógena;[6,7,9,15] suprarregula a síntese de GSH, inibe o estresse oxidativo e melhora a controle redox [oxirredução];[53-59] aumenta a geração de proteínas de choque térmico (HSP) citoprotetoras;[60-63] preserva a estrutura e função proteicas das junções estreitas da mucosa intestinal;[12,64-67] suprarregula a imunoglobulina A secretora intestinal;[67] e diminui as respostas de citocinas pró-inflamatórias,[63,68] entre outros.[69,70] Os efeitos citoprotetores e os mecanismos potenciais observados com a suplementação de glutamina em modelos celulares, animais e humanos de estresse catabólico estão listados na Tabela 34.2. Em publicações anteriores, é possível encontrar discussões detalhadas a respeito da citoprotetividade da glutamina.[2,7-9,12-14,40,41,48-59,60-70]

Eficácia translacional (traducional) da suplementação de glutamina em modelos animais de estresse

Foram conduzidas centenas de estudos bem controlados sobre a eficácia de NE e NP suplementadas com glutamina em modelos animais de choque, infecção, inflamação, queimaduras, traumatismo, câncer com quimioterapia ou irradiação e outros estresses catabólicos (Tab. 34.3). Estudos precoces da suplementação de soluções de NP com L-glutamina em modelos de ratos demonstraram que a adição de 2 a 3% dessa forma do aminoácido era associada a efeitos tróficos intestinais e anabólicos proteicos.[71] Estudos subsequentes, feitos em animais, sobre a suplementação enteral ou parenteral de L-glutamina ou dipeptídeo glutamínico utilizaram a glutamina aproximadamente nessa dose ou como 20 a 40% da carga total administrada de aminoácido ou proteína.[12,72] Os dados obtidos a partir de estudos em animais e constituem a base das informações fornecidas na Tabela 34.3 estão contidos nas referências 2, 4, 9, 11, 12, 63, 64 e 72 a 82.

Tabela 34.2	Efeitos citoprotetores e mecanismos potenciais da suplementação de glutamina, conforme observados em modelos celulares, animais e/ou humanos de estresse catabólico
Efeitos anabólicos proteicos; restabelecimento do balanço nitrogenado, diminuição da degradação de proteínas e aumento nas taxas de síntese proteica	
Estimulação da proliferação celular (diversas vias)	
Inibição da apoptose celular (mediada pela via da pirimidina e por outros mecanismos)	
Migração acentuada das células do epitélio intestinal, além de crescimento e reparo da mucosa após lesão	
Restabelecimento das funções de barreira do intestino, com preservação das junções estreitas do epitélio intestinal, bem como da estrutura e função de proteínas das junções aderentes (via da fosfatidilinositol 3-quinase [PI3K]/Akt)	
Produção suprarregulada da imunoglobulina A secretora na mucosa intestinal, com aumento na secreção para o lúmen intestinal	
Aumento no número e na função de linfócitos; funções imunológicas suprarreguladas de neutrófilos e monócitos/macrófagos	
Proteínas de choque térmico (HSP) suprarreguladas após traumatismo, sepse, inflamação (p. ex., HSP-70)	
Índices diminuídos de estresse oxidativo; suprarregulação de glutationa antioxidante nos tecidos; correção intensificada da oxirredução extracelular oxidante para o potencial redox fisiológico	
Respostas diminuídas das citocinas pró-inflamatórias durante estados catabólicos (p. ex., interleucina-6, fator de necrose tumoral-α)	
Ativação atenuada do fator nuclear de cadeia leve kappa intensificador de células B ativadas (NF-kB)	
Atividade reduzida da óxido nítrico sintetase induzível após sepse ou lesão por isquemia ou reperfusão	
Preservação dos níveis de ATP após lesão	
Indução de autofagia por inativação da proteína-alvo da rapamicina em mamíferos (mTOR) e atividade da proteína quinase ativada por mitógeno (MAP)	

Tabela 34.3 Alguns efeitos benéficos da suplementação enteral ou parenteral de glutamina, demonstrados em modelos animais de estresse catabólico

Melhor retenção de nitrogênio e aumento da síntese proteica
Intensificação no crescimento, na adaptação e no reparo da mucosa do intestino delgado e do cólon, bem como nas funções de barreira
Taxas diminuídas de sepse de origem intestinal, melhora na depuração de patógenos microbianos
Incidências reduzidas de bacteremia após queimaduras, traumatismo, quimio ou radioterapia e inflamação (p. ex., administração de lipopolissacarídeo)
Melhoria nos índices da função imunológica sistêmica e associada ao intestino
Transporte intensificado de água e eletrólitos em modelos inflamados de lesão do intestino delgado
Taxas elevadas de sobrevida animal em vários modelos patológicos gravemente catabólicos e infecciosos
Aumento na sobrevida de animais, proteção de órgãos e melhora na resposta tumoral a agentes antineoplásicos em modelos de câncer

Segurança e métodos de administração da glutamina em seres humanos

A segurança e os efeitos metabólicos iniciais das cargas orais de L-glutamina (≤ 0,3 g/kg/dia) e da administração intravenosa de L-glutamina em NP (0,285 e 0,570 g/kg/dia por 5 dias, respectivamente) foram demonstrados pela primeira vez em indivíduos saudáveis em 1990.[34,83] Um estudo-piloto subsequente em pacientes adultos criticamente enfermos após transplante alogênico de medula óssea (TMO) revelou a segurança de suplementar uma NP com 0,285 e 0,570 g/kg/dia de L-glutamina (que foi misturada diariamente na fórmula de NP e esterilizada a frio (ver adiante), porque não ocorreu nenhuma elevação significativa nos níveis plasmáticos de Glu ou sanguíneos de amônia; além disso, o balanço nitrogenado foi restabelecido com o nível mais alto de L-glutamina.[34]

Como esses estudos iniciais de segurança, inúmeros RCT clínicos duplo-cegos da administração de glutamina em altas doses, que inscreveram pacientes com vários distúrbios catabólicos (incluindo aqueles criticamente enfermos sob alto risco de morbidade e mortalidade), foram realizados sem evidência clínica ou bioquímica de toxicidade pelo aminoácido em questão.[3-9,48-55,84-87] Em alguns estudos, ocorreu uma elevação leve, mas não significativa em termos clínicos, nas enzimas hepáticas.[50,83] Os ensaios de desfechos clínicos envolveram principalmente adultos,[3-9] mas neonatos criticamente enfermos e bebês com baixo peso ao nascer e pré-termo também foram estudados em grandes ensaios envolvendo centenas de indivíduos.[84-87] Nesses estudos, os pacientes foram submetidos a doses de L-glutamina oral ou enteral, variando de 0,21 a 0,42 g/kg/dia (15-30 g/dia em uma pessoa de 70 kg) ou L-glutamina ou dipeptídeo glutamínico intravenoso até 0,57 g/kg/dia (40 g de glutamina/dia em uma pessoa de 70 kg).[3-9,84-87] Conforme descrito adiante, muitos estudos em adultos – mas nem todos – demonstraram vários benefícios clínicos com essa administração de glutamina, em doses representando de 20 a 40% da carga total administrada de proteína ou aminoácido.[3-9]

Estudos metabólicos em pacientes com traumatismo craniano revelaram que o dipeptídeo alanil-glutamina intravenoso, em doses equivalentes a 0,34 g/kg em um período de 20 horas, não alterou o Glu cerebral ou a troca de aminoácidos no cérebro.[88,89] Considerando a propriedade amoniagênica da glutamina sob hidrólise da glutaminase (mencionada anteriormente), os pacientes com disfunção hepática significativa geralmente eram excluídos desses ensaios clínicos. De fato, em pacientes com cirrose secundária à hepatopatia crônica, a glutamina administrada por via oral aumenta os níveis sanguíneos de amônia e pode precipitar ou exacerbar a encefalopatia hepática (EH), bem como seus sinais e sintomas associados,[90,91] conforme observados também em modelos animais.[92] Sendo assim, a terapia nutricional suplementada com glutamina costuma ser contraindicada em pacientes sob risco de hepatopatia crônica relacionada com EH.

Produtos que contêm glutamina

Os produtos de NE para suplementação oral ou para alimentação por sonda contêm caseína, soja e/ou soro do leite intacto ou hidrolisado e, consequentemente, apenas pequenas quantidades de glutamina livre ou pequenos peptídeos que contêm glutamina.[93] A L-glutamina livre está disponível no mercado para administração oral ou para mistura em produtos de alimentação por sonda que não contenham glutamina. Os dipeptídeos glutamínicos (p. ex., L-alanil-L-glutamina) também podem ser adquiridos para uso enteral, embora sejam muito caros. Alguns produtos disponíveis no mercado destinados à alimentação enteral por sonda contêm 15-30 g/L de L-glutamina ou dipeptídeos glutamínicos sob a forma de suplementos.

Além de ser pouco solúvel em solução (36 g/L a 20°C), a L-glutamina não é termoestável; com o calor, a glutamina se degrada para gerar amônia e Glu. A glutamina pode se combinar com a amônia para formar o ácido piroglutâmico, uma potencial neurotoxina. Por essa razão, a glutamina livre não é incluída com as misturas de aminoácidos cristalinos que fazem parte da NP convencional, a qual costuma ser esterilizada pelo calor para uso clínico.[2,5] Contudo, a L-glutamina livre pode ser adicionada às formulações de NP, utilizando métodos de produção asséptica, técnicas de esterilização a frio (p. ex., com filtros de 0,22 μg), armazenamento a 4°C e controle de qualidade para monitorar a contaminação microbiana. A concentração final de L-glutamina em NP não pode exceder 1,5% por vários dias de armazenamento e 2,5% para uso dentro de 24 horas (armazenado a 4°C).[5] Embora vários RCT tenham sido conduzidos com o uso de tais produtos,[7,8,50,94] poucos medicamentos aprovados nos Estados Unidos podem compor tais formulações para uso parenteral, seguindo uma prescrição individual por paciente. Assim, considerando as questões de estabilidade e logística, o uso clínico da L-glutamina em NP é limitado até o momento.[5]

Dipeptídeos glutamínicos

O desenvolvimento de dipeptídeos glutamínicos estáveis de L-alanil-L-glutamina e glicil-L-glutamina nos anos 1980 acelerou as pesquisas de forma acentuada e possibilitou o uso clínico de rotina da glutamina em NP.[5,49,95,96] A glutamina contribui com aproximadamente dois terços do nitrogênio nos dipeptídeos.

Essas formulações possuem resíduos glutamínicos C-terminais que conferem alta solubilidade em água (568 g/L para L-alanil-L--glutamina e 154 g/L para glicil-L-glutamina, respectivamente), estabilidade durante esterilização térmica e vida útil prolongada à temperatura ambiente (p. ex., ≤ dois anos para o preparo de L-alanil-L-glutamina a 20%).[5,49] Quando administrada a seres humanos por via intravenosa, os dipeptídeos glutamínicos são rapidamente degradados, dentro de alguns minutos, até os aminoácidos livres constituintes pelas peptidases endoteliais.[95,96] Atualmente, os dipeptídeos glutamínicos são aprovados para uso parenteral em alguns países da Europa, Ásia, América Latina e também no Canadá, embora não sejam aprovados, no presente momento, pela FDA para uso nos Estados Unidos.[5]

Ensaios clínicos controlados aleatórios da suplementação de glutamina

Desde os anos 1980, centenas de estudos clínicos publicados em vários grupos de pacientes adultos e pediátricos exploraram a eficácia de diversos esquemas de glutamina enteral e do uso de L-glutamina ou dipeptídeos glutamínicos intravenosos como um componente de NP ou administrados por via intravenosa como um agente isolado. O presente capítulo foca principalmente nos resultados de metanálise e nas diretrizes da prática clínica que avaliaram essa grande quantidade de dados de pesquisas clínicas, particularmente RCT rigorosos duplo-cegos em pacientes internados em unidade de terapia intensiva (UTI) e cirúrgicos, bem como nos pacientes com câncer e síndrome do intestino curto (SIC) ou doenças diarreicas, respectivamente.

Suplementação enteral de glutamina

Com base nos RCT clínicos disponíveis em adultos com queimaduras, traumatismos e outras doenças clínicas que necessitam de cuidados intensivos, as diretrizes da prática clínica da European Society for Enteral and Parenteral Nutrition (ESPEN) de 2006 concluíram que a glutamina enteral deve ser suplementada em NE nos pacientes que sofrem de queimaduras ou traumatismos (dose não especificada). No entanto, essas diretrizes também concluíram que os dados eram insuficientes para apoiar a suplementação de glutamina em pacientes cirúrgicos ou criticamente enfermos heterogêneos.[97] As diretrizes da prática clínica da American Society for Parenteral and Enteral Nutrition (ASPEN)/Society of Critical Care Medicine (SCCM) de 2009, voltadas a pacientes adultos internados na UTI, concluíram que a adição de glutamina enteral a esquemas de NE deve ser considerada em pacientes com queimaduras, traumatismos e problemas variados na UTI, em doses que forneçam 0,3 a 0,5 g/kg/dia.[98]

Também em 2009, o Canadian Critical Care Clinical Practice Guidelines Committee (Comitê das Diretrizes de Prática Clínica Canadense em Atendimento Crítico) concluiu que a glutamina enteral (0,3 a 0,5 g/kg/dia) deve ser considerada em pacientes adultos com queimaduras e traumatismos, mas que os dados eram insuficientes para apoiar o uso de rotina dessa glutamina enteral em outros pacientes criticamente enfermos.[99] A metanálise canadense dos dados observou efeitos terapêuticos modestos com amplos intervalos de confiança e heterogeneidade entre os estudos.[99] Apesar de não ter apontado nenhuma questão relativa à segurança, esse relato constatou um amplo efeito terapêutico no que diz respeito à diminuição no tempo de estadia hospitalar, mas com dados altamente distorcidos, e afirmou que os estudos disponíveis eram, sem exceção, ensaios monocêntricos com baixa probabilidade de reprodutibilidade em outros ambientes.[99]

Em um RCT de 41 pacientes adultos com queimaduras, 19 receberam L-glutamina enteral (26 g/dia) através de sonda de alimentação e 22 receberam uma mistura isonitrogenada de ácido aspártico, asparagina e glicina com NE.[100] Hemoculturas positivas eram significativamente mais frequentes nos controles do que nos pacientes tratados com glutamina (três vezes), mas a taxa de mortalidade era expressivamente mais baixa no grupo submetido à glutamina *versus* grupo-controle.[100] Um amplo ensaio multicêntrico está em andamento para confirmar esses achados. Zhou et al.[101] estudaram a alanil-glutamil enteral (0,35 g de glutamina/kg/dia) *versus* placebo em 40 pacientes adultos com queimaduras submetidos a alimentações isocalóricas/isonitrogenadas por meio de sonda e descobriram que a glutamina diminuía a permeabilidade intestinal a marcadores de açúcar (um índice de função da barreira intestinal), melhorava a cicatrização de feridas e reduzia os custos hospitalares. Resultados positivos semelhantes foram relatados em outro ensaio chinês de 47 pacientes acometidos por queimaduras graves e submetidos à glutamina enteral (0,5 g/kg/dia) por 14 dias *versus* placebo.[102]

Houdijk et al.[103] realizaram um RCT em 72 pacientes adultos com traumatismos. Nesse ensaio, os pacientes receberam alimentos isonitrogenados/isocalóricos por meio de sonda, contendo 3,5 g de glutamina/100 g de proteína (controle isonitrogenado) *versus* 30,5 g de glutamina/100 g de proteína. Cinco de 29 (17%) dos pacientes suplementados com glutamina tiveram pneumonia, em comparação com 14 de 31 (45%) dos pacientes-controle ($p < 0,02$). Ocorreu bacteremia em 2 (7%) pacientes no grupo submetido à glutamina e em 13 (42%) no grupo-controle ($p < 0,005$). Um único paciente no grupo sob a glutamina desenvolveu sepse clínica, em comparação com 8 (26%) pacientes-controle ($p < 0,02$).[103]

Em um RCT de pacientes clínicos internados na UTI submetidos à alimentação enteral por meio de sonda com L-glutamina (12-18 g/dia) *versus* glicina isonitrogenada (grupo--controle, 2-3 g de glutamina/dia), Jones et al.[104] não relataram nenhuma diferença entre os grupos em termos de morbidade ou mortalidade, mas os custos hospitalares foram mais baixos no grupo que recebeu a glutamina. Em um amplo RCT (N = 363) de pacientes criticamente enfermos com necessidade de ventilação mecânica, Hall et al.[105] não descobriram nenhuma diferença nas taxas de infecção, na mortalidade hospitalar ou na mortalidade em 6 meses naqueles submetidos a uma dose média de L-glutamina de 19 g/dia *versus* outros que recebem glicina isonitrogenada como o controle, principalmente por sondas de alimentação. É possível que as diferenças nos desfechos clínicos entre esses estudos estejam relacionadas com a dose de glutamina enteral utilizada ou com as características clínicas dos pacientes. Em um pequeno estudo não cego de pacientes adultos internados na UTI com traumatismo grave e necessidade de ressuscitação (reanimação) para choque, foi constatado que a L-glutamina enteral (0,5 g/kg/dia) adicionada às alimentações por sonda era segura e estava associada a um aumento na tolerância à NE, quando comparada com os controles submetidos a alimentações isonitrogenadas não suplementadas através de sonda.[106]

Em pacientes adultos sob ventilação mecânica com evidência clínica de hipoperfusão ou sepse, Heyland et al.[107] conduziram um RCT-piloto 2 × 2 para encontro da dose de L-glutamina enteral (30 g/dia) combinada com o dipeptídeo L-alanil-L-glutamina parenteral (0,35 g/kg/dia), o esquema de glutamina combinada com antioxidantes (selênio [parenteral e enteral] e betacaroteno, além das vitaminas E e C), o esquema antioxidantes isolados ou o placebo.[107] O tratamento suplementado com glutamina e outros tratamentos foram administrados de forma independente da NE ou da NP prescrita pelos clínicos gerais, sendo considerados seguros; esses dados esclareceram um amplo ensaio multicêntrico (N = 1.200) de boa confiabilidade estatística com os locais de estudo no Canadá, nos Estados Unidos e na Europa – estudo este que está perto de ser concluído.[107] Esse estudo definirá a utilidade da suplementação de glutamina enteral mais parenteral nos casos de doenças críticas em adultos.

Vários RCT duplo-cegos de glutamina enteral foram conduzidos em neonatos e bebês criticamente enfermos, mas os resultados desses ensaios foram resumidos em revisões gerais e abrangentes.[108,109] Em um estudo monocêntrico realizado por Neu et al.,[110] em 68 neonatos com peso muito baixo ao nascer, a suplementação de fórmula infantil com L-glutamina do dia 3 ao dia 30 de vida (≤ 0,31 g/kg/dia) diminuiu a sepse nosocomial (i. e., adquirida no hospital), sem uma mudança no tempo de estadia hospitalar, nos parâmetros de crescimento ou na morbidade, em comparação com bebês-controle que receberam uma fórmula não suplementada. Contudo, em um RCT multicêntrico maior (n = 20 centros) de 649 bebês com peso ao nascer entre 500 e 1.250 g submetidos à L-glutamina (0,3 g/kg/dia) *versus* ao placebo de água em alimentações enterais, nenhuma diferença foi observada em termos de complicações infecciosas, retinopatia da prematuridade, crescimento, tempo de estadia hospitalar ou mortalidade, embora os bebês tratados com glutamina revelassem melhores índices da função do trato GI e sequelas neurológicas menos graves do que os controles.[111]

Em outro RCT de neonatos de peso muito baixo ao nascer, van den Berg et al.[112] descobriram que a suplementação de L-glutamina até uma dose-alvo de 0,3 g/kg/dia *versus* alanina isonitrogenada, não melhorou a tolerância alimentar nem os desfechos a curto prazo nesses bebês, mas diminuiu significativamente a morbidade infecciosa (p. ex., uma ou mais infecções graves). Em um registro Cochrane de 2012, Moe-Byrne et al.[113] concluíram que os dados disponíveis de RCT de boa qualidade indicam que a suplementação enteral (ou parenteral) de glutamina seja segura, mas não confere benefícios clínicos para bebês pré-termo. Diversos outros pequenos estudos metabólicos e clínicos de glutamina enteral em crianças com várias outras doenças agudas e crônicas, incluindo condições críticas, distúrbios GI e anemia falciforme, foram realizados e exaustivamente revisados por Mok e Hankard.[109] Os autores concluíram que, embora a glutamina seja uma substância promissora em algumas condições e clinicamente segura, há necessidade de mais ensaios rigorosos sobre a suplementação enteral de glutamina em pacientes pediátricos em geral.[109]

A glutamina enteral foi estudada em inúmeros RCT em pacientes adultos e pediátricos com câncer.[82,109,114] Os resultados desses estudos são mistos. Alguns estudos revelaram melhorias com vários esquemas de L-glutamina oral em mucosite bucal e algumas funções GI, bem como em parâmetros nutricionais e imunológicos após quimio ou radioterapia.[82,109,114] Em revisão sistemática e metanálises utilizando a metodologia Cochrane para avaliar o uso da glutamina após TMO, Crowther et al.[115] concluíram que a glutamina oral pode reduzir a mucosite e as necessidades de opioides; no entanto, a maioria dos estudos realizados foi de pequena escala, utilizou metodologia deficiente e era heterogênea em termos de vias de administração e horários de dosagem da glutamina, bem como em relação aos esquemas quimioterápicos e às doenças.[115] As diretrizes de prática clínica da ASPEN sobre a terapia nutricional em pacientes com câncer não fazem recomendações a respeito da glutamina oral ou enteral.[116]

Considerando o efeito positivo da glutamina sobre várias funções GI em modelos animais (ver Tab. 34.3), diversos estudos examinaram a eficácia da glutamina enteral em pacientes com SIC. Apenas dois RCT duplo-cegos avaliaram a eficácia da glutamina oral ou enteral isolada em SIC. Scolapio et al.,[117] em um pequeno estudo cruzado de oito adultos com SIC, submetidos a uma dieta rica em carboidratos complexos e pobre em gorduras sem L-glutamina (0,45 g/kg/dia) durante um período ativo de oito semanas e um período de controle de oito semanas também, descobriram que a glutamina não promoveu uma melhora significativa em aspectos como a morfologia intestinal, o trânsito GI, a absorção de D-xilose ou a produção de fezes.

Duggan et al.,[118] em um ensaio-piloto não cego de 20 bebês com doença GI (principalmente SIC) que necessitavam de NP, constataram que a suplementação enteral de glutamina (dose-alvo de 0,4 g/kg/dia, n = 9) foi bem-tolerada. Contudo, a suplementação de glutamina não teve nenhum efeito sobre a duração da NP, a tolerância de alimentações enterais ou as funções absortivas intestinais ou de barreira *versus* os controles que receberam uma mistura isonitrogenada de aminoácidos não essenciais em NE (n = 11).

Vários ensaios clínicos exploraram a L-glutamina enteral combinada com uma dieta individualizada modificada para SIC e hormônio de crescimento humano recombinante (GH) como um método para reforçar a adaptação intestinal e diminuir a má absorção e, consequentemente, as necessidades de NP em SIC no adulto.[119-124] Em estudos-piloto não cegos conduzidos por Byrne et al.,[119,120] em que os pacientes adultos com SIC serviam como seus próprios controles, a combinação de uma dieta oral individualizada modificada elaborada para diminuir a má absorção (p. ex., alimentações frequentes em pequenas quantidades, uso de soluções de reidratação oral [SRO], eliminação de açúcares simples), GH e L-glutamina oral (30 g/dia), aumentou a absorção de sódio, água e energia, mas diminuiu o peso das fezes, ao mesmo tempo em que também facilitou o desmame da NP.

Dois RCT duplo-cegos pequenos subsequentes, com metodologias um tanto diferentes, foram incapazes de confirmar esses resultados em adultos com SIC. Scolapio et al.[121] administraram L-glutamina oral (0,63 mg/kg/dia) e GH recombinante, além de uma dieta rica em carboidratos complexos e pobre em gorduras *versus* uma dieta modificada isolada por 21 dias cada em um estudo cruzado em oito pacientes. Não foi observada nenhuma melhora na absorção de macronutrientes, no volume das fezes ou na morfologia do intestino delgado com a terapia ativa, embora o peso corporal, a massa corporal magra e a absorção de sódio tenham melhorado. Szkudlarek et al.[122] forneceram GH e glutamina (tanto por via oral como parenteral) ou placebo por 28 dias aos pacientes que permaneceram sob sua dieta habitual. Não foi observada nenhuma melhora na absorção de energia, gordura, carboidrato ou nitrogênio ou na perda de volume fecal, embora o peso corporal, a massa corporal magra e a absorção de sódio tenham melhorado, conforme estudo mencionado previamente.

Um RCT duplo-cego posterior em 41 adultos com SIC dependente de NP foi conduzido por Byrne et al.[123] Após um período de estabilização clínica e otimização alimentar com dietas individualizadas para SIC, todos os pacientes foram distribuídos aleatoriamente para receberem glutamina oral (30 g/dia) e placebo de GH (grupo-controle; n = 9), placebo de glutamina e GH (0,1 mg/kg/dia; n = 16) ou glutamina e GH (n = 16) por quatro semanas. Os pacientes submetidos ao GH revelaram reduções significativamente maiores nas necessidades de volume da NP do que os declínios correspondentes no grupo submetido apenas à glutamina; no entanto, os pacientes que receberam o GH e a glutamina demonstraram as maiores diminuições nas necessidades de NP.[123] No acompanhamento de três meses, apenas os pacientes que haviam recebido o GH com glutamina mantiveram reduções significativas nas necessidades de NP, quando comparados com aqueles tratados com a glutamina oral isolada.[123]

Vários RCT duplo-cegos de L-glutamina enteral misturada em SRO ou no leite materno foram realizados em crianças com doenças diarreicas e/ou desnutrição, nos países em desenvolvimento; embora a segurança tenha sido estabelecida, a eficácia foi mista nesses ensaios.[109,124-129] Ribeiro et al.[124] estudaram a adição de L-glutamina (90 mmol/L) às SRO-padrão da Organização Mundial de Saúde em bebês com diarreia aguda não colérica e não descobriram nenhuma diferença na produção das fezes, na duração da diarreia, no crescimento e em outros parâmetros, comparados com as SRO-padrão. Yalçin et al.[125] verificaram que a L-glutamina oral (0,3 g/kg/dia por 7 dias) diminuiu a duração da diarreia, mas não alterou o ganho de peso nem a frequência de infecção em crianças de 6 a 24 meses de vida que tinham diarreia aguda. Gutiérrez et al.,[126] em um estudo de 147 crianças com diarreia aguda não colérica, não constataram nenhuma diferença na produção de fezes ou no estado de hidratação naquelas distribuídas aleatoriamente para receberem SRO suplementadas com L-glutamina (20 g/L) *versus* em outras submetidas a SRO-padrão livre de glutamina, também de maneira aleatória (randomizada).

Em 80 crianças hospitalizadas desnutridas com ou sem diarreia, Lima et al.[127] descobriram que as SRO suplementadas com L-glutamina (16,2 g/dia por 10 dias) restabeleceram a função da barreira intestinal (permeabilidade ao açúcar) em comparação com os controles submetidos às SRO com glicina isomolar, mas sem diferenças entre os grupos em termos de duração da diarreia ou da taxa de crescimento. Em um estudo brasileiro isolado de 107 crianças desnutridas, Lima et al.[128] verificaram que as crianças distribuídas aleatoriamente para receberem o dipeptídeo alanil-glutamina oral (24 g/dia) misturado com leite integral por 10 dias demonstraram uma melhoria nos índices de crescimento em um período de 120 dias em comparação com crianças-controle submetidas à glicina isonitrogenada no leite integral.

Em um estudo conduzido por Williams et al.[129] de 93 bebês de Gâmbia com deficiência de crescimento, a L-glutamina oral (adicionada ao leite materno expresso por 5 a 6 meses) não melhorou a permeabilidade intestinal, os parâmetros de crescimento, nem as imunoglobulinas plasmáticas, em comparação com bebês-controle submetidos a uma mistura isonitrogenada de outros aminoácidos não essenciais. A Tabela 34.4 ilustra os principais achados clínicos de RCT da suplementação enteral de glutamina.

Suplementação parenteral de glutamina

Foram realizados muitos RCT comparando a L-glutamina ou os dipeptídeos glutamínicos intravenosos como um componente de NP com NP livre de glutamina.[2,4-9] O primeiro RCT de desfecho clínico foi publicado em 1992, revelando que a NP suplementada com glutamina (0,57 g/kg/dia) restabeleceu o balanço nitrogenado, mas diminuiu a ocorrência de infecções nosocomiais totais e o tempo das estadias hospitalares em adultos criticamente enfermos após TMO alogênico para doença maligna hematológica, em comparação com NP livre de glutamina.[50] Um RCT subsequente com doses semelhantes de NP com glutamina em um grupo misto de receptores de TMO confirmou a redução no tempo de estadia hospitalar e na bacteremia, mas não nas taxas globais de infecção.[130] RCT subsequentes feitos por Griffiths et al.[131,132] demonstraram a

Tabela 34.4 Principais achados clínicos provenientes de ensaios clínicos controlados aleatórios sobre a suplementação enteral de glutamina[a]

Segurança da administração de glutamina, estabelecida em estudos com adultos e crianças
Eficácia aparente em pacientes adultos com queimaduras, para diminuir as infecções nosocomiais (adquiridas no hospital) e as estadias hospitalares (tempo de internação)
Possível eficácia em pacientes adultos com traumatismos, para reduzir as infecções nosocomiais
Possível eficácia em bebês criticamente enfermos, para diminuir as infecções nosocomiais
Resultados mistos sobre a eficácia da glutamina oral, para reduzir a mucosite em pacientes com câncer submetidos à quimio e/ou radioterapia
Eficácia não estabelecida como agente trófico intestinal isolado em pacientes adultos com síndrome do intestino curto (possível eficácia quando combinada com hormônio de crescimento humano recombinante)
Resultados mistos sobre a eficácia da glutamina adicionada a soluções de reidratação oral ou à dieta, para restabelecer as funções intestinais ou o crescimento em bebês com diarreia não colérica e/ou desnutrição

[a]Ver texto para referências e discussão.

eficácia da NP suplementada com L-glutamina (25 g/dia) em pacientes clínicos internados na UTI para aumentar a sobrevida em 6 meses e diminuir as infecções nosocomiais. Goeters et al.,[133] em um grupo misto de pacientes internados na UTI, descobriram que a NP suplementada com dipeptídeo alanil-glutamina (0,3 g/kg/dia) também resultou em melhorias nas taxas de sobrevida em 6 meses *versus* casos-controle.

Em um RCT duplo-cego em 168 pacientes com necessidade de NP, Powell-Tuck et al.[134] compararam a NP-padrão com NP isonitrogenada contendo 20 g de L-glutamina/dia. Nenhuma diferença foi observada em termos de complicações sépticas, duração de NP, tempo de internação, escores de qualidade de vida, mortalidade global, mortalidade em 6 meses, mortalidade na UTI ou *causa mortis* entre os grupos, embora a análise de subgrupos tenha mostrado que a glutamina estava associada a uma redução significativa no tempo de estadia hospitalar em pacientes cirúrgicos.[134]

Wischmeyer et al.[135] administraram L-glutamina intravenosa (0,57 g/kg/dia) *versus* uma mistura isonitrogenada de aminoácidos livres de glutamina a pacientes adultos com queimaduras em um RCT de pequena escala e constataram que o tratamento com glutamina reduzia a bacteremia. Em 2002, Novak et al.[136] concluíram, em uma revisão sistemática, que a suplementação parenteral de glutamina pode estar associada a uma redução nas taxas de complicação infecciosa e a estadias hospitalares mais breves, enquanto em pacientes criticamente enfermos, a suplementação desse aminoácido pode estar ligada a uma diminuição nas taxas de complicação e nos índices de mortalidade, observando-se o maior benefício naqueles submetidos à glutamina parenteral em altas doses.

RCT duplo-cegos subsequentes em pacientes cirúrgicos internados na UTI na França e nos Estados Unidos, respectivamente, demonstraram que a NP suplementada com dipeptídeo L-alanil-L-glutamina (0,5 g/kg/dia) reduziu as infecções nosocomiais (i. e., adquiridas no hospital) de forma expressiva.[137,138] Com base nos dados disponíveis de RCT, as diretrizes de prática clínica da ESPEN de 2009 para NP na UTI concluíram que, ao se indicar a NP em pacientes internados nessa unidade de terapia intensiva, a solução de aminoácidos deve conter 0,2 a 0,4 g/kg/dia de L-glutamina (p. ex., 0,3 a 0,6 g/kg/dia de dipeptídeo alanil-glutamina).[139]

Em contrapartida, depois de avaliar os mesmos dados, as diretrizes de prática clínica da ASPEN/SCCM de 2009 para pacientes adultos internados na UTI concluíram que a adição de glutamina, se disponível, deve ser considerada em esquemas de NP; no entanto, não foi dada nenhuma recomendação sobre a dose.[98] Também em 2009, o Canadian Critical Care Clinical Practice Guidelines Committee concluiu que, ao se prescrever a NP a pacientes criticamente enfermos, a suplementação parenteral de glutamina é fortemente recomendada, mas que os dados são insuficientes para tecer recomendações em relação à glutamina intravenosa em pacientes com doença crítica sob NE.[99]

Na metanálise, os autores notaram que, em pacientes submetidos à NP, uma diminuição na mortalidade, um tempo de estadia hospitalar mais curto e uma redução moderada nas complicações infecciosas foram associadas ao uso de glutamina.[99] Considerando-se o padrão similar de declínio na mortalidade e nas infecções da maioria dos estudos, a probabilidade de que os resultados sejam replicados em outros quadros foi julgada como boa e uma dosagem de glutamina na faixa de 0,2 a 0,57 g/kg/dia foi considerada como razoável.[99] Uma metanálise mais recente de 14 RCT em pacientes cirúrgicos pós-operatórios, com um total de 587 pacientes aleatórios, concluiu que a NP suplementada com glutamina era benéfica em abreviar o tempo de estadia hospitalar e reduzir a morbidade de complicações infecciosas pós-operatórias.[140]

Muitos RCT sobre a eficácia da NP suplementada com glutamina foram realizados em bebês pré-termo e criticamente enfermos.[84-87,109,113] Contudo, um registro Cochrane de 2012 sobre a eficácia da suplementação de glutamina para prevenir morbidade e mortalidade dentro de 6 RCT concluiu que, apesar de uma qualidade metodológica geralmente boa, a metanálise não detectou um efeito significativo (do ponto de vista estatístico) dessa suplementação sobre a mortalidade ou as principais morbidades neonatais, incluindo infecção.[87] O maior RCT, um ensaio multicêntrico feito em 1.433 bebês pré-termo criticamente enfermos, utilizou uma NP suplementada com glutamina que substituiu 20% dos aminoácidos essenciais e não essenciais totais pela glutamina no grupo experimental.[86] Dessa forma, a ingestão de aminoácidos essenciais no grupo suplementado com glutamina foi mais baixa do que nos controles (em até 20%); isso, aliado ao fato de que a meta-alvo de 3,0 g/kg/dia de aminoácidos até o dia 10 de vida não foi atingida, poderia ter comparabilidade limitada do consumo de nutrientes entre os grupos de estudo.[109]

Em 2011, a ASPEN publicou um trabalho de sua posição e seu parecer sobre a utilidade da NP suplementada com glutamina, com base nos dados atuais de RCT incorporados em sete metanálises publicadas e três revisões Cochrane, com enfoque sobre pacientes (a) com doença crítica, (b) em período pós-cirúrgico, (c) depois de TMO, (d) em casos de pancreatite aguda ou (e) em outras condições mistas.[5] O relato também resumiu as recomendações sobre NP suplementada com glutamina em diretrizes de prática clínica publicadas pela ASPEN e nas diretrizes canadenses para os pacientes internados na UTI,[98] diretrizes da ASPEN para os pacientes com câncer[116] e diretrizes de prática clínica da ESPEN de 2009 para os pacientes com doença crítica,[139] câncer,[141] pancreatite,[142] hepatopatia[143] e doença GI,[144] bem como após procedimentos cirúrgicos.[145] As diretrizes da UTI foram resumidas anteriormente.

Para resumir as diretrizes descritas no relato da ASPEN,[5] as diretrizes da ASPEN e da ESPEN mencionam que a glutamina parenteral *pode* beneficiar os pacientes submetidos a transplante de células hematopoiéticas;[116,141] e as diretrizes da ESPEN observam que os dados são insuficientes para recomendar a glutamina parenteral em enteropatia inflamatória, hepatopatia ou insuficiência intestinal;[143,144] também notam que a suplementação parenteral de glutamina (> 0,30 g/kg de dipeptídeo alanil-glutamina) deve ser considerada em casos de pancreatite aguda[142] e que a NP suplementada com esse aminoácido pode ser benéfica em pacientes cirúrgicos.[145] O resumo e as recomendações do trabalho de parecer da ASPEN de 2011, formulados com base em uma avaliação abrangente e crítica da literatura científica especializada, estão descritos na Tabela 34.5.

Três grandes RCT sobre a eficácia da suplementação parenteral de glutamina em pacientes internados na UTI foram publicados desde que o trabalho de parecer da ASPEN de 2011 foi concluído. Wernerman et al.[146] forneceram alanil-glutamina parenteral sob a forma de infusão isolada (0,28 g de glutamina/kg/dia; n = 205) *versus* infusão de salina como placebo (n = 208) a 413 pacientes adultos clinicamente semelhantes internados na UTI e submetidos a NE convencional com ou sem NP em 11 centros escandinavos de terapia intensiva. Os pacientes foram analisados como aqueles em que havia intenção de tratar e por protocolo (i. e., aqueles que receberam a suplementação por > 3 dias). Embora não tenha sido observada nenhuma alteração nos escores de disfunção orgânica ou na mortalidade em 6 meses entre os grupos, relatou-se uma mortalidade significativamente mais baixa na UTI no grupo classificado por protocolo que recebeu a glutamina parenteral *versus* grupo-controle.[146]

Andrews et al.[147] realizaram um RCT fatorial 2 × 2 em 502 pacientes adultos internados na UTI provenientes de 10 centros escoceses de terapia intensiva, distribuídos aleatoriamente para receberem NP, contendo (a) L-glutamina (20,2 g/L), (b) suplementação de selênio (500 μg/dia), (c) tanto glutamina como selênio, ou (d) nenhum deles (controle). Os pesquisadores não descobriram nenhum efeito da suplementação de glutamina (intenção de tratar ou ≥ 5 dias de NP contendo glutamina) sobre as complicações infecciosas ou as taxas de morbidade/mortalidade, embora a duração média da terapia de NP suplementada com glutamina tenha sido apenas de 5 dias.[147]

Grau et al.[148] estudaram 127 pacientes adultos internados na UTI em 12 hospitais espanhóis e julgados por necessitarem de NP por 5 a 9 dias. Os pacientes sob estado clínico semelhante foram aleatoriamente distribuídos para receberem NP livre de glutamina (n = 68), enquanto os outros foram distribuídos, também de forma aleatória, para receberem NP isocalórica isonitrogenada, contendo 0,5 g/kg/dia de alanil-glutamina. A análise com intenção de tratar não revelou nenhuma diferença estatisticamente significativa entre os dois grupos de estudo, com exceção de infecções do trato urinário inferior naquele submetido à glutamina. Contudo, a análise por protocolo (aqueles que receberam a NP de estudo por ≥ 5 dias; n = 53 no grupo sob glutamina e n = 64 no grupo-controle isento desse aminoácido) demonstrou que a suplementação de NP com glutamina foi associada a taxas expressivamente reduzidas de pneumonia e infecções do trato urinário adquiridas no hospital, sem uma alteração entre os grupos na mortalidade hospitalar ou em 6 meses.[148] Os níveis de glicose sanguínea (glicemia) e as necessidades de insulina foram significativamente mais baixos no grupo submetido à glutamina, um achado sugestivo de melhora na sensibilidade ao hormônio mencionado.[148] No final de 2011, foi relatada a metodologia de um grande ensaio clínico australiano controlado prospectivo triplo-cego, em que os pacientes traumatizados submetidos e tolerantes à NE serão distribuídos aleatoriamente para receberem 0,5 g/kg/dia de alanil-glutamina intravenosa ou placebo intravenoso por meio de infusão contínua; nesse caso, os desfechos clínicos serão monitorados.[149]

Considerações finais e direções de futuras pesquisas

A glutamina é um nutriente dinâmico com papéis-chave no metabolismo. Inúmeros estudos *in vitro* e em animais demonstraram os efeitos anabólicos, tróficos e citoprotetores da suplementação com esse aminoácido classicamente não essencial. A depleção muscular de glutamina ocorre na musculatura esque-

Tabela 34.5 Orientação vinda do trabalho sobre suplementação parenteral de glutamina, segundo a posição e o parecer da American Society for Enteral and Parenteral Nutrition de 2011

A administração parenteral de glutamina é associada à diminuição nas complicações infecciosas, no tempo de estadia hospitalar e, possivelmente, na mortalidade em pacientes criticamente enfermos no pós-operatório ou dependentes de ventilador, que necessitam de nutrição parenteral.
A glutamina parenteral pode ser benéfica em outros pacientes cirúrgicos adultos (p. ex., naqueles submetidos à cirurgia abdominal de grande porte) ou criticamente enfermos não ventilados que necessitam de NP; contudo, em virtude da heterogeneidade nas populações de pacientes estudados, há necessidade de mais pesquisas a respeito dos subgrupos específicos de pacientes que podem se beneficiar da NP suplementada com o aminoácido em questão.
A tendência é a obtenção de menos hemoculturas positivas com o uso da glutamina parenteral em receptores adultos de transplante de células-tronco hematopoiéticas submetidos à NP. O benefício potencial pleno da suplementação de NP com glutamina permanece incerto nessa população de pacientes, porque os resultados variam quanto aos dados obtidos de transplantes alogênicos *versus* autólogos.
A glutamina parenteral pode ser benéfica em pacientes adultos com queimaduras ou naqueles com pancreatite aguda que necessitam de NP.
Em função dos dados disponíveis em pacientes pediátricos e neonatais, não se pode tecer nenhuma recomendação sobre o uso da suplementação de NP com glutamina nesses pacientes.
A suplementação de NP com glutamina provavelmente deve ser administrada no início e em doses maiores que 0,2 g/kg/dia para ser eficaz.
Até o momento, nenhuma evidência indica que a glutamina parenteral seja nociva. Embora não haja contraindicações absolutas para o uso de glutamina parenteral, os testes de função hepática devem ser monitorados em todos os pacientes; além disso, a glutamina parenteral deve ser utilizada com cautela em pacientes com insuficiência ou falência hepática em estágio terminal.
Há necessidade de mais pesquisas sobre a NP suplementada com glutamina nas seguintes áreas: populações específicas de pacientes adultos, pacientes pediátricos, uso da suplementação de glutamina em combinação com nutrição parenteral e enteral ou nutrição enteral ou oral isolada, eficácia do dipeptídeo *versus* L-glutamina livre, horário de administração e posologia, análise de custo-benefício, além de maior elucidação dos mecanismos de ação da glutamina parenteral.
A L-glutamina livre parenteral está disponível em um esquema de prescrição individual, com medicamento manipulado nos Estados Unidos. Contudo, a praticabilidade da L-glutamina livre manipulada para uso em ou com NP deve ser ponderada diante dos benefícios que podem ser adquiridos com seu uso.
A ASPEN recomenda que uma solução parenteral de dipeptídeo glutamínico aprovado pela FDA esteja disponível para uso nos Estados Unidos, com base no bom senso profissional dos médicos.

ASPEN, American Society for Parenteral and Enteral Nutrition (Sociedade Norte-americana de Nutrição Parenteral e Enteral); FDA, Food and Drug Administration (órgão governamental norte-americano regulamentador de alimentos e medicamentos); NP, nutrição parenteral.

Adaptado de Vanek VW, Matarese LE, Robinson M et al. ASPEN position paper: parenteral nutrition glutamine supplementation. Nutr Clin Pract 2011;26:479-94, com permissão.

lética; além disso, as concentrações plasmáticas de glutamina diminuem durante doenças catabólicas graves em seres humanos (p. ex., infecção ou sepse, traumatismo, queimaduras), mas as necessidades desse aminoácido parecem exceder a produção endógena.[1,2] Tomados em conjunto, os dados existentes são fortemente sugestivos de que a glutamina se torna um nutriente condicionalmente essencial sob essas condições.[1]

A suplementação de glutamina do suporte de NE ou NP é uma abordagem segura e promissora que parece melhorar a eficácia metabólica e clínica da terapia nutricional em alguns pacientes. Muitas vezes, RCT com administração parenteral de glutamina (> 0,2 g/kg/dia) revelaram uma eficácia clínica superior, quando comparados a RCT com suplementação enteral desse aminoácido.[3-7] Contudo, apesar da ampla investigação clínica desde os anos 1980 sobre a eficácia da suplementação de glutamina como um componente de terapia nutricional, ainda há necessidade de outros dados para definir a dosagem ideal desse aminoácido e os subgrupos de pacientes que podem se beneficiar com ele.[8] Essas informações devem ficar disponíveis nos próximos anos com a conclusão de vários RCT rigorosos em andamento.

Agradecimentos

Gostaria de agradecer ao Dr. Alan C. Buchman por seu trabalho prévio sobre este capítulo na décima edição deste livro.

Referências bibliográficas

1. Lacey JM, Wilmore DW. Nutr Rev 1990;48:297–309.
2. Ziegler TR, Smith RJ, Byrne TA et al. Clin Nutr 1993;12(Suppl 1): S82–90.
3. Heyland DK, Dhaliwalm R, Day AG et al. JPEN J Parenter Enteral Nutr 2007;31:109–18.
4. Wischmeyer PE. Curr Opin Gastroenterol 2008;24:190–7.
5. Vanek VW, Matarese LE, Robinson M et al. Nutr Clin Pract 2011;26:479–94.
6. Wernerman J. Ann Intensive Care 2011;1:25.
7. Griffiths RD. Acta Anaesthesiol Scand 2011;55:769–71.
8. Yarandi SS, Zhao VM, Hebbar G et al. Curr Opin Clin Nutr Metab Care 2011;14:75–82.
9. Soeters PB, Grecu I. Ann Nutr Metab 2011;60:17–26.
10. Souba WW, Smith RJ, Wilmore DW. JPEN J Parenter Enteral Nutr 1985;9:608–17.
11. Souba WW. Annu Rev Nutr 1991;11: 285–308.
12. Ziegler TR, Bazargan N, Leader LM et al. Curr Opin Clin Nutr Metab Care 2000;3:355–62.
13. Wilmore DW. J Nutr 2001;131(Suppl):2543S–9S.
14. Windmueller HG, Spaeth AE. J Biol Chem 1978;253:69–76.
15. Newsholme EA, Crabtree B, Ardawi MS. Q J Exp Physiol 1985;70:473–89.
16. Souba WW, Austgen TR. JPEN J Parenter Enteral Nutr 1990;14(Suppl):90S–3S.
17. Marliss EB, Aoki TT, Pozefsky T et al. J Clin Invest 1971;50:814–7.
18. Askanazi J, Furst P, Michelsen CB et al. Ann Surg 1980;191:465–72.
19. Vinnars E, Furst P, Liljedahl SO et al. JPEN J Parenter Enteral Nutr 1980;4:184–7.
20. Roth E, Funovics J, Mühlbacher F et al. Clin Nutr 1982;1:25–41.
21. Roth E. J Nutr 2008;138:2025S–31S.
22. Deutz NE. Clin Nutr 2008;27:321–7.
23. Ligthart-Melis GC, Deutz NE. Am J Physiol Endocrinol Metab 2011;301:E264–6.
24. Watford M, Vincent N, Zhan Z et al. J Nutr 1994;124:493–9.
25. Curthoys NP, Lowry OH. J Biol Chem 1973;248:162–8.
26. Lenders CM, Liu S, Wilmore DW et al. Eur J Clin Nutr 2009;63: 1433–9.
27. Kuhn KS, Schuhmann K, Stehle P et al. Am J Clin Nutr 1999; 70: 484–9.
28. Ganapathy V, Ganapathy ME, Leibach FH. Protein digestion and assimilation. In: Yamada T, Alpers DH, Kalloo AN et al, eds. Text Book of Gastroenterology. 5th ed. Oxford: Wiley-Blackwell; 2009:464–77.
29. Fei YJ, Sugawara M, Nakanishi T et al. J Biol Chem 2000;275: 23707–17.
30. Bode BP. J Nutr 2001;131(Suppl):2475S–85S.
31. Baird FE, Beattie KJ, Hyde AR et al. J Physiol 2004;559:367–81.
32. Leibach FH, Ganapathy V. Annu Rev Nutr 1996;16:99–119.
33. Franch HA, Mitch WE. J Am Soc Nephrol 1998;9(Suppl):S78–81.
34. Ziegler TR, Benfell K, Smith RJ et al. JPEN J Parenter Enteral Nutr 1990;14:137S–46S.
35. Déchelotte P, Darmaun D, Rongier M et al. Am J Physiol 1991; 260:G677–82.
36. van de Poll MC, Ligthart-Melis GC, Boelens PG et al. J Physiol 2007; 581:819–27.
37. Darmaun D, Messing B, Just B et al. Metabolism 1991;40:42–4.
38. Smith RJ. JPEN J Parenter Enteral Nutr 1990;14:40S–44S.
39. Windmueller HG, Spaeth AE. Arch Biochem Biophys 1976;175:670–6.
40. Evans ME, Jones DP, Ziegler TR. J Nutr 2003;133:3065–71.
41. Evans ME, Jones DP, Ziegler TR. Am J Physiol 2005;289:G388–96.
42. Häussinger D, Graf D, Weiergräber OH. J Nutr 2001; 131(Suppl): 2509S–14S.
43. Iwashita S, Williams P, Jabbour K et al. J Appl Physiol 2005;99: 1858–65.
44. Bakalar B, Duska F, Pachl J et al. Crit Care Med 2006;34:381–6.
45. Thibault R, Welsh S, Mauras N et al. Am J Physiol 2008;294: G548–53.
46. Bergstrom J, Furst P, Noree LO et al. J Appl Physiol 1974;36:693–7.
47. Rodas PC, Rooyackers O, Hebert C et al. Clin Sci (Lond) 2012; 122:591–7.
48. Stehle P, Mertes N, Puchstein C et al. Lancet 1989;1:231–3.
49. Furst P, Albers S, Stehle P. JPEN J Parenter Enteral Nutr 1990; 14:118S–24S.
50. Ziegler TR, Young LS, Benfell K et al. Ann Intern Med 1992; 116:821–8.
51. Hammarqvist F, Strömberg C, von der Decken A et al. Ann Surg 1992;216:184–91.
52. Morlion BJ, Stehle P, Wachtler P et al. Ann Surg 1998;227:302–8.
53. Klimberg VS, Souba WW, Salloum RM et al. J Surg Res 1990; 48:319–23.
54. Fläring UB, Rooyackers OE, Wernerman J et al Clin Sci (Lond) 2003;104:275–82.
55. Luo M, Fernandez-Estivariz C, Jones DP et al. Nutrition 2008; 24:37–44.
56. Xue H, Sawyer MB, Field CJ et al. J Nutr 2008;138:740–6.
57. Alves WF, Aguiar EE, Guimarães SB et al. Ann Vasc Surg 2010; 24:461–7.
58. Xue H, Sufit AJ, Wischmeyer PE. JPEN J Parenter Enteral Nutr 2011;35:188–97.
59. Jonas CR, Gu LH, Nkabyo YS et al. Am J Physiol 2003;285: R1421–9.
60. Singleton KD, Wischmeyer PE. Am J Physiol Regul 2007; 292:R1839–45.
61. Ziegler TR, Ogden LG, Singleton KD et al. Intensive Care Med 2005; 31:1079–86.
62. Hamiel CR, Pinto S, Hau A et al. Am J Physiol 2009;297:C1509–19.
63. Weitzel LR, Wischmeyer PE. Crit Care Clin 2010;26:515–25.
64. Rao RK, Samak G. J Epith Biol Pharmacol 2012;5(Suppl 1-M7):47–54.
65. Li N, Neu J. J Nutr 2009;139:710–4.
66. Van der Hulst RRWJ, von Meyenfeldt MF, van Kreel BK et al. Lancet 1993;341:1363–5.
67. Tian J, Hao L, Chandra P et al. Am J Physiol 2009;296:G348–55.

68. Hou YC, Chiu WC, Yeh CL et al. Am J Physiol 2012;302:L174–83.
69. Sakiyama T, Musch MW, Ropeleski MJ et al. Gastroenterology 2009;136:924–32.
70. Boukhettala N, Claeyssens S, Bensifi M et al. Amino Acids 2012; 42:375–83.
71. O'Dwyer ST, Smith RJ, Hwang TL et al. JPEN J Parenter Enteral Nutr 1989;13:579–85.
72. Ziegler TR, Evans ME, Fernandez-Estívariz C et al. Annu Rev Nutr 2003;23:229–61.
73. Ban K, Kozar RA. J Leukoc Biol 2008;84:595–9.
74. Ko HM, Oh SH, Bang HS et al. J Immunol 2009;182:7957–62.
75. Fan J, Meng Q, Guo G et al. Burns 2010;36:409–17.
76. Bartlett DL, Charland S, Torosian MH. Ann Surg Oncol 1995;2:71–6.
77. Xue H, Le Roy S, Sawyer MB. Br J Nutr 2009;102:434–42.
78. Todorova VK, Kaufmann Y, Hennings L et al. J Nutr 2010;140:44–8.
79. Lim V, Korourian S, Todorova VK et al. Oral Oncol 2009;45:148–55.
80. Shewchuk LD, Baracos VE, Field CJ. J Nutr 1997;127:158–66.
81. Klimberg VS, McClellan JL. Am J Surg 1996;172:418–24.
82. Kuhn KS, Muscaritoli M, Wischmeyer P et al. Eur J Nutr 2010; 49:197–210.
83. Lowe DK, Benfell K, Smith RJ et al. Am J Clin Nutr 1990;52:1101–6.
84. Lacey JM, Crouch JB, Benfell K et al. JPEN J Parenter Enteral Nutr 1996;20:74–80.
85. Vaughn P, Thomas P, Clark R et al. J Pediatr 2003;142:662–8.
86. Poindexter BB, Ehrenkranz RA, Stoll BJ et al. Pediatrics 2004; 113:1209–15.
87. Mohamad Ikram I, Quah BS, Noraida R et al. Singapore Med J 2011; 52:356–60.
88. Berg A, Bellander BM, Wanecek M et al. Intensive Care Med 2006;32:1741–6.
89. Berg A, Bellander BM, Wanecek M et al. Clin Nutr 2008;27:816–21.
90. Masini A, Efrati C, Merli M, Metab Brain Dis 2003;18:27–35.
91. Ditisheim S, Giostra E, Burkhard PR. BMC Gastroenterol 2011; 11:134.
92. Lemberg A, Fernández MA. Ann Hepatol 2009;8:95–102.
93. Kuhn KS, Stehle P, Fürst P. JPEN J Parenter Enteral Nutr 1996; 20:292–5.
94. Griffiths RD, Jones C, Palmer TE. Nutrition 1997;13:295–302.
95. Albers S, Wernerman J, Stehle P et al. Clin Sci (Lond) 1988;75:463–8.
96. Steininger R, KarnerJ, Roth E et al. Metabolism 1989;38S:78–81.
97. Kreymann KG, Berger MM, Deutz NE et al. Clin Nutr 2006; 25:210–23.
98. McClave SA, Martindale RG, Vanek VW et al. JPEN J Parenter Enteral Nutr 2009;33:277–316.
99. Heyland DK, Dhaliwal R, Drover JW et al. JPEN J Parenter Enteral Nutr 2003;27:355–73.
100. Garrel D, Patenaude J, Nedelec B et al. Crit Care Med 2003;31:2444–9.
101. Zhou YP, Jiang ZM, Sun YH et al. JPEN J Parenter Enteral Nutr. 2003;27:241–5.
102. Peng X, Yan H, You Z et al. Burns 2004;30:135–9.
103. Houdijk AP, Rijnsburger ER, Jansen J et al. Lancet 1998;352:772–6.
104. Jones C, Palmer TE, Griffiths RD. Nutrition 1999;15:108–15.
105. Hall JC, Dobb G, Hall J et al. Intensive Care Med 2003;29:1710–6.
106. McQuiggan M, Kozar R, Sailors RM et al. JPEN J Parenter Enteral Nutr 2008;32:28–35.
107. Heyland DK, Dhaliwalm R, Day A et al. JPEN J Parenter Enteral Nutr 2007;31:109–18.
108. van Zwol A, Neu J, van Elburg RM. Nutr Rev 2011;69:2–8.
109. Mok E, Hankard R. J Nutr Metab 2011;2011:617597.
110. Neu J, Roig JC, Meetze WH et al. J Pediatr 1997;13:691–9.
111. Vaughn P, Thomas P, Clark R et al. J Pediatr 2003;142:662–8.
112. van den Berg A, van Elburg RM, Westerbeek EA. Am J Clin Nutr 2005;81:1397–404.
113. Moe-Byrne T, Wagner JV, McGuire W. Cochrane Database Syst Rev 2012;(3):CD001457.
114. Ziegler TR. J Nutr 2001;131(Suppl):2578S–84.
115. Crowther M, Avenell A, Culligan DJ. Bone Marrow Transplant 2009;44:413–25.
116. August DA, Huhmann MB, ASPEN Board of Directors. JPEN J Parenter Enteral Nutr 2009;33:472–500.
117. Scolapio JS, McGreevy K, Tennyson GS et al. Clin Nutr 2001; 20:319–23.
118. Duggan C, Stark AR, Auestad N et al. Nutrition 2004;20:752–6.
118. Byrne TA, Morrissey TB, Nattakom TV et al. JPEN J Parenter Enteral Nutr 1995;19:296–302.
120. Byrne TA, Persinger RL, Young LS et al. Ann Surg 1995;222:243–54.
121. Scolapio JS, Camilleri M, Fleming CR et al. Gastroenterology 1997; 113:1074–81.
122. Szkudlarek J, Jeppsen PB, Mortensen PB. Gut 2000;47:199–205.
123. Byrne TA, Wilmore DW, Iyer K et al. Ann Surg 2005;242:655–61.
124. Ribeiro Júnior H, Ribeiro T, Mattos A et al. J Am Coll Nutr 1994; 13:251–5.
125. Yalçin SS, Yurdakök K, Tezcan I et al. J Pediatr Gastroenterol Nutr 2004; 38:494–501.
126. Gutiérrez C, Villa S, Mota FR et al. J Health Popul Nutr 2007; 25:278–284.
127. Lima AA, Brito LF, Ribeiro HB et al. J Pediatr Gastroenterol Nutr 2005;40:28–35.
128. Lima NL, Soares AM, Mota RM et al. J Pediatr Gastroenterol Nutr 2007;44:365–74.
129. Williams EA, Elia M, Lunn PG. Am J Clin Nutr 2007;86:421–7.
130. Schloerb PR, Amare M. JPEN J Parenter Enteral Nutr 1993; 17:407–13.
131. Griffiths RD, Jones C, Palmer TE. Nutrition 1997;13:295–302.
132. Griffiths RD, Allen KD, Andrews FJ et al. Nutrition 2002;18:546–52.
133. Goeters C, Wenn A, Mertes N et al. Crit Care Med 2002;30:2032–37.
134. Powell-Tuck J, Jamieson CP, Bettany GE et al. Gut 1999;45:82–8.
135. Wischmeyer PE, Lynch J, Liedel J et al. Crit Care Med 2001; 29:2075–80.
136. Novak F, Heyland DK, Avenell A et al. Crit Care Med 2002;30:2022–9.
137. Déchelotte P, Hasselmann M, Cynober L et al. Crit Care Med 2006;34:598–604.
138. Estivariz CF, Griffith DP, Luo M et al. JPEN J Parenter Enteral Nutr 2008;32:389–402.
139. Singer P, Berger MM, Van den Berghe G et al. Clin Nutr 2009; 28:387–400.
140. Wang Y, Jiang ZM, Nolan MT et al. JPEN J Parenter Enteral Nutr 2010;34:521–9.
141. Bozzetti F, Arends J, Lundholm K et al. Clin Nutr 2009;28:445–54.
142. Gianotti L, Meier R, Lobo DN et al. Clin Nutr 2009;28:428–35.
143. Plauth M, Cabré E, Campillo B et al. Clin Nutr 2009;28:436–44.
144. Van Gossum A, Cabre E, Hébuterne X et al. Clin Nutr 2009; 28:415–27.
145. Braga M, Ljungqvist O, Soeters P et al. Clin Nutr 2009;28:378–86.
146. Wernerman J, Kirketeig T, Andersson B et al. Acta Anaesthesiol Scand 2011;55:812–8.
147. Andrews PJ, Avenell A, Noble DW et al. BMJ 2011;342:d1542.
148. Grau T, Bonet A, Miñambres E et al. Crit Care Med 2011;39:1263–8.
149. Al Balushi RM, Paratz JD, Cohen J et al. BMJ Open 2011;1:e000334.

Sugestões de leitura

Griffiths RD. Can the case for glutamine be proved? Acta Anaesthesiol Scand 2011;55:769–71.

Moe-Byrne T, Wagner JV, McGuire W. Glutamine supplementation to prevent morbidity and mortality in preterm infants. Cochrane Database Syst Rev 2012;(3):CD001457.

Soeters PB, Grecu I. Have we enough glutamine and how does it work? A clinician's view. Ann Nutr Metab 2012;60:17–26.

Vanek VW, Matarese LE, Robinson M et al. A.S.P.E.N. position paper: parenteral nutrition glutamine supplementation. Nutr Clin Pract 2011;26:479–94.

Wernerman J. Glutamine supplementation. Ann Intensive Care 2011;1:25.

35 Arginina, citrulina e óxido nítrico*

Yvette C. Luiking, Leticia Castillo e Nicolaas E.P. Deutz

Introdução histórica

A arginina é um aminoácido essencial semicondicional ou condicional, o que implica que os adultos saudáveis não tenham nenhuma necessidade nutricional específica por esse aminoácido. Em neonatos, bebês e determinadas condições, no entanto, a síntese endógena de arginina não é suficiente para suprir suas necessidades; essa deficiência pode estar relacionada com a síntese insuficiente de precursores de arginina, como a citrulina. Além da síntese proteica, a arginina é um metabólito no ciclo da ureia, sendo um substrato bem conhecido para a ureagênese no fígado. Nos anos 1980, um fator de relaxamento derivado do endotélio (EDRF) foi encontrado em células endoteliais.[1] O EDRF foi subsequentemente identificado como óxido nítrico (NO) sendo a L-arginina seu precursor,[2] aumentando assim a importância funcional da arginina. Os pesquisadores também se tornaram cada vez mais cientes de que o NO é uma molécula ubíqua, presente em células do sistema cardiovascular e nervoso, bem como em células inflamatórias, com muitas funções fisiológicas e implicações fisiopatológicas.[3-5]

A citrulina é um aminoácido não proteico, uma caracterização que implica sua não utilização na síntese de proteína. Seu nome deriva-se do latim *Citrullus vulgaris*, que significa melancia, da qual foi isolado pela primeira vez nos anos 1930. A importância da citrulina foi negligenciada por muito tempo, porque ela era vista basicamente como uma molécula intermediária do ciclo da ureia. Entretanto, essa percepção mudou, como resultado do trabalho sobre a troca de citrulina entre os órgãos e a identificação desse aminoácido como um precursor para a síntese de arginina *de novo*.[6] Mais recentemente, a identificação de citrulina no plasma como um biomarcador de massa funcional intestinal[7] e a evidência da ação direta da citrulina como um promotor da síntese de proteína muscular[8] aumentaram a compreensão sobre a relevância biológica da citrulina. Atualmente, a citrulina é sugerida como um aminoácido essencial condicional, pelo menos em pessoas com distúrbios caracterizados por função intestinal comprometida.[9-11]

Metabolismo e função na saúde

A L-arginina é um aminoácido básico. Sua estrutura está ilustrada na Figura 35.1. A L-arginina tem uma massa molar de 174,2 g/mol, sendo caracterizada por um grupo guanidino. A citrulina é um α-aminoácido. Sua estrutura está ilustrada na Figura 35.2. A citrulina tem uma massa molar de 175,19 g/mol, sendo caracterizada por um grupo ureído.[10]

O metabolismo de arginina e de citrulina pode ser mais ou menos dividido em uma via de síntese e outra via de utilização ou catabólica, com troca de metabólitos entre os órgãos (Figs. 35.3 e 35.4). Estudos farmacocinéticos indicam que a citrulina seja relativamente mais bem absorvida e tenha biodisponibilidade sistêmica maior do que a arginina.[12]

Arginina

Via de síntese da arginina

A arginina está basicamente disponível a partir da degradação de proteínas no corpo e do consumo de alimentos. O jejuno é o principal local para a absorção intestinal de arginina da dieta. Apenas cerca de 20% da síntese de proteínas deriva-se diretamente da ingestão de aminoácidos na dieta.

*__Abreviaturas__: __ADMA__, dimetilarginina assimétrica; __ASL__, argininosuccinato liase; __ASS__, argininosuccinato sintase; __BH_4__, tetra-hidrobiopterina; __CAT__; transportador de aminoácido catiônico; __DDAH__, dimetilamino-hidrolase; __EDRF__, fator de relaxamento derivado do endotélio; __HIV__, vírus da imunodeficiência humana; __IL__, interleucina; __LPS__, lipopolissacarídeo; __NO__, óxido nítrico; __NOx__, nitrato e nitrito; __NOS__, óxido nítrico sintase; __OTC__, ornitina transcarbamilase.

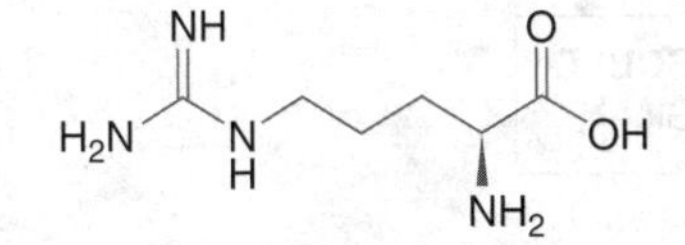

Figura 35.1 Estrutura química da L-arginina.

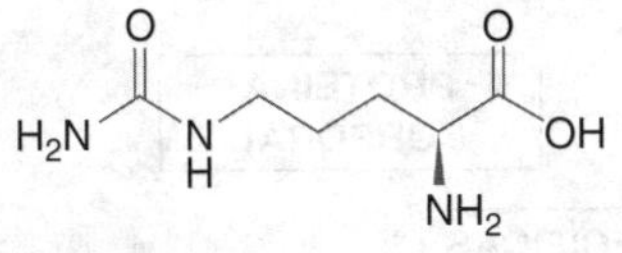

Figura 35.2 Estrutura química da citrulina.

Essa descoberta implica que aproximadamente 80% da síntese proteica envolve a reciclagem de aminoácidos a partir da degradação de proteínas. Além disso, a arginina é sintetizada por via endógena ou *de novo* no túbulo renal proximal pela conversão de citrulina em arginina através de um ciclo parcial da ureia pelas enzimas argininosuccinato sintase (ASS) e argininosuccinato liase (ASL).[13-16] Essa conversão faz parte do eixo intestinal-renal, conforme demonstrado em estudos com animais e seres humanos.[6,17-19] Sob condições normais, essa via contribui cerca de 10 a 15% para a produção de arginina em todo corpo,[20,21] em que a disponibilidade de citrulina é o fator limitante para a síntese renal de arginina.[15] Em contraste aos adultos, a conversão em arginina em neonatos é limitada à síntese intestinal de arginina a partir da prolina da dieta e a conversão de citrulina em arginina, pelas enzimas ASS e ASL.[22] Essa síntese *de novo* de primeira passagem fornece 50% da arginina necessária para os neonatos.[23] No estado pós-absortivo, o fluxo de arginina por todo o corpo em adultos saudáveis gira em torno de 70 a 90 mmol/kg/hora.[24]

Via catabólica da arginina

Além de ser um componente essencial de proteínas do corpo, a arginina desempenha um papel-chave em diversas outras vias metabólicas que envolvem vários sistemas enzimáticos,[3,4,12,25-27] como segue:

1. A via da arginase é a mais importante em termos quantitativos. Quinze por cento do fluxo de arginina entrará por essa via.[20] Esse achado implica a degradação da arginina em ornitina e ureia pela enzima arginase, cujas duas isoformas são conhecidas (arginase tipo I e tipo II). A arginase citosólica tipo I é expressa no fígado, como parte do ciclo da ureia. Um ciclo completo da ureia está presente apenas no fígado e implica a destoxificação da síntese de amônia e ureia através de cinco etapas de reação para excretar o excesso de nitrogênio do corpo. A arginase mitocondrial tipo II é expressa em baixos níveis nas células e nos tecidos extra-hepáticos (p. ex., cérebro, rim, intestino delgado, hemácias e células imunológicas), estando envolvida na síntese de ornitina, prolina e glutamato.[28,29] Por meio da ornitina e das poliaminas derivadas (putrescina, espermina e espermidina), a arginina é importante para o crescimento e a diferenciação celular.[30] Por meio da prolina (hidroxilada para formar a hidroxiprolina), a arginina é envolvida na formação de colágeno, no reparo de tecidos e na cicatrização de feridas.[31] Cerca de 40% da arginina absorvida a partir do lúmen intestinal é degradada na primeira passagem[32] por causa da atividade relativamente alta da arginase na mucosa intestinal.
2. A arginina é convertida em NO por três isoformas da enzima NO sintase (NOS), com a formação concomitante de citrulina.[33,34] Aproximadamente 1,5% do fluxo de arginina ingressam nessa via.[20] As enzimas NOS-1 (NOS neuronal) e NOS-3 (NOS endotelial) produzem o NO que atua como neurotransmissor e vasodilatador, respectivamente.[34] O NO sintetizado pela NOS-2 (NOS induzível) em altos níveis tem funções regulatórias imunes, como controle ou destruição de patógenos infecciosos, modulação da produção de citocinas e desenvolvimento de células-T- *helper* (auxiliares). Além disso, esse NO derivado da NOS-2 atua de forma citoprotetora como um varredor (carreador) de

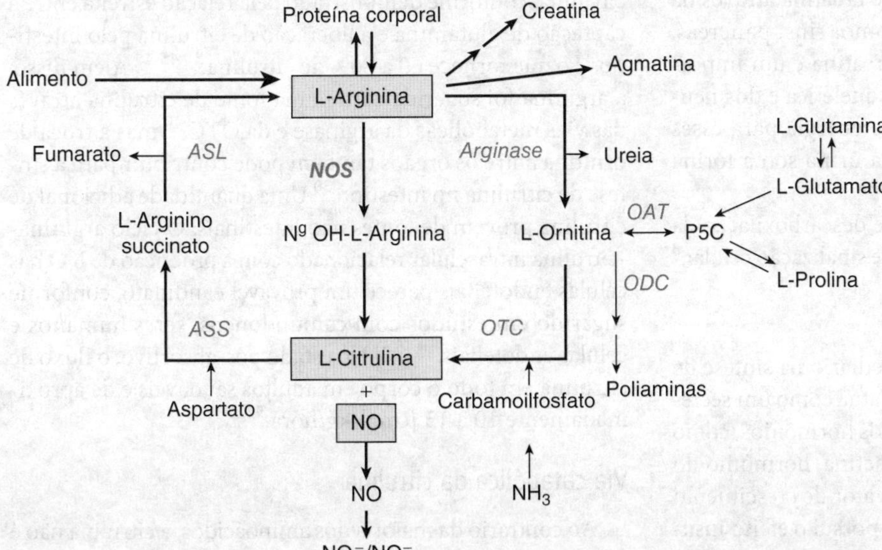

Figura 35.3 Via metabólica da arginina, da citrulina e do óxido nítrico (NO). Nesse panorama esquemático do metabolismo de arginina, citrulina e NO, a arginina é oriunda do alimento, da proteína corporal e da síntese *de novo* a partir da citrulina. A arginina é o substrato utilizado para a síntese de proteínas corporais, NO e citrulina, ureia e ornitina, creatina e agmatina. A citrulina provém do alimento (pequena quantidade) e da síntese endógena a partir de glutamina e arginina. ASL, arginino -succinato liase; ASS, argininosuccinato sintase; NO, óxido nítrico, NOS, óxido nítrico sintase; OAT, ornitina aminotransferase; ODC, ornitina descarboxilase; OTC, ornitina transcarbamilase; P5C, pirolina-5-carboxilato. (Dados com permissão das referências 24, 27 e 86.)

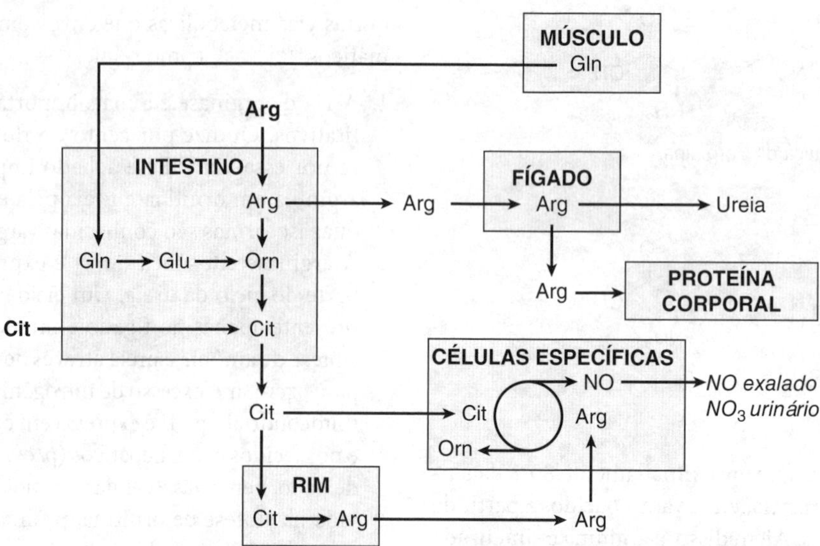

Figura 35.4 Metabolismo de arginina e citrulina entre os órgãos. A arginina da dieta (Arg) é absorvida pelo intestino e liberada através da circulação portal para o fígado, onde uma grande parte se converte em ureia. Um ciclo da ureia completo está presente apenas no fígado, enquanto parte do ciclo ocorre em vários órgãos, com troca de metabólitos entre os órgãos. A citrulina (Cit), derivada basicamente da conversão intestinal de glutamina (Gln), desvia-se do fígado e converte-se de volta em arginina nos rins. Em células específicas (p. ex., células imunológicas ou endoteliais), a arginina e a citrulina podem ser convertidas em óxido nítrico (NO) ou ornitina (Orn) e poliaminas. O NO é exalado no ar ou excretado sob a forma de nitrato urinário (NO_3) após conversão no sangue em nitrito e nitrato. O estado metabólico (em jejum ou alimentado), a condição fisiopatológica e o controle da homeostase são determinantes das vias seguidas. (Dados com permissão de Cynober L, Moinard C, De Bandt JP. The 2009 ESPEN Sir David Cuthbertson. Citrulline: a new major signaling molecule or just another player in the pharmaconutrition game? Clin Nutr 2010;29:545-51; e Deutz NE. The 2007 ESPEN Sir David Cuthbertson Lecture: amino acids between and within organs. The glutamate--glutamine-citrulline-arginine pathway. Clin Nutr 2008;27:321-7.)

radicais livres[35] quando é induzido por concentrações circulantes elevadas de citocina (principalmente fator de necrose tumoral-α e interleucina [IL-1], IL-6 e IL-8) ou produtos microbianos (p. ex., lipopolissacarídeo [LPS]) durante processos inflamatórios.[33,34,36-38] Essa propriedade levou à sugestão de que a arginina possa ter um grande potencial como imunomodulador,[39,40] podendo vir a ser útil para intensificar a resposta imune em várias modelos de desafios imunológicos.[41]

3. Uma grande quantidade de arginina (~10% do fluxo de arginina, igual a ~2,3% g de arginina/dia em seres humanos) é utilizada para a biossíntese de creatina através da cooperação entre os órgãos, tais como: rins, pâncreas, fígado e músculo esquelético.[27] A creatina é um importante constituinte da musculatura esquelética e dos neurônios, atuando como uma fonte de energia para esses tecidos. Essa creatina é excretada na urina sob a forma de creatinina.[27]
4. Por fim, a agmatina é um produto de descarboxilação da arginina e atua como uma molécula de sinalização celular.[3]

Outras ações diretas da arginina

Além de seu papel como um intermediário na síntese de produtos funcionais, a arginina também atua como um secretagogo, pois estimula a liberação de vários hormônios, como insulina, glucagon, somatostatina, prolactina, hormônio do crescimento e seu mediador periférico, fator de crescimento semelhante à insulina-I.[30,42] A arginina possui o efeito insulinogênico mais intenso de todos os aminoácidos.[27]

Citrulina

Via de síntese da citrulina

A citrulina é sintetizada por enterócitos no intestino delgado que convertem a glutamina e a prolina através da via do glutamato para a ornitina.[43] A etapa final nessa via de síntese é a conversão da ornitina em citrulina, catalisada pela enzima ornitina transcarbamilase (OTC) ou ornitina carbamoiltransferase. Além do fígado, onde a OTC é uma enzima no ciclo da ureia, ela está presente apenas nos enterócitos.[27] A glutamina é considerada como o principal precursor da síntese de citrulina, conforme demonstrado pela relação estreita entre a captação de glutamina e a liberação de citrulina pelo intestino,[44] o que fornece 60 a 80% de citrulina.[19,45-48] Além disso, a arginina foi sugerida como uma fonte de citrulina através das vias metabólicas da arginase e da OTC,[49] mas a troca de ornitina entre os órgãos também pode contribuir para a síntese de citrulina no intestino.[50] Uma quantidade adicional de citrulina provém de fontes não intestinais. O ciclo arginina--citrulina intracelular relacionado com a produção de NO nas células endoteliais parece um provável candidato, conforme sugerido em estudos com camundongos, seres humanos e células endoteliais.[18,46,51] No estado pós-absortivo, o fluxo de citrulina em todo o corpo em adultos saudáveis é de aproximadamente 10 a 15 μmol/kg/hora.[52,53]

Via catabólica da citrulina

Ao contrário da maioria dos aminoácidos, a citrulina não é incorporada na proteína, mas pode ser convertida em arginina apenas. Uma grande parte da citrulina circulante, parcialmente derivada da liberação intestinal de citrulina, é captada pelos rins,[6,17] onde se converte em arginina, que é liberada para a circulação. Essa via foi confirmada em seres humanos.[18,19] Embora os pesquisadores acreditassem que a citrulina escapava do sequestro esplâncnico dessa forma e se desviava do ciclo da ureia com subsequente perda de nitrogênio,[30] outros pesquisadores indicaram que o fígado não extrai quantidades substanciais de citrulina da veia porta.[18] Além disso, a conversão de citrulina em arginina também é eficiente em outras células, como macrófagos, especialmente sob condições de baixos níveis de arginina.[54] Isso confere à citrulina um papel considerável no metabolismo e na regulação de NO.[10]

Outras ações diretas da citrulina

Além de atuar como um substrato da arginina, a citrulina provavelmente também tem um efeito anabólico direto sobre a musculatura.[8,9] Além disso, a citrulina é um importante varredor de radicais hidroxila, o que, na melancia, exerce efeito protetor em ambientes indutores de estresse oxidativo, como seca.[55]

Fontes dietéticas e necessidades nutricionais

As principais fontes nutricionais de arginina são as proteínas da dieta. A quantidade de arginina é relativamente alta em frutos do mar, nozes, sementes, algas, carnes, concentrado proteico de arroz e isolado proteico de soja. O leite de grande parte dos mamíferos (incluindo vacas, seres humanos e porcos) é relativamente pobre em arginina.[4] A ingestão diária de arginina pela dieta em indivíduos saudáveis está por volta de 4 a 6 g,[42,56] mas 25% da população adulta norte-americana consome menos de 2,6 g/dia.[57] No entanto, essa ingestão de arginina na dieta parece mínima ou insignificante, em comparação com o fluxo corporal total desse aminoácido de aproximadamente 15 a 20 g/dia.[20,53]

Além da melancia, onde a citrulina pode ser encontrada em pequenas quantidades (1 g de citrulina em 780 g de melancia), a ingestão de citrulina através do alimento é praticamente ausente.[10] Não há tolerâncias dietéticas recomendadas disponíveis para a arginina nem para a citrulina.

Fatores que influenciam a utilização e o metabolismo

Vários fatores podem modular o metabolismo de arginina, citrulina e NO. Esses fatores podem ser endógenos (intrínsecos) ou exógenos (extrínsecos).

Fatores endógenos influentes

Os fatores endógenos que modulam o metabolismo de arginina, citrulina e NO são a compartimentalização do metabolismo, os sistemas de transporte intracelular, o acoplamento entre as enzimas, a competição entre as enzimas que convertem a arginina em seus metabólitos, e os inibidores endógenos da NOS.

Compartimentalização do metabolismo

O motivo para compartimentalização do metabolismo consiste no fato de que as enzimas no metabolismo de arginina-citrulina são expressas em um grau diferente em vários órgãos,[27,58] ocorrendo a troca entre os órgãos (ver Fig. 35.4).[44] A conversão direta da citrulina em arginina e subsequentemente em NO (ciclo de citrulina-NO) nos macrófagos[59] ou nas células endoteliais[51] e o metabolismo da ureia no fígado ou a produção compartimentalizada do NO a partir da arginina derivada de proteína[50] são exemplos de compartimentalização.

Sistemas de transporte intracelular

A disponibilidade de substrato para as enzimas catabólicas que necessitam da arginina também depende dos sistemas de transporte desse aminoácido. Embora existam vários transportadores de arginina, o sistema y^+ é o mecanismo de transporte mais importante e de alta afinidade, atribuído em nível molecular aos transportadores de aminoácidos catiônicos (CAT). Desses CAT, foram identificados CAT-1, CAT-2(B) e CAT-3, dos quais todos diferem em sua distribuição tecidual.[27] Esses sistemas de transporte estão frequentemente colocalizados com as enzimas catabólicas e, como tais, podem modular o metabolismo celular da arginina.[27] Por exemplo, o transportador de arginina CAT-1 e a enzima NO sintase endotelial estão colocalizados em cavéolas da membrana plasmática,[60] o que facilita a canalização específica de arginina para a produção de NO, sem misturar com o *pool* intracelular total.[58] Lisina, ornitina e certos inibidores endógenos da NOS utilizam o mesmo transportador que a arginina e, dessa forma, podem competir pela capacidade do transportador em condições de baixos níveis de arginina.[58,61] Para a citrulina, nenhuma evidência indica a presença de um transportador específico em qualquer tipo celular, embora seja demonstrado o transporte pelos transportadores usuais de aminoácidos genéricos.[10]

Acoplamento entre as enzimas

O acoplamento estreito entre, por exemplo, a síntese *de novo* de arginina a partir da citrulina e a produção de NO é apoiado pela colocalização nas células endoteliais de NOS3, ASS e ASL.[51] Isso pode tornar as enzimas ASS e ASL alvos terapêuticos para modular a produção endotelial de NO.[51] Esse conceito também se aplica às células imunológicas, especialmente sob condições de baixos níveis de arginina.[54] Assim, a citrulina pode ser um precursor do NO, com consequente "reciclagem" da citrulina.

Competição entre as enzimas que convertem a arginina em seus metabólitos

Por exemplo, a arginase regula de forma recíproca os níveis de NO nas células endoteliais, competindo com a NOS pelo substrato da arginina.[27,62,63] A inibição da ASS pelo NO limita o risco de produção excessiva descontrolada desse óxido nítrico.[10]

Inibidores endógenos da óxido nítrico sintase

A dimetilarginina assimétrica (ADMA) é o inibidor endógeno, competitivo e inespecífico mais potente da enzima NOS, pois compete com a L-arginina pelo local ativo da NOS e pela captação celular mediada pelo sistema y^+.[64] A ADMA deriva-se do catabolismo de proteínas modificadas pós-traducionais que contêm resíduos de arginina metilados. A ADMA é metabolizada pela dimetilamino-hidrolase (DDAH) em citrulina e metilaminas, sendo excretada na urina.[65] O catabolismo proteico elevado e a função renal comprometida podem, portanto, contribuir para o aumento nos níveis da ADMA. A alta expressão da DDAH torna o fígado um órgão importante no metabolismo da ADMA; por isso, a disfunção hepática é um determinante proeminente da concentração de ADMA.[65-68]

Fatores exógenos influentes

Os fatores exógenos que modulam o metabolismo de arginina, citrulina e NO são fatores dietéticos, produtos bacterianos e manipulação farmacológica da produção e da sinalização de NO.

Fatores dietéticos

Arginina da dieta. Após absorção intestinal, o fluxo portal de arginina controla a ureagênese, não só pelo fato de a arginina ser um substrato para a ureagênese, mas também por ser um ativador alostérico da enzima-chave da ureagênese, a *N*-acetilglutamato sintetase.[69] Assim, a arginina da dieta favorece seu próprio catabolismo, bem como o de outros aminoácidos através da ureagênese. Isso é confirmado em adultos saudáveis sob dieta pobre em arginina – adultos estes que apresentam catabolismo reduzido desse aminoácido (oxidação da arginina com conversão em ornitina) com manutenção da síntese *de novo* de arginina e diminuição da arginina plasmática.[52,70,71] A disponibilidade diminuída da arginina pode limitar a síntese do NO, pois a provisão do *pool* de arginina para essa síntese depende basicamente das fontes extracelulares de arginina.[20,72-76] Entretanto, a utilização pós-prandial direta de arginina da refeição para a síntese do NO é considerada baixa.[77] Por outro lado, a suplementação de L-arginina pode aumentar a vantagem competitiva sobre a ADMA para a produção de NO[78] e sobre a lisina para o transporte intracelular.[61]

Ingestão de proteína na dieta. Quando o consumo proteico é baixo e a ureagênese precisa ser desacelerada para poupar o nitrogênio, ativa-se uma via de controle alternativa. A arginase intestinal e a OTC são ativadas, resultando na conversão de arginina em citrulina. A citrulina recém-formada é liberada na veia porta, embora não seja captada pelo fígado, para facilitar o baixo influxo de arginina em direção a esse órgão. Subsequentemente, a citrulina é convertida de volta em arginina no rim. Por limitarem a ureagênese, a arginina e outros aminoácidos são poupados e ficam disponíveis na periferia para a síntese de proteína muscular.[8,9,30]

Glutamina na dieta ou seu dipeptídeo. Esta é uma fonte efetiva de arginina através da via de glutamina-citrulina-arginina, sendo mais eficaz quando administrada por via enteral do que parenteral.[47,79]

Insulina induzida pela dieta. A secreção desse hormônio induzida pela dieta estimula a produção de NO nas células endoteliais, por aumentar a produção da nicotinamida adenina dinucleotídeo fosfato reduzida (NADPH) e da tetra-hidrobiopterina (BH_4) nas células mencionadas, um processo que pode modular o fluxo sanguíneo tecidual.[80]

Produtos bacterianos

Os produtos bacterianos, como endotoxinas bacterianas, podem influenciar o transportador de arginina e, subsequentemente, afetar a atividade da NOS.[81,82] As citocinas inflamatórias podem suprarregular os transportadores de arginina CAT-2,[81,82] mas sub-regular os transportadores de arginina CAT-1.[82] Em consequência disso, o transporte de arginina até a NOS-2 é aumentado, enquanto o transporte até a NOS-3 é diminuído. Como os macrófagos e as bactérias expressam a arginase, isso pode ser um mecanismo por meio do qual os patógenos infecciosos desativam um importante ramo efetor da resposta imune localmente e prolongam sua própria sobrevida.[83] A depleção de arginina dependente da arginase em macrófagos estimulados por gamainterferona/LPS provoca uma sub-regulação da proteína NOS-2 mediada pela citocina anti-inflamatória IL-13, o que pode subsequentemente ser restabelecida pela administração de L-arginina.[83]

Manipulação farmacológica da produção e da sinalização de óxido nítrico

Doadores de NO, como nitroglicerina, são bem-conhecidos e utilizados como vasodilatadores para o tratamento de problemas do coração, como angina de peito e insuficiência cardíaca crônica. Também foram desenvolvidos inibidores da NOS, mas nenhum desses agentes é utilizado atualmente na prática clínica para qualquer distúrbio. A principal razão é que os inibidores da NOS, como L-nitro-monometilarginina (L-NMMA) ou L-nitro-arginina-metilester (L-NAME) não são específicos de isoformas da NOS e, consequentemente, isso limita sua aplicabilidade terapêutica. Inibidores mais específicos, sobretudo da NOS-2, ainda estão na fase de ensaio clínico, com aplicação potencial em doenças inflamatórias. Outras opções terapêuticas recentes sob desenvolvimento têm como alvo a guanilato fosfato cíclico ou o cofator BH_4 limitante da velocidade.[84]

Avaliação do nível e do metabolismo de nutrientes

As vias metabólicas podem ser mensuradas com o uso de marcadores substitutos ou indiretos ou de marcadores diretos de fluxos metabólicos reais.

Marcadores substitutos ou indiretos

Os marcadores metabólicos substitutos podem incluir concentrações e níveis plasmáticos de enzimas envolvidas nas vias metabólicas ou seus metabólitos. Como esses marcadores não mensuram diretamente a síntese ou a utilização, eles podem ser considerados como indicadores indiretos.

Concentrações plasmáticas de arginina e citrulina

A concentração plasmática de arginina está normalmente na faixa de 80 a 100 μM em estado pós-absortivo.[85] Para a citrulina, a concentração pós-absortiva normal está na faixa de 25 a 40 μM.[10,85] No estado alimentado, os níveis plasmáticos de arginina aumentam, dependendo também do conteúdo desse aminoácido na dieta, enquanto os níveis plasmáticos de citrulina variam menos entre os estados pós-absortivo e alimentado. A cromatografia líquida de alto desempenho é o método analítico mais comumente aplicado para as análises de aminoácidos, utilizando a troca de íons ou a cromatografia em coluna de fase reversa.[10]

Enzimas metabólicas da arginina

A expressão gênica de enzimas específicas ou a atividade enzimática em células de vários órgãos indica a capacidade máxima das enzimas em converter um substrato em produto. Contudo, isso não fornece a taxa de conversão real de substrato em produto. Embora a relevância de isoformas de enzimas específicas (p. ex., em relação à NOS) possa ser explorada, apenas a mensuração da taxa de conversão real em concentrações relevantes dá uma explicação exaustiva e uma visão completa a respeito. Em contrapartida, a inibição da atividade das enzimas ou o uso de animais *knockout* com alguma deficiência enzimática específica pode representar um meio alternativo de obter uma visão metabólica sobre o papel de enzimas específicas.

Metabólitos (óxido nítrico, nitrato e nitrito)

A meia-vida do NO no sangue é muito curta (< 1 segundo) em função de alguns fatores, como (a) a rápida oxidação pela oxi-hemoglobina em nitrato e nitrito (cumulativamente indicados como NOx), (b) a ligação do NO a várias estruturas celulares ou (c) a varredura do NO. Portanto, o NO *in vivo* é frequentemente mensurado como a concentração de seus metabólitos (NOx) como um indicador substituto da produção de NO.[86] Os NOx podem ser mensurados no plasma ou dentro de células, como neutrófilos polimorfonucleares,[87] ou na saliva, onde se derivam parcialmente da produção bacteriana de NO na cavidade oral.[88] A análise dos NOx está amplamente disponível, além de ser um método relativamente fácil; no entanto, essa análise pode ser tendenciosa por fatores como ingestão de nitrato na dieta, taxa de depuração renal, ou produção bacteriana (intestino). Para uma revisão da análise de NOx, consultar Bryan e Grisham.[89] A mensuração do NO no ar exalado também é relativamente fácil, sendo utilizada como um marcador de inflamação pulmonar. Entretanto, a configuração do perfil do NO exalado é afetada pela variabilidade na ventilação e na produção desse óxido nítrico, o que pode afetar a interpretação fisiológica.[90]

Mensuração direta por técnicas de isótopos

Um método mais sofisticado e mais direto é a mensuração das taxas de produção e desaparecimento pelo uso de isótopos de arginina e citrulina marcados com carbono, hidrogênio ou nitrogênio estável e pela amostragem de sangue arterial ou arterializado para a mensuração de enriquecimentos de isótopos. A mistura de aminoácidos marcados com isótopos precisa ser feita com cuidado, sobretudo quando várias vias metabólicas são mensuradas ao mesmo tempo. Todavia, essa abordagem também requer técnicas analíticas mais avançadas, como a combinação de cromatografia líquida ou gasosa e espectrometria de massa para mensurar os enriquecimentos isotópicos.[91,92] Os detalhes expostos aqui são limitados à produção de arginina, citrulina e NO por via direta e não descrevem outras vias metabólicas como metabolismo proteico.[92]

Produção de arginina e citrulina

A produção de arginina e de citrulina pode ser mensurada como a taxa corporal total do aparecimento (R_a) de arginina e citrulina, respectivamente. Utilizando uma infusão intravenosa constante de arginina ou citrulina marcada e assumindo um modelo de *pool* único, é possível calcular a R_a durante o estado estacionário de isótopos quando o enriquecimento isotópico plasmático permanece estável.[92]

Produção *de novo* da arginina a partir da citrulina. Isso pode ser mensurado como a conversão de citrulina marcada com isótopo estável em arginina (p. ex., L-[ureído-^{13}C-$^{2}H_2$]-citrulina em L-[^{13}C-guanidino-$^{2}H_2$]-arginina). A infusão simultânea de uma arginina (diferentemente) marcada possibilita o cálculo da produção absoluta *de novo* da arginina a partir da citrulina.[5,24]

Utilização de arginina

Produção de óxido nítrico. A produção de NO pode ser mensurada como a conversão de arginina marcada com isótopo estável administrado por via intravenosa ou oral (p. ex., L-[guanidino-$^{15}N_2$-$^{2}H_2$]- ou L-[guanidino-$^{15}N_2$]-arginina) em metabólitos de NO marcado (^{15}NOx). Os ^{15}NOx podem ser mensurados na urina por amostragem em um determinado período de tempo, com correção pela excreção de creatinina após infusão de traçador em bólus.[77,93,94] Alternativamente, a taxa sintética fracionada ou absoluta pode ser mensurada no plasma ou no sangue total durante a infusão de traçador de arginina em estado estacionário.[95,96] Outra abordagem consiste na mensuração da conversão de arginina marcada em citrulina (p. ex., L-[ureído-^{15}N-$^{2}H_2$]- ou L-[ureído-^{15}N]-citrulina), o que é produzida de forma estequiométrica com NO. A infusão simultânea de citrulina marcada (p. ex., L-[ureído-^{13}C]- ou L-[ureído-^{13}C-$^{2}H_2$]-citrulina) e amostragem de sangue arterial (ou arterializado) possibilita o cálculo da taxa absoluta de produção corporal total do NO.[20] Outras combinações de marcas são possíveis. Além das mensurações em humanos saudáveis, esse método pode ser aplicado em várias condições clínicas, inclusive em neonatos[97] e pacientes adultos [98,99] e também em modelos animais.[50,100] No entanto, existem discrepâncias entre a produção de NO mensurada pelos NOx e isótopos estáveis e, por isso, questiona-se a validade das técnicas. Uma elevação nos NOx sem aumento concomitante na produção de NO (mensurada com isótopos estáveis)[98,99] pode se originar de uma alteração na função renal, mudanças do volume extracelular ou conversão tardia de NO em nitrato. Por outro lado, a produção de NO mensurada pelos isótopos estáveis pode não ser responsável pela possível compartimentalização intracelular ou orgânica e, dessa forma, talvez subestime a produção de NO.[24] Portanto, a produção de NO mensurada com isótopos estáveis provavelmente representa uma produção mínima desse óxido nítrico, embora as taxas de produção relatadas variem entre 0,15 e 2,2 μmol/kg/hora em indivíduos saudáveis, entre 0,14 e 0,25 μmol/kg/hora em gestantes e entre 0,20 e 0,80 μmol/kg/hora em pacientes com sepse.[24,98,99,101] Diferenças em isótopos, equações e técnicas analíticas podem constituir a base dessa variação, embora possam dificultar a comparação dos valores absolutos da produção de NO entre os estudos.

Síntese de ureia. A síntese de ureia a partir da arginina pode ser mensurada como a conversão da arginina marcada em ureia (p. ex., L-[guanidino-$^{15}N_2$-$^{2}H_2$]- ou L-[guanidino-$^{15}N_2$]-arginina em $^{15}N_2$-ureia). Essa conversão pode ser ainda mais quantificada pela infusão simultânea de uma ureia diferentemente marcada com isótopo (p. ex., ^{13}C-ureia).[99]

Metabolismo e função na doença

Arginina e óxido nítrico

Em vários estados patológicos, o metabolismo de arginina é alterado tanto no que diz respeito à síntese como em relação ao catabolismo. Essa alteração pode resultar em um desequilíbrio entre as vias metabólicas e alteração do nível sanguíneo da arginina em jejum, o que é mantido sob homeostase em condições saudáveis. Além disso, esse metabolismo alterado tem consequências funcionais. Alterações hemodinâmicas resultantes de disfunção endotelial (p. ex., mudanças na pressão arterial, especialmente hipertensão, e microcirculação) e alterações imunológicas são bem conhecidas.

Comparados com indivíduos saudáveis, os níveis plasmáticos de arginina encontram-se diminuídos em pacientes sob estresse metabólico,[102] mas a diminuição é mais acentuada naqueles com sepse.[103-105] Contudo, os níveis de outros aminoácidos, além da arginina, também podem diminuir.[104,106,107] Em casos de sepse, a concentração plasmática mais baixa de arginina foi relacionada com a pior taxa de sobrevida.[103] Em adultos saudáveis submetidos a uma dieta pobre em arginina, os níveis plasmáticos desse aminoácido apresentam-se reduzidos, embora isso seja associado a um catabolismo diminuído de arginina enquanto se mantém a produção *de novo* desse aminoácido.[52,70,71] Em estados patológicos, no entanto, essa via intestinal-renal que resulta na síntese *de novo* da arginina a partir da citrulina pode ficar comprometida,[99] como nos casos atribuídos, por exemplo, à insuficiência intestinal ou renal,[15,105,108] contribuindo com isso para a redução da arginina no plasma.[16,21,109,110] Nas vias de síntese da arginina, um aumento na degradação proteica pode mascarar o declínio na arginina a partir da síntese *de novo*, com subsequente manutenção da produção total desse aminoácido, conforme observado, por exemplo, em pacientes sépticos.[105,111]

Nas vias catabólicas da arginina, podem ocorrer um aumento na síntese proteica (p. ex., para proteínas de fase aguda) e uma alteração na ativação enzimática, conforme constatados em casos de sepse. No que diz respeito às enzimas, essas alterações podem ser específicas a isoformas, demonstradas por um aumento na atividade da NOS-2 com sub-regulação de outras isoformas da NOS durante a ocorrência de sepse.[112-116] Esse processo pode reduzir a enzima responsável pela produção do NO de forma específica, com produção global diminuída desse óxido nítrico.[98,99] Os níveis de ADMA ficam elevados em pacientes criticamente enfermos e são considerados como um fator causal no desenvolvimento de falência múltipla de órgãos com fluxo sanguíneo comprometido.[65,68] A elevação dos níveis de ADMA também é um fator de risco forte e independente para mortalidade na unidade de terapia intensiva.[66] O aumento na depuração da arginina plasmática[98] também pode se originar de uma atividade acentuada da arginase e, subsequentemente, talvez diminua a disponibilidade da arginina para outras vias catabólicas. Além disso, observa-se uma oxidação elevada da arginina durante o episódio de sepse em pacientes pediátricos,[111] indicando o aumento na utilização desse aminoácido como fonte de energia nessas crianças.

Citrulina

O metabolismo da citrulina, que envolve tanto sua produção endógena como sua conversão em arginina, pode ser alterado em estados de doença, com uma mudança na citrulina plasmática. Relacionada com sua origem metabólica, a concentração de citrulina no plasma também reflete a função metabólica intestinal e, portanto, é um marcador potencial da massa e da função dos enterócitos.[117] Isso se baseia nos níveis reduzidos de citrulina, observados pela primeira vez em pacientes com síndrome do intestino curto[7] e doença celíaca com atrofia vilosa[118] e, mais tarde, relatados em pacientes submetidos à radioterapia abdominal, como potenciais marcadores de dano intestinal relacionado com o tratamento e perda de células epiteliais.[119-121] Ademais, observa-se uma redução na citrulina plasmática em distúrbios do ciclo da ureia (p. ex., deficiência de OTC),[10] sepse[99] e vírus da imunodeficiência humana (HIV).[122] Em infecção por HIV, foi sugerido um baixo nível de citrulina (< 22 μmol/L) como um indicador da necessidade de nutrição parenteral em pacientes com infecções intestinais concomitantes ou enteropatia por HIV.[122] Um aumento na concentração plasmática da citrulina, por outro lado, pode ser causado por insuficiência renal.[123]

A diminuição na produção e na disponibilidade da citrulina compromete a produção *de novo* da arginina e a subsequente produção de NO, conforme demonstrado em camundongos geneticamente modificados, que expressam apenas 5 a 10% de atividade da OTC.[50,100] A deficiência de OTC é caracterizada por níveis plasmáticos elevados de glutamina e amônia, mas reduzidos de citrulina e arginina.[124,125] Além disso, os sinais manifestos (evidentes) de doença nesses camundongos sob condições normais ficam limitados a retardo do crescimento, pele e pelos anormais, hiperamonemia e déficit cognitivo.[125,126] Em seres humanos, a deficiência de OTC é relativamente incomum (1 em cada 80.000 nascimentos), mais pronunciada em pacientes do sexo masculino, e dominante ou recessiva, dependendo da mutação envolvida.[10]

Deficiência e suplementação

O consumo alimentar diminuído em estados patológicos ou a subnutrição pode resultar em deficiência e aumentar a necessidade nutricional. Em casos de doença, o comprometimento da absorção intestinal[27] e da função orgânica, como disfunção intestinal[10] ou renal,[123] pode comprometer ainda mais o metabolismo e a disponibilidade da citrulina e da arginina.

Arginina

Com base em suas funções pluripotentes, a arginina é usada na suplementação nutricional de pacientes submetidos à cirurgia, acometidos por queimaduras e portadores de sepse ou câncer, a fim de beneficiar a regulação da pressão arterial, a cicatrização de feridas, a imunomodulação ou como um estímulo anabólico. Contudo, os benefícios da arginina nessas condições não são uniformemente comprovados ou aceitos. Em estudos clínicos, foi empregada uma ingestão de arginina que varia entre 3 g/dia e > 100 g/dia. Doses únicas de 3 a 8 g parecem ser seguras e, raramente, provocam eventos adversos;[78] no entanto, doses únicas superiores a 9 g, especialmente quando fazem parte de um esquema posológico diário maior que 30 g, podem ser associadas a desconforto gastrintestinal, náusea e diarreia (osmótica).[128] Esses efeitos resultam da secreção de água e eletrólitos induzida por L-arginina e mediada pelo NO, o que atua como um absorbagogo em níveis baixos e como um secretagogo em níveis altos.[128]

Em casos de sepse humana, a arginina sempre é suplementada em uma mistura de aminoácidos e outros nutrientes, mas nunca como um aminoácido isolado. Em pacientes com sepse, essa abordagem é conhecida como imunonutrição.[129-132] Foram publicados vários trabalhos de revisão e opinião sobre seu uso,[133-140], mas as conclusões sobre os benefícios e possíveis usos em sepse variam. Os efeitos benéficos da suplementação de arginina foram observados em pacientes com anemia falciforme e hipertensão pulmonar na prevenção de lesão glomerular relacionada com a idade, na reversão de vasodilatação comprometida em adultos hipercolesterolêmicos clinicamente assintomáticos e na melhora da cicatrização de feridas.[141-145] Um conjunto crescente de evidências indica que a suplementação de arginina é benéfica nos estados de saúde e doença, bem como no crescimento, podendo representar uma terapia nova e eficaz para obesidade, diabetes e síndrome metabólica.[4]

Citrulina: uma fonte alternativa de arginina ou um "aminoácido independente"?

Em adultos saudáveis submetidos a uma única dose oral de 2, 5, 10 ou 15 g de citrulina, os pesquisadores demonstraram que (a) a administração de citrulina em curto prazo era segura e bem tolerada, (b) a citrulina é um precursor muito potente da arginina e da ornitina, (c) os níveis plasmáticos de insulina e do hormônio de crescimento não eram afetados pela administração de citrulina e (d) a excreção urinária de citrulina permanecia baixa (< 5%) mesmo em doses altas.[146] Sob doses mais elevadas, a citrulina se acumulava no plasma, enquanto os níveis de arginina aumentavam menos do que o esperado, sugerindo com isso uma possível saturação da conversão renal de citrulina em arginina.[146] Outra fonte de citrulina utilizada em algumas aplicações é o malato de citrulina, administrado também como um tratamento contra astenia em hiperamonemia, para reduzir os níveis de amônia com rapidez.[10]

Como um substrato para a produção *de novo* da arginina, a suplementação de citrulina pode restabelecer o equilíbrio e o metabolismo da arginina, incluindo a produção de NO e as funções relacionadas. Foi demonstrado que a citrulina seria um substituto em potencial para restaurar a produção de NO em um modelo *in vitro* de macrófagos privados de arginina, enquanto a glutamina interferia na produção de NO mediada por citrulina.[54] Portanto, em condições de inflamação aguda ou crônica com deficiência de arginina, a suplementação de citrulina pode ser um meio eficaz de restabelecer a produção de NO.[8] Na anemia falciforme, a suplementação oral de citrulina pode manter elevados os níveis mais altos de arginina e contagens de leucócitos totais/neutrófilos quase normais e, por isso, pode ser uma terapia paliativa útil.[147]

A suplementação de citrulina é capaz de restabelecer o balanço nitrogenado e gerar grandes quantidades de arginina em ratos com síndrome do intestino curto, além de aumentar o conteúdo (+20%) e a síntese (+90%) de proteínas na musculatura, em ratos desnutridos idosos.[148,149] Esses achados sugerem que a citrulina pode desempenhar um papel fundamental na manutenção da homeostase proteica. A determinação dos mecanismos subjacentes envolvidos na ação da citrulina é importante para o desenvolvimento de novas estratégias nutricionais em pacientes desnutridos com funções intestinais comprometidas[8,9] e em pessoas idosas com sarcopenia.[10]

Agradecimentos

O projeto descrito foi apoiado pelo número de prêmio R01GM084447 do National Institute of General Medical Sciences (Instituto Nacional de Ciências Médicas Gerais) para Nicolaas Deutz e Robert Wolfe, bem como pelo número de prêmio DK-62363 para Letícia Castillo. O conteúdo é de nossa exclusiva responsabilidade e não representa necessariamente as visões oficiais do National Institute of General Medical Sciences ou do National Institutes of Health (Instituto Nacional de Saúde).

Não temos publicações para relatar. Y.C. Luiking é funcionário da Danone Research na Holanda.

Referências bibliográficas

1. Moncada S, Radomski MW, Palmer RM. Biochem Pharmacol 1988;37:2495–501.
2. Palmer RM, Ashton DS, Moncada S. Nature 1988;333:664–6.
3. Morris SM Jr. J Nutr 2007;137:1602S–9S.
4. Wu G, Bazer FW, Davis TA et al. Amino Acids 2009;37:153–68.
5. Luiking YC, Engelen MPKJ, Deutz NEP. Curr Opin Clin Nutr Metab Care 2010;13:97–104.
6. Windmueller HG, Spaeth AE. Am J Physiol 1981;241:E473–80.
7. Crenn P, Coudray-Lucas C, Thuillier F et al. Gastroenterology 2000;119:1496–505.
8. Cynober L, Moinard C, De Bandt JP. Clin Nutr 2010;29:545–51.
9. Moinard C, Cynober L. J Nutr 2007;137:1621S–5S.
10. Curis E, Nicolis I, Moinard C et al. Amino Acids 2005;29:177–205.

11. Curis E, Crenn P, Cynober L. Curr Opin Clin Nutr Metab Care 2007;10:620–6.
12. Cynober L. J Nutr 2007;137;1646S–9S.
13. Tizianello A, De Ferrari G, Garibotto G et al. J Clin Invest 1980; 65:1162–73.
14. Featherston WR, Rogers QR, Freedland RA. Am J Physiol 1973; 224:127–9.
15. Dhanakoti SN, Brosnan JT, Herzberg GR et al. Am J Physiol 1990;259:E437–42.
16. van de Poll MCG, Soeters PB, Deutz NEP et al. Am J Clin Nutr 2004;79:185–97.
17. Yu YM, Burke JF, Tompkins RG et al. Am J Physiol 1996;271: E1098–109.
18. van de Poll MC, Siroen MP, van Leeuwen PA et al. Am J Clin Nutr 2007;85:167–72.
19. Ligthart-Melis GC, van de Poll MC, Boelens PG et al. Am J Clin Nutr 2008;87:1282–9.
20. Castillo L, Beaumier L, Ajami AM et al. Proc Natl Acad Sci U S A 1996;93:11460–5.
21. Dejong CH, Welters CF, Deutz NE et al. Clin Sci (Colch) 1998; 95:409–18.
22. Urschel KL, Shoveller AK, Uwiera RR et al. J Nutr 2006;136:1806–13.
23. Bertolo RF, Burrin DG. J Nutr 2008;138:2032S–9S.
24. Luiking YC, Deutz NE. Curr Opin Clin Nutr Metab Care 2003;6:103–8.
25. Morris SM Jr. J Nutr 2004;134:2743S–7S; discussion 65S–67S.
26. Flynn NE, Meininger CJ, Haynes TE et al. Biomed Pharmacother 2002;56:427–38.
27. Wu G, Morris SM Jr. Biochem J 1998;336:1–17.
28. Jenkinson CP, Grody WW, Cederbaum SD. Comp Biochem Physiol B Biochem Mol Biol 1996;114:107–32.
29. Morris SM Jr. Br J Pharmacol 2009;157:922–30.
30. Cynober L. Gut 1994;35:S42–5.
31. Schaffer MR, Tantry U, Thornton FJ et al. Eur J Surg 1999;165: 262–7.
32. Castillo L, Chapman TE, Yu YM et al. Am J Physiol 1993; 265:E532–9.
33. Knowles RG, Moncada S. Biochem J 1994;298:249–58.
34. Moncada S, Higgs A. N Engl J Med 1993;329:2002–12.
35. Titheradge MA. Biochim Biophys Acta 1999;1411:437–55.
36. Groeneveld AB, Hartemink KJ, de Groot MC et al. Shock 1999; 11:160–6.
37. Nakae H, Endo S, Kikuchi M et al. Surg Today 2000;30:683–8.
38. Groeneveld PH, Kwappenberg KM, Langermans JA et al. Cytokine 1997;9:138–42.
39. Reynolds JV, Daly JM, Zhang S et al. Surgery 1988;104:142–51.
40. Daly JM, Reynolds J, Sigal RK et al. Crit Care Med 1990;18:S86–93.
41. Li P, Yin YL, Li D et al. Br J Nutr 2007;98:237–52.
42. Visek WJ. J Nutr 1986;116:36–46.
43. Windmueller HG, Spaeth AE. J Biol Chem 1974;249:5070–9.
44. Deutz NE. Clin Nutr 2008;27:321–7.
45. Boelens PG, Melis GC, van Leeuwen PA et al. Am J Physiol Endocrinol Metab 2006;291:E683–90.
46. Boelens PG, van Leeuwen PA, Dejong CH et al. Am J Physiol Gastrointest Liver Physiol 2005;289:G679–85.
47. Ligthart-Melis GC, van de Poll MC, Dejong CH et al. JPEN J Parenter Enteral Nutr 2007;31:343–48; discussion 9–50.
48. van de Poll MC, Ligthart-Melis GC, Boelens PG et al. J Physiol 2007;581:819–27.
49. Marini JC, Didelija IC, Castillo L et al. Am J Physiol Endocrinol Metab 2010;299:E69–79.
50. Marini JC, Erez A, Castillo L et al. Am J Physiol Endocrinol Metab 2007;293:E1764–71.
51. Flam BR, Eichler DC, Solomonson LP. Nitric Oxide 2007;17: 115–21.
52. Castillo L, Chapman TE, Sanchez M et al. Proc Natl Acad Sci U S A 1993;90:7749–53.
53. Castillo L, Sanchez M, Vogt J et al. Am J Physiol 1995;268:E360–7.
54. Bryk J, Ochoa JB, Correia MI et al. JPEN J Parenter Enteral Nutr 2008;32:377–83.
55. Akashi K, Miyake C, Yokota A. FEBS Lett 2001;508:438–42.
56. Heys SD, Gardner E. J R Coll Surg Edinb 1999;44:283–93.
57. King DE, Mainous AG 3rd, Geesey ME. Nutr Res 2008; 28:21–4.
58. Cynober LA. Nutrition 2002;18:761–6.
59. Wu GY, Brosnan JT. Biochem J 1992;281:45–8.
60. McDonald KK, Zharikov S, Block ER et al. J Biol Chem 1997;272:31213–6.
61. Luiking YC, Deutz NE. J Nutr 2007;137:1662S–8S.
62. Bansal V, Ochoa JB. Curr Opin Clin Nutr Metab Care 2003;6:223–8.
63. Li H, Meininger CJ, Hawker JR Jr et al. Am J Physiol Endocrinol Metab 2001;280:E75–82.
64. Leiper J, Vallance P. Cardiovasc Res 1999;43:542–8.
65. Cooke JP. Arterioscler Thromb Vasc Biol 2000;20:2032–7.
66. Nijveldt RJ, Teerlink T, Van Der Hoven B et al. Clin Nutr 2003;22:23–30.
67. Nijveldt RJ, Teerlink T, Siroen MP et al. Clin Nutr 2003;22:17–22.
68. Nijveldt RJ, Teerlink T, van Leeuwen PA. Clin Nutr 2003; 22:99–104.
69. Cynober L, Le Boucher J, Vasson MP. Nutritional Biochemistry 1995;6:402–13.
70. Castillo L, Sanchez M, Chapman TE et al. Proc Natl Acad Sci U S A 1994;91:6393–7.
71. Tharakan JF, Yu YM, Zurakowski D et al. Clin Nutr 2008;27:513–22.
72. Hallemeesch MM, Cobben DC, Soeters PB et al. Clin Nutr 2002;21:111–7.
73. Hallemeesch MM, Soeters PB, Deutz NE. Am J Physiol Renal Physiol 2002;282:F316–23.
74. Mitchell JA, Gray P, Anning PD et al. Eur J Pharmacol 2000;389:209–15.
75. Morris SM Jr, Billiar TR. Am J Physiol 1994;266:E829–39.
76. Bune AJ, Shergill JK, Cammack R et al. FEBS Lett 1995:366: 127–30.
77. Mariotti F, Huneau JF, Szezepanski I et al. J Nutr 2007;137:1383–9.
78. Boger RH. J Nutr 2007;137:1650S–5S.
79. Ligthart-Melis GC, van de Poll MC, Vermeulen MA et al. Am J Clin Nutr 2009;90:95–105.
80. Wu G, Meininger CJ. Biofactors 2009;35:21–7.
81. Reade MC, Clark MF, Young JD et al. Clin Sci (Lond) 2002; 102:645–50.
82. Schwartz D, Schwartz IF, Gnessin E et al. Am J Physiol Renal Physiol 2003;284:F788–95.
83. El-Gayar S, Thuring-Nahler H, Pfeilschifter J et al. J Immunol 2003;171:4561–8.
84. Domenico R. Curr Pharm Des 2004;10:1667–76.
85. Van Eijk HM, Dejong CH, Deutz NE et al. Clin Nutr 1994;13:374–80.
86. Kelm M. Biochim Biophys Acta 1999;1411:273–89.
87. Sureda A, Cordova A, Ferrer MD et al. Free Radic Res 2009;43: 828–35.
88. Sato EF, Choudhury T, Nishikawa T et al. J Clin Biochem Nutr 2008; 42:8–13.
89. Bryan NS, Grisham MB. Free Radic Biol Med 2007;43:645–57.
90. Suresh V, Shelley DA, Shin HW et al. J Appl Physiol 2008;104:1743–52.
91. van Eijk HM, Luiking YC, Deutz NE. J Chromatogr B Analyt Technol Biomed Life Sci 2007;851:172–85.
92. Wolfe RR, Chinkes DL. Isotope Tracers in Metabolic Research: Principles and Practice of Kinetic Analysis. 2nd ed. Hoboken, NJ: John Wiley, 2004.
93. Blouet C, Mariotti F, Mathe V et al. Exp Biol Med (Maywood) 2007;232:1458–64.

94. Magne J, Huneau JF, Delemasure S et al. Nitric Oxide 2009;21:37–43.
95. Jahoor F, Badaloo A, Villalpando S et al. Am J Clin Nutr 2007; 86: 1024–31.
96. Tessari P, Coracina A, Puricelli L et al. Am J Physiol Endocrinol Metab 2007;293:E776–82.
97. Urschel KL, Rafii M, Pencharz PB et al. Am J Physiol Endocrinol Metab 2007;293:E811–8.
98. Kao CC, Bandi V, Guntupalli KK et al. Clin Sci (Lond) 2009; 117:23–30.
99. Luiking YC, Poeze M, Ramsay G et al. Am J Clin Nutr 2009;89: 142–52.
100. Luiking YC, Hallemeesch MM, van de Poll MC et al. Am J Physiol Endocrinol Metab 2008;295:E1315–22.
101. Kurpad AV, Kao C, Dwarkanath P et al. Eur J Clin Nutr 2009; 63:1091–7.
102. Vente JP, von Meyenfeldt MF, van Eijk HM et al. Ann Surg 1989; 209:57–62.
103. Freund H, Atamian S, Holroyde J et al. Ann Surg 1979;190:571–6.
104. Milewski PJ, Threlfall CJ, Heath DF et al. Clin Sci (Lond) 1982; 62:83–91.
105. Luiking YC, Steens L, Poeze M et al. Clin Nutr 2003;22(Suppl 1):S26.
106. Garcia-Martinez C, Llovera M, Lopez-Soriano FJ et al. Cell Mol Biol (Noisy-le-grand) 1993;39:537–42.
107. Bruins MJ, Lamers WH, Meijer AJ et al. Br J Pharmacol 2002;137: 1225–36.
108. Prins HA, Nijveldt RJ, Gasselt DV et al. Kidney Int 2002;62:86–93.
109. Evoy D, Lieberman MD, Fahey TJ 3rd et al. Nutrition 1998;14:611–7.
110. Wakabayashi Y, Yamada E, Yoshida T et al. J Biol Chem 1994; 269:32667–71.
111. Argaman Z, Young VR, Noviski N et al. Crit Care Med 2003; 31: 591–7.
112. Kirkeboen KA, Strand OA. Acta Anaesthesiol 1999;43:275–88.
113. Beach PK, Spain DA, Kawabe T et al. J Surg Res 2001;96:17–22.
114. Hallemeesch MM, Janssen BJA, De Jonge WJ et al. Am J Physiol Endocrinol Metab 2003;285:E871–5.
115. Malmstrom RE, Bjorne H, Oldner A et al. Shock 2002;18:456–60.
116. Helmer KS, West SD, Shipley GL et al. Gastroenterology 2002;123:173–86.
117. Crenn P, Messing B, Cynober L. Clin Nutr 2008;27:328–39.
118. Crenn P, Vahedi K, Lavergne-Slove A et al. Gastroenterology 2003; 124:1210–9.
119. Lutgens LC, Deutz N, Granzier-Peeters M et al. Int J Radiat Oncol Biol Phys 2004;60:275–85.
120. Lutgens LC, Blijlevens NM, Deutz NE et al. Cancer 2005;103:191–9.
121. Lutgens L, Lambin P. World J Gastroenterol 2007;13:3033–42.
122. Crenn P, De Truchis P, Neveux N et al. Am J Clin Nutr 2009; 90:587–94.
123. Ceballos I, Chauveau P, Guerin V et al. Clin Chim Acta 1990; 188:101–8.
124. Yudkoff M, Daikhin Y, Nissim I et al. J Clin Invest 1996;98:2167–73.
125. Batshaw ML, Yudkoff M, McLaughlin BA et al. Gene Ther 1995;2: 743–9.
126. Marini JC, Lee B, Garlick PJ. J Nutr 2006;136:1017–20.
127. Gardiner KR, Gardiner RE, Barbul A. Crit Care Med 1995;23: 1227–32.
128. Grimble GK. J Nutr 2007;137:1693S–701S.
129. Bower RH, Cerra FB, Bershadsky B et al. Crit Care Med 1995; 23: 436–49.
130. Atkinson S, Sieffert E, Bihari D. Crit Care Med 1998;26:1164–72.
131. Galban C, Montejo JC, Mesejo A et al. Crit Care Med 2000;28:643–8.
132. Bertolini G, Iapichino G, Radrizzani D et al. Intensive Care Med 2003;29:834–40.
133. McCowen KC, Bistrian BR. Am J Clin Nutr 2003;77:764–70.
134. Heyland DK, Novak F, Drover JW et al. JAMA 2001;286:944–53.
135. Suchner U, Heyland DK, Peter K. Br J Nutr 2002;87(Suppl 1): S121–32.
136. Koretz RL. Gastroenterology 1995;109:1713–4.
137. Heyland DK, Samis A. Intensive Care Med 2003;29:669–71.
138. Weimann A, Bastian L, Bischoff WE et al. Nutrition 1998; 14:165–72.
139. Georgieff M, Tugtekin IF. Kidney Int Suppl 1998;64:S80–3.
140. Heyland DK, Dhaliwal R, Drover JW et al. JPEN J Parenter Enteral Nutr 2003;27:355–73.
141. Reckelhoff JF, Kellum JA Jr, Racusen LC et al. Am J Physiol 1997; 272:R1768–74.
142. Morris CR, Morris SM Jr, Hagar W et al. Am J Respir Crit Care Med 2003;168:63–9.
143. Boger RH, Bode-Boger SM, Szuba A et al. Circulation 1998; 98:1842–7.
144. Gurbuz AT, Kunzelman J, Ratzer EE. J Surg Res 1998;74:149–54.
145. Barbul A, Lazarou SA, Efron DT et al. Surgery 1990;108:331–6; discussion 6–7.
146. Moinard C, Nicolis I, Neveux N et al. Br J Nutr 2008;99:855–62.
147. Waugh WH, Daeschner CW 3rd, Files BA et al. J Natl Med Assoc 2001;93:363–71.
148. Osowska S, Duchemann T, Walrand S et al. Am J Physiol Endocrinol Metab 2006;291:E582–6.
149. Osowska S, Moinard C, Neveux N et al. Gut 2004;53:1781–6.

Sugestões de leitura

Curis E, Nicolis I, Moinard C et al. Almost all about citrulline in mammals. Amino Acids 2005;29:177–205.

Cynober L, Moinard C, De Bandt JP. The 2009 ESPEN Sir David Cuthbertson. Citrulline: a new major signaling molecule or just another player in the pharmaconutrition game? Clin Nutr 2010;29:545–51.

Deutz NE. The 2007 ESPEN Sir David Cuthbertson Lecture: amino acids between and within organs. The glutamate-glutamine-citrulline-arginine pathway. Clin Nutr 2008;27:321–7.

Luiking YC, Engelen MP, Deutz NE. Regulation of nitric oxide production in health and disease. Curr Opin Clin Nutr Metab Care 2010;13:97–104.

Wu G, Bazer FW, Davis TA et al. Arginine metabolism and nutrition in growth, health and disease. Amino Acids 2009;37:153–68.

36 Alimentos funcionais e nutracêuticos na promoção de saúde*

John Milner, Cheryl Toner e Cindy D. Davis

A crença nos atributos medicinais dos alimentos tem direcionado a atenção para aqueles que podem trazer benefícios à saúde, benefícios estes que vão além do fornecimento de nutrientes essenciais. As ligações entre os assim chamados alimentos funcionais e a saúde continuam crescendo. No entanto, uma clara compreensão do impacto exercido pela exposição dietética sobre a saúde de indivíduos ainda está em evolução. É evidente que não existem alimentos ou componentes alimentares verdadeiramente milagrosos. Os alimentos funcionais precisam ser considerados no contexto dos outros constituintes da dieta, bem como da genética e das exposições ambientais do consumidor. Insultos ao corpo como calorias em excesso ou insuficientes, vírus, bactérias e toxinas ambientais podem influenciar a resposta biológica. Apesar disso, evidências de ensaios clínicos, observações epidemiológicas, modelos pré-clínicos e sistemas de cultura celular fornecem indícios quanto às consequências biológicas de cada alimento e seus componentes em função da quantidade e do tempo de exposição. Para tirar proveito de fatores existentes em células eucarióticas que influenciam o crescimento, o desenvolvimento e a prevenção de doenças, é preciso compreender os eventos genéticos e epigenéticos, bem como a regulação da transcrição, os alvos proteicos e a formação de sinais de pequeno peso molecular com maior clareza. Embora todos os alimentos e bebidas possam influenciar esses processos celulares essenciais, ainda precisam ser determinadas as circunstâncias sob as quais ocorrem os máximos benefícios. É extremamente complexo decifrar quem se beneficiará mais ou ficará sob risco decorrente do consumo de alimentos funcionais específicos, embora esses alimentos sejam promissores para influenciar a saúde e reduzir o risco de doenças em seres humanos.

Definição de alimentos funcionais

Os alimentos funcionais são aqueles que fornecem benefícios à saúde além da nutrição básica. Eles fazem mais do que simplesmente fornecer nutrientes, porque ajudam na manutenção da saúde e, com isso, diminuem o risco de doenças. Coletivamente, esses alimentos representam uma sequência contínua de itens que contêm ingredientes ou constituintes naturais em alimentos convencionais, fortificados, enriquecidos e reforçados. O termo veio à tona pela primeira vez no Japão nos anos 1980, quando foi concedida a aprovação governamental para os alimentos funcionais chamados Foods for Specified Health Use (FOSHU, Alimentos para Uso Específico em Saúde).[1] No Japão, um fabricante que deseja recorrer ao governo em busca de aprovação nos termos dos alimentos FOSHU precisa tabular e resumir todas as publicações disponíveis, bem como os relatos internos, que tratam da eficácia do produto e de seus ingredientes. O resumo deve incluir os estudos metabólicos e bioquímicos *in vitro*, assim como as investigações *in vivo* e os ensaios controlados randomizados em japoneses.[2] Desde os anos 1980, esse conceito foi adotado por muitos membros das comunidades científicas e leigas para promover uma alimentação saudável em todo o mundo.

A crença nos alimentos funcionais pelos consumidores é influenciada por múltiplos fatores, incluindo a ideia de que o "natural é bom", uma série de alegações de saúde e alegações de funções e estrutura e outras comunicações, a percepção de que a prevenção através do alimento é menos dispendiosa do que o uso de medicamentos ou outros tratamentos

*Abreviaturas: **DNT**, doença não transmissível; **DSHEA**, Dietary Supplement Health and Education Act (Lei sobre Educação e Saúde em Suplementos Alimentares); **FDA**, Food and Drug Administration (Agência Reguladora de Medicamentos e Alimentos dos Estados Unidos); **FDAMA**, Food and Drug Administration Modernization Act (Lei de Modernização da FDA); **FOSHU**, Foods for Specified Health Use (Alimentos para Uso Específico na Saúde); **FTC**, Federal Trade Commission (Comissão Federal de Comércio); **NLEA**, Nutrition Labeling and Education Act (Lei de Rotulagem e Educação Nutricionais); **SNP**, polimorfismo de nucleotídeo único.

clínicos, a convicção de que os efeitos colaterais são reduzidos nos alimentos em comparação aos agentes terapêuticos e a aceitação crescente de que uma dieta saudável promove o bem-estar geral e diminui o risco de doenças.[3-5] Esse conceito não é novo. Há quase 2.500 anos, Hipócrates, considerado por alguns como o pai da medicina ocidental, proclamou: "Que o alimento seja seu medicamento, e o medicamento, seu alimento".

Embora os consumidores pareçam se identificar com os alimentos que oferecem benefícios à saúde,[6] os efeitos positivos e negativos de constituintes alimentares bioativos específicos continuam atraindo a atenção da comunidade científica.[7-9] O estudo dos constituintes de alimentos bioativos está se tornando mais comum na literatura científica. Aproximadamente 3.000 publicações listadas no PubMed em 2011 foram encontradas pela busca do termo "alimentos funcionais". As provas da capacidade de alguns alimentos funcionais em afetar a saúde estão sendo elaboradas, mas a resposta varia, dependendo do modelo de estudo e de uma série de fatores discutidos com mais detalhes adiante. Os alimentos funcionais com os indícios mais fortes de uma resposta biológica estão retratados na Tabela 36.1.

Os primeiros alimentos funcionais nos Estados Unidos surgiram da adição de nutrientes pouco consumidos a alimentos ou ingredientes amplamente consumidos. Os exemplos incluem sal iodado para prevenir bócio e leite fortificado com vitamina D para evitar raquitismo. Hoje, produtos como suco de laranja fortificado com cálcio, pastas com ácidos graxos ômega-3, farinha enriquecida com folato e bebidas fortificadas com extrato de chá verde são apenas alguns exemplos de itens que se enquadram no leque de alimentos funcionais. Nem todos são itens novos, já que os alimentos fermentados como *kimchis** e iogurtes com bactérias vivas também são considerados como funcionais. Infelizmente, a definição de um alimento funcional é tão inclusiva que nada

Tabela 36.1 Alimentos funcionais com benefícios potenciais à saúde[a]

Alimento funcional com possível benefício à saúde	Ingrediente bioativo potencial
Soja	Genisteína, daidzeína, isoflavona
Tomate	Licopeno
Espinafre	Folato
Cogumelos	Betaglucanos
Brócolis	Sulforafano
Alho	Enxofre e alil
Frutos oleaginosos	Flavonoides
Peixe	Ácidos graxos ômega-3
Aveia e outros grãos	Fibra, betaglucano, flavonoides
Mirtilo	Polifenóis
Chá-verde	Catequinas

[a] Embora haja indícios consideráveis de que cada um desses elementos proporcione benefícios à saúde, nem todos parecem fornecer os mesmos benefícios; dessa forma, existe uma variabilidade significativa na literatura científica. Portanto, são necessários estudos de intervenção controlados que avaliem de forma adequada as alterações em biomarcadores-chave associados à saúde em função da exposição (concentração e tempo).

*N. T.: Prato coreano feito de repolho.

é excluído; desse modo, um "alimento verdadeiramente afuncional" parece não existir.

A indústria de alimento funcional, que consiste em setores de alimentos, bebidas e suplementos, continua passando por um crescimento incrível. A BCC Research, um recurso de pesquisa de mercado de alta qualidade, estimou que o mercado global de alimentos funcionais chegou a 176,7 bilhões de dólares em 2013. Embora os alimentos e suplementos sejam projetados para serem muito mais eficientes do que a média, o melhor crescimento pode ocorrer no setor de bebidas.[10] Esse tipo de crescimento é impulsionado não apenas pela inovação e por novos produtos que satisfaçam a demanda dos consumidores por opções de alimentos mais saudáveis, mas também por alegações que abrangem uma série de problemas de saúde.

Definição de nutracêuticos

Os nutracêuticos também estão recebendo maior reconhecimento por causa de sua ligação com a saúde. O termo em si é um jogo das palavras "nutrição" e "farmacêutico" e passa a imagem de um nutriente com ação semelhante a medicamento. O termo foi criado pelo Dr. Stephen L. DeFelice, fundador e presidente da Foundation for Innovation in Medicine (Fundação para Inovação em Medicina) em Mountainside, Nova Jersey. Tipicamente, tais produtos variam desde nutrientes isolados, suplementos alimentares e dietas específicas até alimentos geneticamente modificados, produtos herbáceos e alimentos processados. Os nutracêuticos são caracteristicamente considerados como componentes da medicina alternativa. Com o avanço das pesquisas, os nutracêuticos têm sido mais amplamente aceitos.[11]

Nos Estados Unidos, a Food and Drug Administration (FDA) é responsável pelos regulamentos e pela supervisão das alegações propostas pelos fabricantes para atribuir o conteúdo de nutrientes e a resposta biológica aos alimentos funcionais em termos de saúde ou função corporal. A FDA não reconhece oficialmente o termo "alimento funcional". Não obstante, esse órgão norte-americano regula esses alimentos de acordo com sua classificação em alimento convencional, aditivo alimentar, suplemento alimentar, alimento medicinal ou alimento para uso especial na dieta.[12]

Suplementos alimentares

Os suplementos alimentares são aqueles produtos que contêm nutrientes derivados de produtos alimentícios. Tipicamente, os suplementos são fornecidos de forma concentrada em formulação líquida ou cápsula, sendo destinados à suplementação da dieta. A *Dietary Supplement Health and Education Act* (DSHEA, Lei sobre Educação e Saúde em Suplementos Alimentares) de 1994 prestou esclarecimentos sobre os constituintes dos suplementos alimentares. Os ingredientes podem incluir vitaminas, minerais, ervas ou outros produtos botânicos (excluindo produtos de tabaco), aminoácidos e substâncias como enzimas, tecidos orgânicos, material glandular e metabólitos. Um suplemento alimentar também pode incluir extratos ou concentrados, fornecidos na forma de pós, comprimidos, cápsulas (simples ou gelatinosas) ou líquidos. As preocupações quanto à adequação do suprimento alimentar e os custos relacionados com cuidados de saúde, certamente, são fatores que têm fomentado o interesse pelo uso de suplementos na dieta. Infelizmente, as provas para apoiar os benefícios desses suplementos à saúde são escassas; além disso, há uma preocupação crescente sobre o fato de que a ingestão excessivamente zelosa desses suplementos possa ser nociva.[13] Com frequência, os termos *nutracêuticos, alimentos funcionais, componentes alimentares bioativos* e *suplementos alimentares* são utilizados de forma intercambiável; por essa razão, fica difícil separar esses compostos em termos de definição e consequências biológicas.

Controladores de alimentos funcionais e nutracêuticos

Doenças não transmissíveis (DNT), incluindo câncer, doença cardiovascular, diabetes e síndrome metabólica, respondem por 60% de todos os óbitos em âmbito mundial.[14] Em países de baixa e média renda, a prevalência de DNT está crescendo à medida que esses países passam por melhorias socioeconômicas.[15] A United Nations General Assembly (Assembleia Geral das Nações Unidas) concordou com a necessidade de se realizar uma reunião de cúpula internacional para enfrentar o desafio das DNT, especialmente em países de baixa e média renda.[16] O aumento nas DNT está ligado à adoção de um estilo de vida ocidental. Essa descoberta está em conformidade com o princípio fundamental da vida que conserva a geração de novas variações genéticas por estímulos vindos do ambiente durante a embriogênese, com consequências drásticas para o desenvolvimento.[17] Até 2030, espera-se que as mortes anuais resultantes de DNT crônicas em todo o mundo aumentem para 52 milhões, enquanto aquelas causadas por doenças infecciosas, problemas maternos e perinatais, além de deficiências nutricionais, supostamente declinem para cerca de 7 milhões.[18]

Indícios consideráveis sugerem que alterações nos processos de desenvolvimento no útero e na infância possam ter influência sobre o risco de doenças ao longo da vida, inclusive sobre a função cardiovascular e metabólica.[19-21] Esses fatores precipitantes parecem ser hereditários ou pelo menos ter um componente familiar de suscetibilidade, já que inúmeras DNT, como alergias, doença cardiovascular e obesidade, podem ser propagadas através das gerações.[22-25]

Alegações sobre alimentos funcionais, nutracêuticos e suplementos: quem está supervisionando?

O público está sendo cada vez mais inundado por informações e orientações sobre a variação na qualidade de alimentos e sobre saúde. Nenhum regulamento controla a comunicação por entidades não comerciais, mesmo quando o assunto se refere à saúde humana. Portanto, informações baseadas na ciência devem se tornar amplamente disponíveis, sendo imprescindível a correção de informações errôneas.

De acordo com o conhecimento de comunicadores, é mais provável que o público ouça e internalize as informações encontradas múltiplas vezes, em muitos lugares e de inúmeras fontes. Dessa maneira, um engajamento proativo foi criado para uma "comunicação de 360°". Por exemplo, as empresas que apregoam os benefícios de seus produtos à saúde compartilham os benefícios em rótulos, propagandas, websites, redes sociais, conferências científicas e congressos de profissionais da saúde, bem como em mídias tradicionais. As comunidades de profissionais de pesquisas relacionadas com saúde e as de profissionais dessa área têm tradicionalmente se comunicado de forma menos ampla, embora ambas as profissões sejam entrevistadas com frequência pela mídia; algumas, no caso, utilizam blogs e redes sociais de modo independente. Grupos de defesa, tanto baseados na ciência como outros, comunicam-se *on-line* intensamente.

Qualquer comunicação relacionada com a venda de um produto alimentício nos Estados Unidos é regulada pela FDA, pelo US Department of Agriculture (Departamento de Agricultura) ou pelo Federal Trade Commission (FTC, Comissão Federal do Comércio). Conforme descrito anteriormente, a FDA é responsável pelos regulamentos e pela supervisão da segurança e da rotulagem de alimentos e suplementos alimentares.[12]

A FTC dedica considerável atenção às alegações feitas sobre os alimentos e suplementos alimentares em propagandas e recursos *on-line*. No concorrido mercado de comunicação, os suplementos alimentares têm conquistado grande atenção da FTC em relação às alegações de seus benefícios. A FTC também tem abordado propagandas enganosas de testes genéticos, bem como propagandas de bebidas e alimentos considerados não saudáveis para crianças.

Embora o público tenha condições de aprender sobre os benefícios de alimentos ou bioativos específicos da dieta à saúde por meio de múltiplos canais, a maioria dos indivíduos toma as decisões de compra no supermercado. As declarações permitidas nas embalagens dos alimentos incluem conteúdo de nutrientes, alegações de estrutura-função e de saúde, bem como orientações nutricionais. Apesar de algumas declarações serem mais explícitas do que outras, todas elas implicam no mínimo um benefício à saúde e, como tal, precisam atender a um padrão particular de precisão ou evidência, comunicado de forma específica. Além disso, enquanto a FTC regula as propagandas, as comunicações dos benefícios de componentes da dieta à saúde em websites corporativos são reguladas sob a forma de alegações pela FDA.

Alegações de Saúde

A FDA regula as alegações de saúde de acordo com a *Nutrition Labeling and Education Act* (NLEA, Lei de Rotulagem e Educação Nutricionais) de 1990, a *Dietary Supplement Act* (Lei sobre Suplementos Alimentares) de 1992 e a DSHEA. A FDA avalia o número de evidências em contraste com o padrão de "acordo científico significativo" antes de aprovar o uso de uma alegação de saúde em rótulos de alimentos. Para avaliar a suficiência das provas de forma definitiva, é necessário um conjunto de evidências consistentes e relevantes obtidas a partir de estudos clínicos ou epidemiológicos e laboratoriais bem elaborados.

Alternativamente, uma empresa pode exibir no rótulo uma alegação baseada em alguma declaração oficial de um órgão científico federal ou das National Academies of Science (Academias Nacionais de Ciência). A declaração de órgão oficial e a documentação de apoio devem atender ao padrão de acordo científico significativo. Como a legislação de orientação, a *Food and Drug Administration Modernization Act* (FDAMA, Lei de Modernização da FDA) de 1997, não abordou os suplementos alimentares, as alegações da FDAMA podem ser utilizadas apenas em alimentos convencionais.

Se as evidências disponíveis não forem sólidas o suficiente para atender ao padrão de acordo científico significativo, a *FDA Consumer Health Information for Better Nutrition Initiative* (Iniciativa da FDA sobre Informações de Saúde ao Consumidor para uma Melhor Nutrição) de 2003 permite o uso de uma alegação de saúde qualificada. Essa iniciativa teve como objetivo o fornecimento de informações aos consumidores durante o desenvolvimento da ciência, contanto que o número e a direção das pesquisas sejam explicados de forma adequada.

Todos os três tipos de alegações de saúde são avaliados diante do padrão de acordo científico significativo. A FDA conduz uma revisão baseada em evidências das alegações de saúde tanto da NLEA como as qualificadas. A diferença entre as duas é que, na alegação da NLEA, existe um acordo científico significativo sobre a suficiência de provas em favor da alegação. Caso contrário, é necessária uma linguagem específica para descrever o estado da ciência para uma alegação de saúde qualificada. Para as alegações da FDAMA, a FDA avalia a conclusão do órgão oficial para garantir que ela atenda aos padrões do acordo científico significativo antes de conduzir uma revisão isolada das evidências. Os exemplos incluem o seguinte:

- Uma dieta pobre em gordura total pode diminuir o risco de alguns tipos de câncer.
- Dietas pobres em gordura, mas ricas em grãos contendo fibras, frutas e vegetais, podem reduzir o risco de alguns tipos de câncer, uma doença associada a muitos fatores.

Alegações do conteúdo de nutrientes

A alegação de conteúdo de nutrientes é a mais simples dos rótulos. Qualquer nutriente em qualquer quantidade pode ser exibido na embalagem de um alimento, desde que a declaração seja precisa. Se a declaração caracterizar a quantidade do componente em um alimento ou suplemento alimentar em relação ao seu valor diário para aquele nutriente (p. ex., alta ou baixa) ou a quantidade em um alimento de referência apropriado (p. ex., reduzida), serão impostas limitações sobre os nutrientes e os níveis daqueles nutrientes que podem ser identificados em tal declaração. A maior parte das alegações de conteúdo de nutrientes refere-se aqueles para os quais existe um valor diário, embora essas alegações também sejam permitidas para calorias e açúcares. Vários termos são permitidos apenas em referência a quantidades específicas de nutrientes. Por exemplo, "saudável" é uma alegação de conteúdo de nutrientes que pode ser usada somente para produtos que contenham uma quantidade limitada de gordura total, gordura saturada, colesterol e sódio. Em contrapartida, os produtos poderão ser rotulados como uma "fonte satisfatória" de certos nutrientes apenas se os mesmos estiverem presentes em um nível superior a 10% do valor diário por quantidade de referência habitualmente consumida.

Alegações de estrutura e função

Amplamente utilizada nos rótulos tanto de alimentos como de suplementos alimentares, a alegação de estrutura e função relaciona um nutriente ou ingrediente à estrutura ou função normais do corpo humano. Essa alegação pode se referir ao modo como o componente mantém ou afeta a estrutura ou função, contribui para o bem-estar geral ou ajuda a evitar doença por deficiência de algum nutriente.

Os suplementos alimentares não precisam ser aprovados pela FDA antes de serem comercializados. No entanto, os produtos que alegam proporcionar benefícios à saúde costumam incluir o seguinte rótulo: "Essas declarações não foram avaliadas pela FDA. Pelo fato de não serem medicamentos, esses produtos não se destinam ao diagnóstico, tratamento, cura ou prevenção de qualquer doença, mas tipicamente conservam a saúde ou diminuem o risco de algum distúrbio". Independentemente disso, mais da metade da população norte-americana toma, pelo menos, 1 tipo de suplemento alimentar.

Característica de variação em resposta aos alimentos e componentes alimentares

Em animais, o ambiente de desenvolvimento parece alterar os fenótipos por meio de mecanismos genéticos, fisiológicos (especialmente endócrinos) e epigenéticos. Os mecanismos epigenéticos englobam metilação do DNA, modificações covalentes de histonas e RNAs não codificadores. Tais alterações de fenótipo têm o valor adaptativo potencial e podem conferir uma vantagem de aptidão darwiniana, pois elas ajustam o fenótipo às circunstâncias atuais ou tentam emparelhar as respostas de um indivíduo às exposições ou experiências futuras previstas. Quando o fenótipo é mal-emparelhado com o futuro ambiente (p. ex., por sugestões nutricionais imprecisas da mãe ou da placenta antes do parto ou por rápida mudança de ambiente em função de melhorias nas condições socioeconômicas), seria esperado que o risco de DNT aumentasse. Acredita-se que esses mecanismos também desempenhem um papel no envelhecimento e no início precoce da puberdade, reforçando com isso uma perspectiva de curso de vida sobre tais respostas adaptativas, sobretudo os efeitos tardios prejudiciais dessas respostas. As alterações epigenéticas induzidas durante o desenvolvimento são altamente específicas para os genes e atuam no nível de cada dinucleotídeo CpG tanto no promotor gênico como nas regiões intergênicas.[26]

Vêm-se acumulando provas de que intervenções endócrinas ou nutricionais durante a vida pós-natal precoce possam induzir a alterações epigenéticas e fenotípicas, que se tornaram vulneráveis por uma dieta materna desbalanceada durante a gravidez. A elucidação dos processos epigenéticos pode permitir a identificação perinatal de indivíduos sob maior risco de DNT no futuro e possibilitar a diminuição de tal risco por estratégias de intervenção precoces.[27] Essas alterações epigenéticas podem persistir por gerações e, com isso, exercer efeitos permanentes sobre o risco de doenças. Embora grande parte do enfoque sobre os efeitos da dieta através das gerações tenha sido as calorias em excesso, existem provas indicativas de que outros componentes alimentares, incluindo proteínas e doadores de metila, possam ter um impacto duradouro.[22,28,29]

O conhecimento sobre a sequência do genoma também está começando a revelar o motivo pelo qual os indivíduos variam em sua resposta aos alimentos funcionais e seus componentes. O *Human Genome Project* (Projeto do Genoma Humano) documentou que as variações na sequência são comuns; na verdade, a maioria dos genes possui pequenas diferenças de sequência, como a variação do número de cópia e os polimorfismos de nucleotídeo único (SNP), inserções ou repetições, que ocorrem entre os indivíduos em aproximadamente cada 1.000 a 2.000 nucleotídeos. Há relatos de que o número de cópia seja uma variável capaz de influenciar não só a resposta a alimentos específicos, como o arroz,[30] mas também a capacidade de tolerância a toxinas ou carcinógenos ambientais no suprimento alimentar.[31] Também foram relatados que múltiplos SNP exerçam influência sobre a absorção, o metabolismo e a excreção de componente alimentar bioativo.[31-36] Esses SNP são frequentemente ligados à saúde ou à doença, como a sensibilidade do sistema renina-angiotensina-aldosterona e da pressão arterial ao sal, a resposta do receptor da vitamina D e do desenvolvimento ósseo ao cálcio, a desintoxicação da glutationa S-transferase e a resposta antineoplásica a vegetais crucíferos, bem como a sensibilidade do receptor de estradiol à soja, só para citar alguns exemplos.[37-40]

Infelizmente, embora essas relações tenham sido relatadas, também foram demonstradas inconsistências na resposta. Inegavelmente, é um grande desafio definir as interações causais entre genes e nutrientes que sejam fundamentais para a manutenção da saúde, por conta da complexidade do suprimento alimentar, da heterogeneidade genética entre os seres humanos e da natureza complexa das respostas fisiológicas à ingestão de componentes alimentares bioativos.[41] O consenso geral é que as variações genômicas fixas, como os SNPs e as variações do número de cópia, explicam apenas uma parte da variação no risco de DNT.[42] Dessa forma, é preciso dar maior atenção a múltiplos genes que influenciam o mesmo processo celular. Apesar disso, a identificação de variantes genéticas é promissora para identificar biomarcadores que possam fornecer pistas dos indivíduos que serão beneficiados pelo consumo de alimentos específicos ou seus constituintes.[43]

Não está claro se os alimentos funcionais ou seus constituintes mantêm a integridade das células normais, evitam a transformação de células normais em aberrantes ou modificam o comportamento de células transformadas.[44] Espera-se que a maior atenção dispensada à especificidade tecidual e celular em resposta aos alimentos ou componentes comece a elucidar os alvos e as consequências biológicas. Os pesquisadores estão cada vez mais cientes de que os componentes alimentares exercem diferentes efeitos sobre as células normais e cancerígenas. Por exemplo, o alho e seu constituinte de enxofre e alil associado podem atuar como antioxidantes nas células normais, mas provocam um evento pró-oxidante nas cancerígenas.[45] A mesma resposta diferencial parece ocorrer com nutrientes essenciais, como o ácido fólico.[46]

As peças críticas faltantes no quebra-cabeça formado pelos alimentos funcionais e pela saúde são a realização de pesquisas suficientes em nutrição básica e uma clara compreensão da variabilidade individual nas respostas a componentes bioativos, padrões alimentares e outros fatores específicos relacionados com estilos de vida. Tal compreensão ajudará a identificar as pessoas que serão mais beneficiadas, bem como aquelas que podem ser vulneráveis a abordagens dietéticas específicas.

O foco societário atual voltado para a capacitação de consumidores na seleção de alimentos individuais apropriados com o objetivo de montar uma dieta saudável com o passar do tempo necessitará tanto de mudanças de comportamento como do apoio da sociedade.[47] Alguns pesquisadores propuseram a modificação do suprimento alimentar, ou mais provavelmente de um complemento, como alternativa à mudança comportamental.[48] Se o foco na saúde pública for utilizado como a base de alterações no amplo suprimento alimentar em vez de um enfoque voltado às necessidades individuais, os efeitos sobre os subgrupos dentro da população podem ser prejudiciais.[49,50] Assim, a aplicação da nutrigenômica através do uso de ferramentas genômicas de alto desempenho, em combinação com uma abordagem de biologia de sistemas, oferece oportunidades inéditas para compreender o componente de alimentos funcionais no paradigma da saúde de forma mais completa. Ferramentas criativas de bioinformática serão críticas para a compreensão dessas inter-relações, porque as células contêm múltiplas vias redundantes para lidar com as necessidades e os excessos de misturas individuais e complexas de componentes alimentares fornecedores ou não de energia.

Influência de fatores não genômicos sobre a resposta a alimentos e seus constituintes

Embora os alimentos e seus componentes possam ter consequências positivas e negativas, esses resultados tipicamente são avaliados de forma isolada. Palou et al.[51] propuseram uma avaliação integrada de risco e benefício dos alimentos, potencialmente para avaliar todos os componentes alimentares bioativos, quer sejam fornecidos sob a forma de alimento ou suplemento alimentar. Esses pesquisadores sugeriram que a tolerância dietética recomendada e o nível de ingestão máxima tolerável devam fixar os limites das ingestões consideradas suficientes para prevenir deficiência ao mesmo tempo em que se evita toxicidade. A dificuldade em estabelecer o nível adequado provém dos benefícios e do risco que estão sendo avaliados, bem como da "família de curvas" tipicamente observada em resposta às exposições dietéticas. Essas curvas provavelmente refletem a estrutura genômica do indivíduo, bem como vários insultos como bactérias, vírus, poluentes ambientais, calorias em excesso e múltiplas interações entre nutrientes (Fig. 36.1).[44,52]

Os seres humanos coexistem como mutualistas com os microrganismos.[53] Infelizmente, a alteração crônica de homeostasia da microbiota intestinal, conhecida como disbiose, pode ser patológica e influenciar o risco de obesidade, diabetes, aterosclerose e enteropatias inflamatórias.[54,55] Embora múltiplos fatores possam influenciar o microbioma humano, a dieta certamente é uma variável relevante.[56] Coletivamente, a microbiota do intestino é reconhecida por suas importantes funções no metabolismo energético, na proliferação e sobrevivência das células epiteliais, no metabolismo de uma série de componentes alimentares bioativos e na proteção contra patógenos. Apesar de ajudar na produção de algumas vitaminas (isto é, ácido fólico e vitaminas K e B_{12}) e contribuir para o metabolismo intestinal de ácidos biliares e com isso para a homeostasia de lipídeos, a microbiota intestinal também pode transformar os componentes alimentares em agentes biologicamente ativos.[57,58] A importância do microbioma humano está sendo cada vez mais apreciada em termos de interações multidirecionais entre a comunidade microbiana, as exposições dietéticas e outras, os metabólitos e a saúde do hospedeiro humano.

Populações imensas de vírus também estão presentes no intestino humano e em outros locais do corpo. A compreensão de como o "viroma" humano está envolvido na manutenção da saúde e na prevenção de doenças merece uma maior atenção.[59] Foi identificada uma variação interpessoal no viroma. Os achados sugeriram que as intervenções na dieta possam alterar a comunidade do viroma para um novo estado, em que convergiam os indivíduos consumidores da mesma dieta.[59] Do mesmo modo, provas indicam que uma insuficiência de nutrientes na dieta possa influenciar a virulência de um vírus. Beck et al.[60] demonstraram que o nível inadequado de selênio aumentou a virulência do Coxsackievírus. Em conformidade com essa resposta, o nocaute da glutationa peroxidase aumentou a virulência desse vírus.[61] Tais achados também sugerem que o estresse oxidativo possa ser um determinante significativo da expressão viral e, potencialmente, dos benefícios de alguns alimentos funcionais à saúde.

A ingestão calórica excessiva é uma variável essencial do aumento no estresse oxidativo,[62] sendo provável que ela influencie a resposta a alimentos com potencial antioxidante. Da mesma forma, alimentos ricos em ácidos graxos poli-insaturados ômega-3 são apontados como funcionais por causa de seus benefícios potenciais em casos de hipertensão, insulinorresistência e hipertrigliceridemia.[63] Embora os suplementos sejam uma estratégia de intervenção nutricional, o consumo de alimentos específicos incluindo leguminosas, peixe gordo, vegetais e frutas com componentes bioativos dentro de uma dieta com restrição calórica é uma abordagem promissora para controlar as manifestações de síndrome metabólica.[64]

Os padrões alimentares podem resultar em interações sinérgicas e antagonistas entre componentes bioativos e, provavelmente, contribuir para as inconsistências na capacidade dos alimentos funcionais em gerar uma resposta biológica. Esse conceito é exemplificado pela evidência de que a baixa exposição à *S*-alilcisteína do alho e ao licopeno dos tomates, em combinação, suprimiu o desenvolvimento de câncer gástrico induzido por substâncias químicas pela modulação das proteínas associadas à apoptose (declínio na relação de Bcl-2/Bax e sub-regulação de Bim e caspases 8 e 3) em ingestões

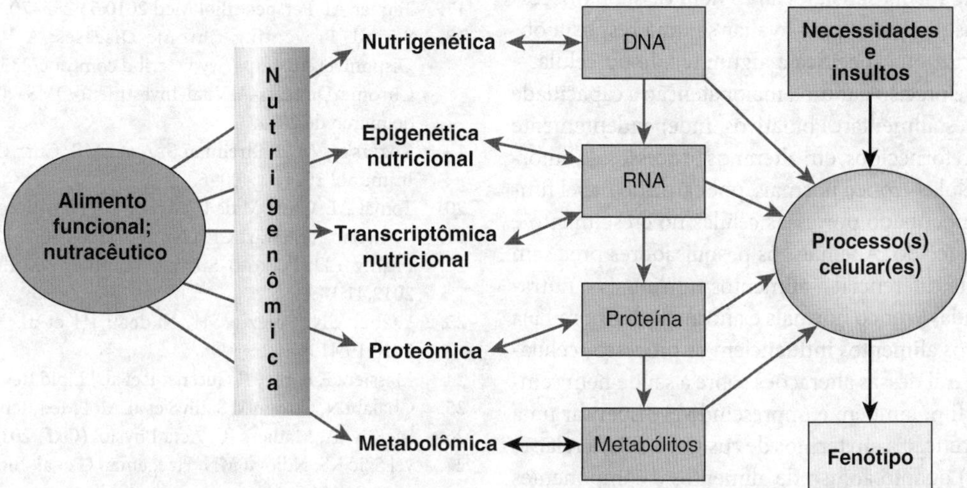

Figura 36.1 A capacidade dos alimentos funcionais ou nutracêuticos em afetar a saúde geral depende das ciências "ômicas" afetadas por eles, juntamente com múltiplos insultos originários de radicais livres que, por sua vez, surgem de vários insultos, como calorias em excesso, bactérias, vírus e toxinas ambientais. São necessárias ferramentas de bioinformática para avaliar cada um desses fatores como modificadores da resposta a alimentos funcionais e compostos nutracêuticos.

consideravelmente mais baixas do que quando essas substâncias eram dadas de forma isolada.[65] Do mesmo modo, a combinação de vitamina D_3 com genisteína precipitou uma inibição de crescimento das células do câncer de próstata em concentração muito mais baixa do que quando essas substâncias eram fornecidas individualmente.[66]

Em alguns casos, as razões por essas respostas sinérgicas estão começando a vir à tona. Por exemplo, a resposta agregada à genisteína na presença de vitamina D parece ocorrer, porque a genisteína inibe a expressão e a atividade da isoenzima CYP24 do citocromo P-450, com consequente aumento na meia-vida do metabólito biologicamente ativo da vitamina D. As interações sinérgicas ou antagonistas entre os alimentos e seus componentes também podem ocorrer por causa de alvos moleculares idênticos ou diferentes. A quercetina e a genisteína inibem sinergicamente a proliferação de células do carcinoma ovariano, modificando os diferentes estágios no ciclo celular e as diferentes vias de transdução de sinal.[66] De modo geral, os pesquisadores devem avaliar a totalidade da dieta ao considerar um alimento funcional ou nutracêutico, pois interações significativas podem exacerbar ou diminuir a resposta.

Considerações finais e os papéis das pesquisas

Apesar da disponibilidade de informações tentadoras, ainda é necessária a realização de mais pesquisas que se concentrem no papel exato desempenhado pelos alimentos e seus componentes sobre a saúde. Essas pesquisas exigirão o uso de biomarcadores que apurem de forma adequada as exposições dietéticas em função não só do tempo, mas também de variáveis hereditárias e ambientais do indivíduo. Tanto os biomarcadores de efeito, que predizem uma alteração nos alvos moleculares verdadeiros (biomarcador de efeito), como os biomarcadores de suscetibilidade, que identificam as interações entre nutrientes e entre genes-nutrientes, serão necessários para avaliar os alimentos funcionais e os nutracêuticos de forma satisfatória.[52] Além disso, há necessidade de outras pesquisas para avaliar se uma resposta observada é genérica ou específica a algum tecido ou célula.

Sem dúvida, é preciso dar uma maior atenção à capacidade dos componentes alimentares bioativos, independentemente de como eles são fornecidos, em alterar os processos de autorrenovação de células-tronco normais, por causa do papel fundamental desempenhado por essas células no crescimento e na reposição de tecido. Ademais, os pesquisadores precisam avaliar a resposta diferencial a alimentos funcionais e nutracêuticos em células-tronco normais e anormais. Embora haja indícios de que os alimentos influenciem os processos celulares, o impacto geral dessas alterações sobre a saúde nem sempre é claro. Por fim, também é imprescindível dispensar uma maior atenção à eficácia em termos de custo (ou seja, a relação custo-benefício) quanto ao uso de alimentos e componentes alimentares para a promoção de saúde.

Para predizer as respostas a alimentos funcionais e nutracêuticos com eficiência, é necessária uma abordagem baseada em sistemas contínuos, elaborados com base em sólidas evidências pré-clínicas e clínicas. Apesar de o ato de desvendar os múltiplos fatores capazes de influenciar os benefícios e o risco ser um grande desafio, os benefícios à sociedade são inconfundíveis. Não está claro o rumo que o reconhecimento da individualidade de resposta tomará sobre as mensagens na área de saúde pública. Espera-se que isso facilite as mensagens, adaptadas caso a caso, sobre dieta e saúde que sejam mais significativas e motivadoras aos consumidores.

Referências bibliográficas

1. Ministry of Health, Labour, and Welfare of Japan. Food for Specified Health Uses. Disponível em: http://www.mhlw.go.jp/english/topics/foodsafety/fhc/02.html. Acesso em 19 de março de 2012.
2. Yamada K, Sato-Mito N, Nagata J et al. J Nutr 2008;138:1192S–8S.
3. Gullett NP, Ruhul Amin AR, Bayraktar S et al. Semin Oncol 2010;37:258–81.
4. Moore LL. Curr Opin Endocrinol Diabetes Obes 2011;18:332–5.
5. Nicoletti M. Int J Food Sci Nutr 2012;63;2–6.
6. Gallagher AM, Meijer GW, Richardson DP et al. Br J Nutr 2011;106:S16–28.
7. Kim YS, Milner JA. J Biomed Biotechnol 2011;2011:721213.
8. Astrup A, Kristensen M, Gregersen NT et al. Ann N Y Acad Sci 2011;1190:25–41.
9. Keijer J, van Helden YG, Bunschoten A et al. Mol Nutr Food Res 2010;54:240–8.
10. Prepared Foods Network. Benefiting Beverages. Disponível em: http://www.preparedfoods.com/articles/article-benefiting-beverages-august-2009. Acesso em 19 de março de 2012.
11. Romano M, Vitaglione P, Sellitto S et al. Curr Med Chem 2012;19: 109–17.
12. US Food and Drug Administration. Labeling and Nutrition. Disponível em: http://www.fda.gov/Food/LabelingNutrition/default.htm. Acesso em 19 de março de 2012.
13. Marik PE, Flemmer M. JPEN J Parenter Enteral Nutr 2012;36:159–68.
14. Hanson M, Godfrey KM, Lillycrop KA et al. Prog Biophys Mol Biol 2011;106:272–280.
15. Ramachandran A. J Assoc Physicians India 2007;55(Suppl):9–12.
16. Mamudu HM, Yang JS, Novotny TE. Glob Public Health 2011;6:347–53.
17. Tauber AI. Perspect Biol Med 2010;53:257–70.
18. Scribd. Preventing Chronic Diseases: A Vital Investment. Disponível em: http://www.scribd.com/doc/2350689/Preventing-Chronic-Diseases-A-Vital-Investment-OMS-2005. Acesso em 19 de março de 2012.
19. Kozyrskyj AL, Bahreinian S, Azad MB. Curr Opin Allergy Clin Immunol 2011;11:400–6.
20. Tomat AL, Costa M de L, Arranz CT. Nutrition 2011;27:392–8.
21. Christian P, Stewart CP. J Nutr 2011;140:437–45.
22. Frantz ED, Peixoto-Silva N, Pinheiro-Mulder A. Pancreas 2012;41:1–9.
23. Yazbek SN, Spiezio SH, Nadeau JH et al. Hum Mol Genet 2010;19:4134–44.
24. Massiera F, Barbry P, Guesnet P et al. J Lipid Res 2010;51:2352–61.
25. Chalabi N, Coxam V, Satih S et al. Mol Med Report 2010;3:75–81.
26. McKay JA, Mathers JC. Acta Physiol (Oxf) 2011;202:103–18.
27. vel Szic KS, Ndlovu MN, Haegeman G et al. Biochem Pharmacol 2010;80:1816–32.
28. Ponzio BF, Carvalho MH, Fortes ZB et al. Life Sci 2012 Feb 16 [Epub ahead of print].
29. Braunschweig M, Jagannathan V, Gutzwiller A et al. PLoS One 2012;7:e30583.

30. Perry GH, Dominy NJ, Claw KG et al. Nat Genet 2007;39:1256–60.
31. Dobbernack G, Meinl W, Schade N et al. Carcinogenesis 2011;32:1734–40.
32. Mocchegiani E, Costarelli L, Giacconi R et al. Ageing Res Rev 2012;11:297–319.
33. Zeisel SH. Semin Cell Dev Biol 2011;22:624–8.
34. Glaser C, Lattka E, Rzehak P et al. Matern Child Nutr 2011;7(Suppl);2:27–40.
35. Davis CD, Milner JA. J Nutrigenet Nutrigenomics 2011;4:1–11.
36. Lampe JW. Am J Clin Nutr 2009;89:1553S–7S.
37. Rudnicki M, Mayer G. Pharmacogenomics 2009;10:463–76.
38. Zhang C, Wang C, Liang J et al. Clin Chim Acta 2008;395:111–4.
39. Seow A, Vainio H, Yu MC. Mutat Res 2005;592:58–6.
40. Dai Q, Xu WH, Long JR et al. Pharmacogenet Genomics 2007;17:161–7.
41. Kaput J. Forum Nutr 2007;60:209–23.
42. Manolio TA, Collins FS, Cox NJ et al. Nature 2009;461:747–53.
43. Davis CD, Milner JA. Curr Cancer Drug Targets 2007;7:410–5.
44. Milner JA. Nutr Cancer 2006;56:216–24.
45. Herman-Antosiewicz A, Singh SV. Mutat Res 2010;555:121–31.
46. Kim YI. Mol Nutr Food Res 2007;51:267–92.
47. Anderson P, Harrison O, Cooper C et al. J Health Commun 2011;2:107–33.
48. German JB, Zivkovic AM, Dallas DC et al. Annu Rev Food Sci Technol 2011;2:97–123.
49. Smith AD, Kim YI, Refsum H. Am J Clin Nutr 2008;87:517–33.
50. Toner CD, Davis CD, Milner JA. J Am Diet Assoc 2010;110:1492–500.
51. Palou A, Pico C, Keijer J. Crit Rev Food Sci Nutr 2009;49:670–80.
52. Davis CD, Milner JA. Acta Pharmacol Sin 2007;28:1262–73.
53. Hooper LV, Gordon JI. Science 2001;292:1115–8.
54. Mai V, Draganov PV. World J Gastroenterol 2009;15:81–5.
55. Flint HJ. J Clin Gastroenterol 2011;45(Suppl):S128–32.
56. Cummings JH, Macfarlane GT. JPEN J Parenter Enteral Nutr 1997;21:357–65.
57. Downs DM. Annu Rev Microbiol 2006;60:533–59.
58. Adams LS, Zhang Y, Seeram NP et al. Cancer Prev Res (Phila) 2010;3:108–13.
59. Minot S, Sinha R, Chen J et al. Genome Res 2011;21:1616–25.
60. Beck MA, Kolbeck PC, Shi Q et al. J Infect Dis 1994;170:351–7.
61. Beck MA, Esworthy RS, Ho YS et al. FASEB J 1998;12:1143–9.
62. Speakman JR, Mitchell SE. Mol Aspects Med 2011;32:159–221.
63. Yang Y, Chan SW, Hu M et al. ISRN Cardiol 2011;2011:397136.
64. Abete I, Goyenechea E, Zulet MA et al. Nutr Metab Cardiovasc Dis 2011;2:B1–15.
65. Velmurugan B, Mani A, Nagini S. Eur J Cancer Prev 2005;14:387–393.
66. Swami S, Krishnan AV, Peehl DM et al. Mol Cell Endocrinol 2005;241:49–61.

Sugestões de leitura

Palou A, Pico C, Keijer J. Integration of risk and benefit analysis: the window of benefit as a new tool? Crit Rev Food Sci Nutr 2009;49:670–80.

Romano M, Vitaglione P, Sellitto S et al. Nutraceuticals for protection and healing of gastrointestinal mucosa. Curr Med Chem 2012;19:109–17.

Yamada K, Sato-Mito N, Nagata J et al. Health claim evidence requirements in Japan. J Nutr 2008;138:1192S–8S.

37 Polifenóis e flavonoides*

Ronald L. Prior

Os flavonoides, uma subclasse dos fitoquímicos, compõem uma grande classe de constituintes alimentares, muitos dos quais alteram os processos metabólicos e podem apresentar um impacto positivo na saúde. Dois livros que lidam especificamente com esse grupo de compostos fitoquímicos foram publicados: *The Flavonoids: Advances in Research Since 1980,* o qual surgiu em 1988[1] e *The Flavonoids: Advances in Research Since 1986,* o qual surgiu em 1994.[2] Uma revisão foi publicada em 2000 detalhando alguns avanços na pesquisa sobre flavonoides desde 1992[3]. Além disso, quatro livros amplamente respeitados foram publicados com base nas atas de conferências internacionais sobre fitoquímicos: *Phytochemicals: A New Paradigm,*[4] *Phytochemicals as Bioactive Agents,*[5] *Phytochemicals in Nutrition and Health,*[6] e *Phytochemicals: Mechanisms of Action.*[7] Os leitores também são direcionados às revisões clássicas de autoria de Elliot Middleton Jr. (*in memoriam*),[8-10] que muito eloquentemente lida com o impacto de flavonoides de plantas na biologia da classe *Mammalia*, com ênfase em imunidade, inflamação e câncer. Mais recentemente, revisões específicas sobre flavonoides foram publicadas por Beecher,[11] como parte de um simpósio internacional sobre chá e saúde humana; e por Havsteen,[12] Lambert e Yang,[13] e Yang et al.,[14] tratando da importância médica dos flavonoides e das propriedades quimiopreventivas do chá e de outros polifenólicos contra o câncer.

Uma pesquisa recente no campo dos flavonoides foi estimulada pela descoberta do paradoxo francês: o baixo índice de mortalidade cardiovascular observado nas populações do Mediterrâneo associado ao consumo de vinho tinto, apesar da alta ingestão calórica de gordura saturada.[15] Um novo estímulo voltado à pesquisa de flavonoides resultou de estudos epidemiológicos relacionando ingestão dietética para proteção contra vários tipos de cânceres[16,17] e doenças cardiovasculares.[18,19]

Principais classes de flavonoides encontradas nos alimentos

Os flavonoides talvez sejam o grupo mais importante de compostos fenólicos presente nas plantas. Eles podem ser divididos em várias classes diferentes, de acordo com a sua estrutura básica. Mais de 5 mil desses compostos já foram descritos. Os flavonoides encontram-se amplamente distribuídos na natureza, embora não de maneira uniforme. Consequentemente, determinados grupos de alimentos representam ricas fontes dessa ou de outras subclasses desses polifenóis. Em geral, os flavonoides são utilizados pelos botânicos para fins de classificação taxonômica. Essas substâncias podem regular o crescimento vegetal, inibir ou matar muitas estirpes bacterianas, inibir importantes enzimas virais e destruir alguns protozoários patogênicos. Entretanto, a sua toxicidade para as células animais é baixa.[12] O teor de flavonoides nos alimentos é fortemente influenciado por variações no tipo de planta, condições de cultivo, estação, frescor, grau de maturação, preparo dos alimentos e modo de processamento.[20] Os estressores vegetais também podem ter importantes efeitos nos níveis de flavonoides na planta.

*__Abreviaturas:__ **C3G**, cianidina-3-glicosídeo; **DP**, grau de polimerização; **MAPK**, mitogênio ativado por proteína quinase; **PA**, proantocianidina.

A estrutura dos flavonoides é baseada em um núcleo de 2-fenil-benzo[α]pirano ou flavana (Fig. 37.1). Esse núcleo é definido por ter um sistema de dois anéis de benzeno (A e B) conectados por um anel de pirano contendo oxigênio (C). Os flavonoides são divididos adiante em subclasses (flavonas, flavonóis, flavanonas, flavanóis, proantocianidinas [PA], antocianinas e isoflavonas) com base na conexão do anel aromático B ao anel heterocíclico, assim como o estado de oxidação e grupos funcionais do anel heterocíclico. No interior de cada subclasse, compostos individuais são caracterizados pela hidroxilação específica e padrões de conjugação. Em razão das limitações de espaço, os isoflavonoides não são abordados neste capítulo, mas, para tal, os leitores podem consultar a edição anterior deste livro.[21]

Flavonas

O núcleo básico da flavana é a característica estrutural da flavona (ver Fig. 37.1). Entre as flavonas (aproximadamente 300 são conhecidas), apigenina e luteolina estão presentes principalmente em grãos, vegetais folhosos e ervas. Os flavonóis, discutidos adiante, são 3-hidroxiflavonas. Poucos dados de pesquisa estão disponíveis sobre flavonas, se comparados aos flavonóis.

A apigenina demonstrou possuir fortes efeitos citostáticos e antiangiogênicos *in vitro*.[22] A 2',3'-di-hidroxiflavona, a fisetina, a apigenina e a luteolina inibem a proliferação de células normais e tumorais, bem como a angiogênese *in vitro*, em concentrações semimáximas na faixa micromolar inferior.[23] Embora os flavonoides possam demonstrar grande potencial como agentes quimiopreventivos do câncer em sistemas de cultura celular, essa condição geralmente não se traduz bem em atividade *in vivo*.[24] No caso da administração de polifenóis por via oral, apenas pequenas quantidades desses compostos aparecem na circulação sistêmica por causa dos níveis muito elevados de uridina disfosfato (UDP)--glucuronosiltransferases e sulfotransferases no intestino delgado e no fígado, resultando em uma biodisponibilidade oral muito baixa.[24] Walle[24] analisou o caso sobre uma maior atividade anticâncer das flavonas metoxiladas.

Flavonóis

Química

Os flavonóis (3-hidroxiflavonas) pertencem a uma subclasse dos flavonoides diferente quanto a suas características e estruturas bioquímicas (ver Fig. 37.1). Quercetina, caempferol

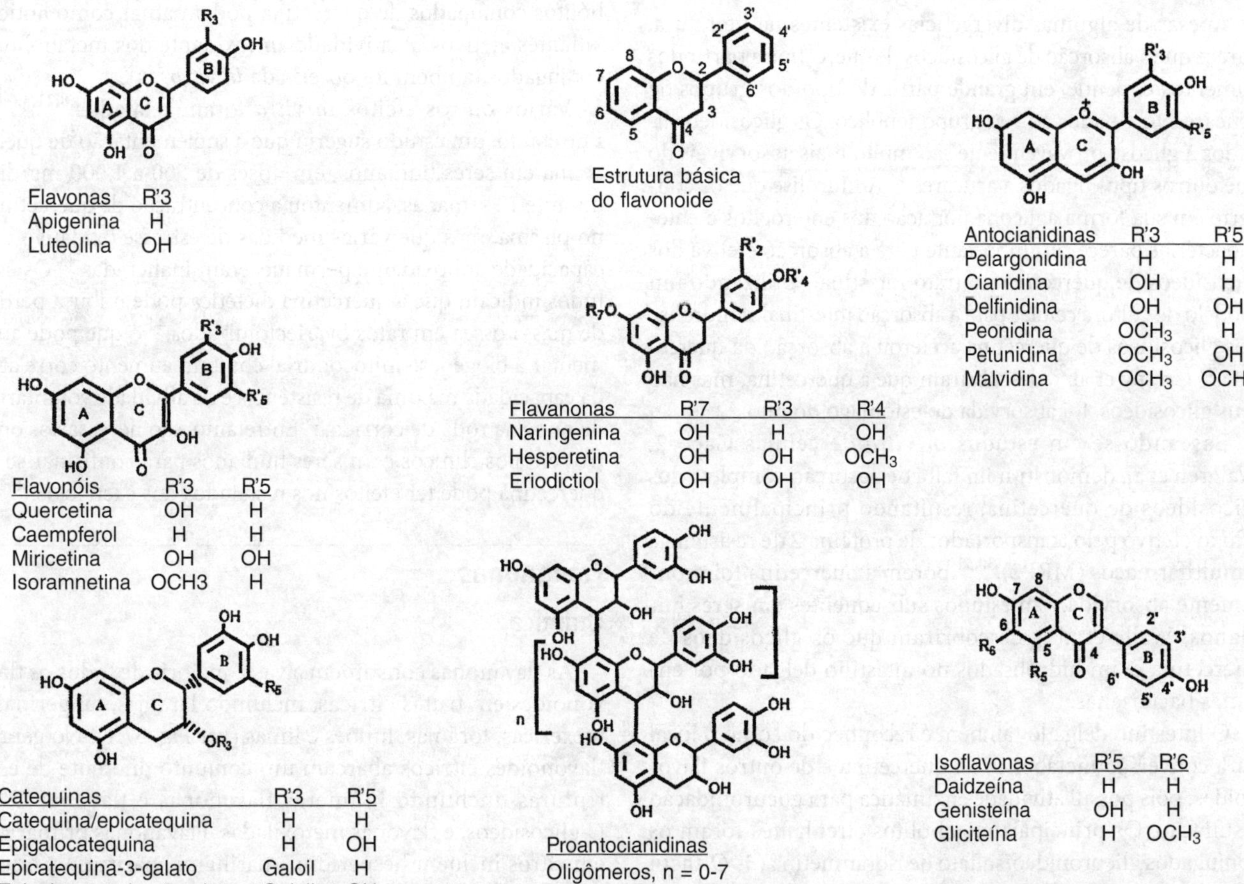

Figura 37.1 Estrutura básica do flavonoide e estruturas das flavonas, dos flavonóis, flavanonas, antocianidinas, catequinas, proantocianidinas e isoflavonas. A maior parte dos flavonoides de ocorrência natural são glicosídeos (com açúcares), mas as agliconas são exibidas nessa figura. As flavanas ou flavan-3-óis incluem catequinas e proantocianidinas.

e miricetina são os flavonóis mais comuns. O flavonol quercetina (3,3',4',5,7-pentaidroxiflavona) é um dos flavonoides mais abundantes e amplamente estudados. A disponibilidade desse composto puro tornou possível grande parte dessa pesquisa. O efeito antioxidante da quercetina sugere utilidade para a saúde humana. Frutas, vegetais e bebidas como chá e vinho tinto são as principais fontes de flavonoides na dieta humana. A quercetina dietética encontra-se principalmente nas plantas e em sua forma de glicosídeo.

Locais de absorção, transporte sanguíneo e formas intracelulares

Quercetina foi inicialmente assumida como sendo absorvida pelo intestino delgado seguindo a clivagem da ligação β-glicosídeo pela microflora colônica.[25] Hollman et al.[26] descobriram que os seres humanos absorvem quercetina como a aglicona, porém concluíram que a absorção aumentou com glicose conjugada. Embora os glicosídeos de quercetina estejam sujeitos à desglicosidação pelas enterobactérias para absorção no intestino grosso, o intestino delgado pode agir como um local de absorção eficaz de quercetina ligada à glicose. Os dados sugerem que as β-glicosidases e também a lactase-florizina hidrolase no intestino delgado são capazes de hidrolisar glicosídeos de quercetina, e que esses compostos são absorvidos em forma de aglicona, e não como glicosídeos intactos.[27]

Apesar de algumas divergências existentes na literatura, parece que a absorção de glicosídeos de quercetina a partir dos alimentos depende, em grande parte, do tipo dos grupos de açúcares vinculados ao seu grupo fenólico. Os glicosídeos ligados à glicose provavelmente são muito mais absorvíveis do que outros tipos ligados a açúcares.[28] A hidrólise que os converte em sua forma aglicona por ação dos enterócitos e enterobactérias parece ser importante para a absorção efetiva dos glicosídeos de quercetina no trato intestinal. Utilizando um modelo de cultura celular para a absorção intestinal, a hidrólise dos glicosídeos de quercetina acelerou a absorção da quercetina.[28] Crespy et al.[29] descobriram que a quercetina, mas não seus glicosídeos, foi absorvida do estômago do rato.

Baseando-se em estudos *in vitro* de células Caco-2, Walgren et al. demonstraram falta de absorção completa dos glicosídeos de quercetina, resultando principalmente do efluxo efetivo pelo transportador de proteína 2 de resistência a multifármacos (MRP2),[30,31] porém a quercetina foi prontamente absorvida. Em estudos subsequentes em seres humanos, Walle et al.[32] descobriram que os glicosídeos de quercetina eram hidrolisados no intestino delgado por enzimas bacterianas.

O intestino delgado também é reconhecido como o local para conversão metabólica da quercetina e de outros flavonoides, pois possui atividade enzimática para glicuronidação e sulfação. Os principais metabólitos circulantes foram os conjugados glicuronídeo/sulfato de isoramnetina (3'-*O*-metil quercetina) e de quercetina. Glicuronídeos, sulfatos e seus derivados de *O*-metilado se acumulam como metabólitos de quercetina na circulação após ingestão de uma dieta rica em quercetina.[28,33] A modulação da absorção e do metabolismo intestinais pode ser benéfica para regular os efeitos biológicos da quercetina dietética.[28]

Hollman et al.[34] descobriram que a absorção de quercetina em pacientes com uma ileostomia foi de 52 ± 5% para glicosídeos de quercetina de cebolas, 17 ± 15% para rutinosídeo de quercetina e 24 ± 9% para aglicona de quercetina. A excreção de quercetina ou seus conjugados na urina, em quatro estudos separados, variou de 0,07 a 17,4% de influxo.[35] A microflora fecal pode rapidamente desconjugar as rutinas de flavonóis (quercetina-3-rutinosídio), isoquercitrina, e uma mistura de glicuronídeos de quercetina. O metabólito principal, ácido-3-4 di-hidroxifenilacético, apareceu rapidamente (em duas horas) e foi desidroxilado a ácido-3-hidroxifenilacético em oito horas. Ácidos hidroxifenilacéticos não foram metilados pela microflora colônica *in vitro*.[36]

Efeitos biológicos

Os efeitos biológicos dos flavonóis variam dependendo dos metabólitos de flavonol produzidos. Seguindo a administração de quercetina intragástrica (10 ou 50 mg/kg), glicoranida de quercetina, conjugados de sulfato ou ambos estavam presentes no plasma, e este estava mais resistente à peroxidação do lipídeo sulfato de cobre-induzido com o princípio de acúmulo de hidroperóxidos de ésteres de colesterol e consumo de α-tocoferol.[37] Esses resultados sugerem que alguns metabólitos conjugados de quercetina podem atuar como antioxidantes efetivos. A atividade antioxidante dos metabólitos conjugados também foi observada *in vitro*.[33,38]

Vários outros efeitos *in vitro* foram relatados.[8,21,39-42] Entretanto, um estudo sugeriu que a suplementação de quercetina em seres humanos, em doses de 500 a 1.000 mg/dia durante 12 semanas, aumentou a concentração de quercetina no plasma, mas que várias medidas de estresse oxidativo ou capacidade antioxidante permaneceram inalteradas.[43] Os estudos indicam que a quercetina dietética pode inibir a perda de massa óssea em ratos ovariectomizados,[44] o que pode aumentar a biogênese mitocondrial com um aumento correlato da capacidade máxima de resistência e da atividade voluntária de ratos na roda de corrida.[45] Entretanto, são necessários outros ensaios clínicos com seres humanos para confirmar se a quercetina pode ter efeitos nos resultados dos exercícios.[46-48]

Flavanonas

Química

As flavanonas constituem a vasta maioria de todos os flavonoides em frutas cítricas, incluindo laranjas, tangerinas, mexericas, toranjas, limões e limas (ver Fig. 37.1). No geral, flavonoides cítricos abarcam um conjunto diferente de estruturas, incluindo inúmeras flavanonas e flavonas *O* e *C*-glicosídeos, e flavonas metoxiladas. Flavanonas primárias em citros incluem hesperidina, naringina, narirutina, eriocitrina, neo-hesperidina, didimina, neoeriocitrina e poncirina. Análises de espectrometria de massa da cromatografia líquida de 12 flavonoides dietéticos na urina humana demonstraram que nenhum glicosídeo de flavonoide foi excretado, e as flavanonas cítricas foram excretadas em quantidades maiores do que as dos flavonóis.[49]

Efeitos biológicos

Os flavonoides cítricos demonstram várias ações anti-inflamatórias e anticâncer *in vitro* e *in vivo*.[50] Essas propriedades biológicas são consistentes com os efeitos produzidos no tecido endotelial microvascular. As evidências sugerem que as ações biológicas dos flavonoides cítricos estão possivelmente relacionadas às suas interações com as principais enzimas reguladoras envolvidas na ativação celular e na ligação a receptores. Os flavonoides cítricos demonstram pouco efeito em células normais e saudáveis, e, como tal, normalmente demonstram baixa toxicidade em animais. Esses compostos ampliam sua influência *in vivo* ao induzir as enzimas hepáticas das fases I e II e por meio das ações biológicas de seus metabólitos.[27,50]

Os fitoquímicos nos sucos de toranja possuem propriedades aparentemente únicas que podem mudar a biodisponibilidade de certos fármacos e podem alterar sua ação. É provável que a naringina seja um dos componentes que influenciam o metabolismo do fármaco. O suco da toranja atua inibindo o metabolismo do fármaco pré-sistêmico mediado pela enzima CYP3A4 do citocromo P-450 no intestino delgado. Essa interação parece ser mais relevante se o volume de CYP3A4 for alto e o fármaco possuir uma forte degradação de primeira passagem pelo fígado.[51,52]

Flavan-3-óis (catequinas)

Química

Os flavonóis monoméricos, ou catequinas, precursores das PA, caracterizam-se por ter um esqueleto C6-C3-C6 com um grupo hidroxila na posição 3 do anel C (ver Fig. 37.1). A catequina e a epicatequina são os flavan-3-óis mais comuns. Os seus derivados galoil – galocatequina (GC), epigalocatequina (EGC), epicatequina galato (ECG) e epigalocatequina galato (ECGC) – são as formas geralmente encontradas nos alimentos, especialmente nos chás. Esses componentes normalmente não se encontram em sua forma glicosilada, ao contrário de outros flavonoides, como as antocianinas.

Locais de absorção, transporte sanguíneo e formas intracelulares

As catequinas são biodisponíveis. Estudos de intervenção com seres humanos sobre os chás verde e preto demonstram um aumento significativo da capacidade antioxidante do plasma cerca de 1 hora após o consumo de quantidades moderadas de chá (1 a 6 xícaras/dia). As indicações iniciais são de que o maior potencial antioxidante do sangue resulta na redução dos danos oxidativos às macromoléculas, como o DNA e os lipídios. Entretanto, a medição dos danos oxidativos através de biomarcadores precisa ser mais bem definida.[53] A aparente biodisponibilidade das catequinas galatadas é menor do que a das formas não galatadas.[54] Entretanto, as catequinas galatadas absorvidas são rapidamente eliminadas por excreção na bile.

As catequinas são excretadas livremente ou conjugadas, tanto na forma intacta como metilada. Em estudos com animais, a excreção de (epi)catequinas conjugadas foi de 60% do total consumido em alguns casos.[55] A maioria das catequinas e epicatequinas excretadas na urina foi na forma metilada, nas posições 3' e 4'.[55-57] A excreção de epicatequinas, inclusive de suas formas metiladas, variou de 30 a 47% da quantidade ingerida, enquanto a de catequinas, inclusive de suas formas metiladas, variou de 9 a 31%.[55] A excreção urinária de (epi)catequinas foi dose-dependente e aumentou de acordo com a quantidade de (epi)catequinas presente na dieta. Baseada no padrão de excreção de (epi)catequinas na urina, a biodisponibilidade de epicatequinas em ratos pode ser maior do que a de catequinas.[55]

O plasma humano contém até 18 metabólitos de (epi) catequina e (epi)galocatequina, principalmente metilada, sulfatada e glucuronidada, conjugados com concentrações plasmáticas máximas de 100 a 400 nM, o que ocorreu no espaço de 0,8 a 2,3 horas após o consumo, dependendo da fonte e da dose.[56,58,59] As (epi)catequinas são altamente disponíveis, sendo absorvidas e excretadas em proporções muito maiores do que a maioria dos demais flavonoides. Além disso, os metabólitos flavan-3-óis são rapidamente reciclados no sistema circulatório e, consequentemente, os valores máximos de concentração não constituem um indicador quantitativo da proporção de absorção.[58]

Efeitos biológicos

O chá continua sendo a bebida mais amplamente consumida no mundo depois da água. Números acumulados de estudos da população sugerem que o consumo de chás verde e preto pode trazer efeitos positivos para a saúde. Uma hipótese que explica tais efeitos é a de que os altos níveis de flavonoides no chá podem proteger células e tecidos de danos oxidativos, eliminando os radicais livres derivados do oxigênio. Os efeitos das catequinas presentes no chá e no chá verde sobre os biomarcadores do estresse oxidativo, especialmente dos danos oxidativos ao DNA, parecem muito promissores em modelos animais, mas os dados sobre os biomarcadores do estresse oxidativo *in vivo* em seres humanos são limitados e insuficientes para gerar conclusões sólidas.[53,60,61]

As catequinas também podem funcionar como antioxidantes por meio do seguinte: a) inibição de fatores de transcrição redox-sensíveis, fator-κB nuclear ativador de proteína 1; b) inibição de enzimas pró-oxidantes como a sintase de óxido nítrico induzível, lipoxigenases, ciclooxigenases e oxidase de chantina; e c) indução de fase II e enzimas antioxidantes, como glutationa *S*-transferases e superóxidos dismutases. Bioquimicamente, os flavonoides encontrados nos chás preto e verde são eliminadores de radicais muito eficientes. Os flavonoides do chá podem, portanto, ser ativos como oxidantes no trato digestivo ou em outros tecidos após a captação.

Estudos na população sobre a associação de altas ingestões de catequinas com a incidência de câncer indicaram que as catequinas derivadas principalmente de frutas, (+)-catequina e (–)-epicatequina, tendem a estar inversamente associadas a câncer do trato digestivo superior, enquanto as catequinas derivadas do chá estavam inversamente associadas ao câncer retal em mulheres pós-menopáusicas.[62] Muitos estudos de coorte e epidemiológicos de casos-controle investigaram os efeitos do consumo de chá na incidência do câncer humano.[63-69] Uma sinopse resumida[70] de trinta estudos voltados ao exame do consumo do chá como fator de incidência de cânceres do cólon e do reto provenientes de 12 países e com dados sobre o consumo de chá verde e preto não demonstraram evidência consistente para apoiar a teoria dos estudos com animais e a pesquisa básica de que o chá é um potente agente quimiopreventivo. A avaliação do consumo de chá, na maior parte desses estudos, foi baseada em uma única questão e, portanto, pode estar sujeita a um erro de mensuração significativo, comparada aos estudos mais recentes direcionados especificamente à avaliação do consumo de chá.[70]

Em modelos animais de aterosclerose, a administração de chá preto e verde resultou em melhoras modestas na resistência de lipoproteínas para oxidação *ex vivo*, embora dados limitados sugiram que chá verde e catequinas do chá verde inibem a aterogenia.[61] Um estudo epidemiológico indicou que uma ingestão aumentada de chá e flavonoides pode contribuir para a prevenção principal da doença cardíaca isquêmica.[61] Os efeitos cardiovasculares das catequinas monoméricas foram analisados.[56]

Proantocianidinas

Química

As PA, mais conhecidas como taninos condensados, são flavan-3-óis poliméricos e oligoméricos (ver Fig. 37.1). Elas estão onipresentes e constituem o segundo fenólico natural mais abundante depois da lignina em plantas. As unidades de flavan-3-ol estão ligadas principalmente por meio da ligação C4→C8, porém a ligação C4→C6 também existe (ambas chamadas tipo B) (ver Fig. 37.1). As unidades de flavan-3-ol também podem estar duplamente ligadas por uma ligação de éter adicional entre C2→O7 (tipo A). O tamanho das moléculas de PA pode ser descrito pelo grau de polimerização (DP).[71]

Locais de absorção, transporte sanguíneo e formas intracelulares

Diferentemente dos oligômeros mais baixos, ou catequinas monoméricas, PA com um DP maior do que 3 parecem não ser absorvidos diretamente no lúmen gastrintestinal.[72,73] Sugeriu-se que esses PA despolimerizam em misturas de monômeros e dímeros de epicatequina no ambiente ácido do estômago. Os monômeros e dímeros resultantes são absorvidos no intestino delgado.[74] Uma observação sobre porcos em desmame indicou que 8 a 15% dos polímeros ingeridos (DP > 10) foram despolimerizados após quatro horas no estômago com um aumento simultâneo de monômeros, dímeros e trímeros. Pesquisadores sugeriram que a despolimerização é um processo lento, e a maior parte das PA pode transitar intacta no interior do intestino delgado.[75] Aproximadamente 65% das PA ingeridas foram degradados em todo o lúmen gastrintestinal quatro horas após a ingestão.

A degradação principal das PA acontece no ceco e no intestino grosso,[76] onde a microflora colônica exerce uma função importante. Déprez et al.[77] relataram que a incubação de procianidinas (PC) poliméricas na microflora colônica humana *in vitro* em condições anóxicas levaram a uma degradação completa de PC após 48 horas. Os produtos de degradação incluíram ácidos fenilacéticos, fenilpropiônicos e fenilvaléricos com o grupo monoidroxila principalmente na posição *meta* ou *para*. Sugeriu-se que esses ácidos fenólicos são os metabólitos principais das PA oligoméricas e poliméricas em pessoas saudáveis.[78] PC diméricas podem ser detectadas no plasma humano em, no máximo, trinta minutos após o consumo de um alimento rico em flavonol como o chocolate.[79,80] Entretanto, nenhum oligômero maior do que o trímero foi encontrado no plasma.

Detectaram-se formas livres de dímeros e trímeros no plasma de ratos, as quais alcançaram um nível máximo de concentração 1 hora após a ingestão oral de um extrato de semente de uva.[81] O intestino delgado de ratos absorveu os dímeros de procianidina A1 e A2 com mais eficácia do que os dímeros B2. A absorção dos dímeros do tipo A, no entanto, foi de apenas 5 a 10% daquela da epicatequina monomérica. Os dímeros não foram conjugados nem metilados, ao contrário da epicatequina.[82] Após a administração oral de [^{14}C] procianidina B2, 63% foram excretados através da urina em 4 dias. Esses dados sugerem que a microflora intestinal degradou grande parte da procianidina B2 antes da absorção.[83] Um modelo estático *in vitro* caracterizou parte dos metabólitos microbianos fecais humanos das procianidinas B2.[84]

Efeitos biológicos

As PA são de grande interesse em nutrição e medicina em razão de sua potente capacidade antioxidante e possíveis efeitos protetores para a saúde humana na redução do risco de doenças crônicas como câncer e doenças cardiovasculares.[85] Estudos *in vitro* mostraram que as PC no chocolate inibem a 5-lipoxigenase humana, diminuem a suscetibilidade oxidativa da LDL,[86,87] inibem a função plaquetária,[87] e promovem homeostase do fator de crescimento transformador β_1 de células sanguíneas periféricas mononucleares.[88] As PC em sementes de uva induzem à morte apoptótica do carcinoma da próstata humana[89] e exibem citotoxicidade para com o câncer de mama MCF-7, câncer de pulmão A-427 e células do adenocarcinoma gástrico, enquanto aumentam o crescimento e a viabilidade de células normais.[90]

As PA de tamanho molecular desigual podem diferir quanto a seus efeitos fisiológicos. Mao et al.[91] estudaram a capacidade de as PC modularem a interleucina-2 *in vitro* e descobriram que oligômeros mais altos inibiram a expressão da interleucina-2 em células estimuladas, enquanto o monômero não apresentou efeito. Tebib et al.[92] sugeriram que as PA poliméricas foram mais eficazes do que os monômeros em baixar o colesterol sanguíneo. O mecanismo proposto é que as PA liguem o colesterol no intestino por meio da associação hidrofóbica, mais potente para PA de DP mais alto. Ligações diferentes constituídas de flavan-3-óis e interflavana nas PA também podem influenciar seus efeitos fisiológicos. Estudos *in vitro* mostraram que PC com ligação de interflavana do tipo A isoladas de oxicocos (*cranberries*) inibem a aderência de *Escherichia coli* uropatogênica às superfícies das células uroepiteliais, enquanto PC do tipo B não mostraram nenhum efeito.[93] Além disso, os polímeros do tipo A procedentes da canela possuem atividade biológica semelhante à insulina,[94] e o consumo de canela (1 a 6 g) durante quarenta dias, por pacientes com diabetes do tipo 2, baixaram glicose sérica, triglicérides e concentrações totais de colesterol.[95]

As procianidinas oligoméricas do extrato de semente de uva demonstraram interagir e induzir a autofosforilação do receptor de insulina, estimulando a captação de glicose.[96] Entretanto, o mecanismo de ativação difere da ativação da insulina e resulta em diferenças na sinalização a jusante. As procianidinas da semente de uva fosforilaram a proteína quinase B em Thr308 em menor proporção do que a insulina; consequentemente, a ativação do receptor de insulina foi mais baixa com as procianidinas. Entretanto, as procianidinas da semente de uva fosforilaram Akt em Ser473 na mesma proporção que a insulina, e fosforilaram proteínas quinases ativadas por mitógenos (MAPK) em p44/p42 e p38 em proporções muito maiores do que a insulina. Esses resultados indicam as proteínas Akt e MAPK como pontos-chave para as vias de sinalização ativadas pelas procianidinas da semente de uva.[97] O tratamento de ratos hiperinsulinêmicos com procianidinas de semente de uva em uma dosagem de 25 mg/kg de peso corporal por dia produziu efeito prolongado positivo na homeostase da glicose,[97] refletido por um melhor índice de resistência insulínica do Modelo de Avaliação da Homeostase, acompanhado pela regulação negativa do receptor γ2 (Pparg2) de proliferadores de peroxissomas, do transportador de glicose tipo 4 (Glut4) e do substrato do receptor de insulina 1 (Irs1) no tecido adiposo branco mesentérico.[97] Consequentemente, as procianidinas parecem ter propriedades insulinomiméticas na medida em que reduzem a hiperglicemia em ratos diabéticos por estreptozotocina e estimulam a captação de glicose em linhagens celulares insulino-sensíveis. Entetanto, são necessárias pesquisas complementares sobre a estrutura das procianidinas e as concentrações eficazes para a modulação da ação da insulina.

Antocianinas

Química

Antocianinas são metabólitos secundários hidrossolúveis do vegetal, responsáveis pela coloração azul, púrpura e vermelha de muitos tecidos de plantas (ver Fig. 37.1). Elas ocorrem principalmente como glicosídeos de seus respectivos cromóforos de antocianidinas com o componente de açúcar ligado na posição 3 no anel C ou posição 5 no anel A. As antocianidinas comuns (agliconas) são: cianidina, delfinidina, petunidina, peonidina, pelargonidina e malvidina. As diferenças quanto à estrutura bioquímica dessas seis antocianidinas comuns ocorrem nas posições 3' e 5' (ver Fig. 37.1). Agliconas raramente são encontradas em material fresco de planta. Várias centenas de antocianinas são conhecidas, e variam da seguinte forma: a) quanto a número e posição de grupos de hidroxila e metoxila na estrutura de antocianidina básica; b) quanto a identidade, número e posições nas quais açúcares são ligados; e c) quanto a extensão da acilação do açúcar e identidade do agente acilatório.[98] Os agentes acilatórios comuns são os ácidos cinâmicos (cafeico, ρ-cumárico, ferúlico e sinápico). Antocianinas aciladas ocorrem em alguns dos produtos alimentícios menos comuns como repolho-roxo, alface-roxa, alho, batata de casca avermelhada e batata-doce roxa.[99]

A química e a distribuição de antocianinas foram revisadas.[100] Semelhante a outros flavonoides, antocianinas e antocianidinas (a forma de aglicona), apresentam propriedades antioxidantes.[101] A estrutura fenólica de antocianinas (ver Fig. 37.1) conduz atividade antioxidante marcante em sistemas-modelo via doação de elétrons ou transferência de átomos de hidrogênio das porções de hidroxila para radicais livres. Os glicosídeos de cianidinas tendem a apresentar uma capacidade antioxidante mais alta do que glicosídeos de peonidina ou malvidina,[101] provavelmente em razão dos grupos de hidroxila livre nas posições 3' e 4' de cianidina.

A cianidina é a antocianidina mais comum, presente em 90% das frutas.[98,102] Os níveis de antocianina (mg/100 g de peso fresco) variam de 0,25 mg/100 g na pêra a 500 mg/100 g no mirtilo (*blueberry*),[102] e as frutas mais ricas em antocianinas (> 20 mg/100 g de peso fresco) são as bagas fortemente coloridas (roxo intenso ou preto).

Locais de absorção, transporte sanguíneo e formas intracelulares

Antocianinas são únicas se comparadas a outros flavonoides no referente a sua absorção intacta como glicosídeos. O mecanismo de absorção não é conhecido; entretanto, Passamonti et al.[103] descobriram que as antocianinas podem servir como ligantes para bilitranslocase, um transportador de ânion orgânico de membrana encontrado em células epiteliais da mucosa gástrica, e esses pesquisadores descobriram que a bilitranslocase pode exercer uma função na biodisponibilidade de antocianinas. A adição de sacarose ao suco de *elderberry* levou à excreção reduzida e tardia de antocianinas,[104] um achado que sugere que açúcares podem interferir no mecanismo de transporte de antocianinas.

Observou-se que pelo menos 13 antocianinas diferentes de sete fontes alimentares diversas são absorvidas intactas e estão presentes no plasma ou na urina.[98] Em contraste com outros flavonoides, a proporção de antocianinas absorvidas e excretadas na urina como uma porcentagem de ingestão parece ser muito pequena,[105] talvez muito menos do que 0,1% de ingestão. Níveis plasmáticos máximos de antocianinas totais são relatados na variação de 1 a 120 nmol/L com doses de 0,7 a 10,9 mg/kg em estudos com seres humanos.[35,106-108]

Um resumo de vários estudos indicou que, para uma ingestão total de antocianina de 0,05 a 1,9 g, a concentração máxima correspondente de 1 a 200 nM foi alcançada (tempo de concentração máxima) em 0,5 a 4 horas após a ingestão da respectiva dose, e a excreção urinária em nenhum caso excedeu 5% da dose ingerida.[109] A depuração de antocianinas a partir da circulação é suficientemente rápida: em torno de seis horas muito pouco em geral é detectado no plasma.[108,110] Ratos parecem diferir de seres humanos sendo que, em ratos, a aglicona (cianidina) proveniente de cianidina-3-glicosídeo (C3G) foi detectada no jejuno,[111] e o ácido protocatequínico, que pode ser produzido por meio da degradação da cianidina, estava presente no plasma a concentrações oito vezes mais elevadas do que a do C3G. Em seres humanos, nenhuma aglicona de antocianidina ou nenhum ácido protocatequínico foram observados no plasma ou na urina.

Em estudos realizados por Cao et al.,[108] as duas principais antocianidinas no elderberry (C3G e 3-sambobiosídeo de cianidina) foram detectadas como glicosídeos no plasma e na urina humanos. Mulleder et al.[104] observaram uma excreção urinária de cianidina-3-sambobiosídeo maior do que C3G (0,014 *vs.* 0,004% da dose). A excreção reduzida de C3G pode ser o resultado da degradação aumentada relativa à cianidina-3-sambobiosídeo no trato gastrintestinal.[112]

A complexidade do padrão glicosídico não parece afetar a absorção notoriamente. Mazza et al.[113] sugeriram que antocianinas aciladas podem ser absorvidas intactas de mirtilo, porém essas substâncias não foram detectadas no plasma ou na urina em outros relatórios. Muito provavelmente, isso decorre de sua presença em baixas concentrações nos alimentos, e os métodos atuais não são sensíveis o suficiente para detectá-las. A maior parte das antocianinas foi excretada na urina nas primeiras quatro horas após consumo.[105,108] A excreção total de antocianina de *elderberry* nas primeiras quatro horas respondeu por apenas 0,077% da dose.

O metabolismo das antocianinas no intestino foi um aspecto amplamente ignorado até então. Felgines et al.[114] foram alguns dos primeiros a relatar a presença de antocianinas no conteúdo intestinal de ratos após a adaptação a uma dieta que continha antocianinas presentes na amora. A recuperação de cianidina e C3G no conteúdo cecal total foi de aproximadamente 0,25%, enquanto a recuperação de malvidina-3-glicosídeo no ceco ocorreu em maiores quantidades (~1,3%). Estudos mais recentes demonstraram que as antocianinas podem ser metabolizadas pela microflora intestinal[56,115] ou simplesmente degradadas por ação química.[116,117]

Metabolismo tecidual da antocianina

Wu et al.[105] identificaram quatro metabólitos de antocianina provenientes do *elderberry* na urina: peonidina-3-glicosídeo, peonidina-3-sambobiosídeo, peonidina monoglicuronídeo, e monoglicuronídeo C3G. Entretanto, Miyazawa et al.[107] não foram capazes de detectar antocianinas metiladas ou conjugadas no plasma humano; porém, observaram presença de peonidina-3-glicosídeo no fígado de ratos após consumo de antocianinas de frutas vermelhas (C3G; C-3 diglicosídeo). A formação de metabólitos de peonidina acontece provavelmente no fígado por meio da reação de catecol-*O*-metiltransferase. A peonidina-3-glicosídeo estava presente na urina de ratos alimentados com uma dieta enriquecida de pó liofilizado de amora; e esse achado resultou, provavelmente, da metilação hepática na porção de hidroxila 3' de C3G.[114]

A delfinidina seria a única outra antocianidina que poderia sofrer essa reação de metilação, visto que malvidina e petunidina já estão metiladas na posição 3' (ver Fig. 37.1). A recuperação urinária de C3G na forma intacta ou metilada foi aproximadamente de 0,26% da quantidade ingerida, enquanto da malvidina-3-glicosídeo foi de 0,67%. Esse resultado sugeriu que a estrutura da porção de aglicona das antocianinas poderia exercer uma função importante em seu metabolismo.[114]

Efeitos biológicos

Permeabilidade vascular

A retinopatia diabética pode levar à cegueira como resultado de um tecido conjuntivo de alta síntese anormal em reparar capilares rompidos e formar novos capilares. Pacientes adultos com diabetes tratados com 600 mg/dia de antocianinas por dois meses apresentaram biossíntese do tecido conjuntivo significativamente diminuída, especialmente colágeno polimérico e glicoproteínas da estrutura no tecido gengival.[118] As antocianinas demonstraram ter diversos efeitos na saúde cardiovascular, inclusive na função endotelial e proteção do miocárdio, de acordo com estudos basicamente *in vitro*.[56,119] Entretanto, são necessários estudos de intervenção mais detalhados com seres humanos.

Visão

Relatos antigos e informações baseadas em descrições de casos individuais não pareados sugeriram que as antocianinas podem melhorar a visão noturna. Zadok et al.[120] avaliaram o efeito das antocianinas em três testes de visão noturna em um estudo transversal duplo-cego, controlado com placebo, no qual voluntários normais receberam 12 ou 24 mg de antocianinas ou um placebo, duas vezes ao dia durante quatro dias. Nenhum resultado significativo foi encontrado em qualquer dos três testes de visão noturna.

Em um estudo transversal duplo-cego, controlado com placebo, de pessoas saudáveis, Nakaishi et al.[121] estudaram os efeitos da ingestão oral de um concentrado de antocianina da groselha preta (BCA) em adaptação ao escuro, alteração refrativa transiente trabalho-induzida do terminal de exibição de vídeo e fadiga visual. A ingestão de BCA nos três níveis de dose (12,5, 20, e 50 mg/pessoa, $n = 12$) pareceu provocar uma redução dose-dependente do limiar da adaptação ao escuro com uma diferença significativa na dose de 50 mg. Na avaliação dos sintomas de fadiga visual subjetiva por meio de questionário, foi reconhecida uma melhora significativa com base em afirmações relativas ao olho e dorso inferior após ingestão de BCA.

Em um estudo aleatório, duplo-cego, controlado com placebo, o extrato da uva-do-monte (*bilberry*) (160 mg duas vezes ao dia durante um mês) resultou em melhoras de anormalidades de retina confirmadas em 79% dos pacientes com diabetes ou retinopatia vascular hipertensiva.[122] Pacientes com retinopatia diabética que receberam 480 mg de antocianinas de uva-do-monte diariamente durante seis meses apresentaram progresso no final do período de teste, como indicado pela redução da hemorragia e por alívio de exudatos de lacrimação da retina.[123] No entanto, Muth et al.[124] falharam em encontrar um efeito de antocianinas de uva-do-monte sobre acuidade visual noturna ou sensibilidade do contraste noturno em pessoas que receberam 120 mg de antocianinas diariamente por 21 dias.

Nenhuma resposta consistente parece existir em termos de visão, tendo como base os estudos apresentados.[125,126] Dose e duração de ingestões são fatores que afetam claramente os resultados. Efeitos positivos foram observados em ingestões variando de 300 a 600 mg/dia consumidos em um período de vários meses. Contudo, o consumo desses níveis de antocianinas a partir de alimentos será difícil, a menos que alguém consuma consistentemente alguns dos alimentos que contêm altas concentrações de antocianinas.

Outros efeitos

Embora os dados publicados sejam limitados, frutas e bagas podem ser protetoras na prevenção de danos ao DNA por meio de mecanismos antioxidantes, porém também podem afetar a divisão celular, apoptose e angiogênese.[127] Hou[128] resumiu alguns dos mecanismos moleculares pelos quais antocianinas podem apresentar propriedades de quimioprevenção do câncer, incluindo aquelas relacionadas a antioxidantes e indução de apoptose em células tumorais. Em um ensaio preliminar com seres humanos, os participantes com alterações anteriores de memória receberam suco de mirtilo. Após 12 semanas, observou-se melhoria na aprendizagem associativa e na recordação livre de listas de palavras.[129] Um estudo com ratos indicou que as antocianinas melhoram o aprendizado e a memória de ratos com déficit de estrogênio causado por ovariectomia.[130]

Antocianinas purificadas a partir de várias fontes demonstraram reduzir a deposição lipídica em modelos de obesidade com roedores.[131] Nos poucos estudos em que houve consumo de antocianinas como parte de alimentos integrais ou bagas (frutas silvestres), não se observaram efeitos antiobesidade de um modo geral.[132,133] Entretanto, observaram-se efeitos com mirtilos inteiros, que protegeram contra a incidência de alguns distúrbios associados à obesidade, inclusive inflamações.[134] As antocianinas demonstraram regular a expressão do gene das adipocitocinas e melhorar a disfunção adipocítica relacionada à obesidade e ao diabetes. Sugeriu-se que as alterações na lipogênese e na lipólise no tecido adiposo, bem como em várias vias de sinalização de adipocina e da citocina, explicam os efeitos das antocianinas no desenvolvimento da obesidade.[135,136]

Fontes e ingestões alimentares de flavonoides

Os dados sobre o teor de flavonoides de determinados alimentos provêm basicamente do banco de dados sobre flavonoides do US Department of Agriculture (Ministério da Agricultura dos Estados Unidos), salvo indicação em contrário (http://www.nal.usda.gov/fnic/foodcomp/Data/Flav/flav.html) (ver Tab. 37.1). Dados sobre o conteúdo de quercetina em gêneros alimentícios são limitados, porém informações disponíveis sugerem o seguinte: uma variação de 0,2 a 25 mg de quercetina/100 g em peso líquido nas frutas; 0 a 10 mg/100 g nos vegetais, sendo especialmente alta nas cebolas; 0,4 a 1,6 mg/100 mL no vinho tinto; 1,0 a 2,5 mg/100 mL no chá; e 0,2 a 2,3 mg/100 mL nos sucos de frutas.[137,138]

O consumo diário de flavonóis é difícil de ser estimado, haja vista que os valores dependem da avaliação precisa dos hábitos alimentares e da quantidade de flavonóis nos alimentos. A ingestão dietética média de quercetina nos Países Baixos foi calculada em 16 mg/dia.[137] A ingestão geral de flavonoides (flavonóis e flavonas) em uma população de mulheres nos Estados Unidos foi estimada ser de 24,6 ± 18,5 mg/dia, dos quais a quercetina foi o principal contribuinte (70,2%).[139] Uma estatística de ingestão de flavonoides (incluindo flavonóis, flavonas e flavanonas) foi estimada ser de 24,2 ± 26,7, 28,6 ± 12,3 e 25,9 mg/dia nas populações da Finlândia, da Dinamarca e dos Países Baixos, respectivamente.[16,140,141] Entretanto, esses autores não incluem flavan-3-óis monoméricos, oligoméricos e poliméricos em suas estimativas.

As principais flavan-3-óis são catequinas, epicatequina, epicatequina-3-galato, epigalocatequina e epigalocatequina-3-galato (ver Fig. 37.1). Frutas, chás e chocolate são fontes comuns de catequinas. Arts et al.[142] estimaram que a média de ingestão de monômeros de flavan-3-ol nos Países Baixos foi de 50 mg/dia, sendo chá o principal contribuidor (65,2 a 87,3%), seguido por chocolate e maçã. Estimou-se a ingestão diária de monômeros de flavana-3-ol a partir do chá em uma variação de 12,7 a 34,2 mg/dia/pessoa por adultos nos Estados Unidos com base nos dados de Lakenbrink et al.[143] A ingestão total de monômeros de flavana-3-ol está estimada em 17,1 a 38,6 mg/dia/pessoa para adultos nos Estados Unidos, após contribuições de flavana-3-ol de outros alimentos serem incluídas.[144]

As PA apresentam maior prevalência em frutas e bagas, mas também são encontradas em chocolate,[145] alguns cereais, feijão, nozes e canela.[144] Os alimentos que não contêm PA e os que contêm foram observados.[71] O cálculo inicial da média de ingestão diária de PA oligomérico e polimérico por Gu et al.[144] de 53,6 mg/dia/pessoa é maior do que o de flavan-3-ol monomérico e é duas vezes tão elevado quanto a ingestão do combinado geral de outros flavonoides, incluindo flavonóis, flavonas e flavanonas. As PA são, provavelmente, um dos principais flavonoides ingeridos na dieta do Ocidente. Espera-se que variações na ingestão de PA entre pessoas sejam maiores como resultado de hábitos alimentares diferentes. Sujeitos que comem uma maçã de tamanho médio todos os dias podem facilmente ingerir 100 mg de PA diariamente. Pessoas que se alimentam de suplementos dietéticos, como extrato de casca de abacaxi (Picnogenol) ou extratos de semente de uva, podem ingerir várias centenas de miligramas de PA. Estima-se que a ingestão diária média de PA para crianças de 6 a 10 meses de vida seja 3,1 mg/dia/kg de peso corporal, quatro vezes maior do que a ingestão média em adultos de vinte anos de idade e mais velhos (0,77 mg/dia/kg de peso corporal).[144] A ingestão de PA em crianças de 6 a 10 meses de vida aumenta significativamente com a adição de frutas aos alimentos complementares.

Estima-se que a ingestão dietética total de flavonoides por uma população mediterrânea de adultos espanhóis seja de 269 (mediana) e 313 (média) mg/dia. O subgrupo mais abundante de flavonoides são as PA (60,1%), seguido pelas flavanonas (16,9%), flavan-3-óis (10,3%), flavonóis (5,9%), anto-

Tabela 37.1 Classes de flavonoides e concentrações[a] dos principais compostos em cada classe de alimentos selecionados e possíveis efeitos à saúde

Classes (principais compostos)	Concentração	Efeitos na saúde (referência)
Flavonas (apigenina, luteolina)		
Aipo	5,9	Efeitos antineoplásicos[22,147,148]
Miolo de aipo	22,6	
Pimenta	1-7	
Espinafre, cru	1,1	
Chá, verde, aferventado	0,3	
Flavonóis (quercetina, caempferol, miricetina, isoramnetina)		
Cebola	15,4-38,7	Antioxidantes *in vivo*[33,37,38,41]
Couve	22,9-34,4	Efeitos anti-inflamatórios[42]
Cacau	20,1	
Brócolis	9,4	
Mirtilo (*blueberry*)	3,9	
Espinafre	4,9	
Amora	1,1	
Chá	3,8	
Aipo	3,5	
Feijão	3,1-3,4	
Alface	2,6	
Toranja (*grapefruit*)	0,9	
Tomate	0,6	
Flavanonas (hesperetina, naringenina, eriodictiol)		
Limão	49,8	Efeitos anti-inflamatórios[149]
Suco de limão	18,4	Efeitos antineoplásicos[149]
Laranja	43,9	Interações farmacológicas[51,52]
Toranja (*grapefruit*)	54,5	
Flavan-3-óis (p. ex., catequina, epicatequina, galocatequina, epigalocatequina)[b]		
Chá, preto	114	Antioxidantes *in vivo*
Chá, verde	133	Efeitos antineoplásicos no trato gastrintestinal[14,63,65,70,150]
Chocolate	13,4-53,5	
Amora	18,7	Proteção cardiovascular[56]
Maçã	9,1	
Proantocianidinas[c]		
Mirtilos (*blueberries*), cultivados	180	Prevenção da oxidação lipoproteica de baixa densidade[86,87]
Mirtilos (*blueberries*), pequeno arbusto	332	
Oxicocos (*cranberries*)	419	Fator de infecção do trato urinário: tipo A[93]
Maçã	70-126	Efeitos antidiabéticos[95-97,151]
Pêssego	67	
Ameixa	215-257	
Sorgo, de alto tanino	788	
Feijão carioquinha, cru	796	
Feijão carioquinha, cozido	26	
Feijão-roxo	457	
Feijão	564	
Avelã	501	
Noz-pecã	494	
Pistache	237	
Amêndoa	184	
Antocianinas (cianidina, delfinidina, peonidina, petunidina, malvidina, pelargonidina)[d]		
Elderberry	1.550	Permeabilidade vascular[118]
Chokeberry	1.486	Efeitos na visão[120-124,126]
Mirtilo (*blueberry*)	415	Efeitos antineoplásicos[128]
Amora	317	Angiogênese[127]
Oxicoco (*cranberry*)	148	Obesidade[131,132,152,153]
Cereja	124	
Framboesa	96	
Morango	22	
Ameixa	20	
Nectarina	6	
Pêssego	5	
Alface-roxa	2	
Maçã	1	

[a]Representado como mg/100 g de peso fresco de porção comestível. Dados do banco de dados do US Department of Agriculture (USDA) Flavonoid (http//:www.ars.usda.gov/SP2UserFiles/Place/12354500/Data/Flav/Flav02-1.pdf), salvo indicação contrária. Esta tabela não pretende ser completa, e os números apresentados são médios ou aproximados. As concentrações podem variar consideravelmente em virtude do meio ambiente, do processamento e de outras condições. Os leitores são incentivados a pesquisar a base de dados original para informações mais completas.

[b]A maior parte dos alimentos que contêm proantocianidinas também possui flavan-3-óis.

[c]A partir dos dados de Gu et al.[144] apresentados como o total de todos os oligômeros mais polímeros (ver a publicação original para análise detalhada de cada componente em particular).

[d]A partir dos dados de Wu et al.[154] apresentados como o total de todas as antocianinas em diversas formas glicosiladas.

cianidinas (5,8%), flavonas (1,1%) e isoflavonas (< 0,01%). As principais fontes de ingestão total de flavonoides foram maçã (23%), vinho tinto (21%), frutas não especificadas (12,8%) e laranja (9,3%).[146]

Referências bibliográficas

1. Harborne JB. The Flavonoids: Advances in Research Since 1980. London: Chapman & Hall, 1988.
2. Harborne JB. The Flavonoids: Advances in Research Since 1986. London: Chapman & Hall, 1994.
3. Harborne JB. Phytochemistry 2000;55:481–504.
4. Bidlack WR, Omaye ST, Meskin MS et al. Phytochemicals: A New Paradigm. Lancaster, PA: Technomic Publishing, 1998.
5. Meskin M. Phytochemicals as Bioactive Agents. Boca Raton, FL: CRC Press, 2000.
6. Meskin M, Bidlack WR, Davies AJ et al. Phytochemicals in Nutrition and Health. Boca Raton, FL: CRC Press, 2002.
7. Meskin M, Bidlack WR Davies, AJ et al. Phytochemicals: Mechanisms of Action. Boca Raton, FL: CRC Press, 2003.
8. Middleton E Jr, Kandaswami C, Theoharides TC. Pharmacol Rev 2000;52:673–751.
9. Middleton E Jr, Kandaswami C. The impact of plant flavonoids on mammalian biology: implications for immunity, inflammation and cancer. In: Harborne JB, ed. The Flavonoids: Advances in Research Since 1986. London: Chapman & Hall, 1994:619–52.
10. Middleton E Jr, Kandaswami C. Biochem Pharm 1992;43:1167–79.
11. Beecher GR. J Nutr 2003;133:3248S–54S.
12. Havsteen BH. Pharmacol Ther 2002;96:67–202.
13. Lambert JD, Yang CS. Mutat Res 2003;523–524:201–8.
14. Yang CS, Landau JM, Huang MT et al. Annu Rev Nutr 2001;21:381–406.
15. Nijveldt RJ, van Nood E, van Hoorn DE et al. Am J Clin Nutr 2001;74:418–25.
16. Hertog MG, Hollman PC, Katan MB et al. Nutr Cancer 1993;20:21–9.
17. Hollman PC, Hertog MG, Katan MB. Biochem Soc Trans 1996;24:785–9.
18. Hertog MG, Feskens EJ, Hollman PC et al. Lancet 1993; 342:1007–11.
19. Keli SO, Hertog MG, Feskens EJ et al. Arch Intern Med 1996;156:637–42.
20. Aherne SA, O'Brien NM. Nutrition 2002;18:75–81.
21. Prior RL. Phytochemicals. In: Shils ME, Shike M, Ross AC et al, eds. Modern Nutrition in Health and Disease. 10th ed. Baltimore: Lippincott Williams & Wilkins, 2006:582–94.
22. Engelmann C, Blot E, Panis Y et al. Phytomedicine 2002;9:489–95.
23. Fotsis T, Pepper MS, Montesano R et al. Baillieres Clin Endocrinol Metab 1998;12:649–66.
24. Walle T. Semin Cancer Biol 2007;17:254–362.
25. Griffiths LA, Smith GE. Biochem J 1972;130:141–51.
26. Hollman PC, De Vries JH, Van Leeuwen SD et al. Am J Clin Nutr 1995;62:1276–82.
27. Rasmussen SE, Breinholt VM. Int J Vitam Nutr Res 2003; 73:101–11.
28. Murota K, Terao J. Arch Biochem Biophys 2003;417:12–17.
29. Crespy V, Morand C, Besson C et al. J Agric Food Chem 2002;50:618–21.
30. Walgren RA, Karnaky KJ Jr, Lindenmayer GE et al. J Pharmacol Exp Ther 2000;294:830–6.
31. Walgren RA, Lin JT, Kinne RK et al. J Pharmacol Exp Ther 2000;294:837–43.
32. Walle T, Otake Y, Walle UK et al. J Nutr 2000;130:2658–61.
33. Morand C, Crespy V, Manach C et al. Am J Physiol 1998;275: R212–9.
34. Hollman PC, van Trijp JM, Mengelers MJ et al. Cancer Lett 1997;114:139–40.
35. Prior RL. Am J Clin Nutr 2003;78:570S–78S.
36. Aura AM, O'Leary KA, Williamson G et al. J Agric Food Chem 2002;50:1725–30.
37. da Silva EL, Piskula MK, Yamamoto N et al. FEBS Letters 1998;430:405–8.
38. Shirai M, Moon JH, Tsushida T et al. J Agric Food Chem 2001;49:5602–8.
39. Graefe EU, Derendorf H, Veit M. Int J Clin Pharm Ther 1999;37:219–33.
40. Suri S, Liu XH, Rayment S et al. Br J Pharmacol 2009;159: 566–75.
41. Liu S, Hou W, Yao P et al. Toxicol In Vitro 2009;24:516–22.
42. Harasstani OA, Moin S, Tham CL et al. Inflamm Res 2010;59:711–21.
43. Shanely RA, Knab AM, Nieman DC et al. Free Radic Res 2010;44:224–31.
44. Tsuji M, Yamamoto H, Sato T et al. J Bone Miner Metab 2009;27:673–81.
45. Davis JM, Murphy EA, Carmichael MD et al. Am J Physiol Regul Integr Comp Physiol 2009;296:11.
46. Quindry JC, McAnulty SR, Hudson MB et al. Int J Sport Nutr Exerc Metab 2008;18:601–16.
47. Dumke CL, Nieman DC, Utter AC et al. Appl Physiol Nutr Metab 2009;34:993–1000.
48. Utter AC, Nieman DC, Kang J et al. Res Sports Med 2009;17:71–83.
49. Nielsen IL, Dragsted LO, Ravn-Haren G et al. J Agric Food Chem 2003;51:2813–20.
50. Manthey JA, Grohmann K, Guthrie N. Curr Med Chem 2001;8:135–53.
51. Lohezic-Le Devehat F, Marigny K, Doucet M et al. Therapie 2002;57:432–45.
52. Ameer B, Weintraub RA. Clin Pharmacokinet 1997;33:103–21.
53. Rietveld A, Wiseman S. J Nutr 2003;133:3285S–92S.
54. Manach C, Williamson G, Morand C et al. Am J Clin Nutr 2005;81:230S–42.
55. Khanal RC, Howard LR, Wilkes SE et al. J Agric Food Chem 2010;58:11257–64.
56. de Pascual-Teresa S, Moreno DA, Garcia-Viguera C. Int J Mol Sci 2010;11:1679–703.
57. Natsume M, Osakabe N, Oyama M et al. Free Radic Biol Med 2003;34:840–9.
58. Stalmach A, Troufflard S, Serafini M et al. Mol Nutr Food Res 2009;53:S44–S53.
59. Stalmach A, Mullen W, Steiling H et al. Mol Nutr Food Res 2010;54:323–34.
60. Higdon JV, Frei B. Crit Rev Food Sci Nutr 2003;43:89–143.
61. Frei B, Higdon JV. J Nutr 2003;133:3275S–84S.
62. Arts IC, Jacobs DR Jr, Gross M et al. Cancer Causes Control 2002;13:373–82.
63. Katiyar SK, Mukhtar H. J Cell Biochem 1997;64:59–67.
64. Yang CS, Chung JY, Yang G et al. J Nutr 2000;130:472S–78S.
65. Chung FL, Schwartz J, Herzog CR et al. J Nutr 2003;133: 3268S–74S.
66. Kuo YC, Yu CL, Liu CY et al. Cancer Causes Control 2009;20:57–65.
67. Khan N, Mukhtar H. Cancer Lett 2008;269:269–80.
68. Inoue M, Robien K, Wang R et al. Carcinogenesis 2008;29: 1967–72.
69. Chen D, Milacic V, Chen MS et al. Histol Histopathol 2008; 23:487–96.

70. Arab L, Il'yasova D. J Nutr 2003;133:3310S–18S.
71. Gu L, Kelm MA, Hammerstone JF et al. J Agric Food Chem 2003;51:7513–21.
72. Deprez S, Mila I, Huneau JF et al. Antioxid Redox Signal 2001;3:957–67.
73. Donovan JL, Manach C, Rios L et al. Br J Nutr 2002;87: 299–306.
74. Spencer JP, Chaudry F, Pannala AS et al. Biochem Biophys Res Commun 2000;272:236–41.
75. Rios LY, Bennett RN, Lazarus SA et al. Am J Clin Nutr 2002;76:1106–10.
76. Gu L, House SE, Rooney L et al. J Agric Food Chem 2007;55:5326–34.
77. Déprez S, Brezillon C, Rabot S et al. J Nutr 2000;130:2733–8.
78. Rios LY, Gonthier MP, Remesy C et al. Am J Clin Nutr 2003;77:912–8.
79. Holt RR, Lazarus SA, Sullards MC et al. Am J Clin Nutr 2002;76:798–804.
80. Urpi-Sarda M, Monagas M, Khan N et al. Anal Bioanal Chem 2009;394:1545–56.
81. Serra A, Macia A, Romero MP et al. Br J Nutr 2010;103:944–52.
82. Appeldoorn MM, Vincken JP, Gruppen H et al. J Nutr 2009;139:1469–73.
83. Stoupi S, Williamson G, Viton F et al. Drug Metab Dispos 2010;38:287–91.
84. Stoupi S, Williamson G, Drynan JW et al. Arch Biochem Biophys2010;501:73–8.
85. Schewe T, Kuhn H, Sies H. J Nutr 2002;132:1825–9.
86. Wan Y, Vinson JA, Etherton TD et al. Am J Clin Nutr 2001;74:596–602.
87. Murphy KJ, Chronopoulos AK, Singh I et al. Am J Clin Nutr 2003;77:1466–73.
88. Mao TK, Van De Water J, Keen CL et al. Exp Biol Med 2003;228:93–9.
89. Tyagi A, Agarwal R, Agarwal C. Oncogene 2003;22:1302–16.
90. Ye X, Krohn RL, Liu W et al. Mol Cell Biochem 1999;196: 99–108.
91. Mao TK, Powell JJ, Water JVD et al. Int J Immunother 1999;15:8.
92. Tebib K, Besancon P, Rouanet JM. J Nutr 1994;124:2451–57.
93. Foo LY, Lu Y, Howell AB et al. J Nat Prod 2000;63:1225–8.
94. Anderson RA, Broadhurst CL, Polansky MM et al. J Agric Food Chem 2004;52:65–70.
95. Khan A, Safdar M, Khan MH et al. Diabetes Care 2003; 26:3215–18.
96. Montagut G, Onnockx S, Vaque M et al. J Nutr Biochem 2010;21:476–81.
97. Montagut G, Blade C, Blay M et al. J Nutr Biochem 2010; 21:961–7.
98. Prior RL. Absorption and metabolism of anthocyanins: potential health effects. In: Meskin M, Bidlack WR, Davies AJ et al, eds. Phytochemicals: Mechanisms of Action. Boca Raton, FL: CRC Press, 2004:1–19.
99. Clifford MN. J Sci Food Agric 2000;80:1063–72.
100. Strack D, Wray V. The Anthocyanins. In: Harborne JB, ed. The Flavonoids: Advances in Research Since 1986. London: Chapman & Hall, 1993.
101. Wang H, Cao G, Prior RL. J Agric Food Chem 1997;45:304–09.
102. Macheix J, Fleuriet A, Billot J. Fruit Phenolics. Boca Raton, FL: CRC Press, 1990.
103. Passamonti S, Vrhovsek U, Mattivi F. Biochem Biophys Res Commun 2002;296:631–6.
104. Mulleder U, Murkovic M, Pfannhauser W. J Biochem Biophys Methods 2002;53:61–66.
105. Wu X, Cao G, Prior RL. J Nutr 2002;132:1865–71.
106. Matsumoto H, Inaba H, Kishi M et al. J Agric Food Chem 2001;49:1546–51.
107. Miyazawa T, Nakagawa K, Kudo M et al. J Agric Food Chem 1999;47:1083–91.
108. Cao G, Muccitelli HU, Sanchez-Moreno C et al. Am J Clin Nutr 2001;73:920–6.
109. McGhie TK, Walton MC. Mol Nutr Food Res 2007;51:702–13.
110. Bub A, Watzl B, Heeb D et al. Eur J Nutr 2001;40:113–20.
111. Tsuda T, Horio F, Osawa T. FEBS Lett 1999;449:179–82.
112. Wu X, Pittman HE, Prior RL. J Agric Food Chem 2006; 54:583–9.
113. Mazza G, Kay CD, Cottrell T et al. J Agric Food Chem 2002;50:7731–37.
114. Felgines C, Texier O, Besson C et al. J Nutr 2002;132:1249–53.
115. Selma MV, Espin JC, Tomas-Barberan FA. J Agric Food Chem 2009;57:6485–501.
116. Kay CD, Kroon PA, Cassidy A. Mol Nutr Food Res 2009; 53(Suppl 1):S92–101.
117. Woodward G, Kroon P, Cassidy A et al. J Agric Food Chem 2009;57:5271–8.
118. Boniface R, Robert AM. Klin Monatsbl Augenheilkd 1996; 209:368–72.
119. Xia M, Ling W, Zhu H et al. Atherosclerosis 2009;202:41–7.
120. Zadok D, Levy Y, Glovinsky Y. Eye 1999;13:734–6.
121. Nakaishi H, Matsumoto H, Tominaga S et al. Altern Med Rev 2000;5:553–62.
122. Perossini M, Guidi G, Chiellini S et al. Ottal Clin Ocul 1987; 113:1173–90.
123. Orsucci PN, Rossi M, Sabbatini G et al. Clin Ocul 1983;5:377–81.
124. Muth ER, Laurent JM, Jasper P. Altern Med Rev 2000;5:164–73.
125. Kalt W, Hanneken A, Milbury P et al. J Agric Food Chem 2010;58:4001–07.
126. Upton R. Bilberry Fruit *Vaccinium myrtillus L.* Santa Cruz, CA: American Herbal Pharmacopoeia, 2001.
127. Prior RL, Joseph J. Berries and fruits in cancer chemoprevention. In: Bagchi D, Preuss HG, eds. Phytopharmaceuticals in Cancer Chemoprevention. Boca Raton, FL: CRC Press, 2004: 465–79.
128. Hou DX. Curr Mol Med 2003;3:149–59.
129. Krikorian R, Shidler MD, Nash TA et al. J Agric Food Chem 2010;58:3996–4000.
130. Varadinova MG, Docheva-Drenska DI, Boyadjieva NI. Menopause 2009;16:345–9.
131. Prior RL. CAB Rev Perspect Agric Vet Sci Nutr Nat Resources 2010;5:1–9.
132. Prior RL, Wilkes S, Rogers T et al. J Agric Food Chem 2010; 58:3970–6.
133. Prior RL, Wu X, Gu L et al. J Agric Food Chem 2008;56:647–53.
134. DeFuria J, Bennett G, Strissel KJ et al. J Nutr 2009;139:1510–6.
135. Tsuda T, Matsumoto H. New therapeutic effects of anthocyanins: antiobesity effect, antidiabetes effect, and vision improvement. In: Mine Y, Shahidi F, Miyashita K, eds. Nutrigenomics and Proteomics in Health and Disease: Food Factors in Gene Interactions. New York: John Wiley and Sons, 2009:273–90.
136. Tsuda T, Ueno Y, Yoshikawa T et al. Biochem Pharmacol 2006;71:1184–97.
137. Hertog MG, Hollman PC, Katan MB. J Agric Food Chem 1992;40:2379–83.
138. Hertog MG, Hollman PC, Putte B. J Agric Food Chem 1993;41:1242–46.
139. Sesso HD, Gaziano JM, Liu S et al. Am J Clin Nutr 2003;77: 1400–8.
140. Knekt P, Kumpulainen J, Jarvinen R et al. Am J Clin Nutr 2002;76:560–8.
141. Geleijnse JM, Launer LJ, Van der Kuip DA et al. Am J Clin Nutr 2002;75:880–6.

142. Arts IC, Hollman PC, Feskens EJ et al. Eur J Clin Nutr 2001;55:76–81.
143. Lakenbrink C, Engelhardt UH, Wray V. J Agric Food Chem 1999;47:4621–4.
144. Gu L, Kelm MA, Hammerstone JF et al. J Nutr 2004;134:613–7.
145. Keen CL. J Am Coll Nutr 2001;20:436S–39S.
146. Zamora-Ros R, Andres-Lacueva C, Lamuela-Raventos RM et al. J Am Diet Assoc 2010;110:390–8.
147. Fotsis T, Pepper MS, Aktas E et al. Cancer Res 1997;57:2916–21.
148. Lin SY, Chang HP. Methods Find Exp Clin Pharmacol 1997; 19:367–71.
149. Manthey JA, Grohmann K, Montanari A et al. J Nat Prod 1999;62:441–44.
150. Yang CS, Landau JM. J Nutr 2000;130:2409–12.
151. Anderson OM, Jordheim M. Anthocyanins. In: Andersen OM, Markham KR, eds. Flavonoids: Chemistry, Biochemistry and Applications. Boca Raton, FL: CRC Press, 2004.
152. Prior RL, Wu X, Gu L et al. Mol Nutr Food Res 2009;53:1406–18.
153. Prior RL, Wilkes S, Rogers T et al. FASEB J 2009;23:350.2.
154. Wu X, Beecher GR, Holden JM et al. J Agric Food Chem 2006;54:4069–75.

Sugestões de leitura

de Pascual-Teresa S, Moreno DA, Garcia-Viguera C. Flavanols and anthocyanins in cardiovascular health: a review of current evidence. Int J Mol Sci 2010;11:1679–703.

Galvano F, La Fauci L, Vitaglione P et al. Bioavailability, antioxidant and biological properties of the natural free-radical scavengers cyanidin and related glycosides. Ann 1st Super Sanita 2007;43:382–93.

Rasmussen SE, Frederiksen H, Struntze Krogholm K et al. Dietary proanthocyanidins: occurrence, dietary intake, bioavailability, and protection against cardiovascular disease. Mol Nutr Food Res 2005; 49:159–74.

Romier B, Schneider Y, Larondelle Y et al. Dietary polyphenols can modulate the intestinal inflammatory response. Nutr Rev 2009;67:363–78.

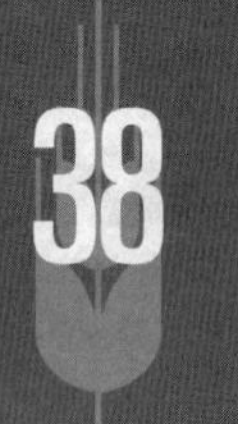

Probióticos e prebióticos como moduladores da microbiota intestinal*

Sandra Tejero, Ian R. Rowland, Robert Rastall e Glenn R. Gibson

Impulsionado pelo aumento crescente na gama de doenças gastrintestinais, o mercado de alimentos funcionais tem se movido intensamente em direção aos eventos derivados do intestino. Especificamente, esses alimentos têm como alvo o intestino humano para estimular os gêneros microbianos benéficos diretamente, fornecendo substratos de crescimento para promover o crescimento de uma "flora saudável" no indivíduo de forma seletiva (prebióticos) ou utilizando preparações microbianas vivas adicionadas (probióticos). Bifidobactérias e lactobacilos são os alvos mais comuns no ambiente *in vivo* dentro do intestino grosso para tal fortificação. O uso de probióticos e prebióticos representa pouco a nenhum risco aos consumidores, mas é muito mais promissor para a melhoria da saúde e do bem-estar. O presente capítulo aborda os principais tipos de probióticos e prebióticos, além de descrever brevemente algumas das aplicações clínicas de cada abordagem (Tab. 38.1).

Probióticos

A primeira definição amplamente aceita de probióticos foi feita por Fuller:[1] "um suplemento alimentar microbiano vivo que afeta de forma benéfica o hospedeiro, restabelecendo seu equilíbrio microbiano intestinal". Uma definição formal mais recente de probióticos foi proposta pela Food and Agriculture Organization/World Health Organization (FAO/OMS, Organização das Nações Unidas para Alimentação e Agricultura/ Organização Mundial de Saúde): "microrganismos vivos que, quando administrados em quantidades adequadas, conferem um benefício à saúde do hospedeiro".[2] Ambas as definições, bem como as outras veiculadas, dependem da viabilidade das cepas durante a ingestão e dentro do produto. Esse requisito é essencial para a eficácia do probiótico.

Quaisquer alegações de saúde associadas ao produto alimentício probiótico, incluindo as alegações sobre a diminuição no risco de doenças, são estritamente reguladas pela European Food Safety Authority (EFSA) e pela Food and Drug Administration (FDA) nos Estados Unidos. Os probióticos devem não só ser obrigatoriamente seguros e desprovidos de qualquer potencial tóxico, mas também pertencer à categoria de substâncias "consideradas geralmente como seguras" (GRAS). Os debates atuais estão sendo protelados no âmbito legislativo, movidos basicamente por divergências sobre o que constitui uma alegação de saúde quando se consideram alimentos como probióticos e prebióticos.

Foram publicados inúmeros estudos sobre os benefícios da suplementação oral de certos probióticos na saúde humana. Esses estudos fornecem provas dos importantes papéis desempenhados pelos probióticos na prevenção, na melhora e, possivelmente, no tratamento de alguns distúrbios e doenças.[3-5] Fica difícil para os legisladores ignorar essa literatura científica (existem mais de 7.000 artigos só sobre probióticos, indexados no PubMed) em suas deliberações sobre a eficácia da alegação. Considerando a trajetória de sucesso dos probióticos e prebióticos, bem como seu histórico de segurança, existe um atraso na formulação de alegações sólidas feitas com base em provas científicas consistentes.

Tabela 38.1 Características desejadas de probióticos e prebióticos

Probióticos	Efeito benéfico quando consumido Ausência de patogenicidade e toxicidade Grande número de células viáveis Capacidade de sobreviver e metabolizar no intestino Viabilidade conservada durante o armazenamento e o uso Boas qualidades sensoriais se incorporados no alimento
Prebióticos	Resistência à acidez gástrica e hidrólise por enzimas de mamíferos e absorção gastrintestinal Capacidade de serem fermentados pela microflora intestinal Estimulação seletiva de crescimento e/ou atividade de bactérias intestinais associadas à saúde e ao bem-estar

*__Abreviaturas__: **CDI**, infecção por *Clostridium difficile*; **UFC**, unidades formadoras de colônias; **FISH**, hibridização fluorescente *in situ*; **FOS**, fruto-oligossacarídeo; **GOS**, galacto-oligossacarídeo; **IBD**, enteropatia inflamatória; **IMO**, isomalto-oligossacarídeo; **LGG**, *Lactobacillus* rhamnosus GG; **MOS**, mano-oligossacarídeo; **SOS**, oligossacarídeo da soja; **XOS**, xilo-oligossacarídeo.

De modo geral, os probióticos são cepas de bactérias produtoras de ácido láctico, particularmente membros dos gêneros *Lactobacillus* e *Bifidobacterium*. Esse uso deve-se principalmente ao histórico longo e seguro dessas bactérias na fabricação de produtos lácteos. Outros microrganismos também foram desenvolvidos como probióticos potenciais, incluindo *Bacillus coagulans*, *Escherichia coli* e *Saccharomyces*.

Produtos probióticos

O sistema de distribuição mais comum para microrganismos vivos ocorre por meio dos produtos lácteos, como leite, iogurte e queijo. Essa função pode ter razões históricas, pois o imunologista russo Elie Metchnikoff propôs, em 1907, que os lactobacilos presentes no iogurte desempenhavam um papel importante no prolongamento da vida humana pela promoção da saúde.[6] Essa proposta é geralmente vista como o nascimento do conceito de probiótico. Avanços tecnológicos estão tornando possível a comercialização de uma nova linha de produtos, como cápsulas e comprimidos, com vantagens como prazo de validade mais longo, facilidade de administração, requisitos simples como distribuição e armazenamento em temperaturas ambientes. Esses produtos são formulados com base na tecnologia de *spray* (nebulização) ou liofilização (criodessecação), o que preserva as bactérias por longos períodos de tempo.

Saarela et al.[7] investigaram a estabilidade da *Bifidobacterium animalis* spp. *lactis* VTT E-D12010 durante os processos de liofilização e armazenamento, bem como durante a exposição a ácido e bile pelo uso de meio de cultura livre de leite e crioprotetores para produzir células em aplicações não lácteas. Esses pesquisadores concluíram que era possível, praticável e viável desenvolver tecnologias de produção não baseadas no leite para culturas probióticas. Isso proporcionaria uma vantagem quanto ao uso de probióticos em indivíduos com intolerância à lactose ou em vegetarianos estritos.

Outros pesquisadores apoiaram essa tecnologia por meio de estudos conduzidos *in vitro*[8,9] e ensaios duplo-cegos controlados por placebo.[10,11]

Critérios de seleção

Em linhas gerais, os pesquisadores concordam que, para serem eficazes, os probióticos precisam sobreviver à passagem pelo trato gastrintestinal superior, exibindo resistência ao pH baixo, aos sais biliares e às enzimas pancreáticas.[12-14] Tal desafio pode não ser superado por alguns probióticos. Contudo, considerando o nível de evidências em estudos humanos sobre os efeitos positivos à saúde, é evidente que muitas cepas sejam capazes de compensar as condições fisicoquímicas adversas do trato gastrintestinal.

Outro aspecto importante dos probióticos é a segurança, embora muitos pesquisadores tenham feito uma revisão sobre os diferentes requisitos para que um probiótico seja considerado "seguro".[15-17] Adicionalmente, os probióticos precisam que certas propriedades tecnológicas sejam cultivadas em grande escala, além de terem uma vida útil aceitável.[15]

Probióticos e o intestino

As bactérias probióticas exercem sua atividade principalmente no trato gastrintestinal humano. A maioria dos estudos de probióticos relacionados com a saúde se concentrou nessa atividade. Essa discussão é dividida em distúrbios infecciosos e não infecciosos. Alguns estudos importantes para aferir o êxito dos probióticos estão resumidos aqui. No entanto, os probióticos também têm ação profilática, diminuindo o risco de doenças. Essa utilização deve ser ponderada ao se considerar a frequente pergunta sobre quando usar os probióticos: pessoas saudáveis devem tomar esses produtos? A resposta é "sim" caso o consumidor tenha o desejo de ajudar a evitar distúrbios intestinais, como gastrenterite. A advertência é que as cepas devem ser probióticos reconhecidos e capazes de atender aos vários critérios de seleção exigidos. É quase certo que diferentes cepas exerçam diferentes efeitos, conforme já exposto nos exemplos dados nessa discussão.

Distúrbios não infecciosos

Alega-se que os probióticos sejam eficazes em uma ampla variedade de distúrbios gastrintestinais, particularmente em casos de diarreia, síndrome do intestino irritável (IBS) e enteropatia inflamatória. O potencial de probióticos em aliviar os sintomas de IBS foi demonstrado em vários estudos realizados desde o ano 2000. A IBS é um grande desafio por causa de sua natureza ubíqua, dificuldade no diagnóstico e falta de estratégias terapêuticas. Como os ensaios também demonstraram um efeito de placebo, o presente capítulo cita os estudos em que os pesquisadores controlaram esse efeito.

As provas sobre a eficácia de probióticos em casos de IBS foram geradas a partir de vários estudos.

O'Mahony et al.[18] relataram que, além da melhoria nos sintomas, o consumo de *Bifidobacterium infantis* foi associado à normalização da relação basal de interleucina-10 e interleucina-12 (citocina anti-inflamatória/pró-inflamatória). Essa relação era mais baixa em pacientes com IBS do que em controles saudáveis compatíveis, um achado sugestivo de uma capacidade imunomoduladora para essa intervenção. Em um estudo duplo-cego de 4 semanas feito por Whorwell et al.,[19] 362 pacientes adultos foram aleatoriamente distribuídos para receber 1 de 3 diferentes doses de *B. infantis* 35624 encapsulado liofilizado ou de placebo. Uma dose de 10^8 unidades formadoras de colônias (UFC)/mL revelou os melhores escores em relação aos sintomas de dor abdominal, distensão abdominal, disfunção intestinal, evacuação incompleta (tenesmo) e flatulência.[19]

Em um estudo duplo-cego mais recente controlado por placebo, 298 adultos diagnosticados com IBS foram aleatoriamente distribuídos para receber uma preparação de *E. coli* ou placebo. No grupo submetido ao tratamento, foram observadas melhoras significativas no alívio da dor e nos sintomas típicos.[20]

As enteropatias inflamatórias, como doença de Crohn, colite ulcerativa e pouchitis*, são distúrbios inflamatórios

*N.R.C.: Manisfestação extracolônica da retocolite ulcerativa.

recorrentes do cólon e do intestino delgado, com uma origem complexa e indefinida. Nessas afecções, foi sugerido um envolvimento microbiano e, se este for o caso, será possível o uso de intervenções probióticas contra os microrganismos patológicos.

Em relação ao fato de manter a remissão na doença de Crohn, um estudo de 32 adultos comparando o efeito do tratamento com a mesalazina ou a levedura *Saccharomyces boulardii* em combinação com a mesalazina demonstrou recidivas significativamente mais raras no segundo grupo, um achado que apoia o efeito benéfico do *S. boulardii*.[21] Em um estudo mais recente de 34 pacientes acometidos pela doença de Crohn, o grupo que recebeu o *S. boulardii* demonstrou uma melhora na permeabilidade intestinal em comparação com o grupo placebo.[22]

Na doença de Crohn ativa, é necessária a realização de mais pesquisas, já que alguns estudos[23,24] não conseguiram tirar conclusões definitivas sobre a eficácia da terapia com probióticos. A eficácia clínica da mistura probiótica VSL n. 3 (uma mistura de 4 espécies de lactobacilos, 3 espécies de bifidobactérias e *Streptococcus thermophilus*) foi avaliada em um estudo de 34 pacientes ambulatoriais com colite ulcerativa ativa. Foram detectados microrganismos probióticos em 3 de 11 pacientes após análise microbiológica de biopsias da mucosa; também foi observada uma indução de remissão ou taxa de resposta de 77%.[25] Outro estudo[26] demonstrou que o tratamento de pacientes acometidos por colite ulcerativa com a mistura VSL n. 3 produziu um aumento nas concentrações fecais das bactérias dessa mistura e ajudou a manter a remissão, visto que apenas 4 de 20 pacientes exibiram recidiva. Considerando que a VSL n. 3 é uma mistura complexa de cepas probióticas, não se sabe atualmente qual constituinte foi responsável pelos efeitos observados.

Em relação à pouchitis, Gionchetti et al.[27] avaliaram uma redução na incidência dessa doença no grupo tratado (10%) em comparação ao grupo placebo (40%) em 40 pacientes após anastomose íleo-anal com bolsa para colite ulcerativa. Além disso, Mimura et al.[28] confirmaram mais tarde a eficácia dessa mistura probiótica na remissão induzida por antibióticos em 36 pacientes com pouchitis recorrente ou crônica, distribuídos aleatoriamente para receber uma dose diária de VSL n. 3 ou de placebo. Gosselink et al.[29] relataram uma frequência mais baixa nos episódios de pouchitis após a formação da bolsa em pacientes submetidos ao *Lactobacillus rhamnosus* GG (LGG) do que naqueles não tratados com esse probiótico.

Distúrbios infecciosos

Foi demonstrado que os probióticos são promissores para o tratamento de distúrbios infecciosos. Além de ser muito promissora, essa abordagem mostra como os probióticos podem ser úteis na prevenção de doenças. Viajantes frequentes, pessoas hospitalizadas e idosos são exemplos de populações de alto risco que podem se beneficiar do uso de probióticos eficazes.

Evidências crescentes revelam que o tratamento com probióticos pode aliviar diarreia infecciosa aguda, principalmente em bebês e crianças. Várias metanálises[30-33] relataram alguns efeitos moderados em relação à duração da diarreia observada após uso terapêutico de probióticos. Nesse sentido, o LGG é o probiótico com maior eficácia até o momento. Alguns dos ensaios controlados utilizando o LGG são abordados aqui.

Em ensaio duplo-cego controlado por placebo desenvolvido por Shornikova et al.,[34] 123 crianças entre 1 e 36 meses de vida que tinham diarreia aguda receberam reidratação e 5×10^9 UFC de LGG ou placebo, ambos por via oral. O LGG abreviou significativamente a duração da diarreia por rotavírus, mas não da diarreia com alguma causa bacteriana confirmada. Em outro estudo envolvendo 39 crianças, o grupo que consumiu o LGG demonstrou uma duração expressivamente menor nos episódios de diarreia e intensificou a secreção da imunoglobulina A, considerada como um parâmetro de defesa imune local.[35] Guandalini et al.[3] realizaram um ensaio controlado em que 287 crianças de 1 mês a 3 anos de idade foram distribuídas aleatoriamente para receber uma preparação viva de LGG ou placebo; foi observada uma redução de quase 1 dia no curso da diarreia no grupo submetido ao tratamento.

É provável que o uso mais amplamente investigado de probióticos relacionados com distúrbios infecciosos seja como tratamento adjuvante para reduzir a diarreia associada a antibióticos (AAD) em pacientes submetidos à antibioticoterapia. Uma metanálise feita por Szajewska et al.[36] de dados obtidos de cinco ensaios controlados randomizados revelou que o *S. boulardii* diminuiu significativamente o risco de diarreia em pacientes (adultos e crianças) tratados com antibióticos por qualquer razão (principalmente infecções do trato respiratório). Outra metanálise também sugeriu que, embora o *S. boulardii* e o *Lactobacillus* spp. tivessem o potencial de evitar a AAD, a eficácia desses probióticos continuava sem comprovação.[37]

McFarland[38] conduziu uma metanálise para comparar a eficácia de probióticos para a prevenção de AAD e o tratamento de infecções por *Clostridium difficile* (CDIs). Foram incluídos 31 ensaios de eficácia randomizados, controlados e cegos feitos em seres humanos, envolvendo 3.164 indivíduos. As conclusões foram que o *S. boulardii*, o LGG e algumas misturas probióticas eram as mais eficazes e, em 25 desses ensaios controlados, o risco de desenvolvimento de AAD foi consideravelmente reduzido.

De maior interesse é o papel desempenhado pelos probióticos como adjuvantes ao uso de metronidazol ou vancomicina, antibióticos mais comumente utilizados para tratar as CDIs. A CDI colônica, uma complicação comum da antibioticoterapia, pode levar à colite ou colite pseudomembranosa. Até o momento, é possível encontrar apenas alguns ensaios randomizados e controlados na literatura especializada sobre o uso de probióticos para a prevenção de CDI; no entanto, o número é ainda mais limitado para o tratamento de CDI.

Em um estudo duplo-cego controlado por placebo,[39] 135 pacientes hospitalizados foram aleatoriamente distribuídos para receber um coquetel de probióticos contendo *Lactobacillus casei* DN-114 001 (*L. casei Imunitass*) (1×10^8 UFC/mL), *S. thermophilus* (1×10^8 UFC/mL) e *Lactobacillus bulgaricus* (1×10^7 UFC/mL) ou um coquetel de placebo 2 vezes ao dia. Os pacientes começaram a tomar os coquetéis dentro de 48 horas da antibioticoterapia e continuaram por 1 semana após a interrupção dos antibióticos. Os resultados constataram que apenas 12% dos pacientes pertencentes ao grupo dos probióticos desenvolveram diarreia associada ao uso de antibióticos em comparação a 34% do grupo placebo; além disso, nenhum indivíduo do grupo de probióticos teve diarreia causada por *C. difficile* comparado com 17% dos pacientes do grupo placebo. Esses resultados promissores sugerem que os probióticos sejam úteis para ajudar a controlar a diarreia associada à CDI.

A administração de probióticos também foi estudada como uma estratégia promissora para reduzir os episódios de diarreia do viajante. Em uma metanálise dos probióticos para a prevenção desse tipo de diarreia, McFarland[40] descreveu 12 de 940 estudos que foram submetidos à triagem e atendiam aos critérios de inclusão/exclusão.[40] O risco relativo combinado indicou que os probióticos evitam a diarreia do viajante de forma expressiva (risco relativo = 0,85; intervalo de confiança de 95%, 0,79, 0,91; $p < 0{,}001$); vários probióticos (*S. boulardii* e uma mistura de *Lactobacillus acidophilus* e *Bifidobacterium bifidum*) demonstraram eficácia significativa. Não foi relatada nenhuma reação adversa grave.[40]

Outros distúrbios

Em estudos com modelos de animais, foi demonstrada uma relação entre o consumo de probióticos e o desenvolvimento de câncer do cólon.[41,42] Por muito tempo, o principal foco dos probióticos era tratar distúrbios e doenças do trato gastrintestinal.[43] Contudo, os probióticos também foram sugeridos por ter alguns efeitos na prevenção de doenças alérgicas, como o eczema atópico.[44-46]

Prebióticos

Outra abordagem para aumentar o número de bactérias benéficas na microbiota intestinal humana é feita pela introdução de prebióticos na dieta. Pesquisadores admitem cada vez mais que a composição de espécies da microbiota pode ser modificada por mudanças relativamente pequenas na dieta, como a introdução de certos carboidratos não digeríveis. Um prebiótico é definido como "um ingrediente alimentar não digerível que afeta de forma benéfica o hospedeiro, por estimular seletivamente o crescimento e/ou a atividade de um número único ou limitado de bactérias no cólon, capaz de conferir benefícios ao bem-estar e à saúde desse hospedeiro".[47] Este conceito foi atualizado por Gibson et al.,[48] e as evidências para prebióticos estabelecidos e emergentes foram revisadas. Grande parte do interesse no desenvolvimento de novos prebióticos aponta para os oligossacarídeos não digeríveis — polissacarídeos de cadeia curta que consistem em 2 a 20 unidades de sacarídeos. Os exemplos desses compostos incluem frutanos tipo inulina, galacto-oligossacarídeos (GOS), isomalto-oligossacarídeos (IMO), xilo-oligossacarídeos (XOS), oligossacarídeos da soja (SOS), gluco-oligossacarídeos e lactosacarose.[49,50] Os prebióticos devem sua derivação ao conceito de probiótico e foram desenvolvidos pela primeira vez para influenciar a microbiota intestinal, sem, no entanto, envolver questões de sobrevivência na intervenção utilizada. O desenvolvimento dos prebióticos é bem mais recente que o dos probióticos e, por essa razão, existem menos estudos sobre o assunto. Os prebióticos alteram os componentes da flora nativa de modo seletivo. As consequências à saúde são mais ou menos semelhantes àquelas de probióticos. Esse aspecto da ciência prebiótica, portanto, não será abordado aqui.

Vários estudos demonstraram a importante contribuição de substratos prebióticos à microbiota gastrintestinal humana. Os alvos tradicionais de prebióticos são *Bifidobacterium* spp. e *Lactobacillus* spp.[47] Relatos de estudos *in vitro* revelaram que os prebióticos são capazes de modificar a comunidade microbiana do trato gastrintestinal, aumentando o número de bifidobactérias ou lactobacilos; com isso, tais prebióticos podem melhorar a saúde intestinal do ser humano e ainda intensificar as respostas imunes inespecíficas.[51,52]

Além disso, estudos de intervenção apoiaram o papel positivo desempenhado pelos prebióticos sobre a ecologia microbiana do intestino humano.[53-58] Uma revisão resumiu os aspectos relacionados com a saúde, associados ao uso de prebióticos que estimulam as bifidobactérias.[59]

Tipos de prebióticos

Fruto-oligossacarídeos

Os fruto-oligossacarídeos (FOS) compreendem uma classe importante de oligossacarídeos bifidogênicos em termos de volume de produção e uso. Os FOS são polímeros de D-frutose, unidos por ligações beta-2,1. As moléculas com grau de polimerização entre 3 e 5 são denominadas de oligofrutose, enquanto aquelas com grau de polimerização entre 2 e 60 recebem o nome de inulina.[60] Os FOS ocorrem naturalmente em uma variedade de plantas, como chicória, cebola, alho, tomate e banana. Os FOS são resistentes à acidez gástrica e hidrólise por enzimas digestivas humanas (sacarase, maltase, isomaltase ou lactase) e pela alfa-amilase de secreções pancreáticas.[61]

Os FOS derivados da chicória estão entre os prebióticos mais estudados e bem-estabelecidos. Wang e Gibson[51] determinaram os efeitos prebióticos de FOS em um estudo *in vitro* durante a comparação com uma série de carboidratos de referência. O crescimento bacteriano exibiu fermentação preferencial por bifidobactérias, enquanto as populações de *E. coli* e *Clostridium perfringens* permaneceram em níveis relativamente baixos. Mais tarde, um estudo conduzido por Gibson e Wang[62] determinou o efeito bifidogênico da oligofrutose em sistemas de cultura contínuos em um único estágio, inoculados com bactérias fecais humanas. Os FOS enriqueceram, de preferência, a população de bifidobactérias, em comparação à inulina e sacarose.

Um ensaio feito em voluntários adultos saudáveis que consumiam 15 g/dia de FOS revelou uma estimulação significativa nos níveis de bifidobactérias (que se tornaram o grupo bacteriano predominante elencado).[63] Do mesmo modo, estudos subsequentes demonstraram uma importante mudança na composição bacteriana intestinal após a ingestão de FOS, com aumento expressivo das bifidobactérias.[64,65] Harmsen et al.[66] conduziram um estudo *in vivo*, em que 14 voluntários adultos receberam 9 g/dia de inulina por um período de 2 semanas. A quantificação dos grupos bacterianos por hibridização fluorescente *in situ* (FISH) mostrou um aumento substancial nas bifidobactérias, porém uma redução considerável no grupo composto por *Eubacterium rectale-Clostridium coccoides*. Portanto, parece que a inulina e o FOS podem ser classificados como prebióticos, já que eles atendem a todos os critérios especificados. Esse estudo mais recente foi significativo, pois utilizou a caracterização molecular da microbiota.

Galacto-oligossacarídeos

Os GOS consistem em unidades de betagalactopiranosil-(1-4) ligadas entre si por ligações beta-(1-6) e unidas a um resíduo terminal de glicopiranosil por uma ligação alfaglicosídica-(1-4). A presença de GOS é relatada no leite fermentado como resultado da atividade da betagalactosidase de culturas *starter**.[67] Esses oligossacarídeos são sintetizados a partir da lactose por uma reação de transferência de betagalactosidase, resultando na formação de uma família de dissacarídeos até hexassacarídeos; nesse caso, os produtos finais dependem da origem da enzima. A enzima transfere a metade da galactose de um betagalactosídeo para um aceptor que contém um grupo hidroxila. Estudos *in vitro* demonstraram que os GOS estimulam o crescimento de bifidobactérias em cultura mista, mas diminuem o número de bactérias patogênicas.

Em estudos *in vivo*, foi demonstrado que os níveis fecais de bifidobactérias são estimulados, em adultos humanos saudáveis, pelo consumo de diferentes quantidades de GOS. Um desses estudos, envolvendo 12 voluntários humanos com números anormalmente baixos de bifidobactérias fecais, revelou que o consumo de GOS resultava em um grau significativo de bifidogênese.[68] No entanto, assim que a ingestão de GOS era interrompida, o número de bifidobactérias retornava aos níveis iniciais. Em alguns casos, esse aumento na população de bifidobactérias foi acompanhado por uma redução de *Bacteroides*.

Lactulose

A lactulose (4-*O*-β-D-galactopiranosil-D-frutose) também é considerada um prebiótico (em doses sublaxativas), sendo produzida pela isomerização da lactose. Um estudo paralelo duplo-cego controlado por placebo demonstrou que a lactulose aumentava o número de bifidobactérias e lactobacilos nas fezes, enquanto o número de *Bacteroides* e clostrídios diminuía.[69] Outro estudo mais recente revelou um aumento seletivo e significativo em termos estatísticos nas bifidobactérias após a administração de lactulose.[70]

*N.T.: A cultura *starter* é adicionada à matéria-prima para acelerar o processo de fermentação, aumentar o tempo de conservação e obter características desejáveis, tais como a textura e o perfil sensorial.

Prebióticos emergentes

Atualmente, dois prebióticos importantes (FOS e GOS) são utilizados na fabricação de alimentos na Europa e nos Estados Unidos. Contudo, diversas formulações emergentes não foram testadas com tanto rigor quanto esses prebióticos citados. Alguns desses ingredientes estão listados e serão discutidos aqui.

Isomalto-oligossacarídeos

Os IMO são fabricados a partir do amido por um processo enzimático de duas fases, utilizando as enzimas alfa-amilase, pululanase e alfaglicosidase. Tais IMO consistem em misturas de α-1-6-glicosídeos, como isomaltose, isomaltotriose, panose e isomaltotetraose.[71] Estudos de culturas puras revelaram que as bifidobactérias metabolizavam os IMO mais rápido do que outras bactérias intestinais.[72] Outros estudos sugeriram que os IMO pudessem reduzir o número de *C. perfringens* e da família Enterobacteriaceae *in vivo*, mas não aumentavam o número de bifidobactérias.[71] A dose efetiva mínima de IMO para induzir um aumento significativo no número de bifidobactérias fecais de homens saudáveis foi de 8 a 10 g/dia.[73]

Oligossacarídeos da soja

Os SOS são derivados da alfagalactosil-sacarose, isolados a partir da soja durante a fabricação da proteína desse ingrediente. Os oligossacarídeos predominantes são o trissacarídeo rafinose e o tetrassacarídeo estaquiose, que constituem oligossacarídeos não digeríveis e, portanto, são capazes de chegar ao cólon.[74] Estudos *in vitro* sugeriram que os SOS estimulem o crescimento das bifidobactérias em um grau bem maior do que quaisquer outros microrganismos testados.[75] O fornecimento de SOS a voluntários humanos saudáveis eliciava uma maior recuperação fecal de bifidobactérias do que a dieta controle.[76]

Xilo-oligossacarídeos

Além de serem cadeias de moléculas de xilose unidas por ligações beta-1,4, os XOS consistem principalmente em xilobiose, xilotriose e xilotetraose.[77] Os XOS são produzidos a partir do xilano, extraído basicamente do sabugo do milho. O xilano é hidrolisado em XOS pela atividade controlada da enzima 1,4-xilanase.[78] Estudos de cultura pura revelaram que o XOS era metabolizado pelas bifidobactérias (*B. bifidum*, *B. infantis* e *Bifidobacterium longum*), mas não pelos lactobacilos.[79] Um estudo *in vivo* de ratos machos sugeriu que os XOS são fermentados, de preferência, por bifidobactérias e produzem níveis mais altos de ácidos graxos de cadeia curta quando compunham 6% da dieta.[80]

Polidextrose

A polidextrose corresponde a um carboidrato produzido a partir da glicose, que é parcialmente metabolizada no corpo. Em um sistema *in vitro* simulador do intestino, a polidextrose foi adicionada e o efeito sobre a microbiota colônica, avaliado tanto pela técnica de FISH como pela porcentagem do perfil de guanina/citosina (%G + C). A polidextrose parecia ter um efeito estimulador sobre as bifidobactérias colônicas ao longo do sistema em concentrações de 1 e 2% (efeito observado tanto pela técnica de FISH como pela análise de %G + C). A produção aumentada de butirato após a administração de polidextrose também foi observada e comparada ao FOS.[81] Um estudo *in vivo* de ratos demonstrou que, quando a polidextrose era combinada com lactitol, a composição microbiana sofria alteração de uma forma favorável pela produção significativamente decrescente de ácidos graxos de cadeia ramificada e aminas e pela produção crescente de butirato.[82] Atualmente, os estudos em seres humanos são escassos.

Mano-oligossacarídeos

O manano é um subproduto da indústria do café. A conversão do manano em mano-oligossacarídeos (MOS) é feita por hidrólise térmica.[83] Um estudo de intervenção duplo-cego, cruzado e controlado por placebo em seres humanos mostrou que os MOS em um produto do café podem estimular seletivamente os lactobacilos em uma ingestão de 3 e 5 g/dia.[84]

Pesquisas recentes

Desde 2000, Gibson et al. têm pesquisado e desenvolvido um GOS prebiótico. BiMuno® é um oligossacarídeo sintético à base de lactose que, após a ingestão, segue inalterado até o cólon, local onde serve como fonte de energia para as bactérias colônicas sacarolíticas. O BiMuno® aumenta especificamente as populações de bifidobactérias colônicas benéficas. Portanto, é um prebiótico reconhecido. O texto a seguir resume a evolução atual das pesquisas:

- O GOS é sintetizado por enzimas secretadas por *B. bifidum* 41171. Tradicionalmente, o GOS é composto de leveduras ou bacilos. No entanto, o uso de um probiótico conhecido é relevante, já que as bifidobactérias constituem o gênero-alvo para o metabolismo do GOS. Atualmente, essa cepa foi submetida ao sequenciamento completo de seu genoma (http://www.broad.mit.edu/annotation/genome/Bifidobacterium_group/MultiHome.html).
- O BiMuno® foi testado *in vitro* em porcos e em seres humanos por seu efeito prebiótico.[85,86]
- Estudos humanos em casos de IBS,[56] idosos[54] e diarreia do viajante[55] estão concluídos e revelam uma eficácia inicial.
- No momento, os efeitos simbióticos estão sendo pesquisados com probióticos apropriados.
- O prebiótico está sendo testado atualmente em atletas de elite (ou seja, de alto nível). Essa abordagem é guiada pela hipótese de que a ingestão diminuirá o risco de gastrenterite e os efeitos concomitantes sobre o desempenho.
- As pesquisas demonstraram que a microflora intestinal de seres humanos obesos e de exemplos de obesidade em camundongos é alterada em comparação com as contrapartes magras. Esse achado levanta a possibilidade de modular a microflora intestinal como uma nova estratégia para combater a epidemia de obesidade e diabetes no mundo desenvolvido. Um estudo em seres humanos sobre marcadores de síndrome metabólica e modulação nutricional da microbiota pelo BiMuno® está em andamento.

Considerações finais

Os alimentos funcionais sempre foram uma área popular da nutrição, mas também têm atraído certo ceticismo. Esses agentes parecem ser um meio simples de restabelecer a saúde em algumas condições em pacientes selecionados, particularmente quando os alimentos funcionais são voltados para obter efeitos gastrintestinais. O modo de ação de probióticos *versus* prebióticos difere, já que os primeiros constituem microrganismos vivos na dieta, enquanto os segundos reforçam certos gêneros e espécies nativas (ver Tab. 38.1). O que pode ser dito com segurança é que a base científica para qualquer uma das abordagens tem melhorado acentuadamente desde 2000, com a aplicação das tecnologias mais recentes. Essas tecnologias variam desde aquelas à base molecular de alto desempenho para monitorizar a microbiota intestinal[87] até técnicas metabolômicas e proteômicas que avaliam a funcionalidade. Atualmente, as aplicações de probióticos e prebióticos podem ser apoiadas pelas determinações precisas do mecanismo de ação. Essas informações aumentaram a qualidade científica dos pequenos ensaios conduzidos até o momento e, potencialmente, ainda podem aumentar a confiança do consumidor em produtos industrializados. Os tipos de alegações legislativas que podem ser feitas permanecem uma área obscura, mas pesquisas clínicas e translacionais estão produzindo informações cada vez mais confiáveis. Considerando o baixo risco associado à ingestão de alimentos funcionais e sua pronta disponibilidade aos consumidores, os pesquisadores precisam estudar ainda mais a eficácia clínica potencial desses agentes em rigorosos ensaios randomizados e controlados.

Referências bibliográficas

1. Fuller R. J Appl Bacteriol 1989;66:365–78.
2. Food and Agriculture Organization, World Health Organization. Joint FAO/WHO Working Group Report on Drafting Guidelines for the Evaluation of Probiotics in Food, London, Ontario, Canada, April 30 and May 1, 2002:1-11.
3. Guandalini S, Pensabene L, Zikri MA et al. J Pediatr Gastroenterol Nutr 2000;30:54–60.
4. Chapman CM, Gibson GR, Rowland I. Eur J Nutr 2011;50:1–17
5. de Vrese M, Winkler P, Rautenberg P et al. Clin Nutr 2005;24:481–91.
6. Metchnikoff E. The Prolongation of Life. London: Heinemann, 1907.
7. Saarela M, Virkajarvi I, Alakomi HL et al J Appl Microbiol 2005; 99:1330–9.
8. Miyamoto-Shinohara Y, Imaizumi T, Sukenobe J et al. Cryobiology 2000; 41:251–5.
9. Klayraung S, Viernstein H, Okonogi S. Int J Pharm 2009;370:54–60.
10. Francavilla R, Lionetti E, Castellaneta SP et al. Helicobacter 2008;13:127–34.
11. Kotowska M, Albrecht P, Szajewska H. Aliment Pharmacol Ther 2005;21:583–90.
12. Nemcová R. Vet Med 1997;42:19–27.
13. Mattila-Sandholm T, Mättö J, Saarela M. Int Dairy J 1999;9:25–35.
14. Dunne C, O'Mahony L, Murphy L et al. Am J Clin Nutr 2001; 73:386–92.
15. Salminen S, von Wright A, Morelli L et al. Int J Food Microbiol 1998;44:93–106.
16. Saarela M, Mogensen G, Fonden R et al. J Biotechnol 2000;84: 197–215.

17. Snydman DR. Clin Infect Dis 2008;46:104-11.
18. O'Mahony L, McCarthy J, Kelly P et al. Gastroenterology 2005; 128:541-551.
19. Whorwell PJ, Altringer L, Morel J et al. Am J Gastroenterol 2006; 101:1581-90.
20. Enck P, Zimmermann K, Menke G et al. Gastroenterol 2009; 47:209-14.
21. Guslandi M, Mezzi G, Sorghi M et al. Dig Dis Sci 2000;45:1462-64.
22. Garcia Vilela E, De Lourdes De Abreu Ferrari M, Oswaldo Da Gama Torres H et al. Scand J Gastroenterol 2008;43:842-48.
23. Malchow HA. J Clin Gastroenterol 1997;25:653-8.
24. Gupta P, Andrew H, Kirschner BS et al. J Pediatr Gastroenterol Nutr 2000;31:453-7.
25. Bibiloni R, Fedorak RN, Tannock GW et al. Am J Gastroenterol 2005;100:1539-46.
26. Venturi A, Gionchetti P, Rizzello F et al. Aliment Pharmacol Ther 1999;13:1103-8.
27. Gionchetti P, Rizzello F, Helwig U et al. Gastroenterology 2003; 124:1202-9.
28. Mimura T, Rizzello F, Helwig U et al. Gut 2004;53:108-14.
29. Gosselink MP, Schouten WR, van Lieshout LM et al. Dis Colon Rectum 2004;47:876-84.
30. Szajewska H, Mrukowicz JZ. J Pediatr Gastroenterol Nutr 2001;33:17-25.
31. Van Niel CW, Feudtner C, Garrison MM et al. Pediatrics 2002;109:678-84.
32. Huang JS, Bousvaros A, Lee JW et al. Dig Dis Sci 2002;47: 2625-34.
33. Allen SJ, Okoko B, Martinez E et al. Cochrane Database Syst Rev 2004;(2):CD003048.
34. Shornikova AV, Isolauri E, Burkanova L et al. Acta Paediatr 1997; 86:460-5.
35. Kaila M, Isolauri E, Soppi E et al. Pediatr Res 1992;32:141-4.
36. Szajewska H, Dziechciarz P, Mrukowicz J. Aliment Pharmacol Ther 2006;23:217-27.
37. D'Souza AL, Rajkumar C, Cooke J et al. BMJ 2002;324:1361.
38. McFarland LV. Am J Gastroenterol 2006;101:812-22.
39. Hickson M, D'Souza AL, Muthu N et al. BMJ 2007;335:80-4.
40. McFarland LV. Travel Med Infect Dis 2007;5:97-105.
41. Rowland IR, Rumney CJ, Coutts JT et al. Carcinogenesis 1998;19:281-85.
42. Yamazaki K, Tsunoda A, Sibusawa M et al. Oncol Rep 2000;7:977-82.
43. Collado MC, Meriluoto J, Salminen S. Lett Appl Microbiol 2007;45:454-60.
44. Kalliomäki M, Salminen S, Poussa T et al. J Allergy Clin Immunol 2007;119:1019-21.
45. Kuitunen M, Kukkonen K, Juntunen-Backman K et al. J Allergy Clin Immunol 2009;123:335-41.
46. Abrahamsson TR, Jakobsson T, Bottcher MF et al. J Allergy Clin Immunol 2007;119:1174-80.
47. Gibson GR, Roberfroid MB. J Nutr 1995;125:1401-12.
48. Gibson GR, Probert HM, Loo JV et al. Nutr Res Rev 2004;17:259-75.
49. Rastall RA, Maitin V. Curr Opin Biotechnol 2002;13:490-6.
50. Gibson GR, Berry Ottaway P, Rastall RA. Prebiotics: New Developments in Functional Foods. Oxford: Chandos, 2000.
51. Wang X, Gibson GR. J Appl Bacteriol 1993;75:373-80.
52. Rhoades J, Manderson K, Wells A et al. J Food Protect 2008; 71:2272-7.
53. Costabile A, Klinder A, Fava F et al. Br J Nutr 2008;99:110-20.
54. Vulevic J, Drakoularakou A, Yaqoob P et al. Am J Clin Nutr 2008; 88:1438-46.
55. Drakoularakou A, Tzortzis G, Rastall RA et al. Eur J Clin Nutr 2010;64:146-52.
56. Silk DB, Davis A, Vulevic J et al. Aliment Pharmacol Ther 2009;29:508-18.
57. Rowland IR, Tanaka R. J Appl Bacteriol 1993;74:667-74.
58. Kleessen B, Schwarz S, Boehm A et al. Br J Nutr 2007;98:540-9.
59. Roberfroid M, Gibson GR, Hoyles L et al. Br J Nutr 2010;104 (Suppl 2):S1-63.
60. Conway P. Asia Pac J Clin Nutr 1996;5:10-4.
61. Roberfroid MB. J Nutr 2007;137(Suppl):2493S-502S.
62. Gibson GR, Wang X. FEMS Microbiol Lett 1994;118:121-8.
63. Gibson GR, Beatty ER, Wang X et al. Gastroenterology 1995; 108:975-82.
64. Menne E, Guggenbuhl N, Roberfroid M. J Nutr 2000;130:1197-9.
65. Tuohy KM, Kolida S, Lustenberger A et al. Br J Nutr 2001;86:341-8.
66. Harmsen HMJ, Raangs GC, He T et al. Appl Environ Microbiol 2002;68:2982-90.
67. Tzortzis G, Goulas AK, Gibson GR. Appl Microbiol Biotechnol 2005;68:412-6.
68. Ballongue J, Schumann C, Quignon, P. Scand J Gastroenterol 1997;32:41-4.
69. Tuohy KM, Ziemer CJ, Kinder A et al. Microb Ecol Health Dis 2002;14 165-73.
70. Pham TT, Shah NP. J Agric Food Chem 2008; 56: 4703-9.
71. Kohmoto T, Fukui F, Takaku H et al. Agric Biol Chem 1991; 55:2157-9.
72. Kohmoto T, Fukui F, Takaku H et al. Bifid Microflora 1988;7:61-9.
73. Cummings JH, Macfarlane GT, Englyst HN. Am J Clin Nutr 2001; 73:415S-20S.
74. Saito Y, Takano T, Rowland I. Microb Ecol Health Dis 1992;5:105-10.
75. Wada K, Watabe J, Mizutani J et al. J Agric Chem Soc Japan 1992;66:127-35.
76. Hopkins MJ, Cummings JH, Macfarlane GT et al. J Appl Microbiol 1998;85:381-6.
77. Playne MJ, Crittenden R. Bull Int Dairy Found 1996;313:10-22.
78. Campbell JM, Fahey GC, Wolf BW. J Nutr 1997;127:130-36.
79. Jaskari J, Kontula P, Siitonen A et al. Appl Microbiol Biotechnol 1998;49:175-81.
80. Probert HM, Apajalahti JH, Rautonen N et al. Appl Environ Microbiol 2004;70:4505-11.
81. Peuranen S, Tiihonen K, Apajalahti JH et al. Br J Nutr 2004;91:905-14.
82. Asano I, Nakamura Y, Hoshino H et al. Nippon Nogeikagaku Kaishi 2001;75:1077-83.
83. Janardhana V, Broadway MM, Bruce MP et al. J Nutr 2009; 139:1404-9.
84. Tzortzis G, Goulas AK, Gee JM et al. J Nutr 2005;135:1726-31.
85. Depeint F, Tzortzis G, Vulevic J et al. Am J Clin Nutr 2008;87:785-91.
86. Walton GE, van den Heuvel EG, Kosters MH et al. Br J Nutr 2012;107:1466-74.
87. Chapman CM, Gibson GR, Rowland I. Eur J Nutr 2011;50:1-17.

Sugestões de leitura

Chapman CM, Gibson GR, Rowland I. Health benefits of probiotics: are mixtures more effective than single strains? Eur J Nutr 2011;50:1-17.

Charalampopoulos D, Rastall RA, eds. Prebiotics and Probiotics: Science and Technology. New York: Springer, 2010

Gibson GR, Roberfroid MB, eds. A Handbook of Prebiotics. Boca Raton, FL: Taylor & Francis, 2008.

Gibson GR, Scott KP, Rastall RA et al. Dietary prebiotics: current status and new definition. IFIS Functional Foods Bull 2010;7:1-19.

Saulnier DM, Kolida S, Gibson GR. Microbiology of the human intestinal tract and approaches for its dietary modulation. Curr Pharm Des 2009; 15: 1403-14.

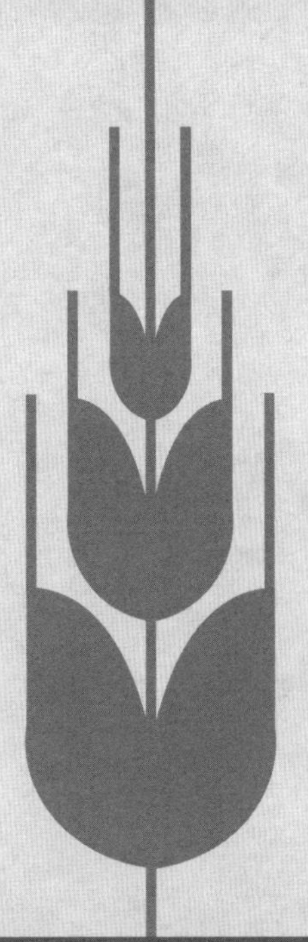

PARTE II

NUTRIÇÃO EM SISTEMAS BIOLÓGICOS INTEGRADOS

39 Regulação nutricional da expressão gênica e genômica nutricional*

Robert J. Cousins e Louis A. Lichten

O termo expressão gênica possui diferentes interpretações ditadas conforme o contexto em que é utilizado. Por exemplo, os fenótipos exibidos para quadros de saúde e doença são manifestações de expressão gênica, assim como a mecânica e os fatores de controle para transcrição gênica e translação de mRNA que influenciam quais proteínas serão produzidas. Do ponto de vista de influências nutricionais na expressão gênica, são previstos processos em que condições alimentares, seja por interação direta de nutrientes específicos com fatores de transcrição ou com proteínas de ligação de mRNA, seja (mais comumente) por meios indiretos ou exócrinos, produzem mudanças que definem a expressão fenotípica. As abordagens técnicas descritas neste capítulo tutorial são fundamentais para todas as pesquisas na ciência biológica contemporânea e são aplicadas ativamente nas ciências da nutrição.

Perspectiva histórica

Embora os experimentos clássicos dos laureados com Nobel em 1961, François Jacob e Jacques Monod, tenham sido realizados em bactérias, eles demonstraram que os genes, sob controle de nutriente por meio de um óperon, influenciam a síntese de enzimas envolvidas no metabolismo desse nutriente.[1] Após a proposta do modelo do óperon, foram realizados experimentos com sistemas (células) de mamíferos utilizando nutrientes específicos. Os experimentos clássicos particularmente notáveis foram aqueles que demonstraram que a formação de polirribossomos dependia da presença de aminoácidos essenciais na dieta, e da interação entre os metabólitos das vitaminas A e D com os receptores nucleares para produzir efeitos fisiológicos.

Regulação gênica por nutrientes

A regulação da expressão gênica por nutrientes é, sabidamente, um aspecto bastante enfatizado nas pesquisas de ciência nutricional contemporânea. É difícil separar os efeitos diretos de nutrientes considerados individualmente na expressão gênica daqueles produzidos indiretamente por mediadores fisiologicamente controlados e por moléculas moduladoras que reagem à dieta. Consequentemente, experimentos em relação às células individuais são essenciais para identificar com clareza os efeitos diretos dos nutrientes. Contudo, a interpretação das descobertas em relação ao aspecto celular deve ser mantida dentro de um contexto integrado do sistema orgânico pluricelular, para que seja analisado com precisão como os componentes da dieta e os padrões nutricionais influenciam a expressão dos genes nos diversos tecidos. O modo pelo qual a dieta, em combinação com hormônios, citocinas e fatores de crescimento, interage para influenciar a expressão diferencial de genes específicos atingiu um grau tão elevado de conhecimento que surgiu uma nova denominação – genômica nutricional (ou nutrigenômica/nutrigenética) – para descrever essas relações.[2] A genômica nutricional abrange todos os fatores genéticos, incluindo eventos epigenéticos, em sua tarefa de modular genes individuais e redes de genes. Essa denominação faz parte de um número crescente de termos em uso geral na literatura das ciências nutricionais (Tab. 39.1) e tende a substituir a denominação antiga, *interações entre nutriente-gene*. Essa última denominação é um termo limitado, que implica a interação direta de um nutriente com um gene. Os exemplos mais próximos de uma interação entre nutriente-gene são a ligação do nutriente a um fator de transcrição, para subsequente interação com um elemento de resposta de um gene; a metilação de genes específicos, a acilação de TF influenciada por nutrientes ou a inibição e ativação por nutrientes de vias que influenciam a ativação gênica.

A Figura 39.1 ilustra uma célula geral com diferentes modos de regulação gênica por nutrientes. Mostra um efeito "direto" de alguns nutrientes (metabólitos ativos das vitaminas A e D; zinco; ácidos graxos n-3; e esteróis) na transcrição

*Abreviaturas: **ATP**, adenosina trifosfato; **ChIP**, imunoprecipitação da cromatina; **CoA**, coenzima A; **CTE**, célula-tronco embrionária; **FAS**, sintase de ácidos graxos; **HIF**, fator induzível por hipóxia; **miRNA**, micro RNA; **PCR**, reação em cadeia de polimerase; **siRNA**, pequeno RNA de interferência; **TF**, fator de transcrição; **USF1**, fator de transcrição 1 a montante.

Tabela 39.1 Glossário de termos frequentemente utilizados na regulação nutricional da expressão gênica

Termo	Definição	Termo	Definição
Ação *cis*	Elementos de DNA no mesmo filamento ("fita") como um gene estrutural, aos quais se ligam os fatores de transcrição para iniciar a transcrição	*In silico*	Em, ou por meio de, simulação computadorizada de sistemas biológicos complexos. O termo é frequentemente utilizado na pesquisa de microchips, em que são executados enormes comparações ou algoritmos computacionais
Acetiloma	Acetilação reversível no âmbito do proteoma completo	Interferência com RNA (RNAi ou siRNA)	Uso de moléculas de RNA curtas, frequentemente derivadas de RNA de duplo filamento que, por ocasião da introdução em células e da hibridização complementar ao mRNA específico, diminuem a expressão gênica
Arranjo de proteínas	Anticorpos ou outras proteínas imobilizadas em uma matriz, que permitem a detecção qualitativa da abundância de proteínas específicas, ou a identificação de proteínas interatuantes	Junção éxon-íntron	Junção entre um bloco de uma sequência codificadora (éxon) e um adjacente de sequência não codificadora (íntron), presente no DNA e no RNA mensageiro precursor (pré-mRNA)
Biologia de sistemas	Estudo de interações complexas de sistemas de órgãos a moléculas	Metabolômica	Análise global de todos os metabólitos em um sistema complexo
DNA array	Sequências imobilizadas de DNA monofilamentar (sonda) em uma matriz, que permite a hibridização de mRNA para quantificação da abundância do transcripto. Também são chamadas de *chips* gênicos, ou *chips* de DNA.	Micro RNA (miRNA)	Cadeia curta de RNA regulador que se une a uma molécula-alvo de RNA e, geralmente, suprime sua tradução
Elemento de resposta	Parte de uma sequência gênica que precisa estar presente para que o gene responda a um estímulo; elementos de resposta são locais de ligação para fatores de transcrição.	Monogênico	Doença ou característica fenotípica produzida por um gene isolado
Epigenético	Modificação não mutacional de um gene (p. ex., por metilação e mudanças na histona), que influencia a expressão de um gene específico	Ortolog	Gene com função similar a um gene em espécie evolucionariamente relacionada. Comparações ortologs ajudam a prever a função genética
Fator de transcrição	Proteínas que ligam regiões reguladoras de um gene e influenciam a velocidade de transcrição do gene. Alguns ligam-se a nutrientes, vitaminas e minerais para exercer suas atividades	PAGE	Eletroforese em gel de poliacrilamida
Fatores de ação *trans*	As proteínas de ligação de DNA (fatores de transcrição) são "trans" porque são produtos de genes de outros cromossomos que se ligam a elementos reguladores. Os fatores de t ranscrição que ligam alguns nutrientes são fatores de ação *trans*	PCR	Reação em cadeia da polimerase
Genômica	Estudo das funções singulares e/ou coletivas desempenhadas pelos genes em processos celulares, quando influenciados por fatores externos. Prefixos como quimio-, epi-, farmaco- ou toxico- podem definir a especialização na genômica	Poligênico	Doença ou característica fenotípica causada por mais de um gene
		Polimorfismo de nucleotídeo único (SNP)	Substituição de uma base única em uma sequência codificadora de um gene. Frequentemente determina diferenças fenotípicas em uma população (o genoma humano possui cerca de 10 milhões de SNP)
Genômica funcional	Relação de genes, proteínas e redes reguladoras com função fisiológica	Proteômica	Análise, em relação ao proteomo, da estrutura, modificação pós-translacional, interações e função das proteínas
Genômica nutricional	Estudos genômicos que relacionam fatores nutricionais na regulação de genes que influenciam os processos celulares no âmbito do genoma	qPCR	PCR quantitativa em que a abundância relativa de uma sequência (mRNA derivado de cDNA) é comparada a uma sequência de normalização
Haplótipo	Conjunto de variações (ou polimorfismos) do DNA, em geral herdadas conjuntamente; o termo haplótipo pode se referir a uma combinação de alelos ou a um conjunto de polimorfismos de nucleotídeo único encontrados no mesmo cromossomo	Receptor nuclear	Proteína fator de transcrição que requer um ligante (p. ex., calcitriol para translocação nuclear e ligação de DNA)
Homólogo	Um gene que tem a mesma origem evolucionária e função em duas ou mais espécies	RNA não codificador	Segmentos de RNA que não são traduzidos em sequências de aminoácidos, mas podem estar envolvidos na regulação da expressão gênica
Imunoprecipitação da cromatina (ChIP)	Anticorpos antifator de transcrição precipitam fragmentos de DNA para identificar genes regulados por um fator específico de transcrição	Transcriptomo	Todos os mRNA transcritos em determinada célula ou tecido, em determinado momento

gênica. Nesse caso, subsequente à ligação do ligante ao fator de transcrição específico, ocorre a translocação do complexo de citoplasmática para nuclear, e a interação, por meio de um domínio específico do fator com uma sequência de elementos de resposta (sequência específica de nucleotídeos) da região reguladora promove uma mudança na velocidade de transcrição do gene. Na maioria das situações, há envolvimento de mais de um fator de transcrição e proteínas modificadoras. A privação de aminoácidos em nível celular pode ativar a transcrição de genes de defesa específicos por meio de elementos de resposta sensores para nutrientes de ação *cis* (ver também Cap. 47: Mecanismos sensores de nutrientes). O controle da translação de mRNA específicos pelo ferro é outro exemplo de efeito "direto" de nutriente na expressão gênica, nesse caso em relação à estabilidade e eficiência de translação do mRNA, para aumentar a concentração (i. e., abundância) de determinada proteína. A Figura 39.1 também mostra a repressão de mRNA pelo micro RNA, levando à degradação do mRNA.

Frequentemente, a regulação gênica por nutrientes é complexa. Nela diversos fatores interconectados, que incluem efeitos de nutriente nas vias de transdução de sinais, efeitos epigenéticos em genes específicos, polimorfismos de genes, junção e translação do mRNA alternativo, e modificações pós-translacionais, fundem-se para definir efeitos indiretos na expressão de um gene específico. Estudos demonstraram que TF responsivos a nutrientes (p. ex., a proteína de ligação ao elemento de resposta a esterol, SREBP) são capazes de influenciar a atividade de diversos promotores por meio das isoformas de TF e proteínas nucleares correguladoras, as quais regulam os genes do metabolismo de lipídios.[3] De forma semelhante, o fator induzível pela hipóxia (HIF) é induzido pela deficiência de ferro que regula vários genes do metabolismo do ferro.[4] A translocação nuclear ativada pelo fator de transcrição-1 de ligação a elementos de resposta ao metal (MTF1) e a ligação ao DNA por interação com o zinco induzem várias proteínas reguladoras de zinco e transportadoras de zinco.[5] Indo mais adiante no sentido horário ao redor do envelope nuclear, a Figura 39.1 mostra a influência da fosforilação de TF, que pode ser tanto ativadora como desativadora. A atividade da fosfatase repressora de zinco, que sustenta a ativação de TF, é um exemplo.[6] O citrato, um produto do metabolismo intermediário, pode difundir-se para dentro do núcleo, e a atividade da adenosina trifosfato (ATP)-citrato liase produz a acetil-coenzima A (CoA). A acetil-CoA nuclear resulta em acetilação de histonas e ativação da hexocinase 2 e outras enzimas do metabolismo da glicose e, possivelmente, leva a alterações na acetilação e expressão de genes.[7] Um exemplo da complexidade na regulação dos genes por nutrientes é o gene da sintase de ácidos graxos (FAS).[8] Durante o jejum, a ação da FAS é restringida pelos fatores de transcrição USF1 e USF2, que são deacetilados pelas deacetilases de histonas (HDAC), ocasionando, portanto, a desativação do promotor da FAS. Durante a alimentação, a USF1 é fosforilada. Esse processo gera interações com vários outros TF (mais de 7) para produzir um aumento da acetilação de USF1 e ativação do promotor da FAS.

Diversos constituintes dietéticos, especialmente o ácido fólico e os doadores de carbono único, influenciam na metilação do DNA.[9] Esse processo leva à conversão de citosina em timidina por meio de uma reação de metilação. Quando as sequências CpG dos genes promotores sofrem metilação, a afinidade do TF pelo gene-alvo é alterada. Como resultado

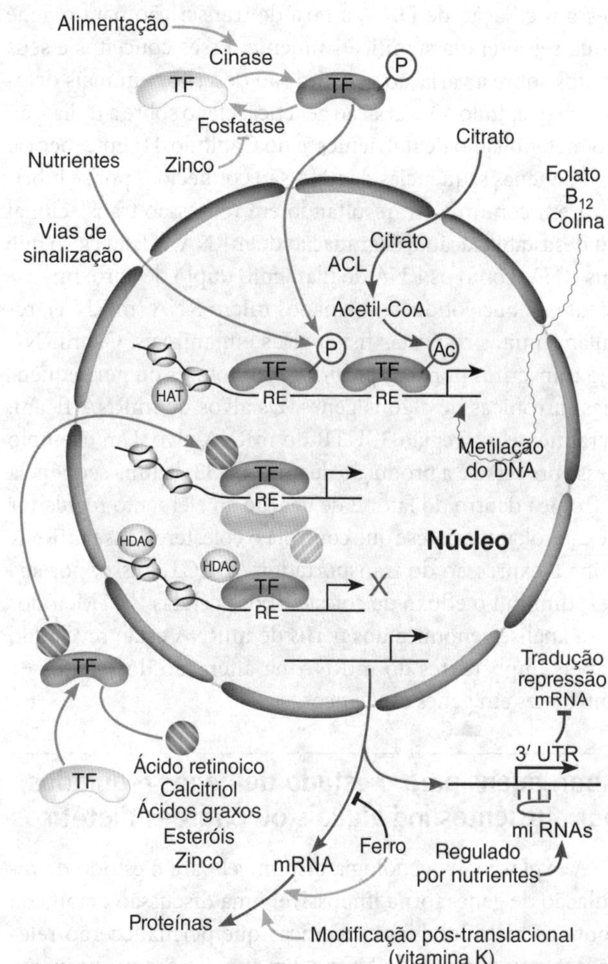

Figura 39.1 Esquema geral ilustrando a regulação da expressão gênica por nutrientes. Os metabólitos de algumas vitaminas lipossolúveis (ácido retinoico e calcitriol), os ácidos graxos, os esteróis e o zinco ligam-se aos fatores de transcrição (TF) específicos e produzem translocação nuclear e ligação a sequências de DNA específicas (elementos de resposta) dos genes-alvo. TF de ligação ao ácido retinoico, ao calcitriol e aos ácidos graxos são chamados receptores nucleares e unem-se ao DNA como heterodímeros ou homodímeros. As deacetilases de histonas (HDAC) e acetiltransferases de histonas (HAT) regulam a atividade das histonas por acetilação e são componentes de complexos maiores de ligação ao DNA. Alguns nutrientes ativam receptores transmembrana, que utilizam vias de sinalização intracelular para iniciar ou modificar a expressão gênica. Alguns nutrientes influenciam a fosforilação de TF e, assim, a expressão gênica. A ATP citrato liase intranuclear é capaz de converter o citrato em acetil-coenzima A (CoA) e, mediante acetilação de TF, influencia a expressão gênica. Alguns nutrientes, inclusive o folato e a vitamina B_{12}, influenciam a expressão gênica pela metilação do DNA. Alguns nutrientes regulam genes que produzem micro RNA (miRNA), os quais reprimem a expressão gênica, principalmente mediante repressão da tradução do mRNA-alvo. O ferro e alguns outros nutrientes influenciam a expressão gênica em nível pós-translacional, mediante o controle da degradação de mRNA específicos e estabilização de outros mRNA específicos. A modificação pós-translacional de proteínas pode ser efetuada por nutrientes específicos (p. ex., a vitamina K). Ac, acetil; ACL, acil-CoA-liase; P, fosforila (grupo); RE, elemento de resposta.

dessa metilação de DNA, a taxa de transcrição para o gene pode ser alterada significativamente. Esses conceitos e seus efeitos sobre a variação genética são descritos em mais detalhes no Capítulo 40: Variação genética: efeito sobre a utilização e o metabolismo de nutrientes, e no Capítulo 41: Epigenética.

Pequenas sequências de RNA são conhecidas por se hibridizarem com mRNA, resultando em repressão translacional ou desestabilização e degradação de mRNA.[10] Está claro que tais RNA, como os RNA de filamento duplo de aproximadamente 22 nucleotídeos, chamados micro RNA (miRNA), regulam muitas respostas fisiológicas em animais. Os miRNA são transcritos por seus próprios promotores ou por sequências intrônicas de alguns genes. Os alvos de miRNA ficam, geralmente, na região 3'-UTR do mRNA-alvo. Um exemplo desse processo é a produção de miRNA-33 de uma sequência intrônica dentro do fator 2 de ligação ao elemento regulador de esterol, uma síntese que controla o colesterol. Esse miRNA inibe a expressão do transportador ABCG1, e isso, por sua vez, diminui o efluxo de colesterol das células.[11-13] Métodos para análise genômica dos perfis de miRNA estão revelando papéis importantes do miRNA na alteração dos efeitos de nutrientes em genes específicos.

Abordagens para o estudo de genes regulados por nutrientes individuais ou padrões dietéticos

A explosão de tecnologia disponível para o estudo da regulação de genes torna impossível uma discussão detalhada sobre as metodologias específicas que permanecerão relevantes com o passar do tempo. Em vez disso, essa discussão apresenta o processo que os pesquisadores utilizam para avaliar os efeitos da dieta em âmbito genômico e proteômico. A Figura 39.2 ilustra um caminho usado com frequência para analisar as respostas a um único nutriente ou à composição e formulação de nutrientes em nível genômico ou proteico. Os fornecedores estão considerando cada vez mais como alvo produtos que facilitem a aquisição e a preservação de amostras. Um exemplo é a capacidade de obter células sanguíneas por meio de métodos que permitem a estabilização do RNA. Isso é especialmente importante nos protocolos clínicos e de campo (intervenção), nos quais geralmente há atraso nas análises. As análises proteicas têm limitações semelhantes; entretanto, agora estão disponíveis métodos que incluem a identificação por espectrometria da massa de proteínas e metabólitos regulados por genes específicos.

A abordagem esquematizada na Figura 39.2 demonstra como a abundância de uma transcrição conhecida pode ser avaliada pela reação em cadeia da polimerase em tempo real quantitativa (qPCR). Essa tecnologia tornou-se o método de escolha para a maioria das pesquisas envolvendo expressão gênica. A análise Northern tem a vantagem de estimar o tamanho da transcrição, porém é prejudicada por necessitar de uma sonda de DNA marcada (geralmente com fósforo [^{32}P]); apenas réplicas limitadas podem ser processadas, e o método não é quantitativo. A hibridização *in situ* pode identificar um local da abundância de mRNA dentro da célula e poderia verificar uma resposta ao nutriente dentro de um certo tipo de célula ou tecido. Tal método não é considerado quantitativo. A análise em âmbito genômico frequentemente usa microarranjos de DNA para obter perfis de transcrições que aumentam

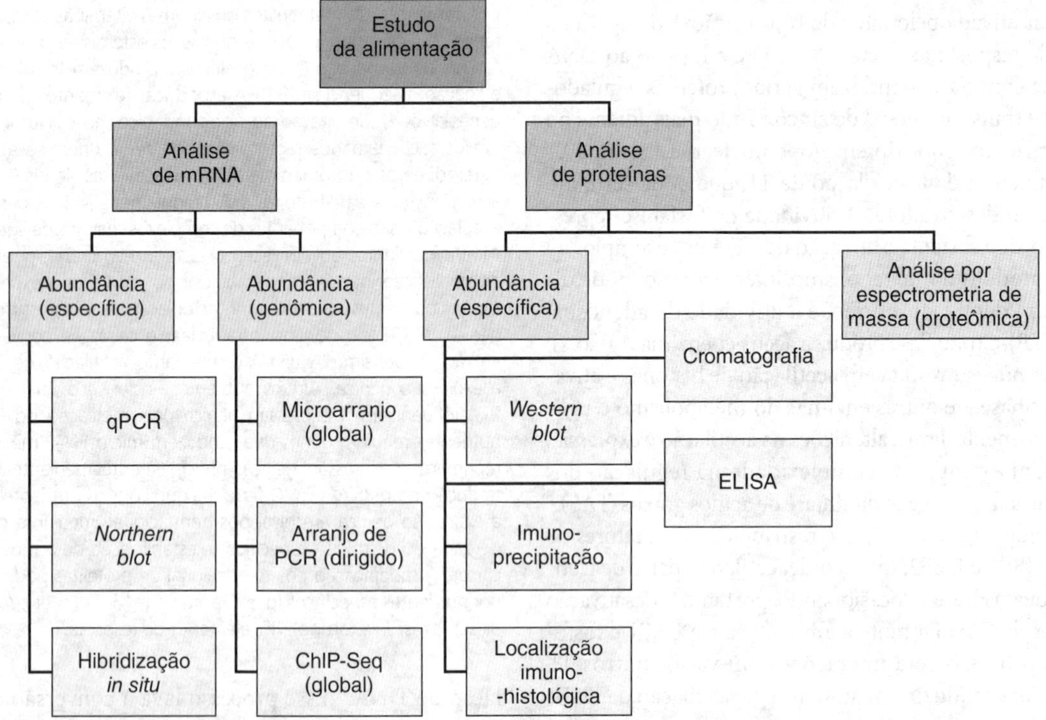

Figura 39.2 Fluxograma de algumas técnicas analíticas utilizadas para identificar o efeito dos nutrientes sobre a expressão gênica. Os métodos estão divididos entre os que atuam em nível transcricional e os que atuam em nível proteico. ChIP-seq, imunoprecipitação da cromatina com sequenciamento; ELISA, imunoensaio enzimático; PCR, reação em cadeia da polimerase; qPCR, reação em cadeia da polimerase quantitativa em tempo real.

ou diminuem em resposta à ingestão de uma dieta em particular ou de um nutriente específico. Essa abordagem detecta possíveis associações e pode identificar alvos responsivos a nutrientes previamente desconhecidos. Arranjos de PCR possuem abrangência mais restrita e são usados para identificar os genes dentro de um processo específico (p. ex., estresse oxidativo, apoptose ou uma certa via de sinalização celular). A imunoprecipitação da cromatina com sequenciamento (ChIP-seq) vale-se da ChIP para imunoprecipitar um TF associado com DNA, seguida do sequenciamento de DNA paralelo massivo para identificar genes ocupados pelo TF específico. A especificidade e seletividade da identificação dependem do anticorpo selecionado. O método permite aos pesquisadores identificarem novos *loci* para doenças e traços específicos relacionados à nutrição. Um dos primeiros exemplos dessa tecnologia é a identificação dos alvos de ligação aos receptores da vitamina D e do aumento dos alvos de ligação ao DNA, produzidos pela estimulação por calcitriol.[14]

O fluxograma na Figura 39.2 também fornece uma visão geral das técnicas utilizadas para responder questões relacionadas aos processos responsivos de modo nutricional em âmbito proteômico. A abundância de uma proteína específica é geralmente estimada por um procedimento de *blot*. As proteínas são separadas por tamanho por meio da eletroforese em gel de poliacrilamida (PAGE), e então a proteína de interesse é detectada imunologicamente com um anticorpo específico. A sensibilidade é aumentada por anticorpos secundários ligados a um reagente, que produz luminescência antes de ser detectado por meio da exposição de um filme radiográfico. Este último processo é frequentemente chamado de *immunoblotting* ou *Western blot*. A imunoprecipitação é uma técnica usada com muito menos frequência, mas pode ser um auxílio valioso para o enriquecimento da amostra antes de um procedimento analítico mais aprofundado para detectar uma proteína-alvo. Os anticorpos também são usados para encontrar proteínas específicas em seções histológicas. O método pode identificar com exatidão a localização de uma proteína dentro de uma célula e se a proteína está sujeita ao transporte dentro da célula. Por exemplo, a reciclagem endossômica dos transportadores de nutrientes em resposta à disponibilidade do nutriente pode ser visualizada nesses métodos. Métodos de imunoensaio enzimático (ELISA) são amplamente utilizados em pesquisas de nutrição e em estudos clinicamente relacionados à medição de proteínas específicas de interesse. Na maioria das vezes, essas são pequenas proteínas e peptídeos, como as citocinas, encontradas em amostras de soro. A cromatografia é menos amplamente usada como um método que leva à identificação de uma proteína específica, com um processo relacionado de modo nutricional, mas pode ser um importante primeiro passo em um ensaio de purificação de proteína (p. ex., cromatografia de troca iônica) antes da detecção de abundância de uma proteína por um método com maior especificidade.

O campo da proteômica é relativamente novo nos estudos relacionados à nutrição, mas é excepcionalmente promissor como auxílio analítico e de pesquisa.[15] A identificação de proteínas específicas em uma amostra analítica costuma utilizar o método de espectrometria de massa com ionização/dessorção a *laser* assistida por matriz (MALDI-MS). Essa abordagem é extremamente útil, em função dos grandes bancos de dados sobre proteínas e peptídeos disponíveis (ver Fig. 39.2). Esses métodos estão ganhando popularidade para a identificação e mensuração de biomarcadores responsivos nutricionalmente.[16-18]

As Figuras 39.3 e 39.4 mostram a via pela qual a maioria dos estudos relacionados aos processos nutricionais podem ser realizados. No âmbito gênico, um objetivo inicial é determinar se o modo de regulação nutricional é transcricional, pós-transcricional ou ambos. Análises subsequentes são direcionadas à promoção de atividade, estabilidade de mRNA e repressão por miRNA. No âmbito proteômico, os estudos são focados mais analiticamente, com base na abundância e localização celular. Ainda assim, importantes estudos mecanísticos que têm por objetivo os processos de acetilação e fosforilação responsivos a nutrientes são importantes para avaliar as modificações pós-translacionais.

Abordagens para identificação e manipulação de genes regulados por nutrientes individuais ou padrões dietéticos

Animais transgênicos

O termo *transgênico* refere-se tanto à superexpressão quanto à deleção da expressão de um gene específico. Contudo, a palavra "transgênese" é utilizada com mais frequência para descrever a técnica que resulta na superexpressão de um gene estrutural. A técnica de superexpressão transgênica envolve a produção de um constructo que consiste em um promotor e um gene estrutural. O promotor pode ser o normal do gene (homólogo) ou um promotor diferente (heterólogo). Uma amostra purificada do constructo é injetada em ovos fertilizados (em geral, murinos ou suínos) e, se o DNA do constructo ficar adequadamente integrado no genoma, animais transgênicos serão produzidos a partir daqueles ovos, depois de retornados às "mães de aluguel" para o período de gestação completo. A criação seletiva pode produzir linhagens homozigotas de animais portadores de transgenes.

Animais transgênicos têm sido utilizados para responder perguntas de interesse nutricional. Um exemplo notável é a superexpressão do transportador de glicose (GLUT4) em camundongos utilizando o promotor da proteína de ligação de ácido graxo aP2 e um fragmento de DNA genômico contendo o gene humano GLUT4 inteiro.[19] A superexpressão da proteína transportadora GLUT4 resultou em velocidades maiores de transporte de glicose, curvas de tolerância à glicose mais baixas e maior quantidade de gordura corporal. Infelizmente, muitas linhagens de camundongos transgênicos não apresentam alterações tão dramáticas no fenótipo, ou apresentam resultados não antecipados. Atualmente, é expressivo o número de genes nutricionalmente relevantes que foram superexpressos em camundongos transgênicos, dos quais há muitas linhagens disponíveis por meio dos fornecedores de animais de laboratório e, nos Estados Unidos, pelos centros de pesquisa com camundongos mutantes mantidos pelos National Institutes of Health.

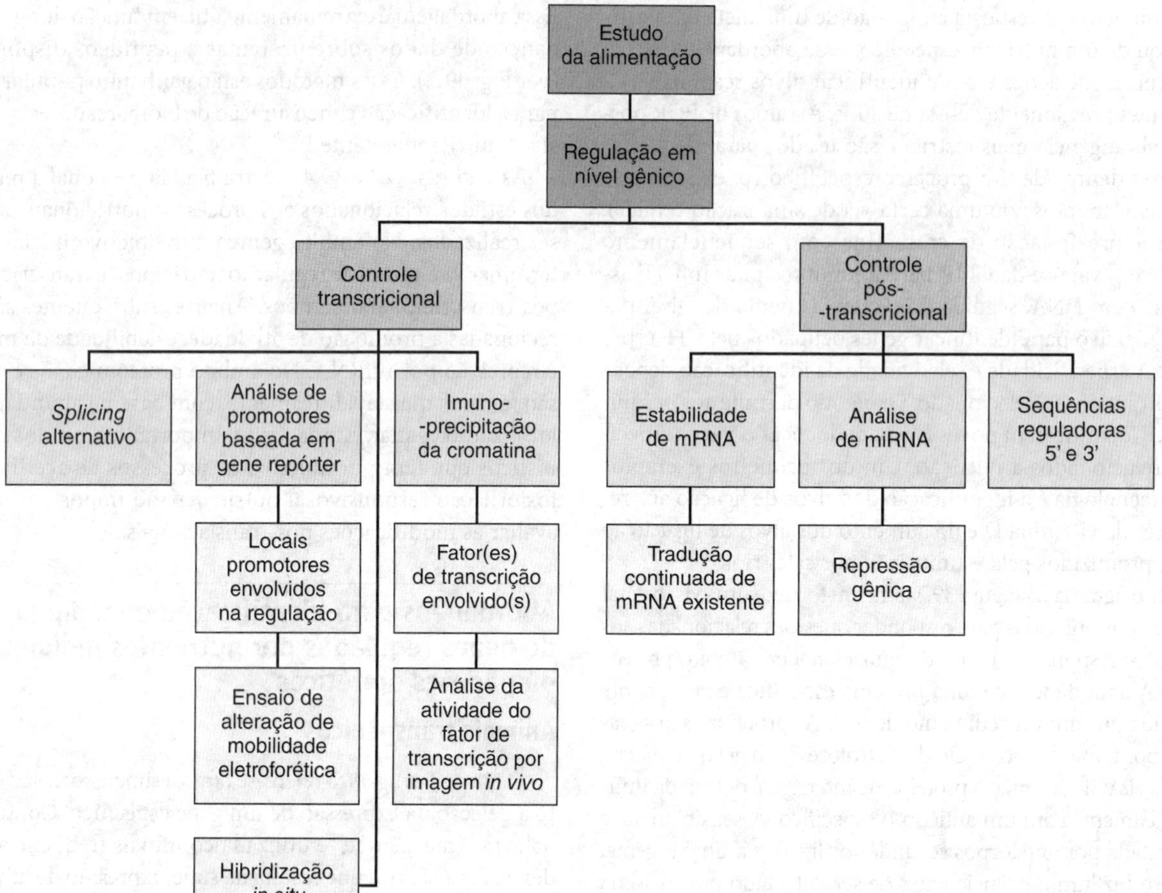

Estudo da alimentação
Regulação em nível gênico
Controle transcricional
Controle pós--transcricional
Splicing alternativo
Análise de promotores baseada em gene repórter
Imuno--precipitação da cromatina
Estabilidade de mRNA
Análise de miRNA
Sequências reguladoras 5' e 3'
Locais promotores envolvidos na regulação
Fator(es) de transcrição envolvido(s)
Tradução continuada de mRNA existente
Repressão gênica
Ensaio de alteração de mobilidade eletroforética
Análise da atividade do fator de transcrição por imagem *in vivo*
Hibridização *in situ*

Figura 39.3 Fluxograma sobre as abordagens de pesquisa para definir os efeitos dos nutrientes sobre a regulação gênica. *miRNA*, micro RNA.

Estudo da alimentação
Regulação em nível proteico
Análise proteômica (global) por espectrometria de massa
Imuno--localização
Western blot
ELISA
Modificações pós--translacionais
Fluorescência de microesferas
Fosforilação
Acetilação
Microarranjos
Western blot
Fosforilação

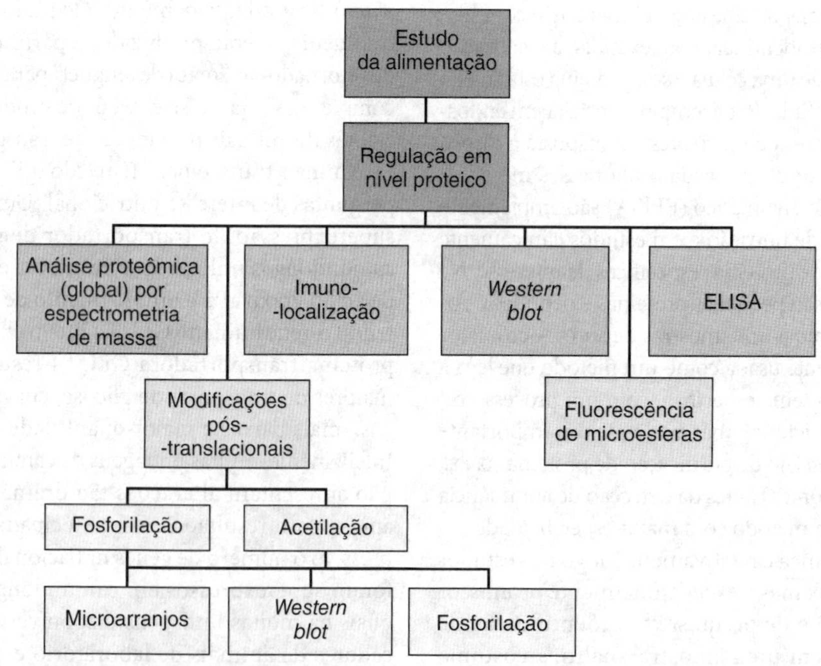

Figura 39.4 Fluxograma das abordagens de pesquisa para definir os efeitos dos nutrientes sobre a regulação em nível proteico. *ELISA*, imunoensaio enzimático.

Animais com gene *knockout* (nocaute de gene)

A tecnologia do gene *knockout* possibilita que a expressão de um gene específico seja anulada (nocaute de gene). Como resultado, o produto do gene normal não é produzido. Os nocautes de gene produzem fenótipos que podem percorrer a escala completa, desde um princípio de letalidade até um cenário em que aparentemente não há efeito. Desta forma, a tecnologia não é exatamente a contrapartida da engenharia genética aos nocautes de gene espontâneos que ocorrem em animais laboratoriais e são propagadas por técnicas de criação seletiva. Em geral, esses eventos resultam em alteração na função do produto gênico. O nocaute do gene *ob* de camundongos é um exemplo de nocaute espontâneo.[20]

A técnica de criação de um modelo animal *knockout* (nocaute de gene) é mais corretamente denominada "*targeting* (direcionamento) gênico por recombinação homóloga". O gene-alvo sofre ruptura em um alelo (produz heterozigotos com o nocaute de gene). São empregadas duas abordagens para a produção de camundongos *knockout*.[21] A original consiste em isolar o gene murino analisado, identificar os éxons por mapeamento, anular parte de um éxon (ou um inteiro) e substituí-la pelo gene codificador de resistência à neomicina (i. e., aquele que produz um marcador para seleção). Esse constructo é o fator de direcionamento (vetor) para o gene. O vetor de direcionamento é linearizado e transfectado em células-tronco embrionárias (CTE) por microinjeção ou eletroporação. Em seguida, as células transfectadas são injetadas em blastocistos removidos de fêmeas de camundongo prenhes e introduzidas em fêmeas pseudoprenhes. A segunda abordagem, mais recente, pode proporcionar direcionamento de uma deleção gênica para um tipo celular específico. O gene é tratado por engenharia genética para ter sítios *loxP* em cada lado e, por tecnologia de células ES, é criada uma linhagem transgênica portadora do gene-alvo.

Extensões desses métodos têm sido empregadas para criar *knockout* condicionais.[22] Nesta abordagem, a enzima Cre recombinase é expressa com um promotor específico para o tecido. Isso permite a produção de camundongos cujos genes estão inativados de maneira tecido-específica ou durante um período específico do desenvolvimento. De maneira alternativa, uma biblioteca de células-tronco embrionárias mutantes, que compreende grande parte do genoma do camundongo foi disponibilizada pelo International Gene Trap Consortium (http://www.genetrap.org). A captura de genes é um método de alto desempenho utilizando vetores que produzem sequências de fusão *lacZ*, com transcrições de um gene endógeno nativo e transcrição normal interrompida desse gene.[23,24] Um método para modificações pós-translacionais de vetores capturadores de gene específico, a inserção flanqueada por sítios *lox* (Floxin), é aplicável para a geração das modificações de perda de função condicional das células-tronco embrionárias para a captura de genes.[25] Outras tecnologias, como o uso de tecnologia exclusiva de nucleases dedo-de-zinco para produzir ablação gênica dirigida, são aplicáveis ao desenvolvimento de camundongos mutantes.

Vários modelos de *knockout* relevantes para a nutrição responderam a questões importantes sobre a função e o metabolismo dos nutrientes. Alguns exemplos são os alvos intestinais da forma hormonal da vitamina D (calcitriol), que controla a absorção de cálcio.[26,27] Com frequência, a ablação completa de um gene leva à letalidade embrionária pela perda de função do gene, enquanto outros casos de *knockout* padrão de um gene podem não ter um efeito fenotípico importante. Para evitar esses resultados fenotípicos, uma alternativa é produzir camundongos *knockout* condicionais. A indução adaptativa da absorção do ferro por HIF e o papel do *knockout* específico do transportador de cobre Ctr1 somente no coração, que revelou um mecanismo de sinalização sistêmico para o metabolismo do cobre, são alguns exemplos.[4,28] Uma extensão interessante da tecnologia *knockout* é fazer o cruzamento de camundongos transgênicos e camundongos *knockout*. Quando essa técnica é aplicada com precisão, podem ser obtidos esclarecimentos valiosos sobre vias metabólicas e fenótipos. Por exemplo, o cruzamento de camundongos transgênicos que estejam superexpressando apolipoproteína A-I com camundongos nulos para apolipoproteína E produz aumento de lipoproteínas de alta densidade (HDL) e aumento das lesões ateroscleróticas.[29] O acasalamento cruzado de tais modelos tem gerado grande interesse.

Inibição da expressão gênica por interferência de RNA

A tecnologia de RNA *antisense* tem sido utilizada como instrumento de pesquisa para um número limitado de genes de interesse para a nutrição. O princípio é de que uma pequena sequência de RNA complementar (*antisense*) a um mRNA-alvo pode inibir sua translação e/ou estimular sua degradação. O uso inicial de sequências de RNA *antisense* para silenciamento gênico empregava oligonucleotídeos sintéticos curtos com o objetivo de inibir a translação de mRNA por hibridização. Ao que parece, esses oligonucleotídeos são absorvidos por alguns tecidos. Nesses casos, sequências de DNA *antisense* são introduzidas em áreas específicas do cérebro.

O uso de pequenos RNA interferentes (siRNA) se tornou amplamente aceito como abordagem para silenciamento de genes em nível celular.[30,31] Os animais preservaram um sistema de defesa ancestral que degrada o RNA de duplo filamento utilizando uma RNase (i. e., enzima *Dicer*), resultando em uma sequência de RNA de 21 a 23 pares bases (pb) de cumprimento, chamado siRNA. Esses filamentos de RNA se ligam ao mRNA-alvo e promovem sua degradação. Um oligonucleotídeo sintético pode substituir o siRNA. Na prática, há disponibilidade de RNA de duplo filamento (200-1.000 pb) ou RNA curtos (20-25 pb) produzidos com reagentes comercializados, vetores de expressão e enzimas para a obtenção do silenciamento gênico. Uma desvantagem da abordagem à supressão gênica com siRNA é que a supressão exibe "vazamento"; ou seja, a inibição de um gene específico não é 100% eficaz, como ocorre com camundongos *knockout*. Além disso, muitas vezes, o silenciamento gênico obtido é temporário, em vez de estável. O desenvolvimento dos vetores de pequenos grampos de RNA (shRNA) permitiu evitar a abordagem de transfecção celular transitória com siRNA para inibir os genes de interesse. A tecnologia passou a ser utilizada para silenciamento de genes de interesse nutricional. Uma vantagem da tecnologia siRNA para silenciamento gênico é que ela evita o problema da letalidade embrionária que pode ocorrer com alguns genes em camundongos *knockout*.

Considerações finais

A área de nutrição e expressão gênica se desenvolveu rapidamente e é hoje uma disciplina de pesquisa reconhecida nas ciências da nutrição (genômica nutricional). À medida que os conhecimentos acerca dos genomas humano e dos animais se expandirem, as tecnologias aqui descritas e as novas abordagens ainda à espera de desenvolvimento terão profundo impacto na nutrição como um campo do conhecimento e na compreensão dos modos pelos quais a dieta e a genética influenciam a expressão fenotípica.

Agradecimentos

Desejo expressar meus agradecimentos ao National Institute of Diabetes and Digestive and Kidney Diseases, bem como ao Boston Family Endowment, da Universidade da Flórida, pelo longo apoio a essa pesquisa.

Referências bibliográficas

1. Jacob F, Monod J. J Mol Biol 1961;3:318–56.
2. Muller M, Kersten S. Nat Rev Genet 2003;4:315–22.
3. Bennett MK, Seo YK, Datta S et al. J Biol Chem 2008;283:15628–37.
4. Shah YM, Matsubara T, Ito S et al. Cell Metab 2009;9:152–64.
5. Wang Y, Lorenzi I, Georgiev O et al. Biol Chem 2004;385:623–32.
6. Aydemir TB, Liuzzi JP, McClellan S et al. J Leukoc Biol 2009;86:337–48.
7. Wellen KE, Hatzivassiliou G, Sachdeva UM et al. Science 2009;324:1076–80.
8. Wong RH, Chang I, Hudak CS et al. Cell 2009;136:1056–72.
9. Tibbetts AS, Appling DR. Annu Rev Nutr 2010;30:57–81.
10. Bartel DP. Cell 2009;136:215–33.
11. Rayner KJ, Suarez Y, Davalos A et al. Science 2010;328:1570–3.
12. Najafi-Shoushtari SH, Kristo F, Li Y et al. Science 2010;328:1566–9.
13. Marquart TJ, Allen RM, Ory DS et al. Proc Natl Acad Sci U S A 2010;107:12228–32.
14. Ramagopalan SV, Heger A, Berlanga AJ et al. Genome Res 2010;20:1352–60.
15. Bantscheff M, Schirle M, Sweetman G et al. Anal Bioanal Chem 2007;389:1017–31.
16. Moresco JJ, Dong MQ, Yates JR 3rd. Am J Clin Nutr 2008;88:597–604.
17. Kussmann M, Panchaud A, Affolter M. J Proteome Res 2010;9:4876–87.
18. Linke T, Ross AC, Harrison EH. J Chromatogr A 2004;1043:65–71.
19. Shepherd PR, Gnudi L, Tozzo E et al. J Biol Chem 1993;268:22243–6.
20. Ingalls AM, Dickie MM, Snell GD. J Hered 1950;41:317–8.
21. Leiter EH. Diabetologia 2002;45:296–308.
22. Liu P, Jenkins NA, Copeland NG. Genome Res 2003;13:476–84.
23. Yamamura K, Araki K. Cancer Sci 2008;99:1–6.
24. Lee T, Shah C, Xu EY. Mol Hum Reprod 2007;13:771–9.
25. Singla V, Hunkapiller J, Santos N et al. Nat Methods 2010;7:50–2.
26. Kutuzova GD, Akhter S, Christakos S et al. Proc Natl Acad Sci U S A 2006;103:12377–81.
27. Benn BS, Ajibade D, Porta A et al. Endocrinology 2008;149:3196–205.
28. Kim BE, Turski ML, Nose Y et al. Cell Metab 2010;11:353–63.
29. Plump AS, Scott CJ, Breslow JL. Proc Natl Acad Sci U S A 1994;91:9607–11.
30. Morris KV, Chan SWL, Jacobsen SE et al. Science 2004;27:1289–92.
31. Rondinone CM. Biotechniques 2006;40:S31–6.

Sugestões de leitura

Bartel DP. MicroRNAs: target recognition and regulatory functions. Cell 2009;136:215–33.

Ramagopalan SV, Heger A, Berlanga AJ et al. A ChIP-seq defined genome-wide map of vitamin D receptor binding: associations with disease and evolution. Genome Res 2010;20:1352–60.

Tibbetts AS, Appling DR. Compartmentalization of mammalian folate-mediated one-carbon metabolism. Annu Rev Nutr 2010;30:57–81.

Wong RH, Chang I, Hudak CS et al. A role of DNA-PK for the metabolic gene regulation in response to insulin. Cell 2009;136:1056–72.

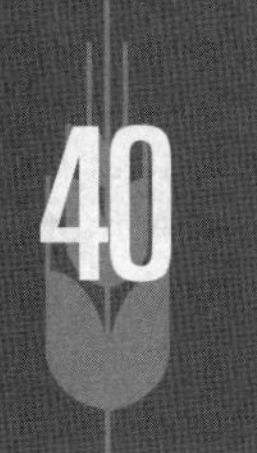

40 Variação genética: efeito sobre a utilização e o metabolismo de nutrientes*

Patrick J. Stover e Zhenglong Gu

Variação genética humana

A variação genética contribui para diferenças fenotípicas individuais dentro e entre as populações humanas, incluindo traços metabólicos e suscetibilidade diferencial a doenças crônicas e metabólicas comuns. Comprometimentos metabólicos são componentes integrais de doenças crônicas, anomalias de desenvolvimento, cânceres, distúrbios neurológicos e muitos outros processos patológicos. Muitas vezes, tais comprometimentos precedem alterações anatômicas e outros sinais de doença. Pesquisas clínicas de erros inatos do metabolismo forneceram algumas das provas mais precoces e conclusivas de que (a) os comprometimentos metabólicos são hereditários, (b) os genes são capazes de modificar a utilização e o metabolismo de nutrientes, (c) os comprometimentos metabólicos causam doenças e (d) as consequências funcionais de mutações genéticas podem ser significativamente atenuadas por terapias direcionadas à nutrição que compensam e, com menos frequência, evitam comprometimentos metabólicos induzidos por via genética.

A fenilcetonúria fornece um paradigma clássico que demonstra a potencial eficácia da dieta em modificar fenótipos deletérios resultantes de mutações genéticas responsáveis pela alteração do metabolismo. Dietas com restrição de fenilalanina diminuem e talvez até previnam déficits cognitivos graves em crianças que carregam mutações no gene da fenilalanina hidroxilase.[1] Erros inatos do metabolismo costumam ser recessivos e relativamente raros na maioria das populações, mas o início ou a evolução dos distúrbios associados pode ser controlado por meio da dieta ou nutrição em alguns casos, mas não em todos.

Erros inatos do metabolismo são distúrbios tipicamente monogênicos que seguem os princípios da herança mendeliana e, portanto, são bem caracterizados no que diz respeito às suas bases moleculares e genéticas. Contudo, os distúrbios metabólicos humanos mais prevalentes são doenças poligênicas complexas com contribuições de múltiplos alelos de baixa penetrância, mas os riscos associados a esses alelos são modificáveis tanto pelo estilo de vida como por fatores ambientais, incluindo um ou mais componentes da dieta.

As causas genéticas e bioquímicas de muitos cânceres e doenças crônicas, incluindo doenças cardiovasculares e diabetes melito tipo 2, permanecem sem identificação. Esses distúrbios não se adequam aos padrões clássicos de herança mendeliana e, por essa razão, abordagens genéticas feitas com base em análises de ligação "simples" nem sempre são possíveis. Abordagens genômicas, viabilizadas pela disponibilidade de sequências completas do genoma de várias espécies de mamíferos e pela geração de um amplo catálogo de variação genética humana, foram bem-sucedidas na identificação dos genótipos de susceptibilidade que modificam o metabolismo, alteram as necessidades nutricionais e contribuem para o surgimento de doenças metabólicas. Além disso, por meio da genômica evolutiva, as origens e as consequências da variação genética humana são decifráveis; e é possível deduzir as variantes alélicas e os fatores de risco ambientais que po-

*__Abreviaturas__: **ADH**, álcool desidrogenase; **ALDH**, aldeído desidrogenase; **AMY1**, gene da amilase salivar; **ApoE**, apolipoproteína E; **CEU**, residentes de Utah com ascendência no norte e oeste da Europa do CEPH (*Centre d'Etude Du Polymorphisme Humain* [Centro de Estudo do Polimorfismo Humano]); **CNV**, variação no número de cópia; **GWAS**, estudo de associação genômica ampla; **HapMap**, Projeto de Mapeamento de Haplótipos Humanos; **K_{cat}**, taxa máxima de formação de produto a uma concentração infinita de substrato; **K_m**, constante de Michaelis-Menten; **LCT**, gene da lactase; **LD**, desequilíbrio de ligação; **LDL**, lipoproteína de baixa densidade; **MAF**, frequência do alelo menor; **meC**, metilcitosina; **MTHRF**, gene da metilenotetrahidrofolato redutase; **PCSK9**, pró-proteína convertase tipo subtilisina/kexina tipo 9; **SNP**, polimorfismo de nucleotídeo único; **YRI**, Yoruba em Ibadan, Nigéria (oeste da África).

dem interagir com o organismo e prejudicar as vias metabólicas ou alterar as necessidades nutricionais ideais.

Origem da variação genética humana

O padrão de variação genética humana é determinado por interações entre diferentes forças evolutivas. A geração de diferenças na sequência primária do DNA depende da taxa de mutação desse ácido nucleico; a expansão da mutação dentro de uma população está condicionada a fatores como recombinação, história demográfica (p. ex., oscilações no tamanho, na subestrutura e na migração da população efetiva), seleção (o efeito da mutação sobre o valor adaptativo [*fitness*] do organismo) e processo aleatório (deriva genética).[2,3] Nem toda variação na sequência tem consequências fenotípicas.[2] A sequência do DNA que não afeta a função pode sofrer mutação livremente, sem consequências; por outro lado, alterações nas sequências do DNA que codificam informações ou funções podem modificar processos fisiológicos e, portanto, a propagação e a expansão dessas sequências serão mais restritas.

Admite-se que a maioria das variações genéticas humanas presentes em regiões não codificadoras, incluindo aquelas encontradas em regiões intrônicas e intergênicas, seja seletivamente neutra e, portanto, dependa da taxa de mutação do DNA,[2] estimada em aproximadamente $2,5 \times 10^{-8}$ mutações por nucleotídeo por geração. No entanto, essa taxa não está distribuída de maneira uniforme em todo o genoma.[4] As taxas mais altas de mutação para um gene humano giram em torno de 1×10^{-5} por geração.[5]

Muitos fatores contribuem para as taxas de mutação do DNA. A replicação e a recombinação do DNA não ocorrem com fidelidade completa e, assim, respondem por uma parcela significativa de taxas de mutação observáveis. Taxas de erro da polimerase e mutações do DNA são influenciadas por nutrientes, incluindo ferro, vitaminas do complexo B e antioxidantes. Por exemplo, a inibição da síntese de desoxitimidina monofosfato dependente de folato resulta na incorporação errônea de desoxiuridina trifosfato no DNA.[6] As bases purínicas e pirimidínicas dentro do DNA também sofrem mutações químicas espontâneas; a citosina desamina espontaneamente, dando origem à uracila com uma frequência de 100 mutações/genoma/dia, enquanto os nucleotídeos purínicos sofrem mutações de depurinação a uma taxa de 3.000 mutações/genoma/dia. Sistemas de reparo do DNA são eficazes na detecção e correção de grande parte dessas mutações.[7]

Xenobióticos genotóxicos, tanto produtos naturais como químicos sintéticos, estão presentes no suprimento alimentar e podem modificar a estrutura química do DNA e aumentar as taxas de mutação. Uma classe de compostos naturais, as aflatoxinas, pode aumentar de forma drástica as taxas de mutação do DNA, deflagrar a carcinogênese (câncer) em células somáticas e causar epidemias localizadas de câncer.[8] As taxas de mutação do DNA são influenciadas por antioxidantes da dieta,[9] bem como por excessos de nutrientes pró-oxidantes, incluindo o ferro.[10] Contudo, apenas mutações que ocorrem na linhagem germinativa contribuem para uma variação genética hereditária das espécies.

As taxas de mutação do DNA e a frequência de polimorfismo variam ao longo do genoma humano. Tais diferenças específicas de regiões dentro do genoma foram atribuídas à frequência de recombinação do DNA e ao potencial mutagênico de sequências nucleotídicas específicas. A mutação genética mais comum dentro do genoma humano consiste na transição de C para T.[11] A sequência CpG é enriquecida nas regiões promotoras dos genes de mamíferos e reconhecida pelas DNA metilases, que convertem a base citosina (C) em metilcitosina (meC). A densidade de meC dentro do genoma é modificável pelo folato da dieta e por doadores de unidades de carbono, mas os padrões de metilação do feto estabelecidos no útero podem ser metaestáveis e influenciar a expressão gênica na idade adulta.[12]

A metilação da citosina influencia as taxas de transcrição dos genes, alterando a afinidade de ligação dos fatores de transcrição ao DNA ou permitindo o recrutamento de proteínas ligadoras à meC que servem para silenciar a transcrição gênica, ou ambos. A metilação do DNA costuma estar associada ao silenciamento gênico, sendo um processo crítico para a inativação do cromossomo X e do *imprinting* genômico. As mutações nos dinucleotídeos CpG ocorrem em uma frequência quase 10 vezes maior do que em outros lócus, presumivelmente porque a meC desamina de forma espontânea, dando origem à timidina (T); por outro lado, a citosina (C) desamina, originando a uracila. A uracila é reconhecida como uma molécula estranha ao DNA, sendo eliminada pelas enzimas de reparo do DNA, enquanto a timidina não é reconhecida como uma molécula estranha. A sequência CpG é sub-representada no genoma humano, mas sua frequência diminuiu ao longo da evolução, compatível com aquela de uma instabilidade inerente.[11]

As taxas de recombinação do DNA também variam por todo o genoma humano. A recombinação cria uma variação genética por embaralhamento da variação genética existente. Foi estimado que a taxa de recombinação fosse de 1 cM/Mb até aproximadamente 1,33 cM/Mb; no entanto, ela também é muito heterogênea em todo o genoma humano: em torno de 33.000 "*hotspots* de recombinação" respondem por cerca de 50 a 60% dos eventos de *crossover*, mas ocupam por volta de 6% da sequência do genoma humano.[3,13-16] Pesquisadores observaram que os genes que interagem com o ambiente (p. ex., imunidade, adesão celular, sinalização) tendem a se localizar em regiões genômicas com altas taxas de recombinação, enquanto aqueles que não interagem com o ambiente sofrem baixa recombinação.[17] A recombinação também está correlacionada com níveis de variação genética, um achado indicativo de que a recombinação em si pode ser mutagênica.[18]

Mutações que se expandem dentro de uma população contribuem para uma variação genética como polimorfismos, e esse processo constitui a base para a evolução molecular dos genomas. A expansão de mutações dentro de uma população ocorre por meio do processo da deriva genética ou seleção natural. A deriva é um processo estocástico, que resulta do rearranjo casual de cromossomos na meiose. Apenas alguns de todos os possíveis zigotos são gerados ou sobrevivem para reproduzir;[19] por esse motivo, as mutações podem se expandir na ausência de seleção, por meio de flutuações aleatórias na transmissão de alelos de uma geração para a próxima, resultante de uma amostragem aleatória de gametas. Como a deriva genética costuma exercer um maior impacto sobre as frequências de alelos em populações menores, a história demográfica humana representa uma importante força em moldar a variação genética do ser humano. Reduções drásticas no tamanho da população (do tipo gargalo) podem induzir a uma diminuição na variabilidade genética, enquanto expansões rápidas podem aumentar a variação genética.[3]

Migração e miscigenação populacionais também afetam a frequência alélica. Embora seres humanos modernos (contemporâneos) tenham se originado da África, pequenas subpopulações migraram para o resto do mundo nos últimos 100.000 anos.[2] Em consequência disso, as populações africanas têm mais variações genéticas do que outras populações.[20-22] Pesquisadores demonstraram a existência de variações significativamente mais deletérias nas populações europeias do que nas africanas, um achado indicativo de que a variação genética causada pela história demográfica tem consequências relevantes à saúde.[23] Doenças específicas, como câncer de mama, doença de Tay-Sachs, doença de Gaucher, doença de Niemann-Pick e hipercolesterolemia familiar dentro das populações da Velha Ordem Amish e Hutterite podem ser explicadas pela história demográfica.[19]

A seleção constitui outra força evolutiva importante que molda a variação genética humana. A maioria das substituições no genoma é funcionalmente neutra e não tem consequências sobre o valor adaptativo de seus portadores. Contudo, foi descoberto que um número cada vez maior de lócus gênicos se desvia do modelo nulo (neutro) sob vários testes estatísticos, mas os resultados sugerem uma evolução adaptativa. Quando surge uma nova mutação que afeta o valor adaptativo em contextos ambientais específicos (p. ex., a capacidade de reproduzir e propagar o genótipo de seus portadores), essa mutação ficará sujeita à seleção natural, que é definida como a contribuição diferencial de variantes genéticas para as futuras gerações. Existem três tipos gerais de seleção: positiva, purificadora e balanceadora.

Quando uma nova mutação aumenta o valor adaptativo de seus portadores, a seleção positiva (evolução adaptativa) impulsiona o alelo para uma frequência elevada em uma população. A tolerância à lactose representa um bom exemplo de seleção positiva[2]. Seleção purificadora, também chamada de seleção negativa, impulsiona alelos deletérios para uma frequência baixa ou extinção.

A seleção balanceadora ocorre quando um alelo tem uma vantagem heterozigótica ou é selecionada apenas quando atinge uma frequência específica (seleção dependente da frequência).[24] Um dos melhores exemplos de seleção balanceadora é ilustrado pela variação no gene da hemoglobina, em que a heterozigosidade da variante do gene confere resistência contra infecção por malária, enquanto a homozigosidade resulta em anemia falciforme.

Como a seleção muda as taxas de evolução molecular em lócus definidos dentro do genoma, espera-se que nem todos os genes evoluam na mesma velocidade. A comparação das sequências de genoma dos mamíferos permitiu a identificação de genes que sofreram uma evolução acelerada.[25] Admite-se que esses genes em rápida evolução possibilitem a adaptação e, por isso, tenham sido positivamente selecionados, pois mutações adaptativas se expandem dentro das populações em taxas aceleradas em relação às mutações neutras. Estima-se que a proporção de substituições de aminoácidos resultantes de seleção positiva seja de 35 a 45%.[26] Exemplos específicos de evolução adaptativa incluem a glicose-6-fosfato desidrogenase (G6PD) na malária,[27] o gene da lactase (LCT) na persistência da lactase,[20] a amilase na digestão do amido[28] e o receptor de quimiocina CCR5 na defesa imunológica.[29]

A comparação de sequências do genoma de mamíferos fornece provas de que exposições ambientais, incluindo patógenos e componentes da dieta, constituem forças seletivas em toda a evolução. Essas forças seletivas influenciaram a geração de alelos polimórficos que alteram a utilização e o metabolismo de componentes da dieta e podem ser responsáveis pela geração de alelos de doenças metabólicas em populações humanas de diversas etnias.[27,30] Espera-se que variações resultantes de seleção positiva surjam de fatores seletivos específicos à região. Portanto, a prevalência de polimorfismos funcionais específicos pode ser associada a populações humanas de regiões geográficas ou etnias específicas até o grau em que diferentes pressões seletivas sejam operantes na população.

Variantes alélicas específicas podem ser adaptativas apenas em determinados ambientes e neutras ou menos favorecidas em outros.[24,31] Por exemplo, a prevalência relativamente alta do polimorfismo E6V no gene da β-globina é provavelmente o resultado de uma adaptação ao desafio ambiental específico à região do parasita da malária em populações africanas. O alelo dessa doença tem uma frequência alta na população, pois aumentou o valor adaptativo para o desafio ambiental específico à região de malária em heterozigotos. A identificação e a compreensão do mecanismo de evolução adaptativa de variantes gênicas facilitam a descoberta de alelos de doenças humanas. Por exemplo, foi proposta uma hipótese da frugalidade genética (o "gene *thrifty*") para explicar a epidemia de obesidade e diabetes tipo 2.[5] As mutações supostamente vantajosas podem ter resultado em adaptações mais eficientes a condições de jejum (p. ex., declínios mais rápidos no metabolismo basal) ou reações fisiológicas que facilitam o consumo excessivo em tempos de abundância. Alelos adaptativos podem ser alelos recessivos de doença ou se tornar alelos de doença mesmo em indivíduos heterozigotos em caso de mudanças profundas nas condições ambientais, tais como aquelas provocadas pelo advento da civilização e agricultura, incluindo alterações na natureza e abundância de suprimento alimentar.[5]

Classificação da variação genética humana

A sequência primária do genoma humano contém aproximadamente 3,2 bilhões de pares de bases de nucleotídeos organizados em cromossomos que variam em termos de tamanho, desde 50 milhões a 250 milhões de pares de bases. A primeira sequência do genoma humano foi obtida de 5 a 10 pessoas de diversas etnias e origens geográficas ou ancestralidade.[2] O genoma humano, incluindo DNA nuclear e mitocondrial, contém um número estimado de 23.000 genes que servem como modelos para 35.000 transcritos responsáveis pela codificação de informações necessárias para a síntese de todas as proteínas celulares, embora uma função biológica ainda não tenha sido determinada para todos os genes humanos.[32] Outros genes codificam moléculas funcionais de RNA, incluindo RNAs transportadores, pequenos RNAs nucleares, RNA ribossômico e microRNA,[33] que desempenham vários papéis na síntese de proteína, no processamento do RNAm ou na regulação da expressão gênica.[34,35]

Os genes respondem por cerca de 2% da sequência primária de todo o DNA humano; o DNA remanescente recebe o nome de não codificador e desempenha papéis estruturais e/ou reguladores ou não conhecidos. O número de genes codificados dentro do genoma não limita a complexidade biológica das células dos mamíferos. Um único gene pode codificar mais de um RNA ou produto proteico, por meio de reações de eventos pós-transcricionais ou pós-traducional, incluindo edição do RNA, *splicing** alternativo, *splicing* de proteínas e outras modificações (p. ex., fosforilação diferencial).[36,37] Como resultado de tal processamento do RNA e de proteínas, além das reações de modificação, mais de 100.000 proteínas com sequências primárias distintas podem ser obtidas do genoma humano.

A variação genética humana é um produto de interações complexas e recíprocas entre o genoma e as exposições ambientais, sendo expressa pela formação e propagação de alterações da sequência primária do DNA.[38] A variação na sequência primária entre os seres humanos é conhecida como polimorfismo e constitui uma das bases moleculares para a variação fenotípica humana, incluindo as variações no comportamento humano, na morfologia e na suscetibilidade à doença.[38]

Os polimorfismos surgem nas populações por meio de processos independentes e sequenciais de mutação genética, acompanhados pela expansão do alelo mutante dentro da população, embora o ambiente possa modificar ambos os processos. Originalmente, foi estimado que a variação genética humana estivesse em torno de 0,1%.[39] No entanto, com os avanços na tecnologia que permitiram a identificação de rearranjos estruturais, os pesquisadores estimam atualmente uma diferença de 1 a 3% entre dois grupos quaisquer de cromossomos humanos.[40,41] As variações genéticas humanas costumam ser classificadas em comuns e raras, de acordo com a frequência do alelo menor (MAF, a frequência do alelo menos comum) nas populações humanas. Variações comuns, também chamadas de polimorfismos, possuem um MAF de no mínimo 1% nas populações humanas.[38] As variantes genéticas que atendem ao limiar de MAF incluem alterações de nucleotídeo único e modificações estruturais, mas podem resultar de mutações que vão desde uma mudança de uma única base de nucleotídeo até alterações de algumas centenas de bases por meio de deleções, inserções, translocações, inversões e duplicações.[17]

Polimorfismos de nucleotídeo único

Os polimorfismos de nucleotídeo único (SNP) constituem o tipo de polimorfismo mais comum e mais simples. Estima-se que eles representem em torno de 90% de todos os polimorfismos do DNA humano. Os SNP diferem de mutações somáticas, pois estão presentes na linhagem germinativa e, portanto, são hereditários. Os SNP são definidos como diferenças de pares de bases de nucleotídeos na sequência primária do DNA e podem ser inserções de um único par de bases, deleções, ou substituições de um único par de bases por outro. Substituições de nucleotídeos são os polimorfismos mais comuns; mutações por inserção ou deleção ocorrem em um décimo de frequência.[4]

A densidade dos SNP no genoma humano oscila dentro e entre os cromossomos humanos, mas varia desde 1 em 1.000 bases até 1 em 100 a 300 bases. Pesquisadores estimaram a existência de aproximadamente 10 a 15 milhões de SNP nos genomas humanos.[39,42] Substituições de nucleotídeos dentro das regiões codificadoras de proteínas de um gene podem ser classificadas como substituições não sinônimas, que resultam em uma substituição por reposição de aminoácido dentro de uma proteína, ou substituições sinônimas (silenciosas), que não mudam a sequência de aminoácidos resultante da degeneração no código genético. Os SNP não sinônimos em regiões codificadoras são mais relevantes do ponto de vista funcional, pois alteram a sequência de aminoácidos das proteínas codificadas e, em seguida, têm o potencial de afetar praticamente todos os aspectos da função proteica, incluindo o dobramento e a estabilidade das proteínas, as funções enzimáticas, a regulação alostérica e a modificação pós-traducional. Contudo, a substituição sinônima também pode ter consequências funcionais importantes, por alterar a eficiência do *splicing* do RNAm e da tradução de proteínas. Os SNP em íntrons, promotores e regiões intergênicas também podem estar envolvidos na regulação da expressão gênica.

Os SNP contribuem para a suscetibilidade a doenças comuns e anomalias de desenvolvimento; além disso, foram identificados alelos polimórficos que aumentam o risco de distúrbios comuns, incluindo defeitos do tubo neural, doença cardiovascular, câncer, hipertensão e obesidade.[39] Os SNP também influenciam as respostas fisiológicas a exposições ambientais, incluindo dieta,[43] agentes farmacêuticos,[44] patógenos e toxinas[25] e, portanto, muitos SNP têm valor diagnóstico. Os mapas de SNP humanos de alta densidade facilitam a identificação de alelos associados ao risco de doenças, por meio de estudos do mapeamento genético de doenças complexas, incluindo alelos de baixa penetrância que fazem contribuições relativamente pequenas para o início e/ou a evolução do distúrbio.

Haplótipos

As variantes genéticas em todo o genoma humano nem sempre são independentes umas das outras. Os SNP que se encontram fisicamente próximos no que diz respeito à sequên-

*N. T.: O *splicing* é um processo que remove os íntrons e une os éxons depois da transcrição do RNA.

cia primária do DNA, em geral, não se separam. Como resultado da recombinação meiótica, a sequência do DNA e a variação dentro dessa sequência são herdadas em "blocos". Há relatos de que os SNP capturados dentro desses blocos estejam em desequilíbrio de ligação, o qual é definido como a associação não aleatória de alelos em um lócus adjacente. Os blocos herdados de uma variação genética recebem o nome de haplótipos. O tamanho do bloco de haplótipos depende do número de eventos de recombinação meiótica que ocorreram em termos históricos dentro de uma população. Portanto, o comprimento médio do bloco de haplótipo varia entre as populações, como resultado da história da evolução humana: aproximadamente 22 kb para populações europeias e asiáticas, mas cerca de 11 kb para populações africanas[39,45] Entretanto, o padrão do desequilíbrio de ligação não está distribuído de maneira uniforme em todo genoma. Como as variantes genéticas no mesmo haplótipo tendem a ser redundantes em definir uma variação genética exclusiva, pesquisadores estimaram que aproximadamente 1 milhão de SNP podem capturar grande parte da variação genética humana.[39]

O Projeto de Mapeamento de Haplótipos Humanos (HapMap) foi proposto para gerar uma lista de SNP comuns, capazes de caracterizar a variação genética humana.[46] A primeira fase do projeto teve início em 2003. Em torno de 1 milhão de SNP em 270 indivíduos de 4 populações, incluindo 30 trios de famílias provenientes de Yoruba em Ibadan, Nigéria (YRI), 30 trios do grupo de residentes de Utah do Centre d'Etude du Polymorphisme Humain (CEU, Centro de Estudos de Polimorfismo Humano), 45 Han chineses não aparentados de Beijing (CHB), 45 japoneses não aparentados de Tóquio (JPT), foram genotipados, mas os dados foram publicados em 2005.[13] A geração desse painel de SNP forneceu um quadro detalhado da distribuição de recombinação e desequilíbrio de ligação no genoma humano em diferentes populações. Em 2007, a segunda fase do projeto publicou mais de 3 milhões de SNP para os mesmos 270 indivíduos.[14] A terceira fase do projeto revelou aproximadamente 1,6 milhão de SNP de 1.115 indivíduos em 11 populações humanas.[46,47] Incentivado pelo sucesso do projeto HapMap, o Projeto 1.000 Genomas Humanos, iniciado em 2008, determinará as sequências de todo o genoma de mais de 1.000 indivíduos. O término bem-sucedido do projeto fornecerá um catálogo bastante profundo de toda a variação genética humana.

Mudança estrutural e variação no número de cópia

Em um sentido amplo, as variações estruturais são definidas como todas as alterações genômicas que não correspondem a substituições de nucleotídeos únicos, como inserções, deleções, inversões, substituições em bloco, duplicações, translocações e variações no número de cópias (CNV).[17,42] Além de serem os elementos transponíveis mais abundantes, os retrotranspósons são classificados pelos seus tamanhos em elementos nucleares intercalados longos (LINE), os quais codificam todos os componentes genéticos necessários para o deslocamento dentro do genoma e a integração no DNA, e elementos nucleares intercalados curtos (SINE), os quais necessitam de outros elementos transponíveis para a mobilidade. O SINE mais abundante consiste em 280 pares de bases na presença do elemento Alu. Um número estimado de 1,4 milhão de cópias está presente no genoma humano, mas essas cópias ocupam cerca de 10% da sequência genômica humana. Mais de 1.200 elementos Alu no genoma humano se integraram após migrações dos primeiros humanos; uma nova inserção Alu ocorre a cada 200 nascimentos.[48] Portanto, as populações humanas atuais são polimórficas quanto à presença ou ausência dessas inserções.[38]

A inserção de elementos transponíveis pode ter consequências funcionais significativas, desorganizando os genes, alterando a regulação gênica e contribuindo para a região codificadora dos genes adjacentes. Novas inserções Alu causam por via direta aproximadamente 0,1% dos distúrbios genéticos humanos, incluindo síndrome de Apert, deficiência de colinesterase e câncer de mama. Cerca de 0,3% das doenças genéticas humanas resulta de eventos de recombinação homóloga desigual mediada pelo elemento Alu, culminando em outros distúrbios hereditários, tais como: diabetes insulinorresistente tipo 2 e hipercolesterolemia familiar.[48] Os eventos de recombinação homóloga desigual mediada pelo elemento Alu são inibidos pela metilação dos dinucleotídeos CpG do elemento.

A CNV representa uma alteração no número de cópias, envolvendo um segmento de DNA que tem aproximadamente 1 kb ou mais,[49,50] excluindo aquelas originárias de inserção ou deleção de elementos transponíveis.[50] A CNV representa outra fonte importante de variação genética e afeta mais nucleotídeos por genoma do que os SNP, com estimativas que variam de 12 a 30% do genoma.[41,49] A ampla taxa de mutação genômica estimada da CNV varia de $1{,}7 \times 10^{-6}$ a $1{,}0 \times 10^{-4}$ por lócus e por geração, o que é 100 a 10.000 mil vezes maior que as taxas de substituição de nucleotídeo.[41] As CNV podem exercer seus impactos funcionais por meio de vários mecanismos, como modificação da dosagem gênica, desorganização da região codificadora, interferência no *splicing* adequado e alteração da regulação de um gene próximo. Assim, as CNV estão sujeitas à seleção.[42,49] As CNV resultantes de duplicação são mais toleradas pelo genoma do que aquelas resultantes de deleção.[50]

Quando diferentes categorias funcionais são observadas, as CNV exônicas ficam sujeitas à seleção purificadora mais intensa, seguidas pelas CNV intrônicas e, por fim, pelas CNV intergênicas.[49] As CNV podem estar sujeitas à seleção positiva, contribuindo para a adaptação regional e são enriquecidas em genes que atuam no sistema imunológico e desenvolvimento muscular.[49] Os estudos de associação identificaram centenas de CNV contribuindo para a diversidade fenotípica, o aparecimento de doença e a sensibilidade a medicamentos; além disso, as CNV estão envolvidas na digestão do amido,[28] no metabolismo de hormônios esteroides e xenobióticos, no câncer de próstata,[51] no metabolismo da nicotina, na regulação do consumo alimentar e do peso corporal, no neurodesenvolvimento e em distúrbios neurológicos, na doença de Crohn no cólon, na resistência a toxinas, no risco de doença cardíaca coronária, na doença de Alzheimer, na infecção pelo vírus da imunodeficiência humana e na evolução da síndrome de imunodeficiência adquirida.[50,52-54]

Consequências funcionais da variação genética

O metabolismo de componentes individuais da dieta é influenciado pela atividade, expressão e estabilidade de enzimas e transportadores de proteínas. Os polimorfismos afetam a expressão gênica, bem como as propriedades físicas e cinéticas das proteínas celulares e, com isso, influenciam o fluxo através das vias metabólicas e a concentração estacionária de intermediários de reação.

Expressão gênica

Técnicas de alta capacidade de avaliação do perfil de expressão gênica (p. ex., *microarray, RNAseq*) identificaram um grande número de eQTLs (lócus de expressão de traços quantitativos).[55-61] Os polimorfismos reguladores tanto *cis* como *trans* influenciam as diferenças na expressão gênica dentro ou entre as populações humanas. No entanto, ainda é controverso qual o mecanismo mais prevalente.[55,57,59,62,63] Tanto os SNP como as CNV exercem influências drásticas sobre a expressão gênica. Para comparar sua importância relativa, um estudo investigou a associação entre a expressão de 14.925 genes e os SNP/CNV em genomas amplos nos indivíduos do projeto HapMap. Os resultados indicam que os SNP e as CNV contribuíram 83,6 e 17,7% para as variações na expressão gênica entre esses indivíduos, respectivamente.[64]

Os polimorfismos no promotor da insulina diminuem a expressão desse hormônio e aumentam o risco de diabetes melito tipo 1; o risco de diabetes melito tipo 2 está associado a polimorfismos no promotor do gene da calpaína-10.[65] Foram identificados polimorfismos que afetam a transcrição de muitas proteínas metabólicas e transportadoras de nutrientes, incluindo a álcool desidrogenase (ADH), as apolipoproteínas, a catalase, os membros da família do citocromo P-450, a glicoquinase, a lipase e o receptor da vitamina D.[66] Também foram identificados polimorfismos retrovirais que influenciam a expressão gênica, alterando o estado de metilação do promotor em camundongos, mas o grau de silenciamento depende da presença de folato na dieta e de outros doadores de unidades de carbono.[12]

A diferença nos padrões globais de expressão gênica entre as populações humanas também foram pesquisados.[67-70] É mais provável que os genes relacionados à via inflamatória e à resposta hormonal antimicrobiana mudem a expressão de uma população para outra; esse achado indica que as diferenças na expressão gênica entre populações humanas podem ter resultado de adaptação local durante a evolução humana.[71] Outro estudo identificou 356 *clusters* de transcritos que apresentam uma expressão diferencial entre as amostras do CEU e YRI.[70] Vinte e sete genes revelam um sinal de evolução adaptativa em pelo menos uma população. Entre esses 27 genes, determinadas funções moleculares relacionadas com o metabolismo (p. ex., ligação a lipídios, ligação a íons metálicos e atividade do fator de transcrição) são enriquecidas, apoiando com isso a ideia de que a expressão gênica diferencial entre as populações pode ter desempenhado papéis importantes na adaptação à alimentação regional específica.[71]

Função das proteínas

A taxa de reações catalisadas por enzimas é determinada pela concentração da enzima (E) e do substrato (S), bem como pelas propriedades cinéticas intrínsecas de Michaelis-Menten (constante de Michaelis-Menten [K_m] e constante catalítica [K_{cat}]) da enzima (ou proteína de transporte).

$$E + S \rightarrow ES \rightarrow E + P$$

A constante de Michaelis-Menten, K_m, refere-se à afinidade de E por S, sendo definida como a concentração de substrato necessária para que a enzima atinja metade da velocidade máxima. A formação do complexo ES requer colisões produtivas entre a enzima e o substrato, sendo controlada pela lei de ação das massas. Portanto, a taxa de uma reação catalisada por enzimas costuma ser diretamente proporcional às concentrações moleculares dos reagentes (tanto E como S). A degradação do complexo ES em produto (P) é determinada pela K_{cat}, a qual se refere à taxa máxima de formação de produto sob uma concentração infinita do substrato (todas as enzimas estão presentes como um complexo ES).

A variação genética influencia tanto a formação do complexo ES como a taxa de geração de P. Os polimorfismos afetam a formação do complexo ES, por influenciar a concentração de E ou a afinidade de E por S (K_m). Os SNP influenciam a concentração de E, alterando sua taxa da síntese (expressão de genes ou estabilidade do RNAm) ou a taxa de degradação (estabilidade e *turnover* – renovação – das proteínas). Substituições não sinônimas que afetam a K_m alteram a concentração de substrato necessária para controlar a formação do ES.

Portanto, os SNP que aumentam a K_m resultam no acúmulo de intermediários metabólicos nas células. Os SNP também podem influenciar a K_{cat}, que corresponde à taxa de formação do P, por afetar a taxa máxima de catálise (conversão de S em P sob uma concentração infinita de S). Alterações na K_{cat} podem influenciar as taxas de captação de nutrientes ou a depuração de intermediários metabólicos e o fluxo ou funcionamento de uma via metabólica de maneira independente do substrato.

Do mesmo modo, a variação genética pode afetar o nível de expressão e a função de transportadores e receptores de nutrientes. Os efeitos funcionais incluem alterações na afinidade de transportadores e receptores de nutrientes, o que pode influenciar os níveis de nutrientes no meio intracelular e no plasma. Mudanças na atividade de transportadores ou receptores ou abundância dessas proteínas na membrana podem afetar as taxas de captação e depuração de nutrientes. A variação genética também pode influenciar a captação e a utilização de nutrientes de forma indireta, alterando a expressão e a função de peptídeos e hormônios sinalizadores que regulam as vias metabólicas.

Identificação da variação genética que afeta o metabolismo e a utilização de nutrientes

Na maioria das vezes, genomas que conferem necessidades nutricionais que não podem ser supridas pela mãe ou geram distúrbios metabólicos graves que prejudicam os processos fisiológicos básicos serão selecionados, por causa da perda fetal ou ausência de reprodução, em decorrência da sobrevivência reduzida. Alguns SNP comuns em genes que codificam enzimas metabólicas não estão em equilíbrio de Hardy-Weinberg (os alelos não são herdados na frequência esperada), porque o estado homozigoto diminui a viabilidade fetal.[30] Quase 62% de todos os conceptos humanos não são viáveis e não sobrevivem à décima segunda semana de gestação.[72,73] Os genomas que sobrevivem à gestação, mas conferem necessidades atípicas de nutrientes ou metabolismo ineficiente, podem codificar um ou mais alelos indutores de doença, embora a penetrância do alelo de doença possa ser passível de modificação pela dieta. Terapia com altas doses de vitamina pode recuperar reações metabólicas comprometidas resultantes de mutações genéticas e polimorfismos que diminuem a afinidade de substratos e cofatores pela enzima codificada (K_m). Alelos polimórficos de risco que afetam o metabolismo e a utilização de nutrientes foram identificados com abordagens de genes candidatos e, mais recentemente, eles foram deduzidos a partir de análises genômicas comparativas não tendenciosas.

Localização dos genes de interesse

Análise de ligação e estudo de associação genômica ampla

As análises de ligação e os estudos de associação são duas abordagens comumente utilizadas para mapear os alelos causais subjacentes a doenças e traços humanos. A análise de ligação pesquisa as regiões candidatas que constituem a base do traço de interesse em indivíduos normais e acometidos da mesma família e determina se os marcadores genéticos em todo o genoma são herdados ou não juntamente com o traço. A ferramenta tem poder limitado para pesquisa em doenças complexas, porque os tamanhos da amostra costumam ser pequenos. A resolução pode ser tão baixa que se torna difícil a identificação das regiões candidatas.[74,75]

Pesquisas de associação investigam a co-herança de marcadores genéticos e do traço de interesse nos estudos conduzidos em grandes populações.[38,74,76] A abordagem do gene candidato, frequentemente utilizada em estudos epidemiológicos, é um tipo de estudo de associação direta que testa as correlações entre cada variante causal do gene candidato com o traço de interesse. Essa metodologia tem uma melhor resolução do que a análise de ligação, mas pode ser bastante limitada pelo conhecimento sobre o traço de interesse. Os genes candidatos são selecionados com base no conhecimento de vias metabólicas e nas predições de que seu comprometimento resulta em fenótipos metabólicos, refletindo um estado patológico específico ou afetando a concentração de um biomarcador associado à doença crônica. A abordagem do gene candidato foi bem-sucedida na identificação de muitos alelos de suscetibilidade a doenças,[43] mas é limitada pelo conhecimento parcial de redes transcricionais e metabólicas, bem como pelos achados contraditórios entre os estudos. Além disso, como muitos SNP estão em desequilíbrio de ligação, nem sempre é possível determinar com segurança se um SNP individual ou alelo é funcional e causador de doença ou se está ligado a um polimorfismo causal.

O estudo de associação genômica ampla (GWAS) é uma abordagem indireta que não necessita de conhecimento prévio dos genes candidatos relacionados ao traço de interesse. O método utiliza um grupo de marcadores genéticos, atualmente mais de 1 milhão de SNP em todo o genoma humano, para detectar as associações entre uma região genômica específica e o traço de interesse, usando milhares ou até dezenas de milhares de indivíduos normais ou acometidos.[46] Facilitado pelos SNP identificados pelo projeto HapMap e pelo desenvolvimento de plataformas de genotipagem de grande escala, o GWAS foi amplamente utilizado, gerando lócus de genes candidatos que podem ser causais para várias doenças complexas[77-85]. A lista de traços examinados pelo GWAS está crescendo a cada dia e, os novos genes candidatos gerados a partir desses estudos fornecem novas hipóteses para o início e a evolução de doenças.

Evolução adaptativa e varreduras de seleção genômica ampla

A adaptação evolutiva pode ter desempenhado papéis importantes na determinação de traços humanos específicos, diferentes de outras espécies de primatas próximas e traços específicos de cada população humana, como aparência, suscetibilidade a doenças e resposta à dieta. A detecção de alelos positivamente selecionados representa outra abordagem para facilitar a identificação de genes que desempenham papéis relevantes na determinação desses traços.[86,87] A adaptação genética durante a evolução pode induzir a características exclusivas no genoma, diferentes da expectativa neutra.

Foram desenvolvidos métodos estatísticos para identificar esses sinais adaptativos. Os métodos para detectar a evolução adaptativa podem ser agrupados na comparação de espécies com o uso de dados de divergência e na comparação de populações com o uso de dados de polimorfismo.[87,88] Os métodos para comparação interespécie (ou seja, entre as espécies) incluem o seguinte: o teste dN/dS ou Ka/Ks,[89,90] o qual busca por uma relação significativamente elevada de alterações não sinônimas para sinônimas nas regiões codificadoras de genes; e os testes de Hudson, Kreitman e Agaude (HKA)[91] e de McDonald-Kreitman (MK),[92] os quais identificam distribuições expressivamente diferentes de polimorfismo genético dentro das espécies em comparação à divergência entre as espécies.

Os métodos formulados com base nas populações também podem ser agrupados em duas categorias: "baseado no espectro de frequência" e "baseado no haplótipo". Tanto a seleção positiva como a negativa diminuem a variação genética em regiões selecionadas: a seleção positiva aumenta a frequência de alelos vantajosos, enquanto a seleção negativa remove as mutações deletérias. Foram desenvolvidos diferentes testes de seleção, como o teste D de Tajima[93] e o teste de Fu e Li,[94] bem como o teste H de Fay e Wu,[95] para detectar tal redução na variação genética que difere da expectativa neutra. Como os ancestrais humanos saíram da África e colonizaram diferentes regiões, as populações humanas evoluíram de forma isolada, mas as frequências alélicas se tornaram exclusivamente distribuídas em diferentes populações por deriva genética ou por adaptação local. O teste F_{st}, elaborado para detectar tais diferenças populacionais, fornece lócus-alvo potenciais que estavam sujeitos à adaptação regional.[96] Além disso, o teste de MK previamente mencionado para a comparação de espécies também pode ser modificado para comparar os dados de polimorfismo entre as populações.

As abordagens formuladas com base em haplótipos para detectar uma seleção positiva tornaram-se possíveis pelo sucesso do projeto HapMap e pelo subsequente desenvolvimento da capacidade de genotipagem em grande escala. A evolução adaptativa aumenta a frequência de alelos mais rapidamente do que a expectativa neutra. Portanto, as variantes genéticas que se encontram no mesmo haplótipo com os alelos selecionados também aumentarão em termos de frequência. Durante esse processo, a recombinação não tem tempo suficiente para fragmentar o haplótipo de maneira tão eficiente quanto sob expectativa neutra. Em consequência disso, a evolução adaptativa pode levar à formação de haplótipos significativamente mais longos do que a expectativa neutra no genoma com alta frequência em uma população. Foram desenvolvidos diferentes métodos baseados em haplótipos, como homozigosidade do haplótipo estendido (EHH)[97] e EHH relativa (REHH),[97] escore do haplótipo integrado (iHS),[24] EHH de População Cruzada (XP-EHH)[98] e deterioração do desequilíbrio de ligação (LD).[99] Esses métodos identificaram com êxito centenas de genes que podem ter sofrido evolução adaptativa em diferentes populações humanas,[24,88,97,99-102] com muitos deles envolvidos no metabolismo de nutrientes.

Variação genética e metabolismo de nutrientes

Metabolismo de moléculas com unidades de carbono (metabolismo do folato)

O metabolismo de unidades de carbono mediado por folato é essencial não só para a biossíntese *de novo* de purinas e timidilato, mas também para a remetilação de homocisteína em metionina. A via é importante para a síntese de DNA e a metilação do genoma.[103] Variantes genéticas de enzimas na via metabólica do folato, incluindo o gene da metilenotetrahidrofolato redutase (MTHFR)[104] e o gene da metilenotetrahidrofolato desidrogenase (MTHFD1),[105] são associadas à alteração no metabolismo e ao aumento no risco de defeitos congênitos em indivíduos com deficiência de folato. Essas variantes deletérias também podem ser benéficas sob determinados ambientes. Por exemplo, indivíduos com C677T no MTHFR revelam uma diminuição no risco de desenvolvimento de câncer de cólon.[106] Os efeitos tanto deletérios como benéficos de C677T no MTHFR são influenciados pela ingestão de folato e bebidas alcoólicas na dieta, um achado indicativo de que interações entre a genética e o ambiente são cruciais para definir o estado de doença das variantes genéticas. Esse exemplo ilustra o papel possivelmente desempenhado por intervenções da dieta na modificação dos riscos associados a variantes de genes potencialmente deletérios. Os mecanismos evolutivos que induzem à distribuição de variantes genéticas no metabolismo de unidades de carbono em diferentes populações humanas ainda precisam ser ilustrados.

Digestão do amido

As CNV podem modificar a dosagem dos genes e alterar os níveis de expressão gênica. Um estudo do gene da amilase salivar (AMY1) ilustrou que a CNV pode ter desempenhado um papel importante na adaptação alimentar.[28] O gene possui uma extensa variação no número de cópia, o qual está positivamente correlacionado com o nível da proteína AMY1, tanto entre indivíduos como entre as populações humanas. As populações que consomem dietas ricas em amido exibiam um número mais elevado de cópias de genes AMY1 do que aquelas sob dietas com baixos níveis desse nutriente. A comparação com outras espécies de primatas estreitamente relacionados indica a ocorrência de um aumento no número de cópias de genes AMY1 na linhagem humana. De fato, o baixo nível de divergência de nucleotídeos entre diferentes cópias do gene AMY1 indica uma origem muito recente de duplicação desse gene (há ~200.000 anos). Considerados em conjunto, esses resultados indicam que a adaptação a um sistema alimentar regional pode ter desempenhado um importante papel na modulação do genoma humano e na indução de variação genética entre as populações humanas.

Metabolismo do álcool

O metabolismo do etanol varia amplamente entre as populações étnicas humanas. O etanol é oxidado em acetaldeído pela enzima ADH; o acetaldeído, por sua vez, é subsequentemente oxidado em ácido acético pela enzima aldeído desidrogenase (ALDH). Três genes codificam as isoenzimas da ADH de classe I (ADH1). A enzima ativa é um homodímero ou heterodímero composto de subunidades codificadas pela ADH1A, ADH1B e ADH1C. As enzimas ADH1B e ADH1C são altamente polimórficas, mas variações na ADH1B demonstram os maiores efeitos funcionais em termos de atividade catalítica, afinidade da proteína pelo etanol e taxas de depuração do álcool dos tecidos. A variante ADH1B*1 predomina em caucasianos e afro-

-americanos, enquanto a variante ADH1B*2 predomina em populações japonesas e chinesas. Foi demonstrado que a origem e a disseminação desse alelo protetor no leste da Ásia coincidem com o surgimento e a expansão da "domesticação" (cultivo) do arroz e da produção de álcool, um achado que indica o papel desempenhado pela mudança na dieta no período neolítico na configuração do genoma humano.[107] A variante ADH1B*3 está principalmente restrita a pessoas de ascendência africana.

A segunda enzima na via, a ALDH, também é polimórfica. Populações de ascendência asiática carreiam uma variante alélica nula dominante comum (E487K) e desenvolvem uma reação de "rubor" quando consomem bebidas alcoólicas; tal rubor resulta do acúmulo do intermediário metabólico acetaldeído. Indivíduos com ADH de alta atividade ou ALDH2 de baixa atividade estão sob um risco mais baixo de alcoolismo do que outros indivíduos.[108-110]

Tolerância à lactose

A lactase hidrolisa a lactose, o principal carboidrato presente no leite, em glicose e galactose. Após o desmame, a maioria dos mamíferos, incluindo os seres humanos, perdem a capacidade de digerir a lactose como resultado de uma expressão diminuída da lactase. Entretanto, populações pecuaristas do norte da Europa e da África conservam a capacidade de digerir a lactose do leite na vida adulta (persistência da lactase).[20,111] Foi demonstrado que dois SNP (C/T-13910 e G/A-22018) identificados nos elementos *cis*-reguladores do gene da lactase (LCT) sejam importantes para o fenótipo da persistência da lactase em populações europeias.[112]

Foi identificado que três outros SNP (G/C-14010, T/G-13915 e C/G-13907) na região reguladora do gene LCT estejam significativamente associados ao fenótipo da persistência da lactase em populações africanas, um achado indicativo de que o traço de persistência da lactase evoluiu de forma independente durante a evolução humana.[20] Testes de seleção natural feitos com base em haplótipos mostram que a amplitude adaptativa de diferentes variantes da lactase em populações europeias e africanas ocorreu nos últimos 7.000 anos, sendo compatível com a época em que os seres humanos domesticaram o gado. Este exemplo clássico de adaptação da dieta indica que os elementos culturais humanos (nesse caso, a domesticação do gado e o consumo de leite quando adulto) desempenharam um importante papel na configuração do genoma humano moderno.

Metabolismo do ferro

Hemocromatose hereditária é uma doença recessiva de armazenamento do ferro, comum em populações de ascendência europeia, com incidência de 1 a cada 300 pessoas. Um polimorfismo comum no gene HFE (C282Y), responsável pela codificação de uma proteína que regula os níveis de ferro, está associado ao fenótipo da doença em 60 a 100% dos europeus, embora mutações em outros genes também estejam associadas ao fenótipo. Existem doenças de armazenamento do ferro na Ásia e na África, regiões em que o alelo C282Y do gene HFE está basicamente ausente. A penetrância desse alelo para o fenótipo de sobrecarga (acúmulo) do ferro varia amplamente entre os homozigotos, havendo algumas pessoas assintomáticas. É relativamente recente a expansão do polimorfismo do alelo C282Y do gene HFE em populações humanas, podendo conferir vantagens seletivas não identificadas.[113]

Metabolismo lipídico

A apolipoproteína E (Apo-E) atua no metabolismo dos lipídios e no transporte de colesterol. As frequências das três principais isoformas da Apo-E (E2, E3 e E4) variam em diferentes populações humanas. Essas isoformas diferem em sua afinidade tanto por partículas de lipoproteínas como por receptores de lipoproteína de baixa densidade (LDL). Pesquisadores estimaram que a variação alélica da Apo-E poderia ser responsável por cerca de 7% da variação nas concentrações de colesterol em populações humanas.[114] Em estudos controlados com dietas de baixo teor de gordura e alto teor de colesterol, os níveis de colesterol no soro aumentaram em indivíduos com genótipos E4/E4, mas não naqueles com genótipos E3/E2 e E2/E2. Em estudos conduzidos nas populações humanas, os portadores do alelo E2 tendem a exibir níveis mais baixos de colesterol no plasma do que os portadores do alelo E4. Além disso, o alelo E4 é associado à hipercolesterolemia e ao aumento no risco de doença de Alzheimer de início tardio.

A pró-proteína convertase tipo subtilisina/kexina tipo 9 (PCSK9) é uma serina-protease que regula o nível plasmático da LDL.[115] As mutações com perda de função reduzem os níveis da LDL no plasma e são associadas a uma diminuição no risco de doenças cardiovasculares.[116] As mutações com perda de função, incluindo duas *nonsense* (mutação sem sentido) (Y142X, C679X)[117] e duas *missense* (mutação com sentido trocado) (L253F, A443T),[115] inativam a PCSK9 em alguns indivíduos afro-americanos e estão associadas a uma redução de aproximadamente 35% nos níveis plasmáticos da LDL. Outra mutação *missense*, a R46L, que também inativa a PCSK9, é comum em europeus americanos.

Considerações finais

A identificação detalhada da variação genética humana possibilitará uma compreensão da base molecular de diferenças fenotípicas entre indivíduos sob a resolução mais alta possível. Mais de 1.000 genomas humanos serão sequenciados por meio do Consórcio do Projeto 1.000 Genomas.[118] As informações não só permitirão a predição do risco de doenças, mas também orientarão as abordagens nutricionais para a prevenção e o tratamento de doenças. A compreensão das variações genéticas humanas e seu impacto sobre o metabolismo conduzirão a uma era de nutrição personalizada — momento em que as recomendações dietéticas podem ser adaptadas para otimizar as interações com o código genético do indivíduo.

Agradecimentos

Agradecemos ao Sr. Ye Kaixiong pela ajuda na elaboração deste capítulo.

Referências bibliográficas

1. van Spronsen FJ. Mol Genet Metab 2010;100:107–10.
2. Campbell MC, Tishkoff SA. Annu Rev Genomics Hum Genet 2008;9:403–33.
3. Nielsen R, Hubisz MJ, Hellmann I et al. Genome Res 2009;19:838–49.
4. Nachman MW, Crowell SL. Genetics 2000;156:297–304.
5. Diamond J. Nature 2003;423:599–602.
6. Blount BC, Mack MM, Wehr CM et al. Proc Natl Acad Sci U S A 1997;94:3290–5.
7. Linhart HG, Troen A, Bell GW et al. Gastroenterology 2009; 136:227–235 e3.
8. Chen T, Heflich RH, Moore MM et al. Environ Mol Mutagen 2010;51:156–63.
9. Moore SR, Hill KA, Heinmoller PW et al. Environ Mol Mutagen 1999;34:195–200.
10. Shigenaga MK, Ames BN. Basic Life Sci 1993;61:419–36.
11. Walser JC, Furano AV. Genome Res 2010;20:875–82.
12. Waterland RA, Jirtle RL. Mol Cell Biol 2003;23:5293–300.
13. International HapMap Consortium. Nature 2005;437:1299–320.
14. Frazer KA, Ballinger DG, Cox DR et al. Nature 2007;449:851–61.
15. Coop G, Wen X, Ober C et al. Science 2008;319:1395–8.
16. Myers S, Bottolo L, Freeman C et al. Science 2005;310:321–4.
17. Frazer KA, Murray SS, Schork NJ et al. Nat Rev Genet 2009;10: 241–51.
18. Lercher MJ, Hurst LD. Trends Genet 2002;18:337–40.
19. Tishkoff SA, Verrelli BC. Annu Rev Genomics Hum Genet 2003;4:293–340.
20. Tishkoff SA, Reed FA, Ranciaro A et al. Nat Genet 2007;39: 31–40.
21. Hinds DA, Stuve LL, Nilsen GB et al. Science 2005;307:1072–9.
22. Stajich JE, Hahn MW. Mol Biol Evol 2005;22:63–73.
23. Lohmueller KE, Indap AR, Schmidt S et al. Nature 2008; 451:994–7.
24. Voight BF, Kudaravalli S, Wen X et al. PLoS Biol 2006;4:e72.
25. Clark AG, Glanowski S, Nielsen R et al. Science 2003;302: 1960–3.
26. Wolfe KH, Li WH. Nat Genet 2003;33(Suppl):255–65.
27. Tishkoff SA, Varkonyi R, Cahinhinan N et al. Science 2001; 293:455–62.
28. Perry GH, Dominy NJ, Claw KG et al. Nat Genet 2007;39:1256–60.
29. Smith MW, Dean M, Carrington M et al. Science 1997;277:959–65.
30. Stover PJ. Food Nutr Bull 2007;28(Suppl Int):S101–15.
31. Penyalver R, Oger PM, Su S et al. Mol Plant Microbe Interact 2009;22:713–24.
32. International Human Genome Sequencing Consortium. Nature 2004;431:931–45.
33. Washietl S. Methods Mol Biol 2010;609:285–306.
34. Fabian MR, Sonenberg N, Filipowicz W. Annu Rev Biochem 2010;79:351–79.
35. Wittmann J, Jack HM. ScientificWorldJournal 2010;10:1239–43.
36. Keren H, Lev-Maor G, Ast G. Nat Rev Genet 2010;11:345–55.
37. Nilsen TW, Graveley BR. Nature 2010;463:457–63.
38. Feero WG, Guttmacher AE, Collins FS. N Engl J Med 2010;362:2001–11.
39. Manolio TA, Brooks LD, Collins FS. J Clin Invest 2008;118: 1590–605.
40. Venter JC. Nature 2010;464:676–7.
41. Zhang F, Gu W, Hurles ME et al. Annu Rev Genomics Hum Genet 2009;10:451–81.
42. Eichler EE, Nickerson DA, Altshuler D et al. Nature 2007;447:161–5.
43. Stover PJ, Caudill MA. J Am Diet Assoc 2008;108:1480–7.
44. McCarthy JJ, Hilfiker R. Nat Biotechnol 2000;18:505–8.
45. Gabriel SB, Schaffner SF, Nguyen H et al. Science 2002;296:2225–9.
46. International HapMap Consortium. 2010 Nature 467:52–58.
47. Duan S, Huang RS, Zhang W et al. Pharmacogenomics 2009; 10549–63.
48. Batzer MA, Deininger PL. Nat Rev Genet 2002;3:370–9.
49. Conrad DF, Pinto D, Redon R et al. Nature 2010;464:704–712.
50. Freeman JL, Perry GH, Feuk L et al. Genome Res 2006;16: 949–61.
51. Xue Y, Sun D, Daly A et al. Am J Hum Genet 2008;83:337–46.
52. Redon R, Ishikawa S, Fitch KR et al. Nature 2006;444:444–54.
53. Tuzun E, Sharp AJ, Bailey JA et al. Nat Genet 2005;37:727–32.
54. Sebat J, Lakshmi B, Troge J et al. Science 2004;305:525–8.
55. Morley M, Molony CM, Weber TM et al. Nature 2004; 430:743–7.
56. Cheung VG, Spielman RS, Ewens KG et al. Nature 2005;437:1365–9.
57. Stranger BE, Forrest MS, Dunning M et al. Science 2007;315: 848–53.
58. Montgomery SB, Sammeth M, Gutierrez-Arcelus M et al. Nature 2010;464:773–7.
59. Hull J, Campino S, Rowlands K et al. PLoS Genet 2007;3:e99.
60. Kwan T, Benovoy D, Dias C et al. Genome Res 2007;17:1210–8.
61. Kwan T, Benovoy D, Dias C et al. Nat Genet 2008;40:225–31.
62. Pickrell JK, Marioni JC, Pai AA et al. Nature 2010;464;768–72.
63. Wittkopp PJ, Haerum BK, Clark AG. Nature 2004;430:85–8.
64. Stranger BE, Forrest MS, Clark AG et al. PLoS Genet 2005;1:e78.
65. Guttmacher AE, Collins FS. N Engl J Med 2002;347:1512–20.
66. Rockman MV, Wray GA. Mol Biol Evol 2002;19:1991–2004.
67. Storey JD, Madeoy J, Strout JL et al. Am J Hum Genet 2007;80:502–9.
68. Spielman RS, Bastone LA, Burdick JT et al. Nat Genet 2007;39:226–31.
69. Huang RS, Duan S, Kistner EO et al. Pharmacogenet Genomics 2008;18:545–9.
70. Zhang W, Duan S, Kistner EO et al. Am J Hum Genet 2008;82: 631–40.
71. Zhang W, Dolan ME. Evol Bioinform Online 2008;4:171–9.
72. Edmonds DK, Lindsay KS, Miller JF et al. Fertil Steril 1982;38: 447–53.
73. Edwards RG. Int J Dev Biol 1997;41:255–62.
74. Witte JS. Annu Rev Public Health 2010;31:9–20.
75. Risch N Merikangas K. Science 1996;273:1516–7.
76. Borecki IB, Province MA. Adv Genet 2008;60:51–74.
77. Sladek R, Rocheleau G, Rung J et al. Nature 2007;445:881–5.
78. Samani NJ, Erdmann J, Hall AS et al. N Engl J Med 2007;357: 443–53.
79. McPherson R, Pertsemlidis A, Kavaslar N et al. Science 2007;316: 1488–91.
80. Weedon MN, Lango H, Lindgren CM et al. Nat Genet 2008;40: 575–83.
81. Scuteri A, Sanna S, Chen WM et al. PLoS Genet 2007;3:e115.
82. Amundadottir LT, Sulem P, Gudmundsson J et al. Nat Genet 2006;38:652–8.
83. Graham RR, Kozyrev SV, Baechler EC et al. Nat Genet 2006; 38:550–5.
84. Klein RJ, Zeiss C, Chew EY et al. Science 2005;308:385–9.
85. Zhang HF, Qiu LX, Chen Y et al. Hum Genet 2009;125:627–31.
86. Oleksyk TK, Smith MW, O'Brien SJ. Philos Trans R Soc Lond B Biol Sci 2010;365:185–205.
87. Kelley JL, Swanson WJ. Annu Rev Genomics Hum Genet 2008;9:143–60.
88. Oleksyk TK, Zhao K, De La Vega FM et al. PLoS One 2008;3:e1712.
89. Nielsen R, Yang Z. Genetics 1998;148:929–36.
90. Yang Z, Nielsen R. J Mol Evol 1998;46:409–18.
91. Hudson RR, Kreitman M, Aguade M. Genetics 1987;116:153–9.
92. McDonald JH, Kreitman M. Nature 1991;351:652–4.

93. Tajima F. Genetics 1989;123:585–95.
94. Fu YX. Genetics 1997;147:915–25.
95. Fay JC, Wu CI. Genetics 2000;155:1405–13.
96. Weir BS, Hill WG. Annu Rev Genet 2002;36:721–50.
97. Sabeti PC, Reich DE, Higgins JM et al. Nature 2002;419:832–7.
98. Sabeti PC, Varilly P, Fry B et al. Nature 2007;449:913–8.
99. Wang ET, Kodama G, Baldi P et al. Proc Natl Acad Sci U S A 2006; 103:135–40.
100. Bustamante CD, Fledel-Alon A, Williamson S et al. Nature 2005; 437:1153–7.
101. Carlson CS, Thomas DJ, Eberle MA et al. Genome Res 2005; 15: 1553–65.
102. Nielsen R, Williamson S, Kim Y et al. Genome Res 2005;15: 1566–75.
103. Fox JT, Stover PJ. Vitam Horm 2008;79:1–44.
104. Christensen KE, Rohlicek CV, Andelfinger GU et al. Hum Mutat 2009;30:212–20.
105. Brody LC, Conley M, Cox C et al. Am J Hum Genet 2002;71: 1207–15.
106. Ma J, Stampfer MJ, Giovannucci E et al. Cancer Res 1997;57: 1098–102.
107. Peng Y, Shi H, Qi XB et al. BMC Evol Biol 2010;10:15.
108. Bosron WF, Li TK. Hepatology 1986;6:502–10.
109. Loew M, Boeing H, Sturmer T et al. Alcohol 2003;29:131–5.
110. Crabb DW, Matsumoto M, Chang D et al. Proc Nutr Soc 2004; 63:49–63.
111. Itan Y, Powell A, Beaumont MA et al. PLoS Comput Biol 2009;5:e1000491.
112. Enattah NS, Sahi T, Savilahti E et al. Nat Genet 2002;30:233–7.
113. Toomajian C, Kreitman M. Genetics 2002;161:1609–23.
114. Inoue K, Lupski JR. Annu Rev Genomics Hum Genet 2002;3: 199–242.
115. Kotowski IK, Pertsemlidis A, Luke A et al. Am J Hum Genet 2006;78:410–22.
116. Horton JD, Cohen JC, Hobbs HH. Trends Biochem Sci 2007;32: 71–7.
117. Cohen JC, Boerwinkle E, Mosley TH Jr et al. N Engl J Med 2006;354: 1264–72.
118. The 1000 Genomes Project Consortium Nature 2010 467:1061–1073.

Sugestões de leitura

Feero WG, Guttmacher AE, Collins FS. Genomic medicine: an updated primer. N Engl J Med 2010;362:2001–11.

41 Epigenética*

Paul Haggarty

Revisão

O genoma humano contém informações que não estão totalmente descritas somente pela sequência do DNA. Essas assim chamadas informações epigenéticas (do grego ἐπί, que significa "sobre" ou "acima") encontram-se depositadas sobre as informações genéticas no genoma. Tais informações epigenéticas afetam basicamente o modo pelo qual as informações contidas na sequência no DNA são utilizadas, além de serem essenciais para a identificação (fenótipo) e o funcionamento saudável das células. Os processos epigenéticos estão associados a uma ampla gama de alterações no estado de saúde, incluindo câncer, doença cardiovascular, diabetes e funções reprodutiva e cognitiva; além disso, nosso entendimento do efeito de fatores ambientais, como dieta e estilo de vida, sobre o estado epigenético, está crescendo rapidamente.

A epigenética abrange um conjunto de mecanismos que definem o fenótipo de uma célula sem afetar o genótipo.[1] Em termos moleculares, isso representa uma série de mecanismos, incluindo metilação do DNA, modificação das histonas, reorganização dos nucleossomas e da cromatina, bem como regulação por RNAs não codificadores.[1] Uma característica-chave do sinal epigenético é que, além de ser hereditário, ele pode ser transmitido da célula somática para a célula-filha durante a mitose e ainda entre as gerações durante a meiose.[1-6] O entendimento da regulação epigenética de genes individuais aumentou de forma notável, mas o controle epigenético coordenado do genoma em uma escala muito maior pode ser ainda mais importante. O genoma humano é composto de regiões acessíveis de eucromatina e regiões pouco acessíveis de heterocromatina, e são essas regiões que determinam a capacidade da maquinaria transcricional da célula em acessar as informações genéticas.[5,6] Essas regiões podem abranger muitos genes, e a regulação epigenética é crítica para a transição entre esses estados.[7]

É provável que a metilação do DNA seja o mecanismo epigenético mais amplamente estudado em relação à nutrição. A metilação em células de mamíferos ocorre em uma citosina localizada na posição 5' de uma guanosina (sítio de CpG). Um componente significativo da assinatura de metilação global (nível médio de metilação em todo o genoma) é responsável pelos elementos transponíveis, que compõem aproximadamente 45% do genoma inteiro e costumam ser intensamente metilados (~90%). Os transposons incluem os elementos nucleares intercalados longos (LINE1), a partícula A intracisternal (IAP), os elementos nucleares intercalados curtos (SINE) e a família Alu dos elementos SINE humanos, caracterizados pela ação da endonuclease de restrição denominada Alu.[8,9] Algumas classes de transposons são capazes de se mover no genoma e podem causar disfunção e doença se inseridas em uma importante sequência conservada.[5,8,9] Dentro dos genes responsáveis pela codificação de proteínas, a distinção epigenética mais notável ocorre entre os *imprinted* genes (genes impressos) e os *nonimprinted* genes (não impressos). A maioria dos genes autossômicos é igualmente expressa a partir de ambos os alelos parentais, mas os *imprinted* genes constituem uma exceção.

O *imprinting* genômico refere-se à marcação epigenética de genes de uma maneira específica ao progenitor de origem dentro das células germinativas, de tal modo que o padrão de expressão subsequente depende do progenitor de onde o alelo se derivou.[1,4-6] Os *imprinted* genes são particularmente importantes no crescimento pré-natal e na função placentária, bem como no comportamento e na função cerebral.[10-12] Os *imprinted* genes não costumam ser encontrados *downstream* a regiões do DNA que possuem uma alta densidade de sítios de CpG.[5] Aproximadamente 80% dos *imprinted* genes são encontrados em *clusters* com outros genes que partilham o fenômeno denominado *imprinting* genômico; no entanto, acredita-se que esse arranjo reflita a regulação coordenada dos genes dentro de um domínio cromossômico.[5] Regiões ricas em sítios de CpG, conhecidas como ilhas CpG (*CpG islands*), são encontradas em corpos gênicos, repetições endógenas e elementos transponíveis; acredita-se que essas regiões sejam importantes na repressão transcricional.[3] O processo de desmetilação é, em muitos aspectos, tão importante para a regulação epigenética quanto a metilação. A desmetilação ocorre na via de reparo de erros de pareamento, mas não se sabe se isso constitui o principal mecanismo pelo qual se obtém a remoção de grupos metila no

*__Abreviaturas:__ **BRCA1**, gene de início precoce de câncer de mama-1; **IAP**, partícula A intracisternal; **IGF-2**, gene responsável pela codificação do fator-2 de crescimento semelhante à insulina; **LINE1**, elementos nucleares intercalados longos; **SINE**, elementos nucleares intercalados curtos.

remodelamento epigenético.[13] O estado epigenético varia entre os indivíduos[14-16] e mesmo entre gêmeos monozigóticos idênticos do ponto de vista genético.[17] Foram realizadas muitas pesquisas para determinar se essa variação é importante para a saúde e se ela é influenciada pela nutrição.

Saúde e doença

Atualmente, os pesquisadores estão interessados na importância de fatores epigenéticos na origem de doenças humanas.[4,18] A alteração epigenética tem importante participação em todas as principais doenças crônicas que afetam os seres humanos. Em termos históricos, o câncer é a doença em que a epigenética foi mais amplamente estudada. Uma observação comum em tumores humanos é a alteração epigenética, incluindo a metilação alterada do DNA[19-21] e as histonas associadas ao DNA.[22] Acredita-se que a hipometilação em células tumorais seja um deflagrador precoce que predispõe as células à instabilidade genômica; por outro lado, acredita-se que a hipermetilação de genes específicos esteja envolvida na carcinogênese e na evolução de doenças.[23] Determinados *imprinted* genes são supressores tumorais conhecidos, envolvidos na proliferação celular.[24] A perda do *imprinting* (ganho ou perda de metilação do DNA ou perda da expressão de genes alelo-específicos) também é uma característica comum de muitos tipos de câncer, incluindo os de mama, pulmão, cólon, fígado e ovário.[24] Síndromes de *imprinting*, em que o *imprinting* genômico é interrompido ou ausente, são associadas ao quadro de diabetes[25] e ao risco de câncer,[26] além do comprometimento das funções normais, o que leva à obesidade e ao déficit cognitivo.[2] Embora cerca de 1% de todos os genes humanos sofram o *imprinting* genômico, nosso entendimento sobre o fato de que o nível/estado de *imprinting* possa ser importante para diversas consequências à saúde está crescendo.[4]

Pacientes com doença vascular apresentam metilação do DNA significativamente alterada em comparação a controles saudáveis.[27] Alterações da metilação global do DNA também foram observadas em lesões ateroscleróticas de camundongos e coelhos.[28] Estudos em modelo de camundongo aterogênico revelaram que a alteração da metilação do DNA precede o desenvolvimento da aterosclerose.[29] A metilação alterada do gene dos receptores de estrogênio alfa também foi demonstrada em placas ateroscleróticas coronárias comparadas com a aorta proximal normal; o estado de metilação muda com o envelhecimento.[30] Mecanismos epigenéticos foram detectados em casos de doença de Alzheimer,[31] deficiência mental e até mesmo na função cognitiva normal.[12,32-34]

Efeitos nutricionais

A nutrição pode influenciar o estado epigenético pelos meios expostos a seguir:

- A disponibilidade de substrato usado para marcar o DNA e as histonas em termos epigenéticos.
- Efeitos diretos sobre a maquinaria celular envolvida na configuração e interpretação da marca epigenética.
- Efeitos diretos sobre a estrutura e a função do genoma.

O último doador de metila para reações de metilação epigenética consiste no ciclo de metilação dependente de folato, e especificamente o metabólito *S*-adenosilmetionina (SAM). Fatores nutricionais e genéticos que afetam a atividade desse ciclo também influenciam a marcação epigenética. Níveis baixos de folato e elevados de homocisteína foram relacionados com hipometilação do DNA de linfócitos humanos.[35,36] Mutação no gene metilenotetra-hidrofolato, envolvido no fornecimento de grupos metila, interage com o nível de folato, de modo a influenciar a metilação do DNA.[37,38] Também são possíveis efeitos diretos do folato sobre a estrutura e a função do genoma, relacionados com a epigenética. O genoma humano possui mais de 20 sítios frágeis sensíveis ao folato, ou seja, regiões de cromatina que não conseguem se condensar normalmente durante a mitose na presença de folato e deficiência de timidina.[23]

Outras vitaminas do complexo B também foram implicadas na regulação epigenética. Os exemplos incluem a niacina e a função-estrutura da cromatina,[39] bem como a ligação de biotina a histonas e seu efeito sobre os retrotransposons.[40] A acetilação de histonas, outro importante mecanismo epigenético, está sob o controle da histona desacetilase, que é inibida pelo sulforafano, um composto encontrado em vegetais crucíferos.[41] As bebidas alcoólicas também são conhecidas por interagir com o metabolismo do grupo metila. Modelos de animais sob exposição crônica a bebidas alcoólicas resultam na metilação alterada do DNA;[42,43] além disso, foi demonstrado que a metilação do DNA varia com a exposição a bebidas alcoólicas em seres humanos.[44,45] Acredita-se que os polifenóis do chá-verde, do café e da soja influenciam o estado epigenético por um efeito direto sobre as DNA metiltransferases que adicionam o grupo metila ao DNA.[46-48]

Janelas de sensibilidade

Muitos eventos epigenéticos ficam restritos a fases específicas de diferenciação e divisão celulares, bem como de desenvolvimento. A regulação epigenética é fundamental para o desenvolvimento coordenado de gametas humanos, do embrião prematuro e do feto, mas todo o período antes do nascimento é marcado por intensa atividade epigenética.[6] A natureza transgeracional do *imprinting* levanta a possibilidade de que o risco epigenético acumulado por uma geração possa ser transmitido para a próxima. Pesquisas extensas no campo da epigenética nutricional têm se concentrado nas consequências a longo prazo da exposição nutricional para a saúde antes do nascimento.

Inúmeros estudos em roedores prenhes demonstraram que a regulação epigenética de genes específicos na prole era influenciada pela ingestão materna de doadores de grupo metila, como ácido fólico, colina e betaína,[40,41] assim como o baixo nível de proteínas[49] e fitoestrogênios[4,50] durante a gestação. Na gravidez humana, foram observados níveis mais altos de metilação do fator-2 de crescimento semelhante à insulina (IGF-2) no DNA do sangue do cordão umbilical em bebês, cujas mães tomaram suplementos de acido fólico durante a gestação.[51] Também há relatos de que a metilação do IGF-2 em crianças esteja relacionada com o peso ao nascer,[51] o que, por si só, está vinculado ao risco de doença cardiovascular, diabetes, obesidade e câncer mais tarde na vida.[52] Também se observou a metilação alterada do IGF-2 em mulheres, 60 anos após a exposição pré-natal à fome, durante o "Inverno da Fome" na Holanda de 1944 e 1945. Tais alterações pareciam estar associadas ao aumento no risco de câncer de mama.[53]

As janelas de sensibilidade epigenética à nutrição não são restritas ao período pré-natal, mas podem ocorrer durante todo o período de vida.[54] O epigenoma nutricionalmente programado pode vir a ser fixado e propagado durante a mitose ou a meiose de várias maneiras (Fig. 41.1).

Epidemiologia

Dada a natureza básica do controle epigenético da expressão gênica, talvez não seja de se admirar que o estado epigenético varie com a doença ou que a nutrição, reconhecida por influenciar a expressão gênica, também influencie o estado epigenético. Mais importante é saber se a alteração epigenética está na via causal para o desenvolvimento de doença e se esse processo é influenciado pela nutrição. É relativamente fácil estabelecer essa relação em modelos de animais, embora diferenças entre as espécies na regulação epigenética e na origem de doença limitem a utilidade de tais modelos ao se investigar os determinantes da saúde humana. Em contrapartida, a determinação da causalidade em estudos de nutrição humana apresenta seus própios desafios.

Os seres humanos possuem múltiplos epigenomas, dependendo do tipo de tecido e do estágio de desenvolvimento.[7] De fato, a alteração epigenética é um evento-chave na diferenciação de tecidos. Na maioria dos estudos de nutrição, os pesquisadores frequentemente são capazes de obter amostras apenas do DNA do sangue periférico ou de células bucais. Os tecidos e órgãos críticos que regulam e determinam o estado de saúde e doença (fígado, pâncreas, coração, vasculatura, cérebro) podem ser amostrados somente nos mais invasivos dos protocolos ou em modelos de estudo muito específicos (p. ex., detecção da assinatura epigenética em vestígios com quantidades ínfimas de DNA do tecido tumoral liberado no sangue periférico em estudos sobre o câncer[55]). A razão para a coleta e análise de células sanguíneas e bucais está no fato de que o estado epigenético dentro dessas células é indicativo de eventos epigenéticos-chaves nos tecidos e órgãos de interesse ou, simplesmente, é um biomarcador preditivo útil de doença.

A lógica da descoberta de biomarcadores nutricionais é que a mensuração é responsiva à nutrição e prediz a saúde no futuro e o risco de doença. É preferível que a base biológica para a resposta do biomarcador à nutrição e o mecanismo responsável pela ligação desse biomarcador à saúde sejam conhecidos, mas esse conhecimento não é essencial: para alguns dos biomarcadores nutricionais mais úteis, a ligação exata com o desenvolvimento de doença ainda é uma questão controversa. Os exemplos incluem a homocisteína do plasma[54] e o uso crescente de informações multidimensionais (proteômica, metabolômica, genômica) produzidas com o uso de células do sangue periférico. Sinais epigenéticos dentro das células sanguíneas e bucais podem ser biomarcadores úteis, caso comprovado que possam predizer doenças ou detectar doenças ocultas, independentemente se o mecanismo foi ou não estabelecido. Contudo, uma compreensão do mecanismo oferece muito mais possibilidades.

Maré epigenética

Um conjunto crescente de evidências indica que, para alguns genes, pelo menos, o sinal epigenético no sangue periférico e nas células bucais reflete o estado epigenético nos tecidos. Uma metáfora para isso seriam as oscilações da maré, que fazem com que todos os barcos subam e desçam juntos (Fig. 41.2); qualquer que seja o epigenoma específico de cada tipo celular no corpo, o nível de metilação dentro de genes específicos ou regiões específicas da cromatina pode aumen-

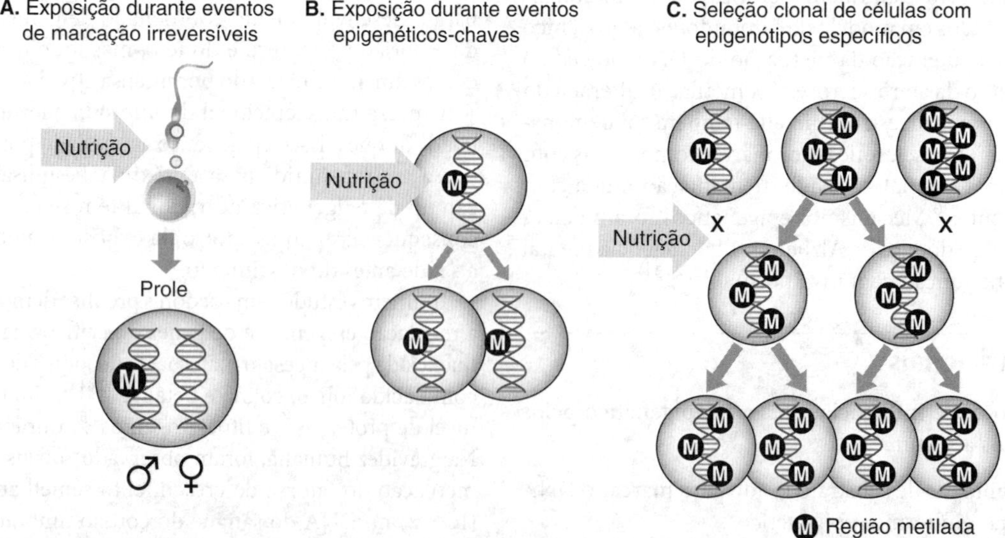

Figura 41.1 Mecanismos potenciais pelos quais o estado epigenético nutricionalmente programado pode ser fixado e programado. **A.** Exposição durante eventos de marcação irreversíveis (p. ex., *imprinting*). **B.** Exposição durante atividade transcricional ou processos epigenéticos-chaves (p. ex., mitose). **C.** Seleção clonal após a geração de uma série de epigenótipos celulares em resposta à exposição nutricional.[24]

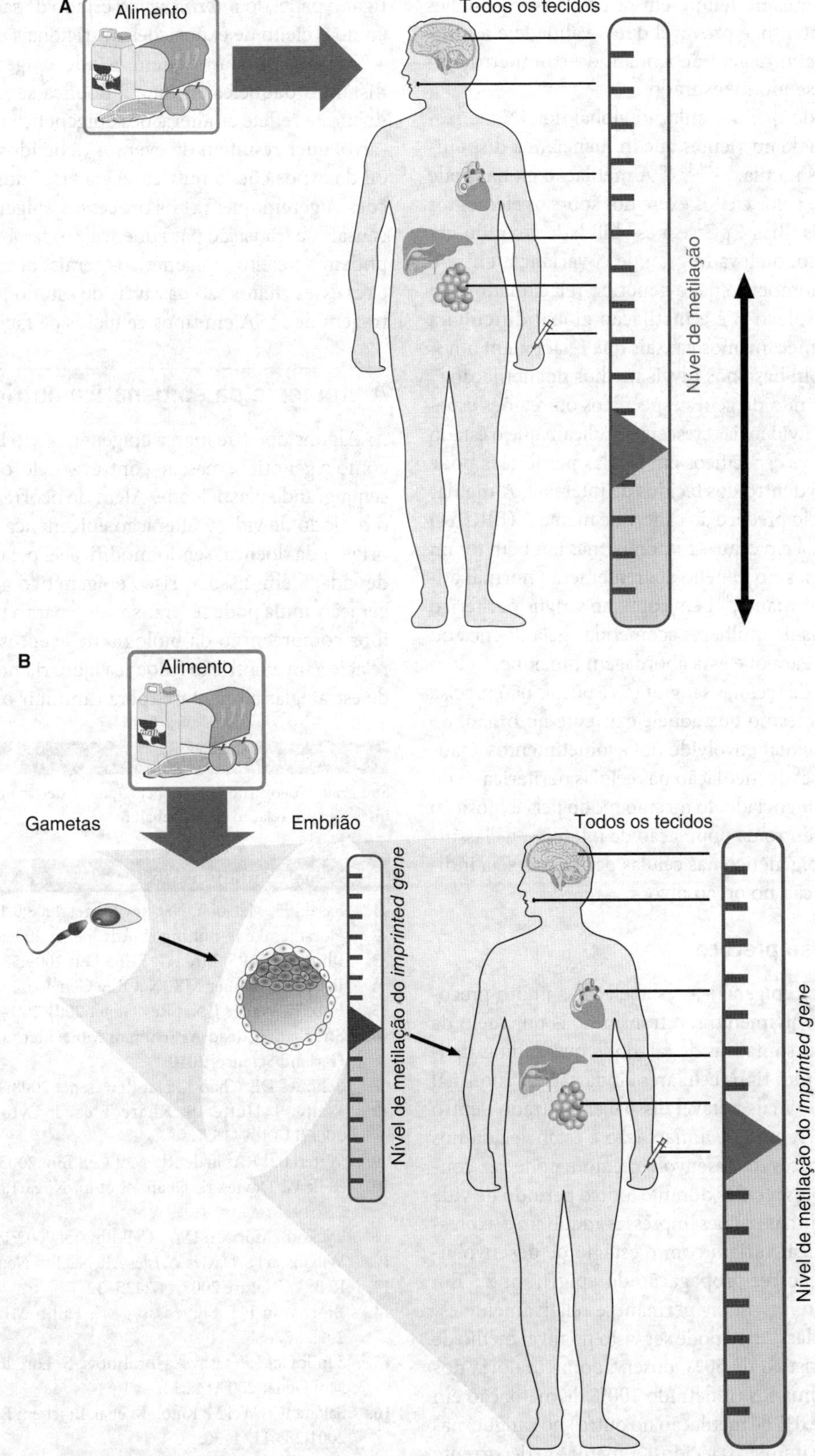

Figura 41.2 Modos em que a distribuição populacional do estado epigenético geral ou do epigenótipo dentro de localizações genômicas específicas nos tecidos pode ser deduzida a partir de amostragem de células sanguíneas e bucais. **A.** Maré epigenética. **B.** Ecos de desenvolvimento precoce.

tar e diminuir ao mesmo tempo em resposta às exposições ambientais. No entanto, é provável que a validade e a utilidade da presente abordagem dependam do parâmetro epigenético que está sendo mensurado.

Foi demonstrado que a metilação global do DNA é responsiva à ingestão de nutrientes que influenciam a disponibilidade de grupos metila.[35-39,44,45] A metilação global pode influenciar a saúde pelos efeitos exercidos sobre os elementos de repetição,[5,8,9] as ilhas CpG[3] e a estabilidade geral do genoma.[23] Entretanto, o elevado grau de covariância entre o nível de folato, a homocisteína, o genótipo relacionado com vitaminas do complexo B e a metilação global dificulta a identificação dos mecanismos causais que relacionam a nutrição à doença com base nos níveis médios de metilação.[54]

É mais útil o estudo de genes específicos ou regiões específicas do genoma. Evidências crescentes indicam que o estado epigenético de genes específicos em células periféricas pode indicar a condição dentro dos tecidos de interesse. A metilação do gene de início precoce do câncer de mama-1 (BRCA1) encontra-se alterada em células tumorais, mas também foram detectadas alterações no epitélio aparentemente normal adjacente ao câncer de mama,[20] bem como no sangue periférico e nas células bucais de mulheres acometidas pela doença ou sob alto risco.[56,57] Para que essa abordagem funcione, todo o epigenoma dentro das células sanguíneas e bucais não precisa ser exatamente o mesmo que aquele existente no órgão, no tecido ou no tipo celular envolvido nos acometimentos à saúde. Basta que o nível de metilação nas células periféricas e no órgão-alvo seja influenciado do mesmo modo pela exposição ambiental e que, dentro da população de interesse, a classificação do estado epigenético nas células periféricas seja indicativa da classificação no órgão-alvo.

Ecos de exposição precoce

Algumas marcas epigenéticas estabelecidas muito precocemente no desenvolvimento são transmitidas por meio da linhagem de células somáticas de tal modo que, muitas divisões depois, diferentes tipos celulares ainda carreiam o sinal original. O exemplo mais notável disso é encontrado dentro dos *imprinted genes*, em que a marcação é estabelecida nos estágios mais precoces de desenvolvimento e pode ser conservada em múltiplos tecidos durante todo o período de vida (ver Fig. 41.2). Algumas regiões impressas adquirem a expressão tecido-específica, variam com o estágio de desenvolvimento ou podem sofrer propagação do epigenótipo.[5] Em geral, no entanto, o *imprinting* permanece relativamente estável durante décadas.[58] Isso pode ser visto no nível médio de metilação característico de 50%, observado na maioria dos *imprinted genes* humanos (refletindo 100% de metilação em um alelo parental e 0% de metilação no outro) no sangue, nas células bucais e em inúmeros tecidos. A metilação decorrente do *imprinting* dentro das populações humanas gira em torno desse valor médio,[16,58,59] mas o interesse no significado biológico dessa variação é considerável. A natureza geral do *imprinting* sugere que as células sanguíneas e bucais de seres humanos possam ser úteis em estudos projetados para investigar o papel do *imprinting* no estado de saúde e doença, bem como o efeito de exposições nutricionais muito precoces.

Foi demonstrado que o estado epigenético em tecidos distantes daqueles em que a doença se manifesta prediz a doença e reflete as alterações epigenéticas-chaves no tecido-alvo, quer resultem de eventos ocorridos no início da vida ou de exposições a nutrientes na fase adulta. Essas observações sugerem que: (a) os processos epigenéticos podem ser causais na transição para doença, (b) fatores como a nutrição podem ter efeitos epigenéticos gerais sobre múltiplos tecidos e (c) esses efeitos são passíveis de estudo por meio da amostragem de DNA em tipos celulares de fácil acesso.

A promessa da epigenética nutricional

Alguns tipos de marca epigenética são hereditários, assim como o genótipo, mas, ao contrário dele, o epigenótipo apresenta grande plasticidade. Além de ocorrer ao longo de todo o período de vida, a alteração epigenética está relacionada à origem da doença, sendo modificável pela dieta e pelo estilo de vida; além disso, o risco epigenético adquirido em uma geração ainda pode ser transmitido para a próxima. Uma melhor compreensão da biologia de eventos epigenéticos que relacionam a nutrição à doença ajudaria no desenvolvimento de estratégias alimentares para diminuir o risco de doenças.

Agradecimentos e nota

Sou grato ao governo escocês pelo apoio e declaro que não há conflito de interesses em relação a este trabalho.

Referências bibliográficas

1. Sasaki H, Matsui Y. Nat Rev Genet 2008;9:129–40.
2. Horsthemke B, Buiting K. Adv Genet 2008;61:225–46.
3. Illingworth RS, Bird AP. FEBS Lett 2009;583:1713–20.
4. Jirtle RL, Skinner MK. Nat Rev Genet 2007;8:253–62.
5. Reik W, Walter J. Nat Rev Genet 2001;2:21–32.
6. Strachan T, Read AP. Human Molecular Genetics 4. New York: Garland Science, 2010.
7. Schones DE, Zhao K. Nat Rev Genet 2008;9:179–91.
8. Walter J, Hutter B, Khare T et al. Cytogenet Genome Res 2006;113:109–15.
9. Waterland RA, Jirtle RL. Mol Cell Biol 2003;23:5293–5300.
10. Reik W, Davies K, Dean W et al. Novartis Found Symp 2001; 237:19–31.
11. Tycko B, Morison IM. J Cell Physiol 2002;192:245–58.
12. Wilkinson LS, Davies W, Isles AR. Nat Rev Neurosci 2007;8:832–843.
13. Reik W. Nature 2007;447:425–32.
14. Bjornsson HT, Sigurdsson MI, Fallin MD et al. JAMA 2008; 299:2877–83.
15. Sandovici I, Kassovska-Bratinova S, Loredo-Osti JC et al. Hum Mol Genet 2005;14:2135–43.
16. Sakatani T, Wei M, Katoh M et al. Biochem Biophys Res Commun 2001;283:1124–30.
17. Fraga MF, Ballestar E, Paz MF et al. Proc Natl Acad Sci U S A 2005;102:10604–9.
18. Jiang YH, Bressler J, Beaudet AL. Annu Rev Genomics Hum Genet 2004;5:479–510.
19. Szyf M, Pakneshan, P, Rabbani, SA. Biochem Pharmacol 2004; 68:1187–97.
20. Umbricht CB, Evron E, Gabrielson E et al. Oncogene 2001;20:3348–53.

21. Vasilatos SN, Broadwater G, Barry WT et al. Cancer Epidemiol Biomarkers Prev 2009;18:901-14.
22. Fraga MF, Ballestar E, Villar-Garea A et al. Nat Genet 2005;37:391-400.
23. Robertson KD. Nat Rev Genet 2005;6:597-610.
24. Feinberg AP, Ohlsson R, Henikoff S. Nat Rev Genet 2006;7:21-33.
25. Temple IK, Shield JP. J Med Genet 2002;39:872-5.
26. Rump P, Zeegers MP, van Essen AJ. Am J Med Genet Assoc 2005; 136:95-104.
27. Castro R, Rivera I, Struys EA et al. Clin Chem 2003;49:1292-6.
28. Hiltunen MO, Turunen MP, Hakkinen TP et al. Vasc Med 2002; 7:5-11.
29. Lund G, Andersson L, Lauria M et al. J Biol Chem 2004;279:29147-54.
30. Post WS, Goldschmidt-Clermont PJ, Wilhide CC et al. Cardiovasc Res 1999;43:985-91.
31. Mattson MP. Ageing Res Rev 2003;2:329-42.
32. Levenson JM, Sweatt JD. Nat Rev Neurosci 2005;6:108-18.
33. Tsankova N, Renthal W, Kumar A et al. Nat. Rev Neurosci 2007; 8:355-67.
34. Haggarty P, Hoad G, Harris SE et al. PLoS One 2010;5:e11329.
35. Jacob RA, Gretz DM, Taylor PC et al. J Nutr 1998;128:1204-12.
36. Yi P, Melnyk S, Pogribna M et al. J Biol Chem 2000;275:29318-23.
37. Friso S, Choi SW, Girelli D et al. Proc Natl Acad Sci U S A 2002; 99:5606-11.
38. Stern LL, Mason JB, Selhub J et al. Cancer Epidemiol Biomarkers Prev 2000;9:849-53.
39. Kirkland JB. J Nutr 2009;139:2397-2401.
40. Zempleni J, Chew YC, Bao B et al. J Nutr 2009;139:2389-92.
41. Ho E, Clarke JD, Dashwood RH. J Nutr 2009;139:2393-6.
42. Choi SW, Stickel F, Baik HW et al. J Nutr 1999;129:1945-50.
43. Garro AJ, McBeth DL, Lima V et al. Alcohol Clin Exp Res 1991; 15:395-8.
44. Bonsch D, Lenz B, Reulbach U et al. J Neural Transm 2004; 111: 1611-6.
45. Bonsch D, Lenz B, Kornhuber J et al. Neuroreport 2005;16:167-70.
46. Fang M, Chen D, Yang CS. J Nutr 2007;137:223S-8S.
47. Lee WJ, Zhu BT. Carcinogenesis 2006;27:269-77.
48. Fang MZ, Wang Y, Ai N et al. Cancer Res 2003;63:7563-70.
49. Lillycrop KA, Phillips ES, Jackson AA et al. J Nutr 2005;135:1382-6.
50. Dolinoy DC, Weidman JR, Waterland RA et al. Environ Health Perspect 2006;114:567-72.
51. Steegers-Theunissen RP, Obermann-Borst SA, Kremer D et al. PLoS One 2009;4:e7845.
52. UK Scientific Advisory Committee on Nutrition. The influence of maternal, fetal and child nutrition on the development of chronic disease in later life. London TSO 2011.
53. Heijmans BT, Tobi EW, Stein AD et al. Proc Natl Acad Sci US A 2008;105:17046-9.
54. Haggarty P. Proc Nutr Soc 2007;66:539-47.
55. Laird PW. Nat Rev Cancer 2003;3:253-66.
56. Snell C, Krypuy M, Wong EM et al. Breast Cancer Res 2008;10:R12.
57. Widschwendter M, Apostolidou S, Raum E, et al. PLoS One 2008;3:e2656.
58. Sandovici I, Leppert M, Hawk PR et al. Hum Mol Genet 2003; 12:1569-78.
59. Waterland RA, Jirtle RL. Nutrition 2004;20:63-8.

Sugestões de leitura

Feinberg AP. Phenotypic plasticity and the epigenetics of human disease. Nature 2007;447:433-40.

Feinberg AP, Ohlsson R, Henikoff S. The epigenetic progenitor origin of human cancer. Nat Rev Genet 2006;7:21-33.

Jirtle RL, Skinner MK. Environmental epigenomics and disease susceptibility. Nat Rev Genet 2007;8:253-62.

Margueron R, Reinberg D. Chromatin structure and the inheritance of epigenetic information. Nat Rev Genet 2010;11:285-96.

Reik W, Walter J. Genomic imprinting: parental influence on the genome. Nat Rev Genet 2001;2:21-32.

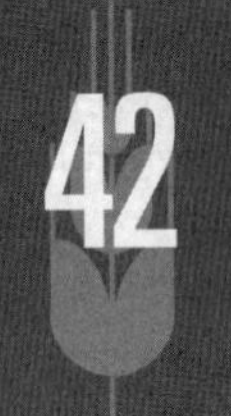

42 Fisiologia nutricional do trato alimentar*

Shelby Sullivan, David Alpers e Samuel Klein

*Abreviaturas: **α-MSH**, hormônio estimulante α-melanócito; **AgRP**, peptídeo relacionado Agouti; **ATPase**, adenosina trifosfatase; **CART**, transcrito regulado pela cocaína e anfetamina; **CCK**, colecistocinina; **Cl**, cloro; **CMM**, complexo motor migratório; **EC**, células enterocromafins; **ECL**, semelhante a enterocromafins; **GALT**, tecido linfoide associado ao intestino; **GI**, gastrintestinal; **GIP**, peptídeo insulinotrópico dependente de glicose; **GLP**, peptídeo semelhante ao glucagon; **GLUT**, transportador de glicose; **GRP**, peptídeo liberador de gastrina; **H^+**, hidrogênio; **HCO_3^-**, bicarbonato; **Ig**, imunoglobulina; **IGF-I**, fator de crescimento ligado à insulina I; **ILF**, folículo linfoide isolado; **K**, potássio; **LCT**, triglicerídeo de cadeia longa; **MC4R**, receptor melanocortina-4; **MCT**, triglicerídeo de cadeia média; **Na**, sódio; **NO**, óxido nítrico; **NPY**, neuropeptídeo Y; **OXM**, oxintomodulina; **POMC**, propiomelanocortina; **PP**, polipeptídeo pancreático; **PRR**, receptor de reconhecimento de padrão; **PYY**, peptídeo YY; **SCFA**, ácidos graxos de cadeia curta; **SGLT1**, cotransportador-1 de sódio-glicose; **SNC**, sistema nervoso central; **SNE**, sistema nervoso entérico; **TGI**, trato gastrintestinal; **VIP**, polipeptídeo intestinal vasoativo.

O trato alimentar é uma estrutura tubular que se estende da orofaringe posterior ao ânus. Sua principal função é digerir e absorver os alimentos ingeridos. O propósito deste capítulo é revisar os componentes estruturais e funcionais do trato alimentar e descrever as interações desses componentes em resposta a uma refeição. A flora e o sistema imune do trato gastrintestinal (TGI) também serão revisados brevemente por conta de sua importância na função intestinal geral.

Estrutura do trato gastrintestinal

Subestruturas e células

A estrutura do TGI é revisada brevemente, levando em consideração a localização de vários tipos celulares e subestruturas críticas para sua função. O TGI consiste em quatro segmentos contíguos: esôfago, estômago, intestino delgado e cólon (Fig. 42.1). A parede de cada segmento contém quatro camadas distintas: a mucosa, a submucosa, a muscular própria e a serosa ou adventícia (Fig. 42.2). A mucosa é composta por três camadas distintas: epitélio, lâmina própria e muscular da mucosa. A camada epitelial forma uma barreira entre a luz e os tecidos subjacentes. Muitas das diferentes funções específicas de cada região do trato alimentar (secretora, absortiva e de barreira) devem-se a diferenças no tipo e na distribuição de várias populações celulares diferenciadas do epitélio, ao longo do comprimento do tubo digestivo. O epitélio apresenta o maior grau de variabilidade entre as diferentes partes do TGI. A lâmina própria é um espaço de tecido conjuntivo entre o epitélio e a fina camada de fibras musculares, a muscular da mucosa, que forma o limite inferior. A lâmina própria contém muitas células envolvidas em funções imunológicas, inclusive plasmócitos secretores de imunoglobulinas (Ig), macrófagos e linfócitos. Além disso, existem nódulos linfoides abundantes que se estendem por meio da muscular da mucosa para a submucosa subjacente. Os fibroblastos subepiteliais produzem colágeno e muitos outros componentes da matriz extracelular que estão abaixo da lâmina basal do epitélio. Esses fibroblastos e a matriz extracelular que eles secretam têm um importante papel na regulação dos eventos de proliferação e diferenciação celular no epitélio acima.

O epitélio da mucosa contém várias células enteroendócrinas, além de células que desempenham funções secretoras, absortivas e de barreira. As células enteroendócrinas, presentes nos epitélios gástrico, intestinal e colônico, caracterizam-se

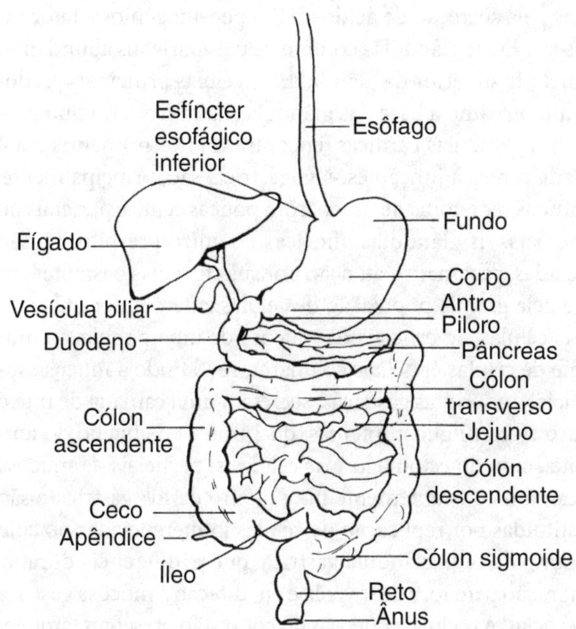

Figura 42.1 Anatomia do estômago, intestino delgado e intestino grosso. O duodeno localiza-se no espaço retroperitoneal e curva-se ao redor da cabeça do pâncreas. O jejuno fica dentro da cavidade peritoneal e inicia-se no ligamento de Trietz. As alças intestinais do jejuno estão localizadas predominantemente na porção superior do abdome, à esquerda e no meio. O íleo proximal fica na região abdominal média. O íleo distal fica no quadrante inferior direito e junta-se ao cólon na válvula ileocecal. O *corte* revela o duodeno e o ligamento de Trietz, que fica atrás do cólon transverso.

por seu formato poligonal, pela base ampla e pelos muitos grânulos secretores ligados à membrana basilar. As células enteroendócrinas ligam-se a outras adjacentes no epitélio por complexos juncionais localizados próximos ao polo apical. Os peptídeos reguladores ou aminas biológicas, armazenados nos grânulos de secreção localizados na região basal, são secretados pela membrana basolateral e agem por mecanismos parácrinos ou endócrinos, como mediadores da secreção, função absortiva e motilidade gastrintestinal (GI) em resposta a sinais provenientes da região basolateral e/ou luminal.

A submucosa estende-se da mucosa até a muscular própria e contém muitas veias e artérias de tamanho pequeno a moderado e canais linfáticos, cercados por tecido conjuntivo. As células ganglionares e as fibras nervosas autônomas do plexo submucoso (Meissner) também estão presentes na submucosa. As fibras desse plexo submucoso, junto ao plexo mioentérico, formam o sistema nervoso entérico (SNE), que regula e coordena várias funções intestinais, inclusive a motilidade. Agregados ou nódulos linfoides também podem ser encontrados, distribuídos difusamente, nessa camada da parede do tubo digestivo.

A muscular própria é organizada em duas camadas de músculo: uma circular interna, na qual as células musculares circundam o intestino; e uma longitudinal externa, na qual as células musculares estão paralelas ao eixo longitudinal do intestino. Na porção superior do esôfago, fibras de musculatura esquelética interpõem-se com as de musculatura lisa, embora a muscular do restante do trato alimentar seja composta inteiramente de musculatura lisa.

Esôfago

O esôfago do adulto tem aproximadamente 25 cm de comprimento e estende-se da porção posterior da orofaringe, no nível da cartilagem cricoide, até logo abaixo do hiato diafragmático, onde entra no estômago, na junção esofagogástrica. A mucosa esofágica é recoberta com um epitélio espesso, não queratinizado por completo, estratificado e escamoso, que confere proteção contra abrasão durante a passagem do bolo alimentar deglutido e contra o refluxo de ácido do estômago. A lâmina própria contém agregados linfoides esparsos e glândulas mucosas que secretam muco neutro. As glândulas submucosas que secretam muco ácido estendem-se pela lâmina

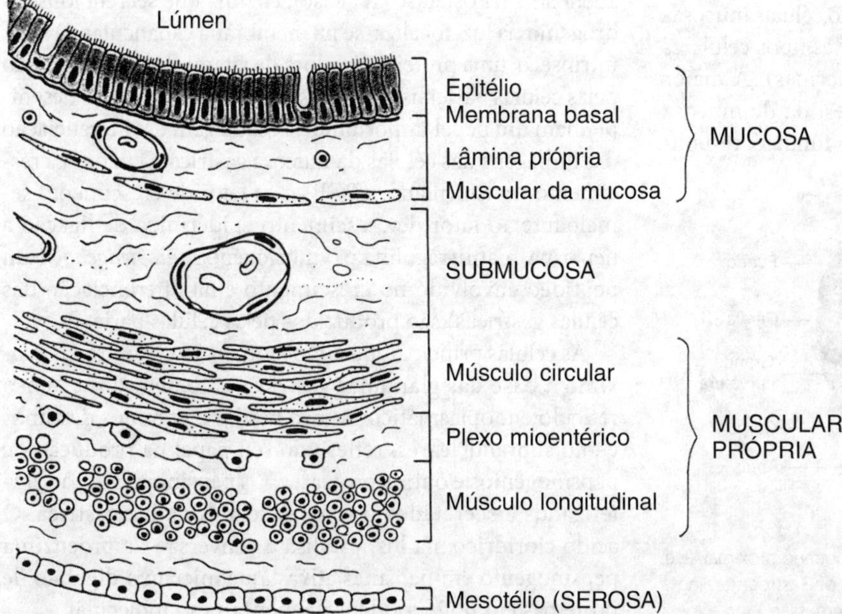

Figura 42.2 Organização esquemática da parede do trato gastrintestinal. (De Yamada T, Alpers DH, Owyang C et al., eds. Textbook of Gastroenterology. 2.ed. Philadelphia: JB Lippincott, 1991:142, com permissão.)

própria e muscular da mucosa e são mais abundantes na metade superior do esôfago.

Na porção superior do esôfago, fibras de musculatura esquelética misturam-se com as de musculatura lisa encontradas no resto do esôfago. O esfíncter superior do esôfago consiste em uma faixa espessada de musculatura oblíqua. Essas fibras de musculatura esquelética estão sob controle voluntário e estão envolvidas na regulação da passagem inicial do bolo alimentar deglutido para a porção superior do esôfago. As outras fibras de musculatura lisa da muscular são inervadas por fibras parassimpáticas que se originam do nervo vago. Uma faixa circular espessada de musculatura lisa adjacente à junção esofagogástrica forma o esfíncter inferior do esôfago. A contração dessa região especializada de musculatura lisa, associada à angulação abrupta do esôfago, quando passa pelo hiato diafragmático, onde se junta à cárdia gástrica, cria um mecanismo que impede o refluxo do conteúdo ácido do estômago em direção ao esôfago.

Estômago

O estômago é um órgão assimétrico que se estende da junção esofagogástrica, na cárdia, ao duodeno (Fig. 42.3). A porção superior do estômago, que fica sob o hemidiafragma esquerdo, é chamada de fundo. O corpo gástrico compreende a maior parte do estômago e estende-se até uma região angulada, em que o estômago se curva abruptamente. O antro gástrico fica entre essa região angulada e o piloro. O esfíncter pilórico é uma faixa circular de músculo que forma a abertura do estômago no duodeno. A mucosa glandular plana do estômago transforma-se no epitélio viloso encontrado no duodeno, na região do piloro.

Todo o estômago é recoberto por um epitélio colunar simples. A mucosa contém inúmeras criptas invaginantes ou fovéolas, que possuem glândulas em suas bases. Cada unidade glandular é composta por três regiões: a superior da cripta, revestida por células da superfície secretoras de muco; um istmo estreito ou colo, que contém a zona proliferativa e muitas células imaturas indiferenciadas, assim como células mucosas do colo; e uma região basilar, que contém três tipos celulares (células parietais, principais e enteroendócrinas). A maior parte do corpo e do fundo gástrico é revestida de mucosa oxíntica, que consiste em glândulas do tipo fúndico, responsáveis pela secreção de ácidos (H^+), pepsinogênios e fator intrínseco. Essas glândulas contêm células parietais abundantes na metade superior da glândula. As células principais predominam próximo à base das glândulas na mucosa do tipo fúndica. As glândulas cárdicas, encontradas nos primeiros 3 a 4 cm adjacentes à junção esofagogástrica, são, principalmente, glândulas secretoras de muco, com poucas células parietais ou principais. As glândulas pilóricas do antro pré-pilórico são enroladas e chamam a atenção por suas fovéolas bastante longas e pela grande população de células enteroendócrinas.

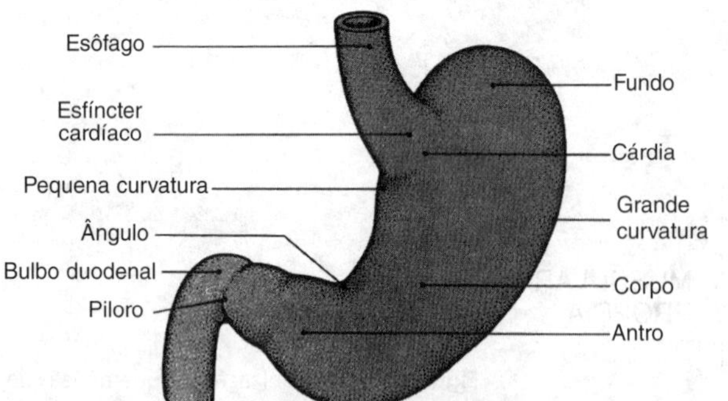

Figura 42.3 Organização regional do estômago e duodeno proximal. (De Yamada T, Alpers DH, Owyang C et al., eds. Textbook of Gastroenterology. 2.ed. Philadelphia: JB Lippincott, 1991:1304, com permissão.)

As células superficiais da mucosa de uma população uniforme de células epiteliais colunares, revestindo a mucosa superficial e as criptas gástricas, secretam uma camada de muco neutro rico em glicoproteínas, que protege o epitélio do ambiente ácido do estômago.[1] As células superficiais da mucosa descamam constantemente para dentro da luz gástrica e são substituídas por replicação de células indiferenciadas no colo ou istmo de cada glândula gástrica, que se diferencia durante a migração para fora da fovéola e em direção à mucosa gástrica superficial. As células mucosas do colo estão presentes também no gargalo da glândula. Elas diferem das células mucosas superficiais na medida em que os seus grânulos de muco são maiores, além disso, elas contêm glicoproteínas ácidas comparadas às glicoproteínas neutras das células mucosas superficiais e, embora secretem muco, elas derivam dos precursores de células-tronco para as células mucosas superficiais, parietais, principais e endócrinas[2] e parecem responder aos sinais do mesênquima – possivelmente dos miofibroblastos.[3]

As células parietais secretam ácido clorídrico e localizam-se nas porções média e basilar das glândulas gástricas. Essas células são grandes, com citoplasma claro ou acidófilo e mitocôndrias abundantes. Elas têm canalículos intracelulares bem desenvolvidos, com uma borda microvilosa que expande enormemente a superfície apical disponível para a secreção ácida. Os receptores de histamina, gastrina e acetilcolina localizam-se na superfície basolateral e regulam a função secretora das células parietais. A hidrogênio/potássio (H^+/K^+)-adenosina trifosfatase (ATPase), enzima que secreta íons hidrogênio na luz, localiza-se na membrana canalicular. O fator intrínseco, uma proteína ligadora de vitamina B_{12}, é secretado pelas células parietais. Além disso, as células parietais desempenham um papel importante na regulagem da diferenciação das linhagens das células da mucosa gástrica. O fator de crescimento transformador (TGF)-α, o fator de crescimento semelhante ao fator de crescimento epidérmico de ligação à heparina, a anfirregulina e o morfógeno *sonic hedgehog* (um peptídeo envolvido no crescimento e na diferenciação das células gástricas) são produzidos pelas células parietais.[2,4]

As células principais ou zimogênicas são encontradas próximo à base das glândulas gástricas e contêm um extenso retículo endoplasmático rugoso basilar e grânulos de zimogênio supranucleares, refletindo seu papel na produção de pepsinogênios e outras proteases. Os pepsinogênios são sintetizados e secretados por essas células na luz gástrica. O ácido clorídrico, na luz, catalisa a conversão da proenzima pepsinogênio em pepsinas ativas, que iniciam a digestão de proteínas em polipeptídeos de menor peso molecular.

As células enteroendócrinas são mais abundantes no antro pré-pilórico e secretam muitos neuropeptídeos diferentes e moléculas reguladoras, que serão discutidas posteriormente. Essas células são classificadas como células abertas ou fechadas. As células abertas possuem membranas apicais que fazem contato com o lúmen, enquanto as células fechadas não entram em contato com o lúmen. As células G secretoras de gastrina predominam no antro (um exemplo de célula endócrina aberta); as células enterocromafins (EC) são encontradas por toda a mucosa gástrica e secretam serotonina, ou substância P ou motilina; as células A secretoras de glucagon são encontradas no terço proximal do estômago e as células D secretoras de somatostatina (um exemplo de célula endócrina fechada) podem ser encontradas tanto no terço superior como no antro, mas não na porção média do estômago. Essa rede complexa de sinais enteroendócrinos é importante para integrar respostas às condições da luz e aos sinais basolaterais.

Camadas

O estômago possui três camadas de tecido. A primeira é a mucosa, revestida pelas células epiteliais descritas anteriormente e que contém também a lâmina própria e uma fina camada muscular chamada muscular da mucosa. A camada existente por baixo da mucosa é a submucosa, uma camada de tecido conjuntivo que contém vasos sanguíneos, vasos linfáticos e nervos. A camada seguinte é a muscular própria, formada por três camadas de músculos: os músculos oblíquos, os músculos circulares (que formam o esfíncter pilórico) e os músculos longitudinais externos. A última camada é a serosa.

Intestino delgado

O intestino delgado estende-se do piloro até a válvula ileocecal e é dividido em três regiões: o duodeno, o jejuno e o íleo.[5]

Duodeno

O duodeno tem cerca de 30 cm de comprimento e é fixo, fazendo uma moldura em volta da cabeça do pâncreas. Histologicamente, ele caracteriza-se pela presença de glândulas de Brunner, abundantes na submucosa, que secretam muco alcalino. A primeira porção do duodeno, conhecida como bulbo, está anexada a um mesentério que se adere à parede posterior da cavidade peritoneal. A segunda (descendente), terceira (transversa) e quarta (ascendente) porções do duodeno são retroperitoneais. As secreções biliares e pancreáticas entram na segunda porção do duodeno, a partir do ducto biliar comum, na ampola (papila) de Vater. A junção do duodeno e jejuno é definida pela posição do ligamento de Treitz, onde o duodeno entra novamente na cavidade peritoneal. Não ocorre alteração na aparência histológica do intestino delgado nessa transição.

Jejuno e íleo

O jejuno e o íleo são móveis por causa de sua ligação com um extenso mesentério. Os 2/5 proximais do intestino delgado, além do ligamento de Treitz, são definidos como jejuno; e os 3/5 distais, como íleo. O jejuno possui maior diâmetro, pregas mais proeminentes e vilosidades maiores do que no íleo, que se caracteriza pela presença de folículos linfoides abundantes (placas de Peyer) na submucosa.

O comprimento do jejuno e do íleo varia entre 320 e 846 cm em adultos. Várias características estruturais do intestino delgado ampliam a superfície da mucosa disponível para a absorção de nutrientes em mais de 200 m^2, o que representa mais do que a área de uma quadra de tênis (Fig. 42.4). A ampliação da área da superfície é conseguida por conta de uma série de pregas e invaginações. Em primeiro lugar, o tubo intestinal é transformado em uma pilha de pregas circulares (*plicae circulares*), envolvendo a submucosa e a mucosa. Essas pregas são particularmente proeminentes no jejuno. Em segundo lugar, a superfície mucosa é ainda mais expandida pela presença de inúmeras vilosidades, projeções semelhantes a dedos da mucosa, contendo uma arteríola, uma veia e um vaso quilífero de drenagem central. Em terceiro lugar, a superfície apical de cada célula epitelial do intestino delgado ao longo das vilosidades é coberta de microvilosidades, criando milhares de elevações e vales que expandem a superfície. A presença de pregas, vilosidades e microvilosidades aumenta a área de superfície em 600 vezes a área de superfície presente em um cilindro simples.

Epitélio

O epitélio colunar simples que reveste o intestino delgado é composto por quatro tipos celulares diferenciados principais: enterócitos absortivos, células caliciformes, células de Paneth e enteroendócrinas. As células são unidas a células adjacentes por complexos juncionais que regulam o trânsito paracelular de fluidos e macromoléculas (ver a seção de líquidos e eletrólitos). Os enterócitos absortivos são responsáveis pela digestão de dipeptídeos, tripeptídeos e dissacarídeos, assim como pela absorção de nutrientes. As microvilosidades dos enterócitos absortivos são sustentadas por um núcleo central de filamentos de actina que se juntam a uma densa rede terminal de filamentos de actina e miosina orientados paralelamente à superfície apical do enterócito. Essa superfície apical é recoberta por um glicocálice rico em glicoproteínas. Muitas proteínas codificadas pelos enterócitos, importantes para a função digestiva, estão presentes na superfície apical, inclusive dipeptidases, dissacaridases, enteroquinase e fosfatase alcalina intestinal. As células caliciformes têm formato de taça, com grandes vesículas apicais que armazenam e secretam muco, que forma um gel viscoso, o qual funciona como lubrificante e como proteção da superfície do epitélio contra a adesão de patógenos invasores. As células caliciformes também secretam pequenas proteínas ricas em cisteína, que participam na defesa contra certos parasitas, inclusive nematoides. As células de Paneth residem na base das criptas intestinais e produzem proteínas envolvidas nas defesas antibacterianas, incluindo lisozima e uma variedade de defensinas.

As células enteroendócrinas contêm um grande número de mediadores neuroendócrinos (ver a seção sobre hormô-

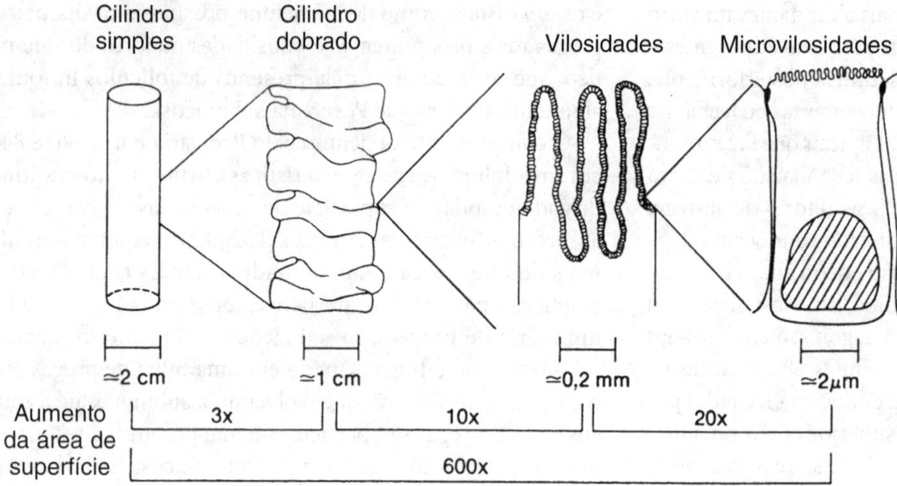

Figura 42.4 A área da superfície intestinal é expandida pela presença de dobras intestinais (*plicae conniventes*) e vilosidades. As microvilosidades expandem ainda mais a área de superfície das células epiteliais em contato com o conteúdo luminal. Essas características estruturais em conjunto expandem a área de superfície do intestino delgado em aproximadamente 600 vezes. (De Yamada T, Alpers DH, Owyang C et al., eds. Textbook of Gastroenterology. 2.ed. Philadelphia: JB Lippincott, 1991:327, com permissão.)

nios gastrintestinais) (Tab. 42.1). A distribuição das subpopulações individuais de células enteroendócrinas no epitélio difere ao longo do comprimento do intestino delgado. Embora as células enteroendócrinas originem-se da mesma célula-tronco que os outros tipos celulares diferenciados encontrados no intestino delgado, elas têm uma meia-vida bem maior que os enterócitos ou as células caliciformes. Sua migração na vilosidade intestinal é, portanto, desvinculada da migração dos outros tipos celulares epiteliais do intestino. Existe uma pequena população de células enteroendócrinas que diferem das demais células enteroendócrinas por não conterem grânulos secretores. Um exemplo é a célula em escova dos ratos, que produz opioides endógenos e uroguanilina (um hormônio resistente à tripsina que pode agir no sentido de aumentar a secreção de bicarbonato [HCO_3^-]) e expressa Trpm5, uma molécula necessária para a transdução do sinal das células gustativas. Não se sabe ao certo como essas células regulam a digestão nos seres humanos.[6]

Renovação

Em circunstâncias fisiológicas normais, as células no epitélio intestinal são contínua e rapidamente substituídas pela migração de células para as vilosidades a partir de várias criptas de Lieberkühn ou glândulas intestinais adjacentes (Fig. 42.5). Os quatro principais tipos celulares diferenciados do epitélio do intestino delgado são todos derivados de células-tronco multipotentes, localizadas próximo à base de cada cripta intestinal.[7] Essas células-tronco da cripta raramente se dividem para produzir uma célula-tronco filha (autorrenovação), assim como para produzir uma célula transitória de replicação rápida.[8] As células transitórias, por sua vez, sofrem 4 a 6 divisões celulares rápidas na zona proliferativa, localizada na metade inferior de cada cripta, e sua progênie diferencia-se em seguida, durante uma migração bipolar, para longe dessa zona. As células caliciformes e os enterócitos sofrem diferenciação terminal quando são rapidamente deslocados a partir da zona de proliferação para a superfície na região de extrusão apical (processo que leva de 48 a 72 horas), localizada adjacente à ponta da vilosidade, onde sofrem apoptose e são descartados na luz. As células de Paneth surgem durante a migração em direção inferior para a base da cripta, e as células enteroendócrinas diferenciam-se durante a migração a partir da zona de proliferação em ambas as direções. A renovação, a migração e a diferenciação celular são processos inter-relacionados, regulados em múltiplos níveis.

Camadas

O intestino delgado é semelhante ao estômago na medida em que possui quatro camadas: mucosa, submucosa, muscular própria e serosa. Entretanto, existem algumas diferenças. O revestimento seroso é mais fino do que o do estômago e, à medida que transita para o intestino delgado, torna-se continuação do mesentério. A muscular própria contém apenas duas camadas de músculos (a camada longitudinal externa e a camada circular interna) – comparada a três do estômago. Entre essas duas camadas está o plexo nervoso mioentérico. A submucosa é similar, mas contém mais estruturas vasculares importantes de absorção. A mucosa também é semelhante, com uma camada de células epiteliais, lâmina própria e uma fina camada de músculos chamada muscular da mucosa.

Cólon

Estrutura

O cólon tem cerca de 100 a 150 cm de comprimento e estende-se da válvula ileocecal ao reto proximal (ver Fig. 42.1).[9] O cólon consiste em ceco, cólon ascendente, flexura hepática, cólon transverso, flexura esplênica, cólon descendente e cólon sigmoide. O íleo terminal entra no ceco em sua borda posteromedial, na válvula ileocecal. O ceco é uma grande bolsa em fundo cego, com aproximadamente 7,5 a 8,5 cm de diâmetro que se projeta a partir do lado antimesentérico do cólon ascendente. O apêndice estende-se a partir de uma abertura estreita na base do ceco. O diâmetro do cólon diminui de forma progressiva. O cólon sigmoide tem aproximadamente 2,5 cm de diâmetro e é a porção mais estreita do cólon. O omento fica ligado ao cólon transverso por sua borda anterossuperior. Os cólons ascendente, descendente, o reto e a superfície posterior

Tabela 42.1 Hormônios gastrintestinais

Peptídeos	Ação	Local de liberação	Fator de liberação
Endócrinos			
Gastrina	Estimula: Secreção de ácido gástrico Liberação de histamina Crescimento da mucosa glandular oxíntica gástrica Inibição da apoptose Inibição da somatostatina	Antro (duodeno)	Peptídeos Aminoácidos Distensão Estimulação vagal GRP, PACAP, NPY
CCK	Estimula: Contração da vesícula biliar Secreção de enzimas pancreáticas Secreção de somatostatina Secreção de bicarbonato pelo pâncreas Crescimento do pâncreas exócrino Inibe o esvaziamento gástrico Inibe a produção de ácido gástrico Supressor de apetite	Duodeno Jejuno	Peptídeos Aminoácidos Ácidos graxos > 8 C em comprimento, peptídeo monitor, inibidor vinculado ao diazepam, peptídeo liberador de CCK
Secretina	Estimula: Secreção de bicarbonato pelo pâncreas Secreção de bicarbonato pela bile Secreção de somatostatina Crescimento do pâncreas exócrino Secreção de pepsina Inibe: Secreção de ácido gástrico Efeito trófico da gastrina	Duodeno	Ácido Fosfolipase A_2 pancreática Possivelmente bile e ácidos graxos
GIP	Estimula a liberação de insulina Inibe a secreção de ácido gástrico Inibe a secreção de ácido gástrico	Duodeno Jejuno	Glicose Aminoácidos Ácidos graxos
Peptídeo YY	"Freio" ileal Supressor de apetite Pode inibir a secreção pancreática	Íleo Cólon	Ácidos graxos Glicose
Motilina	Estimula a motilidade gástrica e duodenal	Duodeno Jejuno	Ach, 5-HT_3
Oxintomodulina	Inibe o esvaziamento gástrico Inibe as secreções pancreáticas exócrinas Supressor de apetite	Íleo Cólon	Carboidratos, proteínas, gorduras
Polipeptídeo pancreático[a]	Inibe: Secreção de bicarbonato pelo pâncreas Secreção de enzimas pancreáticas Motilidade gástrica Supressor de apetite	Pâncreas Cólon	Proteínas Estimulação vagal
Enteroglucagon[a]	Inibe o esvaziamento gástrico	Íleo	Glicose Gorduras
Amilina (ilhota amiloide polipeptídica)	Inibe o esvaziamento gástrico Inibe a secreção de glucagon Supressor de apetite	Pâncreas	Ingestão de nutrientes
Neuroendócrinos			
VIP	Relaxa esfíncteres Relaxa o músculo circular do intestino Estimula a secreção intestinal Estimula a secreção pancreática Estimula a liberação de somatostatina	Mucosa e musculatura lisa do TGI	Liberação por neurônios e células imunes
Bombesina ou GRP	Estimula a liberação de gastrina Estimula a liberação de somatostatina Pode estimular secreções pancreáticas exócrinas	Mucosa gástrica	Ingestão de nutrientes
Substância P	Mediador de reflexos de dor	Neurônios aferentes espinais	Estímulo nervoso aferente
Encefalinas, endorfinas, dinorfinas	Estimula a contração da musculatura lisa Inibe a secreção intestinal	Mucosa e musculatura lisa do TGI	Desconhecido,? canal de cátion Trpm5

continua

Tabela 42.1 Hormônios gastrintestinais (*Continuação*)

Peptídeo	Ação	Local de liberação	Fator de liberação
Parácrinos			
Somatostatina	Inibe: Liberação de gastrina Liberação de outros peptídeos hormonais Secreção de ácido gástrico Secreções pancreáticas exócrinas	Antro e fundo gástrico Ilhotas pancreáticas	Ácido Gastrina, GRP, VIP, PACAP, secretina, ANP, agonistas de adrenomodulina β_2/β_3-adrenérgicos, amilina, adenosina, CGRP Nervo vago, histamina e interferon-γ inibem a liberação
GLP-1, GLP-2	Estimula a secreção de insulina Aumenta proliferação Diminui apoptose Diminui motilidade (freio ileal) Supressor de apetite	Intestino delgado	Ingestão de nutrientes
Fator de crescimento semelhante à insulina-I	Aumenta proliferação	Células da mucosa intestinal, fígado	Ingestão de nutrientes
Histamina[b]	Estimula a secreção de ácido gástrico	Mucosa glandular oxíntica Célula ECL	Gastrina
Fator de crescimento epidérmico	Estimula a proliferação Estimula a secreção de pepsinogênio Diminui o ácido gástrico, aumenta as glândulas celulares	Glândulas salivares	Possível dano à mucosa (ulceração ou ressecção)
Leptina	Regula ingestão alimentar no hipotálamo, diminui liberação de NPY	Tecido adiposo, células principais	CCK, volume gástrico, glicose, citocinas
Grelina	Aumenta ingestão alimentar, liberação de GH	Células endócrinas gástricas no fundo gástrico	Jejum

Ach, acetilcolina; ANP, peptídeo natriurético atrial; CCK, colecistocinina; ECL, enterocromafina; CGRP, peptídeo relacionado à calcitonina; GH, hormônio de crescimento; GI, gastrintestinal; GIP, peptídeo insulinotrópico dependente de glicose; GLP, peptídeo semelhante ao glucagon; GRP, peptídeo liberador de gastrina; 5-HT_3, 5-hidroxitriptamina; NPY, neuropeptídeo Y; PACAP, peptídeo de ativação da ciclase-adenilato pituitária; VIP, polipeptídeo vasoativo intestinal.

[a]Função fisiológica desconhecida.

[b]Histamina é uma amina, não um peptídeo.

De Furness JB, Clerc N, Vogalis F et al. The enteric nervous system and its extrinsic connections. In: Yamada T, Alpers DH, Kaplowitz N et al., eds. Textbook of Gastroenterology. 5. ed. Philadelphia: Lippincott Williams & Wilkins, 2009:15-39; e de Hasler WL. Motility of the small intestine and colon. In: Yamada T, Alpers DH, Kaplowitz N et al., eds. Textbook of Gastroenterology. 5.ed. Philadelphia: Lippincott Williams & Wilkins, 2009:207-30.

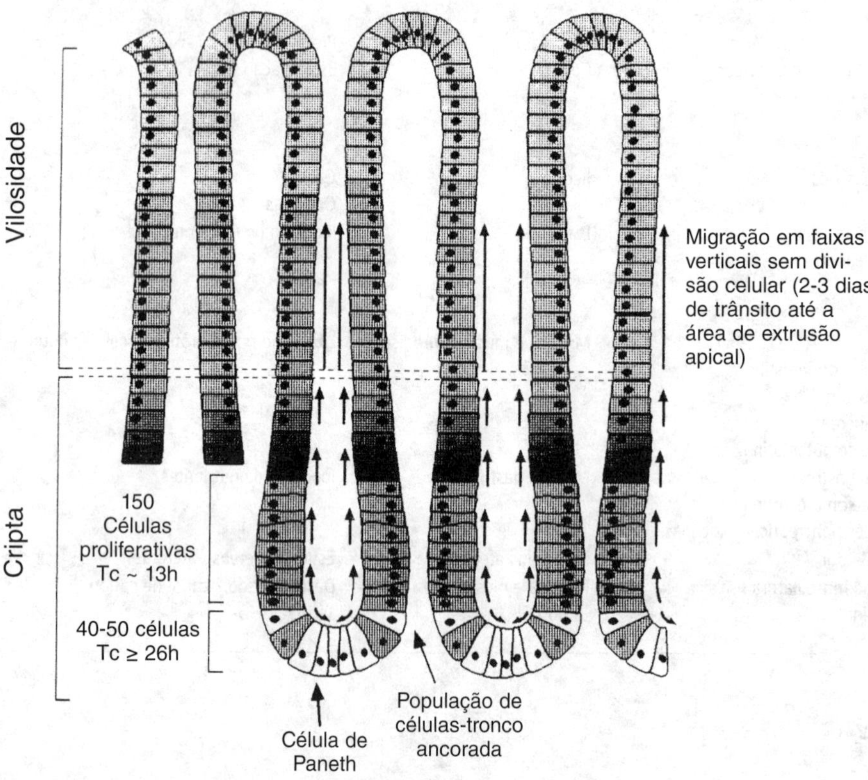

Figura 42.5 Organização esquemática do epitélio no intestino delgado de um camundongo adulto. A cripta do intestino delgado contém aproximadamente 250 células. A região abaixo de cinco células em altura contém 40 a 50 células que têm um ciclo médio (Tc) de 26h ou mais. Esta região inclui as células de Paneth e postula-se que inclua células-tronco indiferenciadas e ancoradas na posição da quinta célula acima da base. As células indiferenciadas dividem-se assimetricamente para originar células transitórias proliferativas (Tc ~ 13h) que migram para cima, em direção à vilosidade e, em seguida, diferenciam-se em enterócitos, células caliciformes e enteroendócrinas. As células de Paneth diferenciam-se durante a translocação no sentido da base da cripta. As células senescentes são descartadas próximo à ponta da vilosidade. (De Yamada T, Alpers DH, Owyang C et al., eds. Textbook of Gastroenterology. 2.ed. Philadelphia: JB Lippincott, 1991:1561, com permissão.)

das flexuras hepática e esplênica são estruturas retroperitoneais fixas e, portanto, não têm uma camada serosa completa. O ceco, os cólons transverso e sigmoide são intraperitoneais e, portanto, têm uma camada serosa completa.

Três principais tipos celulares epiteliais diferenciados estão presentes no epitélio colônico do adulto: colonócitos absortivos, células caliciformes e células enteroendócrinas. Como no intestino delgado, todas essas linhagens celulares parecem derivar-se de uma célula-tronco precursora epitelial comum. Células indiferenciadas, replicantes e enteroendócrinas predominam próximo à base de cada glândula colônica (cripta). As células pertencentes a cada uma das principais linhagens celulares diferenciam-se à medida que migram para longe da zona de proliferação, em direção à superfície do epitélio. A expectativa de vida média das células caliciformes e absortivas, desde a sua origem no fundo da cripta até o momento em que são descartadas na luz, é de aproximadamente 6 dias. Como no intestino delgado, alguns subtipos de células enteroendócrinas parecem ter uma expectativa muito maior do que as células caliciformes ou do que os colonócitos absortivos.

Como os colonócitos absortivos diferenciam-se durante sua migração na cripta, eles desenvolvem pequenas microvilosidades e vesículas claras orientadas em direção apical, contendo produto de secreção rico em glicoproteína fibrilar, que pode contribuir para um glicocálice. Essas vesículas apicais são perdidas e as microvilosidades alongam-se e aumentam em número, à medida que as células absortivas em maturação emergem na superfície do epitélio. Nesse momento, a atividade da fosfatase alcalina aparece na borda em escova e as membranas basolaterais já desenvolveram uma considerável atividade da enzima $(Na^+)/K^+$-ATPase, refletindo sua função no transporte de água e eletrólitos.

Muitos tipos celulares enteroendócrinos diferentes são encontrados no epitélio colônico, inclusive células L, que contêm enteroglucagon e peptídeo YY (PYY); células que secretam apenas PYY; células EC_1, que secretam serotonina, substância P e leu-encefalina; células secretoras de polipeptídeos pancreáticos; e raras células secretoras de somatostatina. As células enteroendócrinas são mais abundantes no apêndice e no reto do que no resto do cólon.

Camadas

As fibras musculares circulares internas formam uma camada contínua ao redor do cólon. As fibras de musculatura lisa longitudinais externas são condensadas em três faixas (*taeniae coli*) equidistantes ao redor da circunferência do cólon. As austrações são as saculações salientes que se formam entre as *taeniae coli* adjacentes. A serosa é uma camada de células derivadas do mesotélio que recobre as faces peritoneais da parede colônica. Regiões dos cólons ascendente, descendente e do reto que não ficam dentro da cavidade peritoneal não têm, portanto, camada serosa externa.

Apêndice

O apêndice é semelhante na organização histológica ao resto do cólon. A mucosa do apêndice consiste em pregas profundas recobertas com um epitélio colunar, formando glândulas simples tubulares ou ramificadas. Esse epitélio contém abundantes células caliciformes e células enteroendócrinas. Inúmeros nódulos linfoides são encontrados na lâmina própria. A estrutura histológica normal do apêndice do adulto é frequentemente substituída por tecido cicatricial fibroso, como resultado de episódios subclínicos de apendicite.

Reto

O reto tem aproximadamente 12 a 15 cm de comprimento e estende-se do cólon sigmoide ao canal anal após a curva do sacro (ver Fig. 42.1). A parede do reto consiste em mucosa, submucosa, camadas musculares interna circular e externa longitudinal. Não há camada serosa no reto. O canal anal tem aproximadamente 3 cm de comprimento. A borda anal é a junção entre a pele do ânus e a do períneo. O epitélio anal (anoderme) não possui folículos pilosos, glândulas sebáceas ou glândulas sudoríparas. A linha pectínea é a verdadeira junção mucocutânea localizada logo acima da borda anal. Existe uma zona de transição, de 6 a 12 mm, acima da linha pectínea, onde o epitélio escamoso da anoderme transforma-se em epitélio cuboide e, depois, colunar.

Vasculatura

Vasos sanguíneos e linfáticos formam o sistema de transporte que leva os nutrientes absorvidos a outros tecidos corporais.[10] Além disso, o suprimento de sangue arterial fornece nutrientes ao próprio trato alimentar. No intestino delgado, cada vilosidade contém uma única arteríola que se subdivide em uma rede capilar na extremidade da vilosidade, para, depois, formar uma anastomose com a vênula de drenagem. Cada vilosidade contém um vaso linfático (vaso quilífero) que drena para um plexo submucoso, conectado a um vaso linfático de maior calibre. No cólon, as arteríolas passam entre as criptas, chegando à superfície da célula epitelial, onde formam uma rede de capilares em torno das criptas. Os vasos linfáticos do cólon não ultrapassam a base delas.

O sangue do intestino delgado e do cólon é drenado pela veia porta, que leva os nutrientes hidrossolúveis absorvidos diretamente ao fígado, onde eles podem ser metabolizados ou liberados diretamente nas veias hepáticas e, enfim, na circulação sistêmica.[11] Os sais biliares absorvidos no íleo terminal são levados pela veia porta até o fígado, onde podem ser novamente secretados na luz do intestino delgado, criando um sistema de reciclagem de sais biliares por meio da circulação entero-hepática, um mecanismo essencial para a homeostasia dos sais biliares e para a absorção de lipídios. Os vasos linfáticos intestinais, que são intimamente associados às artérias que suprem o trato alimentar, levam os nutrientes lipossolúveis absorvidos até o ducto torácico, que drena para a veia subclávia esquerda, alcançando a circulação sistêmica.

Um adequado fluxo de sangue intestinal é crucial porque permite o fornecimento de oxigênio necessário para a sobrevida das células intestinais. O fluxo de sangue para o TGI é cuidadosamente regulado por fatores hormonais, vasculares e metabólicos, a fim de garantir a oxigenação adequada dos tecidos.[12] A ingestão de alimentos aumenta o fluxo sanguíneo intestinal e a demanda por oxigênio.[13]

Sistema nervoso entérico (SNE) e motilidade

O SNE é capaz de regular essas funções motoras tão complexas e difusas por conta de sua vasta rede de conexões no TGI. O SNE é formado por aproximadamente 100 milhões de corpos celulares nervosos (neurônios) e seus processos, que mergulham na parede do TGI (Fig. 42.6). Esses neurônios são dispostos em aglomerados (gânglios) e estão segregados, na grande maioria, em duas camadas: (a) os gânglios mioentéricos, que formam um plexo contínuo entre as camadas musculares circular e longitudinal da muscular própria e que se estendem do esôfago proximal até o esfíncter anal interno; e (b) o plexo submucoso, localizado na submucosa e concentrado especialmente nos intestinos delgado e grosso. Os processos ou prolongamentos desses gânglios formam densas redes que inervam a muscular própria, a muscular da mucosa, o epitélio e outras estruturas. Também existem plexos não ganglionares que suprem todas as camadas do tubo digestivo, acompanhando as artérias que irrigam a parede intestinal.

O SNE tem muitos tipos diferentes de neurônios (Tab. 42.2). Além disso, esses neurônios podem ter diferentes funções em distintas regiões do trato digestivo. Neurônios motores excitatórios inervam a musculatura lisa longitudinal e circular, assim como a muscular da mucosa. Além disso, inervam também as células endócrinas entéricas e as placas de Peyer. Neurônios secretomotores do intestino delgado, do intestino grosso e da vesícula biliar regulam a secreção de água e eletrólitos. No estômago, eles estimulam a secreção ácida. Os interneurônios estão presentes em todas as regiões do intestino, mas suas características são mais variadas que as de outros tipos de neurônios. Eles estão presentes, formando uma cadeia de células, no plexo mioentérico, que percorre o tubo digestivo, da boca ao ânus. As vias reflexas intrínsecas que controlam os movimentos intestinais, o fluxo sanguíneo e a secreção são ativadas por neurônios sensoriais que respondem a estímulos químicos e mecânicos e à distensão. Esses neurônios são conhecidos como neurônios primários intrínsecos aferentes. Os neurônios primários intrínsecos aferentes são multiaxonais e conectam-se a outros neurônios semelhantes, a neurônios motores e a interneurônios. Eles diferem dos neurônios sensoriais extrínsecos porque suas respostas podem ser modificadas por sinapses no corpo celular.

O SNE está ligado ao sistema nervoso central (SNC) por axônios que transmitem impulsos em ambas as direções, do TGI ao cérebro e do cérebro ao SNE. As conexões ocorrem, em grande parte, por meio do nervo vago e das vias que deixam a medula espinal. A maioria das fibras vagais (de 75 a 90%) são fibras aferentes que interagem com neurônios do núcleo do trato solitário do mesencéfalo. Como há relativamente poucas fibras eferentes vagais em comparação ao grande número de neurônios do SNE, o vago funciona mais como um iniciador da atividade dos circuitos integrados do SNE do que como coordenador das funções intestinais por sinalização direta. Os centros eferentes da medula espinal podem receber sinais eferentes do SNC, que são transmitidos ao SNE. Além disso, os centros medulares podem processar sinais aferentes do trato intestinal.[14]

Os componentes vagal e medular compreendem os ramos extrínsecos do sistema nervoso autônomo, inclusive os sistemas parassimpático e simpático (Fig. 42.7). Os músculos es-

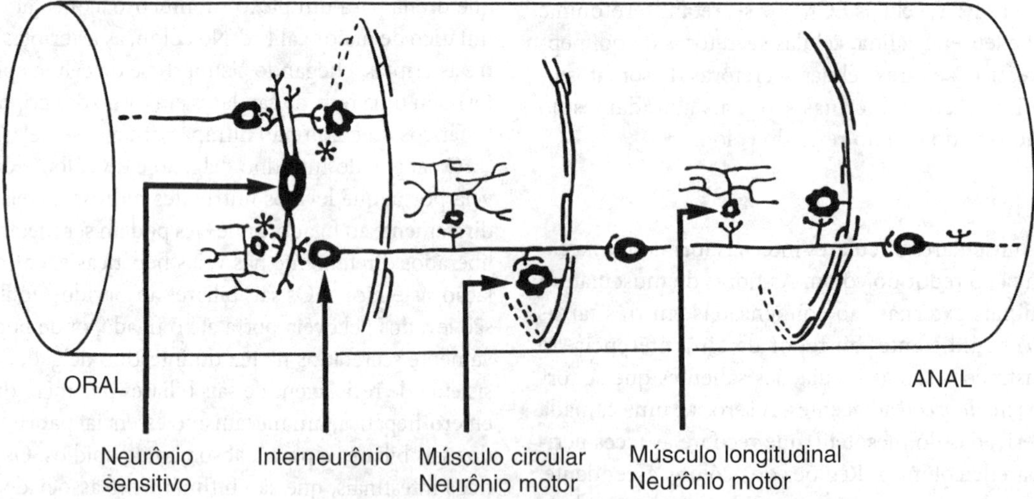

Figura 42.6 Vias dos reflexos propulsivos intestinais. A figura mostra um pequeno segmento de intestino onde aparecem a via reflexa descendente inibitória e as primeiras conexões da via ascendente. Essas vias levam informações aos interneurônios ascendentes e descendentes e fazem conexões monossinápticas com os neurônios motores (*asteriscos*). Os interneurônios formam cadeias descendentes e ascendentes e levam informações aos neurônios motores. Na via descendente, alguns neurônios excitam o músculo longitudinal e outros inibem o músculo circular. As vias reflexas ascendentes levam informações aos neurônios motores excitatórios do músculo longitudinal e aos neurônios motores excitatórios do músculo circular. (De Yamada T, Alpers DH, Owyang C et al., eds. Textbook of Gastroenterology. 2.ed. Philadelphia: JB Lippincott, 1991:15, com permissão.)

Tabela 42.2 Tipos de neurônios do sistema nervoso entérico

Localização	Função	Transmissor químico
Músculo circular	Neurônios motores excitatórios	Ach, taquicininas
	Neurônios motores inibitórios	NO, ATP, VIP, PACAP
Músculo longitudinal	Neurônios motores excitatórios	Ach, taquicininas
	Neurônios motores inibitórios	ATP, VIP, Gaba, PACAP
Camadas musculares	Neurônios sensoriais primários	Ach, CGRP, taquicininas
	Interneurônios (reflexo sensoriomotor, CMM)	ChAT, 5-HT, somatostatina
	Secretomotores (células endócrinas intestinais, glândulas gástricas)	Varia, GRP para nervos que inervam células G
Submucosa	Secretomotores/vasodilatadores	Ach, VIP/GAL (tipo 2)
	Secretomotores (não vasodilatadores)	Ach
	Neurônios primários intrínsecos aferentes	Taquicininas (presumido)

Ach, acetilcolina; ATP, adenosina trifosfato; CGRP, peptídeo relacionado à calcitonina; Gaba, ácido gama-aminobutírico; GAL, galanina; GRP, peptídeo liberador de gastrina; 5-HT, 5-hidroxitriptamina; CMM, complexo mioelétrico migratório; NO, óxido nítrico; PACAP, peptídeo ativador da adenilato-ciclase pituitária; VIP, polipeptídeo vasoativo intestinal.
Adaptado de Furness JB, Clerc N, Vogalis F et al. The enteric nervous system and its extrinsic connections. In: Yamada T, Alpers DH, Kaplowitz N et al., eds. Textbook of Gastroenterology. 5.ed. Philadelphia: Lippincott Williams & Wilkins, 2009;15-39, com permissão.

triados do esôfago proximal e do esfíncter anal externo são inervados diretamente por fibras colinérgicas, enquanto o restante do intestino é inervado por neurônios com diversos mediadores, inclusive acetilcolina, peptídeos intestinais e óxido nítrico (NO). Essas fibras pré-ganglionares fazem sinapses com os plexos entéricos que, por sua vez, se conectam à musculatura lisa, às células secretoras e endócrinas. O sistema nervoso simpático contém conexões pré-ganglionares entre gânglios pré-vertebrais e a medula espinal, mas o intestino propriamente dito é inervado por conexões pós-ganglionares, mediadas, em grande parte, por epinefrina e norepinefrina. Essas fibras pós-ganglionares inervam os plexos do SNE da mesma forma que as fibras parassimpáticas, mas as fibras simpáticas também inervam diretamente os vasos sanguíneos, as camadas de musculatura lisa e as células da mucosa.

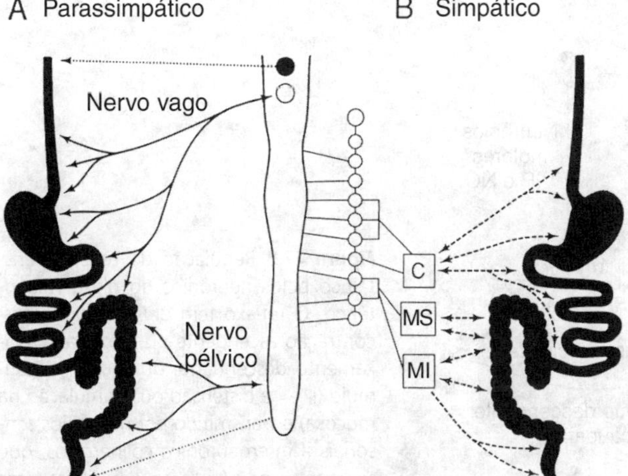

Figura 42.7 Ramos extrínsecos do sistema nervoso autônomo. **A.** Parassimpático. As *linhas tracejadas* indicam a inervação colinérgica da musculatura estriada do esôfago e do esfíncter anal externo. As *linhas contínuas* indicam a inervação pré-ganglionar e aferente do restante do trato gastrintestinal. **B.** Simpático. As *linhas contínuas* indicam as vias eferentes pré-ganglionares e aferentes entre a medula espinal e os gânglios pré-vertebrais. As *linhas tracejadas* indicam a inervação eferente pós-ganglionar e aferente. C, celíaco; MI, mesentérico inferior; MS, mesentérico superior. (De Johnson LR, Alpers DH, Jacobson ED et al., eds. Physiology of the Gastrointestinal Tract, vol 1. 3.ed. New York: Raven Press, 1994:451, com permissão.)

O sistema nervoso simpático interfere na secreção, no fluxo sanguíneo e na motilidade intestinal. As fibras sensoriais que acompanham os nervos simpáticos são neurônios sensoriais primários (aferentes) que não fazem parte do sistema nervoso autônomo e não são realmente nervos sensoriais "simpáticos". Os neurônios eferentes simpáticos inibem a motilidade por diminuírem a atividade contrátil e por causarem constrição dos esfíncteres. Esses vários efeitos podem se transmitir ao longo do tubo intestinal para outras regiões, antes de retornarem ao local de origem do estímulo, pelas conexões localizadas nos gânglios pré-vertebrais. Exemplos desses reflexos inibitórios incluem o retardo do esvaziamento gástrico pela presença de acidez ou hipertonicidade na porção proximal do intestino delgado.

A musculatura lisa intestinal é do tipo unitário e caracteriza-se por atividades espontâneas, inclusive resistência ativa ao estiramento, e atividades que não são iniciadas, mas moduladas por nervos. O músculo circular é inervado por neurônios motores tanto excitatórios como inibitórios, e forma um espesso sincício que circunda a submucosa. A contração encurta o raio, mas aumenta o comprimento de cada fibra e, consequentemente, do sincício. Por outro lado, a camada de músculo longitudinal que envolve o músculo circular é delgada e encurta-se com as contrações (que aumentam o raio), sendo inervada apenas por neurônios excitatórios. Ondas elétricas lentas derivam da própria musculatura e desencadeiam potenciais de ação, que levam à atividade contrátil. Os potenciais de ação da musculatura lisa intestinal propagam-se por junções de hiato (*gap junctions*) de uma célula para outra, criando um sincício elétrico.

A regulação do peristaltismo, menor unidade do reflexo propulsivo, é uma das mais simples atividades motoras programadas do SNE, mas, ainda assim, é bastante complexa (Fig. 42.8). São dois os componentes do reflexo – a contração proximal e o relaxamento caudal – e sua combinação impulsiona o conteúdo intestinal na direção caudal. O movimento propulsivo é o resultado das contrações e dos relaxamentos dos músculos externos circulares e longitudinais e da camada muscular da mucosa. O músculo circular desempenha o papel principal na mistura e propulsão por meio de contrações anulares que diminuem o diâmetro do intestino, enquanto o músculo longitudinal encurta o segmento por meio das contrações tubulares, com pouca alteração do diâmetro luminal. Neurônios motores excitatórios e inibitórios suprem o músculo, e reflexos inibitórios modulam essas atividades a partir do monitoramento do conteúdo da luz intestinal. Diversos mediadores químicos estão envolvidos nesse reflexo (Fig. 42.8 e Tab. 42.1).

Já foram descritos vários padrões de motilidade do TGI que envolvem complexas interações entre uma série de impulsos estimulatórios e inibitórios, que partem do SNE e chegam à musculatura lisa do TGI. A musculatura lisa intestinal consiste em camadas musculares circulares e longitudinais, de modo que a interação das contrações musculares das diferentes camadas determina o padrão de motilidade. Os dois padrões de motilidade mais importantes são o complexo mioelétrico migratório (CMM) e o peristaltismo, movimentos programados pelo SNE.[15]

O CMM, principal padrão de motilidade complexa em mamíferos, é cíclico e vai do estômago até o íleo terminal.[16] O CMM consiste em uma atividade coordenada que esvazia o estômago e limpa o intestino, dura de 84 a 112 minutos e divide-se em três fases. Durante a fase I, ocorre muito pouca atividade motora e apenas uma pequena propulsão avante. Na fase II, ocorrem contrações irregulares e o diâmetro duodenal transversal também aumenta. É possível que isso aconteça para acomodar as secreções biliares, o que também ocorre nessa fase. Nessa fase ocorre a propulsão, com uma propulsão rápida na transição da fase II para a fase III. A fase III dura apenas de 5 a 10 minutos do ciclo do CMM, mas propaga contrações por distâncias muito maiores do que na fase II – as contrações têm início no corpo gástrico. Além disso, algumas das contrações ocorridas na fase III são retrógradas, ocasionando o refluxo do conteúdo duodenal e de HCO_3^- para o antro do estômago. Essa atividade aumenta o pH nessa região do estômago e pode agir no sentido de proteger a mucosa no estado de jejum. A frequência máxima das contrações é determinada pela frequência de ondas lentas (possíveis flutuações da membrana das células miocíticas que ocorrem com determinada frequência ao longo do intestino), que é de 11 a 12 contrações por minuto no duodeno e de 7 a 8 no íleo. O papel funcional desses movimentos interdigestivos é limpar o tubo digestivo para a chegada da próxima refeição. Durante o jejum, o fundo do estômago encontra-se em estado de contração parcial. A pressão gerada por essa contração parcial diminui com o bolo alimentar em resposta ao relaxamento receptivo (deglutição estimulada) e à acomodação gástrica (estimulada pela distensão gástrica).[17]

No padrão pós-alimentação, as contrações no estômago imitam aquelas da fase II do CMM. Esse processo se prolonga até que o estômago se esvazie e começa de 5 a 10 minutos depois de iniciada a ingestão. Essas contrações impulsionam o alimento em sentido distal e proximal no estômago, antes de misturá-lo e moê-lo. O tempo de permanência do alimen-

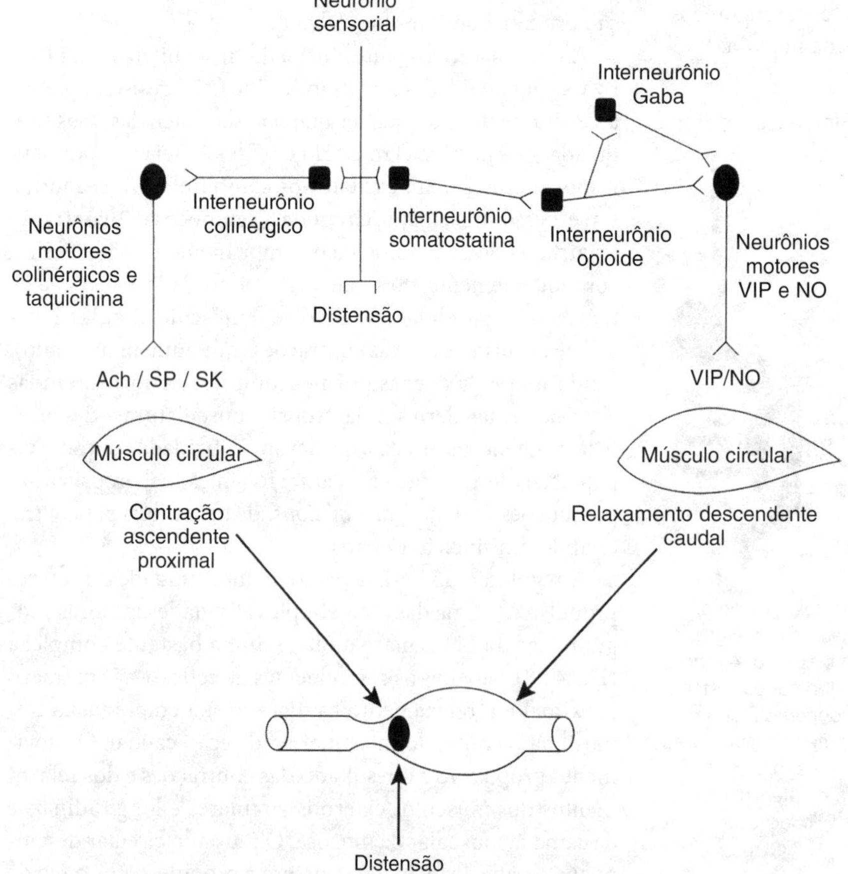

Figura 42.8 Regulação do reflexo peristáltico pelos neurônios do plexo mioentérico. O reflexo tem dois componentes: contração ascendente ou proximal e relaxamento descendente ou caudal. O estímulo (i. e., a distensão ou estimulação da mucosa) é transmitido por neurônios sensoriais a interneurônios colinérgicos, que se ligam a neurônios caudais liberadores de peptídeo vasoativo intestinal (VIP) e sintetase de óxido nítrico (NOS) e a neurônios proximais liberadores de acetilcolina (Ach) e taquicinina (SP, SK). Neurônios liberadores de somatostatina, opioides e ácido γ-aminobutírico (Gaba) exercem influência moduladora sobre os neurônios VIP e NOS. (De Yamada T, Alpers DH, Owyang C et al., eds. Textbook of Gastroenterology. 2.ed. Philadelphia: JB Lippincott, 1991:105, com permissão.)

to no estômago depende do número de calorias consumidas e da quantidade de lipídio ingerida.[17] No intestino delgado e no cólon, o CMM é substituído por um padrão pós-alimentação de contração caracterizado por contrações em fases intermitentes em todo o intestino delgado. Nesse caso também, o maior conteúdo de lipídio aumenta o tempo decorrido nesse padrão motor pós-alimentação. Não se conhece bem o processo de retorno do CMM após a ingestão de alimentos, mas as primeiras contrações do CMM podem começar mais distalmente no intestino delgado. Não se sabe ao certo quais os sinais envolvidos.[16]

A presença de nutrientes na luz pode aumentar a absorção por retrorregulação da motilidade intestinal, chamada de freio ileal. A presença de lipídios e de carboidratos no íleo estimula a liberação de PYY, peptídeo-1 semelhante ao glucagon (GLP-1) e, possivelmente, oxintomodulina (OXM), a partir das células endócrinas ileois.[18] O PYY entra, então, na circulação sistêmica, inibe o esvaziamento gástrico e diminui a velocidade do trânsito no intestino delgado. Assim, esse mecanismo de "freio" aumenta a absorção por prolongar o tempo de contato entre os nutrientes presentes na luz e a mucosa intestinal. Embora também tenham algum efeito na secreção de PYY e GLP-1, os nutrientes luminais presentes no cólon não demonstram afetar o tempo de trânsito no intestino delgado dos seres humanos em doses capazes de alterar esse tempo quando infundidos no íleo.[18]

Hormônios gastrintestinais

O maior órgão endócrino do corpo humano é o trato gastrintestinal, e o primeiro hormônio descoberto foi a secretina, um hormônio peptídeo produzido no TGI. Esta seção contém uma breve revisão dos hormônios do TGI. A mucosa do TGI difere de outros órgãos endócrinos na medida em que os neurônios endócrinos e peptidérgicos encontram-se difusos por todo o TGI.[19] Esses neurônios peptidérgicos e endócrinos produzem muitas substâncias reguladoras essenciais à perfeita coordenação das atividades necessárias ao manejo dos alimentos. Essas substâncias são, principalmente, peptídeos que se comunicam por vias endócrinas, neurócrinas e parácrinas (Fig. 42.9 e Tab. 42.1), e alguns dos hormônios do TGI podem atuar por mais de uma via de comunicação. Os peptídeos endócrinos são hormônios liberados pelas células sensoriais do intestino em resposta a estímulos mecânicos e químicos, que entram na corrente sanguínea para atuar em um órgão-alvo a distância. Os peptídeos intestinais neurócrinos são produzidos no SNE e localizam-se nos próprios nervos do tubo intestinal. A maioria desses peptídeos (e seus receptores) também é produzida pelo cérebro e participa do eixo cérebro-intestinal. Os peptídeos parácrinos (e a histamina, uma amina) são produzidos por células intestinais e atuam nas células próximas ou adjacentes. Essa atuação pode ocorrer por extensão direta a outras células ou por liberação do peptídeo (ou da histamina) na mucosa (p. ex., somatostatina e histamina) ou na luz intestinal (p. ex., peptídeo monitor, peptídeo liberador de colecistocinina [CCK] e peptídeos *trefoil*).

Os hormônios do TGI têm múltiplos efeitos, tanto em curto prazo na resposta a uma refeição como em um prazo mais longo sobre o crescimento e a diferenciação das células entéricas. A Tabela 42.1 relaciona os hormônios do TGI mais bem caracterizados. Muitos desses hormônios importantes na resposta a uma refeição são produzidos pelas células do TGI superior e agem sobre os seus componentes (p. ex., gastrina, CCK, secretina, motilina, peptídeo insulinotrópico dependente de glicose [GIP], somatostatina, peptídeo NPY,

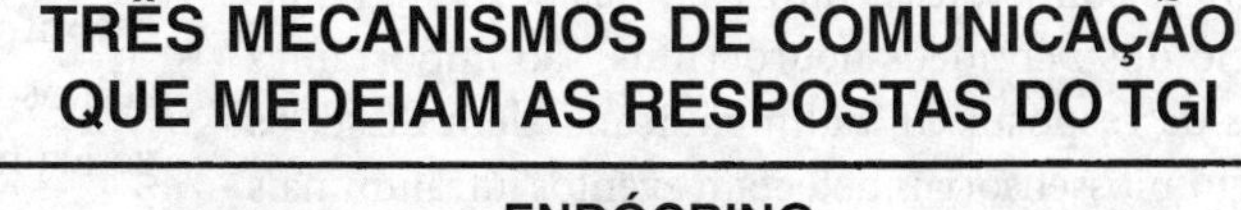

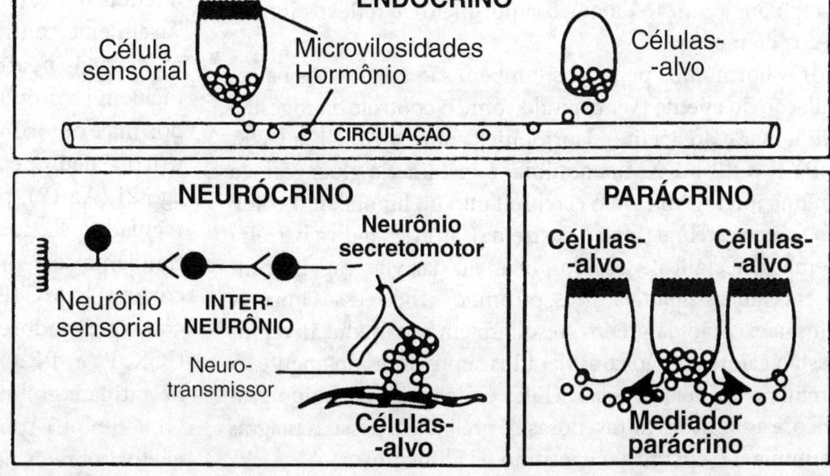

Figura 42.9 Três mecanismos de comunicação medeiam as respostas no trato gastrintestinal (TGI): o endócrino, o neurócrino e o parácrino. No mecanismo endócrino, as células sensoriais respondem a estímulos com a liberação de transmissores que viajam pelo sangue até suas células ou tecidos-alvo. Há vários exemplos de células sensoriais endócrinas ao longo do TGI que respondem a estímulos mecânicos ou químicos para liberar seus hormônios. Alguns tipos de células endócrinas respondem a alterações do pH ou osmolalidade, enquanto outros respondem a alterações relativas a nutrientes específicos. Nos mecanismos neurócrinos, a percepção e transmissão ao tecido-alvo são completamente mediadas por nervos e neurotransmissores. Os nervos captam estímulos como nutrientes, pH e osmolalidade no conteúdo luminal, assim como movimento do conteúdo e distensão da luz intestinal. (De Raybould H, Pandol SJ. Integrated Response to a Meal. Undergraduate Teaching Project, Unit 29. Bethesda, MD: American Gastroenterological Association, 1995, com permissão.)

leptina e grelina), e todos os três principais macronutrientes (proteínas, carboidratos e gorduras) são responsáveis pela liberação dessas substâncias. Como a coordenação das funções do trato intestinal superior é tão crucial e envolve o estômago, o duodeno, o pâncreas e a vesícula biliar, não surpreende que esses sejam os locais mais importantes de liberação dos hormônios GI.

A especificidade e a coordenação das ações dos hormônios GI dependem de três fatores principais: as múltiplas funções de cada hormônio, as ações parácrinas entre células neuroendócrinas e células da mucosa, e as funções reguladoras do SNE. A maior parte dos hormônios GI tem múltiplas ações e serve como mediadora, tanto de funções estimulatórias como inibitórias (p. ex., gastrina, CCK, secretina, GIP, polipeptídeo vasoativo intestinal [VIP] e encefalinas) (ver Tab. 42.1). Outros hormônios GI ou aminas são exclusivamente estimulatórios (p. ex., histamina, motilina, peptídeo liberador de gastrina [GRP], peptídeo monitor e peptídeo liberador de CCK), ou inibitórios (p. ex., somatostatina e polipeptídeo pancreático). A liberação desses hormônios tem o potencial de criar múltiplos efeitos em órgãos GI, coordenados no tempo. A presença de múltiplas células na mucosa, cada uma com receptores para vários hormônios GI, também ajuda a criar a especificidade da resposta. Por exemplo, em sistemas celulares isolados, a CCK estimula a produção de ácido. Entretanto, quando se injeta CCK no animal íntegro, ela não estimula a produção de ácido por causa do maior efeito da CCK sobre as células D, produtoras de somatostatina, que é um inibidor da secreção ácida, do que sobre as células parietais, produtoras de ácido. Por outro lado, a gastrina tem efeito inverso nessas duas células da mucosa, estimulando a secreção de ácido gástrico pela célula parietal. Dessa forma, a multiplicidade de células com diferentes especificidades na mucosa aumenta a complexidade e o controle sobre os diversos hormônios presentes na mucosa. Por fim, o SNE, com suas várias conexões neuronais às células da mucosa, integra os estímulos que controlam a liberação de hormônios GI. Tanto as fibras pré-ganglionares parassimpáticas colinérgicas como as fibras pós-ganglionares, por meio dos peptídeos neurócrinos, são importantes reguladores da resposta GI à alimentação. Além disso, os neurônios quimiossensoriais detectam eventos intraluminais e regulam a função da mucosa por meio de reflexos intrínsecos da mucosa.

Os hormônios peptídeos também são envolvidos na regulação do apetite (ver capítulo sobre o controle da ingestão alimentar e do apetite). Hormônios como o GLP-1, a CCK, o PYY, o PP, a OXM, a amilina, a insulina, o glucagon e a grelina interagem com o cérebro tanto no hipotálamo como no tronco cerebral (região postrema), atravessando a barreira hematoencefálica e agindo por meio das vias vagais-troncoencefálicas-hipotalâmicas, ou ambos. Todos esses hormônios, à exceção da grelina, resultam em uma redução da ingestão calórica e são considerados supressores do apetite. A grelina é produzida pelas células endócrinas no fundo gástrico, e as infusões intravenosas de grelina em pessoas magras estimulam o apetite e o consumo de alimentos.[20]

Alguns hormônios peptídicos são importantes mitógenos para as células do trato intestinal. A gastrina estimula o crescimento de glândulas oxínticas da mucosa gástrica. O GLP-1 e o GLP-2 são produzidos nas células endócrinas do intestino. Esses peptídeos são liberados pela ingestão de nutrientes e regulam a proliferação e diferenciação celular no intestino, além de seu papel na disponibilização de energia. O fator de crescimento semelhante à insulina-I também é produzido pelas células da mucosa intestinal e é um potente fator trófico para a mucosa intestinal, principalmente células epiteliais alvo, células endócrinas e fibroblastos.[21] O GLP-1 e o GLP-2 também têm atividade antiapoptótica, aumentando, dessa forma, seu efeito sobre o crescimento da mucosa.[22]

Resposta integrada a uma refeição

A resposta integrada do TGI a uma refeição representa uma série coordenada de eventos que inclui a regulação da ingestão alimentar, respostas evocadas por estímulos prevendo a refeição, a ingestão e transferência dos alimentos para o estômago, a digestão e absorção dos nutrientes e eliminação dos dejetos da refeição, conjugando todos os controles reguladores individuais revisados anteriormente.

Regulação da ingestão de alimentos

O TGI está envolvido nos momentos mais precoces da alimentação, iniciando com o controle da ingestão de nutrientes. Hormônios peptídicos e outros neurotransmissores no intestino estão envolvidos na regulação de curto prazo da ingestão de energia, embora as razões para a ingestão de alimentos por humanos seja muito complexa e inclua tanto "sinais de saciedade" de curto prazo como fatores regulatórios de longo prazo ou "sinais de adiposidade".[23] Sinais olfatórios e visuais, gosto do alimento, humor, situações sociais e grau de atividade física podem regular a ingestão de alimentos. O centro hipotalâmico e o tronco cerebral são os principais locais em que esses sinais convergem e são integrados para o controle da ingestão de alimentos. Produzida no tecido adiposo, a leptina é o regulador periférico de ingestão energética mais estudado, embora a adiponectina, a resistina e a interleucina-6, também produzidas pelo tecido adiposo, provavelmente contribuam para a modificação da ingestão alimentar. Os neurotransmissores possivelmente envolvidos incluem serotonina, dopamina, opiáceos (encefalina, β-endorfina e dinorfinas), endocanabinoides e ácido γ-aminobutírico,[24] neuropeptídeos NPY, peptídeo relacionado ao gene agouti (AgRP), propiomelanocortina (POMC), transcrito regulado pela cocaína e anfetamina (CART), hormônio estimulante de α-melanócitos (α-MSH) e receptor de melanocortina-4 (MC4R). Os hormônios do intestino sugeridos como reguladores da ingestão alimentar incluem GLP-1, CCK, PYY, PP, OXM, amilina, insulina, glucagon, orexina, bestatina e grelina; entretanto, esta seção se concentra no GLP-1, no PYY, na CCK, na insulina e na grelina, e nos seus efeitos sobre os neurotransmissores e neuropeptídeos.

No sistema nervoso central (SNC), tanto o hipotálamo como o tronco cerebral integram os sinais periféricos para regular a ingestão alimentar. A regulação da ingestão alimentar envolve vários núcleos do hipotálamo. O hipotálamo lateral, as regiões hipotalâmicas ventromediais, o núcleo paraventricular e o núcleo arqueado provavelmente são os mais envolvidos. Os sinais vêm da região periférica através das vias neurais e de mecanismos endócrinos (possivelmente através de uma barreira hematoencefálica permeável próxima à eminência mediana do hipotálamo ou da região postrema do tronco cerebral).[25]

O GLP-1, o PYY e a CCK agem como fatores de saciedade através das vias neurais. Os receptores desses hormônios encontram-se nas fibras nervosas vagais aferentes na região esplâncnica.[26,27] As infusões periféricas de GLP-1 e PYY reduzem a ingestão alimentar nas refeições, embora a administração oral tenha gerado resultados heterogêneos em razão de sua curta meia-vida. A CCK também reduz o tamanho das refeições; entretanto, a administração em longo prazo aumenta a frequência das refeições, compensando a redução do tamanho delas. A leptina e a insulina supostamente agem de modo semelhante por meio de mecanismos endócrinos. Tanto a leptina como a insulina estimulam os neurônios do hipotálamo que produzem POMC e CART. A POMC/CART estimula a produção de α-MSH, que se liga ao MC4R no núcleo paraventricular para suprimir a ingestão de alimentos, inibindo também os neurônios produtores de NPY e AgRP, que são potentes estimulantes da ingestão alimentar.[23,25] O fenótipo de deficiência de leptina em camundongos *ob/ob* e de deficiência congênita de leptina em seres humanos é muito semelhante, incluindo obesidade de início precoce, ingestão alimentar elevada, hipometabolismo, hiperinsulinemia e função defeituosa do eixo hipotálamo-hipófise-tireoide. A reposição de leptina em seres humanos com deficiência tem grande efeito sobre a ingestão de alimentos, mas não há efeito algum sobre o metabolismo basal, mesmo com perda de peso. A deleção do gene do NPY reverte parcialmente o fenótipo em camundongos *ob/ob*, confirmando o equilíbrio existente entre as ações da leptina e do NPY. Embora não tenham sido relatados distúrbios monogênicos de superexpressão de NPY em seres humanos, a deficiência do receptor de leptina também se apresenta sob a forma de hiperfagia grave e ganho de peso. Além disso, um discreto retardo do crescimento e alterações da secreção do IGF-I, que ocorrem nessas crianças, sugerem que o receptor de leptina possa interagir com outros sistemas hormonais.

A grelina, que recebe esse nome por causa de sua ação no hipotálamo como peptídeo de liberação do hormônio de crescimento, é produzida predominantemente pelas células parietais no estômago, bem como no intestino e no pâncreas em quantidades menores. A grelina plasmática aumenta com o jejum e diminui com a alimentação, e seus níveis são baixos em pacientes obesos. Os níveis aumentam após restrição calórica, mas não tanto após cirurgia de derivação gástrica, sugerindo que a grelina seja, em parte, responsável pela incapacidade de reduzir a restrição calórica em longo prazo, mas pode ajudar a explicar a queda de apetite observada em alguns pacientes após cirurgia de derivação gástrica. A grelina alcança o cérebro tanto através das inervações vagais como da barreira hematoencefálica. A grelina tem o efeito oposto da leptina no SNC na medida em que estimula a ingestão alimentar, ativando os neurônios produtores de NPY e AgRP e inibindo os neurônios que expressam a POMC/CART.

Respostas evocadas por estímulos

As respostas antecipatórias a uma refeição são mediadas pelo SNC. Estímulos visuais, olfativos e auditivos, assim como a presença de alimento na boca, podem ativar respostas secretoras de glândulas salivares, estômago e pâncreas, e podem iniciar o relaxamento do estômago, do esfíncter de Oddi e a contração da vesícula biliar. Essas ações preparam o TGI para iniciar a digestão quando a refeição chegar. Essa preparação é importante, porque os produtos da digestão dos alimentos (p. ex., aminoácidos e ácidos graxos livres) são importantes estímulos para criar as respostas máximas necessárias à digestão e à absorção da refeição. Esses nutrientes devem ser produzidos precocemente durante a refeição. Essa fase cefálica da refeição é controlada por vários centros cerebrais, mas os sinais eferentes chegam ao tubo digestivo trazidos pelo nervo vago. Uma vez que a refeição entra no TGI, o SNE é ativado e começa a funcionar de forma coordenada com o SNC. Por exemplo, a distensão do esôfago e/ou do estômago causa uma resposta contrátil mediada inteiramente pelo SNE.

A resposta antecipatória mediada pelo SNC mais documentada é a fase cefálica da secreção gástrica. Impulsos sensoriais provenientes dos olhos, do nariz, dos ouvidos e da boca enviam sinais aferentes para o complexo vagal dorsal, no mesencéfalo, onde eles são integrados e transmitidos aos órgãos GI por fibras eferentes vagais. No estômago, a resposta é a produção de ácido e de pepsina. A liberação de acetilcolina pelo vago estimula a liberação de pepsinogênio na luz do estômago. No estômago distal, as fibras eferentes vagais ativam o SNE, levando à produção de GRP e à consequente liberação de gastrina, estimulando a produção de ácido e de pepsinogênio. Dessa forma, quando o alimento chega ao estômago, parte da proteína é rapidamente convertida em oligopeptídeos por ação da pepsina, produzida a partir do pepsinogênio e ativada na presença de um pH baixo. Esses oligopeptídeos estimulam a liberação de mais gastrina para perpetuar o processo digestivo. Nesse processo, assim como ocorre em outras respostas antecipatórias, refeições atraentes ao paladar estimulam maior resposta do que refeições leves ou não atraentes. Os centros superiores do SNC são, portanto, importantes na regulação da resposta inicial do TGI.

Embora essas respostas antecipatórias estejam claramente presentes em cada refeição, não se sabe ao certo até que ponto elas são essenciais para a assimilação dos nutrientes. Por exemplo, mesmo se o estômago for removido, a digestão e a absorção prosseguem e podem ser concluídas com êxito. As respostas antecipatórias a uma refeição podem ser mais importantes para determinar a quantidade de alimento ingerido naquela refeição do que a absorção de nutrientes. A perda do relaxamento antecipatório do estômago proximal só permite a ingestão de pequenos volumes de cada vez, o que torna difícil seguir um padrão de consumo alimentar suficiente para manter o peso. Embora esse déficit possa ser contornado por treinamento cognitivo, a resposta a uma refeição fica comprometida. O comprometimento dos sentidos da visão, do paladar e/ou do olfato afeta os impulsos cognitivos que levam ao desejo de comer.

Boca

A mastigação e a secreção salivar transformam os alimentos em uma massa lisa e arredondada, de fácil deglutição. A boca serve como receptáculo para essas duas funções: secreção e motilidade. As secreções da cavidade oral originam-se nas glândulas salivares e consistem em líquido, eletrólitos e proteínas. A estrutura e a função das glândulas salivares, compostas de ácinos que secretam seus produtos por meio de ductos, são análogas às do pâncreas. O cloreto (Cl) entra na luz da glândula salivar pelos canais de Cl, e o Na entra por via paracelular, para manter a neutralidade elétrica. Nos ductos, o líquido é modificado à medida que o Na e o Cl deixam a luz; parte do Na é trocada por K e parte do Cl é trocada por bicarbonato (HCO_3^-), produzindo uma secreção salivar final rica em HCO_3^-. A estimulação dos nervos parassimpáticos é o principal fator regulador da secreção salivar por inervação direta das células acinares e ductais, e por alteração do suprimento sanguíneo. No entanto, peptídeos vasoativos também são liberados para regularem o fluxo sanguíneo. O impulso nervoso simpático também estimula a secreção, mas em um grau muito menor.

A saliva integral é uma complexa solução de proteínas, peptídeos, enzimas, hormônios, açúcares, lipídios e outros compostos, e contém tanto componentes salivares como não salivares. Os componentes salivares incluem secreções nasais e brônquicas, componentes sanguíneos, revestimentos epiteliais, componentes alimentares, microrganismos e fluido gengival crevicular. As glândulas salivares (parótida, glândulas submandibulares, glândulas sublinguais e glândulas salivares menores) produzem secreções salivares a partir das células acinares. As proteínas presentes nas secreções salivares são importantes nos estágios iniciais de assimilação dos nutrientes. A influência da amilase salivar sobre a digestão do amido na boca e no esôfago é pequena, por conta do curto tempo de permanência do alimento na boca. Entretanto, no estômago, a ligação da amilase ao seu substrato protege a enzima da inativação no ambiente ligeiramente ácido (pH 5 a 6) do estômago quando é tamponado pelos alimentos. Dessa forma, a enzima consegue realizar uma significativa hidrólise inicial do amido alimentar ainda no estômago. Uma lipase de triglicerídeos não dependente de sais biliares é produzida pelas glândulas de Ebner na base da língua. A quantidade de digestão de triglicerídeos pela lipase é pequena, e os melhores substratos alimentares para essa enzima são os triglicerídeos, que contêm ácidos graxos de cadeia média. As glândulas salivares também secretam haptocorrina (também chamada proteína R), uma proteína transportadora que protege a vitamina B_{12} da digestão acidopéptica no estômago. Muitas outras proteínas são encontradas na saliva integral, e as estimativas são de pelo menos 2.290 proteínas diferentes e uma significativa superposição (27%) de proteínas que são encontradas no plasma. Entretanto, embora as 22 proteínas mais abundantes no plasma representem 99% do conteúdo proteico total do plasma, somente 40% do conteúdo total de proteína da saliva provém das 20 proteínas mais abundantes na saliva.[28] Essas proteínas servem a diversas funções além da digestão, conforme descrito, como proteção contra a desmineralização, auxílio na remineralização, cicatrização de ferimentos, defesa imune e proteção contra o ataque de microrganismos bucais. As classes mais abundantes de proteína salivar são as mucinas, a amilase, as proteínas básicas ricas em prolina, as proteínas acídicas ricas em prolina, as proteínas glicosiladas ricas em prolina, a cistatina "S", a histatina, a IgA, a IgG e a estaterina.[29] A saliva pode conter também biomarcadores de doenças nas regiões da cabeça e do pescoço, podendo ser útil no futuro para a detecção precoce de doenças.

O sabor da comida é um importante regulador da ingestão alimentar, e é governado tanto pelas informações transmitidas pelo olfato (bulbo olfativo) como pelos receptores gustativos existentes na língua. Sabe-se hoje da existência de sete receptores transmembrana (7TM) não apenas na língua, mas também no TGI, nas glândulas endócrinas e no tecido adiposo. Essas 7TM são ativadas por aminoácidos, peptídeos, carboidratos ou ácidos graxos.[30] O tecido gustativo da língua contém receptores que respondem aos aminoácidos e peptídeos (T1R1/T1R3, GPRC6A, CaR), monossacarídeos (T1R2/T1R3) e FFA (GPR120, FFA1). O transportador de FFA CD36 também funciona como um receptor gustativo na língua.[31]

As funções de motilidade da cavidade oral são coordenadas com o esfíncter esofágico superior para impulsionar o bolo alimentar para dentro do esôfago. Essa ação requer a coordenação de músculos extrínsecos para modificar a forma da cavidade faríngea e fechar as vias aéreas, e dos músculos intrínsecos para impulsionar o bolo alimentar na direção caudal. Esses dois grupos trabalham em sucessão, para que o alimento não reflua para o nariz ou a laringe. Essas unidades musculares trabalham em ordem inversa durante o ato de vomitar, novamente com a finalidade de impedir que o conteúdo da luz intestinal entre nas vias aéreas.

Esôfago

O esôfago leva o bolo alimentar da boca até o estômago proximal. O relaxamento do esfíncter esofágico superior ocorre imediatamente após a deglutição, juntamente a um aumento da pressão na faringe. Essas variações de pressão impulsionam o bolo alimentar em direção ao esôfago, que é o primeiro órgão do tubo digestivo em que se observa o fenômeno do peristaltismo. Este, ao longo do esôfago (peristaltismo primário), é potencializado pela distensão produzida pelo bolo alimentar (peristaltismo secundário). O movimento caudal coordenado, em ondas de contração e relaxamento, move o bolo alimentar ao longo do esôfago. O ato de deglutir inicia tanto o peristaltismo faríngeo como o esofágico, assim como o relaxamento do esfíncter esofágico inferior, permitindo que o alimento deglutido entre no estômago proximal. Imediatamente após a deglutição, a pressão no esfíncter esofágico inferior também baixa para o nível da pressão do estômago, e permanece assim até que a deglutição seja concluída. Ao final da deglutição, o esfíncter esofágico inferior contrai-se, esvaziando a parte terminal do esôfago de qualquer conteúdo alimentar remanescente. Os neurotransmissores mais importantes para manter o padrão de motilidade do esôfago são a acetilcolina (contração) e o VIP/NO (relaxamento). Embora o esôfago seja frequentemente representado como um tubo aberto, suas paredes ficam muito próximas uma da outra durante o jejum e nas áreas em que não estejam sofrendo distensão pelo bolo alimentar durante a alimentação. Por isso, o bolo alimentar não pode caminhar pelo esôfago sem o peristaltismo. Surpreendentemente, a gravidade não é um fator significativo para o funcionamento do esôfago.

Estômago

O bolo alimentar entra no estômago sob a forma de grandes partículas após a mastigação ocorrida na boca. No estômago, o alimento é misturado e triturado, sob o efeito do líquido e das enzimas secretadas, e é convertido em uma suspensão de partículas suficientemente pequenas para passarem pelo piloro e chegarem ao duodeno. Além disso, os lipídios são emulsificados pelo movimento de mistura e formam-se pequenas quantidades de ácidos graxos e monoglicerídeos. A digestão das proteínas e do amido também prossegue, gerando nutrientes monoméricos e oligoméricos, que atuam no duodeno, potencializando a resposta intestinal à refeição. Os dois principais componentes responsáveis por essas ações gerais do estômago são a motilidade e a secreção acidopéptica.

A fase antecipatória cefálica e a distensão do estômago pela refeição levam a um relaxamento receptivo do estômago proximal, que permite acomodar a refeição sem aumentar a pressão gástrica. Fibras aferentes vagais na parede do estômago respondem a variações de tensão do revestimento muscular do órgão. Essas respostas são processadas no núcleo vagal dorsal do bulbo, gerando respostas eferentes vagais que não apenas relaxam o estômago proximal, mas também aumentam a secreção de gastrina, de ácido e de pepsinogênio; iniciam a contração do antro e da vesícula biliar; relaxam o esfíncter de Oddi e estimulam a secreção pancreática. Esses reflexos vago-vagais são importantes para a função coordenada dos órgãos do TGI superior (estômago, duodeno, vesícula biliar e pâncreas) e explicam, em parte, o porquê de esses órgãos serem considerados, em conjunto, como uma unidade. Os prováveis mediadores neurais desses reflexos são VIP e NO. Embora as funções dos quatro órgãos GI superiores sejam consideradas separadamente, é importante reconhecer que essas funções não ocorrem de forma isolada, mas são partes de uma resposta cuidadosamente programada e que envolve todo o conjunto.

As contrações do antro (estômago distal) são iniciadas pela distensão do estômago. A propulsão, a trituração e a retropulsão que ocorrem no estômago distal servem para fragmentar a refeição em pequenas partes, assim como misturá-las às secreções gástricas ricas em ácido e pepsina. O bolo alimentar é triturado até que o tamanho das partículas seja menor do que 2 mm e elas possam, então, atravessar o piloro durante o componente propulsivo. O peristaltismo do estômago é lento, ocorrendo a uma frequência de aproximadamente três ciclos por minuto, mediado, em grande parte, pelos neurônios colinérgicos vagais e intrínsecos da parede gástrica.

O esvaziamento gástrico é um fenômeno rigorosamente controlado, modulado por outros fatores que não o tamanho das partículas. A maior rapidez de esvaziamento gástrico ocorre com as soluções isotônicas. A maioria dos alimentos sólidos produz soluções hipertônicas, e a maioria dos líquidos é hipotônica ou hipertônica. Por isso, a maior parte das refeições não alcança a máxima velocidade de esvaziamento possível. A taxa de esvaziamento gástrico após a refeição, em geral, é de cerca de 2 mL/min. Nessa taxa, as funções digestórias e de absorção do intestino delgado não são predominantes. Outros mecanismos inibitórios que afetam a velocidade de esvaziamento gástrico envolvem a concentração de íons H^+ e a carga calórica que chega ao duodeno.

Outra importante função do estômago é produzir secreções ricas em hidrogênio e pepsinogênio. As células principais e parietais são as responsáveis pelos produtos que entram na luz do estômago após uma refeição (Tab. 42.3) e ocorrem nas fases cefálica e gástrica da secreção mencionada. No período pós-prandial (fase gástrica), o volume de secreção gástrica aumenta e a concentração de íons modifica-se, basicamente como resultado da secreção das células parietais. A secreção não parietal das células principais e mucosas contribui com um líquido rico em HCO_3^- no estado de jejum. Após uma refeição, o H^+ é trocado por Na^+, e o Cl^- substitui a secreção de HCO_3^-. A maior parte dessas alterações secretórias ocorre durante a fase de secreção ácida do estômago, que tem lugar, no máximo, 60 a 90 minutos após a ingestão de alimento. Em pessoas saudáveis, as proteínas predominantes secretadas no estômago são as pepsinas A e C, bem como a lipase gástrica e o fator intrínseco gástrico. Entretanto, em estados de doença como câncer gástrico ou gastrite crô-

Tabela 42.3 Produtos de secreção e função das células gástricas

Tipo de célula	Produto	Função
Células superficiais	Muco	Lubrificação
Células do colo	Bicarbonato	Proteção
	Peptídeos *trefoil*	
Células parietais	H^+	Digestão das proteínas
	Fator intrínseco	Ligação à cobalamina (vitamina B_{12})
Células principais	Pepsinogênio	Digestão das proteínas quando ativado
	Lipase gástrica	Digestão dos triglicerídeos, não requer sais biliares MCT > LCT
Células endócrinas	Gastrina	Liberação de histamina
	Histamina	Estimulação da secreção ácida
	Somatostatina	Inibição da secreção ácida

LCT, triglicerídeo de cadeia longa; MCT, triglicerídeo de cadeia média.

nica, a variedade de proteínas secretadas torna-se muito mais complexa e inclui não apenas as pepsinas e a lipase gástrica, mas também albumina, transtirretina, IgG, IgA, calgranulina A e α_1-antitripsina.[32,33]

O controle da secreção das células parietais na fase gástrica envolve diferentes tipos celulares: células parietais, células semelhantes a enterocromafins (ECL), células secretoras de somatostatina (D), EC e células secretoras de gastrina (G). Essas células distribuem-se em duas diferentes partes anatômicas do estômago: células parietais, ECL e células D fúndicas encontram-se no fundo gástrico, enquanto células D antrais e células G, no antro. A gastrina, a acetilcolina e a histamina são os principais estimulantes da secreção de ácidos das células parietais através dos receptores existentes na superfície basolateral da célula parietal. Embora a via da histamina seja mediada por um segundo mensageiro diferente da via de acetilcolina e gastrina, todos resultam na estimulação da bomba de prótons localizada na membrana apical. Além disso, a histamina é o principal determinante da secreção de ácido gástrico, possivelmente por um efeito intensificador sobre a acetilcolina e a gastrina. A gastrina influencia também a produção de histamina a partir das células ECL. A gastrina é liberada pelas células G em resposta a uma refeição, por meio de múltiplos mecanismos; a acetilcolina e o GRP, atuando através das fibras nervosas vagais e intrínsecas, liberam gastrina durante as fases gástrica e cefálica da secreção, e os aminoácidos liberados na luz pela pepsina também estimulam a liberação de gastrina na fase gástrica. A gastrina atua de modo endócrino, ligando-se aos receptores CCK-B nas células ECL e causando a liberação de histamina por exocitose. Pouco depois, a síntese de histidina-decarboxilase é ativada, causando maior produção de histamina. Por fim, a gastrina estimula o crescimento das células ECL. Como resultado desses três efeitos, a produção de histamina pelas células ECL aumenta e determina a ativação e secreção das células parietais. A gastrina é responsável por cerca de 70% da liberação de histamina estimulada, o restante é gerado pela acetilcolina via receptores muscarínicos, pela epinefrina, via receptores adrenérgicos, e pela gastrina diretamente, via receptores CCK-B. A acetilcolina estimula a secreção de ácidos diretamente via receptores M3 existentes nas células parietais e também de forma indireta, ligando-se aos receptores M2 e M4 existentes nas células D, que inibem a secreção de somatostatina. A grelina e o café também estimulam indiretamente a secreção de ácidos e glutamato (inibindo a secreção de somatostatina), mas em proporções menores.[4]

A secreção ácida do estômago é ainda regulada por *feedback* inibitório, mediado, em grande parte, pela somatostatina liberada pelas células endócrinas especializadas (D) do antro e do fundo.[34] As células D em geral atuam localmente tanto por processos citoplasmáticos como por circulação local; portanto, células D fúndicas são, provavelmente, mais importantes que as células D do antro na regulação da produção de histamina pelas células ECL e na inibição direta da secreção ácida nas células parietais, enquanto as células D do antro exercem seus efeitos sobretudo nas células G e EC no antro. Diferentes fatores atuam mediando a liberação de somatostatina pelas células D nesses dois locais, e o controle da secreção de somatostatina envolve uma série de fatores, como gastrina, GRP, VIP, peptídeo pituitário de ativação de adenilato-ciclase (PACAP), agonistas adrenérgicos $\beta 2/\beta 3$, secretina, peptídeo natriurético atrial (ANP), adrenomedulina, amilina, adenosina e peptídeo relacionado ao gene da calcitonina (CGRP), que estimulam a secreção, e a acetilcolina, a histamina e o interferon-γ, que inibem a secreção de somatostatina. O pH gástrico também é envolvido no controle da secreção de ácidos. Quando o pH na luz do antro cai abaixo de 3,0, a somatostatina é liberada pelas células D antrais, inibindo a liberação de gastrina pelas células G por mecanismos parácrinos. Além disso, o ácido na luz diminui diretamente a liberação de gastrina pelas células G. Essa amostra de regulação da secreção de ácido gástrico após uma refeição é um dos melhores exemplos da complexa e intricada coordenação da função GI, que envolve elementos do SNC, do SNE e de hormônios GI.[34]

As células parietais gástricas também produzem fator intrínseco, uma proteína transportadora necessária para a absorção de vitamina B_{12} no íleo. A vitamina B_{12} encaixa-se em uma depressão hidrofóbica da molécula proteica de fator intrínseco, formando o complexo fator intrínseco-vitamina B_{12}, que é o ligante obrigatório para a absorção mediada por receptor no íleo terminal.

Duodeno

O duodeno ocupa o centro de outro processo regulador de coordenação elaborada, integrando as funções de esvaziamento gástrico, formação de bile, motilidade da vesícula biliar e duodenal, assim como secreções pancreática e biliar. Por essa razão, foi desenvolvido o conceito de unidade ou *cluster* duodenal. Esse conceito também faz sentido do ponto de vista embrionário. Cada um dos órgãos do *cluster* duodenal (estômago, duodeno, fígado, ducto biliar comum, vesícula biliar e pâncreas) deriva de estruturas intimamente relacionadas nos estágios precoces do desenvolvimento fetal. O fígado, a vesícula biliar, o ducto biliar comum e o pâncreas ventral brotam do lado antimesentérico do duodeno, enquanto o broto pancreático dorsal desenvolve-se a partir da superfície mesentérica. Em seguida, o pâncreas ventral gira para se unir ao pâncreas dorsal. Não surpreende, portanto, que sensores existentes no duodeno possam regular a função de outros órgãos do *cluster*.

O duodeno age, ao mesmo tempo, como uma simples câmara de mistura e como um centro regulador, já que possui células e terminações nervosas que percebem o conteúdo de nutrientes, o pH, a osmolaridade e a distensão. Os principais hormônios envolvidos na regulação do *cluster* duodenal são a CCK e a secretina, embora seus efeitos não sejam exclusivos. Além disso, os hormônios GI que atuam no *cluster* duodenal podem agir por meio de um mecanismo endócrino (pela corrente sanguínea) ou por mecanismos parácrinos (localmente, na mucosa intestinal). Um pH ácido leva à liberação de secretina e à ativação de nervos extrínsecos e intrínsecos, aumentando a secreção biliar e pancreática de água e HCO_3^-.[35] A presença de produtos da digestão de nutrientes (aminoácidos, ácidos graxos e monossacarídeos) leva à liberação de CCK e à ativação de nervos extrínsecos e intrínsecos, inibindo o esvaziamento gástrico e a secreção ácida, estimulando a contração da vesícula biliar e a secreção de enzimas pancreáticas, além de iniciar os movimentos intestinais típicos do estado pós-alimentação. Além disso, foram encontrados receptores gustativos na mucosa intestinal, onde eles agem de modo a desencadear respostas aos nutrientes.[36,37] Os receptores acoplados à proteína G (GPCR) para os sabores doce, amargo e umami (aminoácido) foram encontrados nas células endócrinas L e nas células intestinais com borda em escova. Os sensores do sabor doce podem estimular a secreção de GLP-1 e GIP, podendo melhorar também a absorção da glicose através da regulação positiva do mRNA codificador do cotransportador sódio-glicose 1 (SGLT1) e da translocação do transportador de glicose 2 (GLUT2) estimulada pelo receptor de sabor doce T1R2/T1R3 para a membrana apical dos enterócitos, embora sejam necessárias pesquisas mais detalhadas com animais intactos para que se estabeleça o pleno entendimento dessas interações. Muito menos se sabe dos receptores intestinais envolvidos na detecção de lipídios, embora as pesquisas sugiram que os receptores T2R das células enteroendócrinas possam detectar a presença de lipídios, além de detectar o sabor amargo ou utilizá-lo como um marcador substituto dos lipídios, propiciando a liberação de CCK. O glutamato está envolvido na detecção de aminoácidos, e um dos receptores do glutamato, o mGluR1, foi encontrado nas membranas apicais das células principais. No duodeno, os dados sugerem que o glutamato estimula o aparecimento de PepT1 (um transportador de oligopeptídeos) com a consequente rápida internalização de T1R1, T1R3 e α-gustducina. A importância desses achados, no entanto, ainda precisa ser elucidada.[37]

A secreção de ácido gástrico pode ser inibida pelos sistemas neurais ou hormonais que têm origem no duodeno (Tab. 42.4). Esse processo distingue-se da inibição pela somatostatina antral, porque a regulação da secreção de ácido gástrico pelo ácido duodenal, pela hiperosmolaridade e pelos ácidos graxos também leva à inibição do esvaziamento gástrico. Dessa forma, a mucosa duodenal é duplamente protegida de um influxo excessivo de ácido. O GIP, anteriormente chamado do polipeptídeo inibidor gástrico, liberado pelo duodeno, inibe a secreção de ácido gástrico e estimula a liberação de insulina pelas células β pancreáticas.

A liberação de CCK pelas células duodenais endócrinas I após uma refeição tem importância crucial para a digestão dos alimentos. A CCK atua como um hormônio, estimulando a secreção pancreática e aumentando as contrações do antro, do piloro e do duodeno. Além disso, atuando como um peptídeo neurócrino, a CCK estimula as fibras aferentes vagais que fazem parte do efluxo eferente vagal após uma refeição, com efeitos subsequentes sobre o relaxamento gástrico proximal, o aumento da produção de ácido, a motilidade intestinal e a secreção pancreática. A maioria dos efeitos da CCK após uma refeição pode ocorrer por meio de seu papel como peptídeo neurócrino. A CCK é importante na regulação do sistema biliar e de seus componentes. O peptídeo estimula a contração da vesícula biliar e relaxa o esfíncter de Oddi, permitindo que a bile concentrada chegue ao duodeno. Essa ação é mediada tanto pela função hormonal como pela função neurócrina da CCK. Os ácidos graxos na luz do duodeno liberam CCK, que, por sua vez, atua por mecanismo humoral sobre os receptores CCK-A da vesícula biliar. Além disso, em resposta às fibras nervosas sensoriais aferentes ativadas pela CCK, as fibras eferentes vagais mediadas por acetilcolina contraem a vesícula biliar, e as fibras aferentes vagais que liberam VIP/NO relaxam o esfíncter de Oddi.

Há um complexo sistema que regula a liberação de CCK pelas células endócrinas I (secretoras de CCK) do duodeno. Os nutrientes presentes na luz, em especial proteínas, aminoácidos e ácidos graxos livres, iniciam o sinal. As proteínas estão particularmente envolvidas no estímulo à liberação de três peptídeos que, por sua vez, liberam CCK: o peptídeo monitor, produzido nas células acinares pancreáticas; o inibidor da ligação do diazepam do intestino do porco e o peptídeo liberador de CCK, produzido nas células mucosas duodenais do rato. A fosfolipase A_2 presente no suco pancreático também pode atuar como peptídeo liberador de secretina (Tab. 42.5). A liberação de ambos os peptídeos é mediada por fibras eferentes parassimpáticas (vagais). Entre as refeições, esses peptídeos são degradados pela tripsina luminal, que é altamente concentrada. Dessa forma, há pouca secreção de

Tabela 42.4 Regulação negativa da secreção de ácido gástrico

Região	Estímulo	Mediação	Inibe gastrina	Inibe diretamente (ácido)
			Liberação	Secreção
Área glandular oxíntica	Ácido, CGRP, secretina, VIP	Somatostatina (endócrina)	Sim	Sim
Antro	(pH < 3,0)	Somatostatina (parácrina)	Sim	Sim
	Ácido	Reflexo neurológico	Não	Sim
		Diminuição da liberação de gastrina por células G	Sim	Não
Duodeno	Hiperosmótico	Não identificada, pode incluir CCK, peptídeo YY, secretina, neurotensina, GLP-1 (peptídeos com atividade de enterogastrona)		
	Soluções, nutrientes		Não	Sim
Duodeno e jejuno	Ácidos graxos	GIP	Sim	Sim
		GLP-1, esvaziamento gástrico com atraso		

CCK, colecistocinina; CGRP, peptídeo relacionado à calcitonina; GIP, peptídeo insulinotrópico glicose-dependente; GLP, peptídeo semelhante ao glucagon; VIP, polipeptídeo intestinal vasoativo.

Tabela 42.5 Fases da secreção pancreática após uma refeição

Fases	Resposta pancreática (%)	Estimulantes	Vias colinérgicas vagais
Cefálica	25	Visão, cheiro, paladar, ato de comer	Colecistocinina, secretina
Gástrica	10	Distensão	Reflexos enteropancreáticos
Intestinal	50-75	Aminoácidos	Outros hormônios (?)
		Ácidos graxos	
		Íons cálcio e hidrogênio	Outros hormônios (?)

CCK durante o jejum. Entretanto, como grandes quantidades de proteína chegam ao tubo digestivo após uma refeição, elas suplantam a atividade da tripsina luminal, e a maioria dos peptídeos reguladores potenciais escapa à degradação. A ingestão de proteína regula a liberação de CCK, que, por sua vez, estimula a liberação de enzimas proteolíticas do pâncreas, em conjunto com a estimulação eferente vagal.

Outro importante papel do *cluster* duodenal é neutralizar o ácido gástrico que chega ao duodeno proximal e manter constante o pH na luz. Existem múltiplos órgãos envolvidos nessa regulação, inclusive a mucosa duodenal, o sistema biliar e o pâncreas. A refeição representa um tampão, principalmente por meio dos peptídeos e ácidos graxos. A maior parte da neutralização é feita pelo HCO_3^- secretado pelo pâncreas, pelos ductos biliares e pela mucosa duodenal. A secretina atua como mediadora da resposta biliar e pancreática, enquanto o SNE é o mediador da resposta da mucosa. O principal sensor da mucosa são as células endócrinas de secretina (S), ativadas para liberação de secretina quando o pH da luz fica abaixo de 4,5. Um pH intraluminal baixo estimula a secreção duodenal de HCO_3^- a partir de vias nervosas centrais e entéricas, da produção local de prostaglandinas e de hormônios. Os mecanismos em jogo podem ser mediados pelo monofosfato cíclico de adenosina (agonistas de dopamina, agonistas do receptor de enteropeptídeo e VIP), pelo monofosfato cíclico de guanosina (guanilina e uroguanilina), por cálcio (agonistas muscarínicos M_3 e agonistas de CCK_A), ou pela inibição por neurotransmissores (agonistas do α_2-adrenoceptor, agonistas do receptor de NPY e NO).

Por fim, um importante papel do duodeno é a produção e manutenção da isotonicidade do conteúdo luminal, evitando, assim, grandes deslocamentos de líquido pela membrana semipermeável do tubo digestivo. Essa função é uma das que são desempenhadas apenas pela mucosa duodenal, sem o concurso de outros órgãos do *cluster*. A maioria das refeições é hipertônica ou hipotônica. O duodeno precisa adicionar ou absorver líquido e eletrólitos; é notável que esse ajuste ocorra no interior do duodeno. Em circunstâncias normais, contudo, a velocidade máxima de esvaziamento gástrico é de aproximadamente 2 mL/min; o duodeno proximal não recebe um volume maior do que ele pode acomodar para que possa fazer ajuste isotônico.

As hidrolases da borda em escova são glicoproteínas produzidas pelos enterócitos (Tab. 42.6). Elas são secretadas pelas células e inseridas na borda em escova; a metade hidrofóbica liga-se à membrana, enquanto o componente oligossacaridase projeta-se para a luz. As hidrolases da borda em escova apenas se expressam nos enterócitos das vilosidades, predominantemente no duodeno e no jejuno, com menor expressão distal. A expressão e atividade das enzimas são reguladas por processos de transcrição, tradução e pós-tradução, modificados pela ingestão alimentar, pela atividade das enzimas pancreáticas, pelos fatores tróficos e por doenças GI.

Dessa forma, a passagem pelo duodeno altera as propriedades físicas dos alimentos por conta da contribuição dos órgãos do *cluster* duodenal. Grandes quantidades de hidrolases pancreáticas e sais biliares são adicionadas, digerindo praticamente todas as macromoléculas ingeridas (exceto a fibra alimentar) em oligômeros ou monômeros, solubilizados de forma compatível com a absorção. O líquido intestinal que deixa o duodeno é mais isosmótico e seu pH é mais neutro.

Fígado e sistema biliar

A bile é formada de sais biliares e compostos excretórios endógenos e exógenos. Os sais biliares são cruciais para solubilizar os nutrientes lipossolúveis e para a absorção. Eles são sintetizados e secretados pelo fígado, conjugados com taurina ou glicina para melhorar sua solubilidade; armazenados e concentrados na vesícula biliar; e liberados na luz do duodeno em resposta a uma refeição. Os sais biliares representam 61% das concentrações totais de solutos da bile. Outros componentes são os ácidos graxos, o colesterol, os fosfolipídios, a bilirrubina, as proteínas e outros compostos (p. ex., fármacos, agentes químicos ambientais).[38] Os sais biliares atuam como cofatores da lipase pancreática e tornam os lipídios solúveis através da formação de micelas. Entre as refeições, a vesícula biliar armazena e concentra os sais biliares extraídos do sangue pelo fígado. Há dois fatores principais que regulam a liberação de sais biliares após uma refeição. Primeiramente, a contração da vesícula biliar estimulada pela CCK e o relaxamento do esfíncter de Oddi liberam o conteúdo da vesícula biliar no duodeno proximal. Dessa forma, ocorre a primeira e imediata descarga de sais biliares para auxiliar na digestão pela lipase pancreática e na solubilização do colesterol e dos ácidos graxos/monoglicerídeos.

Tabela 42.6 Atividade de hidrolase da borda em escova intestinal em fragmentos de biópsia de humanos normais

Hidrolase	Atividade aproximada (unidades/g de proteína)
Glicoamilase	250
Sacarase	100
α-dextrinase	100
Lactase	45

Em seguida, os sais biliares prosseguem pelo intestino delgado até o íleo, onde são absorvidos por um mecanismo mediado por receptor e retornam ao fígado pela corrente sanguínea. A circulação entero-hepática (reabsorção no íleo, recaptação pelo fígado e nova secreção no intestino) preserva os sais biliares e diminui a necessidade de nova síntese no período de 1 a 2 horas após uma refeição. Todo o *pool* de sais biliares (~ 3 a 4 g) é recirculado 2 a 4 vezes após cada refeição, disponibilizando 6 a 16 g de sais biliares ao duodeno proximal nas primeiras horas após a refeição. Sendo o volume total do conteúdo da luz, incluindo alimentos e secreções, de 2 a 3 L após cada refeição, é grande a margem de segurança para manter a concentração luminal acima da concentração micelar crítica de 2 a 4 mM necessária para solubilização dos lipídios e ativação da lipase pancreática.

Anteriormente, muito pouco se sabia sobre as proteínas contidas na bile por causa das dificuldades de análise, da concentração de sal da bile e das dificuldades para a obtenção de amostras da árvore biliar. Identificaram-se 283 proteínas na bile, inclusive possíveis biomarcadores de doenças biliares e pancreáticas.[38]

Pâncreas

Há três fases de secreção pancreática após uma refeição: cefálica, gástrica e intestinal (Tab. 42.5). Essas fases foram descritas na tentativa de classificar os inúmeros eventos do período pós-prandial. Como já foi visto em outros órgãos descritos anteriormente, a secreção pancreática é mediada por respostas eferentes vagais e hormônios do tubo digestivo.[39] Em seres humanos, a fase cefálica da secreção é mediada quase totalmente pelo nervo vago. Nessa fase e na fase gástrica, o pâncreas secreta, principalmente, água e HCO_3^-. O polipeptídio pancreático, localizado em células específicas das ilhotas pancreáticas, atua por meio de um mecanismo de *feedback* negativo na etapa da secreção pancreática estimulada pelo vago. O polipeptídio pancreático é liberado em resposta à estimulação vagal eferente e inibe o efeito vagal eferente sobre o pâncreas.

Na fase intestinal, as enzimas pancreáticas são adicionadas ao grande volume de líquido secretado. Como já mencionado, os produtos da proteólise e da lipólise estimulam as células CCK (endócrinas I) a liberarem CCK, que atua por mecanismos neuronal (pela estimulação vagal das vias aferentes) e humoral sobre as células acinares pancreáticas, levando à produção de enzimas. Embora permaneça por ser elucidado, o mecanismo pelo qual a CCK detecta esses produtos possivelmente envolve um peptídeo liberador de CCK sensível ao tripano, o que leva à liberação de 5-hidroxitriptamina da célula EC, que ativa os neurônios da substância P na submucosa, transformando o sinal em sinal colinérgico. Esse sinal pode, então, ser transmitido às células produtoras de peptídeos liberadores de CCK. Na realidade, tanto a CCK como a 5-HT estimulam a secreção pancreática através das vias vagais e são estimuladoras primárias da secreção pós-prandial das enzimas pancreáticas.[40] Ao mesmo tempo, os íons H^+ estimulam as células S a liberarem secretina, que atua por mecanismo humoral sobre as células dos ductos pancreáticos, secretando um líquido rico em HCO_3^-, necessário para neutralizar o ácido gástrico e permitir o efeito das enzimas pancreáticas. A bile e os ácidos graxos podem ser hábeis em estimular a liberação de secretina, mas são muito menos importantes que os ácidos na estimulação fisiológica da liberação da secretina.[40] Além disso, reflexos enteropancreáticos no SNE, sensíveis à distensão, à osmolaridade e a vários nutrientes, estimulam a secreção de enzimas pancreáticas mediada por acetilcolina, GRP, VIP e NO.[39,40] Outros neuropeptídios que podem aumentar as secreções pancreáticas são a substância P, a neurotensina, a serotonina e o peptídeo relacionado ao gene da calcitonina. Além disso, a insulina pode modular a secreção pancreática potencializando a resposta da secretina e da CCK.

Sabe-se muito menos sobre a inibição do que sobre a estimulação da secreção pancreática. Ao que parece, tanto a hiperglicemia como as infusões de aminoácidos podem reduzir a secreção pancreática, e já foi sugerido que esse efeito é mediado pelo glucagon, mas isso ainda não está claro. A somatostatina também pode inibir as secreções pancreáticas, possivelmente bloqueando o efeito da CCK no sítio vagal central. A secreção de CCK e, por consequência, a secreção pancreática podem ser inibidas também pelos nutrientes presentes no cólon. O PYY (produzido no intestino delgado distal e no cólon) também pode ter participação na inibição da secreção pancreática através de uma via colinérgica[41] e de uma via hormonal.[42] O GLP-1 também inibe a secreção pancreática após a perfusão ileal, o que parece ser mediado por um mecanismo vagal central.[40] O PP, localizado nas ilhotas de Langerhans, também participa do processo de inibição das secreções pancreáticas e provavelmente modula a produção vagal eferente para o pâncreas através do SNC. Embora o mecanismo exato pelo qual o PP medeia esse efeito sobre o SNC ainda não esteja claro, é possível que seja através da transposição da barreira hematoencefálica para que se estabeleça a interação com múltiplos sítios no tronco cerebral.[40] A grelina e a leptina (um hormônio produzido pelo tecido adiposo) também inibem a secreção pancreática através de um mecanismo neuro-hormonal.[42] É provável também que exista um mecanismo de *feedback* entre as enzimas pancreáticas e a secreção de CCK, possivelmente através de uma proteína liberadora de CCK, mas esse mecanismo não é conhecido em seres humanos.[40,42] Já se postulou também que a bile e os sais biliares participam de um circuito de *feedback* negativo da secreção pancreática, mas essa hipótese permanece controversa.[42]

Aproximadamente 0,7 a 10% do suco pancreático é constituído por proteínas. A maioria das proteínas secretadas consiste de enzimas e proenzimas, formas precursoras inativas de enzimas que são clivadas para dar origem às suas formas ativas no lúmen duodenal. A maioria das proteínas secretadas pelo pâncreas são proteoses, que são secretadas sob a forma de um precursor inativo para evitar a digestão do próprio tecido do pâncreas (Tab. 42.7). O tripsinogênio representa 40% das proteínas secretadas pelo pâncreas. Na luz intestinal, o tripsinogênio é ativado pela enzima enteroquinase, produzida pelos enterócitos duodenais, transformando-o em tripsina, que, por sua vez, converte o tripsinogênio e todas as demais proenzimas em suas formas ativas e, então, inicia-se

Tabela 42.7 Proteases pancreáticas

Protease	Função
Endopeptidases	
Tripsina	Quebra as ligações internas nos resíduos de lisina ou arginina e quebra outras proenzimas pancreáticas
Quimiotripsina	Quebra as ligações nos resíduos de aminoácidos neutros ou aromáticos
Elastase	Quebra as ligações nos resíduos de aminoácidos alifáticos
Exopeptidases	
Carboxipeptidase A	Quebra as ligações dos aminoácidos aromáticos no terminal carboxila das proteínas e peptídeos
Carboxipeptidase B	Quebra as ligações da arginina ou lisina no terminal carboxila das proteínas e peptídeos

a fase intraluminal da digestão intestinal. Tanto a CCK como a insulina estimulam a produção das enzimas pancreáticas, supostamente mediada por um aumento da tradução, uma vez que os níveis de mRNA nas células acinares não aumentam após a estimulação com CCK e insulina.

A secreção pancreática de insulina em resposta a uma refeição é potencializada pela liberação de GIP e GLP-1 pelas células enteroendócrinas no duodeno (células K e L, respectivamente). Embora o GIP tenha sido inicialmente conhecido por sua capacidade de inibir a secreção de ácido gástrico, mais tarde, descobriu-se que a principal função desse peptídeo é mediar a liberação de insulina pelo pâncreas mediante o estímulo da refeição. Essa observação levou à mudança de nome do GIP de polipeptídeo inibidor gástrico para polipeptídeo glicose-insulinotrópico. A glicose intraluminal estimula a liberação de GIP e GLP-1, que atua por mecanismo humoral, aumentando a liberação de insulina mediada por glicose, a partir das células β das ilhotas pancreáticas. Essa ação do GIP ajuda a manter os níveis de glicemia dentro de uma faixa razoável após a refeição e fornece mais um exemplo da redundância característica dos mecanismos de regulação da função GI após uma refeição. As evidências sugerem que o GLP-1 também pode agir sobre os neurônios de forma semelhante à CCK. O GLP-1 também tem uma segunda fase de secreção, quando os nutrientes alcançam as células L no intestino delgado distal, provavelmente responsável pelos demais efeitos do GLP-1, inclusive o freio ileal e o controle de apetite.[43]

Absorção de nutrientes

Fluidos e eletrólitos

O TGI absorve grandes volumes de líquido a cada dia. Aproximadamente 9 L de água são fornecidos diariamente ao intestino delgado por meio de ingestão dietética (2.000 mL), saliva (1.500 mL), secreções gástricas (2.500 mL), bile (500 mL), secreções pancreáticas (1.500 mL) e secreções do intestino delgado (1.000 mL). Noventa e oito por cento da carga diária de líquido é absorvida, enquanto apenas 100 a 200 mL/dia são excretados nas fezes; cerca de 85% (7,5 L) da água é absorvida no jejuno e no íleo, e 13% (1,4 L), no cólon.

A água é absorvida passivamente através da parede do intestino, processo regulado principalmente pela absorção ativa de eletrólitos.[44] Características específicas das células epiteliais em todo o intestino são importantes para a regulação da absorção de líquido e eletrólitos. Primeiramente, a membrana apical (luminal) contém transportadores e canais de eletrólitos específicos.[45] Em segundo lugar, a membrana basolateral (serosa) contém uma bomba de Na^+ que comanda a absorção de eletrólitos. Em terceiro lugar, as células epiteliais intestinais estão ligadas entre si por firmes junções, localizadas próximo à superfície apical.[46] A permeabilidade do epitélio intestinal depende do número de junções entre as células. A permeabilidade dessas junções intercelulares aos solutos, aos íons e ao movimento da água diminuei à medida que se caminha em sentido distal ao longo do intestino. O jejuno é, portanto, mais permeável que o íleo, o qual é mais permeável que o ceco, cuja permeabilidade é maior que a do restante do cólon.

Líquido e eletrólitos são absorvidos da luz intestinal, passando diretamente através das células epiteliais (via transcelular) ou entre elas (via paracelular). O transporte passivo não requer energia e pode ocorrer por via transcelular ou paracelular.[47] O conteúdo lipídico da membrana da célula epitelial evita a difusão passiva de eletrólitos que tenham carga elétrica. Proteínas especializadas presentes na membrana apical formam canais ou poros que permitem o transporte de eletrólitos. O transporte passivo pelos canais da membrana é regulado pela concentração e pelos gradientes eletroquímicos transmembrana. Geralmente, os canais iônicos são específicos para certos íons e podem ser abertos ou fechados por mensagens emitidas pelas células. No estado aberto, mais de 1 milhão de íons podem passar por segundo, mas não há passagem de íons quando o canal está fechado. O transporte passivo também pode ser feito por carreadores, que são proteínas localizadas na membrana celular. Os carreadores são específicos para certos solutos e íons e facilitam seu movimento passivo ao longo de um gradiente de concentração ou eletroquímico que se estabelece na membrana da célula. O transporte mediado por carreadores é muito mais lento que a movimentação pelos canais.

O transporte ativo requer energia e permite o movimento de um soluto ou íon contra um gradiente de concentração ou eletroquímico. O transporte ativo só ocorre por via transcelular e é mediado por uma "bomba" que movimenta os íons para dentro e para fora da célula. A mais importante bomba celular epitelial é a bomba de Na (também conhecida como Na/K-ATPase); ela move três íons Na através da membrana basolateral na troca por dois íons K (Fig. 42.10). Dessa forma, a bomba de Na reduz sua concentração intracelular e torna o meio intracelular carregado negativamente em relação ao meio extracelular.

O transporte ativo secundário combina processos passivos e ativos. Por exemplo, a voltagem intracelular negativa das células epiteliais aumenta a entrada de cátions e a saída de ânions da célula. Assim, os íons podem se movimentar passivamente contra seus gradientes de concentração por causa da diferença de potencial elétrico através da célula

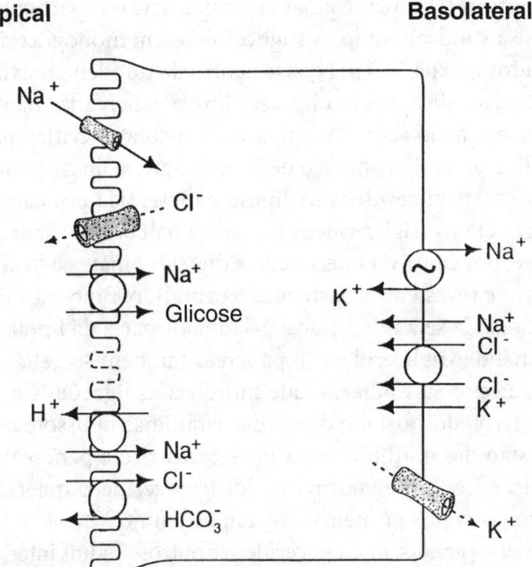

Figura 42.10 Absorção de eletrólitos e solutos. O sódio pode se movimentar da luz intestinal para dentro da célula epitelial por (1) canais iônicos (face apical, no **alto**), (2) cotransportador de sódio (Na^+)-glicose (face apical, no **meio**), ou (3) troca de Na^+-hidrogênio (H) (face apical, **inferior**). A liberação de H cria um gradiente favorável para a saída do bicarbonato (HCO_3), o que facilita a entrada de cloreto (Cl) por meio do trocador Cl/HCO_3. O cotransportador de Na/potássio (K)/Cl na membrana basolateral também aumenta a captação de Cl. A secreção eletrogênica de Cl ocorre através de um canal de Cl na membrana apical. O acúmulo intracelular de glicose favorece o transporte de glicose através da membrana basolateral, por meio de uma proteína carreadora específica. A bomba de Na (Na/K-adenosina-trifosfatase [ATPase]) fornece energia para esses processos, gerando baixas concentrações intracelulares de Na e um gradiente eletroquímico transmembrana. (De Sleisinger MH, Fordtran JS, Scharschmidt BF et al., eds. Gastrointestinal Disease. 5.ed. Philadelphia: WB Saunders, 1993:954-76, com permissão.)

gerada pela bomba de Na. No uso da terapia de reidratação oral em pacientes com diarreia grave, como nos casos de cólera e síndrome do intestino curto, utiliza-se o transporte ativo secundário e o cotransportador de Na-glicose no epitélio do intestino delgado (Fig. 42.10).[48] Esse transportador, presente na membrana apical, liga-se tanto ao Na como à glicose, que é transportada através da membrana celular para dentro da célula contra seu gradiente de concentração, em decorrência da baixa concentração de Na e da diferença negativa de potencial presente na célula. À medida que a glicose se acumula na célula, ela se movimenta, de acordo com seu gradiente de concentração, através da membrana basolateral, por meio de um transportador específico. De modo semelhante, os mecanismos de cotransporte de Na também facilitam a absorção de aminoácidos, vitaminas e sais biliares.[49] A bomba de Na também comanda a absorção passiva ou o transporte secretório de H^+, Cl, K e HCO_3^- (Fig. 42.10). A regulação do transporte pode ocorrer no nível da bomba, do transportador ou do canal.

A água é absorvida de forma passiva ao longo de todo o TGI, acompanhando a absorção de eletrólitos e outros nutrientes osmoticamente ativos. Como já mencionado, a água movimenta-se tanto por via transcelular como paracelular, em resposta a um aumento da osmolaridade dos espaços intracelular e subepitelial. A absorção de Na é o fator mais importante na regulação da absorção de água. O cotransportador Na-nutriente e o transportador eletroneutro de troca de NaCl são os responsáveis pela maior parte da absorção de água. Além disso, a água absorvida entre as células epiteliais pode aumentar a absorção dos solutos presentes nela, um processo conhecido como arrastador de solvente (Fig. 42.11). O movimento de Na e água em resposta a um gradiente osmótico é muito maior no jejuno do que no íleo, por conta da maior permeabilidade das junções entre as células epiteliais do jejuno comparadas às do íleo. No jejuno, o Na é absorvido, principalmente por captação pelo cotransportador de Na-nutriente e por arraste do solvente. Portanto, a ingestão de líquido ou de uma refeição com baixo teor de Na diminui a osmolalidade no intestino delgado superior e tem como resultado final secreção de água e Na para dentro da luz. Pacientes com jejunostomia e menos de 100 cm de jejuno têm dificuldades para manter o equilíbrio hidroeletrolítico; é necessário maior comprimento de intestino delgado para a absorção ideal de líquido e eletrólitos. Estudos de equilíbrio realizados após a ingestão de líquido por pacientes com intestino muito curto, terminando em jejunostomia, mostram que a ingestão de soluções com concentrações de Na abaixo de 90 mmol/L leva a uma perda de Na e água, enquanto a ingestão de soluções com, pelo menos, 90 mmol/L resulta em absorção de Na e líquido. Embora a maior parte da água seja absorvida no intestino delgado, cerca de 1 a 1,5 L chegam ao cólon diariamente. Noventa e cinco por cento do líquido que chega ao cólon é absorvido. Além disso, o cólon tem capacidade para absorver mais ou menos 5 L de líquido por dia.[50]

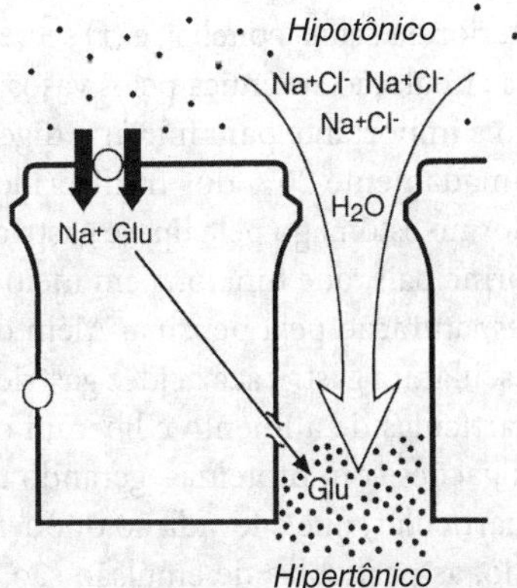

Figura 42.11 Absorção de água e eletrólitos no jejuno. O cotransportador de sódio (Na)-glicose presente no intestino delgado liga-se tanto ao sódio como à glicose e transporta ambos através da membrana da célula epitelial. À medida que a glicose se acumula na célula, ela se movimenta de acordo com seu gradiente de concentração através da membrana basolateral, por meio de um transportador específico. A água é absorvida passivamente, tanto por via transcelular como paracelular, em resposta a um aumento da osmolaridade dos espaços intracelular e subepitelial. O cotransportador de Na-nutriente mostrado na figura e o transportador eletroneutro de troca de cloreto de sódio (NaCl) são responsáveis pela maior parte da absorção de água. A água absorvida entre as células epiteliais pode aumentar a absorção de solutos pelo efeito de arraste ou arrastador de solvente.

Lipídios

No mundo ocidental, um adulto normal consome diariamente na dieta cerca de 100 g de gordura, que equivalem a cerca de 40% da ingestão total de energia. A maior parte da gordura ingerida (95%) consiste em triglicerídeos de cadeia longa (LCT), e o restante inclui fosfolipídios da membrana celular, colesterol, outros esteróis e vitaminas lipossolúveis. Além disso, uma grande quantidade de lipídios endógenos (~60 g) chega diariamente à luz intestinal trazida pela bile (que contém ~30 g de sais biliares, 10 a 15 g de fosfolipídios e 1 a 2 g de colesterol), células intestinais descamadas (que contêm ~5 g de lipídios de membrana) e bactérias mortas (que contêm ~10 g de lipídios de membrana). O limite superior da excreção fecal normal após o consumo de uma dieta com 100 g de gordura é de cerca de 7 g/dia. Portanto, pelo menos 95% da gordura que chega ao intestino é, habitualmente, absorvida. A maior parte da gordura alimentar é absorvida antes de chegar ao íleo. Entretanto, mesmo quando não há ingestão de gordura na dieta, uma pequena quantidade pode ser detectada nas fezes por causa da contribuição das fontes endógenas.

A assimilação da gordura alimentar fornece um bom indicativo da função absortiva intestinal, já que envolve a maioria dos componentes dos processos de digestão e absorção. Os triglicerídeos são de digestão e absorção particularmente difíceis por serem insolúveis em água. Assim, a absorção requer: (a) emulsificação da gordura alimentar ingerida, a fim de aumentar o contato entre as enzimas lipolíticas e os triglicerídeos; (b) hidrólise enzimática dos triglicerídeos; (c) formação de micelas hidrossolúveis, que permitam o transporte por meio da fase aquosa intacta, para dentro das células epiteliais intestinais; (d) captação dos ácidos graxos pelas células epiteliais; (e) recomposição dos ácidos graxos em quilomícrons hidrossolúveis no interior da célula epitelial; e (f) secreção de quilomícrons para a circulação sistêmica pelos vasos linfáticos.

O estômago é importante para iniciar a digestão das gorduras. Aproximadamente 20% dos triglicerídeos ingeridos são hidrolisados no estômago pela lipase gástrica, produzida pelas células principais, que funciona em meio ácido, sendo resistente à desnaturação pela pepsina. Além disso, as contrações da musculatura gástrica, a acidez gástrica e a pepsina quebram as partículas de alimento e liberam os lipídios da dieta de suas ligações com proteínas, gerando uma emulsão de pequenas partículas, que é levada ao duodeno.

No duodeno, as partículas de emulsão são estabilizadas pela adição dos sais biliares e fosfolipídios secretados pela vesícula biliar. A presença de ácido gástrico no duodeno estimula a liberação de secretina pela mucosa duodenal. A secretina entra na circulação porta e estimula o pâncreas a secretar HCO_3^-, que aumenta o pH intraluminal para mais de 6. A presença de ácidos graxos e aminoácidos no duodeno estimula a liberação de CCK pela mucosa duodenal; a CCK entra na circulação porta e estimula o pâncreas a secretar lipase, colipase e outras enzimas digestivas, além de estimular a contração da vesícula biliar e o fluxo de bile para o duodeno.[39] A lipase e a colipase são secretadas pelo pâncreas em proporção 1:1 molar e atuam na superfície das partículas de emulsão, hidrolisando os triglicerídeos em monoglicerídeos e ácidos graxos.[51] O pH quase neutro do duodeno maximiza a atividade de lipase e colipase; a lipase pancreática não funciona em meio ácido. A colipase é um cofator crítico para a lipólise, atuando como elo de ligação entre a lipase pancreática e os triglicerídeos. A lipase pancreática é incapaz de chegar até os triglicerídeos presentes na emulsão sem a colipase, por causa da interferência dos sais biliares e fosfolipídios que revestem as partículas da emulsão. Embora a lipase pancreática seja responsável pela maior parte da lipólise intestinal de triglicerídeos, o pâncreas também secreta lipase ativada por sais biliares, que hidrolisa as ligações éster do colesterol, dos fosfolipídios e das vitaminas lipossolúveis. A digestão das gorduras pelas lipases gástrica e pancreática é muito eficaz, e a maior parte dos triglicerídeos ingeridos é hidrolisada nos primeiros 100 cm de jejuno.[52]

Ácidos graxos, monoglicerídeos e outros lipídios interagem com os sais biliares, formando micelas mistas, hidrossolúveis. Os sais biliares contêm tanto uma porção hidrossolúvel como uma lipossolúvel, o que lhes permite circundar os produtos da digestão dos lipídios; sua metade hidrofóbica é voltada para o interior e a metade hidrofílica, para o exterior.[53] Os sais biliares tornam ácidos graxos, monoglicerídeos, colesterol e outros lipídios intraluminais solúveis em água por "esconderem" esses compostos lipídicos no interior das micelas (Fig. 42.12). Embora os sais biliares secretados na bile sejam diluídos pelo líquido presente na luz, a concentração intraduodenal (10 a 20 mmol/L) ainda fica muito acima da concentração micelar crítica (2 a 3 mmol/L). Os produtos da digestão de triglicerídeos pela lipase pancreática também podem coalescer, formando vesículas. Os lipídios presentes no interior dessas vesículas geralmente são transferidos para micelas, mas elas também podem transportar os lipídios diretamente para a mucosa.[54,55] Acredita-se que a formação de vesículas permita a absorção de mais da metade dos triglicerídeos ingeridos na ausência de sais biliares, como ocorre em pacientes

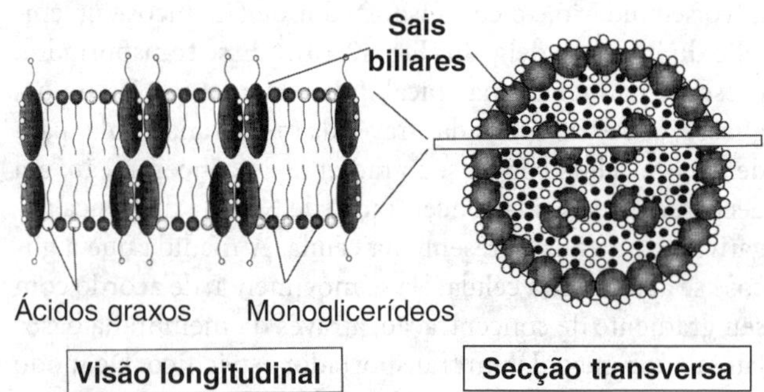

Figura 42.12 Estrutura de uma micela de lipídios e sais biliares. Os produtos da lipólise são solubilizados no interior da partícula. As moléculas de sais biliares são dispostas de modo que seus grupamentos hidroxila (*círculos pretos*) fiquem voltados à fase aquosa ou voltados uns para os outros no interior da micela. Os ácidos graxos e monoglicerídeos são dispostos na micela com seus grupamentos polares em contato com a fase aquosa e a cauda de hidrocarbonetos no interior da micela. (De Chang EB, Sitrin MD, Black DD, eds. Gastrointestinal, Hepatobiliary, and Nutritional Physiology. Philadelphia: Lippincott-Raven, 1996:147, com permissão.)

com colestase grave. Entretanto, as vitaminas D, E e K são particularmente insolúveis e necessitam da formação de micelas para sua adequada absorção.

As micelas mistas devem atravessar uma fase aquosa intacta de 40 μm de profundidade, localizada na superfície do epitélio intestinal, para que possam levar seu conteúdo até a borda apical dos enterócitos. A difusão quantitativa de ácidos graxos por meio da fase aquosa intacta é potencializada em mais de 100 vezes quando os ácidos graxos são transportados em micelas, em vez de serem levados como ácidos graxos monoméricos. A captação de ácidos graxos e lipídios pela borda epitelial em escova ocorre por difusão passiva, difusão facilitada e transporte ativo. Membros da superfamília de transportadores *ATP - binding cassette* (fita ligadora de ATP) foram identificados no intestino delgado humano e possivelmente transportam ácidos graxos, monoglicerídeos e colesterol através da membrana apical dos enterócitos.[56] Defeitos nos genes *ABCG5* e *ABCG8* estão associados a um raro distúrbio autossômico recessivo, a sitosterolemia. Além disso, o CD36 é importante também na absorção de ácidos graxos e encontra-se em todo o intestino delgado, diminuindo em grau de concentração da extremidade proximal para a extremidade distal. O CD36 não é necessário para a absorção de ácidos graxos, exceto de ácidos graxos de cadeias muito longas, que diminui em modelos animais com deficiência de CD36.[57] O colesterol também pode ser absorvido a partir do lúmen por meio de uma via diferente, possivelmente através do receptor *scavenger* B1 (SR-B1) ou do CD36 na borda em escova.[58] Na realidade, além do colesterol secretado pela bile, pode haver também colesterol secretado pelos enterócitos, o qual faz parte do "fluxo transintestinal de colesterol", embora essa hipótese não tenha sido comprovada em seres humanos.[59]

Depois que os ácidos graxos e produtos da lipólise entram na célula epitelial intestinal, eles ligam-se às proteínas citosólicas de ligação de ácidos graxos. Elas são encontradas predominantemente nas células das vilosidades do jejuno; sua expressão diminui de forma gradativa ao longo do TGI. As proteínas de ligação de ácidos graxos são importantes para o tráfego intracelular, orientando os ácidos graxos da membrana celular para o retículo endoplasmático liso, onde ocorre a síntese de triglicerídeos. Além disso, esse sistema de transporte intracelular de ácidos graxos aumenta a captação desses compostos, mantendo um gradiente de concentração de ácidos graxos e evitando interações potencialmente tóxicas entre os ácidos graxos e as organelas intracelulares.

Os ácidos graxos e monoglicerídeos presentes no retículo endoplasmático liso são utilizados para produzir triglicerídeos e fosfolipídios, que, com o colesterol e as vitaminas lipossolúveis, se juntam às apolipoproteínas, produzidas no retículo endoplasmático rugoso, a fim de formar os quilomícrons, que consistem em um núcleo de triglicerídeos, ésteres de colesterol, vitaminas lipossolúveis e outros lipídios, além de um revestimento de superfície de fosfolipídios, colesterol livre e apolipoproteínas (apolipoproteínas B-48, A-IV e A-I) (Fig. 42.13). Esses quilomícrons recém-formados são transferidos ao aparelho de Golgi e incorporados em vesículas secretórias, que se fundem à membrana basolateral das células epiteliais e são liberadas por exocitose para o espaço extracelular. Os quilomícrons movem-se através da lamina própria para o centro da vilosidade, que contém uma rede de capilares e um único vaso quilífero. Os quilomícrons não podem ingressar diretamente na corrente sanguínea porque são muito grandes para atravessarem as fenestrações entre as células endoteliais dos capilares. A absorção de gorduras estimula a distensão do vaso quilífero, criando intervalos entre as células endoteliais e facilitando a captação dos quilomícrons pelo sistema linfático e, finalmente, sua passagem para a circulação sistêmica. Os quilomícrons circulantes recém-formados interagem com outras lipoproteínas circulantes e trocam componentes, adquirindo, assim, novas apolipoproteínas, inclusive as apolipoproteínas C-II e E, que exercem importantes funções no metabolismo dos quilomícrons.[60]

Os triglicerídeos de cadeia média (MCT) contêm ácidos graxos cuja cadeia possui de 6 a 12 átomos de carbono. Em

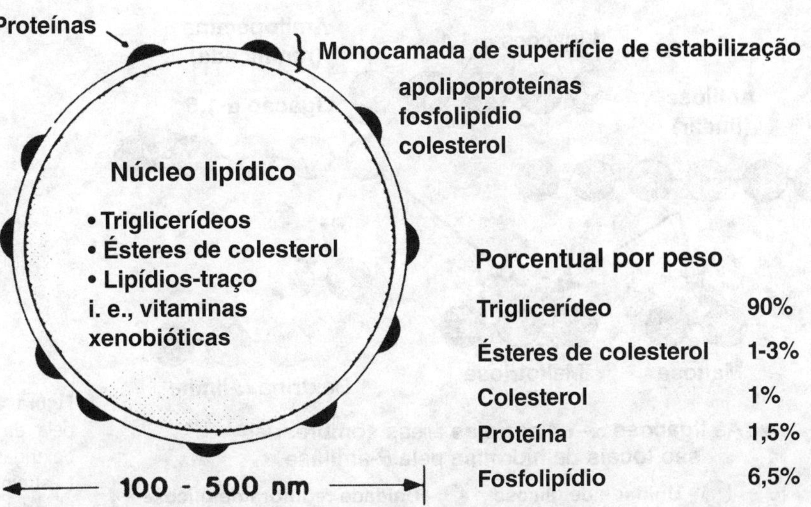

Figura 42.13 Quilomícrons são gotículas de gordura revestidas por uma única camada de fosfolipídios e colesterol. Dispersas nessa monocamada estão as apoproteínas (Apo) A-1, apoA-IV e Apo B e, provavelmente também, Apo C-11 e Apo C-111. Essas proteínas ajudam a direcionar a captação dos quilomícrons pelo tecido e o seu catabolismo. Na circulação, os quilomícrons também ganham apoproteínas adicionais. Embora o triglicerídeo seja o principal lipídio transportado pelos quilomícrons, essas partículas também são carreadoras de colesterol, vitaminas lipossolúveis e pequenas quantidades de muitas outras moléculas lipofílicas presentes em concentrações diminutas. (De Patton JS, Hoffman AF. Lipid Digestion. Undergraduate Teaching Project, Unit 19. Bethesda, MD: American Gastroenterological Association, 1986, com permissão.)

geral, a dieta normal não contém quantidades apreciáveis de MCT, mas dietas especializadas para pacientes que apresentam má absorção de gorduras e necessitam de baixo teor dietético de LCT podem incluir suplementação com óleo de MCT ou fórmulas enriquecidas com MCT. A absorção de MCT difere muito da de LCT. Os MCT são hidrolisados mais rapidamente pelas lipases que os LCT, não necessitam de sais biliares para sua absorção por serem hidrossolúveis e podem ser absorvidos como triglicerídeos intactos. Uma vez no interior da célula epitelial intestinal, os MCT e monoglicerídeos de cadeia média são rapidamente hidrolisados para ácidos graxos de cadeia média por lipases celulares específicas. Os ácidos graxos de cadeia média não se ligam às proteínas de ligação de ácidos graxos, não são reesterificados em triglicerídeos e não são dispostos em quilomícrons. Após deixar o enterócito, os ácidos graxos de cadeia média ganham o sistema porta, onde se ligam à albumina e são transportados ao fígado.

Carboidratos

A dieta ocidental típica contém 200 a 300 g/dia de carboidratos (45% da ingestão total de energia), incluindo amido derivado de cereais e plantas (amilose, amilopectina); açúcares derivados de frutas e vegetais (glicose, frutose e sacarose), leite (lactose), alimentos processados e refinados (sacarose, frutose, oligossacarídeos e polissacarídeos) e fibras derivadas dos polissacarídeos da parede celular vegetal e da lignina. O amido consiste em longas cadeias de moléculas de glicose unidas por ligações lineares α-1,4 (amilose) ou pelas ligações lineares α-1,4 e ramificadas α-1,6 (amilopectina) (Fig. 42.14). Os açúcares ingeridos consistem em monossacarídeos (glicose e frutose) e dissacarídeos (sacarose, que contém glicose ligada à frutose, e lactose, que contém glicose ligada à galactose). Aproximadamente 10 a 20 g de fibra alimentar são consumidos diariamente na dieta ocidental típica, sobretudo sob a forma de celulose e hemicelulose, mas também como pectina, gomas e lignina. A celulose consiste em moléculas de glicose unidas por ligações lineares β-1,4, enquanto a hemicelulose consiste em monômeros de pentose e hexose unidos por ligações β-1,4 lineares e ramificadas. A maior parte dos carboidratos da dieta é completamente e digerida e absorvida no jejuno. Entretanto, as fibras alimentares não podem ser digeridas no intestino delgado, em parte porque a ligação β-1,4 é resistente à amilase.[61]

A amilase secretada pelas glândulas salivares e pelo pâncreas quebra a ligação α-1,4, mas não as ligações α-1,6 do amido, gerando oligossacarídeos lineares, dextrinas α-limite ramificadas, maltotriose e maltose (Fig. 42.14). A amilase pancreática é responsável pela maior parte da digestão do amido. A contribuição da amilase salivar não é clara e depende da duração e quantidade em contato com o amido ingerido. Presume-se que uma mastigação lenta e cuidadosa possa aumentar a digestão do amido pela amilase salivar. Além disso, a interação física entre a amilase salivar e seu substrato proporciona alguma proteção contra a desnaturação ácida quando os carboidratos e a amilase chegam ao estômago.

As hidrolases da borda em escova, glicoamilase (maltase), sacarase-α dextrinase (sacarase-isomaltase) e lactose-florizina-hidrolase (lactase) são necessárias para a completa hidrólise dos dissacarídeos da dieta e dos produtos da digestão do amido pela amilase, antes que sua absorção total possa ocorrer. A glicoamilase quebra as ligações α-1,4, liberando uma molécula de glicose de cada vez dos oligossacarídeos que contêm até nove resíduos. A sacarase-α dextrinase representa duas subunidades enzimáticas com propriedades distintas. A sacarase hidrolisa a sacarose em glicose e frutose e oligossacarídeos de cadeia curta com ligações α-1,4 em glicose. A α-dextrinase também hidrolisa os oligossacarídeos de cadeia curta com ligações α-1,4 em glicose e também pode hidrolisar as dextrinas α-limite com ligações α-1,6. A lactase hidrolisa a lactose em glicose e galactose. A digestão dos dissacarídeos, trissacarídeos e oligossacarídeos na superfície da borda em escova geralmente excede a capacidade de transporte de monossacarídeos pelos enterócitos. No entanto, a hidrólise da lactose é o fator limitante da velocidade de absorção, porque a atividade da lactase é menor do que a de todas as demais hidrolases da borda em escova, mesmo em pessoas com atividade de lactase completa (Tab. 42.6).

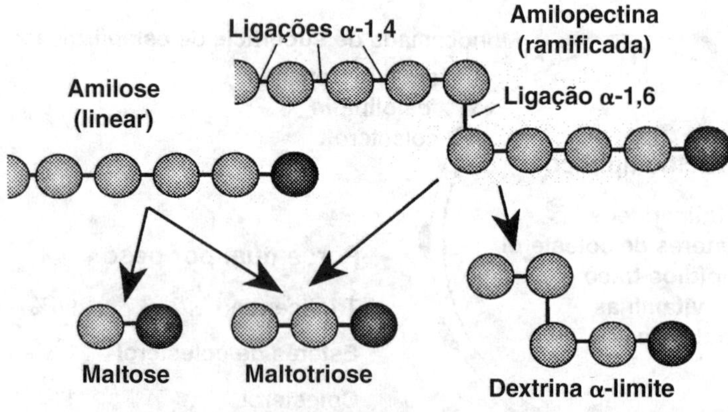

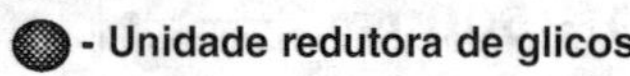

Figura 42.14 Digestão do amido (amilose e amilopectina) pela amilase pancreática produz maltose, maltotriose e dextrinas α-limite. (De Chang EB, Sitrin MD, Black DD, eds. Gastrointestinal, Hepatobiliary, and Nutritional Physiology. Philadelphia: Lippincott-Raven, 1996:122, com permissão.)

As proteínas transportadoras, conhecidas como transportadores de glicose, presentes nas membranas celulares apical e basolateral, facilitam a absorção de monossacarídeos (Fig. 42.15).[62] Esses transportadores apenas se expressam em células das vilosidades. A absorção de glicose e galactose ocorre principalmente por meio de um cotransportador de Na-monossacarídeo, SGLT1, que entrega duas moléculas de Na para cada molécula de monossacarídeo que atravessa a membrana celular. O GLUT-5 facilita a absorção de frutose independentemente de Na, mas a frutose não é tão bem absorvida como a glicose.[63] A glicose e a frutose deixam o enterócito através da membrana basolateral e chegam à circulação porta levadas pelo transportador independente de Na, GLUT-2.

O amido e a fibra alimentar não absorvidos no intestino delgado chegam ao cólon, onde as bactérias colônicas podem metabolizar esses carboidratos em ácidos graxos de cadeia curta (SCFA) (acetato, propionato e butirato), dióxido de carbono e hidrogênio. A absorção de SCFA parece ocorrer por meio do transportador de monocarboxilato, MCT1, que permite ao cólon resgatar uma grande quantidade de energia que, de outra forma, seria perdida nas fezes.[64] O butirato é um dos combustíveis preferenciais do intestino grosso e supre aproximadamente 70% das necessidades energéticas diárias do cólon; o propionato pode ter importantes efeitos sobre o metabolismo hepático, e o acetato é um importante combustível sistêmico. Além disso, a absorção de SCFA aumenta a absorção de sódio e água pelo cólon.

Proteínas

A dieta ocidental típica contém, aproximadamente, 70 a 100 g de proteínas, que correspondem a cerca de 15% da ingestão total de energia. Outras proteínas são apresentadas ao TGI pelas secreções salivares, gástricas, biliares, pancreáticas e intestinais (~ 35 g/dia), células intestinais descamadas (~ 30 g/dia) e proteínas plasmáticas (~ 2 g/dia). Normalmente, mais de 95% da carga total de proteínas que chegam ao tubo digestivo são absorvidas.

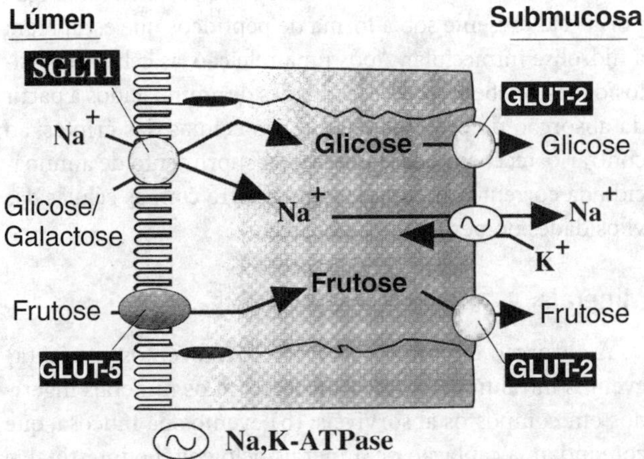

Figura 42.15 A absorção de monossacarídeos pelo enterócito ocorre por processos ativos e passivos. A glicose e a galactose são absorvidas por um transportador de glicose/galactose dependente de sódio (SGLT1), orientado pelo gradiente de Na^+, gerado pela bomba de Na^+/potássio (K^+)/adenosina-trifosfatase (ATPase) na membrana basolateral do enterócito. A frutose é absorvida por difusão facilitada, por meio de um transportador chamado GLUT-5. Todos os monossacarídeos deixam os enterócitos por difusão facilitada pela proteína carreadora GLUT-2. (De Chang EB, Sitrin MD, Black DD, eds. Gastrointestinal, Hepatobiliary, and Nutritional Physiology. Philadelphia: Lippincott-Raven, 1996:125, com permissão.)

A digestão das proteínas começa no estômago, onde uma família de enzimas proteolíticas (pepsinas) hidrolisa as ligações peptídicas.[65] As pepsinas são geradas a partir do pepsinogênio, uma proenzima inativa produzida, em sua maior parte, pelas células principais. Quando exposto ao meio ácido do estômago, o pepsinogênio sofre uma alteração na conformação de sua molécula, com a perda de um peptídeo terminal, e transforma-se na pepsina ativa, a qual é ativa em pH baixo e inativada em meio alcalino. O estômago não é essencial para a digestão das proteínas e pacientes com gastrite atrófica ou mesmo com gastrectomia total podem absorver proteínas normalmente; entretanto, a liberação de aminoácido no estômago desencadeia parte da resposta GI inicial a uma refeição: secreção de ácido gástrico, secreção de CCK, secreção de gastrina e esvaziamento gástrico.

Uma parcela significativa da digestão das proteínas ocorre no duodeno; 60% das proteínas já estão digeridas ao alcançarem o jejuno proximal. Muitas proteases (Tab. 42.7), na forma de proenzimas inativas, são secretadas no lúmen duodenal pelo pâncreas. A enteroquinase, uma enzima da borda em escova liberada no lúmen pelos ácidos biliares, quebra o peptídeo N-terminal do tripsinogênio para formar a tripsina, a qual ativa outras moléculas de tripsinogênio e outras proenzimas pancreáticas. As proteases pancreáticas atuam como endopeptidases (tripsina, quimiotripsina e elastase) ou exopeptidases (carboxipeptidases A e B). As endopeptidases e exopeptidases trabalham eficientemente em conjunto para degradar as proteínas em subunidades menores; entretanto, os peptídeos que contêm prolina são resistentes à clivagem por proteases pancreáticas. Uma vez concluída a hidrólise pancreática das proteínas, aproximadamente 70% do nitrogênio proteico apresenta-se sob a forma de oligopeptídeos, com 2 a 6 aminoácidos, e 30% sob a forma de aminoácidos livres.

A borda em escova da mucosa contém aproximadamente 20 peptidases que quebram aminoácidos específicos presentes em dipeptídeos, tripeptídeos e oligopeptídeos, gerando, assim, aminoácidos livres, dipeptídeos e tripeptídeos.[66,67] Essas peptidases são produzidas pelos enterócitos, liberadas na superfície da célula e ficam ancoradas à membrana celular com seu local ativo projetado no lúmen. A maioria das peptidases da borda em escova é de aminopeptidases, que clivam, sequencialmente, o aminoácido N-terminal dos oligopeptídeos. Várias peptidases específicas são capazes de hidrolisar peptídeos que contêm prolina, compensando, dessa forma, a incapacidade das proteases pancreáticas de fazerem clivagem da ligação prolina-amino.

Os aminoácidos, dipeptídeos e tripeptídeos, depois de serem gerados pela hidrólise proteica intraluminal e na borda em escova, são transportados através da membrana apical do enterócito, por mecanismos de transporte específicos.[68] O transporte de aminoácidos é facilitado por vários sistemas (Tab. 42.8).[69,70] Alguns aminoácidos podem utilizar muitos

Tabela 42.8 Sistema de transporte de aminoácidos do epitélio intestinal

Sistema de transporte	Classificação do transportador de soluto (SLC)	Aminoácidos	Dependente de Na
Aminoácidos neutros			
A	SLC38A2	G, P, A, S, C, Q, N, H, M	Sim
L	SLC3A2, SLC7A8	Todos os aminoácidos neutros, exceto P	
B^0	SLC6A15	P, L, V, I, M	Sim
T	SLC16A10	F, Y, W	Sim
IMINO	SLC6A20	P, hidroxiprolina	Sim
ASC	SLC1A5	A, S, C, T, Q	Sim
PAT	SLC36A1	P, G, A, β-alanina, taurina	Não, H+
Aminoácidos acídicos			
X^-_{AG}	SLC1A1	E, D	Sim, H+
x^-	SLC3A2, SLC7A11	E, cistina	
Aminoácidos básicos			
B^{0+}	SLC6A14	Aminoácidos neutros e básicos, β-alanina	Sim
Y^+	SLC7A1	R, K, H, ornitina	
Y^+L	SLC3A2, SLC7A7	K, R, Q, H, M, L	Sim
$b^{0,+}$	SLC3A1, SLC7A9	R, K, ornitina, cistina	Não
Dipeptídeo/tripeptídeo			
hPepT1		Dipeptídeos e tripeptídeos	Sim

Os aminoácidos são representados por códigos de uma letra: A, alanina; C, cistina; D, ácido aspártico; E, ácido glutâmico; F, fenilalanina; G, glicina; H, histidina; I, isoleucina; K, lisina; L, leucina; M, metionina; N, asparagina; P, prolina; Q, glutamina; R, arginina; S, serina; T, tirosina; V, valina. W, triptofano.

Dados extraídos de Broer S. Amino acid transport across mammalian intestinal and renal epithelia. Physiol Rev 2008;88:249, com permissão.

carreadores diferentes por causa da superposição de especificidades entre os sistemas. O transporte de aminoácidos na maioria dos sistemas é acoplado à captação de Na (dependente de Na); entretanto, a captação de aminoácidos também ocorre por processos independentes de Na, por difusão passiva ou facilitada. Os dipeptídeos e tripeptídeos são absorvidos intactos pelo epitélio intestinal por meio de processos independentes de Na que envolvem o cotransporte de hidrogênio-peptídeos de acordo com um gradiente de hidrogênio. Os transportadores humanos de dipeptídeo/tripeptídeo pertencem à família dos transportadores de oligopeptídeos dependentes de prótons, que inclui o hPepT1, expresso somente no intestino, e o hPepT2, expresso tanto no rim como no intestino. O transporte de peptídeos representa um importante mecanismo de absorção de aminoácidos; no jejuno, a maioria dos aminoácidos é absorvida mais rapidamente como peptídeos do que como aminoácidos livres.

A absorção das proteínas alimentares digeridas e intestinais pelos enterócitos gera aminoácidos, dipeptídeos e tripeptídeos intracelulares. Os peptídeos presentes nos enterócitos são hidrolisados em aminoácidos individuais por diversas peptidases do citosol. As dipeptidases e tripeptidases são muito mais abundantes no interior da célula do que na borda em escova. Os aminoácidos intracelulares são transportados para fora do enterócito através da membrana basolateral por transporte ativo, difusão facilitada e difusão simples. Durante as refeições, a maior parte do transporte de aminoácidos para fora da célula ocorre por difusão simples ou facilitada, por conta do grande gradiente de concentração de aminoácidos através da membrana celular. Diversos sistemas de transporte de aminoácidos foram identificados. O sistema de difusão passiva e o sistema de carreador L, y^+L, A, GLY e y^+ facilitado estão envolvidos, principalmente, na saída de aminoácidos do enterócito, enquanto os sistemas ativos dependentes de Na^+ A e os sistemas de ASC, o Na^+ independente de ASC, b° e os sistemas y^+ estão envolvidos principalmente na captação de aminoácidos através da membrana apical.[70]

Os aminoácidos absorvidos podem ser distribuídos de várias formas: parte deles serve como combustível para o próprio intestino delgado (particularmente glutamato e glutamina) e outros são usados para síntese de proteínas, enquanto a maioria é transportada à circulação porta para metabolismo no fígado ou subsequente distribuição aos tecidos periféricos pela corrente sanguínea. Apesar da presença de peptidases intracelulares, cerca de 10% do nitrogênio proteico no sangue porta está presente sob a forma de peptídeos que escaparam à hidrólise intracelular. Após uma refeição, as células das vilosidades recebem suas necessidades de aminoácidos a partir da absorção de proteínas da luz. As células das criptas, ao contrário, recebem quase todo o seu suprimento de aminoácido da corrente sanguínea, como ocorre com as células das vilosidades no período pós-absorção.

Minerais

A absorção de minerais envolve três eventos gerais: (a) eventos intraluminais, que transformam os minerais ingeridos em compostos absorvíveis; (b) eventos da mucosa, que comandam a captação de minerais pelo epitélio intestinal; e (c) eventos pós-mucosa, que regulam o transporte de minerais para a circulação porta e mesentérica, para subsequente distribuição ao fígado e aos tecidos periféricos. Embora esta seção apresente alguns comentários gerais sobre a absorção intestinal de minerais, os processos específicos de absorção de cada mineral são revisados em detalhes neste livro.

Os minerais ingeridos na dieta são frequentemente ligados a proteínas, formando uma matriz de moléculas orgânicas. Portanto, a separação mecânica pela mastigação e dispersão, assim como a digestão pelas enzimas pancreáticas são processos necessários para converter os minerais ingeridos em formas efetivamente passíveis de absorção. Ao contrário de outros nutrientes, a absorção intestinal de alguns minerais é regulada pelas reservas do corpo, a fim de evitar a excessiva captação e toxicidade. Além disso, a absorção de um mineral pode diminuir a absorção de outro. Por exemplo, há interações absortivas entre o cálcio e o magnésio, e entre ferro, zinco e cobre. Essas interações podem ser usadas com fins terapêuticos: a suplementação oral com zinco inibe a absorção de cobre em pacientes com doença de Wilson, que têm excesso de cobre nos tecidos.

A absorção de minerais pode ser complicada, porque alguns deles, liberados no lúmen, são íons com carga elétrica, enquanto outros são componentes de complexos orgânicos. Por exemplo, o ferro é ingerido como parte de compostos heme (fontes animais) e de compostos não heme (fontes animais e vegetais). O ferro alimentar não heme em geral está presente na forma férrica (Fe^{3+}), solúvel no pH ácido do estômago, mas insolúvel em pH acima de 3. Outros compostos alimentares e secreções intestinais podem aumentar a absorção de ferro, tornando-o mais solúvel (formando quelatos instáveis ou reduzindo o ferro a sua forma ferrosa, mais solúvel [Fe^{2+}]), ou diminuir a absorção de ferro, tornando-o menos solúvel (por precipitação ou formação de quelatos estáveis). O ferro heme é solúvel no pH alcalino do intestino delgado, sendo absorvido com mais eficiência que o ferro não heme. O ferro é absorvido predominantemente no duodeno, enquanto outros minerais são absorvidos, sobretudo, ao longo do intestino delgado.

Vitaminas

As vitaminas hidrossolúveis (tiamina, riboflavina, niacina, piridoxina, biotina, pantotenato, folato, cobalamina e ácido ascórbico) estão, em geral, presentes nos alimentos como parte de um sistema de coenzimas frequentemente associado a proteínas. Esse arranjo complexo precisa ser digerido para uma forma mais simples, a fim de que as vitaminas possam ser transportadas através da membrana celular apical do epitélio. As vitaminas costumam estar presentes na dieta em baixas concentrações e necessitam de sistemas de transporte ativo para sua absorção. Entretanto, as vitaminas hidrossolúveis também são absorvidas por difusão passiva. A suplementação oral com altas doses de vitaminas pode, com frequência, compensar problemas do transporte de vitaminas por produzir altas concentrações no lúmen intestinal. Todas as vitaminas hidrossolúveis são absorvidas sobretudo no intestino delgado superior, com exceção da vitamina B_{12}, que é absorvida principalmente no íleo terminal. Os mecanismos específicos envolvidos na absorção de cada vitamina hidrossolúvel são revisados em capítulos específicos sobre vitaminas.

A absorção de vitaminas lipossolúveis (vitaminas A, D, E e K) requer a presença de sais biliares para solubilização nas micelas, que aumenta sua distribuição até a membrana apical do enterócito, passando pela fase aquosa intacta. Portanto, a ausência de sais biliares pode comprometer seriamente a absorção de vitaminas lipossolúveis, em particular as vitaminas D e K, que são altamente insolúveis. A vitamina K tem uma condição especial, já que as reservas corporais refletem a absorção da vitamina K_1 (filoquinona), ingerida na dieta, e da vitamina K_2 (menaquinona), produzida pelas bactérias intestinais. A vitamina K de origem bacteriana origina-se sobretudo da vitamina K sintetizada pelas bactérias do intestino delgado ou por bactérias do cólon que refluem para o intestino delgado, já que a absorção pelo cólon é limitada. Uma vez no interior do enterócito, as vitaminas lipossolúveis incorporam-se ao núcleo dos quilomícrons para transporte aos vasos linfáticos intestinais. A maior parte das vitaminas lipossolúveis ingeridas é absorvida no intestino delgado proximal, embora, com frequência, menos de 50% da ingestão alimentar total seja absorvida. Os mecanismos específicos envolvidos na absorção de cada vitamina lipossolúvel são revisados em capítulos específicos.

Microflora intestinal

O TGI humano contém aproximadamente 10^{14} bactérias, e já foi sugerida a existência de um "órgão microbiano" dentro do hospedeiro[71] ou "órgão virtual".[72] A microflora intestinal não contém apenas bactérias, mas outras classes de micróbios também, entre os quais, fungos e vírus. Entretanto, esta seção tem como foco as bactérias presentes na microflora intestinal. A descoberta da diversidade desse órgão virtual é relativamente recente, com os avanços dos métodos de detecção que não exigem cultura, uma vez que muitos habitantes do TGI não são muito fáceis de cultivar. A Figura 42.16 demonstra tanto a diversidade microbiana no intestino humano como a proporção de organismos que podem ser cultivados *versus* aqueles detectados apenas por outros métodos (nesse caso, testes de pequenas subunidades de rRNA).[73] Os organismos do ecossistema intestinal têm capacidade para interagir com o hospedeiro e se comunicarem uns com os outros. Eles participam do metabolismo energético deles próprios e do hospedeiro, e medeiam reações químicas para o hospedeiro. Por exemplo, as bactérias anaeróbicas do cólon produzem SCFA, especialmente ácido butírico, um substrato preferido pelos colonócitos. Entretanto, os patógenos são capazes de se adaptar às condições proporcionadas pelo hospedeiro, conforme demonstrado pela criação, pela mucosa intestinal, de um peculiar aceitador de elétrons na cadeia respiratória que sofreu mutações provocadas pela *Salmonella* para oferecer vantagem de crescimento.[74] Por consequência, essa relação nem sempre é mutuamente benéfica, porque os patógenos podem causar infecções, e alguns organismos podem também produzir substâncias carcinogênicas.

Embora a microflora intestinal tenha uma das mais altas densidades de organismos para um ecossistema microbiano, não se trata de uma população extremamente diversa. Por exemplo, 9 filos são representados no cólon, comparados a 20 filos representados em uma amostra de solo.[75] Existe também uma significativa variação intersujeitos na microflora, mas as suas populações são consistentes com os compartimentos do

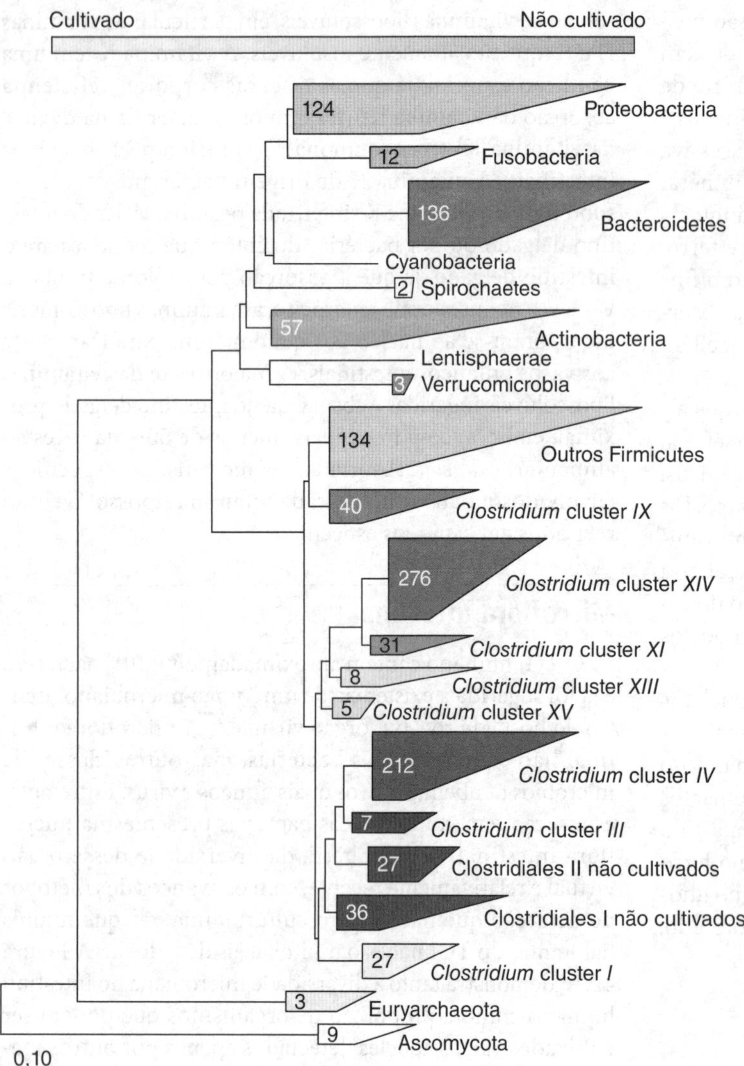

Figura 42.16 Pequena subunidade (SSU) da árvore filogenética baseada no rRNA dos distintos filotipos encontrados no trato gastrintestinal humano. A proporção relativa dos filotipos que correspondem a representantes cultivados é indicada pelos espaços sombreados preenchidos em diferentes tonalidades claras. (De Rajilic-Stojanovic M, Smidt H, de Vos WM. Diversity of the human gastrointestinal tract microbiota revisited. Environ Microbiol 2007;9:2125-36, com permissão.)

ecossistema intestinal (ver a seguir).[76] Um mecanismo através do qual as bactérias podem sofrer mutações é a transferência direta de material genético de bactérias contidas em alimentos (nesse caso, bactérias marinhas) para a microflora intestinal, permitindo que determinados japoneses metabolizem os carboidratos contidos em algas marinhas.[77] Outro mecanismo parece envolver a alteração da diversidade microbiana pelas dietas ricas em carboidratos.[78] Além disso, acredita-se que exista uma microflora-núcleo que se mantém estável durante toda a vida, embora as bactérias que compõem o núcleo possam variar de pessoa para pessoa.[79] Entretanto, os genes microbianos contidos na microflora (chamados *microbiomas*) podem ser semelhantes; portanto, o "núcleo" compartilhado pode existir em nível de gene (microbioma-núcleo), e não de organismo (microflora-núcleo).[80]

O ecossistema intestinal pode ser compartimentalizado em seções: cavidade bucal, esôfago, estômago, intestino delgado e cólon. A composição da microflora da cavidade bucal é semelhante à do cólon. Um estudo demonstrou 619 táxons identificados e 434 não identificados em 13 filos diferentes.[81] Entretanto, a distribuição da flora bucal não é uniforme e a composição bacteriana e a densidade variam de acordo com a localização. As áreas mais densamente povoadas são as fendas gengivais. Uma higiene bucal insatisfatória e as variações imunológicas permitem a proliferação de organismos subgengivais, provocando gengivite. O esôfago não foi estudado na mesma extensão que o cólon ou a cavidade bucal; entretanto, um estudo constatou uma diversidade de filos semelhante à do cólon e, pelo menos, 166 espécies.[82] Os dados desse estudo também levantaram a possibilidade da existência de dois tipos diferentes de microbiomas, um dos quais pode estar associado à doença de refluxo gastroesofágico. Anteriormente, acreditava-se que o estômago era inóspito para a maioria dos micróbios, em razão do ambiente ácido, onde apenas alguns sobreviviam e a colonização somente era possível com a *Helicobacter pylori* (uma importante causa de gastrite e doença ulcerosa). Entretanto, pesquisas mais recentes demonstraram a presença de, pelo menos, 5 filos e 102 filoides muito diferentes daqueles presentes na cavidade bucal e no cólon, embora, na presença do *H. pylori*, houvesse muito menos diversidade na microflora.[83] Com uma técnica diferente, foi possível descobrir 13 filos e 262 filotipos no estômago.[84] A microflora do intestino delgado não foi estudada com a mesma profundidade por causa da dificuldade para a obtenção de amostras, mas as pesquisas sugerem que a diversidade da microflora do duodeno e do jejuno varia em relação àquela encontrada no íleo terminal, com maior abundância de gêneros originária de *Streptococcus, Veillonella* e *Clostridium* no intestino delgado proximal[79] e *Bacteroides*, Firmicutes e Proteobacteria dominando o íleo terminal,[85] com a densidade dos micróbios aumentando do intestino delgado proximal para o distal.[86] No cólon, o número de microrganismos aumenta cem mil vezes, consistindo em 9 filos diferentes, com a predominância de Firmicutes e *Bacteroides*.[75] A válvula ileocecal representa uma barreira física entre os intestinos grosso e delgado. A ressecção da válvula ileocecal permite a translocação da flora bacteriana do cólon para a porção restante do íleo, onde a população bacteriana assume características semelhantes à do cólon.

A interação entre a microflora entérica e o hospedeiro é complexa. A presença de microrganismos entéricos aumenta a defesa contra bactérias patogênicas, estimulando a produção de anticorpos, aumentando a imunidade mediada por células e prevenindo o crescimento excessivo de microrganismos mais patogênicos. A barreira da mucosa tem uma complexa função combinada, física e química, e é composta, em parte, por secreção de muco, glicoproteínas da mucina, peptídeos *trefoil* e fosfolipídios surfactantes. Ela separa o conteúdo luminal da mucosa e cria um ambiente para as interações entre o hospedeiro e as bactérias. O sistema imune inato do TGI constitui outro conjunto de mecanismos de defesa contra bactérias patogênicas e parasitas (ver seção sobre sistema imune). Receptores de reconhecimento de padrões (PRR, também chamados receptores *toll-like*) estão presentes em algumas células epiteliais e expressam-se mais amplamente em macrófagos e outras células imunes. Esses receptores percebem a presença de várias macromoléculas bacterianas e iniciam uma resposta inflamatória inespecífica. Os peptídeos antimicrobianos endógenos, conhecidos como defensinas, são produzidos pelas células de Paneth da base das criptas intestinais e apresentam um amplo espectro de atividade antimicrobiana. As células caliciformes também produzem pequenas proteínas ricas em cisteína, que apresentam atividade anti-helmíntica. A flora normal efetivamente compete pelos nutrientes intraluminais e tem melhor aderência à parede intestinal, evitando que as bactérias patogênicas aí se estabeleçam. A importância desse mecanismo de defesa é ilustrada pelos animais desprovidos de germes, que não conseguem sobreviver à exposição a micróbios hostis.

A microflora intestinal interage também com o hospedeiro no metabolismo de nutrientes e é influenciada pela dieta. As pesquisas sugerem que carnívoros, omnívoros e herbívoros têm microfloras diferentes, e que a microflora humana lembra aquela de outros omnívoros primatas.[87] Dados de modelos murinos demonstram que a troca para uma dieta rica em gorduras foi associada a alterações na microflora, com a diminuição dos *Bacteroides* e o aumento de Firmicutes e Proteobacteria. As bactérias intestinais também têm importantes funções metabólicas e nutricionais, inclusive hidrólise de ésteres do colesterol, androgênio, estrogênio e sais biliares; uso de carboidratos, lipídios e proteínas; consumo (vitamina B_{12} e folato) e produção de vitaminas (biotina, folato e vitamina K). Todos os compostos que chegam ao trato alimentar por meio da ingestão ou por secreção intestinal são substratos potenciais do metabolismo bacteriano (Tab. 42.9). Além disso, a microflora pode influenciar e ser influenciada pela obesidade. As pessoas obesas apresentam uma microflora menos diversificada e maior proporção de Firmicutes do que de *Bacteroides*,[88] podendo também ter uma microflora intestinal mais eficiente na colheita de nutrientes, degradando alimentos que, de outra forma, seriam indigestos para os seres humanos.[80]

Dada a variedade de interações entre a microflora intestinal e o hospedeiro, é evidente que o microbioma intestinal tem implicações para a saúde humana e que é possível manipular o microbioma para melhorar a saúde do hospedeiro. Várias maneiras são usadas atualmente para influenciar a microflora intestinal. Os antibióticos vieram revolucionar o tratamento de doenças infecciosas e são utilizados para tratar infecções patogênicas do trato gastrintestinal, bem como para tratar a proliferação bacteriana no intestino delgado. A doença de Crohn também é tratada com antibióticos,[89,90] e o sucesso dos antibióticos no tratamento dessa doença pode ser resultante da maior incidência de *Escherichia coli* observada no intestino de pacientes com a doença.[91] Os antibióticos são utilizados também para tratar pouchite em pacientes submetidos à ressecção de cólon com anastomose da bolsa íleo-anal.[92] Entretanto, os antibióticos podem também alterar negativamente a microflora intestinal, às vezes levando a um estado

Tabela 42.9 Reações bioquímicas das bactérias intestinais

Reação	Substrato representativo
Hidrólise	
Glicuronídeos	Estradiol-3-glicuronídeo
Glicosídeos	Cicasina
Sulfamatos	Ciclamato, amigdalina
Amidos	Metotrexato
Ésteres	Acetildigoxina
Nitratos	Trinitrato de pentaeritritol
Desidroxilação	
Grupos C-hidróxi	Ácidos biliares
Grupo N-hidroxila	N-hidroxifluorenilacetamida
Descarboxilação	Aminoácidos
D-desmetilação	Biochanina A
Desaminação	Aminoácidos
Desidrogenase	Colesterol, ácidos biliares
Desalogenação	DDT
Redução	
Grupos nitro	Ácido P-nitrobenzoico
Ligações duplas	Ácidos graxos insaturados
Grupos azo	Corantes alimentares
Aldeídos	Benzaldeídos
Alcoóis	Alcoóis benzílicos
N-óxidos	4-nitroquinolino-1-óxido
Formação de nitrosaminas	Dimetilnitrosamina
Aromatização	Ácido quínico
Acetilação	Histamina
Esterificação	Ácido gálico

De Kim YS, Erickson RH. Role of peptidases of the human small intestine in protein digestion. Gastroenterology 1985;88:1071-3.

de disbiose (transtorno do microbioma intestinal).[93] A microflora intestinal adulta geralmente se recupera dos efeitos dos antibióticos no prazo de 4 semanas, mas pode ocorrer diarreia associada ao uso do medicamento, e o agente causativo mais comum é o *Clostridium difficile*. Todavia, alterações sutis, cujos efeitos são desconhecidos, podem persistir na microflora intestinal após a administração de antibióticos.[93]

Outras maneiras de influenciar a microflora intestinal incluem a administração de probióticos e prebióticos (ver capítulo sobre probióticos e prebióticos). Os probióticos são microrganismos vivos que têm efeitos benéficos no TGI, como regulação negativa das citocinas inflamatórias, aumento da produção de IgA, melhoria da função da barreira à mucosa e inibição da aderência patogênica da mucosa.[93] Os probióticos são utilizados com sucesso, até certo ponto, no tratamento de doença inflamatória intestinal, síndrome do intestino irritável e diarreia associada ao uso de antibióticos. Os prebióticos não são substâncias digeridas pelos seres humanos, mas fermentadas pela microflora intestinal, estimulando o seu crescimento ou a sua atividade. Eles são resistentes também ao ácido gástrico, à hidrólise provocada pelas enzimas das células hospedeiras ou à absorção pelo TGI. Supostamente capazes de promover o crescimento de micróbios intestinais benéficos, os prebióticos já demonstraram em modelos que camundongos podem reduzir citocinas pró-inflamatórias.[94]

Os nossos conhecimentos sobre microflora intestinal e interações com o hospedeiro, bem como os seus efeitos na saúde humana, ainda estão engatinhando. Pesquisas mais detalhadas sobre essas interações e a manipulação do microbioma intestinal ampliarão a nossa capacidade de utilizar o microbioma intestinal para melhorar a saúde humana.

Sistema imune

O trato alimentar abriga uma grande parte do sistema imune do corpo, direcionado para defender o hospedeiro dos antígenos bacterianos, virais, parasitários e alimentares que, constantemente, se apresentam no lúmen intestinal. O sistema imune intestinal consiste em dois ramos: os sistemas imunes inato e adaptativo. Esses dois sistemas têm alguns componentes em comum e funcionam em sintonia para proteger o TGI de agentes patogênicos. Os componentes do sistema imune inato consistem em células epiteliais e células epiteliais especializadas, incluindo as células Paneth e as células caliciformes, que secretam diversos peptídeos defensivos, além das células apresentadoras de antígenos. Esse braço do sistema imune é mais primitivo e orquestra um complexo sistema de defesa e de ativação do sistema imune adaptativo, bem como de tolerância para se proteger e evitar inflamações desnecessárias. Esse sistema inclui também componentes não imunológicos, como ácido gástrico, enzimas digestivas, muco, ácidos biliares e peristalse; todos tornam o TGI menos hospitaleiro para muitos micróbios. Além disso, as células da mucosa fazem parte do sistema inato, incluindo as células NK-T (compartilhadas com o sistema adaptativo), os fagócitos, os mastócitos e as células mieloides. Esse sistema reconhece lipopolissacarídeos, peptidoglicanos e ácidos lipoteicoicos de origem patogênica. Os receptores do sistema inato são expressos nos monócitos, nos macrófagos, nas células dendríticas e nas células B, bem como nas células epiteliais. Esses PPR incluem receptores do tipo Toll (TLR) e receptores de manose de macrófagos. O número de receptores é limitado, visto que eles reconhecem padrões, ao contrário das células do sistema imune adaptativo que produzem respostas específicas. O sistema inato responde rapidamente, em questão de horas; o sistema adaptativo leva dias.

As células de Paneth residem na base das criptas, próximas às células-tronco multipotentes. Elas não apenas protegem a cripta através da produção de peptídeos e enzimas antimicrobianos (α-defensinas HD-5 e HD-6; fosfolipase A_2 do grupo IIA e lisozimas), mas também produzem citocinas inflamatórias que atraem as células apresentadoras de antígenos e os linfócitos, ativando a resposta imune adaptativa. As células de Paneth normalmente só existem no intestino delgado, mas podem ser encontradas também no cólon quando o órgão está inflamado.[95]

As células epiteliais não especializadas também podem produzir peptídeos e enzimas antimicrobianos, bem como citocinas inflamatórias para ativar a resposta imune; entretanto, os tipos de peptídeos e enzimas são diferentes (β-defensinas, atelicidina, proteína bactericida/intensificadora da permeabilidade). Além disso, as células epiteliais oferecem uma barreira contra os agentes patogênicos e suas toxinas através das junções intercelulares (junções oclusivas, junções aderentes e desmossomos).[96]

As células caliciformes secretam muco, que se acredita oferecer uma barreira na superfície da mucosa do intestino, e contêm vários compostos antimicrobianos, bem como compostos capazes de desempenhar uma função protetora na presença de colite, como o fator *trefoil* 3.[97]

As células apresentadoras de antígenos também são parte integrante tanto da resposta imune inata como da resposta imune adaptativa, estabelecendo essencialmente a ligação entre os dois componentes do sistema imune. Vários tipos de células podem apresentar antígenos, como os macrófagos, os linfócitos B, os basófilos e as células epiteliais. Entretanto, os dados atribuem importância a um macrófago especializado chamado célula dendrítica, com ativação de uma resposta imune e tolerância.[98] Não se sabe ao certo como essas células adquirem antígenos. Os pesquisadores supõem que essas células podem estender protrusões que alcançam o lúmen para adquirir antígenos, recrutar linfócitos, induzir a troca de classe Ig e estimular as células reguladoras T (Tregs),[99] que desempenham um papel importante na tolerância.[98] Todavia, essa hipótese pode não estar correta.

O sistema imune adaptativo regula respostas imunes antígeno-específicas e consiste nos seguintes componentes: (a) linfócitos T; (b) linfócitos B; (c) células *natural killer*; (d) células mielomonocíticas (monócitos, neutrófilos, eosinófilos e basófilos); (e) citocinas; (f) anticorpos (IgG, IgM e IgA secretória); e (g) tecido linfoide intestinal (GALT). A imunidade adaptativa também possui dois componentes, humoral e celular. Os anticorpos produzidos pelos linfócitos B oferecem defesa contra os eventos extracelulares. A imunidade celular oferecida pelas células T protege contra os processos intracelulares. Ao contrário das células do sistema inato, as células T de clones distintos respondem a epítopos específicos; essa resposta é determinada pelos receptores de imunoglobulina para as células B e pelos receptores de células T para as células T. Cada célula é capaz de distinguir o próprio do não próprio. A imunidade adaptativa depende da tolerância; do contrário, ocorre a autoimunidade. A autoimunidade do intestino não é tão comum como em outros órgãos, sugerindo que o GALT pode impedir a ativação de clones patogênicos. Submetido à exposição repetida, o sistema adaptativo responde mais rapidamente do que no caso de exposições anteriores. Esse sistema contém locais indutores com a presença de antígenos e locais efetores na mucosa, onde ocorre a estimulação ou a tolerância, dependendo dos antígenos presentes no lugar indutor.

A secreção da Ig dimérica, IgA, é um importante mecanismo de proteção do TGI. A IgA secretória, principal imunoglobulina intestinal, é produzida pelos linfócitos B na lâmina própria. A IgA secretória liga-se a antígenos alimentares, evitando, assim, sua absorção, e pode ligar-se a microrganismos patogênicos, evitando sua aderência às células epiteliais e a consequente colonização intestinal.

O GALT contém compartimentos anatomicamente organizados e não organizados na submucosa, na lâmina própria e no epitélio que exercem funções de defesa do hospedeiro (Fig. 42.17). Os componentes não organizados incluem os linfócitos, as células plasmáticas, os macrófagos na lâmina própria e no epitélio, e os mastócitos na mucosa e submucosa. As estruturas mais organizadas consistem em placas de Peyer, folículos linfoides isolados (ILF), placas das criptas (*cryptopatches*) e linfonodos mesentéricos.

As placas de Peyer são o tecido linfoide secundário do TGI. Elas se desenvolvem durante o período pré-natal e consistem em três ou mais grupos de agregados linfoides que liberam linfócitos após o processamento antigênico.[100,101] As placas de Peyer não contêm vasos linfáticos aferentes; em vez disso, elas apresentam uma amostragem de antígenos recobertos por um epitélio associado aos folículos que contém células M. As células M representam um local seletivo de amostragem de antígenos intraluminais, permitindo o transporte de grandes moléculas e microrganismos. Esses antígenos entram em contato com linfócitos e macrófagos localizados no espaço indentado abaixo da célula M antes de entrar nas placas de Peyer. Os linfócitos ativados da placa de Peyer migram para os linfonodos mesentéricos, ou circulação sistêmica, e retornam a locais específicos da mucosa, onde conferem imunidade protetora contra o antígeno agressor.

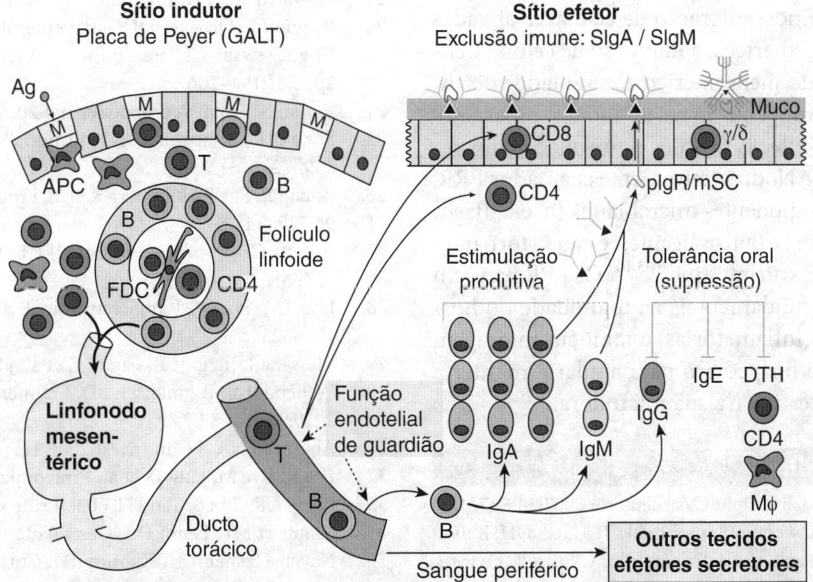

Figura 42.17 Representação esquemática do sistema imune intestinal. Os sítios indutores das células T e B da mucosa são constituídos por tecido linfoide intestinal (GALT), como placas de Peyer com folículos de células B e epitélio associado aos folículos com células M (M), por meio do qual os antígenos exógenos (Ag) são ativamente transportados para alcançar as células "profissionais" apresentadoras de antígenos (APC), entre as quais, as células dendríticas, os macrófagos (MII), as células B e as células dendríticas foliculares (FDC). Depois de preparadas, as células "ingênuas" (virgens) T e B transformam-se em células de memória/efetoras e migram do GALT para os linfonodos mesentéricos através dos vasos linfáticos eferentes e, em seguida, via ducto torácico, para o sangue periférico e para o subsequente extravasamento nos sítios efetores da mucosa. Esse processo é orientado pelo perfil das moléculas de adesão e pelas quimiocinas expressas na microvasculatura – as células endoteliais, portanto, exercem a função de "guardiãs" locais para a imunidade da mucosa. A lâmina própria da mucosa (sítio efetor) encontra-se ilustrada com as suas diversas células imunes, inclusive as células B (B), as células plasmáticas produtoras de Ig e as células T $CD4^+$. A distribuição dos linfócitos intraepiteliais (principalmente os receptores de células T α/β^+CD8^+ e algumas células T γ/δ^+) também encontra-se representada no esquema. Recursos adicionais são a produção de IgA secretora (SIgA) e IgM secretora (SIgM) por meio da exportação epitelial mediada pelo pIgR/componente secretor de membrana (mSC). O efeito combinado dos mecanismos de tolerância oral, principalmente a ação das células reguladoras T (não ilustradas), exerce um papel supressor no intestino, normalmente mantendo sob controle a inflamação determinada por anticorpos IgG e IgE, bem como pela hipersensibilidade tardia (DTH) mediada por células (células T $CD4^+$ e MII). (Reproduzido com permissão de Brandtzaeg P. Mucosal immunity: induction, dissemination, and effector functions. Scand J Immunol 2009;70:505-15.)

Os ILF são linfócitos B sem placas de Peyer que contêm agregados, mas em sua forma madura assemelham-se muito a placas de Peyer, exceto pela ausência de uma zona distinta de células T. Acredita-se que isso ocorra em razão da maneira como eles se formam; supõe-se que os ILF se formem a partir das placas das criptas (ver a seguir), desenvolvendo-se ou regredindo em resposta às alterações ocorridas na flora intestinal.[101]

As placas das criptas são pequenos aglomerados de células que incluem células dendríticas, células hematopoiéticas imaturas, muito poucos linfócitos T ou B e molécula de adesão da célula vascular (VCAM) 1+ células estromais. O papel das placas das criptas ainda é objeto de discussão, mas a ideia é de que elas sejam o agregado precursor linfoide que leva ao desenvolvimento dos ILF, podendo também gerar linfócitos.[102] Além disso, até hoje não se observou a presença de placas das criptas em seres humanos, talvez por causa da alta prevalência de ILF no cólon, onde foi efetuada a maioria das biópsias de tecidos humanos examinados. Assim como as placas de Peyer, acredita-se que as placas das criptas se formem no início da vida. Embora o número de placas das criptas e ILF possa mudar ao longo da vida, o total de ambos permanece constante durante toda a vida.[101]

Os linfonodos mesentéricos encontram-se no mesentério do intestino delgado. Eles são ativados algumas horas após a exposição oral ao antígeno. Embora não seja totalmente conhecido, provavelmente o mecanismo de ativação envolva vários mecanismos, como a migração de células T ativadas para os linfonodos mesentéricos, a migração de células dendríticas para o linfonodo mensentérico apresentador de antígeno e o acesso dos antígenos livres ao lifonodo mesentérico.[100] Mais recentemente, as funções e a regulação dos receptores dos tipos Toll e Nod, coletivamente chamados PRR, que interagem com componentes microbianos (p. ex., flagelina e lipopolissacarídeos) e outros ligantes, estão se tornando cada vez mais conhecidas no intestino.[103,104] Os PRR parecem desempenhar funções fundamentais na imunidade do hospedeiro, nas respostas inflamatórias, e também interagem com o microbioma do hospedeiro para ajudar a manter a homeostase entre o intestino e a sua microflora.[104]

Referências bibliográficas

1. Ham M, Kaunitz JD. Curr Opin Gastroenterol 2007;23:607–16.
2. Del Valle JTA. Gastric secretion. In: Yamada T, Alpers DH, Kalloo AN et al, eds. Textbook of Gastroenterology. 5th ed. Oxford: Wiley-Blackwell, 2009:284–329.
3. Dimaline R, Varro A. Exp Physiol 2007;92:591–601.
4. Schubert ML. Curr Opin Gastroenterol 2010;26:598–603.
5. Rubin D. Small intestine: anatomy and structural anomalies. In: Yamada T, Alpers DH, Kalloo AN et al, eds. Textbook of Gastroenterology. 5th ed. Oxford: Wiley-Blackwell, 2009:1085–107.
6. Kokrashvili Z, Rodriguez D, Yevshayeva V et al. Gastroenterology 2009;137:598–606.
7. Garrison AP, Helmrath MA, Dekaney CM. J Pediatr Gastroenterol Nutr 2009;49:2–7.
8. van der Flier LG, Clevers H. Annu Rev Physiol 2009;71:241–60.
9. Cohn SM, Birnbaum EH, Friel CM. Colon: anatomy and structural anomalies. In: Yamada T, Alpers DH, Kalloo AN et al, eds. Textbook of Gastroenterology. 5th ed. Oxford: Wiley-Blackwell, 2009:1369–85.
10. Granger DN, Richardson PD, Kvietys PR et al. Gastroenterology 1980;78:837–63.
11. Geboes K, Geboes KP, Maleux G. Best Pract Res Clin Gastroenterol 2001;15:1–14.
12. Nowicki PT, Granger DN. Gastrointestinal blood flow. In: Yamada T, Alpers DH, Kalloo AN et al, eds. Textbook of Gastroenterology. 5th ed. Oxford: Wiley-Blackwell, 2009:540–66.
13. Chou CC. Splanchnic and overall cardiovascular hemodynamics during eating and digestion. Fed Proc 1983;42:1658–61.
14. Dockray G. The brain-gut axis. In: Yamada T, Alpers DH, Kalloo AN et al, eds. Textbook of Gastroenterology. 5th ed. Oxford: Wiley-Blackwell, 2009:86–99.
15. Furness JB, Nguyen TV, Nurgali K et al. The enteric nervous system and its extrinsic connections. In: Yamada T, Alpers DH, Kalloo AN et al, eds. Textbook of Gastroenterology. 5th ed. Oxford: Wiley-Blackwell, 2009:15–39.
16. Hasler W. Motility of the small intestine and colon. In: Yamada T, Alpers DH, Kalloo AN et al, eds. Textbook of Gastroenterology. 5th ed. Oxford: Wiley-Blackwell, 2009:213–63.
17. Hasler W. The physiology of gastric motility and gastric emptying. In: Yamada T, Alpers DH, Kalloo AN et al, eds. Textbook of Gastroenterology. 5th ed. Oxford: Wiley-Blackwell, 2009:207–30.
18. Maljaars PWJ, Peters HPF, Mela DJ et al. Physiol Behav 2008; 95:271–81.
19. Miller LJ. Gastrointestinal hormones and receptors. In: Yamada T, Alpers DH, Kalloo AN et al, eds. Textbook of Gastroenterology. 5th ed. Oxford: Wiley-Blackwell, 2009:57–89.
20. Field BCT, Chaudhri OB, Bloom SR. Nat Rev Endocrinol 2010;6:444–53.
21. Howarth GS. J Nutr 2003;133:2109–12.
22. Baggio LL, Drucker DJ. Gastroenterology 2007;132:2131–57.
23. Boguszewski CL, Paz-Filho G, Velloso LA. Endokrynol Pol 2010;61:194–206.
24. Fulton S. Front Neuroendocrinol 2010;31:85–103.
25. Suzuki K, Simpson KA, Minnion JS et al. Endocr J 2010;57: 359–72.
26. Zhang X, Shi T, Holmberg K et al. Proc Natl Acad Sci U S A 1997; 94:729–34.
27. Abbott CR, Monteiro M, Small CJ et al. Brain Res 2005;1044: 127–31.
28. Loo JA, Yan W, Ramachandran P et al. J Dent Res 2010;89: 1016–23.
29. Messana I, Inzitari R, Fanali C et al. J Sep Sci 2008;31:1948–63.
30. Wellendorph P, Johansen LD, Brauner-Osborne H. Vitam Horm 2010;84:151–84.
31. Abumrad NA. J Clin Invest 2005;115:2965–7.
32. Lee K, Kye M, Jang JS et al. Proteomics 2004;4:3343–52.
33. Liang CR, Tan S, Tan HT et al. Proteomics 2010;10:3928–31.
34. Schubert ML, Peura DA. Gastroenterology 2008;134:1842–60.
35. Nayeb-Hashemi H, Kaunitz JD. Curr Opin Gastroenterol Nov 2009;25:537–43.
36. Hyde R, Taylor PM, Hundal HS. Biochem J 2003;373:1–18.
37. Alpers DH. Curr Opin Gastroenterol 2010;26:134–9.
38. Farina A, Dumonceau JM, Lescuyer P. Exp Rev Proteom 2009; 6:285–301.
39. Williams JA. Curr Opin Gastroenterol 2010;26:478–83.
40. Owyang CW, John A. Pancreatic secretion. In: Yamada T, Alpers DH, Kalloo AN et al, eds. Textbook of Gastroenterology. 5th ed. Oxford: Wiley-Blackwell, 2009:368–90.
41. Vona-Davis L, McFadden DW. Peptides 2007;28:334–8.
42. Morisset J. Pancreas 2008;37:1–12.
43. Parker HE, Reimann F, Gribble FM. Exp Rev Mol Med 2010; 12:236–42.
44. Ohana E, Yang D, Shcheynikov N et al. J Physiol 2009;587: 2179–85.

45. Kiela PR, Xu H, Ghishan FK. J Physiol Pharmacol 2006; 57(Suppl):51–79.
46. Turner JR. Nat Rev Immunol 2009;9:799–809.
47. Pappenheimer JR, Reiss KZ. J Membr Biol 1987;100:123–36.
48. Atia AN, Buchman AL. Am J Gastroenterol 2009;104:2596–604; quiz 2605.
49. Alpers DH, Stenson WF, Taylor BE et al. Manual of Nutritional Therapeutics. 5th ed. Baltimore: Lippincott Williams & Wilkins, 2009.
50. Debongnie JC, Phillips SF. Gastroenterology 1978;74: 698–703.
51. Whitcomb DC, Lowe ME. Dig Dis Sci 2007;52:1–17.
52. Singh H, Ye A, Horne D. Prog Lipid Res 2009;48:92–100.
53. Wang HH, Portincasa P, Wang DQ. Front Biosci 2008;13:401–23.
54. Hernell O, Staggers JE, Carey MC. Biochemistry 1990;29:2041–56.
55. Staggers JE, Hernell O, Stafford RJ et al. Biochemistry 1990; 29:2028–40.
56. Ikemura K, Iwamoto T, Okuda M. Expert Opin Drug Metab Toxicol 2009;5:907–20.
57. Su X, Abumrad NA. Trends Endocrinol Metab 2009;20:72–7.
58. Nguyen DV, Drover VA, Knopfel M et al. J Lipid Res 2009;50: 2235–44.
59. van der Velde AE, Brufau G, Groen AK. Curr Opin Lipidol 2010; 21:167–71.
60. Mansbach CM, Siddiqi SA. Annu Rev Physiol 2010;72:315–33.
61. Elia M, Cummings JH. Eur J Clin Nutr 2007;61:S40–74.
62. Wright EM, Hirayama BA, Loo DF. J Intern Med 2007;261:32–43.
63. Douard V, Ferraris RP. Am J Physiol Endocrinol Metab 2008; 295:E227–37.
64. Ganapathy V, Thangaraju M, Gopal E et al. AAPS J 2008;10:193–9.
65. Bergen WG, Wu G. J Nutr 2009;139:821–5.
66. Kim YS, Erickson RH. Gastroenterology 1985;88:1071–3.
67. Tobey N, Heizer W, Yeh R et al. Gastroenterology 1985;88:913–26.
68. Brandsch M, Knutter I, Bosse-Doenecke E. J Pharm Pharmacol 2008;60:543–85.
69. Broer S. Physiol Rev 2008;88:249–86.
70. Ganapathy VGM, Leibach FH. Protein digestion and assimilation. In: Yamada T, Alpers DH, Kalloo AN et al, eds. Textbook of Gastroenterology. 5th ed. Oxford: Wiley-Blackwell, 2009:464–77.
71. Backhed F, Ley RE, Sonnenburg JL et al. Science 2005;307:1915–20.
72. O'Hara AM, Shanahan F. EMBO Rep 2006;7:688–93.
73. Rajilic-Stojanovic M, Smidt H, de Vos WM. Environ Microbiol 2007;9:2125–36.
74. Winter SE, Thiennimitr P, Winter MG et al. Nature 2010;467:426–9.
75. Ley RE, Peterson DA, Gordon JI. Cell 2006;124:837–48.
76. Marchesi JR. Adv Appl Microbiol 2010;72:43–62.
77. Hehemann JH, Correc G, Barbeyron T et al. Nature 2010;464:908–12.
78. De Filippo C, Cavalieri D, Di Paola M et al. Proc Natl Acad Sci USA 2010;107:14691–96.
79. Rajilic-Stojanovic M, Heilig HG, Molenaar D et al. Environ Microbiol 2009;11:1736–51.
80. Turnbaugh PJ, Gordon JI. J Physiol 2009;587:4153–8.
81. Dewhirst FE, Chen T, Izard J et al. J Bacteriol 2010;192:5002–17.
82. Yang L, Lu X, Nossa CW et al. Gastroenterology 2009;137:588–97.
83. Dicksved J, Lindberg M, Rosenquist M et al. J Med Microbiol 2009;58:509–16.
84. Andersson AF, Lindberg M, Jakobsson H et al. PLoS One 2008; 3:e2836.
85. Wang X, Heazlewood SP, Krause DO et al. J Appl Microbiol 2003;95:508–20.
86. Cotter PD. Curr Opin Gastroenterol 2010;26:5–11.
87. Ley RE, Hamady M, Lozupone C et al. Science 2008;320:1647–51.
88. Ley RE, Backhed F, Turnbaugh P et al. Proc Natl Acad Sci U S A 2005;102:11070–5.
89. Feller M, Huwiler K, Schoepfer A et al. Clin Infect Dis 2010;50: 473–80.
90. Pittet V, Juillerat P, Michetti P et al. Aliment Pharmacol Ther 2010;32:1007–16.
91. Prantera C, Scribano ML. Curr Opin Gastroenterol 2009;25:329–33.
92. Navaneethan U, Shen B. Curr Gastroenterol Rep 2010;12:485–94.
93. Fujimura KE, Slusher NA, Cabana MD et al. Exp Rev Antiinfect Ther 2010;8:435–54.
94. Kanauchi O, Oshima T, Andoh A et al. Scand J Gastroenterol 2008;43:1346–52.
95. Müller C, Autenrieth I, Peschel A. Cell Mol Life Sci 2005;62: 1297–1307.
96. Mahida Y. Best Pract Res Clin Gastroenterol 2004;18:241–53.
97. Artis D, Grencis RK. Mucosal Immunol 2008;1:252–64.
98. Rescigno M. Curr Opin Immunol 2010;22:131–6.
99. Brandtzaeg P. Scand J Immunol 2009;70:505–15.
100. Newberry RD, Lorenz RG. Immunol Rev 2005;206:6–21.
101. Newberry RD. Curr Opin Gastroenterol 2008;24:121–8.
102. Eberl G, Sawa S. Trends Immunol 2010;31:50–5.
103. Marques R, Boneca IG. Cell Mol Life Sci 2011;68:3661–73.
104. Carvalho FA, Aitken JD, Vijay-Kumar M et al. Annu Rev Physiol 2012;17:177–98.

Sugestões de leitura

Alpers DH. Nutrient sensing in the gastrointestinal tract. Curr Opin Gastroenterol 2010;26:134–9.

Ganapathy VGM, Leibach FH. Protein digestion and assimilation. In: Yamada T, Alpers DH, Kalloo AN et al, eds. Textbook of Gastroenterology. 5th ed. Oxford: Wiley-Blackwell, 2009:464–77.

Miller LJ. Gastrointestinal hormones and receptors. In: Yamada T, Alpers DH, Kalloo AN et al, eds. Textbook of Gastroenterology. 5th ed. Oxford: Wiley-Blackwell, 2009:57–89.

Turnbaugh PJ, Gordon JI. The core gut microbiome, energy balance and obesity. J Physiol 2009;587:4153–8.

van der Flier LG, Clevers H. Stem cells, self-renewal, and differentiation in the intestinal epithelium. Annu Rev Physiol 2009;71:241–60.

43 Nutrição e os sentidos químicos*

Valerie B. Duffy

Os alimentos e as bebidas proporcionam não só o sustento, mas também diversas experiências prazerosas e agradáveis. Sistemas orgânicos quimiossensoriais específicos respondem às substâncias químicas dos alimentos, provocando respostas neurológicas, biocomportamentais e metabólicas que estimulam respostas emocionais e prazerosas complexas, além de respostas de memória. Os odores que emanam de restaurantes podem estimular nosso apetite, incitando-nos a parar e comer. À mesa, a mastigação libera e bombeia alimentos voláteis aos receptores olfativos, que se situam atrás da ponte nasal. Nenhuma palavra é capaz de capturar totalmente as experiências perceptivas dos alimentos. As sensações olfativas se mesclam ou se misturam com os verdadeiros sabores (sensações de salgado, doce, azedo, amargo, umami) e as sensações somatossensoriais (paladar, textura, temperatura, adstringência, irritação) para formar uma mensagem única e integrada de sabor.

O sabor dos alimentos, coloquialmente chamado de gosto, é um importante fator na escolha alimentar, embora as pessoas experimentem diferentes mundos de sabor por causa da variação fisiológica nas respostas perceptivas às substâncias químicas dos alimentos e das bebidas. Por exemplo, nos EUA, nove de cada dez adultos de uma amostra nacionalmente representativa relataram que o gosto era o principal fator de compra dos alimentos, superando o preço, a saúde, a conveniência e a sustentabilidade.[1] Embora haja diferenças individuais nos sistemas sensoriais desde o nascimento, a resposta sensorial muda ao longo da vida com o desenvolvimento e as interações ambientais. Diferenças interindividuais de paladar já foram relatadas em 1888.[2] Na década de 1960, Fischer et al. relacionaram a variação no paladar com preferências alimentares, tabagismo e peso corporal.[3] Imaginava-se que os fatores quimiossensoriais exercessem influências paralelas aos controles metabólicos sobre o consumo alimentar e o peso corporal, atuando através de receptores, sinais nervosos e mecanismos cerebrais. Atualmente, acreditamos que os sentidos químicos interajam com os controles metabólicos, de modo a influenciar os comportamentos alimentares e o peso. O presente capítulo faz uma revisão sobre os sistemas quimiossensoriais e suas variações com a genética e os estados patológicos e, ainda, como essa variação, particularmente a variação orossensorial, explica as diferenças no que gostamos e escolhemos para consumir, influenciando, por fim, o risco de doenças relacionadas com a dieta.

Visão geral

A quimiossensação inclui a detecção e a resposta a substâncias químicas no mundo externo, bem como os sinais emitidos dos sistemas gastrintestinal e respiratório. A percepção é a experiência consciente que surge a partir dessas substâncias químicas.

Sensação

Para provocar uma resposta quimiossensorial, a maioria das substâncias químicas liga-se a receptores específicos (ver exceções, abordadas mais adiante). A transdução de eventos

*__Abreviaturas__: **AMPc**, adenosina 3'-5'-monofosfato cíclico; **ENaC**, canal epitelial de sódio sensível à amilorida; **GPCR**, receptor acoplado à proteína G; **KCl**, cloreto de potássio; **MSG**, glutamato monossódico; **NaCl**, cloreto de sódio; **NC**, nervo craniano, **PTC/PROP**, feniltiocarbamida/propiltiouracil; **SNC**, sistema nervoso central; **SNP**, polimorfismo de nucleotídeo único ou simples; **SSS**, saciedade sensorial-específica, **TRP**, potencial de receptor transitório; **TRPV1**, canal de cátion TRP, subfamília V, membro 1.

quimiossensoriais normalmente envolve receptores acoplados à proteína G (GPCRs) com sete domínios transmembranares que deflagram as cascatas de sinalização baseadas na proteína G, quando ativadas com a ligação de substâncias químicas (ligantes). Linda Buck e Richard Axel receberam um Prêmio Nobel em 2004 pelo trabalho sobre a base genética de receptores olfativos.[4] Os receptores são finamente ajustados (regulados), respondendo a algumas substâncias químicas específicas, ou grosseiramente ajustados, respondendo a um repertório de compostos. Os gostos verdadeiros podem ser tipificados por elementos gustativos prototípicos simples, os *tastants** (p. ex., a sacarose é doce), enquanto a maioria dos odores consiste em misturas complexas de vários elementos odoríferos, os odorantes (p. ex., o cheiro do café requer 27 compostos diferentes). As células receptoras geralmente são neurônios bipolares; os sinais químicos são transduzidos em potenciais de ação. Os sinais elétricos conduzem mensagens sensoriais ao sistema nervoso central (SNC). Não é necessária a ligação do receptor para transduzir os gostos salgados ou azedos, pois eles penetram através dos canais iônicos até estimular as células receptoras gustativas. Vários sensores respondem a sensações somatossensoriais (p. ex., cremosidade, temperatura, irritação).

Os sistemas quimiossensoriais são principalmente detectores de fluxo: os eventos de transdução ocorrem com mudanças na concentração de substâncias químicas na boca e na cavidade nasal ou nos seios nasais por meio da alimentação e da respiração. As células quimiorreceptoras sofrem neurogênese ao longo da vida, incluindo a formação de novas células, maturação e morte programada. Fatores extrínsecos e intrínsecos regulam o tempo de vida dos receptores olfativos.[5] Os receptores gustativos são continuamente substituídos e sofrem mudanças funcionais em resposta a ambientes químicos. A exposição constante e contínua provoca adaptação (p. ex., incapacidade de sentir o cheiro do perfume ou da colônia que você usa) ou dessensibilização (p. ex., menor sensação de ardência ou queimação após consumo de pimenta por tempo prolongado).

Como percebemos o gosto doce *versus* amargo ou, então, o gosto de alho *versus* manjericão ou de vinho do Porto *versus* uísque escocês? A qualidade do sabor provavelmente é codificada por circuitos cerebrais marcados, específicos às substâncias químicas, da periferia para o SNC.[6,7] Os odores são codificados como padrões de estimulação dos receptores — padrões estes que se refletem em representações olfatórias no espaço e no tempo e são sequencialmente processados através das vias olfatórias no cérebro.[8] Apesar de chegar ao SNC por meio de vias isoladas (separadas), o córtex orbitofrontal integra misturas de sinais quimiossensoriais perceptivo de sabor único.

Percepção

Os psicofísicos estudam como as percepções variam de acordo com o mundo físico — como o salgado varia com a concentração de sal, o cheiro com a exposição ao odor e a cremosidade com o nível de gordura. O texto exposto a seguir é uma breve revisão de técnicas psicofísicas selecionadas, enfatizando as medidas de intensidade percebida como ferramentas para esclarecer as associações entre a variação quimiossensorial, a dieta e a saúde.

Define-se limiar como a menor concentração física necessária para a detecção ou o reconhecimento de algum sabor, cheiro ou irritante. Um limiar elevado (baixa sensibilidade) indica a necessidade de uma concentração mais alta para a detecção e o reconhecimento dos sabores. Os procedimentos do limiar exigem um controle substancial para discernir a capacidade funcional do acaso e das tendências (p. ex., diferenças sutis na distribuição do estímulo, no diluente, na temperatura). O limiar pode não corresponder à percepção de estímulos concentrados. Um sujeito com baixo limiar para o sal (alta sensibilidade) percebe o sal concentrado como menos intenso do que aquele com limiar mais elevado. Dessa forma, a caracterização das pessoas pelo limiar pode não ajudar a explicar as diferenças nos comportamentos alimentares.[9]

O supralimiar reflete a capacidade de perceber odores, gostos e irritantes em níveis comuns aos alimentos, além da capacidade de detectar se um alimento está estragado, por exemplo. As tarefas de identificação mais comuns envolvem a mensuração da identidade e/ou da intensidade do estímulo. As tarefas de identificação são comuns na avaliação olfativa, identificando os odores a partir de uma lista com as respostas corretas e os distratores. A tarefa deve incluir odores familiares para minimizar os desafios cognitivos. O Teste de Identificação de Odores da University of Pennsylvania é um teste de múltipla escolha de "raspar e cheirar", disponível no mercado, com dados normativos específicos à idade e ao sexo.

Poucos estudos têm associado o desempenho na identificação de odores com comportamentos alimentares, presumivelmente porque as tarefas de identificação avaliam a disfunção olfativa, e não a acuidade. As pessoas podem revelar uma gama de habilidades olfativas e ainda identificar um odor corretamente. Com um bom controle de estímulos, como acontece com um olfatômetro, o ato de acrescentar julgamentos de intensidade (abordados mais adiante) às tarefas de identificação irá melhorar a avaliação das associações entre olfato, dieta e saúde.[10] Os testes retronasais são importantes para os estudos do olfato e da dieta. Como uma espécie de *screener* (operador/inquiridor) ou demonstração, faz que os participantes tapem suas narinas, coloquem balas de goma na boca, mastiguem e, depois, abram as narinas. Enquanto as narinas estão tapadas, a sensação é minimamente doce e um pouco mais que isso. A abertura das narinas permite o olfato retronasal e aumenta o gosto adocicado, resultante da integração do sabor (descrita mais adiante). Haverá um comprometimento retronasal se os participantes não conseguirem notar diferenças entre as narinas completamente tapadas e destapadas. Os alimentos podem servir como estímulo para as medidas de identificação e intensidade retronasal.[11]

Outra medida do nível supralimiar consiste no aumento direto e gradativo (i. e., escalonamento) da intensidade percebida ou no grau de agrado/aversão, como a forma com a qual a intensidade percebida cresce com o aumento da concentra-

*N. T.: Qualquer substância ou produto químico que estimule as células sensoriais em um botão gustativo.

ção (inclinação). A função de gosto costuma formar um U invertido: as concentrações baixas e altas são menos prazerosas ou agradáveis do que aquelas situadas entre elas. Os métodos diretos de escalonamento visam tornar as classificações de intensidade objetivas e permitir a comparação dessas classificações entre os diferentes sujeitos. Em 1960, Stevens propôs a conversão das classificações de intensidade em números na forma de razão (estimativa da magnitude). Por exemplo, se um segundo chá é duas vezes mais doce que o primeiro, darei a nota 6 para o primeiro em termos de doçura e 12 para o segundo. O terceiro tem um terço do sabor doce do primeiro. Eu lhe darei a nota 2. A escala tem a forma de razão, mas sem um limite máximo obrigatório e com a nota zero como a base ou piso (i. e., sem sensação). A estimativa da magnitude fornece intensidades relativas, mas não absolutas — não podemos dizer se o primeiro chá era moderadamente doce para uma pessoa, mas fortemente doce para outra. Essa estimativa da magnitude requer certo conhecimento de aritmética.

Uma compreensão do significado absoluto é alcançada pela expressão da intensidade de interesse em relação a alguma outra modalidade sensorial (a correspondência de magnitude é o padrão-ouro para as medidas de intensidade percebida).[12] As referências modais cruzadas podem ser sensações reais (p. ex., ruído branco de 1.000 Hz) ou lembradas (p. ex., brilho do sol), admitindo que a outra modalidade sensorial não varie de forma sistemática com a intensidade de interesse.[13] É importante ressaltar que os participantes devem usar a mesma escala para fazer os julgamentos de intensidade no contexto de todas as sensações. Por exemplo, os participantes classificam a intensidade do sabor doce na mesma escala que a intensidade de tons ou luzes. O primeiro participante achou a doçura do chá como cerca da metade da intensidade de um tom de 72-dB e 1.000 Hz, enquanto o segundo achou a doçura com a mesma intensidade.

Escalas com rótulos de adjetivo/advérbio (p. ex., fraco, forte) são comumente utilizadas para obter as classificações de intensidade. O contexto para os rótulos é necessário, conforme ilustrado por Stevens. "Os camundongos podem ser chamados de grandes ou pequenos, assim como os elefantes; por isso, é perfeitamente compreensível quando alguém diz que viu um grande camundongo subindo pelo tronco do pequeno elefante." O julgamento de tamanho estava dentro do contexto dos camundongos (grande em relação aos camundongos) ou dos elefantes (pequeno em relação aos elefantes). Uma armadilha comum é assumir incorretamente o mesmo contexto para os rótulos, equiparando de maneira falsa o topo da escala e, de acordo com o comprimento da escala, determinar que o camundongo seja *maior* que o elefante (ver Fig. 43.1). As comparações corretas do tamanho absoluto serão possíveis se a escala for generalizada a todos os tamanhos com o topo compreensível para todos (p. ex., o Grand Canyon).

Foram feitas classificações corretas e incorretas da intensidade percebida pela mucosa oral. Em função dos polimorfismos nos genes dos receptores gustativos e das diferenças na densidade dos receptores, sabemos que as pessoas apresentam variações na faixa de sua escala orossensorial, de *nontasters* (não degustadores) para *supertasters* (superdegustadores) (ver adiante). As classificações incorretas originam-se da falha em se fornecer um contexto para o topo da escala ou da aplicação do topo apenas à sensação oral.[14] A escala é falsamente equiparada (p. ex., equiparando as escalas de camundongos e elefantes) para atenuar ou reverter as diferenças orossensoriais entre *nontasters* e *supertasters*. A generalização do topo da escala à sensação mais intensa de qualquer tipo[15] ou algo tangível como o brilho do sol (assumindo que o brilho não varia de forma sistemática com a variação orossensorial)[16] permite a diferenciação correta das sensações orais entre *nontasters* e *supertasters* (ver Fig. 43.2). Da mesma forma, o ato de generalizar as escalas hedônicas para fora das experiências com alimentos e bebidas pode identificar os sujeitos para os quais comer seja mais prazeroso do que qualquer outra atividade agradável.[13,17]

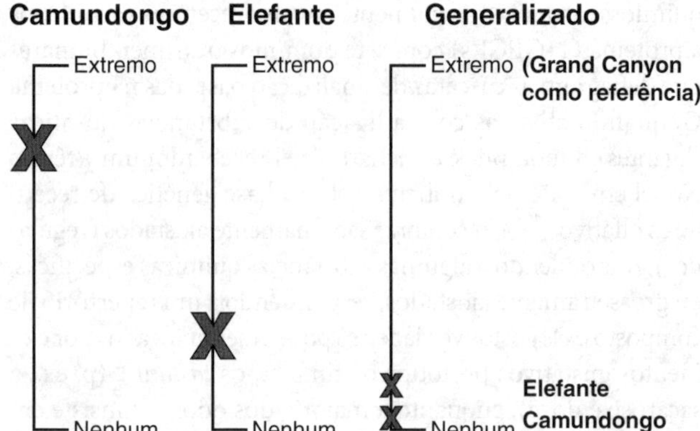

Figura 43.1 Classificações de tamanho no contexto de camundongos (à esquerda) e elefantes (no centro). Julgamentos incorretos do tamanho absoluto de um camundongo grande e um elefante pequeno seriam feitos se a pessoa responsável pelo experimento ignorasse o contexto de escala (ou se esta não fosse especificada) e concluísse que o camundongo era maior que o elefante. Julgamentos corretos do tamanho absoluto de camundongos versus elefantes seriam feitos se o topo da escala fosse generalizado para o tamanho entendido por todos como muito grande (à direita).

Em resumo, as medidas de intensidade testam a função quimiossensorial em uma série de concentrações, fornecendo mais informações sobre as conexões genótipo-fenótipo-dieta-saúde do que os limiares.[18] Com um bom controle de estímulos, o acréscimo de intensidade às tarefas de identificação de odores é um teste para disfunção e acuidade. As escalas de intensidade devem ser generalizadas a todas as sensações (não apenas às quimiossensações) ou, no caso de escala hedônica, a todas as atividades prazerosas (agradáveis) e não prazerosas (desagradáveis). Os participantes devem avaliar e classificar a intensidade de quimiossensações relativas às modalidades sensoriais de comparação em uma aula prática para determinar se eles são capazes de ordenar corretamente a série de comparações (p. ex., da luz mais fraca para a mais intensa). Os pesquisadores podem utilizar as classificações da intensidade de comparação para normalizar as classificações quimiossensoriais[19] ou covariar em análises estatísticas.[20] O projeto Toolbox do National Institutes of Health possui um programa de identificação de odores e um teste de intensidade de sabores para fazer a triagem das funções olfativa e gustativa.

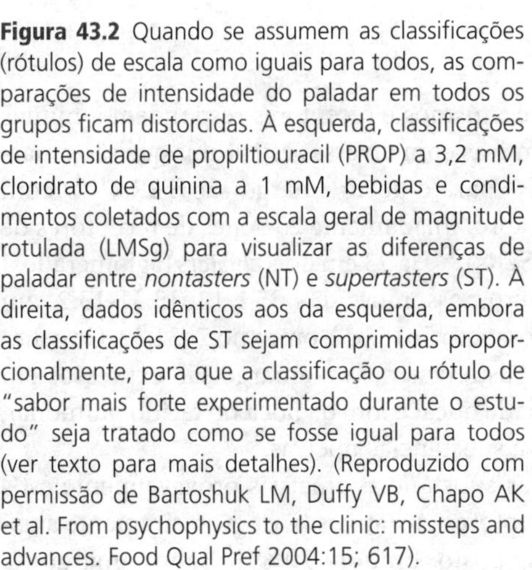

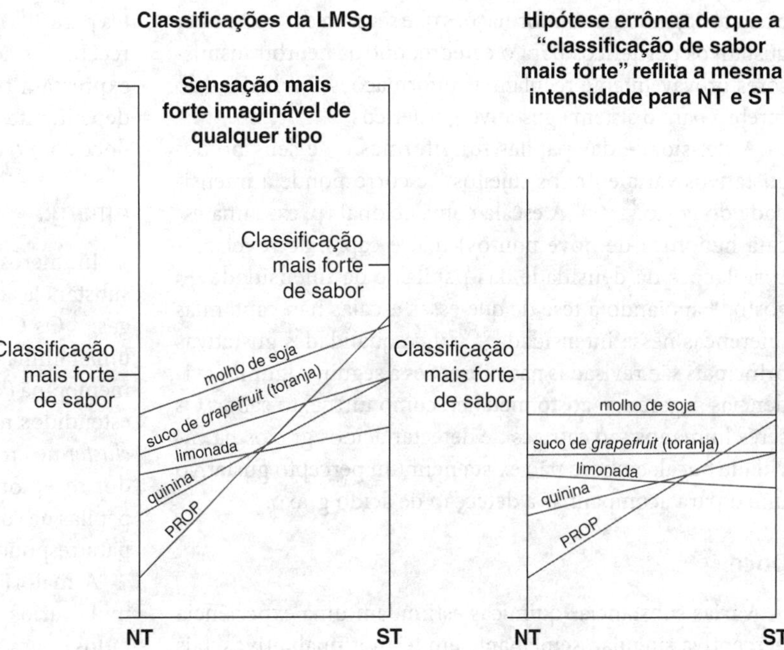

Figura 43.2 Quando se assumem as classificações (rótulos) de escala como iguais para todos, as comparações de intensidade do paladar em todos os grupos ficam distorcidas. À esquerda, classificações de intensidade de propiltiouracil (PROP) a 3,2 mM, cloridrato de quinina a 1 mM, bebidas e condimentos coletados com a escala geral de magnitude rotulada (LMSg) para visualizar as diferenças de paladar entre *nontasters* (NT) e *supertasters* (ST). À direita, dados idênticos aos da esquerda, embora as classificações de ST sejam comprimidas proporcionalmente, para que a classificação ou rótulo de "sabor mais forte experimentado durante o estudo" seja tratado como se fosse igual para todos (ver texto para mais detalhes). (Reproduzido com permissão de Bartoshuk LM, Duffy VB, Chapo AK et al. From psychophysics to the clinic: missteps and advances. Food Qual Pref 2004:15; 617).

Paladar

Qualquer substância química solúvel no meio aquoso da cavidade bucal (saliva, muco) é capaz de estimular o sabor, ou seja, as qualidades perceptivas dos sabores doce, salgado, azedo, amargo e umami pela ativação das células dos receptores gustativos. Em geral, os açúcares, os alcoóis e alguns peptídeos são doces; os sais, como o próprio nome diz, são salgados; os ácidos orgânicos/inorgânicos são azedos; muitos alcaloides, terpenoides e flavonoides de plantas, bem como alguns sais e peptídeos, são amargos; e determinados aminoácidos têm sabor umami. As respostas de prazer ao doce e de aversão ao amargo (e, provavelmente, ao azedo e umami intensos) estão presentes ao nascimento[21] e não são aprendidas.[22] A resposta ao salgado se desenvolve durante o primeiro ano de vida.[23]

Dentro dos botões gustativos, as células receptoras gustativas são discretas estruturas ovoides compostas de 50 a 150 células que se originam do epitélio, incluindo células basais (origem de novas células gustativas) e células alongadas, com microvilosidades que se estendem através de um poro em direção à cavidade bucal. Os botões gustativos são encontrados em estruturas como palato mole, faringe, laringe e epiglote, bem como dentro das papilas gustativas na língua. Após ativação e despolarização químicas das células receptoras, as fibras gustativas aferentes dentro dos ramos de três nervos cranianos (NC) transmitem sinais de gosto ao núcleo rostral do trato solitário (NTS gustativo), que também está envolvido no controle dos sistemas digestivo, cardiovascular e respiratório. O nervo corda do tímpano, o VII par de nervos cranianos, inerva as papilas fungiformes na ponta da língua (ver Fig. 43.3). As papilas folhadas na porção posterolateral da língua são inervadas pelos nervos corda do tímpano (papilas anteriores) e lingual (IX par de nervos cranianos, papilas folhadas posteriores). O nervo lingual (IX par de nervos cranianos, conforme já mencionado) inerva as papilas circunvaladas (porção posterior da língua em um V voltado para trás). O nervo petroso superficial (VII par de nervos cranianos) inerva os botões gustativos do palato mole, enquanto o ramo superior do nervo vago (X par de nervos cranianos) inerva a epiglote. Todas as qualidades gustativas são perceptíveis em todas as áreas de inervação dos nervos cranianos, a menos que haja algum dano ao paladar por lesão em um nervo craniano isolado (ver adiante), tornando o conceito de "mapa de sabores" incorreto. As fibras gustativas aferentes, cuja terminação se encontra no núcleo do trato solitário, realizam sua primeira sinapse com neurônios de segunda ordem que projetam seus axônios para o tálamo ventrobasal e, em seguida, para o córtex gustativo, o córtex orbitofrontal, a amígdala (tonsila palatina) e o hipotálamo lateral.[24] O glutamato, um neurotransmissor

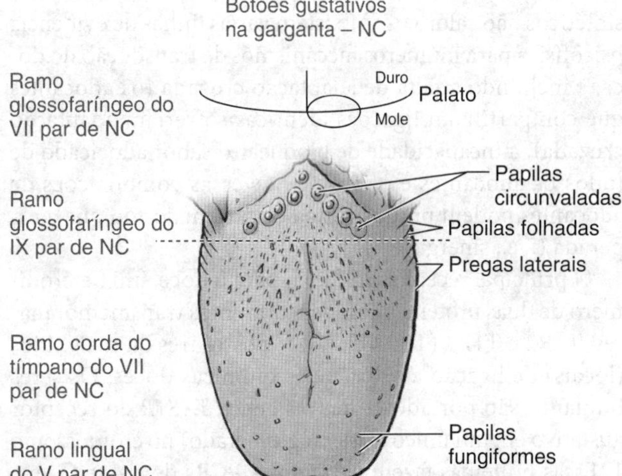

Figura 43.3 Desenho ilustrativo demonstrando a porção cranial (anterior) do paladar e a inervação de estruturas como língua e garganta pelo nervo trigêmeo, bem como as papilas gustativas na língua. NC, nervo craniano.

excitatório, modula as informações que seguem dos receptores gustativos periféricos para o cérebro; outros neurotransmissores provavelmente regulam as informações conduzidas do cérebro para o sistema gustativo periférico.[25]

A densidade das papilas fungiformes e de seus botões gustativos varia entre os sujeitos[26] e corresponde à intensidade do gosto.[18,27-31] A escala convencional (p. ex., uma escala hedônica de nove pontos) não é capaz de revelar as correlações da densidade das papilas e da intensidade do gosto,[16] apoiando a tese de que essas escalas não captam as diferenças nessa intensidade.[32] Cinco qualidades gustativas principais são revisadas nas subseções a seguir. Algumas evidências sugerem o gosto metálico como um sexto sabor. Os seres humanos são capazes de detectar ácidos graxos na cavidade bucal, embora não exista nenhum percepto gustativo único para acompanhar a detecção de ácido graxo.

Doce

Várias substâncias químicas estimulam uma experiência perceptiva singular, semelhante em termos qualitativos, tais como: carboidratos doces de baixo peso molecular, polióis, sais inorgânicos e mais de 25 classes diferentes de adoçantes sintéticos não calóricos.[33] Existem várias linhas de evidência psicofísica para inúmeros mecanismos de transdução do doce,[34] incluindo a falta de adaptação cruzada (os adoçantes que compartilham ligações idênticas sofreriam adaptação cruzada), a incapacidade de bloquear o sabor adocicado de todos os adoçantes e o fato de que essas combinações de adoçantes podem produzir uma doçura maior do que a esperada (i. e., sinergia).

O principal receptor gustativo para o doce, um heterodímero de duas proteínas com sete domínios transmembranares, T1R2 e T1R3 (T1R2/T1R3),[35] possui três ou mais sítios (locais) de ligação a substâncias químicas doces. Os seres humanos são portadores de três genes *TAS1R* do receptor gustativo em um único *cluster* (aglomerado) no cromossomo 1. Essas proteínas fazem parte dos GPCRs de classe C, que possuem grandes domínios N-terminais tipo *Venus flytrap**. Alguns adoçantes se ligam à subunidade T1R2 (p. ex., aspartame, neotame), enquanto outros ao T1R3 (ciclamato). Os açúcares e a sucralose se ligam a qualquer um desses receptores, mas têm maior afinidade ao T1R3.[36] Após a ligação do receptor, a via de transdução do doce no botão gustativo envolve três proteínas G (gustducina, transducina e possível $G_{i[2]}$), uma enzima (PLC_{b2}), um receptor de segundo mensageiro (IP_3R) e um canal iônico (potencial de receptor transitório M5 [TRPM5]).[37] A ligação diferencial a vários receptores gustativos explica parcialmente as diferenças no perfil de sabor entre adoçantes à base de açúcar e artificiais. Os adoçantes artificiais também estimulam os receptores do sabor amargo, tornando-os menos agradáveis,[38] sobretudo às pessoas com maior tendência a sentir esse sabor. A percepção do doce não é completamente suprimida em animais nocautes para T1R2/T1R3,[39] um achado sugestivo da existência de receptores acessórios para esse sabor. As células gustativas expressam transportadores de glicose ou canais catiônicos dependentes do açúcar, o que vincula a detecção do sabor doce com o controle homeostático de glicose.[40]

Amargo

Inúmeros mecanismos e receptores respondem a muitas substâncias químicas com diversas estruturas que são amargas.[33] Os GPCRs para o gosto amargo são T2Rs,[41,42] com uma família de aproximadamente 25 genes de receptores de membrana (TAS2Rs).[43] Há 23 em dois *clusters* (aglomerados) estendidos nos cromossomos 7q34-35 e 12p13.31-13.2, um *cluster* no cromossomo 5p15.31 e outro no 7q31.32. Os genes dos receptores gustativos para o amargo são expressos em papilas na cavidade bucal e fora da boca no tecido pulmonar, para responder a substâncias nocivas.[44]

A maioria das substâncias amargas provavelmente estimula vários receptores gustativos (i. e., grosseiramente ajustados) para esse gosto. Embora 70% do sabor amargo da feniltiocarbamida (PTC)/propiltiouracil (PROP) sejam mediados pelo TAS2R38,[18,45] outros receptores provavelmente respondem a esses compostos únicos. A estrutura dos receptores gustativos para o amargo é complexa, com diversos sítios (locais) de ligação. A transdução do gosto amargo envolve uma cascata de quatro proteínas sinalizadoras intracelulares, incluindo a subunidade α-gustducina, a subunidade G_{g13} da proteína G, a enzima fosfolipase C_{b2}, o receptor de IP_3 tipo III e o canal iônico TRPM5.[46,47] As substâncias químicas estimulam o gosto amargo por meio de receptores ou proteínas sinalizadoras.

Os genes do sabor amargo revelam alto grau de variação de alelos. A adaptação evolutiva a ambientes de plantas locais pode ser responsável pelos alelos favorecidos.[48] Como as toxinas naturais são frequentemente amargas, o excesso na percepção desse gosto (i. e., uma percepção exagerada) é vantajosa do ponto de vista evolutivo. Feeney et al.[49] revisaram os polimorfismos de nucleotídeo único (SPN) conhecidos do gene *TAS2R2*. Além disso, vários SNP para receptores do sabor amargo ou proteínas salivares ricas em prolina no cromossomo 12 explicavam a pouca variabilidade no gosto amargo da quinina;[50] a quinina é um ligante "promíscuo", que se liga a, pelo menos, nove receptores diferentes, tornando-o ideal para avaliar a função gustativa. Parte do gosto amargo do café é explicada por um bloco haplótipo em TAS2R3, TAS2R4 e TAS2R5; já o amargor e o gosto pelo suco de *grapefruit* (toranja) se devem ao TAS2R19 e, possivelmente, TAS2R60.[51] As pesquisas *in vitro* sugerem que o hTAS2R39 responda às catequinas que contribuem para o sabor amargo do chá.[52] A variação de alelos em TAS2R31 e TAS2R44 explica a resposta diferencial à sacarina e ao acessulfame de potássio (K).

Salgado

Adicionado principalmente aos alimentos sob a forma de cloreto de sódio (NaCl), o sal é importante para salgar a comida, bloquear o gosto amargo e intensificar (realçar) o sa-

*N. T.: Nome em inglês da planta Vênus papa-moscas, cujo nome científico é *Dionaea muscipula*. No texto em questão, a configuração do domínio é semelhante a essa planta em termos de formato.

bor, além de ter um objetivo funcional (p. ex., como conservante). O apetite pelo sódio controla a ingestão desse elemento pelos animais de forma homeostática. Nos seres humanos, as experiências alimentares precoces influenciam a preferência pelo sal, incluindo a exposição a condições ricas ou pobres em sódio durante o desenvolvimento.[53] Filhos de mães que sofreram desidratação durante a gravidez relatam maior preferência pelo sal durante a infância[54] e na fase adulta.[55] Os sexos feminino e masculino diferem em termos de afinidade pelo sal,[56] possivelmente em função dos hormônios sexuais, conforme demonstrado na gestação, quando o aumento na preferência pelo sal é associado à necessidade de expansão do volume sanguíneo.[57] Apesar desses exemplos, a paixão pelo sal em seres humanos realmente não é controlada pelo apetite por sódio.[55]

Para o ser humano sentir o sabor salgado, alguns dos receptores usados são canais de sódio epiteliais seletivos sensíveis à amilorida (ENaC).[58] Os cátions de sódio (Na^+) fluem passivamente a partir da cavidade bucal para as células dos receptores gustativos através dos ENaC. A bomba de Na^+/K^+ (Na^+/K^+-ATPase), em seguida, bombeia o Na^+ de volta através da célula. O receptor vaniloide-1 (canal catiônico pertencente à família TRP, subfamília V, membro 1 [TRPV1]) é um provável receptor catiônico inespecífico de sal.[59] O sal evoca diferentes qualidades, dependendo da concentração — as concentrações fracas têm sabor doce, enquanto as mais altas são salgadas; já as concentrações máximas são irritantes.[60]

Azedo

Os ácidos provocam o sabor azedo ou ácido propriamente dito, estimulando as células ávidas por acidez dentro dos botões gustativos e, se forem fortes o suficiente, provocam rejeição. Os mecanismos de transdução e receptores específicos para o gosto azedo permanecem controversos, com vários candidatos a receptores[61] ou canais, em que o hidrogênio (H^+) proveniente de ácidos fortes penetra nas células gustativas através de canais iônicos (de forma semelhante ao NaCl), reduzindo o pH intracelular. Os ácidos fracos atravessam as membranas lipossolúveis. A redução do pH inicia uma série de respostas de transdução e do sistema neural aos estímulos azedos.[62]

Umami

Muitos classificam o umami, o sabor salgado do glutamato monossódico (MSG), como o quinto gosto básico. Os glutamatos livres e o Na^+ são encontrados naturalmente em alimentos e vegetais ricos em proteínas, como os tomates. A princípio, o MSG era comercializado como um realçador (intensificador) de sabor, aumentando a sensação do paladar e adicionando sabor. De forma semelhante ao sabor doce, existem vários receptores para o umami[63] — um receptor metabotrópico de glutamato (sabor-mGluR4)[64] e um heterodímero de duas proteínas com sete domínios transmembranares, T1R1 e T1R3.[35] O receptor do sabor umami de seres humanos, um heterodímero T1R1/T1R3, responde ao glutamato, aspartato e L-2-amino-4-fosfonobutirato, com potencialização do sinal pelos nucleotídeos purínicos inosina-5'-monofosfato (IMP) e guanosina-5'-monofosfato (GMP).[35] O mGluR4 pode responder de forma mais eficiente aos níveis de limiar do MSG, enquanto o T1R1/T1R3 responde melhor ao MSG concentrado.[65]

Os SNP no TAS1R1 são associados à variação na sensibilidade ao sabor umami.[49] Há uma variação funcional *in vitro* na capacidade de ligação do MSG com substituições de aminoácidos nos genes dos receptores TAS1R1 e TAS1R3.[66]

Olfato

Os odores são substâncias químicas voláteis, hidrofóbicas, simples ou complexas, com peso molecular relativamente baixo. O sentido do olfato, um processo sensorial duplo, compreende o transporte de odores por via ortonasal pelas narinas e retronasal pela nasofaringe até os receptores olfativos no epitélio olfatório (ver Fig. 43.4). A ativação cerebral difere de acordo com a via de distribuição.[67] As respostas hedônicas aos odores não são inatas, mas sim aprendidas através de condicionamento positivo (p. ex., pareamento de odores com exposição repetitiva a um estímulo energético) e negativo (p. ex., aversões ao sabor).

O epitélio olfatório, sítio (local) da transdução, situa-se atrás da ponte nasal, na cavidade nasal dorsal próximo ao septo, e dos ossos turbinados (conchas) médios superiores aos anteriores. O olfato ortonasal ocorre passivamente com a respiração — podemos não pensar em comer até sentir o cheiro do alimento. A inalação não só aumenta a quantidade e a qualidade dos odores que chegam aos receptores olfativos, mas também estimula a atividade neural em todo o sistema olfatório.[68] O olfato retronasal é um processo ativo, em que os movimentos da boca, da língua e da deglutição trabalham em sincronia para liberar e aquecer as substâncias voláteis, criando um diferencial de pressão que as bombeia ao longo da orofaringe e nasofaringe até o epitélio olfatório.[69] As substâncias voláteis dos alimentos são integradas com as sensações gustativas e somatossensoriais em um percepto único no córtex orbitofrontal (ver Fig. 43.4).[70]

As células dos receptores olfativos são neurônios bipolares (que, por sua vez, dão origem a um dendrito de um lado e a um axônio de outro) associados no epitélio olfatório às células de sustentação (produtoras de muco) e células basais (geradoras de novos neurônios). Por difusão e transporte ativo via proteínas de ligação, os odores atravessam a camada de muco antes de se ligar aos GPCRs transmembranares nos cílios longos dos neurônios receptores olfativos, lado dendrítico. Cada receptor olfativo expressa um ou dois dos aproximadamente mil tipos de receptores diferentes em grande parte dos mamíferos.[4] Os seres humanos, no entanto, possuem menos de 400 genes funcionais dos receptores olfativos.[71] O potencial de codificação da qualidade do odor é notável, dada a crença de que cada receptor se liga a vários grupos químicos ativos em diferentes moléculas odoríferas.[72] A diversidade de famílias de receptores implica diversidade de respostas a odores complexos.[73] O mito de que os seres humanos diferenciam 10 mil odores não tem nenhuma base científica.[74] Os com-

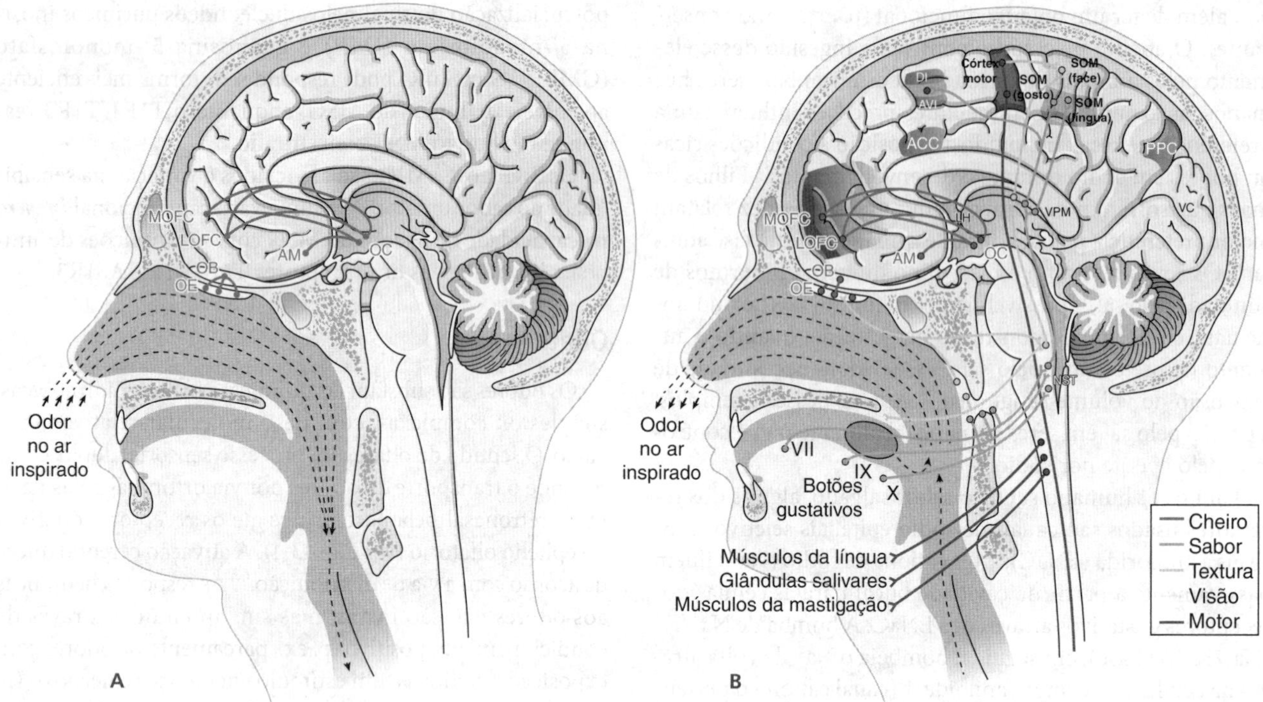

Figura 43.4 A. Sistemas cerebrais envolvidos na percepção do cheiro durante o olfato ortonasal (inspiração). **B.** Sistemas cerebrais envolvidos na percepção do cheiro durante o olfato retronasal (expiração), com alimento na cavidade bucal. Fluxos de ar indicados pelas linhas tracejadas e pontilhadas; as linhas pontilhadas indicam a condução de moléculas de odor pelo ar. ACC, núcleo acumbente; AM; amígdala (tonsila); AVI, córtex insular ventral anterior; DI, córtex insular dorsal; LH, hipotálamo lateral; LOFC, córtex orbitofrontal lateral; MOFC, córtex orbitofrontal medial; NST, núcleo do trato solitário; OB, bulbo olfatório; OC, córtex olfatório; OE, epitélio olfatório; PPC, córtex parietal posterior; SOM, córtex somatossensorial; V, VII, IX, X par de nervos cranianos; VC, córtex visual primário; VPM, núcleo talâmico posteromedial ventral. (Reproduzido com permissão de Shepherd G. Smell images and the flavour system in the human brain. Nature 2006;444:316-21.)

postos ativos de odor nos alimentos totalizam menos de mil (http://www.flavornet.org), mas a capacidade individual de diferenciar os odores está na casa das centenas.[75]

A ligação dos receptores de odor desencadeia a cascata da transdução — a ativação da Gaolf e, em seguida, a ativação da adenilil ciclase e a catálise da adenosina 3'-5'-monofosfato cíclico (AMPc). Um único nervo craniano (I par de nervos cranianos) conduz as mensagens relativas ao olfato, do sistema nervoso periférico ao SNC. O AMPc despolariza o neurônio olfatório; o potencial de ação, então, é conduzido por um axônio desmielinizado através da placa cribriforme do osso etmoide, onde o axônio sofre sinapse nos neurônios de segunda ordem localizados nos glomérulos do bulbo olfatório.[76] A ativação diferencial dos receptores olfativos produz uma atividade padronizada em termos espaciais e temporais nos glomérulos, de modo a formar um percepto único, uma imagem do odor, semelhantemente à padronização no sistema visual.[77] Os microcircuitos do bulbo olfatório intensificam e acentuam ainda mais as imagens de odor. A disfunção olfatória ocorre nos casos de perda de receptores olfativos funcionais, dano aos axônios dos neurônios olfatórios à medida que eles atravessam a placa cribriforme, e redução do bulbo olfatório.[68] A disfunção será grave se as estruturas anatômicas não se regenerarem. A qualidade do odor ficará distorcida se a regeneração for incorreta.

A imagem do odor é ainda mais modificada durante o trajeto percorrido até o córtex olfatório, o que refina, armazena e coordena essa imagem com respostas comportamentais complexas. Através de outras duas sinapses, as imagens do odor são comparadas com modelos de experiências passadas no córtex piriforme (p. ex., esse sorvete tem sabores de coco e amêndoa); integradas no córtex orbitofrontal com as sensações gustativas, somatossensoriais, visuais e auditivas em um percepto de sabor (p. ex., sorvete da Almond Joy®); e processadas no hipocampo e na amígdala (tonsila palatina) para a memória de odor (p. ex., esse sorvete me faz lembrar a praia), bem como no hipotálamo enquanto centro da alimentação (p. ex., eu quero mais). A imagem do odor é modulada do receptor para cima, em que a adaptação ao odor dessensibiliza os receptores olfativos, ou de cima para baixo, em que o estado de fome, por exemplo, influencia a consciência e a resposta hedônica aos odores.[77]

Paralelamente à variação fenotípica com os polimorfismos genéticos dos receptores gustativos, a acuidade olfatória pode mudar com a variação nos genes dos receptores olfativos. Estudos das relações comportamentais com o genótipo dos receptores no olfato ainda são incipientes e envolvem a compreensão dos genes funcionais a partir de pseudogenes e da variação no número de cópias com alelos de deleção, particularmente no cromossomo 11.[78] A mais estudada é a cegueira genética a compostos almiscarados, galaxolida e androsterona, observada em aproximadamente 6% dos adultos[79] e explicada pelos polimorfismos do gene *OR7D4*.[80]

Estímulo somatossensorial

Toque, temperatura e quemestese são termos utilizados para a somatossensação. Os mecanorreceptores medeiam o toque e a textura (p. ex., tamanho das partículas, sensação na boca, cremosidade), estimulando os aferentes do toque no nervo trigêmeo, incluindo aqueles dentro das papilas fungiformes.[81] Na porção posterior da língua, o nervo glossofaríngeo conduz fibras sensoriais de dor e temperatura. A adstringência é uma sensação seca e áspera causada quando a presença de ácidos e polifenóis dificulta a lubrificação por proteína salivar na cavidade bucal. Os termorreceptores respondem à temperatura dos alimentos. Substâncias irritantes e temperaturas nocivas estimulam os canais iônicos da família TRP.[82] Temperaturas superiores a 42°C, capsaicina (pimenta vermelha), etanol e piperina (pimenta-do-reino) estimulam o TRPV1.[82] O TRPM8 responde ao frio (< 25°C) e ao frescor do mentol ou da menta. Como a irritação quimiossensorial é polimodal e ocorre através de neurônios responsáveis pela codificação das sensações de dor, calor ou frio, o termo *quemestese* foi criado para descrever a ativação química da somatossensação.[83]

Os sujeitos experimentam uma diminuição nas sensações de toque (dormência/torpor) e na resposta a irritantes químicos (dessensibilização). A dessensibilização química ocorre por meio da aplicação e remoção da capsaicina,[84] proporcionando, dessa forma, uma analgesia para dor periférica na boca.[85] Os sujeitos também percebem uma dor fantasma na boca (p. ex., síndrome de ardência bucal), descrita mais adiante.

Integração de olfato, paladar e somatossensação

Em 1825, Brillat-Savarin escreveu: "o olfato e o paladar são, na verdade, um sentido composto, porém único, cujo laboratório é a boca e sua chaminé, o nariz". O SNC integra informações sensoriais em um percepto de sabor que provoca respostas hedônicas e alimentares. Pelo olfato ortonasal, fica difícil imaginar alguém comendo queijo Stinking Bishop®. A degustação oral, no entanto, equilibra cheiro forte (intenso), gosto salgado-amargo-azedo e cremosidade em um sabor agradável. A junção de sabor doce com odor adocicado (p. ex., morango) promove uma sinergia para o doce, enquanto o aumento da cremosidade suprime o doce de forma perceptiva. As sensações somatossensoriais são intimamente ligadas com as sensações olfativas e gustativas. Se suficientemente concentrados, os compostos odoríferos provocam estimulação intranasal dos nervos olfatório e trigêmeo.[86] Odores concentrados ou nocivos não só irritam os olhos, mas também afetam as mudanças nos sistemas respiratório e circulatório, alertando a presença dessas substâncias prejudiciais. Os pacientes com anosmia podem distinguir alguns odores por meio de estimulação intranasal do nervo trigêmeo. Do mesmo modo, alguns sabores azedos e salgados concentrados também produzem irritação.

A percepção equilibrada de sabor e a resposta comportamental do sujeito são influenciadas pela densidade e funcionalidade dos receptores, bem como pela variabilidade e modulação da quimiossensação em toda a via perceptiva, desde os receptores até o SNC (ver Fig. 43.5).

Existem supertasters (superdegustadores/superprovadores)?

Relatos de variação individual no paladar remontam ao século XIX.[2] Na década de 1930, Fox relatou uma variação individual na capacidade de sentir o gosto amargo de PTC,[87] o que foi atribuído a um traço genético[88] (PROP é a substância preferida como um estímulo mais seguro e mais puro). A variação no limiar de detecção de PTC/PROP foi estudada centenas de vezes com milhares de participantes.[89] Nos anos 1960, Fischer et al.[3] relacionaram a sensibilidade à quinina e ao PROP com preferências alimentares, tabagismo e peso corporal — uma observação sugestiva de que esses compostos amargos captavam diferenças mais amplas na sensação oral.

Bartoshuk, o primeiro a utilizar a classificação (rótulo) de *supertasters* (superdegustadores/superprovadores) na imprensa em 1991,[90] notou que os *nontasters* (não degustadores/não provadores) tinham uma resposta homogênea ao PROP. Os *tasters* (degustadores/provadores) eram muito mais variáveis, incluindo os *supertasters*, que sentiam o sabor do PROP como uma substância intensamente amarga. O supralimiar identifica os *supertasters* para o PROP,[27] e não o limiar,[91] originalmente pela relação de intensidade percebida do PROP com o NaCl.[27] Os trabalhos posteriores indicaram que os *supertasters* sentiam os sabores do NaCl e do PROP como mais intensos.[56,92] Assim, a resposta diferencial ao gosto amargo do PROP refletia mais do que a capacidade de detectar o grupamento químico N-C=S (nitrogênio, carbono, enxofre) exclusivo de PROP/PTC. Os *supertasters* relataram intensidades

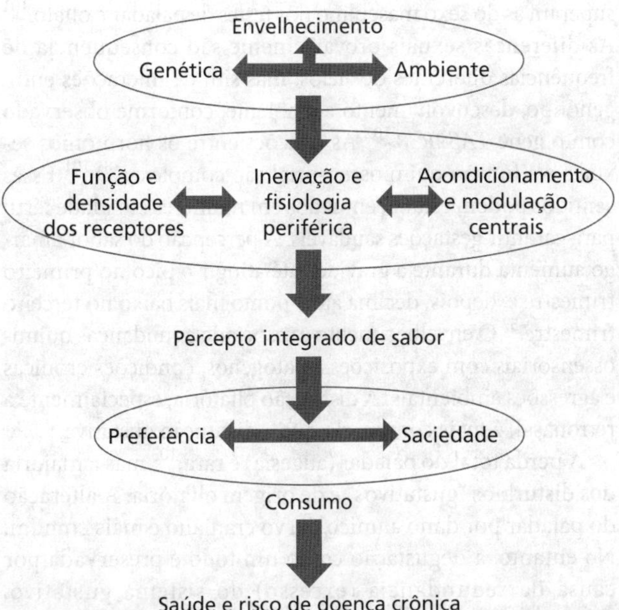

Figura 43.5 Via hipotética de associações entre os fatores que afetam a variação quimiossensorial, de modo a influenciar a percepção de sabores, os comportamentos em relação à dieta, o consumo alimentar e as consequências à saúde.

mais acentuadas de outros sabores básicos, odores retronasais e estímulos somatossensoriais como irritação e textura.[49,81,93,94] Aqueles que percebem sensações orais e sabores mais intensos, incluindo o PROP, possuem maior densidade de papilas, a menos que exista um dano ao sistema gustativo.[16] A diferença no nível de estímulo sensorial explica as diferenças fundamentais no processamento cortical do paladar ou gosto.[95] A detecção do sabor de PROP covaria com um polimorfismo do gene da gustina.[96] Os *nontasters* possuem níveis salivares reduzidos dessa proteína. Pesquisas futuras avaliarão se as diferenças nos níveis salivares de gustina explicam ou não as diferenças orossensoriais entre *nontasters* e *supertasters*, com base na densidade dos botões gustativos.

Os *supertasters* costumam ser definidos por sentirem um sabor intensamente amargo do PROP ou pela relação de PROP/NaCl (a relação subestima as diferenças entre *nontasters* e *supertasters*; aqueles que relatam ambos os gostos como altos ou baixos são matematicamente equacionados). Como as sensações orais são importantes para os comportamentos alimentares, e esses comportamentos, importantes para a saúde, o sabor amargo do PROP ou outras quimiossensações poderiam servir como biomarcadores de doenças crônicas relacionadas com a dieta?[93] Não há necessidade do sabor amargo do PROP para definir o fenômeno *supertasting* (superdegustação).[18,97,98] Outras definições foram[96,99,100] e serão identificadas e testadas quanto à capacidade de explicar as diferenças nos comportamentos alimentares e na saúde.

Alterações quimiossensoriais com o envelhecimento e as agressões ambientais

As predisposições quimiossensoriais genéticas são modificadas ao longo da vida, com a maturação e exposição a patógenos e ao ambiente. As pessoas do sexo feminino geralmente superam as do sexo masculino nos testes de paladar e olfato.[101] As diferenças sexuais provavelmente são consequência de frequências diferentes de alelos, mas sim de interações entre genótipo, desenvolvimento e ambiente, conforme observado com o gene *TAS2R38*.[102] As relações entre os hormônios sexuais e a função quimiossensorial são complexas.[81,101] Esses sentidos podem estar acentuados em mulheres em idade fértil para garantir gestações saudáveis. A percepção do sabor amargo aumenta durante a gravidez até atingir o pico no primeiro trimestre e, depois, declina até o ponto mais baixo no terceiro trimestre.[57] O envelhecimento é associado a mudanças quimiossensoriais com exposições a patógenos, condições crônicas e agressões ambientais. A disfunção olfatória, especialmente a retronasal, é mais comum do que a disfunção gustativa.

A perda total do paladar (augesia) é rara,[103] mas a maioria dos distúrbios "gustativos" é de origem olfatória. A alteração do paladar por dano a único nervo craniano é mais comum. No entanto, a degustação como um todo é preservada por causa da redundância (excesso) do sistema gustativo. Conforme discutido adiante, a alteração no estímulo (*input*) vindo de um único nervo gustativo pode modificar o percepto integrado de sabores associado às diferenças nos comportamentos e preferências alimentares.

A alteração do paladar pela lesão do nervo corda do tímpano é a mais estudada. Tal dano altera o equilíbrio dos estímulos gustativo, somatossensorial oral e olfativo retronasal. Um exemplo do século XIX vem de Brillat-Savarin. Como uma forma de punição, um prisioneiro teve a porção anterior de sua língua cortada; depois de se recuperar, entretanto, o prisioneiro não se queixou de perda do paladar, mas sim de sensações dolorosas intensas pelos sabores azedo ou amargo. Essa punição eliminou o estímulo do nervo corda do tímpano (VII par de nervos cranianos) ao SNC e liberou a inibição dos estímulos de outros nervos gustativos (IX e X par de nervos cranianos) e trigêmeo (V par de nervos cranianos), de modo a manter o gosto na boca como um todo e acentuar a sensação de dor por sabores concentrados.[104]

Os procedimentos cirúrgicos da orelha média podem mudar a orossensação pelo dano ao nervo corda do tímpano. Em 1965, Bull[105] relatou que, após a recuperação dessas cirurgias, dois de três pacientes se queixaram de alterações do paladar, incluindo a incapacidade de diferenciar o café do chá; alimentos como o pão eram "pastosos", enquanto o chocolate era "gorduroso". Essas queixas representam alterações no percepto integrado de sabor. A alteração do paladar por dano ao nervo corda do tímpano pode ocorrer em casos de cirurgia de neuroma acústico,[106] traumatismo craniano, infecções do trato respiratório superior e otites médias. A anestesia experimental do nervo corda do tímpano dá uma ideia das observações clínicas. A anestesia suprime o paladar na porção anterior da língua, ao mesmo tempo em que intensifica o paladar (especialmente para o gosto amargo) na porção posterior desse órgão,[107,108] diminuindo a intensidade retronasal e sugerindo um mecanismo para a disgeusia[107,108] e a dor fantasma na boca. A síndrome de ardência bucal é associada à alteração do paladar por dano ao nervo corda do tímpano, particularmente naqueles sujeitos com maior número de papilas fungiformes.[109] A depressão do paladar por dano a esse nervo pode aumentar sensações somatossensoriais como a cremosidade, uma vez que a densidade das papilas e sua inervação trigêmea são conservadas.[13]

A função olfativa pode ser deprimida (hiposmia) ou ficar ausente (anosmia) para alguns (anosmia específica) ou todos os odores (anosmia total) e ainda sofrer alteração em termos de qualidade (parosmia). A disfunção olfativa relacionada com a idade é mais comum do que a disfunção de gosto na boca como um todo, porque as informações olfatórias são conduzidas por um único nervo craniano contra três nervos cranianos para o paladar. Nessas situações, os pacientes se queixam de perda do paladar. A integração sensorial oral dificulta a distinção entre disfunção gustativa e olfativa. A realização de perguntas e testes meticulosos pode caracterizar o tipo de disfunção quimiossensorial.[110]

A disfunção olfativa é consequência de alterações nos processos periféricos e/ou centrais.[111] Dentre os mais de 2.400 moradores (de 53 a 94 anos de idade) de Beaver Dam, Wisconsin,[112] a prevalência desse tipo de disfunção era de 24,5% e aumentava com a idade (62% em pessoas acima de 80 anos), além de ser maior em homens e nos sujeitos que relatavam exposições a agressões olfatórias (ver adiante). Pedir para que as pessoas façam um autorrelato da disfunção olfativa subestima o problema,[113] sobretudo entre adultos com idade mais avançada.[112] Nos EUA, os testes olfativo e gustativo em futuros NHANES fornecerão estimativas nacionalmente representativas da prevalência desses distúrbios.

Infecções do trato respiratório superior, traumatismo craniano, doenças inflamatórias (p. ex., doença crônica da cavidade nasal ou dos seios nasais, rinite alérgica) e doenças neurodegenerativas (p. ex., doença de Alzheimer, doença de Parkinson, doença de Huntington, síndrome de Down)[114] são as principais causas de disfunção olfativa em pessoas sem doenças sistêmicas importantes.[115] Essas doenças diminuem o olfato por: (a) reduzirem o transporte de odor aos receptores, (b) danificarem os receptores que recebem e transduzem as mensagens olfativas e (c) lesionarem os sistemas neurofisiológicos periféricos ou centrais. A exposição direta a toxinas e agentes infecciosos pode causar dano aos neurônios receptores olfativos. O traumatismo craniano pode romper os neurônios olfatórios que passam pelo osso etmoide. Os neurônios olfatórios podem se regenerar e produzir neurônios de reposição ou substituição, geralmente dentro de um ano após a agressão.[116] Foi registrada uma melhora espontânea em até metade dos sujeitos que buscam avaliação para disfunção olfativa, além de maior recuperação nos de idade mais jovem e com distúrbio menos grave.[117] A má higiene bucal pode diminuir a percepção retronasal ainda que o sistema olfatório esteja intacto (p. ex., dentaduras mal ajustadas, síndrome de Sjögren).

Doenças sistêmicas como hepatopatia, nefropatia, diabetes melito e aquelas que influenciam as secreções mucosas (p. ex., fibrose cística) podem alterar a função quimiossensorial, com o comprometimento associado à gravidade da doença e às suas complicações, ao acúmulo de metabólitos tóxicos,[118] ao estado nutricional deficiente e aos efeitos colaterais de medicamentos.[119] Alguns efeitos medicamentosos são pronunciados e bem documentados (p. ex., inibidores da enzima conversora de angiotensina); outros são menos claros por causa da avaliação inconsistente e inconstante das alterações quimiossensoriais e das complexidades em termos de posologia e polifarmácia, além das interações medicamento-nutriente e medicamento-doença. Os tratamentos contra o câncer podem comprometer diretamente os processos quimiossensoriais, dificultando o transporte de estímulo (p. ex., secreções mucosas diminuídas) e alterando os mecanismos de transdução. Alguns medicamentos penetram na boca através da saliva até produzirem disgeusia ou atingem os níveis sanguíneos até serem "degustados" pelo paladar venoso.[119] Os medicamentos podem condicionar aversões, nas quais os sintomas de náusea e vômito são associados a sabores específicos de alimentos ingeridos imediatamente antes da doença. A atenção aos relatos dos pacientes e a troca dos medicamentos podem aliviar essas queixas quimiossensoriais.[119]

Com exceção do câncer de cabeça e pescoço, os tratamentos contra o câncer (e não o câncer em si) comprometem a quimiossensação. Os quadros de "cegueira da boca" (ageusia), distorção ou diminuição do paladar (disgeusia) e dor bucal são documentados com maior frequência, presumivelmente em função de dano periférico aos nervos gustativos, intensificando a orossensação no SNC, conforme descrito anteriormente.[120] Os profissionais da saúde podem melhorar o consumo de alimentos e a qualidade de vida, fornecendo orientações práticas aos pacientes acometidos por câncer e queixas quimiossensoriais.[121]

Os tratamentos para distúrbios quimiossensoriais são escassos. A doença da cavidade nasal ou dos seios nasais é uma das poucas causas tratáveis de disfunção olfativa. O tratamento envolve o controle da causa (p. ex., alérgenos, infecções nasais) e do grau de inflamação (p. ex., corticosteroides tópicos ou sistêmicos),[122] além de intervenções cirúrgicas para sinusite grave e polipose nasal.[123] Os tratamentos experimentais cujo alvo são as amplas categorias etiológicas dos distúrbios quimiossensoriais podem ser promissores.[124]

O zinco requer uma menção especial. A menos que haja deficiência desse elemento, sua suplementação é provavelmente ineficaz para adultos com idade mais avançada, além de não ser capaz de corrigir a disfunção olfativa e gustativa em adultos normalmente nutridos.[125-127] Tal suplementação pode melhorar a percepção do paladar (sabor) com a deficiência desse mineral em casos de doença crônica[128,129] e após radioterapia para câncer de cabeça e pescoço.[130] Para a função olfativa, a suplementação de zinco é questionável e potencialmente perigosa. Especificamente, o gliconato de zinco intranasal, uma terapia alternativa de venda livre (nos EUA) para a prevenção e o tratamento de resfriado comum, provoca hiposmia e anosmia, de acordo com dados clínicos, biológicos e experimentais.[131]

Variação quimiossensorial, nutrição e saúde

A Figura 43.5 resume as associações hipotéticas entre o percepto integrado de sabor, a ingestão alimentar e a saúde.

As sensações dos alimentos estimulam as respostas fisiológicas antes de comer e na boca (respostas de fase cefálica), potencialmente para regular o consumo alimentar.[132] Por exemplo, comer devagar diminui a ingestão calórica,[133] possivelmente por promover uma sensação plena de sabor, em particular pelo olfato retronasal, e saciar através do sinal sensorial para comer menos.

As interações entre a sensação e ingestão de alimentos são operacionalizadas com base na teoria da saciedade sensorial-específica (SSS) — ou seja, como o gosto dos sabores da comida ingerida diminui em relação aos alimentos não consumidos.[134] Por exemplo, existe o desejo de comer sobremesa, mesmo quando a pessoa está "cheia" (saciada), por causa da pouca saciedade de doce durante a refeição. Os buffets promovem os excessos (a chamada superalimentação) por causa da dificuldade de saciar as diversas sensações, enquanto dietas monótonas limitam a diversidade de sabores para promover um menor consumo alimentar.[135] A variação quimiossensorial pode influenciar as relações entre SSS e ingestão por diferenças de intensidade, complexidade e preferência por sinais sensoriais.[132,136] Não foram observadas diferenças de SSS entre sujeitos anósmicos e normósmicos,[137] embora o olfato tenha sido avaliado por via ortonasal, um achado que pode não refletir as mensagens de sabor relevantes à alimentação.[138] Os receptores gustativos presentes em todo o trato gastrintestinal são sensores de nutrientes para regular a liberação de neuropeptídeos intestinais que regulam a fome e a saciedade.[139] A maioria das pesquisas nessa área envolve o uso de modelos de animais, mas certamente merece nossa atenção no futuro.[140]

O restante dessa seção revisa as associações entre variação orossensorial e preferência alimentar, além dos comportamentos em relação à dieta e o risco de doenças crônicas. O foco são os adultos, pois é extremamente difícil graduar ou dimensionar a quimiossensação diretamente em crianças. Embora os estudos iniciais tenham apresentado achados inconsistentes, as evidências para essas associações têm aumentado por meio de avanços metodológicos na caracterização de experiências quimiossensoriais e hedônicas, bem como dos fenótipos e genótipos orossensoriais. As implicações da variação genética nos receptores olfativos sobre a acuidade do olfato, a dieta e a saúde são basicamente desconhecidas. A análise de todo o genoma de base familiar descobriu maiores chances de uma obesidade extrema de inicio precoce em variantes no número de cópias no cromossomo 11q11, uma região de três genes dos receptores olfativos (*OR4P4*, *OR4S2* e *OR4C6*) e muitos pseudogenes.[141] As implicações nutricionais de mudanças relacionadas com a idade no olfato e na orossensação estão revisadas em outras referências.[110,142]

Substâncias amargas da dieta

Muitos fitonutrientes importantes são amargos, e sua ingestão diminui o risco de doenças crônicas.[143] A maior parte das evidências associa o fenótipo ou genótipo do PROP ao consumo de vegetais, sendo focado inicialmente naqueles vegetais com o grupamento químico N-C=S, em particular da família Brassicaceae (crucíferas).[94] Os *tasters* para o sabor do PROP em função do seu fenótipo ou genótipo descrevem esses vegetais como mais amargos[144] e os consomem com menos frequência.[145] Aqueles que sentem o gosto do PROP como mais amargo se referem aos vegetais experimentados como mais amargos e menos doces, além de terem um sabor retronasal mais intenso, o que diminui a preferência por eles e, por tabela, reduz o consumo de todos os legumes em geral.[146] Os sujeitos com maior propensão a sentir o gosto amargo, aliada a uma exposição pré e pós-natal limitada aos sabores de vegetais,[147] podem experimentar sensações mais negativas em relação a esses alimentos, podendo generalizar a aversão para todos os tipos de legumes. Assim, o genótipo ou fenótipo do paladar pode ser um biomarcador para o consumo habitual de vegetais através da preferência por esse tipo de alimento, sendo bons candidatos para os estudos de randomização mendeliana do câncer e de outras consequências à saúde.[145] Dados preliminares sustentam uma ligação entre o gosto amargo do PROP e o risco de câncer de cólon.[148]

A exposição à otite média crônica em crianças[149] e o comprometimento do paladar por lesão do nervo corda do tímpano para o sabor amargo em adultos[146] são associados à preferência ou ingestão mais baixa de vegetais. A atenção voltada não só para a modificação do gosto dos vegetais, mas também para o equilíbrio entre os sabores amargo e doce, pode ser algo promissor para condicionar as preferências pelos alimentos de gosto azedo ou amargo em crianças,[150] especialmente naquelas *supertasters*.

Não é uma tarefa fácil explicar o comportamento complexo com os SNP, em consequência das desconexões (divergências) entre fenótipo e genótipo.[18,151] Os sujeitos apresentam variações em diversos genes ou influências genético-ambientais capazes de mascarar as associações peculiares de SNP, dieta e saúde. Por exemplo, dois estudos com grupos populacionais não encontraram associação entre o gene *TAS2R38* e a ingestão de vegetais.[152,153] Outro estudo relatou que o número de papilas fungiformes exerce influências independentes do gene *TAS2R38* sobre o consumo de vegetais.[154] O efeito do genótipo foi atenuado em *nontasters* com menos papilas, em comparação aos *supertasters* com mais papilas (ver Fig. 43.6).

A genética do paladar provavelmente interage com fatores ambientais e metabólicos, de modo a influenciar os comportamentos em relação a bebidas alcoólicas[155] e à nicotina.[156] A percepção aguçada do gosto amargo pode conferir proteção contra o desenvolvimento ou a manutenção do consumo elevado ou abusivo dessas substâncias. Os *supertasters* para o PROP sentem o gosto de bebidas alcoólicas como mais amargas e menos doces e, por isso, eles as consomem com menos frequência.[157] É mais provável que os *nontasters* para PROP/PTC sejam fumantes crônicos.[158,159] O gene *TAS2R38* foi associado ao consumo ou à dependência de bebidas alcoólicas,[51,160,161] bem como à dependência de nicotina.[162] Os SNP do gene *TAS2R16* também foram associados ao consumo[51] e à dependência de bebidas alcoólicas.[163]

Preferência por doce

Os seres humanos variam na percepção da intensidade do sabor doce da sacarose,[20] cuja variação é atribuível à hereditariedade em 33% dos casos,[164] bem como para os adoçantes, como o aspartame.[38] A variação no gene *TAS1R2* não foi associada a diferenças na sensibilidade ao doce.[165] Variantes raras de SNP em uma região não codificante a montante (i. e., acima) do *TAS1R3* explicavam a variabilidade na sensibilidade à sacarose, possivelmente influenciando a transcrição e o funcionamento de T1R3.[165] Os *supertasters* para o PROP relatam um gosto mais doce da sacarose na água e nos leites que variam em termos de conteúdo de gordura.[20]

O gosto pelo doce é inato e pronunciado na infância, indicando possivelmente uma fonte de energia para a manutenção do crescimento. A elevada exposição a alimentos com sabor adoçado pode aumentar a preferência pelo doce no futuro.[22] O que varia é o nível de preferência pelo sabor doce; um nível de 10% de sacarose é ideal para algumas crianças e 20% para outras.[166] Estudos com gêmeos revelam um componente hereditário significativo para a preferência pelo doce.[164,167] O gene *TAS1R2* possui a maior diversidade genética, seguidos por *TAS1R1* e *TAS1R3*.[168] O gosto pelo doce, e não pelo sabor adoçado, varia com os polimorfismos do *TAS1R3*.[169] A variação no *TAS1R2* foi associada ao consumo de açúcar em duas populações de sujeitos acima do peso ideal (sobrepeso) e obesos,[170] enquanto os polimorfismos de três SNP do TAS2R9, e não do TASR1 ou TASR3, foram associados aos mecanismos de homeostase da glicose.[171]

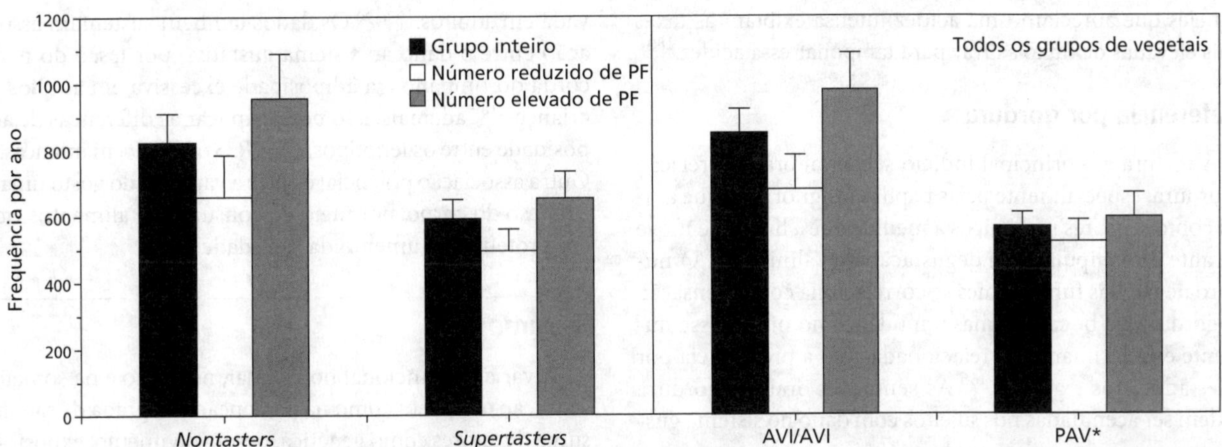

Figura 43.6 Consumo anual de todos os vegetais, obtido a partir do questionário de frequência alimentar (média ± erro padrão da média) entre os grupos definidos pelo fenótipo (gráfico à esquerda, sabor amargo do propiltiouracil [PROP] a 3,2 mM) e genótipo (gráfico à direita, receptor *TAS2R38*) para todos os sujeitos pertencentes a esse grupo (*barra de cor preta*) e para esse grupo subdividido com base na divisão pela mediana do número de papilas fungiformes, em que as *barras de cor branca* estão abaixo e as *barras tracejadas* estão acima da mediana, respectivamente. Dentro dos *nontasters* (gráfico à esquerda, painel da esquerda) e dos homozigotos para AVI (alanina, valina, isoleucina) (gráfico à direita, painel da esquerda), a comparação do consumo entre os grupos com número reduzido e elevado de papilas revelou diferenças significativas ($p < 0,05$); dentro do fenótipo *supertaster* (gráfico à esquerda, painel da direita), a comparação do número alto e baixo das papilas era uma tendência ($p < 0,1$). Para todos os sujeitos, independentemente do número de papilas (*barras de cor preta*), os *nontasters* e homozigotos para AVI consumiam vegetais com maior frequência ($p < 0,05$) do que os *supertasters* ou PAV* (prolina, alanina, valina), respectivamente. PF, papilas fungiformes. (Reproduzido com permissão de Duffy VB, Hayes JE, Davidson AC et al. Vegetable intake in college-aged adults is explained by oral sensory phenotypes and TAS2R38 genotype. Chemosens Percept 2010;3:137).

Outros genótipos e fenótipos do paladar provavelmente interagem com influências ambientais para explicar a preferência pelo doce. O sabor amargo do PROP ou o genótipo do *TAS2R38* é associado ao gosto pelo doce em crianças.[94,172] Ao se controlar o peso e promover a restrição alimentar, é mais provável que os *supertasters* para o PROP sejam avessos ao doce (a preferência diminui com o nível crescente de açúcar) em vez de apreciadores (a preferência aumenta com o nível crescente de açúcar).[31] A aversão é relacionada com o sabor doce acentuado, em função do maior número de papilas fungiformes.[31,169] A preferência por doce ou gordura difere entre os sujeitos classificados pelo número de papilas fungiformes e pelo sabor amargo do PROP *versus* quinina.[166] O impacto exercido pela genética do paladar sobre a ingestão habitual de doces foi sugerido em um estudo com grupos populacionais de crianças e adultos, em que os *nontasters* para o gene *TASR38* apresentaram um risco mais alto de cáries dentárias do que os *tasters* homozigotos.[173] Estudos futuros devem caracterizar o fenótipo ou genótipo do paladar e as preferências por doce de forma completa e minuciosa.[13]

Preferência por salgado e azedo

A maior parte do sódio é adicionada durante o processamento dos produtos alimentícios, e isso pode nos habituar a níveis mais elevados. Alguns alimentos são consumidos pelo gosto salgado (p. ex., lanches ou petiscos). Para outros, o sal é um realçador ou intensificador do sabor (p. ex., queijo). O sabor salgado não controla a preferência, exceto quando ele está ausente; nesse caso, as sensações desagradáveis (p. ex., sabor amargo) ficam acentuadas,[174] especialmente para os *supertasters*.[56] O nível de sódio adicionado é bastante variável, podendo aumentar mais do que duas vezes em sopas com níveis regulares desse elemento. A percepção do sabor salgado e a preferência por alimentos ricos em sódio variam entre sujeitos do sexo masculino e feminino, bem como de acordo com o fenótipo do paladar.[56] Os níveis de NaCl podem ser moderadamente reduzidos em alguns alimentos (produtos de batata, pães), sem um impacto negativo sobre o gosto,[9,175] reduzindo com isso a ingestão de sódio e o nível da pressão arterial. Temperos ou condimentos salgados melhoram a palatabilidade de produtos com baixo teor de sódio. Uma abordagem nutricional e comportamental completa e abrangente visa diminuir a pressão arterial e o risco cardiovascular.[176] Especialistas em saúde pública sugerem o uso do cloreto de potássio (KCl), não só como um substituto do sal, mas também como um meio de reforçar a ingestão de potássio e beneficiar o controle da pressão arterial.[176] Infelizmente, o KCl é amargo, principalmente para aqueles com propensão a sentir esse tipo de sabor.

As pessoas também apresentam uma variação em termos de intensidade e preferência pelo sabor azedo. Dados não publicados mostram que, em adultos, 70% não gostavam de solução aquosa de ácido cítrico a 1 mM (uma aversão que variou de fraca a muito intensa): quanto maior a intensidade, maior a aversão. A relação entre as escalas hedônica e de intensidade era fraca entre 30% dos que gostavam da solução (uma apreciação que variou de fraca a forte). A solução de ácido cítrico era apreciada se ela provocasse uma qualidade sensorial de azedo puro, mas não apreciada ou rejeitada se ela tivesse qualidades amargas ou irritantes. Um estudo com gêmeos sugeriu que a genética pode explicar a variação de 50% na intensidade do ácido cítrico.[177] A intensidade e o gosto pelo azedo são associados ao consumo de frutas em bebês[178] e crianças.[179]

Aqueles que apreciam uma acidez intensa exibiam as taxas mais elevadas de fluxo salivar para tamponar essa acidez.[180]

Preferência por gordura

A textura é o principal indício sensorial oral em relação à gordura, especialmente pelas papilas fungiformes, que atuam como sensores mecânicos à medida que a língua se move durante a manipulação e degustação dos alimentos. O número de papilas fungiformes se correlaciona com a sensação da gordura na boca,[20,81] mas a mudança no nível desse nutriente está intimamente relacionada com a preferência por leites adoçados e gordos.[166] As sensações orais de gordura podem ser acentuadas nos sujeitos com dano no sistema gustativo por lesão no nervo corda do tímpano, com ou sem um número elevado de papilas. Essa sensação aguçada parece estar associada a um maior apreço pela gordura.[13] Um modelo experimental que variou a concentração de gordura, mas manteve a textura constante, revelou uma única estimulação da ínsula anterior direita.[181] Esse achado reforça o conceito de que a gordura estimula os receptores de textura e do paladar.[182] Em estudos com psicofísica adequada, os sujeitos que sentem o gosto do PROP como algo mais amargo relataram maiores sensações de cremosidade da gordura nos leites adoçados[20,94] ou não.[20] As representações neurais relativas à gordura na boca diferiam de acordo com os grupos de *tasters* (degustadores/provadores). Aqueles que sentiam o gosto mais amargo do PROP estavam mais ajustados ao nível (teor) de gordura, de modo a influenciar a preferência.[181]

A preferência por alimentos ricos em gordura é variável. Os sujeitos que descrevem maior preferência por esses alimentos apresentam uma adiposidade mais elevada.[17,183] A preferência relatada por alimentos gordurosos revela uma relação mais estreita com a adiposidade do que a ingestão relatada de gordura. As pessoas são mais dispostas e inclinadas a nos contar o que elas gostam do que o que elas realmente comem; por isso, as preferências relatadas refletem comportamentos alimentares habituais ajustados aos critérios do estado nutricional como a adiposidade.[17,183]

Variação orossensorial e adiposidade

Fischer foi o primeiro a identificar as diferenças no tipo de corpo com a variação orossensorial.[3] Ectomorfos sheldonianos (pessoas magras) eram mais sensíveis ao gosto do PROP e da quinina, enquanto os endomorfos (pessoas mais pesadas) eram menos sensíveis. Pesquisas mais recentes também revelam que os sujeitos com fenótipo insensível para o sabor amargo são mais pesados, embora o efeito seja mais intenso entre os participantes do sexo feminino do estudo.[94,184-186] A maior ingestão energética (calórica) total em *nontasters* pode explicar o peso elevado. Para sujeitos do sexo feminino, os *nontasters* para o PROP consumiram mais calorias em uma refeição tipo *buffet* feita em um ambiente laboratorial do que os *supertasters*,[187] mas os *nontasters* para o gene *TAS2R38* apresentaram maior desinibição, o que aumenta o risco do excesso de alimentação.[188] No entanto, uma relação entre o gene *TAS2R38* e adiposidade não foi observada em adultos.[186,188] Os dados também sustentam associação entre o dano ao sistema gustativo por lesão do nervo corda do tímpano e a adiposidade excessiva em adultos[13] e crianças;[189] ademais, isso pode explicar as diferenças de adiposidade entre os fenótipos *TAS2R38* e PROP em crianças.[190] Outra associação potencial é entre a variação do gosto umami e o peso do corpo, por meio do consumo de alimentos ricos em proteínas e aumento da saciedade.[65]

Resumo

A variação funcional no paladar, no olfato e na somatossensação oral, bem como na percepção integrada de sabores, surge de fatores como genética, desenvolvimento, exposições ambientais e envelhecimento. A variação pode ser estreitamente ajustada a um único genótipo receptor ou amplamente ajustada a um fenômeno *supertasting* (superdegustação) generalizado. As perdas desses estímulos sensoriais podem ser específicas à qualidade ou generalizadas. Alguma variação funcional tem uma base genética no receptor periférico. Parte da variabilidade no que preferimos comer e em nossa resposta de saciedade aos alimentos difere com a variação quimiossensorial. As pesquisas sobre quimiossensação e saúde mudarão de uma caracterização de fenótipos (p. ex., para o sabor amargo do PROP) ou genótipos (p. ex., para o gene *TAS2R38*) unidimensionais do paladar para a caracterização de vários fenótipos e genótipos do paladar, bem como da densidade dos receptores e dos fenótipos/genótipos do olfato. As futuras pesquisas provavelmente identificarão os novos biomarcadores da variação quimiossensorial que melhor predizem as diferenças nas consequências específicas à saúde relacionadas com a dieta. Diferenças biológicas na quimiossensação e na preferência alimentar podem ajudar a adaptar as intervenções, de forma a diminuir o risco de doenças e condições crônicas relacionados com a dieta.

Agradecimentos

Gostaria de agradecer a Linda M. Bartoshuk, John E. Hayes e Gordon M. Shepherd por seus comentários e revisões. O presente trabalho foi financiado pelo Projeto da Hatch sob o número CONS00827 do US Department of Agriculture (USDA). Não tenho nenhum conflito de interesse a relatar.

Referências bibliográficas

1. International Food Information Council. 2011 Food and Health Survey. Washington, DC: Internation Food Information Council, 2011. Disponível em: http://www.foodinsight.org/Resources/Detail.aspx?topic=2011_Food_Health_Survey_Consumer_Attitudes_Toward_Food_Safety_Nutrition_Health
2. Bailey EH, Nichols EL. Science 1888;11:145.
3. Fischer R, Griffin F, Rockey MA. Perspect Biol Med 1966;9:549.
4. Buck L, Axel R. Cell 1991;65:175.
5. Derby CD. Chem Senses 2006;32:361.
6. Hellekant G, Ninomiya Y. Physiol Behav 1994;56:1185.
7. Yarmolinsky DA, Zuker CS, Ryba NJ. Cell 2009;139:234.
8. Howard JD, Plailly J, Grueschow M et al. Nat Neurosci 2009;12:932.
9. Lucas L, Riddell L, Liem G et al. J Food Sci 2011;76:S72.
10. Minski KR, Duffy VB. Association for Chemoreception Sciences Meeting. Sarasota, FL, 2009.

11. Heilmann S, Strehle G, Rosenheim K et al. Arch Otolaryngol Head Neck Surg 2002;128:414.
12. Marks L, Stevens JC, Bartoshuk LM et al. Chem Senses 1988;13:63.
13. Bartoshuk LM, Duffy VB, Hayes JE et al. Philos Trans R Soc Lond B Biol Sci 2006;361:1137.
14. Green B, Dalton P, Cowart B et al. Chem Senses 1996;21:323.
15. Bartoshuk LM, Duffy VB, Green BG et al. Physiol Behav 2004;82:109.
16. Snyder DJ, Fast K, Bartoshuk LM. J Consc Stud 2004;11:40.
17. Duffy VB, Hayes JE, Sullivan BS et al. Ann N Y Acad Sci 2009; 1170:558.
18. Hayes JE, Bartoshuk LM, Kidd JR et al. Chem Senses 2008;33:255.
19. Duffy VB, Peterson J, Bartoshuk LM. Physiol Behav 2004;82:435.
20. Hayes JE, Duffy VB. Chem Senses 2007;32:225.
21. Steiner JE, Glaser D, Hawilo ME et al. Neurosci Biobehav Rev 2001;25:53.
22. Mennella JA. The sweet taste of childhood. In: Firestein S, Beauchamp GK, eds. The Senses: A Comprehensive Reference, vol 4. St. Louis: Elsevier, 2008:183–8.
23. Beauchamp, GK, Cowart BJ, Mennella JA et al. Dev Psychobiol 1994;27:353.
24. Rolls ET. The representation of flavor in the brain. In: Firestein S, Beauchamp GK, eds. The Senses: A Comprehensive Reference, vol 4. St. Louis: Elsevier, 2008:469–78.
25. Bradley RM. Neurotransmitters in the taste pathway. In: Firestein S, Beauchamp GK, eds. The Senses: A Comprehensive Reference, vol 4. St. Louis: Elsevier, 2008:261–70.
26. Miller I, Reedy F. Physiol Behav 1990;47:1213.
27. Bartoshuk L, Duffy V, Miller I. Physiol Behav 1994;56:1165.
28. Tepper BJ, Nurse RJ. Ann N Y Acad Sci 1998;855:802.
29. Segovia C, Hutchinson I, Laing DG et al. Brain Res Dev Brain Res 2002;138:135.
30. Essick GK, Chopra A, Guest S et al. Physiol Behav 2003;80:289.
31. Yeomans MR, Tepper BJ, Rietzschel J et al. Physiol Behav 2007;91:264.
32. Bartoshuk LM, Duffy VB, Chapo AK et al. Food Qual Pref 2004: 15;617.
33. DuBios GE, De Simone J, Lyall V. Chemsitry of gustatory stimuli. In: Firestein S, Beauchamp GK, eds. The Senses: A Comprehensive Reference, vol 4. St. Louis: Elsevier, 2008:27–74.
34. Hayes JE. Chemosens Percept 2007;1:48.
35. Li X, Staszewski L, Xu H et al. Proc Natl Acad Sci U S A 2002; 99:4692.
36. Nie Y, Vigues S, Hobbs JR et al. Curr Biol 2005;15:1948.
37. Chandrashekar J, Hoon MA, Ryba NJ et al. Nature 2006;444:288.
38. Kamerud JK, Delwiche JF. Chem Senses 2007;32:803.
39. Zhao GQ, Zhang Y, Hoon MA et al. Cell 2003;115:255.
40. Yee KK, Sukumaran SK, Kotha R et al. Proc Natl Acad Sci U S A 2011;108:5431.
41. Chandrashekar J, Mueller KL, Hoon MA et al. Cell 2000;100:703.
42. Matsunami H, Montmayeur JP, Buck LB. Nature 2000;404:601.
43. Pronin AN, Xu H, Tang H et al. Curr Biol 2007;17:1403.
44. Kinnamon SC. Acta Physiol (Oxf) 2011;204:158–68.
45. Kim UK, Jorgenson E, Coon H et al. Science 2003;299:1221.
46. Perez CA, Huang L, Rong M et al. Nat Neurosci 2002;5:1169.
47. Zhang Y, Hoon MA, Chandrashekar J et al. Cell 2003;112:293.
48. Soranzo N, Bufe B, Sabeti PC et al. Curr Biol 2005;15:1257.
49. Feeney E, O'Brien S, Scannell A et al. Proc Nutr Soc 2011;70:135.
50. Reed DR, Zhu G, Breslin PA et al. Hum Mol Genet 2010;19:4278.
51. Hayes JE, Wallace MR, Knopik VS et al. Chem Senses 2011;36:311.
52. Narukawa M, Noga C, Ueno Y et al. Biochem Biophys Res Commun 2011;405:620.
53. Hill DL. Nutr Rev 2004;62:S208.
54. Crystal SR,Bernstein IL. Appetite 1998;30:297.
55. Leshem M. Physiol Behav 2009;98:331.
56. Hayes JE, Sullivan BS, Duffy VB. Physiol Behav 2010;100:369.
57. Duffy V, Bartoshuk L, Striegel-Moore R et al. Ann N Y Acad Sci 1998;855:805.
58. Chandrashekar J, Kuhn C, Oka Y et al. Nature 2010;464:297.
59. Lyall V, Heck GL, Vinnikova AK et al. J Physiol 2004;558:147.
60. Green B, Gelhard B. Chem Sens 1989;14:259.
61. Huque T, Cowart BJ, Dankulich-Nagrudny L et al. PLoS One 2009; 4:e7347.
62. Ramos Da Conceicao Neta ER, Johanningsmeier SD, McFeeters RF. J Food Sci 2007;72:R33.
63. Chaudhari N, Pereira E, Roper SD. Am J Clin Nutr 2009;90:738S.
64. Chaudhari N, Landin AM, Roper SD. Nat Neurosci 2000;3:113.
65. Pepino MY, Finkbeiner S, Beauchamp GK et al. Obesity 2010;18:959.
66. Raliou M, Grauso M, Hoffmann B et al. Chem Senses 2011;36:161–7.
67. Small DM, Gerber JC, Mak YE et al. Neuron 2005;47:593.
68. Yeshurun Y, Sobel N. Annu Rev Psychol 2010;61:219.
69. Burdach K, Doty R. Physiol Behav 1987;41:353.
70. Rolls ET. Int J Obes (Lond) 2011;35:550.
71. Niimura Y, Nei M. PLoS One 2007;2:e708.
72. Firestein S. Nature 2001;413:211.
73. Spehr M, Munger SD. J Neurochem 2009;109:1570.
74. Gilbert AN. What the Nose Knows: The Science of Scent in Everyday Life. New York: Crown, 2008.
75. Engen T. Am Sci 1987;75:497.
76. De Maria S, Ngai J. J Cell Biol 2010;191:443.
77. Shepherd G. Nature 2006;444:316–21.
78. Hasin-Brumshtein Y, Lancet D, Olender T. Trends Genet 2009; 25:178.
79. Bremner EA, Mainland JD, Khan RM et al. Chem Senses 2003; 28:423.
80. Keller A, Zhuang H, Chi Q et al. Nature 2007;449:468.
81. Prutkin JM et al. Physiol Behav 2000;61:161.
82. Bandell M, Macpherson LJ, Patapoutian A. Curr Opin Neurobiol 2007;17:490.
83. Green BG. Nutritional requirements in a functional context. In: Simon SA, Nicolelis MAL, eds. Methods in Chemosensory Research. Boca Raton, FL: CRC Press, 2002:527.
84. Green B. Neurosci Lett 1989;107:173.
85. Berger A, Bartoshuk LM, Duffy VB et al. J Pain Symptom Manage 1995;10:243.
86. Cometto-Muniz JE, Cain WS, Abraham MH et al. Toxicol Sci 2001;63:233.
87. Fox AL. Proc Natl Acad Sci 1932;18:115.
88. Blakeslee AF. Proc Natl Acad Sci 1932;18:120.
89. Wooding S, Bufe B, Grassi C et al. Nature 2006;440:930.
90. Bartoshuk LM. Food Technol 1991;45:108.
91. Reed DR, Bartoshuk LM, Duffy V et al. Chem Senses 1995;20:529.
92. Bartoshuk L, Duffy V, Lucchina L et al. Ann N Y Acad Sci 1998; 855:793–6.
93. Duffy VB. Curr Opin Gastroenterol 2007;23:171.
94. Tepper BJ. Annu Rev Nutr 2008;28:367.
95. Bembich S, Lanzara C, Clarici A et al. Chem Senses 2010;35:801.
96. Padiglia A, Padiglia A, Zonza A et al. Am J Clin Nutr 2010;92:539.
97. Reed DR. Chem Senses 2008;33:489.
98. Lim J, Urban L, Green BG. Chem Senses 2008;33:493.
99. Green BG, Hayes JE. Chem Senses 2004;29:53.
100. Bajec MR, Pickering GJ. Physiol Behav 2008;95:581.
101. Doty RL, Cameron EL. Physiol Behav 2009;97:213.
102. Mennella JA, Pepino MY, Duke FF et al. BMC Genet 2010;11:60.
103. Pribitkin E, Rosenthal MD, Cowart BJ. Ann Otol Rhinol Laryngol 2003;112:971.
104. Bartoshuk LM, Snyder DJ, Grushka M et al. Chem Senses 2005; 30:i218.
105. Bull T. J Laryngol Otol 1965;79:479.
106. Kveton J, Bartoshuk L. Laryngoscope 1994;104:25.
107. Lehman CD, Bartoshuk LM, Catalanotto FC et al. Physiol Behav 1995;57:943.
108. Yanagisawa K, Bartoshuk LM, Catalanotto FA et al. Physiol Behav 1997;63:329.

109. Grushka M, Bartoshuk L. Can J Diagn2000;June:99.
110. Duffy VB, Hayes JE. Smell taste and oral somatosensation: age--related changes and nutritional implications. In: Chernoff R, ed. Geriatric Nutrition. Burlington, MA: Jones & Bartlett, 2013.
111. Rawson NE. Sci Aging Knowledge Environ 2006;pe6.
112. Murphy C, Schubert CR, Cruickshanks KJ et al. JAMA 2002; 288:2307.
113. Nordin S, Monsch A, Murphy C. J Gerontol B Psychol Soc Sci 1995;50:P187.
114. Doty RL. Handbook of Olfaction and Gustation. New York: Marcel Dekker,2003.
115. Doty RL. Semin Neurol 2009;29:74.
116. Costanzo RM, Yagi S. Curr Opin Otolaryngol Head Neck Surg 2010;18:187.
117. London B et al. Ann Neurol 2008;63:159.
118. Reiter ER, DiNardo LJ, Costanzo RM. Adv Otorhinolaryngol 2006;63:265.
119. Doty RL, Shah M, Bromley SM. Drug Saf 2008;31:199.
120. Logan HL, Bartoshuk LM, Fillingim RB et al. Pain 2008;140:323.
121. Peregrin T. J Am Diet Assoc 2006;106:1536.
122. Murphy C, Doty R, Duncan HJ. Causes of olfactory dysfunction. In: Doty R, ed. Handbook of Olfaction and Gustation.New York: Marcel Dekker, 2003:461–78.
123. Litvack JR, Mace J, Smith TL. Otolaryngol Head Neck Surg 2009; 140:312.
124. Henkin RI, Potolicchio SJ Jr, Levy LM. Am J Otolaryngol 2011; 32:38.
125. Henkin R, Schechter P, Friedwald W et al. Am J Med Sci 1976; 272:285.
126. Greger J, Geissler A .Am J Clin Nutr 1978;31:633.
127. Stewart-Knox BJ, Simpson EE, Parr Het al. Br J Nutr 2008;99:129.
128. Weisman K, Christensen E, Dreyer V. Acta Med Scand 1979; 205:361.
129. Mahajan S, Prasad A, Lambujon J et al. Am J Clin Nutr 1980;33:1517.
130. Ripamonti C, Zecca E, Brunelli C et al. Cancer 1998;82:1938.
131. Davidson TM, Smith WM. Arch Otolaryngol Head Neck Surg 2010;136:673.
132. Smeets PA, Erkner A, de Graaf C. Nutr Rev 2010;68:643.
133. Andrade AM, Greene GW, Melanson KJ. J Am Diet Assoc 2008;108:1186.
134. Rolls BJ, Rolls ET, Rowe EA et al. Physiol Behav 1981;27:137.
135. Brondel L, Romer M, Van Wymelbeke V et al. Physiol Behav 2009;97:44.
136. Ruijschop RM, Boelrijk AE, Burgering MJ et al. Chem Senses 2010;35:91.
137. Havermans RC, Hermanns J, Jansen A. Chem Senses 2010;35:735.
138. Yeomans MR. Physiol Behav 2006;89:10.
139. Janssen S, Laermans J, Verhulst PJ et al. Proc Natl Acad Sci U S A 2011;108:2094.
140. Steinert RE, Beglinger C. Physiol Behav 2011;301:E317.
141. Jarick I, Vogel CI, Scherag Set al. Hum Mol Genet 2011;20:840.
142. Jacobson A, Green E, Murphy C. Neuroimage 2010;53:602.
143. Drewnowski A, Gomez-Carneros C. Am J Clin Nutr 2000;72:1424.
144. Sandell MA, Breslin PA. Curr Biol 2006;16:R792.
145. Sacerdote C, Guarrera S, Smith GD et al. Am J Epidemiol 2007;166:576.
146. Dinehart ME, Hayes JE, Bartoshuk LM et al. Physiol Behav 2006;87:304.
147. Beauchamp GK, Mennella JA. J Pediatr Gastroenterol Nutr 2009;48:S25.
148. Basson MD, Bartoshuk LM, DiChello SZ et al. Dig Dis Sci 2005; 50:483.
149. Peracchio HL, Henebery KE, Sharafi M et al. Physiol Behav 2012;15:264.
150. Capaldi ED, Privitera GJ. Appetite 2008;50:139.
151. Mennella JA, Pepino MY, Duke FF et al. Chem Senses 2011;36:161.
152. Timpson NJ, Christensen M, Lawlor DA et al. Am J Clin Nutr 2005;81:1005.
153. Gorovic N, Afzal S, Tjonneland A et al. Scand J Clin Lab Invest 2011;71:274.
154. Duffy VB, Hayes JE, Davidson AC et al. Chemosens Percept 2010; 3:137.
155. Mustavich LF, Miller P, Kidd KK et al. Hum Hered 2010;70:177.
156. Lou XY, Chen GB, Yan L et al. Am J Hum Genet 2008;83:457.
157. Lanier SA, Hayes JE, Duffy VB. Physiol Behav 2005;83:821.
158. Fischer R, Griffin F, Kaplan AR. Med Exp Int J Exp Med 1963;210:151.
159. Snedecor SM, Pomerleau CS, Mehringer AM et al. Addict Behav 2006;31:2309.
160. Duffy VB, Davidson AC, Kidd JR et al. Alcohol Clin Exp Res 2004;28:1629.
161. Wang JC, Hinrichs AL, Bertelsen S et al. Alcohol Clin Exp Res 2007;31:209.
162. Mangold JE, Payne TJ, Ma JZ et al. J Med Genet 2008;45:578.
163. Hinrichs AL, Wang JC, Bufe B et al. Am J Hum Genet 2006;78:103.
164. Keskitalo K, Knaapila A, Kallela M et al. Am J Clin Nutr 2007;86:55.
165. Fushan AA, Simons CT, Slack JP et al. Curr Biol 2009;19:1288.
166. Hayes JE, Duffy VB. Physiol Behav 2008;95:77.
167. Bretz WA, Corby PM, Melo MR et al. Arch Oral Biol 2006;51:1156.
168. Kim UK, Wooding S, Riaz N et al. Chem Senses 2006;31;599.
169. Duffy VB, Hayes JE, Dinehart ME. Genetic differences in sweet taste perception. In: Spillane WJ, ed. Optimising the Sweet Taste in Foods. Cambridge: Woodhead, 2006:30–53.
170. Eny KM, Wolever TM, Corey PN et al. Am J Clin Nutr 2010; 92:1501.
171. Dotson CD, Zhang L, Xu H et al. PLoS One 2008;3:e3974.
172. Mennella JA, Pepino MY, Reed DR. Pediatrics 2005;115:e216.
173. Wendell S, Wang X, Brown M et al. J Dent Res 2010;89:1198.
174. Drake SL, Lopetcharat K, Drake MA. J Dairy Sci 2011;94:636.
175. Ferrante D, Apro N, Ferreira Ve t al. Rev Panam Salud Publica 2011;29:69.
176. Institute of Medicine. A Population-Based Policy and Systems Change Approach to Prevent and Control Hypertension. Washington, DC: National Academies Press, 2010.
177. Wise PM, Hansen JL, Reed DR et al. Chem Senses 2007;32:749.
178. Blossfeld I, Collins A, Boland S et al. Br J Nutr 2007;98:1084.
179. Liem DG, Bogers RP, Dagnelie PC et al. Appetite 2006;46:93.
180. Liem DG, Westerbeek A, Wolterink S et al. Chem Senses 2004; 29:713.
181. Eldeghaidy S, Marciani L, McGlone F et al. J Neurophysiol 2011;105:2572.
182. Mattes RD. Annu Rev Nutr 2009;29:305.
183. Duffy VB, Lanier SA, Hutchins HL et al. J Am Diet Assoc 2007;107:237.
184. Duffy VB. Appetite 2004;43:5.
185. Goldstein GL, Daun H, Tepper BJ. Obes Res 2005;13:1017.
186. Tepper BJ, Koelliker Y, Zhao L et al. Obesity (Silver Spring) 2008;16:2289.
187. Tepper BJ, Neilland M, Ullrich NV et al. Appetite 2011;56:104.
188. Dotson CD, Shaw HL, Mitchell BD et al. Appetite 2010;54:93.
189. Kuhle S, Kirk SF, Ohinmaa A et al. Pediatr Obes. 2012;7:151.
190. Keller KL, Reid A, MacDougall MC et al. Obesity (Silver Spring) 2010;18:1194.

Sugestões de leitura

Lawless HT, Heymann H. Sensory Evaluation of Food: Principles and Practices. 2nd ed. New York: Springer, 2010.

Firestein S, Beauchamp GK, eds. The Senses: A Comprehensive Reference. St. Louis: Elsevier, 2008.

44 Controle da ingestão alimentar e do apetite*

Syed Sufyan Hussain, Akila de Silva e Stephen Robert Bloom

*__Abreviaturas:__ **α-MSH**, hormônio estimulador de melanócito alfa; **2-AG**, 2-araquidonilglicerol; **AEA**, anandamida; **AgRP**, peptídeo relacionado com agouti; **AMP**, monofosfato de adenosina; **AP**, área póstrema; **ARC**, núcleo arqueado; **ATP**, trifosfato de adenosina; **BDNF**, fator neurotrófico derivado do cérebro; **CART**, transcrito regulado pela cocaína e anfetamina; **CB1**, receptor canabinoide tipo 1; **CCK**, colecistoquinina; **CNTF**, fator neurotrófico ciliar; **COF**, córtex orbitofrontal; **DVC**, complexo vagal dorsal; **GHS-R**, receptor secretagogo do hormônio do crescimento; **GLP-1**, peptídeo-1 semelhante ao glucagon; **LCFA**, ácidos graxos de cadeia longa; **LepR**, receptor de leptina; **LHA**, área hipotalâmica lateral; **MC3R**, receptor de melanocortina-3; **MC4R**, receptor de melanocortina-4; **MCH**, hormônio concentrador de melanina; **NDM**, núcleo dorsomedial; **NMVD**, núcleo motor dorsal do vago; **NPY**, neuropeptídeo Y; **NTS**, núcleo do trato solitário; **NVM**, núcleo ventromedial; **OXA**, orexina A; **OXB**, orexina B; **OXM**, oxintomodulina; **PFA**, área perifornical; **POMC**, pró-opiomelanocortina; **PP**, polipeptídeo pancreático; **PVN**, núcleo paraventricular; **PYY**, peptídeo YY; **TRH**, hormônio liberador da tireotrofina.

Tradicionalmente, foi feita uma distinção entre o controle homeostático e o não homeostático do apetite e da ingestão alimentar. O controle homeostático refere-se à alteração no consumo de alimentos após a detecção do balanço energético. Depois de uma refeição, mudanças na concentração circulante de nutrientes, além da ativação das vias de sinalização do intestino, levam a uma redução na alimentação subsequente. Além disso, os sinais de adiposidade que formam os marcadores do balanço energético em longo prazo também compreendem importantes controles homeostáticos da ingestão de alimentos. A combinação perfeita entre o consumo alimentar e a necessidade metabólica é alcançada pela interação desses estímulos (*inputs*) com os principais circuitos neurais centrais do apetite.

Em todas as espécies, a ingestão alimentar também é controlada por outros fatores além das necessidades fisiológicas ou homeostáticas básicas. A aparência dos alimentos, o sabor, o horário e o local das refeições, bem como as influências socioeconômicas, culturais e emocionais, afetam o consumo alimentar por meio de mecanismos não homeostáticos. Ademais, o controle não homeostático da ingestão alimentar é modulado por mecanismos hedônicos, vias de recompensa e experiência prévia com os alimentos (vias mnemônicas).

A compreensão sobre o controle geral da ingestão alimentar e do apetite tem aumentado, levando ao ponto de vista moderno de que a distinção entre as vias homeostáticas e não homeostáticas é, na verdade, menos rígida. De fato, os pesquisadores admitem que as vias não homeostáticas em si modulem as homeostáticas e conduzam a uma rede de comunicação neuro-hormonal acima das consequências gerais da alimentação (Fig. 44.1).

Controles centrais da ingestão alimentar e do apetite

Coordenação pelo hipotálamo

O hipotálamo é amplamente reconhecido como o *gate keeper*, uma espécie de guardião ou porteiro no controle da ingestão alimentar e do apetite. Como os sinais periféricos do balanço energético podem ter uma ação direta sobre o hipotálamo a fim de controlar o consumo de alimentos, isso constitui um importante foco das pesquisas atuais sobre o apetite. Do ponto de vista histórico, acreditava-se que o hipotálamo lateral fosse o "centro da fome" e o medial, "o centro da saciedade". Esse conceito foi formulado com base em experimentos indutores de lesão

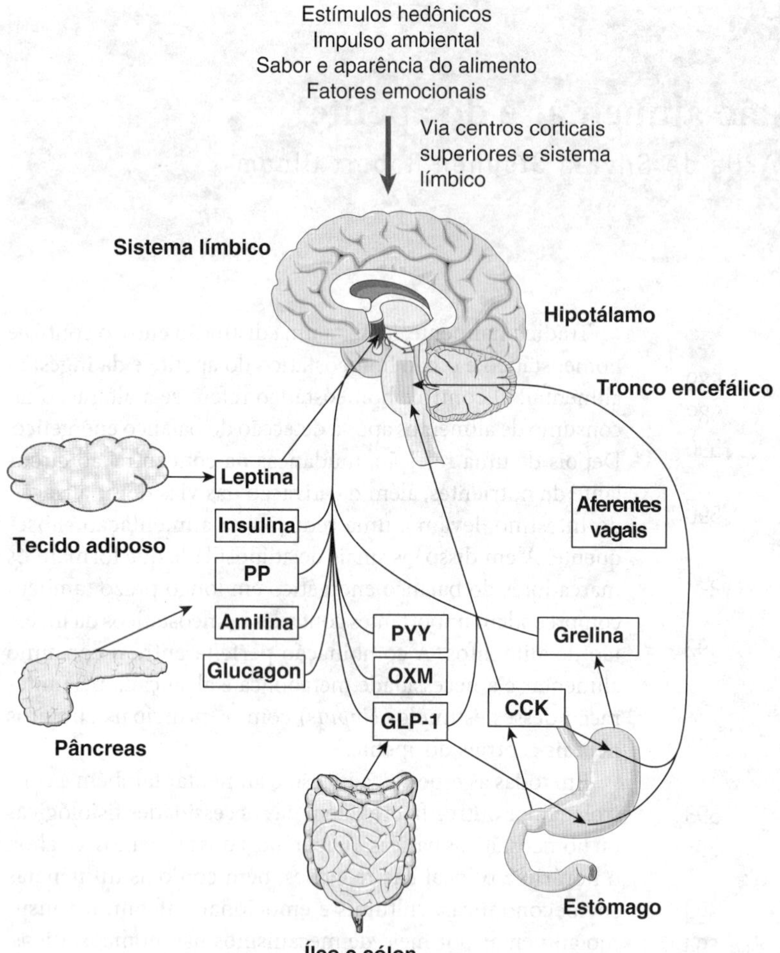

Figura 44.1. Uma visão geral do controle da ingestão alimentar e do apetite. Os sinais periféricos são detectados e processados pelo hipotálamo e tronco encefálico. Esses sinais são integrados com influências hedônicas, mnemônicas, emocionais e ambientais por meio dos centros corticais superiores e do sistema límbico a fim de gerar as sensações de saciedade e fome.

nos animais; o dano ao hipotálamo lateral produzia anorexia, enquanto o dano à parte medial dessa estrutura neurológica levava à hiperfagia.[1] Embora essa noção ainda seja basicamente verdadeira, ela foi aperfeiçoada pela melhor compreensão sobre o papel desempenhado por núcleos individuais dentro do hipotálamo e a comunicação entre eles. A presença de uma rede de comunicação entre órgãos como intestino, pâncreas, tecido adiposo, tronco encefálico e hipotálamo para sinalizar o balanço energético também está bem estabelecida. Além disso, ainda existe uma comunicação entre o hipotálamo e os centros corticais superiores pertencentes à memória alimentar e aos aspectos recompensadores dos alimentos, com o consequente controle coordenado global do consumo alimentar.

Papel do tronco encefálico

O tronco encefálico exerce um papel bem estabelecido na detecção do balanço energético e na modulação da ingestão alimentar. Dentro do tronco encefálico, o complexo vagal dorsal (DVC) é o principal órgão responsável por facilitar a comunicação entre os sinais periféricos do consumo alimentar e os núcleos hipotalâmicos.[2] O DVC consiste no núcleo do trato solitário (NTS), na área póstrema (AP) e no núcleo motor dorsal do vago (NMDV). Os aferentes do nervo vago conduzem informações sensoriais que transmitem fome e saciedade do intestino diretamente para o NTS. A transecção desses aferentes sensoriais do nervo vago no intestino resulta em um aumento no volume e na duração da refeição.[3] A ausência de uma barreira hematencefálica completa na AP também faz com que o tronco encefálico receba sinais metabólicos do balanço energético (p. ex., hormônios e nutrientes transportados pelo sangue) por via direta.

O tronco encefálico, então, é capaz de processar esses estímulos sensoriais e retransmiti-los para o hipotálamo e os centros corticais superiores. De acordo com isso, está bem consagrada a presença de projeções neurais desde o tronco encefálico até o hipotálamo.[4] Vias eferentes também descem do hipotálamo ao NMDV.[5] Este último modula a atividade eferente do nervo vago no trato gastrintestinal e pode modificar as secreções pancreáticas, bem como a motilidade e o esvaziamento gástricos. Essa função aponta um papel desempenhado pelo tronco encefálico na modulação da atividade relacionada com a alimentação e na detecção do balanço energético.

Núcleos hipotalâmicos envolvidos no controle da ingestão alimentar

Acredita-se que o núcleo arqueado (ARC) seja a principal área hipotalâmica responsável pelo controle do consumo de alimentos. Esse núcleo situa-se em posição adjacente ao terceiro ventrículo e próximo à eminência mediana, onde supostamente uma barreira hematencefálica incompleta permite que os sinais periféricos ganhem acesso ao sistema nervoso central. Em camundongos, lesões do ARC resultam em hiperfagia e obesidade.[6] Dentro do ARC, dois grupos de neurônios são fundamentais na regulação do consumo alimentar. Um deles contém o neuropeptídeo Y (NPY), mas a maioria também contém o peptídeo relacionado com agouti (AgRP). A ativação desses neurônios aumenta a ingestão alimentar (tais neurônios são, por exemplo, orexígenos). O segundo grupo é formado por neurônios que contêm a pró-opiomelanocortina (POMC) e o transcrito regulado pela cocaína e anfetamina (CART). A ativação desses neurônios diminui a ingestão alimentar (tais neurônios, por sua vez, são anorexígenos).

Os axônios dos neurônios NPY/AgRP e POMC/CART projetam-se do ARC para outras áreas do hipotálamo, como o núcleo paraventricular (PVN). A destruição do PVN leva à hiperfagia e obesidade em ratos.[7] Além do PVN, os axônios do ARC também se projetam para o núcleo ventromedial (NVM), o núcleo dorsomedial (NDM), a área hipotalâmica lateral (LHA) e a área perifornical (PFA) para modular o consumo de alimentos.

Neuropeptídeos envolvidos no controle da ingestão alimentar

Neuropeptídeo Y

O NPY é o estimulante central mais potente do apetite. A maioria dos neurônios que expressam esse neuropeptídeo é encontrada dentro do ARC. Aproximadamente 90% dos neurônios NPY coexpressam o AgRP. A administração central do NPY aumenta a ingestão alimentar em ratos.[8] Além disso, injeções diárias repetidas do NPY no hipotálamo resultam em um estado de hiperfagia crônica e ganho de peso nesses animais.[9] Por outro lado, a retirada dos neurônios NPY/AgRP em camundongos leva a uma diminuição no peso corporal pelo declínio na ingestão alimentar.[10] Dos seis receptores do NPY identificados, Y1 e Y5 parecem mediar o efeito orexígeno desse neuropeptídeo. Além disso, parece haver uma inibição local dos neurônios POMC anorexígenos no ARC.[11] Os neurônios NPY/AgRP projetam-se dentro do hipotálamo a partir do ARC até os núcleos, incluindo o PVN, o NDM e a LHA. No PVN, acredita-se que ocorra a estimulação direta dos receptores Y1 e Y5 para aumentar o consumo de alimentos, além de inibir as vias anorexígenas pelo AgRP.

Peptídeo relacionado com agouti

O AgRP é um antagonista competitivo dos receptores centrais anorexígenos de melanocortina (ver adiante) no PVN. Dessa forma, o AgRP aumenta a ingestão de alimentos.[12] Um possível mecanismo alternativo da ação orexígena do AgRP pode envolver uma ação sobre os receptores de orexinas ou opioides.[13]

Pró-opiomelanocortina e melanocortinas

A POMC é o precursor do hormônio estimulador de melanócito alfa (α-MSH). O α-MSH é produzido pela clivagem de POMC e se liga ao receptor de melanocortina-4 acoplado à proteína G (MC4R), altamente presente no hipotálamo, em particular no PVN. A ligação do α-MSH ao MC4R atua de forma a diminuir a ingestão alimentar.[13] Em conformidade com isso, os camundongos que não possuem todos os peptídeos derivados da POMC são hiperfágicos e obesos,[14] assim como os camundongos nocautes para o MC4R.[15] Em seres humanos, quase cem mutações diferentes do gene *MC4R* são responsáveis por mais de 5% dos casos de obesidade mórbida não sindrômica, embora esses indivíduos sejam hiperfágicos.[16] Além disso, as mutações homozigóticas no gene *POMC* em seres humanos resultam em obesidade de início precoce.[17]

A obesidade induzida pela dieta em ratos leva à suprarregulação da POMC, seguida de uma redução no consumo alimentar. Essa anorexia resultante é revertida pela administração central de um antagonista do MC4R.[13] Esse achado destaca o papel desempenhado pela POMC e pelas melanocortinas em responderem a um estado de balanço energético positivo por meio da indução de anorexia. Em contraste com a função estabelecida do MC4R, o papel do receptor de melanocortina-3 (MC3R) sobre a ingestão de alimentos é menos claro. Embora os camundongos com deficiência de MC3R revelem um aumento da massa adiposa (gordurosa), a administração de agonistas seletivos para esse receptor parece não alterar o consumo de alimentos.[18]

Transcrito regulado pela cocaína e anfetamina

O CART é um neuropeptídeo coexpresso pela maioria dos neurônios POMC no ARC. A administração intracerebroventricular central de CART diminui a ingestão de alimentos em ratos, enquanto a injeção de antissoro desse neuropeptídeo faz o oposto.[19] Em seres humanos, foi descrita uma mutação do gene *CART* que provoca grave obesidade.[20] O papel do CART pode variar em diferentes regiões do cérebro, pois a injeção desse transcrito diretamente no ARC, na verdade, leva a um aumento no consumo alimentar em ratos em jejum.[21]

Hormônios liberadores hipotalâmicos

O hormônio liberador da corticotrofina e o da tireotrofina (TRH) são expressos nos neurônios PVN. Quando esses dois hormônios são administrados por via central em ratos, ambos inibem o consumo alimentar.[22] A expressão do TRH no PVN é mediada pelo α-MSH e inibida pelos NPY e AgRP,[23] um achado compatível com a ação desses peptídeos sobre a ingestão de alimentos.

Orexinas

As orexinas A e B (OXA e OXB) ativam os receptores acoplados à proteína-G para aumentar o consumo de alimentos. A OXA é mais potente que a OXB, sendo expressa em neurônios do NDM, da PFA e da LHA, com projeções adicionais para o NTS no tronco encefálico.[24] Em ratos, a administração central de algum antagonista da orexina inibe a alimentação.[25]

Hormônio concentrador de melanina

O hormônio concentrador de melanina (MCH) é um sinal orexígeno expresso em neurônios localizados na LHA.

A infusão de MCH em ratos aumenta a ingestão alimentar e o peso corporal.[26] Camundongos nocautes para o MCH são resistentes à obesidade induzida pela dieta.[27] Dois receptores do MCH foram identificados em seres humanos, embora apenas um tenha sido encontrado até o momento em roedores. Camundongos nocautes para o receptor do MCH também são resistentes à obesidade induzida pela dieta.[28]

Fator neurotrófico derivado do cérebro

O fator neurotrófico derivado do cérebro (BDNF) é altamente expresso no NVM e atua por meio da sinalização do MC4R a fim de reduzir o consumo de alimentos.[29] A administração de BDNF nos ventrículos laterais diminui a ingestão alimentar e o peso corporal em roedores.[30] De acordo com o que foi exposto anteriormente, a deleção seletiva de BDNF nos NVM e NDM de camundongos resulta em hiperfagia e obesidade.[31] Acredita-se que os neurônios POMC do ARC se projetem para os neurônios BDNF do NVM, ativando-os de forma a induzir a uma redução no consumo alimentar.[29]

Fator neurotrófico ciliar

O fator neurotrófico ciliar (CNTF) é uma citocina expressa em várias populações de neurônios motores. Ele induz a um efeito anorexígeno e perda de peso, provavelmente por inibir a expressão e a liberação do NPY no hipotálamo.[32] A perda de peso mediada pelo CNTF persiste mesmo depois da interrupção do tratamento.[33] Tal achado implica que isso talvez altere o "ponto fixo" ou "ponto de ajuste" do balanço energético, levando a alterações na função sináptica a longo prazo.

Os principais núcleos hipotalâmicos e peptídeos implicados no controle central da ingestão alimentar estão ilustrados na Figura 44.2.

Neurotransmissores centrais responsáveis pelo controle do apetite e da ingestão alimentar

Os neurotransmissores, como serotonina, norepinefrina e dopamina, atuam sobre os circuitos centrais de forma a modular o apetite e o consumo de alimentos. A serotonina, produzida no núcleo dorsal da rafe, diminui a ingestão alimentar e o peso corporal.[13] A norepinefrina, sintetizada no DVC e *locus coeruleus* ou cerúleo, exerce diferentes efeitos sobre a ingestão de alimentos, dependendo de qual de seus receptores é estimulado; a ação da norepinefrina sobre os receptores α_2 estimula a ingestão alimentar, enquanto sua ação sobre os receptores α_1, β_2 e β_3 diminui esse consumo.[34]

Diante dos achados previamente expostos, os agonistas serotoninérgicos (p. ex., fenfluramina e dexfenfluramina) e os inibidores da recaptação de serotonina e norepinefrina (p. ex., sibutramina) são utilizados como agentes terapêuticos contra a obesidade. Apesar de eficientes na redução do peso corporal, a fenfluramina e a dexfenfluramina foram

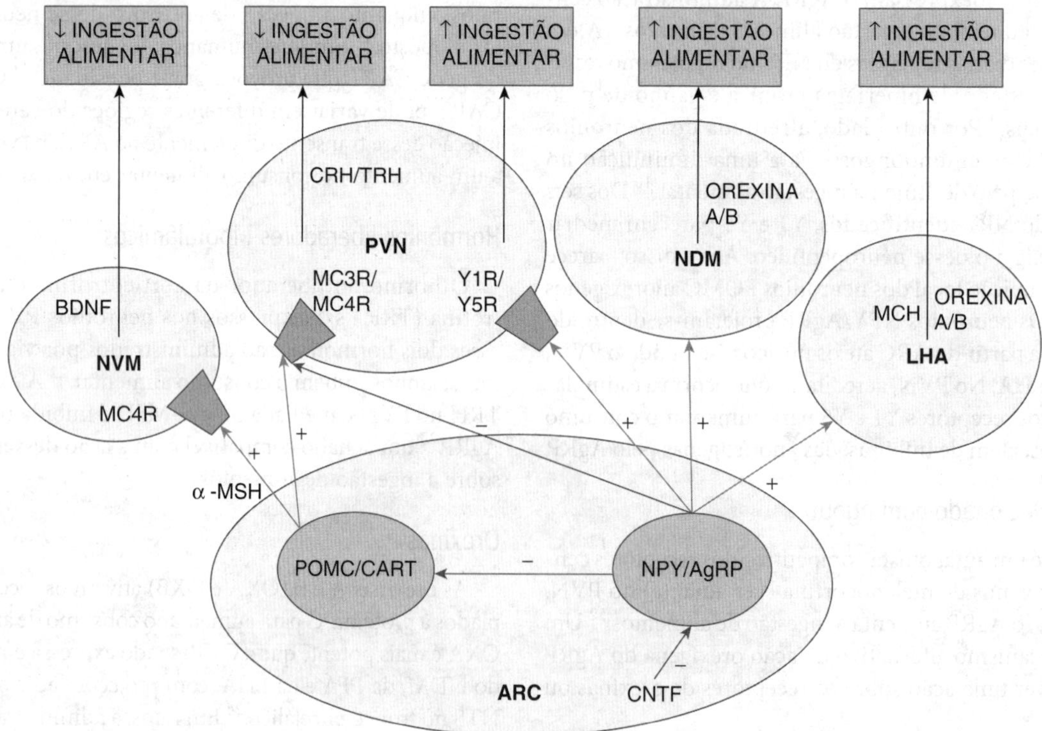

Figura 44.2. Principais núcleos hipotalâmicos e peptídeos envolvidos no controle central da ingestão alimentar. α-MSH, hormônio estimulador de melanócito alfa; AgRP, peptídeo relacionado com agouti; ARC, núcleo arqueado; BDNF, fator neurotrófico derivado do cérebro; CART, transcrito regulado pela cocaína e anfetamina; CNTF, fator neurotrófico ciliar; CRH, hormônio liberador da corticotrofina; LHA, área hipotalâmica lateral; MC3R, receptor de melanocortina-3; MC4R, receptor de melanocortina-4; MCH, hormônio concentrador de melanina; NDM, núcleo dorsomedial; NPY, neuropeptídeo Y; NVM, núcleo ventromedial; POMC, pró-opiomelanocortina; PVN, núcleo paraventricular; TRH, hormônio liberador da tireotrofina.

retiradas do mercado por conta de seus graves efeitos colaterais cardiovasculares. Do mesmo modo, a sibutramina, que foi um tratamento para obesidade durante muitos anos, foi retirada por causa de seus efeitos colaterais cardiovasculares, também graves.

A dopamina parece inibir a ingestão alimentar no ARC e na LHA, embora tenha ação orexígena no NVM.[34] Além dos diferentes efeitos em regiões cerebrais distintas, a dopamina exerce efeitos antagônicos sobre o apetite, dependendo do subtipo de receptor dopaminérgico estimulado. Por exemplo, a ação da dopamina sobre os receptores D1 e D2 diminui o consumo de alimentos, enquanto a estimulação do receptor D5 é associada a vias de recompensa.[35]

Mecanismos hedônicos e vias corticolímbicas responsáveis pelo controle do apetite e da ingestão alimentar

O termo "hedônico" refere-se a sensações prazerosas/agradáveis (ou não prazerosas/desagradáveis). É evidente que os sentidos da visão, do olfato e do paladar podem sobrepujar os sinais de saciedade para manter o consumo alimentar, apesar do balanço energético neutro ou até mesmo positivo. Por exemplo, o sabor doce de determinados alimentos está associado a emoções positivas que motivam os animais a encontrarem o alimento e continuarem o consumo. Esses sinais sensoriais são conduzidos a partir de receptores da visão, do olfato e do paladar para o NTS no tronco encefálico, sendo então retransmitidos aos centros corticolímbicos de recompensa envolvidos na regulação do apetite. Esses locais incluem o hipocampo, a tonsila, o núcleo acumbente, o globo pálido ventral, a área tegmental ventral e o córtex pré-frontal. Dopamina, serotonina, opioides e norepinefrina foram implicados como importantes neurotransmissores envolvidos na sinalização dentro dessa rede. A administração de algum agonista do receptor opioide μ no núcleo acumbente em ratos alimentados restringe a ingestão preferencial de alimentos ricos em gorduras, mas não de carboidratos.[36]

A comunicação entre os centros de recompensa e o hipotálamo (considerado o principal controlador homeostático da ingestão alimentar, conforme discussão anterior) culmina na coordenação global do consumo de alimentos. A administração de algum agonista do receptor opioide μ no núcleo acumbente aumenta a expressão do neurônio orexina no hipotálamo.[37] Estudos histoquímicos também demonstraram conexões entre o córtex cerebral e os neurônios MCH e orexina na LHA.[38] Além disso, em ratos treinados para associar a disponibilidade de alimento com a apresentação de uma xícara de comida (resultando em um consumo alimentar condicionado, mesmo quando eles estão saciados), a eliminação das conexões entre a tonsila e o hipotálamo promove a completa abolição dessa ingestão condicionada de alimentos.[39] Os experimentos prévios destacam a importância das conexões entre os centros homeostáticos e não homeostáticos responsáveis pelo controle do consumo alimentar.

Representações mnemônicas construídas sobre a experiência com os alimentos

A experiência passada com alimentos específicos representa um importante fator que contribui para o consumo contínuo (se a experiência prévia foi agradável) ou a interrupção prematura da ingestão (se tal experiência foi desagradável), o que independe da saciedade e do balanço energético. Esse fenômeno recebe o nome de preferência ou aversão condicionadas, respectivamente. Evidências apontam para um importante papel desempenhado pelo córtex orbitofrontal (COF), uma área que recebe estímulo sensorial convergente no controle não homeostático da ingestão alimentar. O COF está em contato com outras áreas corticais de recompensa, como os córtices pré-frontal, insular, perirrinal, entorrinal e cingulado anterior. Além disso, o COF se comunica com o hipocampo e a tonsila. Como um todo, acredita-se que esse grupo de regiões cerebrais seja importante na geração e manutenção de uma memória funcional para as experiências com alimentos.[40]

Endocanabinoides

Foi demonstrado que os endocanabinoides produzem um efeito orexígeno dependente da dose.[41] Acredita-se que esse efeito ocorra pela modulação do circuito de recompensa. Os dois principais endocanabinoides no cérebro são a anandamida (AEA), derivada dos fosfolipídios de membrana, e o 2-araquidonilglicerol (2-AG), derivado dos triglicerídeos. Essas substâncias são secretadas pelos neurônios pós-sinápticos e atuam de forma retrógrada, ligando-se ao receptor canabinoide tipo 1 (CB1) nas terminações nervosas pré-sinápticas para inibir a liberação de neurotransmissores.

Os receptores CB1 estão colocalizados com os receptores dopaminérgicos D1 e D2 no prosencéfalo límbico do rato; além disso, os antagonistas de receptor dopaminérgico diminuem o efeito orexígeno da administração de canabinoides.[42]

Os endocanabinoides também podem ter ação direta sobre o hipotálamo para exercer seu efeito orexígeno. Em roedores, os níveis hipotalâmicos de 2-AG aumentam durante o jejum e, depois, retornam aos níveis basais após os animais serem alimentados.[43] A administração da AEA no NVM hipotalâmico resulta em hiperfagia, que é reversível com a administração de algum antagonista do receptor CB1.[44] Os neurônios orexígenos na LHA expressam receptores CB1 funcionais,[45] mas a estimulação desses receptores aumenta a via da OXA,[46] além dos neurônios orexígenos MCH[47] e NPY.[48]

A manipulação do sistema endocanabinoide originou uma estratégia terapêutica contra a obesidade, com o uso do antagonista do receptor CB1, o rimonabanto. Contudo, em função dos efeitos inaceitáveis e, algumas vezes, perigosos sobre o humor, o rimonabanto foi retirado do mercado. As comunicações entre os estímulos periféricos, o tronco encefálico, o hipotálamo e os centros cerebrais superiores no controle do apetite estão ilustradas na Figura 44.3.

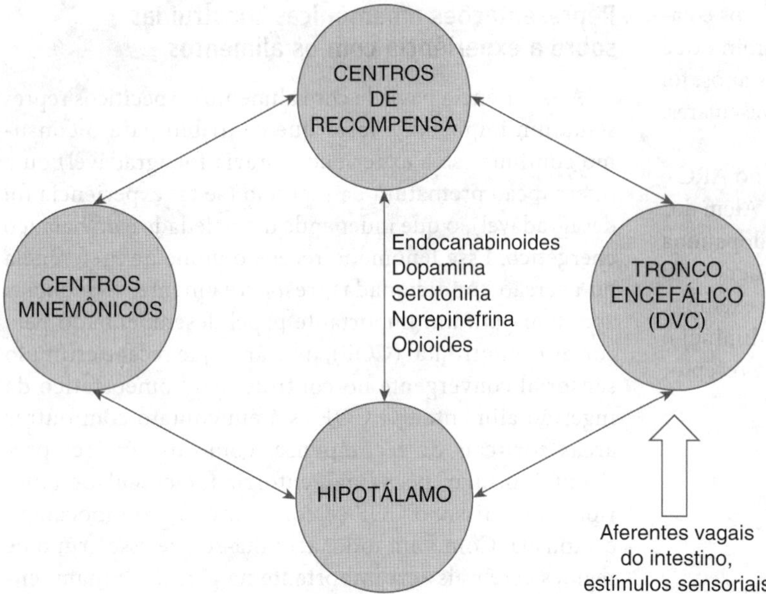

Figura 44.3. Comunicação entre o tronco encefálico, o hipotálamo, os centros cerebrais superiores e os estímulos neurais periféricos no controle do apetite.

Controles periféricos da ingestão alimentar e do apetite

Os sinais neurais, nutricionais e hormonais provenientes do trato gastrintestinal, dos órgãos endócrinos, do tecido adiposo e da circulação desempenham, sem exceção, papéis essenciais na influência da ingestão alimentar e do apetite. Esses sinais são deflagrados por efeitos mecânicos e químicos do alimento sobre o sistema digestório e também são influenciados por reservas energéticas a longo prazo, como a gordura corporal. Esses sinais periféricos têm como alvos específicos áreas do hipotálamo e do tronco encefálico para regular o apetite por meio da transmissão de informações sobre o estado atual do balanço energético. Eles incluem sinais que transmitem a sensação de repleção ou plenitude gástrica (sinais de saciedade), fome (sinais orexígenos) e prazer ou recompensa gerados pela ingestão dos alimentos (sinais hedonísticos ou de *feedback* positivo). O apetite é o resultado líquido (real) da resposta coordenada a todos esses sinais, chegando a um equilíbrio entre o ato de promover processos eficientes de digestão e absorção de nutrientes no intestino e aumentar as reservas de energia enquanto o alimento está disponível. Esses sinais atuam em conjunto para controlar o volume e a quantidade de refeições, fazendo com que o consumo alimentar, o gasto energético e a adiposidade corporal sejam regulados de forma homeostática.[49]

Sinais neurais

Estímulos orossensoriais e ópticos

Os estímulos orossensoriais e ópticos fornecem ao cérebro informações sensoriais sobre a natureza do alimento. Esses estímulos incluem a aparência, o sabor, o cheiro e a textura dos alimentos. Informações visuais relativas ao aspecto da comida são transmitidas por meio de sinais neurais nas fibras ópticas aferentes do par de nervos cranianos I. Informações gustativas, olfativas e orossensoriais sobre o alimento em contato com a língua e o palato são transduzidas em sinais neurais pelas fibras gustativas dos pares de nervos cranianos VII, IX e X; fibras olfatórias do par de nervos cranianos I; e fibras sensoriais do par de nervos cranianos V. Esses sinais neurais são retransmitidos por via direta ou indireta a áreas cerebrais importantes, relacionadas não só com os processamentos do sabor, da recompensa e do aroma, mas também com as representações mnemônicas, como o complexo vagal dorsal, o sistema límbico e o COF.[50] As informações são utilizadas pelo cérebro para continuar ou parar de comer. Os estímulos do alimento (p. ex., doce ou amargo) e a experiência prévia com a ingestão alimentar (preferências condicionadas, como recompensa ou aversões condicionadas, como náusea) influenciam a decisão de comer ou não. A potência desses estímulos em promover o consumo alimentar durante uma refeição é aumentada pela privação de alimentos, bem como por outros sinais.[50]

Distensão gástrica

A distensão gástrica pós-prandial relacionada com o volume resulta em saciedade durante uma refeição. Isso é demonstrado em ratos pelo uso de fístula gástrica crônica. A ingestão alimentar sofre um aumento quando o conteúdo gástrico é continuamente drenado enquanto esses ratos se alimentam.[51] Manguitos pilóricos podem fechar o piloro de forma reversível, limitar (restringir) o alimento ao estômago e impedir a passagem desse alimento para o intestino (i. e., corrente abaixo). Experimentos com o uso de manguitos pilóricos reversíveis em animais apoiam a afirmação de que a distensão gástrica contribui para a saciedade durante uma refeição.[51,52] Esses sinais de saciedade originam-se da distensão mecânica do estômago, e não da detecção de nutrientes.[51] Mecanorreceptores na parede gástrica detectam o estiramento, o volume e a tensão do estômago durante uma refeição. Essas informações são transmitidas ao cérebro por fibras aferentes dos nervos viscerais vagais e espinais.[53] A saciedade e a distensão gástricas mais precoces durante uma refeição resultantes de uma redução no volume do estômago constituem a base dos tratamentos cirúrgicos bariátricos restritivos (p. ex., bandagem gástrica ajustável laparoscópica), utilizados no controle de obesidade grave.

Sinais nutricionais

A maioria dos sinais nutricionais exerce seus efeitos sobre o sistema gastrintestinal e induz à secreção de hormônios gastrintestinais. Contudo, alterações nos nutrientes, como nos níveis sanguíneos de glicose e lipídios, são detectadas pelos neurônios hipotalâmicos envolvidos na regulação do apetite.

Glicose

A teoria glicostática da alimentação foi proposta pela primeira vez por Jean Mayer, em 1952.[54] Embora os pesquisadores já saibam há algum tempo que a glicoprivação periférica e central (baixos níveis de glicose) pode estimular a alimentação (p. ex., durante uma hipoglicemia), o papel da detecção central de glicose em afetar a ingestão alimentar do dia a dia e os mecanismos envolvidos na regulação disso foram elucidados somente há pouco tempo.

A glicose altera a taxa de disparo dos neurônios no ARC, na LHA e no NTS.[55] O influxo celular de glicose modifica a relação de monofosfato de adenosina (AMP) e trifosfato de adenosina (ATP) dentro da célula neuronal. Isso talvez afete os canais de membrana dependentes de ATP, que podem influenciar a despolarização neuronal, ou pode alterar a atividade de enzimas importantes na detecção de nutrientes (p. ex., proteína quinase ativada por AMP), que desempenham papéis relevantes em processos celulares pertinentes à homeostase de energia.[56] Alguns neurônios (p. ex., neurônios POMC do ARC) são excitados pela glicose, enquanto outros (p. ex., neurônios NPY do ARC) são inibidos por esse nutriente.[55] Esses neurônios sensíveis à glicose também respondem a outros sinais hormonais e metabólicos, como insulina, leptina, lactato, corpos cetônicos e ácidos graxos livres.[55] Os neurônios sensíveis à glicose podem representar pontos focais onde os sinais convergem de modo a alterar o apetite, fazendo com que vários sinais atuem em conjunto para influenciar o início e o término das refeições.

Lipídios circulantes

Os lipídios circulantes, como ácidos graxos de cadeia longa (LCFA), podem alterar o comportamento alimentar pela ativação direta das vias neurais centrais.[56] Isso foi evidenciado pela primeira vez por experimentos que notaram redução no consumo alimentar após a infusão intravenosa de lipídios.[57] O papel desempenhado pelos lipídios na ativação direta de processos neuronais centrais envolvidos no apetite por mecanismos independentes da absorção gastrintestinal de nutrientes foi corroborado pela observação de que a administração intracerebroventricular de um LCFA (ácido oleico) também diminuía a ingestão de alimentos.[58]

Os mecanismos pelos quais as células neuronais detectam alterações nos lipídios circulantes ainda estão sob investigação. Os pesquisadores acreditam que os processos celulares pertinentes à homeostase de energia e influenciados por outros nutrientes (p. ex., glicose; ver anteriormente) também sejam alterados pelo influxo celular de LCFAs.[56] Esse conceito pode fornecer mecanismos para que as células neuronais se integrem e respondam às alterações nos nutrientes circulantes.

Hormônios intestinais

O trato gastrintestinal ou intestino é o maior órgão endócrino no corpo e secreta mais de 30 hormônios peptídicos regulatórios diferentes.[59] Esses hormônios influenciam determinados processos fisiológicos importantes, especialmente aqueles relacionados com a digestão e a absorção de nutrientes, que são os principais papéis desempenhados pelo intestino. Alguns desses hormônios intestinais são estimulados pelo conteúdo de nutrientes no intestino e interagem com receptores em vários pontos no eixo intestino-cérebro (ver Fig. 44.1), de modo a afetar as sensações de fome e saciedade a curto prazo.[49] Esse processo pode controlar indiretamente a distribuição de nutrientes ao intestino para permitir uma digestão eficiente. Esses hormônios são objeto de pesquisas extensas, dado o seu potencial como tratamentos fisiológicos contra a obesidade.

Colecistoquinina

A colecistoquinina ou colecistocinina (CCK) foi o primeiro hormônio intestinal que demonstrou ter influência sobre a ingestão alimentar em animais e seres humanos.[60,61] A CCK é sintetizada nas células I do intestino delgado. Esse hormônio é liberado no período pós-prandial em resposta a uma refeição para promover a digestão de gordura e proteína.[62] Ele resulta em contração da vesícula biliar, relaxamento do esfíncter de Oddi, liberação da somatostatina, estimulação da secreção de enzimas pancreáticas e retardo do esvaziamento gástrico. Embora o esvaziamento gástrico tardio possa aumentar os sinais neurais gástricos de saciedade por meio de mecanorreceptores gástricos, acredita-se que o mecanismo pelo qual a CCK diminui o consumo de alimentos seja mediado principalmente pelos receptores CCK1 presentes nas terminações nervosas do nervo vagal aferente.[63] Essas fibras aferentes transmitem sinais para as áreas do cérebro como o NTS. O sistema da melanocortina central foi implicado na mediação das ações da CCK sobre a redução do consumo alimentar.[64]

Grelina

A grelina é o único hormônio intestinal conhecido que aumenta o apetite e, por essa razão, é frequentemente conhecido como o "hormônio da fome". Ela foi descoberta pela primeira vez como um ligante endógeno ao receptor secretagogo do hormônio do crescimento (GHS-R) no estômago, sendo produzida sobretudo pelas células-A do fundo gástrico. As outras funções da grelina incluem o aumento da motilidade gástrica e a estimulação da liberação do hormônio do crescimento. Os efeitos metabólicos da grelina compreendem um aumento no armazenamento de gordura e uma diminuição na utilização desse nutriente.[65]

Os níveis plasmáticos da grelina sobem antes das refeições e declinam depois da alimentação, implicando um papel para esse hormônio no controle do apetite. A administração periférica e central da grelina aumenta potencialmente a ingestão alimentar e o peso corporal em roedores,[62] um achado que apoia seu papel como hormônio da fome. Esses achados foram confirmados em vários estudos e, agora, a grelina é considerada um dos agentes orexígenos fisiológicos mais potentes.

A grelina media seus efeitos sobre a ingestão de alimentos pelo GHS-R. Camundongos com deficiência desse receptor são resistentes à obesidade induzida pela dieta.[66] Os neurônios NPY/AgRP do ARC foram implicados na mediação dos efeitos orexígenos centrais da grelina. Esta pode reduzir o consumo alimentar por meio da ligação ao GHS-R nas terminações nervosas aferentes do nervo vago ou nos neurônios do núcleo ARC e alterar a atividade neuronal de NPY/AgRP desse núcleo arqueado.[65]

Os níveis de grelina são inversamente correlacionados com o peso corporal e podem constituir um mecanismo de *feedback* para reduzir o apetite em casos de obesidade.[62] Na perda de peso, também se observa o aumento nos níveis de grelina no plasma.[62] Isso pode ser um fator que resulta em baixa adesão às dietas e tendência à recuperação do peso após a perda de peso inicial.

Peptídeo YY

O peptídeo YY (PYY) é um membro da família PP, que também inclui o NPY e o polipeptídeo pancreático. Ele é liberado pelas células L do trato gastrintestinal e, preferencialmente, se liga ao receptor Y2.[67]

Os níveis do PYY encontram-se baixos no estado de jejum. No entanto, ele é liberado no período pós-prandial proporcionalmente às calorias ingeridas e permanece elevado por algumas horas.[67] A liberação do PYY é aumentada pela gordura da dieta. A administração de PYY diminui a ingestão alimentar em roedores e seres humanos.[68,69] O PYY é um dos componentes do efeito chamado de "freio ileal", que inibe o consumo alimentar assim que os nutrientes são detectados no intestino delgado. O PYY pode reduzir a ingestão de alimentos pela diminuição nos níveis de NPY do núcleo ARC por meio do receptor Y2 desse núcleo arqueado ou por seus efeitos sobre o nervo vago,[62] além de retardar o esvaziamento gástrico.

Os pacientes obesos demonstram um leve aumento pós-prandial no PYY, que pode contribuir para a diminuição na saciedade e o excesso de alimentação.[67] A cirurgia de *bypass* (desvio) gástrico é um dos tratamentos mais eficazes para os pacientes obesos. A perda de peso contínua é o resultado da redução do apetite. Os pacientes submetidos ao *bypass* gástrico exibem níveis pós-prandiais exagerados do PYY, o que pode ser um fator importante para atingir uma perda de peso prolongada.[70] Agentes contra a obesidade formulados à base do PYY estão atualmente em desenvolvimento.

Peptídeo-1 semelhante ao glucagon

As células L enteroendócrinas também sintetizam o pré-pró-glucagon, que é processado em peptídeo-1 semelhante ao glucagon (GLP-1), peptídeo-2 semelhante ao glucagon (GLP-2) e oxintomodulina. O GLP-1 colocaliza-se com o PYY e a oxintomodulina na célula L. O GLP-1 é liberado no período pós-prandial proporcionalmente às calorias ingeridas. Trata-se de uma increatina, que resulta em um aumento na liberação de insulina dependente de glicose. Também diminui o esvaziamento gástrico e a secreção ácida gástrica, além de inibir a liberação de glucagon. O GLP-1 diminui a ingestão alimentar em animais e seres humanos, conforme demonstrado pela administração periférica desse peptídeo em roedores e na espécie humana.[71] Tal como o PYY, o GLP-1 também é um dos componentes do efeito de freio ileal. O GLP-1 circulante exerce seus efeitos sobre vias centrais de alimentação por meio dos receptores desse peptídeo no hipotálamo (PVN), no tronco encefálico e no nervo vago.[62] Diferentes análogos do GLP-1 de ação prolongada são utilizados no tratamento do diabetes tipo 2, provocando a perda de peso nesse grupo de pacientes. Atualmente, esses análogos estão passando por ensaios clínicos para o tratamento de obesidade.

Oxintomodulina

Assim como o GLP-1, a oxintomodulina, um produto do pré-pró-glucagon, é secretada no período pós-prandial pela célula L enteroendócrina proporcionalmente à ingestão calórica. A oxintomodulina também se liga ao receptor do GLP-1, embora com menor afinidade.[72] Não é de se surpreender que ela tenha ações semelhantes às do GLP-1. A oxintomodulina diminui a motilidade gástrica, exerce um efeito incretina mais fraco e reduz a ingestão alimentar com potência semelhante ao GLP-1 quando administrado por via periférica a roedores e seres humanos apesar de sua afinidade mais baixa pelo receptor.[73,74] Semelhante ao PYY, os níveis da oxintomodulina sobem após a cirurgia de *bypass* gástrico e podem ser relevantes para reduzir o apetite após esse procedimento.[70]

Apesar de suas similaridades, o GLP-1 e a oxintomodulina parecem desempenhar papéis diferentes na homeostase de energia. A oxintomodulina também aumenta o gasto de energia e pode suprimir a liberação de grelina.[73,74] Ao contrário do GLP-1, a oxintomodulina pode atuar através do ARC.[73] Essas diferenças podem estar relacionadas com diversas propriedades farmacológicas ou diferentes ações teciduais específicas. O potencial terapêutico da oxintomodulina no tratamento contra obesidade está atualmente sob investigação.

Hormônios pancreáticos

Os hormônios do pâncreas endócrino são secretados em resposta ao conteúdo de nutrientes no intestino. A principal função do pâncreas endócrino é controlar a homeostase da glicose em resposta ao aporte de nutrientes; nesse caso, a insulina e o glucagon são essenciais para essa função. Esses hormônios, bem como o polipeptídeo pancreático e a amilina, também afetam o apetite por meio de seus efeitos diretos e indiretos sobre o cérebro.

Insulina

Esse hormônio é liberado pelas células beta do pâncreas de uma maneira dependente da glicose, ligando-se ao receptor insulínico. As principais funções da insulina são aumentar a captação de glicose nos tecidos periféricos, diminuir a produção hepática de glicose e manter os níveis desse nutriente. A liberação de insulina atinge o pico no período pós-prandial de forma proporcional ao influxo de glicose após uma refeição. Semelhantemente à leptina, os níveis de insulina também são influenciados pela quantidade de tecido adiposo no corpo, com os mais altos em indivíduos mais obesos. Portanto, a insulina também é considerada um sinal de adiposidade.[75]

O efeito mais comum mediado pela insulina sobre o apetite é observado em caso de hipoglicemia após o tratamento com excesso de insulina em diabetes. Nessa situação, o aumento no consumo alimentar é acentuado. Esse efeito decorre do baixo nível de glicose no sangue, e não da ação direta da insulina (ver a discussão anterior sobre alimentação glicostática). A insulina em si atravessa a barreira hematencefálica de forma dose-dependente e atua sobre os receptores insulínicos do ARC, de modo a reduzir a ingestão de alimentos.[76] Quando a insulina é administrada por via central, nota-se uma diminuição na ingestão alimentar e no peso corporal.[77] O oposto é constatado mediante a aplicação de anticorpos bloqueadores de insulina no hipotálamo e quando a expressão do receptor insulínico é seletivamente diminuída no ARC.[78,79] Os níveis de insulina também aumentam o efeito de outros sinais de saciedade, o que também é visto com a leptina.[75] Portanto, a insulina fornece sinais ao cérebro que refletem a energia circulante sob a forma de glicose e a energia armazenada sob a forma de tecido adiposo. Esses sinais interagem com outros sinais de saciedade para diminuir a ingestão de alimentos.

Glucagon

Esse hormônio, produzido a partir da clivagem do pré-pró-glucagon nas células alfa do pâncreas, liga-se ao seu receptor próprio, contrapondo-se às ações da insulina sobre a glicemia. Dessa forma, o glucagon desempenha um importante papel na manutenção das concentrações sanguíneas de glicose pelo aumento da glicogenólise hepática, particularmente à medida que os níveis glicêmicos declinam. Os níveis do glucagon aumentam no período pós-prandial, apoiando assim um papel de influência desse hormônio sobre a ingestão alimentar.[75] Em conformidade com isso, o glucagon diminui não só o volume das refeições, mas também o consumo global de alimentos e o ganho de peso corporal quando administrado a roedores.[80] Após a administração intraperitoneal de anticorpo bloqueador de glucagon, observa-se um aumento no volume das refeições, um achado que apoia um papel na saciedade para esse hormônio.[81] Infusões hepatoportais do glucagon afetam a ingestão de alimentos de uma forma mais potente; tal achado, por sua vez, sugere a ocorrência de uma saciedade induzida pelo glucagon através do fígado. O nervo vago aferente foi implicado na transdução do efeito inibitório sobre a alimentação exercido pelo glucagon, desde o fígado até o NTS.[75]

Atualmente, estão sendo desenvolvidos coagonistas do glucagon e do GLP-1 como possíveis agentes contra a obesidade. O coagonismo com os receptores do GLP-1 diminui os efeitos nocivos do glucagon sobre a homeostase da glicose e pode aumentar seu efeito anorexígeno. Em roedores, os estudos iniciais foram promissores.[82]

Polipeptídeo pancreático

Juntamente com os neuropeptídeos NPY e PYY, o polipeptídeo pancreático (PP) pertence à família PP. Esse polipeptídeo é secretado pelas células PP na periferia das ilhotas pancreáticas, ligando-se de preferência aos receptores Y4 e Y5.[62] Tal como outros hormônios intestinais da saciedade, o PP é secretado no período pós-prandial de forma proporcional às calorias ingeridas. Além de retardar o esvaziamento gástrico,[83] foi demonstrado que o polipeptídeo pancreático diminui o apetite quando administrado por via periférica a camundongos e seres humanos.[84,85] Os pesquisadores postularam que o PP exerça seus efeitos agindo sobre os receptores Y4 no ARC, na AP ou via nervo vago.[62] O papel fisiológico exato do PP no apetite e o mecanismo pelo qual isso ocorre permanecem incertos.

Polipeptídeo amiloide das ilhotas pancreáticas

O polipeptídeo amiloide das ilhotas pancreáticas ou amilina é cossecretado com a insulina pelas células beta do pâncreas em resposta à ingestão de alimentos. A amilina liga-se aos receptores AMY1, AMY2 e AMY3. Além de ser um sinal de saciedade, a amilina diminui o consumo alimentar. Também inibe a secreção gástrica, retarda o esvaziamento gástrico e melhora o controle glicêmico.[86]

A administração periférica de amilina em altas doses reduz a ingestão alimentar e o peso corporal,[87] enquanto o antagonismo desse polipeptídeo tem o efeito oposto.[75] Isso ocorre pela estimulação dos neurônios na AP e no NTS,[75] com ativação do sistema serotonina-histamina-dopaminérgico,[88] mas é independente do nervo vago.[89] O fato de que os níveis de amilina são proporcionais à gordura corporal levanta a possibilidade de que esse polipeptídeo também possa atuar como um sinal de adiposidade, assim como a leptina e a insulina.[88]

Um análogo sintético da amilina (Pranlintida, Amylin Pharmaceuticals, San Diego) está sendo utilizado atualmente como terapia adjuvante em diabetes melito. O uso desse medicamento é associado à perda de peso significativa em pacientes com diabetes, mas sua utilidade como um agente terapêutico contra obesidade está sob investigação.[90]

GLP-2, polipeptídeo insulinotrópico dependente de glicose, motilina e somatostatina são outros hormônios gastrenteropancreáticos com funções fisiológicas no sistema digestório. Até o presente momento, as evidências são inconclusivas para apoiar um papel primário desses hormônios na regulação do consumo alimentar.

Hormônios do tecido adiposo

A descoberta da leptina em 1994 como uma proteína circulante que, além de ser produzida pelos adipócitos (células gordurosas), regula a homeostase de energia, representa um marco essencial na compreensão dos complexos sistemas responsáveis pelo controle do apetite. A leptina funciona como um mecanismo pelo qual a gordura corporal é capaz de controlar a ingestão de alimentos por meio de um sistema de *feedback* sobre o hipotálamo. Esse conceito foi proposto inicialmente por Gordon Kennedy, em 1953, como a "teoria lipostática".[91]

Leptina

A leptina é um hormônio produzido basicamente no tecido adiposo com níveis proporcionais às reservas de gordura. No entanto, ela aumenta em caso de alimentação excessiva. Zhang et al. demonstraram a ausência de leptina na cepa consanguínea ob/ob de camundongos gravemente obesos.[92] De modo subsequente, a deficiência congênita humana da leptina foi identificada em dois primos com obesidade grave.[93] A administração periférica de leptina em camundongos ob/ob e na deficiência congênita humana, bem como a administração central de leptina nesse tipo de camundongos, reverteram o fenótipo da obesidade.[94,95] Portanto, a leptina é um sinal emitido do tecido adiposo para o cérebro — sinal este que reflete o estado das reservas de energia e exerce uma influência significativa sobre o apetite.[96]

A leptina exerce seus efeitos atuando sobre seu próprio receptor (LepR, receptor de leptina). Mutações no LepR em camundongos (aqueles de cepas db/db) e seres humanos são associadas à obesidade grave.[96] A leptina age sobre o LepR do ARC, de modo a estimular os neurônios POMC e inibir os neurônios NPY/AgRP, diminuindo a ingestão de alimentos.[96] A regulação da sinalização da leptina ocorre via MC4R.[96] Ela também atua sobre seus receptores em outras partes do cérebro e tem importantes efeitos sobre as vias de recompensa, o gasto de energia, o desenvolvimento da puberdade, a fertilidade e a função do sistema imunológico.[96]

Embora os níveis de leptina estejam elevados em indivíduos obesos, a administração desse hormônio na obesidade comum exerce um efeito variável sobre o consumo alimentar.[96] Essa falha da leptina em diminuir o apetite em casos de obesidade recebe o nome de *resistência à leptina* e não é totalmente compreendida.

Outros hormônios

Hormônios tireoidianos, esteroides gonadais e glicocorticoides regulam a taxa metabólica, o estado reprodutivo e as respostas ao estresse, respectivamente. Esses processos dependem de quantidades adequadas e suficientes de energia. Portanto, não é de se surpreender que os hormônios que regulam esses processos também estejam envolvidos na regulação endócrina do apetite.

Hormônios tireoidianos

Os hormônios da tireoide regulam o estado metabólico basal. O excesso desses hormônios em estados patológicos como o hipertireoidismo é associado a um aumento na ingestão alimentar e uma diminuição no peso corporal em função do gasto energético elevado. A tri-iodotironina (T3) é a forma ativa dos hormônios tireoidianos, sendo produzida localmente dentro dos tecidos a partir do hormônio tireoidiano circulante menos ativo (tiroxina [T4], no caso) pela enzima iodotironina deiodinase tipo 2. A tri-iodotironina age no NVM e no ARC, de forma a estimular a ingestão de alimentos; esses efeitos, no entanto, são independentes do gasto de energia.[97,98] Esse hormônio pode mediar seu efeito, estimulando os neurônios NPY/AgRP no ARC.[99] A regulação dos níveis da tri-iodotironina localmente no hipotálamo pode fornecer um ponto de controle adicional para alterar o consumo alimentar.[97]

Esteroides gonadais

Esses esteroides influenciam o apetite de uma forma específica ao sexo. Em roedores, a orquiectomia (em machos) diminui a ingestão alimentar, enquanto a ovariectomia (em fêmeas) faz o inverso.[100] A reposição exógena de esteroides gonadais reverte essas alterações.[100] A terapia de reposição hormonal durante a menopausa pode reduzir o ganho de peso que ocorre após esse período.[101] Receptores estrogênicos que foram identificados no ARC podem influenciar a sinalização neuronal de POMC e NPY/AgRP, alterando o apetite.[102,103] O estrogênio também altera a potência saciante de outros sinais periféricos. Nesse sentido, os efeitos sobre a CCK foram mais bem estudados; no caso, a sinalização estrogênica no NTS aumenta a sensibilidade da saciedade induzida pela CCK.[100]

Glicocorticoides

Os glicocorticoides estão envolvidos na resposta ao estresse e medeiam diferentes efeitos teciduais específicos em vários sistemas fisiológicos, por meio de receptores próprios (i. e., para esses hormônios esteroides) amplamente expressos em todo o corpo, inclusive o cérebro. De modo geral, os glicocorticoides estimulam a ingestão de alimentos e o ganho de peso. Isso é observado em doenças com excesso de glicocorticoides, como a síndrome de Cushing. O cortisol pode influenciar as vias de recompensa promovendo o consumo alimentar e ainda afetar a capacidade de outros sinais, como a leptina, a insulina e o NPY, de alterar o apetite.[104]

A Tabela 44.1 fornece uma visão geral dos principais hormônios que influenciam o apetite, abordados com detalhes nesta seção.

Sinais do sistema imune

Durante processos infecciosos, inflamatórios e neoplásicos, a anorexia ou diminuição no consumo alimentar é bastante evidente. A anorexia parece resultar da ação de citocinas no cérebro.

Citocinas

As citocinas são pequenas proteínas secretadas pelas células do sistema imunológico. Algumas delas inibem potencial-

TABELA 44.1 Resumo dos principais hormônios que regulam a ingestão alimentar e o apetite

	Hormônio	Efeito sobre a ingestão alimentar	Principal local de secreção	Receptor	Outras ações importantes
Sinais de saciedade	Colecistoquinina	↓	Células I do intestino delgado	CCK 2 (CCK 1)	Contrai a vesícula biliar, relaxa o esfíncter de Oddi e retarda o esvaziamento gástrico, além de liberar as enzimas pancreáticas e a somatostatina (digestão de gordura e proteína)
	Peptídeo YY	↓	Células L do trato GI	Y2	Retarda o esvaziamento gástrico
	GLP-1	↓	Células L do trato GI	GLP-1	Libera a insulina dependente da glicose Diminui a motilidade gástrica
	Oxintomodulina	↓	Células L do trato GI	GLP-1	Libera a insulina dependente da glicose Diminui a motilidade gástrica
	Glucagon	↓	Células α do pâncreas	Glucagon	Aumenta os níveis sanguíneos de glicose
	Polipeptídeo pancreático	↓	Células PP do pâncreas	Y4 (Y5)	Retarda o esvaziamento gástrico
	Amilina	↓	Células β do pâncreas	AMY1-3	Inibe a secreção gástrica Retarda o esvaziamento gástrico Diminui os níveis sanguíneos de glicose
Sinais orexígenos	Grelina	↑	Células A do fundo gástrico	GHS-R	Aumenta a motilidade gástrica, libera o hormônio do crescimento
Sinais de adiposidade	Leptina	↓	Adipócitos	Leptina	Regula o gasto de energia, a recompensa, o desenvolvimento da puberdade, a fertilidade e a função imunológica
	Insulina	↓	Células β do pâncreas	Insulina	Diminui os níveis sanguíneos de glicose e aumenta a utilização desse substrato
Outros hormônios	Tireoide	↑	Células foliculares da glândula tireoide	Tireoide	Aumenta a taxa metabólica basal
	Hormônios gonadais	↑ (Homens) ↓ (Mulheres)	Testículo Ovário	Androgênio Estrogênio	Regula a fertilidade
	Glicocorticoides	↑	Córtex adrenal	Glicocorticoide	Medeia as respostas ao estresse

CCK, colecistoquinina; GHS-R, receptor secretagogo do hormônio do crescimento; GI, gastrintestinal; GLP-1, peptídeo-1 semelhante ao glucagon.

mente a ingestão de alimentos quando administradas por via periférica ou central.[105] As principais citocinas implicadas em anorexia e perda de peso associadas a estados patológicos são a interleucina-1β, o fator de necrose tumoral-α e a interleucina-6. A supressão do consumo alimentar mediada por citocinas pode ocorrer por ação direta dessas proteínas sobre o hipotálamo (p. ex., no ARC), através dos aferentes vagais, ou pela indução de outros hormônios envolvidos na regulação do apetite (p. ex., leptina).[105]

Considerações finais

A regulação da ingestão alimentar e do apetite se dá através da integração de vários sinais periféricos e centrais do balanço energético, conforme discutido em profundidade neste capítulo. Esses sinais interagem ao nível do tronco encefálico e do hipotálamo, de modo a produzir uma resposta global de fome (e busca por alimento) ou saciedade/repleção (e finalização da refeição atual) que alteram o consumo de alimentos. Além disso, essas redes neuronais são extremamente modificadas por outros fatores, a saber: estímulos sensoriais, memória alimentar e aspectos recompensadores (gratificantes) dos alimentos, bem como inúmeros fatores ambientais e emocionais. Essa modificação é uma característica peculiar do comportamento alimentar humano moderno e pode apoiar a desregulação do balanço energético responsável pela epidemia atual de obesidade. Por meio das pesquisas atuais em constante expansão movidas pelo aumento da obesidade, espera-se que o nosso entendimento sobre as complexas vias de sinalização envolvidas no controle do apetite seja aperfeiçoado e dê respaldo aos tratamentos mais eficientes contra a obesidade.

Agradecimentos

S.S.H é financiado por uma Bolsa de Pesquisas Clínicas da Fundação Wellcome Trust, enquanto A.D.S é financiado por uma Bolsa de Estudos em Medicina Translacional da Fundação Wellcome Trust e do laboratório GlaxoSmithKline. O Departamento é financiado por um Capacity Building Award (Prêmio de Formação de Capacidades ou Competências) da Integrative Mammalian Biology (IMB, Biologia Integrativa de Mamíferos), um subsídio intitulado como FP7-HEALTH-2009-241592 EurOCHIP e um fundo de apoio do Biomedical Research Centre Funding Scheme (Programa de Financiamento do Centro de Pesquisas Biomédicas) do National Institute for Health Research (NIHR, Instituto Norte-americano de Pesquisa em Saúde).

S.R.B declara uma associação com a seguinte empresa: Pfizer Pharmaceuticals. S.R.B é o inventor de patentes que descrevem o uso de hormônios intestinais, bem como de seus análogos e derivados, no tratamento da obesidade. A.D.S e S.S.H declaram que não há conflito de interesses.

Referências bibliográficas

1. Mayer J, Thomas DW. Science 1967;156:328–37.
2. Bailey EF. Am J Physiol Regul Integr Comp Physiol 2008; 295:R1048–9.
3. Schwartz GJ. Nutrition 2000;16:866–73.
4. Ter Horst GJ, de Boer P, Luiten PG et al. Neuroscience 1989;31:785–97.

5. ter Horst GJ, Luiten PG, Kuipers F. J Auton Nerv Syst 1984;11: 59–75.
6. Olney JW. Science 1969;164:719–21.
7. Leibowitz SF, Hammer NJ, Chang K. Physiol Behav 1981;27:1031–40.
8. Clark JT, Kalra PS, Crowley WR et al. Endocrinology 1984; 115:427–9.
9. Stanley BG, Kyrkouli SE, Lampert S et al. Peptides 1986;7:1189–92.
10. Bewick GA, Gardiner JV, Dhillo WS et al. FASEB J 2005;19:1680–2.
11. Roseberry AG, Liu H, Jackson AC et al. Neuron 2004;41:711–22.
12. Rossi M, Kim MS, Morgan DG et al. Endocrinology 1998;139: 4428–31.
13. Schwartz MW, Woods SC, Porte D Jr et al. Nature 2000;404: 661–71.
14. Yaswen L, Diehl N, Brennan MB et al. Nat Med 1999;5:1066–70.
15. Huszar D, Lynch CA, Fairchild-Huntress V et al. Cell 1997;88: 131–41.
16. Farooqi IS, Keogh JM, Yeo GS et al. N Engl J Med 2003;348: 1085–95.
17. Krude H, Biebermann H, Luck W et al. Nat Genet 1998;19:155–7.
18. Abbott CR, Rossi M, Kim M et al. Brain Res 2000;869:203–10.
19. Kristensen P, Judge ME, Thim L et al. Nature 1998;393:72–6.
20. Yanik T, Dominguez G, Kuhar MJ et al. Endocrinology 2006; 147:39–43.
21. Abbott CR, Rossi M, Wren AM et al. Endocrinology 2001;142: 3457–63.
22. Vettor R, Fabris R, Pagano C et al. J Endocrinol Invest 2002;25: 836–54.
23. Fekete C, Marks DL, Sarkar S et al. Endocrinology 2004;145: 4816–21.
24. Rodgers RJ, Halford JC, Nunes de Souza RL et al. Regul Pept 2000; 96:71–84.
25. Rodgers RJ, Halford JC, Nunes de Souza RL et al. Eur J Neurosci 2001;13:1444–52.
26. Qu D, Ludwig DS, Gammeltoft S et al. Nature 1996;380:243–7.
27. Kokkotou E, Jeon JY, Wang X et al. Am J Physiol Regul Integr Comp Physiol 2005;289:R117–24.
28. Chen Y, Hu C, Hsu CK et al. Endocrinology 2002;143:2469–77.
29. Xu B, Goulding EH, Zang K et al. Nat Neurosci 2003;6:736–42.
30. Pelleymounter MA, Cullen MJ, Wellman CL. Exp Neurol 1995; 131:229–38.
31. Unger TJ, Calderon GA, Bradley LC et al. J Neurosci 2007;27: 14265–74.
32. Xu B, Dube MG, Kalra PS et al. Endocrinology 1998;139:466–73.
33. Lambert PD, Anderson KD, Sleeman MW et al. Proc Natl Acad Sci USA 2001;98:4652–7.
34. Ramos EJ, Meguid MM, Campos AC et al. Nutrition 2005;21: 269–79.
35. Pothos EN, Creese I, Hoebel BG. J Neurosci 1995;15:6640–50.
36. Zhang M, Gosnell BA, Kelley AE. J Pharmacol Exp Ther 1998;285:908–14.
37. Zheng H, Patterson LM, Berthoud HR. J Neurosci 2007;27: 11075–82.
38. Bittencourt JC, Presse F, Arias C et al. J Comp Neurol 1992; 319:218–45.
39. Petrovich GD, Setlow B, Holland PC et al. J Neurosci 2002;22: 8748–53.
40. Verhagen JV. Brain Res Rev 2007;53:271–86.
41. Williams CM, Kirkham TC. Physiol Behav 2002;76:241–50.
42. Verty AN, McGregor IS, Mallet PE. Brain Res 2004;1020:188–95.
43. Hanus L, Avraham Y, Ben-Shushan D et al. Brain Res 2003;983: 144–51.
44. Jamshidi N, Taylor DA. Br J Pharmacol 2001;134:1151–4.
45. Cota D, Marsicano G, Tschop M et al. J Clin Invest 2003;112:423–31.
46. Hilairet S, Bouaboula M, Carriere D et al. J Biol Chem 2003; 278: 23731–7.
47. Jo YH, Chen YJ, Chua SC Jr et al. Neuron 2005;48:1055–66.
48. Gamber KM, Macarthur H, Westfall TC. Neuropharmacology 2005;49:646–52.
49. Field BC, Chaudhri OB, Bloom SR. Nat Rev Endocrinol 2010; 6:444–53.
50. Rolls ET. Philos Trans R Soc Lond B Biol Sci 2006;361:1123–36.
51. Smith GP. Pregastric and gastric satiety. In: Smith GP, ed. Satiation: From Gut to Brain. New York: Oxford University Press, 1998: 10–39.
52. Ritter RC. Physiol Behav 2004;81:249–73.
53. Cummings DE, Overduin J. J Clin Invest 2007;117:13–23.
54. Mayer J. Bull N Engl Med Cent 1952;14:43–9.
55. Levin BE. Physiol Behav 2006;89:486–9.
56. Jordan SD, Kònner AC, Bruning JC. Cell Mol Life Sci 2010;67: 3255–73.
57. Woods SC, Stein LJ, McKay LD et al. Am J Physiol 1984;247: R393–401.
58. Obici S, Feng Z, Morgan K et al. Diabetes 2002;51:271–5.
59. Rehfeld JF. Physiol Rev 1998;78:1087–108.
60. Gibbs J, Young RC, Smith GP. J Comp Physiol Psychol 1973;84: 488–95.
61. Kissileff HR, Pi-Sunyer FX, Thornton J et al. Am J Clin Nutr 1981; 34:154–60.
62. Chaudhri O, Small C, Bloom S. Philos Trans R Soc Lond B Biol Sci 2006;361:1187–209.
63. Bi S, Moran TH. Neuropeptides 2002;36:171–81.
64. Fan W, Ellacott KL, Halatchev IG et al. Nat Neurosci 2004;7:335–6.
65. van der Lely AJ, Tschop M, Heiman ML et al. Endocr Rev 2004; 25:426–57.
66. Zigman JM, Nakano Y, Coppari R et al. J Clin Invest 2005;115: 3564–72.
67. Renshaw D, Batterham RL. Curr Drug Targets 2005;6:171–9.
68. Batterham RL, Cowley MA, Small CJ et al. Nature 2002;418:650–4.
69. Batterham RL, Cohen MA, Ellis SM et al. N Engl J Med 2003; 349:941–8.
70. Vincent RP, le Roux CW. Clin Endocrinol (Oxf) 2008;69:173–9.
71. Drucker DJ. Cell Metab 2006;3:153–65.
72. Fehmann HC, Jiang J, Schweinfurth J et al. Peptides 1994;15: 453–6.
73. Dakin CL, Small CJ, Batterham RL et al. Endocrinology 2004; 145:2687–95.
74. Cohen MA, Ellis SM, Le Roux CW et al. J Clin Endocrinol Metab 2003;88:4696–701.
75. Woods SC, Lutz TA, Geary N et al. Philos Trans R Soc Lond B Biol Sci 2006;361:1219–35.
76. Marks JL, Porte D Jr, Stahl WL et al. Endocrinology 1990;127: 3234–6.
77. Woods SC, Seeley RJ. Int J Obes Relat Metab Disord 2001;25 Suppl 5:S35–8.
78. McGowan MK, Andrews KM, Grossman SP. Physiol Behav 1992;51:753–66.
79. Obici S, Feng Z, Karkanias G et al. Nat Neurosci 2002;5:566–72.
80. Geary N, Le Sauter J, Noh U. Am J Physiol 1993;264:R116–22.
81. Langhans W, Zeiger U, Scharrer E et al. Science 1982;218: 894–6.
82. Day JW, Ottaway N, Patterson JT et al. Nat Chem Biol 2009; 5:749–57.
83. Schmidt PT, Naslund E, Gryback P et al. J Clin Endocrinol Metab 2005;90:5241–6.
84. Asakawa A, Inui A, Yuzuriha H et al. Gastroenterology 2003; 124:1325–36.
85. Batterham RL, Le Roux CW, Cohen MA et al. J Clin Endocrinol Metab 2003;88:3989–92.
86. Ludvik B, Kautzky-Willer A, Prager R et al. Diabet Med 1997;14 Suppl 2:S9–13.

87. Rushing PA, Hagan MM, Seeley RJ et al. Endocrinology 2000;141:850–3.
88. Reda TK, Geliebter A, Pi-Sunyer FX. Obes Res 2002;10:1087–91.
89. Lutz TA, Del Prete E, Scharrer E. Peptides 1995;16:457–62.
90. Hollander P, Maggs DG, Ruggles JA et al. Obes Res 2004;12:661–8.
91. Kennedy GC. Proc R Soc Lond B Biol Sci 1953;140:578–96.
92. Zhang Y, Proenca R, Maffei M et al. Nature 1994;372:425–32.
93. Montague CT, Farooqi IS, Whitehead JP et al. Nature 1997;387: 903–8.
94. Friedman JM, Halaas JL. Nature 1998;395:763–70.
95. Farooqi IS, Jebb SA, Langmack G et al. N Engl J Med 1999;341: 879–84.
96. Farooqi IS, O'Rahilly S. Am J Clin Nutr 2009;89:980S–4S.
97. Kong WM, Martin NM, Smith KL et al. Endocrinology 2004; 145:5252–8.
98. Dhillo WS, Bewick GA, White NE et al. Diabetes Obes Metab 2009;11:251–60.
99. Coppola A, Liu ZW, Andrews ZB et al. Cell Metab 2007;5:21–33.
100. Asarian L, Geary N. Philos Trans R Soc Lond B Biol Sci 2006; 361:1251–63.
101. Lopez M, Lelliott CJ, Tovar S et al. Diabetes 2006;55:1327–36.
102. Acosta-Martinez M, Horton T, Levine JE. Trends Endocrinol Metab 2007;18:48–50.
103. Gao Q, Mezei G, Nie Y et al. Nat Med 2007;13:89–94.
104. Adam TC, Epel ES. Physiol Behav 2007;91:449–58.
105. Buchanan JB, Johnson RW. Neuroendocrinology 2007;86: 183–90.

Sugestões de leitura

Bellocchio L, Cervino C, Pasquali R et al. The endocannabinoid system and energy metabolism. J Neuroendocrinol 2008;20:850–7.

Chaudhri O, Small C, Bloom S. Gastrointestinal hormones regulating appetite. Philos Trans R Soc Lond B Biol Sci 2006;361:1187–209.

Obici S. Molecular targets for obesity therapy in the brain. Endocrinology 2009;150:2512–7.

Rolls ET. Brain mechanisms underlying flavour and appetite. Philos Trans R Soc Lond B Biol Sci 2006;361:1123–36.

Woods SC, D'Alessio DA. Central control of body weight and appetite. J Clin Endocrinol Metab 2008;93:S37–50.

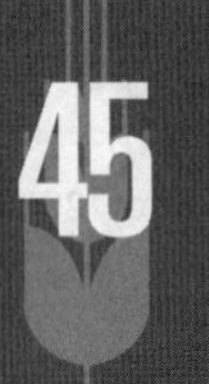

45 Nutrição e o sistema imune*

Charles B. Stephensen e Susan J. Zunino

*__Abreviaturas__: **AA**, ácido araquidônico; **APC**, célula apresentadora de antígeno; **BCR**, receptor de célula B; **CD**, célula dendrítica; **célula Th**, célula T auxiliar; **célula Treg**, célula T reguladora; **DHA**, ácido docosa-hexaenoico; **EPA**, ácido eicosapentaenoico; **HIV**, vírus da imunodeficiência humana; **HTT**, hipersensibilidade do tipo tardio; **IFN**, interferon; **Ig**, imunoglobulina; **IL**, interleucina; **LPS**, lipopolissacarídeo; **LTB**, leucotrieno B; **LTC**, linfócito T citotóxico; **MBL**, lectina ligadora de manose; **NF-κB**, fator nuclear kB; **NK**, *natural killer*; **PAMP**, padrão molecular associado a patógeno; **PCR**, proteína C reativa; **PGE_2**, prostaglandina E_2; **PUFA**, ácido graxo poli-insaturado; **TCR**, receptor de célula T; **TGF**, fator transformador do crescimento; **TLR**, receptor Toll-*like*; **VDR**, receptor de vitamina D.

Visão geral do sistema imune

Funções

A principal função do sistema imune é proteger o hospedeiro contra a morte e incapacitação causadas pelas doenças infecciosas.[1] Neste contexto, "hospedeiro" se refere a um ser humano ou outro animal infectado por organismos potencialmente causadores de doença (p. ex., patogênicos). Os patógenos podem ser vírus, bactérias, fungos (ou leveduras), protozoários ou parasitas multicelulares, incluindo nematódeos e trematódeos. Em geral, a doença ocorre quando estes organismos são especificamente adaptados para infectar seres humanos – os chamados patógenos profissionais. Os nomes de muitos destes patógenos são bem conhecidos: vírus do sarampo, bactéria do cólera (*Vibrio cholerae*), levedura *Candida albicans*, protozoário da malária (*Plasmodium falciparum* e outros deste gênero), nematódeos ancilóstomos (*Necator americanus* e *Ancylostoma duodenale*) e trematódeo hepático (*Schistosoma mansoni*). A maioria dos patógenos desenvolveu métodos para escapar da resposta imune inata e deve ser eliminada pela imunidade adaptativa. Entretanto, alguns patógenos também escapam da imunidade adaptativa (p. ex., protozoários da malária ou vírus da imunodeficiência humana [HIV]). O mundo também está cheio de patógenos oportunistas que podem causar doença quando o sistema imune é comprometido pela desnutrição, por outras infecções (p. ex., HIV) ou pela idade avançada. Adicionalmente, há organismos comensais que colonizam a pele, o intestino e o trato urogenital, e são benignos ou benéficos ao hospedeiro. Contudo, estes organismos também podem ser prejudiciais sob determinadas circunstâncias e, assim, também estão sujeitos ao controle, mas não à eliminação, pelo sistema imune.[2]

O sistema imune também pode ser ativado por lesão estéril que cause dano tecidual sem envolvimento de microrganismos.[3] Neste caso, o sistema imune inato pode ser ativado para conter o sangramento e resolver o dano tecidual. Este tipo de inflamação estéril é um fator importante no desenvolvimento de muitas doenças inflamatórias crônicas (p. ex., arteriopatia coronariana),[4] discutidas em outros capítulos deste livro.

Imunidade inata e adaptativa

O sistema imune tem dois componentes: inato e adaptativo,[5] embora ambos atuem juntos como um todo integrado. O sistema inato é evolucionariamente mais antigo e totalmente funcional ao nascimento. As células imunes inatas usam um grupo diverso de receptores para reconhecer e responder às moléculas sinalizadoras de classes de microrganismos (p. ex., flagelo de algumas bactérias, carboidrato da parede celular de levedura, RNA de genoma viral). Estas respostas são essencialmente as mesmas em todos os indivíduos de uma mesma espécie. O sistema adaptativo difere no sentido de que a resposta do hospedeiro se adapta a um patógeno específico (p. ex., especificamente ao vírus do sarampo e não aos vírus a RNA de modo geral) para desenvolver a memória imunológica que responderá de forma mais rápida e eficiente da próxima vez que encontrar o mesmo patógeno. Assim, indivíduos têm níveis diferentes de imunidade adaptativa, dependendo de sua história de exposição. A natureza adaptativa desta resposta explica por que o primeiro encontro com um patógeno (p. ex., sarampo) na infância pode fazer uma criança ficar muito doente, enquanto as infecções subsequentes tenderão a passar despercebidas.

Proteção passiva na infância

As crianças têm um complemento integral de células imunes inatas ao nascimento, embora estas células respondam menos vigorosamente aos microrganismos em comparação às células do mesmo tipo dos adultos.[6] Em contraste, os lactentes ainda não têm memória imunológica adaptativa desenvolvida. Por outro lado, os recém-nascidos adquirem temporariamente alguns componentes de imunidade adaptativa de suas mães. Por exemplo, o anticorpo imunoglobulina G (IgG) sérica é transferido através da placenta para conferir proteção aos bebês contra infecções como o sarampo, por até 9 meses.[7] Além disso, os lactentes em amamentação recebem anticorpo IgA secretória e muitos fatores antimicrobianos a partir do colostro e do leite materno.[8] Esta proteção derivada da mãe para os bebês é importante porque o sistema imune adaptativo do bebê responde de forma menos robusta aos patógenos, em comparação ao sistema de um adulto.[9,10] Esta resposta atenuada pode ser benéfica porque a colonização do intestino e de outras superfícies epiteliais pela microflora comensal representa um desafio significativo ao sistema imune em desenvolvimento. Uma resposta exagerada poderia ser prejudicial se causasse dano tecidual capaz de impedir o crescimento e o desenvolvimento normais.

Organização do sistema imune

O sistema imune em seres humanos e outros mamíferos é constituído por órgãos e tecidos localizados estrategicamente em todo o corpo, com a finalidade de proteger contra a invasão de microrganismos.[1,5] Os órgãos primários, em que as células imunes se desenvolvem, incluem a medula óssea e o timo. Todos as células sanguíneas brancas (leucócitos) se originam na medula óssea (Tab. 45.1). Entretanto, um subgrupo de linfócitos, os linfócitos T (também conhecidos como células T), requerem uma etapa de maturação adicional no timo. Em mamíferos, os linfócitos B (células B) amadurecem na medula óssea, enquanto nas espécies de aves esta etapa ocorre na bursa de Fabricius. Os linfonodos, baço e tecido linfoide associado a mucosas (Malt) são os órgãos e tecidos secundários. Esses sítios secundários são ponto de encontro de células imunes que estão conectados por meio dos sistemas sanguíneo e linfático, de modo a permitir a transmissão de informação do sistema imune inato para o adaptativo.

Os linfonodos estão regionalmente localizados (p. ex., ao longo dos vasos linfáticos que drenam regiões específicas do corpo), e esta transferência de informação ocorre quando uma célula apresentadora de antígeno (APC), depois de se encontrar com microrganismos invasores, segue pelos vasos linfáticos a partir dos tecidos periféricos (p. ex., pele, mucosa respiratória, intestino) e entra no linfonodo drenante mais próximo.[1,5] Como os vasos linfáticos drenam todos os tecidos do corpo, este sistema de vigilância baseado em APC pode transmitir informação oriunda de qualquer sítio de infecção para um linfonodo regional. "APC" é uma definição funcional e a apresentação de antígeno pode ser feita por diversos tipos celulares, incluindo as células dendríticas (CD), os macrófagos e as células B.

O baço, assim como os linfonodos, fornece um sítio para as APC transferirem informação aos linfócitos. O baço também filtra o sangue. No caso de rompimento das defesas periféricas, microrganismos transmitidos através do sangue ou eritrócitos infectados (p. ex., no caso da malária) são removidos do sangue pelo baço.

Comunicação intercelular no sistema imune

As células do sistema imune se agregam nos tecidos linfoides secundários e locais de inflamação. Essas células se comunicam entre si por contato célula-célula e mediadores solúveis, para deflagrar alterações na atividade (p. ex., quimiotaxia) e expressão genética. As citocinas (incluindo as interleucinas) e as quimiocinas são proteínas mediadoras produzidas por células imunes e outros tipos celulares, que deflagram várias respostas nas células portadoras de receptores apropriados. Uma ampla família de quimiocinas tem um motivo padrão Cys-Cys ou C-C (C-C *motif chemokine*), enquanto uma segunda família tem motivo C-X-C (C-X-C *motif chemokine*). Essas quimiocinas são conhecidas como CC e CXC quimiocinas, respectivamente. A família dos eicosanoides, de mediadores lipídicos, é sintetizada primariamente a partir do ácido araquidônico e também do ácido eicosapentaenoico (EPA). Os eicosanoides incluem os leucotrienos produzidos pela via enzimática da 5-lipoxigenase, bem como prostaglandinas e tromboxanos oriundos da via da ciclo-oxigenase.[5]

Imunidade inata

Superfícies epiteliais e barreiras de defesa

O sistema imune inato guarda as portas de entrada usadas pelos patógenos para causar infecções, incluindo pele, conjuntiva, trato respiratório, intestino e trato urogenital.[1] Os tecidos nestas portas de entrada são projetados para conferir proteção contra a infecções por meio do uso de vários mecanismos comuns. Esses sítios têm uma camada superficial

Tabela 45.1 Células do sistema imune

Células mieloides
Progenitoras mieloides comuns: encontradas na medula óssea; progenitoras de todas as células mieloides, incluindo células das linhagens de monócitos e granulócitos.
Linhagem de monócitos
Monócitos: encontrados no sangue, diferenciam-se em macrófagos ao entrarem nos tecidos.
Macrófagos: células fagocíticas encontradas nos tecidos envolvidos na defesa contra microrganismos e na inflamação "estéril" iniciada por dano tecidual (p. ex., ferida ou placa na artéria coronária).
Células dendríticas imaturas: encontradas no sangue, diferenciam-se em células dendríticas nos tecidos.
Células dendríticas: atuam como células apresentadoras de antígeno; distribuem antígeno da periferia para linfócitos localizados nos linfonodos drenantes.
Linhagem de granulócitos
Neutrófilos: principais células fagocíticas presentes no sangue; entram nos tecidos em resposta à inflamação para matar bactérias invasoras por fagocitose (ingestão), metabolismo oxidativo e secreção de peptídeos antibacterianos.
Eosinófilos: encontrados no sangue; entram nos tecidos para mediar a inflamação em resposta a infecções parasíticas e alergias, incluindo a asma.
Basófilos: encontrados no sangue; entram nos tecidos em resposta a infecções parasíticas.
Mastócitos: encontrados nos tecidos, primariamente em sítios de submucosa; respondem a alguns antígenos, entre os quais os alérgenos, por meio de moléculas de imunoglobulina E presentes em sua superfície; esta ativação causa liberação de mediadores que deflagram inflamação local e sistêmica, incluindo anafilaxia.
Células linfoides
Células T: normalmente encontradas no sangue e nos linfonodos, bem como em sítios inflamatórios nos tecidos; o TCR de superfície celular reconhece antígenos peptídicos; as células T "*killer*" $CD8^+$ reconhecem e matam células hospedeiras infectadas por vírus; as células T auxiliares $CD4^+$ produzem citocinas que estimulam o desenvolvimento de células T $CD8^+$ e de células B, e estimulam respostas protetoras de algumas células mieloides, incluindo macrófagos.
Células B: normalmente encontradas no sangue e nos linfonodos; o BCR de superfície celular é uma imunoglobulina ancorada na membrana que reconhece antígenos estranhos – após estimulação antigênica, as células B se desenvolvem em plasmócitos secretores de anticorpo, os quais são encontrados na medula óssea e nas superfícies submucosas.
Células NK: encontradas no sangue e nos tecidos; não têm receptor de superfície celular antígeno-específico; reconhecem e matam células infectadas por vírus e outras células "estressadas" ou danificadas, alterando a expressão dos receptores de superfície celular.
Células T NK: tipo celular minoritário e diverso, que responde a "antígenos" não peptídicos (tipicamente, lipídeos; apresentados por CD1 e não por MHC) por meio de um TCR de diversidade limitada; podem ser citotóxicas ou reguladoras.
Outras células
Megacariócitos: encontrados na medula óssea; precursores das pequenas plaquetas anucleadas encontradas no sangue, mediadoras da coagulação sanguínea.
Células progenitoras eritroides: encontradas na medula óssea; progenitoras das hemácias.

BCR, receptor da célula B; MHC, complexo principal de histocompatibilidade; NK, *natural killer*; TCR, receptor da célula T.

de células epiteliais interespaçadas com algumas células imunes linfoides ou mieloides. O tecido subepitelial proporciona estrutura e contém os vasos sanguíneos que propiciam uma entrada no epitélio para as células imunes quando necessário, bem como uma drenagem linfática que permite a saída das APC para o linfonodo drenante. Dois exemplos interessantes são a pele e o intestino.

A pele consiste em duas camadas celulares: a epiderme e a derme.[11] A epiderme consiste em quatro camadas de queratinócitos interespaçados por melanócitos e células de Langerhans, uma APC profissional e a célula imune principal da epiderme não afetada. Alguns microrganismos comensais aderem à superfície epitelial e são adaptados para persistir neste nicho.[12] Os patógenos, incluindo cepas de *Staphylococcus aureus*, podem penetrar a pele usando fatores de virulência especiais (p. ex., enzimas que rompem a matriz extracelular) para causar infecções mais profundas, as quais podem se tornar sistêmicas se a resposta imune local for insuficiente.[1,13] A derme contém capilares sanguíneos e drenagem linfática, bem como várias células imunes que variam em número e tipo, dependendo do desafio imunológico. Nem todas estas alterações têm origem nos microrganismos. A inflamação na pele pode ser deflagrada por irritantes (p. ex., químicos, luz ultravioleta [UV]), aos quais a pessoa pode se tornar sensibilizada (p. ex., erva daninha, que desencadeia uma resposta imune adaptativa).

O epitélio mucoso do intestino consiste em uma única camada de células epiteliais absortivas interespaçadas com outras células, entre as quais: (a) as células globosas secretoras de uma camada protetora de muco; (b) as células M coletoras de antígenos particulados do lúmen para distribuição às APC associadas à mucosa nos agregados linfoides subjacentes; (c) as CD interdigitantes (um tipo de APC), que enviam braços citoplasmáticos por entre as células epiteliais para coletar antígeno diretamente do lúmen intestinal;[2] e (d) as células de Paneth localizadas nas criptas intestinais, que secretam α-defensinas antifúngicas. A lâmina própria subjacente ao epitélio intestinal contém células imunes em abundância, particularmente linfócitos. Diferentemente da derme, na lâmina própria, há muitos linfonodos (denominados *placas de Peyer*). Estes linfócitos estão localizados na lâmina própria. Vários fatores, entre os quais o peristaltismo, a barreira mucosa, a renovação relativamente rápida das células epiteliais e os fatores secretados (p. ex., IgA, peptídeos antimicrobianos), ajudam a proteger esta barreira epitelial contra os microrganismos.[14,15] IgA e IgM são transportadas por meio das células epiteliais intestinais e para dentro do lúmen intestinal pelo receptor Ig polimérico (pIgR). A extensiva rede de APC na lâmina própria, aliada às células T reguladoras (Treg), também presentes na lâmina própria, ajuda o corpo a diferenciar entre organismos comensais e patógenos.[16]

Outros sítios mucosos incluem a boca, a nasofaringe, a traqueia, o esôfago, o estômago e o trato urogenital. Esses sítios apresentam características organizacionais e funções similares.[1] Os pulmões representam um desafio singular, no sentido de que os alvéolos são superfícies de trocas gasosas e, devido aos limites da difusão gasosa, não podem ser organizados em camadas multicelulares. A linha de defesa final nos pulmões é formada pelos macrófagos alveolares, que englobam e eliminam microrganismos (p. ex., *Mycobacterium tuberculosis*) e partículas minúsculas.

Reconhecimento de patógenos por células imunes inatas

As células epiteliais são células imunes no sentido de serem capazes de reconhecer e responder aos patógenos,[11] sendo então parte integral da resposta à infecção. O reconhecimento de microrganismos é feito por meio dos receptores de reconhecimento de padrão, que reconhecem padrões moleculares associados a patógenos (PAMP) de marcação, encontrados em macromoléculas comuns a grupos de microrganismos, mas que não são tipicamente encontradas nos mamíferos. Os receptores Toll-*like* (TLR) são os mais bem estudados e reconhecem PAMP de diferentes classes de bactérias, leveduras e vírus.[17] Exemplificando, o lipopolissacarídeo (LPS) é reconhecido pelo TLR4, a flagelina bacteriana pelo TLR5, o RNA de fita única pelo TLR7, e as sequências repetidas de bases C e G (comuns em bactérias e não nos genomas de mamíferos) de DNA pelo TLR9. Esses mesmos receptores também são usados pelas APC e macrófagos.

Outros receptores realizam funções similares. Exemplificando, as proteínas contendo repetições ricas em leucina e domínio de ligação de peptídeo (NLR) também reconhecem PAMP.[18] Tais receptores são parte de um complexo multiproteico presente no citoplasma, denominado *inflamassomo*, que resulta na clivagem da pró-interleucina (pró-IL)-1β e pró-IL-18 para produção das citocinas ativas. Essa via também pode ser ativada por irritantes teciduais não microbianos, como os cristais de ácido úrico, que se acumulam nos tecidos de pacientes com gota, e o adjuvante alúmen, usado em muitas vacinas humanas.

Inflamação local

A ligação dos PAMP aos seus receptores cognatos ativa vias de transdução de sinal citoplasmáticas que iniciam a transcrição genética no núcleo. Exemplificando, a transcrição de muitos genes codificadores de quimiocinas e citocinas pró-inflamatórias é regulada pelo fatores de transcrição nuclear κB (NF-κB).[19] Os genes induzidos pelo NF-κB incluem o fator de necrose tumoral (TNF)-α, IL-6, ciclo-oxigenase-2 e 5-lipoxigenase. Os queratinócitos presentes na pele expressam TLR que são ativados durante as infecções, causando produção de quimiocinas que atraem células T (p. ex., CCL20 e CXCL9, 10 e 11) e neutrófilos (CXCL1 e 8),[11] bem como peptídeos antimicrobianos (AMP), como catelicidina e β defensina,[20] que mediam o *killing* de bactérias invasoras e, assim, protegem as superfícies epiteliais contra infecção.

A resposta imune inata também pode proteger contra infecções virais. A replicação viral na maioria das células induz transcrição de interferon-α (IFN-α) e IFN-γ após o reconhecimento de RNA de fita dupla pelo TLR3 ou outros sensores, como o gene induzível por ácido retinoico (RIG)-1.[21] Esses interferons se ligam aos receptores de superfície celular na mesma célula e em células adjacentes, e induzem fatores protetores que degradam o RNA viral ou interferem de outro modo na replicação viral. O IFN-α e o IFN-γ também ativam células *natural killer* (NK) para destruir células-alvo.

Essas respostas iniciais à infecção desencadeiam uma resposta inflamatória local envolvendo células já presentes no sítio e aquelas recrutadas para esse sítio por ação de mediadores solúveis.[1,5] Muitos tecidos contêm macrófagos residentes que também respondem à infecção produzindo quimiocinas (CXCL8), citocinas (incluindo IL-12, IL-1β, TNF-α e IL-6), leucotrienos (incluindo LTB4 e LTE4), prostaglandinas (incluindo prostaglandina E2 [PGE2]) e fator ativador de plaquetas, que mediam a inflamação. A meta desta inflamação é eliminar o patógeno ou minimizar sua disseminação até que a imunidade adaptativa possa produzir uma resposta patógeno-específica. Os eventos decisivos na inflamação incluem: (a) liberação de mediadores pré-formados e rápida produção enzimática de mediadores, seguida de transcrição e tradução de genes de quimiocinas e citocinas; (b) indução de moléculas de adesão celular (p. ex., molécula de adesão intercelular 1 [ICAM-1]) no endotélio vascular de capilares adjacentes, que retarda o avanço dos leucócitos; (c) afrouxamento das *tight junctions* (zônula de oclusão) entre as células epiteliais para permitir a saída dos leucócitos segundo um gradiente de quimiocinas; (d) estimulação da coagulação sanguínea pela ativação de plaquetas para minimizar o "escape" de patógenos; (e) *killing* de microrganismos ou células infectadas por leucócitos atraídos para o sítio; e (f) uma fase de recuperação, que estimula o reparo do dano causado pelos patógenos ou leucócitos responsivos.

Killing de bactérias por macrófagos e neutrófilos

Os monócitos do sangue se diferenciam em macrófagos após o extravasamento.[22] Os macrófagos ingerem microrganismos invasores no interior de vesículas fagocíticas, os fagossomos, usando diversos receptores de superfície celular. O fagossomo se funde aos lisossomos contendo peptídeos antibacterianos e enzimas (p. ex., lisozima). Após a fusão, uma explosão respiratória envolvendo nicotinamida adenina dinucleotídeo fosfato (NADPH) oxidase acidifica o fagolisossomo e injeta espécies reativas de oxigênio, matando os microrganismos ingeridos. Os neutrófilos são os leucócitos mais comuns, mas não são encontrados no tecido sadio. Seus números aumentam rapidamente nos sítios inflamatórios durante as infecções bacterianas. De modo similar aos macrófagos, os neutrófilos matam as bactérias internalizadas. A expectativa de vida do neutrófilo é curta, e estas células tipicamente morrem após uma rodada de fagocitose e liberação de grânulos. Os macrófagos vivem mais tempo, têm mais maquinário de transcrição celular e podem regenerar os fagossomos. Os macrófagos exercem papel proeminente nas respostas aos patógenos intracelulares, como vírus e *M. tuberculosis*.

Opsonização e *killing* mediado por complemento

Algumas proteínas séricas (p. ex., lectina ligadora de manose [MBL]) e proteína C reativa (PCR), além de proteínas secretoras como as proteínas surfactantes A e D produzidas nos pulmões, ligam-se a PAMP na superfície de bactérias e intensificam sua captação e *killing* pelas células fagocíticas.[23] Esta atividade é denominada *opsonização*. O sistema complemento de proteínas séricas opsoniza bactérias ligando-se diretamente à superfície bacteriana ou à MBL ou, ainda, a um anticorpo ligado à bactéria. As proteínas do complemento sofrem alteração conformacional e ativação enzimática no momento da ligação, sendo que uma cascata de eventos leva à formação de componentes biologicamente ativos, como C3a e C5a, que são quimiotáticos para fagócitos, e C3b, que é uma opsonina. Em adição, o acúmulo de vários componentes terminais do complemento, conhecidos como complexo de ataque à membrana, na superfície de uma célula bacteriana, forma um poro que rompe a integridade da membrana e mata a bactéria.[5]

Inflamação sistêmica e resposta de fase aguda

Quando a produção de TNF-α, IL-1β e IL-6 em um sítio de inflamação é alta, os níveis séricos destas citocinas aumentam, e efeitos sistêmicos são deflagrados. Estes incluem febre, mal-estar, dores musculares e diminuição do apetite. A febre é induzida pela ação da PGE2 sobre o hipotálamo. Um nome antigo do TNF-α era caquexina, por causar diminuição do apetite, um efeito também mediado via sistema nervoso central. Estas citocinas também atuam sobre os hepatócitos para aumentar a síntese de proteínas de fase aguda positivas, entre as quais a ferritina, PCR e MBL, bem como para diminuir a síntese das proteínas de fase aguda negativas, incluindo albumina e proteína ligadora de retinol (RBP) – a proteína sérica de transporte da vitamina A. As proteínas de fase aguda positivas tipicamente exercem papel protetor na resposta imune inata. A concentração destas proteínas aumenta em poucas horas e, em poucos dias, atinge um pico de 10 a mais de 100 vezes a concentração inicial. A PCR, por exemplo, aumenta cerca de 1 mg/L para mais de 100 mg/L durante a pneumonia bacteriana e se liga aos polissacarídeos da parede celular, atuando assim como opsonina. A causa dos níveis diminuídos das proteínas de fase aguda negativas, que podem cair em 25 a 50%, é indeterminada.

O ferro sérico, ligado à proteína de transporte transferrina, também diminui durante a resposta de fase aguda, como resultado da síntese aumentada de hepcidina (ver também o capítulo sobre ferro). A hepcidina bloqueia a reciclagem normal do ferro ligado à transferrina pelos macrófagos, com consequente aumento dos níveis intracelulares e diminuição dos níveis séricos de ferro.[24] A síntese aumentada de ferritina pode facilitar o armazenamento intracelular de ferro. Este sequestro do ferro diminui sua disponibilidade aos patógenos oportunistas. A inflamação crônica pode resultar em anemia da doença crônica, por meio da diminuição da disponibilidade de ferro para eritropoiese. Os níveis séricos de zinco também diminuem durante a resposta de fase aguda para inibir a aquisição de zinco pelas bactérias.

O metabolismo de macronutrientes é igualmente alterado durante a resposta de fase aguda, com níveis elevados de triglicerídeos séricos, β-oxidação diminuída de ácidos graxos e gliconeogênese aumentada. Os neutrófilos também são mobilizados a partir da medula óssea para aumentar a disponibilidade nos locais de inflamação, enquanto o TNF-α estimula a ativação das APC e sua migração para os linfonodos.

Funções da célula apresentadora de antígeno: ligando a imunidade inata à imunidade adaptativa

A missão da APC é estimular uma resposta imune adaptativa transferindo informação sobre um microrganismo específico do local de infecção para o linfonodo drenante, para fins de apresentação às células T.[5] Pelo menos três tipos de informação são transferidas. Primeiro, peptídeos exclusivos de proteínas microbianas, ou antígenos, são exibidos na superfície da APC por moléculas do complexo principal de histocompatibilidade (MHC), para apresentação às células T imaturas no linfonodo drenante. Esta apresentação leva à formação de células T de memória peptídeo-específicas que responderão a um patógeno específico, conforme discutido adiante. Alguns antígenos estimulam o desenvolvimento das células B de memória e uma resposta de anticorpo sem ajuda da célula T. Esses antígenos independentes de célula T podem viajar pela linfa em solução e se ligar a moléculas de Ig antígeno-específicas na superfície das células B imaturas, sem ajuda da APC, estimulando assim o desenvolvimento de células B de memória e plasmócitos produtores de anticorpo. As células T e B de memória saem do linfonodo através de um vaso linfático eferente e, eventualmente, atingem a circulação sanguínea via ducto torácico. A partir da circulação sanguínea, estas células podem recircular para o sítio inicial de infecção, para os tecidos específicos (p. ex., sítios de mucosa ou pele) ou para os linfonodos.

O segundo tipo de informação (ou sinal) transferido da APC para a célula T é denominado *coestimulação* e envolve ativação dos receptores de superfície celular na célula T (p. ex., agrupamento de diferenciação 28 [CD28]) por moléculas coestimuladoras correspondentes na superfície da APC ativada (p. ex., moléculas B7, também conhecidas como CD80 e CD86). Esta coestimulação intensifica a proliferação da célula T. O terceiro tipo de informação transmitida para a célula T pela APC é o sinal de diferenciação, que consiste principalmente de mediadores solúveis, tipicamente citocinas, as quais ajudam a dirigir a diferenciação da célula T para um fenótipo auxiliar em particular, conforme discutido adiante.

Imunidade adaptativa

As células T e B são os principais componentes celulares do sistema imune adaptativo. A resposta imune adaptativa se desenvolve de maneira mais lenta após a infecção inicial do que a resposta inata, mas eventualmente apresenta maior capacidade de defesa contra o patógeno-alvo. Todos os mamíferos têm sistemas imunes adaptativos similares, e os camundongos de laboratório são o modelo favorito para pesquisas, devido à disponibilidade de reagentes anticorpos para caracterização de células e moléculas murinas, e também porque a manipulação genética de camundongos possibilita a realização de estudos mecânicos em que genes específicos podem ser alvejados para diminuição ou aumento da expressão.

Linfócitos T auxiliares (*T helper*)

O *pool* de linfócitos T (identificados pela expressão de CD3 na superfície celular) consiste de células T auxiliares, citotóxicas e reguladoras (Fig. 45.1). A designação "auxiliar" (*helper*) deriva da capacidade de essas células ajudarem a promover o desenvolvimento das respostas de linfócito T citotóxico (LTC) e células B, embora também tenham funções efetoras que consistem na participação direta na eliminação de patógenos invasores. As células T auxiliares (Th) maduras expressam CD4, enquanto os LTC expressam CD8. As células T $CD4^+$ imaturas se diferenciam nos subtipos Th1, Th2, Th17 e Treg mediante ativação, e cada um destes subtipos exerce funções efetoras diferentes e mobiliza tipos celulares distintos para remover os patógenos invasores[25-27] (ver Fig. 45.1). Estes subtipos formam linhagens persistentes representadas na resposta de memória a diferentes patógenos, embora este comprometimento tenha certo grau de plasticidade.[28]

As células Th1 secretam citocinas que estimulam a ativação dos LTC para intensificar a depuração de patógenos intracelulares. As células Th2 secretam citocinas que ajudam a ativar as células B para síntese de Igs que, por sua vez, mediam a proteção e depuração de patógenos extracelulares. As células Th2 também intensificam as respostas contra parasitas e isto pode incluir a estimulação do desenvolvimento de eosinófilos, produção de muco e peristaltismo intestinal para eliminação de patógenos. Os linfócitos Th1 e Th2 se desenvolvem em resposta a citocinas específicas indutoras de diferenciação (IL-12 e IL-18 para Th1; IL-4 para Th2) produzidas pelas APC ou outros tipos celulares durante a exposição inicial de uma célula T imatura ao antígeno. As células Th1 e Th2 maduras expressam fatores de transcrição de marcação (T-box expresso nas células T[T-bet] para Th1; e fator ligador de GATA 3 [GATA-3] para Th2), que ajudam a mediar e manter seus fenótipos exclusivos, incluindo padrões distintos de produção de citocinas. As células Th1 produzem IL-2 (fator de crescimento da célula T; as células T imaturas também produzem IL-2), IFN-γ e TNF-α. As células Th2 produzem IL-4, IL-5 e IL-13 e também podem produzir IL-6 e IL-10. O IFN-γ gerado pelas células Th1 inibe a geração de células Th2, enquanto a IL-4 originada pelas células Th2 inibe o desenvolvimento das células Th1. As células Th17 são o subgrupo de células T CD4+ mais recentemente descoberto e seu desenvolvimento é estimulado pelas citocinas IL-6 e fator transformador do crescimento-β (TGF-β),[27] embora em seres humanos, outras citocinas também possam exercer algum papel, inclusive o IFN-γ.[29] As células Th17 são ativadas por diversos patógenos fúngicos e bacterianos extracelulares que não são eficientemente eliminados por respostas Th1 ou Th2. As células Th1 e Th17 fazem a ponte entre as respostas imunes inata e adaptativa, secretando IFN-γ e IL-17, respectivamente, que intensificam os mecanismos efetores inatos nos sítios de infecção. O IFN-γ ativa o *killing* macrófago-mediado de patógenos intracelulares, enquanto a IL-17 induz recrutamento de neutrófilos e produção de citocinas pró-inflamatórias, quimiocinas e metaloproteinases pelas células epiteliais, para intensificar a resistência a bactérias extracelulares.

Linfócitos T citotóxicos

Os LTC são o principal tipo de células imunes adaptativas que mediam o *killing* de células infectadas por vírus (p. ex., influenza, hepatite B e herpes simples) e bactérias intracelulares (p. ex., *M. tuberculosis* e *Salmonella typhimurium*),[30] embora evidências também sugiram um papel citotóxico para algumas células T $CD4^+$.[31] Os LTC são igualmente responsivos a infecções parasíticas intracelulares causadas por *Plasmodium* sp. (malária), *Toxoplasma gondii* (toxoplasmose) e *Trypanosoma cruzi* (doença de Chagas). Os LTC matam as

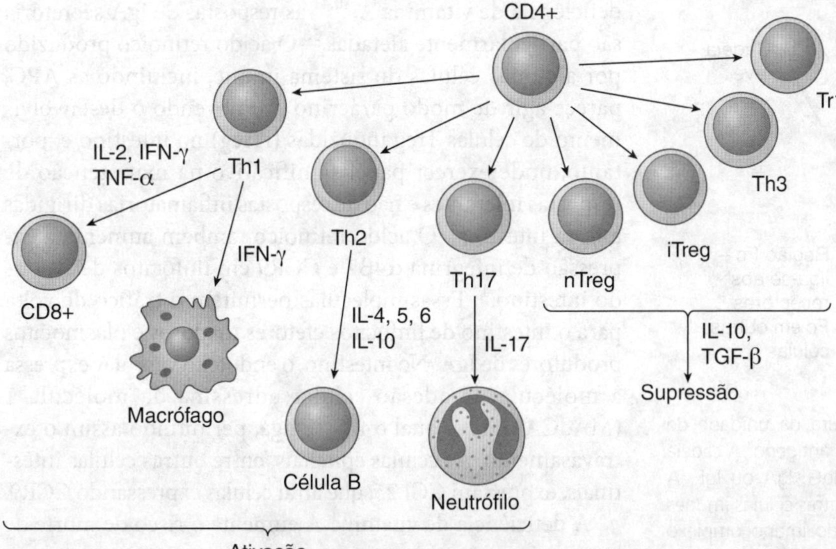

Figura 45.1 Células T auxiliares $CD4^+$ e células T reguladoras. A figura mostra os principais subtipos descritos no texto, incluindo as citocinas efetoras importantes, os tipos celulares nos quais estas citocinas atuam e o efeito geral dos tipos celulares, ativação dos mecanismos de depuração de patógeno ou supressão de respostas mediadas por células. IFN, interferon; IL, interleucina; TNF, fator de necrose tumoral; TGF, fator transformador do crescimento; Th, célula T auxiliar.

células infectadas pelas vias líticas mediadas por CD95 e perforina/granzima.[32,33] As células NK do sistema imune inato também matam células por estes mecanismos.

Linfócitos T reguladores

As células Treg exercem papel decisivo na indução de autotolerância e, desta forma, contribuem significativamente para a resistência à autoimunidade.[34] Também atuam na homeostasia imune, suprimindo respostas imunes excessivas que podem se desenvolver em resposta à infecção e causar danos ao hospedeiro. As células Treg podem ser $CD4^+$ ou $CD8^+$, embora as células Treg $CD8^+$ não tenham sido tão extensivamente caracterizadas.[34,35] A principal classe de células Treg $CD4^+$ é caracterizada e identificada pela expressão do fator de transcrição *forkhead box P3* (FoxP3) e pelo marcador de superfície CD25, que é a cadeia α do receptor da IL-2.

Linfócitos B

O papel primário dos linfócitos B é produzir anticorpos específicos para um antígeno estranho. Os anticorpos são Igs que contêm uma unidade básica, em forma de "Y", que consistem em duas cadeias polipeptídicas pesadas (H) e leves (L) idênticas (Fig. 45.2). O terminal C consiste em duas cadeias pesadas e denota a região constante (C). As duas regiões variáveis (V) formadas na forquilha N-terminal da estrutura em "Y" são compostas, cada uma, por uma cadeia pesada e uma cadeia leve. A região variável é responsável pela ligação a antígenos estranhos. As cinco classes de Igs são IgM, IgD, IgG, IgA e IgE. A IgM existe como pentâmero das unidades de Ig unidas por um peptídeo conector de cadeia (J). A IgA pode formar um monômero ou dímero de Igs unidas pela cadeia J. Anticorpos podem se ligar diretamente a antígenos estranhos solúveis (p. ex., para neutralizar toxinas bacterianas) e superfícies de microrganismos (como opsoninas, para agregar os microrganismos e neutralizar vírus), por meio de dois sítios de ligação de antígeno existentes em cada molécula.

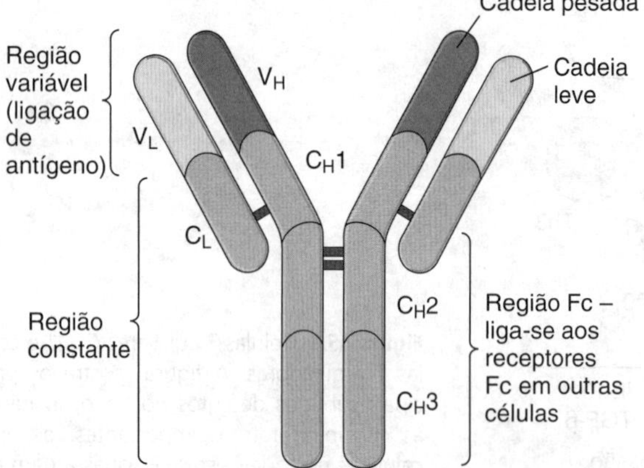

Figura 45.2 Estrutura da imunoglobulina: estrutura da unidade de imunoglobulina (Ig). A região variável (V) se liga ao antígeno. A cadeia pesada (H) determina a classe da Ig: IgM, IgD, IgG, IgA ou IgE. A região Fc pode se ligar aos receptores Fc e ativar outras células imunes para matar patógenos ou induzir internalização do imunocomplexo Ig-patógeno por fagocitose. C, região constante; L, cadeia leve.

Diversidade dos receptores de linfócitos T e B

A especificidade e diversidade das respostas de células T e B resultam do rearranjo genético somático e de eventos de recombinação de genes codificadores de Ig e de receptores. O receptor da célula B (BCR) consiste em uma unidade de Ig, conforme descrito anteriormente, associada a uma cadeia α e outra β. Os genes de Ig são constituídos de segmentos genéticos codificadores de V, D (diversidade), J e C. A cadeia leve da Ig é composta pelas regiões C, J e V recombinante. A cadeia pesada recombina as regiões V, D, J e C. O receptor da célula T (TCR) exibe uma estrutura Ig-símile, e a formação do receptor é similar a da Ig. A maioria das células T expressa TCR, compostos de cadeias α e β. A cadeia α é composta pelas regiões J e V recombinante, enquanto a cadeia β é composta pelas regiões J, D e V recombinantes. Assim como com o BCR, a região C de ambas as cadeias é dividida durante o processamento transcricional. Poucas células T têm TCR compostos por cadeias γ e δ. Essas células T não convencionais reconhecem antígenos não peptídicos positivamente regulados por células estressadas e são importantes para a depuração de patógenos extra- e intracelulares, de células tumorais e cicatrização tecidual.[34]

Impacto da nutrição sobre o sistema imune

Vitamina A

A deficiência de vitamina A causa metaplasia escamosa nas superfícies epiteliais e, assim, pode comprometer as barreiras de defesa. A deficiência de vitamina A também afeta a mielopoiese e a granulopoiese na medula óssea, prejudicando a atividade de monócitos/macrófagos e granulócitos,[36] bem como o desenvolvimento e a atividade das células NK.[37] A função APC também é alterada pela deficiência de vitamina A e isto pode não só prejudicar a apresentação de antígeno[38] como intensificar a produção de IL-12,[39] que pode distorcer algumas respostas adaptativas do desenvolvimento de células Th2 para o de células Th1. As respostas de anticorpo aos antígenos dependentes de células T são comprometidas pela deficiência de vitamina A;[40,41] as respostas de IgA secretória são particularmente afetadas.[36] O ácido retinoico produzido por algumas células do sistema imune, incluindo as APC, parece agir de modo parácrino promovendo o desenvolvimento de células Treg induzidas (iTreg) no intestino e, portanto, pode exercer papel significativo na manutenção de respostas tolerantes e não de respostas inflamatórias dirigidas à flora intestinal. O ácido retinoico também aumenta a expressão de integrina α4β7 e CCR9 em linfócitos derivados do intestino.[42] Essas moléculas permitem o tráfico de volta para o intestino de linfócitos efetores maduros e plasmócitos produtores de IgA. No intestino, o endotélio vascular expressa a molécula de adesão celular adressina da molécula 1 (MAdCAM-1), à qual α4β7 se liga, permitindo assim o extravasamento. As células epiteliais, entre outras células intestinais, expressam CCL25, que atrai células expressando CCR9.

A deficiência de vitamina A aumenta o risco de morte de bebês e crianças pequenas que vivem em áreas com alta carga de doenças infecciosas. Tem sido demonstrado que o tratamento da deficiência de vitamina A com cápsulas, contendo doses altas de vitamina A, diminui a mortalidade dos bebês quando os suplementos são administrados após 6 meses de idade.[43] Entretanto, a suplementação com vitamina A às vezes pode ter efeitos adversos, como aumentar a gravidade de pneumonias[44] ou aumentar o risco de transmissão vertical de HIV da mãe para o bebê.[45] Esses dados sugerem que a suplementação com vitamina A possa produzir efeitos imunomodulatórios deletérios, dependendo do tipo de resposta requerido para proteger o hospedeiro. Por isso, é preciso ter cautela ao fornecer este tipo de suplemento durante a infecção ativa.

Vitamina B_6, vitamina B_{12} e folato

A vitamina B_6, a vitamina B_{12} e o folato exercem papéis decisivos no metabolismo de monocarbonos e são essenciais para a síntese de ácidos nucleicos e proteínas.[46] Por isso, a deficiência compromete a função tanto das células T como das células B. O comprometimento das respostas proliferativas, a síntese diminuída de anticorpo e a diminuição da produção de citocinas têm sido observados em seres humanos deficientes de qualquer um destes nutrientes.

Vitamina C

Seres humanos alimentados com dieta deficiente em vitamina C apresentaram diminuição das respostas cutâneas de hipersensibilidade do tipo tardio (HTT), as quais são mediadas pela citocina Th1 IFN-γ.[47] A suplementação destes indivíduos com vitamina C normalizou a resposta HTT, e este achado indica o envolvimento da vitamina C na manutenção da função Th1. Em idosos, a suplementação com vitamina C por 1 mês aumentou as respostas proliferativas *ex vivo* de células T a mitógenos.[48] Estudos realizados com um modelo murino de asma mostraram que a suplementaçao com doses altas de vitamina C aumentou a proporção IFN-γ:IL-5 no líquido broncoalveolar. Novamente, este achado indicou que a vitamina C promove a função Th1.[49] Os neutrófilos apresentam altos níveis citoplasmáticos de vitamina C e rápida regeneração de ascorbato,[50] provavelmente para proteger a célula hospedeira contra o estresse oxidativo associado ao *killing* bacteriano.

Vitamina D

No sistema imune inato, o metabólito ativo da vitamina D, calcitriol, pode ser produzido por macrófagos subsequentemente à expressão do gene da α-1-hidroxilase mediada por TLR-2.[51] O calcitriol, então, pode atuar de forma autócrina ou parácrina para aumentar a expressão dos peptídeos antimicrobianos catelicidina e β2-defensina, que mediam o *killing* bacteriano pelos macrófagos. Essa atividade pode ser um fator na defesa do hospedeiro contra a tuberculose[52] e sugere a existência de uma ligação mecânica entre a observação do risco aumentado de deficiência de vitamina D e certos polimofismos do receptor de vitamina D (VDR) em pacientes com tuberculose.[53] Essas associações intrigantes são foco de pesquisas atualmente conduzidas para determinar se a suplementação com vitamina D de seres humanos pode afetar a resistência ou recuperação a partir de doenças infecciosas.[54] A vitamina D também afeta o desenvolvimento de outras células imunes inatas, incluindo as células T NK.[55]

O *knockout* do VDR em camundongos intensifica o desenvolvimento de enteropatia inflamatória,[56] que é mediada por uma resposta inflamatória e de células T. Também foi demonstrado que o tratamento com vitamina D_3 inibe a produção de TNF-α e IFN-γ pelas células Th1, bem como aumenta a expressão de IL-4 pelas células Th2, em um modelo murino de colite experimental.[57] Entretanto, a intensificação das respostas Th2 é controversa, porque outros pesquisadores têm demonstrado que a vitamina D_3 inibe a síntese de IL-4 em camundongos, bem como a proliferação e síntese de Igs, ao mesmo tempo em que promove apoptose nas células B humanas.[58] A vitamina D_3 inibe a geração de células Th17 *in vitro* e compromete o desenvolvimento das células Th17 *in vivo*.[59] A vitamina D_3 intensifica o desenvolvimento de células Treg e resulta em expressão aumentada de FoxP3, bem com em aumento da produção de IL-10 e TGF-β.[57] A deficiência de vitamina D também aumenta a gravidade da encefalomielite autoimune experimental,[60] um modelo murino de esclerose múltipla. O aumento da atividade e do número de células Treg sugere que a vitamina D_3 possa ter atividade geral imunossupressora em relação à resposta imune adaptativa, tendo sido postulada uma ligação casual entre a deficiência de vitamina D e o risco de doença autoimune em seres humanos, inclusive de esclerose múltipla.[61]

Vitamina E

A vitamina E promove respostas Th1 em células T $CD4^+$ imaturas.[62] Aumentos das respostas cutâneas de HTT têm sido demonstrados com a suplementação com vitamina E. Em células T $CD4^+$ purificadas de camundongos jovens e velhos, a vitamina E aumentou a formaçao de imunossinapses entre TCR e APC.[63] Muitos estudos com vitamina E têm sido realizados com seres humanos de idade avançada, e estes dados sugerem que a suplementação com vitamina E pode ser importante para melhorar a resposta imune em declínio em idosos, bem como para diminuir o risco de certas infecções.[64]

Selênio

O selênio é um componente essencial das enzimas antioxidantes glutationa peroxidase e tiorredoxina redutase, que diminuem os níveis de espécies reativas de oxigênio danificadoras geradas durante os processos celulares. A tiorredoxina redutase também regula as enzimas celulares-chave com potencial redox e os fatores de transcrição envolvidos na imunorresponsividade.[46] Os camundongos *knockout* para selenoproteína mostraram populações de célula T gravemente diminuídas no timo, baço e linfonodos.[65] A proliferação de células T, a produção de IL-2 após a ativação do TCR e a síntese de Ig pelas células B estavam defeituosas nestes camundongos, em comparação ao observado nos animais de tipo selvagem do grupo controle. A deficiência de selênio (bem como de vitamina E) em modelos murinos de infecção viral está associada à ocorrência aumentada de cepas virais virulentas, que podem ser resultantes de uma aumentada taxa de mutação no genoma viral ou, talvez, da replicação viral aumentada e da oportunidade de mutação.[66] As selenoproteínas podem exercer papel proeminente na sinalização redox-mediada a partir dos receptores de superfície celular,[67] um mecanismo que poderia ser particularmente importante na ativação das células do sistema imune.

Zinco

Estudos realizados com seres humanos mostraram que a deficiência de zinco dietético resultou em atrofia tímica, diminuição do número de células T periféricas, além de produção diminuída de IL-2 e IFN-γ por células T.[68,69] Não há relatos de efeito sobre as citocinas Th2 IL-4 e IL-10. Indivíduos deficientes de zinco apresentam resposta HTT diminuída como resultado da produção diminuída de IFN-γ. Embora a expressão de citocina Th2 não pareça ser afetada pela deficiência de zinco, as células B apresentam diminuição da produção de anticorpo, um achado que indica a importância do zinco na regulação das atividades de células B e T. Em países em desenvolvimento, a suplementação frequente com zinco em crianças apresentando risco de deficiência de zinco tem diminuído não só o risco de doença infecciosa, particularmente a diarreia, como também de outras infecções.[70]

Cobre e ferro

O cobre e o ferro são componentes das enzimas antioxidantes superóxido dismutase e catalase, respectivamente. Esses metais, ao lado do selênio e zinco (também componente da superóxido dismutase), regulam o estado redox e as respostas proliferativas das células T e B. A proliferação da célula T é diminuída em camundongos e seres humanos com deficiência de cobre.[71] O ferro é ativamente transportado pelo receptor transferrina, que está positivamente regulado nas células T ativadas. As células Th1 são mais sensíveis à deficiência de ferro, que resulta em diminuição da produção de IFN-γ e da proliferação. A redução da produção de IFN-γ leva à diminuição da ativação dos LTC $CD8^+$ e da responsividade da HTT.

O ferro é requerido para o crescimento de microrganismo, e os patógenos são especificamente adaptados à aquisição de ferro no ambiente relativamente pobre em ferro do hospedeiro humano.[72] Esta necessidade de ferro dos patógenos sugere que a diminuição dos níveis séricos de ferro observada durante a fase aguda é uma tentativa de o hospedeiro restringir a disponibilidade do ferro aos patógenos. Este achado pode explicar a associação entre hemocromatose (que resulta em aumento dos níveis teciduais de ferro), gravidade aumentada das infecções bacterianas invasivas[73] e risco aumentado de diarreia infecciosa com o uso dos suplementos de ferro.[74]

Ácidos graxos ômega-3 e ômega-6

O ácido araquidônico (AA; C20:4, n-6) liberado pela atividade da fosfolipase A2 da membrana de monócitos, granulócitos e, às vezes, linfócitos, é usado como precursor para síntese de mediadores eicosanoides da função imune, entre os quais as prostaglandinas da série 2 (p. ex., PGE_2)[75] e os leucotrienos da série 4 (p. ex., LTB_4).[76] Os leucotrienos mediam a inflamação intensificando a quimiotaxia de leucócitos, fagocitose e *killing* de bactérias por neutrófilos e macrófagos, bem como intensificando a transcrição de genes pró-inflamatórios.[77] A PGE_2 produz efeitos diferentes, incluindo a intensificação de citocinas Th_2, a promoção da produção de IgG1 e IgE, e a diminuição da síntese de citocinas pró-inflamatórias.[75] O ácido graxo murino EPA (C20:5, n-3) também é substrato destas enzimas, mas os produtos de PG da série 3 e LT da série 5 geralmente apresentam diferentes níveis de atividade. Nos Estados Unidos, as dietas em geral são pobres em EPA. O uso de suplementos ou consumo de alimentos marinhos ricos em EPA aumenta a proporção EPA/AA nas membranas de monócitos e granulócitos, todavia, e resulta em produção relativamente aumentada de eicosanoides EPA-derivados e alterações na função imune.[78] Exemplificando, a ingestão aumentada de EPA produz efeitos anti-inflamatórios em doenças como a artrite reumatoide,[79] provavelmente porque os eicosanoides EPA-derivados são menos inflamatórios do que os eicosanoides derivados de AA. O LTB_5, por exemplo, tem atividade mais baixa do que o LTB_4 para estimular a quimiotaxia de granulócitos,[80] podendo aliviar os sintomas de artrite. Níveis altos da ingestão de EPA também podem ter a consequência indesejada de diminuição marginal do *killing* bacteriano pelos fagócitos.[79] A ingestão dos suplementos de óleo de peixe é recomendada para diminuir o risco de doença cardiovascular, em parte por causa destes efeitos anti-inflamatórios, que parecem retardar a progressão ou estabilizar a placa arterial.[78]

Em adição, outro ácido graxo ômega-3 de cadeia longa, o ácido docosa-hexaenoico (DHA; 22:5, n-3), exerce efeitos anti-inflamatórios porque pode ser encurtado para formar EPA, ao mesmo tempo que produz efeitos independentes relacionados à produção de novos imunomediadores anti-inflamatórios, as resolvinas e protectinas.[81] Além disso, o DHA pode bloquear a sinalização mediada por TLR iniciada pelo LPS. Outros ácidos graxos poli-insaturados (PUFA) têm efeitos similares, porém mais fracos.[82] Os ácidos graxos saturados podem estimular a sinalização mediada por TLR e mimetizar até certo ponto o efeito dos ligantes de TLR (p. ex., LPS). O efeito TLR-bloqueador do DHA e outros PUFA independe da produção de eicosanoide e pode ser mediado por influências sobre a formação da gama de lipídeos, que influenciaria a dimerização do TLR (no caso, do TLR_4) e poderia assim induzir transdução de sinal. Um mecanismo similar tem sido proposto para as diminuições DHA-mediadas da ativação do TCR e proliferação das células T.[83]

Referências bibliográficas

1. Mims CA, Nash A, Stephen J. Mims' Pathogenesis of Infectious Disease. 5th ed. San Diego: Academic Press, 2001.
2. Hill DA, Artis D. Annu Rev Immunol 2010;28:623–67.
3. Rock KL, Latz E, Ontiveros F et al. Annu Rev Immunol 2010; 28:321–42.
4. Nahrendorf M, Pittet MJ, Swirski FK. Circulation 2010;121:2437–45.

5. Murphy KP, Travers P, Walport M et al. Janeway's Immunobiology. 7th ed. New York: Garland Science, 2008.
6. Marodi L. Clin Immunol 2006;118:137–44.
7. Hasselquist D, Nilsson JA. Philos Trans R Soc Lond B Biol Sci 2009;364:51–60.
8. Labbok MH, Clark D, Goldman AS. Nat Rev Immunol 2004; 4:565–72.
9. Siegrist CA, Aspinall R. Nat Rev Immunol 2009;9:185–94.
10. Marchant A, Goldman M. Clin Exp Immunol 2005;141:10–8.
11. Nestle FO, Di Meglio P, Qin JZ et al. Nat Rev Immunol 2009;9:679–91.
12. Grice EA, Kong HH, Conlan S et al. Science 2009;324:1190–2.
13. Feng Y, Chen CJ, Su LH et al. FEMS Microbiol Rev 2008;32:23–37.
14. Ogra PL. Mucosal Immunology. 2nd ed. San Diego: Academic Press, 1999.
15. Brandtzaeg P. Scand J Immunol 2009;70:505–15.
16. Izcue A, Coombes JL, Powrie F. Annu Rev Immunol 2009;27:313–38.
17. Kawai T, Akira S. Curr Opin Immunol 2005;17:338–44.
18. Martinon F, Mayor A, Tschopp J. Annu Rev Immunol 2009;27: 229–65.
19. Kawai T, Akira S. Trends Mol Med 2007;13:460–9.
20. Yang D, Biragyn A, Hoover DM et al. Annu Rev Immunol 2004; 22:181–215.
21. Diebold S. Immunol Lett 2009;128:17–20.
22. Serbina NV, Jia T, Hohl TM et al. Annu Rev Immunol 2008;26: 421–52.
23. Bottazzi B, Doni A, Garlanda C et al. Annu Rev Immunol 2009; 28:157–83.
24. Hugman A. Clin Lab Haematol 2006;28:75–83.
25. Mosmann TR, Cherwinski H, Bond MW et al. J Immunol 1986; 136:2348–57.
26. Mosmann TR, Coffman RL. Annu Rev Immunol 1989;7:145–73.
27. Bettelli E, Korn T, Oukka M et al. Nature 2008;453:1051–7.
28. Murphy KM, Stockinger B. Nat Immunol 2010;11:674–80.
29. Romagnani S, Maggi E, Liotta F et al. Mol Immunol 2009;47:3–7.
30. Wong P, Pamer EG. Annu Rev Immunol 2003;21:29–70.
31. Brown DM. Cell Immunol 2010;262:89–95.
32. Russell JH, Ley TJ. Annu Rev Immunol 2002;20:323–70.
33. Chowdhury D, Lieberman J. Annu Rev Immunol 2008;26:389–420.
34. Sakaguchi S, Yamaguchi T, Nomura T et al. Cell 2008;133:775–87.
35. Lu L, Cantor H. Cell Mol Immunol 2008;5:401–6.
36. Stephensen CB. Annu Rev Nutr 2001;21:167–92.
37. Zhao Z, Murasko DM, Ross AC. Nat Immun 1994;13:29–41.
38. Duriancik DM, Lackey DE, Hoag KA. J Nutr 2010;140:1395–9.
39. Cantorna MT, Nashold FE, Hayes CE. Eur J Immunol 1995; 25:1673–9.
40. Pasatiempo AM, Kinoshita M, Taylor CE et al. FASEB J 1990; 4:2518–27.
41. Ross AC. Vitam Horm 2007;75:197–222.
42. Iwata M, Hirakiyama A, Eshima Y et al. Immunity 2004;21:527–38.
43. Black RE, Allen LH, Bhutta ZA et al. Lancet 2008;371:243–60.
44. Stephensen CB, Franchi LM, Hernandez H et al. Pediatrics 1998;101:E3.
45. Fawzi WW, Msamanga GI, Hunter D et al. AIDS 2002;16:1935–44.
46. Wintergerst ES, Maggini S, Hornig DH. Ann Nutr Metab 2007; 51:301–23.
47. Jacob RA, Kelley DS, Pianalto FS et al. Am J Clin Nutr 1991; 54(Suppl):1302S–9S.
48. Kennes B, Dumont I, Brohee D et al. Gerontology 1983;29:305–10.
49. Chang HH, Chen CS, Lin JY. J Agric Food Chem 2009;57:10471–6.
50. Washko PW, Wang Y, Levine M. J Biol Chem 1993;268:15531–5.
51. Liu PT, Stenger S, Li H et al. Science 2006;311:1770–3.
52. Martineau AR, Wilkinson KA, Newton SM et al. J Immunol 2007; 178:7190–8.
53. Wilkinson RJ, Llewelyn M, Toossi Z et al. Lancet 2000;355:618–21.
54. Bruce D, Ooi JH, Yu S et al. Exp Biol Med (Maywood) 2010; 235:921–7.
55. Yu S, Cantorna MT. Proc Natl Acad Sci U S A 2008;105:5207–12.
56. Froicu M, Weaver V, Wynn TA et al. Mol Endocrinol 2003;17: 2386–92.
57. Daniel C, Sartory NA, Zahn N et al. J Pharmacol Exp Ther 2008; 324:23–33.
58. Chen S, Sims GP, Chen XX et al. J Immunol 2007;179:1634–47.
59. Tang J, Zhou R, Luger D et al. J Immunol 2009;182:4624–32.
60. Nashold FE, Spach KM, Spanier JA et al. J Immunol 2009;183: 3672–81.
61. Cantorna MT. Nutr Rev 2008;66(Suppl):S135–8.
62. Meydani SN, Han SN, Wu D. Immunol Rev 2005;205:269–84.
63. Marko MG, Ahmed T, Bunnell SC et al. J Immunol 2007;178:1443–9.
64. Meydani SN, Leka LS, Fine BC et al. JAMA 2004;292:828–36.
65. Shrimali RK, Irons RD, Carlson BA et al. J Biol Chem 2008;283: 20181–5.
66. Beck MA. J Nutr 2007;137:1338–40.
67. Hawkes WC, Alkan Z. Biol Trace Elem Res 2010;134:235–51.
68. Prasad AS. Curr Opin Clin Nutr Metab Care 2009;12:646–52.
69. Overbeck S, Rink L, Haase H. Arch Immunol Ther Exp (Warsz) 2008;56:15–30.
70. Fischer Walker C, Black RE. Annu Rev Nutr 2004;24:255–75.
71. Munoz C, Rios E, Olivos J et al. Br J Nutr 2007;98(Suppl 1):S24–8.
72. Bullen JJ, Rogers HJ, Spalding PB et al. J Med Microbiol 2006;55:251–8.
73. Khan FA, Fisher MA, Khakoo RA. Int J Infect Dis 2007;11:482–7.
74. Gera T, Sachdev HP. BMJ 2002;325:1142.
75. Harris SG, Padilla J, Koumas L et al. Trends Immunol 2002;23: 144–50.
76. Radmark O, Werz O, Steinhilber D et al. Trends Biochem Sci 2007; 32:332–41.
77. Peters-Golden M, Canetti C, Mancuso P et al. J Immunol 2005;174:589–94.
78. Adkins Y, Kelley DS. J Nutr Biochem 2010;21:781–92.
79. Fritsche K. Annu Rev Nutr 2006;26:45–73.
80. Moreno JJ. J Pharmacol Exp Ther 2009;331:1111–7.
81. Serhan CN, Chiang N, Van Dyke TE. Nat Rev Immunol 2008; 8:349–61.
82. Lee JY, Zhao L, Hwang DH. Nutr Rev 2010;68:38–61.
83. Kim W, Khan NA, McMurray DN et al. Prog Lipid Res 2010; 49:250–61.

Defesas contra o estresse oxidativo*

Dean P. Jones

*__Abreviaturas:__ **ATP**, trifosfato de adenosina; **Cd**, cádmio; **CYP**, citocromo P-450; **Cys**, cisteína; **CySSG**, cisteína-glutationa dissulfeto; **DMRI**, degeneração macular relacionada com a idade; **DRI**, ingestão dietética de referência; **ER**, retículo endoplasmático; Fe^{2+}, ferro ferroso; Fe^{3+}, ferro férrico; **G6P**, glicose-6-fosfato; **GGT**, gama-glutamiltransferase; **GPX**, glutationa peroxidase; **GSH**, glutationa; **GSSG**, dissulfeto de glutationa; **GST**, glutationa transferase; H_2O_2, peróxido de hidrogênio; **HNE**, 4-hidroxinonenal; **Met**, metio (metionina); NAD^+, nicotinamida adenina dinucleotídeo oxidada; **NADH**, nicotinamida adenina dinucleotídeo reduzida; $NADP^+$, nicotinamida adenina dinucleotídeo fosfato oxidada; **NADPH**, nicotinamida adenina dinucleotídeo fosfato; **NO•**, óxido nítrico; **NOS**, óxido nítrico sintase; **Nox**, nicotinamida adenina dinucleotídeo fosfato oxidase; **•OH**, radical hidroxila; **PDI**, proteína dissulfeto isomerase; **Prx**, peroxirredoxina; **PUFA**, ácido graxo poli-insaturado; **RNS**, espécies reativas de nitrogênio; **ROS**, espécies reativas de oxigênio; **Sec**, selenocisteína; **SOD**, superóxido dismutase; **Trx**, tiorredoxina; **UV**, ultravioleta.

Visão geral

As defesas antioxidantes contra o estresse oxidativo possuem uma rica história de pesquisa científica, influenciada pelas áreas de medicina, saúde pública, comércio e política. Desde 2000, ocorreu uma considerável mudança no enfoque científico, pois os resultados de ensaios duplo-cegos de intervenção de grande escala com antioxidantes incumbidos pela varredura de radicais livres se tornaram disponíveis para demonstrar o pouco a nenhum benefício desses suplementos na proteção do ser humano contra doenças. Os resultados desses ensaios de antioxidantes não invalidam os dados sólidos e concretos que associam o estresse oxidativo à doença e os antioxidantes à proteção contra esse tipo de estresse. Em vez disso, os resultados indicam que o estresse oxidativo não é devidamente descrito como um mero desequilíbrio entre pró-oxidantes e antioxidantes.

O presente capítulo levanta as fontes e os tipos de estresse oxidativo, bem como os múltiplos sistemas que interagem para manter a função fisiológica e proteger o organismo contra doenças. Trata-se de uma área ativa de pesquisa em nutrição, com incógnitas, incertezas e controvérsias relevantes. Além dos mecanismos extensivamente estudados de dano oxidativo a macromoléculas, as pesquisas modernas enfatizam a importância da nutrição para apoiar a sinalização redox. Esta refere-se às vias de comunicação celular e subcelular que envolve oxidantes; as proteínas de sinalização associadas são locais-chaves de desarranjo oxidativo em doenças humanas. A dieta e a nutrição são fundamentais para a função desses sistemas de sinalização, seja por via direta pela manutenção dos componentes da sinalização redox (p. ex., enzimas, transportadores, fatores de transcrição) e indireta pela otimização da expressão gênica e pelo controle epigenético dos sistemas de proteção e reparo.

Apesar das investigações em curso e das controvérsias, pesquisas extensas apoiam políticas de nutrição moderna, enfatizando a adequação de consumo das vitaminas antioxidantes C e E, bem como do mineral antioxidante selênio, conforme definido pelos seus valores de ingestão dietética de referência (DRI). O zinco (Zn^{2+}), várias vitaminas (p. ex., vitamina D e vitaminas do complexo B) e alguns aminoácidos (metionina [Met], cisteína [Cys], glutamina) são importantes para manter as funções antioxidantes dependentes da glutationa (GSH). Essas funções antioxidantes indiretas podem ser relevantes sob algumas condições e são abordadas dentro das DRI, embora não sejam os principais critérios para os valores de DRI. Ao mesmo tempo, as políticas de nutrição admitem uma necessidade de se evitar os excessos de alguns nutrientes por causa dos riscos associados (p. ex., vitamina E, selênio, ferro em mulheres na fase pós-menopausa e em homens, cobre e, em algumas populações propensas ao câncer, betacaroteno). As pesquisas em andamento sobre a nutrição e as defesas contra o estresse oxidativo empregam cada vez mais as abordagens que oferecem uma melhor resolução espaçotemporal das reações oxidativas no interior das células, focam nos mecanismos de geração de moléculas não radicais e integram a biologia dos sistemas redox do genoma, epigenoma, proteoma e metaboloma completos.

Definição de estresse oxidativo

O estresse oxidativo é definido como um desequilíbrio nas reações pró-oxidantes e antioxidantes, que provoca dano macromolecular ou promove o desarranjo da sinalização e do controle redox.[1] Isso engloba um amplo espectro de processos que afetam a saúde dos sistemas biológicos, conforme ilustrado na Figura 46.1. Todos esses processos envolvem a transferência de elétrons ou reações "redox", em que a perda de um ou mais elétrons (denominada *oxidação*) ocorre a partir de uma espécie química doadora, e o ganho de um ou mais elétrons (denominado *redução*) ocorre por uma espécie química aceptora. A conservação da matéria exige que esses processos estejam acoplados (i. e., sempre que algo é oxidado, outra coisa vem a ser reduzida). A tendência ao uso do estresse oxidativo, no lugar de estresse redutor, provém da vida em um ambiente aeróbio, onde as substâncias químicas contendo carbono, hidrogênio, nitrogênio e enxofre são oxidadas, enquanto o O_2 atua como o aceptor de elétrons, sendo finalmente reduzido em água.

Pró-oxidantes e antioxidantes

Os pró-oxidantes são agentes que estimulam a transferência aberrante de elétrons nos sistemas biológicos e provocam o estresse oxidativo; esses agentes incluem tanto os oxidantes de radicais livres como os agentes oxidantes não radicais que desencadeiam reações de radicais livres, oxidam componentes biológicos ou interferem nas funções redutoras e antioxidantes normais. Os radicais livres (ou, simplesmente, radicais) são moléculas ou íons orgânicos com um elétron não emparelhado que muitas vezes são reativos e atuam como pró-oxidantes. Os radicais possuem uma química peculiar, em que ocorrem reações em cadeia, como aquelas envolvidas na polimerização de plásticos. Os oxidantes não radicais são substâncias químicas que participam das reações de oxidação, sem o envolvimento dos mecanismos de geração de radicais. Os antioxidantes (Fig. 46.2) são agentes que atuam sob baixas concentrações para interromper o estresse oxidativo. Esses

A — Agentes ambientais e dietéticos de ação direta	B — Falha de oxidantes e antioxidantes endógenos	C — Desarranjo das redes de sinalização e controle
Forças físicas Luz visível e ultravioleta Radiação ionizante Som Calor	**Oxidantes em excesso** Geração mitocondrial de oxidantes Ativação de enzimas Nox e NOS Condições pró-inflamatórias	**Sinalização alterada** Tióis bloqueados ou oxidados Desarranjo da transcrição Perda do controle regulador de transportadores, enzimas e controle epigenômico
Oxidantes e pró-oxidantes inorgânicos Espécies reativas de oxigênio atmosféricas; espécies reativas de nitrogênio Íons metálicos nos alimentos e na água	**Depleção de substâncias químicas protetoras** Agentes fotoprotetores Varredores de radicais livres	**Estrutura alterada** Alteração do citoesqueleto e da organização celular redox-dependente
Oxidantes e pró-oxidantes orgânicos Oxidantes da dieta; quinonas; lipídios peroxidados, etc. Poluentes orgânicos persistentes Pesticidas Hidrocarbonetos halogenados	**Falha de mecanismos biológicos de proteção** Precursores de GSH inadequados, suprimento de NADPH inapropriado ou vitaminas insuficientes para manter o sistema da GSH Dieta hipercalórica, obesidade Maus comportamentos de saúde, tabagismo, alcoolismo, sedentarismo (falta de atividade física)	**Criação de circuitos curtos** Vias anormais de oxirredução Ineficiência de energia **Perda das redes redox** Perda de integração de ordem superior das funções celulares, bem como da coordenação entre as células e entre os órgãos

Figura 46.1 Espectro de estresse oxidativo. **A.** Agentes ambientais e dietéticos de ação direta contribuem para o estresse oxidativo, incluindo agentes físicos, inorgânicos e orgânicos. **B.** A geração de oxidantes endógenos pelo metabolismo celular e a falha dos sistemas metabólicos na proteção contra os oxidantes criam desequilíbrios em reações pró-oxidantes e antioxidantes específicas que resultam no estresse oxidativo. **C.** Mecanismos mais sutis de estresse oxidativo envolvem o desarranjo dos mecanismos de sinalização e controle redox, como os que ocorrem por meio de oxidantes não radicais; esses mecanismos podem representar o aspecto mais crítico do estresse oxidativo em doenças crônicas e relacionadas com a idade. GSH, glutationa; NADPH, nicotinamida adenina dinucleotídeo fosfato; NOS, óxido nítrico sintase; Nox, nicotinamida adenina dinucleotídeo fosfato oxidase.

Antioxidantes: agentes que atuam sob baixas concentrações para interromper o estresse oxidativo

1. Substâncias químicas varredoras de radicais livres que aceitam ou doam elétrons para interromper as reações em cadeia de radicais (p. ex., vitamina C).
2. Substâncias químicas e sistemas enzimáticos que eliminam ou protegem contra os oxidantes (p. ex., GSH peroxidases).
3. Agentes que impedem ou evitam a iniciação da formação de radicais livres (p. ex., inibidores das enzimas do sistema Cyp, protetores de radiação).
4. Agentes que se ligam a catalisadores de oxidação (p. ex., quelantes de íons metálicos).
5. Agentes que neutralizam a oxidação de uma substância com redução (i. e., antioxidantes de tióis).
6. Agentes que estabilizam macromoléculas contra o processo de oxidação (p. ex., Zn^{2+})

Figura 46.2 Os antioxidantes referem-se a agentes que atuam sob baixas concentrações para interromper o estresse oxidativo. O termo é definido de maneira geral e pode se referir a varredores de radicais livres, bem como a agentes, como o zinco (Zn^{2+}), que interage com os tióis para diminuir a tendência à oxidação. Cyp, citocromo P-450; GSH, glutationa.

agentes incluem substâncias químicas varredoras (carreadoras) de radicais livres que aceitam ou doam elétrons para interromper as reações em cadeia de radicais (ver adiante), bem como substâncias químicas e sistemas enzimáticos que eliminam ou protegem o organismo contra os oxidantes, alguns dos quais estão listados na Figura 46.3.

O termo *antioxidante* é definido de maneira geral e também inclui agentes que inativam a iniciação da formação de radicais livres e sua catálise, como quelantes de íons metálicos, bloqueadores da oxidação induzida por radiação e neutralizadores da oxidação de uma substância com redução. O termo engloba agentes que protegem o organismo contra mecanismos oxidativos geradores de radicais livres e moléculas não radicais, embora termos mais específicos como "antioxidantes varredores de radicais livres" ou "antioxidantes tióis" sejam utilizados para diferenciar esses agentes. As reações de pró-oxidantes e antioxidantes foram amplamente estudadas e fornecem uma base para a compreensão da bioquímica e da biologia do estresse oxidativo.

Desafios para definir as necessidades de antioxidantes

O conhecimento sobre a química das reações oxidativas provém de estudos com sistemas químicos purificados. A extrapolação dessa química para as áreas de biologia e nutrição continua sendo um desafio, porque os modelos simples não descrevem os sistemas complexos com eficiência. Para a maioria das vitaminas e dos minerais, o suporte de proteínas específicas e funções biológicas permite que as necessidades nutricionais sejam consideradas em relação às quantidades necessárias para as respectivas funções. Em virtude do número limitado de locais de interação nas proteínas, pode-se determinar uma quantidade de nutriente que seja suficiente para saturar os locais ou as atividades. Contudo, não existem tais critérios para reações químicas com constantes de velocidade elevadas, como aquelas envolvidas nas reações de radicais livres associadas ao estresse oxidativo. Para essas reações, é preciso extrapolar os dados dos sistemas químicos homogêneos para os sistemas biológicos não homogêneos.

Dentro de um compartimento como a mitocôndria ou a cromatina, a taxa de reação em um local subcelular específico é crítica. Os antioxidantes que bloqueiam as reações de radicais livres são consumidos nesses locais, fazendo com que o compartimento subcelular se torne uma espécie de "dissipador" para o antioxidante. A difusão de um antioxidante para um dissipador varia, dependendo da diferença de concentração (ΔC) entre a fonte (p. ex., sangue) e o dissipador, de acordo com a equação de Fick (fluxo = coeficiente de difusão × ΔC). Em princípio, não há nenhum limite superior para a quantidade de antioxidante que possa ser benéfica. Isso é essencialmente diferente das vitaminas e dos minerais que saturam os sistemas dependentes de proteína, embora represente um desafio contínuo e permanente para definir as necessidades de antioxidantes. Ao mesmo tempo, a identificação desse problema tem levado a um esforço para o desenvolvimento de antioxidantes mais eficazes, melhorando a distribuição para locais específicos, como a criação de antioxidantes mitocondriais específicos com base em características de transporte.[2] Ademais, além do problema para definir as necessidades de distribuição para locais subcelulares específicos, a definição das necessidades de antioxidan-

Radicais pró-oxidantes	
Superóxido	$O_2^{-}\cdot$
Radical hidroxila	$\cdot OH$
Radicais alcoxilas	$RO\cdot$
Radical peroxila	$ROO\cdot$
Óxido nítrico	$NO\cdot$
Radical centrado no carbono	$\cdot CCl_3$
Radicais estáveis	
Ubisemiquinona	
Semidesidroascorbato	
Radical de vitamina E	

Oxidantes não radicais	
Peróxido de hidrogênio	H_2O_2
Ácido hipocloroso	HOCl
Oxigênio singlete	$^1O_2$
Ozônio	O_3
Hidroperóxido	ROOH
Peroxinitrito	$ONOO^-$
Alcilperoxinitrito	ROONO
Ácido nitroso	HNO_2
Tetróxido de dinitrogênio	N_2O_4
Dissulfeto	RSSR′
Sulfenato	RSO^-
Sulfinato	RSO_2^-

Quinonas

Endoperóxido

Epóxido

Figura 46.3 Radicais pró-oxidantes e oxidantes não radicais em sistemas biológicos (ver texto em busca das descrições detalhadas).

tes é limitada por atividades sobrepostas e redundantes. Múltiplos antioxidantes bloqueiam as mesmas reações oxidativas. Assim, embora uma capacidade antioxidante geral possa ser necessária, a atribuição dessa necessidade a uma substância química em particular não é possível.

Vitaminas C e E são os únicos antioxidantes com ingestões dietéticas de referência

Muitas substâncias químicas antioxidantes de ocorrência natural bloqueiam as reações de radicais livres; todavia, foi descoberto que apenas duas delas - vitaminas C (ascorbato) e E (alfatocoferol) - têm especificidade suficiente para a eliminação de doenças, a ponto de justificar a inclusão como vitaminas (ver os capítulos sobre vitaminas C e E). A DRI para o ascorbato baseia-se, em parte, na quantidade necessária para manter atividades enzimáticas específicas. O ascorbato não exibe a característica do benefício hipotético de uma ingestão elevada, pois, além de ser hidrossolúvel, sua reabsorção pelos rins é saturável. Em consequência disso, o ascorbato ingerido em excesso (~250 mg/dia) é diretamente perdido na urina. O estabelecimento dos valores de DRI para o alfatocoferol lipossolúvel é menos direto, mas também inclui a consideração de uma proteína específica de ligação ao alfatocoferol no fígado. Outros antioxidantes exercem os mesmos tipos de atividades varredoras de radicais que as vitaminas C e E, mas não têm a mesma evidência bioquímica para definir uma necessidade. Conforme indicado anteriormente, outras substâncias químicas possuem atividades antioxidantes sobrepostas e redundantes, o que dificulta o estabelecimento das necessidades e sua justificativa científica.

Refinamento contemporâneo na definição

A definição moderna de estresse oxidativo foi aperfeiçoada, com base nos achados de pesquisas desde o ano 2000.[1,3-5] Nesse momento, há provas disponíveis demonstrando que os principais sistemas de tiol-dissulfeto responsáveis pelo controle dos estados de oxirredução das proteínas não estão em um estado de quase equilíbrio, mas são cineticamente limitados.[6] Juntamente com o conhecimento em rápido desenvolvimento da nicotinamida adenina dinucleotídeo fosfato (NADPH) oxidases sinalizadoras das reações redox, essa descoberta forneceu uma base para se considerar os circuitos de sinalização redox por meio da oxidação de grupos tióis como um sistema global para a regulação de função dos sistemas celulares e orgânicos.[7,8] Ao mesmo tempo, os resultados de estudos duplo-cegos de intervenção de grande escala com antioxidantes varredores de radicais livres também começaram a surgir na literatura especializada.[9-16] Esses estudos revelaram que a suplementação com antioxidantes (p. ex., desvio do "equilíbrio" para conferir proteção) teve pouco ou nenhum benefício à saúde em seres humanos. Consequentemente, a definição original de estresse oxidativo foi qualificada no sentido de que, agora, um desequilíbrio é considerado apenas em termos de reações ou vias específicas e não em termos de um desequilíbrio "global". Em outras palavras, na concepção atual, um desequilíbrio em uma reação ou via específica pode causar dano sem um desequilíbrio global no sistema, assim como pode ocorrer uma alteração no equilíbrio global de pró-oxidantes e antioxidantes sem provocar dano algum.

A visão moderna de estresse oxidativo também é afetada pelo desenvolvimento da biologia de sistemas e tecnologias "-ômicas". Os critérios mais antigos de estresse oxidativo estavam limitados a medidas macroscópicas, como morte celular[17] ou dano macromolecular, incluindo peroxidação lipídica,[18] carbonilação proteica global[19] ou dano ao DNA.[20] Os métodos modernos apoiam medidas da expressão de genes específicos,[21] modificação de lipídios específicos,[22] oxidação de proteínas específicas[23] e efeitos globais sobre as vias metabólicas.[24,25] Esses métodos estão permitindo a compreensão detalhada das contribuições nutricionais para ambos os mecanismos de estresse oxidativo, geradores de radicais livres e moléculas não radicais.

Espectro do estresse oxidativo

O espectro do estresse oxidativo pode ser considerado em termos de oxidantes e pró-oxidantes vindos diretamente da dieta e do ambiente (ver Fig. 46.1A), oxidantes gerados por via endógena com falha dos sistemas protetores endógenos (ver Fig. 46.1B) e desarranjo mais sutil dos mecanismos de sinalização e controle redox (ver Fig. 46.1C). Para alguns desses, a nutrição confere uma proteção limitada à nula. Para outros, as defesas antioxidantes são claramente significativas e afetadas pela nutrição.

Causas ambientais do estresse oxidativo

Forças físicas no ambiente frequentemente representam uma fonte inevitável de estresse oxidativo. Essas forças são importantes na nutrição, pois podem afetar a qualidade dos alimentos e dos suplementos nutricionais, além de exercer efeitos diretos sobre a saúde humana. A oxidação durante o armazenamento e o preparo dos alimentos afeta a palatabilidade e o conteúdo de nutrientes de forma adversa. Em geral, essa oxidação ocorre pelos mesmos mecanismos descritos aqui. Ela não só é controlada dentro das indústrias de alimentos para maximizar a vida útil do produto, mas também é incorporada nas recomendações nutricionais e nos guias alimentares para explicar tais perdas. Consequentemente, apenas os efeitos biológicos do estresse oxidativo são abordados aqui.

Embora a luz visível possa causar dano oxidativo, somente a luz azul mais intensa foi ligada ao aparecimento de doenças. A luz azul danifica as células do epitélio pigmentar da retina na parte sensorial dessa estrutura ocular e contribui para a degeneração macular relacionada com a idade (DMRI).[26] A luz ultravioleta (UV) do sol provoca um estresse oxidativo mais extenso, como dano oxidativo à pele, resultando em queimaduras e cânceres de pele.[27,28] A evolução dos seres humanos como mamíferos diurnos ao invés de noturnos, com uma proteção relativamente deficiente por causa dos pelos, resultou em necessidades nutricionais distintas das necessidades de outras espécies. A radiação ionizante causa dano oxidativo ao DNA e contribui para o surgimento de leucemias e outros tipos de câncer.[29,30] As ondas sonoras provocam dano oxidativo na litotripsia de cálculos (pedras) renais e lesionam as células cocleares em casos de perda auditiva.[31,32] O calor aumenta as reações oxidativas, com consequente dano oxidativo em termolesão. Assim, as exposições no mundo físico incluem causas inevitáveis de estresse oxidativo.

Poucos recursos nutricionais estão disponíveis para proteger um indivíduo contra essas forças físicas, mas existem algumas exceções. Certos carotenoides se acumulam na retina e protegem contra o dano induzido pela luz. A luteína e a zeaxantina, em particular, acumulam-se na região da mácula e, por esse motivo, estão sendo estudadas atualmente para proteção contra DMRI nas doses de 10 mg de luteína/dia e 2 mg de zeaxantina/dia[26] em um ensaio randomizado duplo-cego – o AREDS2 (*Age-Related Eye Disease Study-2* ou Estudo de Doença Ocular Relacionada com a Idade-2). Os carotenoides atuam como filtros intraoculares para capturar e dissipar a energia luminosa e varrer o oxigênio singlete, uma forma reativa de oxigênio molecular gerado por ativação fotoquímica.[33] A radiação UV é bloqueada com maior eficiência pela melanina, um polímero natural derivado da oxidação de tirosina. A produção de melanina é deficiente no albinismo e parcialmente bloqueada por altos níveis de fenilalanina em casos de fenilcetonúria não controlada. A cor da pigmentação é parcialmente determinada pela Cys por meio de uma reação que limita a polimerização e resulta em pigmentos avermelhados, e não mais escuros. A nutrição não é muito útil para aumentar a proteção contra a radiação UV em nenhuma dessas reações. Por outro lado, foi demonstrado que o consumo regular de cacau protege o indivíduo contra o eritema gerado pela radiação UV, talvez por causa da ativação dos sistemas antioxidantes endógenos.[34] Além disso, aminoácidos sulfurados, lisina, zinco, vitamina C e ácidos graxos poli-insaturados (PUFA) utilizados para a sinalização inflamatória podem trazer algum benefício nos processos de reparo. Evitar a exposição à luz solar e usar filtros solares comerciais são meios populares para proteger o homem contra a lesão causada pela luz UV; esses recursos, no entanto, limitam a síntese natural de vitamina D na pele.

A radiação ionizante proveniente de desintegração radioativa é semelhante à luz UV e, nesse caso, a nutrição é importante na sinalização inflamatória e no reparo, sem ter, no entanto, a capacidade de filtrar a radiação. Para determinadas exposições à radiação, entretanto, acredita-se que a suplementação de iodo seja benéfica, por deslocar e facilitar a excreção de iodo radioativo. Os precursores de GSH foram estudados como um meio de proteção contra os efeitos colaterais da radioterapia no câncer; a utilidade é limitada, porque a diminuição na atividade tumoricida acompanha a proteção de tecidos normais. Consequentemente, o senso comum e a prevenção são mais importantes ao enfrentar o estresse oxidativo gerado por exposições físicas, por causa dos benefícios limitados do uso de estratégias nutricionais adequadas para a saúde.

Substâncias químicas inorgânicas e xenobióticos de ação direta

Além das forças físicas, substâncias químicas inorgânicas de ação direta provocam estresse oxidativo, afetando principalmente os sistemas respiratórios e gastrintestinais. A poluição atmosférica contém determinadas espécies reativas de oxigênio (ROS) e espécies reativas de nitrogênio (RNS), que contribuem para o dano oxidativo nas vias aéreas.[35,36] As ROS referem-se a substâncias químicas que contêm oxigênio, são reativas com moléculas orgânicas e incluem radical ânion superóxido, peróxido de hidrogênio (H_2O_2), hidroperóxidos lipídicos, ozônio e radicais centrados no oxigênio aparentados (Fig. 46.4). As RNS incluem óxido nítrico (NO•), peroxinitrito e outros óxidos de nitrogênio. Os termos *ROS* e *RNS* são comumente utilizados porque, além de a química ser muito complexa, os métodos analíticos são insuficientes para identificar as espécies reativas específicas.

Muitos metais de transição catalisam a transferência de elétrons e também são importantes fontes ambientais de estresse oxidativo. A dispersão ambiental dos metais de transição oxidativos como ferro[37] e cádmio[38-40] pode causar toxicidades agudas. O cádmio é particularmente relevante como um contaminante na dieta, pois se trata de um poluente comum associado à industrialização e reciclagem natural de resíduos como fertilizantes. Foi descoberto que o cádmio está aumentando em algumas regiões agrícolas do sul da Suécia a uma taxa de 1% ao ano. A meia-vida biológica do cádmio em seres humanos gira em torno de 20 anos por causa da excreção limitada. Os produtos farmacêuticos[41] e as drogas de abuso, bem como as substâncias químicas derivadas de produtos comerciais e resíduos industriais,[42,43] também consistem em fontes exógenas de estresse oxidativo. Ames[44] enfatizou que as substâncias tóxicas naturais nos alimentos representam um risco muito maior do que as fontes industrializadas. Embora isso possa ser verdadeiro em termos gerais, o aumento aparente nas substâncias tóxicas de origem alimentar (aumento este que não pode ser compensado por uma nutrição melhor) indica uma importante necessidade de haver cientistas especializados em nutrição e alimentos para limitar as fontes de tais contaminantes.

Produção de superóxido e peróxido endógenos

As áreas mais ativamente estudadas da nutrição e do estresse oxidativo têm envolvido a geração de oxidantes endógenos e a falha de defesas antioxidantes endógenas (ver Fig. 46.1). Isso inclui processos nocivos que resultam de processos centrais do metabolismo oxidativo nas células. As principais macromoléculas das células (proteínas, ácidos nucleicos, lipídios e carboidratos) são compostas principalmente de carbono, hidrogênio, oxigênio, nitrogênio, fósforo e enxofre – elementos que formam estruturas químicas estáveis, em que pares de elétrons são compartilhados entre os núcleos elementares. A interconversão desses compostos bioquímicos envolve principalmente a conservação dos pares de elétrons, com a transferência do íon hídrido pela nicotinamida adenina dinucleotídeo reduzida/nicotinamida adenina dinucleotídeo oxidada ($NADH/NAD^+$) ou NADH/nicotinamida adenina dinucleotídeo fosfato oxidada ($NADP^+$) (ver Fig. 46.4), representando um mecanismo comum para a transferência de dois elétrons (2-e^-). Essas transferências de elétrons ocorrem em reações altamente específicas, das quais muitas delas têm taxas

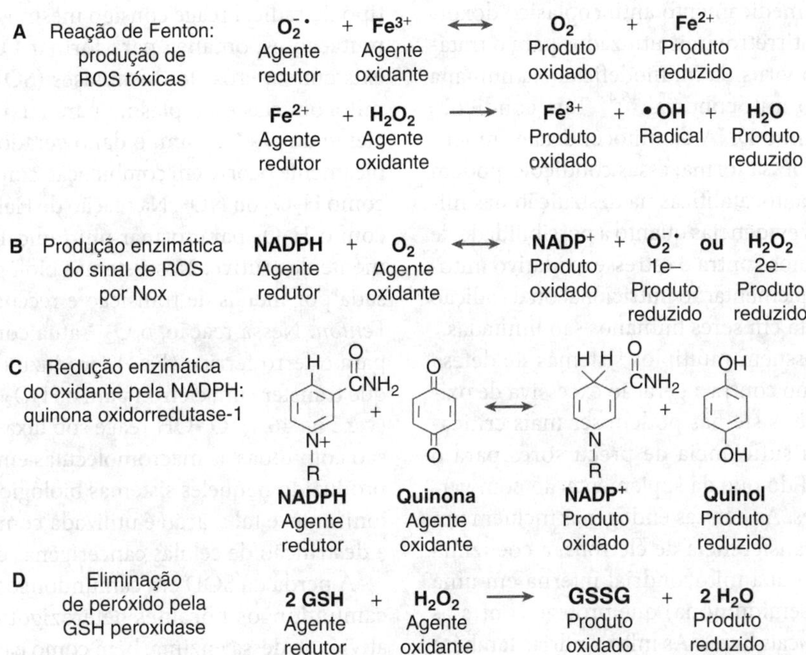

Figura 46.4 Diferentes tipos de reações de oxirredução enzimáticas e não enzimáticas são relevantes para o estresse oxidativo. **A.** A reação de Fenton é uma reação de Haber-Weiss catalisada pelo ferro, geradora do radical hidroxila altamente reativo (•OH). **B.** Enzimas contendo flavina, como proteínas de sinalização redox, nicotinamida adenina dinucleotídeo fosfato (NADPH) oxidase (Nox), catalisam as transferências tanto de 1-elétron como de 2-elétrons para a redução do O_2, formando com isso o $O2^{-\bullet}$ e o peróxido de hidrogênio (H_2O_2). A NADPH oxidase mais ativa, Nox-2, está presente em células fagocitárias, sendo ativada para matar microrganismos invasores. **C.** A transferência de 2-elétrons, demonstrada para a enzima de destoxificação NADPH:quinona redutase-1 (NQO1), é utilizada para apoiar as interconversões químicas no metabolismo intermediário. O grupo niacinamida ilustrado para a NADPH é idêntico àquele na NADH e serve para transferir um par de elétrons sob a forma de íon hídrido (H^-), sem a formação de radicais. **D.** Os tióis são usados como agentes redutores para eliminar o H_2O_2. Na reação exibida, a glutationa (GSH) peroxidase catalisa a redução do H_2O_2 em água, sem formar radicais livres como intermediários. O produto oxidado formado a partir de duas moléculas de GSH é o dissulfeto de glutationa, GSSG. Ele é reduzido de volta em GSH por uma redutase dependente de NADPH (não ilustrada), completando assim um ciclo de destoxificação para os peróxidos. Fe^{2+}, ferro ferroso; Fe^{3+}, ferro férrico; ROS, espécies reativas de oxigênio.

relativamente altas para manter as necessidades críticas dos processos de metabolismo energético, anabolismo e reparo, além de destoxificação e eliminação de resíduos.

Produção de oxidantes no metabolismo energético

Essas reações de transferência de 2-e^- ligadas à NADH/NAD^+ e NADPH/$NADP^+$ estão conectadas às reações de transferência de 1-e^- nas vias metabólicas através de estruturas químicas existentes em formas 1-e^--reduzidas e 2-e^--reduzidas, interconversíveis completamente oxidadas (ver Fig. 46.4). Essas formas incluem os sistemas de hidroquinona/semiquinona/quinona e flavoproteína, tendo a coenzima Q como exemplo do primeiro e a flavina mononucleotídeo (FMN) da NADH desidrogenase mitocondrial como exemplo do último. Organismos vivos utilizam a química de 1 elétron na captação de energia central e nas reações de transferência dos processos de fotossíntese e respiração mitocondrial. Essas transferências de 1-e^- estão fisicamente contidas dentro de estruturas especiais da membrana de cloroplastos e mitocôndrias. Essas características apoiam a oxidação de fontes de energia macromoleculares (gordura, carboidrato e proteína) através das transferências de 2-e^-, com acoplamento às vias de transferência de 1-e^- para a produção do trifosfato de adenosina (ATP). Os sistemas de 1-e^- das mitocôndrias e dos cloroplastos são importantes no estresse oxidativo, pois esses sistemas possuem taxas muito elevadas de transferência de elétrons; são sensíveis à luz visível e UV, bem como aos oligoelementos, oxidantes e eletrófilos reativos; e provocam uma extensa destruição em outros componentes biológicos.

As plantas fotossintéticas são fontes ricas de antioxidantes varredores de radicais livres, provavelmente por causa de sua necessidade de controlar a lesão causada pelos radicais gerados por exposição à luz solar, ao mesmo tempo que elas utilizam a energia luminosa para conduzir a fotossíntese e a produção de O_2. Em contraste, as mitocôndrias possuem altas taxas de transferência de elétrons e necessitam de O_2 para a produção de ATP. Tanto nos cloroplastos como nas mitocôndrias, o dano ou o mau funcionamento das vias de transferência de elétrons representa uma importante fonte de estresse oxidativo endógeno.

O desarranjo da transferência de elétrons mitocondriais foi amplamente estudado como um mecanismo que contribui para o envelhecimento e o processo patológico. As mitocôndrias danificadas apresentam altas taxas de transferência de 1-e^- para a redução do O_2, levando à formação do radical ânion superóxido ($O_2^{-\bullet}$). Centenas de estudos demonstraram que o desarranjo da função mitocondrial, por inúmeros meios experimentais, resulta em lesões e sintomas de doença. A deficiência de cobre culmina na formação de megamitocôndria aberrante.[45] O medicamento antineoplásico doxorrubicina e os agentes antirretrovirais utilizados para o tratamento da infecção pelo vírus da imunodeficiência humana (HIV) provocam dano mitocondrial.[46,47] Tais condições frequentemente lesionam o DNA da mitocôndria e aumentam a geração de ROS; dessa forma, essas condições podem ser autoperpetuantes e autocatalíticas na destruição das mitocôndrias. Contudo, as evidências quanto à possibilidade de proteção de seres humanos contra o estresse oxidativo mitocondrial por meio da suplementação nutricional ou da adição de antioxidantes na dieta em seres humanos são limitadas.

As mitocôndrias possuem múltiplos sistemas de defesa para proteger o indivíduo contra a geração excessiva de oxidantes; no entanto, esses sistemas podem ser mais criticamente dependentes da suficiência de precursores para o suprimento de NADPH do que da suplementação com varredores de radicais livres. As defesas endógenas incluem um intermediário para a transferência de elétrons, a coenzima Q,[48] existente na membrana mitocondrial interna em uma forma radical estável (semiquinona) que protege contra as reações geradas por radicais livres. As mitocôndrias também contêm sistemas específicos de GSH e tiorredoxina (Trx).[49,50] As formas farmacológicas da coenzima Q demonstram alguma promessa de benefício na proteção das mitocôndrias, mas as formas nutricionais dessa coenzima não parecem ser eficientemente distribuídas para as membranas mitocondriais internas. Ambos os sistemas, GSH e Trx, dependem de níveis adequados de selênio e riboflavina na dieta, embora exista a probabilidade de que os excessos desses elementos sejam nocivos, em vez de aumentarem a atividade ainda mais.

Além dos efetivos sistemas antioxidantes existentes dentro das mitocôndrias, há um mecanismo de *turnover* (taxa de renovação) para eliminar as danificadas por meio de autofagia[51] e manter o número de outras pelo processo de biogênese.[52] Quando esses mecanismos estão funcionando da devida forma, o estresse oxidativo pode ser aparente apenas por um tempo transitório (passageiro) sob condições relativamente graves. Embora as mitocôndrias produzam $O_2^{-\bullet}$ sob todas as condições aeróbias, é possível que o $O_2^{-\bullet}$ produzido por meios fisiológicos atue como um sinal biológico para manter a homeostase mitocondrial ou a comunicação mitocôndria-citoplasma.[3] A maioria das evidências experimentais para a lesão mitocondrial resultante de estresse oxidativo também pode ser interpretada em termos de desarranjo dos mecanismos homeostáticos sinalizados pelo $O_2^{-\bullet}$ ou H_2O_2. Por causa disso, talvez seja necessário entender as funções sinalizadoras desses agentes para desenvolver abordagens nutricionais que visem proteger a função das mitocôndrias. Espera-se que as pesquisas em andamento sobre disfunção mitocondrial relacionada com ingestão energética (calórica) excessiva e crônica, obesidade e síndrome metabólica forneçam uma base para os estudos de intervenção nessa importante área da saúde.

Radical ânion superóxido e peróxido de hidrogênio

Embora um número considerável de pesquisas tenha se concentrado no $O_2^{-\bullet}$ como um composto altamente deletério, o dano provocado por ele é autolimitante, uma vez que esse tipo de radical reage consigo mesmo em uma reação de dismutação espontânea para formar O_2 e H_2O_2. Além disso, existem superóxido dismutases (SOD) no citoplasma, nas mitocôndrias e no plasma para auxiliar na eliminação eficiente do $O_2^{-\bullet}$. Assim, o dano gerado por este composto tipicamente ocorre em combinação com algum outro reagente, como H_2O_2 ou NO•. Na reação de Haber-Weiss, o $O_2^{-\bullet}$ reage com o H_2O_2 para formar um radical hidroxila (•OH) altamente destrutivo. Nos sistemas biológicos, a reação é catalisada por metais de transição e recebe o nome de *reação de Fenton*. Nessa reação, o $O_2^{-\bullet}$ atua como um agente redutor para o ferro férrico (Fe^{3+}), produzindo ferro ferroso (Fe^{2+}), que transfere um elétron para o H_2O_2 até formar água e •OH (ver Fig. 46.4). O •OH reage sob taxas controladas por difusão com todas as macromoléculas em sistemas vivos, sendo produzido naqueles sistemas biológicos expostos à radiação ionizante, e tal reação é utilizada com fins terapêuticos para a destruição de células cancerígenas em radioterapia.

A perda da SOD em camundongos nocautes* é letal, mas camundongos nocautes heterozigotos com diminuição na atividade dessa enzima, bem como camundongos transgênicos com aumento nessa atividade, apresentam uma expectativa de vida maior. Atualmente, essas observações não possuem uma simples interpretação, mas várias linhas de evidências sugerem que o H_2O_2 produzido pela reação da SOD seja fundamental para o estresse oxidativo, sobretudo na presença de ferro. O H_2O_2 é eliminado com eficiência pelas GSH peroxidases, uma família de peroxidases dependentes de Trx (peroxirredoxinas [Prx]), e pela catalase. É possível prever que a conversão do $O_2^{-\bullet}$ em H_2O_2 sob condições de eliminação limitada de H_2O_2 pode criar condições para a geração de •OH. Contudo, o H_2O_2 é tóxico por si só; além disso, a falha dos antioxidantes varredores de radicais livres em reduzir a ocorrência de doenças em ensaios humanos sugere que a produção excessiva de H_2O_2 possa ser mais relevante para o estresse oxidativo em seres humanos. O superóxido é produzido por uma família de NADPH oxidases (Nox), que atuam na fagocitose de bactérias e também na sinalização celular. Essas enzimas ajudam na redução do O_2 por meio da transferência de elétrons (tanto de 1-e^- como de 2-e^-), mas a conversão de $O_2^{-\bullet}$ em H_2O_2 produzida por essas enzimas parece contribuir para as reações tóxicas (ver Fig. 46.4). O $O_2^{-\bullet}$ reage com o radical NO• vasorreativo, gerado pelas NO• sintases (NOS), até formar um produto altamente reativo e tóxico, o peroxinitrito; além disso, o H_2O_2 atua como um substrato para a mieloperoxidase na produção de ácido hipocloroso bactericida reativo.[53]

Outras fontes endógenas de espécies reativas de oxigênio

Além das enzimas pertencentes à família das Nox, pelo menos 25 outras enzimas produzem o H_2O_2 como um produto biológico normal; além disso, muitas flavoproteínas, hemoproteínas e outras proteínas contendo ferro podem catalisar a transferência de 1-e^- para gerar as ROS. As NOS

*N.T.: Camundongos nocautes são aqueles que tiveram um ou mais genes removidos experimentalmente de seu genoma, ou seja, são modelos de animais usados para se estudar o papel de um determinado gene.

foram amplamente estudadas como uma fonte patológica de $O_2^{-\bullet}$ em uma reação colateral não acoplada não fisiológica.[54] Outras fontes biológicas de ROS incluem as enzimas do citocromo P-450 (Cyp) que atuam na eliminação de xenobióticos dietéticos, ambientais e terapêuticos. Essas enzimas ativam o O_2 como um meio de livrar o organismo das substâncias químicas estranhas; elas são abundantes no retículo endoplasmático (ER) do fígado e, no processo fisiológico, o $O_2^{-\bullet}$ ou o H_2O_2 podem ser liberados para o citoplasma. Algumas substâncias químicas facilitam a geração de ROS por aceitarem um elétron de moléculas hemes ou flavinas reativas e transferi-lo para o O_2 em um processo catalítico conhecido como ciclagem redox.[55] Essas reações podem ser uma importante fonte de geração de oxidantes tóxicos, desencadeando a peroxidação lipídica (ver adiante). Além disso, as flavinas e flavoproteínas são fotorreativas, absorvendo a luz visível que ativa a transferência de elétrons para outras substâncias químicas. Essa reação resulta na destruição das flavinas, exigindo com isso que as preparações nutricionais contendo riboflavina sejam protegidas da luz.

Defesas contra os peróxidos

Peroxissomos e catalase

Os peroxissomos são organelas especializadas que contêm diversas enzimas produtoras de H_2O_2. Essas organelas são importantes para a nutrição, pois ajudam nos processos de oxidação e eliminação de componentes não nutritivos da dieta, como D-aminoácidos e ácido alfa-hidroxila. Com o aporte de tais substâncias químicas para hepatócitos isolados, até 40% do O_2 celular podem ser convertidos em H_2O_2 nessas organelas. As organelas contêm uma concentração suficientemente alta de catalase, que converte o H_2O_2 em O_2 e H_2O atóxicos, para eliminar o H_2O_2 sem causar morte celular aguda. Como muitas enzimas peroxissomais são flavoproteínas, ocorre uma diminuição no conteúdo hepático de peroxissomos como resultado da deficiência de riboflavina. As hemácias e células imunológicas frequentemente possuem catalase citoplasmática, que atua como um sistema de baixa afinidade e alta capacidade para eliminar o H_2O_2 nos momentos em que as atividades das GSH peroxidases e Prx são insuficientes.

Sistemas antioxidantes dependentes da glutationa

A GSH é o sistema antioxidante mais amplamente estudado, com mais de 80 mil artigos científicos relevantes. Com essa extensa literatura especializada, pode-se esperar uma considerável complexidade, bem como interpretações errôneas e contradições. Como características marcantes, a GSH sustenta reações críticas na eliminação de peróxidos, destoxificação de eletrófilos reativos produzidos por reações de radicais livres, e regulação de proteínas por meio de modificação covalente (*S*-glutationilação). A GSH é um agente redutor das GSH peroxidases dependentes de selênio (GPX) e Prx-6 independente de selênio, bem como algumas GSH transferases (GST) independentes também desse mineral. As peroxidases atuam no H_2O_2 e nos hidroperóxidos lipídicos. O produto dessas reações oxidativas, o dissulfeto de glutationa (GSSG), é reduzido de volta para GSH pela GSSG redutase na maioria dos tecidos.

A limitação da taxa de eliminação do peróxido foi estudada mais extensivamente no fígado. As atividades das peroxidases excedem em muito a taxa de aporte da NADPH para a redução do GSSG.[56] Além disso, a GSSG redutase possui uma constante de Michaelis-Menten (K_m) elevada para o GSSG, em relação à concentração de estado estacionário do GSSG. Em consequência disso, o metabolismo estimulado do peróxido resulta em um aumento no GSSG e estimula sua exportação dependente de ATP. Essas taxas são superiores àquelas da síntese de GSH e culminam em uma diminuição nas concentrações celulares deste antioxidante. Embora a geração de peróxidos endógenos *in vivo* raramente se aproxime das taxas máximas de metabolismo, o efeito da limitação do aporte de NADPH é de considerável importância nutricional. As células têm mecanismos limitados para o suprimento da NADPH, mas esta molécula é necessária para as reações de destoxificação pelas enzimas do sistema do Cyp no endoplasma e também para a biossíntese de ácidos graxos. Grande parte da NADPH citoplasmática é produzida a partir da glicose-6-fosfato (G6P) pela via da pentose fosfato. Embora a G6P se torne limitante quando a glicólise é estimulada, isso pode limitar o aporte da NADPH. Por outro lado, em indivíduos com ingestão energética (calórica) excessiva na forma de carboidrato e proteína, a demanda por NADPH para converter esses precursores em ácidos graxos chega próximo às taxas máximas de geração dessa molécula. Assim, a insuficiência ou o excesso de energia pode afetar adversamente a capacidade de eliminação dos peróxidos.

A GSH é sintetizada no meio intracelular em uma via de duas etapas pela glutamato-Cys ligase, composta de subunidades catalíticas e reguladoras, e pela GSH sintetase. As taxas de síntese são lentas em relação às taxas máximas de eliminação dos peróxidos e suprimento da NADPH, conforme descrito anteriormente. Muitas vezes, a regulação das concentrações celulares é descrita simplesmente em termos de regulação por *feedback*; no entanto, essa descrição se encontra desatualizada, pois ela não é capaz de explicar a variação da concentração de GSH, de aproximadamente 0,1 mM na mucosa do intestino delgado sob condições de jejum até 10 mM no fígado e nos rins. A abundância de ambas as enzimas sofre um aumento em resposta a ativadores do fator de transcrição Nrf-2, embora ocorra a regulação adicional das concentrações citoplasmáticas e mitocondriais por meio do transporte mediado pelo carreador mitocondrial de dicarboxilatos e por um carreador de monocarboxilatos.[57] A GSH é transportada para fora das células por várias proteínas associadas à resistência a múltiplos medicamentos (MRP) e pelo regulador de condutância transmembrana dos canais de cloro (CFTR), que sofre mutação em casos de fibrose cística.[58] Embora a GSH seja transportada para as cisternas do ER,[59] a natureza molecular do transportador não é conhecida.

O controle adicional da síntese de GSH ocorre por meio do aporte de precursores dos aminoácidos sulfurados. O excesso de Cys é oxidado pela Cys-dioxigenase, mas uma fração também é oxidada por um mecanismo desconhecido em dissulfeto de cistina. A cistina distribui-se para a água corporal total em uma quantidade suficiente a ponto de fornecer um reservatório de 24 horas de Cys. A captação de cistina pelas células ocorre por meio do x_C^-, um transportador sob uma regulação transcricional feita pelo Nrf-2, o mesmo fator de transcrição que controla a expressão da glutamato-Cys ligase. A ativação do Nrf-2 ocorre por meio de inúmeros fitoquímicos; dessa forma, dietas ricas nesses ativadores podem ser importantes na manutenção dos sistemas antioxidantes dependentes da GSH.

Outros aspectos do metabolismo de GSH afetam indiretamente a manutenção das funções antioxidantes dependentes desse antioxidante. A principal via de *turnover* (taxa de renovação) envolve a exportação de GSH de dentro das células. No plasma, a GSH reage por meio não enzimático com a cistina para produzir Cys-GSH dissulfeto (CySSG). Tanto a GSH como o CySSG são degradados em compartimentos extracelulares pela gama-glutamiltransferase (GGT). A GGT está presente em abundância na superfície da borda em escova dos rins, do intestino delgado e de vários outros tecidos, mas também é encontrada nas cisternas da via secretora em algumas células.[60] A GSH desempenha várias funções no espaço extracelular, incluindo a destoxificação de eletrófilos presentes na dieta e catalisados pela GSH *S*-transferase associada ao muco no intestino delgado.[61] A GSH está presente em muitos alimentos,[62] e também é fornecida para o lúmen intestinal pela bile.[63] As fontes dietéticas e biliares da GSH protegem o epitélio intestinal contra o estresse oxidativo, ajudando na eliminação dos peróxidos lipídicos da dieta.[64,65]

A GSH é utilizada pelas GST para destoxificar os eletrófilos reativos, como aqueles gerados pela peroxidação lipídica. Essas enzimas incluem formas microssomais e não microssomais, algumas das quais atuam como intermediários biossintéticos para prostaglandinas e leucotrienos. Uma fração da GSH está presente sob a forma de *S*-nitroso-GSH, um agente transnitrosilador gerado a partir do NO• ou de seus metabólitos.[66] A GSH atua no metabolismo como uma coenzima de formaldeído desidrogenase, glioxilase e outras reações metabólicas.[66,67] Nessas reações, a GSH é ciclicamente removida por uma reação e regenerada em uma segunda reação. Várias tiol-transferases, também conhecidas como glutarredoxinas, catalisam a introdução e a remoção de GSH em reações que atuam na sinalização e no controle das células.[68,69] Diversas proteínas são reguladas por esse mecanismo de glutationilação, e muitas outras sofrem glutationilação sob condições de estresse oxidativo.[70,71]

Sistemas dependentes de tiorredoxina

As enzimas da família da tiorredoxina (Trx) representam um importante complemento para o sistema da GSH na eliminação de peróxidos e na proteção contra estresse oxidativo. As Trx são pequenas proteínas que possuem dois resíduos de Cys no local ativo. Esse par do grupo tiol atua como um agente redutor na síntese de desoxirribose para a síntese de DNA, bem como para a proteção contra estresse oxidativo, reduzindo o nível de peróxidos, dissulfetos proteicos, ácidos sulfônicos proteicos e sulfóxidos de metionina proteicos. Essas reações convertem o local ativo da Trx em um dissulfeto, que é reciclado de volta para a forma ditiol pelas Trx redutases. Diferentes sistemas de Trx estão presentes nos compartimentos nucleares e citoplasmáticos (Trx-1) e mitocondriais (Trx-2). Trx-1 ou Trx-2 reduzida também protege contra apoptose induzida por oxidante, ligando-se à quinase-1 reguladora do sinal de apoptose (ASK-1), inibindo com isso sua função. A atividade da Trx-1 é controlada, em parte, pela ligação da proteína ligadora da vitamina D_3, a TXNIP.[72] Nos núcleos celulares, a Trx-1 também mantém as formas reduzidas de ligação ao DNA de vários fatores de transcrição importantes, incluindo fator nuclear (NF)-κB, Nrf-2, proteína ativadora-1 (AP-1), P53, receptor de glicocorticoide (GR), receptor de estrogênio e fator-1α induzível por hipoxia (HIF-1α).

As Trx, que talvez sejam de maior importância como antioxidantes, auxiliam seis Prx que, embora possuam distribuições subcelulares heterogêneas, têm uma atividade comum para eliminar os peróxidos.[73] As Prx-3 e Prx-5 estão presentes na mitocôndria, enquanto as Prx-1 e Prx-2 são formas citoplasmáticas e nucleares amplamente distribuídas. Estudos cinéticos demonstraram que esses sistemas podem ser quantitativamente mais importantes que os sistemas da GSH na eliminação de peróxidos. No entanto, ambos os sistemas, tanto de Trx como de GSH, dependem da NADPH; dessa forma, o suprimento da NADPH pode ser um importante alvo para a terapia nutricional.

Sistemas de defesa extracelular

Embora a maioria das pesquisas sobre estresse oxidativo tenha se concentrado nas defesas celulares, os espaços extracelulares representam cerca de 30% da água corporal; e todas as células têm superfícies extracelulares com proteínas sujeitas a dano oxidativo. As proteínas solúveis incluem enzimas, anticorpos, fatores de coagulação e enzimas necessárias para a manutenção das membranas basais, enquanto as superfícies celulares incluem transportadores, receptores, locais de adesão e elementos estruturais. Para conferir proteção contra o estresse oxidativo, os líquidos extracelulares contêm formas secretadas de muitas proteínas antioxidantes, como SOD, GPX e Trx-1. Além disso, o aminoácido Cys e seu dissulfeto de cistina interagem com o *pool* circulante de GSH e GSSG para manter uma comunicação redox dinâmica entre os compartimentos celulares e extracelulares, bem como entre os sistemas orgânicos. Determinados líquidos extracelulares, como o líquido de revestimento alveolar e a bile, possuem concentrações relativamente altas de GSH. A maior parte dos outros líquidos, no entanto, tem a Cys como o tiol de baixo peso molecular predominante. Em reações não enzimáticas, a Cys é cerca de 10 vezes mais reativa do que a GSH. Consequentemente, o aporte contínuo de Cys aos espaços extracelulares proporciona um sistema químico para manter muitas das mesmas funções que aquelas conferidas pela GSH dentro das células.

No intestino delgado, a Cys faz parte de um sistema de controle redox, em que os transportadores lançam a Cys para fora e a cistina para dentro, a fim de manter estados redox luminais com o equilíbrio tiol-dissulfeto. Os sistemas de transporte diferem nas superfícies apicais e basais das células, permitindo com isso a regulação redox específica do compartimento. O transporte da GSH ocorre por meio de diferentes transportadores e, por essa razão, os pares redox de Cys-cistina e GSH-GSSG não são equilibrados. Isso faz com que diferentes sistemas proteicos nas superfícies celulares e no espaço extracelular sejam controlados de forma independente. Ademais, a proteína dissulfeto isomerase (PDI) é associada a superfícies celulares e também atua na regulação de receptores e proteínas estruturais.

Resumo da geração e destoxificação de oxidantes

As conclusões mais coerentes da vasta literatura científica sobre a geração endógena de oxidantes são as seguintes: (a) $O_2^{-\bullet}$ e H_2O_2 são produtos ubíquos do metabolismo aeróbio; (b) produção elevada de $O_2^{-\bullet}$ e H_2O_2, sobretudo na presença de Fe^{3+} ou outro metal de transição redox-ativo, é nociva para os sistemas biológicos; (c) $O_2^{-\bullet}$ e H_2O_2 são propositadamente produzidos por enzimas com atividades catalíticas desenvolvidas; e (d) ocorre produção aberrante de $O_2^{-\bullet}$ e H_2O_2 por meio de mecanismos diversos. As características mais marcantes dos sistemas de defesa contra os oxidantes são as seguintes: (a) presença de múltiplos sistemas com atividades sobrepostas; (b) sistemas com capacidades relativamente altas para eliminar $O_2^{-\bullet}$, H_2O_2 e outros peróxidos; (c) limitação dos principais sistemas de metabolização pelo aporte da NADPH, o que está ligado ao metabolismo energético celular; e (d) compartimentalização dos sistemas antioxidantes como algo de considerável importância para conferir proteção.

Desarranjo da sinalização e do controle redox

As pesquisas desde 2000 levaram ao reconhecimento de que os mecanismos de sinalização e controle redox são fundamentais para a comunicação e a regulação celular. Esses mecanismos dependem de tióis altamente reativos, que detectam sinais oxidativos e operam em taxas relativamente baixas de transferência de elétrons. Por essa razão, o desarranjo desses mecanismos de sinalização e controle redox representa uma forma mais sutil de estresse oxidativo do que aquele causado por oxidantes exógenos ou por um desequilíbrio das defesas oxidantes e antioxidantes endógenas (ver Fig. 46.1). Os circuitos de sinalização e controle redox não estão completamente delineados, mas a descoberta das Nox, enzimas geradoras de $O_2^{-\bullet}$ e H_2O_2 como moléculas sinalizadoras[74,75] revelou que não se pode simplesmente equiparar as ROS com uma química nociva ou prejudicial. As enzimas Nox estão distribuídas de forma ubíqua e desempenham funções sinalizadoras que são integradas com as extensas vias da quinase-fosfatase, controlando grande parte dos aspectos da regulação celular. As enzimas Nox produzem $O_2^{-\bullet}$ e H_2O_2 e ambos podem ter funções de sinalização. Contudo, os potenciais redox de pares redox em sistemas biológicos geralmente dão suporte às reações em que o $O_2^{-\bullet}$ atua como um doador de 1 elétron, e o H_2O_2 como um receptor de 2 elétrons. Por conseguinte, as características redox levantam a possibilidade de que o $O_2^{-\bullet}$ mantenha funções sinalizadoras diferentes em comparação ao H_2O_2. Os dados disponíveis, entretanto, mostram que o H_2O_2 fornece um sinal redox relevante em muitos sistemas.

Nos sistemas bioquímicos em que as taxas de transferência de 1-e⁻ e 2-e⁻ para a redução do O_2 foram comparadas, o produto predominante é o H_2O_2, e não o ânion superóxido.[56,76] Isso subdivide a produção de oxidantes radicais e não radicais, conforme ilustrado na Figura 46.5. As proteínas redox que geram o $O_2^{-\bullet}$ frequentemente revelam uma transferência rápida e sequencial de elétrons para produzir o H_2O_2. Além disso, o $O_2^{-\bullet}$ é rapidamente dismutado em H_2O_2 e O_2. Consequentemente, o H_2O_2, oxidante não radical, gerado pela transferência de 2-e⁻, é produzido em uma taxa mais alta e parece representar a maior carga oxidante. Nos sistemas de mamíferos, foi estimado que essa taxa seja de 1 a 4% da taxa de consumo do O_2;[77] no entanto, taxas precisas (exatas) não são conhecidas e provavelmente variam de forma considerável entre os tipos celulares. Dentro das células, as taxas são mais altas em peroxissomos[78] e mitocôndrias,[56] e mais baixas no citoplasma ou nos núcleos.[79]

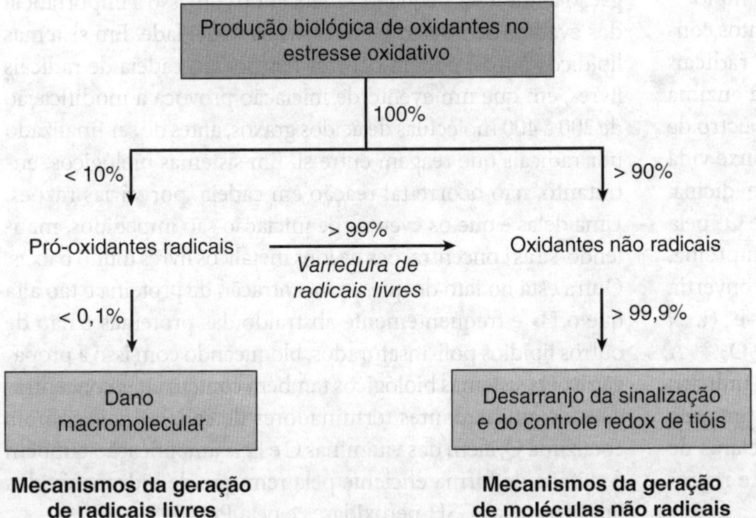

Figura 46.5 A produção de oxidantes em sistemas biológicos é subdividida em vias geradoras de radicais livres e moléculas não radicais. Nessa representação esquemática, as transferências de 2-elétrons predominam em locais biológicos ativos que reduzem o O_2 em superóxido e peróxido de hidrogênio (H_2O_2); dessa forma, os radicais sempre são produzidos em taxas mais baixas (p. ex., < 10% do total) que os produtos de 2-elétrons, como o H_2O_2 (> 90% do total). Os mecanismos de varredura de radicais livres, como a superóxido dismutase, são altamente eficientes na conversão de espécies radicais em não radicais. Consequentemente, mais de 99% dos oxidantes gerados são de natureza não radical. Os radicais remanescentes provocam um baixo nível de dano macromolecular mediado por radical. Os oxidantes não radicais têm preferencialmente como alvo os tióis reativos das vias de sinalização e controle redox, resultando em um desarranjo da sinalização e do controle.

Resumo do espectro do estresse oxidativo e dos sistemas de defesa

Os seres humanos sofrem estresse oxidativo gerado por fontes externas e internas que são diversas e inevitáveis. Para muitos desses efeitos, a nutrição prudente com vistas à manutenção da saúde parece ser a melhor estratégia de proteção. Para outros, como dano à retina e à pele induzido pela luz, os fitoquímicos que filtram a luz ou induzem sistemas protetores endógenos parecem ser benéficos. Embora não existam recomendações específicas disponíveis, esses problemas parecem ser devidamente abordados pelas recomendações da saúde pública a respeito do consumo de dietas ricas em frutas e legumes. Existem DRI para os antioxidantes, como vitaminas E e C, além do selênio, que eliminam os radicais livres e ajudam as enzimas antioxidantes. Outros fatores nutricionais afetam as defesas antioxidantes de diferentes maneiras, especialmente aqueles relacionados com o metabolismo dos aminoácidos sulfurados e a regulação do sistema da GSH. As pesquisas modernas levaram ao reconhecimento de que os mecanismos geradores de radicais livres e moléculas não radicais contribuem para o estresse oxidativo na saúde e na doença. As seções a seguir abordam esses mecanismos distintos com mais detalhes, com o objetivo específico de ajudar os cientistas da nutrição na importante necessidade de se compreender os complexos sistemas redox.

Mecanismos de geração de radicais livres envolvidos no estresse oxidativo

As pesquisas sobre os radicais livres em biologia foram popularizadas pela descoberta da peroxidação lipídica (Fig. 46.6), pela atividade antioxidante da vitamina E[80] e pela atividade da GSH peroxidase dependente do selênio.[81,82] O estudo do removedor doméstico de manchas comumente utilizado, o tetracloreto de carbono (ver Fig. 46.6), mostrou que as reações de peroxidação lipídica induzidas por radicais livres causavam hepatotoxicidade[83,84] e despertou-se a consciência para esse mecanismo tóxico. Além disso, Denham Harman levantou a hipótese de que os radicais livres contribuíam para o processo de envelhecimento,[85] trazendo com isso os conceitos de estresse oxidativo para um público muito amplo.

Embora essa miríade de achados e desenvolvimentos conceituais tenha avançado o estudo bioquímico dos radicais livres, a descoberta imprevista e inesperada de uma enzima que destoxifica o $O_2^{-\bullet}$ atraiu a atenção do amplo espectro de biólogos especializados no sistema respiratório e trouxe vida a um novo campo da biologia de radicais livres e da medicina. O estudo da redução do citocromo C dependente de O_2 pela xantina oxidase levou à descoberta de que a eritrocupreína, proteína abundante do sangue, era uma enzima que convertia o produto da redução do O_2 pela transferência de 1-e^- (i. e., o radical ânion superóxido, $O_2^{-\bullet}$) em O_2 mais H_2O_2.[86] A descoberta do SOD[87] foi inspiradora, pois forneceu indícios de que os sistemas biológicos haviam desenvolvido uma enzima para eliminar os radicais. Isso trouxe provas claras de que os radicais devem ser comumente produzidos e representar uma ameaça aos sistemas biológicos.

Química dos radicais livres na peroxidação lipídica

Os estudos químicos dos ácidos graxos poli-insaturados (PUFA) demonstraram que ocorria rancidez de óleos e gorduras por uma reação em cadeia de radicais livres, conhecida atualmente como peroxidação lipídica.[88] Nesse processo de reação, um evento de iniciação forma um radical, e a subsequente abstração de hidrogênio propaga a formação de outros radicais, até ser finalmente encerrado por reações que eliminam os radicais. No processo, centenas de moléculas de PUFA podem ser oxidadas como consequência de um único evento desencadeante. Quinonas e outras substâncias químicas que interagem com as flavoproteínas e o ciclo redox[55] constituem uma fonte comum de iniciação (ver Fig. 46.6, na parte superior à esquerda), assim como os hidrocarbonetos halogenados e outros agentes químicos ambientais ativados em radicais pelas proteínas Cyp. Em membranas biológicas e na gordura de depósito, ocorre a propagação de radicais com a abstração de um átomo de hidrogênio dos PUFA (ver Fig. 46.6, no meio). Isso resulta em um rearranjo do radical de ácido graxo recém-formado em uma forma mais estável com ligações duplas conjugadas. O oxigênio molecular (O_2) reage com esse composto intermediário para formar um radical peroxila, que então propaga a reação em cadeia de radicais livres pela abstração do átomo de hidrogênio de outros PUFA. Na presença de quantidades vestigiais ou traços de Fe^{2+}, o processo é amplificado pela criação de um novo radical gerado a partir do hidroperóxido lipídico (ver Fig. 46.6, na parte inferior à esquerda, "Propagação") em uma reação do tipo Fenton. As vitaminas C e E finalizam o processo, reduzindo os intermediários reativos e interrompendo a reação em cadeia (ver Fig. 46.6, na parte inferior).

Peroxidação lipídica nos sistemas biológicos

Os mecanismos de peroxidação lipídica descritos anteriormente são mais complexos em organismos vivos por causa das altas concentrações de proteína, da abundância de antioxidantes varredores de radicais livres e dos processos de *turnover* (taxa de renovação) biológico que eliminam e substituem as macromoléculas e células danificadas. Em virtude da elevada concentração de proteína nas células, o número de reações de propagação tende a ser pequeno, enfatizando com isso a importância dos eventos de iniciação em casos de toxicidade. Em sistemas lipídicos puros, podem ocorrer reações em cadeia de radicais livres, em que um evento de iniciação provoca a modificação de 200 a 400 moléculas de ácidos graxos, antes de ser finalizado por radicais que reagem entre si. Em sistemas biológicos, entretanto, não ocorre tal reação em cadeia, por várias razões. Uma delas é que os eventos de iniciação são impedidos, mantendo-se as concentrações de íons metálicos livres muito baixas. Outra está no fato de que a concentração de proteína é tão alta que o H• é frequentemente abstraído das proteínas e não de outros lipídios poli-insaturados, bloqueando com isso a propagação. Os sistemas biológicos também contêm altas concentrações de antioxidantes terminadores de cadeias, tais como a coenzima Q, além das vitaminas C e E. A amplificação também é evitada de forma eficiente pela remoção de hidroperóxidos lipídicos pelas GSH peroxidases e pela Prx-6.

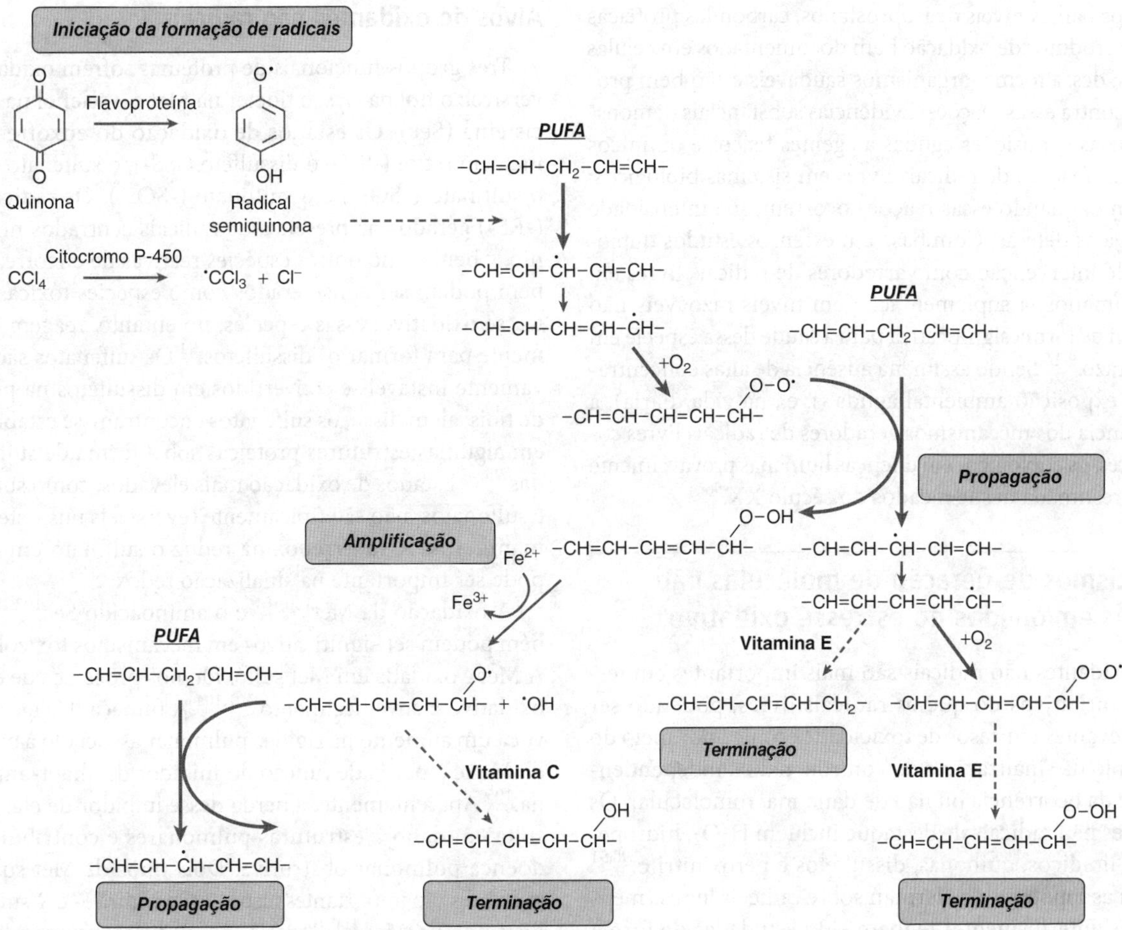

Figura 46.6 Peroxidação lipídica é uma reação em cadeia de radicais que ocorre em sistemas biológicos. As reações em cadeia de radicais passam por etapas de iniciação, propagação e terminação. A iniciação (parte superior à esquerda) frequentemente ocorre em sistemas biológicos por meio da ciclagem redox de compostos quinonas e ativação redutiva de hidrocarbonetos halogenados (p. ex., CCl_4). Nas reações de ciclagem redox, as quinonas aceitam um elétron de uma flavoproteína reduzida e são convertidas em um radical. O radical abstrai um átomo de hidrogênio a partir de um ácido graxo poli-insaturado (PUFA) (parte superior central). Isso é mais energeticamente favorável em um carbono adjacente a carbonos com ligações duplas. O radical PUFA se reorganiza para formar uma ligação dupla conjugada com um radical centrado no carbono adjacente. O O_2 rapidamente se junta para formar um radical peroxila (centro). O radical peroxila reage com um segundo PUFA (no meio à direita) para propagar a reação em cadeia de radicais. O radical peroxila é reduzido a um hidroperóxido lipídico, o que é normalmente reduzido pelas glutationa (GSH) peroxidases ou peroxirredoxina-6 (não ilustrada). Quando as atividades dos últimos sistemas são prejudicadas ou o ferro livre está presente, o processo pode amplificar a peroxidação lipídica por iniciação dependente de ferro ferroso (Fe^{2+}) de outra reação em cadeia de radicais (parte inferior à esquerda), conforme ocorre na reação de Fenton. Na presença de varredores de radicais livres, como as vitaminas C e E, as reações em cadeia são interrompidas. As vitaminas C e E são mais ativas com diferentes tipos de radicais e se complementam.

Produtos de aldeído reativo da peroxidação lipídica

As reações de propagação podem criar vários produtos de rearranjo e eliminar outras espécies reativas, especialmente aldeídos conjugados, tais como o 4-hidroxinonenal (HNE), que reagem com as proteínas e o DNA. As reações geradoras do HNE também geram radicais centrados no carbono que propagam as reações em cadeia. São formados outros produtos, incluindo os epóxidos (conforme demonstrado anteriormente na Fig. 46.3), que podem ser importantes como oxidantes mais estáveis, com maior especificidade na reação com macromoléculas, e os isoprostanos,[89] produtos de rearranjo que são úteis como biomarcadores dessa sequência de reações químicas. Os aldeídos conjugados reagem com tióis e aminas de proteínas para criar proteínas modificadas e produtos de degradação que são universalmente detectáveis em sistemas biológicos. Assim, nestes sistemas, a peroxidação lipídica é um processo contínuo que pode ser medido por meio das carbonilas proteicas.[19]

Resumo das reações de radicais livres em nutrição

Os mecanismos geradores de radicais livres são importantes em nutrição, uma vez que os alimentos se tornam rançosos (i. e., estragados) por esses mecanismos. Isso limita os métodos de armazenamento e preservação dos alimentos, podendo resultar em uma diminuição de seu valor nutricional. Os sistemas dependentes da GSH estão presentes no trato gastrintestinal para destoxificar eletrófilos reativos e hidroperóxidos lipídicos nos alimentos, protegendo assim contra a absorção desses elementos. Embora as reações de radicais livres sejam relevantes *in vivo* em alguns processos toxicológicos, são encontrados baixos níveis de isoprostanos, carbonilas proteicas e outros produtos de oxidação bem documentados em células normais; dessa forma, organismos saudáveis estão bem protegidos contra essas reações. Evidências substanciais demonstram que as exposições agudas a agentes físicos e químicos provocam reações de radicais livres em sistemas biológicos; no entanto, quando essas reações ocorrem, sua intensidade sobrepuja as defesas. Com base em extensos estudos duplo-cegos de intervenção com varredores de radicais livres em seres humanos, a suplementação em níveis razoáveis não contribui de forma significativa para a saúde dessa espécie em longo prazo.[9-16] Sendo assim, na ausência de altas concentrações de exposição ambiental aguda (i. e., na vida diária), a importância dos mecanismos geradores de radicais livres como processos etiológicos em doenças humanas provavelmente foi superestimada desde meados do século XX.[56]

Mecanismos de geração de moléculas não radicais envolvidos no estresse oxidativo

Os oxidantes não radicais são mais importantes em termos quantitativos do que os radicais livres, podendo ser mais relevantes em casos de toxicidade crônica por meio do desarranjo da sinalização e do controle redox, independentemente da ocorrência ou não de dano macromolecular. Os oxidantes não radicais de destaque incluem H_2O_2, hidroperóxidos lipídicos, quinonas, dissulfetos e peroxinitrito.[90,91] Embora as hipóteses de Harman sobre radicais livres (mencionadas anteriormente) tenham sido estudadas de forma extensa, foi dada relativamente pouca atenção aos mecanismos geradores de moléculas não radicais. Os conceitos foram formalizados na hipótese redox do estresse oxidativo,[56] que prevê quatro postulados para orientar as pesquisas sobre mecanismos detalhados, os meios de detectar o estresse oxidativo e as estratégias de intervenção para evitar ou minimizar esse tipo de estresse. Esses postulados apontam para uma necessidade de incorporar a biologia dos sistemas, as modernas tecnologias ômicas e a bioinformática nas pesquisas nutricionais sobre estresse oxidativo. Esses quatro postulados são os seguintes:

1. Todos os sistemas biológicos contêm elementos redox (p. ex., Cys redox-sensível, Cys, resíduos), que atuam na sinalização celular, no tráfego macromolecular e na regulação fisiológica.
2. A organização e a coordenação da atividade redox desses elementos ocorrem por meio de circuitos redox dependentes de interconexões comuns de controle (p. ex., Trx, GSH).
3. Os elementos redox-sensíveis são espacial e cineticamente isolados, para que os circuitos redox "fechados" possam ser ativados por translocação ou agregação e mecanismos catalíticos.
4. O estresse oxidativo é um desarranjo da função desses circuitos redox, causado por reações específicas com os elementos tióis redox-sensíveis, vias alteradas de transferência de elétrons ou interrupção dos mecanismos de filtragem responsáveis pelo controle do fluxo através dessas vias.

Alvos de oxidantes não radicais

Três grupos funcionais de proteínas sofrem oxidação reversível: o tiol na Cys, o tioéter na Met e o selenol na selenocisteína (Sec). Os estados de oxidação do enxofre na Cys incluem o tiol (-SH), o dissulfeto (-SS-), o sulfenato ($-SO^-$), o sulfinato ($-SO_2^-$) e o sulfonato ($-SO_3^-$). Os radicais tiila (-RS•) gerados na presença de radicais centrados no oxigênio,[92] bem como outras espécies reativas de enxofre,[93] também podem ser considerados como espécies tóxicas no estresse oxidativo; essas espécies, no entanto, reagem rapidamente para formar os dissulfetos.[94] Os sulfenatos são relativamente instáveis e convertidos em dissulfetos na presença de tióis; além disso, os sulfenatos encontram-se estabilizados em algumas estruturas proteicas sob a forma de sulfenamidas.[95,96] Estados de oxidação mais elevados, como sulfinatos e sulfonatos, não são tipicamente reversíveis nos sistemas de mamíferos. A sulfirredoxina reduz o sulfinato em Prx[97] e pode ser importante na sinalização redox.[98,99]

A oxidação da Met[100,101] e o aminoácido Sec[102,103] também podem ser significativos em mecanismos toxicológicos. A Met é oxidada em Met sulfóxido nos processos de estresse oxidativo e envelhecimento.[101,104] A fumaça de cigarro provoca um aumento na rigidez pulmonar associado à oxidação da Met e à perda de função do inibidor da alfa-1-antitripsina.[105] Aparentemente, a perda desse inibidor de elastase resulta em dano a estruturas pulmonares e contribui para a doença pulmonar obstrutiva. Dois tipos de Met sulfóxido redutases são importantes na proteção contra *S*- e *R*-sulfóxidos distintos na Met.[100,106,107] Essas redutases dependem das Trx[107] e também são associadas à longevidade.[108-111] Esse tipo de oxidação estudado com menor frequência não só envolve os resíduos Met e Sec, mas também é de importância nutricional por causa da disponibilidade variável desses resíduos de aminoácidos. O selenol da Sec é crucial para as funções catalíticas das Trx redutases e das GSH peroxidases dependentes de selênio,[102,103] enzimas que estão presentes em posições-chaves nas vias da Trx e da GSH, e protegem contra estresse oxidativo por moléculas não radicais.

Compartimentalização redox subcelular

Foram desenvolvidos métodos para permitir o estudo do estresse oxidativo dentro de compartimentos subcelulares específicos.[79,112] As células de mamíferos contêm cerca de 214 mil resíduos de Cys codificados no genoma; todavia, as abordagens bioquímicas do sistema redox estão começando a fornecer uma compreensão sobre a organização estrutural da rede dos processos redox.[6,113,114] Essas pesquisas revelaram que o estresse oxidativo não é uniforme no interior das células, mas sim que a seletividade afeta vias específicas nos compartimentos. Os compartimentos extracelulares do plasma e do espaço intersticial costumam ser mais oxidados do que os compartimentos celulares,[79] têm menos sistemas antioxidantes e são vulneráveis a oxidantes. Os alvéolos pulmonares, a mucosa bucal e o lúmen intestinal são abastecidos pelo antioxidante tiol, a GSH, e possuem enzimas protetoras associadas à camada de revestimento da mucosa. Embora haja alguns indícios disponíveis quanto à proteção direta conferida pela GSH e pelos seus precursores fornecidos na dieta e por via oral, nenhum estudo rigorosamente projetado estabeleceu a eficácia de recursos nutricionais para manter esses *pools* teciduais.

Dentro das células, diferentes sistemas redox atuam nas organelas. O retículo endoplasmático (ER) e a via secretora utilizam a PDI e um sistema de oxidase (EROS) para oxidar as proteínas durante o processamento para secreção.[115] O desarranjo dessa via oxidativa ativa a morte celular por meio de um mecanismo de estresse do ER.[115,116] Os núcleos e as mitocôndrias são mais reduzidos,[79] mas cada um deles tem proteínas redox-sensíveis específicas. As mitocôndrias possuem uma Trx-2 exclusiva e a glutarredoxina-2 (Grx-2), enquanto a Trx-1 e a glutarredoxina-1 são encontradas no citoplasma. A Trx-1 é translocada para o interior dos núcleos durante o estresse oxidativo,[117] mas os núcleos também contêm Grx-2, pelo menos quando superexpresso nas células.[113]

Evidências crescentes indicam que a maioria dos agentes causadores de estresse oxidativo gera esse tipo de estresse, promovendo um desarranjo nas vias específicas de controle redox, associadas a organelas específicas. Pouquíssimas pesquisas relacionadas com a nutrição têm se concentrado nessas funções específicas aos compartimentos, embora algumas evidências *in vitro* indiquem que o compartimento nuclear seja relativamente resistente à oxidação em comparação aos compartimentos citoplasmáticos e mitocondriais.

Desarranjo dos circuitos redox

Os pontos-chaves do estresse oxidativo, de acordo com a hipótese redox, incluem a função alterada dos circuitos redox causada pela reação específica com elementos tióis redox-sensíveis.[118] Isso difere dos conceitos prévios de dano macromolecular no estresse oxidativo, abrangendo a adaptabilidade de um organismo sem toxicidade evidente. Por exemplo, os tióis com sensor de redox podem reger a adaptabilidade em casos de desnutrição ou inanição. A modificação desses tióis não teria nenhum efeito sem o desafio, mas poderia resultar em falha da resposta adaptativa quando expostos ao desafio. Nos sistemas controlados por circuitos redox, os antioxidantes ou outras substâncias químicas que criam novas vias para a transferência de elétrons podem culminar em uma falha da via, resultante da criação de circuitos curtos. Além disso, é provável que os circuitos de regulação de baixo fluxo controlem os sistemas de alto fluxo, tais como as vias produtoras de energia sob a forma de ATP.[3] Portanto, as exposições que provocam um desarranjo nessas vias de baixo fluxo podem contribuir indiretamente para muitos processos patológicos. Os métodos proteômicos redox baseados na espectrometria de massa representam um meio sistemático de avaliar a dependência dos circuitos redox de proteínas. Com os métodos disponíveis atualmente, é possível medir a porcentagem de oxidação dos resíduos específicos de Cys em centenas de proteínas,[114] permitindo com isso estudos detalhados dos efeitos nutricionais exercidos sobre esses sistemas subcelulares críticos.[118]

Perspectivas sobre a nutrição e defesas contra o estresse oxidativo

Atualmente, os conceitos de estresse oxidativo estão em fase de revisão, desde a definição prévia estabelecida como um desequilíbrio de pró-oxidantes e antioxidantes indutor de dano macromolecular até aquela que também inclui o estresse oxidativo como um desarranjo dos processos vitais de sinalização e controle redox dentro dos sistemas biológicos.[1,5,118] Na área de saúde humana, os dados acumulados sugerem que a última definição seja mais relevante para os casos de doença crônica, enquanto a primeira provavelmente seja importante sob algumas condições agudas. Contudo, é necessária a aplicação de esforços futuros voltados ao desenvolvimento de estratégias para a identificação oportuna dos processos que geram os radicais livres e contribuem para a ocorrência de doenças sob condições reais, possibilitando a instituição de intervenções rigorosas, a fim de minimizar o dano e facilitar a recuperação. Uma questão crucial está no fato de que sistemas complexos, como seres humanos que consomem dietas complexas, respondem aos desafios com adaptação para manter a função. Como é possível a ocorrência de condições patológicas subclínicas sem sinais evidentes, há necessidade de esforços para se estudar as variações controladas na nutrição de forma sistemática, a fim de determinar os efeitos subclínicos sobre os circuitos redox, para que estratégias antioxidantes aperfeiçoadas possam ser desenvolvidas. Embora tais abordagens possam apenas confirmar os princípios nutricionais atuais para indivíduos saudáveis, elas fornecerão um conhecimento que pode levar a melhorias terapêuticas para a correção de controle redox aberrante durante estados de doença.

Referências bibliográficas

1. Sies H, Jones DP. Oxidative stress. In: Fink G, ed. Encyclopedia of Stress. 2nd ed. New York: Academic Press, 2007:45–8.
2. Murphy MP, Smith RA. Annu Rev Pharmacol Toxicol 2007;47:629–56.
3. Jones DP. Chem Biol Interact 2006;163:38–53.
4. Jones DP. Rejuvenation Res 2006;9:169–81.
5. Jones DP. Antioxid Redox Signal 2006;8:1865–79.
6. Kemp M, Go YM, Jones DP. Free Radic Biol Med 2008;44:921–37.
7. Jones DP. J Intern Med 2010;268:432–48.
8. Jones DP, Go YM, Anderson CL et al. FASEB J 2004;18:1246–8.
9. Anonymous. N Engl J Med 1994;330:1029–35.
10. Anonymous. Lancet 1999;354:447–55.
11. Age-Related Eye Disease Study Research Group. Arch Ophthalmol 2001;119:1417–36.
12. de Gaetano G. Lancet 2001;357:89–95.
13. Hennekens CH, Buring JE, Manson JE et al. N Engl J Med 1996; 334:1145–9.
14. Lonn E, Bosch J, Yusuf S et al. JAMA 2005;293:1338–47.
15. Yusuf S, Dagenais G, Pogue J et al. N Engl J Med 2000;342:154–60.
16. Zureik M, Galan P, Bertrais S et al. Arterioscler Thromb Vasc Biol 2004;24:1485–91.
17. Orrenius S. Toxicol Lett 2004;149:19–23.
18. Morrow JD, Roberts LJ 2nd. Methods Enzymol 1999;300:3–12.
19. Levine RL, Garland D, Oliver CN et al. Methods Enzymol 1990;186:464–78.
20. Wallace DC. Science 1999;283:1482–8.
21. Bammler T, Beyer RP, Bhattacharya S et al. Nat Methods 2005;2:351–6.

22. Kagan VE, Borisenko GG, Tyurina YY et al. Free Radic Biol Med 2004;37:1963–85.
23. Go YM, Park H, Koval M et al. Free Radic Biol Med 2010;48:275–83.
24. Deo RC, Hunter L, Lewis GD et al. PLoS Comput Biol 2010; 6:e1000692.
25. Hiller K, Metallo CM, Kelleher JK et al. Anal Chem 2010;82:6621–8.
26. Rosenthal JM, Kim J, de Monasterio F et al. Invest Ophthalmol Vis Sci 2006;47:5227–33.
27. Hideg E, Vass I. Plant Science 1996;115:251–60.
28. Jurkiewicz BA, Buettner GR. Photochem Photobiol 1996;64:918–22.
29. Bernhard WA. Radical reaction pathways initiated by direct energy deposition in DNA by ionizing radiation. In: Greenberg MM, ed. Radical and Radical Ion Reactivity in Nucleic Acid Chemistry. New York: Wiley, 2009:41–68.
30. Jackson SP, Bartek J. Nature 2009;461:1071–8.
31. Kopke R, Bielefeld E, Liu J et al. Acta Otolaryngol 2005;125:235–43.
32. Suhr D, Brummer F, Hulser DF. Ultrasound Med Biol 1991;17:761–8.
33. Li B, Ahmed F, Bernstein PS. Arch Biochem Biophys 2010;504:56–60.
34. Heinrich U, Neukam K, Tronnier H et al. J Nutr 2006;136:1565–9.
35. Ruidavets JB, Cournot M, Cassadou S et al. Circulation 2005; 111:563–9.
36. Seinfeld JH, Pandis SN. Atmospheric Chemistry and Physics: From Air Pollution to Climate Change. 2nd ed. New York: John Wiley & Sons, 2006.
37. Becana M, Moran JF, Iturbe-Ormaetxe I. Plant Soil 1998;201:137–47.
38. Das P, Samantaray S, Rout GR. Environ Pollut 1997;98:29–36.
39. Klaassen CD, Liu J, Choudhuri S. Annu Rev Pharmacol Toxicol 1999;39:267–94.
40. Ragunathan N, Dairou J, Sanfins E et al. Environ Health Perspect 2010;118:1685–91.
41. Tafazoli S, Spehar DD, O'Brien PJ. Drug Metab Rev 2005;37: 311–25.
42. Araujo JA, Barajas B, Kleinman M et al. Circ Res 2008;102:589–96.
43. Siddique HR, Gupta SC, Mitra K et al. J Appl Toxicol 2008;28:734–48.
44. Ames BN. Science 1983;221:1256–64.
45. Wakabayashi T, Asano M, Kurono C. Acta Pathol Jpn 1975;25:15–37.
46. Lewis W, Gonzalez B, Chomyn A et al. J Clin Invest 1992;89:1354–60.
47. Wallace KB. Cardiovasc Toxicol 2007;7:101–7.
48. Shults CW, Oakes D, Kieburtz K et al. Arch Neurol 2002;59:1541–50.
49. Arner ES, Holmgren A. Eur J Biochem 2000;267:6102–9.
50. Holmgren A. J Biol Chem 1989;264:13963–6.
51. Las G, Shirihai OS. Diabetes Obes Metab 2010;12(Suppl 2):15–9.
52. Chan DC. Cell 2006;125:1241–52.
53. Weiss SJ, Klein R, Slivka A et al. J Clin Invest 1982;70:598–607.
54. Xia Y, Roman LJ, Masters BS et al. J Biol Chem 1998;273:22635–9.
55. Kappus H, Sies H. Experientia 1981;37:1233–41.
56. Jones DP. Am J Physiol Cell Physiol 2008;295:C849–68.
57. Lash LH. Chem Biol Interact 2006;163:54–67.
58. Linsdell P, Hanrahan JW. Am J Physiol 1998;275:C323–6.
59. Banhegyi G, Lusini L, Puskas F et al. J Biol Chem 1999;274:12213–6.
60. Pompella A, Corti A, Paolicchi A et al. Curr Opin Pharmacol 2007;7:360–6.
61. Samiec PS, Dahm LJ, Jones DP. Toxicol Sci 2000;54:52–9.
62. Jones DP, Coates RJ, Flagg EW et al. Nutr Cancer 1992;17:57–75.
63. Sies H, Graf P. Biochem J 1985;226:545–9.
64. Aw TY, Williams MW. Am J Physiol 1992;263:G665–72.
65. Aw TY, Williams MW, Gray L. Am J Physiol 1992;262:G99–106.
66. Staab CA, Alander J, Brandt M et al. Biochem J 2008;413:493–504.
67. Ahmed U, Dobler D, Larkin SJ et al. Ann N Y Acad Sci 2008;1126: 262–4.
68. Lillig CH, Holmgren A. Antioxid Redox Signal 2007;9:25–47.
69. Lofgren S, Fernando MR, Xing KY et al. Invest Ophthalmol Vis Sci 2008;49:4497–505.
70. Fratelli M, Demol H, Puype M et al. Proc Natl Acad Sci U S A 2002;99:3505–10.
71. Klatt P, Lamas S. Eur J Biochem 2000;267:4928–44.
72. Nishiyama A, Matsui M, Iwata S et al. J Biol Chem 1999;274: 21645–50.
73. Rhee SG, Yang KS, Kang SW et al. Antioxid Redox Signal 2005; 7:619–26.
74. Griendling KK. Antioxid Redox Signal 2006;8:1443–5.
75. Lambeth JD. Nat Rev Immunol 2004;4:181–9.
76. Fridovich I. J Biol Chem 1970;245:4053–7.
77. Chance B, Sies H, Boveris A. Physiol Rev 1979;59:527–605.
78. Jones DP, Eklow L, Thor H et al. Arch Biochem Biophys 1981; 210:505–16.
79. Go YM, Jones DP. Biochim Biophys Acta 2008;1780:1273–90.
80. Wolf G. J Nutr 2005;135:363–6.
81. Mills GC. J Biol Chem 1957;229:189–97.
82. Rotruck JT, Pope AL, Ganther HE et al. Science 1973;179:588–90.
83. Recknagel RO, Ghoshal AK. Nature 1966;210:1162–3.
84. Recknagel RO, Ghoshal AK. Lab Invest 1966;15:132–48.
85. Harman D. J Gerontol 1956;11:298–300.
86. Fridovich I. J Biol Chem 1997;272:18515–7.
87. McCord JM, Fridovich I. J Biol Chem 1969;244:6049–55.
88. Tribble DL, Aw TY, Jones DP. Hepatology 1987;7:377–86.
89. Morrow JD, Roberts LJ 2nd. Methods Mol Biol 2002;186:57–66.
90. Thomas DD, Liu X, Kantrow SP et al. Proc Natl Acad Sci U S A 2001;98:355–60.
91. Thomas DD, Ridnour LA, Espey MG et al. J Biol Chem 2006; 281:25984–93.
92. Winterbourn CC, Metodiewa D. Arch Biochem Biophys 1994; 314:284–90.
93. Giles GI, Tasker KM, Jacob C. Free Radic Biol Med 2001;31:1279–83.
94. Starke DW, Chock PB, Mieyal JJ. J Biol Chem 2003;278:14607–13.
95. Salmeen A, Andersen JN, Myers MP et al. Nature 2003;423:769–73.
96. van Montfort RL, Congreve M, Tisi D et al. Nature 2003;423:773–7.
97. Biteau B, Labarre J, Toledano MB. Nature 2003;425:980–4.
98. Woo HA, Chae HZ, Hwang SC et al. Science 2003;300:653–6.
99. Woo HA, Kang SW, Kim HK et al. J Biol Chem 2003;278:47361–4.
100. Kim HY, Gladyshev VN. Mol Biol Cell 2004;15:1055–64.
101. Stadtman ER, Van Remmen H, Richardson A et al. Biochim Biophys Acta 2005;1703:135–40.
102. Gladyshev VN, Hatfield DL. J Biomed Sci 1999;6:151–60.
103. Kryukov GV, Castellano S, Novoselov SV et al. Science 2003; 300:1439–43.
104. Stadtman ER, Levine RL. Amino Acids 2003;25:207–18.
105. Carp H, Miller F, Hoidal JR et al. Proc Natl Acad Sci U S A 1982; 79:2041–5.
106. Hansel A, Kuschel L, Hehl S et al. FASEB J 2002;16:911–3.
107. Weissbach H, Etienne F, Hoshi T et al. Arch Biochem Biophys 2002;397:172–8.
108. Miller RA, Buehner G, Chang Y et al. Aging Cell 2005;4:119–25.
109. Moskovitz J, Bar-Noy S, Williams WM et al. Proc Natl Acad Sci U S A 2001;98:12920–5.
110. Richie JP Jr, Leutzinger Y, Parthasarathy S et al. FASEB J 1994; 8:1302–7.
111. Sanz A, Caro P, Ayala V et al. FASEB J 2006;20:1064–73.
112. Hansen JM, Go YM, Jones DP. Annu Rev Pharmacol Toxicol 2006; 46:215–34.
113. Gallogly MM, Starke DW, Mieyal JJ. Antioxid Redox Signal 2009; 11:1059–81.
114. Jones DP, Go YM. Curr Opin Chem Biol 2010;15:1–10.
115. Cenci S, Sitia R. FEBS Lett 2007;581:3652–7.
116. Todd DJ, Lee AH, Glimcher LH. Nat Rev Immunol 2008;8:663–74.
117. Go YM, Jones DP. Antioxid Redox Signal 2010;13:489–509.
118. Jones DP. Environmental toxicology: oxidative stress. In: Meyers RA, ed. Encyclopedia of Sustainability Science and Technology. New York: Springer Science1Business Media, 2012.

Sugestões de leitura

Go YM, Jones DP. Redox compartmentalization in eukaryotic cells. Biochim Biophys Acta 2008;1780:1273–90.

Jones DP. Radical-free biology of oxidative stress. Am J Physiol Cell Physiol 2008;295:C849–68.

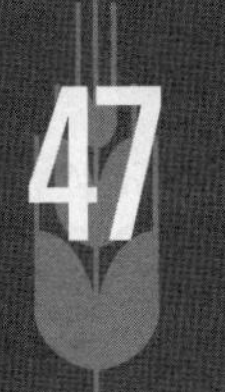

47 Mecanismos sensores de nutrientes*

Douglas G. Burrin e Teresa A. Davis

A expressão *detecção de nutriente* emergiu para descrever os mecanismos moleculares pelos quais os nutrientes e seus metabólitos interagem com vários receptores de superfície celular, proteínas de sinalização intracelular e receptores nucleares, e modulam a atividade de uma complexa rede de vias sinalizadoras que regulam o crescimento e a função celular. Os nutrientes também deflagram a liberação de hormônios e neurotransmissores que atuam em células vizinhas ou distantes, por meio de mecanismos parácrinos ou endócrinos, para regular o crescimento e a função celular. Este capítulo discute alguns dos principais mecanismos de detecção de nutrientes em diferentes tecidos do corpo.

*__Abreviaturas:__ **4EBP1**, proteína ligadora do fator 4E de iniciação eucariótica 1; **AGPI-CL**, ácido graxo poli-insaturado de cadeia longa; **AMP**, adenosina monofosfato; **AMPK**, proteína quinase ativada por adenosina monofosfato; **ATF4**, fator ativador de transcrição 4; **ATP**, adenosina trifosfato; **CCK**, colecistoquinina; **ChREBP**, proteína ligadora do elemento carboidrato-responsivo; **EE**, enteroendócrino; **eEF2**, fator de alongamento eucariótico 2; **eIF**, fator de iniciação eucariótica; **GβL**, proteína análoga à proteína G β; **GCN2**, quinase de controle geral não desreprimível 2; **GI**, gastrintestinal; **GLP**, peptídeos glucagon-símile; **GPCR**, receptor acoplado à proteína G; **IGF**, fatores de crescimento insulina-símile; **IRS-1/2**, substrato do receptor de insulina-1/2; **LXR**, receptor hepático X; **met-tRNA$_i$**, RNA de transferência de metionil iniciador; **mTOR**, alvo de rapamicina em mamífero; **mTORC**, alvo do complexo rapamicina em mamífero; **MuRF1**, proteína em dedo de anel músculo-específica 1; **PGC-1α**, coativador-1α do receptor ativado pelo proliferador de peroxissomo-γ; **PI3K**, fosfoinositídeo 3-quinase; **PKB**, proteína quinase B; **PPAR**, receptor ativado pelo proliferador de peroxissomo; **PPRE**, elemento de resposta do proliferador de peroxissomo; **PepT1**, peptídeo transportador 1; **S6K1**, proteína S6 quinase ribossômica de 70 kDa; **SGLT1**, cotransportador de sódio/glicose 1; **SIRT1**, regulador de informação silencioso T1; **SNAT2**, transportador de aminoácido neutro sódio-dependente do sistema A 2; **TSC1/2**, complexo da esclerose tuberosa 1/2; **X5P**, xilulose 5-fosfato.

Detecção de nutrientes pelo intestino

Em seres humanos, como na maioria dos mamíferos, a detecção de nutrientes começa no trato gastrintestinal (GI), inclusive na cavidade oral. Inicia-se nos botões gustativos que revestem a língua e o epitélio palatal. Este processo sensorial vital de saborear os alimentos atua reconhecendo os alimentos que são nutritivos, atribuindo-lhes sabor doce, bem como os compostos ingeridos que podem ser venenosos ou perigosos, dando-lhes sabor amargo (ver também o capítulo sobre nutrição e sensibilidade química). As células e receptores especializados presentes nos botões gustativos mediam as cinco sensações gerais do paladar: doce, azedo, salgado, amargo e temperado (também chamado *umami*).[1,2] Essas sensações são produzidas junto aos botões gustativos por células receptoras de paladar especializadas, que expressam numerosos receptores de superfície capazes de reconhecer diferentes compostos químicos.

As sensações de paladar doce e *umami* são mediadas por uma família de três receptores acoplados à proteína G (GPCR) que atuam como receptores de paladar – chamados T1R1, T1R2 e T1R3 –, os quais formam complexos receptores homo- ou heterodiméricos. As células do paladar (ou células gustativas) que expressam a combinação T1R2 + T1R3 reconhecem açúcares, adoçantes artificiais e alguns D-aminoácidos, gerando paladar doce (Fig. 47.1). As células gustativas expressando a combinação T1R1 + T1R3 reconhecem alguns D-aminoácidos, glutamato e aspartato, e geram o paladar temperado ou *umami*. Outros receptores metabotrópicos são encontrados nas células gustativas e podem mediar uma parte do paladar *umami*.[3-5] A sensação de paladar amargo é mediada por células gustativas específicas que expressam outra família de GPCRs – T2R –, que reconhece um conjunto de estimuladores do paladar amargo, como denatônio e quinina. Estudos mostraram que a sensação do paladar salgado é mediada pelo canal de sódio epitelial expresso nas células gustativas.[6] Por fim, a sensação de sabor azedo é mediada por um membro da família de canais iônicos de potencial de receptor transitório, o PKD2L1, que atua como receptor de ácido nas células gustativas.

A detecção de nutrientes além da cavidade oral do trato GI é realizada por células epiteliais diferenciadas especializadas que percebem a presença de nutrientes no estômago e no lúmen intestinal, durante o seu processamento subsequente à ingestão da refeição. Essas células, chamadas células enteroendócrinas (EE), constituem uma das quatro linhagens celulares distintas derivadas de células-tronco residentes na camada interna do revestimento mucoso, referida como cripta.[7] As células EE atuam como sensores de nutrientes junto à parede da mucosa, que reconhecem carboidratos, triglicerídeos e proteínas no lúmen intestinal. As células EE atuam coordenando o reconhecimento de nutrientes luminais com a ativação de funções fisiológicas, como motilidade, secreção de líquido e fluxo sanguíneo, por meio da secreção de hormônios e neurotransmissores. Mais de 20 tipos diferentes de células EE foram identificados, os quais se diferem quanto à localização intestinal e ao tipo de hormônios secretados.[8] As células EE diferem-se da maioria das outras células epiteliais, como as células parietais ou enterócitos, que são programadas para produzir ácido e enzimas digestivas que digerem os componentes dos alimentos em suas unidades constituintes mais simples, ou seja, os açúcares, ácidos graxos e aminoácidos.

Alguns exemplos de detecção de nutrientes específicos em células EE incluem suas respostas a carboidratos, lipídios e proteínas. A absorção de glicose a partir do intestino se dá via cotransportador de sódio/glicose 1 (SGLT1), expresso principalmente nos enterócitos absortivos. Estudos realizados com animais *in vivo* mostraram que o transportador SGLT1 é positivamente regulado pela presença de glicose e também análogos de glicose não metabolizáveis no lúmen intestinal.[8,9] O mecanismo pelo qual a glicose aumenta a expressão de SGLT1 nos enterócitos aparentemente envolve as células EE, que também expressam os mesmos receptores gustativos (T1R2 + T1R3) presentes nos botões gustativos (ver Fig. 47.1). A glicose também ativa a liberação de hormônios incretina pelas células EE, que estão envolvidos na secreção de insulina e captação periférica de glicose, o peptídeo insulinotrópico dependente de insulina (GIP) e os peptídeos glucagon-símile GLP-1 e GLP-2. A teoria vigente é a de que a ativação glicose-dependente de T1R nas células EE deflagra a liberação de hormônios que eventualmente levam à expressão aumentada de SGLT1 e captação de glicose. Na célula EE, a glicose luminal também pode ativar a liberação de 5-hidroxitriptamina (5-HT) ou serotonina, que regula o esvaziamento gástrico e as secreções pancreática exócrina e intestinal líquida por interação com circuitos neurais aferentes vagais.[8,10]

As células EE também respondem aos lipídios luminais com secreção de colecistoquinina (CCK), que regula várias funções GI fisiológicas e o apetite, por meio da ativação dos nervos vagais.[8] O mecanismo de detecção da célula EE tem sido atribuído à presença de vários GPCRs de sete domínios transmembrana que reconhecem ácidos graxos: GPR120, FFAR1, FFAR2 e FFAR3. Estes receptores celulares são expressos nas células EE, colocalizados com GLP-1 e peptídeo YY (PYY).[11]

Os produtos de hidrólise proteica também ativam a liberação de CCK pelas células EE, com efeitos fisiológicos similares aos dos lipídios.[10] Os peptídeos são captados pela membrana apical do enterócito intestinal pelo peptídeo transportador 1 (PepT1), um cotransportador específico para dipeptídeos e tripeptídeos. Estudos sugerem que os compostos peptidomiméticos específicos para PepT1 induzem liberação de CCK e a esperada inibição da motilidade gástrica. Relatos emergentes indicam que receptores adicionais de detecção de aminoácidos, entre os quais T1R3, receptores de glutamato metabotrópicos 1 a 4, e receptor cálcio-sensível (CaSr), também são expressos nas células EE e em outras células epiteliais no intestino.[12,13] A importância fisiológica destes receptores celulares na detecção de nutrientes requer estudos adicionais.

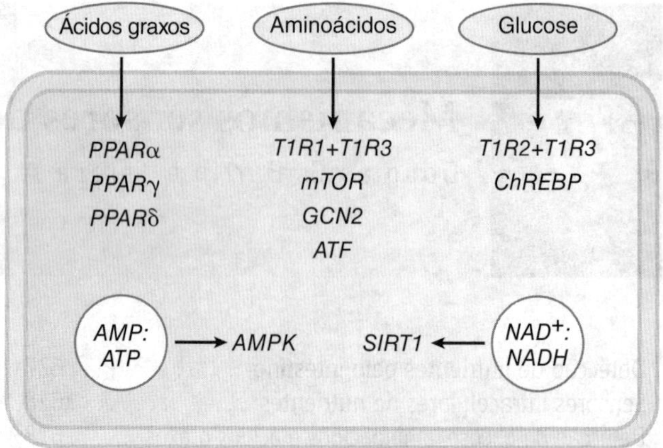

Figura 47.1 Detecção de ácidos graxos, aminoácidos e glicose. A detecção celular dos ácidos graxos envolve a família do receptor ativado pelo proliferador de peroxissomo (PPAR): PPARα, PPARγ e PPARδ. Os aminoácidos são detectados no intestino por T1R1+T1R3 e em vários tecidos por mecanismos ainda desconhecidos, para modular as vias de sinalização intracelular envolvendo o alvo de rapamicina em mamíferos (mTOR), a quinase de controle geral não desreprimível 2 (GNC2) e o fator de ativação da transcrição 4 (ATF4). A glicose é detectada no intestino pelos receptores T1R2+T1R3 (descritos no texto). As concentrações intracelulares aumentadas de glicose aumentam os níveis de proteína ligadora de elemento de resposta a carboidrato (ChREBP). Alterações nas proporções de nicotinamida adenina dinucleotídeo:nicotinamida adenina dinucleotídeo reduzida (NAD^+/NADH) e adenosina monofosfato:adenosina trifosfato (AMP/ATP) são detectadas por moléculas sensoras de energia, o regulador de informação silencioso T1 (SIRT1) e a proteína quinase ativada por adenosina monofosfato (AMPK).

Sensores intracelulares de nutrientes

Detecção de glicose, aminoácidos e ácidos graxos

Depois que os nutrientes são absorvidos a partir do intestino para a circulação sanguínea, são detectados pelas células somáticas por meio de vários mecanismos celulares. Diversos receptores nucleares ou intracelulares são regulados por alterações envolvendo a disponibilidade celular de nutrientes, como glicose, aminoácido e ácidos graxos.

Mecanismos relacionados à proteína ligadora do elemento carboidrato-responsivo e ao receptor hepático X

Um importante mecanismo para detecção de glicose celular envolve o fator de transcrição chamado proteína ligadora do elemento carboidrato-responsivo (ChREBP), que é ativada em resposta a concentrações celulares aumentadas de glicose (ver Fig. 47.1).[14,15] A ChREBP é expressa principalmente não só no fígado como também em outros tecidos glicose-responsivos, como tecido adiposo, encéfalo e pâncreas. Sob condições de jejum com baixa concentração de glicose, a ChREBP localiza-se no citosol em sua forma fosforilada associada à proteína 14-3-3. Entretanto, após a refeição, o influxo celular aumentado de glicose resulta em produção aumentada de xilulose 5-fosfato (X5P) pela via da pentose fosfato. A concentração aumentada de X5P celular leva à ativação da proteína fosfatase 2A, que desfosforila a ChREBP e permite a sua translocação no núcleo. Uma vez no núcleo, a ChREBP interage com um parceiro de ligação, a proteína X Max-símile, que então se liga ao elemento carboidrato-responsivo de múltiplos genes-alvo, aumentando, assim, sua transcrição. Muitos dos genes-alvo ativados pela ChREBP são enzimas envolvidas na lipogênese e no metabolismo da glicose. Outro fator de transcrição descrito como ligante de glicose é o receptor hepático X (LXR) nuclear, cujos ligantes primários são oxiesteróis como o colesterol.[16] A ativação ligante-mediada de LXR pelos oxiesteróis induz heterodimerização com o receptor retinoide X e ligação de sequências promotoras no gene-alvo, processos que levam à ativação de lipogênese no fígado e no tecido adiposo. A importância relativa de ChREBP, em comparação ao LXR, na detecção de glicose ainda é indeterminada.[17]

Mecanismos relacionados ao fator ativador de transcrição 4

Um mecanismo celular essencial à detecção de aminoácidos, sobretudo em condições de desequilíbrio ou deficiência de aminoácido, envolve a estimulação do fator ativador de transcrição 4 (ATF4) (ver Fig. 47.1).[18] Em condições de deprivação de alimentos ou restrição de proteínas na dieta, o nível de RNA de transferência (tRNA) ativado ou carregado ligado a aminoácidos diminui. Isso resulta em aumento da concentração de tRNAs sem carga, os quais se ligam à quinase de controle geral não desreprimível 2 (GCN2) e, por sua vez, aumentam a fosforilação do fator de iniciação eucariótica 2α (eIF2α) (Fig. 47.2). A forma fosforilada de eIF2α suprime a síntese proteica geral ao inibir o fator iniciador de tradução eIF2B, que é essencial para a montagem ribossômica. Paradoxicamente, as condições limitadoras de aminoácidos alteram o processamento ribossômico e resultam em aumento da tradução de ATF4 que, então, se liga a uma região promotora conservada presente em muitos genes envolvidos no transporte de aminoácidos (transportador de aminoácido catiônico [CAT-1] e transportador de aminoácido neutro sódio-dependente do sistema A [SNAT2]), metabolismo (asparagina sintetase [ASNS]) e morte celular (proteína homóloga de C/EBP [CHOP] e homólogo de *tribbles* 3 [TRB3]). A via de sinalização de ATF4 detecta o estresse de aminoácido e atua equilibrando a via do alvo de rapamicina em mamífero (mTOR) (discutida adiante), que responde à suficiência de aminoácidos para promover anabolismo e crescimento celular.

Mecanismos relacionados com o receptor ativado pelo proliferador de peroxissomo

Uma classe importante de receptores nucleares que atuam na sensibilidade celular aos ácidos graxos é a família do receptor ativado pelo proliferador de peroxissomo (PPAR), incluindo PPARα, PPARγ e PPARδ (ver Fig. 47.1).[19-22] Os produtos lipídicos e ácidos graxos exercem papel decisivo no controle metabólico, sendo que os membros da família PPAR têm emergido como reguladores transcricionais centrais do metabolismo de lipídios e carboidratos. Os ácidos graxos de cadeia longa insaturados e saturados, bem como seus derivados eicosanoides, são ativadores naturais desta subclasse de receptores nucleares. Entretanto, o impacto relativo das fontes dietéticas, em comparação à produção endógena de ligantes, sobre a ativação de PPAR, está precariamente caracterizado. Os pesquisadores acreditam que muitas enzimas celulares modificadoras de lipídio estão envolvidas, de modo que as ciclo-oxigenases (COX), lipoxigenases (LO), epoxigenases/enzimas citocromo P-450 e lipases usam ácidos graxos, triglicerídeos ou fosfolipídios como substratos para geração de ligantes endógenos de PPAR.

No nível celular, considera-se que as ações destes ácidos graxos bioativos sejam mediadas por sua captação celular pela proteína ligadora de ácido graxo, que atua como chaperona, facilitando a ligação molecular e a ativação de receptores nucleares. A família PPAR traduz estes sinais lipídicos em respostas, as quais controlam a homeostasia energética e a função celular. Quando ativadas por um ligante, como os ácidos graxos poli-insaturados de cadeia longa (AGPI-CL), as proteínas PPAR se heterodimerizam com o receptor retinoide X e se ligam a um elemento da sequência de DNA específico chamado elemento de resposta do proliferador de peroxissomo (PPRE) em genes-alvo. A ativação do PPRE intensifica a transcrição de vários genes-alvo que controlam o metabolismo de lipídios e glicose, bem como a inflamação. O gene PPARα é altamente expresso nos tecidos com catabolismo ativo de ácidos graxos, como fígado, coração, rim, tecido adiposo marrom, músculo e intestino delgado. O PPARα exerce papel dominante no catabolismo de ácidos graxos e na síntese de corpos cetônicos no fígado, via estimulação de enzimas oxidativas mitocondriais e peroxissomais.

Um importante mecanismo pelo qual os AGPI-CL, especificamente as formas n-3 (ácido doco-hexaenoico e ácido eicosapentaenoico), afetam a função metabólica é modulando a expressão dos genes envolvidos no metabolismo de gorduras e glicose. Os efeitos benéficos para a saúde promovidos pelo óleo de peixe parecem ser mediados por estes AGPI-CL n-3 bioativos. Os AGPI-CL n-3 atuam suprimindo a transcrição de genes codificadores dos fatores de transcrição (p. ex., proteína ligadora do elemento regulador de esterol [SREBP-1] e ChREBP) e enzimas lipogênicas específicas, além de induzirem a expressão de genes codificadores de enzimas envolvidas na oxidação de ácidos graxos peroxissomais e microssomais. A indução transcricional de genes PPARα-responsivos promove captação intracelular hepática de ácidos graxos, conversão de ácidos graxos em seus derivados de acil-coenzima A e canalização no sentido da oxidação mitocondrial/peroxissomal.

Em contraste ao PPARα, um efeito dominante do PPARγ é controlar o armazenamento de ácidos graxos e o metabolismo da glicose (ver Fig. 47.1).[23,24] O PPAR-γ é um fator de transcrição central na diferenciação e sobrevida do tecido adiposo, bem como na manutenção de funções adipócito-

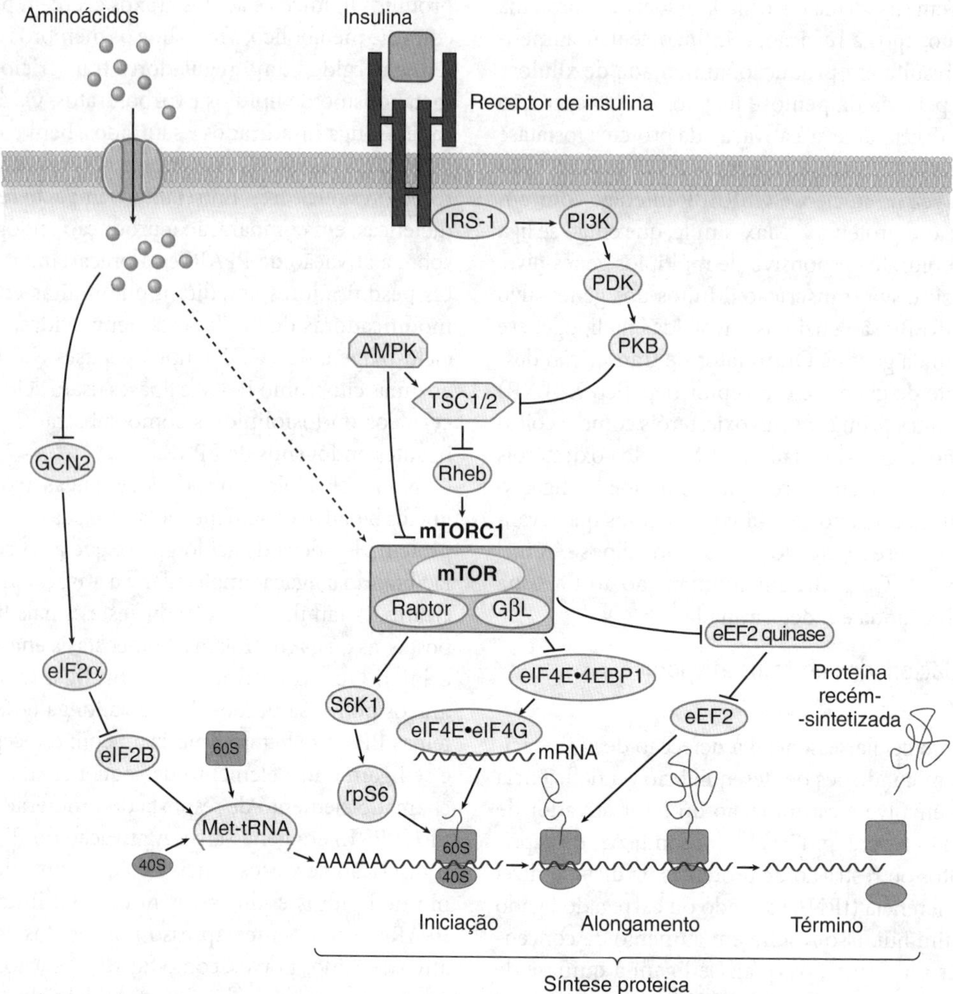

Figura 47.2 Detecção de nutrientes pelo alvo de rapamicina em mamífero (mTOR). A insulina (ou o fator de crescimento insulina-símile [IGF]) ativa o receptor de insulina (ou IGF-I) e o substrato do receptor de insulina-1 (IRS-1), seguida de ativação da fosfoinositídeo-3 quinase (PI3K), quinase dependente de fosfoinositídeo (PDK) e proteína quinase B (PKB). A ativação de PKB inativa o complexo de esclerose tuberosa 1 e 2 (TSC1/2), induzindo a ativação do homólogo ras enriquecido no encéfalo (Rheb) e do alvo de rapamicina em mamíferos (mTOR). A ativação de proteína quinase ativada por adenosina monofosfato (AMPK) intensifica a ativação de TSC1/2 e diminui a ativação de mTOR. Ambos, aminoácidos e insulina, ativam mTOR que, por sua vez, existe na forma de complexo (mTORC1) com raptor e proteína análoga à proteína Gβ (GβL). O mTOR ativado fosforila a proteína quinase ribossômica S6 (S6K1) e a proteína ligadora do fator de iniciação eucariótico 4E (eIF4E)-1 (4EBP1). A fosforilação de S6K1 ativa a subunidade ribossômica S6 (rpS6). A 4EBP1 fosforilada libera eIF4E de um complexo inativo com 4EBP1 e, assim, permite a formação de complexo eIF4E-eIF4G ativo, que medeia a ligação de mRNA ao ribossomo. A ligação do iniciador metionil-tRNA (met-tRNA$_i$) à subunidade ribossômica 40S para formar o complexo de pré-iniciação 43S é mediada por eIF2B, que pode ser inibido pela fosforilação da subunidade α de eIF2 em resposta à detecção de deprivação de aminoácido pela quinase de controle geral não desreprimível 2 (GCN2). O fator de alongamento eucariótico 2 (eEF2) é regulado pela eEF2 quinase.

-específicas, como o armazenamento de lipídios no tecido adiposo branco. Além disso, o PPARγ está envolvido no metabolismo da glicose, por meio da melhora da sensibilidade à insulina e, portanto, representa um elo molecular entre o metabolismo lipídico e o metabolismo de carboidratos. A extensão em que os ácidos graxos ligantes da dieta e endógenos ativam o PPARγ é pouco conhecida. Grande parte do que se sabe sobre este papel do PPARγ é baseado em estudos que usaram fármacos sintéticos antidiabetes, tiazolidinedionas, como a rosiglitazona, que são ligantes agonistas de alta afinidade pelo PPARγ.

Um poderoso coativador de PPARγ é o coativador-1α (PGC-1α), que é altamente expresso no tecido adiposo marrom e serve para aumentar a expressão da biogênese mitocondrial, termogênese e respiração celular aumentada. O PGC-1α também é regulado por cascatas de proteína quinase, como a proteína quinase monofosfato-ativada (AMPK) e a proteína quinase B (PKB)/Akt, seja para intensificar o metabolismo oxidativo na gordura marrom ou para suprimir a produção hepática de glicose. Um membro mais recente da família PPAR é o PPARδa, que é expresso em vários tecidos, incluindo músculo esquelético, tecido adiposo e coração.[22] A ativação do PPARδ estimula o catabolismo de ácidos graxos e o metabolismo peroxissomal, além de levar à diminuição das reservas de triglicérides, melhora do desempenho de resistência e melhora da função cardíaca. A ativação do receptor de PPARδa no fígado também suprime o débito hepático de glicose e contribui para melhorar a homeostasia da glicose.

Vias de sinalização de nutrientes

Detecção de nutrientes pelo alvo de rapamicina em mamíferos

A ingestão de alimentos estimula a síntese de proteínas teciduais e, na musculatura esquelética, esta resposta é mais profunda em indivíduos jovens apresentando crescimento rápido.[25-28] A estimulação da síntese proteica após a refeição é deflagrada pela elevação pós-prandial da concentração de aminoácidos, em particular do aminoácido de cadeia ramificada leucina,[29-31] bem como do hormônio insulina, que é secretado pelo pâncreas, em grande parte em resposta à elevação dos níveis de glicose circulante.[32] Apesar do notável avanço do conhecimento acerca da via de sinalização intracelular pela qual a insulina regula a síntese proteica, os mecanismos pelos quais os aminoácidos são detectados e modulam a síntese proteica não são tão bem compreendidos. Os pesquisadores têm aceitado amplamente,[33] porém, que os aminoácidos e a insulina induzem sua ação anabólica para estimular a síntese proteica ativando vias de sinalização independentes que convergem na proteína quinase mTOR. De fato, o mTOR exerce papel central na detecção da disponibilidade de nutrientes, como aminoácidos, e na integração desta informação a outros sinais gerados a partir da insulina e dos fatores de crescimento insulina-símiles (IGF), bem como do estresse celular, para regular processos celulares como metabolismo, expressão genética e síntese de proteínas, por exemplo.[34]

O estado nutricional de uma pessoa é monitorado de maneira coordenada, tanto no nível sistêmico como no celular, pelo mTOR.[35,36] A detecção sistêmica de nutrientes envolve a via de sinalização da insulina/IGF. A ligação da insulina ou IGF aos receptores de superfície celular induz autofosforilação dos receptores em seus resíduos de tirosina, seguida de ativação da atividade tirosina quinase dos receptores (ver Fig. 47.2).[37,38] A ligação do receptor insulina/IGF leva ao recrutamento e à ativação das proteínas substrato do receptor de insulina 1/2 (IRS-1/2).[39] As proteínas IRS-1/2 atuam como proteínas ancoradoras que transmitem sinais de hormônio e fator de crescimento para diversas moléculas sinalizadoras, entre as quais a fosfoinositídeo 3-quinase (PI3K) e a quinase fosfoinositídeo-dependente 1 (PDK-1). Sua ativação deflagra vias de sinalização subsequentes que levam a várias respostas biológicas estimuladas por insulina/IGF, inclusive a síntese proteica. A ativação de PI3K resulta em fosforilação e ativação de PKB, que, por sua vez, fosforila e inativa um inibidor do crescimento celular chamado complexo de esclerose tuberosa 1 e 2 (TSC1/2). A inibição da função do complexo TSC1/2 resulta em ativação do ras homólogo enriquecido no encéfalo (Rheb), seguida da ativação de mTOR.[40-42]

O mTOR é composto por dois complexos regulados de modo independente: complexo mTOR 1 (mTORC1) (ver Fig. 47.2) e complexo mTOR 2 (mTORC2).[43] O mTORC1 consiste em mTOR, raptor e proteína análoga à proteína G β (GβL), enquanto o mTORC2 é composto por mTOR, raptor e GβL. O mTORC1 é regulado por insulina e IGF, bem como por aminoácidos, enquanto o mTORC2 não parece ser ativado pelas elevações dos níveis de nutrientes.

A detecção celular de aminoácidos é mediada pelo mTORC1. Diferentemente da insulina e do IGF, que têm receptores distintos para iniciar seus sinais, a natureza biológica da detecção de aminoácidos é desconhecida e constitui uma área de intensa pesquisa. Não se sabe se as células de mamíferos têm sensores de aminoácidos que iniciam a sinalização junto à membrana plasmática e levam à ativação do mTOR, ou se alterações ocorridas no *pool* intracelular de aminoácidos modulam a sinalização de mTOR.[44] Abordagens genéticas e bioquímicas têm sido empregadas para elucidar o papel dos transportadores de aminoácido na regulação da ativação de mTORC1. Alguns transportadores de aminoácidos têm sido implicados, incluindo: SNAT2, que media o transporte de glutamina; transportador de aminoácidos do sistema L 1 (LAT1), que media o transporte de leucina e outros aminoácidos neutros; e o transportador de aminoácidos assistido por próton (PAT), que facilita o transporte de aminoácidos simples, como a glicina.[45-48] Potenciais reguladores positivos de mTORC1, que podem estar envolvidos na detecção intracelular de aminoácidos, incluindo a proteína de triagem vacuolar (Vps34) e as Rag guanosina trifosfatases, também têm sido identificados usando-se sistemas de cultura celular *in vitro* e *in vivo*.[49,50] Estes métodos são limitados, todavia, porque costumam requerer condições inviáveis *in vivo* ou linhagens de células imortais. Seja como for, o consenso geral é o de que os aminoácidos iniciam sua sinalização após PKB e antes de mTOR.[51]

Sinalização de nutriente para tradução

A ativação do mTOR, via sinalização por insulina/IGF ou aminoácidos, estimula a fosforilação da proteína ribossômica (pr) de 70 kDa S6 quinase (S6K1) e da proteína ligadora de eIF4E 1 (4EBP1), que são componentes reguladores importantes da tradução do mRNA (ver Fig. 47.2).[51] A tradução do mRNA em proteína consiste em três estágios distintos: (a) iniciação, em que o tRNA iniciador e o mRNA se ligam à subunidade ribossômica; (b) alongamento, em que os aminoácidos ligados ao tRNA são incorporados à cadeia peptídica em crescimento; e (c) terminação, que resulta na liberação da proteína completa a partir do ribossomo.[27,52] O mTOR controla vários componentes envolvidos nos estágios de iniciação e alongamento da tradução.

A iniciação da tradução envolve duas etapas essenciais: (1) ligação do metionil-tRNA iniciador (met-$tRNA_i$) à subunidade ribossômica 40S para formação do complexo de pré-iniciação 43S; e (2) ligação do mRNA ao complexo de pré-iniciação 43S.[33,53,54] A ligação do iniciador met-$tRNA_i$ subunidade ribosômica 40S é mediada por eIF2 (ver Fig. 47.2). A fosforilação da subunidade α de eIF2 diminui a atividade de eIF2B e, assim, a ligação de met-$tRNA_i$ ao ribossomo. A atividade de eIF2B pode ser diminuída pela inanição e depleção de aminoácidos.

A ligação do mRNA ao complexo de pré-iniciação 43S é facilitada por um grupo de fatores de iniciação, incluindo eI-

F4E, a proteína que se liga ao mRNA, e eIF4G, uma proteína estrutural que se liga ao eIF4E e ao complexo de pré-iniciação 43S (ver Fig. 47.2). O complexo eIF4E-eIF4G, que é altamente regulado por 4EBP1, é essencial à ligação do complexo de pré-iniciação 43S ao mRNA. Quando não fosforilado, 4EBP1 forma um complexo inativo com eIF4E, com consequente inibição da tradução do mRNA. No estado hiperfosforilado, 4EBP1 perde a capacidade de se ligar ao eIF4E e, assim, permite que eIF4E e eIF4G formem um complexo ativo. Insulina e aminoácidos, em particular a leucina, aumentam a atividade de mTOR. Os resultados são a fosforilação aumentada de 4EBP1 e subsequente formação do complexo eIF4E-eIF4G.

A seleção de mRNAs para tradução envolve modulação da atividade de S6K1 (ver Fig. 47.2). Seu alvo, rpS6, está associado à regulação da tradução de um subgrupo de mRNAs codificadores de proteínas envolvidas na maquinaria de síntese proteica, como as proteínas ribossômicas. Os aminoácidos, em particular a leucina, e a insulina induzem fosforilação e, portanto, ativação de S6K1, aumentando a atividade de mTOR.

Durante o processo de alongamento, o fator de alongamento eucariótico 2 (eEF2) media a translocação do ribossomo em relação ao mRNA após a adição de cada aminoácido à cadeia nascente (ver Fig. 47.2). A atividade de eEF2 é regulada pela eEF2 quinase. Embora a insulina e os aminoácidos possam regular a ativação de eEF2 de modo mTORC1-dependente, o processo de alongamento não é limitante para a síntese proteica sob condições fisiológicas normais.

Sinalização de nutriente para degradação proteica

A depleção de nutrientes estimula a autofagia, um processo pelo qual os constituintes citoplasmáticos são englobados por vesículas e degradados nos lisossomos em aminoácidos e outras moléculas, para fornecimento de nutrientes à célula.[35,55,56] O mTOR atua como principal regulador do crescimento celular *versus* autofagia. A ativação de mTORC1, em resposta à estimulação por nutrientes como aminoácidos ou insulina/IGF, inibe a autofagia. A estimulação de degradação proteica em resposta à deprivação de nutrientes também envolve a via do proteassomo ubiquitina. A medida mais comum da ativação desta via é a expressão aumentada de atrogina-1 e proteína em dedo de anel músculo-específica 1 (MuRF1). A transcrição de atrogina-1 e MuRF1 pode ser ativada pela família de fatores de transcrição *forkhead O-box* (FOXO) e reprimida pelo mTOR em resposta a alterações na sinalização da insulina e/ou de aminoácidos.

Detecção de energia pela proteína quinase ativada por adenosina monofosfato e regulador de informação silencioso T1

AMPK atua como sensor de energia que monitora o estado energético celular.[35,57-59] A atividade de AMPK aumenta sob condições de estresse celular, sendo caracterizada pela elevação dos níveis de adenosina monofosfato (AMP) e declínio dos níveis de adenosina trifosfato (ATP), portanto, aumento da proporção AMP:ATP na célula (ver Fig. 47.1). A AMPK ativa vias geradoras de ATP e inibe vias que consomem ATP. A ativação de AMPK leva ao aumento da atividade de TSC2 que, por sua vez, inibe a atividade de mTOR e leva à diminuição da síntese proteica e aumento da degradação de proteínas (ver Fig. 47.2). A ativação de AMPK no músculo esquelético estimula a translocação do transportador de glicose, GLUT4, para a membrana plasmática e, assim, aumenta a captação de glicose. As elevações do fluxo glicolítico e da oxidação de ácidos graxos e as reduções de glicose e biossíntese de triglicerídeo em resposta à ativação de AMPK também aumentam a produção e diminuem o uso de energia pela célula. A ativação de AMPK em resposta à deprivação de alimento ativa um processo de sinalização que envolve PGC-1α para redução do uso de energia. Embora a AMPK seja ativada durante a depleção de energia e em resposta à contração muscular, ainda é discutível se a atividade de AMPK é alterada durante o ciclo de jejum e alimentação.[60]

A histona/proteína desacetilase reguladora de informação silenciosa T1 (SIRT1) também foi reconhecida como molécula sensora de combustível (ver Fig. 47.1).[59,61,62] Embora a SIRT1 seja mais conhecida por seu papel na mediação do aumento da longevidade com a restrição calórica, estudos sugerem que a SIRT1 interaja com a AMPK para regular o metabolismo energético. A ligação entre os dois sensores de combustível envolve alterações na proporção de nicotinamida adenina dinucleotídeo: nicotinamida adenina dinucleotídeo reduzida (NAD^+/NADH), como ocorre em resposta à inanição e ao exercício. A SIRT1, assim como a AMPK, promove a utilização de substratos para geração de energia via PCG-1α em resposta à disponibilidade diminuída de combustível (glicose ou ácido graxo).

Nota e agradecimentos

Drs. Burrin e Davis recebem suporte para pesquisa do National Institutes of Health R01 AR-44474 e do US Department of Agriculture/Agricultural Research Service (USDA/ARS) 6250-51000-055, e não têm nada a declarar. Este trabalho é uma publicação do USDA/ARS Children's Nutrition Research Center, Department of Pediatrics, Baylor College of Medicine, Houston. O conteúdo desta publicação não necessariamente reflete as perspectivas ou políticas do USDA, assim como a menção a nomes de marcas, produtos comerciais ou organizações também não implicam endosso por parte do governo dos Estados Unidos.

Referências bibliográficas

1. Chandrashekar J, Hoon MA, Ryba NJ et al. Nature 2006;444:288–94.
2. Yarmolinsky DA, Zuker CS, Ryba NJ. Cell 2009;139:234–44.
3. Yasumatsu K, Horio N, Murata Y et al. Am J Clin Nutr 2009; 90:747S–52S.
4. Nakamura E, Hasumura M, San Gabriel A et al. J Pharmacol Sci 2010;112:13–8.
5. San Gabriel A, Maekawa T, Uneyama H et al. Am J Clin Nutr 2009;90:743S–6S.
6. Chandrashekar J, Kuhn C, Oka Y et al. Nature 2010;464:297–301.
7. May CL, Kaestner KH. Mol Cell Endocrinol 2010;323:70–5.
8. Raybould HE. Auton Neurosci 2010;153:41–6.
9. Dyer J, Daly K, Salmon KS et al. Biochem Soc Trans 2007;35:1191–4.
10. Raybould HE, Glatzle J, Freeman SL et al. Auton Neurosci 2006;125:28–33.
11. Miyauchi S, Hirasawa A, Ichimura A et al. J Pharmacol Sci 2010;112:19–24.

12. Conigrave AD, Hampson DR. Trends Endocrinol Metab 2006; 17:398–407.
13. Wellendorph P, Brauner-Osborne H. Br J Pharmacol 2009; 156:869–84.
14. Postic C, Dentin R, Denechaud PD et al. Annu Rev Nutr 2007; 27:179–92.
15. Uyeda K, Repa JJ. Cell Metab 2006;4:107–10.
16. Mitro N, Mak PA, Vargas L. Nature 2007;445:219–23.
17. Denechaud PD, Bossard P, Lobaccaro JM et al. J Clin Invest 2008;118:956–64.
18. Kilberg MS, Shan J, Su N. Trends Endocrinol Metab 2009;20: 436–43.
19. Pyper SR, Viswakarma N, Yu S et al. Nucl Recept Signal 2010;8: e002.
20. Lefebvre P, Chinetti G, Fruchart JC et al. J Clin Invest 2006; 116:571–80.
21. Michalik L, Auwerx J, Berger JP et al. Pharmacol Rev 2006;58: 726–41.
22. Barish GD, Narkar VA, Evans RM. J Clin Invest 2006;116:590–7.
23. Lehrke M, Lazar MA. Cell 2005;123:993–9.
24. Tontonoz P, Spiegelman BM. Annu Rev Biochem 2008;77: 289–312.
25. Hoffer LJ, Yang RD, Matthews DE et al. Br J Nutr 1985;53:31–8.
26. Davis TA, Burrin DG, Fiorotto ML et al. Am J Physiol 1996;270: E802–9.
27. Vary TC, Lynch CJ. J Nutr 2007;137:1835–43.
28. Davis TA, Fiorotto ML. Curr Opin Clin Nutr Metab Care 2009;12: 78–85.
29 O'Connor PM, Bush JA, Suryawan A et al. Am J Physiol 2003;284: E110–9.
30. Escobar J, Frank JW, Suryawan A et al. Am J Physiol 2005;288:E914–21.
31. Crozier SJ, Kimball SR, Emmert SW et al. J Nutr 2005;135:376–82.
32. Davis TA, Fiorotto ML, Burrin DG et al. Am J Physiol 2002;282: E880–90.
33. Proud CG. Curr Top Microbiol Immunol 2004;279:215–44.
34. Laplante M, Sabatini DM. J Cell Sci 2009;122:3589–94.
35. Hietakangas V, Cohen SM. Annu Rev Genet 2009;43:389–410.
36. Ma XM, Blenis J. Nat Rev Mol Cell Biol 2009;10:307–18.
37. Bevan P. J Cell Sci 2001;114:1429–30.
38. Wang X, Beugnet A, Murakami M et al. Mol Cell Biol 2005;25: 2558–72.
39. Di Guglielmo GM, Drake PG, Baass PC et al. Mol Cell Biochem 1998;182:59–63.
40. Kwiatkowski DJ, Manning BD. Hum Mol Genet 2005;14:R251–8.
41. Avruch J, Lin Y, Long X et al. Curr Opin Clin Nutr Metab Care 2005;8:67–72.
42. Martin DE, Hall MN. Curr Opin Cell Biol 2005;17:158–66.
43. Soliman GA. Curr Opin Lipidol 2005;16:317–23.
44. Taylor PM. Biochem Soc Trans 2009;37:237–41.
45. Hyde R, Cwiklinski EL, MacAulay K et al. J Biol Chem 2007;282: 10788–98.
46. del Amo EM, Urtti A, Yliperttula M. Eur J Pharm Sci 2008;35:161–74.
47. Heublein S, Kazi S, Ogmundsdottir MH et al. Oncogene 2010;29: 4068–79.
48. Drummond MJ, Rasmussen BB. Curr Opin Clin Nutr Metab Care 2008;11:222–6.
49. Gulati P, Thomas G. Biochem Soc Trans 2007;35:236–8.
50. Sancak Y, Peterson TR, Shaul YD et al. Science 2008;320: 1496–1501.
51. Proud CG. Biochem Soc Trans 2007;35:1187–90.
52. Marintchev A, Wagner G. Q Rev Biophys 2004;37:197–284.
53. Kimball SR, Jefferson LS. Biochem Biophys Res Commun 2004;313: 423–7.
54. Jackson RJ, Hellen CU, Pestova TV. Nat Rev Mol Cell Biol 2010;11:113–27.
55. Sandri M. Physiology 2007;23:160–70.
56. Neufeld TP. Curr Opin Cell Biol 2010;22:157–68.
57. Kimball SR, Jefferson LS. J Nutr 2006;136:227S–31S.
58. De Lange P, Moreno M, Silvestri E et al. FASEB J 2007;21:3431–41.
59. Canto C, Auwerx J. Curr Opin Lipidol 2009;20:98–105.
60. Suryawan A, Escobar J, Frank JW et al. Am J Physiol 2006;291: E849–59.
61. Ruderman NB, Xu SJ, Nelson L et al. Am J Physiol 2010;298: E751–60.
62. Haigis MC, Sinclair DA. Annu Rev Pathol 2010;5:253–95.

Sugestões de leitura

Canto C, Auwerx J. PGC-1α, SIRT1 and AMPK, an energy sensing network that controls energy expenditure. Curr Opin Lipidol 2009;20:98–105.

Chandrashekar J, Hoon MA, Ryba NJ et al. The receptors and cells for mammalian taste. Nature 2006;444:288–94.

Hietakangas V, Cohen SM. Regulation of tissue growth through nutrient sensing. Annu Rev Genet 2009;43:389–410.

Laplante M, Sabatini DM. mTOR signaling at a glance. J Cell Sci 2009;122:3589–94.

Raybould HE, Glatzle J, Freeman SL et al. Detection of macronutrients in the intestinal wall. Auton Neurosci 2006;125:28–33.

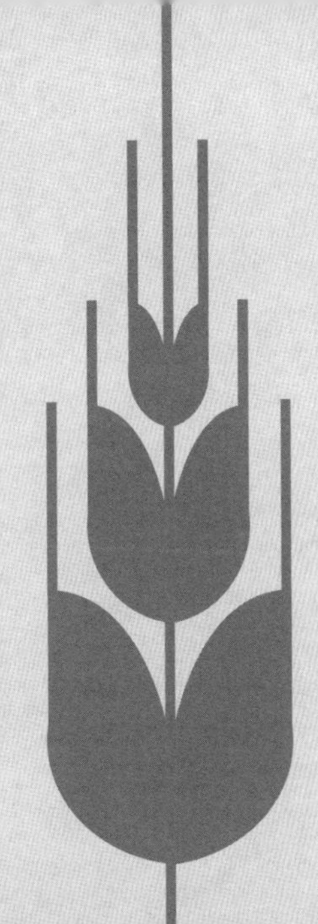

PARTE III

NECESSIDADES NUTRICIONAIS E AVALIAÇÃO DURANTE O CICLO DE VIDA E MUDANÇAS FISIOLÓGICAS

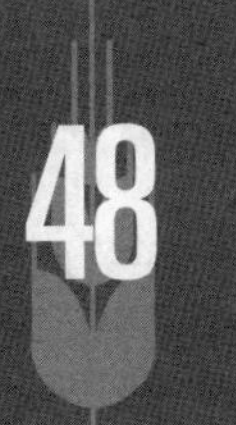

Constituição corporal*

Scott Going, Melanie Hingle e Joshua Farr

A constituição de uma pessoa reflete o acúmulo ao longo da vida de nutrientes e outros substratos adquiridos do ambiente e retidos no corpo. Estes componentes, que variam de elementos a tecidos e órgãos, são os blocos que dão corpo e formato e conferem função a todas as coisas vivas. Os métodos de avaliação da constituição corporal permitem aos cientistas descrever como estes componentes funcionam e mudam com a idade, o crescimento e o estado metabólico. Os clínicos se baseiam em medidas de constituição corporal para estabelecer o diagnóstico, avaliar o risco de doença e determinar a eficácia das terapias em termos de promoção da melhora dos resultados clínicos. As medidas seriadas da constituição corporal são um indicador confiável da recuperação nutricional a partir de uma doença ou desnutrição sem complicações. As medidas antropométricas simples, como altura (ALT), peso (P) e índice de massa corporal (IMC), bem como os percentuais de massa gorda ou magra, podem ser usados para avaliar o estado de um indivíduo em relação a um padrão ou em relação àquilo que é "comum" para esse indivíduo em um determinado período de tempo. Essas medidas simples permitem a detecção antecipada de deficiências nutricionais ou ingestão nutricional inadequada, de modo a permitir que o estado nutricional possa ser melhorado por meio de um plano de nutrição individualizado, antes da ocorrência de doença.

Há grande interesse em definir as alterações normais que ocorrem na constituição corporal durante o crescimento, a maturação e o envelhecimento. Definir o normal é essencial para conhecer o anormal, que está associado com a doença. Essa proposição é desafiadora, dada a ampla variação que ocorre em cada indivíduo, e entre indivíduos sadios, bem como a dificuldade para separar as alterações associadas à idade das alterações relacionadas à doença em idosos. Normalmente, as descrições de trajetórias de idade normais são baseadas em uma composição construída com base em dados fornecidos por vários estudos, em geral transversais, empregando diferentes métodos, e não com base na população.[1] Poucos estudos populacionais de larga escala têm sido conduzidos para descrever o normal, por causa do custo e da complexidade dos métodos que estimam corretamente a constituição corporal. Alguns dados de referência têm sido desenvolvidos com auxílio da antropometria, absorciometria com raio X de dupla energia (DXA) e medidas de impedância bioelétrica obtidas no *National Health and Nutrition Examination Survey* (NHANES).[2] Dados antropométricos têm sido usados para descrever as trajetórias etárias nas variáveis medidas (p. ex., ALT, P e pregas cutâneas) e estimativas de constituição. Chumlea et al.[3] publicaram dados de referência para constituição corporal que foram estimados por análise de impedância bioelétrica (BIA). Janssen et al.[4] usaram BIA para desenvolver dados de referência para massa muscular esquelética (ME) estimada. Laurson et al.[5] desenvolveram curvas de crescimento do percentual de gordura corporal para crianças e adolescentes baseadas nos levantamentos NHANES III e IV. Essas trajetórias etárias devem se mostrar úteis para definir as alterações normais da adiposidade em meninos e meninas nos EUA, ainda que sejam baseadas em estimativas indiretas da constituição. Os padrões para adultos não estão bem estabelecidos.

---

*__Abreviaturas__: **3-MH**, 3-metil-histidina; **ACT**, água corporal total; **AEC**, água extracelular; **AIC**, água intracelular; **ALT**, altura; **aTMM**, tecido mole magro apendicular; **BIA**, análise de impedância bioelétrica; **DC**, densidade corporal; **DXA**, absorciometria com raios X de dupla energia; **IMC**, índice de massa corporal; **IRM**, imagem de ressonância magnética; **KCT**, potássio corporal total; **MCC**, massa celular corporal; **ME**, músculo esquelético; **MG**, massa gorda; **MLG**, massa livre de gordura; **MO**, mineral ósseo; **NCT**, nitrogênio corporal total; **NHANES**, *National Health and Nutrition Examination Survey* (Pesquisa Nacional sobre Saúde e Nutrição dos Estados Unidos); **P**, peso; **PCI**, peso corporal ideal; **PCT**, proteína corporal total; **PCU**, peso corporal usual; **PDA**, pletismografia com deslocamento de ar; **PGC**, percentual de gordura corporal; **TA**, tecido adiposo; **TAS**, tecido adiposo subcutâneo; **TAV**, tecido adiposo visceral; **TC**, tomografia computadorizada; **TMM**, tecido mole magro; **VC**, volume corporal.

Constituição corporal

Modelo de cinco níveis

Cerca de 50 elementos no corpo estão organizados em 100 mil compostos químicos, aproximadamente 200 tipos celulares e quatro tecidos principais. O modelo central por trás da avaliação da constituição corporal é o modelo de cinco níveis (ver Tab. 48.1), em que a massa corporal é considerada a soma de todos os componentes nos níveis atômico, molecular, celular, tecidual ou orgânico e corporal total.[6] Existem métodos disponíveis para medir os componentes em cada nível e os níveis estão inter-relacionados, de modo que os componentes de um nível podem ser usados para estimar componentes de outro nível. Algumas normas, refletindo estas relações, são inerentes ao modelo de cinco níveis e, por fim, a acurácia das avaliações depende da validade destas normas.

Nível atômico

A massa corporal é composta por 11 elementos principais. Quatro destes elementos — oxigênio, carbono, hidrogênio e nitrogênio — compõem mais de 96% da massa corporal. Os principais elementos estão ligados a componentes de nível superior. Outros elementos importantes são cálcio, potássio, fósforo, enxofre, sódio, cloro e magnésio. A maioria destes elementos pode ser estimada *in vivo* por análise de ativação de nêutron ou contagem corporal total,[7] que são métodos de pesquisa não amplamente usados na prática clínica, embora sejam úteis para estabelecer modelos subjacentes aos métodos mais simples. O carbono corporal total, nitrogênio corporal total (NCT) e potássio corporal total (KCT) podem ser usados com modelos apropriados para obter gordura corporal,[8] proteína[8] e massa celular corporal (MCC),[9] embora outras abordagens para estimar estes componentes sejam mais práticas e amplamente disseminadas.

Nível molecular

O nível molecular consiste em seis componentes principais: água, lipídios, proteínas, carboidratos, minerais ósseos (MO) e minerais de tecidos moles. É possível criar modelos com dois a seis componentes. O modelo de dois componentes, o modelo de massa gorda (MG) e o modelo de massa livre de gordura (MLG), em que todos os componentes não lipídicos estão combinados na MG, é mais comum. A MLG é o componente metabolizador ativo, que frequentemente é usado como referência para índices metabólicos ou funcionais. Modelos com mais de dois compartimentos são chamados modelos multicompartimentos. Esses modelos dividem a MLG em componentes adicionais que podem ser quantificados *in vivo*. Esses modelos são usados para minimizar erros relacionados às considerações inerentes ao modelo de dois componentes. Em diversas situações, os modelos de dois componentes são inválidos, como em crianças, idosos, doentes e pessoas debilitadas. Basear-se em poucas afirmativas medindo mais componentes melhora a validade e a acurácia, embora isto seja mais caro, trabalhoso e uma hipotética acurácia possa ser compensada por maiores erros de medição, caso os componentes individuais não sejam medidos corretamente.[10]

Nível celular

Teoricamente, o nível celular prevê diversos modelos baseados em diferentes tipos celulares. Na prática, o modelo mais comum inclui três componentes: sólidos extracelulares, líquido extracelular e células. A massa celular pode ser divi-

Tabela 48.1 Modelos em diferentes níveis de constituição corporal e equações relacionadas

Nível	Modelo	Componentes (nº)	Equação	Referência (nº)
Atômico	PC = 0 + C + H + N + Ca + P + K + S + Na + Cl + Mg	11		
Molecular	PC = G +A + P + M_s + M_o + Gl	6		
	PC = G + A + P + M	4	G = 2,747/DC – 0,714 (A) + 1,146 (M_o) – 2,0503	117
		4	G = 2,75/DC – 0,714 (A) + 1,148 (M) – 2,05	118
	PC = G + A + sólidos	3	G = 2,118/DC – 0,78 (A) – 1,354	
	PC = F + M_o + residual	3	G = 6,386/DC – 3,961 (M) – 6,09	40
	PC = F + MLG	2	G = 4,95/DC – 4,50	119
		2	G = PC – KCT/2,66 (homens); G = PC – KCT/2,51 (mulheres)	
		2	G = PC – ACT/0,73	
Celular	PC = MC + LEC + SEC	3		
	PC = CA + MCC + LEC + SEC	4	MCC = 0,00833 x KCT SEC = CaCT/0,177 LEC = (0,9 x CaCT/Cl plasma)	
Sistema tecidual total	PC = TA + ME + osso + sangue + outros PC = cabeça + pescoço + tronco + membros inferiores + membros superiores			

A, água como fração do PC; ACT, água corporal total; C, carbono; Ca, cálcio; CaCT, cálcio corporal total; CA, células adiposas; Cl, cloreto; DC, densidade corporal; G, gordura; Gl, glicogênio; H, hidrogênio; K, potássio; KCT, potássio corporal total; LEC, líquido extracelular; M, mineral como fração do PC; MC, massa celular; Mg, magnésio; ME, músculo esquelético; MLG, massa livre de gordura; M_o, mineral ósseo como fração do peso; Ms, mineral celular como fração do PC; MCC, massa celular corporal; N, nitrogênio; Na, sódio; P, fósforo; PC, peso corporal; S, enxofre; SEC, sólidos extracelulares; TA, tecido adiposo.

dida adicionalmente em dois componentes: gordura e MCC. A MCC é o componente metabolizador ativo em nível celular.[11] Os termos *gordura* e *lipídio* frequentemente são usados como sinônimos, embora tenham significados diferentes. Na avaliação da constituição corporal, lipídio inclui toda a matéria biológica extraída com solventes orgânicos. Esses lipídios extraídos incluem triglicerídeos, fosfolipídios e lipídios estruturais que ocorrem em pequenas quantidades *in vivo*.[12] Em contraste, as gorduras se referem à família específica de lipídios constituída por triglicerídeos.[6] Com base na referência de um homem,[13] cerca de 90% dos lipídios extraíveis em adultos sadios são triglicerídeos, embora esta proporção mude com a ingestão dietética e algumas doenças.[14] O restante, cerca de 10% do total de lipídios corporais (lipídios que não são gordura), são compostos, principalmente, de glicerofosfatídeos e esfingolipídeos.

Nível tecido-órgão

Os principais componentes no nível tecido-órgão incluem tecido adiposo (TA), músculo esquelético (ME), órgãos viscerais e ossos. Alguns componentes do nível tecido-órgão são órgãos sólidos isolados, como o encéfalo, coração, fígado e baço. Outros, como ME e TA, estão dispersos no corpo inteiro. No uso comum, gordura e TA costumam ser usados como sinônimos, embora não sejam e estejam em níveis distintos, e apesar de isso ser uma diferença importante na medição de suas massas e características metabólicas. Embora a gordura seja encontrada principalmente no TA, *pools* de triglicerídeos intracelulares são encontrados no fígado, ME e outros órgãos, particularmente em condições como esteatose hepática e várias formas de lipidose. Também são encontrados em pequenos *pools* extracelulares circulantes de triglicerídeos, sobretudo na forma de lipoproteínas. O TA consiste em adipócitos, líquido extracelular, nervos e vasos sanguíneos. Os compartimentos de TA estão distribuídos por todo o corpo e suas propriedades metabólicas diferem, conforme a localização.[15] Os compartimentos de TA estão diretamente relacionados com o risco de doença. O TA visceral (TAV) e sua associação com a desregulação metabólica e a doença cardiovascular talvez sejam os mais bem estudados, ainda que a gordura ectópica presente nos depósitos intramusculares e perivasculares tenha sido associada ao risco de doença.[15]

Nível corporal total

Em nível corporal total, a constituição é dividida em regiões como apêndices, tronco e cabeça. Em vez de componentes discretos, o tronco e os apêndices geralmente são descritos por medidas antropométricas, como circunferências, comprimentos esqueléticos, larguras e espessuras de pregas cutâneas.[16] Outras medidas corporais totais incluem P corporal, volume, densidade e impedância elétrica. Os índices antropométricos têm longa história de uso como substitutos para a constituição corporal. A circunferência da cintura, por exemplo, tem sido usada para prever a morbidade e mortalidade relacionadas à obesidade.[17] A circunferência da parte superior do braço, especialmente quando corrigida para TA subcutâneo, é um indicador comum do estado nutricional. A estimativa de componentes nos outros níveis (p. ex., MG e MLG) é outro exemplo de uso comum das medidas feitas no nível corporal total.

O restante deste capítulo enfatiza a descrição dos principais componentes dos níveis químico, celular e tecido-órgão, especificamente a gordura corporal (ou TA) e sua distribuição anatômica, e a MLG, seus principais constituintes (MCC, água, ME e osso), e os métodos predominantemente usados para medi-los. Esses compartimentos exercem implicações diretas em termos de saúde e função, e alguns são usados para indicar as necessidades de nutrientes e energia. Um levantamento abrangente quanto a outros métodos foi publicado na literatura.[18] Os métodos antropométricos são discutidos em outro capítulo deste livro.

Estado estável

Um conceito importante por trás da avaliação da constituição corporal é a noção de que, quando a massa corporal e as reservas de energia estão estáveis, os componentes principais permanecem estáveis e, assim, mantêm inter-relações previsíveis. Embora os componentes incluídos nos cinco níveis sejam distintos, estão relacionados e podem ser usados para estimar componentes em um mesmo nível ou em outros níveis. Exemplificando, ao considerar uma proporção constante de proteína corporal total (PCT) a NCT (PCT:NCT = 6,25), o NCT (nível elementar) pode ser usado para estimar a proteína (nível químico). De forma similar, a MCC (nível celular) pode ser estimada a partir do KCT (MCC = 0,00823 × KCP), enquanto o ME (nível tecidual) pode ser estimado a partir de ambos, KCT e NCT (ME = 0,0196 × KCT – 0,0261 × NCT). A premissa dos fatores de conversão estáveis usados para estimar um componente a partir de outro, bem como a validade e acurácia de qualquer método, dependem do grau de afastamento do estado estável.

Altura e peso corporal

Altura

O tamanho esquelético é um determinante da ALT,[19] que, por sua vez, está correlacionada com a MLG, o componente celular metabolizador ativo e fator importante na estimativa das necessidades de energia. Em adultos, a ALT tem sido usada para estimar o P corporal ideal (PCI),[20] que, então, pode ser usado para fornecer a estimativa das necessidades nutricionais diárias à manutenção de um P saudável para a ALT. Embora os métodos de determinação da constituição corporal sejam necessários para o fornecimento de uma estimativa precisa do tecido metabolicamente ativo, estimativas como essas podem ser usadas para calcular rapidamente uma estimativa razoavelmente precisa do PCI nesse campo.

Peso corporal

O P corporal é usado como medida indireta do estado nutricional, por ser representativo das reservas de energia corporais. Por causa da fina regulação das taxas de oxidação de carboidrato e proteína, quaisquer alterações a longo prazo no P são consideradas um reflexo das alterações proporcionais ocorridas nas reservas da gordura corporal. O PCI é útil para estabelecer as diretrizes da ingestão de nutrientes e os parâmetros de uma faixa de P saudável. Entretanto, o P corporal usual (PCU) de um indivíduo (em vez do PCI) pode fornecer informação adicional útil para avaliar o estado nutricional desse indivíduo. A diferença entre P atual e PCU ou PCI pode ser contrastada com parâmetros clínicos para determinar os riscos de morbidade e mortalidade. O P corporal normalmente varia menos de ±0,1 kg/dia em adultos sadios. A perda de P superior a 0,5 kg/dia indica equilíbrio energético negativo ou equilíbrio hídrico negativo, ou ambos. Uma taxa de perda de peso considerada clinicamente significativa é 1-2% ao longo de uma semana; 5% ao longo de um mês; 7,5% ao longo de 3 meses; ou a partir de 10% ao longo de 6 meses.[21] A gravidade da perda de P também pode ser avaliada pela diminuição do P absoluto, que também tem valor prognóstico. Um P absoluto de 85-95% do PCU (ou 80-90% do PCI) indica desnutrição leve; 75-84% do PCU (ou 70-79% do PCI) indica desnutrição moderada; e até 75% do PCU (ou ≤69% do PCI) indica desnutrição grave.[21] A diminuição do P absoluto para menos de 55-60% do PCI coloca o indivíduo nos limites da inanição.[22] Em indivíduos debilitados, uma perda de P entre 10 e 20% do P pré-doença ocorrida ao longo de seis meses tem sido associada a anormalidades funcionais,[23] enquanto uma perda de peso superior a 20% do P pré-doença sugere desnutrição proteico-energética significativa.[23] O P corporal mínimo para sobrevivência de seres humanos está entre 48 e 55% do PCI ou o correspondente a um IMC aproximado de 13 kg/m^2.

O consumo excessivo de energia em relação às necessidades resulta em um equilíbrio energético positivo que, quando mantido, leva ao ganho de P e excesso de adiposidade. O excesso de adiposidade está associado ao risco aumentado de morbidade e mortalidade precoce, uma vez que o TA não só atua como depósito de armazenagem do excesso de energia, como também influencia significativamente a função endócrina e a regulação metabólica e imunológica. O P corporal máximo para sobrevivência humana é de cerca de 500 kg (um IMC de cerca de 150 kg/m^2).[24]

Ao usar o P para estimativa das necessidades de energia e proteína, os nutricionistas e outros profissionais da saúde devem considerar os fatores que afetam as flutuações de P ou, caso contrário, confundem a consideração de que o P seja substituto das reservas energéticas, como no caso dos desvios rápidos de fluxo (espaço intra para extracelular ou intra para extravascular) e do acúmulo de líquido secundário à inflamação. Edema e ascite, bem como as medicações usadas para tratá-los, podem causar o desvio de líquido para os espaços extracelulares, mascarando as alterações da constituição corporal e produzindo aumento artificial do P. O crescimento tumoral ou a ampliação anormal de um órgão em estados patológicos podem causar aumento de P e mascarar a perda tecidual (i. e., perda de gordura ou MLG). Os indivíduos com obesidade mórbida que sofrem perda de P intencional rápida podem apresentar risco nutricional (e colocar a saúde em risco), à medida que o P (incluindo massa magra e MG) vai diminuindo em consequência da desnutrição proteico-calórica e semi-inanição. Por fim, as alterações na ingestão e no gasto de energia induzidas pela atividade física ou dieta afetam a reserva de glicogênio (e a água ligada que ele retém) e o sódio corporal, que está associado ao reajuste hídrico e às flutuações de P.

Índice de massa corporal

A proporção entre P e ALT (razão P:ALT) tem longa história em estudos sobre o estado corporal. O IMC (P, kg/ALT, m^2) é o índice favorito, porque a ALT ao quadrado minimiza a relação entre ALT e P, pelo menos em adultos. Embora não seja uma medida direta da adiposidade, o IMC é amplamente usado como substituto da constituição, com base na frágil consideração de que o excesso de P é resultado da gordura corporal. Embora o IMC e a gordura corporal estejam correlacionados, o uso do IMC como índice de "adiposidade" é confundido pelas diferenças de proporções corporais (p. ex., proporção tronco:perna), distribuição de gordura e constituição em relação à ALT. Indivíduos com massa muscular acima da média, por exemplo, podem ser erroneamente classificados em sobrepeso ou obesidade, enquanto idosos podem ser considerados obesos com P normal (i. e., um P normal, apesar da perda muscular e óssea resultante da MG adicional). Além disso, a constituição e localização do excesso de P podem variar em função de gênero, raça e idade, e essa informação não é obtida pelo IMC.[25] Apesar destas limitações, o IMC prevê o risco de doenças, e as definições padrão de sobrepeso e obesidade estão em uso (Tab. 48.2). Definições revisadas têm sido propostas para asiáticos que nitidamente exibem uma relação IMC-adiposidade diferente.[26]

As diferentes mudanças na gordura e na MLG em meninos e meninas confundem a interpretação do IMC. Por causa disso, são usados os percentis de IMC por idade, específicos para cada gênero, em crianças e jovens. Gráficos revisados do IMC durante o crescimento para jovens dos EUA foram construídos com dados dos levantamentos da NHANES conduzidos antes do rápido aumento da obesidade infantil.[27] Os gráficos fornecem ferramentas práticas para os profissionais da saúde compararem o crescimento de uma criança com a população de referência e fazerem inferências quanto ao estado nutricional e ao risco relacionado ao sobrepeso e à obesidade.[28] Em meninos e meninas com menos de 18 anos, o baixo peso, o sobrepeso e a obesidade são definidos por um IMC específico à idade e ao gênero, respectivamente, inferior ao p5 percentil, maior que o p85 percentil e abaixo do p95 percentil, e maior ou igual ao p95 percentil.[29]

Massa livre de gordura

A MLG é um compartimento heterogêneo no nível químico da análise. Seus constituintes principais de líquidos intra e extracelular, proteína e minerais ósseos e não ósseos podem ser combinados para formar os vários modelos nos quais se baseiam os métodos de avaliação (ver Tab. 48.1). Historicamente, a MLG tem sido mais comumente estimada a partir da den-

Tabela 48.2 Pontos de corte do índice de massa corporal e circunferência da cintura e risco de doenças

IMC (kg/m²)[a]	Grau de obesidade	Homens ≤102 cm Mulheres ≤88 cm	Homens >102 cm Mulheres >88 cm
<16	Desnutrição proteico-energética de grau III	–	–
16,0-16,9	Desnutrição proteico-energética de grau II	–	–
17,0-18,4	Baixo peso (desnutrição proteico-energética de grau I)	–	–
18,5-24,9	Normal	–	–
25,0-29,9	Sobrepeso	Aumentado	Alto
30,0-34,9	Obesidade de classe I	Alto	Muito alto
35,0-39,9	Obesidade de classe II	Muito alto	Muito alto
≥40	Obesidade de classe III grave	Extremamente alto	Extremamente alto

IMC, índice de massa corporal.

[a]Os pontos de corte do IMC representam o padrão da Organização Mundial da Saúde para classificação internacional, embora os pontos de corte de 23, 27,5, 32,5 e 37,5 kg/m² tenham sido sugeridos para populações asiáticas como pontos de corte para políticas de saúde pública.[26]

Adaptado de National Heart, Lung, and Blood Institute. Guidelines on Overweight and Obesity. Disponível em: http://www.nhlbi.nih.gov/guidelines/obesity/e_txtbk/txgd/4142.htm, com permissão.

sidade corporal (DC), estimada por pesagem hidrostática,[30] KCT, estimado por contagem corporal total[7] e água corporal total (ACT), estimada por hidrometria.[31] Cada abordagem é baseada em um fator de conversão, de acordo com a consideração de uma relação constante entre o componente medido e a MLG. Em adultos jovens e sadios, a consideração da constância química introduz um erro relativamente pequeno. Entretanto, as alterações significativas nos componentes da MLG que ocorrem com o crescimento e a maturação, o envelhecimento e a doença estão bem descritas[1,32-34] e introduzem erro significativamente menor, a menos que ajustes apropriados sejam feitos. As diferenças de gênero e raça ou etnia são conhecidas,[35] bem como os efeitos do treinamento físico.[36] É imperativo que o uso de constantes e equações fique restrito aos grupos para os quais foram desenvolvidos, a menos que sua validade em outro grupo tenha sido demonstrada. Alternativamente, e de modo específico nos casos em que a condição de estado estável não seja atendida, a aplicação dos modelos de componentes múltiplos melhora a acurácia,[37] embora a necessidade de medidas adicionais aumente o custo e o trabalho com o paciente, bem como limite o seu uso.

Hidrodensitometria

Historicamente, a hidrodensitometria (pesagem embaixo da água) era usada para estimar o volume corporal (VC) e a DC, que foi convertida para estimar o PGC e a MLG.[30] Para crianças pequenas, idosos, debilitados, incapacitados e outras populações especiais, a completa submersão na água é bastante difícil, quando não impossível. Um método alternativo, a pletismografia por deslocamento de ar (PDA), emprega as relações pressão-volume para estimar o VC e a DC. A forma mais recente de PDA, o Bod Pod (COSMED USA, Inc. [antigo Life Measurements, Inc.], Concord, Califórnia), fornece meios confiáveis de determinar o VC[38,39] e elimina a necessidade de submersão na água. O procedimento pode ser realizado por crianças e adultos, embora exija uma manobra respiratória para medir o volume de gás torácico, o que pode ser difícil com crianças pequenas e pacientes com doença pulmonar.

Uma das principais fontes de erro em densitometria é o modelo usado para converter a DC em constituintes da composição corporal. No modelo clássico de dois componentes, as densidades de gordura e MLG são consideradas iguais a 0,9 e 1,1 g/mL, respectivamente. Usando estas densidades, é possível derivar uma equação para estimar o percentual de gordura da DC (ver Tab. 48.1). A densidade da MLG é derivada de seus constituintes principais, água, proteína e mineral, bem como de suas respectivas frações e densidades (ver Tab. 48.3). Quanto mais estreitamente os componentes da MLG e suas densidades se ajustam ao indivíduo que está sendo medido, mais preciso será o resultado.

Muitos estudos têm demonstrado considerável variação na composição de MLG e, portanto, da densidade atribuída ao crescimento e maturação,[40] envelhecimento[41] e treino especializado.[42] Há também diferenças sexuais raciais, sendo que, até mesmo em uma população, pode existir considerável variação interindividual[37] que invalida a suposição da constância química da MLG. Como consequência, modelos de componentes múltiplos (modelos de 3 e 4 componentes; ver Tab. 48.1), que requerem menos suposições porque mais componentes são medidos, são mais precisos do que o modelo de dois componentes. Em crianças e pacientes com edema, a combinação de uma medida de ACT com DC melhora significativamente a estimativa da MLG. De forma similar, em pacientes idosos e com perda óssea significativa, a combinação de uma medida de mineral ósseo com DC fornece uma estimativa mais precisa da MLG. Quando um modelo multicomponentes for inviável, é possível melhorar a acurácia usando uma equação específica para aquela população e ajustada para as alterações previstas que acompanham o crescimento, a maturação e o envelhecimento (ver Tab. 48.4).

Contagem corporal total e potássio corporal total

O potássio é, principalmente, um íon intracelular que pode ser quantificado pela contagem de ^{40}K corporal total.[7] A reprodutibilidade das medidas é boa, mesmo em crianças pesando 20-25 kg.[43] O KCT é útil para estimar a MCC, PCT[44-46] e a massa ME,[47,48] embora seja mais comumente usado para estimar a MLG usando o modelo de dois componentes,[25] em que o KCT reside na MLG. Este modelo assume uma proporção KCT:MLG estável. Entretanto, como a fração ME da MLG au-

Tabela 48.3 Densidade e constituição corporal livre de gordura em crianças e jovens

	Sexo masculino			Sexo feminino		
Idade (anos)	ACT/MLG (%)	M_o/MLG (%)	DMLG (g/cc)	ACT/MLG (%)	M_o/MLG (%)	DMLG (g/cc)
1	79,0	3,7	1,068	78,8	3,7	1,069
1-2	78,6	4,0	1,071	78,5	3,9	1,071
2-4	77,8	4,3	1,075	78,3	4,2	1,073
5-6	77,0	4,8	1,079	78,0	4,6	1,075
7-8	76,8	5,1	1,081	77,6	4,9	1,079
9-10	76,2	5,4	1,084	77,0	5,2	1,082
11-12	75,4	5,7	1,087	76,6	5,5	1,086
13-14	74,7	6,2	1,094	75,5	5,9	1,092
15-16	74,2	6,5	1,096	75,0	6,1	1,094
17-20	74,0	–	1,098	74,8	–	1,095
20-25	73,8	–	1,100	74,5	–	1,096

DMLG, densidade de massa livre de gordura; MLG, massa livre de gordura; M_o, mineral ósseo como fração do peso; ACT, água corporal total.

Dados de Boileau et al.,[120] Fomon et al.,[55] Haschke et al.,[121,122] Lohman et al.,[123,124] com permissão e algumas modificações das estimativas de Fomon et al.[55] a fim de demonstrar as mudanças lineares no conteúdo mineral ósseo e de água de acordo com a idade.

Tabela 48.4 Equações[a] para estimativa do percentual de gordura a partir da densidade corporal em crianças e jovens

	Sexo masculino		Sexo feminino	
Idade (anos)	C_1	C_2	C_1	C_2
1	5,72	5,36	5,69	5,33
1-2	5,64	5,26	5,65	5,26
2-4	5,53	5,14	5,58	5,20
5-6	5,43	5,03	5,53	5,14
7-8	5,38	4,97	5,43	5,03
9-10	5,30	4,89	5,35	4,95
11-12	5,23	4,81	5,25	4,84
13-14	5,07	4,64	5,12	4,69
15-16	5,03	4,59	5,07	4,64
18	4,95	4,50	5,05	4,62

[a]Ajustado para as alterações médias ocorridas nas frações de água, proteína e mineral da massa livre de gordura, que acompanham o crescimento e o desenvolvimento (ver Tab. 48.3). Os termos C_1 e C_2 derivam da equação geral para estimativa do percentual da densidade de gordura corporal:

%Gordura = 1/DC $[(d_{\downarrow}1 d_{\downarrow}2)/(d_{\downarrow}1 - d_{\downarrow}2)] - [d_{\downarrow}2 /(d1 - d2)] \times 100$, onde DC = densidade corporal; $d_{\downarrow}1$ = densidade de massa livre de gordura; e $d_{\downarrow}2$ = densidade de gordura = $0{,}90_{\downarrow}$(g/cc) para todas as faixas etárias; %Gordura = $[C_{\downarrow}1/DC - C2] \times 100$.

menta durante o crescimento, a proporção KCT:MLG aumenta. Essas alterações acarretam complexidades no desenvolvimento dos coeficientes de modelos apropriados. Em adultos jovens e sadios, as proporções KCT:MLG em homens (2,66 g de K/kg MLG) e mulheres (2,55 g de K/kg MLG) estão estabelecidas e são razoavelmente estáveis. Em crianças, o uso da proporção KCT:MLG de adultos subestima a MLG.[49] Em adultos mais maduros, bem como em indivíduos debilitados com perda muscular (sarcopenia), ocorre um problema semelhante.

Hidrometria e água corporal total

Em nível molecular, o compartimento da água consiste em uma única espécie molecular, o óxido de hidrogênio, que se presta à aplicação do princípio da diluição de isótopo para avaliação da ACT. Embora vários marcadores tenham sido usados, os isótopos de água (óxido de trítio radioativo, óxido de deutério e híbrido de oxigênio-18) fornecem as estimativas mais precisas e exatas da ACT.[31] A ACT é usada em modelos para estimar a constituição corporal nos níveis molecular, celular e tecidual (ver Tab. 48.1), embora a estimativa da MLG baseada no modelo de dois componentes que restringe toda a água à MLG seja o componente mais comumente estimado a partir da ACT. Seu cálculo assume uma constante de hidratação da MLG. Essa suposição fica claramente incorreta em indivíduos com desidratação ou metabolismo de água anormal que leva ao edema. Entre adultos saudáveis, a ACT é relativamente constante e a MLG é estimada, admitindo-se que sua proporção de água seja de 73% (MCC = ACT/0,73). Bebês e crianças têm proporções de ACT/MLG mais altas, e constantes de hidratação apropriadas para a idade devem ser usadas para estimar a MLG (ver Tab. 48.3). Os pacientes desnutridos com depleção proteica grave podem ter fatores de hidratação de até 75%,[50] sendo que os estados patológicos que alteram o metabolismo da água e produzem edema também resultam em constantes de hidratação mais altas.[51] Alguns grupos saudáveis também apresentam proporção ACT:MLG mais alta. Os fisiculturistas, por exemplo, que têm compartimentos ME expandidos, apresentam constantes de hidratação elevadas em 2-3%.[52] Isso ocorre não por causa de maior hidratação, mas por causa de uma fração ME aumentada da MLG. A gravidez também resulta em aumento da hidratação, dependendo do trimestre da gestação.[53]

Absorciometria com raio X de dupla energia

A DXA é amplamente disponível e facilmente realizada na maioria das pessoas, o que a torna um método atraente para exames clínicos. Como os tempos de varredura são mais curtos e a exposição à radiação é baixa, esta técnica é aceitável para uso em crianças, embora as muito novas possam precisar de sedação. As principais limitações são os limites de P dos escaneadores e os erros relacionados a tamanhos de pacientes.[54] Do mesmo modo, há diferenças de *hardware* e *software* entre os escaneadores, até mesmo do mesmo fabricante, e estudos longitudinais precisam ser conduzidos usando o mesmo escaneador e *software*.[54]

O método de DXA fornece estimativas dos três componentes principais de nível químico: gordura, tecidos moles magros (TMM) e MO. O TMM inclui dois componentes primários em nível celular, MCC e líquido extracelular. A MLG é estimada como a soma do TMM e da MO. TMM e MCC aumentam com o avanço da idade, de modo que o componente MCC aumenta em relação ao TMM com o avanço da idade, ao longo do desenvolvimento.[55,56] Desta forma, o TMM não é metabolicamente homogêneo com relação à idade em crianças, e os resultados devem ser interpretados adequadamente.

Como todos os métodos indiretos, a DXA se baseia na suposição da constância tecidual que nem sempre é precisa. A estimativa da constituição de tecidos moles e MO depende das taxas de atenuação (valores R) considerados estáveis para componentes específicos, como a gordura e a MLG. Estudos *in vitro* usando materiais homogêneos, bem como comparações *in vivo* contrastando com modelos multicomponentes, mostram que os valores R podem mudar sistematicamente, à medida que a espessura ou profundidade varia.[57-59] Como consequência, o percentual de gordura pode ser superestimado em pacientes com maior percentagem de gordura, e subestimado naqueles com menor percentagem de gordura.[56] A variação da água corporal a partir da proporção ACT/MLG também pode ser confundida com as estimativas de DXA da MLG e percentual de gordura, embora seja necessário haver um desvio considerável, porque um aumento ou uma diminuição de 5% do nível de hidratação promove uma distorção das estimativas de DXA do percentual de gordura de apenas 1-2,5%.[54-60]

Impedância bioelétrica

A impedância é a oposição dependente de frequência de um condutor ao fluxo de uma corrente elétrica alternada. No corpo, a água é o condutor, e um analisador de impedância bioelétrica mede a impedância deste condutor. A impedância é determinada pela resistência e reactância a uma frequência de corrente. A resistência no corpo é a mesma dos condutores não biológicos, enquanto a reactância é causada pelo efeito capacitivo das membranas celulares, interfaces teciduais e tecidos não iônicos que retardam uma parte da corrente elétrica através destas vias de corrente. A corrente elétrica flui de modo diferente pela água extracelular (AEC) e pela água intracelular (AIC), em função da frequência da corrente. A baixas frequências, a corrente flui através da AEC, enquanto a altas frequências, a corrente penetra em todos os tecidos. Assim, usando frequências diferentes, é possível estimar diferentes espaços de líquido. Tanto analisadores de frequência única como de múltiplas têm sido desenvolvidos.

Os analisadores de frequência única usam uma corrente alternada fraca (p. ex., 800 μA, 50 kHz) que penetra no espaço da ACT. As medidas de resistência e reactância podem ser obtidas no leito, com o paciente em decúbito dorsal. Também há dispositivos e balanças portáteis disponíveis que medem a impedância. A teoria por trás dessa prática é a de que a resistência R é diretamente proporcional ao comprimento (C) do condutor e inversamente proporcional a sua área transversal (A). Assim, $R = \rho C/A$, onde ρ é a resistividade do volume. A multiplicação do lado direito da equação por C/C, resulta em $R = \rho C^2/V$, ou com ALT = C, volume = $\rho ALT^2/R$. A aplicação da BIA considera que o condutor é um cilindro perfeito e a resistividade do volume é constante. Nada disto é verdadeiro. A resistividade varia de tecido para tecido, e os braços e as pernas contribuem para a maior parte da resistência do corpo. A variação das resistividades específicas entre tecidos e compartimentos e entre os indivíduos, por causa das diferenças de constituição tecidual, contribui para algumas das diferenças interindividuais e erros previsíveis. Outras variáveis que afetam as medidas incluem a posição corporal, estado de hidratação, consumo de alimentos e bebidas, temperatura da pele e do ar ambiente, atividade física recente e atividade da bexiga. Os protocolos padrão de controle destes fatores devem ser seguidos.[61]

As medidas de impedância bioelétrica não medem diretamente qualquer quantidade biológica de interesse. Em vez disso, o índice de resistência, ALT^2/R, é usado como preditor em equações de regressão. Estas equações descrevem as relações encontradas para uma determinada população em particular, e cada equação é útil somente para indivíduos estreitamente compatíveis com a população de referência. Diversas equações preditivas para estimativa da ACT, MLG e PGC a partir da BIA têm sido publicadas[61,62] (ver Tab. 48.5).

As estimativas da ACT usando BIA de frequência única são razoavelmente precisas,[63,64] mas seu uso para estimar a MLG e o percentual de gordura depende de uma proporção ACT/MLG constante (73%). Em parte, para compensar os erros relacionados a suposições inválidas, a ALT^2/R é usada com medidas antropométricas para prever a constituição corporal.[62] Em geral, as equações publicadas fornecem estimativas de constituição corporal razoavelmente precisas para grupos, mas sua acurácia para indivíduos depende de diversos fatores específicos da construção das equações.[64,65]

Os usos clínicos da impedância bioelétrica frequentemente dizem respeito às condições em que a distribuição da água está alterada,[66] como no câncer,[67] na infecção pelo vírus da imunodeficiência humana (HIV)[33] e diálise.[68] As alterações da AIC

Tabela 48.5 Equações para predizer a constituição corporal a partir de impedância bioelétrica e antropometria

Sexo masculino: 12-18 anos
ACT = 1,203 + 0,176 (P) + 0,449 (ALT^2/R)
MLG = −10,678 + 0,262 (P) + 0,652 (ALT^2/R)
Sexo feminino: 12-18 anos
ACT = 3,747 + 0,113 (P) + 0,45 (ALT^2/R) + 0,015 (R)
MLG = −9,529 + 0,168 (P) + 0,668 (ALT^2/R) + 0,016 (R)
Adultos: 18-86 anos
MLG = 5,102 + 0,401 (ALT^2/R) + 3,825 (gênero) − 0,07 (idade)

MLG, massa livre de gordura; ALT, altura (cm); R, resistência (ohms); MME, massa de músculo esquelético total; GCT, gordura corporal total = peso − MLG; ACT, água corporal total; P, peso (kg).

Dados de Sun SS, Chumlea WC, Heymsfield SB et al. Development of bioelectrical impedance analysis prediction equations for body composition with the use of a multicomponent model for use in epidemiologic surveys. Am J Clin Nutr 2003;77:331-40; e Janssen I, Heymsfield SB, Baumgartner RN et al.[125] Estimation of skeletal muscle mass by bioelectrical impedance analysis. J Appl Physiol 2000;89:465-71, com permissão.

são características da desnutrição proteico-calórica, e as medidas diretas ou indiretas da ACT não refletem de modo confiável a MLG nestas condições.[69,70] A BIA de frequência única provavelmente não é válida como forma de avaliação da resposta à nutrição parenteral e entérica, nestes pacientes. Do mesmo modo, a capacidade de estimar a adiposidade em indivíduos com obesidade grave ainda é um problema, porque estas pessoas têm maior proporção de massa e água corporal no tronco, MLG mais hidratada e proporção AEC/AIC maior. As alterações agudas do P resultantes da dieta ou infusão, bem como a perda aguda atribuível à desnutrição proteico-calórica, também não são detectadas de modo confiável pela BIA de frequência única.

Os valores de impedância medidos ao longo de um espectro de frequências, teoricamente, podem explicar as variações interindividuais da constituição corporal com maior precisão do que a BIA de frequência única. A capacidade da impedância de múltiplas frequências de diferenciar a ACT em AIC e AEC é potencialmente importante, do ponto de vista clínico, para descrever alteração e equilíbrio hídricos, podendo melhorar a estimativa da constituição corporal. A aplicação de técnicas analíticas mais avançadas tem expandido o uso da impedância para estimar a ACT, AEC e AIC em estudos clínicos e científicos.[62] Embora a BIA de múltiplas frequências forneça estimativas mais precisas de ACT e AEC, em geral, não melhora as estimativas de MLG e MG.

Massa celular corporal

A MCC, "porção funcional metabolizadora de energia do corpo em relação a suas estruturas de suporte",[11] consiste nos componentes celulares de músculo, vísceras, sangue e encéfalo. Os estudos relacionando o gasto energético com a constituição corporal seriam melhor conduzidos usando a MCC como indicador. Entretanto, é mais difícil quantificar a MCC e, por este motivo, é mais comum usar o P corporal ou a MLG.

Em adultos jovens, a MCC varia de cerca de 47-59% do P corporal em homens, e de cerca de 39-46% em mulheres,[71,72] consistindo em cerca de 73% de água e 27% de sólidos.[11] De modo geral, considera-se que esses tecidos combinados tenham uma proporção média de potássio:nitrogênio igual a 3 mEq/g, com o nitrogênio contribuindo em 4% do P tecidual úmido. Com base nestas considerações, Moore et al.[9] estimaram a MCC da seguinte forma: MCC = 0,00833 x KCT mmol. Os tecidos magros de bebês contêm mais água do que os de adultos, o que diminui a concentração de potássio, de modo que a proporção KCT:MCC é de aproximadamente 92,5 mmol/kg.[73]

Da perspectiva fisiológica ou clínica, o conceito de MCC tem maior importância do que o de MLG.[74] A MCC é o componente da MLG com maior probabilidade de mostrar os efeitos iniciais da progressão de doenças, medicações, alterações nutricionais ou de atividade física reduzida no decorrer de um curto período. Nestes casos, a alteração do KCT reflete as alterações da MCC, mas não necessariamente da MLG total. A comparação do KCT de um paciente com o de um indivíduo compatível quanto à idade e ao tamanho pode fornecer alguma medida do nível de depleção do paciente.[75] Entretanto, a MCC corresponde a apenas 50-60% da MLG. Desta forma, podem ocorrer alterações substanciais na MLG relativamente independentes do KCT. De fato, as alterações na MLG e no KCT podem estar desassociadas por breves períodos, de modo que um pode diminuir e o outro, aumentar. Por estes motivos, a avaliação da adiposidade corporal com base apenas em medidas do KCT pode se tornar problemática, especialmente para indivíduos não saudáveis.[76]

Água corporal

A água é essencial, servindo de solvente para reações bioquímicas e como meio de transporte. Uma diminuição de 15% na água corporal em função de desidratação é prejudicial à vida. Até mesmo uma pequena alteração da ACT pode produzir uma alteração quantificável do P corporal, por isso é essencial determinar a ACT para medir a constituição corporal.

A água é um constituinte importante dos modelos nos níveis molecular, celular e tecidual, que descrevem a constituição corporal.[6] Em nível molecular, a água consiste em uma única espécie molecular — o óxido de hidrogênio. Em nível celular, a água é encontrada em dois compartimentos: MCC, que consiste em 73% de água e 27% de sólidos;[11] e o compartimento de líquido extracelular, que consiste em cerca de 94% de água e 6% de sólidos.[6] Em nível tecidual, a água está presente em cinco compartimentos: AIC, no citoplasma e núcleo em cada tecido; plasma; água intersticial, no sistema linfático; água no tecido conjuntivo, que inclui a água encontrada no osso, na cartilagem e em outros tecidos conjuntivos densos; e a água transcelular, uma coleção diferente de líquidos extracelulares em grande parte excretórios, como bile, secreções gastrintestinais, muco, líquido cerebrospinal e outros componentes menores.[77]

A estimativa da ACT por hidrometria e, subsequentemente, MLG já foi descrita. A aplicação da hidrometria em nível celular requer uma medida adicional para dividir o ACT em um compartimento intracelular. Embora seja difícil medir diretamente a AIC, a AEC pode ser medida por diluição, e a AIC pode ser calculada como diferença em relação à ACT, usando um marcador que seja distribuído na AEC. O brometo é usado com frequência por fornecer uma estimativa mais próxima da AEC,[77] embora a superestime em cerca de 10% por causa da penetração nos eritrócitos e leucócitos, bem como em algumas células presentes nos testículos e na mucosa gástrica.[77] O espaço do brometo pode ser ainda maior durante a doença, possivelmente porque o brometo penetra na AIC,[78] sendo necessário aplicar um fator de correção de 10-15%.[31] Ambas, AEC e AIC, são componentes da MLG, entretanto a relação existente entre a AIC e as propriedades metabólicas do corpo é mais forte do que a relação com a AEC ou com a ACT.[11,79] Assim, por sua natureza, a AIC é de grande valor para estimar a constituição corporal em nível celular.[11]

Conforme observado antes, a impedância de frequências múltiplas consegue diferenciar os compartimentos líquidos e, do ponto de vista clínico, tem potencial de fornecer estimativas da ACT, AEC e AIC.[62]

Massa muscular esquelética

O ME corresponde a cerca de 30-40% do P de uma mulher sadia e a 40-50% do P de um homem sadio. Em adultos, a maior parte do ME está localizada nas pernas, com menores quantidades na cabeça, no tronco e nos braços. Historicamente, os métodos de avaliação enfatizam a gordura corporal, refletindo o interesse em uma variável constitutiva relacionada ao risco de doença crônica, em especial de cardiopatias e diabetes não insulino-dependente. O interesse pelo ME tem crescido com o surgimento de uma maior consideração acerca de sua importância para a saúde e para o funcionamento físico. A necessidade de medir o ME é instigante. Exemplificando, os pediatras podem monitorar o ME em relação ao crescimento e ao desenvolvimento. Os clínicos precisam de estimativas do ME para avaliar a progressão, o prognóstico e a terapia de doenças catabólicas. Os geriatras precisam de avaliações longitudinais do ME para monitorar a perda muscular associada ao envelhecimento, seus efeitos funcionais e a eficácia dos programas voltados para a manutenção do ME, da mobilidade e da qualidade de vida dos idosos.

Os métodos de imagem, como a tomografia computadorizada (TC) e a imagem de ressonância magnética (IRM), são considerados os meios mais precisos de quantificação *in vivo* no nível tecido-órgão. O poder de estimativa com IRM é essencialmente o mesmo que com TC, embora a IRM dispense o uso de radiação ionizante. Foram desenvolvidos protocolos para estimar o ME corporal total ou o ME regional a partir de múltiplas imagens de TC e IRM. Como a realização e análise de imagens contínuas ao longo de uma dada região são bastante caras e demoradas, normalmente são coletadas imagens axiais com intervalos (~20-40 mm) interlâminas. Os volumes são então calculados usando modelos geométricos baseados em áreas teciduais e na distância entre as imagens. Como as densidades teciduais para tecidos e órgãos são muito constantes de um indivíduo para outro, as medidas de volume por TC e IRM podem ser convertidas em massa, multiplicando o volume pela densidade do tecido de interesse.

É preciso ter um pouco de cautela ao usar a TC para avaliar o ME nos pacientes. O enfraquecimento muscular normal exibe variação considerável, dependendo de qual músculo é examinado.[80,81] A densidade muscular é considerada constante em 1,04 g/cm^3.[82] A variação individual é pequena em indivíduos saudáveis. Entretanto, condições clínicas que modificam a densidade muscular necessariamente confundiriam a conversão do volume muscular em massa. Do mesmo modo, é possível que haja diferenças de tamanho ou volume de músculo entre os lados contralaterais do corpo, e há uma ampla gama de diferenças individuais de tamanho ou volume, dependendo da história de exercícios e nutrição, confundindo o diagnóstico de atrofia muscular nos estágios iniciais de doenças sem dados de referência basais. O TMM apendicular (aTMM), medido por DXA, é composto principalmente de ME, pele e tecido conjuntivo mole. Pesquisas têm mostrado que o aTMM é muito próximo do ME dos braços e das pernas, e este método tem sido proposto para diagnosticar sarcopenia em idosos.[83] No momento, não existem observações longitudinais de alteração no aTMM em populações sadias e clínicas, nem de sua relação com a função, embora a DXA de aTMM tenha potencial significativo para seguimento das alterações no ME apendicular que levam à sarcopenia, ao comprometimento funcional e à incapacidade de movimentação.

Em nível molecular, componentes endógenos ou metabólitos do funcionamento do ME são usados para estimar o ME corporal total. Dois metabólitos, creatinina e 3-metil-histidina (3-MH) são utilizados. O uso destes marcadores considera que o marcador usado é encontrado apenas no ME, o tamanho do *pool* de marcadores é constante, a taxa de renovação permanece relativamente inalterada por longos períodos e o composto não é metabolizado novamente. Estas considerações não são válidas rigorosamente. Dados de diferentes estudos sugerem que 1 g de creatinina durante um período de 24 horas é proveniente de cerca de 18-20 kg de músculo.[84,85] Esta faixa sem dúvida reflete diferenças de amostragem do músculo e outras variações metodológicas entre os estudos. Existe uma ampla variabilidade intraindividual de creatinina urinária diária (11-30%) em indivíduos que consomem dietas mais seletivas. A dieta afeta claramente o *pool* de creatinina, e a excreção de creatinina urinária pode ser algo independente da constituição corporal. A necessidade de uma dieta controlada, isenta de carne e coletas repetidas de urina são outras questões práticas. Embora o ME tenha a maior concentração de 3-MH (3-4 μmol/g de P seco livre de gordura), concentrações intermediárias são encontradas no miocárdio e em alguns tecidos de músculo liso (1-2 μmol/g), enquanto níveis baixos (< 1 μmol/g) estão presentes no baço, fígado e rins.[86] A concentração de 3-MH no músculo parece ser relativamente constante (3-4 μmol/g) entre as idades de 4 e 65 anos.[87] Posteriormente, estes níveis diminuem com a idade, refletindo assim uma renovação diminuída de 3-MH, acompanhando o avanço da idade ou ME diminuído.[88] Muitos estudos têm demonstrado que a 3-MH urinária reflete o ME avaliado diretamente por métodos nucleares ou indiretamente por um indicador substituto de ME,[89] embora tenha sido levantada uma questão sobre a potencial influência da remoção de proteínas que não compõem o ME (p. ex., da pele e do trato gastrintestinal) sobre a excreção de 3-MH.[90]

Qualidade do tecido muscular esquelético

As alterações na qualidade do ME que ocorrem com o envelhecimento, aliadas à atrofia muscular, contribuem para as consequências funcionais da sarcopenia e incluem risco de doença crônica. TC e IRM podem ser usadas para medir a constituição do tecido ME. O enfraquecimento no raio X depende da constituição molecular. Como a densidade dos lipídios é menor do que a da água e das proteínas, o enfraquecimento pelo TA é menor do que pelo ME magro.[91,92] Como consequência, o TA marmorizado ou intermuscular pode ser separado do ME magro com base nas diferenças das características do enfraquecimento. Do mesmo modo, a atenuação média de voxels de ME livre de TA pode ser usada como indicador do conteúdo lipídico do ME. Com a aplicação dos métodos de desvio químico, a IRM também pode ser usada para medir a qualidade do músculo,[93,94] embora não permita separar a medida lipídica nos compartimentos intra e extramiocelular, do mesmo modo como ocorre com a TC. A divisão dos sinais lipídicos em compartimentos separados pode ser conseguida por espectroscopia de ressonância magnética de prótons,[95,96] e o método tem sido usado para descrever a distribuição lipídica do ME (p. ex., lipídios intra e extramiocelular) e sua relação com a resistência à insulina.[97-99] TC e IRM também têm sido usadas para mostrar a substituição de músculo por tecidos adiposo e conjuntivo que ocorre com o envelhecimento. Por algum tempo, os pesquisadores admitiram que as alterações no ME relacionadas à idade podem interagir com as alterações ocorridas em outros componentes corporais, particularmente a gordura corporal. As alterações na gordura e na MLG estão correlacionadas e, em geral, seguem uma relação proporcional constante com as alterações do P (~70% de gordura para ~30% de MLG).[100] Entretanto, com o envelhecimento, esta relação pode se tornar desregulada, resultando em alterações discordantes do componente de tecidos magros e outros tecidos moles, com consequente obesidade sarcopênica[101,102] ou baixa massa muscular na presença de altos níveis de gordura corporal.

Gordura corporal e tecido adiposo

A MG é o componente mais variável da constituição corporal, variando de 6 a 60% do P corporal. Baumgartner descreveu as tendências para idade.[1] A média para bebês é de cerca de 10-15% de gordura ao nascer, aumentando para cerca de 30% aos 6 meses, quando tem início um declínio gradual. Entre 5 e 8 anos, há um rebote de adiposidade de pré-adolescentes, que se mantém durante a adolescência a uma taxa aproximada de 1,4 kg/ano em meninas e cerca de 0,6 kg/ano em meninos. O percentual de gordura aumenta de uma média aproximada de 20% para cerca de 26% nas meninas com idade de 9 a 20 anos. Nos meninos, ao contrário, este percentual diminui de cerca de 17% para aproximadamente 13% após os 13 anos, conforme a MLG aumenta rapidamente. Embora os padrões gerais de desenvolvimento não mudem, os níveis absolutos de gordura corporal são influenciados por tendências seculares. Usando dados do NHANES, Laurson et al.[5] desenvolveram curvas de crescimento de percentual de gordura para meninos e meninas na faixa etária de 6-18 anos. Existem pequenas diferenças entre meninos e meninas jovens. As diferenças se ampliam na adolescência, à medida que o percentual de gordura aumenta nas meninas e diminui nos meninos. A média do percentual de gordura em meninos e meninas adolescentes variou de 15,5 a 18,6% e de 23,1 a 27,8%, respectivamente. Essas são as primeiras curvas de crescimento do percentual de gordura para crianças e jovens dos EUA baseadas em uma ampla amostra nacionalmente representativa (ver Tab. 48.6).

A gordura corporal total aumenta devagar, com o avanço da idade, durante a juventude e na meia-idade. A taxa de aumento varia entre os gêneros e, possivelmente, entre as raças, apesar da falta de dados abrangentes. As estimativas variam de aproximadamente 0,37 a 0,52 kg/ano em mulheres, e de 0,37 a 0,57 kg/ano em homens. As estimativas, sem dúvida, são afetadas por diferenças metodológicas, sendo que alguns dados sugerem uma taxa menor em homens de meia-idade (45-66 anos), em comparação a homens mais jovens (18-45 anos). A gordura corporal máxima é alcançada entre 50 e 65 anos. Posteriormente, a gordura corporal é mantida até ocorrer perdas com a idade mais avançada.[103] O percentual de gordura em relação ao P corporal e sua distribuição têm implicações significativas para a saúde e o risco de doenças. O risco de doenças crônicas pode, em parte, ser estimado por meio de medidas da gordura corporal total (GCT). O percentual de gordura pode ser calculado a partir da MLG e do P por meio da utilização da seguinte fórmula geral: % gordura = [(P – MLG)]/P × 100, combinada aos métodos descritos anteriormente para estimar a MLG. Equações específicas para determinadas populações têm sido desenvolvidas para estimar o percentual de gordura diretamente a partir da DC (ver

Tabela 48.6 Percentis de percentual de gordura corporal selecionados para indivíduos dos sexos masculino e feminino, com base em dados do 1999-2004 *National Health and Nutrition Examination Survey*

Idade	Meninas					Meninos				
(anos)	5	25	50	85	95	5	25	50	85	95
5	10,2	12,8	15,4	21,3	26,9	9,2	11,6	14,0	19,6	24,9
6	10,4	13,2	16,0	22,5	28,5	8,9	11,5	14,2	20,6	26,8
7	10,6	13,7	16,8	23,9	30,5	8,8	11,6	14,6	21,9	29,1
8	11,0	14,5	17,9	25,8	32,9	8,9	12,2	15,5	24,0	32,4
9	11,7	15,6	19,4	28,0	35,6	9,2	12,9	16,8	26,6	36,4
10	12,4	16,7	20,8	30,1	37,9	9,5	13,7	18,0	29,2	40,4
11	13,0	17,6	22,0	31,6	39,4	9,5	14,0	18,8	31,0	43,3
12	13,6	18,5	23,1	32,6	40,3	9,1	13,7	18,6	31,4	44,2
13	14,3	19,4	24,0	33,5	40,8	8,5	12,9	17,8	30,5	43,3
14	14,9	20,2	24,8	34,1	41,1	7,7	11,9	16,6	28,8	41,2
15	15,6	20,9	25,5	34,6	41,2	7,2	11,2	15,6	27,3	39,3
16	16,3	21,6	26,2	35,0	41,2	7,1	11,1	15,5	27,3	39,5
17	16,9	22,4	27,0	35,5	41,5	7,3	11,4	16,1	28,5	41,3
18	17,6	23,2	27,8	36,3	42,5	7,7	12,1	17,0	30,3	44,1

Adaptado de Laurson KR, Eisenmann JC, Welk GJ. Development of youth percent body fat standards using receiver operating characteristic curves. Am J Prev Med 2011;41(Suppl 2): S93-9, com permissão.

Tab. 48.4) ou DC combinada com outros componentes do nível molecular (ver Tab. 48.1), podendo ainda ser estimada diretamente por DXA. Não há padrões de percentual de gordura aceitos para adultos. Faixas saudáveis têm sido propostas com base em revisões da literatura e opinião especializada,[104] bem como na estimativa dos valores de percentual de gordura correspondentes às definições baseadas em IMC de sobrepeso e obesidade em adultos, com base na relação IMC–% gordura (ver Tab. 48.7).

Laurson et al.[105] desenvolveram padrões de percentual de gordura para crianças e jovens baseados na associação entre gordura corporal e risco de doenças crônicas (ver Tab. 48.8). Análises similares são necessárias para adultos.

Distribuição de gordura

A distribuição de gordura se refere às quantidades relativas de gordura nos compartimentos primários onde TA e gordura são armazenados. Os principais depósitos incluem os compartimentos subcutâneo e intra-abdominal, bem como pequenas quantidades de reservas inter e intramusculares.[104] As alterações no TA subcutâneo (TAS) e visceral são mais bem descritas conforme a respectiva acessibilidade, embora o desenvolvimento de métodos como TC e IRM tenha possibilitado medir os compartimentos internos de gordura, como TA intra-abdominal e gordura, bem como a gordura em localizações que não o TA, como fígado e localizações perivasculares e intramusculares.

A avaliação de distribuição da gordura muitas vezes implica a medida de um sítio ou variável em relação a outro, de modo a possibilitar a identificação de um "tipo" de distribuição de gordura dicotômica, como ocorre nas distribuições ginoide e androide. O termo *padrão de gordura* tem sido usado em referência à distribuição do TAS, para distingui-lo do acúmulo de gordura interna. As diferenças associadas ao gênero, à idade e à etnia ou à raça, observadas nos padrões de gordura, têm sido frequentemente estudadas usando-se medidas antropométricas, além de vários indicadores e proporções.[17] Em geral, o TAS aumenta no tronco em meninos, durante a adolescência, enquanto nas meninas há aumento da gordura glútea, levando a padrões de gordura distintos no sexo masculino

Tabela 48.7 Faixas de percentual de gordura corporal para adultos

	Homens			Mulheres		
Idade[a] (anos)	Mínimo	Recomendado	Obesidade	Mínimo	Recomendado	Obesidade
<34	<5	8-22	>25	10-12	20-35	>35
34-35	<5	10-25	>28	10-12	23-38	>40
>56	<5	10-25	>28	10-12	25-38	>40
Idade[b] (anos)	Homens			Mulheres		
20-39	8	9-19	25	21	22-33	39
40-59	11	12-21	28	23	24-34	40
60-79	13	19-24	30	24	25-36	42

[a]Dados de Lohman TG. Advances in Human Body Composition. Champaign, IL: Human Kinetics; 1992, baseado na revisão da literatura e opinião especializada.
[b]Dados de Gallagher D, Heymsfield SB, Heo M et al. Healthy percentage body fat ranges: an approach for developing guidelines based on body mass index. Am J Clin Nutr 2000;72(3):694-701, derivado de regressão do percentual de gordura corporal sobre o IMC.

Tabela 48.8 Padrões de percentual de gordura corporal associados à saúde para crianças e jovens

	Meninas			Meninos		
Idade (anos)	ZCS	PM: algum risco	PM: alto risco	ZCS	PM: algum risco	PM: alto risco
5	9,8-20,8	20,9	≥28,4	8,9-18,8	18,9	≥27,0
6	9,9-20,8	20,9	≥28,4	8,5-18,8	18,9	≥27,0
7	10,1-20,8	20,9	≥28,4	8,3-18,8	18,9	≥27,0
8	10,5-20,8	20,9	≥28,4	8,4-18,8	18,9	≥27,0
9	11,0-22,6	22,7	≥30,8	8,7-20,6	20,7	≥30,1
10	11,6-24,3	24,4	≥33,0	8,9-22,4	22,5	≥33,2
11	12,2-25,7	25,8	≥34,5	8,8-23,6	23,7	≥35,4
12	12,7-26,7	27,8	≥35,5	8,4-23,6	23,7	≥35,9
13	13,4-27,7	26,8	≥36,3	7,8-22,8	22,9	≥35,0
14	14,0-28,5	29,2	≥36,8	7,1-21,3	21,4	≥33,2
15	14,6-29,1	29,8	≥37,1	6,6-20,1	20,2	≥31,5
16	15,3-29,7	30,5	≥37,4	6,5-20,1	20,2	≥31,6
17	15,9-30,4	30,5	≥37,9	6,7-20,9	21,0	≥33,0
>17	16,5-31,3	31,4	≥38,6	7,0-22,2	22,3	≥35,1

ZCS, zona de condicionamento saudável; PM: precisa melhorar, algum risco; PM: precisa melhorar, alto risco.
De Laurson KR, Eisenmann JC, Welk GJ. Development of youth percent body fat standards using receiver operating characteristic curves. Am J Prev Med 2011;41(Suppl 2):S93-9, com permissão; padrões de gordura corporal referenciados por critério (presença ou ausência de síndrome metabólica) usados na avaliação de condicionamento relacionada à saúde – Fitnessgram (http://www.cooperinstitute.org/youthfitnessgram).

(androide) e no sexo feminino (ginoide), característicos da fase adulta. Essas alterações estão associadas à maturidade sexual, aos níveis de hormônios sexuais e às alterações nas concentrações plasmáticas de lipídios e lipoproteína. Em adultos, seja qual for o gênero, o padrão de gordura androide está associado a um espectro de fatores de risco metabólico para doenças crônicas, incluindo hipercortisolismo, hipercolesterolemia, hipertensão e resistência à insulina. O risco de distúrbio metabólico está mais relacionado com o padrão intra-abdominal ou TAV, em comparação ao padrão TAS. Muitos estudos empregam a circunferência da cintura, relação cintura:quadril ou outras proporções de circunferência como substitutos para descrever o TAV,[106] apesar da falta de dados longitudinais sobre amostras representativas. Alguns dados sugerem que a circunferência da cintura aumenta mais em mulheres (0,28 cm/ano) do que em homens (0,18 cm/ano) ao longo do tempo de expectativa de vida, embora os homens tenham relação cintura:quadril maior em relação à gordura corporal, em comparação às mulheres.

A circunferência da cintura e a relação cintura:quadril são medidas pouco sensíveis da adiposidade geral, especialmente para detecção de alterações e em populações de idosos. Mesmo assim, os poucos estudos que usaram técnicas de imagem para descrever as alterações relacionadas à idade no TAV, em geral, sustentam os padrões descritos usando seus substitutos antropométricos.[1] O TAV aumenta com a idade, especialmente durante a meia-idade. Mulheres apresentam aumento acentuado durante a menopausa. Na idade avançada, as quantidades absolutas de TAV permanecem bastante estáveis, embora o TAV possa aumentar em relação à gordura corporal total, por causa dos declínios que ocorrem posteriormente, durante o envelhecimento. Apesar de suas limitações, a circunferência da cintura é amplamente usada como substituto do TAV, e dados de referência foram desenvolvidos. Combinada ao IMC, a circunferência da cintura prediz o risco de doença de forma mais eficiente do que qualquer uma destas medidas isoladamente (ver Tab. 48.2).

Conforme a obesidade se desenvolve, o aumento de tamanho e do número de adipócitos leva à formação de depósitos de lipídio junto e ao redor de órgãos e tecidos envolvidos no metabolismo energético, uma vez que os lipídios em excesso são redirecionados para fígado, ME, coração, vasos sanguíneos e células β pancreáticas. Este tipo de infiltração gordurosa ectópica contribui para o risco aumentado de diabetes e doença cardiovascular, por meio da secreção de fatores de relaxamento, citocinas pró-aterogênicas e fatores de crescimento de célula muscular lisa, e também aumentando a rigidez vascular e, desta forma, alterando o fluxo de sangue e de linfa. A esteatose hepática, por exemplo, é mais comum em indivíduos com IMC > 30 kg/m^2 e comprovadamente contribui para a resistência à insulina, esteatose hepática não alcoólica e cirrose.[107]

Massa mineral óssea, conteúdo e densidade

O esqueleto proporciona estrutura, mobilidade, sustentação e proteção aos órgãos, além de atuar como reservatório de minerais essenciais. Mais de 80% dos MO são encontrados no esqueleto, e a baixa massa óssea associada ao envelhecimento ou decorrente de outras causas produz consequências funcionais significativas. Historicamente, a osteoporose, baixa massa óssea acarretando fraturas por fragilidade, tem sido uma preocupação em indivíduos de meia-idade e idosos. O retardo da perda de massa óssea que ocorre com o envelhecimento tem sido a principal estratégia preventiva. O importante papel do desenvolvimento ósseo sobre o risco evolutivo de fraturas é atualmente mais bem conhecido. Mais de 90% dos MO são adquiridos durante a infância e adolescência.[108] Alcançar o pico de força óssea durante a adolescência é, indiscutivelmente, a melhor prevenção contra osteoporose e fraturas em fases posteriores da vida.

Osso, músculo e gordura são interdependentes. A massa corporal total influencia o osso por meio dos efeitos independentes da gordura e da massa de TMM. Embora o efeito positivo do músculo sobre o osso esteja esclarecido, a relação entre adiposidade e osso continua pouco clara. Do ponto de vista mecânico, gordura e osso estão ligados por diversas vias.[109] É concebível que a gordura exerça a função de modificar o esqueleto para sustentar aumentos de massa corporal. Entretanto, estudos mais recentes têm demonstrado que o TAV e a gordura intramuscular são depósitos de gordura patogênicos, inversamente associados à força óssea.[110,111] Pacientes com diabetes melito tipo 2 sofrem mais fraturas por fragilidade,[112] sugerindo que a tolerância à glicose deficiente e a resistência à insulina produzem consequências negativas para o esqueleto.

Muitos fatores interferem no desenvolvimento ósseo normal. Anormalidades genéticas podem produzir ossos finos e fracos ou ossos densos demais. As deficiências crônicas de nutrientes (p. ex., vitamina D, cálcio) resultam em ossos precariamente mineralizados e mais fracos. A restrição calórica grave acarreta consequências negativas profundas (p. ex., durante uma perda de P grave, até 25% da perda tecidual consiste em osso e TMM).[113] O hiperparatireoidismo ou hipogonadismo causa perda óssea excessiva em adultos e inibe o crescimento ósseo em crianças. Fatores relacionados ao estilo de vida, como hipoatividade física, imobilização prolongada e tabagismo, exercem efeitos profundamente negativos sobre a massa e força ósseas. O uso de glicocorticoides para tratar doenças inflamatórias como a doença de *Crohn* ou a artrite reumatoide pode comprometer o crescimento ósseo em crianças e acarretar perda óssea em adultos. A inflamação associada à osteoartrite ou infecção bacteriana pode resultar em efeitos ósseos mais localizados, mediados pela ação de leucócitos inflamatórios, e pode causar perda óssea, deformidades e fraturas ao redor e na articulação afetada.

Historicamente, a avaliação esquelética era limitada, dada a inexistência de métodos *in vivo* para quantificação dos tecidos ósseos. O desenvolvimento de tecnologias modernas, em especial a DXA, facilitou a caracterização do osso como componente da constituição corporal e possibilitou acompanhar as alterações do estado mineral esquelético. Existem bancos de dados de referência para adultos[114] e crianças,[115] e foram desenvolvidos critérios diagnósticos para osteoporose e osteopenia no adulto.[116]

Agradecimentos

Os autores recebem suporte financeiro para pesquisa do National Institute of Child Health and Human Development of the National Institutes of Health (Exercise and Bone Development in Young Girls, grant no. HD050775) and the US Department of Agriculture National Institute of Food and Agriculture Human Nutrition and Obesity Program (grant no. 2009-55215-05187).

Referências bibliográficas

1. Baumgartner RN. Age. In: Heymsfield SB, Lohman TG, Wang ZM et al, eds. Human Body Composition. 2nd ed. Champaign, IL: Human Kinetics, 2005:259-69.
2. Centers for Disease Control and Prevention. National Health and Nutrition Examination Survey. Disponível em: http://www.cdc.gov/nchs/nhanes.htm. Acesso em 24 de abril de 2012.
3. Chumlea WC, Guo SS, Kuczmarski RJ et al. Int J Obes Relat Metab Disord 2002;26:1596-609.
4. Janssen I, Heymsfield SB, Ross R. J Am Geriatr Soc 2002;50:889-96.
5. Laurson KR, Eisenmann JC, Welk GJ. Am J Prev Med 2011;41(4 Suppl 2):S93-99.
6. Wang Z-M, Pierson RN Jr, Heymsfield SB. Am J Clin Nutr 1992; 56:19.
7. Ellis KJ. Whole body counting and neutron activation analysis. In: Heymsfield SB, Lohman TG, Wang ZM et al, eds. Human Body Composition. 2nd ed. Champaign, IL: Human Kinetics, 2005;51-62.
8. Sutcliffe JF, Smith AH, Barker MC et al. Med Phys 1993;20: 1129-34.
9. Moore FD, Olesen KH, McMurray JD et al. The Body Cell Mass and Its Supporting Environment. Philadelphia: Saunders, 1963; 19-22.
10. Friedl KE, DeLuca JP, Marchitelli LJ et al. Am J Clin Nutr 1992; 55:764-70.
11. Moore FD, Olesen KH, McMurray JD et al. The Body Cell Mass and Its Supporting Environment. Philadelphia: Saunders, 1963;119-228.
12. Gurr MI, Harwood JL. Lipid Biochemistry. London: Chapman and Hall, 1991.
13. Snyder WS, Cook MJ, Nasset ES et al. Report of the Task Group on Reference Man. Oxford: Pergamon Press, 1984.
14. Comizio R, Pietrobelli A, Tan YX et al. Am J Physiol1998;274:E860-6.
15. Going SB, Hingle M, De Meester F et al, eds. Physical activity in diet-induced disease causation and prevention in women and men. In: Modern Dietary Fat Intakes in Disease Promotion. Totowa, NJ: Humana Press, 2010:443-54.
16. Frisancho AR. Anthropometric Standards: An Interactive Nutritional Reference of Body Size and Body Composition for Children and Adults. Ann Arbor, MI: The University of Michigan Press, 2008.
17. Sardinha LB, Teixeira PJ. Measuring adiposity and fat distribution in relation to health. In: Heymsfield SB, Lohman TG, Wang ZM et al, eds. Human Body Composition. 2nd ed. Champaign, IL: Human Kinetics, 2005:177-201.
18. Heymsfield S, Lohman TG, Wang ZM et al, eds. Human Body Composition. 2nd ed. Champaign, IL: Human Kinetics, 2005:1-414.
19. Borisov BK, Marei AN. Health Phys 1974;27:224-9.
20. Hamwi G. Changing dietary concepts. In: Danowski TS, ed. Diabetes Mellitus: Diagnosis and Treatment, vol 1. New York: American Diabetes Association, 1964:73-8.
21. Blackburn GL, Bistrian BR, Maini BS et al. JPEN J Parenter Enteral Nutr 1977;1:11-22.
22. Heymsfield SB, Baumgartner RN, Pan SF. Nutritional assessment of malnutrition by anthropometric methods. In: Shils ME, Olson JA, Shike M. Modern Nutrition in Health and Disease. 9th ed. Baltimore: Lippincott Williams & Wilkins, 1999:903-21.
23. Pietrobelli A, Allison DB, Heshka S et al. Int J Obes Relat Metab Disord 2002;26:1339-48.
24. Heymsfield S, Baumgartner RN. Body composition and anthropometry. In: Shils ME, Shike M, Ross AC et al, eds. Modern Nutrition in Health and Disease. 10th ed. Baltimore: Lippincott Williams & Wilkins, 2005:751-70.
25. Forbes GB. Nutr Rev 1987;45:225-31.
26. World Health Organization. Lancet 2004;363:157.
27. National Center for Health Statistics (NCHS). CDC Growth Charts: United States. Disponível em: http://www.cdc.gov/growthcharts/background.htm. Acesso em 15 de agosto de 2012.
28. Kuczmarski RJ, Ogden CL, Guo SS et al. Vital Health Stat 2002; 11:1-190.
29. Barlow SE. Pediatrics 2007;120(Suppl 4):S164-92.
30. Going SB. Hydrodensitometry and air displacement plethysmography. In: Heymsfield SB, Lohman TG, Wang ZM et al, eds. Human Body Composition. 2nd ed. Champaign, IL: Human Kinetics, 2005:17-33.
31. Schoeller DA. Hydrometry. In: Heymsfield SB, Lohman TG, Wang ZM et al, eds. Human Body Composition. 2nd ed. Champaign, IL: Human Kinetics, 2005:35-49.
32. Sopher A, Shen W, Pietrobelli A. Pediatric body composition methods. In: Heymsfield SB, Lohman TG, Wang ZM et al, eds. Human Body Composition. 2nd ed. Champaign, IL: Human Kinetics, 2005:129-39.
33. Kotler DP, Engelson ES. Body composition studies in people with HIV. In: Heymsfield SB, Lohman TG, Wang ZM et al, eds. Human Body Composition. 2nd ed. Champaign, IL: Human Kinetics, 2005:377-87.
34. Janssen I, Roubenoff R. Inflammatory diseases and body composition. In: Heymsfield SB, Lohman TG, Wang ZM et al, eds. Human Body Composition. 2nd ed. Champaign, IL: Human Kinetics, 2005:389-400.
35. Malina RM. Variation in body composition associated with sex and ethnicity. In: Heymsfield SB, Lohman TG, Wang ZM et al, eds. Human Body Composition. 2nd ed. Champaign, IL: Human Kinetics, 2005:271-98.
36. Williams DP, Teixeira PJ, Going SB. Exercise. In: Heymsfield SB, Lohman TG, Wang ZM et al, eds. Human Body Composition. 2nd ed. Champaign, IL: Human Kinetics, 2005:313-30.
37. Wang Z, Shen W, Withers RT et al. Multicomponent molecular-levels models of body composition analysis. In: Heymsfield SB, Lohman TG, Wang ZM et al, eds. Human Body Composition. 2nd ed. Champaign, IL: Human Kinetics, 2005:163-75.
38. Dempster P, Aitkens S. Med Sci Sports Exerc 1995;27:1692-7.
39. Sly PD, Lanteri C, Bates JH. Pediatr Pulmonol 1990;8:203-8.
40. Lohman TG. Exerc Sport Sci Rev 1986;14:325-57.
41. Going S, Williams D, Lohman T. Exerc Sport Sci Rev 1995;23:411-58.
42. Modlesky CM, Cureton KJ, Lewis RD et al. J Appl Physiol 1996; 80:2085-96.
43. Schneider S, Kolesnik JA, Wang J et al. Total body potassium (TBK) measurement: accuracy, efficiency, and reproducibility. Presented at the Experimental Biology meeting, San Francisco, April 1998.
44. Butte N, Heinz C, Hopkinson J et al. J Pediatr Gastroenterol Nutr 1999;29:184-9.
45. Butte NF, Hopkinson JM, Wong WW et al. Pediatr Res 2000; 47:578-85.
46. Wang Z, Shen W, Kotler DP et al. Am J Clin Nutr 2003;78:979-84.
47. Wang ZM, Visser M, Ma R et al. J Appl Physiol 1996;80:824-31.
48. Wang Z, Zhu S, Wang J et al. Am J Clin Nutr 2003;77:76-82.
49. Lohman TG. Advances in Human Body Composition. Champaign, IL: Human Kinetics, 1992.
50. Beddoe AH, Streat SJ, Hill GL. Am J Physiol 1985;249:E227-33.
51. Keys A, Brozek J. Physiol Rev 1953;33:245-325.
52. Modlesky CM, Cureton KJ, Lewis RD et al. J Appl Physiol 1996; 80:2085-96.
53. Sohlstrom A, Forsum E. Am J Clin Nutr 1997;66:1315-22.
54. Lohman TG, Chen Z. Dual-energy x-ray absorptiometry. In: Heymsfield SB, Lohman TG, Wang ZM et al, eds. Human Body Composition. 2nd ed. Champaign, IL: Human Kinetics, 2005:63-77.

55. Fomon SJ, Haschke F, Ziegler EE et al. Am J Clin Nutr 1982; 35:1169–75.
56. Sopher A, Shen W, Pietrobelli A. Pediatric body composition methods. In: Heymsfield SB, Lohman TG, Wang ZM et al, eds. Human Body Composition. 2nd ed. Champaign, IL: Human Kinetics, 2005:129–39.
57. Pietrobelli A, Formica C, Wang Z et al. Am J Physiol 1996; 271:E941–51.
58. Pietrobelli A, Faith MS, Allison DB et al. J Pediatr 1998;132:204–10.
59. Laskey MA, Flaxman ME, Barber RW et al. Br J Radiol 1991; 64:1023–9.
60. Lohman TG, Harris M, Teixeira PJ et al. Ann N Y Acad Sci 2000; 904:45–54.
61. Heyward VH, Stolarczyk LM. Applied Body Composition Assessment. 2nd ed. Champaign, IL: Human Kinetics, 2004.
62. Chumlea WC, Sun SS. Bioelectrical impedance analysis. In: Heymsfield SB, Lohman TG, Wang ZM et al, eds. Human Body Composition. 2nd ed. Champaign, IL: Human Kinetics, 2005:79–87.
63. Kushner RF, Roxe DM. Am J Kidney Dis 2002;39:154–8.
64. Sun SS, Chumlea WC, Heymsfield SB et al. Am J Clin Nutr 2003; 77:331–40.
65. Lohman TG, Caballero B, Himes JH et al. Int J Obes Relat Metab Disord 2000;24:982–8.
66. O'Brien C, Young AJ, Sawka MN. Int J Sports Med 2002l;23:361–6.
67. Chen Z. Body composition and cancer. In: Heymsfield SB, Lohman TG, Wang ZM et al, eds. Human Body Composition. 2nd ed. Champaign, IL Human Kinetics, 2005:351–64.
68. Chertow GM, Lazarus JM, Lew NL et al. Kidney Int 1997;51:1578–82.
69. Barak N, Wall-Alonso E, Cheng A et al. JPEN J Parenter Enteral Nutr 2003;27:43–6.
70. Bartok-Olson CJ, Schoeller DA, Sullivan JC et al. Ann N Y Acad Sci 2000;904:342–4.
71. Ellis KJ. Biol Trace Elem Res 1990;26–27:385–400.
72. International Commission on Radiological Protection. Report of the Task Group on Reference Man. ICRP report 23. New York: International Commission on Radiological Protection, 1984.
73. Burmeister W. Science 1965;148:1336–7.
74. Pierson RN Jr, Wang J. Mayo Clin Proc 1988;63:947–9.
75. Ellis KJ, Shukla KK, Cohn SH et al. J Lab Clin Med 1974;83:716–27.
76. Pierson RN Jr, Wang J, Heymsfield SB et al. Am J Physiol 1991; 261:E103–.
77. Edelman IS, Leibman J. Am J Med 1959;27:256–77.
78. Schober O, Lehr L, Hundeshagen H. Eur J Nucl Med 1982;7:14–5.
79. Barac-Nieto M, Spurr GB, Lotero H et al. Am J Clin Nutr 1979; 32:981–91.
80. Bulcke JA, Termote JL, Palmers Y et al. Neuroradiology 1979; 17:127–36.
81. Mategrano VC, Petasnick J, Clark J et al. Radiology 1977;125:135–40.
82. Snyder WS, Cook MJ, Nasset ES et al. Report of the Task Group on Reference Man. Oxford: Pergamon Press, 1975.
83. Baumgartner RN, Koehler KM, Gallagher D et al. Am J Epidemiol 1998;147:755–63.
84. Talbot NB. Am. J. Dis. Child. 55:42.
85. Cheek DB. Human Growth: Body Composition, Cell Growth, Energy and Intelligence. Philadelphia: Lea & Febiger, 1968.
86. Elia M, Carter A, Smith R. Br J Nutr 1979;42:567–70.
87. Tomas FM, Ballard FJ, Pope LM. Clin Sci (Lond) 1979;56:341–6.
88. Cohn SH, Vartsky D, Yasumura S et al. Am J Physiol 1980;239: E524–30.
89. Lukaski HC. Assessing muscle mass. In: Heymsfield SB, Lohman TG, Wang ZM, Going SB, eds. Human Body Composition. 2nd ed. Champaign, IL: Human Kinetics, 2005:203–18.
90. Rennie MJ, Millward DJ. Clin Sci (Lond) 1983;65:217–25.
91. Kvist H, Sjostrom L, Tylen U. Int J Obes 1986;10:53–67.
92. Sjostrom L. Int J Obes 1991;15(Suppl 2):19–30.
93. Tsubahara A, Chino N, Akaboshi K et al. Disabil Rehabil 1995; 17:298–304.
94. Schick F, Machann J, Brechtel K et al. Magn Reson Med 2002; 47:720–7.
95. Boesch C, Kreis R. Ann N Y Acad Sci 2000;904:25–31.
96. Boesch C, Slotboom J, Hoppeler H et al. Magn Reson Med 1997; 37:484–93.
97. Goodpaster BH, Thaete FL, Simoneau JA et al. Diabetes 1997; 46:1579–85.
98. Jacob S, Machann J, Rett K et al. Diabetes 1999;48:1113–9.
99. Perseghin G, Scifo P, De Cobelli F et al. Diabetes 1999;48:1600–6.
100. Forbes GB. The companionship of lean and fat: some lessons from body composition studies. In: Whitehead RG, Prentice A, eds. New Techniques in Nutritional Research. New York: Academic Press, 1991.
101. Baumgartner RN. Ann N Y Acad Sci 2000;904:437–48.
102. Roubenoff R. Eur J Clin Nutr 2000;54(Suppl 3):S40–7.
103. Mott JW, Wang J, Thornton JC et al. Am J Clin Nutr 1999;69:1007–13.
104. Lohman TG. Advances in Body Composition Assessment. Current issues in exercise science series: monograph no. 3. Champaign, IL: Human Kinetics, 1992.
105. Laurson KR, Eisenmann JC, Welk GJ. Am J Prev Med 2011;41 (4 Suppl 2):S87–92.
106. Jensen MD. Obesity (Silver Spring) 2006;14(Suppl 1):20S–24S.
107. Adams LA, Lymp JF, St Sauver J et al. Gastroenterology 2005; 129:113–21.
108. Heaney RP, Abrams S, Dawson-Hughes B et al. Osteoporos Int 2000;11:985–1009.
109. Reid IR. Osteoporos Int 21008;9:595–606.
110. Gilsanz V, Chalfant J, Mo AO et al. J. Clin Endocrinol Metab 2009;94:3387–93.
111. Farr JN, Funk JL, Chen Z et al. J Bone Miner Res, 2011;26:2217–25.
112. Janghorbani M, Van Dam RM, Willett WC et al. Am J Epidemiol 2007;166:495–506.
113. Jensen LB, Quaade F, Sorensen OH. J Bone Miner Res 1994;9:459–63.
114. Wacker W, Barden HS. Pediatric Reference Data for male and female total body and spine BMD and BMC. Presented at ISCD Annual Meeting, Dallas, TX, March 2001.
115. Looker AC, Wahner HW, Dunn WL et al. Osteoporos Int 1998; 8:468–89.
116. Assessment of fracture risk and its application to screening for postmenopausal osteoporosis. Report of a WHO Study Group. World Health Organ Tech Rep Ser 1994;843:1–129.
117. Selinger A. The body as a three component system. Doctoral dissertation. Urbana: The University of Illinois, 1977.
118. Siri WE. Body composition from fluid spaces and density: analysis of methods. In: Brozek J, Henschel A, eds. Techniques for Measuring Body Composition. Washington, DC: National Academy of Sciences, 1961:223–44.
119. Siri WE. The gross composition of the body. In: Tobias CA, Lawrence JH, eds. Advances in Biological and Medical Physics. New York: Academic Press, 1956:239–80.
120. Boileau RA, Lohman TG, Slaughter MH. Scand J Sports Sci 1987:17.
121. Haschke F, Fomon SJ, Ziegler EE. Pediatr Res 1981;15:847–9.
122. Haschke F. Acta Paediatr Scand 1983;307(Suppl):11.
123. Lohman TG, Boileau RA, Slaughter MH. Body composition in children and youth. In: Boileau RA, ed. Advances in Pediatric Sport Sciences. Champaign, IL: Human Kinetics, 1984:29–57.
124. Lohman TG, Slaughter MH, Boileau RA et al. Hum Biol 1984;56:667–79.
125. Janssen I, Heymsfield SB, Baumgartner RN et al. J Appl Physiol 2000;89:465–71.

Sugestões de leitura

Forbes GB. Human Body Composition. Growth, Aging, Nutrition, and Activity. New York: Springer, 1987.

Heymsfield SB, Lohman TG, Wang Z et al, eds. Human Body Composition. 2nd ed. Champaign, IL: Human Kinetics, 2005.

Heyward V, Wagner D. Applied Body Composition Assessment. 2nd ed. Champaign, IL: Human Kinetics, 2004.

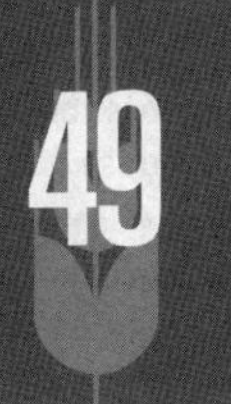

49 Uso e interpretação da antropometria*

Youfa Wang, Hyunjung Lim e Benjamin Caballero

A antropometria é definida como medida de seres humanos para fins de conhecimento da variação física humana. As medidas antropométricas têm sido amplamente usadas para avaliar condições nutricionais e médicas, como constituição corporal (CC), desnutrição e obesidade. As modificações do estilo de vida, a nutrição e a composição étnica das populações levam a alterações nas dimensões corporais e na CC. As medidas antropométricas são mais amplamente usadas em crianças do que em adultos, considerando as necessidades de rotina de avaliação do crescimento.[1,2] A Organização Mundial da Saúde (OMS) desenvolveu diretrizes e referências de crescimento a fim de orientar o uso e a interpretação das medidas antropométricas.[1,2] Atualmente, o peso e a altura são as medidas antropométricas mais amplamente usadas, e seu derivado, o índice de massa corporal (IMC), é o indicador indireto de obesidade e adiposidade corporal utilizado com maior frequência.[3-5]

Este capítulo descreve as medidas antropométricas mais comumente utilizadas, os índices delas derivados, bem como seus usos e interpretações. São discutidos os avanços no desenvolvimento de padrões de crescimento e gráficos de referência. Outro capítulo traz uma descrição detalhada das técnicas de CC.

Índices de medida antropométrica comumente usados

As medidas antropométricas mais comumente usadas em adultos e crianças são o peso, a altura, a circunferência da cintura (CiC), a espessura de prega cutânea (medida em diferentes locais do corpo) e um conjunto de índices de peso/altura (p. ex., IMC). Estas medidas, ou uma combinação delas, muitas vezes são usadas como indicadores de CC, a exemplo do percentual de gordura corporal (%GC), e seus pontos fortes e suas limitações são resumidos na Tabela 49.1. Note que a pesagem hidrostática e a absorciometria com raios X de dupla energia (DXA) são consideradas os padrões ouro de avaliação da CC.

Vários estudos têm avaliado a validade de medidas antropométricas como IMC, PC (peso corporal) e espessura de prega cutânea para estimar a gordura corporal usando DXA como método de referência. Os resultados apontam concordância modesta a excelente, com correlações que variam de 0,37 a 0,99 em adultos[6-8] e crianças.[9] A concordância é mais forte em indivíduos sadios ($R > 0,97$).[8] Um estudo constatou que a acurácia da maioria das equações de espessura da prega cutânea para avaliação da gordura corporal ao nível individual era precária em adolescentes de 13-17 anos, em comparação à DXA.[10] Outros constataram que as medidas de espessura de prega cutânea são melhores como fatores preditivos do %GC do que outros métodos antropométricos simples, como o IMC.[11] Em adolescentes asiáticos, a validade clínica da classificação com base no peso e na altura para triagem de obesidade é precária, quando comparada àquela definida com base em um %GC maior ou igual ao p95. De acordo com o índice de Youden, uma medida composta de índices de acurácia indicando taxas ótimas de sensibilidade

*__Abreviaturas__: **%GC**, percentual de gordura corporal; **C:A**, proporção cintura:altura; **CC**, constituição corporal; **CDC**, Centers for Disease Control and Prevention (Centros de Controle e Prevenção de Doenças); **CiC**, circunferência da cintura; **DCV**, doença cardiovascular; **DP**, desvio padrão; **DXA**, absorciometria com raios X de dupla energia; **IDF**, International Diabetes Federation (Federação Internacional de Diabetes); **IMC**, índice de massa corporal; **IOTF**, International Obesity Task Force (Força-tarefa Internacional sobre Obesidade); **MQM**, média dos quadrados mínimos; **NCHS**, National Center for Health Statistics (Centro Norte-americano de Estatísticas em Saúde); **OMS**, Organização Mundial da Saúde.

Tabela 49.1 Medidas antropométricas comumente usadas e suas principais vantagens e desvantagens[a]

	Definição	Vantagens	Limitações
Peso	Soma de todos os componentes de massa corporal	Previsão de gasto calórico e em índices de constituição corporal Fácil de usar, econômico, seguro	Inviável para pacientes com condições como doenças renais e cardíacas ou cirrose hepática com edema ou ascite É preciso considerar desidratação ou amputação
Altura	Distância dos calcanhares até a parte posterior da cabeça	Fácil de medir Indicador eficiente do crescimento infantil	Inviável para crianças pequenas com idade < 24 meses (usar comprimento) ou pacientes impossibilitados de ficar em pé
Circunferência da cintura	Distância ao redor da menor área abaixo da caixa torácica e acima do umbigo, medida com auxílio de fita métrica não esticada	Fácil de medir Indica o conteúdo de gordura abdominal Correlação com a massa gorda total e %GC Fator preditivo mais eficiente de muitas doenças relacionadas à obesidade, em comparação ao IMC	Inútil para indivíduos com altura < 1,52 m ou com IMC ≥ 35 Diferentes protocolos de medida têm sido recomendados, ou seja, como posicionar a fita métrica
Espessura da prega cutânea	Avaliação da quantidade de gordura corporal (p. ex., gordura subcutânea) em vários locais do corpo, com adipômetro	O equipamento é econômico e portátil É possível estimar indiretamente o %GC ou a constituição corporal usando equações Altamente correlacionada com a pesagem hidrostática	O erro de medição depende de idade, edema, músculos e várias fontes técnicas (p. ex., habilidade do examinador) Imprecisa em caso de obesidade crescente Inviável para pacientes críticos
IMC (kg/m^2)	Índice de peso por altura, calculado como peso (kg)/altura (m)^2	Econômico e fácil de usar Alta correlação com a gordura corporal Boa associação com os desfechos clínicos Pontos de corte desenvolvidos em adultos e crianças	Não distingue massa gorda corporal e massa magra corporal Pode ter diferentes relações com a gordura corporal e o risco à saúde em populações distintas

[a]%GC, percentual de gordura corporal; IMC, índice de massa corporal.

e especificidade, a classificação com base no peso e na altura foi de apenas 48% em rapazes e 59% em garotas.[12]

Um índice antropométrico mais moderno, a proporção cintura:altura (C:A), foi proposto como indicador útil de obesidade central e para triagem do risco de doença cardiovascular (DCV).[13,14] A C:A apresentou forte correlação com o %GC e com a distribuição de gordura, que estavam associados a maiores riscos de DCV.[15,16] Pesquisas indicaram que a C:A independe da idade e elimina a necessidade de percentis para crianças.[17,18] Um ponto de corte de C:A igual a 0,5 tem sido recomendado para classificação da obesidade central em adultos e crianças, bem como para diferentes grupos étnicos.[14] Por exemplo, o valor ideal para C:A foi 0,5 para adultos japoneses em relação aos fatores de risco.[13] Entre as crianças, a C:A mostrou alta sensibilidade e especificidade (> 0,90), em comparação à CiC em jovens chineses (8-18 anos de idade).[17] Em um estudo envolvendo jovens britânicos (5-16 anos), a C:A diminuiu com a idade.[18] Esta medida também aumentou bastante ao longo dos últimos 10-20 anos, e foi constatado que está mais estreitamente relacionada com a morbidade do que com o IMC.[18]

A CiC tem sido recomendada pela OMS e pela International Diabetes Federation (IDF) como medida de obesidade central, um componente decisivo para definição da síndrome metabólica.[19] Estudos indicam que a CiC é eficiente como fator preditivo do risco de algumas doenças crônicas, como DCV e diabetes tipo 2, sendo frequentemente melhor do que o IMC como fator preditivo.[20] Um conjunto de pontos de corte de CiC específicos para gênero e etnia tem sido recomendado para adultos;[19,21-24] para homens: 85 (Japão), 90 (pela IDF em asiáticos e países como a China), 94 (Vietnã), 100 (França) e 102 (OMS); para mulheres: 80 (pela IDF), 85 (Coreia do Sul), 88 (OMS) e 90 (França e Japão). Antigamente, a C:A era usada para medir a obesidade central, mas com o passar do tempo foi recomendado que a CiC seria adequada, enquanto a proporção não acrescentava muito valor.

Desenvolvimento de pontos de corte para medidas antropométricas

Uma das aplicações mais comuns dos dados antropométricos é no diagnóstico ou classificação de condições como o baixo peso e o sobrepeso, bem como na gradação da gravidade destas.[3,25-27] Em adição, limiares de pontos de corte são usados para elucidar variações de idade, maturação, gênero, etnia e outros fatores "técnicos" que afetam a antropometria de forma "independente" ou conjunta com causas ou consequências médicas ou sociais, bem como em aplicações como formulação de política, utilidade social e defesa para problemas e soluções particulares.[28] Diferentes indicadores e pontos de corte se fazem necessários para diversas finalidades de aplicação. Entretanto, é possível que essa noção não esteja de acordo com várias comunidades de usuários, porque os pontos de corte universais de indicadores simples frequentemente são considerados mais fáceis de usar e melhores para comparações internacionais.

Nas referências de crescimento, certos escores Z (p. ex., +2 e −2) e percentis (p. ex., p5, p85 e p95) muitas vezes são escolhidos para pontos de corte na classificação de estados nutricionais e do crescimento, como a desnutrição ou a obesidade. Estes critérios são baseados em distribuição estatística, e não nos riscos associados à saúde. De modo ideal, os critérios usados devem ser estabelecidos com base em suas associações com riscos à saúde maiores. Os pontos de corte para classificação de indivíduos e grupos populacionais com "risco aumentado" devem ser baseados na evidência de risco aumentado de morbidade, mortalidade e/ou comprometimento funcional.[2] Avaliar a relação entre diferentes indicadores antropométricos e desfechos clínicos costuma ser bem mais difícil em crianças do que em adultos. É ainda mais difícil escolher pontos de corte para indivíduos de "risco aumentado". No caso das crianças, é preciso considerar os desfechos clínicos alcançados a curto e médio prazo no decorrer da infância e adolescência, bem como os desfechos clínicos a longo prazo alcançados na fase adulta.

Índice de massa corporal

O IMC é um índice simples de peso/altura calculado como peso (kg)/altura (m^2) (kg/m^2). Comumente, ele é usado para classificar baixo peso, sobrepeso e obesidade em adultos e crianças no mundo inteiro. Muitos pontos de corte de IMC diferentes têm sido recomendados e usados ao longo das últimas duas décadas. Alguns estão se tornando usuais em nível internacional. Entretanto, ainda é discutido quais pontos de corte são mais apropriados para populações específicas, considerando as diferenças raciais e étnicas de CC.

Vantagens e desvantagens do índice de massa corporal

Uma medida ideal da gordura corporal deve atender aos seguintes requisitos:

1. Ser precisa em termos de avaliação da quantidade de gordura corporal.
2. Ser precisa com pequena margem de erro.
3. A medida deve prever as consequências dos riscos à saúde; ou seja, deve ter forte associação com os desfechos clínicos.
4. Deve haver a possibilidade de desenvolver alguns pontos de corte para separar os indivíduos em grupos distintos com base em seus riscos à saúde relacionados ao excesso de adiposidade.
5. Para uma medida ser útil no contexto clínico ou em estudos epidemiológicos, também deve ser acessível (em termos de simplicidade, custo e facilidade de uso) e aceitável para esses indivíduos.[29]

O IMC tem a maioria destas características, embora nenhuma das medidas existentes atenda a todos estes critérios. Ele é identificado como a melhor escolha dentre as medidas disponíveis que podem ser facilmente aferidas a um custo baixo, além de ter forte associação com a gordura corporal e com os riscos à saúde.

Entretanto, como medida indireta da adiposidade, o IMC tem várias limitações, especialmente quando usado em crianças.[3, 30-33] Alguns exemplos são:

1. As crianças crescem e ganham massa corporal magra e tecido adiposo a velocidades distintas, sendo que há amplas diferenças de variação entre populações, interindividual e intraindividual. O estado de maturação e os padrões de crescimento das crianças afetam a CC e o IMC. Assim, o significado de IMC pode variar, sendo mais complexo em crianças do que em adultos.[3]
2. O IMC está positivamente associado à altura em crianças, e essa associação varia conforme a idade e o gênero,[3,33] embora seja independente da altura em adultos.
3. Há diferenças biológicas entre grupos étnicos e populações em termos de CC, relações entre IMC e %GC, e entre CC e morbidade.
4. Comparado à classificação da obesidade baseada no %GC, o IMC tem baixa sensibilidade e alta especificidade.[31,32,34]
5. Alterações seculares em altura, crescimento e CC podem dificultar a interpretação do IMC.

Pontos de corte do índice de massa corporal

Os valores de IMC dependem do gênero e da idade. O mesmo IMC pode refletir níveis diferentes de gordura corporal em populações distintas, em parte por causa das diferenças de constituição corporal. Os riscos à saúde associados a um IMC aumentado são contínuos, sendo que a interpretação da gradação do IMC em relação ao risco pode diferir ao longo das populações. Desde o final da década de 1990, tem sido discutida a questão sobre usar ou não pontos de corte de IMC específicos para populações ou etnia na classificação da obesidade.[25,26] Pesquisas sugerem a existência de algumas diferenças étnicas na associação entre IMC, %GC, distribuição de gordura e riscos à saúde.[26,30,35,36]

Adultos

A Tabela 49.2 mostra os pontos de corte de IMC para adultos recomendados pela OMS para classificação de baixo peso, sobrepeso e obesidade em adultos. Diferentes pontos de corte de IMC têm sido recomendados para algumas populações da Ásia e do Pacífico.[24] Para tratar da discussão, o conjunto de peritos da OMS em 2002 analisou as evidências disponíveis e estabeleceu recomendações relacionadas.[26] Foi concluído que a proporção de asiáticos com alto risco de diabetes tipo 2 e DCV é substancial no intervalo de valores de IMC inferiores ao ponto de corte estabelecido pela OMS para sobrepeso, que é 25.[26] Entretanto, o ponto de corte para o risco observado vai de 22 a 25 em diferentes populações asiáticas, variando de 26 a 31 para o alto risco. Foi recomendado que os pontos de corte estabelecidos pela OMS vigentes fossem estabelecidos como classificação internacional. Entretanto, os pontos de corte de 23, 27,5, 32,5 e 37,5 foram adicionados como pontos para ações de saúde publica. Foi recomendado que os países devem usar todas as categorias (i. e., 18,5, 23, 25, 27,5, 30, 32,5 e, em algumas populações, 35, 37,5 e 40) para facilitar comparações internacionais. Uma revisão relatou que 13 dos 18 estudos de coorte e transversais indicaram pontos de corte de IMC mais baixos, sendo mais adequados para populações asiáticas do que os valores de IMC de 25 e 30.[37]

Tabela 49.2 Pontos de corte de índice de massa corporal da Organização Mundial da Saúde para adultos: classificação internacional de baixo peso, sobrepeso e obesidade

Classificação	Índice de massa corporal (kg/m²)	
	Pontos de corte principais	Pontos de corte adicionais
Baixo peso	< 18,50	< 18,50
Magreza grave	< 16,00	< 16,00
Magreza moderada	16,00-16,99	16,00-16,99
Magreza leve	17,00-18,49	17,00-18,49
Faixa normal	18,50-24,99	18,50-22,99
		23,00-24,99
Sobrepeso	≥ 25,00	≥ 25,00
Pré-obesidade	25,00-29,99	25,00-27,49
		27,50-29,99
Obesidade	≥ 30,00	≥ 30,00
Obesidade classe I	30,00-34,99	30,00-32,49
		32,50-34,99
Obesidade classe II	35,00-39,99	35,00-37,49
		37,50-39,99
Obesidade classe III	≥ 40,00	≥ 40,00

Dados da World Health Organization. Obesity: preventing and managing the global epidemic. Report of a WHO consultation. Geneva: World Health Organization, 2000:1-253. Technical Report Series No. 894. World Health Organization. Appropriate body-mass index for Asian populations and its implications for policy and intervention strategies. Lancet 2004;363:157-63; http://apps.who.int/bmi/index.jsp?introPage=intro_3.html.

Atualmente, diferentes pontos de corte de IMC são usados nos países asiáticos a fim de classificar sobrepeso e obesidade. Por exemplo, muitos usam 23 e 25; a China continental usa 25 e 28; Taiwan, 24 e 27; Malásia, 23 e 27,5; e Nova Zelândia, 26 e 32 para o povo Maori.

Crianças

Existem dois conjuntos de pontos de corte de IMC internacionais, além de outras classificações (Tab. 49.3): um recomendado pela OMS e outro pela International Obesity Task Force (IOTF). Os valores estabelecidos pela IOTF têm sido amplamente usados no mundo inteiro. Ao mesmo tempo, alguns países usam diferentes pontos de corte baseados em seus próprios levantamentos populacionais.

1. Pontos de corte de IMC da OMS: trata-se de dois conjuntos de pontos de corte de IMC estabelecidos pela OMS, um para crianças em idade pré-escolar e outro para crianças maiores. O primeiro conjunto foi desenvolvido com base em dados internacionais, enquanto o outro é baseado em dados coletados nos EUA (ver a seguir). Permitem avaliar obesidade e baixo peso.
2. Referência da IOTF 2000: para definir "sobrepeso" e "obesidade" em jovens na faixa etária de 2 a 18 anos, a IOTF aprovou uma série de pontos de corte de IMC específicos para gênero e idade (Tab. 49.4). Com base em dados de levantamentos multinacionais, os pontos de corte foram desenvolvidos a partir de curvas de IMC específicas para gênero e idade que passam por um IMC de 25 para

Tabela 49.3 Diferentes classificações/referências para sobrepeso e obesidade em crianças e adolescentes

Padrões e referências	Sobrepeso	Obesidade	Dados e população de referência	Referências (Nº)
Padrões de crescimento OMS/2006 para crianças em idade pré escolar	Escores Z de IMC por idade ou de peso por comprimento/altura > 2	Escores Z de IMC por idade ou de peso por comprimento/altura > 3	Estudo de referência de crescimento multicentros a partir de seis cidades do Brasil, Gana, Índia, Noruega, Omã e EUA	41
Referências OMS/2007 para crianças em idade escolar	Escores Z de IMC por idade > 1	Escores Z de IMC por idade >	Dados coletados nos EUA, nas décadas de 1960-1970	45
Referências IOTF/2000	≥ pontos de corte de IMC por idade derivados das curvas de IMC-idade que passaram um IMC = 25 aos 18 anos de idade	≥ pontos de corte de IMC por idade derivados das curvas de IMC-idade que passaram um IMC = 30 aos 18 anos de idade	Dados dos EUA, Brasil, Reino Unido, Hong Kong, Dinamarca e Singapura	38
Referência de IMC europeu-francês	≥ p90 percentil do IMC	≥ p97 percentil do IMC	Dados da França	48,49
Gráficos de crescimento CDC/2000	≥ p85 percentil do IMC	≥ p95 percentil do IMC	Dados dos EUA coletados entre a década de 1970 e o período de 1988-1994, incluindo NHANES	40

IMC, índice de massa corporal; CDC, Centers for Disease Control and Prevention; IOTF, International Obesity Task Force; NHANES, National Health and Nutrition Examination Survey (série de levantamentos transversais nacionalmente representativos iniciados em 1971-1974).

Tabela 49.4 Pontos de corte de índice de massa corporal da International Obesity Task Force para sobrepeso e obesidade, por gênero, entre 2-18 anos[a]

	Sobrepeso		Obesidade	
Idade (anos)	Masculino	Feminino	Masculino	Feminino
2	18,41	18,02	20,09	19,81
2,5	18,13	17,76	19,80	19,55
3	17,89	17,56	19,57	19,36
3,5	17,69	17,40	19,39	19,23
4	17,55	17,28	19,29	19,15
4,5	17,47	17,19	19,26	19,12
5	17,42	17,15	19,30	19,17
5,5	17,45	17,20	19,47	19,34
6	17,55	17,34	19,78	19,65
6,5	17,71	17,53	20,23	20,08
7	17,92	17,75	20,63	20,51
7,5	18,16	18,03	21,09	21,01
8	18,44	18,35	21,60	21,57
8,5	18,76	18,69	22,17	22,18
9	19,10	19,07	22,77	22,81
9,5	19,46	19,45	23,39	23,46
10	19,84	19,86	24,00	24,11
10,5	20,20	20,29	24,57	24,77
11	20,55	20,74	25,10	25,42
11,5	20,89	21,20	25,58	26,05
12	21,22	21,68	26,02	26,67
12,5	21,56	22,14	26,43	27,24
13	21,91	22,58	26,84	27,76
13,5	22,27	22,98	27,25	28,20
14	22,62	23,34	27,63	28,57
14,5	22,96	23,66	27,98	28,87
15	23,29	23,94	28,30	29,11
15,5	23,60	24,17	28,60	29,29
16	23,90	24,37	28,88	29,43
16,5	24,19	24,54	29,14	29,56
17	24,46	24,70	29,41	29,69
17,5	24,73	24,85	29,70	29,84
18	25	25	30	30

[a]Ver Tabela 49.3.

De Cole TJ, Bellizzi MC, Flegal KM et al. Establishing a standard definition for childhood overweight and obesity worldwide: international survey. BMJ 2000;320:1240-3, com permissão.

sobrepeso e de 30 para obesidade na idade de 18 anos, respectivamente.[38] Dessa forma, essas classificações foram consideradas mais significativas do que as referências baseadas apenas na distribuição (i. e., percentis ou escores Z). A referência foi desenvolvida com base em dados representativos de seis países e regiões: Brasil, Reino Unido, Hong Kong, Dinamarca, Singapura e EUA.

A referência da IOTF proporciona vantagens exclusivas para uso internacional. É baseada em conjuntos de dados amplos e abrange diferentes raças/etnias. Os pontos de corte de IMC estão ligados aos de corte de sobrepeso e obesidade para adultos, que são indicadores eficientes dos riscos de resultados adversos para a saúde. Entretanto, há certas preocupações relacionadas à referência da IOTF.[3] Por exemplo, existe grande variação na prevalência da obesidade nos países em cuja população foi baseada a referência do IOTF. Esta não forneceu pontos de corte para avaliação do baixo peso. Note que o mesmo procedimento foi aplicado posteriormente, usando os mesmos dados, para geração de pontos de corte para "magreza" em crianças (não denominada "baixo peso"), usando pontos de corte de IMC para adultos recomendados pela OMS de menos de 17 para magreza de grau 2.[39]

Como usar as medidas antropométricas: percentis e escores Z

Os escores Z e percentis são amplamente usados para avaliar o estado nutricional e o desempenho do crescimento das crianças. Ambos os indicadores são interconversíveis, mas seus respectivos pontos de corte podem não ser idênticos (Tab. 49.5). Por exemplo, escores Z da ordem de +2 e −2 correspondem ao p97,7 e p2,3 percentis, enquanto o p85 e p5 percentis correspondem, respectivamente, a escores Z de 1,04 e −1,65. Os escores Z são mais úteis em pesquisa, enquanto os percentis são mais fáceis de usar no contexto clínico e pelo público.

Percentis

Um percentil é o valor de uma variável abaixo do qual cai determinado percentual de observações (ou população), ou seja, refere-se à posição de um indivíduo em uma dada distribuição de referência. Os percentis são mais fáceis de entender e usar na prática. Muitas vezes, percentis específicos para gênero e idade (p3, p5, p50 [média], p85, p95, p97 e p99) são recomendados para uso na avaliação do crescimento de crianças com base em medidas antropométricas. Os últimos anos têm um consenso crescente acerca do uso de percentis de IMC específicos para gênero e idade para avaliação da obesidade em crianças com mais de 2 anos de idade.[1,40,41]

Uma limitação do uso dos percentis está no fato de o mesmo intervalo de valores de percentil corresponder a diferentes faixas de valores absolutos de medidas distintas. Mesmo dentro da distribuição de uma medida, os mesmos incrementos em níveis de percentis diferentes poderiam corresponder a diversas alterações nos escores Z e em medidas absolutas. Além disso, não é possível quantificar a alteração em valores de percentil próximos dos extremos da distribuição de referência. Por estes motivos, sugere-se que os percentis não sejam usados para avaliar alterações de estado ao longo do tempo, ainda que os escores Z sejam mais eficientes para essa finalidade.

Tabela 49.5 Valores correspondentes entre percentis e escores Z[a]

Percentis	p0,2	p2,3	p2,5	p5	p15	p16	p50 (média)	p84	p85	p95	p97,5	p97,7	p99,8
Escores Z	−3	−2	−1,96	−1,64	−1,04	−1	0	+1	+1,04	+1,64	+1,96	+2	+3

[a]Sob distribuição normal, um percentil deve corresponder a um escore Z fixo.

Escores Z

O uso do escore Z é recomendado por várias considerações. Primeiro, são calculados com base na distribuição da população de referência (ambos, média e desvio padrão [DP]) e, portanto, refletem a distribuição de referência. Em segundo lugar, como medidas padronizadas, os escores Z são comparáveis ao longo das idades, gêneros e medidas (como medida de "quantidade adimensional"). Em terceiro lugar, um grupo de escores Z pode estar exposto no resumo de estatísticas, como a média e o DP, e pode ser estudado como uma variável contínua. Além disso, os valores de escore Z podem quantificar o estado do crescimento de crianças que estejam fora das faixas de percentil.[2] Entretanto, a principal limitação deles está no fato de não serem diretos em termos de explicação ao público e poderem ter uso limitado no cenário clínico.

O escore Z para uma medida (p. ex., altura ou IMC) indica a distância e a direção (positiva *versus* negativa) em que o valor medido se desvia da média da população, expresso em unidades de DP da população. É uma quantidade adimensional derivada da divisão da diferença entre valor individual (x) e média da população (μ) pelo DP da população (σ). A distribuição de escores Z transformados terá média igual a zero e DP = 1 (i. e., média = 0, DP = 1). Esse processo de conversão é chamado de *padronização* ou *normalização*.

$$Z = \frac{(x - \mu)}{\sigma}$$

Os escores Z por vezes são chamados de *escores padrão*. A transformação do escore Z é especialmente útil quando o objetivo é comparar as classificações relativas de diferentes medidas (p. ex., altura *versus* IMC, ou medidas de meninos *versus* medidas de meninas) a partir de distribuições com médias e/ou DP diferentes.

Padrões e referências de crescimento infantil

Desde o início do século anterior, pediatras e profissionais da saúde que atendem crianças têm procurado padrões de crescimento normal ou que sirvam para comparar e avaliar o desempenho de crescimento de casos individuais. Os antigos gráficos de referência eram baseados em amostras relativamente pequenas e não representativas. Na década de 1970, o US National Center for Health Statistics (NCHS) compilou valores de crescimento baseados em uma ampla amostra de crianças de várias coortes.[1] Esse conjunto de dados serviu de base para um gráfico de referência subsequente, criado pela OMS.

A OMS tem recomendado o uso de referências de crescimento (também conhecidas como *gráficos de crescimento*) a todos os países do mundo, sobretudo com base nos escores Z de um conjunto de medidas antropométricas desenvolvido com base em dados obtidos nos EUA anteriores aos padrões de crescimento OMS/2006 (*2006 WHO Growth Standards*), destinado a crianças pré-escolares em desenvolvimento (Tab. 49.6), para avaliar o estado nutricional e de crescimento das crianças, em especial daquelas com menos de 10 anos de idade. O novo padrão de crescimento OMS/2006 foi desenvolvido com base em dados coletados em vários países (ver adiante). Historicamente, as referências de crescimento da OMS enfocam mais os problemas relacionados à subnutrição, incluindo debilitação, nanismo e baixo peso. Entretanto, a necessidade de abordar o problema da obesidade crescente surgiu na década de 1990.

Os gráficos de crescimento pediátricos (Fig. 49.1) têm sido amplamente usados em nível global por pesquisadores, pediatras, enfermeiros e pais para avaliar o crescimento e o estado nutricional das crianças.[1] Vale a pena notar que a maioria dos gráficos de crescimento não é projetada para uso como instrumento diagnóstico isolado. Em vez disso, esses gráficos contribuem para formar uma impressão clínica geral da criança que está sendo medida.[42]

Padrões e referências de crescimento da Organização Mundial da Saúde

Até o presente, a OMS publicou várias versões das referências de crescimento recomendadas para uso internacional, destinadas a auxiliar a avaliação do crescimento e do estado nutricional das crianças (ver Tab. 49.6). As três versões am-

Tabela 49.6 Indicadores e medidas antropométricas essenciais fornecidos pela Organização Mundial da saúde e padrões e referências de crescimento do Centers for Disease Control and Prevention dos EUA

	Referências de crescimento CDC/2000		Padrões de crescimento OMS/2006		Referências de crescimento OMS/2007
Faixa etária aplicável (anos)	0-3	2-20	0-2	2-5	5-19
Comprimento/altura/estatura por idade	x	x	x	x	x
Peso por idade	x	x	x	—	x
Peso por comprimento	x	—	x	—	—
Peso por altura/estatura	—	x	—	x	—
IMC por idade	—	x	x	x	x
Circunferência da cabeça por idade	x	—	x	—	—
Circunferência do braço por idade	—	—	x[a]	x	—
Prega cutânea subescapular por idade	—	—	x[a]	x	—
Prega cutânea do tríceps por idade	—	—	x[a]	x	—

IMC, índice de massa corporal; CDC, Centers for Disease Control and Prevention; x, medidas disponíveis; —, não fornecido.

[a]De 3 meses a 5 anos.

De World Health Organization,[41] Centers for Disease Control and Prevention,[42] de Onis et al.,[45] com permissão.

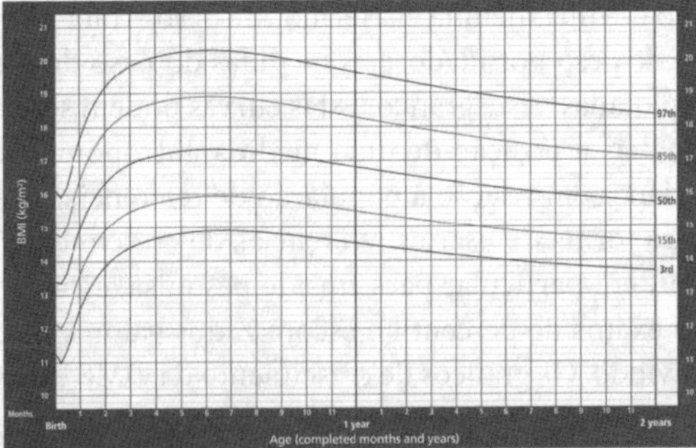

Figura 49.1 Padrões de crescimento OMS/2006: percentis de índice de massa corporal (IMC) por idade para meninos com menos de 2 anos de idade. (Reproduzido com permissão de http://www.who.int/childgrowth/standards/cht_bfa_boys_p_0_2.pdf.)

plamente conhecidas são: Referências de crescimento OMS/NCHS/1978 (*1978 WHO/NCHS Growth References*), para crianças com idade ≤ 10 anos; Referências de crescimento OMS/1975 (*1975 WHO Growth References*), para crianças com idade ≤ 19 anos e Padrões de crescimento OMS/2006 (*2006 WHO Growth Standards*), para crianças pré-escolares com idade < 6 anos.

Referências de crescimento NCHS/1978

Em 1978, a OMS/NCHS produziu uma versão normalizada das curvas de crescimento dos EUA, mostrando os escores Z. Desde então, esta versão foi amplamente usada no mundo inteiro, embora apresente algumas limitações.[1] Uma de suas principais limitações está no fato de a referência do crescimento de bebês ter sido desenvolvida com base em dados coletados do *Fels Longitudinal Study*, que seguiu principalmente bebês alimentados com fórmulas em uma área da região meio-oeste dos Estados Unidos. Além disso, estas crianças foram acompanhadas em intervalos longos de tempo, o que resultou em dados insuficientes para descrever a taxa de crescimento rápida e variável no início da infância.[40] Além disso, o padrão de crescimento dos bebês amamentados foi diferente do padrão de crescimento dos bebês alimentados com fórmulas.[43] A fim de superar essas limitações, novas referências e padrões de crescimento foram desenvolvidos nos EUA, em 2000, e pela OMS, em 2006, respectivamente (ver adiante).

Referências de crescimento OMS/1995

Em 1995, o comitê de peritos da OMS revisou as referências de crescimento e achados de pesquisas então disponíveis, endossando então o uso dos gráficos de crescimento OMS/NCHS/1978. Além disso, para adolescentes, foi recomendado o uso de um IMC específico para gênero e idade maior ou igual ao p85, bem como espessura de prega cutânea do tríceps e subescapular maior ou igual ao p90 para classificação das crianças em "alto risco de sobrepeso" e "sobrepeso".[2] Esses percentis foram desenvolvidos com base em dados dos EUA. O comitê reconheceu os pontos fracos dessas referências e recomendou seu uso em caráter provisório, até a disponibilização de referências melhores.[2]

Padrões de crescimento OMS/2006 para crianças em idade pré escolar

Em 2006, a OMS lançou novos padrões de crescimento para crianças de 0 a 5 anos. Esses gráficos de crescimento foram os primeiros a serem baseados em medidas prospectivas detalhadas de crianças sadias acompanhadas desde o nascimento – o *Multicenter Growth Reference Study*.[41] A coorte incluiu apenas bebês afluentes, exclusivamente amamentados e saudáveis, bem como crianças cujas mães não fumaram durante nem após o parto, oriundas de seis cidades situadas no Brasil, Gana, Índia, Noruega, Omã e EUA. Os dados mostraram similaridades significativas em termos de crescimento entre os países[44] e demonstraram que as crianças pré-escolares de todo o mundo têm o mesmo potencial de crescimento quando criadas sob condições ambientais ideais. No entanto, alguns países, inclusive os EUA, continuam usando suas próprias referências e padrões de crescimento.

Os padrões incluem um conjunto de indicadores antropométricos, além de gráficos de crescimento específicos para gênero e tabelas de percentis e escores Z. Nos gráficos de crescimento de escores Z, são plotadas as curvas para 0, ±2 e ±3 DP da média específica para a idade de certo indicador. Aos gráficos de percentis, são mostradas cinco curvas para o p3, p15, p50, p85 e p97 para cada indicador. Nas tabelas, os valores do indicador em 0, ±1, ±2 e ±3 DP, bem como para o p1, p3, p5, p15, p25, p50, p75, p85, p97 e p99 são fornecidos para cada mês de idade.

Referência de crescimento OMS/2007 para crianças em idade pré escolar e adolescentes

Em 2007, a OMS lançou uma nova referência de crescimento para jovens de 5 a 19 anos.[45] A referência inclui três indicadores: IMC para idade, peso para idade e altura para idade. Para cada indicador, gráficos e tabelas de percentis e escores Z foram fornecidos. Os gráficos de percentis esboçam curvas para o p3, p15, p50, p85 e p97, enquanto as tabelas fornecem valores de medidas antropométricas para mais percentis (p. ex., p1, p5, p25, p75, p95 e p99). Com relação aos escores Z destes três indicadores, as curvas para 0, ±1, ±2 e ±3 escores Z a partir da média são mostradas nos gráficos, e os valores para estes pontos de corte são fornecidos em tabelas.

A OMS recomendou pontos de corte para sobrepeso e obesidade com base nos escores Z para IMC para idade. A análise mostrou que o escore Z de IMC para idade igual a 1 aos 19 anos de idade era 25,4 para rapazes e 25,0 para garotas, o que equivale ou se aproxima do ponto de corte de IMC da OMS igual a 25 usado para adultos. Assim, a curva de referência de escore Z igual a 1 foi recomendada para classificar sobrepeso, enquanto a de escore Z maior que 2 foi recomendada para classificar a obesidade tendo como base a mesma ideia. Escores Z de IMC por idade menores ou iguais a 2 e menores ou iguais a 3 foram estabelecidos como pontos de corte para magreza e magreza grave, respectivamente. Esta referência, porém, não é tão usada.

Gráficos de crescimento do Centers for Disease Control and Prevention dos EUA (CDC/2000)

Esses gráficos de crescimento foram desenvolvidos com base em conjuntos de dados e métodos diferentes daqueles que serviram de base para os gráficos precedentes.[40,42] Os gráficos de 2000 consistem em uma série de curvas de percentis de medidas antropométricas selecionadas, incluindo peso por idade, comprimento por idade, peso por comprimento e circunferência da cabeça por idade a partir dos 36 meses de vida. As curvas de crescimento são arranjadas como dois conjuntos de gráficos: os de crescimento individuais e os de crescimento clínicos. Os gráficos e tabelas de crescimento apresentam as curvas do p3, p5, p10, p25, p50, p75, p90, p95 e p97. A curva do p85 é uma adição aos gráficos de crescimento de IMC por idade e peso por estatura para indivíduos na faixa etária de 2 a 20 anos, recomendada como pontos de corte para crianças com sobrepeso. Com relação ao escore Z para os indicadores, apenas as tabelas fornecem valores detalhados correspondentes de indicador por idade em 0, ±0,5, ±1, ±1,5 e ±2.

Comparações usando diferentes padrões e referências de crescimento locais e internacionais

Alguns estudos tentaram testar o quanto comparáveis os resultados são se essas referências de crescimento forem aplicadas na mesma população do estudo. Em geral, foi demonstrado que o estado de crescimento não saudável pode variar quando diferentes referências e padrões de crescimento são aplicados. Por exemplo, um estudo envolvendo crianças dos EUA de 0 a 59 meses de idade encontrou disparidade em termos de prevalência (percentual) de crescimento ou problemas de estado nutricional. Usando as referências de 2000 do Centers for Disease Control and Prevention (CDC), a prevalência do nanismo foi de 3,7%; a de emaciamento, 5%; e a de sobrepeso, 9,2%. Entretanto, de acordo com os padrões de crescimento da OMS, as figuras foram, respectivamente, 7, 2,8 e 12,9%.[46] Um estudo constatou que, de acordo com as referências da IOTF, do CDC/2000 e de IMC chinês, a prevalência da obesidade estimada para jovens com 6 a 18 anos de idade em Beijing variou entre 5,8-9,8% ou, em termos relativos, 69%.[47] Mais pesquisas se fazem necessárias para ajudar a entender e guiar as aplicações apropriadas dessas referências em diferentes populações.

Como usar padrões e referências de crescimento na prática

As referências e os padrões de crescimento são úteis no contexto clínico, monitoramento baseado em população e outros projetos de pesquisa. A fim de usar uma referência ou padrão de crescimento para ajudar a avaliar o crescimento e o estado nutricional de crianças individuais ou grupos de crianças, é preciso comparar medidas individuais contra os pontos de corte fornecidos pelas referências ou padrões de crescimento. Por exemplo, a Figura 49.2 mostra como usar os gráficos de crescimento CDC/2000 para monitorar o crescimento de uma menina em termos de peso. Trata-se de um gráfico de peso por idade, e as medidas do peso da menina foram plotadas neste gráfico. Estas curvas podem ser usadas para avaliar a posição de uma medida antropométrica de uma criança em relação à população de referência.

Outra forma de usar as referências de crescimento mais recentes, em particular para fins de pesquisa, é calcular os valores exatos de percentil e escore Z dos valores medidos do indivíduo. Os gráficos de crescimento da OMS e do CDC usaram técnicas similares de uniformização e transformação (método da média dos quadrados mínimos [MQM]). Todos fornecem parâmetros de MQM específicos para gênero e idade que permitem aos usuários calcular o escore Z correspondente ao valor medido de cada criança individual usando a fórmula a seguir, em que y é a observação individual, enquanto os parâmetros de MQM para gênero e idade do indivíduo devem ser aplicados. Os percentis de crianças podem ser calculados após a obtenção de seus escores Z.

$$z = \frac{(^{y}/_{M})^{L} - 1}{SL}$$

Considerações finais

A antropometria fornece um grupo de métodos úteis, econômicos e não invasivos para avaliar o tamanho, o formato e a composição do corpo humano, bem como condições de saúde, entre as quais a desnutrição e a obesidade em adultos e crianças. São medidas indiretas de CC. Por outro lado, os métodos de avaliação direta da CC, como DXA e pletismografia com deslocamento de ar, podem fornecer medidas precisas (p. ex., gordura corporal total, distribuição da gordura). Em geral, as medidas antropométricas comumente usadas, como IMC e CiC, têm boa validade para medir a gordura corporal e prever futuros riscos à saúde.

A análise de CC, incluindo a antropometria, tem sido usada para estudar processos fisiológicos como crescimento, desenvolvimento e fisiologia do exercício, e está sendo aplicada cada vez mais no estudo e manejo clínico de condições patológicas. Seja qual for o motivo para realizar uma avaliação da CC, os clínicos devem ter conhecimento geral acerca das técnicas mais comumente usadas para avaliação de CC, bem como suas principais vantagens e desvantagens.

Hoje em dia, por seus muitos pontos fortes, o IMC é a medida de antropometria mais amplamente usada para definir obesidade e baixo peso. Entretanto, o IMC também tem algumas limitações, como medida indireta. Os pontos de corte de 25 e 30 são recomendados pela OMS para classificar sobrepeso e obesidade, respectivamente, e têm sido bastante usados desde o final da década de 1990. Contudo, o uso de pontos de corte de IMC para populações específicas tem sido discutido. Diferentes pontos de corte de IMC têm sido desenvolvidos e são usados em diversos países. Pontos de corte de IMC mais baixos, como 23 e 25, foram recomendados para algumas populações asiáticas.

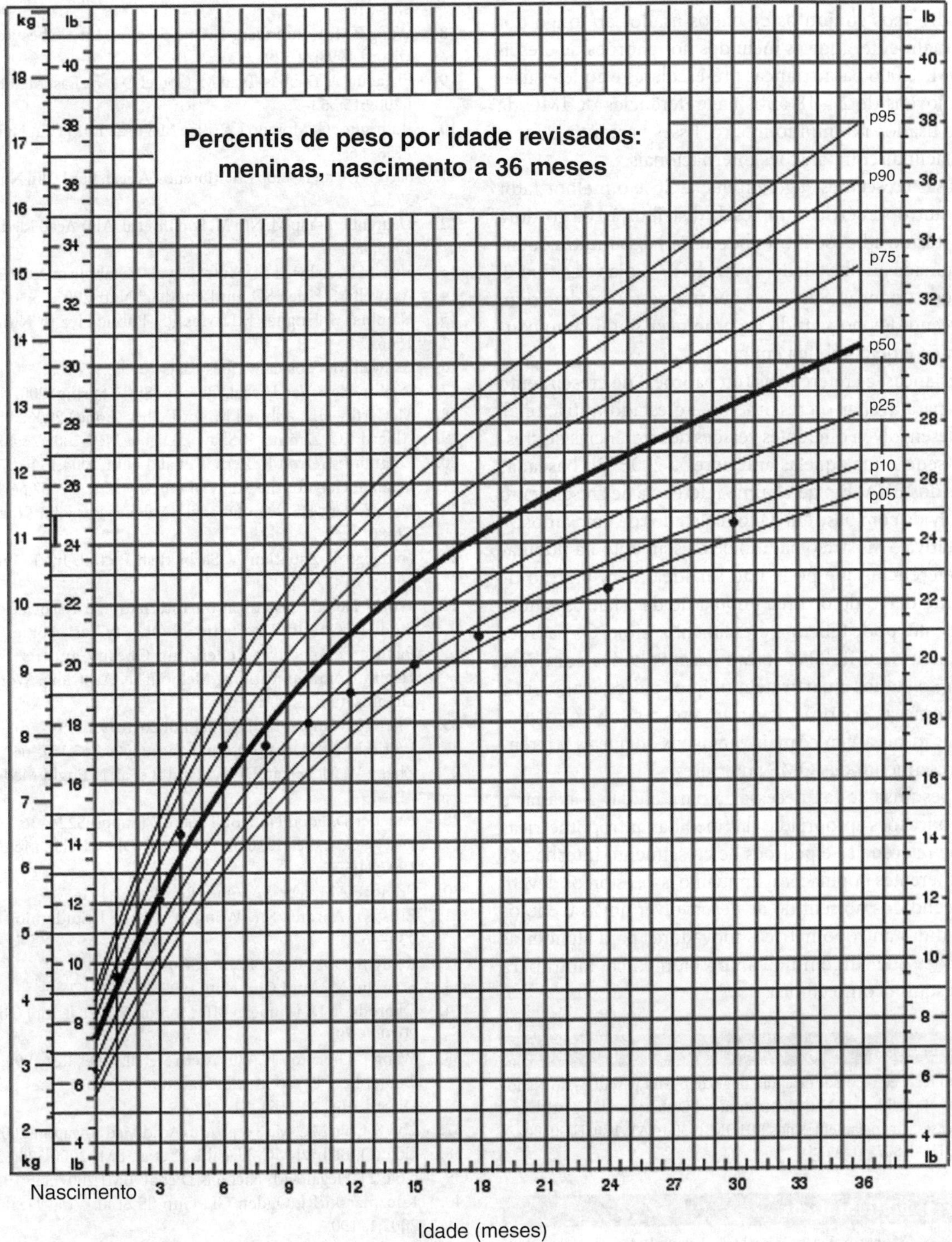

Figura 49.2 Exemplo do Centers for Disease Control and Prevention de como usar o gráfico de crescimento para monitorar o crescimento de uma criança individual. A figura usa um caso para mostrar como aplicar um gráfico de crescimento a fim de avaliar a trajetória de crescimento de uma criança e seu estado de saúde. Mostra uma menina que apresentou crescimento vacilante após os 6 meses de idade. Mais detalhes são fornecidos no texto. (Reproduzido com permissão de http://www.cdc.gov/nchs/images/nhanes/growthcharts/2000%20Chart.gif.) Acesso em 10 de agosto de 2012.

O uso de pontos de corte de IMC para crianças, que muitas vezes são percentis específicos para idade e gênero, é mais complicado. Diferentes percentis têm sido desenvolvidos com base em diversos conjuntos de dados usados ao longo dos países. Atualmente, aqueles incluídos nos padrões de crescimento OMS/2006 para crianças pré-escolares e aqueles usados para jovens de 2 a 18 anos nas referências de IMC da IOTF são usados no mundo inteiro. Esses percentis podem ajudar a facilitar comparações internacionais.

Pesquisas crescentes sugerem que a CC é o melhor fator preditivo antropométrico simples da distribuição da gordura corporal (tecido adiposo intra-abdominal) e de muitas doenças relacionadas à obesidade, como DCV e diabetes tipo 2, em adultos e crianças. Sugere-se que mais esforços deveriam ser empreendidos no sentido de promover seu uso no contexto clínico e pelo público em geral.

Para crianças, as referências (ou padrões) de crescimento são úteis para avaliar o crescimento e o estado nutricional. A OMS desenvolveu diferentes versões de referências de crescimento, sendo que aquelas anteriores a 2006 são baseadas em dados dos EUA. Em geral, uma referência de crescimento é desenvolvida com base em dados coletados de uma amostra representativa e mostra o padrão de crescimento da população de referência, que pode não ser ideal. Um padrão de crescimento derivado de uma população de crianças saudáveis e afluentes pode refletir o crescimento ótimo. Os padrões de crescimento OMS/2006 foram desenvolvidos com base em dados coletados a partir de múltiplos países, e ajudam a mostrar como as crianças deveriam crescer sob condições ambientais ideais. Oferece mais vantagens do que as referências de crescimento das OMS anteriores.

Mais pesquisa se faz necessária para ajudar a avaliar e guiar as aplicações apropriadas das medidas antropométricas e o uso de referências e padrões de crescimento internacionais em diferentes populações. Enquanto isso, esforços devem ser empreendidos no sentido de desenvolver novas tecnologias e medidas antropométricas inovadoras para atender às necessidades que surgem no campo biomédico, tanto para fins de pesquisa como clínica.

Agradecimentos

Este trabalho recebeu recursos de apoio financeiro para pesquisas do National Institutes of Health e do National Institute of Diabetes and Digestive and Kidney Diseases (financiamentos nos R01DK81335-01A1, 1R03HD058077--01A1 e R03HD058077-01A1S1).

Referências bibliográficas

1. Wang Y, Moreno LA, Caballero B et al. Food Nutr Bull 2006;27(Suppl):S175–88.
2. World Health Organization. Physical Status: The Use and Interpretation of Anthropometry. Report of a WHO Expert Committee. Geneva: World Health Organization, 1995:1–452. Technical Report Series No. 854.
3. Wang Y. Int J Obes Relat Metab Disord 2004;28(Suppl):S21–8.
4. World Health Organization. Obesity: Preventing and Managing the Global Epidemic. Report of a WHO consultation. Geneva: World Health Organization, 2000:1–253. Technical Report Series No. 894.
5. Wang Y, Lobstein T. Int J Pediatr Obes 2006;1:11–25.
6. Shea JL, Randell EW, Sun G. Obesity (Silver Spring) 2011;19: 624–30.
7. Vasudev S, Mohan A, Mohan D et al. J Assoc Phys India 2004;52: 877–81.
8. Wang ZM, Deurenberg P, Guo SS et al. Int J Obes Relat Metab Disord 1998;22:329–37.
9. El Taguri A, Dabbas-Tyan M, Goulet O et al. East Mediterr Health J 2009;15:563–73.
10. Rodriguez G, Moreno LA, Blay MG et al. Eur J Clin Nutr 2005;59: 1158–66.
11. Sarria A, Garcia-Llop LA, Moreno LA et al. Eur J Clin Nutr 1998;52: 573–6.
12. Deurenberg-Yap M, Niti M, Foo LL et al. Ann Acad Med Singapore 2009;38:3–6.
13. Hsieh SD, Ashwell M, Muto T et al. Metabolism 2010;59:834–40.
14. Ashwell M, Hsieh SD. Int J Food Sci Nutr 2005;56:303–7.
15. Nambiar S, Hughes I, Davies PS. Public Health Nutr 2010;13: 1566–74.
16. Ashwell M, Gibson S. Obes Facts 2009;2:97–103.
17. Weili Y, He B, Yao H et al. Obesity (Silver Spring) 2007;15:748–52.
18. McCarthy HD, Ashwell M. Int J Obes (Lond) 2006;30:988–92.
19. Alberti KG, Zimmet P, Shaw J. Diabet Med 2006;23:469–80.
20. Lofgren I, Herron K, Zern T et al. J Nutr 2004;134:1071–6.
21. Japan Society for the Study of Obesity. Circ J 2002;66:987–92.
22. Lee SY, Park HS, Kim DJ et al. Diabetes Res Clin Pract 2007;75: 72–80.
23. Hadaegh F, Zabetian A, Sarbakhsh P et al. Int J Obes (Lond) 2009;33:1437–45.
24. World Health Organization/International Association for the Study of Obesity/International Obesity Task Force. The Asia-Pacific Perspective: Redefining Obesity and Its Treatment. Health Communications. Melbourne, Australia: World Health Organization, 2000:1–56.
25. Chen X, Wang Y. Int J Epidemiol 2010;39:1045–7.
26. World Health Organization. Lancet 2004;363:157–63.
27. Zheng W, McLerran DF, Rolland B et al. N Engl J Med 2011;364: 719–29.
28. Pelletier D. Food Nutr Bull 2006;27(Suppl):S224–36.
29. Power C, Lake JK, Cole TJ. Int J Obes Relat Metab Disord 1997;21:507–26.
30. Prentice AM, Jebb SA. Obes Rev 2001;2:141–7.
31. Ellis KJ, Abrams SA, Wong WW. Am J Epidemiol 1999;150: 939–46.
32. Reilly JJ. Obes Res 2002;10:838–40.
33. Franklin M. Am J Clin Nutr 1999;70:157S–62S.
34. Okorodudu DO, Jumean MF, Montori VM et al. Int J Obes (Lond) 2010;34:791–9.
35. Wang J, Thornton JC, Burastero S et al. Obes Res 1996;4:377–84.
36. Deurenberg P, Yap M, van Staveren WA. Int J Obes Relat Metab Disord 1998;22:1164–71.
37. Low S, Chin MC, Ma S et al. Ann Acad Med Singapore 2009;38:66–9.
38. Cole TJ, Bellizzi MC, Flegal KM et al. BMJ 2000;320:1240–3.
39. Cole TJ, Flegal KM, Nicholls D et al. BMJ 2007;335:194.
40. Kuczmarski RJ, Ogden CL, Guo SS et al. Vital Health Stat 11 2002;1–190.
41. World Health Organization. The WHO Child Growth Standards. 2006. Disponível em: http://www.who.int/childgrowth/en/. Acesso em 10 de agosto de 2012.
42. Centers for Disease Control and Prevention. CDC Growth Charts. 2000. Disponível em: http://www.cdc.gov/growthcharts/cdc_charts.htm. Acesso em 10 de agosto de 2012.
43. de Onis M, Onyango AW. Acta Paediatr 2003;92:413–9.
44. World Health Organization. WHO Child Growth Standards: Length/Height-for-Age, Weight-for-Age, Weight-for-Length, Weight-for-Height and Body Mass Index-for-Age: Methods and Development. Geneva: World Health Organization, 2006:1–336.

45. de Onis M, Onyango AW, Borghi E et al. Bull World Health Org 2007;85:660–7.
46. Mei Z, Ogden CL, Flegal KM et al. J Pediatr 2008;153:622–8.
47. Shan XY, Xi B, Cheng H et al. Int J Pediatr Obes 2010;5:383–9.
48. Poskitt EM. Acta Paediatr 1995;84:961–3.
49. Rolland-Cachera MF, Cole TJ, Sempe M et al. Eur J Clin Nutr 1991;45:13–21.

Sugestões de leitura

Wang Y. Epidemiology of childhood obesity—methodological aspects and guidelines: what is new? Int J Obes Relat Metab Disord 2004;28(Suppl):S21–8.

World Health Organization. Physical status: the use and interpretation of anthropometry. Report of a WHO expert committee. World Health Organ Tech Rep Ser 1995;854:1–452.

World Health Organization. Appropriate body-mass index for Asian populations and its implications for policy and intervention strategies. WHO expert consultation. Lancet 2004;363:157–63.

World Health Organization. The WHO Child Growth Standards. 2006. Disponível em: http://www.who.int/childgrowth/en/. Acesso em 10 de agosto de 2012.

de Onis M, Garza C, Onyango AW et al. Comparison of the WHO child growth standards and the CDC 2000 growth charts. J Nutr 2007; 137:144–8.

Consequências metabólicas da inanição*

L. John Hoffer

A inanição é a condição física causada por consumo, absorção ou retenção inadequados de proteínas ou de energia dietética originária de carboidratos e de gorduras. A doença eventualmente causada pela fome é a *desnutrição proteico-energética*. Este capítulo explica a fisiologia da inanição, que ocorre tanto em forma de doença como de forma não patológica durante a redução terapêutica de peso. A causa comum da inanição patológica é uma redução geral do consumo de alimentos, que também é comumente complicada por deficiências tanto de micronutrientes como de macronutrientes.[1,2]

A fisiologia da inanição é fundamental para a nutrição humana e importante para a compreensão de muitos aspectos do metabolismo e da medicina. Outros capítulos deste livro tratam dos aspectos clínicos da desnutrição proteico-energética. Este capítulo resume o que se sabe sobre as características metabólicas da proteína e da insuficiência energética, conforme estudado, na maior parte, em seres humanos. O objetivo é estabelecer ligações entre a fisiologia nutricional e as áreas da nutrição clínica abordadas em outros capítulos do livro, incluindo, entre outras, o metabolismo energético e proteico, a composição corporal e a avaliação nutricional.

Definições

Utilizam-se muitos termos para descrever a inanição. Neste capítulo, "inanição" se refere a estados de balanço negativo de proteínas ou de calorias e seus efeitos fisiológicos. O jejum, ou jejum total, é uma forma única de inanição na qual toda a energia alimentar é excluída. No passado, termos como *fome*, *inanição*, *emaciação*, *definhamento* e *caquexia* foram usados como sinônimos para descrever a condição de desnutrição de vítimas da fome, de prisioneiros subalimentados, ou de pacientes com doença crônica e com importante perda de peso. Nos últimos anos, o termo caquexia tem sido usado para se referir à perda de proteína corpórea causada por inflamação persistente de baixa intensidade ou por estresse metabólico.[3-6] O avanço da idade é associado à perda de massa muscular e de função, denominada *sarcopenia*.[4-6] Embora seja potencialmente modificável pela dieta e pelo estilo de vida, neste capítulo a sarcopenia não é considerada uma forma de inanição.

A inanição assume várias formas. A característica principal de um jejum prolongado é a cetose.[7] Ao contrário do que às vezes se afirma, a cetose não é sensível nem específica como indicador de fome. Em adultos magros e saudáveis, a cetonúria leve é normal depois do jejum noturno ou durante o consumo de uma dieta restrita a carboidratos. Em virtude de a cetose ser prevenida ou abolida pela ingestão de 100 g/dia de carboidratos,[8] ela não está presente na maioria das pessoas que sofrem de inanição.

Jejum prolongado

Metabolismo do carboidrato

Uma descrição do metabolismo do carboidrato durante o jejum prolongado procede melhor a partir da última refeição anterior ao início do jejum. O aumento da concentração san-

*__Abreviaturas:__ **ADP**, difosfato de adenosina; **DEC**, deficiência energética crônica; **IGF**, fator de crescimento semelhante à insulina; **IMC**, índice de massa corporal; **GER**, gasto energético de repouso; **MLG**, massa livre de gordura; **N**, nitrogênio; **QRNP**, quociente respiratório não proteico; **SIRS**, síndrome da resposta inflamatória sistêmica; **T_3**, tri-iodotironina; **T_4**, tiroxina.

guínea de glicose, triglicerídio, aminoácidos e seus metabólitos são características do estado alimentado. A digestão e a absorção de carboidratos e de aminoácidos estimulam a secreção de insulina, a qual regula a disposição deles no interior dos tecidos pelo estímulo da síntese de glicogênio, triglicerídio e proteína enquanto, simultaneamente, inibe glicogenólise, lipólise e proteólise. Os níveis de glucagon não se alteram nem são diminuídos pelo consumo de carboidratos, enquanto o consumo de proteína estimula a secreção tanto de insulina como de glucagon.[7] O glucagon estimula a quebra do glicogênio hepático e aumenta a produção da glicose hepática, mantendo, desse modo, um nível normal de glicose sanguínea na presença de absorção concorrente de glicose e aminoácido induzida por insulina pelos tecidos periféricos.

O estado alimentado termina depois da absorção do último nutriente e após o início da transição para o consumo de combustível endógeno. A condição existente posterior a um jejum noturno é conveniente para estudo, sendo denominada *estado basal* ou *pós-absortivo*. Ela é caracterizada pela liberação, transferência interorgânica e oxidação de ácidos graxos e liberação líquida de glicose do glicogênio hepático e pelos aminoácidos do músculo; todos esses processos resultam do nível de insulina circulante relativamente baixo que prevalece nessa situação. O combustível pós-absortivo predominante do corpo é a gordura. Conforme indicado pelo quociente respiratório não proteico (QRNP) típico de 0,8, a oxidação de gordura representa 2/3 do gasto energético de repouso (GER) pós-absortivo do corpo.[9]

Sob condições pós-absortivas, a glicose desaparece nos tecidos a uma taxa de 8 a 10 g/h, substituindo a cadeia de glicose livre do corpo de aproximadamente 16 g a cada duas horas.[10] A glicose normalmente é o único combustível do cérebro, e sua redução no sangue a um nível abaixo do crítico prejudica a consciência e, se prolongado, pode levar à morte de neurônios. Dadas as necessidades metabólicas fixas e elevadas do cérebro (aproximadamente metade da taxa de produção total da glicose), não existe espaço para erro na liberação de quantidades adequadas de glicose do fígado para a circulação sistêmica. A concentração de glicose sanguínea em pessoas saudáveis é intimamente regulada por vários sistemas de controle fisiológico, dos quais os principais são os sistemas de insulina e glucagon.

No período que segue à disposição metabólica de uma refeição, a remoção contínua da glicose por parte dos tecidos diminui progressivamente a concentração de glicose sanguínea. Em paralelo, os níveis de insulina caem, desacelerando automaticamente a remoção de glicose da circulação pela redução do transporte de glicose pelas células musculares e adiposas, estimulando simultaneamente a glicogenólise hepática e inibindo a síntese glicogênica hepática, garantindo assim a liberação contínua de glicose do fígado para a corrente sanguínea.

A gliconeogênese hepática (a síntese das moléculas de glicose de lactato, aminoácidos e glicerol) é um processo contínuo, mesmo no estado alimentado.[11] No início do período pós-absortivo, aproximadamente metade da glicose que aparece na circulação é derivada da gliconeogênese, e a outra metade é derivada da glicogenólise.[10,12] Suas contribuições relativas e precisas à cadeia de glicose circulante dependem da quantidade de carboidrato e proteína da refeição anterior, pois esses fatores determinam, respectivamente, o tamanho do estoque de glicogênio do fígado e a quantidade de substrato que chega ao fígado para a gliconeogênese.[13] À medida que o jejum se prolonga, as moléculas de glicose derivadas da gliconeogênese passam cada vez mais diretamente à circulação em vez de serem sequestradas em glicogênio, e o fígado libera gradualmente seu estoque total de glicogênio na circulação. Os rins também são órgãos gliconeogênicos. Sua contribuição fracional para a circulação do estoque total de glicose aumenta quando o estoque de glicogênio do fígado é gasto e a excreção de glicose hepática total diminui.[14]

Um jejum mantido por mais de 12 a 24 horas reduz ainda mais os níveis de insulina, e isso mobiliza os ácidos graxos livres e o glicerol do triglicerídio do tecido adiposo e os aminoácidos do músculo.[15] Sua liberação aos órgãos viscerais proporciona energia e substrato para síntese da proteína e gliconeogênese hepática. As concentrações de glucagon plasmático permanecem constantes ou aumentam; isso baixa a razão insulina/glucagon e ativa o fígado para oxidar as quantidades aumentadas de ácidos graxos que são liberadas a ele. Uma vez ativada dessa maneira, a taxa de oxidação do ácido graxo do fígado é determinada pela taxa à qual os ácidos graxos são liberados.[16] Assim, juntamente com a conversão diminuída de glicose e com os precursores de glicose para acetilcoenzima A (o substrato de entrada para o ciclo de Krebs), a produção de acetilcoenzima A resultante da oxidação do ácido graxo aumenta. Parte da acetilcoenzima A produzida a partir da oxidação do ácido graxo é completamente oxidada em dióxido de carbono por meio do ciclo de Krebs intra-hepático, servindo como fonte de energia predominante do fígado,[17] mas a maior parte dela é oxidada apenas até a molécula de carbono quatro, ácido acetoacético, que interconverte com seu parceiro de oxidorredução, ácido β-hidroxibutírico e, em menor extensão, é irreversivelmente descarboxilado em acetona. Essas três moléculas são denominadas *corpos cetônicos*. Em condições de jejum prolongado, o fígado age como uma fábrica que absorve os ácidos graxos enviados a ele a partir do tecido adiposo, converte seu carbono em corpos cetônicos e os exporta para a circulação geral.

Um jejum de mais de dois ou três dias esgota completamente a reserva de aproximadamente 80 g de glicogênio do fígado[12,18] e cerca de metade do glicogênio do músculo.[18,19] A taxa de gliconeogênese do fígado não aumenta nem diminui e, consequentemente, representa uma fração crescente da produção de glicose do fígado na circulação,[14] que diminui em 40 a 50% nos primeiros dias de jejum.[12,20] As células musculares não exportam glicose, assim seu glicogênio residual não tem função na economia de carboidrato para o estado de equilíbrio de todo o corpo. Consequentemente, uma vez esgotado o suprimento de glicogênio do fígado, toda glicose oxidada do corpo é sintetizada a partir de três tipos de precursores: (1) aminoácidos glicogênicos; (2) glicerol liberado em decorrência da lipólise e (3) lactato e piruvato, como produtos da glicólise, representam as moléculas de glicose reciclada.[21] A taxa de oxidação do carboidrato pré-formado cai para zero e, como prova disso, o quociente respiratório não proteico é 0,7.[9]

Apesar da marcada redução em liberação de glicose hepática, as concentrações de glicose sérica diminuem apenas moderadamente, pois a absorção e o metabolismo da glicose tecidual também são reduzidos. Apenas parte dessa redução no metabolismo da glicose resulta de oxidação reduzida de glicose terminal no músculo e na gordura, e nada disso é causado por uma taxa mais lenta de reconversão de lactato e piruvato em glicose (ciclo de Cori). Uma razão importante para utilização reduzida da glicose tecidual no início do jejum, e a principal razão para isso durante jejum prolongado, é a absorção reduzida da glicose cerebral e o metabolismo resultante de uma mudança progressiva para corpos cetônicos como combustível alternativo.[17,22,23] Esse fenômeno foi demonstrado em um estudo com pessoas que estavam em jejum em curto período, nas quais foi usada uma combinação de tomografia de emissão de pósitrons e amostragem arterial de veia jugular interna para medição do metabolismo da glicose e do consumo de β-hidroxibutirato. Depois de três dias e meio de jejum, o consumo de glicose pelo cérebro diminuiu em 25% e a extração de corpos cetônicos aumentou correspondentemente.[24]

Cetose

A cetose – presença de uma concentração corporal de cetona no sangue anormalmente alta – é o sinal clássico do jejum prolongado. Sob condições nutricionais normais, a oxidação de acetoacetato fornece apenas 2 a 3% dos requisitos de energia total do corpo,[17] e as concentrações de corpos cetônicos circulantes são quase imensuravelmente baixas.[25] A cetose da fome é arbitrariamente definida como a que está presente quando a concentração de acetoacetato sanguíneo se eleva para 1,0 mmol/L e o β-hidroxibutirato se eleva para 2 a 3 mmol/L, o que geralmente ocorre por volta do segundo ou terceiro dia de jejum.[17] Os corpos cetônicos estão normalmente ausentes na urina do jejum noturno, mas a cetonúria branda não é anormal em pessoas magras saudáveis, sendo uma indicação de estado insulínico basal relativamente baixo.[26,27] Depois de liberados no sangue, o ácido acetoacético e o ácido β-hidroxibutírico se dissociam para formar ânions hidrossolúveis. Um pouco de ácido acetoacético é descarboxilatado em acetona e, depois de três ou quatro dias de jejum, seu característico odor doce é detectado no hálito.

Dois fatores determinam a taxa de síntese corporal de cetona do fígado. A primeira é a capacidade máxima do fígado para a β-oxidação de ácidos graxos quando plenamente ativados pelo estado de baixa insulina. Esta taxa depende tanto da massa de tecido do fígado metabolicamente ativa quanto da taxa na qual o difosfato adenosina (ADP) se torna disponível a partir da hidrólise de trifosfato de adenosina (ATP), que, por sua vez, depende da taxa de gasto de energia total do fígado.[28] O segundo fator é a taxa de lipólise de triglicéride de tecido adiposo, que determina a taxa na qual os ácidos graxos livres alcançam o fígado.

A taxa de cetogênese é máxima já no terceiro dia de jejum, mas a concentração corporal de cetona no sangue continua a se elevar nos dias e semanas subsequentes. Há duas explicações para esse fenômeno. Primeiro, o músculo diminui sua taxa de oxidação corporal de cetona, alterando para ácidos graxos como seu combustível preferido. Segundo, os túbulos renais reabsorvem corpos cetônicos com maior eficiência. Após os primeiros 4 a 7 dias de jejum total, a oxidação corporal de cetona responde por 30 a 40% do uso de energia total do corpo. Por volta da terceira semana, atinge-se uma firme concentração de corpos cetônicos circulantes, a qual é aproximadamente o dobro do nível que existia depois de três a cinco dias. O cérebro usa corpos cetônicos na proporção ao que a ele é liberado, de modo que a oxidação dos corpos cetônicos cerebrais aumenta firmemente durante esse período, e a oxidação da glicose cerebral diminui ainda mais. Depois de três a cinco semanas de jejum, a absorção de glicose é reduzida globalmente em cerca de 50%.[17,22] Além disso, nesse momento, apenas 60% da glicose absorvida pelo cérebro são oxidados em dióxido de carbono e água; os outros 40% não são metabolizados além do piruvato e do lactato, os quais retornam ao fígado para utilização na gliconeogênese.[22] Essa adaptação combinada de oxidação terminal reduzida e ciclo de Cori local aumentado reduz a oxidação de glicose irreversível no cérebro em 75%, com uma redução equivalente nos requisitos de gliconeogênese do corpo a partir de aminoácidos e glicerol.

A cetogênese parece ser parcialmente restrita por meio de um sistema de *feedback* negativo que usa a concentração corporal de cetona circulante como seu sensor. Os corpos cetônicos são bem conhecidos como redutores de lipólise, mas o mecanismo para esse efeito foi revelado mais recentemente com a descoberta de um receptor de proteína G acoplada por niacina, uma vitamina que, quando administrada em doses por grama, potencialmente inibe a lipólise. O ligante natural para o receptor de niacina foi identificado como β-hidrobutirato.[29] O mecanismo fisiológico que altera a preferência de combustível do músculo de corpos cetônicos para ácidos graxos, após aproximadamente duas semanas de jejum, permanece inexplicado.[10] Talvez haja um papel para o receptor de niacina nesse processo.

Significância biológica da cetose

A menção da cetose ou cetoacidose (cetose suficiente para diminuir a concentração sérica de bicarbonato ainda dentro de sua capacidade normal de *buffering*) traz à mente o diabetes melito. Na forma mais grave de diabetes, a destruição das células β do pâncreas produz deficiência insulínica quase total. Os resultados são a mobilização dos ácidos graxos e um *priming* do fígado para produção de corpos cetônicos e gliconeogênese, conforme ocorre no jejum simples.[16,30] Nesse quadro, quando o carboidrato é ingerido, pouca glicose resultante é removida pelo músculo e pelo tecido adiposo, e a concentração de glicose sanguínea aumenta para níveis elevados, excedendo demasiadamente o limiar renal para reabsorção de glicose. Isso causa glicosúria e diurese osmótica, que esgotam a água e o fluido extracelular do corpo. Em pessoas não diabéticas em jejum prolongado, os níveis de corpos cetônicos raramente se elevam para mais de 6 a 8 mmol/L, mas se elevam muito mais em cetoacidose diabética, impondo uma carga ácida demasiadamente grande para o sistema de *buffering* do corpo absorver, causando uma queda perigosa no pH. Essa condição é conhecida como cetoacidemia.

Por que a cetoacidose diabética evolui para acidose metabólica com ameaça para a vida, enquanto a cetose do jejum simples é branda e clinicamente benigna? Algum entendimento da patogênese de cetoacidemia severa é fornecido por consideração da síndrome incomum, mas bem conhecida, chamada *cetoacidose não diabética*. Essa doença letal ocorre tipicamente quando o vômito prolongado e a depleção de volume seguem o consumo excessivo de álcool durante o qual não houve consumo de alimento. A cetoacidemia, que se desenvolve nessas condições, pode ser tão severa quanto a cetoacidose diabética, mesmo que a concentração de glicose sanguínea permaneça próxima do normal.[31,32] A cetoacidose raramente ocorre na gestação. Do mesmo modo que a cetoacidose não diabética alcoólica, a cetoacidose não diabética gestacional ocorre num quadro de jejum, hipoglicemia e depleção de volume ou estresse metabólico.[33]

Duas características que distinguem a cetoacidose grave da cetoacidose benigna do jejum são a depleção de volume e o hipermetabolismo. A depleção de volume piora a cetoacidose existente (piorando a hiperglicemia) ao diminuir o fluxo sanguíneo para os rins e para o cérebro, reduzindo, desse modo, a oxidação dos corpos cetônicos renais e cerebrais e evitando a eliminação de corpos cetônicos na urina.[32] O jejum normalmente é um estado hipometabólico, enquanto o diabetes não controlado e a depleção de volume hipermetabólico são caracterizados por hiperglucagonemia e aumento de secreção de norepinefrina. Esses hormônios aumentam a liberação de ácidos graxos livres para o fígado,[34,35] aumentando potencialmente a sua taxa de consumo de energia e tornando, assim, mais ADP disponível, além de impulsionar sua capacidade cetogênica[28] sob condições nas quais a depleção de volume diminui a taxa de filtragem glomerular e consequentemente a reabsorção tubular renal de sódio e, de modo correspondente, reduz o consumo de energia do rim e a taxa de oxidação de corpos cetônicos.[32] O efeito líquido é um grande aumento de corpos cetônicos circulantes. Em pessoas não diabéticas em jejum, um aumento na glicose sanguínea induzido por estresse, normalmente, estimula a liberação de insulina e restringe a lipólise, a liberação de glicose hepática e a cetogênese,[25] mas em estados graves de depleção de volume, isso nem sempre acontece, porque os estados hiperadrenérgicos inibem a secreção de insulina.[32] O desenvolvimento de cetoacidose não diabética grave, num quadro de jejum e hipermetabolismo, é coerente com observações feitas na era pré-insulínica. Antes de 1922, o único tratamento que prolongava a vida de pacientes diabéticos dependentes de insulina era uma dieta pobre em carboidrato, para prevenir a hiperglicemia, e com baixos teores de energia, para reduzir a taxa metabólica e, daí, a taxa máxima da síntese de corpos cetônicos.[36]

É comumente repetido no meio popular que os corpos cetônicos são tóxicos porque a cetonúria associada à restrição de carboidrato dietético "danifica os rins". Este argumento carece de base científica. Talvez a noção de que corpos cetônicos sejam tóxicos tenha surgido do fato de que eles parcialmente inibem a excreção urinária de urato,[10] e este efeito – especialmente no estabelecimento de depleção de volume extracelular que aumenta a reabsorção de urato tubular renal[37,38] – aumenta a concentração de ácido úrico no soro. Assim, a crise de gota pode ocorrer em pessoas suscetíveis durante jejum total ou restrição severa de carboidrato. Considera-se a possiblidade de que a hipercetonemia durante a gravidez poderia afetar adversamente o cérebro do feto[27] ou predispor a más-formações congênitas.[39] Certamente é verdadeiro que a característica de uso rápido de glicose no final da gestação predispõe à hipoglicemia de jejum, hipoinsulinemia, cetose suave e cetonúria,[40] e os corpos cetônicos são utilizados como combustível pelos tecidos fetais. Entretanto, nenhum mecanismo plausível foi desenvolvido para explicar porque qualquer um desses efeitos seria prejudicial, e a evidência clínica ligando a cetonúria com produções fetais adversas não é convincente.[41] No entanto, permanece a prática comum de aconselhar a gestante a evitar períodos de jejum prolongado.[27]

Em suma, o jejum prolongado é caracterizado por baixa concentração de glicose sanguínea, hipoinsulinemia fisiológica e cetose moderada, enquanto o diabetes não controlado dependente de insulina se caracteriza por alta concentração de glicose sanguínea, depleção de volume, hipermetabolismo e cetose grave, resultados diretos ou indiretos da grave falta de insulina. Diferentemente da cetoacidose diabética, a cetose do jejum é fisiológica e uma manifestação de regulação metabólica apropriada. Ela não evolui para uma condição grave similar à cetoacidose diabética, exceto possivelmente num quadro de grave depleção de volume e de estresse metabólico.

Metabolismo proteico-energético

A proteólise muscular é normalmente controlada pela insulina circulante. À medida que os níveis de insulina decressem no estado pós-absortivo, esse controle torna-se parcialmente relaxado e a proteólise muscular aumenta e excede a síntese de proteína. Os aminoácidos livres liberados por esse desequilíbrio (muitos deles primeiro parcialmente degradados para aminoácidos não essenciais) entram na corrente sanguínea e seguem para os órgãos esplânicos para serem utilizados na glicogênese e na síntese proteica. No jejum prolongado, os níveis de insulina se tornam ainda mais baixos, aumentando ainda mais a proteólise muscular. A perda do músculo esquelético que o corpo sofre é considerável. Durante os primeiros sete a dez dias de jejum, a perda de nitrogênio (N) de todo o corpo se situa na faixa de 10 a 12 g/dia, excretado principalmente como ureia urinária.[42,43] Em virtude de a proteína ser de 16% de N, e os tecidos magros serem de 75 a 80% de água, a perda de 10 a 12 g/dia de N do corpo é equivalente à perda de 300 a 400 g/dia de tecido magro.[42,44] Caso essa taxa de perda de N corporal continuasse, a reserva de tecido magro do corpo seria letalmente esgotada em três semanas de jejum. Ao contrário, uma adaptação efetiva-se depois de sete a dez dias de jejum, a qual, no final de duas a três semanas, reduz a taxa de perda de N para menos da metade da taxa durante os primeiros dias. Essa adaptação, ainda não completamente compreendida, é ainda mais notável quando se considera que metade do nitrogênio urinário, nesse momento, é de amônia, excretada para exercer efeito tampão dos prótons gerados pela produção cetoácida.[7,45] Quando a excreção de amônia é reduzida ao normal pelo fornecimento de um tampão exógeno, as perdas de N do corpo em jejum prolongado "adaptado" são próximas da taxa "obrigatória" de perda de N considerada para refletir a eficiência máxima atingível do *turnover* de proteína endógena.[46-49]

Concentrações de aminoácidos de cadeia ramificada de plasma quase dobram durante os primeiros três dias de jejum, e sua liberação das proteínas de todo o corpo e a subsequente oxidação aumentam em quantidades variáveis.[50-52] A excreção urinária de 3-metil-histidina, um indicador de quebra de proteína contrátil, também aumenta nos primeiros dias de jejum.[50,53] Em sete a dez dias, o aumento inicial do *turnover* de aminoácido é substituído, na maior parte dos estudos,[50,54] embora não em todos,[51] por uma redução de leucina medida por rastreador ou pela aparição de lisina,[55] num quadro de importante perda continuada de N urinário e oxidação de leucina. Por volta da quarta semana, quando a excreção de N diminui muito, o *turnover* de leucina plasmática é reduzido ainda mais,[56,57] e a excreção urinária de 3-metil-histidina cai para menos que a taxa anterior ao jejum.[56]

A alta taxa de catabolismo muscular, característica da fase inicial do jejum, é causada pela redução da síntese proteica (consequência da ausência de aminoácidos exógenos e diminuição do nível de insulina, pois a insulina normalmente estimula a síntese proteica) e pela perda de restrição de proteólise muscular da insulina.[15,58] O que reverte esse processo catabólico depois de aproximadamente duas semanas de jejum? A maioria das autoridades considera crucial a mudança no metabolismo muscular, de oxidação dos corpos cetônicos para oxidação de ácidos graxos (e a resultante elevação nos corpos cetônicos sanguíneos), e afirma que à medida que os corpos cetônicos cada vez mais deslocam glicose como combustível do cérebro, o corpo não mais precisa converter tanta proteína muscular em novas moléculas de glicose e a taxa de proteólise muscular líquida diminui.

Mas, qual é o sinal que informa às células musculares que elas podem reduzir sua taxa de proteólise líquida neste momento? Algumas observações sugerem que a hipercetonemia exerce um efeito direto de poupança de proteína no músculo esquelético,[59,60] mas falta uma demonstração clara disso.[51] Tem-se demonstrado, em pessoas que jejuam por curtos períodos, um papel importante dos ácidos graxos livres na economia de proteína muscular.[61] É concebível que a oxidação aumentada dos ácidos graxos musculares poupe os aminoácidos de cadeia ramificada (os quais têm similaridade estrutural com os ácidos graxos), e que os aminoácidos de cadeia ramificada, de algum modo, medeiem a redução na proteólise.[7,62]

Perda de peso

Durante um período prolongado de jejum, tanto a perda de peso como de N corporal ocorrem a uma taxa que está, aproximadamente, em proporção direta com o peso corporal existente e com a massa corporal magra.[63,64] Homens não obesos com acesso livre à água podem perder 4 kg nos primeiros cinco dias de jejum e mais 3 kg durante os próximos cinco dias,[42,65] enquanto homens obesos perdem cerca de 50% a mais que isso. Em um caso extremo, um paciente pesando inicialmente 245 kg perdeu 32 kg depois de 30 dias de jejum.[63]

É a água, não a gordura, que representa a maior parte da perda inicial do peso no jejum total.[66] Aproximadamente 65% do total da água perdida durante os primeiros três dias são extracelulares.[65] Essa mobilização rápida da água e do sódio extracelulares é, em parte, resultado da falta de sódio dietético e do estado de baixo teor de insulina, o que reduz a reabsorção de sódio tubular renal mediada pela insulina.[67] Também ocorre uma perda rápida de água intracelular, em razão da dissolução de tecidos magros (19-25 g de água/g de nitrogênio), de glicogênio hepático (2-3 g de água/g de glicogênio),[68] e, em menor grau, de glicogênio muscular (3-4 g de água/g de glicogênio).[44,69] Entretanto, depois de três dias, todo glicogênio desaparece do fígado, e em duas semanas o balanço de fluido extracelular se estabiliza.[63] Consequentemente, a perda de peso se torna bem mais lenta, como resultado exclusivo da perda de tecido magro e adiposo, os quais são diminuídos pela poupança de proteína adaptativa e pelo gasto de energia reduzido. A perda de peso em um jejum de três semanas, em pessoas moderadamente obesas, é geralmente em torno de 350 g/dia. Esta taxa de perda de peso é tanto clinicamente observada como previsível por meio de cálculo simples. O balanço de nitrogênio negativo diário de aproximadamente 4 g é equivalente à perda de 125 g de tecido magro hidratado. O tecido adiposo é de aproximadamente 85% de pura gordura,[70-72] de modo que o balanço calórico negativo diário de aproximadamente 1.700 kcal/dia é equivalente à perda diária de aproximadamente 200 g de tecido adiposo. A perda de peso total calculada é de 325 g/dia. A taxa de perda de peso continua a diminuir à medida que a massa tecidual magra diminui, adequando-se a um processo cinético de primeira ordem.

Outros efeitos metabólicos

O gasto energético de repouso (GER) diminui em dias a partir do início de um jejum total; de fato, relatou-se que o gasto energético durante o sono diminui nas primeiras 48 horas.[73] Às vezes, observa-se um pequeno *aumento* no GER no início do jejum,[74,75] presumivelmente por causa da estimulação da catecolamina, que ocorre caso a depleção do volume extracelular não seja prevenida por generosa provisão de sódio.[76] Depois de duas semanas de jejum, o GER diminui em aproximadamente 15%,[77] e ao final de três ou quatro semanas, diminui em 25 a 35% abaixo do normal.[65] A redução inicial do GER é adaptativa, sendo rápida demais para ser explicada inteiramente pela perda de tecidos metabolicamente ativos. A redução posterior do GER, que ocorre à medida que o jejum continua, é devida à diminuição da massa metabólica do corpo.

As concentrações de albumina sérica permanecem normais tanto em jejum de curto prazo como em jejum prolongado, mas as concentrações das proteínas secretórias hepáticas de renovação rápida, transtirretina (pré-albumina de ligação à tireoide) e proteína de ligação a retinol prontamente caem, conforme ocorre mesmo com restrição simples de carboidratos.[78,79] A cetonemia e a depleção de volume extracelular aumentam as concentrações de urato sérico.[10,37] A bilirrubina sérica total normalmente aumenta em 50% depois de 24 horas de jejum e é duas vezes o normal depois de 48 horas, mas permanece constante depois disso.[80] O esvaziamento gástrico diminui depois de quatro dias de jejum.[81] A cetose crônica branda ativa a produção de hemoglobina fetal e, em algumas situações, pode levar a um aumento detectável da hemoglobina fetal circulante.[82] Em jejuns terapêuticos com duração de mais de quatro semanas, frequentemente ocorrem hipotensão postural e náusea, especialmente se o sal de cozinha não for fornecido. Outros efeitos metabólicos e complicações médicas de jejum prolongado são descritos em resenhas clínicas mais antigas.[10,63]

Modificações do metabolismo dos macronutrientes no jejum

A provisão de carboidratos reduz a fase catabólica inicial da proteína do jejum, enquanto a gordura não tem efeito de poupança de proteína.[9,54] Um mínimo de 100 a 150 g/dia de glicose previne a cetonúria do jejum e reduz a excreção de N da ureia e a perda de volume extracelular pela metade. Por esta razão, é recomendada a prática clínica de infundir no mínimo 1,5 L/dia de soluções intravenosas contendo 5% de dextrose em pacientes que devem estar em jejum agudo.[83] Um efeito importante do carboidrato na poupança de proteína ocorre nos primeiros sete a dez dias de jejum. Quando grandes quantidades de carboidrato são fornecidas mais tarde, a perda de N é reduzida marginalmente, abaixo da taxa baixa para a qual a adaptação já a trouxe nesse momento.[8,84] Em contraste, nos primeiros dias de jejum, o consumo de proteína tem pouco efeito sobre a perda líquida de proteína corporal, mas a administração contínua de proteína de alta qualidade, em doses de 50 a 80 g/dia, preservará os estoques de N no corpo por um logo período. Depois de alguns dias de generosa provisão de proteína, o balanço de nitrogênio melhora e pode até mesmo retornar a zero.[85,86] Quando a proteína é introduzida na fase adaptada final de um jejum total, o balanço de nitrogênio se torna positivo rapidamente mesmo que o balanço calórico seja fortemente negativo.[56,87] Essa descoberta ilustra o funcionamento dos mecanismos envolvidos para minimização da perda de nitrogênio corporal durante o jejum prolongado, o que aumenta a eficiência com a qual as proteínas endógenas são renovadas e a avidez com que a proteína dietética é retida.

Sobrevivência

Durante o jejum prolongado, o determinante comum da sobrevivência é o tamanho da reserva inicial de gordura do corpo.[88] Adultos que tinham inicialmente peso corporal normal morrem depois de aproximadamente 60 dias de jejum contínuo,[89] um período de tempo coerente com a completa perda de gordura corporal, mas perda de apenas cerca de 1/3 dos tecidos magros.[88,90] No jejum prolongado, os ácidos graxos precisam estar disponíveis instantaneamente, pois o cérebro depende dos corpos cetônicos e da glicose para obtenção de energia, e os ácidos graxos proporcionam o substrato para a síntese dos corpos cetônicos e o combustível para acionar a gliconeogênese hepática, um processo que utiliza energia.[13] Portanto, o jejum deve ser considerado especialmente perigoso para pessoas que tenham baixas reservas de gordura, mesmo que suas reservas de tecido magro sejam amplas.[91]

Pessoas obesas toleraram jejuns de duração espantosa.[92,93] O jejum monitorado mais longo registrado foi o de um homem de 27 anos cujo peso inicial era de 207 kg. Ele perdeu 60% de seu peso corporal depois de 382 dias de jejum ininterrupto.[94] Apesar de experiências tão espetaculares, jejuns totais com duração superior a quatro semanas são potencialmente perigosos, mesmo para pessoas obesas. Embora reduzida a um mínimo, a perda de tecido magro não cessa. Em casos de jejum extremamente prolongado, em que se mediu a perda de tecido magro, foram observados níveis críticos de depleção, mesmo em pacientes assintomáticos.[93] A deficiência aguda de tiamina é uma devastadora e evitável complicação do jejum prolongado[95] e da realimentação posterior a ele.[96]

Deficiência proteica

Necessidade proteica mínima

Ocorre um estado de deficiência proteica pura quando a ingestão proteica é menor que o nível mínimo necessário, mas a ingestão de outros nutrientes essenciais, incluindo energia, mantém-se adequada. Em medicina clínica, a deficiência proteica raramente ocorre na ausência de deficiência de energia. Entretanto, seus efeitos são de interesse, porque têm ligação com a definição das necessidades proteicas mínimas ou de aminoácido essencial.

A resposta normal a uma redução na ingestão proteica é uma redução adaptativa de catabolismo de aminoácido proporcional à ingestão mais baixa, de modo que, depois de alguns dias, o balanço zero de nitrogênio é restaurado. O requisito mínimo para proteína (ou um aminoácido essencial individual) tem historicamente sido interpretado como o nível mais baixo de ingestão ao qual o corpo pode, de forma adaptada, reduzir sua taxa catabólica para restabelecer saldo zero sem incorrer em custo fisiológico.[97-99] Embora seja fácil declarar, essa definição pode ser difícil de se aplicar na prática. O balanço de nitrogênio torna-se negativo sempre que a ingestão proteica é reduzida, mas geralmente retorna a zero depois de alguns dias. A ingestão proteica que produziu essa resposta adaptativa foi "deficiente"? Por exemplo, Voit, fisiologista alemão do século XIX, concluiu que as necessidades proteicas de homens fisiologicamente normais eram de 120 g/dia, depois de observar que o balanço de nitrogênio deles se tornou negativo nos primeiros dias depois que a ingestão proteica tinha sido reduzida para abaixo desse nível. Entretanto, conforme foi indicado, os participantes da pesquisa de Voit não *exigiam* uma suplementação diária de 120 g de proteína, eles estavam apenas *habituados* a ela.[100]

O entendimento apropriado da nutrição proteica humana requer uma avaliação das mudanças transitórias e nutricionalmente triviais no conteúdo proteico do corpo que segue mudanças abruptas na dieta. Para explicar esse fenômeno, foram usados termos tais como *adaptação* ou *adaptação normal* para descrever ajustes homeostáticos normais, em alterações na ingestão proteica que ocorrem em necessidade mínima ou *acima dela*, e foram usados termos como *adaptação* ou *acomodação patológica* para descrever alterações metabólicas que restauram o equilíbrio de nitrogênio apenas por meio do sacrifício de tecidos magros importantes e a um custo fisiológico. A *adaptação* é considerada um aspecto da homeostase normal, enquanto a *acomodação* sugere que a homeostase tem sido restabelecida à custa de um comprometimento fisiológico com implicações adversas para a saúde.[101]

Ingestões proteicas acima e abaixo do nível de necessidade

Respostas adaptativas a alterações no consumo proteico *acima* da necessidade mínima são essencialmente diferentes daquelas em que a ingestão proteica está *abaixo* da necessidade mínima.[98] Os aminoácidos essenciais são tóxicos e não podem ser armazenados, portanto, qualquer consumo excessivo obriga o corpo a catabolizar imediatamente a quantidade equivalente de aminoácidos.[102] Sob condições de equilíbrio, a perda de N corporal é precisamente igual à ingestão de nitrogênio, uma agenda metabólica que exige eficiência metabólica "zero". As propriedades cinéticas das enzimas que catabolizam os aminoácidos são tais, que a transaminação e a oxidação aumentam linearmente com o aumento da concentração de tecidos.[103] O consumo excessivo de aminoácidos aumenta o tamanho das cadeias de aminoácidos livres, e isso aumenta automaticamente seu catabolismo.[104,105] Em confirmação a esse entendimento, a oxidação de leucina de corpo inteiro geralmente encontra-se proporcional à sua concentração plasmática.[106] Além dessa adaptação "automática", entretanto, o aumento no consumo de proteína ou aminoácidos essenciais específicos induz o aumento adaptativo na massa ou atividade específica de enzimas catabólicas pertinentes, já que as reduções na ingestão possuem efeito oposto.[107] O arrastamento desses mecanismos adaptativos, que podem requerer somente alguns dias, responde por aumentos e diminuições transitórias no equilíbrio de N, os quais tipicamente ocorrem após aumentos e diminuições abruptas na ingestão de proteína ou aminoácido essencial que permanece acima do nível mínimo requerido.

A agenda é diferente quando a ingestão proteica fica abaixo do nível de necessidade. Nessa situação, o corpo preserva os aminoácidos dietéticos eficientemente, tanto reduzindo a proteólise como aumentando a síntese proteica a partir dos aminoácidos dietéticos e endógenos. Essas adaptações reduzem o tamanho das cadeias de aminoácidos livres e limitam o aumento que normalmente ocorre no estado alimentado, minimizando assim o catabolismo de "transbordamento". O catabolismo do aminoácido também é minimizado pela redução das quantidades ou atividades catalíticas específicas das enzimas degradativas de aminoácidos principais.[101,108]

Em termos quantitativos, a decisão mais importante, quanto a se os aminoácidos teciduais serão catabolizados ou depositados em proteínas recém-sintetizadas, ocorre no estado alimentado.[109] Entretanto, a oportunidade para modular a oxidação de aminoácidos endógenos continua durante todos os períodos entre as refeições. Na verdade, é difícil conceber um processo adaptativo voltado para a melhoria da eficiência da utilização de aminoácido dietético que não esteja mensuravelmente em vigor no período basal que precede o consumo da refeição. A oxidação da leucina é uma medida de catabolismo de aminoácido do corpo inteiro, e a maioria dos estudos confirma que a oxidação da leucina, aumentada ou diminuída, evocada por alta ou baixa ingestão proteica, e até por padrões de refeição diferentes, estende-se no período entre as refeições.[110-113]

O consumo de uma dieta proteica (com muita energia) gravemente deficiente durante sete a dez dias reduz o *turnover* de aminoácido do corpo inteiro[48,114] e a taxa de síntese de albumina, mesmo que a concentração de albumina sérica não se altere.[115] Depois de um período de adaptação de quatro a sete dias, a excreção de N urinário cai até atingir uma taxa de estado pseudofirme (e altamente reproduzível) de 37 mg/kg de peso corporal.[46] As outras fontes de perda de N corporal (fezes, suor e escamação da pele) não são afetadas por variações de curto prazo na ingestão proteica.[46] A taxa de excreção de nitrogênio urinário, depois da adaptação de curto prazo à privação proteica completa (com provisão normal de energia não proteica), é denominada N urinário *endógeno* ou *obrigatório*, sendo considerada para indicar a eficiência máxima com a qual a proteína endógena pode ser renovada para preservar a reserva de proteína ativa do corpo.[46-49]

Ninguém questiona que existam necessidades mínimas de proteína humana e de aminoácidos essenciais. Determinar precisamente o que elas são exige a demonstração de que a ingestão prolongada desses nutrientes em nível inferior a um nível específico tem consequências fisiológicas adversas. Considerações práticas e éticas tornam essa determinação quase impossível, pois a questão sobre o que constitui a verdadeira necessidade proteica mínima para uma saúde ótima continua a ser debatida, apesar de mais de um século de pesquisas.[100] Atualmente, a necessidade média mínima de proteína de alta qualidade aceita para adultos é de aproximadamente 0,6 kg/kg de peso corporal normal. Ela foi determinada pela medição da ingestão proteica mais baixa, na qual o balanço de nitrogênio zero é atingido por pessoas normais que consomem uma dieta adequada de todos os outros nutrientes, inclusive de energia.[116]

Em um estudo clínico para determinar se a restrição proteica dietética diminui a progressão de doença renal crônica, pacientes com essa doença consumiram uma dieta que continha apenas 0,4 g de proteína/kg/dia durante vários meses.[117] Depois de seis meses, os resultados foram perda de peso e concentrações de transferrinas séricas reduzidas, mas nenhuma alteração na albumina sérica. A suplementação de energia falhou ao induzir a recuperação de peso, uma descoberta que sugere que pelo menos parte da perda de peso, experimentada pelos participantes do estudo, foi de suas reservas de tecido magro e, daí, uma manifestação de deficiência proteica.

O estudo de restrição proteica mais detalhado realizado até o momento foi um em que mulheres idosas saudáveis foram distribuídas aleatoriamente para dietas com fornecimento de proteína diária excessiva (0,92 g/kg) ou inadequada (0,45 g/kg), com energia adequada.[118,119] Depois de nove semanas, o peso corporal das mulheres com restrição proteica foi mantido, e seu balanço de nitrogênio foi ligeiramente negativo, descobertas que indicaram adaptação bem-sucedida à ingestão proteica deficiente. Diferentemente das mulheres que consumiram quantidades adequadas de proteína, sua massa celular ativa foi reduzida, e sua função muscular e condição imunológica foram prejudicadas.[118] A restrição proteica não teve efeito sobre a concentração plasmática basal de leucina, proteólise ou síntese proteica (conforme medição no estado alimentado por quilograma de peso corporal, ou massa livre de gordura [MLG]), ou excreção de 3-metil-histidina urinária.[119] As concentrações séricas de proteínas secretórias hepáticas, albumina, proteína ligada ao retinol e transferrina permaneceram normais.[118] Esse estudo demonstrou a inadequação de dependência do equilíbrio de N, ou até da renovação de proteína, para diagnosticar insuficiência proteica dietética. Esse estudo fornece evidência de que a transtirretina plasmática (pré-albumina), a proteína ligada ao retinol e as concentrações de transferrina, frequentemente tomadas como indicadores da adequação de nutrição proteica, parecem ser mais sensíveis à ingestão de carboidratos e à energia total do que à nutrição proteica de *per se*.[78,79]

Kwashiorkor

Kwashiorkor, ou desnutrição hipoalbuminêmica edematosa infantil, possui diferenças importantes em relação à forma predominante de desnutrição proteico-energética da infância, conhecida como marasmo. Crianças com marasmo têm crescimento linear deficiente e depleção de gordura e músculo, ao mesmo tempo em que há falta de acúmulo de líquidos, fígado gorduroso e alterações na pele e no cabelo que ocorrem no kwashiorkor. Acredita-se que o kwashiorkor seja causado pela subsistência em uma dieta carente de proteínas e com alto teor de carboidratos. De acordo com esse ponto de vista, a ingestão elevada de carboidratos estimula a secreção de insulina e conduz os aminoácidos dietéticos escassos para os músculos sensíveis à ação da insulina à custa do fígado.[120] Isso reduz a síntese de albumina hepática, causa hipoalbuminemia e edema, reduzindo a síntese lipoproteica em um quadro de lipogênese hepática a partir de carboidratos dietéticos, causando, assim, fígado gorduroso. Variantes adultas foram postuladas quando pacientes desnutridos hospitalizados receberam dextrose intravenosa prolongada sem aminoácidos.[121] Embora interessante, esse entendimento do kwashiorkor é incompleto e necessita de uma formulação clínica ou metabólica que seja clara. Foram propostas explicações mais elaboradas.[5,122]

Parece que a hipoalbuminemia geralmente ocorre em crianças ou adultos desnutridos pelos mesmos motivos que em pessoas fisiologicamente normais, como parte da resposta "negativa de fase aguda" a infecções ou lesões. Essa resposta diminui as concentrações de albumina sérica, redistribuindo a albumina no espaço extravascular e aumentando seu catabolismo.[123,124] Entretanto, resultados de pesquisa de campo,[125] um relatório de caso de kwashiorkor, aparentemente resultante de deficiência proteica pura[126] e dados de rastreamento indicando que a restrição proteica reduz a síntese da albumina[115,127] apoiam a impressão clínica de que a hipoalbuminemia se desenvolve mais rápida e profundamente na presença de nutrição proteica inadequada, e que isso persistirá caso não haja fornecimento de proteína adequado.[128,129]

Deficiência proteico-calórica

A forma mais comum de inanição é o resultado do consumo insuficiente de alimentos e a doença decorrente, a desnutrição proteico-calórica, combina os aspectos de deficiência calórica, deficiência proteica e, comumente, deficiências de certos micronutrientes.[100,130] A deficiência proteico-calórica pode ser considerada, em sentido amplo, uma combinação da adaptação hipometabólica da deficiência calórica com a redução do *turnover* proteico de corpo inteiro característico de deficiência proteica crônica ou grave.

Composição da perda de peso

O estudo mais detalhado dos efeitos da deficiência proteico-calórica crônica em seres humanos foi realizado entre 1944 e 1946, numa experiência em que 36 homens jovens e saudáveis se ofereceram voluntariamente para morar no *campus* da Universidade de Minnesota, onde, com observação minuciosa, eles subsistiram com sucesso a uma dieta de inanição por 24 semanas e, então, se submeteram a um período prolongado de realimentação controlada. A dieta experimental forneceu aproximadamente 1.600 kcal/dia (aproximadamente dois terços de seu requisito normal de energia) e aproximadamente 50 g/dia de proteína.[131,132]

Depois de 24 semanas de jejum, esses voluntários perderam uma média de 23% de seu peso corporal inicial e mais de 70% de sua gordura corporal. Também houve perda muscular: em todos eles, foram perdidos 24% da massa tecidual magra (no estudo, denominada "massa tecidual ativa"), e isso representou 60% da perda de peso total. A perda de peso total, na verdade, subestimou a soma das perdas de tecido adiposo e de tecido magro, porque o volume de fluido extracelular aumentou. Em casos extremos (e especialmente na presença de outras doenças associadas à retenção de água), o aumento no volume extracelular que ocorre nesse quadro causa o óbvio inchaço por fluido no interior da pele e de outros tecidos intersticiais, chamado de *edema da fome*. O mecanismo preiso pelo qual o edema de subnutrição ocorre permanece desconhecido.

Adaptação

Assim como no jejum, a perda de peso é mais rápida na fase inicial da inanição. Ela frequentemente chega a zero, mesmo quando não há alteração da inanição. Esse fenômeno ficou plenamente evidente para os voluntários de Minnesota. Certa estabilização de peso corporal ocorreu porque os pesquisadores fizeram ajustes dietéticos para evitar que os voluntários perdessem mais que 25% de seu peso corporal; mas, conforme se verificou, os ajustes requeridos foram somente leves, porque a taxa de perda de peso se reduziu dramaticamente por si mesma. Essa adaptação à subnutrição para preservar a vida ocorreu graças a dois mecanismos adaptativos: um que restabeleceu a homeostase de gordura (energia) e outro que restabeleceu a homeostase de tecido magro (proteína).

Gasto energético

O GER desses voluntários de Minnesota diminuiu em 40% depois de 24 semanas de inanição, adaptando-se aproximadamente à sua baixa ingestão de calorias. Aproximadamente dois terços da diminuição na taxa metabólica foram atribuídos às suas perdas de tecido magro, responsáveis pela maioria dos processos de consumo de energia,[133] o resto se deu pela redução adaptativa na taxa metabólica por quilograma de massa residual de tecido magro. O gasto energético total também diminuiu por várias razões. Refeições menores evocam um menor efeito térmico do alimento, e um corpo mais leve demanda menos trabalho de movimentação,[134] permitindo que as tarefas físicas sejam executadas com maior eficiência calórica.[135] Além disso, os participantes da pesquisa reduziram sua atividade física voluntária em mais de 50%, uma forma de adaptação observada em outros estudos de inanição crônica[136-138] e em alguns estudos de curto prazo sobre a fome.[139-141]

Ao se tentar identificar os fatores responsáveis por alterações no gasto energético, é comum dividir o GER medido pelo peso corporal ou MLG (peso corporal menos a gordura), supondo-se que uma alteração na relação GER/MLG indique uma alteração na atividade metabólica celular. Isso é incorreto. A MLG não é homogênea com respeito a seus elementos que utilizam energia.[142,143] Na inanição, a substância corporal é perdida de modo desigual a partir de diferentes compartimentos da MLG: o músculo esquelético suporta o ímpeto da perda, enquanto os tecidos magros centrais metabolicamente mais ativos são relativamente poupados.[143,144] Em consequência disso, a relação GER/peso e a relação GER/MLG aumentam à medida que peso e MLG diminuem mesmo se a taxa metabólica celular permanecer constante.[143,145] Em estudos ajustados para MLG, utilizando-se apropriadamente da análise de covariáveis, descobriu-se, de fato, que o GER ajustado foi reduzido nos pacientes famintos adaptados,[146,147] uma descoberta que confirma que um importante componente da redução de GER na inanição é, de fato, resultado de adaptação metabólica.

Restabelecimento do equilíbrio proteico

A pessoa sob restrição de energia é capaz de restabelecer o balanço zero de energia, descartando a massa de tecido magro, mas não pode se permitir perder tanto dessa massa, pois as consequências adversas se tornam intoleráveis. O balanço de N é restabelecido por um processo que pode ser separado conceitualmente em dois componentes: diminuição da perda de nitrogênio endógeno e aumento da eficiência da retenção de proteína dietética. À medida que a inanição continua, a taxa de perda de tecido magro é aproximadamente proporcional à quantidade de tecido magro remanescente. Este processo cinético de primeira ordem implica que a velocidade de perda de N inata diminui conforme a massa de tecido magro decai.[148] Também aparentes são as adaptações do metabolismo celular que reduzem a taxa de oxidação de aminoácido endógeno[104] e aumentam a eficiência com a qual as proteínas exógenas são retidas da dieta. O fenômeno do aumento da avidez de retenção de proteína dietética na fome tem sido reconhecido há muito tempo.[149-151] A perda líquida de proteína corporal continua até que a queda da perda de proteína endógena se iguale ao aumento de eficiência da retenção da proteína dietética e um novo estado de equilíbrio proteico seja estabelecido.

Poucos estudos de *turnover* proteico de corpo inteiro foram realizados em pessoas não obesas com inanição crônica. A partir dos resultados desses estudos,[119,152] de estudos com animais e extrapolações da literatura sobre redução de peso terapêutica e deficiência proteica de curto prazo, pode-se concluir, como tentativa, que a adaptação à inanição reduz o *turnover* proteico em muitos tecidos.[105,115,153,154] Além disso, parece que a maior influência sobre o *turnover* proteico é a própria ingestão proteica. Assim, dietas redutoras de poucas calorias (500 kcal/dia), que incluem generosas quantidades de proteína de alta qualidad. mantêm o *turnover* proteico,[57,110,155] enquanto o jejum[56,57] ou as dietas de baixo teor calórico com baixo teor de proteína de boa qualidade reduzem o *turnover*.[54,155]

Assim como no gasto energético, a contribuição da massa tecidual magra diminuída à redução do *turnover* proteico de corpo inteiro durante a fome não pode ser indicada simplesmente dividindo-se um parâmetro do *turnover* de corpo inteiro pelo peso corporal ou MLG. O *turnover* proteico continua a diferentes taxas nos diferentes compartimentos de tecido magro,[156] que sofrem depleção a diferentes volumes durante a inanição.[143,144,157] Em estudos de desnutrição proteico-energética crônica, o *turnover* proteico de corpo inteiro por quilograma de MLG pode ser mais elevado do que em adultos fisiologicamente normais, em razão de uma perda desproporcionalmente maior de proteína muscular esquelética de renovação lenta do que de proteínas centrais de renovação rápida.[144,158,159]

Determinantes da preservação de tecidos magros

Em virtude de a pessoa faminta ser frequentemente "obrigada" a sacrificar uma certa quantidade de proteína para restabelecer o balanço calórico zero e o balanço de N, a perda proteica pode ser considerada um mecanismo de sobrevivência. Entretanto, a ingestão calórica é apenas um dos vários fatores que influenciam a taxa de perda de nitrogênio durante a fome e a quantidade total de tecido magro que precisa ser sacrificada para restabelecer o balanço de nitrogênio. Esses fatores incluem balanço calórico, ingestão proteica, estado nutricional proteico, individualidade biológica e, possivelmente, obesidade.

Balanço calórico. Os voluntários de Minnesota consumiram uma quantidade de proteína considerada próxima da segura para adultos fisiologicamente normais, mas ainda perderam uma grande quantidade de sua reserva de tecido magro. Muitos estudos demonstraram que o balanço de nitrogênio em uma ingestão proteica constante é melhorado por um aumento na ingestão calórica e piorado por um decréscimo.[120,160,161] A fonte calórica predominante (carboidrato ou gordura) é irrelevante.[162] Em virtude de ser a quantidade de energia dietética em excesso ou em falta, depois de se levar em consideração o gasto, provavelmente o *balanço calórico* seja a variável fisiológica específica que, quando negativa, piora o balanço de nitrogênio e, quando positiva, melhora-o.[163,164]

Ingestão proteica. O balanço de nitrogênio melhora com um aumento de ingestão proteica durante uma ampla gama de ingestões calóricas, das deficientes para as de manutenção,[120,165] mesmo em doença crítica.[166,167] A adaptação à fome aumenta a eficiência de retenção da proteína em uma determinada refeição, de modo que uma refeição rica em proteína permitirá maior retenção absoluta desse nutriente do que uma refeição que carece de proteína. Portanto, uma dieta de inanição rica em proteína pode ser associada ao equilíbrio proteico somente após a moderação do gasto de tecido magro, enquanto uma dieta baixa em proteína eventualmente pode ser compatível com o restabelecimento do equilíbrio de N, mas a um custo metabólico maior em termos de desgaste de tecido magro. A maioria dos estudos, mas não todos[86] demonstrou que uma ingestão proteica de 1,5 g de proteína/kg de peso corporal normal durante a fome mantém o balanço de nitrogênio[85] ou a MLG[168] melhores do que as ingestões mais baixas.

Estágio de inanição. Como explicado, a depleção proteica prévia aumenta a eficiência da retenção de nitrogênio em qualquer ingestão proteica ou calórica.[56]

Exercício. O exercício físico mantém ou alivia a perda de massa muscular durante a fome.[136,169]

Obesidade. Pesquisadores têm afirmado, frequentemente, que a obesidade confere um efeito redutor na perda de proteína durante o jejum e a fome.[66,170] Poucas evidências significativas sustentam essa alegação, dados os confusos efeitos que as diferenças na estatura do corpo, na atividade física e na ingestão de proteína têm na perda de N na inanição, a escassez de dados controlados e a ausência de um mecanismo biológico obrigatório para um fenômeno de poupança de proteína específica da obesidade na fome.[171] Uma análise sobre a composição da perda de peso em pacientes obesos que estão perdendo peso falhou em mostrar uma perda mais lenta de MLG em pacientes ainda mais obesos.[172] Essa descoberta não surpreende, porque, em pessoas obesas, é obrigatória a perda de alguma proteína durante a redução de peso: o esqueleto de um corpo mais leve precisa de menos músculo para sustentá-lo. Além disso, aproximadamente 15% do peso do tecido adiposo são compostos de MLG, que é perdida pelo corpo conforme a massa de gordura diminui.[70-72] Portanto, é previsível que, à medida que a massa de tecido magro aumenta em pessoas gravemente obesas, suas taxas de perda de N e de MLG, se houver alguma, serão mais rápidas do que em pessoas menos obesas.[63,173] Por fim, diferentemente da obesidade, a massa de tecido magro de pessoas de peso normal, com restrição calórica moderada, é bem preservada,[174-176] presumivelmente por causa do nível alto de atividade física,[169] ingestão generosa de proteína e somente pouca perda de tecido adiposo.

Outros fatores. Quando a perda de peso continua apesar das condições favorecerem a adaptação, a atenção deve ser direcionada aos fatores corrigíveis como má-absorção, provisão adequada de micronutrientes,[130,177,178] ou um estado catabólico posterior. Mesmo quando todos eles são controlados ou considerados, a variação nas respostas individuais à inanição é ampla.[179]

Características de uma adaptação bem-sucedida

A adaptação patológica tem "êxito" quando ajustes metabólicos e a perda de tecido magro restabelecem o equilíbrio calórico e de N. O organismo sobrevive, mas a custo metabólico e funcional.[115] As deficiências mais visíveis são perda de gordura isolante e de músculo, com perda associada de força física. Um estado hipometabólico de indisposição similar (mas não idêntico) ao hipotireoidismo é induzido.[180] Pacientes que sofrem de fome são hipotérmicos e não conseguem gerar uma resposta térmica apropriada ao frio ambiente.[181] A perda de músculo diminui a reserva de proteína do corpo, e isso, junto a um *turnover* de proteína mais lento no músculo remanescente,[182] reduz as opções do corpo para o remodelamento de proteínas em resposta a mudanças nas necessidades metabólicas. Pessoas que sofrem de fome ajustam-se a uma elevação brusca do *turnover* proteico e a uma resposta catabólica menor durante o estresse metabólico.[183]

Além da perda de músculo, surgem deficiências na principal função da proteína. As consequências anatômicas e funcionais da inanição grave em seres humanos estão presentes em descrições clínicas[131,184,185] e revisões médicas.[2,186-188] Essas incluem anemia, massa e função do músculo cardíaco alteradas,[189,190] diminuição da função do músculo respiratório e redução do movimento ventilatório,[191,192] prejuízo no restabelecimento de úlceras da pele,[193] anatomia e função do intestino alterados,[159,194] metabolismo de drogas alterado,[195] perda óssea,[196,197] e imunodeficiência.[198]

A anorexia nervosa de peso estável em pessoas que, de outra maneira, seriam saudáveis, fornece um paradigma conceitual de uma adaptação patológica bem-sucedida à inanição.[199] Exemplos mais complexos podem ser observados diariamente em qualquer paciente não ambulatorial de clínicas para o tratamento de doenças crônicas. As características metabólicas que definem uma adaptação bem-sucedida são depleção do tecido magro total menor do que a ideal, peso estável, nível normal de albumina plasmática (na ausência de desidratação), contagem normal de linfócito total do sangue periférico e hipersensibilidade cutânea tardia intacta.[200]

Adaptação deficiente

Deve-se suspeitar desse tipo de situação quando um paciente que sofre de inanição desenvolve um estado catabólico, indicado por febre e batimento cardíaco acelerado. Entretanto, essas respostas à lesão ou invasão do tecido podem ser moderadas durante a privação de alimentos, e a sua ausência não descarta um estímulo catabólico nem exclui outros fatores que podem reverter o estado adaptado. Um sinal mais confiável da perda de proteína induzida por estresse é um aumento inapropriado na concentração de ureia sérica e na excreção de ureia urinária. O indicador mais simples da inversão da acomodação a partir de qualquer causa é a retomada da perda de peso em paciente desnutrido de peso previamente estável, ou a dificuldade em *ganhar* peso apesar do desenvolvimento de edema. Ambas as situações indicam que está ocorrendo uma nova perda de tecido magro. A presença de fatores que prejudicam a adaptação deve alertar os clínicos para esta possibilidade. Esses fatores incluem diminuição adicional na ingestão de alimentos, piora na doença original, ou desenvolvimento de uma de suas complicações, o começo de uma nova doença que impõe um estresse metabólico, ou a administração de um tratamento que altera o metabolismo proteico ou energético.[129]

Estresse catabólico. A resposta catabólica, hipermetabólica, à infecção grave, trauma ou cirurgia traumática de grande porte reverte a adaptação à inanição,[129] assim como a condição inflamatória menos intensa de caquexia, descrita posteriormente neste capítulo.

Deficiência mineral. Deficiências minerais, particularmente aquelas de potássio,[177] fósforo,[177] zinco,[130,177,178,201,202] e, presumivelmente, magnésio, impedem uma poupança máxima de proteína e uma resposta anabólica apropriada à realimentação.

Doença metabólica ou administração de hormônios ou antimetabólitos. Hipertireoidismo, feocromocitoma, glucagonoma, diabetes melito mal controlado e excesso de glicocorticoide[203] causam perda de proteína. A presença de qualquer um desses distúrbios, ou seu desenvolvimento em pacientes em estado de privação de alimento, pede atenção em relação a seu estado nutricional. Em qualquer uma dessas situações, uma desnutrição proteico-energética pode se desenvolver rapidamente, ou a adaptação bem-sucedida à inanição previamente existente pode ser revertida. Algumas evidências revelam que a eficiência do metabolismo proteico permanece anormal mesmo com um tratamento apropriado de insulina em diabetes dependente desta.[204] Tais pessoas podem estar em risco crescente de depleção de proteína durante a inanição.

Restrição muito grave de alimento. A má adaptação à inanição mais comum não deve ser descrita, de forma alguma, como uma má adaptação: ela é meramente a consequência de uma privação de alimento tão grave a ponto de a adaptação ser impossível. O resultado é a perda de peso contínua até sobrevir a morte.

Significado clínico da albumina sérica

A hipoalbuminemia é um importante preditor de um efeito clínico adverso, mas não é um marcador sensível nem específico de deficiência de proteína ou desnutrição proteico-energética.[5,123,124] O conhecimento da concentração de albumina sérica, entretanto, é inestimável na avaliação nutricional. Primeiro, uma concentração de albumina sérica normal em pacientes com um volume repleto descarta a presença de uma resposta de fase aguda com adaptação deficiente à inanição e indica um resultado clínico favorável. Segundo, a hipoalbuminemia, seja qual for sua causa, quase sempre ocorre em um contexto clínico de anorexia e ingestão inadequada de alimento, portanto, alerta o clínico sobre a necessidade de uma avaliação nutricional abrangente.

Sobrevivência

O estudo de Minnesota demonstrou, entre muitos outros,[205,206] que a perda de peso total segue a perda de tecido magro relativamente de perto em pessoas em inanição, cuja composição corpórea inicial era normal. Cerca de metade da proteína total no corpo humano é estrutural (a maioria colágeno). A outra metade é encontrada dentro de tecidos magros, os quais compõem quase metade do peso corporal total saudável, e é a fonte de N perdido pelo corpo durante a privação de alimento.[207] Em geral, pesquisadores consideram que uma depleção de 50% ou mais do tecido corporal magro é incompatível com a sobrevivência.[2,89,208] O índice de massa corporal (IMC, peso corporal em quilogramas dividido pela altura em metros ao quadrado) é um melhor preditor da certeza de morte do que o peso corporal. Dados analisados por Henry[209] sugerem que a morte é certa quando o IMC cai para menos de, aproximadamente, 13 em homens e 12 em mulheres, mas experiências posteriores indicaram que um IMC de 10 é compatível com a vida em adultos maduros, e mesmo IMC mais baixos foram tolerados por adultos jovens.[210] Um quinto dos adultos que sofrem de fome com mais de 25 anos e aproximadamente metade daqueles com menos de 25 anos, que foram admitidos em uma unidade médica na Somália, tinham um IMC menor do que 12. A sobrevivência com um IMC tão baixo é rara em países ricos, onde a inanição avançada tipicamente ocorre em pessoas mais velhas, que sofrem de condições médicas ou cirúrgicas iniciais. Tal tolerância extraordinária à fome severa por adultos jovens saudáveis se apoia em contraste marcado ao ensino médico convencional, que dita que qualquer perda de peso maior do que 10% menor do que o padrão do paciente indica desnutrição potencialmente séria.[211] Essas descobertas confirmam ainda mais a importância da interação entre desnutrição, idade e doença na causa de morte relacionada à inanição.

Nos países desenvolvidos, onde a desnutrição grave é quase sempre associada com doença médica ou cirúrgica inicial, as causas imediatas de morte são pneumonia infecciosa (relacionada à diminuição da função e do movimento mecânico ventilatório, estase pulmonar e tosse contínua), lesão cutânea com infecção local e sistêmica (relacionada à inatividade, afinamento da pele e edema), sepse espalhando-se a partir de catéteres de infusão intravenosa, diarreia com desidratação e piora sinérgica da doença original. Contribuindo para todas essas causas está a imunodeficiência induzida pela inanição, que é o resultado da diminuição dos estoques de proteína mobilizável, da hipotermia e da deficiência de micronutrientes.[1,2] Em alguns pacientes, a morte é atribuída a uma arritmia cardíaca.[131,212]

Em resumo, parece que a natureza e o ritmo da doença original são fortes, mas longe de serem os únicos determinantes da morte na inanição moderada em hospitais. Conforme a depleção de tecido magro se aproxima e excede cerca de 40%, a morte resultante diretamente da inanição torna-se cada vez mais certa, manifestando uma lei termodinâmica que não é afetada pela quantidade de procedimentos diagnósticos, intervenções operatórias ou combinações de antibióticos administrados ao paciente, a menos que essas intervenções sejam combinadas a uma terapia nutricional.[213]

Descrições de mortes desnecessárias causadas pela inanição evocam sentimentos de desânimo na maioria dos comentaristas. Particularmente comovente é a descrição de Fliederbaum sobre os efeitos da inanição grave no Gueto de Varsóvia:[185]

> [...] meninos e meninas, viçosos como rosas, passam a pessoas velhas e murchas. Um dos pacientes disse: "Nossa força está desaparecendo como uma vela de cera derretendo". Pessoas ativas, ocupadas e cheias de energia são transformadas em seres apáticos e sonolentos, sempre na cama, dificilmente capazes de se levantar para comer ou ir ao banheiro. A passagem da vida para a morte é lenta e gradual, como a morte da velhice psicológica. Não há nada violento, sem dispneia, sem dor, sem mudanças evidentes na respiração ou na circulação. Funções vitais diminuem simultaneamente. A pulsação e a respiração ficam mais lentas e a consciência do paciente torna-se cada vez mais difícil de ser atingida, até que a vida se vai. Pessoas adormecem na cama ou nas ruas e estão mortas ao amanhecer. Elas morrem durante esforço físico, tal como na procura por alimento, e algumas vezes mesmo com um pedaço de pão em suas mãos.

Mecanismos de adaptação à inanição

A discussão precedente trata de fatores nutricionais que afetam a adaptação fisiológica à fome. Esta seção enfoca os mecanismos bioquímicos que podem mediar essa adaptação.

Metabolismo energético

A redução adaptativa no GER durante uma restrição calórica é causada por alterações no metabolismo periférico da tiroxina (T_4), o hormônio secretado pela glândula tireoide, para o seu metabólito mais ativo, a tri-iodotironina (T_3), e talvez, em menor extensão, pela mudança na atividade do sistema nervoso simpático.[85,180,214] Níveis de T_4 sérica e aqueles de tirotropina (o hormônio pituitário que regula a secreção de T_4) permanecem normais, mas a T_3 sérica diminui dentro de poucos dias (ou mesmo horas) após o início de inanição. Os níveis séricos de um metabólito inativo, T_3 reversa, aumentam.[215] Tanto a ingestão de caloria como, especificamente, a quantidade de carboidrato consumido afeta esse processo de conversão, aparentemente por meio de seu efeito na secreção de insulina.[180,216]

Contanto que uma depleção volumosa seja impedida,[76] a secreção de catecolamina e o *turnover* diminuem na inanição simples. A pressão arterial, o batimento cardíaco e a temperatura central de pacientes que sofrem de inanição estão reduzidos, assim como sua resposta térmica ao frio ou à infusão de norepinefrina. O tamanho da pupila, um indicador do tônus simpático basal, está diminuído.[131,137] Assim como a conversão do T_4 para T_3, tanto o balanço de energia como a ingestão de carboidrato, pelo menos em parte, por causa do seu efeito na liberação de insulina, parecem ser importantes reguladores desses efeitos. Os efeitos da tireoide e catecolamina estão inter-relacionados.[217]

As concentrações plasmáticas de leptina, um hormônio semelhante à citocina liberada pelos adipócitos, diminuem consideravelmente a restrição de energia em curto e longo prazo, enquanto refletem também a magnitude do estoque de gordura corporal em estados de equilíbrio energético.[218,219] A leptina interage com a insulina, a qual regula parcialmente sua secreção.[218]

A grelina é um hormônio peptídeo secretado principalmente pelas células endócrinas do estômago. As concentrações de grelina circulante aumentam antes das refeições e são inibidas pelo consumo de alimento, especialmente de proteína e carboidrato. A grelina age no cérebro para modular hábitos alimentares e estimular a secreção do hormônio de crescimento, coordenando a disposição do alimento ingerido. As concentrações de grelina no plasma aumentam durante o jejum.[220,222]

Metabolismo proteico

A insulina estimula a síntese de proteína e inibe sua degradação no músculo e no fígado; e a falta de insulina reduz a síntese de proteína, aumentando a proteólise.[15,223] Enquanto a síntese de proteína nos tecidos esplâncnicos aumenta em resposta à provisão de aminoácidos, mesmo em estados de baixa insulina, a síntese de proteína muscular requer tanto insulina como uma suplementação com aminoácidos.[224] Os níveis de insulina são tipicamente reduzidos na inanição,[175,225] e, embora não sejam suficientemente baixos para induzir a cetose, é provável que a combinação de um estado de insulina relativamente baixo com um suprimento reduzido de aminoácido dietético restrinja a síntese de proteína muscular e, secundariamente, a proteólise.[105,226] A combinação da ação reduzida da insulina com um suprimento de aminoácido reduzido pode ser expressa tanto diretamente nas células como indiretamente pela diminuição da ação periférica do hormônio da tireoide.[226]

A restrição calórica e proteica e os estados catabólicos reduzem as concentrações circulantes do hormônio peptídico anabólico, o fator de crescimento-I semelhante à insulina (IGF-I). Isso ocorre apesar do aumento na concentração sérica do hormônio de crescimento, o qual normalmente estimula a liberação de IGF-I.[216,227] Estruturalmente relacionado à insulina, o IGF-I estimula a síntese de proteína de uma maneira similar à da insulina.[15] Apesar da complexidade das funções autócrinas e parácrinas do IGF-I e de suas numerosas proteínas ligantes (IGFBP) plasmáticas, é claro que o IGF-I tem um papel importante na adaptação do metabolismo de proteínas para estados nutricionais alterados, atuando em combinação com a insulina e o hormônio da tireoide.[228,229] Tanto a ingestão de energia como a de proteína afetam os níveis de IGF-I e de sua principal proteína de ligação, a IGFBP-3. Quando a energia dietética é gravemente restrita, a quantidade de carboidrato ingerido torna-se determinante principal da resposta do IGF-I circulante à estimulação do hormônio de crescimento.[227]

Em suma, o nível e a qualidade da ingestão de proteína parecem ser os reguladores-chave externos da adaptação do metabolismo de proteína para a fome, porque os aminoácidos resultantes fornecem o substrato para a síntese de proteína corporal. Tanto a restrição de energia como a de proteína evocam uma resposta hormonal intricada e coordenada, mediada pela insulina, pelo hormônio de crescimento, pelo IGF-I e pelo hormônio da tireoide, que reorganiza o tráfego de aminoácidos para levar a uma adaptação regular ao ambiente nutricional alterado.[230] Sob condições favoráveis, essa adaptação reduz progressivamente a perda de proteína corporal até igualar os níveis atuais de ingestão de proteína, restabelecendo o balanço zero de proteína corporal. A adaptação é, em parte, automática (porque a massa de tecido magro diminuiu) e, em parte, regulada, dado que uma taxa mais baixa de síntese e degradação de proteína no restante de tecido magro permite um processamento mais eficiente da proteína dietética e reciclagem dos aminoácidos endógenos.

Deficiência energética crônica

Em uma ala de um hospital ou de uma clínica, é fácil reconhecer pacientes que sofrem de privação de alimentos,[129,231] mas a determinação do mínimo de ingestão de alimento aceitável e do estado nutricional correspondente pode ser difícil em sociedades em que a escassez de alimento e o baixo peso corporal são comuns.[208,217,232] Para tratar isso, foi definida uma forma de inanição de proteína e energia adaptada, chamada deficiência energética crônica em adultos (DEC).[233,234] Essa condição estável, mas desnutrida, é compatível com empregos lucrativos, gravidez e outros aspectos da vida diária. A DEC é definida como um IMC subnormal classificado em três graus de gravidade: grau I, 17 a 18,4; grau II, 16 a 16,9; e grau III, menor que 16.[233]

O IMC reflete a reserva de gordura corporal tanto na obesidade como no peso inferior ao normal. Um IMC entre 20 e 25 geralmente é considerado normal.[46] Nos Estados Unidos, na Hungria ou no Brasil, menos de 5% dos adultos tem um IMC menor que 18,5, enquanto 10% dos adultos chineses, 20% dos adultos congoleses, 25% dos adultos paquistaneses ou filipinos, e, aproximadamente, 50% dos adultos indianos estão nessa categoria.[233,234] Somente DEC de graus II e III estão associadas com um aumento na probabilidade de dias de doença, capacidade física de trabalho reduzida, função reprodutiva mais deficiente e desempenho mais deficiente na lactação. Menor atividade física voluntária foi mostrada somente na DEC de grau III. Essas observações sugerem que um IMC de 17 a 18,5 pode ser compatível com funções normais.[235] Quantidades consideráveis de pessoas fisiologicamente normais, especialmente adultos jovens, cujos IMC estão nessa faixa, podem ser incorretamente qualificadas como desnutridas.[233,234]

Em suma, parece que adultos jovens sem doenças intercorrentes podem tolerar um IMC tão baixo quanto 17 sem disfunção fisiológica, apesar da sua falta de reservas nutricionais. Mesmo um IMC menor que 17, embora associado com incapacidade, pode ser tolerado em DEC bem-adaptadas. Em outro extremo, um IMC maior que 18,5 não descarta a desnutrição grave, porque a massa de gordura e fluido extracelular pode afetar muito o peso corporal. Evidentemente, são necessários critérios melhores que o peso corporal ou o IMC isolados para identificar a falta perigosa de proteína ou de proteína e energia. Os melhores critérios disponíveis atualmente são aqueles que indicam falha na adaptação para a privação de alimento: perda de peso contínua, incapacidade funcional e hipoalbuminemia – esta última indica a presença de um estado catabólico.[3,236] Normalmente, não é difícil distinguir um estado normal de uma DEC em pessoas com peso corporal baixo, porém estável. O indivíduo fisiologicamente normal irá relatar um apetite e uma ingestão de alimento normais, terá um nível normal de funções físicas e, ao exame físico, será notada uma massa muscular adequada.

Caquexia

Pacientes com lesão tecidual grave desenvolvem uma resposta hipermetabólica denominada *síndrome da resposta inflamatória sistêmica* (SIRS), definida como a presença de dois ou mais dos seguintes sintomas: febre (ou hipotermia profunda), taquicardia, taquipneia e leucocitose (ou aumento no número de leucócitos imaturos).[237] Outras características que definem a SIRS são mudanças na fase aguda das concentrações de proteína sérica,[238] anorexia, aumento do gasto energético, aumento do *turnover* proteico do corpo inteiro e perda de proteína.[237] A perda de proteína pode ser considerada como o custo metabólico da mobilização rápida de aminoácidos para o restabelecimento de feridas e para a síntese de células imunes e proteínas.[239]

Uma condição inflamatória mais amena é comum em alas médicas gerais ou cirúrgicas. Essa síndrome, denominada de *caquexia*,[3-6] ocorre na infecção crônica, na doença inflamatória, na doença neoplásica (quando associada com perda de peso involuntária) e em muitas formas de doenças de órgão-alvo incluindo falha renal e estágio final de doença cardíaca.[240-243] A caquexia é caracterizada por anorexia, a anemia da doença crônica, e concentrações anormais de proteína sérica (algumas das quais, p. ex., proteína C reativa, fibrinogênio e ferritina estão aumentadas, enquanto outras, p. ex., transferrina, transtirretina e albumina estão diminuídas).

Alguns pesquisadores têm argumentado que a caquexia não deve ser considerada uma forma de desnutrição, porque não é causada por ingestão nutricional inadequada nem curada por nutrição suplementar.[3,244] Entretanto, diferentemente da SIRS, na qual o catabolismo proteico domina, a ingestão inadequada de alimento (combinada com a falha na adaptação) é o colaborador mais importante para a perda de massa magra na síndrome caquética comum. A anorexia e a inibição do anabolismo causada pelas citocinas retardam a reabilitação nutricional e o sintoma constitucional de fatiga limita a mobilidade e o exercício muscular necessário para manter ou reconstruir os tecidos magros.[245] Contudo, o balanço proteico-energético pode ser mantido em muitos casos se for implementada uma estratégia de terapia nutricional e exercícios apropriados.[241,246-248]

Realimentação

A síndrome de realimentação pode se desenvolver em pacientes gravemente debilitados durante a primeira semana de repleção nutricional.[96,249] A expansão do volume do fluido extracelular é rápida e considerável, frequentemente produzindo edema dependente. Isso é causado pelo aumento da ingestão de sódio combinado em uma pessoa sem reservas de sódio, com o efeito antinatriurético da insulina, cujos níveis aumentam em resposta a um maior consumo de carboidrato. Esse aspecto da síndrome pode ser minimizado limitando a ingestão de sódio e carboidrato durante a realimentação.[96,128,249] A realimentação de carboidrato pode estimular a síntese de glicogênio e "glucose-6-fosfato" o suficiente para diminuir as concentrações de fosfato e potássio séricos. A realimentação também aumenta o GER e, quando combinada com proteína, estimula a retenção de N, a síntese de novas células e a reidratação celular.[128,250] A depleção de fosfato, potássio, magnésio e vitaminas em geral ocorre nesse quadro,[130,177,178,201,202,249,251] e, a menos que o estado nutricional relativo a minerais seja detalhadamente monitorado durante a realimentação, as deficiências agudas, especialmente de fósforo e potássio, irão se desenvolver. Deficiências brandas podem meramente prevenir uma resposta anabólica à realimentação.[177,178,201] Pode ocorrer insuficiência cardíaca esquerda, especialmente em pacientes predispostos.[252] Para a insuficiência cardíaca são necessários um aumento abrupto no volume intravascular, maior GER (o qual aumenta a demanda para o rendimento cardíaco), um ventrículo esquerdo atrófico com um fraco volume sistólico[131,253] e deficiências de potássio, fósforo ou magnésio do miocárdio. Arritmias cardíacas podem ocorrer.[254] Deficiência aguda de tiamina é um risco potencial.[249]

O GER retorna em direção ao normal como resultado de dois processos. Primeiro, o estado hipometabólico da privação de alimento adaptada reverte-se rapidamente, causando, assim, um importante aumento do GER dentro da primeira semana de realimentação;[250,255] segundo, o GER aumenta conforme a massa de tecido magro é reconstruída. O IGF-I circulante, que é reduzido em todas as formas de inanição, aumenta rapidamente de dias a semanas de realimentação em combinação com a melhora do balanço de N.[227,256,257] As mudanças específicas na composição corporal induzidas pela realimentação são determinadas pelo estado metabólico existente, pela composição corporal e, principalmente, pela composição da dieta de realimentação. Uma dieta rica em sódio e carboidrato predispõe a um grande aumento de volume extracelular e edema. Uma dieta pobre em proteína e rica em energia leva a um ganho de gordura, mas não aumenta a massa muscular.[128] Uma dieta rica em proteína (p. ex., 2 g/kg de peso corporal/dia) pode deter o avanço de perda de N mesmo quando o balanço de energia é negativo.[157] Uma dieta rica em energia e proteína irá completar tanto os estoques de gordura como de tecido magro em uma taxa que pode ser prevista com uma precisão razoável a partir dos balanços de energia e de N resultantes, os quais podem ser medidos ou estimados. A atividade física estimula o crescimento muscular. Pacientes desnutridos que são inativos irão aumentar seus estoques centrais de proteína – um benefício importante –, mas não conseguirão recuperar a massa muscular. A contínua inflamação pode reduzir ou prevenir o ganho de tecido magro, mesmo na presença de um balanço positivo de energia, o qual induz meramente o acúmulo de gordura.

Várias características do processo de realimentação foram ilustradas em um teste clínico em que dois níveis de proteína foram fornecidos sequencialmente para homens que sofriam inanição grave.[128] Quando a dieta continha grande quantidade de energia (2.250 kcal/dia), mas era pobre em proteína (27 g/dia), o peso do paciente, a gordura corporal e o colesterol sérico aumentaram, mas o balanço de N permaneceu próximo de zero; a albumina sérica, o hematócrito sanguíneo e a excreção de creatinina urinária do paciente (uma medida da massa muscular corporal) não aumentaram mesmo depois de 45 dias de realimentação. Quando o conteúdo de proteína da dieta era aumentado para 100 g/dia, o balanço diário de N tornou-se fortemente positivo. Após 45 dias nessa dieta, o IMC aumentou e chegou ao nível normal, a albumina sérica estava quase normal e a excreção de creatinina havia aumentado 40%. Noventa dias de uma dieta de 100 g de proteína foram necessários antes de a albumina sérica, do IMC e dos níveis de hemoglobina no sangue serem totalmente normalizados.

Em geral, as etapas na realimentação de pacientes gravemente desnutridos são as seguintes. Depois de os desarranjos hídrico e eletrolítico terem sido normalizados e estarem em equilíbrio, se necessário, para dar continuidade à suplementação, uma dieta mista é fornecida a um nível estimado de energia de manutenção para estabelecer uma tolerância e evitar a síndrome de realimentação. O monitoramento clínico minucioso e a administração criteriosa de carboidrato prosseguem até que as concentrações de eletrólito do sangue e o *status* clínico do paciente tenham estabilizado.[251] Mesmo nesse nível de provisão de energia, o balanço de N irá se tornar positivo.[165] A ingestão de caloria é então aumentada para criar um balanço de energia positivo a fim de promover a recuperação de gordura e acelerar o aumento de proteína. Uma ingestão generosa de proteína (1,5-2,0 g/kg de peso corporal seco) promove a repleção mais rápida de proteína corporal a qualquer nível de energia.[165] Uma ingestão de proteína maior do que isso não confere vantagem adicional ao adulto e pode até ser prejudicial.[210]

Referências bibliográficas

1. Golden MHN, Jackson AA. Chronic severe undernutrition. 5th ed. In: Olson RE, Brosquist HP, Chichester CO et al, eds. Present Knowledge in Nutrition. Washington, DC: Nutrition Foundation, 1984:57–67.
2. Rivers JPW. The nutritional biology of famine. In: Harrison GA, ed. Famine. Oxford: Oxford University Press, 1988:57–106.
3. Evans WJ, Morley JE, Argilés J et al. Clin Nutr 2008;27:793–9.
4. Thomas DR. Clin Nutr 2007;26:389–99.
5. Jensen GL, Bistrian B, Roubenoff R et al. JPEN J Parenter Enteral Nutr 2009;33:710–6.
6. Muscaritoli M, Anker SD, Argiles J et al. Clin Nutr 2010;29:154–9.
7. Cahill GF Jr. Clin Endocrinol Metab 1976;5:397–415.
8. Aoki TT, Muller WA, Brennan MF et al. Am J Clin Nutr 1975;28: 507–11.
9. Lusk G. The Science of Nutrition. Philadelphia: Saunders, 1928.
10. Felig P. Starvation. In: DeGroot LJ, Cahill GF Jr, Odell WD et al, eds. Endocrinology. New York: Grune & Stratton, 1979:1927–40.
11. Radziuk J, Pye S. Diabetes Metab Res Rev 2001;17:250–72.
12. Rothman DL, Magnusson I, Katz LD et al. Science 1991;254: 573–6.
13. Jungas RL, Halperin ML, Brosnan JT. Physiol Rev 1992;72:419–48.
14. Nuttall FQ, Ngo A, Gannon MC. Diabetes Metab Res Rev 2008;24:438–58.
15. Kettelhut IC, Wing SS, Goldberg AL. Diabetes Metab Rev 1988;4:751–72.
16. Foster DW, McGarry JD. N Engl J Med 1983;309:159–69.
17. Owen OE, Caprio S, Reichard GA Jr et al. Clin Endocrinol Metab 1983;12:359–79.
18. Hultman E, Nilsson LH. Nutr Metab 1975;18(Suppl):45–64.
19. Sugden MC, Sharples SC, Randle PJ. Biochem J 1976;160:817–9.
20. Nair KS, Woolf PD, Welle SL et al. Am J Clin Nutr 1987;46:557–62.
21. Katz J, Tayek JA. Am J Physiol 1998;275:E537–42.
22. Owen OE, Morgan AP, Kemp HG et al. J Clin Invest 1967;46: 1589–95.
23. Redies C, Hoffer LJ, Beil C et al. Am J Physiol 1989;256:E805–10.
24. Hasselbalch SG, Knudsen GM, Jakobsen J et al. J Cereb Blood Flow Metab 1994;14:125–31.
25. Balasse EO, Fery F. Diabetes Metab Rev 1989;5:247–70.
26. Haymond MW, Karl IE, Clarke WL et al. Metabolism 1982;31: 33–42.
27. Rudolf MC, Sherwin RS. Clin Endocrinol Metab 1983;12:413–28.
28. Halperin ML, Cheema-Dhadli S. Diabetes Metab Rev 1989; 321–36.
29. Guyton JR. Curr Opin Lipidol 2007;18:415–20.
30. McGarry JD, Woeltje KF, Kuwajmi M et al. Diabetes Metab Rev 1989;5:271–84.
31. Fulop M. Diabetes Metab Rev 1989;5:365–78.
32. Halperin ML, Cherney DZI, Kamel KS. Ketoacidosis. In: DuBose TD Jr, Hamm LL, eds. Acid–Base Disorders: A Companion to Brenner and Rector's The Kidney. Philadelphia: Saunders, 2002: 67–82.
33. Mahoney CA. Am J Kidney Dis 1992;20:276–80.
34. Schade DS, Eaton RP. Diabetes 1979;28:5–10.
35. Miles JM, Haymond MW, Nissen SL et al. J Clin Invest 1983;71:1554–61.
36. Bliss M. The Discovery of Insulin. Toronto: McLelland & Stewart, 1982.
37. Weinman EJ, Eknoyan G, Suki WN. J Clin Invest 1975;55:283–91.
38. Feinstein EI, Quion-Verde H, Kaptein EM et al. Am J Nephrol 1984;4:77–80.
39. Eriksson UJ. Diabetes Metab Rev 1995;11:63–82.
40. Laffel L. Diab/Metab Res Rev 1999;15:412–26.
41. Toohill J, Soong B, Flenady V. Cochrane Database Syst Rev 2008;(3):CD004230.
42. Krzywicki HJ, Consolazio CF, Matoush LO et al. Am J Clin Nutr 1968;21:87–97.
43. Hammarqvist F, Andersson K, Luo JL et al. Clin Nutr 2005;24: 236–43.
44. Reifenstein EC Jr, Albright F, Wells SL. J Clin Endocrinol 1947;5:367–95.
45. Sapir DG, Chambers NE, Ryan JW. Metabolism 1976;25:211–20.
46. Food and Agriculture Organization/World Health Organization/ United Nations University. Energy and Protein Requirements: FAO/WHO/UNU Expert Consultation. Geneva: World Health Organization, 1985. Technical Report Series 724.
47. Crim MC, Munro HN. Proteins and amino acids. In: Shils ME, Olson JA, Shike M, eds. Modern Nutrition in Health and Disease. 8th ed. Philadelphia: Lea & Febiger, 1994:3–35.
48. Lariviere F, Kupranycz D, Chiasson JL et al. Am J Physiol 1992;263:E173–9.
49. Raguso CA, Pereira P, Young VR. Am J Clin Nutr 1999;70:474–83.
50. Lariviere F, Wagner DA, Kupranycz D et al. Metabolism 1990;39:1270–7.
51. Umpleby AM, Scobie IN, Boroujerdi MA et al. Eur J Clin Invest 1995;25:619–26.
52. Afolabi PR, Jahoor F, Jackson AA et al. Am J Physiol 2007;293: E1580–9.
53. Giesecke K, Magnusson I, Ahlberg M et al. Metabolism 1989;38: 1196–200.
54. Vazquez JA, Morse EL, Adibi SA. J Clin Invest 1985;76:737–43.
55. Henson LC, Heber D. J Clin Endocrinol Metab 1983;57:316–9.
56. Hoffer LJ, Forse RA. Am J Physiol 1990;258:E832–40.
57. Winterer J, Bistrian BR, Bilmazes C et al. Metabolism 1980;29: 575–81.
58. Jefferson LS. Diabetes 1980;29:487–96.
59. Palaiologos G, Felig P. Biochem J 1976;154:709–16.
60. Nair KS, Welle SL, Halliday D et al. J Clin Invest 1988;82:198–205.
61. Norrelund H, Nair KS, Nielsen S et al. J Clin Endocrinol Metab 2003;88:4371–8.
62. May ME, Buse MG. Diabetes Metab Rev 1989;5:227–45.
63. Drenick EJ. Weight reduction by prolonged fasting. In: Bray GA, ed. Obesity in Perspective: John E. Fogarty International Center for Advanced Study in the Health Sciences. DHEW publication no. NIH 75–708. Bethesda, MD: National Institutes of Health, 1973:341–60.
64. Contaldo F, Presto E, Di Biase G et al. Int J Obes 1982;6:97–100.
65. Drenick EJ. The effects of acute and prolonged fasting and refeeding on water, electrolyte, and acid-base metabolism. In: Maxwell MH, Kleeman CR, eds. Clinical Disorders of Fluid and Electrolyte Metabolism. New York: McGraw-Hill, 1980:1481–501.
66. Van Itallie TB, Yang MU. N Engl J Med 1977;297:1158–61.

67. Hood VL. Fluid and electrolyte disturbances during starvation. In: Kokko JP, Tannen RL, eds. Fluids and Electrolytes. Philadelphia: Saunders, 1986:712–41.
68. Nilsson LH. Scand J Clin Lab Invest 1973;32:317–23.
69. Olsson KE, Saltin B. Acta Physiol Scand 1970;80:11–8.
70. Grande F, Keys A. Body weight, body composition and calorie status. In: Goodhart RS, Shils ME, eds. Modern Nutrition in Health and Disease. 6th ed. Philadelphia: Lea & Febiger, 1980:3–34.
71. Garrow JS. Am J Clin Nutr 1982;35:1152–8.
72. Waki M, Kral JG, Mazariegos M et al. Am J Physiol 1991;261: E199–203.
73. Weyer C, Vozarova B, Ravussin E et al. Int J Obes 2001;25:593–600.
74. Elia M. Effect of starvation and very low calorie diets on protein-energy interrelationships in lean and obese subjects. In: Scrimshaw N, Schurch B, eds. Protein-Energy Interactions. Lausanne: Nestlé Foundation, 1992:249–84.
75. Zauner C, Schneeweiss B, Kranz A et al. Am J Clin Nutr 2000;71:1511–5.
76. Welle S. Am J Clin Nutr 1995;62:1118S–22S.
77. Tracey KJ, Legaspi A, Albert JD et al. Clin Sci 1988;74:123–32.
78. Shetty PS, Watrasiewicz KE, Jung RT et al. Lancet 1979;2:230–2.
79. Hoffer LJ, Bistrian BR, Young VR et al. Metabolism 1984;33:820–5.
80. Barrett PVD. JAMA 1971;217:1349–53.
81. Corvilain B, Abramowicz M, Fery F et al. Am J Physiol 1995;269: G512–7.
82. Peters A, Rohloff D, Kohlmann T et al. Blood 1998;91:691–4.
83. Gamble JL. Harvey Lectures 1947;43:247–73.
84. O'Connell RC, Morgan AP, Aoki TT et al. J Clin Endocrinol Metab 1974;39:555–63.
85. Gelfand RA, Hendler R. Diabetes Metab Rev 1989;5:17–30.
86. Vazquez JA, Kazi U, Madani N. Am J Clin Nutr 1995;62:93–103.
87. Bolinger RE, Luker BP, Brown RW et al. Arch Intern Med 1966;118:3–8.
88. Leiter LA, Marliss EB. JAMA 1982;248:2306–7.
89. Elia M. Clin Nutr 2000;19:379–86.
90. Korbonits M, Blaine D, Elia M et al. Eur J Endocrinol 2007;157: 157–66.
91. Friedl KE, Moore RJ, Martinez-Lopez LE et al. J Appl Physiol 1994;77:933–40.
92. Thomson TJ, Runcie J, Miller V. Lancet 1966;2:992–6.
93. Barnard DL, Ford J, Garnett ES et al. Metabolism 1969;18:564–9.
94. Stewart WK, Fleming LW. Postgrad Med J 1973;49:203–9.
95. Devathasan G, Koh C. Lancet 1982;Nov.13:1108–9.
96. Crook MA, Hally V, Panteli JV. Nutrition 2001;17:632–7.
97. Waterlow JC. What do we mean by adaptation? In: Blaxter K, Waterlow JC, eds. Nutritional Adaptation in Man. London: John Libbey, 1985:1–11.
98. Hoffer LJ. Evaluation of the adaptation to protein restriction in humans. In: El-Khoury AE, ed. Methods for the Investigation of Amino Acid and Protein Metabolism. Boca Raton, FL: CRC Press, 1999:83–102.
99. Food and Agriculture Organization/World Health Organization/ United Nations University. Protein and Amino Acid Requirements in Human Nutrition: Report of a Joint WHO/FAO/UNU Expert Consultation. World Health Organization, 2007. WHO Technical Report Series 935.
100. Carpenter KJ. Protein and Energy: A Study of Changing Ideas in Nutrition. New York: Cambridge University Press, 1994.
101. Young VR, Marchini JS. Am J Clin Nutr 1990;51:270–89.
102. Durnin JV, Garlick P, Jackson AA et al. Eur J Clin Nutr 1999;53(Suppl): S174–S176.
103. Krebs HA. Adv Enzyme Regul 1972;10:397–420.
104. Young VR, Moldawer LL, Hoerr R et al. Mechanisms of adaptation to protein malnutrition. In: Blaxter K, Waterlow JC, eds. Nutritional Adaptation in Man. London: John Libbey, 1985: 189–217.
105. Eisenstein RS, Harper AE. J Nutr 1991;121:1581–90.
106. Young VR, Meredith C, Hoerr R et al. Amino acid kinetics in relation to protein and amino acid requirements: the primary importance of amino acid oxidation. In: Garrow JS, Halliday D, eds. Substrate and Energy Metabolism in Man. London: John Libbey, 1985:119–34.
107. Klasing KC. J Nutr 2009;139:11–2.
108. Millward DJ, Rivers JPW. Eur J Clin Nutr 1988;42:367–93.
109. Hamadeh MJ, Hoffer LJ. Am J Physiol 2001;280:E857–E866.
110. Hoffer LJ, Bistrian BR, Young VR et al. J Clin Invest 1984;73:750–8.
111. Quevedo MR, Price GM, Halliday D et al. Clin Sci 1994;86:185–93.
112. Forslund AH, Hambraeus L, Olsson RM et al. Am J Physiol 1998;275:E310–E320.
113. Arnal MA, Mosoni L, Boirie Y et al. Am J Physiol 2000;278:E902–E909.
114. Hoerr RA, Matthews DE, Bier DM et al. Am J Physiol 1993;264: E567–E575.
115. Waterlow JC. Annu Rev Nutr 1986;6:495–526.
116. Panel on Macronutrients, Subcommittees on Upper Reference Levels of Nutrients and Interpretation and Uses of Dietary Reference Intakes, Standing Committee on the Scientific Evaluation of Dietary Reference Intakes. Dietary Reference Intakes for Energy, Carbohydrate, Fiber, Fat, Fatty Acids, Cholesterol, Protein, and Amino Acids (Macronutrients). Washington, DC: Food and Nutrition Board, Institute of Medicine, National Academy Press, 2005.
117. Ihle BU, Becker G, Whitworth JA et al. N Engl J Med 1989;321: 1773–7.
118. Castaneda C, Charnley JM, Evans WJ et al. Am J Clin Nutr 1995;62: 30–9.
119. Castaneda C, Dolnikowski GG, Dallal GE et al. Am J Clin Nutr 1995;62:40–8.
120. Munro HN. General aspects of the regulation of protein metabolism by diet and hormones. In: Munro HN, Allison JB, eds. Mammalian Protein Metabolism, vol 1. New York: Academic Press, 1964:381–481.
121. Latham MC. Protein-energy malnutrition. In: Brown ML, ed. Present Knowledge in Nutrition. Washington, DC: International Life Sciences Institute-Nutrition Foundation, 1990:39–46.
122. Ahmed T, Rahman S, Cravioto A. Indian J Med Res 2009;130:651–4.
123. Franch-Arcas G. Clin Nutr 2001;20:265–9.
124. Ballmer PE. Clin Nutr 2001;20:271–3.
125. Barac-Nieto M, Spurr GB, Lotero H et al. Am J Clin Nutr 1978;31:23–40.
126. Lunn PG, Morley CJ, Neale G. Clin Nutr 1998;17:131–3.
127. Jackson AA, Phillips G, McClelland I et al. Am J Physiol 2001;281:G1179–87.
128. Barac-Nieto M, Spurr GB, Lotero H et al. Am J Clin Nutr 1979;32:981–91.
129. Hoffer LJ. CMAJ 2001;165:1345–9.
130. Golden BE, Golden MH. Eur J Clin Nutr 1992;46:697–706.
131. Keys A, Brozek J, Henschel A et al. The Biology of Human Starvation. Minneapolis: The University of Minnesota Press, 1950.
132. Kalm LM, Semba RD. J Nutr 2005;135:1347–52.
133. Ravussin E, Lillioja S, Anderson TE et al. J Clin Invest 1986;78:1568–78.
134. Foster GD, Wadden TA, Kendrick ZV et al. Med Sci Sports Exerc 1995;27:888–94.

135. Rosenbaum M, Vandenborne K, Goldsmith R et al. Am J Physiol 2003;285:R183–92.
136. Prentice AM, Goldberg GR, Jebb SA et al. Proc Nutr Soc 1991;50:441–58.
137. Shetty PS, Kurpad AV. Eur J Clin Nutr 1990;44(Suppl):47–53.
138. Toth MJ. Curr Opin Clin Nutr Metab Care 1999;2:445–51.
139. Leibel RL, Rosenbaum M, Hirsch J. N Engl J Med 1995;332:621–8.
140. Rosenbaum M, Hirsch J, Murphy E et al. Am J Clin Nutr 2000;71:1421–32.
141. Heyman MB, Young VR, Fuss P et al. Am J Physiol 1992;263: R250–7.
142. Weinsier RL, Schutz Y, Bracco D. Am J Clin Nutr 1992;55:790–4.
143. McClave SA, Snider HL. Curr Opin Clin Nutr Metab Care 2001;4:143–7.
144. Soares MJ, Piers LS, Shetty PS et al. Clin Sci 1994;86:441–6.
145. Ravussin E, Bogardus C. Am J Clin Nutr 1989;49:968–75.
146. Luke A, Schoeller DA. Metabolism 1992;41:450–6.
147. Scalfi L, Di Biase G, Coltorti A et al. Eur J Clin Nutr 1993;47:61–7.
148. Grande F. Man under caloric deficiency. In: Dill DB, ed. Handbook of Physiology, Section 4: Adaptation to the Environment. Washington, DC: American Physiological Society 1964:911–37.
149. Lusk G. Physiol Rev 1921;1:523–52.
150. Smith SR, Pozefsky T, Chhetri MK. Metabolism 1974;23:603–18.
151. Hamadeh MJ, Schiffrin A, Hoffer LJ. Am J Physiol 2001;281:E341–8.
152. Waterlow JC. Annu Rev Nutr 1995;15:57–92.
153. Rennie MJ, Harrison R. Lancet 1984;1:323–5.
154. Wykes LJ, Fiorotto M, Burrin DG et al. J Nutr 1996;126:1481–8.
155. Garlick PJ, Clugston GA, Waterlow JC. Am J Physiol 1980;238: E235–44.
156. Tessari P, Garibotto G, Inchiostro S et al. J Clin Invest 1996;98: 1481–92.
157. Hoffer LJ. Am J Clin Nutr 2003;78:906–11.
158. Kurpad AV, Regan MM, Raj T et al. Am J Clin Nutr 2003;77:101–8.
159. Winter TA. Curr Opin Clin Nutr Metab Care 2006;9:596–602.
160. Elwyn DH, Gump FE, Munro HN et al. Am J Clin Nutr 1979;32:1597–611.
161. Pellett PL, Young VR. The effects of different levels of energy intake on protein metabolism and of different levels of protein intake on energy metabolism: a statistical evaluation from the published literature. In: Scrimshaw N, Schurch B, eds. Protein-Energy Interactions. Lausanne: Nestlé Foundation, 1992:81–121.
162. Munro HN. Physiol Rev 1951;31:449–88.
163. Kinney JM, Elwyn DH. Annu Rev Nutr 1983;3:433–66.
164. Goranzon H, Forsum E. Am J Clin Nutr 1985;41:919–28.
165. Shaw SN, Elwyn DH, Askanazi J et al. Am J Clin Nutr 1983;37: 930–40.
166. Dickerson RN. Curr Opin Clin Nutr Metab Care 2005;8:189–96.
167. Singer P. Wien Klin Wochenschr 2007;119:218–22.
168. Piatti PM, Monti F, Fermo I et al. Metabolism 1994;43:1481–7.
169. Ballor DL, Poehlman ET. Int J Obes 1994;18:35–40.
170. Elia M, Stubbs RJ, Henry CJ. Obes Res 1999;7:597–604.
171. Hoffer LJ, Bistrian BR. J Obes Weight Reduction 1984;3:35–47.
172. Donnelly JE, Jacobsen DJ, Whatley JE. Am J Clin Nutr 1994;60:874–8.
173. Henry RR, Wiest-Kent TA, Scheaffer L et al. Diabetes 1986;35: 155–64.
174. Velthuis-te Wierik EJM, Westerterp KR, van den Berg H. Int J Obes 1995;19:318–24.
175. Friedl KE, Moore RJ, Hoyt RW et al. J Appl Physiol 2000;88: 1820–30.
176. Weyer C, Walford RL, Harper IT et al. Am J Clin Nutr 2000;72: 946–53.
177. Rudman D, Millikan WJ, Richardson TJ et al. J Clin Invest 1975;55:94–104.
178. Knochel JP. Adv Int Med 1984;30:317–35.
179. Passmore R, Strong JA, Ritchie FJ. Br J Nutr 1958;12:113–22.
180. Danforth E Jr, Burger AG. Annu Rev Nutr 1989;9:201–27.
181. Golden MHN. Marasmus and kwashiorkor. In: Dickerson JWT, Lee MA, eds. Nutrition and the Clinical Management of Disease. 2nd ed. London: Edward Arnold, 1988:88–109.
182. Millward DJ. Proc Nutr Soc 1979;38:77–88.
183. Tomkins AM, Garlick PJ, Schofield WN et al. Clin Sci 1983;65: 313–24.
184. Helweg-Larsen P, Hoffmeyer H, Kieler J et al. Acta Med Scand 1952;144(Suppl):1–460.
185. Fliederbaum J. Clinical aspects of hunger disease in adults. In: Winick M, ed. Hunger Disease: Studies by the Jewish Physicians in the Warsaw Ghetto. New York: John Wiley & Sons, 1979:11–44.
186. Owen OE. Starvation. In: DeGroot LJ, Besser GM, Cahill GF Jr et al, eds. Endocrinology. 2nd ed. Philadelphia: Saunders, 1989:2282–93.
187. Grant JP. Clinical impact of protein malnutrition on organ mass and function. In: Blackburn GL, Grant JP, Young VR, eds. Amino Acids: Metabolism and Medical Applications. Boston: John Wright, 1983:347–58.
188. Mora RJF. World J Surg 1999;23:530–5.
189. de Simone G, Scalfi L, Galderisi M et al. Br Heart J 1994;71:287–92.
190. Cooke RA, Chambers JB. Br J Hosp Med 1995;54:313–7.
191. Baier H, Somani P. Chest 1984;85:222–5.
192. Pingleton SK. Clin Chest Med 2001;22:149–63.
193. Thomas DR. Nutrition 2001;17:121–5.
194. Stacher G. Scand J Gastroenterol 2003;38:573–87.
195. Speerhas R. Cleve Clin J Med 1995;62:73–5.
196. Schurch MA, Rizzoli R, Slosman D et al. Ann Intern Med 1998;128:801–9.
197. Spence LA, Weaver CM. Am J Clin Nutr 2003;133:850S–1S.
198. Woodward B. Nutr Rev 1998;56:S84–S92.
199. Polito A, Cuzzolaro M, Raguzzini A et al. Eur J Clin Nutr 1998;52: 655–62.
200. Bistrian BR. Nutritional assessment of the hospitalized patient: a practical approach. In: Wright RA, Heymsfield S, eds. Nutritional Assessment. Boston: Blackwell, 1984:183–205.
201. Wolman SL, Anderson GH, Marliss EB et al. Gastroenterol 1979;76:458–67.
202. Khanum S, Alam AN, Anwar I et al. Eur J Clin Nutr 1988;42: 709–14.
203. Garrel DR, Delmas PD, Welsh C et al. Metabolism 1988;37: 257–62.
204. Hoffer LJ. J Nutr 1998;128:333S–6S.
205. McWhirter JP, Pennington CR. Br Med J 1994;308:945–8.
206. Martin AC, Pascoe EM, Forbes DA. J Paediatr Child Health 2009;45:53–7.
207. James HM, Dabek JT, Chettle DR et al. Clin Sci 1984;67:73–82.
208. James WPT, Ferro-Luzzi A, Waterlow JC. Eur J Clin Nutr 1988;42:969–81.
209. Henry CJK. Eur J Clin Nutr 1990;44:329–35.
210. Collins S. Nature Med 1995;1:810–4.
211. ASPEN Board of Directors and the Clinical Guidelines Task Force. JPEN J Parenter Enteral Nutr 2002;26:1SA–138SA.
212. Isner JM, Roberts WC, Heymsfield SB et al. Ann Intern Med 1985;102:49–52.
213. Kotler DP, Tierney AR, Wang J et al. Am J Clin Nutr 1989;50: 444–7.
214. Palmblad J, Levi L, Burger A et al. Acta Med Scand 1977;201:15–22.
215. Bianco AC, Salvatore D, Gereben B et al. Endocr Rev 2002;23: 38–89.
216. Becker DJ. Annu Rev Nutr 1983;3:187–212.
217. Shetty PS. Nutr Res Rev 1990;3:49–74.

218. Coleman RA, Herrmann TS. Diabetologia 1999;42:639–46.
219. Prentice AM, Moore SE, Collinson AC et al. Nutr Rev 2002;60:S56–S67.
220. Foster-Schubert KE, Overduin J, Prudom CE et al. J Clin Endocrinol Metab 2008;93:1971–9.
221. Ashitani J, Matsumoto N, Nakazato M. Peptides 2009;30:1951–6.
222. Karczewska-Kupczewska M, Straczkowski M, Adamska A et al. Eur J Endocrinol 2010;162:235–9.
223. Abumrad NN, Williams P, Frexes-Steed M et al. Diabetes Metab Rev 1989;5:213–26.
224. Nygren J, Nair KS. Diabetes 2003;52:1377–85.
225. Hoogwerf BJ, Laine DC, Greene E. Am J Clin Nutr 1986;43:350–60.
226. Millward DJ. Clin Nutr 1990;9:115–26.
227. Clemmons DR, Underwood LE. Annu Rev Nutr 1991;11:393–412.
228. Bach LA, Rechler MM. Diabetes Rev 1995;3:38–61.
229. Fryburg DA, Barrett EJ. Diabetes Rev 1995;3:93–112.
230. Millward DJ, Rivers JPW. Diabetes Metab Rev 1989;5:191–211.
231. Detsky AS, Smalley PS, Chang J. JAMA 1994;271:54–8.
232. Garby L. World Rev Nutr Diet 1990;61:173–208.
233. Shetty PS, James WP. FAO Food Nutr Pap 1994;56:1–57.
234. James WPT, Ralph A. Eur J Clin Nutr 1994;48(Suppl):S1–S202.
235. Borgonha S, Shetty PS, Kurpad AV. Indian J Med Res 2000;111: 138–46.
236. Okabe K. Intern Med 1993;32:837–42.
237. Davies MG, Hagen PO. Br J Surg 1997;84:920–35.
238. Gabay C, Kushner I. N Engl J Med 1999;340:448–54.
239. Bistrian BR. J Nutr 1999;129:290S–4S.
240. Langhans W. Nutrition 2000;16:996–1005.
241. Laviano A, Meguid MM, Rossi-Fanelli F. Lancet Oncol 2003;4: 686–94.
242. Bistrian BR. Am J Kidney Dis 1998;32:S113–S117.
243. Anker SD, Coats AJ. Chest 1999;115:836–47.
244. Mitch WE. J Clin Invest 2002;110:437–9.
245. Franssen FM, Wouters EF, Schols AM. Clin Nutr 2002;21:1–14.
246. Pennington CR. Proc Nutr Soc 1997;56:393–407.
247. Lucia A, Earnest C, Perez M. Lancet Oncol 2003;4:616–25.
248. Zinna EM, Yarasheski KE. Curr Opin Clin Nutr Metab Care 2003;6:87–93.
249. Stanga Z, Brunner A, Leuenberger M et al. Eur J Clin Nutr 2008;62: 687–94.
250. Grande F, Anderson JT, Keys A. J Appl Physiol 1958;12:230–8.
251. Ziegler TR. N Engl J Med 2009; 361:1088–1097.
252. Foxx-Orenstein A, Jensen GL. Nutr Rev 1990;48:406–13.
253. Webb JG, Kiess MC, Chan-Yan CC. Can Med Assoc J 1986;135:753–8.
254. Fisler JS. Am J Clin Nutr 1992;56:230S–4S.
255. Obarzanek E, Lesem MD, Jimerson DC. Am J Clin Nutr 1994;60:666–75.
256. Smith WJ, Underwood LE, Clemmons DR. J Clin Endocrinol Metab 1995;80:443–9.
257. Donahue SP, Phillips LS. Am J Clin Nutr 1989;50:962–9.

Sugestões de leitura

Felig P. Starvation. In: DeGroot LJ, Cahill GF Jr, Odell WD et al, eds. Endocrinology. New York: Grune & Stratton, 1979:1927–40.

Hoffer LJ. Evaluation of the adaptation to protein restriction in humans. In: El-Khoury AE, ed. Methods for the Investigation of Amino Acid and Protein Metabolism. Boca Raton, FL: CRC Press, 1999:83–102.

Jensen GL, Bistrian B, Roubenoff R et al. Malnutrition syndromes: a conundrum vs continuum. JPEN J Parenter Enteral Nutr 2009; 33:710–6.

Panel on Macronutrients, Subcommittees on Upper Reference Levels of Nutrients and Interpretation and Uses of Dietary Reference Intakes, Standing Committee on the Scientific Evaluation of Dietary Reference Intakes. Dietary Reference Intakes for Energy, Carbohydrate, Fiber, Fat, Fatty Acids, Cholesterol, Protein, and Amino Acids (Macronutrients). Washington, DC: Food and Nutrition Board, Institute of Medicine, National Academy Press, 2005.

Food and Agriculture Organization/World Health Organization/United Nations University. Protein and Amino Acid Requirements in Human Nutrition: Report of a Joint WHO/FAO/UNU Expert Consultation. Geneva: World Health Organization, 2007. WHO Technical Report Series 935.

51 Consequências metabólicas da restrição calórica*

Edward P. Weiss e Luigi Fontana

Em estudos com animais, a "restrição calórica" (CR) normalmente se refere a um estado em que a ingestão de energia (calorias) em um único grupo de animais é limitada por volta de 30 a 50% a menos do que os níveis consumidos por um grupo-controle de animais com livre acesso ao alimento. Em alguns estudos, o consumo alimentar no grupo controle é um tanto limitado (p. ex., 85 a 95% das calorias de animais alimentados em um esquema *ad libitum*) para evitar a comparação do grupo submetido à CR com animais-controle que ganham peso corporal excessivo e adquirem adiposidade com a idade.[1] A CR em estudos com animais é tipicamente implementada em uma idade bem precoce (pouco tempo depois do desmame até os seis meses de vida), mas resulta em retardo do crescimento. Também está implícito no termo que a dieta contém quantidades adequadas de proteínas e micronutrientes (p. ex., vitaminas, minerais), para que não ocorra desnutrição.

Em seres humanos, a CR geralmente se refere a um estado em que a ingestão energética é suficientemente baixa para atingir ou manter um nível de peso corporal baixo a normal (i. e., índice de massa corporal < 21 kg/m^2) sem causar desnutrição (i. e., ingestão adequada de proteínas e micronutrientes). Em geral, as pesquisas sobre CR em seres humanos têm inscrito adultos plenamente desenvolvidos com pesos estáveis como alvos dessas pesquisas. Em estudos de intervenção, a CR resulta inevitavelmente em um balanço energético negativo e perda de peso, dificultando dessa forma a diferenciação entre os efeitos da CR em si e a perda de peso. Tanto na clínica como na literatura científica especializada, o termo "restrição calórica" é frequentemente utilizado para descrever qualquer redução na ingestão de energia, mesmo se o consumo energético basal for excessivo (como é o caso muitas vezes em obesidade) e se ele estiver sendo reduzido para níveis mais normais. Para os propósitos da discussão a respeito da CR no presente capítulo, entretanto, o foco concentra-se nos efeitos da CR quando aplicada a indivíduos de peso normal ou levemente acima do ideal (sobrepeso) e não no papel desempenhado por essa restrição no tratamento do estado patológico de obesidade.

Ingestão calórica, longevidade e doença em animais de laboratório

Em 1935, pesquisadores demonstraram que o tempo de vida de ratos de laboratório podia ser aumentado em cerca de 30% por meio da restrição do consumo calórico (i. e., CR) após o desmame.[2] Desde então, centenas de estudos revelaram que a CR retarda o processo de envelhecimento e aumenta o tempo de vida em vários organismos-modelo, incluindo ratos, camundongos, cães, peixes, moscas e vermes.[3,4] A intensidade da CR, a idade em que ela é iniciada, bem como a estirpe ou a base genética dos animais, determinam o grau de prolongamento do tempo de vida.

Em muitos organismos, existe uma relação monotônica entre a CR e a resposta de longevidade. Por exemplo, em camundongos e ratos, uma CR de 30 a 50% iniciada após o desmame prolonga o tempo de vida máximo (definido como o tempo de vida médio dos 10% de maior longevidade do estudo coorte) em 30 a 50% proporcionalmente. Também foi demonstrado que a CR prolonga o tempo de vida máximo em camundongos submetidos a essa restrição na fase adulta, mas em menor grau.[5] Em roedores, a CR aumenta o tempo de vida, em parte por evitar ou adiar a ocorrência de uma ampla variedade de doenças crônicas, incluindo câncer (redução na incidência em até 62%), obesidade, diabetes tipo 2, além de doenças autoimunes, cardiovasculares, renais e neurodegenerativas.[6-8] Os dados obtidos de estudos patológicos *postmortem* demonstraram que 30% dos roedores submetidos à CR morreram quando estavam com uma idade muito avançada, sem qualquer evidência de doença letal; esse achado sugere que, em mamíferos, seja biologicamente possível ter uma vida longa, sem o desenvolvimento de doenças.[9] Além disso, a CR retarda a deterioração etária da estrutura e função em órgãos e tecidos, de tal modo que os

*__Abreviaturas__: **ATP**, trifosfato de adenosina; **CR**, restrição calórica; **GH**, hormônio de crescimento; **IGF**, fator de crescimento semelhante à insulina; **IL**; interleucina; **T$_3$**, tri-iodotironina; **TNF-alfa**, fator de necrose tumoral-alfa; **TOR**, proteína-alvo da rapamicina; **UCP**, proteína não acopladora.

animais sob CR são aparentemente mais jovens em termos biológicos durante idade avançada.

Nos EUA, estudos contínuos no National Institutes of Health (Institutos Nacionais de Saúde) e na University of Wisconsin estão avaliando o efeito de CR vitalícia sobre o processo de envelhecimento e o tempo de vida em primatas não humanos (i. e., macacos rhesus). No presente momento, os dados disponíveis mostram que a CR em longo prazo resulta em algumas das mesmas adaptações metabólicas e hormonais que ocorrem em roedores sob dieta restrita em calorias, incluindo diminuição da gordura corporal total e abdominal, aumento da sensibilidade à insulina, melhora do perfil lipídico, declínio da pressão arterial, redução dos marcadores de reação inflamatória e de estresse oxidativo, concentração sérica de tri-iodotironina (T_3) e temperatura do corpo mais baixas, além de prevenção da queda associada à idade nas concentrações séricas de sulfato de deidroepiandrosterona e melatonina.[8,10] Além disso, o estudo da Universidade de Wisconsin revelou que 20 anos de uma CR de 30% instituída em macacos rhesus adultos reduziram em 50% a incidência de câncer e de doença cardiovascular, bem como a mortalidade por essas doenças e preveniu completamente o diabetes tipo 2 e a obesidade.[11] Ademais, fatores como senescência imunológica, sarcopenia e atrofia cerebral em várias regiões subcorticais que controlam a função motora e executiva parecem ser adiados pela CR em macacos.[11-13] Embora os pesquisadores ainda não saibam se a CR prolonga o tempo de vida máximo em primatas não humanos, os dados definitivos provavelmente estarão disponíveis até 2020 ou 2025. Apesar disso, esses estudos mostram que uma CR crônica moderada (30%) pode ser mantida com segurança em primatas não humanos; com isso, os diversos fenótipos relacionados com a idade podem ser protelados ou evitados.

Restrição calórica em seres humanos

Os dados vindos de seres humanos dispostos a restringir seu consumo energético ao mesmo tempo que mantêm ingestões adequadas de micronutrientes revelam que a CR confere efeitos protetores potentes contra determinadas condições, tais como sobrepeso ou obesidade, diabetes tipo 2, estresse oxidativo, inflamação e disfunção diastólica do ventrículo esquerdo – efeitos semelhantes àqueles relatados em roedores e macacos submetidos à restrição calórica.[8,14-18] A CR em seres humanos diminui acentuadamente vários fatores de risco de doença cardiovascular, incluindo concentrações séricas de colesterol total e lipoproteína de baixa densidade, glicose, insulina, marcadores inflamatórios e citocinas, pressão arterial, espessura da camada média íntima das artérias carótidas e obesidade abdominal, além de causar um grande aumento nas concentrações de lipoproteína de alta densidade.[14] A CR também resulta em algumas das mesmas adaptações hormonais relacionadas com longevidade em roedores sob restrição calórica, incluindo concentrações circulantes mais baixas de T_3, testosterona e estradiol, bem como aumento da adiponectina.[8,15,19,20] Entretanto, existem importantes diferenças nos efeitos da CR entre roedores e seres humanos. Em roedores, a CR sem restrição proteica resulta em uma grande redução no nível do fator de crescimento semelhante à insulina-I (IGF-I).[21] Em contraste, nos seres humanos, a CR não diminui os níveis do IGF-I, a menos que a ingestão de proteína também seja reduzida.[22] Evidências consideráveis indicam que o declínio do IGF-I desempenhe um papel-chave na mediação dos efeitos de atividade contra o câncer e de prolongamento da expectativa de vida, exercidos pela CR em roedores.[3]

Uma CR extrema em conjunto com desnutrição pode levar a inúmeros efeitos desfavoráveis à saúde, como sarcopenia, osteoporose, disfunção imunológica, anemia, amenorreia e infertilidade.[8] Alguns desses efeitos adversos, ou todos eles, são possivelmente relacionados com desnutrição e não com a CR em si. No entanto, há necessidade de outros estudos clínicos para avaliar os efeitos de CR rigorosa em longo prazo, com ingestão adequada de nutrientes, sobre o metabolismo dos ossos e da musculatura esquelética, a função imunológica e o risco do desenvolvimento de infecções potencialmente letais. Além disso, são necessários mais estudos para determinar os níveis ideais de ingestão energética (e da composição de macro e micronutrientes), a fim de prolongar o tempo de vida com saúde, incluindo aqueles níveis específicos para a idade, o sexo e a base genética.

Mecanismos para os efeitos da restrição calórica

Um progresso substancial foi feito para avaliar as várias teorias da forma com que a CR retarda o processo de envelhecimento e aumenta o tempo de vida. Atualmente, está ficando claro que muitas adaptações metabólicas, fisiológicas e celulares sobrepostas e mutuamente dependentes à CR em si são responsáveis pelos efeitos benéficos dessa restrição sobre o estado de saúde e a expectativa de vida. As seções a seguir fornecem um panorama geral de algumas das evidências mais promissoras sobre os mecanismos pelos quais a CR afeta o metabolismo, o processo de envelhecimento, a incidência de doenças crônicas e a expectativa de vida.

Adaptações do sistema neuroendócrino

A partir de uma perspectiva evolucionista, os animais e seres humanos evoluíram de modo a detectar a disponibilidade de nutrientes e ajustar seu metabolismo, conforme a necessidade, para maximizar a sobrevida. Durante períodos de elevado consumo calórico, por exemplo, quantidades consideráveis de energia são direcionadas para os processos anabólicos, incluindo crescimento de células, tecidos e órgãos, bem como para o crescimento do animal como um todo. O porte maior do animal lhe confere uma vantagem em termos de sobrevivência, fazendo com que ele seja capaz de competir por água, alimento e abrigo com maior êxito, além de se defender contra predadores e maximizar a reprodução. Em contrapartida, durante períodos de baixa disponibilidade de nutrientes, a divisão celular e a reprodução são interrompidas ou minimizadas, disponibilizando a energia para os processos de manutenção.

As pesquisas sobre organismos-modelo simples e roedores demonstraram de forma consistente que a CR pode aumentar o tempo de vida médio e máximo, diminuindo a atividade das vias de detecção de nutrientes, incluindo aquelas do IGF, da insulina e da proteína-alvo da rapamicina (TOR).[3] Por exemplo, estudos em animais demonstraram que a CR resulta em concentrações circulantes mais baixas de IGF-I.[21,23] O IGF-I é secretado principalmente do fígado para a circulação sistêmica em resposta à exposição ao hormônio de crescimento (GH).[24] Esse IGF-I exerce efeitos potentes sobre inúmeros tecidos, não só para estimular o crescimento e a proliferação das células, mas também para inibir a morte celular programada (apoptose).[25] Reduções no IGF-I parecem ser importantes nos efeitos de prolongamento da expectativa de vida e de proteção contra doenças, exercidos pela CR em animais de laboratório.[21,23] Essa importância é evidenciada pelos efeitos de aumento no tempo de vida e diminuição na incidência de câncer, semelhantes àqueles constatados sob CR e observados em roedores com mutações genéticas, que resultam em deficiência do GH ou ausência de IGF-I ou dos receptores desse fator.[26-29] Em contraste, os camundongos que superexpressam o receptor de GH apresentam concentrações muito altas de IGF-I, porte corporal maior e tempo de vida mais curto (breve), além de incidência elevada de câncer, doença renal e distúrbio neurodegenerativo.[30]

Além da alteração na sinalização do IGF-I, outras alterações neuroendócrinas parecem contribuir para o efeito de CR sobre a longevidade. A redução mediada pela CR na atividade da via de sinalização da insulina contribui para os aumentos na longevidade, porque as mutações de perda de função no receptor insulínico no tecido adiposo e nos substratos 1 e 2 desse receptor no cérebro promovem, sem exceção, a longevidade em camundongos.[31-33] Tanto nos seres humanos como nos animais, a CR diminui os níveis circulantes de hormônios que regulam a homeostase energética, a respiração celular e o crescimento tecidual, como os hormônios tireoidianos.[34] Em particular, a CR provoca uma diminuição seletiva no T_3. É provável que essa alteração esteja mais relacionada com a CR em si do que com mudanças na composição corporal causadas por essa restrição, já que um declínio comparável na massa adiposa obtido por meio da prática de exercício não reduz o T_3.[19,35] Considerando que o T_3 estimula o metabolismo e a termogênese,[34] as reduções nesse hormônio podem induzir a metabolismo celular mais lento, produção de menos radicais livres e temperatura corporal mais baixa — dos quais todos podem contribuir para aumentos na longevidade.[19,34,36] Embora as quedas nas concentrações de T_3, no metabolismo celular e na temperatura corporal sejam atrativas do ponto de vista de retardar o envelhecimento, esses efeitos da CR podem predispor homens e mulheres a subsequente ganho de peso.[37] Outras adaptações hormonais importantes que podem desempenhar um papel na mediação dos efeitos antienvelhecimento da CR são níveis reduzidos de hormônios anabólicos, como testosterona e leptina, mas níveis elevados de hormônios que suprimem a inflamação, como cortisol, adiponectina e grelina.[6-8,10,15,20]

Autofagia

O envelhecimento está associado ao acúmulo de proteínas, membranas lipídicas, DNA/RNA e organelas subcelulares danificados nas células.[38] Essas estruturas lesionadas são coletivamente conhecidas como lixo ou resíduo celular. Elas resultam basicamente de dano oxidativo molecular e também de outras causas. O acúmulo de resíduo celular provoca disfunção biológica e, por meio disso, contribui para o envelhecimento, o processo patológico e a morte do organismo.[39,40] As células eucarióticas possuem dois sistemas para catabolizar os resíduos celulares: o sistema ubiquitina-proteossomo e o sistema de autofagia mediado por lisossomo. Esses sistemas são importantes não só para o descarte de resíduos, mas também no processo de degradação dos resíduos, onde produzem blocos de construção para a biossíntese de novas estruturas (p. ex., aminoácidos a serem utilizados para a síntese de proteína) e substratos que podem ser metabolizados para a geração de energia (p. ex., ácidos graxos livres para o metabolismo oxidativo e a síntese de ATP).[41] Essas funções são particularmente importantes durante períodos de baixa disponibilidade de alimento. Embora a função de ambos os sistemas de descarte de resíduos se deteriore com o avanço da idade, é mais provável que a sub-regulação de autofagia esteja envolvida na permissão do acúmulo de resíduos celulares relacionado com a idade.[42]

Intervenções que influenciam a autofagia também afetam o processo de envelhecimento e o tempo de via. A sub-regulação da autofagia acelera o desenvolvimento de fenótipos associados ao envelhecimento e abrevia o tempo de vida, pelo menos em organismos inferiores (i. e., leveduras, vermes, moscas).[43] Em contraste, intervenções que aumentam a capacidade autofágica prolongam o tempo de vida.[44,45] A CR atenua o declínio na autofagia relacionado com a idade,[46,47] um achado sugestivo de que a autofagia possa ser responsável por, no mínimo, parte dos aumentos no tempo de vida induzidos por essa restrição calórica. Além disso, a supressão da autofagia em nematódeos submetidos à restrição de calorias impede o prolongamento do tempo de vida mediado por tal restrição;[48] esse achado fornece mais indícios de que a CR retarda o envelhecimento, aumentando a autofagia.

Múltiplas vias parecem estar envolvidas no efeito promotor de autofagia exercido pela CR. Em primeiro lugar, em virtude de uma ação crescente da insulina sobre o controle glicêmico e como resultado do menor consumo alimentar ao longo do dia, a CR diminui as concentrações desse hormônio.[49,50] Como a insulina tem efeitos inibitórios sobre a autofagia,[51] a redução nesse hormônio confere maior atividade autofágica. Em segundo lugar, o glucagon estimula a autofagia, mas esse efeito diminui com o avanço da idade.[52] A CR parece preservar a ação do glucagon em estimular a autofagia com o avanço da idade.[46] Por fim, conforme descrito anteriormente neste capítulo, a CR resulta em níveis mais baixos de IGF-I. Como o IGF-I exerce efeitos inibitórios sobre a autofagia,[53] o efeito redutor desse fator de crescimento induzido pela CR permite aumentos na autofagia.

Inflamação

A inflamação é uma resposta biológica à lesão, infecção ou a outro insulto a algum organismo, resposta esta que acaba promovendo a cura e a correção do estado anormal. A inflamação é basicamente governada por citocinas, incluindo fator de necrose tumoral-alfa (TNF-alfa), interleucina-6 (IL-6) e IL-1beta e outros, as quais se ligam a receptores nas células que, por fim, medeiam a resposta inflamatória.[54] No caso de infecção localizada ou lesão aguda como distensão (entorse) do tornozelo, ocorre uma resposta inflamatória intensa e localizada, tipicamente acompanhada por tumefação (inchaço), dor e calor locais. Em contrapartida, condições crônicas como excesso de gordura corporal, avanço da idade ou exposição à fumaça de cigarro resultam em inflamação sistêmica crônica de baixa intensidade. A inflamação crônica foi implicada na patogênese de muitas doenças relacionadas com a idade, incluindo aterosclerose,[55] câncer,[56] doença de Alzheimer,[57] diabetes[58] e doença pulmonar,[59] bem como no processo de envelhecimento geral e fibrose de tecidos e órgãos, incluindo rins,[60] fígado[61] e musculatura esquelética.[62]

Inúmeros estudos demonstraram que a CR atenua os aumentos na inflamação crônica relacionados com a idade. Em roedores mais velhos, a CR é associada a níveis significativamente mais baixos das citocinas inflamatórias TNF-alfa, IL-6 e IL-1beta.[63,64] Estudos em andamento, em macacos, revelaram que a CR atenua o aumento nas concentrações circulantes de IL-6 relacionado com a idade,[65] mas essa atenuação coincide com a preservação da estrutura neurológica e da função motora, de forma a se assemelhar a um fenótipo mais jovial.[66,67] Em um estudo em seres humanos magros a longo prazo, a CR resultou em níveis 81% mais baixos da proteína C-reativa, níveis 47% mais baixos do TNF-alfa e concentrações 17% mais baixas do fator de crescimento em transformação-beta$_1$ (TGF-beta$_1$; estimula a fibrose tecidual), em comparação com indivíduos-controle. Esses níveis de citocinas coincidiam com um perfil de risco de aterosclerose expressivamente mais baixo e com o restabelecimento da função cardíaca diastólica.[14,17] Em termos coletivos, estudos conduzidos tanto em animais como em seres humanos sugerem que a CR diminui a inflamação sistêmica, pelo menos quando a ingestão calórica é suficientemente restrita. Diante do papel desempenhado pela inflamação na patogênese de inúmeras doenças e no processo de envelhecimento, essas alterações podem ser responsáveis por alguns dos efeitos de prolongamento do tempo de vida exercidos pela CR.

Hormese

A hormese é um fenômeno biológico pelo qual um agente indutor de estresse de baixa intensidade aumenta a resistência a outro agente também indutor de estresse, porém mais intenso. A resposta hormética parece ser um mecanismo de sobrevida, que faz com que um organismo se adapte a condições externas modestamente adversas, para que ele consiga sobreviver melhor durante condições adversas mais graves. São exemplos de respostas horméticas a vacinação, em que a administração de patógenos mortos ou inativados estimula a atividade de defesa imunológica contra doenças, e a hormese da radiação, em que a exposição de camundongos a baixos níveis de radiação ionizante protege contra o desenvolvimento de câncer quando expostos a níveis mais altos de radiação.[68] Também foi sugerido que a hormese desempenhe um papel no envelhecimento e na mediação de alguns dos efeitos antienvelhecimento de CR crônica.[69] A hipótese é que a CR seja um agente indutor de estresse de baixo grau que induz a uma resposta de sobrevida no organismo, ativando as vias antienvelhecimento.[69] Em apoio a esse conceito, foi demonstrado que a CR aumenta os níveis séricos de corticosterona e intensifica a expressão das proteínas de choque térmico, dos quais ambos os processos podem ajudar o organismo a lidar com um vasto leque de agentes indutores de estresse agudo e agentes tóxicos.[70-72] Além disso, os animais submetidos à restrição de calorias são mais resistentes a uma ampla gama de estresses externos (p. ex., radiação, cirurgia, exposição a calor).[69-73] Por fim, foi demonstrado que a CR acentua os sistemas de reparo do DNA e suprarregula os mecanismos endógenos de defesa antioxidante, enzimáticos e não enzimáticos.[74,75] Esses achados fornecem indícios de que as adaptações horméticas à CR preparam o organismo para lidar melhor com os agentes indutores de estresse e dano oxidativo.

Estresse oxidativo

Os macronutrientes são metabolizados de modo a produzir energia para a síntese de ATP, o que representa uma fonte imediata utilizada em grande parte dos processos que necessitam de energia nos animais e seres humanos. Durante o metabolismo de macronutrientes, a atividade da cadeia de transporte de elétrons gera moléculas de radicais livres, principalmente ânion superóxido, peróxido de hidrogênio e óxido nítrico, conhecidos muitas vezes por espécies reativas de oxigênio. Os radicais livres são moléculas de alta reatividade que prontamente participam das reações de oxidação com moléculas, como proteína, lipídio e DNA, causando por meio disso dano oxidativo a essas moléculas e às estruturas em que estão localizadas.

Uma teoria sobre as causas de envelhecimento sugere que o aumento associado à idade no acúmulo de dano oxidativo ao DNA nuclear e mitocondrial é basicamente responsável pela deterioração na estrutura e função tecidual, que ocorre durante o envelhecimento e, por fim, provoca deterioração funcional e morte do organismo.[76] Foi demonstrado que a CR reduz o estresse oxidativo e o acúmulo de dano oxidativo associado à idade.[77] A produção mitocondrial de radicais livres, o que normalmente aumenta com a idade, é atenuada em camundongos submetidos à CR.[78]

Os níveis de enzimas antioxidantes encontram-se elevados em ratos sob restrição calórica, mas esse aumento coincide com níveis mais baixos de marcadores de dano oxidativo.[79,80] Estudos também demonstraram que os níveis mitocondriais de proteína não acopladora (UCP) aumentam com CR.[81,82] Ainda que as UCP (pelo menos a UCP3) pareçam contribuir para níveis mais baixos de estresse oxidativo,[82] o mecanismo desse efeito e daqueles intensificadores da longevidade exercidos pelas UCP não está claro.[83] Embora a maioria dos dados que apoiam a hipótese de dano oxidativo no envelhecimento seja correlativa, os dados de vários estudos não apoiam a teoria de que o estresse oxidativo sob condições normais desempenha um papel-chave na modulação do processo de envelhecimento e do tempo de vida em mamíferos.

A suplementação com antioxidantes não aumenta o tempo de vida em camundongos,[84,85] mas ensaios prospectivos em seres humanos sugerem que essa suplementação não proteja contra a ocorrência de doenças relacionadas com a idade[86-88] e pode até aumentar o risco de doenças.[89,90] Além disso, enquanto apenas um único estudo em roedores demonstrou efeitos de prolongamento do tempo de vida decorrentes da superexpressão da catalase humana localizada na mitocôndria,[91] a maior parte dos camundongos que superexpressam enzimas antioxidantes (p. ex., várias combinações da superóxido dismutase cobre-zinco, catalase e superóxido dismutase manganês) não revelou nenhum efeito sobre o tempo de vida.[92] Finalmente, os camundongos com deleção genética de várias enzimas antioxidantes (p. ex., camundongos $Sod2^{+/-}$, $Prxd1^{+/-}$ e $Sod1^{+/-}$) não apresentam um tempo de vida mais curto (breve), apesar de terem uma incidência elevada de estresse oxidativo e de câncer.[93]

Resumo e considerações finais

Tanto as restrições calóricas como as diminuições na atividade das vias de detecção de nutrientes retardam o processo de envelhecimento e aumentam o tempo de vida máximo em uma ampla variedade de organismos-modelo (p. ex., leveduras, vermes, moscas, roedores). Estudos de roedores demonstraram que a CR sem desnutrição exerce potentes efeitos de proteção contra o câncer (redução de até 62% na incidência dessa enfermidade), além de aumentar o tempo de vida máximo em até 60%. Estudos em animais também mostram que é possível retardar o processo de envelhecimento e proteger contra o desenvolvimento de câncer, inibindo parcialmente a atividade em vias moleculares sub-reguladas por CR. A prevenção ou o adiamento na incidência e na evolução de outros distúrbios, como doenças cardiovasculares, renais e neurodegenerativas, também são achados comuns em animais submetidos à CR. Além disso, os dados obtidos de estudos patológicos *postmortem* demonstraram que 30 a 50% dos roedores sob restrição de calorias, bem como camundongos mutantes de vida longa (p. ex., camundongos anões e aqueles dotados de receptores de GH), morreram quando estavam muito velhos, sem qualquer indício de doença letal que possa ter levado ao óbito; esse achado sugere que, em mamíferos, o processo de envelhecimento e o desenvolvimento de doenças crônicas não estejam inexoravelmente ligados.[9,29,94]

Os dados sobre os efeitos de CR em longo prazo sem desnutrição em primatas humanos e não humanos estão se acumulando. Em ambos, a CR com nutrição adequada protege contra obesidade, diabetes tipo 2, hipertensão e doenças cardiovasculares que, de longe, são as principais causas de morte em países desenvolvidos. O risco de desenvolver e morrer de câncer também é reduzido em macacos submetidos à CR. Esta, em seres humanos, diminui os fatores metabólicos e hormonais associados a um aumento no risco de câncer.[95]

Embora os mecanismos exatos para esses efeitos benéficos da CR não sejam claros, vem sendo adquirida uma compreensão mais profunda e substancial a respeito dos mecanismos e das adaptações metabólicas. Os mecanismos provavelmente envolvidos nessas adaptações incluem alterações neuroendócrinas, reduções na sinalização anabólica por meio das vias de insulina/IGF-I/TOR, diminuições na inflamação e no estresse oxidativo, hormese e suprarregulação da autofagia. Esses conhecimentos em relação às respostas adaptativas à CR fornecem informações importantes sobre a forma como esta restrição pode ajudar a prevenir doenças relacionadas com a idade e a manter um estado de saúde mais jovial até a velhice. De igual importância, essas informações ajudam a compreender os processos biológicos básicos do envelhecimento e o que os controla.

Agradecimentos

Os doutores Weiss e Fontana são receptores de apoio à pesquisa do National Institutes of Health e do Longer Life Foundation, mas não têm outras informações a revelar.

Referências bibliográficas

1. Pugh TD, Klopp RG, Weindruch R. Neurobiol Aging 1999;20:157–65.
2. McCay CM, Crowell MF, Maynard LA. J Nutr 1935;10:63–79.
3. Fontana L, Partridge L, Longo VD. Science 2010;328:321–6.
4. Lawler DF, Larson BT, Ballam JM et al. Br J Nutr 2008;99: 793–805.
5. Weindruch R, Walford RL. Science 1982;215:1415–8.
6. Weindruch R, Walford RW. The Retardation of Aging and Disease by Dietary Restriction. Springfield, IL: Charles C Thomas, 1988.
7. Masoro EJ. Mech Ageing Dev 2005;126:913–22.
8. Fontana L, Klein S. JAMA 2007;297:986–94.
9. Shimokawa I, Higami Y, Hubbard GB et al. J Gerontol B Psychol Sci Soc Sci 1993;48:B27–B32.
10. Anderson RM, Shanmuganayagam D, Weindruch R. Toxicol Pathol 2009;37:47–51.
11. Colman RJ, Anderson RM, Johnson SC et al. Science 2009;325:201–4.
12. Colman RJ, Beasley TM, Allison DB et al. J Gerontol A Biol Sci Med Sci 2008;63:556–9.
13. Messaoudi I, Warner J, Fischer M et al. Proc Natl Acad Sci U S A 2006;103:19448–53.
14. Fontana L, Meyer TE, Klein S et al. Proc Natl Acad Sci U S A 2004;101:6659–63.
15. Fontana L, Klein S, Holloszy JO. Age (Dordr) 2010;32:97–108.
16. Hofer T, Fontana L, Anton SD et al. Rejuvenation Res 2008;11:793–9.
17. Meyer TE, Kovacs SJ, Ehsani AA et al. J Am Coll Cardiol 2006;47: 398–402.
18. Heilbronn LK, de Jonge L, Frisard MI et al. JAMA 2006;295: 1539–48.
19. Fontana L, Klein S, Holloszy JO et al. J Clin Endocrinol Metab 2006;91:3232–5.
20. Cangemi R, Friedmann AJ, Holloszy JO et al. Aging Cell 2010;9:236–42.
21. Sonntag WE, Lynch CD, Cefalu WT et al. J Gerontol A Biol Sci Med Sci 1999;54:B521–B538.

22. Fontana L, Weiss EP, Villareal DT et al. Aging Cell 2008;7:681–7.
23. Dunn SE, Kari FW, French J et al. Cancer Res 1997;57: 4667–72.
24. Stewart CE, Rotwein P. Physiol Rev 1996;76:1005–26.
25. Butt AJ, Firth SM, Baxter RC. Immunol Cell Biol 1999;77:256–62.
26. Flurkey K, Papaconstantinou J, Miller RA et al. Proc Natl Acad Sci U S A 2001;98:6736–41.
27. Holzenberger M, Dupont J, Ducos B et al. Nature 2003;421:182–7.
28. Kurosu H, Yamamoto M, Clark JD et al. Science 2005; 309:1829–33.
29. Ikeno Y, Bronson RT, Hubbard GB et al. J Gerontol A Biol Sci Med Sci 2003;58:291–6.
30. Bartke A, Chandrashekar V, Bailey B et al. Neuropeptides 2002;36:201–8.
31. Bluher M, Kahn BB, Kahn CR. Science 2003;299:572–4.
32. Selman C, Lingard S, Choudhury AI et al. FASEB J 2008;22: 807–18.
33. Taguchi A, Wartschow LM, White MF. Science 2007;317:369–72.
34. Braverman LE, Utiger RD, eds. Werner and Ingbar's The Thyroid: A Fundamental and Clinical Text. 9th ed. New York: Lippincott Williams & Wilkins, 2004.
35. Weiss EP, Villareal DT, Racette SB et al. Rejuvenation Res 2008;11:605–9.
36. Stager JM. J Appl Physiol 1983;54:1115–9.
37. Ortega E, Pannacciulli N, Bogardus C et al. Am J Clin Nutr 2007;85:440–5.
38. Terman A, Kurz T, Navratil M et al. Antioxid Redox Signal 2010;12:503–35.
39. Stadtman ER. Ann N Y Acad Sci 2001;928:22–38.
40. Levine B, Kroemer G. Cell 2008;132:27–42.
41. Mizushima N, Levine B, Cuervo AM et al. Nature 2008;451: 1069–75.
42. Cuervo AM, Bergamini E, Brunk UT et al. Autophagy 2005;1: 131–40.
43. Vellai T, Takacs-Vellai K, Sass M et al. Trends Cell Biol 2009;19:487–94.
44. Eisenberg T, Knauer H, Schauer A et al. Nat Cell Biol 2009;11:1 305–14.
45. Simonsen A, Cumming RC, Brech A et al. Autophagy 2008;4: 176–84.
46. Donati A, Recchia G, Cavallini G et al. J Gerontol A Biol Sci Med Sci 2008;63:550–5.
47. Cavallini G, Donati A, Gori Z et al. Exp Gerontol 2001;36: 497–506.
48. Melendez A, Talloczy Z, Seaman M et al. Science 2003;301:1387–91.
49. Weiss EP, Racette SB, Villareal DT et al. Am J Clin Nutr 2006;84:1033–42.
50. Parr T. Gerontology 1997;43:182–200.
51. Liu HY, Han J, Cao SY et al. J Biol Chem 2009;284:31484–92.
52. Bergamini E, Del Roso A, Fierabracci V et al. Exp Mol Pathol 1993;59:13–26.
53. Bergamini E, Cavallini G, Donati A et al. Biomed Pharmacother 2003;57:203–8.
54. Feghali CA, Wright TM. Front Biosci 1997;2:d12–d26.
55. Hansson GK. N Engl J Med 2005;352:1685–95.
56. Coussens LM, Werb Z. Nature 2002;420:860–7.
57. Eikelenboom P, Veerhuis R. Exp Gerontol 1999;34:453–61.
58. Pickup JC. Diabetes Care 2004;27:813–23.
59. Araya J, Nishimura SL. Annu Rev Pathol 2010;5:77–98.
60. Eddy AA. Pediatr Nephrol 2000;15:290–301.
61. Marra F, Aleffi S, Galastri S et al. Semin Immunopathol 2009;31:345–58.
62. Serrano AL, Munoz-Canoves P. Exp Cell Res 2010.
63. Matsuzaki J, Kuwamura M, Yamaji R et al. J Nutr 2001;131: 2139–44.
64. Ershler WB, Sun WH, Binkley N et al. Lymphokine Cytokine Res 1993;12:225–30.
65. Willette AA, Bendlin BB, McLaren DG et al. Neuroimage 2010;51:987–94.
66. Bendlin BB, Canu E, Willette A et al. Neurobiol Aging 2010.
67. Kastman EK, Willette AA, Coe CL et al. J Neurosci 2010; 30:7940–7.
68. Mitchel RE. Dose Response 2007;5:284–91.
69. Masoro EJ. Interdiscip Top Gerontol 2007;35:1–17.
70. Sabatino F, Masoro EJ, McMahan CA et al. J Gerontol 1991;46:B171–B179.
71. Klebanov S, Diais S, Stavinoha WB et al. J Gerontol A Biol Sci Med Sci 1995;50:B78–B82.
72. Heydari AR, Wu B, Takahashi R et al. Mol Cell Biol 1993;13:2909–18.
73. Berg TF, Breen PJ, Feuers RJ et al. Food Chem Toxicol 1994;32:45–50.
74. Weraarchakul N, Strong R, Wood WG et al. Exp Cell Res 1989;181:197–204.
75. Cho CG, Kim HJ, Chung SW et al. Exp Gerontol 2003;38:539–48.
76. Harman D. J Gerontol 1956;11:298–300.
77. Sohal RS, Weindruch R. Science 1996;273:59–63.
78. Sohal RS, Ku HH, Agarwal S et al. Mech Ageing Dev 1994; 74:121–33.
79. Rao G, Xia E, Nadakavukaren MJ et al. J Nutr 1990;120: 602–9.
80. Hyun DH, Emerson SS, Jo DG et al. Proc Natl Acad Sci U S A 2006;103:19908–12.
81. Liu D, Chan SL, Souza-Pinto NC et al. Neuromolecular Med 2006;8:389–414.
82. Bevilacqua L, Ramsey JJ, Hagopian K et al. Am J Physiol 2005;289:E429–E438.
83. Dietrich MO, Horvath TL. Pflugers Arch 2010;459:269–75.
84. Holloszy JO. Mech Ageing Dev 1998;100:211–9.
85. Lee CK, Pugh TD, Klopp RG et al. Free Radic Biol Med 2004;36:1043–57.
86. Rautalahti MT, Virtamo JR, Taylor PR et al. Cancer 1999;86:37–42.
87. Liu S, Ajani U, Chae C et al. JAMA 1999;282:1073–5.
88. Heart Protection Study Collaborative Group. Lancet 2002; 360:23–33.
89. Bjelakovic G, Nikolova D, Simonetti RG et al. Lancet 2004;364: 1219–28.
90. Bairati I, Meyer F, Gelinas M et al. J Natl Cancer Inst 2005;97: 481–8.
91. Schriner SE, Linford NJ, Martin GM et al. Science 2005;308:1909–11.
92. Perez VI, Van Remmen H, Bokov A et al. Aging Cell 2009;8:73–5.
93. Muller FL, Lustgarten MS, Jang Y et al. Free Radic Biol Med 2007;43:477–503.
94. Vergara M, Smith-Wheelock M, Harper JM et al. J Gerontol A Biol Sci Med Sci 2004;59:1244–50.
95. Longo VD, Fontana L. Trends Pharmacol Sci 2010;31:89–98.

Sugestões de leitura

Fontana L, Klein S. Aging, adiposity, and calorie restriction. JAMA 2007;297:986–94.

Fontana L, Partridge L, Longo VD. Extending healthy lifespan: from yeast to humans. Science 2010;328:321–6.

Masoro EJ. Overview of caloric restriction and ageing. Mech Ageing Dev 2005;126:913–22.

Anderson RM, Weindruch R. Metabolic reprogramming, caloric restriction and aging. Trends Endocrinol Metab 2010;21:134–41.

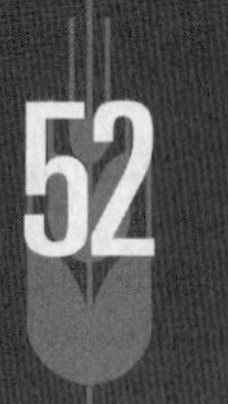

52 Nutrição durante a gestação*

R. Elaine Turner

Uma ótima nutrição é essencial para uma gestação saudável, a qual pode ser descrita como "a ausência de doença de origem física ou psicológica materna ou fetal e que resulta na concepção de um bebê saudável".[1] Embora a influência do estado nutricional materno precário sobre resultados adversos na gestação tenha sido documentada no início do século XX, estudos retrospectivos durante a Segunda Guerra Mundial identificaram claramente a influência da ingestão inadequada de alimentos sobre as consequências reprodutivas negativas na gestação.[2-4] A nutrição pode afetar a saúde materna e o risco de complicações durante a gestação, além de comprometer o crescimento e desenvolvimento do feto, com risco de anormalidades congênitas na criança e comprometimento de sua saúde no momento do parto. Estudos mais detalhados associaram a má nutrição, tanto pela ingestão insuficiente de nutrientes essenciais e calorias como a ingestão acima das recomendações necessárias durante a gestação a um risco mais elevado de obesidade, doença coronariana, hipertensão, diabetes, síndrome metabólica e distúrbios psiquiátricos nas crianças. Esses achados sugerem uma persistente alteração na expressão gênica em resposta ao ambiente intrauterino.[5-8]

Objetivos atuais da saúde pública relacionados à gestação e à saúde neonatal

A saúde materna e a do neonato são importantes preditores da saúde futura dos cidadãos. Como foi identificado no *Healthy People 2020*, o principal objetivo da saúde pública é "melhorar a saúde e o bem-estar de mulheres, neonatos, crianças e famílias".[9] Entre as questões de saúde pública relacionadas à saúde materna e da criança estão a morbidade e a mortalidade de mulheres durante a gestação e no período pós-parto; a mortalidade fetal, perinatal e durante o período de lactação; os resultados do nascimento; a redução do risco de complicações durante o nascimento; e o acesso a serviços de assistência preventiva. Têm sido realizados avanços direcionados aos objetivos relacionados ao óbito de fetos, lactentes e mães; à assistência pré-natal; e à prevenção de defeitos do tubo neural (DTN). Entretanto, os percentuais de baixo peso

*__Abreviaturas:__ **AI**, ingestão adequada; **BPN**, baixo peso ao nascer; **DHA**, ácido docosaexaenoico; **DMG**, diabetes melito gestacional; **DRI**, ingestão dietética de referência; **DTN**, defeito do tubo neural; **EAR**, necessidade média estimada; **GEB**, gasto energético basal; **GET**, gasto energético total; **GIG**, grande para a idade gestacional; **GPG**, ganho de peso gestacional; **IMC**, índice de massa corporal; **IOM**, Institute of Medicine (Instituto de Medicina Norte-americano); **IUGR**, restrição de crescimento intrauterino; **PKU**, fenilcetonúria; **RDA**, ingestão dietética recomendada; **SAF**, síndrome alcoólica fetal; **UL**, níveis de ingestão máxima tolerável.

ao nascer (BPN) e nascimentos prematuros aumentaram.[10] Os objetivos do Healthy People 2020 continuam a enfatizar a importância da nutrição, da assistência pré-natal e da saúde na preconcepção na melhoria da saúde de mães e lactentes.[8]

Saúde na preconcepção

O estado nutricional antes da gravidez é um fator fundamental para a saúde materna global e para possíveis riscos de anormalidades congênitas. Mulheres que pretendem engravidar podem fazer mudanças na dieta e no estilo de vida para reduzir o risco de resultados gestacionais negativos. Os Centers for Disease Control and Prevention (Centros de Controle e Prevenção de Doenças dos Estados Unidos) identificaram os fatores de risco para resultados gestacionais insatisfatórios (Tab. 52.1) e desenvolveram dez recomendações destinadas a melhorar a saúde na preconcepção.[11] A suplementação de ácido fólico, antes e durante os estágios iniciais da gestação, reduz o risco de defeitos do tubo neural (DTN) e de outras anormalidades congênitas. Todas as mulheres em idade fértil devem consumir 400 μg/dia de ácido fólico, além do folato proveniente dos alimentos,[12] uma vez que quase 50% de todas as gestações nos Estados Unidos não são planejadas.[13] As mulheres que adotam dieta vegana ou outras dietas vegetarianas restritas também devem tomar suplemento de vitamina B_{12}, porque o estado nutricional deficitário dessa vitamina representa um outro fator de risco para a ocorrência de defeitos do tubo neural.[12]

O estado nutricional adequado de ferro em mulheres antes da concepção é importante para a redução do risco de deficiência de ferro e anemia durante a gestação, condições que, por sua vez, podem comprometer o crescimento intrauterino (IUGR) e predispor ao nascimento prematuro.[14] A assistência no período preconcepção deve incluir exames de triagem para verificação da presença de anemia resultante da deficiência de ferro. A suplementação com multivitamínicos e minerais pode ajudar a melhorar a condição nutricional de mulheres que adotam dietas inadequadas, evitam diversos alimentos ou grupos alimentares, estão com baixo peso, fazem dietas restritivas para perda de peso ou fazem uso abusivo de álcool.

O peso adequado pré-gestacional contribui para aumentar as chances de concepção e melhorar os resultados da gestação e da lactação.[13,15] Mulheres obesas no início da gestação apresentam maior risco de desenvolver diabetes melito gestacional, hipertensão arterial, além de trabalho de parto induzido e cesariana. As mulheres obesas também podem apresentar maior dificuldade para iniciar a amamentação.[15-17] Os lactentes, nascidos de mulheres obesas no estágio preconcepção, apresentam maior risco de anomalias congênitas, DTN, nascerem sem vida, macrossomia e obesidade futura.[15] A atividade física também pode ajudar a melhorar o peso e o estado nutricional. Entretanto, o tempo despendido e a intensidade da atividade física necessária diariamente para o controle do peso, redução do risco de doença crônica e melhoria do condicionamento físico varia de pessoa para pessoa.[18-20]

Outro elemento importante para o planejamento da gestação é o controle da doença crônica preexistente. Mulheres com hipertensão arterial apresentam risco de morbidade e mortalidade materna, fetal e neonatal. A severidade da hipertensão e a presença de pré-eclâmpsia podem levar a consequências reprodutivas negativas.[21]

O diabetes aumenta o risco de anomalias congênitas, especialmente as cardíacas e do sistema nervoso central, além de aumentar o risco de aborto espontâneo.[21] Um bom controle dos níveis de glicose no sangue antes da concepção e durante a organogênese pode reduzir substancialmente os riscos.

Aproximadamente de 3.000 a 4.000 mulheres norte-americanas em idade fértil apresentam fenilcetonúria (PKU), sem retardo mental grave.[22] Para prevenir o retardo mental e a microencefalia no neonato, as mulheres com fenilcetonúria devem adotar, durante a gestação, uma dieta pobre em proteínas e aminoácidos.[22] Essas mulheres devem iniciar a dieta antes da concepção, para que consigam controlar o teor adequado de fenilalanina no sangue e, desse modo, manter um controle rigoroso durante a gestação.

Tabela 52.1 Fatores de risco na preconcepção para resultados gestacionais insatisfatórios

Consumo inadequado de álcool
Uso de drogas antiepiléticas
Diabetes (preconcepcional)
Deficiência de ácido fólico
Infecção por hepatite B
Infecção por vírus da imunodeficiência humano-adquirida
Síndrome da imunodeficiência
Hipotireoidismo
Uso de isotretinoína
Fenilcetonúria materna
Soronegatividade para rubéola
Obesidade
Uso de anticoagulantes orais
Doenças sexualmente transmissíveis
Tabagismo

Extraído de Johnson K, Posner SF, Biermann J et al. Recommendations to improve preconception health and health care: United States: a report of the CDC/ATSDR Preconception Care work group and the Select Panel on Preconception Care. MMWR Morb Mortal Wkly Rep 2006;55:1-23, com permissão.

Alterações fisiológicas maternas durante a gestação

Várias alterações anatômicas, bioquímicas e fisiológicas ocorrem durante a gestação para manter um ambiente saudável para o feto em desenvolvimento, sem comprometer a saúde materna. Muitas dessas alterações iniciam-se nas primeiras semanas da gestação, e, em conjunto, elas regulam o metabolismo materno, promovem o crescimento fetal e preparam a mãe para o trabalho de parto, a expulsão do bebê e a lactação. Uma revisão das alterações fisiológicas durante a gestação permite compreender as alterações das demandas de nutrientes que acompanham a gestação.

O volume plasmático materno começa a expandir-se próximo do final do primeiro trimestre, com um aumento total do volume de 50% até a 30ª a 34ª semana de gestação. A produção de eritrócitos é estimulada com um aumento total da massa de eritrócitos de aproximadamente 33%. A quantidade de hematócritos diminui até o final do segundo trimestre, e, nesse momento, a síntese de eritrócitos é sincronizada com o aumento do volume plasmático. A diminuição da concentração de proteínas plasmáticas e de outros nutrientes é esperada em decorrência da expansão do volume sanguíneo. A baixa expansão do volume plasmático é um preditor da deficiência de crescimento do feto e resultados gestacionais insatisfatórios.[23]

O débito cardíaco aumenta aproximadamente 30 a 50% durante a gestação. O débito cardíaco elevado ocorre em resposta ao aumento das demandas teciduais de oxigênio e é acompanhado por um aumento do volume sistólico. O tamanho do coração aumenta aproximadamente 12%, provavelmente em decorrência da elevação do volume sanguíneo e do débito cardíaco. A pressão arterial sistólica diminui discretamente durante a gestação, com maior alteração na pressão diastólica (5-10 mmHg). Próximo do termo, a pressão diastólica retorna ao nível pré-gestacional.

As alterações respiratórias suportam o aumento das demandas de oxigênio exigidas pela mãe e pelo feto. À medida que o útero aumenta, o diafragma é elevado, o que reduz a capacidade pulmonar em aproximadamente 5% e o volume residual em cerca de 20%. O volume difundido aumenta à medida que a gestação evolui, o que acarreta aumento da ventilação alveolar e troca gasosa mais eficaz, dado que o consumo de oxigênio aumenta de 15 a 20%. A frequência respiratória aumenta apenas discretamente.

Os rins apresentam aumento discreto de comprimento e peso durante a gestação, e os ureteres alongam-se, aumentam de largura e tornam-se mais curvados. A taxa de filtração glomerular aumenta cerca de 50% e o fluxo plasmático renal, de 25 a 50%. O nível de renina aumenta no início do primeiro trimestre e continua a aumentar até o termo. A maioria das gestantes é resistente aos efeitos pressóricos da elevação resultante dos níveis de angiotensina II, mas o aumento da secreção de renina pode ajudar a explicar a pré-eclâmpsia. Ocorre um aumento acentuado da excreção de glicose, aminoácidos e vitaminas hidrossolúveis, provavelmente pelo fato de a taxa de filtração glomerular mais elevada produzir maiores níveis de nutrientes do que os túbulos podem reabsorver.

As alterações ao longo do trato gastrintestinal suportam o aumento da demanda de nutrientes durante a gestação. O apetite aumenta apesar de poder ser contrabalançado pela náusea e pelo vômito. A motilidade do trato gastrintestinal é reduzida pelo aumento dos níveis de progesterona, a qual, por sua vez, diminui a produção de motilina, um hormônio que estimula a musculatura lisa do trato gastrintestinal. O aumento do tempo de trânsito gastrintestinal ocorre no terceiro trimestre de gestação e não é acompanhado por uma alteração no tempo do esvaziamento gástrico.[24] Reduz-se o tempo de esvaziamento da vesícula biliar, o que, frequentemente, é incompleto.

A taxa metabólica basal aumenta no quarto mês de gestação e normalmente aumenta em 15 a 20% até o termo. Uma taxa metabólica basal elevada reflete o aumento da demanda e do consumo de oxigênio. A maior parte (50-70%) da necessidade energética do feto é provida pela glicose, e aproximadamente 20% são originários de aminoácidos e o restante de gorduras. O uso de ácidos graxos como combustíveis aumenta na mãe, o que propicia a manutenção da glicose que será utilizada pelo feto.

Ganho de peso

O peso ideal ao nascer é influenciado pelo ganho de peso materno. Em 2009, o Institute of Medicine (IOM) publicou recomendações relativas ao ganho de peso durante a gestação.[23] Essas recomendações, baseadas no índice de massa corporal (IMC) pré-gravidez, refletem o ganho de peso total durante a gestação e a taxa de ganho de peso associada ao melhor resultado gestacional (Tab. 52.2).

Determinantes do ganho de peso gestacional

Diversos fatores influenciam potencialmente o ganho de peso durante a gravidez. Entre eles estão os fatores ambientais, a genética e o porte físico da mãe, as condições clínicas e psicológicas, e os fatores comportamentais. As evidências que comprovam a consistência da maioria dessas relações são limitadas.[23] O índice de massa corporal (IMC) provavelmente é o melhor preditor independente do ganho de peso gestacional (GPG).[23] Uma análise de vários estudos revelou que o ganho médio de peso de mulheres que se encontravam com baixo peso (IMC < 18,5 kg/m^2) e eutróficas (IMC entre 18,5 e 24,9 kg/m^2) estava de acordo com as novas recomendações do IOM, enquanto o GPG médio de mulheres com sobrepeso (25,0 a 29,9 kg/m^2) e obesas (≥ 30 kg/m^2) estava acima das novas recomendações.[23]

Efeito sobre os resultados fetais e maternos

Os estudos revelam uma relação linear entre o GPG e o peso ao nascer da criança para a idade gestacional. O baixo ganho de peso está associado à deficiência de crescimento fetal, ao baixo peso ao nascer (BPN), baixo peso de nascimento para a idade gestacional e ao risco de parto pré-termo.[23,25] Carmichael e Abrams[25] constataram que uma acentuada aceleração ou desaceleração do ganho de peso ao final da gestação estava associada a uma menor idade gestacional e ao risco de parto pré-termo. O baixo GPG está associado também à dificuldade de iniciar a amamentação.[23]

O ganho excessivo de peso afeta o crescimento do lactente, aumenta a chance de grande para a idade gestacional (GIG) e parto cesariana, além de estar associado a um percentual mais elevado de gordura corporal na infância. As mulheres com sobrepeso ou obesas têm mais probabilidade de ganhar excesso de peso, se comparadas àquelas com peso normal,[26] tendo sido observado que as mulheres de baixa renda têm uma maior tendência a exceder as recomendações.[27] O GPG excessivo está associado também à dificuldade de perda de peso no pós-parto, bem como ao sobrepeso e à obesidade futura.[23]

O ideal é que as recomendações de ganho de peso sejam individualizadas a fim de promover os melhores resultados,

Tabela 52.2 Recomendações sobre ganho de peso gestacional

Categoria de peso	Índice de massa corporal gestacional (kg/m^2)	Ganho total de peso (kg)	Taxa de ganho de peso[a] (média; kg/semana)
Subpeso	< 18,5	12,5-18,0	0,51
Peso normal	18,5-24,9	11,5-16,0	0,42
Sobrepeso	25,0-29,9	7-11,5	0,28
Obesa	≥ 30,0	5-9	0,22

[a]Segundo e terceiro trimestres.

Adaptado com permissão do Institute of Medicine, National Research Council. Weight Gain During Pregnancy: Reexamining the Guidelines. Washington, DC: National Academies Press, 2009.

reduzindo, ao mesmo tempo, o risco de retenção de peso no período pós-parto e de doença crônica futura na criança. A abordagem mais eficaz para reduzir os resultados negativos associados ao GPG é que as mulheres estejam na faixa recomendável de IMC no momento da concepção.[23] Até mesmo pequenos ganhos de peso entre as gestações aumentam o risco de complicações maternas e ocorrência de natimorto.[28] Além disso, a orientação sobre o GPG adequado deve ser dada durante a assistência pré-natal, com o devido controle do ganho de peso real e encaminhamento da gestante aos serviços de acompanhamento nutricional de atividade física, conforme necessário.[23]

Necessidades energéticas e nutritivas

As necessidades de energia e de vitaminas e minerais são elevadas durante a gestação para ajudar no crescimento do feto e na saúde materna.

Energia

A energia é necessária para suportar o gasto energético basal (GEB), a atividade física e o efeito térmico do alimento; nas gestantes, ela é fundamental para o crescimento do feto e para o armazenamento de energia em tecidos maternos. O gasto energético basal eleva-se por causa do aumento das demandas metabólicas uterinas, fetais e do aumento do débito cardíaco e atividade pulmonar. O crescimento do gasto energético basal representa o principal componente da demanda energética elevada. Estudos estimam que o aumento cumulativo do GEB seja de 106 a 180 Kcal/dia, embora a variação entre indivíduos seja substancial.[26] No final da gestação, o feto utiliza aproximadamente 56 Kcal/kg/dia, o que representa cerca de 50% do incremento do GEB.

O consumo energético teórico proveniente do acúmulo de energia pode ser estimado a partir da quantidade de proteínas e gordura depositadas.[19] O acúmulo energético total médio é de 39.862 Kcal (180 Kcal/dia). Uma análise de estudos que utilizou o método de água duplamente marcada revelou uma alteração média do gasto energético total (GET) de 8 Kcal/semana de gestação. A demanda energética estimada para a gestação é consequentemente derivada da soma do gasto energético total de uma mulher não grávida mais 8 Kcal/semana de gestação mais 180 Kcal/dia para o acúmulo de energia. Sugere-se o aumento da ingestão energética somente para o segundo e terceiro trimestres, porque ocorre pouca alteração no gasto energético total durante o primeiro trimestre e o ganho de peso é mínimo. Portanto, durante o segundo trimestre, é recomendado um adicional de 340 Kcal/dia à demanda energética de uma mulher não grávida. Esse aumento sobe para 452 Kcal/dia no terceiro trimestre.

Por fim, o melhor método para avaliar a adequação da ingestão energética é o monitoramento do GPG. O equilíbrio da ingestão de fontes energéticas recomendado durante a gestação é o mesmo indicado para as mulheres não gestantes: 10 a 35% sob a forma de proteínas; 45 a 65% sob a forma de carboidratos; e 20 a 35% de Kcal sob a forma de gordura.[19] A Tabela 52.3 apresenta um resumo das recomendações da ingestão de nutrientes durante a gestação.

Proteínas

Durante a gestação, o *turnover* de proteínas do organismo aumenta e quantidades substanciais são acumuladas no corpo em razão do crescimento do feto, do útero, do volume sanguíneo, da placenta, do líquido amniótico e da musculatura esquelética materna.[19] Com base na deposição de proteínas nos últimos dois trimestres, a ingestão dietética recomendada (RDA) aumenta 25 g/dia. Para uma mulher que pesa 57 kg, isso representa um adicional de 0,27 g/kg/dia para um total de 1,1 g/kg/dia durante a gestação.

Carboidratos

A glicose é a principal fonte de energia do feto. A transferência de glicose da mãe para o feto é estimada em 17 a 26 g/dia. No final da gestação, acredita-se que toda essa glicose é utilizada pelo cérebro fetal.[19] A necessidade média estimada de carboidratos (EAR) aumenta de 100 para 135 g/dia, o equivalente a uma ingestão dietética recomendada (RDA) de carboidratos para gestantes de 175 g/dia.

Gorduras

As gorduras são uma fonte importante de energia para o corpo, auxiliando na absorção de vitaminas lipossolúveis e carotenoides. Alguns estudos têm mostrado a presença de baixas concentrações maternas de ácido araquidônico no plasma e de fosfolipídios nos eritrócitos, se comparadas à população em geral.[19] Entretanto, não existem evidências de que a suplementação com ácidos graxos n-6 tenha algum efeito sobre o crescimento e o desenvolvimento fetais. O cérebro em desenvolvimento acumula grandes quantidades de ácido docosaexaenoico (DHA) durante o desenvolvimento pré-natal e pós-natal, o que continua ao longo dos dois primeiros anos de vida. O tecido

Tabela 52.3 Recomendações nutricionais, ingestão adequada ou faixa aceitável de distribuição de micronutrientes e ingestão máxima tolerável de nutrientes durante a gestação

Vitaminas	Recomendações nutricionais, ingestão adequada ou faixa aceitável de distribuição de micronutrientes	Ingestão máxima tolerável
Vitamina A (μg/d)	770	3.000
Vitamina C (mg/d)	85	2.000
Vitamina D (μg/d)	15	100
Vitamina E (μg/d)	15	1.000
Vitamina K (μg/d)	90[a]	
Tiamina (mg/d)	1,4	
Riboflavina (mg/d)	1,4	
Niacina (mg/d)	18	35
Vitamina B_6 (mg/d)	1,9	100
Folato (μg/d)	600	1.000[c]
Vitamina B_{12} (μg/d)	2,6	
Ácido pantotênico (mg/d)	6[a]	
Biotina (μg/d)	30[a]	
Colina (mg/d)	450[a]	3.500
Minerais		
Cálcio (mg/d)	1.000	2.500
Crômio (μg/d)	30[a]	
Cobre (μg/d)	1.000	10.000
Fluoreto (mg/d)	3[a]	10
Iodo (μg/d)	220	1100
Ferro (mg/d)	27	45
Magnésio (mg/d)	350	350[d]
Manganês (mg/d)	2,0[a]	11
Molibdênio (μg/d)	50	2000
Fósforo (mg/d)	700	3500
Selênio (μg/d)	60	400
Zinco (mg/d)	11	40
Potássio (g/d)	4,7[a]	
Sódio (g/d)	1,5[a]	2,3
Cloreto (g/d)	2,3[a]	3,6
Macronutrientes		
Carboidratos (g/d)	175	
Fibras totais (g/d)	28[a]	
Gorduras totais (g/d)	20-35[b]	
Ácidos graxos poli-insaturados n-6 (g/d)	13[a]	
Ácidos graxos poli-insaturados n-3 (g/d)	1,4[a]	
Proteínas (g/d)	71	

[a]Ingestão adequada.
[b]Faixa aceitável de distribuição de micronutrientes.
[c]Em forma de ácido fólico.
[d]Somente como agentes farmacológicos.
Extraído de Food and Nutrition Board, Institute of Medicine. Dietary Reference Intake Reports. Disponível em: http://www.nap.edu. Acesso em 22 de julho de 2012, com permissão.

fetal possui dessaturases ativas que permitem a formação de DHA a partir do ácido α-linolênico. Não existem evidências de benefício fisiológico para o neonato com o aumento da ingestão de DHA durante a gestação se a dieta suprir as demandas de n-3 e n-6. Portanto, os valores da ingestão adequada (AI) de ácidos graxos essenciais durante a gestação são baseados nas ingestões médias de gestantes nos Estados Unidos: 13 g/dia de ácido linoleico e 1,4 g/dia de ácido α-linolênico.

Vitaminas lipossolúveis

A vitamina A é importante para a regulação da expressão gênica; diferenciação e proliferação celular, particularmente para o desenvolvimento de vértebras e medula espinal, membros, coração, olhos e ouvidos. Não existem estudos que avaliaram o estado nutricional relativo à vitamina A em gestantes, mas estima-se um aumento da necessidade de ingestão materna de 70 μg/dia, baseando-se no suposto acúmulo da vitamina pelo feto.[29]

A ingestão excessiva de retinol é comprovadamente teratogênica para o ser humano. O primeiro trimestre da gestação parece ser o período mais crítico para a ocorrência de danos, resultando em aborto espontâneo e defeitos de nascença que afetam o sistema cardiovascular, o sistema nervoso central, a região craniofacial e o timo.[30] O limiar do risco permanece controverso;[30-33] no entanto, a teratogenicidade foi utilizada como um efeito adverso crítico para mulheres em idade fértil e usada para a determinação dos níveis de ingestão máxima tolerável (UL) de 3.000 μg/dia de retinol pré-formado. O uso do análogo sintético 13-*cis*-ácido retinoico (isotretinoína ou Accutane®) é contraindicado durante a gestação.

A reserva de vitamina D em quantidade adequada no organismo é necessária para o crescimento e desenvolvimento do feto, desenvolvimento esquelético e formação do esmalte dos dentes.[34] A ingestão adequada de vitamina D para as gestantes (5 μg/dia) é a mesma das mulheres não gestantes, uma vez que apenas uma pequena quantidade de 25-hidroxi-vitamina D (25[OH]D) é difundida da mãe para o feto.[35] Entretanto, vários estudos sugerem que a AI está demasiadamente baixa, sobretudo para mulheres de pele escura e para aquelas que vivem em ambientes com pouca exposição à luz solar.[36, 37] Além disso, a deficiência dessa vitamina durante a gestação resulta em defeitos na formação esquelética e dentária, os quais persistem durante a infância.[30] A UL para vitamina D é de 50 μg/dia, tanto para mulheres gestantes como não gestantes. Entretanto, não existem evidências científicas em seres humanos sobre os efeitos nocivos decorrentes da administração de doses de até 3 mg/dia em fetos em desenvolvimento.[30]

A vitamina E é um antioxidante que desestabiliza as reações em cadeia, inibindo a ocorrência da peroxidação lipídica nos ácidos graxos poli-insturados e fosfolipídios das membranas celulares e lipoproteínas presentes no plasma sanguíneo. A RDA para mulheres grávidas é a mesma utilizada para as não grávidas, exceto para os casos de gestantes deficientes nessa vitamina.[38]

A vitamina K é utilizada como uma coenzima na síntese de determinadas proteínas envolvidas na coagulação sanguínea e no metabolismo ósseo. Os dados sobre o nível de vitamina K durante a gestação são muito limitados, e não existem informações sobre o nível de vitamina K nos tecidos fetais.[29] Por essa razão, a ingestão adequada de vitamina K é baseada na ingestão média, a qual é idêntica para mulheres grávidas e não grávidas.

Vitaminas hidrossolúveis e colina

A tiamina participa como uma coenzima no metabolismo de carboidratos e aminoácidos de cadeia ramificada. Um aumento da demanda de aproximadamente 30% durante a gestação é baseado no crescimento elevado dos compartimentos materno e fetal, com um pequeno aumento da utilização de energia.[12]

A riboflavina atua como uma coenzima em inúmeras reações de óxido-redução. A riboflavina também é necessária para a biossíntese de coenzimas que contêm niacina, para a formação de piridoxal-5-fosfato e redução do 5,10-metilenotetrahidrofolato. Demandas adicionais de riboflavina durante a gestação são baseadas no aumento do crescimento e da utilização de energia, com a menor excreção urinária de riboflavina.[12]

A niacina é necessária para a formação de nicotinamida adenina dinucleotídeo e de nicotinamida adenina dinucleotídeo fosfato e está envolvida na oxidação de fontes energéticas e na biossíntese de ácidos graxos e esteroides. Um pequeno aumento da ingestão de niacina é considerado adequado para cobrir o aumento da utilização de energia e do crescimento.[12]

A forma coenzimática da vitamina B_6 está envolvida no metabolismo de aminoácidos, glicogênio e bases esfingoides. Coenzimas da vitamina B_6 catalisam a primeira etapa da síntese do grupo heme e estão envolvidas na via de transulfuração da homocisteína em cisteína. Os indicadores dos níveis plasmático e sérico de vitamina B_6 diminuem durante a gestação, e, durante o segundo e terceiro trimestres, a concentração sérica fetal de piridoxal fosfato é mais alta que na mãe.[12] Estima-se que o feto e a placenta acumulem aproximadamente 25 mg de vitamina B_6, mas isso representa um aumento médio da demanda de apenas 0,1 mg/dia ao longo da gestação. Os suplementos de vitamina B_6 são utilizados há décadas no tratamento de enjoos matutinos durante a gravidez, sem quaisquer evidências de efeitos colaterais até mesmo quando administrados em altas doses.[39]

O folato atua como uma coenzima para a transferência de carbono único no metabolismo de ácidos nucleicos e aminoácidos. A síntese de DNA depende de uma coenzima (para a biossíntese do nucleotídeo de pirimidina), e, portanto, o folato é necessário para a divisão celular normal. A demanda de folato aumenta substancialmente durante a gestação por causa da maior taxa das reações de transferência de unidades de carbono, especialmente na síntese de nucleotídeos e na divisão celular. O folato também é difundido para o feto em quantidades substanciais. Quando a ingestão é inadequada, a concentração materna de folato sérico e eritrocitário diminuem, podendo levar a alterações megaloblásticas.[12] A deficiência de folato durante a gravidez aumenta a ocorrência ou recorrência de DTN no feto.[39] Um estudo metabólico controlado constatou que 600 μg/dia de equivalentes dietéticos de folato eram adequados para manter o estado normal das reservas dessa substância no organismo,[40] daí terem sido estipulados 600 μg/dia como a RDA para a gestação. Embora muitas mulheres necessitem de suplementação de ácido fólico para suprir a RDA durante a gestação, a suplementação deve ser feita com cautela porque os níveis de ingestão máxima tolerável (UL) são de apenas 1.000 μg/dia.

A vitamina B_{12} atua como uma coenzima no metabolismo de ácidos graxos com cadeia de comprimento não usual e nas reações de transferência do radical metila. A concentração adequada de vitamina B_{12} é essencial para a formação das células sanguíneas e para a função neurológica. Durante a gestação, a absorção dessa vitamina pode diminuir, e a concentração sérica total de vitamina B_{12} declina no primeiro trimestre em uma proporção maior que o esperado pela hemodiluição.[12] A placenta parece concentrar a vitamina B_{12} e, então, transportá-la ao feto, e, assim, a concentração sérica de vitamina B_{12} no neonato é aproximadamente duas vezes superior ao observado na mãe. Baseado no conteúdo hepático, o feto acumula de 0,1 a 0,2 μg/dia, o que exige um discreto aumento da RDA.[12] Como somente a vitamina B_{12} recém-absorvida é imediatamente transportada através da placenta, as gestantes que adotam dieta vegetariana restrita necessitam de uma fonte suplementar de vitamina B_{12}. A deficiência de vitamina B_{12} durante a gestação aumenta o risco de anemia megaloblástica materno-fetal, desmielinização fetal e DTN.[39]

O ácido pantotênico é um componente da coenzima A e da fosfopanteteína. Existem poucas informações disponíveis sobre o uso e o teor de ácido pantotênico durante a gestação. Nos Estados Unidos e no Canadá, a ingestão usual parece suportar resultados saudáveis, e, por essa razão, a ingestão adequada é estabelecida em 6 mg/dia durante a gestação.[12]

Coenzimas da biotina atuam em carboxilações dependentes do bicarbonato. Essas reações incluem a formação da malonil-coenzima A e a carboxilação do piruvato para o ciclo do ácido tricarboxílico ou formação de glicose. A degradação da leucina e a formação de D-metilmalonil-coenzima A também dependem da biotina.[12] Estudos com animais corroboram a ideia de que a deficiência de biotina é teratogênica.[41] Utilizando a cultura de células, Takechi et al.[42] relacionaram a deficiência de biotina à indução de fenda palatina. Embora estudos tenham levantado questões sobre a quantidade necessária de biotina durante a gestação, as evidências para ser estabelecida uma ingestão adequada diferente para gestantes foram insuficientes.

A colina atua como um precursor da acetilcolina, fosfolipídios e betaína. Em animais, grandes quantidades de colina são liberadas para o feto e as reservas maternas diminuem. Com a extrapolação de dados obtidos de experimentos com animais, estima-se que a ingestão de 3.000 mg de colina seja necessária para os tecidos fetais e maternos.[12] Portanto, a ingestão adequada durante a gestação é de 450 mg/dia.

Água e eletrólitos

A água é um solvente para reações bioquímicas, é essencial para a manutenção do volume vascular, atua como meio de transporte de nutrientes e produtos metabólicos e ajuda a controlar a temperatura corporal. A ingestão adequada para mulheres, 2,7 L/dia, é baseada na ingestão total média da água proveniente de líquidos e alimentos.[43] Durante a gestação, ocorre o acúmulo total de 6 a 9 litros de água, com aproximadamente 1,8 a 2,5 litros de líquido intracelular. A osmolalidade plasmática diminui de 8 a 10 mOsm/kg durante a gestação e permanece baixa até o termo. A ingestão hídrica total adequada é baseada na ingestão média durante a gestação: 3 L/dia.

O sódio e o cloreto são necessários para a manutenção do volume extracelular e da osmolalidade sérica. O sódio é o principal cátion, e o cloreto, o principal ânion do líquido extracelular. O cloreto também é importante para a produção do ácido gástrico. Embora ocorram alterações substanciais dos volumes de líquidos intra e extracelulares durante a gestação, a quantidade de eletrólitos adicionais necessários para a manutenção do equilíbrio hídrico não justifica necessidades diferentes de sódio ou cloreto durante a gestação.[43]

O potássio é o principal cátion extracelular do corpo e tem uma grande influência sobre a transmissão neural, a contração muscular e o tônus vascular. A ingestão adequada de potássio é baseada na quantidade ingerida que reduz a pressão arterial e o risco de litíase renal. Para adultos, a ingestão adequada é de 4,7 g/dia. O ganho cumulativo de potássio durante a gestação é desconhecido, com estimativas variando de 3,9 a 12,5 g.[43] A progesterona pode auxiliar na conservação de potássio. Como o aumento global é relativamente pequeno, a ingestão adequada durante a gestação é a mesma para mulheres não grávidas.[43]

Macrominerais

O cálcio contribui para o fortalecimento dos ossos e dos dentes, e permeia a contração vascular, vasodilatação, contração muscular, transmissão nervosa e secreção glandular. Aproximadamente 25 a 30 g de cálcio são transferidos para o feto, com o maior aumento de cálcio ocorrendo no terceiro trimestre. Geralmente, o aumento da demanda fetal de cálcio é suprido pelo aumento da absorção materna, o qual ocorre em resposta ao aumento materno de 1,25(OH)2D[35]. Os resultados dos estudos de suplementação sugerem que o aumento da concentração de cálcio no tecido ósseo fetal é menor quando a ingestão materna é baixa. Quando gestantes desnutridas receberam suplementação de 300 ou 600 mg/dia, a densidade mineral óssea do neonato foi maior do que em neonatos de mulheres que não receberam suplementação, mas não foram observadas alterações na densidade mineral óssea materna.[44] Em razão do aumento da eficiência da absorção durante a gestação, se a ingestão for suficiente para maximizar a absorção óssea quando uma mulher não estiver grávida, não haverá, portanto, necessidade de aumentar a ingestão.

O fósforo é um componente essencial de todos os tecidos e possui funções estruturais (fosfolipídios, nucleotídeos, ácido nucleicos) e reguladoras. Um neonato a termo apresenta aproximadamente 17 g de fósforo, a maioria (88%) do qual se encontra nos ossos e na água.[35] As alterações maternas que elevam a absorção de cálcio também aumentam a absorção de fósforo, e essa elevação cobre o aumento da demanda de fósforo, mantendo a mesma RDA para gestantes e não gestantes. Por causa do aumento da eficiência da absorção de fósforo durante a gestação, o limite superior para gestantes (3.500 mg/dia) é inferior ao indicado para não gestantes (4.000 mg/dia).

O magnésio é um cofator requerido por mais de trezentas enzimas diferentes. Um neonato apresenta aproximadamente 750 mg de magnésio, dos quais 60% encontram-se no esqueleto.[44]

Considerando-se a quantidade de aumento de tecido magro juntamente com o aumento da biodisponibilidade, a RDA para a gestação aumenta em 40 mg/dia.[35]

Elementos-traço

O cromo potencializa a ação da insulina *in vivo* e *in vitro*. Vários relatos sugerem a depleção de cromo durante a gestação.[29] Estudos mais antigos demonstraram que a concentração tecidual de cromo no neonato diminui após o nascimento, indicando a necessidade de reposição do mineral durante a gestação, no entanto a necessidade exata de cromo não foi determinada. Até o momento, os estudos não mostraram uma associação entre os efeitos adversos à saúde com a ingestão excessiva de cromo proveniente de alimentos e suplementos. Desse modo, o nível de ingestão máxima tolerável (UL) não foi determinado.

O cobre é um componente de metaloenzimas, as quais atuam como oxidases na redução do oxigênio molecular. A necessidade média de ingestão de cobre foi baseada em estimativas da quantidade de cobre que deve ser acumulado durante a gestação para satisfazer a necessidade do feto e dos produtos da gestação.[29] Um neonato a termo apresenta aproximadamente 13,7 mg de cobre, principalmente no fígado. Isso, combinado com o cobre acumulado na placenta e nos tecidos maternos, é traduzido por uma RDA de 1.000 μg/dia.

O fluoreto está associado principalmente a tecidos calcificados. Ele também inibe o início e a progressão de cáries dentais e estimula o desenvolvimento de ossos novos. O fluoreto atravessa a placenta e é incorporado aos dentes primários. Dados de estudos prospectivos duplo-cegos randomizados não confirmam uma associação entre a baixa incidência de cáries e a exposição pré-natal ao fluoreto[45], e, por essa razão, a suplementação durante a gestação não é indicada. De fato, concentrações adequadas de fluoreto no organismo são mantidas com ingestões similares às de mulheres não gestantes, de modo que nenhum aumento na ingestão adequada é recomendado.[35] A ingestão excessiva de fluoreto durante a gestação não está associada ao aumento da suscetibilidade à fluorose.

O iodo é um componente essencial dos hormônios tireoidianos, os quais regulam reações bioquímicas fundamentais, incluindo a síntese proteica e a atividade enzimática. O hormônio tireoidiano é importante para a mielinização do sistema nervoso central e é mais ativo no período perinatal. A falta de iodo é particularmente danosa para o cérebro em desenvolvimento. Os distúrbios de deficiência de iodo incluem o retardo mental, hipotireoidismo e bócio. O cretinismo é uma forma extrema de dano neurológico decorrente do hipotireoidismo fetal, acarretando grave retardo mental e graus variados de baixa estatura, surdez/mutismo e espasticidade.[29,30]

A demanda de iodo durante a gestação é baseada no conteúdo desse elemento na tireoide do neonato (50-100 μg), representando, diariamente, um *turnover* quase completo.[29] Estima-se que a captação fetal de iodo seja de 75 μg/dia. A exposição pré-natal excessiva ao iodo acarreta bócio e hipotireoidismo no neonato. A UL para iodo durante a gestação é de 1.100 μg/dia.[29]

O ferro é um componente de proteínas de quatro classes principais: grupo heme, ferro-enxofre, proteínas para armazenamento e transporte, e outras enzimas que contêm ferro ou que são ativadas por ele.[29] A falta de ferro durante a gestação está associada à mortalidade materna perinatal quando a anemia é grave e ao risco duas vezes maior de óbito. A anemia materna está associada também a episódios como parto prematuro, BPN, baixas reservas de ferro em neonatos[30] e mortalidade perinatal,[46] embora grandes estudos epidemiológicos que demonstraram aumento da mortalidade perinatal tenham sido criticados por dosarem a hemoglobina materna somente no momento do parto.[29] Fatores fisiológicos predispõem ao aumento da concentração de hemoglobina um pouco antes do parto. A deficiência de ferro limita a expansão da massa de eritrócitos materna, enquanto a concentração elevada de hemoglobina provavelmente reflita a diminuição do volume plasmático e esteja frequentemente associada à hipertensão arterial materna e eclâmpsia.[29]

A demanda fetal de ferro parece ser suprida à custa das reservas maternas de ferro. No entanto, o suprimento de ferro ao feto pode ficar abaixo do ideal quando a mãe apresenta anemia grave. O consumo de ferro durante a gestação é estimado em torno de 700 a 800 mg, levando-se em conta perdas basais (250 mg), depósitos fetais e placentários (320 mg) e aumento da massa de hemoglobina (500 mg), juntamente com a perda de sangue no momento do parto e a quantidade de ferro que é revertida para as reservas maternas.[29] A biodisponibilidade de ferro é de aproximadamente 25% durante o segundo e o terceiro trimestres, considerando-se uma demanda total de 6,4 mg/dia no primeiro trimestre, 18,8 mg/dia no segundo e 22,4 mg/dia no terceiro trimestre. Como a biodisponibilidade de uma dieta vegetariana é substancialmente mais baixa, estima-se que a demanda de ferro de mulheres vegetarianas seja 1,8 vez maior do que nas não vegetarianas.[29] A maioria das mulheres necessita de suplementação de ferro para suprir a RDA.[47] Suplementos de ferro podem contribuir para a ocorrência de efeitos colaterais gastrintestinais, e altas doses podem comprometer a absorção de zinco quando ambos forem administrados em jejum.

O manganês é essencial para a formação óssea e para o metabolismo de aminoácidos, colesterol e carboidratos. Entretanto, dados sobre o manganês durante a gestação são limitados. A concentração de manganês nos tecidos fetais varia de 0,35 a 9,27 μg/g de peso seco.[29] Problemas associados à deficiência de manganês, durante a gestação em animais, não foram observados em humanos.

O molibdênio é um cofator para um limitado número de enzimas: sulfito oxidase, xantino oxidase e aldeído oxidase, as quais estão envolvidas no catabolismo de aminoácidos sulfurados e compostos heterocíclicos. Não existem na literatura dados disponíveis sobre a recomendação de ingestão de molibdênio durante a gestação, desse modo a RDA para gestantes (50 μg/dia) foi extrapolada dos valores de recomendação de não gestantes, considerando um ganho médio de peso de 16 kg.[29] Os níveis de ingestão máxima tolerável (UL) para adultos, 2 mg/dia, foram baseados em efeitos adversos da ingestão excessiva de molibdênio observados em estudos com animais.

As selenoproteínas combatem o estresse oxidativo e regulam a ação do hormônio tireoidiano e o *status redox* da vitamina C e de outras moléculas. A ingestão de selênio durante a gestação deve ser suficiente para garantir o acúmulo do mineral pelo feto de forma a saturar as selenoproteínas.[38] Utilizando uma estimativa de 250 μg de reserva de selênio/kg de peso corporal, um feto de 4 kg deve apresentar um total armazenado de 1.000 μg. Isso significa um aumento de 4 μg/dia na recomendação de ingestão de selênio.

O zinco apresenta funções catalíticas, estruturais e reguladoras. Aproximadamente 100 enzimas dependem do zinco, representando todas as seis classes.[29] Estima-se que os tecidos maternos e fetais acumulem progressivamente mais zinco ao longo da gestação, com um valor de 0,73 mg/dia no último quadrimestre de gestação. Evidências animais e humanas sugerem que a deficiência materna de zinco pode predispor trabalho de parto prolongado, retardo do crescimento intrauterino, teratogênese e morte embrionária ou fetal.[48] Scholl et al.[49] observaram que gestantes que ingeriram menos de 6 mg de zinco/dia apresentaram uma alta incidência de parto prematuro. Goldenberg et al.[50] relataram que a suplementação de mulheres afro-americanas de baixo nível socioeconômico e com zinco acima do nível de referência (13 mg/dia) foi eficaz ao aumentar o tamanho do feto e elevar a idade gestacional no momento do parto. No entanto, em um grande estudo com mulheres peruanas, não foi observado nenhum efeito da suplementação acima da ingestão dietética de 7 mg/dia sobre o tempo da gestação ou sobre a estatura da criança ao nascer.[51] Entretanto, efeitos benéficos sobre o comprimento do fêmur fetal e padrões cardíacos foram observados em um estudo subsequente que utilizou uma dose mais alta de zinco (25 mg/dia).[52,53]

A recomendação de ingestão de zinco pode até ser 50% superior para mulheres vegetarianas, especialmente quando os alimentos consumidos apresentam uma elevada relação fitatos/zinco (p. ex., grãos e leguminosas). O excesso de zinco foi associado a parto prematuro e natimortalidade em relatos de casos, no entanto a ausência de estudos detalhados dificulta a determinação da UL para gestantes.

Recomendações dietéticas e adequação de dietas maternas

A alimentação das gestantes deve atender ao aumento das necessidades nutricionais, conforme indicado anteriormente, devendo estar associada ao ganho de peso adequado. O aumento da recomendação de ingestão de energia (~14-18% maior que a de mulheres não gestantes) é inferior ao aumento de recomendação dos nutrientes. Desse modo, alimentos densos em nutrientes devem ser escolhidos. As maiores demandas são as de ferro (50%), folato (50%), iodo (47%), vitamina B_6 (46%), zinco (38%) e proteínas (38%). Diversas sociedades científicas e serviços de saúde pública[47] defendem e recomendam a suplementação de ferro durante a gestação, assim como a suplementação contínua de ácido fólico para a maioria das mulheres, de forma a suprir a ingestão dietética recomendada. A necessidade de suplementação dietética com outros nutrientes não está bem documentada na literatura.

Nos Estados Unidos, não existem dados em nível nacional que detalhem as práticas de ingestão alimentar de gestantes.[23] A maioria dos estudos sobre a ingestão dietética durante a gestação centrou-se exclusivamente em populações de baixa renda e/ou comparou resultados com valores de RDA e não com o padrão de comparação mais novo e mais adequado para grupos, a necessidade média estimada (EAR).[54] Quando compararam a ingestão alimentar de gestantes de classes média ou alta com valores da EAR de determinados nutrientes (tiamina, riboflavina, niacina, vitaminas B_6 e B_{12}, vitamina C, magnésio, ferro, zinco, selênio e proteínas), Turner et al. observaram que a ingestão média da população estudada foi inferior à necessidade média estimada, apenas para o ferro e zinco.[47,55] A probabilidade de ingestão de nutrientes inferior à EAR foi de 0,20 para o selênio, 0,21 para a vitamina B_6, 0,31 para o zinco, 0,53 para o magnésio e 0,91 para o ferro. De modo ideal, durante as primeiras consultas pré-natais, deve-se avaliar a adequação da dieta materna e recomendar a suplementação adequada, quando isso for necessário.[56]

Em 2011, o USDA substituiu o MyPyramid pelo MyPlate como símbolo de hábitos alimentares saudáveis. O site choosemyplate.gov[57] contém uma seção de informações sobre saúde e nutrição para mulheres gestantes, que estão amamentando e que inclui um plano diário para as mães. Os padrões alimentares recomendados para o primeiro trimestre (utilizando como referência uma mulher de 25 anos, com 1,63 m de altura e 57 kg) são os mesmos que aqueles recomendados para não gestantes. Os planos alimentares sugerem o aumento da ingestão energética em 200 Kcal do primeiro para o segundo trimestre e em 400 Kcal do segundo para o terceiro trimestre – um pouco menos que a ingestão dietética de referência (DRI) recomendada.[19,57] Supondo-se uma ampla variedade de cada grupo de alimentos, esses planos devem atender a todas as necessidades de nutrientes das gestantes, à exceção do ferro e do folato.

Outros fatores dietéticos e de estilo de vida

Obesidade

A prevalência da obesidade entre as norte-americanas tem aumentado para aproximadamente 33%.[15] Cresce o número de mulheres que iniciam a gravidez com um IMC elevado e ganham mais peso do que o recomendado.[23] O sobrepeso e a obesidade já foram associados a dificuldades de concepção, maior risco de diabetes melito gestacional (DMG), pré-eclâmpsia e hipertensão gestacional, juntamente com as crescentes taxas de partos cesariana e complicações correlatas.[15] Os filhos de mães obesas apresentam uma maior probabilidade de anormalidades congênitas, inclusive DTN, e correm mais risco de morte intrauterina e peso elevado para a semana gestacional. O sobrepeso materno está associado ao sobrepeso na infância, o que, em parte, pode ser explicado pelas menores taxas de aleitamento materno.[23,58] Além disso, filhos de mães obesas podem ter maior risco de desenvolver síndrome metabólica.

A assistência médica de rotina para as mulheres precisa ter como ponto de foco a orientação nutricional e o estímulo à prática de atividade física, a fim de maximizar o número de mulheres grávidas com um IMC dentro dos limites normais.

Exercício

O exercício pode ser benéfico para gestantes e deve ser incentivado na ausência de contraindicações.[59] Ele ajuda a prevenir o ganho excessivo de peso, promove um parto mais rápido e acelera a recuperação,[11] podendo ajudar também a reduzir o risco de DMG[60] e ser um útil recurso adjuvante das terapias destinadas a controlar a glicemia. Estudos epidemiológicos já sugeriram haver uma relação entre atividades físicas extenuantes e retardo de crescimento do feto e parto pré-termo, embora os achados não sejam consistentes. Em geral, é possível manter a prática de diversas atividades físicas durante a gravidez. Entre aquelas a serem evitadas estão os esportes com alto potencial de contato, atividades com alto risco de quedas, esportes vigorosos praticados com o uso de raquetes e que oferecem risco de traumas abdominais, o mergulho com cilindro de oxigênio e qualquer exercício em decúbito dorsal, após o primeiro trimestre.[59] As mulheres que continuam a seguir um programa regular de exercícios devem manter os níveis adequados de ingestão energética, de nutrientes e de líquidos durante toda a gestação,[1] além do ganho de peso adequado. Em geral, as gestantes devem praticar, no mínimo, 30 minutos diários de atividade física moderada.[1]

Segurança alimentar

O risco de doenças causadas por alimentos é elevado durante a gravidez. As recomendações específicas destinadas a reduzir o risco de doenças causadas por alimentos incluem medidas como: evitar os queijos frescos produzidos com leite não pasteurizado, aquecer carnes e salsichas até o ponto de vapor e evitar leite cru, ovos crus ou parcialmente cozidos, carnes e aves cruas ou mal passadas, brotos crus, e peixes e mariscos crus ou mal cozidos.[18] Recomendações mais específicas são feitas em relação aos pescados, a fim de reduzir a exposição a possíveis contaminantes, inclusive mercúrio, uma vez que o metilmercúrio atravessa a placenta e pode causar significativas anomalias neurodesenvolvimentais.[61] As gestantes devem evitar, especificamente, o consumo de peixes predatórios de grande porte, como tubarão (cação), peixe-espada, *tilefish*, cavala-real; devendo consumir até 340 g/semana de tipos variados de pescado e limitar o consumo de albacora a, no máximo, 170 g; e devem verificar os informes locais sobre pescados da região.[57,62] Um estudo sobre o consumo de pescado durante a gestação e os resultados neurodesenvolvimentais em crianças sugere que a restrição do consumo de peixe pode aumentar o risco de desenvolvimento subótimo.[63]

Dietas vegetarianas

Durante a gestação, as necessidades de nutrientes para vegetarianos são as mesmas que para não vegetarianos, exceto no que diz respeito à recomendação de uma maior ingestão de ferro.[29] Uma análise dos estudos disponíveis sugere que as vegetarianas grávidas consomem níveis menores de proteína, vitamina B_{12}, cálcio e zinco, mas não há evidências que indiquem resultados nocivos para a mãe ou o feto.[64] Podem ser planejadas dietas vegetarianas que atendam às necessidades de ingestão de todos os nutrientes, com especial atenção a componentes como a vitamina B_{12}, a vitamina D, o cálcio, o ferro e o zinco.[64]

Cafeína

A necessidade de restringir ou eliminar a ingestão de cafeína, durante a gestação, permanece controversa. A cafeína é metabolizada mais lentamente na gestante e passa imediatamente através da placenta para o feto. Estudos epidemiológicos que investigaram uma ligação entre a ingestão de cafeína e o risco de aborto espontâneo foram inconclusivos e os resultados provavelmente foram afetados por fatores de confusão, como o tabagismo e o consumo de álcool. Em um estudo prospectivo, uma ingestão de cafeína acima de 100 mg/dia, durante toda a gravidez, foi associada ao risco de restrição de crescimento fetal, sendo o risco maior para os fumantes do que para os não fumantes.[65] Um estudo de intervenção destinado a reduzir a ingestão de cafeína a partir do segundo trimestre de gestação diminuiu o risco de baixo peso ao nascer (BPN) em mulheres fumantes.[66] É prudente que as gestantes limitem o consumo de cafeína, sobretudo porque a maioria dos alimentos que contêm a substância oferece um baixo valor nutricional.

Álcool

Nos Estados Unidos, aproximadamente 12% das gestantes relataram consumir álcool, e cerca de 3% chegaram a se embriagar.[1] O consumo de álcool pode causar inúmeros efeitos adversos sobre o feto, e os mais graves são a mortalidade e a síndrome alcoólica fetal (SAF).[67] A quantidade específica, de exposição ao álcool, necessária para causar a síndrome alcoólica fetal não foi determinada, mas sabe-se que a dose, o momento, a duração da exposição e os fatores genéticos e protetores são aspectos que contribuem para a sua ocorrência.[67] Estudos sugerem que aproximadamente de 9 a 10 em cada 1.000 nascimentos vivos são afetados negativamente pelo consumo de álcool durante a gestação.

Segundo o IOM, o diagnóstico de síndrome alcoólica fetal exige (a) exposição materna confirmada, (b) presença de um padrão característico de anomalias faciais, (c) retardo do crescimento e (d) anormalidades do desenvolvimento do sistema nervoso central.[68] As características faciais incluem: fissuras palpebrais curtas, epicanto, hipoplasia da região média da face, depressão e alargamento da ponte nasal, anteversão das narinas, filtro hipoplásico longo e lábio superior fino.[69] As anormalidades do sistema nervoso central incluem a diminuição do tamanho da cabeça, anormalidades da estrutura cerebral, comprometimento das habilidades motoras finas, perda da audição, marcha anormal e má coordenação mão-olho. O retardo do crescimento em geral continua após o parto e, com frequência, persiste até a adolescência.[70]

A única medida preventiva para a síndrome alcoólica fetal e versões mais leves do distúrbio (síndrome alcoólica fetal parcial) é a abstinência alcoólica total durante a gestação. Dados de estudos longitudinais sugerem que déficits de estatura, peso, circunferência da cabeça, fissuras palpebrais e espessura de pregas cutâneas são aparentes mesmo entre consumidoras leves (até 1,5 dose/semana).[71]

Suplementos fitoterápicos e outros suplementos dietéticos

Embora muitas gestantes se beneficiem com a suplementação de vitaminas e/ou minerais para atingir as ingestões recomendadas de nutrientes durante a gestação, pouco se sabe sobre os riscos ou benefícios de fitoterápicos e outros suplementos dietéticos. Pouquíssimos estudos examinaram a eficácia e a segurança de terapias alternativas durante a gestação[1] e, por essa razão, é mais prudente que esses medicamentos sejam considerados suspeitos até que sua segurança seja comprovada. Frequentemente, os remédios direcionados às gestantes destinam-se a aliviar o desconforto gastrintestinal.[72] Embora o gengibre pareça promissor no alívio da náusea e do vômito do início da gestação[73], outros fitoterápicos (p. ex., framboesa vermelha, hortelã e inhame) não foram estudados formalmente.

Muitos fitoterápicos foram identificados como potencialmente não seguros para uso durante a gestação.[1] As questões relativas à segurança vão da possível embriotoxicidade aos efeitos hormonais e às interações medicamentosas.[74] Por causa da não exigência de comprovação da segurança e eficácia de suplementos dietéticos antes de sua inserção no mercado, a gestante deve discutir sobre tais produtos com seu médico antes de continuar a usá-los. Infelizmente, algumas vezes o aconselhamento do profissional da saúde apresenta seus próprios riscos. Finkel e Zarlengo[75] relataram um caso de uma mulher que foi orientada pelo seu obstetra a tomar um chá de *Caulophyllum*, uma erva utilizada na medicina dos índios norte-americanos para induzir o trabalho de parto. Dois dias após o parto, o neonato sofreu um acidente vascular cerebral, e o metabólito da cocaína, o benzoilecgonina, foi detectado em sua urina e no frasco de *Caulophyllum*. Não foi esclarecido se a benzoilecgonina é também um metabólito do *Caulophyllum*, se o suplemento foi contaminado com cocaína ou se pode ter havido uma reação cruzada com outra substância no exame toxicológico.

Tabagismo

O tabagismo durante a gestação está associado ao parto prematuro, aborto espontâneo e baixo peso ao nascer. O monóxido de carbono e a nicotina do cigarro aumentam a carboxi-hemoglobina fetal e reduzem o fluxo sanguíneo placentário, limitando, dessa maneira, a liberação de oxigênio ao feto.[1] Em uma pesquisa de opinião realizada em 2007, aproximadamente 27% das mulheres reportaram que fumavam antes de engravidar, enquanto menos de 16% fumaram durante os últimos 3 meses de gestação.[76] As taxas de tabagismo são mais elevadas entre adolescentes mais velhos e mulheres na faixa de vinte e poucos anos, bem como entre mulheres brancas não hispânicas e com nível de escolaridade inferior ao ensino médio.[77]

Drogas ilícitas

Além do álcool e do tabaco, as drogas ilícitas (p. ex., maconha, cocaína e heroína) podem produzir efeitos devastadores sobre o feto em desenvolvimento. Cerca de 5% das gestantes usam drogas ilícitas;[78] as taxas de uso de drogas são mais baixas entre não gestantes, exceto aquelas com idades entre 15 e 17 anos. A maconha foi responsável por 75% do consumo de drogas ilícitas, e muitas mulheres grávidas também consumiam cigarros e álcool. Embora seja frequentemente difícil isolar os efeitos de uma droga ilícita do uso concomitante de álcool e/ou tabaco, a maconha e a cocaína foram associadas à redução do crescimento fetal.[1] O uso de cocaína também foi associado ao parto prematuro e ao aborto espontâneo. A exposição à heroína e a outros opiáceos causa a síndrome de abstinência, que afeta os sistemas nervoso central, autônomo e gastrintestinal.[79] Embora a maioria das consequências do uso pré-natal de droga ilícita seja limitada ao período pós-natal imediato, estão surgindo resultados de estudos longitudinais que sugerem efeitos mais prolongados sobre a linguagem e o desempenho acadêmico.[80,81]

Complicações e problemas relacionados à nutrição

Problemas gastrintestinais

Entre os problemas mais comuns durante o início da gestação estão a náusea e o vômito. A chamada doença matinal afeta de 70 a 85% das gestantes. A náusea inicial está associada a disritmias gástricas e alterações hormonais que reduzem a motilidade gástrica.[82] Estudos com seres humanos e animais associaram a redução da ingestão energética no início da gestação com um maior peso da placenta, levando à hipótese de que a secreção de gonadotropina coriônica humana e de tiroxina acarreta a doença matinal e diminui a ingestão energética, o que, por sua vez, reduz a secreção materna de hormônios anabolizantes.[83] A supressão da síntese tecidual materna pode favorecer a distribuição dos nutrientes para a placenta em desenvolvimento.

O controle da náusea e do vômito depende da gravidade dos sintomas; a maioria das mulheres, com episódios leves, apresenta significativa melhora quando consome refeições menores e mais frequentes, evita odores desagradáveis e ingere quantidade adequada de líquidos. A azia é outra queixa gastrintestinal comum apresentada por aproximadamente dois terços das gestantes. O principal fator na azia é a redução da pressão no esfíncter esofágico inferior, causada pelo aumento da secreção de progesterona. Complicações graves do refluxo são raras durante a gestação.[84] Ações como consumir com mais frequência refeições menores, não deitar após a alimentação, elevar a cabeça durante o sono e evitar alimentos irritantes conhecidos aliviam a azia.[1]

A constipação resultante da redução da motilidade gastrintestinal pode ser agravada por altas doses de suplemento de ferro. A inclusão de quantidades generosas de fibras, a ingestão adequada de líquidos e o exercício regular podem ajudar a aliviar a constipação.[1]

Baixo peso ao nascer

Os neonatos com baixo peso ao nascer (< 2.500 g) podem ser divididos em duas categorias: os prematuros e aqueles com restrição do crescimento intrauterino (IUGR). Em países desenvolvidos, aproximadamente 50% de todos os neonatos com BPN são prematuros, enquanto nos países em desenvolvimento a maioria é afetada pela IUGR. Aproximadamente 7% dos nascidos-vivos nos Estados Unidos são neonatos com baixo peso ao nascer; com 3,6% dos lactentes com BPN nascidos a termo.[85] O baixo peso ao nascer é o fator de risco mais fortemente associado à morte neonatal; por essa razão, aumentar o peso ao nascimento tem um efeito significativo sobre a mortalidade neonatal.

A má-nutrição é uma causa conhecida de BPN, especialmente em países desenvolvidos. Outros fatores que contribuem para essa ocorrência incluem o tabagismo, infecções, hipertensão arterial e fatores ambientais. Nos Estados Unidos, estima-se que, de 20 a 30% dos casos de baixo peso ao nascimento estejam relacionados ao tabagismo e ao seu impacto sobre a IUGR. O baixo ganho de peso no segundo ou no terceiro trimestres de gestação aumenta o risco de IUGR, assim como o baixo IMC antes da gestação e a pouca idade.[1] Estudos longitudinais começam a esclarecer a influência do peso ao nascer sobre a função cognitiva e o risco futuro de doença crônica. O cuidado pré-natal prévio e consistente pode melhorar a nutrição e identificar padrões de ganho de peso que representam um risco de baixo peso ao nascer.

Diabetes melito gestacional

O diabetes melito gestacional afeta aproximadamente 4% de todas as gestantes.[85] Inúmeros fatores de risco estão associados à maior incidência de diabetes melito gestacional, e os mais significativos são a idade, o peso antes da gestação, o histórico familiar de diabetes melito e a etnia. As complicações maternas associadas ao diabetes melito gestacional incluem taxas mais elevadas de distúrbios hipertensivos, cesarianas, diabetes melito gestacional recorrente e futuro desenvolvimento de diabetes tipo 2. Para o feto, o diabetes melito gestacional aumenta o risco de macrossomia, hiperbilirrubinemia, hipoglicemia e eritremia. A macrossomia (usualmente definida quando se constata um peso ao nascimento > 4.000 g) é a complicação fetal mais comum e está associada ao IMC alto antes da gestação e diabetes melito gestacional prévio.[86] O aconselhamento sobre diabetes e nutrição e o autocontrole intensivo da glicemia e a insulinoterapia são eficazes na redução de consequências negativas associadas ao diabetes melito gestacional.

Distúrbios hipertensivos

A hipertensão arterial gestacional é definida como a hipertensão (pressão sistólica ≥ 140 mmHg ou diastólica > 90 mmHg) sem proteinúria, que ocorre após 20 semanas de gestação.[1] Aproximadamente 25% das mulheres com hipertensão gestacional desenvolverão pré-eclâmpsia, definida como a hipertensão arterial com proteinúria (> 300 mg/24 horas), após 20 semanas de gestação. A pré-eclâmpsia pode evoluir para a eclâmpsia, uma condição caracterizada por convulsões potencialmente letais para a mãe e para o concepto. A pré-eclâmpsia afeta de 3 a 5% das gestações nos Estados Unidos e está associada a riscos substanciais ao feto, com restrição do crescimento intrauterino e expulsão pré-termo, e à mãe, com ocorrência de insuficiência renal, convulsões, edema pulmonar, acidente vascular cerebral e morte.[87] Até o momento, não se conhece a causa da pré-eclâmpsia e não existem exames investigativos disponíveis. Os fatores de risco incluem primiparidade, obesidade, obesidade com DMG, antecedentes de pré-eclâmpsia, hipertensão crônica, idade mais avançada e etnia afro-americana.[1,15]

Acredita-se que a pré-eclâmpsia seja uma doença em dois estágios: a redução da perfusão placentária é acompanhada por hipertensão arterial e proteinúria. Além dessas características maternas, a redução da perfusão estende-se para praticamente todos os órgãos e é causada por vasoconstrição, formação de microtrombos e redução do volume plasmático circulante. A disfunção endotelial também está presente e parece preceder os sintomas clínicos. Por causa da maior incidência de pré-eclâmpsia observada em mulheres de nível socioeconômico baixo, sugeriu-se que aspectos nutricionais estejam envolvidos na ocorrência do distúrbio. Foram estudados os papéis causais ou preventivos da ingestão energética e do equilíbrio de macronutrientes, ácidos graxos n-3, cálcio, sódio, zinco, ferro, magnésio e folato. No entanto, não se estabeleceram ligações conclusivas entre a ingestão de nutrientes e a pré-eclâmpsia. As diretrizes para pesquisas futuras incluem o papel de nutrientes na resposta inflamatória, na resistência à insulina e no estresse oxidativo, todos supostamente fatores que contribuem para o desenvolvimento da pré-eclâmpsia.[1]

Defeitos do tubo neural

Os defeitos do tubo neural representam as más-formações congênitas mais importantes e comuns do sistema nervoso central, com graus variáveis de injúria durante a embriogênese e a consequente formação do tubo neural. Os defeitos do tubo neural incluem a anencefalia, meningomielocele, meningocele e craniorraquisquise. A formação do tubo neural é o primeiro processo organogenético a ser iniciado e finalizado.[12] O processo inicia-se aproximadamente 21 dias após a concepção e termina em torno do 28º dia.

A etiologia dos defeitos do tubo neural inclui a hereditariedade, que provavelmente está relacionada a múltiplos genes, os quais são influenciados por fatores ambientais. A relação entre o folato e os defeitos do tubo neural foi sugerida pela primeira vez por Hibbard, em 1964.[12] Estudos observacionais revelaram uma redução do risco de defeitos do tubo neural com o aumento da ingestão dietética de folato.[88,89] Estudos de suplementação com ácido fólico frequentemente demonstram uma redução de risco de 70 a 80%, com a ingestão de 400 μg de ácido fólico diariamente.[12,39] O mecanismo pelo qual o folato pode reduzir o risco de defeitos do tubo neural ainda é desconhecido; a melhoria do nível de folato pode superar a deficiência na produção de proteínas ou de DNA no momento do fechamento do tubo neural.

Como consequência das evidências acumuladas, o US Public Health Service recomendou, em 1992, que todas as mulheres capazes de engravidar consumissem 400 μg de ácido fólico por dia, uma recomendação baseada, em 1998, nas ingestões dietéticas de referência de vitaminas hidrossolúveis.[12] Em um esforço para aumentar a ingestão de ácido fólico, iniciou-se, em 1998, a fortificação obrigatória de grãos de cereais enriquecidos. Acredita-se que a quantidade necessária adicionada ao alimento (1,4 mg de ácido fólico por quilo de grão) foi eficaz em aumentar a ingestão de ácido fólico em 100 μg/dia. Dados de sistemas de vigilância baseados na população revelam uma redução de 30% na incidência de defeitos do tubo neural de 1995 para 2005.[90]

Resumo

Resultados gestacionais saudáveis tanto para a mãe como para o bebê advêm de assistência e avaliação desde a preconcepção, ressaltando boa nutrição, opções saudáveis de estilo de vida, ganho de peso adequado e cuidado pré-natal prévio. O cuidado pré-natal é importante para a avaliação do estado nutricional da gestante e de seus fatores de risco, além de assegurar uma boa evolução da gestação por meio de acompanhamento. A investigação prévia pode identificar problemas fisiológicos e psicológicos e permitir o início da terapia adequada. Enquanto os Estados Unidos trabalham para atingir os objetivos estabelecidos pelo *Healthy People 2020*, os pesquisadores devem prosseguir com trabalhos que possam identificar estratégias de intervenção nutricional que sejam eficazes para a melhoria dos resultados da gestação.

Referências bilbiográficas

1. Kaiser L, Allen LH, American Dietetic Association. J Am Diet Assoc 2008;108:553–61.
2. Stein Z, Susser M. Pediatr Res 1975;9:70–6.
3. Stein Z, Susser M. Pediatr Res 1975;9:76–83.
4. Rosebook TJ, Painter RC, van Abeelen AF, et al. Maturitas 2011;70:141–5.
5. Kyle UG, Pichard C, Curr Opin Clin Nutr Metab Care 2006;9: 388–94.
6. Wadhwa PD, Buss C, Entringer S et al. Semin Reprod Med 2009;27:358–68.
7. Barker DJ, Osmond C, Kajantie E et al. Ann Hum Biol 2009;36: 445–58.
8. Tamashiro KL, Moran TH. Physiol Behav 2010;100:560–6.
9. US Department of Health and Human Services. HealthyPeople. gov. Disponível em: http://healthypeople.gov/2020. Acesso em 22 de julho de 2012.
10. US Department of Health and Human Services. Health People 2010 Final Review. Disponível em: http://www.cdc.gov/nchs/healthy_people/hp2010/hp2010_final_review.htm. Acesso em 22 de julho de 2012.
11. Johnson K, Posner SF, Biermann J et al. MMWR Morb Mortal Wkly Rep 2006;55:1–23.
12. Food and Nutrition Board, Institute of Medicine. Dietary Reference Intakes for Thiamin, Riboflavin, Niacin, Vitamin B6, Folate, Vitamin B12, Pantothenic Acid, Biotin, and Choline. Washington, DC: National Academy Press, 1998.
13. Moos MK, Dunlop AL, Jack BW et al. Am J Obstet Gynecol 2008;199(Suppl 2):S280–9.
14. Gardiner PM, Nelson L, Shellhaas CS et al. Am J Obstet Gynecol 2008;199(Suppl 2):S345–56.
15. Siega-Riz AM, King JC, American Dietetic Association. J Am Diet Assoc 2009;109:918–27.
16. Jevitt C, Hernandez I, Groer M. J Midwifery Womens Health 2007;52:606–13.
17. Nommsen-Rivers LA, Chantry CJ, Peerson JM et al. Am J Clin Nutr 2010;92:574–84.
18. US Department of Health and Human Services, US Department of Agriculture. Nutrition and Your Health: Dietary Guidelines for Americans. 6th ed. Washington, DC: US Government Printing Office, 2005.
19. Food and Nutrition Board, Institute of Medicine. Dietary Reference Intakes for Energy, Carbohydrate, Fiber, Fat, Fatty Acids, Cholesterol, Protein, and Amino Acids. Washington, DC: National Academy Press, 2002.
20. US Department of Health and Human Services. 2008 Physical Activity Guidelines for Americans. Washington, DC: US Government Printing Office, 2008. ODPHP Publication No. U0036.
21. Dunlop AL, Jack BW, Bottalico JN et al. Am J Obstet Gynecol 2008;199(Suppl 2):S310–27.
22. Brown AS, Fernhoff PM, Waisbren SE et al. Genet Med 2002;4:84–9.
23. Institute of Medicine, National Research Council. Weight Gain During Pregnancy: Reexamining the Guidelines. Washington, DC: National Academies Press, 2009.
24. Chiloiro M, Darconza G, Piccioli E et al. J Gastroenterol 2001; 36:538–43.
25. Carmichael SL, Abrams B. Obstet Gynecol 1997;89:865–73.
26. Strychar IM, Chabot C, Champagne F et al. J Am Diet Assoc 2000; 100:353–6.
27. Schieve LA, Cogswell ME, Scanlon KS. Matern Child Health J 1998;2:111–6.
28. Villamor E, Cnattingius S. Lancet 2006;368:1164–70.
29. Food and Nutrition Board, Institute of Medicine. Dietary Reference Intakes for Vitamin A, Vitamin K, Arsenic, Boron, Chromium, Copper, Iron, Manganese, Molybdenum, Nickel, Silicon, Vanadium, and Zinc. Washington, DC: National Academy Press, 2001.
30. Simpson JL, Bailey LB, Pietrzik K et al. J Matern Fetal Neonatal Med 2011;24:1–24.
31. Voyles LM, Turner RE, Lukowski MJ et al. J Am Diet Assoc 2000; 100:1068–70.
32. Rothman KJ, Moore LL, Singer MR et al. N Engl J Med 1995; 333:1369–73.
33. Miller RK, Hendricks AG, Mills JL et al. Reprod Toxicol 1998; 12:75–88.
34. Hollis BW, Wagner CL. CMAJ 2006;174:1287–90.
35. Food and Nutrition Board, Institute of Medicine. Dietary Reference Intakes for Calcium, Phosphorus, Magnesium, Vitamin D, and Fluoride. Washington, DC: National Academy Press, 1997.
36. Nesby-O'Dell S, Scanlon K, Cogswell M et al. Am J Clin Nutr 2002;76:187–92.
37. Hollis BW, Wagner CL. Am J Clin Nutr 2004;79:717–26.
38. Food and Nutrition Board, Institute of Medicine. Dietary Reference Intakes for Vitamin C, Vitamin E, Selenium, and Carotenoids. Washington, DC: National Academy Press, 2000.
39. Simpson JL, Bailey LB, Pietrzik K et al. J Matern Fetal Neonatal Med 2010;23:1323–43.
40. Caudill MA, Cruz AC, Gregory JF et al. J Nutr 1997;127:2363–70.
41. Zempleni J, Mock DM. Proc Soc Exp Biol Med 2000;223:14–21.
42. Takechi R, Taniguchi A, Ebara S et al. J Nutr 2008;138:680–4.
43. Food and Nutrition Board, Institute of Medicine. Dietary Reference Intakes for Water, Potassium, Sodium, Chloride, and Sulfate. Washington, DC: National Academy Press, 2004.
44. Prentice A. J Nutr 2003;133(Suppl):1693S–9S.
45. Leverett DH, Adair SM, Vaughan BW et al. Caries Res 1997;31:174–9.
46. Allen LH. Am J Clin Nutr 2000;71(suppl):1280S–4S.
47. Turner RE, Langkamp-Henken B, Littell RC et al. J Am Diet Assoc 2003;103:461–6.
48. King JC. Am J Clin Nutr 2000;71(suppl):1334S–43S.
49. Scholl TO, Hediger ML, Schall JI et al. Am J Epidemiol 1993; 137:1115–24.
50. Goldenberg RL, Tamura T, Neggers Y et al. JAMA 1995;274:463–8.
51. Caulfield LE, Zavaleta N, Figueroa A et al. J Nutr 1999;129:1563–8.

52. Merialdi M, Caulfield LE, Zavaleta N et al. Obstet Gynecol Surv 2005;60:13–5.
53. Merialdi M, Caulfield LE, Zavaleta N et al. Am J Obstet Gynecol 2004;190:1106–12.
54. Barr SI, Murphy SP, Poos MI. J Am Diet Assoc 2002;102:780–8.
55. Turner RE, Langkamp-Henken R, Littell R. J Am Diet Assoc 2003; 103:563.
56. Institute of Medicine. Nutrition During Pregnancy: Part II. Nutrient Supplements. Washington, DC: National Academy Press, 1990.
57. US Department of Agriculture. Health & Nutrition Information for Pregnant & Breastfeeding Women. Disponível em: http://www.choosemyplate.gov/pregnancy-breastfeeding.html. Acesso em 22 de julho de 2012.
58. James DC, Lessen R. J Am Diet Assoc 2009;109:1926–42.
59. American College of Gynecologists and Obstetricians. Obstet Gynecol 2002;99:171–3.
60. Dye TD, Knox KL, Artal R. Am J Epidemiol 1997;146:961–5.
61. Mozaffarian D, Rimm EB. JAMA 2006;296:1885–99.
62. Nesheim MC, Yaktine AL, eds. Seafood Choices: Balancing Benefits and Risks. Washington, DC: National Academies Press, 2007.
63. Hibbeln JR, Davis HM, Steer C et al. Lancet 2007;369:578–85.
64. Craig WJ, Mangels AR, American Dietetic Association. J Am Diet Assoc 2009;109:1266–82.
65. CARE Study Group. BMJ 2008;337:a2332.
66. Bech BH, Obel C, Henriksen TB et al. BMJ 2007;384:409.
67. Lupton C, Burd L, Harwood R. Am J Med Genet 2004;127C:42–50.
68. Stratton K, Howe C, Battaglia F. Fetal Alcohol Syndrome: Diagnosis, Epidemiology, Prevention and Treatment. Washington, DC: National Academy Press, 1996:17–20.
69. Stoler JM, Holmes LB. Am J Med Genet C Semin Med Genet 2004;127C:21–7.
70. Day NL, Leech SL, Richardson GA et al. Alcohol Clin Exp Res 2002;26:1584–91.
71. Day NL, Richardson GA. Am J Med Genet C Semin Med Genet 2004;127C:28–34.
72. Westfall RE. Complement Ther Nurs Midwifery 2004;10:30–6.
73. White B. Am Fam Physician 2007;75:1689–91.
74. Rousseaux CG, Schachter H. Birth Defects Res B Dev Reprod Toxicol 2003;68:505–10.
75. Finkel RS, Zarlengo KM. N Engl J Med 2004;351:302–3.
76. Reinold C, Dalenius K, Smith B et al. Pregnancy Nutrition Surveillance 2007 Report. Atlanta: Centers for Disease Control and Prevention, 2009.
77. Ventura SJ, Hamilton BE, Mathews TJ et al. Pediatrics 2003; 111:1176–80.
78. Substance Abuse and Mental Health Services Administration. Results from the 2008 National Survey on Drug Use and Health: National Findings. Office of Applied Studies, NSDUH series H-36, DHHS publication no. SMA 09-4434. Rockville, MD, 2009. Disponível em: http://www.oas.samhsa.gov/NSDUH/2k8NSDUH/2k8results.cfm#Ch2. Acesso em 15 de agosto de 2010.
79. Chiriboga CA. Neurologist 2003;9:267–79.
80. Minnes S, Singer LT, Kirchner HL. Neurotoxicol Teratol 2010; 32:443–51.
81. Linares TJ, Singer LT, Kirchner HL. J Pediatr Psychol 2006;31:85–97.
82. Jednak MA, Shadigian EM, Kim MS et al. Am J Physiol 1999; 277:G855–61.
83. Huxley RR. Obstet Gynecol 2000;95:779–82.
84. Richter JE. Gastroenterol Clin North Am 2003;32:235–61.
85. Reinold C, Dalenius K, Brindley P et al. Pregnancy Nutrition Surveillance 2008 Report. Atlanta: Centers for Disease Control and Prevention, 2010.
86. Van Wootten W, Turner RE. Am J Diet Assoc 2002;102:241–3.
87. Solomon CG, Seely EW. N Engl J Med 2004;350:641–2.
88. Shaw GM, Schaffer D, Verlie EM et al. Epidemiology 1995;6:219–26.
89. Werler MM, Shapiro S, Mitchell AA. JAMA 1993;269:1257–61.
90. National Birth Defects Prevention Network. Disponível em: http://www.nbdpn.org. Acesso em 15 de agosto de 2010.

Sugestões de leitura

Kaiser L, Allen LH, American Dietetic Association. Position of the American Dietetic Association: nutrition and lifestyle for a healthy pregnancy outcome. J Am Diet Assoc 2008;108:553–61.

Poston L, Harthoorn LF, Van Der Beek EM. Obesity in pregnancy: implications for the mother and lifelong health of the child. A consensus statement. Pediatr Res 2011;69:175–80.

Reinold C, Dalenius K, Brindley P et al. Pregnancy Nutrition Surveillance 2009 Report. Atlanta: Centers for Disease Control and Prevention, 2011.

53 Nutrição na lactação*

Deborah L. O'Connor e Mary Frances Picciano†

O leite humano, um alimento complexo, fornece tanto nutrição como componentes bioativos, que conferem benefícios para o crescimento, o desenvolvimento e a saúde dos lactentes. Conscientes disso, a Organização Mundial da Saúde (OMS), a American Academy of Pediatrics (AAP) e a Health Canada recomendam, sem exceção, o aleitamento materno exclusivo durante os seis primeiros meses de vida. Aos 6 meses de vida, é aconselhável a introdução de alimentos sólidos ricos em nutrientes, prosseguindo a amamentação durante os primeiros 12 a 24 meses e mesmo depois disso.[1-3] O aleitamento materno exclusivo é definido como o não recebimento de qualquer sólido ou líquido que não seja o leite materno.[4] Apesar dessas recomendações, apenas 33 e 13% dos lactentes nos Estados Unidos são alimentados apenas com leite materno até 3 ou 6 meses, respectivamente.[5] De fato, apenas 43% dos lactentes são, de alguma maneira, alimentados com algum leite humano aos 6 meses. As taxas de início são um pouco mais animadoras, com 75% das mulheres norte-americanas iniciando a amamentação. Os objetivos do programa *US Healthy People 2020* (Pessoas Saudáveis 2020) são ampliar a proporção de mulheres norte-americanas que amamentam (qualquer período de aleitamento) seus filhos para 82% no período pós-parto precoce (inicial) e para 61% aos 6 meses, além de aumentar a exclusividade do aleitamento materno aos 3 e 6 meses para 46 e 26%, respectivamente.[6] Existem poucas contraindicações para o aleitamento materno. Em geral, as mulheres que são positivas para o vírus da imunodeficiência humana (HIV), que têm tuberculose ativa e não tratada, que são portadoras do vírus linfotrópico de células-T humanas tipo 1 ou tipo 2 ou que fazem uso de drogas ilícitas ou de determinados medicamentos, como quimioterápicos para o tratamento de câncer, não devem amamentar.[4] Lactentes com galactosemia não devem ser amamentados. Nos países em desenvolvimento, no entanto, pode não haver uma alternativa segura disponível para o aleitamento materno. Dessa forma, pode ser necessária a avaliação dos riscos relativos das opções de alimentação infantil.

O leite humano é um alimento exclusivo que fornece muito mais do que nutrição para o lactente. Além de macro e micronutrientes, um notável conjunto de evidências indica que o leite humano contém uma série de outros componentes – incluindo agentes anti-inflamatórios, imunoglobulinas, antimicrobianos, antioxidantes, oligossacarídeos, citocinas, hormônios e fatores de crescimento – que possuem atividades biológicas relacionadas com o desenvolvimento, a regulação metabólica, o processo inflamatório e a patogênese.[7] Os efeitos combinados desses componentes bioativos podem resultar na proteção conferida pelo leite materno aos lactentes contra doenças infecciosas, distúrbios alérgicos e doenças crônicas de base imunológica.[8]

O presente capítulo resume as informações sobre a prevalência da lactação, seus aspectos fisiológicos e a composição do leite humano. Além disso, ele destaca o possível impacto benéfico da lactação, tanto sobre o lactente a termo como sobre a mãe lactante, sugerindo instruções para futuras pesquisas a respeito da lactação.

*__Abreviaturas:__ **AAP**, American Academy of Pediatrics (Academia Norte-americana de Pediatria); **AHRQ**, Agency for Healthcare and Research and Quality (Agência de Pesquisa e Qualidade em Saúde); **ALA**, ácido alfalinolênico; **ARA**, ácido araquidônico; **DHA**, ácido docosaexaenoico; **DMO**, densidade mineral óssea; **HIV**, vírus da imunodeficiência humana; **LA**, ácido linoleico; **LC-PUFA**, ácidos graxos poli-insaturados de cadeia longa; **NHANES**, *National Health and Nutrition Examination Survey* (Pesquisa Nacional sobre Saúde e Nutrição dos Estados Unidos); **OMS**, Organização Mundial da Saúde; **OR**, índices de probabilidades; **PROBIT**, *Promotion of Breastfeeding Intervention Trial* (Ensaio de Intervenção para Promoção do Aleitamento Materno); **RR**, risco relativo; **Unicef**, Fundo das Nações Unidas para a Infância; **WIC**, Special Supplemental Nutrition Program for Women, Infants and Children (Programa Especial de Suplementação Nutricional para Mulheres, Bebês e Crianças).

†*In memoriam*. Com o falecimento da Dra. Picciano, ela infelizmente não conseguiu fazer a revisão deste capítulo.

Prevalência do aleitamento materno

Em todo o mundo

O Banco de Dados Globais da OMS sobre aleitamento materno fornece dados de vigilância, principalmente de levantamentos internacionais e regionais, de 94 países ou 65% da população infantil mundial (< 12 meses de vida).[9] Esses dados sugerem que as taxas de início para o aleitamento materno nos Estados Unidos são semelhantes às do Reino Unido (76%) e da Alemanha (77%), porém mais baixas do que as do Canadá (93%) e da Áustria (93%). A porcentagem de mães que amamentam exclusivamente até os 4 meses nos Estados Unidos (33%) é menor do que no Canadá (51%), mas a exclusividade até os 6 meses é baixa nos Estados Unidos (14%), no Canadá (14%), na Alemanha (22%) e na Áustria (22,4%). O Fundo das Nações Unidas para a Infância (Unicef) fornece dados sobre a exclusividade do aleitamento materno em âmbito mundial por região geográfica.[10] Foram estimadas que as taxas para o aleitamento materno exclusivo de lactentes de 0 a 5 meses de vida sejam mais altas na região do Leste da Ásia e do Pacífico (43%) e no Leste e Sul da África (41%), porém mais baixas não só na África Ocidental e Central (20%), mas também na Europa Central e Oriental e na Comunidade dos Estados Independentes (22%) (Fig. 53.1). A média global do aleitamento materno exclusivo de 0 a 5 meses relatada pela Unicef foi de 37%.

Nos Estados Unidos

A prevalência do aleitamento materno nos Estados Unidos foi estimada por várias pesquisas norte-americanas de grande escala, incluindo o *Ross Laboratories Mothers Survey* (pesquisa entre mães feita pelos Laboratórios Ross), o *National Health and Nutrition Examination Survey* (NHANES, de 1996 a 2006) e os *Centers for Disease Control and Prevention National Immunization Survey* (Pesquisa Internacional sobre Imunização dos Centros Norte-americanos para Controle e Prevenção de Doenças).[5,11,12] A *Ross Laboratories Mothers Survey* foi iniciada em 1954 e, desde então, sofreu uma expansão considerável. Ela foi elaborada para determinar os padrões de alimentação com leite durante a infância. A porcentagem relatada de mães que sempre amamentaram aumentou de níveis baixos nos anos 1950 e 1960 para um ponto alto em 1982, declinou ao longo da década de 1980, mas depois subiu na década de 1990 (Tab. 53.1).[12,13]

De acordo com a NHANES, a porcentagem de lactentes que sempre foram amamentados aumentou de 60% entre os

Tabela 53.1 Taxas de amamentação na alta hospitalar e aos 6 meses de vida, de acordo com a participação no Programa Especial de Suplementação Nutricional para Mulheres, Lactentes e Crianças (WIC)

	Amamentação na alta hospitalar (%)		Amamentação aos 6 meses de vida (%)	
Ano	Participantes do WIC	Não participantes do WIC	Participantes do WIC	Não participantes do WIC
1978	34,4	48,1	10,0	20,0
1982	45,3	65,0	16,1	29,4
1984	39,9	67,6	12,0	28,5
1990	33,7	62,9	8,2	23,6
2002	58,8	79,2	22,1	42,7
2003	54,3	76,1	21,0	42,7

WIC, *Special Supplemental Nutrition Program for Women, Infants and Children* (Programa Especial de Suplementação Nutricional para Mulheres, Lactentes e Crianças).
Dados de Ryan AS, Zhou W. Lower breastfeeding rates persist among the Special Supplemental Nutrition Program for Women, Infants, and Children participants, 1978-2003. Pediatrics 2006; 117:1136-46, com permissão. Alguns dados foram extrapolados das figuras.

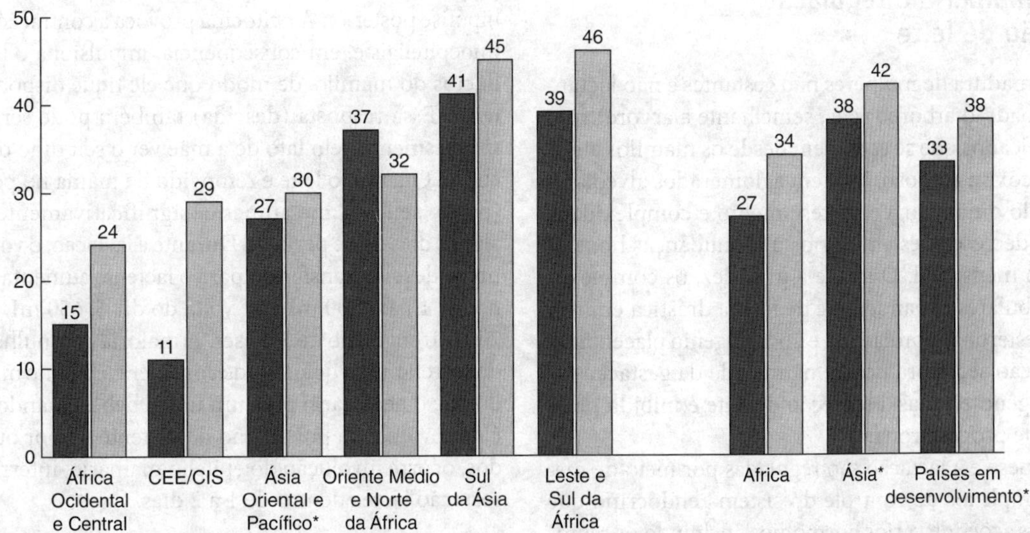

Figura 53.1 Tendências em nível mundial, de 1995 a 2008, na porcentagem de lactentes com menos de 6 meses de vida que foram alimentados exclusivamente com leite materno. *Asteriscos*, excluindo a China; CEE/CIS, região da Europa Central e Oriental/Comunidade dos Estados Independentes. (Dados do Unicef. Banco de Dados Globais do Unicef, 2010, provenientes de *Multiple Indicator Cluster Surveys* (Estudos Agrupados de Indicadores Múltiplos), *Demographic Health Surveys* (Estudos Demográficos de Saúde) e *Other National Surveys* (Outros Estudos Internacionais). Disponível em http://www.childinfo.org/breastfeeding_progress.html. Acesso em 28 de junho de 2011, com permissão).

nascidos em 1993 a 1994 para 77% entre os nascidos em 2005 a 2006.[11] Em contraste, não ocorreu nenhuma alteração significativa na taxa de aleitamento materno aos 6 meses de vida para os lactentes nascidos entre 1993 e 2004. O aleitamento tanto na alta hospitalar como aos 6 meses era mais comum entre as mulheres brancas e hispânicas do que entre as negras.[11] No grupo de coortes de nascimentos entre 2005 e 2006, 65% dos lactentes negros não hispânicos foram amamentados, em comparação com 80% dos lactentes mexicano-americanos e 79% dos brancos não hispânicos.

As taxas de aleitamento materno aumentaram significativamente com o aumento da idade materna geral, bem como para todos os grupos raciais e étnicos; no entanto, elas permanecem menores entre mulheres de baixa renda.[11] Os dados da *Ross Laboratories Mothers Survey* indicam que as taxas de início do aleitamento materno entre as mulheres que participaram do *Special Supplemental Nutrition Program for Women, Infants, and Children* (WIC) entre 1978 e 2003 ficaram consideravelmente para trás (24% em média) daquelas de mães não envolvidas nesse programa.[13] De 1999 a 2003, a diferença nas taxas de aleitamento materno aos 6 meses entre as mães que participaram ou não do WIC passou de 20%. Para ser uma candidata ao WIC, uma mulher deve se enquadrar no porcentual de 185% ou abaixo disso em relação às diretrizes de renda na faixa de pobreza dos Estados Unidos ou, então, ela ou algum membro da família precisa receber algum tipo de assistência financeira do governo. O programa WIC revisou suas bolsas-alimento para aumentar o valor monetário das bolsas de amamentação, pois se acreditava que isso fosse um desincentivo para o aleitamento materno. Antes dessas mudanças, o valor de mercado da bolsa-alimento para mãe e filho alimentados com uma fórmula exclusiva era de cerca de 1.380 dólares, em comparação a 670 dólares para uma mãe que decidia amamentar exclusivamente durante o primeiro ano.

Glândula mamária e regulação da secreção de leite

A mama madura de mulheres não gestantes e não lactantes tem um padrão arbóreo (i. e., semelhante a árvore) com ductos ramificados que se estendem desde os mamilos até as margens do coxim adiposo. Existem aglomerados alveolares em um estado dinâmico, com crescimento e complexidade crescentes e decrescentes em resposta às mudanças hormonais do ciclo menstrual. Durante a gravidez, os complexos alveolares lobulares expandem-se de forma drástica em resposta à progesterona, à prolactina e ao lactogênio placentário. A diferenciação secretora ocorre na metade da gestação (1ª fase da lactogênese), mas a secreção de leite é inibida pelos altos níveis de progesterona.[14,15]

A lactogênese e a lactação são reguladas por meio de mecanismos complexos de controle do sistema endócrino que coordenam as ações de vários hormônios, incluindo os reprodutivos como prolactina, progesterona, lactogênio placentário, ocitocina e estrogênio.[15,16] Embora se saiba que a progesterona suprime a secreção ativa de leite durante a 1ª fase da lactogênese, a regulação hormonal durante esse estágio não é bem compreendida.[16] Após o parto, a 2ª fase da lactogênese, também conhecida como ativação secretora, é iniciada pela queda da progesterona, combinada com altos níveis de prolactina: esse processo resulta na secreção de colostro ("primeira secreção láctea") e, depois, do leite. O início da 2ª fase da lactogênese não requer a sucção do recém-nascido, mas a sucção deve começar por volta de 3 a 4 dias após o parto para manter a secreção do leite. A prolactina, necessária para manter a produção láctea após o estabelecimento da lactação, é liberada na circulação pela hipófise anterior em resposta à sucção. Durante a lactação, a liberação de prolactina é mediada por um declínio transitório na secreção de dopamina, um fator de inibição, pelo hipotálamo. Como os níveis de prolactina no plasma não se correlacionam com a taxa de secreção do leite, os pesquisadores sugeriram que esse hormônio possa ser um fator permissivo para a secreção láctea e não um fator regulador.[16]

Um diagrama de um complexo alveolar, a unidade secretora de leite da mama humana, está ilustrado na Figura 53.2.[17] Esse complexo consiste em uma camada de células epiteliais circundadas por várias estruturas de sustentação, incluindo células mioepiteliais, vasculatura e estroma (que, por sua vez, contém adipócitos, fibroblastos e plasmócitos). Para a produção de leite, ocorrem quatro processos secretórios integrados no complexo alveolar. Esses processos são os seguintes: exocitose da proteína do leite, da lactose e de outros componentes da fase aquosa pelas vesículas secretoras derivadas do complexo de Golgi; síntese e secreção de gordura através de glóbulos de gordura do leite; secreção de íons, água e glicose; e transcitose das imunoglobulinas e de outras substâncias a partir dos espaços intersticiais. O leite é secretado nos lumens dos alvéolos e armazenado lá até a ejeção por contração das células mioepiteliais.[14] Embora a secreção do leite seja um processo contínuo, a quantidade produzida é regulada principalmente pela demanda do lactente.

A sucção faz com que os impulsos neurais sejam enviados para o hipotálamo, deflagrando a liberação de ocitocina pela hipófise posterior. A ocitocina provoca a contração das células mioepiteliais e, em consequência, impulsiona o leite para os ductos do mamilo, de modo que ele fique disponível ao lactente. Essa resposta (descida) também pode ser deflagrada simplesmente pelo fato de a mãe ver o seu filho ou ouvir seu choro. Quando o leite é removido da mama no período pós-parto, seu volume aumenta significativamente dentro de alguns dias desse período. Durante a lactação, o volume diário típico de leite transferido para o lactente aumenta de 0,50 mL no dia 1 para 500 mL por volta do dia 5, 650 mL em 1 mês e 750 mL em torno de 3 meses. A maioria das mulheres é capaz de secretar uma quantidade consideravelmente maior de leite do que o necessário para um único bebê. Quando o leite não é removido, seja por sucção do lactente ou por outros métodos, ocorre involução do epitélio mamário, interrompendo a secreção láctea dentro de 1 a 2 dias.

Composição do leite humano

O leite humano é um líquido biológico extremamente complexo. É composto de milhares de componentes, que se

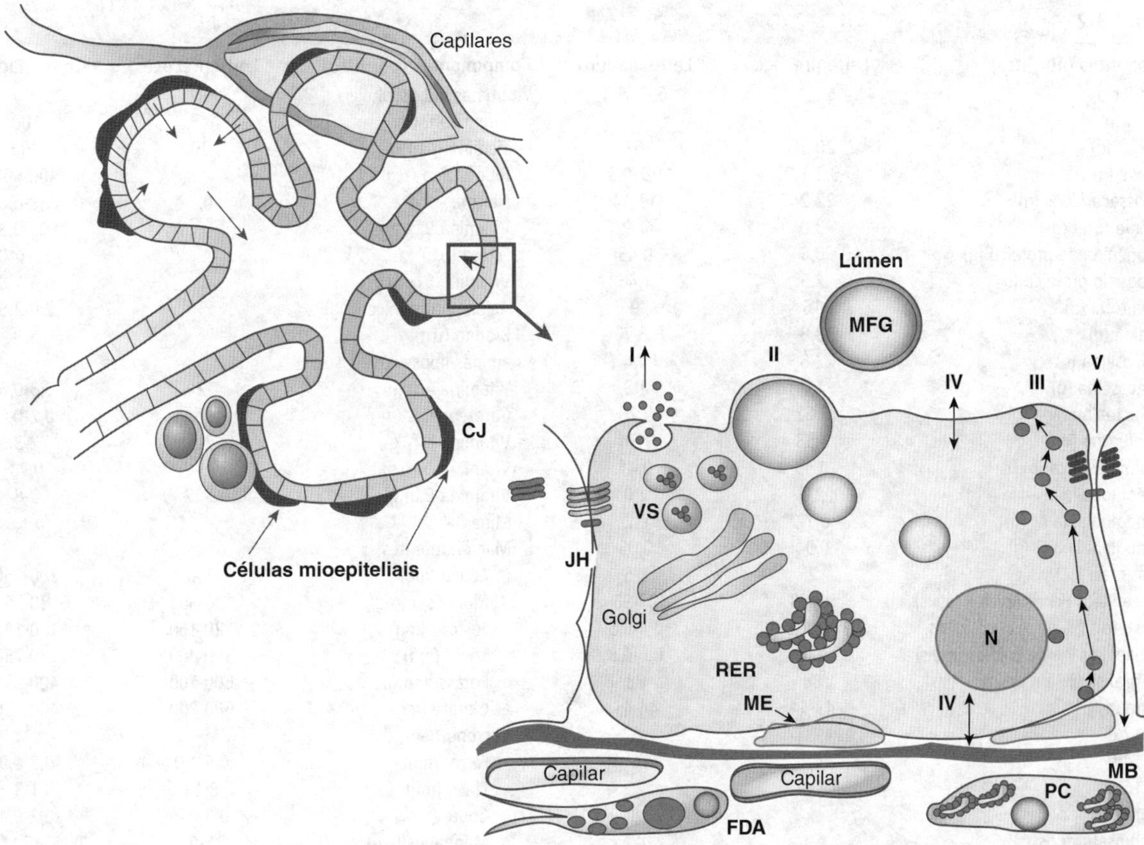

Figura 53.2 Diagrama do alvéolo mamário e da célula epitelial alveolar, ilustrando as vias para a secreção de leite. O leite é secretado pelas células epiteliais alveolares para o lúmen e, então, conduzido através dos ductos pela contração das células mioepiteliais (ME). O alvéolo é circundado por uma vasculatura bem desenvolvida e um estroma que inclui componentes da matriz extracelular, fibroblastos e adipócitos. A região destacada pelo quadro foi ampliada para mostrar as principais propriedades de estrutura e de transporte das células alveolares. I, Secreção exocitótica de proteínas do leite, lactose, cálcio e outros componentes de fase aguda do leite. II, Formação de gotículas lipídicas citoplasmáticas que se deslocam em direção à membrana apical para serem secretadas sob a forma de glóbulo de gordura do leite ligado à membrana (MFG). III, Transcitose vesicular de proteínas, como imunoglobulinas, a partir do espaço intersticial. IV, Transportadores para o deslocamento de íons monovalentes, água e glicose através das membranas apicais e basais da célula. V, Transporte de componentes plasmáticos e leucócitos através da via paracelular (aberta apenas durante a gravidez, a involução e em estados inflamatórios como mastite). MB, membrana basal; FDA, adipócitos depletados de gordura; JH, junção de hiato; CJ, complexo juncional; N, núcleo; PC, plasmócito; RER, retículo endoplasmático rugoso; VS, vesícula secretora. (Reproduzido de McManaman JL, Neville MC. Mammary physiology and milk secretion. Adv Drug Del Rev 2003;55:629-41, com autorização).

encontram dispersos ao longo das várias fases da lactação, incluindo uma fase aquosa com soluções verdadeiras (87%), dispersões coloidais de moléculas de caseína (0,3%), emulsões de glóbulos de gordura (4%), membranas desses glóbulos, e células vivas. A composição do leite sofre mudanças substanciais à medida que a secreção láctea inicial desenvolve as características de leite maduro – características estas que são evidentes perto do dia 10 da lactação. Por exemplo, ocorrem modificações como aumento da lactose; diminuição do sódio, potássio e cloreto; elevação dos lipídios totais; redução dos fatores imunológicos lactoferrina e imunoglobulina A secretora; e declínio dos oligossacarídeos. Os valores representativos para os componentes do leite humano precoce (inicial) e maduro estão listados na Tabela 53.2.[18] Tanto a composição como o volume do leite humano secretado são, até certo ponto, influenciados por fatores como individualidade genética, consumo alimentar materno (particularmente de ácidos graxos, vitamina B_{12}, tiamina, riboflavina, vitamina B_6, vitamina A, selênio e iodo) e estágio da lactação.[19-23]

A glândula mamária é capaz de extrair a maioria dos nutrientes de forma ativa da circulação, independentemente dos sistemas de regulação da mãe; desse modo, o leite pode conter níveis adequados de nutrientes, mesmo durante uma ingestão materna deficiente ou insuficiente. Contudo, as deficiências maternas persistentes podem resultar em concentrações inadequadas de micronutrientes no leite. Embora grande parte dos componentes do leite humano (inclusive os nutrientes) seja, na verdade, de natureza bioativa, os fatores nutricionais são agrupados separadamente na discussão a seguir.

Fatores nutricionais

Macronutrientes

Os componentes proteicos do leite humano fornecem aminoácidos essenciais para o crescimento, fatores de proteção (p. ex., imunoglobulinas, lisozimas, lactoferrina), carreadores de vitaminas (p. ex., proteínas ligantes de folato, vitamina D e vitamina B_{12}) e de hormônios (p. ex., proteínas

Tabela 53.2 Valores representativos dos componentes do leite humano

Componentes (por litro)[a]	Leite precoce	Leite maduro	Componentes (por litro)[a]	Leite precoce	Leite maduro
Energia (kcal)		653-704	Vitaminas hidrossolúveis		
Carboidrato			Vitamina C (mg)		100
Lactose (g)	20-30	67	Tiamina (μg)	20	200
Glicose (g)	0,2-1,0	0,2-0,3	Riboflavina (μg)		400-600
Oligossacarídeos (g)	22-24	12-14	Niacina (mg)	0,5	1,8-6,0
Nitrogênio total (g)	3,0	1,9	Vitamina B_6 (mg)		0,09-0,31
Nitrogênio não proteico (g)	0,5	0,45	Folato (μg)		80-140
Nitrogênio proteico (g)	2,5	1,45	Vitamina B_{12} (μg)		0,5-1,0
Proteína total (g)	16	9	Ácido pantotênico (mg)		2,0-2,5
Caseína (g)	3,8	5,7	Biotina (μg)		5-9
Betacaseína (g)	2,6	4,4	Vitaminas lipossolúveis		
Kapacaseína (g)	1,2	1,3	Vitamina A (mg)	2	0,3-0,6
Alfalactoalbumina (g)	3,62	3,26	Carotenoides (mg)	2	0,2-0,6
Lactoferrina (g)	3,53	1,94	Vitamina K (μg)	2-5	2-3
Albumina sérica (g)	0,39	0,41	Vitamina D (μg)		0,33
Imunoglobulina sérica A (g)	2,0	1,0	Vitamina E (mg)	8-12	3-8
Imunoglobulina M (g)	0,12	0,2	Minerais		
Imunoglobulina G (g)	0,34	0,05	Macronutrientes		
Lipídios totais (%)	2	3,5	Cálcio (mg)	250	200-250
Triglicerídeos (% de lipídios totais)	97-98	97-98	Magnésio (mg)	30-35	30-35
Colesterol[b] (% de lipídios totais)	0,7-1,3	0,4-0,5	Fósforo (mg)	120-160	120-140
Fosfolipídios (% de lipídios totais)	1,1	0,6-0,8	Sódio (mg)	300-400	120-250
Ácidos graxos (% em peso)	88	88	Potássio (mg)	600-700	400-550
Saturados totais	43-44	44-45	Cloreto (mg)	600-800	400-450
C12:0		5	Micronutrientes		
C14:0		6	Ferro (mg)	0,5-1,0	0,3-0,9
C16:0		20	Zinco (mg)	8-12	1-3
C18:0		8	Cobre (mg)	0,5-0,8	0,2-0,4
Monoinsaturados		40	Manganês (μg)	5-6	3
C18:1 ômega-9	32	31	Selênio (μg)	40	7-33
Poli-insaturados	13	14-15	Iodo (μg)		150
Totais ômega-3	1,5	1,5	Fluoreto (μg)		4-15
C18:3 ômega-3	0,7	0,9			
C22:5 ômega-3	0,2	0,1			
C22:6 ômega-3	0,5	0,2			
Totais ômega-6	11,6	13,06			
C18:2 ômega-6	8,9	11,3			
C20:4 ômega-6	0,7	0,5			
C22:4 ômega-6	0,2	0,1			

[a]Todos os valores são expressos por litro de leite, com exceção dos lipídios, que são expressos sob a forma de porcentagem com base no volume do leite ou no peso dos lipídios totais.

[b]O teor de colesterol do leite humano varia de 100 a 200 mg/L na maioria das amostras de leite humano após 21 dias de lactação.

Reproduzido com a permissão de Picciano MF. Representative values for constituents of human milk. Pediatr Clin North Am 2001;48:263-4.

de ligação a tiroxina e corticosteroide), além de exercer atividade enzimática (p. ex., lipase estimulada por sais biliares, amilase) e outras atividades biológicas (p. ex., insulina, fator de crescimento epidérmico). Embora o teor proteico total do leite humano seja o mais baixo entre as espécies, ele é de fácil digestão; além disso, evidências indicam que o uso de nitrogênio do leite humano para a deposição (acúmulo) de massa corporal magra é excepcionalmente alto.[24] A fração de nitrogênio não proteico do leite humano compreende mais de 200 compostos, incluindo aminoácidos livres, carnitina, taurina, açúcares aminados, ácidos nucleicos, nucleotídeos e poliaminas. A nutrição materna pode alterar os compostos nitrogenados proteicos totais e não proteicos do leite humano; via de regra, no entanto, os lactentes a termo saudáveis alimentados apenas com leite materno não exibem sinais de deficiência proteica, independentemente da ingestão materna.[22]

Os lipídios do leite humano, a principal fração energética (45 a 55% das quilocalorias totais), são os componentes mais variáveis desse tipo de secreção láctea. Os lipídios circulantes, um reflexo da dieta materna e das reservas adiposas, são os principais substratos da gordura do leite humano. Os aspectos característicos dos lipídios do leite humano estão revisados em outro local deste livro.[25] O leite humano é uma fonte rica de ácido linoleico (LA) e ácido alfalinolênico (ALA), ambos ácidos graxos essenciais, além de derivados dos ácidos graxos poli-insaturados de cadeia longa (LC-PUFA), ácido araquidônico (ARA) e ácido docosaexanoico (DHA). Como a digestão de gordura ainda não está plenamente desenvolvida no recém-nascido, várias enzimas unem forças para ajudar na digestão dos lipídios do leite. Essas enzimas incluem as seguintes: lipase lingual, que inicia a hidrólise no estômago; lipase gástrica; lipase pancreática; e lipase dependente de sais biliares, que é um componente do leite humano.

A lactose, um dissacarídeo, é um importante constituinte do leite humano e o principal carboidrato;[26] a variabilidade origina-se, sobretudo, da individualidade materna. A lactose do leite aumenta com rapidez no início da lactação. A glicose também está presente no leite humano, mas em quantidades relativamente pequenas. O leite humano também contém amilase (uma enzima capaz de ajudar na digestão do carboidrato), açúcares de nucleotídeos, glicolipídios, glicoproteínas e oligossacarídeos, que inibem o crescimento e a função de determinados patógenos.[27]

Micronutrientes

Em geral, o teor de vitamina do leite humano está relacionado com a ingestão materna ou o estado nutricional vitamínico. Se o estado nutricional materno estiver baixo, as concentrações de vitaminas no leite também serão baixas; no entanto, essas concentrações ficarão maiores com o aumento da ingestão materna. Se o estado nutricional da mãe estiver adequado, as concentrações de vitaminas no leite também serão adequadas e menos afetadas pela ingestão materna.[23,26] Em contraste com as vitaminas, as concentrações de minerais no leite humano em geral não se correlacionam com a ingestão materna, com exceção de selênio e iodo.

O leite humano contém as vitaminas lipossolúveis A, D, E e K, bem como certos carotenoides (alfacaroteno, betacaroteno, luteína, criptoxantina, licopeno), que possuem graus variados de atividade biológica. O conteúdo de vitamina A do leite humano é influenciado mais pela ingestão materna do que pelo estado dessa vitamina.[28] Os ésteres de retinil nos quilomícrons e o retinol ligado à proteína de ligação do retinol no plasma são as fontes de vitamina A para a síntese do leite materno. Os ésteres de retinil estão diretamente relacionados com a ingestão materna, enquanto o retinol ligado à proteína de ligação do retinol é relativamente constante, independentemente das reservas hepáticas de vitamina A materna.

Na América do Norte, é recomendável que os lactentes amamentados sejam suplementados com 400 UI de vitamina D/dia, começando nos primeiros dias de vida.[29,30] A Canadian Paediatric Society recomenda ainda o fornecimento de 800 UI de vitamina D, de todas as fontes, para os lactentes que residem em comunidades acima do paralelo 55 (aproximadamente em Edmonton, a capital da província canadense de Alberta).[29*]

Do ponto de vista histórico, a principal fonte de vitamina D para os seres humanos é a síntese cutânea dessa vitamina a partir do colesterol após exposição à luz ultravioleta B. Na ausência de exposição solar, o leite humano sozinho não fornecerá uma quantidade suficiente de vitamina D para evitar deficiência em lactentes (concentração de 25-hidroxivitamina D < 50 nmol/L), exceto quando as mães consomem níveis muito altos dessa vitamina sob a forma de suplemento (4.000 a 6.400 UI/dia) para aumentar as concentrações no leite. O limite superior tolerável para a ingestão de vitamina D para mulheres lactantes é de 4.000 UI.[31] Para evitar o risco de câncer de pele, os sistemas de saúde recomendam que os lactentes não sejam expostos à luz solar direta.[29,30] O raquitismo atribuível a níveis inadequados de vitamina D em lactentes continua sendo um problema na América do Norte e em outros países ocidentais, sobretudo entre aqueles alimentados apenas com leite materno e aqueles com pigmentação escura da pele.

O teor de vitamina K do leite humano não se correlaciona com o consumo alimentar materno; alguns estudos, entretanto, relatam que a suplementação materna de vitamina K com doses farmacológicas (5 ou 20 mg/dia) aumenta de maneira significativa as concentrações dessa vitamina no leite e melhora o estado da vitamina mencionada nos lactentes.[32] Os lactentes nascem com baixas reservas teciduais de vitamina K e, por isso, costumam receber uma dose profilática ao nascimento para reduzir o risco de doença hemorrágica.[33] A maior parte da vitamina E no leite humano está na forma de alfatocoferol (83%); pequenas quantidades de beta, gama e deltatocoferóis também estão presentes. Alguns dados indicam que a concentração de vitamina E no leite humano possa ser aumentada apenas por meio de suplementação com grandes quantidades da vitamina.[33]

As vitaminas hidrossolúveis no leite humano incluem vitamina C, tiamina (B_1), riboflavina (B_2), niacina, vitamina B_6 (piridoxina e compostos relacionados), vitamina B_{12} (cobalamina), folato e biotina.[19,20,23] As concentrações dessas vitaminas hidrossolúveis no leite humano dependem, sem exceção, da dieta materna. Há relatos de deficiências da vitamina B_{12} em bebês amamentados por mães que seguem uma dieta estritamente vegetariana. Embora a suplementação de vitamina B_{12} resolva as anormalidades relacionadas com a deficiência, algumas evidências sugerem a possibilidade de ocorrência de uma incapacidade neurológica permanente.[19,34] Parece que ocorre o uso preferencial de folato pela glândula mamária em detrimento ao sistema hematopoiético materno; por isso, o risco de níveis de folato abaixo do ideal no leite materno é mínimo, a menos que a insuficiência materna seja muito grave.[19]

O leite humano contém os principais minerais (tais como cálcio, fósforo, magnésio, sódio e potássio), bem como vários oligoelementos, incluindo ferro, cobre, zinco, manganês, selênio e iodo. As concentrações dos principais minerais no leite humano, em geral, não correspondem aos seus valores no soro materno. De fato, o aumento na reabsorção óssea materna de cálcio e fósforo, acompanhado por uma excreção urinária diminuída, parece fornecer as quantidades necessárias desses minerais para a produção de leite, independentemente da ingestão alimentar materna.[31] O conteúdo mineral ósseo da mãe pode declinar de 5 a 10% durante um período de tempo de 2 a 6 meses de aleitamento materno exclusivo. No entanto, esse conteúdo normalmente retorna aos níveis basais 6 a 12 meses após o desmame e, dessa forma, não parece aumentar o risco de baixo conteúdo mineral ósseo ou osteoporose.

Embora as quantidades de ferro, cobre e zinco no leite humano sejam relativamente baixas (sem depender da ingestão materna), há relatos de uma alta biodisponibilidade de ferro e zinco no leite materno.[32] O ferro fornecido pelo leite humano, além das reservas desse elemento no recém-nascido

*N.R.C.: A Sociedade Brasileira de Pediatria recomenda o uso de 400 UI de vitamina D a partir do sétimo dia de vida do recém-nascido a termo no primeiro ano de vida e, depois, 600 UI até o segundo ano de vida.

Tabela 53.3 Possíveis funções de fatores bioativos no leite humano

Fatores bioativos	Possível função
Proteínas (não enzimáticas)	
Imunoglobulina A secretora (IgAs)	Atividade antimicrobiana e antiviral, impedindo a aderência de bactérias e vírus às superfícies mucosas (exclusão imune), neutralizando as toxinas microbianas e aumentando a excreção viral
Lactoferrina	Atividade antimicrobiana por meio da quelação do ferro, exclusão imune, citotoxicidade dos produtos de degradação (i. e., lactoferricina B)
Lisozima	Atividade antimicrobiana por destruição da parede celular (ligações beta-1,4 do ácido N-acetilmurâmico e N-acetilglicosamina) e da membrana celular (matriz de proteoglicanos)
Kapacaseína	Atividade antimicrobiana
Citocinas (p. ex., IL-10, TNF-alfa, gamainterferona)	Modulação da maturação e da função do sistema imunológico
sCD14	Atividade antimicrobiana por detecção de lipopolissacarídeos bacterianos, regulação da ativação das células B e T
Complemento (C3, C4), receptores de complemento	Atividade antimicrobiana por bacteriólise, neutralização, exclusão imune e fagocitose intensificada
Betadefensina-1 humana	Atividade antimicrobiana
Receptores do tipo Toll	Atividade antimicrobiana
Carboidratos	
Oligossacarídeos	Atividade antimicrobiana por exclusão imune
Glicoconjugados	Atividade antimicrobiana e antiviral
Ácidos graxos livres (produzidos a partir dos triglicerídeos durante a digestão)	Atividade antimicrobiana, antiviral e antiprotozoária, não só por ruptura das membranas celulares e desarranjo do pH intracelular, mas também por exclusão imune; maturação e modulação da resposta imune (Th1, Th2)
Vitaminas	
Betacaroteno	Atividade anti-inflamatória
Ácido ascórbico	Atividade anti-inflamatória
Alfatocoferol	Atividade anti-inflamatória
Nucleotídeos	Maturação intensificada das células-T, atividade das células *natural killer* (exterminadoras naturais) e resposta humoral a determinadas vacinas
Enzimas	
Lipase dependente de sais biliares	Produção de ácidos graxos livres com atividade antibacteriana, antiviral e antiprotozoária
Catalase	Atividade anti-inflamatória
Glutationa peroxidase	Atividade anti-inflamatória
Acetil-hidrolase do fator PAF	Proteção contra enterocolite necrosante
Antienzimas	
Alfa-1-antitripsina	Inibição de proteases inflamatórias
Alfa-1-antiquimotripsina	Inibição de proteases inflamatórias
Prostaglandinas	Possível citoproteção no intestino do recém-nascido
Células (p. ex., macrófagos, células polimorfonucleares, linfócitos)	Atividade antimicrobiana, produção de linfocinas e citocinas, intensificação de outros agentes protetores, bem como modulação da maturação e da função do sistema imunológico
Células imunológicas (p. ex., macrófagos, linfócitos [p. ex., células T e B])	Atividade antimicrobiana não só pela produção de linfocinas e citocinas, mas também por fagocitose, além de modulação da maturação e da função do sistema imunológico (por atravessar o intestino do neonato); atividade anti-inflamatória
Substâncias relacionadas com o crescimento e o desenvolvimento	
Eritropoetina	Estimulação da eritropoiese em recém-nascidos
Insulina	Efeitos sobre a glicemia neonatal
Prolactina	Ajuda na regulação do desenvolvimento da função dos sistemas neuroendócrino, reprodutivo e imunológico
Esteroides adrenais	Estimulação da maturação orgânica
GnRH	Aumento nos receptores ovarianos do GnRH em recém-nascidos
GHRH	Possível regulação da secreção de GH em recém-nascidos
TRH	Possível regulação da secreção de TSH em recém-nascidos
TSH	Possível regulação da secreção de T_3/T_4 em recém-nascidos
EGF	Estimulação de crescimento do trato gastrintestinal; aceleração do fechamento intestinal
TGF-alfa	Estimulação de crescimento do trato gastrintestinal
IGFs	Estimulação de crescimento do trato gastrintestinal; possíveis efeitos sistêmicos sobre o crescimento

EGF, fator de crescimento epidérmico; GH, hormônio de crescimento; GnRH, hormônio liberador da gonadotrofina; GHRH, hormônio liberador do hormônio de crescimento; IGF, fator de crescimento semelhante à insulina; IL, interleucina; PAF, fator ativador de plaquetas; T_3, tri-iodotironina; T_4, tiroxina; TGF-alfa, fator de crescimento e transformação alfa; TNF, fator de necrose tumoral; TRH, hormônio liberador da tireotropina; TSH, hormônio tireoestimulante.

Dados de Hamosh,[41] Grosvenor et al.,[36] Hosea et al.,[37] com permissão.

a termo, é adequado para os lactentes alimentados com leite materno durante, aproximadamente, os seis primeiros meses após o nascimento. Ao contrário da maioria dos minerais, as concentrações de selênio e iodo no leite materno dependem da dieta materna, podendo variar muito conforme a região geográfica. Por exemplo, o conteúdo de iodo do leite em áreas não deficientes desse mineral é quase 10 vezes maior do que aquele de áreas onde os distúrbios relacionados com deficiência de iodo, que incluem dano cerebral e retardo mental, são prevalentes. A suplementação materna de iodo pode ser eficaz para prevenir os distúrbios relacionados com a deficiência desse mineral.[35]

Componentes bioativos

Algumas das centenas dos componentes bioativos conhecidos do leite materno, incluindo vários nutrientes e suas possíveis funções, estão listadas na Tabela 53.3.[27,36,37] Uma revisão exaustiva dos componentes bioativos do leite humano foi escrita por Hosea Blewett et al.[37] Em geral, os componentes bioativos se enquadram em duas categorias funcionais: aqueles que protegem o lactente contra doenças, seja por ações diretas sobre os microrganismos ou por modulação da função imunológica e da atividade anti-inflamatória; e aqueles que podem ajudar a estimular e regular o crescimento, o desenvolvimento e a maturação do intestino, do sistema imune e dos sistemas neuroendócrinos no recém-nascido. Alguns componentes podem atuar por mais de um mecanismo. Por exemplo, a lactoferrina, uma proteína glicosilada presente em quantidades maiores no leite inicial do que no maduro, tem ação antimicrobiana de amplo espectro; revela atividade antiviral contra o herpes-vírus simples, o citomegalovírus e o HIV; exibe várias atividades imunomoduladoras; e possui atividade anti-inflamatória, realizada por meio da varredura de ferro, bem como por vários outros processos.[27]

Os dados indicam que muitos hormônios e fatores de crescimento no leite materno resistem ao intestino, são absorvidos para a circulação do lactente e desempenham funções importantes. Essas substâncias bioativas incluem agentes provenientes de inúmeros sistemas, incluindo hipófise, pâncreas, hipotálamo, tireoide, paratireoide, intestino, glândula adrenal e gônadas.[36,37] Ainda há muito a ser aprendido sobre as funções dos componentes do leite humano, tanto a respeito dos constituintes conhecidos como daqueles que provavelmente ainda serão descobertos.

Impacto da lactação sobre o lactente

Estado nutricional

O leite humano, que proporciona um equilíbrio adequado de nutrientes em formas facilmente digeríveis e biodisponíveis, fornece uma nutrição ideal para o recém-nascido. Os lactentes alimentados apenas com leite materno tendem a ter uma taxa mais lenta de ganho de peso, em comparação àqueles alimentados com fórmulas após os dois a três primeiros meses de vida.[38] Acredita-se que o padrão de crescimento de lactentes sob aleitamento materno exclusivo seja o padrão de excelência para todos os lactentes, seja qual for o método de alimentação e, como tal, a OMS desenvolveu gráficos de crescimento prescritivos, com o uso de uma amostra internacional de lactentes alimentados com leite materno, criados sob condições econômicas e ambientais favoráveis.[38]

Quando a mãe está bem nutrida ou alimentada, o aleitamento materno exclusivo pode satisfazer todas as necessidades nutricionais do lactente por cerca de 6 meses, exceto para a vitamina D, conforme discutido previamente,[29-31] e de ferro em algumas populações.[39] Para a prevenção da deficiência de ferro, a AAP recomenda que os lactentes alimentados com leite materno sejam suplementados com 1 mg/kg/dia de ferro por via oral, desde os quatro meses de vida até a introdução de alimentos complementares de desmame enriquecidos com esse elemento aos 6 meses de vida.* Dewey estimou as quantidades de nutrientes dos alimentos complementares exigidos pelos lactentes sob aleitamento materno exclusivo com idades entre 6 a 8 meses, 9 a 11 meses e 12 a 23 meses nos países desenvolvidos.[40] Esses alimentos representam 29, 55 e 71% das necessidades energéticas totais, respectivamente, refletindo com isso a diminuição na ingestão de leite humano com o avanço da idade. Para vários nutrientes (vitamina A, folato, vitamina B_{12}, selênio), foi estimado que a quantidade necessária de alimentos complementares antes dos 12 meses esteja próxima do zero. Para outros nutrientes, no entanto, as quantidades variaram de 3% (iodo) e 16% (vitamina C) até 96% (vitamina D) e 97% (ferro), com os valores variando de 56 a 88% para a maioria dos nutrientes essenciais.[40]

Desenvolvimento do cérebro

Um dos benefícios do aleitamento materno nos países desenvolvidos descritos com mais consistência é o impacto exercido sobre o desenvolvimento cognitivo.[41,42] As diferenças no desenvolvimento cognitivo entre lactentes amamentados com leite materno e aqueles alimentados com fórmulas lácteas infantis são particularmente pronunciadas para aqueles que nascem com baixo peso.[41,43,44] Contudo, pelo fato de ser antiética a distribuição aleatória (randomizada) de lactentes para receberem o aleitamento materno ou a alimentação com fórmulas lácteas infantis sob circunstâncias normais, os estudos nessa área são principalmente observacionais e, muitas vezes, incapazes de controlar as características sociodemográficas relevantes que poderiam afetar o desenvolvimento cerebral. Diferenças sociodemográficas (p. ex., renda, idade, nível de escolaridade da mãe, qualidade do ambiente doméstico) frequentemente diferem entre famílias que fornecem leite materno e aquelas que usam fórmulas. Jain et al.[45] utilizaram critérios definidos com base em princípios epidemiológicos para avaliar 40 artigos publicados entre 1929 e 2000. Esses pesquisadores determinaram que muitos estudos apresentavam falhas metodológicas; foi considerado que apenas nove estudos controlados, tanto em relação aos fatores socioeconômicos como em termos de

*N.R.C.: A Sociedade Brasileira de Pediatria recomenda a suplementação de ferro, na quantidade de 1 mg/kg/dia para recém-nascidos a termo do início da alimentação complementar até os 2 anos de vida.

estimulação da criança ou interação com ela, sejam fatores de confusão cruciais. Embora 27 estudos tenham descoberto que o aleitamento materno promova a inteligência, apenas dois estudos satisfizeram todos os critérios definidos, mas apenas um desses dois estudos constatou um efeito significativo da amamentação sobre a inteligência.

Para abordar as deficiências ou falhas inerentes de estudos observacionais e as questões éticas associadas à randomização, Kramer et al.,[42] no *Promotion of Breastfeeding Intervention Trial* (PROBIT), fizeram uso de uma abordagem de randomização por grupos em conglomerados para designar um conjunto de hospitais-maternidade e suas clínicas associadas em Belarus para um programa de promoção do aleitamento materno (grupo experimental) e um segundo conjunto para receber as práticas e políticas habituais em relação a esse tipo de aleitamento (grupo-controle). Belarus é um país desenvolvido da Europa Oriental que apresentava taxas muito baixas de aleitamento materno na época em que o PROBIT teve início. Cerca de 17 mil recém-nascidos a termo foram acompanhados nesse estudo. Os hospitais-maternidade em Belarus que foram aleatoriamente distribuídos para receberem a intervenção para promoção do aleitamento exibiram um aumento significativo no aleitamento materno exclusivo até os 3 meses (43,3%), em comparação aos hospitais randomizados para não serem submetidos ao programa (6,4%). Também foi observado um aumento expressivo na duração do aleitamento materno. Com seis anos e meio de idade, as crianças nos locais de intervenção apresentaram escores mais altos em todos os critérios da Escala de Inteligência Wechsler Abreviada, com diferenças médias ajustadas por grupos de +7,5% (intervalo de confiança de 95%, +0,8 a 14,3) para QI verbal, +2,9 (-3,3 a +9,1) para QI de *performance* (desempenho) e +5,9 (-1,0 a +12,8) para QI total. As avaliações acadêmicas de professores também foram significativamente mais altas no grupo submetido à intervenção, tanto para leitura como para escrita.

Pesquisadores da área sugeriram que a correlação positiva entre a amamentação e o desenvolvimento cognitivo possa ser em parte o resultado dos LC-PUFA (DHA e ARA) que, apesar de estarem presentes em alta concentração no leite materno, não eram adicionados às fórmulas infantis na América do Norte até relativamente pouco tempo.[46] Todavia, os resultados de ensaios clínicos destinados a avaliar se havia ou não a necessidade da adição de DHA e ARA pré-formados à fórmula infantil além dos ácidos graxos precursores (ALA e LA) foram variados; alguns estudos revelaram, pelo menos, um benefício a curto prazo no desenvolvimento visual ou cognitivo, enquanto outros não demonstraram nenhum benefício.[46] O DHA é particularmente importante para o desenvolvimento do sistema nervoso central, incluindo o crescimento rápido do cérebro e da retina que ocorre no feto durante o último trimestre da gestação e no neonato durante os primeiros meses pós-natais.[46] Embora os seres humanos sejam capazes de sintetizar o DHA a partir do ácido graxo precursor ALA, a capacidade da espécie humana em fazer isso parece ser baixa.[46]

Como a composição de ácidos graxos do leite materno reflete a ingestão materna, foi demonstrado um considerável interesse na possível suplementação de mães lactantes com uma fonte de DHA e outros LC-PUFA para melhorar o desenvolvimento neurocognitivo de seus filhos. Uma revisão de Cochrane concluiu que as evidências para apoiar ou refutar essa relação são insuficientes até o momento, havendo a necessidade de mais pesquisas.[47]

Sobrepeso e obesidade

Pesquisadores levantaram a hipótese de que o aleitamento materno possa reduzir indiretamente o risco de sobrepeso e obesidade, facilitando a autorregulação do consumo calórico ou ativando os sistemas reguladores que mantêm o balanço energético.[48-50] Além disso, outros sugeriram que o aleitamento materno em si não é um fator de proteção contra o sobrepeso e a obesidade, mas sim o crescimento pós-natal mais rápido induzido pelo uso de fórmulas lácteas infantis, que programam para obesidade e síndrome metabólica tardias. Na verdade, uma grande atividade de textos da literatura especializada analisou a relação entre determinantes precoces do sobrepeso e da obesidade.

Monasta et al.[50] publicaram uma revisão de 22 revisões sistemáticas existentes na literatura. Esses pesquisadores verificaram que, em sete das 22 revisões, a associação entre a alimentação infantil e a obesidade mais tardia foi analisada. Seis das sete revisões foram classificadas como moderadas em termos de qualidade, embora um tenha sido de má qualidade. Monasta et al. concluíram que o aleitamento materno parece estar associado a sobrepeso e obesidade tardios, embora a magnitude do efeito seja pequena. Eles admitiram que, quando potenciais fatores de confusão eram incluídos nos modelos estatísticos, os índices de probabilidades (OR) ficavam mais próximos de 1, mas todos os estudos originais incluídos nas revisões sistemáticas foram observacionais. Conforme descrito por Monasta et al., o único ensaio randomizado que examinou o impacto de uma intervenção para promoção do aleitamento materno sobre as taxas de obesidade foi o estudo PROBIT conduzido por Kramer et al.,[51] descrito previamente neste capítulo. Apesar de ter aumentado significativamente a duração e a exclusividade do aleitamento materno, a intervenção para promoção desse tipo de alimentação não reduziu as medidas de adiposidade em crianças com seis anos e meio de idade.

Vírus da imunodeficiência humana

A AAP resumiu as informações disponíveis sobre a transmissão do HIV-1 através da amamentação.[52] Os vírus das hepatites B e C, bem como o HIV-1, o citomegalovírus e o vírus-1 da leucemia humana de células-T, foram todos isolados do leite humano.[53] A carga viral no leite materno de mães HIV-positivas é bastante variável. Para ilustrar, a análise do leite humano de 145 mulheres lactantes infectadas por HIV-1 durante os três primeiros meses após o parto revelou que esse vírus era eliminado de forma intermitente; além disso, a carga viral podia diferir entre as mamas na mesma mulher em uma dada amostragem.[54] O aleitamento materno confere um risco de aproximadamente 9 a 15% a mais na transmissão de HIV de mãe para filho.[55]

A total abstinência da amamentação por mães infectadas pelo HIV é a única forma de prevenir ou evitar a transmissão ao lactente. Na América do Norte, pelo fato de existir alternativas seguras de alimentação infantil, é recomendável que as mulheres com infecção por HIV não amamentem, independentemente do uso de agentes antirretrovirais maternos.[52,55,56] Em muitos países em desenvolvimento, no entanto, a alimentação alternativa (substituta) pode não ser acessível para a maioria das mães infectadas por HIV; além disso, o preparo seguro desse tipo de alimentação pode não ser possível por causa da falta de água potável. Por exemplo, um estudo na Índia, que avaliou as taxas de hospitalização no período pós-parto imediato de recém-nascidos de 148 mães infectadas pelo HIV, relatou que 29% dos lactentes submetidos à alimentação alternativa foram hospitalizados; por outro lado, nenhum lactente alimentado exclusivamente com leite materno foi internado. Os motivos para a internação incluíram gastrenterite (13 crianças), sepse ou infecção respiratória aguda (5), sepse (3), icterícia (3) e dermatite (1).[57]

Em suas diretrizes mais atuais sobre HIV e alimentação infantil, a OMS recomenda que cada país decida se os serviços de saúde darão conselho e apoio às mães que sabem que estão infectadas pelo HIV a amamentarem e receberem intervenções com agentes antivirais *ou* a evitarem todo o aleitamento materno, como a estratégia que mais provavelmente dará às crianças a maior chance de sobrevida livre do HIV.[58] Nos países que adotam a estratégia de aleitamento materno com o uso de agentes antirretrovirais, as mães acometidas por infecção conhecida pelo HIV devem amamentar exclusivamente seus filhos durante os seis primeiros meses de vida, introduzir alimentos complementares apropriados depois disso e continuar amamentando por, no mínimo, os 12 primeiros meses de vida. A amamentação, então, deverá ser interrompida apenas quando uma dieta nutricionalmente adequada e segura puder ser fornecida sem o leite materno.*

Morbidade

Em muitos países em desenvolvimento, a capacidade de uma mãe em amamentar um filho com êxito pode significar literalmente a diferença entre a vida e a morte para o recém-nascido, dada a ausência de alternativas seguras e acessíveis de alimentação infantil. Em uma revisão sistemática de estudos provenientes de países menos desenvolvidos, uma equipe de estudo colaborativo da OMS demonstrou que os lactentes não amamentados desses países apresentam um risco seis vezes maior de morrerem de doenças infecciosas nos dois primeiros meses de vida, em comparação àqueles submetidos ao aleitamento materno.[59] Um conjunto crescente de evidências também sugere que a amamentação, mediada por alguns dos componentes bioativos do leite humano, possa reduzir a morbidade em países desenvolvidos.[4]

Em 2007, a Agency for Healthcare Research and Quality (AHRQ) publicou um relatório que resumiu as evidências de revisões sistemáticas e metanálises sobre o aleitamento materno, bem como as consequências à saúde materna e infantil, nos países desenvolvidos.[60] A AHRQ concluiu que o aleitamento materno era associado à redução no risco de otite média aguda, gastrenterite inespecífica, infecções graves do trato respiratório inferior, dermatite atópica, asma (crianças), obesidade, diabetes tipos 1 e 2, leucemia infantil, síndrome de morte súbita infantil, e enterocolite necrosante. O risco atribuível de cada uma dessas consequências à saúde, como resultado do não aleitamento, está resumido na Tabela 53.4. Embora esses achados sejam sugestivos, os autores desse relatório advertiram que quase todos os dados de sua revisão foram coletados a partir de estudos observacionais. Portanto, não se deve deduzir causalidade com base nesses achados. Outra limitação dessa revisão baseada em evidências foi a ampla variação na qualidade do conjunto de evidências em todas as consequências à saúde.

*N.R.C.: O Ministério de Saúde do Brasil sugere a suspensão do aleitamento materno e tem programa para suplementação de fórmula láctea infantil para este lactente.

Impacto da lactação sobre a mãe

Assim como para o lactente, as evidências indicam que a amamentação tem vários benefícios diretos para a saúde da mãe. Foi demonstrado que o aleitamento materno exclusivo até os 6 meses, por exemplo, está associado a um atraso na retomada pós-parto da menstruação e, em consequência, a um aumento no espaçamento entre outros partos.[61] O relatório de evidências da AHRQ sobre o aleitamento materno, bem como sobre as consequências à saúde materna e infantil, nos países desenvolvidos, revelou que a amamentação estava associada a uma diminuição no risco não só de diabetes tipo 2, mas também de câncer de mama e de ovário.[60] Não foi encontrada nenhuma relação entre o histórico de lactação e o risco

Tabela 53.4 Riscos atribuíveis à saúde associados a não amamentação

Consequências	Riscos atribuíveis[a] (%)
Infecção otológica aguda (otite média)	100
Eczema (dermatite atópica)	47
Diarreia e vômitos (infecção gastrintestinal)	178
Hospitalização para doença do trato respiratório inferior no primeiro ano de vida	257
Asma, com histórico familiar	67
Asma, sem histórico familiar	35
Obesidade infantil	32
Diabetes melito tipo 2	64
Leucemia linfocítica aguda	23
Leucemia mielógena aguda	18
Síndrome da morte súbita infantil	56
Entre os recém-nascidos pré-termo	
Enterocolites necrosantes	138
Entre as mães	
Câncer de mama	4
Câncer de ovário	27

[a]O risco atribuível é aproximado, utilizando os índices de probabilidades relatados nos estudos de referência.

De US Department of Health and Human Services. The Surgeon General's Call to Action to Support Breastfeeding. Washington, DC: US Department of Health and Human Services, 2011. Disponível em: http://www.surgeongeneral.gov. Acesso em 22 de junho, 2011, com permissão.

de osteoporose. O efeito do aleitamento materno sobre a perda de peso pós-parto não foi claro. A interrupção precoce do aleitamento ou o não aleitamento foi associado a um aumento no risco de depressão pós-parto; no entanto, ainda não se sabe se a amamentação altera o risco de depressão ou se a depressão pós-parto leva à interrupção precoce da amamentação.

Fertilidade

O aleitamento materno é acompanhado por um período de amenorreia e infertilidade que resulta da supressão da atividade ovariana induzida pela sucção. A sucção interfere no padrão normal da secreção pulsátil do hormônio liberador de gonadotrofina hipotalâmico e, consequentemente, na secreção dos hormônios luteinizante e foliculoestimulante (gonadotrofinas) estimulada pelo hormônio liberador de gonadotrofinas. Embora a secreção do hormônio foliculoestimulante retorne ao normal no início da lactação, os folículos ovarianos podem se desenvolver; a secreção do hormônio luteinizante, entretanto, continua sendo suprimida pela sucção. Como os folículos ovarianos não produzem níveis normais de estradiol enquanto o hormônio luteinizante permanece suprimido, a ovulação também é suprimida pela sucção, resultando em amenorreia lactacional.[62] De fato, o consenso de Bellagio de 1988 postulou que a amamentação completa ou quase completa durante a amenorreia lactacional confere cerca de 98% de proteção contra gravidez nos seis primeiros meses após o parto.[63]

Essa estimativa da eficácia contraceptiva foi confirmada por estudos prospectivos de mulheres lactantes tanto nos países desenvolvidos como naqueles em desenvolvimento.[64,65] Um estudo de mais de 4 mil pares de mães e filhos relatou que, em caso de aleitamento materno completo, as taxas cumulativas de gravidez durante a amenorreia lactacional variaram de 0,9 a 1,2% nos seis primeiros meses após o parto, mas aumentaram para 6,6 a 7,4% em 12 meses pós-parto.[64] Um declínio no estímulo de sucção parece ser o fator crítico que determina o momento de retomada da ovulação depois do parto.[62] Assim, a suplementação com fórmulas ou alimentos sólidos durante a amamentação provavelmente irá acelerar o retorno da fertilidade. Kramer e Kakuma, em sua revisão sistemática de Cochrane, relataram que as mulheres que amamentavam exclusivamente por 6 meses ou mais tinham uma amenorreia mais prolongada, em comparação àquelas que iniciaram o aleitamento materno misto 3 a 4 meses após o parto.[61] A amamentação mista foi definida como a introdução de líquidos ou sólidos complementares aos 3 a 4 meses, com a continuidade da amamentação até os 6 meses.

Retenção do peso e diabetes tipo 2

Na América do Norte, a maioria das mulheres ingressa na gravidez com sobrepeso ou obesidade e, pelo menos, metade delas ganhará mais peso durante a gestação do que o recomendado.[66] Embora muitas mulheres manifestem o desejo de perder peso após o parto e retornar ao seu peso pré-gestacional, a perda de peso pós-parto é altamente variável. O peso adquirido durante a gravidez e não perdido depois do parto, sem dúvida, contribui para o sobrepeso e a obesidade nas mulheres em idade fértil. Uma mulher que está amamentando tem a mesma necessidade de regulação do peso corporal de outra que não esteja em fase de lactação, exceto se ela estiver produzindo um suprimento contínuo de leite e gerando uma produção energética muito mais elevada. Estima-se que o gasto energético total de uma mulher que amamenta exclusivamente seu filho até os seis meses pós-parto seja de 500 kcal/dia. Se o consumo calórico e a atividade física permanecerem inalterados, teoricamente se pode esperar uma perda de peso de 0,5 kg/semana. Todavia, a revisão da AHRQ concluiu que o efeito global do aleitamento materno sobre o retorno ao peso pré-gestacional era insignificante (< 1 kg).[60] A revisão concluiu que outros fatores provavelmente exercem um efeito mais notável sobre a retenção de peso pós-parto, incluindo renda, índice de massa corporal pré-gestacional, etnia, ganho de peso gestacional e ingestão energética. Em geral, as mulheres incluídas nos estudos revisados não aderiram às recomendações de aleitamento materno exclusivo por seis meses, embora tenha sido argumentado que a amamentação de intensidade e duração suficientes seja necessária para promover a perda de peso pós-parto acelerada.

Um dos fatores de risco para o início malsucedido da amamentação é a obesidade, o que dificulta a avaliação do possível impacto desse tipo de alimentação sobre a retenção de peso pós-parto.[66] Baker et al.[67] demonstraram que o aleitamento materno exerceu uma contribuição significativa independente para a perda de peso pós-parto entre as mulheres do coorte *Danish National Birth* [Coorte Nacional Dinamarquesa do Nascimento] (n = 36.030) que tiveram ganhos de peso gestacionais razoáveis (~12 kg) e amamentaram conforme a recomendação (aleitamento exclusivo até os 6 meses e em qualquer medida até os 12 meses). Na verdade, até os 6 meses, a retenção de peso pós-parto foi eliminada.

As evidências indicam que a amamentação exerce um efeito benéfico sobre o metabolismo materno de glicose e de lipídios.[60] Em mulheres com diabetes gestacional, a lactação foi associada a uma melhora na função das células beta pancreáticas. A revisão AHRQ concluiu que, entre as mulheres sem histórico de diabetes gestacional, a maior duração do aleitamento é associada a uma diminuição no risco de desenvolvimento do diabetes tipo 2.

Câncer de mama e de ovário

Várias revisões se concentraram nos inúmeros estudos epidemiológicos que investigaram uma possível ligação entre a amamentação e o risco de câncer de mama.[68-70] Os achados, tanto de uma revisão qualitativa da literatura especializada[70] como de uma metanálise de estudos publicados pertinentes,[69] sugeriram que o aleitamento materno diminui o risco desse tipo de câncer, em especial entre as mulheres na pré-menopausa, e que essa redução no risco está diretamente relacionada com a duração da amamentação ao longo da vida. Ao comparar mulheres que sempre amamentaram com aquelas que nunca amamentaram, a metanálise (modelo de efeitos aleatórios) relatou OR ajustados de 0,84, 0,76 e 0,83 para todas as mulheres, mulheres fora da menopausa e mulheres na menopausa, respectivamente, mas registrou que vários estudos se ajustaram às diferentes covariáveis.[69] Para todas as mulheres, a amamentação por mais de 12 meses reduziu o risco de câncer de mama em 28% (não ajustado às covariáveis), em comparação à amamentação por 0 a 6 meses. Uma reanálise mais recente dos dados de 47 estudos epidemiológicos em 30 países relatou um risco relativo (RR) de 0,96 para mulheres que sempre amamentaram contra aquelas que nunca amamentaram; além disso, o risco de câncer de mama diminuiu em 4,3% para cada 12 meses de amamentação. A redução do risco não diferiu significativamente em termos de estado de menopausa, idade, paridade, etnia ou várias outras características pessoais.[68] Foram propostos diversos mecanismos biológicos para um efeito protetor do aleitamento materno sobre o câncer de mama, incluindo o seguinte: atraso no restabelecimento da ovulação, o que diminui a exposição aos hormônios reprodutivos; remoção dos estrogênios através do líquido da mama; mudanças físicas nas células epiteliais mamárias que acompanham a produção de leite (diferenciação máxima); e produção de fatores de crescimento durante a lactação, como o fator de crescimento e transformação beta-1, o qual foi demonstrado como um fator de crescimento negativo nas células de câncer de mama em seres humanos.[69-71]

Os cânceres ovarianos epiteliais, que respondem por cerca de 90% de todos os cânceres de ovário, possuem diferenças histológicas significativas, achados sugestivos de que esses tipos de câncer possam ter causas heterogêneas. Algumas evidências indicam que os fatores de risco relacionados com a reprodução são inversamente relacionados com o risco de tumores não mucinosos (p. ex., tumores serosos, endometrioides e de células claras), mas não de tumores mucinosos.[72-74] Um estudo de caso-controle de múltiplas etnias relatou que as mulheres que sempre amamentaram apresentaram uma redução no risco de todos os tipos de câncer ovariano epitelial, exceto para tumores mucinosos invasivos, em comparação àquelas que nunca amamentaram. Além disso, a duração do aleitamento materno foi significativamente associada a uma diminuição no risco de tumores não mucinosos (RR = 0,4 para > 16 meses), mas não de tumores mucinosos (RR = 0,9 para > 16 meses).[74] Em outro estudo, a amamentação constante foi associada a um declínio significativo no risco de tumores de endométrio e de células claras apenas (RR = 0,4), mas o risco diminuiu com a duração do aleitamento.[73] Outras pesquisas, no entanto, não encontraram diferenças expressivas no risco entre os tipos histológicos de câncer ovariano epitelial em relação às práticas de amamentação.[72,75] A supressão da ovulação, que resulta em um traumatismo menos crônico ao epitélio ovariano, foi proposta como um mecanismo potencial pelo qual a amamentação pode reduzir o risco de câncer de ovário.[73]

Osteoporose

O cálcio reabsorvido dos ossos da mulher lactante constitui a principal fonte desse mineral no leite humano;[76,77] além disso, evidências indicam que o aumento na ingestão de cálcio pela dieta ou por suplementação não impede essa reabsorção.[31,78,79] Contudo, estudos demonstram de forma coerente e constante que o cálcio esquelético (ósseo) perdido durante a lactação é logo recuperado após o desmame.[76,77] A recuperação da densidade mineral óssea (DMO) após o desmame parece ser influenciada pela duração da lactação e da amenorreia pós-parto, mas a recuperação varia entre as regiões do esqueleto.[76] Por exemplo, foram encontrados aumentos mais notáveis da DMO na coluna vertebral lombar do que no colo femoral durante os seis primeiros meses após o desmame.[76,80] A recuperação óssea é completa para a maioria das mulheres, ocorrendo até mesmo com ciclos de gravidez e lactação repetidas e estreitamente espaçadas.[80,81] Um estudo feito a partir da mensuração das DMO de 30 mulheres finlandesa-americanas multíparas que tiveram pelo menos seis filhos e amamentaram cada filho por no mínimo 6 meses descobriu que gestações e lactações repetidas, sem um intervalo de recuperação, não eram associadas a DMO reduzida nem a osteoporose ou osteopenia nessas mulheres. Além disso, as mulheres com 10 filhos ou mais não apresentaram uma DMO mais baixa do que aquelas que tiveram 6 a 9 filhos.[81] Em geral, a duração da lactação não parece estar associada a um aumento no risco futuro de fraturas nem a osteoporose.[76]

Instruções para futuras pesquisas

O aleitamento materno proporciona claramente uma nutrição ideal e outros benefícios à saúde do recém-nascido, além de benefícios à saúde da mulher lactante. A extensão desses benefícios e os mecanismos responsáveis ainda não estão claros. Muito pouco se sabe sobre a síntese ou a regulação dos componentes bioativos já identificados no leite e sua relação com a dieta materna. Na verdade, muitos outros componentes bioativos provavelmente serão identificados no leite humano; por isso, pesquisas extensas serão essenciais para investigar não só suas origens, mas também seus papéis específicos em contribuir para os benefícios potenciais à saúde do lactente.

É imprescindível a condução de estudos prospectivos, abrangentes e cuidadosamente elaborados que ajustam as variáveis de confusão com rigor para definir as possíveis relações existentes entre a amamentação, especialmente a duração desse tipo de alimentação, e as consequências específicas para os lactentes, incluindo o desenvolvimento cognitivo e o risco de doença aguda na primeira infância, bem como de doença crônica na infância e depois disso. Do mesmo modo, as pesquisas devem se concentrar no esclarecimento das associações entre a amamentação e as consequências à saúde materna. Por exemplo, o aleitamento pode influenciar a suscetibilidade genética no que diz respeito ao risco de uma mulher desenvolver cânceres relacionados com hormônios? Um trabalho considerável deve ser feito para compreender os fatores relacionados com a menor incidência e duração do aleitamento materno entre as mulheres obesas, a fim de desenvolver, implementar e avaliar estratégias para superar esse problema. Em todos os estudos, é primordial identificar os mecanismos biológicos subjacentes a essas relações.

Por questões éticas, não é possível a realização de ensaios clínicos controlados que distribuem pares de mães e filhos aleatoriamente para receberem ou não a amamentação; por essa razão, deve-se considerar o uso de modelos alternativos de ensaios. Um exemplo de modelo alternativo de ensaio seria a abordagem de randomização adotada pelo ensaio PROBIT em Belarus.[82] Os pesquisadores utilizaram uma abordagem de randomização por grupos em conglomerados, designando um conjunto de hospitais-maternidade e suas clínicas associadas no país a um programa de promoção para o aleitamento materno (grupo de intervenção) e um segundo conjunto para receber as práticas e políticas usuais (habituais) em relação ao aleitamento (grupo-controle). A intervenção resultou em um aumento tanto na incidência como na duração da amamentação. Os pesquisadores foram bem-sucedidos na avaliação do grau de amamentação e da ocorrência de várias consequências à saúde da criança, incluindo infecção do trato gastrintestinal, infecção do trato respiratório, eczema atópico, desenvolvimento neurológico e obesidade.

É razoável esperar que as recomendações de aleitamento materno possam ser diferentes, dependendo se o lactente está enfermo ou não ou se está sob alto risco de doenças por causa de fatores ambientais, suscetibilidade genética ou fatores maternos (p. ex., infecção viral) e ainda se a mãe está sob risco elevado de doenças agudas, como mães desnutridas ou infectadas pelo HIV, ou de doenças crônicas, como cânceres relacionados com hormônios. O encontro de respostas para muitos questionamentos a respeito dos benefícios potenciais da amamentação à saúde a curto e longo prazo, tanto para a mãe como para o lactente, ajudará a determinar a melhor forma de otimizar esses benefícios para os pares de mães e filhos em várias circunstâncias, seja nos países desenvolvidos ou naqueles em desenvolvimento.

Referências bibliográficas

1. Health Canada. Exclusive Breastfeeding Duration: 2004 Health Canada Recommendation. Disponível em: http://www.hc-sc.gc.ca/fn-an/nutrition/infant-nourisson/excl_bf_dur-dur_am_excl-eng.php. Acesso em 22 de junho de 2011.
2. World Health Organization. The Optimal Duration of Breastfeeding: Results of a WHO Systematic Survey. Geneva: World Health Organization, 2001. Disponível em: http://www.who.int/inf-pr-2001/en/note2001-07.html. Acesso em 22 de junho de 2011.
3. Kleinman RE, ed. Pediatric Nutrition Handbook. 6th ed. Elk Grove Village, IL: American Academy of Pediatrics, 2004.
4. US Department of Health and Human Services. The Surgeon General's Call to Action to Support Breastfeeding. Washington, DC: US Department of Health and Human Services, Office of the Surgeon General, 2011. Disponível em: http://www.surgeongeneral.gov. Acesso em 22 de junho de 2011.
5. Centers for Disease Control and Prevention. Breastfeeding Among U.S. Children Born 1999–2007. CDC National Immunization Survey. Disponível em: http://www.cdc.gov/breastfeeding/data/NIS_data/index.htm. Acesso em 22 de junho de 2011.
6. US Department of Health and Human Services. Health People.gov. Disponível em: http://www.healthypeople.gov/2020. Acesso em 10 de maio de 2012.
7. Chirico G, Marzollo R, Cortinovis S et al. J Nutr 2008;138:1801S–6S.
8. Newburg DS, ed. Bioactive Components of Human Milk. New York: Kluwer Academic/Plenum Publishers, 2001.
9. World Health Organization. Global Data Bank on Breastfeeding. Geneva: World Health Organization. Disponível em: http://www.who.int/nutrition/databases/infantfeeding/en/. Acesso em 23 de junho de 2011.
10. United Nations Children's Fund. Breastfeeding and Complementary Feeding. Geneva: World Health Organization, 2001. Disponível em: http://www.childinfo.org/breastfeeding_iycf.php. Acesso em 22 de junho de 2011.
11. McDowell MA, Wang CY, Kennedy-Stephenson J. Breastfeeding in the United States: Findings from the National Health and Nutrition Examination Surveys 1999–2006. NCHS data briefs no. 5. Hyattsville, MD: National Center for Health Statistics, 2008.
12. Ryan AS, Wenjun Z, Acosta A. Pediatrics 2002;110:1103–9.
13. Ryan AS, Zhou W. Pediatrics 2006;117:1136–46.
14. Neville MC. Pediatr Clin North Am 2001;48:13–34.
15. Neville MC, Morton J. J Nutr 2001;131:3005S–8S.
16. Neville MC, McFadden TB, Forsyth I. J Mammary Gland Biol Neoplasia 2002;7:49–66.
17. McManaman JL, Neville MC. Adv Drug Deliv Rev 2003; 55:629–41.
18. Picciano MF. Pediatr Clin North Am 2001;48:263–4.
19. Food and Nutrition Board, Institute of Medicine. Dietary Reference Intakes for Thiamin, Riboflavin, Niacin, Vitamin B6, Folate, Vitamin B12, Pantothenic Acid, Biotin, and Choline. Washington, DC: National Academy Press, 1998.
20. Food and Nutrition Board, Institute of Medicine. Dietary Reference Intakes for Vitamic C, Vitamin E, Selenium, and Carotenoids. Washington, DC: National Academy Press, 2000.
21. Food and Nutrition Board, Institute of Medicine. Dietary Reference Intakes for Vitamin A, Vitamin K, Arsenic, Boron, Chromium, Copper, Iodine, Iron, Manganese, Molybdenum, Nickel, Silicon, Vanadium, and Zinc. Washington, DC: National Academy Press, 2001.
22. Food and Nutrition Board, Institute of Medicine. Dietary Reference Intakes for Energy, Carbohydrate, Fiber, Fat, Fatty Acids, Cholesterol, Protein, and Amino Acids. Washington, DC: National Academy Press, 2005.
23. Kodentsova VM, Vrzhesinskaya OA. Bull Exp Biol Med 2006;141:323–7.
24. Motil KJ, Sheng HP, Montandon CM et al. J Pediatr Gastroenterol Nutr 1997;24:10–7.
25. Jensen RG. Lipids 1999;34:1243–71.
26. Jensen RG. Handbook of Milk Composition. San Diego: Academic Press, 1995.
27. Hamosh M. Pediatr Clin North Am 2001;48:69–86.
28. Haskell MJ, Brown KH. J Mammary Gland Biol Neoplasia 1999;4:243–57.
29. Paediatr Child Health 2007;12:583–98.
30. Wagner CL, Greer FR. Pediatrics 2008;122:1142–52.
31. Food and Nutrition Board, Institute of Medicine. Dietary Reference Intakes: Calcium and Vitamin D. Washington, DC: National Academy Press, 2011.
32. Picciano MF. Pediatr Clin North Am 2001;48:53–67.
33. Institute of Medicine. Nutrition During Pregnancy. Washington, DC: National Academy Press, 1990.
34. von Schenck U, Bender-Gotze C, Koletzko B. Arch Dis Child 1997;77:137–9.
35. Delange F. Proc Nutr Soc 2000;59:75–9.
36. Grosvenor CE, Picciano MF, Baumrucker CR. Endocr Rev 1993;14:710–28.
37. Hosea Blewett HJ, Cicalo MC, Holland CD et al. Adv Food Nutr Res 2008;54:45–80.
38. World Health Organization, Department of Nutrition for Health and Development. WHO Child Growth Standards: Length/Height-for-Age, Weight-for-Age, Weight-for-Length, Weight-for-

Height and Body Mass Index-for-Age Methods and Development. Geneva: World Health Organization, 2006.
39. Baker RD, Greer FR. Pediatrics 2010;126:1040–50.
40. Dewey KG. Pediatr Clin North Am 2001;48:87–104.
41. Anderson JW, Johnstone BM, Remley DT. Am J Clin Nutr 1999;70:525–35.
42. Kramer MS, Aboud F, Mironova E et al. Arch Gen Psychiatry 2008;65:578–84.
43. O'Connor DL, Jacobs J, Hall R et al. J Pediatr Gastroenterol Nutr 2003;37:437–46.
44. Vohr BR, Poindexter BB, Dusick AM et al. Pediatrics 2007;120:e953–9.
45. Jain A, Concato J, Leventhal JM. Pediatrics 2002;109:1044–53.
46. Kris-Etherton PM, Innis S, American Dietetic Association et al. J Am Diet Assoc 2007;107:1599–611.
47. Delgado-Noguera MF, Calvache JA, Bonfill Cosp X. Cochrane Database Syst Rev 2010;(12):CD007901.
48. Bergmann KE, Bergmann RL, Von Kries R et al. Int J Obes Relat Metab Disord 2003;27:162–72.
49. Dewey KG. J Hum Lact 2003;19:9–18.
50. Monasta L, Batty GD, Cattaneo A et al. Obes Rev 2010;11:695–708.
51. Kramer MS, Matush L, Vanilovich I et al. J Nutr 2009;139:417S–21S.
52. Read JS. Pediatrics 2003;112:1196–205.
53. Georgeson JC, Filteau SM. AIDS Patient Care STDS 2000;14:533–9.
54. Willumsen JF, Newell ML, Filteau SM et al. AIDS 2001; 15:1896–8.
55. American Academy of Pediatrics Committee on Pediatric AIDS. Pediatrics 2008;122:1127–34.
56. Canadian Paediatric Society. Can J Infect Dis Med Microbiol 2006;17:270–2.
57. Phadke MA, Gadgil B, Bharucha KE et al. J Nutr 2003;133:3153–7.
58. World Health Organization. Guidlines on HIV and Infant Feeding. Geneva: World Health Organization, 2010.
59. WHO Collaborative Study Team on the Role of Breastfeeding on the Prevention of Infant Mortality. Lancet 2000;355:451–5.
60. Ip S, Chung M, Raman G et al. Evid Rep Technol Assess (Full Rep) 2007;(153):1–186.
61. Kramer MS, Kakuma R. Cochrane Database Syst Rev 2002; (1):CD003517.
62. McNeilly AS. J Mammary Gland Biol Neoplasia 1997;2:291–8.
63. Kennedy KI, Rivera R, McNeilly AS. Contraception 1989;39: 477–96.
64. Fertil Steril 1999;72:431–40.
65. Kennedy KI, Visness CM. Lancet 1992;339:227–30.
66. Institute of Medicine, National Research Council. Weight Gain During Pregnancy: Reexamining the Guidelines. Washington, DC: National Academies Press, 2009.
67. Baker JL, Gamborg M, Heitmann BL et al. Am J Clin Nutr 2008;88:1543–51.
68. Collaborative Group on Hormonal Factors in Breast Cancer. Lancet 2002;360:187–95.
69. Bernier MO, Plu-Bureau G, Bossard N et al. Hum Reprod Update 2000;6:374–86.
70. Lipworth L, Bailey LR, Trichopoulos D. J Natl Cancer Inst 2000;92:302–12.
71. Newcomb PA, Egan KM, Titus-Ernstoff L et al. Am J Epidemiol 1999;150:174–82.
72. Purdie DM, Siskind V, Bain CJ et al. Am J Epidemiol 2001;153:860–4.
73. Titus-Ernstoff L, Perez K, Cramer DW et al. Br J Cancer 2001; 84:714–21.
74. Tung KH, Goodman MT, Wu AH et al. Am J Epidemiol 2003; 158:629–38.
75. Modugno F, Ness RB, Wheeler JE. Ann Epidemiol 2001;11:568–74.
76. Kalkwarf HJ, Specker BL. Endocrine 2002;17:49–53.
77. Kovacs CS. J Clin Endocrinol Metab 2001;86:2344–8.
78. Kalkwarf HJ, Specker BL, Ho M. J Clin Endocrinol Metab 1999;84:464–70.
79. Prentice A, Jarjou LM, Stirling DM et al. J Clin Endocrinol Metab 1998;83:1059–66.
80. Karlsson C, Obrant KJ, Karlsson M. Osteoporos Int 2001;12:828–34.
81. Henderson PH 3rd, Sowers M, Kutzko KE et al. Am J Obstet Gynecol 2000;182:1371–7.
82. Kramer MS, Chalmers B, Hodnett ED et al. JAMA 2001;285:413–20.

Sugestões de leitura

Hosea Blewett HJ, Cicalo MC, Holland CD et al. The immunological components of human milk. Adv Food Nutr Res 2008;54:45–80.

Jensen RG. Handbook of Milk Composition. San Diego: Academic Press, 1995.

WHO Collaborative Study Team on the Role of Breastfeeding on the Prevention of Infant Mortality. Effect of breastfeeding on infant and child mortality due to infectious diseases in less developed countries: a pooled analysis. Lancet 2000;355:451–5.

Ip S, Chung M, Raman G et al. A summary of the Agency for Healthcare Research and Quality's evidence report on breastfeeding in developed countries. Breastfeed Med 2009;4(Suppl 1):S17–30.

US Department of Health and Human Services. The Surgeon General's Call to Action to Support Breastfeeding. Washington, DC: US Department of Health and Human Services, 2011.

Necessidades nutricionais para bebês e crianças*

William C. Heird

As necessidades nutricionais de bebês e crianças refletem as necessidades únicas desta população para o crescimento e para o desenvolvimento das funções orgânicas e da composição corporal, bem como as necessidades para sua manutenção. Além disso, uma vez que a taxa metabólica de bebês e crianças é maior e a renovação de nutrientes é mais rápida que aquelas de um adulto, as necessidades particulares de nutrientes para o crescimento e o desenvolvimento implicam em necessidades mais altas de manutenção que as de um adulto. E mais: o impacto potencial de consumo durante o primeiro estágio da vida no desenvolvimento e na saúde posteriores deve ser considerado. Por fim, a provisão dessas necessidades maiores, particularmente aos membros menores dessa população, é retardada por sua falta de dentes, bem como por seus processos metabólicos e digestivos limitados.

Neste capítulo, são discutidas as necessidades nutricionais de bebês e crianças normais, bem como os fatores relevantes dessas necessidades; também são abordadas as necessidades nutricionais de bebês com baixo peso ao nascer (BPN) e os meios de suprir tais necessidades. As discussões sobre as necessidades nutricionais de bebês e crianças com doenças agudas ou crônicas que afetam essas necessidades e/ou sua manutenção serão referidas em outro capítulo, que também inclui uma abordagem geral sobre os cuidados para suprir as necessidades de bebês e crianças com saúde comprometida, além de uma discussão detalhada sobre nutrição parenteral dessa população.

Necessidades nutricionais para bebês e crianças normais

A necessidade média estimada (EAR) de um nutriente específico é a quantidade daquele nutriente que garante um objetivo fisiológico predeterminado. Em bebês, o objetivo principal normalmente é a manutenção de taxas satisfatórias de crescimento e de desenvolvimento e/ou a prevenção de deficiências de nutrientes específicos. A EAR, em geral, é definida de modo experimental, com frequência sobre um estudo em um período relativamente curto e em uma população relativamente pequena. Assim, a EAR, por definição, satisfaz as necessidades de quase a metade da população em que foi estabelecida, mas não necessariamente as necessidades da outra metade. Para alguns, ela pode ser excessiva, enquanto para outros, pode ser inadequada.

A ingestão dietética recomendada (RDA) de um nutriente, no entanto, é o consumo de um nutriente essencial definido

*__Abreviações:__ **AI**, ingestão adequada; **BPN**, baixo peso ao nascer; **DRI**, ingestão dietética de referência; **EAR**, necessidade média estimada; **EER**, necessidade energética estimada; **FDA**, Food and Drug Administration (Agência Reguladora de Medicamentos e Alimentos dos Estados Unidos); **LC-PUFA**, ácido graxo poli-insaturado de cadeia longa; **PUFA**, ácido graxo poli-insaturado; **RDA**, ingestão dietética recomendada; **UL**, níveis de ingestão máxima tolerável.

por um grupo cientificamente instruído para satisfazer as "necessidades" dos membros mais saudáveis de uma população. Em geral, se a EAR de uma população específica é conhecida e distribuída normalmente, a RDA é estabelecida como a EAR mais dois desvios-padrão. RDA são úteis para determinar o consumo individual de nutrientes para cada pessoa; ou seja, é baixa a probabilidade de o consumo usual de um nutriente de acordo ou acima de seu RDA ser inadequado. RDA são menos úteis para determinar a adequação do consumo de um nutriente em um grupo.

Reconhecendo-se a falta de uma EAR válida para muitos nutrientes e a incerteza de uma RDA baseada em informações limitadas, as últimas recomendações do Food and Nutritional Board do Institute of Medicine são designadas ingestões dietéticas de referência (DRI).[1-6] As DRI incluem as RDA para aqueles nutrientes para os quais uma EAR foi estabelecida e uma RDA, portanto, pode ser considerada confiável, bem como outras "ingestões de referência" incluindo a ingestão adequada (AI) e os níveis de ingestão máxima tolerável (UL).

A AI é o consumo observado de um nutriente por um grupo de pessoas saudáveis. Baseia-se no consumo observado ou aproximado desse nutriente no grupo. Assim, um consumo médio de um nutriente na média ou acima da AI tem baixa probabilidade de ser inadequado. O conteúdo de nutrientes específicos no volume médio do leite consumido por bebês saudáveis, com crescimento normal e amamentados no peito é considerado um consumo adequado da maioria dos nutrientes para bebês com menos de seis meses de vida. Essa definição condiz com recomendações americanas e internacionais para uma alimentação exclusiva com leite materno nos primeiros seis meses de vida.[7,8] Para o bebê com 7 a 12 meses de vida, a AI de muitos nutrientes é estabelecida pela quantidade do nutriente no volume médio de leite materno mais a quantidade média de alimentos complementares consumidos pelo bebê de 7 a 12 meses de vida, saudável e de crescimento normal. As AI de outros nutrientes para bebês de 7 a 12 meses são extrapoladas daquelas obtidas para bebês de até 6 meses de vida ou das AI de crianças mais velhas ou adultos. Uma EAR para poucos nutrientes foi estabelecida para bebês de 7 a 12 meses de vida, bem como para bebês mais velhos ou crianças, tanto diretamente como por extrapolação das EAR de adultos ou crianças mais velhas. Para eles, uma RDA pode ser (e tem sido) estabelecida.

O nível de ingestão máxima tolerável (UL) é o consumo máximo diário de um nutriente específico que não foi associado com efeitos adversos quando consumido regularmente. Não é um nível recomendado de consumo, mas, antes, um auxílio para impedir consumos excessivos e efeitos adversos secundários a tais consumos.

A ingestão de referência mais recente para vários nutrientes, proposta pelo Food and Nutrition Board do Institute of Medicine, para bebês e crianças com menos de 8 anos de idade estão resumidas na Tabela 54.1. Os UL desses nutrientes para os quais tal valor foi estabelecido estão resumidos na Tabela 54.2. As DRI de alguns nutrientes para bebês de até 6 meses de vida, para os bebês de 7 a 12 meses de vida, para crianças de 1 a 3 anos de idade e para crianças de 4 a 8 anos de idade serão discutidas brevemente nas seções a seguir.

Energia

Para cada unidade de peso corporal, o bebê e a criança pequena normais necessitam pelo menos de duas vezes mais energia que um adulto, ou seja, 80 a 100 kcal/kg/dia vs. 30 a 40 kcal/kg/dia. Essa grande necessidade reflete, principalmente, a taxa metabólica de repouso mais alta de um bebê e as necessidades especiais para o crescimento e o desenvolvimento.

A necessidade energética estimada (EER) de um bebê e de uma criança pequena proposta pelo Food and Nutrition Board,[5] ou seja, o consumo de energia previsto para manter o equilíbrio de energia (que não é a mesma que EAR), está baseada na análise dos dados do gasto energético total (GET) obtidos pelo método de água duplamente marcada (GET = 88,6 × peso – 99,4) mais um acréscimo para o depósito de energia para crescimento determinado a partir de medidas de ganho de peso e composição corporal de bebês e crianças pequenas com crescimento normal.[9]

A equações para a previsão da EER (kcal/dia) de bebês e crianças com menos de 3 anos de idade são como segue:

- 0 a 3 meses (88,6 × peso do bebê – 99,4) + 175
- 4 a 6 meses (88,6 × peso do bebê – 99,4) + 56
- 7 a 12 meses (88,6 × peso do bebê – 99,4) + 22
- 1 a 3 anos (88,6 × peso da criança – 99,4) + 22

A EER do bebê com menos de 6 meses de vida determinada desta forma está muito próxima do consumo médio de energia de bebês alimentados exclusivamente com leite materno.

A EER da criança de 3 a 8 anos também está baseada na medição de GET pelo método de água duplamente marcada, mais um acréscimo para o crescimento (20 kcal/dia) e um ajuste para o nível de atividade física. Para esse grupo etário, a equação que prevê a GET difere entre meninos e meninas e inclui idade, altura e peso. Está ajustada para o nível de atividade física (PAL, de 1,0 para sedentário até 1,42 para meninos ou 1,56 para meninas se muito ativos). Para meninos de 3 a 8 anos de idade, a equação da EER (kcal/dia) é como segue:

$$EER = 88{,}5 - 61{,}9 \times \text{idade [anos]} + PC \times (26{,}7 \times \text{peso [kg]} + 903 \times \text{altura [m]}) + 20$$

Para meninas, é como segue:

$$EER = 135{,}3 - 30{,}8 \times \text{idade [anos]} + PC \times (10 \times \text{peso [kg]} + 934 \times \text{altura [m]}) + 20$$

Acerca da fonte de energia, nenhuma evidência indica que o carboidrato ou a gordura sejam superiores, uma vez que o consumo de energia total é adequado. É necessário carboidrato suficiente para evitar cetose ou hipoglicemia (~ 5 g/kg/dia), assim como é necessária gordura suficiente para evitar a deficiência de ácido graxo (0,5-1 g/kg/dia de ácido linoleico mais uma pequena quantidade de ácido α-linoleico).

As AIs de carboidrato e gordura propostas pelo Food and Nutrition Board[5] para o bebê de 0 até 6 meses de vida, ou seja, 60 g/dia (~ 10 g/kg/dia) e 31 g/dia (~ 5 g/kg/dia), respectivamente, estão baseadas no volume de carboidrato e de gordura de um consumo médio de leite humano. As AI para o bebê de 7 a 12 meses de vida, ou seja, 95 g/dia (~ 10,5 g/kg/

Tabela 54.1 Referência de consumo dietético diário para bebês normais[a]

Nutriente	Referência de consumo por dia			
	0-6 meses (6 kg)	7-12 meses (9 kg)	1-3 anos (13 kg)	4-8 anos (22 kg)
Energia (kcal (kJ)/24 h)	550 (2.310)	750 (3.013)	1.074 (4.494)	Veja texto
Gordura (g/24 h)	31	30	—	—
Ácido linoleico (g/24 h)	4,4	4,6	7	10
Ácido α-linoleico (g/24 h)	0,5	0,5	0,7	0,9
Carboidrato (g/24 h)	60	95	130	130
Proteína (g/24 h)	9,3	11[a]	13,7[a]	21[a]
Eletrólitos e minerais				
Cálcio (mg/24 h)	210	270	500	800
Fósforo (mg/24 h)	100	275	460[a]	500[a]
Magnésio (mg/24 h)	30	75	80[a]	130[a]
Sódio (mmol/24 h)	5	6	42	53
Cloreto (mmol/24 h)	5	16	42	53
Potássio (mmol/24 h)	10	18	77	97
Ferro (mg/24 h)	0,27	11[a]	7[a]	10[a]
Zinco (mg/24 h)	2	3[a]	3[a]	5[a]
Cobre (µg/24 h)	200	220	340[a]	440[a]
Iodo (µg/24 h)	110	130	90[a]	90[a]
Selênio (µg/24 h)	15	20	20[a]	30[a]
Manganês (mg/24 h)	0,003	0,6	1,2	1,5
Fluoreto (mg/24 h)	0,01	0,5	0,7	1,0
Cromo (µg/24 h)	0,2	5,5	11	15
Molibdênio (µg/24 h)	2	3	17[a]	22[a]
Vitaminas				
Vitamina A (µg/24 h)	400	500	300[a]	400[a]
Vitamina D (µg/24 h)	5	5	5	5
Vitamina E (mg α-TE/24 h)	4	6	6[a]	7[a]
Vitamina K (µg/24 h)	2,0	2,5	30	55
Vitamina C (mg/24 h)	40	50	15[a]	25[a]
Tiamina (mg/24 h)	0,2	0,3	0,5[a]	0,6[a]
Riboflavina (mg/24 h)	0,3	0,4	0,5[a]	0,6[a]
Niacina (mg NE/24 h)	2	4	6[a]	8[a]
Vitamina B6 (µg/24 h)	0,1	0,3	0,5[a]	0,6[a]
Folato (µg)	65	80	150[a]	200[a]
Vitamina B12 (µg/24 h)	0,4	0,5	0,9[a]	1,2[a]
Biotina (µg/24 h)	5	6	8	12
Ácido pantotênico (mg/24 h)	1,7	1,8	2	3
Colina (mg/24 h)	125	150	200	250
Água (L/24 h)	0,7	0,8	1,3	1,7

α-TE, equivalente de alfatocoferol; NE, equivalente de niacina.
[a]Ingestão dietética recomendada; outros valores são ingestão adequada.
Dados reproduzidos com permissão das referências 1 a 6.

dia) e 30 g/dia (~ 3,3 g/kg/dia), respectivamente, estão baseadas no consumo médio de carboidrato e de gordura do leite humano mais alimentos complementares. Uma EAR de carboidrato para a criança mais velha foi estabelecida extrapolando-se as necessidades de um adulto. São 100 g/dia tanto para uma criança entre 1 e 3 anos de idade (8,3 g/kg/dia) como para uma criança entre 4 e 8 anos de idade (5 g/kg/dia). A RDA é de 130 g/dia (10,8 e 6,5 g/kg/dia, respectivamente, para a criança mais nova e para a mais velha). AI para gordura em crianças acima de um ano não foram determinadas.

As AI de ácidos graxos poli-insaturados n-6 (principalmente ácido linoleico) e de ácidos graxos poli-insaturados n-3 (principalmente ácido α-linoleico) propostos para o bebê de 0 até 6 meses de vida, baseados no consumo médio desses ácidos graxos por bebês alimentados exclusivamente com leito materno, são de 4,4 g/dia (~ 0,73 g/kg/dia) e 0,5 g/dia (~ 83 mg/kg/dia), respectivamente.[5] As taxas para o bebê entre 7 e 12 meses, baseadas no consumo médio desses ácidos graxos do leite humano mais alimentos complementares, são de 4,6 g/dia (~ 0,5 g/kg/dia) e 0,5 g/dia (~ 56 mg/kg/dia), respectivamente.[5] As AI desses ácidos graxos para a criança entre 1 e 3 anos e para a criança entre 4 e 8 anos são baseadas nos consumos médios desses ácidos graxos por crianças desses grupos etário relatados pela Continuing Survey of Food Intake by Individuals. Elas estão entre 7 e 10 g/dia (0,58 e 0,5 g/kg/dia), respectivamente, para os ácidos graxos poli-insaturados n-6 e entre 0,7 e 0,9 g/dia (58 e 45 mg/kg/dia), respectivamente, para os ácidos graxos poli-insaturados n-3. Em média, as AI desses dois ácidos graxos correspondem a 5 a 7% e 0,5 a 1,0% da EER, respectivamente.

Tabela 54.2 Níveis de ingestão máxima tolerável de nutrientes para bebês e crianças pequenas

Nutriente	Consumo por dia			
	0-6 meses (6 kg)	7-12 meses (9 kg)	1-3 anos (13 kg)	4-8 anos (22 kg)
Energia (kcal (kJ)/24 h)	ND	ND	ND	ND
Gordura (g)	ND	ND	ND	ND
Carboidrato	ND	ND	ND	ND
Proteína (g/24 h)	ND	ND	ND	ND
Eletrólitos e minerais				
Cálcio (mg/24 h)	ND	ND	2.500	2.500
Fósforo (g/24 h)	ND	ND	3	3
Magnésio (mg/24 h)	ND	ND	65	110
Sódio (mg/24 h)	ND	NA	65	83
Cloreto (mg/24 h)	ND	ND		
Potássio (mg/24 h)	ND	ND	ND	ND
Ferro (mg/24 h)	40	40	40	40
Zinco (mg/24 h)	4	5	7	12
Cobre (μg/24 h)	ND	ND	1.000	3.000
Iodo (μg/24 h)	ND	ND	200	300
Selênio (μg/24 h)	45	60	90	150
Manganês (mg/24 h)	ND	ND	2	3
Fluoreto (mg/24 h)	0,7	0,9	1,3	2,2
Cromo (μg/24 h)	ND	ND	ND	ND
Molibdênio (μg/24 h)	ND	ND	300	600
Vitaminas				
Vitamina A (μg/24 h)	600	600	600	900
Vitamina D (μg/24 h)	25 (1.000 UI)	50 (2.000 UI)	50 (2.000 UI)	
Vitamina E (mg α-TE/24 h)	ND	ND	200	300
Vitamina K (μg/24 h)	ND	ND	ND	ND
Vitamina C (mg/24 h)	ND	ND	400	650
Tiamina (mg/24 h)	ND	ND	ND	ND
Riboflavina (mg/24 h)	ND	ND	ND	ND
Niacina (mg/24 h)	ND	ND	10	15
Vitamina B6 (μg/24 h)	ND	ND	30	40
Folato (μg)	ND	ND	300	400
Vitamina B12 (μg/24 h)	ND	ND	ND	ND
Biotina (μg/24 h)	ND	ND	ND	ND
Ácido pantotênico (mg/24 h)	ND	ND	ND	ND
Colina (mg/24 h)	ND	ND	1	1
Água (L/24 h)	ND	ND	ND	ND

α-TE, equivalente de alfatocoferol; UI, unidades internacionais; ND, dados insuficientes para estabelecer um nível de ingestão máxina tolerável para pessoas normais.
Dados das referências 1 a 6, com permissão.

Há a preocupação de que os bebês possam ter a necessidade de um consumo pré-formado de pelo menos alguns ácidos graxos de cadeia longa, derivados insaturados dos ácidos linoleicos e α-linoleicos (p. ex., ácidos araquidônico e docosahexaenoico). Esses ácidos graxos estão presentes no leite humano, mas, até recentemente, não estavam presentes nas fórmulas. Além disso, os conteúdos desses ácidos graxos no plasma e nos lipídios eritrocitários são mais baixos nos bebês alimentados com fórmulas não suplementadas *vs.* bebês que são alimentados com leite materno,[10,11] ou aqueles que se alimentam de fórmulas suplementadas com esses ácidos graxos. O conteúdo cerebral de ácido docosaexaenoico, mas não de ácido araquidônico, também é mais baixo em bebês que se alimentam de fórmulas não suplementadas do que naqueles alimentados com leite materno.[12,13] Contudo, os resultados de estudos de consequências funcionais em bebês alimentados com leite materno *vs.* alimentados com fórmulas, e bebês alimentados com fórmulas com e sem ácidos araquidônico e docosahexaenoico não são conclusivos.[14-16] Além de tudo, estes estudos fornecem pouca evidência de que a ausência desses ácidos graxos em fórmulas infantis para bebês não prematuros seja problemática, uma vez que o consumo dos ácidos linoleicos e α-linoleicos são adequados.[17] Também, nenhuma evidência convincente garante que as quantidades de ácidos graxos poli-insaturados de cadeia longa em fórmulas suplementadas disponíveis sejam seguras, e um forte argumento pode ser feito para a probabilidade de que alguns bebês possam se beneficiar de ácidos graxos suplementados.

As necessidades de carboidrato e de gordura, incluindo os ácidos graxos poli-insaturados de cadeia longa, contam com não mais de 30 kcal (125,5 kJ)/kg/dia, ou apenas cerca de um terço da EER de bebês e crianças pequenas. Não se sabe se o restante deve ser composto predominantemente por carboidrato, por gordura ou por quantidades equicalóricas de cada um. O leite humano e as fórmulas mais comumente disponíveis contêm, aproximadamente, quantidades equicalóricas de cada um. Uma vez que uma porcentagem mais alta de energia como carboidrato aumentará a osmolalidade e que uma porcentagem mais alta como gordura pode exceder a capacidade de o bebê digerir e absorver a gordura, quantidades equicalóricas aproximadas de cada um parecem razoáveis.

Considerando a recomendação de que o consumo dietético de gordura da população geral seja reduzido para melhorar a saúde cardiovascular, tem sido sugerido que essa diretriz seja aplicada a bebês e a crianças pequenas. Contudo, uma vez que a gordura é uma fonte importante de energia, bem como a única fonte de ácidos graxos essenciais, há a preocupação de que tais dietas limitem o crescimento. Assim, os grupos responsáveis por fazer recomendações para bebês e crianças pequenas não apoiaram essa recomendação para crianças com menos de 2 anos de idade.[18] Contudo, há pouco motivo para não reduzir o consumo de colesterol e gordura saturada. A Taxa de Distribuição de Macronutrientes Aceitável de gordura sugerida para crianças entre 1 e 3 anos de idade pelo Panel on Macronutrients of the Food and Nutrition Board do Institute of Medicine[5] é de 30 a 40% de energia. A taxa sugerida para criança entre 4 e 8 anos de idade é de 25 a 35% de energia (5-10% de ácidos graxos n-6 e 0,6 a 1,2% de ácidos graxos n-3).

Até recentemente, poucos dados atualizados estavam disponíveis acerca do crescimento de bebês e crianças pequenas que recebiam dietas com baixo teor de gordura, mas um estudo em desenvolvimento na Finlândia sugere que o medo em relação às falhas no crescimento gerado por tais dietas pode ser avaliado como excessivo.[19] Nesse estudo, com mais de mil bebês, metade dos pais recebia um aconselhamento dietético para limitar o consumo de gordura saturada e de colesterol, e a outra metade não; o crescimento dos dois grupos não foi diferente. De forma interessante, embora o consumo de energia e de gordura do grupo de intervenção tenha sido, de alguma forma, mais baixo do que o do grupo-controle, o consumo médio de gordura pelos dois grupos estava próximo de 30% do total de energia. O grupo de intervenção também apresentou concentrações séricas de colesterol mais baixas aos três anos de idade ou ao término do estudo.

Proteína

As necessidades proteicas de bebês e crianças pequenas por unidade de peso corporal também são maiores que aquelas de um adulto, refletindo, principalmente, as necessidades adicionais do bebê e da criança pequena para o crescimento. A AI de proteína estabelecida pelo Food and Nutrition Board do Institute of Medicine[5] para o bebê de até 6 meses de vida, 9,3 g/dia ou aproximadamente 1,5 g/kg/dia (admitindo um peso médio de 6 kg), está baseada no consumo médio de proteína observado em bebês alimentados principalmente por leite humano.

As EAR para o consumo de proteína foram estabelecidas para bebês entre 7 e 12 meses de vida, bem como para crianças entre 1 e 3 anos e entre 4 e 8 anos de idade.[5] Estes valores estão baseados na manutenção das necessidades proteicas acrescidas de uma necessidade adicional de depósito de proteína, conforme determinado por medidas da composição corporal de bebês e crianças com crescimento normal, assumindo uma eficiência de 56% no acúmulo de proteína consumida na dieta. A EAR para bebês entre 7 e 12 meses de vida é de 0,98 g/kg/dia, para a criança entre 1 e 3 anos de idade é de 0,86 g/kg/dia e para a criança entre 4 e 8 anos de idade é de 0,76 g/kg/dia. Uma vez que o coeficiente calculado de variação é de aproximadamente 12%, as RDA são 1,24 x EAR: 1,2 g/kg/dia para bebês entre 7 e 12 meses de vida, 1,05 g/kg/dia para a criança entre 1 e 3 anos de idade e 0,95 g/kg/dia para a criança entre 4 e 8 anos de idade.

O consumo necessário de proteína é uma função de sua qualidade, que em geral é definida pela proximidade entre um padrão de aminoácido indispensável e a proteína do leite materno. Também se conclui que toda a qualidade de uma proteína específica pode ser melhorada ao suplementá-la com os aminoácidos indispensáveis que faltam (ou que são limitados). Um exemplo é a proteína de soja, que, em estado natural, tem quantidade insuficiente de metionina, mas quando fortificada com essa substância, aproxima-se ou iguala-se à qualidade total de proteína encontrada no leite humano.[20]

As AI dos aminoácidos essenciais para bebês de até 6 meses de vida são estabelecidas nas quantidades de cada um na proteína do leite humano igual à AI da proteína. Para bebês entre 7 e 12 meses de vida, crianças entre 1 e 3 anos de idade e entre 4 e 8 anos de idade, as EAR dos aminoácidos essenciais são baseadas no padrão desses aminoácidos na proteína corporal e na EAR da proteína. As AI dos aminoácidos essenciais para bebês de até 6 meses de vida e as EAR de bebês mais velhos e de crianças pequenas estão indicadas na Tabela 54.3.

Minerais

O cálcio é considerado como responsável por 1 a 2% do peso de um adulto, e aproximadamente 99% dele está nos dentes e nos ossos. O acúmulo de cálcio durante a infância e primeiros anos de vida varia de 60 a 100 mg/dia em crianças entre 2 e 5 anos de idade, e de 100 a 160 mg/dia entre 6 e 8 anos de idade. Uma vez que a porcentagem de absorção é bem variável, o consumo adequado obviamente é importante. As AI de cálcio estabelecidas pelo Food and Nutrition Board para bebês de até 6 meses de vida e para bebês entre 7 e 12

Tabela 54.3 Ingestão dietética de referência (mg/kg/dia) de aminoácidos essenciais para bebês e crianças

Aminoácido	0-6 meses[a]	7-12 meses[b]	1-3 anos[b]	4-8 anos[b]
Aminoácidos aromáticos	120	61	46	38
Isoleucina	78	36	28	25
Leucina	139	71	56	47
Lisina	95	66	51	43
Aminoácidos sulfúricos	52	32	25	21
Trionina	65	36	27	22
Triptofano	25	10	7	6
Valina	77	42	32	27

[a]Ingestão adequada.
[b]Ingestão dietética recomendada.

meses de vida são baseadas, respectivamente, na quantidade de cálcio presente no consumo médio de bebês alimentados principalmente com leite materno e nos consumos médios de cálcio proveniente do leite humano mais alimentos complementares,[3] ou seja, 210 e 270 mg/dia, respectivamente. A absorção do cálcio por bebês alimentados com fórmulas é menor que a absorção para bebês alimentados com leite materno, mas o conteúdo de cálcio nas fórmulas é maior; assim, a retenção de cálcio por bebês alimentados com leite materno e alimentados com fórmulas difere minimamente, ou quase nada. A AI de cálcio para a criança entre 4 e 8 anos de idade, 800 mg/dia, é baseada em estudos de equilíbrio que mostram que o consumo de 800 a 900 mg/dia resulta em um acréscimo de 174 mg/dia. Não havendo dados de equilíbrio semelhantes para a criança entre 1 e 3 anos de idade, a AI deste grupo etário, 500 mg/dia, é baseada na extrapolação da AI de crianças entre 4 e 8 anos de idade. Admitindo 20% de retenção, esse consumo deveria resultar no acréscimo de, aproximadamente, 100 mg/dia.

A AI de fósforo é de 100 mg/dia para bebês de até 6 meses de vida e de 275 mg/dia para bebês entre 7 e 12 meses de vida.[3] Esses valores estão baseados no consumo médio de bebês de até 6 meses alimentados com leite materno e o consumo combinado de leite materno e alimentos complementares de bebês entre 7 e 12 meses de vida. As EAR de fósforo foram estabelecidas para a criança entre 1 e 3 anos de idade e para crianças entre 4 e 8 anos de idade, com base em estimativas fatoriais, sendo de 380 e 405 mg/dia, respectivamente. As RDA (EAR × 1,20) são de 460 e 500 mg/dia, respectivamente.

Minerais-traço e vitaminas

Foram estabelecidas DRI para todos os minerais-traço, exceto para arsênio, boro, níquel, silicone e vanádio, bem como para todas as vitaminas.[2,4] Estes valores estão resumidos na Tabela 54.1. Os de maior importância são ferro, zinco e vitamina D.

Embora o bebê normal, em teoria, tenha suprimento suficiente de ferro ao nascer para satisfazer suas necessidades por 4 a 6 meses, a deficiência de ferro durante a infância é muito comum. Isso provavelmente reflete a variabilidade marcante tanto no suprimento como na absorção do ferro entre os bebês. Apesar do pouco conteúdo de ferro no leite humano, o Food and Nutrition Board do Institute of Medicine estabeleceu a AI de ferro para bebês de até 6 meses baseado no consumo de ferro pelo bebê alimentado principalmente pelo leite materno,[4] ou seja, 0,27 mg/dia. Além disso, o conteúdo de ferro do leite humano é muito mais biodisponível que o de fórmulas. Por esta razão, apenas fórmulas fortificadas com ferro são recomendadas. As EAR de ferro para bebês entre 7 e 12 meses, para a criança entre 1 e 3 anos e entre 4 e 8 anos de idade são baseadas em uma aproximação fatorial que leva em conta perdas obrigatórias, bem como aumento na massa de hemoglobina, no ferro tecidual e armazenagem de ferro. Assumindo 10% de biodisponibilidade para bebês entre 7 e 12 meses de vida e 18% para a criança entre 1 e 8 anos de idade, as EAR foram estabelecidas entre 6,9, 3 e 4,1 mg/dia, respectivamente, para bebês entre 7 e 12 meses de vida, para crianças entre 1 e 3 anos e entre 4 e 8 anos de idade. As RDA são 11, 7 e 10 mg/dia, respectivamente.

O zinco é um componente de pelo menos 100 enzimas com funções bem diversas (p. ex., polimerase de RNA, álcool desidrogenase, anidrase carbônica, fosfatase alcalina). Ele também é importante para a integridade estrutural das proteínas e para a regulação da transcrição genética. Em virtude de sua participação em ampla extensão dos processos metabólicos vitais, os sintomas de deficiência, até mesmo deficiência leve, são muito diversos. A característica principal da deficiência é a velocidade de crescimento prejudicada, que pode ocorrer com graus apenas moderados de restrição e concentrações de zinco correntes que são indistinguíveis do normal. Outras características da deficiência incluem alopecia, diarreia, amadurecimento sexual tardio, lesões oculares e cutâneas e apetite prejudicado. Em virtude dessas características diversas de deficiência e da falta de indicadores clínicos ou funcionais confiáveis da condição do zinco, o consumo adequado de zinco é de fundamental importância.

Semelhante aos outros nutrientes, a AI do zinco para bebês de até 6 meses de vida é baseada no consumo médio de zinco por bebês alimentados exclusivamente com leite materno.[4] Uma vez que a concentração de zinco no leite humano cai de cerca de 4 mg/L em duas semanas após o parto para, aproximadamente, 1,0 mg/L seis meses depois do parto, a AI, 2 mg/dia, reflete um consumo médio de leite materno de 0,78 L e uma concentração de zinco de 2,5 mg/L. As EAR de zinco para bebês entre 7 e 12 meses de vida, para crianças entre 1 e 3 anos e entre 4 e 8 anos são baseadas na análise fatorial ou na extrapolação da EAR de um adulto, na qual ambas são semelhantes (2,5 mg/dia para bebês entre 7 e 12 meses e para crianças entre 1 e 3 anos de idade; 4 mg/dia para a criança entre 4 e 8 anos). As RDA refletem um coeficiente de variação ou 10% (i. e., 1,2 × EAR).

A função principal da vitamina D é manter o cálcio sérico e as concentrações de fósforo dentro da escala normal ao aumentar sua absorção do intestino delgado. A vitamina D está presente em pouquíssimos alimentos de forma natural; ela, é sintetizada de esteróis na pele pela ação da luz solar. Mesmo com exposição solar limitada, nem o bebê alimentado com leite materno nem aquele alimentado com fórmulas necessitam de vitamina D. Contudo, alguns bebês e crianças que vivem em latitudes mais ao norte ou cuja exposição à luz solar é limitada de outra forma (p. ex., uso de bloqueadores solares ou evitar a luz solar para prevenir o câncer; roupas longas por razões religiosas ou recato) necessitam de vitamina D suplementar. As AI estabelecidas pelo Food and Nutrition Board do Institute of Medicine, de 200 UI/dia para bebês de até 6 meses e entre 7 e 12 meses, bem como para crianças entre 1 e 3 anos e entre 4 e 8 anos, são baseadas na suposição de que nenhuma vitamina D é obtida pela exposição à luz do sol.[3] Esses consumos mantêm normais os níveis séricos de vitamina D 25-hidroxi e não estão associados a evidências de deficiência de vitamina D. Embora as fórmulas disponíveis para bebês forneçam o equivalente a 400 UI/dia, essa quantidade não é considerada excessiva.

Água e eletrólitos

A AI de água para um bebê normal é baseada no consumo médio de líquido de um bebê de até 6 meses alimentado predominantemente com leite materno (~ 700 mL/dia) e no consumo médio de leite materno e de alimentos complementares (incluindo sucos e outros líquidos) por bebês de 7 a 12 meses de vida (~ 800 mL/dia). Contudo, em virtude das perdas de água obrigatórias renais, pulmonares e cutâneas, bem como da taxa metabólica total mais alta, o bebê está mais suscetível ao desenvolvimento da desidratação, particularmente com vômitos e/ou diarreia. Dessa forma, com frequência é recomendada uma provisão de 150 mL/kg/dia. Os consumos de eletrólitos por crianças alimentadas com leite materno e com fórmulas, bem como por crianças entre 1 e 8 anos de idade alimentadas com alimentos convencionais, parecem se aproximar das DRI de cada um (ver Tab. 54.1).

Alimentando o bebê

As DRI são definidas para nutrientes individuais. Contudo, esses nutrientes não são fornecidos individualmente, mas, antes, como componentes da dieta. Para o bebê, que passa por um crescimento considerável, bem como por avanços no desenvolvimento, fornecer os alimentos necessários para satisfazer as necessidades específicas de todos os nutrientes pode ser, muitas vezes, desafiador. Algumas das questões mais importantes ao se deparar com esse desafio serão discutidas nas seções que se seguem.

Leite materno

Uma das primeiras decisões a serem tomadas é se o bebê vai ser alimentado com leite materno ou com alguma fórmula infantil. Nesse sentido, o leite materno é adaptado de maneira singular às necessidades do bebê, sendo portanto o mais adequado. Além disso, o leite materno contém anticorpos contra bactérias e vírus, os quais são considerados provedores de imunidade gastrintestinal local contra organismos que entram no corpo por essa via. Esses anticorpos provavelmente são responsáveis, pelo menos parcialmente, pela baixa prevalência de diarreia bem como de otite média, pneumonia, bacteremia e meningite durante o primeiro ano de vida de crianças alimentadas exclusivamente com leite materno *vs.* aqueles alimentados com fórmulas dos 4 aos 6 meses de vida.[7,8] Razoáveis evidências também indicam que os bebês alimentados com leite materno podem ter uma frequência mais baixa de alergia a alimentos, bem como uma menor incidência de doenças crônicas na vida adulta.

As vantagens psicológicas do aleitamento materno tanto para a mãe como para o bebê são bem conhecidas. A mãe está pessoalmente envolvida na nutrição de seu bebê, e isso resulta em uma sensação de ser essencial e em um sentido de realização, enquanto o bebê têm um relacionamento físico próximo e confortável com a mãe.

As duas primeiras semanas após o nascimento são cruciais para o estabelecimento bem-sucedido do aleitamento materno. Os ganhos de peso diários do bebê, embora importantes para determinar o volume de leite produzido, não deveriam ser enfatizados em demasia durante esse período. Além disso, a alimentação suplementar com mamadeira para atingir o ganho de peso pode comprometer as tentativas de amamentar e, portanto, deve ser limitada.

Exceto nos casos de mães soropositivas para o vírus de imunodeficiência humana, em quem o aleitamento materno aumenta o risco de transmissão do vírus ao bebê, não há consequências adversas na amamentação de uma criança a termo saudável. Os alérgenos aos quais o bebê é sensível podem ser transportados no leite, mas a presença de tais alérgenos raramente é uma razão válida para interromper a alimentação com leite materno. Antes, uma tentativa deve ser feita para identificar o alérgeno ofensivo e removê-lo da dieta da mãe.

As contraindicações maternas ao alimento também são poucas. Mamilos notavelmente invertidos podem ser um problema, assim como rachaduras ou fendas nos mamilos, mas o último pode normalmente ser evitado prevenindo-se o ingurgitamento. A mastite também pode ser aliviada pela amamentação contínua e frequente pelo seio afetado para evitar que ele se torne ingurgitado, mas aplicações locais de calor (bolsa de água quente) e a administração de antibióticos podem ser necessárias algumas vezes. A infecção materna aguda pode ser uma contraindicação à amamentação se o bebê não apresentar a mesma infecção; de outra forma, não há necessidade de interromper a amamentação, a menos que a condição da mãe ou a do bebê exijam isso. Se a condição da mãe não permitir a amamentação, o seio pode ser esvaziado e o leite pode ser dado ao bebê em uma mamadeira ou xícara. Mães com septicemia, infecções ativas ou câncer de mama não devem amamentar. Abuso de substâncias, neuroses graves ou psicoses também podem ser contraindicações à amamentação.

Fórmulas infantis

Estudos objetivos de bebês em crescimento com menos de 4 a 6 meses de vida mostram diferenças mínimas, e muitas vezes nenhuma, na taxa de crescimento, em componentes sanguíneos, no desempenho metabólico ou na composição corporal entre os bebês amamentados e aqueles alimentados com fórmulas suplementadas com ferro. O crescimento do bebê alimentado com fórmulas é, de algum modo, usualmente mais rápido que o do bebê amamentado. Tais pesquisas confirmam a capacidade tanto do leite materno como das fórmulas modernas para bebê em sustentar o crescimento normal e o desenvolvimento do bebê. Assim, a mãe que não é capaz ou que não deseja amamentar seu filho não deve ter um sentimento menor de realização ou de afeição por seu bebê do que uma mãe que amamenta. Além disso, a qualidade do afeto e da criação e o grau de segurança e de afeição dados ao bebê com a alimentação com fórmulas e na amamentação não precisam ser diferentes. Além disso, as vantagens econômicas claras e a segurança microbiológica da amamentação são de menor importância para sociedades muito ricas e desenvolvidas com acesso fácil a suprimento de água limpa e refrigeração do que para sociedades menos desenvolvidas e menos ricas. Dessa forma, uma tentativa razoável e conservadora é permitir que a mãe faça uma escolha consciente de como deseja alimentar seu filho e apoiá-la nesta decisão. Conforme declarado por Fomon et al.:[21] “Em países industrializados, qualquer mulher com a menor inclinação para a amamentação deveria ser encorajada a fazê-lo e toda a assistência possível deveria ser fornecida. Ao mesmo tempo, há pouca justificativa para tentativas de forçar as mulheres a amamentar. Nenhuma mulher em um país industrializado deveria se sentir culpada porque escolheu não amamentar seu filho”.

O conteúdo de nutrientes de fórmulas infantis comercializadas nos Estados Unidos é regulado pelo Infant Formula Act e é reforçado pela Food and Drug Administration (FDA). A maioria dos países industrializados e muitos em desenvolvimento têm regulamentos semelhantes. Todas as fórmulas devem conter quantidades mínimas de todos os nutrientes conhecidos ou que se imagina serem necessários aos bebês, e tem-se enfatizado cada vez mais evitar quantidades máximas de cada um. As recomendações mais recentes para o mínimo e o máximo do conteúdo de nutrientes em fórmulas infantis comercializadas nos Estados Unidos estão indicadas na Tabela 54.4.[22] A quantidade mínima recomendada de cada nutriente é maior que a quantidade daquele nutriente no leite humano, e, portanto, maior que a DRI daquele nutriente para bebês com menos de um ano de idade (ver Tab. 54.1).

Além de assegurar à FDA que cada uma das fórmulas comercializadas contenha a quantidade mínima recomendada e não mais do que a quantidade máxima de cada nutriente para o prazo de validade da fórmula, os fabricantes das fórmulas infantis também devem assegurar que a fórmula tenha sido fabricada de maneira segura e higiênica. Assim, cada lote de fórmula fabricado é continuamente analisado durante seu prazo de validade. Os fabricantes também são responsáveis por garantirem à FDA que cada fórmula comercializada, como única fonte de nutrição, seja capaz de garantir o crescimento normal e o desenvolvimento dos bebês pelo menos durante os primeiros 4 meses de vida. Isto geralmente é feito por meio de estudos sobre o crescimento referentes a uma nova fórmula durante os primeiros 4 meses de vida num número suficiente de bebês, para detectar uma diferença na taxa de ganho de peso de 3g/dia. A eficiência e a segurança na substituição por fontes alternativas de vários nutrientes também devem ser demonstradas por estudos adequados.

Muitas fórmulas estão disponíveis para alimentar o bebê normal. A composição das fórmulas mais usadas está indicada na Tabela 54.5. A maioria está disponível em líquidos concentrados e prontos para usar e em forma de pó. As fórmulas em pó são um pouco mais baratas e usadas em uma frequência crescente.

As fórmulas mais comumente usadas contêm várias misturas de proteínas do leite bovino. A concentração de proteína de todas as fórmulas é de cerca de 1,5 g/dL. Dessa forma, o bebê que recebe um volume suficiente para suprir a EER, aproximadamente 90 ou 135 mL/kg/dia, recebe o consumo de proteína de aproximadamente 2,0 g/kg/dia. Isso é cerca de 50% mais que o consumo do bebê amamentado e, portanto, da AI recente de proteína para o bebê de até 6 meses de vida; isso corresponde a cerca de 70% mais que a RDA da proteína para o bebê entre 7 e 12 meses de vida.

Tabela 54.4 Recomendações do Life Sciences Research Organization para fórmulas infantis[a]

	Mínimo	Máximo
Energia (kcal/dL)	63	71
Gordura (g)	4,4	6,4
Ácido linoleico (%)	8	35
Ácido α-linoleico (%)	1,75	4
Razão do ácido linoleico:ácido α-linoleico	16:1	6:1
Carboidrato (g)	9	13
Proteína (g)	1,7	3,4
Eletrólitos e minerais		
Cálcio (mg)	50	140
Fósforo (mg)	20	70
Magnésio (mg)	4	17
Sódio (mg)	25	50
Cloreto (mg)	50	160
Potássio (mg)	60	160
Ferro (mg)	0,2	1,65
Zinco (mg)	0,4	1,0
Cobre (μg)	60	160
Iodo (μg)	8	35
Selênio (μg)	1,5	5
Manganês (μg)	1,0	100
Fluoreto (μg)	0	60
Cromo	0	0
Molibdênio	0	0
Vitaminas		
Vitamina A (UI)	200	500
Vitamina D (UI)	40	100
Vitamina E (mg α-tocoferol)	0,5	5,0
Vitamina K (μg)	1	25
Vitamina C (mg)	6	15
Tiamina (μg)	30	200
Riboflavina (μg)	80	300
Niacina (μg)	550	2.000
Vitamina B_6 (μg)	30	130
Folato (μg)	11	40
Vitamina B_{12} (μg)	0,08	0,7
Biotina (μg)	1	15
Ácido pantotênico (μg)	300	1.200
Outros ingredientes		
Carnitina (mg)	1,2	2,0
Taurina (mg)	0	12
Inositol (mg)	4	40
Colina (mg)	7	30
Nucleotídeos (mg)	0	16

ALA, ácido α-linolênico; α-TE, equivalente de alfatocoferol; LA, ácido linoleico.
[a]Quantidades = 100 kcal, a menos que indicado de outra maneira.
Adaptado com permissão de Raiten DJ, Talbot In, Waters JH. Assessment of nutrient requirements for infant formulas. J. Nutr 1998;128:2059S-293S.

A razão da proteína do soro de leite para caseína no leite bovino não modificado é de 18:82, enquanto a proteína do leite bovino modificada pode ter uma variedade de taxas; historicamente, a mais comum é de 60:40. Tanto a proteína do leite bovino modificada como a não modificada parecem ser igualmente eficazes para o bebê normal de termo, mas pensa-se ser preferível a tensão menor do coalho das proteínas predominantes do soro de leite. As fórmulas que contêm proteínas da soja, bem como as fórmulas que contêm proteínas de leite bovino parcialmente hidrolisadas, estão dispo-

Tabela 54.5 Conteúdo de nutrientes de algumas fórmulas infantis comuns[a]

Componente	Similac[b]	Enfamil[c]	Good Start[d]
Energia (kcal/L)	676	680	676
Proteína (g)	2,07 (52% caseína, 48% soro de leite)	2,1 (40% caseína; 60% soro de leite)	2,4 (100% soro de leite)
Gordura (g)	5,4 (óleo de cártamo, coco e óleos de soja)	5,3 (óleo de palma, soja, coco, e óleos de girassol altamente gordurosos)	5,1 (óleo de palma, soja, coco, e óleos de cártamo altamente gordurosos)
Carboidrato (g)	10,8 (lactose)	10,7 (lactose)	11,0 (lactose, maltodextrina de milho)
Eletrólitos e minerais			
Cálcio (mg)	78	78	64
Fósforo (mg)	42	53	36
Magnésio (mg)	6,1	8	7,1
Ferro (mg)	1,8	1,8	1,5
Zinco (mg)	0,75	1	0,8
Manganês (μg)	5	15	7,1
Cobre (μg)	90	75	80,5
Iodo (μg)	6,1	10	12
Selênio (μg)	—	—	—
Sódio (mg)	24	27	24
Potássio (mg)	105	107	101
Cloreto (mg)	65	63	65,5
Vitaminas			
Vitamina A (UI)	300	2.094	302
Vitamina D (UI)	60	60	60
Vitamina E (UI)	1,5	2	2
Vitamina K (μg)	8	8	8,0
Tiamina (μg)	100	80	60
Riboflavina (μg)	150	140	141
Vitamina B_6 (μg)	60	60	75
Vitamina B_{12} (μg)	0,25	0,3	0,25
Niacina (μg)	1.050	1.000	750
Ácido fólico (μg)	15	16	15
Ácido pantotênico (μg)	450	500	453
Biotina (μg)	4,4	3	2,2
Vitamina C (mg)	9	12	9
Colina (mg)	16	12	12
Inositol (mg)	4,7	6	18

[a]Quantidade/100 kcal a menos que observado de outra maneira.
[b]Laboratórios Ross, Columbia, OH.
[c]Mead-Johnson Nutritionals, Evansville, IN.
[d]Carnation Nutritional Products, Glendale, CA.

níveis para alimentar crianças que não toleram a proteína do leite bovino ou da soja (Tab. 54.6).

Embora fórmulas de leite bovino sem lactose estejam disponíveis, o carboidrato principal das fórmulas mais comumente usadas é a lactose. As fórmulas mais usadas da proteína da soja contêm tanto sacarose como polímero de glicose. Assim, estas fórmulas ou fórmulas de leite bovino sem lactose são úteis para o bebê com deficiência de lactase congênita ou temporária.

O conteúdo de gordura tanto da fórmula de leite bovino como da de proteína da soja normalmente consiste em cerca de 50% da energia não proteica. Em geral, a absorção intestinal da mistura de óleos vegetais presentes nas fórmulas atuais é de pelo menos 90%. Fórmulas suplementadas com ácidos graxos poli-insaturados de cadeia longa, os ácidos docosahexaenoico e o araquidônico, têm sido disponibilizadas.

Os conteúdos de eletrólitos, minerais e vitaminas da maioria das fórmulas são semelhantes e, quando administrados em quantidades adequadas, suprem as DRI para minerais e vitaminas. Tanto fórmulas suplementadas com ferro (~ 12 mg/L) como as não suplementadas (~ 1 mg/L) estão disponíveis nos Estados Unidos,* mas as fórmulas suplementadas com ferro são recomendadas.

Alimentando o bebê mais velho

O objetivo tanto da amamentação como da alimentação por fórmulas é prover nutrientes suficientes para sustentar o crescimento adequado. A alimentação feita exclusivamente com leite materno é tida como suficiente pelos primeiros 6 meses de vida, seguramente pelos primeiros 4 meses, enquanto a alimentação exclusiva por fórmulas pode fornecer nutrição adequada pelo menos no primeiro ano de vida. Como norma geral, o peso do bebê normal deveria dobrar pelos 4 a 5 meses de vida e triplicar aos 12 meses.

*N.R.C.: No Brasil, as fórmulas têm de ser suplementadas com ferro.

Tabela 54.6 Conteúdo de nutrientes (quantidade/100 KCAL) de fórmulas de soja e fórmulas hidrolizadas

Componente	Isomil[a,b]	Prosobee[c]	Alimentum[a]
Energia (kcal/L)	676	680	676
Proteína (g)	2,45 (proteína da soja isolada; L-metionina)	2,5 (proteína da soja isolada; L-metionina)	2,75 (caseína hidrolisada)
Gordura (g)	5,3 (óleo de cártamo altamente gorduroso e óleo de coco)	5,3 (óleo de palma; soja; coco e óleos de girassol altamente gordurosos)	5,5 (67% TLC; 33% TCM)
Carboidrato (g)	10,3 (xarope de milho, sacarose)	10,6 (cristais de xarope de milho)	10,2
Eletrólitos e minerais			
Cálcio (mg)	105	104	105
Fósforo (mg)	75	82	75
Magnésio (mg)	7,5	11	7,5
Ferro (mg)	1,8	1,8	1,8
Zinco (mg)	0,75	1,2	0,75
Manganês (μg)	25	25	8
Cobre (μg)	75	75	75
Iodo (μg)	15	15	15
Selênio (μg)	—	—	—
Sódio (mg)	44	35	44
Potássio (mg)	108	120	120
Cloreto	62	80	80
Vitaminas			
Vitamina A (UI)	300	294	300
Vitamina D (UI)	60	60	45
Vitamina E (UI)	1,5	2	3
Vitamina K (μg)	11	8	15
Tiamina (μg)	60	80	60
Riboflavina (μg)	90	90	90
Vitamina B_6 (μg)	60	60	60
Vitamina B_{12} (μg)	0,45	0,3	0,45
Niacina (μg)	1.350	1.000	1.350
Ácido fólico (μg)	15	16	15
Ácido pantotênico (μg)	754	500	754
Biotina (μg)	4,5	3	4,5
Vitamina C (mg)	9	12	9
Colina (mg)	8	8	8
Inositol (mg)	5	6	5

TCM: triglicerídeos de cadeia média; TLC: triglicerídeos de cadeia longa.

[a]Laboratórios Ross, Columbia, OH.

[b]Isomil-SF (sem sacarose) tem uma composição semelhante com exceção de que os polímeros de glicose são substituídos por xarope de milho e sacarose.

[c]Mead Johnson Nutritionals, Evansville, IN.

Aos seis meses de vida, a capacidade do bebê de digerir e de absorver diversos componentes dietéticos, bem como metabolizar, usar e excretar os produtos absorvidos pela digestão está próxima à de um adulto.[23] Além disso, o bebê está mais ativo, tem bom controle da cabeça e está começando a se sentar sozinho e a explorar o que está ao seu redor. Por isso, durante este intervalo, a dieta tem vários papéis além do suprimento de nutrientes. Várias preocupações também surgem durante esse período. Com o nascimento dos dentes, o papel da dieta no desenvolvimento de cáries dentárias deve ser considerado.[24] Os efeitos tardios de consumos inadequados ou excessivos durante a infância também devem ser considerados, assim como o papel psicossocial dos alimentos durante o desenvolvimento e o impacto das práticas de alimentação durante esse período no comportamento alimentar posterior.

Estas considerações são a base para a maioria das recomendações para alimentação durante o segundo semestre de vida (ver Tabs. 54.7 e 54.8), particularmente para o bebê alimentado com fórmulas, cujas necessidades de nutrientes durante esse período podem ser satisfeitas com quantidades razoáveis das fórmulas para bebês atualmente disponíveis. A criança exclusivamente amamentada, contudo, necessita de nutrientes adicionais (p. ex., ferro) depois de 4 a 6 meses de vida.

Fórmula infantil *versus* leite bovino

Embora as recomendações atuais sejam de evitar o consumo de leite bovino, particularmente o semidesnatado ou o desnatado, pelo menos antes do primeiro ano de idade, pesquisas mostram que muitos bebês acima dos 6 meses, ainda que em menor número do que antes de 2000, e até mesmo bebês mais novos são alimentados com leite bovino homogeneizado e não com fórmulas infantis, e muitos deles são alimentados com leite de teor calórico reduzido ou desnatado.[25]

As consequências dessas práticas não são muito bem conhecidas. O leite bovino contém, aproximadamente, três

Tabela 54.7 Diretrizes alimentares

Grupo alimentar	Porções/dia	Tamanho das porções
Grão	6-11	1 fatia de pão
		1/2 xícara de arroz (cozido)
		1/2 xícara de massa
Fruta	2-4	1/4 de melão médio
		1 fruta inteira
		3/4 xícara de suco
		1/2 xícara de suco enlatado
		1/2 xícara de frutas vermelhas, uvas
Vegetais	3-5	1/2 xícara, cru ou cozido
Leite	2-3	1 xícara de leite, iogurte
		57 g de queijo
Carne	2-3	57-86 g sem gordura, cozida
		1/2 xícara de feijões (sem caldo)[a]
		1 ovo[a]
Gorduras/ Doces	Limite	

[a]Estas quantidades são iguais a 57 g de carne magra; 2 porções são iguais a uma porção de carne.

Tabela 54.8 Porções de vários grupos alimentares necessários para suprir as ingestões diárias de energia diferenciadas

	Porções necessárias para consumo diário de energia		
Grupo alimentar	1.600 kcal	2.200 kcal	2.800 kcal
Pão	6	9	11
Frutas	2	3	4
Legumes e verduras	3	4	5
Carne	141 g	170 g	198 g
Leite	2-3	2-3	2-3
Gordura total (g)	53	73	83
Adição de açúcar (colher de chá)	6	12	18

vezes mais proteínas e cerca de duas vezes mais sódio que as fórmulas infantis mais usadas, mas menos da metade do ácido linoleico. A ingestão de leite bovino também aumenta a perda do sangue intestinal e assim pode contribuir para o desenvolvimento de anemia por deficiência de ferro.[26] O consumo de proteína e de sódio dos bebês alimentados com leite desnatado e não com leite bovino integral são ainda maiores, o consumo de ferro é igualmente baixo e o consumo de ácido linoleico é muito baixo.

Atualmente, não se sabe se as altas ingestões de proteína e de sódio por bebês alimentados tanto com leite integral como com leite desnatado resultam em efeitos adversos na saúde. É evidente que o baixo consumo de ferro é indesejável, mas suplementos medicinais de ferro devem prevenir o desenvolvimento da deficiência. O baixo consumo do ácido linoleico pode ser mais problemático. Embora sinais e sintomas da deficiência dos ácidos graxos essenciais pareçam ser incomuns nos bebês alimentados tanto com leite integral como com desnatado, não foi realizado um levantamento exaustivo de tais sintomas. Além disso, evidências bioquímicas da deficiência dos ácidos graxos essenciais sem sinais e sintomas evidentes têm sido relatadas tanto em bebês mais novos como em mais velhos alimentados com fórmulas com baixo teor de ácido linoleico.[27] Em contraste, os bebês que são amamentados ou alimentados com fórmulas com alto teor de ácido linoleico nos primeiros meses de vida podem ter estoques suficientes no corpo para limitar as consequências de um consumo baixo mais tarde.

Resolver as questões acerca da utilização do leite bovino na alimentação de bebês é importante por motivos econômicos e de saúde. Uma vez que o custo do leite bovino é consideravelmente menor que o da fórmula infantil, substituir a fórmula por leite bovino homogeneizado antes de a criança completar um ano de idade tem, obviamente, vantagens econômicas importantes para a maioria das famílias. Além disso, se os vários programas de assistência alimentar pudessem fornecer leite bovino homogeneizado e não fórmulas para infantes, até mesmo para bebês com mais de 6 meses de vida, os fundos dos programas atuais permitiriam a expansão dos benefícios a muitas outras crianças necessitadas. Nitidamente, isso não pode ser considerado sem dados adicionais acerca das consequências da alimentação com leite bovino *vs.* fórmula.

Alimentação complementar

Alguns pesquisadores fazem uma distinção entre alimentos complementares (ou seja, alimentos que não substituem o consumo de leite materno) e alimentos substitutos (isto é, alimentos que substituirão o consumo do leite materno). Porém, qualquer alimento que contenha energia substituirá o leite materno. Assim, todos os alimentos referidos são alimentos complementares. Eles devem ser introduzidos de maneira gradual tanto aos bebês alimentados com leite materno como aos alimentados com fórmulas, começando a partir do momento em que o bebê é capaz de sentar-se sem ajuda, o que geralmente ocorre entre os 4 e os 6 meses.[28] Cereais suplementados com ferro, em geral, são os primeiros de tais alimentos oferecidos. Legumes, verduras e frutas são introduzidos a seguir, logo depois, carne e, finalmente, ovos. Historicamente, a ordem em que os alimentos são introduzidos tem recebido atenção considerável. Contudo, isso não é mais considerado essencial, e agora, muitos especialistas recomendam introduzir carnes, uma boa fonte de ferro e zinco, como um dos primeiros alimentos complementares. É importante que apenas um alimento novo seja introduzido por vez e que novos alimentos adicionais sejam oferecidos em um intervalo de pelo menos três dias, para permitir a descoberta de quaisquer reações adversas a cada novo alimento introduzido e também para permitir que o gosto e a textura do novo alimento tornem-se familiares ao bebê. Novos alimentos podem ser introduzidos com um intervalo maior se houver um histórico familiar de alergia a alimentos ou outras alergias.

Tanto alimentos complementares preparados em casa ou industrializados podem ser usados. Os últimos são mais convenientes. Muitos produtos produzidos comercialmente são fortificados com um ou mais nutrientes (p. ex., ferro, zinco, algumas vitaminas) e estão disponíveis em consistências diferentes para satisfazer a capacidade do bebê de tolerar partículas de tamanhos maiores conforme ele amadurece.

Jantares prontos ou sopas que contenham um tipo de carne e um ou mais vegetais são muito populares. No entanto, o conteúdo de proteína desses produtos não é tão alto quanto o da carne desfiada. Pudins e sobremesas também são itens populares, mas, exceto por seu conteúdo de leite e ovos, são fontes pobres de nutrientes, a não ser de energia; assim, o consumo desse tipo de alimento deve ser limitado. Além disso, a ingestão de alimentos que contêm ovos deveria ser adiada, especialmente se houver histórico familiar de alergia a alimentos ou outras alergias, até depois que o infante demonstrar tolerância a ovos (tanto uma gema de ovo cozida triturada como uma gema de ovo preparada comercialmente).

Historicamente, os sucos têm sido considerados um item necessário na dieta de bebês. Contudo, exceto por seu conteúdo vitamínico, eles fornecem nutrientes mínimos, além de energia, o que pode interferir nos consumos adequados de outros nutrientes. Assim, as recomendações atuais são de limitar a ingestão de suco para 120 mL/dia. Bebidas de gosto doce, é claro, devem ser evitadas.[29]

Embora as práticas de alimentação variem muito durante a segunda metade do primeiro ano de idade, pesquisas recentes indicam que bebês alimentados de acordo com as práticas atuais recebem doses adequadas da maioria dos nutrientes.[30]

Alimentando a criança de 1 a 3 anos

Ao final do primeiro ano de idade, a maioria dos bebês se adapta a uma rotina de três refeições por dia mais duas refeições leves. Embora devesse ser considerada uma certa flexibilidade na dieta de cada criança para permitir gostos pessoais e hábitos familiares, aos pais deveria ser dado um resumo das necessidades básicas diárias da dieta. É também muito importante os pais estarem conscientes do que podem esperar em termos de comportamento alimentar conforme a criança se desenvolve.

Consumo reduzido de alimento

Próximo ao fim do primeiro ano de vida a taxa de crescimento diminui. O consumo da criança, de igual forma, também diminui ou para de crescer tão rápido quanto o fez durante o primeiro ano de idade. Além disso, não é incomum que a criança tenha períodos temporários de desinteresse por certos alimentos ou, de fato, por qualquer alimento. A falha em esperar ou o não reconhecimento dessas alterações no comportamento alimentar muitas vezes resulta em tentativas de forçar a alimentação. A criança naturalmente se rebela, e o problema continua. Uma vez que prevenir os problemas é mais eficiente que corrigi-los, o padrão mutante de hábitos alimentares durante o segundo ano de idade deve ser explicado aos pais antes que se torne aparente, e os pais devem ser tranquilizados de que a falta de interesse da criança pelo alimento provavelmente é temporária e que tentativas de forçar a alimentação não apenas são inúteis como provavelmente resultarão em problemas alimentares mais graves.

Seleção própria da dieta

A preferência por determinados alimentos e a rejeição a outros em particular tornam-se mais perceptíveis, aproximadamente, depois do primeiro ano de idade; se possível e viável, a vontade da criança deveria ser respeitada. Por exemplo, as virtudes de alguns alimentos não essenciais (p. ex., espinafre) provavelmente têm sido superenfatizadas e os conflitos sobre tais alimentos com certeza não deveriam acontecer. Com frequência, um alimento que é recusado quando oferecido pela primeira vez será aceito quando for oferecido novamente alguns dias ou semanas depois. Talvez seja necessário oferecer outros alimentos repetidamente antes que eles sejam aceitos. De modo contrário, se elementos básicos como leite ou cereal são rejeitados constantemente, formas alternativas (p. ex., queijo, iogurte, pães) devem ser oferecidas.

As crianças tendem a selecionar dietas que, considerando o conjunto dos dias, acabam sendo bem balanceadas.[30] Assim, a criança pode escolher entre uma variedade de alimentos, contanto que se alimente de modo adequado em longo prazo. Normalmente, a criança determina a quantidade de um alimento dado a ela ou de uma refeição inteira que será consumida. Nesta idade, os hábitos alimentares, particularmente as preferências ou não por alimentos, também podem ser influenciados por crianças mais velhas na família. Dessa forma, uma vez que os padrões e os hábitos alimentares desenvolvidos nos primeiros dois anos de idade podem persistir por muitos anos, tais influências devem ser acompanhadas de perto.

Autoalimentação

Deveria ser permitido às crianças participar de sua alimentação tão logo elas fossem capazes de fazê-lo, em geral, um pouco antes de um ano de idade. Aos 6 meses de vida, aproximadamente, muitos conseguem segurar uma mamadeira e, cerca de 2 ou 3 meses depois, uma xícara. Torradas, biscoitos finos ou outros alimentos que são segurados com a mão podem ser introduzidos entre os 7 e 8 meses. Entre o 10º e o 12º mês de vida, a maioria dos bebês pode segurar uma colher e colocá-la na boca. As mães frequentemente inibem esse processo de aprendizagem importante porque faz sujeira, mas ele também é um aspecto importante do desenvolvimento total do bebê e deveria ser encorajado, certamente tolerado. Por volta do segundo ano de vida, as crianças deveriam ser responsáveis por se alimentarem sozinhas. No entanto, uma vez que o risco de aspiração é razoavelmente alto até, aproximadamente, os 4 anos de idade, as crianças mais novas que isso não deveriam ser alimentadas com comidas que são facilmente aspiradas (p. ex., uvas, nozes, pedaços de queijo e de carne) a não ser que um adulto responsável esteja presente.

Hábitos alimentares

Uma vez que os hábitos alimentares formados nos dois primeiros anos de idade podem afetar aqueles dos anos seguintes, é importante que estes hábitos sejam os melhores possíveis. As dificuldades alimentares frequentemente resultam da insistência paterna excessiva sobre a alimentação e na subsequente ansiedade dos pais, bem como da criança, se a insistência não for feita de modo cauteloso. As reações negativas da criança muitas vezes resultam do estresse inadequado na hora da refeição; a correção delas requer um aperfeiçoamento da relação entre pais e filhos. Outros fatores que perturbam a alimentação são muita confusão na hora da refeição, tempo insuficiente para a alimentação, reclamações em voz alta sobre alimentos por outros membros da família e alimento preparado de forma simples, servido sem atrativos. Uma cadeira confortável, de altura apropriada, com um suporte para os pés, é importante para a comodidade da criança menor à mesa.

O apetite da criança deve ser respeitado; se o desejo dela por alimento ficar abaixo da média algumas vezes, não deve haver pressão para que ela coma mais. Os adultos deveriam entender que os hábitos alimentares são mais bem ensinados por meio de exemplos do que com explicações formais.

Alimentação durante a infância posterior

Aos dois anos de idade, a dieta da criança não deveria se diferenciar da do restante da família. Todos os nutrientes necessários podem ser supridos com uma dieta variada e selecionada de acordo com as diretrizes alimentares atuais (ver mais adiante). De forma coerente com as recomendações do National Cholesterol Education Program (Programa Norte-americano de Educação sobre o Colesterol),[32] as diretrizes enfatizam o consumo de grãos, frutas e verduras para restringir a gordura da dieta para aproximadamente 30% do consumo diário de energia, de ácidos graxos para menos de 10% do consumo de energia e de colesterol para não mais do que 100 mg/1000 kcal, com os ácidos graxos poli-insaturados (PUFA) suprindo de 7 a 8% de energia e os ácidos graxos monoinsaturados entre 12 e 13%. Recomenda-se a Dieta Step 1 da American Heart Association para diminuir a doença aterosclerótica cardíaca na idade adulta, mas ela também pode ser eficiente para limitar o desenvolvimento da obesidade. A importância de tal dieta antes da adolescência ainda está em discussão, com exceção das crianças com forte histórico familiar de doença aterosclerótica cardíaca. Porém, dietas como essa possibilitam o crescimento normal de crianças a partir de 1 ano,[19] e implementá-las logo após os 2 anos talvez seja mais fácil do que fazê-lo na adolescência.

O Guia da Pirâmide Alimentar foi desenvolvido inicialmente para crianças mais velhas e adultos, mas foi adaptado para crianças entre 2 e 6 anos de idade.[33] A Tabela 54.7 mostra o número de porções ao dia sugerido para os vários grupos de alimentos e o tamanho das porções para cada. Eles têm por objetivo alcançar as RDA por nutriente estabelecidas em 1989 pelo Food and Nutritional Board of the Institute of Medicine. As ingestões dietéticas de referência (DRI) mais recentes (ver Tab. 54.1) para alguns nutrientes são inferiores a estas, mas não é provável que tenham um impacto maior no número de porções diárias necessárias para cada grupo alimentar.

O número de porções de cada grupo alimentar necessário para dietas balanceadas de 1.600, 2.200 e 2.800 kcal/dia estão indicadas na Tabela 54.8. A dieta de 1.600 kcal/dia é apropriada para a criança moderadamente ativa, entre 4 e 6 anos de idade. Para a criança entre 2 e 4 anos de idade, o tamanho das porções de todos os grupos alimentares, exceto leite, deveria ser reduzido cerca de um terço. A dieta de 2.200 kcal/dia é apropriada para a maioria das crianças moderadamente ativas, entre os 6 e 10 anos de idade. Meninos adolescentes ativos necessitam de 2.800 kcal/dia ou até mais, a mesma quantidade sugerida para adultos. As ingestões mais altas de energia são alcançadas principalmente por mais porções dos vários grupos alimentares.

Embora essas diretrizes sejam úteis e possam ser usadas para definir as dietas apropriadas para todas as crianças com mais de 2 anos de idade, a variação das necessidades energéticas entre as crianças da mesma idade é considerável. O nível de atividade é o principal determinante da quantidade de energia necessária (ver anteriormente). Outro determinante é a variabilidade no gasto de energia entre grupos de crianças aparentemente semelhantes, que pode variar em torno de 15 a 20%. Assim, mesmo as crianças cuja dieta é baseada nas diretrizes alimentares devem ser acompanhadas de perto para garantir um crescimento adequado, mas não excessivo.

Conforme as crianças se tornam mais velhas e mais independentes, aumentam o número de refeições consumidas fora de casa, com frequência em estabelecimentos nos quais a adesão às diretrizes alimentares é difícil, se não impossível. Uma solução evidente é limitar tais ocasiões. Contudo, essa tentativa, provavelmente, terá resistência da criança. Além disso, com o número crescente de mães no mercado de trabalho, muitas refeições familiares são consumidas nesse tipo de estabelecimento ou compradas ali para serem consumidas em casa.

Nutrientes necessários para a criança com baixo peso ao nascer

Aproximadamente 7% de todos os bebês nascidos nos Estados Unidos a cada ano pesam menos de 2.500 g ao nascer, e, durante as últimas décadas, sua sobrevivência tem melhorado regularmente. Hoje, pelo menos 75% até mesmo dos menores bebês (i. e., aqueles que pesam menos de 1.000 g ao nascer) sobrevivem, e a sobrevivência de crianças maiores nascidas com baixo peso está próxima de 100%.[34] Estes números crescentes de crianças nascidas com baixo peso que sobreviveram devem ser mantidos, elevando, dessa forma, a relevância dos problemas encontrados ao satisfazer suas necessidades nutricionais.

A importância prática do manejo nutricional adequado desde cedo do bebê com BPN pode ser ilustrada ao se considerar o metabolismo energético do bebê em jejum.[35] Como no adulto, a energia para satisfazer as necessidades contínuas durante o jejum origina-se dos acúmulos endógenos de vários nutrientes. Embora os depósitos de glicogênio hepático sejam usados inicialmente, eles são muito limitados e, por isso, logo se esgotam. Os depósitos de gordura tornam-se, então, a principal fonte de energia endógena, embora os depósitos de proteína também sejam usados para suprir os aminoácidos dos quais a glicose pode ser sintetizada (i. e., gliconeogênese) para uso pelos tecidos que têm uma necessidade absoluta de glicose. Portanto, se a hidratação é adequada, os depósitos disponíveis de gordura e de proteína endógenas são os determinantes fundamentais da quantidade de tempo que um bebê em jejum pode sobreviver.

Conforme ilustrado na Tabela 54.9, tanto a proteína como a gordura presentes no corpo, particularmente a gordura, aumentam durante a gestação.[36] Assim, um bebê que pesa 3.500 g ao nascer possui mais reservas de nutrientes endógenos que um neonato de 2.000 g; já um bebê que pesa 1.000 g tem re-

Tabela 54.9 Taxas de aumento intrauterino dos vários nutrientes durante o último trimestre da gravidez

Componente	Acúmulo durante os vários estágios da gestação[a]		
	26-30 semanas	30-34 semanas	34-38 semanas
Peso (g)	600	750	930
Proteína (g)	68	97	126
Gordura (g)	60	95	145
Água (g)	459	539	627
Cálcio (g)	3,4	5,1	8,7
Fósforo (g)	2,2	3,3	5,4
Magnésio (mg)	93	131	193
Sódio (mEq)	46	53	64
Potássio (mEq)	25	31	39
Cloreto (mEq)	35	37	37

[a]O peso corporal aumenta de 880 g em 26 semanas para 1.480 g em 30 semanas, 2.230 g em 34 semanas e 3.160 g em 38 semanas.

Adaptado com permissão de Ziegler EE, O'Donnell AM, Nelson SE et al. Body composition of the reference fetus. Growth 1976; 40:329-40.

servas muito limitadas. Admitindo necessidades energéticas contínuas de 50 kcal/kg/dia, um bebê com 1.000 g que não recebe doses de nutriente exógeno tem reservas endógenas suficientes para sobreviver por apenas 4 a 5 dias, o bebê com 2.000 g tem reservas suficientes para sobreviver por aproximadamente 12 dias, e o infante normal tem reservas suficientes para sobreviver por aproximadamente um mês.[35] A provisão de glicose por via intravenosa (p. ex., 7,5 g/kg/dia, a quantidade fornecida por 150 mL/kg/dia de uma solução de glicose a 5% ou 75 mL/kg/dia de uma solução de glicose a 10%), teoricamente, prolongará a sobrevivência do bebê com 1.000 g, 2.000 g e 3.500 g, respectivamente, por 7, 18 e 50 dias.[35]

Esses cálculos teóricos condizem geralmente com as observações clínicas acerca da suscetibilidade do bebê com BPN à inanição e, por isso, há a necessidade de cuidados especiais para o manejo nutricional precoce. Como contribuição a esse papel muito prático da nutrição na prevenção da inanição, a nutrição abaixo do ideal em qualquer estágio durante o período de proliferação celular dos vários sistemas orgânicos, particularmente do sistema nervoso central, pode resultar em deficiências celulares irrecuperáveis.[37] Se isso acontecer, o recém-nascido pré-termo, cujo cérebro teria crescido consideravelmente durante o último trimestre de vida intrauterina, pode ser particularmente vulnerável à nutrição inadequada. Embora o período de proliferação celular do cérebro humano inteiro se encerre nos primeiros 18 meses de vida[38] e as deficiências celulares possam ser aparentemente revertidas se uma nutrição adequada for fornecida antes do fim desse período,[39] pouco se sabe acerca da duração da proliferação celular dentro de regiões específicas do cérebro. Essa incerteza, unida à incidência persistentemente alta de deficiências no neurodesenvolvimento de bebês com BPN,[40,41] sugere que um manejo nutricional melhor pode não apenas diminuir a mortalidade, mas também melhorar o resultado do neurodesenvolvimento.

Os fatores discutidos anteriormente são reconhecidos pelos neonatologistas, e a importância da nutrição adequada precoce ao bebê com BPN é aceita de maneira geral. Assim sendo, o tema geral das necessidades nutricionais do bebê com BPN é uma área de investigação ativa. Contudo, o conhecimento permanece insuficiente para validar DRI específicas dos vários nutrientes para este grupo de bebês vulneráveis. Em grande parte, isto reflete a falta de metas uniformes para a nutrição desse grupo diferenciado. A discussão que se segue é uma tentativa de resumir o conhecimento atual a respeito do assunto.

Objetivos do manejo nutricional

O objetivo mais bem aceito para o manejo nutricional do bebê com BPN ao nascer é fornecer as quantidades suficientes de todos os nutrientes para manter, no mínimo, a continuação das taxas intrauterinas de crescimento e de retenção nutricional.[42] Assim, as necessidades mínimas do bebê com BPN para os vários nutrientes são, normalmente, admitidas como as quantidades necessárias para permitir seu acúmulo em taxas intrauterinas (ver Tab. 54.9). Este conceito figura proeminentemente nas doses de nutrientes recomendadas para os bebês com BPN,[42-45] propostas por uma variedade de grupos (Tab. 54.10), bem como a composição recomendada das fórmulas[46] designadas para alimentar o bebê com BPN hospitalizado (Tab. 54.11).

Visões opostas acerca dos objetivos para o manejo nutricional de bebês com BPN incluem, por um lado, a preocupação de que a falha em fornecer leite materno prive o infante dos nutrientes necessários para o desenvolvimento favorável do trato gastrintestinal e do sistema de imunidade e, por outro lado, o desejo de produzir a maior taxa de crescimento possível, permitindo, com isso, que cerca de 10 a 15% do peso corporal normalmente perdido durante os primeiros dias de vida sejam recuperados mais rapidamente, e também com possível redução do tempo e, por isso, do custo da hospitalização. Os defensores da visão anterior defendem a alimentação com leite materno em virtude de seus benefícios nutricionais demonstrados e teóricos, tais como o aumento do laço entre mãe e filho, a proteção contra infecções e enterocolite necrotizante, e melhor resultado do desenvolvimento neural. Eles também indicam que o baixo conteúdo de proteína do leite humano, provavelmente, ofereça menos chances de exceder a capacidade limitada do bebê com BPN em catabolizar o excesso de proteína. Os defensores da outra visão enfatizam as vantagens potenciais de alcançar o crescimento e indicam que as doses de proteína muito superiores àquelas do leite humano não parecem sobrecarregar a capacidade do bebê com BPN em catabolizar a proteína.

Descobertas contínuas de um estudo multicêntrico que começou no início dos anos de 1980, na Inglaterra,[47] auxiliam nesta controvérsia existente há muito tempo. Neste estudo, os bebês cujas mães escolheram amamentar seus filhos foram escolhidos randomicamente para receber suplementos tanto de leite humano como de fórmula, e os bebês cujas mães escolheram não amamentar foram escolhidos randomicamente, em alguns centros, para receber tanto uma fórmula para bebê pré-termo como leite humano e, em outros, para receber uma fórmula termo ou pré-termo. Os bebês alimentados com leite humano, tanto como única dieta como com uma fórmula, tiveram uma incidência mais baixa de enterocolites necrotizantes e de infecções durante o período neonatal.[48] Além disso,

Tabela 54.10 Comparação das doses de nutrientes recomendadas em bebês com baixo peso ao nascer

	American Academy of Pediatrics Committee on Nutrition (1985)	Espgan Committee on Nutrition (1987)	Consensus Group (1993)	Health Canada (1995)
Água (mL/kg/dia)	150	138-185	150-200	120-200
Energia (kcal/kg/dia)	120	130 (110-165)	120	105-135
Proteína (g/kg/dia)	3,5-4,0	2,7-3,7	3,6-3,8 (PC, <1.000 g) 3,0-3,6 (PC, >1.000 g)	3,5-4,0 (PC, <,1.000 g) 3,0-3,6 (PC, >1.000 g)
Carboidrato (g/kg/dia)	10,8-15,6	8,4-16,8	Lactose 3,8-11,8 Oligômeros 0-8,4	7,5-15,5
Gordura (g/kg/dia)	5,4-7,2 AL,[a] 0,48	4,3-8,5 AL, 0,6-1,7 AAL, > 0,06 AL/AAL, 5-15	 AL, 0,5-2 AAL, 0,13-0,5 AL/AAL, 5-15	4,5-6,8 AL, 4,5%E AAL, 1%E —
Sódio (mEq/kg/dia)	2,5-3,5	1,2-2,8	2,0-3,0	2,5-4,0
Cloreto (mEq/kg/dia)	—	1,9-3,0	2,0-3,0	2,5-4,0
Potássio (mEq/kg/dia)	2,0-3,0	2,8-4,7	2,0-3,0	2,5-3,5
Cálcio (mg/kg/dia)	200-250	84-168	120-230	160-240
Fósforo (mg/kg/dia)	110-125	60-104	60-140	108,5-118
Magnésio (mg/kg/dia)	—	7,2-14,4	8-15	4,8-9,6
Zinco (µg/kg/dia)	> 600	660-1.320	1.000	508-812
Manganês (µg/kg/dia)	> 6	1,8-9,0	7,6	0,54-1,1
Cobre (µg/kg/dia)	108	108-144	120-150	69-120
Ferro (mg/kg/dia)	2-3	1,8	2,0	2-4
Iodo (µg/kg/dia)	6	12-54	30-60	31-62
Selênio (µg/kg/dia)	—	—	1,3-3,0	3,2-4,9
Cromo (µg/kg/dia)	—	—	0,1-0,5	0,05-0,1
Molibdênio (µg/kg/dia)	—	—	0,3	0,2-0,4
Vitamina A (UI/100 kcal)	75-225	270-450	583-1.250	167-375
Vitamina K (µg/100 kcal)	4	4-15	6,7-8,3	—
Tiamina (µg/100 kcal)	> 40	20-250	150-200	33-42
Riboflavina (µg/100 kcal)	> 60	60-600	200-300	300-383
Niacina (µg/100 kcal)	> 250	800-5.000	3.000-4.000	8,6 NE/5.000 kJ
Piridoxina (µg/100 kcal)	> 35	35-250	125-175	15 µg/g proteína
Ácido pantotênico (µg/100 kcal)	> 300	> 300	1.000-1.500	667-1.083
Vitamina B12 (µg/100 kcal)	> 0,15	> 0,15	0,25	0,15 µg/dia
Biotina (µg/100 kcal)	> 1,5	> 1,5	3-5	1,25
Ácido fólico (µg/100 kcal)	33	> 60	21-42	50 µg/dia
Vitamina C (mg/kg/dia)	35	7-40	15-20	6-10
Vitamina D (UI/dia)	400	800-1.600	400	400
Vitamina E (UI/dia)	> 1,1	0,6-10	5-10	0,5-0,9 mg/kg
Taurina (mg/kg/dia)	—	—	4,5-9,0	—
Inositol (mg/kg/dia)	—	—	32,4-81	—
Carnitina (mg/kg/dia)	—	—	2,9	—
Colina (mg/kg/dia)	—	—	14,4-28,1	—

AAL, ácido α-linolênico; AAP, American Academy of Pediatrics; AL, ácido linoleico; COM, Committee on Nutrition; EN, equivalentes da niacina; ESPGAN, European Society of Pediatric Gastroenterology and Nutrition; PC, peso corporal.

embora os índices de desenvolvimento aos 18 meses e mais tarde[49,50] tenham sido maiores nos bebês que receberam a fórmula para bebês pré-termo *vs.* a fórmula para bebês a termo (i. e., doses mais altas *vs.* mais baixas de proteínas e outros nutrientes) durante o período neonatal, os bebês designados para o leite humano *vs.* a fórmula para bebês pré-termo não apresentaram diferenças, e aqueles designados para o leite humano que fornecia menos proteína que a fórmula a termo foram menos afetados adversamente que aqueles que receberam a fórmula a termo.[51] Além disso, os índices de neurodesenvolvimento dos bebês amamentados por suas próprias mães durante a hospitalização mostraram vantagem no neurodesenvolvimento aos 7 e 8 anos de idade.[52]

Necessidades energéticas

Em geral, admite-se que bebês com BPN necessitam de aproximadamente 120 kcal/kg/dia, 75 kcal/kg/dia para gasto basal e o restante para ação dinâmica específica (10 kcal/kg/dia), reposição de perdas inevitáveis pela evacuação (10 kcal/kg/dia) e para crescimento (25 kcal/dia). A porção normal para as necessidades basais (75 kcal/kg/dia) inclui a necessidade básica (50-60 kcal/kg/dia), bem como as quantidades adicionais para atividade e resposta a estresse causado pelo frio. Contudo, bebês com BPN são relativamente inativos, e, com o controle cuidadoso da temperatura do ambiente, o gasto de energia na resposta ao estresse causado pelo frio é mínimo. A maioria dos estudos em bebês relativamente

Tabela 54.11 Recomendações do Life Sciences Research Organization para bebês de baixo peso ao nascer[a,b]

Nutriente (unidades)	Mínimo	Máximo
Energia (kcal/100 mL)	67	94
Proteína (g/100 kcal)	2,5	3,6
Gordura total (g/100 kcal)	4,4	5,7
Ácido linoleico (% do total de ácidos graxos)	8	25
Ácido α-linoleico (% do total de ácidos graxos)	1,75	4,0
Ácido linoleico:ácido α-linoleico	6:1	16:1
Total de carboidrato (g/100 kcal)	9,6	12,5
Lactose (g/100 kcal)	4	12,5
Oligossacarídeos (g/100 kcal)	—	—
Triglicerídeos de cadeia média (% do total de ácidos graxos)	—	50
Ácido docosahexaenoico (% do total de ácidos graxos)	—	0,35
Ácido araquidônico (% do total de ácidos graxos)	—	0,6
Ácido araquidônico:ácido docosahexaenoico	1,5:1	2:1
Ácido eicosapentaenoico (% do ácido docosahexaenoico)	—	30
Ácido mirístico (% do total de ácidos graxos)	—	12
Ácido láurico (% do total de ácidos graxos)	—	12
Minerais		
Cálcio (mg/100 kcal)	123	185
Cálcio:fósforo	1,7:1	2:1
Fósforo (mg/100 kcal)	82	109
Magnésio (mg/100 kcal)	6,8	17
Ferro (mg/100 kcal)	1,7	3,0
Zinco (mg/100 kcal)	1,1	1,5
Manganês (µg/100 kcal)	6,3	25
Cobre (µg/100 kcal)	100	250
Iodo (µg/100 kcal)	6	35
Sódio (mg/100 kcal)	39	63
Potássio (mg/100 kcal)	60	160
Cloreto (mg/100 kcal)	60	160
Selênio (µg/100 kcal)	1,8	5,0
Fluoreto (µg/100 kcal)	—	25
Cromo (µg/100 kcal)	—	—
Molibdênio (µg/100 kcal)	—	—
Vitaminas		
Vitamina A (µg RE/100 kcal)	204	380
Vitamina D (UI/100 kcal)	75	270
Vitamina E (mg α-tocoferol/100 kcal)	2	9
Vitamina E (mg):ácido graxo poli-insaturado (g)	> 1,5:1	—
Vitamina K (µg/100 kcal)	4	25
Vitamina B1 (tiamina) (µg /100 kcal)	30	250
Vitamina B2 (riboflavina) (µg /100 kcal)	80	620
Vitamina B3 (niacina) (µg /100 kcal)	550	5.000
Vitamina B6 (piridoxina) (µg /100 kcal)	30	250
Vitamina B12 (cobalamina) (µg /100 kcal)	0,08	0,7
Ácido fólico (µg/100 kcal)	30	45
Ácido pantotênico (µg/100 kcal)	300	1.900
Biotina (µg/100 kcal)	1,0	37
Vitamina C (ácido ascórbico) (mg/100 kcal)	8,3	37
Taurina (mg/100 kcal)	5	12
Outros		
Carnitina (mg/100 kcal)	2	5,9
Nucleotídeos (mg/100 kcal)	—	—
Colina (mg/100 kcal)	7	23
Inositol (mg/100 kcal)	4	44

AA, ácido araquidônico; ALA, ácido α-linolênico; α-TE, equivalente de alfatocoferol; DHA, ácido docosahexaenoico; LA, ácido linoleico; PUFA, ácidos graxos poli-insaturados; RE, equivalente de retinol.

[a]A concentração apropriada do nutriente em uma fórmula específica depende de muitos fatores, incluindo composição total, carga renal dissolvida potencial, osmolalidade e várias proporções de nutrientes.

[b]O máximo está baseado na ausência de efeitos adversos, tanto em estudos clínicos como na quantidade máxima nas fórmulas domésticas atuais, conforme relatado pelos fabricantes. Em alguns casos, isso subestimará as quantidades dadas sem efeitos adversos, porque o quadro não revisou os dados nas práticas de produção.

Adaptado com permissão de Klein CJ. Nutrient requirements for preterm infant formulas. J Nutr 2002;132:1395S-577S.

inativos, mantidos em um ambiente estritamente termoneutro, sugere que a necessidade energética em repouso (i. e., a necessidade básica mais as necessidades para atividade e resposta ao estresse causado pelo frio) é pouco mais de 60 kcal/kg/dia.[53-56] As perdas fecais de nutrientes, especialmente gordura, são inevitáveis no bebê com BPN alimentado. A extensão dessas perdas incluem a função do estágio de desenvolvimento do bebê e a natureza da dose de gordura (ver a discussão posterior sobre as necessidades de gorduras), mas os bebês alimentados tanto com o leite humano como com as fórmulas modernas raramente perdem mais de 10% do consumo de gordura, ou 5% do consumo de energia não proteica por meio da evacuação.

A necessidade energética para o crescimento inclui dois componentes: o custo de energia ao sintetizar um novo tecido, que está incluso na medida do gasto lactente; e o valor energético de nutrientes armazenados. Valores de 3 a 6 kcal/g de ganho de peso têm sido considerados como devidos ao componente. Uma vez que o depósito de tecido gorduroso caloricamente denso necessita de mais calorias que o depósito da massa corporal magra, tal variação não é surpreendente. O valor de energia calculado do tecido depositado pelo feto com crescimento normal entre a trigésima e a trigésima oitava semana de gestação é de 2,0 a 2,5 kcal/g (ver Tab. 54.9), enquanto o valor de energia calculado do tecido depositado pelo bebê de crescimento normal entre o nascimento e os 4 meses de vida é de, aproximadamente, 4,5 kcal/g.[57]

É claro que as necessidades energéticas dos bebês com BPN variam consideravelmente. Além do crescimento, os fatores de grande importância são o nível de atividade e as condições ambientais nas quais o bebê é cuidado. Apesar da recomendação de um consumo energético de até 165 kcal/kg/dia (ver Tab. 54.10), um consumo de energia de 120 kcal/kg/dia é adequado para a maioria dos bebês com BPN.

Necessidades proteicas

Até aproximadamente 1940, a maioria dos bebês com BPN era amamentada, mas esta prática foi amplamente abandonada após ter sido demonstrado que uma ingestão maior de proteína do que o fornecido pelo leite materno resultava numa taxa maior de ganho de peso.[58] Porém, a fórmula de alto teor proteico usada nesse estudo também continha mais eletrólitos e minerais do que o fornecido pelo leite materno, e muitos pesquisadores argumentaram que a maior taxa de ganho de peso era simplesmente resultado de retenção de líquido por causa do consumo maior de eletrólitos e minerais, e não da deposição de massa magra resultante de um consumo maior de proteína. Esse debate foi mais tarde resolvido por estudos que demonstraram uma relação direta entre o consumo de proteína e depósito de massa magra, assim como entre a ingestão de solutos e a deposição de fluido extracelular.[59,60]

Um consumo proteico de aproximadamente 3 g/kg/dia parece manter as taxas intrauterinas de ganho de peso e de retenção de nitrogênio.[61,62] De modo contrário, consumos maiores, em geral, são bem tolerados e sustentam taxas maiores de ganho de peso e retenção de nitrogênio.[63,64] A proteína, claro, deve fornecer quantidades suficientes de todos os aminoácidos essenciais.[65] Os conteúdos mínimo e máximo de cada um, recomendados pelo Painel de Especialistas da Life Sciences Research Organization (LSRO) sobre os Conteúdos Nutricionais das Fórmulas Infantis Pré-Termo[45], são mostrados na Tabela 54.12. Estes valores estão baseados naquantidades de aminoácidos essenciais na proteína do leite humano para uma alimentação adequada e condizente com as quantidades mínimas e máximas recomendadas (ver Tab. 54.11).

As fórmulas atuais para os bebês com BPN contêm proteína de leite bovino modificada (60% de proteínas de soro de leite e 40% de caseínas), mas pouca evidência sugere que esta proteína seja mais eficaz que a proteína de leite bovino não modificada (18% de proteínas de soro de leite e 82% de caseínas), particularmente em relação ao crescimento.[66] É de interesse teórico saber que as concentrações de treonina no plasma dos bebês alimentados com fórmulas de leite bovino modificado são aproximadamente o dobro das observadas em bebês alimentados com fórmulas de leite bovino não modificado, ao passo que as concentrações de tirosina são mais altas em bebês alimentados com fórmulas de leite bovino não modificado.

A maioria dos bebês com BPN é alimentada tanto com leite humano "enriquecido" como com uma fórmula para bebês com BPN; ambos os alimentos fornecem doses de proteína de 3,2 a 3,6 g/kg/dia. Apesar dessas doses de proteína, que sustentam as taxas intrauterinas de aumento de proteína e de crescimento, 90% dos bebês que pesam menos que 1.250 g ao nascer pesam menos que o percentil 10 dos padrões de crescimento intrauterinos ao nascer,[34,67] uma descoberta que demonstra a insuficiência dessas doses para sustentar o alcance de crescimento suficiente. Por esse motivo, as recomendações mais recentes para o consumo de proteína de bebês com BPN se aproxima dos 4,5 g/kg/dia.[46] Infelizmente, não estão disponíveis fortificantes de fórmulas e de leite humano que forneçam essas altas doses recomendadas e, adicionalmente, elas ainda não foram estudadas minuciosamente. (Tab. 54.13).

Em reconhecimento à descoberta de que a maioria dos bebês com BPN permanece com crescimento retardado ao nascer, fórmulas "pós-nascimento" foram introduzidas. Elas fornecem mais proteínas e um pouco mais de energia que as fórmulas-padrão normais para bebês, com a intenção de manter o índice contínuo do crescimento após a saída do hospital. Com base nos limitados dados disponíveis, essas fórmulas sustentam algum alcance de crescimento, mas isso parece ser real apenas por um curto período de tempo após a alta.[68-71] Contudo, a vantagem de crescimento alcançada durante esse período permanece durante os 18 meses de vida.

Necessidades de gordura

A gordura conta para, aproximadamente, metade do conteúdo de energia não proteica do leite humano e da maioria das fórmulas infantis, incluindo aquelas elaboradas para bebês com BPN. Apesar disso, a única necessidade conhecida de gordura para a nutrição humana que não seja como fonte de energia é fornecer ácidos graxos essenciais. Antigamente, os pesquisadores pensavam que essa necessidade podia ser atendida

Tabela 54.12 Conteúdos mínimos e máximos dos aminoácidos essenciais (mg/100 kcal) recomendados para as fórmulas para bebês pré-termo pelo painel do Life Sciences Research Organization sobre os conteúdos de nutrientes de fórmulas infantis para bebês pré-termo

Aminoácido	Mínimo	Máximo
Histidina	53	76
Isoleucina	129	186
Leucina	252	362
Lisina	182	263
Aminoácidos sulfúricos	85	123
Aminoácidos aromáticos	196	282
Treonina	113	163
Triptofano	38	55
Valina	132	191
Arginina	72	104

Adaptado com permissão de Klein CJ. Nutrient requirements for preterm infant formulas. J Nutr 2002;132:1395S-577S.

provendo-se de 2 a 4% do total de ingestão de energia com ácido linoleico, mas agora se sabe que também é necessário um pouco de ácido α-linolênico. As evidências também indicam que os bebês com BPN podem se beneficiar de suplementação com os ácidos graxos de cadeia longa poli-insaturados n-6 e n-3, por exemplo, ácido araquidônico e ácido docosahexaenoico. Esses ácidos graxos – mais que seus precursores, os ácidos linoleico e α-linolênico – se acumulam na retina e no cérebro durante o desenvolvimento. Porém, os níveis desses ácidos graxos nos eritrócitos e no plasma são menores em bebês que não recebem uma fonte exógena desses ácidos graxos, e a maioria dos estudos disponíveis sugerem que a suplementação da fórmula do bebê com BPN com esses ácidos graxos pode ter efeitos benéficos, mesmo que passageiros, nos índices de função visual ou de desenvolvimento neurológico.[72-74] Os dois ácidos graxos estão presentes no leite humano, mas em quantidades variáveis. A maioria das fórmulas modernas para bebês com BPN também contém esses ácidos graxos em quantidades próximas ao teor médio encontrado no leite humano.

Tabela 54.13 Composição (quantidade/100 kcal) de fórmulas-padrão para bebês com baixo peso ao nascer

Componente	Similac Special Care[a]	Enfamil Premature[b]
Energia (kcal/L)	806	810
Proteína (g)	2,73 (leite bovino; soro de leite)	3 (leite bovino; soro de leite)
Gordura (g)	5,43 (50% triglicerídeos de cadeia média; 20% óleo de soja; 20% óleo de coco)	5,1 (40% triglicerídeos de cadeia média; 40% óleo de soja; 20% óleo de coco)
Carboidrato (g)	10,7 (40% lactose; 60% polímeros de glicose)	11,1 (50% lactose; 50% polímeros de glicose)
Eletrólitos e minerais		
Cálcio (mg)	181	165
Fósforo (mg)	91	83
Magnésio (mg)	12,4	6,8
Ferro (mg)	0,4[c]	0,25
Zinco (mg)	1,5	1,5
Manganês (mg)	12,4	6,3
Cobre (μg)	252	125
Iodo (μg)	6,2	25
Selênio (μg)	—	—
Sódio (mg)	43	40
Potássio (mg)	131	101
Cloreto (mg)	84	85
Vitaminas		
Vitamina A (UI)	1.250	1.250
Vitamina D (UI)	150	272
Vitamina E (UI)	4	6,3
Vitamina K (μg)	12	8
Tiamina (μg)	250	200
Riboflavina (μg)	620	300
Vitamina B6 (μg)	250	150
Vitamina B12 (μg)	0,55	0,25
Niacina (μg)	5.000	4.000
Ácido fólico (μg)	37	35
Ácido pantotênico (μg)	1.900	1.200
Vitamina C (mg)	37	20
Biotina (μg)	37	4
Colina (mg)	10	12
Inositol (mg)	6	17

[a]Laboratórios Ross, Columbus, OH.
[b]Mead Johnson Nutritionals, Evansville, IN.
[c]Conteúdo de ferro da fórmula com baixo teor de ferro.

Necessidades de carboidrato

O sistema nervoso central e o tecido hematopoiético são dependentes, principalmente, da glicose como um combustível metabólico que, no bebê normal e no adulto, pode ser produzido tanto a partir da proteína administrada de modo exógeno quanto de reservas de proteínas endógenas (i. e., gliconeogênese). Dessa maneira, em contraste com as necessidades de aminoácidos específicos e ácidos graxos, parece não existir uma necessidade absoluta de carboidrato. Contudo, a glicose exógena é necessária para prevenir a hipoglicemia, particularmente em bebês prematuros.

Os carboidratos, da mesma forma que a gordura, compreendem aproximadamente metade do conteúdo de energia não proteica, tanto do leite humano como das fórmulas para bebês com BPN. Embora o carboidrato predominante do leite humano seja a lactose, as fórmulas para bebês com BPN, em geral, contêm uma mistura de lactose e polímeros de glicose (ver Tab. 54.13). Mesmo que o desenvolvimento da atividade da lactase intestinal seja posterior ao desenvolvimento de outros dissacarídeos, muitos bebês viáveis toleram a lactose muito bem.

Fluidos e eletrólitos necessários

As doses de água recomendadas para o bebê com BPN variam de 138 a 200 mL/kg/dia (ver Tab. 54.10). Estas incluem as porções para a perda de água imperceptível, perdas renais obrigatórias, outras perdas e crescimento; todas são muito variáveis e são afetadas por numerosos fatores fisiológicos (p. ex., temperatura corporal, temperatura do ambiente, umidade do ambiente, atividade e padrão respiratório).

As perdas de água imperceptíveis variam consideravelmente entre os bebês com BPN. Além disso, tanto os componentes pulmonares como os cutâneos da perda de água imperceptível estão relacionados inversamente à umidade do ambiente. Sob condições de nutrição normal, a perda de água imperceptível do bebê normal é de aproximadamente 30 mL/kg/dia, mas a permeabilidade alterada à água da pele de um bebê muito pequeno pode resultar em perdas cutâneas muito maiores. A fototerapia também aumenta as perdas de água imperceptíveis.[75] Criar o bebê em umidade relativamente alta, ao contrário, tende a diminuir as perdas cutâneas, bem como as pulmonares. Em geral, as perdas de água imperceptíveis de bebês com BPN, normalmente, são pelo menos duas vezes maiores que as do bebê normal, e as de bebês com BPN mais imaturos podem ser muitas vezes maiores.

As perdas renais obrigatórias de água de bebês com BPN também são muito variáveis. Embora até mesmo os bebês mais imaturos possam regular o volume de urina excretada de acordo com a quantidade de soluto e a água disponível, tanto as concentrações renais como os mecanismos de diluição são um pouco limitados.[76] Em geral, um volume urinário de 50 a 60 mL/kg permite a excreção da variação normal de quantidades de soluto nas concentrações de urina de 150 a 450 mOsm/L, que são facilmente alcançadas, até mesmo por um rim muito imaturo.

Em bebês não alimentados, as perdas de fluidos via trato gastrintestinal são mínimas, porém, em bebês alimentados, aproximadamente 10% da ingestão de líquidos é perdida na evacuação. Os bebês que recebem fototerapia sofrem de perdas de água ainda maiores pela evacuação.[75]

Os fluidos necessários para o crescimento são uma função tanto da taxa de crescimento como do volume de água do tecido recém-sintetizado. O volume de água do tecido acumulado durante o último trimestre da gestação é de, aproximadamente, 70% (ver Tab. 54.9), enquanto o volume de água do tecido acumulado pelo bebê normal entre o nascimento e os 4 meses de vida é de apenas 40 a 45%.[57] Uma estimativa de 50 a 60% para o bebê com BPN, em crescimento, parece razoável.

A necessidade de água para as perdas imperceptíveis (30-60 mL/kg/dia) e obrigatórias (50-60 mL/kg/dia), bem como para o crescimento (10-20 mL/kg/dia), é reduzida pela água de oxidação produzida endogenamente (i. e., ~ 12 mL/kg/dia). Desta forma, tanto o bebê com BPN como o infante normal parecem necessitar de um mínimo de água de cerca de 100 mL/kg/dia; contudo, o bebê muito imaturo e a criança que passa pela fototerapia podem necessitar de muito mais. Em geral, um consumo de líquidos de 140 mL/kg/dia é bem tolerado pela maioria dos bebês após seus primeiros dias de vida. Quantidades maiores que esta podem aumentar a probabilidade do desenvolvimento de ducto arterioso.[77]

As recomendações recentes para as ingestões de sódio, cloreto e potássio para crianças com BPN são de 2,0 a 3,0 mEq/kg/dia para cada um. Essas doses devem repor as perdas obrigatórias e sustentar as taxas razoáveis de crescimento. As quantidades de potássio e cloreto presentes nos volumes tanto do leite humano como das fórmulas comumente ingeridas, em geral, são suficientes para suprir as quantidades recomendadas. Contudo, o conteúdo de sódio do leite humano (~ 1,2 mEq/100 kcal), mesmo se completamente absorvido, pode ser baixo.

Necessidades minerais

Estudos iniciais sobre as necessidades de cálcio e ferro dos bebês, incluindo aqueles com baixo peso ao nascer, foram conduzidos com o objetivo de definir as doses necessárias para prevenir a hipocalcemia. Uma vez que essa condição se desenvolve mais comumente em crianças alimentadas com fórmulas com volume alto de fósforo em relação ao cálcio (i. e., uma razão baixa de cálcio para fósforo), foi enfatizada a razão do consumo de cálcio para o fósforo, e não o consumo absoluto dos dois. Experiências mostram que uma razão de aproximadamente 1,5 para 2,0 é satisfatória.

A quantidade de cálcio retida durante a última parte do crescimento intrauterino normal é de, aproximadamente, 5 mmol (200 mg)/kg/dia (ver Tab. 54.9). A quantidade de cálcio do leite humano é suficiente para prover apenas cerca de 10% dessa quantidade. Assim, se a necessidade do bebê com BPN para o cálcio é considerada como a quantidade necessária para manter a continuidade da taxa intrauterina de acúmulo, o leite humano, obviamente, contém uma quantidade inadequada de cálcio. A quantidade de fósforo do leite humano também é um pouco mais baixa. Além disso, bebês com BPN alimentados com leite humano não suplementado têm esqueletos menos densos radiograficamente que os bebês alimentados com fórmulas que contêm grandes quantidades de cálcio, e muitos desenvolvem raquitismo ou fraturas.[78,79] Assim, bebês com BPN alimentados com leite materno, incluindo aqueles amamentados por suas próprias mães, necessitam de cálcio e fósforo suplementares para a mineralização ideal do esqueleto. A quantidade de cálcio das fórmulas infantis modernas para recém-nascidos prematuros parecem ser adequadas.

As necessidades de ferro dependem das reservas corporais existentes e da taxa de crescimento. O bebê com BPN tem reservas mais limitadas de ferro que o bebê a termo e, portanto, está mais suscetível ao desenvolvimento de deficiência de ferro, especialmente durante os períodos de crescimento rápido. Foi estimado que as reservas de ferro do bebê com BPN podem se esgotar por volta do segundo ou terceiro mês de vida, e não por volta do quarto ou quinto mês, como é estimado para o recém-nascido normal. Porém, a maioria dos bebês com BPN sofrem um esgotamento adicional das reservas de ferro por causa da perda de sangue na coleta para exames. Assim, recomenda-se que o bebê com BPN receba suplementos de ferro ou fórmulas fortificadas com ferro o mais cedo possível. A suplementação de ferro, por sua vez, pode aumentar a necessidade nutricional do bebê por vitamina E, especialmente quando fórmulas ricas em ácidos graxos poli-insaturados são oferecidas (ver a seguir). Além disso, as propriedades bactericidas das proteínas ligadas ao ferro do leite humano (i. e., lactoferrina e lactoglobulina) são eliminadas se estiverem saturadas com ferro.[80] As fórmulas atuais para bebês com BPN contêm quantidades moderadas de gorduras poli-insaturadas, vitamina E e ferro.

Pouca informação está disponível acerca das necessidades do bebê com BPN para outros minerais-traço. Em geral, as doses recomendadas desses minerais são baseadas tanto nas quantidades fornecidas pelo leite humano como pelas quantidades acumuladas no útero durante o último trimestre da gestação. As quantidades listadas na Tabela 54.10 parecem ser adequadas.

Uma ingestão de zinco de 500 μg/100 kcal, admitindo 50% de absorção pelo trato gastrintestinal, deveria permitir o acúmulo de zinco na mesma taxa de acúmulo intrauterino. A concentração de zinco no leite humano é de aproximadamente 3 a 5 mg/L; dessa forma ele fornece uma quantidade de zinco minimamente adequada para permitir a reserva em escala semelhante à intrauterina. Em contrapartida, a quantidade de zinco do leite humano é absorvida de forma mais eficiente que a do leite bovino.[81]

A ingestão recomendada de cobre (ver Tab. 54.10) é, aproximadamente, a quantidade presente no leite humano e pode não permitir a reserva de cobre em escala semelhante à intrauterina. Desta forma, alguns recomendam uma ingestão maior de cobre. Provavelmente isso não é necessário, uma vez que as reservas hepáticas de cobre são bem grandes.

Necessidades vitamínicas

As recomendações acerca das necessidades e dos limites permitidos de vitaminas para bebês com BPN são amplamente baseadas nas recomendações para bebês normais e parecem ser razoáveis. Os bebês se alimentam de quantidades suficientes tanto do leite humano como das fórmulas atualmente disponíveis de modo a produzir crescimento adequado e recebem quantidades suficientes de todas as vitaminas, embora o leite humano somente não supra a necessidade total de vitamina D. Uma vez que o consumo de volumes suficientes de fórmula para satisfazer as necessidades vitamínicas pode não ser atingido por muitas semanas, um suplemento contendo as vitaminas A, C e D é recomendado com frequência. Além disso, o bebê com BPN pode ter necessidades especiais de vitamina E.

A vitamina E funciona como um antioxidante que previne a peroxidação dos ácidos graxos poli-insaturados nas membranas celulares; o consumo inadequado resulta em hemólise eritrocitária.[82] Uma vez que a quantidade de ácidos graxos poli-insaturados de todas as membranas está relacionada ao consumo desses ácidos graxos, as fórmulas infantis que contêm óleos vegetais com alto conteúdo de ácido graxo poli-insaturado impõem uma necessidade ainda maior de vitamina E. Tais fórmulas, portanto, deveriam ter uma quantidade maior de vitamina E. Em geral, o objetivo deveria ser fornecer pelo menos 1 UI dessa vitamina por grama de ácido graxo poli-insaturado, ou seja, uma razão de 1:1. Talvez isso precise ser reavaliado agora que as fórmulas suplementadas com ácidos graxos poli-insaturados de cadeia longa estão disponíveis; contudo, estes ácidos graxos compreendem não mais que 1% da quantidade de gordura total.

Os bebês com BPN alimentados com fórmulas que contêm gorduras poli-insaturadas, e a quem são dadas doses terapêuticas de ferro, também têm uma incidência maior de hemólise e níveis séricos mais baixos de vitamina E que os bebês alimentados com fórmulas que contêm menos ferro e gorduras poli-insaturadas.[83] Assim, são importantes a relação entre a quantidade de vitamina E e de ferro da fórmula e a relação entre as quantidades de vitamina E e de gorduras poli-insaturadas. Por esse motivo, deve-se dar muita atenção à dose de vitamina E se forem administrados suplementos de ferro. Os ácidos graxos, o ferro e a vitamina E contidos nas atuais fórmulas para bebês com BPN parecem ser adequados (ver Tab. 54.13); e, como visto anteriormente, é improvável que a adição de ácidos graxos poli-insaturados de cadeia longa (LC-PUFA) às fórmulas infantis aumente significativamente a necessidade de vitamina E.

Altas doses de vitamina E têm sido recomendadas para prevenir tanto a fibroplasia retrolental[83] como a displasia broncopulmonar.[84] Contudo, não está claro se essas recomendações são seguras, particularmente considerando a toxidade potencial de grandes doses recomendadas com frequência.

Oferta das necessidades de nutrientes para crianças com baixo peso ao nascer

Para a maioria dos bebês com BPN, particularmente aqueles com peso ao nascer inferior a 1250-1500 g, a discussão anterior sobre necessidades de nutrientes e conteúdo de nutrientes no leite humano e nas fórmulas infantis é em grande parte acadêmica. Doenças de base, assim como certas deficiências neurofisiológicas (sucção fraca ou não sustentada, mecanismos de sucção e deglutição não coordenados, esvaziamento gástrico atrasado e mobilidade intestinal fraca), tornam praticamente impossível a administração pela via enteral, especialmente durante o período neonatal inicial. Durante esse período, provavelmente será satisfatório qualquer regime nutricional que impeça o catabolismo e permita um aumento na massa magra corporal. Essa meta mais realista para os primeiros dias de vida pode ser alcançada nos bebês com BPN doentes com um regime parenteral que forneça um mínimo de 60 kcal/kg/dia, uma ingestão de aminoácidos de pelo menos 2,5 g/kg/dia, e os eletrólitos, minerais e vitaminas necessários.[85,86] É claro que um regime similar administrado por via enteral deve ser igualmente eficaz, contanto que a absorção intestinal não esteja gravemente comprometida.

Vários métodos de administração de nutrientes pela via intravenosa (nutrição parenteral total) ou de alimentos pelo trato gastrintestinal (p. ex., infusão nasogástrica ou transpilórica) têm sido propostos como alternativas aos métodos de alimentação mais convencionais, como alimentação com mamadeira ou gavagem intermitente. Apesar de não haver um método único ideal para todos os bebês, o uso de uma combinação de métodos de administração de nutrientes, permitindo que os problemas clínicos específicos de cada bebê determinem o método, deve melhorar a terapia nutricional. Em muitos bebês, uma combinação de métodos convencionais e menos convencionais de alimentação permite o aporte suficiente de nutrientes para garantir crescimento "normal" até 1 a 2 semanas de idade.

Com razão, a toda criança deveria ser dada uma chance de alimentação convencional; ou seja, oferta por sonda tanto do leite humano como de uma fórmula-padrão mais uma suplementação intravenosa. Se os nutrientes adequados não podem ser fornecidos desse modo, uma tentativa de alimentações contínuas nasogástricas ou, talvez, transpilóricas pode ser adequada. Alimentações enterais, fornecidas de forma convencional ou por infusão contínua, também podem ser suplementadas por infusões intravenosas de misturas apropriadas de glicose, aminoácidos e lipídios. No caso de alimentações intestinais não serem toleradas, é indicada a administração parenteral de uma mistura nutricional balanceada. Uma dieta que fornece 75 kcal/kg/dia mais aminoácidos (3,0 g/kg/dia), eletrólitos, minerais e vitaminas pode ser fornecida por infusão na veia periférica sem impor uma carga excessiva de fluido. Tal dieta certamente mantém a composição corporal existente e pode manter algum crescimento; por isso, ela é particularmente aplicável em bebês que provavelmente toleram a alimentação enteral apenas por um curto período. O uso de um cateter na veia central permite o fornecimento de uma mistura de nutrientes mais concentrada e é particularmente útil em situações associadas à intolerância prolongada de alimentações enterais.

Papel do leite humano na alimentação da criança com baixo peso ao nascer

Embora muitos peritos defendam o leite humano como alimento para o bebê com BPN, as taxas de crescimento dos bebês com BPN alimentados com leite humano, até mesmo aqueles alimentados com o leite da própria mãe, que tem uma concentração de proteína aproximadamente 20% maior do que o leite materno a termo,[87] são menores do que as taxas de crescimento de bebês alimentados com fórmulas para bebês com BPN.[88] Além do mais, as concentrações de albumina e transtiretina no plasma geralmente caem para valores francamente baixos.[89] As pequenas quantidades de cálcio e fósforo também não permitem mineralização adequada do esqueleto.

Em contraste às limitações nutricionais do leite humano para o bebê com BPN, suas propriedades imunológicas são uma vantagem distinta. Essas propriedades (i. e., componentes celulares e humorais) conferem imunidade passiva e intensificam a maturidade imunológica, e elas podem oferecer proteção contra infecções e, talvez, contra enterocolite necrotizante. Estudos recentes mostram que a incidência tanto da infecção como da enterocolite necrotizante é menor em bebês alimentados tanto com leite humano proveniente de bancos de leite como com o leite de suas próprias mães. Fica claro que as vantagens ultrapassam de longe as limitações nutricionais. Além do mais, muitas dessas limitações podem ser superadas pelo uso de fortificantes de leite materno, que fornecem proteína, energia e minerais adicionais.[90, 91]

São necessárias mais pesquisas para esclarecer o papel do leite materno, tanto o fornecido pela mãe do bebê como por doadora(s), na alimentação do bebê com BPN. Essa pesquisa deverá estar bem avançada antes que grandes somas e esforços sejam gastos na criação de bancos de leite para o fornecimento de leite materno seguro para alimentação de rotina dos bebês com BPN. Em contrapartida, se uma mãe deseja fornecer leite ao seu bebê, os benefícios psicológicos em potencial do seu envolvimento no cuidado do bebê, assim como os benefícios com respeito a um sucesso futuro nos cuidados, são razões fortes para encorajar o uso do leite extraído até que o bebê possa ser amamentado. Além do mais, preparados industrializados com proteína, cálcio, fósforo, sódio e vitaminas para a suplementação do leite humano estão disponíveis, e o uso desses suplementos pode superar muitas das insuficiências nutricionais do leite humano para os bebês com BPN.

Referências bibliográficas

1. Food and Nutrition Board, Institute of Medicine. Dietary Reference Intakes for Vitamin C, Vitamin E, Selenium, and Carotenoids. Washington, DC: National Academy Press, 2000.
2. Food and Nutrition Board, Institute of Medicine. Dietary Reference Intakes for Thiamin, Riboflavin, Niacin, Vitamin B6, Folate, Vitamin B12, Pantothenic Acid, Biotin, and Choline. Washington, DC: National Academy Press, 1998.
3. Food and Nutrition Board, Institute of Medicine. Dietary Reference Intakes for Calcium, Phosphorus, Magnesium, Vitamin D, and Fluoride. Washington, DC: National Academy Press, 1997.
4. Food and Nutrition Board, Institute of Medicine. Dietary Reference Intakes for Vitamin A, Vitamin K, Arsenic, Boron, Chromium, Copper, Iodine, Iron, Manganese, Molybdenum, Nickel, Silicon, Vanadium, and Zinc. Washington, DC: National Academy Press, 2001.
5. Food and Nutrition Board, Institute of Medicine. Dietary Reference Intakes for Energy, Carbohydrate, Fiber, Fat, Fatty Acids, Cholesterol, Protein, and Amino Acids. Washington, DC: National Academy Press, 2002.
6. Food and Nutrition Board, Institute of Medicine. Dietary Reference Intakes for Water, Potassium, Sodium, Chloride, and Sulfate. Washington, DC: National Academy Press, 2004.
7. American Academy of Pediatrics Work Group on Breastfeeding. Pediatrics 1997;100:1035–9.

8. World Health Organization. Infant and Young Child Nutrition: Global Strategy for Infant and Young Child Feeding. Disponível em: http://www.who.int/nutrition/publications/gs_infant_feeding_text_eng.pdf. Acesso em 4 de abril de 2012.
9. Butte NF, Hopkinson JM, Wong WW et al. Pediatr Res 2000; 47:578–85.
10. Ponder DL, Innis SM, Benson JD et al. Pediatr Res 1992;32:683–8.
11. Agostoni C, Riva E, Bell R et al. J Am Coll Nutr 1994;13:658–64.
12. Farquaharson J, Jamieson EC, Abbasi KA et al. Arch Dis Child 1995;72:198–203.
13. Makrides M, Neumann MA, Byard RW et al. Am J Clin Nutr 1994;60:189–94.
14. Jorgensen MH, Hernell O, Lund P et al. Lipids 1996;31:99–105.
15. Auestad N, Montalto MB, Hall RT et al. Pediatr Res 1997; 41:1–10.
16. Carlson SE, Ford AJ, Werkman SH et al. Pediatr Res 1996; 39:882–8.
17. Gibson RA, Chen W, Makrides M. Lipids 2001;36:873–83.
18. Committee on Nutrition, American Academy of Pediatrics. Pediatrics 1992;89:525–7.
19. Niinikoski H, Lapinleimu H, Viikari J et al. Pediatrics 1997;99:687–94.
20. Fomon SJ, Thomas LN, Filer LJ et al. Acta Pediatr Scand 1973; 62:33–45.
21. Fomon SJ. Recommendation for feeding normal infants. In: Fomon SJ, ed. Nutrition of Normal Infants. St. Louis: Mosby, 1993; 455–8.
22. Raiten DJ, Talbot JM, Waters JH. J Nutr 1998;128:2059S–293S.
23. Montgomery RK. Functional development of the gastrointestinal tract the small intestine. In: Heird WC, ed. Nutritional Needs of the Six-to-Twelve-Month-Old Infant. New York: Raven Press, 1991:1–17.
24. Mandel ID. The nutritional impact on dental caries. In: Heird WC, ed. Nutritional Needs of the Six-to-Twelve-Month-Old Infant. New York: Raven Press, 1991:89–107.
25. Devaney B, Ziegler P, Pac S et al. J Am Diet Assoc 2004; 104(Suppl):14S–21S.
26. Committee on Nutrition, American Academy of Pediatrics. AAP News 1992;8:18–22.
27. Crawford MA, Stassam AG, Stevens PA. Prog Lipid Res 1981; 20:31–40.
28. Committee on Nutrition, American Academy of Pediatrics. Complementary Feeding. In: Kleinman RE, ed. Pediatric Nutrition Handbook. 6th ed. Elk Grove Village, IL: American Academy of Pediatrics, 2009:113–142.
29. Committee on Nutrition, American Academy of Pediatrics. Pediatrics 2001;107:1210–13.
30. Butte NF, Cobb K, Dwyer J et al. J Am Diet Assoc 2004;104:442–54.
31. Davis CM. Am J Dis Child 1928;36:651–79.
32. National Cholesterol Education Program. Pediatrics 1992; 89(Suppl):525.
33. Center for Nutrition Policy and Promotion Committee. Tips for Using the Food Guide Pyramid for Young Children 2 to 6 Years Old. Program aid 1647. Washington, DC: US Department of Agriculture, 1999.
34. Lemons JA, Bauer CR, Oh W et al. Pediatrics 2001;107:E1.
35. Heird WC. Nutritional support of the pediatric patient including the low birth weight infant. In: Winters RW, Greene HC, eds. Nutritional Support of the Seriously Ill Patient. New York: Academic Press, 1983:157–79.
36. Ziegler EE, O'Donnell AM, Nelson SE et al. Growth 1976;40: 329–40.
37. Fish I, Winick M. Exp Neurol 1969;25:534–70.
38. Dobbing J, Sands J. Early Hum Dev 1970;3:79–83.
39. Winick M, Rosso P, Waterlow J. Exp Neurol 1970;26:293–300.
40. Hack M, Horbar JD, Malloy MH et al. Pediatrics 1991;87:587–97
41. Saigal S, Stoskopf BL, Streiner DL et al. Pediatrics 2001;108:407–15.
42. American Academy of Pediatrics Committee on Nutrition. J Pediatr 1985;75:976–86.
43. Aggett PJ, Haschke F, Heine F et al. Committee on Nutrition. Acta Paediatr Scand 1991;80:887–96.
44. Consensus Group. In: Tsang RC, Uauy R, Koletzko B et al., eds. Nutritional Needs of the Preterm Infant: Scientific Basis and Practical Guidelines. Cincinnati: Digital Educational Publishing, 2005.
45. Health Canada. Can Med Assoc J 1995;152:1765–85.
46. Klein CJ. J Nutr 2002;132:1395S–577S.
47. Lucas A, Gore SM, Cole TJ et al. Arch Dis Child 1984;59:722–30.
48. Lucas A, Cole TJ. Lancet 1990;336:1519–23.
49. Lucas A, Morley R, Cole TJ. Lancet 1990;335:1477–81.
50. Lucas A, Morley R, Cole TJ. BMJ 1998;317:1481–7.
51. Lucas A, Morley R, Cole TJ et al. Arch Dis Child 1994;70:F141–6.
52. Lucas A, Morley R, Cole TJ et al. Lancet 1992;339:261–4.
53. Whyte RK, Haslam R, Vlainic L et al. Pediatr Res 1983;17:891–8.
54. Reichman BL, Chessex P, Putet G et al. Pediatrics 1982;69:446–51.
55. Schulze KF, Stefanski M, Masterson J et al. J Pediatr 1987;110:753–9.
56. Van Aerde J, Sauer P, Heim T et al. Pediatr Res 1985;13:215–20.
57. Fomon SJ. Pediatrics 1967;40:863–70.
58. Gordon HH, Levine SZ, McNamara H. Am J Dis Child 1947; 73:442–52.
59. Kagan BM, Stanicova V, Felix NS et al. Am J Clin Nutr 1972; 25:1153–67.
60. Davidson M, Levine SZ, Bauer CH et al. J Pediatr 1967;70:694–713.
61. Zlotkin SH, Bryan MH, Anderson GH. J Pediatr 1981;99:115–20.
62. Kashyap S, Forsyth M, Zucker C et al. J Pediatr 1986;108:955–63.
63. Kashyap S, Schulze KF, Forsyth M et al. J Pediatr 1988;113:713–21.
64. Kashyap S, Schulze KF, Ramakrishnan R et al. Pediatr Res 1994; 35:704–12.
65. Heird WC, Kashyap S. Protein and amino acid requirements. In: Polin RA, Fox WW, eds. Fetal and Neonatal Physiology. 3rd ed. Philadelphia: WB Saunders, 2004:527–39.
66. Kashyap S, Okamoto E, Kanaya S et al. Pediatrics 1987;79:748–55.
67. Ehrenkranz RA, Younes N, Lemons JA et al. Pediatrics 1999; 104:280–9.
68. Cooke RJ, Griffin IJ, McCormick K et al. Pediatr Res 1998;3:355–60.
69. Cooke RJ, Embleton ND, Griffin IJ et al. Pediatr Res 2001;49:719–22.
70. Carver JD, Wu PYK, Hall RT et al. Pediatrics 2001;107:683–9.
71. Lucas A, Fewtrell MS, Morley R et al. Pediatrics 2001;108:703–11.
72. Uauy RD, Hoffman DR, Birch EE. et al. J Pediatr 1994;124:612–20.
73. Clandinin M, Van Aerde J, Antonson D et al. Pediatr Res 2002; 51:187A–8A.
74. O'Connor DL, Hall R, Adamkin D et al. Pediatrics 2001;108:359–71.
75. Oh W, Kareoki H. Am J Dis Child 1972;124:130–2.
76. Aperia A, Broberger O, Herin P et al. Acta Pediatr Scand Suppl 1983;305:61–5.
77. Bell EF, Warburton D, Stonestreet BS et al. N Engl J Med 1980; 302:598–604.
78. Steichen JJ, Gratton TL. Tsang RC. J Pediatr 1980;96:528–34.
79. Greer FR, McCormick A. J Pediatr 1988;112:961.
80. Bullen JJ, Rogers HJ, Leigh L. Br Med J 1972;1:69–75.
81. Sanstrom B, Cedeblad A, Lonnerdal B. Am J Dis Child 1983; 37:726–9.
82. Oski FA, Barness LA. J Pediatr 1967;70:211–20.
83. Williams ML, Shoot RJ, O'Neal PL et al. N Engl J Med 1975; 292: 887–90.
84. Ehrenkranz RA. Bonta BW, Ablow RC et al. N Engl J Med 1978; 299: 564–9.
85. Anderson TL, Muttart CR, Bieber MA et al. J Pediatr 1979;94:947–51.
86. Kashyap S, Heird WC. Protein requirements of low birthweight, very low birthweight, and small for gestational age infants. In: Räihä NCR, ed. Protein Metabolism During Infancy. Nestlé Nutrition Workshop Series, vol 33. New York: Raven Press 1994: 133–51.
87. Atkinson SA, Anderson GH, Bryan MH. Am J Clin Nutr 1980; 33: 811–5.
88. Gross SJ. N Engl J Med 1983;308:237–41.
89. Kashyap S, Schulze KF, Forsyth M et al. Am J Clin Nutr 1990; 52:254–62.
90. Schanler RJ, Hurst NM. Semin Perinatol 1994;18:476–84.
91. Schanler RJ, Burns PA, Abrams SA et al. Pediatr Res 1992;31:583–6.

55 Nutrição na adolescência*

Marie-Pierre St-Onge e Kathleen L. Keller

Definição e visão geral

O que é adolescência?

A *adolescência* consiste no período de transição entre a infância e a idade adulta e normalmente vai dos 11 aos 21 anos de idade. O crescimento em tamanho físico que ocorre durante esse período perde apenas para a magnitude de crescimento vivenciado no primeiro ano de vida. Além disso, também ocorre um extraordinário crescimento fisiológico, cognitivo, reprodutivo e comportamental durante essa fase. Essas mudanças rápidas exigem níveis suficientes de energia, além de macro e micronutrientes, para permitir o potencial de crescimento máximo. Contudo, os adolescentes frequentemente testam seus limites e se envolvem em comportamentos de risco, que podem contribuir para uma nutrição abaixo do ideal. Ademais, distúrbios metabólicos como diabetes melito tipo 2 (DM2), que antigamente só eram encontrados em adultos, estão ocorrendo cada vez mais durante a adolescência.[1] Os adolescentes necessitam de níveis adequados de apoio para ajudá-los a aprender a fazer escolhas de um estilo de vida saudável, para que possam atingir seu potencial de crescimento e evitar futuras doenças crônicas. Os objetivos de aprendizagem expostos a seguir são abordados no presente capítulo.

- Definir as principais mudanças físicas, fisiológicas e psicossociais que ocorrem durante a adolescência e avaliar as implicações para cada uma delas na capacidade de atender às necessidades nutricionais.
- Rever a ingestão dietética de referência (DRI) para adolescentes.
- Determinar as principais tendências no comportamento alimentar nos Estados Unidos e discutir como esses comportamentos afetam o estado nutricional e o crescimento durante a adolescência.
- Analisar as considerações especiais para os adolescentes cujas circunstâncias exigem abordagens nutricionais específicas e peculiares, incluindo transtornos alimentares, gravidez e obesidade, além do atleta adolescente.

O começo da adolescência corresponde ao início da puberdade para muitos, embora a puberdade esteja ocorrendo cada vez mais cedo, particularmente para as meninas.[2] A *puberdade* refere-se ao período da adolescência em que se desenvolvem as características sexuais secundárias e à época em que um indivíduo se torna capaz de se reproduzir sexualmente. O padrão e o momento de ocorrência das mudanças físicas são diferentes para meninos e meninas, principalmente por causa dos diferentes efeitos exercidos pelos hormônios androgênio, estrogênio e testosterona.

Alterações hormonais que ocorrem durante a adolescência

As mudanças que sinalizam o início da puberdade envolvem uma coordenação complexa de peptídeos somatotróficos (p. ex., hormônio do crescimento e fatores de crescimento semelhantes à insulina [IGF]), hormônios gonadotróficos (p. ex., estrogênio e testosterona) e hormônios adipostáticos (p.

*__Abreviaturas__: **AI**, ingestão adequada; **DCV**, doença cardiovascular; **DGA**, *Dietary Guidelines for Americans* (Diretrizes dietéticas para norte-americanos); **DM2**, diabetes melito tipo 2; **DMO**, densidade mineral óssea; **DRI**, ingestão dietética de referência; **EAR**, necessidade média estimada; **FSH**, hormônio foliculoestimulante; **HDL-C**, colesterol transportado por lipoproteína de alta densidade; **IGF**, fator de crescimento semelhante à insulina; **IMC**, índice de massa corporal; **LDL-C**, colesterol transportado por lipoproteína de baixa densidade; **LH**, hormônio luteinizante; **NHANES**, *National Health and Nutrition Examination Survey* (Pesquisa Nacional sobre Saúde e Nutrição dos Estados Unidos); **RI**, resistência à insulina.

ex., leptina)[3] no hipotálamo.[4] Durante a infância, o sistema nervoso central suprime a atividade do eixo hipotálamo-hipófise-gonadal. Na puberdade, neurotransmissores excitatórios sinalizam a liberação do hormônio liberador da gonadotrofina no hipotálamo que, subsequentemente, estimula a secreção das gonadotrofinas, a saber: hormônio luteinizante (LH) e hormônio foliculoestimulante (FSH). O aumento nas concentrações de LH e FSH estimula a maturação das gônadas e a produção dos hormônios esteroides sexuais, como a testosterona, responsável pelo desenvolvimento das características sexuais secundárias que ocorrem em meninos, e o estrogênio, responsável pelo desenvolvimento das características sexuais secundárias em meninas. O estrogênio e a progesterona (sintetizados no corpo lúteo e liberados em resposta ao LH) controlam o ciclo menstrual e o desenvolvimento das características sexuais secundárias em meninas.

Há muito tempo, a subnutrição é reconhecida como um regulador-chave da maturação sexual em ambos os sexos, masculino e feminino.[5] A descoberta da leptina, um hormônio peptídico secretado pelos adipócitos, elucidou essa relação.[6] Os animais e os seres humanos com defeito no gene que secreta a leptina são extremamente obesos e inférteis. Isso se deve em parte à necessidade de leptina para o funcionamento do gerador de pulsos do hormônio liberador de gonadotrofinas, responsável pela secreção pulsátil dos hormônios sexuais.[7] Meninos e meninas desnutridos sofrem atrasos na maturação sexual que, em parte, podem ser explicados pelas reduções na leptina como uma resposta à baixa gordura corporal. Em contrapartida, a relação entre supernutrição (p. ex., em caso de obesidade) e maturação sexual é menos clara. Apesar de vários estudos sugerirem que a obesidade está associada à maturação sexual precoce em meninas,[2] essa relação tem se mostrado mais complexa em meninos. Alguns estudos identificaram que níveis mais altos de gordura corporal estão associados à puberdade mais tardia em meninos,[8,9] enquanto outros revelaram que a idade de início da puberdade havia diminuído em 3 meses desde a década de 1990.[10] Como a prevalência de obesidade tem aumentado em crianças ao longo desse período, os pesquisadores levantaram a hipótese de que o aumento da adiposidade pode exercer uma influência positiva sobre o início da puberdade em meninos, estimulando o eixo hipotálamo-hipófise, semelhantemente ao que foi proposto em meninas. Ainda não está claro até que ponto o início da puberdade é resultado da obesidade em si ou dos efeitos dos hormônios liberados pelos adipócitos.

Classificações da maturidade sexual: estágios de Tanner

Embora o momento dos principais marcos da puberdade em meninas e meninos varie substancialmente, a sequência de eventos que ocorrem durante a puberdade é observada de forma regular e consistente. A fim de ilustrar a importância dessa variação para determinar as necessidades de nutrientes, pode-se fazer uma comparação de duas meninas, ambas de 12 anos de idade; no entanto, a menina A concluiu seu estirão de crescimento, enquanto a B ainda está na fase pré-puberal. Apesar de provavelmente exigir menos energia para o crescimento, a menina A pode necessitar de micronutrientes adicionais, como o ferro, para compensar as perdas de sangue durante a menstruação, em comparação à menina B. Como se pode perceber, a idade cronológica é irrelevante por causa da considerável variação no início e no momento dos eventos puberais. Durante a puberdade, a maturação sexual é mais importante para avaliar as necessidades de nutrientes, o crescimento e o desenvolvimento do que a idade cronológica.

Um dos métodos mais comuns pelos quais os profissionais de saúde e pesquisadores avaliam o desenvolvimento é a avaliação dos estágios de Tanner, nome dado em homenagem a James Tanner, o pediatra que descreveu esses estágios pela primeira vez.[11] Essas escalas classificam o desenvolvimento puberal, com base nas características sexuais secundárias: desenvolvimento dos testículos e do pênis, com aparecimento dos pelos pubianos em meninos, e desenvolvimento das mamas, com surgimento dos pelos pubianos em meninas. O estágio 1 de Tanner significa a fase pré-puberal; já os estágios 2 a 5 de Tanner retratam várias fases da puberdade, enquanto o estágio 5 de Tanner indica a conclusão da puberdade (Tab. 55.1).

O início e a duração dos estágios de Tanner têm variações étnicas, particularmente em meninas. Meninas negras não hispânicas entram na puberdade mais cedo do que as brancas da mesma etnia.[12] Há relatos de que quase 50% das meninas negras não hispânicas estejam no estágio 2 de Tanner por volta dos 8 anos de idade. Na menarca (i. e., a idade do primeiro período menstrual), no entanto, as diferenças entre meninas não hispânicas, brancas e negras, são menos pronunciadas.[12] A puberdade precoce é um fator de risco para o desenvolvimento futuro de resistência à insulina (RI), doença cardiovascular (DCV) e outras doenças crônicas;[13] por isso, a determinação dos motivos que levam à puberdade precoce tem uma importância clínica. Outro ponto a ser considerado na determinação exata do estágio de Tanner é o aumento na prevalência da obesidade. Quando a obesidade coincide com o acúmulo de gordura nas mamas, a autoavaliação do estágio de Tanner pode ficar comprometida.[14]

Mudanças da composição corporal

Durante a adolescência, ocorrem alterações acentuadas e notáveis tanto na altura como na composição corporal. Ambas têm implicações importantes na determinação das necessidades de energia e de nutrientes e, subsequentemente, podem afetar a imagem corporal e as escolhas alimentares. Durante esse período, a massa muscular de meninos aumenta e os ombros ficam mais largos, enquanto as meninas exibem um aumento da gordura corporal, além do desenvolvimento de quadris mais arredondados e cinturas mais estreitas. O padrão e a taxa de desenvolvimento da composição corporal diferem em meninos e meninas. As meninas atingem o pico da velocidade de crescimento em estatura em uma idade mais jovem que os meninos, aos 11,5 *versus* 13,5 anos de idade;[3] os meninos, por sua vez, alcançam uma maior velocidade máxima de crescimento em estatura e uma altura superior por um período de tempo mais prolongado.

Tabela 55.1 Estadiamento de Tanner em adolescentes do sexo feminino e masculino

Meninas		
Estágio	**Desenvolvimento das mamas**	**Crescimento dos pelos pubianos**
1	Fase pré-puberal; elevação apenas do mamilo	Fase pré-puberal; sem pelos pubianos
2	Pequeno botão mamário elevado	Crescimento esparso dos pelos ao longo dos lábios vaginais
3	Alargamento geral ou elevação da mama e da aréola	Pigmentação, engrossamento e ondulação, com aumento na quantidade
4	Aumento adicional com projeção da aréola e do mamilo como um montículo secundário	Pelos semelhantes ao tipo adulto, mas não disseminados à face medial das coxas
5	Mama desenvolvida (madura), contorno de adulto, com aréola no mesmo contorno que a mama e apenas o mamilo saliente	Pelos adultos em termos de tipo e quantidade, espalhados para a face medial das coxas
Meninos		
Estágio	**Desenvolvimento dos órgãos genitais**	**Crescimento dos pelos pubianos**
1	Fase pré-puberal; sem alteração no tamanho ou na proporção dos testículos, do escroto e do pênis desde o início da infância	Fase pré-puberal; sem pelos pubianos
2	Alargamento do escroto e dos testículos; vermelhidão e mudança na textura da pele do escroto; pouco ou nenhum aumento do pênis	Crescimento esparso dos pelos na base do pênis
3	Aumento primeiramente no comprimento e, depois, na largura do pênis; crescimento dos testículos e do escroto	Escurecimento, engrossamento e ondulação dos pelos, com aumento na quantidade
4	Alargamento do pênis com crescimento na amplitude e desenvolvimento das glândulas; crescimento adicional dos testículos e do escroto, com escurecimento da pele escrotal	Pelos semelhantes ao tipo adulto, mas não disseminados à face medial das coxas
5	Genitália adulta em termos de tamanho e formato	Pelos adultos em termos de tipo e quantidade, espalhados para a face medial das coxas

Reproduzido com autorização de Tanner JM. Growth at Adolescence, 2.ed. Oxford: Blackwell Scientific, 1962.

As meninas adquirem massa adiposa de forma contínua e regular até os 16 anos de idade. Já os meninos apresentam um aumento inicial na massa adiposa entre 8 e 14 anos de idade e, em seguida, um declínio entre 14 e 16 anos, seguido de um platô.[15] A distribuição da massa adiposa também muda: em meninos, ocorre o aumento na deposição de tecido adiposo subcutâneo na área do tronco, enquanto nas meninas, o tecido adiposo subcutâneo é depositado na região gluteofemoral. Isso resulta nos padrões característicos da composição corporal de homens e mulheres adultos, em que os homens exibem mais gordura na parte superior do corpo, enquanto as mulheres concentram mais gordura na parte inferior do corpo, além de ter quadris mais largos. Os padrões de variação da massa livre de gordura também diferem: as meninas aumentam em termos de massa livre de gordura até os 15 anos de idade, enquanto os meninos exibem esse tipo de aumento até os 18 anos de idade, com maior rapidez entre 12 e 15 anos.[15] A composição da massa livre de gordura também muda durante essa época, ou seja, de 80% de água na primeira infância até aproximadamente 73% de água por volta de 10 a 15 anos de idade.[16] O aumento na densidade da massa livre de gordura é causado por um acréscimo de proteínas e minerais no compartimento dessa massa livre de gordura durante o crescimento.

Para as meninas, foi observada uma relação negativa entre a idade da menarca, o índice de massa corporal (IMC) e a gordura corporal.[15] As meninas em puberdade mais avançada tendem a ser mais altas e ter mais massa adiposa, conteúdo mineral ósseo e massa livre de gordura, em comparação com aquelas de mesma idade em um estágio inferior de desenvolvimento puberal.[15] Meninas com estirão de crescimento precoce chegam ao estágio 2 de Tanner e à menarca mais cedo do que aquelas com estirão de crescimento médio e tardio.[17] Além disso, as meninas com menarca precoce são mais gordas no final da puberdade do que aquelas com menarca tardia. Isso é preocupante, porque é acentuada a manutenção de massa adiposa até a idade adulta: meninas inseridas na categoria mais alta de massa adiposa apresentam uma chance de 55% de permanecer dentro dessa categoria 10 anos depois, enquanto aquelas enquadradas na categoria mais baixa dessa massa adiposa na adolescência têm uma chance de 77% de ficar dentro de sua categoria.[18]

A resposta óssea à aplicação de forças e sua capacidade de crescimento são mais acentuadas durante a adolescência. Estrogênios e androgênios endógenos exercem efeitos sobre a aquisição e manutenção da massa óssea de forma independente. O estrogênio diminui o limiar de remodelagem óssea e, por isso, as meninas apresentam maiores ganhos de massa óssea durante a puberdade do que os meninos.[19] O ganho e o metabolismo ósseos são influenciados por fatores relacionados com hormônios, dieta e estilo de vida. Além dos hormônios sexuais, fatores como hormônio do crescimento, IGF-1, cortisol, hormônios tireoidianos, paratormônio, vitamina D e leptina podem influenciar o metabolismo ósseo durante a puberdade.[20] A atividade física durante a puberdade tem efeitos positivos sobre o acréscimo e a renovação (*turnover*) do tecido ósseo. O aumento da massa magra aumenta a força (resistência) da massa óssea, embora o metabolismo ósseo seja influenciado pela ingestão de proteína de alto valor biológico, cálcio, magnésio e fósforo, além das vitaminas D, K e C, na dieta.[20]

As mudanças na composição corporal que ocorrem durante a adolescência norteiam as recomendações nutricionais: o crescimento aumenta as demandas de energia e as necessidades de proteína, enquanto o ganho de massa óssea requer a presença de proteínas, vitaminas e minerais. O período da adolescência e as alterações da composição corporal podem representar uma angústia ou desgaste emocional e psicológico, o que pode levar a padrões alimentares pouco saudáveis, afetar a saúde subsequente na idade adulta e abrir caminho para um aumento no risco metabólico.

Ingestões diárias recomendadas para adolescentes

Diretrizes dietéticas para norte-americanos

As diretrizes dietéticas para norte-americanos (DGA – Dietary Guidelines for Americans) foram atualizadas em 2010.[21] O principal conceito incluído nessas diretrizes era de que os norte-americanos de todas as idades devem balancear (equilibrar) as calorias, para manter e sustentar um peso corporal saudável. Para crianças e adolescentes, isso é definido como um IMC específico ao sexo e à idade entre o percentil 5 e 85. Para aqueles que estão acima do peso ideal e para obesos com IMC para idade entre o percentil 85 e 95, e 95 ou maior, respectivamente, as recomendações são reduzir o consumo de calorias provenientes de bebidas e alimentos, aumentar a atividade física e diminuir o comportamento sedentário. Outras recomendações específicas incluem não só limitar a ingestão de sódio para menos de 2.300 mg/dia ou abaixo de 1.500 mg/dia para negros não hispânicos e adolescentes com hipertensão arterial, DM2 ou doença renal crônica, mas também restringir a ingestão de gorduras trans e sólidas, açúcares de adição e alimentos com grãos refinados, particularmente aqueles que também contenham gorduras sólidas, açúcares de adição e sódio.

Ingestões dietéticas de referência para adolescentes

As DRI são estabelecidas e publicadas pelo US Department of Agriculture. Os comitês científicos compostos por especialistas norte-americanos e canadenses sobre nutrientes específicos fazem a revisão da literatura especializada, consideram os papéis desempenhados pelos nutrientes na redução do risco de doenças, avaliam os indicadores de adequação (suficiência) e estimam as necessidades médias para cada nutriente. Essas informações são interpretadas à luz dos consumos atuais por vários grupos populacionais norte-americanos.

As DRI consistem em quatro tipos de valores de referência. A necessidade média estimada (EAR) corresponde à quantidade de um nutriente que atenderia às necessidades de 50% dos indivíduos saudáveis de diferentes grupos sexuais e etários. Esse valor é utilizado para as recomendações de calorias e macronutrientes. A ingestão dietética recomendada (RDA) é calculada a partir da EAR, para suprir as necessidades de 97 a 98% dos indivíduos saudáveis. A ingestão adequada (AI) é estabelecida quando não se consegue determinar uma EAR a partir dos dados disponíveis. Essa ingestão é formulada com base em dados experimentais ou determinada a partir das ingestões estimadas de um grupo de indivíduos saudáveis. A hipótese por trás disso é a de que a quantidade do nutriente consumido por essas pessoas seja adequada ou suficiente para manter a saúde. O nível máximo de ingestão tolerável se refere à maior quantidade de um nutriente passível de ser consumido, sem representar um risco de efeitos colaterais adversos para quase todos os indivíduos.

Para definir as diretrizes para a ingestão de nutrientes, o Institute of Medicine define a adolescência como aqueles indivíduos entre 9 e 18 anos de idade. As DRI para os adolescentes explicam a variabilidade nas necessidades relacionadas com as taxas de crescimento. A Tabela 55.2 mostra as metas nutricionais estabelecidas pelas DGA, com base nas DRI e nas recomendações das diretrizes dietéticas.

Comportamentos alimentares dos adolescentes

Hábito de pular as refeições

A transição da infância para a adolescência é uma época em que os hábitos alimentares estão mudando, e os padrões desenvolvidos durante a adolescência tendem a continuar na fase adulta.[22] Os dados do *National Longitudinal Study of Adolescent Health* (Estudo Norte-americano Longitudinal sobre a Saúde do Adolescente)[23] revelaram que o consumo regular de café da manhã na adolescência previu de forma significativa os padrões dessa refeição em jovens adultos. O café da manhã é uma refeição comumente ignorada por muitos adolescentes; além disso, seu consumo tende a diminuir com o avanço da idade durante a adolescência.[24] No *National Health and Nutrition Examination Survey* (NHANES) de 1999 a 2006, 20% das crianças de 9 a 13 anos de idade pulavam o café da manhã, em comparação com 32% de 14 a 18 anos.[25] Essa descoberta tem implicações na saúde de adolescentes, pois a baixa frequência de refeições, o hábito de pular o café da manhã e o alto consumo de bebidas açucaradas foram identificados como fatores associados à obesidade.[26]

Vários estudos relataram que o consumo do café da manhã está associado ao menor IMC ou à proteção contra obesidade.[23-25] No *School Nutrition Dietary Assessment Study* (Estudo de Avaliação Nutricional da Merenda Escolar), o IMC diminuía em 0,15 pontos para cada café da manhã adicional consumido por semana.[27] Esse efeito era mais intenso entre os brancos não hispânicos, mas não foi observado entre os hispânicos. Os consumidores de café da manhã diário também ganham menos peso ao longo do tempo, em comparação aos adolescentes que não consomem essa refeição regularmente.[28] Além disso, o consumo do café da manhã exerce um importante impacto sobre a ingestão de nutrientes, particularmente de fibra e cálcio;[24] ademais, os adolescentes que pulam o café da manhã apresentam uma ingestão mais baixa de grande parte das vitaminas e dos minerais, incluindo vitaminas do complexo B, folato, cálcio, fósforo, magnésio, ferro e zinco, do que aqueles que se alimentam de cereais prontos para o consumo no café da manhã.[25]

Fatores relacionados com a família desempenham um papel no estabelecimento de padrões alimentares saudáveis na adolescência. O consumo de café da manhã pelo adolescente está associado à presença de pelo menos um dos pais em casa pela manhã;[23] por isso, o hábito de pular essa refeição é mais prevalente em famílias de pais solteiros ou de baixa renda.[25]

Tabela 55.2 Metas nutricionais para grupos etários e de gênero, com base nas ingestões dietéticas de referência e nas recomendações das diretrizes dietéticas

Nutriente (unidade)	Fonte de referência da meta	Mulheres de 9 a 13 anos de idade	Homens de 9 a 13 anos de idade	Mulheres de 14 a 18 anos de idade	Homens de 14 a 18 anos de idade
Proteína (g)	RDA	34	34	46	52
% de calorias	AMDR	10-30	10-30	10-30	10-30
Carboidratos (g)	RDA	130	130	130	130
% de calorias	AMDR	45-65	45-65	45-65	45-65
Fibra total (g)	IOM	22	25	25	31
Gordura total (% de calorias)	AMDR	25-35	25-35	25-35	25-35
Gordura saturada (% de calorias)	DG	< 10	< 10	< 10	< 10
Ácido linoleico (g)	AI	10	12	11	16
% de calorias	AMDR	5-10	5-10	5-10	5-10
Ácido α-linolênico (g)	AI	1,0	1,2	1,1	1,6
% de calorias	AMDR	0,6-1,2	0,6-1,2	0,6-1,2	0,6-1,2
Colesterol (mg)	DG	< 300	< 300	< 300	< 300
Cálcio (mg)	RDA	1.300	1.300	1.300	1.300
Ferro (mg)	RDA	8	8	15	11
Magnésio (mg)	RDA	240	240	360	410
Fósforo (mg)	RDA	1.250	1.250	1.250	1.250
Potássio (mg)	AI	4.500	4.500	4.700	4.700
Sódio (mg)	UL	< 2.200	< 2.200	< 2.300	< 2.300
Zinco (mg)	RDA	8	8	9	11
Cobre (μg)	RDA	700	700	890	890
Selênio (μg)	RDA	40	40	55	55
Vitamina A (μg de EAR)	RDA	600	600	700	900
Vitamina D (μg)	RDA	15	15	15	15
Vitamina E (mg de α-tocoferol)	RDA	11	11	15	15
Vitamina C (mg)	RDA	45	45	65	75
Tiamina (mg)	RDA	0,9	0,9	1,0	1,2
Riboflavina (mg)	RDA	0,9	0,9	1,0	1,3
Niacina (mg)	RDA	12	12	14	16
Folato (μg)	RDA	300	300	400	400
Vitamina B_6 (mg)	RDA	1,0	1,0	1,2	1,3
Vitamina B_{12} (μg)	RDA	1,8	1,8	2,4	2,4
Colina (mg)	AI	375	375	400	550
Vitamina K (μg)	AI	60	60	75	75

AI, ingestão adequada; AMDR, faixa de distribuição aceitável de macronutrientes; DG, diretrizes dietéticas; EAR, equivalentes de atividade de retinol; IOM, Institute of Medicine; RDA, ingestão dietética recomendada; UL, níveis de ingestão máxima tolerável.

Adaptado com autorização do US Departments of Agriculture e do Health and Human Services. Report of the Dietary Guidelines Advisory Committee on the Dietary Guidelines for Americans, 2010. Washington, DC: US Government Printing Office, 2010.

Consumo de bebidas

Outro comportamento alimentar com implicações nutricionais relevantes para os adolescentes é o consumo de bebidas.[29] Nos Estados Unidos, em geral, as crianças e os adolescentes consomem mais bebidas açucaradas e menos leite do que eles bebiam em 1977.[30,31] De 2005 a 2006, os adolescentes estavam bebendo cerca de 175 mL de leite por dia, em comparação com 606 mL de bebidas açucaradas.[31] Os padrões de ingestão de bebidas também sofrem mudanças drásticas entre a infância e a adolescência. O consumo tanto de leite como de suco de frutas diminui em torno de 30% durante um período de 10 anos compreendido entre a infância e a fase intermediária da adolescência.[32] Além disso, a proporção de crianças que bebem refrigerante permanece estável, mas a quantidade de refrigerante consumido aumenta,[32] enquanto o consumo diário de leite continua diminuindo em aproximadamente 0,5 porção nos adolescentes de 15 a 20 anos de idade.[33]

As tendências no consumo de bebidas afetam a adequação (suficiência) nutricional da dieta dos adolescentes. Foi demonstrado que os consumidores de refrigerante de 5 ou 7 anos de idade, em comparação com aqueles que não consomem refrigerante até a metade da adolescência, apresentam uma porcentagem mais baixa de ingestão energética total advinda de proteínas e um menor consumo de fibra, cálcio, magnésio, fósforo, vitamina K e vitamina D, mas uma maior ingestão de açúcares de adição.[32] No projeto EAT (*Eating Among Teens*, Comer Entre Adolescentes), mais de 72% das meninas de 15 anos de idade e 55% dos meninos apresentavam ingestões de cálcio mais baixas do que a IA para a sua idade.[33] Ao longo do acompanhamento de 5 anos, as ingestões diminuíram de tal forma que 68% das mulheres e 53% dos homens consumiam menos do que a AI, embora essa ingestão adequada seja 300 mg mais baixa para o cálcio na idade de 20 anos, em comparação com 15 anos. A baixa ingestão de cálcio na dieta pode resultar do baixo consumo de leite, o que pode aumentar o risco de baixos conteúdo e densidade minerais ósseos.[34] Ademais, a maior ingestão de bebidas açucaradas também é associada a níveis mais altos de gordura corporal, circunferência da cintura e peso entre as meninas durante todo o período de 5 a 15 anos de idade.[35]

Assim como acontece com o consumo de café da manhã, o ambiente familiar também está relacionado com os padrões de consumo de bebidas. Em meninas brancas não hispânicas, a alta ingestão de bebidas açucaradas foi relacionada não só com níveis mais baixos de renda e escolaridade dos pais, mas também com níveis mais altos de IMC deles.[35] A disponibilidade de leite nas refeições está positivamente associada às ingestões diárias de cálcio.[33]

Densidade de nutrientes da dieta

Nosso ambiente alimentar atual tem sido descrito como "obesogênico" por causa da pronta disponibilidade de grandes porções, da elevada quantidade e variedade de lanches, doces e *fast foods* altamente calóricos e da baixa acessibilidade a cereais integrais, bem como a frutas e legumes frescos. Os padrões alimentares de adolescentes são influenciados por esse tipo de ambiente de alimentos. Os adolescentes estão comendo quantidades excessivas de alimentos densamente energéticos e pobres em nutrientes; além disso, suas dietas são carentes em cereais integrais, frutas e legumes. Os dados do NHANES revelaram que as principais fontes de energia eram sobremesas de grãos,* pizzas e refrigerantes em indivíduos de 2 a 18 anos de idade.[36] O consumo de "calorias vazias", ou fontes energéticas que não fornecem as principais vitaminas ou minerais, estava bem acima das tolerâncias recomendadas. A intervenção durante esse período é importante, porque os padrões alimentares da adolescência frequentemente perduram até a idade adulta.[37]

O *Growth and Health Study* (Estudo de Crescimento e Saúde) do National Heart, Lung and Blood Institute acompanhou uma coorte de 2.371 meninas não hispânicas, negras e brancas, de 9 a 10 anos de idade por um período de 10 anos. Os padrões alimentares mais comuns durante essa época revelaram um alto consumo de cereais industrializados, embutidos, pizzas, batatas fritas, pães doces e frutas, mas um baixo consumo de legumes. Apenas 12% das meninas atenderam às necessidades de uma dieta "saudável": rica em frutas, saladas verdes e outros legumes, cereais integrais não industrializados, carnes bovinas e aves assadas ou cozidas a vapor, além de produtos lácteos desnatados e não aromatizados.[38] O consumo elevado de *fast food* é um padrão alimentar comum e particularmente problemático no final da adolescência, pois se trata de um período em que as pessoas têm mais autonomia e recurso para comprar comida.[39] Esses padrões alimentares são preocupantes do ponto de vista nutricional, porque, além de conterem níveis excessivos de gordura, sódio e açúcares de adição, essas dietas carecem de fibra alimentar, ácido fólico, cálcio e potássio.

O hábito de comer lanches e petiscos tem aumentado nos adolescentes desde a década de 1970. De 1977 a 1978, 61% dos adolescentes relataram o consumo de lanches ou petiscos em um determinado dia, ao passo que 83% faziam isso entre os anos de 2005 e 2006. Além disso, a frequência de ingestão de lanches também subiu; a porcentagem de adolescentes que relatam o consumo de três ou mais lanches por dia mais que dobrou. Os lanches fornecem 23% das necessidades calóricas diárias totais, aproximadamente 526 kcal, para os adolescentes. Em geral, os lanches para esse grupo etário são ricos em açúcares, gorduras sólidas ou ambos e contêm menos vitaminas e minerais do que os alimentos consumidos na hora das refeições. Embora os lanches tenham sido associados a um aumento na ingestão calórica total, a relação com o IMC é inconstante. Do lado positivo, pelo fato de as frutas, tais como maçãs, laranjas, bananas e suco de laranja, serem lanches comuns, o hábito de comer esse tipo de refeição satisfaz mais de 25% das necessidades de vitaminas E e C, além de 23% das necessidades de magnésio. Ademais, 20% das necessidades diárias de cálcio são supostamente atingidas através de merendas. Evidentemente, não é aconselhável a suspensão dos lanches por completo; no entanto, é justificável a melhoria na qualidade deles, reduzindo as fontes de "calorias vazias" e aumentando a ingestão de produtos lácteos, proteínas de alta qualidade, fibras e cereais integrais, além de frutas e legumes ricos em nutrientes (http://www.ars.usda.gov/ba/bhnrc/fsrg).

Os adolescentes que tendem a seguir padrões alimentares mais saudáveis possuem determinadas características em comum. Em primeiro lugar, o ato de jantar juntamente com os familiares pode proteger contra o desenvolvimento de obesidade,[40] pois isso é associado ao aumento no consumo de frutas e legumes, com redução na ingestão de bebidas açucaradas e frituras.[41] O fato não só de ter alimentos saudáveis disponíveis em casa, mas também de moldar comportamentos alimentares saudáveis, é associado a melhorias no comportamento alimentar dos adolescentes.[42] A diminuição na quantidade de alimentos pouco saudáveis à disposição e de fácil acesso em casa também pode melhorar as dietas dos adolescentes.[43] Embora os adolescentes possam lutar por sua independência nessa época da vida, eles ainda precisam da participação e do suporte contínuo dos pais para ajudar no desenvolvimento de comportamentos alimentares saudáveis ao longo da vida.

Quando os adolescentes se excedem no consumo de alimentos ricos em calorias e pobres em nutrientes, a possibilidade de que suas dietas não contenham as vitaminas e os minerais necessários para o crescimento se torna alta. As dietas de meninas adolescentes são muitas vezes deficientes em folato, vitamina A, vitamina E, vitamina B_6, cálcio, ferro, zinco, magnésio e fibras. Os meninos adolescentes geralmente atingem níveis mais altos de adequação de nutrientes, embora as ingestões de folato, vitamina E, cálcio, magnésio e fibras sejam baixas.[44] O ferro é um mineral de interesse para as meninas adolescentes. Embora a rápida velocidade de crescimento e o aumento do volume sanguíneo decorrentes desse período aumentem as demandas do corpo por ferro, as meninas são particularmente suscetíveis à anemia ferropriva (i. e., por deficiência desse mineral), por causa das perdas sanguíneas ocorridas durante a menstruação. As meninas também tendem a consumir menos carnes vermelhas do que os meninos; nesse caso, as carnes contêm a fonte mais biodisponível, o ferro heme, ao contrário do ferro não heme encontrado em vegetais de folhas verdes. O consumo reduzido de carne também pode

*N. T.: Uma categoria que inclui bolos, biscoitos e outros doces do gênero.

limitar as fontes de zinco na dieta, um mineral fundamental para o crescimento e o desenvolvimento sexual. Por fim, a ingestão diminuída de folato pode ser uma preocupação especial para adolescentes com possibilidade de engravidar, uma vez que essa vitamina é essencial para o desenvolvimento adequado do feto e o fechamento do tubo neural e deveria ser ingerida desde o momento da concepção.[44]

Considerações especiais

Transtornos alimentares

Os transtornos alimentares são a terceira doença crônica mais comum na adolescência, ficando atrás apenas dos quadros de obesidade e de asma.[45] Os transtornos alimentares possuem duas características em comum: alimentação inadequada (p. ex., sub ou superalimentação, ingestão errônea de alimentos) e autoimagem distorcida do corpo (p. ex., sentir-se gordo ou ter um medo extremo de ganhar peso). Os transtornos alimentares mais conhecidos são anorexia e bulimia nervosas. De acordo com o *Diagnostic and Statistical Manual of Mental Disorders* (Manual Diagnóstico e Estatístico de Transtornos Mentais, 4ª edição), a *anorexia nervosa* é definida como uma recusa em manter um IMC saudável (IMC $\geq$ 18,5), um medo intenso de ganhar peso, uma autoimagem distorcida do corpo e uma falha em menstruar por três ou mais ciclos.[46] Na *bulimia nervosa*, os padrões alimentares são interrompidos a tal ponto de os indivíduos exibirem padrões repetidos de compulsão alimentar, acompanhados de comportamentos compensatórios, para evitar o ganho de peso, como a prática excessiva de exercícios ou o uso demasiado de laxantes. A prevalência desses transtornos é de 0,5 e 1,5% para a anorexia e bulimia, respectivamente. Contudo, até 14% dos adolescentes apresentam padrões alimentares desordenados, sem atender a todos os critérios diagnósticos; além disso, alguns indivíduos se apresentam com sintomas tanto de anorexia como de bulimia.[47] Acreditava-se que os transtornos alimentares afetassem principalmente meninas brancas não hispânicas de nível socioeconômico mais elevado; no entanto, as evidências mais recentes sugerem que a prevalência esteja aumentando entre meninos[48] e populações minoritárias.[49]

Os adolescentes são vulneráveis ao desenvolvimento de transtornos alimentares por diversos motivos. Primeiro, as mudanças físicas que ocorrem durante a puberdade podem muitas vezes ser acompanhadas por sentimentos de insatisfação com o próprio corpo e, em consequência disso, os adolescentes talvez tentem fazer dieta. O regime é um fator de risco independente para o desenvolvimento de transtornos alimentares e, consequentemente, o excesso de peso na infância é um fator de risco para o futuro desenvolvimento desse tipo de transtornos.[50] O uso da mídia em adolescentes é outro fator que pode predispô-los a transtornos alimentares. Os adolescentes passam mais de 7 horas/dia assistindo à televisão, lendo revistas e utilizando a internet;[51] nesse caso, meninas que leem revistas de moda são mais propensas a desenvolver imagens distorcidas sobre seu próprio corpo.[52] *Sites* na internet em favor da anorexia e da bulimia* que ensinam estratégias para esconder os transtornos alimentares dos pais, fotos de celebridades com corpo excessivamente magro e dicas nada saudáveis para os adolescentes controlarem o peso corporal têm aumentado.[53] A exposição a esses *sites* é associada à baixa autoestima e imagem negativa do corpo, bem como ao aumento da preocupação com o peso corporal, em comparação com os indivíduos que acessam *sites*-controle.[54] Um terceiro motivo pelo qual os transtornos alimentares frequentemente aparecem durante a adolescência é atribuído a um efeito epigenético ou a uma interação entre os genes e o ambiente – interação esta que influencia o aparecimento de traços alimentares desordenados. Estudos com gêmeos demonstraram níveis moderados de herdabilidade dos transtornos alimentares.[55] Entretanto, os efeitos genéticos sobre o desenvolvimento de transtornos alimentares variam de acordo com a idade: os transtornos alimentares que se desenvolvem antes da adolescência têm baixa herdabilidade, enquanto aqueles que se desenrolam desde o início da adolescência até a idade adulta são mais propensos a ter caráter hereditário.[56] Embora essas descobertas sejam intrigantes, os mecanismos exatos pelos quais os eventos da puberdade desencadeiam o aparecimento dos transtornos alimentares não foram determinados.

Embora os transtornos alimentares sejam considerados principalmente como distúrbios psicológicos, a nutrição desempenha um papel fundamental na determinação de suas complicações clínicas e de seus desfechos terapêuticos. As complicações clínicas dos transtornos alimentares podem ser disseminadas e afetar todos os sistemas do corpo,[57] mas a maioria dos sintomas desaparece após novo manejo alimentar supervisionado por médicos.[58] Dependendo da gravidade e do momento da restrição calórica, no entanto, os adolescentes sofrem de algumas complicações que supostamente são irreversíveis, tais como a perda da densidade mineral óssea (DMO) e o retardo do crescimento.[59] Além disso, a puberdade pode frequentemente ser adiada ou atrasada em indivíduos com transtornos alimentares, em particular naqueles que perdem quantidades significativas de gordura corporal.[60]

Atletas adolescentes

A participação dos adolescentes em esportes organizados nos Estados Unidos tem aumentado.[61] Os jovens atletas possuem necessidades nutricionais adicionais, com base no aumento do gasto energético decorrente da participação esportiva. Em geral, a ingestão de líquidos deve ser de 0,5 a 1 L/dia acima das necessidades basais, para compensar a perda líquida adicional no suor;[62] além disso, a ingestão de calorias deve ser aumentada acima e além das necessidades para o crescimento normal e o metabolismo basal.[61] Se o consumo energético (calórico) for adequado para manter o crescimento e o desenvolvimento, ao mesmo tempo em que compensa o gasto adicional gerado pela participação em atividades esportivas, os adolescentes suprirão todas as suas necessidades de nutrientes. Em outras palavras, embora as necessidades absolutas de proteínas e carboidratos sejam mais altas em atletas adolescentes do que em seus colegas não atletas, as recomendações são as mesmas em termos de porcentagem da ingestão energética:

*N. T.: *Sites* conhecidos como Pró-Mia (Bulimia) e Pró-Ana (Anorexia).

12 a 15% da energia para as proteínas e, no mínimo, 50% para os carboidratos.[61] Os atletas não necessitam de quantidades extras de vitaminas e minerais e, em virtude de seu maior consumo alimentar, eles geralmente atingem ou se aproximam das ingestões diárias recomendadas para esses dois nutrientes com mais facilidade do que os adolescentes não atletas.[61]

Se o atleta adolescente adotar uma dieta vegetariana ou não consumir níveis adequados de calorias ou líquidos para sua hidratação, poderão surgir alguns problemas nutricionais. A desidratação voluntária é um método utilizado em alguns esportes para atender a uma exigência de categoria em relação ao peso e, por conta disso, pode fazer com que um atleta entre em uma competição em um estado desidratado. Essa situação pode levar ao aparecimento de hiponatremia e à perda de desempenho. A ingestão calórica inadequada crônica tem implicações na gênese de amenorreia e baixa DMO, além de comprometer o crescimento e o desempenho. Isso faz parte de um fenômeno conhecido como a *tríade da mulher atleta*. As dietas vegetarianas também podem representar problemas nutricionais se elas não forem bem planejadas ou se forem demasiadamente restritivas.[63] A absorção de ferro a partir dos alimentos de origem vegetal é menor do que a partir daqueles de origem animal, podendo levar a um baixo nível desse mineral. Como a vitamina B_{12} é encontrada somente em produtos de origem animal, a deficiência desse nutriente pode causar anemia macrocítica. Por fim, em função do grande volume ou da baixa densidade calórica das dietas vegetarianas, pode ser difícil que os atletas adolescentes atendam às suas necessidades energéticas.[63]

Em 2007, o American College of Sports Medicine publicou um parecer que definiu a tríade da mulher atleta como uma inter-relação de baixa disponibilidade energética, amenorreia e osteoporose (Fig. 55.1) – inter-relação que, além de conferir um nível inadequado de energia disponível para uso nos processos de manutenção celular, termorregulação, crescimento e reprodução, pode ocorrer na ausência de transtorno alimentar.[64] A *amenorreia* é a ausência de ciclos menstruais por mais de 3 meses, enquanto a *osteoporose* se reflete por um escore-Z inferior a -1 em relação à DMO padrão. Em atletas do sexo feminino, a baixa ingestão calórica por tempo prolongado resulta em uma diminuição da massa adiposa, o que leva a baixos níveis circulantes de leptina. Sugere-se que o baixo nível de leptina reduza a frequência de pulsos de LH e aumente sua amplitude de pulsos, culminando assim em uma interrupção ou ausência de menstruação.[65] O baixo consumo de calorias também pode diminuir a formação óssea.[65] Os atletas sob maior risco são aqueles que restringem seu consumo alimentar, fazem exercícios por longos períodos ou adotam dietas vegetarianas restritas.[64] Regime, predisposição psicológica, baixa autoestima, disfunção familiar e abuso, bem como fatores biológicos e genéticos, foram identificados como elementos que contribuem para a tríade da mulher atleta.[64]

Embora a prática de exercícios na adolescência seja algo saudável e possa levar à criação do hábito de atividade física ao longo da vida, alguns comportamentos associados e hábitos alimentares devem ser monitorados. O consumo calórico adequado ao crescimento e a demanda extra por exercícios são essenciais ao atleta, não só para o crescimento e a maturação, mas também para o desempenho ideal.

Gravidez

A gravidez durante a adolescência continua sendo um grande desafio à saúde pública nos Estados Unidos. Em 2008, 41,5 de um total de mil nascidos vivos foram atribuídos a meninas entre 15 e 19 anos de idade (http://www.cdc.gov). A gravidez impõe necessidades nutricionais adicionais para as adolescentes que, por sua vez, já possuem necessidades energéticas elevadas para atender às demandas de seu próprio crescimento rápido. Outra complicação é a falta de maturidade cognitiva para entender os sacrifícios envolvidos no cuidado de um feto

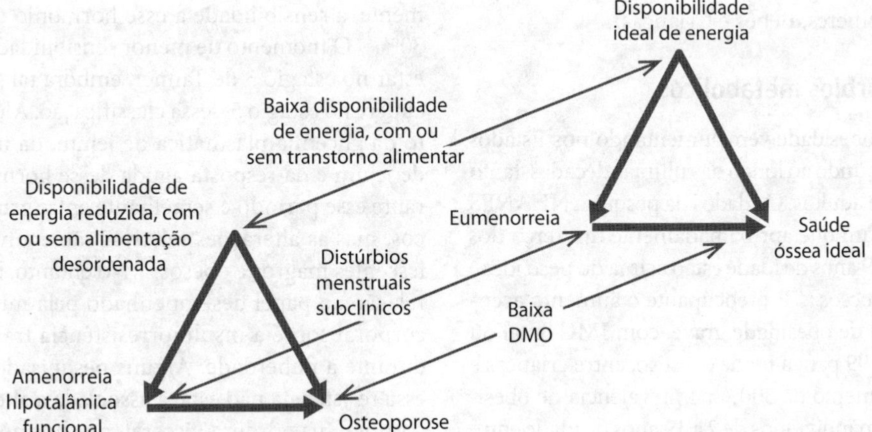

Figura 55.1 Tríade da mulher atleta. Os espectros da disponibilidade energética, função menstrual e densidade mineral óssea (DMO), ao longo dos quais as atletas do sexo feminino estão distribuídas (*setas finas*). A condição de uma atleta muda ao longo de cada espectro em um ritmo diferente, em um sentido ou no outro, de acordo com seus hábitos alimentares e de exercício. A disponibilidade de energia, definida como a ingestão calórica da dieta menor que o gasto energético do exercício físico, afeta a DMO, tanto por via direta pelos hormônios metabólicos como por via indireta pelos efeitos sobre a função menstrual e, consequentemente, sobre o estrogênio (*setas grossas*). (Reproduzido com autorização de Nattiv A, Loucks AB, Manore MM et al. American College of Sports Medicine position stand: the female athlete triad. Med Sci Sports Exerc 2007;39:1867–82.)

em crescimento e, subsequentemente, de um bebê. A gravidez na adolescência é mais comum em populações minoritárias, menos favorecidas em termos socioeconômicos; em consequência disso, o acesso a serviços sociais e médicos para uma adolescente grávida pode ser limitado. Por essa razão, não é de se surpreender que filhos de mães adolescentes menores de 15 anos de idade sejam duas vezes mais propensos a ter baixo peso ao nascer e três vezes mais propensos à mortalidade infantil, em comparação com aqueles nascidos de mães adultas. As mães mais jovens também estão sob maior risco de complicações gestacionais, como hipertensão gestacional, ganho de peso excessivo, anemia e doença renal.[66]

Revisões de pesquisas sobre dieta sugerem que adolescentes grávidas consomem quantidades inadequadas de energia total e de uma série de nutrientes, incluindo ferro, folato, cálcio, vitamina E e magnésio.[67] Esses nutrientes, sem exceção, desempenham papéis fundamentais no crescimento fetal. Negras grávidas não hispânicas pertencentes a famílias de condição socioeconômica inferior estão sob risco ainda maior de consumir dietas de má qualidade do que outros grupos étnicos,[68] incorrendo em ganho de peso excessivo[69] e negligenciando a ingestão de vitaminas pré-natais.[70] Além disso, os padrões alimentares comuns na adolescência, como o hábito de pular refeições e o alto consumo de bebidas açucaradas, são particularmente nocivos durante a gravidez. O apoio para adolescentes grávidas deve ser multidisciplinar, a fim de resolver os problemas sociais, comportamentais, clínicos e nutricionais enfrentados durante esse período. Ademais, a orientação nutricional para auxiliar as adolescentes a atingirem um ganho de peso adequado ao seu IMC é fundamental para garantir o peso saudável do bebê ao nascer, bem como o crescimento e desenvolvimento ideal da mãe adolescente.[71] Nos Estados Unidos, mães de baixa renda podem obter terapia nutricional e receber fontes de proteínas, vitaminas e minerais sob a forma de suplementos ao aderir ao *Special Supplemental Nutrition Program for Women, Infants and Children* (Programa Especial de Suplementação Nutricional para Mulheres, Bebês e Crianças).

Obesidade e distúrbios metabólicos

A prevalência da obesidade vem aumentando nos Estados Unidos e em todo o mundo ao longo das últimas décadas, tanto em crianças como em adultos. Os dados da pesquisa NHANES de 1999 a 2004 revelam que aproximadamente um terço dos indivíduos entre 8 e 19 anos de idade estão acima do peso ideal, e cerca de 17% são obesos.[72] É preocupante o aumento acentuado na prevalência de obesidade grave, com IMC igual ou superior ao percentil 99 para a idade e o sexo, entre crianças e adolescentes. Um aumento de 300% na prevalência de obesidade grave ocorreu em indivíduos de 2 a 19 anos de idade entre a pesquisa NHANES de 1976 a 1980 e de 1999 a 2004.[73] Esse aumento foi relacionado com pobreza, mas observado principalmente em negros não hispânicos e mexicano-americanos.

As altas taxas de sobrepeso e obesidade entre os adolescentes são motivo de preocupação por várias razões. Em primeiro lugar, a composição corporal na adolescência perdura até a fase adulta, aumentando assim as chances de permanecer acima do peso ideal ou de ficar obeso quando adulto. Em segundo lugar, a obesidade na idade adulta é associada a uma variedade de distúrbios metabólicos, incluindo DM2, DCV, hipertensão arterial, câncer, distúrbios do sono, osteoartrite e problemas respiratórios. Em terceiro lugar, a obesidade na adolescência também aumenta o risco do desenvolvimento de síndrome metabólica e de DM2 nessa fase da vida. A *síndrome metabólica* consiste em diversos fatores de risco para DCV e DM2, que incluem aumento da circunferência da cintura ou obesidade, dislipidemia (baixos níveis do colesterol HDL e/ou altos níveis de triglicerídeos), aumento da glicemia de jejum ou RI, pressão arterial elevada e, em alguns casos, inflamação, microalbuminemia e trombose.[74]

O aumento da gordura corporal na adolescência é um claro fator de risco para DM2 e para DCV. Em adolescentes, a progressão da RI para o DM2 ocorre, na verdade, com maior rapidez do que em adultos, para quem o período de insulinorresistência pode persistir por décadas antes do desenvolvimento desse tipo de diabetes.[75] Além disso, observam-se perfis de risco adversos para a DCV nos adolescentes. Os dados provenientes do *Bogalusa Heart Study* (Estudo do Coração de Bogalusa) revelaram que, nos indivíduos entre 5 e 17 anos de idade, a prevalência de ter dois fatores de risco para a síndrome metabólica, independentemente da elevada soma de dobras cutâneas (adiposidade), triglicerídeos, colesterol LDL, insulina de jejum e aumento da pressão arterial ou baixo colesterol HDL, foi de 59% naqueles com obesidade grave, mas de 5% em outros com IMC inferior ao percentil 25.[76] A prevalência de ter três ou mais fatores de risco metabólico estava presente em 7% dos adolescentes obesos e em 33% daqueles com obesidade grave.[73]

Foi demonstrado que a puberdade em si leva a um estado de insulinorresistência. Há relatos de que a captação de glicose estimulada pela insulina seja aproximadamente 30% mais baixa em adolescentes nos estágios 2 a 4 de Tanner, em comparação com aqueles no estágio 1 de Tanner; adicionalmente, a sensibilidade a esse hormônio é reduzida em 25 a 30%.[75] O momento de menor sensibilidade à insulina parece estar no estágio 3 de Tanner, embora tal sensibilidade se recupere no estágio 5 dessa classificação. Além disso, o aumento da glicemia plasmática de jejum, da insulina plasmática de jejum e da resposta aguda desse hormônio à glicose durante esse período é semelhante entre grupos sexuais e étnicos, mas as alterações relativas são equivalentes entre adolescentes magros e obesos.[75] No entanto, há controvérsia em relação ao papel desempenhado pela mudança na gordura corporal sobre a insulinorresistência transitória observada durante a puberdade. Alguns pesquisadores relataram que essa resistência não estava associada a alterações na gordura corporal, na gordura visceral, nos hormônios esteroides sexuais nem no IGF-I,[75] enquanto outros sugeriram que, provavelmente, ela seja causada por mudanças na gordura corporal total e sua distribuição, além da liberação hormonal.[77] Apesar disso, há um consenso de que a insulinorresistência transitória, durante a puberdade, é uma ocorrência natural,[75] que possivelmente ajuda a promover o crescimento.[77]

O sono é outro fator que pode afetar a obesidade e os distúrbios metabólicos durante a adolescência. Uma vasta gama de publicações da literatura especializada demonstra uma associação inversa entre a duração do sono e a prevalência da obesidade, tanto em crianças como em adultos.[78,79] As necessidades de sono variam de acordo com a idade e, durante a adolescência, a duração do sono recomendada varia entre 8,5 e 9,25 horas/noite. O *Sleep in America Poll* (Censo sobre o Sono nos Estados Unidos) de 2010 revelou que os adolescentes de 13 a 18 anos de idade dormem, em média, 7 horas e 26 minutos durante a semana, embora 61% tenham um sono inadequado nesses dias da semana. Essas estatísticas são motivo de preocupação, pois um estudo de jovens de 16 a 19 anos de idade relatou que períodos curtos de sono (menos de 8 horas/noite) estavam associados a um alto consumo de calorias na forma de lanches.[80]

Resumo

A adolescência é um período fundamental de desenvolvimento, em função das rápidas mudanças no crescimento físico, cognitivo e psicológico. Durante esse período, os comportamentos alimentares mudam à medida que as crianças crescem e começam a ter mais autonomia sobre sua alimentação. O ato de oferecer apoio adequado aos adolescentes pode melhorar suas chances de manter comportamentos alimentares saudáveis até a fase adulta. Isso é particularmente crítico para os adolescentes com necessidades adicionais, como atletas, adolescentes grávidas e aqueles acometidos por transtornos do comportamento alimentar. Enfim, a prevalência da obesidade e das doenças metabólicas vem crescendo em toda a população, inclusive em adolescentes. Portanto, uma terapia nutricional abrangente para esse grupo etário precisa incluir um maior enfoque na prevenção do ganho de peso.

Agradecimentos

Somos beneficiários de apoio à pesquisa do National Institutes of Health e da Obesity Society.

Referências bibliográficas

1. Yamaki K, Rimmer JH, Lowry BD et al. Res Dev Disabil 2011; 32:280–8.
2. Rosenfield RL, Lipton RB, Drum ML. Pediatrics 2009;123:84–8.
3. Veldhuis JD, Roemmick JN, Richmond EJ et al. Endocr Rev 2005;26:114–46.
4. Giustina A, Veldhuis D. Endocr Rev 1998;19:717–97.
5. Vermeulen A. Environ Health Perspect 1993;101:91–100.
6. Rosebaum M, Leibel RL. N Engl J Med 1999;341:913–5.
7. Apter D, Butzow TL, Laughlin GA et al. J Clin Endocrinol Metab 1994;79:119–25.
8. Wang Y. Pediatrics 2002;110:903–10.
9. Lee JM, Kaciroti N, Appugliese D et al. Arch Pediatr Adolesc Med 2010;164:139–44.
10. Sorenson K, Aksglaede L, Petersen JH et al. J Clin Endocrinol Metab 2010;95:263–70.
11. Tanner JM. Growth at Adolescence. 2nd ed. Oxford: Blackwell Scientific, 1962.
12. Hermann-Giddens ME, Slora EJ et al. Pediatrics 1997;99:505–11.
13. Solorzano CMB, McCartney CR. Reproduction 2010;140:399–410.
14. Bonat S, Pathomvanich A, Keil MF et al. Pediatrics 2002; 110:743–7.
15. Siervogel RM, Demerath EW, Schubert C et al. Horm Res 2003;60:36–45.
16. Wang Z, Deurenberg P, Wang W et al. Am J Physiol 1999;276: E995–E1003.
17. Buyken A, Bolzenius K, Karaolis-Danckert N et al. Am J Hum Biol 2011;23:216–24.
18. Vink EE, van Coeverden SCCM, van Mil EG et al. Obesity 2010;18:1247–51.
19. Schiessl H, Frost HM, Jee WS. Bone 1998;22:1–6.
20. Perez-Lopez FR, Chedraui P, Cuadros-Lopez JL. Curr Med Chem 2010;17:453–66.
21. US Departments of Agriculture and of Health and Human Services. Report of the Dietary Guidelines Advisory Committee on the Dietary Guidelines for Americans, 2010. Washington, DC: US Government Printing Office, 2010.
22. Story M, Neumark-Sztainer D, French S. J Am Diet Assoc 2002;102:S40–51.
23. Merten MJ, Williams AL, Shriver LH. J Am Diet Assoc 2009;109:1384–91.
24. Affenito SG, Thompson DR, Barton BA et al. J Am Diet Assoc 2005;105:938–45.
25. Deshmukh-Taskar PR, Nicklas TA, O'Neil CE et al. J Am Diet Assoc 2010;110:869–78.
26. Moreno LA, Rodriguez G, Fleta J et al. Crit Rev Food Sci Nutr 2010;50:106–12.
27. Gleason PM, Dodd AH. J Am Diet Assoc 2009;109:S118–28.
28. Timlin MT, Pereira MA, Story M et al. Pediatrics 2008;121: e638–45.
29. St-Onge MP, Keller KL, Heymsfield SB. Am J Clin Nutr 2003; 78:1068–73.
30. Nielsen SJ, Popkin BM. Am J Prev Med 2004;27:205–10.
31. Popkin BM. Physiol Behav 2010;100:4–9.
32. Fiorito LM, Marini M, Mitchell MC et al. J Am Diet Assoc 2010;110;543–50.
33. Larson NI, Neumark-Sztainer D, Harnack L et al. J Nutr Educ Behav 2009;41:254–60.
34. Black RE, Williams SM, Jones IE et al. Am J Clin Nutr 2002; 76:675–80.
35. Fiorito LM, Marini M, Francis LA et al. Am J Clin 2009; 90:935–42.
36. Reedy J, Krebs-Smith SM. J Am Diet Assoc 2010;110:1477–84.
37. Mikkila V, Rasanen L, Raitakari OT et al. Br J Nutr 2005; 93:923–31.
38. Ritchie LD, Spector P, Stevens MJ et al. J Nutr 2007;137: 399–406.
39. Cutler GJ, Flood A, Hannan P et al. J Nutr 2009;139:323–8.
40. Taveras EM, Rifas-Shiman SI, Berkey CS et al. Obes Res 2005;13:900–6.
41. Gillman MW, Rifas-Shiman SI, Frazier AL et al. Arch Fam Med 2000;9:235–40.
42. Cutler GJ, Flood A, Hannan P et al. J Am Diet Assoc 2011; 111:230–40.
43. Vereecken C, Haerens L, De Bourdeaudhuij I et al. Public Health Nutr 2010;13:1729–35.
44. Story M, Stang J, eds. Guidelines for Adolescent Nutrition Services. Minneapolis: University of Minnesota, 2005. Disponível em: http://www.epi.umn.edu/let/pubs/adol_book.shtm. Acesso em 2 de junho de 2011.
45. Reijonen JH, Prat HD, Patel DR et al. J Adolesc Res 2003; 8:209–22.
46. American Psychiatric Association. Diagnostic and Statistical Manual of Mental Disorders. 4th ed. Washington, DC: American Psychiatric Association, 1994.

47. Kohn MR, Golden N. Pediatr Drugs 2001;3:91–99.
48. Dominé F, Berchtold A, Akré C et al. J Adolesc Health 2009;44: 111-7.
49. Bryn Austin S, Spadano-Gasbarro J, Greaney ML et al. J Adolesc Health 2011;48:109–12.
50. Kotler LA, Cohen P, Davies M et al. J Am Acad Child Adolesc Psychiatry 2001;40:1434–40.
51. Strasburger VC, Jordan AB, Donnerstein E. Pediatrics 2010;125:756–67.
52. Hogan MJ, Strasburger VC. Adolesc Med State Art Rev 2008; 19:421–546.
53. Borzekowski DLG, Schenk S, Wilson J et al. Am J Public Health 2010;100:1526–34.
54. Bardone-Cone AM, Cass KM. Int J Eat Disord 2007;40:537–48.
55. Bulik CM, Sullivan PF, Wade TD et al. Int J Eat Disord 2000;27: 1-20.
56. Klump KL, Burt SA, Spanos A et al. Int J Eat Disord 2010:43: 679–88.
57. Rosen DS. Pediatrics 2010;126:1240–53.
58. Brambilla F, Monteleone P. In: Maj M, Halmi K, Lopez-Ibor JJ et al, eds. Eating Disorders. Chichester, UK: Wiley, 2003:139–92.
59. Katzman DK. Int J Eat Disord 2005;37:S52–9.
60. Misra M, Aggarwal A, Miller KK et al. Pediatrics 2004:114:1574–83.
61. Petrie H, Stover EA, Horswill CA. Nutrition 2004;20:620–31.
62. Bonci L. Pediatr Ann 2010;39:300–6.
63. Barr SI, Rideout CA. Nutrition 2004;20:696–703.
64. Nattiv A, Loucks AB, Manore MM et al. Med Sci Sports Exerc 2007;39:1867–82.
65. Warren MP, Chua AT. Ann N Y Acad Sci 2008;1135:244–52.
66. Lenders CM, McElrath TF, Scholl TO. Curr Opin Pediatr 2000;12:291–6.
67. Moran VH. Br J Nutr 2007;97:411–25.
68. Grunbaum J, Kann L, Kinchen SA et al. MMWR Morb Mortal Wkly Rep 2002;51:1–58.
69. Chang SC, O'Brien KO, Nathanson MS et al. J Pediatr 2003; 103:1653–7.
70. Stang J, Story MT, Harnack L et al. J Am Diet Assoc 2000;100: 905–10.
71. Nielsen JN, Gittelsohn J, Anliker J et al. J Am Diet Assoc 2006; 106:1825–40.
72. Flegal KM, Ogden CL, Yanovski JA et al. Am J Clin Nutr 2010;91:1020–6.
73. Skelton JA, Cook SR, Auinger P et al. Acad Pediatr 2009;9:322–9.
74. Lévesque J, Lamarche B. J Nutrigenet Nutrigenomics 2008;1:100–8.
75. Goran MI, Ball GDC, Cruz ML. J Clin Endocrinol Metab 2003;88:1417–27.
76. Freedman DS, Zuguo M, Srinivasan SE et al. J Pediatr 2007;150:12–7.
77. Roemmich JN, Clark PA, Lusk M et al. Int J Obes 2002;26:701–9.
78. Patel SR, Hu FB. Obesity 2008;16:643–53.
79. Chen X, Beydoun MA, Wang Y. Obesity 2008;16:265–74.
80. Weiss A, Xu F, Storfer-Isser A et al. Sleep 2010;33:1201–9.

Sugestões de leitura

Cutler GJ, Flood A, Hannan P et al. Multiple sociodemographic and socioenvironmental characteristics are correlated with major patterns of dietary intake in adolescents. J Am Diet Assoc 2011;111:230–40.

Larson NI, Neumark-Sztainer D, Story M. Weight control behaviors and dietary intake among adolescents and young adults: longitudinal findings from Project EAT. J Am Diet Assoc 2009;109:1869–77.

Nattiv A, Loucks AB, Manore MM et al. The female athlete triad. Med Sci Sports Exerc 2007;39:1867–82.

Ritchie LD, Spector P, Stevens MJ et al. Dietary patterns in adolescence are related to adiposity in young adulthood in black and white females. J Nutr 2007;137:399–406.

Rosenfield RL, Bordini B. Evidence that obesity and androgens have independent and opposing effects on gonadotropin production from puberty to maturity. Brain Res 2010;1364:186–97.

56 Nutrição em adultos com idade mais avançada*

Connie Watkins Bales e Mary Ann Johnson

*__Abreviaturas__: **AI**, ingestão adequada; **DRI**, ingestão dietética de referência; **EAR**, necessidade média estimada; **H2RA**, antagonista do receptor histaminérgico H2; **NHANES**, *National Health and Nutrition Examination Survey* (Pesquisa Nacional sobre Saúde e Nutrição dos Estados Unidos); **OAA**, *Older Americans Act* (Lei para os Idosos Norte-americanos); **RDA**, ingestão dietética recomendada; **USDA**, United States Department of Agriculture (Departamento de Agricultura dos Estados Unidos).

Visão geral

Entre os anos de 2000 e 2050, o número de adultos com 60 anos de idade ou mais duplicará nos Estados Unidos e aumentará mais do que o triplo em todo o mundo.[1,2] O "envelhecimento" da população mundial traz uma carga considerável de doenças crônicas, mas muitas, se não a maioria, delas possuem um forte componente nutricional. Assim, este capítulo revisa o impacto da dieta sobre condições crônicas de saúde e nutrientes de interesse selecionados, bem como a infraestrutura nos Estados Unidos para atender às necessidades alimentares e nutricionais de adultos com idade mais avançada na prestação de cuidados continuados na comunidade e nos ambientes de cuidados em longo prazo. Embora o conhecimento sobre como a nutrição mantém a saúde ao longo da vida esteja aumentando, ainda há muito a ser aprendido e aplicado em inúmeras áreas, incluindo as seguintes: (a) ciências comportamentais, relacionadas com as formas de melhorar os hábitos alimentares e, assim, diminuir a carga de doenças crônicas; (b) política, para garantir que todas as pessoas com idade mais avançada sempre tenham acesso a alimentos nutritivos e seguros; e (c) ciências básicas e clínicas, para definir o papel desempenhado por alimentos e nutrientes específicos de maximizar a saúde e minimizar as consequências adversas de sarcopenia, perda de peso e fragilidade nutricional, bem como outras considerações relativas à idade e à nutrição.

Demografia atual e futura do envelhecimento

Em 2009, 12,9% da população norte-americana tinha, no mínimo, 65 anos de idade; em vários estados, a proporção ultrapassava 15% (Flórida, Maine, Pensilvânia e Virgínia Ocidental). Em média, aproximadamente 4,1% dos adultos com idade mais avançada viviam em instituições, mas esse número aumentava com a idade, de 0,9% às pessoas de 65 a 74 anos de idade para 3,5% às de 75 a 84 anos de idade e para 14,3% àquelas com 85 anos ou mais. Outros 2,4% viviam em residência para idosos (p. ex., asilos) com, pelo menos, um serviço de suporte. Onze estados tinham mais de 50% dos adultos com idade mais avançada do país, cada um com mais de 1 milhão de idosos: Califórnia, Flórida, Geórgia, Illinóis, Michigan, Nova Jersey, Nova Iorque, Carolina do Norte, Ohio, Pensilvânia e Texas. Cerca de 38,8% das mulheres e 18,7% dos homens, todos com idade mais avançada, moravam sozinhos, mas a proporção de pessoas que vivem sozinhas aumentava com o avanço da idade. A renda média de adultos com idade mais avançada era de 25.877 dólares para os homens e 15.282 dólares para as mulheres em 2009, mas aproximadamente 8,9% estavam abaixo do nível de pobreza (10,7% das mulheres e 6,6% dos homens).[3]

O número de pessoas nos Estados Unidos com 65 anos de idade ou mais subirá mais do que o dobro, ou seja, de 40 milhões em 2010 para 88 milhões em 2050, enquanto o número daquelas de 85 anos ou mais aumentará em mais de três vezes para 19 milhões.[3] A diversidade étnica e racial também está aumentando. Entre 2010 e 2050, o número de hispânicos mais idosos aumentará de 2,8 milhões para 17,5 milhões, ao passo que o número de negros mais idosos sofrerá um aumento de 3,3 milhões para 9,9 milhões.[3] Em 2007, a expectativa de vida ao nascer nos Estados Unidos era de 77,9 anos; essa expectativa era de 30,9, 18,6 e 6,5 anos em idades de 50, 65 e 85, respectivamente.[4] Essa mudança populacional é um fenômeno global; de fato, os Estados Unidos ocupam apenas o 49º lugar em expectativa de vida no mundo todo.[5]

Em suma, as principais mudanças demográficas serão associadas a aumentos particularmente grandes em superidosos ou idosos longevos (> 85 anos de idade), bem como das minorias raciais e étnicas. Essas tendências trazem novos desafios na área da saúde, sobretudo em relação aos cuidados nutricionais preventivos e terapêuticos para adultos com idade mais avançada.

Mudanças fisiológicas e outras alterações que afetam o risco nutricional

Determinadas alterações fisiológicas e metabólicas inerentes ao processo de envelhecimento têm o potencial de aumentar o risco nutricional. As necessidades para alguns nutrientes, mas nem todos, podem ser alteradas por essas mudanças. Alguns desses fatores e suas potenciais influências sobre as necessidades e ingestões de nutrientes estão ilustrados na Tabela 56.1. Além disso, comorbidades clínicas e diversos outros fatores, incluindo considerações econômicas, geográficas e psicossociais, também podem afetar os comportamentos alimentares e, consequentemente, o estado nutricional.

Avaliação do estado nutricional

A triagem e a avaliação nutricional devem fazer parte do padrão de cuidado para todos os adultos com idade mais avançada.[6] O objetivo da triagem nutricional é identificar os indivíduos que estão sob alto risco de subnutrição ou desnutrição. Para aqueles considerados em risco nutricional, é justificável uma avaliação completa. Embora os indicadores bioquímicos possam sinalizar um problema nutricional em nível subclínico, os marcadores sanguíneos do estado nutricional estão longe de ser específicos. A albumina sérica, o parâmetro mais comumente mensurado, sofre um leve declínio com a idade (0,8 g/L/década após 60 anos de idade), sendo influenciada por uma série de alterações patológicas frequentes em adultos com idade mais avançada, como: inflamação crônica, hepatopatia avançada, insuficiência cardíaca e síndrome nefrótica. Além disso, é improvável que a albumina seja responsiva à repleção de proteína em tempo hábil e oportuno.[7]

A avaliação do nível de micronutrientes não é conduzida com rotina, a menos que haja suspeita de alguma deficiência específica. Os micronutrientes com maior probabilidade de serem avaliados em idosos incluem as vitaminas B_{12} (a concentração de cobalamina deve ser > 350 pg/mL) e D (25[OH] D_3; a concentração deve ser > 50 nmol/L ou 20 ng/L), bem como os marcadores do nível de ferro (a ferritina deve ser de 12 a 300 e 12 a 150 ng/mL em homens e mulheres, respectivamente; já a hemoglobina deve ser de 14,0 a 17,5 e 12,3 a 15,3 g/dL em homens e mulheres, respectivamente).

As diretrizes propostas e intituladas como *Adult Starvation and Disease-Related Malnutrition* (Desnutrição Relacionada com Inanição e Doença em Adulto) formuladas a partir de um comitê de consenso internacional também podem ser aplicáveis a adultos com idade mais avançada no contexto médico.[8] Embora os pontos de corte dos marcadores bioquímicos e da composição corporal estejam em desenvolvimento, as diretrizes sugerem que a desnutrição possa ocorrer sob situações diversas, exigindo intervenções diferenciadas: (a) inanição crônica pura sem inflamação; (b) doenças ou con-

Tabela 56.1 Determinantes fisiológicos e metabólicos potenciais das necessidades e ingestões de nutrientes em adultos com idade mais avançada

	Fator ou condição	Efeito sobre as necessidades dietéticas
Mudanças fisiológicas	Diminuição do gasto energético total e da atividade física	Necessidade diminuída de calorias (energia); importância aumentada de dietas densamente ricas em nutrientes
	Redução da massa e força muscular	Possível aumento na necessidade proteica; comprometimentos funcionais podem limitar o acesso aos alimentos
	Declínio da imunocompetência	Possível aumento na necessidade de ferro, zinco e outros nutrientes
	Alterações bucais prejudiciais ou nocivas	Redução na quantidade e/ou na qualidade da ingestão de nutrientes
	Distúrbios gastrintestinais: gastrite atrófica	Aumento nas necessidades de folato, cálcio, vitamina K, vitamina B_{12} e ferro
	Menopausa	Diminuição na necessidade de ferro
Alterações metabólicas	Redução na síntese cutânea de pré-vitamina D3; ativação renal prejudicada ou comprometida da $1,25(OH)_2D$ e resposta intestinal reduzida a essa vitamina	Aumento nas necessidades de vitamina D e cálcio
	Aumento na retenção de vitamina A; metabolismo hepático alterado	Necessidade reduzida de vitamina A
	Capacidade diminuída na regulação do equilíbrio hídrico	Necessidades hídricas possivelmente aumentadas ou diminuídas; necessidade de monitoramento de fluidos

dições crônicas que impõem uma inflamação contínua a um grau leve a moderado; e (c) estados agudos de doença ou lesão com uma resposta inflamatória acentuada.

No ambiente comunitário e nos cuidados em longo prazo, o desafio é obter uma identificação precoce dos fatores de risco e dos sinais de problemas iminentes relacionados com o consumo alimentar, para que intervenções adequadas possam ser plenamente eficazes. A realização do exame físico pode revelar sinais de deficiências nutricionais clínicas, incluindo problemas de pele, fadiga, fraqueza, alterações no paladar ou no olfato e queixas gastrintestinais (falta de apetite, distúrbios bucais, náuseas, vômitos, diarreia e constipação). Mudanças no estado mental ou emocional também podem ser associadas a um estado nutricional inadequado.[9] Contudo, a única medida clínica mais importante de subnutrição em adultos com idade mais avançada é aquela do peso corporal atual e de quaisquer alterações recentes. O *Long-Term Care Minimum Data Set* (Conjunto Mínimo de Dados de Cuidados Prolongados) considera uma perda de peso de 5% do peso corporal habitual em 30 dias ou de 10% em 180 dias como um gatilho para ativar os protocolos de avaliação clínica.[10] A perda de peso recente não intencional (ou involuntária) está associada a um aumento na taxa de mortalidade.[11] Mesmo com um peso corporal estável, os adultos com idade mais avançada podem ter uma redução notável na massa livre de gordura ou um aumento na massa adiposa.[12]

As avaliações dietéticas podem ser problemáticas em alguns adultos com idade mais avançada,[13] pois declarações ou relatos incompletos e problemas de memória podem diminuir a precisão das informações. No entanto, perguntas relevantes sobre o número de refeições consumidas ou dispensadas/ignoradas, os tipos e as quantidades de alimentos e suplementos nutricionais ingeridos, bem como sobre os possíveis obstáculos ao consumo de uma dieta nutricionalmente adequada, podem ser muito úteis para orientar as subsequentes intervenções. Dada a ausência de qualquer medida padrão-ouro do estado nutricional, o uso de índices que combinam diversas variáveis é comum. O mais conhecido desses índices destinados ao uso em adultos com idade mais avançada é o *Mini Nutritional Assessment* (Miniavaliação Nutricional).[14] Além de ser amplamente utilizada, essa ferramenta validada tem se mostrado preditiva de eventos clínicos adversos e mortalidade;[15] uma versão curta também foi validada.[14]

Ingestões dietéticas de referência para adultos com idade mais avançada

As recomendações dietéticas para o consumo de nutrientes essenciais de acordo com a idade e o sexo são estabelecidas e definidas pelo Food and Nutrition Board (Conselho de Alimentação e Nutrição) do Institute of Medicine, nos Estados Unidos. Essas recomendações, juntamente com as ingestões típicas de adultos com idade mais avançada, estão apresentadas na Tabela 56.2. Algumas recomendações da ingestão dietética de referência (DRI) são mais altas para os homens em comparação com as mulheres, como as DRI para proteínas, fibras, magnésio, zinco, vitamina B_6, vitamina A e vitamina K. As recomendações da DRI aumentam com a idade para a vitamina D, mas diminuem para o sódio.[16,17]

Conforme já foi indicado, uma série de fatores fisiológicos e psicossociais pode influenciar o consumo de alimentos e determinar se as dietas consumidas por adultos com idade mais avançada realmente atendem às necessidades nutricionais. Conforme ilustrado na Tabela 56.2, os resultados do *National Health and Nutrition Examination Survey* (NHANES) revelam que as ingestões médias apenas com a dieta ultrapassavam as recomendações para proteínas, fibras, sódio, ferro, zinco e folato, bem como para vitaminas B_{12}, B_6 e A. Os nutrientes para os quais as ingestões dietéticas eram, em geral, mais baixas do que as recomendações incluíam o potássio, o magnésio e o cálcio, assim como as vitaminas D e E. O consumo de grande parte dos nutrientes era consistentemente mais alto em pessoas de 60-69 anos de idade, em comparação com aquelas de 70 anos ou mais, exceto para as ingestões de vitaminas D, A, K e B_{12} ("adicionada"); todavia, as ingestões de vitamina D permaneceram muito mais baixas do que as recomendações para todos os grupos etários.

Diretrizes dietéticas para norte-americanos com idade mais avançada

Juntamente com as DRI, as *Dietary Guidelines for Americans* (Diretrizes Dietéticas para Norte-americanos) são utilizadas para ajudar no planejamento do cardápio de refeições coletivas e entregues em domicílio e nas instituições, bem como para orientação dietética geral.[18] As recomendações formuladas com base nos alimentos em várias ingestões energéticas facilitam o planejamento do cardápio (p. ex., as porções recomendadas de frutas, legumes, cereais integrais, equivalentes de carne e produtos lácteos). As recomendações específicas pertinentes a adultos com idade mais avançada enfatizam o consumo de vitamina B_{12} "adicionada" a partir de alimentos enriquecidos ou suplementos e os benefícios à saúde advindos da restrição de sódio na dieta (para < 1.500 mg/dia). Durante o período de vida, foram identificados os seguintes nutrientes de interesse: vitamina D, cálcio, potássio e fibra alimentar.

Considerações relativas a nutrientes específicos em adultos com idade mais avançada

Energia, proteínas, fibras e líquidos

As necessidades e ingestões energéticas (calóricas) diminuem com o avanço da idade. Ocorre uma redução gradativa de cerca de 7 e 10 kcal/ano para as mulheres e os homens, respectivamente.[19] Do mesmo modo, as ingestões proteicas sofrem um declínio com a idade. Entretanto, a ingestão dietética recomendada (RDA) atual para a proteína não é modificada com a idade, ou seja, ela é de 0,80 g/kg/dia de proteínas de alta qualidade.[20] A maioria dos indivíduos que residem em comunidades não está sob alto risco de desnutrição proteica ou proteico-calórica, mas os adultos com idade mais avançada confinados em casa[21] e hospitalizados (ver a seção a seguir),

Tabela 56.2 Recomendações e ingestões de nutrientes selecionados para adultos com idade mais avançada (NHANES)[a]

	RDA (EAR) ou AI[a]				Ingestões a partir dos alimentos[b] (Salvo indicação contrária)			
	Homens de 50-70 anos	Mulheres > 70 anos	Mulheres de 50 a 70 anos	Mulheres > 70 anos	Homens de 60 a 69 anos[b] ou 51 a 70 anos[c,d]	Homens ≥ 70 anos[b] ou ≥ 71 anos[c,d]	Mulheres de 60 a 69 anos[b] ou 51 a 70 anos[c,d]	Mulheres ≥ 70 anos[b] ou ≥ 71 anos[c,d]
Energia (kcal)[b]					2.140	1.837	1.597	1.491
Proteína (g)[b]	56 (46)	56 (46)	46 (38)	46 (38)	84,5	72,7	61,4	56,9
Fibra alimentar (g)[b]	30	30	21	21	17,4	17,0	14,9	14,1
Sódio (mg)[b]	1.300	1.200	1.300	1.200	3.517	3.012	2.674	2.364
Potássio (mg)[b]	4.700	4.700	4.700	4.700	2.891	2.728	2.378	2.189
Cálcio (mg)[b]	1.000 (800)	1.200 (1.000)	1.200 (1.000)	1.200 (1.000)	951	871	788	748
Dieta + suplementos (mg)[c,e]					1.092	1.087	1.186	1.139
Vitamina D (μg)[c,e]	15 (10)	20 (10)	15 (10)	20 (10)	5,1	5,6	3,9	4.,5
Dieta + suplementos (μg)[c,e]					8,8	10,7	10,1	10,0
Magnésio (mg)[b]	420 (350)	420 (350)	320 (265)	320 (265)	310	280	253	233
Ferro (mg)[b]	8 (6)	8 (6)	8 (5)	8 (5)	16,8	15,6	12,9	12,6
Zinco (mg)[b]	11 (9,4)	11 (9,4)	8 (6,8)	8 (6,8)	13,0	11,5	9,6	9,0
Folato (μg e equivalentes de folato na dieta)[e]	400 (320)	400 (320)	400 (320)	400 (320)	583	558	460	454
Dieta + suplementos (μg e equivalentes de folato na dieta)[d]					938	935	900	797
Vitamina B_{12} (μg)[b]	2,4 (2,0)	2,4 (2,0)	2,4 (2,0)	2,4 (2,0)	6,01	5,40	4,31	4,37
Vitamina B_{12} "adicionada" (μg)[b]					0,94	1,14	0,87	0,94
Vitamina B_6 (mg)[b]	1,7 (1,4)	1,7 (1,4)	1,5 (1,3)	1,5 (1,3)	2,06	1,97	1,60	1,54
Vitamina A (μg e equivalentes com atividade de retinol)[b]	900 (625)	900 (625)	700 (500)	700 (500)	650	706	651	616
Vitamina E (mg)[b]	15 (12)	15 (12)	15 (12)	15 (12)	7,6	7,1	6,5	6,2
Vitamina K (μg)[b]	120	120	90	90	97,7	96,6	104,5	95,0

AI, ingestão adequada; EAR, necessidade média estimada; NHANES, *National Health and Nutrition Examination Survey*; RDA, ingestão dietética recomendada.

[a]As recomendações para o consumo são provenientes das Ingestões Dietéticas de Referência.[22, 33, 43, 155-157]

[b]Dados do Agricultural Research Service, US Department of Agriculture, National Health and Nutrition Examination Survey, 2007 a 2008. *What we Eat in America. Nutrient Intakes from Food: Mean Amounts Consumed per Individuals, One Day, 2007-2008*. Disponível em: <http://www.ars.usda.gov/Services/docs.htm?docid=18349>. Acesso em 16 de abril de 2011.

[c]Dados de Bailey RL, Dodd KW, Goldman JA et al. *Estimation of total usual calcium and vitamin D intakes in the United States*. J Nutr 2010;140:817-22.

[d]Dados de Bailey RL, Dodd KW, Gahche JJ et al. *Total folate and folic acid intake from foods and dietary supplements in the United States*:2003-2006. Am J Clin Nutr 2010;91:231-7.

[e]Multiplique os microgramas da vitamina D por 40 para obter as unidades internacionais.

bem como os residentes de casas de repouso, estão sob risco de insuficiência proteica. O consumo alimentar reduzido resultante da anorexia do envelhecimento também pode prejudicar a adequação (suficiência) da proteína e de outros nutrientes essenciais. A fragilidade secundária à ingestão nutricional deficiente é abordada em uma seção subsequente.

O consumo de fibras é inversamente associado ao risco de várias doenças relacionadas com a idade; a ingestão adequada (AI) para as fibras baseia-se em estudos prospectivos desse nutriente e da doença cardíaca coronariana.[22] Embora nenhum limite superior tolerável de ingestão (UL) para as fibras alimentares tenha sido estabelecido, as fibras funcionais adicionadas a alguns alimentos, bebidas e suplementos podem aumentar o risco de efeitos adversos.[22] A AI para as fibras totais é formulada com base na ingestão energética, e não na idade em si.[22] Embora o consumo de fibras seja muito menor do que a AI, a fibra é considerada um nutriente de interesse.[18] Ela é apenas um dos inúmeros fatores relacionados com constipação.[23] Como o envelhecimento é associado a um desvio para uma microflora intestinal menos saudável, há um interesse sobre o modo como as fibras, os probióticos e outros componentes da dieta influenciam a saúde intestinal.

A hidratação adequada pode ser um desafio para os adultos com idade mais avançada, com as preocupações mais comuns focadas nos riscos de desidratação.[24] Mais recentemente, no entanto, também foram observados efeitos negativos potenciais do consumo excessivo de água, incluindo hiponatremia diluicional (intoxicação hídrica) e noctúria acentuada.[25] O consumo de seis a oito copos de líquido por dia é provavelmente adequado para idosos saudáveis, exceto em situações estressantes suscetíveis ao aumento na perda de líquidos (p. ex., clima excessivamente quente, esforço intenso).[26]

Bebidas alcoólicas

Embora o consumo leve a moderado de bebidas alcoólicas tenha sido ligado a vários benefícios à saúde na meia-idade, os riscos dessas bebidas podem superar os efeitos de promoção da saúde no futuro.[27] Os riscos à saúde associados ao consumo de bebidas alcoólicas em adultos com idade mais avançada incluem aumento no risco de quedas, efeitos cognitivos adversos, interações entre medicamentos e álcool, além da alocação de nutrientes na dieta.[28] A tolerância ao etanol é frequentemente mais baixa em adultos com idade mais avançada por causa de mudanças fisiológicas, alterações do sistema nervoso central e uso farmacêutico. Assim, um consumo de *drinks* menor do que o esperado pode levar a intoxicações, eventos adversos, acidentes e óbitos. Isso também é verdade para toxicidade alcoólica (ao cérebro e fígado), como resultado de mudanças no metabolismo, na distribuição e na eliminação do etanol; esses achados enfatizam a importância da moderação no que diz respeito ao consumo de bebidas alcoólicas nesse grupo etário.[29]

As taxas estimadas atuais do consumo moderado e intenso de bebidas alcoólicas entre adultos com idade mais avançada nos Estados Unidos são de 56 e 9% para os homens e 40 e 2% para as mulheres, respectivamente.[27,30] Os indivíduos da geração *Baby Boom* relatam um maior consumo de bebidas alcoólicas do que em coortes (gerações) anteriores; se eles continuarem seu nível de consumo em idades mais avançadas, as taxas de consumo moderado e intenso na população mais idosa serão ainda maiores nos anos subsequentes. Problemas com o uso e/ou abuso de bebidas alcoólicas em populações mais idosas podem ser precipitados por desafios psicossociais em uma fase mais tardia da vida, incluindo depressão, isolamento social e sentimento de luto por alguma perda. Além disso, talvez seja difícil avaliar o nível de consumo de bebidas alcoólicas por causa das diferentes percepções sobre o que representa "um *drink*", bem como por conta da perda de memória e dos relatos incompletos.[31] As preocupações nutricionais específicas em consumidores maciços de bebidas alcoólicas incluem o potencial de deficiências vitamínicas do complexo B, especialmente de folato e vitamina B_{12}, e o aumento nas necessidades de nutrientes antioxidantes (em função do estresse oxidativo acentuado pelo consumo mais intenso desse tipo de bebidas).[27]

Vitamina D e cálcio

O cálcio e a vitamina D estão envolvidos em inúmeras funções biológicas, com a saúde dos ossos como a mais conhecida.[32,33] No NHANES de 2001 a 2006, a prevalência de concentrações séricas da 25-hidroxivitamina D (25[OH]D) abaixo de 30 nmol/L (risco de deficiência) foi, respectivamente, de 6, 7, 11 e 11% em: (a) homens de 51 a 70 anos de idade, (b) outros acima de 70 anos, (c) mulheres de 51 a 70 anos e (d) outras com idade superior a 70 anos, enquanto a prevalência de concentrações séricas da 25(OH)D de 30 a 49 nmol/L (risco de inadequação ou insuficiência) foi, respectivamente, de 25, 24, 28 e 27% em: (a) homens de 51 a 70 anos de idade, (b) outros acima de 70 anos, (c) mulheres de 51 a 70 anos de idade e outras com idade superior a 70 anos.[34] Mesmo depois dos 80 anos de idade, fatores de risco como idade avançada, raça (negra *versus* branca), estação (época) do ano e não utilização de suplementos alimentares foram associados a um baixo nível da vitamina D.[35]

No NHANES de 2003 a 2006, a ingestão média de cálcio a partir da dieta ultrapassou a necessidade média estimada (EAR) apenas para os homens de 60 a 69 anos de idade, embora a ingestão desse mineral a partir de suplementos tenha sido maior que a EAR para todos os grupos etários (ver Tab. 56.2).[16] A ingestão de cálcio e vitamina D, ambos sob a forma de suplemento, foi, respectivamente, de 268, 372, 578 e 608 mg/dia e 9,4, 10,9, 11,2 e 10,7 μg/dia entre os usuários de suplementos, incluindo: (a) homens de 51 a 70 anos de idade, (b) outros com 71 anos ou mais, (c) mulheres de 51 a 70 anos e (d) outras com idade igual ou superior a 71 anos, também respectivamente.[16] Os suplementos de vitamina D_3 ou D_2 por via oral, com ou sem cálcio, foram associados a uma redução no risco de fraturas em indivíduos institucionalizados, mas os benefícios não foram consistentes nos moradores de comunidades.[33] Doses anuais únicas muito altas de vitamina D (12.500 μg ou 500.000 UI) podem diminuir o risco de quedas e fraturas.[36,37]

Vitamina B_{12}, folato e vitamina B_6

O aumento na prevalência da deficiência de vitamina B_{12} com o envelhecimento é atribuído principalmente à gastrite atrófica, o que ocorre em cerca de 10 a 30% dos adultos com idade mais avançada e prejudica a digestão de vitamina B_{12} ligada à proteína a partir dos alimentos de origem animal.[38,39] Outras causas potenciais de má absorção da vitamina B_{12} ligada à proteína incluem o procedimento de ressecção gástrica e a infecção do estômago por *Helicobacter pylori*,[40] bem como o uso prolongado de bloqueadores da secreção ácida gástrica (antagonistas dos receptores histaminérgicos H_2 [H2RA] e inibidores da bomba de prótons [PPI]). Esses agentes farmacológicos são comumente utilizados para o tratamento de refluxo gastresofágico e úlcera péptica.[7,8] A maioria das evidências disponíveis (mas nem todas) até o momento apoia uma associação entre o uso de H2RA e PPI em longo prazo e a deficiência de vitamina B_{12} em adultos com idade mais avançada.[9]

Mesmo depois dos 80 anos de idade, fatores de risco como idade avançada, gastrite atrófica, não utilização de suplementos alimentares e raça (branca) foram associados a um baixo nível de vitamina B_{12}.[41] Cerca de 1-2% dos adultos com idade mais avançada sofrem de anemia perniciosa, resultante da perda do fator intrínseco necessário para a absorção intestinal de vitamina B_{12}; o nível dessa vitamina nesses indivíduos é mantido por meio de injeções mensais ou doses orais diárias (1.000 a 2.000 μg por dia).[42] Pessoas de 51 anos de idade ou mais devem atender à recomendação de vitamina B_{12} "adicionada" em alimentos enriquecidos ou suplementos alimentares.[43] No NHANES de 2007 a 2008, as ingestões dietéticas totais da vitamina B_{12} eram maiores do que o dobro da RDA, mas a ingestão dessa vitamina adicionada a partir de fontes alimentares era de apenas ~1 μg/dia (ver Tab. 56.2).

A EAR e a RDA para a vitamina B_6 são mais elevadas em pessoas mais idosas em comparação com as mais jovens, com base na avaliação de marcadores bioquímicos do nível dessa vitamina durante estudos de depleção e repleção.[43] No NHANES de 2007 a 2008, as ingestões dietéticas médias da vitamina B_6 eram muito maiores que os valores de EAR e RDA (Tab. 56.2); todavia, ingestões baixas e níveis deficientes são comuns em estudos de adultos com idade mais avançada nos Estados Unidos e em outros lugares.[44] No NHANES de 2003 a 2006, entre indivíduos de 65 anos de idade ou mais, a prevalência de baixos níveis plasmáticos de piridoxal 5'-fosfato foi de 24% naqueles que não faziam uso de suplementos e 6% nos usuários desses produtos (< 20 nmol/L, índice de adequação).[45]

A EAR e a RDA para o folato são semelhantes para os adultos mais velhos e mais novos, exceto pelo fato de que não há nenhuma recomendação específica para os adultos com idade mais avançada consumirem ácido fólico.[43] O consumo alimentar por si só é muito maior do que os valores de EAR e RDA (ver Tab. 56.2). No NHANES de 2005 a 2006, as concentrações de folato nas hemácias eram mais altas em adultos mais velhos (≥ 60 anos) em comparação com os mais novos, mas a prevalência global de um nível reduzido dessa vitamina era muito baixa em toda a população.[46] Após o enriquecimento (adição) de ácido fólico nos suprimentos alimentares nos Estados Unidos em 1998, os benefícios para adultos com idade mais avançada podem incluir uma diminuição no risco de acidente vascular cerebral;[47,48] no entanto, ainda existem preocupações quanto ao aumento no risco de certos problemas de saúde, como déficit cognitivo.[49]

As concentrações séricas de homocisteína são associadas de forma positiva a várias condições de saúde, mas inversamente relacionadas com os níveis de folato, vitamina B_{12} e vitamina B_6. Contudo, estudos prospectivos adicionais e ensaios clínicos randomizados são necessários para elucidar o papel desempenhado pela homocisteína e por essas vitaminas do complexo B em problemas de saúde associados à idade, como doenças cardiovasculares,[50] doenças neurológicas e psiquiátricas,[51] doença de Alzheimer[52] e osteoporose.[53]

Ferro

O envelhecimento diminui as necessidades de ferro para mulheres com idade mais avançada em função da menopausa (interrupção do ciclo menstrual), de tal forma que as recomendações desse elemento são as mesmas para homens e mulheres mais idosos; as ingestões de ferro geralmente ultrapassam os valores de EAR e RDA (ver Tab. 56.2).[54]

No NHANES de 1999 a 2000, entre aqueles com 70 anos ou mais, a prevalência da deficiência de ferro foi de 3% nos homens e 6% nas mulheres, mas a prevalência de anemia ferropriva foi de 1%.[55] Embora as reservas de ferro (p. ex., ferritina) aumentem com a idade, as evidências são inconclusivas para um papel causal atribuído às reservas aumentadas ou aos níveis elevados do ferro em casos de doença cardiovascular ou câncer, com exceção de que o acúmulo desse mineral no fígado é um fator de risco para o carcinoma hepatocelular em hemocromatose.[56] Pelo menos 20% dos quadros de anemia em adultos com idade mais avançada são atribuídos à deficiência de ferro; a causa mais comum de anemia ferropriva é a perda de sangue relacionada com algum distúrbio gastrintestinal, sendo necessária a distinção dessa anemia de outros tipos.[57]

Vitaminas A, E e K

As ingestões de vitamina A a partir dos alimentos costumam ser mais altas do que a EAR, porém mais baixas do que a RDA em adultos com idade mais avançada (ver Tab. 56.2).[56] Embora as recomendações da ingestão de vitamina A não mudem com a idade,[56] a idade avançada pode predispor o indivíduo à intoxicação por essa vitamina.[58] O alto nível da vitamina A como um fator de risco para a saúde debilitada dos ossos permanece incerto.[56] Estudos revelaram que o nível da vitamina A e a ocorrência de fraturas foram associados positivamente apenas em pessoas com ingestão mais baixa de vitamina D,[59] não tiveram nenhuma associação,[60] ou apresentaram uma relação em formato de U, de tal forma que tanto os níveis altos como os baixos da vitamina A aumentavam o risco de fraturas.[61]

Embora nenhuma evidência indique que a absorção ou o uso se modifique com a idade, as ingestões relatadas de vitamina E são muitas vezes menores do que a EAR (ver Tab. 56.2), possivelmente por causa dos esforços para reduzir o consumo de alimentos ricos em gordura ou dos relatos incompletos desses alimentos. O nível de vitamina E na periferia (ou seja, reduzido) pode comprometer a capacidade de adultos com idade mais avançada de se defender contra o dano oxidativo. Contudo, não é provável que a ingestão crescente de vitamina E (para ≥ 400 UI) com o uso de suplementos seja benéfica,[62] pois isso foi relacionado com um aumento no risco de acidente vascular cerebral hemorrágico.[63]

A necessidade de vitamina K não aumenta com o envelhecimento, mas as ingestões dessa vitamina costumam ser adequadas em adultos com idade mais avançada (ver Tab. 56.2), talvez por causa do consumo generoso e abundante de fontes de origem vegetal.[64] O nível da vitamina K pode ser importante para a saúde dos ossos em adultos com idade mais avançada, por meio de seu papel na modificação pós-translacional da osteocalcina. Todavia, os estudos até o momento não estão de acordo sobre um benefício ao tecido ósseo em adultos com idade mais avançada.[65] Além disso, a vitamina tem o potencial de interagir com medicamentos anticoagulantes comumente utilizados por esses adultos com idade mais avançada.[66]

Magnésio

As recomendações em relação ao magnésio permanecem as mesmas para todos os adultos depois dos 30 anos de idade, embora os homens tenham necessidades mais altas que as mulheres.[32] As ingestões de magnésio eram mais baixas que a EAR em adultos com idade mais avançada (ver Tab. 56.2). Com o avanço da idade, pode haver uma diminuição na absorção de magnésio e um aumento na excreção urinária desse elemento, além da preocupação quanto ao alto consumo em pacientes com insuficiência renal.[32] O magnésio é associado a inúmeras condições relacionadas com a saúde,[32,67] incluindo baixo estado funcional em adultos com idade mais avançada.[68]

Zinco

A interação do envelhecimento com as necessidades de zinco é pouco compreendida; além disso, faltam marcadores confiáveis do nível real desse elemento. As ingestões médias de zinco são mais altas que a RDA em adultos com idade mais avançada moradores de comunidades (ver Tab. 56.2), mas as evidências indicam que a insuficiência desse elemento pode ser comum em residentes de casas de repouso.[69] O papel imunorregulador do zinco é particularmente importante em adultos com idade mais avançada, uma vez que a função imunológica declina com a idade; dessa forma, uma deficiência leve a moderada desse elemento pode comprometer a resistência a infecções e a resposta a imunizações, contribuindo para o aumento na suscetibilidade a doenças. Prasad et al.,[70] por exemplo, demonstraram uma redução no número de infecções sofridas por idosos saudáveis submetidos à suplementação de zinco. Assim, há necessidade de outros estudos para explorar se a correção da deficiência de zinco pode ou não diminuir as taxas de infecção e a mortalidade por todas as causas em adultos com idade mais avançada.[71]

Suplementos de micronutrientes

Os suplementos de micronutrientes (vitaminas e/ou minerais; suplementos vitamínico-minerais) têm duas aplicações potenciais importantes e distintas para adultos com idade mais avançada. A primeira é a repleção de uma deficiência clínica ou subclínica confirmada, uma aplicação terapêutica relevante e bem-aceita. A segunda é a razão pela qual a maioria dos usuários idosos de suplementos vitamínico-minerais resolve tomá-los, ou seja, para a manutenção da saúde ou a prevenção de doenças. Grande parte das pesquisas indica um maior uso desses suplementos entre adultos com idade mais avançada, em comparação com a população em geral. A utilização de suplementos vitamínico-minerais é mais provável em mulheres do que em homens, sendo tipicamente ligada a sólidos comportamentos em busca da saúde.[72,73] Embora o tipo mais comumente utilizado de suplemento vitamínico-mineral seja uma preparação com múltiplas vitaminas e minerais, existe, na verdade, um apoio científico limitado para a eficácia relacionada à saúde ou para os efeitos adversos do uso prolongado desse tipo de suplemento. Portanto, são necessários ensaios controlados a fim de definir os benefícios e riscos potenciais dos suplementos vitamínico-minerais com mais clareza.[72]

Além de sua suplementação ser comum, os nutrientes com ação antioxidante foram amplamente estudados por conta dos achados epidemiológicos que relacionam o consumo desses nutrientes na dieta com benefícios à saúde. No entanto, os resultados para as vitaminas A, C, E e betacaroteno para a prevenção de doença cardiovascular[74] ou câncer foram muito decepcionantes e não apoiam o uso de suplementos desses nutrientes. Algumas evidências indicam benefícios tanto dos suplementos antioxidantes para retardar a progressão da degeneração macular relacionada com a idade[75] como do selênio para ajudar na prevenção de câncer,[76,77] embora haja necessidade de mais pesquisas antes que as recomendações possam ser feitas. A experiência com os suplementos de vitaminas do complexo B anda paralelamente à dos antioxidantes.

Apesar da evidência epidemiológica convincente que relaciona o aminoácido homocisteína com desfechos negativos à saúde e da capacidade demonstrada das vitaminas do complexo B (folato, vitamina B_{12} e vitamina B_6) de diminuir as concentrações desse aminoácido, as evidências de grandes ensaios controlados randomizados revelaram pouco benefício dessas vitaminas para retardar as doenças cardiovasculares[78] ou alterações cognitivas relacionadas com a idade.[51] Além disso, em estudos com suplementos de ácido fólico, a evidência de benefício na prevenção de câncer é acompanhada de preocupações quanto à possibilidade de intensificação do crescimento de cânceres existentes não diagnosticados[79,80] e promoção de doenças cardiovasculares.[81] Em contraste, conforme já foi discutido, uma forte evidência apoia os benefícios dos suplementos de cálcio e vitamina D para reduzir o risco de fraturas (ambos os nutrientes juntos) e quedas (vitamina D). Contudo, boas fontes de cálcio na dieta precisam ser enfatizadas para minimizar o número de comprimidos tomados por dia, aumentando assim a obediência ao tratamento e reduzindo a probabilidade de efeitos colaterais, como constipação e calcificação arterial.[82] Foram demonstrados benefícios claros à saúde cardiovascular com aumentos modestos no consumo de suplementos de peixe gordo ou de óleo de peixe, incluindo redução nas concentrações séricas de triglicerídeos[83] e no risco de óbito ou morte cardíaca súbita.[84]

Considerações de saúde relacionadas à nutrição e serviços de base comunitária

Atividade física e obesidade

A participação em atividade física regular declina com a idade; e essa mudança, juntamente com diminuições nas necessidades energéticas associadas à idade, contribui para um acúmulo gradativo da massa de gordura corporal. O sedentarismo é relacionado com um alto risco de doenças crônicas (p. ex., doença cardiovascular, hipertensão arterial, determinados tipos de câncer e diabetes melito tipo 2), síndrome metabólica e mortalidade prematura, sendo um dos indicadores mais fortes de incapacidade física em adultos com idade mais avançada.[85] Como se espera, a obesidade, definida como um índice de massa corporal igual ou superior a 30 kg/m^2, está se tornando cada vez mais prevalente,[86] sendo associada a riscos elevados de doença cardiovascular, diabetes, câncer, declínio cognitivo e mortalidade em adultos com idade mais avançada.[87] Entretanto, a conveniência das intervenções para perda de peso nessa população é questionada diante das preocupações quanto às perdas potenciais de massa muscular magra ou massa óssea, ao "benefício reverso" da obesidade em caso de doença inflamatória aguda[88] ou outras doenças graves,[89] e à evidência que relaciona o índice de massa corporal mais baixo com uma mortalidade global mais elevada.

Apesar disso, ensaios de intervenção revelaram benefícios clinicamente significativos de redução do peso em relação à função (aptidão) física e também para os quadros de osteoartrite, diabetes e doença cardíaca coronariana.[90] Quando os exercícios são combinados com a perda de peso, isso pode promover a conservação da massa corporal magra,[91] bem como o restabelecimento da função cardiorrespiratória e a melhora do equilíbrio. Outros estudos são necessários para identificar as estratégias de intervenção mais seguras e mais eficazes para adultos obesos que tenham idade mais avançada e estejam passando por complicações funcionais ou metabólicas como resultado do excesso de adiposidade.[92]

Osteoporose

A osteoporose é diagnosticada com base na baixa densidade mineral óssea ou na presença de fraturas por fragilidade óssea, como as da coluna vertebral ou do quadril. Em 2005, o número estimado de fraturas em adultos com 50 anos de idade ou mais foi superior a 2 milhões, incluindo fraturas de quadril em 222.753 mulheres idosas e 73.857 homens idosos.[93] Embora muitos fatores nutricionais influenciem a saúde dos ossos ao longo da vida,[94] as principais recomendações relacionadas à dieta para a população em geral incluem a AI de cálcio (1.200 mg/dia) e de vitamina D (20-25 μg/dia), bem como a abstinência do excesso de bebidas alcoólicas para a prevenção de quedas.[95] A vitamina D com cálcio diminui a incidência de fraturas do quadril em adultos com idade mais avançada.[96] Para prevenir fraturas desse tipo na população de adultos mencionada, a prevenção de quedas torna-se cada vez mais importante[95] e, nesse caso, os suplementos de vitamina D reduzem a taxa de quedas em residentes de casas de repouso.[97]

Diabetes

Entre os adultos de 60 anos de idade ou mais nos Estados Unidos em 2007, 23,1% sofriam de diabetes; esse grupo etário, no entanto, representava 51,6% de todos os casos da doença.[98] A adiposidade e o ganho de peso na meia-idade contribuem para o futuro desenvolvimento de diabetes,[99] mas melhorias no estilo de vida de pessoas sob alto risco diminuíram mais o risco de diagnóstico dessa endocrinopatia nas pessoas mais idosas do que nas mais jovens.[100] Como o diabetes contribui para o processo de invalidez, é importante considerar a capacidade de autocuidado e o estado de fragilidade no tratamento de idosos diabéticos.[101] O diabetes estava entre os indicadores mais fortemente relacionados à saúde na admissão em casas de repouso, além dos quadros de pressão arterial elevada, câncer e acidente vascular cerebral.[102] No NHANES de 1999 a 2004, apenas cerca da metade dos adultos diabéticos com idade mais avançada atingiram os objetivos terapêuticos, mas as taxas de alcance dessas metas diminuíram com o avanço da idade.[103]

Doença cardiovascular e insuficiência cardíaca crônica

Cerca de 40,4 milhões de um número estimado de 82,6 milhões de habitantes norte-americanos com um ou mais tipos de doença cardiovascular têm 65 anos de idade ou mais.[104] De acordo com o NHANES de 1999 a 2004, os adultos com idade mais avançada recebem um tratamento abaixo do ideal para hipertensão, dislipidemia e diabetes — quadros que estão entre os principais fatores de risco de doença cardiovascular.[103] Os pesquisadores especulam que algumas das "falhas terapêuticas" possam estar relacionadas com uma abordagem mais conservadora para a prevenção e o controle das doenças cardiovasculares, em virtude das preocupações do médico no que diz respeito a reações medicamentosas adversas, comorbidades e déficit cognitivo, bem como em relação aos sentidos (visão ou audição) e às condições socioeconômicas do paciente.[105] Contudo, intervenções preventivas secundárias para controlar os fatores de risco em idosos com doença cardíaca coronariana parecem ser tão eficazes quanto em pessoas mais jovens.[106]

A hipertensão crônica e a doença cardíaca coronariana respondem por mais de 70% dos casos de insuficiência cardíaca.[107] Um conjunto complexo de desarranjos neuro-hormonais, imunológicos e metabólicos contribuem para a progressão da insuficiência cardíaca congestiva, incluindo aumento na taxa metabólica basal, alterações no metabolismo de proteína e gordura, além da diminuição no fluxo sanguíneo periférico, o que acaba contribuindo para a emaciação dos tecidos e perda da massa corporal magra.[107] O controle da insuficiência cardíaca congestiva envolve uma atenção especial à ingestão de macronutrientes, água, eletrólitos e outros nutrientes.[107]

Acidente vascular cerebral

O acidente vascular cerebral (AVC) é a terceira principal causa de morte nos Estados Unidos, embora o risco desse tipo de acidente aumente com a idade. Muitos pacientes com AVC chegam desnutridos no momento da admissão hospitalar ou ficam desnutridos durante sua recuperação, por causa da disfagia ou de outros comprometimentos físicos.[108] A detecção rápida e o tratamento imediato de desnutrição exigem uma estreita colaboração entre nutricionistas e fonoaudiólogos. Com base na importante avaliação da deglutição (por endoscopia com fibra óptica ou videofluoroscopia), os pacientes com disfagia podem receber dietas que possuem uma textura modificada (p. ex., macia, moída, picada ou em forma de purê), com ou sem líquidos espessos, bem como uma dieta rica em calorias e proteínas. Os pacientes acometidos por disfagia aguda após acidente vascular cerebral podem ser submetidos a alimentações enterais nos primeiros dias da admissão hospitalar ou nas 2-3 primeiras semanas, se houver necessidade.[109]

Doença renal

Além de ser comum em adultos com idade mais avançada, a doença renal crônica impõe uma carga significativa aos serviços de saúde e à economia do país. Apesar de ser um fator de risco para o desenvolvimento desse tipo de doença renal, a obesidade pode ter efeitos nutricionais protetores em pacientes com a doença renal crônica em estágio moderado e naqueles com essa doença no estágio V sob diálise.[88,110] A implementação de recomendações nutricionais é complexa, pois as ingestões de proteína, sódio, fósforo, potássio e líquidos devem ser cuidadosamente individualizadas, conforme o caso, para o nível de função renal.[111] Além disso, o prognóstico para adultos com idade mais avançada acometidos por doença renal crônica e, em consequência, o impacto da nutrição sobre os desfechos à saúde, depende não só da condição renal, mas também do estado funcional e cognitivo, da composição corporal, das condições comórbidas e das terapias associadas, juntamente com outros fatores.[112]

Osteoartrite

A osteoartrite é o tipo mais comum de artrite, representando um motivo frequente para o número crescente de substituições articulares.[113,114] Em 2006, nos Estados Unidos, 55% das substituições do quadril e 61% das substituições do joelho foram realizadas em pacientes com 65 anos de idade ou mais.[114] Por volta dos 85 anos de idade, o risco de osteoartrite sintomática do joelho ao longo da vida chega a 50%.[115] Em estudos prospectivos, o sobrepeso e a obesidade aumentaram o risco de artrite do joelho em cerca de três vezes.[116] Os atos de manter ou atingir o peso corporal ideal, aliados às combinações de dieta e exercício físico, estão entre as medidas preventivas e terapêuticas mais eficazes; micronutrientes como vitaminas (C, D, E e K) e selênio, bem como glicosamina e condroitina, também podem ser importantes.[113]

Demência

A prevalência de demência é de 5, 24 e 25% entre aqueles com 71-79, 80-89 e 90 ou mais anos de idade, respectivamente.[117] A doença de Alzheimer responde por cerca de 70% de todos os casos de demência, enquanto a demência vascular é o segundo tipo principal.[117,118] Nos Estados Unidos, a doença de Alzheimer é a sexta principal causa de todos os óbitos e a quinta causa de morte em pessoas com 65 anos de idade ou mais.[118] Estudos observacionais implicam os quadros de hipertensão, dislipidemia e diabetes como fatores de risco para o declínio cognitivo no futuro.[119-121] Assim, nutrientes específicos[122] e o padrão alimentar global podem ser importantes fatores de risco modificáveis, que possivelmente atuam pela modulação de processos neurodegenerativos e da taxa de declínio cognitivo relacionado com estresse oxidativo, função endotelial, insulinorresistência, inflamação, adiposidade e doença vascular.[121]

Insegurança alimentar

Nos Estados Unidos em 2008 e 2009, a insegurança alimentar atingiu o nível mais alto dos últimos 14 anos, estando presente em cerca de 4 milhões de adultos com 60 anos de idade ou mais, bem como em mais de 8% dos lares com adultos de idade mais avançada.[123,124] Nos idosos, a prevalência de insegurança alimentar era quase quatro vezes maior em negros do que em brancos, cerca de nove vezes maior em beneficiários de vale-alimentação do que em não beneficiários e aproximadamente três vezes maior naqueles com netos na casa do que sem estes.[125] A insegurança alimentar está associada a inúmeros problemas, incluindo ingestão deficiente de alimentos e nutrientes, consequências adversas à saúde física e mental, problemas da administração de medicamentos e incapacidades relacionadas com o peso.[125-128]

Programas de assistência alimentar e nutricional

Nos Estados Unidos, as preocupações sobre nutrição, saúde e envelhecimento levaram a American Dietetic Association, a American Society for Nutrition e a Society for Nutrition Education a emitirem um parecer que enfatizou a necessidade de todos os adultos com idade mais avançada terem acesso a programas alimentares e nutricionais devidamente financiados, como "programas de merenda e assistência alimentar, orientação nutricional, triagem, análise, aconselhamento, terapia, monitoramento, avaliação e documentação dos resultados a fim de garantir um envelhecimento mais saudável".[129] Há necessidade de esforços de pesquisas e defesas para melhorar os programas que são bem recebidos, porém subfinanciados, como o *Senior Farmers' Market Nutrition Program* (Programa de Nutrição do Mercado de Agricultores para Idosos) do US Department of Agriculture (USDA) para entender o motivo pelo qual adultos com idade mais avançada são menos propensos a utilizar programas de assistência como o *Supplemental Nutrition Assistance Program* (Programa de Assistência à Suplementação Nutricional),[130] bem como a forma de melhorar o apoio público para outros programas de base comunitária, como refeições coletivas e entregues em domicílio.[131]

Serviços em domicílio e de base comunitária

O USDA e a Administration on Aging fornecem assistência alimentar e nutricional de forma complementar, embora eles não atendam a todas as necessidades de assistência.[129] A missão da Older Americans Act (OAA) envolve a prestação de serviços em domicílio e de base comunitária para promover uma vida independente, sobretudo a idosos vulneráveis.[132] Dentro dessa gama de serviços, os objetivos dos serviços de nutrição da OAA incluem a redução da insegurança alimentar, fornecendo refeições nutritivas e orientação nutricional; no entanto, os programas são subfinanciados, sendo incapazes de atender à demanda (procura) de serviços e eliminar os problemas nutricionais, como deficiência de vitamina B_{12},[133] de vitamina D[133] e insegurança alimentar.[124,134] No ano fiscal de 2010, o financiamento de origem federal ou não, como estado, cidade, município e fundos privados, forneceu aproximadamente 1,4 bilhão de dólares para os serviços de nutrição (p. ex., refeições coletivas e entregues em domicílio).[132]

Adultos com idade mais avançada internados

A subnutrição é reconhecida como um grave risco à saúde em adultos com idade mais avançada hospitalizados, pois contribui para o prolongamento no tempo de estadia hospitalar, a diminuição no estado funcional no momento da alta e o aumento no risco de mortalidade.[135] A desnutrição pode estar presente na admissão hospitalar ou se desenvolver durante a internação. Admitindo-se o diagnóstico, a gravidade da doença e as intervenções cirúrgicas afetam o grau de risco nutricional em pacientes mais idosos.[136] Embora o encaminhamento a um nutricionista seja recomendado sempre que houver a suspeita de desnutrição, as evidências indicam que as taxas de encaminhamento são inaceitavelmente baixas. Dos pacientes identificados como subnutridos, apenas 24% foram encaminhados a um nutricionista em um estudo inglês,[137] mas um estudo canadense relatou uma prevalência ainda mais baixa de encaminhamento (12,5%) em adultos com idade mais avançada hospitalizados e desnutridos.[138] Os impedimentos para a melhoria do estado nutricional em adultos com idade mais avançada internados incluem barreiras tanto do sistema como do processo. A implementação de uma equipe multidisciplinar de nutrição é recomendada a fim de ajudar a melhorar as taxas de morbidade e mortalidade do paciente, bem como os custos do hospital e de todo o sistema.[135]

Considerações sobre cuidados no fim da vida e em longo prazo

Ambientes e transições de cuidados

Com o conceito *aging in place* ("envelhecer em casa") como objetivo, alguns adultos com idade mais avançada são capazes de habitar em ambientes que lhes permitam a transição de um estágio de cuidado para outro, sem mudar seu local de residência. No entanto, a maioria dos pacientes é submetida a cuidados em vários ambientes diferentes, incluindo clínicas ambulatoriais ou ambulatórios, no próprio lar com cuidados de saúde domiciliares tipo *home care*, em comunidades de vida assistida e até em casas de repouso. Independentemente do ambiente, as transições nos cuidados trazem a possibilidade de falhas ou brechas na continuidade da assistência, incluindo lapsos nas dietas terapêuticas e acesso irregular a uma dieta totalmente adequada. O ideal é que, quando um adulto com idade mais avançada passa por algum desafio médico ou clínico, a terapia nutricional contínua seja iniciada durante a internação; além disso, o seguro de saúde deve continuar reembolsando a prestação de aconselhamento nutricional e o fornecimento de suplementos ou refeições, conforme a necessidade, no momento da alta hospitalar.[139]

Entretanto, a realidade atual está longe do ideal; mesmo quando uma terapia nutricional pós-internação é oferecida, o número de encaminhamentos a serviços de nutrição de base domiciliar é surpreendentemente baixo.[140] Os esforços futuros para sanar essa lamentável lacuna entre as necessidades e os serviços devem assumir uma abordagem multidisciplinar, incluindo o paciente, os profissionais de saúde, os responsáveis pela elaboração de políticas públicas e as partes interessadas da sociedade, em uma colaboração para um novo modelo de prestação de cuidados nutricionais.[139] As preocupações nutricionais no contexto de cuidados de longa duração são sobretudo complexas, por causa do impacto exercido pela conduta médica obviamente difícil sobre pacientes muito doentes e, em alguns casos, em estado terminal. O ideal é uma abordagem sistemática que considere intervenções baseadas em evidências, individualizadas para as necessidades de cada residente.[141]

Caquexia, sarcopenia e fragilidade nutricional: causas e intervenções

Avanços importantes foram feitos para diferenciar os vários tipos de fragilidade relacionada com a idade e suas diferentes causas (Fig. 56.1).[142] Conforme definição atual, a *caquexia* é uma "síndrome metabólica complexa associada à doença subjacente e caracterizada por perda de musculatura, com ou sem perda de massa adiposa, diferente da inanição e da perda de massa muscular relacionada com a idade" ou sarcopenia.[143] Embora a perda de massa e força muscular ocorra em todos os indivíduos à medida que eles envelhecem, o termo *sarcopenia* costuma ficar reservado aos pacientes que passam por uma perda significativa o suficiente a ponto de provocar comprometimentos funcionais.[144] A *fragilidade nutricional* é uma perda súbita e não intencional de massa corporal (tanto magra como gorda), resultante quase inteiramente de subnutrição.[142] As causas comuns da ingestão inadequada de alimentos incluem mudanças fisiológicas relacionadas com a idade, como perda do apetite, alterações do paladar e do olfato, saúde bucal deficiente, distúrbios gastrintestinais e capacidade diminuída de regular o apetite em resposta a modificações agudas do peso, além dos desafios psicossociais e econômicos. Em particular, a depressão e o baixo bem-estar emocional exercem um forte impacto sobre o apetite e, consequentemente, sobre a ingestão nutricional.[145]

As intervenções mais bem-sucedidas para a fragilidade nutricional ocorrem quando a baixa ingestão de nutrientes possui uma causa subjacente que pode ser identificada e corrigida ou melhorada. Em muitos casos, no entanto, não se

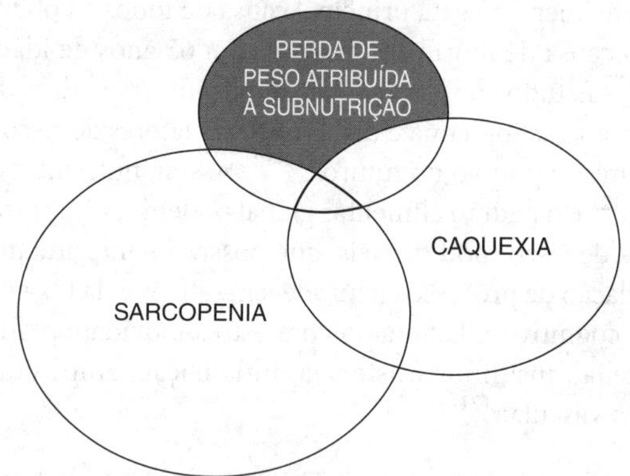

Figura 56.1 A Tríade Infeliz. A perda de peso e a fragilidade da condição física em adultos com idade mais avançada têm três causas distintas. Embora a ocorrência de sarcopenia seja muito comum com o envelhecimento, a caquexia ocorre sobretudo em associação com doença aguda ou crônica. A perda de peso que se origina estritamente da subalimentação (fragilidade nutricional) é a menos comum das três, mas apresenta uma sobreposição óbvia com as outras causas de fragilidade. Essa apresentação conceitual foi proposta por D.R. Thomas, mas o Dr. C.C. Seiber a nomeou como "A Tríade Infeliz". (Reproduzido com permissão de Springer Science + Business Media: Handbook of Clinical Nutrition and Aging, 2.ed. Redefining nutritional frailty: interventions for weight loss due to under-nutrition, 2009, p. 158, Bales CW e Ritchie CS, Fig. 9.1.)

consegue determinar a principal causa subjacente da subnutrição. Apesar disso, intervenções precoces para aumentar a ingestão de alimentos por via oral podem beneficiar muitos pacientes.[142] Esses esforços podem incluir melhora da aparência dos pacientes, apoio ou solidariedade social na hora das refeições,[146] assistência ou ajuda com a alimentação e tratamento com agentes orexígenos.[147] Outro passo importante consiste na remoção de restrições alimentares sempre que possível, a fim de oferecer uma variedade mais ampla de opções de alimentos, uma prática endossada e aprovada pela American Dietetic Association.[148]

Quando a ingestão de alimentos por via oral é insuficiente apesar de todos esses esforços, pode-se fazer uso de suplementos à base de proteínas e calorias. Contudo, os estudos até o momento apoiam apenas benefícios modestos dessa abordagem,[149] embora exista uma clara necessidade de ensaios de intervenção controlados de alta qualidade. Quando a nutrição por via oral falha, pode-se instituir uma *nutrição artificial*; esse termo inclui não só a nutrição enteral por sonda nasogástrica, mas também a alimentação por sondas de gastrostomia endoscópica percutânea, jejunostomia percutânea, gastrostomia ou gastrojejunostomia. Infelizmente, o desfecho clínico e a mortalidade podem não ser melhorados com o suporte de nutrição enteral ou parenteral, sobretudo em idosos com demência avançada ou naqueles com outras doenças terminais (ver o próximo parágrafo). Uma revisão de Cochrane sobre nutrição artificial em casos de demência avançada constatou a lacuna na literatura científica sobre os indicadores de qualidade de vida e as análises de perigo nessa população.[150]

Problemas nutricionais no fim da vida

O cuidado de pacientes mais idosos durante as últimas semanas ou meses de vida é particularmente difícil, não só para o próprio paciente, mas também para os familiares e profissionais da saúde. No caso de doença terminal como câncer ou doença de Alzheimer avançada, é muitas vezes inevitável a tomada de decisões difíceis em relação à terapia nutricional. Os planos terapêuticos podem ser curativos, reabilitativos ou paliativos, sendo mais bem implementados quando as discussões sobre o desejo de cuidados no final da vida são feitas o mais cedo possível no curso de uma doença terminal. Conforme observado anteriormente, nenhuma evidência demonstra que o suporte de nutrição artificial melhora a qualidade ou o tempo de vida em pacientes com demência avançada.[151] É importante que médicos, nutricionistas e outros profissionais da saúde estejam bem informados, para que eles possam auxiliar os familiares e representantes legais (i. e., tutores) com decisões a respeito da nutrição artificial. Tanto o impacto fisiológico da nutrição e hidratação artificiais como as considerações éticas nessa situação foram revisados.[152,153] Um quadro ético proposto para os médicos ajudarem as famílias no processo de tomada de decisão envolve o fornecimento de informações sobre os riscos associados à nutrição artificial, comunicando o prognóstico, descrevendo os benefícios da diminuição natural dos procedimentos de hidratação e nutrição e, ainda, focando a atenção dos membros da família na qualidade de vida.[154]

Referências bibliográficas

1. US Bureau of the Census. Projected Population of the United States, by Age and Sex: 2000 to 2050. Disponível em: http://www.census.gov/population/www/projections/usinterimproj/natprojtab02a.pdf. Acesso em 11 de maio de 2012.
2. World Health Organization. Ageing. Disponível em: http://www.who.int/topics/ageing/en. Acesso em 11 de maio de 2012.
3. Adminstration on Aging. Population Projections by Race and Hispanic Origin for Persons 65 and Older: 2000 to 2050. Disponível em: http://www.aoa.gov/AoARoot/Aging_Statistics/Minority_Aging/index.aspx. Acesso em 11 de maio de 2012.
4. US Bureau of the Census. The 2010 Statistical Abstract. Births, Deaths, Marriages, and Divorces: Life Expectancy. Disponível em: http://www.census.gov/compendia/statab/2010/cats/births_deaths_marriages_divorces.html. Acesso em 11 de maio de 2012.
5. US Central Intelligence Agency. The World Fact Book. Disponível em: https://www.cia.gov/library/publications/the-world-factbook/rankorder/2102rank.html. Acesso em 11 de maio de 2012.
6. Bauer JM, Kaiser MJ, Sieber CC. Curr Opin Clin Nutr Metab Care 2010;13:8–13.
7. Omran ML, Morley JE. Nutrition 2000;16:131–40.
8. Jensen GL, Mirtallo J, Compher C et al. JPEN J Parenter Enteral Nutr 2010;34:156–9.
9. Fabiny AR, Kiel DP. Clin Geriatr Med 1997;13:737–51.
10. Thomas DR. Nutr Clin Pract 2008;23:383–7.
11. Newman AB, Yanez D, Harris T et al. J Am Geriatr Soc 2001;49:1309–18.
12. Gallagher D, Ruts E, Visser M et al. Am J Physiol Endocrinol Metab 2000;279:E366–75.
13. van Staveren WA, de Groot LC, Blauw YH et al. Am J Clin Nutr 1994;59(Suppl):221S–3S.
14. Kaiser MJ, Bauer JM, Ramsch C et al. J Nutr Health Aging 2009; 13:782–8.
15. Donini LM, Savina C, Rosano A et al. J Nutr Health Aging 2003; 7:282–93.
16. Bailey RL, Dodd KW, Goldman JA et al. J Nutr 2010;140:817–22.
17. Bailey RL, Dodd KW, Gahche JJ et al. Am J Clin Nutr 2010;91:231–7.
18. US Department of Agriculture, US Department of Health and Human Services. Dietary Guidelines for Americans 2010. Washington, DC: US Department of Agriculture, US Department of Health and Human Services, 2010.
19. Blanc S, Schoeller DA, Bauer D et al. Am J Clin Nutr 2004;79:303–10.
20. Rand WM, Pellett PL, Young VR. Am J Clin Nutr 2003;77:109–27.
21. Ritchie CS, Burgio KL, Locher JL et al. Am J Clin Nutr 1997; 66:815–8.
22. Food and Nutrition Board, Institute of Medicine. Dietary Reference Intakes for Energy, Carbohydrate, Fiber, Fat, Fatty Acids, Cholesterol, Protein and Amino Acids (Macronutrients). Washington, DC: National Academy Press, 2005.
23. Spinzi GC. Dig Dis 2007;25:160–5.
24. Weinberg AD, Minaker KL. JAMA 1995;274:1552–6.
25. Morley J. J Gerontol A Biol Sci Med Sci 2000;55:M359–60.
26. Lindeman RD, Romero LJ, Liang HC et al. J Gerontol A Biol Sci Med Sci 2000;55:M361–5.
27. Heuberger RA. J Nutr Elder 2009;28:203–35.
28. Cawthon PM, Harrison SL, Barrett-Connor E et al. J Am Geriatr Soc 2006;54:1649–57.
29. Meier P, Seitz HK. Curr Opin Clin Nutr Metab Care 2008;11:21–6.
30. Adams PF, Schoenborn CA. Vital Health Stat 2006;10:1–140.
31. O'Connell H, Chin AV, Hamilton F et al. Int J Geriatr Psychiatry 2004;19:1074–86.
32. Food and Nutrition Board, Institute of Medicine. Dietary Reference Intakes for Calcium, Phosphorus, Magnesium, Vitamin D, and Fluoride. Washington, DC: National Academy Press, 1997.
33. Food and Nutrition Board, Institute of Medicine. Dietary Reference Intakes for Calcium and Vitamin D. Washington, DC: National Academy Press, 2010.

34. Looker AC, Johnson DL, Lacher DA et al. Hyattsville, MD: National Center for Health Statistics; 2011.
35. Johnson MA, Davey A, Park S et al. J Nutr Health Aging 2008; 12:690–5.
36. Saunders KM, Stuart AL, Williamson EJ et al. JAMA 2010; 303:1815–22.
37. Dawson-Hughes B, Harris SS. JAMA 2010;303:1861–2.
38. Baik HW, Russell RM. Annu Rev Nutr 1999;19:357–77.
39. Allen L. Am J Clin Nutr 2009;89(Suppl):693S–6S.
40. Sullivan DH, Bopp MM, Roberson PK. J Gen Intern Med 2002; 17:923–32.
41. Johnson MA, Hausman DB, Davey A et al. J Nutr Health Aging 2010;14:339–45.
42. Kuzminski AM, Del Giacco EJ, Allen RH et al. Blood 1998;92:1191–8.
43. Food and Nutrition Board, Institute of Medicine. Dietary Reference Intakes for Thiamin, Riboflavin, Niacin, Vitamin B6, Folate, Vitamin B12, Pantothenic Acid, Biotin, and Choline. Washington, DC: National Academy Press, 1998.
44. Suter P. Vitamin metabolism and requirements in the elderly: selected aspects. In: Chernoff R, ed. Geriatric Nutrition: The Health Professional's Handbook. 3rd ed. Burlington, MA: Jones and Bartlett, 2006:31–76.
45. Morris MS, Picciano MF, Jacques PF, Selhub J. Am J Clin Nutr 2008;87:1446–54.
46. McDowell MA, Lacher DA, Pfeiffer CM et al. Blood Folate Levels: The Latest NHANES Results. NCHS Data Brief. Hyattsville, MD: National Center for Health Statistics, 2008. Disponível em: http://www.cdc.gov/nchs/data/databriefs/db06.pdf. Acesso em 31 de maio de 2012.
47. Lee M, Hong KS, Chang SC et al. Stroke 2010;41:1205–12.
48. Yang Q, Botto LD, Erickson JD et al. Circulation 2006;113:1335–43.
49. Morris MS, Jacques PF, Rosenberg IH et al. Am J Clin Nutr 2007;85: 193–200.
50. McNulty H, Pentieva K, Hoey L et al. Proc Nutr Soc 2008;67:232–7.
51. Malouf R, Grimley Evans J. Cochrane Database Syst Rev 2008;(4):CD004514.
52. Van Dam F, Van Gool WA. Arch Gerontol Geriatr 2009;48:425–30.
53. Herrmann M, Peter Schmidt J, Umanskaya N et al. Clin Chem Lab Med 2007;45:1621–32.
54. Food and Nutrition Board, Institute of Medicine. Dietary Reference Intakes for Vitamin A, Vitamin K, Arsenic, Boron, Chromium, Copper, Iodine, Iron, Manganese, Molybdenum, Nickel, Silicon, Vanadium, and Zinc. Washington, DC: National Academy Press, 2001:309.
55. Centers for Disease Control and Prevention. MMWR Morb Mortal Wkly Rep 2002;51:897–9.
56. Food and Nutrition Board, Institute of Medicine. Dietary Reference Intakes for Vitamin A, Vitamin K, Arsenic, Boron, Chromium, Copper, Iodine, Iron, Manganese, Molybdenum, Nickel, Silicon, Vanadium, and Zinc. Washington, DC: National Academy Press, 2001:370–2.
57. Guralnik JM, Eisenstaedt RS, Ferrucci L et al. Blood 2004;104:2263–8.
58. Russell RM. Am J Clin Nutr 2000;71:878–84.
59. Caire-Juvera G, Ritenbaugh C, Wactawski-Wende J et al. Am J Clin Nutr 2009;89:323–30.
60. Lim LS, Harnack LJ, Lazovich D et al. Osteoporos Int 2004;15:552–9.
61. Opotowsky AR, Bilezikian JP. Am J Med 2004;117:169–74.
62. Miller ER 3rd, Pastor-Barriuso R, Dalal D et al. Ann Intern Med 2005;142:37–46.
63. Schurks M, Glynn RJ, Rist PM et al. BMJ 2010;341:c5702.
64. Booth SL, Pennington JA, Sadowski JA. J Am Diet Assoc 1996;96:149–54.
65. Stevenson M, Lloyd-Jones M, Papaioannou D. Health Technol Assess 2009;13:iii–xi, 1–134.
66. Rohde LE, de Assis MC, Rabelo ER. Curr Opin Clin Nutr Metab Care 2007;10:1–5.
67. Musso CG. Int Urol Nephrol 2009;41:357–62.
68. Dominguez LJ, Barbagallo M, Lauretani F et al. Am J Clin Nutr 2006;84:419–26.
69. Meydani SN, Barnett JB, Dallal GE et al. Am J Clin Nutr 2007; 86:1167–73.
70. Prasad AS, Beck FW, Bao B et al. Am J Clin Nutr 2007;85:837–44.
71. Barnett JB, Hamer DH, Meydani SN. Nutr Rev 2010;68:30–7.
72. Buhr G, Bales CW. J Nutr Elder 2009;28:5–29.
73. Rock CL. Am J Clin Nutr 2007;85:277S–9S.
74. Bleys J, Miller ER 3rd, Pastor-Barriuso R et al. Am J Clin Nutr 2006;84:880–7; quiz 954–5.
75. Age-Related Eye Disease Study Research Group. Arch Ophthalmol 2001;119:1417–36.
76. Bardia A, Tleyjeh IM, Cerhan JR et al. Mayo Clin Proc 2008;83:23–34.
77. Bjelakovic G, Nikolova D, Simonetti RG et al. Lancet 2004; 364:1219–28.
78. Marti-Carvajal AJ, Sola I, Lathyris D et al. Cochrane Database Syst Rev 2009;(4):CD006612.
79. Mason J, Dickstein A, Jacques P. Cancer Epidemiol Biomarkers Prev 2007;16:1325–9.
80. Ebbing M, Bonaa KH, Nygard O et al. JAMA 2009;302:2119–26.
81. Miller ER 3rd, Juraschek S, Pastor-Barriuso R et al. Am J Cardiol 2010; 106:517–27.
82. Bolland MJ, Barber PA, Doughty RN et al. BMJ 2008;336:262–6.
83. Balk EM, Lichtenstein AH, Chung M et al. Atherosclerosis 2006; 189:19–30.
84. Mozaffarian D, Rimm EB. JAMA 2006;296:1885–99.
85. Stuck A, Walthert J, Nikolaus T et al. Soc Sci Med 1999;48:445–69.
86. Federal Interagency Forum on Aging-Related Statistics. Older Americans 2008: Key Indicators of Well-Being. Disponível em: http://www.agingstats.gov/Main_Site/Data/2008_Documents/OA_2008.pdf. Acesso em 11 de maio de 2012.
87. Houston DK, Nicklas BJ, Zizza CA. J Am Diet Assoc 2009; 109:1886–95.
88. Kalantar-Zadeh K, Abbott KC, Salahudeen AK et al. Am J Clin Nutr 2005;81:543–54.
89. Bouillanne O, Dupont-Belmont C, Hay P et al. Am J Clin Nutr 2009; 90:505–10.
90. Bales C, Buhr G. J Am Med Dir Assoc 2008;9:302–12.
91. Avila JJ, Gutierres JA, Sheehy ME et al. Eur J Appl Physiol 2010; 109:517–25.
92. Jensen GL, Hsiao PY. Evid Based Med 2010;15:41–2.
93. Burge R, Dawson-Hughes B, Solomon DH et al. J Bone Miner Res 2007;22:465–75.
94. Ontjes DA, Anderson JJ. Nutritional and pharmacological aspects of osteoporosis. In: Bales CW, Ritchie CS, eds. Handbook of Clinical Nutrition and Aging. 2nd ed. New York: Humana, 2009:417–38.
95. National Osteoporosis Foundation. Clinician's Guide to Prevention and Treatment of Osteoporosis. Disponível em: http://www.nof.org/sites/default/files/pdfs/NOF_ClinicianGuide2009_v7.pdf . Acesso em 11 de maio de 2012.
96. Avenell A, Gillespie WJ, Gillespie LD et al. Cochrane Database Syst Rev 2009;(2):CD000227.
97. Cameron ID, Murray GR, Gillespie LD et al. Cochrane Database Syst Rev 2010;(1):CD005465.
98. Centers for Disease Control and Prevention. Diabetes Public Health Resource. Disponível em: http://www.cdc.gov/diabetes/pubs/pdf/ndfs_2011.pdf. Acesso em 11 de maio de 2012.
99. Biggs ML, Mukamal KJ, Luchsinger JA al. JAMA 2010; 303:2504–12.
100. Knowler WC, Barrett-Connor E, Fowler SE et al. N Engl J Med 2002;346:393–403.
101. Bourdel Marchasson I, Doucet J, Bauduceau B et al. J Nutr Health Aging 2009;13:685–91.
102. Gaugler JE, Duval S, Anderson KA et al. BMC Geriatr 2007;7:13.
103. McDonald M, Hertz RP, Unger AN et al. J Gerontol A Biol Sci Med Sci 2009;64:256–63.

104. American Heart Association 2012 Statistical Fact Sheet: Older Americans and Cardiovascular Diseases. Dallas: American Heart Association, 2012. Disponível em: http://www.heart.org/idc/groups/heart-public/@wcm/@sop/@smd/documents/downloadable/ucm_319574.pdf. Acesso em 31 de maio de2012.
105. Kriekard P, Gharacholou SM, Peterson ED. Clin Geriatr Med 2009;25:745–55, x.
106. Williams MA, Fleg JL, Ades PA et al. Circulation 2002;105:1735–43.
107. Holley C, Rich MW. Chronic heart failure. In: Bales CW, Ritchie CS, eds. Handbook of Clinical Nutrition and Aging. 2nd ed. New York: Humana, 2009:333–54.
108. Scharver CH, Hammond CS, Goldstein LB. Post-stroke malnutrition and dysphagia. In: Bales CW, Ritchie CS, eds. Handbook of Clinical Nutrition and Aging. 2nd ed. New York: Humana, 2009:479–98.
109. Dennis MS, Lewis SC, Warlow C. Lancet 2005;365:764–72.
110. Abbott KC, Glanton CW, Trespalacios FC et al. Kidney Int 2004;65:597–605.
111. Beddhu S. Nutrition and chronic kidney disease. In: Bales CW, Ritchie CS, eds. Handbook of Clinical Nutrition and Aging. 2nd ed. New York: Humana, 2009:403–16.
112. Pilotto A, Sancarlo D, Franceschi M et al. Am J Nephrol 2010;23(Suppl 15):S5–10.
113. de Pablo P, McAlindon TE. Osteoarthritis. In: Bales CW, Ritchie CS, eds. Handbook of Clinical Nutrition and Aging. 2nd ed. New York: Humana, 2009:439–78.
114. DeFrances CJ, Lucas CA, Buie VC et al. Natl Health Stat Report 2008;5:1–20.
115. Murphy L, Schwartz TA, Helmick CG et al. Arthritis Rheum 2008;59:1207–13.
116. Blagojevic M, Jinks C, Jeffery A et al. Osteoarthritis Cartilage 2010;18:24–33.
117. Plassman BL, Langa KM, Fisher GG et al. Neuroepidemiology 2007;29:125–32.
118. Alzheimer's Association. Alzheimers Dement 2009;5:234–70.
119. Grodstein F. Alzheimers Dement 2007;3(Suppl):S16–22.
120. Middleton LE, Yaffe K. Arch Neurol 2009;66:1210–5.
121. Middleton LE, Yaffe K. J Alzheimers Dis 2010;20:915–24.
122. Li L, Lewis TL. Alzheimer's disease and other neurodegenerative disorders. In: Bales CW, Ritchie CS, eds. Handbook of Clinical Nutrition and Aging. 2nd ed. New York: Humana, 2009: 499–522.
123. Nord MA, Coleman-Jensen A, Andres M, Carson S. Household Food Security in the United States, 2009. Disponível em: http://www.ers.usda.gov/Publications/ERR108/ERR108.pdf. Acesso em 11 de maio de 2012.
124. Lee JS, Fischer JG, Johnson MA. J Nutr Elder 2010;29:116–49.
125. Ziliak J, Gundersen C. Senior Hunger in The United States: Differences across States and Rural and Urban Areas. 2009. Disponível em: http://www.mowaa.org/document.doc?id5193. Acesso em 31 de maio de 2012.
126. Ziliak J, Gundersen C, Haist M. The Causes, Consequences, and Future of Senior Hunger in America. 2008. Disponível em: http://www.mowaa.org/document.doc?id513. Acesso em 31 de maio de 2012.
127. Bengle R, Sinnett S, Johnson T et al. J Nutr Elder 2010;29:170–91.
128. Brewer DP, Catlett CS, Porter KN et al. J Nutr Elder 2010;29:150–69.
129. Kamp BJ, Wellman NS, Russell C. J Am Diet Assoc 2010;110: 463–72.
130. US Department of Agriculture. Nutrition Assistance Programs. Disponível em: http://www.fns.usda.gov/fns/. Acesso em 11 de maio de 2012.
131. Administration on Aging. Home and Community Based Long-Term Care. Disponível em: http://www.aoa.gov/AoARoot/AoA_Programs/HCLTC/Nutrition_Services/index.aspx. Acesso em 31 de maio de 2012.
132. O'Shaughnessy CV. The Aging Services Network: Accomplishments and Challenges in Serving a Growing Elderly Population. National Health Policy Forum, 2008. Disponível em: http://www.nhpf.org/library/details.cfm/2625. Acesso em 11 de maio de 2012.
133. Johnson MA, Fischer JG, Park S. J Nutr Elder 2008;27:29–46.
134. Lee JS, Sinnett S, Bengle R et al. J Appl Gerontol 2010;30:587–606.
135. Heersink JT, Brown CJ, Dimaria-Ghalili RA et al. J Nutr Elder 2010;29:4–41.
136. Gariballa S, Forster S. Clin Nutr 2007;26:466–73.
137. Edington J, Boorman J, Durrant ER et al. Clin Nutr 2000;19:191–5.
138. Singh H, Watt K, Veitch R et al. Nutrition 2006;22:350–4.
139. Arvanitakis M, Coppens P, Doughan L et al. Clin Nutr 2009;28: 492–6.
140. Locher JL, Wellman NS. J Nutr Gerontol Geriatr 2011;30:24–8.
141. Sloane PD, Ivey J, Helton M et al. J Am Med Dir Assoc 2008;9: 476–85.
142. Bales CW, Ritchie CS. Redefining nutritional frailty: interventions for weight loss due to undernutrition. In: Bales CW, Ritchie CS, eds. Handbook of Clinical Nutrition and Aging. 2nd ed. New York: Humana, 2009:157–82.
143. Evans WJ, Morley JE, Argiles J et al. Clin Nutr 2008;27:793–9.
144. Janssen I. Sarcopenia. In: Bales CW, Ritchie CS, eds. Handbook of Clinical Nutrition and Aging. 2nd ed. New York: Humana, 2009:183–206.
145. Engel JH, Siewerdt F, Jackson R et al. J Am Geriatr Soc 2011; 59:482–7.
146. Locher JL, Robinson CO, Roth DL et al. J Gerontol A Biol Sci Med Sci 2005;60:1475–8.
147. Reuben DB, Hirsch SH, Zhou K et al. Am Geriatr Soc 2005;53: 970–5.
148. Niedert KC. J Am Diet Assoc 2005;105:1955–65.
149. Milne AC, Potter J, Avenell A. Cochrane Database Syst Rev 2002;(3):CD003288.
150. Candy B, Sampson EL, Jones L. Int J Palliat Nurs 2009;15:396–404.
151. Evans BD. J Hosp Palliat Nurs 2002;4:91–9.
152. Heuberger RA. J Nutr Elder 2010;29:347–85.
153. Ritchie CS, Kvale E. Nutrition at the end of life: ethical issues. In: Bales CW, Ritchie CS, eds. Handbook of Clinical Nutrition and Aging. 2nd ed. New York: Humana, 2009:235–44.
154. Eggenberger SK, Nelms TP. J Clin Nurs 2004;13:661–7.
155. Food and Nutrition Board, Institute of Medicine. Dietary Reference Intakes for Vitamin C, Vitamin E, Selenium, and Carotenoids. Washington, DC: National Academy Press, 2000.
156. Food and Nutrition Board, Institute of Medicine. Dietary Reference Intakes for Vitamin A, Vitamin K, Arsenic, Boron, Chromium, Copper, Iodine, Iron, Manganese, Molybdenum, Nickel, Silicon, Vanadium, and Zinc. Washington, DC: National Academy Press, 2001:115, 182, 340–4.
157. Food and Nutrition Board, Institute of Medicine. Dietary Reference Intakes for Water, Potassium, Sodium, Chloride, and Sulfate. Washington, DC: National Academy Press, 2004.

Sugestões de leitura

Bales CW, Ritchie CS, ed. Handbook of Clinical Nutrition and Aging. 2nd ed. New York: Humana, 2009.

Buhr G, Bales CW. Nutritional supplements for older adults: review and recommendations. Part I. J Nutr Elder 2009;28:5–29.

Buhr G, Bales CW. Nutritional supplements for older adults: review and recommendations. Part II. J Nutr Elder 2010;29:42–71.

Hausman DB, Fischer JG, Johnson MA. Nutrition in centenarians. Maturitas 2011;68:203–9.

Heuberger R. Artificial nutrition and hydration at the end of life: a review. J Nutr Elder 2010;29:347–85.

Johnson MA, Dwyer JT, Jensen GL et al. Challenges and new opportunities for clinical nutrition interventions in the aged. J Nutr 2011;141:535–41.

Lee JS, Fischer JG, Johnson MA. Food insecurity, food and nutrition programs, and aging: experiences from Georgia. J Nutr Elder 2010;29:116–49.

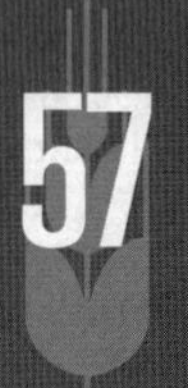

Manifestações clínicas de deficiências nutricionais e toxicidades: um resumo*

Douglas C. Heimburger

Os distúrbios nutricionais resultam de um desequilíbrio entre as necessidades orgânicas de nutrientes e fontes de energia e a oferta destes substratos metabólicos. Tal desequilíbrio pode tomar a forma tanto de deficiências como de excessos e pode ser atribuível à ingestão inadequada ou à utilização incorreta ou, frequentemente, a uma combinação de ambos.

Apesar da extensa compreensão que temos das necessidades nutricionais humanas para a manutenção da saúde, a desnutrição continua a ser uma das causas principais da morbidade e da mortalidade em países em desenvolvimento, especialmente em crianças de pouca idade.[1] Nas sociedades tecnologicamente avançadas, a subnutrição em razão de restrição alimentar não mais se constitui em um perigo para a saúde, mas continua a ocorrer em pacientes hospitalizados e em outros grupos especialmente vulneráveis. Entretanto, os estados de deficiência continuam a surgir em pacientes com certos preceitos culturais ou religiosos, com problemas de alcoolismo ou por abuso de drogas (medicamentos), com doenças debilitantes e modismos alimentares. A vigilância é necessária para detectar a subnutrição secundária, que resulta da má-absorção, falhas no transporte, armazenamento ou utilização celular, perdas excessivas, ou inativação por mutações genéticas de vias metabólicas essenciais, que aumentam as necessidades. O uso inadequado de suplementos de nutrientes, frequentemente resultado de desconhecimento da dosagem adequada, ou por falha na excreção por insuficiência renal com ingestão contínua do nutriente, tem sido a principal causa de toxicidade.[2]

Este capítulo está restrito às considerações sobre manifestações clínicas de distúrbios nutricionais relacionados a vitaminas, minerais e ácidos graxos essenciais. Este capítulo foi incluído porque os capítulos referentes aos nutrientes individuais não discutem uniformemente os aspectos clínicos das deficiências e dos excessos. Descrições de sintomas clínicos da deficiência de cada nutriente são seguidas por uma breve consideração de quem está suscetível à deficiência, e, se relevante, quem está suscetível aos riscos de níveis tóxicos.

Vitaminas

Vitamina A (retinol)

Deficiência

Os sintomas e sinais da deficiência de vitamina A foram estudados de maneira muito mais detalhada do que os de qualquer outro distúrbio nutricional.[3,4] O olho é o principal órgão envolvido e o distúrbio, que recebe o nome geral de xeroftalmia, afeta predominantemente crianças pequenas. O prejuízo da adaptação ao escuro ou cegueira noturna (i. e., visão reduzida na penumbra) é um sintoma precoce e pode ser descoberto por um histórico cuidadoso e alguns testes simples

*__Abreviaturas:__ **ATP**, trifosfato de adenosina; **DHRN**, doença hemolítica do recém-nascido; **DRI**, ingestão dietética de referência; **NPT**, nutrição parenteral total.

em um ambiente pouco iluminado.[5] A visão fotópica e colorida, mediada pelos cones da retina, geralmente não é afetada.

Segue-se o ressecamento (xerose) e o não umedecimento da conjuntiva bulbar. A citologia de impressão da conjuntiva é anormal neste estágio. As manchas de Bitot, um acúmulo de células descamadas frequentemente observadas nas fissuras interpalpebrais na aparência temporal da conjuntiva, são outros sinais (Fig. 57.1A). Em crianças mais velhas e em adultos, as manchas de Bitot podem ser marcas de uma deficiência anterior ou podem ser completamente não relacionadas com a deficiência de vitamina A, quando um trauma local for o possível responsável. O envolvimento da córnea, que se inicia como uma ceratopatia pontilhada superficial[6] e se desenvolve em xerose (Fig. 57.1B) e os vários graus de "ulceração" e liquefação (ceratomalacia) (Fig. 57.1C), resultam, frequentemente, em cegueira. As alterações pontilhadas degenerativas da retina (*fundus* xeroftálmico) são um sinal raro de deficiência crônica, geralmente observado em crianças mais velhas.[7] As cicatrizes da córnea podem ter várias causas; mas, as que são bilaterais na parte inferior e exterior da córnea de uma pessoa com um histórico anterior de desnutrição e/ou sarampo, frequentemente, são sinais de deficiência de vitamina A anterior.

As manifestações extraoculares incluem a hiperceratose perifolicular, uma concentração de epitélio de pele hiperceratinizada em torno dos folículos dos pelos, comumente observada na vista lateral externa da parte superior dos braços e das coxas. Tal estado também é observado na inanição e foi atribuído a deficiências de vitaminas do complexo B e de ácidos graxos essenciais. Outras alterações, que incluem prejuízo do paladar, anorexia, distúrbios vestibulares, alterações ósseas com pressão nos nervos cranianos, aumento da pressão intracraniana, infertilidade e más-formações congênitas, podem ocorrer.[8]

Toxicidade (hipervitaminose A)

Muitas das características relacionam-se com um aumento de pressão intracraniana: náuseas, vômitos, dores de cabeça, vertigem, irritabilidade, estupor, abaulamento da fontanela (em bebês), papiledema e pseudotumores cerebrais (que mimetizam tumores cerebrais).[9] Ocorrem também afecções febris e descamação da pele.

A intoxicação crônica produz um quadro clínico diferente, que é frequentemente diagnosticado de forma inadequada em razão de falha ao levar em consideração a ingestão excessiva de vitamina A.[9] A intoxicação crônica é caracterizada por anorexia, perda de peso, dor de cabeça, visão turva, diplopia, pele seca, prurítica e escamosa, alopecia, pelos ásperos, hepatomegalia, esplenomegalia, anemia, crescimento ósseo incomum do subperiósteo, espessamento cortical (especialmente dos ossos das mãos e dos pés e dos ossos longos das pernas) e descoloração gengival. As imagens radiográficas podem auxiliar no diagnóstico correto. As suturas cranianas ficam mais largas em crianças pequenas.

A vitamina A e outros retinoides são teratogênicos poderosos tanto em animais de experimentação como em mulheres grávidas.[9] Foram relatados defeitos de nascença em crianças de mulheres que receberam ácido 13-*cis*-retinoico (isotretinoína) durante a gravidez.[10] Um aumento do risco de defeitos ao nascimento está presente em lactentes cujas mães tomaram mais de 10.000 UI de vitamina A suplementar pré-formada por dia, antes da sétima semana de gestação.[11] O uso de isotretinoína para tratamento de acne é um sério fator de risco para defeitos ao nascimento quando esse agente é ingerido por mulheres grávidas. Evidências significativas indicam que a ingestão de suplementos com doses altas de retinol por um longo período está associada ao aumento no risco de fraturas ósseas em homens[12] e mulheres[13] mais velhos na Suécia, assim como em mulheres nos Estados Unidos.[14]

Hipercarotenose

A ingestão excessiva de carotenoides pode causar hipercarotenose. A coloração amarela ou laranja da pele (xantose da cútis, carotenoderma) afeta as áreas onde a secreção gordurosa é mais intensa – dobras nasolabiais, testa, axilas e virilhas – e superfícies queratinizadas, como palmas da mão e solas dos pés (Fig. 57.1F). As membranas escleróticas e bucais não são afetadas, o que distingue a hipercarotenose da icterícia, na qual essas regiões também se apresentam coradas. A não toxicidade é aparente, e a descoloração desaparece gradualmente com a redução da ingestão.

Vitamina D (calciferol)

Deficiência

A deficiência de vitamina D manifesta-se como raquitismo em crianças e osteomalacia em adultos. Pessoas com estas formas, que não se devem à deficiência primária da vitamina D ou de cálcio – anteriormente denominadas de *raquitismo metabólico* – também exibem sinais e sintomas da doença subjacente e de hipocalcemia.

Raquitismo. O lactente raquítico é irrequieto e dorme mal. O sinal mais precoce é, frequentemente, o craniotabe, amolecimento dos ossos do crânio e a fácil depressão à apalpação, mas ela deve estar presente fora das linhas de sutura para ser diagnosticado como raquitismo. Ocorre proeminência frontal e a fontanela se fecha mais tardiamente. O lactente aprende a sentar-se, engatinhar e andar mais tarde. Se a doença estiver ativa quando estas atividades ocorrerem, a carga de peso resulta em braços arqueados, joelhos arqueados em valgo (*genu valgum*) ou para fora (*genu varum*) (Fig. 57.2A e B). O aspecto radiográfico característico geralmente precede os sinais clínicos. A morfologia óssea é discutida em outra parte neste capítulo.

Ocasionalmente, a obstrução repentina da passagem de ar intermitente e estridor, em razão de laringospasmo, pode apresentar-se na infância como resultado da hipocalcemia acompanhada de evidências de raquitismo tanto bioquímicas como por raios X, mas sem os sinais físicos clássicos dos ossos.[15] Alguns poucos exemplos de catarata congênita parecem ser resultados de deficiência materna de vitamina D.[16]

Osteomalacia. As principais características da osteomalacia são dores e sensibilidade ósseas, deformidades do esqueleto

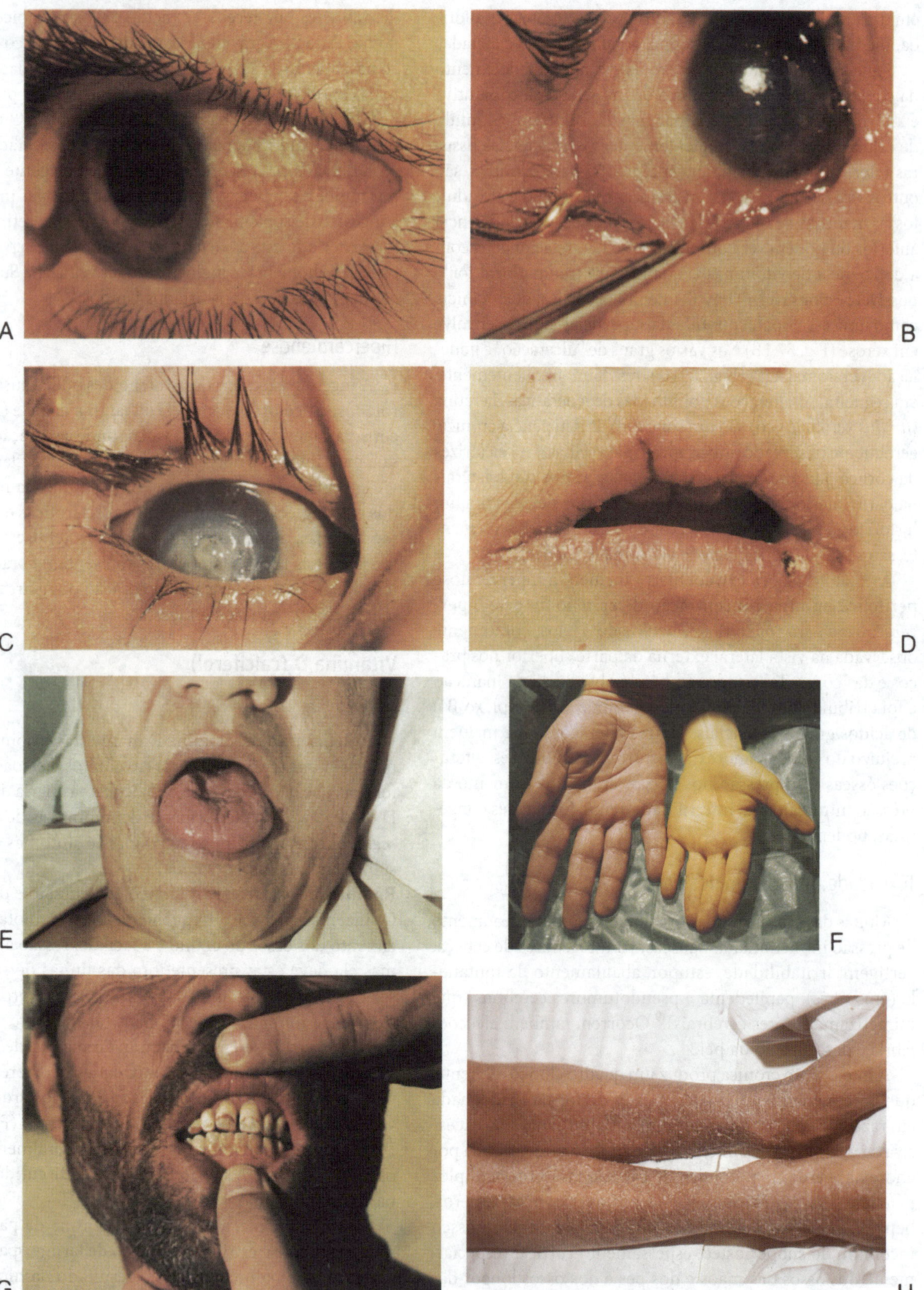

Figura 57.1 **A.** Deficiência de vitamina A. Mancha de Bitot na fissura interpalpebral temporal. **B.** Deficiência de vitamina A. Xerose conjuntiva e da córnea. **C.** Deficiência de vitamina A. Ceratomalacia. **D.** Deficiência de riboflavina. Quelose e estomatite angular. **E.** Deficiência de riboflavina. Língua rosada. **F.** Palma da mão de uma mulher com hipercarotenose **(direita)**, comparada com a palma de uma pessoa sem hipercarotenose **(esquerda)**. (Reproduzido com permissão de Mazzone A, Dal Canton A. Images in clinical medicine: hypercarotenemia. N Engl J Med 2002;346:821). **G.** Fluorose. Estágio inicial com mosqueamento marrom que é mais pronunciado nos dentes incisivos centrais superiores. **H.** Deficiência de zinco. Dermatite em um paciente com má-absorção. (Cortesia de D.C. Heimburger.)

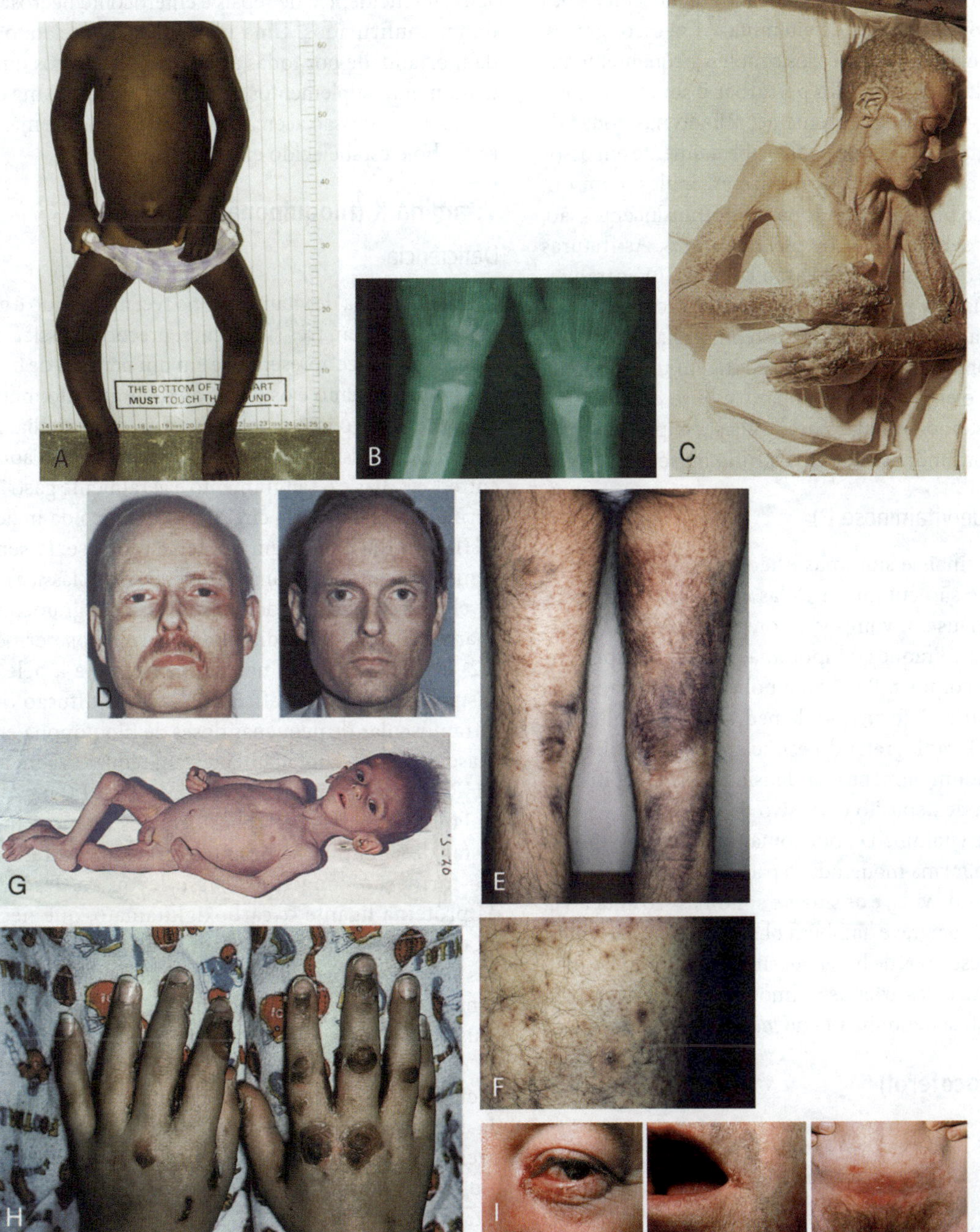

Figura 57.2 A. Raquitismo. *Genu varum* em uma menina com 30 meses de vida com raquitismo nutricional e arqueamento progressivo das pernas desde que ela começou a andar, aos 11 meses. (Reproduzido com permissão de Thacher TD. Images in clinical medicine: nutritional rickets. N Engl J Med 1999;341:576.) **B.** Raquitismo (mesma criança do exemplo **A**). Escavação e desgaste das metáfises do rádio distal e da ulna. **C.** Pelagra. Colar de Casal ou dermatite, induzida por exposição à luz do sol, é um sinal clássico de pelagra. A paciente era uma senhora da Tanzânia. **D.** Deficiência de biotina. Adulto com alopecia, dermatite e conjuntivite, que recebia nutrição parenteral prolongada sem biotina **(à esquerda)**. Exame com lâmpada de fenda revelou lesão da córnea. Tudo foi corrigido pela inclusão de 60 μg diárias de biotina **(à direita)**. (Reproduzido com permissão de McClain CJ, Baker H, Onstad GR. Biotin deficiency in an adult during home parenteral nutrition. JAMA 1982;247:3116.) **E.** Escorbuto. Ampla área equimótica na região inferior das pernas de um homem com 46 anos de idade. (Reproduzido com permissão de Kronauer CM, Bühler H. Images in clinical medicine: skin findings in a patient with scurvy. N Engl J Med 1995;332:1611.) **F.** Escorbuto. Um destaque do mesmo paciente apresentado em **E** que demonstra hemorragia perifolicular, hiperqueratose e cabelos fragmentados. **G.** Hipocalcemia. A contração característica das mãos (tetania) nesta criança com marasmo está associada à presença de hipocalcemia acentuada, frequentemente secundária à depleção de magnésio. **H.** Deficiência de zinco. Lesões sobre áreas de pressão no dorso das mãos de uma criança que recebeu nutrição parenteral prolongada e que teve rápida depleção do conteúdo de zinco pela perda de grande volume de conteúdo intestinal posteriormente a uma fístula intestinal. Lesões semelhantes surgiram nos cotovelos e nos joelhos. Pústulas estéreis estavam presentes nas palmas das mãos e ao redor da boca. Todos responderam ao aumento da administração de zinco. (Cortesia de M.E. Shils.) **I.** Síndrome óculo-orogenital causada por deficiências de piridoxina e riboflavina em um homem alcoolista. Achados incluíram blefaroconjuntivite **(à esquerda)**, estomatite angular **(no centro)**, uma língua brilhante, vermelha e atrófica, e dermatite da região púbica **(à esquerda)**. (Reproduzido com permissão de Friedli A, Saurat JH. Images in clinical medicine: oculo-orogenital syndrome – a deficiency of vitamins B_2 and B_6. N Engl J Med 2004;350:1130.)

e fraqueza dos músculos proximais. Fraqueza muscular é um indicador sutil da deficiência de vitamina.[17] Em casos graves, todos os ossos tornam-se dolorosos e moles, frequentemente, com intensidade suficiente para perturbar o sono. O amolecimento pode ser particularmente acentuado nas zonas de Looser (linhas de Milkman), e ocorre normalmente em ossos longos, pélvis, costelas e em torno das escápulas, com um padrão simétrico bilateral. Tais zonas radiotranslucentes são, algumas vezes, denominadas de *pseudofraturas*. As fraturas verdadeiras de ossos amolecidos são comuns. O enfraquecimento do músculo proximal, cuja causa é incerta, é mais acentuado em algumas formas de osteomalacia do que em outras. A osteomalacia geralmente resulta em um modo de andar gingado e em dificuldades para subir e descer escadas. Nos idosos, pode simular paraplegia e, em pessoas mais jovens, pode confundir-se com a distrofia muscular.

Toxicidade (hipervitaminose D)

Alguns dos sinais e sintomas estão relacionados com a hipercalcemia e são comuns a todas as causas desse estado. Anorexia, náuseas, vômitos e constipação estão, geralmente, presentes. Fraqueza, hipotonia, estupor e hipertensão são menos comuns. Poliúria e polidipsia são causadas pela hipercalciúria. A formação de pedras pode resultar em cólicas renais. A radiografia do esqueleto pode auxiliar no diagnóstico. Há um aumento da densidade óssea epifisária em decorrência de depósito excessivo de cálcio.

O excesso de vitamina D pode tomar duas formas: moderada e grave. Na forma moderada, o paciente geralmente tem entre 3 e 6 meses de vida, e os sinais e sintomas são aqueles já descritos. Na forma grave, também observadas em lactentes, além das manifestações de hipercalcemia, há retardo mental, estenose da aorta e das artérias pulmonares e uma aparência facial característica denominada de *faces de elfo*.[18]

Vitamina E (tocoferol)

Deficiência

Foi descoberta a base molecular de dois distúrbios nos quais sabe-se há muito tempo que a deficiência de vitamina E desempenha um papel importante.[19] Nas ataxias espinocerebelares, do tipo ataxia de Friedreich, há um defeito na proteína de transferência do α-tocoferol (α-TTP) e na abetalipoproteinemia (síndrome de Bassen-Kornzweig, acantocitose) há mutações no gene codificador de uma subunidade da proteína de transferência de triacilgliceróis microssomais. A ataxia de Friedreich apresenta-se na infância com marcha atáxica progressiva, disartria, arreflexia, sinais extensores plantares e prejuízo dos sentidos vibratório e posicional. Na abetalipoproteinemia há a presença de esteatorreia, acantócitos (eritrócitos com projeções pontiagudas da membrana), alterações semelhantes à retinite pigmentosa na retina, ataxia e retardo mental.

Toxicidade

Os relatos de que bebês com baixo peso ao nascer, que receberam doses farmacológicas de vitamina E, apresentavam alta incidência de sépsis e enterocolite necrosante[20] não foram confirmados. Uma metanálise que relata o aumento da mortalidade por todas as causas, em adultos que tomam, diariamente, suplementos de vitamina E de 400 mg ou mais,[21] induziu a discussão acerca da redução do limite máximo tolerável, hoje estabelecido em 1.000 mg/dia.

Vitamina K (filoquinona)

Deficiência

A deficiência de vitamina K no recém-nascido é geralmente classificada em três síndromes: precoce, clássica e tardia.[22] A forma precoce apresenta-se em um período de 0 a 24 horas após o nascimento e os locais de sangramento mais comuns são: o cérebro, o intestino e em torno da genitália. A doença hemolítica clássica do recém-nascido (DHRN) apresenta-se entre 1 e 7 dias e o sangramento é geralmente gastrintestinal, dérmico, nasal ou pela circuncisão. O pico da incidência da DHRN tardia ocorre entre a terceira e a sexta semana, e a hemorragia intracraniana (rara na DHRN clássica) é responsável por cerca de 50% dos episódios de sangramento quando aparece. A DHRN tardia pode ocorrer nos períodos entre a 2ª e a 12ª semana e, normalmente, afeta a pele e o trato gastrintestinal. Esta deficiência levou à difusão da injeção intramuscular de pequenas doses de filoquinona em recém-nascidos, o que, notadamente, tem reduzido a incidência de DHRN. A recomendação atual é de 0,5 a 1,0 mg.[23]

Foi descoberto que bebês de mães que tomam antagonistas de vitamina K durante a gravidez correm riscos de má-formação congênita.[24] Isso levou ao descobrimento da proteína ligante α-carboxiglutamato, que necessita de vitamina K como um cofator, e ao novo conhecimento das manifestações da deficiência de vitamina K na dieta como um risco para fraturas.[25] No adulto, os sangramentos causados pela deficiência de vitamina K são mais comuns na doença hepática crônica, na icterícia obstrutiva e nos pacientes que recebem anticoagulantes ou terapia prolongada com antibióticos. As alegações de que a perda óssea em pacientes com doença de Crohn ou fratura no quadril em mulheres com dietas de baixo teor de vitamina K possam estar relacionadas com a deficiência de vitamina K necessitam de evidências mais substanciais para que uma relação causal seja estabelecida.

Toxicidade

O relatório das DRI (ingestões dietéticas de referência) sobre vitamina K estabelece que "pesquisa de literatura não revela evidências de toxicidade associada à ingestão de vitamina K nas formas filoquinona ou menaquinona... Uma forma sintética de vitamina K, a menadiona, foi associada com danos hepáticos... e, portanto, não é mais usada terapeuticamente".[26]

Tiamina (vitamina B_1)

Deficiência

Beribéri cardiovascular. O beribéri cardiovascular (também chamado beribéri úmido) manifesta-se normalmente como insuficiência cardíaca crônica dos lados direito e esquerdo e alto débito cardíaco crônico e com a presença de taquicardia, tempo de circulação rápido, pressão venosa periférica elevada, retenção de sódio e edema.[27] Uma forma aguda e fulminante da insuficiência cardíaca, muito menos comum (algumas vezes denominada de "*shoshin*"), é caracterizada por acidose láctica metabólica grave, dispneia intensa, sede, ansiedade e colapso cardiovascular. Os sinais também incluem cianose nas extremidades, *stocking-glove* (nas mãos e nos pés), taquicardia extrema, cardiomegalia, hepatomegalia e distensão da veia do pescoço. Geralmente, não há presença de edema.[28]

Beribéri do sistema nervoso

Beribéri cerebral (síndrome de Wernicke-Korsakoff). O beribéri cerebral envolve confusão mental acompanhada por oftamoplegia em razão de paralisia do sexto nervo craniano que pode evoluir para o coma. A psicose de Korsakoff consiste em perda da memória relativa a eventos distantes, incapacidade para formar memória nova e perda de discernimento e iniciativa.[29] O paciente permanece alerta e pode conversar, pensar e resolver problemas. A resposta à tiamina é completa em apenas 25% dos casos e parcial em 50% deles. Acredita-se que o etanol tenha uma participação direta na neurotoxicidade.[30,31] A encefalopatia de Wernicke tem uma maior probabilidade de ocorrência entre alcoolistas crônicos, cuja dieta é alta em carboidratos sem a reposição adequada de tiamina ou em pacientes não alcoolistas depletados, que recebem infusões ricas em glicose sem tiamina em quantidade adequada. Atualmente, também é encontrada como uma complicação da cirurgia bariátrica.[32]

Neuropatia periférica. Os traços mais característicos da neuropatia periférica (extremidades) são: a queda simétrica do pé, associada à sensibilidade acentuada dos músculos da panturrilha, e um distúrbio brando da sensação ao longo da face externa das pernas e coxas e em partes do abdome, tórax e antebraços. A ataxia com perda da sensação de posição e vibração, a parestesia com queimação nos pés e a ambliopia são menos comuns.

Beribéri infantil. As manifestações precoces do beribéri infantil são: anorexia, vômitos, palidez, inquietação e insônia. A doença progride tipicamente para: (a) uma forma cardíaca aguda em lactentes de 2 a 4 meses de vida; (b) uma forma subaguda afônica nos lactentes de 5 a 7 meses de vida e (c) uma forma crônica pseudomeningeal, naqueles entre 8 e 10 meses de vida. A forma aguda apresenta-se com dispneia, cianose, pulso filiforme rápido e outros sinais de insuficiência cardíaca aguda. Na forma subaguda, predominam afonia ou som rouco característico, disfagia, vômitos e convulsões. A forma crônica é caracterizada pela retração do pescoço, opistótono, edema, oligúria, constipação e meteorismo.[33]

Encefalopatia subaguda necrosante (doença de Leigh). A encefalopatia subaguda necrosante pode estar relacionada com um defeito do metabolismo da tiamina. O início da doença ocorre em geral antes de um ano de idade. Hipoventilação e apneia, neuropatias cranianas e hipotonia são as características mais comuns.

Toxicidade possível

Grandes doses de tiamina foram dadas a alcoolistas como parte de sua terapia. Efeitos adversos, que incluem sensibilização de natureza anafilática, raramente têm sido relatados.[34,35] Não têm sido relatadas reações anafiláticas com complexos multivitamínicos que contenham tiamina, usados em soluções para nutrição parenteral total (NPT).

Riboflavina

Deficiência

A pele e as membranas mucosas são afetadas da forma conhecida como síndrome oculoorogenital. As áreas da pele envolvidas são em geral aquelas que contêm muitas glândulas sebáceas, especialmente as dobras nasolabiais, as aletas nasais, a parte externa das orelhas, as pálpebras, o saco escrotal no homem e os grandes lábios na mulher (ver Fig. 57.2I). Estas partes tornam-se avermelhadas, escamosas, gordurosas, dolorosas e pruríticas. Fotofobia, lacrimejamento e injeção da conjuntiva também estão presentes. Tampões espessados de secreção sebácea podem acumular-se nos folículos pilosos e dar a aparência conhecida como dissebácea ou semelhante a couro.

Nos ângulos formados pela boca, há fissuras dolorosas conhecidas como estomatite angular ou queilite angular, quando ativas (ver Fig. 57.1D). As fissuras verticais das superfícies em vermelhão dos lábios constituem queilose. As queiloses e as lesões angulares podem ser infectadas por *Candida albicans,* dando origem à aparência conhecida como perlèche. A língua pode tornar-se dolorosa, inchada e vermelha (Fig. 57.1E). Essas alterações mucocutâneas podem também ser observadas em outras deficiências nutricionais ou em sujeitos idosos e sem dentes, com os ângulos da boca cronicamente úmidos. Como as deficiências em geral são múltiplas, raramente é possível, na prática clínica, demonstrar sua causa precisa.

A neovascularização da córnea, tão comum em animais de experimentação, é um sinal pouco visto no homem. Os sistemas hematopoiético e nervoso são ocasionalmente afetados. Foram relatadas anemia normocrômica e normocítica, reticulocitopenia, leucopenia, trombocitopenia por hipoplasia da medula e neuropatias periféricas com hiperestesia, sensação de alteração da temperatura e dor.[36]

Toxicidade

Efeitos adversos não foram notados com a ingestão de riboflavina proveniente de alimentos ou suplementos. De fato, doses orais únicas com cerca de 38 vezes a RDA, dadas como uma única pílula, não têm efeitos adversos.[37]

Niacina

Deficiência

A pelagra afeta essencialmente a pele, o trato gastrintestinal e o sistema nervoso, e produz dermatites, diarreia, demência e, no final, morte. A dermatose é, em geral, a manifestação mais precoce e notável, sendo simétrica e recorrente em partes expostas à luz do sol ou a traumas. O eritema progride para ceratose e descamação com pigmentação. O dorso das mãos, os punhos e os antebraços, a face e o pescoço (colar de Casal) são caracteristicamente afetados (Fig. 57.2C). As alterações cutâneas e das membranas mucosas na deficiência de riboflavina em geral também estão presentes (ver anteriormente). A língua tem, frequentemente, uma aparência de "carne crua", vermelha (magenta) brilhante, inchada e dolorosa. Os sintomas de gastrite, surtos de diarreia e sinais de má-absorção sugerem alterações semelhantes do trato gastrintestinal.

As sugestões de envolvimento do sistema nervoso aparecem, nos estágios iniciais, como períodos de depressão com insônia, dores de cabeça e tontura. Mais tarde, ocorrem movimentos trêmulos ou rigidez dos membros com perda de reflexo dos tendões, entorpecimento e paresia das extremidades. Na deficiência profunda, foi descrita encefalopatia que se assemelha àquela do beribéri cerebral agudo (ver seção anterior sobre tiamina), mas que responde, em parte, à niacina. O distúrbio mental é tão proeminente em alguns pacientes que o diagnóstico verdadeiro pode passar despercebido e o paciente pode ser internado em um hospital psiquiátrico.

Toxicidade

Efeitos colaterais de megadoses de niacina (p. ex., 1 a 3 g/dia), que são efetivas no tratamento de muitas dislipidemias, incluem vasodilatação, rubor, prurido, bolhas na pele com pigmentação marrom, náusea, vômito e dor de cabeça.[38] Disfunção do fígado manifestada como uma elevação nas enzimas séricas e hepáticas é moderadamente comum, e pode ocorrer insuficiência hepática. Pacientes diabéticos também necessitam de um controle especial de glicose porque a niacina pode piorar a resistência à insulina. Formas de liberação prolongada de niacina têm sido usadas para minimizar esses efeitos.

Piridoxina (vitamina B_6)

Deficiência

A deficiência de piridoxina induzida pela pobre ingestão em adultos raramente é grave o suficiente para produzir sinais ou sintomas. Voluntários que receberam uma dieta deficiente e um antagonista da piridoxina tornaram-se irritáveis e deprimidos. A dermatose seborreica afetou as dobras nasolabiais, as bochechas, o pescoço e o períneo. Vários pacientes também desenvolveram glossite, estomatite angular, blefarite e neuropatia periférica.

A deficiência de piridoxina pode também se manifestar como anemia microcítica, particularmente em lactentes.[39-41] Uma forma incomum de anemia sideroblástica, frequentemente grave, foi relatada como tendo respondido, em algumas ocasiões, à piridoxina, mas muitos casos parecem ser devidos mais à dependência do que à deficiência.[42] Um erro hereditário na enzima cistationina β-sintase dependente da vitamina B_6 leva a anormalidades graves nos primeiros anos de vida.

Toxicidade

Megadoses de piridoxina (> 200 mg/dia) podem causar neuropatia sensorial, o que inclui ataxia sensorial gradualmente progressiva e prejuízo profundo dos membros inferiores em relação a sensações de vibração e posição.[43] As percepções de toque, temperatura e dor foram menos afetadas. O limite máximo tolerável em adultos é de 100 mg/dia.

Biotina

Deficiência

A deficiência de biotina foi ocasionalmente induzida em pacientes que consumiam grandes quantidades de clara de ovo crua, por períodos prolongados. A clara do ovo contém avidina, que antagoniza a ação da biotina. A pele da face e das mãos torna-se seca, brilhante e escamosa. A mucosa oral e a língua ficam inchadas, vermelhas e doloridas.

Os casos mais bem definidos de deficiência de biotina ocorreram em crianças e adultos mantidos sob NPT por longo período, nos primórdios da utilização deste tipo de alimentação, antes da inclusão da biotina nas fórmulas comerciais de vitaminas. Um lactente com síndrome do intestino curto recebeu NPT desde os 5 meses de vida. Cinco meses mais tarde, o lactente havia perdido todos os pelos do corpo e desenvolvido palidez de cera, irritabilidade, letargia, hipotonia branda e urticária eritematosa. A deficiência de biotina foi confirmada bioquimicamente e todos os sinais foram revertidos pela suplementação.[44] Dois pacientes adultos, que recebiam nutrição parenteral em casa após ressecção intestinal de grande extensão, desenvolveram perda de pelos, que foi revertida pela administração de doses diárias de 200 μg de biotina intravenosa.[45] Outro adulto com alopecia, urticária e acidose metabólica respondeu a 60 μg de biotina adicionada aos fluidos parenterais (Fig. 57.2D).

Toxicidade

Nenhum relato de efeitos adversos da ingestão de biotina acima de 200 mg oralmente ou 20 mg intravenosamente foi publicado.

Vitamina B_{12} (cobalamina)

Deficiência

A deficiência de cobalamina pode ser primária ou secundária, como na anemia perniciosa.

Anemia perniciosa. A anemia perniciosa, um distúrbio autoimune que resulta na deficiência de fator intrínseco, manifesta-se normalmente após a meia-idade, especialmente em pessoas com cabelos precocemente brancos ou olhos azuis. Há uma ligeira preponderância na mulher. As queixas mais comuns – aquelas associadas à anemia – normalmente não surgem até que a anemia esteja avançada. As alterações neurológicas podem preceder em muito as alterações hematológicas. A língua pode mostrar-se avermelhada, lisa, brilhante e dolorida. Em geral ocorre anorexia, perda de peso, indigestão e diarreia episódica. Nos casos avançados, ocorre, geralmente, pirexia, aumento do fígado e do baço e, às vezes, equimoses em razão de trombocitopenia. Pacientes de mais idade podem apresentar insuficiência cardíaca congestiva.

Pode ocorrer neuropatia sensorial distal com perda sensorial *glove and stocking* (das mãos e dos pés), parestesia e arreflexia, de forma isolada ou, mais regularmente, com a mielopatia, conhecida como degeneração subaguda combinada do cordão. Neste estado, o sintoma inicial é a parestesia simétrica dos pés ou, ocasionalmente, das mãos. Uma combinação de fraqueza e de perda de percepção postural torna a deambulação cada vez mais difícil. Os distúrbios psiquiátricos, especialmente a demência branda, podem estar presentes ou mostrar apenas traços. A perda visual, resultado de atrofia ótica, não é incomum. A perda congênita do fator intrínseco apresenta-se antes dos dois anos de idade, com irritabilidade, vômitos, diarreia, perda de peso e anemia megaloblástica.

Deficiência dietética primária. Quando a ausência de vitamina na dieta ou a má-absorção são as causas da deficiência, a anemia megaloblástica é, geralmente, a característica mais notável, mas foram também descritas glossite, atrofia óptica e degeneração subaguda combinada do cordão. Foi relatada também hiperpigmentação da pele dos antebraços. Desenvolveu-se anemia megaloblástica em um lactente amamentado exclusivamente por mãe vegana.[46]

Ácido fólico

Deficiência

A anemia por ácido fólico tem características morfológicas indistinguíveis àquelas da deficiência de vitamina B_{12}, mas desenvolve-se muito mais rapidamente. Não ocorre a degeneração subaguda combinada da medula espinal, mas cerca de 20% dos pacientes podem apresentar neuropatia periférica. A língua pode mostrar-se avermelhada e dolorida no estágio agudo. Na deficiência crônica, as papilas da língua atrofiam e deixam a superfície brilhante e lisa. A hiperpigmentação da pele, semelhante àquela vista ocasionalmente na deficiência de vitamina B_{12}, não foi observada.

A terapia com ácido fólico antes da concepção é atualmente aceita como uma proteção contra os defeitos do tubo neural, em lactentes de famílias nas quais estas anormalidades apareceram anteriormente.[47] Baixos níveis de folato no plasma foram associados ao aumento do risco de aborto espontâneo precoce.[48]

Toxicidade

A adição recomendada de 400 μg por porção de cereais prontos para o consumo levantou a questão do excesso. Usando dados da FDA, o Food and Nutrition Board do Institute of Medicine declarou: "é improvável que a ingestão de folato adicionado a alimentos ou como suplementos regularmente excederia 1.000 μg para qualquer fase da vida ou gênero".[49]

A administração de folato para anemia megaloblástica deveria ser dada somente após a eliminação da deficiência de cobalamina como a causa principal, porque a administração de folato pode melhorar as manifestações hematológicas da deficiência de vitamina B_{12} sem deter seus efeitos neurológicos.

Precaução deve ser exercida no uso de anestesia de óxido nitroso por causa da possibilidade da presença da rara e grave deficiência de metilenotetrahidrofolato redutase, que pode levar, como fez no caso de uma criança, à morte associada aos altos níveis de homocisteína e baixos níveis de metionina no sangue.[50,51]

Vitamina C (ácido ascórbico)

Deficiência

O escorbuto tende a afetar crianças pequenas ou idosos. O quadro clínico difere para esses dois grupos.

Escorbuto infantil (doença de Barlow). O início do escorbuto infantil, normalmente na segunda metade do primeiro ano de vida, é precedido por um período de impaciência, palidez e perda de apetite. Os sinais localizados são sensibilidade e inchaço, de forma mais marcante nos joelhos e tornozelos. Estes sinais resultam das alterações ósseas características demonstráveis por radiografia.

O lactente frequentemente adota a posição de "sapo de cócoras", de máximo conforto, com as pernas flexionadas nos joelhos e os quadris parcialmente flexionados e com rotação para fora. Os braços raramente são envolvidos. As alterações hemorrágicas e esponjosas das gengivas ficam confinadas aos locais onde os dentes nasceram recentemente ou estão em vias de fazê-lo. Pode ocorrer sangramento em qualquer parte da pele (a órbita é o local mais frequente) ou de qualquer membrana mucosa, incluindo o trato renal. Na infância, as hemorragias intracranianas progridem rapidamente se o tratamento for tardio e pode ocorrer a morte. Petéquias e equimoses, comumente encontradas nas regiões das lesões ósseas, são menos comuns do que nos adultos. A anemia hipocrômica microcítica é comum, enquanto um quadro normocrônico normocítico é menos comum. Crianças mais velhas podem desenvolver hemorragias perifoliculares características e alterações de pelos observadas em adultos.

Escorbuto do adulto. Os sintomas precoces do escorbuto do adulto são fraqueza, fadiga fácil e apatia, seguidos pelo encurtamento da respiração e pelas dores ósseas, dores nas articulações e nos músculos, especialmente à noite. Tais sintomas são seguidos por alterações características na pele.[52] A acne, indistinguível daquela apresentada pelos adolescentes, precede os defeitos que ocorrem nos pelos do corpo. Esses defeitos consistem no aparecimento de pelos quebrados e enrolados e da deformidade em "pescoço de cisne". São comuns a hemorragia perifolicular e a hiperceratose perifolicular, especialmente no tórax, nos antebraços, nas coxas e pernas e na parede abdominal anterior (Fig. 57.2E e F).

O sangramento intenso é uma característica tardia do escorbuto. As alterações clássicas da gengiva estão associadas apenas aos dentes naturais ou às raízes enterradas e são intensificadas pela má-higiene bucal e pelas cáries em estado avançado. As papilas interdentais tornam-se inchadas e de cor púrpura e sangram na presença de trauma. No escorbuto em estado adiantado, as gengivas são esponjosas e friáveis, sangrando livremente. A presença de infecções secundárias leva à perda dos dentes e à gangrena. Os pacientes sem dentes ou cujos dentes foram reparados de forma adequada mostram pouca ou nenhuma evidência de gengivite escorbútica. A hemorragia ocorre, geralmente, na parte profunda dos músculos e das articulações, além de estar presente em grandes áreas da pele, na forma de equimoses. Hemorragias por fragmentação múltipla podem formar uma meia-lua próxima das extremidades distais das unhas. As cicatrizes de antigas quebras e os ferimentos recentes não conseguem cicatrizar-se. Os sangramentos no interior das vísceras ou do cérebro levam a convulsões e ao choque; a morte pode ocorrer de forma súbita.

Toxicidade

A ingestão crônica de vitamina C superior ao limite máximo tolerável em adultos pode causar diarreia, pedras nos rins e excesso de absorção de ferro.

Colina

A alimentação com uma dieta deficiente em colina, com restrição de metionina, resultou na redução no suprimento de colina em um grande número de espécies, variando de roedores a babuínos, e causou disfunção hepática na maioria. Muitos também tiveram retardo no crescimento, disfunção renal, hemorragia ou anormalidades ósseas.[53]

Uma dieta pobre em colina, ingerida durante três semanas por homens saudáveis, resultou em redução do nível de colina plasmático e em algumas funções anormais do fígado, conforme indicado por um teste de função hepática.[54] Em um estudo utilizando controle de placebo de pacientes que recebiam alimentação parenteral, que comparou uma fórmula sem colina e lipídios com placebo contendo fórmula similar com colina, verificaram pelo estudo químico do fígado evidências de esteatose hepática. Nenhuma alteração na bilirrubina, na hemoglobina, no hematócrito, nas células brancas, nas plaquetas, ou em outros estudos da química do sangue foi notada.[55] Em um estudo piloto com pacientes recebendo NPT, evidências indicam que fórmulas pobres em colina causaram prejuízo verbal e visual.[56]

Contudo, evidências da necessidade de colina em animais experimentais de laboratório ocorreram apenas naqueles com dieta reduzida de metionina. Essas descobertas são relevantes por causa da relação próxima entre colina, metionina, folato e vitamina B_{12}. Os estudos em seres humanos não analisaram o papel da adição de metionina ou cisteína, ou das vitaminas que poderiam ser inadequadas. Não está claro se esses experimentos limitados em seres humanos merecem a inclusão da colina nas DRI como um nutriente essencial.

Ácidos graxos essenciais

Deficiência de ácidos graxos essenciais ω-6

Retardo do crescimento, crescimento esparso de pelos, descamação esfarelada da pele do tronco, baixa cicatrização de feridas e aumento da suscetibilidade a infecções foram observados em lactentes que recebem fórmulas alimentares deficientes em ácidos graxos essenciais e em crianças e adultos sob nutrição parenteral isenta de lipídios, em longo prazo.[57] Algumas vezes, ocorre apenas pele seca e escamosa; porém, a deficiência em estágio mais avançado resulta em descamação, dermatose eczematosa, que se inicia normalmente nas dobras nasolabiais e sobrancelhas e se estende pela face e pelo pescoço. Também foram relatados anemia e fígado gorduroso aumentado.

Deficiência de ácidos graxos essenciais ω-3

O primeiro relato de deficiência de EFA ω-3 foi o de uma menina de 7 anos com ressecção intestinal extensiva, que recebeu NPT rica em ácidos graxos ω-6, mas pobre em ω-3. As alterações neurológicas incluíam parestesia, fraqueza, incapacidade para andar, dor nas pernas e visão turva.[58] Relatou-se que tais alterações responderam a mudanças no tratamento, mas é possível que outras deficiências, incluindo a deficiência de vitamina E, possam ter sido responsáveis. Outros possíveis casos foram relatados desde então e foram submetidos à revisão.[59] Atualmente, parece que os sintomas dos dois tipos de deficiência de ácidos graxos são bastante distintos.

Minerais

Cálcio

Hipocalcemia

Os sinais e sintomas dos distúrbios básicos estão presentes na hipocalcemia. A hipocalcemia verdadeira (i. e., com cálcio ionizado em valor abaixo do normal) em condições clínicas é raramente causada pela ingestão inadequada de cálcio; mas, ao contrário, por distúrbios do metabolismo do cálcio, envolvendo a glândula paratireoide, calcitriol, e, em lactentes e crianças, calcitonina. A hipocalcemia afeta o sistema nervoso com depressão e psicose, progredindo para demência ou encefalopatia. A síndrome mais característica é a tetania, que consiste em (a) parestesia em torno dos lábios, da língua, dos dedos e pés; (b) espasmo carpopedal, que resulta em "mão de obstetra" ou sinal de Trousseau, uma deformidade que pode ser dolorosa e prolongada (Fig. 57.2G); (c) dor muscular generalizada e (d) espasmo dos músculos faciais. No estágio inicial da tetania latente, a irritabilidade neuromuscular pode ser descoberta por testes de estimulação. O sinal de Chvostek é a contração do músculo facial em resposta a uma batida leve no nervo facial. O sinal de Trousseau é um espasmo carpopedal induzido pela restrição da oferta de sangue a um membro, por um torniquete ou elevação acima da pressão sistólica com um manguito de pressão arterial aplicado por três minutos ou menos. A catarata raramente é a característica mais precoce.

Em cerca de 80% dos bebês com baixo peso ao nascer, a osteopenia pode ser diagnosticada radiologicamente e o raquitismo é muito menos comum.[60] Nos neonatos e lactentes mais velhos, a tetania pode se manifestar como movimentos involuntários, rítmicos, focais e mioclônicos, algumas vezes seguidos por convulsões, cianose e insuficiência cardíaca. Os espasmos musculares e o laringismo estriduloso podem ocorrer em crianças pequenas.

Osteoporose. A insuficiência de cálcio, especialmente durante o crescimento, quando a massa óssea está se desenvolven-

do, e na fase adulta, é um fator de risco para a osteoporose. É comum nos idosos, especialmente em mulheres brancas após a menopausa. Ocorrem deformidades dos ossos, dor localizada e fraturas. Pode haver coexistência da osteomalacia. A deformidade mais comum é a perda da altura causada pelo colapso vertebral, que responde pela maior parte das dores. As fraturas da cabeça do fêmur e a fratura de Colle acima do pulso são as mais normalmente precipitadas por traumas, que podem ser triviais em pessoas idosas com osteoporose.
Raquitismo por deficiência de cálcio. O raquitismo verdadeiro pode ser produzido pela deficiência dietética de cálcio na presença de estados nutricionais normais de vitamina D.[61] Tais casos respondem melhor à terapia apenas com cálcio do que à suplementação de apenas vitamina D.[62]

Hipercalcemia

A hipercalcemia tem várias causas, incluindo hiperparatireoidismo e tumores malignos. Produz sintomas complexos que são, até certo ponto, característicos. Os sintomas gastrintestinais incluem anorexia, náuseas, vômitos, constipação, dor abdominal e no íleo. O envolvimento do sistema renal produz poliúria, noctúria, polidipsia, formação de pedras e, algumas vezes, hipertensão e sintomas de uremia. Ocorrem fraqueza muscular e miopatia. A doença em estado mais avançado, que causa psicose, delírio, estupor e coma, pode ser fatal.
Toxicidade. A hipercalcemia causada por ingestão excessiva de cálcio é incomum mesmo naqueles que ingerem grandes doses de suplementos de cálcio. Contudo, a combinação de suplementos de cálcio com bicarbonato de sódio aumenta o risco de nefrolitíase.

Fósforo

Hipofosfatemia

A hipofosfatemia (concentração de fostato sérico < 0,71 mmol/L ou 2,2 mg/dL) pode ocorrer com ou sem um decréscimo significativo do fosfato total corporal. A hipofosfatemia aguda, sem a depleção do fosfato total corporal, ocorre em qualquer circunstância de estimulação da glicólise anaeróbica, como na infusão de glicose hipertônica (p. ex., NPT), especialmente em pacientes caquéticos, sem a reposição adequada de fosfato. Esse fato resulta em rápido desvio do fosfato inorgânico sérico para o interior das células, o que causa uma queda dos níveis de fosfato sérico e uma potencial depleção nos níveis de difosfato de adenosina e prejudica múltiplos processos metabólicos que necessitam de fosfato, o que inclui a glicólise. O fosfato sérico acentuadamente diminuído (geralmente < 0,30 mmol/L ou 0,93 mg/dL), para o qual os pacientes caquéticos estão particularmente em risco, pode causar a síndrome da realimentação, que consiste na hiperglicemia grave, fraqueza, paralisia muscular, insuficiência cardiorrespiratória, e, se não tratada prontamente, morte.[63]
Depleção do fosfato total corporal. A depleção do fosfato total corporal ocorre junto da perda de nitrogênio total corporal como resultado de várias doenças que levam à perda excessiva tanto pelas fezes (p. ex., má-absorção, deficiência de vitamina D) como pela urina (p. ex., hiperparatireoidismo, acidose tubular renal congênita ou induzida por medicamentos, depleção grave de potássio). No controle da doença renal avançada, a administração de géis que ligam fosfato, com o objetivo de reduzir a absorção, em associação com a restrição do fosfato dietético, pode levar à deficiência sintomática de fosfato.[64,65]

Toxicidade

A hiperfosfatemia crônica (fosfato sérico > 5 mg/dL) é um problema em doenças renais avançadas e em hipoparatireoidismo. Essas indicações são potencialmente graves por causa da calcificação dos tecidos moles.

Potássio

Deficiência (hipocalemia)

A hipocalemia grave (potássio sérico < 3 mmol/L ou < 3 mEq/L) pode causar fraqueza muscular que leva à insuficiência respiratória, íleo paralítico (adinâmico), hipotensão e tetania. A nefropatia por perda de potássio resulta em poliúria com polidipsia secundária. Os efeitos cardíacos são particularmente prováveis em pacientes que recebem digitálicos. O eletrocardiograma é característico, com depressão do segmento S-T, aumento da amplitude da onda U e amplitude da onda T menor do que a da onda U, no mesmo condutor. Ocorrem contrações atriais e ventriculares prematuras e taquiarritmias ventriculares e atriais.

Toxicidade (hipercalemia)

Estados oligúricos agudos são, com frequência, responsáveis pela hipercalemia, mas a ingestão excessiva ou a infusão podem produzir sintomas, mesmo na presença de função renal normal. A toxicidade cardíaca, de consequências graves, inicia-se com o encurtamento do intervalo Q-T do eletrocardiograma e ondas altas com pico em T. A toxicidade progressiva, com níveis séricos de potássio acima de 6,5 mmol/L (> 6,5 mEq/L) causa arritmias nodal e ventricular, ampliação do complexo QRS, prolongamento do intervalo PR e desaparecimento da onda P e, finalmente, a degeneração do complexo QRS com assistolia ventricular ou fibrilação e morte.

Magnésio

Deficiência (hipomagnesemia)

Em estudos de depleção em seres humanos, assim como na prática clínica, quando a hipomagnesemia (definida como valores de magnésio séricos < 1,5 mEq/L, < 1,9 mg/dL) progride para valores inferiores a 1,0 mEq/L, ela é frequentemente acompanhada por hipocalcemia e hipocalemia.

Os sinais e sintomas iniciais tanto da deficiência experimental como clínica são fundamentalmente neuromusculares: sinais de Trousseau e Chvostek, fasciculação muscular, tremores, espasmos musculares, alterações de personalidade, anorexia, náuseas e vômitos. Apesar de a hipocalcemia estar presente na deficiência de magnésio grave, os reflexos profundos do tendão são normais ou diminuídos. A ingestão dietética de magnésio diminuída foi associada ao prejuízo da função pulmonar e à respiração ruidosa.[66] As convulsões ou o coma na infância são, algumas vezes, associados com a deficiência de magnésio. Em algumas situações clínicas, o magnésio sérico pode estar dentro de limites normais, apesar das evidências de depleção celular e tecidual.

Toxicidade (hipermagnesemia)

Náusea e vômitos podem aparecer em pessoas com níveis séricos de magnésio maiores que 3 mEq/L. Com níveis mais altos que 5 mEq/L, desaparecem os reflexos profundos dos tendões e ocorrem anormalidades eletrocardiográficas (intervalo PR mais prolongado, ampliação do complexo QRS e aumento da amplitude da onda T). Pode ocorrer hipotensão, depressão respiratória, narcose e, finalmente, parada cardíaca na presença de níveis maiores que 8 mEq/L.

Iodeto (iodo)

Deficiência

A hipertrofia da glândula tireoide é o sinal clínico mais comum da deficiência de iodeto. Quando essa deficiência é resultado de falta de iodo, esse estado é denominado de bócio simples, coloide, endêmico ou eutireoideo. É mais comum nas mulheres e é frequentemente observado no início da puberdade, durante a gravidez ou na menopausa. Na fase inicial, a hipertrofia é suave, simétrica e lisa; posteriormente, podem aparecer nódulos múltiplos e cistos. Muitos pacientes são eutireoideos, alguns apresentam hipertireoidismo e raramente ocorre hipotireoidismo.

O bócio endêmico grave é frequentemente acompanhado por cretinismo. O cretinismo endêmico ocorre em duas formas distintas, mixedematoso e neurológico, que podem coexistir.[67] Em muitas regiões do mundo, a forma neurológica é consideravelmente a mais comum.

Recentemente, a atenção foi direcionada aos efeitos da deficiência de iodo nos primeiros anos de vida.[68] A deficiência de iodo é responsável por parte dos casos de natimortos, abortos espontâneos, más-formações congênitas e mortes neonatais. O crescimento físico e o desenvolvimento mental são prejudicados no início da infância.

Toxicidade

A ingestão prolongada excessiva de iodo leva, finalmente, ao bócio iodeto e mixedema, especialmente em pacientes com tireoidite de Hashimoto preexistente.

Ferro

Deficiência

A deficiência de ferro tem seu impacto principal em vários sistemas, por meio da redução da oxigenação dos tecidos por causa da diminuição da concentração de hemoglobina. O quadro clínico depende da rapidez de desenvolvimento da anemia e de sua gravidade.

A anemia hipocrômica microcítica típica, de início insidioso, manifesta-se como aumento de fadiga e palidez leve, mais bem observadas nas membranas mucosas. Posteriormente, os sinais e sintomas cardiorrespiratórios incluem dispneia por esforço, taquicardia, palpitações, angina, claudicação, cãibras noturnas, aumento da pulsação arterial e capilar, ruídos cardíacos, hipertrofia cardíaca reversível e, se ocorrer insuficiência cardíaca, crepitações basais, edema periférico e ascite. O envolvimento neuromuscular é evidenciado por dores de cabeça, ruídos nos ouvidos, vertigens, cãibras, fraqueza, aumento da sensibilidade ao frio e hemorragia da retina. Os sintomas gastrintestinais incluem: anorexia, náuseas, constipação e diarreia. Podem ocorrer febre de baixa intensidade, irregularidade menstrual, frequência urinária e perda da libido.

A deficiência de ferro por si só tem determinadas características normalmente não associadas com outras formas de anemia. É comum a presença de glossite não específica com perda quase completa das papilas filiformes. A estomatite angular é menos frequente. Unhas esponjosas (coiloníquias) são características de deficiência de ferro prolongada. A síndrome de Patterson-Kelly (Plummer-Vinson) é a associação da anemia por deficiência de ferro, glossite, disfagia e acloridria, geralmente observada em mulheres de meia-idade, mas muito menos comum do que ocorria anteriormente. Em casos graves, podem ocorrer emaranhados pós-cricoides e alterações malignas nesta região. Sinais de deficiência de algumas vitaminas do grupo B estão também frequentemente presentes. A presença de pica (geofagia) é uma característica ocasional. Mesmo a deficiência branda de ferro é considerada importante na diminuição da eficiência no trabalho.[69] Em lactentes e crianças jovens, o desenvolvimento psicomotor mostra-se prejudicado, mas melhora após suplementação de ferro em crianças anêmicas.[70]

Toxicidade

A intoxicação aguda causa vômitos, dor abdominal superior, palidez, cianose, diarreia, torpor e choque. A morte pode ocorrer em crianças pelo equívoco do consumo de tabletes de ferro tomados por doces.

A toxicidade crônica (hemocromatose, supercarga de ferro) afeta muitos tecidos. O diabetes, característica frequentemente apresentada, desenvolve-se, eventualmente, em cerca de 80% dos pacientes. A pele tem uma cor cinza-azulada característica. O fígado torna-se hipertrofiado e, então, cirrótico, e pode haver desenvolvimento de hepatoma em cerca de 30% dos pacientes com cirrose. A cardiomiopatia leva à insuficiência cardíaca em cerca de 50% dos pacientes, e aberrações mentais podem ocorrer. A insuficiência da pituitária pode causar atrofia dos testículos e perda da libido. A hemossiderose focal danifica pulmões e rins.

Cobre

Deficiência

As principais características da deficiência de cobre são: anemia hipocrômica (não responsiva à terapia com ferro), neutropenia e osteoporose. Os achados radiológicos precoces são a osteoporose das metáfises e epífises e o atraso da idade óssea. Os achados típicos são o aumento da densidade da zona provisória de calcificação e a depressão com esporões em forma de foice na região metafisária. Outras anormalidades do esqueleto incluem formação de camadas no periósteo e fraturas submetafisárias e das costelas.

Os lactentes prematuros são especialmente vulneráveis e mostram os seguintes sinais: palidez, pigmentação diminuída da pele e dos pelos, veias superficiais salientes, lesões de pele que lembram dermatites seborreicas, falhas de desenvolvimento, diarreia e hepatosplenomegalia. Alguns pacientes apresentam características que sugerem dano ao sistema nervoso central, o que inclui hipotonia, apatia, retardo psicomotor, falta aparente de respostas visuais e episódios apneicos.

A forma mais extrema é verificada na doença de Menkes, doença do *steely hair* (dos pelos de aço),[71] uma doença complexa fatal ligada ao cromossomo X de lactentes do sexo masculino, na qual há tanto falhas na absorção de cobre como, consequentemente, impossibilidade para formar cuproproteínas funcionais. A interferência com a ligação cruzada da elastina e do colágeno, resultado de disfunção da lisil oxidase, é responsável por muitas das características: ruptura prematura das membranas, que leva ao parto prematuro; pele e articulações frouxas; elongação e dilatação das artérias principais, que resultam em ruptura e hemorragia; espessamento da camada subíntima com oclusão parcial das artérias principais; hérnias e divertículos da bexiga e ureteres, o que causa infecções recorrentes ou rupturas e osteosporose. A falta de pigmentação da pele e dos pelos e a torção espiral anormal (pelos retorcidos) e a fragilidade dos pelos fazem parte das características da aparência dos bebês afetados. O desenvolvimento neurológico raramente progride além de 6 a 8 semanas, e mesmo estas funções são perdidas durante os meses seguintes. A ataxia é surpreendente nos casos brandos. O cobre parenteral aumenta o cobre sérico e a ceruloplasmina, mas não melhora a doença oculta.

Toxicidade

A toxicidade aguda resultou da ingestão de soluções de sais de cobre, da contaminação dos sistemas de abastecimento de água ou de líquidos de diálise contaminados, especialmente em pessoas com obstrução biliar. Em casos graves, são encontradas evidências de insuficiência hepática ou renal (ou ambos). A ceruloplasmina, uma proteína que contém cobre e que também é um reagente da fase aguda, pode aumentar 2 ou 3 vezes além do normal em vários estados inflamatórios e em diabetes, doença cardiovascular, uremia e trauma.

Na doença de Wilson (degeneração hepatolenticular) a proteína de Wilson, ATP7B, está deficiente, e geralmente causa cirrose, depósitos no cérebro (o que resulta em tremores, movimentos coreoatetoides, rigidez, disartria, e, eventualmente, demência), anemia, insuficiência renal, com alterações características no olho (o anel de Kayser-Fleischer).

Zinco

Deficiência

O primeiro relato de deficiência de zinco ocorreu no Irã e envolveu uma síndrome caracterizada por nanismo, hipogonadismo, anemia, hepatosplenomegalia, pele seca e áspera e letargia associada à geofagia.[72] Em um quadro semelhante no Egito, o parasitismo pareceu apresentar um papel importante. Verificou-se que a hipogeusia (diminuição do paladar) e o retardo do crescimento, em crianças normais em todos os outros aspectos, respondia à suplementação com zinco em regiões da América do Norte.[73] A suplementação de zinco em mulheres grávidas com níveis de zinco plasmático relativamente baixos foi associada a nascimentos de bebês com maiores pesos e circunferências da cabeça.[74]

Casos clínicos de deficiência de zinco foram relatados com várias manifestações, dependendo da gravidade da depleção e de outros fatores. Além dos fatores mencionados anteriormente, outros incluem dermatoses, deficiências imunológicas, glossite, fotofobia e perda de adaptação ao escuro e retardo na cicatrização de feridas. Os fatores desencadeadores incluem síndrome do intestino curto (Fig. 57.1H), alcoolismo com doença pancreática e hepática, anemia de células falciformes, determinadas medicações quelantes e acrodermatite genotípica enteropática, perdas intestinais através de fístula e quantidades inadequadas de zinco em líquidos de nutrição parenteral.

A NPT com suplementação inadequada de zinco tem causado ocasionalmente uma síndrome de deficiência aguda que consiste de diarreia, depressão mental, alopecia e dermatose, geralmente em torno de órbitas, nariz e boca.[75] A perda de zinco por meio de fístula intestinal foi responsável pelo desenvolvimento de lesões cutâneas em torno da boca, palmas (pústulas estéreis) e pontos de pressão nas mãos e nos cotovelos em uma criança de 6 anos de idade com linfoma não Hodgkin (Fig. 57.2H) e que responderam rapidamente à adição de zinco.

A acrodermatite enteropática, um distúrbio recessivo autossômico causado por um defeito na absorção de zinco, é caracterizada por dermatite extensa, retardo do crescimento, diarreia, perda de pelos e paroníquia. As alterações de pele lembram, de alguma forma, aquelas observadas no kwashiorkor,[76] mas as alterações de pele na deficiência de zinco têm uma aparência típica: a distribuição é frequentemente acroorificial, geralmente envolve também as áreas de curvatura e de fricção e pode se tornar generalizada. Podem também estar presentes lesões eczematoides, na forma de psoríase, vesículobolhosas ou pustulares. As lesões iniciais da pele são avermelhadas e brilhantes, máculas e placas não escamosas.

Toxicidade

A ingestão de grandes quantidades de zinco, geralmente a partir de alimentos e bebidas ácidas armazenados em recipientes galvanizados, ou consumo de altas doses de suplementos de zinco por longo período, causou vômito e diarreia. A administração intravenosa acidental de 1,5 g mostrou-se letal.

Fluoreto

Deficiência

Ainda não se comprovou que o flúor seja um elemento essencial para o homem, mas esse elemento tem um papel essencial na mineralização óssea e no endurecimento do esmalte dos dentes. Regiões onde o teor de flúor na água de abastecimento é baixo apresentam altas taxas de incidência de cáries dentárias. A fluoretação da água ou o uso de pastas de dente suplementadas com flúor estão associados a uma queda significativa das taxas de incidência das cáries dentárias.

Toxicidade (fluorose)

A fluorose está associada a altos níveis (> 10 ppm) de flúor na água potável. A fluorose é mais evidente nos dentes permanentes, que se desenvolveram durante a alta ingestão de flúor. Os dentes decíduos são afetados apenas diante de níveis muito altos. As alterações mais precoces, placas brancas como giz e irregularmente distribuídas na superfície do esmalte, tornam-se infiltradas por manchas amarelas ou marrons, dando origem à aparência característica "mosqueada" (Fig. 57.1G). A fluorose mais grave também causa falhas no esmalte dentário. A ingestão crônica de quantidades muito grandes de fluoreto (> 5 mg/dia), durante anos, pode levar a fluorose do esqueleto que incapacita o sujeito, ao progredir de um enrijecimento ocasional ou de dor nas articulações para uma dor crônica e uma osteoporose dos ossos longos. Este estado raro está associado ao consumo de água de poço altamente fluoretada.[77]

Selênio

Deficiência

Duas síndromes foram descritas na China, onde o solo carece de selênio. A primeira é a doença de Keshan, assim denominada por causa do local de origem, que consiste de uma cardiomiopatia altamente fatal que afeta, principalmente, crianças jovens e mulheres em idade fértil. Relatou-se uma resposta adequada à suplementação com selênio.[78] A outra síndrome, conhecida como doença de Kashin-Beck, caracteriza-se pela osteoartrite durante a pré-adolescência ou adolescência e resulta em nanismo e deformidades nas junções decorrentes de anormalidades de cartilagem.[79] Entretanto, as evidências para o papel do selênio são atualmente questionáveis; podem estar relacionadas à deficiência de iodo ao invés de selênio.[80] A deficiência de selênio foi relatada em pacientes que receberam NPT por período prolongado antes da adição de selênio às soluções de NPT se tornar rotina.[81] As características incluíam cardiomiopatia grave, com necrose localizada, dor e sensibilidade muscular, discromotriquia, leito ungueal branco e macrocitose.

Toxicidade

Suspeitou-se da ocorrência de selenose endêmica, há muito reconhecida em animais, em algumas comunidades e, de maneira mais convincente, na China.[82] Os sinais mais frequentemente observados foram a perda de cabelos e unhas. As lesões de pele e a polineurite foram atribuídas com menos segurança à toxicidade ao selênio. Alopecia e alterações nas unhas ocorreram pelo consumo de um suplemento vendido diretamente e que contém quantidades excessivas de selênio.[83]

Cromo

Deficiência

Perda de peso, neuropatia periférica e intolerância à glicose, que eram revertidas com a terapia crônica, foram relatadas em pacientes que receberam NPT por tempo prolongado.[84,85]

Toxicidade

A toxicidade resulta, geralmente, do contato direto ou da inalação na indústria. Pode resultar em úlceras causadas pelo cromo nas mãos e na perfuração do septo nasal. Também pode ocorrer câncer de pulmão, mas apenas após exposição a compostos hexavalentes.

Molibdênio

Deficiência

Foi relatada, em mais de vinte pacientes, a deficiência de um cofator autossômico recessivo do molibdênio, que resulta em deficiências de xantina oxidase e de sulfito oxidase.[86] Ocorre dano cerebral grave, as convulsões são frequentes e cerca de metade dos pacientes não consegue sobreviver além do início da infância.

Apenas um caso muito bem definido relacionado com a NPT prolongada foi relatado até hoje, envolvendo taquicardia, taquipneia, dor de cabeça, cegueira noturna, escotomas centrais, náuseas, vômitos, letargia, desorientação e coma.[87] Esses sinais e sintomas foram revertidos com 300 μg/dia de molibdênio e a excreção urinária de quantidades anormais de metionina foi bastante reduzida.

Toxicidade

Níveis sanguíneos elevados de molibdênio, resultante da ingestão de 10 a 15 mg/dia, foram associados à hiperuricemia e à síndrome semelhante à gota, na Armênia, em 1961.[88] Contudo, outros autores não foram capazes de confirmar esses efeitos do molibdênio.[26]

Manganês

Deficiência

Um caso não comprovado de deficiência humana foi relatado como tendo ocorrido quando o manganês foi inadvertidamente omitido de uma dieta experimental fornecida a um voluntário. Os sinais clínicos incluíam: perda de peso, dermatite transiente, náuseas e vômitos, alterações da cor dos pelos e crescimento lento do cabelo.[89]

Toxicidade

A toxicidade do manganês é normalmente relatada naqueles sujeitos que trabalham na mineração ou no refino do minério. Os primeiros sinais incluem insônia, depressão e delírio, seguidos de anorexia, artralgia e fraqueza. Eventualmente, ocorrem alterações semelhantes àquelas do parkinsonismo e da doença de Wilson. Água de poços que contêm alto teor de manganês pode ser responsabilizada pela ocorrência da síndrome parkinsoniana.[90] O manganês acumula-se nos gânglios basais de pacientes com obstrução biliar e cirrose hepática e sugeriu-se que esse fato pode estar associado à ocorrência de encefalopatia nesses pacientes.[91] O excesso de manganês está associado com sinais de intensidade alta no gânglio basal em imagem de varredura por ressonância magnética.

Referências bibliográficas

1. Black RD, Allen LH, Bhutta ZA et al. Lancet 2008;371:243-60.
2. Hathcock JN. Am J Clin Nutr 1997;66:427-37.
3. McLaren DS. Nutritional Ophthalmology. New York: Academic Press, 1980.
4. Sommer A, West KP Jr. Vitamin A Deficiency, Health, Survival and Vision. New York: Oxford University Press, 1996.
5. Sommer A, Hussaini G, Muhilal et al. Am J Clin Nutr 1980;33: 887-91.
6. Sommer A, Emran N, Tamba T. Am J Ophthalmol 1979; 87:330-3.
7. Teng KH. Ophthalmologica 1959;137:81-5.
8. International Vitamin A Consultative Group. The Symptoms and Signs of Vitamin A Deficiency and Their Relationship to Applied Nutrition. Washington, DC: International Vitamin A Consultative Group, 1981.
9. Hathcock JN, Hattan DG, Jenkins MY et al. Am J Clin Nutr 1990;52:183-202.
10. Lammer EJ, Chen DT, Hoar RM et al. N Engl J Med 1985;313: 837-41.
11. Rothman KJ, Moore LL, Singer MR et al. N Engl J Med 1995; 333:1369-73.
12. Michaelsson K, Lithel H, Vessly B et al. N Engl J Med 2003;384: 287-94.
13. Melhus H, Michaelsson K, Kindmark A et al. Ann Intern Med 1998;129:770-8.
14. Feskanich D, Singh V, Willett C et al. JAMA 2002;287:47-54.
15. Train JJA, Yates RW, Sury MRJ. BMJ 1995;310:48-9.
16. Blau EB. Lancet 1996;347:626.
17. Glenrup H, Mikkelsen K, Poulsen L et al. Calcif Tissue Int 2000;66:419-24.
18. Black JA, Bonham Carter JE. Lancet 1963;2:745-9.
19. Rosenberg RN. N Engl J Med 1995;333:1351-2.
20. Johnson L, Bowen FW Jr, Abbasi S et al. Pediatrics 1985;75:619-38.
21. Miller ER 3rd, Pastor-Barriuso R, Dalal D et al. Ann Intern Med 2005;142:37-46.
22. Shearer MJ. Lancet 1995;345:229-34.
23. American Academy of Pediatrics Committee on Fetus and Newborn. Pediatrics 2003;112:191-2.
24. Pettifor JM, Benson R. J Pediatr 1975;86:459-62.
25. Feskanich D, Weber P, Willett WC et al. Am J Clin Nutr 1999; 69:74-9.
26. Food and Nutrition Board, Institute of Medicine. Dietary Reference Intakes for Vitamin A, Vitamin K, Arsenic, Boron, Chromium, Copper, Iodine, Iron, Manganese, Molybdenum, Nickel, Silicon, Vanadium, and Zinc. Washington, DC: National Academy Press, 2001:187.
27. Campbell CH. Lancet 1984;2:446-9.
28. Jeffrey FE, Abelmann WH. Am J Med 1971;50:123-8.
29. Haas RH. Annu Rev Nutr 1988;8:483-515.
30. Editorial. Lancet 1990;2:912-3.
31. Victor M, Adams RD, Collins GH. The Wernicke-Korsakoff Syndrome. Oxford: Blackwell, 1971.
32. Seehra H, MacDermott N, Lascelles RG et al. BMJ 1996; 312:434.
33. Jelliffe DB. Infant Nutrition in the Tropics and Subtropics. 2nd ed. Geneva: World Health Organization, 1968.
34. Food and Nutrition Board, Institute of Medicine. Dietary Reference Intakes for Thiamin, Riboflavin, Niacin, Vitamin B6, Folate, Vitamin B12, Pantothenic Acid, Biotin, and Choline. Washington, DC: National Academy Press, 2000:81.
35. Stephens JM, Grant R, Yeh CS. Am J Emerg Med 1992;10:61-3.
36. Lopez R, Cole HS, Montoya MF et al. J Pediatr 1975;87:420-2.
37. Food and Nutrition Board, Institute of Medicine. Dietary Reference Intakes for Thiamin, Riboflavin, Niacin, Vitamin B6, Folate, Vitamin B12, Pantothenic Acid, Biotin, and Choline. Washington, DC: National Academy Press, 2000:115.
38. Hankes LV, Nicotinic acid and nicotinamide. In: Machlin LJ, ed. Handbook of Vitamins. New York: Marcel Dekker, 1984:329-77.
39. Mueller JE, Vilter RW. J Clin Invest 1950;29:193-201.
40. Snyderman SE, Holt LE, Carretero R et al. Am J Clin Nutr 1953;1:200.
41. Bessey OA, Adam DJ, Hansen AE. Pediatrics 1957;20:33-44.
42. Weintraub LR, Conrad ME, Crosby WH. N Engl J Med 1966; 275:169-76.
43. Schaumberg H, Kaplan J, Windebank A et al. N Engl J Med 1983;309:445-8.
44. Mock DM, DeLorimer AA, Leberman WM et al. N Engl J Med 1981;304:820-3.
45. Innis SM, Allardyce DB. Am J Clin Nutr 1983;37:185-7.
46. Higginbottom MC, Sweetman K, Nyhan WL. N Engl J Med 1978;299:317-20.
47. MRC Vitamin Study Research Group. Lancet 1991;338:131-7.
48. George L, Mills JL, Johansson ALV et al. JAMA 2002;288:1867-73.
49. Food and Nutrition Board, Institute of Medicine. Dietary Reference Intakes for Thiamin, Riboflavin, Niacin, Vitamin B6, Folate, Vitamin B12, Pantothenic Acid, Biotin, and Choline. Washington, DC: National Academy Press, 2000:283.
50. Rothenberg SP, daCosta MP, Sequeira J et al. N Engl J Med 2004;350:134-42.
51. Erbe RW, Salis RJ. N Engl J Med 2003;349:5-6.
52. Hodges RF, Hood J, Canham JE et al. Am J Clin Nutr 1971; 24:432-43.
53. Food and Nutrition Board, Institute of Medicine. Dietary Reference Intakes for Thiamin, Riboflavin, Niacin, Vitamin B6, Folate, Vitamin B12, Pantothenic Acid, Biotin, and Choline. Washington, DC: National Academy Press, 2000:396.
54. Zeisel SH, da Costa KA, Franklin PD et al. FASEB J 1991; 5:2093-98.
55. Buchman AC, Ament ME, Sobel M et al. JPEN J Parenter Enteral Nutr 2001;25:260-68.
56. Buchman AL, Sobel M, Brown M et al. JPEN J Parenter Enteral Nutr 2001;25:30-35.
57. Fleming CR, Smith LM, Hodges RE. Am J Clin Nutr 1976; 29:976-83.
58. Holman RT, Johnson SB, Hatch TF. Am J Clin Nutr 1982; 35:617-23.
59. Anderson GJ, Connor WE. Am J Clin Nutr 1989;49:585-7.
60. Bentur L, Alon U, Berant M. Pediatr Rev Commun 1987;1: 291-310.
61. Bishop N. N Engl J Med 1999;341:602-4.
62. Thacher TD, Fischer PR, Pettifor JM et al. N Engl J Med 1999;341:563-8.
63. Weinsier RL, Krumdieck CL. Am J Clin Nutr 1981;34:393-9.

64. Knochel JP. N Engl J Med 1985;313:447–9.
65. Berner YM, Shike M. Annu Rev Nutr 1988;8:121–48.
66. Britton J, Pavord I, Richards K et al. Lancet 1994;344:357–62.
67. Hetzel BS, Hay ID. Clin Endocrinol 1979;11:445–60.
68. Hetzel BS, Dunn JT. Annu Rev Nutr 1989;9:21–38.
69. Andersen HT, Barkve H. Scand J Clin Lab Invest Suppl 1970; 25:1–62.
70. Slotzfus RJ, Kvalsvig JD, Chwaya HN et al. BMJ 2001;323:1389–96.
71. Danks DM. Annu Rev Nutr 1988;8:235–57.
72. Prasad AS. BMJ 2003;326:409–10.
73. Hambidge KM, Krebs NF, Walravens PA. Nutr Res 1985;1:306–16.
74. Goldenberg RL, Tamura T, Neggers Y. JAMA 1995;274:463–8.
75. Younaszai HD. JPEN J Parenter Enteral Nutr 1983;7:72–4.
76. Golden MHN, Golden BE. Am J Clin Nutr 1981;34:900–8.
77. National Research Council. Health Effects of Ingested Fluoride. Washington, DC: National Academy Press, 1993.
78. Chen X, Yang G, Chen J et al. Biol Trace Elem Res 1980;2:91–107.
79. Mo D. Pathology and selenium deficiency in Kashin-Beck disease. In: Combs GF Jr, Levander OA, Oldfield JE, eds. Selenium in Biology and Medicine. New York: Van Nostrand Reinhold, 1987:924–33.
80. Moreno-Reyes R, Mathieu F, Boelaert M et al. Am J Clin Nutr 2003;78:137–44.
81. Vinton NE, Dahlstrom KA, Strobel CT et al. J Pediatr 1987; 111:711–7.
82. Yang G, Wang S, Zhou R et al. Am J Clin Nutr 1983;37:872–81.
83. Centers for Disease Control. MMWR Morb Mortal Wkly Rep 1984;33:157–8.
84. Jeejeebhoy KN, Chu RC, Marliss EB et al. Am J Clin Nutr 1977; 30:531–8.
85. Verhage AH, Cheong WK, Jeejeebhoy KN. JPEN J Parenter Enteral Nutr 1996;20:123–7.
86. Rajagopalan KV. Annu Rev Nutr 1988;8:401–27.
87. Abumrad NN, Schneider AJ, Steele D et al. Am J Clin Nutr 1981;34:2551–9
88. Kovalski VV, Yatovaya GA, Shmavonyau DM. Zh Obshch Biol 1961;22:179.
89. Doisy EA Jr. Effects of deficiency in manganese upon plasma and cholesterol in man. In: Hoekstra WG, Suttie JW, Ganther HE et al, eds. Trace Element Metabolism in Animals, vol 2. Baltimore: University Park Press, 1974:668–70.
90. Kondakis XG, Makris N, Leotsinidis M et al. Arch Environ Health 1989;44:175–8.
91. Krieger D, Krieger S, Jansen O et al. Lancet 1995;346:270–4.

Sugestões de leitura

Black RD, Allen LH, Bhutta ZA et al. Maternal and child undernutrition: global and regional exposures and health consequences. Lancet 2008;371:243–60.

McLaren DS. A Colour Atlas and Text of Diet-Related Diseases. 2nd ed. London: Wolfe, 1992.

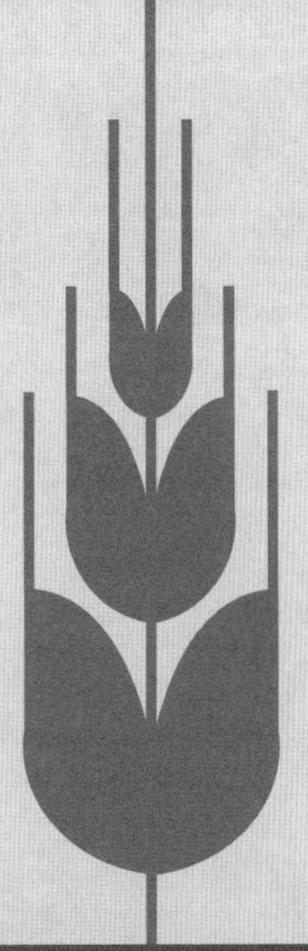

PARTE IV

PREVENÇÃO E TRATAMENTO DE DOENÇAS

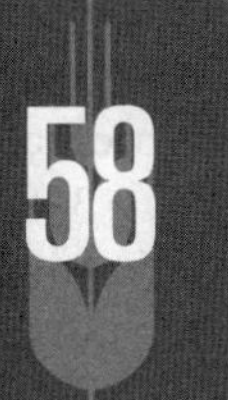

58 Obesidade: epidemiologia, etiologia e prevenção*

Sarit Polsky, Victoria A. Catenacci, Holly R. Wyatt e James O. Hill

O desenvolvimento da obesidade em um determinado indivíduo depende de uma interação complexa entre fatores genéticos, ambientais e comportamentais que agem no equilíbrio energético (i. e., ingestão energética, gasto energético ou reservas energéticas). A obesidade sempre existiu entre a população ao longo da história, mas foi somente nas gerações mais recentes que aumentou de tal maneira que os especialistas em saúde pública dos Estados Unidos passaram a denominá-la epidemia.[1] Esse aumento rápido da prevalência da obesidade na sociedade chamou a atenção não só dos profissionais de saúde como também da mídia, dos empregadores, das escolas, da indústria privada e dos criadores de políticas públicas. A obesidade é um dos maiores fatores que causam mortes passíveis de prevenção nos Estados Unidos e representa um grande desafio na área da saúde pública. O fato de estar associada a várias outras doenças crônicas transformou-a no principal problema de saúde da atualidade. Este capítulo trata das razões pelas quais a obesidade se desenvolve nos indivíduos e na sociedade.

Epidemiologia da obesidade

Consequências de um metabolismo ancestral em um mundo moderno

Estima-se que os genes envolvidos na regulação do peso corporal evoluíram entre 200 mil e um milhão de anos atrás, em um tempo que os fatores ambientais que controlavam as atividades físicas e a obtenção de alimento habitual era extremamente diferente.[2] O rápido aumento na prevalência global da obesidade ocorreu em um espaço de tempo curto demais para que uma mudança no *pool* genético fosse possível, achado que sugere que fatores ambientais sejam responsáveis pelo ganho de peso. Os seres humanos evoluíram em um ambiente de escassez, no qual altos níveis de atividade física eram necessários para sobreviver e obter alimento. A inanição era a maior ameaça, não a obesidade. Os mecanismos fisiológicos eram úteis para evitar a perda de peso, mas não o ganho. As habilidades de conservação e de armazenamento de energia eram fundamentais à sobrevivência; reservas ineficazes de energia e atividades físicas supérfluas e excessivas eram mal-adaptativas.

Com o passar do tempo, o mundo moderno se transformou em um ambiente com variedades inesgotáveis de alimentos baratos, fartos, palatáveis e de alta densidade energética e de avanços tecnológicos feitos para diminuir a atividade física. Como resultado, o ambiente atual apresenta uma forte e constante propensão para promover o equilíbrio energético positivo e a obesidade. Nossa fisiologia não se desenvolveu para se opor a essas pressões ambientais, logo o recente aumento da prevalência da obesidade na população pode ser atribuído à disparidade entre a fisiologia e o meio ambiente.

Taxas globais de obesidade

A Organização Mundial da Saúde (OMS) estimou que o número de adultos obesos no mundo aumentou em 50% de 1980 a 2011, alcançando, aproximadamente, 500 milhões.[3] Estima-se que, em 2010, 43 milhões de crianças com menos de 5 anos em todo o mundo estavam acima do peso, com 8

*__Abreviaturas__: **AD-36**, adenovírus-36; **ETA**, efeito térmico do alimento; **GER**, gasto energético em repouso; **GERA**, gasto energético relacionado à atividade física; **GET**, gasto energético total; **HFCS**, xarope de milho rico em frutose; **IMC**, índice de massa corporal; **MCR4**, receptor de melanocortina tipo 4; **NHANES**, National Health and Nutrition Examination Survey (Pesquisa Nacional sobre Saúde e Nutrição dos Estados Unidos); **OMS**, Organização Mundial da Saúde; **SPW**, síndrome de Prader-Willi; **TMB**, taxa metabólica basal.

milhões desses casos verificados em países desenvolvidos.[3] A relação entre desenvolvimento econômico e obesidade é aparente. Países menos desenvolvidos também apresentam aumentos na obesidade à medida que se tornam mais prósperos.[4] A OMS classifica os países de acordo com o desenvolvimento econômico, e a frequência da obesidade na população está relacionada a esse grau de desenvolvimento. À medida que as economias passam de "menos desenvolvidas" para "em desenvolvimento", "economia de transição" e "economia de mercado", a prevalência da obesidade aumenta de 1,8 para 4,8%, depois para 17,1% e, por fim, para 20,4%, respectivamente.[5] De um modo geral, nos países mais pobres a obesidade é rara, com exceção dos níveis socioeconômicos mais altos. Atualmente, o sobrepeso combinado à obesidade está associado a uma maior mortalidade quando comparado ao baixo peso.[3]

Mudanças das taxas de obesidade ao longo do tempo nos EUA

Desde meados da década de 1980, houve aumento constante e significativo da prevalência da obesidade em países ocidentais e orientais. Nos Estados Unidos, dados mais recentes sugerem que a prevalência da obesidade pode estar se estabilizando, apesar de continuar alta.[6] Pela primeira vez na história, a maioria dos adultos norte-americanos (69,2%) está obesa ou acima do peso normal[6,7] e, portanto, apresenta morbidade e mortalidade aumentadas para hipertensão, acidente vascular cerebral, doença coronariana, dislipidemia, diabetes tipo 2, apneia do sono e várias outras condições. O IMC elevado também aumenta a mortalidade em geral.

Os dados mais precisos sobre as mudanças nas taxas de obesidade e sobrepeso nos EUA, ao longo do tempo, são provenientes da National Health and Nutrition Examination Survey (NHANES). O programa NHANES do National Center for Health Statistics e dos Centers for Disease Control and Prevention (CDC) inclui uma série de investigações trans-seccionais em saúde, de representatividade nacional nos Estados Unidos, a partir de 1960. Nessas investigações, são avaliados o peso e a altura de uma amostra representativa da população. Cada investigação trans-seccional fornece uma estimativa nacional para a população dos Estados Unidos na ocasião da pesquisa, possibilitando uma avaliação das tendências ao longo do tempo. As investigações prévias desse tipo nos Estados Unidos incluem o National Health Examination Survey (NHES I, 1960-1962) e a primeira, segunda e terceira investigações NHANES (NHANES I, 1971-1974; NHANES II, 1976-1980; e NHANES III, 1988-1994). Desde 1999, o NHANES é uma investigação contínua, sem intervalo entre os ciclos, que teve os dados dos primeiros doze anos de NHANES contínuo (1999-2010) publicados em 2012.[6]

Os dados do NHANES revelam que a prevalência da obesidade se manteve relativamente constante de 1960 até 1980, aumentando a partir daí, conforme relatado no NHANES III (1988-1994). Os dados do NHANES 1999-2000 mostram aumento adicional tanto para homens como para mulheres, em todas as faixas etárias e grupos raciais e étnicos estudados.[8] Entretanto, durante o período de 12 anos do NHANES 1999-2010, observou-se um aumento significativo da obesidade somente entre os homens, mulheres afro-americanas e mulheres americanas de origem mexicana.[6] De acordo com o NHANES 2007-2008, cerca de 68% da população norte-americana está acima do peso (IMC entre 25-29,9) ou obesa (IMC ≥ 30). Isso representa uma prevalência 12% maior do que as estimativas de sobrepeso e obesidade obtidas pelo NHANES III (1988-1994) e 21% maior do que as obtidas pelo NHANES I (1971-1974).[9] Entre os adultos de 20 a 74 anos de idade, a prevalência estimada de obesidade (IMC ≥ 30) duplicou no intervalo entre o NHANES II e o NHANES 1999-2000, de cerca de 15 para 31%, com aumentos menos dramáticos desde então.[10] Esses dados estão representados graficamente na Figura 58.1.

Além disso, os dados do Sistema de Vigilância de Fatores Comportamentais de Risco dos Estados Unidos (Behavioral Risk Factor Surveillance System), conforme análise de Sturm,[11] indicam que a prevalência da obesidade clinicamente grave está aumentando com rapidez muito maior que a da obesidade moderada. Entre 1986 e 2000, a prevalência de IMC maior ou igual a 40 (~ 45 kg de sobrepeso) quadruplicou, nos Estados Unidos, de cerca de um em cada 200 adultos, para um em 50; a prevalência de IMC maior ou igual a 50 aumentou em cinco vezes, de cerca de um em 2.000 para um em 400. Por outro lado, a obesidade (IMC ≥ 30) somente dobrou durante o mesmo período, de um em cada dez para um em cada cinco. Portanto, é possível que os aumentos de sobrepeso e obesidade publicados tenham subestimado as consequências para o sistema de atenção à saúde, uma vez que as comorbidades relacionadas à obesidade são muito mais altas entre os indivíduos com obesidade grave.

Efeitos demográficos da obesidade nos EUA

Gênero

A obesidade afeta homens e mulheres, mas com algumas diferenças notáveis referentes ao sexo. Nos Estados Unidos,

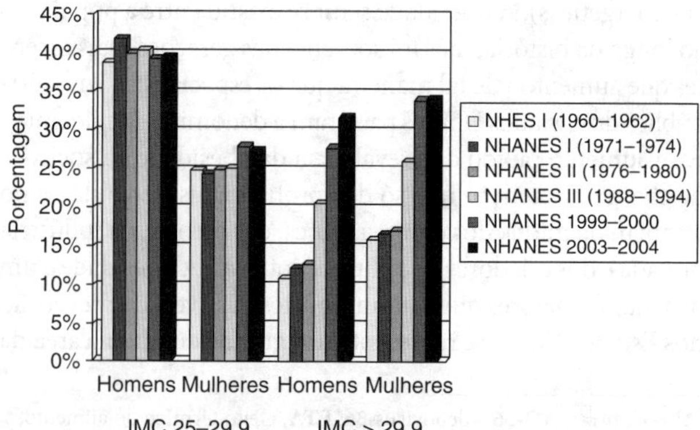

Figura 58.1 Prevalência ajustada para idade de sobrepeso e obesidade em adultos com idades entre 20 e 74 anos, nos Estados Unidos, de 1960 a 2000. IMC, índice de massa corporal; NHES, *National Examination Survey*; NHANES, *National Health and Nutrition Examination Survey*. (Dados de Ogden CL, Yanovski SZ, Carroll MD, and Flegal KM. Prevalence and trends of overweight and obesity among adults ages 20-74 years in the United States, 1960-2004. Gastroenterology 2007;132:2087-2102.)

há mais homens que mulheres na categoria de sobrepeso, mas há mais mulheres que homens na categoria de obesidade.[12] As diferenças de prevalência de sobrepeso e obesidade entre homens e mulheres variam muito entre os grupos étnicos e raciais. De acordo com os dados do NHANES 2009-2010,[6] as taxas de obesidade são similares em mulheres (33,4%) e homens (36,4%) brancos, mas são muito maiores em mulheres afro-americanas (58,6%) do que em homens (38,8%) deste mesmo grupo. Da mesma forma, as taxas de obesidade são de 40,7% em mulheres hispânicas e de somente 35,3% em homens hispânicos. A distribuição da gordura corporal também difere entre os sexos, com uma maior predisposição dos homens à obesidade visceral (abdominal).

Raça

De acordo com o NHANES 2009-2010, a prevalência de sobrepeso e obesidade em adultos foi de 67% em brancos não hispânicos, 77% em negros não hispânicos e 79% em hispânicos. A prevalência de sobrepeso e obesidade em homens variou de acordo com o grupo racial ou étnico, de modo que brancos não hispânicos tiveram menor prevalência (74%) e hispânicos, a maior (82%).[6] Entre as mulheres, negras não hispânicas apresentaram maior prevalência para o sobrepeso e a obesidade (82%) do que as brancas não hispânicas (60%).[6] Esses dados estão apresentados na Figura 58.2.

Entre indivíduos mais jovens do sexo masculino (faixa de 2 a 19 anos), os hispânicos apresentaram maior prevalência de obesidade que os brancos ou negros.[13] Entre as jovens do sexo feminino (faixa de 2 a 19 anos), as mulheres negras apresentaram a maior prevalência de obesidade em comparação com os demais grupos raciais e étnicos participantes do NHANES.[13] Alguns grupos de índios norte-americanos (p. ex., índios Pima do Arizona) têm taxas de obesidade ainda maiores. As evidências indicam que essas diferenças raciais persistem mesmo após o controle da condição socioeconômica.[12]

Situação socioeconômica

Entre os homens dos Estados Unidos, há uma relação inconsistente entre a condição socioeconômica e a obesidade, enquanto nota-se uma relação inversa entre as mulheres.[14] Existe também uma tendência clara de decréscimo da prevalência de obesidade à medida que aumenta o nível de escolaridade. Em 1999, houve uma diferença de prevalência de 11% entre os indivíduos com educação inferior ao nível médio (25,3%) e aqueles com, ao menos, educação de nível superior (14,3%).[5] Apesar de a prevalência da obesidade diferir de acordo com a condição socioeconômica, os aumentos ao longo do tempo parecem ser similares em todos os grupos socioeconômicos.

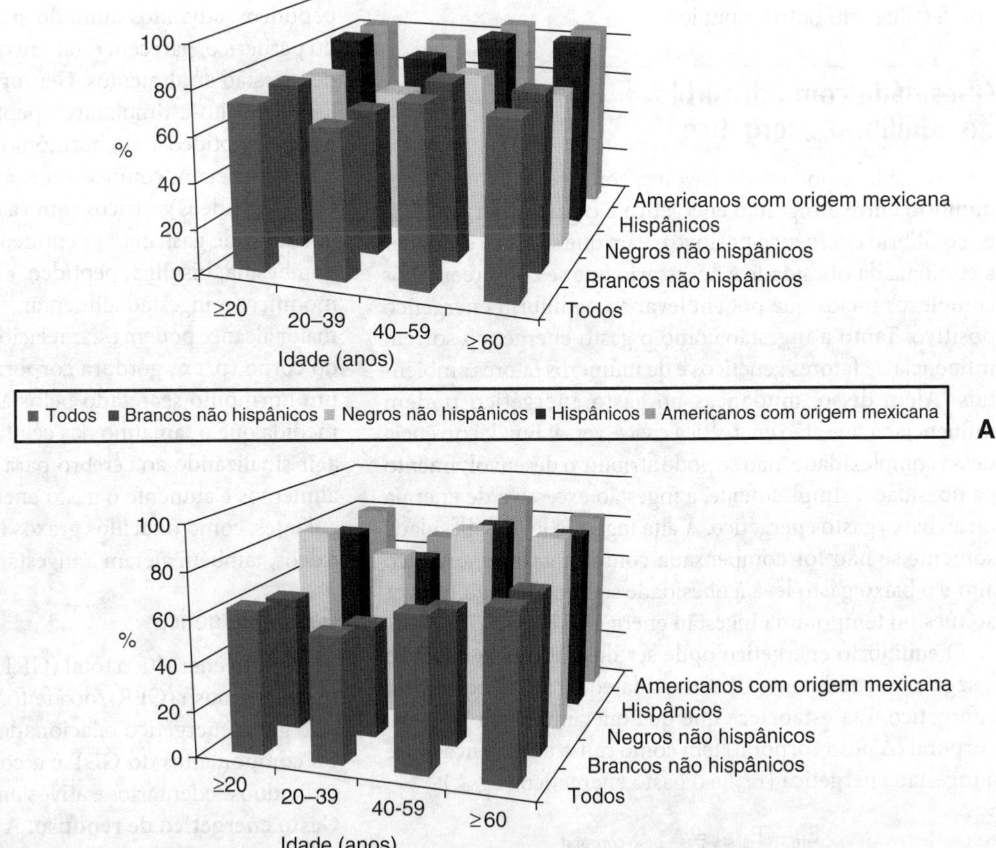

Figura 58.2 Prevalência de sobrepeso e obesidade em adultos acima de 20 anos classificados por idade, sexo e grupo racial ou étnico: Estados Unidos 2009-2010. **A.** Homens **B.** Mulheres. (Reproduzido com permissão de Flegal KM, Carroll MD, Kit BK et al. Prevalence of obesity and trends in the distribution of body mass index among US adults, 1999-2010. JAMA 2012;307:491-7.)

Idade

A prevalência da obesidade nos Estados Unidos aumenta de maneira constante dos 20 aos 60 anos de idade, quando alcança o ápice. Após os 60 anos, as taxas de obesidade começam a decrescer.[12] Os pesquisadores sugeriram que a mortalidade aumentada associada à obesidade esteja retirando, seletivamente, os obesos da população idosa, gerando, portanto, um decréscimo da prevalência da obesidade.[5]

Obesidade infantil

A obesidade entre crianças e adolescentes em idade escolar, definida como IMC equivalente ou superior ao percentil 95 para a respectiva idade, triplicou desde 1980.[15] Dados do NHANES 2009-2010 demonstraram que, nos Estados Unidos, cerca de 10% das crianças com menos de 2 anos e 17% daquelas com idade entre 2 e 19 anos eram obesas.[13] A obesidade infantil é o prenúncio da obesidade na idade adulta e também dos riscos aumentados de apresentar as doenças a ela relacionadas.[16] Os pesquisadores estimaram que nos Estados Unidos, 30% dos adultos se tornam obesos durante a infância e que cerca de 80% dos adolescentes obesos se tornam adultos obesos.[17] Os distúrbios relacionados à obesidade como o diabetes tipo 2, a hipertensão, as doenças da vesícula biliar, a hiperlipidemia, as complicações ortopédicas, a apneia do sono e a esteatose hepática não alcoólica vêm sendo encontrados, com mais frequência, na população infantojuvenil.[18] A prevenção e o tratamento da obesidade infantil são discutidos, em detalhes, em outro capítulo.

Obesidade como distúrbio do equilíbrio energético

A obesidade pode se desenvolver como resultado do desequilíbrio entre a ingestão energética e o gasto energético (i. e., equilíbrio energético positivo). Para que se possa entender a etiologia da obesidade é necessário que se compreenda os complexos meios que podem levar ao equilíbrio energético positivo. Tanto a ingestão como o gasto energético sofrem influência de fatores genéticos e de inúmeros fatores ambientais. Além disso, mudanças no gasto energético podem influenciar a ingestão energética e vice-versa. Em decorrência dessa complexidade, não se pode atribuir o desenvolvimento da obesidade, simplesmente, à ingestão excessiva de energia ou ao baixo gasto energético. A alta ingestão leva à obesidade somente se não for compensada com um gasto energético alto e o baixo gasto leva à obesidade somente se não houver ao mesmo tempo uma ingestão energética baixa.

O equilíbrio energético pode ser ilustrado pela equação a seguir, normalmente denominada equação de equilíbrio energético. Ela estabelece que qualquer mudança no peso corporal (Δ peso corporal) tem como causa a diferença entre a ingestão energética (E_{in}) e o gasto energético (E_{gasta}):

$$E_{in} - E_{gasta} = \Delta_{\text{peso corporal}}$$

A primeira lei da termodinâmica determina que não se pode criar nem destruir energia. O equilíbrio energético ocorre quando o conteúdo energético dos alimentos ingeridos se iguala à quantidade de energia despendida. É necessário que ocorra desequilíbrio energético para que o peso corporal se modifique. Quando a ingestão é menor do que o gasto, ocorre um equilíbrio energético negativo e as reservas de energia corporal são reduzidas. Quando a ingestão excede o gasto, ocorre um equilíbrio energético positivo e as reservas de energia do corpo aumentam.

Os fatores que afetam a etiologia da obesidade devem agir sobre um ou mais dentre os componentes do equilíbrio energético. É por isso que a compreensão do equilíbrio energético é essencial para que se entenda a forma pela qual a obesidade se desenvolve.

Componentes do equilíbrio energético

Ingestão energética

Absorvemos energia dos alimentos que ingerimos. As principais fontes de macronutrientes contidos na dieta são as gorduras, os carboidratos, as proteínas e o álcool. Os seres humanos regulam a ingestão de alimentos de uma forma complexa, ainda não completamente compreendida. Após a ingestão de comida, sinais de saciedade são gerados, de forma periférica, a partir da boca, do trato gastrintestinal e como consequência dos processos metabólicos periféricos envolvidos na digestão e na absorção de nutrientes. Os sinais periféricos são monitorados por um sofisticado sistema neural, cujo funcionamento ainda não se conhece totalmente. Vários hormônios e peptídeos, advindos tanto do sistema nervoso central como do periférico, parecem estar envolvidos no sistema regulador de ingestão de alimentos. Neuropeptídeos como o hormônio α-melanócito-estimulante, o peptídeo relacionado ao agouti, o neuropeptídeo Y e o hormônio concentrador de melanócitos influenciam, como se sabe, a ingestão alimentar.[19] Além disso, peptídeos gástricos como a colecistoquinina, o peptídeo liberador de gastrina, o peptídeo 1 semelhante ao glucagon, bombesina, insulina, peptídeo YY e grelina podem também modificar a ingestão alimentar.[19,20] Sinais de saciedade com maior alcance podem estar relacionados às reservas de energia do corpo (p. ex., gordura corporal e glicogênio). A leptina é um hormônio secretado pelos adipócitos e que aumenta à medida que o tamanho das células adiposas aumenta e pode agir sinalizando ao cérebro para que diminua a ingestão de alimentos e aumente o gasto energético.[21] Os nutrientes circulantes, como os ácidos graxos livres, a glicose e os triglicerídeos, também afetam a ingestão alimentar.[22-24]

Gasto energético

O gasto energético total (GET) é a soma do gasto energético de repouso (GER), do efeito térmico do alimento (EFA) e do gasto energético relacionado à atividade física (GERA). Os componentes do GET e a comparação entre o GET de indivíduos sedentários e ativos encontram-se na Figura 58.3.

Gasto energético de repouso. A maior parte do gasto energético humano se dá por meio do metabolismo corporal de repouso, chamado GER. Compreende de 60 a 80% do GET, na maioria das pessoas. É a energia de que o corpo necessita

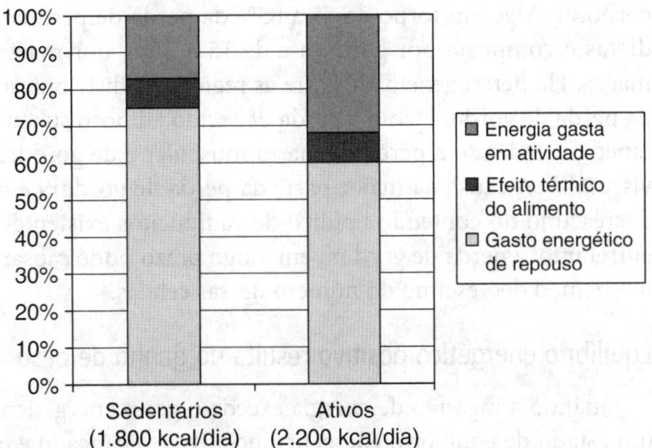

Figura 58.3 Componentes do gasto energético total (GET) em indivíduos sedentários e ativos.

para manter as funções fisiológicas básicas como o bombeamento do sangue, a sintetização de hormônios e a manutenção da temperatura corporal. A taxa metabólica basal (TMB) é o nível mínimo de energia gasta pelo corpo para manter a vida. O GER é o gasto energético corporal medido durante o repouso, em jejum. O GER é discretamente (~ 3%) mais alto do que a TMB, por conta da energia necessária para despertar. O GER está relacionado, em geral, à massa corporal magra, principalmente órgãos e massa muscular. As necessidades de energia de repouso dos diversos órgãos e tecidos diferem demasiadamente e se encontram na Tabela 58.1. Nos adultos, os órgãos internos são responsáveis por cerca de 75% do GER, apesar de constituírem somente 10% do peso corporal. A musculatura esquelética consome cerca de 20% do GER e constitui 40% do peso corporal. O tecido adiposo, em geral, representa 20% do peso corporal, mas consome somente 5% do GER. Para ilustrar essas diferenças, tomemos como exemplo um homem fisiologicamente normal de 70 kg. Seu rim de 300 mg consumiria cerca de 360 kcal/dia, enquanto seus 15 kg de tecido adiposo consumiriam um total de somente 80 kcal/dia. O GER costuma ser mais alto nos indivíduos obesos do que nos magros em decorrência do aumento da massa corporal magra (órgãos e músculos), além do aumento de tecido adiposo.[25]

Gasto energético relacionado à atividade física. O GERA é o componente do gasto energético de mais fácil controle voluntário, porque é fortemente influenciado pela quantidade de atividade física realizada. É o componente mais variável do gasto energético e pode, com facilidade, variar de 10% do GET em indivíduos sedentários até 40% do GET em indivíduos extremamente ativos. Inclui ações voluntárias como as atividades do dia a dia e os exercícios e comportamentos involuntários como as contrações musculares espontâneas, a manutenção postural e os movimentos repetitivos. Apesar de despenderem a mesma quantidade de energia nas atividades em que o corpo se encontra apoiado, os indivíduos obesos gastam mais energia do que os magros nas atividades que exigem suporte para seu próprio peso, por conta do aumento do esforço para carregar o excesso de peso. A atividade física representa a maior fonte de flexibilidade do sistema de gasto energético e o componente através do qual se pode obter grandes modificações no gasto energético.

Efeito térmico do alimento. O ETA é o aumento do gasto energético associado com digestão, absorção e armazenamento de macronutrientes ingeridos, normalmente de 7 a 10% do conteúdo calórico total de uma refeição. O custo energético de uma refeição está associado à composição de macronutrientes do alimento consumido, sendo o ETA mais alto para carboidrato e proteína do que para gordura. O motivo desse achado é que o processo de armazenamento de energia a partir da gordura ingerida é muito eficiente, enquanto para carboidratos e proteínas é necessária energia adicional para conversão em uma forma apropriada de armazenagem (p. ex., glicose em glicogênio, aminoácido em proteína). Causa grande controvérsia o fato de os indivíduos obesos terem ou não um ETA sistematicamente mais baixo do que os magros. Os dados sugerem que, de fato, este é o caso, mas as supostas diferenças são muito pequenas e de importância questionável no controle do peso corporal. Se tais diferenças estiverem presentes, não fica claro se já existiam antes do estabelecimento da obesidade, e, então, terem contribuído para o ganho de peso, ou se surgiram como consequência da obesidade.[26] Seria possível relacionar a redução no ETA nos obesos com a resistência aumentada à insulina e à fraca atividade do sistema nervoso simpático, com frequência associada à obesidade.[27]

Energia armazenada no corpo. O corpo armazena energia na forma de proteína, de carboidrato e de gordura. Possui capacidade muito limitada de armazenagem tanto para proteína (nos músculos e nos órgãos) como para carboidratos (como glicose

Tabela 58.1 Contribuição dos diferentes órgãos e tecidos para o gasto energético

Órgão ou tecido	Peso kg	Peso (% do total)	Taxa metabólica kcal/kg/dia	Taxa metabólica (% do total)
Rins	0,3	(0,5)	440	(8)
Cérebro	1,4	(2,0)	240	(20)
Fígado	1,8	(2,6)	200	(21)
Coração	0,3	(0,5)	440	(9)
Músculos	28,0	(40,0)	13	(22)
Tecido adiposo	15,0	(21,4)	4	(4)
Outros (pele, vísceras, ossos etc.)	23,2	(33,0)	12	(16)
Total	70,0	(100)	—	(100)

Adaptado de Matthews DE. Proteins and amino acids. In: Shils ME, Olson JA, Shike M et al., eds. Modern Nutrition and Disease. 9.ed. Baltimore: Lippincott Williams & Wilkins, 1999:11-48, com permissão.

e glicogênio). A capacidade do corpo de armazenar gordura nos depósitos de tecido adiposo é praticamente ilimitada. Por causa da alta densidade energética e da natureza hidrofóbica, os triglicerídeos são um combustível cinco vezes mais eficiente por unidade de massa do que o glicogênio. Um adulto magro tem cerca de 35 bilhões de adipócitos, cada um contendo de 0,4 a 0,6 μg de triglicerídeos. Estes liberam 9,3 kcal/g quando oxidados; em comparação, o glicogênio armazenado no fígado e nos músculos produz 4,1 kcal/g quando oxidado. Os triglicerídeos são armazenados de maneira muito compacta dentro da célula adiposa, respondendo, portanto, por 85% do seu peso. Desta forma, a capacidade total de armazenamento do tecido adiposo em indivíduos magros é de 80.000 a 130.000 kcal. Em indivíduos obesos, as reservas de triglicerídeos podem aumentar demasiadamente por conta do tamanho e do número aumentados dos adipócitos. As reservas corporais totais de glicogênio e de proteína (como músculo) em um homem com peso médio de 70 kg são de cerca de 1.800 e 110.000 kcal, respectivamente. Entretanto, o corpo só é capaz de mobilizar cerca de metade dessas reservas de proteínas para obtenção de combustível, antes que ocorra uma perda de tecido magro que represente risco à vida. Portanto, o tecido adiposo representa um mecanismo eficaz de armazenamento de combustível e permite a sobrevivência durante períodos de privação alimentar. O tempo de sobrevivência durante períodos de inanição depende da quantidade de gordura corporal; em homens magros, a morte ocorre após, aproximadamente, 60 a 90 dias. Por outro lado, há indivíduos obesos que se submeteram a jejuns terapêuticos prolongados, ingerindo somente fluidos não calóricos, vitaminas e minerais por mais de um ano, sem maiores consequências.[28]

Consequências do desequilíbrio energético

O indivíduo médio consome cerca de um milhão de calorias por ano, mas muitos são capazes de manter um estado de equilíbrio admirável. Mesmo a mais leve perturbação do equilíbrio energético poderia levar a ganho ou perda de peso pronunciados. Um desbalanço entre ingestão e gasto de apenas 5% resultaria na variação de 15 kg no curso de um ano. Estudos de superalimentação e subalimentação de curto prazo sugerem que o gasto energético é afetado quando se altera a ingestão energética. Durante a restrição alimentar, o gasto energético decresce, atenuando a perda de peso corporal que resulta do equilíbrio energético negativo.[29] Durante a superalimentação, ocorre um pequeno aumento do gasto energético para mitigar o aumento do peso corporal que ocorreria em consequência do equilíbrio energético positivo.[30] As variações do gasto energético são muito maiores com a subalimentação do que com a superalimentação, um achado que sugere que o corpo possui uma forte capacidade de se defender contra a perda de peso corporal e uma baixa capacidade de se proteger contra o aumento de peso corporal.

Equilíbrio energético negativo resulta na perda de peso

É necessário haver um déficit energético de, aproximadamente, 3.500 kcal para reduzir cerca de 450 g de peso corporal. Algo em torno de 75 a 85% da perda de peso em dietas é composta por gordura e de 15 a 25%, por massa magra. Há heterogeneidade entre as regiões de distribuição da perda de gordura, com a perda de tecido adiposo subcutâneo precedendo a perda de massa muscular e de gordura visceral.[31] A causa da maior parte da perda de gordura é o decréscimo do conteúdo lipídico dos adipócitos existentes; entretanto, a perda de gordura em longo prazo pode causar, também, o decréscimo do número dessas células.

Equilíbrio energético positivo resulta no ganho de peso

Quando a ingestão de energia excede o gasto energético, um estado de equilíbrio energético positivo é alcançado e o excedente calórico se armazena no corpo. O peso adquirido durante o equilíbrio energético positivo é composto basicamente de gordura (~ 70-80%), com um pequeno ganho de massa corporal magra (20-30%). Nem toda a energia excedente é armazenada no corpo durante a superalimentação. Em outras palavras, a eficiência de armazenamento do excedente energético não é de 100%. Em geral, aceita-se que a eficiência do armazenamento do excedente de nutrientes gira em torno de 60 e 90%.[32,33] Essa eficiência parece sofrer influência das características dos indivíduos (i. e., genética) e da composição da dieta de superalimentação. Bouchard et al.[34] descobriram que gêmeos respondiam com ganhos de peso corporal similares quando superalimentados, dado que sugere que os genes exercem influência sobre a eficiência de armazenamento durante a superalimentação.

Horton et al.[35] demonstraram diferenças na eficiência de armazenamento de excesso de gordura *vs.* excesso de carboidrato. Submeteram 16 homens à superalimentação baseada em quantidades isoenergéticas (50% acima das necessidades) de gordura e de carboidrato por 14 dias. A superalimentação baseada em gordura surtiu efeitos mínimos sobre a oxidação e sobre o GET, levando a um armazenamento eficaz do excedente energético de 90 a 95% do total de energia consumida em excesso. Por outro lado, a superalimentação baseada em carboidratos produziu aumentos progressivos na oxidação de carboidratos e no GET, e decréscimo da oxidação de gordura. Isso resultou no armazenamento de somente 75 a 85% da energia excedente, durante a superalimentação com carboidratos. Portanto, a superalimentação baseada em carboidratos foi associada com uma eficiência de armazenamento mais baixa do que a baseada em gordura.

Etiologia da obesidade

A massa gorda corporal é determinada pelo equilíbrio estabelecido entre a ingestão energética e o gasto energético. Consequentemente, a obesidade em um indivíduo é o resultado de um prolongado desequilíbrio entre ingestão e dispêndio de energia, no qual a ingestão energética é demasiadamente elevada para o nível de gasto energético dessa pessoa, ou o gasto energético é excessivamente baixo para o nível de ingestão de energia da pessoa.[36] Esses fatores determinantes do equilíbrio energético (ingestão e gasto de energia) são influenciados por diversos fatores biológicos e ambientais, o que torna a etiologia da obesidade mais complexa do que pode parecer à primeira vista. Por exemplo, as variações interindividuais de peso e composição corporal podem ser explicadas por alguns fatores genéticos, os quais podem afetar o equilíbrio energético.[37] Entretanto, embora a composição genética possa predispor os indivíduos ao ganho de peso, a manifestação da pandemia da obesidade é uma ocorrência relativamente recente (últimas quatro ou cinco décadas) e, portanto, não decorre primariamente de fatores genéticos. Para afetar o fenótipo de uma população, seriam necessárias alterações substanciais no *pool* genético ao longo de milhares de anos, não de décadas. Os fatores ambientais que elevam a ingestão de energia e reduzem seu gasto promovem um ambiente "obesogênico". Como tal, a pandemia da obesidade é uma decorrência de suscetibilidades biológicas subjacentes à obesidade em um ambiente obesogênico.

Influências biológicas na obesidade

Evidências de estudos familiares demonstram fortes influências genéticas sobre o peso corporal. Alterações genéticas isoladas e raras contribuem para o desenvolvimento da obesidade em alguns indivíduos; entretanto, é provável que a obesidade comum seja um distúrbio altamente poligênico e complexo. Os distúrbios congênitos ou os distúrbios clínicos adquiridos também podem contribuir para o desenvolvimento da obesidade.

Hereditariedade genética do peso corporal

Nos estudos familiares, o IMC é correlacionado entre parentes de primeiro grau,[38] e o fato de o pai ou a mãe ter sobrepeso aumenta o risco de os filhos também virem a ter sobrepeso.[39,40] Nos estudos sobre adoção, os fatores genéticos são responsáveis por 20 a 60% da variação de IMC.[41] O IMC dos pais biológicos – não dos pais adotivos – tem uma correlação mais forte com o peso adulto do filho adotivo.[42] Nos dados de diversos estudos realizados com gêmeos (> 25 mil pares), os fatores genéticos explicam de 50 a 90% da variação no IMC, especialmente em gêmeos idênticos,[41] independente de os irmãos terem sido criados separados.[43]

Distúrbios genéticos causadores da obesidade

Na maioria das pessoas, a suscetibilidade à obesidade parece ser um traço poligênico (relacionado a mais de um gene);[44,45] entretanto, foram identificados vários distúrbios raros monogênicos (um único gene) em que a obesidade severa de início precoce quase sempre é uma característica predominante. As mutações ou deficiências nos genes que regulam a gordura corporal, o peso corporal ou a saciedade já foram associadas à obesidade severa de início precoce e incluem a leptina,[46] o receptor da leptina,[47] o receptor de melanocortina-4 (MCR4),[48] a pro-opiomelanocortina (POMC)[48,49] e a pró-hormônio convertase 1 (PC1).[50] As mutações de MCR4 são as mais comuns e correspondem a até 6% dos casos.[51]

As síndromes pleiotrópicas têm diversos efeitos generalizados resultantes de uma única alteração genética. A síndrome pleiotrópica mais comum relacionada à obesidade é a síndrome de Prader-Willi (SPW), que ocorre em 1 a cada 25 mil nascimentos.[52] A SPW resulta de uma anomalia no cromossoma 15q11.2 e produz miotonia infantil, retardo mental, hipogonadismo, ingestão alimentar excessiva e manifestação precoce da obesidade.[53] Outras síndromes da obesidade são a síndrome de Bardet-Biedl, a osteodistrofia hereditária de Albright, a síndrome do X frágil, a síndrome de Börjeson-Forssman-Lehmann, a síndrome de Cohen e a síndrome de Alström.[53]

Influências genéticas na suscetibilidade comum à obesidade

É provável que a suscetibilidade à obesidade na maior parte da população seja causada pela participação de diversos genes que influenciam a ingestão alimentar e o gasto energético, com interações adicionais entre os genes e o meio ambiente. Vários genes que parecem estar direta ou indiretamente associados à regulação do peso corporal já foram identificados.[54] Esses genes da suscetibilidade provavelmente codificam os fatores metabólicos e hormonais que regulam aspectos da ingestão, do uso e do dispêndio de energia. As variantes comuns (ou os polimorfismos) desses genes poderiam afetar a suscetibilidade individual à obesidade. Por meio da seleção natural, esses genes podem ter se tornado mais comuns em razão da vantagem evolucionária que eles oferecem na medida em que promovem o armazenamento de energia para fazer jus a eventuais períodos de sobrevivência à privação alimentar. No nosso ambiente atual, esses genes são associados a um maior risco de obesidade e às doenças metabólicas correlatas, como o diabetes tipo 2.[55] A identificação de novos genes, o seu papel no ganho de peso, e as suas interações com o ambiente constituem uma área de pesquisa em franco desenvolvimento. Os polimorfismos do gene associado à massa gorda e à obesidade (FTO) no cromossoma 16 passaram a ser os primeiros reprodutivelmente associados ao risco de sobrepeso ou obesidade em diversas populações.[56] Embora ainda precisem identificar o mecanismo exato de ação, os estudos sugerem que o produto do gene FTO pode estar envolvido no controle da ingestão alimentar.

Um campo emergente chamado epigenética também explica parte do impacto dos genes no desenvolvimento da obesidade. A epigenética é o estudo das alterações das funções genéticas hereditárias induzidas sem quaisquer modificações na sequência de DNA.[57] As marcas epigenéticas podem afetar diferentes processos biológicos, como a expressão gênica. Os distúrbios de expressão gênica – como a SPW –, abordados na seção anterior, geralmente incluem a obesidade entre as suas características clínicas.[57]

Condições clínicas que podem contribuir para o desenvolvimento da obesidade

Várias condições clínicas têm relação com a obesidade. Entre os distúrbios endócrinos associados ao ganho de peso estão a síndrome de Cushing, o hipotireoidismo, a deficiência de hormônio do crescimento em adultos, e a síndrome do ovário policístico.[58] As condições psiquiátricas incluem o transtorno da compulsão alimentar,[59] a síndrome do comer noturno e a depressão.[60] As lesões às regiões ventromedial ou paraventricular do hipotálamo ou da amígdala resultam em hiperfagia e obesidade. Em geral, o ganho de peso iatrogênico é causado pela medicação com o uso de determinadas classes de fármacos, como hormônios esteroides, antidepressivos e agentes antidiabéticos. O ganho de peso com esses medicamentos geralmente é modesto, exceto no caso dos corticosteroides de alta dosagem, capazes de produzir obesidade.[58] As drogas que podem gerar aumento de peso e suas alternativas terapêuticas se encontram na Tabela 58.2.

Influências ambientais na obesidade

Kelly Brownell foi uma das primeiras pessoas a postular que determinados fatores ambientais podem promover a obesidade. Nos países desenvolvidos, o ambiente alimentar facilita a maior ingestão de alimentos em razão da superabundância de alimentos baratos e ricos em calorias.[61] Além disso, o ambiente desestimula a atividade física, que deixa de ser necessária para o transporte ou como garantia de alimento e abrigo.[61] O resultado é um ambiente propício a uma maior ingestão de energia e um menor gasto desta. Na Figura 58.4, encontra-se um resumo dos fatores ambientais que exercem

Tabela 58.2 Drogas capazes de promover o ganho de peso e alternativas terapêuticas

Drogas capazes de promover o ganho de peso	Drogas neutras ou que favorecem a perda de peso
Medicamentos psiquiátricos/neurológicos	Medicamentos psiquiátricos/neurológicos alternativos
Drogas antipsicóticas	Drogas antipsicóticas
Olanzapina, clozapina	Ziprasidona, risperidona, quetiapina
Antidepressivos	Antidepressivos
ISRS, ADT, IMAO	Bupropiona, nefazodona
Drogas antiepiléticas	Drogas antiepiléticas
Gabapentina, valproato, carbamazepina	Topiramato, lamotrigina
Lítio	Alternativas para os hormônios esteroides
Hormônios esteroides	Métodos contraceptivos de barreira
Contraceptivos hormonais	AINE
Corticosteroides	Perda de peso
Esteroides progestacionais	Agentes antidiabéticos alternativos
Agentes antidiabéticos	Metformina
Insulina	Acarbose, miglitol
Sulfonilureias	Orlistat, sibutramina
Tiazoladinedionas	Descongestionantes, inalantes
Antiestamínicos	Agentes anti-hipertensivos alternativos
Agentes anti-hipertensivos	Inibidores da ECA, bloqueadores de canal de cálcio
Bloqueadores α e β-adrenérgicos	
Inibidores de protease[a]	

ADT, antidepressivo tricíclico; AINE, anti-inflamatório não esteroide; ECA, enzima de conversão da angiotensina; IMAO, inibidor de monoamino-oxidase; ISRS, inibidor seletivo de recaptação de serotonina.

[a] Pode causar ganho de peso, mas menor do que as drogas que substituem.

De Aronne LJ, Segal KR. Weight gain in the treatment of mood disorders. J Clin Psychiatry 2003;64[Suppl 8]:22-9; reproduzido com permissão.

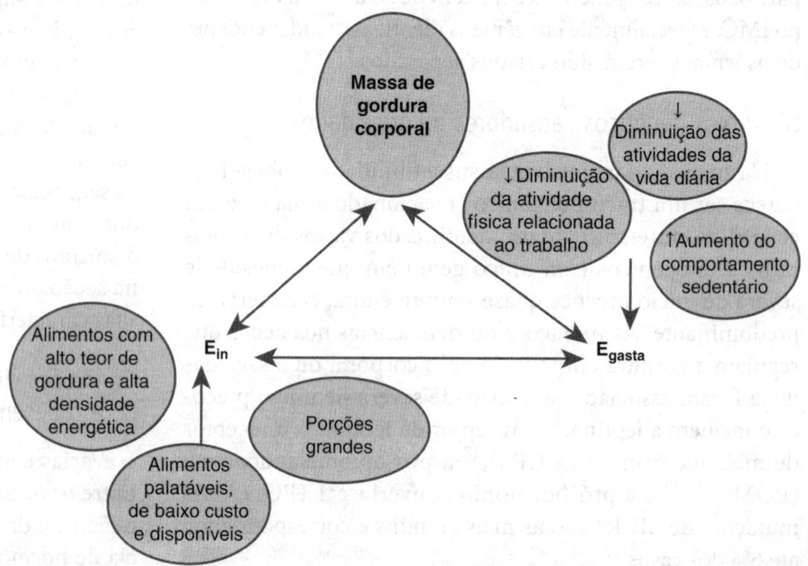

Figura 58.4 Fatores ambientais que exercem pressão constante em direção ao equilíbrio energético (E) positivo e ao aumento da massa de gordura corporal. (De Hill JO, Wyatt HR, Melanson EL. Genetic and environmental contributions to obesity. Med Clin North Am 2000;84:333-46. Copyright 2000, com permissão.)

pressão constante sobre o equilíbrio energético positivo e aumentam a massa de gordura corporal. Mais recentemente, levantou-se a hipótese do possível envolvimento de outros fatores ambientais, como as influências no período pré-natal e início do período pós-natal, as toxinas ambientais, os vírus, a interrupção do tabagismo e a privação do sono, na promoção do desenvolvimento da obesidade.

Influências ambientais na ingestão energética

O ambiente pode influenciar os comportamentos em relação à quantidade e composição dos alimentos que consumimos. Os fatores relacionados à composição da dieta, ao tamanho das porções, à variedade de alimentos e ao custo e à conveniência dos alimentos podem afetar a ingestão energética e, consequentemente, a propensão ao equilíbrio energético positivo e à obesidade.

Gordura na dieta

Sugeriu-se que as dietas com alto teor de gordura aumentam o risco de obesidade. Os animais sedentários submetidos a dietas de livre demanda ricas em gorduras ganham peso e tornam-se obesos, se comparados com aqueles cuja dieta é pobre em gordura.[62] Os indivíduos tendem a ingerir uma quantidade constante de comida, tanto na dieta rica em gordura como na de baixo teor de gordura; logo, pode-se concluir que as dietas ricas em gordura aumentam o risco de superalimentação.[62] Uma análise crítica da literatura epidemiológica sobre a relação entre a ingestão de gorduras e peso corporal[63] concluiu que, apesar de os dados não serem de todo consistentes, quanto maior a quantidade de gordura ingerida pelos seres humanos, maior é o peso corporal.

Densidade energética

A densidade energética é a "quantidade de energia (calorias ou joules) contida em um determinado peso (gramas) de alimento (kcal/g ou kJ/g)".[64] Em razão do alto teor energético das gorduras (9 kcal/g), os alimentos com alto teor de gordura geralmente têm uma densidade energética relativamente alta. O conteúdo de água reduz a densidade energética porque contribui para o peso do alimento, mas não para o seu teor calórico. Consequentemente, os alimentos com maior teor de água (p. ex., frutas, legumes, grãos integrais) em geral têm uma densidade energética mais baixa. As pesquisas nessa área sugerem que, como as pessoas tendem a consumir com regularidade um determinado peso de alimentos, quando a densidade energética dos alimentos consumidos é menor, a ingestão calórica total é reduzida.[65] Estudos populacionais sugerem também que a densidade energética da dieta pode influenciar o peso corporal. Por exemplo, adultos com peso normal relatam consumir alimentos com menor densidade energética do que indivíduos obesos,[66] e a densidade energética da dieta já foi associada ao peso ganho ao longo do tempo.[67] Ensaios clínicos sugerem também que o incentivo à ingestão de alimentos com densidade energética mais baixa contribui para a perda de peso.[65]

Bebidas açucaradas

A elevação das taxas de obesidade nas últimas décadas ocorreu simultaneamente com o aumento do consumo de bebidas açucaradas. Os pesquisadores já sugeriram que as bebidas açucaradas podem promover o ganho de peso porque as calorias delas consumidas não são compensadas nas refeições subsequentes.[68] Vários estudos prospectivos examinaram a relação entre o consumo dessas bebidas e a obesidade em adultos. Em um dos maiores estudos com mais de 50 mil mulheres acompanhadas durante um período de oito anos, o maior consumo de bebidas açucaradas foi associado a um maior ganho de peso no decorrer do tempo.[69] Uma abrangente revisão desse tópico realizada em 2010 concluiu que a ingestão de bebidas açucaradas contribuiu significativamente para o ganho de peso, podendo também levar a um maior risco de diabetes melito do tipo 2 e de doenças cardiovasculares.[68]

Xarope de milho rico em frutose

O xarope de milho rico em frutose (HFCS), introduzido na cadeia alimentar pouco antes de 1970, hoje representa mais de 40% dos adoçantes calóricos acrescentados aos alimentos e bebidas* e é o único adoçante calórico presente na composição dos refrigerantes nos Estados Unidos.[70] O fato de o aumento da obesidade corresponder aproximadamente ao período em que os processadores de alimentos começaram a utilizar o HFCS com mais frequência aumenta a preocupação com a relação entre esses dois eventos.[70] A frutose é digerida, absorvida e metabolizada de maneira diferente da glicose,[70] e uma vez no interior da célula, a frutose consegue penetrar com mais eficiência do que a glicose nas vias que fornecem o esqueleto de glicerol para a síntese dos triglicerídeos.[71] Entretanto, atualmente, o papel do HFCS é muito controverso. As evidências dos estudos epidemiológicos realizados, bem como dos ensaios controlados randomizados de prazo mais longo, são inconclusivas e, até o momento, nenhum estudo em larga escala ou longo prazo que tenha comparado a frutose a outros adoçantes calóricos demonstrou uma relação específica entre o HFCS e a obesidade.[72,73]

Tamanho das porções

As Dietary Guidelines for Americans (Diretrizes Alimentares para a População Norte-Americana) de 2005[74] incentiva as pessoas a prestarem atenção aos tamanhos das porções, que aumentaram significativamente desde 1990.[75] A população norte-americana associa quantidade à qualidade, logo os restaurantes e fabricantes de alimentos oferecem quantidades cada vez maiores para que seus produtos sejam mais valorizados. Como resultado, os norte-americanos foram rodeados de porções cada vez maiores e preços relativamente baixos. Young e Nestle[76] determinaram o tamanho das porções disponíveis no mercado, identificaram as

*N.R.C.: No Brasil, não é usado xarope de milho rico em frutose como adoçante.

mudanças nesses tamanhos ao longo do tempo e compararam essas porções com os padrões definidos pelo US Department of Agriculture (Departamento de Agricultura dos Estados Unidos) e pela FDA. Concluíram que as porções encontradas no mercado excediam de duas a oito vezes os tamanhos-padrão. As pesquisas sugerem que, em vez de olharem para os alimentos, avaliarem o tamanho normal das porções e consumirem apenas aquela quantidade, as pessoas comem mais quando veem porções maiores.[77,78] O teor energético mais elevado das porções maiores de alimentos pode estar contribuindo para a maior prevalência do excesso de peso e da obesidade.

Variedade dietética

Já foi definido que a variedade dietética ocorre quando uma refeição ou dieta é composta de alimentos que diferem em, pelo menos, uma característica sensorial (p. ex., sabor, cor, forma).[79] Tanto os estudos realizados com animais como aqueles com seres humanos demonstram que a ingestão alimentar é maior quando existe maior variedade em uma refeição ou dieta; além disso, uma maior variedade de alimentos é associada a um maior peso corporal.[79,80] Os pesquisadores sugerem que o mecanismo existente por trás desses achados tem relação com um processo chamado *saciedade sensorial específica*, no qual as avaliações hedônicas (relacionadas ao prazer proporcionado) dos alimentos consumidos decaem mais do que as daqueles não consumidos, daí a saciedade (sensação de satisfação) ocorrer apenas com os alimentos ingeridos. Portanto, quanto maior variedade de itens em uma refeição, maior o tempo para se alcançar a saciedade e, consequentemente, maior é a ingestão total de alimentos. A maior a variedade de alimentos disponível na atual cadeia alimentar (inclusive diversos lanches e sobremesas altamente palatáveis) pode contribuir para o desenvolvimento e a manutenção da obesidade.

Fatores econômicos que influenciam a dieta

Um artigo de Drewnowski e Specter[81] explorou as relações entre a gordura e o consumo de açúcar, a densidade energética dos alimentos e os custos energéticos dos alimentos e chegou às seguintes conclusões. Em primeiro lugar, as taxas de obesidade, nos Estados Unidos, seguem um gradiente socioeconômico, de forma que as taxas mais altas de obesidade estão associadas às rendas e aos níveis educacionais mais baixos. Em segundo lugar, existe uma relação inversa entre a densidade energética e o custo energético dos alimentos [custo em dólares por caloria ou megajoules (MJ)], de maneira que os alimentos de alta densidade energética, compostos por gorduras, açúcares e grãos refinados, são mais baratos. Em contraste, os alimentos mais nutritivos como carnes magras, peixe, vegetais frescos e frutas geralmente custam mais. Em terceiro lugar, alimentos de densidade energética alta estão associados a aumento na ingestão de energia. Em quarto lugar, a pobreza está associada a menores gastos energéticos e a dietas de qualidade mais baixa. Esses fatores sugerem que a relação observada entre a obesidade e o *status* socioeconômico pode estar ligada à densidade e custo energéticos da dieta,[82] e o alto custo das dietas saudáveis pode explicar por que taxas elevadas de obesidade podem ser encontradas em grupos de baixa renda.[82]

Influências ambientais no gasto energético

Com o tempo, o gasto energético resultante da atividade física parece estar em declínio e pode estar contribuindo significativamente para a epidemia da obesidade. As mudanças em nosso ambiente têm levado a mudanças nos padrões de atividade desde meados do século XX e parecem ser o grande fator que tem contribuído para essa diminuição. Um nível baixo de atividade física leva à diminuição do GET e, a não ser que seja compensado pela diminuição da ingestão energética, causa ganho de peso.

Tendências da atividade física com o passar do tempo

Um estudo resumiu as tendências da atividade física desde meados do século XX nos Estados Unidos.[83] Os pesquisadores observaram as seguintes tendências: níveis relativamente estáveis – ou ligeiramente crescentes – de atividade física de lazer, níveis decrescentes de atividade relacionada ao trabalho, menores níveis de atividade relacionada ao transporte e atividade reduzida em casa. Por outro lado, a atividade sedentária (p. ex., uso da televisão e do computador) aumentou radicalmente.[84] Uma criança americana assiste à televisão, em média, por 28 horas por semana.[85] O resultado é uma tendência geral de declínio da atividade física nos Estados Unidos desde meados do século do XX, colocando a maior parte da população em alto risco de inatividade.[83]

Relação entre o nível de atividade física e o peso corporal

Um nível baixo de atividade física leva à diminuição do GET e, a não ser que seja compensado pela diminuição da ingestão energética, causa ganho de peso. A restrição da atividade em roedores leva ao ganho de peso, e os animais no zoológico tendem a ter maior peso do que os que vivem soltos na natureza. Entretanto, nos estudos com seres humanos que compararam os níveis de atividade física entre participantes obesos e magros, os resultados foram conflitantes. Esses dados são confusos em virtude das quedas nos níveis de atividade à medida que as pessoas ganham peso. Entretanto, observou-se que uma redução nos níveis de atividade física precedeu o aumento da prevalência da obesidade na população do Reino Unido.[86] A análise trans-seccional tanto dos dados basais como dos de seguimento do NHANES I revelaram que a atividade física de recreação era inversamente proporcional ao peso corporal. De acordo com o NHANES III, os homens e as mulheres do tercil mais baixo de atividade física apresentavam quase quatro vezes mais chances de ganhar peso.[87] No estudo *Coronary Artery Disease Risk Development in Young Adults* (Desenvolvimento do Risco de Doença Arterial Coronariana em Jovens Adultos), a manutenção de um alto nível de atividade física foi associada a menores alterações no IMC ao longo de 20 anos de acompanhamento, em comparação com a prática de baixos níveis de atividade, após os devidos ajustes de acordo com a raça, o IMC basal, a idade, o nível de escolaridade, a prática do tabagismo, o consumo de álcool e a ingestão energética.[88] Embora os estudos populacionais da atividade física e da obesidade possam ter limitações em virtude da restrita disponibilidade de ferramentas de avaliação da atividade física, da causalidade reversa e dos fatores de confusão relacionados ao estilo de vida, os dados apontam a atividade física como um importante fator de participação na regulação do peso corporal.

Fatores ambientais precoces

Influências pré-natais

Os fatores ambientais podem afetar precocemente o peso corporal futuro. Supõe-se que a exposição a um ambiente desfavorável no útero ou no início do período pós-natal cause alterações capazes de aumentar o risco de uma pessoa desenvolver doenças na idade adulta, inclusive obesidade.[89,90] A variação epigenética dessas influências ambientais pode estar contribuindo para alterações metabólicas permanentes nas crianças.[57] Vários estudos concluíram que adultos considerados pequenos para a idade gestacional apresentavam maior tendência de ter IMC mais alto, razão maior entre as circunferências da cintura e do quadril e maior probabilidade de desenvolver síndrome metabólica e doença da artéria coronária do que aqueles que tinham peso normal ao nascer.[91-94] Uma metanálise de 14 estudos estimou que o tabagismo materno durante a gravidez aumentava em até 50% as chances de as crianças se tornarem obesas futuramente (entre os 3 e os 33 anos).[95] Um IMC mais elevado por ocasião da concepção[96] e o peso ganho durante a gestação afetam o peso corporal das crianças.[97] Os filhos de mães diabéticas também parecem correr mais risco de apresentar sobrepeso quando crianças e adultos.[98]

Aleitamento materno

As evidências sugerem que a amamentação previne a obesidade.[99-106] Uma pesquisa realizada nos Estados Unidos com mais de 15.000 crianças, com idades entre 9 e 14 anos, e suas respectivas mães concluiu que os indivíduos alimentados exclusivamente, ou em grande parte, com leite materno, em comparação com aqueles alimentados somente, ou em grande parte, com fórmulas, apresentavam menor chance de sobrepeso após ajustes para idade, sexo, ingestão energética, tempo gasto em frente a televisão, atividade física, IMC da mãe e outras variáveis que refletem fatores sociais, econômicos e de estilo de vida.[106] Uma metanálise sobre a duração do aleitamento materno estimou que cada mês adicional de aleitamento reduzia em 4% o risco de obesidade.[101] No entanto, outros estudos de coorte[107-108] não constataram o mesmo efeito. A razão para esses achados contraditórios não é clara, mas pode estar relacionada com os diferentes métodos utilizados para assegurar a exposição ao leite materno e para medir e ajustar os fatores de confusão, a seleção dos valores discrepantes de referência para a medição da obesidade e a validade estatística dos estudos.[109] Uma análise crítica das evidências dos fatores determinantes da obesidade no início da vida concluiu que a curta duração ou a falta de aleitamento materno estava associada com o sobrepeso e a obesidade no futuro,[110] e a orientação da prática clínica da Endocrine Society (Sociedade Americana de Endocrinologia) para a prevenção e o tratamento da obesidade pediátrica recomendam que os lactentes sejam amamentados até, pelo menos, os seis meses para prevenir a obesidade.[111]

Outras influências ambientais na obesidade

Vírus

A infecto-obesidade – obesidade induzida por um agente infeccioso – é um campo emergente de estudos. O adenovírus humano 36 (AD-36) pode estar contribuindo para a pandemia da obesidade.[112,113] O AD-36 pode aumentar a adiposidade elevando a ingestão de glicose e reduzindo a secreção de leptina.[114] Estudos com seres humanos, inclusive com gêmeos, constataram correlações positivas entre a positividade de anticorpos AD-36 e o peso corporal.[115,116] Entretanto, são necessários estudos mais detalhados para estabelecer uma relação causal.[114]

Toxinas

Diversos ambientes químicos com atividade semelhante a hormônios podem induzir efeitos negativos à saúde.[117-121] A exposição a esses disruptores endócrinos químicos, como o bisfenol A, as organotinas e os fitoestrogênios, durante o desenvolvimento pode induzir a obesidade.[122-127]

Interrupção do tabagismo

O ganho de peso é comum quando se deixa de fumar. Flegal et al.[128] analisaram os dados de uma amostra dos Estados Unidos, composta por 5.000 adultos com ganho de peso associado à interrupção do tabagismo, em dez anos, que foi de 4,4 kg para homens e 5,0 kg para mulheres. A interrupção do tabagismo aumentou as chances de desenvolver obesidade em pelo menos 2 vezes.

Privação do sono

O tempo de sono do adulto diminuiu significativamente desde 1900. Acredita-se que a redução do tempo de sono esteja relacionada ao desenvolvimento da iluminação elétrica e ao maior uso de televisores e computadores. Crescentes evidências sugerem que a privação do sono tem um papel importante no desenvolvimento da obesidade. As razões pelas quais a curta duração do sono pode contribuir para a obesidade não são claras, mas podem ter relação com a redução dos níveis de atividade física em decorrência da queda da temperatura central do corpo e de um maior nível de fadiga, bem como do aumento da ingestão alimentar em virtude de alterações nos hormônios mediadores da fome e da saciedade e da maior disponibilidade de tempo para comer.[129] Uma análise sintetizou as evidências de mais de 71 estudos e concluiu o seguinte: (a) a curta duração do sono é regularmente associada ao desenvolvimento da obesidade em crianças e jovens adultos, mas não com tanta regularidade em adultos mais velhos; e (b) questões metodológicas significativas descritas na literatura especializada atual dificultam a interpretação da relação entre causa e efeito.[130] Do ponto de vista de saúde pública, a crescente prevalência da privação do sono entre a população em geral e a sua relação com a pandemia da obesidade merecem ser pesquisadas em maior profundidade.

Estratégias para a redução das taxas de obesidade

Comportamento, ambiente e cultura

Tanto o aumento da ingestão alimentar como a redução da atividade física (gasto energético) provavelmente desempenham um papel importante nas altas taxas de obesidade observadas nos Estados Unidos e em muitos outros países. Entretanto, esses comportamentos são influenciados pelos ambientes físico e social em que vivemos, os quais, por sua vez, refletem os nossos valores culturais. Para reduzir as taxas de obesidade, é preciso abordar todos os fatores: comportamentais, ambientais e culturais.

Prevenção *versus* tratamento

A prevenção e/ou o tratamento podem reduzir as taxas de obesidade. Obviamente, ambas as estratégias podem ser adotadas ao mesmo tempo, mas do ponto de vista de saúde pública, talvez convenha considerar quando priorizar os recursos disponíveis. Do ponto de vista do equilíbrio energético, por outro lado, as mudanças necessárias para reverter a obesidade naquelas pessoas que já se encontram obesas serão maiores do que aquelas destinadas a evitar ganhos excessivos de peso.

Na maioria das pessoas, as necessidades de energia são permanentemente menores após a perda de peso do que antes. A taxa metabólica de repouso, o efeito térmico dos alimentos (ETA) e o custo energético da atividade física diminuem com a perda de peso.[131,132] O aumento da atividade física pode neutralizar essa redução das necessidades energéticas do corpo, mas essa situação provavelmente não ocorre com a maioria das pessoas. Isso significa que após a perda de peso, as pessoas têm de consumir menos calorias ou aumentar a atividade física em relação aos padrões anteriores à perda de peso. Hill[133] tentou quantificar o grau de mudança comportamental (i.e., redução da ingestão energética e/ou aumento no gasto energético) exigido para a manutenção da perda de peso. Por exemplo, estima-se que uma perda de peso de aproximadamente 10% do peso inicial em um adulto de 100 kg exija uma redução permanente da ingestão energética e/ou um aumento do gasto de energético – de 170 para 250 kcal/dia. Para uma perda de peso de 20%, esse aumento seria de 325 para 480 kcal/dia. Isso significa que deve haver uma mudança de comportamento substancial para manter perdas de peso de 10% ou mais. Dados os nossos ambientes físicos e sociais atuais, é difícil para a maioria das pessoas alcançar e manter as amplas mudanças de comportamento necessárias para manter o peso perdido em longo prazo.

As necessidades de energia das pessoas obesas que perderam peso provavelmente são menores do que aquelas de pessoas de porte semelhante que nunca foram obesas. Isso porque um período de manutenção do estado de obesidade pode provocar alterações metabólicas permanentes capazes de preservar o estado de obesidade. Algumas dessas alterações foram identificadas em modelos animais[134] e em seres humanos.[135] Um trabalho do National Weight Control Registry (Registro Nacional de Controle do Peso dos Estados Unidos) revelou que pessoas obesas que perderam peso demonstram níveis de atividade física mais elevados do que participantes de grupos de controle de peso similar que nunca foram obesos.[136]

Por outro lado, a prevenção do ganho de peso deve exigir menos mudanças de comportamento do que a reversão da obesidade. O aumento gradativo da obesidade ocorrido nos Estados Unidos e em outros países foi documentado. Hill et al.[61] sugeriram que, na maioria dos casos, o ganho de peso em adultos poderia ser evitado com mudanças de comportamento que consomem 100 kcal/dia ou menos. Outros pesquisadores forneceram estimativas semelhantes para populações de outros países.[137, 138] Nas crianças, o ganho excessivo de peso parece ser evitável com mudanças de comportamento que consomem aproximadamente 150 kcal/dia.[139] Em cada grupo há indivíduos com taxas mais elevadas de ganho de peso, de modo que seriam necessárias mudanças de comportamento mais significativas para prevenir o ganho de peso.

Uma estratégia de pequenas mudanças para prevenir o ganho de peso

Hill et at.[61] sugeriram que uma abordagem baseada em pequenas mudanças seria viável para prevenir o ganho excessivo de peso e poderia ser o primeiro passo no sentido de reverter a epidemia da obesidade. Alguns dados sugerem que esse tipo de abordagem pode ser eficaz para reduzir o ganho de peso em populações que apresentam risco de ganhar peso.[140,141]

Embora a prevenção devesse ser mais viável do que o tratamento, é difícil demonstrar o sucesso da prevenção do ganho de peso e da obesidade em longo prazo. Essa constatação sugere que é difícil manter mudanças de comportamento, por mais simples que elas sejam, no atual ambiente e na cultura em que vivemos.

Onde a prevenção da obesidade deve ocorrer?

Os esforços no sentido de prevenir a obesidade provavelmente são necessários em muitos contextos diferentes, ou seja, em casa, na escola, no trabalho e na comunidade. Os pesquisadores avaliam diligentemente as estratégias de prevenção nesses contextos. Várias análises de iniciativas escolares de prevenção da obesidade[142,143] e de iniciativas gerais de prevenção da obesidade em crianças[144,145] já foram publicadas. A maioria das intervenções preventivas demonstrou sucesso limitado como forma de prevenir a obesidade por meio das escolas. A dificuldade de abordar a questão da obesidade nas escolas é ilustrada pelo *Healthy Schools Study* (Estudo das Escolas Saudáveis)[146] Nesse estudo multicêntrico, os pesquisadores analisaram de forma abrangente tanto o comportamento como o ambiente em 42 escolas com alunos do 6º ao 9º ano. Embora a prevalência conjunta geral do sobrepeso e da obesidade tenha diminuído, nenhuma diferença foi observada entre as escolas-controle e as escolas experimentais.

Apesar do crescente interesse em abordar a questão da obesidade no ambiente de trabalho e em casa, não há estudos convincentes que sugiram que tenhamos desenvolvido estratégias bem-sucedidas para esse fim. É bem provável que tenhamos de desenvolver estratégias consistentes para esses contextos: casa, escola/trabalho e comunidade. Talvez o estudo mais bem-sucedido realizado até o momento tenha sido o estudo *Shape Up Somerville*.[147] Os pesquisadores demonstraram um aumento menor das medidas de sobrepreso e da obesidade em Somerville, Massachusetts, em comparação com uma comunidade-controle. A intervenção envolveu questões de comportamentos e o ambiente nas escolas, em casa e na comunidade.

Quando a prevenção deve ocorrer?

O momento ideal de iniciar os esforços de prevenção da obesidade é discutível. Parece lógico que seja mais viável começar com crianças pequenas. Os efeitos da prevenção da obesidade hoje estão sendo avaliados em crianças com menos de 5 anos.[148] Em um estudo-piloto com recém-nascidos, Paul et al.[149] demonstraram que a conjugação de esforços no sentido de ajudar os pais a distinguir a fome de outros tipos de aflição e ajudar a superar a rejeição a alimentos saudáveis através da repetida apresentação desses alimentos resultou em menor altura em relação ao peso à idade de 1 ano.

O sucesso no controle da obesidade provavelmente envolverá estratégias diferentes em idades diferentes. Esse conceito não deve ser ignorado para os adultos e aqueles que já se encontram acima do peso e obesos. Nesses indivíduos, a prevenção de um maior ganho de peso provavelmente ajudará a evitar ou reduzir os distúrbios metabólicos relacionados à obesidade.

Os ambientes físicos e sociais

É difícil manter por muito tempo as mudanças de comportamento, por menores que sejam, em um ambiente físico em que haja pronta oferta de alimentos palatáveis, ricos em energia e baratos e pouca necessidade ou oportunidade para a prática de atividade física. Muitos pesquisadores já ressaltaram a necessidade de abordarmos o nosso ambiente físico para tornar as mudanças de comportamento saudáveis mais sustentáveis.[61] Embora existam atualmente muitas pesquisas desenvolvidas com a finalidade de identificar formas de modificar o ambiente físico[150] e um grande interesse em criar "lugares mais saudáveis", não existe, no momento, nenhuma estratégia de mudança ambiental nessa área.

Christakis e Fowler[151] demonstraram que as redes sociais podem influenciar o peso e a obesidade. Apesar das atuais pressões sociais que parecem estar promovendo o ganho de peso, é possível usar as forças e as redes sociais como recursos adjuvantes na prevenção do ganho de peso e da obesidade.

Mudanças culturais

Os ambientes físicos e sociais refletem os valores culturais, e talvez não seja possível reverter a epidemia da obesidade sem abordar as mudanças culturais. A sociedade norte-americana tem abordado essa questão juntamente com outras questões sociais, como a prática do tabagismo, a reciclagem e o uso do cinto de segurança, e talvez seja possível aprender com essa experiência.[152]

Resumo

A atual epidemia de obesidade pode ser atribuída, em grande parte, a um meio ambiente "moderno" que desencoraja a atividade física e encoraja o consumo de grandes porções de alimentos com alta densidade energética. As abordagens tradicionais que enfatizavam somente a educação e a responsabilidade individual têm poucas chances de sucesso. A maioria das pessoas sabe exatamente o que deve fazer para perder permanentemente ou prevenir o ganho de peso, mas é incapaz de implementar as mudanças de estilo de vida necessárias. Portanto, os esforços de prevenção da obesidade devem favorecer o controle cognitivo dos indivíduos sobre seu peso e as mudanças ambientais necessárias. O sucesso da prevenção dependerá de iniciativas em políticas públicas para assegurar o fácil acesso à atividade física e à facilitação de escolhas alimentares de baixa caloria. As estratégias para a prevenção da obesidade devem envolver parcerias entre os setores público e privado, entre os membros da comunidade, diretores de instituições de ensino, empregadores, instituições médicas e agências governamentais.

Agradecimentos

Este trabalho foi, em parte, subsidiado com as doações DK42549 (Hill), DK48520 (Hill), DK071692 (Wyatt), DK078913 (Catenacci) e DK007446-30 (Polsky) dos Nationals Institutes of Health. Não há conflito de interesses a declarar.

Referências bibliográficas

1. Flegal KM. Med Sci Sports Exerc 1999;31:S509–14.
2. Bessesen D. Obesity. In: McDermott M, ed. Endocrine Secrets. Philadelphia: Hanley and Belfus, 2002:81–97.
3. WHO Media Centre. Obesity and Overweight: Fact Sheet. Disponível em: http://www.who.int/mediacentre/factsheets/fs311/en. Acesso em março de 2011.
4. Calle EE, Thun MJ, Petrelli JM et al. N Engl J Med 1999;341:1097–105.
5. Zimmerman R. Clin Fam Pract 2002;4:229–47.
6. Flegal KM, Carroll MD, Kit BK et al. JAMA 2012;307:491–7.
7. National Center for Health Statistics. Prevalence of Overweight, Obesity, and Extreme Obesity Among Adults: United States, Trends 1960–1962 Through 2007–2008. http://www.cdc.gov/nchs/data/hestat/obesity_adult_07_08/obesity_adult_07_08.htm. Acesso em 12 de fevereiro de 2012.
8. Flegal KM, Carroll MD, Ogden CL et al. JAMA 2002;288:1723–7.

9. Ogden CL, Yanovski SZ, Carroll MD et al. Gastroenterology 2007; 132:2087–102.
10. Flegal KM, Carroll MD, Ogden CL et al. JAMA 2010;303:235–41.
11. Sturm R. Arch Intern Med 2003;163:2146–8.
12. Allison DB, Saunders SE. Med Clin North Am 2000;84:305–32, v.
13. Ogden CL, Carroll MD, Kit BK et al. JAMA 2012;307:483–90.
14. Sobal J, Stunkard AJ. Psychol Bull 1989;105:260–75.
15. Ogden CL, Carroll MD, Curtin LR et al. JAMA 2010;303:242–9.
16. Guo SS, Huang C, Maynard LM et al. J Int Assoc Stud Obes 2000; 24:1628–35.
17. Pi Sunyer F. Obesity. In: Shils M, Olson J, Shike M et al, eds. Modern Nutrition in Health and Disease. 9th ed. Baltimore: Lippincott Williams & Wilkins, 1999:1395–418.
18. Barlow SE, Dietz WH. Pediatrics 1998;102:E29.
19. Tritos N, Maratos-Flier E. Neuroendocrine control of energy balance. In: Eckel R, ed. Obesity: Mechanisms and Clinical Management. Baltimore: Lippincott Williams & Wilkins, 2003:128–46.
20. Neary M, Batterham R. Pharmacol Ther 2009;124:44–56.
21. Eckel R. Obesity: a disease or a physiologic adaptation for survival? In: Eckel R, ed. Obesity: Mechanisms and Clinical Management. Baltimore: Lippincott Williams & Wilkins, 2003:3–30.
22. Song Z, Levin BE, McArdle JJ et al. Diabetes 2001;50:2673–81.
23. Urayama A, Banks WA. Endocrinology 2008;149:3592–7.
24. Wang H, Astarita G, Taussig MD et al. Cell Metab 2011;13:105–13.
25. Ravussin E, Burnand B, Schutz Y et al. Am J Clin Nutr 1982; 35:566–73.
26. Segal KR, Lacayanga I, Dunaif A et al. Am J Physiol 1989;256: E573–9.
27. de Jonge L, Bray GA. Obes Res 1997;5:622–31.
28. Stewart WK, Fleming LW. Postgrad Med J 1973;49:203–9.
29. Hill J, Donahoo W. Environmental influences on obesity. In: Eckel RH, ed. Obesity: Mechanisms and Clinical Management. Baltimore: Lippincott Williams & Wilkins, 2003:75–90.
30. Levine JA, Eberhardt NL, Jensen MD. Science 1999;283:212–4.
31. Keys A, Brozek J, Henschel A et al. Body Fat. The Biology of Human Starvation, vol 1. Minneapolis: University of Minnesota Press, 1950:161–83.
32. Diaz EO, Prentice AM, Goldberg GR et al. Am J Clin Nutr 1992; 56:641–55.
33. Jebb SA, Prentice AM, Goldberg GR et al. Am J Clin Nutr 1996; 64:259–66.
34. Bouchard C, Tremblay A, Despres JP et al. N Engl J Med 1990; 322:1477–82.
35. Horton TJ, Drougas H, Brachey A et al. Am J Clin Nutr 1995; 62:19–29.
36. Hofbauer KG. J Int Assoc Stud Obes 2002;26 Suppl 2:S18–27.
37. Bray GA, Bouchard C. Handbook of obesity. In: Bouchard C PL, Rice T, Rao DC, eds. Genetics of Human Obesity. New York: Marcel Dekker, 2004:157–200.
38. Bouchard C, Perusse L, Leblanc C et al. Int J Obes 1988;12:205–15.
39. Agras WS, Hammer LD, McNicholas F et al. J Pediatr 2004;145:20–5.
40. Agras WS, Mascola AJ. Curr Opin Pediatr 2005;17:648–52.
41. Maes HH, Neale MC, Eaves LJ. Behav Genet 1997;27:325–51.
42. Price RA, Cadoret RJ, Stunkard AJ et al. Am J Psychiatry 1987; 144:1003–8.
43. Stunkard AJ, Harris JR, Pedersen NL et al. N Engl J Med 1990; 322:1483–7.
44. Barsh GS, Farooqi IS, O'Rahilly S. Nature 2000;404:644–51.
45. Boutin P, Froguel P. Best Pract Res Clin Endocrinol Metab 2001; 15:391–404.
46. Montague CT, Farooqi IS, Whitehead JP et al. Nature 1997; 387:903–8.
47. Clement K, Vaisse C, Lahlou N et al. Nature 1998;392:398–401.
48. Farooqi IS. Front Horm Res 2008;36:1–11.
49. Krude H, Biebermann H, Luck W et al. Nat Genet 1998;19:155–7.
50. Jackson RS, Creemers JW, Ohagi S et al. Nat Genet 1997;16:303–6.
51. Farooqi IS, Keogh JM, Yeo GS et al. N Engl J Med 2003;348:085–95.
52. Goldstone AP. Trends Endocrinol Metab 2004;15:12–20.
53. Farooqi IS. Best Pract Res Clin Endocrinol Metab 2005;19:359–74.
54. Korner A, Kiess W, Stumvoll M et al. Front Horm Res 2008;36: 12–36.
55. Sabin MA, Werther GA, Kiess W. Best Pract Res Clin Endocrinol Metab 2011;25:207–20.
56. Fawcett KA, Barroso I. Trends Genet 2010;26:266–74.
57. Herrera BM, Keildson S, Lindgren CM. Maturitas 2011;69:41–9.
58. Bray GA. Clin Fam Pract 2002;4:249–75.
59. McGuire M, Jeffery R, French S. Clin Fam Pract 2002;4:319–31.
60. Luppino FS, de Wit LM, Bouvy PF et al. Arch Gen Psychiatry 2010;67:220–9.
61. Hill JO, Wyatt HR, Reed GW et al. Science 2003;299:853–5.
62. Hill JO, Wyatt HR, Melanson EL. Med Clin North Am 2000; 84:333–46.
63. Lissner L, Heitmann BL. Eur J Clin Nutr 1995;49:79–90.
64. Ello-Martin JA, Ledikwe JH, Rolls BJ. Am J Clin Nutr 2005; 82:236S–41S.
65. Rolls BJ. Physiol Behav 2009;97:609–15.
66. Ledikwe JH, Blanck HM, Kettel Khan L et al. Am J Clin Nutr 2006;83:1362–8.
67. Bes-Rastrollo M, van Dam RM, Martinez-Gonzalez MA et al. Am J Clin Nutr 2008;88:769–77.
68. Malik VS, Popkin BM, Bray GA et al. Circulation 2010;121:1356–64.
69. Schulze MB, Manson JE, Ludwig DS et al. JAMA 2004;292:927–34.
70. Bray GA, Nielsen SJ, Popkin BM. Am J Clin Nutr 2004;79:537–43.
71. Bray GA. Clin Dermatol 2004;22:281–8.
72. Forshee RA, Storey ML, Allison DB et al. Crit Rev Food Sci Nutr 2007;47:561–82.
73. White J, Foreyt J, Melanson K et al. Am J Life Med 2010;4:515–20.
74. US Department of Agriculture Center for Nutrition Policy and Promotion. Dietary Guidelines for Americans 2005. Washington, DC: US Government Printing Office, 2005.
75. Nielsen SJ, Popkin BM. JAMA 2003;289:450–3.
76. Young LR, Nestle M. J Am Diet Assoc 2003;103:231–4.
77. Rolls BJ, Morris EL, Roe LS. Am J Clin Nutr 2002;76:1207–13.
78. Diliberti N, Bordi PL, Conklin MT et al. Obes Res 2004;12:562–8.
79. Raynor HA, Epstein LH. Psychol Bull 2001;127:325–41.
80. McCrory MA, Fuss PJ, McCallum JE et al. Am J Clin Nutr 1999; 69:440–7.
81. Drewnowski A, Specter SE. Am J Clin Nutr 2004;79:6–16.
82. Drewnowski A, Darmon N. J Nutr 2005;135:900–4.
83. Brownson RC, Boehmer TK, Luke DA. Annu Rev Public Health 2005;26:421–43.
84. King GA, Fitzhugh EC, Bassett DR Jr et al. J Int Assoc Stud Obes 2001;25:606–12.
85. Brownell KD, Wadden TA. J Consult Clin Psychol 1992;60:505–17.
86. Prentice AM, Jebb SA. BMJ 1995;311:437–9.
87. Physical Activity and Health: A Report of the Surgeon General. Atlanta: US Department of Health and Human Services, 1996.
88. Hankinson AL, Daviglus ML, Bouchard C et al. JAMA 2010; 304:2603–10.
89. Gluckman PD, Hanson MA. Pediatr Res 2004;56:311–7.
90. Hanson M, Gluckman P, Bier D et al. Pediatr Res 2004;55:894–7.
91. Barker DJ, Winter PD, Osmond C et al. Lancet 1989;2:577–80.
92. Phillips DI, Barker DJ, Hales CN et al. Diabetologia 1994;37:150–4.
93. Valdez R, Athens MA, Thompson GH et al. Diabetologia 1994; 37:624–31.
94. Barker DJ, Hales CN, Fall CH et al. Diabetologia 1993;36:62–7.
95. Oken E, Levitan EB, Gillman MW. Int J Obes 2008;32:201–10.
96. Ruager-Martin R, Hyde MJ, Modi N. Early Hum Dev 2010;86:715–22.
97. Oken E, Taveras EM, Kleinman KP et al. Am J Obstet Gynecol 2007;196:322 e1–8.

98. Dabelea D, Hanson RL, Lindsay RS et al. Diabetes 2000; 49:2208–11.
99. Von Kries R, Koletzko B, Sauerwald T et al. Adv Exp Med Biol 2000;478:29–39.
100. Bergmann KE, Bergmann RL, Von Kries R et al. J Int Assoc Stud Obes 2003;27:162–72.
101. Harder T, Bergmann R, Kallischnigg G et al. Am J Epidemiol 2005;162:397–403.
102. Toschke AM, Vignerova J, Lhotska L et al. J Pediatr 2002;141: 764–9.
103. Taveras EM, Rifas-Shiman SL, Scanlon KS et al. Pediatrics 2006;118:2341–8.
104. Arenz S, von Kries R. Adv Exp Med Biol 2005;569:40–8.
105. Owen CG, Martin RM, Whincup PH et al. Pediatrics 2005; 115:1367–77.
106. Gillman MW, Rifas-Shiman SL, Camargo CA Jr et al. JAMA 2001; 285:2461–7.
107. Li R, Jewell S, Grummer-Strawn L. Am J Clin Nutr 2003;77:931–6.
108. Hediger ML, Overpeck MD, Kuczmarski RJ et al. JAMA 2001; 285:2453–60.
109. Clifford TJ. B Med J 2003;327:879–80.
110. Monasta L, Batty GD, Cattaneo A et al. Obes Rev 2010;11:695–708.
111. August GP, Caprio S, Fennoy I et al. J Clin Endocrinol Metab 2008;93:4576–99.
112. van Ginneken V, Sitnyakowsky L, Jeffery JE. Med Hypotheses 2009;72:383–8.
113. Atkinson RL. Mayo Clin Proc 2007;82:1192–8.
114. Mitra AK, Clarke K. Obes Rev 2010;11:289–96.
115. Atkinson RL, Dhurandhar NV, Allison DB et al. Int J Obes 2005; 29:281–6.
116. Gabbert C, Donohue M, Arnold J et al. Pediatrics 2010;126:721–6.
117. McLachlan JA. Estrogens in the Environment II. New York: Elsevier/North-Holland, 1995.
118. Colborn T, vom Saal FS, Soto AM. Environ Health Perspect. 1993;101:378–84.
119. Colborn T, Clement C. Chemically Induced Alterations in Sexual and Functional Development: The Wildlife/Human Connection. Princeton, NJ: Princeton Scientific, 1992.
120. Colborn T, Dumanski D, Myers JP. Our Stolen Future. New York: Penguin, 1996.
121. Newbold RR, Padilla-Banks E, Jefferson WN et al. Int J Androl 2008;31:201–8.
122. Baillie-Hamilton PF. J Altern Complement Med 2002;8:185–92.
123. Heindel JJ. Toxicol Sci 2003;76:247–9.
124. Heindel JJ, Levin E. Birth Defects Res A Clin Mol Teratol 2005;73:469.
125. Newbold RR, Padilla-Banks E, Snyder RJ et al. Reprod Toxicol 2007;23:290–6.
126. Newbold RR, Padilla-Banks E, Jefferson WN. Endocrinology 2006;147:S11–7.
127. Newbold RR, Padilla-Banks E, Snyder RJ et al. Mol Nutr Food Res 2007;51:912–7.
128. Flegal KM, Troiano RP, Pamuk ER et al. N Engl J Med 1995;333: 1165–70.
129. Patel SR, Hu FB. Obesity 2008;16:643–53.
130. Nielsen LS, Danielsen KV, Sorensen TI. Obes Rev 2011;12:78–92.
131. Hill J, Levine J, Saris W. Energy expenditure and physical activity. In: Bouchard B, ed. Handbook of Obesity. 2nd ed. New York: Marcel Dekker, 2003:631–54.
132. Hill JO. Endocrinol Rev 2006;27:750–61.
133. Hill JO. Am J Clin Nutr 2009;89:477–84.
134. MacLean PS, Higgins JA, Johnson GC et al. Am J Physiol Regul Integr Comp Physiol 2004;287:R288–97.
135. Goldsmith R, Joanisse DR, Gallagher D et al. Am J Physiol Regul Integr Comp Physiol 2010;298:R79–88.
136. Catenacci VA, Grunwald GK, Ingebrigtsen JP et al. Obesity 2011;19:1163–90.
137. Brown WJ, Williams L, Ford JH et al. Obes Res 2005;13:1431–41.
138. Zhai FY, Wang HJ, Wang ZH et al. Wei Sheng Yan Jiu 2006;35:72–6.
139. Wang YC, Gortmaker SL, Sobol AM et al. Pediatrics 2006; 118:e1721–33.
140. Rodearmel SJ, Wyatt HR, Barry MJ et al. Obesity 2006;14:1392–401.
141. Rodearmel SJ, Wyatt HR, Stroebele N et al. Pediatrics 2007; 120:e869–79.
142. Kamath CC, Vickers KS, Ehrlich A et al. J Clin Endocrinol Metab 2008;93:4606–15.
143. Harris KC, Kuramoto LK, Schulzer M et al. Can J Med Assoc 2009; 180:719–26.
144. Doak CM, Visscher TL, Renders CM et al. Obes Rev 2006;7: 111–36.
145. Lytle L, Hearst M. Curr Nutr Food Sci 2009;5:134–48.
146. Foster GD, Linder B, Baranowski T et al. N Engl J Med 2010; 363:443–53.
147. Economos CD, Hyatt RR, Goldberg JP et al. Obesity 2007;15: 1325–36.
148. Hesketh KD, Campbell KJ. Obesity 2010;18(Suppl):S27–35.
149. Paul IM, Savage JS, Anzman SL et al. Obesity 2011;19:353–61.
150. Feng J, Glass TA, Curriero FC et al. Health Place 2010;16:175–90.
151. Christakis NA, Fowler JH. N Engl J Med 2007;357:370–9.
152. Economos CD, Brownson RC, DeAngelis MA et al. Nutr Rev 2001;59:S40–56; discussion S7–65.

Sugestões de leitura

Eckel RH, ed. Obesity: Mechanisms and Clinical Management. Baltimore: Lippincott Williams & Wilkins, 2003.

Hill JO, Peters JC. Environmental contributions to the obesity epidemic. Science 1998;280:1371–4.

Jensen M, ed. Obesity. Med Clin North Am 2000;84.

National Institutes of Health, National Heart, Lung, and Blood Institute. Clinical guidelines on the identification, evaluation, and treatment of overweight and obesity in adults: the evidence report. Obes Res 1998;6(Suppl):51S.

Moran RF, ed. Clin Fam Pract 2002;4.

59 Tratamento da obesidade*

Lawrence J. Cheskin e Kavita H. Poddar

A prevalência da obesidade quase dobrou na última geração, com 2/3 dos adultos americanos atualmente incluídos na condição de sobrepeso ou obesidade. Segundo projetam os pesquisadores, se as tendências atuais continuarem, toda a população dos Estados Unidos estará com sobrepeso por volta de 2030.[1] O aumento da prevalência é ainda mais drástico entre as crianças e os indivíduos extremamente obesos.[2] A obesidade de fato alcançou proporções epidêmicas, sem dúvida como consequência de mudanças desfavoráveis nos hábitos de alimentação e exercício da população dos Estados Unidos.[3] Até mesmo os países desenvolvidos estão vendo a obesidade aumentar, com projeção do número de obesos estimada em bilhões por volta do ano 2030,[4] relacionada em grande parte à adoção dos padrões ocidentais de dieta e exercício.[5]

O que está causando esta epidemia? Apesar das descobertas na área de genética molecular da obesidade, um papel maior para as influências genéticas não é uma explicação provável para as rápidas alterações na prevalência da obesidade. A obesidade resulta de uma interface complexa entre fatores genéticos, comportamentais e ambientais, que incluem dieta e exercício.

Nos Estados Unidos, embora o percentual de ingestão de energia derivada de gordura esteja caindo (dos elevados 40% para os atuais ~32%), a ingestão calórica diária total está aumentando e a ingestão de carboidratos refinados tem aumentado.[6] Apesar dos números cada vez maiores de adultos e crianças não engajados em praticamente nenhuma atividade física,[7] o ambiente é um fator que contribui amplamente para esta inatividade e, portanto, para a epidemia de obesidade observada nos Estados Unidos.[8]

A obesidade perde apenas para o tabagismo como causa modificável mais importante de morte. É um fator de risco de doença em praticamente todos os sistemas do corpo, incluindo certos cânceres, e constitui o mais importante fator de risco de desenvolvimento de diabetes e outras complicações de saúde.[9] O risco de complicações médicas aumenta com o grau de obesidade,[9] embora para algumas delas – notavelmente, as dislipidemias, que estão associadas a fatores de risco cardiovasculares, diabetes tipo 2 e hipertensão – o risco esteja mais bem correlacionado com a distribuição de gordura.[10] O acúmulo central (visceral) de gordura (padrão "em forma de maçã"), visto mais comumente em homens, aumenta o risco, enquanto o excesso de gordura na porção inferior do corpo (coxas, quadril e nádegas), visto mais comumente em mulheres (padrão "em forma de pera"), está associado a um risco menor desse tipo de complicação.

A obesidade aumenta a mortalidade geral e encurta a expectativa de vida ao menos em vários anos em indivíduos com índice de massa corporal (IMC) > 25 kg/m^2. Essa redução pode ser drástica para aqueles com IMC > 35 kg/m^2.[11] Em adição aos riscos médicos – e, com frequência, mais motivador para muitas pessoas que tentam perder peso – há as con-

*__Abreviaturas: ACSM,__ American College of Sports Medicine (Colégio Norte-americano de Medicina do Esporte); **DBC,** dieta de baixa caloria; **DMBC,** dieta de muito baixa caloria; **FDA,** Food and Drug Administration (Agência Reguladora de Medicamentos e Alimentos dos Estados Unidos); **IMC,** índice de massa corporal; **MET,** equivalente metabólico; **NHLBI,** National Heart, Lung and Blood Institute (Instituto Norte-americano de Coração, Pulmão e Sangue); **QFA,** questionário de frequência alimentar; **TCA,** transtorno da compulsão alimentar; **TMB,** taxa metabólica basal.

sequências psicossociais indesejáveis da obesidade.[12-14] O preconceito contra os indivíduos obesos é amplamente disseminado. Os efeitos sociais resultantes e a discriminação no trabalho contribuem para a baixa autoestima e a depressão entre os indivíduos obesos que buscam tratamento. Igualmente notável são os maiores estigmas sociais que as mulheres obesas têm que suportar, em comparação aos homens obesos, nos Estados Unidos, e a prevalência aumentada da obesidade entre indivíduos com baixa condição socioeconômica, afro-americanos, latinos e americanos nativos. Por exemplo, cerca de 80% das mulheres afro-americanas que vivem nos Estados Unidos estão com sobrepeso ou são obesas. Evidências convincentes mostram os benefícios para a saúde associados à perda de peso, ainda que modesta, sugerindo que as pessoas obesas devem ser incentivadas a perder peso.[15-18]

O objetivo deste capítulo é fazer uma revisão sobre avaliação e tratamento da obesidade, com enfoque primário nas intervenções dietéticas e de exercício físico. As terapias farmacológicas e cirúrgicas constituem a opção de segunda linha para o tratamento da obesidade, sendo revisadas com menor profundidade.

Avaliando a obesidade

Avaliação física

A classificação da obesidade foi proposta por um painel de especialistas convocado pelo National Heart, Lung and Blood Institute (NHLBI), em 1998, após extensiva revisão das complicações de saúde associadas a esta condição.[19] O painel classificou as condições de obesidade e sobrepeso com base no IMC e na medida da circunferência da cintura. O risco de doença associado pode ser visto na Tabela 59.1.[20] A obesidade é tecnicamente definida como excesso de gordura corporal (> 25% do peso corporal em homens e > 30% do peso corporal em mulheres), em vez do excesso de peso corporal em si.[19] Entretanto, é mais difícil determinar a medida do percentual de gordura corporal, que não é tão intuitiva quanto o peso corporal. Sendo assim, o peso relativo é uma medida substituta razoável da adiposidade. Medir o peso ajustado conforme a altura, ou IMC (definido como peso em quilogramas dividido pelo quadrado da altura em metros), geralmente é o primeiro passo da avaliação da obesidade e é bastante útil para diagnosticar e classificar a gravidade da condição e dos riscos associados (ver Tab. 59.1). Embora o IMC seja a medida-padrão do peso relativo, pode exagerar o verdadeiro grau de adiposidade em indivíduos muito musculosos (p. ex., certos tipos de atletas e trabalhadores braçais), bem como subestimar a adiposidade em indivíduos muito sedentários dotados de pouca massa muscular. Esse último caso é denominado obesidade sarcopênica, caracterizada por um IMC normal ou baixo com percentual de gordura corporal aumentado e massa magra corporal reduzida. Um IMC de 25 a 30 kg/m^2 é definido como sobrepeso; de 30 a 40 kg/m^2 é definido como obesidade; e a partir de 40 kg/m^2 é definido como obesidade grave ou mórbida/de grau III.[20]

A medida da circunferência da cintura é o segundo passo na avaliação da obesidade. Uma circunferência de cintura maior que 88 cm em mulheres e maior que 102 cm em homens constitui obesidade abdominal ou visceral e está associada ao risco aumentado de complicações de saúde.[20] A circunferência da cintura pode ser facilmente medida passando uma fita métrica ao redor do ponto mais amplo acima do quadril. No caso do depósito de gordura abdominal, até mesmo uma adiposidade discretamente excessiva pode levar a complicações médicas, como o risco aumentado de hipertensão, dislipidemias e diabetes tipo 2.[10,20-22] Pode haver obesidade visceral até mesmo na ausência de obesidade geral (i. e., com IMC inferiores aos valores de corte para obesidade ou sobrepeso).[10,20-22] Com a obesidade visceral, mesmo que o IMC seja normal, é provavelmente melhor incentivar a perda de peso por razões médicas, ainda mais se o paciente já sofre de condições médicas agravantes ou tem história familiar significativa de diabetes, doença cardiovascular ou doença cerebrovascular. Para os pacientes com obesidade "estética ou trivial", os benefícios (e motivações) proporcionados pela perda de peso bem-sucedida são mais psicossociais do que médicos. Esses pacientes devem ser incentivados a enfocar uma dieta mais saudável (pobre em carboidratos refinados e gorduras saturadas, e rica em fibras) e um maior condicionamento físico, do que apenas os números na balança.

Avaliação psicossocial e comportamental

Uma avaliação psicossocial e comportamental deve ser realizada porque fornece informação considerável acerca da dis-

Tabela 59.1 Classificação de sobrepeso e obesidade por índice de massa corporal, circunferência da cintura e risco de doença associado

	Risco de doença em relação a medidas normais de peso e circunferência da cintura			
Categoria de peso	IMC	Classe de obesidade	Homens < 102 cm Mulheres < 88 cm	Homens > 102 cm Mulheres > 88 cm
Abaixo do peso	< 18,0			
Normal	18,5 a 24,9			
Sobrepeso	25,0 a 29,9		Aumentado	Alto
Obesidade	30,0 a 34,9	I	Alto	Muito alto
	35,0 a 39,9	II	Muito alto	Muito alto
Obesidade extrema	> 40,0	III	Extremamente alto	Extremamente alto

IMC, índice de massa corporal.
Adaptado com permissão de National Institutes of Health, National Heart, Lung, and Blood Institute. Clinical Guidelines on the Identification, Evaluation, and Treatment of Overweight and Obesity in Adults – The Evidence Report. National Institutes of Health.

posição do paciente para perder peso, bem como identifica comportamentos alimentares transtornados. Os indivíduos obesos comumente apresentam depressão, cuja gravidade costuma ser maior nos casos de obesidade grave.[23-25] Um psicólogo comportamental ou outro profissional habilitado pode investigar os sintomas depressivos fazendo perguntas sobre o humor do paciente e os sinais e sintomas relacionados, ou avaliando a depressão por meio da aplicação de testes formais.[26] Os indivíduos obesos com depressão significativa devem receber tratamento apropriado (terapia cognitivo-comportamental ou farmacoterapia), antes ou durante as tentativas de redução do peso.

Cerca de 30% dos indivíduos obesos que buscam a redução de peso sofrem de transtorno da compulsão alimentar (TCA).[27] A compulsão alimentar é caracterizada pelo consumo de grandes quantidades de comida até o indivíduo se sentir desconfortavelmente empanturrado, bem como pelo ato de comer sozinho sem estar sentindo fome. Adicionalmente, os pacientes perdem o controle sobre o comportamento alimentar e exibem um estado emocional negativo após a compulsão.[27] Outros indícios da presença de um transtorno alimentar ou transtorno da compulsão alimentar incluem a alteração da imagem corporal (acreditar que é obeso quando não é) e a obsessão pelo peso corporal (ter pensamentos recorrentes ou pesar-se várias vezes ao dia). Quando há purgação (vômito ou uso de laxantes ou diuréticos) ou exercício excessivos são usados após a compulsão como forma de controlar o peso, o diagnóstico provável é o de bulimia nervosa, em vez de transtorno da compulsão alimentar. Embora a anorexia nervosa e a bulimia nervosa sejam comumente reconhecidas como transtornos graves da compulsão alimentar,[28] o transtorno da compulsão alimentar é mais comum e ocorre com frequência em indivíduos obesos ou com sobrepeso, e não em indivíduos que estão abaixo do peso. A mera prescrição de dieta geralmente é inútil e pode até ser contraprodutiva para um paciente obeso que sofra deste transtorno. O encaminhamento para um programa de tratamento especializado pode ser útil. Terapias cognitivo-comportamentais específicas têm sido desenvolvidas para tratar o transtorno da compulsão alimentar.[29] Por outro lado, a condição muitas vezes responde de modo favorável a um programa de perda de peso individualizado e estruturado, aliado à terapia comportamental. A avaliação comportamental também pode identificar situações, sentimentos ou outros aspectos que levam a uma alimentação inadequada (i. e., o ato de comer não provocado pela fome).

Avaliando hábitos de alimentação e de atividade física

Uma avaliação dietética e de atividade física completa ajuda a analisar a contribuição destes fatores para o ganho de peso em indivíduos obesos.[30] Esta avaliação pode identificar áreas problemáticas relacionadas à dieta e ao exercício que possam precisar de modificação para que ocorra perda de peso. Os métodos formais de avaliação da ingestão dietética incluem recordatório de 24 horas; registros de alimentação de 7 dias; questionários de frequência alimentar (QFA); e entrevistas estruturadas,[31-33] que podem ajudar a determinar os hábitos alimentares e escolhas de alimentos atuais do indivíduo obeso. Além disso, as discussões gerais, como conversar sobre experiências anteriores com dietas (se aplicável) e perguntar para o paciente o motivo que o levou a fracassar no passado, podem ser úteis para aprender um pouco mais sobre as motivações, necessidade e obstáculos à mudança do paciente.

É importante perguntar também sobre as medicações em uso, incluindo suplementos minerais ou vitamínicos, fitoterápicos e fármacos com ou sem prescrição, se houver. Essa informação pode ajudar a avaliar o potencial de interações fármaco-nutriente e a ingestão diária em relação às necessidades nutricionais, e auxiliar na evolução dos métodos usados pelo paciente na abordagem das questões relacionadas ao peso e nutrição. Indivíduos obesos frequentemente revelam mais informação para o nutricionista ao serem especificamente questionados para responder a estas perguntas, do que quando se encontram com um médico da assistência primária. Todos os tipos de alergias ou intolerâncias alimentares (p. ex., glúten, lactose) também devem ser abordados.

Os diferentes métodos de avaliação dietética têm pontos fortes e limitações. Por exemplo, um recordatório de 24 horas é útil para avaliar a ingestão de alimentos e bebidas, inclusive do tipo e da quantidade de comida, marcas de produtos, métodos de cozimento, horário do dia e local da refeição.[31-33] Os registros dietéticos de múltiplos dias ou diários alimentares acessam o consumo de comida e bebida durante um período típico de 3 a 7 dias, com a ingestão sendo registrada antes ou depois da alimentação. Tanto para o paciente quanto para o médico, é útil discutir como medir ou estimar corretamente as porções de comida, para descrever com precisão o alimento consumido e documentar o máximo possível de características desse alimento (p. ex., método de preparo, tipo e temperos usados, marcas, restaurantes). A informação relevante, do ponto de vista comportamental, também pode ser registrada em diários alimentares, com inclusão de uma avaliação dos níveis de fome antes e depois da refeição, bem como das sensações, dos pensamentos e das situações em torno da refeição. É possível incluir informação nutricional e cálculos, tais como calorias, gramas de gordura, porções de carboidrato, sódio e outros. A precisão depende da memória do indivíduo, da abrangência do relato e das habilidades de interrogação e comunicação do paciente e do avaliador.

Os dados obtidos a partir de quaisquer avaliações dietéticas devem ser interpretados com cautela, todavia, uma vez que o sub-relato ou super-relato retrospectivos e até prospectivos são comuns. Os QFA são questionários autoaplicados contendo questões de múltipla escolha sobre frequência de consumo e tamanho da porção de muitos alimentos diferentes ao longo dos últimos 30 dias ou 3 meses. As perguntas do QFA também podem incluir informação sobre compra e métodos de preparo dos alimentos. Os QFA podem ajudar a identificar a inadequação ou o excesso de consumo de grupos de alimentos específicos, padrões alimentares específicos e os métodos de preparo. Assim como o diário alimentar, o QFA pode proporcionar uma avaliação mais baseada na vida real das escolhas típicas do paciente em relação aos alimentos, uma vez que pode ser preenchido fora do consultório médico.

Níveis reduzidos de atividade física podem ser um fator importante na etiologia da obesidade, podendo ser resultado direto de doença aguda ou crônica, mudança de emprego ou aposentadoria, ou apenas um reflexo de estilos de vida sedentários em geral, como passar mais tempo assistindo TV ou em frente à tela do computador.[34-37] Uma avaliação da atividade física habitual do indivíduo e de suas formas prediletas de se exercitar permite identificar oportunidades para aumentar o nível de energia gasta com atividade física. Os questionários de registro alimentar podem incluir um campo para atividade física, que pode ser útil para discutir os hábitos de exercício e metas. Entretanto, o profissional deve reconhecer e informar que a prática de exercícios isolada infelizmente é um método inefetivo de perder peso. É difícil para o indivíduo não treinado se exercitar o bastante e depois ter a maior parte da (se não toda) energia gasta compensada por uma ingestão calórica aumentada. O exercício é uma forma excelente de manter o peso baixo após a perda de peso, permitindo que a pessoa coma um pouco mais do que alguém que não se exercita e, mesmo assim, consiga manter o peso. O exercício aeróbico regular aliado ao treino de força também melhorarão o condicionamento cardiovascular, reduzirão alguns centímetros e promoverão aumento de tecido muscular metabolicamente mais ativo.

A avaliação do exercício deve incluir um registro da intensidade habitual de atividade física, de quaisquer fatores limitantes (p. ex., doença articular ou lesões prévias), tipos de atividade que o paciente gosta e uma medida (obtida de preferência por um especialista em fisiologia do exercício ou treinador certificado) do nível de condicionamento atual. O nível de atividade física pode ser amplamente avaliado investigando o quanto o paciente caminhou em um dia, quantos degraus de escada subiu e quantas horas passou assistindo TV.[38] Uma avaliação mais formal pode ser realizada usando pedômetro, para determinar o número de passos dados por dia, ou um acelerômetro, que também permite avaliar a intensidade da atividade.

A regra básica para prescrição de um programa de exercícios é usar uma abordagem em fases. A maioria dos pacientes obesos inicialmente tem capacidade limitada para se exercitar. Em vez de sugerir um tipo ou nível de atividade que provavelmente não irá maximizar a adesão, garanta que o plano se adapte às atuais capacidades, aos horários e ao estilo de vida do paciente. A primeira fase frequentemente consiste em aumentar a quantidade de atividade física diária, a chamada atividade de estilo de vida, sem introduzir um programa de exercícios formal. As atividades de estilo de vida incluem subir escadas com frequência cada vez maior, estacionar o carro longe do destino, caminhar até a caixa do correio e assim por diante. Essa fase isoladamente pode dobrar o nível de atividade física de um indivíduo muito sedentário.

A próxima fase é um plano de caminhada. As pessoas são mais propensas a se comprometerem com este tipo de plano, se o horário da caminhada coincidir com as horas tipicamente disponíveis, como os horários de intervalo ou almoço durante o expediente de trabalho. Programar o horário dos exercícios no momento em que o nível de energia diário do paciente é mais alto (p. ex., para muitos indivíduos, de manhã cedo) muitas vezes é mais efetivo do que ao fim de um dia longo. Ter com quem caminhar e dispor de um local fechado para caminhadas também ajudam a aumentar a adesão.

Meia hora é o tempo mínimo recomendado para o paciente disponibilizar para cada seção de exercício. Uma hora ou mais é ideal para fins de controle de peso. A intensidade do exercício não é decisiva para a queima de calorias: caminhar em ritmo de passeio durante 1 hora é quase igual a caminhar rápido por meia hora. Permita que o paciente estabeleça o ritmo. Inicialmente, o ritmo pode ser bem lento, mas, na ausência de doença articular, cardiovascular ou pulmonar grave, a maioria dos pacientes logo passa a ter mais facilidade e a seguir mais rápido. Estabelecer metas pode fortalecer este reforço. É útil fazer o paciente manter um registro do tempo que passou caminhando, bem como da distância percorrida ao final de cada seção. O paciente, então, pode ver o progresso que está sendo feito e estabelecer outra meta um pouco mais alta, conforme o permitido.

Na fase seguinte de um plano progressivo de exercícios, os tipos de atividades realizadas devem ser ampliados. Caminhada ou corrida podem e devem continuar incluídas neste estágio, todavia com a adição de outras formas de exercício aeróbico. Recomende, talvez, aulas de aeróbica, ciclismo *indoor* ou *outdoor*, natação, exercício elíptico ou qualquer outra atividade que queime calorias e seja prazerosa para o paciente. Esportes em equipe ou de raquete e golfe podem ser sugeridos para promover interação social e também aumentar o gasto de energia. Mais uma vez, o critério mais importante para um plano de exercícios eficiente é o paciente seguir este plano e se sentir confortável incluindo-o como hábito vitalício.

Disposição para perder peso

A perda de peso bem-sucedida pode ser alcançada e mantida quando o indivíduo obeso está determinado e motivado. Para tanto, o profissional deve acessar e avaliar a prontidão do indivíduo. É essencial que o indivíduo obeso esteja motivado a fazer alterações duradouras em seu estilo de vida. Entretanto, a motivação intrínseca é mais sustentável que a motivação extrínseca, como as demandas do cônjuge ou a antecipação de um evento especial. O modelo dos estágios de mudança para intervenção da mudança comportamental podem ser úteis para avaliar em que ponto o indivíduo se encontra para fazer mudanças comportamentais e para ajudar o indivíduo a se mover ao longo de um contínuo que vai do estágio de pré-contemplação ao de ação.[39] Embora a motivação intrínseca seja a chave para o sucesso e a manutenção da perda de peso, estímulos externos (p. ex., suporte dos amigos e familiares) e fatores ambientais (p. ex., facilidade de acesso a alimentos saudáveis e locais seguros para caminhar e correr) também exercem papéis importantes. Reunir esses sistemas de suporte pode ajudar o indivíduo a se tornar mentalmente pronto para seguir o caminho do estágio da ação de perder peso e, então, dos esforços de manutenção do peso.

O profissional deve auxiliar o indivíduo obeso a estabelecer metas que sejam "inteligentes" (i. e., metas específicas, mensuráveis, alcançáveis, realistas e oportunas), porque estas metas tendem mais a serem alcançadas. O suporte social da família e dos amigos também pode melhorar a probabilidade de sucesso em adotar modificações de comportamento. Tem sido demonstrado que pedir a ajuda de outros (p. ex., para manter as comidas "perigosas" fora de casa e experimentar alimentos saudáveis) melhora as chances de sucesso.[40] Além do suporte dos familiares e amigos, os grupos de apoio de perda de peso *on-line* ou locais proporcionam oportunidades para discutir desafios e dar ou receber suporte. Isto pode melhorar o resultado alcançado pelo paciente, tanto durante como após o tratamento inicial.

Selecionando o tratamento certo

A perda de peso inicial deve ser alcançada por meio de um programa abrangente, que inclua modificações dietéticas, aumento da atividade física e modificação comportamental. A velocidade de perda de peso recomendada depende do grau de obesidade, presença ou ausência de comorbidades, resultados da avaliação comportamental e preferências do paciente. De acordo com as diretrizes do NHLBI,[20] indivíduos com sobrepeso (IMC = 25 a 29,9 kg/m^2) sem nenhum fator de risco associado devem ser incentivados a evitar ganhos de peso adicionais ou a perder peso com modificações simples na dieta. Entretanto, se esta condição for acompanhada por um ou mais fatores de risco cardiovascular, recomenda-se uma modificação do estilo de vida em que dieta, exercício e terapia comportamental possam ser benéficos. De modo semelhante, para indivíduos com obesidade moderada (IMC > 30 kg/m^2) e sem fatores de risco adicionais, as modificações do estilo de vida são benéficas, tendo como meta uma velocidade de perda de peso de 450 a 680 g/semana (um déficit de calorias de 500 a 750 kcal/dia), que em geral é segura e rápida o suficiente para sustentar a motivação. Entretanto, para indivíduos com IMC > 30 kg/m^2 ou com IMC > 27 kg/m^2 aliado a comorbidades de importância médica, se as modificações do estilo de vida isoladas fracassarem, as intervenções farmacológicas poderão ser uma opção. Para indivíduos com obesidade grave (IMC > 35 kg/m^2 com comorbidades, ou > 40 kg/m^2 sem comorbidade), uma restrição energética mais agressiva sob supervisão médica pode ser preferível. Na presença de comorbidades significativas em indivíduos com obesidade grave, a cirurgia bariátrica também é uma opção a ser considerada.

Intervenção dietética*

O ganho de peso sempre resulta da ingestão excessiva de energia, em comparação ao gasto energético. Isso cria um estado de equilíbrio energético positivo, resultando eventualmente em obesidade ou em maior obesidade para quem já é obeso.[41] Embora certas circunstâncias possam aumentar a ingestão de energia e diminuir o gasto energético, tipicamente nos Estados Unidos, os aumentos voluntários ou semivoluntários de ingestão alimentar aliados a um estilo de vida sedentário é equilíbrio entre entrada e débito de energia.

Embora a dietoterapia ainda seja a base da perda de peso,[42] a adesão à dieta costuma ser difícil para aqueles que tentam perder peso e falham em seguir a dieta recomendada de forma consistente. Embora a dieta recomendada frequentemente contenha 50 a 55% de calorias provenientes de carboidratos, menos de 30% de gorduras e 15% de proteínas,[42] a baixa saciedade, aspectos relacionados à palatabilidade e falta de variedade estão sempre presentes, resultando em baixa adesão às dietas saudáveis padrão.[42] Uma dieta com baixo teor de gordura e de carboidratos refinados possibilita uma menor restrição do volume de comida consumido, porque os alimentos gordurosos e processados são mais densos em energia.

Para perder peso a uma velocidade de 450 a 900 g/semana – uma velocidade saudável de perda de peso, conforme recomendado pelas diretrizes do NHLBI[20] – é necessário um déficit de 500 a 1.000 calorias/dia. Tanto a restrição da ingestão dietética como o aumento do exercício podem contribuir para a demanda de déficit energético (3.500 calorias = 450 g de gordura). As dietas de baixa caloria (DBC) contêm 800 a 1.500 kcal diárias. Ocasionalmente, as dietas de muito baixa caloria (DMBC), que contêm menos de 800 kcal diárias, podem ser necessárias para uma perda de peso adequada entre indivíduos com obesidade grave, especialmente quando estes têm comorbidades sérias. As DMBC devem ser usadas sob supervisão médica.[20]

Dietas de déficit energético moderado

Dietas de déficit energético moderado (1.500 a 1.800 kcal/dia) seguem as diretrizes estabelecidas pelo US Department of Agriculture Dietary Guidelines for Americans.[43] Um déficit calórico de 500 calorias/dia pode ser criado para alcançar uma perda de peso aproximada de 450 g/semana. O profissional pode projetar uma dieta à base de alimentos de baixa caloria que tenha um déficit equilibrado (diminuindo o número total de calorias e, ao mesmo tempo, mantendo as proporções de carboidrato, gordura e proteína aproximadamente inalteradas) ou um déficit de gordura (com a maior parte da redução calórica resultando da restrição da ingestão de gordura). A abordagem com déficit de gordura pode ser preferível para indivíduos que consomem gordura em excesso, sobretudo gordura saturada. Além disso, um volume maior de comida pode ser consumido em uma dieta que enfatize carboidratos complexos e de origem vegetal, e que reduza a gordura para menos de 30% das calorias consumidas.

* N. R.C.: Apesar das colocações sobre dietas de baixas calorias (incluindo muito baixas calorias, e até substitutos de refeição – cujo uso é considerado um "comer transtornado" – ver Neumark-Sztainer D, Wall M, Guo J, Story M, Haines J, Eisenberg M. Obesity, disordered eating, and eating disorders in a longitudinal study of adolescents: how do dieters fare 5 years later? J Am Diet Assoc. 2006;106:559-568), muitos estudos apontam para a ineficácia das dietas, com várias consequências negativas, incluindo maior ganho de peso. Sugerimos a leitura da ampla revisão publicada em: Alvarenga MS, Polacow VO, Scagliusi FB. Dieta e seus efeitos no comportamento alimentar. In: Alvarenga et al. *Nutrição comportamental*. Barueri: Manole, 2015.

Restringir a gordura da dieta é uma abordagem que pode servir para minimizar a fome e, ao mesmo tempo, maximizar a saciedade substituindo a gordura da dieta por carboidratos complexos, como frutas, verduras e grãos integrais, que são menos densos em energia (menor teor calórico), mais ricos em fibras e teor de água, e produzem mais repleção do que os alimentos de densidade energética mais alta, que tendem a ter um conteúdo maior de gordura e açúcar. Além disso, pesquisas mostram que a população dos Estados Unidos consome dietas com alto teor de gordura e açúcar e baixo teor de fibras,[44-46] as quais estão associadas a uma densidade de energia maior e ganho de peso subsequente.[47-50] Essa abordagem dietética para diminuição do peso frequentemente é eficiente, ao menos a curto prazo, uma vez que as gorduras, grama por grama, têm mais que o dobro de calorias dos carboidratos ou proteínas (9 *versus* 4 calorias/g). Por esse motivo, é inestimável a importância de ensinar as pessoas a comerem um volume maior de comida para determinado número de calorias enfocando uma combinação de carboidratos complexos e proteínas magras. Além disso, diminuir a ingestão de gordura pode ajudar a intensificar o metabolismo, uma vez que menos calorias são usadas para converter a gordura da dieta em gordura corporal, em comparação aos carboidratos e proteínas. Uma dieta com teor relativamente baixo de gordura pode melhorar o colesterol e diminuir o risco de doença crônica. Por fim, a adesão a essas dietas pode ser mais fácil, porque requer somente pequenas modificações nos hábitos alimentares (p. ex., cortar gorduras não visíveis e açúcares simples).

Dietas de baixa caloria

Para pacientes com IMC entre 25 e 34,9 kg/m^2, especialmente aqueles com comorbidades como diabetes tipo 2 ou hipertensão arterial, uma DBC (800 a 1.500 kcal/dia) é apropriada como abordagem de primeira linha. Essa dieta fornece 800 a 1.500 kcal/dia. Pesquisas mostram que, para aqueles com IMC inicial maior que 30, estas dietas são úteis para produzir perdas de peso típicas equivalentes a mais de 8% do peso corporal inicial ao longo de 3 a 6 meses de tratamento, com benefícios substanciais para a saúde.[51-53] Entretanto, a dietoterapia combinada à terapia comportamental intensiva e suporte é essencial para a perda e manutenção do peso. Essas dietas podem ser variáveis quanto ao conteúdo de proteína, carboidrato e gordura.[53]

Dietas de muito baixa caloria

Indivíduos com obesidade grave ou mórbida (IMC ≥ 40) podem ser beneficiados por uma dieta moderadamente restrita; entretanto, tipicamente é preciso permanecer em dieta estável durante pelo menos 1 ano para perder 23 kg com este nível modesto de restrição de energia. Poucos indivíduos conseguem manter uma dieta moderadamente restritiva por este período de tempo. Sendo assim, pode ser razoável para estes pacientes começar com um período de restrição energética mais intensa, sob monitoramento médico. As DMBC, aquelas que contêm menos de 800 kcal/dia, podem ser baseadas em comida ou podem usar substitutos de refeição, muitas vezes na forma de barras ou *shakes* à base de soja, ovo ou leite, ricos em proteína, pobres em carboidrato e com baixo teor de gordura, contendo vitaminas e minerais para prevenção de deficiências nutricionais.

Essa abordagem pode ser bastante útil, se monitorada e acompanhada de um programa abrangente de modificação comportamental e atividade física. Os efeitos colaterais iniciais, mas em geral temporários, podem incluir fome, fadiga e tontura. Posteriormente, o indivíduo pode ter constipação e intolerância ao frio. O risco aumentado de desenvolvimento de cálculos biliares[54] pode ser transitório. Estudos mostram que perdas de peso de 10 a 20% podem ser alcançadas a princípio com as DMBC.[55-60] Entretanto, a adesão por período superior a alguns meses pode não ser sustentável. Um alto conteúdo proteico consumido durante o programa de DMBC pode minimizar o desgaste muscular, à medida que o indivíduo perca peso rapidamente.[61] A principal desvantagem das DMBC é frequentemente a rápida recuperação do peso após a fase de perda de peso.[62] Assim, o uso das DMBC é mais efetivo no contexto de uma abordagem multidisciplinar completa de perda de peso e controle de peso a longo prazo. A atenção cuidadosa para com o programa de manutenção do peso é essencial após uma DMBC. Os programas de DMBC devem incentivar o exercício e fornecer suporte contínuo, talvez com grupos, classes ou sessões individuais.

Dietas pobres em carboidrato e ricas em proteína

As dietas com baixo teor de carboidrato tipicamente recomendam até 20g de carboidratos no começo da dieta (p. ex., dieta Atkins), com uma alta ingestão de proteína e gordura.[63] Esta dieta tipicamente envolve três fases. A primeira fase é chamada fase de indução, que consiste na fase de iniciação de perda de peso e inclui no máximo 5% de energia a partir de carboidratos, 35% de proteína e 60% de gordura.[63] A segunda fase, chamada fase sequência, é uma continuação da perda de peso, com proporções de carboidrato (9%), proteína (33%) e gordura (58%) levemente liberais. A terceira fase é a fase de manutenção, em que a ingestão de carboidrato aumenta para no máximo 20% da energia total, com 25 a 27% de proteína e cerca de 52% de gordura.

Qualquer dieta restritiva pode causar diurese nas primeiras 1 a 2 semanas, resultando em 2 a 4% de perda de peso, em grande parte decorrente da perda de água.[64] Evidências fornecidas por vários estudos indicam que as dietas pobres em carboidrato inicialmente são mais efetivas, em comparação com as dietas pobres em gordura e calorias, em termos de promoção de perda de peso e melhora dos fatores de risco cardiovasculares associados à obesidade.[65-69] Entretanto, as dietas não diferem significativamente após 1 ano.[65-69] Taxas de desgaste menores também são observadas com dietas pobres em carboidrato, talvez por causa da maior saciedade associada às altas ingestões de proteína.[70]

É possível que a diurese resulte na perda de peso mais rápida observada com as dietas de baixo teor de carboidrato na fase inicial. Até o presente, nenhum estudo em longo prazo foi verdadeiramente conduzido. Apesar dos relatos dos benefícios proporcionados pelas dietas pobres em carboidrato em relação aos marcadores de fatores de risco cardiovascular, existem aspectos preocupantes relacionados à alta ingestão de gordura na dieta. A alta ingestão de gordura, particularmente de gordura saturada está associada ao desenvolvimento de problemas de saúde, como certos tipos de cânceres e doença cardiovascular.[71-72] Outras preocupações relacionadas à saúde, incluindo comprometimento cognitivo, constipação, diarreia, tontura, halitose, cefaleias, insônia, cálculos renais e náusea, têm sido relatadas em indivíduos com baixa ingestão de carboidrato.[73-76]

Dietas pobres em gordura e de baixa densidade energética

Uma dieta típica dos Estados Unidos é moderadamente rica em gordura e densa em energia. Vários estudos mostram que a ingestão de comida densa em energia está associada a valores maiores de IMC e de peso corporal.[77-82] O ganho de peso a partir da alta ingestão de comida densa em energia, como as gorduras, tem sido atribuído ao consumo passivo exagerado, provavelmente por causa do valor de saciedade relativamente baixo e à alta palatabilidade deste tipo de alimento.[83] Diminuir a densidade energética da dieta por meio da substituição de gordura por mais frutas, verduras e grãos pode ser uma estratégia efetiva para perder peso, porque a gordura (9 kcal/g) fornece mais do que o dobro de calorias fornecidas pelos carboidratos (4 kcal/g) e proteínas (4 kcal/g). Além disso, vários estudos têm mostrado que alimentos com menor densidade energética, como frutas, verduras e grãos integrais, diminuem a ingestão de energia por causa da saciedade aumentada pela dieta[84-86] que se traduz em um IMC menor.[77-82] Tipicamente, as dietas com baixo teor de gordura e energia se concentram na redução do conteúdo de calorias em geral. Estudos que usaram esta abordagem têm relatado perda de peso significativa em indivíduos obesos, em comparação às dietas pobres em gordura e ricas em carboidrato, que não são caloricamente controladas.[87-88] No entanto, mais estudos a longo prazo se fazem necessários para descobrir se os indivíduos que perdem peso com essas dietas compensam a diminuição de calorias ou mantêm a perda de peso.

Dietas de baixo índice glicêmico

O índice glicêmico dos alimentos se refere aos efeitos metabólicos produzidos por alimentos ricos em carboidrato sobre os níveis de glicemia e insulina.[89] A ingestão de alimentos com alto índice glicêmico, como batatas e pão branco, produz elevações rápidas nos níveis de glicemia e insulina.[89] Estas alterações resultam em curta sustentação da saciedade, níveis baixos de oxidação de gordura e subsequente ganho de peso secundário à regulação precária decorrente da rápida elevação e queda dos níveis sanguíneos de glicose e insulina.[89] Dietas com baixo índice glicêmico contêm mais frutas e verduras, que são ricas em fibras, e menos alimentos ricos em carboidratos simples, como os itens contendo açúcar refinado e vegetais ricos em amido.[89]

Vários estudos investigaram os efeitos de alimentos de baixo índice glicêmico sobre a perda de peso[90-93] e mostraram o uso promissor destas dietas no tratamento da obesidade. Um estudo mostrou que a diminuição da carga glicêmica de uma dieta de restrição energética reduziu significativamente o peso corporal, aumentou a oxidação de gordura e diminuiu a recuperação da gordura eliminada após a perda de peso.[90] Uma dieta de baixo índice glicêmico com restrição de energia pode promover maiores benefícios do que uma dieta com baixo teor de gordura e restrição energética.[91-92] As dietas de baixo índice glicêmico podem atenuar as reduções de gasto de energia em repouso,[91] comumente observadas em indivíduos obesos subsequentemente a dietas de restrição energética. Além disso, esse tipo de dieta comprovadamente aumenta a saciedade e melhora os fatores de risco de doença cardiovascular.[91-92] A dieta Zone e a dieta dos Vigilantes do Peso são baseadas primariamente em alimentos com baixo índice glicêmico, assim como as fases tardias da dieta de South Beach.

Dietas de déficit equilibrado/porção controlada

Uma dieta de déficit equilibrado envolve restrições balanceadas nos principais grupos de alimentos da pirâmide alimentar. Pode enfatizar uma limitação de gordura de 20 a 25% do total de calorias consumidas. Esta abordagem em geral permite menos restrições do volume de alimentos consumido, uma vez que os alimentos gordurosos são mais compactos e densos em energia. Por exemplo, uma fatia pequena de queijo pode conter 250 calorias, enquanto um tomate grande e uma cabeça de alface totalizam somente 125 calorias. Além disso, diminuir o tamanho das porções de cada grupo alimentar pode permitir uma restrição calórica de 300 a 500 kcal/dia, resultando em perdas de peso de até 450 g/semana. Entretanto, esta perda de peso pode não ser consistente e pode frustrar os indivíduos que tentam perder peso rapidamente. Nas dietas de déficit equilibrado, a meta é alcançar o déficit calórico trabalhando no contexto das escolhas dietéticas inalteráveis. Desta forma, a adesão a esta dieta pode ser melhor, porque a dieta envolve apenas modificar porções, em vez de evitar alimentos específicos que podem ser os favoritos do paciente. Em uma dieta de déficit equilibrado, os alimentos ricos em gordura e açúcar não precisam ser substituídos. Uma abordagem relacionada à dieta de déficit equilibrado é uma dieta de porções controladas.

Nos Estados Unidos, as dietas atualmente não só são ricas em gorduras saturadas e açúcares como também costumam conter tamanhos de porções enormes que resultam em ingestão de energia aumentada.[94] Vários estudos demonstraram que as dietas com porções controladas levam a perdas de peso médias de até 10% do peso corporal inicial.[95-99] Um estudo relatou que as dietas com porções controladas foram benéficas para alcançar perda de peso entre indivíduos obesos diabéticos, em comparação às recomendações dietéticas padrão da American Diabetes Association.[96] No estudo, aqueles que controlaram o tamanho das porções perderam 2,59 kg e os indivíduos do grupo-controle ganharam 2,15 kg.[96] Pedersen et al.[97] relataram que os pacientes obesos diabéticos que seguiram uma dieta com porções controladas conseguiram diminuir as medicações para diabetes e perder 1,8% do peso corporal, em comparação ao 1% observado no grupo-controle. Similarmente, um estudo relatou uma perda inicial de 6,5% do peso corporal e uma perda de 3,6 kg de massa gorda em mulheres com sobrepeso ou obesas que consumiram entradas com porções controladas, em comparação ao grupo controle.[99]

É possível que os indivíduos mostrem melhor adesão às dietas com porções controladas. Entretanto, é preciso fornecer educação nutricional para que os tamanhos das porções sejam compreendidos. As pessoas devem ser incentivadas a usar copos e colheres medidoras, balanças para alimentos e/ou objetos mais simples (p. ex., uma carta de baralho ou a palma da mão), tanto para estimar a própria ingestão dietética como para se autosservirem. A quantidade de 85 g fornece uma porção de proteína (carne bovina, aves ou peixe), meia xícara conta como uma porção de amido cozido (arroz, macarrão ou batatas) e uma colher de chá (ou a medida da ponta do polegar) equivale a uma porção de gordura (óleo). Checar nos rótulos o tamanho da porção e o número de porções por embalagem é imperativo para entender exatamente quanta comida está sendo consumida. Uma embalagem não necessariamente é igual a uma porção.

Dietas de substituição de refeição

As dietas de substituição de refeição podem ser uma boa opção quando as DBC não funcionam ou para aqueles que buscam alcançar perdas de peso rapidamente. Esta abordagem pode aumentar a motivação para continuar a perder peso. Tipicamente, as dietas de substituição de refeição incluem uma ou mais refeições substituídas por fórmulas dietéticas comerciais que, por sua vez, são nutricionalmente balanceadas e com controle de macronutrientes e calorias (800 a 1.600 kcal/dia).[100] Uma metanálise de seis estudos controlados randomizados relatou que os substitutos de refeição para perda de peso induziram perdas de peso significativamente maiores (~2,7 kg), em comparação às DBC convencionais, em 3 meses e em 1 ano.[101] De modo similar, Ashley et al.[102] relataram que os indivíduos sob dieta que usaram substitutos de refeição perderam peso e atenderam adequadamente às ingestões de nutrientes essenciais, em comparação aos que perderam peso consumindo uma DBC padrão.

Outro estudo constatou que uma dieta contendo substitutos de refeição (5 refeições diárias, totalizando 1.000 kcal/dia) ajudou indivíduos obesos a perder mais de 10% do peso corporal inicial em 16 semanas, *versus* uma perda de 6,9% observada nos indivíduos que consumiram dieta completa à base de alimentos.[103] Entretanto, os indivíduos que consumiram dieta à base de substituto de refeição recuperaram mais peso durante a fase de manutenção (24 semanas), do que aqueles que consumiram dieta à base de alimentos.[103] Portanto, vários estudos conduzidos para testar a eficácia dos substitutos de refeição comparativamente às DBC padrão relataram maiores benefícios em termos de perda de peso inicial.[101-104]

Embora as dietas de substituição de refeição sejam uma abordagem eficiente para uma perda de peso inicial rápida, sejam de boa qualidade nutricional e possam até evitar as inadequações nutricionais que podem surgir a partir das DBC convencionais, a manutenção do peso a longo prazo, como ocorre com a maioria das abordagens dietéticas para perda de peso, ainda não foi bem estudada nem demonstrada.

Em resumo, nenhuma abordagem dietética parece ser substancialmente melhor ou pior do que as outras. Embora várias dietas tenham sido descritas como sendo superiores para perder peso, a escolha de uma abordagem dietética específica precisa ser feita com base nas metas, necessidades médicas e preferências do indivíduo. Muitas pessoas são motivadas a perder peso mais rapidamente durante as fases iniciais de controle do peso e isso pode ajudar a guiar a escolha da abordagem dietética rumo a um nível mais agressivo de restrição energética, desde que apropriado do ponto de vista médico. Em contraste, para alguns pacientes, o controle do peso a longo prazo é o fator mais motivador e, portanto, as abordagens dietéticas padrão em um nível mais moderado de restrição energética podem ser preferíveis. A saúde geral do indivíduo obeso, incluindo a presença ou ausência de comorbidades específicas, também exerce papel importante na seleção de uma abordagem dietética. O profissional e o paciente, portanto, devem manter uma relação contínua e prolongada, em que seja possível usar uma abordagem multidisciplinar a longo prazo. As intervenções que incluem níveis aumentados de suporte social e métodos de autocontrole, como o estabelecimento de metas e o automonitoramento, aliadas à intensificação do contato com os profissionais têm se mostrado mais efetivas, independentemente do modo de intervenção.[105]

Atividade física para perda de peso

Conforme discutido, para perder 450 g/semana, é preciso manter um déficit de 500 kcal/dia. Criar e aderir a um nível de déficit apenas com base na dieta pode ser um desafio em um ambiente obesogênico. Combinar atividade física com uma DBC pode facilitar o alcance desse nível de déficit energético, além de também poder ser sustentado mais prontamente a longo prazo. De acordo com um painel de especialistas do American College of Sports Medicine (ACSM) e do Centers for Disease Control and Prevention,[106] os adultos sadios devem se engajar em pelo menos 30 minutos de atividade física de intensidade moderada (definida por 3 a 6 equivalentes metabólicos [MET]), de preferência todos os dias. Essas recomendações foram atualizadas por um painel de especialistas do ACSM e da American Heart Association, por meio do detalhamento dos tipos de atividade e quantidades necessárias para manter a saúde e prevenir o ganho de peso.[107]

Essas especificações são para um mínimo de 30 minutos de atividade física de intensidade moderada (p. ex., caminhada rápida) em 5 dias/semana ou de exercício de intensidade forte (> 6 MET; p. ex., corrida) em 3 dias/semana. Contudo, para indivíduos obesos, uma revisão das evidências fornecidas por estudos científicos conduzida pelo ACSM indica que mais de 60 minutos de atividade física de intensidade moderada em pelo menos 4 dias/semana podem ajudar a alcançar uma perda de peso clinicamente significativa sem restrição calórica dietética.[108] Por outro lado, quando a atividade física de intensidade moderada (entre 30 e 60 minutos/dia em 5 dias/semana) é aliada à restrição energética da dieta, a perda de peso é mais facilmente alcançada.[108] Para manutenção ou prevenção da recuperação do peso, é necessário praticar atividade física de intensidade moderada por mais de 60 minutos/dia em pelo menos 5 dias/semana.[108]

Efeito do exercício sobre a perda de peso

O nível de atividade física recomendado pelo ACSM para perder peso pode parecer uma tarefa assustadora para muitos indivíduos com sobrepeso e obesos. Entretanto, quando se acaba de começar um programa de exercícios, convém começar com metas pequenas e aumentar gradualmente o nível e a intensidade do exercício a fim de alcançar as recomendações do ACSM. Um estudo relatou que, ao final de 1 ano, a restrição calórica aliada a mais de 200 minutos de atividade física/semana resultaram em perda de peso significativamente maior entre os participantes obesos sedentários, bem como em melhora do condicionamento cardiovascular, em comparação aos participantes que permaneceram fisicamente ativos por menos de 150 minutos/semana. Esse estudo relatou ausência de efeito significativo do nível de intensidade do exercício sobre as alterações do peso corporal.[109]

Embora a combinação de atividade física a um programa de perda de peso possa ajudar a alcançar o nível desejado de restrição calórica mais facilmente, outro estudo relatou ausência de efeito adicional da atividade física aliada à restrição calórica sobre a perda de peso, perda de gordura e perda de gordura visceral após 6 meses de intervenção.[110] Neste estudo, o grupo-controle (submetido a uma restrição de energia da dieta de 25%) perdeu mais de 8 kg, cerca de 6 kg de massa gorda e aproximadamente 1 kg de gordura visceral, enquanto o grupo de intervenção (redução de 12,5% da ingestão de energia e aumento de 12,5% do gasto energético via exercício) também perdeu cerca de 8 kg, cerca de 6,5 kg de massa gorda e 1 kg de massa gorda visceral.[110] Entretanto, aqueles que se exercitaram além de se submeterem à restrição calórica dietética mostraram melhor condicionamento cardiovascular.[110] De modo similar a esses resultados, Nicklas et al.[111] relataram ausência de diferenças significativas em termos de perda de peso corporal e de gordura visceral entre indivíduos que adotaram um programa de perda de peso incluindo restrição calórica com ou sem exercício de intensidade moderada e forte. Entretanto, aqueles que perderam peso e gordura visceral sob restrição calórica aliada à atividade vigorosa preservaram melhor a massa magra corporal.[111]

Assim, vários estudos mostraram os efeitos benéficos da restrição energética aliada ao exercício sobre as alterações da constituição corporal, todavia sem benefícios adicionais de perda de peso por inclusão do exercício.[109-112] Entretanto, o exercício aliado à restrição calórica parece intensificar os benefícios de saúde cardiovascular e preservar a massa magra corporal,[108-112] de modo que essa abordagem é recomendável para inclusão em programa de perda de peso, a menos que existam condições médicas que contraindiquem o exercício.

Exercício e manutenção do peso

O reganho de peso é bastante comum e frequentemente rápido, depois que uma dieta rigorosa de perda de peso termina. Essa recuperação pode ser atribuída à baixa adesão aos níveis de manutenção do exercício e adesão à dieta.[113] Muitos fatores contribuem para essa recaída, incluindo a motivação baixa e a diminuição ou término do suporte fornecido pelo profissional. Um estudo mostrou que, após a fase de perda de peso inicial (2 meses; perda de peso médio ~14 kg), os indivíduos recuperaram em média mais que 60% do peso perdido ao final da manutenção sem supervisão (período de 8 a 31 meses). Essa recuperação do peso foi acompanhada de ganhos significativos de massa gorda e circunferência da cintura, aliados à diminuição dos níveis de atividade física.[113]

Embora seja muito difícil prevenir totalmente a recuperação do peso, a continuação de alguma forma de exercício pode retardar e diminuir sua extensão.[113,114] Um estudo mostrou que, após um período de 12 semanas de programa de perda de peso, aqueles que continuaram fazendo caminhada de intensidade moderada recuperaram o peso e a gordura em um ritmo mais lento do que aqueles que permaneceram sedentários durante a fase de 40 semanas de manutenção.[114] Aqueles que se exercitaram recuperaram cerca de 3 kg a menos de peso corporal e apresentaram circunferência de cintura 3,8 cm menor do que aqueles que não se exercitaram.[114] Um programa supervisionado de manutenção do peso pode ajudar a retardar significativamente a recuperação do peso e da massa de gordura.[113] Borg et al.[113] relataram os benefícios da caminhada supervisionada ou do treino de resistência por 6 meses após a perda de peso. Os indivíduos que incorporaram a caminhada ou o treino de resistência apresentaram menor (~1,8 kg) ou nenhuma recuperação de peso e mantiveram a massa gorda.[113] Outros estudos, porém, mostraram que a atividade física isolada pode não ajudar na manutenção da perda de peso.[115,116] A restrição dietética aliada à atividade física pode se mostrar mais bem-sucedida em termos de manutenção do peso e retardo ou prevenção da recuperação do peso perdido, em comparação à atividade física isolada.[115] A restrição de calorias provenientes de gordura aliada à atividade física intensa pode se mostrar a estratégia mais efetiva para perder peso a longo prazo.[116]

Treino de resistência para perda e manutenção de peso

O treino de resistência (força) pode ser adicionado a um programa de exercícios aeróbicos e tem sido demonstrado que isso ajuda a preservar a massa muscular.[116,107,113] Estudos têm demonstrado que o treino de resistência aliado ao exercício aeróbico, em adição à dieta de restrição calórica, resulta em perda de peso com preservação da força muscular e melhora do funcionamento físico.[117] Um estudo relatou que os indivíduos que incorporaram o treino de resistência durante a fase de manutenção do peso tenderam a recuperar massa gorda em ritmo mais lento ou foram menos propensos a recuperar a massa gorda em comparação aos indivíduos que não fizeram a incorporação, apesar da recuperação de peso corporal geral.[113] O treino de resistência pode não apresentar correlação com as alterações de peso corporal durante a fase de perda de peso, ou pode resultar em ganho de peso porque a massa muscular (que é mais densa do que a gordura) aumenta com o treino de resistência.[107,118] O treino de resistência está associado a níveis menores de gordura visceral, sendo que esta está associada a um risco aumentado de doença cardiovascular.[118]

Apesar da ênfase no treino aeróbico para perda de peso e de gordura corporal, a combinação do treino de resistência com um programa de restrição calórica para perda de peso pode auxiliar indiretamente essa perda ao melhorar a massa muscular, a força e a resistência.[118,119] Além disso, essas alterações estão associadas a benefícios para a saúde, como o aumento da sensibilidade à insulina no diabetes tipo 2.[118,120] Um estudo relatou que o treino de resistência melhorou a sensibilidade à insulina e a perda de peso de modo mais significativo do que o treino aeróbico na população de afro-americanos.[120] Ademais, o treino de resistência parece diminuir a perda óssea, que pode ser observada naqueles que perdem peso apenas por restrição calórica,[121] e melhora a taxa metabólica basal (TMB),[122] o que é associada ao aumento da massa livre de gordura em indivíduos obesos.[123]

Resumo

A atividade física aliada à restrição calórica parece ser a melhor abordagem para perda de peso e manutenção do peso. A restrição calórica isolada para perda de peso pode diminuir a TMB e a massa livre de gordura, além de afetar adversamente os parâmetros ósseos. A adição do treino de resistência e força à restrição calórica pode minimizar estes aspectos associados à perda de peso. O exercício, quando usado com a restrição calórica, deve ser realizado pelo menos 5 vezes/semana, por mais de 240 minutos/semana, para que haja perda de peso. Depois disso, o exercício deverá ser realizado pelo menos 5 vezes/semana, por 150 a 240 minutos/semana, para ajudar a manter a perda de peso. Embora reduzir calorias e, ao mesmo tempo, aumentar o gasto energético possa parecer uma tarefa intimidante, planejar um esquema de exercícios baseado em atividades agradáveis pode ajudar a facilitar esta série de alterações comportamentais. Incentivar os indivíduos a acrescentar mais movimento em suas vidas diárias (p. ex., subir escadas em vez de usar o elevador), fazer *brainstorming* sobre como eles podem se exercitar com familiares e amigos, e ajudá-los a acrescentar variedade a suas rotinas para evitar o tédio são medidas úteis. O exercício deve começar devagar e ser aumentado progressivamente, com base nos níveis de tolerância do indivíduo, a fim de melhorar a adesão.

Terapia comportamental*

A terapia comportamental para tratamento da obesidade tem o objetivo de identificar eventos e estímulos que desencadeiam comportamentos inadequados associados à ingestão calórica excessiva, e desenvolver abordagens para controlar esses comportamentos. A intervenção comportamental foca na modificação dos eventos cognitivos, emocionais e sociais que influenciam as escolhas do indivíduo que resultam em ganho de peso. Estudos mostram que a terapia comportamental como auxiliar da dietoterapia e exercícios para perda de peso, produz resultados significantemente melhores que o exercício e a dieta isolados.[124,125]

Vários componentes da terapia comportamental podem ajudar o indivíduo a desenvolver habilidades para conseguir perder peso e ter êxito em manter o peso conquistado. Esses componentes incluem o estabelecimento de metas, identificação de processos para alcançar estas metas com base nas necessidades individuais, monitorar o progresso, remover barreiras, construir suporte a partir de familiares e amigos, e controlar os estímulos a comportamentos inadequados.[126] A perda e manutenção do peso, em indivíduos obesos, requer alterações no estilo de vida a longo prazo. Portanto, as modificações comportamentais devem visar metas realistas e mensuráveis. As intervenções que incluem sessões em grupo, em vez de sessões individualizadas, podem ser mais efetivas como modalidade de tratamento para obesidade.[127-129] Estudos mostram que o tratamento grupal pode produzir perda de peso significativamente maior (~13%) do que as sessões individuais (> 11%),[128] além de tender mais a ajudar a manter a perda de peso.[129] Os benefícios comprovados do suporte social podem explicar a superioridade das sessões em grupo em comparação com as individuais.

A recuperação de peso é outro aspecto que a modificação do comportamento pode ajudar a abordar, especialmente com foco nos reforços que podem ajudar a manter uma maior adesão às modificações do estilo de vida. Um estudo demonstrou que ensinar as pessoas a assumir a responsabilidade pela manutenção do peso, por meio do desenvolvimento de habilidades de resolução de problemas para superação de contratempos, melhora a manutenção da perda de peso.[130] Essas técnicas e habilidades incluem fornecer incentivos para motivação, ensinar a pré-planejar semanalmente as refeições de baixas calorias e a controlar as porções, fornecer suporte adicional dos pares, intensificar o contato entre o profissional e o paciente, incentivar o automonitoramento, entre outras. O suporte social, aliado a estas técnicas, melhora a manutenção do peso após a perda de peso inicial.[130] Assim, vários estudos sugerem que a terapia comportamental instituída após a fase de perda de peso inicial é importante para a manutenção da perda de peso.[129-132]

* N.R.C.: O foco de tratamento comportamental é muito mais amplo do que o citado neste capítulo e inclui abordagens que não contêm a perda de peso como objetivo primário (como o Health at Every Size: https://www.sizediversityandhealth.org/content). Recomendamos a leitura de: Vicente Jr. et al. Nutrição comportamental no tratamento da obesidade. In: Alvarenga et al. *Nutrição comportamental*. Barueri: Manole, 2015.

Em resumo, como os resultados a longo prazo das tentativas de perda de peso frequentemente são precários, é importante que no início do tratamento o indivíduo seja exposto às atitudes e comportamentos que tendem a impulsionar a manutenção da perda de peso a longo prazo. Alguns componentes essenciais de uma abordagem de modificação de comportamento bem-sucedida para controle de peso são indicados a seguir:

1. Prontidão: a escolha do momento para a mudança é essencial. Se o indivíduo ainda não estiver convencido da necessidade de modificar o peso, ou estiver passando por um evento estressante na vida (p. ex., divórcio), as chances de sucesso são baixas.
2. Estabelecer metas razoáveis: recomenda-se ter como alvo um peso corporal alcançável, em vez do peso corporal "ideal". Uma meta razoável a longo prazo pode ser o menor peso que o paciente tiver mantido com sucesso por 1 ano ou mais, durante os últimos 10 anos.
3. Sistemas de suporte confiáveis: obter ajuda de outros melhora tanto a perda de peso como a manutenção do peso conquistado. Isso geralmente envolve procurar um amigo ou parente que saiba ouvir e não só aconselhar.
4. Fortalecer a manutenção: é essencial planejar e executar as modificações comportamentais desde o primeiro dia. Uma técnica útil é ajudar os pacientes a se envolver com seus objetivos, ensinando-os a conversar com eles próprios de forma positiva, a fim de melhorar o compromisso com os objetivos autoestabelecidos.
5. Fazer alterações graduais: modificar as escolhas de alimentos e o nível de atividade física diminui a sensação de privação e pode tornar o processo de mudança mais fácil (bem como tornar as próprias modificações em si mais provavelmente sustentáveis).
6. Manter registros: anotar o peso, os alimentos ingeridos, exercício e fatores precipitantes de alimentação inadequada é uma forma excelente de identificar áreas problemáticas e sinalizar uma recaída antes de esta sair do controle.
7. Tornar a coisa agradável: é bem mais fácil aderir a novos comportamentos quando é possível ter prazer com eles. Se o indivíduo não pode suportar o exercício, não lhe diga para fazê-lo mesmo assim. Em vez disso, sugira uma caminhada em volta do quarteirão para ver gente. Realizar uma mudança positiva no estilo de vida é, em si, muito reforçador e não deve ser menosprezado como fonte de satisfação e alegria.
8. Ser flexível: isso se aplica tanto ao profissional como ao paciente. Se uma abordagem experimental que parece boa não está funcionando, ou se as circunstâncias do paciente forem outras, é possível que o plano de perda de peso também precise ser modificado. Ajudar os indivíduos a perder peso e manter a perda requer esforços abrangentes e contínuos. Embora seja verdade que apenas o indivíduo pode fazer isso, trata-se de uma área em que um profissional diligente e cuidadoso pode fazer uma diferença real.

Tratamento farmacológico para perda de peso

As modificações de estilo de vida discutidas anteriormente formam a base e o primeiro estágio de qualquer plano de perda de peso. As medicações anorexígenas auxiliares podem ser úteis, caso esta abordagem (modificação do estilo de vida, incluindo dieta, exercício e terapia comportamental) isolada não resulte em perda de peso. A farmacoterapia pode ser útil quando a aderência a modificação do estilo de vida começa a oscilar ou a fome física se torna considerável durante a dieta. Há pouca dúvida de que essas medicações aumentam significativamente a perda de peso durante o período em que são usadas, e de que podem ajudar a manter a perda de peso (embora o peso tenda a ser recuperado mesmo com o uso contínuo de fármacos).[133] Entretanto, os tratamentos farmacológicos são mais adequados para os indivíduos seriamente obesos (IMC > 40 kg/m^2) ou para aqueles que têm duas ou mais comorbidades médicas significativas.[20]

Os fármacos promotores de perda de peso mais comumente usados que têm aprovação do FDA são o orlistate e a fentermina.[133] Nos Estados Unidos, a sibutramina foi retirada do mercado em 2010.* Além dessas medicações, estão sendo desenvolvidas várias combinações de tratamentos farmacológicos que têm como alvo as vias neuronais associadas à homeostase energética no hipotálamo, envolvendo hormônios como a leptina, grelina e insulina.[133,134] A descoberta da leptina revelou diversos alvos neuro-hormonais para tratamento farmacológico, incluindo a inibição do neuropeptídeo Y, que estimula a ingestão de alimentos, e a estimulação do receptor de melanocortina-4, que inibe a ingestão de alimento.[133] Embora várias terapias atualmente foquem no desenvolvimento de tratamentos farmacológicos capazes de diminuir a ingestão de alimentos e/ou aumentar o gasto energético, essa discussão abrange as medicações para perda de peso mais comumente prescritas que têm aprovação do FDA: orlistate e fentermina.

Orlistate

O orlistate (Xenical) é um inibidor de lipases gastrintestinais que previne a hidrólise intestinal de triglicerídeos em monoacilglicerois e ácidos graxos livres absorvíveis. Induz perda de peso, diminuindo em até 30% a absorção de nutrientes, em especial a gordura da dieta.[133] Vários estudos com duração de 1 a 2 anos estabeleceram sua eficácia na indução de perda de peso moderada, em comparação ao placebo (4,7 a 10% *versus* 3,0 a 6,1%). Em geral, a dose de 120 mg de orlistate administrada três vezes ao dia antes das refeições aliada a uma dieta de restrição calórica está associada a perdas de peso iniciais de 5 a 10% e melhora da manutenção do peso.[135-140] Finer et al.[136] relataram uma perda de peso inicial média de 8,5% em indivíduos obesos que tomaram orlistate, em comparação aos 5,4% observados no grupo placebo ao final do período de intervenção de 12 meses.[136] O grupo do orlistate também apresentou melhora mais signi-

* N.R.C.: No Brasil, a sibutramina tem venda controlada.

ficativa dos marcadores metabólicos, incluindo o colesterol total, colesterol LDL (lipoproteína de baixa densidade) e proporção LDL:HDL (lipoproteína de alta densidade), mas relatou uma frequência 26% maior de eventos gastrintestinais transitórios.[136]

O estudo conduzido por Sjöström et al.[137] sugeriu que o orlistate possa ajudar a manter a perda de peso. Esse estudo envolveu 743 pacientes que receberam uma dieta hipocalórica (déficit calórico ~600 kcal/dia) por 4 semanas e, em seguida, foram randomizados para receber orlistate (120 mg, 3x/dia) ou placebo por 1 ano. O grupo tratado com orlistate perdeu 10,2% de peso corporal, em comparação aos 6,1% no grupo placebo. Após o primeiro ano, os pacientes foram novamente randomizados para receber orlistate ou placebo, todavia com uma dieta normocalórica (de manutenção do peso). Aqueles que continuaram recebendo orlistate recuperaram em média metade do peso recuperado por aqueles que mudaram para o placebo. Aqueles que mudaram do placebo para o orlistate perderam mais 900 g, em comparação a uma recuperação de peso de, em média, 2,5 kg nos pacientes que continuaram recebendo placebo.[137] Vários estudos têm demonstrado efeitos similares do orlistate sobre a perda de peso em intervenções de 6 meses,[139,140] 1 ano[136,140] e 2 anos.[137]

Em adição à perda de peso, tem sido demonstrado que o orlistate melhora os fatores de risco cardiovascular, a pressão arterial e a sensibilidade à insulina no diabetes tipo 2.[137-140] Para os indivíduos que tomam orlistate, que bloqueia a absorção de gorduras de todos os tipos, um suplemento diário de vitaminas lipossolúveis (sem tomar ao mesmo tempo que o orlistate) se faz necessário para prevenir a deficiência de vitaminas A, D, E e K.[136] Apesar de os efeitos colaterais gastrintestinais, como diarreia, distensão abdominal por gases, flatulência, urgência e incontinência fecal, e esteatorreia, serem comuns com o uso de orlistate, estes efeitos geralmente são de leves a moderados e diminuem com a duração do tratamento.[135-141]

Em razão dos relatos de efeitos colaterais do orlistate no fígado, o FDA lançou alertas de segurança atualizados em setembro de 2009, embora o fármaco continue sendo comercializado sem prescrição até hoje, em uma forma de menor potência com dose de 60 mg.[133] Alguns estudos a curto prazo (16 a 24 semanas) relataram os efeitos benéficos de doses ainda menores de orlistate (60 mg, 1 ou 3x/dia) sobre a perda de peso (redução ~5%) e melhora dos fatores de risco metabólico.[142,143] Um estudo relatou os benefícios significativos de doses baixas de orlistate sobre a perda de peso e marcadores metabólicos até mesmo em adultos com sobrepeso, mas não em obesos (IMC = 25 a 28 kg/m^2), quando acompanhadas de modificação do estilo de vida.[143]

Fentermina

A fentermina é um composto noradrenérgico aprovado pelo FDA em 1959 para uso "a curto prazo", geralmente definido como período de menos de 12 semanas.[133] Um estudo de longa duração investigou dados de 300 pacientes tratados com fentermina (15 a 75 mg/dia) e constatou perda de peso significativa e manutenção de mais de 10% do peso inicial por até 8 anos.[144] Em geral, os participantes não relataram sensação de fome e sim a melhora do controle sobre a ingestão e desejo intenso (*craving*) por alimentos. Esse controle tendeu a diminuir com o passar do tempo, mas muitas vezes era possível recuperá-lo com o aumento progressivo das doses. Os efeitos colaterais comumente relatados foram boca seca e insônia.[144]

Um estudo controlado randomizado com intervenção de 24 semanas usando uma combinação de pramlintida e fentermina (37,5 mg) relatou uma perda de peso de 11,3%.[145] Elevações da frequência cardíaca (4,5 batimentos/minuto) e da pressão arterial diastólica (3,5 mmHg) também foram observadas.[145] Combinada à fenfluramina (retirada do mercado em 1997), o uso da fentermina comprovadamente causa doença nas válvulas cardíacas.[146] Entretanto, a fentermina isolada não foi implicada. O uso de fentermina é comum nos Estados Unidos, por causa da sua disponibilização genérica a baixo custo. Entretanto, a administração de fentermina por mais de 12 semanas ainda é considerada "sem aprovação" para uso nos Estados Unidos. Na Europa,* o fármaco não tem licença para uso.[133]

Em resumo, a terapia farmacológica para tratamento da obesidade é promissora e pode ser útil como auxiliar na modificação da dieta e do estilo de vida. Além disso, quando a modificação do estilo de vida é inefetiva ou estagna, o tratamento farmacológico como terapia auxiliar pode ser útil. No entanto, considerando os vários efeitos colaterais associados às terapias farmacológicas, esses fármacos devem ser prescritos e monitorados regularmente por médicos. Há também uma pequena chance de abuso associada ao uso dessas medicações. Embora as combinações de medicações sem dúvida sejam mais efetivas do que os agentes isolados,[145] tais combinações têm o potencial de causar mais efeitos colaterais.[146] Ademais, a intervenções farmacológicas alteram a alimentação. Essa situação é mais complicada e variável que a alteração dos parâmetros fisiológicos (p. ex., pressão arterial), dificultando assim o desenvolvimento de tratamentos farmacológicos que auxiliem a perda de peso.

Tratamento cirúrgico

Embora as modificações de estilo de vida que incluam combinações de dieta, exercício, terapia comportamental e agentes farmacológicos para indivíduos com obesidade grave possam alterar o peso corporal, tais alterações podem se mostrar insignificantes e promover benefícios insuficientes para a saúde. Para esses pacientes, a cirurgia para perda de peso é um outro estágio de abordagem. A conferência de consenso do National Institutes of Health sobre cirurgia gastrintestinal para obesidade grave concluiu que a cirurgia para perda de peso pode ser uma alternativa apropriada para indivíduos seriamente obesos (IMC > 40 kg/m^2) ou para aqueles com IMC > 35 kg/m^2 que tenham duas ou mais comorbidades relacionadas com a obesidade.[20,147] Além disso, nesses indi-

* N.R.C.: No Brasil, a venda de todos os anfetamínicos está vetada desde 2011.

víduos, a cirurgia de perda de peso tem o potencial de resolver totalmente as comorbidades médicas associadas.[147]

A primeira abordagem cirúrgica para obesidade foi o desvio jejuno-ileal, realizado pela primeira vez no início da década de 1950.[148] Dois outros procedimentos foram introduzidos no final da década de 1960 pelo Dr. Mason: o desvio gástrico de *Y-em-Roux* e a banda gástrica vertical.[148] O Dr. Scopinaro introduziu outra alternativa, o desvio biliopancreático, no final da década de 1970. Nos anos 1990, foi introduzido primeiramente na Europa um procedimento em que o tamanho do estômago era diminuído por meio da colocação de banda gástrica ajustável, seguida de gastrectomia em manga laparoscópica, introduzida em 2002 pelo Dr. Gagner.[148]

Antes de um indivíduo obeso optar pela cirurgia para perder peso, ou antes do médico decidir recomendar a cirurgia como opção, o paciente deve passar por uma avaliação multidisciplinar. De modo ideal, essa avaliação deve envolver não só o cirurgião e o médico que fez o encaminhamento, como também nutricionistas, psicólogos, enfermeiros e um anestesiologista. A história médica e nutricional do paciente deve ser avaliada, e também deve ser feita uma avaliação psicológica para conhecer mais claramente quaisquer aspectos subjacentes, antes de se chegar a uma decisão acerca da conveniência da cirurgia.[148] Entre as contraindicações, estão os aspectos que podem impedir a adesão aos cuidados pós-operatórios recomendados necessários para alcançar os resultados esperados. Esses aspectos incluem distúrbios psicológicos, problemas médicos que podem piorar ou contraindicar uma cirurgia importante e a falta de suporte.[148]

Os tratamentos cirúrgicos são a opção mais eficaz para indivíduos com obesidade mórbida e esses tratamentos produzem perda de peso superior àquela promovida por outras abordagens. Entretanto, o índice de sucesso após uma cirurgia bariátrica é altamente variável e há riscos de complicação pós-operatória. Por esse motivo, é necessário adotar uma abordagem multidisciplinar para que a avaliação e seleção adequada dos pacientes sejam realizadas no pré-operatório, bem como para garantir cuidados e monitoramento a longo prazo no pós-operatório. Veja uma discussão detalhada sobre procedimentos de cirurgia bariátrica no capítulo sobre cirurgia bariátrica.

Considerações finais

O tratamento da obesidade talvez seja o maior desafio enfrentado pelos profissionais de saúde atualmente. O aumento das taxas de obesidade é acompanhado por uma varidade de complicações médicas. Embora as pesquisas médicas sobre obesidade cada vez mais numerosas tenham esclarecido um pouco as causas da epidemia de obesidade e ajudado a desenvolver modalidades terapêuticas efetivas, pesquisas adicionais se fazem necessárias para conhecer as bases de certos comportamentos adotados pelos indivíduos obesos, bem como formas de modificar efetivamente esses comportamentos para alcançar o controle do peso a longo prazo. Quase todos os adultos que se tornam obesos não engordam por causa de uma condição médica ou metabólica específica e sim como consequência de comportamentos de estilo de vida que levam ao consumo aumentado de comida ou ao gasto diminuído de energia.

Portanto, para prevenir a obesidade ou retardar sua progressão, é preciso dedicar esforços para melhorar os fatores ambientais e o comportamento pessoal. Entre os exemplos, estão melhorar os lanches e refeições nas escolas, educar as pessoas sobre a importância dos alimentos saudáveis, fornecer recursos para aumentar a atividade física, e ensinar aos pacientes formas de melhorar os comportamentos de alimentação saudável e atividade física das crianças.

Embora as modalidades de tratamento da obesidade discutidas neste capítulo possam ser aplicadas com sucesso aos indivíduos obesos, modificar ou melhorar o nosso ambiente é a chave para prevenir e reverter essa epidemia de saúde pública.

Referências bibliográficas

1. Wang Y, Beydoun MA, Liang L et al. Obesity 2008;16:2323–30.
2. Ogden CL, Carroll MD, Curtin LR et al. JAMA 2010;303:242–9.
3. Hill JO. Endocr Rev 2006;27:750–61.
4. Kelly T, Yang W, Chen CS et al. Int J Obes 2008;32:1431–7.
5. Popkin BM. Nutr Rev 2004;62:S140–3.
6. Du H, Feskens E. Acta Cardiol 2010;65:377–86.
7. Giskes K, van Lenthe F, Avendano-Pabon M et al. Obes Rev 2011;12:e95–e106.
8. Feng J, Glass TA, Curriero FC et al. Health Place 2010;16:175–90.
9. Field AE, Coakley EH, Must A et al. Arch Intern Med 2001; 161:1581–6.
10. Janssen I, Katzmarzyk PT, Ross R. Arch Intern Med 2002;162:2074–9.
11. Finkelstein EA, Brown DS, Wrage LA et al. Obesity (Silver Spring) 2010;18:333–9.
12. Puhl RM, Andreyeva T, Brownell KD. Int J Obes 2008;32: 992–1000.
13. Carr D, Jaffe KJ, Friedman MA. Obesity (Silver Spring) 2008; 16:S60–8.
14. Latner JD, Stunkard AJ, Wilson GT. Obes Res 2005;13:1226–31.
15. Look AHEAD Research Group, Wing RR. Arch Intern Med 2010; 170:1566–75.
16. Williamson DF, Thompson TJ, Thun M et al. Diabetes Care 2000; 23:1499–504.
17. Gregg EW, Williamson DF. The relationship of intentional weight loss to disease incidence and mortality. In: Wadden TA, Stunkard AJ, eds. Handbook of Obesity Treatment. New York: Guilford Press, 2002:125–43.
18. Knowler WC, Barrett-Connor E, Fowler SE et al. N Engl J Med 2002; 346:393–403.
19. Rush EC, Goedecke JH, Jennings C et al. Int J Obes (Lond) 2007; 31:1232–9.
20. National Institutes of Health, National Heart, Lung, and Blood Institute. Obes Res 1998;6:51S–209S.
21. Janssen I, Katzmarzyk PT, Ross R. Arch Intern Med 2002;162:2074–9.
22. Janssen I, Katzmarzyk PT, Ross R. Am J Clin Nutr 2004;79:379–84.
23. Ma J, Xiao L. Obesity (Silver Spring) 2010;18:347–53.
24. Onyike CU, Crum RM, Lee HB et al. Am J Epidemiol 2003; 158:1139–47.
25. Zhao G, Ford ES, Dhingra S et al. Int J Obes (Lond) 2009;33:257–66.
26. Steer RA, Brown GK, Beck AT et al. Psychol Rep 2001;88:1075–6.
27. de Zwaan M. Int J Obes Relat Metab Disord 2001;25:S51–5.
28. Sim LA, McAlpine DE, Grothe KB et al. Mayo Clin Proc 2010; 85:746–51.
29. Hay PP, Bacaltchuk J, Stefano S et al. Cochrane Database Syst Rev 2009;(4):CD000562.

30. Wadden TA, Phelan S. Behavioral assessment of the obese patient. In: Wadden TA, Stunkard AJ, eds. Handbook of Obesity Treatment. New York: Guilford Press, 2002:186–226.
31. Øverby NC, Serra-Majem L, Andersen LF. Br J Nutr 2009;102:S56–63.
32. Cade J, Thompson R, Burley V et al. Public Health Nutr 2002; 5:567–87.
33. Poslusna K, Ruprich J, de Vries JH et al. Br J Nutr 2009;101(Suppl 2): S73–85.
34. Abbott RA, Davies PS. Eur J Clin Nutr 2004;58:285–91.
35. Jackson DM, Djafarian K, Stewart J et al. Am J Clin Nutr 2009; 89:1031–6.
36. Centers for Disease Control and Prevention. MMWR Morb Mortal Wkly Rep 2011;60:614–8.
37. Slingerland AS, van Lenthe FJ, Jukema JW et al. Am J Epidemiol 2007;165:1356–63.
38. Andersen RE, Wadden TA, Bartlett SJ et al. JAMA 1999;281: 335–40.
39. Di Noia J, Prochaska JO. Am J Health Behav 2010;34:618–32.
40. Anderson ES, Winett RA, Wojcik JR et al. J Health Psychol 2010; 15:21–32.
41. Zheng H, Lenard NR, Shin AC et al. Int J Obes (Lond) 2009;33:S8–13.
42. Abete I, Astrup A, Martínez JA et al. Nutr Rev 2010;68:214–31.
43. US Department of Agriculture, US Department of Health and Human Services. Dietary Guidelines for Americans, 2010. 7th ed. Washington, DC: US Government Printing Office, 2010.
44. Bleich SN, Wang YC, Wang Y et al. Am J Clin Nutr 2009;89:372–81.
45. Bachman JL, Reedy J, Subar AF et al. J Am Diet Assoc 2008;108: 804–14.
46. Drewnowski A. Am J Prev Med 2004;27:154–62.
47. Savage JS, Marini M, Birch LL. Am J Clin Nutr 2008;88:677–84.
48. Bes-Rastrollo M, van Dam RM, Martinez-Gonzalez MA et al. Am J Clin Nutr 2008;88:769–77.
49. Howarth NC, Murphy SP, Wilkens LR et al. J Nutr 2006;136:2243–8.
50. Kant AK, Graubard BI. Int J Obes (Lond) 2005;29:950–6.
51. Bischoff SC, Damms-Machado A, Betz C et al. Int J Obes 2012; 36:614–24.
52. Riecke BF, Christensen R, Christensen P et al. Osteoarthritis Cartilage 2010;18:746–54.
53. Noakes M, Keogh JB, Foster PR et al. Am J Clin Nutr 2005; 81:1298–306.
54. Broomfield PH, Chopra R, Sheinbaum RC et al. N Engl J Med 1988;319:1567–72.
55. Arai K, Miura J, Ohno M et al. Am J Clin Nutr 1992;56:275S–6S.
56. Ryttig KR, Flaten H, Rössner S. Int J Obes Relat Metab Disord 1997;21:574–9.
57. Ryttig KR, Rössner S. J Intern Med 1995;238:299–306.
58. Lantz H, Peltonen M, Agren L et al. J Intern Med 2003; 254:272–9.
59. Miura J, Arai K, Tsukahara S et al. Int J Obes 1989;13:73–7.
60. Rössner S, Flaten H. Int J Obes Relat Metab Disord 1997; 21:22–6.
61. Wadden TA, Berkowitz RI. Very-low-calorie diets. In: Fairburn CG, Brownell KD, eds. Eating Disorders and Obesity. New York: Guilford Press, 2001:529–33.
62. Saris WH. Obes Res 2001;9:295S–301S.
63. Last AR, Wilson SA. Am Fam Physician 2006;73:1942–8.
64. Shils M, Olson J, Shike M et al, eds. Modern Nutrition in Health and Disease. 9th ed. Baltimore: Lippincott Williams & Wilkins, 1999.
65. Hession M, Rolland C, Kulkarni U et al. Obes Rev 2009;10: 36–50.
66. Nordmann AJ, Nordmann A, Briel M et al. Arch Intern Med 2006;166:285–93.
67. Brehm BJ, Seeley RJ, Daniels SR et al. J Clin Endocrinol Metab 2003;88:1617–23.
68. Foster GD, Wyatt HR, Hill JO et al. N Engl J Med 2003; 348:2082–90.
69. Yancy WS Jr, Olsen MK, Guyton JR et al. Ann Intern Med 2004;140:769–77.
70. Soenen S, Westerterp-Plantenga MS. Curr Opin Clin Nutr Metab Care 2008;11:747–51.
71. Lichtenstein AH, Kennedy E, Barrier P et al. Nutr Rev 1998; 56:S3–19.
72. Weisburger JH. J Am Diet Assoc 1997;97:S16–23.
73. Reddy ST, Wang CY, Sakhaee K et al. Am J Kidney Dis 2002; 40:265–74.
74. Breslau NA, Brinkley L, Hill KD et al. J Clin Endocrinol Metab 1988;66:140–6.
75. Wing RR, Vazquez JA, Ryan CM. Int J Obes Relat Metab Disord 1995;19:811–6.
76. Johnston CS, Tjonn SL, Swan PD et al. Am J Clin Nut 2006; 83:1055–61.
77. Vergnaud AC, Estaquio C, Czernichow S et al. Br J Nutr 2009; 102:302–9.
78. Savage JS, Marini M, Birch LL. Am J Clin Nutr 2008;88:677–84.
79. Bes-Rastrollo M, van Dam RM, Martinez-Gonzalez MA et al. Am J Clin Nutr 2008;88:769–77.
80. Howarth NC, Murphy SP, Wilkens LR et al. J Nutr 2006; 136:2243–8.
81. Ello-Martin JA, Roe LS, Ledikwe JH et al. Am J Clin Nutr 2007;85:1465–77.
82. Ledikwe JH, Blanck HM, Kettel Khan L et al. Am J Clin Nutr 2006;83:1362–8.
83. Westerterp KR. Physiol Behav 2006;89:62–5.
84. Ledikwe JH, Blanck HM, Khan LK et al. J Am Diet Assoc 2006;106:1172–80.
85. Rolls BJ, Roe LS, Meengs JS. Am J Clin Nutr 2010;91:913–22.
86. Rolls BJ, Roe LS, Meengs JS. J Am Diet Assoc 2004;104: 1570–6.
87. Schlundt DG, Hill JO, Pope-Cordle J et al. Int J Obes Relat Metab Disord 1993;17:623–9.
88. Jeffery RW, Hellerstedt WL, French SA et al. Int J Obes Relat Metab Disord 1995;19:132–7.
89. Brand-Miller JC, Holt SH, Pawlak DB et al. Am J Clin Nutr 2002;76:281S–5S.
90. Abete I, Parra D, Martinez JA. Clin Nutr 2008;27:545–51.
91. Pereira MA, Swain J, Goldfine AB et al. JAMA 2004;292:2482–90.
92. Ebbeling CB, Leidig MM, Feldman HA et al. JAMA 2007;297:2092–102.
93. Ebbeling CB, Leidig MM, Sinclair KB et al. Arch Pediatr Adolesc Med 2003;157:773–9.
94. Ello-Martin JA, Ledikwe JH, Rolls BJ. Am J Clin Nutr 2005;82:236S–241S.
95. Faucher MA, Mobley J. J Midwifery Womens Health 2010; 55:60–4.
96. Gupta AK, Smith SR, Greenway FL et al. Diabetes Obes Metab 2009;11:330–7.
97. Pedersen SD, Kang J, Kline GA. Arch Intern Med 2007; 167:1277–83.
98. Wadden TA, Butryn ML, Wilson C. Gastroenterology 2007; 132:2226–38.
99. Hannum SM, Carson L, Evans EM et al. Obes Res 2004; 12:538–46.
100. Ditschuneit HH. Nestle Nutr Workshop Ser Clin Perform Programme 2006;11:171–9.
101. Ashley JM, Herzog H, Clodfelter S et al. Nutr J 2007;6:12.
102. Ashley JM, Herzog H, Clodfelter S et al. Nutr J 2007;6:12.
103. Davis LM, Coleman C, Kiel J et al. Nutr J 2010;9:11.
104. Allison DB, Gadbury G, Schwartz LG et al. Eur J Clin Nutr 2003;57:514–22.

105. Greaves CJ, Sheppard KE, Abraham C et al. BMC Public Health 2011;11:119.
106. Pate RR, Pratt M, Blair SN et al. JAMA 1995;273:402–7.
107. Haskell WL, Lee IM, Pate RR et al. Med Sci Sports Exerc 2007;39:1423–34.
108. Donnelly JE, Blair SN, Jakicic JM et al. Med Sci Sports Exerc 2009;41:459–71.
109. Chambliss HO. Clin J Sport Med 2005;15:113–5.
110. Redman LM, Heilbronn LK, Martin CK et al. J Clin Endocrinol Metab 2007;92:865–72.
111. Nicklas BJ, Wang X, You T et al. Am J Clin Nutr 2009;89:1043–52.
112. Cox KL, Burke V, Morton AR et al. Metabolism 2003;52:107–15.
113. Borg P, Kukkonen-Harjula K, Fogelholm M et al. Int J Obes Relat Metab Disord 2002;26:676–83.
114. Fogelholm M, Kukkonen-Harjula K, Nenonen A et al. Arch Intern Med 2000;160:2177–84.
115. Vogels N, Westerterp-Plantenga MS. Int J Obes 2005;29:849–57.
116. Leser MS, Yanovski SZ, Yanovski JA. J Am Diet Assoc 2002;102:1252–6.
117. Anton SD, Manini TM, Milsom VA et al. Clin Interv Aging 2011;6:141–9.
118. Hills AP, Shultz SP, Soares MJ et al. Obes Rev 2010;11:740–9.
119. Walberg JL. Sports Med 1989;7:343–56.
120. Winnick JJ, Gaillard T, Schuster DP. Ethn Dis 2008;18:152–6.
121. Daly RM, Dunstan DW, Owen N et al. Osteoporos Int 2005;16:1703–12.
122. Dolezal BA, Potteiger JA. J Appl Physiol 1998;85:695–700.
123. Lazzer S, Bedogni G, Lafortuna CL et al. Obesity 2010;18:71–8.
124. Shaw K, O'Rourke P, Del Mar C et al. Cochrane Database Syst Rev 2005;(2):CD003818.
125. Avenell A, Broom J, Brown TJ et al. Health Technol Assess 2004;8:iii-iv, 1–182.
126. Lang A, Froelicher ES. Eur J Cardiovasc Nurs 2006;5:102–14.
127. Renjilian DA, Perri MG, Nezu AM et al. J Consult Clin Psychol 2001;69:717–21.
128. Miller WM, Franklin BA, Nori Janosz KE et al. Metab Syndr Relat Disord 2009;7:441–6.
129. Cresci B, Tesi F, La Ferlita T et al. Eat Weight Disord 2007;12:147–53.
130. Perri M, Corsica J. Improving the maintenance of weight lost in behavioral treatment of obesity. In: Wadden TA, Stunkard A, eds. Handbook of Obesity. New York: Guilford Press, 2002:357–94.
131. Leermakers E, Perri M, Shigaki C et al. Addict Behav 1999;24:219–7.
132. Wadden TA, Vogt RA, Foster GD, et al. J Consult Clin Psychol 1998;66:429–33.
133. Vetter ML, Faulconbridge LF, Webb VL et al. Nat Rev Endocrinol 2010;6:578–88.
134. Jéquier E. Ann N Y Acad Sci 2002;967:379–88.
135. Hauptman J. Endocrine 2000;13:201–6.
136. Finer N, James WP, Kopelman PG et al. Int J Obes Relat Metab Disord 2000;24:306–13.
137. Sjöström L, Rissanen A, Andersen T et al. Lancet 1998;352:167–72.
138. Halpern A, Mancini MC, Suplicy H et al. Diabetes Obes Metab 2003;5:180–8.
139. Muls E, Kolanowski J, Scheen A et al. Int J Obes Relat Metab Disord 2001;25:1713–21.
140. Derosa G, Mugellini A, Ciccarelli L et al. Clin Ther 2003;25:1107–22.
141. Acharya NV, Wilton LV, Shakir SA. Int J Obes (Lond) 2006; 30:1645–52.
142. Smith SR, Stenlof KS, Greenway FL et al. Obesity (Silver Spring) 2011;19:1796–803.
143. Anderson JW, Schwartz SM, Hauptman J et al. Ann Pharmacother 2006;40(10):1717–23.
144. Hendricks EJ, Greenway FL, Westman EC et al. Obesity (Silver Spring) 2011;19:2351–60.
145. Aronne LJ, Halseth AE, Burns CM et al. 2010;18:1739–46.
146. Connolly HM, Crary JL, McGoon MD et al. N Engl J Med 1997;337:581–8.
147. Brolin RE. Nutrition 1996;12:403–4.
148. Kissane NA, Pratt JS. Best Pract Res Clin Anaesthesiol 2011;25:11–25.

Cirurgia bariátrica*

Kevin Tymitz, Thomas Magnuson e Michael Schweitzer

A obesidade é uma importante preocupação de saúde nos Estados Unidos. Trata-se de uma doença criada por numerosos fatores genéticos e ambientais. As consequências da obesidade são tão complexas quanto sua etiologia, não só afetando cada sistema orgânico do corpo humano como também impondo sério estresse psicológico frequentemente associado ao isolamento social, à depressão e às numerosas outras comorbidades psicológicas. Infelizmente, o tratamento médico falha em promover perda de peso sustentada, e os atuais procedimentos bariátricos são a forma mais efetiva de alcançar a perda de peso permanente, bem como de proporcionar um tratamento durável das morbidades associadas à obesidade.

A cirurgia para perda de peso não é uma "cura" simples para esta doença tão complexa e debilitante. Entretanto, a cirurgia constitui uma poderosa ferramenta para que os pacientes sejam bem-sucedidos. O êxito em longo prazo depende do comprometimento do paciente com as modificações de dieta e estilo de vida por toda a vida. Por esse motivo, deve haver uma abordagem multidisciplinar que inclua cirurgiões, médicos da assistência primária, psicólogos, enfermeiros e especialistas em dietética para dar instruções que ajudem o paciente a aderir às modificações da dieta e do estilo de vida consistentes com a cirurgia.

Os diversos tipos de cirurgia bariátrica diferem quanto aos resultados esperados, em termos de perda de peso e probabilidade de predisposição dos pacientes a deficiências nutricionais no pós-operatório. Para entender totalmente estas deficiências e seu manejo apropriado, é imperativo conhecer a origem do déficit. O propósito deste capítulo é rever os vários procedimentos cirúrgicos atualmente oferecidos e as potenciais deficiências nutricionais subsequentes. Os profissionais de saúde devem ter consciência destas deficiências e colocar em prática as diretrizes a serem seguidas para preveni-las, porque algumas destas condições podem ter consequências sérias.

Visão geral

A prevalência da obesidade continua aumentando a uma velocidade alarmante em todas as nações industrializadas. A obesidade é uma doença que afeta 34% dos adultos com idade a partir de 20 anos, nos Estados Unidos, que equivale a mais de 72 milhões de pessoas. Cerca de 33,3% dos homens americanos e cerca de 35,3% das mulheres americanas são obesos. Quase 6% dos adultos são classificados como tendo obesidade mórbida, com um índice de massa corporal (IMC) superior a 40.[1]

A obesidade é a principal causa evitável de morte em todo o mundo, com uma prevalência crescente entre adultos e crianças. É vista como um dos problemas mais graves de saúde pública do século XXI. A obesidade é estigmatizada em grande parte do mundo moderno (em particular no Ocidente), embora tenha sido amplamente percebida como símbolo de saúde e fertilidade em outras épocas da história e até hoje, em certas partes do mundo.

Os profissionais de saúde precisam ter consciência da prevalência da obesidade, por causa das relações estabelecidas entre o excesso de peso corporal e condições médicas graves, como diabetes tipo 2, hipertensão e cardiopatia, entre tantas outras. Essas relações estão estabelecidas há muito tempo na população de adultos obesos e, mais recentemente, também têm sido observadas a taxas crescentes na população adolescente.

Infelizmente, nem toda solução isolada para prevenir ou tratar a obesidade é benéfica para todos. O tratamento da

*__Abreviaturas__: **BGAL**, banda gástrica ajustável laparoscópica; **DGRY**, desvio gástrico *Roux-en-Y*; **DGRY-D**, desvio gástrico *Roux-en-Y* distal; **DJI**, desvio jejunoileal; **FI**, fator intrínseco; **GLVL**, gastrectomia em luva vertical laparoscópica; **IMC**, índice de massa corporal; **NPT**, nutrição parenteral total; **TDL-DP**, transferência duodenal laparoscópica com desvio biliopancreático.

obesidade pode incluir uma combinação de dieta, exercício, modificação comportamental e medicações. Para a maioria dos pacientes, embora esses métodos possam proporcionar perda de peso moderada, os benefícios em geral duram pouco. Por esse motivo, a cirurgia bariátrica foi sendo desenvolvida ao longo das últimas décadas e tem se mostrado efetiva para diminuir as comorbidades relacionadas à obesidade, melhorando a qualidade de vida e diminuindo o número de dias com doença, as despesas com medicação e a mortalidade geral. Com as taxas crescentes dos procedimentos de perda de peso, a qualidade, a eficácia e os resultados cirúrgicos têm melhorado com a criação dos Bariatric Centers of Excellence (Centros Bariátricos de Excelência), projetados pela American Society of Metabolic and Bariatric Surgery e pelo American College of Surgeons. Em pacientes com obesidade mórbida, os benefícios dos procedimentos bariátricos superam os riscos. Com o advento dos procedimentos cirúrgicos minimamente invasivos, a cirurgia bariátrica constitui uma opção de tratamento razoável para aqueles que desejam fortemente alcançar uma perda de peso substancial e têm comorbidades que ameaçam a vida.

Definição de obesidade mórbida

A definição e a classificação de obesidade são baseadas no cálculo do IMC – computado como peso (em quilogramas) dividido pelo quadrado da altura (em metros). Para a maioria da população (com exceção dos atletas), o IMC fornece uma indicação confiável da composição de gordura corporal. É usado para estratificar os pacientes em categorias que podem levar a problemas de saúde. Pacientes com IMC de 30 a 35 kg/m^2 são considerados como tendo obesidade de classe I; um IMC da ordem de 35 a 40 kg/m^2 indica obesidade de classe II; e um IMC acima de 40 kg/m^2 é indicativo de obesidade de classe III. A obesidade mórbida é definida por um IMC $\geq$ 40 kg/m^2 ou por um IMC $\geq$ 35 kg/m^2 em pacientes com comorbidade. Define-se os pacientes que sofrem de superobesidade ou megaobesidade como aqueles com IMC > 50 ou 70 kg/m^2, respectivamente.

Indicações

Nos Estados Unidos, o National Institutes of Health lançou uma declaração de consenso em 1991,[2] referente à efetividade da cirurgia bariátrica. A declaração destacou os critérios de seleção de pacientes que são válidos até hoje (ver Tab. 60.1). Os pacientes são considerados candidatos à cirurgia bariátrica quando têm IMC $\geq$ 40 kg/m^2 ou IMC entre 35 e 40 kg/m^2, nos casos em que o paciente tem comorbidade relacionada à obesidade, como diabetes ou hipertensão. Em geral, os candidatos apropriados para cirurgia são os que fracassaram previamente em programas de redução de peso com supervisão médica e que têm expectativas realistas com relação aos resultados a serem alcançados em longo prazo com a cirurgia. Entre as contraindicações relativas, estão a incapacidade de atender aos requisitos pós-operatórios e ao seguimento, o consumo ativo de bebidas alcoólicas ou drogas, e a existência de transtorno psiquiátrico incontrolável.

Tabela 60.1 Indicações da cirurgia bariátrica para obesidade mórbida

1. IMC $\geq$ 40 kg/m^2
2. IMC = 35 a 40 kg/m^2, com significativas comorbidades relacionadas à obesidade (hipertensão, diabetes)
3. Tentativa fracassada de perda de peso por meios não cirúrgicos
4. Liberação pelo nutricionista e profissional de saúde mental
5. Ausência de contraindicações médicas à cirurgia

Avaliação pré-operatória do paciente obeso

A avaliação dos pacientes potencialmente candidatos à cirurgia bariátrica deve envolver uma abordagem de equipe multidisciplinar. Essa equipe deve incluir um especialista em dietética e um profissional de saúde mental familiarizado com a cirurgia bariátrica. Os objetivos são obter o histórico completo da dieta anterior e do comportamento alimentar; educar o paciente com relação às expectativas dietéticas pós-operatórias; examinar a estrutura de suporte social; e garantir que quaisquer transtornos psiquiátricos ou comportamentais sejam perfeitamente controlados. No Johns Hopkins Center for Bariatric Surgery, em Baltimore (EUA), exige-se que todos os pacientes compareçam a um seminário de educação pré-operatório multidisciplinar. A participação pós-operatória em grupos de apoio também é incentivada.

Déficits nutricionais no paciente obeso

A avaliação nutricional deve ser parte essencial da avaliação pré-operatória do paciente obeso. Apesar da ingestão calórica aumentada da população obesa, muitos sofrem de diversas deficiências nutricionais, em particular os obesos mórbidos com IMC > 40. O consumo de calorias em excesso nem sempre está correlacionado com o consumo excessivo de frutas e verduras frescas nem de alimentos ricos em nutrientes de alta qualidade. Em vez disso, este consumo se correlaciona mais provavelmente com a ingestão de alimentos processados de elevado conteúdo calórico, que costumam ter baixa qualidade nutricional e são bastante comuns em países desenvolvidos como os Estados Unidos. De fato, estima-se que 27 a 30% da ingestão calórica diária de um americano (adulto ou criança) comum consista nestas fontes alimentares pobres em nutrientes, com os adoçantes e doces contribuindo para estimados 18 a 24% do total.[3,4]

Como a epidemia da obesidade continua a florescer, seria necessário que a obesidade fosse reconhecida como fator de risco de muitas deficiências nutricionais. Por exemplo, os indivíduos obesos tendem a ter níveis médios mais baixos de vitamina D e cálcio, em comparação aos indivíduos magros.[5] Existem muitas hipóteses por trás dessa observação, incluindo o consumo diminuído de leite enriquecido com vitamina D, estilo de vida sedentário, exposição diminuída à luz solar e sequestro de vitamina lipossolúvel no tecido adiposo excessivo, que pode ser verificado por meio de ensaios que demonstrem níveis séricos de 25-hidroxivitamina D (25[OH]D) inversamente proporcionais à massa crescente de gordura.[6,7] Níveis diminuídos de vitamina D podem exercer efeitos deletérios sobre o sistema imune e sobre o risco crescente de cânceres, diabetes melito, doenças autoimunes e doença cardiovascular.[8] Estima-se que 25 a 80% dos pacientes adultos possam ter, antes da cirurgia bariátrica, deficiência de vitamina D.[9,10] Outros estudos que investigaram déficits nutricionais basais em adultos que se apresentaram para cirurgia bariátrica também mostraram níveis diminuídos de outras vitaminas lipossolúveis (A, K e E).[11,12]

Níveis baixos de vitamina B_{12} têm sido relatados em até 18% dos adultos gravemente obesos,[13] enquanto a deficiência de vitamina B_1 (tiamina) tem sido observada em até 29% dos pacientes submetidos à cirurgia bariátrica.[9] Atualmente, deficiências de outras vitaminas do complexo B são desconhecidas por não serem incluídas com frequência na triagem. Infelizmente, dependendo do tipo de procedimento cirúrgico e da complacência com a suplementação pós-operatória, essas deficiências podem se tornar altamente exacerbadas.

Tipos de procedimentos

O crescimento drástico do número de procedimentos cirúrgicos bariátricos realizados nas últimas décadas pode ser atribuído a muitos fatores. A maior aceitação dos pacientes é um dos principais fatores, que pode ser atribuída em grande parte à introdução de técnicas cirúrgicas laparoscópicas e minimamente invasivas. A cirurgia laparoscópica e minimamente invasiva oferece vantagens significativas, como menos dor, menos complicações de ferida e recuperação inicial precoce com taxas de complicação relativamente baixas. Os avanços ocorridos nas áreas de anestesia, cuidados intensivos e nutrição parenteral são outros referenciais do sucesso dos procedimentos bariátricos.

As opções de cirurgia bariátrica podem ser classificadas nas três categorias a seguir: procedimentos restritivos, procedimentos mal-absortivos e procedimentos mal-absortivos e restritivos combinados. Os procedimentos puramente restritivos dependem da restrição da quantidade de alimento que entra na porção proximal do trato digestório. Em contraste, os procedimentos mal-absortivos dependem da má absorção de nutrientes por meio do desvio de vários segmentos do intestino delgado. Os procedimentos mal-absortivos e restritivos combinados são uma combinação de ambos.

Procedimentos puramente restritivos

A banda gástrica ajustável laparoscópica (BGAL) recebeu aprovação do Food and Drug Administration em 2001 e, desde então, tem estado em uso clínico nos Estados Unidos. A BGAL é o único dispositivo ajustável após a cirurgia, que permite apertar ou afrouxar a banda por meio de uma porta subcutânea instalada para injeção de líquidos. Outras vantagens da banda incluem a relativa facilidade de colocação, ausência de linhas de grampos operatórios e da necessidade de transecção intestinal, e reversibilidade. Entretanto, a banda requer em média 5 a 6 ajustes no primeiro ano de pós-operatório, sendo que seu êxito depende em parte da complacência do paciente e de um seguimento estreito.

A dissecção para BGAL (Fig. 60.1) é realizada primeiramente às cegas, no ângulo de His, liberando assim as fixações para posterior inserção da banda. O ligamento gastro-hepático então é aberto, e o plano posterior da junção gastroesofagiana é cegamente dissecado. A banda ajustável é instalada no abdome, por meio de um trocarte colocado no quadrante superior esquerdo, e presa ao redor da junção gastroesofagiana com orientação discretamente diagonal e para cima, na direção do ângulo de His. Em seguida, são feitas 1 a 4 suturas a partir do fundo até a porção proximal do estômago ao redor da banda, para prendê-la no lugar e minimizar a possibilidade de herniação ou migração da banda. O intubamento da banda é realizado via sítio do trocarte no quadrante superior esquerdo, no ponto de fixação à porta de injeção subcutânea. A fáscia é limpa nesta área, e a porta é presa à fáscia com cuidado para não aprisionar nem torcer a tubulação da banda. A banda permanece vazia por 6 semanas no pós-operatório, quando os pacientes recebem o primeiro abastecimento. Geralmente, o paciente tem de ir frequentemente ao consultório, em especial durante o primeiro ano, para abastecimento de líquido ou remoção para obtenção de restrição apropriada com ingestão de alimentos para manutenção de uma perda de peso adequada.

Dentre os procedimentos bariátricos comumente realizados, a gastrectomia em luva vertical laparoscópica (GLVL) é o mais recentemente introduzido, com disponibilização apenas de dados limitados (5 anos) sobre resultados. Diferente da banda, a GLVL não envolve um corpo estranho implantado com potencial de erosão ou migração, nem requer ajustes frequentes. A ressecção em luva também pode promover perda de peso afetando a saciedade. Os níveis séricos de grelina, um hormônio pró-apetite produzido no fundo, di-

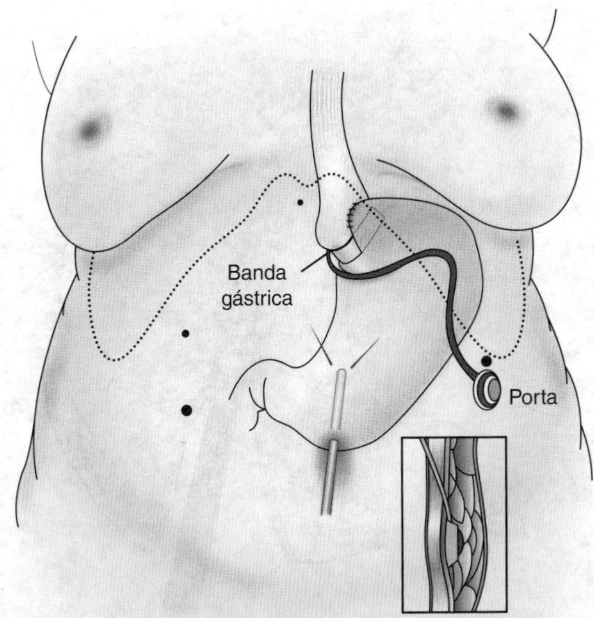

Figura 60.1 Banda gástrica ajustável laparoscópica. (Cortesia de Johns Hopkins University.)

minuem após a GLVL, em consequência da ressecção de uma área do estômago. Além disso, o procedimento em luva é irreversível, por causa da realização de uma gastrectomia parcial, embora possa ser convertido posteriormente em desvio gástrico ou transferência duodenal, caso seja desejada uma perda de peso maior.

A GLVL (Fig. 60.2) é realizada primeiramente dividindo-se os vasos gástricos curtos ao longo da curva maior do estômago, começando perto do antro e se estendendo para o ângulo de His. Uma sonda 40F é colocada no estômago e dirigida ao longo da curva menor. O estômago então é dividido com o grampo laparoscópico usando-se a sonda como guia, começando a 6 cm do piloro, no lado da curva maior, e seguindo até o ângulo de His. Uma amostra da lateral do estômago é então removida de um dos locais de trocarte.

Procedimentos mal-absortivos

O desvio jejunoileal (DJI) é um procedimento puramente restritivo que era bastante comum nas décadas de 1960 e 1970, apesar da falta de estudos científicos sobre seu mecanismo de ação. Esse procedimento, em particular, desvia cerca de 90% do intestino delgado. O mecanismo de ação proposto foi a indução de perda de peso por meio de uma síndrome de intestino curto cirurgicamente induzida. Esse procedimento é baseado em estudos realizados com cães na metade da década de 1950, que demonstraram que 50% do intestino delgado dos cães poderia ser removido sem produção de efeitos evidentes e com uma profunda interferência na absorção de gordura associada à perda de peso.[14] Entretanto, numerosas complicações foram associadas ao desvio de uma parte ampla do intestino delgado. Os pacientes sofriam com episódios frequentes de flatulência e diarreia secundária ao desvio do local de reabsorção de ácido biliar. As deficiências de eletrólitos eram comuns secundariamente à perda de potássio, cálcio e magnésio. Várias deficiências de vitamina frequentemente levavam ao desenvolvimento de neuropatias, desmineralização óssea e desnutrição proteica. A exposição da mucosa colônica ao excesso de sais biliares criava cálculos renais de oxalato de cálcio. Além disso, o supercrescimento bacteriano no intestino delgado submetido ao desvio levava à decomposição hepática e artrite. Foi determinado posteriormente que o verdadeiro mecanismo de ação por trás da perda de peso associada a esse procedimento era o comportamento aprendido. As complicações retais e a intensa irritação anal em decorrência da diarreia levaram às modificações dos hábitos alimentares dos pacientes.[15] Os pacientes aprenderam muito rapidamente que, para atuar na sociedade, tinham de consumir apenas o mínimo de gordura e nutrientes antes de se aventurarem longe de casa. Por esses motivos, o procedimento de DJI foi abandonado há muito tempo, embora tenha preparado o acesso às técnicas mais recentes de cirurgia bariátrica.

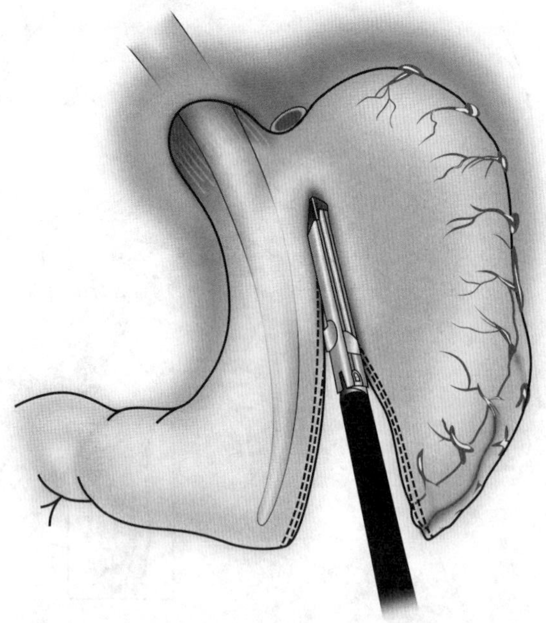

Figura 60.2 Gastrectomia em luva vertical laparoscópica. (Cortesia de Johns Hopkins University.)

A transferência duodenal laparoscópica com desvio biliopancreático (TDL-DP) é predominantemente uma operação mal-absortiva, que envolve a preservação do piloro gástrico e a criação de um "canal comum" ileal curto (100 cm), onde os alimentos e as enzimas biliopancreáticas podem ser misturados. Por causa do potencial de deficiências nutricionais relacionado à má absorção, bem como à complexidade da operação, a TDL-DP é a operação bariátrica menos comumente realizada (em geral, 5 a 10% das cirurgias).

A primeira etapa da TDL-DP (Fig. 60.3) envolve a divisão do intestino delgado a 250 cm de distância da valva ileofecal. A extremidade proximal do intestino é então anastomosada ao íleo distal, a 100 cm de sua junção com o ceco. Uma gastrectomia em luva vertical é então realizada sobre uma sonda 48F para diminuir o tamanho do estômago e também proporcionar certo grau de restrição. O duodeno é dividido a cerca de 3 a 4 cm distalmente ao piloro, com auxílio de um grampeador laparoscópico. O ramo *en roux* é então trazido antecolicamente até a extremidade do duodeno proximal e uma anastomose é realizada de um lado a outro.

Procedimentos mal-absortivos e restritivos combinados

O desvio gástrico *Roux-en-Y* (DGRY) é o procedimento bariátrico mais comumente realizado nos Estados Unidos (60 a 70% do total). Numerosos relatos têm demonstrado que este procedimento promove perda de peso duradoura em longo prazo, bem como remissão da doença metabólica com uma taxa de complicações razoavelmente baixa. A taxa de remissão de diabetes tipo 2 associada ao procedimento está entre as mais altas dos procedimentos bariátricos: 84 a 98%, dependendo da gravidade pré-operatória e da duração do diabetes.[16,17] A normoglicemia ocorre com frequência em alguns dias após a operação, bem antes da ocorrência de perda de peso significativa.[18] Esse achado sugere que a resolução do diabetes tipo 2 esteja relacionada não só à restrição da ingestão calórica como também a alterações na secreção de

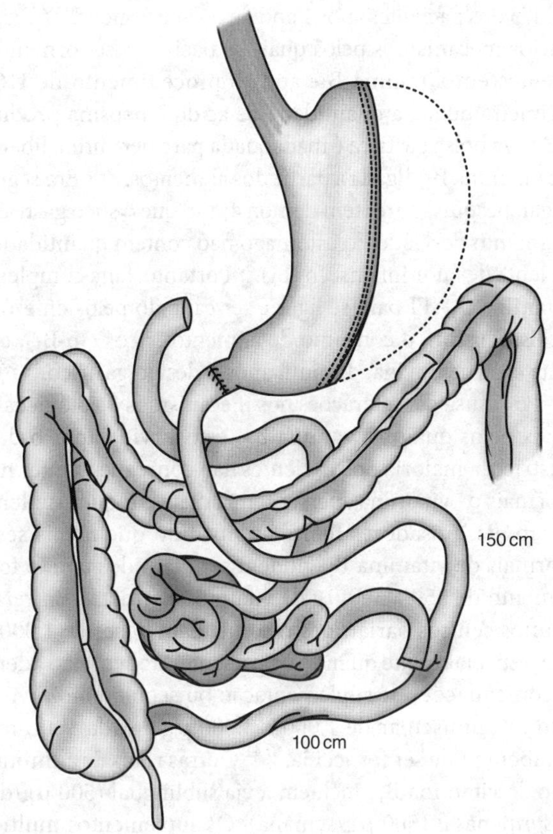

Figura 60.3 Transferência duodenal com desvio biliopancreático. (Cortesia de Johns Hopkins University.)

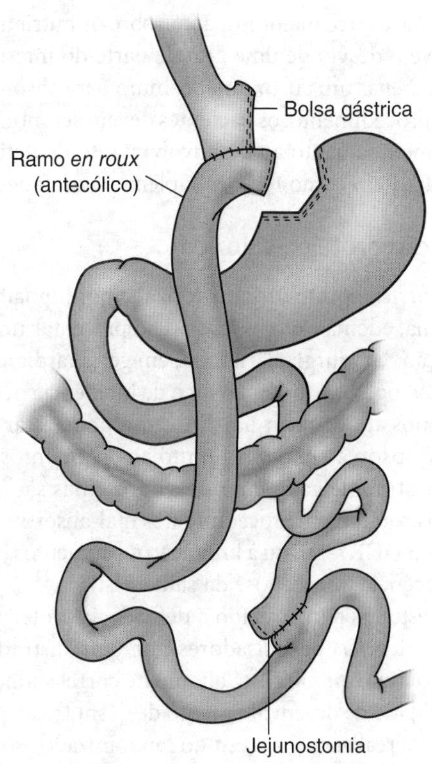

Figura 60.4 Desvio gástrico *Roux-en-Y*. (Cortesia de Johns Hopkins University.)

peptídeo intestinal secundárias ao desvio de uma parte do intestino anterior. O mecanismo exato ainda precisa ser elucidado, mas essa é uma área de pesquisas contínuas.

Para o DGRY (Fig. 60.4), o jejuno é inicialmente dividido a cerca de 60 cm distalmente ao ligamento de Treitz, com auxílio de um grampo laparoscópico. O membro biliopancreático proximal do jejuno é então anastomosado ao segmento distal do jejuno a 75 a 100 cm distalmente ao ponto de divisão. Essa anastomose é realizada de um lado a outro. O defeito mesentérico é fechado com uma sutura corrente para ajudar a minimizar o risco de hérnia interna.

Em seguida, uma dissecção é realizada no ângulo de His, para expor o ramo esquerdo, e no ligamento gastro-hepático, para ganhar acesso ao saco inferior. Múltiplos cartuchos de grampos são então usados para transeccionar o estômago até o ângulo de His, criando assim uma bolsa gástrica de 20 mL orientada na vertical.

O ramo *en roux* de jejuno é rotineiramente trazido até a bolsa gástrica, em uma orientação antecólica-antegástrica. Isso aparentemente diminui a incidência de hérnia interna e é mais simples de realizar do que a abordagem retrocólica-retrogástrica. A gastrojejunostomia é realizada usando-se uma técnica de lado a lado padrão.

Os resultados subsequentes ao DGRY continuam propiciando perda de peso satisfatória e resolução das comorbidades, sendo que o procedimento ainda é considerado pela maioria dos cirurgiões como padrão-ouro da cirurgia de perda de peso.[19] Mesmo assim, existe a possibilidade de falha em perder peso (IMC > 35), relatada em 15 a 35% dos casos.[20-22] Esse resultado é mais comumente observado em pacientes superobesos. É comum esses pacientes buscarem cirurgias adicionais para tentar cumprir suas metas. Uma forma de fazer isso é a conversão para um desvio gástrico *Roux-en-Y* distal (DGRY-D). Com esse procedimento, é feita uma conversão para um membro comum de 100 a 150 cm, promovendo assim má absorção adicional.

Potenciais déficits nutricionais após a cirurgia bariátrica

Como mencionado previamente, as tentativas iniciais de cirurgia bariátrica (p. ex., DJI) deram uma noção acerca das potenciais consequências nutricionais da realização de um desvio de uma parte significativa do intestino delgado. Apesar da evolução das técnicas cirúrgicas e dos aprimoramentos introduzidos, diretrizes bastante específicas ainda precisam ser seguidas para prevenir complicações graves.

À medida que o número de pessoas que se submetem à cirurgia bariátrica aumenta, mais pacientes vão sendo seguidos pelos clínicos gerais, que precisam estar a par dessas complicações evitáveis. O tipo e a frequência de deficiência nutricional estão relacionados ao tipo de operação realizada. Os procedimentos puramente restritivos, como BGAL e GLVL, produzem menos impacto sobre a absorção de vitaminas e minerais, porque nenhuma parte do intestino delgado é submetida a desvios. A TDL-DP é o procedimento atualmente realizado que exerce maior impacto sobre os nutrientes, porque envolve o desvio de uma grande parte do intestino delgado com apenas um curto canal comum para absorção. Seja qual for o procedimento, os pacientes devem ser monitorados constantemente quanto ao desenvolvimento de deficiências nutricionais, bem como receber suplementação adequada.

Desnutrição proteico-calórica

A desnutrição proteica, caracterizada por hipoalbuminemia, anemia, edema e alopécia, pode representar uma grave complicação da cirurgia bariátrica, em geral tardiamente no período pós-operatório, com o pico de incidência ocorrendo em 1 a 2 anos após a cirurgia.[23] A causa pode estar relacionada à má absorção excessiva junto aos segmentos desviados de intestino delgado em que as proteínas são reabsorvidas (mais comum em procedimentos mal-absortivos, como TDL-DP ou DGRY-D), ou à limitação de alimentos, por falta de complacência ou estenose da saída gástrica.[24]

Vários estudos têm avaliado a deficiência proteica após o desvio gástrico. Os pesquisadores têm demonstrado que a duração do ramo *en roux* está altamente correlacionada com a probabilidade de desenvolvimento de desnutrição proteica. Brolin et al.[25] realizaram um estudo randomizado prospectivo com pacientes superobesos (IMC > 50) e, dentre aqueles submetidos ao DGRY-D, 13% desenvolveram desnutrição proteica ao longo do período de 2 anos de seguimento. Um estudo similar demonstrou 5,9% de deficiência proteica decorridos 20 meses do procedimento de DGRY-D.[26] A deficiência proteica subsequente ao DGRY padrão é relativamente incomum, com uma incidência que chega a 1,4% em 1 ano.[23]

A ocorrência de desnutrição proteica subsequente à TDL-DP foi relatada em até 18% dos pacientes, em um estudo retrospectivo envolvendo 134 pacientes aos 28 meses de pós-operatório,[27] embora o canal comum criado tivesse apenas 75 cm de comprimento. Outro estudo similar que analisou retrospectivamente a TDL-DP mostrou que não houve ocorrência de desnutrição proteica em 3 anos, quando um canal comum de pelo menos 100 cm de diâmetro era criado.[28]

Seja qual for o procedimento, algumas semanas de nutrição parenteral total (NPT) provavelmente corrigirão o problema agudo. O aconselhamento nutricional e o aumento da ingestão de proteínas ajudam a prevenir recidivas, na maioria dos pacientes.[23,25,28] Se a desnutrição proteica persistir mesmo com o aconselhamento, então será necessário repetir a operação para alongar o canal comum.

Os pacientes devem consumir pelo menos 60 g de proteína/dia após a cirurgia para redução de peso. Isso implica selecionar alimentos ricos em proteína e consumir suplementos adequados, como *shakes* de proteína, para alcançar a meta. Essa recomendação é importante para manter a massa magra corporal e prevenir desgaste proteico visceral, especialmente nos primeiros 3 a 6 meses após o desvio gástrico.[29]

Deficiência de vitamina B_{12} e folato

A deficiência de vitamina B_{12}, uma das deficiências mais comuns após a cirurgia de desvio gástrico, ocorre em cerca de 1/3 dos pacientes após 1 ano de pós-cirúrgico.[30-32] Existem vários mecanismos pelos quais os pacientes se tornam deficientes em vitamina B_{12} após o procedimento de DGRY. Primeiramente, a quantidade de ácido e pepsina produzida na nova bolsa gástrica é inadequada para permitir a liberação de vitamina B_{12} ligada a partir dos alimentos.[33,34] Em segundo lugar, pesquisadores têm demonstrado que o suco gástrico do segmento desviado do estômago não contém quantidade suficiente de fator intrínseco (FI).[35] Portanto, falta complexo de vitamina B_{12}-FI para se ligar e ser captado pelos enterócitos ileais. Por fim, o consumo de alimentos ricos em B_{12}, como leite e carne bovina, diminui após o desvio gástrico.[36-38]

Por causa das alterações nos mecanismos fisiológicos normais pelos quais a vitamina B_{12} é absorvida após o desvio gástrico, a maioria dos pacientes não consegue manter níveis normais de vitamina apenas com a dieta e requer suplementação. Pesquisadores têm demonstrado que níveis séricos normais de vitamina B_{12} podem ser mantidos com o fornecimento de 350 a 500 μg de vitamina B_{12}/dia.[30] Entretanto, muitos centros bariátricos recomendam doses de 1.000 μg/dia, especialmente quando os pacientes podem não aderir às recomendações de suplementação ou seguimento.[39] A injeção intramuscular de 1.000 a 3.000 μg a cada 1 a 6 meses também pode ser fornecida.[40,41] Outras rotas de administração de vitamina B_{12} incluem a via sublingual (500 μg/dia) e o *spray* nasal (500 μg/semana). Os suplementos multivitamínicos-padrão contêm baixas quantidades de vitamina B_{12} (6 a 25 μg/comprimido) e geralmente são insuficientes para prevenir o desenvolvimento de deficiência.

A deficiência de vitamina B_{12} geralmente é subclínica quanto à manifestação e detectada apenas por meio de níveis séricos baixos. Entretanto, os pacientes ocasionalmente podem apresentar anemia megaloblástica, trombocitopenia, leucopenia, glossite e neuropatia periférica. Todas essas condições podem ser revertidas com a terapia de reposição. Entretanto, existe risco de neuropatia irreversível quando a deficiência é mantida por tempo prolongado.

Apesar da absorção ao longo de todo o intestino delgado, a deficiência de folato também ocorre após a cirurgia de perda de peso. Níveis diminuídos têm sido relatados até mesmo após a realização de procedimentos restritivos, porque a ingestão nutricional é reduzida, apesar do tipo de cirurgia.[42] A deficiência de folato também pode ser secundária à deficiência de vitamina B_{12}, uma vez que a vitamina é necessária à conversão do folato em sua forma ativa. A deficiência de folato está associada à anemia macrocítica, leucopenia, trombocitopenia, glossite, medula megaloblástica e níveis elevados de homocisteína.[43] A suplementação com 400 μg a 1 mg de folato/dia é recomendada, porque se trata de uma vitamina hidrossolúvel que não é armazenada em níveis significativos no corpo.[39]

Deficiência de tiamina (vitamina B_1)

A tiamina (B_1) é outra vitamina hidrossolúvel que não é armazenada no corpo. Pesquisadores têm demonstrado que as reservas podem ser depletadas em 18 a 20 dias na ausência de ingestão adequada.[44] A deficiência de tiamina sintomática é comum e pode ocorrer em até 18% dos pacientes após um DGRY.[12] O desenvolvimento de neuropatia periférica e encefalopatia de Wernicke secundária à deficiência de tiamina tem sido relatado subsequentemente a todos os procedimentos bariátricos, e parece ser mais comum em pacientes que apresentam vômito persistente ou perda de peso rápida após a cirurgia.[45-47] Outros fatores predisponentes incluem NPT, ingestão de esteroide e má absorção subsequente à cirurgia bariátrica.[48] Como a tiamina atua no metabolismo de carboidrato, a administração de reidratação líquida à base de dextrose por via intravenosa sem administração concomitante de tiamina pode exacerbar ainda mais a citotoxicidade encefálica em pacientes bariátricos.[43] Por esse motivo, sempre que um paciente em pós-operatório chegar ao departamento de emergência apresentando desidratação significativa associada com vômito prolongado, deve ser prática comum tratá-lo com protocolo de reposição de eletrólitos e vitamina, similarmente aos pacientes com alcoolismo ou transtornos alimentares.

A clássica tríade da encefalopatia de Wernicke, incluindo confusão, ataxia e nistagmo, pode ocorrer em pacientes com deficiência de tiamina. Outros aspectos neurológicos atípicos incluem paralisias do terceiro e do sexto nervo craniano, polineuropatia sensorial e motora, dismetria, mioclono, convulsões, perda da audição, papiledema, paresia e psicose.[49] Os pacientes sintomáticos com suspeita de deficiência devem ser tratados com suplementação consistindo em 50 a 100 mg por via intravenosa ou intramuscular, por até 2 semanas. Doses orais de 100 mg/dia devem então ser mantidas até a resolução dos sintomas. Para a maioria dos pacientes, esse regime irá prevenir o desenvolvimento de comprometimento cognitivo irreversível em longo prazo.[48] Para pacientes que não desenvolvem vômito prolongado e/ou rápida perda de peso, a administração de um multivitamínico diário é suficiente para prevenir a deficiência.

Deficiência de cálcio e vitamina D

As deficiências de cálcio e vitamina D são fatores de risco bem conhecidos na cirurgia bariátrica. A vitamina D é absorvida principalmente no jejuno e no íleo, enquanto o cálcio é absorvido mais proximalmente no duodeno e no jejuno proximal.[49] A má absorção dessas vitaminas é secundária ao desvio desses segmentos de intestino delgado. Além disso, a má absorção de vitamina D contribui ainda mais para a má absorção de cálcio. Com a diminuição do cálcio sérico, a produção de paratormônio aumenta, resultando em reabsorção óssea que, por fim, leva à osteoporose.

Conforme mencionado anteriormente, muitos pacientes que se candidatam à cirurgia bariátrica já estão deficientes de cálcio e vitamina D. Esses pacientes devem receber suplementação no pré-operatório; no pós-operatório, todos os pacientes requerem suplementação. As deficiências de vitamina D e de cálcio são mais prevalentes em pacientes que se submetem aos procedimentos de TDL-DP e DGRY-D, e isso está correlacionado com o comprimento encurtado do canal comum.[50] Mesmo com a suplementação, níveis inadequados de vitamina D e cálcio ainda podem ocorrer após esses procedimentos.

Deficiência de ferro

A deficiência de ferro é um dos déficits mais comuns após a cirurgia bariátrica, estimada em algo entre 30 e 50%.[51] Esse déficit é particularmente prevalente nos pacientes após o DGRY secundário ao desvio de locais primários de absorção no duodeno e jejuno. A ingestão inadequada de substâncias alimentícias ricas em ferro, como carne bovina, é também uma provável causa de deficiência. Além disso, o ferro ingerido é exposto a uma quantidade menor de ácido oriunda da pequena bolsa gástrica e isso limita a capacidade de conversão do ácido férrico da dieta na forma ferrosa mais absorvível.[52]

Infelizmente, as suplementações de ferro podem não ser bem toleradas, especialmente no início do período pós-operatório, secundariamente ao desenvolvimento de constipação. Entretanto, se for constatado que os pacientes apresentam baixa saturação de ferro no pós-operatório, recomenda-se a adição de doses extras de sulfato ferroso oral (325 mg, 1 a 3 vezes/dia).[39] Ocasionalmente, os pacientes também podem requerer infusão intravenosa de ferro para repor as reservas.

Outras deficiências nutricionais

Conforme mencionado anteriormente, as deficiências de vitaminas lipossolúveis (A, D, E, K) são comuns em pacientes obesos. Essas deficiências podem ser exacerbadas após a cirurgia, especialmente depois de procedimentos mal-absortivos. Embora incomuns, têm sido descritas deficiências sintomáticas, como a cegueira noturna por deficiência de vitamina A.[24,53]

Numerosos relatos na literatura bariátrica descreveram outras deficiências de micronutrientes, como as de zinco, magnésio e selênio. Os efeitos dessas deficiências ainda são controversos, como o relato de que a deficiência de zinco causa perda de cabelo[49] e a deficiência de selênio leva à miocardiopatia.[27] Mais uma vez, essas deficiências, que até agora se limitam a relatos de caso, são vistas após procedimentos mal-absortivos e geralmente em pacientes que não seguem o regime multivitamínico pós-operatório recomendado.

Considerações finais

A cirurgia bariátrica é atualmente o método mais efetivo para perda de peso sustentável entre pacientes com obesidade mórbida. Os tipos de cirurgia atualmente oferecidos podem ser agrupados em três categorias: restritivos, mal-absortivos, e mal-absortivos e restritivos combinados. Em geral, os pacientes submetidos a procedimentos restritivos conseguem perder peso e resolver as comorbidades, mas apresentam risco de desenvolvimento de complicações nutricionais em longo prazo. Os procedimentos mal-absortivos estão associados com maiores perdas de peso e resolução de comorbidades, bem como ao maior risco de complicações nutricionais. A maioria dessas complicações pode ser evitada com a adesão às diretrizes nutricionais rigorosas destacadas neste capítulo. Além disso, o especialista em dietética registrado é um membro vital da equipe bariátrica, que fornece instruções decisivas para ajudar os pacientes a aderirem às alterações dietéticas antes e depois da cirurgia. Dada a crescente prevalência da obesidade e do uso dos procedimentos bariátricos, cuidar de pacientes que estejam contemplando ou que tenham se submetido à cirurgia será um papel em expansão tanto do nutricionista como do médico da assistência primária.

Referências bibliográficas

1. Flegal KM, Carroll MD, Ogden CI et al. JAMA 2010;303:235-41.
2. NIH conference. Gastrointestinal surgery for severe obesity. Consensus Development Conference Panel. Ann Intern Med 1991;115:956-61.
3. Kant AK. Arch Pediatr Adolesc Med 2003;157:789-96.
4. Kant AK. Am J Clin Nutr 2000;72:929-36.
5. Yetley EA. Am J Clin Nutr 2008;88:558S-64S.
6. Buffington C, Walker B, Cowan GS Jr et al. Obes Surg 1993;3:421-4.
7. Vilarrasa N, Maravall J, Estepa A et al. J Endocrinol Invest 2007;30:653-8.
8. Holick MF. N Engl J Med 2007;35:266-81.
9. Flancbaum L, Belsey S, Drake V et al. J Gastrointest Surg 2006;10:1033-7.
10. Ernst B, Thurnheer M, Schmid SM et al. Obes Surg 2009;19:66-73.
11. Pereira S, Saboya C, Chaves G et al. Obes Surg 2009;19:738-44.
12. Clements RH, Katasani VG, Palepu R et al. Am Surg 2006; 72:1196-202.
13. Gemmel K, Santry HP, Prachand VN et al. Surg Obes Relat Dis 2009;5:54-9.
14. Kremen AJ, Linner JH, Nelson CH. Ann Surg 1954;140:439-48.
15. Condon SC, Janes NJ, Wise L et al. Gastroenterology 1978;74:34-7.
16. Schauer PR, Burguera B, Ikramuddin S et al. Ann Surg 2003; 238:467-85.
17. Vetter ML, Cardillo S, Rickels MR et al. Ann Intern Med 2009; 150:94-123.
18. Pories WJ, Albrecht RJ. World J Surg 2001;25:527-31.
19. Buchwald H, Avidor Y, Braunwald E et al. JAMA 2004;292: 1724-37.
20. Parikh M, Pomp A, Gagner M. Surg Obes Relat Dis 2007;3:611-8.
21. Sugerman HJ, Kellum JM, DeMaria EJ. J Gastrointest Surg 1997;1:517-24.
22. Brolin RE, Cody RP. Surg Endosc 2007:21:1924-6.
23. Skroubis G, Sakellaropolos G, Pouggouras K et al. Obes Surg 2002; 12:551-8.
24. Scopinaro N, Adami GF, Marinari GM et al. World J Surg 1998; 22:936-46.
25. Brolin RE, LaMarca LB, Kenler HA et al. J Gastroinest Surg 2002; 6:195-203; discussion 4-5.
26. Kalfarentzos F, Dimakopoulos A, Kegagias I et al. Obes Surg 1999; 9:433-42.
27. Dolan K, Hatzifotis M, Newbury L et al. Ann Surg 2004;240:51-6.
28. Nanni G, Balduzzi GF, Capoluongo R et al. Obes Surg 1997; 7:26-9.
29. Raymond JL, Schipke CA, Becker JM et al. Surgery 1986;99:15-9.
30. Rhode BM, Arseneau P, Cooper BA et al. Am J Clin Nutr 1996; 63:103-9.
31. Rhode BM, Tamin H, Gilfix BM et al. Obes Surg 1995;5:154-8.
32. Juhasz-Pocsine K, Rudnicki SA, Archer RL et al. Neurology 2007;68:1843-50.
33. Smith CD, Herkes SB, Behrns KE et al. Ann Surg 1993;218:91-6.
34. Behrns KE, Smith CD, Sarr MG. Dig Dis Sci 1994;39:315-20.
35. Marcuard SP, Sinar DR, Swanson MS et al. Dig Dis Sci 1989; 34:1238-42.
36. Moize V, Geliebter A, Gluck ME et al. Obes Surg 2003;13:23-8.
37. Hafner RJ, Watts JM, Rogers J. Int J Obes 1991;15:555-60.
38. Avinoah E, Ovnat A, Charuzi I. Surgery 1992;111:137-42.
39. Shikora SA, Kim JJ, Tarnoff ME. Nutr Clin Pract 2007;22:29-40.
40. Mason ME, Jalagani H, Vinik AI et al. Gastroenterol Clin North Am 2005;34:25-33.
41. Decker GA, Swain JM, Crowell. Am Gastroenterol 2007;102:1-10.
42. Gasteyger C, Suter M, Calms JM et al. Obes Surg 2006;16:243-50.
43. Malone M. Ann Pharmacother 2008;42:1851-8.
44. Sechi GP, Serra A. Lancet Neurol 2007;6:442-55.
45. Bozbora A, Coskun H, Ozarmagan S et al. Obes Surg 2000;10: 274-5.
46. Escalona A, Perez G, Leon F et al. Obes Surg 2004;14:1135-7.
47. Makarewicz W, Kaska L, Kobiela J et al. Obes Surg 2007;17:704-6.
48. Sing S, Kumar A. Neurology 2007;68:807-11.
49. Bloomberg RD, Fleishman A, Nalle JE et al. Obes Surg 2005; 15:145-54.
50. Hamoui N, Kim K, Anthone G et al. Arch Surg 2003;138;891-7.
51. Shuster MH, Vazquez JA. Crit Care Nurs Q 2005;28:227-60.
52. Rhode BM, Shustik C, Chrisou NV et al. Obes Surg 1999;9:17-21.
53. Meyer JH. Gastroenterol Clin North Am 1994;23:227-60.

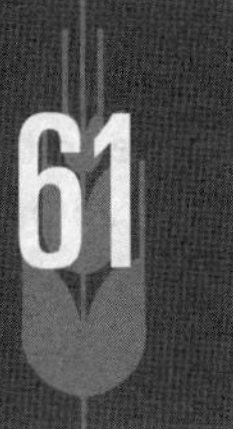

61 Manejo nutricional do diabetes melito*

Susan Oh, Rita Rastogi Kalyani e Adrian Dobs

*__Abreviaturas:__ **ACSM**, American College of Sports Medicine (Colégio Norte-americano de Medicina do Esporte); **ADA**, American Diabetes Association (Associação Norte-americana de Diabetes); **CAD**, cetoacidose diabética; **DCCT**, *Diabetes Control and Complications Trial* (Estudo de Controle e Complicações de Diabetes); **DCV**, doença cardiovascular; **DM**, diabetes melito; **DMG**, diabetes melito gestacional; **DRC**, doença renal crônica; **DRI**, ingestão dietética de referência; **EHH**, estado hiperglicêmico hiperosmolar; **FDA**, Food and Drug Administration (Agência Reguladora de Medicamentos e Alimentos dos EUA); **GLUT4**, transportador-4 de glicose; **GJP**, glicose (ou glicemia) de jejum prejudicada; **GPJ**, glicose (ou glicemia) plasmática de jejum; **HDL-C**, colesterol da lipoproteína de alta densidade; **IMC**, índice de massa corporal; **LDL-C**, colesterol da lipoproteína de baixa densidade; **NDDG**, *National Diabetes Data Group* (Grupo Norte-americano de Dados de Diabetes); **OMS**, Organização Mundial da Saúde; **TGP**, tolerância à glicose prejudicada; **TMN**, terapia médico-nutricional; **TOTG**, teste oral de tolerância à glicose; **UKPDS**, *UK Prospective Diabetes Study* (Estudo Prospectivo em Diabéticos realizado no Reino Unido).

O diabetes melito (DM) é um distúrbio metabólico caracterizado, basicamente, por níveis claramente elevados de glicose (açúcar) no sangue, além de várias outras anormalidades geralmente presentes. Trata-se de uma das epidemias mais proeminentes em todo o mundo. O DM aflige 25,8 milhões de pessoas de todas as idades nos Estados Unidos e mais de 220 milhões em todo o mundo, e a previsão é de que a taxa de mortalidade relacionada ao diabetes duplique entre 2005 e 2030.[1-4] O DM e suas complicações resultam em sérios impactos na saúde e na economia. O DM é a sétima principal causa de morte nos Estados Unidos.[5] A doença é o principal motivo de cegueira entre adultos em idade produtiva,[6] de amputações não decorrentes de traumas,[7] de doença renal em estágio terminal e de diálise[3,8] e neuropatia periférica.[9,10] Além disso, ter DM aumenta significativamente o risco de doença cardíaca e derrame.[11-13] Especificamente, com a crescente falta de atividade física e a maior disponibilidade de alimentos caloricamente densos, a prevalência do DM está aumentando no mundo inteiro, especialmente nos países em desenvolvimento e entre os adolescentes, como também é o caso da obesidade.

Conforme demonstrado pelo *Diabetes Prevention Program* (Programa de Prevenção do Diabetes),[14] a estratégia mais bem-sucedida de tratamento e prevenção do DM é a modificação do estilo de vida. Como a maior parte dos níveis séricos de glicose depende da ingestão alimentar, a terapia médico-nutricional (TMN) continua sendo uma parte fundamental para o tratamento do DM, mostrando-se bastante eficaz no gerenciamento geral da doença.[15] A atividade física também é muito importante para que as pessoas consigam mudar seus estilos de vida. O automonitoramento dos níveis de glicose no sangue e os devidos ajustes em termos de ingestão alimentar, exercício e medicação podem facilitar o controle glicêmico ideal.[16] Em todo caso, uma equipe integrada de assistência médica é essencial para que indivíduos com DM mantenham a qualidade de vida e a longevidade.

Contexto histórico

Os sintomas clássicos de DM, como a poliúria e a polidipsia, têm sido observados e tratados com intervenções alimentares há mais de mil anos nas antigas civilizações do Egito, da Índia e da Grécia. Um dos primeiros relatórios, o *Ebers Papyrus*, escrito em 1.500 a.C. (descoberto em uma tumba na região de Tebas, no sul do Egito, em 1862, cujo nome é uma homenagem do egiptólogo Geary Ebers), descreve um sintoma comum – a poliúria – advindo da "doença do açúcar".[17] Os egípcios sugeriram diversos remédios provenientes dos alimentos para essa síndrome, inclusive uma dieta à base de cerveja, frutas, grãos e mel.[17] Na Antiguidade, os indianos descreveram sintomas semelhantes aos do DM e recomendavam cereais frescos e misturas betuminosas com benzoatos e sílica como remédios para o DM.[18] Areteu da Capadócia (81 a 138 d.C.) usou pela primeira vez a palavra grega "diabetes", que literalmente significa "esgotamento, depleção" ou sifão. Ele descreveu a doença como o "derretimento da carne e dos membros na urina". Concluiu que o diabetes era uma doença do estômago e que deveria ser tratada com leite, mingau, cereais, frutas e vinhos doces. O leite, a água, o vinho e a cerveja foram utilizados também como os principais líquidos para aliviar a sede até o século II d.C., quando se pensava que o diabetes era uma doença dos rins.[19] Um médico londrino, Thomas Willis, acrescentou o termo "mellitus", o qual significa "semelhante ao mel", depois de notar o gosto adocicado da urina.

No final da década de 1700, um médico francês começou a prescrever dietas de subnutrição e semi-inanição, alternadas com frequentes períodos de jejum, aos pacientes com DM.[19] No início da década de 1900, nos Estados Unidos, o doutor Frederick M. Allen desenvolveu a sua dieta de inanição e foi um dos primeiros a customizar ou "individualizar" as dietas conforme as preferências de seus clientes, fornecendo apenas 1.000 calorias por dia. Embora muitos de seus pacientes se encontrassem subnutridos, é atribuído a Allen o mérito de ajudar muitos deles a sobreviverem antes da introdução da insulinoterapia em 1921.[19] A descoberta da insulina na década de 1920 aumentou radicalmente o tempo de sobrevivência para aqueles afligidos pelo DM. No entanto, as recomendações alimentares continuam controversas. De modo semelhante ao que acontece atualmente, enquanto alguns médicos eram defensores das dietas ricas em carboidratos e com baixo teor de gorduras, outros defendiam as dietas com baixo teor de carboidratos e ricas em proteínas e gorduras.[19] A segunda abordagem, de um modo geral, foi desacreditada em decorrência do maior risco de doença cardíaca que representava.

Em 1994, pouco após a divulgação das constatações clínicas do *Diabetes Control and Complications Trial* (DCCT), a American Diabetes Association (ADA) publicou um conjunto revisado de diretrizes nutricionais com o intuito de redirecionar o seu foco de atenção para uma "abordagem individualizada ao autogerenciamento nutricional que fosse adequada ao estilo de vida pessoal e aos objetivos de gerenciamento do diabetes do indivíduo que sofre da doença."[20] Embora a ênfase essencial dessas diretrizes permaneça a mesma, as diretrizes continuam evoluindo.

Classificação

A classificação do DM deixou de ser um sistema baseado, em grande parte, no tipo de tratamento farmacológico para se tornar um sistema baseado na origem da doença.[21] Os termos "DM insulino-dependente" (DMID) e "DM não insulino-dependente" (DMNID) não devem mais ser utilizados,[21-23] considerando-se que alguns pacientes inicialmente com DMNID podem acabar desenvolvendo dependência à insulina. O DM é um grupo de distúrbios clinicamente heterogêneos que têm em comum a hiperglicemia e resultam da insuficiência de insulina, da resistência à insulina ou de ambas.[24] É importante um sistema adequado de classificação para o gerenciamento do DM.[21] Nenhuma categorização sistemática havia sido globalmente aceita até a publicação do sistema de classificação do *National Diabetes Data Group* (NDDG), em 1979.[21,22] Em 1980, o *Expert Committee on Diabetes* e, mais tarde, o *Study Group on Diabetes Mellitus*, ambos da Organização Mundial da Saúde (OMS), apoiaram as recomendações do NDDG.[21,23] Atualmente, a ADA e a OMS classificam o DM em quatro principais categorias clínicas: tipo 1, tipo 2, outros tipos específicos de DM e DM gestacional (DMG).[25] A maioria dos casos é de DM do tipo 1 ou 2.[24]

O DM do tipo 1 caracteriza-se pela completa deficiência de insulina decorrente da destruição autoimune mediada das células pancreáticas β, responsável por 5% de todos os casos. O DM do tipo 2, que representa de 90 a 95% dos casos, caracteriza-se por dois defeitos básicos: a resistência à insulina (baixa sensibilidade tecidual periférica à insulina) e a função relativamente prejudicada das células β (liberação de insulina retardada ou inadequada). O DMG é definido como uma condição glicêmica anormal, reconhecida inicialmente durante a gestação. Os outros tipos (i.e., formas genéticas incomuns ou causas secundárias do DM) representam os outros casos nos Estados Unidos. A Tabela 61.1 mostra a origem e a classificação.

Epidemiologia

A prevalência mundial do DM tem sofrido um aumento drástico desde a década de 1990. O DM é uma das doenças crônicas mais comuns na maioria dos países, cuja incidência continua a aumentar à medida que as mudanças no estilo de vida levam à redução dos níveis de atividade física, à maior ingestão de alimentos com alta densidade energética e ao aumento da obesidade.[26,27] Estima-se que 25,8 milhões de pessoas sejam afetadas pelo DM (7 milhões com casos não diagnosticados) e 1,9 milhão com 20 anos ou mais foram recém-diagnosticadas com a doença em 2010, nos Estados Unidos.[3] Esse número quase duplicará para 44,1 milhões até 2035.[26] Assim como nos Estados Unidos, a epidemia global também está crescendo. Em todo o mundo, 220 milhões de pessoas têm DM, e a previsão é de que o aumento global do número total de pessoas com DM de 2010 a 2030 seja de 54%, com um crescimento anual de 2,2% – quase o dobro do crescimento anual da população mundial adulta.[27] A previsão para os países em desenvolvimento é de um aumento desproporcional na ordem de 69%, entre 2010 e 2030, comparados a 20% nos desenvolvidos.[27] Estima-se que 36% do aumento previsto do número de ocorrências do DM em termos globais (154 milhões de pessoas) estejam concentrados apenas na Índia e China.[27]

O impacto econômico do DM e de suas complicações é grande. Pesquisas sugerem que o custo total do diabetes, em 2007, para os Estados Unidos era de US$ 174 bilhões, incluindo US$ 116 bilhões com despesas médicas excedentes e US$

Tabela 61.1 Classificação etiológica do diabetes melito

I. Diabetes de tipo 1
A. Mediado pelo sistema imunológico (ou imune-mediado): Deficiência total ou quase total de insulina, normalmente causada por autoimunidade (destruição das células β do pâncreas).
B. Idiopático: Forma incomum do diabetes fenotípico de tipo 1 com um forte componente hereditário e nenhuma evidência de autoimunidade; relatado, principalmente, na África e Ásia.
C. Diabetes autoimune latente da idade adulta: Manifesta-se na idade adulta, com progressão lenta, eventual necessidade de insulina e possibilidade de responder inicialmente a agentes orais; anticorpos contra a GAD, a IA2 e/ou as células das ilhotas.

II. Diabetes de tipo 2: Resulta de um defeito progressivo de secreção insulínica que causa resistência periférica à insulina, podendo variar predominantemente de uma resistência insulínica com deficiência relativa de insulina a um defeito de secreção insulínica com resistência à insulina.

III. Outros tipos específicos, inclusive os seguintes:
A. Defeitos genéticos da função das células β: Cromossomo 12, HNF-1α (MODY3); cromossomo 7, glicoquinase (MODY2); cromossomo 20, HNF-4alfa (MODY1); cromossomo 13, IPF-1 (MODY4); cromossomo 17, HNF-1α (MODY5); cromossomo 2, NeuroD1 (MODY6); DNA mitocondrial, entre outros.
B. Defeitos genéticos na ação da insulina: resistência à insulina tipo A, leprechaunismo, síndrome de Rabson-Mendenhall, diabetes lipoatrófico, entre outros.
C. Doenças do pâncreas exócrino: Pancreatite, trauma ou pancreatectomia, neoplasia, fibrose cística, hemocromatose, pancreatopatia fibrocalculosa, entre outras.
D. Endocrinopatias: Acromegalia, síndrome de Cushing, glucagonoma, feocromocitoma, hipertireoidismo, somatostatinoma, entre outras.
E. Induzido por medicamentos ou substâncias químicas: Vacor (*N*-3 piridilmetil-*N'*-4 nitrofenil ureia), pentamidina, ácido nicotínico, glicocorticoides, hormônio da tireoide, diazóxido, agonistas β-adrenérgicos, tiazidas, fenitoína, antipsicóticos, γ-interferon, infecções, entre outros.
F. Formas incomuns de diabetes imune-mediado: Síndrome do "homem rígido", anticorpos receptores anti-insulina, entre outras.
G. Outras síndromes genéticas eventualmente associadas ao diabetes: Síndrome de Down, síndrome de Klinefelter, síndrome de Turner, síndrome de Wolfram, ataxia de Friedreich, coreia de Huntington, síndrome de Laurence-Moon-Biedl, distrofia miotônica, porfiria, síndrome de Prader-Willi, entre outras.

IV. DMG: diabetes inicialmente diagnosticado durante a gestação que não constitui uma decorrência clara da condição de diabetes anteriormente declarada.

GAD, decarboxilase do ácido glutâmico; HNF, fator nuclear de hepatócitos; IPF-1, fator promotor de insulina-1; MODY, diabetes de maturidade com início na juventude; NeuroD1, fator de diferenciação neurogênica-1.

Dados da American Diabetes Association. ADA Position Statement: diagnosis and classification of diabetes mellitus. Diabetes Care 2011;34:S62–9; and World Health Organization. Diabetes. Fact sheet no. 312. 2011. Disponível em: http://www.who.int/mediacentre/factsheets/fs312/en, com permissão.

58 bilhões com a redução da produtividade em nível nacional. Os custos médicos atribuídos ao DM incluem US$ 27 bilhões de assistência ao tratamento direto do DM propriamente dito, US$ 58 bilhões para o tratamento de complicações crônicas relacionadas à doença e US$ 31 bilhões de custos médicos gerais. Os custos indiretos incluem o absenteísmo do trabalho, a queda de produtividade no trabalho, o desemprego decorrente da comorbidade relacionada à doença e a perda da capacidade de produção em decorrência da mortalidade prematura.[26,28-30] Além disso, calcula-se que os custos totais de assistência médica com o DM, estimados em US$ 376 bilhões, em 2010, serão de US$ 490 bilhões, em 2030.[31]

Observa-se uma considerável variação geográfica e genética na incidência do DM dos tipos 1 e 2. A incidência global ajustada por idade do DM de tipo 1 varia entre a incidência mais baixa (0,1 por 100.000/ano) na China e na Venezuela à mais alta (40,9 por 100.000/ano) na Finlândia e na Sardenha (Itália).[32,33] Essa incidência tem aumentado de 3 a 4% ao ano em todo o mundo, uma constatação possivelmente sugestiva de que há uma contribuição ambiental para a doença.[32] Soltesz et al.[34] analisaram diversos estudos epidemiológicos e descobriram que os fatores de risco com natureza ambiental na juventude podem contribuir para a crescente incidência do DM de tipo 1, entre os quais estão as infecções enterovirais em gestantes,[35-39] a maternidade em idade mais avançada,[39-41] a pré-eclâmpsia,[42] o parto por cesariana,[41,42] o maior peso ao nascimento,[43] a introdução precoce das proteínas do leite de vaca e a maior taxa de crescimento pós-natal (peso e altura).[44-45] A suplementação de vitamina D pode oferecer proteção.[46] Os vírus podem desencadear autoimunidade em relação à célula β, enquanto outros tipos de exposição podem sobrecarregar a célula β e acelerar o desenvolvimento do DM.[34] Partindo-se do princípio de que as atuais tendências na Europa persistam, os cientistas preveem a duplicação de novos casos do DM de tipo 1 entre as crianças europeias com menos de 5 anos entre 2005 e 2020, e um aumento de 70% dos casos prevalentes em pacientes com menos de 15 anos.[47]

O DM de tipo 2 afeta de 90 a 95% das pessoas com DM em todo o mundo e está associado ao excesso de peso corporal e aos menores níveis de atividade física. A prevalência do DM de tipo 2 nos Estados Unidos está aumentando com a ampla dimensão da epidemia de obesidade. O início da doença normalmente acomete adultos com mais de 35 anos, embora o DM de tipo 2 esteja ocorrendo com mais frequência entre os jovens. Entre os fatores de risco estão a inatividade física (prática de exercícios durante menos de três vezes por semana), etnia de alto risco (p. ex., afro-americana, latino-americana, indígena americana, asiático-americana ou das ilhas do Pacífico), parto de bebê com mais de 4 kg ou diagnóstico de DMG, hipertensão, níveis de colesterol da lipoproteína de alta densidade (HDL-C) inferiores a 35 mg/dL (0,90 mmol/L) e/ou níveis de triglicerídeos acima de 250 mg/dL (2,82 mmol/L), síndrome do ovário policístico, glicemia de jejum prejudicada (GJP) anteriormente identificada ou tolerância à glicose prejudicada (TGP), condições clínicas associadas à resistência insulínica e antecedentes de doença cardiovascular (DCV). Ter um parente de primeiro grau com DM de tipo 2 (i. e., pai/mãe ou irmão/irmã) aumenta o risco de DM em até 40%. A obesidade abdominal confere um risco mais elevado, e os pontos de corte da circunferência da cintura variam de acordo com a etnia.[48]

Alguns outros fatores de risco para o DM de tipo 2 incluem: idade mais avançada;[1] maior paridade;[49] pouco (*versus* moderado) consumo de álcool;[50] tabagismo,[51] bem como (transitoriamente) a cessação do tabagismo;[52] estresse;[53] nível socioeconômico baixo, particularmente entre latino-americanos e afro-americanos;[54,55] alimentação (i. e., dieta ocidental rica em gorduras e com baixo teor de fibras);[56] pouca ingestão de magnésio[57] e consumo de refrigerantes.[58] As fortes tendências de urbanização também associadas ao DM de tipo 2 estão claramente ilustradas nos seguintes casos epidemiológicos. Por exemplo, na ilha de Nauru, no Pacífico, os índios Pima adotaram um estilo de vida mais ocidental, o qual predispõe ao aumento da obesidade, e a incidência de DM entre eles passou de 0 para 50%.[59] Na Índia, os índios asiáticos que vivem em comunidades rurais apresentaram uma prevalência do DM de 2%, a qual aumentou para 10% depois que eles se mudaram para um ambiente urbano.[60]

O pré-diabetes, ou DM intermediário, é uma preocupação emergente. Indivíduos com pré-diabetes apresentam maior risco de desenvolverem DM de tipo 2, DCV e doenças microvasculares, tais como a neuropatia periférica. Entre 2005 e 2008, tomando-se por base os níveis de glicemia de jejum ou de hemoglobina A1c, 35% dos adultos acima de 20 anos nos Estados Unidos tinham pré-diabetes.[61] De acordo com os Centers for Disease Control and Prevention (CDC), a aplicação desse percentual à totalidade da população dos Estados Unidos, em 2010, produzia uma estimativa de 79 milhões de residentes de 20 ou mais anos com pré-diabetes.[3]

O DMG afeta cerca de 170.000 (1 a 14%) gestantes a cada ano nos Estados Unidos.[62] No caso de gestantes diagnosticadas com DMG, 30 a 50% delas correm o risco de reincidência da doença em uma futura gestação.[63,64] O fato de até 50% das mulheres com DMG desenvolverem DM de tipo 2 em um espaço de 5 a 10 anos após o parto é preocupante.[62] Em uma metanálise, Bellamy et al. reportaram que a DMG correspondeu a um risco 7,4 vezes maior de desenvolver DM de tipo 2.[63]

Diagnóstico

Nas últimas décadas, o diagnóstico do DM tem sido baseado apenas nos critérios de dosagem glicêmica, seja a GPJ ou o teste oral de tolerância à glicose (TOTG) de 2 horas após a ingestão de 75 g de glicose. Em 1997, os critérios para o diagnóstico foram revisados após serem observadas associações entre os níveis de GPJ e a presença de retinopatia como o principal fator de base do nível limítrofe de glicose.[24] Essas análises ajudaram a definir o ponto de corte para diagnóstico da GPJ em níveis acima de 126 mg/dL (7,0 mmol/L), e confirmaram o tradicional valor da glicose plasmática de 2 horas em níveis acima de 200 mg/dL (11,1 mmol/L) para o diagnóstico do DM, ainda utilizado atualmente.[24] Os critérios diagnósticos mais recentes, baseados em um ponto de corte de 6,5% ou mais para a hemoglobina A1c, são igualmente associados a um ponto de inflexão à prevalência de retinopatia.[24] Para ser classificado como portador do DM, o paciente precisa satisfazer, pelo menos, um critério diagnóstico. A Tabela 61.2 inclui um resumo dos critérios.

Existem critérios diagnósticos também para pessoas com maior risco do DM, mas cujos níveis séricos de glicose ainda não atendem aos critérios estabelecidos para a doença. Os

Tabela 61.2 Critérios para o diagnóstico de diabetes
Hemoglobina A1c ≥ 6,5%. O teste deve ser realizado em um laboratório, utilizando-se método certificado pelo NGSP e padronizado de acordo com o ensaio do DCCT.
OU
GPJ > 126 mg/dL (7,0 mmol/L). O jejum é definido como nenhuma ingestão calórica durante ≥ 8 horas.
OU
Glicose plasmática de 2 horas > 200 mg/dL (11,1 mmol/L) durante o TOTG. O teste deve ser realizado com uma carga glicêmica contendo o equivalente a 75 g de glicose anidra, dissolvida em água.
OU
Em pacientes com clássicos sintomas de hiperglicemia, uma glicose plasmática aleatória > 200 mg/dL (11,1 mmol/L) em, pelo menos, duas ocasiões.

DCCT, Diabetes Control and Complications Trial; GPJ, glicose plasmática de jejum; NGSP, National Glycohemoglobin Standardization Program; TOTG, teste oral de tolerância à glicose.

Adaptado com permissão da American Diabetes Association. Standards of medical care in diabetes—2011. Diabetes Care 2011;34:S11–61.

termos *TGP* e *GJP* referem-se a um estágio intermediário entre a homeostase glicêmica normal e o DM.[24] A GJP é definida como níveis de GPJ entre 100 (5,6 mmol/L) e 125 mg/dL (6,9 mmol/L) pelos critérios da ADA, ou entre 110 (6,1 mmol/L) e 125 mg/dL (6,9 mmol/L) pelos critérios da International Diabetes Federation (IDF). A TGP refere-se a um nível de glicemia de duas horas de 140 (7,8 mmol/L) a 199 mg/dL (11,0 mmol/L). A ADA refere-se a essas condições como "pré-diabetes", enquanto a OMS prefere o termo "diabetes intermediário".[24,25] Foi criado também um critério para uma "categoria de maior risco de diabetes", baseado em um nível de hemoglobina A1c, de 5,7 a 6,0%.[29]

O diagnóstico do DMG é baseado em um TOTG realizado durante a gestação. Nas diretrizes revisadas da ADA,[29] recomenda-se que toda mulher, independentemente dos seus fatores de risco, submeta-se a um TOTG de 75 g durante a 24ª e 28ª semana de gravidez. No caso de mulheres com alto risco de DM, o TOTG deve ser considerado também no início da gestação para o diagnóstico do DM declarado.

Regulação do combustível do corpo

Fisiologia da regulação normal da glicose sanguínea

O metabolismo dos carboidratos, ou homeostase glicêmica, depende da interação de vários hormônios. A insulina exerce o papel fundamental na manutenção dessa homeostase como o único hormônio redutor da glicose no sangue, mas o glucagon, os glicocorticoides, as catecolaminas e o hormônio do crescimento também produzem efeitos significativos na elevação dos níveis glicêmicos ao interagirem com a insulina.[65] Após a ingestão de alimentos, os nutrientes são digeridos, quebrados em glicose, aminoácidos e ácidos graxos e rapidamente absorvidos pelo intestino delgado. A glicose é primeiramente transportada para o fígado pela veia porta, por meio da qual uma parcela substancial (30 a 70%) entra no fígado por difusão facilitada (mediada por transportadores específicos), que é resultante do gradiente de concentração existente no estado alimentado.[65,66] A maior parte dessa glicose é transformada em glicogênio e armazenada, embora uma parcela seja convertida em lipídios ou consumida pelas vias geradoras de energia. Uma pequena porção de glicose existente no fígado é metabolizada por meio das vias glicolíticas a fim de se produzir trifosfato de adenosina. O restante da glicose entra na circulação periférica, em que a secreção regulada de insulina e as respostas do tecido esquelético alvo à insulina contribuem para a depuração (*clearance*) mediada por insulina da glicose e o controle dos níveis glicêmicos. O músculo esquelético representa o principal local do tecido periférico para a remoção dessa glicose circulante no sangue.[65-67]

O principal regulador da secreção de insulina pelas células β do pâncreas é a concentração plasmática de glicose. Os fatores intestinais chamados incretinas (p. ex., o peptídeo inibidor gástrico [GIP] e o peptídeo 1 semelhante ao glucagon [GLP-1]) e os fatores neurais (vagais) aumentam a secreção de insulina de tal modo que a resposta secretória de insulina à glicose oral excede, em muito, a resposta a uma infusão equivalente de glicose por via intravenosa.[68,69] Altas concentrações de insulina estimulam o transporte da glicose e dos aminoácidos para os tecidos muscular e adiposo. Além disso, a insulina facilita a conversão dos produtos da glicose em ácidos graxos, que são armazenados como triglicerídeos nas células de gordura.

Os efeitos gerais da elevação dos níveis de insulina, em resposta a uma maior entrada de glicose na circulação, são a supressão da produção de glicose pelo fígado e a estimulação de seu transporte para os tecidos muscular e adiposo, nos quais ela é consumida como combustível metabólico ou armazenada. A insulina também inibe o catabolismo das fontes alternativas de energia, das gorduras e das proteínas. Trata-se de uma resposta adequada à abundância de nutrientes circulantes que ocorre após as refeições.[66]

Durante o estado de jejum, os baixos níveis séricos de insulina permitem a mobilização do combustível e da energia a partir das fontes de armazenamento. Por exemplo, sob condições de estresse, hipoglicemia ou trauma, o glucagon e outros hormônios contrarreguladores, inclusive as catecolaminas, os glicocorticoides e o hormônio do crescimento, agem especificamente no sentido de reduzir a absorção periférica da glicose, de promover a produção hepática de glicose e de mobilizar os ácidos graxos.[70]

Em períodos de inanição, a manutenção da homeostase glicêmica é de fundamental importância (ver também o capítulo sobre as consequências metabólicas da inanição). O cérebro não consegue sintetizar a glicose ou armazenar combustível como glicogênio a fim de se manter uma reserva de mais do que apenas alguns minutos. Consequentemente, o cérebro depende de um fornecimento contínuo de glicose proveniente do plasma. Somente o fígado e os rins contêm glicose-6-fosfatase, que é a enzima necessária para a liberação de glicose na circulação. A inanição está associada a uma queda dos níveis de insulina e a um aumento das concentrações de glucagon que resultam na elevação das taxas de gliconeogênese. A mudança de uma reserva de energia à base de glicose para uma à base de lipídios (ácidos graxos livres e corpos cetônicos), durante períodos prolongados de inanição, ajuda a minimizar o catabolismo das proteínas do músculo esquelético, reduzindo a necessidade da gliconeogênese derivada dos aminoácidos.[70]

Desse modo, temos uma breve visão geral do impacto da insulina nos diversos tecidos e de suas ações específicas que resultam em redução da glicose no sangue e inibem a mobilização dos combustíveis metabólicos alternativos, tais como gorduras e proteínas (Fig. 61.1). A rotura da homeostase glicêmica e outras perturbações metabólicas observadas no DM podem ser explicadas pela perda dessas ações da insulina. Conforme mencionado, o DM pode ser causado por uma deficiência relativa ou absoluta de insulina e/ou por uma redução da resposta tecidual à insulina, que acaba resultando em hiperglicemia.[66]

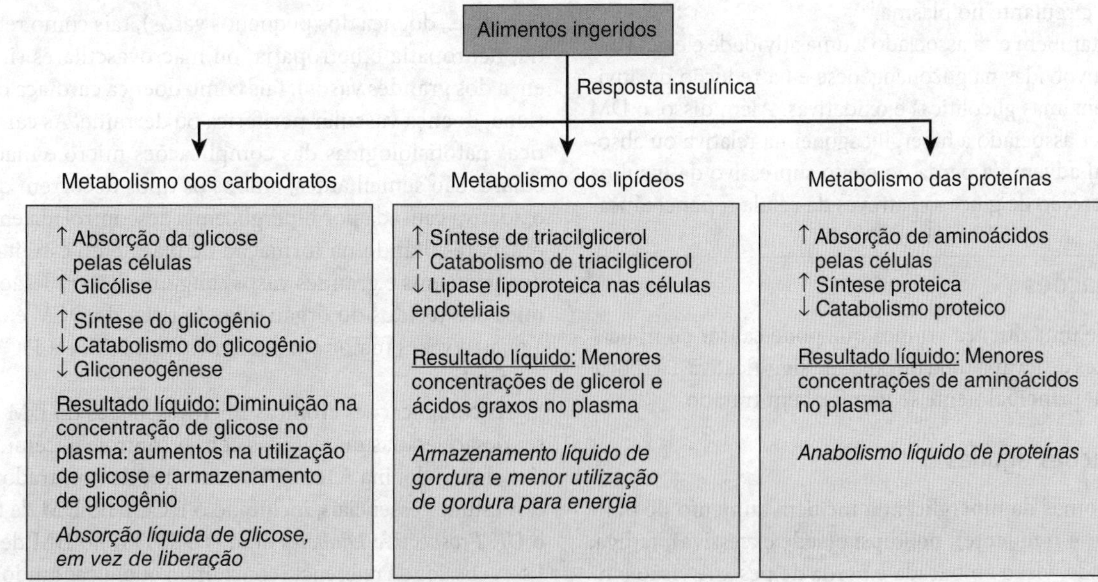

Figura 61.1 Efeitos metabólicos da insulina nos macronutrientes.

Fisiopatologia do diabetes

No estado pós-alimentação, a insulina é secretada a partir das células β do pâncreas como uma resposta às maiores concentrações de glicose circulante, promovendo, assim, a síntese de glicogênio no fígado e nos músculos, a formação de lipídios nos adipócitos e a absorção de aminoácidos e a síntese proteica na maioria das células. No estado pós-absortivo, no período de inanição, e em resposta ao estresse, os níveis reduzidos de insulina e as maiores concentrações de glucagon contribuem para a quebra do glicogênio, a lipólise, a cetogênese hepática e a redução da síntese e o aumento da degradação de proteínas. Essa diminuição dos níveis de insulina resulta também em uma maior liberação hepática de glicose na circulação sistêmica para manter os níveis de glicose.[66,67]

No DM, a reduzida ação insulínica impõe uma série de anormalidades metabólicas, as quais variam desde os efeitos da deficiência leve de insulina, observada na hiperglicemia, até aqueles da insulinopenia, como no caso da cetoacidose diabética (CAD) associada à depleção de líquidos e eletrólitos.[68] No estado pós-absortivo ou de jejum, a hiperglicemia não se resolve e, geralmente, piora. A baixa atividade insulínica resulta em respostas contrarreguladoras exageradas que normalmente servem de proteção contra o desenvolvimento da hipoglicemia.[69] O resultado da ação reduzida da insulina e da elevação dos hormônios contrarreguladores (glucagon, catecolaminas e, em menores proporções, hormônio do crescimento e cortisol) inclui, inicialmente, a conversão do glicogênio armazenado em glicose. O glucagon é um potente ativador da glicogenólise e da gliconeogênese (no fígado), que é capaz de aumentar a produção endógena de glicose.

No DM, a deficiência relativa ou absoluta de insulina causa uma acentuada redução da atividade do transportador-4 de glicose (GLUT4), em grande parte em função da diminuída translocação do GLUT4 estimulado por insulina para as membranas superficiais do músculo esquelético. Os resultados são uma redução no fluxo normal de glicose para o músculo esquelético após as refeições e uma elevação dos níveis de glicose circulante no plasma.[65]

O DM também está associado a uma atividade elevada das enzimas envolvidas na gliconeogênese e na redução da atividade das enzimas glicolíticas e oxidativas. Além disso, o DM costuma ser associado à hiperglucagonemia relativa ou absoluta, a qual advém da perda do efeito supressivo da insulina sobre a secreção de glucagon através da célula α pancreática.

Complicações

O DM é uma doença crônica que pode causar complicações capazes de levar a uma morbidade significativa e à morte prematura, principalmente se não for bem tratado.

Complicações agudas

Os sintomas da hiperglicemia incluem aumento de poliúria (diurese frequente), polidipsia (sede excessiva), fadiga, irritabilidade, visão embaçada e perda de peso. A visão embaçada resulta de alterações osmolares no cristalino causadas por hiperglicemia.[67] A poliúria e a polidipsia ocorrem quando a glicose no sangue se eleva a níveis acima do nível limítrofe de filtração (ou filtragem) urinária de 180 mg/dL. Em estados glicêmicos normais, toda a glicose filtrada no glomérulo é reabsorvida pelos túbulos. Entretanto, os elevados níveis plasmáticos de glicose no DM podem levar a um aumento da carga filtrada de glicose, capaz de exceder a capacidade máxima de reabsorção tubular, resultando na excreção de grandes quantidades de glicose.[71] Pela mesma razão, podem aparecer também elevados valores de cetonas na urina. Essas perdas através da urina retiram nutrientes do organismo e levam à perda de peso. Muito pior, no entanto, é o efeito desses solutos na excreção de sódio e água.

A CAD e o estado hiperglicêmico hiperosmolar (EHH) são complicações agudas do DM. Antigamente, a CAD era considerada uma característica distintiva do DM de tipo 1, podendo raramente ocorrer no DM de tipo 2.[72] O EHH é observado basicamente em indivíduos com DM de tipo 2. Ambos os distúrbios estão associados à deficiência absoluta ou relativa de insulina, à depleção volumétrica e às anomalias no equilíbrio acidobásico. Na CAD, a força osmótica exercida pela glicose e pelas cetonas não reabsorvidas leva à retenção de água no túbulo, impedindo, desse modo, a sua reabsorção e levando à depleção de líquidos. A reabsorção de sódio também é retardada e o resultado é uma acentuada excreção de sódio e água, o que, nos casos mais graves, pode causar hipotensão, lesão cerebral e morte, se não houver tratamento.[73]

A complicação mais frequente em pessoas diabéticas tratadas com insulina é a hipoglicemia. Entretanto, a hipoglicemia pode ocorrer também em pacientes que não estão ingerindo insulina, mas que estão usando agentes hipoglicêmicos, como os secretagogos de insulina.

Complicações crônicas

Complicações crônicas ocorrem por anos ou décadas de hiperglicemia e geralmente são difíceis ou impossíveis de reversão. Os exemplos incluem complicações microvasculares (i. e., doença dos pequenos vasos), tais como retinopatia, neuropatia e nefropatia, ou macrovasculares (i. e., doença dos grandes vasos), tais como doença cardíaca coronariana, doença vascular periférica ou derrame. As características patofisiológicas das complicações micro e macrovasculares são semelhantes; ambos os tipos decorrem de lesão oxidativa causada por hiperglicemia descontrolada em longo prazo, resultando na formação de placa e no estreitamento dos pequenos e grandes vasos sanguíneos e em lesão isquêmica aos tecidos do órgão-alvo. O risco de DCV é de duas a quatro vezes maior em pacientes com DM, e a DCV pode ser fatal.

As complicações crônicas microvasculares do DM podem ser desaceleradas ou evitadas com o controle glicêmico ideal (i. e., hemoglobina A1c < 7%), conforme demonstrado em vários estudos essenciais, incluindo o DCCT no DM de tipo 1 e o *UK Prospective Diabetes Study* (UKPDS) no DM de tipo 2. Esses ensaios de referência concluíram que, alcançando e mantendo os níveis séricos de glicose nessa faixa, era possível desacelerar a instalação e progressão das doenças oftálmicas, renais e neurológicas causadas pelo DM. As complicações macrovasculares do DM, como as doenças cardíacas, podem ser reduzidas tanto com um bom controle glicêmico, conforme demonstrado no acompanhamento a longo prazo de estudos como o DCCT e o UKPDS, como com a modificação do fator de risco cardiovascular de comorbidades como a hipertensão e a dislipidemia.

Outras complicações comuns são a dificuldade de cicatrização de ferimentos, a maior suscetibilidade a infecções, a disfunção erétil e a gastroparesia. Além disso, muitas comorbidades associadas ao DM podem influenciar o gerenciamento da doença, entre as quais a infecção pelo vírus da imunodeficiência humana, a fibrose cística, a síndrome dos ovários policísticos, o DM pós-pancreatectomia e a síndrome de Cushing. Apneia do sono e depressão também são condições comuns (Tab. 61.3). Essa lista não é de modo algum inclusiva.

O DM é gerenciável. Suas complicações não são inevitáveis com o controle glicêmico ideal e o gerenciamento do risco cardiovascular, podendo ser tratadas caso ocorram.

Objetivos da terapia médico-nutricional

A terapia médico-nutricional (TMN) é um componente essencial para a prevenção e o gerenciamento do DM. A TMN varia de acordo com o tipo de DM e a idade do paciente. Em geral, a TMN promove hábitos saudáveis de alimentação, ajuda a controlar os níveis de glicose e lipídios no sangue e auxilia no gerenciamento do peso fazendo mudanças no estilo de vida. Ela já foi considerada eficaz no caso de doenças relatadas com redução dos níveis de hemoglobina A1c entre 1 a 2%, dependendo do tipo e da duração do DM.[74,75] A TMN produz o maior impacto no diagnóstico inicial de DM e continua sendo uma intervenção eficaz em qualquer ocasião durante o processo da doença.[76-78]

Uma vez que o diagnóstico do DM tiver sido estabelecido, o tratamento incluirá planejamento médico-nutricional, terapia farmacológica (agentes orais, agentes injetáveis não insulínicos, insulina ou uma combinação desses fármacos), monitoramento regular por um profissional de assistência médica e, sobretudo, automonitoramento e orientação contínua do paciente ou cuidador sobre o gerenciamento do DM. A TMN deve ser oferecida em várias fases com base no entendimento do paciente e na sua disposição em aprender. Assim como o processo da doença tem diferentes estágios, a capacidade de compreensão do paciente também tem diversos níveis. Durante o tratamento inicial, podem ser apresentados os princípios básicos, como a identificação das fontes de carboidratos e de prevenção e tratamento da hipoglicemia. Durante as sessões posteriores, presta-se uma orientação autoadministrada mais profunda, tais como a contagem de carboidratos e o ajuste das proporções entre insulina e carboidratos. Durante todo o processo de tratamento, a individualização é essencial. A Tabela 61.4 descreve os objetivos da ADA para a TMN em diversas circunstâncias nas quais o tratamento deve ser elaborado visando ao alcance desses objetivos.[79]

Tabela 61.3 Complicações crônicas do diabetes melito

I. Microvasculares
- A. Retinopatia (não proliferativa ou proliferativa)
  - a. Edema macular
- B. Neuropatia
  - a. Periférica
  - b. Autonômica
- C. Nefropatia

II. Macrovasculares
- A. Doença cardiovascular
- B. Doença vascular periférica
- C. Doença cerebrovascular

III. Outras complicações menos comuns
- A. Doenças gastrintestinais (p. ex., gastroparesia, diarreia)
- B. Doenças geniturinárias (p. ex., uropatia, disfunção sexual)
- C. Doenças dermatológicas ou musculoesqueléticas (p. ex., manchas na canela, osteoporose)
- D. Doenças infecciosas (p. ex., osteomielite, zigomicoses)
- E. Doenças hematológicas ou malignas (p. ex., anemia, câncer de pâncreas)
- F. Doenças neurológicas ou psiquiátricas (p. ex., demência, depressão)

Planejamento nutricional

Para alcançar esses objetivos, as etapas formais do processo incluem avaliação, diagnóstico e intervenção nutricionais, seguidos pelo monitoramento e avaliação do tratamento. O gerenciamento nutricional consiste no monitoramento dos níveis de glicose no sangue, em medicamentos, atividade física, orientação, mudanças de comportamento e avaliação

Tabela 61.4 Objetivos da American Diabetes Association para a terapia médico-nutricional

Para pessoas com risco de diabetes ou pré-diabetes:
- Reduzir o risco de diabetes e de doença cardiovascular, promovendo a escolha de alimentos saudáveis e a prática de atividade física, facilitando, desse modo, a perda do excesso de peso corporal

Para pessoas com diabetes:
- Alcançar e manter
  - os níveis de glicose no sangue dentro ou o mais próximo possível da faixa normal
  - um perfil lipídico e lipoproteico que reduza o risco de doença vascular
  - níveis de pressão arterial dentro ou o mais próximo possível da faixa normal
- Evitar ou, pelo menos, reduzir, a taxa do desenvolvimento de complicações crônicas do diabetes, modificando os níveis de ingestão de nutrientes e o estilo de vida
- Satisfazer às necessidades nutricionais individuais, levando em consideração as preferências pessoais e culturais e a disposição para mudar
- Manter o prazer de comer limitando a escolha de alimentos somente quando indicado por evidências científicas

Para pessoas com condições específicas:
- No caso de jovens com diabetes dos tipos 1 e 2, mulheres em período de gestação e amamentação e adultos mais velhos com diabetes, satisfazer às necessidades nutricionais dessas fases ímpares do ciclo de vida
- No caso de pessoas tratadas com insulina ou secretagogos de insulina, oferecer treinamento de autogerenciamento para a prática segura de exercícios, inclusive a prevenção e o tratamento da hipoglicemia, e o tratamento do diabetes durante doença aguda

Adaptado com permissão da American Diabetes Association. Nutrition recommendations and interventions for diabetes: a position statement of the American Diabetes Association. Diabetes Care 2008;31:S61–78.

das condições cardiovascular e renal, a fim de garantir uma terapia nutricional adequada. As etapas seguintes são modificadas com base nas Recomendações Nutricionais para o Gerenciamento do DM[80] da American Diabetic Association e do *Nutrition Subcommittee of the Diabetes Care Advisory Committee of Diabetes UK*.[81]

Avaliação nutricional

A avaliação nutricional serve de base para a implementação de prescrição, objetivos e intervenção nutricionais, devendo incluir:

1. Histórico alimentar: padrões de refeições, escolha de alimentos, adequação nutricional, crenças e concepções errôneas, ingestão alimentar com especial atenção para os carboidratos.
2. Informações clínicas: idade, tipo do DM e tratamento, tais como medicamentos (insulina, medicamentos hipoglicêmicos administrados por via oral ou apenas dieta), controle metabólico (hiperglicemia ou hipoglicemia, lipídios e pressão arterial), tabagismo e outros fatores de risco da DCV, medições antropométricas, atividade física e outras condições clínicas (nefropatia).
3. Informações pessoais: circunstâncias socioeconômicas, etnia, alfabetismo, capacidade e disposição para mudar, habilidades matemáticas, estado emocional (possível estado de aflição causado por um novo diagnóstico de DM).

Após terem sido determinadas tais condições, o nutricionista deve concentrar a intervenção no controle glicêmico para que os níveis de glicose no sangue sejam alcançados e mantidos na faixa-alvo orientada pela avaliação do paciente. No caso de pacientes acima do peso ou obesos, a intervenção de gerenciamento do peso também é muito importante.

Intervenções nutricionais

As intervenções nutricionais precisam ser individualizadas para ajudar os pacientes e os clientes a alcançarem os objetivos da terapia nutricional.

1. Incentivo ao consumo de macronutrientes, com base nos padrões da ingestão dietética de referência (DRI) para adultos saudáveis. Esse procedimento precisará ser personalizado para cada indivíduo, baseando-se nas condições vigentes de saúde. Por exemplo, pacientes com nefropatia diabética podem precisar ajustar a ingestão proteica de acordo com o estágio da doença.
2. Implementação de educação e orientação nutricionais. A orientação nutricional deve ser sensível às necessidades e preferências pessoais do indivíduo, bem como a sua disposição e capacidade para fazer mudanças.[76,79,82]
3. Gerenciamento do peso. Mesmo uma perda de peso modesta (7% do peso corporal) é altamente eficaz na prevenção e no tratamento do DM de tipo 2 (ver também o capítulo sobre o gerenciamento da obesidade). A atividade física deve ser incentivada em função de seu papel na manutenção da perda de peso.

Monitoramento e avaliação nutricionais

1. Coordenar a assistência com a equipe interdisciplinar.
2. Monitorar e avaliar a ingestão alimentar, os medicamentos, o controle metabólico (p. ex., glicemia, lipídios e pressão arterial), as medidas antropométricas e a atividade física.
3. Utilizar os resultados do monitoramento da glicemia basicamente para avaliar a realização dos objetivos e a eficácia da TMN. Os resultados do monitoramento da glicose no sangue ajudam a determinar se os ajustes dos alimentos ou das refeições serão suficientes para que os níveis almejados de glicose no sangue sejam alcançados, ou se há necessidade de medicamentos ou ajustes combinados à TMN.

Ao longo dos anos, muitas tentativas já foram feitas no sentido de identificar uma abordagem específica para a condução do tratamento nutricional do DM. Não existe um tipo específico de "dieta para diabéticos", assim como não há um único medicamento ou regime de administração de insulina que se aplique a todas as pessoas com DM. Ao contrário, diversas intervenções, como ingestão reduzida de energia e gorduras, contagem de carboidratos, planejamentos de refeições simplificados, escolha de alimentos saudáveis, gerenciamento do peso, estratégias de planejamento de refeições, listas de troca, proporções entre insulina e carboidratos, atividade física e estratégias comportamentais,[80] são personalizadas, especificamente, para esse indivíduo. A educação e orientação nutricionais devem ser sensíveis às necessidades pessoais e às preferências culturais do indivíduo, levando em consideração a disposição e a capacidade da pessoa para mudar.[76] Monitoramento contínuo e encontros de acompanhamento também são importantes para respaldar essas mudanças no estilo de vida, avaliar os resultados relacionados às condições e analisar as necessidades de medicação.[80]

Distribuição da ingestão energética

As atuais recomendações nutricionais para se seguir uma dieta saudável e balanceada são válidas para todos os indivíduos com ou sem DM. Quanto ao fato de uma dieta rica em carboidratos e com baixo teor de gordura ou rica em gordura e com baixo teor de carboidratos produzir melhores resultados, isso sempre foi motivo de discussões.[83] As pesquisas atuais não respaldam o consumo de qualquer percentual ideal de energia proveniente dos macronutrientes nos planejamentos das refeições de pessoas com DM; a recomendação consiste em incentivar o consumo de macronutrientes com base nas DRI para que se obtenha uma alimentação saudável.[29,80] As evidências de vários estudos, que avaliaram diferentes percentuais da ingestão de carboidratos, foram inconclusivas. Garg et al.[84] e Gerhard et al.[85] examinaram dietas ricas em carboidratos (55 a 60% de carboidratos) durante seis semanas e, posteriormente, uma dieta inversa que substituiu alguns carboidratos por gordura monoinsaturada (25 a 45% de gordura e 40 a 45% de carboidratos). Ambos os estudos relataram resultados variados com relação à glicemia e aos lipídios.[84,85] No DCCT, dietas com menor teor de carboidratos e maior teor de gorduras totais e saturadas foram associadas a um pior controle glicêmico, independentemente de exercícios físicos e do índice de massa corporal (IMC), em pacientes com DM de tipo 1 integrantes do grupo de tratamento intensivo.[86]

Embora diversos estudos tenham tentado identificar a combinação ideal de macronutrientes para os planejamentos das refeições de pessoas com DM, é pouco provável que exista este tipo de combinação. A melhor mistura de carboidratos, proteínas e gorduras parece variar conforme as circunstâncias individuais. Recomenda-se uma ingestão equilibrada de macronutrientes (gorduras, carboidratos e proteínas), embora algumas pessoas se relacionem melhor com uma restrição mais rigorosa de gorduras ou carboidratos. De um modo geral, a individualização da composição de macronutrientes depende do estado metabólico do paciente (p. ex., perfil lipídico, função renal) e/ou preferências alimentares.[29]

Em 2005, um painel de especialistas, nomeado pelo *Evidence-Based Practice Committee* (Comitê de Práticas Baseadas em Evidências) da *American Dietetic Association* (Associação Dietética Americana), conduziu uma análise sistemática e abrangente das evidências relativas às atuais recomendações. Os dados a seguir refletem algumas de suas constatações e sugestões atualizadas em relação aos macronutrientes, bem como as recomendações dos *Standards of Care 2011* (Padrões de Assistência de 2011), da ADA.

Carboidratos

Os carboidratos produzem o maior efeito pós-prandial nos níveis séricos de glicose e constituem o nutriente mais importante a ser considerado no tratamento do DM. Consequentemente, o gerenciamento da ingestão de carboidratos é uma estratégia fundamental à obtenção de um bom controle glicêmico. A ingestão dietética recomendada (IDR) de carboidratos digeríveis é de 130 g/dia para adultos. Essa recomendação é baseada na quantidade média de glicose utilizada pelo cérebro. No entanto, nos Estados Unidos, a ingestão média é de 220 a 330 g/dia para homens e de 180 a 230 g/dia para mulheres, ou uma ingestão total de energia de 50 a 60%.[87]

Quando o DM é tratado com insulina, estabelece-se um melhor controle glicêmico com o fornecimento de uma ingestão calórica total de 40 a 50% em forma de carboidratos e com o ajuste necessário da insulina para "cobrir" esse nível de carboidratos.[86] Uma contagem precisa de carboidratos com os ajustes de insulina baseados na ingestão de carboidratos e nos níveis de glicose no sangue também promove um estilo de vida mais flexível. Embora ingestões de sacarose de 10 a 35% da energia total não tenham um efeito negativo nas respostas glicêmicas ou lipídicas quando ela é substituída por quantidades isocalóricas de amido,[88] as dietas ricas nesses carboidratos não refinados podem comprometer a sua capacidade de atender às necessidades da ingestão de fibras e outros nutrientes.

A ingestão regular de carboidratos em refeições e lanches já demonstrou resultar em um melhor controle glicêmico.[89-91] Em um estudo descritivo com pacientes com DM de tipo 1, Wolever et al.[89] citaram que a regularidade na quantidade e na fonte de carboidratos tinha relação com melhor controle glicêmico. No caso de pacientes que ajustam suas doses de insulina para o horário das refeições ou que estão recebendo terapia de bomba de insulina, as doses de insulina devem ser ajustadas de modo a corresponder à ingestão de carboidratos (proporção insulina-carboidratos).[89]

Muitas dietas para perda de peso envolvem uma severa restrição aos carboidratos (dieta de Atkins e outras), que induz à diurese prematura (perda de peso rápida, mas não perda de adiposidade) e cetose branda, a qual limita o apetite.[92] Após um ano, no entanto, a perda de peso é semelhante em todos os grupos. As dietas com teor excessivamente baixo de carboidratos podem eliminar muitos alimentos que constituem importantes fontes de vitaminas, minerais, fibras e energia.[29] Não é recomendável a restrição de carboidratos para pacientes com DM de tipo 1.

A maioria das diretrizes profissionais recomenda que os carboidratos devem constituir uma parte substancial (50 a 60%) da ingestão total de nutrientes. A restrição aos carboidratos (< 20 a 30%) leva inevitavelmente a dietas com alto teor de gordura, e a baixa ingestão de carboidratos deixa a insulina sem substratos que lhe permitam agir. Uma exceção pode ser indivíduos com DM do tipo 2 que estão tentando perder peso e podem restringir a ingestão de carboidratos, bem como de calorias. Dietas que limitam a ingestão total de carboidratos para menos de 130 g/dia não são recomendáveis.

Resposta glicêmica aos carboidratos

A proporção em que a glicose é absorvida do trato intestinal é outro componente controlador dos níveis de glicose. O índice glicêmico de um alimento tem por finalidade fornecer um valor numérico que representa o efeito do alimento nos níveis glicêmicos pós-prandiais comparados a outro alimento, normalmente o pão ou o açúcar.[93] Alimentos com alto índice glicêmico são digeridos e absorvidos mais rapidamente e causam maiores oscilações nos níveis de glicemia por unidade de carboidrato do que os alimentos com índice glicêmico mais baixo.[93]

O índice glicêmico é uma equação, calculada pela elevação do nível glicêmico pós-prandial acima do basal durante duas horas após o consumo de uma determinada quantidade de carboidratos (normalmente 100 g), comparada a uma quantidade equivalente de carboidratos como alimento de referência (pão branco ou glicose). Um índice glicêmico inferior a 55 é considerado baixo, e superior a 70, alto.[94] Muitos fatores afetam as respostas glicêmicas aos alimentos, entre os quais o tipo de carboidrato (p. ex., glicose, frutose, sacarose, lactose, amilase, amido resistente), o modo de preparo (um maior tempo de cozimento produz maior quebra do amido), o tipo de processamento dos alimentos e outros componentes das refeições, tais como as gorduras e proteínas.

Um parâmetro complementar de referência é a carga glicêmica, que leva em consideração tanto a quantidade quanto a qualidade dos carboidratos em uma refeição, e é calculada pela multiplicação do índice glicêmico pelo total de gramas de carboidratos em uma porção de alimentos. Jenkins et al.[95] reportaram que foram observados melhor controle glicêmico, risco diminuído de doença cardíaca coronariana e modesta redução dos níveis de hemoglobina A1c quando o índice glicêmico da dieta era reduzido em indivíduos com DM de tipo 2 tratados também com medicamentos anti-hiperglicêmicos.[95] Embora eventualmente útil para o paciente sofisticado, o índice glicêmico pode ter mais utilidade para o público em geral como um amplo parâmetro de referência, o qual permite melhores escolhas de alimentos que contêm carboidratos, uma vez que a maioria dos açúcares processados e simples tem um alto índice glicêmico, enquanto os produtos à base de grãos têm um índice glicêmico inferior.

Proteínas

As evidências são insuficientes para sugerir que a ingestão normal de proteínas (15 a 20% de energia) deva ser alterada para indivíduos com DM e função renal normal.[29] Embora aproximadamente metade da proteína alimentar seja convertida em glicose, no DM bem controlado, a glicose proveniente da proteína ingerida não aparece na circulação geral, nem eleva as concentrações de glicose no sangue. Em sujeitos com DM de tipo 2, no entanto, a proteína ingerida pode aumentar a resposta insulínica sem aumentar as concentrações de glicose no plasma. Portanto, as proteínas não devem ser utilizadas para tratar uma condição de hipoglicemia aguda ou evitar a hipoglicemia noturna.[79]

A redução da ingestão proteica para 0,8 a 1,0 g/kg/dia, em pacientes nos estágios iniciais de doença crônica renal (DRC), e para 0,8 g/kg/dia nos estágios mais avançados da doença podem melhorar as medidas da função renal (taxa de excreção de albumina pela urina, taxa de filtração glomerular).[80] No caso de pacientes com nefropatia diabética, são reportadas melhorias na taxa de excreção da albumina – mas não de filtração glomerular – com uma ingestão proteica inferior a 1 g/kg/dia.[96-99] Já foi relatada a ocorrência de hipoalbuminemia (um marcador de má nutrição) com uma ingestão proteica inferior a 0,7 g/kg/dia.[98,99] Para pessoas com nefropatia diabética em estágio avançado (DRC nos estágios 3 a 5), a hipoalbuminemia e a ingestão energética devem ser monitoradas, devendo ser feitas alterações nas ingestões proteica e energética para corrigir eventuais déficits e evitar um possível risco de má nutrição; consequentemente, as dietas com restrição de proteínas não são recomendáveis.[98,99] A ingestão de proteína de soja pode oferecer vantagens comparada ao consumo de proteína animal, mas essa questão precisa ser explorada em maior profundidade. Um pequeno estudo mostrou redução da proteinúria com uma dieta à base de soja e com baixo teor proteico, em comparação com a proteína animal.[100]

Gorduras

As recomendações com relação à gordura dependem dos objetivos do tratamento. Como indivíduos com DM apresentam maior risco de aterosclerose e DCV, as sugestões são semelhantes àquelas da dieta do Painel de Tratamento de Adultos III do *Expert Panel on Detection, Evaluation and Treatment of High Blood Cholesterol in Adults*, do *National Cholesterol Education Program* (NCEP). Considerando-se que as gorduras saturadas e os ácidos graxos *trans* têm maior possibilidade de elevar os níveis séricos do colesterol total e do colesterol da lipoproteína de baixa densidade (LDL-C), o percentual recomendado é de menos de 7% das calorias totais, ao passo que, para gorduras poli-insaturadas, com sua tendência de reduzir os níveis de HDL-C e suscetibilidade à oxidação, a recomendação é de 10% das calorias totais. As gorduras monoinsaturadas correspondem a até 20% da dieta. Essa recomendação, de 25 a 35% das gorduras totais, permite uma maior ingestão de gorduras insaturadas no lugar dos carboidratos.

A dieta mediterrânea, que inclui um alto consumo de frutas, legumes e vegetais, pão, trigo e outros cereais, batatas, feijões, amêndoas, sementes e azeite de oliva, com uma ingestão limitada de carne vermelha e ovos, permite uma maior ingestão de ácidos graxos monoinsaturados. A adesão a essa dieta já foi associada ao menor risco de desenvolver o DM do tipo 2.[101] A American Heart Association e a ADA recomendam o consumo de peixe pelo menos duas vezes por semana ou, possivelmente, dos suplementos de óleo de peixe. Os ácidos graxos ômega 3 provenientes do peixe ou dos suplementos de óleo de peixe – mas não do ácido alfa-linolênico – são benéficos para os resultados relacionados à DCV.[102]

Fibras

Indivíduos com DM são incentivados a escolher uma variedade de alimentos que contêm fibras como fontes de vitaminas, minerais e outros componentes importantes para uma boa saúde em geral (ver também o capítulo sobre fibras alimentares). As recomendações da ADA sobre a ingestão de fibras alimentares para pessoas com DM são as mesmas para o público em geral, com uma DRI de 14 g/1.000 kcal. As recomendações da DRI para o consumo de fibras alimentares são baseadas na proteção contra a DCV, segundo dados sólidos e consistentes sobre a relação entre os níveis lipídicos e a ingestão de fibras.[103,104] Uma metanálise conduzida por Brown et al.[105] mostrou que a ingestão diária de 2 a 10 g de fibras solúveis reduzia significativamente as concentrações séricas de colesterol total e LDL-C. Estudos realizados com participantes sem DM demonstraram que dietas ricas em fibras totais e solúveis, como parte da terapia nutricional cardioprotetora, resultaram em uma redução adicional de 2 a 3% do colesterol total e de até 7% do LDL-C.[106]

Evidências variadas indicam que o aumento do consumo de fibras alimentares melhora os resultados glicêmicos de pessoas com DM. No entanto, uma dieta rica em fibras, especificamente, fibras solúveis provenientes de fontes alimentares reais, pode trazer benefícios glicêmicos que justifiquem uma ingestão de fibras acima dos níveis recomendados pela DRI. Muitos mecanismos fisiológicos podem estar envolvidos em tal processo. O mecanismo exato, no entanto, ainda não se conhece ao certo. As refeições ricas em fibras são processadas mais lentamente, e a absorção de nutrientes é mais prolongada.[95] Essa digestão lenta, que atenua a resposta da glicose e da insulina em pessoas não diabéticas, bem como os fatores que influenciam o índice glicêmico, tais como o tempo de cozimento dos alimentos, podem contribuir para o efeito.

Franz et al.[80] examinaram cinco estudos que compararam dietas com alto (40 a 60 g) e baixo (10 a 20 g) teores de fibras, com percentuais semelhantes de energia produzida por macronutrientes. Dois desses estudos não demonstraram diferenças significativas entre as dietas no tocante à hemoglobina A1c, embora os níveis séricos de glicose, de um modo geral, tenham sido inferiores no grupo da dieta mais rica em fibras.[107,108] Outro estudo apresentou uma redução de 2% nos níveis de hemoglobina A1c somente entre os participantes que seguiram a dieta com 50 g de fibras.[109] Em outros estudos, as dietas que incluíam de 30 a 50 g de fibras por dia provenientes de fontes de alimentos integrais, com especial ênfase às fontes de fibras solúveis - 7 a 13 g -, pareceram produzir níveis séricos de glicose mais baixos do que a dieta com baixo teor de fibras.[80,107] As fibras solúveis, especificamente, parecem ter a vantagem de reduzir os níveis séricos de colesterol e LDL-C, bem como de retardar o esvaziamento gástrico e aumentar o tempo de trânsito, podendo, assim, ajudar a reduzir os níveis séricos de glicose. Outro benefício é o prolongamento da sensação de saciedade após as refeições, propiciando melhor controle do apetite. As fontes de fibras solúveis recomendadas provêm de aveia, feijões, frutas, legumes e vegetais, enquanto as fontes de fibras insolúveis são provenientes do pão de trigo integral, dos cereais à base de farelo, das leguminosas, do arroz integral, das leguminosas e vegetais e muitas frutas.[110] Algumas desvantagens devem ser observadas no consumo de dietas com teores muito elevados de fibras (> 75 g/dia). Entre essas desvantagens estão a flatulência e a plenitude abdominal.[111,112]

Adoçantes

Os adoçantes são um aspecto importante da qualidade de vida para pessoas com DM. A pessoa com DM deve saber fazer a distinção entre aqueles produtos com (nutritivos) e sem (não nutritivos) conteúdo energético significativo. As Tabelas 61.5 e 61.6 apresentam resumos comparativos de alguns adoçantes nutritivos e não nutritivos existentes.[113,114]

Todo adoçante nutritivo, como a sacarose, a frutose e os alcoóis de açúcar (polióis), provocam algum grau de hiperglicemia. A sacarose, também conhecida como açúcar de mesa, é um carboidrato "simples" que produz uma resposta glicêmica equivalente àquela de outros carboidratos. Embora a sacarose possa substituir isocaloricamente outros carboidratos sem comprometer o controle glicêmico, Coulston et al.[115] concluíram que, em vez de agir como um substitutivo, a sacarose, adicionada à ingestão total, resulta no aumento da hiperglicemia e na elevação dos níveis séricos de lipídios. A frutose não precisa da insulina para ser metabolizada e provoca pouco efeito nos níveis de glicose no sangue. Entretanto, o consumo de frutose deve ser inferior a 20% das calorias totais para evitar hipertriacilglicerolemia adicional.[116]

Os alcoóis de açúcar (polióis), tais como sorbitol, manitol e xilitol, são classificados como monossacarídeos hidrogenados, dissacarídeos hidrogenados e oligossacarídeos, e são absorvidos em um ritmo mais lento. Eles possuem calorias (2 kcal/g), mas, por serem absorvidos apenas parcialmente por meio de difusão passiva no intestino delgado,[114] apresentam um valor energético reduzido por grama, podendo, ainda assim, provocar uma baixa resposta glicêmica. Deve-se ter cuidado ao consumir grandes quantidades (p. ex., > 20 g/dia de manitol e >50 g/dia de sorbitol) porque os alcoóis de açúcar são conhecidos também por ter efeitos laxativos, podendo causar diarreia e/ou outros distúrbios gastrintestinais. A inclusão de adoçantes nutritivos à dieta deve ser utilizada como uma fonte substitutiva de carboidratos, e não como uma adição. Entretanto, é difícil as pessoas fazerem isso sem o acréscimo de calorias e carboidratos.

Os adoçantes não nutritivos podem ser benéficos às pessoas com DM, pois essas substâncias acrescentam sabor sem adicionar calorias ou provocar uma resposta glicêmica. Os adoçantes não nutritivos são derivados de substâncias de diversas classes químicas que interagem com receptores de sabor e, normalmente, excedem em um fator de 30 a 13.000 vezes o grau de doçura da sacarose.[117] Atualmente, seis adoçantes não nutritivos são aprovados pela US Food and Drug Administration (FDA), regulados como aditivos alimentares para uso por pessoas com DM que não declaram nenhum efeito sobre as alterações da resposta glicêmica. Além disso, alguns são resistentes

Tabela 61.5 Adoçantes nutritivos

Tipo	kcal	Grau de doçura equivalente à sacarose	Descrição
Sacarose	16 kcal/colher de sopa		Açúcar (glicose + frutose)
Frutose	11 kcal/colher de sopa	110-200%	Açúcar mais doce
Alcoóis de açúcar:	(2 kcal/g em média)		
D-Tagatose	1,5 kcal/g		
Eritritol	0,2 kcal/g	60-80%	Realçador de sabor, agente auxiliar em formulações, umectante, estabilizante e espessante, sequestrante e texturizador
HSH	3 kcal/g	25-50%	Também chamado hidrolisados de amido hidrogenado; xarope de maltitol
Isomalte	2 kcal/g	45-65%	Agente avolumante
Lactitol	2 kcal/g	30-40%	Agente avolumante
Maltitol	2,1 kcal/g	90%	Agente avolumante
Manitol	1,6 kcal/g	50-70%	Possível efeito laxativo com uma carga ≥ 20 g
Sorbitol	2,6 kcal/g	50-70%	Possível efeito laxativo com uma carga ≥ 50 g
Trealose	4 kcal/g	45%	Texturizador, estabilizante e umectante
Xilitol	2,4 kcal/g	100%	

Adaptado com permissão da American Dietetic Association. Position of the American Dietetic Association: use of nutritive and nonnutritive sweeteners. J Am Diet Assoc 2004;104:255–75.

Tabela 61.6 Adoçantes não nutritivos aprovados pela Food and Drug Administration

Tipo	kcal	Nomes comuns	Resposta glicêmica	Poder adoçante reduzido sob aquecimento	Número de vezes mais doce do que a sacarose	Ingestão diária aceitável
Acesulfame-K	0 kcal/g	Sunett, Sweet 'n Safe, Sweet One	Nenhuma	Não	200	15 mg/kg de peso corporal/dia
Aspartame	4 kcal/g	NutraSweet, Equal, Sugar Twin (caixa azul)	Limitada	Decompõe-se sob aquecimento excessivo	160-220	50 mg/kg de peso corporal/dia
Neotame	0 kcal/g		Nenhuma	Não	8.000	18 mg/kg de peso corporal/dia
Sacarina	0 kcal/g	Sweet'N Low, Sweet Twin, Sweet'N Low Brown, Necta Sweet	Nenhuma	Não	200-700	12 mg/kg de peso corporal/dia
Stevia rebaudiana Bertoni (glicosídeos de steviol)	2,7 kcal/g	Stevia	Limitada	Não	200-300	0-2 mg/kg de peso corporal/dia
Sucralose	0 kcal/g	Splenda	Nenhuma	Não	600	5 mg/kg de peso corporal/dia

Dados da American Dietetic Association. Position of the American Dietetic Association: use of nutritive and nonnutritive sweeteners. J Am Diet Assoc 2004;104:255–75; Bloomgarden Z. Nonnutritive sweeteners, fructose, and other aspects of diet. Diabetes Care 2011;34:e46–51; and Food and Drug Administration website: http://www.fda.gov/AboutFDA/Transparency/Basics/ucm214865.htm

ao calor e podem ser utilizados na cozinha e no preparo dos produtos de panificação. A Tabela 61.6 apresenta um resumo comparativo de cada adoçante não nutritivo.

Os resultados de alguns estudos sugerem que os usuários de adoçantes não nutritivos podem ter tendência a consumir mais calorias e, até mesmo, ganhar peso em decorrência dos efeitos específicos do adoçante sobre o apetite. No entanto, os dados sobre essa questão são controversos,[118-120] e uma conclusão definitiva ainda depende de pesquisas mais detalhadas.

Trocas alimentares

Pacientes e a maioria dos profissionais de saúde estão deixando de usar as listas de substituição tradicionais e aderindo ao planejamento de refeições. Essas listas de substituição tradicionais estimavam não apenas os carboidratos, mas também as proporções de gorduras e proteínas em alimentos semelhantes. As trocas alimentares ainda são úteis para identificar a quantidade de carboidratos para alimentos comuns, tais como ½ xícara de legumes e vegetais, que quantifica as porções de carboidratos em trocas de 15 g. A tendência, portanto, é enfatizar a quantidade total de carboidratos em gramas ou por "opções" de carboidratos, em que uma opção é igual a 15 g de carboidratos. Entre os exemplos de uma opção de 15 g de carboidratos estão uma fatia de pão, ⅓ de xícara de massa ou arroz, ou uma maçã pequena. A ingestão de gorduras também deve ser levada em consideração, com mais ênfase nos tipos de gorduras: saturadas *versus* monoinsaturadas e poli-insaturadas. Essa mudança didática permite enfatizar mais o conhecimento sobre os tipos específicos de carboidratos e gorduras, e não o agrupamento de alimentos diversos nas trocas.

Contagem de carboidratos

A contagem e o conhecimento sobre os carboidratos são essenciais por se tratar de um nutriente básico, cuja ingestão pode afetar os níveis pós-prandiais de glicose no sangue.[121] A contagem de carboidratos permite também flexibilidade na escolha dos alimentos e ajuda a promover o controle glicêmico.[122] Outros métodos para o cálculo da ingestão de carboidratos são o sistema de troca e as estimativas baseadas na experiência.[123] Conhecer os carboidratos é útil para todo indivíduo com DM, mas é essencial no tratamento do DM de tipo 1, para que o paciente saiba o efeito das refeições nos níveis de glicose no sangue e possa estabelecer melhor a correlação entre a ingestão alimentar e as doses de insulina.

O modelo de contagem de carboidratos é uma estratégia nutricional que exige que o paciente tenha conhecimento sobre as quantidades de carboidratos nos alimentos e depende muito da capacidade do paciente de monitorar os níveis de glicose no sangue e efetuar conversões matemáticas a fim de determinar a quantidade de carboidratos nas refeições. Os três níveis de contagem dos carboidratos (básico, intermediário e avançado) podem ser cumpridos por um indivíduo motivado com DM a partir do momento em que as quantidades de carboidratos e dos componentes equivalentes contidos nos alimentos sejam mantidas em níveis glicêmicos regulares (Tab. 61.7).

A contagem de carboidratos utiliza um método de agrupamento para classificar os alimentos em categorias de equivalência similar de carboidratos. Ela calcula a ingestão pelo total em gramas de carboidratos ou por uma porção, que é de 15 g (Tab. 61.8). Por exemplo, uma porção de carboidratos equivale a uma porção de 15 g de amido, grãos, frutas ou leite. A capacidade do paciente de seguir esse método permitirá uma maior variedade de opções de alimentos.[124]

Micronutrientes

Existe um constante interesse na suplementação com diversas vitaminas, minerais e oligoelementos. Pesquisadores estão interessados em oligoelementos e minerais como o cromo, potássio, magnésio, vanádio e zinco e em seus efeitos

Tabela 61.7 Níveis de contagem dos carboidratos

Nível	Tipo de diabetes	Descrição
Nível I: Básico	Tipo 1, tipo 2 ou gestacional	Conceito básico da contagem de carboidratos: conhecimento dos alimentos que contêm carboidratos, tamanhos das porções, cuidado de evitar doces e bebidas adoçadas e regularidade no consumo de carboidratos
Nível II: Intermediário	Tipo 1, tipo 2 ou gestacional	Entender como os níveis de glicose no sangue são afetados e gerenciados por alimentos, medicamentos e atividade física; visa ao gerenciamento dos padrões estabelecidos e à redução do ganho de peso, se necessário
Nível III: Avançado	Tipo 1	Ensinar como calcular as proporções entre carboidratos e insulina quando forem utilizadas várias injeções diárias ou bombas de infusão de insulina para estabelecer a equivalência entre a insulina de curta ação e os carboidratos
Controle das porções enfatizado nos três níveis		

Adaptado com permissão de Gillespie SJ, Kulkarni KD, Daly AE. Using carbohydrate counting in diabetes clinical practice. J Am Diet Assoc 1998;98:897–905.

Tabela 61.8 Exemplos de porções de 15 g de carboidratos em grupos de alimentos que contêm carboidratos

Amido ou grão	Fruta	Leite	Doces	Alimentos combinados
¼ de um bagel (pãozinho em forma de rosca muito popular nos Estados Unidos)	1 fruta fresca pequena	1 xícara de leite	Pedaço quadrado (5 cm) de bolo ou *brownie* sem cobertura	½ xícara de ensopado
1 fatia de pão	½ banana	½ xícara de leite achocolatado	2 biscoitos (tipo *cookie*) pequenos	½ sanduíche
1 *tortilla* de 15 cm	½ fruta em calda *light*	1 xícara de leite de soja	5 *wafers* de baunilha	1 xícara de carne guisada com legumes
½ xícara de cereal cozido	2 colheres de sopa de frutas secas	1 xícara de iogurte puro/simples	½ xícara de pudim sem açúcar	1 taco pequeno
⅓ de xícara de massa	17 uvas pequenas		1 colher de sopa de açúcar ou mel	
⅓ de xícara de arroz	1 xícara de melão		½ xícara de sorvete cremoso puro/simples	
½ xícara de milho	¾-1 xícara de frutas silvestres (bagas)		¼ de xícara de sorvete de fruta	
½ xícara de purê de batatas				
5 bolachas tipo *cream crackers*				
3 xícaras de pipoca				
21 g de batatas ou tortillas *chips*				
½ xícara de feijão ou lentilha cozida				

no controle glicêmico no DM. As evidências, no entanto, são escassas e não convencem que a suplementação de qualquer desses oligoelementos tenha efeito benéfico, exceto, talvez, no caso de uma deficiência efetiva.

Quando uma pessoa está com um controle glicêmico insatisfatório ou tomando medicamentos diuréticos, os níveis séricos de magnésio podem ser baixos. É recomendável um exame de sangue para verificar os níveis séricos de magnésio e determinar se existe deficiência.

Em função da falta de evidências quanto à eficácia e à preocupação com a segurança em longo prazo, a suplementação de rotina das vitaminas E e C e o caroteno não é aconselhável. A suplementação da vitamina E não demonstrou quaisquer efeitos benéficos sobre os resultados nas condições cardiovasculares, complicações microvasculares ou no controle glicêmico em pessoas com DM e DCV.[125] As vitaminas B_1, B_6 e B_{12}, às vezes, são utilizadas para tratar neuropatia periférica diabética, mas sem grandes evidências que respaldem qualquer tipo de benefício.

O cromo pode ter efeitos positivos sobe o metabolismo da glicose; entretanto, estudos realizados indicaram resultados conflitantes, e, atualmente, a suplementação de rotina não é recomendável. São indicados suplementos de vitaminas, minerais e oligoelementos quando há suspeita ou probabilidade de deficiência. Fazem parte das populações de alto risco os idosos, as mulheres em período de gestação ou amamentação, os vegetarianos rigorosos ou pessoas com dietas de restrição calórica, controle glicêmico insatisfatório ou que estejam ingerindo medicamentos que alteram o metabolismo dos micronutrientes. A suplementação com folato comprovadamente melhora os resultados da gestação, com ou sem o DM.

Além disso, já foram relatadas deficiências de vitamina D em muitas populações como resultado da menor exposição ao sol e/ou intolerância à lactose (redução do consumo de leite fortificado com vitamina D). A literatura especializada sugere que há uma relação entre a insuficiência de vitamina E e o controle glicêmico,[126] embora sejam necessários estudos mais detalhados. A suplementação de cálcio é indicada, particularmente, para pessoas idosas, caso a ingestão diária seja inferior a 1,0-1,5 g.

Em resumo, as evidências de que a suplementação de vitaminas, minerais ou oligoelementos possa beneficiar pacientes com DM sem qualquer deficiência propriamente dita são inconsistentes, e nenhum desses suplementos beneficia claramente o controle glicêmico. Obviamente, seria interessante se os suplementos orais simples pudessem facilitar a normoglicemia. Caso a dieta seja adequada, a suplementação terá pouco ou nenhum efeito no controle do DM, e as diretrizes nutricionais gerais sobre as vitaminas e os oligoelementos devem ser seguidas.

Atividade física

O American College of Sports Medicine (ACSM) define atividade física como o "movimento corporal produzido pela contração do músculo esquelético e que aumenta substancialmente o gasto energético." A prática regular de atividade física é fortemente incentivada para pessoas com DM e deve ser incorporada ao estilo de vida cotidiano. A ADA e o ACSM, atualmente, recomendam 150 minutos/semana de atividade aeróbia de nível moderado a vigoroso durante, pelo menos, três dias por semana, e de 2 a 3 dias/semana com exercícios de resistência de nível moderado a vigoroso.[127] Exercitar produz efeitos benéficos para o controle glicêmico, a composição corporal, a hipertensão, a hiperlipidemia e a obesidade, bem como efeitos psicológicos.[128-130] Snowling e Hopkins[129] relataram uma redução média de -0,8% dos níveis de hemoglobina A1c após 130 a 270 minutos de exercício por semana, durante seis meses, dentro da faixa necessária para promover decréscimos significativos da incidência de complicações microvasculares, macrovasculares e não vasculares em pessoas com DM. Além disso, a atividade física aumenta a sensibilidade à insulina, razão pela qual são recomendados ajustes destinados a evitar a redução dos níveis de glicose no sangue, tais como a prática de exercícios físicos após as refeições, a ingestão adicional de carboidratos ou a administração de menores níveis de insulina do que o normal (≤ 50%), dependendo da intensidade e duração do exercício.

Devem ser tomados cuidados especiais ao prescrever um plano de exercícios. Como os pacientes com DM também são conhecidos por apresentar maior risco de desenvolver DCV, neuropatia, nefropatia e retinopatia, talvez seja necessária uma avaliação mais detalhada para determinar a existência, ou não, desses tipos de complicações e/ou o grau de progressão, para que seja prescrito um programa de atividade física adequado. Por exemplo, a DCV é a principal causa de mortalidade entre pessoas com DM; consequentemente, uma avaliação cardíaca criteriosa deve ser realizada antes que seja iniciado qualquer programa de condicionamento físico em pacientes de alto risco. Essa avaliação pode incluir um teste de esforço graduado. Em geral, é recomendável que qualquer pessoa consulte um médico antes de começar a realizar um programa de exercícios.

Considerações adicionais

Crianças

Os objetivos principais da terapia nutricional para crianças com DM consistem em promover crescimento e desenvolvimento normais, alcançar um bom controle glicêmico, prevenir a hipoglicemia e reduzir o risco de complicações. O gerenciamento nutricional do DM dos tipos 1 e 2 em crianças varia, porque a maioria das crianças com DM do tipo 1 se apresenta magra na ocasião do diagnóstico, enquanto a maioria das crianças com DM do tipo 2 está acima do peso.

Diabetes de tipo 1

O fornecimento de um número de calorias suficiente para o crescimento sempre foi motivo de preocupação ao se elaborar um plano nutricional para crianças com DM. Pais e filhos com DM de tipo 1 precisam ser orientados para ajustar a dose de insulina às crescentes necessidades energéticas dos filhos e alertados para que não soneguem ou substituam alimentos calóricos por não calóricos, na tentativa de manter os níveis glicêmicos sob controle. O crescimento deve ser monitorado várias vezes ao ano, a fim de garantir que ele seja adequado de acordo com a idade e o sexo da criança, especialmente nos primeiros anos após o diagnóstico. Assim como ocorre com os adultos, o plano nutricional deve ser personalizado conforme as necessidades e preferências da criança, bem como avaliado e reajustado à medida que a criança cresce. A ADA recomenda objetivos progressivamente mais rigorosos em relação aos níveis de hemoglobina A1c para o DM do tipo 1, de acordo com a idade: 0 a 6 anos, de 7,5 a 8,5%; 6 a 12 anos, menos de 8%; 13 a 19 anos, menos de 7,5%; e acima de 19 anos, menos de 7%.[29] São recomendáveis a assistência e orientação de uma equipe especializada em DM, composta por um endocrinologista pediátrico, um enfermeiro, um nutricionista e um conselheiro de saúde mental, os quais estejam familiarizados com as fases normais de desenvolvimento na infância e adolescência e com a maneira como elas afetam o gerenciamento da doença.[131]

Diabetes de tipo 2

A maior prevalência do DM de tipo 2 entre os jovens está relacionada à crescente epidemia de obesidade entre as crianças. A obesidade, que causa resistência à insulina, é o maior fator de risco modificável para o DM de tipo 2 em crianças de 10 a 19 anos. A alta incidência do DM do tipo 2, especialmente em grupo étnico de minoria (p. ex., afro-americanos), está associada à maior prevalência da obesidade na infância. O tratamento envolve a administração de medicamentos para normalizar a glicemia, mudanças no estilo de vida quanto à ingestão alimentar e atividades físicas para promover a perda de peso e o controle das comorbidades.[132] Atualmente, somente a insulina e a metformina são aprovadas pela FDA para uso em crianças.

Pacientes idosos

O DM de tipo 2 em indivíduos com mais de 65 anos é um grande problema de saúde pública. O envelhecimento natural tem relação com a baixa sensibilidade à insulina,[133-135] possivelmente em razão da densidade reduzida do transportador de glicose GLUT4 nos músculos, que pode contribuir para a resistência insulínica.[136] As alterações biológicas relacionadas à idade também podem contribuir para o comprometimento da sensibilidade insulínica, incluindo o aumento da massa de gordura abdominal, os menores níveis de atividade física, as disfunções mitocondriais, as alterações hormonais, os maiores níveis de estresse oxidativo e as inflamações.[137] A presença de comorbidades, disfunção cognitiva e deficiências funcionais afeta o gerenciamento do DM, especialmente em pessoas idosas. Depressão e demência são mais comuns em adultos mais velhos com DM e estão associadas às dificuldades de autogerenciamento que levam a um controle glicêmico insatisfatório. Adultos mais velhos com DM têm uma probabilidade duas ou três vezes maior de apresentar deficiências funcionais, inclusive dificuldades para caminhar 400 m, erguer objetos pesados, fazer tarefas domésticas ou participar de atividades de lazer, em comparação com os não diabéticos.[138]

As intervenções no estilo de vida são recomendadas para fins de tratamento clínico. As recomendações de perda de peso são adequadas para adultos mais velhos com excesso de peso e obesos. Por outro lado, indivíduos debilitados que vivem em uma casa de repouso podem não ser bons candidatos à perda de peso.[139] A ADA recomenda uma meta inferior a 7% para a hemoglobina A1c no caso de adultos mais velhos e saudáveis com DM de tipo 2 e uma expectativa de vida de mais de cinco anos.[29] Entretanto, pessoas idosas com diversas comorbidades, deficiências funcionais e/ou uma expectativa de vida limitada podem se beneficiar de objetivos menos rigorosos em relação à hemoglobina A1c (i. e., < 8%), embora sejam necessários estudos mais detalhados.[140] Uma complicação séria do tratamento do DM em pacientes idosos é a hipoglicemia, cujos fatores associados incluem insuficiência renal, coadministração de agentes sensibilizantes de insulina ou insulina, exercícios, saltos de refeições, restrição calórica, polifarmácia decorrente de hospitalização recente e terapia com salicilatos, sulfonamidas, derivados do ácido fíbrico e varfarina.[141]

Farmacologia

A dieta e os exercícios físicos podem ser suficientes para controlar os níveis de glicose no sangue em pessoas com DM de tipo 2. Entretanto, para indivíduos que não conseguem alcançar os objetivos relacionados aos níveis de hemoglobina A1c, os regimes farmacológicos modernos para o tratamento de DM permitem várias combinações moldadas especificamente para as necessidades dele. Atualmente, existem sete classes de medicamentos orais para DM: metforminas, sulfonilureias, meglitinidas, derivados de D-fenilalanina, tiazolidinedionas, inibidores de alfa-glicosidase e inibidores de dipeptidil peptidase-4 (DPP-4) (Tab. 61.9), bem como combinações de produtos. A insulina é a substância que apresenta o maior risco de hipoglicemia. Por outro lado, para uma pessoa que não toma quaisquer medicamentos para DM, o risco de vivenciar os sintomas da hipoglicemia é raro. Os pacientes e profissionais de saúde devem compreender os efeitos das refeições e dos medicamentos no controle da hipoglicemia e glicemia.

Insulinoterapia

A insulinoterapia é indicada para todos que são diagnosticados com DM de tipo 1. Mesmo em indivíduos cujos níveis glicêmicos estejam quase normais (períodos de remissão [ou "lua-de-mel"] ou diabetes latente autoimune do adulto), caso o DM de tipo 1 for diagnosticado, as evidências existentes recomendam o início imediato da administração de insulina, tanto para prevenir a redução da função das células β quanto para preservar alguma função das células das ilhotas. Em função do ônus do DM de tipo 1, geralmente, deve-se iniciar a administração tanto da insulina de ação prolongada quanto daquela de curta ou rápida ação. O automonitoramento frequente da glicose no sangue realizado pelo próprio paciente serve de orientação para a terapia.[142] Talvez seja recomendável que os pacientes façam o teste antes das refeições (níveis glicêmicos desejados de 70 a 130 mg/dL), eventualmente duas horas após as refeições (níveis glicêmicos desejados de 140 a 180 mg/dL), na hora de dormir (níveis glicêmicos desejados de 100 a 140 mg/dL), no caso dos sintomas de hiperglicemia ou hipoglicemia e, ocasionalmente, durante a noite. A maioria dos ajustes de dosagem da insulina deve ser efetuada em progressões de 10 a 20%, dependendo do grau de anormalidade glicêmica. A Tabela 61.10 contém um resumo dos tipos de insulina atualmente existentes.

Suplementos herbáceos ou medicina complementar e alternativa

Os suplementos herbáceos, ou terapia médica complementar e alternativa, são de uso comum em muitas culturas para o tratamento do DM. Esses suplementos, no entanto, não devem ser utilizados no lugar da terapia médica convencional para DM. Embora tenham sido observados benefícios de alguns desses compostos, os dados atuais são insuficientes para respaldar a recomendação de quaisquer remédios herbáceos para o tratamento de DM e, em alguns casos, inclusive, esses remédios podem ter efeitos adversos. Além disso, embora, em geral, eles sejam bem tolerados nas doses relatadas, alguns compostos geram interações herbáceas-medicamentosas significativas que podem interferir na eficácia dos medicamentos.[143] Por exemplo, uma das ervas medicinais mais populares, especialmente na Ásia, é o ginseng (*Panax ginseng*). Seus compostos ativos são supostamente os ginsenosídeos, os quais, em alguns estudos pré-clínicos, demonstraram melhorar os níveis de resistência à insulina. Modelos humanos, no entanto, não conseguiram provar que os produtos orais à base de ginseng ou ginsenosídeo RE melhoravam a homeostase glicêmica, tratavam o DM de tipo 2 ou aprimoravam a função das células β ou a sensibilidade à insulina.[144] A questão mais alarmante é a interação entre as ervas e os medicamentos. A administração concomitante de ginsenosídeos e varfarina parece reduzir o efeito terapêutico da varfarina.[145] A ADA não recomenda o uso simultâneo de suplementos herbáceos e medicamentos sem conhecimento do médico.

Vários outros suplementos herbáceos podem oferecer alguns benefícios, embora não existam evidências suficientes para justificar a recomendação desses produtos. A canela (*Cinnamon cassia*) demonstra resultados variados em sua capacidade de melhorar a sinalização insulínica e aumentar a atividade da sintase de glicogênio. Ensaios realizados com seres humanos pesquisaram o uso de 1 a 6 g/dia. Foi reportado um efeito modesto na redução da glicose de jejum (5 a 24%) com uma administração a curto prazo, porém os resultados foram

Tabela 61.9 Medicamentos orais e injetáveis para redução da glicose no sangue

Classificação do medicamento	Via	Mecanismo de ação	Frequência e dosagem	Complicações ou comentários
Sulfonilureias • Glimepirida (Amaryl) • Glipizida (Glucotrol) • Glipizida ER (Glucotrol XL) • Gliburida (DiaBeta, Micronase)	Oral	Estimulam a primeira fase da secreção de insulina mediante ligação aos canais de potássio sensíveis ao ATP e o seu bloqueio nas membranas das células β-pancreáticas, com consequente despolarização, fluxo de cálcio e exocitose de insulina.	Uma ou duas vezes ao dia	Contraindicadas em caso de cetoacidose diabética; não devem ser utilizadas para fins terapêuticos em caso de diabetes melito do tipo 1; os pacientes devem evitar o consumo excessivo de álcool (maior risco de hipoglicemia); podem provocar ganho de peso, náuseas, diarreia ou azia; verificar exames da função hepática
Biguanidas • Glucofage (Metformina) • Glucofage XR (Metformina XL)	Oral	Reduzem a produção hepática de glicose e a absorção de glicose pelo intestino	Duas a três vezes ao dia; XR uma vez ao dia	Bem toleradas se tomadas durante ou após as refeições (reduzindo os transtornos gastrintestinais); não devem ser utilizadas em pacientes com insuficiência renal branda (creatinina > 1,4 a 1,5 mg/dL); deve ser evitado o consumo excessivo de álcool (maior risco de acidose láctica); podem provocar náuseas, vômitos, diarreia, flatulência, dor abdominal, deficiência de cobalamina (vitamina B_{12}) ou astenia (fraqueza ou perda de força física)
Inibidores de α-glicosidase • Miglitol (Glyset) • Acarbose (Precose)	Oral	Inibem de forma competitiva e reversível as enzimas (hidrolases de α-glicosídeos [ou α-glicosídeo hidrolases]) que dividem (ou quebram) os açúcares complexos na borda em escova (ou borda estriada) do intestino delgado; retardam a absorção intestinal de açúcares simples, reduzindo, assim, a hiperglicemia pós-prandial	Tomar antes de cada refeição; engolir com a primeira mordida de alimento	Contraindicados em caso de condições gastrintestinais, tais como doença inflamatória intestinal, obstrução ou íleo intestinal, condições potencialmente exacerbadas pelo aumento dos gases intestinais, condições relacionadas à digestão ou absorção, ou úlceras colônicas (ou colite ulcerativa); podem ocorrer distúrbios gastrintestinais (flatulência, diarreia, estufamento, dor abdominal) em ≤ 74%
Tiazolidinedionas • Rosiglitazona (Avandia) • Pioglitazona (Actos)	Oral	Aumentam a eliminação insulinodependente de glicose, basicamente mediante a redução da resistência insulínica periférica; afetam também o metabolismo dos ácidos graxos	Uma ou duas vezes por dia, com ou sem a ingestão de alimentos	Possíveis lesões hepáticas; as enzimas devem ser cuidadosamente monitoradas; podem provocar ganho de peso ou insuficiência cardíaca; não devem ser utilizadas em indivíduos com insuficiência cardíaca congestiva (insuficiência cardíaca de classe III ou IV, de acordo com a NYHA); no caso da rosiglitazona, advertência em destaque com tarja preta em razão do risco de mortalidade por doença cardiovascular, e acesso rigorosamente restringido pela FDA, em 2010
Meglitinidas • Repaglinida (Prandin) • Senaglinida (nateglinida; Starlix)	Oral	Aumentam a secreção de insulina pelas células β-pancreáticas; agem rapidamente	5-30 min antes das refeições	Melhor controle da hiperglicemia pós-prandial e relação com um menor risco de episódios de hipoglicemia retardada; possível ocorrência de hipoglicemia, dor de cabeça, náuseas, vômitos, diarreia, transtorno estomacal e dores nas articulações
Inibidores de DPP-IV • Sitagliptina (Januvia) • Sexagliptina (Onglyza) • Linagliptina (Tradjenta)	Oral	Inibem a degradação das incretinas, tais como o GLP-1, mediante a inibição da enzima IV (DPP-IV); o efeito prolongado das incretinas melhora o controle glicêmico por meio de diversos mecanismos	Normalmente, uma vez por dia	Possível nasofaringite ou infecções do trato respiratório superior, dor de cabeça, náuseas, diarreia, dor abdominal, infecções do trato urinário, edema periférico; não produzem efeitos sobre o peso
Miméticos de incretina • Exenatida (Byetta) • Liraglutida (Victoza) • Exenatida ER (Bydureon)	Injetável	Estimulam a secreção de insulina glicose-dependente, atrasam o esvaziamento gástrico; inibem a secreção de glucagon; suprimem o apetite	Uma ou duas vezes por dia; injetar dentro de uma hora das refeições	Náuseas, que normalmente melhoram com o tempo; hipoglicemia, especialmente com sulfonilureias; podem ter relação com a perda de peso
Agente anti-hiperglicêmico • Pramlintida (Symlin)	Injetável	Retarda o esvaziamento gástrico; suprime a elevação excessiva do glucagon pós-prandial; induz à saciedade	Injetar antes das principais refeições	É necessária uma dosagem reduzida de insulina quando a medicação for iniciada, para evitar condição de hipoglicemia severa

ATP, trifosfato de adenosina; DPP-IV, dipeptidil peptidase IV; FDA, Food and Drug Administration; GI, gastrintestinal; GLP-1, peptídeo 1 semelhante ao glucagon; NYHA, New York Heart Association.

Tabela 61.10 Tipos de insulina

Tipo	Nome genérico (nome da marca)	Início do efeito	Pico	Duração	Comentários
Insulina de ação rápida	Insulina asparte (NovoLog) Insulina glulisina (Apidra) Insulina lispro (Humalog)	10-20 min	2 h	4 h	Insulinas de ação mais rápida existentes no mercado; podem ser tomadas pouco antes ou durante as refeições
Insulina de curta ação	Insulina comum (Humulin R, Novolin R)	30-60 min	2-4 h	6-8 h	Injetada 30 min antes das refeições para compensar os açúcares absorvidos a partir de alimentos
Insulina de ação intermediária	Insulina NPH (Humulin N, Novolin N)	1-3 h	4-10 h	10-16 h	Geralmente combinada à insulina de rápida ou curta ação; pode ser administrada também juntamente com agentes orais no caso de diabetes do tipo 2; normalmente administrada duas vezes ao dia
Insulina de ação prolongada	Insulina glargina (Lantus) Insulina detemir (Levemir)	1-3 h	Teoricamente, não há pico de ação (glargina); 6-8 h (detemir)	20-24 h (glargina); 6-24 h (detemir)	Geralmente utilizada com a insulina de rápida ou curta ação para compensar os açúcares absorvidos a partir dos alimentos durante as refeições; pode ser administrada também juntamente com agentes orais no caso de diabetes do tipo 2; administrada uma ou duas vezes ao dia (detemir)
Misturas	Novolin 70/30, Humulin 70/30, mistura de Novo-Log 70/30, mistura de Humalog 75/25, mistura de Humalog 50/50	Varia de acordo com o tipo	Varia de acordo com o tipo	Varia de acordo com o tipo	Conveniente para pessoas que utilizam misturas de insulina de curta ou rápida ação com insulina de ação prolongada, administradas em uma única seringa; útil para pessoas com pouca destreza ou visão fraca, ou para qualquer pessoa que tenha dificuldades para extrair a insulina de dois frascos diferentes ou ler as instruções e as dosagens nos rótulos dos frascos

NPH, protamina neutra de Hagedorn.

variados.[146] Observou-se também que algumas outras terapias herbáceas utilizadas na medicina ayurvédica promovem alguns benefícios em termos de níveis glicêmicos. O melão amargo (*Momordica charantia*) pode melhorar a resistência à insulina mediante ativação do monofosfato de adenosina quinase; no entanto, nos estudos analisados, não foram encontradas evidências suficientes, tendo sido reportados distúrbios gastrintestinais.[147,148] O Fenugreek (*Trigonella foenum-graecum*), ou feno grego, contém 4-hidroxisoleucina, que pode melhorar a secreção de insulina.[149] Entretanto, Basch et al.[150] mostraram resultados variados, bem como efeitos adversos, como diarreia transitória, flatulência e tontura. As folhas da Gymnema (*Gymnema sylvestre*) são utilizadas para tratar DM, problemas de colesterol e obesidade na medicina ayurvédica, tendo sido observados, em pequenos ensaios de qualidade limitada, alguns benefícios (redução de ~0,6% dos níveis de hemoglobina A1c) com a administração das doses de 200 a 400 mg do extrato da folha duas vezes ao dia.

Apesar de terem sido descritos os benefícios de alguns desses compostos, os dados atuais são insuficientes para recomendar quaisquer remédios herbáceos para o tratamento do DM. Além disso, a pureza e as quantidades anunciadas dos ingredientes ativos de muitos suplementos dietéticos são questionáveis. São necessárias pesquisas mais detalhadas para determinar adequadamente o papel das medicinas herbáceas no gerenciamento do DM.

Considerações finais

O DM é uma doença crônica com crescente prevalência global associada a um ônus significativo, tanto em nível individual quanto de saúde pública. As mudanças no estilo de vida, que incluem a administração da TMN, continuam sendo fundamentais para um gerenciamento bem-sucedido do DM, juntamente com os medicamentos redutores da glicose no sangue, quando indicados. Além disso, a orientação quanto aos princípios da atividade física, à necessidade de automonitoramento dos níveis de glicose no sangue e ao ajuste dos medicamentos adequados em caso de doença, por exemplo, também são vitais para a pessoa com DM. A equipe multidisciplinar de assistência médica deve trabalhar junto com o paciente portador de DM para obter um bom controle glicêmico, alcançar os níveis séricos ideais de lipídios e pressão arterial e manter um peso corporal desejável, bem como modificar outros fatores de risco, a fim de evitar o desenvolvimento de complicações decorrentes do DM em longo prazo e reduzir as taxas de morbidade e mortalidade associadas a essa doença crônica.

Agradecimentos

Agradeço a Emily Borsch, BS, pelo auxílio e Emily Loghmani, MS, RD, CDE, pelas opiniões construtivas.

Referências bibliográficas

1. Cowie, CC, Rust KF, Ford ES et al. Diabetes Care 2009;32:287–94.
2. Cowie, CC, Rust KF, Byrd-Holt DD et al. Diabetes Care 2010; 33:562–8.
3. Centers for Disease Control and Prevention. National Diabetes Fact Sheet, 2011. Disponível em: http://www.cdc.gov/diabetes/pubs/pdf/ndfs_2011.pdf. Acesso em 10 de junho de 2012.
4. World Health Organization. Diabetes. Fact sheet no. 312. 2011. Disponível em: http://www.who.int/mediacentre/factsheets/fs312/en. Acesso em 10 de junho de 2012.
5. Xu JQ, Kochanek KD, Murphy SL et al. Natl Vital Stat Rep 2010;827.
6. Zhang X, Saaddine JB, Chou CF et al. JAMA 2010;304:649–56.
7. Li Y, Burrows N, Gregg L. Declining trends in hospitalizations for non-traumatic lower extremity amputation in the diabetic population: United States, 1988–2006. Abstract presented at: 70th Scientific Sessions of the American Diabetes Association; Orlando, Florida, June 2010.
8. United States Renal Data System. Renal Data Extraction and Referencing System. 2010 Annual Data Report Dataset. Disponível em: http://www.usrds.org/2010/view/default.asp
9. Gregg EW, Sorlie P, Paulose-Ram R et al. Diabetes Care 2004; 27:1501–97.
10. Eastman RC. Neuropathy in diabetes. In: National Diabetes Data Group, eds. Diabetes in America. 2nd ed. Washington, DC: US Department of Health and Human Services, National Institutes of Health, National Institute of Diabetes and Digestive and Kidney Diseases, 1995:339–48. NIH publication 95–1468.
11. Gorina Y, Lentzer H. Multiple Causes of Death in Old Age. Aging Trends no. 9. Hyattsville, MD: National Center for Health Statistics, 2008.
12. Geiss LS, Herman WH, Smith PJ. Mortality in non–insulin-dependent diabetes. In: National Diabetes Data Group, eds. Diabetes in America. 2nd ed. Washington, DC: US Department of Health and Human Services, National Institutes of Health, National Institute of Diabetes and Digestive and Kidney Diseases, 1995:233–57. NIH publication 95–1468.
13. Kuller LH. Stroke and diabetes. In: National Diabetes Data Group, eds. Diabetes in America. 2nd ed. Washington, DC: US Department of Health and Human Services, National Institutes of Health, National Institute of Diabetes and Digestive and Kidney Diseases, 1995:449–56. NIH publication 95–1468.
14. Knowler WC, Barrett-Connor E, Fowler SE et al. N Engl J Med 2002;346:393.
15. Franz MJ, Monk A, Barry B et al. J Am Diet Assoc 1995;95:1009–17.
16. Diabetes Control and Complications Trial Research Group. N Engl J Med 1993;329:977–86.
17. Zajac J, Shrestha A, Patel P et al. The main events in the history of diabetes mellitus. In: Poretsky L, ed. Principles of Diabetes Mellitus. 2nd ed. New York: Springer, 2010:3–16.
18. Ahmed A. Saudi Med J 2002;23:373–8.
19. Chalmers K. Medical nutrition therapy. In: Kahn R, King G, Moses, A et al. Joslin's Diabetes Mellitus. 14th ed. Baltimore: Lippincott Williams & Wilkins, 2005:611–632.
20. American Diabetes Association. Diabetes Care 1994;17: 490–518.
21. Expert Committee on the Diagnosis and Classification of Diabetes Mellitus. Diabetes Care 2003;26:S5–20.
22. National Diabetes Data Group. Diabetes 1979;28:1039–57.
23. World Health Organization. Diabetes Mellitus: Report of a WHO Study Group. Geneva: World Health Organization, 1985. Technical Report Series No. 727.
24. American Diabetes Association. Diabetes Care 2011;34: S62–9.
25. World Health Organization. Report of a WHO/IDF Consultation: Definition and Diagnosis of Diabetes Mellitus and Intermediate Hyperglycemia. Geneva: World Health Organization Document Production Services, 2006:1–46.
26. Huang ES, Basu A, O'Grady M et al. Diabetes Care 2009; 32:2225–9.
27. Shaw JE, Sicree RA, Zimmet PZ. Diabetes Res Clin Pract 2010;87:4–14.
28. Dall TM, Zhang Y, Chen Y et al. Health Aff 2010;29:297–303.
29. American Diabetes Association. Diabetes Care 2011;34: S11–61.
30. Roglic G, Unwin N. Diabetes Res Clin Pract 2010;87:15.
31. Zhang P, Zhang X, Brown J et al. Diabetes Res Clin Pract 2010;87:293–301.
32. DIAMOND Project Group. Diabet Med 2006;23:857–66.
33. Borchers AT, Uibo R, Gershwin ME. Autoimmun Rev 2010; 9:A355–65.
34. Soltesz G, Patterson C, Dahlguist G et al. Pediatr Diabetes 2007;8:6–14.
35. Dahlguist G, Ivarsson SA, Lindstrom B et al. Diabetes 1995;44: 408–13.
36. Hyoty H, Hiltunen M, Knip M et al. Diabetes 1995;44:652–7.
37. Dahlquist GG, Boman JE, Juto P. Diabetes Care 1999;22:364–5.
38. Hiltunen M, Hyoty H, Knip M et al. J Infect Dis 1997;175: 54–60.
39. Viskari HR, Koskela P, Lonnrot M et al. Diabetes Care 2000:23: 414–6.
40. Wagener DK, Laporte RE, Orchard TJ et al. Diabetologia 1983;225:82–5.
41. Patterson CC, Carson DJ, Hadden DR et al. Diabetes Care 1994;17:376–81.
42. McKinney PA, Parslow R, Gurney K et al. Diabetologia 1997;40:933–9.
43. Dahlquist G. Nutritional factors. In: Leslie RDG, ed. Causes of Diabetes: Genetic and Environmental Factors. Chichester, UK: Wiley, 1993:125–132.
44. Vaarala O, Knip M, Paronen J et al. Diabetes 1999;48: 1389–94.
45. Akerblom HK, Virtanen SM, Ilonen J et al. Diabetologia 2005;48:829–37.
46. EURODIAB Substudy 2 Study Group. Diabetologia 1999; 42:51–4.
47. Patterson CC, Dahlquist G, Gyurus E et al. Lancet 2009;373: 2027–33.
48. Chan JM, Rimm E, Colditz G et al. Diabetes Care 1994; 17:961–9.
49. Nicholson W, Asao K, Brancati F et al. Diabetes Care 2006; 29:2349–54.
50. Koppes L, Dekker J, Hendrick H et al. Diabetes Care 2005; 28:719–25.
51. Willi C, Bodenman P, Ghali W et al. JAMA 2007;298:2654–64.
52. Yeh H, Duncan B, Schmidt M et al. Ann Intern Med 2010; 152:10–7.
53. Golden S. Curr Diabetes Rev 2007;3:252–9.
54. Avila-Curiel A, Shamah-Levy T, Galindo-Gomez C et al. Rev Invest Clin 2007;59:246–55.
55. Schootman M, Andresen E, Wolinsky F et al. Am J Epidemiol 2007;166:379–87.
56. Shai I, Jiang R, Manson J et al. Diabetes Care 2006;29: 1585–90.

57. Larsson S, Wolk A. J Intern Med 2007;262:208–14.
58. Nettleton J, Lutsey P, Wang Y et al. Diabetes Care 2009;32:688–94.
59. Zimmet P, Alberti KG, Shaw J. Nature 2001;414:782.
60. Ramachandran A, Snehalatha C, Latha E et al. Diabetologia 1997;40:232–37.
61. National Center for Health Statistics, Centers for Disease Control and Prevention. 2005–2008 National Health and Nutrition Examination Survey (NHANES). Disponível em: http://www.cdc.gov/nchs/nhanes.htm. Acesso em 10 de junho de 2012.
62. Jovanovic L, Pettitt DJ. JAMA 2001;286:2516–18.
63. Bellamy L, Casas J, Hingorani A et al. Lancet 2009;373:1773–79.
64. Kim C, Berger DK, Chamany S. Diabetes Care 2007;30:1314–9.
65. McCowen KC, Deaconess BI, Smith RJ. Classification and chemical pathology: diabetes mellitus. In: Caballero B, ed. Encyclopedia of Human Nutrition. 2nd ed. London: Elsevier, 2005:543–51.
66. Shrayyef MZ, Gerich JE. Normal Glucose Homeostasis. In: Poretsky L, ed. Principles of Diabetes Mellitus. 2nd ed. New York: Springer, 2010:19–35.
67. Vander A, Sherman J, Luciano D. Regulation of organic metabolism, growth, and energy balance. In: Nunes I, Schauck D, Bradley J. Human Physiology. 5th ed. New York: McGraw-Hill, 1990:555–600.
68. Woerle HJ, Meyer C, Dostou JM et al. Am J Physiol Endocr Metab 2003;284:E716–25.
69. Gosmanov NR, Szoke E, Israelian Z et al. Diabetes Care 2005;28:1124–31.
70. Ruder NB, Myers MG Jr, Chipkin SR, Tornhein K. Hormone-fuel interrelationships: fed state, starvation, and diabetes mellitus. In: Kahn C, King G, Moses A et al, eds. Joslin's Diabetes Mellitus. 14th ed. Philadelphia: Lippincott Williams & Wilkins, 2005:127–44.
71. Fonseca V, Pendergrass M, McDuffie R. Complications of diabetes. In: Fonseca V, Pendergrass M, McDuffie R. Diabetes in Clinical Practice. London: Springer, 2010:41–57.
72. Umpierrez G, Casals M, Gebhart S et al. Diabetes 1995;44:790–5.
73. Feng Y, Fleckman A. Acute hyperglycemia syndromes: diabetic ketoacidosis and the hyperosmolar state. In: Poretsky L, ed. Principles of Diabetes Mellitus. 2nd ed. New York: Springer, 2010:281–95.
74. Pastors J, Franz M, Warshaw H et al. J Am Diet Assoc 2003; 103:827–31.
75. Pastors J, Warshaw H, Daly A et al. Diabetes Care 2002;25:608–13.
76. Monk A, Barry B, McClain K et al. J Am Diet Assoc 1995;95: 999–1006.
77. Delahanty L. J Am Diet Assoc 1998;98:28–30.
78. Franz M, Boucher J, Green-Pastors J et al. J Am Diet Assoc 2008;108:S52–8.
79. American Diabetes Association, Bantle J, Wylie-Rosett J et al. Diabetes Care 2008;31:S61–78.
80. Franz MJ, Powers MA, Leontos C et al. J Am Diet Assoc 2010;110:1852–89.
81. Connor H, Annan F, Bunn E et al. Diabet Med 2003;20:786–807.
82. Kulkarni K, Castle G, Gregory R et al. Diabetes Spectrum 1997;10:248–56.
83. Sacks F, Bray G, Carey V et al. N Engl J Med 2009;360:859–73.
84. Garg A, Bantle J, Henry R et al. JAMA 1994;271:1421–8.
85. Gerhard G, Ahmann A, Meeuws K et al. Am J Clin Nutr 2004;80:668–73.
86. Delahanty L, Nathan D, Lachin J et al. Am J Clin Nutr 2009;89: 518–24.
87. Food and Nutrition Board, Institute of Medicine. Dietary Reference Intakes for Energy, Carbohydrate, Fiber, Fat, Fatty Acids, Cholesterol, Protein, and Amino Acids (Macronutrients). Washington, DC: National Academy Press, 2005.
88. Loghmani E, Rickard K, Wahsburne L et al. J Pediatr 1991;119:53.
89. Wolever TMS, Hamad S, Chiasson JL et al. J Am Coll Nutr 1999;18:242–7.
90. Boden G, Sargrad K, Homko C et al. Ann Intern Med 2005;142:403–11.
91. Nielsen JV, Jonsson E, Ivarsson A. Ups J Med Sci 2005; 110:267–73.
92. Hession M, Rolland C, Kulkarni U et al. Obes Rev 2009;10: 36–50.
93. Brand-Miller JC, Stockmann K, Atkinson F et al. Am J Clin Nutr 2009;87:97–105.
94. Foster-Powell K, Holt S, Brand-Miller J. Am J Clin Nutr 2002; 76:5–56.
95. Jenkins D, Kendal C, Augustin LS et al. Am J Med 2002; 113:30S–7S.
96. Hansen H, Christensen P, Tauer-Lassen E et al. Kidney Int 1999; 55:621–8.
97. Raal FJ, Kalk WJ, Lawson M et al. Am J Clin Nutr 1994;60:579–85.
98. Meloni C, Morosetti M, Suraci C et al. J Renal Nutr 2002;12:96–101.
99. Meloni C, Tatangelo P, Cipriani S. J Renal Nutr 2004;14:208–13.
100. Azadbakht L, Shakerhosseini R, Atabak S. Eur J Clin Nutr 2003;57:1292–4.
101. Martinez-Gonzalez M, de la Fuente-Arrillaga C, Nunez-Cordoba J et al. BMJ 2008;336:1348–51.
102. Wang C, Harris WS, Chung M et al. Am J Clin Nutr 2006;84:5–7.
103. Marlett JA. Dietary fiber and cardiovascular disease. In: Cho SS, Dreher ML, eds. Handbook of Dietary Fiber. New York: Marcel Dekker, 2001:17–30.
104. Jensen MK, Koh-Banerjee P, Ju FB et al. Am J Clin Nutr 2004;80:1492–9.
105. Brown L, Rosner B, Willett W et al. Am J Clin Nutr 1999;69:30–42.
106. Van Horn L, McCoin M, Kris-Etherton P et al. J Am Diet Assoc 2008;108:287–331.
107. Chandalia M, Garg A, Lutjohann D et al. N Engl J Med 2000;342:1392–8.
108. Hagander B, Asp NG, Efendic S et al. Am J Clin Nutr 1988;47: 852–8.
109. Giacco R, Parillo M, Rivellese A. Diabetes Care 2000;23:1461–6.
110. Slavin JL. J Am Diet Assoc 2008;109:1716–31.
111. Bolin TD, Stanton RA. Eur J Surg 1998;582:115–8.
112. Tomlin J, Lowis C, Read NW. Gut 1991;32:665–9.
113. American Dietetic Association. J Am Diet Assoc 2004;104: 255–75.
114. Bloomgarden ZT. Diabetes Care 2011;34:e46–51.
115. Coulston A, Hollenbeck C, Donner C et al. Metabolism 1985;34:962–6.
116. Chong MFF, Fielding BA, Frayn KN. Am J Clin Nutr 2007; 85:1511–20.
117. Whitehouse C, Boullata J, McCauley, L. AAOHN J 2008;56:251–9.
118. Ludwig DS. JAMA 2009;302:2477–8.
119. Mattes, R, Popkin B. Am J Clin Nutr 2009;89:1–14.
120. Pepino M, Bourne C. Curr Opin Clin Nutr Metab Care 2011;14:391–5.
121. Sheard N, Clark N, Brand-Miller J et al. Diabetes Care 2004; 27:2266–71.
122. Chiesa G, Piscopo M, Rigamonti A et al. Acta Biomed 2005;76:44–8.
123. Wheeler ML, Pi-Sunyer FX. J Am Diet Assoc 2008;108: S34–9.
124. Gillespie SJ, Kulkarni KD, Daly AE. J Am Diet Assoc 1998; 98:897–905.
125. Lonn E, Dagenais G, Yusuf S et al. Diabetes Care 2002;25:1919–27.
126. Pittas A, Lau N, Hu F et al. J Clin Endocrinol Metab 2007;92: 2017–29.
127. Colberg S, Sigal R, Fernhall B et al. Diabetes Care 2010; 33:e147–67.
128. Marwick T, Hordern M, Miller T et al. Circulation 2009;119: 3244–62.

129. Snowling NJ, Hopkins WG. Diabetes Care 2006;29:2518–62.
130. Williamson D, Rejeski J, Lang W et al. Arch Intern Med 2009; 169:163–71.
131. Silverstein J, Klingensmith G, Copeland K et al. Diabetes Care 2005;28:186–212.
132. Rosenbloom A, Silverstein J, Amemiya S et al. Pediatr Diabetes 2009;10:17–32.
133. Røder M, Schwartz R, Prigeon R et al. J Clin Endocrinol Metab 2000;85:2275–80.
134. DeFronzo RA. Diabetes Care 1981;4:493–501.
135. Elahi D, Muller D, Egan J et al. Novartis Found Symp 2002;242: 222–42.
136. Houmard J, Weidner M, Dolan P et al. Diabetes 1995;44:555–60.
137. Goulet E, Hassaine A, Dionne I et al. Exp Gerontol 2009;44:740–4.
138. Kalyani R, Saudek C, Brancati F et al. Diabetes Care 2010;33: 1055–60.
139. Wedick N, Barrett-Connor E, Knoke J et al. J Am Geriatr Soc 2002; 50:1810–5.
140. Brown A, Mangione C, Saliba D et al. J Am Geriatr Soc 2003; 51:S265–80.
141. Neumiller J, Setter S. Am J Geriatr Pharmacother 2009;7:324–42.
142. Hirsh I, Bode B, Childs B et al. Diabetes Technol Ther 2008;10: 419–39.
143. Yeh G, Eisenberg D, Kaptchuk T et al. Diabetes Care 2003;26: 1277–94.
144. Reeds D, Patterson B, Okunade A et al. Diabetes Care 2011; 34:1071–6.
145. Yuan C, Wei G, Dey L et al. Ann Intern Med 2004;141:23–7.
146. Kirkham S, Akilen R, Sharma S et al. Diabetes Obes Metab 2009;11:1100–3.
147. Cheng H, Huang H, Chang C et al. J Agric Food Chem 2008; 56:6835–43.
148. Miura T, Itoh C, Iwamoto N et al. J Nutr Sci Vitaminol (Tokyo) 2001;47:340–4.
149. Sauvaire Y, Petit P, Broca C et al. Diabetes 1998;47:206–10.
150. Basch E, Ulbricht C, Kuo G et al. Altern Med Rev 2003;8:20–7.

Sugestões de leitura

American Diabetes Association. Standards of medical care in diabetes: 2011. Diabetes Care 2011;34:S11–61.

American Diabetes Association, Bantle J, Wylie-Rosett J et al. Nutrition recommendations and interventions for diabetes: a position statement of the American Diabetes Association. Diabetes Care 2008; 31:S61–78.

National Guideline Clearinghouse. Guideline synthesis: nutritional management of diabetes mellitus. In: National Guideline Clearinghouse. Rockville (MD): Agency for Healthcare Research and Quality (AHRQ);2009 Mar (revisado em abril de 2012) Disponível em: http://www.guideline.gov/synthesis/index.aspx. Acesso em 12 de maio de 2011.

62 Síndrome metabólica: definição, relação com a resistência à insulina e utilidade clínica*

Dominic N. Reeds

O termo *síndrome metabólica* (SM) é usado pra descrever um aglomerado de distúrbios metabólicos: resistência à insulina (RI) ou hiperglicemia, obesidade abdominal, dislipidemia (alta concentração de triglicérides ligados à lipoproteína de densidade muito baixa [VLDL-TG] e baixa concentração plasmática de colesterol ligado à lipoproteína de alta densidade [HDL-C]) e hipertensão essencial (HTN). Estes fatores são importantes porque cada componente aumenta o risco de desenvolvimento de diabetes melito (DM) tipo 2 e doença cardiovascular (DCV). O reconhecimento da associação existente entre os componentes da SM com DM e DCV data da década de 1930. Os avanços do conhecimento acerca da patogênese da síndrome têm sido dificultados pelo desafio de compreender as complexas relações existentes entre os achados da SM, RI ou da sensibilidade à insulina, da função da célula β pancreática e de fatores do hospedeiro.

Contexto histórico

Até a década de 1960, a crença prevalente era de que uma deficiência absoluta de insulina era o defeito metabólico primário no DM tipo 2. Esta crença persistiu, apesar de estudos da década de 1930 terem indicado a ocorrência de resistência à estimulação insulina-mediada de eliminação de glicose em indivíduos com DM tipo 2.[1-5] A disponibilização do imunoensaio para insulina, desenvolvido por Yalow e Berson em 1960, estabeleceu que a maioria dos pacientes com DM apresentava níveis plasmáticos de insulina mais altos do que indivíduos sadios.[6] Esta nova habilidade de medir as concentrações plasmáticas de glicose e de insulina possibilitou o desenvolvimento de testes de tolerância à glicose oral[7] e de técnicas de *clamp* de glicose.[8] Existem várias técnicas de *clamp* de glicose, todavia a mais comumente realizada é provavelmente a de *clamp* euglicêmico hiperinsulinêmico. Neste protocolo, uma infusão constante de insulina é administrada ao indivíduo para causar hiperinsulinemia, e a velocidade de infusão de glicose (eliminação de glicose) necessária para manter a euglicemia é determinada. A infusão concomitante de traçadores marcados com isótopos estáveis de aminoácidos, glicose e ácidos graxos (AG) durante os *clamps* pode ser realizada para possibilitar o cálculo da produção de glicose, deposição de aminoácidos, síntese de VLDL-TG e lipólise, entre outras medidas metabólicas.[9-13] Estes métodos têm se mostrado decisivos para a dissecação das complexas relações existentes entre RI órgão-específica e secreção de insulina.

Estudos subsequentes mostraram que a maioria dos indivíduos com DM tipo 2 tinha resistência à ação da insulina no tecido adiposo (inibição de lipólise), fígado (inibição da produção de glicose) e músculo esquelético (estimulação da eliminação de glicose).[14-16] Curiosamente, a estimulação insulina-mediada da deposição de aminoácidos pode ser normal em indivíduos com DM, mas está comprometida em indivíduos com outras formas de RI, tais como a SM associada à infecção pelo vírus da imunodeficiência humana (HIV).[17] Nos Estados Unidos, é amplamente aceito que a RI, quase sempre, precede o desenvolvimento de DM. Esse paradigma é sustentado por estudos que demonstraram que a RI é vista na juventude em parentes de primeiro grau de indivíduos com DM tipo 2,[18] e indica risco aumentado de desenvolvimento de DM.[19-23]

A relação entre RI e secreção de insulina é complexa. Em geral, a RI aumenta a secreção e diminui a depuração hepática de insulina, resultando em hiperinsulinemia sistêmica. Embora sempre seja enfocada como reguladora da glicemia, a insulina tem papel central na regulação do metabolismo de lipídios e proteínas, bem como no crescimento e desenvolvimento celular. Estudos seminais conduzidos por Hollenbeck e Reaven, e Yeni-Komshian et al.,[24,25] investigaram sistema-

*__Abreviaturas:__ **AG,** ácido graxo; **AGL,** ácido graxo livre; **CC,** circunferência da cintura; **CCo,** cardiopatia coronariana; **DCV,** doença cardiovascular; **DM,** diabetes melito; **GJA,** glicose de jejum alterada; **HDL-C,** colesterol ligado à lipoproteína de alta densidade; **HIV,** vírus da imunodeficiência humana; **HTN,** hipertensão; **IMC,** índice de massa corporal; **LDL-C,** colesterol ligado à lipoproteína de baixa densidade; **OMS,** Organização Mundial da Saúde; **RI,** resistência à insulina; **RR,** razão de risco; **SM,** síndrome metabólica; **TAV,** tecido adiposo visceral; **TG,** triglicéride; **TGIH,** triglicéride intra-hepático; **VLDL-TG,** triglicéride ligado à lipoproteína de densidade muito baixa.

ticamente a RI em indivíduos não diabéticos. Constatou-se que a captação da glicose mediada pela insulina variava em até oito vezes em indivíduos sadios.

Esses estudos e outros subsequentes demonstraram que indivíduos com maior resistência à insulina apresentavam maior concentração plasmática de insulina, VLDL-TG e glicose durante o teste de tolerância à glicose oral, em comparação aos indivíduos sensíveis à insulina. Estes achados sustentam a relação existente entre RI e SM.[26] Em sua palestra de Banting, Reaven propôs que a DM não era o único resultado adverso associado à hiperinsulinemia, mas que concentrações elevadas de insulina poderiam elevar vias metabólicas e resultar em dislipidemia e HTN.[27] A esse grupo de distúrbios metabólicos, Reaven chamou síndrome X. Posteriormente, vários artigos descreveram as associações entre RI, dislipidemia, HTN, circunferência de cintura (CC) aumentada, e risco de DCV e DM.[28-32]

A primeira definição formal de SM foi estabelecida pela OMS, em 1998 (Tab. 62.1).[33] Essa definição inicial enfocava a RI como principal contribuidor para a síndrome e *requeria* a presença de RI somada a dois dos seguintes fatores: obesidade, HTN, TG alto, HDL-C baixo ou microalbuminúria. Em 2001, o relato do *Adult Treatment Panel III* (ATP III), do *National Cholesterol Education Program*, também observou a relação entre RI e os fatores de risco de DCV conhecidos (Tab. 62.2).[34] O comitê sugeriu que estas anormalidades lipídicas e não lipídicas estavam metabolicamente relacionadas, e usou o termo *síndrome metabólica*. Em contraste com a definição da OMS, esta não exigia a presença de RI e enfocava a obesidade abdominal, o que sugeria um risco adicional imposto pela gordura abdominal.

Desde estas definições iniciais, a SM entrou no vernáculo clínico e é usada para definir um estado clínico associado ao maior risco de desenvolvimento de DCV e DM. O próprio Reaven *não* propôs a síndrome X para uso como entidade diagnóstica e sim para proporcionar uma estrutura destinada ao entendimento das complexas relações existentes entre obesidade abdominal, RI e as consequências adversas da hiperinsulinemia. O restante deste capítulo descreve os componentes da SM, uma análise crítica do papel da RI como fator patogênico para SM, e a utilidade da SM na prática clínica.

Tabela 62.1 Critérios para síndrome metabólica estabelecidos pela Organização Mundial da Saúde

Resistência à insulina identificada por um dos seguintes achados:
- Diabetes tipo 2
- GJ > 110 mg/dL
- CTG > 140 mg/dL
- GJ < 110 mg/dL, porém no menor quartil de eliminação de glicose, em condições euglicêmicas hiperinsulinêmicas

E dois dos seguintes achados:
- TG ≥ 150 mg/dL
- HDL-C < 35 mg/dL (homens); < 39 mg/dL (mulheres)
- IMC > 30 kg/m^2 e/ou razão cintura:quadril > 0,9 (homens); > 0,85 (mulheres)
- Taxa de excreção urinária de albumina ≥ 20 µg/min ou razão albumina:creatinina ≥ 30 mg/g

IMC, índice de massa corporal; GJ, glicemia de jejum; HDL-C, colesterol ligado à lipoproteína de alta densidade; CTG, comprometimento da tolerância à glicose; TG, triglicéride.

De Grundy SM. Definition of metabolic syndrome: report of the National Heart, Lung, and Blood Institute/American Heart Association conference on scientific issues related to definition. Circulation 2004;109:433-8, com permissão.

Tabela 62.2 Definição de síndrome metabólica estabelecida pelo National Heart, Lung and Blood Institute e pela American Heart Association

	ATP III
HDL-C (mg/dL)	< 40 (homens), < 50 (mulheres)
TG (mg/dL)	> 150
Circunferência da cintura (cm)	> 40 (homens), > 35 (mulheres)
PA (mmHg)	Sistólica ≥ 130 e/ou diastólica ≥ 85
GJ (mg/dL)	≥ 110

ATP III, Adult Treatment Panel III; PA, pressão arterial; GJ, glicemia de jejum; HDL-C, colesterol de lipoproteína de alta densidade; TG, concentração de triglicéride.

De Grundy SM. Definition of metabolic syndrome: report of the National Heart, Lung, and Blood Institute/American Heart Association conference on scientific issues related to definition. Circulation 2004;109:433-8, com permissão.

Circunferência da cintura

A obesidade (índice de massa corporal [IMC] ≥ 30 kg/m^2) está associada a um risco aumentado de DCV e DM (Tab. 62.3).[35,36] A obesidade na parte superior do corpo, em particular a obesidade visceral, pode conferir um risco cardiometabólico maior, em comparação à obesidade isolada. Como a medida precisa da gordura abdominal requer técnicas de imagem caras, a CC é usada com frequência como marcador de obesidade e de aumento da gordura abdominal.[37-39] Ao mesmo tempo, não há nenhuma abordagem uniforme para medida da CC, embora sua reprodutibilidade seja alta quando a medida é realizada por técnicos treinados.[40] Os sítios mais comumente usados para medida da CC são o ponto médio entre a costela inferior e a crista ilíaca, o umbigo e o sítio mais estreito de medida de CC. Em estudos amplos, a CC apresentou correlação significativa com a gordura abdominal.[41] Os

Tabela 62.3 Critérios harmonizados para síndrome metabólica

Medida	Pontos de corte da categoria
Circunferência da cintura aumentada	Definições específicas para população e país
TG plasmáticos ou tratamento farmacológico	≥ 150 mg/dL
HDL-C plasmático ou tratamento farmacológico	< 40 mg/dL (homens) < 50 mg/dL (mulheres)
PA (mmHg) ou tratamento farmacológico	Sistólica ≥ 130 e/ou diastólica ≥85
GJ ou tratamento farmacológico	≥ 100 mg/dL

PA, pressão arterial; GJ, glicemia de jejum; HDL-C, colesterol de lipoproteína de alta densidade; TG, triglicéride.

Adaptado de Grundy SM. Harmonizing the metabolic syndrome: a joint interim statement of the International Diabetes Federation Task Force on Epidemiology and Prevention; National Heart, Lung, and Blood Institute; American Heart Association; World Heart Federation; International Atherosclerosis Society; and International Association for the Study of Obesity. Circulation 2009;120:1640-5.

valores de corte para CC foram obtidos após a realização de análise de regressão das relações existentes entre IMC e CC, em um grande estudo escocês. Valores de CC iguais a 101,5 cm em homens e 89 cm em mulheres foram escolhidos por corresponderem a um IMC de 30 kg/m^2.

Não há explicação conhecida para as relações estreitas existentes entre CC, adiposidade visceral e risco cardiometabólico, embora vários mecanismos tenham sido propostos. A RI tem sido estreitamente associada ao conteúdo de macrófagos do tecido adiposo, em estudos realizados com seres humanos e também com animais. As células imunes, em particular os macrófagos, podem ser movimentadas para dentro do tecido adiposo com os aumentos de concentração intersticial e/ou plasmática de AG.[42,43] Essas células podem liberar vários fatores, como os fatores de necrose tumoral-α e interleucina-6, que atuam diretamente sobre os adipócitos circundantes, comprometendo assim a ação da insulina e promovendo liberação de AG. Curiosamente, estudos realizados com animais sugerem que a inibição desta resposta inflamatória confere proteção contra a RI associada à obesidade.[44]

Outra hipótese enfoca a crença de que o tecido adiposo visceral (TAV) exerce efeito direto sobre a sensibilidade à insulina, metabolismo lipídico e pressão arterial. A drenagem venosa da gordura visceral abdominal conduz direto à veia porta hepática, de modo que os AG liberados pelo depósito de gordura visceral aumentariam drasticamente a distribuição hepática de AG (ver Fig. 62.3). Os AG distribuídos para o fígado podem ser exportados na forma de VLDL-TG, oxidados, ou armazenados. A falha em exportar ou oxidar estes AG, portanto, promoveria esteatose hepática e, como resultado, RI hepática. Este processo seria exacerbado por uma hiperglicemia leve, uma vez que a glicemia alta diminui a oxidação hepática de AG. Estudos elegantes demonstraram que uma maior proporção da distribuição de AG para o fígado tem origem no TAV e que a distribuição de AG livres (AGL) aumenta com o aumento da massa de TAV.[45]

Como os triglicérides intra-hepáticos (TGIH) e o TAV estão fortemente correlacionados entre si, não está claro se a CC aumentada (e, por imputação, o TAV aumentado) ou os TGIH aumentados constituem fatores de risco independentes para dislipidemia e RI. Fabbrini et al.[46] mediram a sensibilidade à insulina com *clamps* euglicêmicos hiperinsulinêmicos (Fig. 62.1) e produção de VLDL-TG (Fig. 62.2) em uma coorte de indivíduos obesos. Estes indivíduos foram separados em grupos por compatibilidade de massa adiposa visceral e, em uma segunda análise, de conteúdo de TGIH. As taxas de produção de VLDL-TG aumentaram, enquanto a sensibilidade à insulina no fígado, músculo e tecido adiposo foi comprometida em indivíduos com TGIH alto. Em contraste, a produção de VLDL-TG e a sensibilidade à insulina não sofreram comprometimento quando os indivíduos foram compatibilizados pelo TGIH e, em seguida, divididos em TAV alto e TAV baixo. Este achado sugere que as diferenças de manipulação hepática de AG (i. e., oxidação *vs.* armazenagem de AGL), bem como a resultante esteatose hepática são importantes para determinar se a obesidade abdominal causa anormalidades metabólicas.

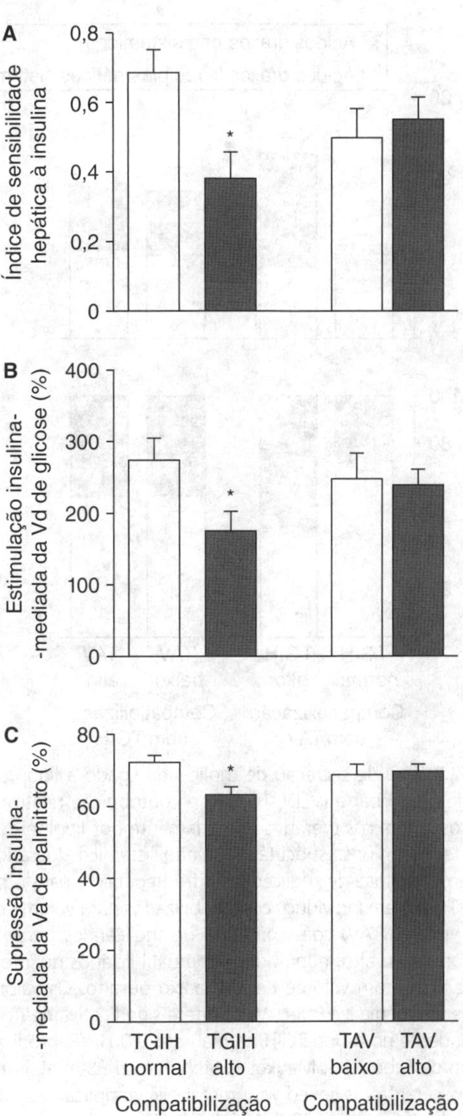

Figura 62.1 Sensibilidade à insulina no fígado **(A)**, músculo esquelético **(B)** e tecido adiposo **(C)** em indivíduos compatibilizados quanto ao volume de tecido adiposo visceral (TAV), com conteúdo de triglicérides intra-hepático (TGIH) normal ou elevado, e indivíduos compatibilizados quanto ao conteúdo de TGIH com volume de TAV diminuído ou aumentado. UA, unidades arbitrárias. Os valores estão em média ± EPM. * Valor difere significativamente do correspondente no grupo TGIH normal, $p < 0,05$. A sensibilidade hepática à insulina foi determinada calculando a recíproca do produto da taxa de produção endógena basal de glicose, em micromoles por quilo de massa gorda livre (MGL) por minuto, e a concentração plasmática de insulina de jejum, em milímetros. Va, velocidade de aparecimento; Vd, velocidade de desaparecimento. (Reproduzido com permissão de Fabbrini E, Magkos F, Mohammed BS et al. Intrahepatic fat, not visceral fat, is linked with metabolic complications of obesity. Proc Natl Acad Sci U S A 2009;106:15430-5.)

À luz destes dados, os pesquisadores têm proposto que as diferenças de capacidade dos adipócitos em expandir em tamanho, número e função em resposta à ingestão calórica excessiva determina se o excesso de distribuição calórica e a obesidade abdominal causam RI e hiperlipidemia. A falha em conseguir expandir os depósitos de tecido adiposo e capturar adequadamente a gordura nos adipócitos pode acarretar aumento da

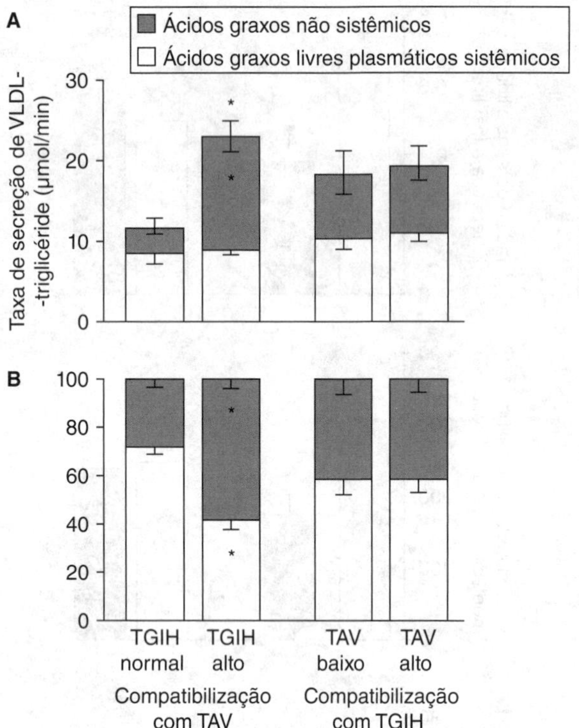

Figura 62.2 Taxa de secreção de triglicéride ligado à lipoproteína de densidade muito baixa (VLDL-TG) **(A)** e contribuição relativa dos ácidos graxos sistêmicos (gerados primariamente por lipólise de triglicérides do tecido adiposo subcutâneo) e não sistêmicos (gerados primariamente por lipólise de triglicérides intra-hepáticos) para a produção de VLDL-TG **(B)** em indivíduos compatibilizados para volume de tecido adiposo visceral (TAV) com conteúdo de triglicérides intra-hepáticos (TGIH) normal ou alto, e indivíduos compatibilizados quanto ao conteúdo de TGIH com volume de TAV baixo ou alto. Os valores estão expressos em média ± EPM.*, Valor difere significativamente do valor correspondente no grupo TGIH normal, $p < 0,001$. (Reproduzido com permissão de Fabbrini E, Magkos F, Mohammed BS et al. Intrahepatic fat, not visceral fat, is linked with metabolic complications of obesity. Proc Natl Acad Sci U S A 2009;106:15430-5.)

concentração plasmática de AGL e sua deposição em sítios ectópicos, como o fígado e o músculo esquelético (lipotoxicidade). Os AG geralmente são captados em relação a sua concentração plasmática, de modo que as elevações do suprimento de AGL inibirão a captação e oxidação da glicose e produzirão intolerância à glicose.[47-49] Esse processo pode ser exacerbado ainda mais pela expressão aumentada de CD36, um transportador de AG, nas membranas de órgãos-alvo.[46] A concentração plasmática aumentada de AGL e o acúmulo de AG no fígado e no músculo estão fortemente associados ao comprometimento da sensibilidade à insulina nesses órgãos.[46]

Discute-se atualmente se a CC é melhor como preditor de RI e de risco cardiometabólico em comparação ao IMC isolado. Vários estudos indicaram que a CC é mais confiável do que o IMC como indicador de risco de DCV. Em um estudo envolvendo 27 mil indivíduos, a CC foi preditiva de IMC em indivíduos de ambos os sexos e em uma ampla gama de grupos étnicos, enquanto o IMC foi, em geral, mais fraco e bem menos consistente.[50] Além disso, quando outros fatores foram controlados, somente a CC foi preditiva do risco de IMC. De modo semelhante, a CC (e não o IMC) foi preditivo do risco de ataque isquêmico transiente e acidente vascular encefálico (AVE).[51] Por outro lado, o *International Day for the Evaluation of Abdominal Obesity Study*, que envolveu 168 mil pacientes, constatou que associação entre DCV e obesidade ou CC era comparável, em razões de probabilidade em homens da ordem de 1,6 para CC e 1,32 para IMC.[36]

O poder preditivo da CC para risco de DM e dislipidemia é menos claro. Em uma amostra de cerca de 2 mil indivíduos do *Dallas Heart Study*, constatou-se que a CC era melhor como fator preditivo de risco de DM e dislipidemia em homens, mas não em mulheres.[52] Uma declaração de consenso (e uma excelente revisão dos dados clínicos de CC) lançada em 2007, pela Obesity Society, American Society for Nutrition e American Diabetes Association, estabeleceu que a CC proporciona "valor incremental na predição do diabetes melito, cardiopatia coronariana e taxa de mortalidade, superior àquele proporcionado pelo IMC".[41]

Em conclusão, a CC pode ser medida com segurança no contexto clínico com alto grau de reprodutibilidade. Embora a CC aumentada identifique indivíduos com quantidade maior de gordura abdominal, não está claro se o próprio TAV é responsável pelo desenvolvimento de SM, contudo a manipulação hepática de AG é decisiva. A CC identifica indivíduos com risco aumentado de desenvolvimento de DM, dislipidemia e DCV, em comparação ao IMC isolado. Entretanto, a magnitude desta diferença é variável. Em adição, a CC pode ser mais útil em estudos conduzidos com grupos étnicos e raciais distintos, por causa das diferenças de valores normais de IMC e de distribuição entre as populações.

Dislipidemia

A dislipidemia é comum em pacientes com outras características de SM e indica RI no fígado, tecido adiposo e músculo esquelético em muitas entidades patológicas, entre as quais a infecção por HIV.[53] Um esquema das relações existentes entre gordura visceral, músculo esquelético e fígado em termos de metabolismo lipídico é mostrado na Figura 62.3. Em indivíduos com resistência à insulina, baixa concentração plasmática de HDL-C e hipertrigliceridemia são mais comuns do que elevações dos níveis de colesterol ligado à lipoproteína de baixa densidade (LDL-C). Entretanto, o tratamento do LDL-C alto é essencialmente importante. Quando ocorre no contexto de RI, a dislipidemia está associada a níveis elevados de partículas pequenas e densas de LDL-C, que podem ser especialmente aterogênicas.[54] De modo surpreendente, os lipídios séricos podem afetar diretamente a secreção de insulina. O HDL-C pode, na verdade, estimular a secreção de insulina e inibir a apoptose das células β pancreáticas, destacando assim a íntima relação existente entre dislipidemia e RI.[55,56] Dados abundantes ligam níveis baixos de HDL-C e, em menor grau, hipertrigliceridemia ao desenvolvimento subsequente de DCV. Embora a redução do LDL-C seja nitidamente benéfica em pacientes com fatores de risco cardíaco, poucos dados sustentam o uso de intervenções para aumentar os níveis de HDL-C e diminuir os de triglicérides.

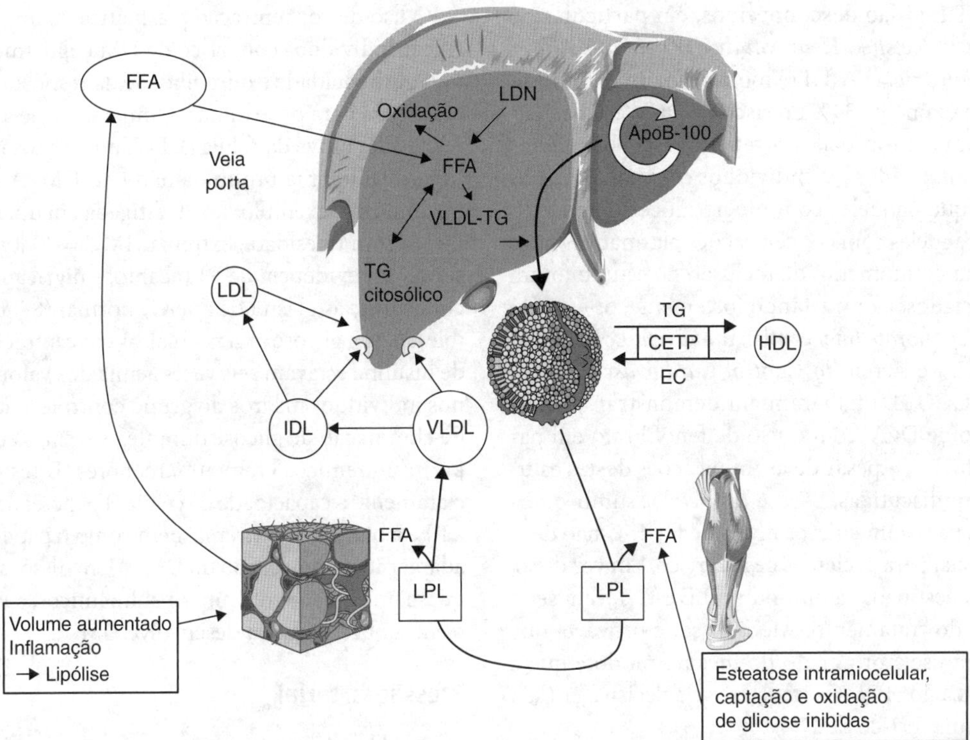

Figura 62.3 Esquema do metabolismo de triglicérides de lipoproteína de densidade muito baixa (VLDL-TG) e de ácidos graxos livres (AGL). O aumento da liberação de AGL dos depósitos adiposos viscerais como resultado de muitas causas aumenta a disponibilidade de AGL hepáticos, a síntese de VLDL-TG e, como resultado, aumenta a eliminação de lipoproteína de alta densidade (HDL). O suprimento periférico de AGL aumentado em consequência da ação da lipoproteína lipase (LPL) sobre o VLDL-TG antagonizou a captação e oxidação da glicose pelos tecidos periféricos, além de promover deposição ectópica de AGL. A hiperglicemia inibe a oxidação de AGL. Apo B-100, apolipoproteína B-100; CETP, proteína de transferência de éster de colesterol; EC, éster de colesterol; IDL, lipoproteína de densidade intermediária; LDL, lipoproteína de baixa densidade; LDN, lipogênese *de novo*. (Cortesia de Bettina Mittendorf.)

Hipertrigliceridemia

Altas concentrações plasmáticas de VLDL-TG resultam de sua produção aumentada, eliminação diminuída ou da combinação destes dois fatores. O aumento da produção de VLDL-TG, em vez de sua eliminação reduzida, é o defeito mais comumente encontrado na prática clínica, porque os erros inatos do metabolismo, que resultam em defeito primário de eliminação de VLDL-TG, são incomuns. Os VLDL-TG são sintetizados a partir dos AGL obtidos pela lipogênese hepática *de novo* ou AGL circulantes liberados do tecido adiposo subcutâneo (AGL sistêmicos), TAV ou reservas lipídicas intra-hepáticas (AGL não sistêmicos).

As taxas de liberação de AGL costumam ser elevadas nos estados de resistência à insulina, em particular durante à noite, apesar da prevalência de hiperinsulinemia.[57] Em resposta à disponibilidade aumentada de AGL e às concentrações plasmáticas de insulina cronicamente aumentadas, a produção hepática de apolipoproteína-B-100 associada à VLDL-TG pode ser aumentada. Uma expansão do *pool* de VLDL-TG, influenciada pela proteína de transferência de éster de colesterol, promoverá transporte dos triglicérides ligados às partículas de VLDL-TG para HDL-C e aumentará a eliminação de HDL-C.[58] Como resultado, tipicamente, há uma relação inversa entre as concentrações plasmáticas de VLDL-TG e HDL-C.

A perda de peso tipicamente diminui os níveis de VLDL-TG, sobretudo por causa de uma diminuição da contribuição de AGL "não sistêmicos" na síntese de VLDL-TG,[59] o que implica o declínio dos níveis de VLDL-TG em decorrência de uma combinação de menores reservas de TGIH, síntese *de novo* de AGL e liberação de AGL do TAV. As intervenções farmacológicas que diminuem a lipólise, como o acipimox, diminuem os níveis de VLDL-TG e elevam os de HDL, mas também parecem melhorar a sensibilidade à insulina em indivíduos com RI, enfatizando assim a estreita relação entre a concentração plasmática de AGL e o metabolismo de glicose e lipídios.[60,61] Os dados relacionados à utilidade clínica da redução dos níveis de TG para minimizar o risco de DCV são fracos (ver adiante), embora possa haver necessidade de terapia farmacológica para diminuição do risco de pancreatite nos casos em que, mesmo com controle glicêmico adequado, as concentrações de VLDL-TG permanecem acima de 500 mg/dl.

Lipoproteína de alta densidade (HDL)

As intervenções no estilo de vida, incluindo perda de peso (em particular a perda de gordura abdominal) e os exercícios de resistência ou aeróbicos, são modestamente efetivos para promover aumento das concentrações de HDL-C e melhora da sensibilidade à insulina. Os benefícios cardiometabólicos das intervenções farmacológicas para aumento do HDL-C são desconhecidos, em particular no contexto de RI. O *Helsinki Heart Study* e o *Veterans Affairs HDL Intervention Trial* (VA-HIT) mostraram uma diminuição de aproximadamente 34% no risco de DCV em pacientes tratados com gemfibrozil. Entretanto, estes benefícios foram mais pronunciados em indivíduos com baixos níveis de HDL-C do que naqueles com hipertrigliceridemia.[62,63] Curiosamente, aqueles com concentrações plasmáticas mais altas de insulina no momento da inclusão no estudo foram os mais beneficiados. Contrastando fortemente, os estudos sobre lipídios *Fenofibrate Intervention and Event Lowering in Diabetes* (FIELD) e *Action to Control Cardiovascular Risk in Diabetes* (ACCORD) falharam em demonstrar a diminuição do risco de DCV com o uso de fenofibrato em pacientes com DM.[64,65] Apesar de as implicações destes estudos ainda serem discutidas, parece razoável assumir que a farmacoterapia para aumentar os níveis de HDL-C não deve ser a terapia inicial para pacientes de alto risco. Em vez disso, as intervenções destinadas a diminuir o LDL-C devem ser a primeira meta do tratamento. Além disso, é provável que todo HDL-C não seja originado do mesmo modo e que a função fisiológica do HDL-C circulante seja decisiva em seu papel de diminuir o risco de DCV.[66]

Glicose

A glicose de jejum alterada (GJA) é comum em pacientes com HTN, dislipidemia e obesidade abdominal, o que aumenta o risco de desenvolvimento de DM e DCV. A cada ano, cerca de 5% dos pacientes com GJA progride para DM, embora o risco aumente de modo exponencial, à medida que a glicemia de jejum (GJ) se aproxima de 125 mg/dL. O valor de corte de 100 mg/dL é relativamente arbitrário e a relação entre risco de DM e GJ deve ser vista como contínua. A intervenção no estilo de vida, metformina e pioglitazona comprovadamente diminuem a taxa de progressão para DM em pessoas com comprometimento da tolerância à glicose (CTG) e GJA.[67,68]

CTG e DM são significativamente mais comuns em pacientes com RI. Entretanto, o limiar no qual a RI é suficiente para causar DM é bastante variável. Até 25% dos indivíduos não diabéticos saudáveis têm RI comparável àquela observada na DM.[69] Este achado reflete a alta variação da eliminação de glicose insulina-estimulada entre indivíduos e as variações na capacidade das células β e órgãos-alvo de se adaptarem à piora da RI.[24] Embora específica, a GJ é relativamente insensível para identificação de pacientes com risco de SM e DM. De fato, um estudo constatou que a GJA apresentava sensibilidade de apenas 28% em mulheres e de 48% em homens para identificação de indivíduos com RI.[70] Portanto, valores normais de GJ não devem ser considerados tranquilizadores em pacientes com fatores de risco de DM e DCV, sendo recomendável manter um alto índice de suspeita de presença de DM subjacente. O teste de tolerância à glicose oral é mais sensível para detecção de pacientes com risco aumentado de DM, embora raramente seja realizado clinicamente, por questões financeiras e de tempo. Deste modo, muitos pacientes com pré-diabetes não são detectados em função da confiança nos níveis de GJ.

O uso de concentração plasmática de insulina para identificar indivíduos com risco de DM é igualmente problemático. A capacidade e durabilidade da resposta da célula β são essenciais para determinar o limiar em que a RI anula a resposta adaptativa da célula β. De fato, muitos indivíduos com hiperinsulinemia profunda não têm DM. A sensibilidade à insulina, por exemplo, foi investigada em uma coorte de mulheres com obesidade extrema (IMC = 49 kg/m^2) que apresentavam evidência de RI (acantose nigricans).[71] Apesar da concentração plasmática de GJ normal (87 ± 5 mg/dl) e da tolerância à glicose oral normal, as concentrações plasmáticas de insulina estavam seis vezes acima dos valores encontrados nos indivíduos magros do grupo controle, enquanto as taxas de eliminação de glicose durante os *clamps* euglicêmicos hiperinsulinêmicos eram 50% menores. Estes dados ilustram claramente a capacidade da célula β pancreática de se adaptar à RI e à obesidade extrema, bem como o papel decisivo desta adaptação na prevenção do DM. Além disso, apesar de serem quase universalmente hiperinsulinêmicos, a maioria dos pacientes obesos nunca desenvolve DM.

Pressão arterial

A HTN arterial é extremamente comum em pacientes com outras características de SM. Várias linhas de evidência sugerem que a RI pode contribuir diretamente para o desenvolvimento de HTN. Tanto os pacientes com HTN como seus parentes de primeiro grau são mais propensos a terem resistência à insulina, em comparação aos pacientes normotensos sem histórico familiar de HTN.[72,73] A RI parece ser um fator de risco importante no desenvolvimento subsequente de HTN. Modan et al.[74] examinaram sistematicamente a relação entre HTN e tolerância à glicose oral (usando uma carga de 100 g de glicose) em uma coorte de 2.475 indivíduos de origem israelense. A tolerância à glicose e a HTN estavam fortemente associadas ($p < 0{,}001$), até mesmo nos níveis mais modestos de ambas as condições. Esta associação foi independente de idade, obesidade e uso de medicamento anti-hipertensivo. Neste estudo, vários fatores sustentaram firmemente o papel da RI na HTN: (a) 83% dos indivíduos hipertensos eram resistentes à insulina ou obesos; (b) a HTN estava fortemente associada à hiperinsulinemia de jejum e de pós-glicose; e (c) os efeitos da HTN, tolerância à glicose e obesidade eram linearmente aditivos à concentração sérica total de insulina.

Os efeitos da própria insulina sobre a pressão arterial são complicados e não podem ser totalmente abordados neste capítulo, pois ela aumenta a retenção renal de sódio e promove assim a retenção de líquido. De fato, a iniciação da terapia com insulina, frequentemente, causa edema leve em pacientes com DM previamente mal-controlada. A infusão de insulina aumenta a frequência cardíaca e a atividade do sistema nervoso simpático que, por sua vez, aumenta a contratilidade miocárdica e o tônus vascular, além de promover retenção de sal via secreção de renina. Por outro lado, a insulina intravenosa também pode causar vasodilatação periférica, embora este efeito esteja enfraquecido na DM.[75]

A obesidade pode contribuir pra a HTN por meio da liberação de fatores relacionados ao adipócito. Os adipócitos contêm angiotensinogênio que podem não só induzir RI e HTN como também estimular a secreção de aldosterona.[76,77] Os componentes ou metabólitos de AG também podem contribuir, tais como um derivado ceto-epóxi do ácido linoleico, que é capaz de estimular a secreção de aldosterona.[78]

Se a RI e a hiperinsulinemia contribuem diretamente para a HTN, então seria esperado que as intervenções que melhoram a sensibilidade à insulina melhorassem a pressão arterial. As intervenções no estilo de vida, especificamente a perda de peso e o exercício aeróbico, diminuem a RI e melhoram a pressão arterial, bem como todas as outras características da SM. Ao contrário, os fármacos que melhoram a ação da insulina, como as tiazolidinedionas ou a metformina, aparentemente não melhoram a pressão arterial. Em decorrência de outras ações metabólicas destes agentes, é difícil determinar se os potenciais benefícios para a pressão arterial proporcionados por estes agentes são obscurecidos por seus efeitos colaterais.

A HTN essencial é nitidamente relevante para o desenvolvimento de DCV. As intervenções farmacológicas para tratamento da HTN claramente diminuem a mortalidade e morbidade, embora os alvos específicos da pressão arterial ainda sejam discutíveis. É provável que a HTN seja mais clinicamente relevante quando ocorre no contexto de dislipidemia. O *Copenhagen Male Study* dividiu 3 mil participantes do sexo masculino em terços, com base na concentração de HDL-C e TG.[79] Surpreendentemente, o risco de DCV não aumentou entre os participantes com HTN essencial e concentrações normais de HDL-C e VLDL-TG, mas estava significativamente aumentado entre aqueles com concentrações menores de HDL-C e maiores de VLDL-TG.

A síndrome metabólica é causada pela resistência à insulina?

A SM foi inicialmente desenvolvida como ferramenta diagnóstica para amalgamar um grupo de distúrbios metabólicos estreitamente relacionados que, teoricamente, seriam resultantes de RI. Embora a SM esteja fortemente associada à RI, por causa da inclusão de uma alta GJ, é improvável que a RI seja a única causa de SM e do risco aumentado de DCV. Todavia, muitos estudos[80-85] falharam em constatar[86-88] o aumento do risco de DCV causado pela RI. De fato, a avaliação do que realmente constitui a RI é difícil de determinar. Como discutido, as taxas de eliminação insulina-mediada de glicose variam tão amplamente que é impossível classificar os indivíduos como resistentes à insulina com base apenas na eliminação de glicose.[24,25] Similarmente, as concentrações absolutas de glicose são também bastante variáveis,[27,89] em parte por causa das diferenças relacionadas aos métodos usados para medir a concentração de insulina. As variações em termos de afinidade dos anticorpos anti-insulina usados nos radioimunoensaios ou ensaios imunossorventes ligados a enzimas por peptídeos de reatividade cruzada, como a pró-insulina, também podem contribuir para estas diferenças interlaboratoriais.

A complexidade aumenta quando as medidas de RI e hiperinsulinemia são aplicadas a amplas populações de pacientes. Embora a maioria dos obesos seja hiperinsulinêmica e resistente à insulina, ¼ pode ter RI sem hiperinsulinemia, e outro ¼ pode ter hiperinsulinemia sem RI.[89] Estes dados sugerem que a hiperinsulinemia e a RI, isoladas, provavelmente capturem populações discretamente diferentes com risco de SM.[90,91] Embora a maioria das pessoas com SM tenha RI, isso se deve à inclusão de GJ alta. Dados abundantes indicam que a maioria dos adultos e crianças com evidência de RI não atende aos critérios de SM.[91-93] De fato, é possível argumentar que a RI não é o único defeito nem, talvez, o defeito primário encontrado em pacientes com DM ou SM.

Embora os estudos clássicos de Reaven tenham mostrado que, em indivíduos não diabéticos, a RI está fortemente associada às características da SM,[24] muitos indivíduos incluídos no quartil menos sensível à insulina tinham uma RI tão grave quanto a dos indivíduos com CTG ou DM tipo 2.[69] Estes dados indicam fortemente que a função da célula β ou a adaptação do hospedeiro à RI subjacente sejam essenciais para determinar se a RI resulta em anormalidades metabólicas ou causa apenas hiperinsulinemia isolada (i. e., sem desenvolvimento concomitante das características de SM). Esta ideia é sustentada por numerosas evidências experimentais. A disfunção da célula β é identificável em pacientes com alto risco de desenvolvimento de DM tipo 2, como aqueles com histórico familiar de DM,[94,95] diabetes gestacional prévia[96] ou síndrome dos ovários policísticos,[94] mesmo quando ainda apresentam tolerância normal à glicose. Um estudo conduzido por Villareal et al.[97] sugeriu que os defeitos genéticos que envolvem a secreção de insulina podem estar associados a adaptações do hospedeiro que promovem o aumento da sensibilidade periférica à insulina. Essa descoberta sugere que as diferenças do hospedeiro relacionadas à capacidade de responder aos defeitos de secreção de insulina também podem atuar na determinação das situações em que a RI ou a insuficiência pancreática levam ao desenvolvimento de DM ou SM.

Em resumo, é desafiador determinar quais indivíduos atendem aos critérios para RI. De fato, todos os estudos que a relatam em relação ao risco de DCV são associativos. A insulina afeta inúmeras vias metabólicas, por isso a RI ou a hiperinsulinemia provavelmente estariam estatisticamente associadas às características da SM. A falha de outras vias metabólicas em se adaptarem à RI nitidamente exerce papel decisivo no desenvolvimento de SM. Para haver hiperglicemia, é preciso que haja falha de muitos outros mecanismos regulatórios que influenciam a homeostase da glicose. Semelhantemente, é provável que múltiplas outras etapas junto às vias metabólicas envolvidas na SM sofram disfunção antes que a RI consiga causar perturbações metabólicas. Deste modo, a SM representa uma coleção de fatores estatisticamente associados que, de modo individual ou em conjunto, aumentam o risco de DCV; e não está claro se estes fatores compartilham um fator patogênico similar.

Utilidade clínica da síndrome metabólica

Em geral, considera-se que os pacientes com SM apresentam maior risco de desenvolvimento de DM e DCV. Isto é lógico, uma vez que cada componente da SM aumenta, isoladamente, o risco de DCV. A principal pergunta clínica que surge ao considerarmos a SM é se sua própria condição confere maior risco de DCV do que se esperaria de qualquer combinação de seus componentes (i. e., o todo é maior que a soma de suas partes?).

Ao examinar a contribuição da SM para o risco de cardiopatia coronariana (CCo), fica claro que os indivíduos com DM devem ser excluídos da análise, pois ela aumenta tão drasticamente o risco de DCV que acaba anulando o valor de quaisquer outros índices para a avaliação do risco. Malik et al.,[98] por exemplo, usando o conjunto de dados do Second National Health and Nutrition Examination Survey (NHANES II), constataram que a DM conferiu uma razão de risco de CCo igual a 5, em comparação à razão de risco de 3,5 promovida pela SM. Em pacientes com DCV comprovada, a adição de DM aumentou o risco de CCo em onze vezes.[98]

Vários estudos tentaram descobrir se o diagnóstico de SM acrescenta valor prognóstico. Em 2002, Golden et al.[99] examinaram os efeitos sinérgicos dos fatores de risco relacionados à RI na aterosclerose subclínica. Este estudo usou quase 12 mil indivíduos do *Atherosclerosis Risk in Communities Study*. Ao nível basal, nenhum individuo tinha DM, dislipidemia tratada nem CCo. O resultado primário do estudo foi o espessamento médio da íntima (EMI) da carótida, usado como indicador de risco coronariano. Este grupo foi estudado exaustivamente em todas as 57 combinações possíveis de componentes de SM. Indivíduos com 2, 3 ou 4 fatores de risco apresentaram pouca diferença quanto ao risco de EMI. Em contraste, indivíduos com 5-6 fatores de risco deram as maiores contribuições para o risco aumentado de EMI. Embora os pesquisadores tenham verificado a existência de sinergia entre os fatores, o risco aumentado de DCV em indivíduos com 4-6 fatores, na verdade, não foi maior do que a soma dos fatores de risco tomados separadamente.

Alexander et al.[100] usaram o banco de dados do NHANES II para determinar o número de pacientes com SM ou DM com mais de 50 anos de idade e, em seguida, determinaram a prevalência da CCo pelo autorrelato de angina ou infarto do miocárdio. Entre os pacientes com DM sem SM, de modo surpreendente, a prevalência da CC (7,5%) não estava aumentada em comparação à prevalência observada entre os indivíduos saudáveis (8,7%). Em contraste, os indivíduos com SM, mas sem DM apresentaram maior prevalência de CC (13,9%), enquanto aqueles com SM e DM tinham prevalência de quase 20%. Uma vez estabelecido o controle da pressão arterial e dos níveis de HDL-C, a SM se tornava irrelevante como fator preditivo de CC.

De modo semelhante, Yarnell et al.[101] examinaram o risco de CC em uma coorte de homens na faixa etária entre 45-63 anos. Foi realizada regressão logística por aplicação de um modelo diferente de SM aos indivíduos não diabéticos, para avaliar as contribuições relativas para o risco de CC. Nenhuma relação complexa foi descoberta entre fatores de SM e risco de CC, sugerindo que o diagnóstico de SM não confere risco adicional, em comparação ao risco associado aos componentes individuais.

Sattar et al.[102] realizaram uma análise secundária do *West of Scotland Coronary Prevention Study* usando uma versão modificada de SM para prever o risco de CC e DM. A SM aumentou o risco de eventos de CC (razão de risco [RR] = 1,8) e de DM (RR = 3,5).[102] Entretanto, a presença de SM não foi preditiva de eventos de CC, quando seus componentes individuais foram incluídos no modelo de múltiplas variáveis. Resultados similares foram obtidos ao se considerar o DM incidental. Mais uma vez, a SM foi insignificante como fator preditivo de eventos subsequentes de CC.

Resumo

A SM representa um grupo de variáveis metabólicas fortemente associadas, em que cada uma aumenta o risco de desenvolvimento de DCV e DM. Embora a RI esteja estreitamente relacionada à presença de SM, quase certamente não é sua única causa. A SM sozinha não aumenta o risco de resultados adversos além do previsto por cada componente individual da síndrome. Outros algoritmos de estratificação de risco, como o escore de risco de Framingham, são mais eficientes para prever o risco com precisão, por causa da inclusão de outros fatores de risco de DCV emergente e ao uso de variáveis contínuas, em vez de dicotomizadas. Em outras palavras, um HDL-C da ordem de 20 recebe pontuação diferente daquela atribuída a um HDL-C de 39. A principal utilidade clínica da SM é o reconhecimento, por parte do profissional, de que a presença de uma ou mais características deve levar à avaliação da presença de outros componentes de SM. Com relação ao tratamento, está claro que devem ser enfocadas as intervenções que diminuem a progressão da intolerância à glicose para DM, uma vez que o DM constitui um fator de risco de DCV muito mais significativo do que a SM isolada. A perda de peso, ainda que modesta, combinada ao exercício diminui drasticamente o risco de progressão de CTG para DM. Ao mesmo tempo, pouco dados definitivos sustentam as intervenções farmacológicas destinadas a aumentar o HDL-C ou diminuir o TG antes de diminuir adequadamente os níveis plasmáticos de LDL.

Referências Bibliográficas

1. Himsworth HP. Lancet 1939;2:1-6.
2. Himsworth HP. Lancet 1939;234:65-8.
3. Himsworth HP. Lancet 1939;234:118-22.
4. Himsworth HP. Lancet 1939;234:171-6.
5. Himsworth HP. Lancet 1949;253:465-73.
6. Yalow R, Berson S. J Clin Invest 1960;39:1157-75.
7. Shen SW, Reaven GM, Farquhar JW. J Clin Invest 1970;49:2151-60.
8. DeFronzo RA, Tobin JD, Andres R. Am J Physiol 1979;237:E214-23.
9. Magkos F, Mittendorfer B. Clin Lipidol 2009;4:215-30.
10. Steele R. Ann N Y Acad Sci 1959;82:420-30.
11. Smith GI, Atherton P, Reeds DN et al. J Appl Physiol 2009; 107:1308-15.
12. Sidossis LS, Magkos F, Mittendorfer B et al. Clin Nutr 2004;23:457-66.

13. DeFronzo RA, Ferrannini E. Diabetes 1982;31:683–8.
14. DeFronzo RA, Simonson D, Ferrannini E. Diabetologia 1982; 23:313–9.
15. Efendic S, Wajngot A, Vranic M. Proc Natl Acad Sci U S A 1985; 82:2965–9.
16. DeFronzo RA. Diabetes 1988;37:667–87.
17. Reeds DN, Cade WT, Patterson BW et al. Diabetes 2006;55:2849–55.
18. Laws A, Stefanick ML, Reaven GM. J Clin Endocrinol Metab 1989;69:343–7.
19. Ginsberg H, Kimmerling G, Olefsky JM et al. J Clin Invest 1975; 55:454–61.
20. Liese AD, Mayer-Davis EJ, Haffner SM. Epidemiol Rev 1998; 20:157–72.
21. Warram JH, Martin BC, Krolewski AS et al. Ann Intern Med 1990;113:909–15.
22. Meigs JB, D'Agostino RB Sr, Wilson PW et al. Diabetes 1997; 46:1594–600.
23. Ginsberg H, Olefsky JM, Reaven GM. Diabetes 1974;23:674–8.
24. Hollenbeck C, Reaven GM. J Clin Endocrinol Metab 1987;64:1169–73.
25. Yeni-Komshian H, Carantoni M, Abbasi F et al. Diabetes Care 2000;23:171–5.
26. Abbasi F, Brown BW Jr, Lamendola C et al. J Am Coll Cardiol 2002;40:937–43.
27. Reaven GM. Diabetes 1988;37:1595–607.
28. Zavaroni I, Bonora E, Pagliara M et al. N Engl J Med 1989;320:702–6.
29. Mitchell BD, Haffner SM, Hazuda HP et al. Am J Epidemiol 1992;136:12–22.
30. Haffner SM, Valdez RA, Hazuda HP et al. Diabetes 1992;41:715–22.
31. Schmidt MI, Watson RL, Duncan BB et al. Metab Clin Exp 1996;45:699–706.
32. Schmidt MI, Duncan BB, Watson RL et al. Diabetes Care 1996; 19:414–8.
33. Alberti KG, Zimmet PZ. Diabet Med 1998;15:539–53.
34. Grundy SM, Hansen B, Smith SC Jr et al. JAMA 2001;285:2486–97.
35. Hubert HB, Feinleib M, McNamara PM et al. Circulation 1983; 67:968–77.
36. Balkau B, Deanfield JE, Despres JP et al. Circulation 2007; 116:1942–51.
37. Kissebah AH, Vydelingum N, Murray R et al. J Clin Endocrinol Metab 1982;54:254–60.
38. Pouliot MC, Despres JP, Lemieux S et al. Am J Cardiol 1994;73:460–8.
39. Pouliot MC, Despres JP, Nadeau A et al. Diabetes 1992;41:826–34.
40. Rimm EB, Stampfer MJ, Colditz GA et al. Epidemiology 1990;1:466–73.
41. Klein S, Allison DB, Heymsfield SB et al. Obesity (Silver Spring) 2007;15:1061–7.
42. Xu H, Barnes GT, Yang Q et al. J Clin Invest 2003;112:1821–30.
43. Weisberg SP, McCann D, Desai M et al. J Clin Invest 2003;112: 1796–808.
44. Kosteli A, Sugaru E, Haemmerle G et al. J Clin Invest 2010;120: 3466–79.
45. Nielsen S, Guo Z, Johnson CM et al. J Clin Invest 2004;113:1582–8.
46. Fabbrini E, Magkos F, Mohammed BS et al. Proc Natl Acad Sci USA 2009;106:15430–5.
47. Randle PJ, Garland PB, Hales CN et al. Lancet 1963;1:785–9.
48. Ferrannini E, Barrett EJ, Bevilacqua S et al. J Clin Invest 1983; 72:1737–47.
49. Kelley DE, Mokan M, Simoneau JA et al. J Clin Invest 1993;92:91–8.
50. Yusuf S, Hawken S, Ounpuu S et al. Lancet 2005;366:1640–9.
51. Winter Y, Rohrmann S, Linseisen J et al. Stroke 2008;39:3145–51.
52. Vega GL, Adams-Huet B, Peshock R et al. J Clin Endocrinol Metab 2006;91:4459–66.
53. Reeds DN, Yarasheski KE, Fontana L et al. Am J Physiol 2006; 290:E47–E53.
54. Ginsberg HN. Circulation 2002;106:2137–42.
55. Roehrich ME, Mooser V, Lenain V et al. J Biol Chem 2003;278: 18368–75.
56. Drew BG, Duffy SJ, Formosa MF et al. Circulation 2009;119:2103–11.
57. Abbasi F, McLaughlin T, Lamendola C et al. J Clin Endocrinol Metab 2000;85:1251–4.
58. Swenson TL. Diabetes Metab Rev 1991;7:139–53.
59. Mittendorfer B, Patterson BW, Klein S. Am J Physiol 2003;284: E549–56.
60. Vaag A, Skott P, Damsbo P et al. J Clin Invest 1991;88:1282–90.
61. Cusi K, Kashyap S, Gastaldelli A et al. Am J Physiol 2007;292: E1775–81.
62. Manninen V, Tenkanen L, Koskinen P et al. Circulation 1992; 85:37–45.
63. Rubins HB, Robins SJ, Collins D et al. N Engl J Med 1999;341:410–8.
64. Keech A, Simes RJ, Barter P et al. Lancet 2005;366:1849–61.
65. Ginsberg HN, Elam MB, Lovato LC et al. N Engl J Med 2010;362: 1563–74.
66. Heinecke J. N Engl J Med 2011;364:170–1.
67. Knowler WC, Barrett-Connor E, Fowler SE et al. N Engl J Med 2002;346:393–403.
68. DeFronzo R, Tripath1 D, Schwenke DC et al. N Engl J Med 2011;364:1104–15.
69. Reaven GM, Hollenbeck CB, Chen YD. Diabetologia 1989;32:52–5.
70. Salazar MR, Carbajal HA, Espeche WG et al. Diab Vasc Dis Res 2011;8:109–16.
71. Reeds DN, Stuart CA, Perez O et al. Metab Clin Exp 2006;55: 1658–63.
72. Ferrannini E, Buzzigoli G, Bonadonna R et al. N Engl J Med 1987;317:350–7.
73. Allemann Y, Horber FF, Colombo M et al. Lancet 1993;341:327–31.
74. Modan M, Karasik A, Halkin H et al. Diabetologia 1986;29:82–9.
75. Yki-Jarvinen H, Utriainen T. Diabetologia 1998;41:369–79.
76. Boustany CM, Bharadwaj K, Daugherty A et al. Am J Physiol Regul Integr Comp Physiol 2004;287:R943–9.
77. Ogihara T, Asano T, Ando K et al. Hypertension 2002;40:872–9.
78. Goodfriend TL, Ball DL, Egan BM et al. Hypertension 2004; 43:358–63.
79. Jeppesen J, Hein HO, Suadicani P et al. Arch Intern Med 2001;161:361–6.
80. Pyorala K. Diabetes Care 1979;2:131–41.
81. Despres JP, Lamarche B, Mauriege P et al. N Engl J Med 1996;334: 952–7.
82. Pyorala M, Miettinen H, Laakso M et al. Circulation 1998;98:398–404.
83. Pyorala M, Miettinen H, Laakso M et al. Diabetes Care 2000; 23:1097–102.
84. Pyorala M, Miettinen H, Halonen P et al. Arterioscler Thromb Vasc Biol 2000;20:538–44.
85. Ronnemaa T, Laakso M, Pyorala K et al. Arterioscler Thromb 1991;11: 80–90.
86. Welin L, Eriksson H, Larsson B et al. Diabetologia 1992;35:766–70.
87. Orchard TJ, Eichner J, Kuller LH et al. Ann Epidemiol 1994;4:40–5.
88. Ferrara A, Barrett-Connor EL, Edelstein SL. Am J Epidemiol 1994; 140:857–69.
89. Ferrannini E, Balkau B. Diabet Med 2002;19:724–9.
90. Weyer C, Hanson RL, Tataranni PA et al. Diabetes 2000;49:2094–101.
91. McLaughlin T, Abbasi F, Cheal K et al. Ann Intern Med 2003;139:802–9.
92. Di Bonito P, Forziato C, Sanguigno E et al. J Endocrinol Invest 2010;33:806–9.
93. Liao Y, Kwon S, Shaughnessy S et al. Diabetes Care 2004;27: 978–83.
94. Ehrmann DA, Sturis J, Byrne MM et al. J Clin Invest 1995;96:520–7.
95. Elbein SC, Wegner K, Kahn SE. Diabetes Care 2000;23:221–7.
96. Ryan EA, Imes S, Liu D et al. Diabetes 1995;44:506–12.
97. Villareal DT, Koster JC, Robertson H et al. Diabetes 2009;58:1869–78.
98. Malik S, Wong ND, Franklin SS et al. Circulation 2004;110:1245–50.
99. Golden SH, Folsom AR, Coresh J et al. Diabetes 2002;51:3069–76.
100. Alexander CM, Landsman PB, Teutsch SM et al. Diabetes 2003;52:1210–4.
101. Yarnell JW, Patterson CC, Bainton D et al. Heart 1998;79:248–52.
102. Sattar N, Gaw A, Scherbakova O et al. Circulation 2003;108:414–9.

63 Nutrição e processos inflamatórios*

Philip C. Calder

Inflamação

A inflamação é um mecanismo de defesa normal do hospedeiro que o protege contra infecções e outras agressões. A inflamação inicia os processos de destruição (*killing*) de patógenos e reparação tecidual, além de ajudar a restaurar a homeostase em sítios infectados ou danificados. É caracterizada por rubor, tumor, calor, dor e perda de função. Envolve interações entre muitos tipos celulares, bem como produção de respostas a vários mediadores químicos. Normalmente, o hospedeiro é tolerante aos micróbios e outros componentes ambientais que não oferecem ameaça. Esta tolerância envolve apenas uma resposta limitada ao hospedeiro ou uma resposta ativa que é altamente controlada. Quando a resposta inflamatória ocorre, normalmente é bem regulada e não causa dano excessivo ao hospedeiro, é autolimitada e se resolve rapidamente. Esta autorregulação envolve ativação de mecanismos de retroalimentação negativa, como a secreção de citocinas anti-inflamatórias, inibição de cascatas de sinalização pró-inflamatória, liberação de receptores para mediadores inflamatórios, e ativação de células regulatórias. Dessa forma, e com controle adequado, as respostas inflamatórias reguladas são essenciais para que o indivíduo permaneça saudável e para a manutenção da homeostase.

A inflamação patológica envolve perda de tolerância ou perda de processos regulatórios. Quando esta situação se torna excessiva, podem ocorrer danos irreparáveis aos tecidos do hospedeiro, e uma doença pode ser estabelecida. Normalmente, as doenças ou condições com um componente inflamatório bem definido são tratadas com medicamentos anti-inflamatórios gerais ou específicos. Entretanto, como muitos componentes da dieta podem influenciar vários elementos da inflamação, a nutrição pode atuar na predisposição a condições inflamatórias, e a intervenção nutricional pode ser útil na prevenção ou tratamento dessas condições. Este capítulo considera o papel da inflamação em várias doenças e condições, identifica os mecanismos comuns e marcadores de inflamação, discute evidências de que os componentes da dieta podem influenciar processos inflamatórios e indica os prováveis mecanismos de ação destes componentes da dieta.

Aspectos gerais do processo inflamatório

A inflamação pode ser classificada como aguda ou crônica. A inflamação aguda é a resposta inicial do corpo a estímulos prejudiciais e se dá por meio da movimentação aumentada de plasma e leucócitos (em especial de granulócitos) do sangue para os tecidos lesionados. Uma cascata de eventos bioquímicos é propagada e amadurece a resposta inflamatória, envolvendo o sistema vascular local, o sistema imune e várias células junto ao tecido lesionado. A inflamação prolongada, conhecida como inflamação crônica, leva a um desvio progressivo do tipo de células presentes no sítio da inflamação e é caracterizada pela destruição e cicatrização simultâneas do tecido, a partir do processo inflamatório. As características das inflamações aguda e crônica são comparadas na Tabela 63.1. Comum a ambas as formas de inflamação são uma fase aferente, em que a presença de "material estranho" é "perce-

*__Abreviaturas:__ **AGE**, produto final de glicação avançada; **AGPI**, ácidos graxos poli-insaturados; **AR**, artrite reumatoide; **CCL**, quimiocina ligante (*motif* C-C); **COX**, ciclo-oxigenase; **CU**, colite ulcerativa; **DC**, doença de Crohn; **DHA**, ácido docosahexaenoico; **EI**, enteropatia inflamatória; **EPA**, ácido eicosapentaenoico; **HLA**, antígeno leucocitário humano; **IFN**, interferon; **Ig**, imunoglobulina; **IL**, interleucina; **LOX**, lipoxigenase; **MCP**, proteína quimiotática de monócitos; **NFκB**, fator nuclear κB; **PCR**, proteína C-reativa; **PPAR**, receptor ativado pelo proliferador de peroxissomo; **RAGE**, receptor de AGE; **STAT**, transdutores de sinal e ativadores de transcrição; **Th**, célula T auxiliar; **TNF**, fator de necrose tumoral; **UFC**, unidade formadora de colônia.

Tabela 63.1 Características das inflamações aguda e crônica

	Aguda	Crônica
Agente causal	Patógenos, tecidos lesados	Inflamação crônica persistente resultante de patógenos não degradáveis, persistência de corpos estranhos ou reações autoimunes
Principais células envolvidas	Neutrófilos e outros granulócitos, células mononucleares (monócitos, macrófagos)	Células mononucleares (monócitos, macrófagos, linfócitos T, linfócitos B), fibroblastos
Mediadores primários	Aminas vasoativas, eicosanoides	Citocinas, eicosanoides, fatores de crescimento, espécies reativas de oxigênio, enzimas hidrolíticas
Início	Imediato	Tardio
Duração	Poucos dias	Até meses ou anos
Efeitos clínicos	Resolução, formação de abscesso, inflamação crônica	Destruição tecidual, fibrose, necrose

bida" por alguns tipos de célula, e uma fase eferente, em que uma resposta inflamatória é gerada para eliminar o invasor hostil percebido. O propósito da resposta inflamatória contra os microrganismos é evidente, e a resposta é benéfica e necessária para proteger a integridade do corpo, desde que não se torne desnecessariamente destrutiva nem prolongada.

A inflamação causada por agentes não patogênicos também pode ser benéfica e remover materiais estranhos (p. ex., via aumento da produção de muco e do número de células fagocíticas), mas também pode ter efeitos negativos sobre a saúde, especialmente se tiver duração prolongada. Seja qual for a causa da inflamação, a resposta envolve quatro elementos principais:

1. Suprimento aumentado de sangue para o sítio da inflamação.
2. Aumento da permeabilidade capilar, causado pela abertura das junções entre as células endoteliais. Isto permite que plasma e moléculas maiores, que normalmente não atravessam o endotélio, passem a fazê-lo e, assim, haja distribuição de alguns mediadores solúveis para o sítio da inflamação.
3. Migração de leucócitos a partir dos capilares para dentro do tecido adjacente (ver Fig. 63.1).[1] Este processo é promovido pela liberação de fatores quimiotáticos a partir do sítio da inflamação e pela indução de moléculas de adesão no endotélio. Uma vez no tecido, os leucócitos se movem para o sítio inflamatório.
4. Liberação de mediadores a partir do sítio da inflamação (ver Fig. 63.1). Podem ser mediadores lipídicos (p. ex., prostaglandinas, leucotrienos), mediadores peptídicos (p. ex., citocinas, quimiocinas), espécies reativas do oxigênio (p. ex., superóxido), derivados de aminoácidos (p. ex., histamina) e enzimas (p. ex., proteases da matriz), dependendo do tipo celular, da natureza do estímulo inflamatório, do sítio anatômico e do estágio durante a resposta inflamatória. Estes mediadores normalmente exerceriam algum papel na defesa do hospedeiro, mas quando são produzidos de modo inadequado ou sem regulação, podem danificar os tecidos do hospedeiro e acarretar doenças. Vários destes mediadores podem atuar amplificando o processo inflamatório ao agirem, por exemplo, como fatores quimiotáticos. Alguns mediadores inflamatórios podem escapar do sítio da inflamação e cair na circulação e, a partir desta, exercer efeitos sistêmicos. Exemplificando, a citocina interleucina-6 (IL-6) induz síntese hepática de proteína-C reativa (PCR), uma proteína de fase aguda, enquanto o fator de necrose tumoral-α (TNF-α) deflagra efeitos metabólicos junto ao músculo esquelético, tecido adiposo e osso.

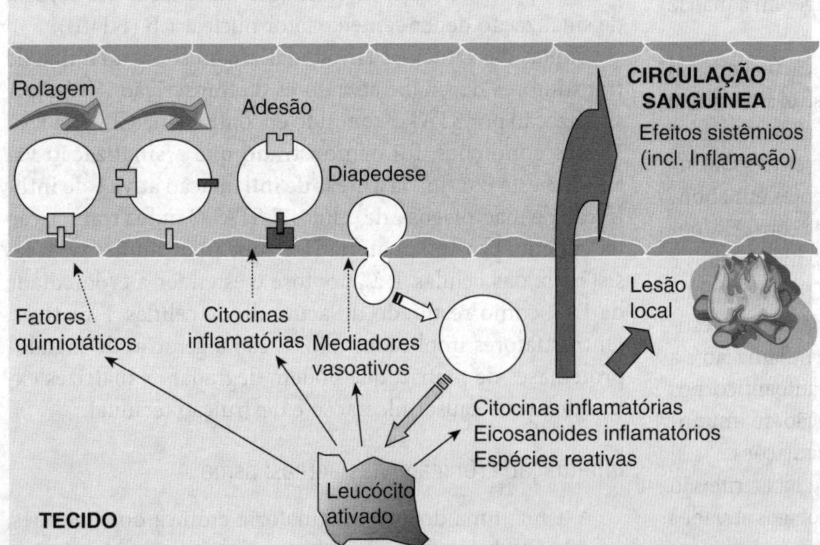

Figura 63.1 Visão geral da inflamação. (Reproduzido com permissão de Calder PC, Albers R, Antoine JM et al. Inflammatory disease processes and interactions with nutrition. Br J Nutr 2009;101:S1-45.)

Características das condições inflamatórias

A inflamação é reconhecida como fator que contribui para a fisiopatologia de muitas doenças. Em alguns casos, como artrite reumatoide (AR), as enteropatias inflamatórias (EI), asma e psoríase, o papel central da inflamação em relação aos achados patológicos é bem definido. Indivíduos com estas condições apresentam intensa infiltração de células inflamatórias no sítio de atividade da doença (p. ex., articulações, mucosa intestinal, pulmões, pele), além de altas concentrações de mediadores inflamatórios nestes sítios e na circulação sistêmica. Estas condições são tratadas, com níveis variáveis de sucesso, à base de fármacos anti-inflamatórios. Em outros casos, como na aterosclerose e na obesidade, o papel da inflamação foi descoberto mais recentemente, e sua contribuição para os achados patológicos, aliada a numerosos fatores relevantes adicionais, é menos clara. Indivíduos com estas condições mostram infiltrado de células inflamatórias no sítio de atividade da doença (p. ex., parede de vaso sanguíneo, tecido adiposo) e níveis moderadamente altos de mediadores inflamatórios na circulação sistêmica.

Inflamação crônica das articulações: artrite reumatoide

A AR é uma doença autoimune comum, caracterizada por inflamação crônica da sinóvia das articulações.[2] A longo prazo, pode levar ao dano articular, resultando em dor crônica, perda da função e incapacitação. Os principais fatores de risco de doença incluem a suscetibilidade genética, o sexo (a condição é 2-3 vezes mais comum em mulheres), a idade, tabagismo e certos agentes infecciosos. O principal fator genético predisponente é o antígeno leucocitário humano (HLA)-DR4, embora outros fatores genéticos tenham sido descobertos, como os polimorfismos envolvendo a proteína linfoide tirosina fosfatase,[3] que resultam em alteração da reatividade de linfócitos T. Na AR, a sinóvia (ou membrana sinovial) se torna hipertrófica e edematosa. A angiogênese, o recrutamento de células inflamatórias resultante da produção de quimiocinas, a retenção local e a proliferação celular contribuem para o acúmulo de células na sinóvia inflamada. Enzimas degradativas localmente expressas (metaloproteases da matriz) digerem a matriz extracelular e destroem estruturas articulares.

A membrana sinovial que se estende até a cartilagem e o osso é conhecida como *pannus*. Este invade e destrói ativamente o osso periarticular e a cartilagem na margem situada entre a sinóvia e o osso. As células T estão ativamente envolvidas na patogênese da AR. As células T ativadas, presentes em abundância nas articulações inflamadas de pacientes com AR, podem estimular outras células (p. ex., células B, macrófagos e células sinoviais semelhantes a fibroblastos).[4] Observa-se que estas células T participam da complexa rede de eventos estimulados por células e mediadores que levam à inflamação e à destruição articular. As células B são a fonte de autoanticorpos produzidos na AR e contribuem para a formação de imunocomplexos e ativação do complemento nas articulações.[5]

As principais células efetoras na patogênese da artrite são os macrófagos e fibroblastos sinoviais. Os macrófagos ativados são decisivos na AR, não só por causa das citocinas derivadas de macrófagos (em particular, TNF-α e IL-1) nos compartimentos sinoviais, mas também por sua localização em sítios estratégicos junto ao tecido de *pannus* destrutivo. Evidências indicam a proliferação e expressão de citocinas inflamatórias e quimiocinas por células sinoviais semelhantes a fibroblastos na sinóvia inflamada.

Inflamação crônica da mucosa gastrintestinal: enteropatias inflamatórias

A colite ulcerativa (CU) e a doença de Crohn (DC) são as duas formas principais de EI. A DC pode afetar qualquer parte do trato gastrintestinal, enquanto a CU afeta primariamente o cólon.[6,7] As EI são condições multifatoriais com componentes genéticos e ambientais. Seu resultado final é determinado por uma resposta imune aberrante à microbiota comensal normal em indivíduos com barreira epitelial intestinal enfraquecida.[8]

Embora um componente genético esteja comprovadamente envolvido na EI, evidências mais fortes indicam a existência de uma ligação genética na DC: uma mutação no gene NOD2/CARD-15 (chamada IBD-1) foi encontrada em 30% dos pacientes com DC.[9] NOD2 é um receptor citoplasmático para certos peptídeos encontrados em paredes celulares bacterianas que, em pacientes com DC portadores desta mutação, pode diminuir a capacidade de eliminar bactérias invasivas. De fato, evidências indicam o envolvimento microbiano em ambas as formas de EI, com interação perturbada entre o sistema imune das mucosas e a microbiota intestinal comensal. Em ambas as formas de EI, amplos infiltrados de neutrófilos estão presentes no tecido inflamado. Os perfis de resposta de célula T associados à CU e à DC diferem quanto ao padrão de formação de citocinas de células Th. Na DC, este padrão é do tipo Th1, com produção aumentada de TNF-α, interferon (IFN)-γ, IL-12, IL-6 e IL-1β. Na CU, este padrão se assemelha mais a um padrão de tipo Th2 modificado, em que há regulação positiva de IL-5 e IL-10, mas não de IL-4. Além desta alteração no padrão de citocinas, os linfócitos B intestinais produzem grandes quantidades de imunoglobulina G (IgG). O TNF-α é expresso na mucosa intestinal de pacientes com EI e deflagra inflamação via cascata de sinalização dependente de fator nuclear κB (NFκB).

Muitas das citocinas envolvidas atuam sobre a família de transdutores de sinal e ativadores da transcrição (STAT). A sinalização por STAT-3 tem sido encontrada na CU e na DC. Nestas condições, foi demonstrado que a sinalização via STAT-3 está confinada a áreas de inflamação ativa e de infiltração de macrófagos e de células T. STAT-3 induz transcrição da citocina pró-inflamatória IL-6, que pode aumentar a resistência das células T à apoptose e estender a cronicidade da DC, como resultado do acúmulo de células T reativas. Outros fatores implicados na DC são a geração de metaloproteinases de matriz, que podem degradar as matrizes extracelulares e causar ulceração e destruição tecidual.

Inflamação crônica e vias aéreas: asma

A asma, uma doença inflamatória crônica dos pulmões, é tradicionalmente classificada em alérgica ou não alérgica.

A asma alérgica é a forma mais comum em crianças. Nos adultos, a asma sem alérgeno deflagrador conhecido é a forma mais frequente. Entretanto, esta distinção depende da demonstração dos alérgenos e é um pouco obscura. Vários irritantes "inespecíficos" podem agravar a asma e deflagrar uma crise asmática.

A asma está associada a sintomas proeminentes de sensação de aperto no peito, sibilos, tosse e dispneia, sendo funcionalmente caracterizada como obstrução bronquial reversível, causada pela contração da camada de músculo liso na mucosa dos brônquios, produção de muco, edema de mucosa e inflamação da mucosa. A hiper-responsividade das vias aéreas (hipersensibilidade e hiper-reatividade a estímulos) normalmente está presente na asma.

Uma célula proeminente na inflamação asmática é o eosinófilo, ao lado dos linfócitos. Outros granulócitos podem estar presentes em número variável. A inflamação pode levar à destruição e descolamento da camada celular epitelial. Com o tempo, ocorrem mudanças estruturais na asma, conhecidas como remodelamento. A inflamação se torna permanente e mais grave, e a reversibilidade da obstrução das vias aéreas é menos completa.

Vários genes têm sido implicados na asma (p. ex., ADAM33).[10] Segundo as estimativas dos pesquisadores, mais de uma dúzia de genes polimórficos regulam os achados da asma, como a resposta inflamatória, síntese de IgE, citocina e produção de quimiocina, remodelamento e função das vias aéreas.[11] No coração da reação alérgica, está a interação entre as moléculas de IgE ligadas a receptores específicos na membrana de mastócitos e seus alérgenos correspondentes. Quando as moléculas de IgE fazem ligação cruzada com o alérgeno, o mastócito é acionado a liberar os potentes mediadores inflamatórios contidos em seus grânulos citoplasmáticos, e há desenvolvimento de resposta inflamatória alérgica. Esta resposta tem duas fases: uma fase inicial, que é a reação quase imediata, e uma resposta tardia, que se desenvolve após várias horas. Os mastócitos são as células centrais na resposta inicial, enquanto os eosinófilos são as células predominantes na resposta tardia. Níveis aumentados de citocinas Th2 (IL-4, IL-5, IL-9 e IL-13) têm sido demonstrados na via respiratória asmática.[12] Essa inflamação estimulada por Th2 tem dois ramos: um via células B ativadas por IL-4 para produção de IgE, que desencadeia a inflamação alérgica mediada por mastócitos; e outro via IL-4, mas principalmente pelos efeitos mediados pela IL-13 diretamente sobre o epitélio e a musculatura lisa bronquiais.[13] Há, ainda, relatos de que o TNF-α também exerce papel importante na asma grave.[14]

Inflamação crônica da pele: psoríase

A psoríase é uma doença inflamatória cutânea comum, embora também possa estar associada a sintomas articulares. A suscetibilidade genética e as associações com outras condições inflamatórias são conhecidas. Também pode haver envolvimento de infecções estreptocócicas e traumatismo físico cutâneo. A fisiopatologia envolve uma interação entre o sistema imune e a pele. A psoríase é caracterizada por um infiltrado de linfócitos T na derme, formação de aglomerados de neutrófilos na epiderme, envolvimento de duas ou três camadas epidérmicas em proliferação, e diferenciação significativamente acelerada, porém incompleta. A ativação do sistema imune inato por produtos estreptocócicos e, mais provavelmente, por fatores ainda não identificados induz liberação de citocinas, incluindo IFN-α e IFN-γ. A fonte celular destas citocinas está pouco clara, mas é possível que sejam as células dendríticas. Estas citocinas ativam os queratinócitos, induzindo-os a proliferar e produzir fatores angiogênicos indutores da proliferação de microvasos dérmicos.

Inflamação crônica da parede vascular: aterosclerose

A aterosclerose ou "enrijecimento das artérias" é a principal causa de doença cardiovascular. A disfunção endotelial é o principal mecanismo de base, caracterizado pela alteração da função endotelial, aumento da expressão de moléculas de adesão e comprometimento das respostas vasodilatadoras dependentes do endotélio. Os leucócitos se fixam ao endotélio disfuncional e, posteriormente, se acumulam junto ao espaço subendotelial. Os macrófagos derivados de monócitos são convertidos em células espumosas carregadas de lipídios junto à parede arterial, originando assim uma lesão denominada *estria gordurosa*. A conversão da estria gordurosa em placa aterosclerótica fibrosa exige o recrutamento e a proliferação de células musculares lisas vasculares.[15]

A aterosclerose atualmente é considerada uma doença inflamatória crônica e, em cada estágio de sua evolução, é caracterizada por infiltração de monócitos-macrófagos e linfócitos T.[16] Os possíveis estímulos para este processo inflamatório incluem as lipoproteínas de baixa densidade oxidadas, homocisteína, radicais livres gerados pela fumaça do cigarro, e microrganismos infecciosos. Nos infiltrados de célula T, predominam as células T auxiliares (i. e., $CD4^+$), sendo que as células derivadas de lesões humanas reagem aos antígenos derivados das lipoproteínas de baixa densidade oxidadas, proteínas do choque térmico e microrganismos.[16] O ambiente de citocinas junto às lesões ateroscleróticas é considerado promotor de uma resposta predominantemente Th1, associada com ativação de macrófagos e produção de IFN-γ e IL-1β. A inflamação em curso envolve vários fatores de crescimento e citocinas, levando ao espessamento da íntima por estimulação da migração celular, proliferação e geração de matriz extracelular.

Inflamação crônica do tecido adiposo: obesidade

A obesidade é caracterizada por uma expansão da massa de tecido adiposo e por alterações drásticas em sua distribuição corporal. Uma ligação mecanística entre obesidade e inflamação de baixo grau foi proposta pela primeira vez por Hotamisligil et al.,[17] que mostraram que o tecido adiposo branco sintetiza e libera TNF-α. A gama de proteínas inflamatórias produzidas pelo tecido adiposo é reconhecida como sendo extremamente ampla e inclui leptina, adiponectina, algumas proteínas de fase aguda, citocinas (incluindo IL-1, IL-6 e TNF-α), quimiocinas (incluindo IL-8, proteína quimiotática de monócito-1 [MCP-1], RANTES [atualmente conhecida como quimiocina ligante (*mo-*

tif C-C) CCL5] e proteína inflamatória de macrófago-1α e -1β [atualmente conhecidas como CCL3 e CCL4, respectivamente]), e fatores do complemento (incluindo C3).[18] A obesidade está associada à elevação crônica das concentrações circulantes de proteínas inflamatórias, incluindo várias proteínas inflamatórias de fase aguda, como PCR, citocinas pró e anti-inflamatórias, e moléculas de adesão solúveis.[18]

O tecido adiposo é um tecido heterogêneo, composto por vários tipos celulares: adipócitos, pré-adipócitos, fibroblastos, células endoteliais, mastócitos, granulócitos, linfócitos e macrófagos. Por causa da heterogeneidade das células no tecido adiposo, a fonte celular de fatores inflamatórios secretados pelo tecido na circulação continua desconhecida. Entretanto, adipócitos e células inflamatórias clássicas, em especial os macrófagos, parecem estar envolvidos. Os linfócitos T parecem ter um papel inicial decisivo na inflamação do tecido adiposo.[19] Muitos mediadores sintetizados pelo tecido adiposo são candidatos a fatores quimiotáticos de células inflamatórias. A leptina induz proteínas de adesão, facilitando assim a migração de monócitos. Por outro lado, a adiponectina pode inibir este processo. A MCP-1 é um agente quimiotático forte, considerado um dos principais responsáveis pelo acúmulo de macrófagos junto ao tecido adiposo.

Achados comuns de processos inflamatórios crônicos

Embora o dano tecidual induzido pela inflamação ocorra de modo específico ao órgão (articulações, intestino, pulmões, pele, vaso sanguíneo, tecido adiposo) em diferentes doenças ou condições, existem alguns aspectos comuns entre as respostas vistas nos diferentes órgãos (resumidos na Tab. 63.2). Em geral, a resposta inflamatória observada é normal, mas ocorre no contexto errado, e isto está relacionado a uma função de barreira inapropriada (epitelial ou endotelial), deflagração inapropriada (p. ex., uma resposta a um estímulo normalmente benigno se torna equivalente à perda de tolerância), ausência de inibição para controlar a resposta e destruição tecidual com perda de função. Em alguns casos, a inflamação resulta de deflagradores exógenos, como alérgenos ou micróbios. Em outros casos, é secundária ao dano tecidual causado por moléculas endógenas, como a lipoproteína de baixa densidade oxidada.

O envolvimento de diferentes deflagradores também é refletido nas distintas associações com polimorfismos em receptores envolvidos no reconhecimento de padrão, como o NOD2 na DC, ou com outras moléculas envolvidas em respostas imunes adaptativas específicas, como os subtipos HLA-DR na CU e na AR (ver Tab. 63.2). No entanto, embora o deflagrador, a localização e os sintomas clínicos resultantes sejam diferentes, muitos processos, células e moléculas envolvidas na resposta inflamatória real são notavelmente similares (ver Tab. 63.2).

A maioria das (se não todas) doenças inflamatórias crônicas consideradas aqui são caracterizadas pela hiperprodução de citocinas (TNF-α, IL-1β, IL-6, IFN-γ), quimiocinas (IL-8, MCP-1), eicosanoides (prostaglandina E2, leucotrienos da série 4) e metaloproteinases de matriz. Níveis altos destes

Tabela 63.2 Resumo das características dos estados patológicos inflamatórios

	Artrite reumatoide	Doença de Crohn	Colite ulcerativa	Asma	Psoríase	Aterosclerose	Obesidade
Órgão afetado	Articulações	Todo o trato gastrintestinal	Cólon e reto	Pulmões	Pele	Parede vascular	Tecido adiposo
Fatores genéticos predisponentes	Subtipos HLA--DR4	NOD2; locus IBD	Locus IBD; MUC3; subtipos HLA-DR?	ADAM33; *cluster* genético Th2	PSORS1	Vários, incluindo apolipoproteína E4	Vários sugeridos
Fator(es) deflagrador(es)	Desconhecido	Micróbios intestinais comensais	Micróbios intestinais comensais	Alérgenos; irritantes	Estreptococos cutâneos	Lesão endotelial; lipoproteína de baixa densidade	Ingestão energética superior ao gasto
Achados clínicos	Inchaço, dor e erosão articular	Ulceração intestinal; diarreia; dor abdominal; perda de peso; mal-estar	Ulceração intestinal; diarreia sanguinolenta; dor abdominal; urgência para defecar	Sibilo; muco; falta de ar; comprometimento da função pulmonar	Pele seca	Formação de placa; por fim, infarto do miocárdio, acidente vascular encefálico e assim por diante, a partir da ruptura da placa	Ganho de peso; resistência à insulina
Células envolvidas	Células Th1; fibroblastos; células B; macrófagos; sinoviócitos	Células Th1	Células Th1 e Th2 (dominância de Th2); granulócitos	Células Th2; mastócitos; eosinófilos	Células Th1; células NK; granulócitos; queratinócitos	Macrófagos; células T; plaquetas; células endoteliais	Adipócitos; macrófagos
Mediadores envolvidos	TNF-α, IL-1, IL-6, IL-17, PG, LTB_4, MMP	TNF-α, IL-6, IL-12, PG, MMP	TNF-α, IL-5, IL-13, PG	TNF-α, IL-5, IL-13, cis-LT	Citocinas tipo 1, LTB_4, fatores angiogênicos	MCP-1 na formação da placa; MMP na ruptura da placa	MCP-1

Cis-LT, cisteinil-leucotrieno; HLA, antígeno leucocitário humano; EI, enteropatia inflamatória; IL, interleucina; LT, leucotrieno; MCP, proteína quimiotática de monócito; MMP, metaloproteinase de matriz; NK, *natural killer*; PG, prostaglandina; Th, célula T auxiliar; TNF, fator de necrose tumoral.

Modificada com permissão de Calder PC, Albers R, Antoine JM et al. Inflammatory disease processes and interactions with nutrition. Br J Nutr 2009;101:S1-45.

mediadores atuam amplificando o processo inflamatório (p. ex., atraindo mais células inflamatórias para o sítio), contribuindo para a destruição tecidual (ver Fig. 63.1) e para os sintomas clínicos observados. Muitos destes mediadores são positivamente regulados via NFκB, enquanto outros são negativamente regulados via receptores ativados por proliferador de peroxissoma (PPAR) e receptores X hepáticos. A entrada de células inflamatórias em sítios com atividade inflamatória é facilitada pela indução de moléculas de adesão no endotélio, num processo promovido por citocinas inflamatórias e por uma gama de deflagradores inflamatórios, atuando frequentemente via NFκB. O processo contínuo de lesão tecidual, cicatrização e reparo, em resposta à liberação de citocinas, quimiocinas e fatores de crescimento por células inflamatórias infiltrantes, bem como por células teciduais residentes, resulta no remodelamento tecidual.

O motivo de a resolução da inflamação não ocorrer ou ser anormal em tantos processos fisiopatológicos continua amplamente desconhecido, embora vários mecanismos possam ser considerados. Em primeiro lugar, uma agressão persistente (p. ex., infecção crônica, exposição contínua a estímulos deflagradores) pode fornecer estímulos pró-inflamatórios contínuos. Em segundo lugar, a resposta inflamatória resulta em dano tecidual, enquanto a perda da função de barreira pode levar à exposição a antígenos e à perda de tolerância a autoantígenos ou a componentes da microbiota, que então fornecem um deflagrador que estimula a inflamação prolongada. Em terceiro lugar, a hiperprodução local de fatores de sobrevida (p. ex., IL-5, fator estimulador de colônias de granulócitos e macrófagos e IL-1β) pode resultar em sobrevida prolongada e atividade de granulócitos. Por fim, pode haver deficiência dos mecanismos de retroalimentação (controle) negativa que levam à perda do controle inflamatório. Embora a importância relativa possa diferir, estes mecanismos parecem contribuir para a maioria das condições aqui descritas.

Alimentos, nutrição e processos inflamatórios: algumas considerações gerais

Está claro que as doenças inflamatórias "clássicas" (p. ex., AR, EI, asma, psoríase) resultam de uma interação entre predisposição genética (que pode não ser totalmente conhecida) e fatores ambientais. A alimentação tende a ser um aspecto relevante como fator ambiental, em diferentes extensões, nas diversas condições inflamatórias. As doenças inflamatórias "metabólicas" (p. ex., aterosclerose, obesidade) nitidamente têm um forte componente dietético, contudo a inflamação é um achado menos evidente e apenas recentemente reconhecido destas condições. Desta forma, é difícil separar o impacto da dieta sobre o componente inflamatório destas doenças do impacto da dieta sobre os outros componentes.

Independentemente da natureza da inflamação, é importante distinguir entre fatores dietéticos enquanto fatores causais diretos (p. ex., deflagradores ou estimuladores) da resposta inflamatória e fatores dietéticos enquanto modificadores ou reguladores da resposta inflamatória a outros estímulos deflagradores ou estimuladores. São exemplos de casos em que a alimentação é um fator causal direto a asma desencadeada pela exposição a um alérgeno alimentar (p. ex., proteína do leite de vaca, proteína de amendoim); e a doença celíaca, que consiste em uma resposta imunológica adversa ao glúten e a proteínas análogas ao glúten contidas em alguns grãos (trigo, centeio, cevada) resultando na inflamação crônica da mucosa do intestino delgado.[20] Nestas condições, evitar os alimentos que contêm o deflagrador da inflamação é o fator essencial evidente para o tratamento.

Outros exemplos de componentes dietéticos que atuam como desencadeadores diretos de inflamação estão sendo descobertos. Experimentos *in vitro* mostraram que os ácidos graxos saturados podem ativar células inflamatórias por meio do receptor *Toll-like* 4 e da via do NFκB, da mesma forma que o lipopolissacarídeo bacteriano.[21,22] Esse achado levanta a possibilidade de que a exposição das células inflamatórias a certos ácidos graxos saturados não esterificados poderia ser um fator importante na condução da inflamação; isto poderia ser muito importante na inflamação metabólica, como ocorre na obesidade, diabetes tipo 2, esteatose hepática não alcoólica e aterosclerose. Há formação de produtos finais de glicação avançada (AGE) em reações químicas entre glicose e resíduos de aminoácidos que ocorrem durante o processamento e cozimento dos alimentos; e também há formação *in vivo*. As células inflamatórias expressam receptores para AGE (RAGE) e estes receptores induzem sinalização inflamatória. Assim, os AGE provenientes dos alimentos ou formados endogenamente podem eventualmente deflagrar inflamação.[23]

A quebra da função de barreira é um fator essencial em algumas doenças inflamatórias, como a EI. Uma dieta inadequada ou inapropriada possivelmente contribui para uma ruptura da barreira gastrintestinal, o que, em indivíduos geneticamente predispostos e, talvez, na presença de outros fatores, influencia a iniciação, progressão e gravidade da doença. Além disso, a composição da microbiota intestinal atualmente é reconhecida como um fator "ambiental" essencial que contribui para a EI. A dieta nitidamente é capaz de influenciar a microbiota intestinal e, portanto, pode exercer influência direta sobre EI, desta forma. Assim, é possível ver a alimentação como uma etapa removida dos fatores causais diretos (quebra da barreira intestinal; composição da microbiota) da iniciação, progressão e gravidade da EI.

Há uma forte interação entre estresse oxidativo e inflamação. A geração de oxidantes (p. ex., radicais superóxido, peróxido de hidrogênio) faz parte da resposta inflamatória do hospedeiro. Os oxidantes podem danificar componentes das células hospedeiras. Por sua vez, os oxidantes e componentes celulares oxidados, , atuando por meio de fatores de transcrição como o NFκB, induzem a produção de eicosanoides e citocinas inflamatórias, entre outros mediadores (ver Fig. 63.2). Assim, os componentes da dieta que contribuem para o estresse oxidativo (p. ex., lipídios oxidados resultantes do cozimento por aquecimento de óleos a temperaturas elevadas) poderiam promover respostas inflamatórias, enquanto os componentes dietéticos inibidores ou supressores do es-

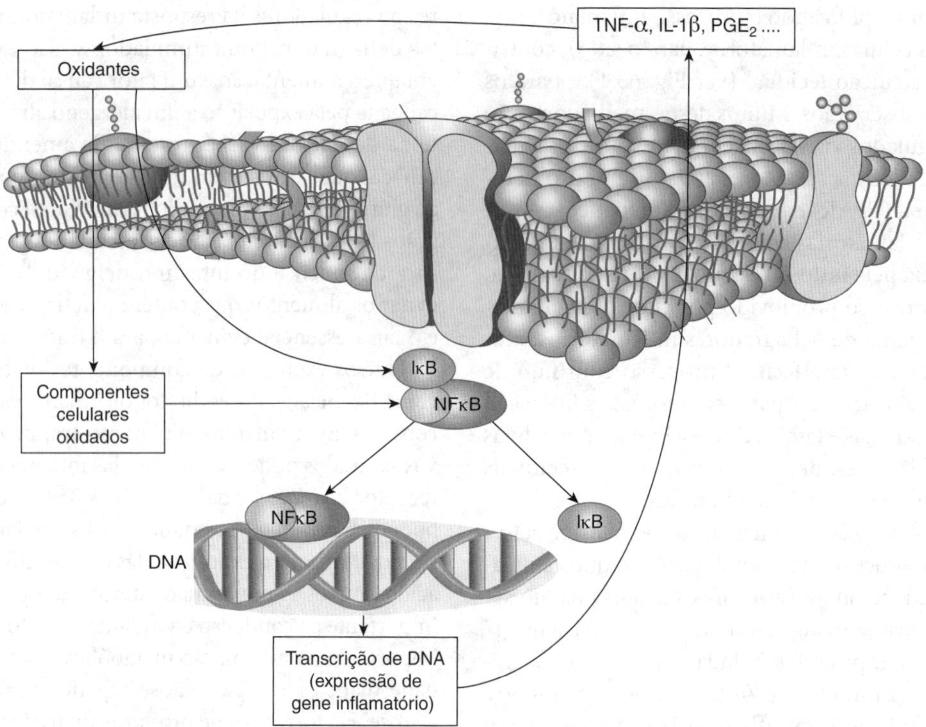

Figura 63.2 Representação da interação entre estresse oxidativo e inflamação. IκB, subunidade inibitória do fator nuclear κB; IL, interleucina; NFκB, fator nuclear κB; PG, prostaglandina; TNF, fator de necrose tumoral. (Reproduzido com permissão de Calder PC, Albers R, Antoine JM et al. Inflammatory disease processes and interactions with nutrition. Br J Nutr 2009;101:S1-45.)

tresse oxidativo (vários antioxidantes) poderiam diminuir a força das respostas inflamatórias.

A natureza da alimentação pode afetar as concentrações de hormônios (p. ex., insulina, leptina, cortisol) que, por sua vez, afetam os processos inflamatórios. Alguns componentes da dieta atuam como substratos para a biossíntese de mediadores inflamatórios (p. ex., a arginina é precursora de óxido nítrico; o ácido araquidônico, um ácido graxo n-6, é precursor das prostaglandinas inflamatórias). Desta forma, a dieta poderia exercer papel central na manutenção da disponibilidade destes substratos para alimentar a resposta inflamatória. Por fim, alguns componentes da alimentação atuam como reguladores de vários aspectos das respostas inflamatórias celulares. Exemplificando, os ácidos graxos n-3 marinhos influenciam as vias sinalizadoras nas células inflamatórias, por meio de ações na membrana, citosol e núcleo,[24-26] e assim atuam modificando as respostas iniciadas por vários deflagradores inflamatórios.

Abordagens dietéticas para prevenção ou atenuação da inflamação

Restrição calórica e perda de peso

A perda de peso é acompanhada da diminuição gradual de concentrações de marcadores inflamatórios circulantes,[27] mas é difícil determinar se este efeito é secundário à própria perda de peso em si ou à natureza da dieta usada para induzir a perda de peso. Entretanto, parece provável que a secreção reduzida de mediadores pró-inflamatórios a partir de adipócitos ou macrófagos ativados do tecido adiposo contribui para o efeito de perda de peso. Por outro lado, a própria restrição calórica em si pode exercer papel anti-inflamatório.[28] São mediadores essenciais deste efeito as proteínas das famílias sirtuína e FoxO, que são induzidas ou ativadas durante os estados de limitação de suprimento energético. As sirtuínas são desacetilases dependentes de nicotinamida adenina dinucleotídeo (NAD^+) oxidada, de substratos que variam de histonas a reguladores de transcrição. Em consequência, a eficiência metabólica é melhorada, as defesas celulares contra o estresse são fortalecidas e as atividades inflamatórias são inibidas, notavelmente via diminuição da ativação do NFκB.[29,30] As proteínas FoxO são fatores de transcrição que regulam a expressão de genes envolvidos na homeostase energética, sobrevida celular e respostas inflamatórias, incluindo NFκB.[31,32] Reduzir a ingestão de energia parece ser mais importante do que a natureza do alimento de baixa caloria. Concentrações diminuídas de marcadores inflamatórios são observadas com uma dieta de baixa caloria e rica em gordura, bem como com dietas de baixa caloria e alto teor de carboidrato.[33] Entretanto, é concebível que alguns componentes dietéticos sejam mais eficientes do que outros como reguladores da atividade de sirtuina ou FoxO.

Padrões dietéticos

Estudos epidemiológicos analisaram a associação entre determinados padrões dietéticos ou ingestão de tipos específicos de alimentos e medidas de inflamação. Estes estudos geralmente enfocaram marcadores de inflamação sanguíneos

(p. ex., concentrações plasmáticas de PCR ou citocinas) e foram conduzidos em grande parte no contexto de inflamação crônica de baixo grau associada com doença cardiovascular, resistência à insulina, e sobrepeso e obesidade. As associações epidemiológicas devem ser confirmadas por meio de estudos de intervenção.

A maior adesão à dieta do Mediterrâneo tradicional (rica em frutas, verduras, grãos integrais, leguminosas, oleaginosas, peixes e laticínios com baixo teor de gordura, acompanhada de consumo moderado de vinho e tendo o azeite de oliva como principal fonte de gordura) está associada a menores concentrações sanguíneas de marcadores inflamatórios em indivíduos sadios. Estudos de intervenção mostram que o consumo da dieta do Mediterrâneo diminui a inflamação em indivíduos saudáveis, em obesos e em indivíduos com alto risco cardiovascular.[18] Padrões dietéticos compatíveis com o vegetarianismo foram associados a concentrações mais baixas de marcadores inflamatórios na circulação sanguínea, em comparação com as dietas não vegetarianas.[18] Padrões de alimentação saudáveis, como aqueles capturados por sistemas de escore como o *Healthy Eating Index*, *Diet Quality Index* ou *Prudent Diet Score*, comprovadamente exibem relação inversa com os marcadores de inflamação circulatórios.[18] Usando dados do *Nurse's Health Study*, foi identificado um padrão dietético significativamente associado com concentrações elevadas de vários marcadores inflamatórios.[34] Este padrão era rico em refrigerantes açucarados, cereais refinados, versões "diet" e "zero" de refrigerantes e carnes processadas, mas pobre em vinho, café, verduras crucíferas e verduras amarelas.

Alimentos específicos

Estudos observacionais relataram a existência de uma associação inversa entre o consumo de cereais integrais, nozes e sementes, frutas e verduras, peixes e chá e certos biomarcadores inflamatórios sanguíneos.[18] O consumo regular de pequenas doses de chocolate amargo diminuiu a concentração de marcadores inflamatórios em indivíduos sadios.[35] Estudos de intervenção com alimentos à base de cereais integrais são inconsistentes em relação ao efeito sobre a inflamação.[18] As intervenções com frutas e verduras como grupo alimentar têm sido bem-sucedidas na redução das concentrações sanguíneas de proteínas inflamatórias.[18] Entretanto, os estudos que enfocam uma única variedade de verdura ou fruta têm sido inconsistentes.[18] A proteína da soja aparentemente não afeta os marcadores inflamatórios circulantes, contudo um estudo feito com grãos de soja relatou concentrações plasmáticas residuais diminuídas de PCR, TNF-α, IL-18 e E-selectina.[18] Os ensaios clínicos com consumo de chá preto, chá verde ou café não forneceram um quadro nítido em termos de possível efeito anti-inflamatório.[18]

Nutrientes selecionados capazes de prevenir ou melhorar a inflamação

As observações de que as dietas saudáveis e seus componentes (cereais integrais, nozes e sementes, frutas e verduras, e peixe) estão associados à inflamação reduzida têm se concentrado nos nutrientes fornecidos pelas dietas e alimentos com propriedades anti-inflamatórias. Entre estes nutrientes, os principais são as vitaminas antioxidantes (C, E e carotenoides), flavonoides e ácidos graxos n-3 marinhos.

Ácidos graxos poli-insaturados n-3 marinhos

Mecanismo de ação

A ligação-chave entre ácidos graxos e inflamação está no fato de os eicosanoides, que atuam como mediadores e reguladores da inflamação, serem gerados a partir de ácidos graxos poli-insaturados (AGPI) de 20 carbonos. Como as células inflamatórias normalmente contêm alta proporção de AGPI n-6 e baixas proporções de outros AGPI de 20 carbonos, o ácido araquidônico geralmente é o principal substrato para síntese de eicosanoides. Estes, que incluem as prostaglandinas, leucotrienos e outros derivados de AGPI oxidados, são gerados a partir do ácido araquidônico por reações catalisadas pelas enzimas ciclo-oxigenase (COX) e lipoxigenase (LOX). Pelo menos duas enzimas COX e várias enzimas LOX são expressas em diferentes tipos celulares, de acordo com diferentes condições. Estas enzimas produzem uma gama de mediadores envolvidos na modulação da intensidade e duração das respostas inflamatórias. Estes mediadores são gerados por células e estímulos específicos e frequentemente produzem efeitos opostos. Assim, o resultado fisiológico (ou fisiopatológico) geral depende das células presentes, da natureza do estímulo, do momento da geração de eicosanoides, das concentrações dos diferentes eicosanoides gerados, e da sensibilidade das células e tecidos-alvo aos eicosanoides gerados.

A quantidade de ácido araquidônico nas células inflamatórias pode ser diminuída pelo consumo aumentado de AGPI n-3 marinhos (ácido eicosapentaenoico [EPA] e ácido docosahexaenoico [DHA]), encontrados em frutos do mar (principalmente em peixes gordos) e, em geral, fornecidos na forma de óleo de peixe em ensaios clínicos.[24-26] Desta forma, há menos substrato disponível para síntese de eicosanoides inflamatórios a partir do ácido araquidônico. O EPA também pode agir como substrato das enzimas COX e LOX, produzindo eicosanoides com estrutura discretamente diferente da estrutura daqueles produzidos a partir do ácido araquidônico.[24-26] A importância funcional deste achado está no fato de os mediadores formados a partir de EPA serem tipicamente menos potentes do que aqueles formados a partir de ácido araquidônico. Foi identificada uma nova família de mediadores, denominados resolvinas das séries D e E, formados a partir de EPA e DHA, respectivamente, pelas ações sequenciais das enzimas COX-2 e LOX. Foi comprovado que estas resolvinas exercem poderosas ações anti-inflamatórias e de resolução da inflamação.[36] Sendo assim, um mecanismo de ação anti-inflamatória dos AGPI n-3 marinhos é o antagonismo da produção de eicosanoides inflamatórios a partir do ácido araquidônico, aliado à geração de eicosanoides menos potentes derivados de EPA, bem como de resolvinas anti-inflamatórias derivadas de EPA e DHA. Os perfis alterados de eicosanoides e resolvinas podem exercer efeitos subsequentes, porque estes mediadores lipídicos regulam a produção de citocinas inflamatórias. Entretanto, os efeitos dos AGPI n-3 marinhos que não dependem de eicosanoides parecem ser igualmente prováveis. Foi demonstrado que estes AGPI diminuem a ativação do fator de transcrição pró-inflamatório NFκB, ativam o fator de transcrição anti-inflamatório PPAR-γ e alteram aspectos estruturais e funcionais fundamentais da membrana plasmática.[24-26]

Como resultado destas ações, foi demonstrado que os AGPI n-3 marinhos alteram a quimiotaxia de leucócitos, expressão de moléculas de adesão e produção de citocinas inflamatórias.[24,25] Estudos observacionais demonstraram a existência de uma associação inversa entre ingestão ou estado de AGPI n-3 marinhos e concentrações circulantes de marcadores pró-inflamatórios.[18] Estudos de intervenção com AGPI n-3 marinhos mostraram produção reduzida de eicosanoides e citocinas inflamatórias por células inflamatórias isoladas.[24-26] As ações anti-inflamatórias do ácido α-linoleico de AGPI n-3 vegetal aparentemente exigem sua conversão na forma mais biologicamente ativa de EPA.[18]

Efeitos sobre sintomas clínicos em condições inflamatórias

Artrite reumatoide. O óleo de peixe na alimentação promoveu melhora em modelos experimentais de AR em animais.[37] Vários estudos relataram os efeitos anti-inflamatórios do óleo de peixe em pacientes com AR, como produção diminuída de leucotrieno B_4 por neutrófilos e monócitos, produção diminuída de IL-1 por monócitos, concentrações plasmáticas diminuídas de IL-1β, concentrações séricas de PCR diminuídas, e normalização da resposta quimiotática de neutrófilos.[37] Vários estudos duplo-cegos, controlados por placebo e randomizados sobre o uso de óleo de peixe na AR têm sido relatados.[37-40] A dose de AGPI n-3 marinhos usada nestes estudos estava entre 1,6 e 7,1 g/dia, com uma média aproximada de 3,5 g/dia. Quase todos estes estudos mostraram algum benefício do óleo de peixe, incluindo a diminuição da duração da rigidez matinal, diminuição do número de articulações doloridas ou inchadas, diminuição da dor articular, diminuição do tempo até a fadiga, aumento da força de preensão, e diminuição do uso de fármacos anti-inflamatórios não esteroidais. Um estudo relatou maior eficácia do óleo de peixe em contraste com uma dieta padrão de fundo pobre em ácido araquidônico. As metanálises desses estudos sobre AGPI n-3 marinhos na AR concluíram que há benefício clínico,[38,39] inclusive em termos de diminuição da necessidade de corticosteroides.[40]

Enteropatias inflamatórias. O óleo de peixe promoveu melhora de EI em modelos experimentais animais.[41] Há indicações de que uma dieta rica em AGPI n-6 e pobre em AGPI n-3 esteja associada à incidência aumentada de EI.[41] Os AGPI n-3 marinhos são incorporados ao tecido da mucosa intestinal de pacientes com EI cuja dieta é suplementada com óleo de peixe, e isto resulta em efeitos anti-inflamatórios, como diminuição da produção de eicosanoides pela mucosa colônica e por leucócitos isolados.[41] Vários estudos duplo-cegos, controlados por placebo e randomizados sobre o uso de óleo de peixe na EI têm sido relatados.[40,41] A dose de AGPI n-3 marinhos usada nestes estudos estava entre 2,7 e 5,6 g/dia, com uma média aproximada de 4,5 g/dia. Alguns destes estudos indicaram benefícios associados ao uso do óleo de peixe, incluindo a melhora dos escores clínicos, melhora da histologia da mucosa intestinal, melhora do escore em sigmoidoscopia, índice de recidivas diminuído e menor uso de corticosteroides, embora os achados tenham sido inconsistentes entre os estudos.[40,41] Uma metanálise concluiu que a necessidade de corticosteroides pode ser diminuída.[40]

Asma. Vários estudos relataram os efeitos anti-inflamatórios do óleo de peixe em pacientes asmáticos, como diminuição da produção de leucotrieno da série 4 e da quimiotaxia de leucócitos.[25] Alguns estudos duplo-cegos, controlados por placebo e randomizados sobre o uso do óleo de peixe na asma têm sido descritos.[25] Uma revisão sistemática concluiu que não foram observados efeitos consistentes sobre a função pulmonar, os sintomas de asma, o uso de medicação para asma nem a hiper-reatividade brônquica.[42] Por outro lado, um relato mais recente abrangendo 26 estudos (randomizados, controlados por placebo e outros) concluiu que não é possível concluir nada de definitivo sobre a eficácia dos suplementos de ácido graxo n-3 marinhos como tratamento para asma em crianças e adultos.[43] Entretanto, um estudo realizado com crianças mostrou a melhora da função pulmonar e a diminuição do uso de medicação para asma com o uso de óleo de peixe.[44]

Psoríase. Os estudos sobre suplementação dietética com óleo de peixe não mostram um quadro nítido, embora alguns destes estudos tenham relatado benefício clínico.[45]

Doença cardiovascular. Evidências substanciais fornecidas por estudos ecológicos, epidemiológicos e de caso-controle indicam que o consumo de peixe, gordura de peixe e AGPI n-3 marinhos diminui o risco de mortalidade cardiovascular.[46-49] Estudos de prevenção secundária usando AGPI n-3 marinhos em sobreviventes de infarto do miocárdio mostraram uma diminuição da mortalidade total e da mortalidade cardiovascular, com um efeito especialmente potente sobre a morte súbita.[50] Os AGPI n-3 marinhos comprovadamente influenciam vários fatores de risco cardiovascular,[46,47] mas ainda não estava claro o quanto uma diminuição da inflamação protege contra o desenvolvimento de placa aterosclerótica e diminui o risco e a gravidade dos eventos cardiovasculares. Todavia, estudos mais recentes sugeriram que os AGPI n-3 marinhos podem atuar estabilizando as placas ateroscleróticas avançadas, talvez por meio de seus efeitos anti-inflamatórios.[51,52]

Vitaminas antioxidantes

Mecanismo de ação

Há forte interação entre estresse oxidativo e inflamação. A geração de oxidantes é parte da resposta inflamatória do hospedeiro. Os oxidantes podem danificar componentes das células hospedeiras. Por sua vez, oxidantes e componentes celulares oxidados, atuando via fatores de transcrição (p. ex., NFκB), induzem produção de eicosanoides inflamatórios e citocinas (ver Fig. 63.2). Assim, um mecanismo para diminuir a produção de mediador inflamatório pode ser a prevenção de estresse oxidativo. Isso pode ocorrer se os mecanismos de defesa antioxidantes forem intensificados, inclusive com aumento das concentrações de vitaminas antioxidantes, como as vitaminas C (ascorbato) e E (tocoferóis e tocotrienois) e os carotenoides (beta-caroteno, licopeno, luteína, astaxantina).

As vitaminas antioxidantes atuam diminuindo a exposição aos oxidantes e, assim, diminuindo a ativação do NFκB e a consequente produção de citocinas inflamatórias, eicosanoides e assim por diante.[1] As células inflamatórias mantêm altas concentrações intracelulares de vitamina C, embora estas concentrações sejam depletadas durante a ativação aguda. No sítio inflamatório, a proporção ascorbato oxidado:ascorbato reduzido está aumentada.[1] Estudos observacionais relataram relações inversas entre ingestão ou estado de vitaminas antioxidantes (vitamina C, luteína, licopeno) e vários marcadores de inflamação circulatórios.[18] A intervenção com uma dieta à base de verduras e frutas ricas em carotenoides diminuiu a concentração de PCR,[53] enquanto uma bebida à base de tomate (fornecendo licopeno, beta-caroteno, fitoeno, fitoflueno e α-tocoferol) diminuiu as concentrações sanguíneas de TNF-α.[54]

Efeitos em condições inflamatórias

Artrite reumatoide. Evidências da oxidação do ascorbato têm sido encontradas na AR, enquanto baixos níveis de antioxidantes atuaram como fator de risco de AR por mais de 20 anos de seguimento de um estudo de caso-controle.[1] A baixa ingestão de alguns carotenoides tem sido associada ao risco aumentado de AR.[1] A vitamina E na forma de α-tocoferol diminuiu a inflamação e melhorou os achados patológicos e a gravidade da doença em modelos experimentais de AR em animais.[1] Tem sido demonstrado que as vitaminas C e E (α-tocoferol) diminuem a gravidade da AR em pacientes.[1]

Enteropatias inflamatórias. O ascorbato sérico e o ascorbato contido nos leucócitos, bem como as concentrações séricas de carotenoides são baixas em pacientes com DC.[1] O tecido colônico inflamado de pacientes com DC ou CU tem menor conteúdo de ascorbato do que o tecido não inflamado,[1] um achado consistente com o uso de ascorbato como resultado de reações inflamatórias. Em um modelo de colite induzida em ratos, o licopeno diminuiu a resposta inflamatória e o dano às mucosas.[1]

Asma. Pacientes asmáticos têm menor concentração de vitamina C no plasma, nos leucócitos e no líquido pulmonar, em comparação com os indivíduos do grupo-controle.[1] Além disso, os níveis de glutationa oxidada estão aumentados no líquido pulmonar, sugerindo a ocorrência de estresse oxidativo nas vias aéreas.[1] Estudos transversais demonstraram uma relação inversa entre níveis plasmáticos de vitamina C e inflamação pulmonar e sugeriram que altas ingestões ou concentrações plasmáticas elevadas de vitamina C promoviam melhor função pulmonar.[1] Estudos clínicos mostraram que os suplementos de vitamina C (normalmente, 2 g/dia) exercem efeito protetor sobre a responsividade das vias aéreas e em relação aos alérgenos.[1]

Flavonoides

Os polifenois são metabólitos vegetais secundários. Incluem os flavanonas, flavonas, flavanóis e flavonóis. Estudos *in vitro* sugeriram que os flavonoides exercem atividade anti-inflamatória por vários mecanismos, incluindo: diminuição da produção de eicosanoides via inibição de fosfolipase A2, COX e LOX; inibição da óxido nítrico sintase induzível; e inibição da produção de citocinas inflamatórias.[1] Estes efeitos parecem envolver inibição de ativação de fatores de transcrição pró-inflamatórios essenciais, como NFκB e proteína ativadora-1.[1] Embora alguns flavonoides comprovadamente exerçam efeitos em modelos experimentais de processos inflamatórios induzidos em animais,[1] poucos estudos foram realizados com seres humanos para investigação do efeito dos flavonoides em marcadores da inflamação, e a maioria enfocou o uso de alimentos ricos em flavonoides, em vez de moléculas puras. Exemplificando, acredita-se que os efeitos do vinho tinto[55] e do chocolate[35] sobre os marcadores inflamatórios resultem de seus flavonoides constituintes. Os polifenóis são pouco biodisponíveis, e suas concentrações circulantes, além de serem baixas, frequentemente são bem menores do que aquelas usadas nos experimentos *in vitro* que demonstraram efeitos anti-inflamatórios fortes. Há pouquíssima informação sobre os flavonoides em relação aos distúrbios inflamatórios.

Microbiota intestinal e inflamação

Microbiota intestinal

Existem até 10^{14} microrganismos no corpo humano adulto (10 vezes mais células microbianas do que células humanas), e a maioria está localizada no trato gastrintestinal.[56] Mais de 1 kg de bactérias estão presentes no intestino e as fezes normalmente são compostas de 50% de bactérias. Isto significa que os seres humanos excretam 50-100 g de bactérias por dia. O menor número de microrganismos ($< 10^3$ unidades formadoras de colônia [UFC]/g) é encontrado no estômago, em razão do pH baixo e tempo de trânsito rápido. Entretanto, o número de microrganismos chega a 10^{12} UFC/g no cólon, refletindo o tempo de trânsito bem mais lento, o pH menos ácido e os níveis baixos de oxigênio. Pelo menos 500 espécies de bactérias diferentes foram cultivadas a partir das fezes (incluindo lactobacilos e bifidobactérias), ainda que 40 espécies correspondam a 99% das espécies identificadas. Os habitantes microbianos da microbiota intestinal ainda não foram totalmente identificados, por causa das limitações das técnicas de identificação e variações individuais. Os métodos mais modernos de tipagem molecular estão permitindo a identificação de mais espécies associadas ao intestino.

A principal função da microbiota colônica é a fermentação de substâncias provenientes da dieta que não são digeridas pelo intestino delgado, bem como de muco produzido junto ao intestino. A fermentação por bactérias sacarolíticas produz ácidos graxos de cadeia curta, como acetato, propionato e butirato, nutrientes essenciais para os colonócitos. Também ocorrem interações entre a microbiota intestinal e as células inflamatórias presentes junto e além do epitélio intestinal.[57] Estas interações podem ser químicas ou envolver contato célula-célula direto. Pesquisadores acreditam que tais interações exerçam papel importante na definição da resposta inflamatória junto à parede intestinal.

Prebióticos e probióticos

Os prebióticos são "componentes indigeríveis dos alimentos, que afetam beneficamente o hospedeiro estimulando seletivamente o crescimento e/ou atividade de uma ou de um número limitado de bactérias no cólon, melhorando assim a saúde do hospedeiro".[58] Os prebióticos são em geral carboidratos que não sofrem digestão pelas enzimas de mamíferos no intestino delgado, mas são hidrolizados por enzimas microbianas no cólon.[58] Os prebióticos incluem frutoligossacarídeos e galactoligossacarídeos. Estes normalmente promovem crescimento de lactobacilos e bifidobactérias. Os probióticos são "microrganismos vivos que, quando administrados em quantidades suficientes conferem benefício à saúde do hospedeiro".[59]

As bactérias produtoras de ácido lático, incluindo lactobacilos e bifidobactérias de origem intestinal humana, são os probióticos mais comumente usados. As bactérias probióticas modulam o microambiente gastrintestinal e liberam fatores antimicrobianos, como as defensinas.[60] Vários probióticos preservam com sucesso a função da barreira epitelial, por meio da indução de secreção de mucina, manutenção da integridade citoesquelética, fosforilação proteica de *tight junctions* ou indução de proteínas do choque térmico. Os potenciais efeitos anti-inflamatórios das bactérias probióticas, incluindo lactobacilos e bifidobactérias, parecem ser baseados em sua interação direta com células epiteliais intestinais, que exercem papel decisivo na percepção de sinais de perigo junto ao microambiente luminal. Algumas bactérias probióticas antagonizam a ativação de NFκB e, assim, diminuem a produção de citocinas pró-inflamatórias.[1] Algumas cepas probióticas (ou seus componentes) interagem com células dendríticas localizadas no intestino para induzir sua maturação e secreção de IL-10, a qual parece favorecer a indução de células T regulatórias.[1]

Efeitos nas enteropatias inflamatórias

Tem sido demonstrado que os prebióticos e probióticos, isolados ou combinados, induzem efeitos anti-inflamatórios e melhora histológica em modelos experimentais de EI induzida em animais.[1] Além disso, os prebióticos e probióticos melhoram os marcadores inflamatórios, a histologia intestinal e a gravidade da doença em pacientes com EI, embora nem todos os estudos sobre probióticos tenham demonstrado estes achados,[1,61,62] muito provavelmente porque a efetividade requer organismos específicos ou combinações de organismos. Furrie et al.[63] mostraram que uma combinação de frutoligossacarídeos e o probiótico *Bifidobacterium longum* induziam β-defensinas de mucosa, diminuíam as citocinas inflamatórias de mucosa e melhoravam a histologia intestinal em pacientes com CU. Considerados em conjunto, os resultados de estudos conduzidos em seres humanos demonstram que a intervenção terapêutica com prebióticos ou probióticos na EI é animadora, mas não tão direta quanto esperado a partir dos achados nos modelos experimentais de colite induzida em animais. Uma combinação de diferentes lactobacilos e bifidobactérias ou uma combinação de probióticos com prebióticos parecem ser necessárias para tratamento efetivo da EI.

Resumo e considerações finais

A inflamação é uma resposta fisiológica estereotipada a infecções e lesões teciduais. Inicia os processos de *killing* de patógeno e de reparo tecidual, e ajuda a restaurar a homeostase em sítios infectados ou danificados. As reações inflamatórias agudas geralmente são autolimitadas e se resolvem rápido. Este processo envolve a ativação de mecanismos de retroalimentação negativa, como a secreção de citocinas imunorregulatórias (p. ex., IL-10 e fator transformador do crescimento-β), inibição das cascatas de sinalização pró-inflamatórias, liberação de receptor e ativação de células regulatórias. As respostas inflamatórias que falham em se autorregular podem se tornar crônicas e contribuir para a perpetuação e progressão de doenças. Entre as características típicas das respostas inflamatórias crônicas que estão na base da fisiopatologia de vários distúrbios, estão a perda da função de barreira, responsividade a um estímulo normalmente benigno, infiltração de células inflamatórias em compartimentos onde normalmente não ocorrem em altos números, e superprodução de oxidantes, citocinas, quimiocinas, eicosanoides e metaloproteinases de matriz. Os níveis destes mediadores amplificam a resposta inflamatória, são destrutivos e contribuem para os sintomas clínicos.

Um padrão alimentar saudável caracterizado pelo consumo de cereais integrais, nozes e sementes, frutas e verduras, e peixes está associado à redução da inflamação, sugerindo a existência de componentes dietéticos candidatos a anti-inflamatórios. Entretanto, o número de estudos que avaliam os benefícios terapêuticos das intervenções dietéticas em distúrbios inflamatórios estabelecidos ainda é muito limitado. Mesmo assim, uma evidência significativa indica a eficácia dos AGPI n-3 marinhos na AR. Na DC e na psoríase, as evidências são menos fortes e, na CU e na asma, são ainda mais fracas. Estes ácidos graxos também são benéficos na doença cardiovascular estabelecida, porém a extensão em que este benefício é atribuível aos efeitos anti-inflamatórios ainda é incerta. Os antioxidantes da alimentação representam uma linha de defesa decisiva contra as agressões oxidativas e inflamatórias comuns ao desenvolvimento de muitos distúrbios patológicos, sendo que um potencial papel protetor dos antioxidantes da dieta na doença é sustentado por diversas evidências científicas básicas. O mecanismo comum de desenvolvimento de estresse oxidativo na maioria dos distúrbios considerados aqui torna o papel dos antioxidantes da dieta essencial para a adoção de ações preventivas e terapêuticas ideais.

Apesar destas considerações, estudos conduzidos com pacientes sugerem benefício clínico limitado das vitaminas antioxidantes nos distúrbios aqui considerados, ainda que algumas evidências indiquem benefícios das vitaminas C e E na AR, e da vitamina C na asma. A microbiota intestinal está em contato íntimo com o órgão imunológico mais altamente desenvolvido do corpo humano, embutida no trato intestinal. Existe uma interação contínua entre o ecossistema bacteriano intestinal e o hospedeiro. A composição desta microbiota pode ser modificada pela ingestão de prebióticos ou de probióticos. Evidências indicam que os prebióticos e os probióticos levam à melhora clínica na EI, porém os efeitos dos probióticos dependem da cepa e da espécie. Estudos usando diferentes componentes da dieta em diversos modelos e contextos clínicos têm demonstrado que os componentes da dieta modulam as vias envolvidas no controle da inflamação, incluindo as vias de sinalização intracelular, atividade de fator de transcrição e geração de mediadores inflamatórios.

Referências bibliográficas

1. Calder PC, Albers R, Antoine JM et al. Br J Nutr 2009;101:S1-45.
2. Lee DM, Weinblatt ME. Lancet 2001;358:903-11.
3. Firestein GS. Nature 2003;423:356-61.
4. Panayi GS, Lanchbury JS, Kingsley GH. Arthritis Rheum 1992; 35:729-35.
5. Weyand CM, Seyler TM, Goronzy JJ. Arthritis Res Ther 2005; 7(Suppl 3):S9-12.
6. Farrell RJ, Peppercorn MA. Lancet 2002;359:331-40.
7. Shanahan F. Lancet 2002;359:62-9.
8. Duchmann R, Kaiser I, Hermann E et al. Clin Exp Immunol 1995; 102:448-55.
9. Ogura Y, Bonen DK, Inohara N et al. Nature 2001;411:603-6.
10. Van Eerdewegh P, Little RD, Dupuis J et al. Nature 2002;418:426-30.
11. Fahy JV, Corry DB, Boushey HA. Curr Opin Pulm Med 2000;6:15-20.
12. Ray A, Cohn L. J Clin Invest 1999;104:985-93.
13. Barrios RJ, Kheradmand F, Batts L et al. Arch Pathol Lab Med 2006;130:447-51.
14. van Oosterhout AJ, Bloksma N. Eur Respir J 2005;26:918-32.
15. Ross R. Nature 1993;362:801-9.
16. Hansson GK. N Engl J Med 2005;352:1685-95.
17. Hotamisligil GS, Shargill NS, Spiegelman BM. Science 1993; 259:87-91.
18. Calder PC, Ahluwalia N, Brouns F et al. Br J Nutr 2011;106 (Suppl 3):S5-78.
19. Kintscher U, Hartge M, Hess K et al. Arterioscler Thromb Vasc Biol 2008;28:1304-10.
20. Kagnoff MF. Gastroenterology 2005;128(Suppl):S10-8.
21. Lee JY, Sohn KH, Rhee SH et al. J Biol Chem 2001;276:16683-9.
22. Weatherill AR, Lee JY, Zhao L et al. J Immunol 2005;174:5390-7.
23. Lin L, Park S, Lakatta EG. Front Biosci 2009;14:1403-13.
24. Calder PC. Lipids 2003;38:342-52.
25. Calder PC. Am J Clin Nutr 2006;83:1505S-19S.
26. Calder PC. Eur J Pharmacol 2011;668(Suppl 1):S50-8.
27. Esposito K, Pontillo A, Di Palo C et al. JAMA 2003;289:1799-804.
28. Holloszy JO, Fontana L. Exp Gerontol 2007;42:709-12.
29. Guarente L, Picard F. Cell 2005;120:473-82.
30. Dali-Youcef N, Lagouge M, Froelich S et al. Ann Med 2007;39:335-45.
31. Salminen A, Ojala J, Huuskonen J et al. Cell Mol Life Sci 2008;65:1049-58.
32. Kim DH, Kim JY, Yu BP et al. Biogerontology 2008;9:33-47.
33. Sharman MJ, Volek JS. Clin Sci 2004;107:365-9.
34. Schulze MB, Hoffmann K, Manson JE et al. Am J Clin Nutr 2005; 82:675-84.
35. di Giuseppe R, Di Castelnuovo A, Centritto F et al. J Nutr 2008; 138:1939-45.
36. Serhan CN, Chiang N, van Dyke TE. Nature Rev Immunol 2008; 8:349-61.
37. Calder PC. Proc Nutr Soc 2008;67:409-18.
38. Fortin PR, Lew RA, Liang MH et al. J Clin Epidemiol 1995;48:1379-90.
39. Goldberg RJ, Katz J. Pain 2007;129:210-33.
40. MacLean CH, Mojica WA, Morton SC et al. Effects of Omega-3 Fatty Acids on Inflammatory Bowel Disease, Rheumatoid Arthritis, Renal Disease, Systemic Lupus Erythematosus, and Osteoporosis. Rockville, MD: Agency for Healthcare Research and Quality, 2004.
41. Calder PC. Mol Nutr Food Res 2008;52:885-97.
42. Woods RK, Thien FC, Abramson MJ. Cochrane Database Syst Rev 2002;(3):CD001283.
43. Schachter H, Reisman J, Tran K et al. Health Effects of Omega-3 Fatty Acids on Asthma. Rockville, MD: Agency for Healthcare Research and Quality, 2004.
44. Nagakura T, Matsuda S, Shichijyo K et al. Eur Respir J 2000;16:861-5.
45. Ziboh V. The role of n-3 fatty acids in psoriasis. In: Kremer J, ed. Medicinal Fatty Acids in Inflammation. Basel: Birkhauser, 1998:45-53.
46. Bucher HC, Hengstler P, Schindler C et al. Am J Med 2002;112: 298-304.
47. Studer M, Briel M, Leimenstoll B et al. Arch Intern Med 2005; 165:725-30.
48. Calder PC. Clin Sci 2004;107:1-11.
49. Calder PC, Yaqoob P. Cell Mol Biol 2010;56:28-37.
50. Anonymous. Lancet 1999;354:447-55.
51. Thies F, Garry JM, Yaqoob P et al. Lancet 2003;361:477-85.
52. Cawood AL, Ding R, Napper FL et al. Atherosclerosis 2010; 212:252-9.
53. Watzl B, Kulling SE, Möseneder J et al. Am J Clin Nutr 2005;82:1052-8.
54. Riso P, Visioli F, Grande S et al. J Agric Food Chem 2006;54: 2563-6.
55. Zern TL, Wood RJ, Greene C et al. J Nutr 2005;135:1911-7.
56. Holzapfel WH, Haberer P, Snel J et al. Int J Food Microbiol 1998; 41:85-101.
57. Preidis GA, Versalovic J. Gastroenterology 2009;136:2015-31.
58. Gibson GR, Roberfroid MB. J Nutr 1995;125:1401-12.
59. Food and Agriculture Organization, World Health Organization. Health and nutritional properties of probiotics in food including powder milk with live lactic acid bacteria, a joint FAO/WHO expert consultation. Cordoba, Argentina, 1-4 October 2001:1-34. Disponível em: http://www.who.int/foodsafety/publications/fs_management/probiotics/en/index.html. Acesso em 25 de maio de 2012.
60. Penner R, Fedorak RN, Madsen KL. Curr Opin Pharmacol 2005; 5:596-603.
61. Lomax AR,Calder PC. Br J Nutr 2009;101:633-58.
62. Lomax AR, Calder PC. Curr Pharm Des 2009;15:1428-518.
63. Furrie E, Macfarlane S, Kennedy A et al. Gut 2005;54:242-9.

Sugestões de leitura

Calder PC, Ahluwalia N, Brouns F et al. Dietary factors and low-grade inflammation in relation to overweight and obesity. Br J Nutr 2011; 106(Suppl 3):S5-78.

Calder PC, Albers R, Antoine JM et al. Inflammatory disease processes and interactions with nutrition. Br J Nutr 2009;101:S1-45.

Gibson GR, Roberfroid MB. Dietary modulation of the human colonic microbiota: introducing the concept of prebiotics. J Nutr 1995; 125:1401-12.

Tilg H, Moschen AR. Adipocytokines: mediators linking adipose tissue, inflammation and immunity. Nat Rev Immunol 2006;6:772-783

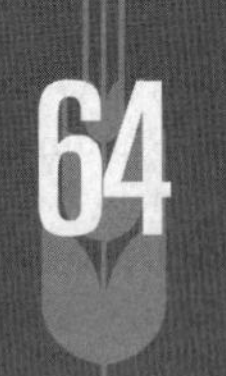

64 Nutrientes e regulação genética do metabolismo lipoproteico*

Edward A. Fisher, Raanan Shamir e Robert A. Hegele

As relações existentes entre o metabolismo de diferentes componentes da dieta e o metabolismo lipoproteico são reconhecidas há muito tempo, nos níveis experimental e observacional. Exemplificando, o estudo INTERHEART mostrou, entre muitos outros achados, que em diversos grupos étnicos e áreas do mundo, o risco de doença cardiovascular (DCV) apresenta relação inversa com o consumo de alimentos "saudáveis para o coração": de fato, cerca de 30% do risco de DCV atribuível à população era devido a um padrão alimentar prejudicial à saúde.[1] Em estudos clássicos,[2-4] as relações existentes entre colesterol da dieta e características específicas de gorduras (particularmente o grau de saturação de ácido graxo) e níveis plasmáticos de colesterol de lipoproteína de baixa densidade (LDL-C) e de colesterol de lipoproteína de alta densidade (HDL-C) foram estabelecidas por meio de uma minuciosa experimentação clínica. Ao longo dos anos seguintes, foram realizados estudos adicionais com animais e seres humanos, para mostrar que outros macronutrientes, proteínas e carboidratos, bem como outros componentes da dieta, também exerciam efeitos sobre os níveis plasmáticos de lipídios e lipoproteínas.[5]

Com o avanço das técnicas de biologia celular e molecular nos últimos 25 anos do século XX, uma bateria de estudos foi conduzida para elucidar o mecanismo que baseou as observações clínicas e resultados de intervenção. Estes estudos tiveram o escopo amplamente expandido pela revolução ocorrida na manipulação genética molecular do genoma de ratos, que permitiu o desenvolvimento de modelos em que genes candidatos a envolvimentos na resposta a fatores nutricionais pudessem ser inseridos por transgenia ou inativados por recombinação homóloga no contexto de um cenário normal ou anormal e de condições patológicas (p. ex., aterosclerose). O sequenciamento do genoma humano, acoplado a tecnologias de alto rendimento, conduziu à fase seguinte da descoberta em muitas áreas da fisiologia e da fisiopatologia. No caso do metabolismo lipoproteico, em 2010,[6] os estudos de associação

*__Abreviaturas:__ **ABCA1**, transportador de cassete ligador de trifosfato de adenosina-1; **ABL**, abetalipoproteinemia; **AC**, arteriopatia coronariana; **ADF**, apolipoproteína-B defeituosa familiar; **ANGPTL**, proteína semelhante à angiopoetina; **Apo**, apolipoproteína; **CETP**, proteína de transferência de éster de colesterol; **DCV**, doença cardiovascular; **EC**, éster de colesterol; **GLGC**, Global Lipids Genetics Consortium (Consórcio Global da Genética dos Lipídios); **GWAS**, estudo de associação genômica ampla; **HAD**, hipercolesterolemia autossômica dominante; **HAR**, hipercolesterolemia autossômica recessiva; **HBLF**, hipobetalipoproteinemia familiar; **HCF**, hiperlipidemia combinada familiar; **HDL**, lipoproteína de alta densidade; **HDL-C**, colesterol HDL; **HF**, hipercolesterolemia familiar; **HMG-CoA**, hidroximetil-glutaril-coenzima A; **IDL**, lipoproteína de densidade intermediária; **LCAT**, lecitina-colesterol aciltransferase; **LDL**, lipoproteína de baixa densidade; **LDL-C**, colesterol LDL; **LDLR**, gene do receptor de LDL; **LDLRAP1**, proteína adaptadora do receptor de LDL-1; **LH**, lipase hepática; **LIPC**, gene da lipase hepática; **LPL**, lipoproteína lipase; **miR**, micro-RNA; **MTP**, proteína de transferência de triglicéride microssomal; **PCSK9**, pró-proteína convertase subtilina/kexina tipo 9; **TG**, triglicéride; **TRC**, transporte reverso de colesterol; **VLDL**, lipoproteína de densidade muito baixa.

genômica ampla (GWAS) estabeleceram 95 *loci* genéticos associados a concentrações plasmáticas de lipídios totais (colesterol, triglicérides [TG]) e frações individuais de lipoproteína. Evidências anteriores demonstraram que alguns destes *loci* atuavam no metabolismo lipídico e lipoproteico, e a regulação de muitos deles comprovadamente está sujeita a um componente da dieta. Outros *loci* encontrados pelos GWAS foram descobertas totalmente novas, com seus papéis e regulação ainda por serem determinados. Este capítulo resume os principais fatores genéticos que comprovadamente determinam ou exercem forte influência sobre o metabolismo lipoproteico humano. Para ter acesso a um resumo detalhado do impacto de nutrientes específicos sobre os níveis plasmáticos de lipoproteína humana, recomenda-se ao leitor que leia o capítulo sobre nutrição na prevenção da cardiopatia coronariana e tratamento de distúrbios lipoproteicos.

Altos níveis plasmáticos de colesterol total e de colesterol de lipoproteína de baixa densidade

O colesterol sanguíneo alto, especialmente o LDL-C, está associado ao risco aumentado de DCV precoce. A quantificação do colesterol sérico total reflete a quantidade de colesterol contida nas lipoproteínas de densidade muito baixa (VLDL), LDL e HDL, bem como nos quilomícrons (embora os níveis de quilomícrons sejam essencialmente nulos quando o colesterol é medido em jejum). Desta forma, torna-se necessário obter um perfil lipoproteico de jejum diante da identificação ou da suspeita de hipercolesterolemia. A hipercolesterolemia de base monogênica ou multifatorial afeta cerca de 5% da população, porém o risco aumentado de aterosclerose prematura tem sido estabelecido principalmente para os distúrbios monogênicos que causam elevação de LDL.[7]

A LDL é rica em ésteres de colesterol (EC), e cada partícula contém uma única molécula de apolipoproteína B-100 (Apo-B-100). A LDL deriva da VLDL e atua como transportadora do colesterol fabricado no fígado para os tecidos periféricos. A captação celular de LDL-C depende da ligação da LDL, via Apo-B, ao receptor de LDL. Atualmente, estão identificados três distúrbios monogênicos causadores de hipercolesterolemia autossômica dominante (HAD), bem como uma forma autossômica recessiva (ver Tab. 64.1). As mutações no gene do receptor de LDL (*LDLR*) são as mais comuns, enquanto as mutações em outros genes (p. ex., *APOB*, resultando em Apo-B defeituosa; pró-proteína convertase subtilina/kexina tipo 9 [*PCSK9*], codificador da enzima PCSK9) são responsáveis por uma fração minoritária dos pacientes que apresentam HAD.

Tabela 64.1 Distúrbios monogênicos causadores de níveis elevados de colesterol de lipoproteína de baixa densidade

Distúrbio	Incidência estimada	Níveis séricos de LDL	Achados clínicos	Defeito genético	Tratamento
Hipercolesterolemia familiar heterozigota (HFHe)	1:500[a]	Usualmente > 200 mg/dL; pode ser mais baixo em crianças	Xantomas tendinosos (principal característica), xantelasma, arco corneal	Mutações autossômicas dominantes (HAD) no gene do receptor de LDL	Tratamento dietético[b]; tratamento farmacológico[c]
Hipercolesterolemia familiar homozigota (HFHo)	1 em um milhão	LDL > 400 mg/dL (média > 600 mg/dL)	Xantomas planares, tendinosos e tuberosos ao redor dos 6 anos; morte em torno dos 10 anos de idade; envolvimento irreversível da valva aórtica ao redor dos 10 anos, se não tratado	Mutações no gene do receptor de LDL, em ambos os alelos	Tratamento dietético; tratamento farmacológico, quando houver alguma atividade do receptor de LDL; aférese de LDL; transplante hepático
Mutações em PCSK9	≤ 3% dos casos com HAD[d]	Similar à HFHe	Similar à HFHe	HAD; mutações de ganho de função	Similar à HFHe
Apo-B defeituosa familiar	≤ 7% dos casos com HAD[d]	Similar à HFHe	Similar à HFHe	HAD; mutações no gene de Apo-B, no domínio de ligação do receptor de LDL	Similar à HFHe
Hipercolesterolemia autossômica recessiva (HAR)	Poucos casos	Similar à HFHo; em média, ~100-150 mg/dL a menos do que na HFHo	Similar à HFHo, com menor envolvimento do arco aórtico e progressão mais lenta	Mutações na proteína adaptadora, que é essencial, no fígado, para endocitose de LDL mediada por clatrina	Tratamento dietético; resposta à terapia com estatina

HAD, hipercolesterolemia autossômica dominante; Apo-B, apolipoproteína B; LDL, lipoproteína de baixa densidade.

[a]A frequência pode ser maior que 1:100 em várias populações, em virtude de um efeito fundador.

[b]A restrição dietética de gordura saturada e colesterol pode diminuir os níveis séricos de LDL, mas é insuficiente para alcançar valores normais. Essa restrição produz efeito que se soma ao do tratamento farmacológico.

[c]As estatinas são o tratamento principal. A combinação de estatinas com ezetimiba diminui ainda mais os níveis sanguíneos de LDL. A combinação de estatinas com resinas de ácido biliar também exerce efeito sinérgico.

[d]Conforme relatado em Rahalkar AR, Hegele RA. Monogenic pediatric dyslipidemias: classification, genetics and clinical spectrum. Mol Genet Metab 2008;93:282-94

Hipercolesterolemia familiar

A hipercolesterolemia familiar (HF), a forma mais comum de HAD, é causada por mutações no gene *LDLR* localizado no cromossomo 19p13. Este receptor transmembrana, presente em quase todos os tecidos, controla a homeostase do colesterol por meio de um processo complexo que inclui a síntese do receptor no retículo endoplasmático, migração do receptor proteico para o aparelho de Golgi e, em seguida, para a superfície celular, ligação do receptor de LDL à LDL plasmática via ApoB-100, internalização do complexo receptor-ligante e reciclagem do receptor de LDL para a superfície celular, enquanto a LDL é processada no lisossomo.[8] Mais de 1.000 mutações foram descritas, afetando cada uma das etapas envolvidas na biogênese do receptor de LDL. Quando um alelo do receptor de LDL é defeituoso (HF heterozigota), há um aumento de 30% na concentração plasmática de LDL-C. Entretanto, um aumento de 2-4 vezes ou mais nos níveis de LDL-C é observado na HF homozigota, em que ambos os alelos são mutantes, resultando assim na ausência de função do receptor de LDL.

Frequentemente, o diagnóstico é estabelecido com base na história clínica e familiar. O diagnóstico definitivo de HF heterozigota requer confirmação por identificação de mutações no gene *LDLR* ou estudos de função do receptor de LDL em fibroblastos. Se a HF não for tratada, é possível que ocorra infarto do miocárdio aos 30-40 anos de idade, e mais de 50% dos pacientes do sexo masculino e cerca de 15% das pacientes do sexo feminino com HF heterozigota morrerão antes de completar 60 anos.[9]

Pacientes com HF homozigota desenvolvem xantomas cutâneos e tendinosos na primeira década da vida, e a morte por isquemia cardíaca e envolvimento da valva aórtica ocorre com frequência já na segunda década da vida, em geral antes dos 30 anos de idade.[10] O manejo da dieta geralmente é insuficiente para tratar as crianças com HF heterogênea, e o uso de estatinas (inibidores de hidroximetil-glutaril-coenzima A [HMG-CoA] redutase) é recomendado a partir de 8 anos de idade.[11] Adultos com HF heterogênea frequentemente precisam de uma combinação de pelo menos dois medicamentos, além do manejo da dieta, para conter os níveis plasmáticos de LDL-C.

No caso da HF homozigota, pode ser necessário realizar aférese de LDL ainda no primeiro ano de vida. O transplante de fígado é outra opção para a HF homozigota, embora esteja associado a um pequeno risco de mortalidade e requeira imunossupressão crônica.

Mutações em *PCSK9*

O gene *PCSK9* codifica a PCSK9, uma serina protease que regula a degradação do receptor de LDL e, assim, exerce papel importante no controle do influxo de colesterol para dentro das células.[12] As mutações de perda de função em *PCSK9* resultam em aumento da expressão do receptor de LDL e diminuição dos níveis séricos de LDL, bem como em risco reduzido de DCV.[13] Ao contrário, pacientes heterozigotos para mutação de ganho de função em *PCSK9* apresentam clinicamente uma condição semelhante à HF heterozigota e devem ser tratados do mesmo modo.

Apolipoproteína B defeituosa familiar

As mutações na região do gene *APOB*, codificador do domínio de ligação do receptor de LDL, diminuem a afinidade de ligação das partículas de LDL a seu receptor. Os níveis de LDL-C são quase o dobro dos níveis normais em pacientes com apolipoproteína B defeituosa familiar (BDF), e esta forma de HAD é fenotipicamente similar à HF.[14] Poucas mutações em *APOB* causadoras de elevação dos níveis de LDL-C foram descritas. Destas, a mutação pontual que resulta na alteração *missense* Arg3500Gln é a mais comum. Esta mutação foi encontrada em cerca de 3% dos pacientes encaminhados por hiperlipidemia para um grupo pediátrico francês.[15] Pacientes com BDF são tratados de modo similar àqueles com HF heterozigoto, isto é, com estatina inibidora de HMG-CoA redutase e, às vezes, uma segunda medicação.

Hipercolesterolemia recessiva autossômica

Esta rara forma de hipercolesterolemia tem sido descrita principalmente em indivíduos com descendência italiana,[16] mas também ocorre em indivíduos de outras regiões.[10] A doença é causada por mutações envolvendo a proteína adaptadora do receptor de LDL 1 (LDLRAP1), uma proteína adaptadora essencial localizada junto ao fígado (órgão que contém ~60% do conteúdo corporal de receptores de LDL). O produto do gene *LDLRAP1* é essencial para a endocitose mediada por clatrina da LDL.[17] Em outros tecidos, como os fibroblastos, essa mutação não interrompe a captação de LDL. Clinicamente, os pacientes com hipercolesterolemia autossômica recessiva (HAR) são semelhantes aos pacientes com HF homozigota, embora o envolvimento da valva aórtica seja menos comum na HAR, e os pacientes com HF homozigota tenham, em média, níveis plasmáticos de LDL mais altos e manifestação inicial mais precoce da doença aterosclerótica.

Altos níveis plasmáticos de colesterol de lipoproteína de alta densidade

Os níveis plasmáticos de HDL-C, hiperalfalipoproteinemia, estão associados a estimativas de hereditabilidade de cerca de 50%.[18] Nesta seção, são discutidas as causas genéticas de HDL-C alto. Em uma seção posterior, é feito um resumo similar para o HDL-C baixo. Atualmente, níveis altos de HDL-C são definidos por níveis plasmáticos acima de 60 mg/dL em homens e superiores a 70 mg/dL em mulheres, enquanto níveis baixos de HDL-C são definidos como inferiores a 40 mg/dL em homens e menos de 50 mg/dL em mulheres (para conversão: [mg/dL]/38,67 = mmol/L). Os principais achados dos distúrbios de HDL-C alto são resumidos na Tabela 64.2.

Deficiência de proteína de transferência de éster de colesterol

Sem dúvida, a causa genética mais bem caracterizada de HDL-C alto é a deficiência de proteína de transferência de éster de colesterol (CETP). A função primária da CETP é

Tabela 64.2 Causas genéticas de níveis plasmáticos elevados de colesterol de lipoproteína de alta densidade

Distúrbio	Incidência	Níveis de lipídio	Achados físicos associados	Defeito genético	Terapia dietética e outras
Deficiência de CETP[a]	Mais comum no Japão, onde 2 e 7%, respectivamente, são heterozigotos para mutações causadoras de deficiência completa ou parcial	Homozigotos: níveis de HDL-C em geral > 120 mg/dL; heterozigotos: HDL-C normalmente igual a 70-100 mg/dL; em ambos os casos, os níveis de LDL-C podem estar discreta ou moderadamente diminuídos	Nenhum observado	Deficiência completa mais frequentemente causada por uma mutação de splice no íntron 14; deficiência parcial mais frequente com mutação *missense* (*D442G*) no éxon 15	Nenhuma até o momento
Deficiência de lipase hepática[b]	Rara (≤ 20 parentes comprovados)	HDL-C pode estar > 70 mg/dL; TG = 200-450 mg/dL com partículas de b-VLDL e HDL ricas em TG	Nenhum observado	Defeito homozigoto no gene da lipase hepática (*LIPC*)	Um relato afirma que o fenofibrato, em dois pacientes com deficiência completa, melhorou substancialmente o perfil de lipídios plasmáticos[c]

CETP, proteína de transferência de éster de colesterol; HDL, lipoproteína de alta densidade; HDL-C, colesterol de lipoproteína de alta densidade; LDL-C, colesterol de lipoproteína de baixa densidade; TG, triglicéride; VLDL, lipoproteína de densidade muito baixa.

[a]Dados de Weissglas-Volkov D, Pajukanta P. Genetic causes of high and low serum HDL-cholesterol. J Lipid Res 2010;51:2032-57.

[b]Dados de Weissglas-Volkov D, Pajukanta P. Genetic causes of high and low serum HDL-cholesterol. J Lipid Res 2010;51:2032-57; and Denke MA. Nutrient and genetic regulation of lipoprotein metabolism. In: Shils ME, Shike M, Ross AC et al, eds. Modern Nutrition in Health and Disease. 10.ed. Baltimore: Lippincott Williams & Wilkins, 2006.

[c]Dados de Ruel IL, Lamarche B, Mauger JF et al. Effect of fenofibrate on plasma lipoprotein composition and kinetics in patients with complete hepatic lipase deficiency. Arterioscler Thromb Vasc Biol 2005;25:2600-7.

mediar a troca (1x1) de uma molécula de EC na HDL com uma molécula de TG na VLDL ou LDL. Desta forma, um pouco do HDL-EC, provavelmente derivado de células periféricas, incluindo as células espumosas (*foam cells)* presentes nas placas ateroscleróticas, pode ser direcionado indiretamente para o fígado via captação de VDLD e LDL pelo receptor de LDL. O restante do HDL-EC pode ser diretamente distribuído para o fígado via interação da HDL com o receptor *scavenger* SR-B1. O termo geral para a distribuição (direta e indireta) de EC a partir das células periféricas para o fígado é "transporte reverso de colesterol" (TRC). Esta propriedade da HDL é considerada um dos principais fatores que contribuem para o seu papel ateroprotetor, conforme demonstrado em estudos observacionais e interventivos realizados, respectivamente, com seres humanos e animais.[19]

A relação de CETP com os níveis plasmáticos de HDL-C foi inicialmente definida no Japão, onde foi constatado que a deficiência de CETP resultante de mutações de perda de função explica mais de 50% dos casos de HDL-C alto, com níveis de até 120 mg/dL em indivíduos homozigotos e acima de 70 mg/dL em indivíduos heterozigotos.[18] Além dos níveis aumentados de HDL-C, o tamanho das partículas de HDL é maior em portadores de *CETP* mutante, provavelmente devido à incapacidade de transferir EC acumulado para a VLDL ou para a LDL e, assim, à retenção de EC na HDL.

As mutações no gene *CETP* que resultam em perda de função grave são relativamente raras fora do Japão. Além disso, variações sutis no ou próximo ao gene *CETP* relacionadas com os níveis plasmáticos de HDL-C têm sido buscadas em grandes estudos com indivíduos de descendência europeia. Em uma metanálise ampla dos resultados de GWAS, 95 *loci* cromossômicos foram identificados com uma associação estatisticamente significativa com os níveis plasmáticos de lipídios. Destes, 31 estavam relacionados com o HDL-C, incluindo CETP.[6]

O CETP se tornou um alvo atraente para a indústria farmacêutica, porque sua inibição pode ser facilmente conseguida com moléculas pequenas. Esta inibição também eleva os níveis de HDL-C que, em estudos epidemiológicos (p. ex., a série Framingham de estudos sobre aterosclerose), estão associados ao risco diminuído de arteriopatia coronariana (AC). Mesmo assim, a falha de um destes inibidores de CETP em diminuir o risco de AC[20] e evidências mistas de longevidade em japoneses homozigotos sugeriram que as partículas de HDL que se acumulam na deficiência de CETP podem ser disfuncionais, embora alguns estudos *in vitro* não sustentem este conceito.[21]

Lipase hepática

A lipase hepática (LH) tem sido mais detalhadamente estudada com relação ao metabolismo de TG. Exemplificando, uma das funções importantes da LH é remodelar os remanescentes de VLDL em partículas de LDL por meio da hidrólise de TG. Dessa forma, não surpreende que os raros casos de indivíduos com deficiência de LH tenham níveis plasmáticos elevados de TG e remanescentes de VLDL (geralmente chamados lipoproteínas de densidade intermediária [IDL]). Entretanto, esses indivíduos também apresentam níveis aumentados de HDL-TG e HDL-C, e este último pode estar acima de 70 mg/dL.[18] Similar ao caso da deficiência de CETP, o tamanho das partículas de HDL frequentemente está aumentado em pacientes com deficiência de LH. Em GWAS, o *locus* do gene da LH (*LIPC*) foi identificado como um dos 31 *loci* associados com os níveis plasmáticos de HDL-C.[6]

Distúrbios poligênicos e áreas emergentes

Conforme observado antes, 31 *loci* genéticos estão associados aos níveis plasmáticos de HDL-C. Certamente, este achado implica em alta probabilidade de indivíduos com HDL alta como consequência das influências das variantes sobre diversos genes. Além dos genes candidatos codificadores de proteína, uma descoberta empolgante é a de que os níveis de HDL em camundongos também são controlados por micro-RNA (miR), mais notadamente miR-33,[22] que também são conservados em seres humanos. Dessa forma, é possível que a variação na sequência ou expressão de miR-33, ou outros miR, também venha a ser um fator genético que contribui para o HDL-C alto.

Baixos níveis plasmáticos de colesterol de lipoproteína de alta densidade

Os distúrbios monogênicos que resultam em concentrações plasmáticas baixíssimas de HDL-C (hipoalfalipoproteinemia) têm uma ampla gama de manifestações clínicas e foram, de forma variada, associados ao risco de DCV (ver Tab. 64.3). Os produtos genéticos alterados estão envolvidos na formação de partículas de HDL, incluindo a proteína transportadora de cassete ligador de trifosfato de adenosina-1 (ABCA1), lecitina-colesterol aciltransferase (LCAT) e Apo A-I. Os fármacos elevadores de HDL atualmente disponíveis muitas vezes são ineficientes para pacientes com estes distúrbios monogênicos.[23] Dessa forma, uma estratégia de tratamento razoável consiste em diminuir o LDL-C plasmático por meio de dieta e farmacoterapia, conforme apropriado.[24]

Doença de Tangier

A doença de Tangier é caracterizada pela ausência quase total de partículas de HDL no plasma.[25] A mutação encontrada na doença de Tangier está associada ao gene *ABCA1*, que codifica uma proteína de membrana celular que comanda o efluxo de colesterol[26-28] e é um componente essencial da via de TRC.[29] Na ausência de ABCA1 funcional, os níveis plasmáticos de HDL-C raramente excedem 10 mg/dL e muitas vezes se aproximam de zero, à medida que a Apo A-I não consegue se ligar e remover o colesterol das células periféricas.[25,30] A doença de Tangier manifesta-se classicamente durante a adolescência ou na fase adulta jovem, com adenoides e tonsilas aumentadas e de tonalidade alaranjada ou amarelada, hepatoesplenomegalia e neuropatia periférica que pode ser transitória ou progressiva e debilitante.[25,30,31] O acúmulo de colesterol em macrófagos resulta na formação de células espumosas no baço, fígado, epitélio intestinal, medula óssea e outras partes do sistema retículoendotelial. O colesterol também se deposita em fibroblastos, neurônios e células de Schwann.[25,30] O risco de DCV em pacientes com doença de Tangier e nos parentes portadores parece ser maior.[32,33]

Deficiências de lecitina-colesterol aciltransferase

A deficiência de LCAT pode produzir duas síndromes clínicas distintas, dependendo da localização da mutação no gene *LCAT* codificador da enzima. A primeira delas, a deficiência familiar de LCAT, é caracterizada pela ausência completa de atividade de LCAT e por uma gama de achados clínicos, incluindo opacidades corneais, dislipidemia, ane-

Tabela 64.3 Causas genéticas de baixos níveis de colesterol de lipoproteína de alta densidade

Distúrbio	Incidência	Níveis de lipídio	Achados físicos associados	Defeito genético	Terapia dietética e outras
Doença de Tangier	< 100 parentes	Colesterol total baixo a normal; TG normal a moderadamente alto; colesterol HDL < 10 mg/dL	Opacidades corneais; tonsilas amarelo-alaranjadas; hepatoesplenomegalia; risco de doença cardiovascular provavelmente aumentado	Defeito homozigoto no gene ABCA1, impedindo a formação de HDL	Níveis baixos de colesterol LDL, porém depuração defeituosa de lipoproteínas ricas em TG; recomendada dieta pobre em gordura
Deficiência de LCAT familiar	< 40 parentes	Colesterol total normal; TG normal a moderadamente alto; colesterol HDL < 12 mg/dL	Opacidades corneais; anemia normocítica normocrômica; proteinúria com risco aumentado de insuficiência renal aos 40-50 anos; risco de doença cardiovascular geralmente não aumentado	Defeito homozigoto no gene LCAT, levando à ausência ou diminuição acentuada da enzima LCAT	Dieta pobre em gordura provavelmente prudente; possibilidade de medicação para diminuir TG e colesterol LDL
Doença do olho de peixe (deficiência de LCAT parcial)	< 15 parentes	Colesterol total normal; TG normal a moderadamente alto; colesterol HDL < 7 mg/dL	Opacidades corneais; risco de doença cardiovascular geralmente não aumentado	Defeito homozigoto em LCAT, levando a níveis de LCAT normais mensuráveis e, todavia, ineficiente para esterificar o colesterol livre na HDL	Dieta pobre em gordura provavelmente prudente; possibilidade de medicação para diminuir TG e colesterol LDL
Deficiência de Apo-A-I	< 20 parentes	Colesterol total e TG normais; colesterol HDL geralmente < 10 mg/dL	Opacidades corneais; xantomas palmares difusos em alguns parentes; risco de doença cardiovascular aumentado em alguns parentes	Múltiplas mutações homozigotas distintas no gene APOA1, levando a níveis reduzidos de Apo-A-I	Dieta pobre em gordura provavelmente prudente; possibilidade de medicação para diminuir TG e colesterol LDL

ABC, transportador de cassete ligador de trifosfato de adenosina; Apo, apoliproteína; HDL, lipoproteína de alta densidade; LCAT, lecitina-colesterol aciltransferase; LDL, lipoproteína de baixa densidade; TG, triglicéride.

mia, hipoalbuminúria leve e proteinúria, com deposição de lipídios no mesângio, interstício e glomérulos renais. A segunda destas síndromes, a doença do olho de peixe, é caracterizada por uma deficiência parcial de atividade de LCAT e está associada principalmente ao aparecimento tardio de opacidades de córnea que surgem da deposição de substratos de LCAT, como fosfolipídios e colesterol livre. Em ambos estes estados de deficiência de LCAT, os níveis de HDL estão baixos, mas são detectáveis, e o risco de DCV não está claramente aumentado.

Deficiência de apolipoproteína A-I

As mutações no gene *APOA1* que afetam a estrutura da Apo A-I estão associadas a níveis plasmáticos extremamente baixos de HDL-C (< 10 mg/dL). A manifestação clínica é variável e inclui o turvamento da córnea ou xantomas de dobra cutânea e, em alguns parentes, DCV precoce.[25,34-36]

Altos níveis plasmáticos de triglicérides

Os ácidos graxos usados para formar TG de lipoproteína são provenientes de duas fontes: exógena (gordura da dieta) e endógena (produzidos pelo fígado ou liberados do tecido adiposo). A forma mais drástica de hipertrigliceridemia é a síndrome da quilomicronemia, que geralmente se manifesta no início da vida e muitas vezes resulta de um distúrbio monogênico que afeta o metabolismo periférico de partículas de quilomícron derivadas do intestino ricas em TG.[37] A terapia dietética continua sendo a base do tratamento desses distúrbios. Uma das inovações mais recentes tem sido a aplicação da transferência genética de lipoproteína lipase (LPL) mediada por adenovírus para pacientes com deficiência comprovada de LPL, embora o sucesso a longo prazo desta abordagem ainda seja desconhecido.[38]

Causas genéticas de quilomicronemia de jejum

As causas genéticas de TG plasmático aumentado estão listadas na Tabela 64.4. A depuração comprometida da gordura absorvida da alimentação resulta em doença significativa. Os achados clínicos das síndromes de quilomicronemia incluem pancreatite, retardo do crescimento, hepatoesplenomegalia, lipemia retinal e xantomas eruptivos sobre as superfícies extensoras e nádegas. Normalmente, o TG de jejum está acima de 1.500 mg/dL (> 18mmol/L),[39] embora sintomas como pancreatite geralmente ocorram quando os níveis de TG estão acima de 2.500 mg/dL (> 30mmol/L).[40] Os níveis

Tabela 64.4 Causas genéticas de triglicérides altos com quilomicronemia de jejum

Distúrbio	Incidência estimada	Níveis de lipídio	Achados associados	Defeito genético	Terapia dietética e outras
Deficiência de lipoproteína lipase familiar homozigota	1 em 1 milhão	TG ≥ 1.500-4.500 mg/dL	Manifesta-se na infância, muitas vezes no primeiro ano de vida; xantomas eruptivos, hepatomegalia e esplenomegalia por acúmulo de TG nos órgãos; todos os sinais regridem com terapia dietética; expectativa de vida normal, se a terapia dietética for iniciada	Mutações homozigotas no gene *LPL*, causando diminuição acentuada ou ausência de atividade enzimática	Restrição dietética da ingestão de gordura a < 20 g/d, para manutenção dos níveis de TG em < 2.000 mg/dL; não há necessidade de suplementação com vitamina E, devido à presença de lipoproteínas contendo Apo-B; terapia genética com transferência mediada por vírus do gene *LPL* em estudos clínicos de fase inicial
Deficiência de apolipoproteína C-II	< 20 parentes descritos	TG ≥ 1.500-4.500 mg/dL	Manifesta-se mais tardiamente na vida do que a deficiência de lipoproteína lipase familiar homozigota (13-60 anos de idade); sem associação com aterosclerose prematura	Mutações homozigotas no gene *APOC2*, levando a uma Apo-C-II ausente ou não funcional	Restrição dietética da ingestão de gordura a < 20 g/d; não há necessidade de suplementação com vitamina E, devido à presença de lipoproteínas contendo Apo-B; os pacientes podem responder à transfusão de plasma de indivíduos fisiologicamente normais, para fornecer Apo-C-II e corrigir temporariamente a anomalia
Deficiência de proteína ligadora de HDL glicosil-fosfatidilinositol-ancorada	< 5 parentes descritos	TG ≤ 6.000 mg/dL	Manifesta-se mais tardiamente na vida	Mutações homozigotas no gene *GPIHBP1*	Nenhuma especificamente determinada; provavelmente, o mesmo tratamento usado para deficiência de lipoproteína lipase
Deficiência de Apo-A-V	< 5 parentes descritos	TG ≤ 5.000 mg/dL	Manifesta-se mais tardiamente na vida	Mutações homozigotas no gene *APOA5*	Nenhuma especificamente determinada; provavelmente, o mesmo tratamento usado para deficiência de lipoproteína lipase
Deficiência de fator de maturação de lipase-1	< 5 parentes descritos	TG ≤ 5.000 mg/dL	Manifesta-se mais tardiamente na vida; achados neurológicos em alguns parentes	Mutações homozigotas no gene *LMF1*	Nenhuma especificamente determinada; provavelmente, o mesmo tratamento usado para deficiência de lipoproteína lipase

Apo, apolipoproteína; HDL, lipoproteína de alta densidade; TG, triglicéride.

de LDL-C e de HDL-C frequentemente estão abaixo do normal.[41] O plasma exibe aspecto leitoso e turvo, ou lipêmico, em virtude da alta concentração de TG.[39]

As causas genéticas de quilomicronemia de jejum incluem defeitos homozigotos relacionados a uma das várias proteínas envolvidas na hidrólise vascular de lipoproteínas contendo TG. Esses defeitos, de uma forma ou de outra, sabotam a atividade normal da LPL, enzima essencial do endotélio vascular que hidrolisa lipoproteínas ricas em TG. A quilomicronemia familiar é rara (1 em cada 1 milhão de pessoas) e sua causa mais comum é a atividade defeituosa da LPL em função de mutações homozigotas de perda funcional no gene *LPL*.[41] Até mesmo as causas menos frequentes são mutações homozigotas em *APOC2* codificador de Apo C-II, que é um cofator para ativação de LPL;[41] *APOA5*, codificador de Apo A-V,[42] que parece estabilizar a hidrólise mediada pela LPL; *GPIHBP1*, codificador da proteína ligadora de HDL glicosilfosfatidilinositol-ancorada, mediadora da transcitose de LPL para a superfície capilar;[43] e *LMF1*, codificador do fator de maturação de lipase 1, que é importante para o enovelamento e montagem correta da LPL.[44] No passado, o diagnóstico da deficiência de LPL era determinado pela demonstração bioquímica de um comprometimento da atividade lipolítica pós-heparina plasmática, contudo a análise de sequência genômica do DNA está se transformando no método-padrão de diagnóstico.

Causas genéticas de hipertrigliceridemia sem quilomicronemia de jejum

Várias causas genéticas desta condição estão listadas na Tabela 64.5.

Hiperlipidemia combinada familiar

As anormalidades lipoproteicas, por definição, encontradas na hiperlipidemia combinada familiar (HCF) são os níveis aumentados de VLDL e LDL com níveis diminuídos de HDL, associados a um perfil lipoproteico anormal em pelo menos um parente em primeiro grau.[37] Esse fenótipo relativamente comum afeta cerca de uma em cada 40 pessoas. Os pacientes às vezes podem exibir xantomas, como observado na HF (discutida anteriormente), além de risco aumentado de DCV. Pesquisadores sugeriram que, em algumas famílias, a HCF é monogênica, com o suposto gene causal sendo *USF1*, codificador de um fator estimulador *upstream*.[45] Entretanto, achados mais recentes sugerem que a HCF representa um espectro de distúrbios para os quais uma série de variantes genéticas comuns e raras contribui para a suscetibilidade.[46]

Disbetalipoproteinemia familiar (hiperlipoproteinemia tipo 3)

A disbetalipoproteinemia tem prevalência populacional aproximada de 1 em 10 mil[37] A principal anormalidade li-

Tabela 64.5 Causas genéticas de triglicérides elevados sem quilomicronemia de jejum

Distúrbio	Incidência estimada	Níveis de lipídio	Achados associados	Defeito genético	Terapia dietética e outras
Hiperlipidemia combinada familiar (hiperlipoproteinemia tipo 2B)	1 em 40	Colesterol total ≤ 400 mg/dL; colesterol LDL ≤ 320 mg/dL; níveis de TG ≤ 800 mg/dL; colesterol HDL = 30-45 mg/dL	Xantomas tendinosos, xantelasmas; doença cardiovascular precoce é um achado comum	Traço complexo, suscetibilidade cumulativa de alelos de pequeno efeito comum e mutações raras em múltiplos genes; algumas formas monogênicas, incluindo o gene *USF1*	Restrições de gordura dietética, redução de alimentos de alto índice glicêmico, cessação do consumo de álcool; doses mais altas ou combinações de tratamento farmacológico necessárias para diminuir colesterol LDL e TG
Disbetalipoproteinemia (hiperlipoproteinemia tipo 3)	1 em 10.000	Média de colesterol total = 450 mg/dL com TG = 700 mg/dL; medidas diretas de LDL desproporcionalmente baixas (p. ex., 120 mg/dL); esta LDL inclui partículas de IDL; a maioria das lipoproteínas ricas em TG é β-VLDL	Xantomas palmares, xantomas tuberosos e túbero-eruptivos; aterosclerose precoce	Suscetibilidade cumulativa de múltiplos alelos de pequeno efeito comum, conforme mencionado antes, concomitante com homozigose para a isoforma *APOE* E2/E2; várias mutações no gene *APOE* podem produzir um fenótipo de herança dominante	A perda de peso pode causar remissão do distúrbio lipoproteico manifesto; refeições ricas em gordura pioram a dislipidemia; dietas com teor de gordura reduzido diminuem a produção de quilomícron, melhorando os lipídios de jejum; o controle do diabetes ou do hipotireoidismo melhora a dislipidemia
Hipertrigliceridemia familiar (hiperlipoproteinemia tipo 4)	1 em 20	Níveis de TG ≤ 800 mg/dL e níveis de colesterol HDL = 30-45 mg/dL; alguns têm níveis quase normais	Nenhum	Traço complexo, suscetibilidade cumulativa de alelos de pequeno efeito comum e mutações raras em múltiplos genes, incluindo *LPL* e *APOA5*, ocorrendo juntos no mesmo paciente	Não estudada formalmente; espera-se que os níveis de TG sejam reduzidos com restrições de gordura dietética, redução de alimentos de alto índice glicêmico, cessação do consumo de álcool e evitamento dos exageros de gordura

Apo, apolipoproteína; HDL, lipoproteína de alta densidade; IDL, lipoproteína de densidade intermediária; LDL, lipoproteína de baixa densidade; TG, triglicéride; VLDL, lipoproteína de densidade muito baixa.

poproteica é o aumento dos remanescentes de lipoproteína ricos em TG, também conhecidos como IDL ou β-VLDL. Os indivíduos afetados costumam ter xantomas tuberosos ou túbero-eruptivos nas superfícies extensoras de seus membros (cotovelos e joelhos), xantomas nas pregas planares ou palmares, e risco aumentado de DCV. Indivíduos com esse distúrbio normalmente são homozigotos para a isoforma *APOE* E2, proteína defeituosa e com menor capacidade de ligação ao receptor de LDL. Além disso, uma gama de variantes genéticas comuns e raras contribui para a suscetibilidade a esse distúrbio.[46] A expressão da doença muitas vezes requer outros fatores, como obesidade, diabetes tipo 2 ou hipotireoidismo. O distúrbio raro, deficiência de LH resultante de mutações homozigotas no gene *LIPC* codificador de LH, compartilha alguns achados clínicos e bioquímicos com a disbetalipoproteinemia.[47]

Hipertrigliceridemia familiar

A hipertrigliceridemia familiar, com formas mais brandas, é relativamente comum (1 em cada 20 adultos), com base na definição de TG plasmáticos de jejum excedendo o 95º percentil da distribuição populacional.[37] Em contraste com os raros defeitos monogênicos subjacentes às síndromes de quilomicronemia, a hipertrigliceridemia branda representa um grupo molecularmente heterogêneo de distúrbios. O estudo minucioso do DNA genômico de pacientes com hipertrigliceridemia mostrou um excesso significativo de alelos de certos polimorfismos de nucleotídeo único (SNP) e de mutações heterozigotas raras mais graves.[46] Essa complexa arquitetura genética sugere que um indivíduo portador de excesso de variantes de suscetibilidade comuns e raras é mais propenso, no contexto de fatores de risco secundários (p. ex., obesidade, má alimentação, consumo excessivo de álcool, diabetes mal controlado e hipotireoidismo), a desenvolver hipertrigliceridemia comum. O tratamento inclui o controle dos fatores secundários que contribuem para essa característica, aliado à melhora da alimentação.

Baixos níveis plasmáticos de colesterol ou triglicérides

As condições genéticas associadas a níveis baixos de TG no sangue estão listadas na Tabela 64.6.

Abetalipoproteinemia

Este distúrbio raro é uma doença autossômica recessiva que resulta de mutações no gene (*MTP*) da proteína de transferência de TG microssomal, que codifica o fator de montagem de VLDL conhecido como MTP. No estado homozigoto, uma quantidade muito pequena de Apo-B no fígado ou nos intestinos pode ser lipidada no retículo endoplasmático. A proteína Apo-B precariamente enovelada é direcionada para uma via de proteassomo para degradação.[48] Assim, poucas lipoproteínas contendo Apo-B podem ser montadas e secretadas, resultando em baixos níveis plasmáticos de quilomícrons, VLDLs e LDL. Os pacientes também apresentam atraso no crescimento, por causa da má absorção da gordura, consequência da falha em formar quilomícrons, bem como da deficiência de absorção e de transporte de vitamina E. A deficiência de vitamina E causa um distúrbio neurológico caracterizado por perda sensorial e ataxia. A deficiência de vitamina A está por trás da retinite pigmentosa atípica, ao passo que a deficiência de vitamina D pode levar à osteomalácia, riquétsias e/ou osteoporose. A deficiência de vitamina K está por trás da suscetibilidade a contusões e sangramentos. Além disso, na abetalipoproteinemia (ABL), as hemácias têm uma deformação típica referida como acantocitose que, aliada a níveis baixos de LDL-C, é patognomônica.

Uma vez estabelecido o diagnóstico de ABL, estes problemas clínicos múltiplos podem ser retardados e aliviados com a administração de formas hidrossolúveis de vitamina E, aliadas a altas doses orais de outras vitaminas lipossolúveis, que são absorvidas pela via de TG de cadeia intermediária para dentro da circulação portal. No estado heterozigoto, como no caso dos pais heterozigotos obrigatórios, os níveis plasmáticos de lipoproteínas contendo Apo-B são essencialmente normais, e o espectro de achados clínicos visto nos homozigotos está completamente ausente.[49]

Hipobetalipoproteinemia familiar

A hipobetalipoproteinemia familiar (HBLF) é causada mais frequentemente por mutações no gene *APOB*, codificador de Apo-B. Indivíduos heterozigotos têm baixos níveis plasmáticos (< 5º percentil) de LDL-C ou Apo-B. Nos indivíduos homozigotos, é possível que o LDL-C e lipoproteínas contendo Apo-B estejam praticamente ausentes, podendo haver as mesmas manifestações oculares, sanguíneas e neurológicas observadas em pacientes com ABL. O principal achado diferenciador é o fato de os pais heterozigotos obrigatórios de uma criança homozigota com HBLF terem níveis medianamente normais de LDL-C e Apo-B.

A causa mais comum de HBLF é a herança de um gene *APOB* mutante contendo uma mutação *nonsense* que resulta em um códon de terminação prematuro, embora diversas mutações *missense* tenham sido descritas mais recentemente. Contrastando com as mutações em *APOB* no domínio de ligação do receptor, causadoras de ADF, as mutações da HBLF em *APOB* produzem formas carboxi-truncadas de Apo-B, cujo comprimento varia de 2 a 89% do comprimento normal integral da Apo-B-100 produzida pelo fígado. O intestino normalmente produz uma isoforma de Apo-B mais curta que surge da edição do mRNA de *APOB*, chamada Apo-B48, que corresponde a 48% da proteína hepática. Dependendo da posição da mutação de truncamento, os pacientes têm produção reduzida de Apo-B e depuração aumentada a partir do plasma de lipoproteínas contendo espécies truncadas. O alelo defeituoso exerce efeito negativo sobre a produção de Apo-B codificada pelo alelo anormal, originando, assim, a natureza dominante do defeito.

O estado heterozigoto é encontrado em 1 a cada 3 mil indivíduos, ao passo que o estado homozigoto é extremamente raro, talvez tão raro quanto ABL. Os heterozigotos

Tabela 64.6 Baixos níveis plasmáticos de colesterol ou triglicérides

Distúrbio	Incidência estimada	Níveis de lipídio	Achados físicos associados	Defeito genético	Terapia dietética e outras
Abetalipoproteinemia (ABL)	< 120 casos descritos	Colesterol total e TG < 50 mg/dL	Má absorção de gordura, inclusive de vitamina E, cuja deficiência leva à ataxia, perda sensorial e retinite pigmentosa; heterozigotos obrigatórios não têm fenótipo bioquímico nem clínico	Autossômica recessiva com mutações de perda de função no gene *MTP*, cujo produto é necessário para formação de lipoproteína Apo-B no intestino e no fígado	Dieta com redução de gordura ou substituição por TG de cadeia intermediária; suplementação com vitamina E
Hipobetalipoproteinemia familiar (HBLF)	Para as formas relacionadas ao gene APOB: a forma homozigota é muito rara; a forma heterozigota ocorre em uma proporção de 1:3.000; outras 3 formas também raras não ligadas ao gene APOB	Pacientes homozigotos para mutações truncadas de Apo-B têm níveis lipídicos similares aos da ABL; para heterozigotos e indivíduos com as formas não Apo-B, são observadas reduções mais brandas (~50-70%) na Apo-B ou no LDL-C plasmáticos	Para homozigotos com truncamentos de Apo-B, idem à ABL; alguns heterozigotos compostos também podem ter má absorção de gordura menos grave. Pode haver esteatose hepática em homo- e heterozigotos; os heterozigotos obrigatórios têm níveis plasmáticos diminuídos de LDL e Apo-B; a maioria dos heterozigotos em geral é assintomática	Para as formas associadas ao gene *APOB*, mutações em proteínas truncadas; para as outras formas, há: 1) *linkage* com o locus cromossômico 3p21; 2) mutação de perda de função em *PCSK9*; ou 3) uma forma familiar que permanece não associada a um gene ou locus cromossômico	Para os homozigotos com truncamento de Apo-B, idem à terapia para ABL; alguns heterozigotos também precisam de suplementação de vitamina E e restrição de gordura dietética; nenhum tratamento atualmente é recomendado para as outras formas
Hipolipidemia combinada familiar[a]	Rara (poucas famílias para cada variante)	Heterozigotos: TG < 65 mg/dL; LDL-C < 75 mg/dL, HDL-C normal; Heterozigotos compostos: TG < 25 mg/dL; LDL-C < 35 mg/dL; HDL-C < 20 (com base em dados para pacientes com mutações em ANGPTL3)	Nenhum	Mutação *nonsense* em *ANGPTL3*	Nenhuma descrita

APOB, apolipoproteína-B; HDL-C, colesterol HDL; LDL-C, colesterol LDL; TG, triglicéride.

[a]Dados de Romeo S, Yin W, Kozlitina J et al. Rare loss-of-function mutations in ANGPTL family members contribute to plasma triglyceride levels in humans. J Clin Invest 2009;119:70-9; and Musunuru K, Pirruccello JP, Do R et al. Exome sequencing, ANGPTL3 mutations, and familial combined hypolipidemia. N Engl J Med 2010;363:2220-7.

Outros dados de Denke MA. Nutrient and genetic regulation of lipoprotein metabolism. In: Shils ME, Shike M, Ross AC et al, eds. Modern Nutrition in Health and Disease. 10.ed. Baltimore: Lippincott Williams & Wilkins, 2006; and Schonfeld G, Lin X, Yue P. Familial hypobetalipoproteinemia: genetics and metabolism. Cell Mol Life Sci 2005;62:1372-8.

simples têm baixos níveis plasmáticos de colesterol total e de LDL-C, bem como níveis reduzidos de TG, além de geralmente serem assintomáticos, embora possam apresentar esteatose hepática. Em contraste, os homozigotos ou heterozigotos compostos podem sofrer de má absorção de gordura e outros achados de ABL, embora até mesmo os pacientes com as formas mais graves de HBLF, em geral, sejam menos clinicamente afetados do que os pacientes com ABL.[50] Ao menos três formas adicionais não relacionadas ao gene *APOB* também são reconhecidas (ver Tab. 64.6).

Deficiência de *PCSK9*

Em contraste com os níveis bastante elevados de LDL-C que acompanham as mutações de ganho funcional em *PCSK9*, as mutações heterozigotas de perda de função em *PCSK9* geram níveis aumentados de receptor de LDL e depuração aumentada de partículas de LDL. Indivíduos heterozigotos para mutações de perda de função em *PCSK9* apresentam níveis acentuadamente diminuídos de LDL-C e Apo-B e também podem apresentar risco de AC significativamente diminuído durante a vida. Somente alguns casos de homozigose para mutações de perda de função em *PCSK9* foram relatados, e o principal achado associado a estas mutações é bioquímico, com concentração plasmática baixíssima (mas não nula) de LDL-C e Apo-B, na ausência das manifestações multissistêmicas de ABL ou HBLF homozigota.

Hipolipidemia combinada familiar

Estudos anteriores estabeleceram uma ligação entre mutações de perda de função raras em proteínas semelhantes à angiopoetina (ANGPTL; particularmente 3 e 4) e baixos níveis plasmáticos de TG.[51] Em uma abordagem de sequenciamento de exoma, em que membros de uma família com hipobetalipoproteinemia hereditária – todavia, na ausência de mutações em *MTP*, *APOB* ou *PCSK9* – foram analisados, os pesquisadores constataram que as mutações *nonsense* em

ANGPTL3 estavam associadas a baixos níveis plasmáticos de LDL-C e TG nos heterozigotos simples, e a níveis plasmáticos extremamente baixos de LDL-C, HDL-C e TG nos heterozigotos compostos.[52] Esses pacientes não apresentavam outros achados clínicos. A partir dos estudos pré-clínicos, foi proposto que um potencial mecanismo contribuidor para essas alterações seria a perda de função de ANGPTL3, um inibidor de lipoproteína lipase e de lipase endotelial, resultando em aumento do remodelamento de HDL e lipoproteínas contendo Apo-B.

Perspectivas futuras

A maioria das áreas da medicina e da biologia humana tem sido afetada pelo progresso resultante do projeto genoma humano e iniciativas correlatas. O metabolismo lipoproteico não é exceção. O campo já foi beneficiado e continuará a se beneficiar com os avanços ocorridos na era da pesquisa genômica e pós-genômica.

Estudos de associação genômica ampla

A estratégia da pesquisa de GWAS se baseia na ideia de que as variantes genéticas comuns na população exercem efeitos sutis sobre um traço quantitativo e, de forma cumulativa, produzem um fenótipo penetrante, como a dislipidemia. Assim, os GWAS empregam microarranjos (ou *chips* de genes) de SNP genômicos para avaliar a associação existente entre variantes genéticas comuns de todo o genoma e os lipídios ou lipoproteínas plasmáticas.[37] Os GWAS definitivos do Global Lipids Genetics Consortium (GLGC) relataram uma metanálise de determinantes genéticos de lipídios plasmáticos em mais de 100 mil indivíduos de variados grupos étnicos e que apresentam uma gama de fenótipos lipídicos e cardiovasculares.[6] A análise realizada pelo GLGC identificou 95 *loci* que contribuem para a variação das concentrações plasmáticas de lipídios e lipoproteínas. Cerca de metade desses *loci* não tinha conexão prévia com o metabolismo de lipídios e lipoproteínas. É bastante provável que algumas das novas proteínas e vias identificadas com a abordagem de GWAS venham a ser novos alvos terapêuticos.

Predição do risco genético de dislipidemia e aterosclerose

A identificação antecipada de indivíduos com risco de desenvolvimento de dislipidemia poderia proporcionar uma oportunidade de modificar precocemente o estilo de vida ou de adotar intervenções farmacológicas baseadas em evidência capazes de diminuir a exposição prolongada a um perfil lipídico alterado e outros fatores de risco. Hoje, está se tornando viável integrar todas as variantes de risco genéticas relevantes para determinar um "escore de risco genético" geral do paciente para dislipidemias específicas e aterosclerose.[6] As variáveis genéticas podem melhorar as determinações de risco derivadas dos algoritmos de predição de risco existentes, tais como o escore de risco de Framingham.

Sequenciamento de DNA de nova geração

A nova geração de sequenciamento de exomas inteiros (i. e., todas as regiões codificadoras) ou de genomas inteiros irá gerar novas e extensivas informações sobre as diferenças interindividuais de DNA. Explicar os alelos protetores ou deletérios comuns e raros poderia ajudar a determinar o risco de desenvolvimento de dislipidemia ou aterosclerose com maior acurácia e a identificar os subgrupos de pacientes mais propensos a responder a determinadas intervenções farmacológicas específicas. Essa área de estudo ativa é chamada farmacogenômica. A informação genética também é incluída como covariável em estudos sobre a responsividade lipoproteica a intervenções dietéticas na área de nutrigenômica, ainda em desenvolvimento. O aconselhamento nutricional ajustado aliado a outras intervenções no estilo de vida poderão um dia ser oferecidos aos pacientes dislipidêmicos com base no perfil genético particular de cada um.

Desafios e oportunidades que surgem a partir das tecnologias genômicas emergentes

A necessidade de um mecanismo para entender como os novos genes descobertos por GWAS causam desvios nas lipoproteínas plasmáticas desafiará a nossa capacidade experimental, mas é essencial para desenvolver novas abordagens que permitam entender rapidamente a função do gene (genômica funcional). Além disso, existe o potencial de questões éticas, legais e sociais imprevistas que podem surgir quando a informação genômica humana completa se tornar parte do registro médico dos pacientes. O aproveitamento total das oportunidades propiciadas pelas descobertas feitas a partir dos estudos genéticos exigirá avanços tecnológicos análogos, que permitam trabalhar com a alta demanda, confiabilidade e validação funcional robusta em todos os estágios: *in vitro*; *in vivo* em espécies humanas e não humanas; e, finalmente, triagens clínicas de dietas e outras terapias.

Referências bibliográficas

1. Iqbal R, Anand S, Ounpuu S et al. Circulation 2008;118:1929-37.
2. Ahrens EH Jr, Insull W Jr, Blomstrand R et al. Lancet 1957;272: 943-53.
3. Hegsted DM, McGandy RB, Myers ML et al. Am J Clin Nutr 1965; 17:281-95.
4. Anderson JT, Grande F, Keys A. Am J Clin Nutr 1976;29:1184-9.
5. Hegsted DM, Kritchevsky D. Am J Clin Nutr 1997;65:1893-6.
6. Teslovich TM, Musunuru K, Smith AV et al. Nature 2010;466:707-13.
7. Varret M, Abifadel M, Rabes JP et al. Clin Genet 2008;73:1-13.
8. Cohen H, Shamir R. Lipid disorders in children and adolescents. In: Lifshitz F, ed. Pediatric Endocrinology. London: Informa Healthcare, 2006:279-90.
9. Durrington P. Lancet 2003;362:717-31.
10. Rahalkar AR, Hegele RA. Mol Genet Metab 2008;93:282-94.
11. Daniels SR, Greer FR. Pediatrics 2008;122:198-208.
12. Lambert G. Curr Opin Lipidol 2007;18:304-9.
13. Cohen JC, Boerwinkle E, Mosley TH Jr et al. N Engl J Med 2006; 354:1264-72.
14. Innerarity TL, Weisgraber KH, Arnold KS et al. Proc Natl Acad Sci U S A 1987;84:6919-23.

15. Defesche JC, Pricker KL, Hayden MR et al. Arch Intern Med 1993;153:2349–56.
16. Garcia CK, Wilund K, Arca M et al. Science 2001;292:1394–8.
17. Soutar AK. IUBMB Life 2010;62:125–31.
18. Weissglas-Volkov D, Pajukanta P. J Lipid Res 2010;51:2032–57.
19. Lewis GF, Rader DJ. Circ Res 2005;96:1221–32.
20. Kastelein JJ, van Leuven SI, Burgess L et al. N Engl J Med 2007; 356:1620–30.
21. Matsuura F, Wang N, Chen W et al. H J Clin Invest 2006;116:1435–42.
22. Rayner KJ, Suarez Y, Davalos A et al. Science 2010;328:1570–3.
23. Franceschini G, Werba JP, D'Acquarica AL et al. Clin Pharmacol Ther 1995;57:434–40.
24. McPherson R, Frohlich J, Fodor G et al. Can J Cardiol 2006;22: 913–27.
25. Assmann G, von Eckardstein A, Brewer HB. Familial analphalipoproteinemia: Tangier disease. In: Scriver CR, Beaudet AL, Sly Ws et al, eds. The Metabolic and Molecular Bases of Inherited Disease. 8th ed. New York: McGraw-Hill, 2001:2937–60.
26. Bodzioch M, Orso E, Klucken J et al. Nat Genet 1999;22:347–51.
27. Brooks-Wilson A, Marcil M, Clee SM et al. Nat Genet 1999;22: 336–45.
28. Rust S, Rosier M, Funke H et al. Nat Genet 1999;22:352–5.
29. Vedhachalam C, Duong PT, Nickel M et al. J Biol Chem 2007;282: 25123–30.
30. Nofer JR, Remaley AT. Cell Mol Life Sci 2005;62:2150–60.
31. Fredrickson DS. J Clin Invest 1964;43:228–36.
32. Serfaty-Lacrosniere C, Civeira F, Lanzberg A et al. Atherosclerosis 1994;107:85–98.
33. Soumian S, Albrecht C, Davies AH et al. Vasc Med 2005;10:109–19.
34. Kuivenhoven JA, Pritchard H, Hill J et al. J Lipid Res 1997;38: 191–205.
35. Gigante M, Ranieri E, Cerullo G et al. J Nephrol 2006;19:375–81.
36. von Eckardstein A. Atherosclerosis 2006;186:231–9.
37. Hegele RA. Nat Rev Genet 2009;10:109–21.
38. Stroes ES, Nierman MC, Meulenberg JJ et al. Arterioscler Thromb Vasc Biol 2008;28:2303–4.
39. Yuan G, Al-Shali KZ, Hegele RA. CMAJ 2007;176:1113–20.
40. Brunzell JD, Bierman EL. Med Clin North Am 1982;66:455–68.
41. Fojo SS, Brewer HB. J Intern Med 1992;231:669–77.
42. Talmud PJ. Atherosclerosis 2007;194:287–92.
43. Beigneux AP, Franssen R, Bensadoun A et al. Arterioscler Thromb Vasc Biol 2009;29:956–62.
44. Peterfy M, Ben-Zeev O, Mao HZ et al. Nat Genet 2007;39:1483–7.
45. Lee JC, Lusis AJ, Pajukanta P. Curr Opin Nat Genet 2010;42:684–7.
47. Connelly PW, Hegele RA. Crit Rev Clin Lab Sci 1998;35:547–72.
48. Fisher EA, Ginsberg HN. J Biol Chem 2002;277:17377–80.
49. Kane JP, Havel RJ. Disorders of the biogenesis and secretion of lipoproteins containing the B apolipoproteins. In: Scriver CR, Beaudet AL, Sly WE, Valle DS, eds. The Metabolic and Molecular Basis of Inherited Disease, 8th ed. New York: McGraw-Hill, 1995:1860–66.
50. Schonfeld G, Lin X, Yue P. Cell Mol Life Sci 2005;62:1372–8.
51. Romeo S, Yin W, Kozlitina J et al. J Clin Invest 2009;119:70–9.
52. Musunuru K, Pirruccello JP, Do R et al. N Engl J Med 2010; 363: 2220–7.

Sugestões de leitura

Hegele R. Plasma lipoproteins: genetic influences and clinical implications. Nat Rev Genet 2009;10:109–21.

Johansen CT, Wang J, Lanktree MB et al. Excess of rare variants in genes identified by genome-wide association study of hypertriglyceridemia. Nat Genet 2010;42:684–7.

Rahalkar AR, Hegele RA. Monogenic pediatric dyslipidemias: classification, genetics and clinical spectrum. Mol Genet Metab 2008;93:282–94.

Schonfeld G, Lin X, Yue P. Familial hypobetalipoproteinemia: genetics and metabolism. Cell Mol Life Sci 2005;62:1372–8.

Teslovich TM, Musunuru K, Smith AV et al. Biological, clinical and population relevance of 95 loci for blood lipids. Nature 2010;466:707–13.

65 Nutrição na prevenção da doença arterial coronariana e controle de alterações das lipoproteínas*

Ernst J. Schaefer

A doença arterial coronariana (DAC) é uma das principais causas de morte e incapacidade nas sociedades ocidentais. As concentrações plasmáticas elevadas de colesterol da lipoproteína de baixa densidade (LDL-C > 160 mg/dL ou 4,2 mmol/L) e reduzidas de colesterol da lipoproteína de alta densidade (HDL-C < 40 mg/dL ou 1,0 mmol/L), combinadas a fatores como envelhecimento, pressão arterial sistólica elevada (> 140 mmHg), tabagismo e diabetes (glicose de jejum > 125 mg/dL), têm sido definidas como fatores de risco independentes para a DAC, que é causada por aterosclerose, um processo em que as artérias coronarianas, bem como outras artérias, sofrem obstrução. As características desse processo nas paredes das artérias são a presença de macrófagos carregados de colesterol ou células espumosas, a proliferação de células musculares lisas com excesso de tecido conjuntivo, calcificação e, eventualmente, a ocorrência de trombose, como evento terminal de oclusão arterial. Um ataque cardíaco ou infarto do miocárdio (IM) ocorre quando uma ou mais das três principais artérias coronarianas sofre bloqueio.[1] Um derrame ocorre quando uma ou mais das artérias que irrigam o cérebro sofrem obstrução. Juntos, a DAC e o derrame são conhecidos como doença cardiovascular (DCV), responsável por cerca da metade das taxas de mortalidade nas sociedades desenvolvidas, inclusive nos Estados Unidos.

O envelhecimento, a pressão arterial elevada, o diabetes e o tabagismo podem provocar lesões no revestimento das paredes das artérias. Além disso, as LDL podem se depositar nas paredes das artérias, especialmente nos locais das lesões. Portanto, altas concentrações de LDL-C (> 160 mg/dL ou 4,2 mmol/L) associadas a altos valores de colesterol total (> 240 mg/dL ou 6,2 mmol/L) são fatores de risco significativos para a DAC. Além disso, as HDL servem para remover o colesterol das paredes das artérias. Baixas concentrações de HDL-C (< 40 mg/dL ou 1,0 mmol/L) são um fator de risco significativo para DAC.[2] As dietas com alto teor de gordura animal, laticínios, ovos, açúcar e sal já foram associadas a condições como obesidade excessiva, concentrações elevadas de colesterol no sangue e altas taxas de mortalidade por DAC ajustadas por idade.[1] O histórico familiar de DAC prematura e idade também são fatores de risco significativos para a DAC.[2,3]

Diretrizes norte-americanas

United States Dietary Guidelines (Diretrizes Dietéticas para os Estados Unidos)

A cada cinco anos, o governo federal dos Estados Unidos atualiza as diretrizes dietéticas para o país. Na versão 2010,[4] as quatro recomendações iniciais seguintes foram elaboradas com o objetivo de prevenir doenças crônicas e promover boas condições de saúde:

*__Abreviaturas:__ **Apo**, apolipoproteína; **ATP**, *Adult Treatment Panel* (Painel de Tratamento de Adultos); **CETP**, proteína de transferência de ésteres de colesterol; **DAC**, doença arterial coronariana; **DCV**, doença cardiovascular; **DHA**, ácido docosaexaenoico; **EPA**, ácido eicosapentaenoico; **HDL**, lipoproteína de alta densidade; **HDL-C**, colesterol da lipoproteína de alta densidade; **IVUS**, ultrassonografia intravascular, **JELIS**, *Japan Eicosapentaenoic Acid Lipid Intervention Study* (Estudo Japonês sobre a Intervenção do Ácido Eicosapentaenoico nos Níveis Lipídicos); **LCAT**, lecitina-colesterol aciltransferase; **LDL**, lipoproteína de baixa densidade; **LDL-C**, colesterol da lipoproteína de baixa densidade; **Lp(a)**, lipoproteína(a); **LPL**, lipase lipoproteica; **IM**, infarto do miocárdio; **MTP**, proteína de transferência microssomal; **NCEP**, *National Cholesterol Education Program* (Programa Norte-americano de Educação sobre o Colesterol); **NHLBI**, National Heart, Lung, and Blood Institute (Instituto Norte-americano de Coração, Pulmão e Sangue); **PCR**, proteína C-reativa; **TLC**, mudanças terapêuticas de estilo de vida; **VLDL**, lipoproteína de densidade muito baixa.

1. Evitar ou reduzir o excesso de peso ou a obesidade por meio de melhores hábitos alimentares e de atividade física.
2. Controlar a ingestão calórica total como forma de controlar o peso corporal. No caso de pessoas com sobrepeso ou obesas, isso significa reduzir o número de calorias consumidas a partir da ingestão de alimentos e bebidas.
3. Aumentar os níveis de atividade física e reduzir os comportamentos sedentários.
4. Manter um equilíbrio calórico adequado em cada fase da vida: na infância, na adolescência, na fase adulta, durante a gravidez e o período de lactação, e na velhice.

As diretrizes dietéticas para a população em geral visam à adoção de padrões alimentares de longo prazo que promovam a manutenção da saúde. As diretrizes contêm recomendações específicas, como: manter o equilíbrio entre a ingestão calórica e a prática de atividade física, a fim de reduzir o sobrepeso e a obesidade; restringir a ingestão de sódio para menos de 2.300 mg/dia; reduzir a ingestão de gorduras saturadas para menos de 10% das calorias, com a substituição por gorduras monoinsaturadas e poli-insaturadas, e limitar a ingestão de colesterol para menos de 300 mg/dia; restringir o consumo de gorduras *trans*, gorduras sólidas, açúcares e grãos refinados; e limitar o consumo de álcool (máximo de um drinque por dia para as mulheres e dois por dia para os homens). No caso de pessoas com concentrações de LDL-C acima de 160 mg/dL, depois de descartadas as causas secundárias, é recomendado restringir as gorduras saturadas para menos de 7% das calorias, e o colesterol, para menos de 200 mg/dia. Além disso, o aumento ou a diminuição do consumo de alimentos ou grupos de alimentos específicos também é recomendado para a população em geral (Tab. 65.1). Foram estabelecidas também diretrizes complementares para grupos especiais, entre os quais, mulheres em período de gestação ou lactação e pessoas com mais de cinquenta anos.

Guidelines of the National Cholesterol Education Program (Diretrizes do Programa Norte-americano de Educação sobre o Colesterol)

O National Heart, Lung, and Blood Institute - NHLBI (Instituto Norte-americano de Coração, Pulmão e Sangue) lançou em 1985 o *National Cholesterol Education Program* - NCEP (Programa Norte-americano de Educação sobre o Colesterol), com o objetivo de reduzir as mortes por DAC nos Estados Unidos por meio da redução do percentual de americanos com altas concentrações de colesterol no sangue. O NCEP divulgou três conjuntos de diretrizes para o tratamento de adultos, as chamadas diretrizes do *Adult Treatment Panel* - ATP (Painel de Tratamento de Adultos) - em 1988 (ATP I), 1994 (ATPII) e 2001 (ATP III) - com uma atualização opcional em 2004.[2,3] A expectativa é de que novas diretrizes sejam publicadas. O NCEP recomenda que os lipídios sejam medidos em várias ocasiões após o jejum noturno para a avaliação das concentrações de colesterol total, triglicerídeos, HDL-C

Tabela 65.1 Resumo das Diretrizes Dietéticas para os Estados Unidos (2010) relevantes para a prevenção da aterosclerose na população em geral

I. Recomendações para a prevenção das doenças crônicas e a promoção da saúde
1. Evitar ou reduzir o excesso de peso ou a obesidade por meio de melhores hábitos alimentares e de atividade física.
2. Controlar a ingestão calórica total como forma de manejar o peso corporal. No caso de pessoas com sobrepeso ou obesas, isso significa consumir menos calorias a partir da ingestão de alimentos e bebidas.
3. Aumentar a atividade física e reduzir os comportamentos sedentários.
4. Manter um equilíbrio calórico adequado em cada fase da vida: na infância, na adolescência, na fase adulta, durante a gravidez e o período de lactação, e na velhice.

II. Alimentos cujo consumo deve ser reduzido
1. Reduzir a ingestão diária de sódio para menos de 2.300 mg, e para 1.500 mg no caso de pessoas a partir dos 51 anos e aquelas de qualquer idade que sejam afro-americanas ou que tenham hipertensão, diabetes ou doença renal crônica. A recomendação de 1.500 mg é válida para cerca da metade da população norte-americana, inclusive as crianças e maioria dos adultos.
2. Consumir menos de 10% de calorias provenientes de gorduras saturadas, substituindo-as por ácidos graxos monoinsaturados e poli-insaturados.
3. Consumir menos de 300 mg/dia de colesterol dietético.
4. Manter um consumo mínimo de ácidos graxos trans, limitando os alimentos que contêm fontes sintéticas de gorduras trans – como óleos parcialmente hidrogenados – e, mais ainda, as gorduras sólidas.
5. Reduzir a ingestão das calorias provenientes de gorduras sólidas e açúcares.
6. Limitar o consumo de alimentos que contêm grãos refinados, especialmente aqueles que contêm gorduras sólidas, açúcar adicionados e sódio.
7. Álcool, se consumido, deve ser com moderação – no máximo um drinque por dia para as mulheres e dois para os homens – e somente por adultos com idade legal para consumir bebida alcoólica.

III. Alimentos cujo consumo deve ser aumentado
1. Aumentar a ingestão de legumes e frutas.
2. Consumir legumes variados, especialmente verduras verde-escuras e legumes laranja e vermelhos, bem como feijões e ervilhas.
3. Aumentar a ingestão de leite e produtos lácteos isentos ou com baixo teor de gordura, como leite, iogurte, queijo ou bebidas de soja fortificadas.
4. Escolher alimentos proteicos variados, entre os quais, frutos do mar, carne magra, aves, ovos, feijões e ervilhas, produtos à base de soja e amêndoas e sementes sem sal.
5. Aumentar a quantidade e variedade de frutos do mar consumidos, dando-lhes preferência sobre algumas carnes e aves.
6. Substituir os alimentos proteicos ricos em gorduras sólidas por opções com baixo teor de gorduras sólidas e calorias e/ou que constituam fontes de óleos.
7. Substituir as gorduras sólidas pelos óleos, quando possível.
8. Escolher alimentos ricos em potássio, fibras, cálcio e vitamina D, que são nutrientes de interesse nas dietas norte-americanas. Esses alimentos incluem os legumes, frutas, grãos integrais, leite e produtos lácteos.

Dados do Ministério de Agricultura dos Estados Unidos. Dietary Guidelines for Americans 2010. Disponível em: www.dietaryguidelines.gov. Acessado em 15 de junho de 2012, com permissão.

e LDL-C calculado. O LDL-C calculado equivale ao colesterol total, menos o HDL-C, menos os triglicerídeos, dividido por 5, desde que a pessoa esteja em jejum e as concentrações de triglicerídeos sejam inferiores a 400 mg/dL.[5]

Os seguintes valores foram classificados como ideais em relação ao risco de DAC:

1. Colesterol total abaixo de 200 mg/dL
2. Triglicerídeos abaixo de 150 mg/dL
3. Não HDL-C abaixo de 130 mg/dL
4. LDL-C abaixo de 100 mg/dL
5. HDL-C acima de 50 mg/dL

Os seguintes valores foram classificados como anormais e estão associados a um maior risco de DAC:

1. Colesterol total acima de 240 mg/dL
2. Triglicerídeos acima de 150 mg/dL
3. Não HDL-C (colesterol total – HDL-C) acima de 190 mg/dL
4. LDL-C acima de 160 mg/dL
5. HDL-C abaixo de 40 mg/dL em homens e abaixo de 50 mg/dL em mulheres

Antes de iniciar a terapia, devem-se excluir as causas secundárias de anormalidades lipídicas. Essas causas incluem: diabetes melito, hipotireoidismo, doença hepática e insuficiência renal; e o uso de medicamentos que aumentam o LDL-C ou diminuem o HDL-C (progestinas, esteroides anabólicos e corticosteroides). Além disso, em pacientes sem DAC ou diabetes, o risco de desenvolver DAC em dez anos deve ser calculado por meio do sistema de pontos apresentado nas Tabelas 65.2 e 65.3 ou acessando o site do NHLBI.[6] O site é mais preciso porque trata as variáveis continuamente, não com intervalos. O sistema de pontos separa os indivíduos por sexo, e a probabilidade de desenvolver DAC em dez anos é estimada de acordo com a idade, o colesterol total, a condição de fumante ou não fumante, o HDL-C e a pressão arterial sistólica.

O ATP III criou as seguintes categorias de risco e metas de terapia para LDL-C em 2001, recomendações que foram modificadas em 2004,[2,3] conforme segue:

Alto risco: Foi definido como indivíduos que têm DAC, com histórico de IM, angina instável ou estável, angioplastia coronariana ou cirurgia de ponte de safena, ou evidência de isquemia miocárdica, ou que apresente condição equivalente ao risco de DAC com base em evidências de doença vascular periférica, aneurisma da aorta abdominal, doença arterial carotídea, derrame, ataques isquêmicos transitórios, diabetes, ou dois ou mais fatores de risco de DAC e um risco de mais de 20% de ocorrência de DAC grave em dez anos, com base na avaliação de risco do estudo de Framingham (ver Tabs. 65.2 e 65.3). Os fatores de risco para a DAC definidos pelo ATP III foram o tabagismo, a hipertensão (pressão arterial > 140/90 mmHg ou o uso de medicamentos anti-hipertensivos), baixo HDL-C (< 40 mg/dL), histórico familiar de doença cardíaca prematura (DAC em parente de primeiro grau do sexo masculino < 55 anos ou em parente de primeiro grau do sexo feminino < 65 anos), e a idade (homens > 45 anos, mulheres > 55 anos). Em pacientes de alto risco, conforme definido anteriormente, a meta atual proposta pelo NCEP ATP III é menor que 100 mg/dL, com uma meta ideal de menos de 70 mg/dL, utilizando tanto a terapia dietética como a medicamentosa como formas de tratamento.[2,3]

Risco moderadamente alto: Em indivíduos com dois ou mais fatores de risco para a DAC, conforme já relacionado, e um risco de 10 a 20% de ocorrência de DAC grave em dez anos, com base na escala de risco de Framingham (ver Tabs. 65.2 e 65.3), a meta atual proposta pelo NCEP ATP III é de LDL-C menor que 130 mg/dL, utilizando tanto a terapia dietética como a medicamentosa.[2,3]

Risco moderado: Em indivíduos com dois ou mais fatores de risco para a DAC, conforme relacionado anteriormente, e um risco de menos de 10% de ocorrência de DAC grave em dez anos, com base na escala de risco de Framingham (ver Tabs. 65.2 e 65.3), a meta atual proposta pelo NCEP ATP III é de LDL-C menor que 130 mg/dL, utilizando tanto a terapia dietética como a medicamentosa.[2,3]

Baixo risco: Em indivíduos com um ou nenhum fator de risco para a DAC, conforme relacionado anteriormente, e um risco de menos de 10% de ocorrência de DAC grave em dez anos, com base na escala de risco de Framingham (ver Tabs. 65.2 e 65.3), a meta atual proposta pelo NCEP ATP III é de LDL-C menor que 160 mg/dL, utilizando tanto a terapia dietética como a medicamentosa.[2,3]

Métodos de avaliação de risco

Conforme já mencionado, a escala de avaliação de risco de Framingham é recomendada pelo NCEP ATP III. Pode-se calcular o risco por via eletrônica acessando o site do NHLBI[6] ou utilizando o sistema de pontos fornecido nas diretrizes e apresentado nas Tabelas 65.2 e 65.3.[2] Uma alternativa é o site da *Reynolds Risk Score* (Escala de Risco de Reynolds), que incorpora os mesmos fatores de risco que a escala de Framingham e também contém o histórico familiar de DAC antes dos 60 anos e concentrações de proteína C-reativa (PCR). Essa escala pode ser acessada no site da *Reynolds Risk Score*[7] e está baseada em dois grandes estudos populacionais.[8,9] Outra opção utilizada por alguns médicos é avaliar o escore de cálcio cardíaco, um exame de trinta segundos realizado por meio de tomografia computadorizada.[10] Esse exame fornece informações claras sobre a presença de placas calcificadas nas artérias coronárias; escore de cálcio cardíaco é o fator de risco disponível mais poderoso para a DAC.[10] A maioria dos médicos, na verdade, não calcula a avaliação de risco por esses métodos, mas frequentemente usa o seu próprio julgamento clínico para decidir pela indicação ou não de qualquer forma de terapia (estilo de vida e medicação). Essa abordagem geralmente leva os médicos a superestimar o tratamento de pacientes de baixo risco e subestimar o tratamento de pacientes de alto risco.

Dieta para mudanças terapêuticas de estilo de vida

A pedra fundamental da terapia destinada a ajudar os pacientes a alcançar sua meta de LDL-C continua sendo a modificação do estilo de vida. Para a população em geral,

Tabela 65.2 Sistema de pontos do estudo de Framingham para avaliação do risco de doença arterial coronariana em 10 anos em homens

Escala de pontos de Framingham					
Idade (anos)			**Pontos**		
20-34			-9		
35-39			-4		
40-44			0		
45-49			3		
50-54			6		
55-59			8		
60-64			10		
65-69			11		
70-74			12		
75-79			13		
Colesterol total (mg/dL)			**Pontos**		
	Idade 20-39 anos	**Idade 40-49 anos**	**Idade 50-59 anos**	**Idade 60-69 anos**	**Idade 70-79 anos**
< 160	0	0	0	0	0
160-199	4	3	2	1	0
200-239	7	5	3	1	0
240-279	9	6	4	2	1
> 280	11	8	5	3	1
Fumo					
Não fumante	0	0	0	0	0
Fumante	8	5	3	1	1
Colesterol da lipoproteína de alta densidade (mg/dL)			**Pontos**		
< 60			-1		
50-59			0		
40-49			1		
< 40			2		
Pressão arterial sistólica (mmHg)		**Se não tratada**		**Se tratada**	
< 120		0		0	
120-129		0		1	
130-139		1		2	
140-159		1		2	
> 160		2		3	
Avaliação de risco[a]					
Total de pontos			**Risco em dez anos (%)**		
< 0			< 1		
0			1		
1			1		
2			1		
3			1		
4			1		
5			2		
6			2		
7			3		
8			4		
9			5		
10			6		
11			8		
12			10		
13			12		
14			16		
15			20		
16			25		
> 17			> 30		

[a]A avaliação de risco é baseada no total de pontos derivado dos pontos atribuídos a cada categoria.

Dados do Expert Panel (Painel de Especialistas). Resumo executivo do terceiro relatório do National Cholesterol Education Program (NCEP) Expert Panel on Detection, Evaluation, and Treatment of High Blood Cholesterol in Adults (Adult Treatment Panel III). JAMA 2001;285:2486-97, com permissão.

Tabela 65.3 Sistema de pontos do estudo de Framingham para avaliação do risco de doença arterial coronariana em 10 anos em mulheres

Escala de pontos de Framingham

Idade (anos)	Pontos
20-34	-7
35-39	-3
40-44	0
45-49	3
50-54	6
55-59	8
60-64	10
65-69	12
70-74	14
75-79	16

Colesterol total (mg/dL)	Pontos				
	Idade 20-39 anos	Idade 40-49 anos	Idade 50-59 anos	Idade 60-69 anos	Idade 70-79 anos
< 160	0	0	0	0	0
160-199	4	3	2	1	0
200-239	8	6	4	2	0
240-279	11	8	5	3	2
> 280	13	10	7	4	2
Fumo					
Não fumante	0	0	0	0	0
Fumante	9	7	4	2	1

Colesterol da lipoproteína de alta densidade (mg/dL)	Pontos
< 60	-1
50-59	0
40-49	1
< 40	2

Pressão arterial sistólica (mmHg)	Se não tratada	Se tratada
< 120	0	0
120-129	0	3
130-139	2	4
140-159	3	5
> 160	4	6

Avaliação de risco[a]

Total de pontos	Risco em 10 anos (%)
< 9	< 1
9	1
10	1
11	3
12	1
13	2
14	2
15	3
16	4
17	5
18	6
19	8
20	11
21	14
22	17
23	22
24	27
> 25	> 30

[a]A avaliação de risco é baseada no total de pontos derivado dos pontos atribuídos a cada categoria.

Dados do *Expert Panel* (Painel de Especialistas). Resumo executivo do terceiro relatório do National Cholesterol Education Program (NCEP) Expert Panel on Detection, Evaluation, and Treatment of High Blood Cholesterol in Adults (Adult Treatment Panel III). JAMA 2001;285:2486-97, com permissão.

o NCEP recomendou uma dieta com menos de 10% de calorias provenientes de gorduras saturadas e menos de 300 mg/dia de colesterol dietético.[2] Para aqueles com concentrações elevadas de colesterol total (especialmente > 240 mg/dL com um LDL-C > 160 mg/dL), são necessárias maiores alterações, e as mudanças terapêuticas de estilo de vida (TLC, do inglês *therapeutic lifestyle change*) recomendadas pelo NCEP ATP III são mais rigorosas, como mostra a Tabela 65.4. Se depois de seis semanas de modificações dietéticas a meta de LDL-C não fosse alcançada, o ATP III recomendava a adição de margarina enriquecida com estanol ou esterol (duas porções por dia) e/ou fibra solúvel.

Justificativa para as recomendações dietéticas

Estudos metabólicos controlados

Em estudos conduzidos sob circunstâncias controladas, o NCEP ATP III Fase 2 ou dieta TLC demonstrou reduzir as concentrações de LDL-C em cerca de 12 a 20% em comparação com a dieta seguida pela média dos norte-americanos.[11-13] Além disso, o colesterol dietético e os ácidos graxos *trans* podem elevar significativamente as concentrações de LDL-C e, por essa razão, devem ser restringidos.[14,15] Três grupos diferentes de pesquisadores publicaram equações preditivas baseadas em análises de compostos para determinar os efeitos de diferentes componentes da dieta sobre as concentrações de LDL-C em condições controladas de unidade metabólica. Os pesquisadores e as equações são os seguintes:

Tabela 65.4 Diretrizes para as mudanças terapêuticas de estilo de vida do Adult Treatment Painel III (Painel de Tratamento de Adultos III) do National Cholesterol Education Program (Programa Norte-americano de Educação sobre o Colesterol) para pessoas com concentrações elevadas de colesterol total[a]

Gorduras totais	25-35% das calorias totais
Gorduras saturadas[b]	< 7% das calorias totais
Gorduras poli-insaturadas	≤ 10% das calorias totais
Gorduras monoinsaturadas	≤ 20% das calorias totais
Carboidratos[c]	50-60% de calorias totais
Fibras	20-30 g/d
Proteínas	~15% de calorias totais
Colesterol	< 200 mg/d
Calorias totais[d]	Equilibrar a ingestão e o dispêndio de energia para manter o peso corporal desejado e evitar ganho de peso

[a]Especialmente > 240 mg/dL com concentrações de colesterol da lipoproteína de baixa densidade (LDL) > 160 mg/dL

[b]A ingestão de gorduras trans, outro tipo gordura que eleva o LDL, deve ser mantida em baixa ingestão.

[c]A proveniência dos carboidratos deve ser predominante de alimentos ricos em carboidratos complexos, como grãos – em especial grãos integrais – frutas e legumes.

[d]O dispêndio energético diário deve incluir, pelo menos, a prática de atividade física moderada (uma contribuição de cerca de 200 kcal/dia).

Dados do Expert Panel (Painel de Especialistas). Resumo executivo do terceiro relatório do National Cholesterol Education Program (NCEP) Expert Panel on Detection, Evaluation, and Treatment of High Blood Cholesterol in Adults (Adult Treatment Panel III). JAMA 2001;285:2486-97, com permissão.

Hegsted et al:[16]

Alteração da LDL-C (mg/dL) = [1,74 × Alteração de S] − [0,766 × Alteração de P] + [0,0439 x Alteração nos níveis de C].

Mensink e Katan:[17]

Alteração da LDL-C (mg/dL) = [1,28 × Alteração de S] − [0,24 × Alteração de M] − [0,55 x Alteração nos níveis de P].

Yu et al:[18]

Alteração da LDL-C (mg/dL) = [1,46 × Alteração de S] − [0,07 × Alteração de ácido esteárico] − [0,69 × Alteração de M] − [0,96 × Alteração de P].

Nessas equações, S = ingestão de gorduras saturadas como um percentual de ingestão calórica quando trocada por carboidratos, e na fórmula de Yu et al., o ácido esteárico não está incluído na categoria das gorduras saturadas, que inclui apenas os ácidos láurico (12:0), mirístico (14:0) e palmítico (16:0). M = ingestão de ácidos graxos monoinsaturados como um percentual de calorias (principalmente ácido oleico ou 18:1-n9) quando trocado por carboidratos, e P = ingestão de ácidos graxos poli-insaturados como um percentual de calorias (principalmente ácido linoleico, 18:2-n6); ácido araquidônico, 20:4-n6; e ácido α-linolênico, 18:3-n3) quando trocado por carboidratos. Os ácidos graxos saturados são sólidos em temperatura ambiente, enquanto os ácidos graxos M e S com uma ou mais ligações duplas são líquidos a essa temperatura e conferem maior fluidez aos fosfolipídeos aos quais estão ligados.

Essas equações preveem que uma alteração em S produzirá os maiores efeitos no LDL-C, seguida por alterações na ingestão de P e, por fim, uma alteração na ingestão de M.[16-18] Somente Hegsted et al. incluíram o colesterol proveniente de fontes alimentares em sua fórmula, onde C = alteração no colesterol dietético em mg/1.000 kcal. Utilizando a fórmula de Mensink e Katan, se um indivíduo reduzir S de 14 para 7% das calorias e elevar P de 5 para 12%, sem alterar a ingestão de carboidratos dietéticos, a concentração prevista de LDL-C será reduzida em aproximadamente 12 mg/dL, ou cerca de 10%, se a pessoa tiver uma concentração de LDL-C de 120 mg/dL. Essa equação não leva em consideração o colesterol dietético. Mesmo sob condições controladas, uma acentuada variabilidade na diminuição da LDL-C em resposta às alterações dietéticas é observada, em parte, em função do sexo do indivíduo, bem como das diferenças existentes no genótipo da apolipoproteína-E (Apo-E).[19-21]

É claro que é importante reduzir a ingestão de ácidos graxos *trans* porque essas substâncias, em forma de óleos vegetais hidrogenados, elevam o LDL-C tanto quanto as gorduras saturadas.[15] Além disso, quase todos os tipos de margarina hoje são isentas de gorduras *trans* ou contêm uma concentração muito baixa de ácidos graxos *trans*, razão pela qual são uma melhor opção do que a manteiga, considerando-se o seu teor de ácidos graxos normalmente semelhante ao do óleo de soja. Os pesquisadores constataram também que quando os ácidos graxos saturados são substituídos por ácidos graxos poli-insaturados na dieta, tanto a Apo-B da LDL como a Apo-A-I da HDL diminuem significativamente em razão do aumento da taxa fracional de remoção.[1] Essas alterações parecem estar relacionadas à regulação positiva do receptor de LDL e do receptor removedor (*scavenger*) de B1 no fígado.[1] Ao restringir a gordura animal para reduzir a ingestão de gorduras saturadas, normalmente reduz-se a ingestão de gorduras monoinsaturadas porque a maioria das gorduras animais contém uma quantidade de gordura monoinsaturada igual ou maior do que de gordura saturada. Portanto, a única substituição lógica da gordura saturada é por óleo vegetal, que é rico tanto em gorduras poli-insaturadas quanto em gorduras monoinsaturadas.

Outras maneiras adicionais de reduzir o LDL-C por meio da modificação do estilo de vida incluem a adição de duas porções por dia de estanol vegetal ou margarina à base de esterol, os quais diminuem a absorção de colesterol.[22] Esses produtos diminuem em 10% o LDL-C.[22] Outra maneira de reduzir de 5 a 10% o LDL-C é aumentando a ingestão de fibras alimentares, inclusive com o consumo diário de psyllium.[23] Outra questão é o efeito dos diferentes tipos de carboidratos nas concentrações lipídicas. Aparentemente, a frutose dietética é mais nociva em termos de efeitos sobre a gordura visceral, as concentrações de triglicerídeos e de HDL-C do que a glicose[24] (ver capítulo sobre carboidratos).

A maioria dos pacientes incluídos na categoria de alto risco requer medicamento para reduzir as concentrações de LDL-C e atingir as metas planejadas.[2,3] A maioria dos médicos não encaminha os pacientes a um nutricionista, em parte, porque a experiência lhes diz que uma ou duas visitas a um nutricionista não terão praticamente nenhum efeito na redução das concentrações de LDL-C. Hoje está cada vez mais claro que, tanto para reduzir o LDL-C quanto para perder peso, são necessárias abordagens grupais muito mais intensivas, com a duração de vários meses, para se alcançar qualquer tipo de mudança significativa de estilo de vida.

Estudos populacionais

Muitos estudos populacionais transversais já examinaram as relações entre a dieta e a doença cardíaca. O primeiro desses estudos foi o *Seven Countries Study* (Estudo dos Sete Países), conduzido por Ancel Keys.[25] Esse estudo comprovou claramente que o principal ingrediente dietético associado à possível incidência de DAC em 7 países diferentes e 16 populações (incluindo a Finlândia, a Grécia, a Itália, o Japão, os Estados Unidos e a antiga Iugoslávia) era o nível de ingestão de gordura saturada (r = 0.84). O *Ni-Hon-San Study* (Estudo Ni-Hon-San), que envolveu homens residentes no Japão, no Havaí e na Califórnia confirmou essa relação.[26] No *Twenty Countries Study* (Estudo dos Vinte Países), Stamler mencionou correlações positivas significantes entre a mortalidade por DAC e a ingestão de manteiga (r = 0,55), laticínios (r = 0,62), ovos (r = 0,59), carnes e aves (r = 0,56) e açúcar e caldas (r = 0,68); e uma relação inversa significante com a ingestão de grãos, frutas e legumes com e sem amido r = -0,63).[27] A vantagem desses primeiros estudos é que eles utilizaram registros alimentares de sete dias, que permitem uma avaliação mais confiável e precisa da real ingestão dietética que os questionários de frequência alimentar.[28]

Mais recentemente, no *INTERHEART Study* (Estudo INTERHEART), Yusuf et al. coletaram dados sobre 15.152 homens e mulheres com DAC e sobre um grupo de controle com 14.820 participantes pareados por idade e sexo em 52 países dos seis continentes habitados.[29] Nesse estudo, foram medidas a Apo-B (a principal proteína da LDL) e a Apo-A-I (a principal proteína da HDL), em vez do colesterol total, dos triglicerídeos e do HDL-C. Nove fatores de risco, alguns positivos e outros negativos, representaram 90% do risco nos homens e 94% nas mulheres. Os seis fatores de risco positivos significantes foram a elevada proporção de Apo-B (risco relativo de 3,25), o tabagismo (risco relativo de 2,87), o estresse psicossocial (risco relativo de 2,67), o diabetes (risco relativo de 2,37), a hipertensão (risco relativo de 1,91), e a obesidade (risco relativo de 1,62). Os três fatores de risco negativos significantes foram a ingestão diária de legumes e frutas (risco relativo de 0,70), a atividade física regular (risco relativo de 0,86) e a ingestão de álcool (risco relativo de 0,91).[29]

Estudos de intervenção dietética

Os dados mais convincentes que justificam qualquer estratégia de tratamento são provenientes de ensaios clínicos randomizados conduzidos em larga escala. Surpreendentemente, o número de estudos de intervenção alimentar destinados a examinar a redução do risco de DAC é limitado, em parte, porque esses ensaios exigem um trabalho muito mais intenso e são mais difíceis de conduzir do que os ensaios controlados com pílulas de placebo.

***Oslo Diet Heart Studies* (Estudos de Oslo sobre a Influência da Dieta nas Doenças Cardíacas).** O primeiro estudo significativo foi o *Oslo Diet Heart Study* (estudo I), no qual 412 homens foram selecionados aleatoriamente para seguir a dieta norueguesa padrão ou uma dieta com baixo teor de gordura animal (8,5% das calorias provenientes de gorduras saturadas), mas ricas em óleo vegetal (21% das calorias provenientes de gorduras poli-insaturadas e 10% resultantes de gorduras monoinsaturadas) para o estudo com duração total de cinco anos.[30]

O grupo recebeu orientação dietética por um período de cinco anos. O grupo de intervenção apresentou uma redução de 33% da incidência de IM ($p < 0,05$) em cinco anos e de 44% da taxa de mortalidade por IM após onze anos de acompanhamento, em comparação com o grupo controle.[30,31] O *Oslo Diet Heart Study II*, conduzido por Hjermann et al., recrutou 1.232 homens com valores elevados de colesterol no sangue (290 a 380 mg/dL), entre os quais nenhum com DAC, mas 80% de fumantes.[32] Os participantes foram selecionados aleatoriamente para receber assistência de rotina ou orientação dietética e participar de um programa de auxílio à cessação do tabagismo durante cinco anos. A orientação dietética concentrou-se na substituição da gordura animal por óleo vegetal.

Em um acompanhamento médio de 60 meses, o risco de IM fatal e não fatal, bem como de morte súbita, apresentou uma redução de até 47% (p = 0,028), e depois de 102 meses de acompanhamento foi observada uma redução significativa (p = 0,05) da taxa total de mortalidade.[32,33] A maioria dos benefícios do estudo foi associada à mudanças dietéticas e a uma redução de 10% das concentrações de colesterol total, uma vez que as taxas de cessação do tabagismo de 25% no grupo de intervenção e 17% no grupo controle diferiram apenas marginalmente uma da outra.[32,33]

***Los Angeles Veterans Administration Study* (Estudo da Administração dos Veteranos de Los Angeles).** Outro importante estudo de intervenção alimentar, o *Los Angeles Veterans Administration Study*, envolveu 846 homens residentes em Los Angeles que foram selecionados de maneira aleatória para seguir a sua dieta normal (n = 422) ou uma dieta experimental (n = 424), em que as gorduras saturadas (11 *versus* 18%) foram substituídas por óleo vegetal (milho, semente de algodão, cártamo e soja), com 16% das calorias provenientes de gorduras poli-insaturadas (contra 5% na dieta normal) como parte de uma dieta que continha aproximadamente 40% de calorias em forma de gorduras totais em ambos os grupos.[34] No decorrer de um acompanhamento médio de seis anos e meio, as concentrações de colesterol total do grupo de tratamento apresentaram uma redução de até 13% em comparação com o grupo controle, tendo sido observada uma redução significante de 31% (p < 0,01) dos desfechos de IM, mortalidade por DAC e outros desfechos cardiovasculares graves, incluindo derrame, aneurismas rompidos e gangrena isquêmica.[34,35]

Observou-se também uma redução de 20% do desfecho primário de IM e de morte súbita em favor do grupo de tratamento, mas sem relevância estatística.[34,35] Entretanto, os autores posteriormente reportaram taxas mais elevadas de câncer no grupo de intervenção,[36] bem como um risco mais de duas vezes maior da presença de cálculos biliares nas autópsias (34 contra 14%; p < 0,01).[37]

***Finnish Mental Hospital Study* (Estudo do Hospital Psiquiátrico Finlandês).** Nesse estudo de referência, 5.115 homens e mulheres pacientes do hospital psiquiátrico N e 5.497, do hospital psiquiátrico K, em Helsinque, foram submetidos a uma dieta experimental (hospital N) ou a uma dieta finlandesa normal (hospital K) durante o primeiro período de seis anos – entre 1959 e 1965 – enquanto entre 1965 e 1971 a situação se inverteu, com os pacientes do hospital N recebendo a dieta finlandesa normal e os do hospital K recebendo a dieta experimental. O objetivo era, na dieta normal, substituir a gordura proveniente dos laticínios e da manteiga por leite desnatado "enriquecido" com óleo de soja, em vez de leite integral, e na dieta experimental substituir a manteiga por margarina rica em óleo de soja.[38-40] Ambas as dietas continham cerca de 2.800 calorias, com aproximadamente 110 g de gordura (35% das calorias). Entretanto, a dieta normal continha aproximadamente 19% das calorias provenientes de gorduras saturadas e 4,5% provenientes de gorduras poli-insaturadas, com 480 mg de colesterol por dia. Na dieta experimental, esses parâmetros eram de aproximadamente 9% de gorduras saturadas e 14% de gorduras poli-insaturadas, com 280 mg de colesterol por dia, respectivamente. Em subgrupos de participantes, o conteúdo de ácidos graxos linoleico e mirístico no tecido adiposo foi medido e considerado equivalente a cerca de 10 e 4,3% dos ácidos graxos totais na dieta normal e a cerca de 30 e 1,5%, na dieta experimental, respectivamente.

As taxas médias de mortalidade por DAC foram significativamente (p = 0,002) mais baixas – 53% – na dieta experimental do que na dieta normal. No hospital K, essas taxas foram 50,6% mais baixas na dieta experimental, comparadas à dieta normal, enquanto no hospital N elas foram 56,1% mais baixas. As concentrações de colesterol no sangue também foram significativamente mais baixas – até 12% no hospital K (236 contra 268 mg/dL) e 19% no hospital N (216 contra 267 mg/dL) – na dieta experimental do que na dieta normal.[38-40] Efeitos semelhantes foram observados nas mulheres, com uma redução média de 34% nas taxas de mortalidade por DAC em favor do grupo da dieta experimental, mas essas diferenças não chegaram a ter relevância estatística, em parte por causa das taxas de ocorrência substancialmente mais baixas entre as mulheres em geral – em comparação com os homens de idades semelhantes.[40]

***Minnesota Mental Hospital Study* (Estudo do Hospital Psiquiátrico de Minnesota).** Nesse estudo randomizado de rótulo aberto, 9.057 homens e mulheres de todas as idades, em seis hospitais psiquiátricos e uma casa de repouso de Minnesota, foram submetidos a dietas que continham cerca de 40% de gordura, mas diferiam quanto ao teor de gorduras poli-insaturadas (5 *versus* 15%), gorduras saturadas (18 *versus* 9%) e colesterol dietético (466 *versus* 166 mg/dia).[41] O grupo de tratamento apresentou concentrações de colesterol sérico 14% mais baixas, mas nenhuma diferença significativa foi observada nas taxas de morbidade ou mortalidade por DAC entre os grupos.[41] Esse resultado negativo pode ter sido decorrente de concentrações séricas de colesterol relativamente normais na população do estudo (207 mg/dL no início do estudo), a idade baixa dos participantes do estudo, no qual o maior grupo etário tinha menos de 30 anos, ou a duração relativamente curta das dietas de teste (média de 384 dias).[41] A menor duração do estudo foi um resultado das altas de pacientes do hospital psiquiátrico, em parte após a introdução do medicamento clorpromazina (Torazina).

***Lyon Diet Heart Trial* (Ensaio de Lyon sobre a Influência da Dieta nas Doenças Cardíacas).** Esse ensaio foi um estudo secundário de prevenção com 605 homens e mulheres acometidos de IM anteriormente. Os participantes do estudo foram selecionados de forma aleatória para seguir uma dieta francesa normal ou uma dieta mais "mediterrânea", em que todos os participantes recebiam também duas porções por dia de uma margarina especialmente preparada com alto teor de ácido α-linolênico.[42] Após um período médio de acompanhamento de 44 meses, o grupo da dieta apresentou uma redução de 76% na incidência de mortes por evento cardíaco (com seis óbitos no grupo de tratamento e 19 no grupo controle; p= < 0,01).[42] O benefício desse ensaio foi associada às concentrações mais elevadas de ácido α-linolênico no plasma.[42]

***Women's Health Initiative* (Iniciativa da Saúde da Mulher).** O maior estudo de intervenção dietética até hoje, utilizando modificações dietéticas em vez de suplementos, foi o ensaio

Women's Health Initiative. Nesse ensaio, 48.835 mulheres na pós-menopausa, com idades entre 50 e 79 anos, foram designadas aleatoriamente para seguir uma dieta com baixo teor de gordura (40% do total ou 19.541 participantes) ou a sua dieta habitual (60% do total ou 29.294 participantes). Todos os participantes do grupo controle receberam um exemplar das *Dietary Guidelines for Americans* (Diretrizes Dietéticas para os Americanos). A intervenção dietética foi implementada por meio de aulas em grupo e sessões individuais de entrevistas com avaliações dietéticas que utilizavam questionários de frequência alimentar.[43] A intervenção tinha por objetivo reduzir a ingestão de gorduras totais para 20% das calorias e aumentar a ingestão de legumes e frutas para cinco porções diárias, e a de grãos para seis porções.[43]

Os pesquisadores reportaram que os participantes do grupo ativo da dieta do estudo, após seis anos de acompanhamento, estavam com uma ingestão de 28,8% das calorias provenientes de gorduras totais (em comparação com 37% do grupo controle), 9,5% de gorduras saturadas (em comparação com do grupo controle 12,4%), 10,8% de gorduras monoinsaturadas (em comparação com 14,2% do grupo controle) e 6,1% de gorduras poli-insaturadas (em comparação com 7,5% do grupo controle).[44] Eles aumentaram a ingestão de legumes e frutas em até 1,1 porção por dia, e de grãos em até 0,5 porção diária.[44] Um dos fatores de confusão do estudo foi que, das mulheres que participaram do grupo ativo da dieta, 8.052 participaram também do grupo de reposição hormonal do *Women's Health Initiative*, e 5.017, do grupo de suplementação de cálcio e vitamina D desse estudo.[44]

O objetivo primário do estudo foi confirmar se uma dieta com baixo teor de gorduras reduziria o risco de câncer de mama. No decorrer de 8,1 anos de acompanhamento, 0,42% das mulheres por ano desenvolveram a doença no grupo da dieta, em comparação com 0,45% no grupo controle por ano.[45] Portanto, as participantes do grupo ativo da dieta reduziram em até 9% o seu risco de desenvolver câncer de mama invasivo (proporção de risco de 0,91; intervalo de confiança de 0,83 a 1,01; $p = 0,07$.[45] Os pesquisadores avaliaram também o impacto da intervenção dietética nas DCV.[44]

Depois de 8,1 anos de acompanhamento, o risco de DAC sofreu uma redução de 3% (proporção de risco de 0,97; intervalo de confiança de 0,90 a 1,06), enquanto o risco de derrame aumentou em até 2% (proporção de risco de 1,02; intervalo de confiança de 0,90 a 1,15).[44] Além disso, a intervenção dietética não produziu nenhum impacto significativo no risco de câncer colorretal ou no desenvolvimento de diabetes.[46,47] O grupo da dieta reduziu significativamente ($p < 0,05$) o LDL-C, em até 3,55 mg/dL, a pressão arterial sistólica em até 0,31 mmHg e o fator VIIC em até 4,29%, em comparação com o grupo controle.[44] Entretanto e uma análise de um subgrupo daquelas mulheres que alcançaram menos de 6,1% de calorias provenientes de gorduras saturadas, o risco de DAC diminuiu 19% (proporção de risco de 0,81; intervalo de confiança de 0,69 a 0,95; $p < 0,01$).[44] Essas diferenças foram observadas também naquelas participantes do grupo da dieta que apresentaram menor ingestão de ácidos graxos *trans* (proporção de risco de 0,81; intervalo de confiança de 0,69 a 0,95).[44]

Estudos de intervenção alimentar com suplementos de ácidos graxos ômega-3

***Diet Atherosclerosis and Reinfarction Trials* (Ensaios sobre a Influência da Dieta na Aterosclerose e no Reinfarto)** Os *Diet Atherosclerosis and Reinfaction Trials* (DART) realizados no Reino Unido com mais de 2 mil pacientes com DAC estabelecida comprovou os efeitos benéficos do consumo de peixe ou de duas cápsulas de óleo de peixe por dia para reduzir em até 29% a ocorrência de morte por DAC.[48] Entretanto, essa constatação não se confirmou em um estudo de acompanhamento, possivelmente em virtude do uso muito maior de aspirina no segundo estudo.[49]

***Gruppo Italiano per lo Studio della Soppravvivenza nell'Infarto miocardico-Prevenzione* (Grupo Italiano para o Estudo da Sobrevivência ao Infarto do Miocárdio-Prevenção)**. No *Gruppo Italiano per lo Studio della Soppravvivenza nell'Infarto miocardico-Prevenzione* (GISSI-Prevenzione), um grande estudo italiano com 11.323 pacientes com histórico de IM, o uso de 1 g/dia de óleo de peixe concentrado (contendo 465 mg de ácido eicosapentaenoico [EPA] e 375 mg de ácido docosaexaenoico [DHA] foi associado a uma redução na recorrência geral de DAC, bem como a uma redução muito marcante, de 53%, dos casos de morte súbita nos primeiros quatro meses após o IM naquelas pessoas que receberam o suplemento ativo, em comparação com o grupo controle.[50,51] Esse produto hoje é comercializado nos Estados Unidos como um agente de redução dos triglicerídeos conhecido como Lovaza, administrado em doses de 4 g/dia, e em geral reduz significativamente os triglicerídeos (≤ 50% ou mais) quando combinado à terapia com estatinas em pacientes com concentrações de triglicerídeos superiores a 500 mg/dL.[52]

***Japan Eicosapentaenoic Acid Lipid Intervention Study* (Estudo Japonês sobre a Intervenção do Ácido Eicosapentaenoico nas Concentrações dos Lipídicos)**. O *Japan Eicosapentaenoic Acid Lipid Intervention Study* (JELIS) foi um estudo em que 15 mil homens e mulheres sem DAC e 3.645 com DAC, com idades entre 40 e 75 anos, com concentrações de colesterol total superiores a 250 mg/dL, foram tratados com estatina e depois selecionados aleatoriamente para receber 1.800 mg/dia de EPA ou nenhum tratamento complementar. O desfecho primário era um evento cardiovascular importante (morte súbita, IM fatal ou não fatal, angina instável, angioplastia ou cirurgia de ponte de artéria coronária). Após 4,6 anos de acompanhamento, a taxa de eventos foi 19% menor no grupo do EPA ($p = 0,011$).[53] Não foram observadas quaisquer diferenças nas taxas de morte súbita entre os grupos. Entre os pacientes com antecedentes de DAC, as ocorrências também sofreram redução de 19% em função do EPA, em comparação com aqueles que não receberam nenhum tipo de tratamento ($p = 0,048$), enquanto os pacientes com antecedentes de IM apresentaram risco de ocorrências até 27% menor por efeito do EPA ($p = 0,033$).[54] Não foi observado nenhum efeito sobre a incidência de derrames, exceto naqueles participantes com história anterior de derrame, nos quais o uso do EPA resultou em redução de 20% do risco relativo de reincidência de derrame $p < 0,05$).[55]

No geral, o benefício mais notável do estudo JELIS foi observado naqueles participantes com concentrações de triglicerídeos superiores a 150 mg/dL e concentrações de HDL-C inferiores a 40 mg/dL, nos quais o uso do EPA reduziu os eventos de DAC em até 53% ($p = 0,043$).[56] O uso do EPA reduziu também – em até 22% – o risco de DAC ($p < 0,05$) nos pacientes com tolerância à glicose prejudicada (glicose de jejum > 110 mg/dL).[57] O uso do EPA não foi associado a quaisquer efeitos sobre as concentrações lipídicas; entretanto, estabeleceu-se uma relação com um aumento acentuado das concentrações de EPA no plasma, e os participantes do estudo com valores superiores a 150 μg/mL foram os que apresentaram o menor risco durante o ensaio.[58]

***Alpha Omega Trial* (Ensaio Alfa Ômega).** Um estudo mais recente com 4.837 pacientes pós-IM, selecionados aleatoriamente para participar de ensaios, que envolveram a administração de placebo, de margarina contendo 2 g de α-linolênico, de margarina com um total de 400 mg de EPA e DHA combinados, ou de margarina com uma combinação desses ácidos graxos, foi feito durante 40 meses.[59] Não foram observados quaisquer efeitos significativos nos desfechos de DCV. Entretanto, esse estudo pode ter envolvido um número insuficiente de pacientes, e a dose de ácidos graxos ômega-3 administrada pode ter sido muito baixa.

Conclusões dos ensaios de intervenção dietética

Os dados gerais dos estudos de intervenção dietética respaldam o conceito da redução da ingestão de gordura saturada para menos de 7% das calorias e de colesterol dietético para menos de 200 mg/dia e do aumento da ingestão de ácidos graxos poli-insaturados para mais de 10% das calorias (o ideal é de ~12%), bem como da ingestão de peixes, de óleo de peixe ou de ácidos graxos ômega-3 – especialmente de EPA. Na *Women's Health Initiative*, as mulheres participantes do grupo controle estavam consumindo 14% das calorias provenientes de gorduras monoinsaturadas, 12,5% de gorduras saturadas e 7,5% de gorduras poli-insaturadas. Foram observados benefícios com a redução da ingestão de gorduras saturadas para menos de 6,1% das calorias.[44] Entretanto, nos estudos de intervenção dietética mais bem-sucedidos, como o *Finnish Mental Hospital Study*, a gordura saturada foi substituída por gordura poli-insaturada, e não por carboidrato.[38-40] Portanto, se as mulheres participantes da *Women's Health Initiative* tivessem sido orientadas a aumentar significativamente a ingestão de ácidos graxos poli-insaturados provenientes de óleos vegetais, como óleo de soja ou de canola, é possível que elas tivessem tido um benefício muito maior em termos de redução de risco de DAC.[44]

A dieta ideal para a redução do risco de DAC pode ser aquela com menos de 7% das calorias provenientes de gorduras saturadas e menos de 200 mg de colesterol dietético por dia, cerca de 10 a 15% das calorias provenientes de gorduras monoinsaturadas e cerca de 10 a 15% das calorias em forma de gorduras poli-insaturadas provenientes de óleos vegetais, como óleo de soja ou de canola, juntamente com três ou mais porções de peixe oleoso por semana ou duas cápsulas de óleo de peixe por dia. Em condições controladas, essas dietas proporcionam uma redução de 15% ou mais do LDL-C, juntamente com o aumento da fração de catabolismo da Apo-B da LDL. Com o acréscimo de porções quase diárias de peixe, as concentrações de triglicerídeos também sofrem redução, juntamente com a diminuição da produção de Apo-B da lipoproteína de densidade muito baixa (VLDL).[1] Os grandes ensaios placebo-controlados randomizados não demonstraram quaisquer benefícios significativos em termos de redução de risco de DAC em função do uso da vitamina E, da vitamina C, de uma mistura de vitaminas antioxidantes, do potente antioxidante probucol ou análogos, ou da combinação de folato com as vitaminas B_6 e B_{12}.[60-64]

Intervenções farmacológicas e justificativa das metas para o colesterol da lipoproteína de baixa densidade

Terapia com estatinas

As estatinas são a pedra fundamental da terapia de controle do LDL-C, depois das mudanças de estilo de vida. O efeito primário das estatinas consiste em inibir a biossíntese do colesterol. As estatinas já demonstraram claramente a sua capacidade de reduzir o risco de DAC e derrame.[65,66] Uma grande metanálise de ensaios com estatinas constatou que, a cada 1 mmol/L de redução de LDL-C (~40 mg/dL), houve uma redução de 12% na mortalidade total, de 17% da incidência de derrame, de 19% da mortalidade por DAC, de 23% das mortes por IM e DAC e de 24% da necessidade de procedimento de revascularização (angioplastia ou cirurgia de ponte de safena).[65] Em uma metanálise subsequente que comparou a terapia intensiva com estatinas a uma terapia menos intensiva com estatina, cada 0,5 mmol/L de redução de LDL-C (~20 mg/dL) correspondeu a uma redução de 13% das mortes por DAC ou de ocorrência de IM, de 15% de todos os eventos cardiovasculares e de 19% da necessidade de procedimento de revascularização.[66] Um grande estudo preventivo primário que reduziu o LDL-C para menos de 70 mg/dL e a PCR para menos de 1 mg/L resultou em uma diminuição de aproximadamente 80% do risco de DAC.[67,68]

Os pesquisadores que conduziram estudos sobre a ultrassonografia intravascular coronária (IVUS) concluíram que, para alcançar a regressão de um ateroma coronariano, o LDL-C deve ser reduzido para menos de 88,5 mg/dL, e o HDL-C elevado em, pelo menos, 7,5%.[69] Mais recentemente, esses pesquisadores reportaram que doses máximas de atorvastatina (80 mg/dia) ou de rosuvastatina (40 mg/dia) durante dois anos induziram a regressão do ateroma coronariano, conforme avaliado por meio de IVUS, em mais de 60% dos pacientes.[70]

As estatinas podem ter efeitos colaterais significativos. A elevação das enzimas hepáticas em pacientes que estão usando estatinas normalmente é reversível com a interrupção da medicação. Entretanto, o efeito colateral ou a queixa mais comum de cerca de 10% dos pacientes que tomam estatinas é a presença de dores musculares, chamadas miopatias, com ou sem aumentos significativos das concentrações séricas de creatina quinase. Esses indivíduos geralmente apresentam uma variante genética comum no gene codificador do transportador de ânions orgânicos que absorve as estatinas no fígado.[71-74] Além disso, as estatinas podem aumentar significativamente o risco de desenvolvimento de diabetes e resistência à insulina,[75-77] embora essas drogas reduzam sensivelmente o risco de DAC em pacientes com diabetes, comparadas ao placebo.[78]

As estatinas induzem a inibição celular da síntese do colesterol e regulam positivamente a atividade do receptor de LDL. A atorvastatina e a rosuvastatina são mais eficazes do que outras estatinas por terem uma meia-vida mais longa no plasma. A atorvastatina reduz a Apo-B-100 da VLDL, a Apo-B-100 da LDL e Apo-B48 dos quilomícrons, por meio do aumento da fração de catabolismo dessas substâncias.[79] As estatinas não afetam a produção da Apo-A-I da HDL, mas podem retardar ligeiramente o seu *clearance*, podendo alterar de modo muito favorável as partículas de HDL, transformando-as em um padrão associado à redução do risco de DAC.[79-81] Em pacientes com DAC ou diabetes, ou naqueles com alto risco de desenvolver DAC, as estatinas são, junto às devidas mudanças de estilo de vida, a terapia de escolha.

Fibratos

Depois das estatinas, os fibratos estão entre os agentes modificadores de lipídios mais utilizados, além de serem os agentes mais eficazes que existem para reduzir as concentrações de triglicerídeos. Atualmente, existem dois fibratos em uso: o gemfibrozil e o fenofibrato. O fenofibrato tem o benefício de não interagir de forma significativa com as estatinas em termos de farmacocinética, ao contrário do gemfibrozil. Esses agentes são agonistas do receptor alfa ativado de proliferação de peroxissomas (PPAR-α); eles aumentam a expressão gênica da lipase lipoproteica (LPL) da Apo-A-I e da Apo-A-II e diminuem a expressão gênica da Apo-C-III, resultando em reduções de até 50% dos triglicerídeos, reduções muito pequenas do LDL-C e modestos aumentos do HDL-C.[82-84] O uso desses agentes demonstrou aumentar a síntese da Apo-A-I e da Apo-A-II, além de aumentar significativamente a fração de catabolismo da Apo-A-I. O resultado é praticamente nenhuma alteração na concentração de Apo-A-I, mas um aumento de cerca de 20% das concentrações de Apo-A-II no plasma.[85-87] O efeito líquido é o aumento das partículas de HDL de tamanho intermediário, denominadas HDL α_2 e α_3, ambas contendo Apo-A-I e Apo-A-II, sem nenhum efeito significativo na grande HDL α_1 protetora.

Embora o sustentáculo da terapia para a redução de risco de DAC seja o estilo de vida, seguido pela terapia com estatinas, se indicada, a adição fenofibrato para pacientes com diabetes parece justificável, considerando-se que seu uso reduz o risco de amputações e terapia a laser para retinopatia.[88-96] Os fibratos são especialmente úteis em pacientes com hipertrigliceridemia acentuada.

Niacina

A niacina é o agente mais eficaz atualmente existente para elevar as concentrações de HDL-C, e seu uso já foi associado à redução do risco de DAC.[97-104] Atualmente estão sendo conduzidos ensaios para determinar se o uso desse agente acrescenta benefícios à terapia com estatinas.[105] A forma mais utilizada de niacina foi reformulada e transformada em um produto de liberação prolongada, que provoca menos rubor do que a niacina de liberação rápida ou outras formas de niacina de liberação prolongada. Administrada em uma dose de 2 g/dia, a niacina reduz o LDL-C em cerca de 10 a 20%; os triglicerídeos em cerca de 30%; e a lipoproteína(a) (Lp[a]) em cerca de 25%, aumentando, ao mesmo tempo, o HDL-C em aproximadamente 25 a 30%. Os efeitos colaterais podem incluir rubor, irritação gástrica e elevação das concentrações de ácido úrico, glicose e enzimas hepáticas em alguns pacientes. A niacina não deve ser utilizada em pacientes com doença hepática ou com histórico de úlcera. A aspirina tomada diariamente antes da administração da niacina minimiza o rubor. O mecanismo preciso de ação da niacina é desconhecido, mas a niacina supostamente aumenta o *clearance* da Apo-B-100 da VLDL e eleva a síntese da Apo-A-I da HDL.[97]

Ezetimiba

A ezetimiba, um agente de segunda linha para a redução do LDL-C, bloqueia a absorção intestinal do colesterol, inibindo a captação do colesterol pelo intestino por meio da proteína Niemann-Pick C1 Like 1 (NPC1L1).[106-108] Administrada em uma dose de 10 mg/dia, a ezetimiba reduz o LDL-C em até 18% como monoterapia, e em cerca de 25% quando combinada à terapia com estatinas.[109] Em geral, esse agente é bem tolerado e é especialmente útil em pacientes com hipossensibilidade às estatinas. É uma substância com efeitos mínimos sobre o HDL-C e potencializa os efeitos das estatinas no sentido de reduzir não apenas o LDL, mas também a PCR.[109] Até o momento, nenhum estudo de intervenção demonstrou claramente os benefícios clínicos da ezetimiba combinada à terapia com estatinas; entretanto, um ensaio muito extenso encontra-se em curso no momento.

Resinas de troca de ânions

As resinas de troca de ânions ligam os ácidos biliares no intestino, aumentam a conversão do colesterol hepático em ácidos biliares e regulam positivamente os receptores de LDL no fígado, reduzindo, assim, as concentrações de LDL no plasma em cerca de 15 a 20%. Os efeitos colaterais podem incluir empachamento e constipação, elevação dos triglicerídeos e interferência na absorção de digoxina, tetraciclina, D-tiroxina, fenilbutazona e varfarina (Coumadin). No *Lipid Research Clinics Coronary Primary Prevention Trial* – LRC-CPPT (Ensaio de Prevenção Primária de Doença Coronariana da Clínica de Pesquisa de Lipídios) conduzido com mais de 7 mil homens com concentrações elevadas de LDL-C, o uso da colestiramina foi associado a concentrações de LDL-C 11% mais baixos, concentrações de HDL-C 3% mais elevadas e uma redução significativa – de 19% – do risco de DAC no decorrer de um período de 7 anos, em comparação com o placebo.[110] Os benefícios foram associados tanto à redução do LDL-C quanto à elevação do HDL-C.[110] Hoje é utilizada a resina colesevelam, que não apenas reduz o LDL-C, mas também melhora as concentrações de glicose no sangue na presença de diabetes.[111]

Alterações das lipoproteínas

Hiperlipidemia familiar combinada

A causa familiar mais comum de LDL-C elevado (> 160 mg/dL) é conhecida como hiperlipidemia familiar combinada, encontrada em cerca de 15% dos pacientes com DAC prematura (< 60 anos de idade).[109] Esses pacientes demonstraram ter uma produção elevada de Apo-B-100 da VLDL, bem como de colesterol.[112] Os membros da família afetados apresentam concentrações elevadas de triglicerídeos (> 150 mg/dL), concentrações elevadas de LDL-C, ou ambos. Além disso, esses indivíduos geralmente apresentam baixas concentrações de HDL-C (< 40 mg/dL), obesidade e maior atividade da proteína de transferência de ésteres de colesterol (CETP) no plasma.[112,113] Os pacientes com hiperlipidemia familiar combinada demonstraram ter concentrações normais de esqualeno, mas concentrações elevadas de latosterol e colesterol, constatações que indicam alteração no metabolismo de esteróis e conversão de maiores concentrações de esqualeno em latosterol.[113] A terapia ideal para esses pacientes, além das mudanças de estilo de vida e da perda de peso, é o tratamento com estatinas.

Dislipidemia familiar

Cerca de 15% dos pacientes com DAC prematura têm dislipidemia familiar, caracterizada por concentrações elevadas de triglicerídeos e baixas concentrações de HDL-C.[112] Esses pacientes têm LDL-C normal, mas aumento das partículas de LDL-C pequenas e densas, e diminuição das partículas muito grandes de HDL alfa-1. Esses pacientes em geral apresentam um retardo no *clearance* da Apo-B-100 da VLDL e maior *clearance* da Apo-A-I da HDL, mas alguns pacientes podem também apresentar uma produção excessiva de Apo-B-100 da VLDL.[1] Ao contrário dos pacientes com hiperlipidemia familiar combinada, esses pacientes não apresentam qualquer evidência de concentrações elevadas de conversão de equaleno em latosterol e colesterol. Além disso, esses pacientes geralmente se encontram acima peso, podendo ser resistentes à insulina ou ter diabetes. Em adição, os pacientes também apresentam frequentemente maior atividade da CETP. As estratégias eficazes de tratamento para esses pacientes consistem na restrição de calorias e carboidratos simples, juntamente com a prática de exercícios, a otimização da glicose no plasma e a administração da terapia com niacina ou fibratos. A terapia com estatinas também pode ser indicada para otimizar as concentrações de LDL-C desses pacientes, especialmente se eles tiverem DAC.

Excesso familiar de lipoproteína(a)

A Lp(a) é uma partícula de Apo-B-100 (principalmente de LDL) com uma Apo(a) ligada à extremidade terminal da Apo-B-100. As concentrações de Lp(a) são, em grande parte, determinadas pelo número de isoformas de Apo(a), que são herdadas.[1] Um menor número de repetições do *kringle*-4 resulta em menos degradação intra-hepática da Apo(a) e mais secreção.[1] A maioria dos pacientes com excesso familiar de Lp(a) apresenta um número reduzido de repetições do *kringle*-4.[1] A Lp(a) é medida por meio de imunoensaios específicos para a Apo(a), e valores acima de 30 mg/dL são associados a um maior risco de DAC.[111] Observa-se o excesso familiar de Lp(a) em 19% das famílias com DAC prematura.[112] O ensaios clínicos que atualmente estão sendo conduzidos com a niacina e os inibidores da proteína de transferência de ésteres de colesteril (especialmente o anacetrapib) testarão a hipótese de que a redução da Lp(a) diminuirá o risco de DAC.

Hipercolesterolemia familiar

Aproximadamente 1 em cada 500 membros da população em geral e cerca de 1% dos pacientes com DAC prematura apresentam hipercolesterolemia familiar, que resulta do retardo no *clearance* da LDL em decorrência de defeitos no receptor de LDL ou nos genes da Apo-B.[1,112] Esses pacientes podem desenvolver *arcus senilis* (arco senil), xantomas tendinosos nos tendões do calcâneo e nas mãos, bem como xantelasma, após a deposição de colesterol. Os heterozigotos com esse distúrbio normalmente contêm concentrações de LDL-C acima de 300 mg/dL, enquanto os homozigotos em geral têm valores superiores a 600 mg/dL.[1] Os homozigotos apresentam alto risco de desenvolver DAC e estenose aórtica antes dos 20 anos se não forem tratados.[1] A terapia ideal para os homozigotos inclui aférese de LDL e terapia com ezetimiba e estatinas. Os heterozigotos normalmente podem ser tratados com a combinação de estatina eficaz com a ezitimiba. Às vezes, a colesevelam também precisa ser acrescentada ao regime de tratamento para otimizar as concentrações de LDL-C.

Distúrbios da deficiência de lipoproteína de alta densidade

Observam-se baixas concentrações de HDL-C (< 40 mg/dL) em cerca de 50% dos pacientes com DAC prematura. Muitos desses pacientes estão acima do peso ou são obesos e apresentam concentrações elevadas de insulina.[90,112] Além disso, mais da metade deles têm hiperlipidemia familiar combinada ou dislipidemia familiar (ver anteriormente). Entretanto, cerca de 5% das famílias com DAC prematura têm hipoalfalipoproteinemia com concentrações normais de LDL-C e triglicerídeos.[112] Esses pacientes em geral apresentam baixa produção de Apo-A-I da HDL, e além das mudanças de estilo de vida e da perda de peso, a terapia com niacina é a maneira mais eficaz de elevar as concentrações de HDL-C. Em pacientes com DAC ou com alto risco da doença, a terapia com niacina pode ser necessária como forma de otimizar as concentrações de LDL-C.

A deficiência acentuada de HDL (HDL-C < 10 mg/dL) é rara, podendo ser observada em caso de hipertrigliceridemia (triglicerídeos de jejum > 1.000 mg/dL) ou de insuficiência hepática com cirrose.[115] Na ausência dessas condições, esses pacientes podem apresentar deficiência de Apo-A-I, doença de *Tangier* ou deficiência de lecitina-colesterol aciltransferase (LCAT). Os pacientes que não conseguem produzir Apo-A-I apresentam uma forma incomum de *arcus cornealis* (arco da córnea), concentrações indetectáveis de Apo-A-I no plasma, concentrações normais de LDL-C e triglicerídeos, e DAC prematura grave.[115] Pacientes com a doença de Tangier apresentam uma leve opacidade difusa da córnea observada por meio de exame com lâmpada de fenda, mucosa alaranjada em todo o trato gastrintestinal e hepatoesplenomegalia. Esses pacientes apresentam falha no efluxo celular de colesterol em decorrência de defeitos na proteína A1 transportadora de cassete de ligação de trifosfato de adenosina (ABCA1).[115] Eles apresentam apenas HDL pré-β_1 no plasma, baixas concentrações de LDL-C (~50% do normal) e hipertrigliceridemia moderada.[115] Esses pacientes geralmente desenvolvem DAC na quinta e sexta décadas de vida.

Por outro lado, pacientes com deficiência de LCAT apresentam opacidade difusa grave da córnea, LDL anormal – conhecida como Lp-X – e até mesmo anemia e insuficiência renal.[115] Eles não desenvolvem DAC prematura. Uma variante dessa doença, conhecida como doença do olho de peixe, caracteriza-se pela incapacidade de esterificar o colesterol apenas na HDL.[115] Esses pacientes apresentam também opacidade corneana, mas não têm Lp-X nem desenvolvem anemia ou insuficiência renal. Entretanto, eles geralmente apresentam concentrações elevadas de LDL-C e triglicerídeos, podendo desenvolver DAC prematura.[115] O tratamento de escolha para pacientes com deficiência homozigota de Apo-A-I, doença de Tangier ou doença do olho de peixe é, além das mudanças necessárias de estilo de vida, a otimização das concentrações de LDL-C por meio da terapia com estatinas.

Hipertrigliceridemia acentuada

Pacientes com hipertrigliceridemia acentuada podem apresentar na infância concentrações plasmáticas de triglicerídeos superiores a 1.000 mg/dL. Esses pacientes costumam apresentar defeitos na LPL, podendo também apresentar deficiência de Apo-C-II ou mutações no gene da Apo-A-V.[1] As concentrações plasmáticas de colesterol normalmente equivalem a $^1/_5$-$^1/_{10}$ das concentrações de triglicerídeos, enquanto as concentrações dos remanescentes de colesterol das lipoproteínas são praticamente duplicadas, as concentrações de LDL-C são inferiores a 50 mg/dL e as concentrações de HDL-C normalmente giram em torno de 20 mg/dL ou até menos. Esses pacientes apresentam elevações acentuadas das concentrações de quilomícrons e VLDL, e, em geral, o plasma ou soro apresenta coloração branca. Quando medida, a atividade plasmática da LPL pós-heparina costuma ser muito baixa ou inexistente. Alguns pacientes, no entanto, podem ter deficiência de proteínas que afetam a atividade da LPL, especificamente de Apo-Av e Apo-C-II.

O tratamento recomendado é a restrição de gorduras alimentares a menos de 15% de calorias, mas garantindo alguma ingestão de ácidos graxos essenciais por meio de óleos vegetais e cápsulas de óleo de peixe (uma a duas por dia). Esses pacientes podem desenvolver pancreatite recorrente e aumento do volume hepático em razão da deposição de triglicerídeos nesses órgãos. Eles podem desenvolver também xantomas eruptivos transitórios e lipemia *retinalis* (plasma de aspecto leitoso [turvo] que pode ser visualizado nas veias retinais).

Às vezes, o fenofibrato ajuda os pacientes com atividade de LPL reduzida porque os fibratos são conhecidos por elevar a expressão gênica da LPL. Em crianças, a dose de fenofibrato (genérico) micronizado é de 67 mg/dia, enquanto em adultos a dose é de 200 mg/dia. Quando esses pacientes apresentam a condição na infância, eles normalmente têm deficiência heterozigota de LPL ou deficiência de Apo-C-II, e geralmente são obesos e diabéticos. Nesses casos, é indicado o tratamento com uma dieta com baixos teores de calorias, gorduras saturadas e carboidratos refinados, combinada à perda de peso, se for o caso, à prática de exercícios, ao rigoroso controle das concentrações de glicose no sangue em caso de diabetes, e à administração de 200 mg/dia de fenofibrato (genérico) micronizado. Se, após o tratamento com fibrato, as concentrações de triglicerídeos estiverem abaixo de 400 mg/dL e o LDL-C se mostrar elevado, talvez seja necessário acrescentar uma estatina para controlar as concentrações de LDL-C.[1] Além disso, o tratamento com quatro ou mais cápsulas diárias de óleo de peixe podem ser muito eficazes para a redução dos triglicerídeos.[1]

Disbetalipoproteinemia

Pacientes com disbetalipoproteinemia apresentam elevações nas concentrações de colesterol total no plasma e de triglicerídeos que oscilam na faixa de 300 a 400 mg/dL. Nesses pacientes, as concentrações da lipoproteína-C remanescente são sensivelmente elevados (> 50 mg/dL), as concentrações diretas de LDL-C normalmente são diminuídas e as concentrações de HDL-C costumam ser relativamente normais. Conforme já discutido, esses pacientes apresentam elevação nas concentrações de remanescentes de quilomícrons e VLDL, podendo desenvolver xantomas tubo-eruptivos e DAC prematura. Além disso, eles correm risco de desenvolver gota e diabetes. Normalmente, esses pacientes possuem o genótipo da Apo-E2/2, mas podem, embora seja raro, ter deficiência de Apo-E (Apo-E plasmática indetectável) ou deficiência de lipase hepática. Na última situação, as concentrações de HDL-C podem ser elevadas. O diagnóstico é determinado pela genotipagem de Apo-E e, quando o genótipo é normal (i. e., Apo-E-3/3) e há presença de Apo-E, por meio da medição da atividade plasmática da lipase hepática pós-heparina. O tratamento consiste em uma dieta TLC com quantidades diminuídas de colesterol, gorduras saturadas e açúcar, bem como perda de peso, se indicada. Esses pacientes são muito sensíveis ao fenofibrato micronizado (200 mg/dia), às estatinas e à niacina de liberação prolongada. Esses agentes podem ser usados também de forma combinada.[1]

Xantomatose cerebrotendinosa

Um raro grupo de pacientes com xantomatose cerebrotendinosa desenvolverá depósitos de colestanol nos tendões e tecidos cerebrais, embora as elevações em suas concentrações plasmáticas de colesterol sejam modestas. Esses pacientes correm mais risco de desenvolver doença neurológica grave; e não conseguem converter colesterol em quenodesoxicolato, um dos principais ácidos biliares, em razão de defeito no gene da enzima esterol-27-hidroxilase.[1] O diagnóstico é determinado mediante a constatação de concentrações acentuadamente elevadas de colestanol no plasma, medidas por cromatografia gasosa. O tratamento de escolha consiste na administração de quenodesoxicolato oral (250 mg três vezes ao dia), que previne doença neurológica grave e reduz as concentrações de colestanol.[1]

Fitosterolemia

Pacientes com raros defeitos nos transportadores intestinais G5 (ABCG5) e G8 (ABCG8) de cassete de ligação de ATP apresentam concentrações acentuadamente elevadas de esteróis vegetais ou fitosteróis no plasma (especificamente β-sitosterol e campesterol), xantomas tendinosos e DAC prematura.[1] O diagnóstico definitivo desses pacientes é feito com a medição das concentrações de esterol no plasma por meio de cromatografia gasosa. Esses indivíduos correm mais risco de desenvolver DAC, e o tratamento mais eficaz para eles consiste na administração de ezetimiba, que reduz as concentrações de esteróis vegetais em até 50%.

Abetalipoproteinemia e hipobetalipoproteinemia

Pacientes que não conseguem secretar Apo-B48 para a corrente sanguínea não conseguem produzir quilomícrons. Esses raros pacientes geralmente apresentam mutações na proteína microssomal de transferência (MTP). A MTP permite a combinação da Apo-B48 com os triglicerídeos para secretar partículas de quilomícrons no intestino, e da Apo-B-100 com os triglicerídeos para secretar VLDL no fígado. Quando a MTP tem defeitos, não há partículas que contenham Apo-B no plasma, observando-se a presença apenas das HDL. Os valores plasmáticos médios de colesterol e triglicerídeos nesses pacientes são de cerca de 50 mg/dL e 10 mg/dL, respectivamente, e a concentração de HDL-C gira em torno de 50 mg/dL. O diagnóstico é determinado mediante a constatação de concentrações indetectáveis de Apo-B no plasma. Esses pacientes apresentam também concentrações muito baixas de vitamina A e E no plasma. Eles tendem a apresentar má absorção de gorduras na infância, com retinite pigmentosa atípica por volta dos 10 anos, e, se a condição não for detectada nessa ocasião, com ataxia espinocerebelar na terceira e quarta décadas de vida.

O tratamento de escolha é a suplementação com vitaminas solúveis em gordura (15.000 unidades de vitamina A por dia, 1.000 mg de vitamina E por dia, uso diário de uma colher de sopa de óleo vegetal como molho de salada, duas cápsulas de óleo de peixe por dia e uso de vitamina K no período pré-operatório para auxiliar na coagulação adequada ou 1 unidade de plasma fresco congelado antes de cirurgias de grande porte).[1]

Pacientes com concentrações detectáveis de Apo-B, mas com concentrações muito baixas de LDL-C (< 40 mg/dL) têm hipobetalipoproteinemia. Esses pacientes normalmente apresentam truncamentos na Apo-B que resultam em uma leve má absorção de gorduras. Além disso, eles têm concentrações muito baixas de colesterol total e triglicerídeos – cerca de 80 e 40mg/dL, respectivamente – com um HDL-C de aproximadamente 40 a 50 mg/dL e, por conseguinte, um LDL-C muito baixa. Não é necessário nenhum tratamento, e esses pacientes parecem ser mais longevos. O diagnóstico é feito mediante a constatação de concentrações detectáveis, mas muito baixas, de Apo-B no plasma, um peso molecular anormalmente baixo da Apo-B isolada do LDL por meio de eletroforese em gel, e mutações do gene da Apo-B.[1]

Considerações finais

Dados substanciais gerados pelos ensaios de intervenção respaldam o conceito da substituição da gordura animal por óleos vegetais, da redução da ingestão de gorduras saturadas para menos de 7% das calorias e de colesterol dietético para menos de 200 mg/dia, e da elevação da ingestão de gorduras poli-insaturadas para mais de 10% por dia. Além disso, o consumo de peixe, ou o uso de cápsulas de óleo de peixe ou EPA, já foi associado à redução do risco de DAC. Ironicamente, as diretrizes do NCEP endossam a restrição das gorduras saturadas, mas defendem o aumento da ingestão de gorduras monoinsaturadas para até 20% das calorias. Nenhuma evidência produzida pelos ensaios respalda essa segunda posição, e grande parte das gorduras monoinsaturadas consumidas na dieta norte-americana é de origem animal. O NCEP ATP III não enfatizou que se deva garantir uma ingestão adequada de ácidos graxos poli-insaturados. Um dos maiores benefícios das gorduras poli-insaturadas é que elas não apenas reduzem o LDL-C mediante a regulação positiva da atividade do receptor de LDL, mas também regulam positivamente a atividade do receptor removedor (*scavenger*) B1 (SR-B1) e aumentam o fornecimento de ésteres de colesteril-HDL para o fígado.[116] É claro que manter a ingestão adequada de peixe ou de óleo de peixe, minimizando a ingestão de gorduras *trans* e açúcar, também é importante. Os dados dos ensaios de intervenção defendem claramente o uso de cápsulas de óleo de peixe em pacientes com DAC. É necessário que se conduzam mais pesquisas sobre as maneiras de otimizar as mudanças de estilo de vida e a terapia dietética, considerando-se que as abordagens atuais obviamente não funcionam muito bem. As abordagens grupais e as intervenções de longo prazo (p. ex., a abordagem TLC) são mais eficazes. Um grande volume de dados respalda o conceito da otimização das concentrações de LDL-C com a administração de terapia com estatinas, especialmente a pacientes com DAC, diabetes, alto risco de DAC e concentrações elevadas de PCR. Atualmente, no entanto, existem alvos claros para as concentrações de HDL-C ou triglicerídeos, mas várias classes de agentes estão sendo testadas para determinar o possível benefício dessas substâncias combinadas à terapia com estatinas. Esses agentes incluem uma nova formulação da niacina, a ezetimiba e dois inibidores da CETP (o dalcetrapib e o anacetrapib). Os próximos anos testemunharão grandes avanços nessas áreas.

Referências bibliográficas

1. Schaefer EJ. Am J Clin Nutr 2002;75:191-212.
2. Expert Panel. JAMA 2001;285:2486-97.
3. Grundy SM, Cleeman JI, Merz CN et al. Circulation 2004;110: 227-39.
4. US Department of Agriculture. Dietary Guidelines for Americans 2010. Disponível em: http://www.dietaryguidelines.gov. Acesso em 15 de junho de 2012.
5. Friedewald WT, Levy RI, Fredrickson DS. Clin Chem 1972;18: 499-502.
6. National Heart, Lung, and Blood Institute. Third Report of the Expert Panel on Detection, Evaluation, and Treatment of High Blood Cholesterol in Adults (Adult Treatment Panel III). Disponível em: http://www.nhlbi.nih.gov/guidelines/cholesterol. Acesso em 15 de junho de 2012.
7. Reynolds Risk Score. Disponível em: http://www.reynoldsriskscore .org. Acesso em 15 de junho de 2012.
8. Ridker PM, Buring JE, Rifai N et al. JAMA 2007;297:611-19.
9. Ridker PM, Paynter NP, Rifai N et al. Circulation;2008:2243-51.
10. Budoff MJ Shaw LJ, Lou ST et al. J Am Coll Cardiol 2007;49: 1860-70.
11. Schaefer EJ, Lichtenstein AH, Lamon-Fava S et al. Arterioscler Thromb Vasc Biol 1995;15:1079-85.
12. Schaefer EJ, Lichtenstein AH, Lamon-Fava S et al. Am J Clin Nutr 1996;63:234-41.
13. Lichtenstein AH, Ausman LM, Jalbert SM et al. J Lipid Res 2002;43:264-73.
14. Lichtenstein AH, Ausman LM, Carrasco W et al. Atheroscler Thromb 1994;14:168-75.
15. Lichtenstein AH, Ausman LM, Jalbert SM et al. N Engl J Med 1999;340:1933-40.
16. Hegsted DM, Ausman LM, Johnson JA et al. Am J Clin Nutr 1993;57:875-83.
17. Mensink RP, Katan MB. Arterioscler Thromb 1992;12:911-19.
18. Yu S, Derr J, Etherton TD et al. Am J Clin Nutr 1995;61:1129-39.
19. Schaefer EJ, Lamon-Fava S, Ausman LM et al. Am J Clin Nutr 1997;65:823-30.
20. Li Z, Otvos JD, Lamon-Fava S et al. J Nutr 2003;133:3428-33.
21. Lopez-Miranda J, Ordovas JM, Mata P et al. J Lipid Res 1994; 35:1965-75.
22. Talati R, Sobieraj DM, Makanji SS et al. J Am Diet Assoc 2010; 110:719-26.
23. Olson BH, Anderson SM, Becker MP et al. J Nutr 1997;127:1973-80.
24. Stanhope Kl, Schwartz JM, Keim NL et al. J Clin Invest 2009;119:1322-34.
25. Keys A. Circulation 1970;41:1162-75.
26. Kato H, Tillotson J, Nichaman JZ et al. Am J Epidemiol 1973; 97:372-83.
27. Stamler J. Population studies. In: Levy RI, Dennis BR, Ernst N eds. Nutrition, Lipids, and Coronary Heart Disease. New York: Raven Press, 1979:25-88.
28. Schaefer EJ, Augustin JL, Schaefer MM et al. Am J Clin Nutr 2000;71:746-51.
29. Yusuf S, Hawken S, Ounpuu S et al. Lancet 2004;364:937-52.
30. Leren P. Acta Med Scand 1966;466:1-92.
31. Leren P. Circulation 1970;42:935-42.
32. Hjermann I, Velve Byre K et al. Lancet 1981;2:1303-10.
33. Hjermann I, Holme I, Leren P. Am J Med 1986;80:7-11.
34. Dayton S, Pearce ML, Goldman H et al. Lancet 1968;2:1060-2.
35. Dayton S, Pearce ML, Hashimoto S. Circulation 1969;34 (Suppl II):1-63.
36. Pearce ML, Dayton S. Lancet 1971;1:464-7.
37. Sturdevant RA, Pearce ML, Dayton S. N Engl J Med 1973;288:24-7.
38. Turpeinen O. Circulation 1979;59:1-7.
39. Turpeinen O, Karvonen MJ, Pekkarinen M et al. Int J Epidemiol 1979;8:99-118.
40. Miettinen M, Turpeinen O, Karvonen MJ et al. Int J Epidemiol 1983;12:7-25.
41. Frantz ID Jr, Dawson EA, Ashman PL et al. Arteriosclerosis 1989;9:129-35.
42. de Lorgeril M, Salen P, Martin JL et al. Circulation 1999;99:779-85.
43. Patterson RE, Kristal AR, Tinker LF et al. Ann Epidemiol 1999;9:178-87.
44. Howard BV, Van Horn L, Hsia J et al. JAMA 2006;295:655-66.
45. Prentice RL, Chlebowski RT, Patterson R et al. JAMA 2006; 295:629-42.
46. Beresford SM, Johnson KC, Ritterberg C et al. JAMA 2006;295: 643-54.
47. Tinker LF, Bonds DE, Margolis KL et al. Arch Intern Med 2008; 168:1500-11.
48. Burr ML, Gilbert JF, Holliday RM et al. Lancet 1989;2:757-61.
49. Burr ML. Proc Nutr Soc 2007;66:9-15.
50. GISSI Prevenzione Investigators. Lancet 1999;354:447-55.
51. Marchioli R, Barzi F, Bomba E et al. Circulation 2002;105:1897-903.
52. Davidson MH, Stein EA, Bays HE et al. Clin Ther 2007;29:1354-67.
53. Yokoyama M, Origasa H, Matzuzaki M et al. Lancet 2007;370:1090-8.
54. Matsuzaki M, Yokoyama M, Saito Y et al. Circ J 2009;73:1283-90.
55. Tanaka K, Ishikawa Y, Yokoyama M et al. Stroke 2008;39:2052-58.
56. Saito Y, Yokoyama M, Origasa H et al. Atherosclerosis 2008; 200:135-40.
57. Oikawa S, Yokoyama M, Origasa H et al. Atherosclerosis 2009; 206:535-9.
58. Itakura H, Yokoyama M, Matsuzaki M et al. J Atheroscler Thromb 2011;18:99-107.
59. Kromhout D, Giltay EJ, Geleijnse JM. N Engl J Med 2010;363:2015-26.
60. Bleys J, Miller ER 3rd, Pastor-Barriuso R et al. Am J Clin Nutr 2006;84;880-7.
61. Mead A, Atkinson G, Albin D et al. J Hum Nutr Diet 2006; 19:401-19.
62. Tardif JC, McMurray JJ, Klug E et al. Lancet 2008;371:1761-8.
63. Study of the Effectiveness of Additional Reductions in Cholesterol and Homocysteine (SEARCH) Collaborative Group, Armitage JM, Bowman L et al. JAMA 2010;303:2486-94.
64. Clarke R, Halsey J, Lewington S et al. Arch Intern Med 2010; 170:1622-31.
65. Cholesterol Treatment Trialists (CTT) Collaborators, Baigent C, Blackwell L et al Lancet 2005;366:1267-78.
66. Cholesterol Treatment Trialists' (CTT) Collaborators, Baigent C, Blackwell L et al. Lancet 2010;376:1670-81.
67. Ridker PM, Danielson E, Fonseca FA et al. N Engl J Med 2008;359:2195-207.
68. Ridker PM, Danielson E, Fonseca FA et al. Lancet 2009;373:1175-82.
69. Nicholls SJ, Tuzcu EM, Sipahi I et al. JAMA 2007;297:499-508.
70. Nicholls SJ, Ballantyne CM, Barter P et al. N Engl J Med 2011; 365:2078-87.
71. Niemi M, Pasanen MK, Neuvonen PJ. Pharmacol Rev 2011;63:157-81.
72. Akao H, Polisecki E, Kajinami K et al. Atherosclerosis 2012; 220:413-7.
73. SEARCH Collaborative Group. N Engl J Med 2008;359:789-99.
74. Voora D, Shah SH, Spasojevic I et al. J Am Coll Cardiol 2009;54:1609-16.
75. Sattar NJ, Davis BR, Pressel SL, at al. Lancet 2010;375:735-42.
76. Culver AL, Ockene JS, Balasubramanian R et al. Arch Intern Med 2012;172:144-52.
77. Thongtang N, Ai M, Otokozawa S et al. Am J Cardiol 2011;107: 387-92.
78. Cholesterol Treatment Trialists' (CTT) Collaborators, Kearney PM, Blackwell L et al. Lancet 2008;371:117-25.

79. Lamon-Fava S, Diffenderfer MR, Barrett PH et al. J Lipid Res 2007;48:1746-53.
80. Asztalos BF, LeMaulf F, Dallal GE et al. Am J Cardiol 2007;99:681-85.
81. Asztalos BF, Cupples LA, Demissie S et al. Arterioscler Thromb Vasc Biol 2004;24:2181.
82. Staels B, Dallongeville J, Auwerx J et al. Circulation 1998;98: 2088-93.
83. Schaefer EJ, Lamon-Fava S, Cole T et al. Atherosclerosis 1996;127:113-22.
84. Asztalos BF, Collins D, Horvath KV et al. Metabolism 2008; 57:77-83.
85. Saku K, Gartside PS, Hynd BA et al. J Clin Invest 1985; 75:1702-12.
86. Watts GF, Barrett PH, Ji J et al. Diabetes 2003;52:803-11.
87. Millar JS, Dufy D, Gadi R et al. Arterioscler Thromb Vasc Biol 2009;29:140-46.
88. Manninen V, Elo O, Frick HH et al. JAMA 1988;260:641-51.
89. Robins SJ, Collins D, Wittes JT et al. JAMA 2001;285:1585-91.
90. Rubins HB, Robins SJ, Collins D et al. Arch Intern Med 2002;162:2597-604.
91. DAIS Investigators. Lancet 2001;357:1890-95.
92. Keech AC, Simes RJ, Barter P et al. Lancet 2005;366:1849-61.
93. Keech AC, Mitchell P, Summanen PA et al. Lancet 2007;370: 1687-97.
94. Rajamani K, Colman PG, Li LP et al. Lancet 2009;373:1780-88.
95. ACCORD Study Group, Ginsberg HN, Elam MB et al. N Engl J Med 2010;362:1563-74.
96. Tonkin AM, Chen L. Circulation 2010;122:850-52.
97. Lamon-Fava S, Diffenderfer MR, Barrett PHR et al. Arterioscler Thromb Vasc Biol 2008;28:1672-8.
98. Canner PL, Berge KG, Wenger NK et al. J Am Coll Cardiol 1986;8:1245-55.
99. Berge KG, Canner PL. Eur J Clin Pharm 1991;40(Suppl 1):S49-51.
100. Canner PL, Furberg CD, Terrin ML et al. Am J Cardiol 2005; 95:254-7.
101. Canner PL, Furberg CD, McGovern ME. Am J Cardiol 2006; 97:477-9.
102. Brown GB, Zhao XQ, Chait A et al. N Engl J Med 2001;345: 1583-92.
103. Asztalos BF, Batista M, Horvath KV et al. Arterioscler Thromb Vasc Biol 2003;23:847-52.
104. AIM-HIGH Investigators, Boden WE, Probstfield JL et al. N Engl J Med 2011;365:2255-67.
105. Treatment of HDL to Reduce the Incidence of Vascular Events (HPS2-THRIVE). Disponível em: http://www.clinicaltrials.gov. Acesso em 15 de junho de 2012.
106. Altmann SW, Davis HR Jr, Zhu LJ et al. Science 2004;303:1201-4.
107. Davis HR Jr, Basso F, Hoos LM et al. Atheroscler Suppl 2008;9:77-81.
108. Sudhop T, Lutjohann D, Kodal A et al. Circulation 2002;106:1943-8.
109. Pearson TA, Ballantyne CM, Veltri E et al. Am J Cardiol 2009; 103:369-74.
110. Lipid Clinics Coronary Primary Prevention Trial results. JAMA 1984;251:365-74.
111. Fonseca VA, Rosenstock J, Wang K et al. Diabetes Care 2008; 31:1479-84.
112. Genest JJ, Martin-Munley S, McNamara JR et al. Circulation 1992;85:2025-33.
113. van Himbergen T, Otokozawa S, Matthan NR et al. Arterioscler Thromb Vasc Biol 2010;30:1113-20.
114. Lamon-Fava S, Marcovina SM, Albers JJ et al. J Lipid Res 2011;52:1181-7.
115. Schaefer EJ, Santos RD, Asztalos BF. Curr Opin Lipidol 2010; 21:289-97.
116. Spady DK, Kearney DM, Hobbs HH. J Lipid Res 1999;40:1384-94.

Sugestões de leitura

Davidson MH, Stein EA, Bays HE et al. Combination prescription omega 3 fatty acids with simvastatin (COMBOS). Clin Ther 2007;29:1354-67.

Expert Panel. Executive summary of the third report of the National Cholesterol Education Program (NCEP) Expert Panel on Detection, Evaluation, and Treatment of High Blood Cholesterol in Adults (Adult Treatment Panel III). JAMA 2001;285:2486-97.

Howard BV, Van Horn L, Hsia J et al. Low-fat dietary pattern and risk of cardiovascular disease. JAMA 2006;295:655-66.

Marchioli R, Barzi F, Bomba E et al. Early protection against sudden death by n-3 polyunsaturated fatty acids after myocardial infarction: time course analysis of the results of the Gruppo Italiano per lo Studio della Sopravvienza nell' infarto Miocardico (GISSI)-Prevenzione. Circulation 2002;105:1897-903.

Mead A, Atkinson G, Albin D et al. Dietetic guidelines on food and nutrition in the secondary prevention of cardiovascular disease: evidence from systematic reviews of randomized controlled trials (second update, January 2006). J Hum Nutr Diet 2006;19:401-19.

Schaefer EJ. Lipoproteins, nutrition, and heart disease. Am J Clin Nutr 2002;75:191-212.

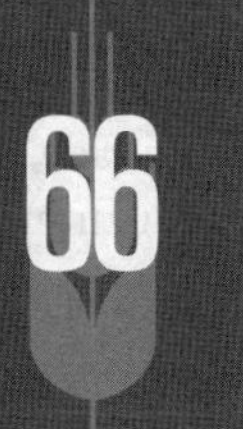

66 Alimentação e pressão arterial*

Lawrence J. Appel

A pressão arterial (PA) arterial elevada é um dos fatores de risco mais comuns e importantes para doenças cardiovasculares (CV) e renais. Em todo o mundo, 1 bilhão de pessoas (~26% dos adultos) sofrem de hipertensão.[1] A PA elevada é responsável por cerca de 54% dos derrames e 47% dos eventos de doença cardíaca isquêmica[2] e por aproximadamente 7,5 milhões de mortes por ano.[3] Em consequência, a PA é considerada a principal causa global de mortes evitáveis,[3] não apenas em países de alta renda, mas também em países de baixa e média renda.

Nos Estados Unidos, cerca de 31% dos adultos (aproximadamente 68 milhões de adultos) sofrem de hipertensão, definida com base em uma PA sistólica (PAS) de 140 mm Hg ou mais, uma PA diastólica (PAD) de 90 mm Hg ou mais, ou no tratamento com medicamentos anti-hipertensivos.[4] Além disso, pelo menos um número igual de residentes dos Estados Unidos apresenta a condição, definida como uma PAS de 120 a 139 mm Hg ou uma PAD de 80 a 90 mm Hg, sem medicação.[5] Infelizmente, as taxas de controle permanecem baixas – cerca de 50%.[4,5]

Em quase todas as sociedades isoladas, a PAS aumenta de maneira gradativa com a idade,[6] e por conseguinte a maioria dos adultos desenvolve hipertensão ao longo da vida. De acordo com dados do *Framingham Heart Study* (Estudo de Framingham), a previsão é de que cerca de 90% dos adultos nos Estados Unidos venham desenvolver hipertensão ao longo da vida.[7] Tanto homens quanto mulheres são afetados por eventos de pressão arterial elevada; e os afro-americanos, em média, têm PA mais elevada e maior prevalência de hipertensão do que os não afro-americanos.[5] Os afro-americanos apresentam também maior risco de doenças relacionadas à pressão arterial, em particular derrames e doenças renais.

A PA é um fator de risco forte, independente e etiologicamente relevante para doenças cardiovasculares e renais.[8] A relação entre a pressão arterial e o risco de doença cardiovascular é direta e progressiva: à medida que a pressão arterial sobe, o risco de doença CV aumenta em todas as faixas de pressão, inclusive da PA pré-hipertensiva e hipertensiva.[9] Estima-se que cerca de um terço das mortes por doença arterial coronariana (CHD) associadas à pressão arterial envolva pessoas com PA na faixa não hipertensiva.[10] Por conseguinte, os indivíduos pré-hipertensos não apenas têm mais probabilidade de desenvolver hipertensão, mas também maior risco de ser acometidos de doença cardiovascular, comparados a pessoas com PA normal (PAS < 120 mm Hg e PAD < 80 mm Hg).[11]

A PA elevada decorre de fatores ambientais, fatores genéticos e interações entre esses fatores. Dos fatores ambientais que influenciam a PA (alimentação, inatividade física, toxinas e fatores psicossociais), os fatores alimentares provavelmente desempenham um papel predominante. A redução de peso e dos níveis de ingestão alimentar de sódio baixa a PA, assim como uma maior ingestão de potássio. Desde 1997, o consumo de uma dieta semelhante àquelas testadas no contexto das *Dietary Approaches to Stop Hypertension* – DASH (Abordagens Alimentares de Combate à Hipertensão) e do *Optimal Macronutrient Intake Trial to Prevent Heart Disease* – OmniHeart (Ensaio sobre a Ingestão Ideal de Macronutrientes para Prevenção de Doença Cardíaca) tem se mostrado uma estratégia eficaz para reduzir a PA.[12]

As mudanças alimentares que reduzem a PA podem evitar que indivíduos pré-hipertensos desenvolvam hipertensão e

*__Abreviaturas:__ **ARP**, atividade da renina plasmática; **CV**, cardiovascular; **DAC**, doença arterial coronariana; **DASH**, *Dietary Approaches to Stop Hypertension* (Abordagens Alimentares de Combate à Hipertensão); **DRC**, doença renal crônica; **IMC**, índice de massa corporal; **OmniHeart**, *Optimal Macronutrient Intake Trial to Prevent Heart Disease* (Ensaio sobre a Ingestão Ideal de Macronutrientes para Prevenção de Doença Cardíaca); **PA**, pressão arterial; **PAD**, pressão arterial diastólica; **PAS**, pressão arterial sistólica; **VE**, ventrículo esquerdo.

diminuir o risco de doença CV relacionada à pressão arterial entre essas pessoas. Na realidade, até mesmo pequenas reduções na PA em uma determinada população poderiam ter um impacto muito benéfico na saúde pública. Por exemplo, estima-se que uma redução de apenas 3 mm Hg da PAS poderia reduzir em 8% a taxa de mortalidade por derrames, e em 5%, por DAC (Fig. 66.1).[13] As mudanças alimentares podem servir como uma terapia de primeira linha – antes dos medicamentos hipertensivos – para o tratamento de hipertensão não complicada de estágio I (PAS de 140 a 159 mm Hg ou PAD de 90 a 99 mm Hg). Entre as pessoas hipertensas que já tomam medicação, as mudanças alimentares, em particular a baixa ingestão de sódio, pode reduzir ainda mais a PA e possibilitar a redução do número e da dosagem de medicamentos anti-hipertensivos. Em geral, as reduções da pressão arterial resultantes de mudanças alimentares são maiores em indivíduos hipertensos do que naqueles não hipertensos.

Embora existam amplas evidências de que as mudanças alimentares reduzem a PA, são mais escassos os dados sobre a suposta possibilidade de as mudanças alimentares reduzirem a elevação da PAS decorrente da idade, que é de aproximadamente 0,6 mm Hg por ano nos adultos.[14] Os ensaios sobre mudanças alimentares em geral duram menos de três anos, razão pela qual não têm duração suficiente para responder a essa questão. Portanto, não há como determinar com ensaios de curto prazo se as reduções da PA observadas nesses estudos simplesmente provocam um decréscimo da curva indicadora da elevação da PA associada à idade, sem alterar a inclinação da curva (Fig. 66.2A), ou reduziram, de fato, sua inclinação (ver Fig. 66.2B).[15] Não obstante, os estudos migratórios, os estudos ecológicos e, mais recentemente, as análises observacionais de dados de ensaios[16] apresentam algumas evidências para sugerir que os fatores alimentares podem de fato reduzir a elevação da PAS associada à idade.

Este capítulo analisa as evidências sobre a relação entre dieta e pressão arterial. O resumo das evidências e as respectivas recomendações refletem amplamente as análises e declarações de consenso existentes.[5, 17, 18] A Tabela 66.1 apresenta um resumo dessas evidências, enquanto a Tabela 66.2 apresenta um resumo das recomendações.

Fatores alimentares que reduzem a pressão arterial

Perda de peso

Em geral, à medida que o peso aumenta, os níveis da pressão arterial sobem. O significado dessa associação é reforçado

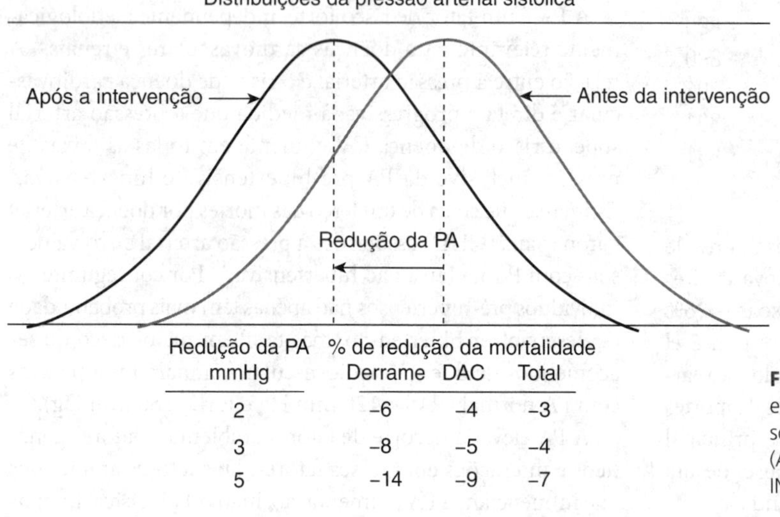

Redução da PA mmHg	% de redução da mortalidade Derrame	DAC	Total
2	−6	−4	−3
3	−8	−5	−4
5	−14	−9	−7

Figura 66.1 Estimativa, em nível de população, dos efeitos das alterações da pressão arterial (PA) sistólica sobre a mortalidade. DAC, doença arterial coronariana. (Adaptado com permissão de Stamler R. Implications of the INTERSALT study. Hypertension 1991;17[Suppl]:I16-20.)

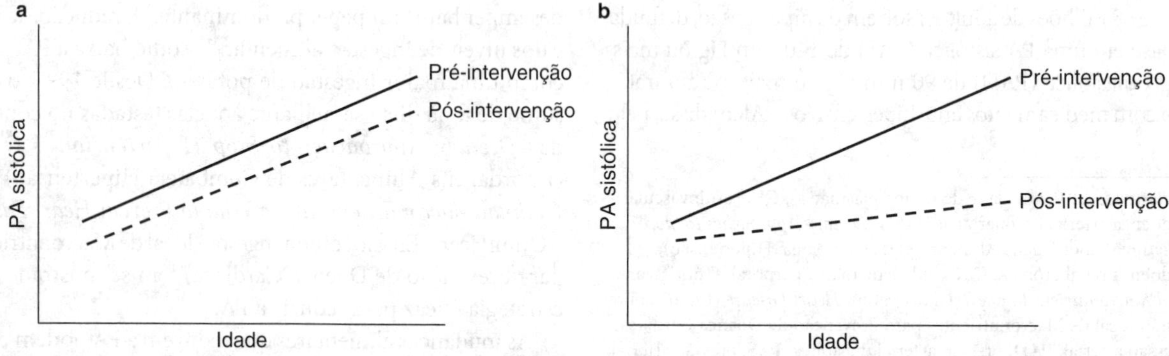

Figura 66.2 A. Modelo em que a intervenção alimentar provoca um decréscimo da curva da pressão arterial (PA) associada à idade sem afetar a sua inclinação. **B.** Modelo em que a intervenção alimentar provoca um decréscimo da curva da PA associada à idade e reduz a sua inclinação. (Reproduzido com permissão de Appel LJ. Hypertension: A Comparison to Braunwald's Heart Disease. Philadelphia: Saunders, 2007:201-12.)

Tabela 66.1 Resumo de evidências dos efeitos dos fatores e padrões alimentares sobre a pressão arterial

	Efeito hipotético	Evidência
Peso	Direto	++
Cloreto de sódio (sal)	Direto	++
Potássio	Inverso	++
Magnésio	Inverso	+/–
Cálcio	Inverso	+/–
Álcool	Direto	++
Gorduras		
Gordura saturada	Direto	+/–
Ômega-3 gordura poli-insaturada	Inverso	++
Ômega-6 gordura poli-insaturada	Inverso	+/–
Gordura mono-insaturada	Inverso	+
Proteínas		
Proteínas totais	Incerto	+
Proteína vegetal	Inverso	+
Proteína animal	Incerto	+/–
Carboidratos	Incerto	+/–
Fibras	Inverso	+
Colesterol	Direto	+/–
Vitamina C	Inverso	+
Padrões alimentares		
Dietas vegetarianas	Inverso	++
Dieta DASH	Inverso	++

+/–, evidência limitada ou equívoca; +, evidência sugestiva, normalmente a partir de estudos observacionais e alguns ensaios clínicos; ++, evidência persuasiva, normalmente a partir de ensaios clínicos; DASH, *Dietary Approaches to Stop Hypertension* (Abordagens Alimentares de Combate à Hipertensão).

Reproduzido com permissão de Appel LJ, Brands MW, Daniels SR et al. Dietary approaches to prevent and treat hypertension: a scientific statement from the American Heart Association. Hypertension 2006;47:296-308.

Tabela 66.2 Recomendações de estilo de vida associadas à alimentação

Mudança de estilo de vida	Recomendação
Perda de peso	Para pessoas com sobrepeso ou obesas, perder peso de modo a, de preferência, obter um índice de massa corporal < 25 kg/m^2 Para pessoas que não estão acima do peso, manter um índice de massa corporal < 25 kg/^{2}
Ingestão reduzida de sódio	Reduzir o máximo possível a ingestão de sódio, mantendo uma meta de, no máximo, 1.500 mg/d para pessoas negras, de meia-idade e mais velhas, bem como para indivíduos com hipertensão, diabetes ou doença renal crônica
Dieta ao estilo DASH	Consumir uma dieta rica em frutas e legumes (8-10 porções/d), laticínios com baixo teor de gordura (2-3 porções/d) e níveis reduzidos de gordura saturada e colesterol
Maior ingestão de potássio	Aumentar a ingestão de potássio para 4,7 g/dia, que é também o nível fornecido pela dieta DASH
Moderação no consumo de álcool	Para aqueles que consomem bebidas alcoólicas, beber ≤ 2 drinques alcoólicos/dia (homens) e ≤1 drinque alcoólico/dia (mulheres)[a]

DASH, *Dietary Approaches to Stop Hypertension* (Abordagens Alimentares de Combate à Hipertensão).

[a]Um drinque alcoólico é definido como 355 mL de cerveja comum, 148 mL de vinho (12% de álcool) ou 44 mL de bebidas destiladas (40% de álcool).

Reproduzido com permissão de Appel LJ, Brands MW, Daniels SR et al. Dietary approaches to prevent and treat hypertension: a scientific statement from the American Heart Association. Hypertension 2006;47:296-308.

pela maior incidência da obesidade em nível mundial. Nos Estados Unidos, cerca de 69% dos adultos são considerados com sobrepeso ou obesos, conforme definido por um índice de massa corporal (IMC) de, pelo menos, 25 kg/m^2, e cerca de 36% dos adultos são considerados obesos (IMC ≥ 30 kg/m^2).[19] Entre as crianças e os adolescentes nos Estados Unidos, a prevalência da obesidade continua alta.[20] Junto ao aumento de peso e a alta prevalência da obesidade entre as crianças, estão os níveis mais elevados de PA.[21]

Em geral, a perda de peso reduz a PA. A redução da PA ocorre mesmo antes que o peso corporal ideal seja alcançado. Em uma metanálise de 25 ensaios, uma perda de peso de 5,1 kg, em média, reduziu em 4,4 mm Hg a PAS média, e em 3,6 mm Hg a PAD.[22] Em análises realizadas com subgrupos, aqueles que perderam mais peso apresentaram maiores reduções nos níveis de PA. Os ensaios, as análises da curva dose-resposta[23] e os estudos observacionais também oferecem evidências de que uma maior perda de peso leva a uma maior redução da PA.

Outras pesquisas comprovaram que uma perda de peso modesta, com ou sem redução da ingestão de sódio, pode evitar que cerca de 20% dos indivíduos não hipertensos com sobrepeso desenvolvam hipertensão,[24] podendo ajudar a reduzir o número e a dosagem de medicamentos anti-hipertensivos em indivíduos hipertensos.[25] Os ensaios de intervenção comportamental têm alcançado resultados consistentes em termos de perda de peso em curto prazo, predominantemente por meio da redução dos níveis de ingestão calórica. Em vários casos, foi mantida uma perda de peso substancial ao longo de três ou mais anos,[26-28] com a atividade física regular reconhecida como um fator fundamental na manutenção da perda de peso. Não se sabe ao certo, no entanto, se a perda de peso pode reduzir a elevação da PAS associada à idade.[29] Em um dos ensaios sobre perda de peso mais longos até hoje realizados, a PA média continuou aumentando no decorrer do tempo entre o subgrupo de participantes que mantiveram uma perda de peso sustentada de mais de 4,5 kg (Fig. 66.3).[23]

Embora sejam necessários estudos mais detalhados sobre os efeitos da perda de peso no combate à elevação da PA associada à idade, o conjunto de evidências existente respalda com segurança a perda de peso como um método eficaz de prevenção e tratamento da hipertensão.

Ingestão reduzida de sal (cloreto de sódio)

A ingestão alimentar de sódio tem relação direta com a pressão arterial. As evidências dessa relação se originam de estudos com animais, estudos epidemiológicos, ensaios clínicos e metanálises de mais de cinquenta ensaios randomizados realizados até o momento. Em uma metanálise que se concentrou em ensaios que trabalharam com níveis plausíveis de ingestão de sódio,[30] uma redução média de cerca de 1,8 g/dia (78 mmol/dia) das concentrações de sódio na urina reduziu a PAS/PAD em até 2,0/1,0 mm Hg, respectivamente, em indivíduos não hipertensos, e em até 5,0/2,7 mm Hg em pessoas hipertensas. Um ensaio realizado com doze pacientes

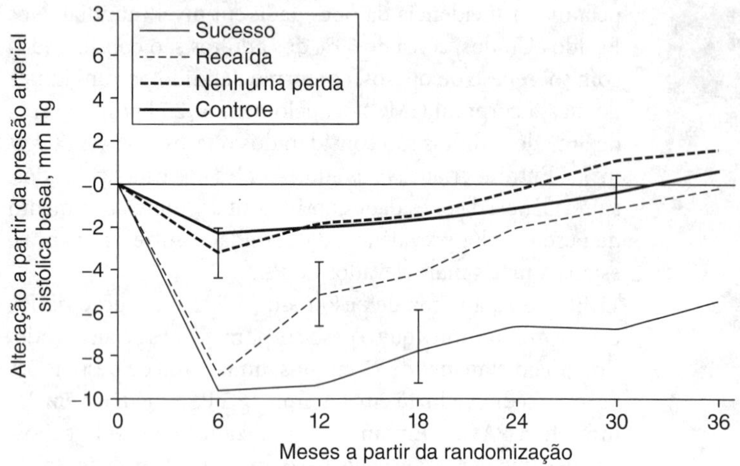

Figura 66.3 Alterações da pressão arterial sistólica média verificadas em quatro grupos de participantes dos Ensaios de Prevenção da Hipertensão (TOHP2): aqueles designados para um grupo de perda de peso que conseguiu manter a perda, aqueles que participaram de um grupo que perdeu peso mas teve recaída, aqueles lotados em um grupo que nunca perdeu peso, e o grupo de controle. (Reproduzido com permissão de Stevens VJ, Obarzanek E, Cook NR et al. Long-term weight loss and changes in blood pressure: results of the Trials of Hypertension Prevention, phase II. Ann Intern Med 2001;134:1-11.)

com hipertensão resistente constatou que a redução do consumo de sódio em até cerca de 4.500 mg/dia reduzia a PAS/PAD em até 22,7/9,2 mm Hg, respectivamente.[31]

Estudos rigorosamente controlados da curva dose-resposta fornecem as evidências mais convincentes dos efeitos do consumo de sódio sobre a pressão arterial.[32,33] Cada um desses ensaios testou três ou mais níveis de ingestão de sódio, e cada um constatou relações dose-resposta estatisticamente significavas, diretas e progressivas. O maior desses estudos, o ensaio *DASH-Sodium*,[32] testou os efeitos de cada um de três diferentes níveis de ingestão de sódio em duas dietas diferentes – a dieta DASH (descrita em uma seção subsequente) e uma dieta de controle semelhante a uma dieta normal nos Estados Unidos. Conforme estimado pelas coletas de urina de 24 horas, os três níveis de sódio (denominados inferior, intermediário e superior) indicaram 65, 107 e 142 mmol/dia (ou 1,5, 2,5 e 3,3 g/dia) de sódio, respectivamente.

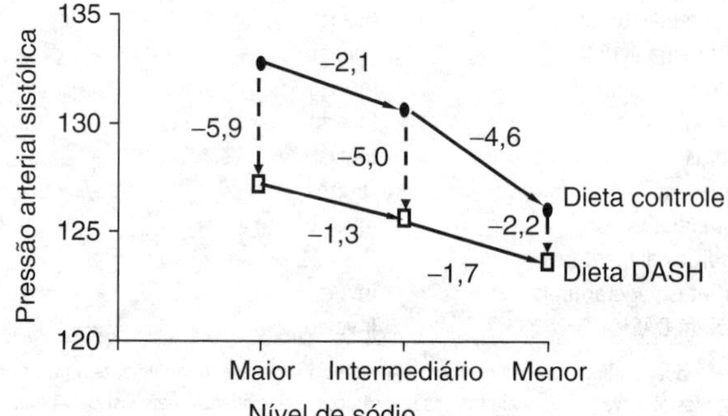

Figura 66.4 Alterações da pressão arterial sistólica média verificadas no ensaio *DASH-Sodium*. O tamanho da amostra foi de 412 participantes, dos quais 59% eram hipertensos e 57% eram afro-americanos. As *linhas cheias* representam os efeitos da redução do sódio nas duas dietas; as *linhas interrompidas* mostram os efeitos das *Dietary Approaches to Stop Hypertension* – DASH (Abordagens Alimentares de Combate à Hipertensão) em cada nível de ingestão de sódio. (Adaptado com permissão de Sacks FM, Svetkey LP, Vollmer WM et al. Effects on blood pressure of reduced dietary sodium and the Dietary Approaches to Stop Hypertension [DASH] diet. DASH-Sodium Collaborative Research Group. N Engl J Med 2001;344:3-10.)

A Figura 66.4 mostra os principais resultados do ensaio *DASH-Sodium*.[32] A resposta da PA à ingestão reduzida de sódio, embora direta e progressiva, não foi linear. A redução do consumo de sódio em cerca de 0,9/dia (40 mmol/dia) causou uma redução maior da PA quando o nível inicial de sódio estava abaixo de 100 mmol/dia do que quando estava acima desse nível. Em análises de subgrupos por raça e sexo[34,35] a ingestão reduzida de sódio reduziu de maneira significativa a PA em afro-americanos, não afro-americanos, homens e mulheres, bem como de indivíduos não hipertensos que estavam seguindo tanto a dieta DASH quanto a dieta de controle. Além de reduzir a PA, os ensaios demonstraram que uma dieta com baixo teor de sódio pode evitar a hipertensão (redução de ~20% do risco relativo, com ou sem perda de peso concomitante).[24] Uma ingestão reduzida de sódio pode reduzir a PA de pessoas que estão tomando medicamentos anti-hipertensivos[36] e melhorar o controle da hipertensão. Em estudos ecológicos realizados, uma baixa ingestão de sódio foi correlacionada também à redução da PAS associada à idade.

Como em outras intervenções, a resposta da PA às alterações na ingestão alimentar de sódio é heterogênea. Apesar das tentativas de classificar os indivíduos nos grupos de pesquisa como "sensíveis ao sal" e "resistentes ao sal", as alterações na PA decorrentes de mudanças no padrão de ingestão de sódio não são binárias.[37] Ao contrário, as alterações na PA têm uma distribuição contínua, o que significa que as pessoas apresentam maior ou menor grau de redução da pressão arterial. Embora a resposta da PA varie, a magnitude da redução resultante da baixa ingestão de sódio é maior nas pessoas negras, de meia-idade e mais velhas, bem como naquelas com hipertensão. O sistema renina-angiotensina-aldosterona desses grupos tende a ser menos sensível.[38] Especula-se que a sensibilidade ao sódio é um fenótipo que reflete uma condição de disfunção renal subclínica.[39] Conforme discutido mais adiante, os fatores genéticos e outros fatores alimentares também afetam a resposta da pressão arterial ao sódio. Por exemplo, o aumento da PA em função de um determinado aumento nos níveis de ingestão de sódio é reduzido com a dieta DASH[32] ou uma alta ingestão alimentar de potássio.

Estudos observacionais examinaram a relação da ingestão de sódio com os resultados cardiovasculares. Questões metodológicas substanciais, em geral envolvendo a precisão da medição dos níveis de sódio, transformaram em um desafio metodológico a tarefa de encontrar evidências diretas da existência de uma relação entre ingestão de sódio e doença CV.[40] Apesar desses desafios, uma metanálise de estudos observacionais prospectivos constatou uma relação entre uma maior ingestão de sódio e um risco mais elevado de derrame e doença CV.[41] Entretanto, outros estudos[42,43] comprovaram descobertas paradoxais, provavelmente relacionadas a questões metodológicas, sobretudo diante dos consistentes benefícios constatados nos poucos ensaios existentes com resultados clínicos.[36,44,45]

Até o momento, três ensaios de porte moderado examinaram os efeitos de uma ingestão reduzida de sódio em eventos clínicos de natureza cardiovascular.[36,44,45] Dois desses ensaios testaram intervenções no estilo de vida mediante a redução da ingestão de sódio, e um examinou os efeitos de um substituto do sal com baixo teor de sódio e alto teor de potássio. Cada ensaio constatou uma redução de 21 a 41% (significativa em dois estudos)[44,45] em eventos clínicos de doença CV entre as pessoas que receberam a intervenção. Consequentemente, as evidências diretas produzidas pelos ensaios, embora limitadas, corroboram os benefícios da redução do sódio para a pressão arterial.

Uma ingestão reduzida de sódio pode ter outros benefícios para a saúde. Entre os possíveis benefícios estão a redução do risco de doença CV subclínica (i. e., hipertrofia do ventrículo esquerdo [VE], fibrose ventricular e disfunção diastólica), lesão renal, câncer gástrico e metabolismo mineral alterado (i. e., aumento da excreção urinária de cálcio, possivelmente levando à osteoporose).[46] Em estudos transversais, especificamente, a massa ventricular esquerda está diretamente relacionada à ingestão de sódio, e um pequeno ensaio realizado no início da década de 1990 comprovou que a redução do sódio pode reduzir a massa do VE.[47] A ingestão reduzida de sódio já foi associada a um baixo risco de insuficiência cardíaca.[48] Entretanto, em pacientes com insuficiência cardíaca avançada, a redução abrupta do sódio, especialmente no contexto de uma terapia com altas doses de diuréticos, pode ser prejudicial.[49]

Além dos muitos benefícios da ingestão reduzida de sódio, não existem evidências convincentes ou consistentes de prejuízos. Embora a ingestão de algum nível de sódio seja necessária, não existe nenhuma evidência de que a ingestão insuficiente de sódio seja objeto de interesse de saúde pública. A redução excessiva do sódio (< 20mmol/dia) poderia provocar efeitos adversos nos níveis de lipídios no sangue e de resistência à insulina; todavia, a redução moderada não produz tais efeitos.[30,50] Uma ingestão reduzida de sódio pode aumentar a atividade da renina plasmática (ARP), assim como a dieta DASH.[51] Entretanto, a relevância clínica de um modesto aumento da ARP ainda continua por ser esclarecida. Na realidade, os diuréticos à base de tiazida, uma classe de medicamentos anti-hipertensivos que aumenta a ARP, reduzem o risco de doença cardiovascular.[52]

As *Dietary Guidelines for Americans* (Diretrizes Alimentares para os Americanos) de 2005 e 2010, bem como várias outras entidades, recomendam uma redução dos níveis de ingestão de sódio para a população como um todo. As atuais diretrizes alimentares recomendam uma ingestão máxima sódio de 2.300 mg/dia para a população em geral, e de 1.500 mg/dia para pessoas negras, de meia-idade e mais velhas, bem como para pessoas com hipertensão, diabetes ou doença renal crônica (DRC). Combinados, esses grupos representam quase a metade da população adulta dos Estados Unidos. Como grande parte da população se enquadra no segundo nível de recomendação, a American Heart Association estabeleceu 1.500 mg (65 mmol) de sódio como o limite máximo recomendado de ingestão diária para toda a população norte-americana.[53] Dados de pesquisas de opinião indicam que a maioria das crianças e dos adultos excede em muito a quantidade recomendada.

Em suma, os dados existentes respaldam fortemente as atuais recomendações para que a população em geral diminua a ingestão de sódio, tanto optando por alimentos com baixo teor do mineral quanto limitando a quantidade de sódio acrescentada à comida. Entretanto, como mais de 75% do consumo de sódio são provenientes de alimentos processados,[54] qualquer abordagem significativa à redução da ingestão de sódio deve envolver os fabricantes de alimentos e restaurantes. As instituições profissionais já recomendaram que, no decorrer dos próximos dez anos, a indústria de alimentos reduzisse progressivamente à metade a quantidade de sódio acrescentada aos alimentos.[55] Como essas recomendações não resultaram em reduções significativas na ingestão de sódio, um relatório do Institute of Medicine recomendou a adoção de uma abordagem nacional, implementada pela Food and Drug Administration, com objetivo de diminuir a ingestão de sódio entre a população em geral.[56]

Maior ingestão de potássio

Outro fator alimentar que reduz a PA é a alta ingestão de potássio. As evidências dessa relação foram comprovadas por meio de estudos com animais, estudos observacionais, ensaios clínicos e metanálises desses ensaios. Embora os dados de ensaios individuais demonstrassem resultados inconsistentes, três metanálises constataram uma relação inversa significativa entre a ingestão de potássio e a PA em pacientes hipertensos e efeitos equivocados em indivíduos não hipertensos.[57] Uma metanálise realizada em 1997 constatou que um aumento líquido de 2 g/dia (50 mmol/dia) da excreção urinária de potássio estava associada a reduções médias de 4,4/2,5 mm Hg da PAS/PAD, respectivamente, em pessoas hipertensas, e de 1,8/1,0 mm Hg em indivíduos não hipertensos.[58] Uma maior ingestão de potássio tem efeitos benéficos na PA, seja qual for o nível absoluto de ingestão, tendo sido observados benefícios tanto em um contexto de baixa ingestão do mineral (p. ex., 1,3 a 1,4 g/dia, ou 35 a 40 mmol/dia) quanto no contexto de uma ingestão muito maior (p. ex., 3,3 g/dia, ou 84 mmol/dia).[59] O aumento da ingestão de potássio resulta em uma redução ainda maior da PA em pessoas negras, em comparação com pessoas brancas, devendo, como tal, ser uma ferramenta valiosa para reduzir as disparidades das condições de saúde associadas à PA elevada e às suas complicações.

A melhor maneira de aumentar a ingestão de potássio é consumindo alimentos ricos em potássio, como frutas e legumes. No ensaio DASH, os dois grupos que aumentaram o consumo de frutas e legumes e, consequentemente, a ingestão de potássio, apresentaram uma redução da PA.[32,60] A dieta DASH fornece cerca de 4,7 g/dia (120 mmol/dia) de potássio. Outro ensaio comprovou que uma maior ingestão de frutas e legumes reduz a PA, mas não especificou a quantidade de potássio consumida.[61]

O potássio e o sódio interagem de tal forma que os efeitos do potássio na PA dependem da ingestão concomitante de sódio e vice-versa. Especificamente, uma ingestão reduzida de sódio produz mais efeitos redutores da PA quando a ingestão de potássio é baixa, e menos efeitos redutores da PA quando a ingestão de potássio é alta. Ainda, aumento da ingestão de potássio tem maior efeito sobre a redução da PA quando a ingestão de sódio é alta, e menor efeito de redução sobre a PA quando a ingestão de sódio é baixa. Por exemplo, em um ensaio, uma alta ingestão de potássio (120 mmol/dia) diminuiu a resposta pressórica ao maior consumo de sódio em homens negros não hipertensos e, em menores proporções, nos não negros (Fig. 66.5).[62]

A falta de estudos da relação dose-resposta impede que se recomende com segurança um nível específico de ingestão de potássio para reduzir a PA, embora um comitê do Institute of Medicine recomende uma ingestão de 4,7 g/dia (120 mmol/dia).[63] Esse nível equivale à ingestão média total de potássio utilizada em ensaios clínicos, à dose mais elevada administrada no ensaio existente sobre a relação dose-resposta, e ao teor de potássio da dieta DASH.[60]

Entre indivíduos saudáveis com função renal normal, uma ingestão alimentar de potássio superior a 4,7 g/dia (120 mmol/dia) não representa nenhum risco porque o excesso de potássio é prontamente excretado. Entretanto, em indivíduos cuja excreção urinária de potássio se encontra prejudicada, pelo uso de medicamentos ou condições clínicas, é

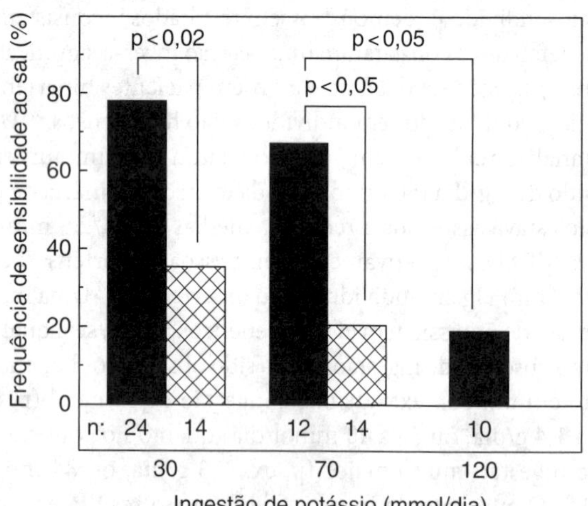

Figura 66.5 Prevalência da sensibilidade ao sódio em indivíduos normotensos (negros, *barras cheias*; brancos, *barras quadriculadas*) em três níveis de ingestão de potássio. A sensibilidade ao sódio é definida por um aumento de, pelo menos, 3 mm Hg da pressão arterial induzido pelo sódio. (Reproduzido com permissão de Morris RC Jr, Sebastian A, Forman A et al. Normotensive salt sensitivity: effects of race and dietary potassium. Hypertension 1999;33:18-23.)

aconselhada uma ingestão inferior a 4,7 g/dia (120 mmol/dia) em razão do risco de efeitos cardíacos adversos (arritmias) decorrentes de hipercalemia. Os inibidores da enzima conversora de angiotensina, os bloqueadores dos receptores de angiotensina, os medicamentos anti-inflamatórios não esteroidais e os diuréticos poupadores de potássio são medicamentos que podem prejudicar a excreção de potássio. A excreção renal de potássio prejudicada está relacionada a determinadas condições clínicas, como diabetes, DRC, doença renal em estágio terminal, insuficiência cardíaca severa e insuficiência adrenal. Além disso, pessoas idosas apresentam maior risco de hipercalemia. Embora a DRC possa prejudicar a excreção renal do potássio, as evidências existentes são insuficientes para identificar o nível de função renal abaixo do qual há risco de incidência de hipercalemia causada por uma alta ingestão alimentar de potássio. Em razão dessa incerteza, um painel de especialistas estabeleceu uma faixa recomendada de ingestão de potássio (2.000 a 4.000 mg/dia) para pacientes com DRC avançada (estágio 3 ou 4).[64]

Moderação no consumo de álcool

Estudos observacionais e experimentais comprovaram a existência de uma relação direta dose-resposta entre o consumo de álcool e a PA, especialmente no contexto de mais de dois drinques alcoólicos por dia.[65] Essa relação independe dos possíveis fatores que podem confundir, como idade, obesidade e ingestão de sódio.[66] Embora alguns estudos tenham demonstrado que a relação álcool-pressão arterial também se estenda à faixa de "consumo moderado" de dois ou menos drinques por dia, essa é a faixa em que o álcool pode reduzir o risco de DRC.

Uma metanálise de quinze ensaios randomizados reportou que o consumo reduzido de álcool (redução média de 76% dos níveis de ingestão, informada pelos próprios participantes; faixa, 16 a 100%) reduziu a pressão arterial em até 3,3/2,0mm Hg, respectivamente.[65] As reduções da PA pareceram depender da dose ingerida, e a magnitude da redução foi semelhante em indivíduos hipertensos e não hipertensos.

De um modo geral, as evidências existentes defendem a moderação da ingestão de álcool (entre aqueles que bebem) como uma maneira eficaz de reduzir a PA. O consenso geral é de que o consumo de álcool deve ser limitado a um máximo de dois drinques alcoólicos por dia para homens e um para mulheres e pessoas com menor peso. Um drinque é definido como 355 mL de cerveja comum, 148 mL de vinho (12% de álcool) ou 44 mL de bebidas destiladas (40% de álcool).

Padrões alimentares

Dietas vegetarianas

Determinados padrões alimentares, em particular as dietas vegetarianas, já foram associados a uma baixa pressão arterial. Os vegetarianos têm uma PA notavelmente mais baixa do que os não vegetarianos nos países industrializados, onde a PA elevada é uma condição generalizada. Os vegetarianos mais rigorosos residentes em Massachusetts apresentam alguns dos níveis mais baixos de PA observados no mundo industrializado. Os indivíduos que consomem uma dieta vegetariana podem também apresentar um aumento mais lento da PA em função da idade.

Vários aspectos de um estilo de vida vegetariano podem afetar potencialmente a PA, inclusive fatores não relacionados à alimentação (p. ex., atividade física), fatores consagrados de risco alimentar (p. ex., sódio, potássio, peso, álcool) e outros aspectos de uma dieta vegetariana (p. ex., alto consumo de fibras, ausência de carne). Até certo ponto, estudos observacionais conseguiram controlar os determinantes alimentares bem definidos da PA. Em dois ensaios clínicos, um com pessoas não hipertensas[67] e outro com indivíduos hipertensos,[68] as dietas ovolactovegetarianas reduziram a PAS em cerca de 5 mm Hg, mas tiveram efeitos equivocados na PAD.

Dietary Approaches to Stop Hypertension (Abordagens Alimentares de Combate à Hipertensão)

No ensaio DASH, os participantes foram selecionados aleatoriamente para seguir uma entre três dietas, e os efeitos de cada dieta sobre a PA foram estudados.[60] A dieta mais eficaz, hoje denominada *dieta DASH*, enfatizava as frutas, os legumes e os laticínios com baixo teor de gordura, incluindo grãos integrais, aves, peixes e amêndoas; o teor de gorduras, carnes vermelhas, doces e bebidas que contêm açúcar era reduzido. Era uma dieta rica em potássio, magnésio, cálcio e fibras com baixo teor de gorduras totais, gordura saturada e colesterol. Os participantes que seguiram a dieta DASH reduziram significativamente a PA - em média 5,5/3,0 mm Hg - comparados ao grupo de controle. As reduções da PA resultantes das dietas ocorreram rapidamente, levando duas semanas ou menos para se manifestarem (Fig. 66.6).

Em análises de subgrupos,[60] a dieta DASH reduziu significativamente a PA nos principais subgrupos (homens, mulheres, afro-americanos, não afro-americanos, pessoas hipertensas e indivíduos não hipertensos). Entretanto, os efeitos da dieta nos participantes afro-americanos foram especialmente notáveis, com reduções médias da PA na ordem de 6,9/3,7 mm Hg. Essas reduções observadas foram significativamente maiores do que as reduções equivalentes apresentadas pelos participantes brancos (3,3/2,4 mm Hg). Os efeitos benéficos da dieta DASH em indivíduos hipertensos (reduções de 11,6/5,3 mm Hg da PA) têm um significado clínico óbvio, e os efeitos equivalentes em indivíduos não hipertensos (3,5/2,2 mm Hg) têm grandes implicações para a saúde pública (ver Fig. 66.1). O ensaio *DASH-Sodium* (descrito antes)[32] comprovou que a dieta DASH reduziu de maneira significativa a PA em cada um dos três níveis de sódio (ver Fig. 66.4), quando a combinação da dieta DASH com o nível mais baixo de ingestão de sódio resultou nas maiores reduções da PA.

Um terceiro ensaio, o OmniHeart, examinou se, alterando a ingestão de macronutrientes, a dieta DASH e seus efeitos redutores da PA também poderiam melhorar.[12] Esse estudo sobre alimentação testou três variantes das dietas DASH: uma primeira dieta rica em carboidratos (58% de calorias totais), uma segunda dieta rica em proteínas (a metade, aproximadamente, proveniente de fontes vegetais) e uma terceira dieta rica em gordura insaturada (predominantemente gordura monoinsaturada). As dietas eram semelhantes à dieta DASH original, na medida em que continham teores reduzidos de gordura saturada, colesterol e sódio e eram ricas em frutas, legumes, fibras e potássio nos níveis recomendados. Embora todas as três dietas OmniHeart tenham reduzido a PAS (Fig. 66.7), a substituição de parte dos carboidratos (~10% do teor calórico total) por proteínas ou gordura insaturada reduziu ainda mais a PA.

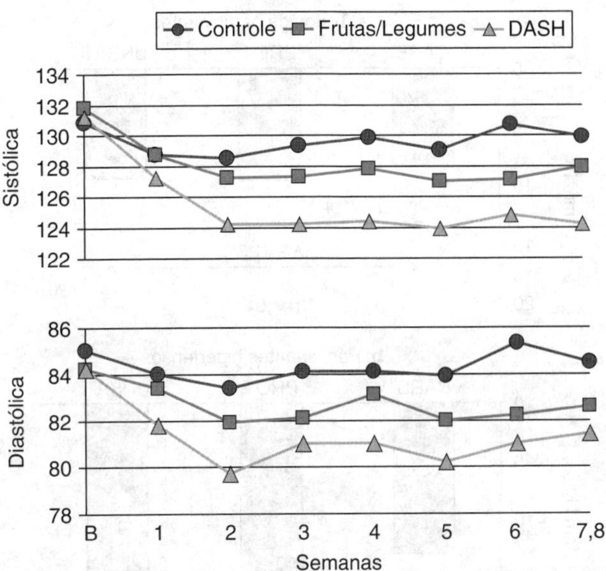

Figura 66.6 Pressão arterial medida semanalmente durante o estudo sobre alimentação *Dietary Approaches to Stop Hypertension* – DASH (Abordagens Alimentares de Combate à Hipertensão) no contexto de três dietas (dieta de controle, dieta à base de frutas e legumes e dieta DASH). (Adaptado com permissão de Appel LJ, Moore TJ, Obarzanek E et al. A clinical trial of the effects of dietary patterns on blood pressure: DASH Collaborative Research Group. N Engl J Med 1997;336:1117.)

Já houve muitas conjeturas sobre aqueles componentes das dietas ao estilo DASH possivelmente responsáveis pelos efeitos redutores da PA. A dieta rica em frutas e legumes resultou em reduções da PA equivalentes a cerca da metade do efeito total da dieta DASH (ver Fig. 66.6). As frutas e os legumes são ricos em muitos nutrientes, entre os quais potássio, magnésio e fibras. Desses nutrientes, as evidências sobre os efeitos do potássio como redutor da PA são as mais convincentes, especialmente em indivíduos hipertensos e afro-americanos. Como a dieta à base de frutas e legumes foi responsável por cerca da metade dos efeitos redutores da PA da dieta DASH, algum outro componente da dieta DASH deve ser responsável por uma redução ainda maior da PA. Comparada à dieta rica em frutas e legumes, a dieta DASH consistia em uma maior quantidade de legumes, laticínio com baixo teor de gorduras e peixes, e continha menos carne vermelha, açúcar e carboidratos refinados.

A dieta DASH é considerada segura e adequada para a população em geral. Entretanto, não é recomendada para pessoas com DRC avançada, em virtude de seu teor relativamente elevado de potássio, fósforo e conteúdo proteico.[64]

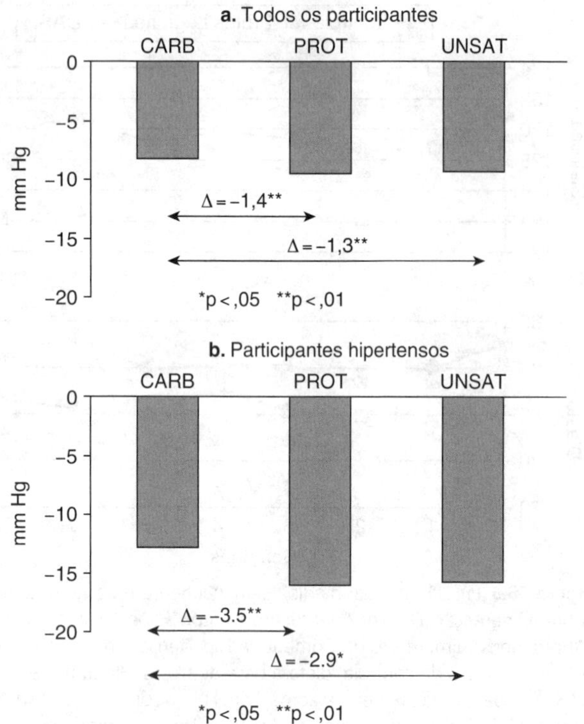

Figura 67.7 Efeitos de três padrões alimentares saudáveis testados no estudo OmniHeart sobre pressão arterial sistólica (CARB, semelhante à dieta DASH; PROT, rica em proteínas, com cerca da metade provenientes de fontes vegetais; e UNSAT, rica em gordura monoinsaturada) em todos os participantes **(A)** e em participantes hipertensos **(B)**. (Reproduzido com permissão de Appel LJ, Brands MW, Daniels SR et al. Dietary approaches to prevent and treat hypertension: a scientific statement from the American Heart Association. Hypertension 2006;47:296-308.)

Fatores alimentares com efeitos limitados ou incertos

Fibras

As fibras consistem nas partes indigeríveis dos alimentos de origem vegetal. Estudos observacionais e vários ensaios fornecem evidências de que a ingestão de fibras pode reduzir a PA.[69] Embora já tenham sido conduzidos mais de quarenta ensaios sobre a suplementação de fibras, a maioria não teve a PA como resultado primário, e muitos envolveram a intervenção de vários componentes. Além disso, as constatações desses ensaios são ofuscadas pelo uso de diferentes definições e classificações de fibra. Uma metanálise de 24 ensaios realizada em 2005 reportou que as fibras suplementares (aumento médio de 11,5 g/dia) estão associadas a uma redução líquida da PA na ordem de 1,1/1,3 mm Hg da PA.[70] De um modo geral, os dados são insuficientes para recomendar a suplementação de fibras ou o aumento da ingestão de fibras alimentares isoladamente como forma de reduzir a PA.

Cálcio e magnésio

O aumento da ingestão alimentar de cálcio pode ter efeitos redutores da PA, e existem evidências dessa relação em vários estudos, inclusive estudos com animais, estudos observacionais, ensaios e metanálises. Uma metanálise realizada em 1995[71] que examinou os resultados de 23 estudos observacionais comprovou essa relação inversa entre a ingestão alimentar de cálcio e a pressão arterial. Entretanto, os efeitos são relativamente pequenos, e houve evidências de viés de publicação e heterogeneidade entre os estudos. As metanálises de ensaios randomizados sobre a suplementação de cálcio (400 a 2.000 mg/dia) observaram reduções modestas de 0,9 a 1,9 mm Hg da PAS e de 0,2 a 1,0mm Hg da PAD.[72-75] Especula-se que o nível de ingestão alimentar de cálcio possa afetar a resposta pressórica ao sódio, conforme evidenciado por alguns pequenos ensaios que demonstraram que a suplementação de cálcio atenuava os efeitos da alta ingestão de sódio sobre a PA.

As evidências que apontam o magnésio como um importante fator determinante da PA são inconclusivas. Muitos estudos observacionais, em geral transversais, constataram uma relação inversa entre a ingestão alimentar de magnésio e a PA. Entretanto, uma metanálise de vinte ensaios randomizados não constatou nenhum efeito claro da maior ingestão de magnésio sobre a PA.[76]

Em suma, as atuais evidências são insuficientes para recomendar a suplementação de cálcio ou magnésio como forma de reduzir a PA.

Ingestão de gorduras

As gorduras totais incluem a gordura saturada, a gordura poli-insaturada ômega-3, a gordura poli-insaturada ômega-6 e a gordura monoinsaturada. Embora os estudos iniciais tenham se concentrado nos efeitos da ingestão de gorduras totais sobre a PA, existe uma base biológica plausível para a hipótese de que determinados tipos de gordura (p. ex., a gordura poli-insaturada ômega-3) possam reduzir a PA, enquanto outros tipos de gordura (p. ex., a gordura saturada) possam elevá-la.

Gordura poli-insaturada ômega-3

Vários pequenos ensaios e metanálises desses ensaios[77] encontraram evidências de que os suplementos com altas doses de ácidos graxos poli-insaturados ômega-3 (normalmente denominados *óleo de peixe*) podem reduzir a PA de pessoas hipertensas. Em indivíduos não hipertensos, as reduções da PA proporcionadas pelos suplementos à base de óleo de peixe tendem a ser pequenas ou insignificantes. O efeito parece depender da dose, uma vez que as reduções da PA ocorrem com doses relativamente altas de óleo de peixe, ou seja, 3 g/dia ou mais. Em indivíduos hipertensos, as reduções médias da PAS/PAD foram de 4,0/2,5 mm Hg, respectivamente.[78] Em virtude dos efeitos colaterais, como gosto de peixe e vômitos, e a alta dosagem necessária para reduzir a PA, os suplementos à base de óleo de peixe não podem ser recomendados como meio de rotina para reduzir a pressão arterial.

Gordura saturada

O efeito da gordura saturada sobre a PA em adultos foi examinado por meio de vários estudos observacionais e alguns ensaios clínicos.[79] Na maioria desses ensaios e em dois estudos observacionais prospectivos, o *Nurses' Health Study* e o *Health Professionals Follow-up Study*, a ingestão de gordura saturada não foi associada à manifestação de hipertensão.[80,81] Nos poucos ensaios disponíveis, as intervenções alimentares que visavam à redução da ingestão de gordura saturada não afetaram a PA.[79] Como a maioria dos ensaios testou dietas que reduziram a gordura saturada e, concomitantemente, aumentaram a gordura poli-insaturada, a falta de qualquer efeito sobre a PA sugere também a inexistência de qualquer benefício proporcionado pela gordura poli-insaturada. Em um grande ensaio controlado randomizado, crianças saudáveis que receberam uma intervenção alimentar com baixo teor de gordura saturada apresentaram uma redução significativa da PAS e da PAD - até 1 mm Hg menos em relação ao grupo de controle - em participantes na faixa de 7 meses a 15 anos.[82] Essas constatações do efeito inicial da ingestão reduzida de gordura saturada sobre a PA sugerem que a ingestão alimentar desse tipo de gordura pode ser útil para a prevenção da hipertensão.

Gordura poli-insaturada ômega-6

A ingestão alimentar de gordura poli-insaturada ômega-6 (principalmente de ácido linoleico nas dietas ocidentais) já demonstrou ter pouco ou nenhum efeito sobre a PA.[79] De maneira geral, os estudos transversais que correlacionaram a PA aos níveis de gordura poli-insaturada ômega-6 nos tecidos ou no sangue não encontraram nenhuma relação aparente. Da mesma forma, os estudos observacionais prospectivos e os ensaios clínicos realizados não forneceram qualquer respaldo.

Gordura monoinsaturada

Embora os ensaios iniciais realizados não tenham comprovado nenhuma relação entre a ingestão de gordura monoinsaturada e a PA, ensaios subsequentes constataram que as dietas ricas em gorduras monoinsaturadas reduziam um pouco a PA.[83] Entretanto, uma maior ingestão de gordura monoinsaturada está em geral relacionada a uma redução no consumo de carboidratos, possivelmente alterando-se o tipo de carboidrato também.[84] Portanto, não se sabe ao certo se os efeitos de uma ingestão elevada de gordura monoinsaturada refletem um aumento desse nutriente e/ou uma menor ingestão de carboidratos ou alteração no tipo de carboidrato.

Carboidratos

Tanto a quantidade como o tipo de carboidratos consumidos podem afetar a PA, mas as evidências existentes são inconclusivas. Em nível global, muitas populações que seguem dietas ricas em carboidratos e com baixo teor de gordura apresentam níveis de PA inferiores àqueles observados nos países ocidentais.[85] Entretanto, as constatações dos estudos observacionais realizados são inconsistentes.[86] O aumento da ingestão de carboidratos com uma menor ingestão de gorduras totais normalmente não reduziu a PA nos pequenos ensaios conduzidos de início. Por outro lado, o ensaio OmniHeart comprovou que a interação parcial dos carboidratos com a gordura monoinsaturada ou com as proteínas (aproximadamente a metade proveniente de fontes vegetais) reduz a PA.[12] (Fig. 66.7)

Embora incertas, evidências mais recentes demonstram promessas de uma relação entre a maior ingestão de açúcares adicionados e a PA elevada. Foram conduzidos estudos em modelos, em que ratos foram alimentados com altas doses de frutose, estudos de ingestão aguda em que seres humanos consumiram altas doses de diferentes açúcares e, mais recentemente, estudos epidemiológicos. Nos estudos transversais realizados, o consumo de uma maior quantidade de bebidas adoçadas com açúcar foi associado à elevação da PA em adolescentes.[87] Estudos observacionais prospectivos constataram que o consumo de mais de um refrigerante por dia demonstrou aumentar de maneira significativa as chances de desenvolvimento de PA elevada.[88] Em outro estudo com um grupo de jovens, a ingestão de bebidas adoçadas com açúcar e adoçantes artificiais foi diretamente relacionado ao risco de hipertensão; os efeitos não pareceram demonstrar relação com a ingestão de frutose.[89] Em análises *post hoc* de um ensaio concluído, houve uma relação direta ente a redução da ingestão de bebidas adoçadas com açúcar e a redução da PA.[90] Não obstante, ensaios randomizados realizados com seres humanos obtiveram resultados inconsistentes.[91] Em uma metanálise de ensaios em que a frutose substituiu isocaloricamente outros tipos de açúcares, foi reportada uma redução líquida de 1,5 mm Hg da PAD, mas nenhum efeito na PAS.[92] De um modo geral, são necessárias pesquisas mais detalhadas para que se possam fazer recomendações sobre a alteração dos níveis e do tipo de ingestão de carboidratos como forma de reduzir a PA.

Colesterol

Até o momento, poucos estudos examinaram os efeitos do colesterol proveniente dos alimentos sobre a PA. Análises observacionais do ensaio *Multiple Risk Factor Intervention Trial*, estabeleceram relações positivas significativas entre a ingestão de colesterol e a PAS e a PAD. Análises longitudinais do estudo *Chicago Western Electric Study* constataram relações diretas significativas entre as alterações da PAS no decorrer de oito anos e o colesterol proveniente da alimentação, bem como com a escala de Keys.[86] Apesar dessas constatações, a escassez de evidências não permite quaisquer recomendações seguras em relação ao colesterol proveniente dos alimentos como meio de redução da PA.

Proteínas

Evidências fornecidas por vários estudos observacionais têm comprovado com regularidade a existência de uma relação inversa entre a ingestão de proteínas,[93] em especial de proteínas vegetais, e a PA. Dois importantes estudos observacionais, o *International Study on Macronutrients and Blood Pressure* (INTERMAP) e o *Chicago Western Electric Study*, observaram significativas relações inversas entre a ingestão proteica e a PA.[86,93] Em ambos os estudos, as dietas mais ricas em proteínas provenientes de fontes vegetais foram associadas a uma PA mais baixa, enquanto aquelas ricas em proteínas provenientes de fontes animais não produziram nenhum efeito sobre a PA.

Contrastando com as amplas evidências fornecidas pelos estudos observacionais, poucos ensaios testaram os efeitos de uma maior ingestão de proteínas sobre a PA. Dois ensaios constataram que o aumento da ingestão de proteínas provenientes de suplementos de soja pode reduzir a PA. Em um ensaio em que as pessoas estavam tomando agentes anti-hipertensivos,[94] a suplementação com proteína de soja (total de 25% kcal proteica, metade proveniente da soja) reduziu em 5,9/2,6 mm Hg a PA média de 24 horas. Em um grande ensaio conduzido na República Popular da China,[95] a proteína de soja suplementar, que elevou a ingestão proteica total de 12 para 16%, reduziu a PA média em até 4,3/2,7 mm Hg em relação a um grupo de controle que recebeu suplementação de carboidratos. De um modo geral, os ensaios clínicos e os estudos observacionais respaldam a hipótese de que uma maior ingestão de proteínas provenientes de fontes vegetais pode reduzir a PA, embora sejam necessárias maiores evidências para que se possam fazer quaisquer recomendações.

Vitamina C

Estudos de laboratório, observacionais e de depleção-reposição sugerem que a maior ingestão e os níveis mais elevados de vitamina C estão associados a uma PA mais baixa. Uma análise sistemática conduzida em 1997 observou que a maioria dos estudos transversais reportava a existência de uma relação inversa entre os níveis séricos de vitamina C e a PA.[96] Um grande número de ensaios randomizados, geralmente com pequenas amostras ou limitações metodológicas, testou se os suplementos de vitamina C reduzem a PA. Em uma metanálise de 29 ensaios controlados, a suplementação de vitamina C reduziu a PAS/PAD em até 3,8/1,5 mm Hg.[97] Entretanto, por causa da má qualidade de muitos ensaios, não se sabe ao certo se o aumento da ingestão ou a suplementação da dieta com vitamina C reduz a PA.

Interações genes-dieta

Um recente conjunto de evidências indica que os fatores genéticos afetam os níveis da pressão arterial e a resposta da PA às mudanças alimentares. A maioria das pesquisas existentes se concentrou nos fatores genéticos que influenciam a resposta da PA à ingestão alimentar de sódio. Foram identificados vários genótipos que afetam a PA, cuja maioria influencia o eixo renina-angiotensina-aldosterona ou a metabolização do sódio pelos rins. Uma linha de pesquisa focada em doenças mendelinas relacionadas a altos ou baixos níveis de PA identificou seis genes associados à PA mais elevada e oito genes associados à PA mais baixa.[98] De considerável importância é o fato de que cada um desses genes regula a metabolização do sódio pelos rins e as mutações ocorridas nesses genes aumentam ou diminuem a reabsorção líquida de cloreto de sódio, resultando no aumento ou na redução da PA, respectivamente.

Alguns ensaios examinaram os efeitos interativos das mudanças alimentares para indivíduos portadores de genótipos específicos sobre as alterações da PA. Nos ensaios, a variação genética do gene do angiotensinogênio modificou a resposta a PA às alterações de peso,[99] às alterações na ingestão de sódio em indivíduos brancos[33,99] e à dieta DASH.[100] O polimorfismo do gene da α-aducina também parece afetar a resposta da PA ao cloreto de sódio.[101] Por fim, o polimorfismo de inserção/deleção da enzima conversora de angiotensina (ACE I/D) também pode afetar a resposta da PA às alterações de peso.[102]

Efeitos das diversas mudanças alimentares

Apesar do potencial para grandes reduções da pressão arterial com a implementação de várias mudanças alimentares concomitantes, poucos ensaios examinaram os efeitos totais das intervenções com múltiplos componentes sobre a PA. Em geral, os ensaios de intervenção com múltiplos componentes demonstraram subaditividade, o que significa que as reduções da PA resultantes de intervenções com duas ou mais mudanças alimentares representam menos do que a soma das reduções resultantes de intervenções distintas com a implementação isolada de cada componente. Apesar da subaditividade, os efeitos da redução da PA por meio de intervenções com múltiplos componentes são em geral consideráveis e clinicamente relevantes. Um pequeno mas bem controlado ensaio testou os efeitos de um abrangente programa de exercícios supervisionados e fornecimento de refeições preparadas ao estilo DASH, cujo objetivo era promover a perda de peso e a redução do consumo de sódio entre adultos hipertensos tratados com medicamentos.[103] O programa de dieta e exercícios reduziu a PA ambulatorial diurna em até 12,1/6,6 mm Hg, em relação ao controle. Posteriormente, um ensaio de intervenção comportamental denominado PREMIER também estou os feitos das mudanças de estilo de vida recomendadas (perda de peso, redução do consumo de sódio, maiores níveis de atividade física e a dieta DASH).[104] Em indivíduos não hipertensos, as reduções médias da PA foram de 9,2/5,8 mm Hg (3,1/2,0 mm Hg em relação ao grupo de controle). Em indivíduos hipertensos que não estavam tomando medicação, as reduções equivalentes da PA foram de 14,2/7,4 mm Hg (6,3/3,6 mm Hg em relação ao grupo de controle).

Populações especiais

Crianças

O problema da PA elevada manifesta-se no início da vida, talvez no útero, e muitos estudos observacionais já observaram que os níveis da PA na infância estão associados aos níveis da PA na idade adulta.[105] Portanto, as estratégias destinadas a reduzir a PA em crianças e a tendência de elevação da PA em função da idade são prudentes, embora as evidências produzidas por ensaios clínicos sejam limitadas. As evidências de que os níveis de PA e a prevalência da obesidade em crianças e adolescentes aumentaram entre as *National Health and Nutrition Examination Survey* (NHANES) (Pesquisa Nacional sobre Saúde e Nutrição nos Estados Unidos) conduzidas nos períodos de 1988 a 1994 e de 1999 a 2000 enfatizam a importância dos esforços no sentido de reduzir a PA em crianças.[21] Uma metanálise de ensaios realizados com crianças, nos quais intervenções destinadas a diminuir a ingestão alimentar de sódio baixaram a PA, enfatiza o valor da redução dos níveis de ingestão do mineral na infância.[106] Além disso, estudos observacionais constataram que as crianças nos Estados Unidos apresentam níveis de PA superiores aos níveis observados em adultos de meia-idade em populações adeptas de uma dieta com baixo teor de sódio.[14]

Além desses poucos estudos, as pesquisas sobre os efeitos dos elementos alimentares sobre a PA em crianças são esparsas e têm limitações metodológicas, como amostras pequenas, medições insatisfatórias da PA e contrastes alimentares mínimos.[107] Consequentemente, os efeitos da alimentação sobre a PA em crianças e adolescentes são extrapolados a partir de estudos conduzidos com adultos. Essas extrapolações são razoáveis, dada a natureza crônica da pressão arterial elevada decorrente da elevação insidiosa da PA durante toda a infância e a idade adulta.

Pessoas mais velhas

As mudanças alimentares destinadas a reduzir a PA devem ser particularmente benéficas à medida que as pessoas envelhecem. A elevação da PA em função da idade é mais notável em pessoas de meia-idade e mais velhas, e a incidência de doença CV associada à pressão arterial é sensivelmente elevada em pessoas mais velhas. Embora a maioria dos ensaios tenha examinado os efeitos da PA em pessoas de meia-idade, vários foram conduzidos com indivíduos mais velhos,[25,108] enquanto outros apresentaram resultados estratificados por idade. Surgiram várias constatações importantes. Primeiro, a evidência de que as pessoas mais velhas são capazes de implementar e manter mudanças de hábitos alimentares, especificamente a redução da ingestão de sódio na alimentação e a perda de peso, é de extraordinária consistência. Segundo, a redução da PA resultante de mudanças alimentares é maior entre pessoas mais velhas do que entre indivíduos de meia-idade.[34,35] Terceiro, por causa do alto risco atribuído à PA elevada em pessoas idosas, os benefícios das mudanças alimentares para a PA devem reduzir consideravelmente o risco de doença cardiovascular.

Afro-americanos

Os afro-americanos, em média, apresentam uma pressão arterial mais elevada e correm mais risco de complicações relacionadas a essa condição, sobretudo derrames e doenças renais, do que os brancos. Conforme já reportado, em ensaios de eficácia rigorosamente controlados, os afro-americanos obtêm maiores níveis de redução da PA do que os brancos com o auxílio de várias terapias não farmacológicas, como a redução da ingestão de sódio, uma maior ingestão de potássio e a dieta DASH (abordada anteriormente). Os possíveis benefícios das intervenções que visam a essas mudanças alimentares são ampliados na medida em que os dados das pesquisas de opinião indicam que, em média, os afro-americanos consomem níveis mais elevados de sódio e menores níveis de potássio do que os brancos.[63] Considerando-se essas tendências alimentares, as mudanças nos hábitos alimentares podem levar a benefícios substanciais que podem ser usados como forma de reduzir as discrepâncias nos níveis de PA e suas complicações cardiovasculares e renais.[109]

Considerações finais

Um conjunto convincente de evidências respalda o conceito de que vários fatores alimentares afetam a pressão arterial. Entre as mudanças alimentares conhecidas e capazes de reduzir efetivamente a PA estão a perda de peso, a redução dos níveis de ingestão de sódio, o aumento da ingestão de potássio, a moderação no consumo de álcool (entre aqueles que bebem) e os padrões de alimentação ao estilo DASH. Embora outros elementos alimentares também possam afetar a PA, as evidências existentes são inconclusivas, e/ou os seus efeitos são pequenos.

Dada a relação direta da PA com os resultados clínicos, as estratégias de redução da PA tanto em indivíduos hipertensos quanto não hipertensos são justificadas. Tais esforços exigem que as pessoas mudem seu comportamento e que a sociedade implemente mudanças ambientais substanciais que facilitem as mudanças comportamentais em nível individual.

Referências bibliográficas

1. Kearney PM, Whelton M, Reynolds K et al. Lancet 2005;365:217–23.
2. Lawes CM, Vander Hoorn S, Rodgers A et al. Lancet 2008; 371:1513–8.
3. World Health Organization. Global Health Risks: Mortality and Burden of Disease Attributable to Selected Major Risks. Geneva: World Health Organization Press, 2009.
4. Centers for Disease Control and Prevention. MMWR Morb Mortal Wkly Rep 2011;60:103–8.
5. Egan BM, Zhao Y, Axon RN. JAMA 2010;303:2043–50.
6. Intersalt Cooperative Research Group. BMJ 1988;297:319–28.
7. Vasan RS, Beiser A, Seshadri S et al. JAMA 2002;287:1003–10.
8. Chobanian AV, Bakris GL, Black HR et al. Hypertension 2003;42:1206–52.
9. Lewington S, Clarke R, Qizilbash N et al. Lancet 2002;360:1903–13.
10. Stamler J, Stamler R, Neaton JD. Arch Intern Med 1993;153: 598–615.
11. Vasan RS, Larson MG, Leip EP et al. N Engl J Med 2001;345:1291–7.
12. Appel LJ, Sacks FM, Carey VJ et al. JAMA 2005;294:2455–64.
13. Stamler J. Hypertension 1991;17:I16–20.
14. Appel LJ. J Clin Hypertens (Greenwich) 2008;10:7–11.
15. Appel LJ. Hypertension: A Companion to Braunwald's Heart Disease 1st ed. Philadelphia: Saunders, 2007:202–12.
16. Sacks FM, Campos H. N Engl J Med 2010;362:2102–12.
17. Appel LJ, Brands MW, Daniels SR et al. Hypertension 2006;47: 296–308.
18. Appel LJ, Giles TD, Black HR et al. J Am Soc Hypertens 2010;4:79–89.
19. Flegal KM, Carroll MD, Kit BK et al. JAMA 2012;307:491–7.
20. Ogden CL, Carroll MD, Kit BK et al. JAMA 2012;307:483–90.
21. Muntner P, He J, Cutler JA et al. JAMA 2004;291:2107–13.
22. Neter JE, Stam BE, Kok FJ et al. Hypertension 2003;42:878–84.
23. Stevens VJ, Obarzanek E, Cook NR et al. Ann Intern Med 2001;134:1–11.
24. Trials of Hypertension Prevention Collaborative Research Group. Arch Intern Med 1997;157:657–67.

25. Whelton PK, Appel LJ, Espeland MA et al. JAMA 1998;279:839–46.
26. Knowler WC, Barrett-Connor E, Fowler SE et al. N Engl J Med 2002; 346:393–403.
27. Svetkey LP, Stevens VJ, Brantley PJ et al. JAMA 2008;299:1139–48.
28. Look AHEAD Research Group, Wing RR. Arch Intern Med 2010; 170:1566–75.
29. Sjostrom CD, Peltonen M, Wedel H et al. Hypertension 2000; 36:20–5.
30. He FJ, MacGregor GA. J Hum Hypertens 2002;16:761–70.
31. Pimenta E, Gaddam KK, Oparil S et al. Hypertension 2009;54:475–81.
32. Sacks FM, Svetkey LP, Vollmer WM et al. N Engl J Med 2001; 344:3–10.
33. Johnson AG, Nguyen TV, Davis D. J Hypertens 2001;19:1053–60.
34. Vollmer WM, Sacks FM, Ard J et al. Ann Intern Med 2001; 135:1019–28.
35. Bray GA, Vollmer WM, Sacks FM et al. Am J Cardiol 2004;94:222–7.
36. Appel LJ, Espeland MA, Easter L et al. Arch Intern Med 2001; 161:685–93.
37. Obarzanek E, Proschan MA, Vollmer WM et al. Hypertension 2003;42:459–67.
38. He FJ, Markandu ND, MacGregor GA. Hypertension 2001;38: 321–5.
39. Johnson RJ, Herrera-Acosta J, Schreiner GF et al. N Engl J Med 2002;346:913–23.
40. Appel LJ. BMJ 2009;339:b4980.
41. Strazzullo P, D'Elia L, Kandala NB et al. BMJ 2009;339:b4567.
42. Stolarz-Skrzypek K, Kuznetsova T, Thijs L et al. JAMA 2011; 305:1777–85.
43. O'Donnell MJ, Yusuf S, Mente A et al. JAMA 2011;306:2229–38.
44. Chang HY, Hu YW, Yue CS et al. Am J Clin Nutr 2006;83:1289–96.
45. Cook NR, Cutler JA, Obarzanek E et al. BMJ 2007;334:885.
46. Frohlich ED. Hypertension 2007;50:161–6.
47. Jula AM, Karanko HM. Circulation 1994;89:1023–31.
48. He J, Ogden LG, Bazzano LA et al. Arch Intern Med 2002;162: 1619–24.
49. Paterna S, Gaspare P, Fasullo S et al. Clin Sci (Lond) 2008;114:221–30.
50. Harsha DW, Sacks FM, Obarzanek E et al. Hypertension 2004; 43:393–8.
51. Chen Q, Turban S, Miller ER et al. J Hum Hypertens 2011 Nov 3 [Epub ahead of print].
52. Psaty BM, Lumley T, Furberg CD et al. JAMA 2003;289:2534–44.
53. Lloyd-Jones D, Hong Y, Labarthe D et al. Circulation 2010;121: 586–613.
54. Mattes RD, Donnelly D. J Am Coll Nutr 1991;10:383–93.
55. Dickinson BD, Havas S, Council on Science and Public Health, American Medical Association. Arch Intern Med 2007;167:1460–8.
56. Institute of Medicine. Strategies to Reduce Sodium Intake in the United States. Washington, DC: National Academy Press, 2010.
57. Geleijnse JM, Kok FJ, Grobbee DE. J Hum Hypertens 2003;17:471–80.
58. Whelton PK, He J, Cutler JA et al. JAMA 1997;277:1624–32.
59. Naismith DJ, Braschi A. Br J Nutr 2003;90:53–60.
60. Appel LJ, Moore TJ, Obarzanek E et al. N Engl J Med 1997; 336:1117–24.
61. John JH, Ziebland S, Yudkin P et al. Lancet 2002;359:1969–74.
62. Morris RC Jr, Sebastian A, Forman A et al. Hypertension 1999; 33:18–23.
63. Food and Nutrition Board, Institute of Medicine. Dietary Reference Intakes: Water, Potassium, Sodium Chloride, and Sulfate. Washington, DC: National Academy Press, 2004.
64. National Kidney Foundation. Am J Kidney Dis 2004(Suppl 1); 43:S1–29.
65. Xin X, He J, Frontini MG et al. Hypertension 2001;38:1112–7.
66. Okubo Y, Miyamoto T, Suwazono Y et al. Alcohol 2001;23:149–56.
67. Rouse IL, Beilin LJ, Armstrong BK et al. Lancet 1983;1:5–10.
68. Margetts BM, Beilin LJ, Vandongen R et al. Br Med J (Clin Res Ed) 1986;293:1468–71.
69. Whelton SP, Hyre AD, Pedersen B et al. J Hypertens 2005;23:475–81.
70. Streppel MT, Arends LR, van 't Veer P et al. Arch Intern Med 2005;165:150–6.
71. Cappuccio FP, Elliott P, Allender PS et al. Am J Epidemiol 1995; 142:935–45.
72. Allender PS, Cutler JA, Follmann D et al. Ann Intern Med 1996; 124:825–31.
73. Bucher HC, Cook RJ, Guyatt GH et al. JAMA 1996;275:1016–22.
74. Griffith LE, Guyatt GH, Cook RJ et al. Am J Hypertens 1999;12:84–92.
75. van Mierlo LA, Arends LR, Streppel MT et al. J Hum Hypertens 2006;20:571–80.
76. Jee SH, Miller ER 3rd, Guallar E et al. Am J Hypertens 2002;15:691–6.
77. Geleijnse JM, Giltay EJ, Grobbee DE et al. J Hypertens 2002; 20:1493–9.
78. Appel LJ, Miller ER 3rd, Seidler AJ et al. Arch Intern Med 1993; 153:1429–38.
79. Morris MC. J Cardiovasc Risk 1994;1:21–30.
80. Ascherio A, Rimm EB, Giovannucci EL et al. Circulation 1992; 86:1475–84.
81. Ascherio A, Hennekens C, Willett WC et al. Hypertension 1996; 27:1065–72.
82. Niinikoski H, Jula A, Viikari J et al. Hypertension 2009;53:918–24.
83. Ferrara LA, Raimondi AS, d'Episcopo L et al. Arch Intern Med 2000;160:837–42.
84. Shah M, Adams-Huet B, Garg A. Am J Clin Nutr 2007;85:1251–6.
85. Sacks FM, Rosner B, Kass EH. Am J Epidemiol 1974;100:390–8.
86. Stamler J, Liu K, Ruth KJ et al. Hypertension 2002;39:1000–6.
87. Bremer AA, Auinger P, Byrd RS. J Nutr Metab 2010;2010:196476 [Epub 2009 Sep 6].
88. Dhingra R, Sullivan L, Jacques PF et al. Circulation 2007;116:480–8.
89. Cohen L, Curhan G, Forman J. J Gen Intern Med 2012 Apr 27 [Epub ahead of print].
90. Chen L, Caballero B, Mitchell DC et al. Circulation 2010;121: 2398–406.
91. Visvanathan R, Chen R, Horowitz M et al. Br J Nutr 2004;92:335–40.
92. Ha V, Sievenpiper JL, de Souza RJ et al. Hypertension 2012;59:787–95.
93. Elliott P, Stamler J, Dyer AR et al. Arch Intern Med 2006;166:79–87.
94. Burke V, Hodgson JM, Beilin LJ et al. Hypertension 2001;38:821–6.
95. He J, Gu D, Wu X et al. Ann Intern Med 2005;143:1–9.
96. Ness AR, Chee D, Elliott P. J Hum Hypertens 1997;11:343–350.
97. Juraschek SP, Guallar E, Appel LJ et al. Am J Clin Nutr 2012; 95:1079–88.
98. Lifton RP, Wilson FH, Choate KA et al. Cold Spring Harb Symp Quant Biol 2002;67:445–50.
99. Hunt SC, Cook NR, Oberman A et al. Hypertension 1998;32: 393–401.
100. Svetkey LP, Moore TJ, Simons-Morton DG et al. J Hypertens 2001; 19:1949–56.
101. Grant FD, Romero JR, Jeunemaitre X et al. Hypertension 2002;39: 191–6.
102. Kostis JB, Wilson AC, Hooper WC et al. Am Heart J 2002;144:625–9.
103. Miller ER 3rd, Erlinger TP, Young DR et al. Hypertension 2002; 40:612–8.
104. Appel LJ, Champagne CM, Harsha DW et al. JAMA 2003;289: 2083–93.
105. Dekkers JC, Snieder H, Van Den Oord EJ et al. J Pediatr 2002; 141:770–9.
106. He FJ, MacGregor GA. Hypertension 2006;48:861–9.
107. Simons-Morton DG, Obarzanek E. Pediatr Nephrol 1997;11:244–9.
108. Applegate WB, Miller ST, Elam JT et al. Arch Intern Med 1992; 152:1162–6.
109. Erlinger TP, Vollmer WM, Svetkey LP et al. Prev Med 2003;37:327–33.

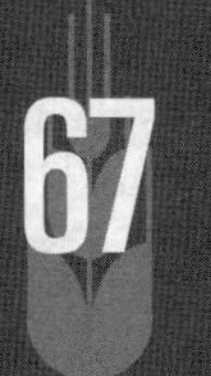

67 Problemas alimentares pediátricos*

Richard M. Katz, James K. Hyche e Ellen K. Wingert

A subnutrição é um problema muito importante no mundo e certamente a maior responsável por doenças e crescimento deficiente em populações de risco. A subnutrição prolongada tem influência sobre a saúde física e o desenvolvimento mental e social das crianças. Além disso, representa um custo alto para as famílias e para a sociedade. As causas primárias da subnutrição são a disponibilidade de alimentos e a capacidade ou disposição para consumir alimentos nutritivos. Este capítulo trata dos distúrbios alimentares como a origem cada vez mais comum da subnutrição nas crianças.

Distúrbio alimentar é um termo usado para descrever crianças que encontram dificuldades em consumir uma nutrição adequada pela via oral (alimentação prejudicada), crianças que comem muito (hiperfagia) e as que ingerem substratos impróprios para alimentação (pica). O termo é confundido frequentemente com transtornos alimentares como anorexia ou bulimia, mas não tem relação com os fatores de risco da bulimia e da anorexia nervosa na adolescência.

As crianças saudáveis aprendem a aceitar e a consumir uma dieta balanceada e saudável, para garantir o crescimento e a saúde.[1] Elas desenvolvem a capacidade de autorregulação e se adaptam a uma variedade de alterações do paladar dos pais e da oferta do ambiente. Satter[2] expandiu esse conceito e delineou o papel da criança e dos pais durante a alimentação. Entretanto, fatores biológicos, pessoais e sociais podem interferir no princípio de autorregulação.

Aproximadamente 25% dos lactentes e das crianças apresentam distúrbios alimentares. Essa taxa aumenta para cerca de 80% em crianças com deficiências de desenvolvimento. Outra análise mais detalhada da prevalência indica que 52% das crianças de 1 a 3 anos de idade não estão, de fato, com fome na hora das refeições, 42% terminam as refeições após um tempo curto, 35% são consumidores exigentes (*picky eaters*) e 33% demonstram seletividade alimentar.[3] Problemas alimentares graves, todavia, são observados em crianças (3-10%),[4] em particular naquelas com deficiências físicas (26-90%), e com doenças clínicas e prematuridade (10-49%).[5-7]

As consequências da subnutrição sobre o crescimento e o desenvolvimento estão bem documentadas[8-10] e causam morbidade e mortalidade significativas. Os distúrbios alimentares afetam a família inteira, resultando em um nível significativo de estresse e tensão na relação cuidador-criança.[11] É possível que um cuidador precise gastar 2/3 das horas em que está acordado para cuidar de uma criança com distúrbio alimentar,[12] e esse envolvimento intenso do cuidador principal com a criança com distúrbio alimentar consome o tempo de outras obrigações com a família e com o lar.

Os distúrbios alimentares possuem muitas causas, incluindo fatores clínicos, nutricionais, comportamentais, psicológicos e ambientais.[8,9] A Tabela 67.1 apresenta exemplos de problemas alimentares infantis comuns. Crianças com deficiências de desenvolvimento, patologias clínicas e problemas graves de comportamento provavelmente não superarão seus problemas alimentares sem ajuda. Portanto, é importante que os cuidadores e os médicos reconheçam precocemente um problema alimentar na criança e façam uma avaliação que vise oferecer um tratamento o quanto antes, com o objetivo de solucionar o problema.

As crianças com distúrbios alimentares formam um grupo heterogêneo que inclui desde aquelas sem problemas clínicos até aquelas com distúrbios do trato gastrintestinal (GI), doenças sistêmicas, atraso de desenvolvimento e deficiências físicas. Quarenta e cinco por cento das crianças com desenvolvimento normal sofrem de problemas alimentares.[13] Os relatos são de que a maioria das preocupações de ordem alimentar em relação a essas crianças está relacionada à falta de apetite, e em 23% dos casos, as crianças tinham peso e altura normais.

A alimentação infantil progride a partir de aprendizados biológicos, do amadurecimento e do ambiente social da criação. Assim, distúrbios alimentares deveriam ser considerados problemas biopsicossociais. A interação dos três mecanismos impõe um desafio ao diagnóstico diferencial, à avaliação e ao tratamento. Muitas – mas não todas – das dificuldades alimentares persistentes nas crianças podem estar associadas a um distúrbio subjacente de natureza estrutural, neurológica

*__Abreviatura__: __GI__, gastrintestinal.

Tabela 67.1	Problemas alimentares comuns
Recusa total de alimentos	
Recusa de alimentos por volume	
Recusa de alimentos por textura	
Recusa de alimentos por tipo	
Dependência da mamadeira	
Refeições prolongadas	
Comportamentos mal-adaptativos	
Adipsia	

ou fisiológica. Entretanto, na maioria das crianças com distúrbios alimentares significativos não se observa uma etiologia claramente aparente nem mesmo com a mais completa avaliação.

A alimentação é uma tarefa complexa que exige uma progressão sequencial de uma série de habilidades para ser bem-sucedida. A orientação familiar baseada na evolução do desenvolvimento das crianças saudáveis seria inadequada para crianças com paralisia cerebral, deficiência de desenvolvimento, doenças sindrômicas e problemas musculares e neuromusculares. A coordenação ruim das estruturas orais pode interferir na capacidade de movimentar a comida dentro da boca, mastigar e deglutir de maneira segura e eficaz. Um atraso de desenvolvimento das habilidades motoras pode interferir na autoalimentação.

As alimentações bem-sucedidas são frequentemente medidas como um indicador do vínculo entre pais e filhos. Uma relação alimentar de êxito entre pais e filhos em geral depende da capacidade de ambos em dar, entender e interpretar sinais uns dos outros. Danos neurológicos podem interferir na capacidade de dar sinais claros de fome ou saciedade.

As crianças normalmente recusam a comida após experiências negativas. Essas experiências negativas ou aversivas podem envolver dor no ato de comer ou de se alimentar, sensação de dor na região buco-facial ou reações buco-sensoriais adversas. Subsequentemente, na presença do alimento, surge a ansiedade antecipatória, e a criança pode se recusar terminantemente a comer, a comer uma quantidade adequada ou a comer determinados alimentos. Os pais precisam saber que esse tipo de comportamento é uma resposta aprendida. Devem-se ajudar os cuidadores a compreender que os comportamentos de recusa alimentar são uma expressão de ansiedade ou medo, e não um indício de que a criança é "indisciplinada" ou "difícil", ou de que o seu medo é "tudo fruto de sua imaginação". Em geral, os problemas são involuntariamente agravados pela má administração dos cuidadores. É importante orientar os pais e os cuidadores sobre a maneira como o problema alimentar da criança se desenvolveu e o que eles podem aprender a fazer para mudar o comportamento da criança nesse sentido.[14] Em muitos casos, os cuidadores vivenciam sentimentos de culpa por sua contribuição, real ou imaginária, para os problemas de alimentação da criança. Eles precisam confiar que algumas mudanças nos seus comportamentos (p. ex., fazer com que a hora da refeição seja prazerosa) podem melhorar o comportamento das crianças durante a alimentação (Tab. 67.2.)

Distúrbios alimentares incluem uma grande variedade de comportamentos e características da alimentação. Esses comportamentos podem ser categorizados em déficits de habilidade (incapaz de comer) e motivacionais (relutante).[15] Uma criança com pouca energia ou problemas motores finos pode não conseguir se alimentar sozinha. Uma criança com pouco apetite e que come pouco pode ter distúrbio de deglutição, aversão ao gosto, sensibilidade à textura, problemas dentários, infecções de ouvido recorrentes e muitos outros distúrbios. Uma criança com refluxo gastroesofágico grave pode engasgar e/ou vomitar propositadamente para aliviar o desconforto. A recusa total de alimentos é incomum em crianças fisiologicamente normais e saudáveis, exceto durante uma doença ou, temporariamente, quando estão com problemas emocionais. Entretanto, ainda assim, é necessária uma avaliação abrangente para excluir causas físicas de recusa alimentar.

Conforme proposto pela American Psychiatric Association Task Force for Revision of the *Diagnostic and Statistical Manual for Mental Disorders, Fifth edition - DSM* (Força-Tarefa da Associação Americana de Psiquiatria para a Revisão do *Manual Diagnóstico e Estatístico de Distúrbios Mentais*, 5ª edição), as crianças com distúrbios alimentares podem ser divididas em três amplas categorias: crianças que não se alimentam suficientemente ou demonstram pouco interesse em comer; crianças que demonstram severa seletividade em relação aos alimentos e aceitam apenas uma dieta limitada em relação às características sensoriais; e crianças cuja recusa alimentar está relacionada a experiências aversivas. Além disso, as crianças com distúrbios alimentares incluem aquelas que são saudáveis, sofrem de distúrbios digestivos e têm necessidades especiais. As dificuldades alimentares em crianças saudáveis geralmente são transitórias e se resolvem de forma espontânea. Entretanto, em algumas crianças, o problema persiste e pode exigir assistência profissional. A ingestão calórica abaixo do ideal, a seletividade em relação ao tipo de alimento, os comportamentos disruptivos na hora das refeições e duração excessiva das refeições são problemas alimentarem frequentemente observados em crianças saudáveis. A Tabela 67.3 apresenta algumas ideias sobre como melhorar os comportamentos de uma criança seletiva na hora de comer.

O diagnóstico de patologias clínicas em crianças com dificuldades na alimentação é um desafio, especialmente em lactentes e crianças entre 1 e 3 anos de idade, incapazes de explicar seus problemas. A Tabela 67.4 mostra exemplos de condições clínicas comumente observadas em crianças com dificuldades complexas na alimentação. Na maioria dos ca-

Tabela 67.2	Otimização do ambiente para a alimentação
Cômodo silencioso com distrações limitadas	
Posicionamento de desenvolvimento adequado	
Cadeira estável e adequada	
Utensílios adequadamente desenvolvidos	
Criança alerta para prestar atenção na alimentação	
Rotinas e programações estáveis	
Cuidador posicionado no nível dos olhos da criança	

Tabela 67.3	Estratégias para melhorar o comportamento das crianças seletivas na hora de comer
Reduzir os "beliscos"	
Não deixar as guloseimas à mostra	
Os cuidadores devem dar o exemplo experimentando novos alimentos	
Oferecer pequenas quantidades em cada porção	
Apresentar o mesmo alimento novo a cada 10 a 20 refeições	
Tornar os alimentos atrativos	
A consistência dos alimentos deve ser conveniente à criança	
Acrescentar condimentos e molhos que agradem à criança	
Acrescentar outros alimentos para reforçar o teor calórico, como queijo ralado, creme, molho de carne e manteiga	
Dar preferência aos alimentos de alta densidade e baixo volume	
Reforçar os comportamentos alimentares adequados	

Tabela 67.4	Condições clínicas observadas em crianças com problemas alimentares
Anomalias anatômicas	
Fenda labial ou palatina	
Sequência de Pierre Robin	
Síndrome de CHARGE	
Efeitos cardiopulmonares	
Cardiopatia congênita complexa	
Pneumonia por aspiração	
Distúrbios neuromusculares	
Paralisia cerebral	
Anomalias dos nervos cranianos	
Paralisia pseudobulbar	
Lesão de massa intracraniana	
Distúrbios da fase esofágica da deglutição	
Acalasia cricofaríngea	
Reparo de fístula traqueoesofágica/atresia esofágica	
Massa, estenose, teia esofágicas	
Anéis vasculares	
Corpos estranhos	
Distúrbios de motilidade	
Distúrbios de lúmen	
Doença do refluxo gastroesofágico	
Esofagite péptica/gastrite	
Doença inflamatória intestinal	
Distúrbios genéticos	
Síndrome de Prader-Willi	
Trissomia 21	
Síndrome velocardiofacial (síndrome da deleção 22q11.2)	
Distúrbios metabólicos	
Diversos	
Constipação	
Alergias alimentares	

CHARGE, coloboma, cardiopatia, atresia coanal, crescimento retardado e desenvolvimento retardado e/ou anomalias do sistema nervoso central (SNC), hipoplasia genital, e anomalias auriculares e/ou surdez.

sos, é necessária uma equipe de profissionais experientes de diversas especialidades, incluindo gastroenterologia, nutrição, terapia ocupacional e/ou fonoaudiologia e psicologia, para estabelecer um diagnóstico diferencial dos sintomas apresentados e especificar a causa ou função. Os membros de uma equipe multidisciplinar realizam as seguintes funções: o médico trata as causas clínicas subjacentes; o nutricionista determina a necessidade de calorias, os alimentos adequados e a necessidade de nutrientes; o terapeuta ocupacional ou o fonoaudiólogo avalia as habilidades motoras orais e orofaríngeas, a posição para comer, a necessidade de equipamentos adaptativos e as habilidades de autoalimentação; o psicólogo trabalha no sentido de desenvolver estratégias no plano de tratamento que reduzam a ansiedade da criança na hora das refeições e os comportamentos correlatos de recusa alimentar, aumentem a motivação para comer e beber e eliminem os comportamentos alimentares disruptivos. Em última análise, para que o tratamento seja eficaz em longo prazo, os pais e outros cuidadores responsáveis devem ser treinados para implementar todas as recomendações alimentares em casa, na creche e na escola. Todas as preocupações referidas devem ser avaliadas, não importando quão simples ou comuns. Isso aliviará as preocupações dos pais e evitará problemas mais graves. O prognóstico com intervenções precoces é muito favorável na maioria dos casos. Intervenções precoces aumentam a eficácia da terapia.

Avaliação

O processo de entendimento da causa dos distúrbios alimentares envolve a percepção dos sintomas, a identificação dos comportamentos e a determinação dos fatores de predisposição, precipitação e perpetuação. Certas características das crianças (como temperamento, doenças recorrentes, baixa resistência) e características dos pais (como depressão ou incapacidade de enfrentar problemas) podem agir como fatores predisponentes. Os fatores precipitantes incluem doenças agudas, ferimentos, dor e abuso infantil. Os fatores perpetuadores incluem dor contínua, situações de desconforto e reforço derivado de comportamentos. A identificação desses fatores exerce forte influência no tratamento.

Ao avaliar crianças com distúrbios alimentares, cinco áreas principais devem ser analisadas: histórico, exame físico (incluindo avaliação orofaríngea), avaliação nutricional, avaliação antropométrica e observação comportamental.

Histórico

Um histórico detalhado ajuda a determinar a natureza do problema, especialmente para as condições que afetam o estado nutricional e o cuidado na alimentação. A atenção também deve estar sobre o nível de desenvolvimento da criança e o entendimento e conhecimento dos cuidadores em relação a padrões alimentares, texturas, volumes e métodos de alimentação adequados. Os possíveis efeitos dos medicamentos para a alimentação infantil incluem diminuição do apetite, náusea, irritação gastrintestinal e constipação. Alguns medicamentos, com seus efeitos sobre o sistema gastrintestinal, têm potencial para gerar dificuldades na alimentação, como apresentado na Tabela 67.5. Nas crianças, o histórico de fatores de risco pré-natais e neonatais, sobretudo no caso de lactentes prematuros ou aqueles com uma trajetória neonatal complicada, deve ser obtido. O histórico cirúrgico é vital, particularmente de cirurgias GI, mas qualquer cirurgia rea-

Tabela 67.5 Medicamentos indutores de efeitos colaterais interferentes

Medicamento	Efeitos gastrintestinais possíveis
Ferro	Náusea, vômito
Amoxicilina	Náusea, vômito, dor
Anti-inflamatórios não esteroidais	Lesões de mucosa
Psicotrópicos	Letargia, disfagia

lizada na infância poderia resultar em distúrbios alimentares. Por fim, o histórico familiar poderia produzir outras evidências de distúrbios nutricionais e alimentares.

Um perfil do histórico alimentar da criança deve incluir início, curso, frequência, intensidade, duração e variabilidade dos comportamentos na alimentação ao longo do tempo, com os mais variados fatores e com pessoas diferentes. O temperamento dos cuidadores, o conhecimento deles sobre o desenvolvimento infantil e as práticas de alimentação, seus históricos alimentares, as atitudes para com as crianças, as habilidades de manejo e seus recursos também devem ser analisados. O papel da família, particularmente do alimentador principal, seja ele a mãe, o pai, os avós, uma babá ou um funcionário da creche, é fundamental na abordagem das dificuldades na alimentação. Em uma situação de alimentação normal, os pais decidem o que servir para a criança e a criança come até se satisfazer. Distúrbios, temperamento, conhecimentos, recursos e motivação dos cuidadores podem influenciar profundamente os momentos de alimentação. Deve-se determinar se o padrão de alimentação da criança é normal para a idade e para os níveis de desenvolvimento. Frequentemente, os comportamentos das crianças que preocupam os pais são variações no desenvolvimento, como autoalimentação ruim ou mau comportamento nas refeições em crianças com um ano de idade. Os cuidadores que não entendem as variações no desenvolvimento se tornam ansiosos e inventam novas técnicas de alimentação, frequentemente criando uma discordância entre a compulsão dos pais e a capacidade dos filhos. É comum haver diferenças na aceitação da dieta em diferentes refeições em crianças de 2 a 5 anos de idade. Elas são ativas, distraem-se facilmente e se recusam a permanecer em um cadeirão por muito tempo. Exigem independência e controle, e insistem em certos utensílios e alimentos. De fato, o ganho de peso diminui e as crianças nessa idade não necessitam da mesma quantidade de calorias que necessitavam quando lactentes. A mudança de inclinação no gráfico de crescimento do National Center for Health Statistics (Centro Americano de Estatísticas de Saúde) reflete essa queda na velocidade de crescimento.

Antropometria

Mensurações de altura, peso e relação peso/altura são indispensáveis na determinação do estado nutricional e de crescimento. Muito pode ser entendido sobre o crescimento e o desenvolvimento das crianças por meio da marcação nos gráficos seriais desses valores em várias ocasiões. Uma análise completa dos vários pontos pode ajudar a estabelecer o início, o curso e os fatores precipitantes e perpetuadores do problema alimentar. Não se deve presumir que crianças abaixo do percentil 5 tenham problema. O ganho de peso deve ser uma preocupação apenas se a velocidade de crescimento da criança oscilar e diminuir na curva de crescimento. Entretanto, mesmo crianças bem nutridas, frequentemente precisam de assistência, porque podem apresentar comportamentos durante a alimentação que interferem na rotina e representam uma fonte de estresse e de preocupação para os cuidadores.

Exame físico

Deve ser feito um exame físico completo para descartar eventuais causas orgânicas. qualquer órgão ou sistema do corpo, especialmente o sistema GI, pode agir como fator de precipitação de problemas alimentares. A observação paciente deve ter como alvo o temperamento, as respostas táteis, o controle motor, a integridade oral, a coordenação, a competência para sugar/engolir, a postura e os sinais de dor e desconforto da criança. Um médico pode observar partes da anatomia e função alimentar acessíveis para liberar o paciente para se alimentar com segurança por via oral. Os fonoaudiólogos e terapeutas ocupacionais podem conduzir ensaios alimentares para explorar o funcionamento motor oral, a postura, a sensação, a eficiência da deglutição, a força muscular, a coordenação para sugar-engolir-respirar, e as habilidades de autoalimentação. Podem ser utilizadas avaliações instrumentais em conjunto com a avaliação clínica. O deglutograma de bário modificado é o método mais comum de avaliação das fases dinâmicas da função de deglutição. Essa avaliação fornece informações sobre os achados estruturais e funcionais, o risco de aspiração e a eficácia das técnicas de tratamento. A avaliação endoscópica da deglutição por fibra ótica utiliza um endoscópio flexível que permite a visualização transnasal das estruturas nasais, faríngeas e laríngeas.[16] A ultrassonografia, como instrumento de imagem, visualiza as relações entre os padrões de movimento das estruturas orais e faríngeas.[16]

A avaliação nutricional da ingestão de alimentos das crianças é crucial: a informação dietética pode ser utilizada para determinar as calorias consumidas e o equilíbrio nutricional da dieta. O histórico da dieta deve incluir as práticas e os padrões de alimentação antigos e atuais. As informações dietéticas podem ser obtidas por meio das lembranças dos cuidadores; porém, esse método pode ser impreciso. A alimentação das crianças varia conforme as refeições e os dias. Avaliar uma única refeição ou a quantidade de caloria em um dia não revela o estado nutricional real da criança. Assim, a análise de um diário da alimentação de 3 dias fornece uma estimativa mais válida das variações reais de ingestão da criança, em relação a tipos de alimentos e quantidades consumidas. As estratégias nutricionais dadas às famílias devem considerar as preferências, os recursos, a cultura, a etnia e a educação familiares. Os pais devem ser assegurados de que seus filhos estão recebendo nutrição adequada e seguindo sua curva de crescimento, não importando quão pequenas ou magras essas crianças possam parecer.

Distúrbios alimentares em crianças com problemas clínicos são complexos, porque se misturam com fatores sociais e comportamentais, tornando os diagnósticos diferenciais mais difíceis. Os sintomas clínicos mais comuns sugestivos de patologias clínicas são disfagia, refluxo gastroesofágico, diarreia e constipação. Distúrbios gastrintestinais interferem no processo de consumo, retenção, digestão, absorção e eliminação (Tab. 67.6) e resultam em perda de peso, letargia, doenças e distúrbios alimentares.

Em alguns casos, crianças com distúrbios aparentemente funcionais podem revelar, mais tarde, causas orgânicas subjacentes de distúrbio alimentar. Por exemplo, um esvaziamento gástrico lentificado, sem evidência de doença sistêmica, pode se desenvolver em crianças saudáveis.[17] Achados similares de problemas físicos latentes, sem evidências clínicas, foram identificados por Staiano et al.[18] no seu estudo sobre motilidade do trato gastrintestinal superior em crianças com distrofia muscular progressiva. Não é incomum que surjam sintomas de um distúrbio de motilidade, alergia a alimentos e intolerância à lactose quando as crianças são ensinadas a comer um volume maior e uma maior variedade de alimentos. Presume-se que a criança estava se autorregulando e evitando a substância "tóxica" por meio da recusa a certos alimentos. Com maior frequência, uma investigação diagnóstica é necessária para confirmar as hipóteses clínicas. As alergias alimentares são um problema cada vez mais comum em lactentes e crianças. A maioria das alergias alimentares não se manifesta com os sintomas clássicos mediados pela imunoglobulina, como urticária ou prurido, mas geralmente com um desconforto GI de leve a moderado que pode levar a comportamentos de recusa alimentar.[19,20] Portanto, a maioria das crianças com recusa alimentar deve passar por avaliações para verificação da presença de alergia. Os distúrbios do trato GI, além da doença do refluxo gastroesofágico, podem desempenhar um papel significativo nos comportamentos indicativos de má adaptação alimentar. Anomalias como má rotação intestinal, estenose esofágica, anomalias vasculares e distúrbios de motilidade do do esôfago, estômago e duodeno já foram associadas à recusa alimentar.[21,22]

Êmese é um sintoma comum em crianças com distúrbios no trato gastrintestinal, alergia a alimentos, aversão condicionada, ruminação ou outros distúrbios latentes. O refluxo gastroesofágico, porém, é mais comum. A Tabela 67.7 apresenta os sintomas do refluxo. Crianças com tais sintomas devem ser encaminhadas a um gastroenterologista para diagnóstico e tratamento.

Pode ocorrer disfagia em uma ou mais fases da deglutição, inclusive na fase oral, no início da deglutição, na fase faríngea e na fase esofágica.[16] A condição pode incluir distúrbios neurológicos, anomalias anatômicas, doença pulmonar e síndromes genéticas.[23] As manifestações clínicas incluem atraso de desenvolvimento motor oral, falta de coordenação no processo sugar-engolir-respirar, desconforto respiratório, recusa alimentar e seletividade alimentar.[23] A Tabela 67.8 apresenta sintomas comuns de disfagia nas crianças.

Tabela 67.6 Distúrbios gastrintestinais com influência sobre o processo de assimilação nutricional

Consumo: apetite, disfagia, aspiração, anormalidades craniofaciais
Retenção: êmese, diarreia
Digestão: alergia a alimentos, intolerância à lactose
Absorção: doença celíaca, síndrome do esvaziamento rápido (*dumping*)
Eliminação: constipação, doença de Hirschsprung

Tabela 67.7 Sintomas do refluxo gastroesofágico

Vômito	Tosse
Deglutição frequente	Regurgitação
Erosão dentária	Recusa de alimento
Constrição	Esôfago de Barrett
Anemia	Sangramento
Estridor	Rouquidão
Ardência	Alteração postural

Observação comportamental

A observação da alimentação é de extremo valor e fornece evidências diretas e explicações sobre o problema alimentar. O comportamento dos pais e da criança durante a alimentação é recíproco. O comportamento das crianças durante a alimentação influencia na atitude dos cuidadores para com as crianças e nos métodos de alimentação, assim como o temperamento e as técnicas de alimentação dos pais influenciam a resposta das crianças à situação da alimentação. A observação do binômio pai-criança em clínicas pode não representar seus comportamentos naturais. Filmar as sessões de alimentação em casa, quando possível, fornece um resultado mais realista. Os elementos importantes do comportamento entre pais e filhos a serem observados durante as avaliações das refeições estão apresentados nas Tabelas 67.9 e 67.10.

Os distúrbios alimentares manifestados pelas crianças com parâmetros normais de crescimento podem se manifestar como variedade restrita de alimentos, consistência inadequada dos alimentos e comportamentos disruptivos na hora das refeições. As crianças que perderam a oportunidade de experimentar alimentos e texturas em determinadas fases de seu desenvolvimento – os períodos "críticos" ou "sensíveis"– são mais resistentes a novos alimentos e texturas mais acentuadas. A dificuldade com a textura, na ausência de disfunção motora oral, pode resultar de problemas dentários, texturas inadequadas dos alimentos relacionadas ao seu desenvolvimento ou esquiva decorrente de experiência aversiva de engasgo ou sufocamento. As crianças diagnosticadas com distúrbio de espectro de autismo tendem a demonstrar dificuldade com a textura dos alimentos, sem apresentar habilidades motoras orais retardadas ou dificuldades faríngeas.[23]

Tabela 67.8 Sintomas de disfagia

Salivação
Dificuldade para mastigar
Acúmulo de alimentos na boca
Engasgo com texturas diversas
Tosse durante e depois da mastigação
Qualidade de voz alterada depois da mastigação

Tabela 67.9 Interações entre pais e filhos

Pais: comportamentos positivos e habilidades	Pais: comportamentos negativos
Afetuosos	Distantes
Entusiastas	Passivos
Apoiadores	Controladores
Expressam prazer	Rudes, irritáveis
Incentivadores	Punitivos
Calmos	Ansiosos
Interpretam os sinais da criança corretamente	Preocupados
Lidam com estresse e frustração	Perdem o controle
Estabelecem limites	Muito permissivos

Tabela 67.10 Interações entre pais e filhos

Criança: comportamentos positivos	Criança: comportamentos negativos
Atentas	Distraídas
Agradáveis	Irritáveis
Cooperativas	Teimosas
Aceitam limites	Fora de controle
Responsáveis	Desafiadoras

Ambiente

Tem-se dado pouca importância para fatores ambientais em distúrbios alimentares. Porém, evidências inquestionáveis revelam sua importância no desenvolvimento, na manutenção e na exacerbação dos problemas alimentares.[13,24] Dessa forma, abordagens e observações planejadas do ambiente da alimentação durante a fase de avaliação são importantes. O ambiente natural de alimentação das crianças pode fornecer informações cruciais para o entendimento das prioridades dos pais, da disponibilidade de recursos e dos componentes que influenciam no comportamento das crianças durante a alimentação. As crianças não comem pelo valor nutritivo; ao contrário, elas são motivadas por gosto, cheiro, cor e pelo reforço social. Análises funcionais para determinar o que gostam e não gostam revelarão por que crianças aceitam certos alimentos, alimentam-se bem em certas refeições ou se alimentam na presença de um cuidador e não de outro.

Tratamento

Clínico

Uma vez que as causas originais e funcionais do distúrbio alimentar forem identificadas, o tratamento é bastante claro em muitos casos. Os gastroenterologistas desenvolveram muitas técnicas não invasivas para a avaliação das funções gastrintestinais.[25] O tratamento clínico é extenso em dificuldades alimentares com base orgânica. Ocasionalmente, pode ser necessária hospitalização para observação clínica, quando avaliações iniciais não fornecerem a resposta ao problema ou quando os relatos dos cuidadores e o quadro da criança forem incongruentes. Em muitos casos, podem ser necessárias abordagens utilizando rotas alternativas para prover nutrição. A alimentação enteral deve ser considerada para crianças que não conseguem ingerir calorias suficientes pela boca, assim como para crianças que se cansam facilmente do esforço de mastigar e deglutir, quando a alimentação demanda muito tempo do cuidador, quando ficam doentes com frequência, quando estão em uma condição clínica crítica ou não conseguem consumir líquidos. Crianças com desnutrição grave e falha de desenvolvimento podem também se beneficiar da alimentação enteral. Mesmo quando a criança está recebendo alimentação enteral, a estimulação nutritiva e não nutritiva deve ser iniciada o mais rápido possível.

Comportamental

Análises comportamentais aplicadas foram empregadas com eficiência no tratamento de problemas alimentares, incluindo mal comportamento durante as refeições,[25] recusa dos alimentos[26,27] e preferências alimentares.[28] Distúrbios alimentares em crianças que resultam de distúrbios de comportamento e do manejo ruim pelos cuidadores podem ser efetivamente tratados utilizando técnicas comportamentais aplicadas. As crianças diagnosticadas com seletividade alimentar severa requerem intervenção específica com o uso de estratégias comportamentais e/ou cognitivas para (1) diminuir a ansiedade, (2) desmembrar em pequenas etapas ensinadas sequencialmente em relação à tarefa de comer novos alimentos, ou (3) reduzir ou eliminar os comportamentos disruptivos de fuga/esquiva durante as refeições. Tratamentos iniciais devem ter sempre como objetivo alterar a rotina da alimentação, os horários, o ambiente da alimentação e as habilidades dos cuidadores em alimentar. O que ocorre fora das sessões de alimentação (como privação de sono, hábitos intestinais ruins, letargia e irritabilidade) pode influenciar significantemente o comportamento da criança durante a alimentação. As intervenções devem ter como objetivo ensinar os pais a entender o temperamento da criança, estabelecer limites e facilitar a regulação interna da criança durante a alimentação.[29] Isso inclui instruções de nutricionistas sobre alimentos com bom valor nutricional, sobre o preparo e a estocagem dos alimentos, técnicas de administração de alimentação por sonda enteral, sendo que essa abordagem deve ser sempre tentada antes de procedimentos com tratamentos terapêuticos mais invasivos.

Oral-motor

O objetivo da intervenção motora oral é melhorar a qualidade das habilidades alimentares de acordo com a capacidade funcional da criança. Como parte do processo terapêutico, o terapeuta ocupacional ou o fonoaudiólogo com frequência manipula partes da região orofacial para aumentar a consciência sensorial, fortalecer os músculos, reduzir esforços com posicionamento correto e fornecer equipamentos adaptativos para melhorar as habilidades de autoalimentação. Além disso, as texturas podem ser modificadas com a finalidade de melhorar o controle do bolo alimentar (*bolus*) e as habilidades de deglutição ou de controlar o volume ou a taxa de fluxo do bolo alimentar administrado. As técnicas de tratamento devem sempre incluir o treinamento dos cuidadores, a fim de garantir uma continuidade consistente nas refeições. Na maioria dos casos, existem técnicas e manobras terapêuticas eficazes para tratar problemas alimentares pediátricos. As técnicas de tratamento são individualizadas de acordo com as dificuldades alimentares da criança e adaptadas à capacidade de o cuidador cumprir as recomendações.

Resumo

Os distúrbios alimentares são surpreendentemente comuns. A incidência de distúrbios alimentares continuará a crescer, uma vez que crianças doentes têm maior taxa de sobrevida por causa dos avanços da tecnologia médica. Distúrbios alimentares ocorrem por razões clínicas, sensoriais, físicas, pessoais, sociais e ambientais. Esses fatores raramente ocorrem isoladamente. Problemas alimentares prolongados têm consequências graves para a saúde física, cognitiva e social da criança, e levam ao estresse no cuidador e à disfunção familiar. A origem multifatorial dos distúrbios alimentares exige uma equipe multidisciplinar para tratar, com eficiência, a criança e seus cuidadores.

A orientação e o treinamento do cuidador são indispensáveis para manutenção e generalização, bem como para evitar regressão e reincidência do quadro. A maioria das crianças com distúrbios alimentares pode ser tratada com eficiência por uma equipe de nutrição experiente se não houver um problema clínico ativo.

Referências bibliográficas

1. Davis, CM Can J Med Assoc 1939;41:257-61.
2. Satter E. J Pediatr 1990;117:181-9.
3. Reau NR, Senturia YD, Lebailly SA et al. J Dev Behav Pediatr 1966;17:149-53.
4. Lindberg L, Bohlin G, Hagekull B. Int J Eat Disord 1991;10: 395-405.
5. Reilley S, Skuse D, Problete X. J Pediatr 1996;129:877-82.
6. Douglas JE, Bryon M. Arch Dis Child 1985;75:304-8.
7. Thommessen M, Heidberg A, Kasse BF et al. Acta Paediatr 1991;80:527-33.
8. Riordan MM, Iwata BA, Wohl KM et al. Appl Res Ment Retard 1980;1:95-112.
9. Babbitt RL, Hoch TA, Coe DA et al. J Dev Behav Pediatr 1994; 15:278-91.
10. Barett DE, Radke-Yarrow M, Klein RE. Dev Psychol 1984;18: 541-56.
11. Greer AJ, Gulotta CS, Laud RBJ. Pediatr Psychol 2008;33:612-20.
12. Chase HP, Martin H. N Engl J Med 1970; 933-9.
13. Linscheid TR. Disturbances of eating and feeding. In: Magrab PR, ed. Psychological Problems in Early Life, Early Life Conditions and Chronic Diseases Chronic Diseases. Baltimore: University Park Press, 1978:191-218.
14. Fischer E, Silverman A. Semin Speech Lang 2007;28:223-31.
15. Manikam R, Perman J. J Clin Gastroenterol 2000;11:34-46.
16. Arvedson JC. Dev Disabil Res Rev 2008;14:118-27.
17. Marchi M, Cohen P. J Am Acad Child Adolesc Psychiatry 1990;29: 112-7.
18. Staiano A, Giudice E, Romano A et al. J Pediatr 1992;121:720-4.
19. Haas AM. Curr Allerg Asthma Rep 2010;10:258-64.
20. Garcia-Careaga M Jr, Kerner JA Jr. Nutr Clinc Pract 2005;5: 526-35.
21. Zangen T, Cairla C, Zangen S et al. J Pediatr Gastroenterol Nutr 2003;37:225-7.
22. Cucchiara S. Int Semin Paediatr Gastroenterol Nutr 1998;7:2.
23. Lefton-Greif MA. Phys Med Rehabil Clin North Am 2008;19: 837-51.
24. Palmer S, Horn S. Feeding problems in children. In: Palmer S, Ekvall S, eds. Pediatric Nutrition in Developmental Disorders. 6th ed. Springfield, IL: Charles C Thomas, 1978:107-29.
25. O'Brian F, Azrin NH. J Appl Behav Anal 1972;5:389-99.
26. Ahearn WH, Kerwin ME, Eicher PS et al. J Appl Behav Anal 1996;29:321-32.
27. Thompson RJ, Palmer S. J Nutr Educ 1974;6:63-6.
28. Chatoor I, Hirsch R, Persinger M. Infant Young Child 1997;9: 12-22.
29. Martin AW. Dysphagia 1991;16:129-34.

68 Desnutrição proteico-calórica*

Manuel Ramirez-Zea e Benjamin Caballero

Do ponto de vista técnico, o termo *desnutrição* inclui tanto sub como supernutrição (obesidade), mas continua sendo utilizado pela maioria das organizações para definir as deficiências de nutrientes ou o peso inadequado do corpo para a idade ou em relação à altura. O presente capítulo utiliza o termo *desnutrição proteico-calórica* (DPC) para descrever a condição em que os elementos mais marcantes são uma depleção das reservas energéticas corporais e das proteínas teciduais, observada em uma série de combinações e gravidade e, em geral, acompanhada por deficiências de micronutrientes. A DPC pode ser o resultado direto da ingestão alimentar inadequada (DPC primária) ou causada por doenças recorrentes associadas à má absorção gastrintestinal, diminuição do apetite e/ou necessidades aumentadas de nutrientes (DPC secundária). Este capítulo aborda a DPC primária.

Contexto histórico

Embora a subnutrição exista desde os tempos remotos, a condição não foi clinicamente descrita até o século XVII, quando Soranio criou o termo *marasmo* para descrever crianças muito magras de aparência doente.[1] Em 1865, Hinojosa descreveu, no México, uma síndrome associada a edema, lesões de pele e mucosa, manchas nos pelos e apatia.[2] A síndrome foi atribuída a deficiências de múltiplas vitaminas[3] até 1932, quando Cicely Williams, trabalhando na África Ocidental, relacionou-a corretamente com o consumo deficiente de proteína e a nomeou como *kwashiorkor* ou doença da criança desmamada.[4] Inúmeros estudos descreveram a mesma síndrome sob uma variedade de nomes: Seller (1906), na Alemanha, como *Mehinahrschaden*; Patron-Correa (1908), no México, como *culebrilla* (cobreiro); Marfan (1910), na França, como *dystrophoie desfarineux*; Frontali (1927), na Itália, como *distrofia de farine*; Lieurade (1932), em Camarões, como *les enfants rouges*; Williams (1932), na Inglaterra, como *kwashiorkor*; Oropeza e Castillo (1937), na Venezuela, como *síndrome de carência: avitaminose*; Trowell (1937), em Uganda, como *pelagra infantil*; e Scroggie (1941), no Chile, como *síndrome pluricarencial da infância*; a doença foi devidamente chamada de 100 nomes.[5,6]

Entre 1949 e 1953, a Food and Agriculture Organization e a Organização Mundial da Saúde (OMS) enviaram várias equipes para estudar a doença na África (John Brock e Marcel Autret), na América Central e no México (Moises Behar e Marcel Autret) e no Brasil (John Waterlow e Arturo Vergana). Essa iniciativa foi o início de uma intensa atividade de pesquisas durante os 20 anos subsequentes — atividade esta que resultou em uma definição consistente da síndrome e das abordagens terapêuticas.[6] Descobertas-chave incluíram a associação de *kwashiorkor* com baixa concentração de proteínas séricas e baixa qualidade proteica, bem como com interações grandes e cíclicas entre subnutrição e infecção.[7,8]

No último terço do século XX e até o presente momento, os casos graves de subnutrição foram observados principalmente em campos de refugiados e de emergência. A atenção mundial se voltou para as formas moderadas de subnutrição (subnutrição aguda moderada, nanismo moderado ou grave), bem como para suas consequências a longo prazo (p. ex., hipótese de Barker).

Epidemiologia

O período mais vulnerável ao longo da vida para os casos de nanismo e subnutrição aguda é a primeira infância, por causa das altas necessidades nutricionais em relação ao tamanho do corpo. Infecções agudas frequentes agravam o problema, aumentando ainda mais as demandas nutricionais ou

*__Abreviaturas__: **AGPI**, ácido graxo poli-insaturado; **DPC**, desnutrição proteico-calórica; **HIV**, vírus da imunodeficiência humana; **OMS**, Organização Mundial da Saúde; **UNICEF**, Fundo das Nações Unidas para a Infância.

as perdas gastrintestinais. A prevalência de emaciação grave costuma ser mais alta nos primeiros dois anos de vida, mas declina depois disso. Foi demonstrado que a prevalência do nanismo aumenta progressivamente até atingir um platô ao redor de 24 meses (ver Fig. 68.1).[9]

Em 2005, cerca de 36 milhões (6,5%) de crianças abaixo de 5 anos de idade que viviam nos países em desenvolvimento tiveram emaciação moderada, enquanto outras 19 milhões (3,5%) apresentaram emaciação grave ou desnutrição proteico-calórica, também grave. Em torno de 69% das crianças gravemente emaciadas viviam na Ásia, 29% na África e 2% na América Latina. Isso explica, em parte, porque 99% dos óbitos em crianças com menos de 5 anos de idade ocorrem nesses continentes.[10] Essa prevalência varia de forma considerável dentro de cada país, sendo maior para os segmentos mais carentes da população.

Em 2010, havia 171 milhões (26,7%) de crianças raquíticas no mundo todo, das quais 97,5% viviam nos países em desenvolvimento.[11] Embora isso representasse uma diminuição relativa de 33% desde 1990, quando o percentual era de 39,7%, o nanismo continua sendo um problema de saúde pública em muitos desses países. Aproximadamente 90% das crianças raquíticas vivem em apenas 36 países (21 na África, 13 na Ásia, e 2 na América Latina).[10] Do total de crianças raquíticas, 58% vivem na Ásia (metade na Índia), 35% na África e 7% na América Latina. A redução relativa entre 1990 e 2010 foi notável na Ásia (43%, de 48,6 para 27,6%) e América Latina (43%, de 23,7 para 13,5%), mas na África a diminuição foi de apenas 5% (de 40,3 para 38,2%). Se essas tendências continuarem conforme previsto, haverá o mesmo número de crianças raquíticas em países como Ásia e África até 2020.[11]

A subnutrição frequentemente começa durante a gravidez como resultado de deficiências dietéticas e aumentos concomitantes nas necessidades nutricionais pela gestante. Os bebês com baixo peso ao nascer secundário à restrição de crescimento intrauterino (bebês a termo que pesavam < 2,5 kg) representam em torno de 11% de todos os nascidos vivos a cada ano nos países em desenvolvimento — 12,8 milhões em 2004.[10] A prevalência da subnutrição aguda em crianças mais velhas (> 5 anos de idade) é mais baixa do que naquelas mais jovens, mas a condição tende a ficar menos grave. O nanismo pode ser altamente prevalente em crianças com mais de 5 anos de idade, porque geralmente se trata de uma condição irreversível relacionada com a subnutrição nos dois primeiros anos de vida.

A DPC primária aguda em adolescentes e adultos é rara e costuma ser associada a alguma doença primária que comprometa o consumo alimentar ou aumente as perdas intestinais. A DPC aguda pode resultar de privação crônica causada por condições clínicas ou por escassez alimentar prolongada.

Nos países desenvolvidos, a subnutrição primária é uma condição rara, observada principalmente entre crianças jovens dos grupos socioeconômicos mais inferiores, pessoas idosas que vivem sozinhas, bem como adultos viciados em bebidas alcoólicas e drogas. Alguns casos também são associados a modismo alimentar ou práticas nutricionais extremas.[12]

Etiologia

A estrutura conceitual da desnutrição desenvolvida pela UNICEF em 1990 ainda é válida (ver Fig. 68.2).[13] Ingestão

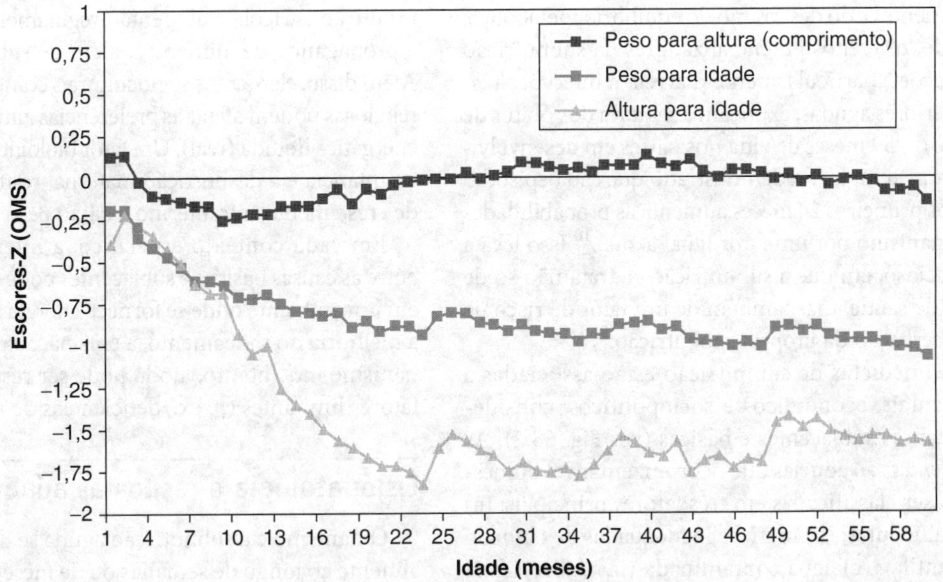

Figura 68.1 Sequência temporal de mudanças em indicadores antropométricos desde o nascimento até 60 meses, em relação aos padrões da Organização Mundial de Saúde (OMS), em crianças de países em desenvolvimento. Os dados representam a média de levantamentos antropométricos de 54 países. A altura para idade começa abaixo do padrão, declina consideravelmente até 24 meses de vida e aumenta um pouco após 24 meses. O peso para idade sofre um declínio moderado até 24 meses e permanece relativamente estável depois disso. O peso para altura (comprimento) cai um pouco até 9 meses, sobe até atingir a média-padrão em torno de 24 meses e permanece razoavelmente estável depois disso. (De Victora CG, de Onis M, Hallal PC, Blossner M, Shrimpton R. Worldwide timing of growth faltering: revisiting implications for interventions. Pediatrics 2010;125:e473-80.)

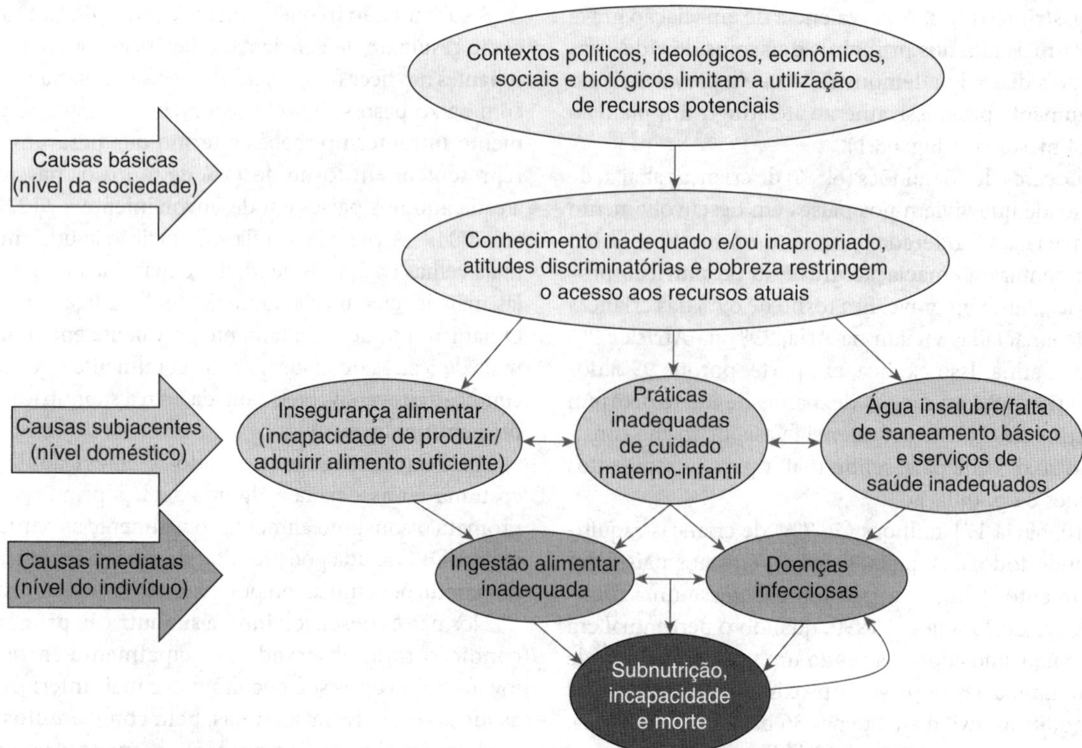

Figura 68.2 Estrutura conceitual de subnutrição. As causas são classificadas em três tipos: básicas (nível da sociedade), subjacentes (nível doméstico) e imediatas (nível do indivíduo). A subnutrição também exerce um efeito de potencialização sobre infecções, levando a um círculo vicioso. (Adaptado com permissão de United Nations Children's Fund [UNICEF]. Strategy for Improved Nutrition of Children and Women in Developing Countries. New York: UNICEF, 1990.)

alimentar inadequada e doenças infecciosas de repetição são *causas imediatas* da subnutrição. As infecções representam um importante fator na etiologia da subnutrição como resultado do aumento nas demandas nutricionais, das perdas mais acentuadas de nutrientes e do desarranjo do equilíbrio metabólico. Por outro lado, os efeitos potencializadores da subnutrição sobre as infecções, particularmente diarreia e infecções respiratórias inferiores agudas, explicam a maioria dos óbitos de crianças entre 6 e 59 meses de vida nos países em desenvolvimento.[14-16] Por exemplo, foi demonstrado que cada episódio de diarreia nos primeiros 24 meses aumenta as probabilidades ajustadas de nanismo por um fator igual a 1,05.[10] Isso leva a um círculo vicioso, em que a subnutrição se trata não só de um desfecho de saúde, mas também de um fator de risco de doença e exacerbação da própria subnutrição.[17]

As causas imediatas de subnutrição estão associadas a fatores ambientais, econômicos e sociopolíticos, considerando-se as causas subjacentes e básicas (ver Fig. 68.2). As *causas subjacentes* são aquelas que ocorrem em nível doméstico e podem ser classificadas em três fatores principais: (a) insegurança alimentar; (b) práticas inadequadas de cuidado materno-infantil; e (c) água contaminada (insalubre), falta de saneamento e serviços de saúde inadequados. O primeiro fator (a) leva a uma ingestão alimentar deficiente, enquanto o último grupo (c), a doenças; já o fator intermediário (b) pode contribuir para ambas as causas imediatas.

As causas subjacentes são diretamente influenciadas por *causas básicas*, como educação limitada, pobreza e marginalização. A condição das mulheres em particular (nível de escolaridade e renda) tende a influenciar a alimentação dos bebês e das crianças. A segurança alimentar está relacionada com uma interação complexa de fatores, incluindo políticas de produção agrícola e alimentar, regulamentação de *marketing* e propaganda de alimentos, além de subsídios alimentares. Além disso, elementos socioculturais como crenças e tradições religiosas podem afetar as preferências alimentares e a ingestão energética líquida (real). Um fator biológico-chave para a DPC na infância é a desnutrição materna, resultando em restrição de crescimento intrauterino e baixo peso ao nascer.[18]

Em cada contexto específico, a inter-relação dinâmica entre as causas básicas e subjacentes pode variar. Por exemplo, em um ambiente onde se fornece energia suficiente e se busca a melhoria do saneamento, a emaciação pode ser reduzida; o nanismo, no entanto, ainda pode ser restringido por outros fatores limitantes (p. ex., deficiências de micronutrientes).[19]

Fisiopatologia e respostas adaptativas

O nanismo e a subnutrição aguda se desenvolvem gradualmente ao longo de semanas ou de meses, com uma série de ajustes metabólicos e comportamentais que resultam em uma demanda diminuída por nutrientes e um equilíbrio nutricional compatível com um nível mais baixo de disponibilidade dos nutrientes nas células. Se o aporte de nutrientes for continuamente baixo, o indivíduo não conseguirá mais se adaptar e talvez venha a óbito. Quando a subnutrição se desenvolve lentamente, como costuma ser o caso no nanismo, na emaciação moderada e no marasmo, os indivíduos se mostram mais bem adaptados ao seu estado nutricional atual e apresentam um equilíbrio metabólico menos frágil do que aqueles com subnutrição mais aguda, como no *kwashiorkor* de início rápido.

Evidências observacionais e experimentais sustentam cada vez mais uma associação entre subnutrição durante a vida fetal e pós-natal precoce e maior suscetibilidade a doenças crônicas nos períodos de vida mais tardios. Os mecanismos por trás dessa relação estão relacionados com o conceito de epigenética, que se refere às formas pelas quais o ambiente de desenvolvimento pode influenciar o fenótipo maduro.[20] Processos epigenéticos, como metilação do DNA e modificação de histonas, são induzidos por estímulos do ambiente de desenvolvimento, modulando com isso a expressão gênica (plasticidade do desenvolvimento). A subnutrição pós-natal precoce e materna podem induzir a uma série de fenótipos econômicos como uma resposta defensiva do feto ou recém-nascido em desenvolvimento contra um desafio imediato. Por exemplo, a subnutrição materna diminui o número de néfrons na criança, mas isso pode estar relacionado com a baixa expressão do RNAm resultante de uma mutação do gene de boxes pareados 2 (PAX2) durante o desenvolvimento dos rins.[21] Uma quantidade menor de néfrons é relacionada com hipertensão no futuro.[22] Dietas com restrição proteica são associadas a uma metilação reduzida de promotores e um aumento na expressão hepática do fator de transcrição do receptor alfa ativado por proliferadores peroxissomais (PPAR-α), o que provoca uma elevação nas concentrações circulantes do beta-hidroxibutirato (corpo cetônico) e da glicose.[23,24] Até mesmo uma subnutrição leve pode causar modificações fenotípicas que afetam a fisiologia em relação aos aspectos do ambiente adulto previsto (p. ex., ambiente de escassez) com maior precisão.[25] Se a mudança adaptativa não for apropriada para o ambiente seguinte (p. ex., ambiente rico em energia), o risco de doenças aumentará.

Desnutrição proteico-calórica leve e moderada

Nos primeiros estágios de DPC, uma diminuição no consumo calórico é acompanhada por uma redução adaptativa no gasto energético. Isso inclui um declínio nas atividades lúdicas e físicas nas crianças, o que pode subsequentemente evoluir para apatia e irresponsividade visíveis ou manifestas.[26-29] Em adultos, a necessidade por períodos mais longos de repouso aumenta, mas a capacidade física laboral prolongada diminui.[30,31] Quando a diminuição no gasto energético não é capaz de compensar a ingestão insuficiente, a energia é mobilizada dos depósitos de gordura, levando assim à perda de peso.[31] Também ocorre mobilização de energia a partir da massa corporal magra, pois o catabolismo proteico da musculatura esquelética contribui para a produção de energia por meio da conversão de aminoácidos glicogênicos, como alanina. Nas crianças, uma resposta adaptativa crítica adicional consiste na redução ou interrupção do crescimento longitudinal, o que resulta em subnutrição crônica (nanismo). Essas mudanças costumam ser associadas a deficiências de vários micronutrientes de gravidade variável.

À medida que os déficits de proteína e energia avançam, a adaptação inicial evolui para uma *acomodação*, um termo criado por Waterlow para descrever uma resposta em que as funções normais estão presentes, mas operando em um nível reduzido (adaptação); a sobrevida é garantida às custas da supressão ou diminuição acentuada de determinadas funções fisiológicas importantes (acomodação). Por exemplo, o catabolismo proteico é um mecanismo adaptativo para fornecer glicose durante períodos de jejum, tais como o sono noturno. Do mesmo modo, o prolongamento da meia-vida da albumina plasmática é um mecanismo adaptativo para reduzir a síntese proteica. Contudo, se a síntese de proteína for ainda mais reduzida, a concentração de albumina no plasma cairá para concentrações abaixo do normal, resultando assim no aparecimento de edema clínico.[32,33] Alterações semelhantes desde a adaptação até a acomodação podem ser descritas para a pressão arterial, as características da pele, a taxa de filtração glomerular, entre outros.

Desnutrição proteico-calórica grave

As respostas de defesa imunológica estão diminuídas em crianças com DPC grave, uma vez que muitas proteínas do sistema imune (p. ex., imunoglobulinas, componentes do complemento, proteínas de fase aguda) sofrem redução ou depleção. Da mesma forma, os linfonodos, as adenoides e o timo podem estar reduzidos em tamanho.[34,35] Os processos de fagocitose, quimiotaxia e funções intracelulares também ficam comprometidos ou prejudicados. Em consequência disso, os sinais clínicos habituais de infecção (inflamação, febre) podem não estar presentes na criança com DPC grave que sofre algum episódio infeccioso agudo. Em vez disso, podem aparecer sinais de falha da homeostase, como hipoglicemia ou hipotermia.

Uma queda na concentração de hemoglobina e na massa de eritrócitos quase sempre acompanha a DPC, como resultado de supressão da medula óssea e das necessidades reduzidas de oxigênio, estando a última relacionada com a depleção da massa muscular esquelética.[36] Essas respostas adaptativas são revertidas quando e se a reabilitação nutricional for bem-sucedida. A administração de hematínicos a um paciente com DPC grave não induzirá a uma resposta hematopoiética até que o tratamento dietético produza um aumento na massa corporal magra. O fornecimento de ferro no início do tratamento pode não só aumentar a forma livre desse mineral, com a promoção de radicais livres e seus efeitos nocivos, mas também agravar algumas infecções.

O potássio corporal total diminui em casos de DPC grave por conta da redução das proteínas musculares e do aumento das perdas urinárias e fecais. Pelo menos um terço do gasto energético das células origina-se da bomba de sódio/potássio-adenosina trifosfatase (Na^+/K^+-ATPase). Em pacientes com DPC grave, a velocidade dessa bomba diminui por causa da redução dos substratos energéticos (ATP). Isso leva à perda de potássio e ao aumento do sódio intracelular.[37] A água acompanha o influxo de sódio, podendo ocorrer hiper-hidratação intracelular. Essas alterações nos eletrólitos das células e nas fontes de energia podem explicar, pelo menos em parte, o aumento da fatigabilidade e a força reduzida da musculatura esquelética, o que pode afetar até os músculos respiratórios.

Em virtude da diminuição no débito cardíaco, na frequência cardíaca e na pressão arterial, a circulação central terá preferência (prioridade) sobre a periférica.[38,39] Os reflexos cardiovasculares são alterados, levando ao quadro de hipotensão postural e à diminuição do retorno venoso. Essas alterações circulatórias também prejudicam a geração e a perda de calor. Pode ocorrer insuficiência circulatória periférica, comparável com choque hipovolêmico. A diminuição na capacidade de filtração renal pode resultar em sobrecarga volêmica e insuficiência cardíaca sob cargas hídricas relativamente moderadas.

Embora a absorção intestinal comprometida de lipídios e carboidratos, bem como a absorção reduzida de glicose, sejam relativamente frequentes,[40,41] elas podem ser compensadas, em parte, por um aumento no consumo alimentar, a fim de permitir a recuperação nutricional.[42] No entanto, a motilidade intestinal diminuída e a proliferação bacteriana intestinal podem predispor os pacientes à diarreia.

A resposta adaptativa da homeostase de energia envolve diversas alterações endócrinas.[43] A secreção de insulina é reduzida, enquanto a liberação de glucagon e epinefrina sofre um aumento em resposta às concentrações plasmáticas diminuídas da glicose e dos aminoácidos livres. Essas alterações levam a declínios na síntese proteica muscular, na lipogênese e no crescimento, mas a aumentos nos processos de lipólise e glicogenólise. A resistência periférica à insulina aumenta, provavelmente em função do aumento nos ácidos graxos livres no plasma. A secreção do hormônio de crescimento é estimulada, mas a atividade do fator de crescimento semelhante à insulina, reduzida, como resposta a uma baixa concentração plasmática de aminoácidos. Tais alterações também diminuem a síntese de proteína muscular e a captação de glicose pelos tecidos (e, consequentemente, o crescimento), além de aumentarem o processo de lipólise e a síntese de proteína visceral. O estresse induzido por inanição persistente, ampliado ainda mais por infecções, estimula a secreção de epinefrina e cortisol. Essas alterações também aumentam os processos de lipólise, glicogenólise, catabolismo proteico muscular e *turnover* (renovação) proteico visceral. A DPC grave no início da vida pode resultar em dano ao crescimento do cérebro, à mielinização dos nervos, à produção de neurotransmissores e à velocidade de condução nervosa.

Os fatores metabólicos que levam à DPC edematosa (*kwashiorkor*) ainda não são totalmente compreendidos, mas a deficiência proteica grave é um importante fator causal. A falta de vitaminas e minerais presentes nos alimentos proteicos de origem animal também é algo relevante. Outros fatores que podem contribuir para o *kwashiorkor*, com seu edema característico, hipoalbuminemia e fígado gorduroso aumentado, são os seguintes: sobrecarga de uma pessoa gravemente desnutrida com carboidratos; estresse metabólico induzido por infecções; resposta adrenocortical diminuída, o que reduz a eficiência para preservação das proteínas viscerais; e efeitos de radicais livres, que são aumentados por infecções, toxinas, luz solar, traumatismos e catalisadores, como o ferro.[44-46]

Diagnóstico

Os critérios diagnósticos da DPC baseiam-se em sua gravidade (leve, moderada ou grave) e evolução (aguda ou crônica), determinados principalmente por meio de antropometria. Outros achados clínicos e bioquímicos tornam-se evidentes mais tarde, de acordo com a progressão da doença. A OMS desenvolveu padrões de referência para o crescimento infantil que podem ser utilizados em diferentes países para estimar a adequação do crescimento ou diagnosticar baixo peso.[47,48]

Em crianças com menos de 5 anos de idade, o peso para altura é um índice do estado nutricional atual; nesse caso, valores mais baixos indicam depleção recente da massa corporal (emaciação). Em crianças e adolescentes com idade mais avançada, utiliza-se o índice de massa corporal (IMC) para idade, em vez do peso para altura. A altura para idade indica retardo do crescimento a longo prazo (nanismo), mas frequentemente com peso adequado em relação à altura.[49] O peso para idade indica atraso do crescimento, mas não é capaz de diferenciar entre depleção recente da massa corporal e baixa estatura resultante de subnutrição crônica. Para uma discussão detalhada sobre o uso de medidas antropométricas, consulte o capítulo sobre antropometria. Os pontos de corte para avaliar a gravidade e a duração da DPC estão exibidos na Tabela 68.1. A unidade de medida utilizada em crianças é o escore-Z, o que define os desvios-padrão do valor médio de referência.

Os critérios diagnósticos para DPC grave em crianças de 6 a 60 meses de vida podem incluir dois indicadores adicionais: circunferência da porção média superior do braço e edema bilateral (ver Tab. 68.2). A circunferência da porção média superior do braço é incluída, porque as medidas de peso e altura podem não ser praticáveis nem viáveis em programas comunitários de grande escala. Os valores de corte do peso para altura e da circunferência da porção média superior do braço têm uma especificidade acima de 99%. Contudo, apenas 40% dos casos selecionados por um dos critérios também são escolhidos pelo outro.[50] Essa diferença é parcialmente explicada pelo fato de que as crianças com baixa circunferência da porção média superior do braço tendem a ser mais jovens do que aquelas com peso para altura menor que -3,0 Z. Esse fenômeno exige mais pesquisas.

A desnutrição edematosa (*kwashiorkor*) é caracterizada por edema suave, depressível e indolor que, em geral, acomete os pés e as pernas e, algumas vezes, se estende para o períneo, as extremidades superiores e a face. A maioria dos pacientes apresenta lesões de pele, frequentemente confundidas com pelagra, nas áreas do edema. A epiderme se descama em grandes quantidades, expondo os tecidos subjacentes que, por sua vez, são facilmente infectados. O déficit de peso, depois de contabilizar o peso do edema, não costuma ser tão grave quanto no marasmo. O diagnóstico diferencial das causas não nutricionais de edema deve ser feito através da anamnese, do exame físico e da análise de urina.

Tabela 68.1 Classificação da gravidade de desnutrição proteico-calórica atual (emaciação) e passada ou crônica (nanismo)

	Emaciação			Nanismo
	De 0 a 5 anos	De 5 a 18 anos	Adultos	De 0 a 18 anos
	Peso para altura[a]	IMC para idade[b]	IMC[c]	Altura para idade[d]
Leve	-1,1 a -2,0 Z	-1,1 a -2,0 Z	17,0 a 18,4	-1,1 a -2,0 Z
Moderada	-2,1 a -3,0 Z	-2,1 a -3,0 Z	16,0 a 16,9	-2,1 a -3,0 Z
Grave	< -3,0 Z	< -3,0 Z	< 16,0	< -3,0 Z

IMC, índice de massa corporal.

[a] Com base nos padrões de crescimento infantil da OMS de 2006 para crianças de 0 a 5 anos de idade.[47]

[b] Com base nos dados de referência de crescimento da OMS de 2007 para indivíduos de 5 a 19 anos de idade.[48]

[c] Com base na classificação proposta por James et al.[88]

[d] Com base nos padrões de crescimento infantil da OMS de 2006 para crianças de 0 a 5 anos de idade e nos dados de referência de crescimento da OMS de 2007 para indivíduos de 5 a 19 anos de idade.[47,48]

Tabela 68.2 Critérios diagnósticos para desnutrição proteico-calórica grave em crianças de 6 a 60 meses de vida

Indicador	Medida	Valor de corte
Emaciação grave	Peso para altura	< -3,0 Z
Emaciação grave	Circunferência da porção média superior do braço	< 115 mm
Edema depressível bilateral	Sinal clínico	

Tratamento

O controle e o tratamento da DPC precisam se adaptar à situação e aos recursos locais. Em países onde a subnutrição aguda prevalece, o modelo ideal é uma abordagem pela estratégia de saúde da família (ver Fig. 68.3). Esse modelo visa obter a cobertura mais ampla possível e permite a acessibilidade a cuidados adequados para a maior porcentagem possível da população. Essa estratégia pode reduzir para 10 a 15% o número de pacientes que necessitam de tratamento hospitalar. Pessoas com DPC aguda moderada e sem complicações médicas podem ser incluídas em um programa de suplementação alimentar — programa este que fornece "rações" (refeições)

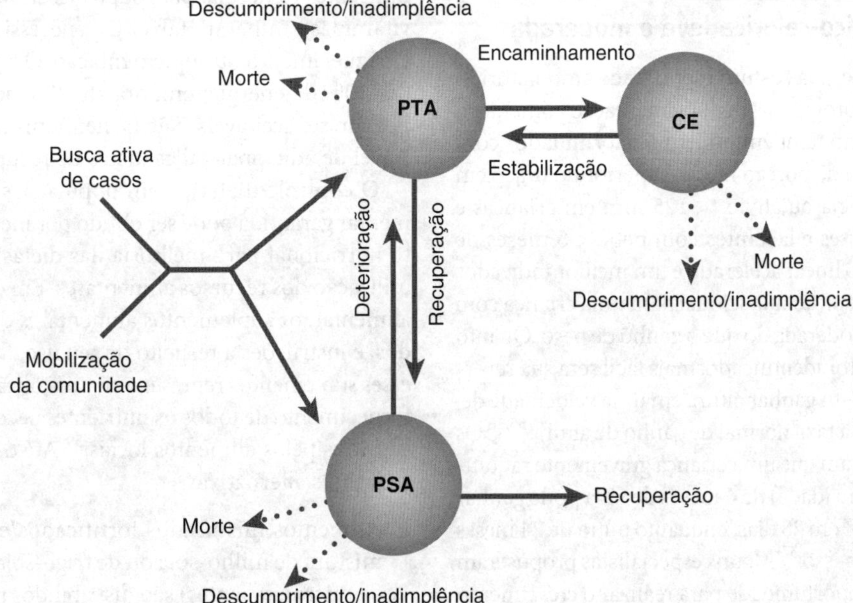

Figura 68.3 Elementos de uma gestão pelo modelo de saúde da família de programa de subnutrição. PTA, programa terapêutico ambulatorial; PSA, programa de suplementação alimentar; CE, centro de estabilização. Crianças com DPC são identificadas por meio da mobilização da comunidade e busca ativa de casos. Aquelas com DPC moderada são admitidas no programa de suplementação alimentar e recebem "rações" (refeições) secas regulares para consumo em casa até se recuperar por completo. Outras com DPC grave sem complicações médicas são incluídas no programa terapêutico ambulatorial, recebendo semanalmente alimentos terapêuticos prontos para consumo em casa e remédios para tratamento das condições clínicas simples. Outras, ainda, com DPC grave e complicações médicas, são encaminhadas ao centro de estabilização para tratamento hospitalar, até que estejam bem o suficiente a ponto de retornar ao atendimento em ambulatório no programa terapêutico ambulatorial e, quando a condição tiver melhorado, receber alta para o programa de suplementação alimentar até completa recuperação. (De Valid International. Community Based Therapeutic Care: A Field Manual. Oxford: Valid International, 2006.)

secas para consumo domiciliar. Aquelas com DPC grave e sem complicações médicas podem ser encaminhadas para um programa de tratamento ambulatorial. Os casos com complicações médicas graves são tratados em um centro de estabilização hospitalar até que estejam bem o suficiente a ponto de receber alta para o programa de tratamento ambulatorial e, por fim, para o programa de suplementação alimentar.[51]

A análise de impacto de 21 programas implementados em Malawi, Etiópia e Sudão revelou que mais de três quartos dos pacientes gravemente subnutridos eram tratados em esquema ambulatorial, com taxas de cobertura de 73%, recuperação de 79% e mortalidade de 4,1%.[52] O tempo médio de permanência hospitalar em programa de tratamento ambulatorial era de 40 a 50 dias, mas as taxas de ganho de peso estavam entre 4 e 5 g/kg/dia. Esse rápido ganho de peso é possível pelo fornecimento de altas ingestões de energia (> 150 kcal/kg/dia) e de proteína (4 a 6 g/kg/dia), além de micronutrientes. As opções utilizadas para o tratamento pela estratégia de saúde da família incluem centros nutricionais de cuidados diários de curta permanência ou residenciais (< 4 semanas); tratamento em casa (sem a provisão de alimento), com visitas domiciliares ou clínicas; e tratamento em domicílio com alimentos terapêuticos prontos para consumo, com visitas domiciliares ou clínicas.[53] Os alimentos terapêuticos prontos para consumo podem diminuir a carga de trabalho imposta aos cuidadores e profissionais de saúde, mas o custo e a logística para sua aquisição e distribuição podem não ser sustentáveis. As vantagens do tratamento pela estratégia de saúde da família incluem a menor exposição a infecção hospitalar e redução no tempo gasto pelos cuidadores longe de casa.

Desnutrição proteico-calórica leve e moderada

A DPC leve e moderada costuma ser tratada ambulatorialmente (p. ex., com os programas de suplementação alimentar). Os critérios de inclusão também podem ser formulados com base na circunferência da porção média superior do braço em situações de emergência ou alívio (< 125 mm em crianças e < 210 mm em gestantes e lactantes com bebê < 6 meses de vida).[51] O crescimento linear acelerado é um melhor indicador da adequação e recuperação nutricional para uma criança com subnutrição leve ou moderada do que o ganho de peso. Quanto mais cedo o nanismo for identificado, mais fácil será sua reversão.[54] As crianças podem ganhar altura em uma velocidade de, no mínimo, três vezes a taxa normal de ganho de altura.[55,56] Os pesquisadores estimaram que uma criança gravemente raquítica (< -3 Z de altura para idade) de 6 meses de vida pode ganhar 2 unidades de escore-Z em 28 dias, enquanto outra de 24 meses pode levar 72 dias para isso.[57] Alguns especialistas propuseram uma janela crítica de oportunidade para realizar o crescimento de recuperação, ao mesmo tempo em que se minimiza suas consequências adversas potenciais, provavelmente dentro dos dois primeiros anos de vida.

Uma regra geral é fornecer uma ingestão total, incluindo a alimentação em casa, com pelo menos duas vezes as necessidades de proteína e 1,5 vez as de energia. Foi estimado que as necessidades de nutrientes para crianças moderadamente subnutridas estejam entre as ingestões nutricionais recomendadas para crianças ocidentais normais e a densidade nutricional na fórmula F-100 utilizada para reabilitação de crianças com DPC grave.[57] Em relação aos nutrientes do crescimento (proteína, enxofre, potássio, sódio, magnésio, fósforo e zinco), foi usado um método fatorial para determinar a quantidade que deve ser adicionada para conferir taxas de ganho de peso de, no mínimo, 5 g/kg/dia, energia suficiente para sintetizar tecido misto (adiposo e magro, 5 kcal/g) e para recuperar o déficit de peso em 30 dias ou menos. Quanto aos nutrientes de proteção (cálcio, ferro, cobre, selênio, iodo, tiamina, riboflavina, niacina, piridoxina, cobalamina, ácido fólico, ácido ascórbico, vitamina E, retinol, vitamina D, vitamina K, biotina, ácido pantotênico, ácidos graxos essenciais), as quantidades foram calculadas com base nas necessidades adicionais para neutralizar o estresse oxidativo e outros tipos de estresse associados a condições de falta de saneamento e poluição.

Alimentos com densidade energética entre 1 e 1,5 kcal/g são recomendados para crianças com nanismo e entre 1,5 e 2 kcal/g para subnutrição moderada.[58] A densidade energética pode ser aumentada pela adição de óleo ou azeite ao alimento. O percentual de energia das dietas sob a forma de gordura para crianças moderadamente subnutridas deve ser mantido entre 35 e 45%, com pelo menos 4,5% de ácidos graxos poli-insaturados (AGPI) ômega-6 e 0,5% de ômega-3. Cerca de um terço da ingestão proteica deve vir de proteínas de alta qualidade, com alto escore aminoacídico, normalmente das fontes de origem animal. A ingestão de fibras (insolúveis, em particular), fitatos e polifenóis devem ser mantidas a mais baixa possível, pois interferem na digestibilidade de nutrientes e energia. Para suprir as elevadas necessidades de vitaminas e minerais, talvez haja necessidade de fortificação/enriquecimento ou suplementação. O açúcar não deve exceder 10% da energia, embora até 20% por algumas semanas possam ser aceitáveis. Não há nenhuma necessidade demonstrável de adicionar sal às dietas de recuperação.

O controle dietético em populações com segurança alimentar garantida pode ser obtido por meio de aconselhamento nutricional para melhoria das dietas existentes e melhor utilização dos recursos alimentares. Em casos de insegurança alimentar, os suplementos alimentares devem ser considerados, e instruções a respeito de seu uso, fornecidas, desde que esses suplementos representem uma opção mais barata para o fornecimento de todos os nutrientes necessários, dificilmente supridos pelos alimentos locais.[59] Até o momento, são utilizadas três alternativas:

1. Alimentos misturados fortificados/enriquecidos (p. ex., mistura de milho-soja ou de trigo-soja com um preparado de micronutrientes) são distribuídos particularmente pela World Food Program (Programa Alimentar Mundial), UNICEF e US Agency for International Development (Agência Norte-americana para Desenvolvimento Internacional). Contudo, esta pode não ser a melhor escolha para a realimentação, porque esses alimentos não contêm todos os nutrientes necessários, e ainda possuem quantidades relativamente altas de fatores antinutricionais e fibras, além de serem pobres em ácidos graxos essenciais.

Esses alimentos também não contêm leite nem fornecem energia suficiente.

2. Os suplementos alimentares prontos para consumo são formulados para crianças moderadamente subnutridas. Basicamente, existem algumas modificações desse tipo de alimento, tais como: Supplementary Plumpy™ (leite em pó substituído por soro de leite ou isolado proteico de soja para reduzir os custos), Project Peanut Butter (pasta de amendoim e soja), alimento indiano pronto para uso em crianças, e biscoitos assados. Esses produtos podem ser melhores do que os alimentos misturados enriquecidos/fortificados, embora seu impacto tenha de ser avaliado.
3. Suplementos alimentares complementares são complementos de base alimentar adicionados aos alimentos imediatamente antes do consumo para melhorar o valor nutricional. Alguns fornecem micronutrientes, aminoácidos, ácidos graxos e/ou enzimas essenciais (pós de micronutrientes; suplementos de proteínas, aminoácidos e micronutrientes em pó), mas contêm pouca energia adicional. Outros fornecem uma quantidade substancial de energia (como alimentos complementares produzidos de forma industrial, os suplementos de nutrientes à base de lipídios de 45 g [250 kcal] e 90 g [500 kcal] normalmente contêm leite em pó, óleo, pasta de amendoim, açúcar e micronutrientes). Embora existam poucos dados sobre seu impacto,[60,61] a relação custo-benefício é um desafio.

Desnutrição proteico-calórica grave

Se ambas as opções estiverem disponíveis, o tratamento de crianças com DPC grave pode ser feito com base em programas ambulatoriais ou hospitalares, dependendo do estado do paciente à admissão (ver Tab. 68.3).[62] A presença de anorexia (falta de apetite) ou complicações médicas costumam exigir o tratamento hospitalar. Quando a internação for a única opção, o objetivo será atingir um peso em relação à altura de -1 Z antes da alta hospitalar, o que geralmente requer 2-6 semanas em um esquema terapêutico bem-sucedido.

Os pacientes em tratamento ambulatorial recebem 200 kcal/kg/dia de alimentos terapêuticos prontos para consumo, para que se alimentem em casa com refeições pequenas e frequentes (até oito vezes por dia) antes de comer outros alimentos, exceto no caso do leite materno se a mãe ainda estiver amamentando. As crianças com menos de 6 meses de vida não devem receber os alimentos terapêuticos prontos para consumo, mas sim o aleitamento materno e as dietas

Tabela 68.3 Critérios recomendados para internação e alta hospitalar da enfermaria de desnutrição proteico-calórica grave para crianças

	Critérios de internação	Critérios de alta
Programa ambulatorial indisponível		
Internação para/alta de tratamento hospitalar	Peso para altura < -3 Z **ou** Circunferência da porção média superior do braço < 115 mm **ou** Edema de ambos os pés	Peso para altura > -1 Z **e** Sem edema por ≥ 2 semanas Alimentação com quantidade adequada de uma dieta nutritiva Recuperação do peso em um ritmo normal ou acelerado Paciente clinicamente bem
Programa ambulatorial disponível		
Internação para/alta de tratamento ambulatorial (pacientes sem complicações)	> 6 meses de vida **e** Circunferência da porção média superior do braço < 115 mm **ou** Peso para altura < -3 Z **ou** Edema de ambos os pés **e** Apetite satisfatório, clinicamente bem, alerta < 6 meses de vida **e** Emaciação grave visível **ou** Dificuldades de amamentação após aconselhamento das mães **ou**	Ganho de peso em porcentagem > 15%[a] **ou** Circunferência da porção média superior do braço > 115 mm **e** Sem edema por ≥ 2 semanas Alimentação com quantidade adequada de uma dieta nutritiva Recuperação do peso em um ritmo normal ou acelerado Paciente clinicamente bem Permanência de, no mínimo, 2 meses Apetite bom **e** Condições clínicas controladas Desaparecimento do edema
Internação para/alta de tratamento hospitalar (pacientes com complicações)	Edema de ambos os pés > 6 meses de vida **e** Circunferência da porção média superior do braço < 115 mm **ou** Peso em relação à altura < -3 Z **ou** Edema de ambos os pés **e** Falta de apetite **ou** Complicação médica	

[a] (peso atual – peso no momento da admissão) / peso no momento da admissão × 100.

Adaptado com permissão de WHO: WHO Training Course on the Management of Severe Malnutrition. Geneva: WHO, 2009.

à base de leite. Todos os pacientes também devem receber antibioticoterapia de amplo espectro por via oral, tratamento anti-helmíntico, ácido fólico e, se for o caso, vitamina A, vacinação contra o sarampo e medicamentos contra a malária. Os pacientes devem participar do programa terapêutico ambulatorial a cada uma ou duas semanas, não só para passar por avaliação médica e tratamento clínico adicional (se necessário), mas também para receber uma quantidade suficiente de alimentos terapêuticos prontos para consumo a fim de que durem até a próxima consulta.[52] É essencial o fornecimento de orientação aos cuidadores em matéria de saúde, para garantir a recuperação da criança. Quando os critérios para a alta forem atendidos (ver Tab. 68.3), as altas do programa terapêutico ambulatorial deverão ser enviadas ao programa de suplementação alimentar, no qual os pacientes deverão permanecer por, no mínimo, 2 meses.

A maioria dos alimentos terapêuticos prontos para consumo utilizados atualmente consiste em pastas ou patês à base de óleo que, agora, podem ser feitos localmente com o uso de tecnologias básicas.[63] Além de possuírem alta densidade energética (5,5 kcal/g), esses alimentos são feitos de oleaginosas, leite em pó, açúcar, óleo e uma mistura de micronutrientes. Esse produto pode ser mantido sem refrigeração em uma embalagem simples por vários meses; além disso, ele é consumido cru, pois seu baixo teor de água impede o crescimento bacteriano.[64]

O atendimento hospitalar tem melhorado muito nos centros onde o manual da OMS para o tratamento de desnutrição grave é seguido e adotado.[65] Vários sinais exigem a internação imediata do paciente (ver Tab. 68.4). A presença de dois ou mais desses sinais característicos pode aumentar as taxas de óbito prematuro em quase dez vezes.[66] A Figura 68.4 retrata os dez passos para os cuidados de rotina de pacientes gravemente subnutridos com complicações.

Hipoglicemia e hipotermia

Quando o paciente se encontra hipotérmico (temperatura retal < 35,5°C) ou com a consciência rebaixada, é importante verificar a presença de hipoglicemia (Dextrostix™ < 54 mg/dL). Todos correspondem a sinais de infecção. Quando a hipoglicemia está presente, deve-se fornecer um bólus de 50 mL de solução de glicose ou sacarose a 10% por via oral ou por sonda nasogástrica, com o fornecimento da fórmula F-75 a cada 30 minutos. Se o nível de consciência estiver baixo, a criança deverá ser tratada por via intravenosa com glicose estéril a 10% (5 mL/kg), seguida por 50 mL de glicose ou sacarose a 10% por sonda nasogástrica. A hipotermia é tratada vestindo-se a criança (inclusive a cabeça) e cobrindo-a com um cobertor térmico ou aquecido. É possível evitar os quadros de hipoglicemia e hipotermia pelo fornecimento de alimentação a cada 2 horas, dia e noite.[65,67]

Tabela 68.4 Sinais clínicos de mau prognóstico em pacientes com desnutrição proteico-calórica grave

- Idade < 6 meses e emaciação grave visível ou edema de ambos os pés
- Sinais de colapso circulatório (extremidades frias, pulso radial fraco, bradicardia, consciência diminuída)
- Estupor, coma ou outras alterações na consciência
- Infecções, principalmente broncopneumonia ou sarampo
- Petéquias ou tendências hemorrágicas
- Desidratação
- Taquicardia persistente, sinais de insuficiência cardíaca ou dificuldade respiratória
- Icterícia
- Extensas lesões cutâneas exsudativas ou esfoliativas ou úlceras de decúbito profundas
- Hipoglicemia
- Hipotermia

Passos	FASE: ESTABILIZAÇÃO – Dias 1-2	REABILITAÇÃO – Dias 3-7	Semanas 2-6
1. Tratar/prevenir hipoglicemia	⟶		
2. Tratar/prevenir hipotermia	⟶		
3. Tratar/prevenir desidratação	⟶		
4. Corrigir desequilíbrio eletrolítico	⟶	⟶	⟶
5. Tratar/prevenir infecção	⟶	⟶	
6. Corrigir deficiências de micronutrientes	Sem ferro ⟶	Sem ferro ⟶	Com ferro ⟶
7. Iniciar alimentação cautelosa e comedida	⟶	⟶	
8. Alcançar a recuperação do crescimento			⟶
9. Fornecer estimulação emocional e física	⟶	⟶	⟶
10. Preparar o acompanhamento/encaminhamento			⟶

Figura 68.4 Escala de tempo aproximada dos princípios gerais do tratamento de rotina para os casos de internação (hospitalização). Em uma fase de estabilização inicial (primeira semana), as condições clínicas agudas são tratadas, principalmente hipoglicemia, hipotermia, desidratação e infecção. Essa fase é seguida por uma fase de reabilitação mais longa (2-6 semanas), em que todas as condições clínicas são controladas; além disso, é fornecida uma alimentação intensiva, para que a criança recupere o peso em um ritmo normal ou acelerado; além do aumento nas estimulações físicas e emocionais, as preparações são formuladas para a alta da criança (p. ex., é importante treinar o cuidador para a continuidade dos cuidados em casa).

Desidratação e desequilíbrio eletrolítico

Os sinais e sintomas típicos de desidratação incluem um histórico de diarreia ou vômitos, sede, baixo débito urinário, pulso fraco e rápido, pressão arterial baixa, extremidades (mãos e pés) frias e olhos afundados na órbita. A solução de reidratação para desnutrição deve ser administrada a uma dose de 5 mL/kg a cada 30 minutos por 2 horas, por via oral ou por sonda nasogástrica e, em seguida, 5 a 10 mL/kg/hora durante as próximas 4-10 horas. Essa solução de reidratação contém menos sódio (45 em vez de 90 mmol/L) e mais potássio (40 em vez de 20 mmol/L) do que a solução-padrão de reidratação oral da OMS. Uma solução parecida pode ser preparada com um pacote dessa solução-padrão de reidratação oral da OMS, 45 mL de solução de cloreto de potássio a 10% e 50 g de açúcar em 2 L de água.[68] Uma mistura mineral que também contenha magnésio, zinco e cobre pode ser utilizada (40 mL ou 6,25 g) em vez da solução de potássio, se disponível. A solução de reidratação para desnutrição deve ser alternada com a fórmula F-75, 2-3 horas após o início da reidratação. As deficiências de potássio e magnésio podem levar duas semanas, no mínimo, para sua correção. A quantidade extra de potássio (3-4 mmol/kg/dia) e de magnésio (0,4-0,6 mmol/kg/dia) pode ser administrada na forma líquida e adicionada diretamente à alimentação durante o preparo.

A reidratação é concluída quando o paciente não estiver mais com sede, a urina tiver sido eliminada e quaisquer outros sinais de desidratação tiverem desaparecido. A desidratação pode ser evitada pelo fornecimento da fórmula F-75, amamentação contínua e reposição volêmica das perdas fecais com a solução de reidratação para desnutrição (50-100 mL após cada eliminação de fezes aquosas).[65,68]

Infecção

Dada a alta taxa de mortalidade por infecções, é mais seguro tratar os pacientes gravemente subnutridos com antibióticos de amplo espectro. Os pacientes sem complicações devem receber o cotrimoxazol por via oral. Aqueles gravemente doentes ou com complicações devem receber ampicilina *mais* gentamicina por via intramuscular ou intravenosa. É provável a coexistência de choque por desidratação e sepse.

Dietoterapia e recuperação do crescimento

O tratamento nutricional deve começar assim que os procedimentos para controlar as condições de risco à vida tenham sido realizados, a fim de fornecer energia e proteína suficientes para manter os processos fisiológicos básicos (100 kcal/kg/dia, 1 a 1,5 g de proteína/kg/dia). A reabilitação nutricional deve evoluir lentamente para permitir a reversão gradual das adaptações metabólicas ao estado gravemente subnutrido. É melhor começar com refeições pequenas e frequentes de uma fórmula líquida (130 mL/kg/dia, 100 na presença de edema grave) por via oral ou por sonda nasogástrica (nunca fórmulas parenterais). A amamentação não deve ser interrompida, mas os pais devem ser envolvidos nos cuidados e na alimentação da criança. Para crianças de idade mais avançada e adultos, a fórmula líquida pode ser parcialmente substituída por alimentos sólidos que contenham altas concentrações de nutrientes de boa qualidade e fácil digestão.

O melhor esquema de dietoterapia consiste em duas fórmulas líquidas: F-75 (75 kcal e 0,9 g de proteína/100 mL) durante a fase de estabilização e F-100 (100 kcal e 2,9 g de proteína/100 mL) durante a fase de reabilitação (ver Tab. 68.5). Além do suplemento mineral e vitamínico incluído na fórmula F-75, deve-se administrar uma dose de vitamina A no momento da admissão hospitalar, pelo possível desenvolvimento de lesões oculares como resultado do aumento nas necessidades de retinol quando se inicia uma alimentação adequada em termos de proteína e energia (200.000 UI; 50.000 a 100.000 UI para bebês). A Tabela 68.6 ilustra um esquema recomendado de alimentações frequentes em pequenos volumes, 24 horas por dia. Para crianças com apetite satisfatório e sem edema, esse esquema pode ser concluído em 2-3 dias (p. ex., 24 horas em cada nível).

Quando o paciente melhora, e o apetite retorna ao normal (geralmente após uma semana de tratamento), é fornecida a fórmula F-100 para recuperação do crescimento, aumentando

Tabela 68.5 Preparação das fórmulas F-75 e F-100 a partir de alimentos básicos

Fonte proteica	Quantidade (g OU mL)	Farinha de cereais (g)	Açúcar (g)	Óleo (mL)	Água (mL)	Mistura mineral (mL)[a]	Mistura vitamínica (mL)[b]
F-75							
Leite desnatado em pó	25	35	70	27	1.000	20	140
Leite integral em pó	35	35	70	17	1.000	20	140
Leite líquido (vaca, cabra, camelo)	300	35	70	17	700	20	140
F-100							
Leite desnatado em pó	80	—	50	60	1.000	20	140
Leite integral em pó	110	—	50	30	1.000	20	140
Leite líquido (vaca, cabra, camelo)	880	—	75	20	120	20	140

[a] Composição da mistura mineral (por litro): cloreto de potássio, 89,5 g; citrato tripotássico, 32,4 g; cloreto de magnésio, 30,5 g; acetato de zinco, 3,3 g; sulfato de cobre, 0,56 g; selenato de sódio, 10 mg; iodeto de potássio, 5 mg; e água para compor 1.000 mL.

[b] Composição da mistura vitamínica (por litro): tiamina, 0,7 mg; riboflavina, 2,0 mg; ácido nicotínico, 10 mg; piridoxina, 0,7 mg; cianocobalamina, 1 mg; ácido fólico, 0,35 mg; ácido ascórbico, 100 mg; ácido pantotênico, 3 mg; biotina, 0,1 mg; retinol, 1,5 mg; calciferol, 30 μg; α-tocoferol, 22 mg; vitamina K, 40 mg.

Adaptado com permissão de WHO. Management of severe malnutrition: a manual for physicians and other senior health workers. Geneva: WHO, 1999.

Tabela 68.6 Programa recomendado para a primeira semana de um esquema de dietoterapia com o uso da fórmula F-75

Dias	Frequência	Vol/kg/alimentação (mL)	Vol/kg/dia (mL)
1-2	a cada 2 horas	11	130
3-5	a cada 3 horas	16	130
6-7+	a cada 4 horas	22	130

Reproduzido com permissão de WHO. Guidelines for the inpatient treatment of severely malnourished children. Geneva: WHO, 2003.

cada alimentação consecutiva em 10 mL até que a saciedade seja alcançada (em geral, quando o consumo está por volta de 200 mL/kg/dia). Na fase de reabilitação, espera-se rápido ganho de peso (> 10 g/kg/dia). Se o ganho de peso for menor que 10 g/kg/dia, a criança necessitará de uma reavaliação completa. Os suplementos de ferro também devem ser administrados quando se substitui a fórmula F-75 pela F-100.

Estimulação emocional e física

A atitude e a postura da pessoa que alimenta o paciente são importantes para superar a falta de apetite. Paciência e um cuidado afetuoso são necessários para persuadir e convencer as crianças subnutridas a comerem. O centro de estabilização deve ser bem colorido e alegre, de preferência com música. Assim que a criança conseguir se movimentar sem ajuda ou assistência, ela deverá ser estimulada a explorar, brincar e participar de atividades que envolvam movimentos corporais. A atividade física durante o curso da reabilitação nutricional resulta em um crescimento longitudinal mais rápido e ganho de tecidos corporais magros.[69]

Crianças positivas para o HIV com DPC grave não complicada podem ser tratadas em um programa terapêutico ambulatorial, embora as taxas de ganho de peso e de recuperação sejam mais baixas, e a taxa de letalidade, mais alta.[70] O início precoce da terapia antirretroviral (dentro de dez semanas do diagnóstico) foi associado a uma mortalidade mais elevada.[71] Além disso, as crianças que iniciam a terapia antirretroviral podem desenvolver DPC grave nas 12 semanas seguintes. Há necessidade de mais pesquisas sobre o momento ideal para se iniciar a terapia antirretroviral e as consequências do início dessa terapia em crianças com DPC grave.

Prognóstico

O tratamento de subnutrição proteico-calórica leve a moderada corrige os sinais agudos da doença, mas a recuperação do crescimento infantil pode levar um longo período de tempo ou nunca ser atingida. O nanismo no início da vida é associado a consequências funcionais adversas, incluindo déficit cognitivo e baixo desempenho escolar; menor estatura quando adulto; perda da produtividade econômica; peso ao nascer mais baixo para os filhos dessas mulheres e aumento no risco de doenças crônicas relacionadas com a nutrição, como acúmulo de gordura visceral, intolerância à glicose, elevação da pressão arterial e perfil lipídico alterado (ou seja, nada saudável) quando acompanhado por ganho de peso excessivo em um período mais tardio na infância.[72-75]

Comparada com as crianças de crescimento normal, a mortalidade global é 4,1% maior naquelas com nanismo grave e 9,4% maior em outras com DPC grave.[10] Taxas de mortalidade abaixo de 5% podem ser alcançadas com o tratamento adequado.

A mortalidade relacionada com nanismo e subnutrição aguda moderada se deve principalmente a doenças infecciosas. Mais da metade dos casos de diarreia, infecções respiratórias agudas, malária e sarampo em crianças com menos de 5 anos de idade apresentam subnutrição como a causa de base.[76] Em 2004, o nanismo foi responsável por 1,5 milhão (14,5%) de óbitos em crianças abaixo de 5 anos de idade. Dos 1,5 milhão de mortes associadas à emaciação, apenas um terço aconteceu em crianças com DPC grave, basicamente pelo fato de que uma maior quantidade de crianças tinha um escore-Z de peso para altura entre -1 e -3. Os bebês que sofrem restrição de crescimento intrauterino e pesam de 1.500 a 1.999 g têm uma taxa de mortalidade cerca de oito vezes maior, enquanto aqueles que pesam de 2.000 a 2.499 g, aproximadamente três vezes maior do que os recém-nascidos de peso normal (> 2.499 g). Os quadros de nanismo, emaciação grave e restrição de crescimento intrauterino, juntos, foram responsáveis por 2,2 milhões de óbitos (21% das mortes em todo o mundo em crianças com < 5 anos de idade) e 91 milhões de anos de vida perdidos ajustados por incapacidade (DALYs – sigla em inglês; 7% dos DALYs totais globais).[10]

Dos 2 milhões de crianças que vivem com a infecção pelo HIV, 95% encontram-se na África subsaariana.[77] Cerca de um terço das crianças gravemente subnutridas nessa região era soropositiva para o HIV. Na ausência de terapia antirretroviral, as crianças infectadas por esse vírus com DPC grave apresentam uma taxa de mortalidade três vezes mais alta que naquelas sem a infecção.[78] As crianças infectadas pelo HIV com DPC grave costumam permanecer mais tempo no hospital, com aumento no risco de óbito, sobretudo nas duas primeiras semanas da admissão hospitalar, como resultado de complicações e infecções oportunistas.[79,80]

Prevenção

As taxas de subnutrição sofreram um rápido declínio em países que têm diminuído os níveis de pobreza e investido em saúde, nutrição, educação e no setor social.[81] Por exemplo, o declínio do nanismo de 34 para 6% entre 1986 e 2006 no nordeste do Brasil foi relacionado com o aumento no poder aquisitivo das famílias de baixa renda, a melhoria nos níveis de escolaridade das mulheres, o acesso a água potável e saneamento para reduzir o risco de infecções e a universalização dos cuidados básicos de saúde.[82] As intervenções a seguir têm se mostrado eficazes na prevenção de subnutrição materna e infantil: promoção do aleitamento materno; melhoria da alimentação complementar, com ou sem provisão de suplementos alimentares; suplementação de micronutrientes; lavagem e higiene das mãos; e tratamento da DPC grave.[83] Essas intervenções podem reduzir o nanismo em 36%, a mortalidade em 25% e os anos de vida perdidos ajustados por incapacidade em 25% entre o nascimento e 36 meses de vida. A longo prazo, as estratégias para prevenir a desnutrição devem seguir uma abordagem multidisciplinar, envolvendo itens como: produção, distribuição e disponibilidade de alimentos (segurança alimentar); medicina preventiva; educação; desenvolvimento social; e melhorias econômicas (ver Fig. 68.2). Nos Estados Unidos, o controle e a prevenção eficazes só podem ser alcançados através de compromisso político contínuo a longo prazo e ações voltadas para a erradicação das causas de base da subnutrição. No México, o nanismo diminuiu de 27% em 1988 para 16% em 2006, como resultado da melhor orientação e maior cobertura nos Estados Unidos de um programa de transferência condicional de recursos e aumento no acesso a estabelecimentos de cuidados de saúde.[84]

As intervenções para prevenir o nanismo devem se concentrar na gestação e nos dois primeiros anos de vida, incluindo a prevenção de baixo peso ao nascer e as práticas adequadas de alimentação infantil.[9] A melhoria na nutrição em uma fase precoce da vida é associada ao aumento no intelecto e a um menor risco de doença cardiovascular na idade adulta.[85,86] Há evidências crescentes que apoiam intervenções endócrinas ou nutricionais durante a vida pós-natal precoce para reverter alterações epigenéticas e fenotípicas induzidas, por exemplo, por dieta materna desbalanceada durante a gravidez.[87]

Agradecimentos

Honramos a memória do Dr. Benjamin Torun, o último coautor deste capítulo na edição anterior. Não temos divulgações para relatar.

Referências bibliográficas

1. Smellie JM. BMJ 1954;2:165.
2. Hinojosa F. Gac Med Mex 1865;1:137–9.
3. Patron-Correa JP. Rev Med Yucatan (Mexico) 1908;3:89–96.
4. Williams CD. Arch Dis Child 1932;8:423–33.
5. Bengoa Lecanda JM. Tras la Ruta del Hambre: Nutrición y Salud Pública en el Siglo XX. Alicante, Spain: Universidad de Alicante, 2005:1–154.
6. Vega-Franco L. Salud Publica Mex 1999;41:328–33.
7. Hegsted DM, Tsongas AG, Abbott DB et al. J Lab Clin Med 1946; 31:261–84.
8. Keusch GT. J Nutr 2003;133:336S–40S.
9. Victora CG, de Onis M, Hallal PC et al. Pediatrics 2010;125:e473–80.
10. Black RE, Allen LH, Bhutta ZA et al. Lancet 2008, 371:243–60.
11. de Onis M, Blossner M, Borghi E. Public Health Nutr 2011 Jul 14;1–7 [Epub ahead of print].
12. Liu T, Howard RM, Mancini AJ et al. Arch Dermatol 2001;137:630–6.
13. United Nations Children's Fund (UNICEF). Strategy for Improved Nutrition of Children and Women in Developing Countries. New York: UNICEF, 1990.
14. Pelletier DL, Frongillo EA Jr, Schroeder DG et al. Bull World Health Organ 1995;73:443–8.
15. Rice AL, Sacco L, Hyder A et al. Bull World Health Organ 2000;78:1207–21.
16. Duke T, Michael A, Mgone J et al. Bull World Health Organ 2002;80:16–25.
17. Khan Y, Bhutta ZA. Pediatr Clin North Am 2010;57:1409–41.
18. Waterlow JC. Eur J Clin Nutr 1994;48(Suppl):S1–4.
19. Victora CG. J Nutr 1992;122:1105–10.
20. Van Speybroeck L. Ann N Y Acad Sci 2002;981:61–81.
21. Quinlan J, Lemire M, Hudson T et al. J Am Soc Nephrol 2007;18:1915–21.
22. Zandi-Nejad K, Luyckx V, Brenner BM. Hypertension 2006;47:502–8.
23. Lillycrop KA, Slater-Jefferies JL, Hanson MA et al. Br J Nutr 2007;97:1064–73.
24. Lillycrop KA, Phillips ES, Jackson AA et al. J Nutr 2005;135:1382–6.
25. Gluckman PD, Hanson MA, Spencer HG. Trends Ecol Evol 2005;20:527–33.
26. Torun B. Short and long-term effects of low or restricted energy intakes on the activity of infants and children. In: Schurch B, Scrimshaw NS, eds. Activity, Energy Expenditure and Energy Requirements of Infants and Children. Lausanne: International Dietary Energy Consultancy Group, 1990:335–59.
27. Rutishauser IHE, Whitehead RG. Br J Nutr 1972;28:145–52.
28. Viteri FE, Torun B. Nutrition, physical activity and growth. In: Ritzen M, Aperia A, Hall K et al, eds. The Biology of Normal Human Growth. New York: Raven Press, 1981:265–73.
29. Spurr GB, Reina JC. Eur J Clin Nutr 1988;42:819–34.
30. Viteri FE, Torun B, Immink MDC et al. Marginal malnutrition and working capacity. In: Harper AE, Davis GK, eds. Nutrition in Health and Disease and International Development. New York: Alan R Liss, 1981;277–83.
31. Torun B, Viteri FE. United Nations Univ Food Nutr Bull 1981;(Suppl 5):229–41.
32. Waterlow JC, Garlick PJ, Millward JD. Protein Turnover in Mammalian Tissues and in the Whole Body. Oxford: North Holland, 1978.
33. Tomkins AM, Garlick PJ, Schofield WN et al. Clin Sci 1983;65: 313–24.
34. Viteri FE. Primary protein-energy malnutrition: clinical, biochemical, and metabolic changes. In: Suskind RM, ed. Textbook of Pediatric Nutrition. New York: Raven Press, 1981:189–215.
35. Chandra RK. Am J Clin Nutr 1991;53:1087–101.
36. Viteri FE, Alvarado J, Luthringer DG et al. Vitam Horm 1968;26:573–615.
37. Nichols BL, Alvarado J, Hazlewood CF et al. J Pediatr 1972;80: 319–30.
38. Viart P. Am J Clin Nutr 1977;30:334–48.
39. Heymsfield SB, Bethel RA, Ansley JD et al. Am Heart J 1978; 95:584–94.
40. Viteri FE, Schneider R. Med Clin North Am 1974;58:1487–505.
41. Torun B, Solomons NW, Viteri FE. Arch Latinoam Nutr 1979; 29:445–94.
42. Torun B. Nutrient absorption in malnutrition. In: Chagas C, Keusch GT, eds. The Interactions of Parasitic Diseases and Nutrition. Pontificiae academiae scientiarum scripta varia no. 61. Vatican: Pontifical Academy of Sciences, 1986:81–94.
43. Viteri FE. Primary protein-energy malnutrition: clinical, biochemical, and metabolic changes. In: Suskind RM, ed. Textbook of Pediatric Nutrition. New York: Raven Press, 1981:189–215.
44. Reddy V. Protein-energy malnutrition: an overview. In: Harper AR, Davis GK, eds. Nutrition in Health and Disease and Industrial Development. New York: Alan R Liss, 1981:227–35.
45. Golden MHN. The consequences of protein deficiency in man and its relationship to the features of kwashiorkor. In: Blaster KL, Waterlow JC, eds. Nutritional Adaptation in Man. London: John Libby, 1985:169–88.
46. Golden MHN, Ramdath D. Proc Nutr Soc 1987;46:53–68.
47. World Health Organization. WHO Child Growth Standards: Length/Height-for-Age, Weight-for-Age, Weight-for-Length, Weight-for-Height, and Body Mass Index-for-Age: Methods and Development. Geneva: World Health Organization, 2006.
48. de Onis M, Onyango AW, Borghi E et al. Bull World Health Organ 2007;85:660–7.

49. Waterlow JC. Classification and definition of protein-energy malnutrition. In: Beaton GH, Bengoa JM, eds. Nutrition in Preventive Medicine. Geneva: World Health Organization, 1976.
50. World Health Organization. WHO Child Growth Standards and the Identification of Severe Acute Malnutrition in Infants and Children. Geneva: World Health Organization, 2009.
51. Valid International. Community Based Therapeutic Care: A Field Manual. Oxford: Valid International, 2006.
52. Collins S, Sadler K, Dent N et al. Food Nutr Bull 2006;27(Suppl):S49–82.
53. Ashworth A. Food Nutr Bull 2006;27(Suppl):S24–48.
54. Golden MH. Eur J Clin Nutr 1994;48(Suppl):S58–71.
55. Kabir I, Malek MA, Mazumder RN et al. Am J Clin Nutr 1993;57:441–5.
56. Cooper ES, Bundy DAP, MacDonald TT et al. Eur J Clin Nutr 1990;44:285–91.
57. Golden MH. Food Nutr Bull 2009;30(Suppl):S267–342.
58. Michaelsen KF, Hoppe C, Roos N et al. Food Nutr Bull 2009;30(Suppl):S343–404.
59. Pee S, Bloem MW. Food Nutr Bull 2009;30(Suppl):S434–63.
60. Adu-Afarwuah S, Lartey A, Brown KH et al. Am J Clin Nutr 2007;86:412–20.
61. Phuka JC, Maleta K, Thakwalakwa C et al. Arch Pediatr Adolesc Med 2008;162:619–26.
62. World Health Organization. WHO Training Course on the Management of Severe Malnutrition. Geneva: World Health Organization, 2009.
63. Sandige H, Ndekha MJ, Briend A et al. Pediatr Gastroenterol Nutr 2004;39:141–6.
64. Manary MJ. Food Nutr Bull 2006;27(Suppl):S83–9.
65. World Health Organization. Guidelines for the Inpatient Treatment of Severely Malnourished Children. Geneva: World Health Organization, 2003.
66. Maitland K, Berkley JA, Shebbe M et al. PLoS Med 2006;3:e500.
67. World Health Organization. Management of Severe Malnutrition: A Manual for Physicians and Other Senior Health Workers. Geneva: World Health Organization, 1999.
68. Deen JL, Funk M, Guevara V et al. Bull World Health Org 2003; 81:237–43.
69. Torun B, Viteri FE. Eur J Clin Nutr 1994;48(Suppl 1):S186–90.
70. Ndekha MJ, Manary MJ, Ashorn P et al. Acta Paediatr 2005;94:222–5.
71. Kekitiinwa A, Lee KJ, Walker AS et al. J Acquir Immune Defic Syndr 2008;49:384–92.
72. Victora CG, Adair L, Fall C et al. Lancet 2008;371:340–57.
73. Martins PA, Hoffman DJ, Fernandes MT et al. Br J Nutr 2004; 92:819–25.
74. Norris SA, Osmond C, Gigante D et al. Diabetes Care 2012;35:72–9.
75. Adair LS, Martorell R, Stein AD et al. Am J Clin Nutr 2009;89: 1383–92.
76. Bryce J, Black RE, Walker N et al. Lancet 2005;365:1147–52.
77. UNAIDS. Global Report: UNAIDS Report on the Global AIDS Epidemic 2010. Geneva: United Nations Programme on HIV/AIDS, 2010.
78. Fergusson P, Tomkins A. Trans R Soc Trop Med Hyg 2009;103:541–8.
79. Musoke PM, Fergusson P. Am J Clin Nutr 2011;94:1716S–20S.
80. Bachou H, Tumwine JK, Mwadime RK et al. BMC Pediatr 2006;6:7.
81. Dayrit MA. Bull World Health Org 1998;76(Suppl):80–4.
82. Lima AL, Silva AC, Konno SC et al. Rev Saude Publica 2010:44: 17–27.
83. Bhutta ZA, Ahmed T, Black RE et al. Lancet 2008;371:417–40.
84. Rivera JA, Irizarry LM, Gonzalez-de Cossio T. Salud Publica Mex 2010;51(Suppl 4):S645–56.
85. Stein AD, Wang M, Ramirez-Zea M et al. Am J Epidemiol 2006; 164:1160–70.
86. Stein AD, Wang M, DiGirolamo A et al. Arch Pediatr Adolesc Med 2008;162:612–8.
87. Hanson M, Godfrey KM, Lillycrop KA et al. Prog Biophys Mol Biol 2011;106:272–80.
88. James WPT, Ferro-Luzzi A, Waterlow JC. Eur J Clin Nutr 1988; 42:969–81.

Doenças metabólicas hereditárias: aminoácidos, ácidos orgânicos e galactose*

Louis J. Elsas II† e Phyllis B. Acosta

Perspectiva genética

Os geneticistas abordam o assunto geral da nutrição e da necessidade específica de nutrientes com a visão de que a ingestão dietética recomendada (RDA)[1] de um nutriente essencial não é o ideal para todas as pessoas. Ao contrário, os membros de uma população apresentam grandes variações em suas necessidades de nutrientes, amplamente determinadas pela genética. Esse conceito tem origem histórica em duas disciplinas científicas mais antigas: a genética bioquímica humana e a ciência da nutrição. A primeira nasceu das *Croonian Lectures*, de Sir Archibald Garrod, em 1908. Garrod definiu quatro "erros inatos do metabolismo" como blocos herdados no fluxo normal dos processos metabólicos. A expressão bioquímica e clínica desses blocos metabólicos demonstrou padrões de hereditariedade consistentes com as previsões de Mendel para a transmissão de genes isolados com grande efeito sobre o fenótipo. Na alcaptonúria, Garrod observou que a quantidade de proteína ingerida era proporcional à coloração escura da urina e, consequentemente, à quantidade de alcaptona excretada. A maioria das pessoas

*__Abreviaturas:__ **δ-ALA**, ácido δ-aminolevulínico; **ARG**, arginina; **ASA**, deficiência de argininosuccinato liase; **ATP**, trifosfato de adenosina; **BCAA**, aminoácido de cadeia ramificada; **BCKA**, α-cetoácido de cadeia ramificada; **BCKAD**, α-cetoácido desidrogenase de cadeia ramificada; **BH4**, tetra-hidrobiopterina; **CβS**, cistationina β-sintase; **CH_3-B_{12}**, metilcobalamina; **CIT**, citrulina; **CoA**, coenzima A; **DHPR**, di-hidropteridina redutase; **DNPH**, dinitrofenil-hidrazina; **EEG**, eletroencefalograma; **ETF**, fator de transferência de elétrons; **FAA**, fumarilacetoacetato; **FAH**, ácido fumarilacetoacético hidrolase; **GA-I**, acidemia glutárica tipo I; **GAL**, galactose; **GAL-1-P**, galactose-1-fosfato; **GALK**, galactoquinase; **GALT**, galactose-1-fosfato uridil transferase; **GCD**, glutaril-coenzima A desidrogenase; **GC/MS**, cromatografia gasosa/espectrometria de massa; **GLU**, glicose; **GLU-1-P**, glicose-1-fosfato; **GLY**, glicina; **HCO_3**, bicarbonato; **HMG**, 3-hidroxi-3-metilglutaril; **ILE**, isoleucina; **IVA**, ácido isovalérico; **IVD**, isovaleril-coenzima A desidrogenase; **IVG**, isovalerilglicina; **L-DOPA**, l-3,4-di-hidroxifenilalanina; **LEU**, leucina, **LNAA**, aminoácido neutro grande; **LYS**, lisina; **MAT**, metionina-S-adenosiltransferase; **MBG**, 2-metilbutirilglicinúria; **MET**, metionina; **MMA**, acidemia metilmalônica; **MPKUCS**, *Maternal Phenylketonuria Collaborative Study* (Estudo Colaborativo sobre a Fenilcetonúria Materna); **MS/MS**, espectrometria de massa em tandem; **MSUD**, doença da urina do xarope de bordo; **NAD**, nicotinamida adenina dinucleotídeo (ou dinucleotídeo de nicotinamida e adenina); **NADP**, nicotinamida adenina dinucleotídeo fosfato (ou fosfato de nicotinamida adenina dinucleotídeo); **NTBC**, 2-(2-nitro-4-trifluorometilbenzoil)-1,3-ciclo-hexanediona; **OHIVA**, ácido 3-hidroxi-isovalérico; **ORN**, ornitina; **OTC**, ornitina transcarbamilase; **PAH**, fenilalanina hidroxilase; **PHE**, fenilalanina; **PKU**, fenilcetonúria; **p-OHPPAD**, acidemia propiônica; **RDA**, ingestão dietética recomendada; **SAM**, S-adenosilmetionina; **SNC**, sistema nervoso central; **THR**, treonina; **TPP**, pirofosfato de tiamina (ou tiamina pirofosfato); **TRP**, triptofano; **TYR**, tirosina; **UCED**, deficiência de enzimas do ciclo da ureia; **UDP**, difosfato de uridina (ou uridina difosfato); **USDA**, United States Department of Agriculture (Departamento de Agricultura dos Estados Unidos); **VAL**, valina.

† *In memoriam*

não expressou esse fenômeno, mas os carreadores assintomáticos podiam estar sobrecarregados de proteínas e excretar quantidades significativas de alcaptona. Daí surgiu o conceito "individualista" de que os genes de uma pessoa controlavam o metabolismo e que os estados de doença eram criados por blocos presentes nesse fluxo metabólico que produziam precursores acumulados e produtos deficientes.

Hoje, reconhecemos que os "defeitos congênitos" são traços descontínuos resultantes de variações na quantidade e função das enzimas e coenzimas.[2-4] As sequências de aminoácidos e a quantidade de enzimas são determinadas pelos genes e pela regulação epigenética. O controle da função enzimática é determinado pela regulação molecular por meio de transcrição genética, processamento pós-transcricional de RNA, translação, modificação pós-translacional, interação de cofatores, tráfego e ressíntese proteica. Mais de 20.000 distúrbios monogênicos humanos encontram-se catalogados e disponíveis. Desses, aproximadamente 400 têm uma base bioquímica definida.[5] A extensão da variação normal nos genes que controlam a atividade enzimática sugere que cerca de 30% de nossa população são heterozigotos para os alelos comuns.[6] Em meio a essa constante diversidade, as mutações produzem traços descontínuos relativamente raros, expressos como doença em condições ambientais normais.

A frequência dos genes mutantes nas populações é variável; por exemplo, a deficiência de α-cetoácido desidrogenase de cadeia ramificada (BCKAD) (doença da urina do xarope de bordo [MSUD]) ocorre em 1 a cada aproximadamente 185.000 recém-nascidos em todo o mundo, mas ocorre em 1 a cada 176 em uma população menonita pura.[7] A mutação entre os menonitas ocorre no gene *E1α* e transforma uma tirosina (TYR) na posição 194 em asparagina (Y302N). No estado homozigoto, o processo produz extrema toxicidade causada pelo acúmulo de α-cetoácidos de cadeia ramificada (BCKA) se os recém-nascidos afetados receberem a ingestão dietética recomendada (RDA) de aminoácidos de cadeia ramificada (BCAA). A expectativa, no entanto, é de um nível de desenvolvimento normal se a ingestão alimentar de isoleucina (ILE), leucina (LEU) e valina (VAL) for restringida a 20 a 40% da RDA durante a infância.[8] Ocorre uma variação humana considerável na estrutura e na atividade das enzimas, mas apenas algumas pessoas apresentam um quadro de debilitação tão sério a ponto de a ingestão da RDA desenvolver doenças graves. A triagem e a intervenção alimentar conduzidas com recém-nascidos com base em grupos populacionais específicos hoje são aplicadas por meio de programas de saúde pública e envolvem mais de quarenta defeitos congênitos raros para o quais, considerando-se uma dieta normal, a triagem de recém-nascidos prevê suscetibilidade genética.[2,3] Em contraste com esses defeitos congênitos relativamente raros, todo ser humano tem carência da enzima que converte L-gulono-α-lactona em ácido ascórbico, mas não há incidência de escorbuto se houver um nível suficiente de ingestão e absorção de vitamina C.[9] Consequentemente, a frequência da suscetibilidade genética em condições alimentares "normais" varia de rara a comum, estendendo-se ao metabolismo de aminoácidos, nitrogênio, carboidratos, lipídios, ácidos graxos, ácidos orgânicos, purinas, pirimidinas, minerais e vitaminas.

Distúrbios genéticos beneficiados pela terapia nutricional

Já foram relatados mais de 400 distúrbios genéticos em que as manifestações tóxicas estão relacionadas ao acúmulo, à deficiência ou à produção excessiva de substratos de ocorrência natural e de produtos do fluxo metabólico.[3] Em muitos desses distúrbios, a modificação da ingestão alimentar ameniza tais manifestações. Em muitos outros, no entanto, quando os sintomas aparecem, já ocorreram danos irreversíveis. O bom manejo desses distúrbios depende da identificação das pessoas afetadas enquanto elas apresentam uma condição pré-sintomática ou antes que se instale uma doença irreversível. Como os distúrbios são hereditários, os marcadores genéticos estão presentes desde a concepção, em cujo caso se configura o poder genético de previsão e prevenção. Na prática, determinados distúrbios podem ser detectados no feto entre a 10ª e a 16ª semanas de gestação, por meio de estudos do vilo coriônico ou de células do líquido amniótico. O diagnóstico pré-natal pode ser feito entre a 9ª e a 12ª semanas de gestação por meio de biópsia do vilo coriônico.[10] As sequelas teratogênicas de um defeito congênito em uma gravidez, como defeitos de nascença em filhos de mães com fenilcetonúria (PKU), podem ser prevenidas pelo controle rigoroso da fenilalanina sanguínea (PHE) antes da concepção e durante toda a gestação. Outras alterações metabólicas hereditárias são detectadas após o nascimento no lactente pré-sintomático por meio de exame de sangue, urina, eritrócitos e leucócitos ou de cultura de fibroblastos dérmicos para verificação de enzimas comprometidas, substratos acumulados ou produtos de vias metabólicas alternativas.

Em geral, é realizada uma busca seletiva por doença genética pré-sintomática quando existe um histórico familiar de doença hereditária. É feita também uma triagem seletiva para doença hereditária para verificação de sintomas relativamente comuns, como comprometimento do crescimento e desenvolvimento na infância. O tratamento precoce provou sua eficácia em muitas doenças, como PKU, galactosemia, acidemia isovalérica, homocistinúria, MSUD, acidúria argininosuccínica e citrulinemia. No caso de PKU, ocorrem lesões cerebrais irreversíveis se o tratamento não for iniciado até a segunda semana de vida. No caso de MSUD, galactosemia, acidemia isovalérica e distúrbios do ciclo da ureia, podem ocorrer lesões cerebrais irreversíveis na primeira semana de vida, enquanto os distúrbios da oxidação dos ácidos graxos podem permanecer sem ser detectados durante semanas, até que uma infecção intermitente produza hipoglicemia. Para prever e prevenir danos irreversíveis decorrentes de erros inatos do metabolismo, a triagem de amostras de sangue seco extraídas do calcanhar (teste do pezinho) de grupos populacionais específicos de recém-nascidos é realizada desde a década de 1960. A tecnologia de triagem evoluiu do bioensaio para a espectrometria de massa em tandem

(MS/MS), que permitiu ampliar a detecção de analitos acumulados de apenas alguns aminoácidos para ácidos graxos e ácidos orgânicos. Esses compostos são determinados a partir de seus perfis de acilcarnitina, enquanto os aminoácidos são determinados a partir de seus derivados de butil-éster. Em 2006, o American College of Medical Genetics[11] recomendou um painel uniforme de 29 distúrbios com alvos primários e 25 distúrbios secundários. É feita uma triagem de 42 distúrbios por meio de MS/MS de amostras de sangue seco, e todos esses distúrbios exigem a rápida recuperação do recém-nascido com triagem positiva e a urgente confirmação ou não dos resultados da triagem com intervenção alimentar imediata para o diagnóstico confirmado. Essas condições metabólicas foram selecionadas por meio de um processo interativo entre clínicos, laboratoristas e nutricionistas. A seleção foi baseada em um nível suficiente de conhecimento e disponibilidade de tecnologia de triagem e confirmação, na possibilidade de intervenção preventiva e na probabilidade de que o lactente com triagem positiva em um desses distúrbios obtivesse um bom resultado a partir da intervenção inicial. A Tabela 69.1 mostra alguns desses distúrbios, seus perfis de MS/MS e as intervenções agudas necessárias para um lactente com teste de triagem positivo.[11-20] A Tabela 69.2 relaciona as enzimas comprometidas.[15,21-36] Como a introdução da nutrição de emergência no recém-nascido muda com a confirmação do diagnóstico e a idade, a Tabela 69.3 relaciona algumas alterações nutricionais recomendadas em função da idade da criança.

Embora muitos pacientes com distúrbios hereditários tenham se beneficiado da terapia nutricional, para desenvolver uma discussão adequada, seria necessário um capítulo para cada distúrbio. Portanto, este capítulo enfatiza distúrbios para os quais existem procedimentos de triagem baseados em grupos populacionais específicos, recuperação, diagnóstico e terapia nutricional para prevenir problemas patológicos graves e irreversíveis.

Princípios gerais do manejo de doenças genéticas

Esta seção discute 13 abordagens terapêuticas de doenças metabólicas hereditárias. Por serem hereditários, todos esses distúrbios exigem aconselhamento genético dos pais em relação aos riscos de recorrência, ao ônus da doença sobre a criança afetada e às alternativas em reprodução. O alvo, nesse caso, são as intervenções nutricionais e médicas diretas para o lactente diagnosticado. A escolha do tratamento depende dos mecanismos fisiopatológicos que produzem as doenças e da abordagem médica destinada a devolver a homeostase a todo o corpo. Várias abordagens terapêuticas podem ser experimentadas ou utilizadas simultaneamente, dependendo da intensidade do processo patológico.

1. Aumentar o anabolismo e reduzir o catabolismo. Essa abordagem combinada envolve o uso de uma alimentação altamente energética e de misturas adequadas de aminoácidos para aminoacidopatias e acidemias orgânicas. Deve-se procurar evitar o estado fisiológico catabólico no lactente na faixa de 4 a 14 dias, mantendo-se um estado anabólico durante toda a infância. Essa manobra terapêutica deve ser comum a todos os defeitos congênitos que envolvem as vias catabólicas. Deve-se ter o cuidado, no entanto, de utilizar as dietas altamente energéticas durante a fase aguda, mas não a longo prazo, a fim de evitar o sobrepeso ou a obesidade.
2. Corrigir o desequilíbrio básico das relações metabólicas. Essa correção envolve o uso da restrição alimentar para reduzir o acúmulo de substratos tóxicos e o fornecimento de produtos possivelmente deficientes. Por exemplo, no caso de deficiência de fenilalanina hidroxilase (PAH), a PHE é restringida, e a TYR, suplementada.
3. Aumentar a excreção de substâncias acumuladas produzidas em excesso. Os rins podem auxiliar como órgãos de diálise na remoção de precursores tóxicos acumulados. A manutenção da diurese por meio da hidratação é um componente essencial da terapia.
4. Oferecer vias metabólicas alternativas para reduzir os precursores tóxicos acumulados em sequências de reações bloqueadas. Existem muitos exemplos dessa abordagem. Por exemplo, a remoção de nitrogênio mediante a administração de quantidades terapêuticas de ácido fenilacético (são utilizados precursores menos nocivos e fenilbutirato) reduz a amônia acumulada nos defeitos enzimáticos do ciclo da ureia para formar fenilacetilglutamina a partir da glutamina, com a consequente perda de dois átomos de nitrogênio na urina. O ácido benzoico também é utilizado para favorecer a formação de adutos glicínicos de ácido hipúrico que levam a uma excreção urinária de um átomo de nitrogênio por mol. Da mesma forma, na acidemia isovalérica, ocorre a formação de isovaleril-glicina inócua (IVG) a partir do acúmulo de ácido isovalérico (IVA) se for administrado suplemento de glicina (GLY) para ativar a ubíqua glicina *N*-transacilase. Em seguida, a IVG é excretada na urina. A betaína é usada para ativar a metilação da homocisteína em metionina (MET) em caso de deficiência de cistationina β-sintase (CβS).
5. Utilizar inibidores metabólicos para reduzir o excesso de produtos. Por exemplo, o alopurinol inibe a xantina oxidase e reduz a produção excessiva de ácido úrico na gota; a lovastatina e a compactina suprimem a hidroximetilglutaril-coenzima A (CoA) redutase e reduzem a biossíntese do excesso de colesterol endógeno na hipercolesterolemia familiar; e a 2-(2-nitro-4-trifluorometilbenzoil)-1,3-cicloexanediona (NTBC) inibe a enzima ácido *p*-hidroxifenilpirúvico dioxigenase (*p*-OHPPAD) e, consequentemente, a produção tóxica de succinilacetona na tirosinemia tipo I.
6. Fornecer produtos de vias secundárias bloqueadas. Na fibrose cística, o pâncreas exócrino não funciona de maneira normal para produzir e secretar as enzimas digestivas. A administração dessas enzimas pancreáticas corrige parcialmente essa insuficiência e pode evitar as sequelas da deficiência de vitaminas lipossolúveis em recém-nascidos e crianças pequenas.

Tabela 69.1 Alvos essenciais e secundários de defeitos congênitos de metabolismo com o número do Online Mendelian Inheritance in Man recomendado para triagem neonatal, analitos marcadores utilizados com triagem por espectrometria de massa em tandem, e terapia nutricional durante o diagnóstico e o tratamento na fase aguda da doença

Erro congênito (N. OMIM)	Analito marcador	Terapia nutricional durante o diagnóstico e a fase aguda da doença
Alvos essenciais Distúrbios dos aminoácidos Acidemia argininosuccínica (N. 207900)	CIT	Necessidade de rápida intervenção NH_3 no sangue > 200 μmol/L Suspender proteína por 1-2 dias apenas; aumentar L-ARG e/ou L-CIT se não houver deficiência de arginase Se necessário, administrar glicose e eletrólitos por via IV à base de 150 mL/kg/24h para produzir 10 mg/kg/min Administrar Pedialyte e bebidas não alcoólicas adoçadas com açúcar e sem cafeína, com a adição de Polycose ou Moducal, para manter a ingestão energética em 125-150% da RDA Iniciar fórmula por via oral e dieta completa tão logo tolerada É usado benzoato de sódio, ácido fenilbutírico ou ácido fenilacético para ajudar a reduzir o NH_3 no sangue
Citrulinemia (N. 215700)	CIT	Necessidade de rápida intervenção NH_3 no sangue > 200 μmol/L Suspender proteína por 1-2 dias apenas; aumentar L-ARG se não houver deficiência de arginase Se necessário, administrar glicose e eletrólitos por via IV à base de 150 mL/kg/24h para produzir 10 mg/kg/min Administrar Pedialyte e bebidas não alcoólicas adoçadas com açúcar e sem cafeína, com a adição de Polycose ou Moducal, para manter a ingestão energética em 125-150% da RDA Iniciar fórmula por via oral e dieta completa tão logo tolerada É usado benzoato de sódio, ácido fenilbutírico ou ácido fenilacético para ajudar a reduzir o NH_3 no sangue
Homocistinúria (N. 236200)	MET	Manter a hidratação adequada Administrar, durante um mês, 25-100 mg/kg de piridoxina, além da fórmula normal para lactentes, para determinar se o paciente responde à vitamina B_6 Se o paciente não responder à vitamina B_6, restringir a MET (20 mg/kg) com módulos, folato, betaína e uma dieta completa ao final de um mês
Doença da urina do xarope de bordo (MSUD) (N. 248600, 248611, 248610, 238339)	LEU ± VAL	Necessidade de rápida intervenção Suspender BCAA por 1-2 dias Corrigir acidose metabólica e anomalias eletrolíticas Fornecer a energia adequada para suprimir o catabolismo das proteínas endógenas (125-150% da RDA para a idade) Monitorar cuidadosamente o estado de hidratação, o estado eletrolítico e os sintomas clínicos para evitar crise convulsiva Acrescentar L-ILE à terapia no intervalo de 1-2 dias quando a concentração de ILE no plasma alcançar ≈105 μmol/L A concentração de LEU no plasma permanece elevada por um período prolongado se houver deficiência de ILE ou VAL Suspeitar de sepse concomitante Iniciar fórmula por via oral e dieta completa tão logo tolerada
Fenilcetonúria (PKU) (N. 261600)	PHE, PHE/TYR	Suspender PHE dietética por 1-2 dias apenas No caso de lactentes, oferecer Pedialyte com a adição de Polycose para manter o equilíbrio eletrolítico, se necessário Se necessário, administrar glicose e eletrólitos por via IV à base de 150 mL/kg/24h para produzir uma taxa de infusão de glicose de 10 mg/kg/min, e aminoácidos isentos de PHE para manter o anabolismo Administrar bebidas não alcoólicas adoçadas com açúcar e sem cafeína, com a adição de Polycose ou Moducal, para manter a ingestão energética em 100% da RDA Iniciar fórmula por via oral e dieta completa tão logo tolerada
Tirosinemia tipo I (TyrI) (N. 276700)	TYR	Necessidade de rápida intervenção Suspender PHE e TYR dietéticos por 1-2 dias apenas No caso de lactentes, oferecer Pedialyte com a adição de Polycose para manter o equilíbrio eletrolítico, se necessário Se necessário, administrar glicose e eletrólitos por via IV à base de 150 mL/kg/24h para produzir uma taxa de infusão de glicose de 10 mg/kg/min, e aminoácidos isentos de PHE e TYR para manter o anabolismo Administrar bebidas não alcoólicas adoçadas com açúcar e sem cafeína, com a adição de Polycose ou Moducal, para manter a ingestão energética em 120-130% da RDA Iniciar fórmula por via oral e dieta completa tão logo tolerada

(continua)

Tabela 69.1 Alvos essenciais e secundários de defeitos congênitos de metabolismo com o número do Online Mendelian Inheritance in Man recomendado para triagem neonatal, analitos marcadores utilizados com triagem por espectrometria de massa em tandem, e terapia nutricional durante o diagnóstico e o tratamento na fase aguda da doença (*continuação*)

Erro congênito (N. OMIM)	Analito marcador	Terapia nutricional durante o diagnóstico e a fase aguda da doença
Distúrbios da oxidação dos ácidos graxos Deficiência na ingestão de carnitina (CUD) (N. 212140)	CO	Administrar amido de milho não cozido conforme necessário, a fim de ajudar a evitar hipoglicemia em pacientes com ≥ 6 meses de idade Evitar jejum Se necessário, administrar glicose IV à base de 150 mL/kg para produzir uma taxa de infusão de glicose de 10 mg/kg/min Em casa, administrar, com frequência, alimentação líquida com um conteúdo de 2,5 g de carboidratos por 30 mL Iniciar dieta oral tão logo possível
Deficiência de hidroxiacil-CoA desidrogenase de cadeia longa (LCHAD) (N. 609016)	C16-OH; C18:1-OH	Administrar amido de milho não cozido conforme necessário, a fim de ajudar a evitar hipoglicemia em pacientes com ≥ 6 meses de idade Evitar jejum Se necessário, administrar glicose IV à base de 150 mL/kg para produzir uma taxa de infusão de glicose de 10 mg/kg/min Em casa, administrar, com frequência, alimentação líquida com um conteúdo de 2,5 g de carboidratos por 30 mL Iniciar dieta oral tão logo possível Evitar triglicerídeos de cadeia média
Deficiência de acil-CoA desidrogenase de cadeia média (MCAD) (N. 201450)	C8/C10 ± C6, C10:1, C8	Administrar amido de milho não cozido conforme necessário, a fim de ajudar a evitar hipoglicemia em pacientes com ≥ 6 meses de idade Evitar jejum Se necessário, administrar glicose IV à base de 150 mL/kg para produzir uma taxa de infusão de glicose de 10 mg/kg/min Em casa, administrar, com frequência, alimentação líquida com um conteúdo de 2,5 g de carboidratos por 30 mL Iniciar dieta oral tão logo possível
Deficiência de proteína trifuncional (TFP) (N. 609015)	C16-OH, C18:1-OH	Administrar amido de milho não cozido conforme necessário, a fim de ajudar a evitar hipoglicemia em pacientes com ≥ 6 meses de idade Evitar jejum Se necessário, administrar glicose IV à base de 150 mL/kg para produzir uma taxa de infusão de glicose de 10 mg/kg/min Em casa, administrar, com frequência, alimentação líquida com um conteúdo de 2,5 g de carboidratos por 30 mL Iniciar dieta oral tão logo possível
Deficiência de acil-CoA desidrogenase de cadeia muito longa (VLCAD) (N. 201475)	C14:1; C14:1/C12:1 ± C14, C16, C18:1	Administrar amido de milho não cozido conforme necessário, a fim de ajudar a evitar hipoglicemia em pacientes com ≥ 6 meses de idade Evitar jejum Se necessário, administrar glicose IV à base de 150 mL/kg para produzir uma taxa de infusão de glicose de 10 mg/kg/min Em casa, administrar, com frequência, alimentação líquida com um conteúdo de 2,5 g de carboidratos por 30 mL Iniciar dieta oral tão logo possível
Distúrbios de ácidos orgânicos Deficiência de β-cetotiolase[a] (BKT) (N. 248600)	C5:1, ± C5OH	Suspender ILE dietética por 1-2 dias apenas Administrar L-carnitina Oferecer Pedialyte com Polycose para manter o equilíbrio eletrolítico, se necessário Administrar glicose e eletrólitos por via IV à base de 150 mL/kg/24h para produzir uma infusão de glicose de 10 mg/kg/min,se necessário Administrar bebidas não alcoólicas adoçadas com açúcar e sem cafeína, com a adição de Polycose ou Moducal, para manter ingestão energética em 100-125% da RDA Iniciar fórmula por via oral e dieta completa o mais rápido possível
Deficiência de β-metilcrotonil--CoA caroxilase[a] (3MCC) (N. 210200)	C5-OH, ± C5:1	Suspender LEU dietética por 1-2 dias apenas Administrar L-carnitina IV Intensa reposição de líquidos Corrigir acidose metabólica e anomalias eletrolíticas Fornecer energia adequada para suprimir o catabolismo (125-150% da RDA para a idade) Se necessário, administrar por via IV glicose, lipídios e L-aminoácidos isentos de LEU Iniciar fórmula por via oral e dieta completa tão logo tolerada

(continua)

Tabela 69.1 Alvos essenciais e secundários de defeitos congênitos de metabolismo com o número do Online Mendelian Inheritance in Man recomendado para triagem neonatal, analitos marcadores utilizados com triagem por espectrometria de massa em tandem, e terapia nutricional durante o diagnóstico e o tratamento na fase aguda da doença (*continuação*)

Erro congênito (N. OMIM)	Analito marcador	Terapia nutricional durante o diagnóstico e a fase aguda da doença
Deficiência de cobalamina A e B (Cbl A, B)[a] (N. 251100, 251110)	C3, C3/C2	Suspender ILE, MET, THR, VAL por 1-2 dias apenas Iniciar dieta oral o mais rápido possível e administrar doses farmacológicas de folato e hidroxicobalamina IM
Acidemia glutárica tipo I[a] (GA-I) (N. 231670)	C5-DC	Suspender LYS e TRP por 1-2 dias apenas No caso de lactentes, oferecer Pedialyte com a adição de Polycose para manter o equilíbrio eletrolítico, se necessário Se necessário, administrar glicose e eletrólitos por via IV à base de 150 mL/kg/24h para produzir uma infusão de glicose de 10 mg/kg/min e aminoácidos isentos de LYS e TRP Administrar bebidas não alcoólicas adoçadas com açúcar e sem cafeína, com a adição de Polycose ou Moducal, para manter a ingestão energética em 100% Iniciar fórmula por via oral e dieta completa tão logo tolerada
Deficiência de HMG-CoA liase[a] (N. 246450)	C5-OH, ± C6-DC	Necessidade de rápida intervenção Suspender LEU por 1-2 dias apenas Limitar a ingestão de gorduras Administrar L-carnitina Reposição vigorosa de líquidos Corrigir acidose metabólica grave e anomalias eletrolíticas Fornecer a energia adequada para suprimir o catabolismo das proteínas endógenas (125-150% da RDA para a idade) Suspeita de sepse concomitante: considerar um baixo limiar para tratamento após a obtenção das culturas adequadas Iniciar fórmula por via oral e dieta completa tão logo tolerada
Acidemia isovalérica[a] (IVA) (N. 243500)	C5	Suspender LEU dietética por 1-2 dias apenas Administrar GLY e L-carnitina No caso de lactentes, oferecer Pedialyte com Polycose para manter o equilíbrio eletrolítico, se necessário Administrar bebidas não alcoólicas adoçadas com açúcar e sem cafeína, com a adição de Polycose ou Moducal, para manter a ingestão energética em 100-125% da RDA Se necessário, administrar glicose e eletrólitos por via IV à base de 150 mL/kg/24h para produzir uma taxa de infusão de glicose de 10 mg/kg/min e aminoácidos isentos de LEU Iniciar fórmula por via oral e dieta completa tão logo tolerada
Acidemia metilmalônica[a] (MUT) (N. 251000)	C3, C3/C2	Necessidade de rápida intervenção Suspender ILE, MET, THR, VAL por 1-2 dias apenas Administrar L-carnitina Administrar vigorosa reposição de líquidos Corrigir acidose metabólica grave e anomalias eletrolíticas; fornecer a energia adequada para suprimir o catabolismo das proteínas endógenas (125-150% da RDA para a idade) Suspeita de sepse concomitante: considerar um baixo limiar para tratamento após a obtenção das culturas adequadas
Deficiência múltipla de carboxilase[a] (MCD) (N. 253260)	C5-OH, ± C3	Biotina, 10-20 mg/dia No caso de lactentes, oferecer Pedialyte com a adição de Polycose para manter o equilíbrio eletrolítico, se necessário Se necessário, administrar glicose e eletrólitos por via IV à base de 150 mL/kg/24h para produzir uma taxa de infusão de glicose de 10 mg/kg/min Administrar bebidas não alcoólicas adoçadas com açúcar e sem cafeína, com a adição de Polycose ou Moducal, para manter a ingestão energética em 100-125% da RDA Iniciar dieta completa tão logo tolerada
Acidemia propiônica[a] (PPA) (N. 606054)	C3, C3/C2	Necessidade de rápida intervenção Suspender ILE, MET, THR, VAL por 1-2 dias Administrar L-carnitina Vigorosa reposição de líquidos Corrigir acidose metabólica grave e anomalias eletrolíticas Fornecer a energia adequada para suprimir o catabolismo das proteínas endógenas (125-150% da RDA para a idade) Suspeita de sepse concomitante: considerar baixo limiar para tratamento após a obtenção das culturas adequadas Iniciar dieta completa tão logo tolerada

(*continua*)

Tabela 69.1 Alvos essenciais e secundários de defeitos congênitos de metabolismo com o número do Online Mendelian Inheritance in Man recomendado para triagem neonatal, analitos marcadores utilizados com triagem por espectrometria de massa em tandem, e terapia nutricional durante o diagnóstico e o tratamento na fase aguda da doença (*continuação*)

Erro congênito (N. OMIM)	Analito marcador	Terapia nutricional durante o diagnóstico e a fase aguda da doença
Outros distúrbios Deficiência de biotinidase (BIOT) (N. 253260)	± C5-OH, C5:1	Biotina, 10-20 mg/dia No caso de lactentes, oferecer Pedialyte com a adição de Polycose para manter o equilíbrio eletrolítico, se necessário Administrar bebidas não alcoólicas adoçadas com açúcar e sem cafeína, com a adição de Polycose ou Moducal, para manter a ingestão energética em 100-125% da RDA Se necessário, administrar eletrólitos e glicose por via IV à base de 150 mL/kg/24h para produzir uma taxa de infusão de glicose de 10 mg/kg/min Iniciar administração de fórmula para lactentes tão logo tolerada
Fibrose cística (FC) (N. 219700)		Encaminhar para o gastroenterologista pediátrico
Deficiência de galactose-1--fosfato uridiltransferase[b] (GALT) (N. 606999)		Evitar fórmulas para lactentes que contenham lactose e galactose Evitar medicamentos que contenham galactose ou lactose
Alvos secundários Distúrbios de aminoácidos Argininemia (N. 107830)	ARG	Necessidade de rápida intervenção NH_3 no sangue > 200 μmol/L Suspender proteína por 1-2 dias apenas Administrar Pedialyte e bebidas não alcoólicas adoçadas com açúcar e sem cafeína, com a adição de Polycose ou Moducal, para manter a ingestão energética em 125-150% da RDA Se necessário, administrar glicose e eletrólitos por via IV à base de 150 mL/kg/24h para fornecer 10 mg/kg/min de glicose Iniciar fórmula por via oral e dieta completa tão logo tolerada É usado benzoato de sódio, ácido fenilbutírico ou ácido fenilacético para ajudar a reduzir o NH_3 no sangue
Deficiência de regeneração de biopterina (BIOPT REG) (N. 261630)	PHE, PHE/TYR	
Defeito na síntese de biopterina (N. 261630)	PHE, PHE/TYR	
Deficiência de citrina (N. 603471)	CIT	Dieta rica em proteínas e com baixo teor de carboidratos
Hipermetioninemia (N. 250850)	MET	Suspender a MET por 1-2 dias apenas
Hiperfenilalaninemia (N. 261630)	PHE	Iniciar fórmula por via oral e dieta completa tão logo tolerada Suspender PHE dietética por 1-2 dias apenas No caso de lactentes, oferecer Pedialyte com a adição de Polycose para manter o equilíbrio eletrolítico, se necessário Se necessário, administrar glicose e eletrólitos por via IV à base de 150 mL/kg/24h para produzir uma taxa de infusão de glicose de 10 mg/kg/min e aminoácidos isentos de PHE para manter o anabolismo Administrar bebidas não alcoólicas adoçadas com açúcar e sem cafeína, com a adição de Polycose ou Moducal, para manter a ingestão energética em 100% da RDA Iniciar fórmula por via oral e dieta completa tão logo tolerada
Tirosinemia tipo II (TYRII) (N. 276600)	TYR	Suspender PHE e TYR dietéticas por 1-2 dias apenas No caso de lactentes, oferecer Pedialyte com a adição de Polycose para manter o equilíbrio eletrolítico, se necessário; administrar bebidas não alcoólicas adoçadas com açúcar e sem cafeína, com a adição de Polycose ou Moducal, para manter a ingestão energética em 120-130% da RDA Se necessário, administrar glicose e eletrólitos por via IV à base de 150 mL/kg/24h para produzir uma taxa de infusão de glicose de 10 mg/kg/min e aminoácidos isentos de PHE e TYR para manter o anabolismo Iniciar alimentação funcional por via oral e dieta completa tão logo tolerada
Tirosinemia tipo III (TYRIII) (N. 276710)	TYR	Suspender PHE e TYR dietéticas por 1-2 dias apenas No caso de lactentes, oferecer Pedialyte com a adição de Polycose para manter o equilíbrio eletrolítico, se necessário Se necessário, administrar glicose e eletrólitos por via IV à base de 150 mL/kg/24h para produzir uma taxa de infusão de glicose de 10 mg/kg/min e aminoácidos isentos de PHE e TYR para manter o anabolismo Administrar bebidas não alcoólicas adoçadas com açúcar e sem cafeína, com a adição de Polycose ou Moducal, para manter a ingestão energética em 120-130% da RDA Iniciar fórmula por via oral e dieta completa tão logo tolerada

(continua)

Tabela 69.1 Alvos essenciais e secundários de defeitos congênitos de metabolismo com o número do Online Mendelian Inheritance in Man recomendado para triagem neonatal, analitos marcadores utilizados com triagem por espectrometria de massa em tandem, e terapia nutricional durante o diagnóstico e o tratamento na fase aguda da doença (*continuação*)

Erro congênito (N. OMIM)	Analito marcador	Terapia nutricional durante o diagnóstico e a fase aguda da doença
Distúrbios da oxidação dos ácidos graxos Defeito no transportador de carnitina/acilcarnitina (CACT) (N. 212138)	C16:1; C18:1	Necessidade de rápida intervenção Evitar jejum Se necessário, administrar eletrólitos e glicose por via IV à base de 150 mL/kg para produzir uma taxa de infusão de glicose de 10 mg/kg/min Administrar amido de milho não cozido conforme necessário, a fim de ajudar a evitar hipoglicemia em pacientes com ≥ 6 meses de idade Em casa, administrar, com frequência, alimentação líquida com um conteúdo de 2,5 g de carboidratos por 30 mL Iniciar dieta oral tão logo possível
Deficiência de carnitina palmitoil transferase I (CPT IA) (N. 600528)	Carnitina	Administrar amido de milho não cozido conforme necessário, a fim de ajudar a evitar hipoglicemia em pacientes com ≥ 6 meses de idade Evitar jejum Se necessário, administrar glicose IV à base de 150 mL/kg para produzir uma taxa de infusão de glicose de 10 mg/kg/min Em casa, administrar, com frequência, alimentação líquida com um conteúdo de 2,5 g de carboidratos por 30 mL Iniciar dieta oral tão logo possível
Deficiência de carnitina palmitoil transferase II (CPT II) (N. 255110)	C16:1; C18:1	Administrar amido de milho não cozido conforme necessário, a fim de ajudar a evitar hipoglicemia em pacientes com ≥ 6 meses de idade Evitar jejum Se necessário, administrar glicose IV à base de 150 mL/kg para produzir uma taxa de infusão de glicose de 10 mg/kg/min Em casa, administrar, com frequência, alimentação líquida com um conteúdo de 2,5 g de carboidratos por 30 mL Iniciar dieta oral tão logo possível
Deficiência de dienoil-CoA redutase (DE RED) (N. 222745)		Administrar amido de milho não cozido conforme necessário, a fim de ajudar a evitar hipoglicemia em pacientes com ≥ 6 meses de idade Evitar jejum Se necessário, administrar glicose IV à base de 150 mL/kg para produzir uma taxa de infusão de glicose de 10 mg/kg/min Em casa, administrar, com frequência, alimentação líquida com um conteúdo de 2,5 g de carboidratos por 30 mL Iniciar dieta oral tão logo possível
Acidemia glutárica tipo II[a] (GA-II) (Deficiência múltipla de acil-CoA desidrogenase) (N. 231680)	C4, C5, C5-DC, C6, 8, 12, 14, 16	Suspender LYS e TRP por 1-2 dias apenas Restringir gorduras Administrar L-carnitina e GLY Administrar riboflavina Manter o anabolismo, o equilíbrio eletrolítico e a hidratação Iniciar fórmula por via oral e dieta completa tão logo tolerada
Deficiência de cetoacil-CoA tiolase de cadeia média (MCKAT) (N. 602199)	C8, C8/C10, ± C6, C6, C10:1	Administrar amido de milho não cozido conforme necessário, a fim de ajudar a evitar hipoglicemia em pacientes com ≥ 6 meses de idade Evitar jejum Se necessário, administrar glicose IV à base de 150 mL/kg para produzir uma taxa de infusão de glicose de 10 mg/kg/min Em casa, administrar, com frequência, alimentação líquida com um conteúdo de 2,5 g de carboidratos por 30 mL Iniciar dieta oral tão logo possível
Deficiência de hidroxiacil-CoA desidrogenase de cadeia média/curta (M/SCHAD) (N. 300256)	C4-OH	Administrar amido de milho não cozido conforme necessário, a fim de ajudar a evitar hipoglicemia em pacientes com ≥ 6 meses de idade Evitar jejum Se necessário, administrar glicose IV à base de 150 mL/kg para produzir uma taxa de infusão de glicose de 10 mg/kg/min Em casa, administrar, com frequência, alimentação líquida com um conteúdo de 2,5 g de carboidratos por 30 mL Iniciar dieta oral tão logo possível
Deficiência de acil-CoA desidrogenase de cadeia curta (SCAD) (N. 201470)	C4	Administrar amido de milho não cozido conforme necessário, a fim de ajudar a evitar hipoglicemia em pacientes com ≥ 6 meses de idade Evitar jejum Se necessário, administrar glicose IV à base de 150 mL/kg para produzir uma taxa de infusão de glicose de 10 mg/kg/min

(*continua*)

Tabela 69.1 Alvos essenciais e secundários de defeitos congênitos de metabolismo com o número do Online Mendelian Inheritance in Man recomendado para triagem neonatal, analitos marcadores utilizados com triagem por espectrometria de massa em tandem, e terapia nutricional durante o diagnóstico e o tratamento na fase aguda da doença (*continuação*)

Erro congênito (N. OMIM)	Analito marcador	Terapia nutricional durante o diagnóstico e a fase aguda da doença
		Em casa, administrar, com frequência, alimentação líquida com um conteúdo de 2,5 g de carboidratos por 30 mL Iniciar dieta oral tão logo possível
Distúrbios dos ácidos orgânicos Acidemia 2-metil-3--hidroxibutírica (2M3HBA)	C5, C5:1, C5-OH	Suspender ILE dietética por 1-2 dias apenas Administrar L-carnitina Oferecer Pedialyte com Polycose para manter o equilíbrio eletrolítico, se necessário Administrar glicose e eletrólitos por via IV à base de 150 mL/kg/24h para produzir uma taxa de infusão de glicose de 10 mg/kg/min, se necessário Administrar bebidas não alcoólicas adoçadas com açúcar e sem cafeína, com a adição de Polycose ou Moducal, para manter a ingestão energética em 100-125% da RDA Iniciar fórmula por via oral e dieta completa tão logo tolerada
Deficiência de 2-metilbutiril--CoA desidrogenase (2MBG) (N. 600006)	C5	? Restrição de LEU
Deficiência de 3-metilglutaconil hidratase[a] (3MGA) (N. 250950)	C5-OH	Suspender LEU dietética por 1-2 dias apenas Administrar L-carnitina Administrar vigorosa reposição de líquidos Corrigir acidose metabólica e anomalias eletrolíticas Fornecer a energia adequada para suprimir o catabolismo (125-150% da RDA para a idade). Se necessário, administrar por via IV glicose, lipídios e L-aminoácidos isentos de LEU Retornar à fórmula por via oral e à dieta completa tão logo toleradas
Deficiência de cobalamina C e D (Cbl C, D)[a] (N. 277410, 277400)	C3/C2	Suspender ILE, MET, THR, VAL por 1-2 dias apenas Iniciar dieta oral tão logo possível e administrar doses farmacológicas de folato e hidroxicobalamina IM
Deficiência de isobutiril--CoA desidrogenase (IBG) (N. 611283)	C4	Suspender LEU dietética por 1-2 dias apenas Aumentar GLY, VAL e L-carnitina No caso de lactentes, oferecer Pedialyte com Polycose para manter o equilíbrio eletrolítico, se necessário Se necessário, administrar glicose e eletrólitos por via IV à base de 150 mL/kg/24h para produzir uma taxa de infusão de glicose de 10 mg/kg/min e aminoácidos isentos de LEU Administrar bebidas não alcoólicas adoçadas com açúcar e sem cafeína, com a adição de Polycose ou Moducal, para manter a ingestão energética em 100-125% da RDA Iniciar fórmula por via oral e dieta completa tão logo tolerada
Acidemia malônica (MAL) (N. 248360)	C3	Restringir gorduras Administrar L-carnitina e triglicerídios de cadeia média Evitar jejum Administrar amido de milho não cozido conforme necessário, a fim de ajudar a evitar hipoglicemia em pacientes com ≥ 6 meses de idade Se necessário, administrar glicose IV à base de 150 mL/kg para produzir uma taxa de infusão de glicose de 10 mg/kg/min Em casa, administrar, com frequência, alimentação líquida com um conteúdo de 2,5 g de carboidratos por 30 mL Iniciar dieta oral tão logo possível
Outros distúrbios		
Deficiência de galactoquinase[b] (GALK) (N. 230200)		O mesmo que para lactente normal Evitar fórmulas, alimentos e medicamentos que contenham galactose ou lactose Iniciar dieta oral tão logo tolerada
Deficiência de galactose epimerase[b] (GALE) (N. 230350)		O mesmo que para lactente normal Evitar fórmulas, alimentos e medicamentos que contenham galactose ou lactose Iniciar alimentação por via oral tão logo tolerada

Dois-pontos (:) seguidos de um número, ligações duplas; ARG, arginina; BCAA, aminoácido de cadeia ramificada; C, grupo acil ou cadeia de carbono; CIT, citrulina; CoA, coenzima A; DC, dicarboxil; GLY, glicina; HMG-CoA, 3-hidroxi-3-metilglutaril-coenzima A; ILE, isoleucina; IM, intramuscular; IV, intravenoso; LEU, leucina; LYS, lisina; MET, metionina; NH_3, amônia; O, oxigênio; OH, hidroxi; OMIM, *Online Mendelian Inheritance in Man*; PHE, fenilalanina; RDA, ingestão dietética recomendada; THR, treonina; TPR, triptofano; TYR, tirosina; VAL, valina.

[a]Um ou mais aminoácidos envolvidos no distúrbio.

[b]Triagem por meio da medição do nível de galactose no sangue.

Dados extraídos das referências 2 e 12 a 20, com permissão.

Tabela 69.2 Localização cromossomal, tamanho dos genes, número de mutações, distribuição tecidual dos genes e correlações genótipo-fenótipo

Enzima	Localização cromossomal	Tamanho do gene (kb)	Número de mutações	Distribuição tecidual	Correlação genótipo-fenótipo
Enzimas do metabolismo de aminoácidos					
Fenilalanina hidroxilase	12q22-q24.1	> 90	> 500	Fígado, rins	O genótipo prevê, de modo geral, o fenótipo metabólico e clínico
Di-hidropteridina redutase	4p15.1-p16.1		21	Fibra, fibroblastos, eritrócitos, leucócitos, plaquetas	?
Guanosina trifosfato ciclo-hidrolase	14q22.1-q22.2	30	42	Fígado	Nenhuma
6-Piruvoil tetra-hidropterina sintase	11q22.3-q23.3	?	> 28	Fígado, eritrócitos	Genótipo associado ao fenótipo
Pterina-4 α-carbinolamina desidratase	10q22		7	Linfócitos, células da raiz do couro cabeludo	Fenótipos leves
Fumarilacetoacetato hidrolase	15q23-q25		34	Fígado, túbulos renais, linfócitos, eritrócitos	Genótipo sem associação clara com o fenótipo
Maleilacetoacetato isomerase	14q24.3	?	3	Fígado, fibroblastos, rins	?
Tirosina aminotransferase	16q22.1	10.9	15	Fígado, rins	Nenhuma
4-Hidroxifenilpiruvato dioxigenase	12q24-qter	21	?	Fígado	?
Cistationina β-sintase	21q22.3	30	30	Fígado, fibroblastos, cérebro, linfócitos estimulados por fito-hemaglutinina, células do líquido amniótico, células do vilo coriônico	Genótipo associado ao fenótipo I278T: responsivo à vitamina B_6 T353M: africano, não responsivo à vitamina B_6 G307S: celta, não responsivo à vitamina B_6
Metionina-S-adenosiltransferase	10q22	20	17	Fígado[22,28]	Genótipo sem associação clara com o fenótipo
Enzimas do metabolismo de ácidos orgânicos					
Complexo α-cetoácido desidrogenase de cadeia ramificada					
E1α (descarboxilase)	19q13.3	55	12	Fígado, fibroblastos, leucócitos, músculos	Y393W (Menonita) (fenótipo clássico)
E1β (estabiliza a E1α)	6q1.4	100	4	Fígado, fibroblastos, leucócitos, músculos	11bp del → interrupção
E2 (transacilase)	1p31	68	6	Fígado, fibroblastos, leucócitos, músculos	E163X R183P, comum em Ashkenazi?
E3 (lipoamida desidrogenase)	7p22	20	10	Fígado, fibroblastos, leucócitos, músculos	Afeta a piruvato desidrogenase e a α-cetoglutarato desidrogenase Inibida pelo fator de necrose tumoral α e produz caquexia
E1α quinase (desativadora)	16p13.12	40	2	Fígado, fibroblastos, leucócitos, músculos	
E1α fosfatase (ativadora)	?	?	?	Fígado, fibroblastos, leucócitos, músculos	Ativa o complexo α-cetoácido desidrogenase de cadeia ramificada
Isovaleril-CoA desidrogenase	15q14-q15	2.1-4.6	20	Fígado, fibroblastos	Genótipo não associado ao fenótipo Genótipo associado ao fenótipo
3-Metilglutaconil-CoA carboxilase	?	?	?	Fibroblastos, linfócitos	?
3-Metilglutaconil-CoA hidratase (tipo 1)	?	?	?	Fibroblastos, linfócitos	Genótipo associado ao fenótipo
3-Hidroxi-3-metilglutaril-CoA liase (HMG-CoA liase)	1p35.1.36.1	?	?	Fígado	
2-Metilbutiril-CoA desidrogenase (Acil-CoA desidrogenase-SBCAD)	10q26.13	20	> 12	Fibroblastos[15,21]	Nenhuma relatada
Carboxilase múltipla (Holocarboxilase sintetase)	?	?	> 30	Fígado, fibroblastos, leucócitos[32]	Genótipo associado ao fenótipo

(continua)

Tabela 69.2 Localização cromossomal, tamanho dos genes, número de mutações, distribuição tecidual dos genes e correlações genótipo-fenótipo *(continuação)*

Enzima	Localização cromossomal	Tamanho do gene (kb)	Número de mutações	Distribuição tecidual	Correlação genótipo-fenótipo
Glutaril-CoA desidrogenase	19p13.2	7	> 90	Fígado, rins, fibroblastos, leucócitos, células do líquido amniótico, células do vilo coriônico	Nenhuma entre o genótipo e a gravidade da condição clínica As mutações específicas têm correlação com a gravidade da acidúria orgânica
Propionil-CoA carboxilase				Células do coração, dos rins e do fígado	Nenhuma
α-Subunidade	13q32	100	?		
β-Subunidade	3q13.3q22	?	?		
Metilmalonil-CoA mutase	6p12-p21.2	?	22	Células dos rins, do fígado e da placenta	Genótipo associado ao fenótipo
Biotinidase	3p25	?	> 100	Leucócitos séricos, fibroblastos[25]	Nenhuma relatada
β-Cetotiolase (acetoacetil--CoA tiolase mitocondrial)	11q22.3-q23.1	1.5	> 40	Fígado[26]	Nenhuma relatada
2-Metil-3-hidroxibutiril-CoA desidrogenase	Gene XP11.2 H517B10[35]	1.3	?	Todo tecido humano Maior concentração no fígado e nos rins	?
Isobutiril-CoA desidrogenase	Gene ACAD8			Fibroblastos	
Malonil-CoA descarboxilase	Gene MLYCD[30]		22	Fibroblastos[29]	Nenhuma relatada
Cobalamina A	4q31.21	?	?	Fígado, músculo esquelético[24]	?
Cobalamina B	12q24[24]	1.1	?	Fígado, músculo esquelético, fibroblastos[36]	?
Cobalamina C	Proteína 1p34.1 MMACHC[34]	?	> 42	Fibroblastos	Nenhuma relatada
Cobalamina D	Proteína 2q23.2 MMADHC[23]			Fibroblastos[27]	Nenhuma relatada
Enzimas do metabolismo do nitrogênio					
Mitocondrial					
Carbamilfosfato sintetase 1	2q35	122	> 32	Fígado, intestino, rins (vestígios) Fígado, intestino, rins (vestígios), baço	Genótipo associado ao fenótipo Genótipo associado ao fenótipo
	17q21.31	?	?	Fígado, intestino, rins (vestígios)	Genótipo associado ao fenótipo
N-acetilglutamato sintetase				Fígado, rins, coração, intestino delgado[31,33]	?
	Xp21.1	73	> 230	Fígado, rins, fibroblastos, cérebro (vestígios)	Genótipo associado ao fenótipo
Ornitina transcarbamilase	7q21.3	?	30	Fígado, rins, cérebro, fibroblastos Fígado, eritrócitos, cristalino, cérebro (vestígios)	Genótipo associado ao fenótipo Genótipo associado ao fenótipo
Citrina					
	9q34.1 (muitos pseudogenes)	53	14	Eritrócitos, fibroblastos, fígado Fígado	Indefinida
Citosol	7cen-q11.2				
Argininosuccinato sintetase	?	?	12	Eritrócitos, leucócitos, fibroblastos, mucosa intestinal, fígado	Somente catarata
	6q23	13	2		Genótipo associado ao fenótipo Q188R (branco) S135L (negro), Δ5 kb (Ashkenazi)
Argininosuccinato liase					
Arginase					
Enzimas do metabolismo da galactose					
Galactose-4-epimerase	1p36-35	4	9		
Galactoquinase	17p24	7.3	13		
Galactose-1-fosfato uridiltransferase	9p13	4.3	> 150		

CoA, coenzima A.

Tabela 69.3 Quantidades diárias aproximadas de nutrientesa específicos[a] recomendadas para lactentes e crianças com determinados distúrbios hereditários de metabolismo de aminoácidos e ácidos orgânicos

		Idade						
Nutriente	**Unidade**	**0 < 6 meses**	**6 < 12 meses**	**1 < 4 anos**	**4 < 7 anos**	**7 < 11 anos**	**11 < 15 anos**	**15 < 19 anos**
Energia	kcal/kg	145-95	135-80	–	–	–	–	–
	kcal/d (faixa)	–	–	1.300	1.700	2.400	2.200-2.700	2.100-1.800
				900-1.800	1.300-2.300	1.650-3.300	1.500-3.700	1.200-3.900
Líquido	mL/kg[b]	160-135	145-120	95	90	75	50-55	50-65
Proteína[c]	g/kg	3,5-3,0	3,0-2,5	–	–	–	–	–
	g/d	–	–	30-55	35-65	40-75	50-90	50-95
Gordura	g/d	31	30	–	–	–	–	–
Ácido linoleico	g/d	4,4	4,6	7,0	10	10-12	16	16
Ácido α-linolênico	g/d	0,5	0,5	0,7	0,9	1,0-1,2	1,0-1,2	1,1-1,6
Isoleucina[d]								
MSUD[d]	mg/kg	90-30	90-30	85-20	80-20	30-20	30-20	30-10
PPA/MMA[d]	mg/kg	100-70	90-60	80-50	70-40	60-30	50-25	40-20
Leucina[d]								
MSUD[d]	mg/kg	100-60	75-40	70-40	65-35	60-30	50-30	41-15
Acidemia isovalérica[d]	mg/kg	150-70	130-70	100-60	90-50	80-40	70-30	60-25
Lisina[d]								
GA-I[d]	mg/kg	100-70	90-40	80-30	75-25	65-25	60-20	55-15
Metionina[d]								
HCU[d]	mg/kg	35-20	35-15	30-10	20-10	20-10	20-10	10-5
PPA/MMA[d]	mg/kg	50-30	45-25	40-20	35-15	30-10	25-10	20-10
Fenilalanina[d]								
PKU[d]	mg/kg	70-20	50-15	40-15	35-15	30-15	30-15	30-10
Tirosinemias[d]	mg/kg	95-45	90-35	85-30	80-25	70-20	70-20	65-15
Treonina[d]								
PPA/MMA[d]	mg/kg	80-50	70-40	60-30	55-25	50-25	45-25	40-25
Tirosina[d]								
PKU[d]	mg/kg	350-300	300-250	230	175	140	110-120	110-120
		95-45	75-30				30-15	30-10
Tirosinemias	mg/kg			60-30	50-25	40-20		
Triptofano[d]								
GA-I	mg/kg	40-10	30-10	20-10	15-8	10-6	8-5	8-4
Valina[d]								
MSUD	mg/kg	95-40	60-30	85-30	50-30	30-25	30-20	30-15
PPA/MMA	mg/kg	85-50	80-45	75-45	70-40	60-30	60-30	50-30

GA-I, acidemia glutárica tipo I; HCU, homocistinúria; MMA, acidemia metilmalônica; MSUC, doença da urina do xarope de bordo; PKU, fenilcetonúria; PPA, acidemia propiônica.

[a]Todos os aminoácidos essenciais, ácidos graxos essenciais, minerais e vitaminas conhecidos devem ser fornecidos em quantidades adequadas.

[b]Deve ser oferecido pelo menos 1,5 mL de líquido para cada quilocaloria de energia ingerido pelo lactente e 1 mL/kcal para crianças e adultos.

[c]Significa ingestão diária de proteína por crianças fisiologicamente normais de acordo com a idade, conforme a seguinte escala: 2 < 4 anos, 54,9 g; 4 < 9 anos, 66,1 g; 9 < 14 anos, 80,9 g; 14 < 19 anos, 96,5 g.

[d]Depois de 1 a 2 dias da suspensão dos aminoácidos adequados, introduzi-los na quantidade máxima observada para a idade. Monitorar com frequência as concentrações plasmáticas e alterar a prescrição de aminoácidos conforme necessário.

7. Estabilizar as proteínas enzimáticas alteradas. A taxa de síntese e degradação biológicas das holoenzimas depende de sua conformação estrutural. Em algumas holoenzimas, a saturação pela coenzima aumenta a sua meia-vida biológica e, consequentemente, a atividade enzimática no equilíbrio produzido pelas proteínas mutantes. Esse mecanismo terapêutico é exemplificado na PKU, na homocistinúria e na MSUD. A tetra-hidrobiopterina (BH_4 [Kuvan]) está disponível como medicamento para tratamento de pacientes com hiperfenilalaninemia não PKU para aumentar a atividade da PAH.[37] A ingestão farmacológica de vitamina B_6 na homocistinúria ou de vitamina B_1 na MSUD aumenta a concentração intracelular de fosfato de piridoxal (ou piridoxal fosfato) ou de pirofosfato de tiamina (ou tiamina pirofosfato – TPP) e a atividade específica da CβS ou do complexo BCKAD, respectivamente.[38-41] Outra abordagem possível consiste em fornecer chaperonas químicas para estabilizar as proteínas mutantes. Por exemplo, o excesso de infusão intravenosa de D-galactose aumenta a deficiência de α-galactosidase na variante cardíaca da doença de Fabry.[42]
8. Substituir as coenzimas deficientes. Diversos distúrbios dependentes de vitaminas são causados por bloqueios na produção de coenzimas e "curados" pela ingestão farmacológica contínua de um precursor vitamínico específico. Esse mecanismo consiste supostamente em superar uma reação enzimática parcialmente prejudi-

cada por uma ação em massa. Se a reação necessária para produzir metilcobalamina (CH_3-B_{12}) ou adenosilcobalamina estiver prejudicada, ocorre homocistinúria ou acidúria metilmalônica (ou ambas). A ingestão diária de alguns miligramas de vitamina B_{12} pode curar ambos os distúrbios.[43] Na deficiência de biotinidase, a coenzima biotina não é liberada de seu estado de ligação covalente. Já foram publicadas revisões de "síndromes dependentes de vitaminas".[39-41]

9. Induzir artificialmente a produção enzimática. Se o gene estrutural ou a enzima estiverem intactos, mas os elementos supressores, melhoradores ou promotores não estiverem funcionando, pode haver produção de quantidades anormais de enzimas. Talvez seja possível "ligar" ou "desligar" o gene estrutural e permitir que ocorra a produção enzimática normal. A atividade da PAH foi induzida em pacientes diagnosticados com PKU ao receberem uma carga de PHE durante três dias com a proteína intacta.[44,45] A fenilalanina amônia-liase revestida com polietileno glicol está passando por estudos clínicos em pacientes com PKU para que seja determinada a sua eficácia e alergenicidade.[46] Na porfiria aguda da tirosinemia do tipo I, a produção excessiva de ácido δ-aminolevulínico (δ-ALA) pode ser reduzida por meio da supressão da transcrição do gene da δ-ALA sintase com excesso de glicose (GLU) e hematina (ver Figs. 69.1 e 69.2). Na tirosinemia do tipo I, a produção excessiva de succinilacetona pode ser "desligada" bloqueando-se uma enzima p-OH-fenilpiruvato oxidase anterior com o fármaco NTBC.

10. Substituir as enzimas. Já foram feitas muitas tentativas de substituir enzimas deficientes por infusão de plasma e microencapsulação, com sucesso limitado. O uso do revestimento de polietileno glicol da adenosina deaminase demonstrou prolongar significativamente a meia-vida biológica dessa enzima no tratamento de imunodeficiência combinada grave.[47] A produção de β-glicosidase com um receptor de manose permite a administração intravenosa de alglucerase (Ceredase) para tratar doença de Gaucher do tipo I. A terapia de reposição de α-galactosidase A humana na doença de Fabry reverte as reservas de substrato no lisossomo.[42] A α-glicosidase recombinante humana pode evitar a progressão e melhorar as funções cardíaca e muscular na doença de Pompe.[48] A fenilalanina amônia-liase revestida com polietileno glicol está passando por

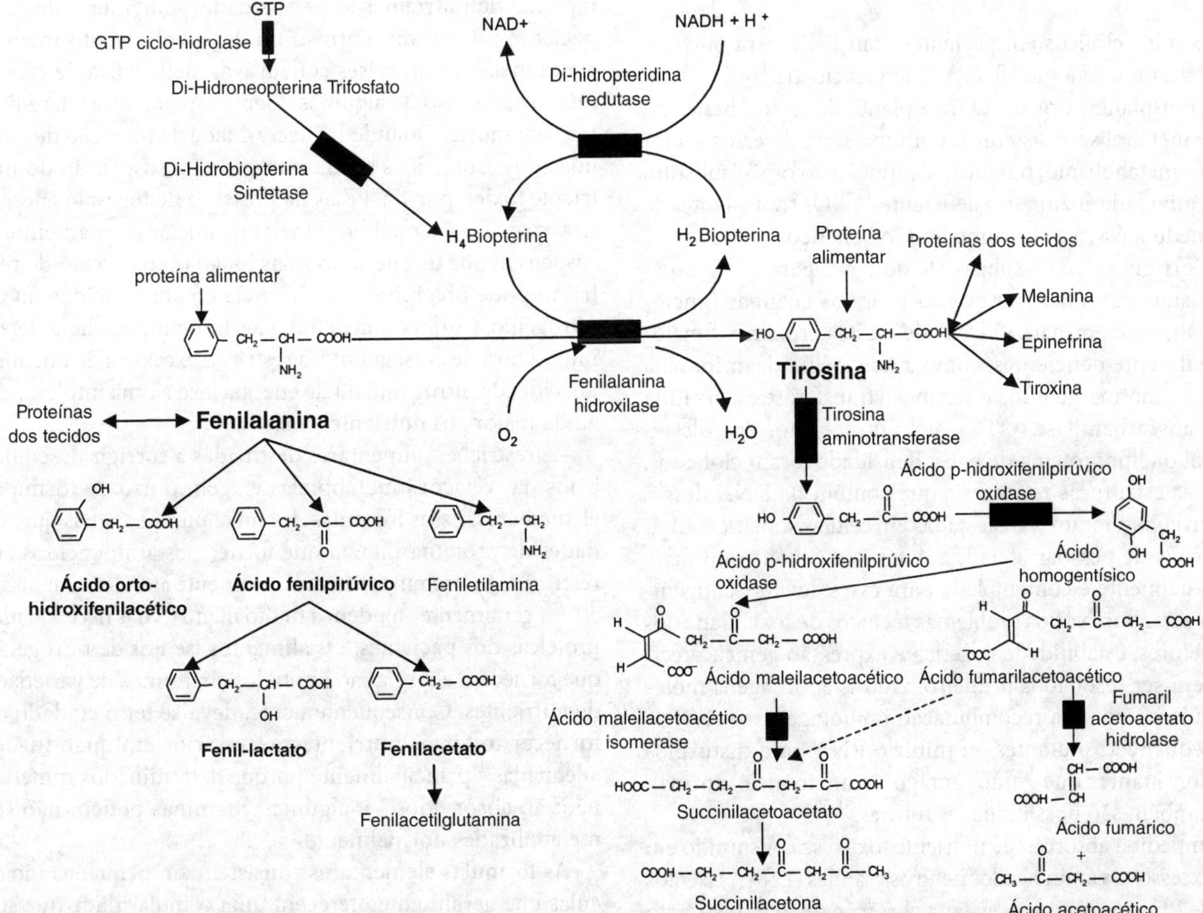

Figura 69.1 Metabolismo dos aminoácidos aromáticos. O diagrama mostra o fluxo metabólico e a interação entre nutrientes nos distúrbios de fenilalanina e tirosina. As *barras pretas* representam as enzimas prejudicadas na biossíntese de biopterina, na fenilcetonúria e na tirosinemia. GTP, guanosina trifosfato; NAD, nicotinamida adenina dinucleotídeo (NADH é a forma reduzida).

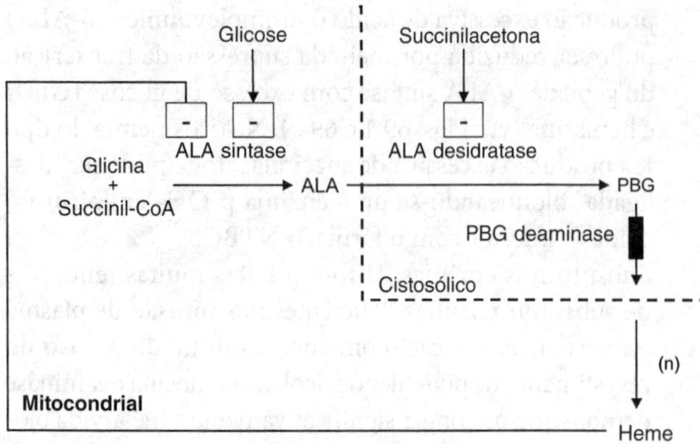

Figura 69.2 Local de inibição da biossíntese do heme com relevância para o diagnóstico e tratamento da tirosinemia tipo I. A *barra preta* representa o bloco parcial na porfiria aguda intermitente com a consequente produção excessiva de ácido δ-aminolevulínico (δ-ALA) e porfobilinogênio (PBG) com redução da biossíntese do heme. Na tirosinemia tipo I, é produzida a succinilacetona, a qual inibe a δ-ALA desidratase com acúmulo de δ-ALA, que é neurotóxico. O acúmulo de δ-ALA pode ser reduzido com a adição de quantidades excessivas de glicose (GLU) na alimentação e infusões de hematina que controlam negativamente a síntese de δ-ALA em nível de expressão enzimática e genética. CoA, coenzima A.

estudos clínicos em pacientes com PKU para que seja determinada a sua eficácia e alergenicidade.[46]

11. Transplantar órgãos. O transplante de fígado beneficia o metabolismo sistêmico em uma série de erros inatos do metabolismo; o retorno da função do órgão substitui a atividade enzimática deficiente.[49,50] Os transplantes de medula óssea e rim também são benéficos.
12. Corrigir o defeito subjacente do DNA para que o organismo possa fabricar as suas próprias enzimas funcionalmente normais. O DNA de muitas proteínas funcionalmente deficientes, como a adenosina deaminase, a hipoxantina-guanina fosforibosil transferase e a ornitina transcarbamilase (OTC), além do receptor do colesterol da lipoproteína de baixa densidade foram clonados, e as estruturas retrovirais que contêm o cDNA dessas proteínas foram transfectadas em células somáticas divisíveis de pessoas afetadas. A terapia genética humana atualmente é contemplada para esses defeitos congênitos, embora vários problemas técnicos de toxicidade dos vetores, estabilidade genética e expressão gênica precisem ser resolvidos primeiro. Outras abordagens moleculares, como a recombinação homóloga para corrigir sequências mutantes ou inibir o RNA para distúrbios dominantes que geram antagonismo ao alelo normal, também são possibilidades futuras.[51,52]
13. Impedir a absorção de nutriente tóxico se consumido em excesso. Os aminoácidos neutros grandes (LNAA) isentos de PHE existem para evitar a absorção de PHE pelo trato intestinal e a passagem pela barreira hematoencefálica.[53]

O manejo nutricional continua sendo o componente principal no tratamento de todos esses distúrbios hereditários, e algumas considerações práticas sobre a terapia nutricional devem ser observadas. Acima de tudo está a necessidade de manter o crescimento normal, o que não pode ocorrer sem uma ingestão adequada de energia, aminoácidos e nitrogênio. As necessidades energéticas são maiores do que o normal quando a proteína intacta é restringida, e os aminoácidos livres passam a fornecer equivalentes proteicos.[54] Os aminoácidos livres administrados em uma dose diária única sofrem uma oxidação muito maior do que quando a mesma dose é dividida e administrada ao longo de todo o dia.[55] O balanço de nitrogênio melhorou consideravelmente quando os aminoácidos foram ingeridos em várias doses – não em uma dose única – durante o dia, juntamente à proteína intacta.[56] Com uma ingestão total de proteínas (equivalente proteico [g N × 6,25 proveniente dos aminoácidos livres = g equivalente proteico] + proteína intacta), no mínimo, 25% maior do que a RDA de proteína intacta para a respectiva idade[1] e mais próxima da ingestão efetiva por crianças fisiologicamente normais nos Estados Unidos,[57] pacientes com PKU apresentaram crescimento normal.[58] Se a quantidade adequada de energia e aminoácidos não puder ser ingerida para sustentar o crescimento normal por meio da alimentação por via oral, a dieta deve ser administrada por via nasogástrica, gastrostomia ou parenteral. A não adaptação da ingestão de nutrientes às necessidades individuais de cada paciente pode levar a atraso no desenvolvimento mental, crises metabólicas, crises convulsivas, deficiência de crescimento e, no caso de algumas doenças metabólicas hereditárias, em morte. Quando há necessidade de restrição de aminoácidos específicos ou de nitrogênio, a suspensão do nutriente tóxico por 1 a 3 dias na presença de ingestão energética excessiva é a melhor maneira de iniciar o tratamento. A suspensão por um período mais longo ou o excesso de restrição pode precipitar a deficiência de aminoácidos ou de nitrogênio. Como o nutriente mais limitante na dieta determina a taxa de crescimento, a restrição excessiva de um aminoácido, de nitrogênio ou de energia leva a uma intolerância ainda maior aos nutrientes tóxicos.

As restrições alimentares destinadas a corrigir desequilíbrios nas relações metabólicas exigem o uso de fórmulas elementares. Essas fórmulas devem conter pequenas quantidades de proteína intacta que forneça os aminoácidos em restrição. As proteínas intactas raramente atendem a mais de 50% – geralmente atendem a muito menos – das necessidades proteicas dos pacientes. Os alimentos isentos de nitrogênio que fornecem energia são limitados em termos de variedade de nutrientes. Consequentemente, deve-se ter o cuidado de fornecer todos os nutrientes necessários em quantidades adequadas,[1] principalmente porque determinados minerais não são absorvidos[59] e algumas vitaminas podem não ser metabolizadas normalmente.

As fórmulas elementares consistem em pequenas moléculas que geralmente oferecem uma osmolaridade que supera a tolerância fisiológica do paciente. As dietas hiperosmolares provocam dores abdominais, diarreia, distensão, náuseas e vômitos. Além do desconforto gastrintestinal, podem ocorrer consequências mais graves, como desidratação hipertônica, hipovolemia, hipernatremia e morte. A osmolaridade de determinadas fórmulas adequadas para pacientes com doenças hereditárias de metabolismo de aminoácidos já foi publicada.[60]

Aminoácidos aromáticos

Do ponto de vista histórico, os defeitos congênitos do metabolismo de aminoácidos foram os primeiros a responder à terapia nutricional. A PKU foi descoberta em 1933, e a intervenção alimentar como prevenção do atraso no desenvolvimento mental causado pela doença é clássica.

Bioquímica

O aminoácido essencial PHE é utilizado para a síntese de proteína tecidual, e a hidroxilação para formar TYR. A reação de hidroxilação exige a presença de PAH, oxigênio (O_2), BH_4, di-hidropteridina redutase (DHPR) e nicotinamida adenina nucleotídeo (NAD), além de um íon de hidrogênio (H^+) (ver Fig. 69.1). O adulto normal utiliza apenas 10% da RDA de PHE para a síntese de novas proteínas, e cerca de 90% é hidroxilado para formar TYR. A criança em fase de crescimento utiliza 60% da PHE necessária para a síntese de novas proteínas, enquanto 40% são hidroxilados para formar TYR. A espectrometria de massa e os estudos sobre isótopos estáveis envolvendo pacientes com PKU fornecem informações sobre outras vias disponíveis para o metabolismo da PHE. Essas vias alternativas (ver Fig. 69.1) são insignificantes no metabolismo da PHE a uma concentração de 50 μmol/L no plasma de indivíduos fisiologicamente normais. Entretanto, os subprodutos tornam-se aparentes quando a PHE não é hidroxilada para formar TYR, acumulando-se em níveis superiores a 500 μmol/L.[61]

A TYR é o produto imediato normal da PHE e é essencial para cinco vias (ver Fig. 69.1), entre as quais a síntese proteica, as catecolaminas, o pigmento da melanina e os hormônios da tireoide. A TYR fornece energia também quando é catabolizada por meio da *p*-OHPPAD e transformada em fumarato e acetoacetato. As enzimas necessárias nessa última via de degradação incluem a TYR aminotransferase, a *p*-OHPPAD, a ácido homogentísico oxidase e a ácido fumarilacetoacético hidrolase (FAH) (ver Fig. 69.1).

Fenilcetonúria

A PKU é um grupo de erros inatos do metabolismo da PHE causado pela atividade prejudicada da PAH. A doença, que se manifesta entre os 3 e 6 meses de idade, caracteriza-se por atraso no desenvolvimento, microcefalia, eletroencefalograma (EEG) anormal, eczema, odor de mofo e hiperatividade. Se não for tratado antes das duas semanas de idade, o desequilíbrio metabólico produz atraso no desenvolvimento mental, que piora com a demora para o tratamento. O defeito de metabolismo na PKU clássica é associado a menos de 2% da atividade normal da PAH, e essas mutações típicas hoje são reconhecidas.[62] A enzima expressa-se basicamente no fígado.

Biologia molecular

Cinco das mutações constatadas com mais frequência em uma clínica dos Estados Unidos incluem I65T, R408W, Y414C, L348V e IVS10nt546, que representam mais de 50% dos alelos mutantes de PAH. Os genótipos com R408W e IVS10nt546 resultam em um comprometimento mais grave da PAH, enquanto Y414C e I65T contêm fenótipos relativamente brandos.[62] Os pais heterozigotos para a PKU clássica apresentam 50% de atividade enzimática, e na ausência de alterações conhecidas no DNA, eles podem ser identificados pelas maiores proporções, *in vivo*, entre a concentração de PHE no semijejum do meio dia ao quadrado e a concentração de TYR (P^2/T).[63]

As bases genéticas para os distúrbios de PAH seguem a localização do gene da PAH em relação ao cromossomo 12q22-q24.1 e a clonagem do gene, que possui 90 quilobases (kb), 13 éxons e 12 íntrons (ver Tab. 69.3). Foram identificadas mais de 500 mutações diferentes causadoras do "fenótipo da PKU" e que envolvem deleções de estruturas de codificação, mutações *missense* (ou mutações com perda/troca de sentido) e mutações no sítio de *splice* (ou mutações nos locais de corte) de íntrons. Ocorre uma variação étnica no tipo e na frequência das mutações da PAH.[64] A clonagem do gene da PAH e a identificação das diferentes mutações serviram de auxílio para a genotipagem de probandos, orientação das famílias e previsão da ingestão dietética necessária de PHE.[62] Evitar o excesso de PHE na dieta continua sendo o principal tratamento da PKU.

Vários pesquisadores relataram o efeito da 6-R-1-eritro-5,6,7,8-BH_4 oral no intervalo de 24 a 48 horas em doses de 5 a 10 mg/kg em pacientes com determinadas mutações brandas no gene da PAH.[65-69] Foi levantada a hipótese de que a administração oral de BH_4 permite que as enzimas mutantes suprimam a sua baixa afinidade de ligação com a BH_4 e, consequentemente, que pacientes com esse subconjunto de mutações do gene da PAH executem a reação de hidroxilação da PHE.[69] Embora determinados genótipos, como aqueles que contêm L485, possam responder com uma maior expressão do gene da PAH, outras mutações *missense* podem produzir efeitos nos níveis mais elevados de catálise ou de estabilidade da PAH. Muitos pacientes com PKU "clássica" não respondem a BH_4.[70]

Outras formas de PKU podem ser causadas por defeitos em outras enzimas envolvidas na reação geral. DHPR, uma enzima normalmente presente em muitos tecidos, reduz a forma quinonoide de di-hidrobiopterina a BH_4 (ver Fig. 69.1). O gene da DHPR está localizado no cromossomo 4p15--p16.1. Vários outros tipos de PKU são causados por defeitos na síntese de BH_4 (ver Fig. 69.1 e Tab. 69.3). Além de funcionar como uma coenzima para a PAH, a BH_4 é necessária também para a TYR hidroxilase e a triptofano (TRP) hidroxilase (ver Fig. 69.1). Como essas enzimas produzem neurotransmissores essenciais, os defeitos na síntese de biopterina são associados com doença neurológica progressiva, a menos que haja reposição de BH_4, L-3,4-di-hidroxifenilalanina (L-DOPA) e serotonina.[71]

Embora a patogênese exata do atraso no desenvolvimento mental na PKU clássica não seja conhecida, o acúmulo de PHE ou de seus subprodutos catabólicos, a deficiência de TYR ou de seus produtos, ou todas essas circunstâncias produzirão lesões no sistema nervoso central (SNC) se o acúmulo de PHE no plasma for maior do que as concentrações normais durante os períodos críticos de desenvolvimento cerebral. A consequência patológica varia de acordo com o momento do desenvolvimento cerebral em que ocorre a agressão química. Ocorrem deficiências de mielinização e anomalias nos proteolipídios ou nas proteínas cerebrais no final da gestação e durante os primeiros 6 a 9 meses de vida.[72] Durante esse período, a migração oligodendroglial também pode ser comprometida, levando a lesão cerebral irreversível mais tarde na infância. A síntese proteica no cérebro também diminui, provavelmente por causa da inibição competitiva causada pelas altas concentrações de PHE no transporte por meio da barreira hematoencefálica com consequente desequilíbrio nas concentrações intraneurais de aminoácidos.[73] No cérebro maduro, a neurodegeneração,[74] as dificuldades comportamentais e os tempos prolongados de resposta/reação podem ser uma decorrência do comprometimento da síntese de neurotransmissores. O comprometimento dessas funções neuropsicológicas no cérebro maduro pode ser reversível quando as concentrações de PHE nas células e no sangue voltam ao normal.[75,76]

Triagem

Os distúrbios do metabolismo de PHE exigem a identificação, o diagnóstico e o tratamento adequado antes da manifestação clínica da doença. A terapia nutricional e possivelmente outro tipo de terapia devem ser instituídos antes da terceira semana de vida. Portanto, um programa de saúde pública em quatro etapas envolvendo triagem, recuperação de informações/imagem, diagnóstico e tratamento deve ser coordenado e eficiente para prevenir o atraso no desenvolvimento mental. Um teste de triagem de sangue seco em papel de filtro (teste do pezinho) que utiliza MS/MS[11] detecta possíveis casos na população de recém-nascidos. Os procedimentos adotados para a recuperação das informações dependem da concentração de PHE no sangue, do número de dias de vida e da ingestão proteica na ocasião da triagem.

A ingestão proteica pode não ser necessária para que um teste de triagem seja positivo para PKU, mas as concentrações quantitativas normais durante as primeiras 48 horas de vida são necessárias para fins de comparação.[77] Quase todo lactente com PKU apresenta concentrações sanguíneas de PHE acima do normal durante o primeiro dia de vida, mesmo antes da primeira alimentação apresentar mutações clássicas de PKU.[71] Os recém-nascidos com mutações do gene PAH, que resultam em um comprometimento menos grave da PAH, podem levar mais tempo para desenvolver uma concentração elevada de PHE no sangue. Alguns lactentes com elevação relativamente moderada dos níveis de PHE no sangue apresentam características neuropatológicas progressivas e graves em decorrência de defeito na síntese de BH_4.

A triagem de recém-nascidos em todos os 50 estados norte-americanos, juntamente com algumas abordagens rápidas e agressivas de recuperação de informações e diagnóstico, levou à instituição precoce da terapia alimentar e da prevenção do atraso no desenvolvimento mental.[77] Com o atual sistema de alta precoce da maternidade e a intensificação da amamentação, concentrações de PHE menores de 121 a 242 μmol/L (2 a 4 mg/dL) são consideradas positivas, iniciando-se o acompanhamento.[78] Aproximadamente 1 em cada 14.000 recém-nascidos brancos nos Estados Unidos é afetado pela PKU,[79] enquanto 1 em cada 132.000 recém-nascidos na população negra sofre da doença.[80] No caso de hiperfenilalaninemia não relacionada à PKU sem elevação da TYR, a incidência é estimada em 1 a cada 48.000 recém-nascidos.[79]

Diagnóstico

Se o teste de triagem de acompanhamento fornecer níveis de PHE no sangue acima de 242 μmol/L (4 mg/dL), todos os aminoácidos do plasma devem ser quantificados por meio de cromatografia de troca iônica, com o lactente recebendo uma determinada ingestão de PHE a partir de fontes de proteína intacta. Um diagnóstico preciso é necessário para determinar o modo de tratamento.

O diagnóstico diferencial requer vários procedimentos laboratoriais, como: cromatografia de troca iônica ou MS/MS para determinar as concentrações plasmáticas de PHE, TYR e outros aminoácidos; análise urinária orgânica por meio de cromatografia/MS (GC/MS) gasosa; genotipagem de pais e probandos;[61,62,81] e análises da atividade de DHPR nos eritrócitos e da concentração urinária de biopterina.[82] Para famílias com criança afetada pela doença, existe a disponibilidade do diagnóstico pré-natal por meio da análise mutacional direta do DNA das células fetais para genes conhecidos de PAH ou da análise indireta do polimorfismo de fragmentos de restrição de PAH em pais e probandos para genes fetais desconhecidos de PAH.[61] Como a PAH não é expressa nas células cultivadas de líquido amniótico, e as concentrações de PHE no líquido amniótico só aumentam a partir do último trimestre, o diagnóstico pré-natal somente passou a ser possível após o advento das técnicas moleculares.

Tratamento

Os pacientes com concentrações plasmáticas de PHE acima de 250 μmol, de TYR abaixo de 50 μmol e BH_4 e DHPR normais exigem pronto tratamento com uma dieta com restrição de PHE e suplemento de TYR. O objetivo da terapia nutricional da criança com PKU clássica é manter concentrações sanguíneas de PHE que permitam um nível ideal de crescimento e desenvolvimento mental mediante o fornecimento de quantidades adequadas de energia, proteínas e outros nutrientes, restringindo, ao mesmo tempo, a ingestão de PHE e suplementando a ingestão de TYR.[58]

O tratamento da criança com formas de hiperfenilalaninemia com deficiência de biopterina requer a administração de BH_4 e uma dieta com restrição de PHE e suplementação de TYR combinada com L-DOPA e carbidopa.[68,71] A serotonina proveniente do TRP pode melhorar o comportamento, uma vez que a TRP hidroxilase também é prejudicada pela redução de BH_4.[70]

Terapia nutricional da fenilcetonúria clássica. A concentração de PHE no sangue no momento do diagnóstico pode cair rapidamente administrando-se ao lactente uma fórmula isenta de PHE com 67 kcal/dL.[16,83] É necessária uma ingestão mínima de 120 kcal/kg/dia. Dentro de uma média de quatro dias (DP ±3), a concentração de PHE no sangue deve cair à faixa de tratamento com uma fórmula isenta de PHE. Deve-se iniciar o tratamento em lactentes hospitalizados, se possível, a fim de permitir a transmissão adequada das informações dos pais e o monitoramento diário das concentrações de aminoácidos no sangue. Os resultados laboratoriais devem ser prontamente disponibilizados para evitar o agravo da deficiência de PHE e permitir a rápida reposição das concentrações séricas ideais de PHE e TYR.

Se o lactente ou a criança não for hospitalizada para início da terapia nutricional ou se forem feitas apenas medições semanais das concentrações de PHE no sangue, devem ser prescritos módulos isentos de PHE por 48 horas, seguidos por uma fórmula de manutenção contendo a quantidade adequada de PHE. Com essa abordagem, a concentração sanguínea de PHE cairá à faixa de tratamento no prazo médio de 10 dias (DP ±5 dias).[16,83] As concentrações de PHE no sangue devem oscilar entre 60 e 300 μmol até a terceira semana de vida.

Assistência a longo prazo. A assistência a longo prazo do paciente com PKU clássica determina que os alimentos funcionais e a proteína intacta forneçam todos os nutrientes nas quantidades necessárias.

Nutrientes necessários. A Tabela 69.3 mostra as quantidades de PHE, TYR, proteína, energia e líquido a serem administradas. Deve ser feita uma prescrição individualizada de acordo com a idade, o genótipo específico,[16,81] a taxa de crescimento, a ingestão proteica e as necessidades energéticas de cada paciente. São necessários ajustes semanais na prescrição alimentar durante os primeiros seis meses de vida com base em fatores como a fome, o crescimento, o desenvolvimento e as análises laboratoriais das concentrações plasmáticas de PHE e TYR. A PHE prescrita deve manter a concentração plasmática pós-prandial de 3 a 4 horas de PHE entre 60 e 300 μmol.[84] A PHE é um aminoácido essencial[85] e não pode ser eliminado da dieta, ou levará à morte. A restrição excessiva resulta em deficiência de crescimento, erupções, alterações ósseas e atraso no desenvolvimento mental.[86]

O lactente com PKU clássica necessita de 20 a 50 mg de PHE por quilograma de peso corporal para o crescimento, e lactentes mais novos precisam de quantidade maior.[87] A necessidade de PHE diminui rapidamente entre 3 e 6 meses de idade à medida que o ritmo de crescimento diminui. As necessidades de PHE no paciente de 6 a 12 meses com PKU clássica podem cair para 15 mg/kg/dia, mas variam consideravelmente (ver Tab. 69.3). O monitoramento frequente das concentrações sanguíneas de PHE e TYR e da ingestão é necessário para prevenir uma ingestão excessiva quando a taxa de crescimento está no seu nível máximo, como no início da infância e durante os surtos de crescimento pré-puberal e puberal.

A TYR é um aminoácido essencial para indivíduos com PKU. Por essa razão, as concentrações de TYR no sangue devem ser monitoradas; se estiverem baixas, são administrados suplementos de L-TYR. Para fornecer a ingestão adequada de TYR a pacientes com PKU, cerca de 8 a 10% da proteína prescrita deve ser na forma de TYR. Isoladamente, os suplementos de TYR não evitam atraso no desenvolvimento mental na PKU clássica.[88]

As necessidades proteicas são maiores do que aquelas definidas na RDA de 1980, quando uma mistura de aminoácidos livres, e não de proteína intacta, é a fonte principal de proteína.[16] Consequentemente, as recomendações de proteína para a terapia nutricional excedem a RDA. Uma ingestão proteica média 24% maior do que a RDA de 1980, de acordo com a idade, foi associada a um maior grau de tolerância à PHE e ao crescimento em lactentes com PKU do que quando a ingestão média era próxima à RDA.[89] As recomendações para a ingestão energética e de líquidos (ver Tab. 69.4)[1,90-93] são as mesmas de indivíduos fisiologicamente saudáveis.[1]

A ingestão adequada de gordura e ácidos graxos essenciais linoleico e linolênico já foi sugerida.[1] A ingestão total de gordura para crianças acima de 12 meses não é determinada, mas são sugeridos níveis adequados de ingestão de linoleato e α-linolenato. As recomendações atuais são de 31 e 30 g de gordura para lactentes do nascimento aos 6 meses e de 7 a 12 meses de idade, respectivamente. A Tabela 69.3 contém as recomendações de ingestão adequada de ácidos graxos essenciais.

Os minerais e algumas vitaminas geralmente devem ser administrados em quantidades consideravelmente maiores do que a RDA para a idade,[1] a fim de evitar deficiência desses elementos em pacientes submetidos a dietas elementares.[90,92] A Tabela 69.4 contém a ingestão recomendada de minerais e vitaminas.

Fórmulas isentas de fenilalanina. Não se tem como obter as quantidades adequadas de aminoácidos e nitrogênio a partir da proteína intacta sem ingerir PHE em excesso (as proteínas intactas contêm de 2 a 9% de PHE por peso).[94] Por essa razão, para a obtenção da ingestão necessária de proteínas, minerais e vitaminas, são utilizadas fórmulas elementares especiais. A Tabela 69.5 apresenta as fontes desses produtos.

Proteínas intactas. Há muito existem as listas de porções com a finalidade de simplificar a dieta com restrição de PHE para as famílias e os profissionais que as orientam. Hoje, com o acesso à internet, no entanto, o United States Department of Agriculture (USDA) disponibiliza ao público a composição de nutrientes dos alimentos.[94]

A Tabela 69.6 apresenta um plano alimentar para um lactente. Até os 4 anos, é possível que pacientes com determinados genótipos necessitem de 25 mg/kg/dia, enquanto outros necessitam de apenas 15 mg/kg. Dos mais de 30 alimentos recomendados, a maioria visa a atender pacientes acima de 12 meses, e alguns não contêm minerais nem vitaminas, acabando por causar deficiências.

Problemas de manejo. Os problemas de manejo descritos para crianças com PKU ocorrem em outras crianças com erros inatos do metabolismo. Os princípios descritos neste

Tabela 69.4 Ingestão dietética recomendada de minerais e vitaminas para lactentes e crianças

Nutriente	Ingestão recomendada por idade[a]						
	0 < 6 meses	6 < 12 meses	1 < 4 anos	4 < 7 anos	7 < 11 anos	11 < 15 anos	15 < 19 anos
Minerais							
Cálcio[b] (mg)	400	600	800	800	1.300	1.300	1.300
Cloreto (mEq)	5,1	16,1	42,3	53,6	53,6	64,9	64,9
Crômio (μg)	0,2	5,5	11	15	20	25	25
Cobre (mg)	0,20	0,22	1,0-1,5	1,5-2,0	2,0-2,5	2,0-3,0	2,0-3,0
Iodo (μg)	65	65	65	73	73	73	95
Ferro (mg)[c]	10	15	15	10	10	18	18
Magnésio (mg)	50	75	150	200	250	410	410
Manganês (mg)	0,3	0,6	1,2	1,5	1,9	1,9	2,2
Molibdênio (μg)	2,0	3,0	17	22	22	43	45
Fósforo (mg)	300	500	800	800	1.250	1.250	1.200
Potássio (mEq)	9-24	11-33	76,7	97,1	97,1-115,0	115,0	126,7
Selênio (μg)	15	20	20	30	40	55	55
Sódio (mEq)	5-15	16,1	43,5	52,2	65,2	65,2	65,2
Zinco (mg)	5	5	10	10	10	15	15
Vitaminas							
A (μg RE)	400	500	400	500	700	1.000	1.000
D (μg)[b]	5	5	5	5	5	5	5
E (mg α-TE)	6	7	6	7	11	15	15
K (μg)[b]	5	10	30	55	55-60	75	75
Ácido ascórbico (mg)	40	50	45	45	45	75	90
Biotina (μg)	35	50	65	85	120	120	120
B_6 (mg)	0,3	0,6	0,9	1,3	1,6	1,8	2,0
B_{12} (μg)	0,5	1,5	2,0	2,5	3,0	3,0	3,0
Colina (mg)	125	150	200	250	375	550	550
Folato (μg)	65	80	150	200	300	400	400
Equiv. de niacina (mg)[d]	6	8	9	11	16	18	18
Ácido pantotênico (mg)	2,0	3,0	3,0	3,0	4,0	5,0	5,0
Riboflavina (mg)	0,4	0,6	0,8	1,0	1,4	1,6	1,7
Tiamina (mg)	0,3	0,5	0,7	0,9	1,2	1,4	1,4

[a]Dados extraídos de Otten JJ, Hellwig JP, Meyers LD. Dietary Reference Intakes: The Essential Guide to Nutrient Requirements. Washington, DC: National Academies Press, 2006.

[b]Para pacientes com deficiência de galactose-1-fosfato uridiltransferase, além da ingestão alimentar normal de cálcio, vitamina D e vitamina K, acrescentar 1.000 mg diários de cálcio, 10 μg de vitamina D e 1 mg de vitamina K.[93]

[c]As necessidades de ferro de pacientes com fenilcetonúria podem ser maiores do que a ingestão dietética recomendada. No caso de pacientes do sexo masculino com mais de 11 anos de idade, é recomendada uma ingestão de 15 mg/dia de ferro.[90,91]

[d]As necessidades de niacina de pacientes com fenilcetonúria são maiores do que a ingestão dietética recomendada.[92]

capítulo aplicam-se a crianças com outros distúrbios também, mas não são reiterados em outras seções.

A manutenção de uma ingestão proteica e energética adequada é importante para o lactente e a criança com PKU, embora a PHE deva ser restringida. A ingestão energética excessiva pode levar à obesidade[95] e é difícil de corrigir, e a perda de peso leva à elevação das concentrações plasmáticas de PHE. A terapia nutricional deve ser agressiva, e caso a ingestão não atenda à prescrição, deve-se recorrer ao uso de uma sonda nasogástrica ou de gastrostomia para obter o anabolismo desejado. Isso é extremamente importante em distúrbios de BCAA, metabolismo de nitrogênio e acidemias orgânicas. Os aminoácidos e o nitrogênio são obtidos a partir dos módulos; consequentemente, a quantidade administrada deve ser variável de acordo com as necessidades. Podem ser acrescentadas fontes de energia não proteicas, como xarope de milho, Moducal e *Protein-Free Diet Powder* (Mead Johnson Nutritionals, Evansville, IN), *Polycose Glucose Polymers*, *Pro-Phree* (Abbott Nutrition Products Division, Abbott Laboratories, Columbus, OH), Duocal (Nutricia North America, Gaithersburg, MD), açúcar e gorduras, com a finalidade de manter a ingestão energética e saciar a fome da criança sem afetar as concentrações séricas de PHE.

Diversos fatores podem influenciar a concentração sanguínea de PHE. Entre aqueles que podem elevar essas concentrações estão infecções agudas ou traumas com concomitante catabolismo tecidual, ingestão excessiva ou inadequada de PHE, e ingestão proteica ou energética inadequada. Qualquer infecção deve ser prontamente diagnosticada e devidamente tratada. A melhor abordagem da terapia nutricional durante infecções de curto prazo é reduzir a ingestão de PHE e aumentar a ingestão de líquidos e carboidratos mediante a administração de Pedialyte com a adição de Polycose em pó (Abbott Nutrition Products Division, Abbott Laboratories, Columbus, OH), sucos de frutas, bebidas com alto teor de carboidratos e isentas de proteína, e bebidas não alcoólicas sem cafeína.

Tabela 69.5 Fontes de fórmulas para doenças metabólicas hereditárias

Abbott Nutrition: 3300 Stelzer Rd, Columbus, OH 43219; 800-551-5838
http://abbottnutrition.com
Fórmulas para lactentes, crianças e adultos.
Applied Nutrition Corp: 10 Saddle Rd, Cedar Knolls, NJ 07927; 800-605-0410
http://www.medicalfood.com
Fórmulas para lactentes, crianças e adultos.
Cambrooke Foods: 2 Central St, Framingham, MA 01701; 866-456-9776
http://www.cambrookefoods.com
Fórmulas para lactentes, crianças e adultos.
Mead Johnson Nutritionals: 2400 West Lloyd Expressway, Evansville, IN 47721; 800-457-3550
http://www.mjn.com
Fórmulas para lactentes, crianças e adultos.
Nutricia North America: P O Box 117, Gaithersburg, MD 20884; 800-365-7354
http://www.shsna.com
Fórmulas para lactentes, crianças e adultos.
Vitaflo USA LLC: 211 N Union St
Suite 100, Alexandria, VA 22314; 888-848-2356
http://www.vitaflousa.com
Fórmulas para lactentes, crianças e adultos.

A ingestão excessiva de PHE é a causa mais comum de concentração elevada de PHE no sangue em crianças mais velhas e adultos com PKU. Essa condição pode ser causada por excesso de prescrição, má interpretação da dieta por parte do cuidador ou não conformidade alimentar. Avaliações frequentes da concentração sanguínea de PHE acompanhadas de planos ou registros alimentares precisos para o cálculo da ingestão são utilizadas para determinar a prescrição dietética de PHE. O monitoramento das concentrações de ácidos orgânicos na urina, o aumento ou a redução da excreção de cetona ajudam a diferenciar ingestão calórica inadequada de ingestão excessiva de PHE, respectivamente.

A deficiência de PHE associada à ingestão inadequada de PHE apresenta três estágios específicos de desenvolvimento.[96,97] O primeiro estágio caracteriza-se bioquimicamente pela menor concentração de PHE no sangue e na urina. Do ponto de vista clínico, a criança pode parecer normal, letárgica ou anoréxica, podendo não ganhar altura ou peso. Em crianças mais velhas, o aumento da concentração sanguínea de alanina e da acidemia β-hidroxibutírica e acetoacética resultam da produção de alanina nos músculos e da β-lipólise. No segundo estágio, as concentrações de PHE no sangue aumentam em decorrência da degradação da proteína muscular, embora as concentrações de TYR no sangue possam ser baixas. As concentrações de BCAA podem aumentar com a redução das concentrações plasmáticas de outros aminoácidos. A aminoacidúria aparece em decorrência da má reabsorção tubular renal. Nesse estágio, ocorrem o catabolismo das reservas de proteína no organismo, a depleção das fontes de energia e o comprometimento das funções de transporte ativo por meio da membrana. A presença de eczema é comum. No terceiro estágio da deficiência de PHE, a concentração sanguínea de PHE apresenta-se abaixo do normal, assim como as concentrações de outros aminoácidos. As manifestações clínicas que acompanham a condição incluem falta de crescimento, osteopenia, anemia, cabelo ralo e, por fim, a morte se a deficiência não for corrigida com a suplementação dietética de PHE e TYR.

A ingestão insuficiente de proteínas leva a um fornecimento inadequado de aminoácidos essenciais ou nitrogênio para o crescimento. Quando a síntese proteica diminui, a PHE deixa de ser utilizada no processo de crescimento e acumula-se no sangue. Quando ocorre catabolismo pela falta prolongada da ingestão de nitrogênio ou aminoácidos, a concentração de PHE no sangue aumenta porque a proteína tecidual contém aproximadamente 5,5% de PHE. Em caso de insuficiência de proteína, deve-se aumentar a ingestão de fórmulas de modo a fornecer as quantidades necessárias de nitrogênio e aminoácidos.

A energia, primeira necessidade do corpo, é necessária para o crescimento. Quando a energia é fornecida em forma de carboidratos e gordura, e se houver quantidade adequada de nitrogênio disponível, os aminoácidos não essenciais podem ser sintetizados a partir de seus precursores de cetoácidos. Além disso, a ingestão de carboidratos leva à secreção de insulina; e a insulina, por sua vez, promove o transporte dos aminoácidos para a célula e a consequente síntese de

Tabela 69.6 Exemplo de dieta: fenilcetonúria (2 semanas de idade), peso 3,25 kg

Prescrição	Total	Por kg			
Fenilalanina (mg)	179	55			
Tirosina (mg)	906	278			
Proteína (g)	11,4	3,5			
Energia (kcal)	390	120			
Água a produzir (mL)	600				
Fórmulas	**Quantidade**	**Fenilalanina (mg)**	**Tirosina[a] (mg)**	**Proteína (g)**	**Energia (kcal)**
Phenex-1[b,c]	49 g	0	735	7,4	235
Similac Advance Infant Fórmula com Iron Powder[b]	38 g	177	171	4,1	170
Água a produzir	600 mL				
Total		177	906	11,5	405

[a]Acrescentar L-tirosina à mistura de fórmulas somente se a concentração plasmática de tirosina for inferior ao menor limite normal. A L-tirosina não se dissolve bem na água. A faixa de referência da concentração plasmática é de 55 a 147 μmol/L.
[b]Abbott Nutrition.
[c]Outras fórmulas que podem ser utilizadas são Phenyl-Free-1 (Mead Johnson Nutritionals) e Periflex Infant (Nutricia North America).

proteínas.[97] Quando a ingestão de energia é inadequada, ocorre o catabolismo tecidual para satisfazer às necessidades de energia. Esse catabolismo libera PHE, levando, consequentemente, a uma elevada concentração de PHE no sangue. Deve ser fornecida energia suficiente mediante o uso generoso, mas não excessivo, de alimentos não proteicos e com baixo teor de proteína para garantir uma taxa de crescimento normal.

Uma baixa concentração de PHE no sangue (< 25 μmol/L) pode levar à perda de apetite,[98] à redução do crescimento[99] e, se prolongada, ao atraso no desenvolvimento mental.[84] Baixas concentrações sanguíneas de PHE geralmente são causadas pela prescrição inadequada de PHE. Nesses casos, a prescrição pode ser aumentada com a adição de quantidades medidas de proteína intacta.

Avaliação da terapia nutricional. Juntamente com a avaliação quinzenal do crescimento por meio da aferição da altura, do peso e da circunferência craniana e da avaliação do desenvolvimento, a adequabilidade da ingestão de PHE e TYR é determinada pela quantificação das concentrações plasmáticas de PHE e TYR realizada duas vezes por semana nos primeiros 6 meses e uma vez por semana até a criança completar 1 ano. O primeiro ano é o período de crescimento mais acelerado e de maior vulnerabilidade ao excesso nutricional. Depois de 1 ano de idade, os exames de sangue são suficientes para monitorar a dieta. Se as concentrações de PHE no plasma excederem 300 μmol/L (5 mg/dL), a prescrição de PHE deve ser reduzida, devendo-se fazer exames de sangue frequentes até que as concentrações estejam entre 60 e 300 μmol/L.

Para que os exames de sangue tenham utilidade no ajuste da prescrição, as análises laboratoriais devem ser precisas e imediatas. A cromatografia líquida de alta eficiência e por troca iônica com detecção fluorimétrica e os métodos MS/MS são quantitativos e preferíveis para monitorar as concentrações plasmáticas de PHE e TYR. Recebendo as instruções adequadas, os pais podem ficar responsáveis por coletar as amostras em papel-filtro ou em tubos microcapilares e enviá-los a um laboratório.

É essencial que o cuidador da criança faça um registro dos alimentos ingeridos antes da coleta da amostra de sangue para medição das concentrações de PHE e TYR. A correlação entre (a) ingestão de PHE, TYR, proteínas e energia pela criança; (b) estado clínico da criança; e (c) concentrações plasmáticas de PHE e TYR é levada em consideração quando a dieta sofre alteração.

Resultados do tratamento. O diagnóstico e o tratamento precoces (antes de 2 semanas de idade) de lactentes com PKU com uma dieta nutricionalmente adequada, com restrição de PHE e suplementada com TYR promove o crescimento normal e evita o atraso no desenvolvimento mental. Um estudo norte-americano revelou que a altura, o peso, a circunferência craniana e o QI médios de crianças tratadas precocemente eram os mesmos observados em crianças fisiologicamente normais aos 4 anos de idade.[100,101] Trefz et al.[81] relataram que, quando a concentração de PHE no sangue foi mantida em níveis inferiores a 360 μmol/L, não se observou nenhuma diferença por genótipo no QI médio de crianças de 9 anos.

A natureza semissintética da dieta com restrição de PHE tem levado ao questionamento de sua adequabilidade. As concentrações séricas médias de carnitina (total e livre) dos pacientes tratados mantiveram-se dentro da faixa de referência com a administração de fórmulas que continham carnitina.[102,103] As fórmulas com maiores quantidades de L-TYR amenizaram o problema das baixas concentrações plasmáticas de TYR.[104,105] Depois de um jejum noturno, os pacientes apresentam concentrações elevadas de GLY no plasma, e um grupo recebeu uma fórmula isenta de GLY (Periflex; Nutricia North America, Gaithersburg, MD).[106] Os pacientes tratados afetados por PKU geralmente apresentam concentrações de transtirretina abaixo do normal quando recebem a RDA de proteína.[107] Arnold et al.[108] e Acosta et al.[95] relataram uma correlação positiva entre a altura e as concentrações plasmáticas de transtirretina inferiores a 200 mg/L, associadas a um baixo crescimento linear.

Foram relatadas concentrações plasmáticas reduzidas de colesterol total em crianças tratadas e adultos não tratados afetados por PKU.[109-111] Gestantes com PKU cujas concentrações séricas de colesterol não aumentaram durante a fase inicial da gestação sofreram aborto espontâneo,[112] possivelmente por causa de uma resposta hormonal inadequada à gravidez. Castillo et al.[113] relataram inibição cerebral e hepática da 3-hidroxi-3-metilglutaril-CoA (HMG-CoA) redutase e da mevalonato-5-pirofosfato decarboxilase na hiperfenilalaninemia experimental. De acordo com Artuch et al.,[114] concentrações elevadas de PHE no plasma levaram a menores concentrações séricas de ubiquinona 10. Hargreaves et al.,[115] entretanto, não constataram nenhuma diferença nas concentrações da coenzima Q_{10} nas células mononucleares entre pacientes-controle, tratados e não tratados afetados por PKU. Foram constatadas concentrações plasmáticas e eritrocíticas abaixo do normal de ácido docosa-hexaenoico e acima do normal de ácidos graxos da série n-6 em pacientes submetidos a tratamento de PKU.[116,117] A importância dessas diferenças não está clara, mas parecem ser uma decorrência do baixo teor de gorduras das fórmulas específicas.[118,119]

Foi relatada deficiência de ferro em crianças submetidas a tratamento de PKU, apesar dos níveis de ingestão superiores à RDA.[120,121] Foram constatadas baixas reservas de selênio em crianças com PKU que estavam recebendo fórmula sem adição de selênio.[122] Pacientes com PKU e baixas concentrações de selênio apresentaram concentrações elevadas de tiroxina e tri-iodotironina reversa, que diminuíram significativamente com a suplementação de selênio.[123] As concentrações plasmáticas de retinol em crianças com PKU geralmente são menores do que as de crianças normais,[107] mas se mantêm dentro das faixas de referência com a ingestão adequada de fórmulas.[91]

Em 1956, foram relatadas alterações ósseas em crianças tratadas afetadas por PKU. Crianças em idade pré-escolar com concentrações plasmáticas de PHE dentro da faixa de tratamento apresentaram mineralização óssea normal.[124-127] Greeves et al.[128] relataram que 25% dos pacientes com PKU – a maioria acima de 8 anos – apresentavam histórico de fraturas, em comparação com 18% de seus irmãos fisiologicamente normais. Ratos com PKU não tratados (PAH^{enu-2})

apresentaram um peso médio reduzido do fêmur em comparação com ratos tratados e controle, e menor comprimento femoral médio do que os ratos-controle. Os ratos tratados apresentaram maior resistência femoral do que os ratos-controle.[129] As elevadas concentrações séricas de prolactina em pacientes com PKU mal controlada levaram a uma maior prevalência de irregularidades menstruais nas meninas.[130] À medida que as concentrações sanguíneas de PHE aumentavam em pacientes mais velhos com controle alimentar ineficiente, os valores para o teor de minerais nos ossos e a densidade óssea sempre eram menores que os sujeitos saudáveis. É possível que o desequilíbrio de aminoácidos, a ingestão proteica inadequada, a necessidade de fósforo para reforçar os ácidos orgânicos produzidos a partir do excesso de PHE dietética e o estrogênio inadequado por causa da secreção excessiva de prolactina tenham contribuído para as anomalias ósseas.[131] Mussa et al.[132] relataram que, à medida que as concentrações plasmáticas de PHE aumentavam, a osteoclastogênese também aumentava, causando lesões ósseas.

As concentrações médias de imunoglobulina A e imunoglobulina M no plasma foram significativamente mais baixas em pacientes com PKU submetidos a tratamento[133] do que em crianças fisiologicamente normais.

Suspensão da dieta. No passado, determinados médicos sugeriam que a dieta poderia ser suspensa aos 4, 6 ou 12 anos de idade sem quaisquer efeitos adversos.[134-137] Os pesquisadores questionavam essa possibilidade, pois os estudos demonstravam diferenças significativas de desempenho e inteligência nas crianças[101,138] e de função neurológica nos adultos que suspendiam a dieta em comparação com aqueles que a mantinham. Agorafobia grave,[139] reversível com o retorno à dieta com restrição de PHE, também foi uma condição relatada em adultos. Pacientes que não seguem a dieta e recusam alimentos de origem animal, mas não ingerem fórmulas isentas de PHE apresentam deficiência de vitamina B_{12}, o que leva a alterações hematológicas e doenças neurológicas.[140,141] A acidúria metilmalônica associada a dietas veganas pela deficiência de vitamina B_{12} é o mecanismo fisiopatológico mais provável.

Em estudos que usaram o paciente como o seu próprio controle, concentrações elevadas de PHE no plasma prolongaram o tempo de realização dos testes neuropsicológicos, reduziram a frequência média de energia do EEG e diminuíram a excreção urinária de dopamina e as concentrações plasmáticas de L-DOPA em pacientes mais velhos com PKU que receberam tratamento.[142,143] Foi constatada uma correlação entre as altas concentrações plasmáticas de PHE, o tempo prolongado de realização dos testes neuropsicológicos e a redução da excreção urinária de dopamina em dez pacientes. Em um estudo com mais oito pacientes, foram constatadas reduções estatisticamente significativas da frequência média de energia do EEG e na concentração plasmática de L-DOPA quando a concentração de PHE no plasma aumentou.[143] Ocorreu diminuição da velocidade do EEG em heterozigotos com PKU face à mudança da concentração sanguínea de PHE induzida pela ingestão de aspartame (150 μmol/L).[75] Esses efeitos se mostraram reversíveis e correlatos na direção inversa com uma concentração reduzida de PHE no plasma. Vários pacientes com PKU não submetidos a dieta apresentaram grave deterioração neurológica.[74,144] Um paciente que voltou a seguir uma dieta com restrição de PHE que incluía fórmula específica apresentou reversão da maioria dos sintomas.[74]

Fenilcetonúria materna

As gestantes com PKU que não recebem tratamento após a concepção e durante a gestação têm filhos com retardo de crescimento intrauterino, microcefalia e anomalias congênitas, geralmente graves e incompatíveis com a vida. O atraso no desenvolvimento mental é comum em filhos de mães com concentrações plasmáticas de PHE acima da faixa normal.[145] A patogênese da lesão fetal é incerta, mas está supostamente relacionada à elevada concentração de PHE no sangue materno,[146] porque a PHE é ativamente transportada pela placenta até o feto.[147] A concentração de PHE no plasma fetal é de uma vez e meia a duas vezes maior do que a presente no sangue materno.[148] Essa elevada concentração é aumentada de duas a quatro vezes mais novamente pela barreira hematoencefálica do feto.[149] Concentrações intraneurais de 600 μmol de PHE interferem no desenvolvimento cerebral por meio de um ou mais dos vários mecanismos anteriormente descritos, inclusive da migração oligodendroglial anormal e da síntese de mielina e outras proteínas.[150] Portanto, é extremamente importante manter a concentração plasmática normal de PHE na mulher em idade reprodutiva com PKU antes da concepção e durante toda a gestação. Os filhos sobreviventes de mulheres não tratadas não apresentam crescimento e desenvolvimento normais.[151] Aliás, Kirkman[152] previu que, se a fertilidade dessas mulheres for normal e elas não forem tratadas com um controle alimentar da ingestão de PHE, a incidência de atraso no desenvolvimento mental relacionado à PKU pode retornar aos níveis anteriores à triagem após apenas uma geração.

Em 1984, foi iniciado o *Maternal Phenylketonuria Collaborative Study* (MPKUCS) para responder a questionamentos relacionados à dieta e aos resultados reprodutivos de mulheres com PKU.[153] Os resultados do MPKUCS respaldaram a premissa de que uma dieta com restrição de PHE, concentrações plasmáticas de PHE inferiores a 360 μmol/L, e a idade gestacional em que a dieta é iniciada afetam o resultado reprodutivo.[154]

Terapia nutricional da fenilcetonúria materna. Mulheres com PKU devem iniciar a dieta com restrição de PHE pelo menos três meses antes de uma gravidez planejada, caso tenham suspendido anteriormente a dieta. Os objetivos do tratamento para gestantes com PKU são uma mãe saudável e um recém-nascido normal e saudável. Para acumular as reservas adequadas de proteína e gordura no início da gestação para sustentar o crescimento fetal do terceiro trimestre, a dieta e o estado nutricional devem ser objetos de cuidadosa atenção. Embora a concentração plasmática de PHE mais provável de gerar os melhores resultados seja desconhecida, um grupo de pesquisadores sugeriu que esses objetivos podem ser alcançados com uma dieta com restrição de PHE que mantenha a concentração de PHE no plasma entre 60 e 180 μmol/L.[155] Concentrações plasmáticas de PHE abaixo de 60 μmol/L podem levar à perda de massa muscular materna e à deficiência de crescimento fetal. A Tabela 69.7[1,112,116] fornece a quantidade de ingestão de PHE recomendada para o início do tratamento. Outros índices do estado nutricional devem estar na faixa normal para gestantes. Após o início da dieta com a prescrição mínima recomendada de PHE (ver Tab. 69.7), a concentração de PHE no plasma deve ser monitorada duas vezes por semana para manter a concentração almejada.

Mesmo após a estabilização da concentração plasmática de PHE na faixa de tratamento, são necessárias frequentes alterações na prescrição individualizada da dieta à medida que a gravidez progride, tomando-se por base as concentrações plasmáticas de PHE, TYR e outros aminoácidos e o ganho de peso. As necessidades de PHE e TYR de cada gestante dependem do genótipo, da idade, do estado de saúde, da ingestão proteica e do trimestre de gestação.[112] Aproximadamente na metade do período gestacional, a tolerância à PHE aumenta consideravelmente.

Conforme observado para a criança com PKU, a quantidade de proteína prescrita (ver Tab. 69.7) excede a RDA em razão do uso dos aminoácidos livres como a fonte primária de equivalentes proteicos. São utilizadas fórmulas isentas de PHE (ver Tab. 69.5) para fornecer a maior parte da proteína prescrita; e os alimentos isentos de nitrogênio, como açúcares e gorduras, para suprir o restante das necessidades de energia.

O comprimento ao nascimento de neonatos de mulheres com PKU têm correlação negativa com a concentração de PHE no plasma materno e correlação positiva com a ingestão energética e proteica da mãe e com o ganho de peso durante a gestação. O escore-Z médio de cinco anos da circunferência craniana de filhos de mulheres com concentrações plasmáticas de PHE inferiores a 360 μmol/L na décima semana de gestação e durante toda a gravidez foi de 0,50 ± 1,53 *versus* 0,30 ± 0,88 no nascimento, enquanto o escore-Z médio da circunferência craniana de filhos de mulheres com uma concentração plasmática de PHE de 360 a 600 μmol/L na décima semana de gestação e durante o restante da gravidez caiu de -0,65 ± 0,87 para –0,87 ± 1,97. A circunferência craniana aos cinco anos de filhos de mulheres com concentrações de PHE no plasma superiores a 600 μmol/L durante a gravidez caiu de –1,46 ± 1,08 no nascimento para –2,09 ± 1,57. No decorrer de cinco anos, os filhos de mulheres com concentrações plasmáticas de PHE acima de 360 μmol/L não apresentaram recuperação do desenvolvimento da altura.[156] A concentração plasmática de PHE da gestante com PKU tem correlação negativa com a ingestão proteica total,[157] uma constatação sugestiva de que a ingestão total de proteína deve equivaler, no mínimo, à quantidade recomendada na Tabela 69.7 para um melhor controle dos níveis de PHE no plasma.

O ganho de peso adequado da mãe está relacionado à altura e ao peso pré-gestacional e é maior para mulheres que se encontram abaixo do peso do que para aquelas com peso normal. Os dados apresentados na Tabela 69.8[158] descrevem o ganho de peso recomendado durante a gravidez para mulheres que estão abaixo do peso, com peso normal ou com sobrepeso.

Tabela 69.7 Ingestão recomendada de fenilalanina, tirosina, proteína, gordura, ácidos graxos essenciais e energia para gestantes com fenilcetonúria

	Nutrientes							
Trimestre e idade (anos)	Fenilalanina[a,b] (mg/d)	Tirosina[b] (mg/d)	Proteína (g/d)	Gordura[c] (g/d)	Ácido linoleico (g/d)	Ácido α-linolênico (g/d)	Energia[c] (kcal/d) Média	Faixa
Trimestre 1 (0 < 14 semanas de gestação)								
15 < 19	200 < 820	≥7.600	≥76	36–132	13	1,4	2.500	1.600–3.400
19 < 24	180 < 800	≥7.400	≥74	47–124	13	1,4	2.500	2.100–3.200
≥24	180 < 800	≥7.400	≥74	47–132	13	1,4	2.500	2.100–3.400
Trimestre 2 (14 < 27 semanas de gestação)								
15 < 19	200 < 1.000	≥7.600	≥76	36–132	13	1,4	2.500	1.600–3.400
19 < 24	180 < 1.000	≥7.400	≥74	47–124	13	1,4	2.500	2.100–3.200
≥24	180 < 1.000	≥7.400	≥74	47–132	13	1,4	2.500	2.100–3.400
Trimestre 3 (27 < 41 semanas de gestação)								
15 < 19	330 < 1.200	≥7.600	≥76	36–132	13	1,4	2.500	1.600–3.400
19 < 24	310 < 1.200	≥7.400	≥74	47–124	13	1,4	2.500	2.100–3.200
≥24	310 < 1.200	≥7.400	≥74	47–132	13	1,4	2.500	2.100–3.400

[a]A faixa recomendada de ingestão de fenilalanina (PHE) abrangeu aproximadamente 80% das mulheres estudadas no Maternal Phenylketonuria Collaborative Study (MPKUCS). A dieta deve ser iniciada com a menor quantidade recomendada para o trimestre e a idade em questão. O monitoramento frequente das concentrações de PHE no plasma é essencial para a prevenção de deficiência ou excesso. A prescrição deve ser alterada com base nos seguintes fatores: concentrações frequentes de PHE e tirosina (TYR) no plasma; ingestão de PHE, TYR, proteína e energia; e ganho de peso da mãe; a ingestão de ferro recomendada foi obtida a partir de dados do MPKUCS extraídos de Acosta PB, Michals-Matalon K, Austin V et al. Nutrition findings and requirements in pregnant women with phenylketonuria. In: Platt LD, Koch R, de la Cruz F, eds. Genetic Disorders and Pregnancy Outcome. Nova York: Parthenon, 1997:21–32.

[b]A L-TYR é muito insolúvel em água. Consequentemente, qualquer suplemento de L-TYR deve ser misturado a purê de frutas, purê de batata ou sopa para ser ingerido. A ingestão recomendada foi obtida a partir de dados do MPKUCS extraídos de Acosta PB, Michals-Matalon K, Austin V et al. Nutrition findings and requirements in pregnant women with phenylketonuria. In: Platt LD, Koch R, de la Cruz F, eds. Genetic Disorders and Pregnancy Outcome. Nova York: Parthenon, 1997:21–32.

[c]Modificado de Otten JJ, Hellwig JP, Meyers LD. Dietary Reference Intakes: The Essential Guide to Nutrient Requirements. Washington, DC: National Academies Press, 2006. Para algumas mulheres, as necessidades energéticas podem ser maiores do que o limite superior da faixa fornecida para a obtenção do ganho de peso adequado.

Tabela 69.8 Ganho de peso recomendado durante a gestação para mulheres com fenilcetonúria

Situação ponderal na concepção	Ganho de peso recomendado	
	Primeiro trimestre (kg)	Total (kg)
Peso normal	1,6	11,4–15,9
Abaixo do peso	2,3	12,7–18,2
Acima do peso	0,9	6,8–11,4
Obesidade		5,0– 9,1

Extraído de Rasmussen KM, Catalano PM, Yaktine AL. New guidelines for weight gain during pregnancy: what obstetrician/gynecologists should know; Curr Opin Obstet Gynecol 2009;21:521-6.

Duas famílias de ácidos graxos, linoleicos (C18:2, n-6) e α-linolênicos (C18:3, n-3), são essenciais para os seres humanos.[1] A ingestão adequada sugerida de ácidos linoleico e α-linolênico é de 13 e 1,4 g/dia, respectivamente, durante a gravidez.[1] As mulheres participantes do MPKUCS que apresentaram um bom resultado reprodutivo tiveram maior ingestão de gordura durante a toda a gestação do que as que apresentaram um mal resultado.[112] Não se sabe ao certo se o mal resultado foi causado pela ingestão inadequada de ácidos graxos essenciais. Como a quantidade de gordura e ácidos graxos essenciais presente em algumas fórmulas é muito pequena ou inexistente, a gordura utilizada para fornecer de 30 a 40% da energia alimentar deve ser obtida a partir dos alimentos convencionais e dos óleos para salada, das margarinas, dos molhos para salada e das gorduras vegetais com óleo de canola ou óleo de soja não hidrogenado como primeiro ingrediente.[94]

As fórmulas isentas de PHE que fornecem o equivalente proteico recomendado (nitrogênio × 6,25) à gestante com PKU fornecem também as quantidades necessárias de minerais e vitaminas. Consequentemente, uma cápsula de vitamina pré-natal contendo vitaminas A e D não deve ser receitada para mulheres que ingerem quantidades adequadas de fórmulas isentas de PHE. Na realidade, a suplementação pode fornecer vitamina A em níveis quase teratogênicos.[159] As mulheres que não têm uma ingestão adequada de fórmulas antes e durante a gestação, no entanto, devem receber suplementos de ácido fólico e vitamina B_{12} para ajudar a reduzir a incidência de deficiências cardíacas congênitas nos filhos.[160]

Monitoramento da terapia nutricional. O monitoramento contínuo de mulheres com PKU envolve a medição das concentrações plasmáticas de PHE e TYR, do ganho de peso materno e das concentrações plasmáticas de outros aminoácidos, de transtirretina, de ferritina e de zinco. Por correrem mais risco de parto prematuro, as gestantes com PKU devem ser tratadas como pacientes de alto risco, mesmo que as suas concentrações plasmáticas de PHE estejam dentro da faixa de tratamento almejada. Vários exames de ultrassonografia, iniciados a partir da 16ª à 20ª semana de gestação podem ser solicitados para monitorar a circunferência cefálica do feto e os padrões de crescimento intrauterino. Pode ser solicitada também uma ultrassonografia de nível II para verificar eventuais deficiências cardíacas e outras malformações.

Tirosinemias

Vários distúrbios de metabolismo de TYR conhecidos (ver Tab. 69.9) podem ser controlados com terapia nutricional (ver Fig. 69.1). Um diagnóstico bioquímico preciso é importante, uma vez que distúrbios como doença hepática, escorbuto e prematuridade podem produzir maior concentração de TYR no sangue não causada por deficiência permanente de enzimas específicas no metabolismo da TYR.

Foram relatadas sete formas clínicas de tirosinemia hereditária (ver Tab. 69.9). O tipo Ia é causado por uma deficiência primária de FAH hepática com a produção de um metabólito anormal, a succinilacetona.[161] O gene da FAH foi localizado no cromossomo 15q23-25 (ver Tab. 69.2).[161] A succinilacetona forma-se a partir do acúmulo do substrato fumarilacetoacetato (FAA) (ver Fig. 69.1). Foi relatado que, em doses subapoptóticas, o FAA induz distúrbios de fuso e defeitos de segregação tanto em células de roedores como de seres humanos, uma constatação que leva à especulação de que o FAA funciona como agente que reage aos tióis e perturba a formação das organelas/fuso mitótico.[162] Se a maleilacetoacético ácido isomerase for funcional, a succinilacetona também se forma a partir do maleilacetoacetato. Extremamente tóxica, a succinilacetona é relacionada à função prejudicada de transporte ativo e à deficiência das enzimas hepáticas, entre as quais a *p*-OHPPAD e a δ-ALA desidratase.[161] Foi relatada atividade reduzida da δ-ALA desidratase hepática e eritrocitária nesses pacientes, a qual postula-se ser o mecanismo para o desenvolvimento de episódios porfíricos agudos (ver Fig. 69.2).[161] O uso do fármaco NTBC para inibir a atividade da *p*-OHPPAD evitou episódios porfíricos agudos e reduziu as taxas de progressão de cirrose e síndrome de Fanconi.[163]

A tirosinemia do tipo Ia caracteriza-se por um comprometimento tubular renal generalizado com raquitismo hipofosfatêmico, insuficiência hepática progressiva que pode evoluir para cirrose e câncer hepático, hipertensão, episódios de deficiência comportamental e do sistema nervoso periférico e elevadas concentrações de PHE e TYR no sangue com excreção urinária de succinilacetona e δ-ALA.[161] O alelo mutante mais comum é um sítio doador de *splice* do íntron 12 (IVS12G A+ 5). São conhecidas muitas outras mutações de *missense* e *nonsense* (ver Tab. 69.2). Foi descrita a reversão da mutação IVS12 ao normal em nódulos hepáticos não neoplásicos. A FAH é expressa nas células amnióticas e do vilo coriônico, e o diagnóstico pré-natal é possível por meio de técnicas bioquímicas ou moleculares.[161]

Foi relatado um caso de tirosinemia do tipo Ib, supostamente causada por uma deficiência da maleilacetoacetato isomerase, em um lactente.[161] Insuficiência hepática, doença tubular renal e retardo psicomotor progressivo foram condições ocorridas antes da morte da criança com 1 ano de idade. Não houve acúmulo de succinilacetona. Se essa constatação for confirmada, a fisiopatologia da tirosinemia do tipo I precisará ser reavaliada.

A tirosinemia do tipo II caracteriza-se por concentrações extremamente elevadas de TYR na urina e no sangue e por elevação dos níveis urinários de ácidos fenólicos, *N*-acetilti-

Tabela 69.9 Distúrbios hereditários causadores do aumento das concentrações plasmáticas de tirosina

Designação	Deficiência enzimática	Características clínicas
Tirosinemia hepatorrenal (tipo Ia)	Fumarilacetoacetato hidrolase	Cirrose Síndrome renal de Fanconi Porfiria aguda (succinilacetona) Carcinoma hepatocelular
Tirosinemia hepatorrenal (tipo Ib)	Maleilacetoacetato isomerase	Insuficiência hepática Síndrome de Fanconi Retardo psicomotor (ausência de succinilacetona)
Tirosinemia oculocutânea (tipo II)	Enzima hepática citosólica tirosina aminotransferase	Distúrbios dos olhos e da pele com graus variáveis de atraso no desenvolvimento mental Acidemia hidroxifenilpirúvica
Deficiência primária de *p*-OHPPAD (tipo IIIa)	*p*-OHPPAD	Anomalias neurológicas Atraso no desenvolvimento mental
Hawkinsinúria (tipo IIIb)	*p*-OHPPAD	Acidose metabólica Microcefalia
Tirosinemia neonatal transitória (tipo IIIc)	*p*-OHPPAD	Prematuridade, possivelmente benigna
Tirosinose (Medes)	Possivelmente do tipo Ia	Miastenia (possivelmente ataque porfírico agudo)

p-OHPPAD, ácido 4-hidroxifenilpirúvico dioxigenase.

rosina e tiramina. Foi demonstrada uma deficiência da enzima hepática citosólica TYR aminotransferase.[161] Erosões estreladas da córnea e placas e lesões bulbosas nas plantas dos pés e nas palmas das mãos foram algumas das características físicas constatadas. Ocorre ceratite persistente e hiperceratose nos dedos e nas palmas das mãos e nas plantas dos pés.[164] Essas anomalias cutâneas respondem à restrição de PHE e TYR na dieta. Acredita-se que a cristalização intracelular da TYR seja a causa dessas respostas inflamatórias. Pode ocorrer atraso no desenvolvimento mental. O gene da TYR aminotransferase está localizado no cromossomo humano 16q22.1 (ver Tab. 69.2). As mutações *missense e nonsense*, do sítio de *splice* e as deleções constituem os tipos de mutações conhecidos.

Os distúrbios da *p*-OHPPAD provocam três subgrupos de tirosinemia do tipo III (ver Fig. 69.1 e Tab. 69.9). O mais grave é o tipo IIIa sem *p*-OHPPAD hepática. Foram relatadas anomalias neurológicas, inclusive convulsões, ataxia e atraso no desenvolvimento mental em pacientes com o tipo IIIa.[165] A denominação hawkinsinúria (tipo IIIb) provém do ácido acético 2-L-cisteinil 5-1,4-di-hidróxi-ciclo-hexenil, suposto formador de um intermediário da reação prejudicada de *p*-OHPPAD. Foram descritas condições como acidose metabólica, comprometimento do crescimento e desenvolvimento e um odor de piscina. A restrição de PHE e TYR melhora a condição crítica.

O tipo IIIc é a tirosinemia neonatal, associada ao aumento das concentrações de TYR e seus metabólitos no plasma e na urina, que ocorre em 0,2 a 10% dos neonatos. A restrição proteica em curto prazo para 1,5 a 2,0 g/kg de peso corporal/dia reduziu as concentrações plasmáticas de TYR da maioria dos pacientes com até 4 semanas de vida. Não ficou claro se a adição de ascorbato estabilizará e aumentará a atividade de *p*-OHPPAD nesse distúrbio. A persistência da hipertirosinemia nessa disfunção pode levar ao comprometimento da função mental,[166] sendo recomendados dieta e tratamento com ascorbato em curto prazo.

Diagnóstico

O diagnóstico diferencial, imperativo para início do tratamento adequado, requer a quantificação das concentrações de aminoácidos no plasma, por meio de cromatografia de troca iônica, e de ácidos orgânicos na urina por meio de GC/MS. A tirosinemia mais grave do tipo I pode não ser detectada pela triagem neonatal com o uso de teste de inibição bacteriana, porque as concentrações sanguíneas de TYR do neonato possivelmente não ultrapassam 8 mg/dL (440 μmol/L). Se a concentração de TYR no sangue exceder 8 mg/dL (440 μmol/L) aos 14 dias de idade, as funções tubular renal e hepática são avaliadas, bem como a urina, por meio de análise de ácidos orgânicos para verificação da presença de ácidos p-hidroxifenil e succinilacetona. O diagnóstico pré-natal da tirosinemia hereditária do tipo I é feito por meio da medição da concentração de succinilacetona no líquido amniótico,[167] da medição da atividade de FAH nas células cultivadas do líquido amniótico e de análises moleculares. A tirosinemia do tipo II leva a um acentuado aumento da concentração de fenil-ácidos *p*-OH e de TYR no sangue.[161] A tirosinemia do tipo II aumenta com a idade do lactente, enquanto a do tipo IIIc diminui. A hawkinsinúria é medida pela sua reação à ninidrina por meio de cromatografia de troca iônica.

Tratamento

O tratamento das tirosinemias hereditárias exige um diagnóstico correto, dadas as diferenças entre os diversos tipos de abordagem de tratamento. O objetivo da terapia nutricional para as tirosinemias hereditárias é proporcionar um ambiente bioquímico que permita o crescimento e o desenvolvimento do potencial intelectual. O manejo nutricional isoladamente previne alterações fisiopatológicas somente nos tipos II e III, para os quais o prognóstico é excelente. A concentração plasmática de PHE deve ser mantida entre 40 e 80 μmol/L, e a de TYR, entre 50 e 150 μmol/L. O tratamento com 2-(2-Nitro-

-4-trifluorometilbensilato)-1,3-ciclo-hexanediona na tirosinemia do tipo Ia, concomitantemente com o manejo nutricional destinado a manter a concentração plasmática de TYR em menos de 500 μmol/L,[168] preveniu episódios de porfiria aguda, reduziu as taxas de progressão da cirrose e da síndrome de Fanconi, melhorou muito a taxa de sobrevivência dos pacientes e reduziu a necessidade de transplante de fígado no início da infância. Os efeitos homeostáticos do NTBC sobre a produção de succinilacetona também diminuem, mas não eliminam o risco de hepatocarcinoma.

O comprometimento renal, se houver, também deve ser tratado na tirosinemia do tipo Ia. Pode ocorrer insuficiência tubular renal generalizada na presença de acidose metabólica, hipofosfatemia, raquitismo e hipocalemia, a menos que seja iniciada a reposição de bicarbonato, fosfato, 1,25-di-hidroxicolecalciferol e potássio. O rápido tratamento de infecções é necessário para evitar um estado catabólico catastrófico com produção excessiva de succinilacetona.

Muitos dos sintomas porfíricos são causados pela superprodução de δ-ALA após o efeito inibitório da succinilacetona sobre a δ-ALA desidratase ou a redução da biossíntese do heme (ver Fig. 69.2). A nutrição parenteral com 20 a 25% de solução de dextrose pode controlar esses ataques agudos de porfiria.[169] A perda contínua ou progressiva das funções dependentes de energia que envolvem o heme ligado livremente à proteína heme (transportadores da membrana plasmática, citocromo P-450) pode ser causada pela rápida reciclagem e pela biossíntese insuficiente de heme (ver Fig. 69.2). Infusões de hematina produziram reduções transitórias da δ-ALA e melhoraram os ataques agudos de porfiria intermitente, mas essa terapia invasiva é recomendada somente em caso de indisponibilidade do NTBC.[7,170] Não há como evitar, no entanto, o carcinoma hepatocelular, que exige o transplante de fígado para evitar metástases.[161] O fármaco NTBC, que inibe a atividade da *p*-OHPPAD no tratamento da tirosinemia do tipo I, reduz a necessidade de transplante de fígado, e a terapia nutricional é um recurso auxiliar indicado para o tratamento medicamentoso.[168] Existe um excelente modelo com ratos.[171] Não se sabe ao certo se o tratamento da tirosinemia do tipo I em recém-nascidos ou lactentes com dieta e NTBC previne a incidência de hepatocarcinoma. O acompanhamento dos níveis de α-fetoproteína e enzimas no fígado, bem como uma ultrassonografia hepática, são procedimentos indicados. Pode haver necessidade de transplante hepático.

Necessidades de nutrientes. Deve ser feita uma prescrição que recomende quantidades diárias de PHE, TYR, proteínas, energia e líquidos. A prescrição de PHE e TYR é baseada nas análises de sangue e relacionadas à ingestão, que indicam a necessidade ou tolerância da criança para cada aminoácido (ver Tab. 69.3).

Como uma grande parte da PHE normalmente é hidroxilada para formar TYR, a PHE também deve ser restringida na dieta de pacientes com tirosinemia. As necessidades de PHE parecem ser maiores para crianças com tirosinemia do que para crianças com PKU. Em geral, quanto mais distal o ponto de bloqueio da via catabólica, mais perto da normalidade será a necessidade de aminoácidos. As necessidades de TYR de crianças com tirosinemia são descritas de forma inadequada e variam de acordo com o estado metabólico da criança e com o acúmulo de succinilacetona. Quando o controle das concentrações plasmáticas de TYR em pacientes tratados com NTBC é inadequado, ocorrem sintomas de tirosinemia do tipo II.[168]

Como a fonte primária de proteína utilizada para os lactentes é uma mistura de aminoácidos livres, a ingestão recomendada é maior do que aquela para lactentes fisiologicamente normais (ver Tab. 69.3). No caso da tirosinemia do tipo Ia, quando o NTBC é administrado, as necessidades de energia são semelhantes àquelas de lactentes fisiologicamente normais.[1]

As recomendações em relação a gorduras, ácidos graxos essenciais, minerais e vitaminas são iguais para pacientes com PKU (ver Tab. 69.3).

Fórmulas isentas de fenilalanina e tirosina. A proteína adequada não pode ser obtida a partir da proteína intacta sem uma ingestão excessiva de PHE e TYR (as proteínas contêm, por massa, de 1,4 a 5,8% de TYR).[94] Consequentemente, são utilizadas fórmulas especiais que contêm PHE ou TYR. Existem várias fórmulas isentas de PHE e TYR que contêm minerais e vitaminas e são fontes de proteína. A Tabela 69.5 mostra as fontes de acordo com a fórmula.

Outros alimentos. O USDA fornece a composição dos alimentos na referência 94.

Início do manejo nutricional. Pode-se obter a queda mais rápida da concentração de TYR no sangue no momento do diagnóstico administrando uma fórmula com 67 kcal/dL isenta de PHE e TYR e sem quaisquer fontes complementares de PHE e TYR. É necessária uma ingestão energética total de mais de 120 kcal/kg/dia para evitar uma fase catabólica. Os resultados laboratoriais das concentrações de PHE e TYR no sangue devem ser prontamente disponibilizados, a fim de evitar a precipitação da deficiência de PHE e TYR.[172] O catabolismo, causado pela ingestão inadequada de proteína, energia, PHE ou TYR, é particularmente indesejado no tratamento da tirosinemia do tipo I, considerando-se que uma fase catabólica com superprodução de succinilacetona piora o estado clínico. Fontes de proteína intacta que contêm de 20 a 70 mg de PHE e de 60 a 80 mg de TYR/kg de peso corporal/dia normalmente são necessárias após 1 a 2 dias de restrição total no período neonatal no paciente com tirosinemia do tipo II ou III. Pacientes com tirosinemia do tipo Ia conseguem tolerar uma maior ingestão dietética de PHE e TYR se forem tratados com NTBC.

Avaliação da terapia nutricional. A frequência da avaliação é ditada pelo tipo de tirosinemia e pela trajetória clínica do paciente. Na tirosinemia do tipo I, os sinais vitais, a altura, o peso, a circunferência craniana, o exame neurológico e a avaliação do desenvolvimento são documentados semanalmente durante os primeiros 3 meses; a cada duas semanas durante os 3 meses seguintes; e mensalmente entre os 6 meses e 1 ano de vida. As concentrações de aminoácidos no plasma são quantificadas por meio de cromatografia de troca iônica ou MS/MS, enquanto a succinilacetona e os ácidos orgânicos p-hidroxifenil são quantificados por GC/MS. As análises laboratoriais complementares incluem concentração urinária de δ-ALA, exames de sangue e urina para avaliação das perdas renais (bicarbonato [HCO_3^-], potássio [K^+] e sódio [Na^+]), e condição hepática (testes de α-fetoproteína e função hepática). O estado clínico, a ingestão alimentar e os dados laboratoriais devem ser monitorados e correlacionados no manejo da tirosinemia do tipo Ia nos intervalos anteriormente indicados. A inscrição para um eventual transplante de fígado deve ser feita no primeiro ano de vida para pacientes com tirosinemia do tipo Ia.

Resultados da terapia nutricional. Os resultados até o momento foram variáveis com a tirosinemia do tipo Ia.[161] Parte dessa variação é causada pela falta de critérios diagnósticos claros no passado para delinear os diversos tipos de tirosinemia. A detecção e o diagnóstico precoces por meio de GC/MS, restrição de PHE e TYR, infusões de hematina e reposição precoce das perdas tubulares renais são bem-sucedidos em idades precoces em pacientes com tirosinemia do tipo Ia tratada. Embora o NTBC possa ser o principal tratamento para tirosinemia do tipo Ia, a instituição do tratamento imediatamente após o nascimento pode ser necessária para evitar carcinomas hepatocelulares, e o transplante hepático é necessário se os nódulos do fígado progredirem na ultrassonografia hepática, ou se a concentração hepática de α-fetoproteína apresentar elevação repentina.[163] A dieta com restrição de PHE e TYR obteve sucesso em vários pacientes com tirosinemia dos tipos II e III, com rápida resolução dos sinais e sintomas clínicos.[161] A tirosinemia neonatal exige restrição proteica precoce, mas transitória. A eficácia do ascorbato oral em doses de 50 mg/dia não é clara. Ainda não existem dados de resultados controlados.

Aminoácidos sulfurados

A bioquímica e as necessidades nutricionais de aminoácidos sulfurados já foram amplamente elucidadas em seres humanos por meio de estudos sobre os bloqueios hereditários de suas vias metabólicas.

Bioquímica

A proteína intacta contém aproximadamente de 0,3 a 5% de MET.[94] Parte da MET da alimentação é utilizada pelo organismo para síntese proteica nos tecidos, mas a maior parte é utilizada por meio da via de transulfuração para formar adenosilmetionina, adenosil-homocisteína, homocisteína, cistationina, α-cetobutirato, cisteína e seus derivados (ver Fig. 69.3). A primeira etapa na via de transulfuração é a síntese de S-adenosilmetionina (SAM), uma reação catalisada pela MET-S-adenosiltransferase (MAT). A atividade prejudicada da MAT resulta em hipermetionemia e manifestações clínicas que variam de hálito de enxofre a atraso no desenvolvimento mental. A isoforma hepática da MAT isolada é deficiente.[28] Nessa reação, a porção adenosil do trifosfato de adenosina (ou adenosina trifosfato – ATP) é transferida para a MET. A creatina, a colina , a fosfatidilcolina, os DNA e RNA metilados e a epinefrina são alguns dos compostos biologicamente importantes que obtêm o seu grupo metil a partir da SAM. A SAM descarboxilada é a fonte das três porções de carbono da espermidina e da espermina. A S-adenosil-homocisteína é formada como um produto intermediário nessa via e hidrolisada em homocisteína.

A homocisteína possui quatro vias possíveis abertas para esse fim. A homocisteína reage com a serina na presença de CβS, encontrada no fígado e no cérebro, para formar cistationina (ver Fig. 69.3). A CβS necessita do piridoxal fosfato como coenzima. A homocisteína pode também ser remetilada para formar MET por meio de duas reações enzimáticas diferentes. Em uma reação, o grupo metil é obtido a partir da betaína e catalisado pela betaína-homocisteína metiltransferase. A segunda reação necessita do N^5-metiltetra-hidrofolato como doador de metil para CH_3-B_{12} (ver Fig. 69.3) e catalisada pela 5-metiltetra-hidrofolato-homocisteína metiltransferase. Finkelstein[173] utilizou um sistema *in vitro* que se aproximou das condições *in vivo* no fígado de ratos para medir a formação simultânea de produtos pelas três enzimas que utilizam a homocisteína. Nesse sistema de controle, a 5-metiltetra-hidrofolato-homocisteína metiltransferase, a betaína-homocisteína metiltransferase e a CβS representavam 27, 27 e 46% da homocisteína consumida, respectivamente. A quarta via aberta para a homocisteína é a oxidação espontânea em homocistina (ver Fig. 69.3). Essa reação ocorre no interior das células somente na presença de quantidades anormais. Trata-se de um processo essencialmente irreversível, considerando-se que a ligação dissulfeto da homocistina é covalente. A metabolização da homocistina cessa. A CβS metaboliza a maior parte da homocisteína de alta afinidade em cistationina, utilizando a serina como cossubstrato e o piridoxal fosfato como coenzima ativa estabilizadora. A cistationina é então hidrolisada e convertida em cisteína e α-cetobutirato. A enzima cistationinase, que também utiliza o piridoxal fosfato como coenzima, é necessária para essa reação (ver Fig. 69.3). A deficiência de cistationinase resulta em cistationinúria, sem nenhuma consequência patológica. O α-cetobutirato é convertido em propionil-CoA, que é carboxilado em metilmalonil-CoA e isomerizado em succinil-CoA, um intermediário do ciclo de Krebs. A L-cisteína é catabolizada em piruvato, amônia (NH_3) e sulfeto de hidrogênio (H_2S).

Três analitos que sugerem distúrbios hereditários de metabolismo da MET atualmente fazem parte da triagem de recém-nascidos: a MET para homocistinúria e hipermetioninemia e C3 com C3/C2 para deficiências de cobalamina.

Homocistinúria

As deficiências na função de CβS ou de 5-metiltetra-hidrofolato-homocisteína metiltransferase resultam em homocistinúria clássica. O comprometimento da atividade da segunda enzima pode ser causado por falha na síntese de CH_3-B_{12} a partir da vitamina B_{12} ou por uma deficiência na 5,10-metilenotetra-hidrofolato redutase, bem como por mutações na apoenzima CβS. Vários defeitos diferentes prejudicam a absorção, a transferência e a conversão da vitamina B_{12} alimentar em CH_3-B_{12}.[39,174] Tanto a hidroxicobalamina como o folato são necessários para tratar esses distúrbios.

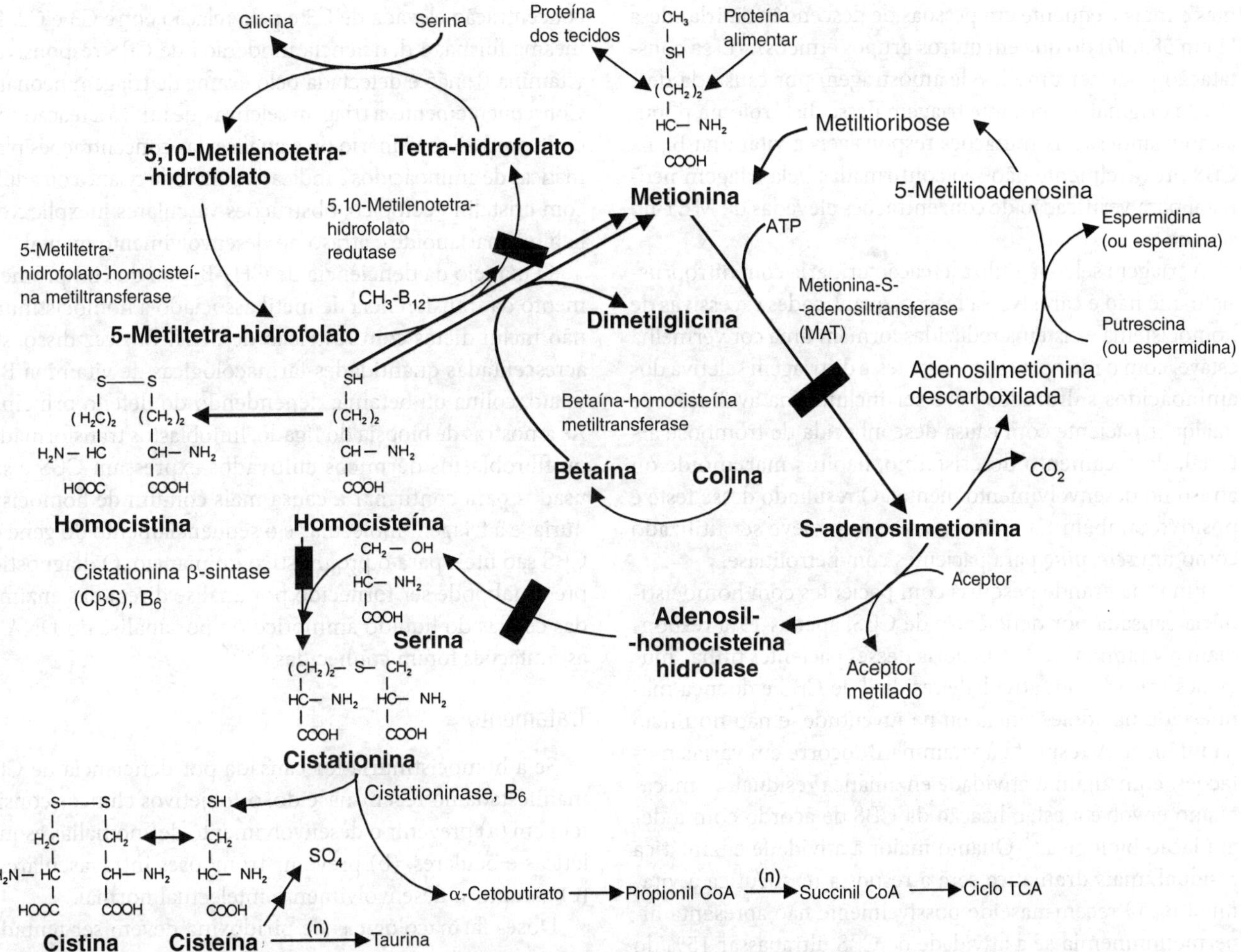

Figura 69.3 Vias metabólicas de aminoácidos sulfurados. As *barras pretas* representam reações comprometidas em três erros inatos do metabolismo resultantes de hiper-homocist(e)inemia. CoA, coenzima A; TCA, ácido tricarboxílico.

A forma mais comum de homocistinúria é causada por uma deficiência da CβS. O lócus da CβS foi mapeado no cromossomo 21q-22.3.[175] O gene foi clonado, caracterizando-se mais de 90 mutações nos sistemas de expressão. Embora os fenótipos variem para o mesmo genótipo, algumas mutações respondem à vitamina B_6 (I278T, P145L, A114V), e outras não (G307S).[176] A função enzimática gravemente prejudicada produz acúmulo de homocist(e)ina plasmática e MET e uma quantidade reduzida de cist(e)ina nas células e nos fluidos fisiológicos. Se essa circunstância bioquímica não for tratada no início da vida, ocorrerão alterações esqueléticas, deslocamento do cristalino, tromboses intravasculares, osteoporose, rubor malar e, em alguns pacientes, atraso no desenvolvimento mental.

As alterações esqueléticas e o deslocamento do cristalino são supostamente causados por um defeito estrutural na formação do colágeno produzido pela interação da α-homocistina com os grupos das aldoses no colágeno[28] ou pela inibição irreversível da lisil oxidase pela homocisteína tiolactona.[177] As tromboses intravasculares podem ocorrer em qualquer idade, já tendo sido constatadas em artérias coronárias, renais, carótidas e intracranianas. A história natural da homocistinúria causada por deficiência de CβS foi esclarecida em uma vasta série de pacientes.[178] Os investigadores sugeriram, no entanto, que na Dinamarca, a maioria dos homozigotos para a mutação C.833T > C(p.12787) não é afetada ou diagnosticada após eventos tromboembólicos ocorridos na terceira década de vida.[179] A heterozigose para algumas mutações na CβS (ou na tetra-hidrofolato redutase) podem predispor os pacientes ao desenvolvimento de doença arterial obstrutiva prematura.[180]

Não se sabe até que ponto o atraso no desenvolvimento mental observado na homocistinúria é atribuído à sequela metabólica, como uma deficiência de cistationina na formação da mielina, ou resulta de pequenas tromboses cerebrovasculares múltiplas. Pode ocorrer deficiência mental em pacientes com CβS gravemente prejudicada em consequência de obstruções arteriolares cerebrais múltiplas se a homocistinemia não for controlada pela dieta.

Triagem

A deficiência de CβS é herdada como doença autossômica recessiva. Não existem estimativas precisas da incidência para homocistinúria, mas a triagem de recém-nascidos realizada em 13 países constatou 1 caso entre 344.000 lactentes examinados.[28] A homocistinúria ocorre em muitos grupos étnicos, mas é mais frequente em pessoas de descendência irlandesa (1 em 58.000) do que em outros grupos étnicos.[28] Essa constatação pode ser um viés de amostragem por causa da descrição original e constante triagem desse distúrbio na população irlandesa. As mutações responsíveis à vitamina B_6 na CβS provavelmente não são confirmadas pela triagem neonatal para verificação de concentrações elevadas de MET no sangue.

A triagem seletiva utiliza a reação urinária com nitroprussiato que não é cara. Nessa reação, quantidades excessivas de homocisteína e cisteína reduzidas formam uma cor vermelha estável com o nitroprussiato. Esse teste de triagem seletiva dos aminoácidos sulfurados deve ser incluído na avaliação de qualquer paciente com causa desconhecida de trombose arterial, deslocamento do cristalino, habitus marfanoide ou atraso no desenvolvimento mental. O resultado desse teste é positivo também na cistinúria, e o teste deve ser utilizado como um *screening* para pacientes com nefrolitíase.

Em uma grande pesquisa com pacientes com homocistinúria causada por deficiência de CβS, apenas 13% respondiam à vitamina B_6.[28] A maioria desses pacientes tinha "mutações fracas" com atividade residual de CβS e doença manifestada na adolescência ou na juventude, e não no início da infância. A resposta à vitamina B_6 ocorre em várias mutações, com alguma atividade enzimática residual. O mecanismo envolve a estabilização da CβS de acordo com a degradação biológica.[28] Quanto maior a atividade enzimática residual, mais dramática será a resposta terapêutica à vitamina B_6. O recém-nascido possivelmente não apresenta hipermetioninemia se a atividade de CβS ultrapassar 15% do normal. Alguns pacientes com deficiência de CβS não apresentam nenhuma atividade nos fibroblastos, mas parecem responder à vitamina B_6.[176]

Diagnóstico

Os resultados positivos de uma triagem de recém-nascidos por teste de inibição bacteriana para MET devem ser seguidos de um teste para verificação das concentrações plasmáticas de aminoácidos por meio de cromatografia de troca iônica ou MS/MS, uma vez que a hipermetioninemia neonatal pode ser causada por diversas variações ambientais e genéticas. Em pacientes com deficiência de CβS, as concentrações de homocistina, cisteína-homocisteína e MET são elevadas no plasma e aumentam conforme a ingestão proteica (ver Fig. 69.3). A demonstração de uma redução significativa da CβS, do folato, da CH_3-B_{12} ou da homocisteína metiltransferase é necessária para a confirmação do diagnóstico e o início do tratamento adequado. A MET pode ser elevada na ausência da homocisteína em caso de doença hepática e do comprometimento específico da SAM. Por outro lado, nos defeitos de remetilação da homocisteína em MET, a MET apresenta-se baixa ou normal, enquanto a concentração de homocisteína é elevada. A hiper-homocisteinemia causada por distúrbios da metilação da cobalamina em CH_3-B_{12} ou das duas homocisteínas metiltransferases não é detectada por triagem seletiva do recém-nascido para verificação da MET elevada no sangue, mas pela concentração elevada de C3 e pela relação entre C3 e C2. Da mesma forma, a deficiência moderada de CβS responsiva à vitamina B_6 não é detectada pelo exame de triagem neonatal. Consequentemente, a triagem seletiva que utiliza a reação com o nitroprussiato urinário ou a análise das concentrações plasmáticas de aminoácidos é indicada para toda criança ou adulto com cristalino ectópico, obstruções vasculares inexplicáveis, habitus marfanoide e atraso no desenvolvimento mental.

O manejo da deficiência de CH_3-B_{12} ou do comprometimento da transferência de metil associado à homocistinúria não inclui dietas com restrição de MET. Em vez disso, são acrescentadas quantidades farmacológicas de vitamina B_{12}, folato, colina ou betaína, dependendo do defeito principal. As amostras de biópsia do fígado, linfoblastos transformados ou fibroblastos dérmicos cultivados expressam CβS e são usados para confirmar a causa mais comum de homocistinúria; e a triagem molecular e o sequenciamento do gene da CβS são úteis para o prognóstico do manejo. O diagnóstico pré-natal pode ser fornecido por análise direta das enzimas das células do líquido amniótico ou por análise do DNA se as mutações forem conhecidas.[28,176]

Tratamento

Se a homocistinúria for causada por deficiência de CβS manifestada no recém-nascido, os objetivos clínicos consistem em (a) prevenir o desenvolvimento de anomalias esqueléticas e oculares, (b) prevenir tromboses intravasculares e (c) garantir o desenvolvimento intelectual normal.

Doses farmacológicas de piridoxina devem ser tentadas em todo paciente com hipermetioninemia e homocistinemia.[28,176] Sabe-se que algumas mutações respondem à medicação (ver Tab. 69.3). Em recém-nascidos e lactentes, 25 a 100 mg/dia devem ser prescritos durante quatro semanas antes da restrição de MET. Crianças mais velhas e adultos devem receber piridoxina por via oral (1 g/dia). O efeito da piridoxina nas concentrações plasmáticas de MET e homocistina é monitorado semanalmente com uma constante ingestão proteica. Como a estabilização enzimática é o mecanismo mais comum da responsividade às vitaminas, podem ser necessárias semanas para que ocorra uma resposta bioquímica. Se as concentrações de MET e homocisteína no plasma forem reduzidas, a quantidade de piridoxina deve ser gradativamente diminuída até que a dose mínima necessária para manter a normalidade bioquímica seja alcançada. São necessárias doses de 25 a 750 mg/dia para alguns pacientes. O excesso de vitamina B_6 por períodos prolongados pode causar neuropatia periférica[181] e lesão hepática;[182] consequentemente, se não tiver resultado, a vitamina B_6 deve ser suspensa. A suplementação com betaína (6 g/dia) ajuda a manter a concentração plasmática pós-prandial de homocisteína na faixa quase normal em indivíduos responsivos à vitamina B_6.[183]

Pacientes cuja condição não responda completamente à piridoxina exigem uma dieta com restrição de MET suplementada com L-cisteína. A cisteína passa a ser um aminoácido essencial na homocistinúria (ver Fig. 69.3). Se as concentrações plasmáticas de folato forem inferiores ao normal por causa do uso excessivo na remetilação da homocisteína em MET, o folato deve ser acrescentado como suplemento.

A betaína é utilizada como tratamento auxiliar em pacientes que não respondem à vitamina B_6. A dose necessária varia de 120 a 150 mg/kg/dia e é dividida em três doses por dia: a concentração total de homocist(e)ina no plasma deve ser acompanhada como um parâmetro de efetividade do tratamento, uma vez que tanto a MET livre como a homocisteína livre no plasma podem cair ao normal, enquanto a homocist(e)-ina total continua elevada e em concentrações que aumentam os riscos de obstrução vascular.[184] Eventos adversos resultantes do tratamento com betaína são raros, mas já foram relatados. De acordo com um determinado grupo de investigadores,[185] uma criança que não seguiu a restrição dietética e tinha uma concentração de MET de 3.000 μmol/L no plasma desenvolveu edema cerebral, que foi resolvido com a suspensão da betaína. Van Calcar[186] descreveu os distúrbios hereditários de metabolismo dos aminoácidos sulfurados e o seu manejo nutricional.

Necessidades de nutrientes. Ao prescrever e iniciar planos de manejo nutricional para lactentes e crianças com homocistinúria causada por deficiência de CβS, deve-se considerar as necessidades de energia, proteína, MET, cisteína, folato, vitaminas B_6 e B_{12}, betaína e líquidos. Lactentes mais novos têm maior necessidade de MET por quilograma de peso corporal do que lactentes mais velhos. A ingestão diária sugerida de MET varia de 35 mg/kg no lactente mais jovem a 5 mg/kg no paciente de 15 a 19 anos. A Tabela 69.3 contém a ingestão inicial sugerida de energia, proteína, MET e líquidos para lactentes e crianças de diferentes idades. Caso a mistura de fórmulas forneça mais de 24 kcal/30 mL, deve ser administrada uma quantidade maior de líquido entre as refeições para evitar desidratação.

O cistinato de cálcio, uma forma solúvel da L-cistina, deve ser suplementado na dieta com restrição de MET em todas as idades. Os lactentes mais novos devem receber 300 mg/kg de peso corporal. Essa quantidade pode ser reduzida para 200 mg/kg aos 6 meses de idade e para 100 mg/kg a partir dos 3 anos. O cistinato de cálcio deve ser misturado a fórmulas isentas de MET para permitir uma distribuição homogênea durante todo o dia. Crianças mais velhas podem misturá-las no purê de maçã ou em outros sólidos com baixo teor proteico.

Fórmulas isentas de metionina. Várias fórmulas foram desenvolvidas como fontes de proteína para pacientes com homocistinúria. A Tabela 69.5 fornece as fontes desses produtos.

Outros alimentos. A MET pode ser fornecida a lactentes mais novos acrescentando-se quantidades específicas de fórmula própria para lactentes aos alimentos funcionais isentos de MET. À medida que o processo de crescimento e desenvolvimento avança, os alimentos que contêm proteína intacta devem ser acrescentados nas idades habituais para fornecer MET essencial. A necessidade de MET é pequena, e a maioria dos alimentos contém quantidades moderadas em relação à necessidade.[94] A quantidade de proteína intacta que pode ser ingerida, portanto, é pequena. A referência 66 fornece a composição dos alimentos que podem ser utilizados para auxiliar no fornecimento de MET e outros nutrientes. A Tabela 69.10 apresenta um exemplo da dieta para neonatos.

Avaliação da terapia nutricional. Após a introdução da dieta e a estabilização, as concentrações plasmáticas de MET e cistina devem ser monitoradas duas vezes por semana até os 3 meses de idade. Sugere-se o monitoramento semanal até os 6 meses e quinzenal a partir daí se as concentrações séricas de MET ficarem estáveis. Como a MET e a homocistina livres no plasma podem voltar ao normal, enquanto a homocist(e)-ina total permanecer elevada, recomenda-se medir a cistina plasmática quando a MET livre estiver normal ou a homocistina livre não for mensurável. Após qualquer alteração na dieta, as concentrações plasmáticas de MET e cisteína devem ser medidas depois de três dias. É necessário fazer um diário alimentar de três dias antes da coleta de cada amostra de sangue para avaliar os níveis de MET e cisteína no plasma. A MET plasmática deve ser mantida entre 15 e 45 μmol no plasma pós-prandial de 2 a 4 horas. A presença de homocistina no sangue e na urina deve ser pequena ou inexistente. A homocist(e)ina total no plasma deve ficar próxima a 10 μM/L. O crescimento e o desenvolvimento, bem como a avaliação clínica das pulsações, do crescimento esquelético e do cristalino do olho, devem ser avaliados rotineiramente.

Resultados da terapia nutricional. Em um estudo retrospectivo envolvendo 629 pacientes com deficiência de CβS, a res-

Tabela 69.10 Exemplo de dieta: homocistinúria (2 semanas de idade), peso 3,25 kg

Prescrição	Total	Por kg
Metionina (mg)	98	30
Cistina (mg)	975	300
Proteína (g)	11,4	3,5
Energia (kcal)	390	120
Água a produzir (mL)	600	

Fórmula	Quantidade	Metionina (mg)	Cistina (mg)	Proteína (g)	Energia (kcal)
XMET Analog[a,b]	52 g	0	183	6,8	247
Enfamil Lipil Powder	47 g	99	61	4,6	221
L-Cistina, 10 mg/mL	73 mL	0	730	0	0
Água a produzir	600 mL				
Total		99	974	11,4	468

[a]Nutricia North America.

[b]Outras fórmulas que podem ser utilizadas para lactentes são Hominex-1 (Abbott Nutrition) e HCY-1 (Mead Johnson Nutritionals).

trição neonatal de MET preveniu atraso no desenvolvimento mental, diminuiu a frequência de deslocamento do cristalino e reduziu a incidência de convulsões. O tratamento com piridoxina de pacientes identificados como responsivos à vitamina B_6 reduziu a taxa de incidência de eventos tromboembólicos.[178] Gêmeos de etnia hispânica nascidos com 38 semanas de gestação com homocistinúria apresentaram um bom crescimento no primeiro ano de vida enquanto estavam recebendo terapia nutricional. A ingestão proteica média desses dois pacientes foi de 3,7 g/kg/dia durante os primeiros 6 meses de vida e de 2,6 g/kg/dia nos 6 meses seguintes. A ingestão energética média foi de 131 kcal/kg durante os primeiros 6 meses e de 100 kcal/kg nos 6 meses seguintes. Pacientes com controle ineficiente das concentrações plasmáticas de homocisteína podem apresentar crescimento de estatura excessivo. Um controle metabólico eficiente pode prevenir esse excesso.[187]

Foi relatada deficiência de cisteína com concentrações plasmáticas de cistina anormalmente baixas, MET plasmática elevada e perda de peso em um menino de 3 anos com homocistinúria que recebia 32 mg/kg/dia de L-cisteína.[188] Os gêmeos hispânicos mencionados anteriormente receberam de 58 a 118 mg de cistina/kg/dia, o que resultou em concentrações plasmáticas de cistina de 19 a 30 μmol/L. Podem ser necessários até 150 mg de L-cistina/kg/dia para manter as concentrações normais de cistina no plasma.

Foram observadas concentrações plasmáticas elevadas de cobre e ceruloplasmina em 15 pacientes com homocistinúria, em comparação com as concentrações encontradas em participantes do grupo-controle com sujeitos fisiologicamente normais de mesma idade e mesmo sexo. Não foi constatada nenhuma relação com a homocisteína plasmática.[189] Os gêmeos mencionados anteriormente apresentaram elevadas concentrações séricas de cobre de 151 e 144 μg/dL aos 13 anos de idade aproximadamente. Uma criança com homocistinúria tratada com fórmulas isentas de selênio apresentou baixa concentração sérica de selênio (aproximadamente 15 μmol/L) e reduzida atividade glutationa peroxidase nos eritrócitos.[190] A administração de 50 μg de selênio (no fermento enriquecido com selênio) em dias alternados foi necessária para manter os índices normais de reserva. Os gêmeos mencionados anteriormente ingeriam, em média, 26 μg de selênio (em forma de selenito de sódio) diariamente durante o primeiro ano de vida. As concentrações séricas de selênio variaram entre 60 e 72 μg/L, muito semelhante aos valores relatados para lactentes fisiologicamente normais amamentados com leite humano.[191]

Foram realizados testes de absorção de vitamina A em oito pacientes com homocistinúria não tratados, os quais consistiram em medir a elevação das concentrações séricas após a administração de álcool de vitamina A (retinol). A explicação proposta para a consequente elevação subnormal das concentrações séricas de vitamina A foi de que o retinol foi oxidado pelos grupos –SH excretados no intestino.[192] Dos oitos valores de retinol no plasma obtidos com os gêmeos estudados, um foi inferior a 20 μg/dL. De acordo com relatos dos pais, a ingestão de vitamina A sempre foi mais do que adequada (1,20 a 5,58 vezes a RDA para a idade). As concentrações séricas de transtirretina foram todas inferiores a 20 μg/dL (marginal), e dois dos quatro valores obtidos foram inferiores a 15 μg/dL (deficiente).

As concentrações séricas de folato durante o período de jejum em oito pacientes com homocistinúria não tratados revelaram-se anormalmente baixas (4 ng/mL comparadas a 8 ng/mL nos pacientes do grupo-controle). Dois desses pacientes foram tratados com 20 mg/dia de folato, o que levou a uma redução da excreção urinária de homocistina.[193] Foi constatada grave deficiência de folato em um lactente com homocistinúria não tratado que estava recebendo leite de vaca fervido e diluído em virtude de um episódio de gastroenterite. O uso excessivo de 5-metiltetra-hidrofolato na remetilação da homocisteína para formar MET foi proposto como razão para a deficiência de folato em pacientes não tratados.[194] Os gêmeos de nosso estudo apresentaram concentrações adequadas de hemoglobina depois dos 4 meses de idade, bem como volume corpuscular médio normal.

A suspensão da terapia nutricional. A maioria dos médicos que tratam pessoas com homocistinúria acreditam que os pacientes devem ser mantidos em dieta indefinidamente. O término da dieta após a fase de crescimento pode levar a tromboembolismos e relaxamento do músculo ciliar com deslocamento do cristalino. Yap et al.[195] relataram que o tratamento adequado para redução dos níveis de homocisteína reduzia significativamente o risco vascular em pacientes com homocistinúria. Quando não é possível iniciar e manter a terapia nutricional, o ácido acetilsalicílico (1 g/dia) e o dipiridamol (100 g/dia) aumentam o tempo de sobrevivência das plaquetas e diminuem a incidência de eventos trombóticos.[196] Doses farmacológicas de vitamina E podem reduzir o estresse oxidativo e a ativação plaquetária em pacientes com homocistinúria.[197] A vitamina B_6 em doses farmacológicas deve continuar sendo administrada em pacientes responsivos.

Desempenho reprodutivo

O número de concepções relatado tanto para homens como para mulheres cuja condição não responde à vitamina B_6 é menor que para aqueles responsivos. Gestações cujo o pai tem a enfermidade não sofrem perdas excessivas e geralmente os filhos são referidos como fisiologicamente normais. Um estudo demonstrou que as taxas mais altas de perda fetal ocorriam em fetos supostamente heterozigotos gerados por mães com deficiência de CβS do que em mulheres fisiologicamente normais.[178] Foi relatada boa evolução gestacional nos filhos de uma mulher que manteve um controle rigoroso durante toda a gravidez.[198] Não se sabe ao certo se a hipermetioninemia, a homocisteinemia ou outras variações no metabolismo da MET são teratogênicos, mas é possível um mecanismo teratogênico conforme definido para a PKU materna. Além disso, as deficiências do tubo neural responsivas ao folato podem envolver a hiper-homocist(e)inemia como mecanismo fisiopatológico.

Estado do portador

Os heterozigotos para deficiência de CβS podem apresentar risco de obstrução vascular prematura. O dever do médico de diagnosticar, informar e tratar os membros da grande família de probandos com deficiência de CβS aguarda uma definição mais precisa desse risco e dos resultados da intervenção.[199]

Ácidos orgânicos

Vários aminoácidos essenciais contribuem para a síntese dos grupos acil dos ácidos orgânicos, entre os quais estão: os BCAA, a ILE, a LEU e a VAL; o aminoácido sulfurado MET; o hidroxiaminoácido treonina (THR); e os aminoácidos dibásicos lisina (LYS) e TRP (ver Figs. 69.3 e 69.4).

Bioquímica

Os BCAA, a ILE, a LEU e a VAL são nutrientes essenciais. No recém-nascido, 75% das quantidades ingeridas são utilizadas para a síntese proteica. A parte que excede o necessário para fins de síntese é degradada por meio de várias etapas para o fornecimento de energia (ver Fig. 69.4). Quando não se formam a partir do BCAA adequado, o acetil-CoA e o succinil-CoA não se encontram disponíveis para entrar no ciclo dos ácidos tricaboxílicos para fornecer energia, uma vez que os ácidos orgânicos são excretados na urina. A etapa inicial no catabolismo é a transaminação irreversível, que exige uma transaminase específica e a coenzima piridoxal fosfato. A segunda etapa é a descarboxilação oxidativa irreversível, que utiliza o complexo BCKAD. Esse complexo está localizado na membrana mitocondrial interna e necessita de coenzimas TPP, ácido lipoico, CoA e NAD^+.[200-204] A Figura 69.4 esquematiza essa reação geral. Pelo menos seis proteínas são envolvidas: E1α, E1β, E2, E3, uma quinase e a fosfatase.

A isovaleril-CoA, sintetizada a partir do ácido α-cetoisocaproico pela BCKAD, é catalisada em 3-metilcrotonil-CoA pela isovaleril-CoA desidrogenase (IVD), uma enzima mitocondrial que necessita da flavoproteína e utiliza o fator de transferência de elétrons (ETF) (ver Fig. 69.4). As mutações no gene da IVD levam à acidemia isovalérica (ver Tab. 69.2).[205] De acordo como Xu et al.,[206] cerca de 14% do α-cetoisocaproato são catabolizados em hidroximetilbutirato no fígado homogeneizado de ratos e seres humanos pela α-cetoisocaproato desidrogenase citosólica. Entretanto, não foram publicados dados *in vivo* que respaldem essa via.

O 3-metilcrotonil-CoA é carboxilado no carbono quatro pela 3-metilcrotonil-CoA carboxilase para formar 3-metil-

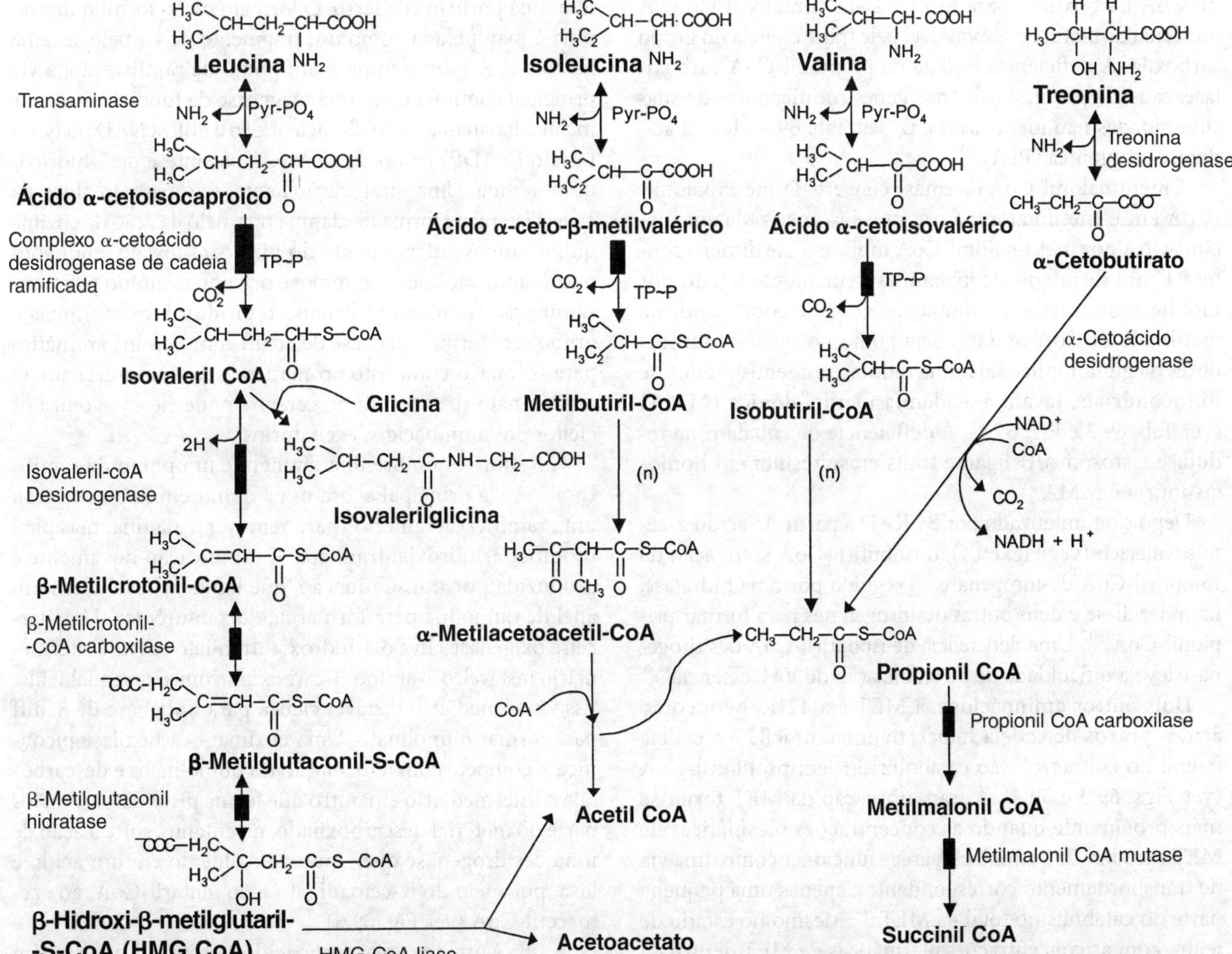

Figura 69.4 Metabolismo dos aminoácidos de cadeia ramificada e da treonina. As *barras pretas* indicam sítios de defeitos enzimáticos. CoA, coenzima A; (n), várias etapas; NAD, nicotinamida adenina dinucleotídeo (NADH é a forma reduzida).

glutaconil-CoA (ver Fig. 69.4). Essa enzima, associada à membrana mitrocondrial interna, contém biotina com ligação covalente. As mutações no gene da 3-metilcrotonil-CoA carboxilase resultam em 3-metilcrotonilglicinúria (ver Tab. 69.2).

A 3-metilglutaconil-CoA hidratase, supostamente localizada na mitocôndria, hidrata o metilglutaconil-CoA, convertendo-o em HMG-CoA. O HMG-CoA é clivado por HMG-CoA liase em ácido acetoacético e acetil-CoA (ver Fig. 69.4). As mutações no gene da 3-metilglutaconil-CoA hidratase resultam em acidúria 3-metilglutacônica, enquanto as mutações no gene da HMG-CoA liase levam à acidúria hidroximetilglutárica (ver Tab. 69.2).

O catabolismo completo da ILE por meio de sua principal via degradativa resulta na síntese do acetil-CoA e do succinil-CoA (ver Fig. 69.4). Após a síntese do 2-metilbutiril-CoA pela BCKAD, esse ácido orgânico é catalisado por uma desidrogenase e convertido em tiglil-CoA, que sob a ação da hidratase forma 2-metil-3-hidroxibutiril-CoA. Esse composto é usado por uma desidrogenase para formar 2-metilacetoacetil-CoA. A acetoacetil-CoA tiolase mitocondrial (β-cetotiolase) interconverte 2-metilacetoacetil-CoA em acetil-CoA e propionil-CoA. O propionil-CoA com HCO_3^-, na presença do ATP, da biotina e do magnésio (Mg^{2+}), sofre ação da propionil CoA carboxilase para formar D-metilmalonil-CoA. A molécula de biotina é responsável pela transferência do grupo carboxila. A deficiência isolada da propionil-CoA carboxilase, causada por mutações nos genes codificadores de suas subunidades não idênticas α e β (ver Tab. 69.2), leva à acidemia propiônica (PPA).[207]

A metilmalonil-CoA racemase converte D-metilmalonil-CoA em L-metilmalonil-CoA, que é isomerizada em succinil-CoA por metilmalonil-CoA mutase. Esse dímero contém 1 mol de adenosilcobalamina firmemente ligado por mol de subunidade. As mutações no gene codificador da metilmalonil-CoA mutase, bem como nos genes codificadores da glutationilcobalamina redutase e adenosil redutase mitocondriais, levam à acidemia metilmalônica (MMA) (ver Tab. 69.3 e Fig. 69.4). A deficiência de cobalamina redutase cistosólica/β-ligante transferase resulta em homocistinúria e MMA.[207]

Depois de sintetizado por BCKAD a partir do ácido 2-cetoisovalérico (ver Fig. 69.4), o isobutiril-CoA sofre ação da isobutiril-CoA desidrogenase,[208] seguido por uma hidratase, uma deacilase e duas outras desidrogenases para formar propionil-CoA.[207] Uma deficiência de isobutiril-CoA desidrogenase leva à dificuldade de metabolização de VAL essencial.

Dois outros aminoácidos, a MET e a THR, bem como ácidos graxos de cadeia ímpar, tiamina, uracila e a cadeia lateral do colesterol, são catabolizados em propionil-CoA (ver Figs. 69.3 e 69.4). A transaminação da MET torna-se mais proemiente quando as concentrações plasmáticas de MET excedem 350 μmol/L e parece funcionar como uma via de transbordamento correspondente a apenas uma pequena parte do catabolismo total da MET.[209] Mesmo no estado de jejum com as concentrações plasmáticas de MET dentro da faixa normal, no entanto, parte da MET é transaminada e descarboxilada para formar 3-metiltiopropionato,[210,211] e o α-cetobutirato formado pela via de transulfuração também é usado para sintetizar propionil-CoA (ver Fig. 69.3).

A principal via de catabolismo de THR é por meio da oxidação do grupo hidroxila por uma desidrogenase específica para formar α-amino-β-cetobutirato, que posteriormente forma acetil-CoA e GLY. Outra via de catabolismo menos utilizada é por meio da desidrogenase e desaminação da serina (THR) para formar α-cetobutirato,[212] que sofre ação da α-cetoácido desidrogenase para formar propionil-CoA[213] (ver Fig. 69.4). A energia, normalmente obtida a partir da oxidação do succinil-CoA no ciclo dos ácidos tricarboxílicos, perde-se na urina como ácido propiônico e ácido metilmalônico na PPA e na MMA, respectivamente.

Dois aminoácidos essenciais contidos nas proteínas alimentares e corporais, a LYS e o TRP, são precursores do ácido glutárico (ver Fig. 69.5). O metabolismo do TRP é diferente daquele de qualquer outro metabólito.[212] A sua principal via de degradação ocorre no fígado e resulta na formação de ácido nicotínico, normalmente classificado como uma vitamina, e de muitos subprodutos que se acumulam em circunstâncias normais. O metabolismo do TRP leva também à produção de serotonina. A reação inicial na via principal é a oxidação para formar formilquinurenina. A enzima – TRP oxigenase – contém uma porfirina de ferro. O formato de *N*- formilquinurenina é manipulada como um fragmento de C_1 pelo sistema H_4 folato. A quinurenina é um ponto de ramificação; a via principal continua com uma oxigenase de função mista, que inclui o flavina-adenina-dinucleotídeo e utiliza NAD ou NAD fosfato (NADP) como cossubstrato na síntese de 3-hidroxiquinurenina. Uma ramificação lateral se separa do bloco da cadeia lateral na forma de alanina por meio da ação da enzima quinureninase, dependente do piridoxal fosfato, enquanto outra ramificação lateral remove o grupo α-amino por transaminação (também utilizando o piridoxal fosfato), mas o grupo ceto forma uma base de Schiff com a amina aromática para formar o composto aromático estável quinurenato. O quinurenato se encontra no cérebro, onde ele antagoniza os efeitos dos aminoácidos excitatórios.

A 3-hidroxiquinurenina também é um ponto de ramificação. A via principal agora usa a quinureninase que gerou uma ramificação anterior para remover a alanina, mas para produzir 3-hidroxiantranilato. A ramificação novamente é produzida por transaminação, que também resulta em um anel de quinolina para formar ácido xanturênico. Uma terceira oxigenase cliva o 3-hidroxiantranilato em um intermediário instável, o 2-amino-3-carboximucônico 6-semialdeído. Esse intermediário instável cicliza para uma base de Schiff para formar quinolinato. Uma enzima – carboxilase picolínica – compete com a formação do quinolinato e descarboxila o intermediário em outro que forma picolinato. A maior parte do material descarboxilado, no entanto, sofre a ação de uma desidrogenase que converte o aldeído em um ácido e leva, por meio do α-cetoadipato e do glutaril-CoA, ao acetoacetil-CoA (ver Fig. 69.5).

A LYS é um dos dois aminoácidos essenciais que contém um grupo α-amino que não se equilibra com os grupos aminos do corpo. O grupo amino da LYS é transferido para

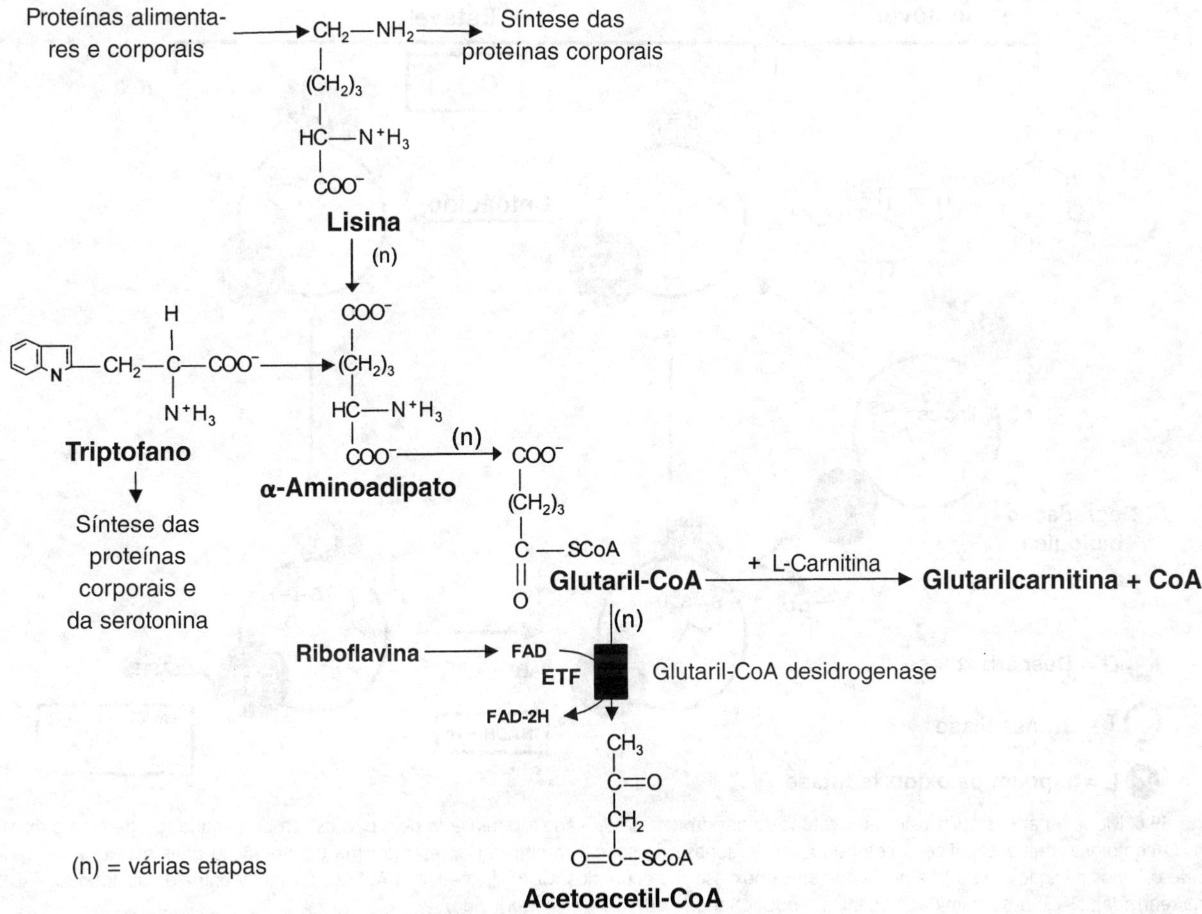

Figura 69.5 Metabolismo da lisina e do triptofano. As *barras pretas* indicam o sítio do defeito enzimático na acidemia glutárica do tipo I. A *L-Carnitina* aumenta a excreção urinária de ácido glutárico. ETF é o fator de transferência de elétrons que, quando comprometido, pode causar acidúria glutárica e acúmulo de outros substratos que utilizam o ETF. CoA, coenzima A; FAD, flavina adenina dinucleotídeo.

outros aminoácidos, mas o inverso não ocorre. A maior parte da degradação da LYS ocorre por meio de uma via exclusiva na qual uma segunda amina se forma entre o grupo ε-amino e o grupo carbonil do α-cetoglutarato. O produto, a sacaropina, é formado por uma enzima que reduz a base de Schiff hipotética com NADP. Normalmente, a sacaropina não se acumula, mas é oxidada por outra desidrogenase, que divide a ligação do outro lado da ponte de nitrogênio. O conjunto das reações de redução e oxidação é efetivamente uma transaminação que produz glutamato e semialdeído α-aminoadípico. Esse último pode formar uma base de Schiff, mas com a ligação dupla do lado do átomo de nitrogênio distante do carboxilato. Esse composto pode ser oxidado por outra desidrogenase e transformado em α-aminoadipato. Uma transaminação converte esse homólogo de glutamato no α-cetoadipato correspondente. Em uma reação análoga à oxidação do α-cetoglutarato em succinil-CoA, forma-se o glutaril-CoA (ver Fig. 69.5). Uma outra oxidação introduz uma dupla-ligação, formando glutaconil-CoA, que é descarboxilado e convertido em crotonil-CoA. Esse acil-CoA graxo insaturado é um intermediário na oxidação normal dos ácidos graxos, e as reações posteriores do material proveniente da LYS são aquelas da oxidação dos ácidos graxos que levam ao acetoacetil-CoA.[212]

Alfa-cetoacidúria de cadeia ramificada (doença da urina do xarope de bordo) (MSUD)

A MSUD é um grupo de distúrbios hereditários do metabolismo de ILE, LEU e VAL. Esses distúrbios são causados por várias mutações genéticas diferentes que comprometem diversos componentes da multienzima BCKAD (ver Fig. 69.6 e Tab. 69.2). Esses genes são E1α, E1β, E2 e E3.[200] O E1α é inativado por uma quinase e ativado por sua fosfatase (ver Tab. 69.2). A quinase e o fosfato específicos da BCKAD não foram clonados nem contêm proteínas chaperoninas envolvidas em seu processo de montagem mitocondrial. Quase todas as mutações ocorridas nessas proteínas que produzem MSUD são específicas. A única comum entre os menonitas é aquela ocorrida na proteína E1α e consiste na substituição de TYR por asparagina no aminoácido 393 (Y393N) (ver Tab. 69.2). Embora a maioria das enzimas mutantes esteja imunologicamente presente, foi relatado o caso de um paciente com MSUD resistente à tiamina causada pela aciltransferase de cadeira ramificada ausente (E2).[202,214,215] Foi encontrado um modo autossômico recessivo de hereditariedade em todos os casos relatados, uma constatação que indica uma origem de natureza nuclear, não mitocondrial, dessas proteínas. Os mecanismos celulares envolvidos na montagem dos

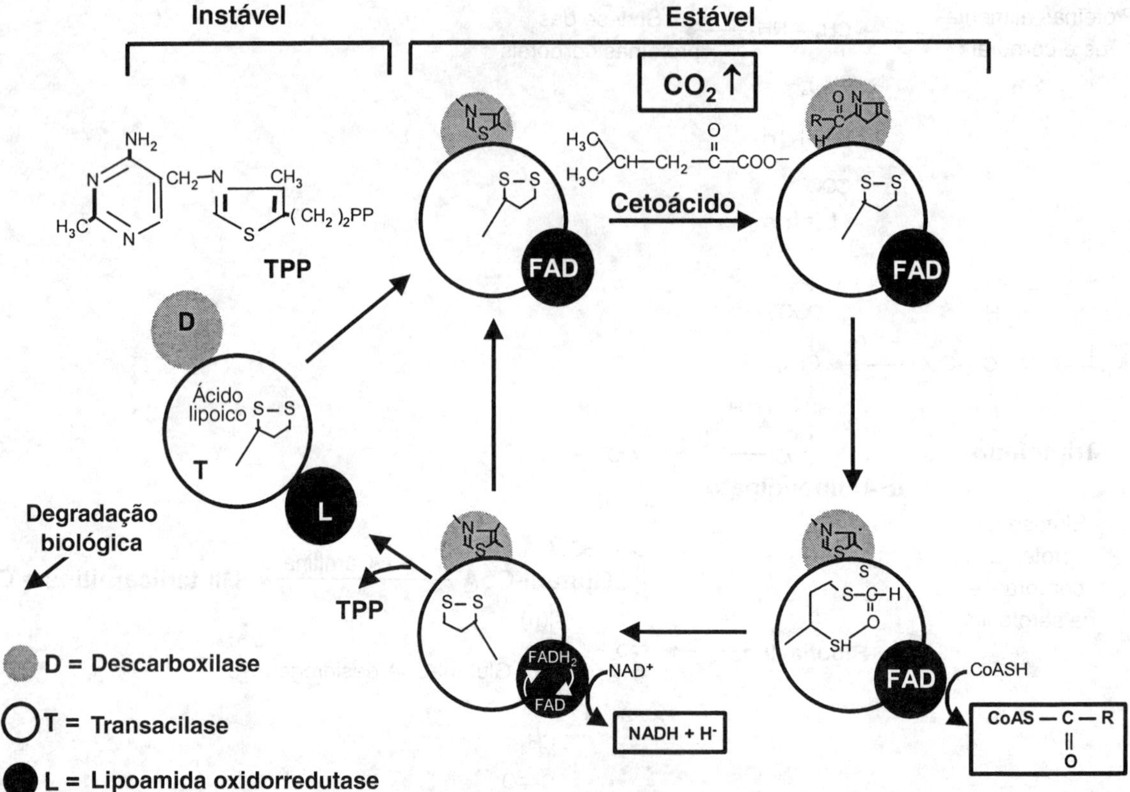

Figura 69.6 Modelo para estabilização da α-cetoácido desidrogenase de cadeia ramificada pelo pirofosfato de tiamina (ou tiamina pirofosfato) (TPP). O complexo multienzimático α-cetoácido desidrogenase de cadeia ramificada apresenta uma configuração mais estável à degradação quando os sítios de ligação de TPP em sua porção carboxilase são ocupados. CoASH, coenzima A; FAD, flavina adenina dinucleotídeo (FADH é a forma reduzida); NAD, nicotinamidada adenina dinucleotídeo (NADH é a forma reduzida).

produtos desses genes nucleares de modo a formar um complexo multienzimático mitocondrial são de importância clínica considerável e permanecem sem solução.

Lactentes com MSUD são normais ao nascer e permanecem clinicamente bem até fazerem uma refeição que contenha proteína. As enzimas com um grau de comprometimento mais grave podem produzir convulsões, apneia e levar à morte até dez dias após o nascimento. O distúrbio é caracterizado por elevadas concentrações das BCKA no sangue, na urina e no fluido cerebrospinal, por seus precursores de aminoácidos e pela aloisoleucina patognomônica. Segue-se uma disfunção neurológica progressiva e a produção de urina com odor fragrante de açúcar queimado (caramelo) ou de xarope de bordo. O cheiro doce pode ser evidente somente na cera de ouvido e é facilmente sentido após exame otoscópico. O comprometimento neurológico no recém-nascido manifesta-se por meio de sucção fraca, respiração irregular, rigidez alternada com períodos de flacidez, opistótonos, perda progressiva do reflexo de Moro e convulsões.

Foram relatadas diversas variantes envolvendo uma série de complexos mitocondriais BCKAD comprometidos. As manifestações clínicas são expressas de forma intermitente no carregamento proteico ou com doença febril em pacientes com atividade enzimática parcial entre 5 e 20% do normal. Pacientes com 3 a 30% de atividade do complexo BCKAD manifestam uma forma intermediária da doença. Foi descrita uma forma responsiva à tiamina com manifestação semelhante à forma intermediária.[200] A oxidação de LEU-1-^{13}C em todo o corpo a $^{13}CO_2$ pode ser o melhor método de amostragem das necessidades do organismo, uma vez que as células periféricas podem não refletir a função BCKAD no fígado e nos rins.[202,203]

Pacientes com MSUD clássica não tratados (< 2% de atividade do complexo BCKAD) que sobrevivem além do início do período de lactação apresentam desenvolvimento físico e mental retardado.[214,215] O diagnóstico e o tratamento precoces contribuem para um crescimento e um desenvolvimento normais.[8] Em caso de morte nos primeiros dias de vida, observam-se algumas anomalias peculiares no cérebro. No caso de sobrevida prolongada, supõe-se que a deficiência de mielinização seja causada pelas enzimas envolvidas na formação de mielina, pela inibição do transporte de aminoácidos e pela inibição da fosforilação oxidativa pelas BCKA.[214,215] Jouvet et al.[216] relataram que concentrações elevadas de BCKA, especificamente de ácido α-cetoisocaproico, induziram apoptose nas células gliais e neuronais *in vitro* e *in vivo* após injeção intracerebral no cérebro de ratos em desenvolvimento.

Triagem

Como a apneia e a morte podem ser as primeiras manifestações clínicas do distúrbio clássico, a triagem neonatal, a recuperação de informações/imagens e o início do tratamento são urgentes; e todos os quatro processos devem ser concluídos na primeira semana de vida. A triagem não selecionada da população de neonatos atualmente é realizada (em alguns estados dos EUA) por meio de uma exame de MS/MS para verificação da concentração de LEU no sangue.[217] A triagem à beira do leito em crianças selecionadas utiliza a reação urinária com dinitrofenil-hidrazina (DNPH) para verificação de α-cetoacidúria de cadeia ramificada. Essa reação pode ser utilizada também para monitorar a evolução da dieta. A triagem internacional de neonatos indica que a incidência de MSUD é de aproximadamente 1 em 185.000.[217]

Diagnóstico

Qualquer lactente com uma concentração de LEU no sangue superior a 4 mg/dL (305 μmol/L) no teste de triagem de neonato deve ser imediatamente avaliado. A maioria dos lactentes com a doença clássica apresenta concentração superior a 8 mg/dL (610 μmol/L) nas primeiras 72 horas de vida. O diagnóstico é confirmado por meio de cromatografia de troca de íons para quantificar as concentrações plasmáticas de ILE, LEU, VAL e aloisoleucina, e de GC/MS para identificar as concentrações de BCKA na urina. O grau de comprometimento enzimático deve ser determinado por meio de análise de células cultivadas e fibroblastos dérmicos, de modo a permitir um diagnóstico pré-natal futuro, uma vez que o monitoramento pré-natal é possível se a presença do fenótipo celular for confirmada nos fibroblastos cultivados a partir da pele do paciente.[218] Entretanto, a oxidação de LEU em todo o corpo com o uso de isótopos estáveis e o teste respiratório com $^{13}CO_2$ é a ferramenta diagnóstica mais confiável para a determinação das necessidades alimentares, inclusive a responsividade à tiamina.[203] Exceto nos menonitas, a análise molecular é útil apenas para fins de pesquisa.

Tratamento

Os avanços na análise de mutações pouco têm contribuído para o manejo da MSUD, exceto para o papel das coenzimas farmacológicas. Quando o TPP satura o seu sítio na subunidade E1α, a reciclagem biológica da BCKAD diminui (ver Fig. 69.6). Uma maior ingestão de tiamina aumenta o TPP intracelular, ocorrendo saturação dos sítios de ligação de TPP na porção da descarboxilase (E1) do complexo BCKAD. Quando esses sítios de ligação de TPP são ocupados, o complexo multienzimático sofre uma alteração conformacional que o torna mais resistente à quimotripsina e à degradação por calor. A meia-vida biológica da enzima e sua a atividade geral aumentam quando um novo equilíbrio da síntese/degradação enzimática é alcançado. Esse modelo foi testado e é respaldado por estudos clínicos, funcionais e estruturais[202,204,218,219] (ver Fig. 69.6).

Embora a hemodiálise com dialisato isento de nitrogênio ou a transfusão de troca possam ser necessárias em caso de atraso do diagnóstico; no entanto, se a triagem, a recuperação de informações/imagem e o diagnóstico forem concluídos dentro de 8 a 10 dias de vida, essas ações raramente são necessárias. Como a hemodiálise agrava o risco iatrogênico e prolonga uma fase catabólica, o método não é recomendado. A administração de dieta energético-proteica isenta de BCAA por via orogástrica deve ter início tão logo seja feito o diagnóstico. O objetivo é produzir anabolismo no lactente e, desse modo, prevenir o acúmulo de BCKA neurotóxicos.[220] Se não houver aceitação da alimentação por via orogástrica, deve ser iniciada uma hiperalimentação com dextrose e lipídios por meio de gastrostomia ou nutrição parenteral para os cuidados iniciais na MSUD clássica durante o período neonatal. Exceto durante a doença, a restrição da ingestão proteica a 1,5 g/kg/dia pode ser um tratamento adequado para pacientes com 20% ou mais de atividade enzimática.

O tratamento a longo prazo para MSUD é dietético. O objetivo da terapia nutricional a longo prazo é manter as concentrações plasmáticas de BCAA que permitiam o desenvolvimento máximo do intelecto, fornecendo, ao mesmo tempo, a energia, as proteínas e outros nutrientes para o crescimento ideal. As concentrações de BCAA no plasma (3 a 4 horas após uma refeição) devem ser mantidas dentro das seguintes faixas: ILE, 40 a 90 μmol/L; LEU, 80 a 200 μmol/L; e VAL, 200 a 425 μmol/L. A deficiência de ILE causa lesões cutâneas que lembram acrodermatite enteropática.[221,222] Com a deficiência de ILE ou VAL, a concentração plasmática de LEU permanece elevada. Com a retirada dos BCAA, a ILE plasmática retorna ao normal primeiro, seguida pela VAL. Quando a ILE e a VAL são acrescentadas à dieta para manter as concentrações plasmáticas normais, a concentração de LEU no plasma retorna ao normal no intervalo de 5 a 10 dias.[223]

Os objetivos da terapia nutricional são alcançados por meio de uma combinação de fórmulas (a Tab. 69.5 apresenta as fontes de fórmulas, e a referência 94, a composição de nutrientes desses alimentos) e proteína intacta. A maioria dos pacientes com MSUD que apresentam complexo enzimático BCKAD detectável por imunoensaio responde à administração de 100 a 1.000 mg diários de tiamina oral. Quantidades suprafisiológicas de tiamina oral devem ser acrescentadas durante, pelo menos, um período de experiência de três meses, com a finalidade de estabilizar o complexo enzimático (ver Fig. 69.6). A maior atividade residual específica das enzimas mitocondriais ligadas à membrana pode exigir esse período prolongado em razão da meia-vida biológica dessa organela subcelular. Durante esse período, normalmente observa-se a sensibilidade reduzida aos BCAA da alimentação, podendo ser acrescentadas maiores quantidades à dieta. A avaliação da oxidação da LEU em todo o corpo antes e durante a administração da tiamina fornece evidência direta do nível de resposta.[203] Na MSUD clássica, a tiamina é apenas uma terapia auxiliar, sendo necessária a restrição alimentar de ILE, LEU e VAL.

De acordo com um relato, um transplante ortóptico de fígado permitiu um claro aumento da oxidação de BCKA em todo o corpo, pelo menos no nível das variantes da MSUD. No caso desses pacientes, a restrição de BCAA deixou de ser necessária, e o risco de descompensação metabólica durante o catabolismo foi eliminado.[224]

Necessidades de nutrientes. Os dados da Tabela 69.4 indicam as quantidades sugeridas de BCAA, proteína, energia e líquidos a serem oferecidas ao lactente ou à criança com

MSUD. Por serem essenciais, os BCAA não podem ser eliminados da dieta sem levar à deficiência de crescimento e morte. No planejamento da terapia nutricional do lactente ou da criança com MSUD, deve haver uma prescrição com as quantidades adequadas de BCAA, proteína, energia e líquidos para o dia. São necessários ajustes frequentes na prescrição alimentar, os quais devem ser feitos diariamente nas primeiras semanas e duas vezes por semana durante os primeiros 6 meses, com base no apetite, crescimento e desenvolvimento e nas análises laboratoriais das concentrações plasmáticas de BCAA e BCKA. Como os resíduos de LEU são mais presentes do que a ILE e a VAL na maioria das proteínas, a suplementação de L-ILE e L-VAL em suas formas livres pode ser necessária no período neonatal e posteriormente para prevenir a deficiência desses dois aminoácidos essenciais. Entretanto, a competição entre os BCAA livres na célula intestinal pode causar desequilíbrios nas concentrações plasmáticas de aminoácidos.[225]

As necessidades de ILE, LEU e VAL variam consideravelmente, dependendo da idade, do tipo e do grau de deficiência enzimática, da ingestão proteica, da taxa de crescimento e do estado de saúde. Os lactentes mais novos normalmente apresentam níveis mais elevados de necessidade por unidade de peso corporal do que os mais velhos. As necessidades de BCAA apresentam um rápido declínio entre os 3 e 6 meses de idade. O cuidadoso monitoramento das concentrações plasmáticas e da ingestão de BCAA é necessário para evitar ingestão excessiva quando o crescimento é acelerado, como no início da infância, durante a pré-puberdade e a puberdade, e durante a última fase da gestação. Foi relatada gravidez bem-sucedida em quatro adultos com MSUD.[226-229]

A ingestão proteica recomendada para lactentes com MSUD (ver Tab. 69.3) é maior do que para lactentes e crianças fisiologicamente normais, porque a fonte principal de proteína consiste em três aminoácidos.[54] A ingestão energética recomendada após o período agudo inicial é um pouco maior do que para lactentes e crianças normais, porque os cetoácidos dos BCAA não podem ser utilizados para a síntese energética (ver Tab. 69.3).[1] Durante o período neonatal agudo, é possível que sejam necessárias até 170 kcal/kg/dia.[230]

Gropper et al.[231] relataram que crianças de 11-16,6 anos de um grupo-controle ingeriram 37% de energia na forma de gordura, enquanto crianças de 7 a 11 anos com MSUD ingeriram 29%. Mazer et al.[232] relataram que três pacientes com uma dieta a base de fórmulas isentas de gordura ingeriram de 12 a 29% de energia a partir de gorduras, e três pacientes com uma dieta de fórmulas com gordura receberam de 26 a 46% de energia a partir de gorduras, perfazendo ingestão lipídica média de 28% de energia entre os seis pacientes. O nível de ácidos graxos nos eritrócitos não diferiu significativamente entre os dois grupos, possivelmente por causa do pequeno tamanho da amostra.[232] A ingestão de gordura recomendada para pessoas nessa faixa de idade é de até 35% do consumo calórico.[1] A Tabela 69.3 apresenta as quantidades de ácidos linoleico e α-linolênico a serem fornecidas.

Em razão da acidemia orgânica resultante do baixo controle das concentrações de BCAA no sangue, pacientes com acidemias orgânicas estão sujeitos a uma baixa mineralização óssea. Consequentemente, os minerais recomendados na Tabela 69.3 devem ser consumidos. Uma baixa absorção mineral[59] também pode causar problemas ósseos.

Módulos isentos de aminoácidos de cadeia ramificada. Não há como obter as proteínas adequadas a partir dos alimentos comuns sem ingerir mais BCAA que a quantidade necessária no caso de MSUD clássica. O teor de BCAA dos alimentos como um percentual de proteína varia de 3,5 a 8,5%.[94] Em razão do teor de BCAA da maioria das proteínas, são utilizados módulos formulados a partir de aminoácidos isentos de BCAA. A Tabela 69.5 apresenta as fontes desses produtos.

Outros alimentos. Como os BCAA são essenciais, a proteína intacta deve ser prescrita como parte da dieta, devendo ser acrescentados também outros nutrientes essenciais. A referência 94 apresenta a composição dos alimentos. Para mais informações sobre a estimativa do teor de LEU dos alimentos, ver referência 26.

Início da terapia nutricional. Pode-se obter uma ligeira redução das concentrações plasmáticas de ILE e VAL no momento do diagnóstico mediante a administração de alimentos isentos de BCAA. No entanto, a LEU plasmática continuará aumentando nos primeiros quatro dias de vida, mesmo com a restrição alimentar de BCAA estabelecida desde o nascimento.[223] Na maioria dos pacientes, a MSUD não se manifesta no nascimento, e os lactentes com resultados de triagem positivos começam a ser tratados entre os 7 e 14 dias de vida. A experiência nos mostra que a cetoacidose de cadeia ramificada pode ser evitada com uma alta ingestão energética sem o acréscimo de BCAA por um período de 72 horas se essa ingestão for instituída entre os 8 e 11 dias de vida. Existe uma relação entre o grau de excreção de ácido α-cetoisocaproico, a elevação da LEU e os resultados clínicos.[233] Os resultados laboratoriais das concentrações de BCAA no plasma devem ser prontamente disponibilizados para evitar a deficiência prevista de ILE e VAL. Depois de iniciada a reposição, esses dois aminoácidos podem ser acrescentados como L-aminoácidos livres para aumentar a proporção desses componentes em relação à LEU presente na proteína intacta. Uma alta ingestão energética de 140 a 170 kcal/kg de peso corporal durante esse período evita o catabolismo da proteína corporal. Se a osmolalidade da mistura de fórmulas/módulos permitir, devem ser administrados de 3,0 a 3,5 g/kg de proteína. Esse regime reduz as concentrações de BCAA a faixas próximas do normal. Caso ocorra deficiência de ILE ou VAL, a concentração de LEU no plasma permanecerá elevada em função do catabolismo muscular ou da síntese proteica reduzida.

A LEU necessária no nascimento pode cair de 70 para 40 mg/kg/dia aos 2 anos. As fórmulas próprias para MSUD devem ser utilizadas para fins terapêuticos. Para evitar deficiência dos aminoácidos essenciais ILE e VAL, no entanto, soluções desses dois BCAA podem voltar a ser acrescentadas a fórmulas/módulos. A Tabela 69.11 contém um exemplo de dieta para lactentes.

Tabela 69.11 Exemplo de dieta: cetoacidúria de cadeia ramificada (2 semanas de idade), peso 3,25 kg

Prescrição	Total	Por kg
Isoleucina (mg)	163	50
Leucina (mg)	229	70
Valina (mg)	195	60
Proteína (g)	11,4	3,5
Energia (kcal)	406	125
Água a produzir (mL)	600	

Fórmula	Quantidade	Isoleucina (mg)	Leucina (mg)	Valina (mg)	Proteína (g)	Energia (kcal)
BCAD 1[a,b]	58 g	0	0	0	9,4	290
Enfamil Lipil Powder[a]	20 g	132	229	134	2,0	94
Açúcar de mesa	8 g	0	0	0	0,0	30
L-Isoleucina,[c] 10 mg/mL	3,0 mL	30	0	0	0,0	0
L-Valina,[c] 10 mg/mL	6,4 mL	0	0	64	0,0	0
Água a produzir	600 mL					
Total		162	229	198	11,4	414

[a]Mead Johnson Nutritionals.

[b]Outras fórmulas que podem ser utilizadas são Ketonex-1 (Abbott Nutrition) e MSUD Analog (Nutricia North America).

[c]A L-isoleucina e a L-valina são necessárias para evitar deficiência.

Avaliação da terapia nutricional. A frequência da avaliação é ditada pelo curso clínico e pela resposta dos aminoácidos no plasma. O monitoramento do tratamento deve utilizar três abordagens combinadas. A cromatografia de troca iônica ou a MS/MS deve ser usada diariamente por cerca de 3 semanas após o nascimento para quantificar as concentrações de aminoácidos no plasma; essas medidas ajudam a determinar as necessidades de cada BCAA. A urina pode ser avaliada à beira do leito para verificação de eventual queda da reação da DNPH, assim como o Clinitest foi usado para monitorar a cetoacidose diabética. A quantificação dos ácidos orgânicos por GC/MS pode detectar uma redução dos níveis de BCKA e a presença de β-lipólise.

Determinadas as necessidades, as concentrações plasmáticas de aminoácidos são avaliadas aproximadamente cada duas semanas, de modo a garantir que a criança não extrapole as quantidades prescritas. Devem ser colhidas amostras antes da refeição do meio-dia. A análise dos ácidos orgânicos na urina tem demonstrado a sua utilidade. Os BCKA diminuem em condições alimentares ideais. Quando há restrição excessiva de energia ou de um aminoácido específico, a β-lipólise (ácido acetoacético, ácido β-OH-butírico) é evidente.

Após a alta hospitalar, exames diários de urina com DNPH realizados pelos pais em casa funcionam como uma rápida triagem para a verificação da presença de cetoacidúria. Regra geral, a avaliação clínica preventiva da criança para a verificação de infecções criptogênicas antes que a cetoacidose se manifeste claramente é mais eficaz do que as tentativas de tratar a criança depois que a fase catabólica já produziu a cetoacidose que a acompanha. Se os resultados da DNPH na urina forem positivos, deve ser colhida uma amostra de sangue em papel-filtro para análise de LEU, e a urina deve ser analisada de forma mais detalhada por GC/MS para diferenciar cetonúria de α-cetonúria de cadeia ramificada. Com um diário alimentar, um exame clínico e análises laboratoriais, normalmente é possível fazer a distinção entre restrição excessiva, infecção intercorrente ou restrição alimentar insuficiente como causa de BCKA. Todos os esforços devem ser empenhados no intuito de manter as concentrações plasmáticas de BCAA dento da faixa normal. Uma concentração plasmática de LEU superior a 600 μmol/L é associada a níveis de α-cetoacidemia clinicamente significativos e ao surgimento de ataxia.[233] Um determinado relatório observou terem sido constatadas alterações sugestivas de desmielinização na massa encefálica branca, nos hemisférios cerebrais, no tronco encefálico, no mesencéfalo, no tálamo e no *globus pallidus* de pacientes com concentrações cronicamente elevadas de BCAA e BCKA.[234]

Episódios de infecção e trauma podem provocar catabolismo das proteínas teciduais e aumentar as concentrações de BCAA no plasma. A melhora clínica é rápida se forem administrados alguns BCAA juntamente com uma mistura de aminoácidos que forneça de 150 a 200 kcal/kg/dia. As soluções parenterais de aminoácidos isentas de BCAA também produziram uma rápida redução dos níveis plasmáticos de BCAA durante infecções, com concomitante melhora clínica.[235] Durante e após a cirurgia, a administração de GLU intravenosa é importante para evitar hipoglicemia.[236]

Resultado da terapia nutricional. Pacientes diagnosticados aos 5 dias de vida ou menos apresentaram um QI (97 ± 13 DP) mais alto que o de irmãos ou pais fisiologicamente normais.[8] Os fatores que demonstraram influenciar o QI foram a idade ao diagnóstico, a condição neonatal e o controle metabólico a longo prazo.

A primeira tentativa de manejo de um lactente de 8 meses com MSUD utilizou aminoácidos puros em quantidades que totalizavam 50 g diários, óleo e açúcar para fornecer 1.500 kcal/dia, e misturas de minerais e vitaminas. As concentrações plasmáticas de BCAA diminuíram significativamente, e o odor de xarope de bordo desapareceu da urina. Durante a pesquisa, a altura e o peso dos pacientes passaram do percentil 3 para o 50.[237]

Posteriormente, foi descrito o manejo nutricional de um neonato com BCKA.[238] Os níveis de aminoácidos no plasma foram medidos como uma base para as alterações alimentares. A ingestão proteica aproximada variou de 3,5 a 3,0 g/kg/dia, e a ingestão energética foi de aproximadamente 125 kcal/kg/dia entre os 3 e 8 meses de idade. Ao nascer, o lactente estava no percentil 10 de altura e peso; no primeiro ano de vida, a altura passou para o percentil 50, mas o peso permaneceu em torno do percentil 10. Constatou-se anemia, com uma concentração de hemoglobina de 8,5 mg/dL, entre 1 a 3 meses de idade. Com 55 semanas de idade, o paciente havia desenvolvido um quociente de 97, o que está na faixa normal.

Foi relatada uma experiência com sete pacientes MSUD, três dos quais morreram.[239] Os pacientes que sobreviveram receberam uma mistura de aminoácidos isenta de BCAA à qual foram acrescentados óleo de milho (43% de energia), maltodextrina (45% de energia), minerais e vitaminas. Não foi relatada qual a ingestão proteica e energética. O crescimento linear de um paciente por volta de 1 ano de idade ficou consideravelmente abaixo do percentil 10. Três dos quatro pacientes que sobreviveram apresentaram peso inferior ao percentil 10; os percentis de altura não foram fornecidos.

Alguns pesquisadores relataram baixo crescimento em crianças tratadas com BCKA.[240-245] Com exceção de Henstenburg et al.,[245] que indicaram que a ingestão média de proteínas e energia foi de 78 e 86%, respectivamente, poucos investigadores informaram a ingestão proteica e energética. Entretanto, a ingestão de proteínas e energia relatada de crianças com MSUD foi inferior àquela de crianças fisiologicamente normais na mesma faixa de idade.[231] Não se sabe ao certo se a deficiência de crescimento e desenvolvimento é causada pela doença de base ou pelos efeitos iatrogênicos da dieta. Alguns pesquisadores relataram crescimento normal quando as quantidades adequadas de proteína e energia foram administradas.[199,200,237,238] Em razão da inibição competitiva da fosforilação oxidativa mitocondrial entre os BCKA e o piruvato, esses pacientes podem precisar de uma ingestão energética maior do que aquela recomendada pelo Institute of Medicine.[1]

Foi constatada deficiência de selênio em pacientes com MSUD submetidos a tratamento e que receberam fórmulas isentas de selênio.[246] Foi relatada deficiência de ácido fólico em um lactente depois de aproximadamente quatro meses de dieta sintética.[247] Ocorreu acidose em um lactente tratado com uma mistura de aminoácidos em que vários aminoácidos foram fornecidos em forma de sal de HCl.[248]

Suspensão da terapia nutricional. Pacientes com MSUD clássica não conseguem encerrar a dieta, mesmo que respondam à tiamina. A ocorrência de morte em variantes com MSUD intermitente sugere a necessidade de alguma forma de tratamento contínua, mesmo no caso dos pacientes relativamente estáveis. Os BCKA são neurotoxinas relativamente agudas e provavelmente interferem no consumo de oxigênio e na produção de ATP na substância reticular medular do cérebro.[200]

Acidemia isovalérica

A acidemia isovalérica foi descrita pela primeira vez em 1967 e identificada pela excreção urinária de IVA.[249] Posteriormente, foi definida uma deficiência de IVD em fibroblastos dérmicos cultivados.[250] Embora tenha sido relatada também uma deficiência de proteína de transferência de elétrons, as mutações na apoenzima são específicas para o isovaleril-CoA como substrato. A deficiência de IVD leva a um bloqueio do catabolismo de LEU na etapa após o complexo BCKAD (ver Fig. 69.4). O gene IVD foi atribuído ao cromossomo 15 q14-q15[215] (ver Tab. 69.2), e a heterogeneidade molecular é definida e várias classes são propostas com base nos efeitos de diversas mutações do gene *IVD*.[251-253] A classe I apresenta IVD de tamanho normal e mutações *missense*. As classes II, III e IV contêm proteínas de tamanho reduzido, e a classe V não possui nenhum IVD imunologicamente detectável, enquanto o último grupo pode ser assintomático, com leves anomalias bioquímicas. O IVA, o ácido 3-hidroxi-isovalérico (OHIVA) e o aduto IVG acumulam-se nos fluidos corporais. A cromatografia gás-líquido e a MS podem identificar esses compostos nos fluidos corporais, e a enzima é quantificável em cultura de fibroblastos dérmicos.[205,250]

O acúmulo tóxico de IVA livre leva a anomalias fenotípicas. Uma via alternativa que produz IVG por meio de GLY-*N* acilase reduz o acúmulo de precursores tóxicos. Consequentemente, as diferenças clínicas de fenótipo são causadas pelo grau de comprometimento de IVD e fenômenos epigenéticos, como o grau de detoxificação disponível para essa via alternativa.[205,254,255] Os adutos carnitil oferecem uma via alternativa adicional para a detoxificação da acidemia isovalérica livre.[256,257]

Apesar dos avanços moleculares no sentido de entender as mutações de IVD, duas formas da doença continuam a ter classificações clinicamente úteis: a forma aguda e a forma crônica intermitente.[205] Os pacientes com a forma aguda de acidemia isovalérica geralmente são lactentes a termo normais. Nos primeiros dias de vida, são frequentemente observados alimentação deficiente, taquipneia, vômitos e o sangue e a urina com um odor característico de "pés suados" (causado pelo IVA), podendo também ocorrer diarreia, letargia, hipotonia e tremores. Alguns pacientes não respondem ao tratamento; eles podem se tornar cianóticos ou comatosos, e geralmente morrem. A *causa mortis* habitualmente é desconhecida. Acidose metabólica grave, hiperamonemia, hemorragias do sistema nervoso central (SNC), parada cardíaca e sepse são algumas causas prováveis. Lactentes cujas condições são detectadas cedo e que respondem ao tratamento sobrevivem ao período neonatal e desenvolvem-se adequadamente. Se for evitada a doença neonatal aguda, a condição evolui para a forma crônica intermitente de acidemia isovalérica.

Na forma crônica intermitente, os recém-nascidos nascem normais. No final da fase de lactação, eles podem desenvolver episódios de vômitos, acidose, estupor e coma. Normalmente, percebe-se um odor de pés suados e, ocasionalmente, de alopecia transitória. Esses episódios podem começar com 2 semanas de vida, e a frequência das crises parece diminuir com a idade. As infecções do trato urinário e das vias respiratórias superiores desencadeiam tais episódios, assim como a ingestão excessiva de proteínas e aspirina. Muitas crianças afetadas pela forma intermitente preferem frutas e legumes à carne e ao leite. O grau de comprometimento enzimático (IVD) e a capacidade da via alternativa produtora de IVG, bem como a ingestão, provavelmente produzem essas manifestações clinicamente diferentes.[205]

Vários pacientes com a forma aguda ou a forma crônica de acidemia isovalérica apresentam anomalias hematológicas de nível moderado a grave, inclusive leucopenia e trombocitopenia, em que a pancitopenia é a mais comum. A acidemia isovalérica inibe a proliferação da célula progenitora granulopoiética em culturas de medula óssea, podendo ser responsável pela neutropenia frequentemente observada na acidemia isovalérica.[258] Em um caso, a transfusão de glóbulos vermelhos e plaquetas evitou maiores complicações. Observou-se também concentração reduzida de hemoglobina em vários pacientes. A alopecia transitória parece ser mais comum na forma crônica intermitente do que na forma aguda da doença, podendo ter relação com o estado nutricional. Hiperamonemia (≤ 1.200 μmol) também foi relatada durante as crises neonatais.[205]

Triagem

A maioria dos estados (nos Estados Unidos) hoje faz a triagem de acidemia isovalérica por meio de MS/MS (ver Fig. 69.4). Com a expansão da triagem e do diagnóstico de neonatos para todos os estados, a incidência desse distúrbio passará a ser conhecida.

Diagnóstico

Como o IVG é excretado durante a remissão e nas crises cetóticas, a medição dos níveis de IVG na urina por meio de GC/MS é o melhor método de diagnóstico. Crianças de 3 a 5 anos fisiologicamente normais não apresentam níveis detectáveis de IVG na urina (< 2 mg/dia). Crianças afetadas da mesma idade excretam de 40 a 250 mg/dia. Durante os episódios cetóticos, as concentrações urinárias de 3-OHIVA, 4-OHIVA e ácido metilsuccínico também são excretadas em grandes quantidades.[205]

O diagnóstico é confirmado pela medição da capacidade prejudicada dos fibroblastos dérmicos cultivados de indivíduos afetados de oxidar LEU-2-^{14}C para produzir $^{14}CO_2$.[250,259] Foi utilizada também uma análise mais complexa com mitocôndrias e 1-^{14}C-IVA.[260] A ressonância magnética nuclear com prótons de alta frequência é uma nova técnica promissora para o diagnóstico rápido da acidemia isovalérica, por ser capaz de detectar prontamente a presença de IVG em uma pequena amostra de urina.[261]

O diagnóstico pré-natal é disponibilizado por meio da análise combinada dos ácidos orgânicos presentes no líquido amniótico e de teste enzimático de células cultivadas do líquido amniótico. Um heterozigoto para IVG foi detectado no período pré-natal.[262]

Tratamento

Durante as crises cetóticas agudas, a hidratação parenteral e a correção da acidose metabólica são indicadas como recursos adjuvantes da alta ingestão energética e do tratamento com L-carnitina e GLY. As concentrações séricas e urinárias de IVA são monitoradas durante as crises cetóticas. A análise por GC/MS é o meio mais preciso de determinar os níveis de IVA no soro e na urina. Um método especial de GC/MS permite quantificar separadamente os dois isômeros, o IVA e o ácido 2-metilbutírico. As concentrações séricas de IVA variam de 0,1 a 84 mg/dL,[205] dependendo da condição clínica do paciente. Foi criado um método simples e rápido de determinar as concentrações de 4-OHIVA no plasma;[263] entretanto, as elevações desse metabólito são defasadas em, pelo menos, 36 horas em relação às concentrações máximas de IVA no plasma, e esse atraso limita o uso clínico desse método. O monitoramento dos níveis de IVG na urina é um bom parâmetro da terapia nutricional. A tritação de IVG com GLY livre para um nível estável ideal é desejável. O excesso de GLY sobre o substrato livre (IVA), no entanto, pode inibir a produção de IVG. Quando a restrição de LEU é ideal e a condição do paciente é estável, uma dose de aproximadamente 90 mg de GLY/kg/dia é o ideal. Durante doença aguda, pode ser necessária uma ingestão mais elevada (300 a 500 mg/kg/dia) de GLY até que a infecção ou as alterações alimentares de LEU sejam eliminadas.[264]

Necessidades de nutrientes. Uma dieta com baixo teor proteico para lactentes, de 1,2 a 1,5 g/kg/dia, melhora os sintomas clínicos, e muitos pacientes restringem as proteínas por opção.[205] Essa quantidade representa apenas 60% da RDA. A restrição de proteínas isoladamente, portanto, não é o melhor modo de tratamento, porque a restrição excessiva de BCAA essenciais (ILE, VAL) é inevitável quando a LEU é restringida adequadamente na proteína intacta e, provavelmente, leva ao catabolismo.[265]

Foi relatada a restrição de LEU e o uso de doses farmacológicas de GLY. Em seis pacientes com acidemia isovalérica, o tratamento com GLY resultou na redução dos níveis de IVA no plasma e na urina.[205] Ao mesmo tempo, as concentrações urinárias de IVG aumentaram – em geral, de duas a três vezes. A melhora clínica foi caracterizada por um maior controle do crescimento e da acidose; resolução da pancitopenia com suplementação de GLY; e restrição proteica por um período de duas semanas. A perda de 19 conjugados de isovaleril e acetil na urina combinada ao uso de uma dieta com restrição de proteína e LEU causou a depleção de aminoácidos essenciais em pacientes com IVA e levou à necessidade de ingestão proteica total (proteína intacta mais o equivalente proteico fornecido na Tab. 69.3).[265,266]

A GLY usada para remover a IVA por meio de uma via alternativa é um protótipo para a detoxificação alimentar de substratos acumulados em erros inatos do metabolismo.[267,268] A ubíqua enzima GLY-*N*-acilase contém uma ampla variedade de substratos que se acumulam em outros erros inatos do metabolismo e também podem ser acessíveis por essa abordagem. As quantidades relativas de GLY necessárias para otimizar a remoção da IVA (ou outros substratos para a reação da GLY-*N*-acilase) precisam ser cuidadosamente avaliadas e alteradas de acordo com a condição clínica do paciente.[267]

Algumas evidências respaldam a inibição dos substratos da reação quando é acrescentada uma quantidade excessiva de GLY em condições estáveis. A dose ideal de suplementação de GLY foi determinada para uma menina branca de 9 anos com acidemia isovalérica, que estava bem e mantinha uma ingestão de LEU de 54 ± 3,6 mg/kg/dia. A suplementação com GLY abaixo ou acima da faixa de 50 a 150 mg/kg levou a uma redução de 50% da excreção de IVG. A excreção urinária de IVA manteve-se regular durante todo o estudo. Não foi detectada a presença de β-OHIVA no plasma ou na urina. Os resultados desse estudo indicaram que (a) a dose ideal de GLY para essa paciente, de acordo com essas condições de estabilidade clínica e nutricional, era de 50 a 150 mg/kg; (b) deveria ser quantificada uma dose ideal de GLY para idades, estados clínicos, nível de atividade enzimática e ingestão de LEU específicos no tratamento da acidemia isovalérica; e (c) os suplementos de GLY acima de 300 mg/kg/dia aumentaram as concentrações plasmáticas e urinárias de GLY, mas resultaram em uma excreção reduzida de IVG, como se esse substrato inibisse a GLY-*N*-acilase quando as concentrações de seu cossubstrato – o isovaleril-CoA – fossem controladas.[267]

Vários pacientes com acidemia isovalérica demonstraram deficiência sistêmica de carnitina.[269] Embora as concentrações de carnitina no plasma fossem baixas nesses pacientes, o éster acilcarnitina – isovaleril carnitina – mostrou-se elevado, especialmente durante a doença.[269,270] A deficiência relativa de carnitina muscular e o uso da carnitina como um aduto para a acidemia isovalérica são duas razões para acrescentar a L-carnitina ao tratamento. O valor terapêutico relativo da L-carnitina foi comparado ao da GLY no tratamento da acidemia isovalérica em um menino negro de 4,5 anos.[270] A administração de GLY e LEU levou à excreção de mais IVA e IVG do que quando a LEU foi administrada isoladamente. A LEU combinada à L-carnitina elevou a excreção de isovaleril carnitina, que passou de um nível pré-tratamento de 7 μmol/24 horas para um nível pós-tratamento de 1.470 μmol/24 horas. São necessárias grandes doses de carnitina na faixa de 100 a 200 mg/kg/dia para que se obtenha essa excreção terapêutica, e são suficientes 100 a 150 mg/kg/dia. Doses menores de suplementos de carnitina são recomendadas para evitar deficiência.

Fórmulas isentas de leucina. Quatro fórmulas isentas de LEU foram criadas especificamente para o manejo nutricional de pacientes com acidemia isovalérica e outros distúrbios de catabolismo da LEU. A Tabela 69.5 mostra as fontes desses alimentos.

Resultado da terapia nutricional. Um lactente do sexo masculino com acidemia isovalérica, tratado desde o período neonatal com uma fórmula específica para MSUD e suplementado com L-ILE e L-VAL e proteína integral para o fornecimento da LEU essencial restrita, apresentou taxas normais de crescimento e desenvolvimento. A altura e o peso mantiveram-se entre os percentis 25 e o 50. A dieta forneceu, em média, de 2,5 a 3 g de proteína/kg/dia e 100 mg de LEU/kg/dia. A L-carnitina e a GLY não fizeram parte do regime alimentar.[271]

Foi relatado o crescimento de um lactente do sexo masculino diagnosticado no período pré-natal como portador de acidemia isovalérica. Ao nascer, o lactente foi amamentado no peito *ad libitum* e recebeu 250 mg de GLY/kg/dia. Apesar da baixa ingestão proteica a partir do leite materno e do suplemento de GLY, o paciente tornou-se acidótico e começou a vomitar e hiperventilar com 3 dias de vida. A amamentação no peito foi interrompida para dar lugar a uma dieta isenta de LEU que fornecia 125 kcal/kg suplementada com 380 mg de GLY/kg/dia. O estado clínico do paciente melhorou rapidamente. Aos 5 dias de vida, foi introduzida a LEU alimentar em doses de 45 mg/kg/dia, associada a 250 mg/kg/dia de GLY e 2 g/kg de proteína. Aos 2 anos de idade, o paciente apresentava desenvolvimento normal e estava acima do percentil 95 de altura e peso. Aos 2 anos, o conteúdo da sua dieta por quilograma era o seguinte: 46 mg de LEU, 1,7 g de proteína e 72 kcal. Foi necessária apenas uma hospitalização por vômitos e desidratação no intervalo de dois anos.[267]

Foram relatados os resultados de nove pacientes com acidemia isovalérica manejados com restrição de proteína (1,5 a 2 g/kg no período de lactação e 0,8 a 1,5 g/kg a partir de então) e 250 mg/kg/dia de GLY.[272] Como todos os pacientes apresentaram posterior deficiência de carnitina (concentração total de carnitina no soro de 19 ± 3 μmol/L), a dieta de quatro das crianças foi suplementada com 50 mg/kg/dia de L-carnitina; e, nesses pacientes, as concentrações séricas de carnitina retornaram ao normal (51 ± 5 μmol/L). A altura, o peso e a circunferência craniana dos pacientes não foram informados, embora o ritmo de crescimento tenha sido relatado como normal após o início da dieta. Os quocientes de desenvolvimento ou os QI das cinco crianças que iniciaram a dieta durante o período neonatal variaram de 49 a 115.

Foi relatada recusa de alimento no caso de um paciente com acidemia isovalérica.[273] Foram relatados componentes de natureza fisiológica e comportamental relacionados aos problemas alimentares. O componente fisiológico envolveu alterações no metabolismo da serotonina. Qualquer fator como a hiperamonemia ou uma dieta rica em carboidratos e com baixo teor proteico que estimule o transporte de TRP – um precursor da serotonina – para o cérebro pode levar à anorexia. Foi sugerida uma dieta com baixo teor de TRP como alternativa para o tratamento da anorexia.

De 11 pacientes franceses relatados com acidemia isovalérica, oito permaneceram vivos após o período neonatal. A restrição de LEU e a suplementação de GLY foram utilizadas no manejo desses pacientes. Dos oito pacientes sobreviventes, seis apresentaram desenvolvimento normal.[274]

3-Metilcrotonilglicinúria

A 3-metilcrotonilglicinúria, causada pela deficiência de 3-metilcrotonil-CoA carboxilase (ver Fig. 69.4), apresenta uma ampla variedade de sintomas clínicos. Alguns neonatos podem apresentar um quadro de hipotonia grave e convulsões, enquanto outros, com mais idade, podem apresentar hipotonia sem acidose metabólica grave. Alguns lactentes podem apresentar um retardo moderado, com hipoglicemia, deficiência de crescimento e desenvolvimento, insuficiência respiratória e hemiparesia durante doença febril. É possível que, até a fase adulta, alguns pacientes não apresentem condições como fadiga, debilidade, miopatia e extratos hepáticos com elevadas concentrações de enzimas hepáticas. Hoje é possível a detecção pré-sintomática utilizando-se perfis anormais de acilcarnitina por meio de MS/MS. Alguns pacientes são assintomáticos.[205] O tratamento com L-carnitina, a prevenção do jejum e a restrição de LEU essencial normalmente permitem um desenvolvimento normal (ver Tab. 69.3). A University of North Carolina desenvolveu diretrizes de manejo nutricional baseadas em fenótipos bioquímicos e na experiência com pacientes anteriormente não diagnosticados.[26]

Acidúria 3-metilglutacônica

Pelo menos quatro tipos de acidúria 3-metilglutacônica são conhecidos. O tipo I, caracterizado por uma deficiência de 3-metilglutaconil-CoA-hidratase (ver Fig. 69.4), apresenta sintomas clínicos diversos e não específicos. Os principais metabólitos urinários são os ácidos 3-metilglutacônico e 3-hidroxi-isovalérico. A suplementação com L-carnitina e a restrição de LEU essencial podem ser benéficas (ver Tab. 69.4). Os outros três tipos desse distúrbio não respondem à intervenção alimentar.

Acidúria 3-hidroxi-3-metilglutárica (deficiência de 3-hidroxi-3-metilglutaril-coenzima A liase)

Um terço dos pacientes com deficiência de HMG-CoA liase (ver Fig. 69.4) apresentam no período neonatal, e dois terços, entre 3 e 11 meses de idade, condições como hipoglicemia grave e acidose metabólica (mas com pouca ou nenhuma cetose), hiperamonemia, vômitos e hipotonia, que podem progredir para o coma e a morte. Os sintomas lembram aqueles da síndrome de Reye. O tratamento com restrição de LEU essencial e gorduras, prevenção do jejum e suplementação com L-carnitina geralmente leva a um desenvolvimento normal (ver Tabs. 69.3 e 69.4). A deficiência de HMG-CoA liase é um distúrbio de metabolismo de BCAA (LEU); o seu diagnóstico é feito a partir dos principais metabólitos presentes na urina, os ácidos 3-hidroxi-3-metilglutárico, 3-metilglutacônico e 3-hidroxi-isovalérico. Trata-se também de um distúrbio de metabolismo das cetonas corporais. A restrição de LEU e gorduras combinada à suplementação com L-carnitina após o diagnóstico neonatal, com constante prevenção da hipoglicemia e da acidose metabólica, levaram a taxas de crescimento e desenvolvimento normais.[26]

2-Metilbutirilglicinúria

A 2-metilbutirilglicinúria (MBG) é causada pela deficiência de acil-CoA desidrogenase de cadeia ramificada curta, também chamada 2-metilbutiril-CoA desidrogenase.[21] A 2-metilbutiril-CoA desidrogenase transfere elétrons da 2-metilbutiril-CoA a partir do metabolismo da ILE para formar tiglil-CoA.[15] Alguns pesquisadores acreditam que a deficiência dessa enzima seja benigna,[30] embora a condição faça parte da triagem de neonatos nos Estados Unidos (ver Tab. 69.1).

Deficiência de 2-metil-3-hidroxibutiril-coenzima A desidrogenase

A 2-metil-3-hidroxibutiril-CoA no metabolismo da ILE e os ácidos graxos 2-metil de cadeia ramificada sofrem ação da 2-metil-3-hidroxibutiril-CoA desidrogenase para formar 2-metil-acetoacetil-CoA.[275] Esse distúrbio recessivo ligado ao X afeta a atividade da 2-metil-3-hidroxibutiril-CoA desidrogenase (ligada a mutações no gene HSD17BD) na acidemia 2-metil-3-hidroxibutírica (2M3HBA) que pode ser encontrada na triagem neonatal (ver Tab. 69.1).[276] Uma dieta com restrição de ILE foi testada com algum sucesso.[26]

Deficiência de isobutiril-coenzima A desidrogenase

A deficiência de isobutiril-coenzima A desidrogenase resulta de uma mutação no gene ACAD8 e afeta o metabolismo da VAL.[208] Não se sabe se é necessário tratamento com dieta restrita em VAL.[277]

Deficiência de acetoacetil-coenzima A tiolase mitocondrial

A deficiência de acetoacetil-coenzima A tiolase mitocondrial, também chamada deficiência de β-cetotiolase, é um distúrbio recessivo autossômico do metabolismo corporal de ILE e cetona que converte 2-metilacetoacetil-CoA e acetoacetil-CoA em acetil-CoA, e acetil-CoA em acetoacetil-CoA (ver Fig. 69.4 e Tab. 69.1). A prevenção do jejum, a administração de L-carnitina e a restrição de ILE produzem um resultado favorável.[26]

Outras acidemias orgânicas

A Tabela 69.12 descreve outros distúrbios decorrentes de acidemia orgânica atualmente investigados por meio de MS/MS no período neonatal em alguns estados dos EUA.[29,174,200,205,207,278-280] Essa tabela contém o nome comum do distúrbio, a deficiência enzimática, os sintomas clínicos e laboratoriais manifestados, os estudos diagnósticos, o manejo nutricional durante os exames diagnósticos e a doença, o tratamento a longo prazo e os resultados. Os dados da Tabela

Tabela 69.12 Outras acidemias para as quais é feita triagem de neonatos por meio de espectrometria de massa em tandem na maioria dos estados (nos EUA)

Distúrbio (deficiência enzimática) referência	Sintomas presentes: Clínicos	Sintomas presentes: Laboratoriais	Estudos diagnósticos	Tratamento a longo prazo	Avaliação nutricional	Resultado
3-Metilcrotonil-CoA (3-metilcrotonil-CoA carboxilase [MCC])[200]	Manifestação variável no período neonatal: irritabilidade, sonolência, dificuldade para se alimentar, vômitos, respiração acelerada, apneia, convulsões, espasmos, coma, morte, se não tratado Manifestação tardia: hipotonia; alguns pacientes não apresentam sintomas clínicos	Acidose metabólica Hipoglicemia Manifestação tardia: acidose metabólica leve	Identificação das concentrações de 3-metilcrotonilglicina no sangue e na urina	Restringir a LEU Administrar L-carnitina e GLY Evitar jejum Ver ingestão de nutrientes recomendada na Tabela 69.3	Concentrações plasmáticas de LEU, L-cartinitina, GLY, IVG no plasma, concentrações séricas de transtirretina e ferritina Radiografias ósseas das vértebras lombares Concentrações urinárias de IVG, ácido β-hidroxi-isovalérico Lacuna catiônica/aniônica Ingestão alimentar de LEU, proteínas, energia, minerais e vitaminas Crescimento	Crescimento e desenvolvimento normais com diagnóstico neonatal e excelente terapia com restrição de LEU, L-carnitina e GLY
Acidúria 3-metilglutacônica do tipo 1 (3-metilglutaconil-CoA hidratase)[205]	Possível presença de coma, retardo psicomotor e/ou retardo da fala	Possível acidose metabólica em jejum Possível hipoglicemia em jejum	Identificação do ácido 3-metilglutacônico Teste da atividade da hidratase nos fibroblastos	Restringir LEU Administrar L-carnitina e GLY Evitar o jejum Ver ingestão de nutrientes recomendada na Tabela 69.3	Concentrações plasmáticas de LEU, L-cartinitina, GLY, IVG no plasma, concentrações séricas de transtirretina e ferritina Radiografias ósseas das vértebras lombares Concentrações urinárias de IVG, ácido β-hidroxi-isovalérico Lacuna catiônica/aniônica Ingestão alimentar de LEU, proteínas, energia, minerais e vitaminas Crescimento	Crescimento e desenvolvimento normais com diagnóstico neonatal e excelente terapia com restrição de LEU, L-carnitina e GLY
Acidúria 3-hidroxi-3-metilglutárica (3-hidroxi-3-metilglutaril-CoA liase [3-HMG-CoA liase])[205]	Os lactentes parecem normais ao nascer, mas os sintomas aparecem na primeira semana de vida, no período de lactação ou na infância Vômitos, hipotonia, letargia, convulsões e/ou coma em 10% dos casos, morte Sintomas semelhantes à síndrome de Reye	Acidose metabólica com concentrações muito baixas de pH no sangue Hipoglicemia grave Hipocetonemia Hipocetonúria Possível hiperamonemia e/ou concentrações elevadas de transaminases	Quantificação das concentrações urinárias de ácido 3-hidroxi-3-metilglutárico, 3-metilglutaconato, 3-hidroxi-isovalerato e concentrações plasmáticas de 3-metilglutarilcarnitina Análise da atividade enzimática nos fibroblastos e análise de mutações	Restringir LEU e gorduras Administrar L-carnitina Evitar jejum Ver ingestão de nutrientes recomendada na Tabela 69.3	Concentrações plasmáticas de LEU e carnitina (livre) Concentrações séricas de transtirretina e ferritina Concentrações urinárias de ácido 3-metilglutárico Ingestão alimentar de LEU, proteínas, gorduras, energia, minerais e vitaminas. Crescimento	Crescimento e desenvolvimento normais com terapia precoce e vitalícia
Deficiência de acetoacetil-CoA tiolase mitocondrial (β-cetotiolase)[205]	Acidose intermitente, cetose, vômitos, diarreia, hematêmese e melena Comprometimento do crescimento e desenvolvimento Cefaleia severa Ataxia Coma	Hiperglicinemia		Evitar jejum Administrar L-carnitina Restringir moderadamente a ILE Administrar L-LEU e L-VAL para manter as concentrações plasmáticas normais Energia para manter o anabolismo	Concentrações plasmáticas de ILE e VAL Concentrações urinárias de cetoácidos por Ketostix Concentrações plasmáticas de carnitina Concentrações séricas de transtirretina Concentrações plasmáticas de albumina e ferritina Crescimento Ingestão de nutrientes	Crescimento e desenvolvimento normais com terapia precoce e contínua
Deficiência de 2-metil-3-hidroxibutiril-CoA desidrogenase (acidúria 2-metil-3-hidroxibutírica)[205]	Perda progressiva de habilidades mentais e motoras Diplegia espástica Hipotonia Cegueira cortical Convulsões miotônicas Retinopatia Ataxia Distonia Coreoatetose Cardiomiopatia	Acidemia láctica Excreção urinária de ácido 2-metil-3-hidroxibutírico e tigliglicina	Concentrações elevadas de C5OH e C5:1 no sangue Teste enzimático Análise molecular	Idem	Concentrações plasmáticas de ILE, LEU e VAL Concentrações urinárias de cetoácidos por Ketostix Concentrações plasmáticas de carnitina Concentrações séricas de transtirretina Concentrações plasmáticas de albumina e ferritina Crescimento Ingestão de nutrientes	Restrição de ILE resultou na redução das concentrações anormais de metabólitos na urina e na estabilização dos sintomas neurológicos

(continua)

Tabela 69.12 Outras acidemias para as quais é feita triagem de neonatos por meio de espectrometria de massa em tandem na maioria dos estados (nos EUA) (*continuação*)

Distúrbio (deficiência enzimática) referência	Sintomas presentes		Estudos diagnósticos	Tratamento a longo prazo	Avaliação nutricional	Resultado
	Clínicos	Laboratoriais				
Deficiência de isobutiril-CoA desidrogenase[205]	Deficiência de crescimento e desenvolvimento Cardiomiopatia dilatada Hipotonia muscular	Aumento das concentrações de C4 no sangue Aumento da relação C4/C2 Deficiência de carnitina	Concentrações de ácido etilmalônico na urina Mutações no gene *ACAD8* Teste enzimático Concentrações de Isobutiril GLY na urina Concentrações elevadas de C4 na urina	? Restingir VAL desde o início do período de lactação Administrar L-carnitina Administrar L-ILE e L-VAL para manter as concentrações plasmáticas normais Energia adequada para sustentar o anabolismo	Concentrações plasmáticas de BCAA se tratado Concentrações plasmáticas de carnitina Crescimento Concentrações séricas de transtirretina Concentrações plasmáticas de albumina e ferritina Ingestão de nutrientes	Possibilidade de desenvolvimento normal sem tratamento
Acidemia propiônica (propionil-CoA carboxilase [PCC])[207]	Recusa aos alimentos Vômitos Desidratação Letargia Hipotonia Convulsões Coma Retardo desenvolvimental Osteoporose Possível hepatomegalia	Acidose metabólica grave Anomalias no EEG Hiperamonemia Hiperglicinemia Possível presença de neutropenia, anemia e trombocitopenia	Medição das concentrações plasmáticas de propionato e concentrações urinárias de 3-hidroxipropionato, metilcitrato e tigliglicina Análise da atividade de PCC e mutações em cultura de fibroblastos	Restringir ILE, MET, THR, VAL, ácido linoleico e ácidos graxos de cadeia ímpar Evitar jejum Administrar L-carnitina Ver ingestão de nutrientes recomendada na Tabela 69.3 Evitar pães com propionato de cálcio ou sódio Evitar manteiga, creme de leite, azeite de oliva, gordura de aves e óleo de savelha	Concentrações plasmáticas de ILE, MET, THR, VAL e GLY Concentrações de amônia no sangue Lacuna catiônica/aniônica Concentações urinárias de metabólitos de propionato e concentrações séricas de transtirretina e ferritina Radiografias das vértebras lombares Ingestão alimentar de ILE, MET, THR, VAL, proteínas, energia, minerais e vitaminas Crescimento	Crescimento normal com tratamento precoce Melhores resultados neurológicos
Acidúria metilmalônica (metilmalonil-CoA mutase° ou acidemia metilmalônica [MMA⁻])[207]	Hipertonia Arreflexia, letargia Deficiência de crescimento e desenvolvimento Vômitos recorrentes Desidratação Atraso no desenvolvimento mental grave ou morte, se não tratado Possível coma, hepatomegalia, hipotonia muscular e desconforto respiratório	Acidose Cetose Cetonúria Hiperamonemia Hiperglicinemia Hipoglicemia Hiperuricemia Trombocitopenia Pancitopenia	Concentrações urinárias de ácido metilmalônico e/ou concentrações de MMA no sangue por MS/MS Análise da atividade enzimática nos fibroblatos Medição da concentração total de homocisteína, metionina livre e homocistina no plasma	Restringir ILE, MET, THR VAL, ácido linoleico e ácidos graxos de cadeia ímpar Evitar jejum Administrar L-carnitina Ver ingestão de nutrientes recomendada na Tabela 69.3 Energia para aumentar o anabolismo	Concentrações plasmáticas de ILE, MET, THR, VAL e GLY Concentração de amônia no sangue Lacuna catiônica/aniônica Concentrações urinárias de metabólitos de propionato e metilmalonato Concentrações séricas de transtirretina e ferritina Radiografia das vértebras lombares Ingestão alimentar de ILE, MET, THR, VAL, proteínas, energia, minerais e vitaminas Crescimento	Crescimento normal com tratamento precoce Melhores resultados neurológicos
Acidemia metilmalônica (cobalamina redutase adenosiltransferase)[207]	Letargia Deficiência de crescimento e desenvolvimento Desidratação Desconforto respiratório Possível hipotonia muscular, retardo desenvolvimental, hepatomegalia e coma.	Acidose metabólica Cetonemia/cetonúria Possível hiperamonemia, leucopenia, trombocitopenia e hipoglicemia	Concentrações urinárias de ácido metilmalônico e/ou concentrações de MMA no sangue por MS/MS Análise da atividade enzimática nos fibroblatos Medição da concentração total de homocisteína, metionina livre e homocistina no plasma	1-2 mg de OH cobalamina diariamente Restrição moderada de proteínas	Concentrações plasmáticas de ILE, MET, THR, VAL e GLY Concentração de amônia no sangue Lacuna catiônica/aniônica Concentrações urinárias de metabólitos de propionato e metilmalonato Concentrações séricas de transtirretina e ferritina Radiografias das vértebras lombares Ingestão dietética de ILE, MET, THR, VAL, proteínas, energia, minerais e vitaminas Crescimento	Crescimento normal com tratamento precoce Melhores resultados neurológicos

(*continua*)

Tabela 69.12 Outras acidemias para as quais é feita triagem de neonatos por meio de espectrometria de massa em tandem na maioria dos estados (nos EUA) (*continuação*)

Distúrbio (deficiência enzimática) referência	Sintomas presentes: Clínicos	Sintomas presentes: Laboratoriais	Estudos diagnósticos	Tratamento a longo prazo	Avaliação nutricional	Resultado
Cobalamina A, B[174]		Acidose metabólica Cetonemia/cetoacidúria Hiperamonemia Hiperglicinúria Leucopenia Anemia Trombocitopenia	Triagem de C3, C3/C2 Atividade de metilmalonil-CoA mutase Atividade de metionina sintase Concentrações plasmáticas de MMA	1-2 mg de hidroxicobalamina IM/dia Restringir ILE, MET, VAL e THR, se não controlado por OHB_{12} Administrar betaína e folato	Ingestão de nutrientes Crescimento Concentrações plasmáticas de B_{12}, BCAA e betaína Hemograma	
Cobalamina C, D[174]	Deficiência de crescimento e desenvolvimento Insuficiência alimentar Letargia Retardo desenvolvimental Convulsões Problemas alimentares Hipotonia Microcefalia Nistagmo Hidrocefalia Deficiências cardíacas	Anomalias hematológicas Acidose ± Acidose Retinopatia pigmentar Acuidade visual reduzida	Triagem de C3, C3/C2 Atividade de metilmalonil CoA mutase Atividade de metionina sintase Concentrações plasmáticas de MMA	Até 20 mg/dia de hidroxicobalamina Restringir ILE, MET, THR e VAL, se não controlado por OHB_{12} Administrar betaína e folato	Ingestão de nutrientes Crescimento Concentrações plasmáticas de B_{12}, BCAA e betaína Hemograma	
Malonil-CoA descarboxilase (deficiência de malonil-CoA descarboxilase)	Retardo desenvolvimental Hipotonia Genitália anormal Baixa estatura	Acidose Convulsões Hipoglicemia Cardiomiopatia Anomalias cerebrais[29]	Triagem neonatal de C3	Administrar L-carnitina Restringir gorduras Ácidos graxos essenciais Triglicerídios de cadeia média Maior ingestão de carboidratos[280]	Ingestão de nutrientes Crescimento Ácidos graxos nos eritrócitos	Melhora da cardiomiopatia Melhora do crescimento Concentrações normais de carnitina no plasma
Deficiência múltipla de carboxilase[278]	Dificuldades para se alimentar e respirar Hipotonia Convulsões Letargia ± Retardo desenvolvimental ± Erupção cutânea, alopecia	Acidose metabólica Acidúrias orgânicas Hiperamonemia leve	C5OH, ± C3 na triagem neonatal	Administrar 8-10 mg de biotina diariamente		
Deficiência de biotinidase[278]	Convulsões Hipotonia Ataxia Retardo desenvolvimental Problemas de visão Perda auditiva Alopecia Erupção cutânea Candidíase[279]		C5OH, C51 na triagem neonatal	5-10 mg de biotina oral diariamente		Com diagnóstico por meio de triagem neonatal e tratamento contínuo, os pacientes devem permanecer assintomáticos

BCAA, aminoácido de cadeia ramificada; CoA, coenzima A; EEG, eletroencefalograma; GLY, glicina; ILE, isoleucina; IM, intramuscular; IVG, isovalerilglicina; LEU, leucina; MET, metionina; MS/MS, espectrometria de massa em tandem; THR, treonina; VAL, valina.

69.3 descrevem as faixas de ingestão recomendadas para os principais nutrientes. A Tabela 69.4 apresenta as recomendações de ingestão de minerais e vitaminas.

Acidemia propiônica

A deficiência isolada de propionil-CoA carboxilase (ver Figs. 69.3 e 69.4) causa o acúmulo de propionato no sangue e de 3-hidroxipropionato, metilcitrato, tigliglicina e corpos cetônicos incomuns na urina.[207] Dois grupos complementares – *pccA* e *pccBC* – foram definidos entre pacientes com deficiência de propionil-CoA carboxilase. Esses grupos correspondem a mutações que afetam a codificação genética para as subunidades alfa e beta, respectivamente, da apoproteína carboxilase. Do ponto de vista cínico, o distúrbio caracteriza-se por grave cetoacidose metabólica, que geralmente se manifesta no período neonatal e exige as seguintes medidas: vigorosa terapia alcalina; restrição de ILE, MET, THR e VAL essenciais e de ácidos graxos de cadeia ímpar; prevenção do jejum e da perda de peso;[281] suplementação com L-carnitina; e energia adequada para que o crescimento compense a energia perdida por meio da urina na forma de propionilcarnitina (ver Tab. 69.3 e 69.4). As fontes de ILE, MET, THR e VAL, bem como de outros nutrientes, encontram-se na referência 94. A Tabela 69.5 apresenta as fontes de fórmulas disponíveis para PPA e MMA. A restrição excessiva de ILE na dieta pode levar a lesões cutâneas semelhantes à acrodermatite enteropática em pacientes com PPA ou MMA.[282] A Tabela 69.13 contém um exemplo de dieta para lactentes com PPA ou MMA. O tratamento com antibióticos orais destinadas a reduzir a produção de propionato no intestino também pode se mostrar bem-sucedido. A triagem de quase 1 milhão de recém-nascidos por meio de MS/MS para verificação de PPA ou MMA acabou por encontrar um lactente afetado a cada 65.000 investigados.[283]

Os alimentos que contêm ácidos graxos de cadeia ímpar que devem ser eliminados da dieta de pacientes com PPA ou MMA são os seguintes: alguns óleos de peixe (savelha, tainha, atum); gordura de aves; azeite de oliva; banha suína;[284] gordura de ruminantes,[285] inclusive nata e creme de leite; e qualquer alimento ao qual tenha sido adicionado propionato para retardar a deterioração. Dupont e Mathias[286] relataram que a γ-oxidação de ^{14}C-linoleato em metilmalonato é vinte vezes maior do que a partir do ^{14}C-palmitato. Foram relatadas concentrações plasmáticas de ácido docosa-hexaenoico (DHA, 22:6n-3) menores em pacientes com erros inatos do metabolismo submetidos a tratamento do que em participantes dos grupos controle,[287] mas os valores não apresentaram diferenças significativas. A pequena diferença encontrada foi provavelmente decorrente da menor ingestão de gorduras por crianças com MMA (Mut°). A Tabela 69.3 fornece as quantidades de gordura e ácidos graxos essenciais a serem administradas.

Os minerais e vitaminas ingeridos devem atender às recomendações da Tabela 69.3 em virtude da má absorção de minerais constatada nas dietas elementares[59] e da perda de densidade mineral óssea resultante da acidose metabólica.

North et al.[288] relataram que não ocorreram mortes em sua coorte de pacientes com PPA. Os estados nutricional e de crescimento melhoraram com o uso de fórmulas e alimentação por meio de sonda de gastrostomia. A hipotonia e o retardo cognitivo, no entanto, continuaram presentes em todas as crianças. A pancreatite, aguda ou crônica, foi relatada como uma complicação de todos os tipos de acidemia orgânica.[289] Foram relatadas condições como a supressão da proliferação da célula progenitora granulopoiética[258,290] e pancitopenia[291] em pacientes com acidemias orgânicas. Foi relatada uma gravidez bem-sucedida de uma mulher com PPA.[228]

Tabela 69.13 Exemplo de dieta: acidemia propiônica e metilmalônica (2 semanas de idade), peso 3,25 kg

Prescrição	Total	Por kg
Isoleucina (mg)	325	100
Metionina (mg)	162	50
Treonina (mg)	260	80
Valina (mg)	276	85
L-Carnitina (mg)	325	325
Proteína (g)	11,4	3,5
Energia (kcal)	455	140
Água a produzir (mL)	600	

Fórmula	Quantidade	Isoleucina (mg)	Metionina (mg)	Treonina (mg)	Valina (mg)	L-Carnitina (mg)	Proteína (g)	Energia (kcal)
Propimex-1[a,b]	40 g	48	0	40	0	360	6,5	192
Similac Advance Infant Formula with Iron Powder[a]	45 g	259	124	263	288	2	4,9	234
L-Isoleucina,[c] 10 mg/mL	2 mL	20	0	0	0	0	0,0	0
Polycose liquid[a]	12 mL	0	0	0	0	0	0,0	24
Água a produzir	600 mL							
Total		327	124	303	288	362	11,4	450

[a]Abbott Nutrition.

[b]Outras fórmulas que podem ser utilizadas para lactentes são OA 1 (Mead Johnson Nutritionals) e XMTVI Analog (Nutricia North America).

[c]A L-isoleucina é necessária para prevenir deficiência.

Thomas et al.[292] sugeriram que as necessidades de energia de pacientes com PPA eram menores que as de crianças fisiologicamente normais. Feillet et al.,[293] que utilizaram a restrição de proteína intacta sem o uso de fórmulas (aminoácidos livres), constataram um gasto energético de repouso aproximadamente 20% menor em pacientes com MMA ou PPA. De Koning et al.[294] constataram um maior gasto energético basal em pacientes que recebiam fórmulas adequadas do que naqueles que não recebiam esse tipo de alimento, talvez por causa de uma maior massa corporal magra. Yannicelli et al.[295] constataram uma taxa de crescimento normal em sete lactentes e crianças com PPA ou MMA quando eles receberam 98% da energia indicada na RDA e 115% do conteúdo proteico previsto nas recomendações da Food and Agriculture Organization, da Organização Mundial da Saúde e da United Nations University.

Acidemia metilmalônica

A acidose metabólica neonatal e infantil é o referencial clínico da deficiência isolada de metilmalonil-CoA mutase (ver Figs. 69.3 e 69.4). As células de algumas crianças com deficiência de apomutase não apresentam mutase funcional (designada mut^0); outras apresentam células com uma mutase estruturalmente alterada com afinidade reduzida por adenosilcobalamina e com estabilidade reduzida (mut^-).[207] Essas crianças apresentam um tipo de MMA que não responde à suplementação com cobalamina, mas que pode ser tratada com a mesma dieta e terapia médica que a PPA. Uma deficiência moderada de mutase pode ser descoberta na infância por meio da amamentação prolongada administrada por uma mãe vegetariana.[296] O diagnóstico diferencial pode incluir deficiência de vitamina B_{12} causada por diversos fatores ambientais (p. ex., dietas vegetarianas) ou defeitos de transporte (p. ex., deficiência de fator intrínseco, ileíte, defeitos raros de transportadores). Em tais situações, a MMA e a acidúria apresentam-se acompanhadas de homocistinemia e homocistinúria causadas por deficiência de CH_3-B_{12} e adenosilcobalamina (ver Fig. 69.3).

Ocorre insuficiência renal progressiva em pacientes com condições precariamente controladas e MMA efetiva.[297] O transplante combinado de fígado e rim provou ser benéfico em pacientes com insuficiência renal em estágio terminal.[298]

Foi relatado que a gravidez de uma mulher com manifestação tardia de MMA apresentou resultado normal. Aos 3 anos de idade, o filho dessa mulher estava se desenvolvendo normalmente.[299] A manifestação precoce de MMA geralmente resulta em morte prematura, apesar do tratamento agressivo com dieta, L-carnitina, alimentação por meio de gastrostomia e uso de metronidazol.[300] A referência 94 apresenta a composição dos alimentos. A Tabela 69.3 fornece a ingestão de nutrientes sugerida por idade, e a Tabela 69.5 relaciona as fontes de fórmulas disponíveis.

Acidemia glutária do tipo I

A deficiência de glutaril-CoA desidrogenase (GCD) (ver Fig. 69.5) causa acidemia glutárica do tipo I (GA-I), um distúrbio caracterizado por macrocefalia no nascimento e pela manifestação de distonia e discinesia nos primeiros anos de vida, quimicamente pela excreção dos ácidos glutárico e 3-hidroxiglutárico na urina e, patologicamente, por degeneração neuronal do caudado e do putâmen. Os exames de imagem por tomografia computadorizada e ressonância magnética geralmente revelam atrofia frontotemporal ou cistos aracnoides antes da manifestação dos sintomas. A deficiência de GCD é herdada como traço recessivo autossômico. Mais de 60 mutações patogênicas foram identificadas no gene GCD (19p13.2); e como nenhuma mutação isolada é proeminente fora de grupos consanguíneos, a maioria dos pacientes com GA-I é heterozigota para dois alelos mutantes diferentes.[301] A fisiopatologia exata da GA-I é desconhecida, mas pode ser atribuída aos efeitos tóxicos do ácido glutárico, do ácido quinolínico ou do ácido 3-hidroxiglutárico, ou a alguma anomalia no metabolismo do ácido γ-aminobutírico. A incidência de GA-I é desconhecida, mas pode girar em torno de 1 em cada 30.000 nascidos vivos, com maior prevalência na comunidade amish da velha Ordem. Não se desenvolvem lesões estriatais e fenótipos neurológicos em todos os pacientes, mas as evidências indicam que as seguintes medidas podem evitar o seu desenvolvimento: suplementação precoce com L-carnitina; tratamento vigoroso de infecções intercorrentes com líquidos, GLU e insulina; restrição à ingestão de LYS e TRP essenciais; e prevenção do jejum.[302,303] Existem algumas relações genótipo-fenótipo com os resultados. Na mutação de Ontário (IVS-1 + 5ntG → T), o tratamento desde o nascimento, após o diagnóstico pré-natal, não evitou episódios neurológicos agudos no início da infância.[304] A Tabela 69.3 descreve a ingestão de nutrientes recomendada, a Tabela 69.5 apresenta as fontes de fórmulas, e a referência 94 fornece informações sobre as fontes alimentares de LYS, TRP e outros nutrientes essenciais. Por ser um aminoácido essencial, o TRP não deve ser excessivamente restrito.[305] A Tabela 69.14 contém um exemplo de dieta para lactentes com GA-I.

Mulheres não tratadas com GA-I deram à luz. Dois lactentes eram fisiologicamente normais e outros dois apresentavam alterações estruturais no cérebro. As mães apresentavam baixas concentrações plasmáticas de carnitina e elevadas concentrações urinárias de ácido glutárico e 3-OH, com fadiga intermitente.[306,307]

O diagnóstico pré-natal é possível e baseado na demonstração de concentrações elevadas de ácido glutárico no líquido amniótico, deficiência de GCD em cultura de amniócitos ou (provavelmente) em material obtido a partir de amostra do vilo coriônico, ou, em determinadas famílias, de análise de mutações.[301,302]

Amônia

O manejo nutricional de distúrbios que envolvem a fixação de amônia e a produção de ureia utiliza regras tradicionais para o tratamento de erros inatos do metabolismo. As três regras essenciais consistem em restringir o precursor tóxico, acrescentar o produto deficiente e incentivar vias alternativas para a excreção de nitrogênio. Além disso, deve-se manter um estado anabólico que promova o crescimento e evite o catabolismo de massa corporal magra. Um estudo da variação biológica produzida na fixação de amônia e no ciclo da ureia por mutações hereditárias nessas reações bioquímicas melhorou muito o entendimento sobre a fisiologia, a bioquímica e a biologia molecular normais do metabolismo do nitrogênio em seres humanos.[308]

Bioquímica

O dogma central afirma que a amônia é convertida em ureia no fígado por meio do ciclo de Krebs-Henseleit (Fig. 69.7) e excretada na urina. As três primeiras enzimas do ciclo e a *N*-acetilglutamato sintetase são de natureza mitocondrial. A *N*-acetilglutamato sintetase catalisa a conversão da acetil-

Tabela 69.14 Exemplo de dieta: acidemia glutárica do tipo I (2 semanas de idade), peso 3,25 kg

Prescrição	Total	Por kg
Lisina (mg)	228	70
Triptofano (mg)	70	10
Proteína (g)	11,4	3,5
L-Carnitina (mg)	325	100
Energia (kcal)	413	127
Água a produzir (mL)	600	

Fórmula	Quantidade	Lisina (mg)	Triptofano (mg)	Proteína (g)	Energia (kcal)
Glutarex-I[a,b,c]	59 g	0	0	8,3	283
Similac advance with Iron Powder	25 g	224	44	2,6	130
L-Triptofano (10 mg/mL)	2,5 mL	0	25	0	0
Água a produzir (mL)	600 mL				
Total		224	69	10,9	413

[a]Abbott Nutrition.
[b]Outras fórmulas que podem ser utilizadas para lactentes são GAI (mead Johnson Nutritionals) e XLYS, Trp Analog (Nutricia North America).
[c]O Glutarex-1 contém 900 mg de L-carnitina/100 g de pó.

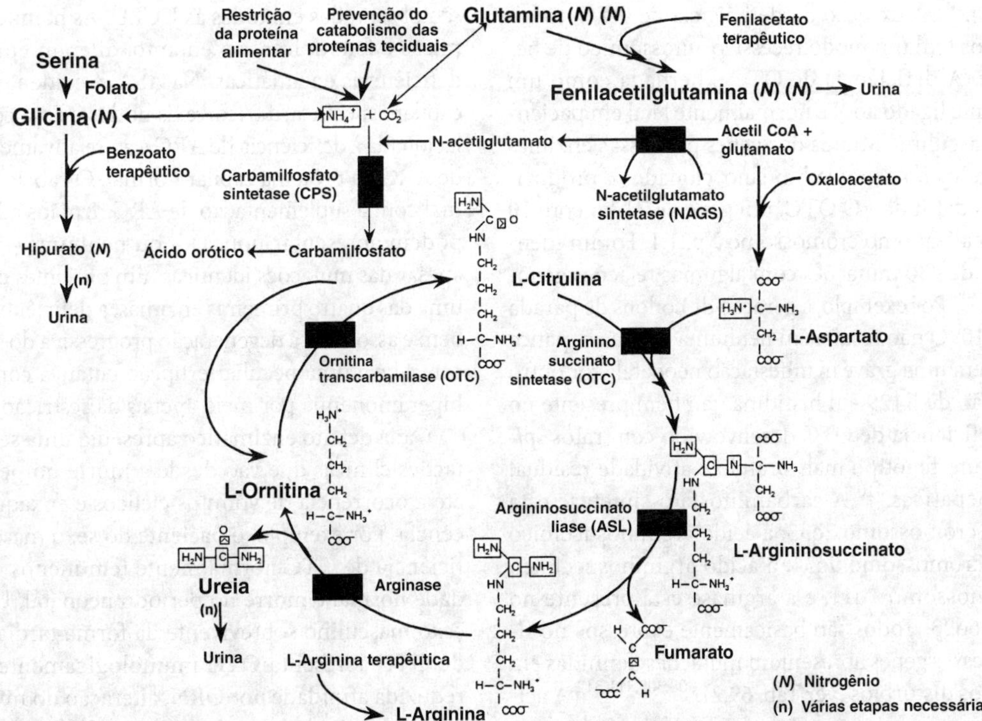

Figura 69.7 Defeitos congênitos no ciclo da ureia e as abordagens nutricionais para o seu manejo. A fixação de amônia e a produção de ureia são metabolicamente cicladas, com bloqueios hereditários que produzem a hiperamonemia indicada pelas *barras pretas*. As moléculas de nitrogênio relevantes e as origens bioquímicas encontram-se descritas nos *quadros*. As enzimas mitocondriais presentes na síntese da ureia são a carbamilfosfato sintetase, a *N*-acetilglutamato sintetase e a ornitina transcarbamilase. O uso de benzoato, fenilacetato e fenilbutirato é indicado como forma de oferecer vias alternativas para a excreção de nitrogênio. A arginina alimentar é acrescentada para fornecer ao ciclo da ureia substrato distal às reações geneticamente comprometidas. A restrição de proteína alimentar e a adição de energia à dieta para evitar o catabolismo proteico também são indicadas. CoA, coenzima A.

-CoA e do glutamato em *N*-acetilglutamato, um cofator essencial para a síntese do carbamilfosfato. A carbamilfosfato sintetase I catalisa a conversão da amônia, do ATP e do bicarbonato em carbamilfosfato. A OTC utiliza o carbamilfosfato e a ornitina (ORN) como cossubstratos para formar a citrulina (CIT), que é exportada das mitocôndrias para o citoplasma, onde as reações citosólicas são ligadas a essas três funções mitocondriais. A CIT e o aspartato formam o ácido argininosuccínico, em uma reação catalisada por ácido argininosuccínico sintetase. O fumarato é clivado de ácido argininosuccínico pela ácido argininosuccínico liase, produzindo arginina (ARG). Forma-se então a ureia pela ação da arginase, regenerando a ORN citosólica, que é transportada de volta para as mitocôndrias para reagir com a OTC.

A citrina é uma isoforma do transportador mitocondrial de aspartato-glutamato na membrana mitocondrial interna e é responsável pela troca de aspartato por glutamato citosólico e íons H^+. Pacientes com deficiência de citrina (CTNL2) apresentam mutações no cromossomo 7q21.3[33] e elevadas concentrações de CIT no plasma; e em neonatos, observam-se condições como colestase intra-hepática e consequente deficiência de ácido argininosuccínico sintetase. Podem ocorrer coma e morte causados por edema cerebral.[31]

Deficiência enzimática do ciclo da ureia

Os distúrbios do ciclo da ureia compreendem um grupo de defeitos hereditários nas seis enzimas produtoras de ureia (ver Fig. 69.7).[308] À exceção da deficiência de OTC, todos esses distúrbios têm um modo recessivo autossômico de hereditariedade. A deficiência de OTC é herdada como um traço dominante ligado ao X e normalmente letal em pacientes do sexo masculino. Muitos dos genes para essas enzimas foram localizados no genoma humano, clonados e produziram mutações definidas. O OTC, um gene de 73-kb com 10 éxons, está localizado no cromossomo Xp21.1. Foram identificadas mais de 230 mutações com algumas relações genótipo-fenótipo.[309] Por exemplo, a geração de códons de parada de R109X e R109Q não resulta em nenhuma enzima hepática residual, mas em uma grave manifestação neonatal. Por outro lado, a mutação de R129 em histidina, também presente no modelo de deficiência de OTC desenvolvido com ratos *spf-ash*, contém um fenótipo mais brando e atividade residual de enzimas hepáticas.[310] A carbamilfosfato sintetase está localizada no cromossomo 2q35, a ácido argininosuccínico sintetase, no cromossomo 9q34, a ácido argininosuccínico liase, no cromossomo 7q11, e a arginase está presente no cromossomo 6q23. Todos são basicamente expressos no fígado, e todos esses genes apresentam mutações definidas em seus respectivos distúrbios (ver Tab. 69.2).[308,309,311,312] A ácido argininosuccínico sintetase contém vários pseudogenes que confundem a análise de DNA.[308] Na deficiência de OTC, os defeitos proteicos incluem absorção mitocondrial desordenada e proteína imunologicamente ausente nessa organela.[310] A arginase possui dois genes com expressão diferenciada no fígado e nos eritrócitos. Além desses defeitos na ureagênese, uma sétima causa da hiperamonemia é a síndrome da hiperamonemia-homocitrulinemia-hiperornitinemia, causada por defeito de absorção mitocondrial de ORN.[313]

A hiperamonemia é uma manifestação bioquímica de todos os distúrbios do ciclo da ureia. Outras características bioquímicas de cada defeito são: defeito de carbamilfosfato sintetase, que causa redução das concentrações de CIT no plasma; deficiência de OTC, que leva a acidúria orótica e padrões de transmissão ligados ao X; deficiência de argininosuccinato sintetase, associada ao aumento das concentrações plasmáticas de CIT e acompanhada de acidúria orótica; deficiência de argininosuccinato liase (ASA), que eleva concentrações de argininosuccinato no plasma e na urina; e deficiência de arginase, caracterizada por níveis mais elevados de ARG no plasma e na urina. As características clínicas do neonato que sugerem deficiência enzimática no ciclo da ureia (UCED) ocorrem com a ingestão proteica. Em ordem crescente de gravidade, podem ser observados alimentação deficiente, vômitos, letargia, hipotonia, estupor, diátese hemorrágica, convulsões, coma, choque e morte.[308,314] Os sobreviventes desses episódios desastrosos apresentam atraso no desenvolvimento mental, mas o controle bem-sucedido da hiperamonemia no recém-nascido pode evitar essa sequela.

Fenótipos clínicos

A hiperamonemia e os seus sintomas clínicos de vômitos, letargia e coma estão relacionados à ingestão excessiva de proteínas, ao catabolismo ou ao tratamento com valproato[315] e são observadas em todas as UCED. As manifestações bioquímicas e fenotípicas, no entanto, diferem em cada uma das deficiências enzimáticas. Na ASA, é evidente uma anomalia capilar específica, a tricorrexis nodosa. Essa condição está relacionada à deficiência de ARG e ao relativamente elevado teor de ARG da proteína capilar normal. O cabelo retorna ao normal com a suplementação de ARG. Irmãos adultos com ASA podem apresentar poucas – ou nenhuma – manifestações, apesar das mutações idênticas. Em pacientes com defeitos em uma das quatro primeiras enzimas, a deficiência de ARG também é associada à degeneração progressiva do sistema nervoso central e a uma peculiar erupção cutânea com o controle da hiperamonemia por meio apenas da restrição proteica.[316,317]

Cada defeito enzimático apresenta uma série de manifestações clínicas que vão desde a morte no período neonatal até a ocorrência de vômitos cíclicos e enxaqueca na adolescência. Por exemplo, o paciente do sexo masculino com deficiência de OTC normalmente tem menos de 5% de atividade normal e morre no período neonatal. Uma criança do sexo masculino sobrevivente da forma tardia de deficiência de OTC apresenta OTC imunologicamente presente com reduzida afinidade por ORN, alteração do nível ideal de pH, e 25% da atividade normal sob condições fisiológicas.[318] As análises mutacionais do gene OTC diferenciaram os fenótipos neonatais dos fenótipos de manifestação tardia.[308]

As evidências enzimáticas da heterogeneidade genética provêm de estudos cinéticos com fibroblastos de pacientes com deficiência de ácido argininosuccínico sintetase. Estudos bioquímicos iniciais demonstraram que as enzimas de pacientes com citrulinemia apresentaram uma ligação reduzida de CIT ou aspartato, mas a ácido argininosuccínico sintetase residual apresentou uma curva de atividade distinta e diferente em cada paciente.[319] Análises de RNA em pacientes com citrulinemia demonstraram heterogeneidade, e hoje são definidas mais de 20 mutações diferentes.[308]

Expressão do estado heterozigoto da deficiência de ornitina transcarbamilase. O heterozigoto do sexo feminino da deficiência de OTC pode ter leve intolerância proteica manifestada clinicamente por meio de enxaqueca em adultos e de vômitos cíclicos com hiperamonemia intermitente em crianças. Quando foram administradas cargas de proteína ou cloreto de amônia a 15 crianças com enxaqueca e vômitos cíclicos, nove apresentaram níveis basais anormalmente elevados de amônia no plasma; os testes produziram indicaram acentuada hiperamonemia em oito crianças, e seis desenvolveram sintomas de enxaqueca. O teste enzimático com sete meninas com vômitos cíclicos mostrou três com atividade de OTC. Pacientes heterozigotos do sexo feminino com deficiência de OTC podem ser assintomáticos ou afetados com a mesma gravidade que pacientes hemizigotos do sexo masculino.[320]

Triagem

Utilizando uma bactéria auxotrófica que exigia a presença de ARG, uma triagem não selecionada de todos os neonatos foi conduzida em Massachusetts como procedimento de rotina para a verificação de UCED. Entre as crianças testadas, foi constatado que 9 em cada 700.000 recém-nascidos eram homozigotos afetados ou heterozigotos para ASA.[321] Barsotti descreveu os problemas associados à análise de amônia no sangue.[322] Esse método pode ser prontamente adotado em consultórios e hospitais para triagem seletiva. Seu baixo uso nos Estados Unidos está relacionado ao custo e à demanda. Vários estados hoje fazem a triagem de citrulinemia e acidúria argininosuccínica utilizando MS/MS.

A verdadeira incidência das UCED é desconhecida porque não foi conduzida uma triagem populacional, e muitas mortes não diagnosticadas podem ser causadas por esses distúrbios. A incidência geral é subestimada em 1 a cada 30.000 nascidos vivos.[323] Apenas três UCED são triadas por MS/MS (ver Tab. 69.1). Consequentemente, a verdadeira incidência ainda não está disponível.

Diagnóstico

A hiperamonemia, associada a outros achados bioquímicos e clínicos característicos, é um diagnóstico de distúrbios específicos no ciclo da ureia.[308] O defeito enzimático pode ser deduzido a partir dos metabólitos (além da amônia) acumulados no sangue e na urina: ácido orótico na urina no caso de deficiência de OTC; e CIT, ácido argininosuccínico e ARG no plasma e na urina na presença de deficiência de argininosuccinato sintetase, ASA e deficiência de arginase, respectivamente. A deficiência de carbamilfosfato sintetase ou a rara deficiência de *N*-acetilglutamato sintetase é sugerida pela exclusão dessas quatro enzimopatias e exige biópsia hepática com análises enzimáticas para o diagnóstico.[324] A hiperamonemia pode ser causada também por doenças hepáticas agudas ou crônicas, galactosemia, doença de Niemann-Pick do tipo IC, tirosinemia do tipo I, intolerância hereditária à frutose, síndrome de Reye, tratamento com asparaginase, PPA, intolerância proteica lisinúrica, hiperornitinemia, acidemia isovalérica, MMA, uso prolongado de aminoácidos administrados por via parenteral, e muitos agentes infecciosos diferentes no período de lactação. O diagnóstico definitivo depende de perspicácia clínica e de exames laboratoriais adequados.[314] A Figura 69.8 apresenta uma sugestão de algoritmo para o diagnóstico diferencial de UCED. Uma suspeita de ICED é uma emergência médica e exige intervenção imediata.

Tratamento

O tratamento das enzimopatias hereditárias do ciclo da ureia pode ser dividido em terapia de curto e longo prazo e depende do diagnóstico específico.[325] A terapia com valproato deve ser evitada em pacientes com UCED, uma vez que o uso desse agente pode aumentar a hiperamonemia.[264,315]

Terapia de curto prazo. A abordagem de preferência consiste em começar a perfusão orogástrica com um alto aporte energético (150 kcal/kg/dia), mas não de proteína. O Pro-Phree (Abbott Nutrition) ou o PFD1 (Mead Johnson Nutritionals) é útil para essa abordagem (ver Tab. 69.5). Deve ser acrescentado L-ARG a essa fórmula (350 a 500 mg/kg/dia). O benzoato de sódio (300 mg/kg/dia) pode reduzir a hiperamonemia aguda no período neonatal conjugando o ácido benzoico com a GLY para formar hipurato. O ácido fenilbutírico ou o ácido fenilacético (500 mg/kg/dia) também é administrado para formar fenilacetilglutamina, que é excretada na urina, eliminando do organismo dois átomos de nitrogênio por molécula (ver Fig 69.7 e Tab. 69.15). A perda urinária de potássio aumenta com a excreção de hipurato e fenilacetilglutamina. Consequentemente, as concentrações de potássio no plasma devem ser monitoradas, devendo ser administrados suplementos, se necessário.[325]

A hemodiálise pode ser útil em quadros de coma para reduzir as concentrações de amônia no plasma. A diálise peritoneal administrada durante sete dias a um neonato do sexo masculino com deficiência de OTC removeu 50 vezes mais amônia do que uma única transfusão de troca. Entretanto, a diálise peritoneal implica riscos como peritonite por *Candida* e catabolismo contínuo. Se houver uso da diálise, devem ser administrados também L-ARG HCl parenteral e fenilbutirato de sódio. A administração intravenosa contínua de energia isenta de proteína também é recomendável.

O tratamento neonatal tem por prioridade conduzir forçosamente o recém-nascido a uma fase anabólica com uma dieta com alto teor energético (ver Tab. 69.16). Nutrição parenteral periférica com 10 a 20% de GLU e lipídios (2 a 4 g/kg) pode ser necessária se a gavagem não for tolerada. À medida que a alimentação por gavagem aumentar, a alimentação por acesso periférico deve ser reduzida. Depois de 1 a 2 dias de dieta sem proteína, com alto teor energético, suplementada com L-ARG HCl e benzoato, as concentrações de amônia no sangue devem

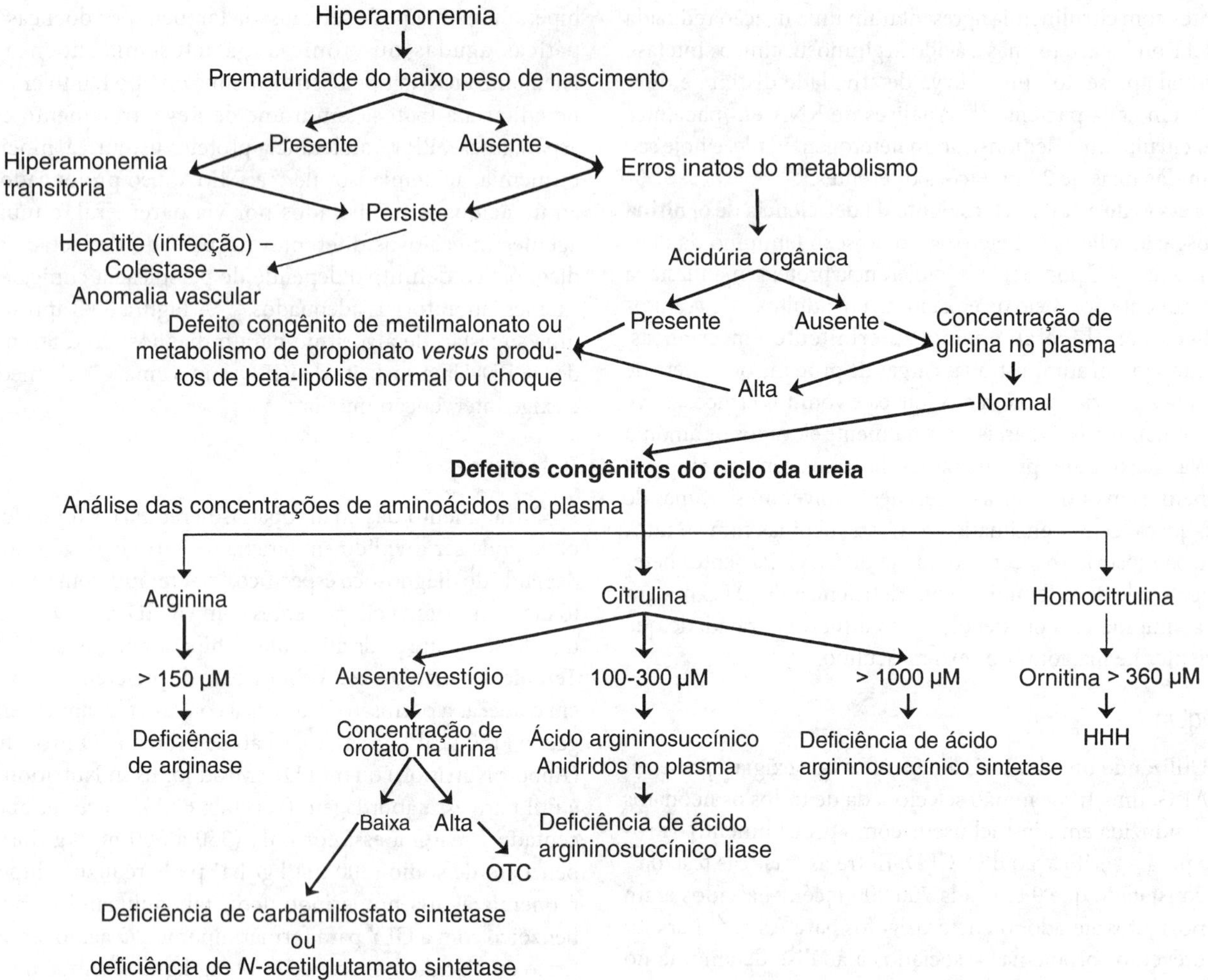

Figura 69.8 Algoritmo para o diagnóstico diferencial de distúrbios do ciclo da ureia. HHH, hiperornitinemia, homocitrulinemia e hiperamonemia; OTC, ornitina transcarbamilase.

retornar a níveis quase normais. Nesse caso, é necessário acrescentar cautelosamente de 1 a 1,5 g/kg/dia de proteína.

Terapia a longo prazo. O tratamento para uma criança com UCED tem por objetivos manter as concentrações plasmáticas de amônia o mais próximo possível do normal e fornecer proteínas e outros aminoácidos e nutrientes essenciais que permitam o máximo de desenvolvimento intelectual e o crescimento ideal. São utilizadas quatro abordagens principais no tratamento de pessoas com UCED (ver Fig. 69.7): (a) redução dos precursores de amônia (ingestão proteica), (b) correção da deficiência de ARG, (c) otimização dos mecanismos alternativos de perda de nitrogênio residual e (d) aceleração da excreção renal de intermediários acumulados.[325]

Os métodos utilizados para reduzir os precursores de amônia consistem na restrição proteica, na prevenção do catabolismo das proteínas corporais e no uso de aminoácidos essenciais e semiessenciais. Quando a ingestão de proteínas ou de aminoácidos essenciais é rigorosamente restringida, os precursores da síntese de carnitina (LYS, MET), glutationa (cisteína e glutamato) e taurina (cisteína) podem ser limitados. A ingestão restrita de MET pode levar à redução do *pool* de grupos metil-lábil necessários para a síntese de compostos metabólicos importantes.

A suplementação de base com L-ARG é necessária em todas as UCED, exceto deficiência de arginase. Para manter as concentrações plasmáticas de ARG em níveis normais ou ligeiramente elevados, são usados de 100 a 500 mg/kg de peso corporal diariamente.[326] A L-ARG, então, pode produzir ORN para a fixação de amônia e direcionar o ciclo para a CIT e o argininosuccinato (ver Fig. 69.7). Esses dois aminoácidos são mal reabsorvidos pelo rim e permitem a perda de nitrogênio. Procura-se, então, acelerar a excreção renal de intermediários acumulados no ciclo prejudicado. A suplementação com ARG aumenta a excreção de CIT e ácido argininosuccínico nas deficiências de ácido argininosuccínico sintetase e ASA, respectivamente.

A perda urinária de nitrogênio residual pode ser otimizada com o uso de benzoato de sódio, fenilacetato ou fenilbutirato[326] (ver Fig. 69.7). A GLY se conjuga com o benzoato por meio de GLY-*N*-acilase, que leva à excreção de uma quantidade quase estequiométrica de nitrogênio em forma de hipurato (ver Fig. 69.7). A toxicidade é baixa com 200 a

Tabela 69.15 Fornecedores de medicamentos e suplementos nutricionais necessários para o tratamento de distúrbios do ciclo da ureia

Produto	Fornecedor
Medicamentos	
Benzoato de sódio + fenilacetato de sódio (Ammonul) (intravenoso)	Ucyclyd Pharma (Ammonul) (intravenous) 8125 North Hayden Road Scottsdale, AZ 85258-2463 602-667-3914, 888-829-2593 (24 h) http://ucyclyd.com/
Suplementos nutricionais	
L-Arginina em pó ou cápsulas (base livre) L-Citrulina em pó[a]	Jo Mar Laboratories 583 Division Street, Suite B Campbell, CA 95008-6915 800-538-4545; FAX: 408-374-5920 http://www.jomarlabs.com/
L-Arginina HCl[b] (R-Gene-10) (solução a 10% de concentração, isenta de pirogênio)	Pharmacia & Upjohn 100 Route 206 North Peapack, NJ 07977 Emergências, ligar 800-821-7000 (direto) Pedido junto ao distribuidor farmacêutico
L-Citrulina em pó[a]	Seybridge Pharmacy 37 New Haven Road Seymour, CT 06483-3469 203-888-0073 http://www.seybridgepharmacyandgifts.com/
L-Isoleucina, L-valina em embalagens de 50 mg	Vitaflo USA LLC 211 N Union St Suite 100, Alexandria, VA 22314 888-848-2356 http://www.vitaflousa.com/

[a]Os aminoácidos em pó têm densidades diferentes, razão pela qual devem ser medidos em uma escala com leitura em gramas. Uma medida para uma semana pode ser pesada e colocada em um frasco. Desse modo, a medida da semana pode ser misturada em um volume conhecido em água fervente, tampada e armazenada sob refrigeração. A quantidade diária necessária pode ser medida em uma seringa descartável ou em um frasco volumétrico.

[b]Pode ocorrer acidose hiperclorêmica com altas doses de L-arginina HCl. Consequentemente, as concentrações plasmáticas de cloreto e bicarbonato devem ser monitoradas, com administração de bicarbonato, se necessário.

500 mg/kg/dia. Deve ser administrado folato como forma de fornecer uma fonte de fragmentos de um carbono para a síntese de GLY a partir da serina, a fim de evitar a depleção de GLY. A presença da piridoxina é necessária para a transaminação. O ácido pantotênico (4 mg/L) nos meios de cultura tecidual contribuiu mais para melhorar as concentrações de CoA e hipurato do que a redução ou o aumento das quantidades.[327] O fenilbutirato e o fenilacetato aumentam a excreção urinária de nitrogênio como fenilacetilglutamina. A dose sugerida é de 500 mg/kg de peso corporal. Essa eficiente via alternativa remove duas moléculas de nitrogênio por molécula de fenilacetilglutamina e requer o monitoramento da ingestão proteica para prevenir deficiência. O uso excessivo desses fármacos de ligação de nitrogênio pode resultar em deficiência de nitrogênio e crescimento insuficiente.

Além disso, o uso do fenilbutirato leva à excreção de glutamina como fenilacetilglutamina e a uma maior oxidação de LEU em adultos normais.[328] As concentrações plasmáticas de BCAA e a síntese proteica também diminuem com a administração de 10 g/dia de fenilbutirato com uma ingestão proteica de 0,4 g/kg de peso corporal/dia.[329]

Pacientes com deficiência de CIT do tipo II precisam de uma dieta muito diferente daquela administrada no caso de outras UCED. Essa dieta para CIT II deve ser rica em proteínas (17 a 21% de energia) e gorduras (40 a 47% de energia) e ter um baixo teor de carboidratos (33 a 40% de energia), com suplementos de L-ARG (ver Tab. 69.3).[31,325]

O catabolismo durante uma doença febril ou perda de apetite pode levar a elevações letais dos níveis de amônia no sangue. Além do pronto diagnóstico e tratamento da infecção, a redução da ingestão proteica (0 g por 1 a 2 dias), o aumento da ingestão energética e a diálise peritoneal podem ser medidas necessárias. A alimentação por gastrostomia pode ser necessária para garantir a ingestão adequada e prevenir um crescimento inadequado ou a ocorrência de catabolismo.

O planejamento da terapia nutricional para o lactente ou a criança com UCED deve incluir uma prescrição formal com as quantidades recomendadas de proteína, energia, líquidos e L-ARG, e com medicamentos que melhorem a perda de nitrogênio. A prescrição de proteína deve ser baseada no diagnóstico específico, no grau de comprometimento do ciclo da ureia e nas concentrações de amônia no sangue, e correlacionada com diversos parâmetros de crescimento, entre os quais, as taxas de aumento de altura e peso e de alterações nos cabelos, nas unhas, nos dentes e na pele.

As faixas de ingestão proteica sugeridas na Tabela 69.16 são baseadas na quantidade necessária para cobrir as perdas obrigatórias de nitrogênio e as necessidades de crescimento[330] e são modificadas com base em dados não publicados de dez lactentes com 1 a 4 defeitos enzimáticos diferentes diagnosticados nos primeiros dez dias de vida. É possível que seja necessário aumentar a ingestão se a criança não apresentar o crescimento adequado com a ingestão recomendada ou se for administrado benzoato, fenilacetato ou fenilbutirato. A restrição proteica excessiva pode levar ao catabolismo e ao comprometimento da atividade renal de excreção de amônia (NH_4^+). A ingestão de TRP deve ser o mínimo necessário para o crescimento, a fim de evitar a síntese excessiva de serotonina, que inibe o apetite.[331]

Tabela 69.16 Ingestão dietética recomendada (faixas) de nutrientes para lactentes e crianças com distúrbios do ciclo da ureia

	Nutriente		
Idade	L-Arginina[a] (g/kg)	Proteína[b] (g/kg)	Energia[b,c] (kcal/kg)
Meses			
0 < 1	500–100	2,2–1,5	155–120
1 < 2	500–100	2,0–1,5	150–115
2 < 3	500–100	1,9–1,3	145–110
3 < 4	400–100	1,5–1,2	140–105
4 < 5	400–100	1,4–1,0	135–100
5 < 6	400–100	1,3–1,0	130–95
6 < 7	400–100	1,2–0,89	125–90
7 < 8	300–100	1,1–0,8	120–85
8 < 9	300–100	1,1–0,8	115–80
9 < 10	300–100	1,0–0,8	110–80
10 < 11	300–100	1,0–0,8	105–80
11 < 12	300–100	1,0–0,8	105–80
Anos			
1 < 2	300–100	1,3–0,8	110–105
2 < 3	300–100	1,2–0,8	105–100
3 < 4	300–100	1,1–0,8	100–95
4 < 7	300–100	1,0–0,7	95–85
7 < 11	300–100	1,0–0,7	85–65
11 < 19	300–100	1,0–0,6	60–40

[a]Não utilizado com deficiência de arginase.
[b]Baseado no percentil 50 de peso para a idade. Modificar, conforme necessário, para manter o crescimento linear normal e as concentrações plasmáticas de amônia < 10 μmol/L.
[c]Administrar, pelo menos, 1,5 mL de líquido/kcal a lactentes e 1 mL/kcal a crianças.

As faixas de ingestão energética recomendadas na Tabela 69.16 são um pouco mais elevadas do que a recomendada para lactentes e crianças fisiologicamente normais, a fim de fornecer precursores de cetoácidos a partir dos carboidratos para a síntese de aminoácidos não essenciais e a prevenção da degradação proteica. Os carboidratos não devem fornecer mais de 50% de energia por causa das concentrações frequentemente elevadas de triacilglicerol no plasma.

Em qualquer situação em que sejam administradas dietas com restrição de proteína, os suplementos de L-carnitina podem ser necessários. As quantidades recomendadas de L-carnitina suplementar são de 50 a 100 mg/kg/dia. Existem relatos de que os suplementos de L-carnitina reduzem as concentrações de amônia no sangue.[332,333] Existem relatos de deficiência de citrato em pacientes com ASA, em cujo caso foi recomendada a suplementação.[334,335]

Fórmulas para distúrbios do ciclo da ureia. O manejo nutricional das UCED requer a restrição da ingestão de nitrogênio, de preferência, mediante a administração de aproximadamente dois terços da proteína prescrita em forma apenas de aminoácidos essenciais. A Tabela 69.5 apresenta as fórmulas para UCED. O Cyclinex-1 e o Cyclinex-2 (Abbott Nutrition) contêm 25 mg de L-carnitina por grama de proteína, bem como uma ampla variedade de BCAA.

Outros alimentos. O teor de nutrientes dos alimentos que contêm proteína intacta são fornecidos pelo USDA.[94] A Tabela 69.17 apresenta um exemplo de dieta para lactentes com UCED.

Avaliação da terapia nutricional. A frequência da avaliação é, em parte, ditada pela trajetória clínica do paciente. As concentrações de amônia no sangue devem ser monitoradas rotineiramente e mantidas em menos de 50 μM. As concentrações plasmáticas de aminoácidos devem ser monitoradas e

Tabela 69.17 Exemplo de dieta: Defeito enzimático do ciclo da ureia (2 semanas de idade), peso 3,25 kg.

Prescrição	Total	Por kg		
L-Arginina (mg)	975	300		
Proteína (g)	7,2	2,2		
Energia (kcal)	470	145		
Água a produzir (mL)	600			
Fórmula	**Quantidade**	**L-Arginina (mg)**	**Proteína (g)**	**Energia (kcal)**
Cyclinex-1 Powder[a,b]	69 g	0	5,2	352
Simila[c] Advance Infant with Iron Powder[a]	20 g	65	2,2	104
Polycose líquido[a]	7 mL	0	0,0	14
L-Arginina,[c] 10 mg/mL	92 mL	920	0,0	0
Água a produzir (mL)	600 mL			
Total		985	7,2	470

[a]Abbott Nutrition.
[b]Outra fórmula que pode ser utilizada para lactentes é o WND (Mead Johnson Nutritionals).
[c]Não usar com deficiência de arginase.

mantidas dentro da faixa normal. As concentrações de albumina e globulina no plasma são indicadores do estado proteico e devem ser avaliados com frequência. A transtirretina plasmática e a proteína de ligação de retinol têm uma meia-vida mais curta do que a albumina e podem fornecer informações sobre o estado proteico em um estágio menos avançado de deficiência do que a albumina. Os cuidadores devem fazer diário alimentar e registrar o estado de saúde juntamente com os exames de sangue destinados a determinar os níveis de amônia e aminoácidos plasmáticos. O crescimento e o desenvolvimento devem ser avaliados rotineiramente. Caso haja evidência de deficiência proteica, ou a taxa de crescimento não seja mantida, é necessário aumentar a ingestão de proteína.

Resultados da terapia nutricional. Os resultados do tratamento em lactentes com total ou quase total deficiência enzimática têm se mostrado aquém do ideal, com morte tardia e desenvolvimento abaixo do normal. Se o edema cerebral e o coma forem evitados no período neonatal, ou se a manifestação da doença for retardada, o crescimento físico e o desenvolvimento mental ficarão mais próximos do normal com a terapia nutricional e farmacológica.[308,336-338] Em um determinado relato, uma ingestão proteica mais adequada melhorou tanto o estado de crescimento como o estado proteico, sem aumentar concomitantemente as concentrações de amônia no plasma.[339] Se o diagnóstico for antecipado e o tratamento for iniciado durante o período neonatal em crianças com irmãos afetados pela citrulinemina ou pela acidemia argininosuccínica, observa-se um resultado relativamente normal mesmo em pacientes com graves defeitos enzimáticos.[340] A mulher com deficiência de OTC está sujeita a sofrer coma pós-parto, a menos sejam administrados fenilbutirato e uma dieta com restrição proteica.[341] Pacientes do sexo feminino com deficiência sintomática de OTC apresentam menos episódios hiperamonêmicos e um menor risco de agravamento do declínio cognitivo se forem tratados com uma dieta com restrição proteica e fármacos que melhorem a excreção de nitrogênio residual.[366,342,343] Foi relatado o resultado da gravidez bem-sucedida de uma mulher com ASA.[344] O fenilbutirato e uma dieta com restrição proteica em uma paciente com deficiência de OTC resultaram em um lactente normal.[345]

Galactose

Bioquímica

Como a lactose proveniente do leite é a principal fonte de carboidratos e energia para lactentes e crianças mais novas, a galactose (GAL) mantém uma função metabólica fundamental na nutrição humana. A lactose é hidrolisada no intestino pela lactase e convertida em GLU e GAL, de 0,5 a 1,0 mg GAL/kg por minuto é produzido endogenamente.[346] A GAL é convertida em uridina difosfato (UDP) GAL e GLU-1-fosfato (GLU-1-P). A UDP-GAL e a UDP-GLU são sustentáculos essenciais para o trânsito pós-translacional e a função das proteínas ligadas à membrana e secretadas. A GLU-1-P é convertida em energia. Essa via evolutivamente conservada ocorre basicamente no fígado (ver Fig. 69.9). Primeiro, a GAL entra nas células por meio de uma permease. Em seguida, a GAL é fosforilada e convertida em GAL-1-fosfato (GAL-1-P) por galactoquinase (GALK). A GAL-1-P uridil transferase (GALT) prejudicada provoca a galactosemia clássica. A GALT é altamente preservada na transmissão da *Escherichia coli* aos seres humanos em sua estrutura e função catalíticas. A UDP-GLU liga e libera GAL-1-P por reações de dissociação. Em seguida, o complexo UMP-GALT liga-se a GAL-1-P, libera UDP-GAL, e deixa a GALT livre para um posterior conjunto de reações bimoleculares. A UDP-GAL e a UDP-GLU são precursores importantes para glicoproteínas e glicolipídios. A UDP-GAL e a UDP-GLU são interconvertidas por epimerases (ver Fig. 69.9).

Galactosemia

Pode ocorrer elevação do nível de GAL no sangue em decorrência do funcionamento deficiente da GALK, da GALT ou da UDP-GAL-4-epimerase[347] (ver Fig. 69.9). Pacientes com deficiência de GALK produzem excesso de galactitol e ácido galactônico por meio das vias alternativas e têm apenas catarata, sem disfunção hepatocelular. A deficiência de GALK não produz as manifestações hepatotóxicas agudas ou o acúmulo de GAL-1-P observado na deficiência de GALT. Diversas variantes com diferentes graus de função e estrutura foram descritas para a GALT mutante.[348] Esse gene está localizado no cromossomo 9p.[347] O cDNA e o gene para a GALT foram precisamente sequenciados, tendo sido identificadas várias mutações diferentes.[349-352] Uma mutação *missense* comum – Q188R – altera o completo UMP-GALT e impede a segunda reação de dissociação.[352]

Pacientes com deficiência de GALT (Q188R/Q188R) parecem sintetizar menos GAL por quilograma de peso corporal quando lactentes do que quando adultos.[353,354] Os adultos, no entanto, sintetizam diariamente uma quantidade de cinco a sete vezes maior de GAL do que os neonatos, tomando-se por base o peso corporal.

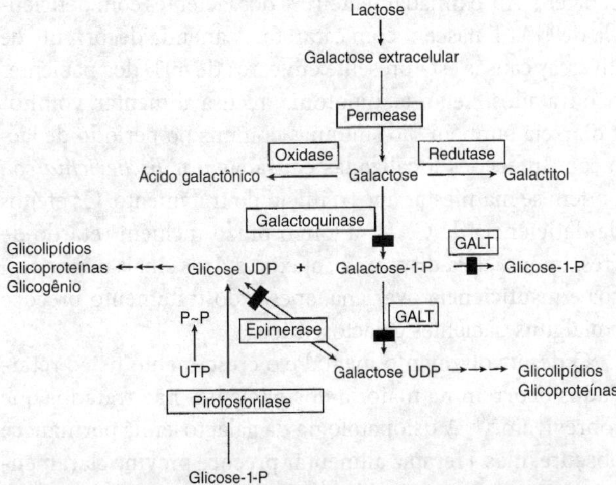

Figura 69.9 Blocos metabólicos no metabolismo da galactose que levam à galactosemia. A galactosemia clássica é causada pela deficiência de galactose-1-fosfato uridil transferase (GALT). ATP, trifosfato de adenosina; UDP, difosfato de uridina; UTP, trifosfato de uridina.

A galactosemia causada pela deficiência de GALT leva a um acúmulo tóxico de GAL-1-P, que disputa com a GLU-1-P a produção de UDP-GLU por meio da inibição competitiva da reação de GLU-1-P pirofosforilase dependente de UTP (ver Fig. 69.9). Essa situação leva à deficiência de UDP-GLU e UDP-GAL e a uma produção pós-translacional reduzida de glicoproteínas e glicolipídios.[355-363] Foi constatado que pacientes com deficiência de GALT apresentam um defeito na galactosilação da transferrina sérica[356-359] e do hormônio foliculestimulante.[360] Após o tratamento, a proporção de glicanos truncados diminuiu, enquanto a proporção do tipo complexo biantenário di-sililatado aumentou e retornou quase, mas não totalmente, ao normal.[358] No fermento com deficiência de GALT, a transferência genética da pirofosforilase permitiu que os organismos crescessem no gene GAL, e uma deficiência de UDP-hexose foi relatada em células humanas de galactosemia.[362,363] O tratamento com inibidores de GALK para reduzir a produção endógena de GAL-1-P é uma área ativa das pesquisas atuais.[361-364]

Os sintomas clínicos da deficiência de GALT surgem no início do período de lactação. Uma hepatotoxicidade aguda pode se manifestar com o início da amamentação ou da administração de fórmulas que contém lactose e são próprias para lactentes. É comum a ocorrência de icterícia neonatal prolongada aos 4 a 10 dias de vida. A hiperbilirrubinemia, a produção reduzida do fator de coagulação e a hiperamonemia são consequências da lesão tóxica causada às células hepáticas pelo excesso de GAL-1-P. As diásteses hemorrágicas, a sepse por *Escherichia coli* e o estado de choque são eventos catastróficos que podem ocorrer durante o período neonatal, a menos que a GAL seja suspensa e as concentrações de GAL-1-P, reduzidas. Portanto, a agilidade na triagem, na recuperação de informações/imagem, no diagnóstico e no tratamento é essencial para os programas de triagem populacional de neonatos para que as sequelas clínicas da galactosemia neonatal possam ser evitadas. Outros sintomas relativamente insignificantes também ocorrem. Aproximadamente 10% dos lactentes com deficiência de GALT nascem com catarata. A anemia decorrente de diversas causas está presente em cerca de 40% dos pacientes não tratados. Letargia, hipotonia, recusa alimentar, vômitos e diarreia também são sintomas comuns no período de lactação. Infecções localizadas causadas por *Escherichia coli* podem se manifestar após o início do tratamento. Os efeitos da deficiência de GALT a longo prazo incluem retardo de crescimento, fala dispráxica, ataxia, outros sinais neurológicos e insuficiência ovariana, apesar do tratamento precoce em alguns pacientes galactosêmicos.

O desenvolvimento mental e o crescimento físico retardados ocorrem na maioria dos pacientes não tratados que sobrevivem.[365] A fisiopatologia da galactosemia permanece obscura, mas a terapia alimentar precoce previne claramente a sepse, o choque e as hemorragias no período neonatal. Alguns efeitos da deficiência de GALT podem ocorrer durante a embriogênese.[366] A catarata afeta cerca de 45% das crianças não tratadas e a sua causa é atribuída à formação e ao acúmulo de galactitol no cristalino do olho, que é impermeável ao efluxo. O galactitol cria um gradiente osmótico que permite o efluxo da glutationa e leva a menores concentrações de glutationa no cristalino. Quando as concentrações de glutationa diminuem, a glutationa peroxidase é inativada e o peróxido de hidrogênio se acumula em níveis tóxicos. O peróxido de hidrogênio desnatura as proteínas do cristalino e produz a catarata lenticular.[347] Quase todos os pacientes com deficiência de GALT apresentam hepatomegalia, e os pacientes não tratados desenvolvem cirrose. As lesões hepáticas levam à síntese reduzida dos coagulantes hepáticos e da albumina, bem como à redução de diversas funções do fígado. Em razão da síntese reduzida e à proteinúria, 36% dos pacientes não tratados estão sujeitos a ascite e edema generalizado. A albumina sintetizada pelos pacientes não tratados com galactosemia contém grandes quantidades de GAL, enquanto a albumina de indivíduos fisiologicamente normais é isenta de GAL.[367] Os pacientes não tratados ou aqueles com baixo controle da galactosemia são extremamente suscetíveis a infecção por organismos Gram-negativos, provavelmente por consequência direta da inibição, pela GAL-1-P, do processamento pós-translacional das proteínas secretadas ou ligadas à membrana. A GAL-1-P compromete também o transporte ativo tubular renal. Esse comprometimento leva a aminoacidúria, galactosúria e glicosúria generalizadas, bem como na perda de fosfato, potássio e bicarbonato. Em raras ocasiões, ocorre hipoglicemia. As causas incluem as reservas reduzidas de glicogênio atribuídas à redução das concentrações de UDP-GLU e à hiperinsulinemia que pode resultar da estimulação das células pancreáticas pela GAL.

Embora o diagnóstico e a remoção precoces da GAL durante o período neonatal salvem vidas, alguns pacientes com galactosemia clássica (G/G, homozigotos para alelos GALT) têm resultados insatisfatórios a longo prazo, como infertilidade em pacientes do sexo feminino, insuficiência de crescimento, fala dispráxica, ataxia e atraso no desenvolvimento mental.[365,368] Os fatores de risco para insuficiência ovariana prematura em pacientes do sexo feminino com deficiência de GALT têm sido descritos como (a) o genótipo molecular do paciente para GALT, (b) as concentrações médias de GAL-1-P durante o tratamento alimentar, (c) o ambiente nutricional do paciente na ocasião do diagnóstico e durante o tratamento e (d) a capacidade do paciente de oxidar ^{13}C-galactose em $^{13}CO_2$ no ar expirado.[369] O enigmático resultado pode ser de origem intrauterina e já foi associado a graves mutações de GALT. Por exemplo, a mutação Q188R no éxon 6 é prevalente entre pessoas brancas. O homozigose para essa mutação é um fator de risco tanto para fala dispráxica como para insuficiência ovariana.[369,370] Por outro lado, a mutação S135L no éxon 5 do gene GALT é associada a bons resultados em pacientes tratados desde o nascimento, é prevalente em pacientes negros e apresenta expressão diferenciada em diferentes órgãos.[371] Outras mutações nas variantes, como a variante de Duarte (N314D), quando associadas aos alelos G, como E203K, podem devolver a integridade estrutural e a função à proteína dimérica da GALT e produzir um bom resultado clínico.[348,372,373] Até o momento, já foram definidas mais de 150 mutações em pacientes com galactosemia.[349] Um teste do hálito que quantifica a oxidação de D-GAL em CO_2 em todo o corpo e, consequentemente, inclui a função hepática da GALT pode ser o melhor preditor do resultado.[369]

Triagem

A deficiência de GALT de importância clínica para o neonato é encontrada em aproximadamente 1 em cada 8.000 nascimentos. O método de triagem mais comum utilizado é o teste do ponto fluorescente de Beutler para detecção de galactosemia.[374] Esse procedimento consiste na incubação de eritrócitos eluídos a partir de sangue seco em papel de filtro com uma mistura de UDP-GLU, GLU-6-P desidrogenase e NADP. Os eritrócitos de pessoas fisiologicamente normais que contêm GALT e fosfoglicomutase produzem GLU-1-P, GLU-6-P e NADP reduzida por fluorescência por meio da reação acrescentada (ligada) do excesso de GLU-6-P desidrogenase. Caso o calor tenha inativado essa reação (p. ex., no verão), a GLU-1-P é acrescentada para diferenciar a inativação térmica com fosfoglicomutase endógena da deficiência de GALT isolada (verdadeira galactosemia).

A triagem produz resultados positivos em pacientes com deficiência clássica (G/G) de GALT e com variantes de GALT termolábeis, como a heterozigoto composto de Duarte/galactosemia. A confirmação dos resultados positivos dos testes de triagem de Beutler requer uma atividade enzimática quantitativa, a quantificação do conteúdo de eritrócitos em GAL-1-P, e a análise mutacional de GALT. Uma análise combinada do fenótipo bioquímico e do genótipo molecular de GALT é importante para o diagnóstico, o tratamento, o prognóstico e o aconselhamento genético.[348,370] Um teste da oxidação de GAL em todo o corpo e sua conversão em CO_2 expirado é o método de preferência para fins de prognóstico.[369]

Diagnóstico

Pacientes com resultados positivos no teste de Beutler devem ter a lactose imediatamente retirada de suas dietas enquanto são realizados o diagnóstico enzimático e os exames familiares. Amostras de sangue heparinizado fresco e estéril devem ser enviadas a um laboratório central com experiência em análise de enzimas, analitos e moléculas. Tanto o paciente como os pais devem ser avaliados pelo laboratório para verificação do fenótipo bioquímico e do genótipo molecular. O diagnóstico de galactosemia é realizado por meio da medição da atividade de GALT nos eritrócitos, do conteúdo de GAL-1-P nos eritrócitos e da análise molecular do gene GALT para mutações prevalentes. Não ocorre nenhuma atividade em homozigotos individuais para a doença clássica (G/G), enquanto os heterozigotos (G/N) apresentam aproximadamente a metade da atividade normal. Como o alelo Q188R ocorre em 70% das pessoas brancas com galactosemia G/G, é importante identificar esse alelo.[352,355,370] O alelo de Duarte (N314D) apresenta um padrão enzimático característico quando os eritrócitos são estudados por meio do foco isoelétrico da enzima GALT. A necessidade de tratamento em pacientes com 25% ou menos de atividade de GALT, como nos heterozigotos compostos para os alelos de Duarte/galactosemia, não foi determinada. Entretanto, a GAL deve ser restringida em qualquer lactente com qualquer genótipo mutante se a GAL-1-P eritrocitária for superior a 2 mg/dL, as concentrações urinárias de galactitol excederem 20 mmol/mol de creatinina, ou se houver hepatotoxicidade.

A GALT é expressa em cultura de células do líquido amniótico e dos vilos coriônicos. Consequentemente, a deficiência de GALT pode ser detectada no período pré-natal tanto por teste enzimático direto quando por análise de DNA se as mutações forem conhecidas.[375] Constatou-se que o líquido amniótico de um feto com galactosemia contém uma concentração elevada de galactitol. A avaliação do conteúdo de galactitol do fluido amniótico por GC/MS oferece um método auxiliar para o diagnóstico pré-natal, podendo ser associado a um resultado enigmático.[376]

Tratamento

A terapia na galactosemia tem por objetivo melhorar ou prevenir lesões hepatocelulares agudas, reduzindo o acúmulo intracelular de GAL-1-P e fornecendo, ao mesmo tempo, a energia e os nutrientes adequados para um crescimento e um desenvolvimento normais.[377] O tratamento deve começar o mais cedo possível no início da vida e consiste na remoção de todas as fontes de lactose e GAL da dieta de pacientes sem nenhuma atividade da enzima GALT. Pacientes com 5 a 10% de atividade normal da GALT podem tolerar pequenas quantidades de GAL. As taxas de redução do conteúdo de GAL-1-P nos eritrócitos diferem em pacientes com genótipos diferentes.[378] Os pesquisadores observaram que pacientes que recebiam o mesmo manejo nutricional cujo genótipo era Q188R/Q188R apresentavam concentrações eritrocitárias de GAL-1-P de 4,9 mg/dL aos 5 a 8 meses de idade. Pacientes da mesma idade com Q188R/outro tinham uma concentração de 3,3 mg/dL, enquanto aqueles com outro/outro tinham uma concentração de 2,5 mg/dL. Pacientes com genótipos não clássicos apresentavam reduções mais rápidas das concentrações eritrocitárias de GAL-1-P do que aqueles com genótipos clássicos.

Necessidades de nutrientes. As concentrações de proteína, energia e alguns outros nutrientes necessários de lactentes e crianças com galactosemia bem controlada podem ser mais elevadas do que as de pessoas fisiologicamente normais da mesma idade, sexo e nível atividade física.[379] Os pesquisadores relataram que o aumento tanto de peso como de comprimento/altura de pacientes com deficiência de GALT foi menor que aquele observado em crianças fisiologicamente normais da mesma idade e sexo. Se esse fenômeno é causado por uma maior necessidade de nutrientes ou por um efeito fisiopatológico de hormônios do crescimento e receptores peptídeos anormalmente glicosilados ou por outras vias de sinalização epigenética, continua sendo assunto de debate.[364] A Tabela 69.4 apresenta a ingestão recomendada de proteínas e energia. A ingestão adequada de vitamina D_3 e cálcio deve ser levada em consideração, uma vez que a densidade mineral óssea em adultos com deficiência de GALT é reduzida. No caso de pacientes com mais de 3 anos de idade, a recomendação foi de que, além dos nutrientes presentes na dieta, os seguintes componentes deveriam ser acrescentados diariamente: cálcio, 1.000 mg; vitamina D, 10 μg; e vitamina K, 1 mg.[93] Após dois anos de suplementação, as crianças na fase pré-puberal apresentaram concentrações mais elevadas de osteocalcina carboxilada e um aumento significativo da densidade mineral óssea da coluna lombar. Não se sabe, no entanto, se uma ingestão proteico-energética acima do normal previne o retardo do crescimento linear observado em crianças com baixo controle da galactosemia. A Tabela 69.3 fornece a ingestão recomendada de proteínas, gorduras e ácidos graxos essenciais. Tendo em vista a baixa mineralização óssea de pacientes com deficiência de GALT,[380,381] a Tabela 69.4 apresenta as recomendações para a ingestão de cálcio.

Fórmulas. O leite humano contém de 6 a 8% de lactose, o leite de vaca, de 3 a 4%, e muitas fórmulas próprias para lactentes, 7%. Esses leites devem ser substituídos por fórmula isenta de GAL biodisponível (Similac Sensitive Isomil Soy, Abbott Nutrition; ou Enfamil ProSobee em pó, Mead Johnson Nutritionals). Tanto o Isomil líquido, nas versões pronto para beber e concentrado, como o Enfamil ProSobee contêm carragenina adicionada, que contém 27% de GAL e, dessa forma, não são recomendados para lactentes com deficiência de GALT.

As fórmulas em pó que contêm proteína isolada de soja contêm aproximadamente 14 mg de GAL/L na forma de rafinose e estaquiose, oligossacarídeos que contêm GAL. Houve uma época em que se pensava que esses oligossacarídeos produziam GAL livre ao serem hidrolisados no intestino. Hoje, no entanto, os pesquisadores acreditam que o intestino humano não contém enzimas para hidrolisar esses oligossacarídeos. Consequentemente, podem ser utilizados com segurança para alimentar lactentes e crianças com galactosemia. O Similac Go & Grow Soy-Based Infant Formula (Abbott Nutrition) e o Enfamil Next Step ProSobee Lipil Formula em pó (Mead Johnson Nutritionals) podem ser utilizados por crianças e adultos que necessitem de uma fórmula que não contenha GAL. Os hidrolisados de caseína, como o Similac Expert Care Alimentum (Abbott Nutrition), o Enfamil Nutramigen e o Enfamil Pregestimil (Mead Johnson Nutritionals) foram tratados para a remoção da lactose, mas ainda assim podem conter pequenas quantidades de GAL (< 37 mg/L). O Alimentum líquido também contém carragenina. O Alimentum em pó contém goma xantana como estabilizante, e embora o hidrolisado de caseína contenha menos de 37 mg/L de GAL, a goma xantana não fornece GAL biodisponível. As fórmulas sem lactose para lactentes podem conter até 75 mg de GAL/L e devem ser evitadas no caso de lactentes com deficiência de GALT. O teste respiratório que quantifica a proporção de [1-^{13}C] GAL em relação a $^{13}CO_2$ fornece informações sobre a oxidação de GAL em todo o corpo e pode ser utilizado para determinar a quantidade de GAL que pode ser administrada com segurança.[382,383]

As fórmulas elementares como EleCare (Abbott Nutrition) e Neocate (Nutricia North America) são isentas de lactose e GAL. Zlatunich e Packman relataram que uma dieta elementar resultou em uma rápida redução da concentração eritrocitária de GAL-1-P em um lactente portador das duas mutações Q188R e K25N.[384] A concentração urinária de galactitol também caiu de 368 para 145-227 mol/mmol de creatinina.

Galactose livre na dieta. O leite e seus derivados são conhecidas fontes de lactose e caseína. Menos conhecido é o fato de que as diferentes formas de caseína e queijos contêm GAL em diferentes quantidades,[377,385] embora o queijo envelhecido contenha muito pouca. Baseado em estudos realizados por botânicos e fisiologistas vegetais que começaram no início da década de 1950, está claro que os cereais, as frutas, as leguminosas (feijão desidratado e ervilhas), as oleaginosas, as sementes, os tubérculos e os vegetais contêm GAL. Muitos pesquisadores acreditam, no entanto, que a GAL contida nesses alimentos se apresenta em forma de ligações resistentes às enzimas digestivas do corpo humano. Todavia, muitas frutas e vegetais contêm GAL (solúvel) em quantidades que variam de menos de 0,5 a 35,4 mg/100 g de peso fresco.[386] Um relatório observou que 10 entre 12 alimentos para bebês continham quantidades detectáveis de GAL livre, cabendo as maiores quantidades ao purê de maçã e à abóbora.[387] A GAL foi encontrada também nas sementes de cacau fermentadas.[388]

Foram administradas cargas de rafinose e estaquiose por via oral a um paciente com deficiência de GALT.[389] Não foram observadas quaisquer alterações na GAL-1-P eritrocitária, o analito utilizado para monitorar a conformidade com a dieta. Foi administrada fórmula de soja a um paciente de 14 anos com deficiência de GALT, constatando-se uma alteração insignificante nas concentrações de GAL-1-P.[390] Essas observações levaram os clínicos a sugerir que as leguminosas poderiam ser utilizadas na dieta de pacientes com deficiência de GALT, embora com a advertência explícita da possível liberação de GAL livre absorvível no intestino delgado por bactérias quando o paciente apresentasse diarreia.[389] O rato com deficiência de GALT ao qual foi administrada uma dieta que com 1,75% de carboidratos que continham GAL excretou quantidades significativas de GAL, galactonato e galactitol na urina, uma constatação que sugere que a GAL ligada é digerida e absorvida.[391] A ingestão de leguminosas por um período de cinco anos levou a um aumento de 21 a 100% da concentração eritrocitária de GAL-1-P em quatro pacientes com deficiência de GALT, ao passo que, dos quatro pacientes que não receberam leguminosas, três apresentaram redução de 17, 19 e 23% nos níveis de GAL-1-P, e um apresentou aumento de 37%.[392] A farinha de grão de bico contém 100 mg de GAL livre por 100 g de farinha.[393] A GAL livre contida em seis tipos de leguminosas cozidas variou de 42 a 444 mg/100 g de feijão desidratado.

Galactose livre e ligada em alimentos e fármacos. A GAL livre está presente em abundância na lactulose, utilizada no tratamento de hiperamonemia. O cuidado de excluir esse medicamento do tratamento de neonatos deve ser enfatizado.

A GAL ligada está presente na lactose, nos arabinogalactanos I e II, na GAL feruloilada, na galactana, nos glicolipídios, no galactinol, nos galactopinitóis e nas ramnogalacturonanas I e II.[394] A lactose é encontrada no leite e nos lacticínios e em muitos medicamentos vendidos com e sem receita médica.[395] A batata frita e algumas outras preparações de alimentos contêm adição de lactose, e alguns chefes de cozinha salpicam a carne com lactose antes de fritá-la para que ela toste melhor e mais rápido.[394] O lactobionato de cálcio, ingrediente ativo presente no glubionato de cálcio (Neo-Calglucon), um suplemento líquido de cálcio, é um substrato das β-galactosidases[396] e produz GAL livre.

Os miúdos, como miolo, rim, fígado, pâncreas e baço, contêm galactosilcerebrosídeos, gangliosídeos e lactosil sulfatídeo. Esses compostos estão em constante circulação nos organismos vivos. Em pacientes com deficiência de GALT, a GAL livre liberada é metabolizada e convertida em GAL-1-P ou em outros metabólitos, como o galactitol.[397] As glicoproteínas encontradas nas carnes fibrosas contribuem com quantidades significativas de GAL para a dieta.[398] As carnes industrializadas, preparadas para o consumo do lactente, contêm quantidades microgrâmicas de GAL livre e ligada por 100 g.[399] Não se sabe ao certo se qualquer outro alimento, além do leite e seus derivados, é importante na dieta do adulto com galactosemia, embora os pesquisadores sugiram que a hipoglicosilação poderia piorar se a ingestão de GAL aumentasse.[400]

Enzimas que degradam compostos que contêm galactose ligada. As α-galactosidases, as enzimas que digerem os carboidratos com a GAL nas ligações alfa, são encontradas nos tecidos humanos e provavelmente são responsáveis pela degradação dos galactosilcerebrosídeos, dos galactosilsulfatídeos e dos gangliosídeos. As α-galactosidases parecem estar distribuídas também em muitos tecidos vegetais.[394] As α-galactosidases digerem os carboidratos com a GAL nas ligações alfa. O Beano (GlaxoSmithKline), uma α-galactosidase isolada a partir do *Aspergillus niger*, é comercializada como enzima alimentar que reduz a formação de gases produzida por muitos vegetais. As α-galactosidases são capazes de hidrolisar a GAL terminal ligada ao digalactosildiacilglicerol, produzindo, assim, GAL e monogalactosildiacilglicerol.[394]

As β-galactosidases são encontradas em muitos alimentos, entre os quais, a maçã, a pera, o pimentão, o tomate e a semente do cacau.[394] O intestino humano também contém β-galactosidases.[401] No intestino humano, elas digerem a lactose, mas também têm uma atividade heterogênea nos compostos que contêm GAL nas ligações beta-1,4.[401] Os preparados de β-galactosidase provenientes da *Escherichia coli* liberam a GAL contida no ácido ferúlico e nos monogalactosildiacilgliceróis.[394] Os galactolipídios contidos nos alimentos são hidrolisados pelas enzimas pancreáticas lipolíticas humanas e pelo conteúdo duodenal.[402]

Resultados da terapia nutricional. O tratamento de pacientes com deficiência de GALT, embora salve vidas, pode não levar à remissão total das complicações do distúrbio.[377] Lactentes diagnosticados e tratados precocemente e que mantêm um excelente controle alimentar têm melhor função intelectual do que aqueles com baixo controle ou diagnosticados tardiamente.[365] O controle é definido com base nas concentrações eritrocitárias de GAL-1-P e é considerado excelente quando essa concentração permanece regularmente abaixo de 2 mg/dL.[403] Os pacientes podem apresentar dificuldades de linguagem, pensamento abstrato e percepção visual, insuficiência ovariana e catarata, apesar do diagnóstico precoce e do bom controle alimentar.[403-406] Esses déficits clínicos podem estar relacionados a lesões intrauterinas causadas pelo acúmulo intrauterino de GAL-1-P ou de galactitol ou da GAL materna transportada para o feto vulnerável.[366,369] As membranas embriônicas são constantemente sintetizadas e degradadas, e requerem GAL e UDP-GAL. A restrição de GAL (i. e., do leite) em gestantes com fator de risco geralmente é aconselhável, embora pouca diferença tenha sido observada nos resultados.[365]

As observações de que a UDP-GLU e a UDP-GAL são deficientes nas células de pacientes com galactosemia oferecem uma justificativa muito provável para os maus resultados, apesar da restrição adequada de lactose.[355-361,369,407] Infelizmente, os suplementos de uridina não demonstraram utilidade no tratamento.[408,409] Mais recentemente, foram encontrados números reduzidos de folículos maduros em biópsias de ovário de pacientes com deficiência de GALT. A esperança é de que a estimulação prolongada com hormônio foliculestimulante exógeno auxilie a maturação folicular e permita que essas pacientes engravidem.[410]

Os pesquisadores relataram que a mineralização óssea tanto em pacientes do sexo feminino como masculino com galactosemia foi inferior àquela observada em indivíduos normais equiparados por idade, sexo e etnia.[380,381] A mineralização óssea foi positivamente correlacionada à ingestão de cálcio e, no caso das mulheres, melhorou nas pacientes que receberam estrogênio.[380] Muitos pacientes com deficiência de GALT não ingerem a quantidade adequada de cálcio para manter a densidade óssea adequada desde o início da vida.[411]

Foi relatado que um rato nocaute para o gene da GALT não apresentou nenhum quadro de hepatotoxicidade aguda ou aparente insuficiência ovariana. O modelo com ratos diferiu do modelo com seres humanos na medida em que não apresentou atividade da aldose redutase nem produção excessiva de galactitol (ver Fig. 69.9). Consequentemente, um efeito patológico da produção e do tratamento com poliol utilizando inibidores da aldose redutase constitui um interesse de pesquisa considerável para futura intervenção terapêutica.[412] O rato também perdeu uma importante proteína sinalizadora por meio da evolução para a maturação do folículo ovariano e do crescimento das células epiteliais cerebelares. O gene ARHI, quando reintroduzido em ratos transgênicos, produziu o fenótipo *twirler*, com infertilidade e restrição ao crescimento. As células galactosêmicas humanas expressam exageradamente esse gene ARHI quando são estimuladas pelo aumento das concentrações intracelulares de GAL-1-P. Consequentemente, essa via sinalizadora tornou-se uma importante área de pesquisa.[413]

Avaliação da terapia nutricional. As avaliações do crescimento, do desenvolvimento, do cristalino, da função hepática, das concentrações de GAL-1-P nos eritrócitos e da excreção urinária de galactitol são necessárias para determinar a adequação da intervenção alimentar.[414]

Suspensão da dieta. Embora alguns pesquisadores tenham recomendado a liberação da dieta com restrição de GAL entre os 12 e 13 anos de idade, essa abordagem não se justifica, uma vez que os efeitos potencialmente lesivos do acúmulo de galactitol e GAL-1-P no cristalino, no fígado, nos rins e no cérebro permanecem. As mulheres com galactosemia devem continuar o tratamento com a exclusão de GAL para reduzir a incidência de possíveis lesões intrauterinas para os seus futuros filhos.[415] Não é recomendável suspender a terapia alimentar.

Referências bibliográficas

1. Otten JJ, Hellwig JP, Meyers LD. Dietary Reference Intakes: The Essential Guide to Nutrient Requirements. Washington, DC: National Academies Press, 2006.
2. American College of Medical Genetics. Genet Med 2006;8(Suppl 1): 1S–252S.
3. Hoffmann GF, Zschocke J, Nyhan WL. Inherited Metabolic Diseases: A Clinical Approach. Berlin: Springer, 2010.
4. Elsas LJ. Approach to inborn errors of metabolism. In: Goldman L, Ausiello DA, eds. Cecil's Textbook of Medicine. 24th ed. Philadelphia: WB Saunders, 2010.
5. McKusick VA. Mendelian Inheritance in Man: Catalog of Autosomal Dominant, Recessive, and X-linked Phenotypes. 11th ed. Baltimore: Johns Hopkins University Press, 1994.
6. Harris H. The Principles of Human Biochemical Genetics. 3rd ed. Amsterdam: North Holland Publishing, 1980.
7. Sassa S, Granick S. Proc Natl Acad Sci U S A 1970;67:517–22.
8. Kaplan P, Mazur A, Field M et al. J Pediatr 1991;119:46–50.
9. Burns JJ. Am J Med 1959;26:740–8.
10. Lipson MH, Kraus J, Rosenberg LE. J Clin Invest 1980;66: 188–93.
11. American College of Medical Genetics. Newborn Screening: Toward a Uniform Screening Panel and System. Bethesda, MD: American College of Medical Genetics, 2006.
12. Chace DH, Lim T, Hansen CR et al. Clin Chim Acta 2009; 402:14–8.
13. Frazier DM. Newborn screening by mass spectrometry. In: Acosta PB, ed. Nutrition Management of Patients with Inherited Metabolic Disorders. Sudbury, MA: Jones and Bartlett, 2010: 21–67.
14. Gillingham MB. Nutrition management of patients with inherited disorders of mitochondrial fatty acid oxidation. In: Acosta PB, ed. Nutrition Management of Patients with Inherited Metabolic Disorders. Sudbury, MA: Jones and Bartlett, 2010:369–403.
15. Korman SH. Mol Genet Metab 2006;89:289–99.
16. Matalon KM. Introduction to genetics and genetics of inherited metabolic disorders. In: Acosta PB, ed. Nutrition Management of Patients with Inherited Metabolic Disorders. Sudbury, MA: Jones and Bartlett, 2010:1–19.
17. Miinalainen IJ, Schmitz W, Huotari A et al. PLoS Genet 2009;5:e1000543.
18. Molven A, Matre GE, Duran M et al. Diabetes 2004;53:221–7.
19. National Center for Biotechnology Information. OMIM: Online Mendelian Inheritance in Man [database]. Disponível em: http://www.ncbi.nlm.nih.gov/sites/entrez?db5omim. Acesso em 22 de novembro de 2011.
20. Sim KG, Wiley V, Carpenter K et al. J Inherit Metab Dis 2001;24:51–9.
21. Andresen BS, Christensen E, Corydon TJ et al. Am J Hum Genet 2000;67:1095–1103.
22. Chamberlin ME, Ubagai T, Mudd SH et al. Am J Hum Genet 2000;66:347–55.
23. Coelho D, Suormala T, Stucki M et al. N Engl J Med 2008;358: 1454–64.
24. Dobson CM, Wai T, Leclerc D et al. Proc Natl Acad Sci USA 2002; 99:15554–9.
25. Hymes J, Stanley CM, Wolf B. Hum Mutat 2001;18:375–81.
26. Marriage B. Nutrition management of patients with inherited metabolic disorders of branched-chain amino acid metabolism. In: Acosta PB, ed. Nutrition Management of Patients with Inherited Metabolic Disorders. Sudbury, MA: Jones and Bartlett, 2010:175–236.
27. Miousse IR, Watkins D, Coelho D et al. J Pediatr 2009;154:551–6.
28. Mudd SH, Levy HL, Kraus JP. Disorders of transsulfuration. In: Scriver CR, Beaudet AL, Sly WS et al, eds. The Metabolic and Molecular Bases of Inherited Disease. 8th ed. New York: McGraw-Hill, 2001:2007–56.
29. Salomons GS, Jakobs C, Pope LL et al. J Inherit Metab Dis 2007; 30:23–8.
30. Sass JO, Ensenauer R, Roschinger W et al. Mol Genet Metab 2008;93:30–5.
31. Saheki T, Inoue K, Tushima A et al. Mol Genet Metab 2010; 100:559–64.
32. Suzuki Y, Yang X, Aoki Y et al. Hum Mutat 2005;26:285–90.
33. Tabata A, Sheng JS, Ushikai M et al. J Hum Genet 2008;53: 534–45.
34. Weisfeld-Adams JD, Morrissey MA, Kirmse BM et al. Mol Genet Metab 2010;99:116–23.
35. Yang SY, He XY, Miller D. Mol Genet Metab 2007;92:36–42.
36. Zhang J, Dobson CM, Wu X et al. Mol Genet Metab 2006;87: 315–22.
37. Blau N, Koch R, Matalon R et al. Mol Genet Metab 2005; 86(Suppl):S1.
38. Elsas LJ, Danner DJ. Ann N Y Acad Sci 1982;378:404–21.
39. Elsas LJ, McCormick DB. Vitam Horm 1987;43:103–44.
40. Elsas LJ, McCormick D. Vitam Horm 1987;44:145.
41. Fowler B. Eur J Pediatr 1998;157(Suppl 2):S60–6.
42. Desnick RJ, Brady R, Barranger J et al. Ann Intern Med 2003;138:338–46.
43. Baumgartner ER, Wick H, Linnell JC et al. Helv Paediatr Acta 1979;34:483–96.
44. Langenbeck U, Burgard P, Wendel U et al. J Inherit Metab Dis 2009;32:506–13.
45. Gjetting T, Petersen M, Guldberg P et al. Am J Hum Genet 2001;68:1353–60.
46. Sarkissian CN, Gamez A, Wang L et al. Proc Natl Acad Sci U S A 2008;105:20894–9.
47. Hershfield MS, Buckley RH, Greenberg ML et al. N Engl J Med 1987;316:589–96.
48. Van den Hout JM, Reuser AJ, de Klerk JB et al. J Inherit Metab Dis 2001;24:266–74.
49. Burdelski M. Pediatr Transplant 2002;6:361–3.
50. Kayler LK, Merion RM, Lee S et al. Pediatr Transplant 2002;6:295–300.
51. Elsas LJ. Inborn errors of metabolism. In: Bennett JC, Plum F, eds. Cecil's Textbook of Medicine. 22nd ed. Philadelphia: WB Saunders, 2004.
52. Fraites TJ Jr, Schleissing MR, Shanely RA et al. Mol Ther 2002;5:571–8.
53. Matalon R, Michals-Matalon K, Bhatia G et al. J Inherit Metab Dis 2007;30:153–8.
54. Pratt EL, Snyderman SE, Cheung MW et al. J Nutr 1955;56:231–51.

55. Herrmann ME, Brosicke HG, Keller M et al. Eur J Pediatr 1994;153:501–3.
56. Schoeffer A, Herrmann ME, Brosicke HG et al. J Nutr Med 1994;4:415–8.
57. Fulgoni VL III. Am J Clin Nutr 2008;87:1554S–7S.
58. Acosta PB. Nutrition management of patients with inherited disorders of aromatic amino acid metabolism. In: Acosta PB, ed. Nutrition Management of Patients with Inherited Metabolic Disorders. Sudbury, MA: Jones and Bartlett, 2010:119–74.
59. Alexander JW, Clayton BE, Delves HT. Q J Med 1974;169: 80–111.
60. Martin SB, Acosta PB. J Am Diet Assoc 1987;87:48–52.
61. Scriver CR, Kaufman S. The hyperphenylalaninemias. In: Scriver CR, Beaudet AL, Sly WS et al, eds. The Metabolic and Molecular Bases of Inherited Disease. 8th ed. New York: McGraw-Hill, 2001:1667–724.
62. Eisensmith RC, Martinez DR, Kuzmin AI et al. Pediatrics 1996;97:512–6.
63. Griffin RF, Elsas LJ. J Pediatr 1975;86:512–7.
64. PAHdb. Phenylalanine Hydroxylase Locus Knowledgebase. Disponível em: http://www.pahdb.mcgill.ca. Acesso em 22 de novembro de 2011.
65. Kure S, Hou DC, Ohura T et al. J Pediatr 1999;135:375–8.
66. Lassker U, Zschocke J, Blau N et al. J Inherit Metab Dis 2002;25: 65–70.
67. Muntau AC, Roschinger W, Habich M et al. N Engl J Med 2002; 347:2122–32.
68. Trefz FK, Aulela-Scholz C, Blau N. Eur J Pediatr 2001;160:315.
69. Erlandsen H, Stevens RC. J Inherit Metab Dis 2001;24: 213–30.
70. Trefz FK, Scheible D, Gotz H et al. J Inherit Metab Dis 2009;32: 22–6.
71. Blau N, Thony B, Cotton RGH et al. Disorders of tetrahydrobiopterin and related biogenic amines. In: Scriver CR, Beaudet AL, Sly WS et al, eds. The Metabolic and Molecular Bases of Inherited Disease. 8th ed. New York: McGraw-Hill, 2001:1725–76.
72. Dobbing J. The later development of the brain and its vulnerability. In: Davis JA, Dobbing J, eds. Scientific Foundations of Paediatrics. London: Heinemann, 1981.
73. Pardridge WM, Choi TB. Fed Proc 1986;45:2073–8.
74. Villasana D, Butler IJ, Williams JC et al. J Inherit Metab Dis 1989; 12:451–7.
75. Krause W, Halminski M, McDonald L et al. J Clin Invest 1985; 75:40–8.
76. Epstein CM, Trotter JF, Averbook A et al. Electroencephalogr Clin Neurophysiol 1989;72:133–9.
77. Pass K, Levy H. Impact of Early Discharge on Screening for Inborn Errors of Metabolism. Washington, DC: MCH CORN Clearinghouse, 1995.
78. Doherty LB, Rohr FJ, Levy HL. Pediatrics 1991;87:240–4.
79. Anonymous. NIH Consens Statement 2000;17:1–33.
80. Fernhoff PM, Fitzmaurice N, Milner J et al. South Med J 1982; 75:529–32.
81. Trefz FK, Burgard P, Konig T et al. Clin Chim Acta 1993;217: 15–21.
82. Kaufman S. J Inherit Metab Dis 1985;8(Suppl 1):20–7.
83. Acosta PB, Wenz E, Williamson M. J Am Diet Assoc 1978;72: 164–9.
84. Smith I, Beasley MG, Ades AE. Arch Dis Child 1990;65:472–8.
85. Rose WC. Nutr Abstr Rev Ser Hum Exp 1957;27:631–47.
86. Hanley WB, Linsao L, Davidson W et al. Pediatr Res 1970;4: 318–27.
87. Acosta PB. The contribution of therapy of inherited amino acid disorders to knowledge of amino acid requirements. In: Wapnir RA, ed. Congenital Metabolic Diseases. New York: Marcel Dekker, Inc 1985.
88. Batshaw ML, Valle D, Bessman SP. J Pediatr 1981;99:159–60.
89. Acosta PB, Yannicelli S. Acta Paediatr Suppl 1994;407:66–7.
90. Acosta PB, Stepnick-Gropper S, Clarke-Sheehan N et al. JPEN J Parenter Enteral Nutr 1987;11:287–92.
91. Acosta PB, Yannicelli S. Biol Trace Elem Res 1999;67:75–84.
92. Lewis JS, Loskill S, Bunker ML et al. Fed Proc 1974;33:666A.
93. Panis B, Vermeer C, van Kroonenburgh MJ et al. Bone 2006;39:1123–9.
94. US Department of Agriculture Agricultural Research Service. Nutrient Data Laboratory. Disponível em: http://www.nal.usda.gov/fnic/foodcomp/search. Acesso em 22 de novembro de 2011.
95. Acosta PB, Yannicelli S, Singh R et al. J Am Diet Assoc 2003; 103:1167–73.
96. Umbarger B, Berry HK, Sutherland BS. JAMA 1965;193:128–34.
97. Elsas LJ, MacDonell RC Jr, Rosenberg LE. J Biol Chem 1971; 246:6452–9.
98. Nakagawa I, Takahashi T, Suzuki T et al. J Nutr 1962;77:61–8.
99. Sibinga MS, Friedman CJ, Steisel IM et al. Dev Med Child Neurol 1971;13:63–70.
100. Holm VA, Kronmal RA, Williamson M et al. Pediatrics 1979; 63:700–7.
101. Azen CG, Koch R, Friedman EG et al. Am J Dis Child 1991;145: 35–9.
102. Schulpis KH, Nounopoulos C, Scarpalezou A et al. Acta Paediatr Scand 1990;79:930–4.
103. Acosta PB. Phenylalanine Hydroxylase Deficiency Managed by Analog XP. Columbus, OH: Ross Products Division, Abbott Laboratories, 1992.
104. Francois B, Diels M, de la Brassinne M. J Inherit Metab Dis 1989; 12(Suppl 2):33–334.
105. Acosta PB, Yannicelli S, Marriage B et al. J Am Coll Nutr 1999; 18:102–7.
106. Buist NR, Prince AP, Huntington KL et al. Acta Paediatr Suppl 1994;407:75–7.
107. Acosta PB, Greene C, Yannicelli S. Int Pediatr 1993;8:6–16.
108. Arnold GL, Vladutiu CJ, Kirby RS et al. J Pediatr 2002;141:243–6.
109. Acosta PB, Alfin-Slater RB, Koch R. J Am Diet Assoc 1973;63: 631–5.
110. Galluzzo CR, Ortisi MT, Castelli L et al. J Inherit Metab Dis 1985;8(Suppl 2):129.
111. Schulpi KH, Scarpalezou A. Clin Pediatr (Phila) 1989;28:466–9.
112. Acosta PB, Michals-Matalon K, Austin V et al. Nutrition findings and requirements in pregnant women with phenylketonuria. In: Platt LD, Koch R, de la Cruz F, eds. Genetic Disorders and Pregnancy Outcome. New York: Parthenon, 1997:21–32.
113. Castillo M, Zafra MF, Garcia-Peregrin E. Neurochem Res 1988; 13:551–5.
114. Artuch R, Colome C, Vilaseca MA et al. J Inherit Metab Dis 2001; 24:359–66.
115. Hargreaves IP, Lee PJ, Briddon A. Amino Acids 2002;22:109–18.
116. Galli C, Agostoni C, Mosconi C et al. J Pediatr 1991;119:562–7.
117. Sanjurjo P, Perteagudo L, Rodriguez-Soriano J et al. J Inherit Metab Dis 1994;17:704–9.
118. Poge AP, Baumann K, Muller E et al. J Inherit Metab Dis 1998; 21:373–81.
119. Acosta PB, Yannicelli S, Singh R et al. J Pediatr Gastroenterol Nutr 2001;33:253–9.
120. Bodley JL, Austin VJ, Hanley WB et al. Eur J Pediatr 1993;152: 140–3.
121. Gropper SS, Trahms C, Cloud HH et al. Int Pediatr 1994;9:237–43.
122. Zachara BA, Wasowicz W, Gromadzinska J et al. Biomed Biochim Acta 1987;46(Suppl):S209–13.

123. Calomme MR, Vanderpas JB, Francois B et al. Experientia 1995;51:1208–15.
124. Al Qadreh A, Schulpis KH, Athanasopoulou H et al. Acta Paediatr 1998;87:1162–6.
125. Carson DJ, Greeves LG, Sweeney LE et al. Pediatr Radiol 1990;20:598–9.
126. Hillman L, Schlotzhauer C, Lee D et al. Eur J Pediatr 1996;155(Suppl 1):S148–52.
127. McMurry MP, Chan GM, Leonard CO et al. Am J Clin Nutr 1992; 55:997–1004.
128. Greeves LG, Carson DJ, Magee A et al. Acta Paediatr 1997;86: 242–4.
129. Yannicelli S, Medeiros DM. J Inherit Metab Dis 2002;25:347–61.
130. Schulpis KH, Papakonstantinou E, Michelakakis H et al. Clin Endocrinol (Oxf) 1998;48:99–101.
131. Klibanski A, Neer RM, Beitins IZ et al. N Engl J Med 1980; 303:1511–4.
132. Mussa A, Roato I, Spada M et al. Mol Genet Metab. 2010;99: 227A-8A.
133. Gropper SS, Chaung HC, Bernstein LE et al. J Am Coll Nutr 1995; 14:264–270.
134. Holtzman NA, Welcher DW, Mellits ED. N Engl J Med 1975; 293:1121–4.
135. Horner FA, Streamer CW, Alejandrino LL et al. N Engl J Med 1962;266:79–81.
136. Hudson FP. Arch Dis Child 1967;42:198–200.
137. Holtzman NA, Kronmal RA, van Doorninck W et al. N Engl J Med 1986;314:593–8.
138. Brumm VL, Grant ML. Mol Genet Metab 2010;99(Suppl 1): S18–21.
139. Waisbren SE, Levy HL. J Inherit Metab Dis 1991;14:755–64.
140. Aung TT, Klied A, McGinn J et al. J Inherit Metab Dis 1997;20: 603–4.
141. Hanley WB, Feigenbaum A, Clarke JT et al. Lancet 1993;342:997.
142. Krause W, Epstein C, Averbook A et al. Pediatr Res 1986;20: 1112–6.
143. Elsas LJ, Trotter JF. Changes in physiological concentrations of blood phenylalanine produce changes in sensitive parameters of human brain function. In: Wurtman RJ, Ritter-Walker E, eds. Dietary Phenylalanine and Brain Function. Boston: Birkhauser, 1988:187–95.
144. Thompson AJ, Smith I, Brenton D et al. Lancet 1990;336:602–5.
145. Lenke RR, Levy HL. N Engl J Med 1980;303:1202–8.
146. Levy HL. Enzyme 1987;38:312–20.
147. Kudo Y, Boyd CA. J Inherit Metab Dis 1990;13:617–26.
148. Hanley WB, Clarke JTR, Schoonheyt W. Clin Biochem 1987; 20:149–56.
149. Kirby ML, Miyagawa ST. J Inherit Metab Dis 1990;13:634–40.
150. Okano Y, Chow IZ, Isshiki G et al. J Inherit Metab Dis 1986;9:15–24.
151. Koch R, Trefz F, Waisbren S. Mol Genet Metab 2010;99(Suppl 1): S68–74.
152. Kirkman HN. Appl Res Ment Retard 1982;3:319–28.
153. Koch R, Friedman EG, Wenz E et al. J Inherit Metab Dis 1986; 9(Suppl 2):159–68.
154. Platt LD, Koch R, Hanley WB et al. Am J Obstet Gynecol 2000; 182:326–33.
155. Smith I, Glossop J, Beasley M. J Inherit Metab Dis 1990;13:651–7.
156. Michals-Matalon K, Acosta PB, Azen C. J Inherit Metab Dis 2007; 30:19A.
157. Michals K, Acosta PB, Austin V et al. Eur J Pediatr 1996;155(Suppl 1):S165–8.
158. Rasmussen KM, Catalano PM, Yaktine AL. Curr Opin Obstet Gynecol 2009;21:521–6.
159. Rothman KJ, Moore LL, Singer MR et al. N Engl J Med 1995; 333:1369–73.
160. Matalon KM, Acosta PB, Azen C et al. Ment Retard Dev Disabil Res Rev 1999;5:122–4.
161. Mitchell GA, Grompe M, Lambert M et al. Hypertyrosinemia. In: Scriver CR, Beaudet AL, Sly WS et al, eds. The Metabolic and Molecular Bases of Inherited Disease. 8th ed. New York: McGraw-Hill, 2001:1777–805.
162. Jorquera R, Tanguay RM. Hum Mol Genet 2001;10:1741–52.
163. Anonymous. Prescrire Int 2007;16:56–8.
164. Macsai MS, Schwartz TL, Hinkle D et al. Am J Ophthalmol 2001; 132:522–7.
165. Cerone R, Holme E, Schiaffino MC et al. Acta Paediatr 1997;86: 1013–5.
166. Mamunes P, Prince PE, Thornton NH et al. Pediatrics 1976;57: 675–80.
167. Gagne R, Lescault A, Grenier A et al. Prenat Diagn 1982;2:185–8.
168. Holme E, Lindstedt S. Clin Liver Dis 2000;4:805–14.
169. Shemin D. Harvey Lect 1954;50:258–84.
170. Rank JM, Pascual-Leone A, Payne W et al. J Pediatr 1991;118: 136–9.
171. Grompe M, Lindstedt S, al Dhalimy M et al. Nat Genet 1995;10: 453–60.
172. Cohn RM, Yudkoff M, Yost B et al. Am J Clin Nutr 1977;30:209–14.
173. Finkelstein JD. J Nutr Biochem 1990;1:228–37.
174. Rosenblatt DS, Fenton WA. Inherited disorders of folate and cobalamin transport and metabolism. In: Scriver CR, Beaudet AL, Sly WS et al, eds. The Metabolic and Molecular Bases of Inherited Disease. 8th ed. New York: McGraw-Hill, 2001:3897–934.
175. Kraus JP. Eur J Pediatr 1998;157(Suppl 2):S50–3.
176. Kraus JP. J Inherit Metab Dis 1994;17:383–90.
177. Liu G, Nellaiappan K, Kagan HM. J Biol Chem 1997;272:32370–7.
178. Mudd SH, Skovby F, Levy HL et al. Am J Hum Genet 1985;37:1–31.
179. Skovby F, Gaustadnes M, Mudd SH. Mol Genet Metab 2010;99:1–3.
180. Boers GH, Smals AG, Trijbels FJ et al. N Engl J Med 1985;313: 709–15.
181. Schaumburg H, Kaplan J, Windebank A et al. N Engl J Med 1983; 309:445–8.
182. Yoshida I, Sakaguchi Y, Nakano M et al. J Inherit Metab Dis 1985; 8:91.
183. Matthews A, Johnson TN, Rostami-Hodjegan A et al. Br J Clin Pharmacol 2002;54:140–6.
184. Singh RH, Kruger WD, Wang L et al. Genet Med 2004;6:90–5.
185. Braverman NE, Mudd SH, Barker PB et al. AJNR Am J Neuroradiol 2005;26:2705–6.
186. van Calcar S. Nutrition management of patients with inherited disorders of sulfur amino acid metabolism. In: Acosta PB, ed. Nutrition Management of Patients with Inherited Metabolic Disorders. Sudbury, MA: Jones and Bartlett, 2010:237–281.
187. Topaloglu AK, Sansaricq C, Snyderman SE. Pediatr Res 2001; 49:796–8.
188. Sansaricq C, Garg S, Norton PM et al. Acta Paediatr Scand 1975; 64:215–8.
189. Dudman NP, Wilcken DE. Clin Chim Acta 1983;127:105–13.
190. Spooner RJ, Fell GS, Halls DJ et al. Clin Nutr 1986;5:29–32.
191. Smith AM, Picciano MF, Milner JA. Am J Clin Nutr 1982;35:521–6.
192. Carey MC, Donovan DE, Fitzgerald O et al. Am J Med 1968;45: 7–25.
193. Carey MC, Fennelly JJ, Fitzgerald O. Am J Med 1968;45:26–31.
194. Wagstaff J, Korson M, Kraus JP et al. J Pediatr 1991;118:569–72.
195. Yap S, Naughten ER, Wilcken B et al. Semin Thromb Hemost 2000;26:335–40.
196. Marcus AJ. N Engl J Med 1983;309:1515–7.
197. Davi G, Di Minno G, Coppola A et al. Circulation 2001;104: 1124–8.
198. Yap S, Barry-Kinsella C, Naughten ER. Br J Obstet Gynaecol 2001;108:425–8.

199. Kang SS, Wong PW, Malinow MR. Annu Rev Nutr 1992;12:279–98.
200. Chuang DT, Shih VE. Maple syrup urine disease (branched-chain ketoaciduria). In: Scriver CR, Beaudet AL, Sly WS et al, eds. The Metabolic and Molecular Bases of Inherited Disease. 8th ed. New York: McGraw-Hill, 2001:1971–2005.
201. Danner DJ, Armstrong N, Heffelfinger SC et al. J Clin Invest 1985; 75:858–60.
202. Ellerine NP, Herring WJ, Elsas LJ et al. Biochem Med Metab Biol 1993;49:363–74.
203. Elsas LJ, Ellerine NP, Klein PD. Pediatr Res 1993;33:445–51.
204. Heffelfinger SC, Sewell ET, Elsas LJ et al. Am J Hum Genet 1984; 36:802–7.
205. Sweetman L, Williams JC. Branched chain organic acidurias. In: Scriver CR, Beaudet AL, Sly WS et al, eds. The Metabolic and Molecular Bases of Inherited Disease. 8th ed. New York: McGraw-Hill, 2001:2125–63.
206. Xu M, Nakai N, Ishigure K et al. Biochem Biophys Res Commun 2000;276:1080–4.
207. Fenton WA, Gravel RA, Rosenblatt DS. Disorders of propionate and methylmalonate metabolism. In: Scriver CR, Beaudet AL, Sly WS et al, eds. The Metabolic and Molecular Bases of Inherited Disease. 8th ed. New York: McGraw-Hill, 2001:2165–93.
208. Yoo EH, Cho HJ, Ki CS et al. Clin Chem Lab Med 2007;45:1495–7.
209. Tangerman A, Wilcken B, Levy HL et al. Metabolism 2000;49: 1071–7.
210. Steele RD, Benevenga NJ. J Biol Chem 1978;253:7844–50.
211. Kaji H, Niioka T, Kojima Y et al. Res Commun Chem Pathol Pharmacol 1987;56:101–9.
212. Coomes MH. Amino acid metabolism II: metabolism of the individual amino acids. In: Devlin TM, ed. Textbook of Biochemistry with Clinical Correlation. New York: Wiley-Liss, 2002:779–824.
213. Baretz BH, Tanaka K. J Biol Chem 1978;253:4203–13.
214. Elsas LJ, Pask BA, Wheeler FB et al. Metabolism 1972;21:929–44.
215. Elsas LJ, Danner D, Lubitz D et al. Metabolic consequences of inherited defects in branched-chain alpha-ketoacid dehydrogenase: mechanisms of thiamine action. In: Walser M, Williamson GR, eds. Metabolism and Clinical Implications of Branched-Chain Amino Acids and Ketoacids. New York: Elsevier, 1981:369–82.
216. Jouvet P, Rustin P, Taylor DL et al. Mol Biol Cell 2000;11:1919–32.
217. Jones PM, Bennett MJ. Clin Chim Acta 2002;324:121–8.
218. Elsas LJ, Priest JH, Wheeler FB et al. Metabolism 1974;23:569–79.
219. Fernhoff PM, Lubitz D, Danner DJ et al. Pediatr Res 1985;19:1011–6.
220. Thompson GN, Francis DEM, Halliday D. J Pediatr 1991;119:35–41.
221. Giacoia GP, Berry GT. Am J Dis Child 1993;147:954–6.
222. Koch SE, Packman S, Koch TK et al. J Am Acad Dermatol 1993; 28:289–92.
223. DiGeorge AM, Rezvani I, Garibaldi LR et al. N Engl J Med 1982; 307:1492–5.
224. Wendel U, Saudubray JM, Bodner A et al. Eur J Pediatr 1999; 158(Suppl 2):S60–4.
225. Szmelcman S, Guggenheim K. Biochem J 1966;100:7–11.
226. Zaleski LA, Dancis J, Cox RP et al. Can Med Assoc J 1973;109: 299–300.
227. Lie IE, Haugstad S, Holm H. Hum Nutr Appl Nutr 1985;39:130–6.
228. van Calcar SC, Harding CO, Davidson SR et al. Am J Med Genet 1992;44:641–6.
229. Grunewald S, Hinrichs F, Wendel U. J Inherit Metab Dis 1998; 21:89–94.
230. Hammersen G, Wille L, Schmidt H et al. Monogr Hum Genet 1978;9:84–9.
231. Gropper SS, Naglak MC, Nardella M et al. J Am Coll Nutr 1993; 12:108–14.
232. Mazer LM, Yi SH, Singh RH. J Inherit Metab Dis 2010;33:121–7.
233. Snyderman SE, Goldstein F, Sansaricq C et al. Pediatr Res 1984; 18:851–3.
234. Treacy E, Clow CL, Reade TR et al. J Inherit Metab Dis 1992; 15:121–35.
235. Berry GT, Heidenreich R, Kaplan P et al. N Engl J Med 1991; 324:175–9.
236. Delaney A, Gal TJ. Anesthesiology 1976;44:83–6.
237. Dent CE, Westall RG. Arch Dis Child 1961;36:259–68.
238. Westall RG. Am J Dis Child 1967;113:58–9.
239. Snyderman SE, Norton PM, Roitman E et al. Pediatrics 1964;34:454–72.
240. Schwartz JF, Kolendrianos ET. Dev Med Child Neurol 1969;11: 460–70.
241. Dickinson JP, Holton JB, Lewis GM et al. Acta Paediatr Scand 1969;58:341–51.
242. Gaull GE, Rassin DK, Sturman JA. Neuropadiatrie 1969;1:199–226.
243. Committee for Improvement of Hereditary Disease Management. Can Med Assoc J 1976;115:1005–13.
244. Parsons HG, Carter RJ, Unrath M et al. J Inherit Metab Dis 1990; 13: 125–36.
245. Henstenburg JD, Mazur AT, Kaplan PB et al. J Am Diet Assoc 1990;90:32A.
246. Lombeck I, Kasperek K, Harbisch HD et al. Eur J Pediatr 1978; 128:213–23.
247. Levy HL, Truman JT, Ganz RN et al. J Pediatr 1970;77:294–6.
248. Foreman JW, Yudkoff M, Berry G et al. J Pediatr 1980;96:62–4.
249. Budd MA, Tanaka K, Holmes LB et al. N Engl J Med 1967;277: 321–7.
250. Rhead WJ, Tanaka K. Proc Natl Acad Sci U S A 1980;77:580–3.
251. Kraus JP, Matsubara Y, Barton D et al. Genomics 1987;1:264–9.
252. Shigematsu Y, Sudo M, Momoi T et al. Pediatr Res 1982;16:771–5.
253. Ensenauer R, Vockley J, Willard JM et al. Am J Hum Genet 2004;75:1136–42.
254. Truscott RJ, Malegan D, McCairns E et al. Clin Chim Acta 1981;110:187–203.
255. Lehnert W, Niederhoff H. Eur J Pediatr 1981;136:281–3.
256. Fries MH, Rinaldo P, Schmidt-Sommerfeld E. J Pediatr 1996; 129:449–52.
257. Itoh T, Ito T, Ohba S et al. Tohoku J Exp Med 1996;179:101–9.
258. Hutchinson RJ, Bunnell K, Thoene JG. J Pediatr 1985;106:62–5.
259. Dubiel B, Dabrowski C, Wetts R et al. K. J Clin Invest 1983;72: 1543–52.
260. Ikeda Y, Tanaka K. J Biol Chem 1983;258:1077–85.
261. Lehnert W, Hunkler D. Eur J Pediatr 1986;145:260–6.
262. Blaskovics ME, Ng WG, Donnell GN. J Inherit Metab Dis 1978; 1:9–11.
263. Shigematsu Y, Kikawa Y, Sudo M et al. Clin Chim Acta 1984; 138:333–6.
264. Millington DS, Roe CR, Maltby DA et al. J Pediatr 1987;110:56–60.
265. Loots DT, Erasmus E, Mienie LJ. Clin Chem 2005;51:1510–2.
266. Loots DT, Mienie LJ, Erasmus E. Eur J Clin Nutr 2007;61:1323–7.
267. Naglak M, Salvo R, Madsen K et al. Pediatr Res 1988;24:9–13.
268. Bartlett K, Gompertz D. Biochem Med 1974;10:15–23.
269. Stanley CA, Hale DE, Coates PM et al. Pediatr Res 1983;17:877–84.
270. Roe CR, Millington DS, Maltby DA et al. J Clin Invest 1984; 74:2290–5.
271. Lott IT, Erickson AM, Levy HL. Pediatrics 1972;49:616–8.
272. Berry GT, Yudkoff M, Segal S. J Pediatr 1988;113:58–64.
273. Hyman SL, Porter CA, Page TJ et al. J Pediatr 1987;111:558–62.
274. Rousson R, Guibaud P. J Inherit Metab Dis 1984;7(Suppl 1):1012.
275. Zschocke J, Ruiter JP, Brand J et al. Pediatr Res 2000;48:852–5.
276. Yang SY, He XY, Olpin SE et al. Proc Natl Acad Sci U S A 2009; 106:14820–4.
277. Sass JO, Sander S, Zschocke J. J Inherit Metab Dis 2004;27:741–5.
278. Wolf B. Disorders of biotin metabolism. In: Scriver CR, Beaudet AL, Sly WS et al, eds. The Metabolic and Molecular Bases of Inherited Disease. 8th ed. New York: McGraw-Hill, 2001:3935–62.

279. Wolf B. Mol Genet Metab 2010;100:6–13.
280. Yano S, Sweetman L, Thorburn DR et al. Eur J Pediatr 1997; 156:382–3.
281. Sbai D, Narcy C, Thompson GN et al. Am J Clin Nutr 1994; 59:1332–7.
282. De Raeve L, De Meirleir L, Ramet J et al. J Pediatr 1994;124: 416–20.
283. Chace DH, DiPerna JC, Kalas TA et al. Clin Chem 2001;47:2040–4.
284. Schlenk H. Fed Proc 1972;3:1431A.
285. Mulder H, Walstra P. The Milk Fat Globule: Emulsion Science Applied to Milk Products and Comparable Foods. Farnham Royal, Bucks, UK: Commonwealth Bureaux, 1974.
286. Dupont J, Mathias MM. Lipids 1969;4:478–83.
287. Vlaardingerbroek H, Hornstra G, de Koning TJ et al. Mol Genet Metab 2006;88:159–65.
288. North KN, Korson MS, Gopal YR et al. J Pediatr 1995;126:916–22.
289. Kahler SG, Sherwood WG, Woolf D et al. J Pediatr 1994;124: 239–43.
290. Inoue S, Krieger I, Sarnaik A et al. Pediatr Res 1981;15:95–8.
291. Stork LC, Ambruso DR, Wallner SF et al. Pediatr Res 1986;20: 783–8.
292. Thomas JA, Bernstein LE, Greene CL et al. J Am Diet Assoc 2000; 100:1074–6.
293. Feillet F, Bodamer OA, Dixon MA et al. J Pediatr 2000;136:659–63.
294. de Koning TJ, van Hagen CC, Carbasius-Weber E et al. J Inherit Metab Dis 2002;25:46.
295. Yannicelli S, Acosta PB, Velazquez A et al. Mol Genet Metab 2003; 80:181–8.
296. Ciani F, Poggi GM, Pasquini E et al. Clin Nutr 2000;19:137–9.
297. Baumgartner ER, Viardot C. J Inherit Metab Dis 1995;18:138–42.
298. van't Hoff WG, Dixon M, Taylor J et al. J Pediatr 1998;132:1043–4.
299. Diss E, Iams J, Reed N et al. Am J Obstet Gynecol 1995;172: 1057–9.
300. van der Meer SB, Poggi F, Spada M et al. J Pediatr 1994;125:903–8.
301. Goodman SI, Frerman FE. Organic acidemias due to defects in lysine oxidation: 2-ketoadipic acidemia and glutaric acidemia. In: Scriver CR, Beaudet AL, Sly WS et al, eds. The Metabolic and Molecular Bases of Inherited Disease. 8th ed. New York: McGraw-Hill, 2001:2195–204.
302. Baric I, Zschocke J, Christensen E et al. J Inherit Metab Dis 1998; 21:326–40.
303. Hoffmann GF, Zschocke J. J Inherit Metab Dis 1999;22:381–91.
304. Greenberg CR, Reimer D, Singal R et al. Hum Mol Genet 1995; 4:493–5.
305. Yannicelli S. Nutrition management of patients with inherited disorders of organic acid metabolism. In: Acosta PB, ed. Nutrition Management of Patients with Inherited Metabolic Disorders. Sudbury, MA: Jones and Bartlett, 2010:283–341.
306. Crombez EA, Cederbaum SD, Spector E et al. Mol Genet Metab 2008;94:132–4.
307. Garcia P, Martins E, Diogo L et al. Eur J Pediatr 2008;167:569–73.
308. Brusilow S, Horwich A. Urea cycle enzymes. In: Scriver CR, Beaudet AL, Sly WS et al, eds. The Metabolic and Molecular Bases of Inherited Disease. 8th ed. New York: McGraw-Hill, 2001:1909–63.
309. Azevedo L, Stolnaja L, Tietzeova E et al. Mol Genet Metab 2003; 78:152–7.
310. Tuchman M, Berry SA, Thuy LP et al. Pediatrics 1993;91:664–66.
311. Haberle J, Schmidt E, Pauli S et al. Hum Mutat 2003;21:444.
312. Haberle J, Schmidt E, Pauli S et al. Hum Mutat 2003;21:593–7.
313. Valle D, Simell O. The hyperornithinemias. In: Scriver CR, Beaudet AL, Sly WS et al, eds. The Metabolic and Molecular Bases of Inherited Disease. 8th ed. New York: McGraw-Hill, 2001:1857–98.
314. Leonard JV, Morris AA. Semin Neonatol 2002;7:27–35.
315. Oechsner M, Steen C, Sturenburg HJ et al. J Neurol Neurosurg Psychiatry 1998;64:680–2.
316. Kline JJ, Hug G, Schubert WK et al. Am J Dis Child 1981;135:437–42.
317. Cederbaum SD, Shaw KN, Valente M. J Pediatr 1977;90:569–73.
318. Levin B, Abraham JM, Oberholzer VG et al. Arch Dis Child 1969; 44:152–61.
319. Kennaway NG, Harwood PJ, Ramberg DA et al. Pediatr Res 1975; 9:554–8.
320. Legras A, Labarthe F, Maillot F et al. Crit Care Med 2002;30:241–4.
321. Levy HL, Coulombe JT, Shih V. The New England experience. In: Bickel H, Guthrie R, eds. Neonatal Screening for Inborn Errors of Metabolism. Berlin: Springer, 1980.
322. Barsotti RJ. J Pediatr 2001;138(Suppl):S11–9.
323. Summar M, Tuchman M. J Pediatr 2001;138(Suppl):S6–10.
324. Steiner RD, Cederbaum SD. J Pediatr 2001;138(Suppl):S21–9.
325. Singh RH. Nutrition management of patients with inherited disorders of urea cycle enzymes. In: Acosta PB, ed. Nutrition Management of Patients with Inherited Metabolic Disorders. Sudbury, MA: Jones and Bartlett, 2010:405–29.
326. Batshaw ML, MacArthur RB, Tuchman M. J Pediatr 2001; 138(Suppl):S46–54.
327. Palekar A. Pediatr Res 2000;48:357–9.
328. Darmaun D, Welch S, Rini A et al. Am J Physiol 1998;274:E801–7.
329. Scaglia F. Mol Genet Metab 2010;100(Suppl 1):S72–6.
330. FAO/WHO/UNU Expert Consultation. Protein and Amino Acid Requirements in Human Nutrition. Geneva: World Health Organization, 2007:161–184.
331. Hyman SL, Coyle JT, Parke JC et al. J Pediatr 1986;108:705–9.
332. Ohtani Y, Ohyanagi K, Yamamoto S et al. J Pediatr 1988;112: 409–14.
333. Ohtsuka Y, Griffith OW. Biochem Pharmacol 1991;41:1957–61.
334. Iafolla AK, Gale DS, Roe CR. J Pediatr 1990;117:102–5.
335. Renner C, Sewell AC, Bervoets K et al. Eur J Pediatr 1995;154: 909–14.
336. Maestri NE, Brusilow SW, Clissold DB et al. N Engl J Med 1996; 335:855–9.
337. Maestri NE, Clissold D, Brusilow SW. J Pediatr 1999;134:268–72.
338. Nicolaides P, Liebsch D, Dale N et al. Arch Dis Child 2002;86:54–6.
339. Acosta PB, Yannicelli S, Ryan AS et al. Mol Genet Metab 2005; 86:448–55.
340. Sanjurjo P, Rodriguez-Soriano J, Vallo A et al. Eur J Pediatr 1991; 150:730–1.
341. Arn PH, Hauser ER, Thomas GH et al. N Engl J Med 1990; 322: 1652–5.
342. Burlina AB, Ogier H, Korall H et al. Mol Genet Metab 2001;72: 351–5.
343. Scaglia F, Zheng Q, O'Brien WE et al. Pediatrics 2002;109:150–2.
344. Mardach MR, Roe K, Cederbaum SD. J Inherit Metab Dis 1999;22:102–6.
345. Redonnet-Vernhet I, Rouanet F, Pedespan JM et al. Neurology 2000;54:1008.
346. Wilson O, Schfert W, Ballatore W et al. Pediatr Res 1995;37:323A.
347. Holton JB, Walter JH, Tyfield LA. Galactosemia. In: Scriver CR, Beaudet AL, Sly WS et al, eds. The Metabolic and Molecular Bases of Inherited Disease. 8th ed. New York: McGraw-Hill, 2001:1553–87.
348. Elsas LJ, Langley S, Steele E et al. Am J Hum Genet 1995;56:630–9.
349. Elsas LJ, Lai K. Genet Med 1998;1:40–8.
350. Flach JE, Reichardt JK, Elsas LJ. Mol Biol Med 1990;7:365–9.
351. Leslie ND, Immerman EB, Flach JE et al. Genomics 1992;14:474–80.
352. Lai K, Willis AC, Elsas LJ. J Biol Chem 1999;274:6559–66.
353. Berry GT, Moate PJ, Reynolds RA et al. Mol Genet Metab 2004; 81:22–30.
354. Schadewaldt P, Kamalanathan L, Hammen HW et al. Mol Genet Metab 2004;81:31–44.
355. Elsas LJ, Fridovich-Keil J, Leslie ND. Int Pediatr 1993;8:101–9.
356. Kadhom N, Baptista J, Brivet M et al. Biochem Med Metab Biol 1994;52:140–4.
357. Wolfrom C, Raynaud N, Kadhom N et al. J Inherit Metab Dis 1993;16:78–90.

358. Charlwood J, Clayton P, Keir G et al. Glycobiology 1998;8:351–7.
359. Stibler H, von Dobeln U, Kristiansson B et al. Acta Paediatr 1997;86: 1377–8.
360. Prestoz LL, Couto AS, Shin YS et al. Eur J Pediatr 1997;156:116–20.
361. Lai KW, Cheng LY, Cheung AL et al. Cell Tissue Res 2003;311: 417–25.
362. Lai K, Elsas LJ. Biochem Biophys Res Commun 2000;271:392–400.
363. Lai K, Langley SD, Khwaja FW et al. Glycobiology 2003;13:285–94.
364. Lai K, Elsas LJ, Wierenga KJ. IUBMB Life 2009;61:1063–74.
365. Waggoner DD, Buist NR, Donnell GN. J Inherit Metab Dis 1990; 13:802–18.
366. Irons M, Levy HL, Pueschel S et al. J Pediatr 1985;107:261–3.
367. Urbanowski JC, Cohenford MA, Levy HL et al. N Engl J Med 1982;306:84–6.
368. Schweitzer S, Shin Y, Jakobs C et al. Eur J Pediatr 1993;152:36–43.
369. Guerrero NV, Singh RH, Manatunga A et al. J Pediatr 2000; 137:833–41.
370. Elsas LJ, Langley S, Paulk EM et al. Eur J Pediatr 1995;154:S21–7.
371. Lai K, Langley SD, Singh RH et al. J Pediatr 1996;128:89–95.
372. Elsas LJ, Dembure PP, Langley S et al. Am J Hum Genet 1994;54:1030–6.
373. Fridovich-Keil JL, Langley SD, Mazur LA et al. Am J Hum Genet 1995;56:640–6.
374. Beutler E, Baluda MC. J Lab Clin Med 1966;68:137–41.
375. Elsas LJ. Prenat Diagn 2001;21:302–3.
376. Jakobs C, Kleijer WJ, Allen J et al. Eur J Pediatr 1995;154(Suppl): S33–6.
377. Acosta PB. Nutrition management of patients with inherited metabolic disorders of galactose metabolism. In: Acosta PB, ed. Nutrition Management of Patients with Inherited Metabolic Disorders. Sudbury, MA: Jones and Bartlett, 2010:343–67.
378. Singh RH, Kennedy MJ, Jonas CR et al. J Inherit Metab Dis 2003; 26:123A.
379. Panis B, Gerver WJ, Rubio-Gozalbo ME. Eur J Pediatr 2007; 166:443–6.
380. Kaufman FR, Loro ML, Azen C et al. J Pediatr 1993;123:365–70.
381. Rubio-Gozalbo ME, Hamming S, van Kroonenburgh MJ et al. Arch Dis Child 2002;87:57–60.
382. Berry GT, Nissim I, Gibson JB et al. Eur J Pediatr 1997;156(Suppl 1): S43–9.
383. Berry GT, Singh RH, Mazur AT et al. Pediatr Res 2000;48:323–8.
384. Zlatunich CO, Packman S. J Inherit Metab Dis 2005;28:163–8.
385. Portnoi PA, MacDonald A. J Hum Nutr Diet 2009;22:400–8.
386. Gross KC, Acosta PB. J Inherit Metab Dis 1991;14:253–8.
387. Gropper SS, Gross KC, Olds SJ. J Am Diet Assoc 1993;93:328–30.
388. Cerbulis J. Arch Biochem Biophys 1954;49:442–50.
389. Gitzelmann R, Auricchio S. Pediatrics 1965;36:231–5.
390. Koch R, Acosta P, Ragsdale N et al. J Am Diet Assoc 1963;43:212–5.
391. Ning C, Reynolds R, Chen J et al. Pediatr Res 2000;48:211–7.
392. Holton JB. Galactosemia. In: Schaub J, van Hoof F, Vis HL, eds. Inborn Errors of Metabolism. New York: Raven Press, 1991:169–80.
393. Lineback DR, Ke CH. Cereal Chem 1975;52:334–7.
394. Acosta PB, Gross KC. Eur J Pediatr 1995;154(Suppl):S87–92.
395. Kumar A, Weatherly MR, Beaman DC. Pediatrics 1991;87:352–60.
396. Harju M. Milchwissenschaft 1990;45:411–5.
397. Segal S. Int Pediatr 1992;7:75–82.
398. Wiesmann UN, Rose-Beutler B, Schluchter R. Eur J Pediatr 1995; 154(Suppl):S93–6.
399. Weese SJ, Gosnell K, West P et al. J Am Diet Assoc 2003;103:373–5.
400. Rubio-Gozalbo ME, Panis B, Zimmermann LJ et al. Mol Genet Metab 2006;89:316–22.
401. Asp NG. Biochem J 1971;121:299–308.
402. Andersson L, Bratt C, Arnoldsson KC et al. J Lipid Res 1995; 36:1392–400.
403. Donnell GN, Bergren WR, Perry G et al. Pediatrics 1963;31: 802–10.
404. Kaufman FR, Xu YK, Ng WG et al. J Pediatr 1988;112:754–6.
405. Shield JP, Wadsworth EJ, MacDonald A et al. Arch Dis Child 2000;83:248–50.
406. Webb AL, Singh RH, Kennedy MJ et al. Pediatr Res 2003;53: 396–402.
407. Ng WG, Xu YK, Kaufman FR et al. J Inherit Metab Dis 1989; 12:257–66.
408. Gibson JB, Reynolds RA, Palmieri MJ et al. Metabolism 1995; 44:597–604.
409. Manis FR, Cohn LB, McBride-Chang C et al. J Inherit Metab Dis 1997;20:549–55.
410. Rubio-Gozalbo ME, Gubbels CS, Bakker JA et al. Hum Reprod Update 2010;16:177–88.
411. Rutherford PJ, Davidson DC, Matthai SM. J Hum Nutr Diet 2002; 15:39–42.
412. Berry GT. Eur J Pediatr 1995;154(Suppl):S53–64.
413. Lai K, Tang M, Yin X et al. Biosci Hypotheses 2008;1:263–71.
414. Wehrli SL, Berry GT, Palmieri M et al. Pediatr Res 1997;42:855–61.
415. Komrower GA. J Inherit Metab Dis 1982;5(Suppl 2):96–104.

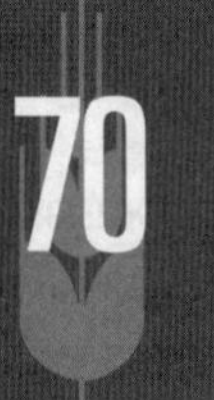

70 Doenças metabólicas hereditárias da betaoxidação*

Jerry Vockley, Lynne A. Wolfe e Deborah L. Renaud

*Abreviaturas: **ABC**, cassete de ligação à adenosina trifosfato; **ACAD**, acil-CoA desidrogenase; **ACD**, acil-coenzima A desidrogenase; **AG**, acidúria glutárica; **AGE**, ácido graxo essencial; **ATP**, adenosina trifosfato; **CACT**, carnitina-acilcarnitina translocase; **CDPR**, condrodisplasia puntiforme rizomélica; **CoA**, coenzima A; **CPT**, carnitina palmitoiltransferase; **DHA**, ácido docosaexaenoico; **EHAG**, esteatose aguda da gestação; **ETF**, flavoproteína transportadora de elétrons; **FAD**, flavina adenina dinucleotídeo; **HELLP**, hemólise, elevação de enzimas hepáticas e trombocitopenia; **HMG**, hidroximetilglutaril; **LCAD**, desidrogenase de acil-CoA de cadeia longa; **LCHAD**, desidrogenase de 3-hidroxiacil-CoA de cadeia longa; **MADD**, deficiência de múltiplas acil-CoA desidrogenases; **MCAD**, desidrogenase de acil-CoA de cadeia média; **PKU**, fenilcetonúria; **PTS**, sinal de endereçamento peroxissomal; **RM**, ressonância magnética; **SCAD**, desidrogenase de acil-CoA de cadeia curta; **SCOT**, succinil-CoA:3-cetoácido CoA transferase; **SMSI**, síndrome da morte súbita infantil; **TCM**, triglicérides de cadeia média; **TFP**, proteína trifuncional; **VLCAD**, desidrogenase de acil-CoA de cadeia muito longa; **VLCFA**, ácidos graxos de cadeia muito longa; **X-ALD**, adrenoleucodistrofia ligada ao cromossomo X.

A betaoxidação, que tem como resultado a clivagem sequencial de duas unidades de carbono provenientes de ácidos graxos, representa uma fonte importante de energia para o corpo em situações de jejum e estresse metabólico. Os ácidos graxos livres liberados na corrente sanguínea por meio do catabolismo de depósitos de gordura ou provenientes de fontes alimentares são metabolizados nas mitocôndrias. A betaoxidação também funciona como uma rota de degradação para lipídios complexos em um compartimento subcelular diferente: o peroxissoma (às vezes chamado de microcorpo). Os peroxissomas são organelas subcelulares limitadas por uma única membrana de bicamada lipídica.[1] São ubíquos nos tecidos, mas são particularmente abundantes no fígado e nos rins.[2]

Todas as proteínas peroxissomais são codificadas no genoma nuclear, sintetizadas nos poliribossomos livres citoplasmáticos e transportadas para a organela após a tradução. Este processo é mediado por sequências alvo-específicas nas proteínas e por uma variedade de receptores específicos de proteína nos peroxissomas.[3-6] O mais comum é a presença de um motivo (*motif*) do aminoácido serina-lisina-leucina no terminal carboxi da proteína. Esse sinal de endereçamento peroxissomal (PTS1), presente em mais de 95% das proteínas destinadas à matriz peroxissomal, liga-se à proteína do receptor citosólico Pex5p. Um segundo mecanismo usa um sinal de endereçamento do terminal amino (PTS2), que se liga à proteína do receptor Pex7p. Os complexos PTS-receptores são estabilizados e transportados para a membrana peroxissomal, onde interagem com a maquinaria de importação proteica e são então translocados para a matriz peroxissomal. Até o momento, 32 proteínas envolvidas neste processo, codificadas pelos genes PEX e conhecidas como peroxinas, foram identificadas e caracterizadas.

As mitocôndrias estão limitadas por duas membranas de bicamada lipídica (as membranas mitocondriais interna e externa).[7] O espaço entre as membranas constitui um compartimento distinto dentro da mitocôndria, ao passo que o espaço limitado pela membrana mitocondrial interna é conhecido como matriz. As mitocôndrias são organelas singulares nos animais, pelo fato de conterem suas próprias informações genéticas singulares.[8] A maioria das proteínas encontradas nas mitocôndrias é codificada no núcleo e, portanto, herdada de uma forma mendeliana padrão. Em geral, são sintetizadas em uma forma precursora maior que contém informações em um peptídeo sinal de amino-terminal necessário para endereçar as proteínas à mitocôndria.[9-10] Essas sequências de sinal geralmente são removidas após a importação da proteína para a mitocôndria.[11] Pode haver necessidade de mais de um sinal de endereçamento para direcionar a proteína importada à membrana ou ao espaço mitocondrial correto.

Os peroxissomas e as mitocôndrias surgem por meio da divisão das organelas previamente existentes e são distribuídos aleatoriamente para as células-filhas na divisão celular.[12,13] Os peroxissomas interagem com as mitocôndrias em múltiplos níveis. Eles compartilham fatores de fissão, que estão envolvidos na divisão tanto dos peroxissomas como das mitocôndrias. Os peroxissomas estão ligados metabolicamente às mitocôndrias através da betaoxidação de ácidos graxos e do metabolismo de espécies reativas de oxigênio. Mudanças mitocondriais secundárias ocorrem em alguns defeitos da biogênese peroxissomal.[14-15]

A betaoxidação mitocondrial dos ácidos graxos é predominantemente responsável pela oxidação dos ácidos graxos com um comprimento de 20 carbonos ou menos.[16,17] A betaoxidação mitocondrial é um processo complexo que envolve o transporte de metades de acil-CoA ativado para dentro da mitocôndria e a remoção sequencial das unidades de acetil-CoA de dois carbonos (Fig. 70.1).[18] A via de oxidação dos ácidos graxos mitocondriais é iniciada pela ativação de ácidos graxos para ésteres de acil-CoA no citosol. Em seguida, os ácidos graxos são transferidos, passando pela membrana mitocondrial, e ligados à carnitina. Dentro da matriz mitocondrial, os ácidos graxos são convertidos para acil-CoA novamente. Logo após, as quatro etapas do ciclo de betaoxidação removem dois carbonos sequencialmente até que o acil-CoA (n carbonos) seja totalmente convertido para n/2 moléculas de acetil-CoA. Em tecidos periféricos, o acetil--CoA é terminalmente oxidado no ciclo de Krebs para produzir adenosina trifosfato (ATP). No fígado, o acetil-CoA proveniente da oxidação dos ácidos graxos é usado por meio da via de 3-hidroxi-3-metilglutaril-CoA para a síntese de cetonas, 3-hidroxibutirato e acetoacetato, que em seguida são exportados para a oxidação final por parte do cérebro e outros tecidos (Fig. 70.2).[19]

Pelo menos 25 enzimas e proteínas de transporte específicas são responsáveis pela realização das etapas do metabolismo mitocondrial dos ácidos graxos, algumas das quais só foram reconhecidas recentemente (Fig. 70.1 e Tab. 70.1).[10] Entre essas, demonstrou-se que defeitos em pelo menos 22 delas causam doenças em humanos.[10]

Enzimas da betaoxidação

Mitocôndrias

Os ácidos graxos livres são transportados pelo sangue após a absorção intestinal ou a mobilização a partir de depósitos endógenos, mediante o uso da albumina como proteína portadora ou na forma de triacilgliceróis em complexos lipoproteicos.[20] O transporte intracelular de ácidos graxos livres e por meio do citoplasma provavelmente é realizado por um processo de transporte específico; entretanto, o mecanismo dessa etapa não está bem caracterizado.[21] Antes de passar pela betaoxidação, os ácidos graxos livres devem ser ativados para os seus tioésteres de acil-CoA correspondentes. Sintetases de cadeia longa de acil-CoA específicas podem ser encontradas em vários locais subcelulares, mas acredita-se que surgem a partir de um único produto do gene.[22] Os ácidos carboxílicos de cadeia curta e média entram diretamente na matriz mitocondrial onde são ativados. As gorduras de cadeia longa, por sua vez, são ativadas no citoplasma e requerem um transporte ativo para a mitocôndria. O transporte de acil-CoA de cadeia longa requer pelo menos duas enzimas, uma proteína transportadora e a utilização da carnitina como uma molécula

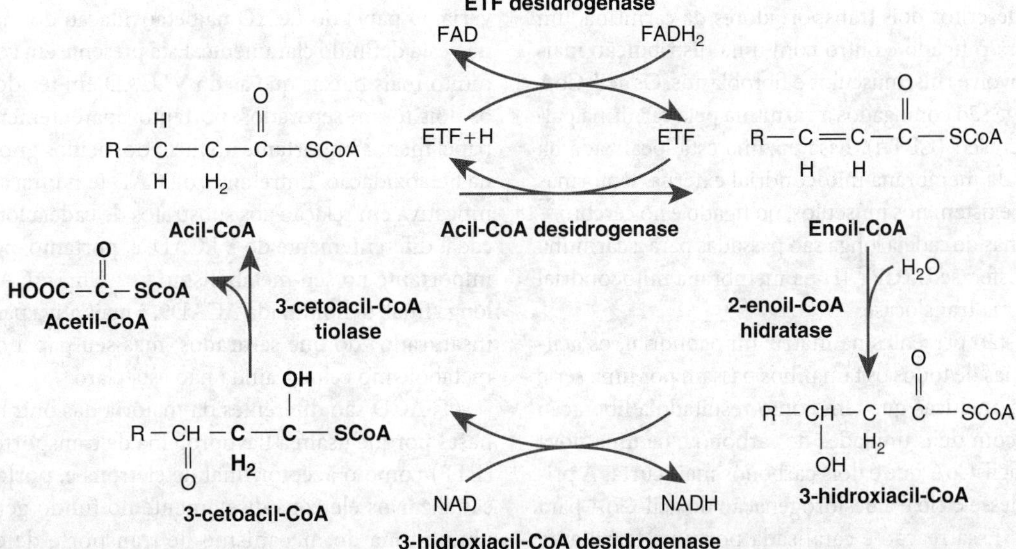

Figura 70.1. Via das enzimas e proteínas transportadoras envolvidas na betaoxidação mitocondrial. CoA, coenzima A; ETF, flavoproteína transportadora de elétrons; FAD, flavina adenina dinucleotídeo; NAD, nicotinamida adenina dinucleotídeo. (Modificado e reproduzido com permissão da Mayo Clinic and Foundation de Vockley J. The changing face of disorders of fatty acid oxidation. Mayo Clin Proc 1994;69:249-57.)

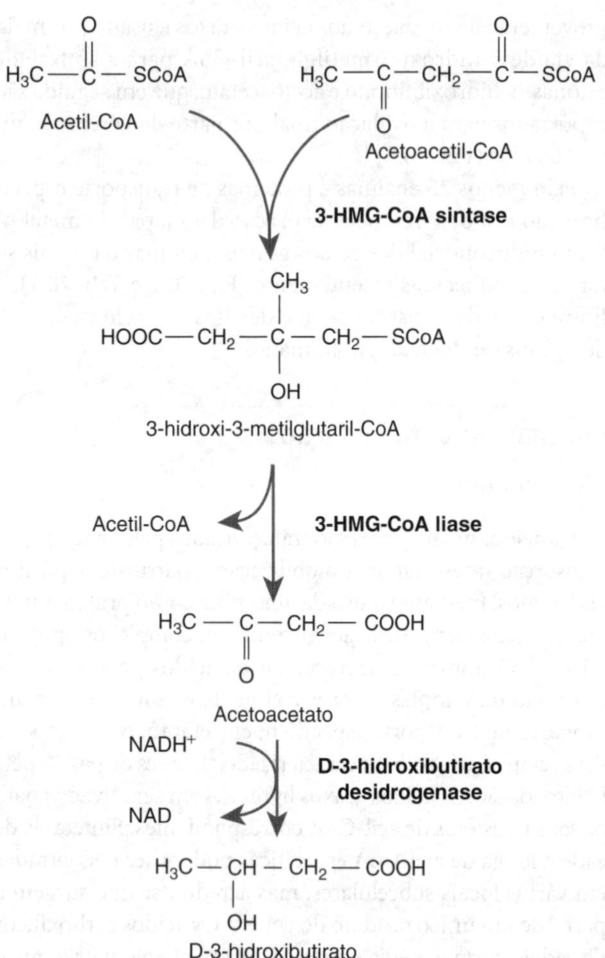

Figura 70.2 Geração de corpos cetônicos a partir dos produtos da betaoxidação. CoA, coenzima A; HMG, hidroximetilglutaril; NAD, nicotinamida adenina dinucleotídeo.

Tabela 70.1 Enzimas envolvidas na oxidação dos ácidos graxos na mitocôndria

Enzima	Distúrbio clínico comprovado
Ativação de ácidos graxos	
Acil-CoA sintetase	Não
Ciclo da carnitina	
Transportador de carnitina da membrana plasmática	Sim
CPT I	Sim
Carnitina/acilcarnitina translocase	Sim
CPT II	Sim
Espiral da betaoxidação mitocondrial	Sim
Acil-CoA desidrogenase de cadeia muito longa (membrana)	Sim
LCAD (matriz)	Não
MCAD	Sim
SCAD	Sim
Proteína trifuncional	
2-enoil-CoA hidratase de cadeia longa	Sim
3-hidroxiacil-CoA desidrogenase de cadeia longa	Sim (isolada)
3-cetoacil-CoA tiolase de cadeia longa	Sim
Crotonase (2-enoil-CoA hidratase de cadeia curta)	Não
SCHAD	Sim
3-cetoacil-CoA tiolase de cadeia curta	Possível
Enzimas da betaoxidação das gorduras insaturadas	
Δ3, Δ2-enoil-CoA isomerase de cadeia longa	Não
Δ3, Δ2-enoil-CoA isomerase de cadeia curta	Não
2,4-dienoil-CoA redutase	Possível
Enzimas da produção de corpos cetônicos	
HMG-CoA sintase	Sim
HMG-CoA liase	Sim
D-3-hidroxibutirato desidrogenase	

CoA, coenzima A; CPT, carnitina palmitoil transferase; HMG, hidroximetil glutaril; LCAD, MCAD, SCAD, acil-coenzima A desidrogenase de cadeia longa, média, curta e muito longa, respectivamente; SCHAD, 3-hidroxi-acil-coenzima A desidrogenase de cadeia curta.

portadora intermediária. A própria carnitina é transportada intracelularmente por uma proteína transportadora específica.[23] Foram descritos dois transportadores da carnitina, um específico para o fígado e outro com uma distribuição mais ampla, que envolve rins, músculos e fibroblastos. Os acil-CoA de cadeia longa são conjugados à carnitina pela carnitina palmitoil transferase I (CPT I). Essa enzima está localizada na parte interna da membrana mitocondrial externa. Isoformas dessa enzima existem nos músculos, no fígado e no cérebro.[23] As acilcarnitinas de cadeia longa são passadas para a carnitina palmitoil transferase II (CPT II) na membrana mitocondrial interna por uma translocase.

Quando estão presentes na matriz mitocondrial, os acil-CoA de cadeias de todos os tamanhos passam por uma série de reações enzimáticas que têm como resultado a liberação do acil-CoA com duas unidades de carbono e de uma nova molécula de acil-CoA que é dois carbonos mais curta. A primeira etapa desse ciclo é a desidrogenação do acil-CoA para 2-enoil-CoA. Essa reação é catalisada por uma família de enzimas relacionadas: os acil-CoA desidrogenases (ACD).[24] Quatro membros diferentes dessa família estão ativos na betaoxidação: desidrogenases de acil-CoA de cadeia muito longa, longa, média e curta (VLCAD, LCAD, MCAD e SCAD, respectivamente), cuja especificidade de tamanho da cadeia varia. O papel do LCAD na betaoxidação dos ácidos graxos não está definido claramente. Está presente em concentrações muito mais baixas que as do VLCAD em tecidos, nos quais os dois foram separados; portanto, aparentemente, teria um papel menos importante no fluxo dos ácidos graxos por meio da betaoxidação. Entretanto, o LCAD tem uma atividade significativa em relação aos substratos de cadeia longa e ramificada, diferentemente do VLCAD, e, portanto, pode ser mais importante no seu metabolismo.[25,26] Uma ACAD de cadeia longa final, denominada ACAD9, é mais ativa para substratos insaturados do que saturados, mas seu papel completo no metabolismo celular ainda não está claro.[27]

Os ACD são diferentes da maioria das outras desidrogenases porque usam a flavoproteína de transporte de elétrons (ETF) como o aceptor final de elétrons e, portanto, podem canalizar os elétrons diretamente no fundo geral (*pool*) de ubiquinona do mecanismo de transporte de elétrons por meio do ETF:ubiquinona óxido-redutase (ETF desidrogenase).[28] Os ACD são homotetrâmeros (com exceção do VLCAD e ACAD9, que são homodímeros) monômeros sintetizados em uma forma precursora maior no citoplasma a partir de transcritos codificados no núcleo e, em seguida, transportados para a mitocôndria.[24,29] Uma vez dentro da matriz mitocondrial, o peptídeo líder é removido por uma protease específica, e as subunidades maduras são montadas no homotetrâmero ativo. Uma molécula de flavina adenina dinucleotídeo (FAD) é ligada de forma não covalente a cada subunidade de ACD. Foram clonados cDNA para cada uma dessas proteínas, e a análise de sequência mostra que são conservados de 30 a 35% aproximadamente – um achado que sugere a evolução a partir de um gene primordial comum.[29] Quatro outros membros da família deste gene estão envolvidos no metabolismo dos aminoácidos de cadeia ramificada, da lisina e do triptofano e não na betaoxidação.[30]

As metades de 2-enoil-CoA produzidas a partir dos ácidos graxos de cadeia mais longa pelos ACD são hidratadas para tornar-se 3-hidroxiacil-CoA. Esses, por sua vez, passam por uma desidrogenação 2,3 para tornar-se 2-cetoacil-CoA, seguida por uma clivagem da ligação de tioéster.[31] Isso libera acetil-CoA e completa uma volta do ciclo recursivo de betaoxidação. O mecanismo exato dessas etapas varia para substratos com comprimento de cadeia diferente. A proteína trifuncional mitocondrial (TFP) contém atividades de 2-enoil-CoA hidratase, 3-hidroxiacil-CoA desidrogenase e 3-cetoacil-CoA tiolase para substratos de acil-CoA de cadeia mais longa.[32] Esse complexo é um octâmero formado por 4 subunidades alfa e 4 subunidades beta. As atividades de 3-hidroxiacil-CoA desidrogenase de cadeia longa (LCHAD) e 3-enoil-CoA hidratase residem na subunidade beta, ao passo que a atividade do 3-cetoacil-CoA tiolase reside na subunidade beta.

Em contraste, proteínas individuais que catalisam estas reações para substratos de cadeia curta têm atividades simples. Estas proteínas incluem uma desidrogenase de 3-hidroxiacil-CoA de cadeia média a curta (S/MCHAD), uma hidratase de enoil-CoA de cadeia curta (também chamada de crotonase) e uma tiolase de 3-cetoacil-CoA de cadeia média a curta.[31,33] As especificidades de substrato de muitas dessas enzimas se sobrepõem, e é provável que existam enzimas adicionais com substratos ideais diferentes para alguns passos da betaoxidação. As enzimas que catalisam vários conjuntos adicionais de reações são necessárias para a completa oxidação de moléculas de acil-CoA de gordura insaturada, que incluem uma 2,4-dienoil-CoA redutase[34] e um Δ_3, Δ_2-enoil-CoA isomerase.[26] Na oxidação dos ácidos graxos de cadeia ímpar (número de carbonos), o último propionil-CoA intermediário de três carbonos é metabolizado pelo propionil-CoA carboxilase. Evidências sugerem que a VLCAD, a ACAD9 e a TFP associam-se com a membrana mitocondrial interna e podem interagir com os complexos de transporte de acil-carnitina e com os complexos da cadeia respiratória para permitir a canalização do substrato diretamente de uma enzima para a seguinte. Os corpos cetônicos são produzidos exclusivamente no fígado a partir do acetil-CoA gerado pela betaoxidação (ver Fig. 70.2). O hidroximetil glutaril (HMG)-CoA sintase forma o 3-hidroxi-3-metilglutaril-CoA (HMG-CoA) a partir do acetoacetil-CoA e do acetil-CoA. Em seguida, o acetil-CoA e o acetoacetato são produzidos pela clivagem do HMG-CoA pelo HMG-CoA liase.[19,35] Por fim, o acetoacetato é reduzido a D-3-hidroxibutirato pelo D-3-hidroxibutirato desidrogenase dentro das mitocôndrias.[36]

Várias vias metabólicas alternativas tornam-se importantes quando a betaoxidação mitocondrial é comprometida. A betaoxidação peroxissomal permite o metabolismo continuado de gorduras com cadeias mais longas, ao passo que a ômega-oxidação no citosol (que vem do extremo oposto do ácido graxo) tem como resultado a produção dos ácidos dicarboxílicos característicos que, frequentemente, estão presentes nesses distúrbios. Além disso, a deacilação do acil-CoA pelos tioésteres citosólicos e a conjugação dos acil-CoA à glicina e à carnitina tornam-se mecanismos importantes da remoção e desintoxicação da CoA, respectivamente.

Peroxissomas

Tanto nos peroxissomas como nas mitocôndrias, a betaoxidação envolve quatro passos: desidrogenação, hidratação da ligação dupla, uma segunda desidrogenação e, finalmente, a clivagem tiolítica. O ciclo de betaoxidação nos peroxissomas é diferente do ciclo nas mitocôndrias em vários aspectos importantes.[37-39] O ciclo peroxissomal tem como resultado o encurtamento da cadeia, em vez da oxidação completa dos ácidos graxos. Como resultado, a produção de ATP nos peroxissomas é menos eficiente porque os elétrons produzidos pelas oxidases peroxissomais são doados diretamente ao oxigênio molecular para produzir peróxido de hidrogênio, em vez de serem doados à cadeia respiratória. Já a carnitina desempenha uma função na exportação de ácidos graxos de cadeia encurtada provenientes do peroxissoma, mas não está envolvida na captação de ácidos graxos.

Quatro hemitransportadores peroxissomais de ABC foram descritos nos últimos anos: ALDP, ALDRP, PMP70 e PMP69.[40] O ALDP é o mais bem caracterizado desses hemitransportadores, ele está envolvido no transporte de ésteres de acil-CoA através da membrana peroxissomal. A adrenoleucodistrofia ligada ao cromossomo X (X-ALD) é causada por mutações na codificação do gene de ABCD1 para ALDP.[40] A ativação dos ácidos graxos para os acil-CoA graxos é realizada por acil-CoA sintetases na membrana peroxissomal.[41] A primeira etapa do ciclo de betaoxidação na matriz peroxissomal é a oxidação por acil-CoA oxidase de cadeia reta (também conhecida como palmitoil-CoA oxidase), levando à produção de um enoil-CoA (Fig. 70.3).[6,39] Outras oxidases podem realizar reações semelhantes usando acil-CoA de cadeia ramificada 2-metil e intermediários de CoA dos ácidos biliares como substratos (acil-CoA oxidases de cadeia ramificada). Como os acil-CoA oxidases de cadeia ramificada são estereoespecíficos, o 2-metil-CoA racemase converte os ácidos graxos (2R)-metil a seus (2S) diastereômeros para oxidação. A segunda e a terceira etapas do ciclo de betaoxidação são realizadas por um complexo proteico bifuncional, contendo as atividades de enoil-CoA hidratase e 3-hidroxiacil-CoA desidrogenase associadas à parte interna da membrana peroxissomal.[42,43] As 3-cetoacil-CoA tiolases específicas do peroxissoma catalisam a etapa final do ciclo, produzindo acetil-CoA e regenerando um acil-CoA.[38,39]

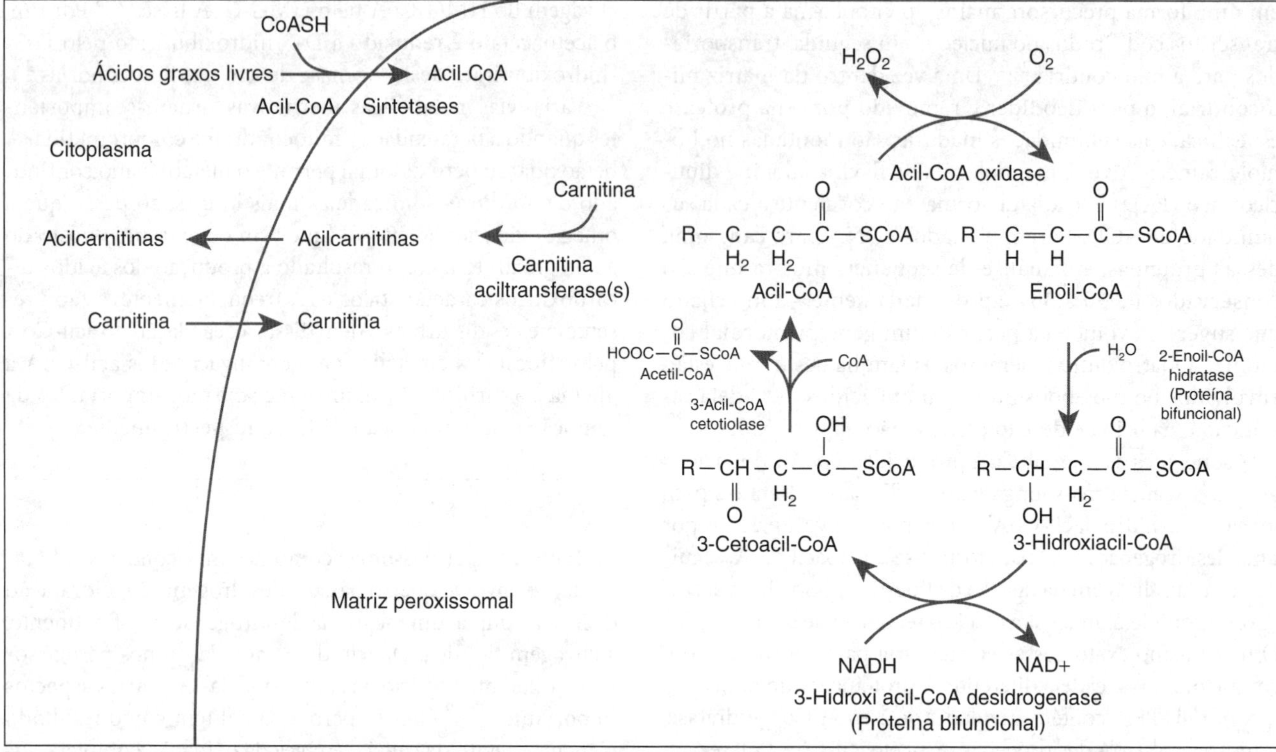

Figura 70.3. Betaoxidação de ácidos graxos no peroxissoma. CoA, coenzima A; NAD, nicotinamida adenina dinucleotídeo.

Várias carnitinas aciltransferases com diferentes especificidades de comprimento de cadeia catalisam a conversão de acetil-CoA e acil-CoA para acetil-carnitina e acilcarnitinas, facilitando a sua exportação a partir do peroxissoma.[41] A etapa da síntese do ácido docosaexanoico (DHA) (C22:6) que envolve o encurtamento da cadeia é realizada por um único ciclo de betaoxidação peroxissomal.[41] Outras enzimas envolvidas no metabolismo dos ácidos graxos insaturados de cadeia longa são: 2,4-dienoil-CoA redutase específico da organela, 3/2-enoil-CoA isomerase, 2-enoil-CoA hidratase, 2,5-enoil-CoA redutase e 3,5/2,4-dienoil-CoA isomerase.

Além da betaoxidação, os peroxissomas estão envolvidos em muitas vias metabólicas importantes, incluindo a alfaoxidação do ácido fitânico e outros ácidos graxos, a biossíntese de éter fosfolipídio (inclusive dos plasmalógenos), a detoxificação do glioxilato, a oxidação do ácido pipecólico, a biossíntese de colesterol e outros isoprenoides e o metabolismo de espécies reativas.[6,38]

Defeitos do metabolismo mitocondrial de ácidos graxos

Defeitos do ciclo de carnitina

Deficiências identificadas nesta via englobam defeitos de uma proteína específica transportadora de carnitina do plasma, CPT I e II, e a carnitina-acilcarnitina translocase (CACT). Publicou-se um único relatório de dois pacientes com defeitos na oxidação e captação dos ácidos graxos.[44]

A deficiência do transportador de carnitina da membrana do plasma representa uma verdadeira deficiência primária da carnitina.[23] A carnitina é filtrada livremente pelos rins e deve ser reabsorvida dos túbulos proximais para preservar os níveis plasmáticos. Como há uma deficiência do transportador de carnitina nos rins e também nos músculos e no fígado – tecidos nos quais o teor de carnitina é mais alto –, esse defeito provoca uma reabsorção renal problemática e a redução do armazenamento de carnitina nos tecidos.[23] Isso causa uma deficiência de carnitina nos órgãos finais e um comprometimento no metabolismo dos ácidos graxos de cadeia longa. Os pacientes portadores de deficiência no transportador de carnitina podem apresentar hipoglicemia grave e miocardiopatia dilatada na lactância e na infância. Além disso, podem apresentar início de miocardiopatia hipertrófica, fraqueza muscular progressiva e armazenamento de lipídios nos músculos, com elevação moderada dos níveis de creatina quinase. Foi relatada miocardiopatia hipertrófica em portadores de mutações de OCTN2 na meia idade. Relatou-se hidropsia fetal secundária a essa doença.

Há vários relatos de mães assintomáticas e afetadas identificadas quando a triagem neonatal de seus filhos afetados ou portadores foi positiva para níveis gravemente baixos de carnitina livre. Os níveis plasmáticos de carnitina são extremamente baixos ou indetectáveis em crianças, mas sobem drasticamente por meio da suplementação com doses farmacológicas de carnitina (100 a 400 mg/kg/dia do peso corporal). Os sintomas dos pacientes também se resolvem drasticamente com a terapia. É provável que o resultado seja bom para crianças se o diagnóstico for feito rapidamente e a terapia for instituída. A deficiência do transportador de carnitina pode ser diagnosticada por estudos de captação que utilizam cultura de fibroblastos ou por análise molecular direta do gene OCTN2.

Foi relatada a deficiência de CPT I hepática. A doença grave é a regra, mas variantes mais amenas foram identificadas em populações geograficamente restritas. O diagnóstico baseia-se nos exames de atividade enzimática e pesquisa de mutação. Sintomas graves incluem hipoglicemia hipocetótica começando na infância e levando a falência múltipla dos órgãos.[45-47] Não há presença de sintomas musculares e cardíacos. Em um dos casos, uma menina aparentemente saudável, com dois anos e nove meses de vida, desenvolveu hepatomegalia e coma após uma doença viral e faleceu.[48] A acidúria orgânica não é proeminente nesse distúrbio, mas pode ocorrer hiperamonemia. O nível de carnitina plasmática é normal ou elevado, com alta fração livre. Foram observados níveis elevados de creatina quinase em parentes de uma família. Análises de amostras de pacientes com deficiência de CPT I revelaram níveis normais de CPT I nos músculos, mas baixa atividade em outros tecidos, inclusive no fígado.[47] Até o momento, os pacientes não responderam bem à terapia com carnitina, mas o tratamento subsequente de irmãos afetados antes do surgimento dos sintomas e de crianças identificadas através de programas expandidos de triagem neonatal pode mudar esta observação.

A análise molecular de pacientes com deficiência de CPT I identificou mutações no gene CPT1A, inclusive uma mutação comum que leva à deficiência na população huterita.[49,50] Em sua maioria, os indivíduos afetados identificados através de programas de triagem vêm se apresentando bem. Até o momento, não se verificaram pacientes com deficiência de CPT I muscular isolada.

A deficiência de CACT foi relatada inicialmente em recém-nascidos que apresentaram um mau resultado quase uniforme. Os pacientes apresentaram hipoglicemia hipocetótica e arritmia e/ou hipertrofia cardíaca grave.[51] Todos apresentaram uma proporção de acilcarnitina por carnitina livre extremamente elevada, ao passo que em um deles constatou-se acidúria dicarboxílica. Aparentemente, a suplementação com carnitina não melhorou os sintomas clínicos em nenhum dos pacientes. Mais recentemente, foram identificados pacientes com um curso clínico mais benigno que reagiram bem a uma suplementação baixa com carnitina e terapia dietética.[23] Foi relatado o caso de dois irmãos no qual o irmão mais novo foi tratado de maneira prospectiva e, dois anos depois, não havia desenvolvido nenhuma sequela.[52] Aparentemente, estes pacientes apresentavam um nível de atividade enzimática residual mais alto que pacientes mais graves. Pode-se fazer o diagnóstico específico desse distúrbio por meio de análise enzimática direta ou molecular.

A deficiência de CPT II é a mais comum desse grupo de distúrbios. Classicamente, apresenta-se no final da infância ou início da vida adulta, na forma de episódios recorrentes de mioglobinúria induzida pelo exercício ou por estresse.[23,53] Ocasionalmente, podem ser suficientemente graves para levar à falência renal aguda. Normalmente, os pacientes ficam bem entre os episódios e não tendem a desenvolver hipoglicemia. Fraqueza e dor muscular são achados incomuns. Os achados diagnósticos característicos nesses pacientes são: nível baixo de carnitina plasmática total com aumento da fração de acilcarnitina e ausência de acidúria dicarboxílica. Na verdade, o nível de acilcarnitinas de cadeia longa pode estar elevado.[23]

Também foi relatada uma variante mais grave de deficiência de CPT II com sintomas semelhantes aos da deficiência de CPT I. Nesses pacientes, os sintomas apresentados foram hipoglicemia neonatal, hepatomegalia e miocardiopatia. Constatou-se uma redução grave na atividade de CPT II em todos os tecidos testados, tais como fígado, coração, músculos e fibroblastos, ao passo que a atividade de CPT I se encontrava normal. Essa diminuição da atividade de CPT II estava na mesma faixa observada na forma da doença que apresenta um início mais tardio. O nível de carnitina plasmática não se encontrava elevado.

Foram descritas mutações no cDNA para CPT II, e os estudos de expressão de alelos mutantes de CPT II sugerem que o nível de função residual da enzima mutante pode ser responsável pela determinação do fenótipo clínico.[54] A suplementação com carnitina não é eficiente na forma grave da deficiência de CPT II.[23] Relatou-se uma variação fenotípica familial.[55] Também foi relatado que uma mutação comum é responsável por metade dos alelos mutantes na doença com início tardio.[56] Verificou-se ainda um polimorfismo de codificação na região de codificação do CPT II que pode predispor aos sintomas clínicos sob determinadas circunstâncias (desconhecidas). Foram descritas famílias ocasionais com uma aparente transmissão autossômica dominante da deficiência parcial de CPT II, e pelo menos um caso parece estar relacionado a uma mutação no alelo de CPT II.[55,57] Não se sabe por que esses pacientes apresentam sintomas, embora tenha-se postulado um efeito negativo dominante na montagem do tetrâmero e efeitos do gene modificante.[58,59]

Defeitos das acil-coenzima A desidrogenases

A primeira paciente com deficiência de VLCAD apresentou fibrilação ventricular e parada respiratória aos 2 dias de vida, bem como uma intensa acidúria dicarboxílica.[60] Não há dúvida de que a deficiência de VLCAD geralmente está associada à miopatia cardíaca e esquelética de início precoce, embora também ocorram hipoglicemia hipocetótica, hiperamonemia e falência hepatocelular.[61] Também foram descritas miopatia e rabdomiólise recorrentes, com início na adolescência.[62] Ácidos 3-hidroxidicarboxílicos ou ácidos dicarboxílicos saturados podem estar presentes na urina.[60,63] A clonagem do gene da VLCAD permitiu a identificação de uma série de defeitos genéticos, mas não foram reveladas mutações comuns.[64] Existe certo grau de correlação entre genótipos específicos e fenótipos, embora seja imperfeita. Estudos de fibroblastos sugerem que a enzima VLCAD tem como alvo diferentes ácidos graxos de diferentes comprimentos em diferentes fenótipos, mas este achado não foi comprovado *in vivo*.[17]

Foi publicado um relato de três casos de deficiência de ACAD9.[65] O primeiro paciente era um menino de quatorze anos previamente hígido que morreu em um episódio de doença semelhante à síndrome de Reye com infarto cerebelar desencadeado por ingestão de aspirina durante uma doença viral amena. O segundo paciente era uma menina de dez anos que apresentou episódios recorrentes de disfunção hepática aguda e hipoglicemia aos quatro meses; de resto, apresentava apenas doenças corriqueiras. O terceiro paciente era uma menina de quatro anos e meio que morreu de miocardiopatia e cujo irmão também morreu de miocardiopatia aos 21 meses. Em todos os três pacientes, foi relatada disfunção neurológica crônica leve. Nos dois primeiros pacientes foram identificados defeitos no mRNA de ACAD9, e todos os pacientes manifestaram defeitos graves na proteína ACAD9. Apesar de considerável sobreposição de especificidade de substrato, parece que a ACAD9 e a VLCAD são incapazes de compensar uma à outra em pacientes com deficiência de qualquer uma das duas.

Relatou-se uma deficiência de LCAD putativa, mas posteriormente foi provado que todos os pacientes originalmente classificados como portadores dessa deficiência tinham uma deficiência de VLCAD.[66] Portanto, não há pacientes conhecidos nos quais se tenha diagnosticado uma deficiência de LCAD autêntica.

Foram descritos pacientes com deficiência de SCAD.[67,68] Os achados clínicos englobaram episódios de acidose metabólica intermitente, coma hiperamonêmico neonatal, acidose neonatal com hiper-reflexia, miopatia multicore e miopatia com armazenamento lipídico de início na lactância, com comprometimento do crescimento e da hipotonia. A hipoglicemia é um achado raro nesse distúrbio. Metabólitos característicos dos ácidos etilmalônico e metilsuccínico da deficiência de SCAD também foram encontrados em pessoas com atividade normal de SCAD nos fibroblastos.[67] Posteriormente, os pesquisadores provaram que a presença de uma das duas variantes relativamente comuns de SCAD (625 G > A e 511 C > T) predispõe à produção excessiva de ácido etilmalônico. Esses polimorfismos afetam sutilmente a função das proteínas purificadas codificadas por essas variantes, mas as duas continuam ativas.[69] Recentemente, provou-se que somente um de cada dez pacientes identificados com base no nível elevado de excreção de ácido etilmalônico, sintomas neuromusculares e deficiência na atividade de SCAD nos fibroblastos portava mutações patogênicas.[70] Os outros pacientes eram heterozigotos duplos para uma mutação patogênica e para a variação 625 G > A previamente identificada, homozigotos para uma das variações (625 G > A ou 511 C > T), ou heterozigotos duplos para ambas. No geral, fica claro que muitos pacientes com deficiência completa de SCAD identificados através de triagem neonatal evoluem bem, enquanto numerosos sintomas continuam a ser atribuídos à deficiência em pacientes identificados através de testes clínicos mais tarde em suas vidas.[68,71] O espectro clínico completo dessa deficiência e a relevância clínica dos polimorfismos comuns ainda não foram identificados.[67]

A deficiência de MCAD é dos erros inatos do metabolismo mais comuns nos Estados Unidos e na Europa Ocidental, e já foi extensivamente analisada em artigos de revisão.[17,72,73] A apresentação clínica mais frequente é a hipoglicemia hipocetótica intermitente com início no segundo ano de vida.[74] Hiperamonemia leve e coma podem estar presentes ou não. Frequentemente, esses achados levam ao diagnóstico inespecífico da síndrome de Reye. Em geral, o paciente fica bem entre um ataque e outro. A acidúria dicarboxílica é extensa durante os ataques, mas pode ser indetectável pelos meios de rotina quando o paciente está bem. Da mesma forma, a esteatose hepática microvesicular e macrovesicular, a fraqueza muscular e o excesso de lipídios nos músculos, que estão presentes durante a fase aguda, podem se resolver entre um episódio agudo e outro. A maioria dos pacientes que falece em decorrência da deficiência de MCAD morre após ter sobrevivido a um episódio inicial. Assim sendo, episódios recorrentes semelhantes à síndrome de Reye devem levantar suspeita em relação a essa doença.

Descreveu-se morte súbita em crianças anteriormente saudáveis em vários casos de deficiência de MCAD. Isso pode ocorrer já no primeiro dia de vida e foi observado em um adulto anteriormente saudável que se encontrava sob restrição calórica após uma cirurgia abdominal. Na faixa etária correspondente, esses óbitos são indevidamente atribuídos à síndrome da morte súbita infantil (SMSI). A necropsia geralmente mostra as esteatoses microvesicular e macrovesicular características e deve sugerir o diagnóstico. A análise do perfil de acilcarnitina e acilglicina de um espécime de bile e o ensaio enzimático em uma cultura de fibroblastos (que podem ser obtidos de tecidos profundos, como a fáscia lata da coxa, até 48 horas após a morte) podem ser úteis como prova. Por fim, foram identificados indivíduos totalmente assintomáticos do decurso de estudos com as famílias dos pacientes. O diagnóstico da deficiência de MCAD em pessoas assintomáticas tornou-se possível em razão dos grandes avanços nas técnicas laboratoriais baseadas na identificação de metabólitos alternativos que se acumulam em vários fluidos corporais.[75]

Houve um processo notável nos últimos anos quanto à compreensão dos mecanismos moleculares responsáveis pela deficiência de MCAD. Após a clonagem do cDNA de MCAD, vários grupos relataram simultaneamente que um único alelo mutante comum era responsável por até 90% dos alelos mutantes em pacientes portadores desse distúrbio.[76,77] A troca de um G por um resíduo de A na posição 985 (985 A > G) provoca a substituição de uma lisina por um resíduo de ácido glutâmico e a produção de uma proteína instável.[78] Além disso, a triagem de amostras de sangue de recém-nascidos mostrou uma alta frequência de portadores desse distúrbio em algumas populações. As frequências de alelos para a mutação 985 A > G varia de 1 em cada 20 – em populações do norte da Europa – a menos de 1 em cada 100 em populações asiáticas e algumas populações do sul da Europa. Nos Estados Unidos, a frequência estimada de portadores de todas as mutações em caucasianos é de 1 em cada 60.[76] Isso se traduz em uma frequência prevista de 1 em cada 15.000. A deficiência de MCAD é muito menos frequente nas populações africana e asiática. A incidência prevista da MCAD com base nesses estudos é semelhante ou superior à da fenilcetonúria (PKU).

Deficiência de outras enzimas da betaoxidação

Deficiência de 3-hidroxiacil-coenzima A desidrogenase

Os pacientes com deficiência de 3-hidroxiacil-CoA desidrogenase (LCHAD) tendem a enquadrar-se em duas subclasses clínicas.[79-81] Um grupo apresenta principalmente sintomas de miocardiopatia, miopatia e hipoglicemia. Neuropatia periférica e mioglobinúria recorrentes podem estar presentes. Esses pacientes têm deficiência de todas as três atividades enzimáticas da TFP. O outro grupo tem doença hepatocelular com hipoglicemia, com ou sem retinopatia pigmentar. Colestase e fibrose também podem estar presentes.[82] Entretanto, descreveu-se uma sobreposição considerável entre esses grupos e também foi relatada deficiência de LCHAD em pacientes com sintomas semelhantes aos da síndrome de Reye recorrente e em casos de morte súbita infantil.[83] Foram relatados casos mais leves com início da rabdomiólise recorrente na adolescência.[84]

Em um conjunto amplo de pacientes com deficiência de LCHAD isolada, a idade média da apresentação clínica foi de 5,8 meses, sendo que 7 a apresentaram no período neonatal.[80] Trinta e nove pacientes apresentaram hipoglicemia hipocetótica, ao passo que 11 apresentaram problemas crônicos, como problemas de crescimento, dificuldade de alimentação, doença hepática colestática e/ou hipotonia. A mortalidade nesse conjunto foi alta: 38% morreram no período de 3 meses a partir do diagnóstico. A morbidade nos pacientes sobreviventes também foi alta, com crises metabólicas e problemas musculares recorrentes, apesar da terapia.

Em um conjunto recente de 21 pacientes com deficiência de TFP, 9 apresentaram uma deterioração clínica com evolução rápida. Seis desses pacientes tiveram hipoglicemia hipocetótica.[81] Os outros 12 apresentaram sintomas crônicos inespecíficos, como hipotonia (100%), miocardiopatia (73%), problemas de crescimento ou neuropatia periférica. Dez pacientes tiveram sintomas no período neonatal. A mortalidade foi alta (76%) e, na maior parte, decorrente de doenças cardíacas. Dois pacientes diagnosticados faleceram antes do nascimento, apesar do tratamento.

Defeitos na subunidade alfa desestabilizam a TFP, provocando as várias deficiências enzimáticas observadas em alguns pacientes.[81,85-87] Uma mutação comum de G para C na posição de nucleotídeo 1528 (1528 G > C) é responsável por cerca de 60% dos alelos mutantes identificados até agora. Determinou-se que a heterozigosidade para a deficiência da subunidade alfa da TFP é um possível fator de risco para o desenvolvimento da esteatose hepática da gestação ou a síndrome de hemólise, do nível elevado de enzimas hepáticas e nível baixo de plaquetas (HELLP) (ver mais adiante). As mutações na subunidade beta da TFP não foram tão bem caracterizadas, mas também podem levar à desestabilização da TFP.[88] Pacientes com defeitos primários na função da cadeia respiratória podem ter uma diminuição secundária da atividade de LCHAD e/ou uma diminuição menos específica na oxidação do palmitato radiomarcado nos fibroblastos.[89] Portanto, deve-se ter o cuidado de estabelecer corretamente a diferença entre esses pacientes e os que têm uma deficiência de LCHAD primária.

Foi relatado um paciente com um possível defeito da enzima 2,4-dienoil-CoA redutase.[90] Ela apresentou hipotonia persistente quando recém-nascida. Constatou-se que tinha níveis elevados de lisina e níveis baixos de carnitina no plasma. Identificou-se a 2-trans,4-cis-decadienenoilcarnitina no plasma e na urina, e constatou-se atividade reduzida de 2,4-dienoil-CoA redutase no fígado e nos músculos. A paciente faleceu aos 4 meses de vida, em decorrência de acidose respiratória. Um modelo animal dessa deficiência leva à hipoglicemia grave.[91] Para confirmar o significado clínico dessas anormalidades bioquímicas, é necessário identificar mais pacientes.

Deficiência de múltiplas acil-coenzima A desidrogenases

Anormalidades da ETF ou deficiência de ETF:ubiquinona óxido-redutase (ETF desidrogenase) provocam uma deficiência *in vivo* de todas as desidrogenases que usam a ETF como aceptor de elétrons.[28] Esse grupo inclui os ACD mencionados anteriormente e também isovaleril-CoA desidrogenase, 2-metilbutiril-CoA desidrogenase, isobutiril-CoA desidrogenase, glutaril-CoA desidrogenase, dimetilglicina desidrogenase e sarcosina desidrogenase, enzimas envolvidas no metabolismo intermediário dos aminoácidos de cadeia ramificada, triptofano, lisina e colina. Observa-se o acúmulo de compostos intermediários relacionados a bloqueios de todas essas vias. Por causa da presença de ácido glutárico na urina de alguns pacientes, esse distúrbio é frequentemente designado como acidúria glutárica tipo II (AG II), para diferenciá-la de uma deficiência primária de glutaril-CoA desidrogenase (AG I).

As manifestações clínicas de deficiência de múltiplas acil-coenzima A desidrogenases (MADD) são extremamente heterogêneas.[92,93] Pode-se observar uma forma neonatal com hipotonia grave, traços dismórficos e rins císticos. Esses lactentes também apresentam acidose metabólica e hipoglicemia. As variantes mais leves são comuns, apresentando sinais neurológicos inespecíficos, miopatia de armazenamento lipídico, hipoglicemia hipocetótica de jejum e/ou acidose intermitente. Em alguns pacientes, observa-se somente a hipoglicemia hipocetótica de jejum, que pode ser de início tardio.[92,94] Nesse caso, o perfil de ácidos orgânicos em épocas de doença geralmente é dominado pelos ácidos etilmalônico e adípico, razão pela qual esse distúrbio também é conhecido como acidúria etilmalônica-adípica. São comuns as anormalidades estruturais cerebrais, tais como agenesia do verme cerebelar, lobos temporais hipoplásicos e displasia focal do córtex cerebelar.[95] Anormalidades de migração neuronal podem estar presentes. Foi relatada miocardiopatia neonatal fatal.[96] Alguns pacientes com MADD respondem dramaticamente à riboflavina, com normalização dos sintomas clínicos e dos marcadores bioquímicos.[92,97,98]

A análise de fibroblastos de pacientes com MADD revelou defeitos nas duas subunidades proteicas da ETF e na ETF desidrogenase.[99] Foram descritas linhas celulares com e sem material de reação imunológica cruzada. Clonaram-se cDNA para as duas subunidades de ETF e ETF desidrogenase, e a análise mutacional direta revelou diversos defeitos nos pacientes.[92] Descobriu-se que em sua maioria, os pacientes que respondem à riboflavina têm mutações no gene ETFDH, que provavelmente afeta ou o dobramento de proteínas ou a ligação ao FAD. Até agora, não foi possível fazer a correlação entre a mutação identificada e a gravidade dos sintomas clínicos.

Deficiências na produção de corpos cetônicos

Nas descrições originais da deficiência de 3-cetoacil-CoA tiolase, relataram-se atraso no desenvolvimento e fraqueza muscular; um paciente morreu de uma doença semelhante à síndrome de Reye, com achados de metabólitos na urina sugestivos de deficiência da 3-cetoacil-CoA tiolase mitocondrial.[100] Não foi realizado exame definitivo para a enzima. Desde então, mais de 30 pacientes foram identificados com mutações no gene desta enzima, também conhecida como tiolase de 3-cetoacil-CoA de cadeia curta. A maioria dos pacientes apresentou episódios recorrentes de acidose agravada por intercorrências, mas com a característica da presença persistente de corpos cetônicos no sangue e na urina quando estão bem.[72] A hipoglicemia não é comum. Um único paciente com deficiência de 3-cetoacil-CoA tiolase de cadeia média apresentou acidose metabólica, disfunção hepática e rabdomiólise associadas a vômitos e desidratação.

A deficiência de HMG-CoA liase, também ativa no metabolismo da leucina, apresenta hipoglicemia hipocetótica com hiperamonemia e acidose, tem sido reportada em cerca de 100 pacientes.[101] Ela se manifesta com hipoglicemia hipocetótica com hiperamonemia e acidose no primeiro ano de vida. Convulsões e alterações da substância branca cerebral foram descritas em uma criança e em um adulto diagnosticados subsequentemente com deficiência de HMG-CoA liase.[102,103] A identificação do ácido hidroximetilglutárico na urina estabelece o diagnóstico. Mutações comuns existem na Arábia Saudita, assim como na Espanha e em Portugal.[101] Variantes múltiplas foram encontradas em adultos aparentemente assintomáticos.

A succinil-CoA:3-cetoácido CoA transferase (SCOT) funciona em conjunto com a acetoacetil-CoA tiolase mitocondrial para gerar cetonas em tecidos extra-hepáticos. A deficiência de SCOT apresenta-se como cetonúria persistente nos dois primeiros anos de vida, ao passo que a deficiência de acetoacetil-CoA tiolase apresenta sintomas clínicos variáveis e cetoacidose exagerada em resposta a um estresse fisiológico leve.[36,104] A deficiência de HMG-CoA sintase foi relatada em seis pacientes que apresentaram coma, hipoglicemia e acidúria dicarboxilica com níveis baixíssimos de cetonas.[105] O perfil de acilcarnitina do paciente foi relatado como normal.

Defeitos múltiplos do metabolismo energético

Os erros inatos do metabolismo de ácidos graxos variam consideravelmente em relação à gravidade dos sintomas. Esse fato geralmente é atribuído aos efeitos diferenciais de mutações específicas na função de genes/enzimas, mas as correlações entre genótipo e fenótipo costumam ser imprecisas. Além disso, em alguns pacientes que apresentam achados clínicos e bioquímicos consistentes com um defeito no metabolismo energético (particularmente a hipoglicemia recorrente ou a rabdomiólise), é totalmente impossível chegar a um diagnóstico enzimático preciso. Estima-se que 2 a 3% da população dos Estados Unidos apresente heterozigose para vários transtornos da betaoxidação.[87] Foi relatada a identificação de defeitos parciais concomitantes da betaoxidação com ou sem deficiência parcial em outras vias do metabolismo energético.[58,59,106] O desenvolvimento aparente de sintomas consistentes com reduções no metabolismo energético relacionadas aos efeitos compostos desses defeitos parciais foi denominado *heterozigosidade sinergística*.[59] Considerando a frequência relativamente alta de distúrbios conhecidos do metabolismo energético, isso pode representar um mecanismo de doença anteriormente não reconhecido e relativamente comum, que pode ter uma grande relevância clínica.

Sintomas induzidos pela gestação em mulheres com defeitos da betaoxidação

Há muitos relatos de pacientes nascidos com deficiência de LCHAD após gestações com várias complicações.[107] Foram relatadas 21 gestações complicadas pela esteatose hepática aguda da gestação (EHAG) ou pela síndrome HELLP. A mutação 1528 G > C esteve presente em pelo menos um alelo do gene da subunidade alfa da TFP em todos os doze lactantes afetados, nos quais foram realizados estudos genéticos moleculares. Três pacientes com deficiência de CPT I, 1 com deficiência de carnitina-acilcarnitina translocase, um com deficiência de MCAD e um com deficiência de SCAD e mais de um paciente com deficiência completa de TFP nasceram de mães que desenvolveram uma doença hepática durante a gestação.[108-110]

Reconhece-se agora que a betaoxidação é crucial para o desenvolvimento e a função normal da unidade feto-placentária.[111] Durante o último trimestre da gestação, há um aumento dos ácidos graxos de cadeia longa considerados críticos para a geração de cetonas para suprir a demanda energética fetal crescente. Também ocorre uma deficiência relativa de carnitina no plasma materno. Isto pode contribuir para o desenvolvimento de complicações gestacionais hepáticas em portadoras de transtornos da betaoxidação. Em um estudo retrospectivo de caso-controle, foi relatado um aumento maior que 18% na ocorrência de doenças hepáticas gestacionais em pacientes com todo o espectro de transtornos da betaoxidação.[112] Baixo peso ao nascer e parto prematuro também têm sido relatados em portadoras de transtornos da betaoxidação.[111,112] Assim, em gestações complicadas por EHAG ou pela síndrome HELLP dever-se-ia realizar uma avaliação do bebê quanto a possíveis defeitos da betaoxidação após o parto. Também seria de bom senso prescrever suplementação de carnitina às portadoras de transtornos da betaoxidação, principalmente durante o último trimestre da gestação. Nenhum estudo clínico identificou se a suplementação pré-natal de carnitina tem algum impacto na prevenção de complicações hepáticas ou nos desfechos fetais.

Defeitos peroxissomais

Defeitos da biogênese peroxissomal

Os defeitos da biogênese peroxissomal, com a resultante incapacidade de importar todas as enzimas da matriz ou um subconjunto delas, são muito mais comuns que as deficiências de enzimas únicas (Tab. 70.2). A aparente ausência ou redução

Tabela 70.2 Enzimas de betaoxidação peroxissomal

Acil-CoA sintetases
Acil-CoA oxidases (cadeias reta e ramificada)
Acil-CoA tioesterases
Proteína bifuncional
2-enoil-CoA hidratase
3-hidroxiacil-CoA desidrogenase
3-cetoacil-CoA tiolases
Carnitina aciltransferases
2-metil-CoA racemase
Enzimas da betaoxidação das gorduras insaturadas
2,4-dienoil-CoA redutase
3,2-*trans*-enoil-CoA isomerase
2-enoil-CoA hidratase
2,5-enoil-CoA redutase
Delta-3,5-delta 2,4-dienoil-CoA isomerase

CoA, coenzima A.

significativa no número de peroxissomas foi demonstrada em 4 distúrbios que, historicamente, eram considerados como não relacionados: síndrome de Zellweger, leucodistrofia adrenal neonatal, doença de Refsum do lactante e acidemia pipecólica.[113,114] Atualmente, ficou claro que esses distúrbios estão relacionados e formam um espectro de gravidade clínica que vai desde o fenótipo de óbito precoce, observado na doença de Zellweger, até os sintomas de início mais tardio, da doença de Refsum do lactante e da acidemia pipecólica.

A síndrome de Zellweger foi o primeiro distúrbio de biogênese peroxissomal a ser identificado.[115] Os achados clássicos envolvem traços faciais dismórficos característicos e outras malformações acompanhadas de disfunção neurológica grave, com hipotonia, crises epilépticas e deterioração. A função hepática é anormal, assim como a do trato gastrintestinal, o que leva a problemas de crescimento. Heterotopia neuronal e cistos no córtex renal estão presentes de forma patológica. Pode haver encurtamento de membros proximais. O óbito geralmente ocorre no primeiro ano de vida. Embora originalmente se pensasse que os peroxissomas estivessem ausentes, foram identificados fantasmas peroxissomais que são constituídos por membranas peroxissomais que contêm as proteínas típicas da membrana, mas não possuem o conteúdo desta. Esse achado é decorrente de um defeito na importação das enzimas PTS1 e PTS2 da matriz, as quais são colocadas incorretamente no compartimento citosólico. Isso provoca um comprometimento grave da síntese de colesterol, metabolismo do ácido biliar, betaoxidação das gorduras de cadeia muito longa e de cadeia ramificada, síntese do fosfolípide de éter e metabolismo dos ácidos fitânico e pipecólico.[3,5]

A adrenoleucodistrofia neonatal e a doença de Refsum do lactante podem apresentar-se nos 6 primeiros meses de vida, assim como a síndrome de Zellweger, mas com um início dos sintomas ligeiramente mais tardio.[116,117] Esses distúrbios, juntamente com a acidemia pipecólica, também podem aparecer no início da infância (< 3 anos de idade) com achados de atraso psicomotor , anormalidades oftalmológicas e outros déficits neurológicos, como comprometimento neurossensorial e nistagmo.[37,118] Os achados bioquímicos em pacientes com adrenoleucodistrofia neonatal, doença de Refsum do lactante e acidemia pipecólica são semelhantes aos da síndrome de Zellweger, mas podem ser mais sutis.[37,118]

A condrodisplasia puntiforme rizomélica (CDPR) tipo 1, caracterizada por fácies anormal, atraso no desenvolvimento, catarata, calcificações anormais das epífises e encurtamento grave dos membros proximais, decorre da não importação de enzimas associadas a PTS2 em resposta a mutações no gene PEX7. A CDPR tipo 2, ou deficiência de di-hidroxiacetona-fosfato aciltransferase (DHAPAT), e a CDPR tipo 3, ou deficiência de alquil-DHAP-sintase, apresentam características clínicas semelhantes, mas são transtornos isolados da biossíntese de éter fosfolipídio, resultando em deficiência de plasmalogênios com níveis normais de ácido fitânico.[3,37]

A análise de complementação de fibroblastos de pacientes com defeitos da biogênese peroxissomal revela que pelo menos 10 a 12 genes separados são afetados.[119-121] Alguns dos grupos de complementação são raros e são identificados apenas em pacientes com o fenótipo Zellweger. Pacientes nos grupos de complementação restantes podem exibir qualquer um dos fenótipos clínicos. A compreensão das bases moleculares da biogênese peroxissomal deficiente neste grupo de transtornos evoluiu rapidamente. Treze genes PEX, que codificam peroxinas, foram associados com doença em humanos. Mais de 90% dos pacientes com fenótipos do espectro da síndrome de Zellweger têm mutações em PEX1, PEX6, PEX10, PEX12 ou PEX26, sendo as mutações em PEX1 responsáveis por aproximadamente 70% dos casos.[118,122] Do ponto de vista clínico, os pacientes com fenótipos do espectro da síndrome de Zellweger também apresentam deficiências de enzimas únicas. A montagem dos peroxissomas não é afetada nestes pacientes.[119,120]

Distúrbios de enzimas únicas

A adrenoleucodistrofia ligada ao X (X-ALD) é o distúrbio mais comum que envolve a betaoxidação peroxissomal, afetando 1 em 20.000 meninos e homens em todos os grupos étnicos.[38,119,120,123] Os estudos bioquímicos iniciais originalmente caracterizaram um comprometimento da capacidade de ativar ácidos graxos para que se tornem seus ésteres de acil-CoA e sugeriram que se tratava de um distúrbio de acil-CoA sintetase. Entretanto, dados moleculares mais recentes identificaram que defeitos no transportador de ligação de ATP localizado na membrana peroxissomal são responsáveis por esse distúrbio.[124]

A X-ALD é causada por mutações no gene ABCD1, o qual codifica a proteína ALDP (ABCD1). A função mais provável da ALDP, segundo dados disponíveis, é o transporte de ácidos graxos de cadeia muito longa (VLCFA) através da membrana peroxissomal, provavelmente na forma ativada ligada ao acil-CoA.[40] Vários fenótipos clínicos foram associados a defeitos nesse lócus.[125,126] A adrenoleucodistrofia cerebral clássica da infância é o mais comum desses defeitos e corresponde a 35% dos casos. Em geral, os meninos ficam bem até a segunda metade da primeira década de vida (pico de incidência entre os três e dez anos), quando ocorrem alterações no aprendizado e na atenção que sugerem transtorno do déficit de atenção e hiperatividade, seguidas de tetraplegia progressiva, cegueira e demência. Alterações visíveis na ressonância magnética (RM) geralmente precedem os sintomas neurológicos. O óbito geralmente ocorre num prazo de cinco anos a partir do início dos sintomas de pacientes não tratados.

A forma inflamatória cerebral da doença também pode ocorrer em adolescentes e adultos. Em 40 a 45% dos pacientes do sexo masculino, ocorre um transtorno tardio denominado *adrenomieloneuropatia*. Neste distúrbio, os pacientes apresentam uma paraparesia espástica progressiva com neuropatia periférica com início na segunda ou terceira década da vida. Pelo menos 50% das mulheres portadoras de X-ALD apresentarão um quadro semelhante, de gravidade variável, após os quarenta anos. Alguns pacientes do sexo masculino com defeito neste gene apresentarão apenas insuficiência adrenal, o chamado fenótipo de doença de Addison isolada (que também acompanha aproximadamente 90% dos casos de adrenoleucodistrofia e adrenomieloneuropatia). A insuficiência adrenal ocorre independentemente dos sintomas neurológicos. Também foram relatados meninos e homens assintomáticos. Observa-se grande heterogeneidade clínica intrafamiliar.[126] A falta de uma correlação genótipo-fenótipo tem sido difícil de explicar. É provável que múltiplos fatores genéticos e ambientais ("hipótese dos múltiplos fatores") contribuam para o desenvolvimento de fenótipos individuais em pacientes com genótipos semelhantes.

Os outros defeitos da betaoxidação peroxissomal são relativamente raros e existem apenas alguns casos relatados.[127] A deficiência de acil-CoA oxidase caracteriza-se por crises epilépticas de início precoce, atraso no desenvolvimento e hipotonia semelhante à adrenoleucodistrofia neonatal; também é conhecida como adrenoleucodistrofia pseudoneonatal. Há presença de peroxissomas hepáticos e constata-se a elevação isolada do nível de ácidos graxos de cadeia muito longa no sangue e na urina.

Uma revisão de 22 casos publicados e não publicados confirmou as observações iniciais de que convulsões de início precoce, hipotonia e regressão dos marcos de desenvolvimento estão presentes na maioria dos pacientes.[128] Alterações da visão da e audição são comuns. Características dismórficas são leves ou mesmo ausentes. Estudos de RM revelaram anormalidades da substância branca cerebral ou cerebelar. Em média, o óbito ocorre aos cinco anos de vida.

Há um relato de dois irmãos adultos com deficiência de acil-CoA oxidase caracterizada por ataxia progressiva, comprometimento cognitivo leve, catarata e retinopatia associada com atrofia cerebelar e do tronco cerebral.[129] Pelo menos 26 pacientes foram descritos até o momento.

A deficiência da proteína bifuncional peroxissomal também apresenta um fenótipo semelhante ao de Zellweger. Convulsões, especialmente espasmos infantis, são uma característica comum. Há um acúmulo de ácidos graxos de cadeia muito longa, intermediários de ácido biliar e ácidos graxos de cadeia ramificada, mas a síndrome do plasmalogênio é normal – fato que distingue esse distúrbio de um defeito na biogênese peroxissomal.[38,130] Também foram descritos pacientes com deficiência isolada de um dos componentes da proteína bifuncional.[127] A deficiência de 2-metilacil-CoA racemase apresenta neuropatia motora sensorial com início na idade adulta e retinopatia pigmentar. Também foram descritos tremores, convulsões e encefalopatia.[127,131]

A doença de Refsum clássica, resultante da deficiência de oxidase do ácido fitânico, não é propriamente um defeito da betaoxidação peroxissomal, mas deve ser mencionada por causa da nomenclatura confusa. Os achados clínicos envolvem retinite pigmentosa, ataxia cerebelar e neuropatia periférica; o início dos sintomas pode ocorrer desde a infância até a quinta década de vida. Os pacientes não apresentam comprometimento cognitivo, traços dismórficos nem hepatomegalia. Esse distúrbio caracteriza-se pelo acúmulo de ácido fitânico no sangue e nos tecidos, ao passo que as outras funções das enzimas peroxissomais são normais.[132,133]

Diagnóstico dos defeitos do metabolismo de ácidos graxos

Mitocôndrias

O diagnóstico dos defeitos do metabolismo de ácidos graxos na mitocôndria exige um alto nível de suspeita em relação ao contexto clínico adequado (ver Tab. 70.3).[134] Isso é fundamental porque, em muitos casos, as anormalidades bioquímicas que podem sugerir um defeito na betaoxidação frequentemente se resolvem com os sintomas clínicos. Assim sendo, pacientes com hipoglicemia, acidose, hiperamonemia, miopatia com ou sem mioglobinúria recorrente ou neuropatia progressiva não explicadas devem ser considerados candidatos a um desses distúrbios. Todos os casos de síndrome de Reye, pacientes com sintomas semelhantes aos da síndrome de Reye, SMSI, morte súbita ou quase morte na infância inexplicadas devem ser avaliados em relação a um defeito no metabolismo de gorduras. Quando um paciente apresenta esse quadro clínico, é fundamental obter amostras de sangue e urina na fase aguda para fazer uma análise adequada, já que os achados bioquímicos podem desaparecer quando o paciente está bem. Como a análise rotineira dos ácidos orgânicos costuma ser normal quando os pacientes não se encontram em crise aguda, eles devem passar por uma avaliação mais extensa se o diagnóstico não

Tabela 70.3 Achados que sugerem um defeito na betaoxidação dos ácidos graxos

Hipoglicemia hipocetótica por jejum ou estresse
Síndrome de Reye (principalmente a recorrente)
Hipotonia e/ou fraqueza muscular
Neuropatia periférica
Coriorretinite
Coma
Morte súbita na lactância ou infância
Miocardiopatia
Acidose metabólica inexplicada com ou sem hiperamonemia
Hiperacidemia úrica
Mioglobinúria recorrente
Níveis elevados de creatina quinase sérica
Acidúria dicarboxílica
Deficiência de carnitina

é óbvio de imediato. O melhor é fazer isso em um centro de referência, por meio de um especialista preparado para avaliar esses pacientes.[17,75,135]

Frequentemente, o nível de carnitina livre no plasma e o nível total de carnitina podem indicar se a deficiência é primária ou secundária (ver Tab. 70.4). As pistas laboratoriais para o diagnóstico de um desses distúrbios envolvem acidúria dicarboxílica ou acidúria 3-hidroxidicarboxílica, hipoglicemia com pouca ou nenhuma cetose, acidose lática leve e hiperamonemia leve. A hiperacidemia úrica é um sinal útil quando está presente, mas é inespecífica. É possível observar mioglobina no sangue ou na urina e níveis elevados de creatina quinase no plasma quando há envolvimento muscular. Foram desenvolvidas técnicas altamente sensíveis, que utilizam a espectrometria de massa, para detectar pequenas quantidades de intermediários que são específicos de determinados distúrbios da oxidação de ácidos graxos. Esses intermediários geralmente não são detectáveis por meio da análise de rotina dos ácidos orgânicos.[75,135,136] Todos os pacientes com suspeita de defeito no metabolismo dos ácidos graxos devem fazer um ecocardiograma, por causa da alta incidência de miocardiopatia em muitos desses distúrbios. Um exame em jejum com ou sem a reintrodução subsequente de triglicérides de cadeia média (TCM) ou triglicérides de cadeia longa pode induzir a excreção de um metabólito diagnóstico, mas isso só deve ser feito em ambiente hospitalar, por alguém que tenha experiência na realização desse procedimento. O teste de carga de TCM só deve ser realizado após a exclusão específica do diagnóstico de deficiência de MCAD, pois as consequências podem ser catastróficas para os pacientes com essa deficiência. Há exames de análise molecular prontamente disponíveis para muitos distúrbios neste grupo, e muitos destes defeitos podem ser avaliados mediante análise específica de enzima em cultura de fibroblastos, linfócitos, fígado ou músculo esquelético.

A triagem de recém-nascidos em relação a vários distúrbios da betaoxidação, por meio da espectrometria de massa em *tandem* de amostras de sangue seco coletadas antes da alta do berçário, foi implementada nos Estados Unidos e em vários países da Europa. Fica claro que, em muitos casos, a identificação desses pacientes antes da manifestação dos sintomas pode evitar eventos catastróficos, particularmente a morte súbita; sabe-se que a triagem possui custo-efetividade.[137]

Peroxissomas

O diagnóstico dos defeitos da betaoxidação peroxissomal é mais objetivo que o dos defeitos mitocondriais, porque os sintomas clínicos e as anormalidades bioquímicas não são intermitentes. Os achados clínicos que indicam um defeito na biogênese peroxissomal ou um defeito isolado da betaoxidação estão resumidos na Tabela 70.5. É importante considerar esses diagnósticos em um contexto de crises epilépticas inexplicadas e/ou atraso no desenvolvimento, principalmente se estiverem acompanhados de hipotonia.

Achados bioquímicos desses distúrbios estão expostos na Tabela 70.6. A triagem de plasma e/ou urina em relação a ácidos graxos de cadeia muito longa, ácido pipecólico, acido fitânico e ácido pristânico identificará a maioria dos pacientes.[138] A medida dos ácidos graxos de cadeia muito longa no plasma não deve ser usada para excluir a heterozigosidade para X-ALD em mulheres. As investigações adicionais podem envolver a quantificação dos intermediários da síntese de colesterol e ácido biliar, o nível de plasmalogênio na membrana das hemácias e a presença ou ausência de peroxissomas na cultura de fibroblastos da pele. Por fim, análises enzimáticas específicas em culturas de fibroblastos da pele, bem como análises de complementação, podem ser realizadas para identificar com precisão o defeito do paciente. A análise mutacional molecular está disponível para a grande maioria dos distúrbios peroxissomais.[120]

Tabela 70.5 Achados que sugerem um defeito na betaoxidação peroxissomal

- Traços neurológicos e/ou intelectuais
  - Atraso ou regressão no desenvolvimento
  - Crises epilépticas
  - Hipotonia
  - Neuropatia periférica
  - Defeitos de migração neuronal
  - Desmielinização
- Traços dismórficos
  - Fontanela anterior grande
  - Testa alta
  - Pregas epicânticas
- Condrodisplasia rizomélica
- Hepatomegalia e/ou falência hepática
- Cistos renais
- Insuficiência adrenal
- Anormalidades oftalmológicas
  - Atrofia óptica
  - Cataratas
  - Retinopatia
- Comprometimento auditivo
- Problema de crescimento

Tabela 70.4 Níveis plasmáticos de carnitina nos defeitos da betaoxidação

Defeito enzimático	Carnitina total	Carnitina livre	Carnitina livre/total
Transportador de carnitina	Muito baixo	Baixo	Normal
CPT I	Normal ou alto	Alto	Alto
Translocase e CPT II	Baixo	Muito baixo	Baixo
VLCAD, LCAD, MCAD, SCAD, LCHAD, SCHAD, ETF e ETF desidrogenase, 2,4-dienoil-CoA redutase	Baixo	Baixo	Normal ou baixo

CoA, coenzima A; CPT, carnitina palmitoiltransferase; ETF, flavoproteína de transporte de elétrons; LCAD, MCAD, SCAD, VLCAD, desidrogenase acil-coenzima A de cadeia longa, média, curta e muito longa, respectivamente; SCHAD, desidrogenase de 3-hidroxiacil-CoA de cadeia curta.

Tabela 70.6 Concentração relativa de metabólitos específicos nos distúrbios peroxissomais

Defeito enzimático	VLCFA	Ácido fitânico	Ácido pipecólico	Pristânico	Intermediários do ácido biliar	Plasmalogênios
Defeitos da biogênese peroxissomal	Alta	Alta[a]	Alta	Alta[a]	Alta	Baixa
CDPR tipo 1	Normal	Muito elevada	Normal	Normal	Normal	Baixa
CDPR tipos 2 e 3	Normal	Normal	Normal	Normal	Normal	Baixa
Adrenoleucodistrofia ligada ao cromossomo X	Alta	Normal	Normal	Normal	Normal	Normal
Deficiência de acil-CoA oxidase de cadeia reta	Alta	Normal	Normal	Normal	Normal	Normal
Deficiência da proteína D-bifuncional	Alta	Normal a alta[a]	Normal	Normal a alta[a]	Alta	Normal
Deficiência de 2-metilacil-CoA racemase	Normal	Normal a ligeiramente elevada	—	Muito alta	Muito alta	—
Doença de Refsum	Normal	Muito elevada	Normal	Normal	Normal	Normal

CoA, coenzima A; CDPR, condrodisplasia puntiforme rizomélica; VLCFA, ácidos graxos de cadeia muito longa; X-ALD, adrenoleucodistrofia ligada ao cromossomo X.

[a] Os ácidos fitânico e pristânico são obtidos da dieta e, inicialmente, suas concentrações podem estar normais em recém-nascidos.

Genética dos defeitos do metabolismo de ácidos graxos

Todos os defeitos do metabolismo de ácidos graxos na mitocôndria identificados até o momento e todos os distúrbios peroxissomais – com exceção da X-ALD – são herdados de forma autossômica recessiva. Portanto, o risco de recorrência para os irmãos posteriores é de 25%. A X-ALD é herdada como um traço ligado ao cromossomo X. Os homens afetados são homozigóticos para um gene anormal, ao passo que as mulheres portadoras são heterozigóticas para um alelo normal e um mutante. Assim sendo, as mulheres portadoras apresentam um risco de 50% de ter um filho afetado ou uma filha portadora em cada gestação. É possível que numa mesma família haja significativa heterogeneidade clínica, o que significa que seus membros podem apresentar tanto a forma grave, que se inicia na infância, quanto a forma de mieloneuropatia, menos grave. Para explicar isso, sugeriu-se que um ou mais genes adicionais podem ser responsáveis pela modulação da gravidade clínica desse distúrbio.

Morte súbita infantil e defeitos do metabolismo de ácidos graxos

O papel dos defeitos da betaoxidação mitocondrial na síndrome da morte súbita infantil deve ser ressaltado, com avaliação precisa. Como a definição de SMSI inclui a presença de achados autopsiais normais, muitos pacientes com defeitos da betaoxidação podem ser eliminados dessa população por meio de um cuidadoso estudo microscópico dos músculos, do coração e do fígado. Infelizmente, nem todas as mortes relatadas como SMSI são analisadas de forma tão criteriosa, e, portanto, casos de distúrbios da betaoxidação ainda podem ser representados. Além disso, alguns distúrbios da betaoxidação podem apresentar claramente alterações teciduais mínimas ou inexistentes, o que torna o diagnóstico *post-mortem* muito mais difícil. É provável que aproximadamente 1 a 5% das mortes súbitas inexplicadas na lactância e infância estejam relacionadas a esses distúrbios.[139] Pela alta frequência e falta de achados autopsiais confiáveis, todas as crianças que morrem subitamente por causas inexplicadas (independentemente de serem lactentes ou não) devem ser avaliadas em relação a possíveis defeitos metabólicos, como distúrbios da betaoxidação.[139]

O exame *post-mortem* deve envolver a análise de sangue, urina ou humor vítreo, para procurar ácidos orgânicos e acilglicinas e/ou acilcarnitinas. As amostras de tecido do fígado, musculatura esquelética e coração devem ser congeladas rapidamente e armazenadas a -70ºC para uma futura análise enzimática, e uma cultura de fibroblastos da pele deve ser iniciada quando possível. Somente um empenho intenso como esse, para determinar o diagnóstico nesses casos, pode possibilitar a apresentação de orientações precisas à família em relação aos riscos de recorrência e permitir a identificação de irmãos assintomáticos.

Tratamento dos defeitos do metabolismo de ácidos graxos

Mitocôndrias

A prática clínica atual tem várias abordagens ao tratamento dietético voltado principalmente à manipulação da ingestão de gordura na dieta e à frequência da ingestão de alimentos.[17,140-145] Evitar o jejum por meio da prescrição de uma frequência maior de refeições é uma medida preventiva simples para garantir um suprimento constante de glicose. O fato de minimizar a necessidade de mobilização dos ácidos graxos para obter energia a partir do tecido adiposo pode reduzir o acúmulo de metabólitos tóxicos dos ácidos graxos que, quando elevados, podem causar vômito, letargia, coma e possivelmente óbito. O limite de tempo ideal entre as refeições não foi estabelecido com exatidão e pode variar entre lactantes, crianças e adultos com distúrbios na oxidação de ácidos graxos.[146,147] De modo geral, tem-se recomendado um regime de restrição de gordura e alta ingestão de carboidratos para reduzir a demanda de lipólise.[148] As prescrições quanto à restrição de gordura variam, mas a proporção típica das calorias provenientes de gordura na dieta é de 25 a 30% ou menos, considerando a necessidade por idade de paciente.[147]

Dados de pacientes com deficiência de LCHAD ou TFP sugerem que o uso de uma dieta que forneça teor de proteína adequado à idade e simultaneamente limite a ingestão de ácidos graxos de cadeia longa a 10% do total de calorias pode ser benéfico. Um regime de 6 dias de dieta com alto teor proteico e baixo teor de carboidratos demonstrou reduzir a obesidade, aumentar a massa magra muscular e aumentar a estabilidade metabólica em crianças com transtornos de betaoxidação dos ácidos graxos de cadeia longa.[114-115] Esta abordagem não foi estudada a longo prazo. A restrição do consumo de gordura não parece ser necessária na deficiência de MCAD.

O uso de óleo de triglicérides de cadeia media (TCM) como substrato lipídico favorece as vias da betaoxidação não afetadas pelos defeitos da oxidação de gordura de cadeia longa, por ser composto de ácidos graxos de cadeia mais curta (ácidos C8:0 e C10:0) que não dependem da carnitina para entrar na mitocôndria para oxidação subsequente.[140] De 15 a 18% do total de energia de óleo de TCM é recomendada. Em um estudo, a administração de 0,5 g/kg de óleo de TCM 20 minutos antes do exercício físico reduziu ou eliminou episódios recorrentes de rabdomiólise e rabdomiólise induzida pelo exercício.[143]

A suplementação da dieta com ácidos graxos essenciais (AGE; de 1 a 2% do total da ingestão de energia) é usada geralmente para reduzir o risco de deficiência de AGE.[140,149] Para este propósito, utilizam-se os óleos de linhaça, canola, nozes ou cártamo.[147,150] Um estudo da produção de acilcarnitina em fibroblastos expostos a diferentes ácidos graxos constatou que gorduras com baixo teor de ácidos graxos saturados e alto teor de ácidos graxos poli-insaturados reduz a produção de acilcarnitinas tóxicas em transtornos da betaoxidação de ácidos graxos de cadeia longa.[150] A suplementação diária com multivitamínicos e minerais que incluam todas as vitaminas lipossolúveis também tem sido recomendada. A trieptanoína, uma fonte de ácidos graxos com número ímpar de carbono, tem sido sugerida como uma alternativa ao óleo de TCM porque a cadeia de carbono ímpar gera o propionil-CoA, um composto intermediário do ciclo de Krebs, no ciclo final da betaoxidação. O efeito anaplerótico do propionil-CoA pode melhorar a deficiência secundária do ciclo de Krebs que pode ocorrer em pacientes com defeitos da oxidação de ácidos graxos de cadeia longa. Estudos não controlados relataram resultados promissores neste aspecto, mas ainda são necessárias pesquisas mais definitivas.[150-152]

A deficiência de DHA pode ocorrer em pacientes com deficiência de LCHAD. Levantou-se a hipótese de esta deficiência ser uma causa de degeneração da retina nestes pacientes.[153] Um estudo demonstrou melhora da visão em pacientes com deficiência de LCHAD com níveis mais elevados de DHA e mais baixos de 3-hidroxiacilcarnitinas.[142]

Alimentos medicinais disponíveis comercialmente fornecem fórmulas compostas por gorduras modificadas, concentrados de proteína e multivitaminas. Foi sugerido o uso de fórmulas que contenham alto teor de calorias advindas do óleo de TCM para o manejo de pacientes com transtornos de oxidação dos ácido graxos de cadeia longa. Quando prescrita em conjunto com suplementação suficiente de AGE, esta abordagem pode suprir as necessidades nutricionais essenciais dos pacientes. Outras estratégias incluem uma combinação de fórmulas disponíveis para produzir uma dieta com alto teor de carboidratos complexos, baixo teor de gordura e aporte adequado de vitaminas e minerais.[147] Não foram realizados estudos clínicos para avaliar a eficácia destas fórmulas a longo prazo para atender às necessidades singulares de pacientes com transtornos da betaoxidação.

O aumento da quantidade de calorias ingeridas provenientes de carboidratos pode ser necessário entre as intercorrências da doença, em razão do aumento da demanda metabólica do organismo. Essa necessidade pode ser suprida por via oral ou pela administração de um fluido intravenoso com fórmula adequada, por meio de uma sonda nasogástrica quando a ingestão oral não é adequada. Pode-se usar a infusão de glicose intravenosa (8-10 mg/kg/minuto) quando a ingestão oral é interrompida ou durante episódios agudos associados à infecção.[146,147]

A suplementação com carnitina tem sido usada há muito tempo no tratamento dos distúrbios da betaoxidação, pelo fato de essa substância permitir a repleção do fundo geral (*pool*) intramitocondrial de carnitina e acelerar a remoção dos intermediários tóxicos dos ácidos graxos.[148] Entretanto, o seu uso permanece controverso e sem comprovação, excetuando-se os casos de deficiência do transportador da carnitina.[146,154] Relatou-se que a essa suplementação normaliza os níveis de carnitina no plasma e aumenta a excreção urinária dos ésteres de acilcarnitina; contudo, nem sempre impede o acúmulo dos ácidos graxos de cadeia média – que são tóxicos – no plasma e os episódios espontâneos de hipoglicemia nem reduz os sintomas de letargia, hipoglicemia e vômito.[155] No entanto, sugeriu-se que períodos curtos de suplementação com carnitina aumentam a cetogênese e diminuem os sintomas durante os períodos de hipoglicemia de jejum.[156] Permanece a preocupação em relação ao potencial arritmogênico dos intermediários de acilcarnitina de cadeia longa.[157] As doses recomendadas variam entre 50 mg/kg/dia em crianças e 150 mg/kg/dia em adultos.[147]

A riboflavina é a precursora do FAD, um cofator essencial para as ACD, a ETF e a ETF desidrogenase. Há relatos de que muitos pacientes com anomalias bioquímicas que sugerem defeitos da betaoxidação apresentam melhora clínica em resposta a altas doses de riboflavina (100 a 200 mg/dia). Um destes grupos teve uma variante da ETF desidrogenase com um defeito ainda não definido da interação com a FAD.[92] Um aumento das concentrações intramitocondriais de FAD mediante administração de riboflavina aparentemente permite ligação do cofator suficiente para restaurar a atividade. Também foi descrito um segundo grupo de pacientes com um quadro de miopatia por acúmulo de lipídios e fraqueza muscular de surgimento tardio, além de certo grau de disfunção hepática.[158] Novamente, estes pacientes aparentemente responderam à terapia com riboflavina, mas seu defeito continua indefinido. Foi documentada uma heterogeneidade clínica marcante dentro de cada grupo.

Foi demonstrado que o bezafibrato induz suprarregulação dos níveis de oxidação das gorduras de cadeia longa, reduzindo a dor muscular e aumentando a atividade física em alguns pacientes com transtornos de betaoxidação de ácidos graxos de cadeia longa, até mesmo aqueles com graves mutações *missense* do gene VLCAD.[159-162]

Peroxissomas

O tratamento de pacientes com defeitos da betaoxidação peroxissomal tem sido problemático. A terapia para X-ALD tem recebido mais atenção.[163] A reposição de hormônios adrenais para insuficiência adrenal é necessária para a maioria dos pacientes do sexo masculino com X-ALD, e em 1 a 2% das portadoras mulheres. Vários inibidores da síntese de VLCFA têm sido usados em uma tentativa de controlar o acúmulo excessivo de VLCFA nos pacientes. Estes incluem o ácido oleico, o trioleato de glicerol e o trierucato de glicerol, conhecido popularmente como "óleo de Lorenzo". O primeiro estudo terapêutico amplo sobre a eficácia do óleo de Lorenzo adotou uma dieta que proporcionava 10% das calorias provenientes de gordura, com menos de 10 a 15 mg de ácido graxo C26:0 por dia.[164] Além disso, também foram administrados 1,7 g/kg de peso corporal por dia de óleo de glicerol trioleato e 0,3 g/kg de peso corporal por dia de trierucato de glicerol, juntamente com 10 a 15 mL de óleo de cártamo e 2 g de óleo de peixe (para evitar a deficiência de ácidos graxos essenciais). Por meio dessa dieta, os níveis de ácidos graxos de cadeia muito longa foram normalizados em pacientes com adrenoleucodistrofia ou adrenomieloneuropatia, mas houve pouca ou nenhuma melhora clínica documentada.[164]

Um estudo mais recente apresentou resultados semelhantes,[165] entretanto levantou várias questões de segurança em relação ao óleo de Lorenzo e recomendou que não fosse prescrito rotineiramente em pacientes com X-ALD que já apresentam déficits neurológicos. Foi realizada uma avaliação prospectiva de meninos assintomáticos com X-ALD comprovada bioquimicamente e com exame neurológico e RM normais no momento da inclusão. O óleo de Lorenzo retardou o aparecimento de anomalias neurológicas e radiológicas no grupo de pacientes cuja concentração plasmática de C26:0 foi normalizada durante o tratamento comparados a controles históricos.[125] O efeito protetor foi parcial; 24% dos pacientes deste grupo desenvolveram alterações na RM e 11% desenvolveram anomalias tanto ao exame neurológico como na RM.

Doze pacientes com X-ALD tratados com lovastatina por um período que variou de 3 a 12 meses apresentaram inicialmente uma queda nos níveis de ácidos graxos de cadeia muito longa, cuja sustentação foi variável. Não foi possível tirar nenhuma conclusão acerca da eficácia clínica por meio desse pequeno estudo.[166] Estudos para determinar se a lovastatina pode ter efeito protetor em meninos assintomáticos estão em andamento.

O transplante de medula óssea é o tratamento mais promissor para meninos que apresentam a forma infantil cerebral da doença.[167-172] Foi demonstrada a estabilização em curto e longo prazos dos achados clínicos e das anormalidades na MRI em pacientes nos quais o transplante de medula óssea foi realizado precocemente no decurso da doença. O transplante autólogo de células-tronco hematopoiéticas geneticamente alteradas para expressar ALDP pode ser uma opção para meninos que não tenham um doador com compatibilidade HLA ou para adultos com doença cerebral nos quais o transplante convencional (alogênico) de células-tronco hematopoiéticas ofereça um risco significativo de óbito.[173] Continua não existindo um tratamento eficaz para meninos com doença avançada. A combinação de *N*-acetilcisteína e transplante de células-tronco pode melhorar o desfecho da doença em meninos com acometimento cerebral avançado.[174] Não há relatos de terapia específica para outros defeitos da betaoxidação peroxissomal caracterizados por disfunção de enzima única.

O tratamento dos distúrbios da biogênese peroxissomal é difícil em razão do comprometimento multissistêmico e das várias vias metabólicas afetadas nos pacientes. Além da redução da ingestão de ácidos graxos de cadeia muito longa, os pacientes podem beneficiar-se com a redução da ingestão de ácido fitânico (<10 mg/dia), como acontece na doença de Refsum em adultos.[132] Os produtos lácteos, a gordura e a carne de ruminantes são as principais fontes de ácido fitânico na dieta. Já não se acredita que os vegetais verdes, originalmente excluídos da dieta, contribuam de forma significativa para a carga fisiológica de ácido fitânico. Infelizmente, há pouca informação disponível sobre diversos alimentos. É difícil reduzir a ingestão dietética de ácido fitânico para menos de 10 a 20 mg/dia.

Em estudos não controlados, foram relatados benefícios relacionados à suplementação com formulações orais de éter-lipídios e ácidos cólico (100 mg/dia), deoxicólico (100 mg/dia) e docosaexanoico (250 mg/dia).[175-177] Constatou-se que cinco pacientes com distúrbios da biogênese peroxissomal cujos níveis de DHA foram normalizados com a suplementação (200-600 mg/dia) apresentaram uma certa melhora clínica em relação à visão e ao tônus muscular.[178] Na RM, notou-se um progresso na mielinização durante a suplementação com DHA. A maior série relatada até o momento descreve vinte pacientes tratados com etil éster do DHA (100-500 mg/dia) por um período que variou de 6 semanas a 9 anos. Todos os pacientes receberam uma dieta adequada à idade, limitando as folhas verdes e a gordura branca das carnes e suplementada com as vitaminas A, D, E e K. Os estudos de função hepática apresentaram melhoras em todos os pacientes, e os níveis de ácidos graxos de cadeia muito longa diminuíram em 18 dos 20 pacientes. Observou-se a melhora da visão em 12 das 20 crianças. Acredita-se que houve uma melhora subjetiva do tônus muscular em 13 dos 20 pacientes. Observou-se progresso da mielinização na RM em 9 dos 12 pacientes cujos dados estavam disponíveis.

Um estudo examinou o efeito da suplementação de DHA em parâmetros oftalmológicos em 23 pacientes: 2 com síndrome de Zellweger clássica, 19 com fenótipos do espectro da síndrome de Zellweger, e 2 com deficiência de proteína bifuncional.[180] O nistagmo melhorou em todos os pacientes. Na maioria dos pacientes com fenótipos mais brandos, ocorreu estabilização ou melhora da visão e da função retiniana. A melhora da visão que foi observada com a normalização dos níveis de DHA no sangue pode estar relacionada à função do DHA na via visual. As bicamadas de fosfolipídios que contêm DHA, dentro da retina, otimizam a cinética da via de sinalização acoplada à proteína metarodopsina II-G.[181] A correção da deficiência de DHA em pacientes com defeitos na biogênese peroxissomal deve ser iniciada o mais rápido possível. A suplementação das vitaminas A, D, E e K, assim como de carnitina, pode ser indicada. Suplementação de saia biliar pode ser benéfica em pacientes com disfunções hepáticas. Os pacientes devem ser monitorados quanto ao surgimento de insuficiência adrenal e tratados de acordo. Pacientes que apresentarem convulsões devem ser tratados com medicamentos anticonvulsivantes. Pacientes com fenótipos mais brandos podem se beneficiar com uso de aparelhos auditivos, óculos e serviços de apoio para pessoas com deficiência. Há necessidade de estudos prospectivos detalhados para avaliar a eficiência do tratamento nesses pacientes.

Referências bibliográficas

1. Lazarow PB, Moser HW. Disorders of peroxisome biogenesis. In: Scriver C, Beaudet AL, Sly W et al, eds. The Metabolic and Molecular Basis of Inherited Disease. New York: McGraw-Hill, 1995:2287–324.
2. Molzer B, Bernheimer H, Budka H et al. J Neurol Sci 1981;51: 301–10.
3. Brosius U, Gartner J. Cell Mol Life Sci 2002;59:1058–69.
4. Girzalsky W, Saffian D, Erdmann R. Biochim Biophys Acta 2010;1803:724–31.
5. Purdue PE, Lazarow PB. Annu Rev Cell Dev Biol 2001;17:701–52.
6. Wanders RJA. Lipobiology 2004;33:295–317.
7. Schatz G. FEBS Letts 1979;103:203–11.
8. Wallace DC, Lott MT, Shoffner JM et al. J Inherit Metab Dis 1992;15:472–9.
9. Volchenboum SL, Vockley J. J Biol Chem 2000;275:7958–63.
10. Vockley J, Whiteman DA. Neuromuscul Disord 2002;12:235–46.
11. Isaya G, Sakati WR, Rollins RA et al. Genomics 1995;28:450–61.
12. Benard G, Bellance N, James D et al. J Cell Sci 2007;120:838–48.
13. Diaz F, Moraes CT. Cell Calcium 2008;44:24–35.
14. Delille HK, Alves R, Schrader M. Histochem Cell Biol 2009;131:441–6.
15. Thoms S, Gronborg S, Gartner J. Trends Mol Med 2009;15: 293–302.
16. Chegary M, Brinke HT, Ruiter JP et al. Biochim Biophys Acta 2009;1791:806–15.
17. Vockley J, Singh RH, Whiteman DA. Curr Opin Clin Nutr Metab Care 2002;5:601–9.
18. Vockley J. Mayo Clin Proc 1994;69:249–57.
19. Fukao T, Song XQ, Mitchell GA et al. Pediatr Res 1997;42:498–502.
20. McGarry JD, Foster DW. Annu Rev Biochem 1980;49:395–420.
21. Stremmel W, Strohmeyer G, Berk PD. Proc Natl Acad Sci USA 1986;83:3584–8.
22. Abe T, Fujino T, Fukuyama R et al. J Biochem 1992;111:123–8.
23. Longo N, Amat di San Filippo C, Pasquali M. Semin Med Genet 2006;142:77–85.
24. Gregersen N, Andresen BS, Pedersen CB et al. J Inherit Metab Dis 2008;31:643–57.
25. Battaile KP, McBurney M, Van Veldhoven PP et al. Biochim Biophys Acta 1998;1390:333–8.
26. Lea WP, Abbas AS, Sprecher H et al. Biochim Biophys 2000;31:2–3.
27. Ensenauer R, He M, Willard JM et al. J Biol Chem 2005;280: 32309–16.
28. Frerman FE, Goodman SI. PNAS 1985;82:4517–20.
29. Tanaka K, Matsubara Y, Indo Y et al. The acyl-CoA dehydrogenase family: homology and divergence of primary sequence of four acyl-CoA dehydrogenases and consideration of their functional significance. In: Tanaka K, Coates PM, eds. Fatty Acid Oxidation: Clinical, Biochemical and Molecular Aspects. New York: Alan R. Liss, 1990:577–98.
30. Vockley J, Ensenauer R. Semin Med Genet 142:95–103.
31. Houten SM, Wanders RJ. J Inherit Metab Dis 2010;33:469–77.
32. Orii KE, Orii KO, Souri M et al. J Biol Chem 1999;274:8077–84.
33. Filling C, Keller B, Hirschberg D et al. Biochem Biophys Res Commun 2008;368:6–11.
34. Helander HM, Koivuranta KT, Horellikuitunen N et al. Genomics 1997;46:112–9.
35. Mitchell GA, Fukao T. Inborn errors of ketone body metabolism. In: Scriver C, Beaudet AL, Sly W et al, eds. The Metabolic and Molecular Basis of Inherited Disease. New York: McGraw-Hill, 2001:327–56.
36. Kassovskabratinova S, Fukao T, Song XQ et al. Am J Hum Genet 1996;59:519–28.
37. Wanders RJ. Mol Genet Metab 2004;83:16–27.
38. Wanders RJ, Waterham HR. Biochim Biophys Acta 2006;1763:1707–20.
39. Poirier Y, Antonenkov VD, Glumoff T et al. Biochim Biophys Acta 2006;1763:1413–26.
40. Wanders RJ, Visser WF, van Roermund CW et al. Pflugers Arch 2007;453:719–34.
41. Ramsay RR. Am J Med Sci 1999;318:28–35.
42. Palosaari PM, Vihinen M, Mantsala PI et al. J Biol Chem 1991;266:10750–3.
43. Palosaari PM, Hiltunen JK. J Biol Chem 1990;265:2446–9.
44. Odaib AA, Shneider BL, Bennett MJ et al. N Engl J Med 1998;339:1752–7.
45. Ijlst L, Mandel H, Oostheim W et al. J Clin Invest 1998;102:527–31.
46. Bennett MJ, Boriack RL, Narayan S et al. Mol Genet Metab 2004;82:59–63.
47. Wieser T, Deschauer M, Olek K et al. Neurology 2003;60:1351–3.
48. Vianey-Saban C, Mousson B, Bertrand C et al. Eur J Pediatr 1993; 152:334–8.
49. Prasad C, Johnson JP, Bonnefont JP et al. Mol Genet Metab 2001;73:55–63.
50. Park JY, Narayan SB, Bennett MJ. Clin Chem Lab Med 2006; 44:1090–1.
51. Stanley CA, Hale DE, Berry GT et al. N Engl J Med 1992;327:19–23.
52. Pierre G, Macdonald A, Gray G et al. J Inherit Metab Dis 2007;30:815.
53. Engel AG, Angelini C. Science 1973;173:899–902.
54. Bonnefont JP, Taroni F, Cavadini P et al. Am J Hum Genet 1996;58:971–8.
55. Vladutiu GD, Bennett MJ, Fisher NM et al. Muscle Nerve 2002; 26:492–8.
56. Taggart RT, Smail D, Apolito C et al. Hum Mutat 1999;13:210–20.
57. Vladutiu GD, Bennett MJ, Smail D et al. Mol Genet Metab 2000;70:134–41.
58. Vladutiu GD. Mol Genet Metab 2001;74:51–63.
59. Vockley J, Rinaldo P, Bennett MJ et al. Mol Genet Metab 2000; 71:10–8.
60. Bertrand C, Largilliere C, Zabot MT et al. Biochim Biophys Acta 1993;1180:327–9.
61. Aoyama T, Souri M, Ueno I et al. Am J Hum Genet 1995;57:273–83.
62. Ogilvie I, Pourfarzam M, Jackson S et al. Neurology 1994;44: 467–73.
63. Aoyama T, Uchida Y, Kelley RI et al. Biochem Biophys Res Commun 1993;191:1369–72.
64. Andresen BS, Olpin S, Poorthuis B et al. Am J Hum Genet 1999; 64:479–94.

65. He M, Rutledge S, Kelly D et al. Am J Hum Genet 2007;81:87–103.
66. Yamaguchi S, Indo Y, Coates PM et al. Pediatr Res 1993;34:111–3.
67. Jethva R, Bennett MJ, Vockley J. Mol Genet Metab 2008;95: 195–200.
68. van Maldegem BT, Wanders RJ, Wijburg FA. J Inherit Metab Dis 2010;12:923–30.
69. Nguyen T, Riggs C, Babovic-Vuksanovic D et al. Biochemistry 2002;41:11126–33.
70. Pedersen CB, Kolvraa S, Kolvraa A et al. Hum Genet 2008;124:43–56.
71. van Maldegem BT, Duran M, Wanders RJ et al. JAMA 2006;296: 943–52.
72. Bennett MJ, Rinaldo P, Strauss AW. Crit Rev Lab Sci 2000;37:1–44.
73. Rinaldo P, Matern D, Bennett MJ. Annu Rev Physiol 2002;64: 477–502.
74. Iafolla AK, Thompson RJ, Roe CR. J Pediatr 1994;124:409–15.
75. Rinaldo P, Cowan TM, Matern D. Genet Med 2008;10:151–6.
76. Tanaka K, Yokota I, Coates PM et al. Hum Mutat 1992;1:271–9.
77. Andresen BS, Bross P, Udvari S et al. Hum Mol Genet 1997;6: 695–707.
78. Yokota I, Saijo T, Vockley J et al. J Biol Chem 1992;267:26004–10.
79. Strauss AW, Bennett MJ, Rinaldo P et al. Semin Perinatol 1999; 23:100–12.
80. den Boer ME, Wanders RJ, Morris AA et al. Pediatrics 2002;109: 99–104.
81. den Boer MEJ, Dionisi-Vici C, Chakrapani A et al. J Pediatr 2003; 142:684–9.
82. Odievre MH, Sevin C, Laurent J et al. Acta Pediatr 2002;91:719–22.
83. Pons R, Roig M, Riudor E et al. Pediatr Neurol 1996;14:236–43.
84. Miyajima H, Orii KE, Shindo Y et al. Neurology 1997;49:833–7.
85. Spiekerkoetter U, Khuchua Z, Yue Z et al. Pediatr Res 2004;55: 190–6.
86. Angdisen J, Moore VD, Cline JM et al. Curr Drug Targets Immune Endocr Metabol Disord 2005;5:27–40.
87. Rector RS, Payne RM, Ibdah JA. Adv Drug Del Rev 2008;60: 1488–96.
88. Ushikubo S, Aoyama T, Kamijo T et al. Am J Hum Genet 1996; 58:979–88.
89. Enns GM, Bennett MJ, Hoppel CL et al. J Pediatr 2000;136:251–4.
90. Roe CR, Millington DS, Kodo NN et al. J Clin Invest 1990;85: 1703–7.
91. Miinalainen IJ, Schmitz W, Huotari A et al. PLoS Genet 2009; 5:e1000543.
92. Olsen RKJ, Andresen BS, Christensen E et al. Hum Mutat 2003;22:12–23.
93. Frerman FE. Biochem Soc Trans 1988;16:416–8.
94. Gregersen N, Bross P, Andresen BS. Eur J Biochem 2004;271: 470–82.
95. Takanashi J, Fujii K, Sugita K et al. Pediatr Neurol 1999;20:142–5.
96. Singla M, Guzman G, Griffin AJ et al. Pediatr Cardiol 2008;29: 446–51.
97. Gregersen M, Rhead W, Christensen E. Riboflavin responsive glutaric aciduria type II. In: Tanaka K, Coates PM, eds. Fatty Acid Oxidation: Clinical, Biochemical, and Molecular Aspects. New York: Alan R. Liss, 1990:477–94.
98. Wen B, Dai T, Li W et al. J Neurol Neurosurg Psychiatry 2010;81: 231–6.
99. Loehr JP, Goodman SI, Frurman FE. Pediatr Res 1990;27:311–5.
100. Bennett MJ, Sherwood WG. Clin Chem 1993;39:897–901.
101. Pie J, Lopez-Vinas E, Puisac B et al. Mol Genet Metab 2007;92: 198–209.
102. Yylmaz Y, Ozdemir N, Ekinci G et al. Pediatr Neurol 2006;35: 139–41.
103. Bischof F, Nägele T, Wanders RJA et al. Ann Neurol 2004;56: 727–30.
104. Song XQ, Fukao T, Mitchell GA et al. Biochim Biophys Acta Mol Basis Dis 1997;1360:151–6.
105. Kayser R, Heyde CE. Orthopade 2006;35:306–18.
106. Vladutiu G. Muscle Nerve 2000;23:1157–9.
107. Ibdah JA, Dasouki MJ, Strauss AW. J Inherit Metab Dis 1999;22: 811–4.
108. Walter JH. J Inherit Metab Dis 2000;23:229–36.
109. Matern D, Hart P, Murtha AP et al. J Pediatr 2001;138:585–8.
110. Matern D, Schehata BM, Shekhawa P et al. Mol Genet Metab 2001;72:265–8.
111. Shekhawat PS, Matern D, Strauss AW. Pediatr Res 2005;57: 78R–86R.
112. Browning MF, Levy HL, Wilkins-Haug LE et al. Obstet Gynecol 2006;107:115–20.
113. Tager JM, Van der Beek WA, Wanders RJ et al. Biochem Biophys Res Commun 1985;126:1269–75.
114. Lazarow PB. J Neuropathol Exp Neurol 1995;54:720–5.
115. Zellweger H. Dev Med Child Neurol 1987;29:821–9.
116. Thomas GH, Haslam RH, Batshaw ML et al. Clin Genet 1975; 8:376–82.
117. Gatfield PD, Taller E, Hinton GG et al. Can Med Assoc J 1968;99:1215–33.
118. Steinberg SJ, Dodt G, Raymond GV et al. Biochim Biophys Acta 2006;1763:1733–48.
119. Moser AB, Rasmussen M, Naidu S et al. J Pediatr 1995;127:13–22.
120. Moser HW. Mol Genet Metab 1999;68:316–27.
121. Suzuki Y, Shimozawa N, Imamura A et al. J Inherit Metab Dis 2001;24:151–65.
122. Steinberg S, Chen L, Wei L et al. Mol Genet Metab 2004;83:252–63.
123. Wanders RJA. Single peroxisomal enzyme deficiencies. In: Scriver C, Beaudet AL, Sly W et al, eds. The Metabolic and Molecular Basis of Inherited Disease. New York: McGraw-Hill, 2001:3219–56.
124. Mosser J, Lutz Y, Stoeckel ME et al. Hum Mol Genet 1994; 3:265–71.
125. Moser HW, Raymond GV, Lu SE et al. Arch Neurol 2005;62: 1073–80.
126. Moser HW, Mahmood A, Raymond GV. Nat Clin Pract Neurol 2007;3:140–51.
127. Clayton PT. Biochem Soc Trans 2001;29:298–305.
128. Ferdinandusse S, Denis S, Hogenhout EM et al. Hum Mutat 2007;28:904–12.
129. Ferdinandusse S, Barker S, Lachlan K et al. J Neurol Neurosurg Psychiatry 2010;81:310–2.
130. Buoni S, Zannolli R, Waterham H et al. Brain Dev 2007;29:51–4.
131. Thompson SA, Calvin J, Hogg S et al. J Neurol Neurosurg Psychiatry 2008;79:448–50.
132. Steinberg D. Refsum disease. In: Scriver C, Beaudet AL, Sly W et al eds. The Metabolic and Molecular Basis of Inherited Disease. New York: McGraw-Hill, 1995:2351–69.
133. Wanders RJ, Komen JC. Biochem Soc Trans 2007;35:865–9.
134. Saudubray JM, Martin D, de Lonlay P et al. J Inherit Metab Dis 1999;22:488–502.
135. Smith EH, Matern D. Curr Prot Hum Genet 2010;17:1–20.
136. Chace D, Barr J, Duncan M et al. Clin Lab Stand Inst Doc 2007;27:1–79.
137. Wilcken B. J Inherit Metab Dis 2010;75:1079–83.
138. Moser AB, Kreiter N, Bezman L et al. Ann Neurol 1999;45:100–10.
139. Bennett MJ, Rinaldo P. Clin Chem 2001;47:1145–6.
140. Gillingham M, Van Calcar S, Ney D et al. J Inherit Metab Dis 1999;22:123–31.
141. Gillingham MB, Connor WE, Matern D et al. Mol Genet Metab 2003;79:114–23.
142. Gillingham MB, Weleber RG, Neuringer M et al. Mol Genet Metab 2005;86:124–33.

143. Gillingham MB, Scott B, Elliott D et al. Mol Genet Metab 2006;89:58–63.
144. Gillingham MB, Purnell JQ, Jordan J et al. Mol Genet Metab 2007;90:64–9.
145. Gillingham MB, Matern D, Harding CO. Top Clin Nutr 2009; 24:359–65.
146. Catzeflis C, Bachmann C, Hale DE et al. Eur J Pediatr 1990; 149:577–81.
147. Solis JO, Singh RH. J Am Diet Assoc 2002;102:1800–3.
148. Kerner J, Hoppel C. Ann Rev Nutr 1998;18:179–206.
149. Uauy R, Treen M, Hoffman DR. Semin Perinatol 1989;13:118–30.
150. Roe CR, Roe DS, Wallace M et al. Mol Genet Metab 2007;92: 346–50.
151. Roe CR, Mochel F. J Inherit Metab Dis 2006;29:332–40.
152. Roe CR, Sweetman L, Roe DS et al. J Clin Invest 2002;110:259–69.
153. Harding CO, Gillingham MB, van Calcar SC et al. J Inherit Metab Dis 1999;22:276–80.
154. Howat AJ, Bennett MJ, Uren S et al. Br Med J 1985;290:1771–3.
155. Rinaldo P, Schmidtsommerfeld E, Posca AP et al. J Pediatr 1993;122:580–4.
156. Nyhan W, Ozand P. Disorders of fatty acid oxidation. In: Shils ME, ed. Atlas of Metabolic Diseases. London: Chapman and Hall, 1998:223–30.
157. Bonnet D, Martin D, de Lonlay P et al. Circulation 1999;100: 2248–53.
158. Bruno C, Dimauro S. Curr Opin Neurol 2008;21:601–6.
159. Bonnefont JP, Bastin J, Behin A et al. N Engl J Med 2009;360: 838–40.
160. Bonnefont JP, Bastin J, Laforêt P et al. Clin Pharmacol Ther 2010; 88:101–8.
161. Gobin-Limballe S, Djouadi F, Aubey F et al. Am J Hum Genet 2007;81:1133–43.
162. Gobin-Limballe S, McAndrew RP, Djouadi F et al. Biochim Biophys Acta Mol Basis Dis 2010;1802:478–84.
163. Moser HW. NeuroRx 2006;3:246–53.
164. Aubourg P, Adamsbaum C, Lavallardrousseau MC et al. N Engl J Med 1993;329:745–52.
165. van Geel BM, Assies J, Haverkort EB et al. J Neurol Neurosurg Psychiatry 1999;67:290–9.
166. Pai GS, Khan M, Barbosa E et al. Mol Genet Metab 2000;69: 312–22.
167. Loes DJ, Stillman AE, Hite S et al. AJNR Am J Neuroradiol 1994; 15:1767–71.
168. Shapiro E, Krivit W, Lockman L et al. Lancet 2000;356:713–8.
169. Suzuki Y, Isogai K, Teramoto T et al. J Inherit Metab Dis 2000; 23:453–8.
170. Baumann M, Korenke GC, Weddige-Diedrichs A et al. Eur J Pediatr 2003;162:6–14.
171. Meyburg J, Hoffmann GF. Transplantation 2005;80:S135–7.
172. Resnick IB, Abdul Hai A, Shapira MY et al. Clin Transplant 2005;19:840–7.
173. Cartier N, Hacein-Bey-Abina S, Bartholomae CC et al. Science 2009;326:818–23.
174. Tolar J, Orchard PJ, Bjoraker KJ et al. Bone Marrow Transplant 2007;39:211–5.
175. Setchell KD, Bragetti P, Zimmer-Nechemias L et al. Hepatology 1992;15:198–207.
176. Martinez M. Progr Clin Biol Res 1992;375:389–97.
177. Martinez M, Pineda M, Vidal R et al. Neurology 1993;43:1389–97.
178. Martinez M, Vazquez E. Neurology 1998;51:26–32.
179. Martinez M. J Mol Neurosci 2001;16:309–16; discussion 17–21.
180. Noguer MT, Martinez M. Invest Ophthalmol Vis Sci 2010;51:2277–85.
181. Litman BJ, Niu SL, Polozova A et al. J Mol Neurosci 2001;16: 237–42; discussion 79–84.

Terapia nutricional de neonatos e crianças com doenças específicas e outras condições*

Arthur Cooper, Richard L. Mones e William C. Heird

A terapia nutricional de neonatos e crianças com doenças específicas e outras condições requer um conhecimento prático tanto das causas como dos efeitos de suas enfermidades comuns, bem como por que e como esses distúrbios alteram suas necessidades nutricionais. O presente capítulo revisa as implicações nutricionais de doenças específicas e outras condições que alteram as necessidades nutricionais e discute a abordagem geral da terapia nutricional, com ênfase detalhada à nutrição enteral e parenteral.

Doenças específicas e outras condições que necessitam de terapia nutricional

Distúrbios cardiopulmonares

Os dois principais distúrbios cardiopulmonares que exigem uma terapia nutricional são doença cardíaca congênita e fibrose cística. Outras condições que provocam insuficiência cardíaca ou respiratória, como miocardiopatias congênitas ou adquiridas e doenças pulmonares intersticiais, são bem menos comuns, embora uma abordagem nutricional semelhante seja utilizada.

Doença cardíaca congênita

A desnutrição proteico-energética crônica, que se manifesta principalmente pela falha de crescimento, é um achado comum em neonatos e crianças com doença cardíaca congênita, em especial naqueles com condições associadas à insuficiência cardíaca congestiva e à hipertensão pulmonar.[1-6] Embora ainda não tenham sido amplamente estudadas nos últimos anos, as necessidades nutricionais de pacientes pediátricos com doença cardíaca leve não parecem ser muito maiores do que as de neonatos ou crianças sem doença cardíaca. Contudo, essas necessidades podem ser significativamente mais altas em crianças com doença cardíaca grave.[1,7,8] Mesmo assim, na maioria dos pacientes, a causa primária da desnutrição associada é a ingestão inadequada.[1-3,6,7] Em alguns pacientes, isso é o resultado meramente de uma diminuição do apetite; em outros, parece decorrer do cansaço excessivo durante a alimentação. Ademais, a ingestão de sódio e de líquidos é muitas vezes limitada como parte do tratamento, além de ser comum o uso de diuréticos. Obviamente, ambas as práticas podem limitar o crescimento mesmo se a ingestão proteico-energética for adequada.

A modalidade mais comum de terapia nutricional para neonatos com doença cardíaca congênita consiste no uso de uma fórmula com alta densidade energética, diminuindo com isso o volume ao ser ingerido. A alimentação com sonda nasogástrica ou a gastrostomia são, com frequência, necessárias, particularmente nos neonatos cuja doença apresenta gravidade suficiente a ponto de causar cansaço excessivo durante a alimentação. Em geral, se uma quantidade suficiente de nutrientes for fornecida, a maioria desses pacientes crescerá em um ritmo razoavelmente normal.[9-13] Além disso, a recuperação do crescimento ocorrerá em grande parte das crianças após cirurgia corretiva da doença cardíaca congênita, contanto que uma quantidade extra de proteína e energia seja disponibilizada.[14]

Fibrose cística

A fibrose cística caracteriza-se pela deterioração progressiva das funções pulmonar e pancreática. A primeira pode levar a um aumento razoável das necessidades nutricionais, mas provavelmente afeta mais a nutrição por influenciar a ingestão de forma adversa, em especial durante exacerbações agudas e em

*__Abreviaturas:__ __AIDS__, síndrome da imunodeficiência adquirida; __GER__, gasto energético em repouso; __HAART__, terapia antirretroviral altamente ativa; __HIV__, vírus da imunodeficiência humana; __NPT__, nutrição parenteral total.

crianças mais velhas com doença pulmonar grave. A insuficiência pancreática limita de maneira grave a absorção de gorduras, importante fonte energética na maioria das dietas. Dessa forma, a causa da desnutrição em neonatos e crianças com essa doença pode ser primária (i. e., ingestão inadequada de nutrientes) ou secundária (i. e., perdas fecais de proteínas e, em particular, de gorduras). A segunda causa pode ser controlada, na maioria das vezes, com a reposição adequada de enzimas pancreáticas, pois não parece haver defeito primário no metabolismo energético associado à doença.[15]

Tradicionalmente, defende-se uma dieta com alto teor de proteínas e baixo conteúdo de gordura para os pacientes com fibrose cística. No entanto, com a reposição adequada das enzimas pancreáticas, a maioria dos pacientes consegue manter uma condição nutricional razoável com uma dieta normal. Os pacientes mais jovens apresentam, via de regra, um apetite muito bom; com a doença pulmonar avançada, entretanto, o apetite costuma diminuir. Em muitos pacientes com doença em estágio avançado, a ingestão tanto de proteínas como de energia, sobretudo esta última, é muito mais baixa do que a recomendada. Para tais pacientes, podem ser fornecidas fórmulas de suplementação enteral; dietas semielementares parecem não oferecer nenhuma vantagem sobre as não elementares, desde que a reposição das enzimas pancreáticas seja mantida.[16] De tempos em tempos, também se menciona a possibilidade teórica de deficiência de ácidos graxos essenciais secundária à baixa absorção de gorduras. Contudo, a menos que a ingestão de ácidos graxos essenciais seja muito baixa, isso raramente se trata de um problema significativo, exceto em neonatos com íleo meconial submetidos à ressecção cirúrgica da porção distal do íleo.[17]

Existe certa preocupação de que a desnutrição possa acelerar a deterioração da função pulmonar, havendo um crescente conjunto de evidências que sustentam essa ideia.[18-20] Além disso, está claro que a melhora imediata da condição nutricional aumenta a força muscular e restabelece a função pulmonar.[21,22] Portanto, as tentativas de melhorar o estado nutricional ou de prevenir até mesmo a mínima deterioração desse estado são justificáveis, particularmente porque parece que a intervenção precoce pode prevenir a desnutrição e melhorar o crescimento a longo prazo.[23] Infelizmente, o comportamento alimentar em lactentes, bem como em crianças mais novas (1 a 3 anos) e naquelas em idade escolar, com fibrose cística, pode não ser suficiente para suprir as necessidades dietéticas adicionais impostas pela doença.[24,25] Nesses casos, o uso de adjuvantes farmacológicos (p. ex., o hormônio de crescimento e estimulantes do apetite como acetato de megestrol) pode ser eficaz no aumento do ganho de peso, mas talvez não melhore a função pulmonar.[26-28] No entanto, o ganho de peso e a melhora de outros índices antropométricos podem subestimar de maneira significativa o grau de desnutrição nas crianças acometidas.[29-31]

As fórmulas com alto conteúdo de gordura são defendidas para os pacientes com doença pulmonar crônica. A hipótese, devidamente elaborada com base em fatos, é a de que a oxidação da gordura produz menos dióxido de carbono do que a oxidação de carboidratos e, portanto, uma alta ingestão de gorduras gera menos estresse sobre o já comprometido sistema pulmonar. Isso obviamente é uma consideração importante nos pacientes que necessitam de ventilação mecânica ou apresentam grave comprometimento da função pulmonar. Um produto formulado com base nesse princípio (Pulmocare®, Ross Laboratories, Columbus, OH) está disponível para os pacientes com doença pulmonar. Embora tenha sido desenvolvido para o uso adulto, o produto é utilizado em pacientes pediátricos; todavia, é importante observar que o conteúdo de sódio é bastante elevado. Por fim, deve-se ficar atento à suplementação adequada de vitaminas lipossolúveis, principalmente a vitamina K, cuja deficiência pode estar presente em pacientes com fibrose cística.[32]

Embora esteja claro que muitos avanços tenham ocorrido no tratamento médico e nutricional da fibrose cística nos últimos anos, ainda há muito a ser feito.[33] Um consenso sobre a nutrição de pacientes pediátricos com fibrose cística da Cystic Fibrosis Foundation e da North American Society for Pediatric Gastroenterology and Nutrition discorre em detalhes sobre as atuais recomendações, com aprofundamento maior do que é possível neste texto.[34]

Distúrbios gastrintestinais

A desnutrição é endêmica em neonatos e crianças com doenças gastrintestinais. A causa costuma ser a perda de nutrientes secundária ao comprometimento específico da função gastrintestinal (diarreia ou vômitos). No entanto, tanto a diarreia como o vômito são frequentemente tratados pela contenção de todos os nutrientes, exceto água e eletrólitos. É claro que essa prática contribui para o desenvolvimento de desnutrição.

Diarreia aguda

Raramente a diarreia aguda causada pelos microrganismos mais comuns persiste por mais de 4 a 5 dias. Durante esse período, o principal objetivo do tratamento é garantir o estado normal de hidratação. Isso pode ser obtido com o uso da solução de reidratação oral, solução de reidratação oral modificada para crianças desnutridas e/ou fórmulas especiais (ver Tab. 71.1), cada uma com suas vantagens e desvantagens.[35] A hospitalização e a fluidoterapia intravenosa podem ser necessárias, sobretudo se a diarreia vier acompanhada de febre e/ou vômitos.

Existem ainda controvérsias acerca do tipo de alimento que a criança com diarreia aguda deve receber e se ela deve ser alimentada ou não; ambas as questões continuam sem resposta definitiva. Em geral, o volume de fezes é maior no paciente que é alimentado, mas isso não significa necessariamente que a alimentação deva ser abolida. Na maioria dos pacientes, é possível, pelo menos, algum tipo de ingestão nutricional; entretanto, a natureza dessa ingestão deve ser selecionada com cautela, levando-se em consideração a idade do paciente, bem como a gravidade do quadro e a provável etiologia da diarreia. Uma das abordagens está descrita mais adiante. Contudo, existem outras que também podem ser bem-sucedidas, sobretudo nos países em desenvolvimento, onde os recursos hospitalares são

Tabela 71.1 Composição (quantidades dos principais ingredientes/100 kcal) de fórmulas especiais para neonatos com comprometimento ou imaturidade da função intestinal

	Rcf®[a,b]	Pregestimil®[c]	Nutramigen®[c]	Portagen®[c]	Alimentum®[a]	Pediasure®[a]	Neosure®[a]	Nutramigen® AA[c,f]	Elecare®[a,f]	Neocate®[e,f]
Volume (mL)	123 (148)	150	150	100	148	99	134	150	148	150
Água (g)	108 (133)	131	133	85	133	83	120	133	132	Não declarado
Proteína (g)	4,9 (3,0) (isolado proteico de soja)	2,8 (hidrolisado de caseína)	2,8 (hidrolisado de caseína)	3,5 (caseinato de sódio)	2,75 (hidrolisado de caseína)	2,9 (leite, concentrados proteicos do soro do leite)	2,8 (leite desnatado, concentrados proteicos do soro do leite)	2,8 (L-aminoácidos livres)	3,1 (L-aminoácidos livres)	3,1 (L-aminoácidos livres)
Gordura (g)	8,9 (5,3) (óleos de açafroa [rico em ácido oleico], soja, coco)	5,6 (TCM, além de óleos de soja e milho, açafroa ou girassol [ricos em ácido oleico])	5,3 (oleína de palma, além de óleos de soja, coco e girassol [rico em ácido oleico])	4,8 (TCM, óleo de milho)	5,54 (óleos de açafroa e soja, além de TCM)	3,8 (óleos de açafroa e canola [ricos em ácido oleico])	5,5 (óleos de soja, açafroa [rico em ácido oleico], coco e TCM)	5,3 (oleína de palma, além de óleos de coco, soja e girassol [rico em ácido oleico])	4,8 (óleos de açafroa [rico em ácido oleico], soja e TCM)	4,5 (semente de palma ou óleos de coco, girassol [rico em ácido oleico] e soja)
Ácido linoleico (mg)	1.663 (1.000)	940	860	343	800	N/A	750	860	840	677
Carboidrato (g)	0 (10,1) (fonte de carboidrato selecionada pelo médico, geralmente glicose)	10,2 (sólidos de xarope de milho, amido de milho modificado)	10,3 (sólidos de xarope de milho, amido de milho modificado)	11,4 (sólidos de xarope de milho, sacarose)	10,2 (sacarose, amido de tapioca modificado)	13,8 (sacarose, maltodextrina do milho)	10,1 (sólidos de xarope de milho, lactose)	10,3 (sólidos de xarope de milho, amido de tapioca modificada)	10,7 (sólidos de xarope de milho)	11,7 (sólidos de xarope de milho)
Sódio (mg)	73 (44)	47	47	55	44	38	33	47	45	37,3
Potássio (mg)	180 (108)	110	110	125	118	129	142	110	150	155,1
Cloreto (mg)	102 (62)	86	86	86	80	113	75	86	60	77,2
Cálcio (mg)	172 (105)	94	94	94	105	104	105	94	116	124
Fósforo (mg)	123 (75)	52	52	71	75	83	62	52	84,2	93,1
Magnésio (mg)	12,3 (7,5)	8	8	21	7,5	17	9	11	8,4	12,4
Ferro (mg)	2,95 (1,8)	1,8	1,8	1,9	1,8	1,13	1,8	1,8	1,8	1,85
Zinco (mg)	1,23 (0,75)	1	1	0,94	0,75	0,63	1,2	1	1,15	1,66
Manganês (μg)	42 (25)	25	25	125	8	167	10	60	84	90
Cobre (μg)	123 (75)	75	75	156	75	83	120	75	126	124
Iodo (μg)	25 (15)	15	15	7,3	15	9,6	15	15	8,9	15,4
Selênio (μg)	2,95 (1,8)	2,8	2,8	-	1,8	2,9	2,3	2,8	2,6	3,73
Vitamina A (UI) (Retinol)	498 (300)	350	300	780	300	209	350	300	273	391
Vitamina D (UI) (Calciferol)	100 (60)	50	50	78	60	67	70	50	60	59,9
Vitamina E (UI) (Tocoferol)	2,46 (1,5)	4	2	3,1	3,0	2,5	3,6	2	2,1	1,14
Vitamina K (μg) (Fitonadiona)	18,45 (11)	12	9	15,6	8	6,7	11	8	13	8,79
Vitamina B_1 (μg) (Tiamina)	98 (60)	80	80	156	60	250	175	80	210	92,6
Vitamina B_2 (μg) (Riboflavina)	148 (90)	90	90	187	90	209	150	90	105	137,8
Vitamina B_3 (μg) (Niacina)	2,214 (1.350)	1.000	1.000	2.080	1.350	834	1.950	1.000	1.680	1.544

(continua)

Tabela 71.1 Composição (quantidades dos principais ingredientes/100 kcal) de fórmulas especiais para neonatos com comprometimento ou imaturidade da função intestinal (*continuação*)

	Rcf®[a,b]	Pregestimil®[c]	Nutramigen®[c]	Portagen®[c]	Alimentum®[a]	Pediasure®[a]	Neosure®[a]	Nutramigen® AA[c,f]	Elecare®[a,f]	Neocate®[e,f]
Vitamina B_5 (μg) (Ácido pantotênico)	1.230 (750)	500	500\	1.040	750	1.043	800	500	421	620
Vitamina B_6 (μg) (Piridoxal-fosfato)	98 (60)	60	60	208	60	250	100	60	84,2	123,5
Vitamina B_7 (μg) (Biotina)	7,50 (4,5)	3	3	7,8	4,5	18,8	9	3	4,2	3,1
Vitamina B_9 (μg) (Ácido fólico)	24,6 (15)	16	16	15,6	15	25	25	16	29,5	10,2
Vitamina B_{12} (μg) (Cobalamina)	0,74 (0,4)	0,3	0,3	0,62	0,45	0,6	0,4	0,3	0,4	0,26
Vitamina C (mg) (Ácido ascórbico)	14,8 (9)	12	12	8,1	9,0	10	15	12	9	9,26
Colina (mg)	19,3 (12)	24	24	13	12	35	16	24	15	13,1
Inositol (mg)	8,0 (5)	17	17	4,7	5	8,3	35	17	5,1	23,3

TCM, triglicerídio de cadeia média; RCF, Livre de Carboidrato da Ross.

[a] Abbot Nutrition, Columbus, OH.

[b] Observe que essa fórmula não contém carboidrato, o que é responsável por seu conteúdo acentuadamente diferente de nutrientes *versus* as outras fórmulas exibidas. Contudo, se 390 mL da RCF forem reconstituídos com 54 g de carboidrato (p. ex., glicose) e 360 mL de água conforme a recomendação do fabricante, isso resultará nos valores alternativos listados entre parênteses, o que se aproxima do conteúdo de carboidrato da maioria das outras fórmulas exibidas (i. e., aproximadamente 2 g de carboidrato/30 mL da fórmula). Conforme observado (ver texto), se outras fórmulas forem pouco toleradas (i. e., resultar no retorno da diarreia), os autores recomendam inicialmente a reconstituição da RCF com 12 g de carboidrato (p. ex., glicose) e 360 mL de água (i. e., cerca de 0,5 g de carboidrato/30 mL da fórmula), antes de aumentar o conteúdo de carboidrato de forma gradativa, reconstituindo progressivamente a RCF com incrementos adicionais de 12 g de carboidrato (p. ex., glicose) para cada 360 mL de água, diariamente ou em dias alternados, conforme a tolerância ao carboidrato aumenta. Uma vez tolerado o conteúdo total de carboidrato (i. e., cerca de 2 g de carboidrato/30 mL da fórmula), o paciente poderá ser transferido para uma fórmula que contenha carboidrato.

[c] Mead Johnson Nutrition, Evansville, IN.

[d] Observe que essa fórmula é destinada a bebês pré-termo.

[e] Nutricia North America, Gaithersburg, MD.

[f] Observe que essas fórmulas são hipoalergênicas.

limitados. Nesse caso, é fundamental a utilização de uma dieta líquida à base de leite e/ou um alimento terapêutico seco, sólido e pronto para consumo, que possa ser ingerido sem a adição de água (p. ex., Plumpy'nut; Nutriset, Malaunay, France), a fim de minimizar o risco de contaminação bacteriana.[36] Um relatório do grupo de trabalho do Primeiro Congresso Mundial de Gastrenterologia, Hepatologia e Nutrição Pediátrica resume os últimos avanços nesse campo.[37]

Em geral, a causa mais comum de diarreia aguda nos países desenvolvidos é a infecção viral, resultante principalmente do contato com indivíduos infectados; a menos comum é a infecção bacteriana, relacionada com deslocamento socioeconômico ou viagem para o exterior.[38,39] Portanto, a coprocultura (cultura das fezes) para detectar algum patógeno específico costuma não ser útil. A fisiopatologia da maioria das diarreias bacterianas (i. e., enteropatogênicas) toxicogênicas (p. ex., *Salmonella*, *Shigella* e *Campylobacter* spp., *Escherichia coli* enteropatogênica sorotipo O157:H7) é a diarreia secretora resultante da estimulação do sistema da adenilato ciclase, como ocorre em casos de cólera;[40] em contraste, a fisiopatologia de grande parte das diarreias virais (p. ex., rotavírus) é osmótica (inibição do transporte de glicose)[41] e secretora. Como tal, o exame das fezes em relação ao pH e quanto à presença de substâncias redutoras pode ser muito útil, porque o pH baixo (< 6,0) e a presença dessas substâncias sugerem intolerância ao carboidrato, daí uma origem viral. As fezes devem ser testadas após um período de ingestão adequada de um açúcar redutor (p. ex., uma solução de glicose a 5% ou solução de reidratação oral); além disso, o conteúdo aquoso das fezes deve ser testado, em vez da matéria sólida nelas contida.

A má absorção de carboidrato na diarreia aguda é comum, mas felizmente transitória na maioria dos casos. Pode ocorrer a má absorção de todos os carboidratos, inclusive da glicose. Contudo, isso não deve excluir a administração da solução de reidratação oral na diarreia aguda. Ocasionalmente, a má absorção de carboidratos persiste, naquele paciente que desenvolve gastrenterite pós-infecciosa. Neonatos com percentis de crescimento mais baixos que se apresentam com acidose metabólica são particularmente vulneráveis a gastrenterite pós-infecciosa. Antes do início da nutrição parenteral total (NPT), essa enfermidade determinava uma alta taxa de óbito. Agora, no entanto, essa condição pode ser tratada com êxito na maioria dos casos com NPT, e posterior introdução cautelosa de fórmulas elementares ou semielementares.

Caso a origem da diarreia pareça ser osmótica e se a reintrodução de uma fórmula contendo carboidrato resultar na retomada da diarreia, uma fórmula livre de carboidratos (ver Tab. 71.1) geralmente será bem tolerada. Contudo, essas fórmulas podem resultar em cetose e, por vezes, hipoglicemia; portanto, é necessário que haja alguma ingestão de carboidratos. Na criança hospitalizada, o fornecimento de carboidratos pode ser feito por via intravenosa. A maior parte das que não necessitam de hospitalização costuma tolerar, pelo menos, alguma ingestão de açúcar pela via enteral. Em geral, 0,5 g de glicose ou de sacarose por cada 30 mL de fórmula, desde que a ingestão seja adequada, mas não excessiva, é bem tolerado e evita cetose e hipoglicemia. Se essa preparação for bem tolerada, a quantidade de carboidratos poderá ser aumentada dia após dia ou em dias alternados, conforme a tolerância do indivíduo para tal aumento. Se o conteúdo total de carboidratos (i. e., cerca de 2 g/30 mL) for bem tolerado, o paciente poderá passar para uma fórmula que contenha esse nutriente.

Se a etiologia da diarreia for secretora, a alimentação geralmente não afetará o volume de fezes. Em muitos casos, na verdade, a administração de uma solução glicoeletrolítica (p. ex., solução de reidratação oral) parece diminuir o volume de fezes. Em todo caso, a reposição de líquidos e eletrólitos deve manter o mesmo ritmo das perdas intestinais até que a diarreia cesse. Em tais pacientes, portanto, as decisões a respeito da alimentação devem se basear na experiência clínica.

A tendência de evitar os alimentos que contenham lactose, sobretudo o leite materno, na maioria das crianças com diarreia, independentemente da etiologia, é desnecessária. Na verdade, o aleitamento materno contínuo deve ser incentivado. Se o pH das fezes estiver normal na primeira consulta da criança e se não houver a presença de substâncias redutoras, será pouco provável que a deficiência de lactase seja um fator contribuinte da diarreia.

Em alguns pacientes, o episódio agudo de diarreia não se resolve no período habitual de 4 a 5 dias. Nesses pacientes, o tratamento nutricional se torna uma questão muito mais importante a ser considerada. Embora a maioria das crianças possa tolerar um período de 4 a 5 dias com pequena ou nenhuma ingestão de alimentos, poucos são os que podem passar um período superior a duas semanas sem desenvolver desnutrição ou alterações intestinais secundárias causadas por diarreia persistente e desnutrição. Essas crianças apresentam maior probabilidade de desenvolver deficiências secundárias de dissacaridases da mucosa (p. ex., deficiência de lactase e, com menor frequência, deficiência de sacarose). Também pode ocorrer o desenvolvimento de intolerância aos monossacarídeos. O tratamento sem hospitalização, nesses casos, é muito mais difícil. Mais uma vez, a escolha da fórmula a ser utilizada deve ser feita com base na etiologia da diarreia, sob suspeita ou comprovada por cultura; além disso, deve-se levar em conta a maior probabilidade de deficiências secundárias de hidrolase da mucosa. Se pequenos volumes de uma determinada fórmula forem razoavelmente bem tolerados, será possível fornecer uma quantidade suficiente a ponto de suprir as necessidades nutricionais por meio da técnica de infusão contínua.[41] Em crianças menores, isso costuma exigir a hospitalização.

Diarreia crônica

Causas não infecciosas de diarreia crônica resultam de um espectro de alterações congênitas ou adquiridas, incluindo alterações na estrutura das vilosidades (p. ex., doença celíaca), anormalidades ultraestruturais (p. ex., doença de inclusão das microvilosidades) e anomalias em nível molecular (p. ex., diarreia congênita por cloreto). Se não forem tratados de forma adequada, esses distúrbios frequentemente resultarão nas mesmas alterações secundárias na função da mucosa observada em casos de diarreia aguda. O tratamento nutricional das duas doenças mais comuns associadas à diarreia crônica, doença celíaca e enteropatia inflamatória, está descrito aqui. O tratamento nutricional de outras diarreias crônicas, em geral, é semelhante àquele descrito anteriormente e deve ser adaptado à causa e fisiopatologia específicas dessas condições.

Doença celíaca. Foi identificado que a doença celíaca (enteropatia sensível ao glúten) é muito mais comum do que se imaginava.[42,43] A adesão estrita a uma dieta livre de glúten é a base do tratamento; um limiar seguro para o glúten foi estabelecido para adultos com doença celíaca.[44] Os gêneros alimentícios devem conter menos de 20 ppm para serem considerados livres de glúten. Os pacientes com doença celíaca não devem se alimentar de produtos que contenham trigo, cevada ou centeio. A obediência entre as crianças é um problema, sobretudo entre adolescentes que são diagnosticados através de uma triagem de massa e podem não ter os sintomas típicos.[45] Felizmente, foi descoberto que alguns cereais de aveia sejam um substituto seguro para cereais ricos em glúten e podem facilitar o tratamento de crianças com essa condição.[46] A adesão a uma dieta estrita livre de glúten é importante por outras razões além do tratamento sintomático. A conquista de um crescimento adequado, a manutenção de uma densidade mineral óssea normal e a correção da anemia ferropriva são apenas alguns exemplos da importância da adesão a uma dieta estrita livre de glúten.[47-49] Novamente, um relatório de um grupo de estudos do Primeiro Congresso Mundial de Gastrenterologia, Hepatologia e Nutrição Pediátrica descreve a abordagem atual de tratamento desses pacientes.[50]

Enteropatia inflamatória. Esse distúrbio, incluindo colite ulcerativa e doença de Crohn (enterite regional, colite granulomatosa), é outra condição associada à diarreia crônica e falha de crescimento que muitas vezes se torna permanente apesar de uma intervenção nutricional adequada.[51-53] Como a colite ulcerativa afeta apenas o intestino grosso, deixando com isso as funções absortivas do intestino delgado totalmente intactas, seus efeitos sobre o crescimento são limitados. Contudo, a fisiopatologia da doença de Crohn, que afeta principalmente a porção distal do íleo (embora possa envolver qualquer área do trato digestório), consiste em uma inflamação transmural; a causa exata ainda é incerta, mas provavelmente envolve interações complexas entre fatores ambientais, imunológicos e bacterianos em hospedeiros geneticamente suscetíveis. A nutrição inadequada e a falha de crescimento na doença de Crohn, que pode acometer até 30% das crianças, são o resultado do consumo insuficiente de alimentos e dos efeitos cumulativos da inflamação sobre o crescimento; de fato, a doença é tipicamente anunciada por uma lentidão inexplicável do crescimento linear antes do diagnóstico.[54-56]

Agentes anti-inflamatórios (i. e., imunossupressores) como os derivados do 5-aminossalicilato e agentes imunomoduladores como a azatioprina são as bases da terapia de indução, bem como de manutenção da remissão; os corticosteroides também podem ser prescritos (p. ex., prednisona), mas o uso a longo prazo é associado a uma incidência inaceitavelmente alta de efeitos colaterais em crianças.

O fato de os pacientes preparados para o tratamento cirúrgico de complicações relacionadas com a doença de Crohn (como obstrução, perfuração, abscessos e fístulas intestinais) apresentarem melhora dos sintomas induziu ao uso de dietas elementares e semielementares como o tratamento principal. Embora não se conheça o mecanismo exato dessa melhora, fica claro que a nutrição elementar enteral com calorias a 133% do peso corporal ideal ou 60 a 75 kcal/kg do peso corporal real pode alcançar resultados terapêuticos em crianças, embora não em adultos, quando comparáveis aos obtidos com agentes anti-inflamatórios.[57-63]

Pesquisadores demonstraram que dietas poliméricas também são eficazes na indução de remissão. As deficiências de micronutrientes, em particular cálcio/vitamina D e ferro/ácido fólico, associadas, respectivamente, a osteopenia e osteoporose, bem como a anemias microcíticas e macrocíticas, também foram relatadas e necessitam de suplementação adequada se presentes. O tratamento nutricional da doença de Crohn em crianças foi revisado e, mais uma vez, um relatório de um grupo de estudos do Primeiro Congresso Mundial de Gastrenterologia, Hepatologia e Nutrição Pediátrica traça os desafios que persistem no tratamento de pacientes pediátricos com essa doença.[64,65]

Distúrbios de vômitos

A maioria dos episódios agudos de vômito é de curta duração e acarreta poucos problemas nutricionais. No entanto, o vômito crônico acompanha uma série de condições. A mais comum dessas condições intrínsecas ao trato gastrintestinal é o refluxo gastresofágico.

Refluxo gastresofágico. Até certo ponto, essa condição é fisiológica na infância, entretanto ela assumirá um significado patológico (i. e., doença do refluxo gastresofágico) se resultar em falha de crescimento e/ou aspiração pulmonar recorrente e suas complicações (p. ex., aspiração com risco de vida, doença pulmonar crônica). As diretrizes clínicas para avaliação e tratamento do refluxo gastroesofágico em lactentes e crianças foram recentemente publicadas pela North American Society for Pediatric Gastroenterology and Nutrition.[66]

Nos estágios iniciais, a terapia nutricional dessa condição envolve manter o paciente em posição ereta durante e imediatamente após a alimentação, tranquilizando os cuidadores que a regurgitação persistente não causa nenhum dano, desde que a criança esteja ganhando peso normalmente e não apresente sintomas respiratórios. Embora a posição prona (decúbito ventral), durante o sono, reduza a frequência de refluxo gastresofágico, ela é associada a uma maior incidência da síndrome de morte súbita infantil e, portanto, é melhor evitá-la. Nos lactentes que são alimentados com fórmulas e se apresentam com vômitos, é justificável a tentativa de uma a duas semanas com uma fórmula hipoalergênica. Os agentes espessantes, como o cereal de arroz, não diminuem os episódios de refluxo para o esôfago, mas podem reduzir os de vômito evidente.

Em crianças e adolescentes, a posição de decúbito lateral esquerdo e a elevação da cabeceira da cama durante o sono, bem como a abstinência de cafeína, chocolate, comidas apimentadas, tabaco e bebidas alcoólicas, podem ajudar a reduzir os sintomas. Os antagonistas do receptor de histamina e os inibidores de bomba de prótons podem aliviar a dor e promover a cura. Os agentes procinéticos, como a cisaprida, e os colinérgicos, como o betanecol, não são mais recomendados no tratamento da doença de refluxo gastresofágico, antigamente por causa de sua associação com arritmias cardíacas e, hoje, em função da ineficácia desses agentes. Se ocorrer falha de crescimento ou diminuição do peso em relação à altura apesar do tratamento medicamentoso ideal, indica-se a terapia nutricional enteral contínua pelo duodeno ou jejuno para minimizar o risco de mais refluxo. Em alguns pacientes, a cirurgia antirrefluxo (i. e., fundoplicatura de Nissen) pode ser necessária.

Doenças diversas. Algumas outras doenças bem menos comuns são associadas a vômitos crônicos. Embora sua causa permaneça desconhecida, a síndrome dos vômitos cíclicos, ou enxaqueca abdominal, é cada vez mais reconhecida como uma importante causa, mas subapreciada, de vômito crônico na infância.[67] Essa síndrome é caracterizada por episódios graves e repetitivos de vômito que duram horas ou dias e podem necessitar de internação para reidratação intravenosa. Em contrapartida, outras causas de vômitos crônicos, como doença péptica, tipicamente resultam em episódios menos graves, porém mais frequentes, de vômitos.[68] Outra causa de vômitos crônicos em crianças é a síndrome de ruminação. Antigamente se acreditava que essa síndrome existisse apenas em crianças com atraso de desenvolvimento, hoje ela é reconhecida por ser razoavelmente comum entre as crianças e os adolescentes de desenvolvimento normal. Em todos esses casos, os déficits nutricionais são causados por ingestão inadequada, sendo tratados pelo fornecimento adequado de proteína e energia durante períodos de quiescência, juntamente com tratamento médico padrão.

Síndrome do intestino curto

A síndrome do intestino curto caracteriza-se por uma diminuição acentuada da área de superfície absortiva efetiva. Do ponto de vista funcional, esse distúrbio pode ser considerado da mesma forma que a diarreia crônica. Nessa síndrome do intestino curto, as alterações de motilidade, secreção, digestão e absorção gastrintestinais são secundárias à perda maciça do intestino delgado, e não à invasão bacteriana ou viral nem aos efeitos secundários desses microrganismos e da desnutrição. Em geral, a gravidade da síndrome do intestino curto está inversamente relacionada com o comprimento do segmento intestinal remanescente; entretanto, a perda da válvula ileocecal, que atua como esfíncter fisiológico na desaceleração do trânsito e na prevenção da ileíte por refluxo, também aumenta a gravidade.[69,70] A remoção de segmentos específicos do intestino também gera sintomas específicos. A retirada do jejuno resulta em má absorção mais grave de carboidratos e, talvez, na diminuição da secreção biliar e pancreática, bem como em distúrbios de motilidade, pelo fato de a atividade das dissacaridases ser maior nas células dessa porção do intestino e da colecistocinina e de outros hormônios intestinais serem secretados nesse local. A perda ileal, por sua vez, culmina na perda tanto da recaptação de sais biliares como da absorção da vitamina B_{12}. De forma geral, o potencial de adaptação do íleo parece ser inferior ao do jejuno. Portanto, a perda do jejuno é, via de regra, mais bem tolerada do que a perda do íleo.

A fase inicial da síndrome do intestino curto, logo após a ressecção maciça, costuma estar associada à perda significativa de líquidos e eletrólitos, tornando impossível a alimentação enteral eficaz. Assim, durante essa fase e o início da fase intermediária, a maior parte das necessidades nutricionais deve ser fornecida por via parenteral. À medida que o intestino delgado remanescente se adapta gradativamente, é possível iniciar a oferta enteral, embora esse processo deva ser lento. Nessa fase, em geral, a alimentação contínua via sonda nasogástrica ou gastrostomia é mais bem tolerada do que a alimentação em bólus.[71] Além disso, as fórmulas elementares (ver Tab. 71.1) geralmente são mais bem toleradas do que as não elementares.

Uma vez atingida a adaptação máxima, um processo que pode levar anos, proteínas e carboidratos mais complexos poderão ser introduzidos. Mesmo durante essa fase final, no entanto, pode ser necessária a alimentação frequente em pequenas quantidades. Durante todas as fases, as manipulações farmacológicas (p. ex., colestiramina para quelar os ácidos biliares, loperamida e/ou elixir paregórico para lentificar o trânsito e antibióticos para erradicar a proliferação bacteriana significativa) podem trazer melhora sintomática e fisiológica.

O ritmo de recuperação da síndrome do intestino curto depende de vários fatores. O comprimento do intestino remanescente é mais importante do que a presença da válvula ileocecal intacta; além disso, alguns pesquisadores acreditam que o uso precoce de leite materno e/ou de fórmulas à base de aminoácidos, em especial aquelas suplementadas com glutamina e/ou ácidos graxos de cadeia longa, estimule o crescimento da mucosa e acelere o ritmo de adaptação intestinal.[72-76] A adição do hormônio de crescimento humano a esse esquema terapêutico também pode acelerar a suspensão da nutrição parenteral.[77,78]

A adaptação se dá por meio de dois mecanismos, a hipertrofia do intestino remanescente e a hiperplasia da mucosa intestinal, que agem em sinergia para aumentar a área de superfície total do intestino. Todavia, a proliferação bacteriana pode retardar o ritmo de adaptação intestinal.[79] A restauração imediata da continuidade do intestino e o fornecimento de alimentação precoce exercem um efeito protetor sobre a função hepática — efeito este que pode retardar o desenvolvimento de colestase associada à NPT e, em última instância, cirrose biliar secundária, uma importante causa de morbidade e mortalidade durante as fases intermediária e final da adaptação intestinal.[77,80] Também foi demonstrado que o uso de aminoácidos suplementados com taurina exerçam um efeito protetor.[81,82] Independentemente disso, uma vez estabelecida a colestase, muito frequentemente por infecções sistêmicas, deve-se considerar a reversão pela retirada da nutrição parenteral em tempo oportuno ou por meio de fármacos (i. e., ácido ursodesoxicólico) e/ou de cirurgia (i. e., irrigação biliar), a fim de impedir a progressão para cirrose biliar secundária, insuficiência hepática, hepatopatia em estágio final e óbito; a colecistocinina-octapeptídeo não é mais recomendada para o tratamento, pois um ensaio clínico prospectivo não demonstrou benefício em comparação ao placebo.[83-85]

A substituição das emulsões lipídicas intravenosas convencionais por emulsão de óleo de peixe parenteral é defendida como um tratamento eficaz para colestase associada à NPT.[86,87] Atualmente, entretanto, a emulsão está disponível apenas para uso experimental. Além disso, os estudos experimentais dessa emulsão em um modelo de coelho sugerem que ela possa induzir a um aumento na fibrose periportal, precursor presuntivo da cirrose biliar secundária.[88] No momento, portanto, seu uso não pode ser recomendado. Dessa forma, o tratamento ideal para colestase associada à NPT continua sendo a prevenção. Como essa condição afeta com frequência os recém-nascidos de peso muito baixo ao nascer (i. e., < 1 kg), deve-se evitar o uso de emulsões lipídicas intravenosas convencionais em uma dose maior de 2-2,5 g/kg/dia , pois isso pode contribuir para o desenvolvimento de colestase.[89,90]

Apesar desses avanços, a recuperação da síndrome do intestino curto depende, em última instância, de que o lactente acometido atinja um crescimento suficiente, para que as necessidades calóricas diminuam das 115 a 125 kcal/kg/dia, necessárias à maior taxa de crescimento dos primeiros meses de vida, para as 80 a 90 kcal/kg/dia necessárias para a manutenção do crescimento após o primeiro aniversário. Em outras palavras, é pouco provável que a nutrição parenteral seja completamente retirada antes que a área de superfície total do intestino tenha aumentado o bastante a ponto de permitir que as necessidades energéticas gradativamente decrescentes do lactente sejam supridas apenas através da terapia enteral. Nos pacientes em que o tratamento médico ideal não é bem-sucedido, podem ser necessários os procedimentos de alongamento cirúrgico do intestino (p. ex., técnica de Bianchi e enteroplastia transversa seriada) e, em casos graves, transplante de intestino delgado (associado ao transplante de fígado nos pacientes com hepatopatia em estágio terminal). Mais uma vez, um relatório do grupo de estudos do referido congresso apontou os problemas encontrados por profissionais que tratam lactentes e crianças com síndrome do intestino curto e condições relacionadas, como os intestinos curtos de origem congênita ou funcional.[91]

Distúrbios geniturinários

A depuração do líquido em excesso e dos resíduos nitrogenados é a principal tarefa do sistema geniturinário. Portanto, a terapia nutricional da insuficiência renal em crianças deve garantir simultaneamente a ingestão suficiente de energia e proteína para as necessidades basais e o crescimento adequado, ao mesmo tempo em que se restringe a carga de água e nitrogênio — carga esta que deve ser excretada por rins lesionados ou não funcionais ou removida pela terapia de reposição renal.

Insuficiência renal aguda

A insuficiência renal aguda após reparo cirúrgico de anomalias cardíacas congênitas é o principal fator de risco para a mortalidade relacionada com os rins; por outro lado, a sepse e as queimaduras representam as principais causas de insuficiência renal aguda na primeira década de vida, enquanto as complicações hemato-oncológicas constituem a principal causa na segunda década de vida.[92] A nutrição enteral parece ser bem tolerada em pacientes adultos com insuficiência renal aguda, com a relação do volume diário administrado e prescrito, excedendo 90% na maioria dos casos. Além disso, não parece ocorrer nenhuma diferença significativa nas taxas de complicações gastrintestinais ou mecânicas relacionadas com a nutrição enteral entre as crianças com insuficiência renal aguda quando comparadas aos controles, embora em um único estudo, foram observados volumes residuais gástricos um pouco mais altos em uma pequena porcentagem do primeiro grupo (7,3% *versus* 3,1%). Mesmo assim, a suplementação parenteral de aminoácidos ocasionalmente pode ser necessária; isso é particularmente verdadeiro entre aqueles que recebem terapia de reposição renal.[93] A depuração de aminoácidos parece ser até 30% maior com a hemofiltração venovenosa contínua do que com a hemodiafiltração venovenosa contínua, ainda que as perdas de aminoácidos pareçam semelhantes. De maior importância, o balanço nitrogenado pode não ser alcançado por qualquer uma dessas terapias, apesar da administração de um padrão de 1,5 g/kg/dia de proteína e uma ingestão calórica de aproximadamente 120 a 130% do gasto energético em repouso (GER) conferido pela NPT.[94]

Insuficiência renal crônica

A diminuição na ingestão alimentar espontânea, provavelmente resultado da falta de apetite, é comum em crianças com insuficiência renal crônica, embora não pareça diminuir com o passar do tempo.[95] Embora a prescrição de dietas especiais para crianças no início do curso da insuficiência renal crônica não pareça ser mais justificável por causa dos possíveis efeitos desfavoráveis ou prejudiciais de se restringir a ingestão de nutrientes dessas dietas, a suplementação de nutrição enteral e parenteral, a última sob a forma intradialítica, pode ser requerida.[96] Não restam dúvidas quanto à possibilidade de prolongamento da vida e de manutenção do crescimento linear quase normal caso se consiga manter a ingestão adequada de energia e proteína.[97-99] Até a recuperação do crescimento é possível se a suplementação nutricional for iniciada antes dos 2 anos de idade.[100]

As necessidades energéticas de crianças com insuficiência renal crônica não parecem ser maiores do que as de crianças normais; de fato, elas podem ser mais baixas, quando se contabiliza o conteúdo de glicose no dialisado, estimado em 8 a 12 kcal/kg/dia.[101-103] As necessidades de proteínas foram previamente fixadas de forma arbitrária em níveis baixos para proteger a função renal. Contudo, isso pode ser o efeito adverso de se diminuir a ingestão calórica total, embora os ensaios clínicos prospectivos de dietas pobres em proteína em adultos não tenham sido eficazes em retardar a evolução da insuficiência renal. Por outro lado, as necessidades proteicas durante a hemodiálise excedem aquelas para os jovens normais em aproximadamente 33% (lactentes e crianças pequenas) até 50% (crianças mais velhas e adolescentes); para a diálise peritoneal, os respectivos valores são 50 e 100%.[95] Uma discussão detalhada sobre as necessidades de micronutrientes na insuficiência renal crônica pediátrica está além do escopo deste capítulo; em suma, deve-se tomar cuidado para evitar a administração excessiva de vitamina A, além de garantir a restrição de fosfato na dieta para evitar o desenvolvimento de osteopatia renal.

Infecção pelo vírus da imunodeficiência humana/ síndrome da imunodeficiência adquirida

A manutenção do estado nutricional é essencial para retardar a progressão de infecção latente para comprometimento imunológico da doença causada pelo vírus da imunodeficiência humana (HIV). O tratamento antirretroviral e o cuidado paliativo dessa doença crônica constituem a terapia definitiva para o HIV (síndrome da imunodeficiência adquirida [AIDS]), mas a terapia nutricional é de suma importância para a integridade da massa celular corporal, adversamente afetada pela síndrome de emaciação por infecção pelo HIV, importante componente dos estágios finais da doença. Sem a terapia nutricional adequada, a emaciação leva à desnutrição, o que predispõe à superinfecção, agravando ainda mais a condição nutricional. Além disso, nos estados avançados da doença, os comprometimentos gastrintestinais podem comprometer ainda mais a ingestão nutricional adequada. Considerando esses elementos sinérgicos, não surpreende o fato de cerca de 90% das crianças com HIV/AIDS estarem desnutridas em algum momento durante o curso da doença.[104,105]

A desnutrição associada ao HIV/AIDS é multifatorial. As lesões orais, gengivais e esofágicas, como úlceras, periodontites e candidíase oral, podem tornar o ato de se alimentar uma experiência desagradável e dolorosa. Gastrite, náusea, vômito e dor abdominal, causados por infecção ou por irritação medicamentosa, podem afetar o apetite de forma adversa. A pancreatite, que tipicamente se manifesta com vômito, é um efeito colateral conhecido da didesoxinosina e da pentamidina. A diarreia crônica também pode causar perda contínua de nutrientes. Por fim, a encefalopatia, que pode estar presente em até um terço dos pacientes em estágio avançado da doença,[106] também pode levar à ingestão energética inadequada. No entanto, até mesmo as crianças infectadas pelo HIV, com ingestão energética próxima do normal, parecem ganhar peso mais lentamente do que os controles não infectados.[107] Embora isso possa ser causado, pelo menos em parte, por dano à mucosa e comprometimento da absorção resultante do HIV ou de patógenos entéricos, a ingestão energética deficiente também foi implicada como uma possível causa.[108]

A base do tratamento de crianças infectadas por HIV consiste na terapia antirretroviral altamente ativa (HAART), sem a qual é improvável que a terapia nutricional tenha sucesso e vice-versa. Contudo, caso se consiga manter a HAART e garantir uma ingestão adequada de nutrientes, poderá ser obtida uma melhoria substancial nos valores de altura para a idade, peso para a idade e peso em relação à altura (ver adiante).[109] Se a HAART não estiver disponível ou não conseguir manter um crescimento adequado, a terapia nutricional de crianças com HIV/AIDS deve começar com suplementos dietéticos orais. Uma ingestão energética de até 50% a mais do que as necessidades estimadas para as crianças saudáveis pode ser necessária para o ganho adequado de peso. Se essa ingestão não gerar um crescimento relativamente normal, pode-se considerar a suplementação com fórmula por via enteral. Em casos refratários selecionados, a inserção de sonda via gastrostomia (percutânea, laparoscópica ou cirúrgica) talvez seja necessária para alcançar uma ingestão suficiente. Uma das vantagens desse procedimento é que ele permite a administração de medicamentos pouco palatáveis pela sonda.[110,111] O acetato de megestrol pode estimular o apetite nas crianças infectadas pelo HIV, para as quais a gastrostomia não constitui uma opção.[112] O hormônio do crescimento humano também é utilizado com algum sucesso em determinados pacientes. A NPT deve ser considerada apenas se todas as outras opções forem malsucedidas.

Os benefícios da terapia nutricional em casos de HIV/AIDS não se limitam meramente à prevenção da falha de crescimento. Evidências recentes indicam que a intervenção nutricional pode restabelecer a absorção intestinal e aumentar o número de células CD4.[113] Dessa forma, as crianças sob risco de apresentar má evolução ponderal, isto é, aquelas com histórico de pneumonia, uso materno de drogas ilícitas durante a gravidez, baixa contagem de células CD4, exposição a tratamento antirretroviral até os três meses de vida e carga viral mensurável, devem ser candidatas à terapia nutricional.[114] O uso de probióticos também é defendido, pois esses agentes parecem aumentar a contagem das células CD4 e melhorar a consistência das fezes.[115] Conforme mencionado anteriormente, um relatório apresentado pelo grupo de estudos do congresso citado concentrou-se nos conceitos modernos e nas direções futuras que serão adotados no tratamento do HIV em lactentes e crianças.[116]

Doença crítica, traumatismo e queimaduras

A American Society of Parenteral and Enteral Nutrition publicou diretrizes sobre a terapia nutricional ideal para a criança criticamente enferma ou lesionada.[117] Em suma, essa sociedade defende a triagem e a avaliação nutricional, a determinação do gasto energético idealmente por calorimetria indireta, o uso preferencial do trato gastrintestinal e a consulta regular com uma equipe de terapia nutricional pediátrica, dedicada para isso. Sempre que possível, as alimentações enterais devem ser iniciadas precocemente por uma via adequada, avançadas de uma forma gradual, monitoradas continuamente e ajustadas, se necessário, de acordo com uma definição e abordagem uniforme às intolerâncias alimentares e interrupções necessárias na alimentação enteral, resultantes de procedimentos diagnósticos, intervenções terapêuticas e mau funcionamento da via enteral. A nutrição parenteral deve ficar reservada para aqueles casos de falha da nutrição enteral.

Felizmente, a necessidade de proteína extra para evitar a degradação da musculatura diafragmática, intercostal e cardíaca e seus efeitos indesejáveis sobre as funções respiratória, cardíaca e imunológica foi relativamente bem estabelecida para operações cirúrgicas e sepse bacteriana, com base nos aumentos mensurados da degradação de proteína e excreção urinária de nitrogênio de 25 e 100%, respectivamente; infelizmente, o mesmo não é verdadeiro para a necessidade de energia extra.[118,119] As equações-padrão para prever as necessidades calóricas, como a fórmula de Harris Benedict, são muitas vezes imprecisas.[120-126] Além disso, não foi constatado que a resposta de estresse à doença e lesão seja tão consistente ou pronunciada quanto se acreditava previamente.[126,127] Portanto, a superalimentação de crianças criticamente enfermas e lesionadas é cada vez mais reconhecida como um problema grave, ainda que silencioso, na unidade de terapia intensiva pediátrica. Isso leva a comprometimento respiratório pelo excesso de produção e subsequente eliminação de dióxido de carbono, bem como hiperglicemia, hiperlipidemia e disfunção hepática.[128]

Na ausência de diretrizes definitivas, as recomendações atuais de consenso para a provisão de macronutrientes a pacientes pediátricos criticamente enfermos e lesionados sugerem o seguinte: (a) uma ingestão de proteína de 2 a 3 g/kg/dia para lactentes e crianças mais novas de 1 a 3 anos, 1,5 a 2 g/kg/dia para crianças em idade pré-escolar e escolar e 1,5 g/kg/dia para adolescentes; e (b) uma ingestão de energia com base no GER mensurado, com dieta rica em gordura e pobre em carboidrato por causa da importância do primeiro nutriente como fonte energética em doenças pediátricas críticas, de seu papel na prevenção de deficiência de ácidos graxos essenciais e da ausência de efeitos adversos sobre a ventilação. Contudo, se a calorimetria indireta não estiver disponível, talvez seja necessário o uso de equações-padrão, admitindo a tendência dessas equações a predizer de forma exagerada o GER, particularmente em crianças obesas, e modificando os cálculos em conformidade com isso.[117,123,129,130]

As necessidades de proteína e energia de pacientes pediátricos vítimas de queimadura, entretanto, foram amplamente estudadas ao longo de muitos anos e, por isso, foram estabelecidas de forma definitiva. Atualmente, são recomendadas ingestões de proteína de 1,5 g/kg/dia e de energia igual a 1,2 vezes o gasto energético em repouso. Embora a administração de quantidades maiores seja mais capaz de manter o peso corporal, não parece resultar em preservação da massa corporal magra; como tal, o excesso de proteína e energia a mais desses valores não é mais fornecido de forma rotineira.[131,132]

Outras condições

Embora uma discussão mais ampla sobre a terapia nutricional de crianças com erros inatos do metabolismo, deficiências de desenvolvimento e distúrbios alimentares esteja além do escopo deste capítulo, os estudos têm abordado cada um desses problemas complexos. A terapia dietética de crianças com erros inatos do metabolismo exige uma colaboração estreita de algum especialista em tais condições e geralmente consiste na exclusão do metabólito ofensor ou de seus precursores bioquímicos da dieta (p. ex., a eliminação de fenilalanina da dieta de pacientes com fenilcetonúria). A terapia nutricional de crianças com deficiências de desenvolvimento pode levar à diminuição da morbidade relacionada com a deficiência.[133] Por fim, as crianças pequenas e os lactentes hospitalizados podem estar tão sujeitos a distúrbios alimentares quanto à nutrição inadequada; nesse caso, o tratamento ideal deve ser realizado por equipe multidisciplinar.[134]

Aspectos gerais da terapia nutricional

A determinação precisa da condição nutricional é, obviamente, o primeiro passo em todas as formas de terapia nutricional. No entanto, a avaliação do estado nutricional em lactentes não é uma tarefa fácil.[135] Isso ocorre, em parte, porque não existe nenhuma definição exata de desnutrição e, em outra parte, pelo fato de as alterações mais precoces da desnutrição serem adaptações sutis que tendem a atenuar os efeitos da própria desnutrição. Apesar disso, deve-se realizar alguma avaliação objetiva da condição nutricional em todas as crianças que sejam candidatas à terapia nutricional. Sem qualquer outro motivo, essa avaliação fornece uma base para a monitoração dos resultados da terapia.

Estão disponíveis muitas técnicas de avaliação antropométrica e bioquímica; suas vantagens, desvantagens e limitações específicas foram amplamente discutidas.[135] Em geral, não há um teste isolado nem uma combinação ideal deles. Na verdade, o bom senso clínico, formulado com base no conhecimento do processo da doença e da condição das reservas nutricionais do corpo, parece ser tão confiável quanto os testes "objetivos" de rotina.[136] A avaliação do peso em relação ao comprimento ou à altura é um dos índices mais úteis do estado nutricional. Uma criança que esteja abaixo do 10º percentil dessa curva-padrão, independentemente do peso ou da altura (comprimento) para a idade, pode ser considerada como desnutrida e necessitar de terapia nutricional. No entanto, embora seja mais fácil utilizar o peso para o comprimento ou altura, defende-se o índice de massa corporal para a idade, pois ele reflete as variações do peso para relação da estatura com a idade.[137]

A situação da criança cujo peso é apropriado para o comprimento ou para a altura (i. e., *stunted child*), mas cujo peso e altura são baixos para a idade (i. e., *wasted child*), é mais problemática.[138] Não há evidências convincentes de que essa criança esteja desnutrida nem de que ela necessite de intervenção nutricional rigorosa. Em contrapartida, é justificável uma tentativa de fazer com que a criança atinja seu potencial de crescimento. Normalmente, isso requer tanto um histórico nutricional como uma avaliação clínica mais extensa, inclusive a avaliação da condição endocrinológica.

Em geral, a abordagem aconselhada para a terapia nutricional da criança ou do neonato desnutridos também se aplica ao neonato ou à criança com alguma condição subjacente que os predisponha ao desenvolvimento de desnutrição, incluindo baixo peso ao nascer. A princípio, sobretudo nas crianças menos gravemente afetadas, deve-se tentar aumentar a ingestão de nutrientes por meios convencionais. Se essa abordagem for malsucedida, poderá ser utilizado um dos vários suplementos disponíveis no mercado. No entanto, esses suplementos frequentemente substituem a ingestão usual de alimentos e podem não produzir o resultado desejado de aumento da ingestão total. Além disso, a maioria dos produtos disponíveis atualmente foi elaborada para adultos e não é ideal para os pacientes pediátricos. Uma exceção é o PediaSure® (Abbott Nutrition, Columbus, OH) (ver Tab. 71.1).

Nutrição enteral

Se os alimentos convencionais não forem tolerados, as fórmulas ou os suplementos especiais e, talvez, o fornecimento por meio de uma sonda, em bólus ou sob infusão contínua, serão os próximos passos. A nutrição enteral (i. e., alimentação por sonda) é utilizada com sucesso em lactentes e crianças criticamente enfermas ou acometidas por doença aguda, sendo preferível em detrimento à nutrição parenteral por ser mais barata e menos perigosa.[139-143] A via de administração (i. e., gástrica ou transpilórica) parece não afetar a taxa de complicações (i. e., pneumonia por aspiração, falha da nutrição enteral, intolerância alimentar), embora a via transpilórica possa transferir um aporte calórico mais consistente do que a via gástrica em lactentes e crianças criticamente enfermos ou lesionados, em particular se iniciada precocemente.[144,145] Contudo, isso deve ser ponderado diante da maior dificuldade de colocação da sonda de alimentação por via transpilórica, o que pode exigir a ajuda de uma intervenção radiológica.

Uma série de produtos para alimentação enteral está atualmente disponível (ver Tab. 71.1). A escolha da fórmula e do método de fornecimento deve ser norteada pela condição subjacente do paciente. A nutrição enteral pode ser administrada de forma intermitente (em bólus) ou contínua (gotejamento), ao longo do dia ou apenas durante uma parte dele (p. ex., à noite), dependendo da idade, da condição e do estado nutricional do paciente. A forma de administração (i. e., intermitente ou contínua) parece exercer pouco efeito sobre a intolerância alimentar e os volumes gástricos residuais, embora as alimentações contínuas provavelmente resultem em um maior aporte calórico.[146,147] Se a condição do paciente (p. ex., doença pulmonar) tornar desaconselhável a utilização de sonda nasal de demora, deve-se considerar a inserção de sonda de gastrostomia, por via percutânea, laparoscópica ou cirúrgica. Se a tolerância gastrintestinal até mesmo de fórmulas elementares for gravemente limitada, poderão ser utilizados nutrientes parenterais como única fonte nutricional ou como suplemento às combinações de nutrientes enterais tolerados.

Nutrição parenteral

Em geral, considera-se que o uso, agora difundido, da nutrição parenteral seja um dos principais fatores que contribuem para a mortalidade atual razoavelmente baixa de neonatos com lesões do trato gastrintestinal passíveis de correção cirúrgica (p. ex., onfalocele, gastrosquise, atresias intestinais), bem como daqueles com síndrome do intestino curto e diarreia intratável.[148] Embora o papel desempenhado pelo fornecimento de nutrientes por via parenteral na diminuição das taxas de mortalidade e morbidade de outros grupos de pacientes pediátricos (p. ex., neonatos com baixo peso ao nascer) seja menos claro, essa terapia é utilizada em uma grande variedade desses pacientes. Além disso, apesar dos muitos riscos da técnica, a maioria dos pesquisadores concorda que o claro anabolismo que pode ser obtido com o fornecimento parenteral de nutrientes é preferível à inevitável continuação do catabolismo se o fornecimento de nutrientes adequados por outras vias for impossível. Isso ocorre, particularmente, se forem observados todos os aspectos da técnica, o que minimiza os riscos e aumenta os benefícios.

Via de administração

Os nutrientes parenterais podem ser infundidos por veia central ou periférica. Um aporte energético de 70 a 80 kcal/kg/dia pode ser fornecido de forma regular e segura pela via venosa periférica; por razões óbvias, no entanto, a duração desse tipo de fornecimento é limitada. É possível fornecer aportes muito maiores (100-120 kcal/kg/dia) por um período mais longo através da via venosa central. Aportes aceitáveis de todos os outros nutrientes são possíveis por qualquer uma das vias.

Embora frequentemente se discuta sobre as vantagens e desvantagens dessas duas vias, ambas são eficazes quando utilizadas em circunstâncias apropriadas. Em geral, o período em que provavelmente os nutrientes parenterais são requeridos e as necessidades nutricionais do paciente devem ser os fatores determinantes na escolha de uma via de administração em detrimento da outra. Se os nutrientes parenterais forem necessários por um período superior a dez dias, dar-se-á preferência à via venosa central.

Em neonatos com baixo peso ao nascer, a infusão é, muitas vezes, fornecida através de cateteres do vaso umbilical. Embora essa via de administração seja conveniente, ela não pode ser recomendada. As características de fluxo dos vasos umbilicais não permitem a diluição suficiente da infusão de nutrientes para evitar a lesão da camada íntima. Além de a incidência de trombose com cateteres umbilicais ser muito alta, o mau posicionamento desses dispositivos pode ter consequências graves. Além disso, a incidência de sepse parece ser maior quando os nutrientes são fornecidos pelos vasos umbilicais do que pelas veias centrais ou periféricas.

Infusão de nutrientes

A infusão de nutrientes deve incluir fontes de nitrogênio, além de energia (glicose e lipídios), eletrólitos, minerais e vitaminas suficientes. Infusões adequadas para administração por veias tanto centrais como periféricas podem ser encontradas na Tabela 71.2. Embora essas infusões sejam aceitáveis para a maioria dos neonatos e das crianças, talvez seja necessário realizar modificações para atender às necessidades específicas de cada paciente.

As misturas de aminoácidos cristalinos costumam ser utilizadas como a fonte de nitrogênio em infusões de nutrição parenteral. Existem várias misturas desse tipo disponíveis (ver Tab. 71.3); todas elas, inclusive, contêm a maioria dos aminoácidos essenciais (as exceções incluem a cistina e a tirosina, que são instáveis ou insolúveis em solução aquosa) e quantidades variadas de aminoácidos não essenciais. É recomendável uma oferta de aminoácidos de 3,0 a 4,0 g/kg/dia. É mais provável que as ofertas mais altas, embora sejam toleradas pela maioria dos neonatos, resultem em concen-

Tabela 71.2 Composição das soluções de nutrição parenteral

Componente	Quantidade/kg/dia
Aminoácidos	3,0-4,0 g
Energia	60-120 kcal
Glicose[a]	15-30 g
Lipídio[b]	0,5-3,0 g
Eletrólitos e minerais	
Sódio (sob a forma de cloreto)	2-4 mEq
Potássio (sob a forma de fosfato e cloreto)[c]	2-4 mEq
Cálcio (sob a forma de gluconato)	1,5-2,0 mmol
Magnésio (sob a forma de sulfato)	0,25 mEq
Fósforo (sob a forma de fosfato de potássio)[c]	1,5 mmol
Oligoelementos	(Ver Tab. 71.4)
Vitaminas	(Ver Tab. 71.5)
Volume	100-150 mL

[a] Para infusão em veia periférica, a concentração de glicose não deve exceder de 10 a 12,5%.

[b] O lipídio deve ser infundido separadamente (ver texto).

[c] O potássio, sob a forma de fosfato, deve ser limitado a 2,5 mEq/kg/dia (cerca de 1,7 mmol de fosfato), a menos que o monitoramento químico sugira a necessidade de mais fosfato; se apenas o potássio adicional for necessário, ele deverá ser fornecido sob a forma de sal de cloreto.

trações plasmáticas elevadas de aminoácidos e azotemia. Alguns pesquisadores defendem a oferta de aminoácidos inferior a 2,5 g/kg/dia para neonatos com baixo peso ao nascer, em especial nos primeiros dias do tratamento, quando o aporte energético não proteico é baixo (pela intolerância à glicose e aos lipídios). Estudos sugerem que não há razão para defender essa prática, mesmo se o aporte energético concomitante for consideravelmente baixo.[149]

A glicose é a fonte energética parenteral não lipídica preferida, embora a capacidade de alguns neonatos em metabolizá-la seja limitada. Muitos neonatos, principalmente durante o período inicial da nutrição parenteral, desenvolvem hiperglicemia e diurese osmótica com perda urinária concomitante de eletrólitos, quando a quantidade de glicose infundida excede a tolerada. A administração cuidadosa e contínua de pequenas doses de insulina parece amenizar o problema da intolerância à glicose em neonatos com baixo peso ao nascer, permitindo com isso a administração de maiores quantidades de glicose.[150]

A maioria dos neonatos com baixo peso ao nascer tolera soluções de 5 a 7% de dextrose (3,5-5,0 mg/kg/minuto ou 17-25 kcal/kg/dia) se o volume for limitado a 100 mL/kg/dia, mesmo durante os primeiros dias de vida; portanto, em neonatos muito pequenos e/ou instáveis, é prudente iniciar a nutrição parenteral com esse aporte mais baixo de glicose e elevá-la à medida que aumenta a tolerância à glicose. Em neonatos mais velhos ou mais estáveis, um aporte inicial de glicose de 15 g/kg/dia (cerca de 50 kcal/kg/dia) costuma ser bem tolerado. Essa quantidade pode ser administrada com facilidade pela via periférica, sem exceder a concentração de glicose de 10%. Com a administração venosa central, aportes muito maiores (i. e., 25-30 g/kg/dia ou 85-102 kcal/kg/dia) acabam sendo tolerados. Até mesmo nos pacientes mais estáveis, entretanto, esses aportes mais altos devem ser alcançados de maneira gradual, com incrementos diários que não ultrapassem 5 g/kg/dia. Em todos os pacientes, é necessário o monitoramento rigoroso da tolerância à glicose conforme se aumenta o aporte (ver adiante). Uma vez alcançados, os

Tabela 71.3 Conteúdo de aminoácidos (mg/2,5 g) das soluções de aminoácidos cristalinos disponíveis no mercado

Aminoácido	Aminosyn® II[a]	Aminosyn®-PF[a]	Novamine®[a]	Travasol™[b]	Premasol™[b]	Freamine® III[c]	Trophamine®[c]
Essenciais							
Isoleucina	165	190	125	120	205	173	205
Leucina	250	300	173	183	350	228	350
Lisina	263	169	197	145	205	183	205
Metionina	43	45	125	100	85	133	85
Fenilalanina	75	107	173	140	120	140	120
Treonina	100	128	125	105	105	100	104
Triptofano	50	45	42	45	50	38	50
Valina	125	168	160	145	195	165	195
Não essenciais							
Alanina	248	175	362	518	135	178	135
Arginina[d]	255	307	245	288	300	238	300
Ácido aspártico	175	132	73	0	80	0	80
Cisteína[d]	0	0	0	0	< 4	< 4	< 4
Ácido glutâmico[d]	185	205	125	0	125	0	125
Glicina[d]	125	96	173	258	90	350	90
Histidina[d]	75	78	149	120	120	70	120
Prolina	181	203	149	170	170	280	170
Serina	133	124	99	125	95	148	95
Taurina[d]	0	18	0	0	6	0	6
Tirosina[d]	68	11	7	10	60	0	60

[a] Hospira, Inc., Lake Forest, IL.

[b] Baxter, Deerfield, IL.

[c] B. Braun, Irvine, CA.

[d] Considerados condicionalmente essenciais em neonatos.

aportes mais altos são, em geral, bem tolerados, contanto que a condição do paciente permaneça estável.

As necessidades de eletrólitos variam de paciente para paciente; portanto, as quantidades sugeridas na Tabela 71.2 não devem ser interpretadas como necessidades absolutas. Com frequência, são necessários ajustes que devem ser feitos com base no monitoramento minucioso (ver adiante).

As quantidades de cálcio e de fósforo necessárias à mineralização esquelética ideal (100 a 120 e 60 a 75 mg/kg/dia, respectivamente) no neonato com baixo peso ao nascer em processo normal de crescimento, muitas vezes, não podem ser incorporadas na infusão da nutrição parenteral por causa da incompatibilidade química do cálcio e do fosfato. Em geral, as quantidades sugeridas na Tabela 71.2 são compatíveis e não geram problemas a curto prazo. No entanto, se a nutrição parenteral se fizer necessária por um período de semanas a meses, a mineralização esquelética poderá ser inadequada. Isso é particularmente verdadeiro no neonato com baixo peso ao nascer.

É recomendável a adição de oligoelementos à infusão se a nutrição parenteral exclusiva se estender por mais de 7 a 10 dias. Os aportes parenterais sugeridos[151] encontram-se na Tabela 71.4. Muitos pesquisadores defendem a inclusão de zinco e cobre desde o início.

Também não se conhecem ao certo as necessidades parenterais de vitaminas. Obviamente, a ingestão dietética de referência habitual talvez não se aplique quando a administração é feita por via parenteral. A quantidade parenteral recomendada está na Tabela 71.5.[152] Atualmente, no entanto, não está disponível uma preparação multivitamínica que forneça os aportes recomendados de todas as vitaminas. As quantidades fornecidas pelas misturas multivitamínicas pediátricas mais comumente utilizadas também se apresentam na Tabela 71.5.

Tabela 71.4 Aportes parenterais recomendados (quantidade/kg/dia) de oligoelementos[a]

Oligoelemento[a]	Neonatos pré-termo	Neonatos a termo e crianças[b]
Zinco (µg)	400	250 (5.000)
Cobre (µg)	20	20 (300)
Selênio (µg)	2,0	2,0 (30)
Cromo (µg)	0,2	0,2 (5)
Manganês (µg)	1,0	1,0 (50)
Molibdênio (µg)	0,25	0,25 (5)
Iodo (µg)	1,0	1,0 (1)
Ferro[c]		

[a] Se os nutrientes parenterais forem utilizados sob a forma de suplemento para a alimentação enteral tolerada ou como única fonte de nutrientes por menos de quatro semanas, somente o zinco e talvez o cobre serão necessários.

[b] A ingestão máxima recomendada por dia está exibida entre parênteses.

[c] Ferro dextrano (1-2 mg/L) é utilizado com segurança em adultos, mas a experiência relatada em crianças, especificamente em neonatos, é limitada. As necessidades estimadas, com base na hipótese de que 10% da ingestão enteral recomendada sejam absorvidos, são de 100 e 200 µg/kg/dia, respectivamente, para os neonatos a termo e pré-termo.

Reproduzido com permissão de Greene HL, Hambidge KM, Schanler R et al. Guidelines for the use of vitamins, trace elements, calcium, magnesium, and phosphorus in infants and children receiving total parenteral nutrition: report of the Subcommittee on Pediatric Parenteral Nutrient Requirements from the Committee on Clinical Practice Issues of the American Society for Clinical Nutrition. Am J Clin Nutr 1988;48:1324-42.

Tabela 71.5 Aporte parenteral sugerido de vitaminas

Vitamina	Neonatos pré-termo[a] (quantidade/kg/dia)	Neonatos a termo e crianças[b] (quantidade/dia)
A (µg)	500	700
E (mg)	2,8	7
K (µg)	80	200
D (µg)	4 (160 UI)	10 (400 UI)
Ácido ascórbico (mg)	25	80
Tiamina (mg)	0,35	1,2
Riboflavina (mg)	0,15	1,4
Cloridrato de piridoxina (mg)	0,18	1,0
Niacina (mg)	6,8	17
Pantotenato (mg)	2,0	5
Biotina (µg)	6,0	20
Folato (µg)	56	140
B_{12} (µg)	0,3	1,0

[a] A dose diária total não deve exceder a recomendada para neonatos a termo e crianças. Uma dose de 2 mL de M.V.I. Pediatric® reconstituída (Hospira, Lake Forest, IL e Mayne Pharma (USA), Paramus, NJ) fornece as seguintes quantidades (quantidade/kg/dia): vitamina A, 280 mg; vitamina E, 2,8 µg; vitamina K, 80 µg; vitamina D, 4 µg (160 UI); ácido ascórbico, 32 mg; tiamina, 0,48 mg; riboflavina, 0,56 mg; piridoxina, 0,4 mg; niacina, 6,8 mg; pantotenato, 2,0 mg; biotina, 8,0 µg; folato, 56 µg; vitamina B_{12}, 0,4 µg.

[b] Essas quantidades são obtidas através de um único frasco de M.V.I. Pediatric® reconstituído.

De Greene HL, Hambidge KM, Schanler R et al. Guidelines for the use of vitamins, trace elements, calcium, magnesium, and phosphorus in infants and children receiving total parenteral nutrition: report of the Subcommittee on Pediatric Parenteral Nutrient Requirements from the Committee on Clinical Practice Issues of the American Society for Clinical Nutrition. Am J Clin Nutr 1988;48:1324-42, com permissão.

Uso de emulsões lipídicas parenterais

Os neonatos que recebem nutrição parenteral livre de gordura, sobretudo aqueles com baixo peso ao nascer e com depleção nutricional, desenvolvem deficiência clássica de ácidos graxos essenciais com muita rapidez (i. e., em dias) quando se inicia o crescimento ou o recrescimento.[152] Dessa forma, é desejável o uso de emulsões lipídicas para prevenir essa deficiência, que se torna bioquimicamente aparente (i. e., relação do ácido eicosatrienoico com o ácido araquidônico > 0,25) antes do aparecimento dos sinais clínicos. As emulsões lipídicas parenterais também são uma importante fonte de energia. Emulsões de óleo de soja (Intralipid®, Chicago, IL; KabiVitrum, Estocolmo, Suécia; Travamulsion®, Travenol Laboratories, Chicago, IL; Liposyn III®, Abbott Laboratories, Chicago, IL) ou uma mistura de óleos de soja e de açafroa (Liposyn II®, Abbott Laboratories) estão disponíveis em concentrações de 10 e 20%. Uma dose de apenas 0,5 g/kg/dia de emulsão de óleo de soja é suficiente para prevenir a deficiência clássica de ácidos graxos essenciais. Como o conteúdo de ácido linoleico da emulsão dos óleos de soja e açafroa é ainda maior, uma dose menor pode ser suficiente. O conteúdo de ácido linoleico da segunda emulsão é um pouco mais baixo, mas provavelmente adequado (apesar de não ser ideal).

É provável que todos os neonatos, inclusive aqueles com baixo peso ao nascer, tolerem a pequena dose parenteral de emulsão lipídica necessária para prevenir a deficiência de ácidos graxos essenciais. No entanto, a tolerância individual de cada neonato a doses maiores é bastante variável. De modo geral, a capacidade de metabolizar emulsões de gordura intravenosas está diretamente relacionada com a maturidade,[153] mas o paciente sob estresse metabólico ou desnutrido (i. e., o neonato com baixo peso ao nascer e pequeno para a idade gestacional e as crianças mais velhas com depleção nutricional) também pode apresentar dificuldade na metabolização dessas preparações.[154]

A administração de doses de emulsão de gordura além da capacidade metabólica do neonato resulta no acúmulo de triglicerídios na corrente sanguínea. Isso, por sua vez, pode levar à diminuição na capacidade de difusão pulmonar, presumivelmente secundária ao acúmulo de gotículas lipídicas nos capilares pulmonares.[155] Também resulta no recrutamento do sistema reticuloendotelial para a depuração de lipídios e, portanto, no acúmulo destes nessas células.[156] Esse acúmulo de lipídios é uma provável explicação para a deficiência dos mecanismos de defesa do hospedeiro relatados nos pacientes submetidos a emulsões lipídicas.[157] O metabolismo dos lipídios infundidos resulta no aumento das concentrações séricas dos ácidos graxos livres, o que compete com a bilirrubina e outras substâncias para se ligarem à albumina.[158] Dessa forma, a administração de grandes doses de emulsão lipídica pode ser prejudicial aos neonatos com doença pulmonar, infecção ou hiperbilirrubinemia.

Considerando-se as dificuldades do monitoramento das concentrações séricas tanto dos triglicerídios como dos ácidos graxos, é aconselhável limitar a dose de emulsão lipídica administrada aos pacientes com maior probabilidade de intolerância para 0,5 a 1,0 g/kg/dia, ao menos de início. Na maior parte dos outros pacientes, uma dose de 3 g/kg/dia ou maior costuma ser bem tolerada; entretanto, mesmo nesses pacientes, é prudente começar com uma dose menor (p. ex., 1-1,5 g/kg/dia) e aumentá-la de forma gradual. Em neonatos com baixo peso ao nascer, a administração de emulsão lipídica deve ser iniciada com uma dose relativamente baixa (0,5 g/kg/dia), com aumento gradativo até atingir a dose máxima de 3 g/kg/dia. Em todos os pacientes, a emulsão deve ser administrada sob infusão contínua ao longo do dia.

A emulsão de óleo de soja a 20% parece ser absorvida com maior rapidez do que a emulsão a 10%; portanto, é menos provável que a primeira cause hipertrigliceridemia.[159] A hiperfosfolipidemia e a hipercolesterolemia que, rotineiramente, ocorrem nos pacientes submetidos à emulsão de soja a 10%, não se manifestam com a emulsão a 20%.[159] A explicação disso presumivelmente é a relação mais baixa de fosfolipídio-triglicerídio na emulsão de 20% em comparação com a de 10%.

Como o tamanho das partículas de lipídios das emulsões (0,4-0,5 μm) excede o tamanho dos poros de um filtro eficaz (0,22 μm), não se devem utilizar filtros para a infusão de emulsões de gordura. Essas emulsões também não devem ser misturadas diretamente com outros componentes da infusão. Essa prática, que parece ser um tanto comum, talvez não destrua a emulsão, mas certamente inibe a detecção de incompatibilidades químicas dentro da complexa infusão (p. ex., precipitação de fosfato de cálcio). Os possíveis riscos da segunda possibilidade são exacerbados pelo fato de não se poder utilizar filtros.

Complicações da nutrição parenteral total

A NPT está associada a inúmeras complicações, relacionadas com o cateter ou com a infusão e metabólicas.

As complicações relacionadas com o cateter incluem inserção do cateter arterial, pneumotórax, hemotórax, lesão de alguma artéria e hematoma no momento da inserção do cateter. Também podem ocorrer trombose, desalojamento, perfuração, vazamentos da infusão (pericárdica, pleural, mediastínica) e infecções durante o uso de cateteres venosos centrais. O problema mais comum relacionado com a infusão de NPT por veia central é a infecção. A flebite e a necrose de tecidos moles são as complicações mais frequentes da NPT por veia periférica. Todas essas complicações podem ser controladas, mas é difícil preveni-las por completo. Embora as complicações relacionadas com o cateter e a infusão de NPT central sejam potencialmente mais graves, as taxas de complicação reais diárias de NPT central e periférica são equivalentes. Uma atenção especial aos cuidados com o cateter central, inclusive a troca constante do curativo, é de extrema importância para o controle de infecções. A observação frequente e cuidadosa do local da infusão é necessária não só para prevenir a infiltração das infusões administradas por veia periférica, mas também para garantir o funcionamento dos cateteres venosos centrais a longo prazo.

As complicações metabólicas resultam da capacidade metabólica limitada do paciente aos vários componentes da infusão de nutrientes ou da própria infusão. As mais frequentes e suas prováveis causas estão listadas na Tabela 71.6. Uma das complicações mais problemáticas é a ocorrência de padrões anormais de aminoácidos plasmáticos com o uso de muitas das misturas de aminoácidos disponíveis atualmente.[160] A cisteína e a tirosina, ambas consideradas como aminoácidos essenciais para o recém-nascido e, talvez, para todos os pacientes submetidos à nutrição parenteral, são instáveis ou apenas moderadamente solúveis; portanto, nenhuma das misturas disponíveis no mercado no momento contém quantidades consideráveis desses aminoácidos (ver Tab. 71.3). Além disso, todas essas misturas resultam em concentrações plasmáticas muito baixas de cisteína e tirosina.[158] Muitas misturas disponíveis também possuem grandes quantidades de apenas alguns aminoácidos não essenciais (p. ex., glicina), em vez de uma mistura de todos os não essenciais (ver Tab. 71.3); em consequência disso, é comum observar concentrações plasmáticas extremamente altas dos aminoácidos presentes em excesso.

Não se sabe se esses padrões plasmáticos anormais de aminoácidos são prejudiciais ou até mesmo indesejáveis. No entanto, considerando-se a relação tão conhecida entre as concentrações plasmáticas anormalmente elevadas de aminoácidos e o retardo mental em neonatos com erros inatos do metabolismo (p. ex., fenilcetonúria), bem como a relação entre a quantidade inadequada de um aminoácido específico e a baixa concentração deste, a normalização dos padrões plasmáticos dos aminoácidos parece justificável. Algumas das misturas de aminoácidos mais recentes (p. ex., TrophAmine, B. Braun, Irvine, CA) se aproximam mais desse objetivo.[161]

Tabela 71.6 Complicações metabólicas da nutrição parenteral total e suas prováveis etiologias

Complicação	Etiologia provável
Distúrbios relacionados com a capacidade metabólica do paciente	
Hiperglicemia	Aporte demasiado (concentração ou taxa de infusão excessiva) e mudança do estado metabólico (p. ex., infecção e estresse cirúrgico)
Hipoglicemia	Interrupção abrupta da infusão
Azotemia	Aporte excessivo de nitrogênio
Distúrbios eletrolíticos	Aporte inadequado ou exagerado
Distúrbios de minerais	Aporte inadequado ou excessivo
Distúrbios vitamínicos	Aporte inadequado ou demasiado
Deficiência de ácidos graxos essenciais	Falha no fornecimento de ácidos graxos essenciais
Hiperlipidemia	Aporte excessivo e mudança do estado metabólico (p. ex., estresse, sepse)
Distúrbios relacionados com os componentes da infusão	
Acidose metabólica	Uso de sais de aminoácidos sob a forma de cloridrato (p. ex., cisteína)
Hiperamonemia	Aporte inadequado de arginina
Aminograma plasmático anormal	Padrão de aminoácidos como fonte de nitrogênio
Distúrbios hepáticos	Desconhecida; etiologias sugeridas incluem prematuridade, desnutrição, sepse, estimulação inadequada do fluxo biliar, efeitos tóxicos dos aminoácidos, deficiência de aminoácidos específicos, aporte excessivo de aminoácidos e/ou de carboidratos e resposta não específica à falta de alimentação

Tabela 71.7 Programa de monitoramento sugerido durante a nutrição parenteral total

Variáveis a serem monitoradas	Frequência sugerida (por semana)[a]	
	Período inicial[a]	Período posterior[a]
Variáveis de crescimento		
Peso	7	7
Comprimento	1	1
Circunferência da cabeça	1	1
Variáveis metabólicas		
Eletrólitos plasmáticos	3-4	2
Cálcio, magnésio e fósforo plasmáticos	2	1
Equilíbrio acidobásico do sangue	3-4	1
Ureia sanguínea	2	1
Albumina plasmática	1	1
Provas de função hepática	1	1
Lipídios séricos[b]		
Hemoglobina	2	2
Glicose urinária	2-6/dia	2/dia
Variáveis para detecção de infecção		
Observações clínicas (atividade, temperatura etc.)	Diária	Diária
Contagem de leucócitos	Conforme indicada	Conforme indicada
Culturas	Conforme indicadas	Conforme indicadas

[a] O período inicial corresponde ao tempo durante o qual o aporte desejado de energia está sendo alcançado ou ao(s) momento(s) de instabilidade metabólica.
[b] Ver texto.

Embora algumas das complicações metabólicas sejam inevitáveis, muitas delas podem ser controladas pelo monitoramento cuidadoso e ajuste apropriado da infusão. Uma sugestão do esquema de monitoramento é fornecida na Tabela 71.7. O monitoramento necessário para garantir o uso seguro e eficaz das emulsões lipídicas é o mais problemático. A prática mais comum (i. e., inspeção do plasma quanto à presença de turbidez) pode não ser confiável para detectar concentrações plasmáticas elevadas de triglicerídios e de ácidos graxos livres.[162] Para tal, são necessárias determinações químicas reais. Como isso não costuma ser praticável, um meio-termo razoável é observar o plasma com frequência (ao menos três vezes ao dia, inicialmente) em busca de indícios do acúmulo de lipídio (principalmente triglicerídio), e medir os triglicerídios e os ácidos graxos livres de uma forma menos frequente. O monitoramento cuidadoso é particularmente importante enquanto a dose de lipídios está sendo aumentada e o neonato estiver instável e também quando ocorre uma alteração no estado deste. Caso se observe a turbidez do plasma, a taxa de infusão deverá ser diminuída ou interrompida por completo até que essa turvação desapareça. Normalmente, pode-se retomar a infusão em uma velocidade mais lenta. Uma vez alcançada a dose desejada de gordura intravenosa, deve-se verificar a turbidez sérica uma vez ao dia (a menos que o paciente fique instável); além disso, as determinações reais das concentrações séricas de triglicerídios e de ácidos graxos devem ser feitas uma vez por semana.

A doença hepática continua sendo a complicação mais frequente de nutrição parenteral a longo prazo. Conforme mencionado, esse tipo de nutrição pode resultar em cirrose biliar secundária, insuficiência hepática, hepatopatia em estágio terminal e óbito. A origem permanece incerta, mas provavelmente é multifatorial. As modalidades terapêuticas são empíricas e incluem o uso de agente colerético (p. ex., ácido ursodesoxicólico), a ciclagem da infusão, o tratamento de proliferação bacteriana intestinal, o cuidado redobrado com o cateter, a minimização da quantidade de lipídios infundidos e, em casos refratários, a realização de irrigação biliar (ver anteriormente).

Suspensão da nutrição parenteral total em neonatos

Na maioria dos neonatos, a administração parenteral de nutrientes não precisa interferir com a introdução da alimentação enteral tão logo esta possa ser tolerada. Uma vez iniciada, o volume da nutrição enteral pode ser aumentado conforme a tolerância do neonato, enquanto o volume de infusão da nutrição parenteral pode ser diminuído. Durante o período em que se combina a nutrição enteral e a parenteral, deve-se tomar cuidado para garantir que as necessidades nutricionais sejam supridas da maneira mais próxima possível, sem exceder a tolerância tanto para os líquidos como para os nutrientes. Isso requer uma atenção meticulosa ao aporte total (enteral e parenteral) e ao ajuste frequente da nutrição parenteral, cujo volume decresce à medida que se aumenta a nutrição enteral.

Nutrição parenteral domiciliar

Atualmente, a maioria dos pacientes que necessitam de nutrição parenteral por um longo período de tempo deixa o hospital e recebe essa terapia em casa. Considerando as inúmeras dificuldades da nutrição parenteral no hospital (ver anteriormente), os possíveis problemas da NPT em casa parecem enormes. Apesar disso, tanto os pacientes capazes de tolerar algum aporte enteral como aqueles que conseguem tolerar apenas nutrientes por via parenteral são tratados com sucesso em casa durante vários meses ou anos. Em muitos casos, é possível administrar uma quantidade suficiente de nutrientes durante uma parte do dia, o que permite que o paciente mais velho tenha um ritmo de vida mais próximo do normal e o paciente mais jovem (bem como seus pais) durma com menor risco de desconexão acidental do sistema de infusão. Existem pequenas bombas de infusão portáteis que podem ser acondicionadas em coletes, mochilas, etc., permitindo que até mesmo o paciente com necessidade de infusão constante de nutrientes por via parenteral leve uma vida relativamente normal. É claro que a nutrição parenteral realizada em casa tem maior probabilidade de sucesso em crianças mais velhas, adolescentes e adultos. No entanto, caso seja realizada uma seleção cuidadosa dos pacientes (e dos pais), também será possível uma terapia domiciliar bem-sucedida dos neonatos.

Em geral, o cateter usado para NPT domiciliar é o Broviac, que pode ser utilizado por vários meses e, muitas vezes, por anos. As infusões de nutrientes-padrão são obtidas na farmácia do hospital ou com fornecedores comerciais e armazenadas em um refrigerador doméstico. O paciente ou membro da família será responsável pelo cuidado com o cateter, após treinamento criterioso antes da alta.

Todas as complicações metabólicas e aquelas relacionadas com o cateter advindas da nutrição parenteral podem ocorrer no hospital e também em casa. Contudo, os pacientes que recebem nutrição parenteral domiciliar normalmente conseguem manter a estabilidade de suas necessidades. Portanto, a monitoração menos frequente é suficiente. Apesar disso, a nutrição parenteral domiciliar bem-sucedida, sobretudo a do paciente pediátrico jovem, requer consultas ambulatoriais e contato telefônico constantes. Alguns serviços de nutrição parenteral domiciliar incluem consultas domiciliares frequentes por um enfermeiro.

De forma geral, a administração parenteral de nutrientes em casa vem sendo muito mais bem-sucedida do que se previa. Certamente, essa prática melhora a qualidade de vida dos pacientes que necessitam de nutrição parenteral por tempo prolongado. Entretanto, é importante lembrar que o objetivo da nutrição parenteral é fornecer os nutrientes necessários de forma transitória, enquanto a função gastrintestinal comprometida se recupera. É provável que alguns pacientes não sejam capazes de sobreviver sem a nutrição parenteral, mas as tentativas de aumentar o volume enteral devem prosseguir, o que, infelizmente, nem sempre é o caso. A alta hospitalar é vista, muitas vezes, como o fim do tratamento; uma vez alcançada, as tentativas de aumentar a tolerância da nutrição enteral são reduzidas ou interrompidas, o que não pode ocorrer em hipótese alguma.

Resumo

A terapia nutricional de lactentes e crianças com doenças específicas e outras condições deve levar em conta tanto o aumento das necessidades de nutrientes gerado pela presença desses distúrbios como a ingestão nutricional reduzida que frequentemente os acompanha. O método de fornecimento desses nutrientes pode variar, mas a alimentação convencional é preferida em detrimento à enteral, a qual, por sua vez, é preferida em relação à parenteral, embora a suplementação adequada possa ser necessária se o método escolhido for insuficiente para suprir as necessidades dietéticas do paciente.

Referências bibliográficas

1. Menon G, Poskitt EME. Arch Dis Child 1985;60:1134–9.
2. Thommessen M, Heiberg A, Kase BF. Eur J Clin Nutr 1992;46: 457–64.
3. Romholt Hansen S, Dorup I. Acta Paediatr 1993;82:166–72.
4. Mitchell IM, Logan RW, Pollock JCS et al. Br Heart J 1995;73:277–83.
5. Cameron JW, Rosenthal A, Olson AD. Arch Pediatr Adolesc Med 1995;149:1098–102.
6. Varan B, Tokel K, Yilmaz G. Arch Dis Child 1999;81:49–52.
7. Barton JS, Hindmarsh PC, Scrimgeour CM et al. Arch Dis Child 1994;70:5–9.
8. Salzer HR, Haschke F, Wimmer M et al. Pediatr Cardiol 1989; 10:17–23.
9. Bougle D, Iselin M, Kahyat A et al. Arch Dis Child 1986;61:799–801.
10. Schwarz SM, Gewitz MH, See CC et al. Pediatrics 1990;86:368–73.
11. Jackson M, Poskitt EME. Br J Nutr 1991;65:131–43.
12. Unger R, DeKleermaeker M, Gidding SS et al. Arch Pediatr Adolesc Med 1992;146:1078–84.
13. Hofner G, Behrens R, Koch A et al. Pediatr Cardiol 2000;21:341–6.
14. Schuumans FM, Pulles-Heintzberger CFM, Gerver WJM et al. Acta Paediatr 1998;87:1250–5.
15. Bines JE, Truby HD, Armstrong DS et al. J Pediatr 2002;140:527–33.
16. Erskine JM, Lingard CD, Sontag MD et al. J Pediatr 1998;132:265–9.
17. Lai H-C, Kosorok MR, Laxova A et al. Pediatrics 2000;105:53–61.
18. Zemel BS, Jawad AF, FitzSimmons S et al. J Pediatr 2000;137: 374–80.
19. Peterson ML, Jacobs DR, Milla CE. Pediatrics 2003;112:588–92.
20. Konstan MW, Butler SM, Wohl MEB et al. J Pediatr 2003;142:624–30.
21. Mansell AL, Andersen JC, Muttart CR et al. J Pediatr 1984;109:700–5.
22. McPhail GL, Acton JD, Fenchel MC et al. J Pediatr 2008;153:752–7.
23. Farrell PM, Kosorok MR, Rock MJ et al. Pediatrics 2001;107:1–13.
24. Stark LJ, Mulvihill MM, Jelalian E et al. Pediatrics 1997;99:665–71.
25. Powers SW, Patton SR, Byars KC et al. Pediatrics 2002;109:e75.
26. Nasr SZ, Durry D. Pediatr Pulmonol 2008;43:209–19.
27. Hardin DS, Rice J, Ahn C et al. J Pediatr 2005;146: 324–8.
28. Schnabel D, Grasemann C, Staab D et al. Pediatrics 2007;119:e1230–8.
29. Hardin DS, Ellis KJ, Dyson M et al. J Pediatr 2001;139:636–42.
30. Eubanks V, Koppersmith N, Wooldridge N et al. J Pediatr 2002; 140:439–44.
31. McNaughton SA, Shepard RW, Greer RG et al. J Pediatr 2000; 136:188–94.
32. Wilson DC, Rashid M, Durie PR et al. J Pediatr 2001;138:851–5.
33. Couper R, Belli D, Durie P et al. J Pediatr Gastroenterol Nutr 2002;35:S213–33.
34. Borowitz D, Baker RD, Stallings V. J Pediatr Gastroenterol Nutr 2002;35:246–59.
35. Alam NH, Hamadani JD, Dewan N et al. J Pediatr 2003;143:614–9.
36. Diop EHI, Dossou NI, Ndour MM et al. Am J Clin Nutr 2003;78:302–7.

37. Udall JN, Bhutta ZA, Firmansyah A et al. J Pediatr Gastroenterol Nutr 2002;35:S173-9.
38. Cohen MB. J Pediatr 1991;118:S34-9.
39. Ethelberg S, Olesen B, Neimann J et al. Epidemiol 2006; 17:24-30.
40. Sack RB. Bacterial and parasitic agents of acute diarrhea. In: Bellanti JA, ed. Acute Diarrhea: Its Nutritional Consequences in Infancy. New York: Raven Press, 1983:53-65.
41. Hamilton JR. Viral enteritis: a cause of disordered small intestinal epithelial renewal. In: Lebenthal E, ed. Chronic Diarrhea in Children. New York: Raven Press, 1984:269-76.
42. Hill I, Fasano A, Schwartz R et al. J Pediatr 2000;136:86-90.
43. Hoffenberg EJ, MacKenzie T, Barriga KJ et al. J Pediatr 2003;143:308-14.
44. Catassi C, Fabiani E, Iacono G et al. Am J Clin Nutr 2007;85:160-6.
45. Fabiani E, Taccari LM, Ratsch IM et al. J Pediatr 2000;136:841-3.
46. Hoffenberg EJ, Haas J, Drescher A et al. J Pediatr 2000;137:361-6.
47. Kalayci AG, Kansu A, Girgin N et al. Pediatrics 2001;108:E89.
48. Mora S, Borera G, Beccio S et al. J Pediatr 2001;139:516-21.
49. Kavak US, Yuce A, Kocak N et al. J Pediatr Gastroenterol Nutr 2003;37:434-6.
50. Hill ID, Bhatnagar S, Cameron DJS et al. J Pediatr Gastroenterol Nutr 2002;35:S78-88.
51. Castile RG, Telander RL, Cooney DR et al. J Pediatr Surg 1980;15:462-9.
52. Markowitz J, Grancher K, Rosa J et al. J Pediatr Gastroenterol Nutr 1993;16:373-80.
53. Sentongo TA, Semeao EJ, Piccoli DA et al. J Pediatr Gastroenterol Nutr 2000;31:33-40.
54. Rosenthal SR, Snyder JD, Hendricks KM et al. Pediatrics 1983;72:481-90.
55. Motil KJ, Grand RJ, Davis-Kraft L et al. Gastroenterology 1993;105:681-91.
56. Kanof ME, Lake AM, Bayless TM. Gastroenterology 1988;95:1523-7.
57. Belli DC, Seidman E, Bouthillier L et al. Gastroenterology 1988;94:603-10.
58. Polk DB, Hattner JA, Kerner JA. JPEN J Parenter Enteral Nutr 1992;16:499-504.
59. Hueschkel RB, Menache CC, Megerian JT et al. J Pediatr Gastroenterol Nutr 2000;31:8-15.
60. Johnson T, Macdonald S, Hill SM et al. Gut 2006;55:356-61.
61. Day AS, Whitten KE, Lemberg DA et al. J Gastroenterol Hepatol 2006;21:1609-14.
62. Dziechciarz P, Horvath A, Shamir R et al. Aliment Pharmacol Ther 2007;26:795-806.
63. Hartman C, Berkowitz D, Weiss B et al. Isr Med Assoc J 2008; 10:503-7.
64. Ruemmele FM, Roy CC, Levy E et al. J Pediatr 2000;136: 285-91.
65. Buller H, Chin S, Kirschne B et al. J Pediatr Gastroenterol Nutr 2002;35:S151-8.
66. Rudolph CD, Mazur LJ, Liptak GS et al. J Pediatr Gastroenterol Nutr 2001;32(Suppl):S1-31.
67. Pareek N, Fleisher DR, Abell T. Am J Gastroenterol 2007;102:2832-40.
68. Pfau BT, Li BUK, Murray RD et al. Pediatrics 1996;97:364-8.
69. Wilmore DW. J Pediatr 1972;80:88-95.
70. Cooper A, Floyd TF, Ross AJ et al. J Pediatr Surg 1984;19: 711-8.
71. Parker P, Stroop BS, Greene H. J Pediatr 1981;99:360-4.
72. Kurkchubasche AG, Rowe MI, Smith SD. J Pediatr Surg 1993; 28:1069-71.
73. Sondheimer JM, Cadnapaphornchai M, Sontag M et al. J Pediatr 1998;132:80-4.
74. Bines J, Francis D, Hill D. J Pediatr Gastroenterol Nutr 1998; 26:123-8.
75. Andorsky DJ, Lund DP, Lillehei CW et al. J Pediatr 2001;139: 27-33.
76. Kollman KA, Lien EL, Vanderhoof JA. J Pediatr Gastroenterol Nutr 1999;28:41-5.
77. Weiming Z, Ning L, Jieshou L. JPEN J Parenter Enteral Nutr 2004;28:377-81.
78. Byrne TA, Wilmore DW, Iyer K et al. Ann Surg 2005;242:655-61.
79. Kaufman SS, Loseke CA, Lupo JV et al. J Pediatr 1997;131:356-61.
80. Farrell MK, Balistreri WF. Clin Perinatol 1986;13:197-212.
81. Cooper A, Betts JM, Pereira GR et al. J Pediatr Surg 1984;19:462-6.
82. Meehan JJ, Georgeson KE. J Pediatr Surg 1997;32:473-5.
83. Sondheimer JM, Asturias E, Cadnapaphornchai M. J Pediatr Gastroenterol Nutr 1998;27:131-7.
84. Cooper A, Ross AJ, O'Neill JA et al. J Pediatr Surg 1985;20:772-4.
85. Teitelbaum DH, Tracy TF, Aouthmany MM et al. Pediatrics 2005;115:1332-40.
86. Gura KM, Duggan CP, Collier SB et al. Pediatrics 2006; 118:e197-201.
87. Le HD, deMeijer VE, Robinson EM et al. Am J Clin Nutr 2011; 94:749-758.
88. Kohl M, Wedel T, Entenmann A et al. J Pediatr Gastroenterol Nutr 2007;44:237-44.
89. Shin JI, Namgung RM Park MS et al. Eur J Pediatr 2008;167: 197-202.
90. Diamond IR, deSilva NT, Tomlinson GA et al. J Parental Enteral Nutr 2011;35:596-602.
91. Walker-Smith J, Barnard J, Bhutta Z et al. J Pediatr Gastroenterol Nutr 2002;35:S98-105.
92. Williams DM, Sreedhar SS, Mickell JJ et al. Arch Pediatr Adolesc Med 2002;156:893-900.
93. Fiaccadori E, Maggiore U, Giacosa R et al. Kidney Int 2004; 65:999-1008.
94. Maxvold NJ, Smoyer WJ, Custer JR et al. Crit Care Med 2000; 28:1161-5.
95. Rees L, Shaw V. Pediatr Nephrol 2007;22:1689-702.
96. Wingen AM, Mehls O. Pediatr Nephrol 2002;17:111-20.
97. Furth SL, Hwang W, Yan C et al. Pediatr Nephrol 2002;17:450-5.
98. Tom A, McCauley L, Bell L et al. J Pediatr 1999;134:464-71.
99. Kari J, Gonzalez C, Ledermann et al. Kidney Int 2000;57:1681-7.
100. Ledermann SE, Shaw V, Trompeter RS. Pediatr Nephrol 1999;13:870-5.
101. National Kidney Foundation Kidney Disease Outcomes and Quality Initiative (K/DOQI). Am J Kidney Dis 2000;35(Suppl):S1-40.
102. Salusky I, Fine RN, Nelson P et al. Am J Clin Nutr 1983;38: 599-611.
103. Edefonti A, Picca M, Damiani B et al. Pediatr Nephrol 1999;13:253-8.
104. McKinney RE, Robertson WR, Duke Pediatric AIDS Clinical Trials Unit. J Pediatr 1993;123:579-82.
105. Miller TL, Evans S, Orav EJ et al. Am J Clin Nutr 1993;57:588-92.
106. Falloon F, Eddy J, Pizzo PA. J Pediatr 1989;144:1-30.
107. Miller TL, Evans SE, Vasquez I et al. Pediatr Res 1997;41:85A.
108. Miller TL, Orav EJ, Colan S et al. Am J Clin Nutr 1997;66: 660-4.
109. Kabue MM, Kekitiinwa A, Maganda A et al. AIDS Patient Care STDs 2008;22:245-51.
110. Henderson RA, Saavedra JM, Perman JA et al. J Pediatr Gastroenterol Nutr 1994;18:429-34.
111. Miller TL, Awnetwant EL, Evans S et al. Pediatrics 1995;96: 696-702.
112. Clarick RH, Hanekom WA, Yogev R et al. Pediatrics 1997;99:354-7.
113. Guarino A, Spagnuolo MI, Giocomet V et al. J Pediatr Gastroenterol Nutr 2002;34:366-71.
114. Miller TL, Easley KA, Zhang W et al. Pediatrics 2001;108:1287-96.
115. Trois L, Cardoso EM, Miura E. J Trop Pediatr 2008;54:19-24.
116. Jirapinyo P, Brewster D, Succi RC et al. J Pediatr Gastroenterol Nutr 2002;35:S134-42.
117. Mehta NM, Compher C, ASPEN Board of Directors. JPEN J Parenter Enteral Nutr 2009;33:260-76.

118. Duffy B, Pencharz P. Pediatr Res 1986;20:32–5.
119. Keshen TH, Miller RG, Jahoor F et al. J Pediatr Surg 1997;32: 958–62.
120. Hunter DC, Jaksic T, Lewis D et al. Br J Surg 1988;75:875–8.
121. Coss-Bu JA, Jefferson LS, Walding D et al. Am J Clin Nutr 1998;67:74–80.
122. Joosten KF, Verhoeven JJ, Hazelet JA. Nutrition 1999;15:444–8.
123. Coss-Bu JA, Klish WJ, Walding D et al. Am J Clin Nutr 2001;74:664–9.
124. Hardy CM, Dwyer J, Snelling LK et al. Nutr Clin Pract 2002;17:182–9.
125. Mehta NM, Bechard LJ, Leavitt K et al. JPEN J Parenter Enteral Nutr 2009;33:336–44.
126. Chwals WJ, Bistrian BR. Crit Care Med 2000;28:2655–6.
127. Jaksic T, Shew SB, Keshen TH et al. J Pediatr Surg 2001; 36:63–7.
128. Mehta NM, Bechard LJ, Dolan M et al. Pediatr Crit Care Med 2011;12:398–405.
129. Friedman Z, Danon A, Stahlman MT et al. Pediatrics 1976;58: 640–9.
130. van Aerde JE, Sauer PJ, Pencharz PB et al. Am J Clin Nutr 1994;59:659–62.
131. Patterson BW, Nguyen T, Pierre E et al. Metabolism 1997;46: 573–8.
132. Hart DW, Wolf SE, Herndon DN et al. Ann Surg 2002;235: 152–61.
133. Schwarz SM, Corredor J, Fisher-Medina J et al. Pediatrics 2001;108:671–6.
134. Rommel N, DeMeyer AM, Feenstra L et al. J Pediatr Gastroenterol Nutr 2003;37:75–84.
135. Cooper A, Heird WC. Am J Clin Nutr 1982;35:1132–41.
136. Baker JP, Detsky AS, Wesson DE et al. N Engl J Med 1982;306: 969–72.
137. Flegal KM, Wei R, Ogden C. Am J Clin Nutr 2002;75: 761–6.
138. Waterlow JC. Br Med J 1972;3:566–9.
139. Chellis MJ, Sanders SV, Webster H et al. JPEN J Parenter Enteral Nutr 1996;20:71–3.
140. Briassoulis GC, Zavras NJ, Hatzis MT. Pediatr Crit Care Med 2001;2:113–21.
141. Briassoulis G, Zavras N, Hatzis T. Nutrition 2001;17:548–57.
142. deLucas C, Moreno M, Lopez-Herce J et al. J Pediatr Gastroenterol Nutr 2000;130:175–80.
143. Kawagoe JY, Segre CA, Pereira CR et al. Am J Infect Control 2001;29:109–14.
144. Meert KL, Daphtary KM, Metheny NA. Chest 2004;126: 872–8.
145. Sanchez C, Lopez-Herce J, Carrillo A et al. Nutrition 2007; 23:16–22.
146. Horn D, Chaboyer W. Am J Crit Care 2003;12:461–8.
147. Horn D, Chaboyer W, Schluter PJ. Aust Crit Care 2004;17: 98–103.
148. Heird WC. Justification of total parenteral nutrition. In: Yu VYH, MacMahon RA, eds. Intravenous Feeding of the Neonate. London: Edward Arnold, 1992:166–75.
149. Kashyap S, Heird WC. Protein requirements of low birthweight, very low birthweight, and small for gestational age infants. In: Räihä NCR, ed. Protein Metabolism During Infancy. Nestlé Nutrition Workshop Series, vol 33. New York: Raven Press, 1995:133–51.
150. Collins JN, Hoope M, Brown K et al. J Pediatr 1991;118:921–7.
151. Greene HL, Hambidge KM, Schanler R et al. Am J Clin Nutr 1988;48:1324–42.
152. Paulsrud JR, Pensler L, Whitten CF et al. Am J Clin Nutr 1972;25:897–904.
153. Shennan AT, Bryan MD, Angel A. J Pediatr 1977;91:134–7.
154. Park W, Paust H, Brösicke H et al. JPEN J Parenter Enteral Nutr 1986;10:627–30.
155. Greene HL, Hazlett D, Demree R. Am J Clin Nutr 1976; 29:127–5.
156. Friedman Z, Marks MH, Maisels J et al. Pediatrics 1978;61: 694–8.
157. Loo LS, Tang JP, Kohl S. J Infect Dis 1982;146:64–70.
158. Odell GTB, Cukier JO, Ostrea EM Jr et al. J Lab Clin Med 1977;89:29–307.
159. Haumont D, Deckelbaum RJ, Richelle M et al. J Pediatr 1989;115:787–93.
160. Winters RW, Heird WC, Dell RB et al. Plasma amino acids in infants receiving parenteral nutrition. In: Green HL, Holliday MA, Munro HN, eds. Clinical Nutrition Update: Amino Acids. Chicago: American Medical Association, 1977: 147–54.
161. Heird WC, Dell RB, Helms RA et al. Pediatrics 1987;80: 401–8.
162. Schreiner RL, Glick MR, Nordschow CW et al. J Pediatr 1979;94:197–200.

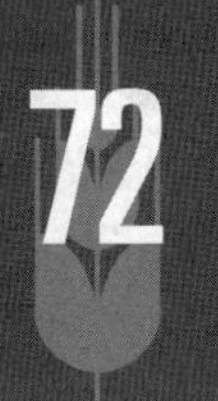

Insegurança alimentar em crianças: impacto sobre o desenvolvimento físico, psicoemocional e social*

Rafael Pérez-Escamilla

Décadas de pesquisa têm mostrado de modo conclusivo que a desnutrição infantil exerce impacto negativo sobre o desenvolvimento físico e intelectual das crianças.[1,2] No entanto, as consequências da insegurança alimentar (IA) doméstica sobre o desenvolvimento da criança apenas começaram a ser compreendidas. Esta discrepância é explicada, em parte, pelo fato de se ter chegado a um consenso global sobre a definição de IA doméstica apenas no final do século XX. O presente capítulo analisa a influência da IA doméstica sobre o desenvolvimento, saúde e bem-estar das crianças e jovens, bem como discute seus potenciais mediadores, especificamente a depressão materna.

Definição de insegurança alimentar

A *segurança alimentar doméstica* foi definida como "acesso por todas as pessoas, em todos os momentos, a alimentos em quantidade suficiente para garantir uma vida ativa e saudável, incluindo, no mínimo, (a) a pronta disponibilidade de alimentos nutricionalmente adequados e seguros e (b) a disponibilidade garantida para aquisição de alimentos aceitáveis de formas socialmente aceitáveis (p. ex., sem recorrer a suprimentos de alimentos emergenciais, vasculhamento, roubo ou outras estratégias de sobrevivência)". Assim, a IA existe em situações com "disponibilidade limitada ou incerta de alimentos nutricionalmente adequados e seguros, ou habilidade limitada ou incerta de adquirir alimentos aceitáveis de formas socialmente aceitáveis".[3]

Medição da insegurança alimentar

Os cinco métodos comumente usados para avaliar a IA direta ou indiretamente são: (a) o método da Food and Agricultural Organization (FAO) para estimativa da média de calorias disponível *per capita*; (b) levantamentos de rendimentos e despesas domésticas; (c) levantamentos sobre ingestão alimentar; (d) antropometria materno-infantil; e (e) escalas de IA baseadas na experiência (4). As escalas baseadas na experiência foram originalmente desenvolvidas nos Estados Unidos, e seu uso tem sido globalmente disseminado.[4,5] Estas escalas estão fortemente fundamentadas em pesquisas qualitativas de conceitualização da IA como um processo doméstico "administrado" que passa por uma série de estágios. Este processo começa com um estado de preocupação ou ansiedade relacionado à incerteza quanto ao acesso futuro aos alimentos e é seguido pelo sacrifício da qualidade da dieta e, por fim, pela redução da quantidade de comida consumida, primeiro entre os adultos e depois entre as crianças.[4]

As escalas de IA incluem perguntas que avaliam cada estágio ou um estágio especifico de IA. Estas perguntas geralmente são respondidas por um adulto que conhece a situação alimentar na casa, e para cada casa é estimada uma soma de escores total baseada no número de respostas afirmativas. Estes escores podem, então, ser convertidos em categorias de IA (i. e., segurança alimentar, IA leve, IA moderada, IA grave), com base nos pontos de corte que discriminam entre os diferentes estágios de IA vivenciados pelas famílias. Foi constatado que o *US Household Food Security Survey Module* (HFSSM) tem comportamento psicométrico e validade apropriados para uso em levantamentos de grande escala, bem como em estudos menores conduzidos nos EUA, sendo que esta ferramenta tem sido adaptada e validada em outros países, tanto desenvolvidos como em desenvolvimento.[5-7]

*__Abreviaturas__: **AF**, anemia ferropriva; **C-SNAP**, *Children's Sentinel Nutrition Assessment Project* (Programa de Avaliação Nutricional Sentinela de Crianças); **ECLS**, *Early Childhood Longitudinal Study* (Estudo Longitudinal da Primeira Infância); **FAO**, Food and Agricultural Organization (Organização das Nações Unidas para a Agricultura e Alimentação); **HFSSM**, *Household Food Security Survey Module* (Escala de Medida de Segurança Alimentar); **IA**, insegurança alimentar; **IMC**, índice de massa corporal; **MEE**, modelo de equação estrutural; **NHANES**, *National Health and Nutrition Examination Survey* (Pesquisa Nacional sobre Saúde e Nutrição dos Estados Unidos); **USDA**, US Department of Agriculture (Departamento de Agricultura dos Estados Unidos).

As escalas de IA baseadas na experiência medem diretamente o fenômeno de interesse, são fáceis de aplicar e têm sido bem aceitas tanto pelas comunidades-alvo como pelos responsáveis pelas políticas públicas.[4,6] Todavia, essas escalas não captam todas as dimensões do construto da IA. Exemplificando, essas escalas não avaliam a segurança do suprimento alimentar acessado pela família nem medem os aspectos relacionados à segurança da água. Além disso, a medida capta a IA no nível da família, mas não pode identificar os indivíduos de uma mesma família que vivenciam graus diferentes de IA.[6]

Este capítulo revisa as evidências que enfocam as escalas de IA baseadas na experiência, com as seguintes justificativas: (a) estas escalas de IA são construídas em torno da definição de consenso de segurança alimentar da família, adotada pela comunidade internacional; (b) representam uma medida direta dos fenômenos de interesse; e (c) há disponibilidade de um amplo corpo de evidências de avaliação do impacto da IA sobre a nutrição infantil e os efeitos na saúde, baseadas nessas escalas.

Tendências globais de insegurança alimentar

O US Consensus Bureau relata as taxas anuais de IA familiar desde 1995, estimadas a partir do HFSSM de 18 itens aplicado por meio do *December Current Population Survey Food Security Supplement*. O período de tempo de referência do HFSSM são os 12 meses precedentes ao levantamento, e as famílias são classificadas como tendo segurança alimentar, baixa segurança alimentar ou muito baixa segurança alimentar, com base no número de respostas afirmativas dadas aos itens do HFSSM.[6] Em 2008, foi constatado que 14,6% das famílias americanas foram classificadas como tendo insegurança alimentar (i. e., com nível de segurança alimentar baixo ou muito baixo). Esta taxa, que se traduz em 17,1 milhões de famílias, foi a maior já registrada desde 1995. As famílias dos EUA tendem mais à insegurança alimentar quando são pobres, sustentadas por uma mulher solteira, têm um líder hispânico ou afro-americano e têm crianças. De fato, segundo o US Department of Agriculture (USDA),[8] famílias com crianças mostram taxas de IA quase duas vezes maiores do que as taxas exibidas por famílias sem crianças (21% *versus* 11,3%, respectivamente). Desta forma, nos EUA, o desenvolvimento normal de um número substancial de crianças de baixa renda pode estar em risco, uma vez que o desenvolvimento é influenciado pela IA.

As estimativas de IA familiar fundamentadas em escalas baseadas em evidência são difíceis de comparar entre países, devido ao uso de diferentes escalas, intervalos de tempo e algoritmos de classificação. Uma exceção é o trabalho conduzido por Nord e Hopwood,[9] que demonstrou que as taxas nacionais de IA de adultos e crianças, estimadas com o HFSSM, são significativamente menores no Canadá do que nos EUA, mesmo depois de os pesquisadores terem controlado os fatores de confusão socioeconômicos e demográficos (ver Tab. 72.1). As diferenças entre as políticas sociais vigentes nesses dois países podem explicar parcialmente esses achados.

Perez-Escamilla et al.[10] relataram que a IA doméstica era substancialmente maior no México do que no Uruguai, ao aplicarem a *Latin American and Caribbean Household Food Security Scale* (ELCSA),[7] usarem aplicação de uma ferramenta similar e adotarem procedimentos de amostragem nacionalmente representativos (ver Fig. 72.1).

Ainda não há estimativas regionais e globais derivadas de uma escala padronizada de IA baseada na experiência. Por isso, é preciso contar com outros indicadores de IA para estimar a magnitude do problema. A FAO estima que cerca de 1 bilhão

Tabela 72.1 Percentual de indivíduos no Canadá e nos Estados Unidos vivendo em lares com insegurança alimentar[a-c]

	Canadá	Estados Unidos
	Percentual de indivíduos (%)	
Todos	7,0	12,6
Adultos	6,6	10,8
Crianças	8,3	17,9

[a]Estimativas derivadas da metodologia de classificação de segurança alimentar familiar nos EUA usando os últimos 12 meses como período de referência. Baseado nos dados do 2004 Canadian Community Health Survey, cycle 2.2; e 2003-2005 US Current Population Survey Food Security Supplements.

[b]Insegurança alimentar refere-se a famílias com segurança alimentar "baixa" ou "muito baixa".

[c]Todas as diferenças entre Canadá e Estados Unidos são estatisticamente significativas ($p < 0,05$).

Adaptado com permissão de Nord M, Hopwood HA. A Comparison of Household Food Security in Canada and the United States. Report ERR-67. Washington, DC: Economic Research Service, US Department of Agriculture, 2008.

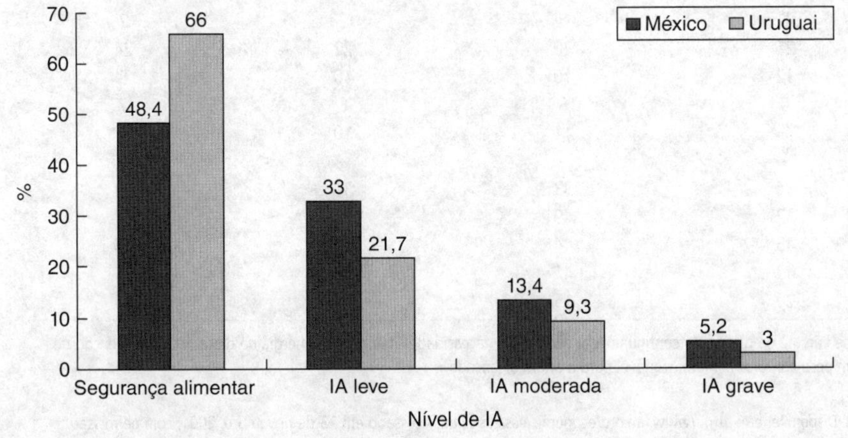

Figura 72.1 Níveis de insegurança alimentar (IA) familiar no México e no Uruguai, avaliados com base na *Latin American and Caribbean Household Food Security Scale* (ELCSA),[7] de 16 itens, por meio de pesquisa de opinião pública nacionalmente representativa, em 2007 (México) e 2009 (Uruguai). (Adaptado com permissão de Pérez-Escamilla R, Parás P, Acosta MJ et al. FASEB J 2011;25:226-8.)

de indivíduos em todo o mundo estejam passando por subnutrição calórica.[11] O problema é mais grave na África subsaariana e no Sul e Sudeste da Ásia (ver Tab. 72.2). Esse quadro subestima amplamente a magnitude do problema de IA, porque centenas de milhões de indivíduos que podem ter acesso a quantidades de caloria suficientes ou até excessivas podem não ter acesso a dietas de qualidade nutricional adequada.[4]

Estrutura conceitual

A *segurança nutricional*, uma condição que ocorre quando os tecidos corporais são expostos a quantidades ideais de nutrientes e outras substâncias essenciais, é o resultado da segurança alimentar familiar, segurança de acesso à assistência médica e acesso a outras necessidades básicas humanas, como condições sanitárias adequadas. A segurança alimentar e outros determinantes de segurança nutricional interagem entre si.[12] Exemplificando, uma família com recursos limitados para aquisição de comida pode decidir não levar um filho ao médico e não comprar os remédios necessários. Para haver segurança alimentar, é preciso que as famílias tenham acesso a alimentos saudáveis e nutritivos. O acesso a estes alimentos, por sua vez, depende de uma renda adequada e da disponibilidade de quantidades suficientes de alimentos no país, na região e nas comunidades onde as famílias vivem. A disponibilidade nacional de alimentos para consumo humano representa o saldo entre os alimentos cultivados localmente e os alimentos importados, subtraindo os alimentos exportados, estragados e usados para alimentar animais (ver Fig. 72.2).

Desta forma, por fim, a manutenção de um suprimento de alimentos adequado em nível global é essencial para alcançar a segurança alimentar familiar e a segurança nutricional mundial. Os suprimentos de alimentos globais são fortemente influenciados pelas alterações climáticas, políticas de preços de mercadorias agrícolas e conflitos armados.[13]

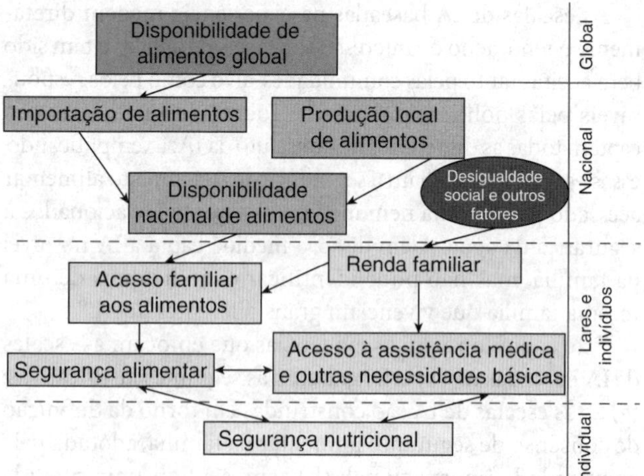

Figura 72.2 Relações entre segurança alimentar global, segurança alimentar familiar e segurança nutricional. (Adaptado com permissão de Frankenberger TR, Frankel L, Ross S et al. Household livelihood security: a unifying conceptual framework for CARE programs. In: Proceedings of the USAID Workshop on Performance Measurement for Food Security, December 11-12, 1995, Arlington, VA. Washington, DC: United States Agency for International Development, 1997.)

A IA familiar pode afetar o desenvolvimento físico, mental, social e psicoemocional da criança, de diversos modos (ver Fig. 72.3). Uma via biológica envolve a ligação direta entre IA, ingestão dietética mais pobre, estado nutricional e bem-estar geral. Uma segunda via psicoemocional envolve a

Tabela 72.2 Prevalência de subnutrição calórica[a] nas populações totais ao longo do tempo

Grupos de países/regiões do mundo	1990-1992 (%)	1995-1997 (%)	2000-2002 (%)	2005-2007 (%)
Mundo	16	14	14	13
Países desenvolvidos	–	–	–	–
Países em desenvolvimento	20	17	17	16
Ásia e Pacífico[b]	20	16	16	16
Leste Asiático	18	12	10	10
Sudeste Asiático	24	18	17	14
Sul da Ásia	22	20	21	22
Ásia Central	8	9	18	10
Ásia Ocidental	41	27	15	7
América Latina e Caribe	12	11	10	8
Américas do Norte e Central	8	8	7	7
Caribe	26	28	22	24
América do Sul	12	10	10	8
Oriente Médio e Norte da África	6	8	8	7
Oriente Médio	7	11	10	9
Norte da África	–	–	–	–
África Subsaariana	34	33	31	28
África Central	32	49	55	53
África Oriental	45	44	39	34
Sul da África	43	41	38	33
África Ocidental	20	15	14	10

[a]Subnutrição refere-se à condição das pessoas cujo consumo de energia da dieta está continuamente abaixo das necessidades mínimas de energia da dieta para manutenção de uma vida saudável e realização de atividade física leve com um peso corporal mínimo aceitável para a altura alcançada.
[b]Incluindo a Oceania.

De Food and Agricultural Organization. Food Security Statistics. Disponível em: http://www.fao.org/economic/ess/ess-fs/en. Acessado em 23 de novembro, 2001, com permissão.

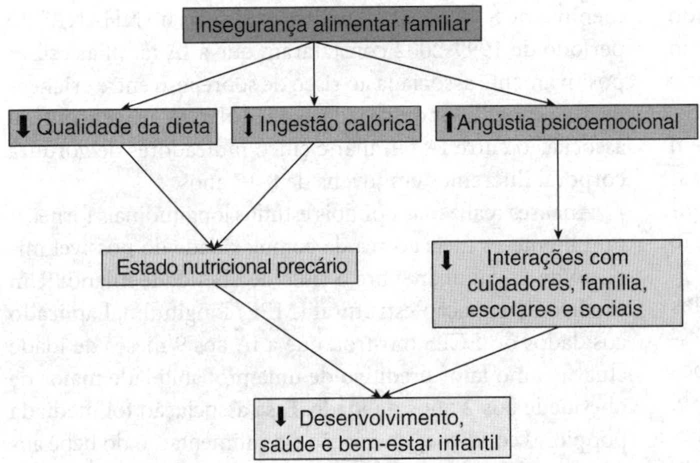

Figura 72.3 Potenciais vias mediadoras da ligação entre insegurança alimentar familiar e desenvolvimento, saúde e bem-estar infantil.

preocupação ou ansiedade, sentimento de privação e alienação, angústia, além de interações sociais e familiares adversas que resultam da exposição das famílias à IA. Deste modo, é plausível que a IA possa levar ao subdesenvolvimento físico e mental das crianças.[6]

Insegurança alimentar e qualidade da dieta

Estudos têm mostrado de forma consistente que a IA está associada a uma menor qualidade dietética e à ingestão nutricional subótima entre crianças. A IA foi associada a um menor consumo de frutas e verduras em casa por crianças hispânicas na faixa etária de 5-12 anos vivendo em San Antonio, Texas (EUA).[14] Um estudo binacional constatou que crianças mexicanas de 5 anos, morando nos EUA, que vivenciaram IA consumiam mais gorduras, gorduras saturadas, doces e batatas fritas do que as crianças que não vivenciaram IA. Em contraste, no México, a IA estava associada a um consumo menor de carboidratos totais, laticínios e vitamina B_6.[15] Um estudo conduzido nos bairros urbanos de baixa renda da Coreia encontrou o maior consumo de alimentos com alta densidade energética em crianças de 4 a 12 anos vivendo em residências com IA, seguidas de crianças vivendo em residências com segurança alimentar, famílias com adultos com IA e famílias com crianças passando fome. Esses resultados foram consistentes com os achados de que as crianças vivendo em famílias com IA tinham maior peso do que aquelas que viviam em famílias com segurança alimentar.[16] Um estudo conduzido na zona rural da Tanzânia encontrou menor consumo de alimentos proteicos de origem animal em casas com IA onde viviam crianças de 1-5 anos.[17] Estudos conduzidos em diversos países da América Latina e Caribe, África subsaariana e Ásia relataram uma menor qualidade dietética em lares com IA que tinham crianças; e estas associações seguiram um padrão de dose-resposta em função da gravidade da IA.[18-20]

Insegurança alimentar, desenvolvimento da criança e efeitos na saúde

Esta seção analisa primeiro a influência da IA no baixo peso e no sobrepeso das crianças, seguida da influência da IA ao longo da infância sobre a obesidade no adulto, evidências da associação entre IA e deficiência de ferro, e a relação existente entre IA e saúde e desenvolvimento infantil, bem como a associação da IA com a depressão materna.

Peso corporal

Insegurança alimentar e baixo peso na infância

Três estudos conduzidos na Colômbia identificaram associações entre IA e subnutrição infantil, embora os indicadores antropométricos específicos responsivos à IA tenham diferido no decorrer dos estudos. As crianças em idade pré-escolar que participaram de um programa de assistência alimentar em Medellín mostraram-se mais propensas à baixa estatura ou ao baixo peso para a idade, todavia sem perda excessiva do peso em relação à estatura, quando viviam em lares com IA (ao contrário do observado nos lares com segurança alimentar). Essa relação seguiu um padrão de dose-resposta com relação ao grau de IA.[21] A IA não estava associada à perda excessiva de peso para a estatura, talvez como resultado da participação no programa de assistência alimentar. Em contraste, crianças de Bogotá vivendo em famílias com IA foram mais propensas a apresentarem baixo peso para a estatura, todavia sem prejuízo da estatura, em comparação a outras crianças vivendo em famílias com segurança alimentar.[22] As diferenças dos resultados obtidos em Bogotá e Medellín podem ser explicadas pelas diferenças de amostragem em relação à prevalência de IA, exposição a programas de assistência alimentar ou escalas de IA usadas. Em um estudo conduzido em Guapi (Colômbia),[23] a IA foi associada à baixa estatura e ao baixo peso para a estatura entre crianças afro-colombianas.

Um estudo realizado no Rio de Janeiro (Brasil) com recém-nascidos e crianças de até 30 meses de idade constatou, em análises bivariadas, que o escore de IA familiar estava associado de forma significativa e inversa ao escore Z de peso por idade e de peso por altura, além de estar marginalmente associado a escores Z de altura por idade mais baixos.[24] Em contraste, um estudo conduzido no Nordeste do Brasil falhou em encontrar associação entre a gravidade da IA e a altura por idade entre crianças com menos de 5 anos, após os devidos ajustes para fatores de confusão socioeconômicos e demográficos.[25] Consistente com esse achado, um estudo longitudinal conduzido em Burkina Faso entre crianças com menos de 5 anos não encontrou correlações significativas entre IA familiar e perímetro braquial das crianças, bem como escore Z de peso por altura e de peso por idade[26] em nenhuma das séries de medições. No Paquistão, a IA foi associada à baixa estatura.[27] Em resumo, os estudos têm encontrado resultados inconsistentes em termos de associação entre IA familiar e subnutrição infantil.

A falta de consistência dos resultados entre os estudos pode estar relacionada a questões metodológicas (p. ex., estudos diferentes enfocaram diferentes indicadores antropométricos ou crianças de diferentes faixas etárias). Além disso, os achados inconsistentes podem estar relacionados a características contextuais específicas dos diferentes estudos (p. ex., se as crianças estavam participando de um programa de assistência alimentar; até que ponto o impacto negativo da IA foi amenizado pelos cuidadores das crianças; ou a extensão com que outros fatores, além da IA, como as doenças, influenciaram os indicadores antropométricos).

Insegurança alimentar e obesidade infantil

Estudos conduzidos no âmbito nacional, nos EUA, obtiveram resultados contraditórios quanto à associação entre IA e sobrepeso ou obesidade infantil (ver Tab. 72.3). Uma análise transversal do *Early Childhood Longitudinal Study* (ECLS) encontrou uma associação inversa entre IA familiar e probabilidade de obesidade infantil em crianças do jardim da infância.[28] Em contraste, uma análise longitudinal do mesmo estudo encontrou uma associação positiva entre IA familiar no jardim da infância e ganhos de índice de massa corporal (IMC) na 3ª série.[29] Os resultados do *Third National Health and Nutrition Examination Survey* (NHANES III) comprovaram que a insuficiência de alimentos estava inversamente associada ao risco de sobrepeso em meninas de 2-7 anos, mas apresentava associação positiva com este risco em meninas de 8-16 anos.[30] Análises realizadas no NHANES no período de 1999-2002 constataram que a IA familiar estava positivamente associada ao risco de sobrepeso entre crianças de 3-17 anos.[31] Por outro lado, o NHANES IV não encontrou associação entre IA familiar e cinco indicadores de gordura corporal diferentes em jovens de 8-17 anos.[32]

Análises realizadas por dois estudos longitudinais forneceram hipóteses úteis acerca da complexidade do possível impacto da IA familiar sobre o risco de obesidade infantil. Um modelo de equação estrutural (MEE) longitudinal aplicado aos dados do ECLS mostrou que a IA aos 9 meses de idade atuava como fator preditivo de uma probabilidade maior de obesidade aos 2 anos de idade. Essa associação foi mediada por piores condições de criação e de alimentação do bebê aos 9 meses.[33] Um estudo longitudinal conduzido no Canadá encontrou uma interação entre insuficiência de alimentos familiar e peso ao nascer influenciando o risco de obesidade ao redor dos 4 anos de idade.[34] De modo específico, as *odds* ratio ajustadas para obesidade na infância associada à insuficiência de alimentos familiar foram 27,8 vezes e 5,7 vezes maiores entre os bebês nascidos com baixo peso e macrossomia, respectivamente. Ao contrário, não houve associação entre risco de obesidade e insuficiência de alimentos familiar entre bebês nascidos com peso normal (ver Tab. 72.4).[34]

Estudos em menor escala conduzidos nos Estados Unidos também encontraram resultados inconsistentes (ver Tab. 72.5). Dentre os três estudos realizados com crianças e jovens hispânicos, um encontrou relação inversa entre IA familiar e IMC,[35] enquanto outro não encontrou relação entre IA familiar e peso por altura[36] e um terceiro estudo constatou que o nível de aculturação dos cuidadores modificava a associação entre IA familiar e percentil de IMC.[37] Um estudo multiétnico e multirracial não encontrou associação entre IA familiar e risco de sobrepeso ou obesidade entre crianças de 10-12 anos de idade.[38]

Estudos conduzidos fora da América do Norte também obtiveram resultados inconsistentes (ver Tab. 72.6). Por outro

Tabela 72.3 Estudos em ampla escala investigando a associação entre insegurança alimentar e sobrepeso e obesidade na infância na América do Norte

Referência/localização	Delineamento do estudo/amostra	Escala de IA	Resultado de peso	Direção da associação
Rose e Bodor,[28] EUA	ECLS-K	HFSSM	IMC ≥ 95° percentil	–
Jyoti et al.,[29] EUA	ECLS-K K-3° grau	HFSSM	Ganho de IMC mais rápido em meninas	+
Alaimo et al.,[30] EUA	NHANES III	1 item de insuficiência de alimento	IMC ≥ 85° percentil em meninas com 2-7 anos e em meninas brancas com 8-16 anos	 – +
Casey et al.,[31] EUA	1999-2002 NHANES 3-17 anos	HFSSM	IMC ≥ 85° percentil	+
Gundersen et al.,[32] EUA	NHANES IV 8-17 anos	HFSSM	IMC, CiC, MGT, DCT, GC	∅
Dubois et al.,[34] Canadá	Estudo sobre o desenvolvimento infantil longitudinal IA aos 0-1,5 ano IMC aos 3,5-4,5 anos	1 item de insuficiência de alimento	IMC ≥ 95° percentil Interação IA x PC	+

(–) associação inversa; (+) associação positiva; (∅) ausência de associação entre insegurança alimentar e sobrepeso/obesidade infantil; GC, gordura corporal; IMC, índice de massa corporal; PC, peso corporal; ECLS, *Early Childhood Longitudinal Study*; IA, insegurança alimentar; HFSSM, *Household Food Security Survey Module*; K, *kindergarten* (jardim da infância); NHANES, *National Health and Nutrition Examination Survey*; MGT, massa de gordura total; DCT, dobra cutânea do tríceps; CiC, circunferência da cintura.

Tabela 72.4 Interação entre peso ao nascimento e insuficiência alimentar familiar na probabilidade de obesidade[a] infantil no Canadá

	Sem insuficiência alimentar familiar	Insuficiência alimentar familiar
Peso ao nascer (g)	ODDS ratio ajustadas[b]	
< 2.500	0,2	27,8*[c]
2.500-4.000	1,0	1,8
> 4.000	2,3	5,7*

[a]Obesidade infantil é definida com base em um IMC ≥ 95° percentil.

[b]Ajustado para sexo, renda, tabagismo materno durante a gestação, e número de parentes com sobrepeso ou obesidade.

[c]O asterisco (*) indica significância estatística (p ≤ 0,05) em relação à categoria de referência (ausência de insuficiência de alimento no grupo de peso ao nascimento de 2.500-4.000 g).

Adaptado com permissão de Dubois L, Farmer A, Girard M et al. Family food insufficiency is related to overweight among preschoolers. Soc Sci Med 2006; 63:1503-16.

lado, estudos realizados na Coreia[16] e no México[39] encontraram relação positiva entre resultados de IA familiar e peso corporal de crianças, enquanto um estudo conduzido na Colômbia[22] não encontrou esta relação.

Evidências indicam que a condição socioeconômica mais baixa, um dos principais determinantes de IA, está associada ao sobrepeso em crianças.[40] Entretanto, a associação entre IA e obesidade infantil é inconsistente,[41-43] podendo depender das políticas e programas sociais em diferentes países, bem como das características das famílias nesses países (idade da criança, sexo, etnia ou raça, renda familiar).[41,42,44] É enigmático o achado de que a relação entre IA e risco aumentado de obesidade entre mulheres é significativamente mais consistente[41,42,44] do que entre crianças. Possivelmente, a presença em certos contextos de programas de assistência alimentar e social adequados destinados a crianças desfavorecidas ou a amenização da IA por adultos podem explicar esta falta de consistência.[41] É igualmente possível que as crianças estejam protegidas da influência obesogênica da IA por suas necessidades nutricionais e calóricas por quilo de peso corporal relativamente maiores.

Insegurança alimentar na infância e obesidade no adulto

Dois estudos retrospectivos destacaram a necessidade de estudos longitudinais para compreender com maior clareza a forma como a IA durante a infância pode influenciar a obesidade em fases posteriores da vida. A privação de comida pregressa entre as mulheres cambojanas refugiadas vivendo em Massachusetts estava associada independentemente à probabilidade de elas apresentarem sobrepeso ou obesidade na idade adulta e marginalmente associada à maior probabilidade de elas atualmente comerem carne bovina gorda.[45] Os resultados do grupo em foco obtidos com uma pequena amostra de mulheres brancas da zona rural de Nova York sugeriram que a IA no início da infância pode levar a padrões alimentares disruptivos associados ao desenvolvimento de obesidade durante a fase adulta (p. ex., episódios de compulsão alimentar periódica, forte preferência por alimentos com alta densidade energética).[46] Os achados também sugeriram que as próprias crianças nascidas de mulheres que passaram por IA no início da infância podem apresentar risco de transtornos alimentares associados à obesidade, mesmo que não tenham vivenciado IA.[46] Essas hipóteses têm implicações importantes, porque sugerem que a obesidade pode ser transferida de uma geração para outra por meio de um processo em parte mediado pelas experiências de IA nas primeiras fases da vida.

Tabela 72.5 Estudos em pequena escala investigando associação entre insegurança alimentar e sobrepeso ou obesidade na infância nos EUA

Referência/localização	Delineamento do estudo/amostra	Escala de IA	Resultado de peso	Direção da associação
Matheson et al.,[35] Califórnia	Crianças hispânicas de 10-12 anos	HFSSM	IMC	–
Kaiser et al.,[36] Califórnia	Crianças hispânicas de 3-6 anos	Radimer	Peso por altura	∅
Buscemi et al.,[37] Memphis, TN	Crianças hispânicas de 2-17 anos	HFSSM	Percentil de IMC	I
Martin e Ferris,[38] Hartford, CT	Multirracial ou multiétnico, 10-12 anos	HFSSM	IMC > 85° percentil IMC > 95° percentil	∅

(–) associação inversa; (∅) ausência de associação entre insegurança alimentar e sobrepeso/obesidade infantil; IMC, índice de massa corporal; IA, insegurança alimentar; HFSSM, *Household Food Security Survey Module*; I, interação entre aculturação e insegurança alimentar (IMC maior entre famílias com segurança alimentar com elevada aculturação do que entre famílias com insegurança alimentar e baixa aculturação).

Tabela 72.6 Estudos em pequena escala investigando a associação entre insegurança alimentar e sobrepeso ou obesidade na infância em países fora da América do Norte

Referência/localização	Delineamento do estudo/amostra	Escala de IA	Resultado de peso	Direção da associação
Ortiz-Hernández et al.,[39] Cidade do México	4ª-6ª séries	Escala de 4 itens	Escore Z de IMC > 2	+
Isanaka et al.,[22] Bogotá	5-12 anos	HFSSM (modificado)	Valores de corte da International Obesity Task Force	∅
Oh e Hong,[16] Seul	4-12 anos	Radimer	Peso por altura	+

(+) associação positiva; (∅) ausência de associação entre insegurança alimentar e sobrepeso/obesidade infantil; IMC, índice de massa corporal; IA, insegurança alimentar; HFSSM, *Household Food Security Survey Module*.

Deficiência de ferro

Dois estudos derivados do *US Children's Sentinel Nutrition Assessment Project* (C-SNAP) encontraram relação entre IA e risco de anemia ferropriva (AF) em crianças pequenas vivendo em Minnesota (EUA)[47] e Boston (EUA).[48] Similarmente, uma análise do NHANES realizada no período de 1994 a 2004 encontrou relação entre IA e risco aumentado de AF entre adolescentes.[49] Um estudo transversal conduzido entre bebês indianos da zona rural também constatou a existência de relação entre IA e anemia.[50] Neste estudo, os pesquisadores encontraram associação inversa significativa entre o nível de IA intermediário (e, surpreendentemente, não no nível mais grave) e as concentrações de hemoglobina. Em resumo, estudos observacionais têm encontrado consistentemente associação entre IA e AF em crianças e jovens.

Saúde da criança

A IA afeta a saúde da criança em países com diversas características socioeconômicas, demográficas e culturais. As mães haitianas foram significativamente mais propensas a relatar que os filhos tiveram malária nos 2 meses anteriores ao levantamento quando viviam em famílias com IA grave (ao contrário do observado nos casos menos graves de IA), depois de os pesquisadores terem controlado os fatores de confusão das condições socioeconômica, demográfica e nutricional infantil.[51] As mães colombianas vivendo em famílias com IA grave também tenderam mais a relatar que os filhos sofreram diarreia ou infecção respiratória nas duas semanas anteriores ao levantamento.[21] Estas crianças também foram mais propensas a serem positivas para presença de parasitas intestinais em amostras fecais. Os resultados deste estudo precisam ser interpretados com cautela, porque não foram devidamente ajustados em relação aos potenciais fatores socioeconômicos geradores de confusão.

Um MEE longitudinal aplicado aos dados do US ECLS mostrou que a IA aos 9 meses de idade constituía um fator preditivo de saúde mais precária (baseada no relato materno) aos 2 anos de idade. Esta associação era mediada pela depressão materna quando a criança tinha 9 meses de idade.[33] O estudo C-SNAP previamente descrito constatou que a IA estava associada de modo independente a uma saúde mais precária (baseada em relatos maternos) e a uma probabilidade aumentada de internação entre crianças desde recém-nascidas até 36 meses de idade.[52] Os resultados do C-SNAP também demonstraram que crianças americanas muito novas nascidas de mães imigrantes (ao contrário do observado com mães nascidas nos EUA) foram mais propensas a viver em famílias com IA e a terem relatos de saúde mais precária. Neste estudo, a IA mediou a relação existente entre a condição de imigrante e a saúde da criança.[53] As análises realizadas pelo NHANES III demonstraram que a insuficiência de alimentos, avaliada com base em um único item do HFSSM, estava associada a uma saúde mais precária em crianças de 1-5 anos, inclusive com mais dores estomacais, cefaleias e resfriados.[54]

Desenvolvimento da criança

Esta seção analisa a influência da IA sobre o desenvolvimento psicoemocional e social da criança, bem como sobre os resultados acadêmicos. Pesquisas qualitativas têm mostrado que a IA nos lares dos EUA exerce forte impacto psicoemocional sobre as crianças, e que estes efeitos são duradouros.[46,55-58] Estes achados têm sido corroborados por estudos epidemiológicos.

Estudos transversais realizados nos EUA têm demonstrado de maneira consistente a existência de associações independentes entre IA e uma série de indicadores acadêmicos e psicoemocionais em crianças. Estes achados são similares, ainda que os estudos tenham usado escalas de IA diferentes, entre as quais HFSSM,[29,59-61] item de suficiência alimentar do HFSSM[54,62] e escala do *Community Childhood Hunger Identification Project* (CCHIP).[63-65] Achados do estudo C-SNAP mostraram que crianças de 4-36 meses com IA eram mais propensas do que crianças com segurança alimentar a serem identificadas por seus cuidadores como tendo risco de desenvolvimento aumentado, com base na escala *Parent's Evaluation of Developmental Status* (PEDS), mesmo quando os pesquisadores controlavam os fatores de depressão materna, entre outros fatores geradores de confusão.[60]

Um estudo transversal conduzido em Arkansas, Louisiana e Mississippi (EUA) descobriu que, após o ajuste para os fatores geradores de confusão, as crianças de 3-8 anos exibiram menor função física, e os jovens de 12-17 anos apresentaram pior funcionamento psicossocial quando tinham vivido em lares com IA.[59] Jovens afrodescendentes (e não brancos) com IA tiveram menor pontuação nas comparações de função física e psicossocial.[59] Um estudo envolvendo diversos estados americanos constatou que, com base em relatos de professores, as crianças com IA tendiam mais a serem hiperativas e a estarem atrasadas ou ausentes na escola.[65] Um estudo conduzido em Pittsburgh constatou que agressão e ansiedade, conforme o relato de um dos pais baseado na *Pediatric Symptom Checklist*, estavam fortemente associadas à IA entre crianças de 6-12 anos, embora esta associação não fosse controlada por potenciais fatores geradores de confusão.[63] Um levantamento realizado em Massachusetts (EUA) constatou que a IA grave estava associada à internalização problemática entre crianças em idade pré-escolar e escolar, e também estava associada a mais ansiedade e depressão entre crianças em idade escolar.[64] Whitaker et al.[66] analisaram fatores associados à IA usando dados transversais coletados de famílias de baixa renda residentes em 18 cidades dos EUA. Cerca da metade das mulheres que responderam à pesquisa eram afrodescendentes (51%), 23% eram hispânicas e o restante pertencia a outros grupos étnicos e raciais. Os filhos destas mulheres tinham em média 3 anos de idade. Com base na escala USDA de IA (itens para adultos), 71% das famílias tinham segurança alimentar, 17% tinham IA marginal e 12% tinham IA. Análises de variáveis múltiplas mostraram que o percentual de mulheres com sintomas de depressão clínica e ansiedade era de 17% entre as famílias com segurança alimentar; 21% entre as famílias com IA marginal; e 30% entre os lares com IA ($p < 0,05$). Entre as crianças, os pesquisadores também encontraram uma relação de dose-resposta entre as categorias de IA e problemas comportamentais ou de saúde mental da ordem de 23% *versus* 31% *versus* 37%, respectivamente ($p < 0,05$). Neste estudo, os problemas de saúde comportamental ou mental foram definidos como agressividade, ansiedade, depressão, falta de concentração ou hiperatividade.

Os resultados do NHANES III mostraram que crianças com 6-11 anos de idade de famílias que sofriam de insuficiência de alimentos (em oposição ao observado nas famílias com suficiência de alimentos) alcançavam pontuações aritméticas mais baixas e tendiam mais a repetir de ano na escola, a ter passado por consulta com psicólogos e a ter mais dificuldade para conviver com os colegas. Somando-se a estes dois últimos resultados, os adolescentes com insuficiência de alimentos também eram mais propensos a terem recebido suspensão da escola.[67] As análises do NHANES III também revelaram que adolescentes de 15-16 anos de famílias que sofriam de insuficiência de alimentos eram mais propensos a sofrer de distimia, a terem pensamentos de morte e desejo de morrer, bem como a terem tentado o suicídio.[62]

Os MEE longitudinais aplicados aos dados do *ECLS-Birth Cohort* (ECLS-B) mostraram que a IA aos 9 meses de idade atuava como fator preditivo de menor vínculo materno e menor desenvolvimento mental aos 2 anos de idade. Para ambos os resultados, esta associação era mediada pela depressão materna e por piores condições de criação aos 9 meses.[61] Outra análise longitudinal dos dados de ECLS-B relatou que a IA tende a comprometer o desenvolvimento acadêmico e social das crianças, embora vários efeitos possam ser específicos de cada sexo.[29] A IA na fase de jardim da infância atuou como fator preditivo de notas mais baixas em matemática e habilidades sociais entre as meninas da 3ª série, mas não entre os meninos. De forma parecida, as meninas (e não os meninos) de famílias com IA persistente (i. e., famílias que passaram por IA tanto na fase de jardim da infância como na 3ª série) apresentaram elevações menos significativas nas notas de leitura, em comparação a meninas com segurança alimentar persistente. Crianças (meninos e meninas) vivendo em lares com segurança alimentar na fase de jardim da infância e depois sem IA na fase da 3ª série alcançaram aumentos menos significativos na nota de leitura do que as crianças de famílias com segurança alimentar persistente. A transição de IA para segurança alimentar neste mesmo período de tempo foi associada à melhora das habilidades sociais somente entre as meninas.[29]

Em resumo, os estudos revistos nesta seção sugerem fortemente que a IA em crianças representa não só um desafio biológico como também um desafio psicoemocional e de desenvolvimento. Este desafio, por sua vez, tende a ser traduzido em baixo desempenho acadêmico e nível intelectual em fases posteriores da vida. Todos estes estudos foram conduzidos nos Estados Unidos e a maioria incluiu crianças hispânicas. Assim, a melhora da segurança alimentar nos lares hispânicos tende a melhorar o bem-estar geral das crianças pertencentes ao grupo populacional de crescimento mais rápido do país. Estas conclusões precisam ser confirmadas por meio de mais estudos longitudinais, afinal, a maior parte das evidências obtidas até agora é transversal.

Depressão materna

Estudos têm encontrado, de forma consistente, uma associação independente entre IA e depressão materna.[68,69] Gestantes nativas da Carolina do Norte (EUA) com IA (ao contrário da segurança alimentar) foram mais propensas a exibir níveis mais altos de estresse percebido, traços de ansiedade e sintomas depressivos.[68] Estas relações dose-resposta ocorreram em função da gravidade da IA. Gestantes latinas vivendo em Connecticut (EUA) também se mostraram mais propensas a terem níveis mais altos de sintomas de depressão quando viviam em lares com IA (ao contrário do observado nos lares com segurança alimentar).[69] Conforme indicado previamente, os achados dos dados do ECLS mostraram que a IA aos 9 meses de idade estava associada à depressão materna que, por sua vez, mediava a associação entre IA e pior desenvolvimento de saúde e mental, além de obesidade, aos 2 anos de idade.[33,61] O estudo C-SNAP constatou que os sintomas de depressão materna estavam associados não só à IA como também a indicadores de saúde infantil mais desfavoráveis e a uma menor probabilidade de compromisso permanente com um programa de assistência alimentar.[70] O estudo conduzido por Whitaker et al.[66] também constatou que a IA estava independente e positivamente associada, de modo dose-resposta, a sintomas de ansiedade e depressão clínica maternos. Conforme relatado anteriormente, este estudo mostrou uma relação dose-resposta entre a gravidade da IA e problemas comportamentais ou de saúde mental (i. e., agressividade, ansiedade, depressão, falta de concentração ou hiperatividade) entre crianças com idade média de 3 anos.

Da perspectiva do desenvolvimento infantil, estes achados são preocupantes, porque a depressão materna tem sido associada à menor qualidade de cuidados e interações materno-infantis, menor vínculo com a criança e até negligência e abuso infantil.[44] Desta forma, a depressão materna pode ser um dos fatores que medeiam a relação entre IA e pior desenvolvimento psicossocial infantil.

Considerações finais

O predomínio das evidências sugere que a IA familiar exerce forte influência sobre a qualidade da dieta das crianças, desenvolvimento psicocomportamental e intelectual e condição de saúde. A plausibilidade dos achados relacionados com o desenvolvimento é alta porque foi demonstrado que a IA não só influencia o estado nutricional como também representa um dos principais fatores de estresse psicoemocional para as crianças e seus cuidadores. O impacto da IA sobre o baixo peso e sobrepeso infantil é misto e parece ser específico do contexto.

É importante reconhecer várias limitações das evidências atualmente disponíveis. Primeiro, a maioria dos delineamentos experimentais tem sido transversal. Em segundo lugar, diferentes escalas, pontos de corte e períodos de tempo de referência têm sido usados para classificar as famílias em diferentes categorias de (in)segurança alimentar. Exemplificando, embora alguns estudos tenham investigado diferentes níveis de gravidade de IA, outros somente classificaram as famílias em famílias com segurança alimentar ou famílias com insegurança alimentar (i. e., dicotômicos). De forma semelhante, o uso de escalas diferentes é causa de preocupação, porque os achados podem ser influenciados pela escolha da escala.[71] Em terceiro lugar, a maioria dos estudos tem usado modelos de análise multivariada sem considerar que vários dos fatores geradores de "confusão" essenciais incluídos tendem a ser mediadores ou modificadores de efeito da relação existente entre IA e desenvolvimento infantil ou efeitos na saúde. Mais modelos estatísticos testadores de hipótese baseados em teoria, como os MEE, são necessários para mais bem entender as vias pelas quais a IA afeta adversamente o bem-estar infantil. Esse conhecimento se faz necessário para embasar as políticas de saúde e desenvolver intervenções efetivas baseadas em evidência.

Implicações nas políticas de saúde

As políticas de saúde efetivas para diminuição da pobreza e da IA tendem a se traduzir em melhora do desenvolvimento humano. Como o desenvolvimento humano é a base do capital social que, por sua vez, é a máquina que dirige o desenvolvimento nacional, investir nestes programas deveria estar no topo das prioridades dos governos em todo o mundo. São necessários fundos para conduzir as pesquisas necessárias à compreensão mais precisa das vias pelas quais a IA afeta o desenvolvimento humano. A geração desse conhecimento é essencial para identificar os pontos de intervenção para amenizar nas crianças as consequências negativas da IA. Considerando a demonstração da validade interna das escalas baseadas em experiência em diversos contextos, é importante dar apoio a esforços que busquem harmonizar as escalas de IA familiar para aplicação em nível regional[7] ou até global.[72]

Agradecimentos

Agradeço a dr. Amber Hromi-Fiedler e dr. Donna J. Chapman pela revisão do editorial e *feedback* substancial para este capítulo. Recebi apoio financeiro parcial do *Connecticut National Institutes of Health (NIH) Project EXPORT Center for Eliminating Health Disparities among Latinos (NIH-NCHMD P20MD001765)*. As perspectivas expressas neste capítulo são minhas e não necessariamente representam as do NIH ou suas *National Center on Minority Health and Health Disparities*. Este capítulo é dedicado a Ernesto Pollitt, meu mentor, colega e amigo.

Referências bibliográficas

1. Pollitt E. J Nutr 2000;130(Suppl):350S–3S.
2. Victora CG, Adair L, Fall C et al. Lancet 2008;371:340–57.
3. Anderson SA. J Nutr 1990;120:1557–1600.
4. Perez-Escamilla R, Segall-Corrêa AM. Rev Nutr (Brazil) 2008;21(Suppl):15–26.
5. Coates J, Frongillo EA, Rogers BL et al. J Nutr 2006;136(Suppl): 1438S–48S.
6. National Research Council. Food Insecurity and Hunger in the United States: An Assessment of the Measure. Washington, DC: National Academies Press, 2006:1–114.
7. Pérez-Escamilla R, Melgar-Quiñonez H, Nord M et al. Perspect Nutr Hum (Colombia) 2007(Suppl):117–34.
8. US Department of Agriculture Food Security Data. Disponível em: http://www.ers.usda.gov/Briefing/FoodSecurity. Acessado em 23 de novembro de 2011.
9. Nord M, Hopwood HA. A Comparison of Household Food Security in Canada and the United States. Report ERR-67. Washington, DC: Economic Research Service, US Department of Agriculture, 2008.
10. Pérez-Escamilla R, Parás P, Acosta MJ et al. FASEB J 2011;25: 226–8.
11. Food and Agricultural Organization. Food Security Statistics. Disponível em: http://www.fao.org/economic/ess/ess-fs/en. Acessado em 23 de novembro de 2011.
12. Frankenberger TR, Frankel L, Ross S et al. Household livelihood security: a unifying conceptual framework for CARE programs. In: Proceedings of the USAID Workshop on Performance Measurement for Food Security, December 11–12, 1995, Arlington, VA. Washington, DC: United States Agency for International Development, 1997.
13. Brown L. Sci Am 2009;300:50–7.
14. Dave JM, Evans AE, Saunders RP et al. J Am Diet Assoc 2009;109: 697–701.
15. Rosas LG, Harley K, Fernald LC et al. J Am Diet Assoc 2009;109: 2001–9.
16. Oh SY, Hong MJ. Eur J Clin Nutr 2003;57:1598–604.
17. Knueppel D, Demment M, Kaiser L. Public Health Nutr 2010;13: 360–7.
18. Pérez-Escamilla R, Segall-Corrêa AM, Kurdian Maranha L et al. J Nutr 2004;134:1923–8.
19. Melgar-Quiñonez HR, Zubieta AC, MkNelly B et al. J Nutr 2006;136(Suppl):1431S–7S.
20. Rafiei M, Nord M, Sadeghizadeh A et al. Nutr J 2009;8:28.
21. Hackett M, Melgar-Quiñonez H, Alvarez MC. Rev Panam Salud Publica 2009;25:506–10.
22. Isanaka S, Mora-Plazas M, Lopez-Arana S et al. J Nutr 2007;137: 2747–55.
23. Alvarado BE, Zunzunegui MV, Delisle H. Cad Saude Publica 2005;21:724–36.
24. Gomes Pimentel P, Sichieri R, Salles-Costa R. R Bras Estud Popul 2009;26:283–94.
25. Oliveira JS, Cabral de Lira PI, Maia SR et al. Rev Bras Saude Mater Infant 2010;10:237–45.
26. Frongillo EA, Nanama S. J Nutr 2006;136(Suppl):1409S–19S.
27. Baig-Ansari N, Rahbar MH, Bhutta ZA et al. Food Nutr Bull 2006;27:114–27.
28. Rose D, Bodor JN. Pediatrics 2006;117:464–73.
29. Jyoti DF, Frongillo EA, Jones SJ. J Nutr 2005;135:2831–9.
30. Alaimo K, Olson CM, Frongillo EA Jr. Arch Pediatr Adolesc Med. 2001;155:1161–7.
31. Casey PH, Simpson PM, Gossett JM et al. Pediatrics 2006;118:e1406–13.
32. Gundersen C, Garasky S, Lohman BJ. J Nutr 2009;139: 1173–8.
33. Bronte-Tinkew J, Zaslow M, Capps R et al. J Nutr 2007;137: 2160–5.
34. Dubois L, Farmer A, Girard M et al. Soc Sci Med 2006;63: 1503–16.
35. Matheson DM, Varady J, Varady A et al. Am J Clin Nutr 2002;76:210–7.
36. Kaiser LL, Melgar-Quiñonez HR, Lamp CL et al. J Am Diet Assoc 2002;102:924–9.
37. Buscemi J, Beech BM, Relyea G. J Immigr Minor Health 2009 May 29 [Epub ahead of print].
38. Martin KS, Ferris AM. J Nutr Educ Behav 2007;39:31–6.
39. Ortiz-Hernández L, Acosta-Gutiérrez MN, Núñez-Pérez AE et al. Rev Invest Clin 2007;59:32–41.
40. Shrewsbury V, Wardle J. Obesity 2008;16:275–84.
41. Burns C, Jones SJ, Frongillo EA. Poverty, household food insecurity and obesity in children. In: Waters E, Swinburn B, Seidell J et

al. eds. Preventing Childhood Obesity. Oxford: Wiley Blackwell, 2010:129–37.
42. Dinour LM, Bergen D, Yeh MC. J Am Diet Assoc 2007;107: 1952–61.
43. Mirza M, Fitzpatrick-Lewis D, Thomas H. Is There a Relationship between Food Insecurity and Overweight/Obesity? Hamilton, Ontario, Canada: Effective Public Health Practice Project, 2007.
44. Cook JT, Frank DA. Ann N Y Acad Sci 2008;1136:193–209.
45. Peterman JN, Wilde PE, Liang S et al. Am J Public Health 2010;100:1930–7.
46. Olson CM, Bove CF, Miller EO. Appetite 2007;49:198–207.
47. Park K, Kersey M, Geppert J et al. Public Health Nutr 2009;12:2120–8.
48. Skalicky A, Meyers AF, Adams WG et al. Matern Child Health J 2006;10:177–85.
49. Eicher-Miller HA, Mason AC, Weaver CM et al. Am J Clin Nutr 2009;90:1358–71.
50. Pasricha SR, Black J, Muthayya S et al. Pediatrics 2010;126:e140–9.
51. Pérez-Escamilla R, Dessalines M, Finnigan M et al. J Nutr 2009;139:2132–8.
52. Cook JT, Frank DA, Berkowitz C et al. J Nutr 2004;134:1432–8.
53. Chilton M, Black MM, Berkowitz C et al. Am J Public Health 2009;99:556–62.
54. Alaimo K, Olson CM, Frongillo EA Jr, Briefel RR. Am J Public Health. 2001;91:781–6.
55. Radimer K. Public Health Nutr 2002;5:859–64.
56. Perez-Escamilla R. La inseguridad alimentaria: marco conceptual e implicaciones para la niñez [Food insecurity: conceptual framework and implications for the child]. In: Vasquez-Garibay E, Romero-Velarde E, eds. La Nutrición Pediátrica en América Latina. Nestlé Nutrition Institute Workshop LATAM, vol 1. Mexico City: Nestec (Vevey, Switzerland) and Intersistemas (Mexico City), 2008:25–48.
57. Sampaio MFA, Kepple AW, Segall-Corrêa AM et al. Segur Aliment Nutr (Campinas, Brazil) 2006;13:64–77.
58. Wehler CA, Scott RI, Anderson JJ. J Nutr Educ 1992;24(Suppl): 29S–35S.
59. Casey PH, Szeto KL, Robbins JM et al. Arch Pediatr Adolesc Med 2005;159:51–6.
60. Rose-Jacobs R, Black MM, Casey PH et al. Pediatrics 2008;121:65–72.
61. Zaslow M, Bronte-Tinkew J, Capps R et al. Matern Child Health J 2009;13:66–80.
62. Alaimo K, Olson CM, Frongillo EA. J Nutr 2002;132: 719–25.
63. Kleinman RE, Murphy JM, Little M et al. Pediatrics 1998;101:e3.
64. Weinreb L, Wehler C, Perloff J et al. Pediatrics 2002;110:e41.
65. Murphy JM, Wehler CA, Pagano ME et al. J Am Child Adolesc Psychiatry 1998;37:163–71.
66. Whitaker RC, Phillips SM, Orzol SM. Pediatrics 2006;118: e859–68.
67. Alaimo K, Olson CM, Frongillo EA Jr. Pediatrics. 2001;108: 44–53.
68. Laraia BA, Siega-Riz AM, Gundersen C et al. J Nutr 2006;136: 177–82.
69. Hromi-Fiedler A, Bermúdez-Millán A, Segura-Pérez S et al. Matern Child Nutr 2010 Aug 23 [Epub ahead of print].
70. Casey P, Goolsby S, Berkowitz C et al. Pediatrics 2004;113: 298–304.
71. Kaiser LL, Townsend MS, Melgar-Quiñonez HR et al. Am J Clin Nutr 2004;80:1372–8.
72. Hadley C, Maes K. Lancet 2009;374:1223–4.

73 Nutrição e odontologia*

Riva Touger-Decker, Diane Rigassio Radler, Dominick P. DePaola

Características estruturais e celulares dos tecidos bucais

As características distintivas dos tecidos bucais como a incapacidade do esmalte de remodelar-se, a alta taxa de renovação celular da mucosa oral, as taxas de crescimento do osso alveolar e a produção de saliva fazem dos tecidos orais um indicador ímpar de perturbações fisiológicas. A cavidade oral é local de doenças crônicas, como cárie, doença periodontal, AIDS, anemias nutricionais, herpes, distúrbios das glândulas salivares, osteoporose, diabetes e câncer. Anomalias congênitas – como fissura labial e palatina – são defeitos congênitos que possuem uma etiologia genética e ambiental complexa ligada ao estado nutricional materno, em especial o folato.

A ligação entre a doença bucal e a saúde sistêmica está sendo, com frequência, esclarecida e cientificamente validada, com algumas observações surpreendentes e profundas. Durante as duas últimas décadas, foram estabelecidas ligações claras entre a doença periodontal e a cardiovascular, o diabetes, a doença pulmonar, o derrame e as evoluções adversas da gravidez. Por exemplo, demonstrou-se que a doença periodontal aumenta o risco de doença cardíaca,[1] assim como o risco de dar à luz neonatos com baixo peso ao nascer.[2,3] A natureza inerente das doenças infecciosas orais determina que o hospedeiro tenha um sistema reparador imunológico e celular em bom funcionamento, e há dados inequívocos que ligam a ingestão de nutrientes a esses mecanismos de defesa do hospedeiro. Assim, as relações entre saúde bucal, saúde sistêmica e nutrição necessitam de atenção especial por parte de médicos, dentistas, nutricionistas, enfermeiros e, tecnicamente, de todos os profissionais de saúde.[3]

Com o intuito de analisar melhor essas relações complexas, é vital entender a estrutura e a função do complexo craniofacial-bucal-dental. Os dentes são estruturas especializadas necessárias ao processamento inicial dos alimentos. Eles são compostos por três tecidos mineralizados (esmalte, dentina e cemento), que envolvem a polpa dentária, altamente vascularizada, ou o "nervo". Essas relações podem ser vistas na secção transversal esquemática de um dente demonstrada na Figura 73.1. Os dentes estão fixados em suas cavidades ósseas por meio de uma estrutura fibrosa chamada *membrana* ou *ligamento periodontal*. Os fatores que afetam a integridade dessa estrutura e do tecido ósseo circunvizinho à cavidade resultam em doença periodontal que pode evoluir consideravelmente para afrouxamento e perda dos dentes.[4]

*__Abreviaturas:__ **ADA**, American Dental Association (Associação Dental Norte-americana); **AIDS**, síndrome da imunodeficiência adquirida; **CPI**, cárie precoce da infância; **CPOS**, índice de superfícies dentárias cariadas, perdidas ou obturadas; **CRA**, avaliação do risco de cárie; **GI**, gastrintestinal; **HIV**, vírus da imunodeficiência humana; **NHANES**, *National Health and Nutrition Examination Survey* (Pesquisa Nacional sobre Saúde e Nutrição dos Estados Unidos); **NIDR**, National Institute of Dental Research (Instituto Norte-americano de Pesquisa Dentária).

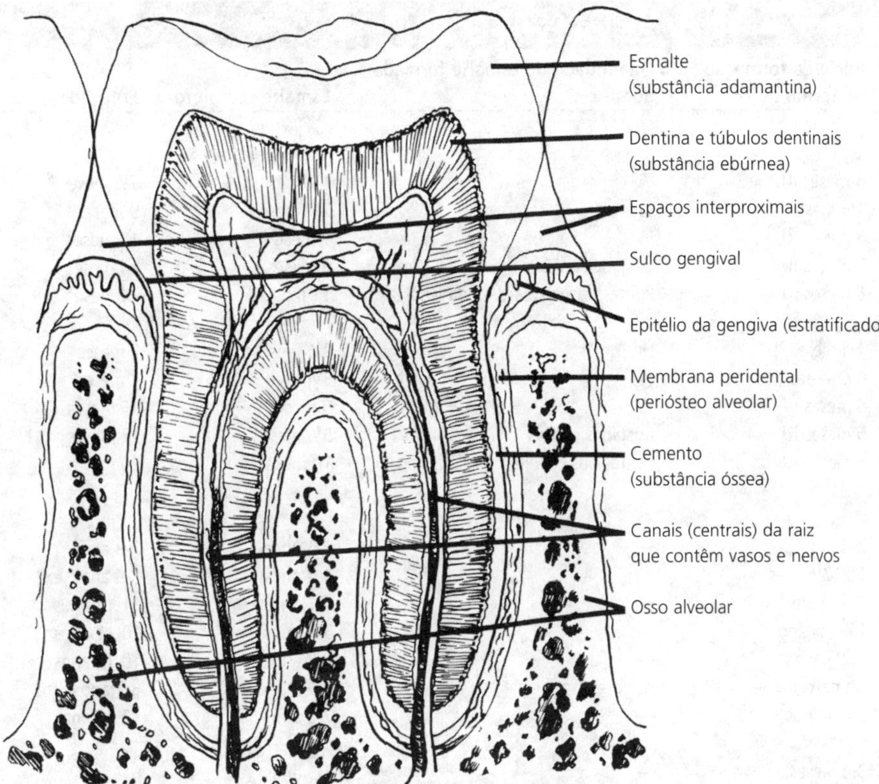

Figura 73.1 Ilustração esquemática do dente em contato com o osso alveolar.

Cada dente se desenvolve de um broto ou germe dental localizado na mandíbula ou na maxila. O broto consiste em um componente epitelial que surge como invaginação da superfície e produz esmalte. O componente mesenquimal possui a papila dental, que produz a polpa e a dentina, e o folículo dental, que produz o cemento e o ligamento periodontal quando o dente já está formado. A Tabela 73.1 detalha a cronologia da dentição humana. Os dentes decíduos começam a se formar em torno da sexta semana de vida intrauterina, quando as células da cavidade oral primitiva se diferenciam e formam a lâmina dental, que é onde se desenvolve o broto dental. A formação da coroa dentária começa com a secreção de uma matriz de dentina que contém fibrilas de colágeno. Os íons minerais, então, penetram na matriz para formar pequenos cristais sobre ou entre as fibrilas de colágeno. A formação do esmalte se inicia tão logo tenha sido depositada a primeira camada de dentina. Esse processo de mineralização constitui a maturação do esmalte e continua após a formação da matriz. Como pode ser observado na Tabela 73.1, o processo de mineralização começa já aos 4 meses de vida intrauterina e perdura até o fim da adolescência. Após a erupção do dente na cavidade oral, este continua a incorporar minerais (inclusive o flúor) em sua estrutura, a partir da saliva, dos alimentos e das bebidas.[5]

O histórico de um dente pode ser dividido em três estágios principais: (a) o período durante o qual a coroa se forma e se mineraliza no interior da maxila ou da mandíbula; (b) o período de maturação quando ocorre a erupção do dente na cavidade oral e a formação da(s) raiz(es); e (c) o período de manutenção que dura enquanto ele for funcional na cavidade oral.[5] Durante o período pré-eruptivo, a dentina e o esmalte em desenvolvimento estão sujeitos às deficiências ou aos desequilíbrios nutricionais, da mesma forma que ocorre em qualquer outro tecido em formação. De fato, as deficiências nutricionais podem afetar tanto o estágio de secreção como o de maturação da formação do esmalte. Após a erupção na cavidade oral, o esmalte é banhado pela saliva e fica exposto a microrganismos e seus subprodutos, assim como dos alimentos. Por isso as deficiências ou os excessos nutricionais e hábitos alimentares podem afetar os dentes de uma forma mais local.[5]

Há, ao menos, três diferenças notáveis entre os tecidos mineralizados dos dentes e outros tecidos do organismo. Em primeiro lugar, o esmalte não contém vasos linfáticos nem capilares que funcionem como sistemas de transporte; entretanto, a estreita relação entre os componentes orgânicos e inorgânicos do esmalte sugere que existem rotas no esmalte para a difusão de íons e de pequenas moléculas oriundas da saliva e, possivelmente, do sangue. Embora a dentina também não contenha elementos vasculares, é mais permeável à passagem de fluidos extracelulares do sangue, por causa dos túbulos dentinários que cruzam a dentina. A troca entre os elementos do esmalte ocorre pela exposição de sua superfície externa à saliva. Em contrapartida, a troca na dentina ocorre por meio dos movimentos dos íons presentes no suprimento de sangue à polpa ou à membrana periodontal.[4] Em segundo lugar, em razão da ausência de células, os tecidos dentais mineralizados não possuem capacidade detectável por via

Tabela 73.1 Cronologia do desenvolvimento da dentição humana

Dente	Início da formação de tecido duro	Quantidade de esmalte formada ao nascer	Esmalte completo	Erupção	Raiz completa
Dentição decídua					
Maxilar					
Incisivo central	4 meses IU	5/6	1½ mês	7½ meses	1½ ano
Incisivo lateral	4½ meses IU	2/3	2½ meses	9 meses	2 anos
Canino	5 meses IU	1/3	9 meses	18 meses	3¼ anos
Primeiro molar	5 meses IU	Cúspides unidas	6 meses	14 meses	2½ anos
Segundo molar	6 meses IU	Pontas das cúspides ainda isoladas	11 meses	24 meses	3 anos
Mandibular					
Incisivo central	4½ meses IU	3/5	2½ meses	6 meses	1½ ano
Incisivo lateral	4½ meses IU	3/5	3 meses	7 meses	1½ ano
Canino	5 meses IU	1/3	9 meses	16 meses	3¼ anos
Primeiro molar	5 meses IU	Cúspides unidas	5½ meses	12 meses	2¼ anos
Segundo molar	6 meses IU	Pontas das cúspides ainda isoladas	10 meses	20 meses	3 anos
Dentição permanente					
Maxilar					
Incisivo central	3-4 meses	—	4-5 anos	7-8 anos	10 anos
Incisivo lateral	10-12 meses	—	4-5 anos	8-9 anos	11 anos
Canino	4-5 meses	—	6-7 anos	11-12 anos	13-15 anos
Primeiro pré-molar	1½-1¾ ano	—	5-6 anos	10-11 anos	12-13 anos
Segundo pré-molar	2-2¾ anos	—	6-7 anos	10-12 anos	12-14 anos
Primeiro molar	Ao nascer	Às vezes traço	2½-3 anos	6-7 anos	9-10 anos
Segundo molar	2½-3 anos	—	7-8 anos	12-13 anos	14-16 anos
Mandibular					
Incisivo central	3-4 meses	—	4-5 anos	6-7 anos	9 anos
Incisivo lateral	3-4 meses	—	4-5 anos	7-8 anos	10 anos
Canino	4-5 meses	—	6-7 anos	9-10 anos	12-14 anos
Primeiro pré-molar	1¾-2 anos	—	5-6 anos	10-12 anos	12-13 anos
Segundo pré-molar	2¼-2½ anos	—	6-7 anos	11-12 anos	13-14 anos
Primeiro molar	Ao nascer	Às vezes traço	2½-3 anos	6-7 anos	9-10 anos
Segundo molar	2½-3 anos	—	7-8 anos	11-13 anos	14-15 anos

IU, intrauterinos.

microscópica nem química de reparar áreas formadas ou mineralizadas de maneira inadequada e os dentes não são capazes de se regenerar quando uma porção é destruída por cárie dentária ou lesão mecânica. Uma exceção é a remineralização de áreas superficiais levemente desmineralizadas do esmalte, onde a matriz orgânica e a integridade da superfície ainda estão intactas, em geral chamadas "manchas brancas". Além disso, os odontoblastos formam a dentina secundária que persiste por toda a vida na superfície pulpar da dentina, em resposta a estímulos químicos advindos de uma lesão por cárie na tentativa de bloquear a influência nociva. A incapacidade de regeneração dos tecidos dentais contrasta de forma direta com a renovação contínua e a capacidade de remodelação dos ossos.[4] Em terceiro lugar, diferentemente de outros tecidos, os tecidos mineralizados dos dentes sofrem uma mudança parcial de ambiente. Quando o dente começa a emergir na cavidade oral, o suprimento vascular ao órgão do esmalte é interrompido e a superfície do esmalte passa a entrar em contato com uma mistura complexa de saliva, microrganismos, resíduos alimentares e remanescentes epiteliais. Dessa forma, ao invés de um ambiente puramente sistêmico, o dente erupcionado passa a ter, além disso, um ambiente externo ou oral. Como consequência, as superfícies do esmalte e do cemento, onde se desenvolvem as lesões de cárie decorrentes da ação dos microrganismos, estão muito fora da área de influência dos sistemas imunológicos humorais, de modo que a relação imunológica com o processo da cárie limita-se primeiramente àquela que ocorre na saliva.[4]

O desenvolvimento e a manutenção dos tecidos moles e ósseos que sustentam os dentes também estão sujeitos às deficiências de nutrientes. O periodonto, como se pode ver na Figura 73.1, abrange a gengiva; o ligamento periodontal (membrana peridental), que une o cemento da raiz ao osso alveolar; o cemento, o qual é um tecido mineralizado especializado, similar ao osso, que recobre a raiz do dente; e o osso alveolar, que forma e sustenta as cavidades dos dentes. O osso alveolar cresce em resposta à erupção dental, é modificado por mudanças dentais e reabsorvido quando há perda dos dentes. O espaço delimitado entre o dente e a gengiva, conhecido como sulco gengival, é revestido por um epitélio não queratinizado. Além disso, a placa dentária, um dos principais agentes responsáveis pelo início da cárie e da gengivite, contém uma alta concentração de bactérias, que, no sulco gengival, estão justapostas a um epitélio "desprotegido". Dessa forma, as bactérias e seus subprodutos ou antígenos podem permear o epitélio gengival e desencadear uma resposta inflamatória clássica que denota a doença periodontal. Na verdade, é vital ter um sistema imunológico intacto, o que depende muito do estado nutricional, para manter a saúde periodontal. A variedade de tecidos moles e duros que abrangem as estruturas bucais e as necessidades nutricionais distintas de cada um deles contribui para a singularidade da boca como reflexo externo dos problemas nutricionais atuais e anteriores.[3,6]

Papel da nutrição no desenvolvimento dos tecidos craniofacial e oral

Os déficits nutricionais podem levar a defeitos no desenvolvimento dos dentes e das glândulas salivares. Os nutrientes e as condições que afetam a integridade dental, a solubilidade do esmalte e o fluxo e composição salivar mais comumente estudados em modelos animais são: desnutrição proteico-calórica, ácido ascórbico, vitamina A, vitamina D, cálcio e fósforo, ferro, zinco e flúor. A desnutrição – as deficiências de vitamina A, ácido ascórbico, vitamina D e iodo – e o excesso de flúor demonstraram afetar a dentição humana (Tab. 73.2). Recomenda-se que o leitor revise seções importantes dos capítulos sobre cada um dos nutrientes mencionados.

Os defeitos hipoplásticos e a hipomineralização do esmalte são as marcas registradas da desnutrição e da hipernutrição durante o desenvolvimento dos dentes.[7,8] A deficiência de vitamina A é um fator crítico na saúde dental, pois, com frequência, está associada à desnutrição proteico-calórica e sabidamente afeta o desenvolvimento do tecido epitelial, a morfogênese dental e a diferenciação de odontoblastos.[9] A interferência na calcificação manifesta-se clinicamente pela hipoplasia do esmalte.[10] Além disso, o excesso de vitamina A, quando presente durante o primeiro trimestre de gestação, pode causar fendas craniofaciais e orais graves e defeitos nos membros.[11]

As deficiências de vitamina D, cálcio e fósforo resultam em efeitos significativos sobre o desenvolvimento e a resistência dos dentes ao desafio cariogênico. Se a deficiência de vitamina D ocorrer no útero ou em bebês, pode haver atraso na erupção dentária e na qualidade do esmalte, aumentando assim o risco de cárie.[12] Leaver demonstrou que as deficiências extremas de cálcio e fósforo podem resultar em hipomineralização dos dentes em desenvolvimento.[13] O déficit deve ser grave o suficiente para reduzir os níveis plasmáticos de cálcio e fósforo. Esse achado sugere que é pouco provável que esse mecanismo ocorra na população humana, já que os mecanismos homeostáticos eficientes que mobilizam o cálcio dos ossos mantêm normais os níveis plasmáticos de cálcio. Bawden postulou que a hipovitaminose D pode ser mais importante na hipomineralização resultante do transporte inadequado do cálcio para os tecidos dentais em desenvolvimento.[14] A deficiência de vitamina D afeta também a estrutura dentária e retarda os padrões de erupção dos dentes.[15]

Na deficiência infantil de vitamina D, os dentes caracterizam-se microscopicamente por uma camada alargada de pré-dentina, pela presença de dentina interglobular e pela interferência na formação do esmalte (defeitos hipoplásicos).[16] Crianças pequenas com raquitismo apresentam atraso da erupção da dentição decídua, e a sequência da erupção é alterada. Os incisivos, caninos e primeiros molares permanentes são usualmente afetados, já que seu desenvolvimento coincide com a idade em que o raquitismo é mais comum. O raquitismo resistente à vitamina D causa defeitos dentais mais frequentes e graves quando comparados ao raquitismo primário, inclusive polpas aumentadas com "exposição" da polpa durante o desenvolvimento.

Tabela 73.2 Efeitos das deficiências nutricionais sobre o desenvolvimento dos dentes

Nutriente	Efeitos sobre o tecido	Efeito sobre a cárie	Dados em humanos
Desnutrição proteico-calórica	Atraso da erupção do dente Tamanho do dente Diminuição da solubilidade do esmalte Disfunção da glândula salivar	Sim	Sim
Vitamina A	Diminuição do desenvolvimento do tecido epitelial Disfunção da morfogênese do dente Diminuição da diferenciação dos odontoblastos Aumento da hipoplasia do esmalte	Sim	Sim
Vitamina D/cálcio/fósforo	Diminuição do cálcio plasmático Hipomineralização (defeitos hipoplásticos) Comprometimento da integridade do dente Atraso nos padrões de erupção	Sim	Sim
Ácido ascórbico	Alterações da polpa dental Degeneração odontoblástica Dentina aberrante	Não	Não
Flúor	Estabilidade do cristal de esmalte (formação de esmalte) Inibição da desmineralização Estimulação da remineralização Esmalte manchado (excesso) Inibição do crescimento bacteriano	Sim	Sim
Iodo	Atraso da erupção do dente Alteração dos padrões de crescimento Má oclusão	Não	Sim
Ferro	Crescimento lento Integridade do dente Disfunção da glândula salivar	Sim	Não

A deficiência de vitamina C também afeta o desenvolvimento e a erupção dos dentes. Os dentes decíduos e permanentes de neonatos com escorbuto contêm pequenas hemorragias pulpares atribuíveis à deficiência de vitamina C. Em crianças mais velhas com deficiência de vitamina C, a polpa dental sofre hiperemia, edema, necrose e calcificação anormal, enquanto a dentina mostra degeneração odontoblástica e formação irregular.[17] No entanto, a relação entre a deficiência de vitamina C e a cárie dentária ainda não está bem definida. Na verdade, embora seja provável que o principal mecanismo da doença dental, gengival e óssea induzida pela deficiência de vitamina C seja mediado pela disfunção da biossíntese do colágeno, nenhum estudo demonstrou de forma clara a relação entre o escorbuto e a cárie dentária.[18] Nas áreas onde o bócio é endêmico, os filhos de mães com deficiência grave de iodo caracterizam-se por significativo retardo mental e do crescimento físico. Geralmente, a erupção da primeira e da segunda dentição é muito retardada e obstruída. A má oclusão é relativamente comum por causa dos padrões alterados de crescimento e desenvolvimento craniofaciais.

O estado nutricional durante o desenvolvimento tem efeitos profundos na doença oral quando há desnutrição. Vários estudos demonstraram que a erupção dos dentes sofre atraso, que sua integridade é comprometida (sobretudo a solubilidade da superfície do esmalte) e que há aumento da incidência de cárie dentária em crianças e animais com desnutrição crônica.[19,20] Estudos realizados em Lima, Peru, por Alvarez et al., demonstraram atrasos significativos na erupção e esfoliação dos dentes em três grupos de crianças desnutridas; tais atrasos foram associados a um atraso temporal significativo no desenvolvimento de cárie na dentição decídua e pareciam ser a causa direta disso.[21] Esses dados concordam com estudos anteriores com crianças desnutridas realizados na Índia e na Guatemala.[22,23]

O desenvolvimento dos dentes e das glândulas salivares está intimamente associado ao suprimento de nutrientes. Os dentes submetidos a problema nutricional durante os estágios críticos do desenvolvimento apresentam uma capacidade diminuída de resistir à cárie e estão, portanto, sujeitos a maior risco. Menaker e Navia mostraram que a função salivar deficiente acompanha as alterações morfológicas dos dentes, o que pode ser um fator importante no subsequente aumento na suscetibilidade à cárie.[24] Esses dados também explicam a associação positiva entre a condição socioeconômica e a prevalência de cárie na dentição decídua, mas não na permanente.[20] As alterações nutricionais precoces podem afetar a formação dos dentes e causar aumento da suscetibilidade à cárie e, dependendo de quando ocorrer, a desnutrição na infância impactará o risco de cárie. A desnutrição no início da vida retarda o desenvolvimento dentário; assim, os dentes aparecem mais tarde e a cárie ocorrerá quando a criança for mais velha.[20] Como discutido na seção sobre cárie dentária a incidência da doença é maior entre os grupos economicamente carentes da população, que também apresentam alto risco de dietas inadequadas. Assim, observam-se aumentos simultâneos no risco de cárie e de desnutrição; em casos como esses, pode ser difícil determinar o que ocorreu primeiro, se a cárie ou a desnutrição; mas ambos justificam uma intervenção imediata por meio de uma abordagem multidisciplinar.[5] Assim, para a compreensão de qualquer estudo transversal sobre a prevalência de cárie, é necessário considerar o histórico nutricional e dietético.

Em maior escala, 3% dos bebês nascidos nos Estados Unidos a cada ano apresentam algum defeito mental ou físico evidente ao nascer ou depois.[25,26] Os defeitos mais proeminentes são as anormalidades estruturais, funcionais ou bioquímicas que envolvem o complexo craniofacial. A mais comum dessas más-formações é a fissura labial ou palatina, que afeta 1 em cada 600 neonatos brancos, com incidência maior entre asiáticos, índios norte-americanos e Inuit, e mais baixa entre negros.[25,27] Além disso, alguns outros distúrbios craniofaciais do tipo oral-dental, como craniossinostose, microssomia hemifacial, anodontia, amelogênese imperfeita, dentinogênese imperfeita, osteogênese imperfeita, condrodistrofias e periodontite juvenil, representam desafios importantes à saúde bucal humana.[28] Os defeitos do tubo neural, que estão entre os defeitos congênitos mais comuns, apesar do declínio na incidência com fortificação de folato de produtos de grãos,[29] variam em gravidade e podem causar formação incompleta dos ossos cranianos. Muitas dessas más-formações e desses distúrbios têm uma base genética ou uma causa ambiental. Determinados nutrientes, quando em excesso, sobretudo no início da gravidez (p. ex., ácido retinoico e outras moléculas lipofílicas, como as vitaminas K e E), são conhecidos por induzir más-formações craniofaciais do tipo oral-dental.

Os genes reguladores e produtos de gene que funcionam como fatores de transcrição para os arcos bronquiais que dão origem aos terços médio e inferior da face estão sendo descobertos e a interação deles com os nutrientes (p. ex., ácido retinoico via receptores específicos) é fundamental para a morfogênese craniofacial oral-dental.[30] O excesso de ácido retinoico exógeno produz más-formações craniofaciais significativas associadas às fissuras, ao desenvolvimento dental, à microssomia hemifacial, à espinha bífida, aos defeitos oculares e à morfogênese dos membros.[31] Uma ilustração impressionante da necessidade de compreensão dos efeitos da nutrição sobre os defeitos congênitos são os dados que demonstraram que os suplementos de folato administrados por volta do momento da concepção reduziram de forma significativa a ocorrência de defeitos do tubo neural entre indivíduos com alto risco no Reino Unido.[29,32,33] Dados similares estão sendo estabelecidos com relação ao ácido fólico ou às multivitaminas nas más-formações craniofaciais congênitas, como as fissuras labiais e/ou palatinas.[29,33] Taparia et al. defendem a importância dos níveis adequados de folato na proteção contra defeitos neurotubulares e craniofaciais, e levantam hipóteses a respeito dos possíveis papéis para os receptores de folato nestes distúrbios.[33]

Nutrição e cárie dentária

A cárie dentária é uma das doenças infecciosas preveníveis da cavidade oral que ocorrem com mais frequência no mundo e é a principal causa da perda de dentes em crianças e adultos nos Estados Unidos, afetando 90% dos indivíduos em alguns países.[5,34] Como doença pediátrica crônica mais comum, ocorre de 5 a 8 vezes com mais frequência do que a asma, a segunda doença pediátrica crônica mais comum.[5] Relatórios mais recentes mostram que os problemas continuam e incidem principalmente entre pessoas dos grupos socioeconômicos mais baixos e em crianças, tanto nos Estados Unidos como no mundo.[34-36] De acordo com dados da *National Health and Nutrition Examination Survey* (NHANES 1999 a 2004), entre crianças de 2 a 11 anos de idade, a prevalência da cárie dentária na primeira dentição foi de aproximadamente 42% no período de 1999 a 2004; nos dentes permanentes, a prevalência era de aproximadamente 21% para o grupo dessa faixa etária.[37] Entre os adultos, a incidência de cárie é substancialmente maior, aproximadamente 90% para cárie coronária e 14% para cárie radicular, de acordo com os dados da NHANES 1999 a 2004.[37] O US Surgeon General declarou que a cárie da infância é a epidemia silenciosa da América e que continua sendo uma necessidade de saúde não atendida nos Estados Unidos.[5] A Figura 73.2 ilustra dados da pesquisa do NHANES 1988 a 1994 sobre a porcentagem de crianças e adolescentes sem cárie nos Estados Unidos, estratificados por idade e etnia.

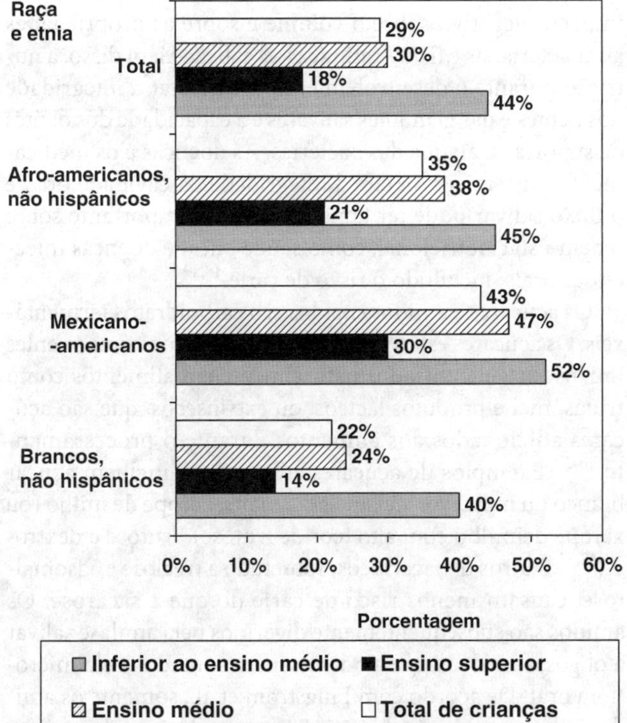

Figura 73.2 Porcentagem de crianças e adolescentes norte-americanos que não apresentam cárie, por idade e etnia. (Do National Center for Health Statistics. Plan and Operation of the Third National Health and Nutrition Examination Survey 1988-94. Series 1, n. 322. Hyattsville, MD: National Center for Health Statistics, 1994; DHHS Publ. no. [PHS] 94-1308, com permissão.)

Desde meados da década de 1970, a incidência de cárie dentária vem diminuindo, sobretudo por causa das medidas preventivas adotadas como o flúor e o selamento dental.[35,37,38] A ingestão dietética pode contribuir para o desenvolvimento da cárie dentária (ver próxima seção sobre a causa da cárie dentária); além disso, a preservação da integridade da dentição pode ser essencial ao estado nutricional geral, já que essa doença sem tratamento pode causar dor e possível perda do dente, com subsequente disfunção mastigatória e comprometimento da ingestão dietética.

A extensão da cárie dentária na população pode ser medida pelo CPOS (índice de superfícies dentárias cariadas, perdidas ou obturadas), que representa a soma do número de superfícies dos dentes permanentes (entre as possíveis 128 superfícies nos 32 dentes) que possuem cárie, foram perdidas ou obturadas em consequência da cárie.[39] De acordo com o NHANES realizado entre 1999 e 2004 (o mais recente com dados disponíveis para esta estatística), entre as crianças norte-americanas de 6 a 11 anos que foram examinadas, 42% apresentavam cárie na primeira dentição;[27] e em crianças de 6 a 19 anos usando dados do NHANES para 1999 a 2002, 41% tinham cárie em sua dentição permanente.[37] Em contraste, nos dados do NHANES III para 1988 a 1994, com crianças norte-americanas com idades entre 5 e 17 anos, mais da metade (54,7%) apresentava dentição permanente livre de cárie; entretanto, a média de CPOS foi de 2,5.[36] Comparativamente, no levantamento do National Institute of Dental Research (NIDR) realizado de 1979 a 1980, 37% das crianças em idade escolar examinadas não apresentavam cárie nos dentes permanentes, e a média de CPOS foi de 4,77. No entanto, a cárie dentária aumenta com a idade, e então aos 15 anos cerca de dois terços dos adolescentes norte-americanos apresentam cárie na dentição permanente (ver Fig. 73.2). As lesões de cárie ocorrem com maior frequência nas superfícies oclusais ou mastigatórias dos dentes. A prevalência de lesões de cárie e superfícies dentárias não obturadas tende a ser maior entre as crianças de baixa renda do que entre as camadas da população de renda mais alta, de acordo com dados globais e dos Estados Unidos.[27,36,40,41]

O número de indivíduos edêntulos também continua a cair.[3] Nos dados dos Estados Unidos mais recentes, para os períodos entre 1988 a 1994 e de 1999 a 2004, a prevalência de edentulismo em idosos diminuiu de aproximadamente 34 para 27%.[38] No levantamento de 1988 a 1991, 26% dos adultos entre 65 e 69 anos de idade eram edêntulos, em contraste com 32% dos adultos no levantamento de adultos do NIDR, de 1985 a 1986.[27,42] Muitos adultos foram expostos ao flúor durante parte de suas vidas; como resultado, mantêm-se os dentes por mais tempo.

A cárie é um processo dinâmico que apresenta três fases: (a) desmineralização (perda de mineral quando o pH da placa cai a menos de 5,5); (b) equilíbrio; e (c) remineralização (ocorre quando o pH da placa alcança valores superiores ao nível crítico a neutro ou níveis alcalinos) do esmalte dental. No estágio inicial da cárie dentária, não raro como resultado da exposição frequente aos carboidratos fermentáveis e da má-higiene bucal, as lesões incipientes podem se desenvolver com rapidez. Durante os períodos em que não há fermentação bacteriana, o cálcio, o fósforo e o flúor liberados pelo esmalte dental podem ser redepositados no esmalte para remineralizá-lo. A cavidade clínica (cárie) é o estágio final no processo da doença. O tempo médio de progressão de cárie incipiente para a cárie em si em crianças é de aproximadamente 18 ± 6 meses.

A dieta ou nutrição como componente dos protocolos de avaliação e controle do risco de cárie

Existem diretrizes e protocolos para avaliação do risco de cárie (CRA) para crianças e adultos.[43,44] Em ambos, identifica-se a importância do papel da dieta, tanto na etiologia como no tratamento. A frequência de consumo de carboidratos fermentáveis (incluindo sacarose, glicose, frutose e amidos cozidos), mais do que o volume consumido, é o fator crítico na avaliação do risco de cárie.[43] Apesar de o consumo de açúcar ainda ser alto nos Estados Unidos, a disponibilidade de água fluoretada e a presença de flúor em outros alimentos e líquidos enfraqueceram o impacto. O protocolo CRA da American Academy of Pediatric Dentistry (AAPD) de 2010 inclui os seguintes fatores relacionados à dieta para crianças com até cinco anos de idade: consumo de mais de três lanches ou bebidas que contenham açúcar entre as refeições e ir para a cama com uma mamadeira que contenha bebidas adoçadas (o fator mamadeira é eliminado para crianças a partir dos seis anos de idade).[45] Featherstone et al. [43,44] descrevem o CRA como um processo de duas fases, a primeira determinando os fatores de risco ou indicadores de doenças específicos do paciente. A segunda fase foca na determinação do nível de risco. Os fatores de risco relacionados à dieta e a nutrição incluem o consumo de lanches entre as refeições (alimentos e bebidas) que contenham carboidratos fermentáveis mais de três vezes ao dia.

As estratégias para a prevenção da cárie são igualmente multidimensionais e incluem o flúor, assim como aconselhamento dietético com foco em padrões de alimentação e consumo de alimentos e bebidas que contenham carboidratos fermentáveis entre refeições e na hora de dormir.[43-46] Mais recentemente, o consumo de gomas de mascar e pastilhas com xilitol é recomendado como medida anticariogênica.[43,45,47] Os protocolos de controle de cárie para crianças acima dos cinco anos de idade e adultos incluem aconselhamento dietético para crianças com risco de moderado a alto, com a adição de gomas de mascar ou pastilhas que contenham xilitol.[44,45]

Papel dos carboidratos na cárie dentária

A cárie dentária é uma doença infecciosa oral multifatorial. Os carboidratos fermentáveis são somente um componente da etiologia, junto com o ambiente oral e a placa bacteriana (ver Fig. 73.3). A água fluoretada e as práticas de higiene bucal podem ter grande impacto sobre o risco de cárie. A erosão dental, que compromete a integridade do dente, não é uma doença infecciosa, mas os efeitos resultantes aumentam o risco de cárie. A presença e a adequação da saliva, o estado imunológico e o estilo de vida podem afetar o risco de cárie.

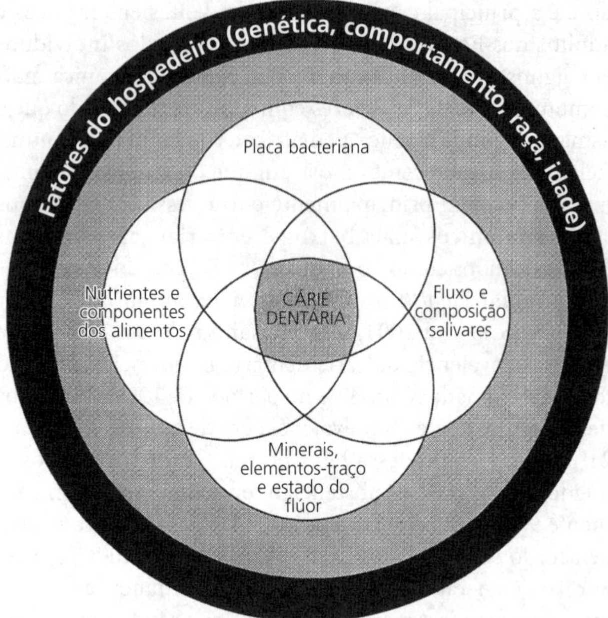

Figura 73.3 Principais fatores que interagem no processo da cárie dentária. (Adaptado com permissão de Navia JM. Carbohydrates and dental health. Am J Clin Nutr 1994;59:719S-27S.)

Além do flúor, os principais fatores que influenciam esse balanço são a nutrição e a dieta.[48] A nutrição tem um efeito sistêmico, enquanto a dieta apresenta um efeito local. Por exemplo, do ponto de vista sistêmico, a desnutrição tem um impacto negativo sobre o volume e sobre as propriedades antibacterianas e físico-químicas da saliva. Além disso, a nutrição durante o desenvolvimento pode afetar a integridade dos dentes e das glândulas salivares e a capacidade dos dentes de suportar o ataque das bactérias. As doenças e os medicamentos sistêmicos afetam a integridade da cavidade oral, e o fluxo salivar pode ter também impacto importante sobre o bem-estar nutricional, como saúde bucal e doenças infecciosas orais, incluindo o risco de cárie.[48,49]

Os açúcares e amidos cozidos são carboidratos fermentáveis. Os açúcares estão presentes na dieta como componentes intrínsecos, encontrados naturalmente em alimentos como frutas, mel e produtos lácteos, ou extrínsecos, que são açúcares adicionados aos alimentos durante o processamento.[50-52] Exemplos de açúcares adicionados incluem açúcar branco ou mascavo, mel, melado, malte, xarope de milho (ou xarope de milho com alto teor de frutose), frutose e dextrose.[48,51] Outros dissacarídeos, sobretudo a trealose e a isomaltose, causam menos risco de cárie do que a sacarose. Os amidos são subsequentemente digeridos pela amilase salivar a oligossacarídeos, que podem ser fermentados pela microflora oral. De acordo com Lingstrom et al., somente os amidos gelatinizados são suscetíveis à degradação pela amilase salivar em maltose, maltotriose e dextrinas.[53] Exemplos de amidos cozidos são cereais (mesmo aqueles anunciados como sem adição de açúcar), bolos, biscoitos, tortas e lanches.

Do ponto de vista local, as fontes dietéticas de carboidratos fermentáveis são metabolizadas pela placa bacteriana em ácidos e causam uma queda no pH. Os carboidratos fermentáveis são carboidratos (açúcares e amido) que têm sua digestão iniciada pela amilase salivar na cavidade oral. O pH baixo (< 5,5) favorece o crescimento do *Streptococcus mutans* (principal bactéria causadora da cárie). No entanto, uma dieta composta de queijos ricos em cálcio, ingeridos por volta da hora da refeição, favorece a remineralização.

Levantamentos epidemiológicos, experimentos com animais e estudos controlados em humanos associaram o açúcar ao desenvolvimento da cárie dentária. No entanto, pesquisas realizadas no final do século XX e a Caries Consensus Conference de 2001 relataram que a dieta só poderia explicar uma porcentagem relativamente pequena do risco de cárie, por causa da introdução e do uso difundido das pastas com flúor.[48,54-56] Porém, em 2009, Anderson et al. realizaram uma análise das evidências a respeito da ingestão de sacarose (quantidade e padrões) e a cárie dentária e relataram uma relação significativa entre a doença e a frequência da ingestão de sacarose, mas não com a quantidade total ingerida.[57] Konig e Navia[58] forneceram quatro limitações inerentes na quantificação da relação entre as fontes dietéticas de açúcar e a cárie dentária: (a) variabilidade dos padrões de consumo do açúcar que altera a duração da exposição dos dentes ao açúcar; (b) falta de especificidade dos recordatórios de dieta ou dos diários alimentares que geram uma medida aproximada da real ingestão de açúcar e dos padrões alimentares; (c) as diferenças temporais na coleta de dados, ou seja, o achado de que os padrões de consumo de açúcar podem ser calculados anualmente, mas a formação da cárie pode levar vários anos; e (d) outros fatores, como flúor, cálcio e fósforo na dieta, hábitos de higiene bucal e nível educacional, que podem influenciar o risco de cárie.[58]

Os resultados do National Institutes of Health Consensus Development Conference on Caries de 2001, em que 69 pesquisas sobre dieta e cárie publicadas entre 1980 a 2000 foram analisadas, apresentaram os seguintes resultados: apenas duas constataram uma relação significativa entre a dieta e a cárie, 16 verificaram uma relação moderada e 18 mostraram uma relação fraca.[56] Os autores não constataram diferenças entre açúcares consumidos como sacarose e outros monossacarídeos e dissacarídeos; concluíram ainda que as dietas que promovem lesões de cárie na coroa também promovem lesões radiculares. Enfatizaram também que os estudos revisados diferem das pesquisas açúcar-cárie publicadas nas décadas que antecederam o uso do flúor. Embora os trabalhos analisados indicassem uma diminuição do risco de cárie em relação à ingestão de açúcar, atribuiu-se essa queda relativa ao uso do flúor. Sobre a relação dieta-cárie, concluiu-se que "é provável que o consumo de açúcar seja um indicador mais importante para o risco de infecção por cárie nos indivíduos que não são expostos de forma regular ao flúor".[49] Essa relação foi sustentada por artigos relevantes.[34,51,57]

À medida que o consumo *per capita* de sacarose aumentou na Inglaterra e nos Estados Unidos nos últimos 100 anos, o mesmo aconteceu com a prevalência da cárie.[51] Desde o final do século XX, a ingestão de açúcar em adultos e crianças aumentou consideravelmente: o consumo *per capita* de açúcares adicionados subiu 23% de 1970 a 1999.[50,59] A ingestão de açúcares adicionados aumentou entre o período de 1989 a 1991 e o de 1994 a 1996, um aumento de 13,2 para 15,8% da ingestão energética total.[60] Segundo os dados de 2004 da NHANES, na época, os norte-americanos consumiam em média 22,4 colheres de chá de açúcar diariamente.[55] De 2005 para 2006, as fontes de adição de açúcar mais frequentemente relatadas nos Estados Unidos foram os refrigerantes não dietéticos, bebidas energéticas e bebidas isotônicas, responsáveis por aproximadamente 35% do total de açúcar ingerido.[52]

Em humanos, a presença de sacarose na boca aumenta o volume e a taxa de formação da placa. A sacarose desempenha um papel ímpar em permitir que as bactérias possam colonizar os dentes. Quando há altas concentrações de sacarose, o *Streptococcus mutans* é capaz de produzir polissacarídeos extracelulares, os glucanos, que formam uma matriz orgânica sobre o dente. Esses polímeros pegajosos e insolúveis permitem que as colônias de bactérias adiram ao dente. Além dos glucanos, o *S. mutans* produz polissacarídeos intracelulares, sobretudo frutanos, a partir da sacarose, que são estocados e utilizados na glicólise quando os carboidratos dietéticos não estão disponíveis.

As concentrações críticas de carboidratos em um determinado alimento que causam cárie ainda não são conhecidas. O Estudo de Hopewood House constatou que crianças submetidas a dietas que contêm carboidratos complexos, mas poucos açúcares refinados, apresentavam baixos incrementos na quantidade de cárie.[61] Em um estudo longitudinal com crianças em idade escolar na Inglaterra, onde o nível de flúor na água era baixo, a relação entre a ingestão de açúcar e o aumento da cárie foi examinada; a maior correlação significativa foi encontrada entre os gramas de açúcar ingeridos diariamente e a cárie.[62]

Os outros monossacarídeos e dissacarídeos – glicose, frutose, maltose e lactose – encontrados nas frutas, nos produtos lácteos e nos alimentos processados também são prontamente utilizados pelos microrganismos orais. Esses açúcares difundem-se com rapidez através da placa bacteriana, tornando-se disponíveis para a fermentação bacteriana. Alguns minutos após a ingestão, a frutose e a glicose causam quedas no pH da placa similares às causadas pela sacarose; portanto, são consideradas tão cariogênicas quanto a sacarose.

Quando ingeridas nas refeições, as frutas apresentam baixo potencial cariogênico. Nas frutas cítricas e no melão, isso se deve ao elevado conteúdo de água e à presença do ácido cítrico (apenas cítrico), que estimula a secreção de saliva; no caso de outras frutas, decorre da combinação de alimentos e o aumento da secreção salivar, que tem o potencial de modular o pH salivar. O conteúdo de sacarose das frutas frescas varia entre 10 e 15% por peso em maçãs, bananas e em algumas uvas, entre 7 e 8% nas frutas cítricas e em até 2% em *berries*, cerejas e peras. Os alimentos com alto conteúdo de ácido podem impedir a fermentação bacteriana, mas causam erosão do esmalte.

Os açúcares em solução (p. ex., bebidas) eram considerados menos prejudiciais aos dentes do que os doces sólidos, pois as bebidas deixam a boca rapidamente. Na década de 1940, entretanto, Stephan mostrou que um bochecho com glicose a 10% fazia baixar o pH da placa a menos de 5,5.[63] A quantidade total de açúcares nas bebidas carbonatadas, bebidas à base de frutas e sucos de frutas é de cerca de 10%; e as bebidas isotônicas contêm, aproximadamente, 4,4% de açúcar total. Com base no conteúdo de açúcar, na acidez e nas mudanças causadas no pH da placa após o bochecho com essas bebidas, todas parecem ter potencial cariogênico semelhante.[64] A ingestão de refrigerantes comuns três ou mais vezes entre as refeições, diariamente, aumentava as chances de apresentar um escore CPOS mais alto. Desde então, a indústria alimentícia substituiu parte da sacarose das bebidas por xarope de milho com alto conteúdo de frutose, sacarina ou aspartame. Não se sabe, entretanto, se as bebidas formuladas com xarope de milho com alto teor de frutose são menos cariogênicas. Bebidas isotônicas e energéticas têm pH baixo, associado ao maior risco de cárie (< 5,5).[65,66] Beber vagarosamente chá ou café adoçados com açúcar também pode levar à dissolução do esmalte.

Os açúcares-alcoóis encontrados em gomas de mascar e bebidas sem adição de açúcar podem ter um impacto positivo sobre o risco de cárie.[51,67-69] Os exemplos incluem sorbitol, xilitol, manitol, eritritol e isomalte. As gomas de mascar sem açúcar que contêm esses polióis estimulam a salivação, acelerando, portanto, a saída dos carboidratos fermentáveis da cavidade oral e servindo como tampão oral.[51,69] Mascar essas gomas sem adição de açúcar após as refeições e os lanches, quando a escovação não é possível, constitui uma medida razoável de redução do risco de cárie.

O uso regular de goma de mascar adoçada com xilitol ou combinações de xilitol/sorbitol causa reduções significativas na placa bacteriana, bem como nos níveis de *S. mutans* na saliva e na placa.[67,68] Mascar chiclete estimula o fluxo salivar e impulsiona a saliva em direção à área interproximal, onde os tampões salivares podem neutralizar os ácidos bacterianos. O ato de mascar também remove as partículas de alimentos da placa e dos tecidos moles. O resultado é que a estimulação do fluxo salivar pelo ato de mascar, combinado com os efeitos benéficos do adoçante não calórico, pode melhorar a saúde dental por meio da "neutralização" dos ácidos bacterianos produzidos em resposta aos alimentos que contêm carboidratos fermentáveis.

O xilitol, um açúcar-álcool de cinco carbonos, é utilizado no Canadá, na Ásia e na Europa para substituir a sacarose em doces, gomas de mascar e medicamentos, há mais tempo do que nos Estados Unidos, onde seu uso em produtos dietéticos especiais é aprovado pela Food and Drug Administration (FDA). A ingestão de soluções de xilitol não causa queda no pH da placa porque as bactérias bucais não possuem a enzima necessária para a fermentação do xilitol em ácidos orgânicos. Isso demonstrou reduzir a contagem de *S. mutans* na placa em adultos.[70] O xilitol parece ter também um efeito antimicrobiano, já que ele provoca aumento da atividade de tamponamento com elevação subsequente do pH e estimulação da remineralização. Em vista disso, o CRA da AAPD para crianças a partir dos seis anos de idade e mais velhas recomenda o consumo pós-prandial de goma de mascar de xilitol e pastilhas de hortelã para crianças com alto risco.[45] Um dos principais fatores que impedem a disseminação do xilitol nos Estados Unidos é seu alto custo. Ele é utilizado em algumas gomas de mascar e doces com menos açúcar não como único adoçante, mas muitas vezes combinado com o sorbitol e o manitol.

Encontrada em bebidas e em alguns alimentos com baixas calorias, a sacarina inibe a cárie dentária em ratos, mas não há evidência desse efeito em humanos. Verificaram-se baixos escores de cárie e baixa recuperação de *S. mutans* quando os ratos foram submetidos a uma dieta cariogênica suplementada com sacarina.[71] Os efeitos da sacarina sobre as bactérias orais humanas não foram descritos. O aspartame não incentiva o crescimento de *S. mutans*, a produção de ácido na boca nem a formação de placa. Enxágues frequentes com aspartame não foram mais cariogênicos em ratos do que os realizados com água destilada.[72] Como os refrigerantes são uma bebida cariogênica muito popular, o uso de adoçantes artificiais nessas bebidas é mais seguro para os dentes; no entanto, muitas contêm ácidos que podem elevar o risco de erosão.

O efeito dos alimentos que contêm amido sobre os dentes depende da forma – se o amido é cozido ou não – e da presença de sacarose. O amido é uma molécula grande, logo não se difunde através da placa bacteriana. Quando os grãos dos cereais são refinados na produção de pães ou biscoitos e cozidos, passam, no entanto, a ser mais facilmente hidrolisados pelas amilases salivares e da placa. A fermentação do açúcar resultante, a maltose, produz ácidos que desmineralizam com rapidez o esmalte. Combinações de amidos e açúcares em cereais instantâneos consumidos no café da manhã, como pães, doces e muitos dos alimentos semiprontos, geralmente ficam retidas por mais tempo na placa interproximal do que os alimentos com alto teor de açúcar. Isso torna as combinações aquecidas de açúcar e amido mais cariogênicas do que o açúcar isolado.[48,73,74] Alimentos como pães, bolos, biscoitos e batatas fritas (salgadinho) estão associados ao risco de cárie dentária, sobretudo quando ingeridos entre as refeições, por causa de suas propriedades retentivas e de sua capacidade de agir como substrato para a fermentação microbiana da placa.

Fatores que afetam a cariogenicidade

O açúcar e os amidos não são os únicos fatores que determinam o potencial cariogênico de um alimento. A frequência da ingestão, o tempo de permanência na cavidade oral, a composição nutricional, o conteúdo ácido e a posição do alimento na refeição também são importantes.[75] Quanto maior for a frequência de consumo de carboidratos fermentáveis, maior será o número de vezes que o pH da placa cairá a níveis ácidos; e como as quedas do pH podem durar até 30 minutos após cada "agressão", quanto maior for a frequência dos episódios alimentares, maior será o risco de desmineralização.

O tempo de remoção dos alimentos e dos fluidos na cavidade oral pode provocar a ocorrência de cárie. Esse tempo baseia-se em vários fatores inerentes a cada indivíduo e a cada alimento ou fluido. As bebidas deixam rapidamente a cavidade oral. No entanto, o tempo na cavidade oral varia para os sólidos, o que dependerá de sua retenção na boca. O fato de um determinado alimento ser pegajoso não significa que ficará retido na boca. As gelatinas ou os *marshmallows* são pegajosos; entretanto, suas propriedades de retenção são baixas, logo permanecem durante menos tempo na boca do que os amidos refinados, como biscoitos doces, bolos e batatas fritas. A quantidade de glicose na cavidade oral é maior, de início, com os alimentos "grudentos" como o *marshmallow* e a gelatina, mas ela deixa a cavidade oral com maior rapidez do que a glicose advinda dos grãos refinados, que requer inicialmente a degradação dos amidos pela amilase salivar. Kashket et al. demonstraram esses princípios em pesquisa sobre as taxas de eliminação salivar de alimentos com alto teor de amido e de açúcar.[76,77]

A composição dos nutrientes e a acidez dos alimentos e dos fluidos também podem provocar cárie. Os componentes dos alimentos podem ter dois efeitos protetores sobre o esmalte dental: alguns alimentos diminuem a solubilidade do esmalte (desmineralização) e outros estimulam a secreção salivar ou a remineralização do esmalte. As substâncias que diminuem a solubilidade do esmalte incluem o flúor do chá, um fator não identificado do cacau, o fitato, o oxalato e as proteínas do leite. O impacto do queijo será discutido mais adiante. A combinação de alimentos com alto teor de ácidos ou alimentos cariogênicos com alimentos derivados do leite ricos em cálcio, mais alcalinos, produz um sistema de tamponamento dietético, reduzindo o risco cariogênico dos alimentos combinados, pois um alimento com pH baixo foi pareado com outro de pH alto. Outro exemplo é a combinação de amido refinado e cereais que contenham açúcar com leite, um alimento de pH alto, para atenuar o risco cariogênico da refeição.

O queijo parece prevenir a desmineralização e promover a remineralização.[78] As propriedades protetoras desses queijos são atribuídas à sua textura, que aumenta a taxa de secreção salivar, e ao seu conteúdo de proteínas, cálcio e fósforo, que neutraliza os ácidos da placa. Os dados sobre o queijo e a cárie dentária foram recentemente analisados por DePaola e Kashket.[79]

A sequência de ingestão dos alimentos durante a refeição afeta a magnitude da queda do pH da placa. Se um pedaço de queijo curtido é ingerido depois de um alimento acidogênico, como *grapefruit* ou frutas em calda enlatadas, o pH da placa subirá, de imediato, acima da zona de perigo.[80] A queda de pH em resposta ao café com açúcar será rápida, o que pode ser revertido se, depois do café, for ingerido um alimento mais neutro ou com pH maior, como nozes (neutro) ou queijo (pH alto). É possível diminuir o risco de desmineralização intercalando alimentos acidogênicos e bebidas com efeito cariostático (p. ex., nozes) e anticariogênico (p. ex., queijo).

Embora os alimentos que contêm açúcar e aqueles que são ácidos, como as bebidas isotônicas, os sucos de frutas e as frutas, possam servir como carboidratos fermentáveis, os alimentos ácidos, pelo seu baixo pH, também podem aumentar o risco de cárie. Qualquer alimento ou bebida com pH inferior a 5,5 (pH crítico para dissolução do esmalte) aumenta o risco de erosão dental. No entanto, o nível do risco de erosão de tais produtos depende da disponibilidade de tampões alimentares ingeridos com o alimento ácido e dos sistemas de tamponamento da cavidade oral. Em indivíduos saudáveis com quantidade e qualidade adequadas de saliva e bons hábitos de higiene bucal, os alimentos ou fluidos ácidos não representam um fator de risco significativo quando consumidos como parte de uma dieta saudável. No entanto, a vitamina C na forma de balas duras ou mastigáveis causarão uma queda no pH, em razão do ácido cítrico contido no produto. Deve-se ler com atenção os rótulos dos produtos em busca de fontes de açúcar e de ácidos que possam aumentar o potencial erosivo da saliva. É normal os pacientes consumirem vitamina C na forma de balas ou de pastilhas mastigáveis quando ficam resfriados, e isso pode ocorrer em concomitância com o uso de medicamentos para resfriado, que reduzem o fluxo salivar. O impacto combinado do aumento do ácido com a redução da saliva aumenta o risco de erosão dental.

A saliva e os componentes protetores dos alimentos alteram o efeito dos carboidratos fermentáveis sobre os dentes.[75] A melhor demonstração da importância da saliva na prevenção da cárie talvez seja a grande quantidade de cárie que se desenvolve em pacientes xerostômicos. O fluxo salivar é estimulado pela mastigação dos alimentos, pelo ácido cítrico das frutas e pelos açúcares. A sua composição também sofre influência dos componentes da dieta.

Quatro mecanismos protetores da saliva são importantes na prevenção da cárie. Em primeiro lugar, a saliva impede a agregação de bactérias na superfície do dente e acelera o processo de limpeza das partículas de alimento e de açúcar da boca. Um segundo mecanismo é a ação de tamponamento das proteínas, dos bicarbonatos e dos fosfatos encontrados na saliva que diluem e neutralizam os ácidos da placa. Em terceiro lugar, as imunoglobulinas presentes na saliva protegem os dentes pela supressão da atividade bacteriana. Por fim, a presença dos íons de cálcio, fosfato e flúor na saliva promove a remineralização do esmalte dos dentes.

Em suma, as relações existentes entre a dieta e a cárie dentária são dinâmicas; o flúor é a principal medida preventiva de saúde pública para prevenir a cárie dentária. A dieta é a principal medida de saúde pública do ponto de vista nutricional, com foco nas seguintes recomendações dietéticas fundamentais:[43-45,51]

1. Combinar uma dieta balanceada com uma boa higiene bucal para melhorar a saúde sistêmica e bucal e reduzir o risco de cárie.
2. Combinar os alimentos para reduzir o risco de cárie, incluindo produtos lácteos com carboidratos fermentáveis e outros açúcares nas refeições, em vez de ingeri-los entre elas; ingerir bebidas adoçadas e ácidas durante as refeições, e não nos intervalos entre elas.
3. Mascar chicletes sem açúcar (sobretudo aqueles com xilitol) depois e entre as refeições; ingerir produtos lácteos, como o queijo, após o consumo de carboidratos fermentáveis ou bebidas/alimentos acidogênicos.
4. Ingerir as bebidas adoçadas ou ácidas em goles maiores, em vez de pequenos.
5. Moderar a frequência de ingestão de carboidratos fermentáveis, a fim de reduzir as exposições repetidas a ácidos, açúcares e outros carboidratos fermentáveis.
6. Evitar dar ao neonato ou à criança mamadeiras com leite, suco ou outras bebidas adoçadas ou ácidas enquanto a criança estiver na cama.

Mensuração do potencial cariogênico dos alimentos humanos

A medida da acidogenicidade da placa é reconhecida como uma técnica indireta válida para determinar o potencial cariogênico dos alimentos em humanos. Os resultados de três tipos indiretos de testes,[51] quando realizados em conjunto em uma gama de alimentos comumente consumidos, revelam que os alimentos com alto potencial cariogênico são aqueles com alto teor de carboidrato fermentável, ingeridos com frequência, e que aderem aos dentes.[75,80] Os testes também demonstraram que os seguintes alimentos causam a diminuição do pH nas regiões interproximais a valores inferiores a 5,5, um achado que significa que, se forem ingeridos com frequência, o risco de cárie aumentará significativamente: frutas secas, pães, cereais, biscoitos doces, biscoitos salgados e batata frita.[81] Em geral, quanto mais processado for o alimento, maior será a sua cariogenicidade. Os alimentos não cariogênicos (que não levam à diminuição do pH a < 5,5) incluem alguns legumes e verduras, carnes, peixes, queijos curtidos e nozes. Fatores adicionais determinarão se a cárie se desenvolverá ou não, como suscetibilidade do hospedeiro, virulência das bactérias bucais, frequência de ingestão do alimento, a sequência na qual os alimentos são ingeridos na refeição e a interação entre os alimentos ingeridos concomitantemente.[75] É importante considerar, porém, que o verdadeiro potencial cariogênico de um alimento pode variar com o pH salivar individual, remédios tomados, outros alimentos e bebidas consumidos simultaneamente e quaisquer outros fatores intrínsecos naquele indivíduo que possa afetar o risco de cárie.

Além da preocupação contínua com relação à cariogenicidade dos alimentos e à prevalência da cárie na população fisiologicamente normal, dois outros grupos específicos são considerados de alto risco, sobretudo pelos padrões de comportamento social e alimentar. Esses dois grupos são as crianças/bebês em risco de desenvolver cárie precoce da infância (CPI), e os idosos, que poderão desenvolver cárie na superfície da raiz.

Cárie radicular

Os fatores dietéticos são importantes no estabelecimento e na progressão das lesões de cárie radicular. A prevalência aumenta com a idade e é particularmente mais alta entre as pessoas que vivem em áreas empobrecidas.[38] Quando ocorre a retração do tecido gengival, as superfícies da raiz do dente ficam expostas ao meio bucal. Como as raízes não possuem a camada protetora de esmalte, são mais suscetíveis à cárie. As lesões de cárie radicular são, em primeira instância, uma doença de adultos mais velhos. Relatórios baseados nos dados da NHANES de 1999 a 2004 revelam que entre adultos com 20 anos de idade e mais velhos, aproximadamente 18% tinham cárie radicular, com uma prevalência de 31,6% entre aqueles com 60 anos de idade ou mais.[41] Em uma revisão sistemática de indicadores de cárie radicular, Ritter e Shugars identificaram três fatores associados significativamente à incidência da doença: o número de dentes, o índice de placa e a prevalência basal de cárie radicular.[82] Os idosos que apresentam maior risco de desenvolver cárie na raíz são os indivíduos com cárie coronária, retração gengival, baixo fluxo salivar, baixa exposição ao flúor e ingestão frequente de carboidratos fermentáveis. Aqueles com capacidade reduzida de fazer a higiene oral (por declínio físico ou mental) estão igualmente em risco.

Encontraram-se níveis altos de *S. mutans* em adultos com cárie radicular.[83] O exame de crânios antigos e da dentição dos membros das sociedades primitivas revelou que cárie radicular era muito mais comum que as lesões na coroa do dente. Esses grupos consumiam amidos, mas não açúcares refinados, logo os carboidratos complexos estavam envolvidos no desenvolvimento da cárie radicular. Por serem consideradas uma forma de cárie, os mesmos indicadores dietéticos observados no acometimento da coroa, tais como a frequência e o tipo de carboidrato fermentável consumido, são considerados um fator de risco aqui.[82]

Em um estudo longitudinal de dois anos com idosos de Boston, os indivíduos no quintil mais alto para cárie radicular tinham ingestões significativamente maiores de líquidos adoçados, carboidratos fermentáveis sólidos e amidos do que os indivíduos que não apresentavam esse tipo de cárie.[84] Os adultos que não tinham cárie radicular comiam até 50% mais queijo e bebiam 25% mais leite do que os indivíduos com as lesões. Apesar de esses dados serem baseados em um estudo de 22 anos atrás, dado o continuado padrão de consumo de bebidas adoçadas com açúcar, os resultados permanecem aplicáveis. Como a cárie radicular se desenvolve mais rápido que as lesões da coroa, as medidas preventivas são fundamentais. O aconselhamento nutricional para uma dieta rica em laticínios com pouca gordura e baixo consumo de bebidas adoçadas e carboidratos simples, o cuidado dentário em domicílio e o tratamento com flúor devem ser fornecidos aos idosos com retração gengival.

Cárie precoce da infância

A cárie dentária severa em bebês e em crianças é uma doença passível de prevenção, estando associada às práticas inadequadas de alimentação. A Cárie precoce da infância (CPI), muitas vezes chamada de cárie de mamadeira, ocorre entre 1 e 3 anos de idade, desenvolve-se rapidamente e pode causar dor e infecção graves nos dentes. A prevalência da CPI nos Estados Unidos está estimada entre 1 e 12%.[85] De acordo com dados da NHANES de 1999 a 2002, a incidência de "experiência de cárie" entre crianças com idades entre 2 e 11 anos em sua primeira dentição foi de 41%, com proporções maiores entre crianças de ascendência mexicana e de baixo nível socioeconômico.[41]

Crianças com CPI apresentam maior risco de desenvolver futuras lesões nos dentes decíduos e permanentes do que aquelas que não as têm.[86] De início, as superfícies lisas dos quatro incisivos superiores estão envolvidas, e, depois, ocorre a descalcificação dos molares e caninos superiores e inferiores.[87] A língua protege os quatro incisivos inferiores. Inicialmente, desenvolvem-se os pontos brancos no terço cervical dos incisivos superiores, o que nem sempre é percebido pelos pais. Em seis meses, essas lesões podem evoluir para uma faixa branca fosca de desmineralização que se desenvolve rapidamente ao longo da linha gengival dos incisivos superiores. Se a doença avança mais, haverá perda visível de estrutura na região cervical dos dentes. Os quatro incisivos superiores podem ser completamente destruídos até que só restem as raízes. Quando a CPI evolue para abscesso, este pode afetar a dentição permanente subjacente em desenvolvimento. A reabilitação da CPI é cara e emocionalmente traumática para os pais e para a criança. As crianças pequenas geralmente devem ser tratadas sob anestesia geral. A perda dos incisivos altera as dimensões do arco, afeta a aparência e a fala, e pode ter impacto psicológico sobre a criança.

As CPI resultam da interação de microrganismos patogênicos orais, carboidratos fermentáveis e dentes suscetíveis. O *S. mutans* não faz parte da flora endógena da cavidade oral ao nascimento. Quando os dentes decíduos erupcionam por volta dos seis meses de vida, as colônias começam a se formar na boca. A degeneração precoce da primeira dentição pode resultar do uso de mamadeira, na hora do cochilo e/ou na hora de dormir, que contenha leite, suco de fruta ou outra solução adoçada. Quando a criança tem o hábito de dormir com a mamadeira na boca, o líquido adoçado se deposita ao redor dos dentes e leva à desmineralização do esmalte. Durante o sono, a ação protetora da saliva é muito reduzida por causa da diminuição do fluxo salivar. A gravidade da doença está ligada ao número de bactérias causadoras de cárie presentes na cavidade oral, ao número de vezes que o bebê mama por dia e à duração do aleitamento com mamadeira ou no peito.

Em uma amostra de crianças pequenas em Boston, Palmer et al. constataram que a CPI estava associada com o risco cariogênico do alimento.[88] Essa associação de risco foi encontrada em alimentos e líquidos que contêm carboidratos fermentáveis. Neste estudo, o risco cariogênico estimado dos alimentos foi muito maior em crianças com CPI.[88] A frequência da ingestão de alimentos e líquidos potencialmente causadores de cárie também foi maior nas crianças com CPI do que nas outras.

Para prevenir a formação de cárie precoce da infância, a orientação aos pais deve ser fornecida antes da erupção dos primeiros dentes. Todos os cuidadores – pais, avós e babás – devem receber aconselhamento sobre as práticas recomendadas de alimentação com mamadeira. Deve ser desencorajado o uso de mamadeira na cama durante o cochilo da tarde e o sono da noite. Se a mamadeira da noite for oferecida, deve-se utilizar apenas água. Os pais devem ser encorajados a oferecer sucos no copo após os 6 meses de vida. Depois da erupção dos primeiros dentes, deve-se evitar que os bebês amamentados durmam com o mamilo na boca durante a noite. O bico do seio deve ser removido da boca depois que os bebês adormecerem. As crianças devem ser gradativamente desmamadas da mamadeira aos 12 meses de vida. A American Academy of Pediatric Dentistry (Academia Norte-americana de Odontopediatria) recomenda que os pais levem os bebês ao dentista nos primeiros seis meses após a erupção do primeiro dente.

Flúor

O declínio da incidência de lesões de cárie de coroa nos países industrializados desde os anos 1960 é atribuído, principalmente, ao uso disseminado do flúor. Esse elemento é universalmente presente na natureza; pequenas quantidades podem ser encontradas no solo, na água, nas plantas e nos alimentos. Atualmente, as principais fontes de flúor para os seres humanos são a água de abastecimento público, os alimentos, as bebidas, os dentifrícios e outros produtos odontológicos. O flúor iônico ingerido na água tem efeito sistêmico antes da erupção dos dentes e um efeito tópico após a erupção destes. Os suplementos dietéticos de flúor são prescritos para as crianças quando não há flúor na água fornecida (Tab. 73.3).[89] As aplicações tópicas com maior concentração, realizadas por profissionais, são utilizadas para proteger os dentes erupcionados e não são deglutidas. Os benefícios preventivos do flúor dependem da concentração utilizada, da via de administração – sistêmica ou tópica – e do tipo de agente utilizado – água, comprimidos, gotas, enxaguatórios ou gel. As propriedades preventivas do flúor sistêmico e tópico são cumulativas. Ele é mais eficaz na prevenção da cárie de superfície lisa do que na prevenção das lesões oclusais.

Mecanismos de ação

Embora as propriedades cariostáticas do flúor sejam amplamente reconhecidas, pelo menos três mecanismos de ação são conhecidos.[90,91] No primeiro deles, os íons de flúor substituem alguns dos grupos hidroxil da hidroxiapatita nos dentes em desenvolvimento, formando a hidroxiapatita fluoretada. Isso aumenta a estabilidade dos cristais de esmalte porque a hidroxiapatita fluoretada é menos solúvel nos ácidos orgânicos do que a hidroxiapatita. A absorção de flúor pelos tecidos calcificados é extremamente alta (90%) na infância, mas diminui com a idade. No segundo, baixas concentrações de flúor na saliva podem diminuir as taxas de desmineralização e aumentar a remineralização nas lesões de cárie primária. Quando o esmalte está parcialmente desmineralizado pelos ácidos orgânicos, o cálcio, o fosfato e o flúor dos dentes podem se difundir novamente para as camadas superficiais do esmalte e acelerar a recristalização. No terceiro, o flúor tem efeitos letais sobre as bactérias acidogênicas da placa. Em concentrações mais altas, o flúor reduz o crescimento do *S. mutans* encontrado na placa bacteriana, e, em baixas concentrações, inibe as enzimas bacterianas, diminuindo, portanto, a produção de ácido do catabolismo dos carboidratos fermentáveis.

Tabela 73.3 Programa de dosagem suplementar de flúor (mg/dia[a]), de acordo com a concentração de flúor na água potável

Quantidade da suplementação de flúor de acordo com a concentração de flúor na água potável (ppm)			
Idade	< 0,3	0,3-0,6	> 0,6
6 meses-2 anos	0,25 mg	0	0
3-6 anos	0,50 mg	0,25 mg	0
6-16 anos	1,00 mg	0,50 mg	0

ppm, partes por milhão.

[a] 2,2 mg de fluoreto de sódio contêm 1 mg de flúor.

Reproduzido com permissão de Rozier RG, Adair S, Graham F et al. Evidence-based clinical recommendations on the prescription of dietary fluoride supplements for caries prevention: a report of the American Dental Association Council on Scientific Affairs. J Am Dent Assoc 2010;141:1480-9.

Fluoretação da água

A fluoretação do suprimento público de água é o método mais eficaz para fornecer flúor a grandes populações. As propriedades protetoras do flúor, na prevenção da cárie dentária, foram completamente reconhecidas por meio de pesquisas epidemiológicas extensas em comunidades norte-americanas cujo suprimento de água era naturalmente fluoretado, na década de 1930.[92] Em 21 cidades norte-americanas, encontrou-se uma relação inversa entre a prevalência de cárie em crianças e o conteúdo ideal de flúor da água consumida.

Em 1945, Grand Rapids, no estado do Michigan, foi a primeira cidade do mundo a fornecer água potável fluoretada. Entre 1950 e 1980, estudos clínicos conduzidos em 20 países mostraram que a adição de flúor ao suprimento público de água resultava em uma redução de 40 a 50% da cárie na dentição decídua e de 50 a 60% dos dentes permanentes.[93] A comparação de crianças norte-americanas com cárie que sempre viviam em comunidades cuja água oferecida tinha concentração ideal de flúor com aquelas que nunca haviam sido expostas à água potável fluoretada revelou escores de CPOS 25% mais baixos no grupo exposto à água fluoretada.[94] Atribui-se o declínio da prevalência de cárie entre crianças das comunidades com água não fluoretada à ingestão de alimentos e bebidas processados com água fluoretada, ao uso de dentifrícios que contêm flúor e ao uso tópico de flúor no consultório dentário e em casa.[89,90]

Apesar dos benefícios da fluoretação, cresce a preocupação com o risco de fluorose em razão da ampla disponibilidade de flúor na água potável e em outras bebidas.[90,91,95-98] Apesar de a fluoretação da água comunitária ainda ser recomendada, o US Department of Health and Human Services (DHHS) propôs em janeiro de 2011 que as comunidades ajustassem seus níveis de flúor para atingir 0,7 mg/L como nível ideal.[91] Apesar de a exposição contínua ao flúor ser desejável, há várias razões para a mudança proposta, inclusive a ampla disseminação de produtos que contêm flúor. O flúor agora está disponível em muitos alimentos e bebidas comercializados e pastas de dente fluoretadas (se engolidas). Houve também um aumento da fluorose do esmalte dos dentes. Utilizando dados da NHANES de 1999 a 2004, Beltran-Aguilar et al. constataram um aumento na prevalência da fluorose entre adolescentes com idades entre 12 e 15 anos em relação aos dados da mesma coorte de idade de 1986 a 1987.[98] A prevalência também foi mais alta entre os adultos. Apesar do aumento, esses dados sugerem que menos de 25% dos indivíduos com idade entre 6 e 49 anos de idade apresentavam fluorose dentária, e o distúrbio era grave em menos de 1%.

A fluoretação da água é o melhor método, com relação a custo-benefício, para a prevenção da cárie dentária nos Estados Unidos.[91] Embora a comunidade em geral concorde que a fluoretação pública da água é segura, eficaz, econômica e válida do ponto de vista legal, há ainda certa preocupação quanto à segurança do flúor e o risco de fluorose.[89-91] Apesar de existirem evidências de que "a incidência de cárie na dentição decídua e permanente das crianças pode ser reduzida com o uso de suplementação dietética de flúor, a evidência também indica que o uso de suplementos de flúor durante o desenvolvimento da dentição aumenta o risco potencial do desenvolvimento de fluorose muito leve do esmalte dos dentes".[90] Pais e cuidadores também devem ser orientados a respeito do uso adequado de suplementação de flúor.

Suplementação dietética

As crianças que habitam cidades ou áreas rurais com fluoretação da água abaixo da ideal podem usufruir dos benefícios do flúor na prevenção da cárie pela prescrição de suplementos de flúor.[89,90] O nível de suplementação dietética depende da idade da criança e da concentração de flúor na água fornecida. As autoridades locais devem medir a concentração de flúor na água dos poços. Em 2010, a American Dental Association (ADA), por meio do Council on Scientific Affairs, divulgou recomendações clínicas baseadas em evidências com um programa para a suplementação do flúor (ver Tab. 73.3).[90] Essas recomendações ressaltam que a suplementação de flúor deve ser limitada a crianças com alto risco de cárie e que residam em áreas com água não fluoretada, nas quais a água potável é pobre em flúor.[90] Profissionais da saúde devem usar uma abordagem individualizada para determinar a necessidade de suplementação de flúor e considerar a idade, o risco de cárie e todas as possíveis fontes de consumo de flúor. Não se recomenda suplementação de flúor nas áreas onde a água potável contenha concentração de flúor $\geq$ a 0,6 ppm.

Em geral, as fórmulas à base de soja têm uma concentração de flúor maior do que as fórmulas à base de leite de vaca. Diferente das fórmulas prontas para consumo, que têm uma concentração de flúor de aproximadamente 0,15 ppm (à base de leite) e 0,21 ppm (à base de soja), as fórmulas em pó e as líquidas concentradas devem ser reconstituídas com água; se a água contiver 1 ppm de flúor, isso resultará em uma concentração média de 1,03 ppm (à base de leite) e 1,07 ppm (à base de soja) para versões em pó com valores de 0,64 ppm e concentradas com valor de 0,75 ppm, respectivamente. Suplementos de flúor líquido (gotas) são recomendados para bebês amamentados exclusivamente no peito e crianças pequenas que vivem em áreas com água não fluoretada e apresentam alto risco de cárie dentária.[90] Os profissionais da saúde devem consultar as diretrizes da ADA baseadas em evidência para mais informações sobre as práticas de suplementação e uso de flúor.[90,97] A concentração de flúor nos leites materno e de vaca é bastante baixa (0,1 ppm).

Fluorose dental

A fluorose caracteriza-se por manchas opacas, de coloração marrom ou branca, ou, em casos graves, buracos no esmalte dos dentes. Ela ocorre durante períodos críticos de desenvolvimento dos dentes. O momento mais crítico parece ser o primeiro ou o segundo ano de vida, quando ocorre a maturação do esmalte dos dentes anteriores superiores permanentes e a ingestão diária de flúor é superior a 2 ppm.[99] Observou-se um aumento da prevalência de fluorose dentária leve ou muito leve com maior frequência em comunidades fluoretadas do que nas não fluoretadas. Esse é um problema de natureza estética e não aumenta a suscetibilidade dos dentes à cárie ou impacta a qualidade de vida relacionada à saúde bucal.[90]

A exposição a várias fontes de flúor aumenta o risco de a criança desenvolver fluorose.[89,90,97] Embora a maioria dos alimentos e bebidas não reconstituídos com água fluoretada contenham quantidades muito pequenas de flúor, quando a água fluoretada é usada para reconstituir ou diluir alimentos (p. ex.: cereais quentes, purê de batatas) e bebidas, o teor de flúor do produto sobe para um nível que varia de acordo com a quantidade de flúor na água. As fontes não dietéticas incluem dentifrícios e enxaguantes bucais. Nos Estados Unidos, quase todas as pastas de dentes contêm flúor, que é prontamente absorvido quando ingerido.

Quantidades substanciais de flúor podem ser introduzidas à dieta da criança pelo processamento dos alimentos. Na década de 1970, descobriu-se que as fórmulas para a alimentação de bebês continham níveis variados e geralmente altos de flúor. Para reduzir o risco de o bebê receber flúor em demasia, a partir de 1979 os fabricantes de fórmulas para bebês reduziram voluntariamente a quantidade de flúor nelas contida. Existem evidências de que as fórmulas à base de soja apresentam níveis mais altos de flúor do que aquelas à base de leite, pois os produtos da soja contêm componentes que se ligam ao flúor. O Iowa Fluoride Study, estudo longitudinal mais longo sobre exposição ao flúor (dietética ou não dietética), fluorose e cárie realizado nos EUA até o momento, recrutou mães novas entre 1992 e 1995 e as acompanhou, junto a seus bebês, até os 9 meses de idade, avaliando periodicamente o status dentário e usando questionários de frequência alimentar para avaliar o consumo de flúor.[96] O uso da suplementação de flúor e as quantidades de flúor nas pastas de dente também foram registrados. Em bebês com idades entre 3 e 9 meses, a maioria do flúor veio de fórmulas infantis reconstituídas e outras bebidas com adição de água fluoretada. Em crianças pequenas (com idades entre 16 e 36 meses), dentifrícios contribuíram com uma quantidade considerável de flúor. A ingestão de flúor foi maior nas crianças com fluorose leve do que nas crianças sem fluorose. Quase todos os casos de fluorose identificados neste estudo longitudinal de 600 crianças com coleta de dados até os 9 meses de idade eram leves. Os autores não encontraram evidência para recomendar que fosse evitado o uso de água fluoretada na reconstituição de fórmulas de bebês. Eles recomendaram que indivíduos preocupados com o risco de fluorose leve, que usam fórmulas infantis em pó normalmente reconstituídas com água fluoretada, consultem seus dentistas ou médicos para recomendações sobre o uso de água com baixos níveis de flúor, e indicaram que os pais devem supervisionar o uso de pastas de dente com flúor para se assegurarem de que uma quantidade menor que uma ervilha seja usada e que seja expectorada e não engolida.[96]

Em razão das preocupações persistentes a respeito da fluorose dental e o uso de fórmulas para bebês, uma pesquisa adicional foi realizada pelo ADA Foundation Research Institute[95] e recomendações clínicas baseadas em evidência sobre a ingestão de flúor e fórmulas infantis[97] foram desenvolvidas pelo Council on Scientific Affairs da ADA. Siew et al. analisaram concentrações de flúor em fórmulas à base de leite e soja, testando tanto formas em pó como líquidas.[95] As fórmulas em si tinham baixa concentração de flúor; as à base de soja apresentaram quantidades ligeiramente maiores do que as à base de leite, para todos os tipos. As quantidades de flúor nas fórmulas foram comparadas com a ingestão adequada e com os níveis mais altos toleráveis para flúor recomendados pelo Institute of Medicine.[100] As concentrações de flúor nas fórmulas variaram com o nível de flúor na água usada para a reconstituição. Os autores constataram que se os bebês recebessem apenas fórmulas em pó ou fórmulas concentradas reconstituídas com água fluoretada com 0,7 ppm a 1,2 ppm, eles provavelmente excederiam o nível mais alto tolerável para flúor, aumentando assim o risco de fluorose.[95] O risco de exceder o nível mais alto tolerável seria mínimo se a concentração de flúor na água usada para a reconstituição das fórmulas fosse menor que 0,5 ppm. As fórmulas prontas para consumo não necessitam de diluição na água e não contêm altos níveis de flúor.[95] É importante notar que se um bebê for alimentado apenas com fórmula reconstituída com água sem flúor, a ingestão de flúor provavelmente será inferior ao ideal.

No início de 2011, o Council on Scientific Affairs da ADA divulgou recomendações clínicas baseadas em evidência a respeito da ingestão de flúor e fórmulas para bebês.[97] Para bebês alimentados apenas com fórmulas em pó ou líquidas concentradas que necessitam diluição em água antes do uso, as recomendações clínicas são compatíveis com os achados de Levy et al.[96] e com o estudo da ADA Research Foundation.[95] As recomendações preconizavam "o uso continuado de fórmulas para bebês em pó ou líquidas concentradas reconstituídas com água potável com fluoretação ideal" desde que os indivíduos estivessem conscientes do risco de fluorose dentária (p. 84, ref. 97), enfatizavam a importância de consultar os dentistas e médicos sobre o uso de água fluoretada e fórmulas para bebês e aconselhavam o uso de água sem flúor (ou água com baixas concentrações de flúor) para a reconstituição de fórmulas quando houvesse preocupação sobre o risco de fluorose, desde que um médico ou dentista fosse consultado.[97] Essas recomendações tinham notas de evidência "D" e "C" respectivamente.[97] Em geral, estudos recentes a respeito do risco de fluorose e do uso de fórmulas para bebês aqui revisados indicam, de forma consistente, que os pais devem consultar seus dentistas e médicos a respeito do risco de fluorose para seus bebês quando usam fórmulas que necessitam reconstituição com água fluoretada. Também é prudente considerar outras fontes de flúor consumidas pelas crianças menores e maiores, tais como alimentos e líquidos reconstituídos com água fluoretada e o uso de dentifrícios com flúor, e consultar dentistas e médicos sobre preocupações individuais a respeito da fluorose.

Efeito da nutrição sobre os tecidos moles orais

A integridade dos dentes, da mucosa oral e da língua pode ser comprometida por deficiências e excessos nutricionais, por doenças bucais localizadas e manifestações orais das doenças sistêmicas, o que será discutido nas seções subsequentes deste capítulo. Os médicos devem combinar os fatores do exame físico com um histórico nutricional e dietético abrangente e um histórico clínico e medicamentoso, a fim de determinar as possíveis causas das lesões orais e de outras alterações na integridade da mucosa oral ou da língua. Embora o diagnóstico das doenças orais não seja o principal papel de profissionais que não os dentistas, é da alçada desses profissionais a triagem e detecção de condições anormais e o encaminhamento ao dentista para realização do tratamento adequado.[49,101] Sinais clínicos de deficiências de vitaminas B e ferro em particular podem se manifestar na cavidade oral (ver capítulos específicos sobre nutrientes individuais em outras partes do texto).

A triagem oral para identificar deficiências ou excessos nutricionais pode ser facilmente realizada por nutricionistas, médicos, enfermeiros e outros profissionais de saúde.[49,101-103] A avaliação intra e extraoral por um nutricionista deve identificar possíveis problemas ou aqueles já estabelecidos por meio de um ou mais dos seguintes fatores:

1. Manifestações orais de um distúrbio nutricional.
2. Manifestações orais de uma doença sistêmica que afete a dieta e o estado nutricional, como o diabetes.
3. Condições orais locais que interfiram na capacidade de ingestão, mastigação ou deglutição, paladar e saliva.
4. Influências dietéticas sobre a cavidade oral e sua contribuição para as doenças bucais.[49,104]

Uma vez determinado qualquer um ou todos esses achados, o profissional deve encaminhar os pacientes ao clínico geral ou ao especialista apropriado, para que sejam realizados o diagnóstico e o tratamento, assim como a intervenção dietética e o cuidado nutricional adequados.

Deficiências nutricionais

A mucosa oral é particularmente suscetível às alterações fisiológicas ou anatômicas resultantes do déficit ou da toxicidade nutricional. A taxa de *turnover* das células da mucosa oral é relativamente rápida (as células epiteliais do sulco gengival se renovam em um período que varia de 3 a 7 dias), logo uma quantidade suficiente de nutrientes deve estar disponível no momento apropriado e na concentração correta para que ocorra a replicação do DNA, a síntese de proteínas e a maturação dos tecidos. O epitélio oral funciona como uma barreira eficaz contra a invasão de substâncias tóxicas, sobretudo antígenos derivados dos micróbios bucais, ao tecido conjuntivo colagenoso subjacente. A nutrição inadequada pode levar ao comprometimento do epitélio, aumentando, assim, a suscetibilidade do tecido às doenças infecciosas.

Por essas razões, a cavidade oral é uma das primeiras áreas do corpo a exibir sinais clínicos de déficits nutricionais e desnutrição. Quase todas as deficiências ou toxicidades nutricionais clássicas, inclusive o escorbuto, o beribéri e a pelagra, apresentam sinais e sintomas na cavidade oral e em suas estruturas circunvizinhas. Lábios, língua, mucosa oral e gengiva podem refletir alterações nutricionais muito antes de os sinais se manifestarem em outras regiões do corpo (ver Tab. 73.4).

Por exemplo, o dorso da língua pode sofrer alterações de tamanho ou cor, e as alterações de paladar podem resultar da atrofia ou da hipertrofia das papilas linguais. As deficiências nutricionais de longa duração podem levar à atrofia das papilas e à ação do dorso. A língua de coloração vermelho-vivo e dolorida e o inchaço da mucosa oral podem ser os primeiros sintomas da anemia perniciosa resultante da falta de vitamina B_{12}. A inflamação, a sensação de queimação e a sensibilidade da língua ou do palato podem ser causadas pela deficiência das vitaminas do complexo B, de ferro ou de proteínas.[105] A mucosa pode tornar-se pálida nas anemias induzidas por ferro, ácido fólico ou vitamina B_{12}. A atrofia das papilas filiformes da língua (glossite) é um sinal de desnutrição que geralmente resulta de deficiências nutricionais múltiplas.

Na deficiência de ácido ascórbico, os sinais orais clássicos do escorbuto são vistos, inicialmente, na cavidade oral; dentre

Tabela 73.4 Fatores de risco nutricional considerados no exame físico

Área do corpo	Sintomas de risco nutricional	Implicações nutricionais
Cabelo	Opaco, com queda e fácil de arrancar	Desnutrição proteico-calórica generalizada
Face	a. Pigmentação malar (pele escura sobre as bochechas e sob os olhos). Emaciação bitemporal	Niacina, vitaminas do complexo B, desnutrição
	b. Seborreia nasolabial	Niacina, riboflavina, vitamina B_6
	c. Edematosa	Deficiência proteica
	d. Cara de lua cheia	Impacto corticosteroide
	e. Falta de cor	Inadequação de ferro, subnutrição
Olhos	Membranas oculares pálidas	Inadequação de ferro
	Manchas de Bitot, xerose conjuntival, queratomalácia, xerose da córnea	Inadequação de vitamina A
Lábios	Queilose (hiperemia/edema)	Inadequação de niacina, riboflavina
	Fissuras angulares	Inadequação de niacina, vitamina B_6, riboflavina e ferro
Gengiva	Esponjosa, com sangramento, vermelhidão anormal	Inadequação de vitamina C
Língua	a. Glossite (vermelha, em carne viva, fissurada)	Inadequação de folato, niacina, riboflavina, ferro, vitaminas B_6 e B_{12}
	b. Pálida, atrófica, lisa/escorregadia (atrofia das papilas filiformes)	Inadequação de ferro, vitamina B_{12}, niacina e folato
	c. Cor magenta	Inadequação de riboflavina
Unhas	Forma de colher, frágeis e sulcadas	Inadequação de ferro
Músculos das costas	Proeminências ósseas ao longo da cintura escapular Tendões proeminentes à palpação	Desnutrição

Reproduzido com permissão de Touger-Decker R. Clinical and laboratory assessment of nutrition status. Dent Clin North Am 2003:47:259-78.

os sinais estão papilas interdentais inchadas e vermelhas que sangram com facilidade, e gengiva marginal e aderida, inchada e inflamada. Embora não seja mais um problema de saúde pública, a deficiência de ácido ascórbico provavelmente pode ser secundária a perdas aumentadas associadas à deficiência nutricional. Não há evidências científicas sólidas da relação direta entre a doença periodontal e o estado do ácido ascórbico em quaisquer populações que não a de fumantes, e mesmo nessa população as evidências são fracas. O consumo de ácido ascórbico acima das quantidades recomendadas não está associado à melhora da saúde periodontal.[106]

Não há, no entanto, sinal clínico significativo por si só, já que geralmente vários fatores etiológicos contribuem para o diagnóstico diferencial. Por exemplo, a inflamação ou a rachadura dos lábios podem ser causadas por alergias, passagem da língua nos lábios, sialorreia ou alterações nutricionais. A queilose angular pode ocorrer não só por causa das deficiências vitamínicas, mas também quando o sobrefechamento da mordida dos usuários de prótese dentária permite que as dobras da pele nos cantos da boca forneçam uma área úmida para o desenvolvimento de infecções fúngicas ou bacterianas. A Tabela 73.5 apresenta uma ferramenta de avaliação funcional oral que pode ser utilizada como guia para o exame clínico abrangente realizado por profissionais de saúde que não os dentistas.

Excessos nutricionais

Os excessos nutricionais também podem afetar a cavidade oral. A toxicidade da vitamina A pode afetar o desenvolvimento apropriado do epitélio da mucosa oral e provocar uma gama de alterações orais, inclusive o retardo da cicatrização de feridas.[107,108] O "escorbuto de repercussão" é uma condição na qual o escorbuto se desenvolve como adaptação à interrupção rápida de níveis altos de ingestão de vitamina C em animais.[109] Sua existência em seres humanos foi questionada, mas há indícios de sua ocorrência,[110] haja vista a existência de relatos clínicos em que se descreve que pacientes interromperam de maneira abrupta a ingestão habitual de megadoses de vitamina C.

Doença periodontal

Doença periodontal é uma expressão geral que descreve as infecções bacterianas da gengiva (a parte da mucosa oral que recobre a raiz e a porção apical da coroa) ou da gengiva e das estruturas de fixação (ligamento periodontal e osso alveolar circundante). Se a infecção se restringe à gengiva, a doença é chamada de gengivite. Se envolver a destruição dos tecidos que ligam o dente ao osso, será denominada *periodontite*. Essas duas doenças não são a continuação de um mesmo processo, mas, na verdade, duas doenças distintas, cada uma associada a uma microbiota. A causa da gengivite é relativamente simples, enquanto a etiologia da periodontite é bastante complexa. Embora a placa bacteriana seja o principal agente etiológico de ambas as condições, outros fatores locais e sistêmicos, muito deles não identificados, desempenham também um importante papel. A maioria das formas de periodontite resulta em uma perda lenta da ligação do dente ao osso alveolar circundante, causando a perda do dente e eventual edentulismo.

A reação dos tecidos periodontais aos antígenos e subprodutos microbianos é uma resposta crônica imunoinflamatória clássica semelhante à observada nas doenças infecciosas em geral. O bom funcionamento do sistema imunológico humoral e celular do hospedeiro, do sistema fagocitário e da integridade da mucosa oral (sobretudo do epitélio do sulco gengival) é importante para a manutenção da saúde periodontal e para a prevenção da doença periodontal.

Tabela 73.5 Avaliação funcional do risco nutricional oral[a]

Estrutura	Exame focado no paciente	Tratamento
Lábios	Secura; sensação; rachaduras ou fissuras, inchaço; histórico de bolhas ou úlceras	Alterar textura e consistência da dieta
Gengiva e mucosa oral	Dor/sensibilidade; sangramento espontâneo, mudança da aparência; inchaço, crescimentos, secreção; gosto ruim; halitose Manchas/lesões vermelhas ou brancas Erosão/ulceração; pigmentação focal; eritema	Alterar a textura, a temperatura e a consistência da dieta Triagem para câncer de boca, deficiências nutricionais
Dentes	Dor de dente; frouxidão e mobilidade; prótese dentária (removível ou fixa); edentulismo	Ajustar a dieta, consistência; avaliar o risco de cárie; considerar alteração de paladar/olfato
Língua	Dor/sensibilidade; ardência; manchas ásperas; secura; rachaduras ou fissuras; crescimentos; alterações de paladar; úlceras	Triagem para doença sistêmica, deficiências nutricionais; alterar a textura da dieta
Articulação temporomandibular	Dificuldade ou dor à abertura; sons de moedura ao abrir a boca/mastigar com amplitude limitada ou dor; fraqueza dos músculos mastigatórios	Mudar a consistência da dieta, "dureza" dos alimentos; limitar os alimentos que requeiram mastigação
Glândulas salivares	Secura da mucosa; falta ou excesso de saliva; sialorreia; alterações de cor, consistência, dificuldade de engolir alimentos secos, paladar alterado, olhos secos; dor ou inchaço das glândulas	Aumentar quantidade de fluidos; avaliar para disgeusia, disfagia; limitar os temperos, alimentos "duros"; analisar mudanças nas prescrições; avaliar o estado nutricional referente ao zinco
Pescoço	Linfonodos sensíveis ou inchados, outros inchaços	Consulta médica
Pele	Alteração de aparência; erupções, feridas, protuberâncias, prurido	Consulta médica

[a] Para cada seção, pergunte sobre as queixas do paciente, duração dos sintomas e quaisquer mudanças de aparência, tamanho, acuidade, frequência e dor.

Reproduzido com permissão de Touger-Decker R, Sirois D. Approaches to oral nutrition health risk assessment. In: Touger-Decker R, Sirois DA, Mobley CC, eds. Nutrition and Oral Medicine. Totowa, NJ: Humana Press, 2005.

A área de nutrição/dieta e doença periodontal está repleta de evidências científicas limitadas, e há muitas alegações da função curativa dos nutrientes. É claro que há relação entre a doença periodontal e a cicatrização da ferida, o estado nutricional e a resposta imunológica. Existe relação também entre a doença periodontal e cada nutriente (na forma de suplemento e advinda dos alimentos) e entre a defesa seletiva do hospedeiro e as variáveis de saúde. A deficiência de determinados nutrientes pode comprometer a resposta sistêmica à inflamação e à infecção e alterar as necessidades nutricionais.[111,112] Embora pesquisas restritas tenham demonstrado que indivíduos tabagistas e que consomem uma dieta com baixo teor de vitamina C apresentam níveis significativamente mais altos de doença periodontal, não há recomendação para que os fumantes façam uso de doses suplementares de vitamina C para prevenir ou tratar a doença periodontal.[111] As deficiências nutricionais podem comprometer a resposta inflamatória associada e a cicatrização da ferida, dada a direta influência do bem-estar nutricional sobre a síntese e a liberação de citocinas e sua ação.[112] A desnutrição pode causar alterações adversas no volume e nas propriedades antibacterianas e físico-químicas da saliva. A ingestão suplementar de quaisquer nutrientes acima das ingestões de referência não é recomendada para a prevenção nem para o tratamento da doença periodontal.[106] Boyd e Madden apresentaram recentemente os efeitos dos nutrientes sobre o periodonto (Tab. 73.6).[113]

O diabetes melito (tipos 1 e 2) e a osteoporose (discutida em detalhes na próxima seção) estão associadas ao aumento do risco de doença periodontal. A menopausa e a gravidez também o estão, embora nestes casos a relação tenha caráter mais hormonal. Porém, aqui também o processo inflamatório está envolvido. Existe forte evidência da associação entre doença periodontal e agravos de doenças sistêmicas, tais como síndrome metabólica, doença cardiovascular, outros estados de doença crônica e predisposição genética.[1,114-116] A relação entre a doença periodontal e a doença sistêmica crônica ainda não foi muito bem esclarecida; porém, os mecanismos sugeridos incluem o papel das bactérias (*Porphyromonas gingivalis*) ou o efeito sistêmico da infecção crônica e da inflamação. Enquanto a natureza da associação e as ligações causais continuam a ser exploradas, é importante que todos os profissionais da saúde incentivem comportamentos positivos de saúde oral e sistêmica, a fim de reduzir o risco de doenças periodontais e cardíacas respectivamente. As ligações entre a doença pulmonar obstrutiva crônica e a doença periodontal estão sendo exploradas; sua origem é de natureza bacteriana. Marcadores de inflamação sistêmica elevados, tais como a proteína C-reativa (PCR), que também é um marcador notável para doença cardíaca, apresentam correlação com a doença periodontal.[117]

Choi et al. exploraram as relações entre intolerância à glicose, diabetes e periodontite crônica a partir dos dados da NHANES III.[115] Usando a profundidade de sondagem como medida da doença periodontal, este grupo descobriu que "o quintil mais alto da profundidade de sondagem estava positivamente associado à intolerância à glicose... e diabetes... quando comparado ao quintil mais baixo".[115] Apesar da falta de dados longitudinais sobre melhores resultados após o tratamento da doença periodontal, os profissionais da saúde devem defender a educação de pacientes a respeito da conexão entre a saúde oral e sistêmica.[118]

Diabetes e saúde bucal

É importante reconhecer a relação entre o diabetes melito e a saúde oral, uma vez que o controle da glicose sanguínea tem impacto na saúde da cavidade oral e a doença desta pode dificultar o controle glicêmico. As implicações orais do diabetes melito fora de controle podem incluir, dentre outros o aumento do risco e da incidência de infecções, má-cicatrização de feridas, aumento da incidência e da gravidade da cárie, candidíase, doença periodontal, xerostomia, alterações do paladar e ardência da boca e da língua.[117,119] Nesses pacientes, as manifestações orais estão, na maioria das vezes, relacionadas aos resultados da poliúria, da resposta alterada às infecções, às alterações microvasculares e, possivelmente, à hiperglicemia salivar (aumento da glicose na saliva). O risco de cárie pode estar relacionado ao aumento inerente do risco de infecções, à hiperglicemia salivar e à xerostomia. A candidíase, que se manifesta com frequência na língua, é uma infecção fúngica muitas vezes associada à hiperglicemia, resposta imune debilitada e fluxo salivar reduzido.[117] A doença periodontal é considerada a "sexta complicação do diabetes melito".[120] Os diabéticos apresentam maior risco de desenvolver doença periodontal, e a gravidade da doença depende do controle da glicose e da duração do diabetes. As disfunções do paladar (disgeusia) podem advir das alterações da química salivar (de diabetes fora de controle), da xerostomia, da ardência da língua e da boca e/ou da candidíase. Todas as possíveis causas devem ser investigadas para determinar se o paciente tem algum distúrbio subjacente.

A avaliação criteriosa e o monitoramento do controle glicêmico são fundamentais para determinar o risco de progressão para complicações orais do diabetes. Indivíduos com diabetes tipo 1 ou 2 que se queixam de boca seca, ardência na língua ou alteração de paladar, assim como aqueles que apresentam candidíase, devem ter o controle glicêmico avaliado. A intervenção apropriada inclui o controle do diabetes e da saúde bucal em tais pacientes. Com as técnicas adequadas de tratamento, a saúde bucal pode ser mantida apesar do diabetes. Uma dieta controlada, uma higiene bucal consciente e eficaz, a cessação do fumo e a aplicação tópica de flúor, quando indicada, podem manter a integridade da saúde bucal por toda a vida.[119,121]

Saúde do osso alveolar, osteoporose e estado dentado

Um dos sinais clínicos mais significativos da doença periodontal grave é a reabsorção do osso alveolar, que por fim resulta na perda do dente. A literatura há muito investiga se a deficiência de cálcio e osteoporose são fatores etiológicos importantes na periodontite e se a doença periodontal poderia ser um precursor dos distúrbios ósseos metabólicos

Tabela 73.6 Efeitos dos nutrientes sobre o periodonto

Nutriente	Alterações funcionais que resultam da ingestão inadequada	Grupos com risco de ingestão inadequada	Fontes alimentares do nutriente
Proteína	Comprometimento das propriedades antibacterianas da saliva Deficiência da resposta de fase aguda à infecção ↓ Função dos neutrófilos Demora para início da cicatrização da ferida ↓ Síntese de colágeno	Indivíduos com diabetes mal controlado Pacientes com câncer avançado Pacientes com AIDS avançada Pacientes em jejum por $\geq$ 4 dias ou aqueles com ingestões de nutrientes deficitárias crônicas	Carne Produtos lácteos Leguminosas
Vitamina A	↓ Produção de γ-interferon ↓ Síntese de colágeno ↓ Epitelialização Incidência de infecção	Pacientes com fibrose cística Pacientes com AIDS avançada Indivíduos com condições GI com má absorção Indivíduos que tomam medicamentos para perda de peso: orlistat	Produtos lácteos fortificados Verduras de cor verde-escura Carne e derivados do leite
Vitaminas do complexo B	Incapacidade de produzir energia adequada ↓ Síntese de proteínas, inclusive DNA e RNA Degradação da barreira da mucosa aos patógenos	Indivíduos com infecção por HIV Veganos idosos (vitamina B_{12}) Pacientes pós-gastrectomia Pacientes que tomam medicamentos: bloqueadores de H_2, fenitoína, metrotrexato	Pães e cereais enriquecidos Verduras verdes Carne e produtos lácteos
Vitamina C	↓ Função dos neutrófilos Degradação da barreira da mucosa aos patógenos ↓ Síntese de colágeno	Fumantes Usuários abusivos de substâncias Idosos Indivíduos com doenças crônicas Pessoas que evitam frutas e vegetais	Frutas cítricas Verduras de cor verde-escura Batatas Melão-cantalupo
Vitamina D	Deficiência da absorção do cálcio	Mulheres idosas na latitude norte e aqueles com pouca exposição ao sol	Leite fortificado Ovos Fígado
Vitamina E	↓ Resposta imunológica geral ↓ Produção de anticorpos	Indivíduos com condições GI com má absorção Pacientes com AIDS avançada	Nozes e sementes Óleos poli-insaturados Grãos integrais
Vitamina K	↓ Densidade óssea e possível força óssea	Pessoas que recebem tratamento anticoagulante	Verduras verdes Fígado
Boro	Deficiência da cicatrização da ferida Possível associação com a calcificação dos ossos		Leguminosas Frutas, especialmente as secas Vegetais
Cálcio	Formação inadequada de pico de massa óssea Aceleração da perda óssea pós-menopausa Osteoporose Possível associação com a perda de dentes	Mulheres jovens Mulheres pós-menopáusicas	Leite e derivados Tofu processado com cálcio Leguminosas Frutas secas
Cobre	↓ Força tensora do colágeno ↑ Fragilidade óssea ↓ Proliferação de neutrófilos	Pessoas com ingestão aumentada de antiácidos Pessoas que tomam grandes doses de ferro/zinco Alcoólicos abusivos Pacientes com fibrose cística Pacientes com síndrome do intestino curto Pacientes submetidos a *bypass* pós-gástrico Pessoas que tomam medicamentos: dexametasona, penicilamina	Verduras verdes Grãos integrais Nozes Carnes Grãos integrais Crustáceos Chocolate Vísceras
Ferro	↓ Atividade fagocitária dos neutrófilos ↓ Proliferação dos linfócitos	Crianças pequenas Mulheres em idade fértil	Carnes Ovos Leguminosas Frutas secas
Magnésio	Desenvolvimento mais rápido de osteopenia	Pessoas com alcoolismo crônico Medicamentos: diurético Idosos Mulheres pós-menopáusicas Diabéticos	Verduras verdes Grãos integrais Nozes
Zinco	↑ Suscetibilidade a infecções ↓ Síntese de proteínas, inclusive DNA e RNA	Idosos? Alcoolistas	Carnes Grãos integrais

AIDS, síndrome da imunodeficiência adquirida; GI, gastrintestinal; HIV, vírus da imunodeficiência humana.

Adaptado com permissão de Boyd LD, Madden TE. Nutrition and the periodontum. In: Palmer CA, ed. Diet and Nutrition in Oral Health. Englewood Cliffs, NJ: Prentice-Hall 2003:202-12 sistêmicos,[122,123] o que levaria depois à perda do dente. Considerando-se que, atualmente, 1 em cada 2 mulheres e 1 em cada 8 homens acima dos 65 anos de idade apresentam osteoporose e que o relatório de 2004 do Departamento de Saúde dos Estados Unidos sobre saúde óssea e osteoporose prevê que, até 2020, um em cada dois adultos norte-americanos acima de 50 anos de idade apresentará osteoporose ou estará sob alto risco de desenvolvê-la, a relação dessa doença com a doença periodontal merece atenção.[124]

O processo alveolar (crista da maxila e da mandíbula) é composto, sobretudo, por osso trabecular. Do ponto de vista histológico, é o mesmo tipo de osso encontrado no rádio distal, no pescoço do fêmur e nas vértebras. Quando ocorre equilíbrio negativo de cálcio no organismo, é mais fácil mobilizar esse mineral a partir de áreas compostas por osso trabecular do que daquelas compostas por osso cortical. Dessa forma, o osso alveolar provê uma fonte lábil poderosa de cálcio disponível para suprir a demanda de outros tecidos. Considera-se que o processo alveolar sofra reabsorção antes dos outros ossos, por isso as alterações detectadas no processo alveolar podem ser utilizadas para o diagnóstico precoce da osteoporose. Em mulheres, demonstrou-se alta correlação entre a massa óssea dental e a massa óssea total. Mulheres com baixa densidade óssea têm menos dentes. Mulheres com reabsorção residual grave de crista apresentam osteopenia na crista ilíaca, e aquelas com osteoporose grave em fase pós-menopáusica têm três vezes mais chances de serem edêntulas do que os controles fisiologicamente normais.[125]

Estudos longitudinais, transversais e epidemiológicos[126-130] demonstraram relação significativa entre perda de dentes, doença periodontal, baixa ingestão de cálcio e osteoporose em mulheres e homens idosos sujeitos a um maior risco tanto para osteoporose como para doença periodontal. Dietrich descobriu que níveis séricos mais altos de $25(OH)D_3$ estão associados à diminuição da perda de ligamento dental em adultos com mais de 50 anos de idade.[129] Payne et al. examinaram as alterações na altura do osso alveolar em mulheres pós-menopáusicas com e sem osteoporose, durante 24 meses.[130] A relação entre a perda de osso alveolar e a densidade mineral óssea foi significativa. As mulheres com osteoporose perdiam significativamente mais osso alveolar do que aquelas sem essa condição. Jabbar et al.[131] constataram, em um estudo de coorte de mulheres com osteoporose pós-menopausa, que a doença periodontal era mais frequente em mulheres com osteoporose do que em uma coorte pareada sem osteoporose. Um denominador comum para ambas as doenças é a perda óssea, mais frequentemente observada em mulheres nos anos peri- e pós-menopausa. De acordo com Krall, "as evidências disponíveis apoiam a hipótese de que o estado sistêmico ruim contribui para a perda de dentes e para a doença periodontal, mas não são conclusivas".[132] Ensaios clínicos prospectivos são necessários, em homens e mulheres em várias fases da idade adulta, para determinar se uma relação causal existe e, caso exista, se o tratamento de uma causa subjacente afeta a outra. Por exemplo, caso a osteoporose seja considerada causa da doença periodontal, qual será seu impacto na doença periodontal?

A reabsorção do processo alveolar é um problema comum entre pacientes que utilizam prótese dentária. A remodelação do osso alveolar ocorre em resposta às forças oclusais associadas à mastigação. Com a perda dos dentes, o osso alveolar não é mais necessário para apoiar os dentes; como consequência, acelera-se a reabsorção óssea e a altura do osso diminui. A perda óssea é maior durante os seis primeiros meses que se seguem às extrações do dente. A redução da altura da crista residual é mais pronunciada nas mulheres do que nos homens, e a reabsorção é maior na mandíbula do que na maxila. A reabsorção mandibular grave dificulta a confecção de uma prótese mandibular com boa estabilidade e retenção. A reabsorção e a perda óssea são denominadores comuns tanto da doença periodontal como da osteoporose, e a baixa ingestão de cálcio pode estar associada à perda óssea nos usuários de prótese dentária.[133] Em um estudo com mulheres pós-menopáusicas, os pesquisadores descreveram uma associação entre a suplementação de cálcio e de vitamina D e a redução do risco de perda dos dentes; aqueles com perda dos dentes apresentavam muito mais chance de apresentar perda óssea sistêmica.[134] Problemas associados ao tamanho pequeno das amostras, as definições variadas de doença periodontal e osteoporose, e a falta de dados prospectivos foram citados como razões para os resultados inconclusivos; estudos longitudinais são indicados.[133,134] O equilíbrio positivo do cálcio pode ser especialmente importante em conjunto com um estado nutricional adequado para ajudar a preservar a integridade das cristas residuais das mulheres edêntulas pós-menopáusicas.

Embora uma dentição intacta não seja em absoluto essencial para a manutenção da saúde nutricional, a perda dos dentes ou do periodonto de suporte pode afetar a seleção de alimentos e o subsequente estado nutricional. A doença periodontal, com os sintomas associados de tecidos doloridos, dor, sensibilidade dos dentes, reabsorção óssea e mobilidade dos dentes, pode levar a uma preferência por alimentos macios de baixo valor nutricional e a se evitar aqueles que requeiram mastigação. O mesmo pode ocorrer em indivíduos com cárie dentária severa e naqueles que usam prótese.

A falta de dentes, a ausência das superfícies oclusais naturais dos dentes posteriores ou as próteses mal-adaptadas podem dificultar a mordedura, a mastigação e a ingestão dietética resultante, muitas vezes levando a uma dieta com menor ingestão de frutas, vegetais e fibras e à alteração do consumo de macronutrientes em relação à dieta do que em pessoas com mais dentes.[135-140] A dor e o desconforto bucais também podem influenciar nas atividades diárias, que, por sua vez, podem afetar a ingestão dietética e a qualidade de vida.[136,141]

As próteses dentárias podem também afetar as capacidades de paladar e de deglutição, sobretudo se forem próteses maxilares (superiores). As próteses maxilares podem também impedir a deglutição. Quando o palato duro está recoberto, é difícil para a língua determinar a localização do alimento na boca, formar um bolo alimentar e degluti-lo, o que pode contribuir para a disfagia.

Os indivíduos com esses problemas dentários podem manter uma boa ingestão dietética e um estado nutricional adequado pela seleção correta dos alimentos e pela adaptação gradual à nova prótese. As pessoas que recebem próteses novas devem ser instruídas a escolher os alimentos que são mais fáceis de mastigar, a comer mais lentamente, a mastigar por mais tempo, a cozer os alimentos por mais tempo e a cortar os alimentos grandes e duros em pedaços bem pequenos.

Cirurgia oral

O grau de alteração oral e seu impacto sobre a dieta e o estado nutricional nos pacientes submetidos à cirurgia oral geralmente estão relacionados à extensão e à localização da cirurgia e ao bem-estar nutricional do paciente antes dela. Em geral, o consumo de alimentos fica restrito por um período relativamente curto, e o risco de deficiência nutricional é baixo, a não ser para aqueles já sob risco nutricional. A textura e consistência modificada ou dieta líquida pode ser recomendada, dependendo do subsequente grau de impacto na função oral. Em pacientes submetidos a cirurgias de implante dentário, o número e a localização dos implantes determinarão a extensão da deficiência oral. Implantes localizados nos dentes anteriores afetarão a capacidade de morder por um curto período, enquanto os implantes localizados nos dentes posteriores afetarão a capacidade de mastigar. Em ambos os casos, a extensão do impacto tipicamente varia de 7 a 10 dias. Quando os dentes são extraídos antes da colocação da prótese e o paciente fica edêntulo, uma dieta gradativa, que se inicia com líquidos e semissólidos e evolui para alimentos inteiros deve ser proporcionada. Enquanto os tecidos estão cicatrizando, temperos e cítricos devem ser evitados, pois podem causar desconforto e irritar a mucosa. Durante os três primeiros dias, a dieta deve ser limitada a sopas, líquidos, sorvetes, iogurtes, pudins, queijos macios e purês de batata, bem como outros alimentos semissólidos tolerados. Pouco a pouco, alimentos macios e não irritantes, como frutas, legumes e verduras cozidos, massas, outros grãos, e carnes de boi, de frango e peixe com caldos de carne e molhos, podem ser introduzidos. Um tratamento com uma dieta similar pode ser indicado para os pacientes que têm os dentes extraídos e a prótese adaptada de imediato. É importante lembrar que a cicatrização é individualizada e as dietas também devem ser; além disso, é primordial evitar irritações da mucosa (cítricos, temperos, pães rústicos) durante a cicatrização e limitar alimentos que possam ficar presos nos pontos, como nozes ou sementes.

Para o paciente submetido à fixação intermaxilar, entretanto, a alimentação pode ficar prejudicada por um longo período, e as diretrizes dietéticas específicas devem ser capazes de alcançar e manter o estado nutricional adequado. Dependendo da natureza da condição que levou à fixação intermaxilar, as necessidades energéticas também podem estar aumentadas. Trauma grave, que resulta em fratura e fixação maxilar, aumenta de forma considerável as necessidades energéticas. As dietas indicadas para os pacientes com fixação maxilar baseiam-se em três princípios básicos: todos os alimentos têm de ser batidos no liquidificador, coados e devem passar por um canudo. Os alimentos podem ser batidos e liquefeitos, utilizando-se sopas ou outros líquidos, e peneirados até que possam passar por um canudo. Fórmulas para substituição de refeição com alto teor de proteínas e de calorias podem ser fundamentais para suprir as necessidades proteico-energéticas. As necessidades de fibras dietéticas podem ser supridas com a ingestão de legumes, verduras e cereais preparados de forma adequada ao consumo. É essencial que as sugestões dietéticas permitam que o paciente supra todas as necessidades calóricas apenas por meio de alimentos líquidos. Os suplementos de vitaminas e minerais podem ser fundamentais para o suprimento das necessidades de micronutrientes.

Infecções bucais e doenças imunodeficitárias

As infecções orais como o herpes simples e a candidíase oral podem resultar em lesões orais dolorosas que comprometem o desejo e a capacidade de se alimentar. Normalmente, o cuidado bucal paliativo e as escolhas alimentares adequadas (suaves, com temperatura moderada e de fácil mastigação) podem auxiliar de maneira eficaz na manutenção do estado nutricional. No entanto, quando essas condições se mantêm por um longo período, como na infecção por vírus da imunodeficiência humana (HIV) e AIDS, o estado nutricional pode estar prejudicado, contribuindo ainda mais para a virulência da doença.

As pessoas que convivem com a infecção por HIV podem ter lesões orais que se manifestam a partir do processo da doença (sarcoma de Kaposi ou úlceras aftosas importantes), de patógenos que causam infecções (candidíase ou herpes simples), de doenças infecciosas bucais (cárie dentária ou doença periodontal) ou de efeitos colaterais de muitos dos medicamentos utilizados no tratamento do HIV (xerostomia, ulceração oral, disgeusia, apatia em relação à higiene bucal e à alimentação).[142-145] A ocorrência de muitas dessas lesões pode ser drasticamente evitada ou ter sua gravidade bastante diminuída pelo uso de tratamentos profiláticos. Assegurar uma dieta modificada e balanceada em nutrientes para atender às necessidades individuais de consistência, sabor, textura e tempero junto a uma higiene oral adequada entre as refeições e lanches pode melhorar a saúde oral.

A cavidade oral é o começo do trato GI, logo as ulcerações na boca resultantes da doença GI sistêmica podem ser evidentes e até preceder os sintomas GI.[146,147] A nutrição adequada dos indivíduos que apresentam doença de Crohn em geral é difícil mesmo quando a cavidade oral está saudável, pois essas pessoas, na maioria das vezes, precisam evitar alguns alimentos como resultado da má digestão e da má-absorção. Lesões orais sintomáticas da doença podem se manifestar e, dependendo de sua localização e tamanho, podem afetar a capacidade de se alimentar. A atenção às necessidades nutricionais desses pacientes é essencial para reduzir o risco de que ocorra um comprometimento ainda maior decorrente de lesões orais. Para tais pacientes, faz-se necessária uma abordagem multidisciplinar com dentistas, médicos e nutricionistas que coordenem suas modalidades de tratamento para maximizar a capacidade de alimentação, reduzir a dor e as sequelas gastrintestinais, com o objetivo de proporcionar e manter o bem-estar nutricional.

Câncer de boca e de faringe

Demonstrou-se que a dieta desempenha papéis tanto no risco de câncer de cabeça e pescoço como na prevenção desses tipos de câncer. As frutas e vegetais ricos em antioxidantes podem ser quimioprotetores por reduzirem a exposição aos radicais livres.[148-150] O consumo de alimentos grelhados na brasa e preservados em sal está implicado como possível adjuvante no risco de câncer de boca e de faringe. Por sua vez, o aumento do consumo de frutas, legumes e verduras pode ter um efeito de proteção.[151-153] As dietas ricas em frutas, verduras e legumes estão inversamente associadas com o risco de câncer de boca e de faringe, sobretudo no que diz respeito aos alimentos ricos em betacaroteno, potássio, vitaminas B_6 e C e folato.[150,154] Os nutrientes antioxidantes e fitoquímicos encontrados em algumas frutas e vegetais, incluindo as vitaminas C e E, o betacaroteno e os flavonoides foram sugeridos como componentes dietéticos que protegem contra os cânceres da cavidade oral.[148,151,155] O efeito protetor das dietas ricas em frutas foi demonstrado em subgrupos populacionais na Itália, nos Estados Unidos e no Japão. No entanto, embora os estudos epidemiológicos nutricionais em todo o mundo tenham demonstrado efeitos de proteção das frutas, legumes e verduras para os cânceres de boca e de faringe, o impacto dos nutrientes foi baseado nos alimentos, e não nas fontes suplementares.[156] Ensaios clínicos e estudos longitudinais são necessários para embasar os efeitos protetores encontrados nesses estudos epidemiológicos.

O tratamento de cânceres de boca e de faringe geralmente envolve algumas combinações de cirurgia, quimioterapia, e radioterapia. Todas estão associadas, em diferentes graus, ao comprometimento da integridade da cavidade oral e o bem-estar nutricional. A quimioterapia e a radioterapia também podem diminuir o apetite.

Os efeitos da cirurgia variam de acordo com o grau e localização da resseção e o impacto na função e nas glândulas salivares. Eles também podem ser modulados pela perda da função neurológica e sensorial e pela fibrose dos tecidos. Por exemplo, a resseção cirúrgica da base da língua afetará a deglutição, com provável disfagia e odinofagia.[157] A terapia nutricional prescrita por nutricionista é crucial no pré-operatório para planejar a alimentação imediatamente pós-operatória, assim como durante as fases de tratamento adicional e recuperação.

A terapia de radiação pode afetar de forma adversa a nutrição, e o estado de saúde bucal, e podem causar xerostomia, perda do paladar, aumento do risco de infecções por fungos, mucosite e dor concomitante e/ou osteoradionecrose[151] durante e após o tratamento. Se não tratada antes da irradiação, infecções pulpares e periodontais crônicas podem se agudizar por causa das alterações associadas à radiação que provocam a osteoradionecrose. Essas lesões são dolorosas ao extremo e difíceis de tratar, e podem afetar a nutrição sistêmica durante meses. O efeito de toxicidade oral é uma consequência direta do efeito do tratamento sobre tecidos e estruturas anteriormente sadios, incluindo a mucosa oral, ossos, articulações e musculatura.

De forma semelhante, as drogas quimioterápicas estão associadas a toxicidades orais que afetam a mucosa oral direta e indiretamente, com impactos agudos e crônicos. A toxicidade inclui mucosite, infecções orais, alteração no paladar e xerostomia. A mucosite oral, uma das alterações mais comuns, deixa o tecido mais suscetível ao trauma físico por bordas dentais pontiagudas e pedaços duros de alimentos. Podem ocorrer ulceração, infecção secundária e estomatite dolorosa. Em geral, quanto mais intenso for o tratamento citotóxico, mais comuns serão as complicações orais. Com a utilização do tratamento profilático adequado, incluindo remédios, enxaguantes bucais bacteriostáticos e uma abordagem multidisciplinar com atendimento nutricional, médico e odontológico, muitos efeitos colaterais podem ser prevenidos ou minimizados, resultando em menos problemas para a ingestão dos nutrientes necessários.[156,158]

Efeitos da saliva sobre a saúde bucal e a nutrição

A saliva é um fator fundamental para a manutenção e a função da cavidade oral. Além da sua importância na fala e na deglutição, determinados sistemas antimicrobianos e não antimicrobianos na saliva protegem tanto os tecidos duros como os tecidos moles da boca. A cessação ou a diminuição severa do fluxo salivar, decorrentes da remoção cirúrgica das glândulas salivares, da terapia de radiação, do diabetes descontrolado e da síndrome de Sjögren, pode causar infecção microbiana da cavidade oral, cárie rampante e perda da acuidade gustativa, assim como das capacidades de mastigação, lubrificação e deglutição dos alimentos.[159-161] A boca seca pode ser aguda e de curta duração, como se observa no diabetes não controlado ou no uso de medicamentos que causam secura oral; ou de longa duração, como observada em doenças como a síndrome de Sjögren e na radioterapia das glândulas salivares. Todas essas condições surtem efeitos profundos sobre a seleção e a ingestão alimentar e, portanto, sobre a nutrição sistêmica. Além disso, o uso confortável das próteses depende da lubrificação dos tecidos moles pela saliva; os pacientes com secura oral apresentam retenção ruim de suas próteses e podem desenvolver ulcerações nos bordos das próteses, dificultando e tornando a mastigação dolorosa, com possíveis consequências sobre a ingestão dietética e o estado nutricional.[162]

Acreditava-se que o envelhecimento levasse a uma redução "natural" do fluxo salivar, mas, na verdade, o fluxo salivar em indivíduos saudáveis não diminui com a idade.[163] Na verdade, em idosos saudáveis, que não tomam nenhum medicamento associado à redução do fluxo salivar e que não sofrem de doenças associadas à xerostomia, o fluxo salivar deve ser normal.[159,161] Mais de 400 medicamentos estão associados aos diferentes graus de boca seca,[159,161,162] inclusive 80 dos remédios mais comuns, os quais podem ser responsáveis pela crescente proporção de idosos e adultos que se queixam de diminuição do fluxo salivar. Muitas classes de drogas podem causar xerostomia. Pacientes tratados com drogas anticolinérgicas (p. ex., anti-histamínicos, antidepressivos tricíclicos e antipsicóticos), assim como bloqueadores dos receptores α-adrenérgicos (agentes narcóticos, ansiolíticos e hipnóticos, antieméticos e antidepressivos com inibidor seletivo de recaptação de serotonina), têm tendência à xerostomia.

Apesar de o fluxo salivar poder ser reduzido pelo uso de medicamentos, de forma geral isso não interfere com a capacidade de comer, nem causa impacto à integridade da cavidade oral. Mesmo assim, esses pacientes regularmente sentem a boca seca e utilizam com frequência balas ou gomas de mascar para estimular o fluxo salivar ao longo do dia. A maioria das balas e das gomas de mascar é adoçada com açúcar (sacarose), e contém carboidratos fermentáveis, o que significa que a exposição constante pode levar ao desenvolvimento de cárie rompante e alterar a ingestão alimentar por causa do desconforto ou da perda da integridade da dentição. Os pacientes que utilizam drogas que induzem à xerostomia devem ser alertados a respeito dos efeitos colaterais dos medicamentos e instruídos a utilizar balas e gomas de mascar que contenham açúcares-álcoois não fermentáveis, como sorbitol, manitol e xilitol. O uso de saliva artificial, embora não solucione todos os problemas, pode ser benéfico para alguns desses pacientes. Com o intuito de prevenir a formação de cárie em excesso em tais pessoas, sugere-se uma higiene oral agressiva, uso de flúor tópico e uso de gomas de mascar e doces sem açúcar, além do consumo frequente de água.

Distúrbios do refluxo gastresofágico e bulimia

A erosão do esmalte tem como causa principal a regurgitação crônica do conteúdo ácido do estômago. A erosão pode resultar também da ingestão frequente de sucos de frutas com alto teor de ácido cítrico, do hábito de chupar comprimidos de vitamina C mastigáveis, tratamento com dissulfiram para o alcoolismo e da exposição a ácidos industriais. A hipersensibilidade térmica e de contato ocorre quando a dentina está exposta. O meio oral ácido causa irritação da mucosa oral, inclusive da gengiva, do palato e da faringe.

Tanto o refluxo gastresofágico como o vômito autoinduzido, conforme observado nos distúrbios alimentares, causam a irritação dos tecidos bucais e a destruição do esmalte dos dentes.[164] A extensão do dano dos tecidos bucais depende da frequência dos vômitos e da cariogenicidade da dieta. Como os dentistas são os primeiros profissionais de saúde a verem esses pacientes, eles podem realizar um diagnóstico precoce dos distúrbios alimentares. Esses pacientes buscam tratamento dentário quando notam alguns sintomas, como sensibilidade ao quente, ao frio ou ao ar e dor de dentes, assim como a preocupação com a aparência dos dentes.[165,166]

O sintoma clínico mais óbvio da bulimia nervosa é a perda do esmalte dos dentes (perimólise) e da dentina nas superfícies linguais e incisais dos dentes anteriores e os bordos oclusais dos dentes posteriores. A estomatite perioral, em conjunto com o inchaço das glândulas salivares, parótida e submandibular, pode ocorrer como resultado da hipersalivação.[164,165] O grau de edema das glândulas é tipicamente relativo à frequência dos vômitos. A hiperemia da garganta e os calos nas articulações podem ser sinais adicionais da bulimia. É possível que haja a erosão da superfície lateral lingual dos dentes, sobretudo dos dentes anteriores, mas isso pode levar meses para se desenvolver; a sensibilidade à temperatura dos alimentos e dos líquidos também pode ocorrer.

Com os vômitos repetitivos, podem-se desenvolver lacerações no esôfago. Os lábios podem ficar rachados e fissuras podem se desenvolver nos cantos da boca. A combinação de uma dieta caracterizada por consumo frequente de carboidratos fermentáveis seguido de vômito causa exposição repetida da cavidade oral a alto teor acidífero, seja nos alimentos, no fluido ou no vômito. Subsequentemente, indivíduos com bulimia ou bulimia nervosa são mais suscetíveis à erosão e a cárie.[166-168]

O tratamento dentário deve ocorrer sob coordenação do profissional de saúde responsável. Os vômitos devem ser controlados para que possa haver tratamento definitivo de restauração. As restaurações provisórias são colocadas sobre as superfícies erodidas dos dentes, para impedir maiores perdas de esmalte e prevenir a hipersensibilidade. É importante que o paciente realize higiene bucal meticulosa. Os pacientes são instruídos a não escovar os dentes após os episódios de vômito, a fim de impedir uma erosão ainda maior do esmalte. Ao invés disso, recomenda-se o uso de um enxágue à base de bicarbonato de sódio ou de hidróxido de magnésio para neutralizar os ácidos da boca. Pacientes com distúrbios alimentares necessitam de uma abordagem multidisciplinar com comunicação frequente entre nutricionista, dentista e a equipe do distúrbio alimentar para melhor atender suas necessidades nutricionais, odontológicas, médicas e psicológicas. Apesar do aconselhamento sobre uma dieta direcionada para a redução do risco da cárie ser importante, esta deve ser equilibrada com modificações na dieta para atender às complexas necessidades médicas e psicológicas dos pacientes. O consumo de frutas cítricas, sucos e bebidas ácidas ou com açúcar deve ser limitado. Alimentos com baixa cariogenicidade – nozes, sementes, queijos, legumes e verduras – são indicados. Se a boca seca for um problema, o fluxo salivar pode ser estimulado por meio da mastigação de gomas de mascar sem açúcar.

Paciente idoso

Conforme a geração conhecida como "*baby boomers*" começa a atingir os 65 anos de idade, é possível prever que a população de idosos apresentará um aumento muito maior do que no passado. A US Administration on Aging prevê que, em 2030, a proporção de adultos mais velhos será duas vezes maior do que era em 2000. Espera-se que a população de indivíduos nos EUA com 65 anos e mais velhos subirá de 35 milhões (em 2000) para 72 milhões, e responderá por aproximadamente 20% da população.[169] A população de "super-idosos", ou seja, indivíduos com 85 anos ou mais, aumentou de apenas 100 mil na virada do século XX para 4,2 milhões cem anos depois (em 2000), e 5,7 milhões em 2008.[169] O processo de envelhecimento envolve um grupo de alterações que podem afetar ou ser afetadas pela saúde bucal. Os pacientes idosos muitas vezes têm uma ou mais doenças crônicas e/ou outros problemas que podem afetar a saúde bucal e/ou o tratamento dentário deles;[49] a relação bidirecional citada, com frequência, entre a nutrição e a saúde bucal é mais evidente nos idosos. A perda dos dentes, edentulismo parcial ou completo, e as próteses dentárias mal-adaptadas podem influenciar na qualidade da dieta e geralmente no apetite. A saúde bucal debilitada pode contribuir para o desenvolvimento da perda involuntária de peso nos idosos.[170] Atualmente, como os idosos tendem a manter um número maior de dentes naturais, logo novos padrões de doença bucal, inclusive de cárie na coroa e na raiz, estão se tornando mais comuns. As manifestações orais das doenças crônicas, a xerostomia, os efeitos colaterais do uso de vários fármacos sobre a cavidade oral, a osteoporose, a menopausa e os problemas alimentares associados ao uso de prótese dentária são exemplos da abrangência dos problemas nutricionais dentais enfrentados pelos idosos.[49,171]

A perda dos dentes, edentulismo e as próteses removíveis podem afetar negativamente os hábitos alimentares e criar, em longo prazo, alterações de difícil reversão.[140,170-172] As possíveis consequências incluem alteração da função mastigatória, paladar comprometido e queixas subjetivas de indigestão. Pesquisas documentaram que os usuários de próteses totais apresentam cerca de 1/5 da capacidade mastigatória dos pacientes dentados[134] e usam mais drogas (inclusive laxantes e agentes antirrefluxo) para distúrbios GI.[173]

É possível que a hipogeusia e a boca seca observadas em alguns idosos estejam associadas a distúrbios específicos e medicamentos que resultam em efeitos colaterais, e não a um componente normal do processo de envelhecimento. A xerostomia é uma sequela comum do uso de múltiplas drogas e foi discutida anteriormente neste capítulo. Dependendo do grau da xerostomia e das práticas dietéticas e de higiene oral, pode ocorrer cárie radicular. A prevalência das lesões de cárie radicular aumenta com a idade. A doença periodontal também pode ser mais prevalente entre os idosos, mas pode estar relacionada à incidência de múltiplas doenças crônicas, inclusive de doença cardíaca e diabete a ela associada.[1,114,115] Perdas dentárias, dor, disfunção articular e uso parcial ou total de próteses dentárias, assim como cárie, doença periodontal e boca seca, podem prejudicar o apetite e a capacidade de comer e beber. Além disso, as interações sociais envolvidas na alimentação, a qualidade de vida e a nutrição subsequente podem ser prejudicadas por alterações da integridade oral, inclusive dor e dentaduras mal ajustadas.

Referências bibliográficas

1. Humphrey LL, Fu R, Buckley DI et al. J Gen Intern Med 2008; 23:2079–86.
2. Offenbacher S, Boggess KA, Murtha AP et al. Obstet Gynecol 2006;107:29–36.
3. Institute of Medicine of the National Academies. Advancing Oral Health in America. Washington, DC: National Academies Press, 2011.
4. Shaw JH, Sweeney EA. Nutrition in relation to dental medicine. In: Shils ME, Young VR, eds. Modern Nutrition in Health and Disease. 7th ed. Philadelphia: Lea & Febiger, 1988:1070–1.
5. US Department of Health and Human Services, National Institute of Dental and Craniofacial Research, National Institutes of Health. Oral Health in America: A Report of the Surgeon General. Rockville, MD: US Department of Health and Human Services, 2000:23–60.
6. Moynihan P, Thomason M, Walls A et al. J Dent 2009:37:237–49.
7. Sweeney EA, Saffir AJ, deLeon R. Am J Clin Nutr 1971;4:29–31.
8. Sawyer DR, Kwoku AL. J Dent Child 1985;54:141–5.
9. Punysingh JT, Hoffman S, Harris SS et al. J Oral Pathol 1984;13:40–57.
10. Boyle PE. J Dent Res 1933;13:139–50.
11. Slavkin H. J Am Dent Assoc 1996;127:681–2.
12. Misra M, Pacaud D, Petryk A et al. Pediatrics 2008;122:398–417.
13. Leaver AG. Clin Orthop 1971;8:90–107.
14. Bawden JW. Anat Rec 1989;24:226–33.
15. Mellanby M. Br Dent J 1923;44:1031–41.
16. Wolf JJ. Am J Dis Child 1935;49:905–11.
17. Boyle PE. J Dent Res 1934;14:172.
18. Schiltz JR, Rosenbloom J, Levinson GE. J Embryol Exp Morphol 1977;37:49–57.
19. Alvarez JO, Eguren JC, Caleda J et al. J Dent Res 1990;69: 1564–6.
20. Alvarez JO, Navia JM. Am J Clin Nutr 1989;49:417–26.
21. Alvarez JO, Lewis CA, Saman C et al. Am J Clin Nutr 1988; 48:368–72.
22. Rami-Reddy V, Vijayalakshmi PB, Chandrasekhar-Reddy BK. Odont Pediatr 1986;7:1–5.
23. Delgado H, Habicht JP, Yarbrough C et al. Am J Clin Nutr 1975;38:216–24.
24. Menaker L, Navia JM. J Dent Res 1973;52:688–91.
25. National Institute of Dental Research. Mineralized tissues, craniofacial development, dentofacial malrelations and trauma. In: Broadening the Scope: Long-Range Research Plan for the Nineties. Washington, DC: US Government Printing Office, 1990. NIH publication 90–1188.
26. Canfield MA, Honien MA, Yuskiv N et al. Birth Defects Res 2006;76:747–756.
27. National Institute of Dental and Craniofacial Research. Dental Caries (Tooth Decay) in Children (Age 2 to11). Disponível em: http://www.dietandcancerreport.org/expert_report/index.php. Acesso em 18 de agosto de 2012.
28. Slavkin HC. Cleft Palate J 1990;27:101–9.
29. Rader JI, Schneeman BO. Pediatrics 2006;1174:1394–99.
30. Akam M. Cell 1989;57:347–9.
31. Lammer EJ, Chen DT, Hoar RM et al. N Engl J Med 1985;313: 837–41.
32. MRC Vitamin Study Research Group. Lancet 1991;338:131–7.
33. Taparia S, Gelineau-van Waes J, Rosenquist TH. Clin Chem Lab Med 2007;45:1717–27.
34. Bagramian RA, Garcia-Godoy F, Volpe A. Am J Dent 2009;22:3–8.
35. Petersen PE. The World Oral Health Report. Geneva: World Health Organization, 2003.
36. Fisher-Owens SA, Barker JC, Adams S et al. Health Affairs 2008;27: 404–12.
37. US Department of Health and Human Services, Centers for Disease Control and Prevention. Trends in Oral Health Status: United States, 1988–1994 and 1999–2004. Series 11, no. 248, April 2007.
38. National Institutes of Health Consensus Statement. Diagnosis and Management of Dental Caries throughout Life, 2001. http://consensus.nih.gov/2001/2001DentalCaries115Program.pdf. Acesso em 3 de junho de 2011.
39. WHO Oral Health Country/Area Profile Programme. Caries Prevelance: DMFT and DMFS. Disponível em: http://www.mah.se/CAPP/Methods-and-Indices/for-Caries-prevalence/Significant-Caries-Index/. Acesso em 18 de agosto de 2012.

40. Petersen PE, World Health Organization. Int Dent J 2008;58:115–21.
41. US Department of Health and Human Services. Centers for Disease Control and Prevention. MMWR Surveillance Summaries. Surveillance for Dental Caries, Dental Sealants, Tooth Retention, Edentulism and Enamel Fluorosis United States, 1988–1994 and 1999–2002. 2005;54:1–44.
42. National Institute of Dental Research. Oral Health of United States Adults: The National Survey of Oral Health in US Employed Adults and Seniors 1985–1986. Washington, DC: US Government Printing Office, 1987. NIH publication 87–2868.
43. Featherstone JDB, Adair SM, Anderson MH et al. J Calif Dent Assoc 2003;31:257–69.
44. Featherstone JDB, Deomejean-Orliaguet S, Jenson L et al. J Calif Dent Assoc 2010;35:703–11.
45. Council on Clinical Affairs. Am Acad Pediatr Dent 2002;32:101–8. Disponível em: http://www.aapd.org/media/Policies_Guidelines/G_CariesRiskAssessment.pdf. Acesso em 3 de junho de 2011.
46. Ramos-Gomez F, Crystal YO, Wai Ng M et al. Gen Dent 2010;58:505–17.
47. Milgrom P, Zero DT, Tanzer JM. Academic Pediatrics 2009;9:404–9.
48. Moynihan P. Bulletin of the World Health Organization. 2005; 83:694–9.
49. Touger-Decker R, Mobley C. J Am Diet Assoc 2007;107:1418–28.
50. Johnson RK, Frary C. J Nutr 2001;131:2766S–71S.
51. Touger-Decker R, van Loveren C. Am J Clin Nutr 2003; 78(Suppl):881S–92S.
52. Van Horn L, Johnson RK, Flickinger BD et al. Circulation 2010;122:2470–90.
53. Lingstrom P, van Houte J, Kashket S. Crit Rev Oral Biol Med 2000;11:366–80.
54. Cleaton-Jones P, Richardson BD, Sinwel R et al. Caries Res 1984;18:472–7.
55. Persson LA, Stecksen-Blicks C, Holm AK. Commun Dent Oral Epidemiol 1984;12:390–7.
56. Burt BA, Pai S. J Dent Educ 2001;65:1017–24.
57. Anderson CA, Curzon ME, Van Loveren C et al. Obesity Reviews 2009;10(Suppl 1):41–54.
58. Konig KG, Navia JM. Am J Clin Nutr 1995;62:275S–83S.
59. Kantor KS. A Dietary Assessment of the US Food Supply: Comparing per Capita Food Consumption with Food Guide Pyramid Serving Recommendations. Food and Rural Economics Division, Economics Research Service. US Department of Agriculture, Agricultural Economic Report no. 772. Washington, DC: US Government Printing Office, 1998.
60. Krebs-Smith SM. J Nutr 2001;131:527S–35S.
61. Harris R. J Dent Res 1963;42:1387–99.
62. Rugg-Gunn AJ, Hackett AF, Appleton DR. Caries Res 1987;21:464–78.
63. Stephan RJ. J Am Dent Res 1940;27:718–23.
64. Birkhed D. Caries Res 1984;18:120–7.
65. Lussi A, Jaeggi T. Clin Oral Invest 2008;12(Suppl 1):S5–S13.
66. Ehlen LA, Marshall TA, Qian F et al. Nutr Res 2008;28:299–303.
67. Hildebrandt GH, Sparks BS. J Am Diet Assoc 2000;131:909–16.
68. Ly KA, Milgrom P, Rothen M. J Am Dent Assoc 2008;139:553–63.
69. Milgrom P, Ly KA, Rothen M. Adv Dent Res 2009;21:44–7.
70. Soderling E, Hirvonen A, Karjalainen S et al. Eur J Dent 2011;5:24–31.
71. Tanzer JM, Slee AM. J Am Dent Assoc 1983;106:331–3.
72. Lout RK, Messer LB, Soberay A et al. Caries Res 1988;22:237–41.
73. Mundorff SA, Featherstone JDB, Bibby BC et al. Caries Res 1990;24:344–55.
74. Pollard MA, Imfeld T, Higham SM et al. Caries Res 1996;30:132–7.
75. Lussi A, Jaeggi T, Zero D. Caries Res 2004 38(Suppl 1):34–44.
76. Kashket S, van Houte J, Lopez LR et al. J Dent Res 1991;70:1314–9.
77. Kashket S, Zhang J, van Houte J. J Dent Res 1996;75:1885–91.
78. Silva MF, Jenkins GN, Burgess RC et al. Caries Res 1986;20:263–9.
79. DePaola DP, Kashket S. Nutr Rev 2002;60:97–103.
80. DePaola DP. J Dent Res 1986;65:1540–3.
81. Schachtele CF, Harlander SK. J Can Dent Assoc 1984;50:213–9.
82. Ritter AV, Shugars DA, Bader JD. Community Dent Oral Epidemiol 2010;38:383–97.
83. van Houte J, Jordan R, Laraway R et al. J Dent Res 1990;69:1463–8.
84. Papas AS, Palmer CA, Rounds MC et al. Ann N Y Acad Sci 1989;561:124–42.
85. Billings RJ. J Public Health Dent 1996;56:37.
86. O'Sullivan DV, Tinanoff N. J Dent Res 1993;72:1577–8.
87. Ripa LW. Pediatr Dent 1988;10:268–82.
88. Palmer CA, Kent R, Loo CY et al. J Dent Res 2010;89:1224–9.
89. Ismail AI, Hasson H. J Am Dent Assoc 2008;139:1457–68.
90. Rozier RG, Adair S, Graham F et al. J Am Dent Assoc 2010;141:1480–89.
91. US Department of Health and Human Services, Proposed HHS Recommendations for Fluoride Concentration in Drinking Water for Prevention of Dental Caries. January 2011. Disponível em: http://www.hhs.gov/news/press/2011pres/01/pre_pub_frn_fluoride.html. Acesso em 3 de junho de 2011.
92. Dean HT. Epidemiological studies in the United States. In: Moulton FR, ed. Dental Caries and Fluoride. Washington, DC: American Association for Advancement of Science, 1946.
93. Murray JJ, Rugg-Gunn AJ. Fluorides and Dental Caries. 2nd ed. Bristol, UK: John Wright & Sons, 1982.
94. Brunelle JA. Carlos JP. J Dent Res 1990;69:723–7.
95. Siew C, Strock S, Ristic H et al. J Am Dent Assoc 2009;140:1228–36.
96. Levy S, Broffit B, Marshall TA et al. J Am Dent Assoc 2010;141:1190–1201.
97. Berg J, Gerweck C, Hujoel PP et al. J Am Dent Assoc 2011;142:79–87.
98. Beltran-Aguilar ED, Barker L, Dye BA. Prevalence and Severity of Enamel Fluorosis in the United States, 1986–2004. NCHS data brief no 53. Hyattsville, MD: National Center for Health Statistics. 2010a. Disponível em: http://www.cdc.gov/nchs/data/databriefs/db53.htm. Acesso em 5 de março de 2012.
99. Ismail Al, Messer JG. J Public Health Dent 1996;56:22–7.
100. Food and Nutrition Board, Institute of Medicine. Dietary Reference Intakes for Calcium, phosphorus, magnesium, vitamin D and Fluoride, Washington, DC: National Academies Press, 1997:218–313.
101. Radler DR, Touger-Decker R. Top Clin Nutr 2005;20:181–8.
102. American Dietetic Association. International Dietetics and Nutrition Terminology (IDNT) Manual, 3rd ed. Chicago: American Dietetic Association, 2011.
103. Mackle T, Touger-Decker R, O'Sullivan Maillet J et al. J Am Diet Assoc 2004;103;1632–8.
104. Touger-Decker R. Dent Clin North Am 2003 47:259–78.
105. Moynihan PJ, Lingstrom P. Oral consequences of nutritional well-being. In: Touger-Decker R, Sirois DA, Mobley CC, eds. Nutrition and Oral Medicine. Totowa, NJ: Humana Press, 2005:107–125.
106. Food and Nutrition Board, Institute of Medicine. Dietary Reference Intakes for Vitamin C, Vitamin E, Selenium and Carotenoids. Washington, DC: National Academies Press, 2000.
107. Hathcock J, Hattan DC, Jenkins M et al. Am J Clin Nutr 1990;52:183–202.
108. Food and Nutrition Board, Institute of Medicine. Dietary Reference Intakes for Vitamin A, Vitamin K, Arsenic, Boron, Chromium, Copper, Iodine, Iron, Manganese, Molybdenum, Nickel, Silicon, Vanadium and Zinc. Washington, DC: National Academies Press, 2001.
109. Tsao CS, Leung PY. J Nutr 1988;118:895–900.
110. Omaye ST, Skala JH, Jacob RA. Am J Clin Nutr 1988;48:379–81.

111. Nishida M, Grossi SG, Dunford RG et al. J Periodontol 2000;71:1215–23.
112. Enwonwu CO. Am J Clin Nutr1995;61(Suppl):430S–6S.
113. Boyd LD, Madden TE. Nutrition and the periodontium. In: Palmer CA, ed. Diet and Nutrition in Oral Health. Englewood Cliffs, NJ: Prentice-Hall, 2003:202–12.
114. D'Aiuto F, Sabbah G, Donos N et al. J Clin Endocrinol Metab 2008;3989–94, 2008.
115. Choi YH, McKeown RE, Mayer-David EJ et al. Diabetes Care 2011;34:381–6.
116. Shaefer AS, Richter GM, Nothnagel M et al. J Dent Res 2010;89: 384–8.
117. Lamster IB, Lalla E, Borgnakke WS et al. J Am Dent Assoc 2008;139: 19S–24S.
118. Hein C. The role of the professional in educating the public about the importance of oral health. In: Genco RJ, Williams RC, eds. Periodontal Disease and Overall Health: A Clinician's Guide. Yardley, PA: Professional Audience Communications, 2010:288–304.
119. Lalla E, Hsu WC, Lamster IB. Dental and medical comanagement of patients with diabetes. In: Genco RJ, Williams RC, eds. Periodontal Disease and Overall Health: A Clinician's Guide. Yardley, PA: Professional Audience Communications, 2010:216–34.
120. Loe H. Diabetes Care 1993;16:329–34.
121. Li S, Williams PL, Douglas CV. J Am Dent Assoc 2011;142:28–37.
122. Whalen J, Krook L. Nutrition 1996;12:53–4.
123. Kribbs PJ. J Prosthet Dent 1990;63:86–9.
124. US Department of Health and Human Services. Bone Health and Osteoporosis: A Report of the Surgeon General. Rockville, MD: Office of the Surgeon General. Disponível em: http://www.surgeon-general.gov/library/bonehealth/content.html. Acesso em 2 de junho de 2011.
125. Jeffcoat MK, Chesnut C. J Am Dent Assoc 1993;124:49–56.
126. Krall E, Wehler C, Garcia RI et al. Am J Med 2001;111:452–6.
127. Nishida M, Grossi SG, Dunford RG et al. J Periodontol 2000;71: 1057–66.
128. Yoshihara A, Seida Y, Hanada N et al. J Clin Periodontol 2004;21: 680–4.
129. Dietrich T. Am J Clin Nutr 2004;80:108–13.
130. Payne JB, Reinhardt RA, Nummikoski PV et al. Osteoporosis Int 1999;10:34–40.
131. Jabbar S, Drury J, Fordham J et al. J Periodont Res 2011;46:97–104.
132. Krall E. Osteoporosis. In: Touger-Decker R, Sirois DA, Mobley CC, eds. Nutrition and Oral Medicine. Totowa, NJ: Humana Press, 2005:261–70.
133. Wactawski-Wende J. Ann Periodontol 2001:6:197–208.
134. Krall EA, Wehler C, Garcia RI et al. Am J Med 2001:111:452–6.
135. Marshall TA, Warren, JJ, Hand, JS et al. J Am Dent Assoc 2002;133: 1369–79.
136. Polzar I, Schlimmel M, Muller F et al. Int Dent J 2010;60:143–55.
137. Savoca MR, Arcury TA, Leng Z et al. J Am Geriatr Soc 2010; 58:1225–32.
138. Nowjack-Raymer RE, Sheiham A. J Dent Res 2003;82:123–6.
139. Tsakos G, Herrick K, Sheiham A et al. J Dent Res 2010;89:462–7.
140. Sahyoun NR, Lin CL, Krall E. J Am Diet Assoc 2003;103:61–6.
141. Allen F. Health Qual Life Outcomes 2003;1:40.
142. Kademani, D, Glick M. Quintessence Int 1998;29:523–34.
143. Narani N, Epstein JB. J Clin Periodontol 2001;28:137–45.
144. Patel A, Glick M. Human immunodeficiency virus. In: Touger-Decker R, Sirois D, Mobley C, eds. Nutrition and Oral Medicine. Totowa, NJ: Humana Press, 2005: 241–60.
145. Sirois DA. Mt Sinai J Med 1998;65:322–32.
146. Das KM. Dig Dis Sci 1999;44:1–13.
147. Siegel MA, Jacobsen JJ, Braun RJ. Diseases of the gastrointestinal tract. In: Greenberg MS, Glick M, eds. Burket's Oral Medicine Diagnosis and Treatment. 10th ed. Hamilton, Ontario, Canada: BC Decker, 2003:389–406.
148. Chainani-Wu N. Nutr Cancer 2002;44:104–26.
149. World Cancer Research Fund/American Institute for Cancer Research. Food, Nutrition, Physical Activity, and the Prevention of Cancer: A Global Perspective. Washington, DC: American Institute for Cancer Research, 2007. Disponível em: http://www.dietandcancerreport.org/. Acesso em 18 de agosto de 2012.
150. Davidson P, Touger-Decker R. Nut Clin Pract 2009;24:250–60.
151. Morse DE. Oral and pharyngeal cancer. In: Touger-Decker R, Sirois DA, Mobley CC, eds. Nutrition and Oral Medicine. Totowa, NJ: Humana Press, 2005:205–22.
152. Franceschi S, Favero A, Conti E et al. Br J Cancer 1999;80:614–20.
153. Tavani A, Gallus S, La Vecchia C et al. Eur J Cancer Prev 2001;10: 191–5.
154. Negri E, Franceschi S, Bosetti C et al. Int J Cancer 2000;86:122–7.
155. Petridou E, Zavras A, Lefatzis D et al. Cancer 2002;94:2981–8.
156. National Cancer Institute. Oral Complications of Chemotherapy and Head/Neck Radiation Disponível em: http://www.cancer.gov/cancertopics/pdq/supportivecare/oralcomplications/HealthProfessional/Page5#Section_337. Acesso em 15 de maio de 2011.
157. Elliott L, Molseed L, Davis-McCallum P et al. The Clinical Guide to Oncology Nutrition. 2nd ed. Chicago, American Dietetic Association: 2006.
158. Brown C, Wingard J. Semin Oncol Nurs 2004;20:16–21.
159. Ghezzi EM, Ship JA. J Dent Res 2003;82:844–8.
160. Grisius MM, Fox PC. Salivary gland diseases. In Greenberg MS, Glick M, eds. Burket's Oral Medicine Diagnosis and Treatment. 10th ed. Hamilton, Ontario, Canada: BC Decker, 2003:235–70.
161. Turner MD, Ship JA. J Am Dent Assoc 2007;138(Suppl):15S–20S.
162. Turner M, Jahangiri L, Ship J. J Am Dent Assoc 2007;139:146–50.
163. Heft MW, Baum BJ. J Dent Res 1984;63:1182–5.
164. Faine MP. Dent Clin N Am 2003;47:395–410.
165. Aranha ACC, Eduardo CP, Cordas TA. J Contemp Dent Pract 2008;9:73–81.
166. Russo LL, Campisi G, Fede OD et al. Oral Diseases 2008; 14:479–84.
167. Frydrych AM, Davies GM, McDermott BM. Aust Dent J 2005;50:6–15.
168. Gross KBW, Brough KM, Randolph PM. J Dent Child 1986;53:378–81.
169. Federal Agency Forum on Aging-Related Statistics. AgingStats.gov. Disponível em: http://www.aoa.gov/agingstatsdotnet/Main_Site/Data/2010_Documents/Population.aspx. Acesso em 15 de maio de 2011.
170. Moynihan P, Bradbury J. Nutrition 2001;17:177–8.
171. Moynihan P. J Am Dent Assoc. 2007;138:493–7.
172. Savocca MR, Arcucry TA, Leng X et al. Public Health Nutr 2009;13:486–74.
173. Brodeur JM, Laurin D, Vallee R et al. J Prosthet Dent 1993;70:468–73.

Sugestões de leitura

Anderson CA, Curzon ME, Van Loveren C et al. Sucrose and dental caries: a review of the evidence. Obes Rev 2009;10(Suppl 1):41–54.

Institute of Medicine of the National Academies. Advancing Oral Health in America. Washington, DC: National Academies Press, 2011.

Savoca MR, Arcury TA, Leng X et al. Association between dietary quality of rural older adults and self-reported food avoidance and food modification due to oral health problems. J Am Geriatr Soc 2010;58:1225–1232.

Touger-Decker R. Clinical and laboratory assessment of nutrition status in dental practice. Dent Clin North Am 2003;47:259–278.

Touger-Decker R, Mobley CC, American Dietetic Association. Position of the American Dietetic Association: oral health and nutrition. J Am Diet Assoc 2007;107:1418–1428.

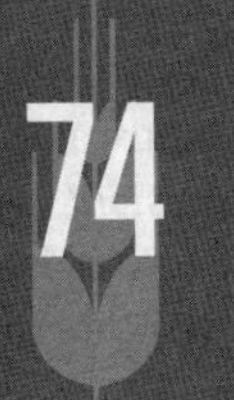

74 Esôfago e estômago*

Mark H. Delegge

O esôfago e o estômago são estruturas essenciais envolvidas no processo de ingestão oral e digestão. Nesses órgãos, a absorção de nutrientes é mínima. Sem o funcionamento adequado do esôfago e estômago, a capacidade de comer e realizar a digestão inicial pode ser bastante comprometida. Além disso, a ressecção cirúrgica parcial ou total do esôfago ou do estômago, no caso dos estados patológicos sintomáticos, também pode afetar de maneira acentuada a capacidade do indivíduo de comer ou beber. Os aspectos fisiológicos e anatômicos do esôfago e estômago são abordados em detalhes no capítulo sobre fisiologia nutricional do trato alimentar.

Esôfago

Anatomia

O esôfago é uma estrutura tubular que mede cerca de 30 cm de comprimento (Fig. 74.1).[1] O órgão é dividido de forma artificial em esôfago proximal, médio e distal. Essa estrutura é extremamente muscular, o que está correlacionado a sua principal função – a propulsão. A faringe afunilada une a boca ao esôfago. O local onde a faringe se conecta ao esôfago é um anel de tecido conhecido como esfíncter esofágico superior (EES). O esfíncter se abre para permitir a passagem de alimento ou líquido com um esforço de deglutição. O esôfago superior consiste em músculo estriado. Existe uma camada de músculo circular interna e outra longitudinal externa. No nível do arco aórtico, o músculo estriado esofagiano se transforma em músculo liso. Um anel de músculo liso espesso, chamado esfíncter esofágico inferior (EEI), está localizado no fundo do esôfago e a cerca de 40 cm de distância dos (dentes) incisivos. O EEI serve para permitir o fluxo de alimentos e líquidos a partir do esôfago, em estado relaxado, e para prevenir a regurgitação de materiais gástricos de volta para o esôfago quando este estiver contraído. O músculo do esôfago recebe sua inervação a partir do X nervo craniano.[2] Esse nervo se origina no núcleo motor dorsal do nervo vago e faz sinapse no plexo mioentérico (sistema nervoso esofagiano).

Doença

Quando há doença esofagiana, a condição geralmente envolve um processo que afeta o revestimento esofagiano (mucosa) ou o componente muscular do esôfago.

Muscular (motora)

O distúrbio muscular clássico do esôfago é conhecido como acalasia.[3] Os achados primários são a falta de contrações musculares esofágicas (peristaltismo), combinada à falha em relaxar o EEI. Isso resulta em incapacidade dos materiais de fluírem da boca através do esôfago e para dentro do estômago. Se uma radiografia diagnóstica for obtida, mostrará o esôfago dilatado e o EEI contraído, produzindo aquilo que o radiologista denomina um sinal clássico de "bico de pássaro". Notavelmente, esses pacientes têm um risco de 2 a 7% do desenvolvimento de câncer de células escamosas do esôfago. O tratamento consiste em medicações (resultados muito precários), uso de um balão amplo ou cirurgia para romper o EEI. Esse tratamento tenta eliminar a barreira imposta pelo EEI à movimentação do alimento e dos líquidos pelo esôfago até o estômago. Em virtude da propulsão esofagiana deficiente, esses pacientes dependem muito da força da gravidade e têm que permanecer em posição vertical após comerem, a fim de permitir que os alimentos passem da boca para o estômago. Os pacientes podem regurgitar o alimento de volta para a boca, com risco de aspiração, sobretudo quando se deitam à noite. Em alguns casos, os pacientes não conseguem consumir calorias e proteínas o suficiente pela boca, e necessitam de tubo de gastrostomia para nutrição entérica (considerando que tenham funcionamento gástrico adequado).

A hipomotilidade (diminuição das contrações musculares) do esôfago pode ocorrer com a doença sistêmica, em que o músculo e/ou os nervos do esôfago são afetados, resultando em peristaltismo diminuído ou ausente.[4] É comum isso ocorrer no escleroderma e em outras doenças do tecido conjuntivo.

*__Abreviaturas:__ __DRGE__, doença do refluxo gastresofágico; __EEI__, esfíncter esofágico inferior; __EES__, esfíncter esofágico superior; __SER__, síndrome do esvaziamento rápido; __SNE__, sistema nervoso entérico.

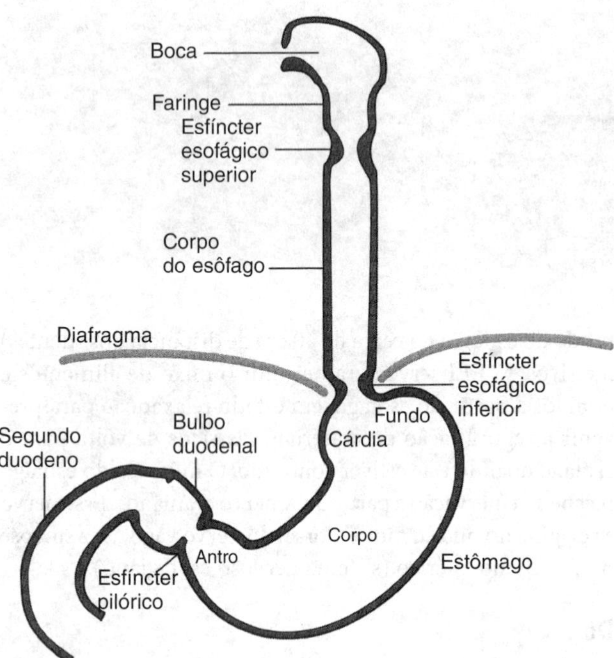

Figura 74.1 Anatomia do trato gastrintestinal superior humano.

Outras doenças que podem acarretar hipomotilidade esofagiana incluem diabetes melito, amiloidose ou hipotireoidismo. Não há tratamentos efetivos para os efeitos do distúrbio da hipomotilidade sobre o esôfago. Os pacientes tentarão modificar suas dietas (incluindo mais líquidos). A falha em conseguir obter nutrição adequada por via oral deve resultar na colocação de um tubo de gastrostomia para recebimento de terapia nutricional entérica. (Ver, no capítulo sobre alimentação entérica, as estratégias com nutrição enteral por sonda.)

Inflamação e câncer

A doença mucosa também pode afetar a capacidade do indivíduo de comer. O melhor exemplo dessa condição é o câncer do esôfago. O adenocarcinoma é hoje a causa mais comum de câncer de esôfago nos Estados Unidos. A deficiência ou baixa ingestão de nutrientes específicos (vitaminas A, B_6, C, E e folato) tem sido epidemiologicamente associada ao câncer de esôfago.[5] Tem sido sugerido que as fibras da dieta conferem proteção contra o desenvolvimento de adenocarcinoma, em estudos desse tipo. Acredita-se que o adenocarcinoma de esôfago seja secundário à doença do refluxo gastresofágico (DRGE) crônica. Essa condição leva ao desenvolvimento de um precursor histológico de adenocarcinoma do esôfago, conhecido como esôfago de Barrett.[6]

Em nível mundial, o câncer de células escamosas do esôfago é o câncer esofagiano mais comum. Sua causa mais frequente é o consumo de tabaco e álcool. Outras associações menos comuns incluem acalasia, ausência de elementos-traço (especialmente selênio), ingestão de soda cáustica, radiação ionizante e papilomavírus humano. A deficiência de vitaminas A e C também está associada ao desenvolvimento de câncer de células escamosas do esôfago. De modo geral, o câncer do esôfago é mais comum em homens, em uma proporção de 3:1.[7]

Em pacientes com câncer de esôfago, a ingestão oral pode ser comprometida em consequência da obstrução esofagiana. O próprio tumor em si pode permanecer temporariamente encolhido com o uso de terapias endoscópicas, entre as quais a ablação do tecido tumoral. A colocação de um *stent* esofagiano ao longo do tumor também pode abrir o esôfago temporariamente.[8] Com frequência, o paciente fica impossibilitado de comer ou beber o suficiente para manter seu próprio estado nutricional, necessitando de sonda de alimentação de gastrostomia. Alguns cirurgiões preferem uma sonda de alimentação de jejunostomia a uma sonda de alimentação de gastrostomia para pacientes que deverão ser submetidos à cirurgia, por não quererem abrir um orifício no estômago para reparo antes de puxá-lo para dentro da cavidade torácica após a esofagectomia.[9]

O tratamento do câncer de esôfago é precário quando a cirurgia não é opção para cura. Em raros casos, a radiação é empregada como monoterapia para o câncer de esôfago. A quimioterapia pode ser usada como monoterapia, mas costuma ser aplicada com mais frequência como terapia sistêmica para pacientes com doença metastática. O tratamento combinado de radio- e quimioterapia é usado para paciente com metástase regional. A esofagectomia é o tratamento primário para o câncer de esôfago e, em geral, é reservada para pacientes com chances ótimas de cura completa.[10] A esofagectomia de Ivor-Lewis requer a remoção da maior parte do esôfago, que o estômago seja puxado para cima e para dentro da cavidade torácica e que o esôfago seja preso por sua parte mais superior, logo abaixo do EES. Essa cirurgia está associada a uma taxa de mortalidade de 5 a 10%. A morbidade decorrente da cirurgia pode incluir vazamento anastomótico, problemas pulmonares e eventos coronarianos. Os pacientes podem desenvolver estreitamentos anastomóticos, gastroparesia e regurgitação após a cirurgia. Esse problema pode se tornar tão significativo a ponto de levar à necessidade de sonda de alimentação. Nessas situações, uma sonda de alimentação jejunal é requerida.

A inflamação e ulceração do esôfago também podem comprometer a ingestão oral. Isso em geral ocorre secundariamente à dor da inflamação, mas também pode ser secundário aos problemas crônicos vistos com a inflamação da mucosa esofagiana, como os estreitamentos esofagianos, levando à obstrução parcial ou completa do esôfago.

Por definição, a DRGE é o dano à mucosa esofagiana a partir da regurgitação dos conteúdos gástricos. Cerca de 18% da população dos EUA relata sintomas de DRGE, a cada semana.[11] O avanço da idade aumenta a frequência de DRGE. Pacientes com DRGE podem ter comprometimento da qualidade de vida, por causa de náusea e dor intermitente. Apesar de haver estratégias de tratamento médico bastante efetivas para DRGE, cerca de 5-10% dos pacientes são recalcitrantes com relação à medicação. Esses pacientes podem necessitar de terapia cirúrgica corretiva. A cirurgia mais comum é a fundoplicação de Nissen.[12]

Pode haver desenvolvimento de anorexia com DRGE, porque a náusea e o desconforto crônico resultantes do refluxo podem afetar o apetite. Além disso, se os sintomas de

DRGE pioram com a alimentação, isso também resultará em diminuição da ingestão oral. Tem sido demonstrado que a DRGE pode ser a causa de anorexia em idosos. As manifestações mais graves da DRGE são a ulceração esofagiana e a formação de estreitamento.[13] Os estreitamentos associados à DRGE são observados com maior frequência no esôfago distal. Esses estreitamentos podem requerer dilatação com balão auxiliada por endoscópio. A "obstrução" causada por essas estenoses pode acarretar mudanças na dieta ou levar a uma diminuição acentuada da ingestão oral, resultando em desnutrição e perda de peso.

Estômago

Anatomia

O estômago é uma ampla estrutura tubular dotada de uma capacidade de expansão significativa, que lhe permite aceitar tanto líquidos como alimentos (ver Fig. 74.1). É dividido em quatro componentes separados: cárdia, fundo, corpo e antro (no sentido proximal a distal do estômago, respectivamente). Histologicamente, as células musculares localizadas no antro são as mais densas. O EEI, descrito antes, está localizado no topo do estômago. Na parte de baixo do estômago, há outra valva – o piloro – que regula o movimento dos materiais desde o estômago até o interior do intestino delgado. O próprio estômago em si, além de se expandir para acomodar os materiais ingeridos, tritura os alimentos em partículas menores por meio da ação de "esmagamento" exercida pelo antro.

A parede do estômago consiste em quatro camadas: mucosa, submucosa, muscular e serosa.[14] A camada submucosa consiste em tecido conjuntivo entrelaçado com o plexo nervoso entérico (o sistema nervoso do estômago). Sabe-se que a origem da atividade elétrica no estômago (marca-passo) está no corpo do estômago, na curvatura maior. Os eventos digestivos que ocorrem no estômago estão ligados à capacidade funcional de diferentes populações celulares do revestimento epitelial gástrico. O revestimento gástrico consiste em pregas espessas, cada uma das quais contendo covas gástricas microscópicas.[14] A mucosa do corpo e do fundo do estômago contém glândulas oxínticas (Fig. 74.2). As glândulas oxínticas são revestidas com células parietais secretoras de ácido gástrico e fator intrínseco, e também com células principais secretoras de pepsinogênio e lipase gástrica.[14] Em contraste, as glândulas pilóricas que formam a mucosa do antro contêm poucas células parietais ou principais, e mais células secretoras de muco e células G, as quais produzem o hormônio gastrina (ver Fig. 74.2).

Função motora (contração)

A função motora do trato gastrintestinal depende da contração das células musculares lisas, bem como da integração e modulação pelos nervos entéricos e extrínsecos. Os desarranjos dos mecanismos reguladores da função motora gastrintestinal podem levar à alteração da motilidade intestinal. O sistema nervoso que controla a motilidade gástrica inclui o sistema nervoso central e entérico (SNE).[15] O SNE é o sistema neural intrínseco intestinal. Consiste em cerca de 100 milhões de neurônios organizados em plexos ganglionares.

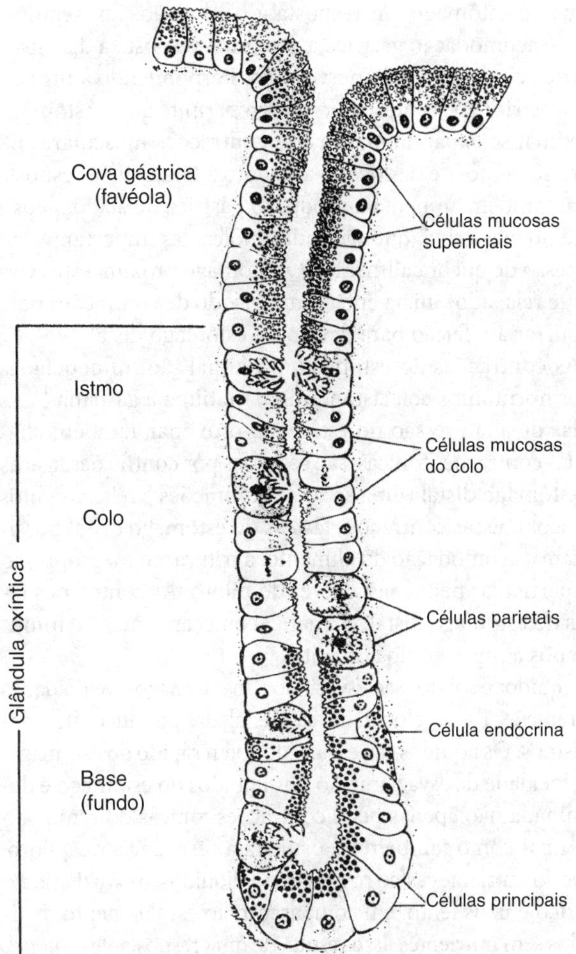

Figura 74.2 Glândula gástrica do corpo de um estômago de mamífero. (Reproduzido com permissão de Ito S, Winchester RJ. The fine structure of the gastric mucosa in the bat. J Cell Biol 1963;16:541-77.)

A função motora (propulsora) do estomago é caracterizada pela função neuromuscular distinta durante o jejum e no estado alimentado. O período de jejum (ou interdigestivo) é caracterizado por ondas motoras distintas. Em um período de 60-90 minutos de fase interdigestiva, ocorrem três padrões distintos de ondas motoras (contração muscular):[16] fase 1 (quiescente), fase 2 (ondas de pressão intermitente) e fase 3 (ondas de alta pressão). As contrações de fase 3 conduzem efetivamente as partículas de alimento a partir do estômago através do intestino delgado, sendo por vezes denominadas "ondas *housekeeper*".

No período pós-prandial, as ondas interdigestivas são substituídas por uma série bastante irregular de ondas de pressão. A duração desse período pós-prandial é de cerca de 1 hora para cada 200 kcal de nutrientes consumidos. A isso seguem os padrões de ondas interdigestivas mencionados anteriormente. Após a ingestão de alimento, o estômago sofre vários relaxamentos e contrações para acomodar o alimento ingerido e movê-lo para dentro do intestino delgado. O estômago proximal, em resposta a uma refeição, sofre relaxamento receptivo. Esse relaxamento consiste em uma diminuição geral do tônus do estômago em resposta à deglutição. Em seguida, ocorre acomodação gástrica, que é uma resposta à distensão gástrica e mediada pelo nervo vago. Respondendo à pressão intragástrica crescente, o nervo vago permite que o estômago proximal se expanda mais e crie contrações musculares no antro para moer e deslocar o alimento adiante. Essa resposta vagal também aumenta a produção gástrica de ácido, pepsinogênio e gastrina, que são todas moléculas importantes no processo de quebra alimentar. O estômago proximal (previamente relaxado) inicia então um período de contrações para empurrar a refeição para dentro do estômago distal.

As contrações do estômago proximal são influenciadas pelos hormônios colecistoquinina, motilina e gastrina.[17] As ondas de alta pressão no estômago proximal, também chamadas contrações tônicas, são seguidas por contrações fásicas no estômago distal (uma série de contrações e relaxamentos rítmicos). Essas contrações fásicas do estômago distal possibilitam a acomodação do alimento, a trituração e a propulsão das partículas pequenas através do piloro. As contrações fásicas do estômago distal, em geral, começam em 5-10 minutos após a ingestão do alimento.

Líquidos e sólidos são esvaziados do estômago a velocidades diferentes.[18] Essas velocidades são reguladas por diferentes mecanismos. Os líquidos são esvaziados bem rápido do estômago. A velocidade de esvaziamento dos líquidos do estômago é determinada não apenas pelas contrações tônicas do estômago proximal como também está sujeita à resistência do piloro. Quando nutrientes estão presentes nos líquidos, o esvaziamento gástrico é mais lento, em comparação ao esvaziamento de líquidos sem nutrientes. Isso resulta de uma resposta de *feedback* hormonal do intestino delgado. Quanto maior a concentração de nutrientes em um líquido, mais lento é o esvaziamento gástrico.[19] Além disso, quanto menor for o pH de uma solução, mais lento será o esvaziamento gástrico. Os sólidos são esvaziados mais devagar do estômago do que os líquidos. As substâncias alimentícias ingeridas devem ser reduzidas a partículas de 1-2 mm de tamanho para poder passar pelo piloro e entrar no intestino delgado. Existe uma fase de retardo (fase *lag*) entre o momento em que o alimento é ingerido e o momento em que seu tamanho é reduzido ao de partículas pequenas o bastante para atravessar o piloro e entrar no intestino delgado. Quanto menor for o tamanho da partícula de alimento originalmente ingerida, menor será essa fase de retardo.

Doença

Quando há doença gástrica, em geral há envolvimento de um processo que afeta o revestimento gástrico (mucosa; doenças inflamatórias) ou o componente neuromuscular do estômago. As doenças do revestimento gástrico incluem a úlcera péptica, gastrite e câncer. As doenças do componente neuromuscular incluem gastroparesia e anormalidades de esvaziamento gástrico pós-cirúrgicas.

Doenças inflamatórias

Gastrite e ulceração. Trata-se de uma reação inflamatória na mucosa gástrica, que apresenta diversos achados clínicos, etiologias e histologia.[20] A gastrite aguda em geral é erosiva ou neutrofílica. A gastrite erosiva aguda costuma ser secundária a uma lesão química do revestimento gástrico, causada por substâncias como álcool, aspirina, refluxo de bile, ácido ou traumatismo grave e sepse. No traumatismo e sepse, a gastrite resulta da subperfusão da mucosa gástrica. A gastrite neutrofílica aguda decorre da infestação infecciosa da mucosa gástrica, geralmente a partir de infecção por *Helicobacter pylori*.[21] Em geral, o apetite e a ingestão calórica do paciente podem ser afetados por essas doenças, por causa de dor e náusea. Nenhuma causa dietética específica nem tratamentos à base de dieta têm sido estudados com rigor na gastrite ou na ulceração gástrica, e os pacientes são apenas aconselhados a evitar alimentos e padrões dietéticos causadores de sintomas.

Também existem condições de gastrite crônica, também conhecida como gastrite atrófica. A cronicidade da inflamação pode levar à atrofia de células localizadas na mucosa. A gastrite atrófica pode ser do "tipo autoimune", que está associado à atrofia grave das células gástricas produtoras de ácido.[22] Isso pode ser visto com a idade avançada e em distúrbios autoimunes sistêmicos como a anemia perniciosa, tireoidite de Hashimoto, doença de Addison, diabetes melito ou síndrome de Sjögren. Em geral, esses pacientes não produzem ácido gástrico e, portanto, apresentam risco de deficiência de vitamina B_{12} a partir da resultante atrofia das células parietais gástricas, o que torna o fator intrínseco essencial à absorção da vitamina B_{12}. Além disso, essas condições estão associadas ao risco aumentado de câncer gástrico. Uma segunda forma comum de gastrite crônica resulta da infecção por *H. pylori* conhecida como gastrite atrófica multifocal.[23] A existência de gastrite crônica pode resultar em sintomas de dor e náusea que são intensificados quando o indivíduo se alimenta, resultando em diminuição da ingestão de calorias. As formas menos comuns de gastrite incluem a gastrite infecciosa (bacteriana, fúngica ou viral) ou eosinofílica, a partir da extensiva infiltração de eosinófilos em todas as camadas do estômago.[24]

As formas mais graves de inflamação da mucosa gástrica levam à formação de úlcera real. Isso se deve geralmente à lesão por ácido, subsequente à ruptura da camada protetora da mucosa gástrica, por ação de medicações anti-inflamatórias não hormonais, álcool, ácidos, bile, pepsina e infecção por *H. pylori*. Os pacientes podem desenvolver dor abdominal, saciedade precoce e náusea, resultando em diminuição do apetite e da ingestão oral. Existe uma forma de extrema superprodução de ácido no estômago a partir de concentrações séricas elevadas de gastrina ou histamina, que resulta em concentrações de ácido gástrico "superaltas". Isso pode resultar na formação de uma úlcera duodenal ou gástrica extrema, conhecida como síndrome de Zollinger-Ellison.[25] A produção extrema de ácido não só leva à ulceração péptica, como também à má absorção de nutrientes em consequência da degradação das enzimas pancreáticas pelo ácido.[26] Mais uma vez, nenhum tratamento dietético específico comprovadamente melhora a ulceração gástrica. Por isso, os pacientes são aconselhados a evitar os alimentos que causam sintomas.

Câncer. O câncer gástrico é o segundo câncer mais comum no mundo, bem como a segunda causa mais frequente de mortes associadas ao câncer.[27] Cerca de 20 mil casos de câncer gástrico são descobertos nos Estados Unidos a cada ano. A incidência aumenta de forma aguda após os 50 anos de idade.

Fatores dietéticos podem influenciar o desenvolvimento de câncer gástrico.[28] Tem sido demonstrado que substâncias alimentícias ricas em nitratos, nitritos e aminas secundárias são carcinógenos gástricos. O consumo de verduras e carnes com conservantes tem sido consistentemente associado ao maior risco de desenvolvimento de câncer gástrico. O câncer gástrico também tem sido associado à ingestão aumentada de sal e carboidratos. Tem sido demonstrado que o risco de câncer gástrico em estudos de caso-controle é menor em indivíduos que consomem dietas ricas em frutas e verduras frescas. Não é conhecido se isso se deve ao efeito protetor de componentes específicos (p. ex., micronutrientes, fitoquímicos) presentes em tais alimentos.[29]

Sabe-se que certos fatores estão associados ao maior risco de câncer gástrico. De fato, existem fatores genéticos e também famílias com agrupamentos de câncer gástrico. Os parentes de primeiro grau de pessoas com câncer gástrico apresentam risco 2-3 vezes maior de câncer gástrico.[27]

O câncer gástrico pode levar à perda de peso por meio de vários mecanismos. Em geral, é secundário à anorexia ou à obstrução da saída gástrica.[30] Os distúrbios infiltrativos da parede do estômago também podem levar ao desenvolvimento de gastroparesia (ver a seguir).

Gastroparesia. Quase todos os distúrbios de atividade motora gástrica resultam em esvaziamento gástrico retardado. Essa condição é denominada *gastroparesia*. Na gastroparesia, há comprometimento da acomodação gástrica.[31] Em adultos, o estômago tem capacidade aproximada de 1,5-2 L, e sua localização abdominal permite uma distensão significativa. Na gastroparesia, o estômago não se distende de modo adequado em resposta à refeição e também não diminui de tamanho com as contrações. As contrações peristálticas são muito fracas, por isso o alimento não é triturado em pedaços menores. O esvaziamento de líquidos se torna dependente da gravidade (o paciente fica em posição vertical).

O alimento ingerido pode permanecer no estômago por período prolongado e começar a se decompor. Os pacientes manifestam sintomas de náusea, vômito e saciedade precoce. Em paralelo, pode haver diminuição acentuada da ingestão oral e perda de peso. Em geral, a gastroparesia exclui qualquer distúrbio de obstrução da saída gástrica, incluindo a estenose pilórica, ulcerações antrais graves e tumores do antro distal, piloro e duodeno.[32]

Ao avaliar as doenças associadas à diminuição do esvaziamento gástrico, as etiologias podem ser simplificadamente divididas em causas neurogênicas e causas miogênicas. Desse modo, o distúrbio em geral é um distúrbio da inervação do estômago ou um distúrbio de tecido muscular real. Alguns distúrbios podem afetar nervos e tecido muscular. As neuropatias extrínsecas envolvem doença ou distúrbio do nervo vago e sua rede neural associada. Isso pode ser observado no pós-operatório (procedimento vagal); exemplificando, após a ressecção gástrica parcial para úlcera péptica.[33] Outras doenças associadas a neuropatias extrínsecas incluem a doença de Parkinson, amiloidose, diabetes, ou resultam do efeito colateral de uma medicação. Notavelmente, gastroparesia induzida por diabetes é secundária à disfunção neural extrínseca e disfunção do SNE (intrínseca). Os distúrbios neurais intrínsecos envolvem degeneração do SNE. A gastroparesia induzida por vírus e o diabetes são exemplos clássicos. Além disso, os distúrbios infiltrativos do estômago, como esclerose sistêmica e amiloidose, também podem levar à degeneração do SNE.

A capacidade do estômago de se contrair e esvaziar também pode ser afetada por distúrbios da musculatura lisa, os quais são secundários ao comprometimento ou à degeneração das células musculares lisas. Entre os exemplos desses distúrbios estão esclerose sistêmica, amiloidose, dermatomiosite e distúrbios mitocondriais (miopatias viscerais familiares).[34]

Digestão gástrica

No estômago, ocorre digestão significativa de proteínas, carboidratos e gorduras. A capacidade digestiva do estômago está relacionada a suas secreções e ações de trituração e mistura. A mucosa gástrica contém vários tipos de células secretórias, conforme destacado (ver Fig. 74.2). É possível se alimentar na ausência do estômago e sobreviver (gastrectomia total). Entretanto, há perda de certo grau de digestão e regulação do fluxo de nutrientes para dentro do estômago, levando ao desenvolvimento da síndrome do esvaziamento rápido (SER, descrita adiante). Pacientes com gastrectomia total requerem suplementação com vitamina B_{12} por via intravenosa ou intranasal, porque não há produção gástrica de ácido nem de fator intrínseco que facilite a absorção oral da vitamina B_{12}.[35,36]

A maior parte dos processos secretórios e digestivos do estômago está relacionada à produção de ácido. A produção de ácido gástrico é desencadeada por alguns estímulos, como gastrina, histamina e acetilcolina.[37] A acetilcolina é um neurotransmissor produzido pelo nervo vago. A gastrina é produzida pelas células parietais antrais. A histamina é liberada pelos mastócitos e pelas células do tipo enterocromafins localizadas na mucosa. O ambiente ácido do estômago permite que a lipase gástrica clive triglicerídeos e que a pepsina quebre proteínas. Este ambiente ácido do estômago também é muito importante para a absorção de ferro. Um baixo pH gástrico é necessário para a mudança do sal férrico para a forma ferrosa, que é mais facilmente absorvida (absorção do ferro).[38]

O ácido gástrico exibe uma taxa secretória basal que aumenta de maneira drástica com a ingestão oral. É comum referir-se às fases cefálica, gástrica e intestinal da secreção de ácido gástrico. A fase cefálica consiste na estimulação da secreção de ácido gástrico pelo odor, paladar ou ato de pensar no alimento.[39] Essa fase da secreção de ácido é guiada pelo nervo vago. Quando o alimento chega ao estômago, a produção de ácido é estimulada (fase gástrica). Essa secreção de ácido é causada pela distensão gástrica (receptores de estiramento) e pela estimulação peptídica de quimiorreceptores gástricos.[40] Em seguida, os nutrientes entram no intestino delgado, onde produzem uma pequena distensão intestinal, estimulação peptídica de quimiorreceptores intestinais e estimulação ácida do intestino delgado que resultam, todos, em diminuição da formação de ácido gástrico (mecanismo de *feedback* negativo).

Síndrome do esvaziamento rápido

A SER resulta da alteração da função de reservatório (armazenamento) gástrico.[41] A SER clinicamente significativa ocorre em cerca de 10% dos pacientes submetidos a qualquer tipo de cirurgia gástrica que altere a função de armazenamento do estômago. Esses procedimentos incluem vagotomia, piloroplastia, gastrojejunostomia e ressecção gástrica parcial ou completa. Do ponto de vista clínico, a SER pode ser dividida nas formas inicial e tardia, dependendo do quão antecipadamente os sintomas se desenvolvem após a refeição. Resulta na rápida distribuição de nutrientes osmoticamente ativos no interior do intestino delgado.

A resposta de acomodação e a subsequente contratilidade do estômago são alteradas de forma drástica pela vagotomia ou pela ressecção gástrica, levando à rápida movimentação de nutrientes do estômago para dentro do intestino delgado.[42] Os sintomas do esvaziamento rápido inicial (30-60 minutos de pós-prandial) são decorrentes dos deslocamentos de líquido do compartimento intravascular para o intestino delgado, para diminuição da carga osmolar ampla e súbita entrega pelo estômago.[43] A dilatação do intestino delgado leva a cólicas, dores abdominais, distensão abdominal por acúmulo de gases e diarreia. Os deslocamentos de líquido resultam em taquicardia, hipotensão e tontura. Há também uma entidade de esvaziamento rápido tardio.[44] Esta é secundária ao desenvolvimento de hipoglicemia hiper-insulinêmica. A rápida distribuição de nutrientes para o intestino delgado resulta em alta concentração de carboidratos no intestino delgado proximal, bem como em glicemia elevada. A isto se segue uma resposta hiperinsulinêmica com queda rápida dos níveis de glicemia. O resultado é sudorese, tremores, dificuldade de concentração, diminuição da consciência e fome.

O tratamento da SER pode ser dividido em três componentes: medicação, dieta e cirurgia reconstrutiva. A acarbose, uma medicação, interfere na absorção de carboidrato e pode ajudar as pessoas que sofrem de esvaziamento rápido tardio.[45] A octreotida pode retardar o esvaziamento gástrico (*dumping*), retardar o trânsito no intestino delgado, inibir a produção de insulina e inibir a vasodilatação pós-prandial.[46] A loperamida, administrada 30 minutos antes das refeições, diminui a motilidade intestinal e pode melhorar os sintomas. De modo geral, a eficácia das medicações para SER é limitada.

O manejo dietético da SER pode ser um componente importante do tratamento. A ingestão de laticínios deve ser dividida em até seis refeições separadas. A ingestão de líquido com as refeições deve ser limitada. Os açúcares simples devem ser divididos entre as refeições. A ingestão de carboidratos deve ser restrita, enquanto a de gorduras e proteína deve ser aumentada.[47] A suplementação com fibras dietéticas é comprovadamente efetiva no tratamento dos episódios hipoglicêmicos (pectina, goma guar). Essas fibras formam géis com os carboidratos ingeridos, resultando em diminuição da absorção de glicose e aumento do tempo de trânsito. A Tabela 74.1 destaca os carboidratos da dieta que devem ou não ser consumidos por pacientes com SER.

A reconstrução cirúrgica do trato alimentar tem sido usada para tratar a SER.[48] Isso inclui o estreitamento cirúrgico da anastomose gastrojejunal, a interposição jejunal (membro Roux) e a reconstrução pilórica. Não há estudos de longo prazo que tenham avaliado a efetividade desses procedimentos.

Tabela 74.1 Nutrientes a serem consumidos ou evitados na síndrome do esvaziamento rápido

Consumir	Evitar
Frutas frescas, frutas enlatadas em suco natural	Frutas desidratadas, frutas congeladas enlatadas em calda
Suco de fruta não adoçado	Suco de frutas adoçado
Biscoitos, massas, pães simples, *pretzels*, arroz	Roscas, rocamboles doces, cereais cobertos com açúcar
Adoçantes artificiais, geleia de baixa caloria, gelatina ou picolés de baixa caloria	Picolés, bolos, *cookies*, geleias, gelatinas, sobremesas ricas em açúcar
Bebidas sem açúcar, água	Refrigerantes regulares, bebidas mistas adoçadas

Referências bibliográficas

1. Patti MG, Gantert W, Way LW. Surg Clin North Am 1997;77:959–70.
2. Hamdy S, Aziz Q, Rothwell JC et al. Am J Physiol Gastrointest Liver Physiol 1997;272:G802–G8.
3. Vaezi MF, Richter JE. J Clin Gastroenterol 1998;27:21–35.
4. Richter JE. Lancet 2001;358:823–8.
5. Xiaoxin C, Yang CS. Carcinogenesis 2001;22:1119–29.
6. Dulai GS, Guha S, Kahn KL et al. Gastroenterology 2002;122:26–33.
7. Morris Brown L, Swanson CA, Gridley G et al. J Natl Cancer Inst 1995;98:104–9.
8. Bower M, Jones W, Vessels B et al. Ann Surg Oncol 2009;16:3161–8.
9. Siddiqui AA, Glynn C, Loren D et al. Dis Esophagus 2009;22:216–22.
10. Ng T, Vezeridis MP. J Surg Oncol 2010;101:725–9.
11. Friedenberg FK, Hanlon A, Vanar V et al. Dig Dis Sci 2010;55:1911–7.
12. Broeders JA, Draaisma WA, Bredenoord AJ et al. Br J Surg 2010;97:845–52.
13. Nayyar AK, Royston C, Bardhan KD. Dig Liver Dis 2003;35:143–50.
14. Ramsay PT, Carr A. Surg Clin North Am 2011;91:977–82.
15. Costa M, Brookes SH. Eur Rev Med Pharmacol Sci 2008;12(Suppl):3–19.
16. Costa M, Brookes SH. Neurogastr Motil 2001;13:473–81.
17. Moran TH, Kinzig KP. Am J Physiol Gastrointest Liver Physiol 2004; 286:G183–8.
18. Ziessman HA, Chander A, Clarke JO et al. J Nucl Med 2009;50:726–31.
19. Goetze O, Steingoetter A, Menne D et al. Am J Physiol Gastrointest Liver Physiol 2007;292:G11–7.
20. Tulassay Z, Herszenyi L. Best Pract Res Clin Gastroenterol 2010;24:99–108.
21. Yan SL, Wu ST, Chen CH et al. World J Gastroenterol 2010;16:496–500.
22. Lahner E, Norman GL, Severi C et al. Am J Gastroenterol 2009;104:2071–9.
23. Freeman HJ. World J Gastroenterol 2008;14:6771–3.
24. Jensen RT, Niederle B, Mitry E et al. Neuroendocrinology 2006;84:173–82.

25. Zimmer V, Schilling MK, Buecker A et al. Am J Med 2009; 122:e9–e10.
26. Dassen AE, Lemmens VE, van de Poll-Franse LV et al. Eur J Cancer 2010;46:1101–10.
27. Pham TM, Fujino Y, Kikuchi S et al. Ann Epidemiol 2010;20:356–63.
28. Freedman ND, Subar AF, Hollenbeck AR et al. Cancer Causes Control 2008;19:459–67.
29. Liu C, Russell RM. Nutr Rev 2008;66:237–49.
30. Distrutti E, Azpiroz F, Soldevilla A et al. Gastroenterology 1999;116: 1035–42.
31. Shafi MA, Pasricha PJ. Curr Gastroenterol Rep 2007;9:280–85.
32. Lindeboom MY, Ringers J, van Rijn PJ et al. Ann Surg 2004; 240: 785–90.
33. Ebert EC. Am J Gastroenterol 2008;101:776–87.
34. Schubert ML. Curr Opin Gastroenterol 2009;25:529–36.
35. Okuda K. J Gastroenterol Hepatol 1999;14:301–08.
36. von Rosenvinge EC, Raufman JP. Curr Opin Endocrinol Diab Obesity 2010;17:40–3.
37. Mizon C, Ruz M, Csendes A et al. Nutrition 2007;23:277–80.
38. Katschinski M. Appetite 2000;34:189–96.
39. Lam WF, Masclee AA, Muller ES et al. Am J Physiol 1997; 272: G1116–21.
40. van Boxel OS, ter Linde JJ, Siersema PD et al. Am J Gastroenterol 2010;105:803–11.
41. Ukleja A. Nutr Clin Pract 2005;20:517–25.
42. Azpiroz F, Malagelada JR. Gastroenterology 1987;92:934–43.
43. Spiller R. Neurogastroenterol Motil 2006;18:1045–55.
44. Deitel M. Obes Surg 2008;18:1622–24.
45. Zung A, Zadik Z. J Pediatr Endocrinol 2003;16:907–15.
46. Penning C, Vecht J, Masclee AA. Aliment Pharmacol Ther 2005; 22:963–9.
47. Khoshoo V, Reifen RM, Gold BD et al. Arch Dis Child 1991; 66: 1447–8.
48. Hasler WL. Curr Treat Opin Gastroenterol 2002;5:139–45.

Sugestões de leitura

Freedman ND, Subar AF, Hollenbeck AR et al. Fruit and vegetable intake and gastric cancer risk in a large United States prospective cohort study. Cancer Causes Control 2008;19:459–67.

Liu C, Russell RM. Nutrition and gastric cancer risk: an update. Nutr Rev 2008;66:237–49.

Pham TM, Fujino Y, Kikuchi S et al. Dietary patterns and risk of stomach cancer mortality: the Japan collaborative cohort study. Ann Epidemiol 2010;20:356–63.

Schubert ML. Gastric exocrine and endocrine secretion. Curr Opin Gastroenterol 2009;25:529–36.

Ukleja A. Dumping syndrome: pathophysiology and treatment. Nutr Clin Pract 2005;20:517–25.

75 Avaliação de má absorção*

John K. Dibaise

Os distúrbios de má absorção representam desafios clínicos importantes para os médicos, tanto em termos de diagnóstico, como de tratamento. As condições da má absorção ainda são de difíceis diagnósticos, em parte porque, apesar de os achados clínicos poderem ser idênticos, as fisiopatologias subjacentes e, consequentemente, os tratamentos podem ser diferentes. Os processos normais de digestão e absorção envolvem numerosos componentes ativos, incluindo mistura mecânica e motilidade intestinal, produção de enzimas digestivas e ácido biliar, função da mucosa, suprimento sanguíneo e presença da microbiota intestinal comensal. Esses componentes atuam juntos para permitir o processamento normal de nutrientes, que pode ser resumido em três etapas principais: (a) digestão luminal e na borda em escova, primariamente pelas secreções pancreáticas e biliares (fase de digestão); (b) absorção para dentro da mucosa intestinal, a ser processada e concentrada (fase mucosa); e (c) transporte para a circulação vascular ou linfática (fase pós-absortiva ou distributiva). (Os detalhes da fisiologia da digestão intestinal e absorção de alimentos e nutrientes serão abordados em outro capítulo.) É importante ressaltar que a má absorção pode resultar de defeitos em uma ou mais das três fases descritas. Embora a má digestão e a má absorção sejam patogeneticamente distintas, a digestão e a absorção de nutrientes são processos altamente interconectados, o que pode fazer com que a consideração separada de patologias de má digestão e má absorção seja exageradamente simplista. Como consequência, o termo "má absorção" muitas vezes é usado clinicamente para denotar distúrbios em ambos os processos e será usado com este significado ao longo deste capítulo, exceto quando indicado de outro modo. A abordagem ideal para o diagnóstico de má absorção continua evoluindo, à medida que novos testes são desenvolvidos. Nas seções seguintes, exames diagnósticos específicos são discutidos e sugestões práticas para avaliação da má absorção são apresentadas.

Quando suspeitar de má absorção

A manifestação clínica da má absorção pode variar tremendamente, de esteatorreia grave (fezes gordurosas, de odor fétido e volumosas) e perda de peso a edema por gases e diarreia crônica, até sinais de deficiências de micronutrientes a uma anormalidade incidental assintomática detectada por exames laboratoriais (Tab. 75.1). Esse amplo espectro existe porque os achados clínicos de má absorção dependem da causa subjacente e da gravidade do processo. É importante reconhecer que a manifestação clássica de esteatorreia e a perda de peso na vigência de uma ingestão dietética adequada geralmente é incomum, pelo menos em países industrializados. Em contraste, a maioria dos pacientes com má absorção apresenta sintomas leves e inespecíficos.

Os sintomas gastrintestinais são os indicadores mais comuns de condições mal absortivas, entretanto, ocasionalmente, podem estar ausentes ou serem mínimos. Embora a diarreia crônica seja o sintoma que mais comumente leva à pronta avaliação de má absorção, na vasta maioria dos casos, ela não resulta da má absorção. Em contraste, a esteatorreia é uma

*__Abreviaturas__: **^{75}SehCAT**, taurina-ácido homocólico marcado com selênio 75; **7αHCO**, 7α-hidroxi-4-colesteno-3-ona; **A1AT**, α-1-antitripsina; **CPRE**, colangiopancreatografia retrógrada endoscópica; **CPRM**, colangiopancreatografia de ressonância magnética; **ePFP**, prova de função pancreática endoscópica; **EPP**, enteropatia perdedora de proteína; **IRM**, imagem de ressonância magnética; **PABA**, ácido *para*-aminobenzoico; **SBID**, superproliferação bacteriana no intestino delgado; **TC**, tomografia computadorizada.

das principais características da má absorção. A esteatorreia resulta da má absorção de gordura, enquanto a diarreia aquosa, como consequência da má absorção, pode resultar de efeitos osmóticos produzidos por carboidratos mal absorvidos ou de efeitos secretórios de ácidos biliares mal absorvidos. O acúmulo de gases com arrotos ou flatulência e o inchaço e/ou distensão abdominal são comuns e tipicamente resultam da fermentação de carboidratos mal absorvidos pela microbiota colônica. Embora a perda de peso seja prevalente em pacientes com formas graves de má absorção, aqueles com formas menos graves podem não apresentá-la. O padrão de perda de peso também pode variar: em alguns pacientes a perda de peso é antecipada ao longo do processo, com subsequente estabilização; em outros, ela é progressiva. A dor abdominal, ao lado de cólica associada à defecação, não é queixa frequente entre aqueles com má absorção. Entre as principais exceções, estão os indivíduos com pancreatite crônica ou doença de Crohn submetidos a diversas ressecções intestinais. Náusea, vômitos, burburinhos e anorexia (ou hiperfagia) também podem ser vistos ocasionalmente. Além dos sintomas clássicos de esteatorreia mencionados, outras características da excreção fecal devem ser observadas, entre elas, os volumes típicos, o número de evacuações diárias, suas características (p. ex., aquosa, semiformadas), presença de alimentos visíveis, incontinência e características temporais (p. ex., excreções fecais em relação às refeições).

Outros sinais e sintomas inespecíficos que podem levar à consideração imediata da possibilidade de presença de uma condição mal absortiva incluem contusões ou sangramento, edema, hipo ou hiper-reflexia, dor óssea, fraturas inesperadas, cicatrização precária de feridas, parestesias, tetania e disgeusia.

Classificação e abordagem diagnóstica da má absorção

Os distúrbios mal absortivos podem ser classificados com base nas diferentes etapas do processo digestivo e/ou absortivo (i. e., luminal, mucosa ou pós-absortiva), no macronutriente (i. e., carboidrato, gordura ou proteína) ou micronutriente (i. e., vitamina ou oligoelemento) afetado na má absorção de um único ou de diversos nutrientes (i. e., global, parcial ou seletiva), ou ainda com base nas manifestações clínicas (i. e., evidente, subclínica ou assintomática). Embora o conhecimento aprofundado dos processos absortivos e digestivos normais não seja absolutamente necessário para permitir ao clínico diagnosticar uma síndrome de má absorção, ele possibilita ao médico ampliar o diagnóstico diferencial e investigar a suspeita de má absorção de forma mais rápida e, provavelmente, mais econômica (Tab. 75.2).

A abordagem diagnóstica da má absorção é dupla: (a) confirmar a presença de má absorção e (b) determinar sua causa. Como às vezes a presença de má absorção é prontamente evidente, a determinação de sua causa é a principal tarefa. Muitas vezes, a etiologia da má absorção pode ser determinada a partir de uma história detalhada e do exame físico. É importante notar que a história deve incluir informação sobre o momento do aparecimento dos sintomas; hábitos intestinais e características das fezes; presença de insuficiência de crescimento, retardo da maturação sexual e perda/ganho de peso; sintomas gastrintestinais ou outros sintomas sistêmicos associados; presença de distúrbios hepáticos, pancreatobiliares, gastrintestinais ou sistêmicos crônicos concomitantes; cirurgia prévia do trato gastrintestinal; histórico de exposição in-

Tabela 75.1 Sintomas e avaliação laboratorial da má absorção de nutrientes específicos

Nutriente mal absorvido	Manifestações clínicas	Exames laboratoriais
Gordura	Fezes pálidas, gordurosas, volumosas e fétidas; diarreia sem distensão nem gás	Coloração das fezes com Sudan III; esteatócrito ácido; gordura fecal
Proteína	Edema, atrofia muscular	Nitrogênio fecal, albumina sérica, α-antitripsina
Carboidrato	Diarreia aquosa, flatulência, burburinho Distensão abdominal	Testes respiratórios específicos
Vitamina B_{12}	Anemia macrocítica, fadiga, perda da sensação vibratória ou posicional, glossite	Hemoglobina, VCM, vitamina B_{12} sérica
Ácido fólico	Anemia macrocítica, glossite	Hemoglobina, VCM, folato sérico e eritrocitário
Vitaminas do complexo B	Quilose angular, glossite indolor, acrodermatite, dermatite, ataxia, disfunção sensorial ou motora simétrica	Níveis séricos de vitamina
Ferro	Anemia microcítica, fadiga, glossite dolorosa, coiloníquia	Hemoglobina, VCM, ferritina sérica, soro, capacidade de ligação de ferro, ferro
Zinco	Perda do paladar, dermatite, perda de cabelo	Zinco sérico
Magnésio	Parestesias, tetania	Magnésio sérico, magnésio em urina de 24 horas
Selênio	Dor muscular	Níveis séricos de selênio
Cobre	Fraqueza, parestesias, anormalidades de marcha	Níveis séricos de cobre e ceruloplasmina
Cálcio e vitamina D	Parestesias, tetania, fraturas ou dores ósseas, sinais de Chvostek/Trousseau positivos, câimbras musculares	Cálcio sérico, fósforo, 25-hidroxivitamina-D, fosfatase alcalina e paratormônio
Vitamina A	Cegueira noturna, hiperqueratose folicular	Retinol sérico, ésteres de retinol
Vitamina E	Reflexos tendinosos profundos diminuídos	Tocoferol sérico
Vitamina K	Suscetibilidade a contusões, hemorragia	Tempo de protrombina / razão normalizada internacional
Líquidos, eletrólitos	Taquicardia, espasmo pedal carpal, boca seca, parestesias	Painel de eletrólitos séricos, creatinina, nitrogênio ureico
Sais biliares	Diarreia aquosa	7α-hidroxi-4-colesteno-3-ona sérica

VCM, volume corpuscular médio.

Tabela 75.2 Causas de má absorção

Doenças da mucosa do intestino delgado
Abetalipoproteinemia
Doença celíaca e síndromes relacionadas
Isquemia mesentérica crônica
Doença de Crohn
Imunodeficiência variável comum
Deficiência de dissacaridase
Gastrenterite eosinofílica
Linfoma
Linfangiectasia
Enterite de radiação
Doença ileal terminal
Distúrbios infecciosos
Enteropatia da AIDS
Doenças causadas por micobactérias
Doenças parasíticas
Espru tropical
Doença de Whipple
Distúrbios de digestão luminal
Colestase crônica
Estados hipersecretórios
Insuficiência pancreática
Superproliferação bacteriana no intestino delgado
Distúrbios pós-cirúrgicos
Síndromes pós-gastrectomia
Síndrome do intestino curto
Ressecção do íleo terminal
Distúrbios sistêmicos
Doença de Addison
Amiloidose
Síndrome carcinoide
Doenças do tecido conjuntivo
Gastrenteropatia diabética
Hiper/hipotireoidismo
Hipoparatireoidismo
Mastocitose
Vasculite
Gastrenteropatias perdedoras de proteína
Doenças gastrintestinais erosivas
Doenças gastrintestinais não erosivas
Pressão intersticial aumentada
Condições induzidas por medicação
Colestiramina
Colchicina
Neomicina

AIDS, síndrome da imunodeficiência humana adquirida.

testinal à radiação; história de viagem; dieta; prescrição; uso de álcool e drogas ilícitas; promiscuidade sexual e história familiar. Ao exame, os aspectos pertinentes a serem identificados incluem desgaste muscular, lesões/erupções na pele, lesões orais, edema, distensão abdominal, sensibilidade e organomegalia, além de outros potenciais sinais de deficiências de micronutrientes. Aliados à história e ao exame, os exames de sangue "de rotina" iniciais, como hemograma completo, painel bioquímico, tempo de protrombina, magnésio, ferritina, folato e vitamina B_{12}, podem fornecer evidências que sustentem a presença da má absorção e enfoquem testes investigativos necessários para identificação do processo mal absortivo específico envolvido. A sorologia celíaca também deve ser considerada um teste diagnóstico de primeira linha em casos de pacientes com suspeita de má absorção (ver capítulo sobre doença celíaca). Os exames de fezes para pesquisa de sangue oculto e etiologias infecciosas crônicas também devem ser considerados, neste estágio.

Existem vários exames, invasivos e não invasivos, disponíveis para determinar a causa específica da má absorção. Quando a história é sugestiva de uma causa em particular, os exames podem ser usados para confirmar o diagnóstico; entretanto, exames adicionais podem ser desnecessários quando a presença da má absorção e sua causa são evidentes. Nitidamente, a sequência de exames e o teste específico escolhido devem se basear nas circunstâncias e na disponibilidade do teste.

Testes funcionais de má absorção

Exames de má absorção de gordura

A má absorção de gordura é mais comumente determinada pela demonstração de gordura nas fezes. Entretanto, há também um teste sorológico disponível para triagem de má absorção de gordura. Níveis séricos diminuídos de caroteno sugerem deficiência de absorção de vitaminas lipossolúveis, mas também podem estar relacionados à deficiência dietética. Os níveis séricos de caroteno ainda não foram extensivamente estudados em pacientes com condições mal absortivas, contudo tipicamente são baixos em pacientes com esteatorreia.[1] A sensibilidade e a especificidade deste teste, em comparação ao padrão-ouro da coleta de gordura fecal (ver a seguir), ainda têm de ser determinadas.

A determinação da gordura fecal pode ser feita qualitativa e quantitativamente. As vantagens das abordagens qualitativas, que as tornam mais aceitáveis na prática clínica, incluem simplicidade, baixo custo e métodos de coleta mais simples. As principais desvantagens são menor sensibilidade, reprodutibilidade e confiabilidade, em particular no caso da esteatorreia leve a moderada, o que as tornam úteis somente em caso de positividade.[2] A abordagem qualitativa mais comumente usada envolve aplicação de uma coloração lipossolúvel, como Sudan III, em um esfregaço de fezes, misturada ao ácido acético glacial preparado em lâmina microscópica, que então é examinada por um microscópio para pesquisa de glóbulos de gordura. Sugere-se que essa técnica pode fornecer avaliação semiquantitativa da excreção de gordura por meio da determinação do número e tamanho dos glóbulos de gordura. Outras técnicas qualitativas descritas incluem o esteatócrito ácido,[3] um ensaio econômico, semiquantitativo e gravimétrico, que usa uma alíquota de fezes homogeneizadas e centrifugadas para determinar o percentual de gordura; análise de reflectância no infravermelho próximo, que possibilita determinar não só a excreção de gordura, como também o nitrogênio e os carboidratos em uma única amostra;[4] e o teste respiratório com ^{14}C- (ou ^{13}C)-trioleína,[5] que envolve a medida do CO_2 expirado após a ingestão de trioleína (um triglicerídeo) radiomarcada. Apesar da simplicidade e das boas características dos testes, nenhum deles parece ser amplamente usado nos EUA.

Em contraste, a abordagem quantitativa é mais confiável e ainda é o padrão-ouro, embora seja mais complicada e cara em termos de execução e, por isso, reservada para uso apenas em situações nas quais outros testes forneceram resultados conflitantes. Um período para coleta de fezes de 72 horas é recomendado para diminuir a variabilidade e permitir uma melhor estimativa do peso fecal diário. Um período mais curto pode ser razoável quando há diarreia moderada à grave. A ingestão de uma dieta com conteúdo de gordura diário conhecido (geralmente, para fins de conveniência, usa-se 100 g/dia) é necessária para a correta determinação do conteúdo de gordura nas fezes. Isso requer que o paciente seja devidamente orientado acerca da dieta apropriada ou em relação ao registro de todas as ingestões dietéticas realizadas durante a coleta de fezes, para que seja possível estimar a ingestão diária de gorduras. Além disso, como a capacidade de processar e analisar (p. ex., espectroscopia de ressonância magnética nuclear, titrimetria, radioisotópica, espectrofotométrica) a amostra muitas vezes não está localmente disponível, estas amostras, tipicamente, precisam ser enviadas para um laboratório de referência em outro lugar. Uma excreção de gordura normal com dieta contendo 100 g de gordura/dia é inferior a 7 g/dia. Entretanto, como a excreção de gordura aumenta com o aumento do peso das fezes, valores de até 14 g/dia podem resultar apenas de altos pesos fecais. Infelizmente, dada à considerável sobreposição de valores, a medida quantitativa de gordura fecal em geral não consegue discriminar as causas de esteatorreia. O teste quantitativo de gordura fecal frequentemente não é necessário, porque existem outros métodos disponíveis para diagnosticar as doenças mais relevantes do pâncreas, fígado e intestino delgado.

Exames de má absorção de carboidratos

A má absorção de carboidratos costuma ser parte de um processo mal absortivo global ou de um defeito seletivo, geralmente localizado no epitélio. Como mencionado, a análise de reflectância no infravermelho próximo das fezes tem se mostrado um teste confiável para a má absorção de carboidratos.[6] No entanto, como a medida direta da excreção de carboidrato nas fezes não é considerada precisa para a má absorção de carboidrato no intestino delgado, geralmente são usados testes indiretos. Os testes indiretos se aproveitam da vantagem da capacidade das bactérias colônicas de metabolizar carboidratos mal absorvidos, que pode resultar em diminuição do pH fecal, aumento da osmolalidade fecal e/ou aumento da excreção de CO_2 ou hidrogênio, subsequentemente a uma carga de carboidrato. Um pH fecal inferior a 5,5 e um hiato osmolar fecal [(sódio + potássio) fecal × 2 - 280 mOsm/L] acima de 50 são característicos de má absorção de carboidrato, mas, ainda que sugestivos, são insuficientemente sensíveis ou específicos para confirmar sua presença.

Como a má absorção de carboidratos na presença de um processo mal absortivo mais global tem menor importância em termos diagnósticos, os testes para má absorção de carboidrato, em geral, enfocam a detecção de deficiências específicas de dissacaridases por meio de testes de respiração e de tolerância oral. Embora o teste genético para persistência de lactase tenha sido descrito em estudos familiares e de casos de controle, até que seu papel clínico e relação custo-efetividade se tornem mais claros, seu uso está limitado a pesquisas nos Estados Unidos.[7]

O teste respiratório envolve a ingestão oral de uma solução de carboidrato específico (p. ex., lactose, frutose, sucrose) seguida de coleta seriada e medida do hidrogênio em amostras de expiração obtidas ao longo de determinado período. Esses substratos também podem ser marcados usando isótopos radioativos (^{14}C) ou estáveis (^{13}C) com subsequente medida do CO_2 respiratório. O carboidrato mal absorvido resulta na elevação dos níveis de hidrogênio superior a 10-20 ppm. O teste respiratório de hidrogênio pode ser afetado pela presença de microrganismos metanogênicos varredores de hidrogênio, o que resulta em um estudo falso-negativo. A avaliação concomitante do metano na respiração pode melhorar a precisão deste teste.[8] Como os testes indiretos se baseiam na fermentação bacteriana do carboidrato mal absorvido, o uso concomitante de antibióticos pode afetar os resultados. O impacto de agentes antissecretórios potentes (p. ex., inibidores de bomba de prótons) e probióticos continua de modo mais incerto.[9] Os testes de tolerância oral têm sido amplamente substituídos pelo teste respiratório. Neste procedimento, o açúcar de teste (mais comumente a lactose) é ingerido e as concentrações de glicemia são medidas ao longo do tempo. Um aumento da glicemia inferior a 20 mg/dL, aliado ao desenvolvimento de sintomas, é considerado resultado positivo para má absorção.

Conforme notado, o teste respiratório e o teste de tolerância oral são usados principalmente para avaliar síndromes de deficiência de dissacaridase específicas e não necessariamente refletem a má absorção do carboidrato global. Em contraste, o teste de D-xilose mede a capacidade absortiva funcional do intestino delgado proximal e é considerado por alguns, o teste de triagem inicial de escolha em caso de suspeita de má absorção.[10] Por convenção, a D-xilose presente no soro e na urina é medida após a administração oral de 25 g de D-xilose. Em virtude dos altos índices de resultados falso-positivos relacionados ao teste de urina, o uso apenas de testes sorológicos de 1 e 3 horas após a ingestão de D-xilose tem sido sugerido.[11] Níveis de D-xilose abaixo de 20 mg/dL em 1 hora ou inferiores a 22,5 mg/dL em 3 horas são considerados anormais e, considerando a alta sensibilidade e especificidade demonstradas, sugerem a presença de um processo mal absortivo mucoso intestinal (i. e., em vez de luminal digestivo). Portanto, a absorção de D-xilose é normal em pacientes com insuficiência exócrina pancreática. Todavia, um resultado anormal não indica a causa da má absorção. Embora este teste seja bem tolerado e relativamente econômico, não é amplamente usado na prática clínica contemporânea, pois não identifica a causa da má absorção, em contraposição à disponibilidade de outros testes mais simples que conseguem identificá-la (p. ex., anticorpos para doença celíaca), e, em geral, não modifica o algoritmo diagnóstico para muitos clínicos na avaliação da suspeita de má absorção.

Exames de má absorção proteica e enteropatia perdedora de proteína

A perda de proteína intestinal ocorre mais comumente como resultado da perda proteica via epitélio intestinal, do que por má absorção das proteínas ingeridas. Em pessoas sadias, a perda de proteína através do epitélio intestinal exerce um papel pequeno no metabolismo proteico total; a perda entérica diária de proteínas séricas representa cerca de 1-2% de todo o *pool* de proteínas séricas, enquanto a perda entérica de albumina representa menos de 10% da albumina total.[12] Em contraste, a perda proteica gastrintestinal presente na enteropatia perdedora de proteína (EPP) tem sido relatada como envolvendo até 60% do *pool* da albumina total. Os níveis séricos de proteína mais afetados por este processo são aqueles com capacidade limitada de responder rapidamente a tais perdas e que, em geral, têm meias-vidas mais longas, como a albumina, a maioria das imunoglobulinas e a ceruloplasmina.

É difícil detectar a má absorção proteica. Isso requer a realização de estudos do balanço de nutrientes e, geralmente, é reservado para fins de pesquisa. Similar à má absorção de carboidratos, a detecção de má absorção proteica tem menor relevância, uma vez que geralmente ocorre como parte de um processo mal absortivo global. A detecção de perda proteica via intestinal (i. e., EPP) tem maior relevância clínica. O primeiro passo na avaliação do paciente com hipoproteinemia e/ou hipoalbuminemia é excluir outras etiologias mais comuns, como desnutrição, doenças hepáticas e renais. Atualmente, quando nenhuma outra causa é identificada e há preocupação com relação à possibilidade de EPP, o método mais comumente usado e mais confiável para determinar a perda proteica entérica consiste em determinar a depuração de α_1-antitripsina (A1AT) do plasma.[13] A A1AT é uma proteína sintetizada no fígado, que não é ativamente secretada nem absorvida, tem peso molecular similar ao da albumina e não sofre proteólise nem degradação no intestino, o que possibilita sua eliminação como proteína intacta e detecção nas fezes. A medida da depuração de A1AT requer uma amostra de sangue, para determinação de seus níveis plasmáticos, e uma coleta de fezes de 24 horas, para determinação do volume fecal e dos níveis fecais de A1AT. Os métodos para determinação de A1AT incluem nefelometria e imunodifusão radial. A análise de uma concentração fecal aleatória de A1AT não é confiável como substituta da medida de depuração de A1AT,[14] cujo valor normal é menor ou igual a 27 mL/24 horas. Significativamente, a diarreia de qualquer causa pode aumentar a depuração de A1AT. Dessa forma, no contexto de diarreia, a depuração normal de A1AT aumenta para igual ou menor que 56 mL/24 horas. Como a A1AT é degradada em ambientes com pH <3,5, se houver suspeita de uma fonte gástrica de perda proteica ou diante de um estado hipersecretor de ácido, recomenda-se que o teste seja realizado enquanto o paciente recebe terapia supressora.[15] Por fim, o uso de albumina marcada com tecnécio-99m para comprovar a perda proteica por cintilografia no intestino tem se mostrado útil, tanto para fins diagnósticos como para monitorar a resposta ao tratamento. Entretanto, no momento, este teste é reservado principalmente para uso em pesquisa, pois o custo e a acurácia geral deste e de outros testes cintilográficos ainda são indeterminados.[16]

Exames de má absorção de ácido biliar

A má absorção de ácido biliar é causa importante de diarreia em pacientes submetidos a ressecções (classicamente, ressecções menores de 100 cm) ou com doença que envolve o íleo terminal, e pode ser uma importante causa de diarreia funcional.[17] Considera-se que a diarreia é causada principalmente pelos efeitos dos ácidos α-di-hidroxi biliares, tais como os ácidos quenodeoxicólico e deoxicólico, na indução de secreção colônica e, possivelmente, de contrações colônicas propulsivas. Embora a medida direta dos ácidos biliares fecais ou da excreção fecal de ácidos biliares radiomarcados seja sensível e confiável como teste de má absorção de ácido biliar, sua complexidade e natureza trabalhosa fazem com que geralmente seja usada apenas para fins de pesquisa. O teste usado com maior frequência clinicamente, tanto para detectar a má absorção de ácidos biliares, como para monitorar a resposta aos ligadores de ácido biliar, é a medida de taurina-ácido homocólico com marcação de selênio-75 (^{75}SeHCAT), um homólogo radiomarcado do taurocolato, que é um marcador da absorção ativa dos ácidos biliares do íleo terminal e resistente à desconjugação bacteriana — uma vantagem sobre o teste respiratório com ^{14}C-glicolato.[18] Neste teste, o taurocolato radiomarcado é administrado por via oral, e a retenção corporal total é medida por vários dias. A retenção de menos de 50% após 3 dias ou de menos de 5% após 7 dias é anormal. As desvantagens do ^{75}SeHCAT incluem sua meia-vida longa (180 dias) e problemas de interpretação no contexto de doença hepática, que limitam seu uso. De fato, este teste está indisponível nos Estados Unidos.

A medida dos níveis séricos de 7α-hidroxi-4-colesteno-3--ona (7αHCO ou 7αC4) é um método não radioativo validado para o monitoramento da atividade enzimática da colesterol hepático 7α-hidroxilase, passo limitante e enzima regulatória principal na síntese de ácidos biliares, e está estreitamente relacionada à perda fecal de ácidos biliares.[19] Portanto, uma produção aumentada de 7αHCO é esperada em pacientes com perda significativa de ácido biliar. Em uma comparação direta com o teste ^{75}SeHCAT, a 7αHCO sérica aumentada apresentou sensibilidade de 90% e especificidade de 79% no diagnóstico da má absorção de ácido biliar.[18] Valores acima de 48,4 ng/mL foram considerados anormais e associados com uma resposta clínica ao tratamento com sequestrador de ácido biliar. A utilidade deste teste em casos de ressecção mais substancial do intestino delgado distal é indeterminada e, no momento, não parece ser amplamente usado, talvez, em parte, como consequência do uso comum pelos clínicos da triagem terapêutica empírica dos sequestradores de ácido biliar em pacientes com suspeita de má absorção de ácido biliar.

Testes morfológicos de má absorção

Embora os testes funcionais sejam úteis para estabelecer a presença de má absorção, o estabelecimento de um diagnóstico específico é raro. A menos que a causa subjacente seja evidente pela história e exame físico, bem como pelos exames iniciais de sangue e fezes, geralmente uma avaliação adicional é necessária. Os testes morfológicos podem ser agrupados em testes que fornecem informação anatômica (i. e., imagem radiológica e endoscópica) e os que fornecem informação histológica (i. e., biópsia tecidual).

Endoscopia

A visualização direta do trato gastrintestinal, embora raramente permita estabelecer um diagnóstico definitivo, pode permitir a demonstração de um processo mucoso no intestino delgado e a coleta de aspirados e/ou biópsias de mucosa (ou mais profundas) do intestino delgado (Fig. 75.1). A avaliação endoscópica do intestino delgado é favorecida pelo desenvolvimento da endoscopia capsular sem fio, que permite o exame de todo o intestino delgado, mas não tem a habilidade de obter amostras de líquido ou tecido nem a alta resolução com aumento dos sistemas endoscópicos que possibilitam a enteroscopia total ou quase total (p. ex., enteroscópios de balão duplo e de balão único) e, ao mesmo tempo, permitem a realização de procedimentos diagnósticos e terapêuticos pelo endoscópio.[20,21] A endoscopia capsular sem fio deve ser evitada em casos de pacientes com suspeita ou comprovação de estenose. Atualmente, há dados limitados sobre o valor diagnóstico da endoscopia capsular sem fio e da enteroscopia de impulso convencional ou da enteroscopia assistida com balão na avaliação de distúrbios diarreicos ou mal absortivos do intestino delgado. Por isso, o uso de rotina dessas modalidades de imagem na avaliação da diarreia crônica e/ou de suspeita de má absorção não é recomendado.

Felizmente, a maioria dos processos mal absortivos mucosos do intestino delgado é difusa e afeta o duodeno, o que permite a inspeção de anormalidades mucosas e a coleta de amostras de biópsia, com auxílio de um endoscópio superior convencional. Embora possam ser vistas alterações inflamatórias (p. ex., úlceras, erosões) e estenoses, as anormalidades mucosas mais comuns sugestivas de um processo mal absortivo são os achados de atrofia, o que inclui diminuição numérica ou ausência de coniventes valvulares, aparência de mosaico da mucosa e presença de pregas recortadas, com sensibilidade relatada de 94% e especificidade de 92% na doença celíaca, que é a condição mal absortiva difusa mais comum do intestino delgado (Fig. 75.2).[22] Considerando que algumas condições mal absortivas podem ser irregulares, sugere-se o uso de endoscopia de aumento combinada com cromoendoscopia[23] ou imersão em água[24] para ajudar a identificar pacientes com atrofia parcial e a direcionar as biópsias. Esses métodos requerem testes adicionais para comprovar sua utilidade diagnóstica, de modo custo e tempo-efetivo.[25]

Embora uma fonte colônica em geral não seja considerada ao avaliar a suspeita de má absorção, a colonoscopia com ileoscopia retrógrada pode ser útil no contexto da diarreia crônica. A inspeção ileal terminal e a biópsia parecem ser mais valiosas quando há suspeita de doença de Crohn ou infecção, e achados anormais são encontrados nas imagens radiológicas do íleo terminal, ou uma mucosa ileal terminal

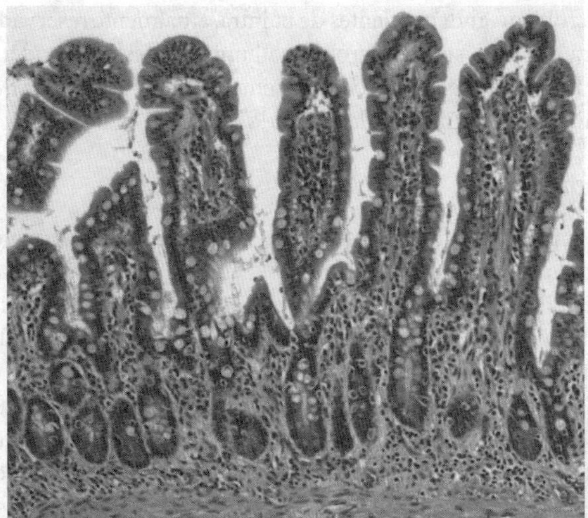

Figura 75.1 Biópsia de intestino delgado normal. A foto mostra vilos e criptas normais do jejuno (hematoxilina e eosina). (Cortesia de Lawrence Bugart, MD.)

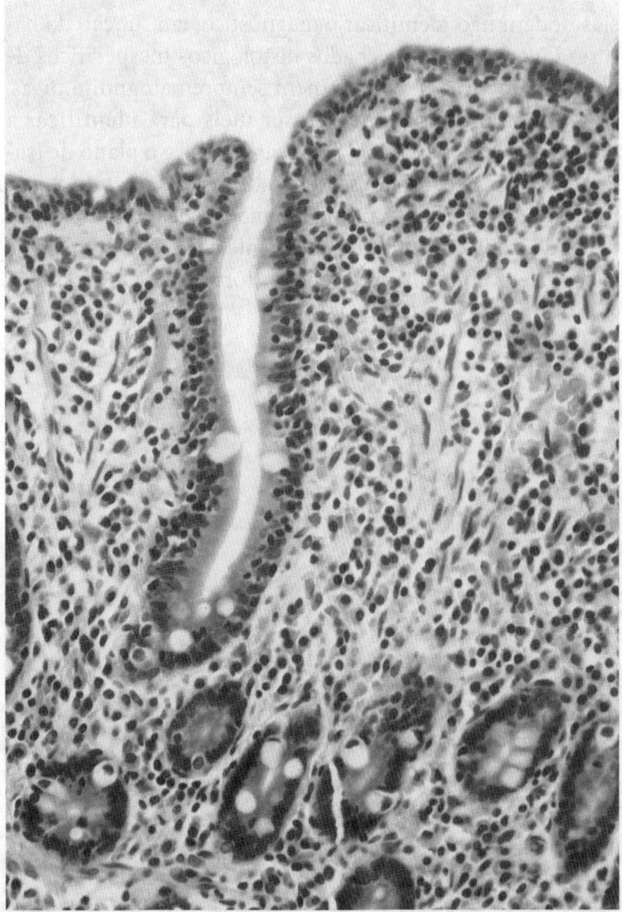

Figura 75.2 Doença celíaca, biópsia de intestino delgado. A atrofia total das vilosidades, hiperplasias das criptas e epitélio de superfície cuboide relativamente grosso são achados indicativos de lesão mucosa. A proeminente linfocitose intraepitelial e o infiltrado inflamatório similar na lâmina própria são sugestivos de doença celíaca (hematoxilina e eosina). (Cortesia de K.P. Batts, MD.)

de aparência anormal é identificada na colonoscopia.[26] As biópsias ileais terminais de rotina da mucosa de aparência normal parecem ter baixo rendimento.

A imagem endoscópica do pâncreas, como na colangiopancreatografia retrógrada endoscópica (CPRE) e ultrassonografia endoscópica, pode ser útil quando a hipótese de insuficiência exócrina pancreática é considerada. Anormalidades ductais e parenquimais têm sido descritas e são sugestivas da presença de pancreatite crônica;[27] embora um exame normal não exclua a presença de insuficiência exócrina pancreática e possa haver necessidade de exames de função pancreática adicionais (ver a seguir). Procedimentos diagnósticos e terapêuticos também são possíveis com essas técnicas.

Amostragem endoscópica

Embora a inspeção da mucosa intestinal superior durante a endoscopia geralmente não permita estabelecer um diagnóstico definitivo, conforme mencionado, a endoscopia permite coletar amostras de mucosa e líquido do intestino delgado que podem possibilitar o diagnóstico definitivo. Essas biópsias podem ser diagnósticas ou fortemente sugestivas de condições mal absortivas intestinais específicas (ver Tab. 75.3). É importante reconhecer, todavia, que às vezes as biópsias podem não identificar o diagnóstico, em função da natureza irregular e dos achados histológicos inespecíficos de algumas doenças.[28] Embora nem sempre patognomônicas, as biópsias intestinais podem ser úteis para identificar a doença e direcionar a avaliação diagnóstica e o plano de tratamento; por isso, devem ser feitas até mesmo quando a aparência endoscópica está normal. A biópsia de fórceps padrão, via endoscópio, costuma ser suficiente e o uso de biópsia de sucção sem controle endoscópico torna-se desnecessário.

Tabela 75.3 Histologia de intestino delgado para diagnóstico de condições mal absortivas

Diagnóstica ou de suporte
Abetalipoproteinemia
Amiloidose
Enterite eosinofílica
Linfangiectasia
Linfoma
Mastocitose
Doença micobacteriana
Doenças parasíticas
Doença de Whipple
Sugestivas e não diagnósticas
Enteropatia autoimune
Doença celíaca
Doença de Crohn
Espru colagenoso
Imunodeficiência variável comum
Enterite de radiação
Espru tropical
Gastrenterite viral
Geralmente normal
Doença hepática
Doença pancreática
Deficiência de dissacaridase primária
Superproliferação bacteriana no intestino delgado

Recomenda-se que pelo menos quatro biópsias de mucosa de diferentes locais duodenais sejam obtidas para otimizar a probabilidade de assegurar um diagnóstico.[29] Relatos sugerem que as biópsias do bulbo duodenal podem ajudar a diagnosticar a doença celíaca, embora isto ainda seja controverso, por causa do potencial de confusão em relação à duodenite ácido-péptica e à compressão das glândulas de Brunner.[29] Embora as biópsias endoscópicas convencionais em geral recolham apenas amostras da mucosa, biópsias mais profundas da mucosa e submucosa também podem ser obtidas endoscopicamente com o uso de técnicas relativamente simples que podem permitir o diagnóstico de condições que, antigamente, costumavam requerer cirurgia para estabelecimento do diagnóstico definitivo (p. ex., doença de Ménétrier).

A superproliferação bacteriana no intestino delgado (SBID) é uma das causas mais comuns de má absorção, apesar de geralmente leve, e deve ser considerada em qualquer indivíduo com sintomas consistentes, independentemente da presença de má absorção evidente, em particular quando há alguma condição funcional ou anatômica predisponente.[30] O diagnóstico correto de SBID ainda é problemático.[31] A cultura de aspirado de líquido do intestino delgado tem sido tradicionalmente considerada o padrão-ouro do diagnóstico de SBID e, apesar das limitações significativas, em geral é considerado pela maioria dos especialistas o teste diagnóstico preferido.[32] Um aspirado de intestino delgado pode ser obtido facilmente durante a endoscopia, ao passar um cateter de aspiração estéril através do canal funcional do endoscópio. As limitações incluem a invasividade, o alto custo, o potencial de contaminação, o potencial de não detectar SBID que ocorra no intestino delgado mais distal e a dificuldade para cultivar microrganismos entéricos. De fato, em geral, é considerado que mais de 50% das espécies bacterianas presentes no intestino não sejam cultiváveis. Por essas limitações, a confiabilidade da técnica tem sido questionada e métodos indiretos de detecção de SBID têm sido desenvolvidos como alternativas potenciais (ver a seguir). Será interessante ver se os aprimoramentos recentes dos métodos moleculares de *fingerprinting* microbiano, independentes de cultura, atualmente reservados para pesquisa sobre microbioma luminal intestinal, poderão no futuro ser aplicados clinicamente no diagnóstico de SBID e melhorar a utilidade do aspirado de intestino delgado.

Radiologia

A imagem radiológica é usada com frequência na avaliação da suspeita de má absorção. Estudos com contraste de bário do intestino delgado (p. ex., acompanhamento do intestino delgado, enteróclise) e imagens transversais do abdome (p. ex., tomografia computadorizada [TC] e imagem de ressonância magnética [IRM]) são mais comumente usados (Fig. 75.3). Embora os estudos com bário possam ajudar a definir a natureza difusa ou segmentar de uma condição e a presença de anormalidades anatômicas (p. ex., estenose, dilatação, divertículos, ulceração), bem como fornecer uma avaliação bruta do trânsito, os achados clássicos de má absorção (p. ex., segmentação, floculação, dilatação das alças

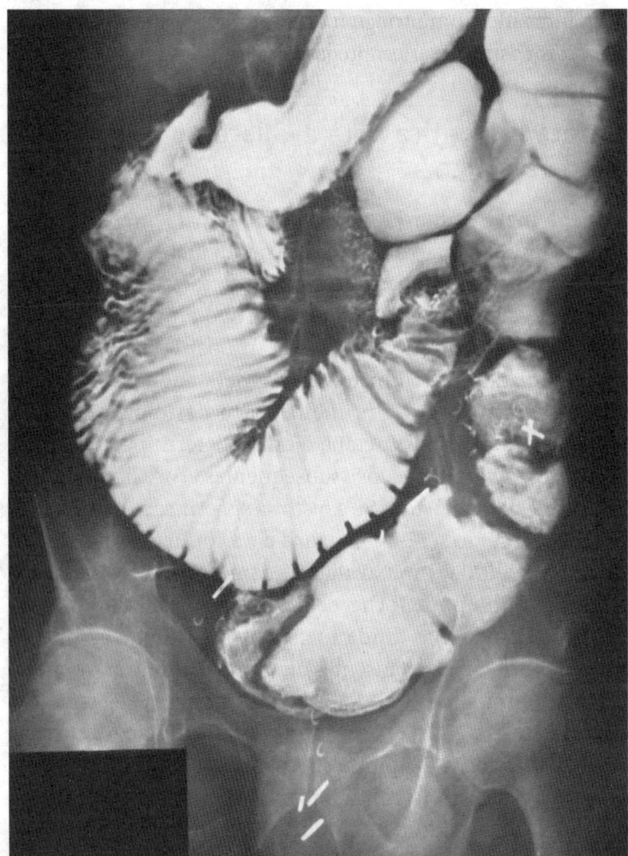

Figura 75.3 Síndrome do intestino curto. Exame de raio X de seguimento do intestino delgado mostrando o comprimento residual aproximado desse intestino bastante curto, bem como a dilatação acentuada do jejuno e duodeno residual. O jejuno está anastomosado ao cólon residual distal.

intestinais) carecem de sensibilidade e especificidade para diagnosticar condições específicas. As técnicas de imagem transversal, em particular quando usam um protocolo de enterografia com reconstrução tridimensional, têm as habilidades adicionais para avaliar a espessura total da parede intestinal, órgãos extraintestinais (p. ex., pâncreas, fígado, linfonodos, mesentério) e vasculatura mesentérica.[33] A colangiopancreatografia de ressonância magnética (CPRM), muito parecida com a variedade endoscópica, pode fornecer avaliação do parênquima pancreático e de anormalidades ductais. Embora a CPRM não permita a coleta de amostras ou a execução de procedimentos terapêuticos, dada a sua natureza não invasiva e os aprimoramentos da qualidade das imagens, quando disponível, a CPRM tem substituído a CPRE como teste diagnóstico de escolha para suspeita de doença pancreatobiliar.[27] Mesmo assim, um relato questionou a habilidade da CPRM de caracterizar a pancreatite crônica inicial de forma correta, em comparação à prova de função pancreática endoscópica (ePFP).[34] A IRM também tem sido estudada como teste diagnóstico para EPP, primariamente em crianças com linfangiectasia. As imagens conseguiram detectar nitidamente anormalidades nas dilatações mesentéricas e intestinais, bem como comprovar a presença de linfáticos dilatados e proeminentes. Pesquisadores sugeriram que estes achados, no contexto de uma apresentação clínica apropriada, poderiam ser usados para sustentar o diagnóstico de EPP, sem ter de recorrer a testes invasivos, como a biópsia ou a endoscopia .[35]

Testes indiretos para superproliferação bacteriana no intestino delgado

O teste respiratório de hidrogênio é o método alternativo mais usado para diagnosticar a SBID na prática clínica, por seu baixo risco e custo, pela portabilidade e facilidade em usá-lo.[36] O teste respiratório do hidrogênio usa como substrato um carboidrato (p. ex., glicose, lactulose, xilose) ingerido via oral, que é metabolizado na presença de excesso de bactérias no intestino delgado, com consequente liberação de hidrogênio que, então, é absorvido e liberado no ar expirado. A elevação da concentração de hidrogênio (em geral > 20 ppm) na amostra respiratória é consistente com SBID. Altos níveis de hidrogênio de jejum (> 20 ppm) também são comuns na SBID, mas aparentemente têm pouca sensibilidade e especificidade. Numerosos fatores podem influenciar os resultados deste teste, incluindo dieta, exercício, tabagismo, uso recente de antibióticos, trânsito orocecal rápido e critérios diagnósticos adotados.[36] Em geral, os testes respiratórios de hidrogênio apresentam amplas variações de sensibilidade e especificidade, além da capacidade desapontadora de prever os resultados da cultura de intestino delgado.[37]

Outras alternativas não invasivas são baseadas na detecção de metabólitos bacterianos de substratos endógenos ou exógenos. O teste respiratório com ^{14}C (e ^{13}C)-D-xilose mede a excreção pulmonar de CO_2 radiomarcado produzido a partir de fermentação bacteriana do substrato marcado. Os relatos iniciais do uso desta técnica sugeriram um desempenho consideravelmente melhor do que o do teste respiratório de hidrogênio; entretanto, relatos mais recentes sugeriram sensibilidades e especificidades amplamente variáveis.[38,39] Resultados desapontadores têm sido vistos com a medida dos produtos do metabolismo bacteriano luminal na urina (p. ex., níveis elevados de indicanas e ácido coloil-para-aminobenzoico [PABA]) ou sangue (p. ex., níveis altos de D-lactato, ácidos graxos de cadeia curta, ácidos biliares não conjugados) e o teste respiratório de ^{14}C-glicocolato.[30] Em razão das limitações e/ou possivelmente da falta de ampla disponibilidade de testes diagnósticos para SBID, parece ser prática clínica comum fornecer tratamento antibiótico empírico a indivíduos com suspeita de SBID.

Testes diretos e indiretos para insuficiência exócrina pancreática

Existem vários testes disponíveis para detecção de insuficiência exócrina pancreática. Os testes quantitativos de estimulação pancreática são considerados padrão-ouro. Esses testes requerem intubação gastrintestinal seguida de estimulação da secreção pancreática usando secretina intravenosa, colecistoquinina ou uma refeição de teste com coleta subsequente de líquido duodenal, que é analisado quanto às secreções pancreáticas, incluindo enzimas e/ou bicarbonato, dependendo do secretagogo usado.[40] Como esses testes requerem exposição à radiação para colocação de tubo e são invasivos, demorados, onerosos e realizados somente em alguns centros acadêmicos, raramente são realizados na prática clínica. Um método de coleta endoscópica, o ePFP foi desenvolvido para facilitar a execução deste teste. Estudos de validação iniciais, comparando resultados entre a coleta com tubo de Dreiling convencional e ePFP em indivíduos sadios e pacientes com pancreatite crônica, têm demonstrado resultados promissores.[41,42] Embora o período de coleta endoscópica de 1 hora seja provavelmente inviável na prática clínica, um processo simplificado que requer coleta endoscópica de líquido duodenal em apenas dois momentos, 30 e 45 minutos após a administração de secretina, parece proporcionar uma acurácia de 92%, em comparação ao protocolo-padrão de 1 hora.[43]

As provas de função pancreática indiretas são mais amplamente disponibilizadas, entretanto são menos sensíveis do que os testes diretos, porque resultam anormais somente quando há queda de mais de 90% do débito enzimático pancreático. Como têm sensibilidades limitadas, estes testes podem ser mais úteis aliados a outros para sustentar o diagnóstico de insuficiência pancreática. Os testes indiretos mais prontamente disponíveis envolvem coleta de fezes randomizada para quimotripsina ou elastase, cujas concentrações diminuem no contexto de insuficiência pancreática. Há informações conflitantes sobre a sensibilidade e especificidade destes testes para disfunção exócrina leve a moderada, levando algumas autoridades a sugerirem que nenhum teste é conveniente para triagem da pancreatite crônica.[44] Mesmo assim, parece haver consenso de que o teste de elastase fecal é superior ao teste de quimotripsina fecal em termos de sensibilidade geral, e de que os resultados não são afetados pelo uso oral de enzima pancreática. Os testes de bentiromida e pancreolauril são baseados no efeito das enzimas pancreáticas sobre substratos orais ingeridos, com subsequente detecção de metabolitos na urina, plasma ou respiração. Assim como os exames de fezes, estes testes têm valor limitado na detecção de insuficiência pancreática leve. Resultados falsamente anormais são igualmente problemáticos. Além disso, o teste de bentiromida foi indisponibilizado pelas preocupações com alergia relacionada ao uso de PABA, enquanto o teste de pancreolauril não é amplamente disponibilizado nos Estados Unidos. O teste de Schilling de marcação dupla também pode ser usado para diagnosticar insuficiência pancreática como causa de deficiência de vitamina B_{12}, com base na absorção diferencial de cobalamina radiomarcada ligada ao fator intrínseco e proteína R administrada por via oral.[45] No entanto, como outros testes indiretos, sua capacidade de detectar insuficiência pancreática leve a moderada é limitada. Em geral, o teste de Schilling para o diagnóstico de causas de deficiência de vitamina B_{12} (p. ex., ingestão dietética inadequada, produção inadequada de fator intrínseco ou presença de SBID, insuficiência pancreática ou ressecção/doença ileal terminal) é, atualmente, de interesse sobretudo histórico, dada a sua complexidade e a disponibilidade de outros meios mais simples de diagnosticar a deficiência de vitamina B_{12}. Como consequência das limitações dos testes disponíveis para insuficiência pancreática, uma triagem empírica de enzimas pancreáticas orais costuma ser empregada na prática clínica.

Estratégia prática para avaliação de suspeita de má absorção

Uma meta primária na avaliação de pacientes com suspeita de má absorção é estabelecer rapidamente um diagnóstico definitivo, de maneira econômica. A estratégia ideal para diagnosticar um processo mal absortivo ainda está em desenvolvimento e, em geral, a ordem dos testes precisa ser individualizada. Uma história bem detalhada e um exame físico minucioso são a primeira etapa deste processo. Na maioria dos casos, essa etapa ajuda a determinar se há má absorção, foca as avaliações subsequentes e, ocasionalmente, estabelece o diagnóstico. Se a história sugerir causa específica, os testes poderão ser direcionados para confirmar o diagnóstico. Em seguida, uma avaliação com exames de sangue e fezes de rotina pode fornecer dicas adicionais para o diagnóstico e direcionar ainda mais os testes, uma vez que os sintomas podem estar ausentes ou mimetizar outras doenças. Os teste sorológicos pra doença celíaca devem ser considerados neste estágio, dada a miríade de manifestações clínicas deste distúrbio (ver capítulo sobre doença celíaca). Se a presença de esteatorreia continuar indeterminada, é recomendável realizar avaliação de gordura fecal. De modo semelhante, se a suspeita de EPP for considerada, recomenda-se a depuração de A1AT fecal. Os testes respiratórios para má absorção de carboidrato específico também podem ser considerados, dependendo da suspeita clínica. Em seguida, devem ser considerados os exames abdominais de imagem. Dependendo da disponibilidade dos testes, uma enterografia por TC pode indiscutivelmente ser o exame de imagem isolado mais informativo. A endoscopia do trato gastrintestinal superior e inferior, com coleta de aspirado do intestino delgado e biópsias das porções proximal e distal do intestino delgado e do cólon, frequentemente é necessária para obter um diagnóstico definitivo. Os testes de função pancreática ou uma triagem terapêutica de enzimas pancreáticas podem ser considerados, dependendo do quadro clínico. Testes adicionais podem ser considerados individualmente, dependendo dos achados obtidos com os procedimentos.

Estratégias de tratamento para má absorção

De forma resumida, o tratamento ideal para as diversas condições que podem causar ou piorar a má absorção requer o diagnóstico e o tratamento corretos do distúrbio subjacente. Medicações antidiarreicas (p. ex., hidrocloreto de difenoxilato, sulfato de atropina) podem ser indicadas, e o uso e eficácia desses agentes devem ser monitorados de perto. O ajuste da ingestão dietética para maximização da ingestão de uma dieta bem equilibrada, que não aumente a produção fecal líquida, nem piore a má absorção, pode requerer assistência de um nutricionista licenciado para determinar os detalhes da ingestão habitual de nutrientes e atuar ao lado do médico e do paciente no desenvolvimento de estratégias eficientes para ingestão de alimentos e nutrientes. Suplementos nutricionais orais específicos podem ser necessários para corrigir ou prevenir a depleção de macro- ou micronutrientes (p. ex., suplementos nutricionais sólidos ou líquidos completos; suplementos específicos de calorias ou proteína; suplementos específicos ou completos de vitaminas, minerais e oligoelementos). Em casos graves, um serviço de terapia nutricional especializado pode ser necessário para ajudar a iniciar e manejar o uso de formulações nutricionais parenterais totais e/ou hidratação intravenosa e administração de micronutrientes/eletrólitos (ver capítulos posteriores da seção sobre trato alimentar). Em todos os casos, a avaliação seriada das alterações de peso corporal e das mudanças no exame físico indicativas de repleção/depleção de nutrientes, exames laboratoriais seriados das concentrações sanguíneas de micronutrientes específicos e análise de fezes, conforme destacado anteriormente, é importante para monitorar a eficácia da terapia no manejo do paciente.

Referências bibliográficas

1. Naveh Y, Ken-Dror A, Zinder O et al. J Pediatr Gastroenterol Nutr 1986;5:210–13.
2. Simko V. Am J Gastroenterol 1981;75:204–8.
3. Amann ST, Josephson SA, Toskes PP. Am J Gastroenterol 1997; 92:2280–4.
4. Stein J, Purschian B, Bieniek U et al. Eur J Gastroenterol Hepatol 1994; 6:889–94.
5. Mylvaganam K, Hudson PR, Ross A et al. Gut 1986;27:1347–52.
6. Stein J, Purschian B, Zeuzem S et al. Clin Chem 1996;42:309–12.
7. Larvela IE. Ann Med 2005;37:179–85.
8. Corazza GR, Benati G, Strocchi A et al. J Lab Clin Med 1994; 124:695–700.
9. Romagnuolo J, Schiller D, Bailey RH. Am J Gastroenterol 2002; 97:1113–26.
10. Craig RM, Ehrenpreis ED. J Clin Gastroenterol 1999;29:143–50.
11. Ehrenpreis ED, Salvino M, Craig RM. J Clin Gastroenterol 2001; 33:36–40.
12. Schmidt PN, Blirup-Jensen S, Svendsen PJ et al. Scand J Clin Lab Invest 1995;55:35–45.
13. Umar SB, DiBaise JK. Am J Gastroenterol 2010;105:43–9.
14. Strygler B, Nicor MJ, Santangelo WC et al. Gastroenterology 1990; 99:1380–7.
15. Takeda H, Nishise S, Furukawa M et al. Dig Dis Sci 1999;44:2313–8.
16. Seok JW, Kim S, Lee SH et al. Clin Nucl Med 2002;27:431–3.
17. Fernandez-Banares F, Esteve M, Salas A et al. Am J Gastroenterol 2007;102:2520–8.
18. Nyhlin H, Merrick MV, Eastwood MA et al. Gastroenterology 1983;84:63–8.
19. Brydon WG, Nyhlin H, Eastwood MA et al. Eur J Gastroenterol Hepatol 1996;8:117–23.
20. Maiden L, Elliott T, McLaughlin SD et al. Dig Dis Sci 2009;54:1280–3.
21. May A, Färber M, Aschmoneit I et al. Am J Gastroenterol 2010;105:575–81.
22. Maurino E, Capizzano H, Niveloni S et al. Dig Dis Sci 1993; 38:2028–33.
23. Siegel LM, Stevens PD, Lightdale CJ et al. Gastrointest Endosc 1997; 46:226–30.
24. Cammarota G, Cesaro P, Cazzato A et al. J Clin Gastroenterol 2009;43:244–8.
25. Rubio-Tapia A, Murray JA. Gastrointest Endosc 2007;66:382–6.
26. McHugh JB, Appelman HD, McKenna BJ. Am J Gastroenterol 2007;102:1084–9.
27. Choueiri NE, Balci NC, Alkaade S et al. Curr Gastroenterol Rep 2010;12:114–20.
28. Owens SR, Greenson JK. Histopathology 2007;50:64–82.
29. Hopper AD, Cross SS, Sanders DS. Endoscopy 2008;40:219–24.
30. DiBaise JK. Pract Gastroenterol 2008;32:15–28.
31. Khoshini R, Dai SC, Lezcano S et al. Dig Dis Sci 2008;53:1443–54.
32. Riordan SM, McIver CJ, Walker BM et al. Am J Gastroenterol 1996;91:1795–803.
33. Dave-Verma H, Moore S, Singh A et al. Curr Probl Diagn Radiol 2008;37:279–87.
34. Zuccaro P, Stevens T, Repas K et al. Pancreatology 2009;9:764–9.
35. Liu NF, Lu Q, Wang CG et al. Lymphology 2008;41:111–5.
36. Braden B. Best Pract Res Clin Gastroenterol 2009;23:337–52.
37. Corazza GR, Menozzi MG, Strocchi A et al. Gastroenterology 1990;98:302–9.
38. King CE, Toskes PP, King CE et al. Gastroenterology 1986;91: 1447–51.
39. Riordan SM, McIver CJ, Duncombe VM et al. Am J Gastroenterol 1995;90:1455–60.
40. Domínguez Muñoz JE. Best Pract Res Clin Gastroenterol 2010; 24:233–41.
41. Stevens T, Conwell DL, Zuccaro Jr G et al. Am J Gastroenterol 2006;101:351–5.
42. Stevens T, Conwell DL, Zuccaro Jr G et al. Gastrointest Endosc 2008;67:458–66.
43. Stevens T, Conwell DL, Zuccaro Jr G et al. Am J Gastroenterol 2007;102:297–301.
44. Luth S, Teyssen S, Forssmann K et al. Scand J Gastroenterol 2001; 36:1092–9.
45. Chen WL, Morishita R, Eguchi T et al. Gastroenterology 1989; 96:1337–45.

Sugestões de leitura

DiBaise JK. Nutritional consequences of small intestinal bacterial overgrowth. Pract Gastroenterol 2008;32:15–28.

Fernandez-Banares F, Esteve M, Salas A et al. Systematic evaluation of the causes of watery diarrhea with functional characteristics. Am J Gastroenterol 2007;102:2520–8.

Owens SR, Greenson JK. The pathology of malabsorption: current concepts. Histopathology 2007;50:64–82.

Romagnuolo J, Schiller D, Bailey RH. Using breath tests wisely in gastroenterology practice: an evidence-based review of indications and pitfalls in interpretation. Am J Gastroenterol 2002;97:1113–26.

Umar SB, DiBaise JK. Protein-losing enteropathy: case illustrations and clinical review. Am J Gastroenterol 2010;105:43–9.

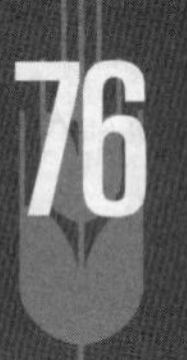

76 Dietas e dissacaridases intestinais*

Steve Hertzler, Yeonsoo Kim, Rubina Khan, Michelle Asp e Dennis Savaiano

Os dissacarídeos são uma fonte importante de carboidratos na dieta. Os principais dissacarídeos são: sacarose (O-α-D-glicopiranosil-[1→2]-β-frutofuranosida), lactose (O-β-D-galactopiranosil-[1→4]-β-glicopiranose), maltose (O-α-D-glicopiranosil-[1→4]-α-glicopiranose) e trealose (O-α-D-glicopiranosil-[1→1]-α-glicopiranose). A lactose é o principal carboidrato do leite humano, o qual contém cerca de 7% de lactose, uma das mais altas concentrações existentes entre os mamíferos (Tab. 76.1). A sacarose, a lactose e a maltose representam aproximadamente 30, 6 e 1 a 2%, respectivamente, do carboidrato total na dieta.[1] A maior parte da maltose presente no intestino é proveniente da digestão de amidos, com somente pequenas quantidades derivadas de grãos e bebidas fermentadas. As únicas fontes significativas de trealose são os cogumelos e outros fungos.

Devido ao fato do intestino delgado normalmente ser impermeável aos dissacarídeos, a ação das dissacaridases intestinais é necessária para a absorção dos monossacarídeos que as compõem.[2] Nos seres humanos e em outros mamíferos são conhecidas quatro enzimas, ou complexos enzimáticos, que agem na digestão dos dissacarídeos: sacarase-isomaltase (SI), lactase-florizina hidrolase (LPH ou lactase), maltase-glicoamilase e trealase.[3] Ao contrário das outras enzimas que hidrolisam as ligações alfa-glicosídicas, a lactase hidrolisa as ligações beta-glicosídicas. Níveis baixos de qualquer uma dessas enzimas na mucosa intestinal resultam na má absorção dos carboidratos, que também pode estar associada a sintomas clínicos como diarreia, dor abdominal e flatulência.

Desenvolvimento das enzimas digestivas da borda em escova

As enzimas digestivas de carboidratos, produzidas pelo intestino delgado, estão ancoradas na borda em escova. As dissacaridases presentes incluem sacarase, lactase, glicoamilase, isomaltase e trealase. A Tabela 76.2 mostra os substratos e produtos de cada dissacaridase.[4] A atividade da SI na 34ª semana de gestação chega a 70% do nível adulto e se iguala a ele após o nascimento.[5] As atividades da glicoamilase e trealase são detectadas na 13ª semana de gestação.[6] A atividade da lactase ocorre mais tarde e é de somente 30% em bebês a termo na 34ª semana de gestação e de 70% dos níveis do bebê a termo entre a 35ª e a 38ª semana.[5]

A atividade das dissacaridases na borda em escova é considerada como a etapa que limita a taxa de digestão dos dissacarídeos.[7] Portanto, deficiências enzimáticas congênitas ou adquiridas causam a má absorção dos dissacarídeos. Além disso, a diminuição da atividade das dissacaridases pode ser secundária à lesão da mucosa causada por certas doenças (p. ex., alcoolismo e doença celíaca), infecções, medicamentos, cirurgia e exposição à radiação.[8]

Lactase-florizina hidrolase

Localização e funções

A maior atividade de LPH em seres humanos se dá no jejuno, a cerca de 50 a 200 cm distal ao ligamento de Treitz. Sua atividade de LPH é 25% inferior no ligamento de Treitz e mínima no íleo.[9] O gene para LPH localiza-se no cromossomo 2 e direciona a síntese de uma forma pré-pró do LPH nos enterócitos. A LPH pré-pró é processada dentro da célula (e, possivelmente, pela protease pancreática), na forma maturada que se fixa na membrana celular da borda em escova. A enzima humana possui dois sítios catalíticos, ambos na face luminal da membrana celular do enterócito. Esses sítios ativos, β-galactosidase (EC 3.2.1.23) e florizina hidrolase (EC 3.2.1.62), compreendem Glu1749 no domínio IV e Glu1273 no domínio III, respectivamente.[10] A porção β-galactosidase é capaz de

*__Abreviaturas__: __LNP__, não persistência à lactase; __LPH__, lactase-florizina hidrolase; __PNG__, piridoxina 5'-β-D-glicosida; __RER__, retículo endoplasmático rugoso; __SI__, sacarase-isomaltase; __SNP__, polimorfismo de nucleotídeo único.

Tabela 76.1 Conteúdo de lactose em derivados do leite específicos

Alimento	Tamanho normal da porção	Conteúdo de lactose por porção (g)
Leite integral	245 g (1 xícara)	11
Leite com 2% de gordura	245 g (1 xícara)	9-13
Leite desnatado	245 g (1 xícara)	12-14
Leite com redução de lactose		
70% de redução da lactose	245 g (1 xícara)	3-4
100% de redução da lactose	245 g (1 xícara)	0-1
Iogurte desnatado	245 g (1 xícara)	11-15
Queijo		
Blue cheese, parmesão	56,7 g	1-2
Camembert	56,7 g	0-1
Cheddar, gouda	56,7 g	1-2
Cottage	210 g (1 xícara)	7-8
Sorvete: 10% de gordura	133 g (1 xícara)	9-10
Sorvete: 16% de gordura	148 g (1 xícara)	9-10
Sorvete com pouca gordura	132 g (1 xícara)	9-10

Reproduzido com permissão de Moore BJ. Dairy foods: are they politically correct? Nutr Today 2003;38:82-90.

hidrolisar lactose, celobiose, *o*-nitro-fenil-β-glicopiranosida e *o*-nitro-fenil-β-galactopiranosida.[10] A florizina hidrolase é capaz de hidrolisar a florizina, a β-glicopiranosil-ceramida e a *m*-nitro-fenil-β-glicopiranosida.[10]

Além de seu papel bem conhecido na digestão da lactose, as evidências indicam que a LPH poderia estar envolvida na hidrólise de outros β-glicosídeos importantes na nutrição. Por exemplo, apesar de as formas glicosiladas das isoflavonas e de flavonoides ocorrerem na natureza, somente as formas aglicona são passíveis de absorção pelo intestino. Antigamente, considerava-se que a microflora do cólon fosse a principal responsável por essa desconjugação. No entanto, dois estudos[11,12] demonstraram que o sítio catalítico da lactase de LPH é capaz de hidrolisar isoflavonas e flavonoides glicosilados, tornando-os disponíveis para absorção no intestino delgado. De maneira similar, é necessária a hidrólise de uma ligação β-glicosídica para liberar piridoxina da piridoxina 5'-β-D-glicosida (PNG), que é um importante passo para o aumento da biodisponibilidade dessa forma de vitamina B_6, a qual responde por cerca de 15% do total de vitamina B_6 em uma dieta variada.[13] Mackey et al.[13] relataram que a LPH purificada a partir da mucosa do intestino delgado de ratos possui a capacidade de hidrolisar a PNG *in vitro*.

Tipos de hipolactasia e não persistência da lactase

Os neonatos a termo, independentemente da raça ou etnia, apresentam, em geral, altos níveis de atividade de lactase. A deficiência congênita de lactase é uma condição rara, na qual a lactase está ausente no momento do nascimento. Até mesmo na Finlândia, onde a condição é mais comum, somente 42 casos foram relatados de 1966 a 1998.[14] Nesses bebês, a atividade da lactase em espécimes de biópsia jejunal é reduzida para valores entre 0 e 10 UI/g de proteína, o que resulta em diarreia grave em função da não absorção da lactose.[14] O tratamento com fórmula sem lactose elimina a diarreia e promove o crescimento e o desenvolvimento normais. A deficiência congênita da lactase é uma entidade clínica diferente da intolerância congênita à lactose. A intolerância congênita à lactose é uma doença rara e séria que causa vômitos, interrupção do crescimento, desidratação, dissacaridúria incluindo lactosúria, acidose renal tubular, aminoacidúria, lesão hepática e catarata como possíveis sequelas clínicas.[15-18] A causa de tal distúrbio não é a deficiência da lactase, mas a absorção gástrica da lactose intacta.[16] Embora essa condição possa ser fatal na primeira infância se não for diagnosticada, uma dieta sem leite leva à rápida recuperação e, com frequência, os pacientes podem tolerar uma dieta normal (com leite) após os seis meses de vida.[15]

A perda da atividade intestinal da lactase (hipolactasia) pode ser congênita ou adquirida, e a lactase é a única enzima digestiva cuja grande redução de atividade é comum no adulto. A hipolactasia adquirida é subdefinida como primária ou secundária. A hipolactasia primária (também denominada não persistência à lactase, LNP) é a perda geneticamente programada e irreversível da maioria da atividade intestinal da lactase (90 a 95%), que às vezes ocorre após o desmame, provavelmente, entre três e cinco anos de idade.[19,20] A LNP afeta aproximadamente 75% da população mundial (Tab. 76.3). É interessante notar que a maioria dos europeus do Norte e de algumas tribos que realizam pastoreio na África e no Oriente Médio mantêm níveis altos de lactase por toda

Tabela 76.2 Papel das enzimas da borda em escova na digestão dos dissacarídeos e do amido

Enzima	Atividade enzimática	Substrato	Produtos
Lactase	β-(1-4) Galactosidase	Lactose	Glicose, galactose
Sacarase	α-(1-4) Glicosidase Hidrólise da ligação α-1, β-2 glicose-frutose em sacarose	Sacarose, maltose, maltotriose, dextrinas α-limite com ligações α-1-4 terminais	Glicose, frutose, malto-oligossacarídeos com ligações terminais α 1-6
Glicoamilase	α-(1-4) glicosidase	Maltose, maltotriose, malto-oligossacarídeo	Glicose, malto-oligossacarídeos com ligações terminais α 1-6
Isomaltase	α-(1-6) glicosidase	Maltose, isomaltose, dextrinas α-limite (malto-oligossacarídeos com ligações terminais α 1-6)	Glicose, malto-oligossacarídeos
Trealase	α e β-glicosidase (testado na trealase renal)	Trealose	Glicose

Reproduzido com permissão de Treem WR. Congenital sucrase-isomaltase deficiency. J Pediatr Gastroenterol Nutr 1995;21:1-14.

a vida.[21] Já que tal perda da lactase é o padrão comum da fisiologia dos mamíferos (os seres humanos são os únicos mamíferos que apresentam uma subpopulação que retém a atividade da lactase) e não é patogênica, o uso do termo 'deficiência de lactase' para descrever a perda primária da lactase é incorreto. Por fim, os termos LNP e intolerância à lactose não são intercambiáveis. O primeiro descreve a perda da atividade da lactase, enquanto o último diz respeito ao desenvolvimento de sintomas clínicos resultantes da má digestão da lactose. Há duas hipóteses que tentam explicar o padrão de distribuição da LNP na população mundial. A primeira, a hipótese geográfica, foi proposta por Simoons, em 1978.[22] De acordo com essa hipótese, as mutações da persistência da lactose ocorreram há milhares de anos, antes do início da pecuária leiteira. Nas regiões onde se praticava a pecuária leiteira, os sujeitos com a codificação para a mutação de digestão da lactose apresentavam melhor tolerância ao leite e tinham uma vantagem seletiva sobre os que não apresentavam tal codificação, principalmente quando era necessário viver sob condições nutricionais diferentes.

Mais recentemente, Anderson e Vullo[23] propuseram a hipótese da malária e sugeriram que ela realizava seleção pela LNP. Ao perceberem que a LNP é comum em áreas geográficas atingidas pela malária, os autores postularam que a tendência genética para LNP causaria os sintomas de má digestão e intolerância à lactose, levando a um declínio da ingestão de leite nas pessoas afetadas. Por causa do fato dos derivados do leite serem excelentes fontes de riboflavina, foi proposto ainda que essas pessoas tivessem deficiência marginal de riboflavina. Há a teoria de que um estado de deficiência marginal de riboflavina que pudesse ser tolerado pela pessoa e, ainda assim, levar a uma deficiência localizada de flavina nos eritrócitos, inibiria a multiplicação dos parasitas da malária, reduzindo, portanto, a mortalidade. Apesar de essa hipótese ser interessante, um estudo realizado no Norte da Sardenha não encontrou diferenças na prevalência da LNP em cidades com histórico de morbidade e mortalidade baixa, intermediária ou alta para malária.[24] Uma outra análise realizada nesse estudo[25] evidenciou que, ao contrário dos dados para LNP, a frequência do traço para deficiência de glicose-6-fosfato desidrogenase e para β-talassemia (duas desordens que são reconhecidamente selecionadas pela malária) era muito mais alta em áreas com histórico de alta endemicidade para malária, comparado com aquelas que possuem baixa endemicidade. Desse modo, a quantidade limitada de evidências apresentadas não é suficiente para sustentar a hipótese da malária.

Tabela 76.3 Prevalência da não persistência da lactase em vários grupos étnicos

Grupo	Prevalência (%)
Europeus do norte	2-7
Brancos (Estados Unidos)	6-22
Europeus da Europa Central	9-23
Indianos (subcontinente indiano)	
Do norte	20-30
Do sul	60-70
Hispânicos	50-80
Judeus ashkenazi	60-80
Negros (Estados Unidos)	60-80
Negros africanos	70-95
Índios (Estados Unidos)	80-100
Asiáticos	85-100

Reproduzido com permissão de Srinivasan R, Minocha A. When to suspect lactose intolerance: symptomatic, ethnic, and laboratory clues. Postgrad Med 1998;104:109-23. Outras informações retiradas também de Sahi T. Genetics and epidemiology of adult-type hypolactasia. Scand J Gastroenterol 1994;29(Suppl 202):7-20.

Em pessoas com LNP, a atividade da lactase nos enterócitos jejunais ocorre em um padrão do tipo mosaico, isto é, alguns enterócitos jejunais produzem altos níveis de lactase, enquanto outros, mesmo aqueles que dividem a mesma vilosidade, não a produzem.[26,27] Desta forma, ao invés de apresentarem uma redução uniforme da produção de lactase em todos os enterócitos, talvez nos sujeitos com LNP haja uma distribuição esparsa dos enterócitos que produzem lactase, os quais existem em menor número que aqueles que não a produzem. No entanto, em pessoas com persistência da lactase, é provável que todos os enterócitos produzam lactase.

A base molecular da LNP tem sido o foco de muitos estudos. A LNP é um traço autossômico recessivo e o gene para a LPH nos seres humanos está localizado no cromossomo 2q21.[28] Estudos iniciais sugeriram que as alterações nas modificações pós-translacionais da LPH são responsáveis pela baixa atividade da lactase na hipolactasia.[29,30] Rossi et al.[26] descobriram que, nas biópsias intestinais de pacientes hipolactásicos do Sul da Itália, havia níveis substanciais de mRNA de lactose. Portanto, concluiu-se que os pacientes hipolactásicos, de fato, sintetizam a proteína lactase, mas as modificações pós-translacionais fazem com que ela seja dobrada erroneamente e enzimaticamente inativa, ou resulte em sua degradação intracelular.[31] Sebastio et al.[32] estudaram pacientes com os fenótipos hipolactásico e com persistência de lactase. Não houve diferenças claras nos níveis de mRNA de lactase nas biópsias intestinais de pacientes com ambos os fenótipos. Os autores concluíram que a expressão da lactase é controlada no nível pós-transcricional.

Apesar dessa evidência, a opinião atual é que a regulação da lactase se dá principalmente no nível da transcrição. Vários estudos[33-35] demonstraram a importância da presença de um nível adequado de mRNA de lactase para que ocorra a expressão da atividade de LPH. Krasinski et al.[36] descobriram que os níveis de mRNA de LPH em ratos era abundante antes do desmame, mas diminuíam de duas a quatro vezes durante o desmame. A atividade de LPH observada nos ratos correspondeu aos níveis de proteína e de mRNA em diferentes estágios da vida. Portanto, acredita-se que os mecanismos transcricionais sejam responsáveis pela regulação da biossíntese da lactase. Escher et al.[37] estudaram a atividade específica da lactase e de seus níveis de mRNA em pacientes asiáticos, negros e brancos. Eles observaram que a atividade da lactase sempre correspondia aos níveis de mRNA de lactase, sugerindo que a regulação transcricional seja responsável pela variação da atividade da lactase. Além disso, estudos sobre o gene LPH suíno identificaram uma sequência CE-LPH1 na região promotora, a qual realiza a ligação com um fator nuclear de ação *trans*-NF-LPH1. Foram encontrados níveis elevados de NF-LPH1 nos enterócitos de porcos recém-nascidos com alta atividade de lactase, enquanto nos porcos adultos com baixa atividade de lactase, esses níveis eram inferiores. Os pesquisadores sugeriram que o fator nuclear NF-LPH1 poderia estar implicado na diminuição da atividade da lactase durante o desmame, o que explicaria a regulação molecular da hipolactasia.[38] Estudos posteriores demonstraram que há outros fatores nucleares que também podem interagir com a região promotora CE-LPH1.[39]

O achado mais recente no campo da genética da intolerância à lactose é a descoberta dos polimorfismos de nucleotídeo único (SNP) que parecem definir pessoas que mantêm ou perdem a atividade da lactase após o desmame. O primeiro desses polimorfismos a ser descoberto foi o C/T-13910, em populações europeias.[40] Um polimorfismo do par de base 13,9 kb a montante do gene da lactase no cromossoma 2 parece ser responsável por determinar o estado da digestão da lactose em muitas populações europeias. A localização do SNP parece ser o local de ligação para o fator de transcrição Oct-1. A expressão do gene da lactase é várias vezes mais elevada para o alelo T-13910. Tanto o alelo T/T-13910 como o C/T-13910 permitem ligações de transcrição suficientes, a ponto de se observar descontinuidades somente no alelo homozigoto C/C-13910. Essa é uma explicação molecular plausível para a dominância da tolerância há muito observada na genética da intolerância à lactose. Um segundo achado essencial é que os SNP variam de acordo com o grupo racial em todo o mundo. A ideia inicial era de que talvez existissem três SNP diferentes para os europeus, as populações do Oriente Médio e os africanos. Entretanto, até o momento já foram identificados pelo menos oito SNP exclusivos.[41] É possível que grande parte da variação em função da idade de manifestação da condição e do grau de intolerância esteja relacionada aos SNP específicos.

A hipolactasia secundária adquirida é causada por lesão dos enterócitos resultante de doença, medicamento, cirurgia ou radiação.[42] A Tabela 76.4 lista algumas das causas da hipolactasia secundária. Em um estudo com pacientes malnutridos, a lactase estava reduzida em maior grau do que as outras dissacaridases e foi a última dessas enzimas a se recuperar.[43] Uma possível explicação é a de que a quantidade de lactase é cerca de 50% maior do que a das outras dissacaridases, mesmo em pacientes com persistência de lactase.[44] Uma questão fundamental no manejo da hipolactasia secundária é a restrição da lactose na alimentação. Apesar de a remoção dos alimentos que contêm lactose poder melhorar a tolerância clínica, ela pode também privar um paciente mal nutrido do valor nutricional desses alimentos. A hipolactasia secundária pode ser reversível, assim que o problema subjacente a ela for resolvido, mas o processo é lento e pode levar seis meses ou mais.[42]

Avaliação clínica da atividade da lactase

Há métodos diretos e indiretos para avaliar a atividade da lactase. A medida direta da atividade da lactase obtida pela biópsia da mucosa do intestino delgado ou por perfusão intestinal é a mais exata, mas esses métodos são invasivos e apresentam risco de complicações, tal como o sangramento intestinal.[45] Portanto, métodos diretos são raramente utilizados clinicamente.

Os métodos indiretos utilizados para avaliar a digestão de uma dose de lactose incluem testes respiratórios (hidrogênio, $^{13}CO_2$, $^{14}CO_2$) e sanguíneos (glicose e galactose), exames de urina (galactose, relação lactose/lactulose) e fecais (pH, substâncias redutoras) e sintomas de intolerância. Dentre esses, o teste respiratório de hidrogênio é o mais utilizado atualmente e baseia-se no princípio de que a lactose que escapa à digestão no intestino delgado será fermentada pelas bactérias do cólon, resultando na produção de gás hidrogênio – a única fonte conhecida de hidrogênio molecular no corpo. Uma parte desse gás hidrogênio se difunde do lúmen colônico para o sangue e é excretada pela via pulmonar. Esse teste apresenta excelentes sensibilidade e especificidade, mas é necessário estar atento ao protocolo de testagem.[44]

Má digestão da lactose e sintomas da intolerância à lactose

A bem documentada alta prevalência da LNP na maior parte da população mundial, infelizmente, levou muitos a acreditarem que a intolerância à lactose fosse igualmente comum. No entanto, há muitas evidências que demonstram que os sin-

Tabela 76.4 Possíveis causas da hipolactasia secundária

Doenças		
Intestino delgado	**Multissistema**	**Iatrogênica**
Enteropatia do vírus da imunodeficiência humana	Síndrome carcinoide	Quimioterapia
Enterite regional (p. ex., doença de Crohn)	Fibrose cística	Enterite radiativa
Enteropatia (celíaca e tropical)	Gastropatia diabética	Ressecção cirúrgica do intestino
Doença de Whipple (lipodistrofia intestinal)	Má nutrição proteína-energia	Medicamentos
Infestação por Ascaris lumbricoides	Síndrome de Zollinger-Ellison	Colquicina (antigota)
Síndrome da alça cega	Alcoolismo	Neomicina (antibiótico)
Giardíase	Deficiência de ferro	Canamicina (antibiótico)
Diarreia infecciosa		Ácido aminossalicílico (antibiótico)
Intestino curto		

Reproduzido com permissão de Savaiano D, Hertzler S, Jackson KA et al. Nutrient considerations in lactose intolerance. In: Coulston AM, Rock CL, Monsen ER, eds. Nutrition in the Prevention and Treatment of Disease. San Diego: Academic Press, 2001:563-75.

tomas da intolerância à lactose em resposta a quantidades fisiológicas de lactose (250 a 500 mL de leite) atingem somente uma pequena parcela dos pacientes que digerem mal a lactose.[46] Um exemplo é o estudo realizado por Carroccio et al.[47] Em tal estudo, 323 sicilianos (72 crianças entre 5 e 16 anos, 141 adultos entre 17 e 64 anos e 110 idosos entre 65 e 85 anos) foram submetidos ao teste respiratório de hidrogênio, com uma dose de 25 g de lactose (1 g/kg para as crianças) para determinar a situação da digestão da lactose, e foram indagados a respeito da presença de intolerância à lactose nas 24 horas seguintes. Das 323 pessoas, 117 (36%) foram classificadas como pacientes que digerem mal a lactose. Somente 13 deles eram também intolerantes à lactose, o que representou 4% do total do grupo estudado (11% dos que digerem mal a lactose).

Outra preocupação é que muitas pessoas podem se autodiagnosticar como intolerantes à lactose, quando sequer apresentam dificuldades em digeri-la. Dois estudos realizados por Suarez et al. e por Johnson et al.[48-50] demonstraram que de 30 a 33% das pessoas que alegam ter intolerância à lactose (mesmo grave) são, na verdade, capazes de digeri-la. Dos 49 sujeitos do estudo de Carroccio et al.[47], que declararam apresentar intolerância ao leite ao aderirem à pesquisa, somente cinco tinham dificuldade em digerir a lactose e intolerância a ela. Algumas pessoas que se autodiagnosticam com intolerância à lactose provavelmente têm um distúrbio intestinal subjacente parecido com a intolerância à lactose. Esses achados indicam veementemente que um diagnóstico da intolerância à lactose com base apenas nos relatos de sintomas após a ingestão de leite não é confiável. Testes objetivos para detecção da má digestão da lactose e da avaliação de sintomas, em um estudo duplo-cego, controlado por placebo, são necessários.[51]

Os sintomas da intolerância à lactose incluem flatulência, cólica, dor abdominal, náusea, distensão, inchaço e diarreia,[52] e parecem estar relacionados com a capacidade da microflora colônica de processar a lactose não digerida.[53] Os diferentes tipos de bactéria e suas respectivas atividades metabólicas afetam o modo como a lactose é fermentada. Foi proposto que a dominância das bactérias de ácido lático no cólon melhoraria a fermentação da lactose em ácidos graxos de cadeia curta e em outros produtos de fácil absorção a partir do cólon.[54] Desse modo, a possibilidade de ocorrer diarreia osmótica resultante de lactose não fermentada diminuiria. Além disso, bactérias de ácido lático podem também reduzir a produção de gás intestinal, direta ou indiretamente. As bactérias de ácido lático são capazes de fermentar a lactose sem produzir hidrogênio,[55] e o efeito de redução do pH do ácido lático pode inibir o crescimento das bactérias que mais produzem hidrogênio (p. ex., Clostridia, *Escherichia coli*).[56,57] Já que o gás hidrogênio representa 50% ou mais de todo o gás colônico durante a fermentação ativa,[58] a redução da produção de hidrogênio poderia baixar consideravelmente o volume de gás produzido e, portanto, reduzir os sintomas de flatulência. Contudo, outros estudos sugerem que os sintomas subjetivos podem resultar de uma maior sensibilidade do paciente ao gás, não de um aumento do volume absoluto do gás.[59,60]

É comum para muitos pacientes com má digestão da lactose acreditarem que qualquer quantidade dessa substância causará sintomas de intolerância. No entanto, a relação entre a má digestão da lactose e o desenvolvimento de intolerância à lactose é complexa. A resposta sintomática sofre influência de vários fatores fisiológicos e psicossociais, que incluem a dose, o trânsito, a lactase residual e a capacidade colônica.

Abordagens dietéticas para superar a intolerância à lactose

Dose de lactose

Historicamente, tem sido utilizada uma dose de 50 g de lactose (equivalente a 1 L de leite), no teste de tolerância à lactose. Entre 80 e 100% dos sujeitos que apresentam má digestão da lactose sofrem sintomas de intolerância quando ingerem uma quantidade não fisiológica de lactose com o estômago vazio.[19] No entanto, as respostas sintomáticas para uma quantidade típica de leite (p. ex., 240 mL de leite contendo 12 g de lactose) são, via de regra, muito menos intensas e, em geral, ausentes nos sujeitos com má digestão da lactose. A atividade residual da lactase pode ajudar a explicar a tolerância a doses menores de lactose. Bond e Levitt,[61] ao utilizarem uma técnica de intubação intestinal, demonstraram que os sujeitos que digerem mal a lactose são capazes de absorver de 42 a 75% de uma dose de 12,5 g de lactose. A combinação de uma quantidade relativamente pequena de lactose com a atividade residual da lactase, normalmente, resulta em respostas sintomáticas irrelevantes para doses de 12 g ou menos. Alguns estudos[62-64] identificaram uma pequena quantidade de sujeitos com sensibilidade a doses tão pequenas quanto 3 a 5 g de lactose. Entretanto, um desses estudos[62] não tinha mascaramento adequado das identidades do tratamento, enquanto outro estudo, dessa vez duplo-cego,[63] encontrou que somente três das 59 pessoas com má digestão de lactose apresentavam resposta positiva aos sintomas para 3 g de lactose, que é um número não muito diferente daquele encontrado ao se administrar 0 g ao grupo placebo. Além disso, um estudo duplo-cego realizado por Suarez et al.[48] descobriu que até mesmo os sujeitos que alegavam ter intolerância grave à lactose não relatavam mais sintomas após ingerirem, durante sete dias, 250 mL/dia de leite regular *versus* hidrolisado para lactose. Hertzler et al.,[65] utilizando análise do hidrogênio respiratório, determinaram que uma dose de 2 g de lactose era absorvida por completo, enquanto há evidências que indicaram má digestão da lactose (assintomática) com uma dose de 6 g. A boa tolerância às doses de até 7 g de lactose foi confirmada.[66]

Doses maiores, mas ainda assim fisiológicas, de lactose (p. ex., 15 a 25 g) causam sintomas em cerca de 50% dos sujeitos que digerem mal a lactose.[67] Em geral, 12 g ou mais de lactose podem causar dor abdominal em alguns pacientes com má digestão de lactose, enquanto aumentos significativos dos sintomas de flatulência podem não ser relatados até que a dose alcance 20 g.[65,68] No entanto, se um total de, aproximadamente, 25 g de lactose é consumido em duas doses de 12 g cada, no café da manhã e no jantar, os sintomas são mínimos.[49] Pacientes com má digestão da lactose podem ser capazes de tolerar até mesmo grandes quantidades de lactose (≥ 34 g) diariamente, se o total da dose for subdividido em doses menores (i. e., ≤ 12 g), ao longo do dia.[69,70]

Efeitos no trânsito gastrintestinal

O tempo de trânsito gastrintestinal está negativamente relacionado com altas concentrações de hidrogênio na respiração e com sintomas de intolerância, em pacientes com má digestão da lactose.[71,72] O atraso do trânsito gastrintestinal pode melhorar a digestão da lactose, por causa do aumento do tempo durante o qual a lactase residual é capaz de hidrolisar a lactose. A maior digestão da lactose no intestino delgado diminuirá a quantidade de lactose que chega ao cólon, gerando, portanto, diminuição da carga osmótica e da produção de hidrogênio pelas bactérias colônicas. Além disso, a fermentação mais lenta da lactose no cólon pode permitir uma eliminação mais eficiente dos gases de fermentação, reduzindo assim os possíveis sintomas.

A abordagem mais bem-sucedida para diminuir o trânsito da lactose ao cólon é a ingestão do leite durante as refeições. Demonstrou-se que o consumo de alimentos que contêm lactose como parte da refeição aumenta o tempo em que se alcança a maior concentração de hidrogênio na respiração, diminui a produção do hidrogênio geral e reduz os sintomas de intolerância em pacientes que digerem mal a lactose.[73-75] Outros fatores estudados relacionados ao trânsito gastrintestinal incluem alteração do conteúdo energético, viscosidade, temperatura e teor de gordura do leite. O aumento do conteúdo energético ou da viscosidade não melhora a digestão nem a tolerância à lactose, apesar de retardar um pouco o esvaziamento gástrico.[76,77] Um estudo das soluções de lactose (50 g), em 2 a 3°C (frio), 20 a 21°C (temperatura ambiente) e 55 a 58°C (quente), não detectou efeito algum da temperatura sobre a digestão da lactose ou sintomas gastrintestinais em geral, apesar de a solução fria ter sido associada a dor abdominal um pouco maior e a menos flatulência do que as outras soluções.[78] Com relação ao teor de gordura, um estudo inicial feito por Leichter[79] relatou melhora na tolerância à lactose para o leite integral comparado ao desnatado. No entanto, o relato não faz menção à randomização do estudo, nem foi realizada avaliação estatística dos sintomas de intolerância. Estudos subsequentes não encontraram efeitos significativos do leite integral comparado ao desnatado na digestão[75] ou tolerância[80,81] à lactose.

Estudou-se a capacidade do cacau em aumentar a tolerância à lactose. Um mecanismo pelo qual o cacau pode exercer esse efeito é a desaceleração da taxa de esvaziamento gástrico. Dois estudos demonstraram que o leite achocolatado provoca a diminuição do hidrogênio respiratório e dos sintomas de intolerância em comparação ao leite puro,[75,82] porém o mascaramento do tipo de tratamento é difícil nesses tipos de estudo, e as diferenças de sabor e aspecto não podem ser excluídas como possíveis variáveis de confusão. Estudou-se também o leite achocolatado em função de sua habilidade de aumentar a tolerância à lactose em pacientes com intolerância à lactose autorreferida.[83] Não foram encontradas diferenças nos sintomas gastrintestinais ou na frequência e consistência das fezes quando os pacientes consumiram amostras de 100 g de chocolate contendo 12 ou 2 g de lactose. Os resultados desse estudo forneceram confirmação adicional para a teoria de que o chocolate pode melhorar a digestão da lactose; entretanto, não foram obtidas evidências objetivas (i. e., teste de hidrogênio respiratório).

Produtos lácteos com bactérias

A lactose do iogurte com culturas vivas é melhor digerida do que aquela contida no leite e é bem tolerada por sujeitos com intolerância à lactose.[84-89] Durante a fabricação, a maioria dos iogurtes comercializados é enriquecida em 6% de lactose antes da fermentação, em função da adição de sólidos do leite. No entanto, à medida que os números das bactérias lácticas (*Lactobacillus delbrueckii* subsp. *bulgaricus* e *Streptococcus salivarius* subsp. *thermophilus*) aumentam até cerca de 100 milhões de células/mL, 20 a 30% da lactose são utilizados, resultando em uma concentração de lactose próxima a 4% no produto final,[90] similar à do leite. Durante a fermentação, a atividade da β-galactosidase do iogurte aumenta significativamente. Em razão da tamponação do ácido gástrico por cálcio e fósforo no iogurte, uma quantidade substancial de células vivas pode entrar no duodeno.[91] Após entrarem no duodeno, as células bacterianas intactas interagem com os ácidos biliares e causam a disrupção da membrana celular e o acesso da lactose à β-galactosidase. Esse processo é chamado de "autodigestão" e se limita à quantidade de lactose que costuma estar presente no iogurte.[86,92] Apesar de a atividade da β-galactosidase inerente ao iogurte ser determinante na digestão da lactose, essa não é a única consideração a ser realizada. Iogurtes com níveis de atividade de β-galactosidase muito diferentes,[88] mesmo o iogurte pasteurizado, tendem a melhorar a tolerância, mesmo que isso acarrete algum aumento da má digestão.[87,89,93] Desse modo, fatores como o aspecto, a consistência e a densidade energética também podem ser importantes. Os *frozen yogurts* comercializados, entretanto, são uma exceção a essa regra. Devido ao fato de esses produtos, em geral, serem pasteurizados após a fermentação, a atividade de β-galactosidase é reduzida a zero, e as respostas de hidrogênio da respiração e sintomas são semelhantes àquelas do leite gelado ou sorvete.[94]

Kefir é uma bebida láctea fermentada que, comparada ao iogurte, contém uma maior diversidade de micro-organismos, normalmente incluindo uma levedura na sua cultura inicial. Um estudo demonstrou que a *kefir* possui atividade de β-galactosidase maior ou igual a do iogurte e que melhora tanto a digestão da lactose como os sintomas de intolerância.[95] Portanto, a *kefir* representa uma possível alternativa ao iogurte para ser utilizada por pacientes com intolerância à lactose.

Diferentemente das bebidas lácteas fermentadas, os leites *acidophillus* não fermentados são feitos pela adição das células de *Lactobacillus acidophilus* ao leite frio, sem multiplicação do organismo, a não ser que a temperatura ultrapasse os 5°C.[96] A maioria dos estudos que avaliou o efeito do leite *acidophilus* na digestão e tolerância da lactose não revelou melhora alguma.[85,96-100] Uma possível explicação para esses resultados é que muitos produtos disponíveis no mercado não apresentam contagem celular suficiente de *L. acidophilus*. É importante ressaltar que os estudos que relataram um efeito positivo deste leite na digestão da lactose utilizaram contagens celulares muito mais altas que as disponíveis no mercado.[101,102] Além disso, as variedades de *L. acidophilus* utilizadas não são sensíveis aos ácidos biliares do intestino.[96] Desta forma, os ácidos biliares não destroem a membrana celular da bactéria no lúmen intestinal, impedindo, portanto, a exposição da lactose à β-galactosidase da bactéria. A administração de um leite com células sonicadas de *L. acidophilus* melhorou a digestão da lactose em comparação com o mesmo leite que tinha células não sonicadas.[97] Pesquisas posteriores se focaram no desenvolvimento de leites não fermentados com diferentes tipos de bactérias, que possuíam alta atividade de β-galactosidase[103] ou com variedades de *L. acidophilus* incluindo diferentes graus de sensibilidade aos ácidos biliares e à recaptação de lactose.[104]

Leite hidrolisado com lactose e suplementos de enzima lactase

O nível de lactose intacta no leite pode ser bastante reduzido ou eliminado pela incubação do leite regular com lactases derivadas de leveduras (p. ex., *Kluyveromyces lactis*) ou outros fungos (p. ex., *Aspergillus oryzae, A. niger*). Além disso, é possível ingerir cápsulas ou comprimidos de lactase juntamente às refeições que contenham lactose. O uso dessas enzimas e dos leites com elas tratados tem se estabelecido como "*Generally Recognized as Safe*" [reconhecido como seguro] pela US Food and Drug Administration.[105] Atualmente, os produtos encontrados com maior frequência são os leites tratados para alcançar 70 ou 100% de hidrólise da lactose[106,107] e cápsulas contendo diferentes concentrações de lactase.[107] Novos produtos estão regularmente surgindo nas prateleiras dos supermercados.

A digestão da lactose e os sintomas de intolerância à ela melhoram muito com o leite hidrolisado (50 a 100% de hidrólise da lactose).[99,108-119] Em geral, o mesmo ocorre com os suplementos que contêm doses de lactase entre 3.000 a 6.000 unidades FCC (até 9.000 unidades FCC podem ser necessárias para doses de lactose que excedam 20 g).[120-125] Além disso, a hidrólise de 80% da lactose de um suplemento de substituto de refeição disponível no mercado reduziu significativamente a excreção do hidrogênio na respiração e também tende a reduzir os sintomas de intolerância.[126] Apesar de os leites hidrolisados por lactose e dos suplementos de lactase serem, em geral, eficazes na melhora da digestão da lactose, os pacientes com má digestão da lactose raramente precisam utilizá-los, a menos que grandes quantidades de lactose sejam consumidas ou que essa lactose seja ingerida na ausência de outros alimentos, como no caso da ingestão de substituto de refeição que contém lactose. Outro fator a ser considerado é o aumento dos gastos associados ao uso dos suplementos de lactase e de leite hidrolisado *versus* o comum.[48] Por fim, a doçura adicional produzida pela hidrólise da lactose na glicose e na galactose poderia aumentar[127] ou diminuir[119] a sua aceitação.

Adaptação colônica à lactose mal absorvida

A redução da lactase na LNP é permanente. Vários estudos demonstraram que a ingestão de 50 g ou mais de lactose por dia, em períodos de 1 a 14 meses, não apresenta impacto sobre a atividade da lactase jejunal, conforme apuração realizada em biópsias intestinais.[128-130] Apesar desse achado, os programas de alimentação com leite na Etiópia, Índia e China (todos com alta prevalência de má digestão de lactose) mostraram que a tolerância à lactose aumenta bastante em algumas semanas após o início do consumo de leite.[130-132] Ademais, Johnson et al.[133] declararam que 77% dos negros norte-americanos intolerantes à lactose eram capazes de tolerar 12 g ou mais de lactose, quando a dose era aumentada de maneira gradual e administrada diariamente, por um período de 6 a 12 semanas. O mecanismo postulado para essa tolerância melhorada é a adaptação das bactérias colônicas à lactose mal absorvida.

Há boas evidências para a adaptação das bactérias colônicas à lactose em seres humanos. Hertzler et al.[70] administraram lactose ou dextrose a 20 pacientes com má digestão da lactose por 10 dias, em um estudo de *crossover* randomizado. A dose de cada carboidrato aumentou gradualmente de 0,6 a 1,0 g/kg/dia durante o período de administração. O período de administração da lactose fez decrescer de maneira extrema a resposta de hidrogênio na respiração a uma dose de 0,35 g/kg de lactose. Além disso, a atividade fecal de β-galactosidase aumentou em três vezes, e os sintomas de flatulência, respondendo à prova da lactose, diminuíram em 50%. Um decréscimo similar na excreção de hidrogênio na respiração foi relatado em um estudo com adolescentes afro-americanas que ingeriram uma dieta rica em produtos lácteos, contendo cerca de 33 g de lactose por dia, durante 21 dias.[134] Por fim, Briet et al.[135] reportaram a adaptação colônica a uma dose de 34 g de lactose/dia por 13 dias e uma queda correspondente nos sintomas de intolerância em resposta a uma dose de 50 g. No entanto, constatou-se, nesse estudo, que um grupo controle de pacientes que ingeriram sacarose pelo mesmo período também apresentou decréscimo da resposta sintomática ao teste de lactose, apesar de não terem sido encontradas evidências de adaptação metabólica em tal grupo.

Terapia genética para intolerância à lactose

During et al.[136] exploraram a possibilidade de utilizar a terapia genética como tratamento para a LNP. Um vetor de vírus adenoassociado com o gene da lactase (*AAVlac*) foi administrado por meio do tubo orogástrico em ratos hipolactásicos. Um vírus adenoassociado com o gene luciferase (*AAVluc*) e salina tamponada por fosfato atuaram como controles. O vetor de vírus adenoassociado foi escolhido por ser um vírus deficiente e dependente de auxiliar e por ser não patogênico em seres humanos e em outras espécies. Após uma única administração de *AAVlac*, quatro em cada quatro ratos testados apresentaram resposta positiva para mRNA *lacZ* dentro de três dias, enquanto nenhum dos ratos que receberam *AAVluc* ou salina tamponada por fosfato foi positivo. Uma prova de lactose aguda foi realizada no sétimo dia após a administração, e foi observada uma elevação na glicose plasmática de 114±4 a 130±3 mg/dL em 30 minutos, nos ratos que haviam recebido *AAVlac*. Os ratos-controle tinham uma curva de glicose achatada. A resposta positiva de glicose sanguínea à prova da lactose e o mRNA *lacZ* positivo persistiram durante quatro e seis meses, respectivamente, após a administração do vetor. Até o presente momento, não foram realizados experimentos em seres humanos, mas o conceito é intrigante.

Sacarase-isomaltase e maltase-glicoamilase

A SI é uma enzima integral na borda em escova do intestino delgado, que possui um domínio de sacarase (EC 3.2.1.48), para a hidrólise da α-1,2-glicose em ligação de frutose na sacarose, e um domínio isomaltase (EC 3.2.1.10), para a hidrolisação da maltose e das α-dextrinas-limites ligadas a 1,6.[4] A atividade da SI é distribuída por toda a extensão do intestino delgado. O maior nível de atividade está no jejuno, com 20 a 30% menos atividade encontrada próxima ao ligamento de Treitz e ao íleo distal.[9] A função da SI se sobrepõe àquela do complexo maltase-glicoamilase (EC 3.2.1.3 e EC 3.2.1.20), que hidrolisa principalmente a maltose. Na verdade, a SI é responsável por cerca de 80% da atividade da maltase e somente por 20% da maltase-glicoamilase.[4] A atividade da maltase-glicoamilase aumenta progressivamente até alcançar o seu nível máximo no íleo distal.[9]

O código genético da SI humana tem sido localizado no cromossomo 3.[136,137] No retículo endoplasmático rugoso (RER), a SI é sintetizada como uma cadeia longa de peptídeos que carrega dois sítios ativos similares, porém não idênticos (pró-SI).[4] Essa se insere no RER via região N-terminal. No RER, o peptídeo se alonga e é glicosilado com resíduos de manose nos sítios das asparaginas. A glicoproteína então migra para o complexo de Golgi, no qual os resíduos de manose são lisados e ocorre a glicosilação com a N-acetil galactosamina e o ácido siálico. Após essa glicosilação, a pró-SI é inserida na membrana de um enterócito, com protrusão do domínio da sacarase para o interior do lúmen. A pró-SI é, em seguida, rapidamente processada pela tripsina, produzindo as duas unidades de sacarase e isomaltase.

A regulação da expressão da SI envolve fatores no nível da transcrição, da translação, da glicosilação e do processamento pelas proteases luminais. Várias descrições de desordens do transporte e do processamento intracelular da pró-SI podem levar à atividade enzimática fraca.[138-142] Além disso, apresentaram-se evidências de que a sacarase, mais que outras dissacaridases intestinais, pode ser induzida, até certo ponto, pela sacarose da dieta em animais e em adultos saudáveis com atividade normal de sacarase.[4,143,144] No entanto, nem a sacarose nem a frutose aumentam a atividade de sacarase em pacientes com deficiência de SI.[4]

Pouco é conhecido sobre a deficiência de SI em comparação com a hipolactasia, mas as bases de pesquisas estão aumentando. Apesar de haver relatos da deficiência de SI adquirida ou iniciada na idade adulta,[145-147] o tipo congênito de deficiência de SI é o mais comum. Neste, há sempre uma ausência quase completa da atividade de sacarase, enquanto a atividade da isomaltase pode variar entre a existência somente de traços de atividade até níveis próximos do normal.[4] A deficiência congênita de SI é transmitida por herança autossômica recessiva e parece que somente alguns grupos populacionais apresentam números significativos de pacientes com esta desordem. As estimativas da prevalência de deficiência congênita de SI[4] nas diferentes populações são as seguintes: nativos da Groenlândia (2 a 10%), nativos do Alasca (3%), canadenses (3,6 a 7,1%), dinamarqueses (< 0,1%) e norte-americanos (≤ 0,2%). Sugeriu-se que a deficiência de SI somente é alta nas regiões árticas pelo fato de a dieta ser composta, em grande parte, por produtos de origem animal. Desse modo, sujeitos com má absorção de sacarose que dependessem de alimentos de origem animal não teriam sintomas de intolerância ou desvantagem seletiva.[148]

A terapia dietética para a deficiência de SI consiste na restrição de sacarose. Normalmente, não é necessário retirar os amidos da dieta, exceto em crianças que não respondem bem à dieta sem sacarose.[4] Na deficiência de glicoamilase, entretanto, a eliminação dos amidos parece ser mais importante e resolveu com sucesso os sintomas de má absorção dos carboidratos nas crianças diagnosticadas com tal condição.[149] Em alguns casos relatados da deficiência de glicoamilase em bebês e crianças, os pacientes apresentavam também deficiências coexistentes de lactase e sacarase, necessitando de uma terapia dietética mais abrangente.[150,151]

Outra estratégia para o manejo dietético da deficiência de SI envolve o uso de terapia de suplementação enzimática. A sacarosidase é um produto líquido preparado a partir da levedura *Saccharomyces cerevisiae*, que contém cerca de 9.000 UI/mL de atividade de sacarase. Apesar da sacarosidase promover a hidrólise da sacarose, difere-se da enzima humana, pois não possui atividade de isomaltase. No entanto, este produto reduz a resposta de hidrogênio respiratório na prova de sacarose e diminui a incidência dos sintomas de intolerância como diarreia, flatulência, dor abdominal e inchaço.[152,153]

Trealase

A trealase (trealose 1-glicohidrolase; EC 3.2.1.28) é uma dissacaridase que hidrolisa a trealose em duas moléculas de glicose.[154] Essa enzima está presente na membrana da borda em escova do intestino delgado e nos túbulos do rim.[155] A atividade superior dessa enzima é observada na porção proximal do jejuno.[3] Como ocorre com a deficiência de SI, a de trealase é rara, exceto nas populações árticas. Gudmand-Høyer et al. descobriram que a atividade de trealose era baixa em 14 de 29 sujeitos nativos da Groelândia.[154] A má digestão da trealose resultante da deficiência de trealase causa sintomas semelhantes aos da lactose.[156] No entanto, cogumelos novos são os únicos fatores contribuintes de trealose em dietas atuais, talvez contribuindo com até 6 g de trealose em uma porção de 150 g.[156] Portanto, é pouco provável que a ingestão de trealose dos alimentos ultrapasse 20 g/dia e, de acordo com um estudo conduzido por Oku e Nakamura, essa quantidade é insuficiente para causar diarreia ou sintomas abdominais.[157]

Tabela 76.5 Estratégias dietéticas para intolerância à lactose

Fatores que afetam a digestão da lactose	Estratégia dietética	Referências
Dose de lactose	Consuma um copo de leite ou menos de cada vez, contendo até 12 g de lactose.	Suarez et al. (1995)[48] Hertzler et al. (1996)[70] Suarez et al. (1997)[49]
Trânsito intestinal	Consuma leite com outros alimentos, não isoladamente, a fim de desacelerar o trânsito intestinal da lactose.	Solomons et al. (1985)[73] Martini e Savaiano (1988)[74] Dehkordi et al. (1995)[75]
Iogurtes	Consuma iogurtes que tenham culturas ativas de bactéria. Uma porção, ou até mesmo duas, deve ser bem tolerada. A lactose dos iogurtes é mais bem tolerada que a do leite. Iogurtes pasteurizados não melhoram a digestão da lactose; entretanto, esses produtos, quando consumidos, produzem poucos ou nenhum sintoma.	Kolars et al. (1984)[85] Gilliland e Kim (1984)[89] Savaiano et al. (1984)[86] Shermak et al. (1995)[93] Savaiano et al. (1984)[86] Kolars et al. (1984)[85] Gilliland e Kim (1984)[89]
Auxiliares da digestão	Suplementos de lactase (pílulas, cápsulas e gotas) podem ser usados quando grandes doses de lactose (> 12 g) são consumidas de uma só vez. Leites com lactose hidrolisada são bem tolerados.	Moskovitz et al. (1987)[125] Lin et al. (1993)[122] Ramirez et al. (1994)[120] Nielsen et al. (1984)[127] Biller et al. (1987)[109] Rosado et al. (1989)[117] Brand e Holt (1991)[113]
Adaptação do cólon	Consuma alimentos que contenham lactose diariamente para aumentar a capacidade das bactérias do cólon de metabolizar a lactose não digerida.	Perman et al. (1981)[56] Johnson et al. (1993)[133] Hertzler et al. (1996)[65] Pribila et al. (2000)[134]

Reproduzido com permissão de Savaiano D, Hertzler S, Jackson KA et al. Nutrient considerations in lactose intolerance. In: Coulston AM, Rock CL, Monsen ER, eds. Nutrition in the Prevention and Treatment of Disease. San Diego: Academic Press, 2001:563-75.

A trealase é a única dissacaridase presente no plasma humano.[155] A importância da trealase plasmática ainda é indefinida, mas a atividade da trealase no plasma pode estar associada com o metabolismo da glicose. Em um estudo, a alta atividade plasmática de trealase foi associada com uma maior chance de desenvolver diabetes.[155] Descobriu-se que a atividade sérica de trealase é baixa em pacientes com artrite reumatoide, um dado que sugere que processos inflamatórios poderiam afetar a atividade enzimática.[158] A deficiência da trealase intestinal é rara e, por causa da ingestão dietética da trealose também ser baixa, há pouca importância clínica ou nutricional.

Resumo

Sintomas gastrintestinais inexplicáveis como flatulência, dor abdominal e diarreia podem, frequentemente, estar associados a níveis baixos de atividade de dissacaridase intestinal. No entanto, a hipolactasia é a única depleção de dissacaridase que afeta uma parte significativa da população mundial. Felizmente, há muitas abordagens dietéticas para o controle das depleções de dissacaridase (Tab. 76.5).

Referências bibliográficas

1. Johnson LR. Gastrointestinal Physiology. 6th ed. St. Louis: Mosby, 2001.
2. Southgate DAT. Am J Clin Nutr 1995;62(Suppl):203S–11S.
3. Gudmand-Høyer E, Skovberg H. Scand J Gastroenterol 1996; 31(Suppl):111–21.
4. Treem WR. J Pediatr Gastroenterol Nutr 1995;21:1–14.
5. Kien CL, Heitlinger LA, Li BU et al. Semin Perinatol 1989;13: 78–87.
6. Tso P, Crissinger K. Overview of digestion and absorption. In: Stipanuk MH, ed. Biochemical and Physiological Aspects of Human Nutrition. Philadelphia: Saunders, 2000:75–90.
7. Bayless TM, Christopher NL. Am J Clin Nutr 1969;22:181–90.
8. Srinivasan R, Minocha A. Postgrad Med 1998;104:10923.
9. Skovbjerg H. Clin Chim Acta 1981;112:205–12.
10. Zecca L, Mesonero JE, Stutz A et al. FEBS Lett 1998;435: 225–8.
11. Day AJ, Cañada FJ, Diaz JC et al. FEBS Lett 2000;468:166–70.
12. Wilkinson AP, Gee JM, Dupont S et al. Xenobiotica 2003; 33:255–64.
13. Mackey AD, Henderson GN, Gregory JF. J Biol Chem 2002; 277:26858–64.
14. Järvelä I, Enattah NS, Kokkonen J et al. Am J Hum Genet 1998;63:1078–85.
15. Hoskova A, Sabacky J, Mrskos A et al. Arch Dis Child 1980; 55:304–16.
16. Berg NO, Dahlqvist A, Lindberg T et al. Acta Paediatr Scand 1969;58:525–7.
17. Hirashima Y, Shinozuka S, Ieiri T et al. Eur J Pediatr 1979;130:41–5.
18. Russo G, Mollica F, Mazzone D et al. Acta Paediatr Scand 1974;63:457–60.
19. Newcomer AD, McGill DB. Clin Nutr 1984;3:53–8.
20. Gilat T, Russo S, Gelman-Malachi E et al. Gastroenterology 1972;62:1125–7.
21. Sahi T. Scand J Gastroenterol 1994;29:7–20.
22. Simoons FJ. Dig Dis 1978;23:963–80.
23. Anderson B, Vullo C. Gut 1994;35:1487–9.
24. Meloni T, Colombo C, Ruggiu G et al. Ital J Gastroenterol Hepatol 1998;30:490–3.

25. Auricchio S. Ital J Gastroenterol Hepatol 1998;30:494–5.
26. Rossi M, Maiuri L, Fusco MI et al. Gastroenterology 1997; 112:1506–14.
27. Maiuri L, Rossi M, Raia V et al. Gastroenterology 1994;107:54–60.
28. Grand RJ, Montgomery RK, Chitkara DK et al. Gut 2003;52: 617–19.
29. Witte J, Lloyd M, Lorenzsonn V et al. J Clin Invest 1990; 86:1338–42.
30. Lorenzsonn V, Lloyd M, Olen WA. Gastroenterology 1993; 105:51–9.
31. Naim HY. Histol Histopathol 2001;16:553–61.
32. Sebastio G, Villa M, Sartorio R et al. Am J Hum Genet 1989;45: 489–97.
33. Montgomery RK, Büller HA, Rings EH et al. FASEB J 1991;5:2824–32.
34. Lloyd M, Mevissen G, Fischer M et al. J Clin Invest 1992;89:524–9.
35. Fajardo O, Naim HY, Lacey SW. Gastroenterology 1994; 106:1233–41.
36. Krasinski SD, Estrada G, Yeh KY et al. Am J Physiol 1994;267:G584–G94.
37. Escher JC, de Koning ND, van Engen CG et al. J Clin Invest 1992;89:480–3.
38. Troelsen JT, Olsen J, Norén O et al. J Biol Chem 1992; 267:20407–11.
39. Troelsen JT, Mitchelmore C, Spodsberg N et al. Biochem J 1997;322:833–8.
40. Enattah NS, Sahi T, Savilahti et al. Nat Genet 2002;30:233–7.
41. Tishkoff SA, Reed FA, Ranciaro A et al. Nat Genet 2007; 39:31–40.
42. Scrimshaw NS, Murray EB. Am J Clin Nutr 1988;48:1083–159.
43. Khambadkone MR, Jain MK, Ganapathy S. Ind Pediatr 1994; 31:1351–5.
44. Gray G. Gastroenterology 1993;105:931.
45. Arola H. Scand J Gastroenterol 1994;29(Suppl):26–35.
46. McBean LD, Miller GD. J Am Diet Assoc 1998;98:671–6.
47. Carroccio A, Montalto G, Cavera G et al. J Am Coll Nutr 1998; 17:631–6.
48. Suarez FL, Savaiano DA, Levitt MD. N Engl J Med 1995; 333:1–4.
49. Suarez FL, Savaiano DA, Arbisi P et al. Am J Clin Nutr 1997; 65:1502–6.
50. Johnson AO, Semenya JG, Buchowski MS et al. Am J Clin Nutr 1993;57:399–401.
51. Suarez F, Levitt M. Gut 1997;41:715–6.
52. Srinivasan R, Minocha A. Postgrad Med 1998;104:109–23.
53. Vonk RJ, Priebe MG, Koetse HA et al. Eur J Clin Invest 2003;33:70–5.
54. Hill MJ. Bacterial adaptation to lactase deficiency. In: Delmont J, ed. Milk Intolerances and Rejection. New York: Karger 1983:22–6.
55. Ballongue J. Bifidobacteria and probiotic action. In: Selminen S, von Wright A, eds. New York: Marcel Dekker, 1993:369–71.
56. Perman J, Modler S, Olson AC. J Clin Invest 1981;67:643–50.
57. Vogelsang H, Ferenci P, Frotz S et al. Gut 1988;29:21–6.
58. Tomlin J, Lowis C, Read NW. Gut 1991;32:665–9.
59. Hammer HF, Petritsch W, Pristautz H et al. Wien Klin Wochenschr 1996;108:175–9.
60. Levitt MD, Furne J, Olsson S. Ann Intern Med 1996;124:422–4.
61. Bond JH, Levitt MD. Gastroenterology 1976;70:1058–62.
62. Bedine MS, Bayless TM. Gastroenterology 1973;65:735–43.
63. Newcomer AD, McGill DB, Thomas PJ et al. Gastroenterology 1978;74:44–6.
64. Gudmand-Høyer E, Simony K. Dig Dis 1977;22:177–81.
65. Hertzler SR, Huynh B-C, Savaiano DA. J Am Diet Assoc 1996;96:243–6.
66. Vesa TH, Korpela RA, Sahi T. Am J Clin Nutr 1996;64:197–201.
67. Savaiano DA, Levitt MD. J Dairy Sci 1987;70:397–406.
68. Gremse DA, Greer AS, Vacik J et al. Clin Pediatr 2003;42:341–5.
69. Suarez FL, Adshead J, Furne JK et al. Am J Clin Nutr 1998;68:1118–22.
70. Hertzler SR, Savaiano DA. Am J Clin Nutr 1996;64:232–6.
71. Ladas S, Papanikos J, Arapakis G. Gut 1982;23:968–73.
72. Labayen I, Forga L, Gonzalez A et al. Aliment Pharmacol Ther 2001;15:543–9.
73. Solomons NW, Guerrero AM, Torun B. Am J Clin Nutr 1985;41: 199–208.
74. Martini MC, Savaiano DA. Am J Clin Nutr 1988;47:57–60.
75. Dehkordi N, Rao DR, Warren AP et al. J Am Diet Assoc 1995;95: 484–6.
76. Vesa TH, Marteau PR, Briet FB et al. J Nutr 1997;127:2316–20.
77. Vesa TH, Marteau PR, Briet FB et al. Am J Clin Nutr 1997;66:123–6.
78. Peuhkuri K, Vapaatalo H, Nevala R et al. Scand J Clin Invest 2000;60:75–80.
79. Leichter JL. Am J Clin Nutr 1973;26:393–6.
80. Cavalli-Sforza LT, Strata A. Hum Nutr Clin Nutr 1986;40C: 19–30.
81. Vesa TH, Lember M, Korpela R. Eur J Clin Nutr 1997;51:633–6.
82. Lee CM, Hardy CM. Am J Clin Nutr 1989;49:840–4.
83. Jarvinen RMK, Loukaskorpi M, Uusitupa MIJ. Eur J Clin Nutr 2003;57:701–5.
84. Gallagher CR, Molleson AL, Caldwell JH. J Am Diet Assoc 1974:65:418–9.
85. Kolars JC, Levitt MD, Aouji M et al. N Engl J Med 1984;310:1–3.
86. Savaiano DA, Abou El Anouar A, Smith DE et al. Am J Clin Nutr 1984;40:1219–23.
87. Lerebours E, Ndam CND, Lavoine A et al. Am J Clin Nutr 1989;49:823–7.
88. Martini MC, Lerebours EC, Lin WJ et al. Am J Clin Nutr 1991;54:1041–6.
89. Gilliland SE, Kim HS. J Dairy Sci 1984;67:1–6.
90. Răsic J, Kurmans JA. The nutritional-physiological value of yoghurt. In: Yogurt: Scientific Grounds, Technology, Manufacture, and Preparations. Copenhagen: Technical Dairy Publishing, 1978:99–137.
91. Martini MC, Bollweg GL, Levitt MD et al. Am J Clin Nutr 1987;45:432–6.
92. Martini MC, Kukielka D, Savaiano DA. Am J Clin Nutr 1991;53:1253–8.
93. Shermak MA, Saavedra JM, Jackson TL et al. Am J Clin Nutr 1995;62:1003–6.
94. Martini MC, Smith DE, Savaiano DA. Am J Clin Nutr 1987;46: 36–40.
95. Hertzler SR, Clancy SM. J Am Diet Assoc 2003;103:582–7.
96. Newcomer AD, Park HS, O'Brien PC. Am J Clin Nutr 1983;38: 257–63.
97. Mc Donough FE, Hitchins AD, Wong NP. Am J Clin Nutr 1987;45:570–4.
98. Lin MY, Savaiano DA, Harlander S. J Dairy Sci 1991;74:87–95.
99. Onwulata CI, Rao DR, Vankineni P. Am J Clin Nutr 1989; 49:1233–7.
100. Saltzman JR, Russell RM, Golner B et al. Am J Clin Nutr 1999;69: 140–6.
101. Montes RG, Bayless TM, Saavedra JM et al. J Dairy Sci 1995;78: 1657–64.
102. Kim HS, Gilliland SE. J Dairy Sci 1983;66:959–66.
103. Jiang T, Mustapha A, Savaiano DA. J Dairy Sci 1996;79:750–7.
104. Mustapha A, Jiang T, Savaiano DA. J Dairy Sci 1997;80:1537–45.
105. Geel TM, McLaughlin PM, de Leij LF et al. Mol Genet Metab 2007;92:299–307.
106. Land O Lakes. Dairy Ease Nutritional Information. Disponível em: http://www.dairyease.com/benefits/nutritional_whole.html. Acesso em 12 de julho de 2012.
107. Lactaid. Lactaid products. Disponível em: http://www.lactaid.com. Acesso em 12 de julho de 2012.

108. Rosado JL, Morales M, Pasquetti A et al. La Rev Invest Clin 1988;40:141–7.
109. Biller JA, King S, Rosenthal A et al. J Pediatr 1987;111:91–4.
110. Payne-Bose D, Welsh JD, Gearhart HL et al. Am J Clin Nutr 1977;30:695–7.
111. Payne DL, Welsh JD, Manion CV. Am J Clin Nutr 1981;34:2711–5.
112. Pedersen ER, Jensen BH, Jensen HJ. Scand J Gastroenterol 1982;17:861–4.
113. Brand JC, Holt S. Am J Clin Nutr 1991;54:148–51.
114. Turner SJ, Daly T, Hourigan JA et al. Am J Clin Nutr 1976; 29:739–44.
115. Paige DM, Bayless TM, Mellits ED et al. J Agric Food Chem 1979;27:677–80.
116. Cheng AHR, Brunser O, Espinoza J et al. Am J Clin Nutr 1979;32:1989–93.
117. Rosado JL, Morales M, Pasquetti A. JPEN J Parenter Enteral Nutr 1989;13:157–61.
118. Nagy L, Mozsik G, Garamszegi M et al. Acta Med Hung 1983;40:239–45.
119. Reasoner J, Maculan TP, Rand AG et al. Am J Clin Nutr 1981;34:54–60.
120. Ramirez FC, Lee K, Graham DY. Am J Gastroenterol 1994;89: 566–70.
121. Gao KP, Mitsui T, Fujiki K et al. Nagoya J Med Sci 2002;65:21–8.
122. Lin MY, DiPalma JA, Martini MC et al. Dig Dis Sci 1993; 38:2022–7.
123. Sanders SW, Tolman KG, Reitburg DP. Clin Pharmacol 1992;11:533–8.
124. DiPalma JA, Collins MS. J Clin Gastroenterol 1989;11:290–3.
125. Moskovitz M, Curtis C, Gavaler J. Am J Gastroenterol 1987; 82:632–5.
126. Suarez FL, Zumarraga LM, Furne JK et al. J Am Diet Assoc 2001;101:1447–52.
127. Nielsen OH, Schiotz PO, Rasmussen SN et al. J Pediatr Gastroenterol Nutr 1984;3:219–23.
128. Gilat F, Russo S, Gelman-Malachi E, Aldor TA. Gastroenterology 1972;62:1125–7.
129. Keusch GT, Troncale FJ, Thavaramara B et al. Am J Clin Nutr 1969;22:638–41.
130. Reddy V, Pershad J. Am J Clin Nutr 1972;25:114–9.
131. Habte D, Sterky G, Hjalmarsson B. Acta Paediatr Scand 1973;62:649–54.
132. Greenfield H. Nutr Today 2003;38:77–81.
133. Johnson AO, Semenya JG, Buchowski MS et al. Am J Clin Nutr 1993;58:879–81.
134. Pribila BA, Hertzler SR, Martin BR et al. J Am Diet Assoc 2000;100:524–28.
135. Briet F, Pochart P, Marteau P et al. Gut 1997;41:632–5.
136. During MJ, Xu R, Young D et al. Nat Med 1998;4:1131–5.
137. West LF, Davis MB, Green FR et al. Ann Hum Genet 1988;52: 57–61.
138. Green F, Edwards Y, Hauri HP et al. Gene 1987;57:101–10.
139. Lloyd ML, Olsen WA. N Engl J Med 1987;316:438–42.
140. Jacob R, Zimmer KP, Schmitz J et al. J Clin Invest 2000; 106:281–7.
141. Ouwendijk J, Moolenaar CEC, Peters WJ et al. J Clin Invest 1996;97:633–41.
142. Moolenaar CEC, Ouwendijk J, Wittpoth M et al. J Cell Sci 1997;110:557–67.
143. Rosensweig NS, Herman RH. J Clin Invest 1968;47:2253–62.
144. Schmitz J, Odievre M, Rey J. Gastroenterology 1972;62:389–92.
145. Muldoon C, Maguire P, Gleeson F. Am J Gastroenterol 1999;94: 2298–9.
146. Ringrose RE, Preiser H, Welsh JD. Dig Dis Sci 1980;25:384–7.
147. Cooper BT, Scott J, Hopkins J et al. Dig Dis Sci 1983;28:473–7.
148. Gudmand-Høyer E, Fenger HJ, Kern-Hansen P et al. Scand J Gastroenterol 1987;22:24–8.
149. Lebenthal E, Khin-Maung U, Zheng BY et al. J Pediatr 1994;124: 541–6.
150. Nichols BL, Avery SE, Karnsakul W et al. J Pediatr Gastroenterol Nutr 2002;35:573–9.
151. Karsakul W, Luginbuehl U, Hahn D et al. J Pediatr Gastroenterol Nutr 2002;35:551–6.
152. Treem WR, McAdams L, Stanford L et al. J Pediatric Gastroenterol Nutr 1999;28:137–42.
153. Treem WR, Ahsan N, Sullivan B et al. Gastroenterology 1993;105: 1061–8.
154. Gudmand-Høyer E, Fenger HJ, Skovbjerg H et al. Scand J Gastroenterol 1988;23:775–8.
155. Eze LC. Biochem Genet 1989;27:487–95.
156. Arola H, Koivula T, Karvonen AL et al. Scand J Gastroenterol 1999;898–903.
157. Oku T, Nakamura S. Eur J Clin Nutr 2000;54:783–8.
158. Yoshida K, Mizukawa H, Haruki E. Clin Chim Acta 1993;215: 123–4.

Sugestões de leitura

Arola H. Diagnosis of hypolactasia and lactose malabsorption. Scand J Gastroenterol Suppl 1994;202:26–35.

Carroccio A, Montalto G, Cavera G et al. Lactose intolerance and self--reported milk intolerance: relationship with lactose maldigestion and nutrient intake. Lactase Deficiency Study Group. J Am Coll Nutr 1998;17:631–6.

Gudmand-Høyer E, Skovbjerg H. Disaccharide digestion and maldigestion. Scand J Gastroenterol Suppl 1996;216:111–21.

Martini MC, Lerebours EC, Lin WJ et al. Strains and species of lactic acid bacteria in fermented milks (yogurts): effect on in vivo lactose digestion. Am J Clin Nutr 1991;54:1041–6.

Southgate DA. Digestion and metabolism of sugars. Am J Clin Nutr 1995;62(Suppl):203S–10S.

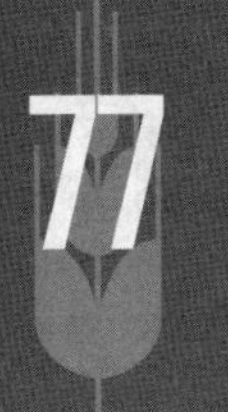

77 Síndrome do intestino curto*

Khursheed N. Jeejeebhoy

Definição

Por consenso,[1] as seguintes definições são utilizáveis: a síndrome de intestino curto resulta de ressecção cirúrgica, defeito congênito, ou perda associada à doença de absorção e é caracterizada pela inabilidade de manter equilíbrios de energia-proteína, fluido, eletrólito ou micronutriente, durante uma dieta normal, convencionalmente aceita. A insuficiência intestinal resulta de obstrução, disfunção, ressecção cirúrgica, defeito congênito ou de doença associada à perda de absorção e é caracterizada pela inabilidade de manter o equilíbrio da energia de proteína, fluido, eletrólito ou micronutriente. A principal diferença entre a insuficiência intestinal e o intestino curto é que a insuficiência intestinal é o resultado de uma variedade de condições, assim como a obstrução intestinal crônica, enquanto o intestino curto implica em redução da área da superfície intestinal funcional para absorção.

Etiologia

As principais causas da síndrome do intestino curto são apresentadas na Tabela 77.1. As duas causas principais para cirurgia do intestino curto são doença inflamatória de intestino e doença vascular. Os fatores de risco para doença vascular, que levam à ressecção do intestino, são os mesmos das outras doenças vasculares: idade avançada, fumo, doença cardíaca de baixo débito ou predisposição à embolização, estados de hipercoagulabilidade, diabetes e vasculite.

*__Abreviaturas__: **AGCC**, ácido graxo de cadeia curta; **DFD**, dieta de fórmula definida; **FCE**, fator de crescimento epidérmico; **GH**, hormônio de crescimento; **GLP**, peptídeo semelhante ao glucagon; **HGH**, hormônio de crescimento humano; **IC**, intervalo de confiança; **IGF-I**, fator-I de crescimento semelhante à insulina; **NED**, nutrição enteral domiciliar; **NP**, nutrição parenteral; **NPD**, nutrição parenteral domiciliar; **SRO**, solução de reidratação oral; **TCF-α**, fator-α de transformação de crescimento; **TI**, transplante intestinal.

Tabela 77.1 Causas da síndrome do intestino curto

Ressecções intestinais
Ressecção do íleo
Ressecção ileocólica
Jejunostomia terminal
Doenças da mucosa
Doença celíaca
Doença de Whipple
Linfoma
Jejunoileíte ulcerativa
Abetalipoproteinemia
Doenças do intestino delgado
Lesão por radiação e quimioterapia
Doença inflamatória intestinal
Neoplasias
Doença autoimune
Infecção (p. ex., vírus da imunodeficiência humana – HIV)
Derivações intestinais
Fístulas intestinais
Derivação cirúrgica

Considerações fisiopatológicas

Para compreender e tratar essa patologia, é necessário entender a função normal do intestino e como ela é afetada pela síndrome do intestino curto.

Esvaziamento gástrico

A velocidade de esvaziamento gástrico regula a progressão do bolo alimentar pelo intestino delgado. O esvaziamento gástrico de líquidos depende de suas osmolaridades, e, no caso dos sólidos, é regulado pelo tamanho das partículas. Entretanto, quando o conteúdo intestinal entra no segmento distal, ele inibe o esvaziamento gástrico.[2] A hipersecreção gástrica ocorre após a ressecção do intestino delgado e reduz a absorção de nutrientes por inativação das enzimas pancreáticas.

Intestino delgado

A motilidade (peristalse) do intestino delgado é três vezes mais lenta no íleo que no jejuno.[3] Além disso, a válvula ileocecal pode retardar o trânsito, especialmente quando o íleo está ressecado.[4]

O intestino delgado do adulto recebe cerca de 5 a 6 L de secreções endógenas e 2 a 3 L de líquidos exógenos por dia. A maior parte desse volume é reabsorvida no próprio intestino delgado e a quantidade reabsorvida depende do tipo de refeição.[5] Com uma refeição a base de carne e salada, a maior parte do líquido é absorvida no jejuno; por outro lado, quando a refeição contém leite e pão ou bolo, uma menor proporção é absorvida no segmento proximal e maior volume segue para as partes distais do intestino. Além disso, os processos de absorção são diferentes no jejuno e no íleo. Essas diferenças dependem em parte da natureza dos processos de transporte de eletrólito e, em parte, da permeabilidade das junções intracelulares. Em geral, a absorção de água é um processo passivo, que resulta do transporte ativo de nutrientes e eletrólitos. O transporte de sódio gera gradiente eletroquímico e direciona a captação de carboidratos e aminoácidos pela mucosa intestinal. No íleo, a absorção do cloreto de sódio é neutra. O resultado da absorção depende não apenas desses processos, mas também da extensão do fenômeno de retrodifusão das substâncias transportadas para dentro do lúmen intestinal, através de junções intercelulares permeáveis. No jejuno, essas junções são muito permeáveis e, por isso, seu conteúdo é sempre isotônico.

A absorção de líquidos nessa região do intestino é muito ineficiente se comparada à do íleo. Estima-se que a eficiência da absorção de água seja de 44 e 70% do volume ingerido, respectivamente, no jejuno e no íleo. No caso do sódio, os valores correspondentes estimados são de 13 e 72%.[5] Portanto, o íleo é importante para a conservação de líquidos e eletrólitos no organismo.

Funções exclusivas do íleo

O íleo absorve com exclusividade a vitamina B_{12} e os sais biliares. Os sais biliares são essenciais para a eficiente absorção de gorduras e vitaminas lipossolúveis. Normalmente, a concentração intestinal de sais biliares necessários à absorção de gorduras não pode ser alcançada somente pela síntese. É necessária a reabsorção no íleo e a posterior reciclagem pelo intestino. A ressecção do íleo aumenta a perda de sais biliares, que não é reposta pela síntese e o resultado é a depleção do estoque total de sais biliares e, consequentemente, a má absorção de gorduras. Além disso, a perda de sais biliares pelo cólon afeta os colonócitos e reduz sua capacidade de reabsorver sal e água. O resultado é o aumento da diarreia. No cólon, os sais biliares também são desidroxilados, gerando compostos do tipo "desoxi" que induzem a secreção de água pela parede do cólon.

Cólon

O cólon tem o trânsito mais lento, variando entre 24 e 150 horas. As junções intercelulares são mais firmes nessa parte do intestino, e a eficiência da absorção de água e sal no cólon ultrapassa 90%.[6] Os carboidratos são fermentados no cólon, gerando ácidos graxos de cadeia curta (AGCC) que, por sua vez, têm duas importantes funções. Primeiramente, os AGCC melhoram a absorção de água e sal.[7] Em segundo lugar, o conteúdo energético dos carboidratos mal absorvidos é preservado por serem absorvidos como AGCC. Os dados indicam que, em pacientes com síndrome do intestino curto, essa conservação pode ser maior do que nas pessoas fisiologicamente normais.[8] Portanto, em pacientes com intestino curto, o cólon se torna um importante órgão para a preservação de líquidos e eletrólitos e para a conservação de substratos de energia mal absorvida.

Efeitos da ressecção intestinal

Motilidade

A motilidade gástrica aumenta depois da ressecção do intestino delgado.[9] Enquanto a ressecção proximal não aumenta a taxa de trânsito intestinal, a ressecção ilíaca a acelera de forma significativa.[9,10] Nessa situação, o cólon ajuda a retardar o trânsito intestinal para que, em pacientes com intestino curto sem um cólon, um marcador ingerido por via oral seja completamente excretado em poucas horas.[11]

Absorção de líquidos e eletrólitos

O efeito da ressecção intestinal depende da extensão e do local da ressecção. A ressecção proximal não causa distúrbio intestinal porque o íleo e o cólon absorvem a sobrecarga de líquidos e eletrólitos com eficiência. O íleo remanescente continua a absorver sais biliares, e assim, o volume que chega até o cólon não é suficiente para impedir a reabsorção de água e sais. No entanto, quando o íleo é ressecado, o cólon recebe uma sobrecarga muito maior de líquidos e eletrólitos e também recebe sais biliares que reduzem sua capacidade de absorver sal e água, o que resulta em diarreia. Se, além do íleo, o cólon também for ressecado, a capacidade de manutenção da homeostase hidroeletrolítica ficará gravemente comprometida.[12]

Absorção de nutrientes

A absorção de nutrientes ocorre em todo o intestino delgado, e a remoção apenas do jejuno faz com que o íleo assuma a maior parte da função perdida. Nesse caso, não há má absorção significante.[13] Por outro lado, a perda de apenas 100 cm de íleo causa esteatorreia.[14] O grau de má absorção aumenta com a extensão da ressecção, o mesmo ocorre com a variedade dos nutrientes mal absorvidos.[15,16] Estudos sobre o equilíbrio energético mostram que os percentuais de absorção de gorduras e carboidratos diminuíram igualmente para 50 a 75% do total ingerido.[17] Entretanto, a absorção de nitrogênio foi afetada em menor grau e ficou em 81% do total ingerido.[17] Ladefoged et al.[16] observaram menor absorção de cálcio, magnésio, zinco e fósforo, mas sem correlação com o comprimento do intestino remanescente, e recomendaram a nutrição parenteral (NP) obrigatória para esses pacientes. Outros estudos mostraram redução semelhante da absorção, mas apenas metade dos pacientes precisou de reposição por via parenteral.

Dados recalculados de Nightingale et al.[18] em pacientes com jejunostomia indicam que o equilíbrio de fluido pode ser mantido pela via oral se o intestino delgado exceder 110 cm (Fig. 77.1), mas o equilíbrio nutricional pode ser mantido mesmo se o intestino permanecer com no mínimo 60 cm (Fig. 77.2). Analisados em conjunto, os dados sugerem que o aumento da ingestão oral torna mais fácil suprir as necessidades de energia e nitrogênio do que as necessidades de eletrólitos e íons divalentes. Uma revisão da literatura do período anterior ao uso da NP mostra que ressecções de até 33% não causam desnutrição e a retirada de até 50% do intestino pode ser tolerada sem suporte especial; entretanto, pacientes submetidos à ressecção de mais de 75% necessitam de terapia nutricional para evitar desnutrição grave.[19-29]

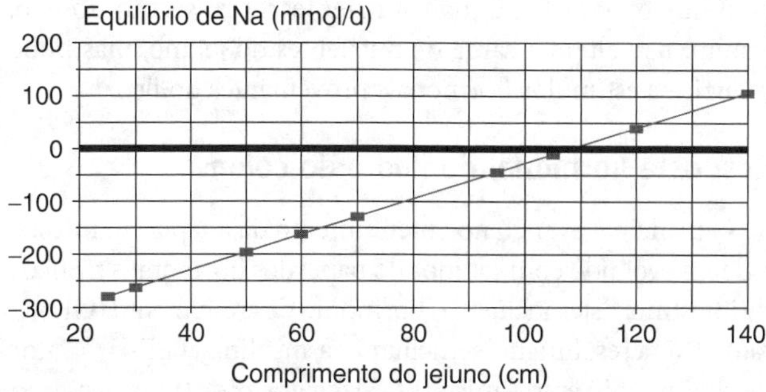

Figura 77.1 Efluxo jejunal ou absorção de sódio (Na) em relação ao comprimento do intestino delgado remanescente. A *linha sólida escura* marca o nível em que a secreção de sódio muda para absorção. (Reproduzido com autorização de Nightingale JM, Lennard-Jones JE, Walker ER et al. Jejunal efflux in short bowel syndrome. Lancet 1990; 336:765-8.)

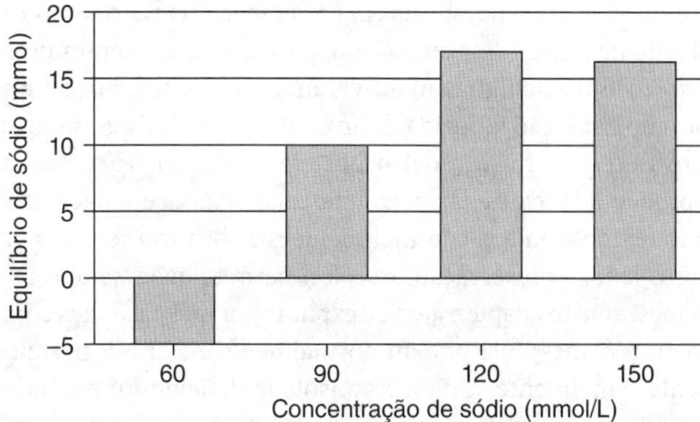

Figura 77.2 Efeito do aumento do teor de sódio na solução de reidratação oral sobre a absorção de líquidos. (Reproduzido com permissão de Lennard-Jones JE. Oral rehydration solutions in short bowel syndrome. Clin Ther 1990;12[Suppl A]:129-38.)

Adaptação do intestino

Após ressecção, o intestino delgado remanescente hipertrofia e aumenta sua função absortiva.[30-33] Esse processo aumenta a capacidade do intestino remanescente de recuperar a função perdida e representa um importante mecanismo compensatório. Os fatores que influenciam essa adaptação são complexos e serão discutidos adiante, junto aos efeitos da NP total.

A ingestão de alimentos expõe o trato gastrintestinal a estímulos específicos, que não ocorrem quando ele é mantido vazio, em um processo chamado repouso intestinal. O advento da NP possibilitou manter o intestino em repouso, por períodos mais ou menos longos, sem risco de desnutrição, o que era impossível anteriormente. Esse processo nutre o organismo, mas impede a estimulação do intestino por nutrientes e descargas hormonais que ocorrem durante a ingestão de uma dieta oral. O surgimento das dietas de fórmula definida (DFD), sem resíduo, ou compostas por monômeros de glicose em vez de polímeros, modificaram os estímulos recebidos pelo intestino quando exposto a uma dieta normal. Além disso, como os nutrientes são absorvidos progressivamente ao longo de todo o intestino, o jejuno é exposto a uma concentração maior de nutrientes que o íleo. A ressecção do intestino proximal faz com que o íleo receba mais nutrientes. A ressecção do íleo, porém, não altera a carga de nutrientes do jejuno, mas pode reduzir os estímulos hormonais provenientes do íleo.

Resposta hormonal do íleo e do cólon

O principal avanço no entendimento da adaptação intestinal tem evoluído com estudos do papel dos hormônios tróficos de intestino. Estes incluem o hormônio de crescimento (GH),[34] fator-I de crescimento semelhante à insulina (IGF-I),[35] fator de crescimento epidérmico (FCE),[36] fator-α de transformação de crescimento (TCF-α),[37] e peptídeo-2 semelhante ao glucagon (GLP-2).[38] Em ratos, Drucker et al.[39] mostraram que o GLP-2 modificado para reduzir a degradação de dipeptidil peptidase foi o mais potente fator trófico de intestino. Jeppesen et al.[40] mostraram que, em pessoas normais, os níveis de GLP-2 no sangue aumentam com uma refeição. Em contraste, houve uma ausência de tal resposta em pacientes com ressecção combinada ileocólica. Por outro lado, pacientes que tiveram uma ressecção do íleo, mas mantiveram o cólon, tiveram jejum elevado e refeição induzida de níveis de GLP-2.[41] Esses estudos mostram que a ressecção ileocólica reduz de forma acentuada a probabilidade de adaptação intestinal e causa, em pacientes com jejunostomia, a continuação de má absorção severa. Por outro lado, a preservação do cólon permite que o jejuno remanescente se adapte e ajuda a explicar por que pacientes com cólon remanescente podem normalmente evitar NP permanente. Finalmente, a ressecção isolada de jejuno mantém a máquina hormonal do íleo e o cólon intactos.

Efeito da ausência de alimentos no lúmen intestinal

Em experiências com animais, a alteração mais evidente quando se excluem os alimentos do lúmen intestinal é a hipoplasia da mucosa (vilosidades intestinais). Ao mesmo tempo, consegue-se manter a composição corporal por meio da nutrição parenteral (NP). Estes fatos têm sido extensamente documentados, e o leitor interessado pode se referir à revisão de Tappenden.[42]

Em animais recém-nascidos ou em fase de crescimento, a NP e o repouso intestinal mantiveram o crescimento normal do corpo, mas resultaram em menor comprimento do intestino e hipoplasia gástrica e pancreática.[43-46] Apesar da hipoplasia da mucosa, o desenvolvimento das enzimas dissacaridases e o transporte de glicose foram acelerados, e os níveis dessas enzimas na mucosa aumentaram nos animais recém-nascidos que receberam NP.[44,46] A hipoplasia ocorreu principalmente no intestino delgado proximal, sendo menos evidente na porção distal.[45] Em animais adultos, o efeito da NP e do repouso intestinal diminuiu a massa de mucosa, mas estimulou a absorção de glicose por miligrama de proteína da mucosa.[47] Além disso, a NP e o repouso intestinal aumentaram a permeabilidade intestinal[48] e alteraram a resposta às endotoxinas.[49]

A natureza da nutrição enteral causa hipoplasia?

Não é simplesmente a falta de alimento, mas também o tipo de dieta que influencia o volume de mucosa. Em estudos com neonatais, o leite materno não foi melhor do que a fórmula.[45] Entretanto, alimentos líquidos intragástricos refinados causaram hipoplasia relativa quando comparados com uma dieta sólida.[43,50]

Fatores que influenciam a atrofia intestinal

A redução das atividades digestiva e absortiva da mucosa durante o repouso intestinal parece ser, de modo geral, a principal razão para a hipoplasia. Esse conceito é corroborado pela descoberta de que a simples elevação da tonicidade do conteúdo intestinal resulta em aumento da massa da mucosa.[51] A absorção de aminoácidos causa um aumento inespecífico da função e da massa da mucosa.[52] Por fim, a hidrólise de dissacarídeos, seguida de absorção, estimula o crescimento da mucosa em maior grau que uma absorção equivalente de monossacarídeos.[53]

Outro fator que afeta a mucosa parece ser a secreção pancreática biliar. O transplante de ampola causa hipoplasia mucosa, enquanto a infusão de colecistocinina e secretina estimulam o crescimento de mucosa.[54,55] Foi demonstrado que os AGCC evitaram ou reduziram a atrofia da mucosa em animais tratados com NP e repouso intestinal, mesmo quando essas substâncias foram administradas por via parenteral.[56-58] As fibras alimentares são a principal fonte de substrato colônico fermentável para a produção de AGCC. Portanto, as fibras da dieta auxiliam na manutenção da massa da mucosa e, pelas mesmas razões, sob esse aspecto, as dietas à base de fórmulas definidas (DFD) não são tão boas quanto à dieta sólida. A glutamina é um nutriente da mucosa intestinal e a suplementação da NP com glutamina preserva a massa colônica e gástrica em ratos alimentados somente com NP, mas não preserva a espessura da mucosa do intestino delgado.[59]

Repouso intestinal pode causar atrofia intestinal em seres humanos?

Em ratos, o repouso intestinal associado à NP causa atrofia em alguns dias,[60] mas em seres humanos, mesmo depois de 21 dias de repouso intestinal com NP, não ocorreu nenhuma alteração na produção de hormônios intestinais após uma refeição,[61] nem atrofia histológica evidente.[62,63] Em crianças, o repouso intestinal causou atrofia apenas quando prolongado por mais de nove meses.[63] Contudo, o tamanho das microvilosidades se reduz, e a atividade enzimática da borda em escova diminui.[62]

Em resumo, testes em animais sugerem que, quando o intestino não é utilizado, ele atrofia. A atrofia da mucosa resulta da combinação da falta de estímulo funcional com a ausência de secreções pancreáticas, biliares e hormonais. Além do alimento no lúmen em geral, os únicos fatores tróficos comprovados são os AGCC e, talvez, a glutamina. Finalmente, a atrofia dramática de mucosa vista em animais em repouso intestinal enquanto recebem NP não ocorre em humanos mesmo após algumas semanas de obstrução intestinal. Assim, poucos dados sugerem que pacientes que recebem NP por curtos períodos necessitam ser alimentados com dietas enterais antes da introdução de uma dieta normal para evitar má absorção a partir da atrofia de mucosa intestinal.

Aspectos específicos do tratamento

Controle da hipersecreção gástrica e da motilidade

A redução da secreção ácida melhora a absorção em pacientes com intestino curto.[64] Além disso, a hipersecreção pode causar náusea, refluxo e hemorragia por úlceras esofágicas graves; esses efeitos são impedidos por inibidores da bomba de prótons.[65]

Ressecção jejunal com íleo e cólon intactos

Pacientes nesta categoria podem ser imediatamente alimentados por via oral e raras vezes apresentam algum problema.

Ressecção de menos de 100 cm de íleo, com cólon intacto em grande parte

Pacientes nesta categoria têm a chamada diarreia induzida por sais biliares e se beneficiam da administração de 4 g de colestiramina, de uma a três vezes ao dia, para quelar os sais biliares que serão absorvidos pelo íleo e reciclados. Após ressecção do íleo, os sais biliares deixam de ser absorvidos e alcançam o cólon, onde causam secreção de água e diarreia. Em alguns pacientes, a absorção de vitamina B_{12} também é prejudicada.

Ressecção de 100 a 200 cm de íleo com cólon intacto em grande parte

Esses pacientes têm pouca dificuldade em manter sua nutrição com uma dieta oral, mas têm má absorção praticamente total de sais biliares. Em consequência, têm deficiência de sais biliares no lúmen intestinal, já que a síntese desses compostos sozinha, sem a reciclagem de sais biliares por meio da parede do íleo, é incapaz de manter uma concentração adequada no lúmen intestinal. Esses pacientes têm secreção de água no cólon, resultante da presença de sais biliares no local, além de má absorção de ácidos graxos, causada pela baixa concentração de sais biliares no lúmen intestinal. Os ácidos graxos mal absorvidos que chegam ao cólon aumentam a secreção de água. Para tais pacientes, é obrigatória a restrição de gorduras. Em pacientes que sofreram ressecções maiores, o estoque total de sais biliares sofre depleção e apenas a colestiramina não é capaz de prevenir a diarreia. É necessária a reposição parenteral de vitamina B_{12}.

Ressecção de mais de 200 cm de intestino delgado e colectomia parcial

Os pacientes desse grupo necessitam do programa de adaptação gradual indicado adiante, na discussão sobre aspectos gerais do tratamento.

Ressecção que deixa menos de 60 cm de intestino delgado ou somente o duodeno: ressecção maciça do intestino delgado.

Pacientes nesta categoria necessitam de nutrição parenteral domiciliar (NPD) por tempo indefinido. No entanto, muitos pacientes, mesmo nessas circunstâncias, podem apresentar um nível surpreendente de adaptação. Eles podem ter menor necessidade de NP e se beneficiar do uso de nutrientes absorvidos por via oral. Nesses casos, a NP pode ser diminuída se houver ganho de peso excessivo e a cuidadosa redução da NPD não causar desequilíbrio eletrolítico e desidratação.

Complicações

Hipersecreção gástrica e úlcera péptica

A hipersecreção gástrica ocorre imediatamente após a ressecção intestinal e tende a ser transitória. Entretanto, em alguns pacientes, pode ocorrer úlcera péptica. O tratamento com bloqueadores de histamina H_2 e inibidores da bomba de prótons apresenta bons resultados.[65,66]

Colelitíase

Após a ressecção do íleo, o ciclo entero-hepático dos sais biliares é interrompido. Como consequência, a perda de sal biliar ocorre além da capacidade do fígado aumentar a síntese, e a concentração de sais biliares, na bile, diminui. A redução da concentração de sais de ácido quenodesoxicólico na bile aumenta a secreção de colesterol.[67] Esta combinação torna a bile litogênica.[68] Clinicamente, nesta situação, o aumento da incidência de cálculos biliares foi observado. Um estudo em animais cobaias mostrou aumento na formação de cálculos pigmentares.[69]

Cálculos renais

Em pacientes com síndrome do intestino curto, ocorre hiperoxalúria, como resultado de uma maior absorção de oxalato pelo cólon,[70] aumentada pela entrada de sais biliares.[71] A hiperoxalúria está associada à formação de cálculos renais e a tendência à calculose é aumentada pela redução de citrato na urina.[72] A prevenção inclui uma dieta com baixo teor de oxalato, colestiramina para quelar os sais biliares e o uso de citrato (como o citrato de cálcio, p. ex.).

Acidose D-láctica

Em alguns pacientes com intestino curto, observam-se fala arrastada, ataxia e alteração do humor.[73] Superficialmente, o paciente parece alcoolizado, com fala mal articulada, com o andar debilitado e assim por diante. A causa dessa síndrome é a fermentação de micróbios de carboidratos mal absorvidos no cólon, gerando D-xilose e sua consequente absorção.[74] Esses casos são tratados com uma dieta de baixa ingestão de carboidratos.[75]

Considerações gerais sobre o tratamento

Controle da diarreia

A diarreia resulta de uma combinação do aumento das secreções, maior motilidade e estimulação osmótica da secreção de água, causada pela má absorção do conteúdo do lúmen intestinal. Inicialmente, após ressecção substancial, a diarreia pode ser controlada deixando-se o paciente *nil per os (NPO)* – sem dieta oral – a fim de reduzir qualquer estímulo osmótico. A hipersecreção gástrica pode ser controlada pela infusão contínua de doses apropriadas de inibidores da bomba de prótons. Além disso, pode-se usar a loperamida para diminuir a velocidade do trânsito gástrico e intestinal. Se a loperamida não funcionar, pode-se tentar codeína ou difenoxilato. As doses podem ser escalonadas conforme tolerado, pois muitos pacientes parecem ter um limite abaixo dos quais esses agentes são ineficazes. Medicações antidiarreicas orais devem ser tomadas 20 ou 30 minutos antes das refeições para serem eficazes ao máximo.

Hidratação venosa

No pós-operatório imediato, todos os pacientes necessitam de reposição intravenosa das perdas de líquidos e eletrólitos. Os cloretos de sódio e de potássio, assim como o magnésio, são os íons mais importantes a serem repostos, e o nível plasmático de eletrólito deve ser monitorado frequentemente. Os líquidos devem ser infundidos conforme as perdas medidas, para manter um padrão urinário adequado. O volume da infusão deve ser diminuído à medida que aumenta a ingestão oral.

Manutenção do equilíbrio de líquidos e eletrólitos por via oral

O aspecto a ser considerado em seguida é a natureza da alimentação oral. A realimentação dos pacientes com mais de 100 cm de jejuno restante deve ser progressiva, sempre visando à reintrodução da dieta oral normal. Em pacientes com menos de 100 cm de jejuno como único segmento de intestino delgado remanescente, a ingestão de alimentos e líquidos causa aumento das perdas hídricas (ver Fig. 77.1).[18] Ao contrário, em pacientes com pouco intestino delgado remanescente, a meta inicial deve ser administrar pequenos volumes de solução isotônica com conteúdo de eletrólito de glicose similar à reidratação oral (SRO) (Tab. 77.2). A absorção de líquidos tem mostrado melhora com o aumento da concentração de sódio (ver Fig. 77.2). Além de fornecer sódio suficiente para a absorção dos líquidos, é necessária a ingestão de 10 a 15 g de cloreto de sódio, em comprimidos, junto às refeições, para auxiliar na absorção dos carboidratos da dieta. Desse modo, evita-se a estimulação osmótica da secreção, e o intestino é estimulado a absorver.[76]

Manutenção do equilíbrio energético

A absorção de energia é melhor preservada que a de líquidos e eletrólitos e só se torna um fator limitante quando o intestino é muito curto (Fig. 77.3). A comparação entre as Figuras 77.1 e 77.3 mostra que as perdas hídricas e eletrolíticas tornam-se limitantes quando há 100 cm de jejuno restante, enquanto a absorção de energia se torna limitante quando a extensão de jejuno é menor que 60 a 70 cm. A hiperfagia é a chave para alcançar as necessidades energéticas. Em um grupo de pacientes com intestino curto, a absorção da energia dos carboidratos e das gorduras foi de aproximadamente 60% da quantidade ingerida, enquanto a absorção de proteínas foi de 80%.[17] Dados não publicados de pacientes que receberam NPD sugerem que o peso corporal atinge um equilíbrio quando a absorção de energia aproxima-se de 32 kcal/kg/dia. Em um sujeito fisiologicamente normal de 60 kg, cerca de 1.800 kcal/dia serão suficientes para manter o peso. Se a absorção for próxima a 60% da ingestão, será necessário aumentar a ingestão oral de energia para 3.000 a 4.000 kcal/dia para absorver cerca de 1.800 kcal/dia.

Tabela 77.2 Composição de uma solução de reidratação oral típica

Glicose	100 mmol/L
Cloreto de Sódio	60 mmol/L
Citrato de Sódio	60 mmol/L
Magnésio (como sal gluconato)	30 mmol/L
Comprimidos de cloreto de sódio com alimento	

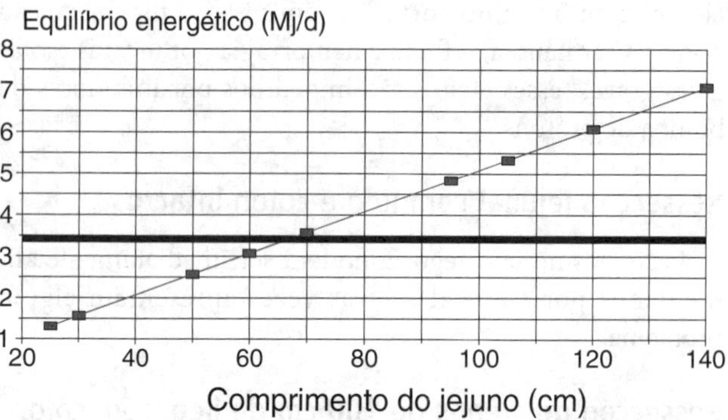

Figura 77.3 Relação entre absorção de energia e comprimento do intestino delgado remanescente. A *linha sólida escura* marca o nível em que a absorção de energia atende às necessidades de um adulto médio. (Reproduzido com autorização de Nightingale JM, Lennard-Jones JE, Walker ER et al. Jejunal efflux in short bowel syndrome. Lancet 1990; 336:765-8.)

Deve-se tentar a alimentação progressiva, conforme mostrado nas Tabelas 77.3 e 77.4. A dieta deve ser isenta de lactose porque esses pacientes têm níveis de lactase reduzidos.[77]

Dieta de carboidratos *vs.* gorduras

A capacidade do cólon para recuperar carboidratos mal absorvidos pode ser usada para melhorar o estado nutricional dos pacientes com síndrome do intestino curto que têm cólon. Nesses pacientes, a hiperfagia com dieta de carboidratos complexos pode levar à recuperação de até 1.000 kcal adicionais.[78] Ao contrário, em pacientes com jejunostomia sem cólon, uma dieta rica em gorduras é tão bem absorvida quanto a de carboidratos[79] e não resulta em perda adicional de íons divalentes. Por ser mais palatável e ter alta densidade calórica, a dieta rica em gorduras é aceita com mais facilidade.

Tabela 77.3	Principais questões relacionadas à ingestão oral em pacientes com intestino curto
A adaptação do intestino requer constante ajuste e individualização de regime de alimentação oral.	
Evitar alimentos com muita fibra e pobres em nutriente.	
Adicionar sal à dieta para tornar a dieta "isotônica."	
Restringir fluidos hipotônicos e hipertônicos.	
Bebericar líquidos durante o dia.	
Evitar alimentos específicos que pareçam piorar a diarreia.	

Tabela 77.4	Ingestão de energia e os efeitos de gordura dietética e carboidrato
Encorajar "hiperfagia" para compensar a má absorção.	
Evitar carboidratos solúveis: açúcar e lactose.	
Aumentar ingestão de gordura e carboidrato complexo.	
Gordura desacelera o tempo de trânsito intestinal.	
Gordura permite ingestão de mais energia para o mesmo volume.	
Carboidrato é absorvido pelo cólon como AGCC após metabolismo microbiano.	
Gordura pode causar secreção de água no cólon.	
Carboidrato não absorvido e excesso de AGCC podem causar diarreia osmótica.	

AGCC, ácido graxo de cadeia curta.

A restrição de gorduras tem sido defendida, especialmente em pacientes com cólon remanescente, porque longas cadeias de ácidos graxos mal absorvidos podem provocar secreção de água pela parede do cólon e podem ligar íons divalentes como magnésio e cálcio.[80] Entretanto, em dois estudos comparados, em pacientes com intestino curto de extensões variadas de cólon remanescente, pôde-se comprovar que uma dieta hiperlipídica é comparável a uma dieta com alto teor de carboidratos, no que diz respeito à absorção total de líquido, energia, nitrogênio, sódio, potássio e íons divalentes.[11,17] Portanto, para a maioria dos pacientes com intestino curto, recomenda-se uma dieta pobre em lactose com alto teor calórico proveniente tanto de gorduras como de carboidratos, e com alto teor de proteínas. O objetivo é promover a hiperfagia, utilizando uma dieta palatável e de boa aceitação. Em adultos que necessitam de cerca de 30 kcal/kg/dia, procura-se aumentar a ingestão gradativamente, até cerca de 60 kcal/kg/dia, a fim de permitir uma absorção suficiente de calorias, apesar da má absorção. A justificativa para essa abordagem é discutida por Woolf et al.[17]

Suplementos de micronutrientes

A Tabela 77.5 apresenta um resumo dos micronutrientes que geralmente requerem suplementação na síndrome do intestino curto. A absorção de vitamina B_{12} deve ser medida e, se estiver abaixo do normal, devem ser iniciadas injeções mensais de 200 a 1.000 μg (todos os pacientes sem íleo terminal necessitam de suplementação de vitamina B_{12} durante a vida). Suplementos de potássio, magnésio e zinco devem ser administrados, se necessário, para normalização dos níveis sanguíneos, em paralelo ao monitoramento dos níveis séricos. O potássio, particularmente na forma de gliconato, pode ser adicionado à solução de reidratação oral (SRO), na concentração de 12 mmol/L. Além disso, constata-se que o

Tabela 77.5	Suplementação de micronutriente em pacientes com síndrome de intestino curto
Quando as perdas de zinco e selênio são altas:	
Gluconato de zinco	100 mg/dia
Selênio	60-100 μg/dia
Má absorção de vitaminas lipossolúveis:	
Vitamina A	10.000 UI/dia
Vitamina D	1,25 – OH vitamina D 0,25-0,5 μg/dia ou ergocalciferol 50.000 UI várias vezes por semana oralmente
Vitamina E	1.200 UI/dia
Gluconato de cálcio	1.500 mg/dia
Osteoporose severa	
Alendronato 70 mg oral, semanalmente; considerar zoledronato 5 mg intravenoso anualmente	

heptagluconato de magnésio é especialmente útil, como suplemento, para corrigir a hipomagnesemia sem causar diarreia. É possível adicionar 30 mmol de magnésio por litro de SRO para ser consumido ao longo do dia.

Nutrição enteral

Estudos de McIntyre et al.[79] mostraram que alimentações enterais não são melhor absorvidas do que uma dieta sólida em pacientes com jejunostomia. Entretanto, um estudo mais recente de Joly et al.[81] mostrou que mesmo em pacientes que foram estudados três meses após a ressecção intestinal, uma dieta polimérica por sonda foi melhor absorvida do que uma dieta oral e, quando combinada com uma dieta oral, permitiu que sete dos nove pacientes estudados absorvessem energia e proteína suficientes para se tornarem independentes da NP. A diferença da dieta oral e da dieta por sonda foi a melhor absorção de gordura e proteína, mas não de carboidrato, que foi mais bem absorvido a partir de dieta oral. Consequentemente, alimentação por sonda ou nutrição enteral domiciliar (NED) podem ser utilizadas em muitos pacientes para atender ingestão de energia e proteína, mas geralmente falha em permitir o equilíbrio de fluido e eletrólito. Os requisitos de fluido e eletrólitos tornam a via parenteral essencial para muitos pacientes. Em um amplo estudo do norte de Alberta, onde um centro forneceu toda a terapia NED,[82] somente nove dos 797 pacientes receberam NED para intestino curto. Além disso, dos pacientes que receberam NED por motivos de doenças gastrintestinais, 82% dos 89% que sobreviveram ou retornaram para uma dieta oral (77%) ou foram mudados para NP (4,6%). Por isso, a alimentação por sonda é raramente uma opção de longo prazo para pacientes com síndrome de intestino curto.

Nutrição parenteral

Em pacientes com menos de 100 cm de jejuno remanescente e naqueles que sofreram ressecção combinada do intestino delgado e do cólon, a NP pode salvar a vida do paciente. A infusão deve ser iniciada alguns dias após a ressecção, com um substrato energético de origem mista, na base de 32 kcal/kg e 1 g/kg de aminoácidos; além disso, devem ser adicionados: sódio, de 150 a 200 mM; potássio, de 60 a 100 mM; cálcio, de 9 a 11 mM; magnésio, de 7 a 15 mM e zinco, de 70 a 100 μmol/dia. Entre os elementos-traço, o zinco é o mais importante, porque grandes perdas foram observadas em pacientes com grande eliminação endógena de líquidos intestinais. A alimentação oral deve ser iniciada simultaneamente, procurando-se reduzir a alimentação parenteral à medida que se aumenta a oral. Assim, será possível identificar a necessidade de alimentação parenteral em longo prazo. Se for o caso, o paciente deverá entrar no programa de NPD. À medida que o intestino se adapta, ao longo dos meses ou anos, a necessidade de NP diminui, e cerca de 30% dos pacientes que no início necessitam de NPD podem ter esse esquema substituído gradativamente por 2 L de SRO, dieta hipercalórica, modificação dietética individualizada e suplementos de potássio, magnésio, cálcio, vitaminas lipossolúveis e zinco. Esses pacientes são regularmente monitorados até que tenham peso estável, padrão urinário adequado, e equilíbrio eletrolítico.

A hipomagnesemia é um problema particularmente sério nesses pacientes. A ingestão de sais de magnésio por via oral aumenta a diarreia em muitos pacientes, o que com frequência dificulta o uso de suplementos orais de magnésio. O heptagluconato de magnésio já foi utilizado com sucesso nesses casos. Esse preparado está disponível na forma de um líquido palatável, que pode ser adicionado à SRO na dose de 30 mM/dia. Caso essa opção não dê resultado, pode-se então injetar, via intramuscular, sulfato de magnésio em doses de 12 mM, de uma a três vezes por semana ou administrada via intravenosa para suplementar a ingestão oral.

É importante comentar a suplementação vitamínica. Esses pacientes podem absorver vitaminas hidrossolúveis, mas têm dificuldade para absorver as lipossolúveis. Eles podem precisar de altas doses de vitamina A, D e E para manter níveis normais. Além disso, comprimidos tradicionais costumam ser completamente eliminados por esses pacientes; por isso, é necessário utilizar formas líquidas. Recomenda-se a dosagem dos níveis de vitaminas e a suplementação com preparados aquosos de vitamina A e E, (Aquasol A e E) além de 1,25 di-hidroxi-vitamina D, em doses suficientes para normalizar os níveis plasmáticos. Em alguns pacientes, poderá ser impossível alcançar a normalização com vitaminas orais, especialmente dos níveis de vitamina E. Outros pacientes necessitam de uma dieta oral acompanhada de infusão intravenosa de líquidos e eletrólitos, e nos demais será preciso administrar NP de três a quatro vezes por semana.

Em geral, pacientes com síndrome de intestino curto que requerem NP são mais bem tratados com a ajuda de uma equipe experiente de terapia nutricional multidisciplinar.

Terapias hormonais

Análogo da somatostatina

Um análogo de somatostatina de ação prolongada está disponível e pode ser administrado por via subcutânea, em doses de 50 a 100 μg antes das refeições. Todos os estudos mostram redução do volume excretado e aumento da reabsorção de sódio e de cloreto.[83-85] Entretanto, a redução não mostrou ser suficiente para evitar a NP em pacientes que precisaram dela.[84]

Hormônio de crescimento humano (HGH)

Byrne et al.,[86,87] em um estudo observacional e subsequentemente em teste controlado, descobriram que a combinação de GH humano (HGH) e glutamina permitiu que pacientes com intestino curto reduzissem a NP. Uma revisão sistemática[88] dos cinco testes clínicos controlados mostrou que HGH, com ou sem glutamina, aumentou o peso corporal em 1,66 kg (intervalo de confiança [IC], 0,69 para 2,63; $p = 0{,}0008$), massa corporal magra por 1,93 kg (IC 0,97 para 2,90; $p = 0{,}0001$), absorção de energia em 4,42 kcal (IC, 0,26 para 8,58; $p = 0{,}04$), e absorção de nitrogênio por 44 g (95% IC, 0,20 para 9,49; $p = 0{,}04$). Esses benefícios menores foram associados às incidências de 77% de edema e 32% de síndrome do túnel do carpo. Embora todos os estudos mostrassem ganho de peso significativo, somente um mostrou um aumento significativo de absorção. Logo, HGH pareceu beneficiar pacientes principalmente por seu efeito somatotrófico bastante conhecido em vez de melhorar a absorção de forma significativa. Além disso, efeitos colaterais importantes foram associados ao uso de HGH.

Análogo de peptídeo-2 semelhante ao glucagon

Testes multicêntricos aleatórios, duplo-cego, foram realizados por meio da eficácia de injeções subcutâneas diárias de uma análogo de GLP-2, resistente à degradação enzimática por enzima dipeptidil peptidase IV.[89,90] Os resultados mostram que esse agente parece seguro, melhora a absorção de nutrientes e, modestamente, mas de forma significativa, diminui a necessidade de NP em pacientes com síndrome de intestino curto que previamente precisaram de NP estável.[89,90]

Papel do transplante intestinal

A NPD é associada a complicações que incluem esteatose hepática progressiva que resulta em cirrose e insuficiência hepática,[91,92] complicações relacionadas a cateter, sepsia repetida, e uma inabilidade de lidar com o regime de NPD.[91-95] Estas complicações podem resultar na insuficiência de NPD e desnutrição progressiva. Nessas circunstâncias, a única alternativa é o transplante intestinal (TI). Em tese, o TI é a solução ideal para o tratamento de insuficiência intestinal. O paciente que se submeteu a um TI pode ingerir e desfrutar de alimento normalmente, não precisa de equipamento complicado para oferecer nutrição intravenosa, evitará as complicações já mencionadas da NPD e terá melhor qualidade de vida.[96] Na prática, dados publicados mostram que as taxas de sobrevida em três e cinco anos em pacientes dependentes de NP permanecem aproximadamente em 70 e 63% respectivamente, em várias sucessões; a morte é causada por sepsia, rejeição ou linfoma.[96-101]

A sobrevida de cinco anos com NPD depende do diagnóstico primário e pode ser tão alta quanto 82% pra doença de Crohn, uma taxa que compara desfavoravelmente com sobrevida de cinco anos para TI.[96] Por outro lado, a taxa é quase a mesma para TI em pacientes com intestino isquêmico e enterite por radiação. Entretanto, mesmo no último grupo de pacientes e naqueles com pseudo-obstrução, pacientes que recebem NPD e vivem mais de três anos (~35 a 40% do coorte original) têm uma sobrevida muito longa, acima de 10 a 15 anos de observação.[96] Embora a sobrevida de paciente dez anos após TI seja quase a mesma (43%), a sobrevida em casos de enxerto é muito menor, um achado sugere que a NPD, em geral, ainda tem resultados melhores em longo prazo.[94] Por outro lado, embora pacientes que se submetem a TI reajam bem inicialmente, eles possuem uma mortalidade de longo prazo mais alta, mas a taxa de sobrevida está melhorando continuamente.[96,101]

Ao lidar com um paciente com TI, o que o médico deveria recomendar? NPD como terapia primária, TI como terapia primária; ou NPD seguida por TI se NPD for insuficiente? A resposta para esta questão não é simples, porque o resultado da NPD depende de muitos fatores, que incluem a doença primária que resultou em insuficiência intestinal, a idade do paciente, a habilidade do paciente em cuidar do cateter, o comprimento restante do intestino, apoio para o paciente, aceitação da NPD pelo paciente, e dependência de narcótico.[101] Além disso, mesmo após anos de NPD, muitos pacientes podem se adaptar e potencialmente serem liberados do NPD.[87] Não obstante, o TI prematuro pode introduzir um procedimento irreversível em uma pessoa que poderia ter se recuperado espontaneamente. O sucesso do TI também depende do status pré-transplante, tamanho do centro de tratamento, regime imunosupressivo e tipo de transplante (intestino isolado, intestino-fígado, multivisceral).[96-101]

Para dar uma recomendação consistente a um paciente sobre NPD e TI, os médicos precisam de estudos nos quais todos esses fatores sejam considerados para interpretar o resultado de um ou de outro procedimento. Atualmente, baseado na recomendação da Medicare and Medicaid, a terapia inicial para insuficiência intestinal é NPD; e TI é recomendado quando NPD falha, como definido pelas seguintes condições:[101]

1. Insuficiência hepática iminente ou explícita secundária à lesão de fígado por NP.
2. Trombose de duas ou mais veias centrais.
3. Dois ou mais episódios por ano de sepsia sistêmica relacionada a cateter que requerem hospitalização.
4. Um único episódio de fungemia relacionada à linha, ao choque séptico ou à síndrome de angústia respiratória aguda.
5. Episódios frequentes de desidratação severa independente de fluido intravenoso adicionado ao NPD.

Outros fatores a serem considerados, de acordo com a American Society of Transplantation (Sociedade Americana de Transplante), incluem:

1. Alto risco de morte atribuível à doença subjacente.
2. Síndrome de intestino ultracurto (gastrostomia, duodenostomia, intestino residual pequeno < 10 cm em crianças e < 20 cm em adultos.
3. Insuficiência intestinal com hospitalização frequente, dependência de narcóticos, ou pseudo-obstrução.
4. Relutância do paciente em aceitar NPD de longa duração.

As contraindicações para TI são similares às dos pacientes elegíveis para transplante sólido de órgão. A pergunta sem resposta é se essas recomendações promovem melhores resultados, uma vez que são baseadas em dados retrospectivos e opinião de perito. Em esforço para determinar o impacto dessas recomendações, Pironi et al.[102] relataram uma prospectiva de estudo de cinco anos comparando 389 não candidatos a TI e 156 candidatos a TI de pacientes que recebem NPD na Europa. Os resultados mostraram uma taxa de sobrevida de 87% em candidatos a não TI, 73% em candidatos a TI com insuficiência no NPD, 84% naqueles com alto risco de doença subjacente, 100% naqueles com insuficiência intestinal de alta morbidade, e 54% nos receptores de TI ($p < 0,001$). A causa primária de morte em pacientes que receberam NPD foi a doença subjacente naqueles com NPD com duração de dois anos ou menos e condições relacionadas a NPD naqueles com NPD por mais de dois anos ($p = 0,006$).

Nos candidatos a TI, as taxas de morte foram significantemente aumentadas em pacientes com desmoides ou insuficiência hepática comparado aos não candidatos.[102] Nos candidatos a TI que faleceram, as indicações para TI foram as causas de morte em 92% daqueles com desmoides ou insuficiência hepática e em 38% daqueles com outras indicações ($p = 0,41$). Nos candidatos a TI com complicações relacionadas a cateter ou intestino ultracurto, a taxa de sobrevida foi similar naqueles que permaneceram com NPD e não receberam TI versus a taxa após TI (83% versus 78%; não significativa). Os autores concluíram que (a) NPD é um tratamento primário para insuficiência intestinal; (b) tumores desmoides e insuficiência hepática relacionada a NPD constituem indicações para TI salva-vidas; (c) complicações relacionadas a cateter e intestino ultracurto podem ser indicações primárias para TI; e (d) nos primeiros anos após início de NPD; TI salva-vidas poderia ser requerido para alguns pacientes com maior risco de morte por suas doenças subjacentes.[102] Essas observações, juntas, sugerem que a TI pode, mais provavelmente, beneficiar pacientes com doença hepática e trombose venosa central relacionada a cateter ou sepsia e o pequeno número de pacientes com tumores desmoide como uma causa de insuficiência intestinal.

Em suma, a síndrome de intestino curto é uma condição complexa e variável que clinicamente pode variar de suave, como visto após ressecção íleo-terminal, a uma condição muito debilitante, após ressecção total ileocólica com uma jejunostomia de ponta. O tratamento varia de acordo com a extensão e o local da ressecção e a adaptação do intestino remanescente. Pacientes complexos requerem cuidados de uma equipe multidisciplinar, que deve incluir peritos em nutrição enteral especializada e apoio à NP.

Referências bibliográficas

1. O'Keefe SJ, Buchman AL, Fishbein TM. Clin Gastroenterol Hepatol 2006;4:6–10.
2. Malagelada JR. Gastric, pancreatic and biliary response to a meal. In: Johnson JR, ed. Physiology of the Gastrointestinal Tract. New York: Raven Press, 1981.
3. Summers RW, Kent TH, Osborne JW. Gastroenterology 1970; 59:731–9.

4. Ricotta J, Zuidema GD, Gadacz TR et al. Surg Gynecol Obstet 1981;152:310–4.
5. Fordtran JS, Locklear TW. Am J Dig Dis 1966;11:503–21.
6. Powell DW. Intestinal water and electrolyte transport. In: Johnson LR, ed. Physiology of the Gastrointestinal Tract. 2nd ed. New York: Raven Press, 1987.
7. Binder HJ, Mehta P. Gastroenterology 1989;96:989–96.
8. Royall D, Wolever TMS, Jeejeebhoy KN. Am J Gastroenterol 1992;87:751–6.
9. Nylander G. Acta Chir Scand 1967;133:131–8.
10. Reynell PC, Spray GH. Gastroenterology 1956;31:361–8.
11. Woolf GM, Miller C, Kurian R et al. Gastroenterology 1983; 84:823–8.
12. Cummings JH, James WPT, Wiggins HS. Lancet 1973;1: 344–7.
13. Booth CC, Aldis D, Read AE. Gut 1961;2:168–74.
14. Hoffman AF, Poley JR. Gastroenterology 1972;62:918–34.
15. Hylander E, Ladefoged K, Jarnum S. Scand J Gastroenterol 1980;15:853–8.
16. Ladefoged K, Nicolaidou P, Jarnum S. Am J Clin Nutr 1980;33:2137–44.
17. Woolf GM, Miller C, Kurian R et al. Dig Dis Sci 1987;32:8–15.
18. Nightingale JM, Lennard-Jones JE, Walker ER et al. Lancet 1990;336:765–8.
19. Haymond HE. Surg Gynecol Obstet 1953;61:693–705.
20. McClenahan JE, Fisher B. Am J Surg 1950;79:684–8.
21. Trafford HS. Br J Surg 1956;44:10–13.
22. West ES, Montague JR, Judy FR. Am J Dig Dis 1938;5: 690–2.
23. Pilling GP, Cresson SL. Pediatrics 1957;19:940–8.
24. Martin JR, Patee CJ, Gardner C et al. Can Med Assoc J 1953; 69:429–33.
25. Kinney JM, Goldwyn RM, Barr JS et al. JAMA 1962;179: 529–32.
26. Walker-Smith J. Med J Aust 1967;1:857–60.
27. Clayton BE, Cotton DA. Gut 1961;2:18–22.
28. Anderson CM. Br Med J 1965;5432:419–22.
29. Meyer HW. Surgery 1962;51:755–9.
30. Flint JM. Johns Hopkins Med J 1912;23:127–44.
31. Porus RL. Gastroenterology 1965;48:753–7.
32. Booth CC, Evans KT, Menzies T et al. Br J Surg 1959;46: 403–10.
33. Althausen TL, Doig RK, Uyeyama K et al. Gastroenterology 1950;16:126–39.
34. Yeh KY, Moog F. Dev Biol 1975;472:156–72.
35. Winesett DE, Ulshen MH, Hoyt EC et al. Am J Physiol 1995;268:G631–40.
36. Ulshen MH, Raasch RH. Clin Sci (Lond) 1996;90:427–31.
37. Potten CS, Owen G, Hewitt D et al. Gut 1995;36:864–73.
38. Drucker DJ, Ehrlich P, Asa SL et al. Proc Natl Acad Sci U S A 1996;93:7911–16.
39. Drucker DJ, DeForest L, Brubaker PL. Am J Physiol 1997; 273:G1252–62.
40. Jeppesen PB, Hartmann B, Hansen BS et al. Gut 1999;45: 559–63.
41. Jeppesen PB, Hartmann B, Thulesen J et al. Gut 2000;47: 370–6.
42. Tappenden KA. Gastroenterology 2006;130(Suppl 1):S93–9.
43. Goldstein RM, Hebiguchi T, Luk G et al. J Pediatr Surg 1985; 20:785–91.
44. Shulman RJ. Gastroenterology 1988;95:85–92.
45. Morgan W, Yardley J, Luk G et al. Pediatr Surg 1987;22: 541–5.
46. Gall DG, Chung M, O'Laughlin EV et al. Biol Neonate 1987;51:286–96.
47. Kolter DP, Levine GM, Shiau YF. Am J Physiol 1981;240: 432–36.
48. Purandare S, Offenbartl K, Westrom B et al. Scand J Gastroenterol 1989;24:678–82.
49. Fong YM, Marano MA, Barber A et al. Ann Surg 1989; 210:449–56.
50. Hosoda N, Nishi M, Nakagawa M et al. J Surg Res 1989; 47:129–33.
51. Weser E, Babbitt J, Vandeventer A. Dig Dis Sci 1985;30: 675–81.
52. Levine GM. Gastroenterology 1986;91:49–55.
53. Weser E, Babbit J, Vandeventer A. Gastroenterology 1986; 91:521–7.
54. Hughes CA, Bates T, Dowling RH. Gastroenterology 1978; 75:34–41.
55. Weser E, Bell D, Tawil T. Dig Dis Sci 26:1981;409–16.
56. Koruda MJ, Rolandelli RH, Bliss DZ et al. Am J Clin Nutr 1990;51:685–9.
57. Koruda MJ, Rolandelli RH, Settle RG et al. Gastroenterology 1988;95:715–20.
58. Kripke SA, Fox AD, Berman JM. J Surg Res 1988;44:436–44.
59. Grant JP, Snyder PJ. J Surg Res 1988;44:506–13.
60. Hughes CA, Prince A, Dowling RH. Clin Sci 1980;59:329–36.
61. Greenberg GR, Wolman SL, Cristofides ND et al. Gastroenterology 1981;80:988–93.
62. Guedon C, Schmitz J, Lerebours E et al. Gastroenterology 1986;90:373–78.
63. Rossi TM, Lee PC, Young C et al. Dig Dis Sci 1993;38: 1608–13.
64. Cortot A, Fleming CR, Malagelada JR. N Engl J Med 1979; 300:79–80.
65. Tang SJ, Jose M. Nieto JM et al. J Clin Gastroenterol 2002; 34:62–3.
66. Murphy JP Jr, King DR, Dubois A. N Engl J Med 1979;300: 80–1.
67. Jeejeebhoy KN. Trop Gastroenterol 2010;31:244–8.
68. Roslyn JJ, Pitt HA, Mann LL. Gastroenterology 1983;84: 148–54.
69. Pitt HA, Lewinski MA, Muller EL et al. Surgery 1984;96: 154–62.
70. Dobbins JW, Binder HJ. N Engl J Med 1977;296:298–301.
71. Chadwick VS, Gaginella TS, Carlson GL et al. J Lab Clin Med 1979;94:661–74.
72. Pak CYC, Peterson R, Sakhaee K et al. Am J Med 1985;79: 284–8.
73. Traube M, Bock JL, Boyer JL. Ann Intern Med 1983;98: 171–3.
74. Satoh T, Narisawa K, Konno T et al. Eur J Pediatr 1982;138:324–6.
75. Ramakrishnan T, Stokes P. JPEN J Parenter Enteral Nutr 1985;9:361–3.
76. Griffin GE, Fagan EF, Hodgson AJ. Dig Dis Sci 1982;27: 902–8.
77. Richards AJ, Condon JR, Mallinson CN. Br J Surg 1971;58:493–4.
78. Nordgaard I, Hansen BS, Mortensen PB. Lancet 1994;343: 373–6.
79. McIntyre PB, Fitchew M, Lennard-Jones JE. Gastroenterology 1986;91:25–33.
80. Ovesen L, Chu R, Howard L. Am J Clin Nutr 1983;38: 823–8.
81. Joly F, Dray X, Corcos O et al. Gastroenterology 2009;136: 824–31.
82. Cawsey SI, Soo J, Gramlich LM. Nutr Clin Pract 2010;25: 296–300.
83. Rodrigues CA, Lennard-Jones JE, Thompson DG et al. Aliment Pharmacol Ther 1989;3:159–69.

84. Ladefoged K, Christensen KC, Hegnhoj J et al. Gut 1989;30: 943–9.
85. Dharmsathaphorn K, Gorelick FS, Sherwin RS et al. J Clin Gastroenterol 1982;4:521–4.
86. Byrne TA, Persinger RL, Young LS et al. Ann Surg 1995; 222:243–55.
87. Byrne TA, Wilmore DW, Iyer K et al. Ann Surg 2005;242: 655–61.
88. Wales PW, Nasr A, de Silva N et al. Cochrane Database Syst Rev 2010;(6):CD006321.
89. Jeppesen PB, Gilroy R, Pertkiewicz M et al. Gut 2011;60: 902–14.
90. Vipperla K, O'Keefe SJ. Expert Rev Gastroenterol Hepatol 2011;5:665–78.
91. Bowyer BA, Fleming CR, Ludwig J et al. JPEN J Parenter Enteral Nutr 1985;9:11–17.
92. Cavicchi M, Beau P, Crenn P et al. Ann Intern Med 2000;132:525–32.
93. Howard L. Gastroenterology 2006;130(Suppl 1):S52–9.
94. Messing B, Lemann M, Landais P et al. Gastroenterology 1995;108:1005–10.
95. MacRitchie KJ. Can Psychiatr Assoc J 1978;23:373–9.
96. O'Keefe SJ, Emerling M, Koritsky D et al. Am J Gastroenterol 2007;102:1093–100.
97. Freeman RB, Steffick DE, Guidinger MK et al. Am J Transplant 2008;8:958–76.
98. Jeejeebhoy K, Allard J, Gramlich L. Home parenteral nutrition in Canada. In: Bozetti F, Staun M, Van Gossum A, eds. Home Parenteral Nutrition. Cambridge, MA: CAB International, 2006:36–42.
99. Grant DW, Shah SA. Results of intestinal transplantation. In: Langnas AN, Goulet O, Quigley EMM, Tappenden KA, eds. Intestinal Failure. Malden, MA: Blackwell, 2008: 349–56.
100. DeLegge M, Alsolaiman MM, Barbour E et al. Dig Dis Sci 2007;52:876–92.
101. Fishbein TM. N Engl J Med 2009;361:998–1008.
102. Pironi L, Joly F, Forbes A et al. Gut 2011;60:17–25.

Sugestões de leitura

Fishbein TM. Intestinal transplantation. N Engl J Med 2009;361: 998–1008.

Howard L. Home parenteral nutrition: survival, cost, and quality of life. Gastroenterology 2006;130(Suppl 1):S52–9.

Nordgaard I, Hansen BS, Mortensen PB. Colon as a digestive organ in patients with short bowel. Lancet 1994;343:373–6.

O'Keefe SJ, Buchman AL, Fishbein TM et al. Short bowel syndrome and intestinal failure: consensus definitions and overview. Clin Gastroenterol Hepatol 2006;4:6–10.

Woolf GM, Miller C, Kurian R et al. Diet for patients with a short bowel: high fat or high carbohydrate? Gastroenterology 1983;84:823–8.

78

A nutrição na doença inflamatória intestinal: implicações do seu papel no controle da doença de Crohn e da colite ulcerativa*

Gerald W. Dryden e Douglas L. Seidner

A manutenção da saúde humana requer a contínua ingestão de nutrientes, combinada com sua apropriada digestão e assimilação, e ambas exigem o adequado funcionamento do trato digestivo. Muitas doenças interferem na digestão normal. Contudo, os problemas são maiores no caso de condições inflamatórias do trato intestinal, como na doença de Crohn (DC) e na colite ulcerativa (CU), coletivamente conhecidas como doença inflamatória intestinal (DII). Nela, a nutrição desempenha três papéis: instigadora, vítima e curadora. Este capítulo aborda modos pelos quais a terapia nutricional traz benefícios a pacientes com DII. No entanto, para entender o papel crucial desempenhado pela nutrição na DII, a interação da nutrição com o paciente e os fatores ambientais associados ao desenvolvimento da DII são examinados primeiro.

Papel da nutrição na etiologia da doença inflamatória intestinal

A DC e a CU partilham uma base fisiológica comum: perda da tolerância à bactéria intestinal. Animais isentos de germes suscetíveis à DII permanecem livres de inflamação até serem expostos à bactéria. No entanto, os seres humanos precisam coexistir com sua microbiota intestinal por diversos motivos: a digestão alimentar, a produção de vitamina K, a proteção contra patógenos, entre outros. A perda de tolerância dessa microbiota deriva de três fatores. Primeiro, uma mutação genética codifica a suscetibilidade; mais de setenta *loci* foram identificados como propícios ao desenvolvimento da DC.[1] Segundo, um gatilho é necessário para desencadear a inflamação. Sobrevém, então, um colapso da tolerância em relação à sempre presente microbiota intestinal. Um gene bem característico envolvido na suscetibilidade à DC, o domínio contendo (NOD)-2 da oligomerização da ligação dos nucleotídeos, codifica um peptídeo de defesa bacteriana expresso de forma destacada na mucosa ileal; o local mais afetado na DC.[2,3] No entanto, as mutação genéticas não podem, sozinhas, explicar o rápido aumento mundial dos casos de DII nas últimas cinco ou seis décadas.[4,5] Na Tabela 78.1, diversas hipóteses oferecem possíveis explicações para o fenômeno da rápida expansão mundial dos casos de DII.[6,7]

Dieta como fator de suscetibilidade

Hábitos alimentares tipificados como dieta ocidental (DO) oferecem um mecanismo plausível para a transformação da DII numa doença de risco equivalente. A escolha alimentar, combinada a suscetibilidades genéticas preexistentes, pode induzir a rápida proliferação da DII. O Japão, por exemplo, assistiu a um aumento significativo de casos de DII nas últimas três décadas.[4] Tal aumento ocorreu após mudanças alimentares rápidas e em grande escala empreendidas pela população japonesa. O total de calorias consumidas na forma de gordura e proteína animal cresceu muito, substituindo o consumo de arroz. As mudanças do consumo alimentar foram vinculadas ao aumento dos índices de incidência tanto da DC como da CU.[8,9]

Em um estudo, uma análise de uma única variável associou o aumento dos índices de DC ao consumo de gordura total, de gordura e proteína animal, e à mudança na proporção de consumo de ácidos graxos (AG) ômega-6 em relação aos ômega-3,

*__Abreviaturas__: **AA**, ácido araquidônico; **AG**, ácido graxo; **AGCC**, ácidos graxos de cadeia curta; **AL**, ácido linoleico; **ALA**, ácido alfa-linolênico; **CD**, célula dendrítica; **CG**, cevada germinada; **CU**, colite ulcerativa; **DC**, doença de Crohn; **DEP**, desnutrição energético-proteica; **DHA**, ácido docosahexaenoico; **DII**, doença inflamatória intestinal; **DL**, dieta livre; **DO**, dieta ocidental; **ECN**, *Escherichia coli* Nissle 1917; **EPA**, ácido eicosapentaenoico; **HLA**, antígeno leucocitário humano; **IC**, intervalo de confiança; **LTB_4**, leucotrieno B4; **NET**, nutrição enteral total; **NPT**, nutrição parenteral total; **PGE_2**, prostaglandina E2; **PO**, *Plantago ovata*; **RDBPC**, randomizado, duplo-cego, controlado com placebo; **RP**, razão de possibilidades; **semi-DE**, dieta semielementar.

Tabela 78.1 Teorias para a rápida expansão da doença inflamatória intestinal

Expansão da dieta ocidental
Hipótese referente à higiene
Hipótese referente à cadeia fria

enquanto uma análise de múltiplas variáveis apontou o maior consumo de proteína animal como a maior influência associada a novos casos de DII.[9] Diversos outros estudos identificaram escolhas alimentares individuais como fatores de risco, em particular, açúcares refinados, alimentos gordurosos e *fast food* aumentam o desenvolvimento de DC e CU,[8,10] enquanto as verduras protegem contra a CU, mas aumentam o risco de DC.[8]

Como explicação alternativa para as escolhas alimentares pessoais, a hipótese da cadeia fria vincula especificamente mudanças sistemáticas do consumo alimentar relativas a casos de expansão da DII com o aumento da refrigeração comercial.[11] A prosperidade econômica após a Segunda Guerra Mundial tornou bastante acessível o uso da geladeira. Rapidamente, a refrigeração converteu o consumo alimentar baseado no consumo diário de produtos perecíveis em uma dependência de armazenagem refrigerada de longo prazo. O apoio para essa teoria reside na identificação dos organismos que se desenvolvem em temperaturas de quase congelamento. Certos psicotrópicos (*Yersinia* e *Legionella*) são associados a infecções intestinais semelhantes à DII.[12] Esses dados demonstram que as escolhas alimentares provavelmente desempenham uma função na suscetibilidade à DII, mas a eliminação de alguns itens alimentares individuais provavelmente não alterará o curso da doença. No entanto, a nutrição ainda pode desempenhar uma função terapêutica significativa na DII.

O papel da nutrição

Idealmente, o tratamento da DII induz a rápida remissão da doença, mantém esta remissão e melhora a qualidade de vida.[13] A terapia nutricional pode satisfazer esses objetivos como intervenção primária em relação à DII. Tradicionalmente, a terapia nutricional primária para a DII referia-se à nutrição parenteral total (NPT) ou à nutrição enteral total (NET). No entanto, o conceito de terapia nutricional se ampliou, incluindo outras ferramentas para um plano de tratamento da DII, tais como intervenções para alterar a função do epitélio intestinal, melhorar a microbiota entérica ou reduzir a inflamação do epitélio intestinal. Essas opções fornecem diversas alternativas clínicas para prover prescrições nutricionais terapeuticamente seguras aos pacientes.

Condição nutricional dos pacientes com doença inflamatória intestinal

A desnutrição energético-proteica (DEP) – desequilíbrio entre as demandas do organismo por nutrientes, os requisitos de energia para o crescimento normal e a homeostase, e o suprimento disponível de nutrientes –[14] é a forma mais comum de desnutrição em pacientes com DII, sobretudo a DC.[15] Até 75% dos pacientes hospitalizados com DC apresentam DEP, evidenciada por perda excessiva de peso e hipoalbuminemia,[16] enquanto até 50% dos pacientes ambulatoriais com DC apresentam peso abaixo do normal, mesmo em remissão.[17]

Diversos fatores relacionados à DII contribuem para a DEP, incluindo má absorção/perda de nutrientes relacionada à doença das mucosas, aumentos dos requisitos metábolicos motivados por citocinas sistêmicas e ingestão oral restrita para controle de diarreia e dor abdominal provocadas pela estrictura do intestino delgado. Pacientes com DII também apresentam diversas deficiências de vitaminas e minerais (Tab. 78.2).[16] Embora a deficiência de ferro seja mais frequentemente encontrada na CU (até 81%) do que na DC, essa forma de anemia é comum em ambas as condições da doença, afetando pelo menos dois terços dos pacientes. A anemia causada pela deficiência de ácido fólico ou vitamina B_{12} é mais provável na DC.[16] As medicações utilizadas para tratar a DII também desempenham função significativa na exacerbação das deficiências nutricionais por meio de diversos mecanismos (Tab. 78.3). Além da terapia com macronutrientes, a suplementação orientada com micronutrientes é muitas vezes necessária para atender deficiências específicas adquiridas no curso da DII (ver Tab. 78.2).[18,19]

Terapia nutricional para doença inflamatória intestinal

Nutrição parenteral total

A substituição alimentar completa pela NPT possui a mais longa história de terapia nutricional para a DII e, provavelmente, funciona por meio da eliminação dos estímulos antigênicos das moléculas de alimentos intactas, alterando a bactéria intestinal e removendo componentes grandes e não digestíveis dos alimentos, que geram sintomas obstrutivos nas estricturas intestinais. Na década de 1960, adotada como terapia primária ou adjuntiva para casos graves de DII,[20,21] os primeiros estudos foram prejudicados por medições inconsis-

Tabela 78.2 Micronutrientes afetados frequentemente pela doença inflamatória intestinal

	Frequência da deficiência		
		Adulto	
Micronutriente	Pediátrico	CD	CU
Solúvel na água			
Ferro	17%	39%	81%
Zinco	Não disponível	50%	Não disponível
Ácido fólico	0 a 2%	67%	30 a 40%
Vitamina B_{12}	0%	48%	5%
Solúvel em gordura			
Vitamina A	14%	11%	Não disponível
Vitamina D	16 a 35%	75%	35%
Vitamina E	6%	Não disponível	Não disponível
Vitamina K	Não disponível	Não disponível	Não disponível

DC, doença de Crohn; CU, colite ulcerativa.

Dados de Mallon DP, Suskind DL Nutrition in pediatric inflammatory bowel disease. Nutr Clin Pract 2010;25:335-9; Vagianos K, Bector S, McConnell J. et al. Nutrition assessment of patients with inflammatory bowel diseaxse. JPEN J Parenter Enteral Nutr 2007;31:311-9, com permissão.

Tabela 78.3 Efeitos de nutrientes associados com medicações na doença inflamatória intestinal

Medicamento	Nutriente afetado	Mecanismo
Sulfasalazina	Ácido fólico	Inibição concorrente da enzima de conjugação com o ácido fólico jejunal
Corticosteroides	Cálcio	Esteroides suprimem a absorção de cálcio pelo intestino delgado, aumentam a excreção urinária
Colestiramina	Gordura, cálcio, vitaminas solúveis em gordura	Prejudica a absorção da gordura pelo sequestro da bílis
6-mercaptopurina azatioprina	Ingestão calórica geral	Pode induzir náusea, vômito e dispepsia

tentes da atividade da doença, critérios de avaliação e limitações a respeito de esteroides concomitantes.[22,23] Independentemente, a NPT pareceu induzir a remissão da DC de modo eficaz (de 65 a 100%), mas raramente a manteve (de 0 a 33%).[24,25] Além disso, a NPT de longo prazo pode levar a complicações como sepse, problemas de acesso, colestase e alto custo. Os resultados da NPT para a CU não são tão animadores quanto para DC, com índices de remissão menores (de 27 a 58%) e péssimos índices de manutenção (0 a 15%).[24,26,27]

O tempo que proclamou a NPT como tratamento primário de longo prazo para a DII já passou,[23] pois a eficácia insatisfatória, o alto custo e os frequentes efeitos colaterais sugeriram diretrizes baseadas em evidências que atualmente não a recomendam .[28] Pode haver uma função para a NP suplementar ou a NPT como abordagem adjunta de curto prazo para fornecer micronutrientes e proporcionar macronutrientes para anabolismo quando o paciente é hospitalizado em razão de um recrudescimento agudo de DII, consumo mínimo oral ou não consumo de nutrientes entéricos, ou incapacidade de tolerar formulações nutrientes líquidas, mas essa prática atualmente não se baseia em evidências. Essas circunstâncias referem-se ao controle de pacientes com intestino curto, íleo ou obstrução prolongada, ou fístulas pós-operatórias resultantes de drenagem anastomótica. Nesses casos, a NPT pode ajudar a prevenir a desnutrição grave, sobretudo em pacientes já desnutridos que podem requerer cirurgia eletiva, incluindo ressecção adicional do intestino resultante de DII refratária.

Nutrição enteral total

Em contraste com o tipo de nutrição precedente, cresceu a evidência ao longo do tempo em relação aos benefícios da NET para o tratamento da DII ativa. A NET substitui a ingestão calórica e nutricional por um suplemento nutricional líquido processado, que é ministrado pela boca ou por sonda de alimentação. Teoricamente, a NET impede a atrofia vilosa da mucosa do intestino delgado causada pelo repouso intestinal, mantém a integridade epitelial e reduz a ativação do sistema imunológico intestinal.

O primeiro estudo clínico randomizado controlado demonstrou que a NET pode levar à remissão de modo tão frequente quanto os corticosteroides,[29] mas diversos estudos pequenos e posteriores produziram resultados conflitantes. Uma metanálise bem executada esclareceu a situação. Em relação à indução de remissão clínica, a razão de possibilidades (RP) entre a terapia com esteroides e a terapia com NET foi de 0,35 (95% do intervalo de confiança [IC], de 0,23 a 0,53), indicando superioridade de curto prazo da terapia com esteroides, mas não depois de um ano (RP de 0,97; 95% do IC; de 0,31 a 3,00).[30] Infelizmente, a aceitação insatisfatória do paciente com NET de longo prazo dificulta essa forma de terapia, ao menos nas populações adultas.

Os índices de aceitação da NET de longo prazo variam muito entre pacientes adultos com DC, de país para país. Embora os pacientes norte-americanos raramente aceitem a NET de longo prazo, essa abordagem, no Japão, é uma importante terapia de primeira linha para induzir e manter a remissão da DC.[31,32] Da mesma forma, as diretrizes europeias promovem a NET para adultos com DC ativa com complicações resultantes de efeitos de esteroides, como NET suplementar para crianças subnutridas com DC ou como terapia de primeira linha para crianças com DC ativa para induzir a remissão.[33]

A porcentagem de consumo de calorias pela NET influencia o sucesso. O consumo maior ou igual a 900 kcal/dia da NET resultou em menores índices de hospitalização, em comparação com pessoas que receberam menos calorias.[32] O efeito foi mais visível em pacientes com ileíte. Uma dieta "semielementar" (semi-DE) também foi avaliada para manter a remissão da DC.[34] Os pacientes em remissão, por meio de NET, prednisolona, infliximabe para indução, ou cirurgia, foram escolhidos de maneira aleatória em relação à semi-DE (de 900 a 1.200 kcal) ou dieta livre (DL), e avaliados em termos de recaída por um período de acompanhamento superior a 2 anos. Os pacientes no grupo de semi-DE apresentaram recorrência menor (35%) do que os pacientes no grupo de DL (64%; CI= 0,16 a 0,98).[34]

Quando examinada no todo como terapia primária, a NET induz a remissão quase de modo tão efetivo quanto a terapia com corticosteroide, sem os efeitos colaterais relacionados aos esteroides. A NET pode ser ministrada por sonda ou pela boca, de forma elementar ou semielementar, e pode ser mantida a longo prazo, para preservar a remissão da DC induzida por todos os métodos-padrão. Em pediatria, a NET melhora a velocidade de crescimento dificultada pela terapia com corticosteroide.[35] No entanto, nos Estados Unidos, as preferências culturais, a palatabilidade, a aversão à sonda de alimentação e o custo impedem o uso difundido da NET.

Suplementos nutricionais para doença inflamatória intestinal

Probióticos

Bases para eficácia

A aceitação de suplementos não regulamentados, como prebióticos, probióticos e outras substâncias bioativas, é alta entre os pacientes norte-americanos com DII. Atualmente, um dos suplementos nutricionais mais populares entre eles, o uso de bactérias "benéficas" para a saúde, foi defendido pela primeira vez por Elie Metchnikoff, no início do século XX.[36] Dado o papel fundamental das bactérias na DII, as estratégias para expandir as populações bacterianas anti-inflamatórias proporcionam uma alternativa atraente para a terapia farmacológica. Até esse momento, os ratos transgênicos (HLA)-B27 com antígeno leucocitário humano e isentos de germes não exibiram colite demonstrável.[37] No entanto, animais expostos a cepas únicas ou combinações de bactérias desenvolveram inflamação do ceco.

Para avaliar o papel do organismo probiótico comum na inflamação intestinal, os ratos HLA-B27 isentos de germes foram monoassociados com *Bacteroides vulgates*, *Escherichia coli* ou uma mistura bacteriana de um paciente com DC.[37] Os ratos monoassociados com mistura bacteriana ou *Bacteroides vulgates* desenvolveram inflamação do ceco, enquanto os ratos monoassociados com *Escherichia coli* não exibiram inflamação significativa. Posteriormente, ratos transgênicos HLA-B27, isentos de patógeno específico, foram monoassociados com *Bacteroides vulgates* e uma das duas cepas de *Lactobacillus*. Nenhuma espécie de *Lactobacilli* impediu a colite, mas quando os animais receberam antibióticos após a monoassociação, o probiótico *Lactobacillus* GG (LGG) impediu a recorrência da colite.[38]

Esse e outros estudos sugerem que os probióticos modulam a inflamação intestinal por meio de diversos mecanismos. Primeiro, inibem o desenvolvimento do patógeno, o que pode melhorar a disbiose que afeta os pacientes com DII, caracterizada por deficiência de bactérias favoráveis, tais como *Bacteroides*, *Bifidobacteria* e *Lactobacillus* spp., ou excesso de bactérias prejudiciais, como *Escherichia coli* associada ao epitélio.[39-41] Por outro lado, os probióticos podem impactar a microbiota intestinal, pela liberação de peptídios antibacterianos ou pelo desalojamento de toxinas ou patógenos dos locais ligados ao intestino. Uma classe de proteínas antibacterianas secretadas pela bactéria Gram-positiva, a lantibiótica, intercala-se na parede celular da bactéria patogênica por meio de um componente lipídeo específico;[42] outra classe, secretada principalmente pela *Lactobacilli*, rompe as membranas celulares da bactéria-alvo e também os processos intercelulares críticos.[43] Probióticos como os *Lactobacilli* também controlam espécies patogênicas por meio da secreção de ácidos acético, propiônico e lático.[44] Esses ácidos reduzem os níveis de pH no ambiente local, e inibem efetivamente os organismos patogênicos como a *Salmonela*.[45]

Em seguida, os probióticos melhoram a saúde e a integridade da mucosa. A integridade da barreira epitelial é reforçada pela *Escherichia coli* Nissle 1917 (ECN) por meio de complexos de junção firme.[46] Outros probióticos reduzem a permeabilidade intestinal e neutralizam os efeitos das citocinas pró-inflamatórias na integridade epitelial.[47-49] Finalmente, regulam as reações imunes intestinais. As células M que revestem a mucosa intestinal absorvem os probióticos para processamento por meio de células dendríticas (CDs) e apresentação subsequente às células T e B.[50,51] Essa interação estimula a produção de IgA secretória, que, por sua vez, aumenta a eficácia da camada de água não agitada para repelir patógenos.[51,52] Os organismos probióticos possuem a capacidade de polarizar as CDs, para expressar citocinas anti-inflamatórias.[53,54] A *Lactobacillus acidophilus* e a *Lactobacillus salivarius* melhoram a atividade da célula T reguladora anti-inflamatória,[55] enquanto outros organismos probióticos realmente ampliam a imunidade da célula T auxiliar (Th1) contra organismos patogênicos. O sistema imunológico do hospedeiro pode distinguir diferenças estruturais entre agonistas de receptor tipo Toll 4 (TLR-4) de origem probiótica ou patogênica.[56] Infelizmente, apesar dos dados da ciência básica apoiarem o uso dos probióticos para a DII, a evidência de benefício clínico dos probióticos revelou-se deficiente.

Estudos clínicos a respeito de probióticos para a colite ulcerativa

Refletindo um entusiasmo geral pelo conceito de terapia com probióticos para a DII, uma quantidade desproporcionalmente grande de artigos de avaliação foram publicados a respeito de um número limitado de estudos clínicos a respeito de probióticos. O primeiro estudo clínico que investigou a função de um organismo probiótico na DII comparou a ECN (de 2,5 a 25 × 10^9 CFU) com 1,5 g de mesalamina/dia, para manter a remissão em pacientes com CU, sem diferença significativa entre índices de recaída.[56] Em outro estudo, pacientes em remissão por colite ativa de modo suave, moderado ou severo foram escolhidos de maneira aleatória para uso de mesalamina oral (1,2 g/dia) ou ECN (5 × 10^5 de bactéria viável, duas vezes por dia).[57] Índices similares de remissão foram observados para manutenção de mesalamina e probiótico (73 e 67%, respectivamente, p = 0,006).[57]

Um estudo de manutenção muito maior, comparando ECN com 1,5 g/dia de mesalamina, também documentou índices comparáveis de recaída (64 e 67%, respectivamente, p = 0,003).[58] Quando três doses diferentes de enemas de ECN foram comparadas a placebo para indução de remissão, a maior dose (40 mL) alcançou um índice de remissão de 53%.[59] Esse efeito dependente da dose foi confirmado num estudo subsequente com 90 pacientes com CU de suave a moderada, com índices de remissão de 52,9% (40 mL), 44,4% (20 mL), 27,3% (10 mL) e 18,2% (placebo).[60]

Outro agente probiótico comum utilizado em estudos de CU, o VSL n. 3, também foi empregado para tratar CU de suave a moderada. Um estudo aberto avaliou o VSL n. 3 (3 g/dia) combinado com uma dose baixa de balsalazida (2,25 g/dia), em comparação à dose moderada de balsalazida (4,5 g/dia) ou mesalazina (2,4 g/dia) apenas.[61] A terapia combinada demonstrou ser mais eficaz, induzindo uma remissão de oito semanas, quando 85,7% dos pacientes que receberam VSL n. 3/balsalazida alcançaram remissão, em contraste com 80,8% que receberam balsalazida ou 70% que receberam mesalazina apenas (p < 0,02). Um segundo estudo aberto ministrou VSL n. 3 duas vezes por dia, durante seis semanas, em 34 pacientes com CU suave a moderadamente ativa, alcançando um índice combinado de taxa de remissão/resposta de 77%.[62]

Um estudo maior randomizado, duplo-cego, controlado com placebo (RDBPC) do VSL n. 3 ou do placebo ministrado duas vezes por dia a pacientes com CU suave a moderada demonstrou que 32,5% dos pacientes tratados com VSL n. 3 alcançaram um critério primário de avaliação relativo à redução de menos de 50% do resultado de referência do Índice de Atividade da Doença em relação à CU, em comparação com somente 10% daqueles que receberam placebo (p = 0,001).[63] Os efeitos benéficos do VSL n. 3 também se transferem para os pacientes pediátricos com CU.

Em um estudo RDBPC de indução e remissão, tanto o VSL n. 3, como o placebo foram adicionados a um regime de indução padrão de 1 mg/kg/dia de metilprednisolona oral mais 50 mg/kg/dia de mesalamina oral em pacientes recém diagnosticados.[64] Os pacientes que receberam VSL n. 3 em combinação com a terapia de indução padrão eram mais propensos a alcançar remissão (92,8%) do que os pacientes que receberam apenas terapia padrão (36,4%) (p < 0,001). Uma porcentagem significativamente maior de pacientes tratados apenas com terapia de mesalamina (73,3%) recrudesceram em doze meses do que aqueles tratados com VSL n. 3 mais mesalamina (21,4%, p = 0,014).[64] Em contraste, dois estudos envolvendo outros organismos probióticos foram incapazes de estabelecer um efeito de manutenção da remissão.[65,66]

Estudos clínicos a respeito de probióticos para a pouchite

Estudos também realizados no âmbito da *pouchite*. Geralmente, a *pouchite* ocorre em pacientes com CU, que passaram por proctocolectomia total com anastomose da bolsa ileal. Quando a *Lactobacillus* GG (LGG, 0,5 a 1 x 10^{10} CFU/cápsula) ou o placebo foram ministrados como terapia primária para a *pouchite* ativa duas vezes por dia, em contraste com placebo por três meses, nenhuma diferença foi observada.[67] A ministração de um produto de leite fermentado contendo *Lactobacilli* e *Bifidobacteria* para 41 pacientes com CU, por quatro semanas, de modo aberto, produziu uma melhoria endoscópica,[68] enquanto um segundo estudo que avaliou esse produto em 69 pacientes (51 dos quais passaram por cirurgia da bolsa ileal para CU) só demonstrou melhoria em pacientes com CU.[69] Em contraste com as falhas como terapia primária para *pouchite*, os probióticos estabeleceram um registro mais sólido de manutenção da remissão da *pouchite* medicamente induzida. Dois estudos RDBPC com VSL n. 3 fornecido para pacientes com remissão induzida por antibióticos demonstraram resultado altamente benéfico.[70,71] Também intrigante foi o fato que um sachê de VSL n. 3 por dia, introduzido imediatamente após os pacientes passarem por cirurgia da bolsa ileal para CU, foi significativamente melhor do que o placebo para prevenir uma primeira ocorrência de *pouchite*.[72]

Estudos clínicos a respeito de probióticos para doença de Crohn

Com respeito à DC, nove estudos clínicos foram realizados com probióticos antes de 2011.[73] Em contraste com o sucesso visto na CU, apenas um estudo clínico para DC demonstrou capacidade de induzir remissão. O primeiro estudo realizado para a DC, um estudo aberto da *Lactobacillus* GG em pacientes pediátricos com DC de suave a moderadamente ativa, demonstrou uma grande redução do resultado de referência CDAI na quarta semana.[74] Um segundo e pequeno estudo comparou *Lactobacillus* GG a placebo em pacientes adultos com DC com atividade da doença de suave a moderada.[75] Depois de verificar que um número reduzido de pacientes, em cada divisão do estudo, tinha alcançado remissão em seis meses, os pesquisadores concluíram que não havia benefício do tratamento com *Lactobacillus* GG.

Os efeitos dos probióticos na recorrência pós-operatória referente à DC também foram estudados. Dois estudos com *Lactobacillus* GG não conseguiram impedir a recorrência pós-operatória,[76,77] enquanto outros estudos com *Lactobacillus johnsonii* LA1 também se mostraram ineficazes em prevenir a DC pós-operatória.[78,79] Finalmente, um estudo que avaliou o papel de uma combinação de prebióticos/probióticos (Synbiotic 2000) também foi incapaz de prevenir a recorrência pós-operatória.[80]

Os efeitos dos probióticos na DII podem ser resumidos da seguinte maneira: certos probióticos podem afetar significativamente o curso da doença referente à CU (ECN) ou a remissão medicamente induzida da *pouchite* (VSL n. 3). No entanto, existe pouca evidência para o efeito benéfico dos probióticos em relação à DC. Embora os probióticos apresentem um excelente perfil de segurança, a viabilidade de culturas e a pureza dos produtos ensejam preocupações. Essas preocupações, e também os dados pré-clínicos que documentam efeitos anti-inflamatórios significativos nos modelos da DII, alimentaram interesse significativo no desenvolvimento de uma classe de suplementos terapêuticos denominados prebióticos. O termo *prebiótico* foi criado para descrever açúcares complexos e não digeríveis, que promovem o desenvolvimento de bactérias benéficas.[81,82]

Prebióticos

Essas substâncias resistem à digestão e assimilação no trato gastrintestinal superior, mas depois são fermentadas por espécies benéficas de bactérias e, assim, favorecem a saúde do indivíduo. A inulina e a oligofrutose são substâncias prebióticas de ocorrência natural, encontradas em plantas como trigo, chicória, alho-poró, alcachofra, aspargo e alho.[83] Potencialmente, os prebióticos diminuem a inflamação da mucosa intestinal, melhorando a função de barreira, os efeitos anti-inflamatórios e a produção de ácidos graxos de cadeia curta (AGCC). Como os probióticos, os prebióticos possuem perfil de segurança atraente, mas, ocasionalmente, geram efeitos colaterais sem gravidade, tais como dor abdominal, flatulência, inchaço e diarreia.[83]

Um estudo com prebióticos em CU quiescente revelou que as bactérias referentes ao cólon fermentaram as fibras das sementes da *Plantago ovata* (PO) e as transformaram em butirato.[84] Para testar os benefícios das fibras de PO, três grupos foram comparados de modo aberto: 10 g de sementes de PO duas vezes por dia; 500 mg de mesalamina, três vezes por dia; ou uma combinação. A atividade da doença recrudesceu em índices similares em cada grupo (37%, para terapia com PO; 35% para terapia com mesalamina; e 23%, para terapia combinada).[84] Os benefícios de uma fonte alternativa de fibra, produzida como subproduto da fermentação da cerveja, a cevada germinada (CG), foram avaliados em dezoito pacientes com CU suave a moderada. O tratamento com 20 a 30 g de CG, por quatro semanas, apresentou um benefício significativo.[85] Um relatório subsequente a respeito de uma terapia com CG, durante doze meses, revelou um benefício prolongado para os pacientes, em comparação com um grupo controle que não recebeu CG.[86]

O farelo de aveia, outra forma de fibra dietética que fermenta em SFCA, também se revelou promissor como tratamento da DII, por meio de sua capacidade de manter a remissão da CU.[87] Vinte e três pacientes com CU receberam 60 g de fibra de aveia durante doze semanas. Nenhuma recaída ocorreu em nenhum grupo, mas os pacientes assim tratados apresentaram níveis elevados de fezes com AGCC.

Componentes purificados de substâncias probióticas também beneficiaram os pacientes com DII. Um pequeno estudo cruzado, controlado por placebo, em vinte pacientes com *pouchite*, comparou a ministração de 24 g de inulina diariamente com a de placebo. Após três semanas de terapia, os pacientes passaram por coleta de fezes e endoscopia da bolsa ileal, e, depois, por quatro semanas de lavagem intestinal, e, em seguida, cruzamento com uma terapia alternativa.[88] Embora não se constatassem diferenças no índice de doença da bolsa ileal por tratamentos, os níveis de butirato foram acentuadamente maiores nos pacientes tratados com inulina. Outro estudo pequeno e aberto, que examinou uma combinação de oligrofrutose e inulina (15 g/dia) em dez pacientes com DC ileocolônica ativa, melhorou a atividade da doença após três semanas de tratamento.[89] Os dados limitados de estudos clínicos positivos que apoiam o uso de prebióticos para a DII justificam a necessidade de estudos maiores. No entanto, deslumbrar pacientes com alta ingestão de prebióticos será difícil e pode contribuir negativamente para o grande efeito placebo geralmente encontrado em estudos de DII.

Ácidos graxos ômega-3

Peixes e óleos de peixe ricos em ômega-3 constituem uma terapia "alimentar funcional" final, de interesse duradouro para pacientes com DII. Os seres humanos produzem quase todos os ácidos graxos, exceto dois AG necessários à saúde. Esses dois AG essenciais são o ácido linoleico (AL; precursor da série ômega-6 de ácidos graxos) e o ácido alfa-linolênico (ALA; precursor dos ácidos graxos ômega-3). O consumo ideal do AL em relação ao ALA ocorre na proporção de 4:1.[90] No entanto, o consumo pesado do óleo vegetal encontrado na dieta ocidental alterou essa proporção para 15 a 16:1, provavelmente incitando um aumento mundial das desordens inflamatórias, como DC e CU.[91,92]

Os precursores de AG saturados ômega-6 do ácido araquidônico (AA) acumulam-se nas membranas celulares dos mamíferos. Embora o AA seja uma molécula de sinalização importante, que desempenha uma função crucial na regulação da inflamação, o AA em excesso pode desencadear uma inflamação descontrolada. O AA é clivado a partir dos fosfolipídios da membrana mediante a ação da fosfolipase A2.[93] Entre os produtos posteriores do metabolismo do AA estão o leucotrieno B_4 (LTB_4) das moléculas pró-inflamatórias e a prostaglandina E_2 (PGE_2), envolvidas na ativação das células inflamatórias, e também em sua subsequente adesão vascular, migração e quimiotaxia.[94]

O acúmulo excessivo de AG ômega-6 nas membranas celulares, induzido pela DO, resulta na excessiva produção posterior de LTB_4 e PGE_2, que foi ligada a crescentes incidências de desordens inflamatórias graves.[95] Ao contrário, o consumo de alimentos ricos em AGs ômega-3 pode interferir na conversão do AA em componentes pró-inflamatórios, e derivar o metabolismo para a produção de moléculas menos potentes, tais como LTB_5 e PGE_3.[96,97]

Apesar da explicação plausível para as propriedades anti-inflamatórias dos AG ômega-3, a pesquisa descobriu um mecanismo ainda mais convincente para esses efeitos. Previamente, a resolução da inflamação foi atribuída a depleção fagocitária dos antígenos patogênicos e a subsequente eliminação dos gradientes quimiotáticos.[98] No entanto, a evidência conclusiva estabeleceu que as resolvinas e as protectinas, duas classes de moléculas derivadas do metabolismo dos AG ômega-3, conduzem ativamente à resolução da inflamação.[99,100] Nas fases iniciais de uma resposta do hospedeiro aos patógenos, as prostaglandinas clássicas e os leucotrienos dominam, gerando sinais clássicos de inflamação. No ponto de transição do processo inflamatório, a PGE_2 e a PGD_2 promovem a indução de enzimas-chave envolvidas na síntese de lipoxinas, resolvinas e protectinas, cada uma delas desempenha um papel específico na reindução de um estado de homeostase.[100] Como analisado na Figura 78.1, as resolvinas e as protectinas derivam exclusivamente do ácido eicosapentaenoico (EPA) e do ácido docosahexaenoico (DHA) dos ácidos graxos ômega-3.[100]

A elucidação desse mecanismo renovou apelos para o aproveitamento dos efeitos anti-inflamatórios do EPA e do DHA derivados das dietas ricas em peixes de águas profundas (p. ex., salmão, arenque e cavala). As bactérias intestinais desses peixes geram abundantes AG ômega-3 de cadeia longa (p. ex., EPA e DHA) *de novo*, que são incorporados em sua carne.[90,101] A ingestão da carne do peixe transfere o EPA e o DHA ao consumidor.

Uma abordagem mais farmacológica, usando óleo de peixe concentrado, foi estudada amplamente para a DII, com resultados inconclusivos. Um estudo aberto inicial referente ao óleo de peixe ministrado em dez pacientes com CU de suave a moderadamente ativa representou grande promessa depois que sete pacientes apresentaram melhora moderada ou acentuada.[102] Apoiando ainda mais os benefícios do óleo de peixe, um subsequente estudo cruzado envolveu onze pacientes com CU, avaliando o óleo de peixe contendo 4,2 g de AG ômega-3 por dia. Cinquenta e seis por cento dos pacientes apresentaram melhora nos sintomas de colite ao receberem terapia ativa, enquanto apenas 4% melhoraram ao receber placebo ($p < 0{,}05$).[103]

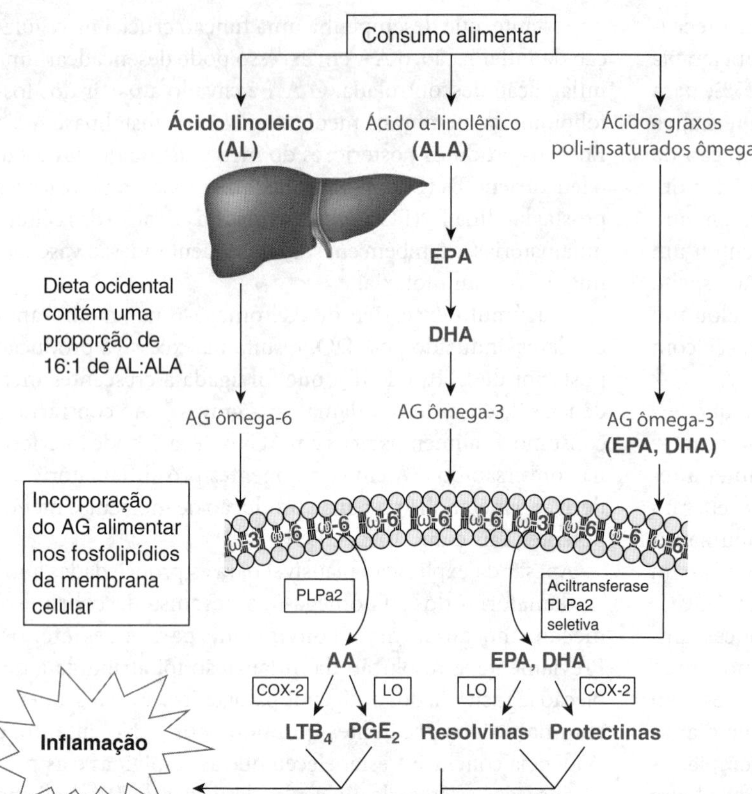

Figura 78.1 Consumo alimentar de ácidos graxos essenciais e seu impacto sobre a inflamação. AA, ácido araquidônico; COX-2, ciclo-oxigenase-2; DHA, ácido docosa-hexaenoico; EPA, ácido eicosapentaenoico; AG, ácido graxo; LO, lipoxigenase; LTB_4, leucotrieno B_4; PGE_2, prostaglandina E_2; PLP, fosfolipase.

Um segundo pequeno estudo cruzado, envolvendo 24 pacientes com CU ativa, também foi realizado usando cápsulas de óleo de peixe.[104] Os pacientes experimentaram melhoras bioquímicas e histológicas relacionadas à doença ao receberem a droga em estudo, mas não enquanto recebiam o placebo. No entanto, um estudo muito maior escolheu pacientes com CU de maneira aleatória para uso de óleo de peixe ou azeite de oliva, e não conseguiu demonstrar diferença entre os grupos em tratamento.[105] Diferenças bioquímicas foram detectadas entre os grupos em tratamento. A falta de diferenças clínicas pode ser explicada por um estudo com animais que utilizou o modelo do camundongo nocaute para interleucina-10 relativo à inflamação intestinal, e avaliou os efeitos do óleo de peixe na colite e nos tumores induzidos por inflamação. Esse estudo também utilizou azeite de oliva como controle.[106] Os animais que receberam azeite de oliva desenvolveram menos inflamações e menor quantidade de tumores do que os animais que receberam óleo de peixe. Isso sugere que o azeite de oliva não constitui um placebo apropriado para o óleo de peixe.

Um terceiro pequeno estudo que avaliou o óleo de peixe em pacientes com colite distal demonstrou eficácia no índice de atividade clínica ($p < 0,05$) e na endoscopia ($p = 0,013$).[107] Em uma tentativa de resumir resultados discrepantes dos estudos, uma metanálise de todos os estudos comparativos referentes à óleo de peixe para CU não descobriu benefício geral do óleo de peixe na manutenção da remissão.[108] No entanto, um estudo piloto que investigou o impacto do salmão alimentar em pacientes com CU ativa demonstrou melhora no índice de atividade da colite e em outros parâmetros biomédicos, sugerindo que as intervenções baseadas em alimentos ao elevar o DHA e o EPA intestinal podem ser benéficas.[109]

Um conjunto muito maior de evidências examinou o óleo de peixe em relação à DC. Diversos estudos clínicos randomizados controlados avaliaram o papel do óleo de peixe na manutenção da remissão (em geral, induzida por esteroides),[110-114] mas projetos de estudo inconsistentes foram impedidos em razão da existência de formas variadas de óleo de peixe. Estudos iniciais demonstraram a melhora dos índices de remissão em pacientes que receberam óleo de peixe,[111,112,114] enquanto estudos maiores não mostraram diferença.[110,113] No entanto, quando resultados conjuntos de estudos que usaram preparações com revestimento entérico em óleo de peixe foram examinados em uma metanálise, os dados sumários para óleo de peixe com revestimento entérico demonstraram o benefício de manter a remissão por um ano (risco relativo, 0,77; IC de 95%, de 0,61 a 0,98).[108]

Dado o fato de que nenhum evento adverso grave foi relatado até hoje em estudos clínicos com óleo de peixe, além da evidência bioquímica de que seu uso altera a composição eicosanoide da mucosa intestinal de modo benéfico, a suplementação com óleo de peixe parece ser segura, ou mesmo altamente eficaz para pacientes com CU. No entanto, a evidência obtida dos estudos EPIC[110] sugere, de forma razoável, que o óleo de peixe não confere um benefício clinicamente significativo na DC. Quando todas as evidências são consideradas, parece não haver evidência irrefutável de que a suplementação com óleo de peixe é útil para a DII.

Considerações finais

Nessa época de excesso de informação, que confronta médicos e pacientes, a literatura relativa à terapia nutricional para a DII é tanto ampla em escopo, quanto limitada em resultados conclusivos capazes de orientar a prática. Os pacientes com DII possuem profundo interesse em conselhos construtivos referentes ao melhor uso do consumo alimentar diário para influenciar positivamente o estado crônico de inflamação de seus intestinos.

Perguntas habituais envolvem a maneira pela qual a dieta está implicada no advento da DII, e, em seguida, perguntas a respeito de como mudanças realizadas na dieta podem contribuir para o desaparecimento da inflamação. A melhor evidência sugere que a DO pode servir como fator de risco. Infelizmente, os tratamentos alimentares para reverter o estado inflamatório não parecem ser suficientes no caso da DII. Intervenções profundas, como a eliminação da dieta oral, em combinação com a substituição da fórmula enteral, parecem oferecer uma intervenção terapêutica confiável e de baixo risco, com possíveis benefícios a longo prazo.

Como se concluiu a partir de uma análise da terapia nutricional em casos de DII, a literatura emergente (principalmente em pediatria) favorece o uso da nutrição enteral exclusiva, em um tratamento primário da DC ativa, mas estudos controlados rigorosos estão ausentes.[115] Adicionalmente, intervenções direcionadas para deficiências comuns ocasionadas pelas desordens inflamatórias do trato digestivo podem ajudar a evitar e superar deficiências de micronutrientes. Além disso, a terapia nutricional parece não oferecer "curas" rápidas e fáceis para esse processo notoriamente difícil de tratar a doença. Como sintetizado por Forbes et al.: "Provavelmente, a terapia nutricional em adultos com DII é subestimada e subutilizada, mas a base de evidências precisa ser fortalecida para confirmar sua eficácia, determinar os pacientes mais propensos a se beneficiar e otimizar os regimes a serem empregados".[115]

Referências bibliográficas

1. Franke A, McGovern DPB, Barrett JC et al. Nat Genet 2010; 42:1118-25.
2. Girardin SE, Boneca IG, Viala J et al. J Biol Chem 2003;278: 8869-72.
3. Grimm MC, Pavli P. Gut 2004;53:1558-60.
4. Yao T, Matsui T, Hiwatashi N. Dis Colon Rectum 2000;43: S85-S93.
5. Kim ES, Kim WH. Gut Liver 2010;4:1-14.
6. Strachan DP. BMJ 1989;299:1259-60.
7. Weinstock JV, Summers RW, Elliott DE et al. J Lab Clin Med 2002;139:334-8.
8. Sakamoto N, Kono S, Wakai K. Inflamm Bowel Dis 2005; 11:154-63.
9. Shoda R, Matsueda K, Yamato S et al. Am J Clin Nutr 1996;63:741-5.
10. Reif S, Klein I, Lubin F et al. Gut 1997;40:754 - 60.
11. Hugot JP, Alberti C, Berrebi D et al. Lancet 2003;362:2012-5.
12. Lakatos PL. Dig Dis 2009;27:215-25.
13. Lichtenstein GR, Hanauer SB, Sandborn WJ. Am J Gastroenterol 2009;104:465-83.
14. de Onís M, Blössner M. Int J Epidemiol 2003;32:518-26.
15. Hodges P, Gee M, Grace M et al. J Am Diet Assoc 1984; 84:1460-64.
16. Tighe MP, Cummings JR, Afzal NA. Curr Opin Clin Nutr Metab Care 2011;14:491-6.
17. Razack R, Seidner DL. Curr Opin Gastroenterol 2007;23:400-5.
18. Mallon DP, Suskind DL. Nutr Clin Pract 2010;25:335-9.
19. Vagianos K, Bector S, McConnell J et al. JPEN J Parenter Enteral Nutr 2007;31:311-9.
20. Steiger E, Wilmore DW, Dudrick SJ. Fed Proc 1969;29:808.
21. Fischer JE, Foster GS, Abel RM et al. Am J Surg 1973;125.
22. Voitk AJ, Echave V, Feller JH et al. Arch Surg 1973;107:329-33.
23. Payne-James JJ, Silk DB. Gut 1988;29:1304-8.
24. Dickinson RJ, Ashton MG, Axon AT et al. Gastroenterology 1980;79:1199-204.
25. Jones VA, Dickinson RJ, Workman E et al. Lancet 1995;2: 177-80.
26. Sitzmann JV, Converse RL Jr, Bayless TM. Gastroenterology 1990;99:1647-52.
27. McIntyre PB, Powell-Tuck J, Wood SR et al. Gut 1986;27: 481-5.
28. Van Gossum A, Cabre E, Hebuterne X et al. Clin Nutr 2009; 28:415-27.
29. O'Morain C, Segal AW, Levi AJ. BMJ 1984;288:1859-62.
30. Griffiths AM, Ohlsson A, Sherman PM et al. Gastroenterology 1995;108:1056-67.
31. Matsui T, Sakuri T, Yao T. J Gastroenterol 2005;40:25-31.
32. Watanabe O, Ando T, Ishiguro K et al. J Gastroenterol Hepatol 2010;25:S134-S7.
33. Lochs H, Dejong C, Hammarqvist F et al. Clin Nutr 2006; 25:260-74.
34. Takagi S, Utsunomiya K, Kuriyama S et al. Aliment Pharm Ther 2006;24:1333-40.
35. Sanderson IR, Udeen S, Davies PS et al. Arch Dis Child 1987;62:123-7.
36. Metchnikoff E. The Prolongation of Life: Optimistic Studies. London: Heinemann, 1907.
37. Rath HC, Wilson KH, Sartor RB. Infect Immun 1999;67: 2969-74.
38. Dieleman LA, Goerres MS, Arends A et al. Gastroenterology 2000;118:A814.
39. Conte MP, Schippa S, Zamboni I et al. Gut 2006;55:1760-7.
40. Mylonaki M, Rayment NB, Rampton DS et al. Inflamm Bowel Dis 2005;11:481-7.
41. Ott SJ, Musfeldt DF, Wenderoth J et al. Gut 2004;53:685-93.
42. Morgan SM, O'Connor PM, Cotter PD et al. Antimicrob Agents Chemother 2005;49:2606-11.
43. Vanderpool C, Yan F, Polk DB. Inflamm Bowel Dis 2008; 14:1585-96.
44. Makras L, Triantafyllou V, Fayol-Messaoudi D et al. Res Microbiol 2006;157:241-7.
45. Fayol-Messaoudi D, Berger CN, Coconnier-Polter M-H et al. Appl Environ Microbiol 2005;71:6008-13.
46. Zyrek AA, Cichon C, Helms S et al. Cell Microbiol 2007; 9:804-16.
47. Otte JM, Podolsky DK. Am J Physiol 2004;286:G613-G26.
48. Seth A, Yan F, Polk DB et al. Am J Physiol 2008;294:G1060-G9.
49. Eun CS, Kim YS, Han DS et al. APMIS 2011;119:49-56.
50. Winkler P, Ghadimi D, Schrezenmeir J et al. J Nutr 2007; 137:756S-72S.
51. Boirivant M, Amendola A, Butera A. Mucosal Immunol 2008;1:S47-S9.
52. Scholtens PAMJ, Alliet P, Raes M et al. J Nutr 2008;138:1141-7.
53. Hart AL, Lammers K, Brigidi P et al. Gut 2004;53:1602-9.
54. Mastrangeli G, Corinti S, Butteroni C et al. Int Arch Allergy Immunol 2009;150:133-43.

55. Petersen ER, Claesson MH, Schmidt EGW et al. Inflamm Bowel Dis 2011;18:131–42.
56. Kruis W, Schutz E, Fric P. Aliment Pharm Ther 1997;11:853–8.
57. Rembacken BJ, Snelling AM, Hawkey PM et al. Lancet 1999;354:635–9.
58. Kruis W, Fricˇ P, Pokrotnieks J et al. Gut 2004;53:1617–23.
59. Matthes H, Krummenerl T, Giensch M et al. Gastroenterology 2006;130:A–119.
60. Matthes H, Krummenerl T, Giensch M et al. BMC Complement Altern Med 2010;10:13.
61. Tursi A, Brandimarte G, Giorgetti GM et al. Med Sci Monit 2004;10:PI126–31.
62. Bibiloni R, Fedorak RN, Tannock GW et al. Am J Gastroenterol 2005;100:1539–46.
63. Sood A, Midha V, Makharia GK et al. Clin Gastroenterol Hepatol 2009;7:1202–9.e1.
64. Miele E, Pascarella F, Giannetti E et al. Am J Gastroenterol 2009;104:437–43.
65. Shanahan F, Guarner F, Von Wright A et al. Gastroenterology 2006;2006:A–44.
66. Zocco MA, Dal Verme LZ, Cremonini F et al. Aliment Pharm Ther 2006;23:1567–74.
67. Kuisma J, Mentula S, Jarvinen H et al. Aliment Pharm Ther 2003;17:509–15.
68. Laake KO, Line PD, Grzyb K et al. Scand J Gastroenterol 2004;39:1228–35.
69. Laake KO, Bjørneklett A, Aamodt G et al. Scand J Gastroenterol 2005;40:43–51.
70. Mimura T, Rizzello F, Helwig U et al. Gut 2004;53:108–14.
71. Gionchetti P, Rizzello F, Venturi A et al. Gastroenterology 2000;119:305–9.
72. Gionchetti P, Rizzello F, Helwig U et al. Gastroenterology 2003;124:1202–9.
73. Meijer BJ, Dieleman LA. J Clin Gastroenterol 2011;45: S139–S44.
74. Gupta P, Andrew H, Kirschner BS et al. J Pediatr Gastroenterol Nutr 2000;31:453–7.
75. Schultz M, Timmer A, Herfarth H et al. BMC Gastroenterology 2004;4:5.
76. Prantera C, Scribano M, Falasco G et al. Gut 2002;51:405–9.
77. Bousvaros A, Guandalini S, Baldassano RN et al. Inflamm Bowel Dis 2005;11:833–9.
78. Marteau P, Lémann M, Seksik P et al. Gut 2006;55:842–7.
79. Van Gossum A, Dewit O, Louis E et al. Inflamm Bowel Dis 2007;13:135–42.
80. Chermesh I, Tamir A, Reshef R et al. Dig Dis Sci 2007;52:385–9.
81. Robrefoid M. J Nutr 2007;137:830S–7S.
82. Gibson GR, Robrefoid M. J Nutr 1995;125:1401–12.
83. Looijer-Van Langen MAC, Dieleman LA. Inflamm Bowel Dis 2009;15:454–62.
84. Fernandez-Banares F, Hinojosa J, Sanchez-Lombrana JL et al. Am J Gastroenterol 1999;94:427–33.
85. Kanauchi O, Suga T, Tochihara M et al. J Gastroenterol 2002;37:67–72.
86. Hanai H, Kanauchi O, Mitsuyama K et al. Int J Mol Med 2004;13:643–7.
87. Hallert C, Björck I, Nyman M et al. Inflamm Bowel Dis 2003;9:116–21.
88. Welters CM, Heineman E, Thunnissen FJM et al. Dis Col Rectum 2002;45:621–7.
89. Lindsay JO, Whelan K, Stagg AJ et al. Gut 2006;55:348–55.
90. Wall R, Ross RP, Fitzgerald GF et al. Nutr Rev 2010;68:280–9.
91. Simopoulos AP. World Rev Nutr Diet 2003;92.
92. Simopoulos AP, Leaf A, Salem N. Prost Leuk Essent Fatty Acids 2000;63.
93. Baynes JW, Dominiczak MH. Medical Biochemistry. 2nd ed. St. Louis: Mosby, 2005.
94. Chen M, Lam BK, Kanaoka Y et al. J Exp Med 2006;203:837–42.
95. James MJ, Gibson RA, Cleland LG. Am J Clin Nutr 2000; 71(Suppl):S343–S8.
96. Siddiqui RA, Shaikh SR, Sech LA et al. Mini Rev Med Chem 2004;4:859–71.
97. Mantzioris E, James MJ, Gibson RA et al. Am J Clin Nutr 1994;59.
98. Majno G, Joris I. Cells, Tissues, and Disease: Principles of General Pathology. New York: Oxford University, 2004.
99. Serhan CN. Histochem Cell Biol 2004;122.
100. Serhan CN, Chiang N, Van Dyke TE. Nat Rev Immunol 2008;8:349–61.
101. Yanu Y, Nakayama A, Saito H et al. Adv Appl Microbiol 1994; 45:271–312.
102. Salomon P, Kornbluth AA, Janowitz HD. J Clin Gastroenterol 1990;12:157–61.
103. Aslan A, Triadafilopolous G. Am J Gastroenterol 1992;87:432–7.
104. Stenson WF, Cort D, Rodgers J et al. Ann Intern Med 1992;116: 609–14.
105. Hawthorne AB, Daneshmend TK, Hawkey CJ et al. Gut 1992;33:922–8.
106. Hegazi RAF, Saad RS, Mady H et al. Nutrition 2006;22:275–82.
107. Almallah YZ, Richardson S, O'Hanrahan T et al. Am J Gastroenterol 1998;93:804–9.
108. Turner D, Shah PS, Steinhart AH et al. Inflamm Bowel Dis 2011;17:336–45.
109. Grimstad T, Berge RK, Bohov P et al. Scand J Clin Lab Invest 2011;71:68–73.
110. Feagan BG, Sandborn WJ, Mittmann U et al. JAMA 2008; 299:1690–7.
111. Belluzzi A, Brignola C, Campieri M et al. New Engl J Med 1996;334:1557–60.
112. Belluzi A, Campieri M, Belloli C et al. Gastroenterology 1997;112:A930.
113. Lorenz-Meyer H, Bauer P, Nicolay C et al. Scand J Gastroenterol 1996;31:778–85.
114. Romano C, Cucchiara S, Barabino A et al. World J Gastroenterol 2005;11:7118–21.
115. Forbes A, Goldesgeyme E, Paulon E. JPEN J Parenter Enteral Nutr 2011; 35:571–80.

Sugestões de leitura

Forbes A, Goldesgeyme E, Paulon E. Nutrition in inflammatory bowel disease. JPEN J Parenter Enteral Nutr 2011; 35:571–80.

Mallon DP, Suskind DL. Nutrition in pediatric inflammatory bowel disease. Nutr Clin Pract 2010; 25:335–9.

Meijer BJ, Dieleman LA. Probiotics in the treatment of human inflammatory bowel diseases: update 2011. J Clin Gastroenterol 2011;45(Suppl):S139–4.

Tighe MP, Cummings JR, Afzal NA. Nutrition and inflammatory bowel disease: primary or adjuvant therapy. Curr Opin Clin Nutr Metab Care 2011;14:491–6.

Vagianos K, Bector S, McConnell J et al. Nutrition assessment of patients with inflammatory bowel disease. JPEN J Parenter Enteral Nutr 2007;31:311–9.

79 Doença celíaca*

Carol E. Semrad

Inicialmente, a doença celíaca foi descrita como uma doença diarreica relacionada à dieta por Gee, em 1888.[1] Em 1950, Dicke[2,3] relatou que o trigo era a causa. Ele observou que, durante a escassez do grão na Segunda Guerra Mundial, as crianças com doença celíaca apresentavam milagrosamente melhora de peso e altura com uma dieta de batata, e recaíram quando o pão voltou a ficar disponível no pós-guerra. Desde então, realizaram-se diversos avanços para caracterizar o componente do trigo responsável pelo desencadeamento da doença celíaca e da resposta imune intestinal. Com base nesses trabalhos, define-se a doença celíaca como uma doença inflamatória mediada por células T, principalmente do intestino delgado, desencadeada pelo glúten da dieta de trigo, centeio e cevada, em pessoas geneticamente suscetíveis. As consequências da inflamação crônica do intestino delgado são a atrofia da mucosa e a má absorção de macronutrientes, vitaminas e minerais. Este capítulo enfoca a apresentação clínica e a patogênese da doença celíaca, suas consequências nutricionais e a dieta sem glúten.

*__Abreviaturas__: **AGA**, anticorpo antigliadina; **DGP**, peptídeos de gliadina diamidados; **EMA**, anticorpo antiendomísio; **HLA**, antígeno leucocitário humano; **Ig**, imunoglobulina; **IL**, interleucina; **tTG**, transglutaminase tecidual.

Patogênese

Epidemiologia

Nos Estados Unidos, a prevalência da doença celíaca é de 1 em 133 pessoas, com base na triagem de doadores de sangue mediante testes de detecção de anticorpos sensíveis e específicos.[4] A prevalência mundial da doença celíaca em caucasianos é de 1%, aproximadamente,[5] e o índice de diagnósticos parece estar aumentando.[6,7] Entre as teorias propostas para essa crescente prevalência, incluem-se o cultivo de grãos de trigo com maior conteúdo de glúten, infecção por rotavírus que pode aumentar a permeabilidade intestinal,[8] e mudanças nas práticas de amamentação,[9] que com a introdução de uma pequena quantidade de glúten entre cinco e sete meses de idade pode impedir ou retardar o advento da doença celíaca em crianças geneticamente suscetíveis.[10] Geralmente, a doença celíaca se manifesta na idade de um a dois anos, quando o glúten é introduzido pela primeira vez na dieta, e na vida do jovem adulto, mas pode se manifestar em qualquer idade.[11]

Patobiologia

O desenvolvimento da doença celíaca requer a ingestão do glúten de trigo (incluindo espelta, triticale, sêmola e kamut), centeio (incluindo malte) ou cevada (Fig. 79.1) e um *background* genético suscetível.[5-7] O glúten é a proteína do trigo que proporciona a propriedade elástica altamente desejável para assar produtos. Trechos repetidos dos aminoácidos prolina e glutamina são característicos da estrutura proteica do glúten. A fração solúvel em álcool do glúten de trigo, a gliadina, e suas prolaminas análogas do centeio e da cevada são tóxicas na doença celíaca.[12,13] Por meio de estudos *in vivo* e *in vitro*, relataram-se diversos peptídeos de gliadina como desencadeadores da inflamação na doença celíaca. Um desses peptídeos, o 33-mer da α_2-gliadina,[14] contém três epitopos tóxicos previamente reportados e não pode ser digerido pela proteases pancreáticas ou intestinais humanas e torna-se, assim, disponível para desencadear uma resposta imune.

A predisposição genética para a doença celíaca é sugerida pela alta correspondência da doença em gêmeos idênticos,[15] e o maior risco em parentes de primeiro grau, em comparação com a população em geral.[16] Os alelos (HLA)-DQ2 (DQA1*05/DQB1*02) e DQ8 (DQA1*03/DQB1*0302) do antígeno leucocitário humano possuem a associação genética mais forte com a doença celíaca.[17] No entanto, nem todas as pessoas

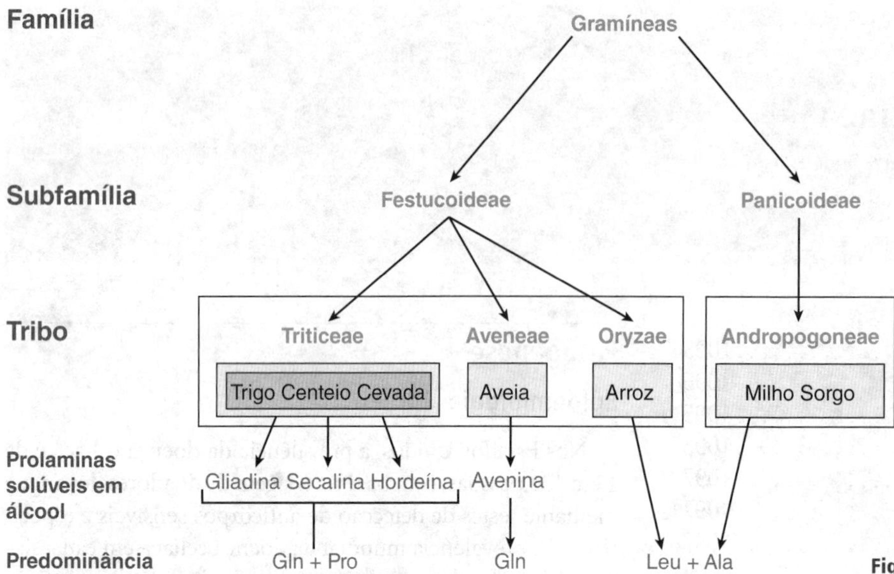

Figura 79.1 Família de gramíneas. Ala, alanina; Gln, glutamina; Leu, leucina; Pro, prolina.

com esses alelos de risco desenvolvem a doença. Outros genes candidatos foram identificados nos estudos genômicos[11,18-20] que, quando presentes, juntamente com o HLA-DQ2, aumentam o risco de doença celíaca.[21] Relataram-se também associações genéticas entre a doença celíaca e a diabetes melito tipo 1,[22] assim como com a doença de Crohn.[19,23]

Relatou-se que a gliadina desencadeou respostas imunes adaptativas e inatas na mucosa intestinal celíaca (Fig. 79.2). Não se sabe como os peptídeos de gliadina cruzam o epitélio intestinal. A infecção intestinal ou outro estresse fisiológico, como uma cirurgia, pode tornar o epitélio mais permeável e permitir o acesso de uma quantidade limite de peptídeo de gliadina às células imunes numa lâmina própria. Alternativamente, os peptídeos cruzam de modo transcelular.[24,25] Na lâmina própria, os peptídeos de gliadina nativa ou os peptídeos de gliadina tornam-se mais negativamente carregados mediante a conversão da glutamina em ácido glutâmico pela transglutaminase tecidual (tTG) ligada a bolsas positivamente carregadas de moléculas HLA-DQ2 e DQ8, expressas na membrana externa das células com antígenos (ver Fig. 79.2).[11,26] Esses antígenos ligados ativam células T específicas, que resultam na liberação de interferon-γ e em inflamação intestinal. A gliadina também é capaz de ativar o sistema imune inato, reprogramando os linfócitos T citotóxicos do epitélio intestinal em células do tipo *killer*.[27] A liberação da citocina interleucina-15 (IL-15) do epitélio integra a inflamação intestinal. O ácido retinoico pode atuar como coadjuvante da IL-15 para quebrar a tolerância aos peptídeos de gliadina em pessoas geneticamente predispostas à doença celíaca.[28]

As principais consequências patofisiológicas da inflamação intestinal crônica são a atrofia vilosa e a diminuição da área de absorção de nutrientes. A inflamação crônica também pode regular para baixo as proteínas de transporte de nutrientes no epitélio intestinal.[29] A insuficiência pancreática provocada pela menor liberação de secretina e colecistocinina do epitélio duodenal atrofiado e pelo crescimento bacteriano exagerado pode contribuir para a má absorção de nutrientes.

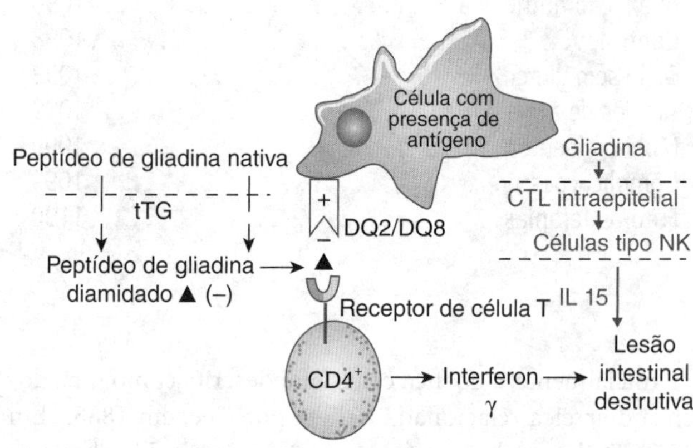

Figura 79.2 Patogênese da doença celíaca. Os peptídeos de gliadina não digeridos, como o 33-mer, cruzam o epitélio intestinal por um mecanismo desconhecido e alcançam a lâmina própria. Os peptídeos nativos ou os peptídeos diamidados pela transglutaminase tecidual (tTG) ligam-se às moléculas (HLA)-DQ2 ou DQ-8 do antígeno leucocitário humano positivamente carregado, expressas na membrana externa das células com antígeno, e são reconhecidas pelas células T CD4+. A ativação das células T resulta na liberação de interferon-γ e destruição do epitélio. A gliadina também atua diretamente no epitélio intestinal, para estimular a liberação de interleucina-15 (IL-15), que pode sinergizar a resposta imune em lâmina própria. CTL, linfócito citotóxico; NK, *natural killer*. (Adaptado com permissão de GreenPH. e Jabri B. "Coaelic disease". *Lancet* 2003; 362: 383-91).

Descrição clínica

A descrição clínica clássica da doença celíaca consiste em diarreia, gases, inchaço e perda de peso.[30] Desde a década de 1980, nos Estados Unidos, os pesquisadores notaram uma mudança na descrição da doença celíaca, de diarreias a pacientes assintomáticos detectados em triagem,[31] ou com anemia por deficiência de ferro ou doenças ósseas. Outras descrições incluem fadiga, prisão de ventre, dispepsia, hepatite inexplicada, neuropatia, ataxia, hipoplasia e infertilidade. Um risco cinquenta vezes maior de colite microscópica existe na doença celíaca.[32] Praticamente todos os pacientes com erupção ardente e irritante da dermatite herpetiforme possuem doença celíaca.[33] Os pacientes com doença celíaca podem ser obesos no diagnóstico.[34] Entre os grupos de alto risco para o desenvolvimento da doença celíaca, incluem-se aqueles com parentes de primeiro grau afetados, diabetes melito tipo 1, doença autoimune da tireoide, síndrome do cólon irritável, cirrose biliar primária, esclerose múltipla, e síndromes de Down, William e Turner.[35] A maioria dos pacientes com doença celíaca assintomática foi identificada pela triagem de parentes de primeiro grau dos pacientes com doença celíaca.

Diagnóstico

Biópsia do intestino delgado

A biópsia do intestino delgado ainda é o padrão-ouro do diagnóstico da doença celíaca. Graus variados de inflamação podem estar presentes. Na forma mais branda, a arquitetura vilosa é normal, mas observa-se um aumento de linfócitos intraepiteliais em suas extremidades. A maioria dos pacientes com doença celíaca apresenta atrofia vilosa com hiperplasia das criptas, e também aumento de linfócitos intraepiteliais e de linfócitos e plasmócitos na lâmina própria.[7,33] Essas mudanças inflamatórias não são específicas da doença celíaca, sobretudo nas formas mais brandas; por isso, o diagnóstico se baseia no teste de detecção de anticorpos e na melhora histológica proporcionada pela dieta sem glúten.[7] A doença celíaca afeta principalmente o intestino delgado proximal; o primeiro local de exposição ao glúten é o duodeno. Biópsias duodenais múltiplas durante uma dieta sem glúten são recomendadas, para assegurar tecido adequado para o diagnóstico.[35] A correlação entre características histológicas duodenais e sintomas clínicos é pobre,[36] talvez por causa do comprimento do intestino e do grau de envolvimento inflamatório.

Teste de detecção de anticorpos

Ao longo dos anos, certos anticorpos associados à doença celíaca foram identificados; a maioria pertence à classe de imunoglobulinas (IgA)[37] e é util para apoiar o diagnóstico da doença celíaca, triar grupos de alto risco, e monitorar a adesão à dieta sem glúten, especialmente em pessoas com sintomas crônicos. O anticorpo antiendomísio (EMA) e o anticorpo IgA contra tTG possuem sensibilidade e especificidade maiores para doença celíaca em adultos e crianças.[5] A tTG é o autoantígeno reconhecido pelo EMA.[37,38] Desenvolveram-se testes de anticorpos IgA e IgG contra peptídeos de gliadina diamidados (DGP), que reconhecem os peptídeos de gliadina recombinantes tóxicos diamidados pela tTG. Esses testes possuem sensibilidade e especificidade que se aproximam daquelas dos anticorpos EMA e contra tTG. O teste do anticorpo IgG contra DGP é particularmente útil para diagnosticar doença celíaca em pessoas com deficiência completa de IgA, pois possui sensibilidade e especificidade maiores do que o anticorpo IgG contra tTG,[37] que apresenta um menor valor preditivo positivo para doença celíaca quando comparado ao EMA, em razão dos resultados falso-positivos do teste em outras condições inflamatórias, como doença de Crohn, colite ulcerativa e cirrose biliar primária.[39,40]

O anticorpo IgA antigliadina (AGA) possui sensibilidade e especificidade insatisfatórias para a doença celíaca e não é mais usado.[37] O resultado positivo do teste de AGA pode ser útil como marcador de sensibilidade ou intolerância ao glúten;[41] ou seja, uma marca dada aos pacientes com sintomas gastrintestinais, tTG negativa e anticorpos EMA, e biópsia duodenal normal, que melhora com uma dieta sem glúten.

Teste genético

Praticamente todos os pacientes com doença celíaca possuem os alelos de risco HLA-DQ2 ou DQ-8.[35,42] O teste genético é útil para excluir o diagnóstico de doença celíaca em pessoas que já adotam uma dieta sem glúten, ou quando os resultados da biópsia duodenal são duvidosos, e para avaliar o risco da doença em parentes de primeiro grau.

Consequências nutricionais

A doença celíaca sempre afeta o duodeno ou o jejuno proximal, mas pode envolver todo o intestino delgado.[7] A má absorção dos nutrientes e as consequências clínicas dependem do local e do grau da atrofia vilosa no intestino delgado. A doença limitada ao duodeno e ao jejuno proximal resulta em má absorção de ferro, ácido fólico e cálcio, pois os mecanismos de transporte de alta afinidade para sua absorção são expressos somente nesses locais.[5,7] As consequências clínicas incluem deficiência de ferro ou anemia macrocítica,[43] e perda de massa óssea. Se a doença celíaca envolver todo o intestino delgado, todos os macronutrientes (carboidrato, gordura, proteína), vitaminas e minerais serão mal absorvidos. As consequências clínicas são diarreia, gases e inchaço causados pela má absorção de carboidratos, edema causado pela hipoproteinemia, músculos esqueléticos e perda de peso, e manifestações de deficiências de vitaminas e minerais (Tab. 79.1). A deficiência de vitamina B_{12} ocorre entre 10 e 40% dos pacientes com doença celíaca,[43-45] talvez por causa da inflamação que envolve o íleo distal. A diarreia crônica pode causar deficiência de zinco, que contribui para a diarreia e retarda a cura da mucosa. Os pacientes com má absorção grave podem desenvolver deficiência de cobre e anormalidades neurológicas.[46]

Na doença celíaca, os resultados mais comuns são anemia por deficiência de ferro e perda metabólica óssea. Em mulheres na perimenopausa, a anemia por deficiência de ferro pode ser atribuída incorretamente a perdas de sangue menstrual ou ao parto, atrasando o diagnóstico. Deve-se suspeitar de doença celíaca quando a anemia em mulheres ou homens não for corrigida por terapia oral de ferro ou estiver associada a sintomas gastrintestinais. Massa óssea baixa (osteopenia, osteoporose) é encontrada em até 70% dos adultos com doença celíaca[47-49] e em 16% das crianças.[50] A osteomalacia é menos comum. Adultos com doença celíaca possuem risco

Tabela 79.1 Problemas nutricionais relacionados à doença celíaca

Deficiências de nutrientes no diagnóstico	Manifestações clínicas	Possíveis complicações associadas à dieta rigorosa sem glúten
Comum		Obesidade
Ferro	Anemia	Hiperlipidemia
Folato	Quilite, anemia	Baixo consumo de fibras
Cálcio	Tetania, perda óssea	Consumo inadequado de ácido fólico, tiamina, niacina, riboflavina
Vitamina D	Perda óssea	
Doença grave		
Vitamina B_{12}	Anemia, neuropatia, glossite, ataxia	
Zinco	Dermatite, disgeusia	
Potássio	Fraqueza, arritmia	
Magnésio	Tetania, parestesia	
Cobre	Ataxia, parestesia	
Vitamina A	Cegueira noturna	
Vitamina E	Ataxia, neuropatia	
Vitamina K	Equimose	
Proteína	Edema, atrofia muscular	
Carboidrato	Gases/inchaço	

aproximadamente duas vezes maior de fratura óssea do que a população normal antes e depois do tratamento com dieta sem glúten.[51,52] É incerto se a perda de massa óssea é resultado, principalmente, da má absorção de cálcio e vitamina D ou efeito das citocinas sobre os ossos a partir da inflamação intestinal crônica.[49] Homens podem ter perda óssea mais grave que as mulheres;[53] por isso, esportes de alto impacto devem ser evitados até que o risco de fratura seja avaliado.

Avaliação nutricional

A avaliação inicial para pacientes com doença celíaca abrange medições antropométricas, que incluem altura e peso; avaliação da massa muscular e da condição de volume intravascular; exames de sangue, incluindo hemograma completo, determinação de eletrólitos, exame de fígado, exame de albumina e níveis de cálcio; e um estudo de densidade mineral óssea. Testes adicionais poderão ser necessários de acordo com a gravidade da doença ou suspeita de deficiências específicas de vitaminas ou minerais (ver Tab. 79.1). Os níveis de ferro, a capacidade total de ligação do ferro e os níveis de ferritina são obtidos em pacientes com anemia microcítica; os níveis de ácido fólico e vitamina B_{12} são medidos em pacientes com anemia normocítica ou macrocítica. Em pacientes com evidência de perda óssea, testes de 25-OH vitamina D, fósforo, magnésio e níveis de hormônio da paratireoide são justificados. A determinação do nível de cálcio na urina de 24 horas é o melhor teste de absorção intestinal de cálcio. Em pacientes com diarreia grave e perda de peso, todas as vitaminais e minerais podem ser mal absorvidos, e, portanto, exames de sangue para vitaminas solúveis em gordura (D, A, K, E), ácido fólico, vitamina B_{12}, zinco e cobre são recomendados.

Controle

O único tratamento corrente para doença celíaca é uma dieta rigorosa sem glúten. Um diagnóstico seguro da doença deve ser realizado antes do início da dieta, pois uma dieta sem glúten é complexa e custosa,[54] e pode piorar a qualidade de vida, especialmente em pacientes assintomáticos.[55] Diagnosticada a doença celíaca, seis elementos-chave para controle são recomendados: consulta com uma equipe incluindo médico nutrólogo e nutricionista qualificados, educação a respeito da doença, dieta sem glúten permanente, identificação das deficiências nutricionais, acesso a um grupo de apoio conceituado, e contínuo acompanhamento.[56]

Dieta sem glúten

A dieta sem glúten exclui grãos de trigo, cevada e centeio (ver Fig. 79.1 e Tab. 79.2). Os grãos de arroz e milho não são tóxicos, a menos que estejam contaminados por trigo.[57] Uma dieta sem glúten é difícil de seguir, pois o glúten é onipresente na dieta ocidental e pode estar presente em medicamentos,[58] drogas vendidas sem receita médica e outros itens, como hóstias. Em estudos com seres humanos, a dose de gliadina capaz de desencadear inflamação intestinal ficou entre 10 e 25 mg (20 a 50 mg de glúten) (Tab. 79.3).[59-61] Raramente, pacientes com doença celíaca desenvolvem sintomas com 10 mg de glúten na dieta.[61] Uma dose de 20 mg de glúten corresponde a menos de um oitavo de uma colher de chá de farinha, sendo fácil superar o limite tóxico. Os alimentos com rótulo *sem glúten* ainda não estão regulamentados em nível federal norte-americano. A Codex Alimentarius Commission adotou um padrão sem glúten de menos de 20 ppm de glúten para alimentos naturalmente sem glúten e de menos de 100 ppm para produtos fornecidos sem glúten. A norma norte-americana e canadense para alimentos sem glúten exige menos de 20 ppm de glúten (produto com 20 mg/kg).[62,63] A educação a respeito da dieta sem glúten requer avaliação nutricional e elaboração do cardápio por nutricionista qualificado, e também indicação de sites confiáveis da Internet e de um grupo de apoio. A adesão

Tabela 79.2 Dieta sem glúten

Grãos/amidos permitidos	Grãos/amidos não permitidos
Arroz (integral, branco, selvagem)	Trigo (incluindo germe de farelo de trigo)
Milho	Espelta
Quinoa	Sêmola
Amaranto	Trigo duro
Leguminosas	Centeio
Painço	Cevada
Sorgo	Triticale
Araruta	Kamut
Trigo sarraceno/kasha	Triguilho
Arroz do morro	Cuscuz
Tef/teff	*Triticum monococcum*
Batata	*Triticum dicoccum*
Leguminosas	Farro
Feijão	Fécula

Tabela 79.3 Efeito da gliadina dependente da dose no intestino delgado

Dose de gliadina (mg)	Sintomas	Permeabilidade intestinal	Resultados da biópsia intestinal
10[a]	Não	NF	Normal
25	Sim	NF	Mudanças mínimas
100	Sim	Normal	Mudanças mínimas
500	Sim	Maior	Mudanças mais evidentes

NF, Não feita.

[a]Equivalente a menos de 1/8 de colher de chá de farinha.

Dados das referências 59 a 61 com autorização.

à dieta rigorosa sem glúten é maior entre aqueles diagnosticados quando crianças,[64] e é mais difícil na adolescência.[65,66]

Amidos de aveia e trigo

As aveias não contaminadas são toleradas pela maioria dos pacientes com doença celíaca,[67-70] e proporcionam opções alimentares apetitosas com fibras e vitaminas adicionais. Raros casos relatando resposta específica da célula T à avenina em aveias[71] e de inflamação intestinal em reação a aveias não contaminadas[72] foram publicados. As aveias disponíveis comercialmente apresentam contaminações variáveis pelo trigo;[73] portanto, apenas aveias sem glúten são recomendadas. A adoção de aveias na dieta rigorosa sem glúten pode provocar gases intestinais e inchaços causados pela maior presença de fibras na dieta, que pode ser confundida com ativação da doença celíaca.

Na dieta, relatou-se que o amido de trigo em quantidades insignificantes é seguro para pacientes com doença celíaca.[57,74] Nos países da Europa setentrional e na Inglaterra, o padrão sem glúten é de 100 a 200 ppm (100 a 200 mg/kg de produto).[62] Se ingerida uma quantidade superior a 200 ppm de alimento sem glúten, pode ser que o limite de glúten seja excedido e uma inflamação intestinal seja desencadeada.

Monitoramento

Mais de 70% dos pacientes com doença celíaca melhoram nas primeiras duas semanas com uma dieta rigorosa sem glúten. Frequentemente, as deficiências de vitaminas e minerais, que incluem deficiência de ferro e massa óssea, melhoram apenas com uma dieta sem glúten.[49,75-77] As crianças poderão alcançar um pico de massa óssea se a doença celíaca for detectada e tratada cedo, antes da puberdade.[49] Tratamento com biofosfanatos pode ser necessário para pacientes com osteoporose grave ou mais velhos com doença celíaca. Deve-se tomar cuidado com esses agentes no início da doença ou em pacientes com inflamação persistente, pois a absorção intestinal de cálcio pode não ser adequada para manter níveis normais de cálcio no sangue. Em pacientes com diarreia mal absortiva, adesão insatisfatória a uma dieta sem glúten ou dieta desequilibrada, uma multivitamina com elementos traço e minerais e um suplemento de cálcio distinto com vitamina D são recomendados. O cálcio com suplemento de vitamina D também é recomendado em pacientes com intolerância à lactose. Suplementos de micronutrientes específicos podem ser indicados, com base na evidência de deficiências de micronutrientes específicos. As mulheres em idade reprodutiva requerem suplementação diária de ácido fólico (800 μg), para limitar o risco de defeitos do tubo neural.

Os pacientes com doença celíaca são monitorados por médico e nutricionista para acompanhamento da adesão à dieta sem glúten, do estado nutricional e de complicações (Tab. 79.4). Nenhuma diretriz padronizada do período de acompanhamento está disponível.[78] A melhora nos sintomas e a conversão dos anticorpos em negativo estão correlacionadas à melhora das características histológicas. No entanto, em um estudo, a cura completa da inflamação intestinal foi identificada em apenas 34% dos pacientes com doença celíaca, em dois anos, e 66%, em cinco anos, de dieta sem glúten.[79] Um exame alimentar uniforme para avaliar a adesão pode ser útil para acompanhar o paciente.[80] Os pacientes com sintomas gastrintestinais relatam melhor qualidade de vida com uma dieta sem glúten.[55]

Os pacientes com doença celíaca que aderem à dieta sem glúten correm o risco de desenvolver obesidade, resultante da melhor absorção intestinal e da ingestão de produtos sem glúten densos em carboidratos (ver Tab. 79.1). Grãos alternativos (ver Tab. 79.2), e também frutas e verduras, são fontes ideais de fibras e micronutrientes. Porções menores são recomendadas, assim como mais exercícios físicos. A hiperlipidemia pode resultar da maior absorção de colesterol, mas pode ser benéfica.[81] Deficiências de vitaminas podem se desenvolver, pois os produtos sem glúten são especialmente pobres em ferro, ácido fólico e cálcio.[82]

Complicações

A causa mais comum da não melhora com uma dieta sem glúten é a contínua ingestão de glúten, oculta ou intencional. Outras causas de sintomas gastrintestinais persistentes incluem a intolerância à lactose ou à frutose, outras alergias

Tabela 79.4 Monitoramento de longo prazo do paciente com doença celíaca

Médico	Nutricionista
Peso serial (parâmetros de crescimento em crianças)	Peso serial
Testes de micronutrientes específicos no sangue	Instruções de dieta saudável
Testes de detecção de anticorpos (anticorpo tTG IgA; anticorpo DGP IgG, em caso de deficiência completa de IgA)	Adesão à dieta sem glúten
Painel de lipídeos no sangue	Exercícios físicos adequados
Instruções de dieta saudável	
Biópsia endoscópica repetida do intestino delgado proximal, se clinicamente indicado	

DGP, Peptídeos de gliadina diamidados; Ig A, imunoglobulina A; tTG, transglutaminase tecidual.

alimentares, falta de diagnóstico, crescimento bacteriano exagerado, insuficiência pancreática ou colite microscópica.

A *doença celíaca refratária* inclui sintomas gastrintestinais persistentes, com atrofia vilosa, apesar de uma dieta rigorosa sem glúten de seis a doze meses ou após uma resposta inicial a uma dieta sem glúten.[83] A diarreia grave mal absortiva e a perda de peso são aspectos característicos. A enteropatia autoimune, em combinação com imunodeficiência variável e hipogamaglobulinemia secundária apresenta descrição clínica similar, e pode ser diagnosticada incorretamente como doença celíaca refratária. Frequentemente, o tratamento requer terapia nutricional agressiva e esteroides. O estudo com marcador específico pode ajudar a identificar um subconjunto de pacientes com população monoclonal de células T ou rearranjos do gene do receptor de células T gama, anunciando um mau prognóstico. Esses pacientes muitas vezes não reagem a esteroides, correm grande risco em relação ao linfoma de células T associado à enteropatia, e frequentemente necessitam de nutrição parenteral para sobreviver.

Os portadores de doença celíaca sintomática e não diagnosticada, e aqueles com insatisfatória adesão à dieta possuem maior índice de mortalidade, em comparação com a população em geral.[6,84,85] Além das complicações causadas pela má absorção crônica dos nutrientes essenciais, outros riscos de doença celíaca não diagnosticada incluem doença metabólica óssea,[49] e associação com o desenvolvimento de outras doenças autoimunes, como a diabetes melito tipo 1 e a tireoidite.[35,86] Pesquisadores descobriram que pacientes com doença celíaca possuíam risco de duas a seis vezes maior de ter linfoma não-Hodgkin,[84,85] e risco menor de câncer de esôfago, melanoma e cânceres gastrintestinais, quando comparados às populações de controle.

Futuras terapias

A prolil endopeptidase identificada em microrganismos,[11,87] e a cevada germinada[11] são capazes de clivar o peptídeo 33-mer da α_2-gliadina em fragmentos não tóxicos, e podem ser úteis no tratamento. A indução de tolerância por vacinação de glúten usando peptídeos de gliadina imunogênicos está em estudo clínico.[11] Entre outras futuras terapias propostas, incluem-se trigo geneticamente modificado; grãos de trigo primitivo não tóxicos, como o *Triticum monococcum*,[88] e inibidores de IL-15, de bolsas de ligação DQ-2 e DQ-8, ou de tTG.[11]

Referências bibliográficas

1. Gee S. St. Bartholomew's Hosp Rep 1888:17–20.
2. Dicke WK. Coeliac disease. Thesis, University of Utrecht, Netherlands, 1950.
3. Dicke WK, Weijers HA, Van de Kamer JH. Acta Paediatr 1953; 42:34–42.
4. Fasano A, Berti I, Gerarduzzi T et al. Arch Intern Med 2003; 163:286–92.
5. Rubio-Tapia A, Murray JA. Curr Opin Gastroenterol 2010; 26:116–22.
6. Rubio-Tapia A, Kyle RA, Kaplan EL et al. Gastroenterology 2009; 137:88–93.
7. Green PH, Cellier C. N Engl J Med 2007;357:1731–43.
8. Stene LC, Honeyman MC, Hoffenberg EJ et al. Am J Gastroenterol 2006;101:2333–40.
9. Ivarsson A, Persson LA, Nyström L et al. Acta Paediatr 2000;89: 165–71.
10. Silano M, Agostoni C, Guandalini S. World J Gastroenterol 2010;16: 1939–42.
11. Schuppan D, Junker Y, Barisani D. Gastroenterology 2009;137: 1912–33.
12. Vader LW, Stepniak DT, Bunnik EM et al. Gastroenterology 2003;125:1105–13.
13. Wieser H. Acta Paediatr Suppl 1996;412:3–9.
14. Shan L, Molberg Ø, Parrot I et al. Science 2002;297:2275–9.
15. Nisticò L, Fagnani C, Coto I et al. Gut 2006;55:803–8.
16. Murray JA, Moore SB, Van Dyke CT et al. Clin Gastroenterol Hepatol 2007;5:1406–12.
17. Tollefsen S, Arentz-Hansen H, Fleckenstein B et al. J Clin Invest 2006;116:2226–36.
18. van Heel DA, Franke L, Hunt KA et al. Nat Genet 2007;39:827–9.
19. Festen EA, Goyette P, Green T et al. PLoS Genet 2011; 7:e1001283.
20. Dubois PC, Trynka G, Franke L et al. Nat Genet 2010;42:295–302.
21. Romanos J, van Diemen CC, Nolte IM et al. Gastroenterology 2009;137:834–40; e831-3.
22. Smyth DJ, Plagnol V, Walker NM et al. N Engl J Med 2008; 359:2767–77.
23. Cho JH, Brant SR. Gastroenterology 2011;140:1704–12.
24. Heyman M, Menard S. Ann N Y Acad Sci 2009;1165:274–8.
25. Rauhavirta T, Qiao SW, Jiang Z et al. Clin Exp Immunol 2011;164:127–36.
26. Kim CY, Quarsten H, Bergseng E et al. Proc Natl Acad Sci U S A 2004;101:4175–9.
27. Meresse B, Curran SA, Ciszewski C et al. J Exp Med 2006;203: 1343–55.
28. DePaolo RW, Abadie V, Tang F et al. Nature 2011;471:220–4.
29. Yoo D, Lo W, Goodman S et al. Am J Physiol Gastrointest Liver Physiol 2000;279:G1323–32.
30. Trier JS, Falchuk ZM, Carey MC et al. Gastroenterology 1978;75:307–16.
31. Rampertab SD, Pooran N, Brar P et al. Am J Med 2006; 119:355.e359–14.
32. Stewart M, Andrews CN, Urbanski S et al. Aliment Pharmacol Ther 2011;33:1340–9.
33. Pallais JC, Mackool BT, Pitman MB. N Engl J Med 2011; 364: 957–66.
34. Valletta E, Fornaro M, Cipolli M et al. Eur J Clin Nutr 2010; 64:1371–2.
35. Rostom A, Murray JA, Kagnoff MF. Gastroenterology 2006; 131:1981–2002.
36. Murray JA, Rubio-Tapia A, Van Dyke CT et al. Clin Gastroenterol Hepatol 2008;6:186–93; quiz 125.
37. Leffler DA, Schuppan D. Am J Gastroenterol 2010;105:2520–4.
38. Li M, Yu L, Tiberti C et al. Am J Gastroenterol 2009;104:154–63.
39. Bizzaro N, Villalta D, Tonutti E et al. Dig Dis Sci 2003;48:2360–5.
40. Di Tola M, Sabbatella L, Anania MC et al. Clin Chem Lab Med 2004;42:1092–7.
41. Verdu EF, Armstrong D, Murray JA. Am J Gastroenterol 2009; 104:1587–94.
42. Sollid LM, Thorsby E. Tissue Antigens 1990;36:136–7.
43. Bodé S, Gudmand-Høyer E. Scand J Gastroenterol 1996;31:54–60.
44. Dahele A, Ghosh S. Am J Gastroenterol 2001;96:745–50.
45. Dickey W. Eur J Gastroenterol Hepatol 2002;14:425–7.

46. Halfdanarson TR, Kumar N, Hogan WJ et al. J Clin Gastroenterol 2009;43:162–4.
47. Corazza GR, Di Sario A, Cecchetti L et al. Gastroenterology 1995;109:122–8.
48. McFarlane XA, Bhalla AK, Reeves DE et al. Gut 1995;36:710–4.
49. Capriles VD, Martini LA, Arêas JA. Nutr Rev 2009;67:599–606.
50. Turner J, Pellerin G, Mager D. J Pediatr Gastroenterol Nutr 2009;49:589–93.
51. Jafri MR, Nordstrom CW, Murray JA et al. Dig Dis Sci 2008;53: 964–71.
52. Olmos M, Antelo M, Vazquez H et al. Dig Liver Dis 2008;40:46–53.
53. Meyer D, Stavropolous S, Diamond B et al. Am J Gastroenterol 2001;96:112–9.
54. Singh J, Whelan K. J Hum Nutr Diet 2011; 24:479–86.
55. Ukkola A, Mäki M, Kurppa K et al. Clin Gastroenterol Hepatol 2011;9:118–23.
56. James SP. Gastroenterology 2005;128:6.
57. Collin P, Thorell L, Kaukinen K et al. Aliment Pharmacol Ther 2004;19:1277–83.
58. Miletic ID, Miletic VD, Sattely-Miller EA et al. J Pediatr Gastroenterol Nutr 1994;19:27–33.
59. Ciclitira PJ, Evans DJ, Fagg NL et al. Clin Sci (Lond) 1984;66: 357–64.
60. Catassi C, Rossini M, Rätsch IM et al. Gut 1993;34:1515–9.
61. Catassi C, Fabiani E, Iacono G et al. Am J Clin Nutr 2007;85:160–6.
62. Kupper C. Gastroenterology 2005;128:S121–7.
63. Niewinski MM. J Am Diet Assoc 2008;108:661–72.
64. Pietzak MM. Gastroenterology 2005;128:S135–41.
65. Fabiani E, Catassi C, Villari A et al. Acta Paediatr Suppl 1996;412:65–7.
66. Olsson C, Hörnell A, Ivarsson A et al. J Hum Nutr Diet 2008;21: 359–67.
67. Janatuinen EK, Pikkarainen PH, Kemppainen TA et al. N Engl J Med 1995;333:1033–7.
68. Janatuinen EK, Kemppainen TA, Julkunen RJ et al. Gut 2002;50: 332–5.
69. Högberg L, Laurin P, Fälth-Magnusson K et al. Gut 2004;53: 649–54.
70. Peräaho M, Kaukinen K, Mustalahti K et al. Scand J Gastroenterol 2004;39:27–31.
71. Arentz-Hansen H, Fleckenstein B, Molberg Øet al. PLoS Med 2004;1:e1.
72. Lundin KE, Nilsen EM, Scott HG et al. Gut 2003;52:1649–52.
73. Thompson T. N Engl J Med 2004;351:2021–2.
74. Kaukinen K, Salmi T, Collin P et al. Aliment Pharmacol Ther 2008;28:1240–8.
75. Annibale B, Severi C, Chistolini A et al. Am J Gastroenterol 2001;96:132–7.
76. Valdimarsson T, Löfman O, Toss G et al. Gut 1996;38:322–7.
77. McFarlane XA, Bhalla AK, Robertson DA. Gut 1996;39: 180–4.
78. Silvester JA, Rashid M. Can J Gastroenterol 2007;21:557–64.
79. Rubio-Tapia A, Rahim MW, See JA et al. Am J Gastroenterol 2010;105:1412–20.
80. Leffler DA, Dennis M, Edwards George JB et al. Clin Gastroenterol Hepatol 2009;7:530–6, 536.e531–2.
81. Brar P, Kwon GY, Holleran S et al. Am J Med 2006;119: 786–90.
82. Thompson T. J Am Diet Assoc 2000;100:1389–96.
83. Rubio-Tapia A, Murray JA. Gut 2010;59:547–57.
84. Corrao G, Corazza GR, Bagnardi V et al. Lancet 2001;358: 356–61.
85. Peters U, Askling J, Gridley G et al. Arch Intern Med 2003;163: 1566–72.
86. Ventura A, Magazzù G, Greco L. Gastroenterology 1999;117: 297–303.
87. Helmerhorst EJ, Zamakhchari M, Schuppan D et al. PLoS One 2010;5:e13264.
88. Pizzuti D, Buda A, D'Odorico A et al. Scand J Gastroenterol 2006;41:1305–11.

Sugestões de leitura

Green PH, Cellier C. Celiac disease. N Engl J Med 2007;357:1731–43.

Leffler DA, Schuppan D. Update on serologic testing in celiac disease. Am J Gastroenterol 2010;105:2520–4.

Pallais JC, Mackool BT, Pitman MB. Case records of the Massachusetts General Hospital: Case 7-2011: a 52-year-old man with upper respiratory symptoms and low oxygen saturation levels. N Engl J Med 2011;364:957–66.

Rubio-Tapia A, Murray JA. Celiac disease. Curr Opin Gastroenterol 2010; 26:116–22.

Rubio-Tapia A, Murray JA. Classification and management of refractory coeliac disease. Gut 2010; 59:547–57.

80 Síndrome do intestino irritável e doença diverticular*

Lauren Schwartz e Carol E. Semrad

Síndrome do intestino irritável

A síndrome do intestino irritável (SII) é uma desordem gastrintestinal crônica, caracterizada por uma combinação de dor ou desconforto abdominal e hábito intestinal alterado, durante três meses pelo menos, e não explicada por anormalidades estruturais, histológicas ou bioquímicas.[1] A SII é uma condição comum que acomete de 7 a 10% da população mundial, e leva ao aumento do uso dos serviços de saúde.[1] É considerada uma desordem intestinal funcional. Os indivíduos são classificados em um dos três subtipos: SII com predominância de constipação (SII-C), SII com predominância de diarreia (SII-D) e SII com mistura de constipação e diarreia (SII-M). A fisiopatologia da SII é desconhecida. O modelo atual da doença enfoca o eixo cérebro-intestino, ou seja, uma via bidirecional de comunicação entre os sistemas nervoso central e entérico. Essa via é influenciada por diversos fatores fisiológicos e psicossociais, que contribuem para aumentar a sensibilidade visceral e a defecação desordenada. Os fatores alimentares, as mudanças no microbioma intestinal, inflamação, motilidade e sensação alteradas, ansiedade e depressão estão entre as variáveis que se acredita que afetam essa via e exacerbam os sintomas da SII.[1]

*__Abreviaturas__: **COLAP**, provocação colonoscópica para alérgenos; **FOD-MAP**, oligossacarídeos, dissacarídeos, monossacarídeos e polióis fermentáveis; **HLA**, antígeno leucocitário humano; **IC**, intervalo de confiança; **Ig**, imunoglobulina; **RAST**, teste radioalergosorbente; **RR**, risco relativo; **SII**, síndrome do intestino irritável; **SII-C**, SII com predominância de constipação; **SII-D**, SII com predominância de diarreia; **SII-M**, SII com mistura de constipação e diarreia.

Dieta e sintomas da síndrome do intestino irritável

Até dois terços dos pacientes com SII consideram seus sintomas gastrintestinais relacionados aos alimentos e modificam suas dietas para evitar o desencadeamento dos sintomas. Entre esses pacientes, cerca de 12% restringem bastante a ingestão e o consumo de dietas inadequadas ou desequilibradas.[2,3] Entre os alimentos culpados geralmente identificados estão produtos lácteos, verduras cruas (principalmente, cebolas, repolho e feijões), comida gordurosa, comida condimentada, café e bebidas alcoólicas. Esses itens foram vinculados aos sintomas de gases em excesso, ao inchaço e à dor abdominal, seguidos por dispepsia e fezes amolecidas.[2] Na maioria dos casos, as intolerâncias alimentares relatadas não são evidenciadas por testes formais de alergias alimentares, má absorção ou doença celíaca.[3] A percepção de intolerância alimentar é maior na população com SII (de 60 a 70%) do que na população em geral (de 20 a 25%).[3-5] A diferença não é explicada pelas diferenças de consumo alimentar. Os indivíduos com desordens gastrintestinais funcionais consomem proporções similares de alimentos contendo trigo, lactose, cafeína, frutose, álcool e substâncias bioativas (p. ex., serotonina, triptofano), como os casos-controle.[6]

Dieta e fisiopatologia da síndrome do intestino irritável

As reações adversas aos alimentos são classificadas como imune mediada, tal como alergia alimentar, ou não imune mediada, tal como intolerância a alimento específico. Um esquema geral de reações adversas aos alimentos e mecanismos associados é descrito na Figura 80.1.[7] Esses mecanismos variados causam sintomas gastrintestinais compatíveis com a SII (Fig. 80.2).

Condições imunes mediadas

Alergia alimentar

O papel da alergia alimentar na patogênese da SII é discutível. Embora os dados de estudos de dieta de eliminação e de desafio para alimentos sustentem o papel dos gatilhos alimentares em um subgrupo de pacientes com SII, a correlação com testes de alergia foi inconsistente. Apenas um em três estudos de desafio de eliminação do alimento, incluindo teste cutâneo por puntura ou teste radioalergosorbente (RAST), detectou uma correlação positiva entre o diagnóstico e o teste

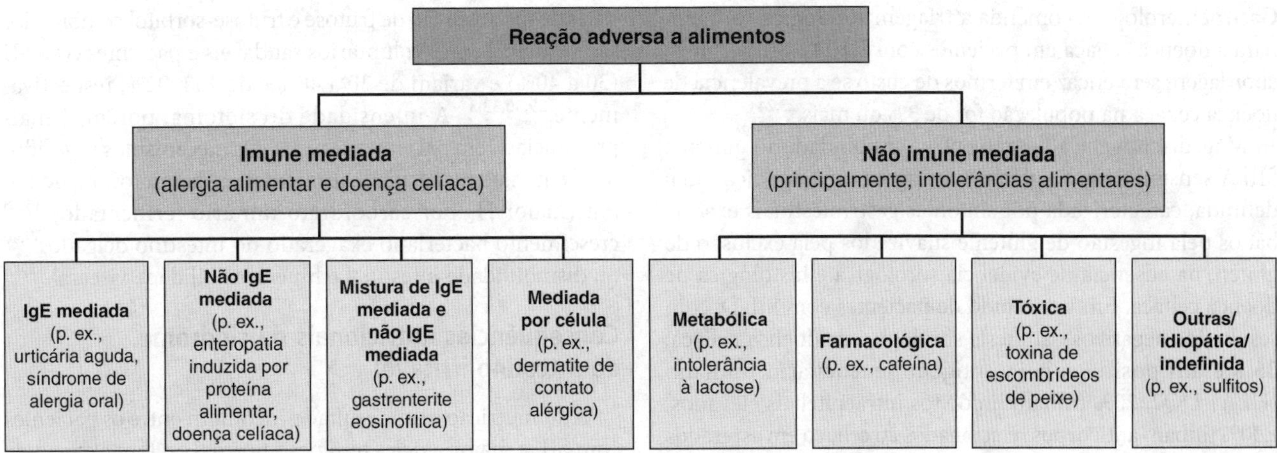

Figura 80.1 Categorias de reações adversas a alimentos. IgE: imunoglobulina E.

de desafio para alimentos.[8-11] Os estudos com cromoglicato de sódio oral – inibidor da degranulação dos mastócitos – demonstraram eficácia na modulação de sintomas da SII. Em um grande estudo multicentro de pacientes com SII com predominância de diarreia, o cromoglicato de sódio foi tão eficaz na melhora dos sintomas quanto a dieta de eliminação (67 *vs.* 60%).[12] A resposta ao tratamento foi maior em pacientes com teste cutâneo por puntura positivo para alérgenos de alimentos, um resultado que sugere que um subconjunto de pacientes com SII tinha sintomas associados à alergia.

Exames complementares de diagnóstico podem ajudar a esclarecer o papel da alergia alimentar na SII. Níveis maiores de presença de imunoglobulina E (IgE) em fezes foram relatados em pacientes com hipersensibilidade alimentar com base em histórico, teste cutâneo por puntura e teste RAST, mas não nos controles saudáveis.[13] Dos pacientes com SII inclusos no estudo, 68% apresentavam fragmentos de IgE detectáveis nas fezes. O teste de provocação colonoscópica para alérgenos (COLAP) demonstrou reações de hipersensibilidade no nível do intestino, que não são detectáveis por testes cutâneos ou níveis séricos de IgE. A injeção de extratos alimentares na submucosa colônica produziu respostas de vergão e fulgor em 74% dos pacientes com SII e nos sem controles saudáveis. As biópsias desses locais confirmaram ativação de mastócitos e eosinófilos, e a eliminação de agentes alimentares suspeitos resultou na melhora de sintomas na maioria dos pacientes positivos no teste COLAP.[8,14] Uma análise *in vitro* que quantifica a ativação de basófilo por antígenos alimentares baseada na expressão de CD63 identificou a hipersensibilidade alimentar em pacientes com SII com altos níveis de sensibilidade, especificidade e exatidão.[15] A hipersensibilidade mediada por IgG foi proposta como mecanismo alternativo de alergia alimentar em pacientes com SII. Embora os anticorpos IgG sejam geralmente considerados uma resposta fisiológica à exposição ao antígeno alimentar, maiores níveis de IgG4 em itens alimentares comuns foram detectados em indivíduos com SII.[16] Maiores reduções em pontuações de sintomas de SII foram observadas depois de uma dieta de eliminação baseada em anticorpos IgG, em comparação com pontuações depois de uma dieta simulada.[17]

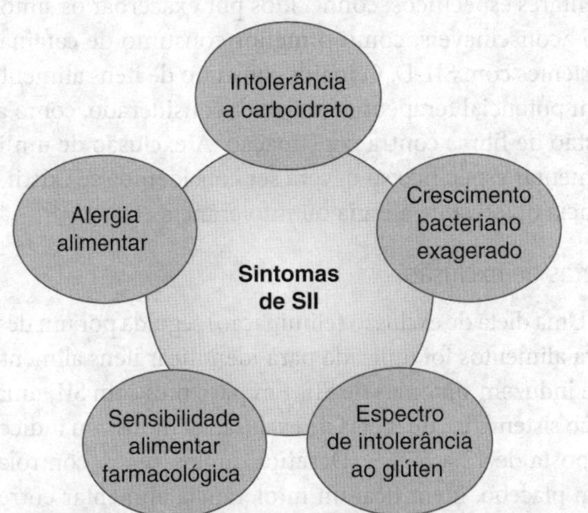

Figura 80.2 Sobreposição de sintomas entre síndrome do intestino irritável (SII), reações adversas a alimentos e crescimento bacteriano exagerado.

Doença celíaca

Aproximadamente 75% dos pacientes com doença celíaca apresentam sintomas gastrintestinais que coincidem com os da SII, incluindo dor abdominal, inchaço e hábitos intestinais alterados.[18] Nos Estados Unidos, a prevalência de doença celíaca na população é de aproximadamente 1%, mas pode ser tão alta quanto 4% na população com SII.[19,20] Há um risco quatro vezes maior da doença confirmada de forma histológica entre pacientes com SII, em comparação com controles.[20] De modo oposto, 20% dos pacientes com doença celíaca satisfizeram os critérios de Roma III para SII, em comparação com 5% de controles.[21] A relação exata entre doença celíaca e SII é incerta. Possivelmente, a SII representa um diagnóstico equivocado de doença celíaca, ou ela possa coexistir com a SII. Outras condições, tais como doença inflamatória intestinal, gastrenterites e crescimento bacteriano exagerado no intestino delgado foram associadas à SII, o que sugere a SII como um efeito posterior de diversas formas de inflamação da mucosa.[22] Atualmente, a força-tarefa de SII do American College of

Gastroenterology recomenda a triagem sorológica rotineira para a doença celíaca em pacientes com SII-D e SII-M.[1] Essa abordagem será eficaz em termos de custo se a prevalência de doença celíaca na população for de 3% ou mais.[23,24]

Mais discutível é a ligação entre sensibilidade ao glúten e SII. A sensibilidade ao glúten é até agora uma condição mal definida, caracterizada por sintomas gastrintestinais exacerbados pela ingestão de glúten e suavizados pela exclusão de glúten, na ausência de evidência sorológica e histológica de doença celíaca. Em um estudo de pacientes com SII-D, com resultados negativos para teste sorológico de doença celíaca, 35% eram positivos para antígeno leucocitário humano (HLA)-DQ2, 23% tinham linfócitos intraepiteliais elevados, e 30% tinham anticorpos relacionados ao celíaco em aspirados duodenais.[25] Uma dieta sem glúten em indivíduos com SII-D positivos em HLA-DQ2 ou positivos em anticorpos em aspirados duodenais resultou em uma melhora significativa nos sintomas diarreicos, em comparação àqueles sem essas características.[25,26] No entanto, isso pode estar relacionado à diminuição de fibras na dieta. No camundongo transgênico que expressa HLA-DQ8, a proliferação de células T é melhorada sem a geração de atrofia vilosa, e a liberação de acetilcolina no plexo mioentérico é maior por meio da exposição ao glúten.[27,28] Esses resultados oferecem uma possível base inflamatória e neuromotora para os sintomas do tipo SII.

Intolerância alimentar

A intolerância alimentar refere-se a reações adversas aos alimentos, como consequência de diversos mecanismos não imunes, incluindo efeitos diretos de toxinas, agentes farmacológicos em alimentos (p. ex., cafeína, tiramina), má absorção por enzima hospedeira ou deficiência de transporte (p. ex., lactase, frutose), e reações idiossincráticas.

Má absorção de carboidratos

A má absorção de lactose, frutose e os álcoois de açúcar (p. ex., sorbitol, xilitol) foi considerada uma causa subjacente ou um gatilho dos sintomas de SII. A prevalência relatada de intolerância à lactose na SII é altamente variável, entre 17 e 82%, com a maioria dos estudos demonstrando índices de 25 a 35% nas populações norte-americana e europeia.[29-35] Pacientes com SII apresentam maior quantidade de sintomas causados pela má absorção de carboidratos, em comparação com controles sem SII, talvez relacionados à hiperalgesia visceral subjacente.[36] Recomenda-se o teste respiratório de intolerância à lactose em pessoas com SII com diarreia e inchaço, que carecem de um diagnóstico claro baseado apenas em dados de diário alimentar.[1] Um teste respiratório positivo sem sintomas indica má digestão de lactose de importância incerta, enquanto um teste positivo acompanhado de sintomas indica real intolerância à lactose.

A má absorção de frutose e sorbitol também foi demonstrada em pacientes com SII. A frutose é um monossacarídeo de ocorrência natural, abundante em frutas e mel, e o adoçante preferido em refrigerantes e sucos. O sorbitol é um substituto do açúcar utilizado em diversos alimentos dietéticos. Os índices de má absorção de frutose e frutose-sorbitol combinados são similares entre voluntários saudáveis e pacientes com SII (30 a 40%) e variam de 30 a 40% e de 40 a 92%, respectivamente.[29,30,33,37] A intensidade do sintoma, porém, é mais pronunciada em pacientes com SII. Os mecanismos sugeridos incluem maior capacidade fermentativa da microflora do cólon (maior H_2 por carboidrato unitário fermentado),[36,38] crescimento bacteriano exagerado no intestino delgado,[39,40] ou dismotilidade intestinal e hipersensibilidade visceral.[41,42]

Consequências nutricionais da síndrome do intestino irritável

A subnutrição é um resultado incomum entre os pacientes com SII, a maioria deles tem peso normal ou tem excesso de peso ou é obesa. Em casos raros, pacientes com SII que percebem intolerância alimentar podem restringir excessivamente suas dietas, o que leva ao consumo inadequado e à subnutrição.[2] Esse resultado, porém, é a exceção e não a regra. Em pacientes com perda de peso ou deficiências de micronutrientes significativas, diagnósticos alternativos devem ser considerados. Entre os testes adicionais, incluem-se exames de laboratório, de imagem ou de endoscopia, para excluir condições como doença celíaca, infecções intestinais, doença inflamatória intestinal e neoplasmas gastrintestinais.

Manejo alimentar da síndrome do intestino irritável

A orientação alimentar pode ser um auxiliar útil para o tratamento farmacológico contra a SII. O tratamento farmacológico utilizado se baseia no padrão de sintoma de cada paciente e incluem antidiarreicos, laxantes e antiespasmódicos (p. ex., diciclomina).[1] A avaliação alimentar pode identificar potenciais gatilhos alimentares e contestar noções preconcebidas de intolerâncias alimentares, que podem resultar em restrições desnecessárias. Em geral, pacientes com SII devem consumir uma dieta balanceada com poucas restrições. As modificações alimentares devem se basear no sintoma gastrintestinal dominante. Reduções em itens alimentares específicos, conhecidos por exacerbar os sintomas são aconselháveis, como o menor consumo de cafeína em pacientes com SII-D. O maior consumo de itens alimentares com potencial terapêutico deve ser considerado, como a ingestão de fibras contra constipação. A exclusão de um item alimentar específico só deverá ser considerada se existir evidência objetiva de alergia ou intolerância.

Dietas de exclusão

Uma dieta de exclusão (eliminação) seguida por um desafio para alimentos foi utilizada para identificar itens alimentares que induzem sintomas de SII. Em pacientes com SII, uma revisão sistemática de dietas de exclusão demonstrou índices de resposta de 12 a 67%.[43] Desafios duplos-cegos, controlados com placebo, identificaram intolerância alimentar entre 6 e 58% dos pacientes com SII, a maioria dos quais tinha sensibilidade ao leite, ao trigo e aos ovos.[9,10,44] A ampla gama de índices de resposta observada, a falta de um protocolo padronizado de restrição alimentar ou dietética, e limitações importantes até agora no projeto do teste, limitam a interpretação desses estudos. Com base nesses dados e no potencial de deficiências de macronutrientes e micronutrientes resultantes dessa abordagem, dietas de exclusão generalizadas não são recomendadas para uso rotineiro em pacientes com SII.[1,43,45]

Embora as dietas de exclusão generalizadas não sejam aconselháveis, as dietas que especificamente evitam carboidratos fermentáveis de cadeia curta não absorvidos, coletivamente denominados oligossacarídeos, dissacarídeos, monossacarídeos e polióis fermentáveis (FOD-MAP), podem beneficiar pacientes com SII. Os FOD-MAP incluem frutose e lactose mal-absorvidos, polióis deficientemente absorvidos (sorbitol, xilitol), e fruto-oligossacarídeos (frutanos) e galacto-oligossacarídeos (rafinose) não clivados por hidrolases humanas e, portanto, deficientemente absorvidos.[46]

Inicialmente, a base para o uso das dietas restritas de FOD-MAP derivou-se de estudos não controlados que investigavam apenas a restrição de lactose[35] ou frutose com ou sem sorbitol.[29,33] Um teste de novo desafio duplo-cego, randomizado, de quatro braços, controlado com placebo demonstrou que 70% ou mais dos pacientes com SII que receberam frutose, frutanos ou um combinação dos dois experimentaram controle inadequado do sintoma, em comparação com 14% que receberam glucose.[46] Esses resultados sugerem que o efeito da dieta pobre em FOD-MAP resultou da restrição de açúcar e não do efeito placebo.

Fibras alimentares

A suplementação com fibras é um remédio alimentar geralmente prescrito para SII. Seu uso depende do sintoma dominante no paciente. A suplementação com fibras é mais usada em pacientes com constipação e, em menor grau, naqueles com diarreia. Julga-se que as fibras aliviam a constipação ao adicionar volume às fezes, o que acelera o trânsito oral-anal, e reduz a pressão intracolônica.[47] Para pacientes com diarreia, a fibra solúvel cria fezes mais viscosas e pode melhorar sua produção. Quando dor, gases e inchaço predominam, o uso de fibras pode realmente ser contraproducente, pois a fermentação das fibras aumenta a produção de gases.

A evidência que apoia o uso das fibras na SII é pobre. A maioria dos estudos foi realizada entre 1976 e 1994, e muitos foram limitados por fraqueza metodológica. Diversas revisões sistemáticas e metanálises foram realizadas para formular conclusões mais definitivas.[1,48-53] Em pacientes com SII, uma metanálise de efeitos das fibras (normalmente, farelo de trigo insolúvel ou casca de sementes da *Plantago ovata* solúvel), em contraste com placebo, relatou que a casca de sementes da *Plantago ovata*, e não o farelo de trigo, melhorou os sintomas gerais da SII em um período de 6 a 12 semanas. No entanto, quando só estudos de maior qualidade foram incluídos, o efeito benéfico da casca de sementes da *Plantago ovata* não foi mais significativo.[53] Em um estudo randomizado de fibra solúvel (*psyllium*), fibra insolúvel (farelo) ou placebo em pacientes com SII durante 12 semanas, os tratados com fibras solúveis tiveram alívio acentuadamente maior da dor abdominal, quando comparados aos grupos de suplementação com placebo ou farelo. Esse estudo sugere que a fibra solúvel, mas não a insolúvel, oferece alívio dos sintomas em um subconjunto de pacientes com SII.[54]

Baseado nos dados disponíveis, a Força-tarefa de SII do American College of Gastroenterology on Functional Gastrointestinal Disorders não endossa as fibras como tratamento para a SII, mas reconhece sua utilidade no tratamento da constipação.[1] Em pacientes com SII-C, o consumo de fibras deve ser administrado gradualmente, para minimizar os efeitos adversos comuns do inchaço, da distensão abdominal e da flatulência.

Probióticos e prebióticos

O microbioma intestinal pode ter uma função patogênica no desenvolvimento da SII. A manipulação da microflora intestinal mediante prebióticos e probióticos possui valor terapêutico potencial. Os probióticos, geralmente *Bifidobacteria* e *Lactobacillus* spp vivos, estão disponíveis em forma de cápsulas ou em itens alimentares, como iogurtes. Os prebióticos, geralmente fruto-oligossacarídeos não digeríveis (oligofrutose e inulina) e galacto-oligossacarídeos em alimentos, estimulam o desenvolvimento e a atividade das bactérias intestinais selecionadas.

Uma grande metanálise que avaliou a eficácia dos probióticos *vs.* placebo em sintomas gerais de SII relatou uma redução estatisticamente significativa dos sintomas de SII por meio de todos os probióticos utilizados (*Lactobacillus*, *Bifidobacterium*, *Streptococcus*, e combinações), em comparação com placebo.[55] Esses dados, porém, exibiram heterogeneidade significativa e, provavelmente, superestimaram o efeito do tratamento. Em testes que relataram sintomas de SII como variável contínua, o uso de probióticos resultou em melhora estatisticamente significativa dos sintomas da SII, em comparação com o placebo.[55] O regime ideal de probióticos não pôde ser delineado a partir dessa revisão.

Foi relatada mudança da consistência fecal e melhora acentuada da flatulência e do inchaço pelos prebióticos em pacientes com SII tratados com o prebiótico *trans*-galacto-oligossacarídeo, em comparação aos tratados com o placebo. Concomitantemente a esses efeitos, houve aumento das concentrações bifidobacterial nas fezes, o que sugere possível benefício da microbiota alterada.[56]

Doença diverticular e dieta

A diverticulose do cólon refere-se ao desenvolvimento de evaginações em forma de saco na parede colônica, resultante da herniação da mucosa e submucosa mediante defeitos na camada muscular. Embora a maioria dos pacientes com diverticulose permaneça assintomática, cerca de 25% desenvolvem doença clinicamente significativa.[57] O espectro da doença diverticular inclui um complexo de dor abdominal e hábitos intestinais alterados similares à SII, diverticulite com ou sem complicações, hemorragia diverticular e colite diverticular (Fig. 80.3).

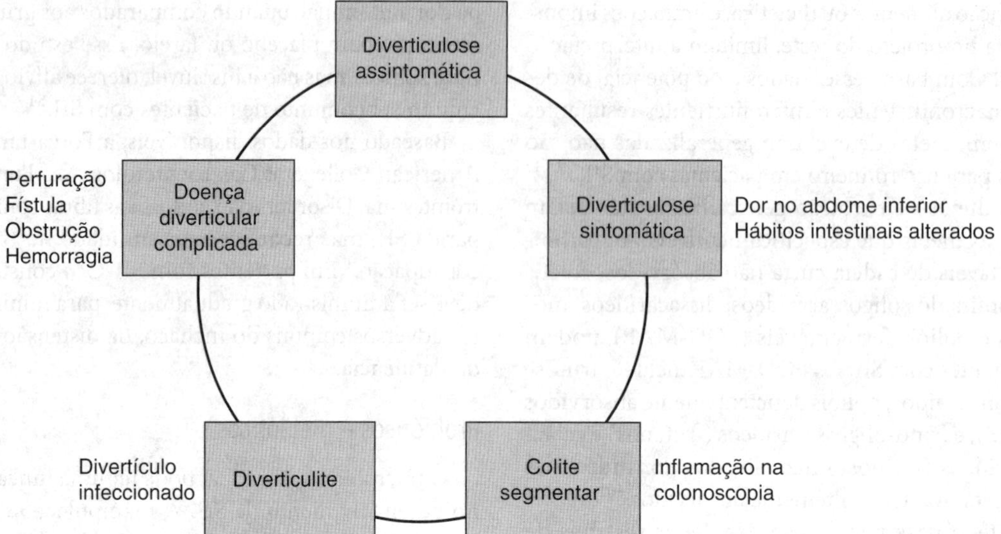

Figura 80.3 Espectro da doença diverticular.

Dieta e fisiopatologia

Acredita-se que a deficiência de fibras seja decisiva para o desenvolvimento da diverticulose e da doença diverticular. A hipótese relativa às fibras foi proposta inicialmente pelos médicos Dennis Burkitt e N. S. Painter, em 1971, durante uma missão médica na zona rural da África, em Uganda. A equipe observou que a doença diverticular, embora prevalecente na Inglaterra, praticamente não existia na população ugandense. Atribuiu-se essa diferença ao alto consumo de fibras entre os ugandenses e ao baixo consumo entre os ingleses.[58,59]

O surgimento da doença diverticular aparenta ser paralelo à diminuição do consumo de fibras alimentares. Estudos de autópsias do início do século XX detectaram diverticulose entre 2 e 10% da população ocidental, enquanto uma série de autópsias da década de 1960 revelaram índices de prevalência de 10 a 66%, dependendo da faixa etária estudada.[59,60] Ao longo do tempo, a doença diverticular aumentou nos países em desenvolvimento que adotaram a dieta ocidental.[61] Observou-se uma mudança similar também no Japão. Em um estudo retrospectivo de 1.289 enemas de bário realizados entre 1960 e 1970, a prevalência da doença diverticular foi de 2,6% entre os pacientes japoneses com mais de 40 anos, enquanto os índices de prevalência alcançaram de 7 a 12%, entre 1980 e 1990. Esse aumento da doença diverticular resultou da redução do consumo médio de fibras por dia em 1972 para aproximadamente 70% do nível de 1952.[58,62-64]

Um grande estudo prospectivo confirmou a relação inversa entre doença diverticular e o consumo de fibras.[65] Ao contrário dos estudos epidemiológicos, essa análise enfocou somente pacientes com doença diverticular sintomática. Entre os 48 mil homens que participaram do *Health Professionals Follow-Up Study*, 385 dos quais se obteve os dados alimentares desenvolveram doença diverticular sintomática em um período de quatro anos. Os pacientes no quintil mais alto do consumo de fibras reduziram significativamente o risco de desenvolvimento de doença diverticular, em comparação com os pacientes do quintil mais baixo (risco relativo [RR], 0,58; intervalo de confiança [IC] de 95%, de 0,41 a 0,83; p = 0,01). De modo oposto, o RR para homens com dieta pobre em fibras e rica em gorduras totais foi de 2,35 (IC de 95%, de 1,38 a 3,98), quando comparado àqueles com dieta rica em fibras e pobre em gorduras totais.[65] Essa associação foi atribuída principalmente ao consumo de frutas e verduras, em vez de fibras de cereais.[66]

Acredita-se que a deficiência de fibras promove a formação de divertículos pela geração de baixa massa fecal e reduzido tamanho luminal. Nesse cenário, as forças peristálticas são transmitidas para a parede colônica, em vez de para os conteúdos luminais, o que causa hérnias e cria saculações nos pontos mais fracos da mucosa e da submucosa. Menos compreendidas são as variáveis que influenciam a progressão da doença diverticular assintomática para sintomática. Uma teoria é de que a deficiência de fibras altera a flora intestinal e leva a mudanças imunológicas que estimulam a inflamação e a diverticulite.[58] São necessários estudos formais para entender mais claramente a relação entre dieta-microbioma e doença diverticular sintomática.

Dieta no controle da doença diverticular

Prevenção da doença diverticular sintomática

Historicamente, os médicos aconselhavam os pacientes com diverticulose a evitar o consumo de nozes, sementes, pipoca e outros alimentos ricos em fibras, para prevenir sintomas ou complicações da doença diverticular. Essa recomendação baseava-se na crença de que partículas grandes e não digeridas podiam se alojar no divertículo, obstruir o colo ou traumatizar a mucosa, provocando inflamação ou hemorragia. Um estudo mais recente, porém, sugeriu que essa prática é desnecessária. Como parte do *Health Professionals Follow-up Study*, um grupo de 47.228 homens preencheu questionários alimentares e médicos periódicos ao longo de 18 anos.[67] Nesse período, 801 casos incidentes de diverticulite e 383 casos incidentes de hemorragia diverticular foram relatados. A análise dos registros alimentares disponíveis não conseguiu estabelecer uma associação entre o consumo de milho e a diverticulite ou entre o consumo de nozes, milho ou pipoca e a hemorragia diverticular. Na verdade, uma relação inversa foi descoberta entre o consumo de nozes e pipoca e o risco de diverticulite, sugerindo um efeito protetor.[67]

Defendeu-se a suplementação com fibras alimentares como meio de impedir a formação dos divertículos e da doença diverticular sintomática.[68] Pelo menos seis estudos investigaram o papel das fibras alimentares no controle da doença diverticular, incluindo dois testes randomizados controlados. O primeiro teste escolheu de forma aleatória 18 pacientes com diverticulose para trigo ou farelo de pão torrado durante três meses. Os pacientes que receberam o produto de farelo de trigo rico em fibras apresentaram maior melhora da dor e da pontuação total de sintomas do que o grupo pobre em fibras.[69] Em contraste, um segundo teste randomizado não mostrou diferença na dor, no intestino delgado ou na pontuação total de sintomas, em resposta a uma dieta rica em fibra, mas obteve melhora na constipação e na consistência fecal.[70]

Os dados adicionais que sustentam a suplementação com fibras na doença diverticular derivam de quatro testes retrospectivos e não controlados, e somente um deles inclui pacientes com doença diverticular complicada (i. e., diverticulite).[68,71] Nesse teste, 60 dos 100 pacientes internados no hospital com doença diverticular sintomática tinham diverticulite. Setenta e cinco pacientes foram cuidados medicamente, enquanto 25 precisaram de cirurgia. Depois do tratamento, os dois grupos começaram uma dieta rica em fibras, e 91% permaneceram livres dos sintomas após 5 a 7 anos de acompanhamento.[71]

Dieta e doença diverticular complicada aguda

Durante um ataque agudo de diverticulite ou hemorragia diverticular, os pacientes são colocados em repouso intestinal, e suas dietas são desenvolvidas conforme a melhora dos parâmetros clínicos. Embora haja falta de dados sobre desenvolvimento alimentar, os pacientes são geralmente submetidos no início a uma dieta pobre em fibras (10 g/dia). Com a recuperação do paciente, o consumo diário de fibras pode aumentar 5 g por semana, até um consumo-alvo de 25 a 35 g ser alcançado.[68] Como observado, não é necessário evitar nozes e sementes.

Resumo

A SII é uma desordem clínica comum com diversas apresentações, que incluem a constipação predominante, diarreia predominante, ou ambas, e tem fisiopatologia desconhecida. Uma quantidade significativa de pacientes com SII considera seus sintomas gastrintestinais relacionados a alimentos e modifica sua dieta. Na maioria dos casos, as intolerâncias alimentares relatadas não são evidenciadas por meio de testes formais para alergias alimentares, má absorção ou doença celíaca, o que torna o papel da alergia alimentar na patogênese da SII discutível. A doença celíaca e outros problemas, como o crescimento bacteriano exagerado, parecem ser comorbidades comuns com sintomas de SII. A orientação alimentar individualizada pode ser útil para auxiliar os tratamentos farmacológicos contra a SII. Os pacientes com SII devem consumir uma dieta balanceada com poucas restrições. As modificações alimentares devem se basear em sintomas gastrintestinais dominantes em pacientes individuais e podem incluir reduções de itens alimentares específicos conhecidos por exacerbar os sintomas ou o uso de mais fibras alimentares.

A doença diverticular parece ligada intimamente ao consumo de fibras alimentares. Os dados epidemiológicos sugerem que o florescimento da dieta ocidental e o declínio do consumo de fibras associado levou a maiores índices de doença diverticular. Menos estabelecido é o papel da deficiência de fibras na progressão para a doença diverticular sintomática. Embora a American Society of Colorectal Surgeons defenda o uso da suplementação com fibras para impedir a diverticulite recorrente, o American College of Gastroenterology não encontra evidência consistente para apoiar essa prática. Apesar dessa contradição, o National Institute of Health recomenda uma dieta rica em fibras para pacientes com doença diverticular. O baixo risco da suplementação com fibras, junto ao benefício teórico, apoia essa recomendação.

Referências bibliográficas

1. Brandt LJ, Chey WD, Foxx-Orenstein AE et al. Am J Gastroenterol 2009;104(Suppl):S1–35.
2. Simren M, Mansson A, Langkilde AM et al. Digestion 2001;63: 108–15.
3. Monsbakken KW, Vandvik PO, Farup PG. Eur J Clin Nutr 2006;60:667–72.
4. Locke GR 3rd, Zinsmeister AR, Talley NJ et al. Am J Gastroenterol 2000;95:157–65.
5. Young E, Stoneham MD, Petruckevitch A et al. Lancet 1994;343: 1127–30.
6. Saito YA, Locke GR 3rd, Weaver AL et al. Am J Gastroenterol 2005;100:2743–8.
7. Boyce JA, Assa'ad A, Burks AW et al. J Allergy Clin Immunol 2010;126:1105–18.
8. Zar S, Kumar D, Benson MJ. Aliment Pharmacol Ther 200;15:439–49.
9. Bentley SJ, Pearson DJ, Rix KJ. Lancet 1983;2:295–7.
10. Farah DA, Calder I, Benson L et al. Gut 1985;26:164–168.
11. Petitpierre M, Gumowski P, Girard JP. Ann Allergy 1985;54: 538–40.
12. Stefanini GF, Saggioro A, Alvisi V et al. Scand J Gastroenterol 1995;30:535–41.
13. Andre F, Andre C, Colin L et al. Allergy 1995;50:328–33.
14. Bischoff SC, Mayer J, Meier PN et al. Int Arch Allergy Immunol 1997;113:348–51.
15. Carroccio A, Brusca I, Mansueto P et al. Clin Gastroenterol Hepatol 2010;8:254–60.
16. Zar S, Benson MJ, Kumar D et al. Am J Gastroenterol 2005;100: 1550–7.
17. Atkinson W, Sheldon TA, Shaath N et al. Gut 2004;53:1459–64.
18. Zipser RD, Patel S, Yahya KZ et al. Dig Dis Sci 2003;48:761–4.
19. Fasano A, Berti I, Gerarduzzi T et al. Arch Intern Med 2003;163: 286–92.
20. Ford AC, Chey WD, Talley NJ et al. Arch Intern Med 2009;169: 651–8.
21. O'Leary C, Wieneke P, Buckley S et al. Am J Gastroenterol 2002;97:1463–7.

22. O'Leary C, Quigley EM. Am J Gastroenterol 2003;98:720–2.
23. Spiegel BM, DeRosa VP, Gralnek IM et al. Gastroenterology 2004;126:1721–32.
24. Mein SM, Ladabaum U. Aliment Pharmacol Ther 2004; 19:1199–210.
25. Wahnschaffe U, Ullrich R, Riecken EO et al. Gastroenterology 2001;121:1329–38.
26. Wahnschaffe U, Schulzke JD, Zeitz M et al. Clin Gastroenterol Hepatol 2007;5:844–50; quiz 769.
27. Black KE, Murray JA, David CS et al. J Immunol 2002; 169:5595–600.
28. Verdu EF, Huang X, Natividad J et al. Am J Physiol Gastrointest Liver Physiol 2008;294:G217–25.
29. Fernandez-Banares F, Rosinach M, Esteve M et al. Clin Nutr 2006;25:824–31.
30. Corlew-Roath M, Di Palma JA. South Med J 2009;102:1010–2.
31. Bohmer CJ, Tuynman HA. Eur J Gastroenterol Hepatol 2001;13:941–4.
32. Bohmer CJ, Tuynman HA. Eur J Gastroenterol Hepatol 1996;8: 1013–6.
33. Goldstein R, Braverman D, Stankiewicz H. Isr Med Assoc J 2000;2:583–7.
34. Parker TJ, Woolner JT, Prevost AT et al. Eur J Gastroenterol Hepatol 2001;13:219–25.
35. Vernia P, Di Camillo M, Marinaro V et al. Dig Liver Dis 2001; 33:234–39.
36. Fernandez-Banares F, Esteve-Pardo M, de Leon R et al. Am J Gastroenterol 1993;88:2044–50.
37. Nelis GF, Vermeeren MA, Jansen W. Gastroenterology 1990; 99:1016–20.
38. King TS, Elia M, Hunter JO. Lancet 1998;352:1187–9.
39. Pimentel M, Kong Y, Park S. Am J Gastroenterol 2003;98:2700–4.
40. Nucera G, Gabrielli M, Lupascu A et al. Aliment Pharmacol Ther 2005;21:1391–5.
41. Evans PR, Piesse C, Bak YT et al. Scand J Gastroenterol 1998;33: 1158–63.
42. Lasser RB, Bond JH, Levitt MD. N Engl J Med 1975;293:524–6.
43. Park MI, Camilleri M. Neurogastroenterol Motil 2006;18:595–607.
44. Jones VA, McLaughlan P, Shorthouse M et al. Lancet 1982;2: 1115–7.
45. Cabre E. Curr Opin Clin Nutr Metab Care 2010;13:581–7.
46. Shepherd SJ, Parker FC, Muir JG et al. Clin Gastroenterol Hepatol 2008;6:765–71.
47. Zuckerman MJ. J Clin Gastroenterol 2006;40:104–8.
48. Akehurst R, Kaltenthaler E. Gut 2001;48:272–82.
49. Bijkerk CJ, Muris JW, Knottnerus JA et al. Aliment Pharmacol Ther 2004;19:245–51.
50. Jailwala J, Imperiale TF, Kroenke K. Ann Intern Med 2000;133: 136–47.
51. Lesbros-Pantoflickova D, Michetti P, Fried M et al. Aliment Pharmacol Ther 2004;20:1253–69.
52. Quartero AO, Meineche-Schmidt V, Muris J et al. Cochrane Database Syst Rev 2005;(2):CD003460.
53. Ford AC, Talley NJ, Spiegel BM et al. BMJ 2008;337:a2313.
54. Bijkerk CJ, de Wit NJ, Muris JW et al. BMJ 2009;339:b3154.
55. Moayyedi P, Ford AC, Talley NJ et al. Gut 2010;59:325–32.
56. Silk DB, Davis A, Vulevic J et al. Aliment Pharmacol Ther 2009;29: 508–18.
57. Martel J, Raskin JB. J Clin Gastroenterol 2008;42:1125–7.
58. Korzenik JR. J Clin Gastroenterol 2006;40(Suppl):S112–6.
59. Painter NS, Burkitt DP. Br Med J 1971;2:450–4.
60. Parks TG. Clin Gastroenterol 1975;4:53–69.
61. Segal I, Solomon A, Hunt JA. Gastroenterology 1977;72:215–9.
62. Nakaji S, Sugawara K, Saito D et al. Eur J Nutr 2002;41:222–7.
63. Miura S, Kodaira S, Shatari T et al. Dis Colon Rectum 2000; 43:1383–9.
64. Nakada I, Ubukata H, Goto Y et al. Dis Colon Rectum 1995; 38:755–9.
65. Aldoori WH, Giovannucci EL, Rimm EB et al. Am J Clin Nutr 1994;60:757–64.
66. Aldoori WH, Giovannucci EL, Rockett HR et al. J Nutr 1998; 128:714–9.
67. Strate LL, Liu YL, Syngal S et al. JAMA 2008;300:907–14.
68. Tarleton S, DiBaise JK. Nutr Clin Pract 2011;26:137–42.
69. Brodribb AJ. Lancet 1977;1:664–6.
70. Ornstein MH, Littlewood ER, Baird IM et al. Br Med J (Clin Res Ed) 1981;282:1353–6.
71. Hyland JM, Taylor I. Br J Surg 1980;67:77–9.

Sugestões de leitura

Brandt LJ, Chey WD, Foxx-Orenstein AE et al. An evidence-based position statement on the management of irritable bowel syndrome. Am J Gastroenterol 2009;104(Suppl):S1–35.

Bijkerk CJ, de Wit NJ, Muris JW et al. Soluble or insoluble fibre in irritable bowel syndrome in primary care? Randomised placebo controlled trial. BMJ 2009;339:b3154.

Boyce JA, Assa'ad A, Burks AW et al. Guidelines for the diagnosis and management of food allergy in the united states: summary of the NIAID-sponsored expert panel report. J Allergy Clin Immunol 2010;126:1105–18.

Strate LL, Liu YL, Syngal S et al. Nut, corn, and popcorn consumption and the incidence of diverticular disease. JAMA 2008;300:907–14.

Tarleton S, DiBaise JK. Low-residue diet in diverticular disease: putting an end to a myth. Nutr Clin Pract 2011;26:137–42.

Nutrição em doenças pancreáticas*

Amit Raina e Stephen J. D. O'Keefe

O pâncreas, órgão retroperitoneal glandular, atende a funções endócrinas e exócrinas. O pâncreas exócrino secreta ao menos dez enzimas digestivas, fundamentais para a digestão e a absorção dos nutrientes. O pâncreas endócrino também secreta diversos hormônios, que desempenham um papel-chave na manutenção da homeostase metabólica do organismo. Neste capítulo, discutimos as três desordens pancreáticas mais importantes: pancreatite aguda (PA), pancreatite crônica (PC) e câncer de pâncreas. Alterando o funcionamento do pâncreas, essas doenças podem levar a desarranjos da homeostase nutricional e metabólica, embora os mecanismos fisiopatológicos subjacentes sejam distintos. No início, este capítulo descreve brevemente o papel desempenhado pelas enzimas pancreáticas na absorção de nutrientes e, em seguida, enfoca a fisiopatologia, a descrição clínica, a avaliação do estado nutricional e os princípios da terapia nutricional nessas três importantes doenças pancreáticas.

*Abreviaturas: **CCK**, colecistocinina; **ERC**, estudo randomizado controlado; **GI**, gastrintestinal; **GLP-1**, peptídeo-1 semelhante ao glucagon; **IL**, interleucina; **MAP**, proteínas ativadas por mitógenos; **MCP-1**, proteína quimiotática de monócitos-1; **MODS**, síndrome de disfunção múltipla de órgãos; **NE**, nutrição enteral; **NG**, nasogástrico; **NGJ**, nasogastrojejunal; **NP**, nutrição parenteral; **NPT**, nutrição parenteral total; **PA**, pancreatite aguda; **PAG**: pancreatite aguda grave; **PC**, pancreatite crônica; **PCR**, proteína C-reativa; **PEG**, gastrostomia endoscópica percutânea; **PYY**, peptídeo YY; **SARA**, síndrome da angústia respiratória aguda; **SIRS**, resposta inflamatória sistêmica; **TNF-α**, fator de necrose tumoral alfa; **UTI**, unidade de terapia intensiva.

Fisiologia da secreção pancreática

O conhecimento dos mecanismos da secreção pancreática é fundamental para o controle dos pacientes com doença pancreática, sobretudo a PA. A secreção pancreática é precisamente articulada pela liberação dos hormônios peptídeos e dos neurotransmissores do trato gastrintestinal (GI) após o contato com o alimento ingerido. Tradicionalmente, a estimulação pancreática divide-se em três fases: cefálica, gástrica e intestinal. A percepção do alimento prepara o pâncreas para iniciar o processo de agregação e secreção dos zimogênios. Depois, a ingestão e a deglutição do alimento, seguidas pela expansão da parede estomacal, induzem a secreção pancreática mediada vagalmente. Finalmente, o ingresso do alimento no duodeno induz a estimulação mais poderosa, associada à liberação da acetilcolina e da colecistocinina (CCK) pela mucosa e propelida por complexos motores migratórios. Nos estudos fisiológicos com voluntários saudáveis, uma dieta de fórmula líquida foi fornecida para regiões distintas do trato GI superior, e a resposta secretória foi maior quando uma dieta polimérica foi infundida no duodeno (Fig. 81.1).[1] Além disso, a resposta secretória poderia ser reduzida significativamente se a composição da dieta mudasse para elementar pobre em gorduras. Estudos adicionais revelaram que a nutrição parenteral total (NPT) não teve efeito estimulador, e que o repouso pancreático poderá ser mantido se a alimentação for fornecida mais de 40 cm depois do ligamento de Treitz.[2] Finalmente, o fornecimento ileal estimulou o peptídeo YY (PYY) e o peptídeo-1 semelhante ao glucagon (GLP-1) dos peptídeos do freio ileal, resultando na inibição da secreção.

Digestão de nutrientes

Sem o pâncreas, os seres humanos não sobrevivem, pois a glândula é essencial para a digestão dos alimentos. O pâncreas normal secreta enzimas digestivas, junto a água e eletrólitos, principalmente bicarbonato, que melhora a função das enzimas luminais pela neutralização do ácido gás-

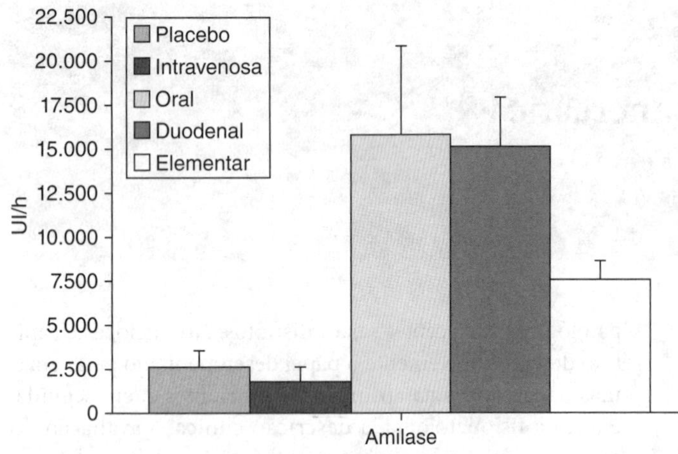

Figura 81.1 Secreção de amilase em resposta à nutrição enteral e parenteral. As respostas secretórias relativas de amilase à alimentação enteral e parenteral, ilustrando nenhuma diferença entre alimentação oral e duodenal de uma dieta complexa, uma resposta intermediária à alimentação de dieta elementar duodenal, e nenhum efeito estimulador da alimentação intravenosa, em comparação com placebo de solução salina.

trico. As enzimas mais ativas são: lipase, amilase e tripsina. A amilase (α-amilase) hidrolisa o amido alimentar em dissacarídeos e trissacarídeos, que são decompostos em formas absorvíveis, tais como glicose e maltose, pelas enzimas presentes na borda em escova. A lipase pancreática hidrolisa as moléculas de gordura. Os sais biliares secretados pelo fígado ajudam a ação digestiva da lipase, ao revestir e emulsificar gotas grandes de gordura em gotas menores e, assim, aumentar a superfície total para a atuação da lipase. A hidrólise de gordura resulta na formação de monômeros (dois ácidos graxos livres e um 2-monoacilglicerol), que são absorvidos posteriormente no sistema linfático pelos vasos. A tripsina, principal enzima proteolítica, é sintetizada pelo pâncreas em forma inativa, como tripsinogênio. Depois de uma refeição, quando o pâncreas é estimulado pela CCK e pelos reflexos colinérgicos, o tripsinogênio é liberado dos depósitos de zimogênio nas células acinares, sendo secretado no duodeno. Uma vez no intestino delgado, a enteropeptidase intestinal ativa-o em tripsina mediante clivagem proteolítica. Então, as tripsinas, pelo processo autocatalítico, ativam mais moléculas de tripsinogênio. Uma vez ativada, a tripsina decompõe proteínas alimentares e peptídeos (proteínas decompostas em peptídeos no estômago pela pepsina) em aminoácidos, que são então absorvidos pelos sistemas de transporte ativo.

Pancreatite aguda

Descrição demográfica e clínica

A PA é um processo inflamatório agudo do pâncreas, que pode envolver o tecido peripancreático e até mesmo órgãos remotos. Nos Estados Unidos, cerca de 75 a 80% dos casos de PA são atribuídos ao alcoolismo ou aos cálculos biliares.[3-5] Entre outros fatores associados à PA estão medicações, traumas, infecções e causas metabólicas.[6] A PA biliar é mais comum em pacientes do sexo feminino, enquanto a PA alcoólica é mais comum em pacientes do sexo masculino.[7] Tipicamente, a descrição clínica consiste em dor grave na parte superior do abdome, náusea e vômito. Os exames laboratoriais revelam lipase e amilase elevadas na circulação sanguínea.

Aproximadamente 75% dos casos de PA de pacientes internados em hospitais é leve (pancreatite edematosa e intersticial) e tem um curso benigno e autolimitado, com alta hospitalar no quarto dia.[8] Os restantes 25% dos casos, denominados PA grave (PAG), evoluem com o desenvolvimento de uma resposta inflamatória sistêmica (SIRS) profunda, geralmente associada à necrose da glândula pancreática, a acúmulos graves de líquido peripancreático e a síndrome de disfunção múltipla de órgãos (MODS). Toda mortalidade (≤ 50%) dessa condição associa-se a essas complicações. A glândula pancreática inflamada e inchada pode, por si só ou mediante o desenvolvimento de acúmulos graves de líquido, comprimir o estômago e o duodeno. O resultado é a obstrução do fluxo de saída do estômago e sintomas clínicos como náusea e vômito. Geralmente, a SIRS está associada ao íleo e à maior permeabilidade da mucosa. Frequentemente, pacientes em estado grave passam semanas nas unidades de terapia intensiva (UTI) e muitas vezes precisam de cirurgia em razão da necrose e de infeções pancreáticas. Embora, a cirurgia precoce esteja associada a elevados índices de mortalidade, pois é extremamente difícil, e todo esforço deve ser empreendido para cuidar dos pacientes de modo conservador por mais de quatro semanas com nutrição enteral (NE), até a área da necrose pancreática ou do acúmulo de líquido tornar-se encapsulada e permitir uma abordagem mais definitiva.

Fisiopatologia

O entendimento básico da fisiopatologia da PA é essencial para compreender os princípios da terapia nutricional nos pacientes. A Figura 81.2 ajuda a ilustrar o que acontece na evolução da doença grave. A PA é iniciada pela ativação prematura do tripsinogênio no interior das células acinares. Depois que o tripsinogênio, normalmente armazenado na forma inativa de zimogênios, é estimulado no interior das células acinares e autoativa outras moléculas de tripsinogênio e a autodigestão de célula.[9,10] A lesão intracelular resulta na geração de uma cascata de citocinas pró-inflamatórias, tais como interleucina-1β (IL-1β), fator de necrose tumoral α (TNF-α), IL-8, IL-15, proteína quimiotática de monócitos-1 (MCP-1) e IL-18,[11-17] mediante ativação da sequência

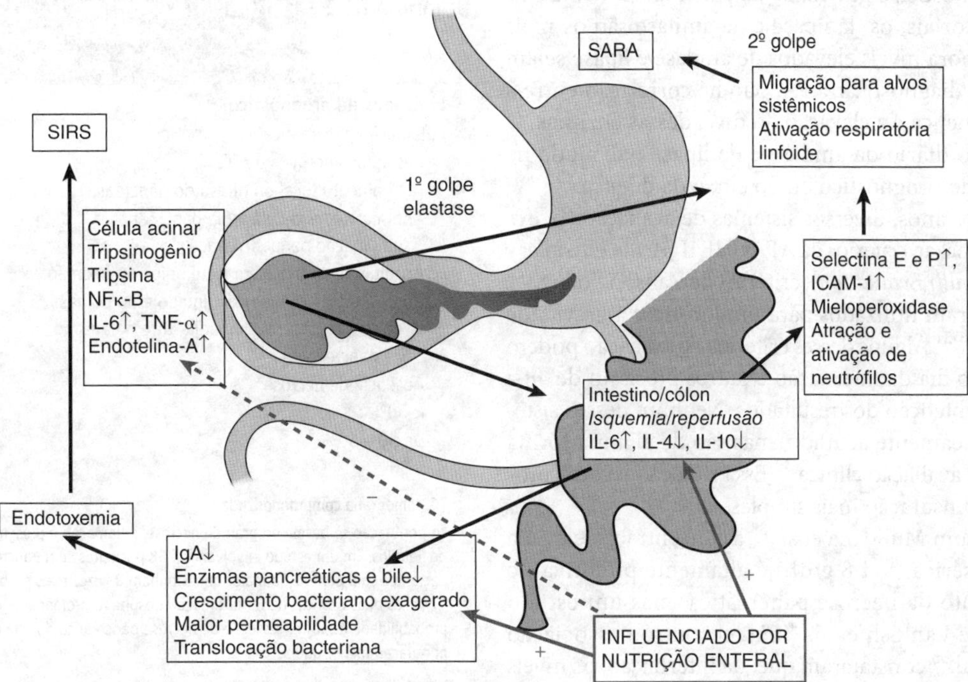

Figura 81.2 Geração de resposta inflamatória sistêmica (SIRS) e síndrome da angústia respiratória aguda (SARA) pela pancreatite aguda e pelos locais onde a alimentação enteral pode influenciar favoravelmente essas respostas. ICAM-1, molécula de adesão intercelular-1, Ig, imunoglobulina; IL, interleucina; NF-κB, sequência reforçadora da cadeia leve do fator nuclear kappa das células B ativadas; TNF-α, fator de necrose tumoral alfa.

potenciadora da cadeia leve do fator nuclear kappa das células B ativadas (NF-κB) miofibroblásticas periacinares e das proteínas quinases ativadas por mitógenos (MAPK).[18] A resposta inflamatória intensa resulta em constrição arterial com apoptose resultante, que, numa situação extrema, pode levar a necrose pancreática. Se a inflamação estivesse contida no leito pancreático, o processo da doença seria muito menos grave. Infelizmente, as citocinas são liberadas na circulação, e uma resposta secundária, que começa aproximadamente 48 horas depois, leva a geração de prostaglandina-2, tromboxano, leucotrieno B_4, e radicais livres derivados do oxigênio no interior das mucosas bronquial e intestinal, que produzem lesão pulmonar citotóxica.[19,20]

Uma evidência substancial indica que o intestino desempenha papel central na resposta sistêmica. A maior permeabilidade da mucosa é característica da PA, e a combinação entre a lesão da mucosa resultante da isquemia e a colonização anterógrada do intestino inerte (íleo) amplifica a resposta de citocinas pró-inflamatórias e libera produtos bacterianos tóxicos na circulação sanguínea.[21,22] Mais tarde na doença, a mucosa permeável predispõe a translocação bacteriana, e justifica a observação de que muitas complicações infecciosas são causadas por organismos derivados do intestino.[21] A situação se complica ainda mais pela liberação de enzimas proteolíticas, tais como a tripsina, a elastase, a fosfolipase e a caspase-I na circulação sanguínea, o que leva à amplificação da lesão celular no interior do pulmão (segundo golpe), que induz lesão pulmonar grave e síndrome da angústia respiratória aguda (SARA). A lesão sistêmica é acompanhada por efusão maciça de líquidos vasculares, que exacerba a disfunção pulmonar e leva a edemas e insuficiência pré-renal. Essas complicações da SARA, insuficiência renal aguda e insuficiência intestinal, explicam quase toda a mortalidade associada à doença, que pode atingir de 30 a 50% dos pacientes com pancreatite necrosante aguda.

O entendimento da resposta patológica à PA deixa claro que, nos estágios iniciais, a estimulação pancreática deve ser evitada, pois pode levar à produção e ativação de mais enzimas proteolíticas, e com isso exacerbar a inflamação pancreática. Uma vez estabelecida, a PA complicada pela MODS representa uma das doenças mais catabólicas observadas em UTI, e a deficiência proteica pode ocorrer na primeira semana, a menos que a terapia nutricional seja iniciada. Um estudo revelou que a NE precoce (i. e., ≤ 5 dias do advento dos sintomas) pode prevenir parte da progressão desses eventos e, assim, melhorar o resultado.[23] Frequentemente, pacientes com PAG passam semanas na UTI em respiradores e podem sofrer de desnutrição proteico-calórica grave na ausência de terapia nutricional rápida.

Prognóstico da gravidade da pancreatite e das implicações nutricionais

No início, alguns pacientes com PAG apresentam MODS e SIRS profunda. Outros apresentam PA moderada e, poucos dias depois, apresentam características de PAG. Prognosticar quais desses pacientes sofrerão um agravamento pode ajudar a determinar a urgência da intervenção com terapia nutricional especializada. Embora a avaliação clínica continue sendo a ferramenta mais fácil e, comumente, a mais usada, muitas vezes não prognostica a gravidade da pancreatite.[24] Entre os exames laboratoriais, os da lipase e da amilase são os mais utilizados. Embora níveis elevados de amilase e lipase sejam utilizados para diagnosticar a PA, não há correlação entre a gravidade da doença e a elevação do nível dessas enzimas. O monitoramento diário da amilase e da lipase não ajuda na determinação do prognóstico ou do curso da doença.[25]

Ao longo dos anos, diversos sistemas de avaliação (p. ex., critérios de Balthazar, critérios da APACHE II [*Acute Physiology and Chronic Health Evaluation*], critérios de Ranson [Tab. 81.1 e Tab. 81.2]) foram utilizados para prognosticar a gravidade da pancreatite.[26-31] Alguns desses critérios de avaliação podem ser aplicados no dia da internação e outros precisam de 48 a 72 horas para obtenção dos resultados. Nenhum desses sistemas é sistematicamente acurado, mas são de alguma forma melhores que a avaliação clínica.[32] Essa situação levou à procura de uma mensuração mais simples.

De acordo com Muddana et al.,[33] a concentração elevada de creatinina sérica (> 1,8 g/dL) é altamente preditiva do desenvolvimento da necrose pancreática, mas um estudo subsequente de Lankish et al.[34] não encontrou associação similar. Wu et al.[35] constataram que, na internação, os níveis de hematócrito (p. ex., hematrócito > 44, nas primeiras 48 horas) e de nitrogênio ureico no sangue (BUN) são preditivos da progressão para doença complicada grave. Outros exames de sangue, tais como proteína C-reativa (PCR), elastase polimorfonuclear, proteína/pró-carboxipeptidase B específica do pâncreas humano, α_2-macroglobulina e fator inibitório de migração dos macrófagos séricos, foram pesquisados como marcadores para o desenvolvimento da necrose, mas somente o PCR está disponível clinicamente no momento.

Entre os estudos de imagem, a tomografia computadorizada (TC) com *bolus*-contrastado (protocolo para pancreatite) do pâncreas pode diferenciar perfeitamente a pancreatite intersticial da pancreatite necrosante. Esse exame de imagem, porém, não pode ser obtido em pacientes que desenvolvem insuficiência renal como complicação da pancreatite. Os estudos revelaram que a persistência da SIRS (com duas ou mais das seguintes características: temperatura: > 38°C ou < 36°C; frequência cardíaca: > 90 batimentos/minuto; frequência respiratória: > 20 respirações/minuto;[4] contagem de leucócitos < 4.000 células/mm³ ou > 12.000 células/mm³; ou pressão parcial de dióxido de carbono < 32 mmHg) ou a disfunção do órgão após reanimação inicial é o indicador mais forte de mortalidade.[29,30]

Tabela 81.1 Critérios de Ranson (inclui variáveis uniformemente ponderadas [1 ponto])[a]

0h	Idade	> 55 anos
	Contagem de leucócitos	> 16.000 células/mm³
	Glicose no sangue	> 200 mg/dL (11,1 mmol/L)
	Lactato desidrogenase sérico	> 350 U/L
	Aspartato aminotransferase (AST) sérico	> 250 U/L
48h	Hematócrito	Queda ≥ 10%
	Nitrogênio ureico no sangue	Aumento ≥ 5 mg/dL (1,8 mmol/L), apesar dos líquidos
	Cálcio sérico	< 8 mg/dL (2 mmol/L)
	PO_2	< 60 mmHg
	Déficit de base	> 4 mEq/L
	Sequestro de líquido	> 6,000 mL

PO_2, pressão parcial de oxigênio.
[a]Algumas variáveis são avaliadas na apresentação e outras depois de 48 horas. A mortalidade é de 0 a 3% com a pontuação menor que 3; de 11 a 15% com a pontuação igual ou maior que 3; e de 40% com a pontuação maior que 6 pelos critérios de Ranson; respectivamente.[28]

Tabela 81.2 Tomografia computadorizada – pontuação relativa à gravidade (critérios de Balthazar)[a]

Indicador de prognóstico	TC – pontuação
Inflamação pancreática	
Resultados normais de TC	0
Alargamento focal ou difuso do pâncreas	1
Anormalidades da glândula pancreática e inflamação peripancreática	2
Acúmulo de líquidos em local único ou flegmão	3
Dois ou mais acúmulos de líquido e/ou bolhas de gás no pâncreas ou adjacente ao mesmo	4
Necrose pancreática	
Ausência de necrose	0
< 30%	2
De 30 a 50%	4
≥ 50%	6

TC, tomografia computadorizada.
[a]A pontuação se baseia no grau de necrose, inflamação e presença de acúmulos de líquidos. Em um estudo envolvendo 268 pacientes com pancreatite aguda, pacientes com pontuação maior que 5 tinham 8 vezes mais probabilidade de morrer, 17 vezes mais chances de ter internação hospitalar prolongada, e 10 vezes mais probabilidade de sofrer resseção de necrose pancreática do que os pacientes com pontuação menor que 5.[102]

Terapia nutricional

O repouso pancreático, como mencionado anteriormente, é um passo decisivo no controle inicial de todos os pacientes com PA. Nesses pacientes, a necessidade de terapia nutricional é determinada pela gravidade da doença.

Pancreatite aguda leve

Na forma leve da PA, o tratamento é principalmente suportivo. A estratégia inclui controle da dor, hidratação agressiva com líquidos intravenosos e ausência de ingestão oral, visando o repouso pancreático por 48 horas. Na maioria dos casos, a dor melhora, a náusea e o vômito desaparecem, os níveis séricos de lipase e amilase caem, o paciente se sente melhor e a ingestão oral pode ser testada novamente. Tradicionalmente, os pacientes começavam com uma dieta líquida clara e, depois, avançavam para uma dieta leve, pobre em gordura. No entanto, estudos randomizados controlados (ERC) mais recentes relataram que começar com uma dieta leve, pobre em gorduras, é tão seguro quanto com uma dieta líquida clara, com efeito variado no período de tempo de permanência no hospital.[36-38] Esses resultados sugerem que, depois de 2 a 3 dias de repouso pancreático, os pacientes podem ser submetidos a uma dieta leve pobre em gorduras, com monitoramento cuidadoso de dor abdominal, náusea, vômito ou qualquer outra complicação. Se os pacientes apresentarem tolerância a essa dieta, poderão ser submetidos a uma dieta regular nos próximos 3 a 4 dias.

Pancreatite aguda grave

Como discutido anteriormente, os pacientes com PAG representam um grupo muito doente de pacientes que, muitas vezes, desenvolvem complicações, tais como acúmulos graves de líquido, acúmulos de pseudocistos, necrose pancreática, infecção do acúmulo de líquido ou MODS. Os índices de mortalidade variam entre 5 e 50%, dependendo do acesso ao controle proporcionado por UTI moderna. Na UTI, o controle agressivo, principalmente hidratação agressiva com muitos litros de líquidos intravenosos para corrigir a hipotensão e manter a produção de urina, é crucial no controle inicial, para prevenir a progressão da disfunção do órgão. Em geral, os pacientes apresentam náusea e vômito, e o ato de comer exacerba a dor. Consequentemente, só podem ser alimentados eficazmente por via intravenosa ou por alimentação jejunal com descompressão gástrica.

Estudos baseados em pacientes em estado grave[8] e em metanálises mostraram claramente que a NE precoce é mais segura, mais eficaz e menos custosa do que a nutrição parenteral (NP).[39,40] O fascinante é que a NE parece suprimir as SIRS, e como a SIRS é preditiva da sobrevivência, pode-se esperar que a NE reduza a mortalidade.[41,42] Poucos estudos foram eficientes em exibir as diferenças de mortalidade, mas estudo mais recente, realizado na Rússia, comparou a NE à NP e apresentou um índice de mortalidade significativamente menor com a NE, em um estudo limitado a 69 pacientes escolhidos de maneira aleatória.[43] Uma metanálise subsequente de cinco ERC concluiu que a NE resulta em redução de risco relevante e estatisticamente significativa de complicações infecciosas, infecções pancreáticas e mortalidade em paciente com PAG prognosticada.[44]

A NE em pacientes com PAG, como mencionado anteriormente, aumenta o temor de estimular o pâncreas e piorar a inflamação pancreática. Em um estudo mais antigo, Ragins et al.[45] relataram pela primeira vez que, em um modelo canino, a alimentação jejunal não estimula a secreção pancreática, ao contrário da alimentação intragástrica ou intraduodenal. No entanto, há diferenças marcantes no controle da secreção pancreática nos mamíferos e nos seres humanos; os pesquisadores revelaram que a dieta semielementar deve ser fornecida a mais de 40 cm depois do ligamento de Treitz, antes que a estimulação pancreática seja evitada.[2,46] Em consequência disso, a alimentação jejunal convencional ainda é estimulante, porque geralmente é fornecida no duodeno ou no jejuno proximal (Fig. 81.3). Embora a NPT mantenha o repouso pancreático, suas complicações sépticas e metabólicas graves sobrepujam os possíveis benefícios do repouso pancreático.[47,48]

A publicação de dois ERC – um de alimentação nasogástrica (NG) em contraste com um de alimentação nasojejunal – que não mostraram diferença de resultados foi sugerida por alguns pesquisadores para refutar a importância do repouso pancreático.[49,50] No entanto, os dois braços do experimento de alimentação foram estimulantes, pois a alimentação, apesar dos títulos, foi fornecida geralmente no duodeno ou, na melhor das hipóteses, no jejuno proximal, que é estimulativo.[49,50] Além disso, há a preocupação de que os índices gerais de mortalidade eram inaceitavelmente altos (de 25 a 35%); uma descoberta que indicou que nenhuma forma de alimentação melhorou o resultado. A preocupação aumentou quando se descobriu, por meio de técnicas de marcação isotópica, que a tripsina continuou a ser sintetizada em pacientes com pancreatite necrosante, e que a reduzida secreção luminal foi principalmente resultado da perda de secreções na massa inflamatória e na circulação sanguínea.[51]

A análise cuidadosa da literatura sugere que a colocação de tubos de alimentação bem abaixo da ligação de Treitz pode ser benéfica, pois os dois estudos em que isso foi documen-

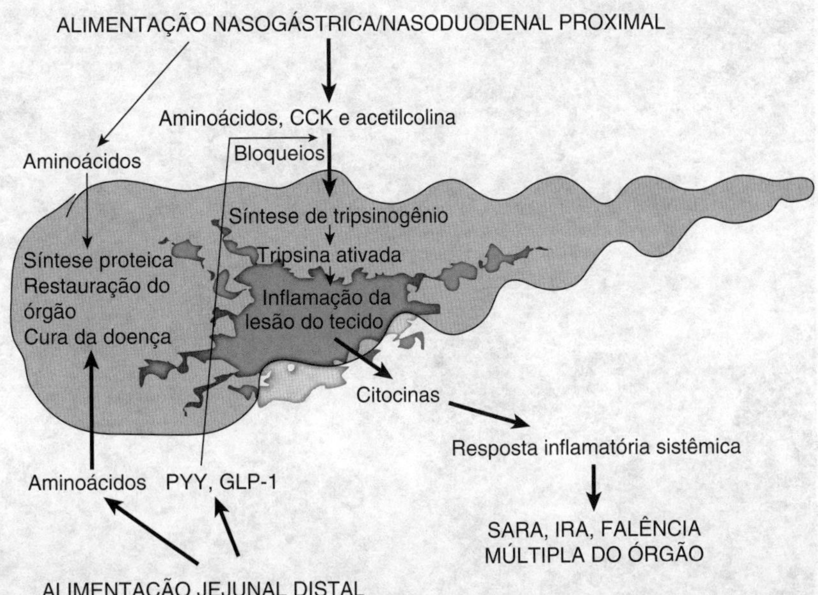

Figura 81.3 Os efeitos relativos da alimentação jejunal distal *versus* proximal em um pâncreas lesionado. SARA, síndrome da angústia respiratória aguda; IRA, insuficiência renal aguda; CCK, colecistocinina; GLP-1, peptídeo-1 semelhante ao glucagon; PYY, peptídeo YY.

tado, a saber Kalfarentzos et al.[52] e Petrov et al.,[43] foram associados a índices de mortalidade muito mais baixos, entre 5 e 6%. Apesar de tais preocupações, muitos centros europeus consideram o repouso pancreático uma questão menor e alimentam os pacientes com tubos de alimentação NG. A vantagem dessa abordagem é que facilita a NE precoce e pode então suprimir a inflamação intestinal antes da mesma se estabelecer, e não há dúvida de que, quanto antes a NE começar, mais fácil será manter a função intestinal. Nossa própria prática, como gastrenterologistas nutricionais intervenientes, é posicionar a sonda de alimentação jejunal, via endoscopia transnasal, o mais abaixo possível do intestino (em geral, a mais de 40 cm depois do ligamento de Treitz) assim que o paciente é internado no hospital. Uma manobra muitas vezes esquecida, mas igualmente importante, envolve descomprimir simultaneamente o estômago, pois as secreções gástricas podem levar ao vômito e a uma possível aspiração. Para assegurar isso, utiliza-se um sistema de sonda de alimentação jejunal e descompressão NG de duplo lúmen.[53] No entanto, há a necessidade evidente de um ERC prospectivo suficientemente apoiado referente à alimentação distal *versus* proximal, com análise dos resultados finais, para determinar se o repouso pancreático permite a cura mais rápida e eficaz da pancreatite. Para responder a esse desafio, um grande estudo multicentro (NCT número 00580749) foi organizado nos Estados Unidos, para comparar a alimentação NG à alimentação jejunal distal. Atualmente, o estudo está inscrevendo os participantes. No presente, por causa dos motivos de compressão GI superior e repouso pancreático, uma sonda de alimentação jejunal deve ser posicionada além do ligamento de Treitz com confirmação radiológica ou endoscópica em todos os pacientes.[54] Nos pacientes em que isso não seja possível, a alimentação NG pode ser utilizada.

Técnicas de alimentação

Colocação da sonda de alimentação jejunal distal

Um sistema de sonda de alimentação nasogastrojejunal (NGJ) (16F/9F - Kendall Dobhoff) será utilizado se a descompressão gástrica (para náusea, vômito) e a alimentação jejunal simultâneas forem necessárias.[42,53] Em pacientes sem sintomas de obstrução de saída gástrica, um tubo nasoentérico macio é utilizado para alimentar bem abaixo do jejuno. Muitas vezes, os endoscopistas podem encontrar considerável dificuldade em colocar os tubos de alimentação jejunal em pacientes com PA, pois a massa inflamatória deforma o contorno normal do estômago e comprime o duodeno, resultando em obstrução de saída gástrica funcional (Fig. 81.4). Esse problema pode ser superado pelo uso de endoscopia transnasal por meio de um vídeo endoscópico ultrafino de 5,8 mm. Isso possibilita a canulação do nariz, do estômago e do duodeno obstruído com a implantação bem-sucedida de um fio-guia no jejuno, que permite a passagem de uma sonda de alimentação jejunal e de descompressão NG de duplo lúmen (Fig. 81.5). O estudo original mostrou a colocação bem-sucedida de um sistema de tubo NGJ em 46 das 51 tentativas iniciais, em pacientes de UTI, que eram originalmente indicados para aprovação de NPT em razão do íleo ser presumido, clinicamente, como paralítico.[53] Assim que o tubo é instalado, sua posição é confirmada por endoscópia ou por imagem. Outro avanço importante é o uso de uma cânula nasal para evitar o desalojamento acidental.[55]

Alimentação

1) Uma fórmula de alimentação semielementar rica em proteína e pobre em gordura é recomendada.

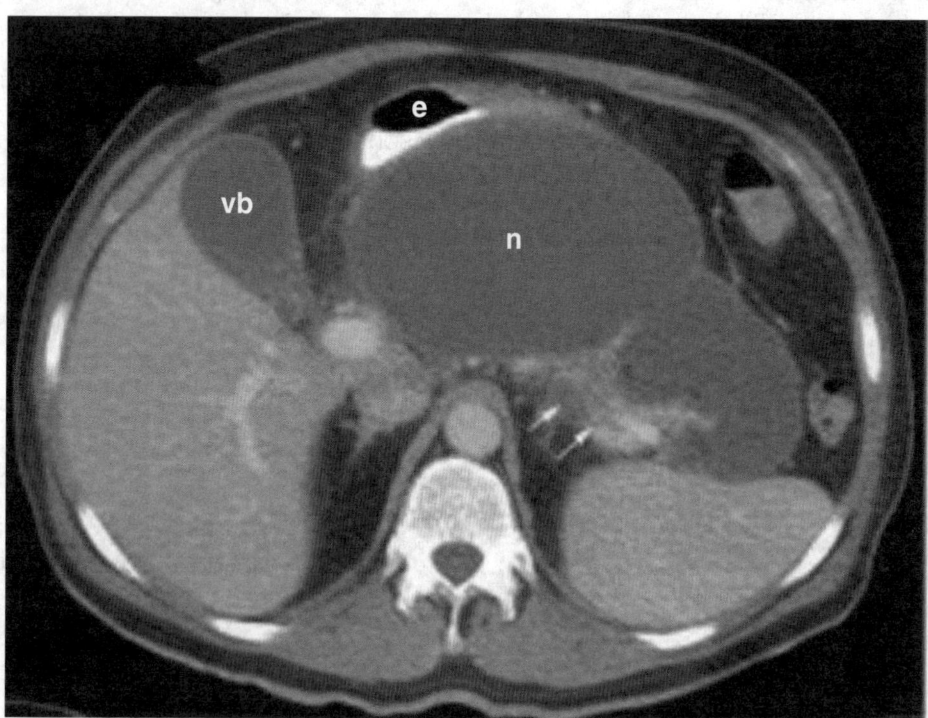

Figura 81.4 Tomografia computadorizada do paciente com necrólise do pâncreas (*n*), formando uma massa cística (*setas*) que comprime o estômago (*e*). *vb*, vesícula biliar.

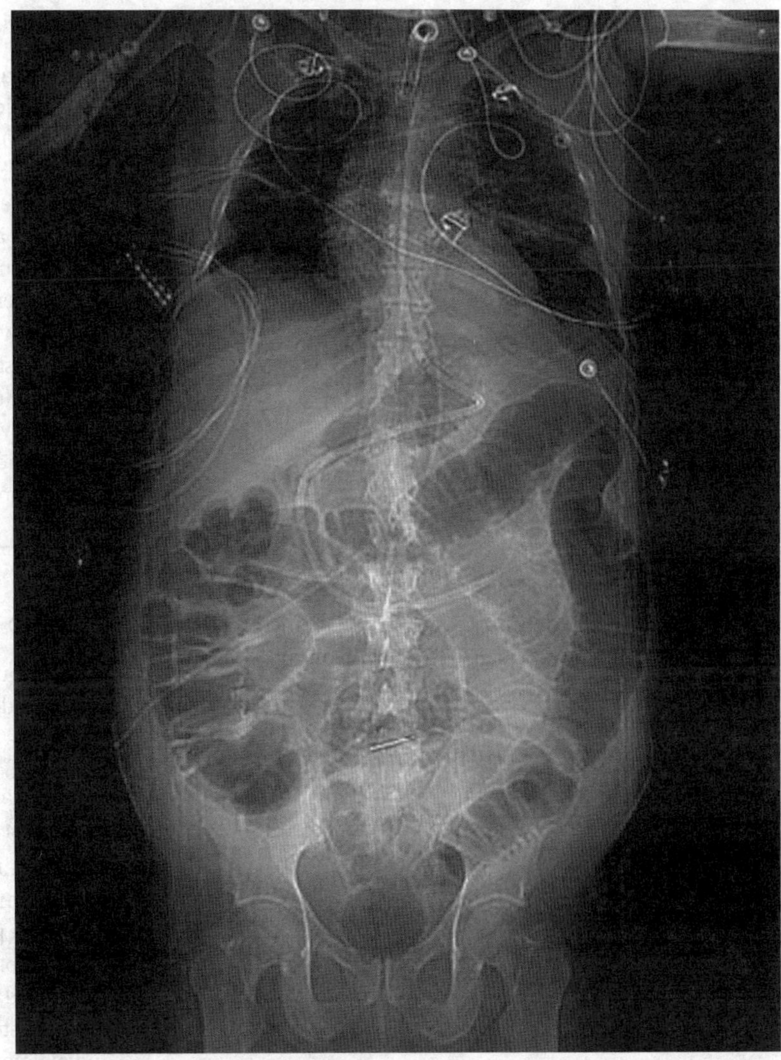

Figura 81.5 Radiografia de um tubo de duplo lúmen (a extremidade opaca do tubo é visível na linha do meio), que foi instalado com sucesso por endoscopia transnasal em paciente com vômito, dor abdominal, síndrome da angústia respiratória aguda e íleo resultantes de pancreatite aguda grave, que também causou compressão duodenal.

2) A alimentação por sonda deve ser iniciada lentamente, de 20 a 25 mL/hora durante 24 horas. Se bem tolerada, a velocidade deverá ser aumentada, com incrementos de 25 mL, até o objetivo, que é estimado em 25 kcal/kg de peso ideal do corpo por dia.
3) O íleo paralítico não é uma contraindicação para a NE; na realidade, a NE é o tratamento para íleo paralítico, mas a alimentação deve avançar devagar.
4) Todo esforço deve ser feito para iniciar a NE o mais cedo possível após a internação, pois a alimentação precoce, comparada à alimentação após 72 horas, está associada a menor permeabilidade intestinal e reduzida ativação e liberação de citocinas inflamatórias.[39]
5) A maioria desses pacientes doentes estão dentro e fora da UTI para procedimentos e estudos de imagem, e muitas vezes não recebem 100% das calorias previstas por via enteral. Todo esforço deve ser feito para maximizar a entrega da NE, pois o fornecimento de calorias e proteínas em quantidades mais próximas do objetivo mostrou melhora nos resultados.[56,57]
6) Os pacientes devem ser observados em termos de sinais de intolerância, incluindo volumes residuais gástricos maiores que 400 mL, vômito e diarreia (mais de cinco fezes líquidas ou mais de 500 mL/24 horas).
7) Pacientes com instabilidade hemodinâmica, hipotensão e que recebem medicação para aumentar a pressão arterial, exigem supervisão mais próxima dos sinais de intolerância (distensão abdominal, sons intestinais hipoativos), pois esses pacientes podem correr o risco de desenvolver disfunção e isquemia intestinal.

Prevenção de aspiração, inspeção e manutenção do sistema de tubo

Uma das maneiras mais importantes de impedir a aspiração é elevar a cabeça de 30 a 45 graus em relação à cama. A segunda mais importante é impedir o enchimento exagerado do estômago com líquido, quer seja alimentação ou secreção. No entanto, estudos mais recentes revelaram que os volumes residuais gástricos são frequentemente maiores que os normais em pacientes em estado grave por causa do esvaziamento gástrico atrasado, e são bem tolerados até 500 mL.[58] Essa preocupação será evitada se a alimentação NGJ for usada, pois a sucção intermitente em baixa pressão (50 mmHg) é fixada no injetor gástrico. No entanto, na alimentação NG, será fundamental verificar os volumes residuais gástricos a cada quatro horas e manter a alimentação NG se os volumes residuais gástricos forem maiores que 400 mL. Os tubos de alimentação devem ser lavados com 10 a 20 mL de água de torneira a cada quatro horas. Embora os tubos de alimentação NG possam ser utilizados para medicações (trituradas, se necessário), os tubos jejunais devem ser reservados apenas para alimentação, a menos que nenhuma via alternativa esteja disponível e desde que a medicação se apresente em forma líquida. O tubo deve ser imediatamente lavado com 10 mL de água de torneira. Os altos volumes residuais gástricos podem ser tratados com agentes antissecretórios (p. ex., inibidores da bomba de prótons), considerando-se a adição de naloxona antagonista de opioides na alimentação se narcóticos estiverem em uso.

Diarreia aguda

A diarreia aguda, definida como mais de cinco fezes líquidas durante 24 horas, mais de 500 mL/volume,[42] ou, em pacientes com sondas retais, volumes maiores que 500 mL/24 horas, raramente se relacionam com a alimentação em pacientes em estado grave. Em um relatório, aproximadamente 25% dos pacientes com pancreatite necrosante desenvolveram diarreia aguda na alimentação por sonda.[59] Em um subgrupo desses pacientes, a microbiota colônica e a fermentação foram medidas, descobrindo-se que as duas foram substancialmente suprimidas, provavelmente por causa dos efeitos do uso prolongado da dieta semielementar ou elementar pobre em fibras, junto ao amplo emprego de antibióticos profiláticos e de inibidores da bomba de prótons. A partir dessa descoberta, suspeita-se que a causa principal da diarreia seja a perturbação da microbiota e a disbiose, que formam um ambiente permissivo para a infecção por *Clostridium difficile*.[60] Em consequência, a fibra solúvel comercialmente disponível (p. ex., de 10 a 20 g/dia adicionados à infusão de alimentação) deve ser adicionada à alimentação por sonda depois da primeira semana de alimentação, junto à eliminação de medicamentos antibióticos profiláticos e inibidores da bomba de prótons, embora essa prática não seja sustentada por testes controlados. As medicações contendo sorbitol são outra causa de diarreia.

A diarreia aguda é controlada no início pela verificação das medicações e realização das mudanças apropriadas (p. ex., corte de antibióticos profiláticos, descontinuidade de medicações contendo sorbitol), depois pela eliminação da infecção por *C. difficile*, e, por fim, pelo uso de agentes antidiarreicos, como loperamida líquida, adicionados à alimentação pelo tubo. Se a diarreia continuar após três dias do precedente, a alimentação poderá ser suspensa por 24 horas. Se a diarreia terminar, a alimentação poderá ser reiniciada em 25 mL/hora e avançada com tolerância. Se a diarreia aguda voltar, a alimentação deverá ser continuada em uma velocidade menor (p. ex., 20 a 40 mL/hora) com suplementação de fibras, e o equilíbrio nutricional deve ser dado pela NP até o declínio da diarreia.

Assistência médica domiciliar

Em uma avaliação prática de seis meses, 63 tubos de alimentação jejunal distal foram colocados em pacientes com PA (n = 28) ou PC (pseudocistos com compressão duodenal [n = 14], PA recorrente [n = 21]). Quinze pacientes com acúmulos estáveis de líquido pancreático ou pseudocistos receberam alta e voltaram para casa, a alimentação foi mantida por um período de duas semanas a três meses, até o acúmulo ser resolvido espontaneamente ou drenado em cirurgia, com tolerância surpreendentemente boa na maioria.[61] O uso dessa estratégia evitou a NP em 97% dos pacientes inicialmente indicados para NP. No entanto, pacientes e cuidadores devem ser treinados, como os pacientes que recebem NPT domiciliar, para detectar complicações prematuras e evitar entupimentos do tubo com lavagens frequentes.

Pancreatite crônica

Descrição demográfica e clínica

A PC é um estado inflamatório persistente do pâncreas, caracterizado pelo dano progressivo e irreversível ao pâncreas, e que leva à fibrose extensiva e à insuficiência exócrina e endócrina progressiva. A incidência anual varia de 3,5 a 10 casos por 10 mil.[62] Na população ocidental, o consumo de álcool é responsável por 70 a 90% dos casos. Os sintomas desses pacientes incluem dor abdominal, diarreia e perda de peso. Frequentemente, os pacientes experimentam ataques intermitentes de pancreatite e muitas vezes desenvolvem um estado de dor abdominal crônica. A má absorção se desenvolve como resultado da destruição da glândula exócrina, e isso pode provocar esteatorreia, perda de peso e deficiência de vitaminas solúveis em gordura. O tabagismo e o consumo de álcool contínuo aceleram a perda de função. Com os anos, esses pacientes podem desenvolver diabetes melito, o que complica ainda mais o controle nutricional; finalmente, a PC é um fator de risco para o desenvolvimento do câncer de pâncreas.[63,64]

Fisiopatologia

A desnutrição proteico-calórica é muito comum em pacientes com PC. A maioria dos pacientes com PC é alcoólica e possui estado nutricional insatisfatório, mesmo na ausência de pancreatite.[65] Na presença de pancreatite, fatores adicionais contribuem para o desenvolvimento da desnutrição proteico-calórica. A inflamação crônica do pâncreas pode provocar dor abdominal, aversão a alimentos (sitofobia), ingestão oral insatisfatória e estado hipermetabólico.[66] A destruição glandular progressiva conduz à destruição glandular exócrina e endócrina. A insuficiência exócrina é clinicamente aparente após 90% de atrofia das glândulas, e se manifesta como má absorção de carboidratos, gorduras e proteínas.[67,68] Geralmente, a insuficiência endócrina se manifesta de 7 a 15 anos após o diagnóstico da PC como intolerância à glicose (diabetes). A dismotilidade gástrica é outro resultado associado e se mostra presente em até 44% dos pacientes com PC com ducto pequeno.[69,70]

A taxa metabólica basal se revelou maior em pacientes com PC, comparada à de pessoas normais em termos fisiológicos. Isso é especialmente válido para pacientes alcoólicos com peso abaixo do normal e com PC.[71] Então, para esses pacientes, 35 kcal/kg/dia de ingestão calórica e de 1,0 a 1,5 g/kg/dia de proteína são geralmente recomendados.[72] Recomenda-se uma dieta rica em carboidratos e proteínas, embora o diabetes simultâneo possa limitar a ingestão de carboidratos. Os pacientes com PC correm o risco de desenvolver deficiências de vitaminas e de oligoelementos. A má absorção de gorduras coloca esses pacientes em risco de má absorção de vitaminas solúveis em gorduras (A, D, E e K).[73-76] Para esses pacientes, relataram-se casos clínicos de deficiência de vitamina K com hemorragia. Cerca de 20% dos pacientes com PC apresentam deficiência clínica de vitamina D com hiperparatireoidismo secundário.[77] A deficiência de vitamina B_{12} pode ser constatada em até 30% dos pacientes com insuficiência pancreática exócrina.[78] Isso se explica pela falta de enzimas pancreáticas proteolíticas no duodeno, normalmente responsáveis pela clivagem do complexo de cobalamina–proteína R e permitem a cobalamina se ligar ao fator intrínseco no intestino delgado, para absorção no íleo terminal.

Avaliação nutricional

A avaliação adequada do estado nutricional dos pacientes deve ser realizada antes do início doa terapia nutricional. Idealmente, esses pacientes devem ser atendidos por equipe multidisciplinar composta pornutricionista, especialista em controle da dor e um especialista em pâncreas. A anamnese deve enfocar hábitos alimentares, dor abdominal pós-prandial, diarreia, perda de peso ou incapacidade de ganhar peso, e diabetes. Perguntas devem ser elaboradas para discernir a presença de insuficiência exócrina pancreática (palidez, fezes volumosas, gotas oleosas). Se houver suspeita de má absorção, a absorção de gordura deve ser medida pela coleta de fezes de 72 horas, enquanto o paciente consome uma dieta de 100 g de gordura.[79] Alternativamente, a absorção pode ser medida por um teste respiratório de trioleína marcada com carbono 13 oral.[79] A secreção da enzima pancreática pode ser avaliada pelo conteúdo de enzimas no suco duodenal estimulado no momento da endoscopia[80] ou pela elastase fecal. Como o álcool é a causa mais comum nesses pacientes, deve ser dada atenção especial a seu uso contínuo. Nessas situações, um diário alimentar pode ser útil.

O exame físico começa com a medição do peso e da altura. O índice de massa corporal (kg/m^2) deve ser calculado, e o paciente é enquadrado em um desses grupos: peso abaixo do normal (< 18,5 kg/m^2), peso normal (18,5 a 24,9 kg/m^2), acima do peso (25,0 a 29,9 kg/m^2) ou obeso (> 30,0 kg/m^2). A existência de perda de depósitos de gordura subcutâneos (p. ex., espessura das dobras cutâneas do tríceps), dentição insatisfatória, perda muscular generalizada, perda de cabelos, edema corrosivo generalizado e contusão cutânea (deficiência de vitamina K) deve ser observada e documentada.

Exames de sangue devem ser realizados, incluindo hemograma completo e contagem das concentrações de soroalbumina e de eletrólitos séricos. Na visita inicial, os níveis séricos de vitamina B^{12} e vitaminas solúveis em gordura, como retinol, tempo de protrombina (índice do *status* de vitamina K) e 25-hidroxi-colecalciferol (índice de *status* de vitamina D), também devem ser obtidos. A densidade mineral óssea também deve ser medida pelo scanner de absorciometria bifotônica de raio X (DEXA). Os requisitos de energia total podem ser calculados mediante a fórmula de Harris-Benedict (Tab. 81.3).

Terapia nutricional

Um passo importante no controle desses pacientes é a abstinência completa de álcool, pois, alguns estudos revelaram que sua ingestão contínua pode levar à progressão da doença, mas esse resultado não foi visto em todos os estudos.[81-83] O tabagismo se revelou um fator crítico na progressão da PA para a PC, e na progressão da doença.[84] Outro componente importante é o controle da dor abdominal nesses pacientes. Frequentemente, pacientes com PC desenvolvem dores abdominais pós-prandiais que levam à sitofobia. Na PC, a origem da dor abdominal é complexa; alguns pacientes não têm dor, enquanto outros agonizam com dor incontrolável. Infelizmente, muitos pacientes estão recebendo narcóticos, e estes reduzem a motilidade, suprimem o esvaziamento gástrico e, portanto, agravam a anorexia. Com o progresso da doença, a dor também pode progredir, mas diminui algumas vezes. Nesse momento, porém, a digestão fica prejudicada pela insuficiência exócrina, e a assimilação dos nutrientes absorvidos torna-se imperfeita, resultante da insuficiência endócrina. Portanto, o controle nutricional muda de acordo com a fase da doença.

Pancreatite crônica precoce

Nessa fase, as principais recomendações incluem a completa abstinência do álcool e do cigarro, e a limitação das medicações narcóticas. Os pacientes devem ser encaminhados ao nutricionista, para suplementar a dieta de maneira apropriada. A modificação alimentar – refeições nutricionalmente balanceadas pequenas e frequentes – e a evitação de alimentos gordurosos são chave, e suplementos minerais e multivitamínicos podem ser requeridos.

Tabela 81.3	**Equação de Harris-Benedict para cálculo da taxa metabólica basal[a]**
Homens	TMB = 66,5 + (13,8 × peso em kg) + (5,0 × altura em cm) – (6,8 x idade em anos)
Mulheres	TMB = 655 + (9,6 × peso em kg) + (1,8 × altura em cm) – (4,7 × idade em anos)

TMB, taxa metabólica basal.

[a]Após o cálculo de TMB, as necessidades calóricas são calculadas multiplicando TMB pelos fatores de atividades, como descrito a seguir: sedentário, pouco ou nenhum exercício físico, multiplique TMB por 1,2; levemente ativo, exercícios físicos leves ou prática de esportes de 1 a 3 dias por semana, multiplique TMB por 1,37; moderadamente ativo, exercícios físicos moderados ou prática de esportes de 3 a 5 dias por semana, multiplique TMB por 1,55; exercícios físicos pesados, duros ou prática de esportes de 6 a 7 dias por semana, multiplique TMB por 1,72.

Doença tardia: insuficiência pancreática

A reserva do pâncreas é considerável: a esteatorreia resultante da má digestão de gorduras ocorre somente quando mais de 90% da secreção de lipase é perdida.[70] A base da terapia envolve a suplementação de enzima pancreática exógena. Os suplementos convencionais são de origem animal, mas progressos estão sendo feitos por meio da manipulação genética das algas. Ainda que as enzimas sejam altamente ativas em experiências fora do organismo, sua eficácia em reverter a esteatorreia nunca é completa: sem dúvida, reduzem a má absorção de gorduras, mas raramente revertem o problema,[79] possivelmente porque não são capazes de imitar exatamente a secreção fisiológica pancreática das enzimas de uma maneira altamente controlada, para se ajustar à quantidade de alimentos que ingressam no duodeno. Por exemplo, em pacientes com má absorção grave, duas cápsulas de preparo entérico contendo 10 mil U de lipase são dadas antes e depois das refeições; duas outras cápsulas são dadas em lanches, o que soma até 40 mil U por refeição, similar àquilo que o pâncreas secretaria. Apesar desse regime, a absorção de gorduras muitas vezes permanece anormal. Essa resposta é ainda mais difícil de entender pois, acredita-se que apenas 10% da secreção exócrina normal seja requerida para manter a digestão e a absorção de gorduras. Alguns preparos não possuem revestimento entérico e correm o risco de serem degradados pelo ácido gástrico em pacientes com secreção normal de ácido, a menos que esses pacientes sejam simultaneamente tratados com supressores de ácido.[79] Frequentemente, os pacientes com PC apresentem crescimento bacteriano exagerado no intestino delgado resultante da dismotilidade, e isso também pode interferir na eficácia dos suplementos.

Cerca de 10 a 15% dos pacientes são incapazes de manter uma ingestão nutricional adequada com uma dieta pobre em gorduras e suplementação de enzima pancreática. Esses pacientes podem ser controlados pela alimentação no jejuno, com o uso de um tubo alimentar nasoentérico ou gastrostomia endoscópica percutânea (PEG), ou uma PEG com extensão de tubo alimentar jejunal. Os pesquisadores revelaram que a alimentação de longo prazo com tubos PEG-J não só melhorou a nutrição, mas também reduziu o consumo de analgésicos.[80] Em casos raros, a NPT é requerida para a terapia nutricional, mas deve ser limitada a um uso de curto prazo, para repor os estoques de nutrientes.

Doença tardia: diabetes melito "frágil"

A progressão de pancreatite crônica para calcificada de estágio final é um problema de controle nutricional extremamente difícil. Em essência, o pâncreas, junto com o fígado, pode ser considerado o "coração da nutrição e do metabolismo". Em geral, a insuficiência endócrina pancreática ocorre alguns anos depois da insuficiência exócrina. Isso resulta na perda não só da secreção de insulina, mas também da secreção de glucagon, que leva a diabetes "frágil" e à hipoglicemia potencialmente letal quando a insulina é administrada e o paciente perde uma refeição por qualquer motivo.[85] O glucagon ativa a glicogenólise na hipoglicemia, e, assim, neutraliza as ações da insulina. A melhora da digestão e da absorção com suplementos potentes de enzima pancreática aumenta a absorção de glicose e provoca hiperglicemia nos pacientes diabéticos. Embora a terapia com insulina suprima a hiperglicemia, seu uso exagerado resulta em hipoglicemia profunda, pois o glucagon não é secretado.

A ingestão regular de alimentos e a terapia com insulina sob medida, junto com o monitoramento cuidadoso da glicose no sangue, são fundamentais para manter o estado nutricional e impedir lesão neurológica derivada da neuroglicopenia. Por isso, nesse grupo de pacientes, os gastrenterologistas precisam trabalhar junto aos endocrinologistas. Em pacientes que dispõem de acesso a um centro, o transplante de pâncreas pode ser a melhor resposta para os dilemas endócrino e exócrino.

Câncer de pâncreas

Nos Estados Unidos, o carcinoma pancreático é a quarta causa principal de mortes relacionadas ao câncer. A maioria dos tumores (85%) se origina em ductos.[86] Todos os anos, cerca de 42 mil pessoas são diagnosticadas com câncer de pâncreas, e a maioria morre dentro de um ano.[86] Entre os fatores de risco para o desenvolvimento desse tipo de câncer estão tabagismo, uso pesado de álcool, histórico familiar de câncer de pâncreas ou outros cânceres, histórico de diabetes e PC.[87-90] Com respeito aos fatores alimentares, um maior risco está associado ao consumo elevado de carne grelhada (aminas heterocíclicas), colesterol, alimentos fritos e outros alimentos contendo nitrosaminas.[91]

Entre as descrições clínicas estão dor abdominal, perda de peso e icterícia. A dor abdominal irradia para as costas, pode ser persistente ou intermitente, e, às vezes, é precipitada pela refeição. A perda de peso pode ser profunda e muitas vezes se associa à anorexia e à saciedade precoce. Diabetes, diarreia e esteatorreia podem se manifestar. O prognóstico é bastante desfavorável, e a resseção cirúrgica (duodenopancreatectomia) é o único tratamento curativo possível. A maioria dos pacientes se apresenta tardiamente, e a opção da duodenopancreatectomia com remoção completa do tumor é possível apenas para 15 a 20% dos pacientes. A taxa de sobrevida de cinco anos após a duodenopancreatectomia é de apenas 25 a 30% para tumores com linfonodo negativo e de 10% para tumores com linfonodo positivo.[92,93]

Do ponto de vista nutricional, esses pacientes sofrem de dor abdominal, náusea, emese, ingestão oral insatisfatória, mudança nas sensações de gosto, saciedade precoce, fadiga, obstrução de saída gástrica, má absorção e má digestão. Frequentemente, o conjunto desses sintomas é reportado como síndrome de anorexia-caquexia e associa-se à resposta sofrível à quimioterapia e ao prognóstico geral. Como os pacientes com câncer de pâncreas são diagnosticados tardiamente, até 80% deles apresentam síndrome de anorexia-caquexia.[94-95] A falta de apetite é muitas vezes derivada da dor abdominal, da obstrução duodenal relacionada ao câncer de pâncreas, da insuficiência pancreática exócrina, da depressão e dos efeitos colaterais do tratamento, como radioterapia ou quimioterapia.

Frequentemente, esses pacientes relatam mudança no cheiro e no sabor, o que resulta em ingestão oral insatisfatória. As citocinas geradas pelo tumor (p. ex., IL-1, IL-6, TNF-α, interferon-γ) também parecem contribuir para o estado catabólico pela alteração do metabolismo energético desses pacientes.

Os pacientes que perderam peso significativo (> 10% do seu parâmetro) ou reduziram a ingestão calórica oral por um período de 2 a 24 semanas correm maior risco de deficiências de micronutrientes e macronutrientes. A terapia nutricional pode ajudar a estabilizar esses pacientes e melhorar sua condição funcional, sua resposta à terapia e seu prognóstico. A avaliação nutricional inclui parâmetros de avaliação genéricos, tais como índice de massa corporal, mudança de peso, circunferência do músculo do braço, espessura das dobras cutâneas do tríceps, e medições laboratoriais, como pré-albumina e albumina, embora os dois últimos valores reflitam melhor a atividade da doença e o prognóstico.

A terapia nutricional para o câncer de pâncreas envolve controle da dor e da náusea. O acetato de megestrol se revelou promissor no tratamento desses pacientes mediante o estímulo do apetite e o antagonismo em relação aos efeitos metabólicos das citocinas catabólicas produzidas pelo câncer e pelas células imunes.[96] O óleo de peixe pode reduzir a produção de citocinas pró-inflamatórias em pacientes com câncer e pode ser útil na reversão da perda de peso, ao modular as respostas metabólicas à alimentação.[97,98] No entanto, os estudos clínicos produziram resultados ambíguos. Provavelmente, são utéis, mas a dose ideal para maximizar o ganho de peso e minimizar os efeitos colaterais não foi determinada.[97-100]

Gordon et al.[101] estudaram o uso da talidomida (agente anti-TNF) em pacientes com câncer de pâncreas em estágio avançado e caquexia afim. Cinquenta pacientes com câncer de pâncreas em estágio avançado, que perderam pelo menos 10% do seu peso, foram escolhidos de maneira aleatória para receber talidomida (200 mg por dia) ou placebo durante 24 semanas, em um ERC duplo-cego e de centro único. Em 8 semanas, os pacientes que receberam talidomida apresentaram perda de peso significativamente menor e massa muscular no braço significativamente maior, em comparação aos que receberam placebo.[101]

Outro componente-chave do controle desses pacientes envolve reconhecer e tratar a insuficiência exócrina pancreática. Como a maioria dos casos de câncer de pâncreas se localiza na cabeça do órgão, o tumor pode provocar insuficiência glandular exócrina pelo bloqueio do ducto pancreático.[102] Esses pacientes e aqueles que passaram por duodenopancreatectomia beneficiam-se da suplementação ideal de enzima pancreática. A terapia nutricional pré-operatória é importante para corrigir as deficiências de fluido, eletrólito e micronutrientes, mas não se deve perder tempo na tentativa de corrigir a massa corporal quando o câncer pode estar em estágio operável. A alimentação pós-operatória é muito importante, pois muitos pacientes levam tempo para tolerar alimentos normais após um procedimento de Whipple. O emprego do sistema de alimentação NGJ é recomendado imediatamente após a cirurgia, pois a disfunção de saída gástrica quase sempre acontece por um período variável.

Referências bibliográficas

1. O'Keefe SJ, Lee RB, Anderson FP et al. Am J Physiol 2003;284: G27-36.
2. Kaushik N, Pietraszewski M, Holst JJ et al. Pancreas 2005;31:353-9.
3. Lankisch PG, Lowenfels AB, Maisonneuve P. Pancreas 2002;25: 411-2.
4. Spanier BW, Dijkgraaf MG, Bruno MJ. Best Pract Res 2008;22:45-63.
5. Venneman NG, Buskens E, Besselink MG et al. Am J Gastroenterol 2005;100:2540-50.
6. Walker WA, Goulet O, Kleinman RE et al, eds. Pediatric Gastrointestinal Disease: Pathophysiology, Diagnosis, Management. 4th ed. Hamilton, Ontario, Canada: BC Decker, 2004:1584-97.
7. National Institutes of Health. Drinking in the United States: Main Findings from the 1992 National Longitudinal Alcohol Epidemiologic Survey (NLAES), vol. 6. Bethesda, MD: National Institutes of Health, 1998. NIH publication 99-3519.
8. Abou-Assi S, Craig K, O'Keefe SJ. Am J Gastroenterol 2002; 97: 2255-62.
9. Gorelick FS, Modlin IM, Leach SD et al. Yale J Biol Med 1992;65: 407-20.
10. Leach SD, Modlin IM, Scheele GA et al. J Clin Invest 1991;87:362-6.
11. Aoun E, Chen J, Reighard D et al. Pancreatology 2009;9:777-85.
12. Pezzilli R, Billi P, Miniero R et al. Dig Dis Sci 1995;40:2341-8.
13. Stoelben E, Nagel M, Ockert D et al. Chirurg 1996;67:1231-6.
14. Martin MA, Saracibar E, Santamaria A et al. Rev Esp Enferm Dig 2008;100:768-73 [em espanhol].
15. Ueda T, Takeyama Y, Yasuda T et al. Surgery 2007;142:319-26.
16. Andoh A, Takaya H, Saotome T et al. Gastroenterology 2000;119: 211-9.
17. Osman MO, Gesser B, Mortensen JT et al. Cytokine 2002;17:53-9.
18. Shi C, Zhao X, Wang X et al. Scand J Gastroenterol 2005;40:103-8.
19. Makhija R, Kingsnorth AN. J Hepatobiliary Pancreat Surg 2002;9:401-10.
20. Bhatia M, Wong FL, Cao Y et al. Pancreatology 2005;5:132-44.
21. Rahman SH, Ammori BJ, Holmfield J et al. J Gastrointest Surg 2003;7:26-35.
22. Fong YM, Marano MA, Moldawer LL et al. J Clin Invest 1990; 85: 1896-04.
23. Hegazi R, Raina A, Graham T et al. JPEN J Parenter Enteral Nutr 2011;35:91-6.
24. Shah U, Shenoy-Bhangle AS. N Engl J Med 2011;365: 1528-1536.
25. Yadav D, Agarwal N, Pitchumoni CS. Am J Gastroenterol 2002;97:1309-18.
26. Wu BU, Johannes RS, Sun X et al. Gut 2008;57:1698-703.
27. Ranson JH, Rifkind KM, Roses DF et al. Surg Gynecol Obstet 1974;139:69-81.
28. Banks PA, Freeman ML. Am J Gastroenterol 2006;101:2379-400.
29. Mofidi R, Duff MD, Wigmore SJ et al. Br J Surg 2006;93:738-44.
30. Buter A, Imrie CW, Carter CR et al. Br J Surg 2002;89:298-302.
31. Balthazar EJ, Robinson DL, Megibow AJ et al. Radiology 1990;174:331-6.
32. Robert JH, Frossard JL, Mermillod B et al. World J Surg 2002; 26:612-9.
33. Muddana V, Whitcomb DC, Khalid A et al. Am J Gastroenterol 2009;104:164-70.
34. Lankisch PG, Weber-Dany B, Maisonneuve P et al. Am J Gastroenterol 2010;105:1196-200.
35. Wu BU, Johannes RS, Sun X et al. Gastroenterology 2009;137: 129-35.
36. Teich N, Aghdassi A, Fischer J et al. Pancreas 2010;39:1088-92.
37. Jacobson BC, Vander Vliet MB, Hughes MD et al. Clin Gastroenterol Hepatol 2007;5:946-51.
38. Sathiaraj E, Murthy S, Mansard MJ et al. Aliment Pharmacol Ther 2008;28:777-81.

39. Heyland DK, Dhaliwal R, Drover JW et al. JPEN J Parenter Enteral Nutr 2003;27:355–73.
40. Marik PE, Zaloga GP. Crit Care Med 2001;29:2264–70.
41. Hegazi RA, O'Keefe SJ. Curr Gastroenterol Rep 2007;9:99–106.
42. O'Keefe SJ. Nat Rev Gastroenterol Hepatol 2009;6:207–15.
43. Petrov MS, Kukosh MV, Emelyanov NV. Dig Surg 2006;23:336–44.
44. Petrov MS, van Santvoort HC, Besselink MG et al. Arch Surg 2008;143:1111-7.
45. Ragins H, Levenson SM, Signer R et al. Am J Surg 1973;126:606–14.
46. Vu MK, van der Veek PP, Frolich M et al. Eur J Clin Invest 1999; 29:1053–9.
47. O'Keefe SJ. Nat Clin Prac 2007;4:488–9.
48. O'Keefe SJ. Curr Opin Clin Nutr Metab Care 2006;9:622–8.
49. Kumar A, Singh N, Prakash S et al. J Clin Gastroenterol 2006; 40:431–4.
50. Eatock FC, Chong P, Menezes N et al. Am J Gastroenterol 2005; 100:432–9.
51. O'Keefe SJ, Lee RB, Li J et al. Am J Physiol 2005;289:G181–7.
52. Kalfarentzos F, Kehagias J, Mead N et al. Br J Surg 1997;84:1665–9.
53 O'Keefe SJ, Foody W, Gill S. JPEN J Parenter Enteral Nutr 2003;27:349–54.
54. O'Keefe SJ, Cariem AK, Levy M. J Clin Gastroenterol 2001;32: 319–23.
55. Seder CW, Stockdale W, Hale L et al. Crit Care Med 2010;38: 797–801.
56. Artinian V, Krayem H, DiGiovine B. Chest 2006;129:960–7.
57. Barr J, Hecht M, Flavin KE et al. Chest 2004;125:1446–57.
58. Martindale RG, McClave SA, Vanek VW et al. Crit Care Med 2009;37:1757–61.
59. Hegazi R, Raina A, Graham T et al. JPEN J Parenter Enteral Nutr 2011;35:91–6.
60. O'Keefe SJ, Ou J, Delany JP et al. World J Gastrointest Pathophysiol 2011;2:138–45.
61. Rolniak S RA, Hegazi R, Centa-Wagner P et al. Gastroenterology 2009;136:A-76.
62. Etemad B, Whitcomb DC. Gastroenterology 2001;120:682–707.
63. Lankisch PG, Lohr-Happe A, Otto J et al. Digestion 1993;54: 148–55.
64. Wakasugi H, Funakoshi A, Iguchi H. J Gastroenterol 1998;33: 254–9.
65. Manari AP, Preedy VR, Peters TJ. Addict Biol 2003;8:201–10.
66. Duggan S, O'Sullivan M, Feehan S et al. Nutr Clin Pract 2010; 25:362–70.
67. Petersen JM, Forsmark CE. Semin Gastrointest Dis 2002;13:191–199.
68. DiMagno EP, Go VL, Summerskill WH. N Engl J Med 1973; 288:813–5.
69. Regan PT, Malagelada JR, Dimagno EP et al. Gut 1979;20:249–54.
70. Chowdhury RS, Forsmark CE, Davis RH et al. Pancreas 2003;26:235–8.
71. Hebuterne X, Hastier P, Peroux JL et al. Dig Dis Sci 1996;41:533–9.
72. Giger U, Stanga Z, DeLegge MH. Nutr Clin Pract 2004;19:37–49.
73. Kalvaria I, Labadarios D, Shephard GS et al. Int J Pancreatol 1986;1:119–28.
74. Marotta F, Labadarios D, Frazer L et al. Dig Dis Sci 1994;39:993–8.
75. Nakamura T, Takebe K, Imamura K et al. Acta Gastroenterol Belg 1996;59:10–4.
76. Yokota T, Tsuchiya K, Furukawa T et al. J Neurol 1990;237:103–6.
77. Mann ST, Stracke H, Lange U et al. Metabolism 2003;52:579–85.
78. Glasbrenner B, Malfertheiner P, Buchler M et al. Klin Wochenschr 1991;69:168–72.
79. Marotta F, O'Keefe SJ, Marks IN et al. Dig Dis Sci 1989;34:456–61.
80. Stanga Z, Giger U, Marx A et al. JPEN J Parenter Enteral Nutr 2005;29:12–20.
81. Nordback I, Pelli H, Lappalainen-Lehto R et al. Gastroenterology 2009;136:848–55.
82. Takeyama Y. Clin Gastroenterol Hepatol 2009;7(Suppl):S15–7.
83. Pelli H, Sand J, Laippala P et al. Scand J Gastroenterol 2000;35: 552–5.
84. Yadav D, Whitcomb DC. Nat Rev Gastroenterol Hepatol 2010; 7:131–45.
85. O'Keefe SJ, Cariem AK, Levy M. J Clin Gastroenterol 2001;32: 319–23.
86. Jemal A, Siegel R, Ward E et al. CA Cancer J Clin 2009;59:225–49.
87. Lynch SM, Vrieling A, Lubin JH et al. Am J Epidemiol 2009; 170:403–13.
88. Nothlings U, Wilkens LR, Murphy SP et al. J Natl Cancer Inst 2005;97:1458–65.
89. Ghadirian P, Boyle P, Simard A et al. Int J Pancreatol 1991;10: 183–96.
90. Stevens RJ, Roddam AW, Beral V. Br J Cancer 2007;96:507–9.
91. Zheng W, Lee SA. Nutr Cancer 2009;61:437–46.
92. Trede M, Schwall G, Saeger HD. Ann Surg 1990;211:447–58.
93. Yeo CJ, Cameron JL, Lillemoe KD et al. Ann Surg 1995;221:721–31.
94. Ryan DP, Grossbard ML. Oncologist 1998;3:178–88.
95. Splinter TA. Ann Oncol 1992;3(Suppl 3):25–7.
96. Berenstein EG, Ortiz Z. Cochrane Database System Rev 2005;(2): CD004310.
97. Fearon KC, Von Meyenfeldt MF, Moses AG et al. Gut 2003;52: 1479–86.
98. Brown TT, Zelnik DL, Dobs AS. Int J Gastrointest Cancer 2003;34: 143–50.
99. Wigmore SJ, Ross JA, Falconer JS et al. Nutrition 1996; 12(Suppl): S27–30.
100. Harle L, Brown T, Laheru D et al. J Altern Complement Med 2005;11: 1039–46.
101. Gordon JN, Trebble TM, Ellis RD et al. Gut 2005;54:540–5.
102. Simchuk EJ, Traverso LW, Nukui Y et al. Am J Surg 2000;179:352–5.

Sugestões de leitura

Fearon KC, Von Meyenfeldt MF, Moses AG et al. Effect of a protein and energy dense N-3 fatty acid enriched oral supplement on loss of weight and lean tissue in cancer cachexia: a randomised double blind trial. Gut 2003;52:1479–86.

Hegazi R, Raina A, Graham T et al. Early jejunal feeding initiation and clinical outcomes in patients with severe acute pancreatitis. JPEN J Parenter Enteral Nutr 2011;35:91–6.

O'Keefe SJ. A guide to enteral access procedures and enteral nutrition. Nat Rev Gastroenterol Hepatol 2009;6:207–15.

O'Keefe SJ, Anderson FP, Gennings C et al. Physiologicwal effects of enteral and parenteral feeding on pancreaticobiliary secretion in humans. Am J Physiol 2003;284:G27–36.

Stanga Z, Giger U, Marx A et al. Effect of jejunal long-term feeding in chronic pancreatitis. JPEN J Parenter Enteral Nutr 2005;29:12–20.

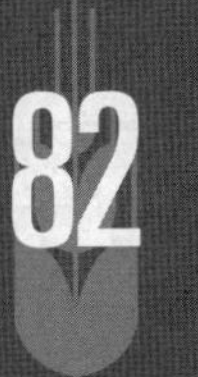

82 Nutrição em doenças hepáticas e o papel do álcool*

Juliane I. Beier, Sarah Landes, Mohammad Mohammad e Craig J. McClain

Visão geral do metabolismo do fígado e do álcool

O fígado é o maior órgão do corpo e possui um suprimento sanguíneo duplo único, perfundido pela veia porta (diretamente exposta aos nutrientes absorvidos) e pela artéria hepática. Ele é composto de vários tipos de células, com funções diferenciadas. Os hepatócitos constituem mais de 80% da massa total do fígado e desempenham um papel importante no metabolismo de aminoácidos e amônia, lipídios, carboidratos, vitaminas, minerais, hormônios e na desintoxicação de diversos medicamentos e xenobióticos. As células estreladas hepáticas são o principal depósito de vitamina A do organismo e desempenham um papel fundamental na formação de colágeno na lesão e fibrose hepática. As células endoteliais sinusoidais (CES) compõem cerca de metade das células não parenquimatosas do fígado e desempenham um papel importante no controle da troca de materiais (incluindo nutrientes) entre a circulação sanguínea e o parênquima hepático. As CES expressam receptores removedores e agem como células apresentadoras de antígenos, para citar apenas algumas das importantes funções imunes dessas células. As células de Kupffer hepáticas englobam o maior reservatório de macrófagos fixos do organismo. Elas desempenham um papel protetor contra as toxinas derivadas do intestino, que escaparam para o sistema venoso portal, e são produtoras importantes de citocinas, as quais podem influenciar significativamente o estado nutricional. As células epiteliais do ducto biliar desempenham um papel fundamental na função de transporte (p. ex., de água, bílis), expressam uma variedade de transportadores e possuem funções imunes importantes. Todos esses tipos de células interagem de forma coordenada para fornecer proteção contra as toxinas derivadas do intestino e as reações autoimunes (tolerância), e também modulam os estados hormonal e nutricional.

O fígado também é o principal órgão para o metabolismo do etanol. O etanol é metabolizado principalmente (cerca de 80%) pela enzima álcool desidrogenase (ADH), que oxida o etanol em acetaldeído. No entanto, os sistemas citocromo P450 (principalmente o CYP2E1) e a catalase também contribuem para a produção de acetaldeído no metabolismo do etanol. Enquanto a ADH transfere elétrons do etanol para a redução equivalente do fosfato de dinucleotídeo de adenina e nicotinamida oxidado ($NADP^+$), o sistema citocromo P450 transfere os elétrons para o oxigênio molecular (O_2), e a catalase reduz o peróxido de hidrogênio (H_2O_2) em água (Fig. 82.1). O metabolismo do etanol é considerado de ordem zero em doses fisiologicamente relevantes; isso significa que a oxidação do etanol é saturada em concentrações de álcool no sangue (CAS), que provocam efeitos significativos no sistema nervoso central (SNC) (> 0,03%). Enquanto a oxidação do etanol em acetaldeído é mediada por três sistemas enzimáticos distintos, apenas uma enzima, a aldeído desidrogenase (ALDH), oxida o acetaldeído em acetato (ver Fig. 82.1). Análoga à ADH, a ALDH utiliza, para essa reação, o dinucleotídeo de nicotinamida e adenina oxidado (NAD^+) como aceptor de elétron, situados na mitocôndria da célula (ver Fig. 82.1).

*__Abreviaturas:__ **AACR,** aminoácido de cadeia ramificada; **ADH,** álcool desidrogenase; **ALDH,** aldeído desidrogenase; **CAS,** concentração de álcool no sangue; **CES,** célula endotelial sinusoidal; **DFI,** difeniliodônio; **DHA,** doença hepática alcoólica; **DHGNA,** doença hepática gordurosa não alcoólica; **DPC,** desnutrição proteico-calórica; **EEAG,** éster etílico de ácido graxo; **EH,** encefalopatia hepática; **EHNA,** esteatose hepática não alcoólica; **ERN,** espécie reativa de nitrogênio; **ERO,** espécie reativa de oxigênio; **FIH,** fator induzível por hipóxia; **GSH,** glutationa; **HA,** hepatite alcoólica; **iNOS,** óxido nítrico sintetase induzível; **LPS,** lipopolissacarídeo; **NAD^+,** dinucleotídeo de nicotinamida e adenina oxidado; **NADH,** dinucleotídeo de nicotinamida e adenina reduzido; **$NADP^+$,** fosfato de dinucleotídeo de adenina e nicotinamida oxidado; **QR,** quociente respiratório; **SAM,** S-adenosilmetionina; **SNC,** sistema nervoso central; **SWK,** síndrome de Wernicke-Korsakoff; **TLR-4,** receptor do tipo *Toll* 4; **TNF,** fator de necrose tumoral; **TRIF,** adaptador indutor de interferon-β que contém o domínio do TIR.

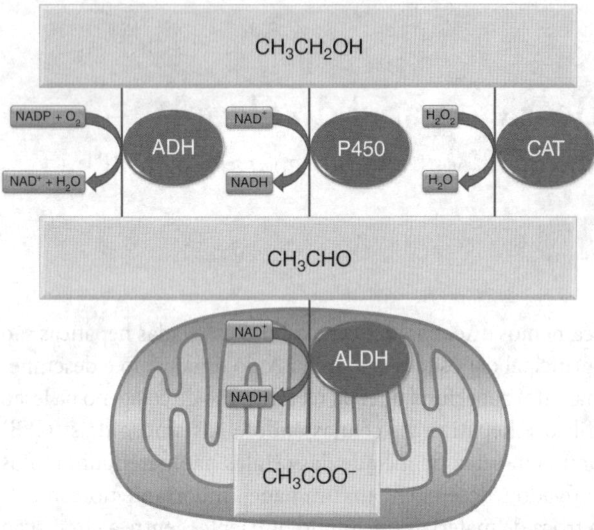

Figura 82.1 Metabolismo oxidativo do álcool pelo fígado. O álcool (CH_3CH_2OH) é oxidado em acetaldeído (CH_3CHO) por três sistemas enzimáticos: sistema microssomal de oxidação do etanol (SMOE), álcool desidrogenase (ADH) e catalase (CAT). O acetaldeído, por sua vez, é metabolizado em acetato (CH_3COO-) pela enzima aldeído desidrogenase (ALDH) na mitocôndria. Os efeitos metabólico e bioquímico do metabolismo do álcool podem contribuir para a ADH. NAD, dinucleotídeo de nicotinamida e adenina; NADH, dinucleotídeo de nicotinamida e adenina reduzido; NADP, fosfato de dinucleotídeo de adenina e nicotinamida.

Este capítulo analisa os principais mecanismos diretos da lesão hepática induzida pelo álcool, o eixo intestino-fígado, a desnutrição geral na doença hepática alcoólica (DHA), as deficiências de nutrientes específicos e a terapia nutricional na DHA. Também destaca quantos princípios de nutrição alterada e terapia nutricional na DHA se aplicam a outras doenças hepáticas em estágio avançado (p. ex., hepatite C, esteatose hepática não alcoólica [EHNA]).

Mecanismos diretos da lesão hepática

O etanol é rapidamente removido do fígado como mecanismo de proteção para impedir depressão do SNC e lesão. No entanto, os processos metabólicos e bioquímicos tóxicos do metabolismo do etanol, incluindo a indução de CYP2E1, a produção de metabólitos tóxicos (p. ex., acetaldeído) e as mudanças dos processos bioquímicos podem contribuir para o desenvolvimento e a progressão da DHA.

Indução de CYP2E1

Embora a contribuição relativa do sistema citocromo P450 ao metabolismo total do etanol seja baixa, o CYP2E1 é fortemente induzido pelo álcool e pode contribuir para o metabolismo total do etanol em um grau muito maior, em indivíduos dependentes de álcool.[1] Os inibidores de CYP2E1 bloquearam parcialmente a lesão hepática causada pelo etanol em modelos animais, o que é um resultado que sustenta essa hipótese.[2] É difícil determinar mecanismos *in vivo*, e, infelizmente, as culturas de células apresentaram atividades muito baixas de enzimas CYP. Portanto, células HepG2 que expressam o CYP2E1 em excesso foram desenvolvidas. A pesquisa que utilizou essas células sustentou a hipótese de que o CYP2E1 está envolvido na lesão dos hepatócitos resultante do álcool.[3]

Os mecanismos exatos pelos quais o CYP2E1 contribui para a DHA ainda precisam ser elucidados. No entanto, sugere-se que o CYP2E1 contribui para o estresse oxidativo causado pelo álcool, pois demonstrou-se que essa enzima está ligada de modo relativamente fraco ao citocromo redutase. Portanto, o CYP2E1 pode deixar escapar elétrons para o oxigênio e formar $O_2^{\cdot -}$ ou pode catalisar peroxidação lipídica.[4] Além disso, o CYP2E1 pode bioativar agentes hepatotóxicos (p. ex., paracetamol [acetaminofeno]). A indução dessa enzima pelo abuso crônico de etanol pode, assim, aumentar o risco de lesão hepática por outros agentes. Também se demonstrou que essa enzima é induzida em células de Kupffer. Os macrófagos que expressam CYP2E1 em excesso respondem de modo mais firme à estimulação em cultura,[5] o que pode contribuir para o efeito de pré-ativação do álcool nessas células. Finalmente, a DHA muitas vezes se correlaciona com um aumento na formação de autoanticorpos, como autoanticorpos contra o CYPE21 modificado por meio de oxidação, que foram detectados no sangue de pessoas com alcoolismo.[6]

Produção de metabólitos tóxicos

O acetaldeído desempenha um papel central na toxicidade do álcool. Embora o acetaldeído seja subsequentemente oxidado em acetato pelas ALDH (ver Fig. 82.1), a cinética dessa reação é relativamente lenta em comparação com a oxidação do álcool, permitindo assim que o acetaldeído se acumule de forma detectável nos seres humanos que consomem álcool. Diversos efeitos tóxicos sistêmicos do abuso de etanol (p. ex., vermelhidão, dores de cabeça e náusea) são mediados, ao menos em parte, por efeitos diretos ou indiretos de níveis elevados de acetaldeído. Ao nível mais local, sugeriu-se que o acetaldeído também desempenha um papel etiológico na DHA.[7] Por exemplo, o acetaldeído, que é muito instável, pode formar adutos com resíduos reativos em proteínas ou moléculas pequenas (p. ex., cisteínas), e essas modificações químicas podem alterar ou interferir nos processos biológicos normais e/ou podem ser diretamente tóxicas para as células.

As moléculas biológicas modificadas também podem estimular o sistema imune do hospedeiro e causar uma resposta semelhante à resposta autoimune. Os anticorpos contra essas proteínas modificadas por meio de oxidação foram encontrados em modelos humanos e animais de DHA.[8,9] Por exemplo, demonstrou-se que um aduto de malondialdeído e acetaldeído (MMA) híbrido, específico à exposição ao álcool, induz uma resposta imune em modelos humanos com alcoolismo e modelos animais de DHA.[10] Além disso, o acetaldeído promove melhor utilização e *turnover* da glutationa (GSH), que resulta em depleção significativa da GSH.[11] Existem no mínimo cinco classes distintas de isoenzimas de ADH, baseadas em diferenças no nível molecular.[12] Polimorfismos de nucleotídeo único (*single nucleotide polymorphisms* – SNP) nos genes *ADH*, que produzem diferenças funcionais nas propriedades cinéticas das enzimas e na taxa relativa de metabolismo do álcool, foram identificados.[13] De fato, foram demonstradas correlações entre menor atividade de ALDH e maior risco de DHA.[14]

Outros produtos do metabolismo do etanol também podem ser tóxicos para o fígado. Além do metabolismo oxidativo, o etanol pode ser metabolizado por meio de uma via não oxidativa, com ésteres etílicos de ácidos graxos (EEAG) como produtos finais.[15] Essas moléculas se acumulam na mitocôndria e podem desacoplar a fosforilação oxidativa. Presume-se que os EEAG contribuam para a lesão de tecidos em órgãos que careçam de metabolismo oxidativo do etanol.[16]

Mudanças em processos bioquímicos

As concentrações de etanol no sangue sistêmico podem alcançar níveis bastante altos; por exemplo, uma CAS de 0,08% se equipara a uma concentração de álcool de aproximadamente 20 mM no sangue. Por causa do efeito de primeira passagem do fígado ao etanol, as concentrações hepáticas do etanol são muito maiores que os níveis sistêmicos. Essas altas concentrações de álcool, combinadas com a taxa notável de metabolismo pelo fígado, estressam bioquimicamente as células hepáticas. De fato, embora o acetato da oxidação do etanol possa ingressar no ciclo de Krebs (ou do ácido cítrico) após a conversão em acetilcoenzima A, as diversas alterações metabólicas e bioquímicas causadas pela exposição ao etanol resultam em um balanço energético negativo.[11] Hipotetiza-se que algumas dessas mudanças bioquímicas causadas pelo metabolismo do álcool podem provocar DHA.

A esteatose é uma das primeiras mudanças hepáticas provocadas pelo álcool e, no início, foi considerada uma mudança histológica e patologicamente inerte. Atualmente, entende-se que a esteatose desempenha um papel decisivo não só na iniciação da DHA, mas também em sua progressão.[17,18] Por exemplo, os fígados gordurosos são mais sensíveis à hepatotoxicidade como impacto secundário, tal como a endotoxina.[17] Além disso, o grau de infiltração gordurosa é preditivo da gravidade dos estágios subsequentes da DHA (i. e., fibrose e cirrose).[19,20] Por causa da oxidação do etanol em acetaldeído pela ADH e a subsequente oxidação em acetato pela ALDH que utiliza a NAD^+ como aceptor de elétron, a proporção de dinucleotídeo de nicotinamida e adenina reduzido (NADH) em NAD^+ é radicalmente alterada para um estado mais reduzido. Esse aumento do estado reduzido de nucleotídeos de piridina também pode estar envolvido na acumulação de lipídios durante a ingestão de álcool. Especificamente, a mudança na proporção de $NADH/NAD^+$ aumenta a proporção de síntese e esterificação de ácidos graxos e, ao mesmo tempo, reduz a betaoxidação mitocondrial dos ácidos graxos livres. Essa mudança no estado da reação redox também pode prejudicar o metabolismo normal de carboidrato; isso possui efeitos múltiplos, incluindo a redução do fornecimento de adenosina-5-trifosfato para a célula.[21] Além disso, pesquisadores demonstraram que essa mudança no estado da reação redox do nucleotídeo de piridina pode ativar a família de sirtuínas da histona desacetilase,[22] que pode alterar os perfis de expressão gênica e, portanto, afetar indiretamente o estado metabólico do fígado.

Hipóxia

Como mencionado anteriormente, a oxidação do álcool pelo sistema citocromo P450 consome oxigênio (ver Fig. 82.1). Além disso, o álcool provoca um estado hipermetabólico agudo no fígado, em que a taxa de consumo de oxigênio é dobrada.[23] Esse aumento na taxa de extração de oxigênio também aumenta o gradiente de oxigênio lobular no fígado,[24] causando hipóxia pericentral.[25,26] A hipóxia exacerba o estresse metabólico no fígado, alterando ainda mais o estado de reação redox do nucleotídeo de piridina. Uma redução na tensão de oxigênio celular também exacerba o fluxo de elétrons mitocondriais prejudicados pelo etanol resultante do menor fornecimento de O_2 para a mitocôndria. Após a diminuição dos níveis de etanol, a subsequente reoxigenação pode aumentar a produção pró-oxidante via hipóxia ou reoxigenação. Esse efeito, em combinação com defesas prejudicadas contra radicais livres resultantes da hipóxia, pode contribuir para o estresse oxidativo observado no fígado depois da exposição ao álcool.[27,28]

Estresse oxidativo

As espécies reativas de oxigênio (ERO) e as espécies reativas de nitrogênio (ERN) são produtos do metabolismo celular normal e apresentam efeitos benéficos (p. ex., citotoxicidade contra bactérias invasoras). No entanto, por causa do potencial dessas moléculas de também lesionarem o tecido normal, o equilíbrio entre pró-oxidantes e antioxidantes é crítico para a sobrevivência e a função dos organismos aeróbicos. O desequilíbrio que regula de modo ascendente os pró-oxidantes e regula de modo descendente os antioxidantes, e que pode levar potencialmente ao dano, foi denominado "estresse oxidativo" por Sies, em 1985.[29] Há evidências de que o estresse oxidativo provoca DHA.[30-32] É muito provável que o estresse oxidativo associado com a DHA clínica não seja resultante apenas da formação pró-oxidante aumentada. As pessoas com alcoolismo substituem até 50% de suas calorias totais diárias por etanol;[33] portanto, é compreensível que tenham alto nível de deficiências nutricionais. O alcoolismo pode também levar à absorção deficiente no trato gastrintestinal, exacerbando ainda mais essas deficiências nutricionais.[34] O efeito líquido é que as pessoas com alcoolismo muitas vezes apresentam níveis menores de moléculas antioxidantes alimentares importantes,[21] e também menor estado ou capacidade antioxidante total. Alguns estudos em modelos animais de DHA estabeleceram uma clara ligação entre o estresse oxidativo e o desenvolvimento de lesão hepática experimental causada pelo álcool, e observou-se que diversos antioxidantes forneceram proteção contra os efeitos prejudiciais do etanol em modelos *in vitro* e *in vivo* de DHA.[35-37]

As mudanças patológicas mais evidentes do fígado durante a exposição ao álcool ocorrem nos hepatócitos. Além disso, a acumulação de produtos do estresse oxidativo (p. ex., peróxidos lipídicos) é predominantemente um evento dos hepatócitos durante a administração do álcool. Esse achado indica que a produção oxidante pelos hepatócitos provavelmente desempenha um papel importante na lesão hepática alcoólica.

As duas principais fontes de pró-oxidantes nos hepatócitos são o CYP2E1 induzível por etanol e as mitocôndrias. A redução de O_2 em H_2O pela mitocôndria não é completa e prossegue para $O_2^{\cdot-}$.[38] A exposição ao álcool até aumenta a produção de $O_2^{\cdot-}$ das mitocôndrias dos hepatócitos.[39] A produção elevada de pró-oxidantes pelas mitocôndrias não só aumenta a produção líquida de pró-oxidantes nos hepatócitos, como também prejudica diretamente as proteínas mitocondriais e o DNA. O dano direto pode exacerbar o envelhecimento mitocondrial e estimular vias de apoptose mediadas por mitocôndrias.[40] Além disso, o álcool reduz os níveis de GSH das mitocôndrias;[41] uma mudança que aumenta a resposta dos hepatócitos no estímulo da apoptose.[42] Portanto, é provável que a produção pró-oxidante das mitocôndrias seja decisiva para o desenvolvimento de DHA grave.

A inflamação é um fator-chave na progressão da lesão hepática induzida pelo álcool. Tanto as células inflamatórias residentes (p. ex., células de Kupffer) quanto as recrutadas (p. ex., neutrófilos e linfócitos) estão envolvidas neste processo. Nos hepatócitos, a produção de ERO é causada principalmente de modo passivo por meio do escape de elétrons dos processos bioquímicos, enquanto as células inflamatórias são produtoras ativas de ERO e ERN. A produção dessas espécies é decisiva para a defesa do hospedeiro, mas essas espécies também poderão causar danos ao tecido normal se forem estimuladas de maneira inadequada.

A ativação inadequada das células de Kupffer desempenha um papel-chave na iniciação da DHA.[43,44] A produção de pró-oxidantes é maior nas células de Kupffer ativadas. Entre as principais fontes de pró-oxidantes nessas células, incluem-se a NADPH oxidase e o óxido nítrico sintetase induzível (iNOS ou NOS2). Estudos revelaram que o inibidor da NADPH oxidase – o difeniliodônio (DFI) – impede a lesão hepática induzida pelo álcool em ratos alimentados de modo enteral com álcool.[37] No entanto, os inibidores farmacológicos podem ter efeitos não específicos. De fato, o DFI é provavelmente melhor definido como um inibidor de flavoproteínas do que como um inibidor específico de NADPH oxidase. No entanto, também foi observada proteção contra DHA experimental em camundongos com deficiência de NADPH oxidase (camundongo nocaute $p47^{phox}$).[37] Juntos, esses resultados fortalecem a hipótese de que a produção de $O_2^{\cdot-}$ da NADPH oxidase desempenha um papel-chave na iniciação do estresse oxidativo e da DHA experimental. Pesquisadores demonstraram que o camundongo nocaute associado ao iNOS[45] e o camundongo com deficiência de NADPH oxidase[37] estão protegidos contra o estresse oxidativo causado pelo álcool; esse achado indica que o oxidante prejudicial na DHA experimental é dependente da produção de $O_2^{\cdot-}$ e NO.

A maioria das pesquisas a respeito do papel do estresse oxidativo na lesão hepática induzida pelo álcool teve como foco as células de Kupffer ou os hepatócitos. No entanto, estudos mais recentes indicam que o estresse oxidativo pode exercer uma função na transformação das células estreladas em miofibroblastos, ou seja, a célula de deposição de matriz crítica no fígado fibrótico.[46] De fato, a produção oxidante dentro da célula pode estar envolvida em sua transformação.[47] Neste momento, não está claro o quanto as células estreladas contribuem para o estresse oxidativo no órgão como um todo, ou se a produção pró-oxidante nessas células atua sobretudo como evento de sinalização autócrino ou parácrino. Como a ativação desse tipo de célula é essencial na progressão para a fibrose e cirrose na DHA, mais pesquisa nessa área é necessária.

O estresse oxidativo pode ser mediado não só pelo aumento da produção de ERO e ERN, mas também pela diminuição das defesas antioxidantes. Por exemplo, o álcool pode causar modificações na célula que podem favorecer o estresse oxidativo. Além disso, as pessoas com alcoolismo muitas vezes apresentam menores níveis antioxidantes por causa de deficiências nutricionais. A hipóxia causada pela exposição ao álcool pode prejudicar as defesas antioxidantes. Além disso, o ferro livre é mobilizado pelo álcool, e esse processo pode levar ao aumento da catálise do metal de transição em oxidantes potentes (p. ex., a reação de Fenton). A exposição ao álcool também inibe o proteassoma 26S nos hepatócitos,[2] que é responsável pela degradação das proteínas danificadas pelas ERO e ERN. Assim, quando esse complexo é inibido, as proteínas danificadas pelas ERO e ERN se acumulam, possivelmente até mesmo na ausência de um aumento real de pró-oxidantes.[48] Finalmente, diversas proteínas e sistemas estão envolvidos na rede antioxidante. Essa rede não bloqueia diretamente os pró-oxidantes, mas serve como redutor de apoio e mantém a atividade catalítica de proteínas antioxidantes ou moléculas pequenas. Essas reações são dependentes de energia. Portanto, o estresse bioquímico causado pela exposição ao álcool pode prejudicar indiretamente as defesas antioxidantes celulares.

Eixo intestino-fígado

A endotoxina, ou lipopolissacarídeo (LPS), é derivada da parede celular da bactéria gram-negativa. Maiores níveis de endotoxina são observados em pacientes com DHA ou em modelos roedores de DHA. Maiores níveis de endotoxina também são observados em modelos animais (alimentação rica em gorduras ou rica em frutose) de doença hepática gordurosa não alcoólica (DHGNA), e postulou-se que as endotoxinas/toxinas derivadas do intestino desempenham um papel etiológico no processo dessa doença. Assim, muito do que é descrito referente ao eixo intestino-fígado na DHA provavelmente também se aplica à DHGNA, à EHNA e a outras formas de doença hepática. Na DHA, níveis elevados de endotoxinas podem se originar a partir do crescimento exagerado das bactérias gram-negativas no intestino, da maior permeabilidade intestinal ou da depuração hepática deficiente de endotoxinas.[49] Então, as endotoxinas estimulam a produção do fator de necrose tumoral (TNF) e de outras citocinas pró-inflamatórias por meio da sinalização do receptor do tipo *Toll* 4 (TLR-4), que desempenha papel decisivo no desenvolvimento e na progressão da DHA (Fig. 82.2). Outras toxinas derivadas de bactérias, como o peptidoglicano e a flagelina, também podem afetar a sinalização do TLR e a produção de citocina pró-inflamatória.[49] De fato, em comparação com o

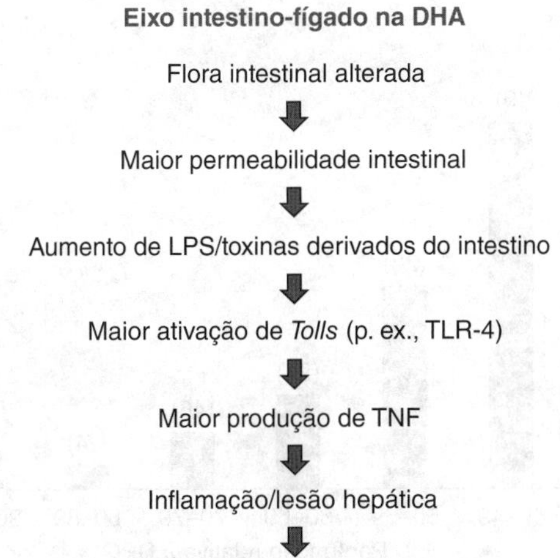

Figura 82.2 Alterações na flora e na permeabilidade intestinal podem levar à ativação de *Tolls* hepáticos, inflamação ou lesão hepática subsequentes e, por fim, inflamação sistêmica e lesão do órgão. DHA, doença hepática alcoólica; LPS, lipopolissacarídeo; TLR, receptor do tipo *Toll*; TNF, fator de necrose tumoral.

camundongo do grupo controle alimentado, o peptidoglicano injetado aumenta a lesão hepática ou a inflamação no camundongo alimentado com álcool, e a alimentação com etanol aumenta os níveis de peptidoglicano.[49,50]

Em geral, aceita-se que a flora intestinal e as toxinas derivadas do intestino desempenham um papel decisivo no desenvolvimento da doença hepática e em suas complicações.[49,51-57] De fato, na década de 1960, pesquisadores mostraram que os roedores livres de germes ou os roedores tratados com antibióticos para "esterilizar o intestino" eram resistentes à lesão hepática nutricional e induzida por toxinas. Estudos pioneiros de Broitman et al.[53] revelaram que ratos alimentados com uma dieta deficiente de colina desenvolveram cirrose, que pode ser evitada por meio de neomicina oral. No entanto, quando endotoxinas foram adicionadas ao fornecimento de água, a neomicina não impediu mais o desenvolvimento da lesão hepática e da fibrose.[53] Subsequentemente, antibióticos, prebióticos e probióticos foram utilizados para impedir a lesão hepática induzida pelo álcool experimental.[58-61] Maiores concentrações plasmáticas ou hepáticas de citocinas pró-inflamatórias (p. ex., TNF-α) foram observadas em modelos roedores de DHA, e camundongos que receberam anticorpos anti-TNF ou camundongos carentes de TNF-R1 ficaram protegidos contra o desenvolvimento de DHA experimental.[62,63] Além disso, a alimentação de longo prazo com álcool gera sensibilização à hepatotoxicidade induzida pela endotoxina derivada do intestino e pelo TNF, e componentes específicos da via RTT-4 responsáveis pela lesão hepática referente ao álcool estão sob investigação ativa.[64,65] A ativação do TLR-4 pelas endotoxinas resulta no recrutamento das moléculas adaptadoras MyD88 e do adaptador indutor de interferon-β (TRIF) que contém o domínio do receptor *toll*/interleucina 1 (TIR), que ativam cascatas de sinalização. Dados sugerem que a via independente de MyD88 (TRIF) é mais importante no desenvolvimento da DHA experimental, enquanto a EHNA aparenta sinalizar através da via dependente de MyD88.[65] As endotoxinas não só desempenham um papel no fígado gorduroso e na lesão hepática da DHA experimental, mas também parecem desempenhar um papel na fibrose hepática. Estudos específicos do grupo de Brenner, que utilizam análises *in vitro* e também estudos de quimerismo misto, mostraram que as endotoxinas preparam as células estreladas para estimular a produção de colágeno mediante o fator de crescimento transformador beta (TGF-β).[66] Assim, o LPS também desempenha um papel na indução e na progressão da fibrose.

Os estudos humanos concomitantes em pacientes com hepatite alcoólica (HA) e/ou cirrose apresentaram maior permeabilidade intestinal e endotoxemia. Na década de 1980, relatamos pela primeira vez que os pacientes com HA apresentavam maior produção de TNF por monócitos basais e estimulados por endotoxinas. Estudos subsequentes revelaram que citocinas pró-inflamatórias de plasma e monócitos se correlacionavam com o processo clínico da HA e sobrevida.[67,68] Infelizmente, estudos humanos mais recentes não demonstraram eficácia terapêutica de agentes biológicos, tais como anticorpos anti-TNF/receptores solúveis em TNF na HA.[69,70] Desse modo, o bloqueio completo do TNF parece não ser uma opção terapêutica viável na DHA, talvez por causa do papel necessário de um nível basal de TNF na regeneração hepática. Uma intervenção mais atraente pode ser a regulação descendente da produção excessiva de TNF, possivelmente com suplementos nutricionais, como antioxidantes ou estabilizadores da função de barreira intestinal. Como exemplo, relatamos que o álcool causa hipóxia intestinal e prejudica o aumento adaptativo normal do fator induzível por hipóxia (FIH). Mostramos que a suplementação probiótica pode atenuar essa deficiência, restaurando a função de barreira intestinal em um modelo de camundongo de DHA mediante o aumento das proteínas responsivas do FIH (p. ex., fator trifoliado intestinal) e a reversão da DHA estabelecida.[71] Assim, o tratamento probiótico em camundongo com DHA estabelecida diminuiu a endotoxemia e o TNF hepático e melhorou a histologia do fígado. Finalmente, mediante um preparo probiótico similar, mostramos que as pessoas com alcoolismo, que foram admitidas em um programa de desintoxicação, tiveram melhora mais rápida das enzimas hepáticas com terapia probiótica; um achado que sustentou os dados com animais.[72] A Figura 82.2 apresenta uma via sugerida do eixo intestino-fígado que leva à doença hepática aguda.

Desnutrição e terapia nutricional na doença hepática alcoólica

Desnutrição global

As informações mais detalhadas a respeito da desnutrição na DHA provêm de dois grandes estudos do Veterans Affairs (VA) Cooperative Studies Program com pacientes com HA.[73-76] O primeiro desses estudos (*Study 119*) demonstrou que praticamente todo paciente com HA tinha algum grau de desnutrição.[73] Os pacientes (284 com avaliações nutricionais completas) estavam divididos em grupos com HA leve, moderada ou grave, com base em parâmetros clínicos e bioquímicos. Quase 50% da ingestão energética deles era derivada do álcool. Embora a ingestão calórica fosse frequentemente adequada, muitas vezes havia ingestão deficiente de proteínas e micronutrientes fundamentais. De fato, os mecanismos referentes à desnutrição desses pacientes são multifatoriais, e as causas principais da desnutrição na HA são mencionadas na Tabela 82.1. Em geral, a gravidade da doença hepática se correlacionou com a gravidade da desnutrição, e a piora da desnutrição proteico-calórica (DPC) se correlacionou com resultados clínicos piores (Fig. 82.3).[75] Dados similares foram gerados em um estudo de acompanhamento (*Study 275*).[77] Nesses dois estudos, os pacientes receberam uma dieta hospitalar balanceada de 2,5 mil kcal (monitorada cuidadosamente por um nutricionista) e foram estimulados a consumi-la. No segundo estudo, os pacientes no braço terapêutico do protocolo também receberam uma terapia nutricional enteral, rica em aminoácidos de cadeia ramificada (AACR), além de 80 mg/dia de oxandrolona, que é um esteroide anabolizante. Infelizmente, nos dois estudos, os pacientes não eram alimentados por sonda se a ingestão oral voluntária fosse inadequada. A ingestão oral voluntária de alimentos se correlacionou de maneira gradativa com dados de mortalidade em seis meses. Assim, os pacientes que consumiram voluntariamente mais de 3 mil kcal/dia quase não apresentaram óbito, enquanto aqueles que consumiram menos de 1.000 kcal/dia tiveram mais de 80% do índice de mortalidade em seis meses.[75] O grau de desnutrição se correlacionou com o desenvolvimento de complicações graves, como encefalopatia, ascite e síndrome hepatorrenal.[75] Além disso, ao se utilizar um sistema de pontuação simples de DPC, revelou-se que a desnutrição se correlacionou com a mortalidade em um mês, de maneira gradativa (ver Fig. 82.3).

Ao se avaliar a prevalência de desnutrição na DHA, é importante o uso de testes que definam perfeitamente o estado nutricional. Infelizmente, quase todos os testes mais amplamente utilizados podem ser influenciados pela doença hepática subjacente ou por fatores que podem estar causando a doença hepática, como o consumo crônico de álcool (possivelmente com infecção por hepatite C sobreposta) (Tab. 82.2). As proteínas viscerais são provavelmente os testes utilizados com mais frequência para avaliar o estado nutricional, sobretudo a desnutrição proteica. As proteínas viscerais, tais como albumina, pré-albumina e proteína de ligação do retinol, são produzidas no fígado e se correlacionam melhor com

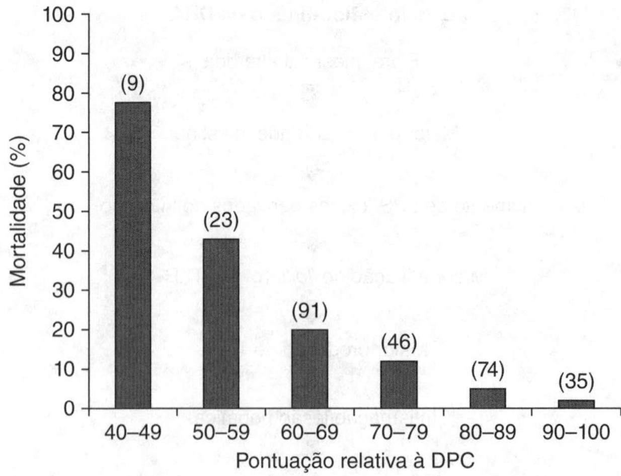

Figura 82.3 Relação entre a desnutrição e a mortalidade em um mês de 278 pacientes participantes de um estudo (*Veteran Affairs Cooperative Study*) referente à doença hepática alcoólica. Esse estudo foi realizado em participantes cujos dados nutricionais suficientes foram disponibilizados para calcular a pontuação relativa à desnutrição proteico-calórica (DPC). Utilizando uma pontuação simples de DPC, uma resposta altamente significativa e escalonada foi observada entre a desnutrição e a mortalidade em um mês. (Reproduzido com permissão de Mendenhall C. L., Roselle G. A., Gartside P. et al. Relationship of protein calorie malnutrition to alcoholic liver disease: a reexamination of data from two Veterans Administration Cooperative Studies. Alcohol Clin Exp Res 1995;19:635-41.)

a gravidade da doença hepática subjacente do que com o estado de desnutrição.[78] Como não existe um indicador único ideal da desnutrição na doença hepática, muitas vezes a avaliação subjetiva global, em conjunto com uma combinação de testes, é mais adequada para o paciente individual.[79-81] A avaliação subjetiva global avalia a DPC com base em achados clínicos, como atrofia muscular, edema, perda de gordura subcutânea e glossite ou quilose.

Suplementação nutricional geral

Em 1948, o interesse inicial pela terapia nutricional para a DHA foi estimulado por Patek et al.,[82] que demonstraram que uma "dieta nutritiva" melhorou o resultado em cinco anos de pacientes com cirrose alcoólica, em comparação com controles históricos. De modo subsequente, demonstrou-se que a suplementação nutricional através da alimentação por sonda melhorou significativamente a função hepática em pacientes internados com DHA, quando avaliados por níveis de bilirrubina sérica e pela depuração de antipirina, em comparação com pacientes

Tabela 82.1 Causas da desnutrição
Anorexia
Gosto ou cheiro alterado
Náusea ou vômito
Diarreia ou absorção deficiente
Disponibilidade ou qualidade insatisfatória dos alimentos
Perturbações metabólicas (p. ex., hipermetabolismo, catabolismo)
Efeitos de citocinas
Complicações da doença hepática (encefalopatia porto-sistêmica, ascite, hemorragia gastrintestinal)
Dietas desagradáveis ao paladar (nível baixo de sódio, proteína)
Jejum para procedimentos

Tabela 82.2 Testes do estado de nutrição ou desnutrição na doença hepática alcoólica
Antropometria (p. ex., espessura da dobra cutânea do tríceps)
Índice de creatinina urinária em 24 horas
Avaliação da força muscular
Absorciometria de raios X de dupla energia
Densitometria óssea
Parâmetros biológicos (p. ex., proteínas viscerais)
Avaliação subjetiva global
Balanço energético

internados que ingeriam dieta hospitalar.[83] Provavelmente, os dados mais importantes que sustentam a terapia nutricional provêm de um estudo multicêntrico de Cabré et al.,[84] em que pacientes com HA grave, escolhidos de maneira aleatória, receberam prednisona (40 mg/dia) ou um preparado específico para fígado contendo 2 mil calorias/dia através da alimentação por sonda. A solução enteral polimérica foi enriquecida com AACR e era rica em energia (1,3 kcal/mL) e pobre em gordura e sódio. A mortalidade em um mês foi a mesma nos dois grupos, mas a mortalidade em um ano foi significativamente menor no grupo de nutrição enteral, em comparação com o grupo de glucocorticoide, principalmente por causa das menores complicações infecciosas. Esse estudo documenta claramente a importância da nutrição enteral na HA grave. A nutrição oral ou enteral é mais desejada que a nutrição parenteral por causa do custo, do risco de sepse da linha de nutrição parenteral, da preservação da integridade da mucosa intestinal e da prevenção da translocação bacteriana e da disfunção múltipla de órgãos. Além disso, em certos casos, a nutrição parenteral total pode causar doença hepática como uma de suas complicações.

Os suplementos de nutrição enteral também melhoraram o estado nutricional e a função imune em pacientes ambulatoriais com cirrose alcoólica e reduziram a internação hospitalar.[85,86] O conceito de lanche noturno, antes da hora de dormir, foi estabelecido após estudos demonstrarem metabolismo energético alterado em pessoas com cirrose hepática. Os depósitos de glicogênio esvaziados forçam a dependência em relação aos depósitos de gorduras e proteínas, que leva ao catabolismo na hora de jejum. Yamanaka et al.[87] estabeleceram que os pacientes cirróticos possuem um menor quociente respiratório (QR) basal após o jejum noturno, em comparação com os controles; um achado que indicou dependência dos depósitos de gorduras como substrato energético. O baixo QR estabilizou-se depois de uma refeição.[87] Um estudo anterior demonstrou que os pacientes com cirrose estável eram capazes de manter um balanço positivo de nitrogênio quando recebiam de quatro a seis refeições por dia, que incluíam um lanche noturno, em vez de três refeições equicalóricas e equinitrogenadas sem um lanche noturno.[88] Um importante estudo randomizado controlado testou a hipótese de que a provisão de um lanche noturno durante um período de 12 meses melhoraria os depósitos proteicos do organismo em pacientes com cirrose. A proteína total do organismo foi medida pela análise por ativação neutrônica em parâmetros de 3, 6 e 12 meses. A provisão de um lanche noturno para os pacientes com cirrose resultou em um acúmulo de proteína no organismo equivalente a cerca de 2 kg de tecido magro sustentado ao longo de 12 meses, e esse benefício não foi observado com lanches diurnos. Assim, os lanches noturnos são intervenções nutricionais importantes em pacientes ambulatoriais com cirrose.[89]

Deficiências ou suplementações de minerais, vitaminas ou aminoácidos

Zinco

O zinco é um oligoelemento necessário para o crescimento, o desenvolvimento e a diferenciação celulares normais. Está envolvido na síntese de DNA, na transcrição de RNA e na divisão e ativação celular. É um componente básico em diversas proteínas e enzimas de zinco, incluindo fatores de transcrição de zinco fundamentais. A deficiência ou o metabolismo alterado do zinco são observados em diversos tipos de doença hepática, incluindo DHA e doença hepática viral. Entre alguns mecanismos da deficiência de zinco ou de seu metabolismo alterado, incluem-se menor ingestão alimentar, maior excreção urinária, ativação de certos transportadores de zinco e indução de metalotioneína hepática. A deficiência de zinco pode se manifestar de diversas maneiras na doença hepática, incluindo lesões de pele, cicatrização deficiente de feridas, regeneração hepática insatisfatória, estado mental alterado ou função imune alterada. Foi documentado que a suplementação com zinco bloqueia ou atenua a DHA experimental mediante múltiplos processos, incluindo função de estabilização da barreira intestinal, redução da endotoxemia, diminuição da produção de citocina pró-inflamatória, redução do estresse oxidativo e atenuação da morte apoptótica hepatocítica.[90-92] Os estudos clínicos sobre a doença hepática humana são limitados em tamanho e qualidade; porém, fica claro que a suplementação com zinco reverte os sinais clínicos da deficiência de zinco em pacientes com doença hepática.[93] Em geral, a dose de zinco utilizada para o tratamento da doença hepática é de 50 mg de zinco elementar, consumida com a refeição para reduzir o possível efeito colateral de náusea.

Magnésio

A deficiência de magnésio é comum entre pessoas com alcoolismo. Entre os mecanismos, incluem-se menor ingestão ou acúmulo de ácidos graxos saturados nas membranas celulares.[94] Além disso, relatou-se maior excreção urinária de magnésio e cálcio de maneira dependente da dose após quantidades até mesmo moderadas de consumo de álcool, o qual pode contribuir para a deficiência de magnésio em pessoas com alcoolismo.[95] Com frequência, a deficiência de magnésio associa-se com a resistência periférica à insulina, que é geralmente observada na DHA. De fato, os pacientes não diabéticos com resistência à insulina foram tratados com magnésio, apresentando melhora da resistência periférica à insulina.[96] Em certos estudos, também se relatou que a deficiência de magnésio melhorou os níveis de aspartato aminotransferase de maneira significativa.[97] Finalmente, o magnésio se associa muitas vezes com câimbras musculares, e a suplementação com magnésio melhorou as câimbras musculares em alguns estudos clínicos.[98]

Selênio

O selênio está incorporado como selenocisteína em locais ativos de múltiplas selenoproteínas.[99,100] A mais conhecida dessas é a enzima glutationa (GSH) peroxidase, que desempenha um papel decisivo nos sistemas de defesas antioxidantes. A tiorredoxina redutase também é uma enzima que contém selenocisteína, que pode ter funções antioxidantes importantes na DHA. Em geral, o *status* de selênio é determinado pela concentração de selênio sérico ou pela determinação de um marcador do *status* de selênio, tal como a atividade da GSH peroxidase nos eritrócitos. Diversos estudos revelaram que os pacientes com DHA apresentaram menores níveis de selênio sérico, sangue total e selênio hepático, e o *status* de selênio correlacionou-se com a gravidade da doença hepática, sendo muito menor em pacientes com cirrose descompensada.[101-105]

Vitamina E

A deficiência de vitamina E foi bem documentada na DHA.[106] A vitamina E possui capacidade antioxidante e hepaprotetora comprovada experimentalmente, incluindo estabilização da membrana, ativação do fator nuclear-κB e produção de TNF reduzidas e inibição da ativação da célula estrelada hepática.[106-109] Um estudo prévio, que investigou a suplementação com vitamina E em pacientes ambulatoriais descompensados com cirrose alcoólica, não conseguiu expor benefícios em um acompanhamento de um ano.[110] Em um estudo com pacientes com HA de leve a moderada, o fornecimento de 1.000 UI/dia de vitamina E melhorou o ácido hialurônico sérico, mas não apresentou efeitos benéficos em testes de função hepática ou de mortalidade com acompanhamento de três meses, em comparação com placebo.[111] No entanto, um grande estudo multicêntrico patrocinado pelo National Institutes of Health, que forneceu 800 UI/dia de vitamina E em casos de EHNA, revelou melhora das enzimas hepáticas e também da esteatose e da inflamação na biópsia do fígado.[112]

Vitamina B_1 (tiamina)

A deficiência de tiamina é comum em diversas formas de cirrose, incluindo a cirrose alcoólica. Em um estudo comparativo entre pacientes com cirrose alcoólica, com cirrose induzida pelo vírus da hepatite C e com hepatite C mas sem cirrose, a frequência de deficiência de tiamina foi similar em pacientes cirróticos, independentemente da causa.[113] A deficiência de tiamina pode ser causada por consumo inadequado, menor armazenagem hepática e diminuição aguda e crônica da capacidade de absorção intestinal pelo etanol.[114]

A síndrome de Wernicke-Korsakoff (SWK) é um distúrbio mental grave, causado pela deficiência de tiamina e frequentemente associado ao alcoolismo. A SWK pode ser descrita em dois estágios distintos. O primeiro estágio envolve a encefalopatia de Wernicke, resultante da deficiência aguda de tiamina, que é geralmente reversível pelo tratamento com grandes doses de tiamina. Se esse tratamento não for ministrado, poderão ocorrer danos de longo prazo no tecido cerebral, que levam à psicose de Korsakoff. A suplementação com tiamina não reverterá os efeitos da psicose de Korsakoff por causa do dano cerebral permanente. Entre os sinais e sintomas da SWK, incluem-se confusão aguda, nistagmo, oftalmoplegia (paralisia dos músculos oculares), ataxia, perda de memória de curto prazo e até mesmo morte, embora nem todos esses sintomas precisem estar presentes para o diagnóstico da SWK.

Vitamina B_2 (riboflavina)

As deficiências de riboflavina foram observadas em pacientes com cirrose alcoólica e não alcoólica. Esse achado pode ser explicado pelo consumo inadequado, maior utilização, absorção e armazenagem deficientes ou metabolismo anormal.[115] Os baixos níveis de riboflavina podem estar associados com glossite, quilite e atrofia das papilas linguais em pacientes alcoólicos.[116]

Vitamina A (retinol)

O fígado é o principal depósito de vitamina A, com altos níveis de células estreladas hepáticas. Quando as células estreladas inativas são ativadas, perdem seus depósitos de vitamina A e, então, são capazes de produzir colágeno e subsequente fibrose. A deficiência de vitamina A (níveis séricos baixos ou adaptação anormal ao escuro) está presente em cerca de 50% dos pacientes com cirrose alcoólica,[117] e os pacientes com alcoolismo apresentaram concentrações muito baixas de vitamina A hepática em todos os estágios de sua doença.[118] Como a vitamina A também pode causar hepatotoxicidade, deve-se tomar cuidado para não fornecer suplementação em excesso.

Vitamina D

Na DHA, a redução dos depósitos de vitamina D pode contribuir para a diminuição da densidade e massa óssea, e também para maior suscetibilidade à osteonecrose e a fraturas ósseas.[116] Em um estudo, 85% dos pacientes com cirrose alcoólica comprometeram o *status* de vitamina D.[119] Os pacientes com DHA apresentavam mais deficiência de vitamina D do que os pacientes com cirrose biliar primária (47%). Quando os resultados foram estratificados de acordo com a classificação de Child-Pugh, observou-se uma associação entre a deficiência de vitamina D e a gravidade da doença hepática. Na DHA, a deficiência de vitamina D pode estar relacionada a diversas causas, incluindo hidroxilação hepática de vitamina D prejudicada, insuficiência alimentar, absorção deficiente, produção hepática reduzida de proteína vinculada à vitamina D e produção cutânea prejudicada resultante de exposição reduzida à luz solar.[119]

Metionina, S-adenosilmetionina e ácido fólico

O metabolismo anormal da metionina hepática está bem documentado na DHA, geralmente manifestado por metionina sérica elevada, menores níveis de S-adenosilmetionina (SAM) hepática e ácido fólico, e maior acúmulo de S-adenosil-homocisteína (SAH) hepática e homocisteína. Um vínculo entre o consumo de etanol e a depleção de SAM hepática foi bem estabelecido em estudos com animais e seres humanos. A administração crônica de etanol esgotou as concentrações hepáticas de SAM em diversos modelos animais de DHA, incluindo ratos, camundongos, babuínos e microporcos.[120-123] A suplementação com SAM pode atenuar a DHA, diminuindo o estresse oxidativo mediante a regulação ascendente da síntese da GSH, reduzindo a inflamação via a regulação descendente do TNF-α e a regulação ascendente da síntese da interleucina-10, aumentando a proporção entre SAM e SAH, inibindo a apoptose dos hepatócitos normais e estimulando a apoptose das células do câncer de fígado. A deficiência de ácido fólico pode acelerar ou promover a DHA, aumentando as concentrações de homocisteína hepática e SAH, diminuindo as concentrações de SAM hepática e GSH, aumentando a peroxidação lipídica, regulando de modo ascendente os marcadores de estresse do retículo endoplasmático e reduzindo a metilação global do DNA.[124]

Aminoácidos de cadeia ramificada

A suplementação com aminoácidos de cadeia ramificada (AACR) tem sido uma terapia estudada há muito tempo para a doença hepática, usada principalmente para melhorar a caquexia relacionada com a doença e encefalopatia hepática (EH). Estudos mais recentes revelaram que a suplementação pode realmente retardar o progresso da cirrose.

Três estudos de grande escala mostraram respostas favoráveis. Um estudo italiano constatou que 12 meses de suplementação de 14,4 g/dia de AACR oral em pacientes com cirrose produziu taxas significativamente reduzidas de mortalidade, deterioração, internações hospitalares e duração de hospitalização, em comparação com a suplementação com lactoalbumina equinitrogenada. Melhoras significativas na qualidade de vida associada à saúde também foram observadas.[125] Um estudo japonês envolvendo 646 pacientes com cirrose descompensada revelou que um grupo que recebeu suplementação de 12 g por dia de AACR apresentou taxas significativamente melhores de sobrevida livre de eventos, como determinado por desfechos de óbito, desenvolvimento de câncer de fígado, ruptura de varizes esofágicas e progressão de insuficiência hepática. Esses pacientes também apresentaram melhora na qualidade de vida associada à saúde e nos níveis de soroalbumina ao longo do período de dois anos do estudo.[126]

Outro estudo japonês avaliou a suplementação com AACR na preservação da função hepática em pacientes com cirrose classe A de Child. Cinquenta pacientes foram acompanhados durante um ano. No término, os pacientes do estudo que receberam suplementação com AACR (12,45 g/dia) apresentaram mudança significativamente menor na escala MELD (Modelo para Doença Hepática Terminal), na classificação Child-Turcotte-Pugh, no índice de depuração asialo-cintilográfico (usado para quantificar a reserva hepática) e na bilirrubina total, além de um aumento significativamente maior na soroalbumina, em comparação com os controles.[127] Esses estudos fornecem alguma evidência de que a suplementação com AACR pode reduzir a taxa de descompensação em pacientes com cirrose e a inevitável progressão para uma maior utilização dos serviços de saúde e para uma menor qualidade de vida. As limitações incluem gosto amargo e subsequente palatabilidade insatisfatória do produto (que foi reduzida com a criação de grânulo), e também o alto custo. Em 2008, o Japão recomendou a suplementação com AACR como parte das diretrizes para impedir a descompensação da cirrose em pacientes com hepatite C.[128] Atualmente, não há recomendações referentes à suplementação com AACR nos Estados Unidos, país no qual a suplementação com AACR é pouco usada por causa dos custos e da falta de convicção com respeito à eficácia.

Encefalopatia hepática

Todos os fatores envolvidos na fisiopatologia da EH ainda precisam ser elucidados, mas os componentes bem conhecidos incluem maiores níveis de amônia resultantes da menor desintoxicação e da maior proporção de aminoácidos aromáticos em relação aos AACR. A descoberta de que esses dois processos podem ser alterados por intervenção nutricional levou a uma grande quantidade de novas pesquisas.

O tópico principal em nutrição e EH foi o dogma consagrado de restrição proteica. Dada a evidência de que os pacientes cirróticos iniciam o catabolismo e desenvolvem um balanço negativo de nitrogênio depois de curto jejum noturno, esse conceito tem sido desde então desafiado.[87,88] Um estudo com 30 pacientes cirróticos hospitalizados com EH não revelou diferença no curso da doença entre aqueles que receberam uma quantidade normal de proteínas (1,2 g/kg/dia) e aqueles que inicialmente receberam uma dieta pobre em proteínas.[129] Gheorge et al.[130] alimentaram pacientes cirróticos com EH com 30 kcal/kg/dia e 1,2 g de proteínas/kg/dia, divididas em 4 refeições, incluindo um lanche noturno. Dos 153 pacientes, 122 melhoraram; particularmente, aqueles com HE de maior grau tiveram a maior melhora. De modo subsequente, a European Society for Parenteral and Enteral Nutrition (ESPEN) recomendou a evitação de restrição proteica "a todo custo" e, em casos de intolerância proteica grave, durante o menor tempo possível. Para esses pacientes, recomendou-se o fornecimento de 0,25 g/kg/dia de AACR até o paciente ser capaz de reiniciar o consumo proteico normal.[131,132] Isso fornece aminoácidos que não requerem oxidação pelo fígado e estão disponíveis para uso direto pelos outros tecidos.

Os AACR foram estudados na EH em virtude da sua função de aumentar os músculos esqueléticos e a síntese de glutamina no cérebro (para ajudar na decomposição da amônia), e de elevar a proporção de AACR em relação a aminoácidos aromáticos, reduzindo assim a quantidade de aminoácidos aromáticos que cruzam a barreira hematoencefálica.[133] Os dados continuam a ser ambíguos com respeito ao impacto direto dos AACR sobre a EH. Uma metanálise de 2003 de 11 estudos randomizados (incluindo um total de 556 pacientes) demonstrou melhora geral significativa na EH após a suplementação com AACR, sem impacto sobre a sobrevida ou no espaço de tempo relativo ao efeito. No entanto, por causa da "heterogeneidade estatística significativa" entre esses estudos, os autores da metanálise concluíram que não havia "evidência convincente" a respeito do efeito.[134] Como a suplementação com AACR continua a ser pesquisada, e por causa de estudos favoráveis mais recentes a respeito de seu impacto sobre a progressão da doença na cirrose hepática, dados mais consistentes podem surgir (ver também a seção anterior a respeito de AACR).

A suplementação com probióticos, prebióticos e simbióticos (a combinação de probióticos e prebióticos) foi estudada por causa do potencial de alteração da flora intestinal e, subsequentemente, pelo pH do lúmen intestinal. Essas mudanças podem reduzir a produção de amônia. A maioria dos estudos envolve EH leve, revelada em teste psicométrico, em contraste com a EH evidente. Um estudo avaliou o uso de iogurte contendo probiótico por pacientes com cirrose não alcoólica e EH leve, e constatou a reversão dos sintomas em 12 dos 17 pacientes do estudo, além de uma taxa de adesão ao regime de 88%.[135] Liu et al.[136] estudaram os simbióticos (probióticos com prebiótico de fibra fermentável) em pacientes com diversas formas de doença hepática e EH leve (determinada por teste psicométrico e potencial evocado auditivo do tronco encefálico). Esses pesquisadores verificaram que os pacientes com cirrose e EH leve tiveram crescimento exagerado nas fezes das espécies *Escherichia coli* e *Staphylococcus*, que diminuíram após 30 dias da administração de simbiótico. Os grupos que receberam simbióticos ou prebióticos apresentaram menor pH fecal e menores níveis de amônia venosa e de endotoxina sérica, em comparação com placebo. Metade dos participantes nos grupos de estudo reverteram a sua EH leve, em comparação com placebo.[136] Finalmente, uma metanálise examinou 9 estudos envolvendo 349 pacientes, que avaliaram simbióticos, probióticos e lactulose. Todos os estudos demonstraram melhora na EH leve, em comparação com placebo; no entanto, entre as limitações observadas, incluíram-se a curta duração dos estudos e a pequena quantidade de pacientes.[137]

Em conclusão, os componentes nutricionais principais para pacientes com EH incluem evitar a restrição proteica, exceto em pacientes que são severamente intolerantes à suplementação. Os AACR podem ter uma função em afetar a EH, mas estudos adicionais são necessários; esses podem ser limitados por causa da aceitação de outros tratamentos, incluindo lactulose e rifaximina. Os probióticos, prebióticos e simbióticos parecem ter uma função na EH leve e podem ser fornecidos em algo tão simples quanto um suplemento de iogurte. O impacto de outra suplementação nutricional na EH, incluindo zinco e L-carnitina, ainda está sendo avaliado.

Considerações finais

A desnutrição, tanto a DPC quanto as deficiências em nutrientes individuais, é uma complicação frequente da DHA. A gravidade da desnutrição correlaciona-se com a gravidade da DHA. A desnutrição também ocorre em pacientes com cirrose de causas diferentes do álcool. Os mecanismos da desnutrição são multifatoriais, e, frequentemente, a desnutrição piora no hospital como resultado do jejum para procedimentos e das complicações metabólicas da doença hepática, como a EH. A terapia nutricional agressiva é indicada em pacientes internados com DHA, e os pacientes muitas vezes precisam ser alimentados através de sonda de alimentação enteral para alcançar os objetivos proteico-calóricos. Sem dúvida, a terapia nutricional enteral melhora o estado nutricional e pode melhorar o resultado clínico. Além disso, os lanches noturnos para pacientes ambulatoriais com cirrose melhoram o estado nutricional e a massa corporal magra. Sem nenhuma terapia aprovada pela Food and Drug Administration para a DHA, a intervenção nutricional agressiva deve ser considerada como uma terapia de vanguarda, junto com a descontinuidade do consumo de álcool. Diversas observações e estratégias terapêuticas referentes à desnutrição e à DHA se aplicam a cirroses de outras causas, principalmente aquela decorrente de hepatite C.

Agradecimentos

Este trabalho teve o apoio das bolsas P01 AA017103 (CJM), R01 AA0015970 (CJM), R01 AA018016 (CJM), R01 DK071765 (CJM), R37 AA010762 (CJM), R01 AA018869 (CJM), P30 AA019360 (CJM) e RC2AA019385 (CJM) do National Institutes of Health e do Department of Veterans Affairs (CJM).

Referências bibliográficas

1. Lieber CS. Clin Chim Acta 1997;257:59–84.
2. Bardag-Gorce F, Yuan QX, Li J et al. Biochem Biophys Res Commun 2000;279:23–9.
3. Cederbaum AI, Wu D, Mari M et al. Free Radic Biol Med 2001; 31:1539–43.
4. Ekstrom G, Ingelman-Sundberg M. Biochem Pharmacol 1989;38:1313–9.
5. Cao Q, Mak KM, Lieber CS. Am J Physiol Gastrointest Liver Physiol 2005;289:G95–107.
6. Clot P, Albano E, Eliasson E et al. Gastroenterology 1996;111:206–16.
7. Lieber CS. Biochem Soc Trans 1988;16:241–7.
8. Klassen LW, Tuma D, Sorrell MF. Hepatology 1995;22:355–7.
9. Niemela O. Free Radic Biol Med 2001;31:1533–8.
10. Thiele GM, Worrall S, Tuma DJ et al. Alcohol Clin Exp Res 2001;25:218S–24S.
11. Lieber CS. Clin Chim Acta 1997;257:59–84.
12. Bosron WF, Li TK. Hepatology 1986;6:502–10.
13. Visvanathan K, Crum RM, Strickland PT et al. Alcohol Clin Exp Res 2007;31:467–76.
14. Eriksson CJ. Alcohol Clin Exp Res 2001;25:15S–32S.
15. Laposata M. Prog Lipid Res 1998;37:307–16.
16. Beckemeier ME, Bora PS. J Mol Cell Cardiol 1998;30:2487–94.
17. Yang SQ, Lin HZ, Lane MD et al. Proc Natl Acad Sci U S A 1997;94:2557–62.
18. Day CP, James OF. Hepatology 1998;27:1463–6.
19. Sorensen TI, Orholm M, Bentsen KD et al. Lancet 1984;2:241–4.
20. Teli MR, Day CP, Burt AD et al. Lancet 1995;346:987–90.
21. Lieber CS. Annu Rev Nutr 2000;20:395–430.
22. You M, Cao Q, Liang X et al. J Nutr 2008;138:497–501.
23. Yuki T, Thurman RG. Biochem J 1980;186:119–26.
24. Ji S, Lemasters JJ, Thurman RG. Proc Natl Acad Sci U S A 1982; 80:5415–9.
25. Arteel GE, Raleigh JA, Bradford BU et al. Am J Physiol 1996; 271:G494–500.
26. Arteel GE, Iimuro Y, Yin M et al. Hepatology 1997;25:920–6.
27. Jones DP. The role of oxygen concentration in oxidative stress: hypoxic and hyperoxic models. In: Sies H, ed. Oxidative Stress. London: Academic Press, 1985:151–95.
28. Shan X, Aw TY, Shapira R et al. Toxicol Appl Pharmacol 1989; 101:261–70.
29. Sies H. Oxidative stress: introductory remarks. In: Sies H, ed. Oxidative Stress. London: Academic Press, 1985:1–8.
30. Di Luzio NR. Lab Invest 1966;15:50–63.
31. Arteel GE. Gastroenterology 2003;124:778–90.

32. Shaw S, Jayatilleke E, Ross WA et al. J Lab Clin Med 1981;98:417–24.
33. Patek AJ Jr. Am J Clin Nutr 1979;32:1304–12.
34. Bujanda L. Am J Gastroenterol 2000;95:3374–82.
35. Kono H, Arteel GE, Rusyn I et al. Free Radic Biol Med 2001;30:403–11.
36. Kono H, Rusyn I, Uesugi T et al. Am J Physiol Gastrointest Liver Physiol 2001;280:G1005–12.
37. Kono H, Rusyn I, Yin M et al. J Clin Invest 2000;106:867–72.
38. Boveris A, Chance B. Biochem J 1973;134:707–16.
39. Bailey SM, Pietsch EC, Cunningham CC. Free Radic Biol Med 1999;27:891–900.
40. Cunningham CC, Bailey SM. Biol Signals Recept 2001;10:271–22.
41. Fernandez-Checa JC, Kaplowitz N, Garcia-Ruiz C et al. Am J Physiol 1997;273:G7–17.
42. Colell A, Garcia-Ruiz C, Miranda M et al. Gastroenterology 1998; 115:1541–51.
43. Beier JI, McClain CJ. Biol Chem 2010;391:1249–64.
44. Beier JI, Arteel, GE, McClain CJ. Curr Gastroenterol Rep 2011; 13:56–64.
45. McKim SE, Gabele E, Isayama F et al. Gastroenterology 2003; 125:1834–44.
46. Poli G. Mol Aspects Med 2000;21:49–98.
47. Kim KY, Rhim T, Choi I et al. J Biol Chem 2001;276:40591–8.
48. Donohue TM Jr. Addict Biol 2002;7:15–28.
49. Purohit V, Bode JC, Bode C et al. Alcohol 2008;42:349–61.
50. Gustot T, Lemmers A, Moreno C et al. Hepatology 2006;43:989–1000.
51. Luckey TD, Reyniers JA, Gyorgy P et al. Ann N Y Acad Sci 1954; 57:932–5.
52. Rutenburg AM, Sonnenblick E, Koven I et al. J Exp Med 1957; 106:1–14.
53. Broitman SA, Gottlieb LS, Zamcheck N. J Exp Med 1964;119:633–42.
54. Nolan JP. Yale J Biol Med 1979;52:127–33.
55. Gabuzda GJ. Adv Intern Med 1962;11:11–73.
56. Zieve L. Arch Intern Med 1966;118:211–23.
57. McClain CJ, Zieve L. Portal systemic encephalopathy: recognition and variations. In: Davidson CS, ed. Problems in Liver Diseases. New York: Stratton Intercontinental Medical Book, 1979:162–
58. Adachi Y, Moore LE, Bradford BU et al. Gastroenterology 1995; 108:218–24.
59. Keshavarzian A, Choudhary S, Holmes EW et al. J Pharmacol Exp Ther 2001;299:442–8.
60. Nanji AA, Khettry U, Sadrzadeh SM. Proc Soc Exp Biol Med 1994; 205:243–7.
61. McClain CJ, Song Z, Barve SS et al. Am J Physiol Gastrointest Liver Physiol 2004;287:G497–502.
62. Iimuro Y, Gallucci RM, Luster MI et al. Hepatology 1997;26:1530–37.
63. Yin M, Wheeler MD, Kono H et al. Gastroenterology 1999;117: 942–52.
64. Honchel R, Ray MB, Marsano L et al. Alcohol Clin Exp Res 1992; 16:665–9.
65. Szabo G, Bala S. World J Gastroenterol 2010;16:1321–9.
66. Gao B, Seki E, Brenner DA et al. Am J Physiol Gastrointest Liver Physiol 2011;300:G516–25.
67. McClain CJ, Cohen DA. Hepatology 1989;9:349–51.
68. Khoruts A, Stahnke L, McClain CJ et al. Hepatology 1991;13:267–76.
69. Naveau S, Chollet-Martin S, Dharancy S et al. Hepatology 2004;39:1390–97.
70. Boetticher NC, Peine CJ, Kwo P et al. Gastroenterology 2008; 135: 1953–60.
71. Wang Y, Kirpich I, Liu Y et al. Am J Pathol 2011;179:2866–75.
72. Kirpich IA, Solovieva NV, Leikhter SN et al. Alcohol 2008;42:675–82.
73. Mendenhall CL, Anderson S, Weesner RE et al. Am J Med 1984; 76:211–22.
74. Mendenhall CL, Moritz TE, Roselle GA et al. JPEN J Parenter Enteral Nutr 1995;19:258–65.
75. Mendenhall CL, Roselle GA, Gartside P et al. Alcohol Clin Exp Res 1995;19:635–41.
76. Mendenhall CL, Tosch T, Weesner RE et al. Am J Clin Nutr 1986; 43:213–8.
77. Mendenhall CL, Moritz TE, Roselle GA et al. Hepatology 1993;17:564–76.
78. Merli M, Romiti A, Riggio O et al. JPEN J Parenter Enteral Nutr 1987;11:130S–4S.
79. Baker JP, Detsky AS, Wesson DE et al. N Engl J Med 1982;306:969–72.
80. Campillo B. Assessment of nutritional status and diagnosis of malnutrition in patients with liver disease. In: Preedy VR, Lakshman R, Srirajaskanthan R et al, eds. Nutrition, Diet Therapy and the Liver. Boca Raton, FL: CRC Press 2010:22–46.
81. Detsky AS, McLaughlin JR, Baker JP et al. JPEN J Parenter Enteral Nutr 1987;11:8–13.
82. Patek AJ Jr, Post J, et al. J Am Med Assoc 1948;138:543–9.
83. Kearns PJ, Young H, Garcia G et al. Gastroenterology 1992;102:200–5.
84. Cabré E, Rodriguez-Iglesias P, Caballeria J et al. Hepatology 2000;32:36–42.
85. Hirsch S, Bunout D, de la Maza P et al. JPEN J Parenter Enteral Nutr 1993;17:119–24.
86. Hirsch S, de la Maza MP, Gattas V et al. J Am Coll Nutr 1999;18:434–41.
87. Yamanaka H, Genjida K, Yokota K et al. Nutrition 1999;15:749–54.
88. Swart GR, Zillikens MC, van Vuure JK et al. BMJ 1989; 299:1202–3.
89. Plank LD, Gane EJ, Peng S et al. Hepatology 2008;48:557–66.
90. Zhou Z, Wang L, Song Z et al. Am J Pathol 2005;166:1681–90.
91. Zhou Z, Liu J, Song Z et al. Exp Biol Med (Maywood) 2008;233:540–8.
92. Zhong W, McClain CJ, Cave M et al. Am J Physiol Gastrointest Liver Physiol 2010;298:G625–33.
93. McClain CJ, Marsano L, Burk RF et al. Semin Liver Dis 1991;11:321–39.
94. Wells IC Can J Physiol Pharmacol 2008;86:16–24.
95. Rylander R, Megevand Y, Lasserre B et al. Scand J Clin Lab Invest 2001;61:401–5.
96. Guerrero-Romero F, Tamez-Perez HE, Gonzalez-Gonzalez G et al. Diabetes Metab 2004;30:253–8.
97. Poikolainen K, Alho H. Subst Abuse Treat Prev Policy 2008;3:1.
98. Dahle LO, Berg G, Hammar M et al. Am J Obstet Gynecol 1995;173:175–80.
99. Brown KM, Arthur JR. Public Health Nutr 2001;4:593–9.
100. Neve J. Nutr Rev 2000;58:363–9.
101. Czuczejko J, Zachara BA, Staubach-Topczewska E et al. Acta Biochim Pol 2003;50:1147–54.
102. Jablonska-Kaszewska I, Swiatkowska-Stodulska R, Lukasiak J et al. Med Sci Monit 2003;9(Suppl 3):15–8.
103. Gonzalez-Reimers E, Galindo-Martin L, Santolaria-Fernandez F et al. Biol Trace Elem Res 2008;125:22–9.
104. Dworkin BM, Rosenthal WS, Stahl RE et al. Dig Dis Sci 1988;33:1213–7.
105. Bergheim I, Parlesak A, Dierks C et al. Eur J Clin Nutr 2003;57:431–8.
106. Arteel G, Marsano L, Mendez C et al. Best Pract Res Clin Gastroenterol 2003;17:625–47.
107. Evstigneeva RP, Volkov IM, Chudinova VV. Membr Cell Biol 1998;12:151–72.
108. Hill DB, Devalaraja R, Joshi-Barve S et al. Clin Biochem 1999;32:563–70.
109. Lee KS, Buck M, Houglum K et al. J Clin Invest 1995;96:2461–8.
110. de la Maza MP, Petermann M, Bunout D et al. J Am Coll Nutr 1995;14:192–6.

111. Mezey E, Potter JJ, Rennie-Tankersley L et al. J Hepatol 2004;40:40-6.
112. Sanyal AJ, Chalasani N, Kowdley KV et al. N Engl J Med 2010;362:1675-85.
113. Levy S, Herve C, Delacoux E et al. Dig Dis Sci 2002;47:543-8.
114. Hoyumpa AM Jr. Am J Clin Nutr 1980;33:2750-61.
115. Roongpisuthipong C, Sobhonslidsuk A, Nantiruj K et al. Nutrition 2001;17:761-5.
116. Leevy CM, Moroianu SA. Clin Liver Dis 2005;9:67-81.
117. Russell RM. Am J Clin Nutr 1980;33:2741-9.
118. Leo MA, Lieber CS. Am J Clin Nutr 1999;69:1071-85.
119. Malham M, Jorgensen SP, Ott P et al. World J Gastroenterol 2011;17:922-5.
120. Lieber CS, Casini A, DeCarli LM et al. Hepatology 1990;11:165-72.
121. Barak AJ, Beckenhauer HC, Tuma DJ. Alcohol 1994;11:501-3.
122. Song Z, Zhou Z, Chen T et al. J Nutr Biochem 2003;14:591-7.
123. Halsted CH, Villanueva J, Chandler CJ et al. Hepatology 1996;23:497-505.
124. Purohi, V, Abdelmalek MF, Barve S et al. Am J Clin Nutr 2007;86:14-24.
125. Marchesini G, Bianchi G, Merli M et al. Gastroenterology 2003;124:1792-801.
126. Muto Y, Sato S, Watanabe A et al. Clin Gastroenterol Hepatol 2005;3:705-13.
127. Kawamura E, Habu D, Morikawa H et al. Liver Transpl 2009;15:790-7.
128. Kumada H, Okanoue T, Onji M et al. Hepatol Res 2010;40:8-13.
129. Cordoba J, Lopez-Hellin J, Planas M et al. J Hepatol 2004;41:38-43.
130. Gheorghe L, Iacob R, Vadan R et al. Rom J Gastroenterol 2005;14:231-38.
131. Plauth M, Cabre E, Riggio O et al. Clin Nutr 2006;25:285-94.
132. Plauth M, Merli M, Kondrup J et al. Clin Nutr 1997;16:43-55.
133. Holecek M. Nutrition 2010;26:482-90.
134. Als-Nielsen B, Koretz RL, Kjaergard LL et al. Cochrane Database Syst Rev 2003;(2):CD001939.
135. Bajaj JS, Saeian K, Christensen KM et al. Am J Gastroenterol 2008;103:1707-15.
136. Liu Q, Duan ZP, Ha DK et al. Hepatology 2004;39:1441-9.
137. Shukla S, Shukla A, Mehboob S et al. Aliment Pharmacol Ther 2011;33:662-71.

Sugestões de leitura

Beier JI, McClain CJ. Mechanisms and cell signaling in alcoholic liver disease. J Biol Chem 2010;391:1249-64.

Muto Y, Sato S, Watanabe A et al. Effects of oral branched-chain amino acid granules on event-free survival in patients with liver cirrhosis. Clin Gastroenterol Hepatol 2005;3:705-13.

Plank LD, Gane EJ, Peng S et al. Nocturnal nutritional supplementation improves total body protein status of patients with liver cirrhosis: a randomized 12-month trial. Hepatology 2008;48:557-66.

Purohit V, Abdelmalek MF, Barve S et al. Role of *S*-adenosylmethionine, folate, and betaine in the treatment of alcoholic liver disease: summary of a symposium. Am J Clin Nutr 2007;86:14-24.

Sanyal AJ, Chalasani N, Kowdley KV et al. Pioglitazone, vitamin E, or placebo for nonalcoholic steatohepatitis. N Engl J Med 2010;362:1675-85.

83 Alimentação enteral*

Laura E. Matarese e Michele M. Gottschlich

Entre as características distintivas do trauma e da cirurgia, incluem-se o hipermetabolismo e a erosão dos depósitos proteicos. A provisão de nutrição adequada ao paciente em estado grave é fundamental para otimizar as condições que promovem a recuperação. Tradicionalmente, a nutrição era considerada um cuidado auxiliar, concebida para estabilizar o paciente durante a recuperação. Mais recentemente, a terapia nutricional evoluiu como intervenção médica emergente, concebida especificamente para atenuar a resposta catabólica ao estresse, impedir a lesão oxidativa, proteger a mucosa gastrintestinal (GI), modular a resposta imune e promover a cicatrização. As diretrizes atuais da prática clínica recomendam enfaticamente a terapia da nutrição enteral (NE) para pacientes que não são capazes de satisfazer suas necessidades alimentares por meio da ingestão oral voluntária (para os fins deste capítulo, a NE refere-se principalmente aos métodos de alimentação por sonda). Este capítulo fornece diretrizes para o uso, o tempo de implementação e o acesso a características do substrato, a doenças e a formulações específicas, além de diversas sugestões de administração importantes a se considerar durante a terapia da NE.

*__Abreviaturas: AAA,__ aminoácido aromático; **AACR,** aminoácido de cadeia ramificada; **AGMI,** ácido graxo monoinsaturado; **DM,** diabetes melito; **DPOC,** doença pulmonar obstrutiva crônica; **EH,** encefalopatia hepática; **GEP,** gastrostomia endoscópica percutânea; **GI,** gastrintestinal; **NE,** nutrição enteral; **NP,** nutrição parenteral; **SDRA,** síndrome do desconforto respiratório agudo; **SIC,** síndrome do intestino curto; **TSR,** terapia de substituição renal; **UTI,** unidade de terapia intensiva; **VCO_2,** produção de dióxido de carbono.

Rota de alimentação: enteral *versus* intravenosa

Além da função do trato GI na digestão, absorção e secreção, reconhece-se agora que o intestino é um órgão metabolicamente ativo, que desempenha uma função importante no transporte de nutrientes e também na defesa imune. O debate a respeito do uso da NE *versus* nutrição parenteral (NP) para alimentação é, em grande medida, acadêmico, por causa das vantagens fisiológicas associadas ao uso das vias digestivas e absortivas normais. Na prática, se o trato GI for funcional, acessível e seguro para uso, a NE deverá receber consideração primordial, com o parâmetro de que os nutrientes fornecidos por via intravenosa podem ser utilizados como terapia auxiliar. A justificativa para direcionar a terapia nutricional ao trato GI inclui o fato de que os nutrientes enterais experimentam o metabolismo de primeira passagem no fígado, maximizando assim a utilização. Além disso, a exposição direta do intestino delgado aos estímulos nutricionais auxilia a integridade funcional do intestino, melhora o fluxo sanguíneo e induz a liberação dos agentes tróficos endógenos (p. ex., colecistocinina, gastrina, bombesina e sais biliares). Os nutrientes luminais ajudam a manter a normalidade do pH e da microbiota intestinal, enquanto nutrientes enterais específicos (p. ex., glutamina e ácidos graxos de cadeia curta) proporcionam uma fonte de estímulo para o intestino, além de incitarem a proliferação e o desenvolvimento de enterócitos. Do ponto de vista prático, as fórmulas enterais imitam a ingestão oral e fornecem nutrientes intactos, tais como fibras, proteínas integrais, dipeptídeos e ácidos graxos específicos, que não podem ser fornecidos de modo parenteral.

Os efeitos positivos da NE, em comparação com a NP, são bem documentados (Tab. 83.1).[1-24] O resultado benéfico mais consistente do uso da NE, em comparação com a NP, envolve a redução das complicações infecciosas.[3,13-17] Um declínio da mortalidade não foi claramente demonstrado. A NE também foi associada com reduções significativas de hiperglicemia,[11,18] tempo de internação hospitalar[19-22] e custo da intervenção nutricional.[11,22-24]

Indicações e contraindicações

A NE deve ser o método de escolha para todos os indivíduos com capacidade digestiva e absortiva adequada do trato GI e que apresentem condições clínicas nas quais a ingestão oral é impossível, inadequada ou insegura.[25] A determinação

Tabela 83.1 Benefícios potenciais do uso de rota enteral para terapia nutricional

Fisiológicos
Mantém a integridade da mucosa GI
Preserva a função de barreira intestinal
Metabolismo de primeira passagem do fígado
Estimula a liberação de colecistocinina
Promove as capacidades digestivas e absortivas do trato GI
Fortalece os sistemas celulares antioxidantes
Reduz a incidência de hiperglicemia, em comparação com a NP
Certos nutrientes não estão disponíveis na forma de NP (i. e., fibras)
Imunológicos
Menor translocação bacteriana
Suporte do tecido linfoide associado ao intestino (TLAI) e do tecido linfoide associado à mucosa (TLAM) para preservação de suas funções imunológicas
Menor risco de infecções
Melhor cicatrização
Custo-benefício
Menor tempo de internação hospitalar em comparação com a NP
Menos oneroso que a NP
Procedimentos e equipamentos simplificados

GI, gastrintestinal; NP, nutrição parenteral

sobre quais pacientes devem receber sonda de alimentação requer a consideração de diversos fatores, incluindo quadro clínico do paciente, diagnóstico, prognóstico, proporção entre risco e benefício, planos de alta, qualidade de vida, considerações éticas e desejos do paciente e da família. A Tabela 83.2 registra algumas indicações específicas para a NE.

As contraindicações referentes à alimentação enteral se relacionam principalmente com a presença e o grau de desnutrição, a capacidade do paciente de consumir nutrição adequada pela boca e a integridade e capacidade funcional GI. Entre as contraindicações relativas à intervenção enteral, incluem-se expectativa de retomada precoce de ingestão oral em um paciente previamente bem nutrido, obstrução intestinal mecânica, diarreia grave intratável, síndrome do intestino curto grave (SIC; < 100 cm de intestino delgado) ou hemorragia GI grave (ver Tab. 83.2). No entanto, algumas possíveis barreiras à NE podem ser contornadas com a seleção cuidadosa do dispositivo de acesso enteral, da fórmula e da rota de administração.

Tabela 83.2 Indicações e contraindicações para terapia nutricional enteral

Indicações	Contraindicações
Disfagia grave por obstrução, ou disfunção de orofaringe, ou esôfago	Incapacidade de obter acesso ao trato GI
Deficiência neurológica, coma ou estado delirante	Obstrução GI mecânica não operável, que não pode ser contornada com sonda de alimentação
Anorexia persistente	Vômito intratável ou falta de absorção GI grave
Distúrbios psiquiátricos	Íleo adinâmico
Fístulas enterocutâneas de baixo débito	Fístulas distais de alto débito, que não podem ser contornadas com sonda de alimentação
Maiores requisitos nutricionais, como queimaduras ou traumas	Hemorragia GI grave
Insuficiência do sistema de órgãos	Intervenção nutricional agressiva não é consistente com prognóstico ou desejos do paciente

GI, gastrintestinal

Considerações especiais

Lesão por reperfusão e estados de baixo fluxo

No início das alimentações enterais, devem ser considerados a lesão por reperfusão e os estados de baixo fluxo nos quais há suspeita de hipoperfusão do trato GI. Certas condições clínicas frequentemente observadas em pacientes em estado grave, tais como hipovolemia, hipotensão e choques hemorrágico e séptico, representam um risco de baixo fluxo sanguíneo esplâncnico, que pode gerar dismotilidade GI, maior permeabilidade mucosal, endotoxemia e síndrome de disfunção múltipla de órgãos.[26-28] Uma vasoconstrição desproporcional pode ocorrer em resposta a um insulto mantido durante uma doença grave, suscitando a preocupação de que o início da NE pode ser tolerado de modo insatisfatório por um intestino hipoperfundido, e a isquemia intestinal é uma possível, mas rara, complicação da NE.[29-34]

Apesar dessas preocupações, evidências indicam que, com a seleção adequada do paciente, o início cuidadoso e o monitoramento estrito, a NE pode ser utilizada com sucesso em pacientes em estado grave.[30,32-35] A NE pode ser fornecida cuidadosamente para pacientes que estão recebendo agentes inotrópicos ou vasoconstritores, observando-se, ao mesmo tempo, sinais de intolerância ou isquemia intestinal.[25,31,33,34] Em algumas situações, a NE deve ser conservadora até que o paciente seja estabilizado. Para pacientes que exigem terapia hemodinâmica significativa (incluindo o uso de vasoconstritor em altas doses, sozinho ou em combinação com ressuscitação com grande volume de fluido ou produto sanguíneo para manter a perfusão celular), a NE deve ser mantida ou fornecida em uma taxa muito baixa de infusão até que o paciente esteja plenamente ressuscitado e estável.[24,34]

Anatomia intestinal alterada

Os pacientes que tiveram a anatomia GI alterada por resseção cirúrgica, reconstrução ou substituição mediante transplante intestinal podem ser alimentados de modo enteral. A escolha da alimentação enteral será em grande parte dependente da anatomia GI e da saúde da mucosa. O estômago, o pâncreas e o fígado intactos melhorarão a digestão e a absorção. Para o paciente com SIC, diversos fatores influenciam a tolerância à NE.[34,36-41] Em geral, os adultos com mais de 100 cm de intestino delgado terminando no estoma ou com mais de 60 cm de intestino delgado unido por anastomose ao cólon conseguem tolerar a NE (via alimentação oral ou por tubo) e alcançam nutrição adequada com monitoramento cuidadoso e individualização da dieta. O local e a extensão da resseção cirúrgica também terão impacto sobre a capacidade do paciente de tolerar a NE. A digestão e a absorção da maioria dos nutrientes ocorrem no duodeno e no jejuno proximal, enquanto os 100 cm distais do íleo são responsáveis pela absorção da vitamina B_{12} e dos sais biliares. Em geral, os pacientes com resseções jejunais toleram a NE, exceto se mais de 75% do jejuno tiver sido ressecado. Normalmente, o tempo de trânsito é normal, e os pacientes mantêm a capacidade de absorver vitamina B_{12} e sais biliares. As resseções do íleo estão associadas com maior falta de absorção. A absorção deficiente de sais biliares pode causar absorção deficiente de gordura, esteatorreia e perda de vitaminas solúveis em gordura.[42] Como o íleo terminal é o local da absorção da vitamina B_{12}, o paciente precisará de vitamina B_{12} nasal ou parenteral suplementar para o resto da vida se o íleo terminal for ressecado. Os pacientes também podem experimentar trânsito intestinal rápido e crescimento bacteriano exagerado no intestino delgado, gerando intolerância à fórmula enteral. A perda da válvula ileocecal pode resultar em menor tempo de trânsito pelo intestino proximal e perda de líquido e nutrientes. Sem a válvula ileocecal, as bactérias colônicas podem refluir e colonizar o intestino delgado (crescimento bacteriano exagerado), inibindo a atividade da enzima digestiva e piorando a diarreia crônica e a perda de nutriente GI. Para o paciente com SIC, as bactérias no cólon metabolizam carboidratos e fibras solúveis indigeridos em ácidos graxos de cadeia curta, que fornecem uma fonte de energia, ajudam na absorção de líquidos e eletrólitos e estimulam a adaptação intestinal.

Uma fórmula polimérica padrão com nutrientes complexos (proteínas intactas – tipicamente, caseína ou soro de leite –, e também polímeros de glicose e uma mistura de triglicérides de cadeia longa e média) pode ser utilizada para a maioria dos pacientes com função intestinal comprometida. A adição de fibra solúvel é principalmente útil em pacientes com cólon intacto, para melhorar a função absortiva e servir como fonte de energia via geração de ácidos graxos de cadeia curta (acetato, propionato e butirato) a partir do metabolismo bacteriano da fibra mal absorvida no cólon.[35]

Embora o comprimento do intestino remanescente seja fundamental para a NE bem-sucedida na SIC, é importante considerar também a saúde da mucosa intestinal. Se a mucosa do intestino remanescente estiver doente (i. e., doença de Crohn, enterite radioativa), a absorção será prejudicada. Para esses pacientes, o uso de fórmula líquida pré-digerida na NE pode melhorar a absorção de nutrientes e reduzir a produção.

A capacidade de tolerar a NE após a resseção cirúrgica também depende da quantidade de adaptação que ocorreu.[43] Alguns medicamentos (p. ex., antidiarreicos, enzimas pancreáticas, sequestradores de ácidos biliares, antibióticos e probióticos) podem ser utilizados durante a terapia de NE para melhorar a absorção e reduzir os sintomas GI.[44] A terapia de NE também é utilizada depois do transplante intestinal e multivisceral naqueles pacientes com insuficiência intestinal permanente.[45] No momento da cirurgia, um tubo de jejunostomia é colocado diretamente no aloenxerto, e a NE começa duas semanas depois do transplante.[46] Conforme a NE é avançada, a NP é reduzida e a nutrição oral é iniciada. Uma fórmula polimérica padrão, rica em proteínas e pobre em potássio, é utilizada, pois não existem dados para indicar absorção deficiente significativa do aloenxerto intestinal.

Nutrição enteral precoce na unidade de terapia intensiva

As respostas metabólicas subjacentes à alimentação enteral precoce e o benefício dos resultados clínicos foram bem descritos para os pacientes internados em unidade de terapia intensiva (UTI).[47] A IgA, o tecido linfoide associado ao intestino (TLAI) e o tecido linfoide associado à mucosa (TLAM) são estimulados pelas alimentações enterais e ajudam a combater a infecção localmente no intestino e também em locais distantes.[48,49] Uma análise de 12 estudos randomizados controlados prospectivos revelou redução significativa das infecções e do tempo de internação hospitalar com o uso de alimentação por sonda pós-operatória imediata ou de nutrição oral precoce agressiva *versus* terapia padrão.[50] Uma metanálise de três estudos randomizados controlados de alta qualidade em pacientes com trauma (126 pacientes, no total) revelou que a provisão de NE precoce foi associada com redução significativa de mortalidade (razão de possibilidade, 0,20; intervalo de confiança de 95%, 0,04 a 0,91).[51] Embora a motilidade GI seja prejudicada em pacientes no pós-operatório em estado grave,[52] o uso de agentes procinéticos sozinhos ou em combinação com antagonistas opioides e uma mudança multifacetada na prática clínica[53,54] ajudaram a fornecer a terapia adequada de NE. As diretrizes de NE e NP para pacientes em estado grave foram publicadas pela European Society of Parenteral and Enteral Nutrition (ESPEN)[55,56] e pela American Society for Parenteral and Enteral Nutrition (ASPEN), em conjunto com a Society of Critical Care Medicine (SCCM).[25] Em geral, essas diretrizes fazem recomendações bem fundamentadas para iniciar a ingestão alimentar normal ou a alimentação enteral precoce e indicam que a NE é a via preferencial da terapia nutricional, em vez da NP.

As diretrizes de prática clínica atuais indicam que a alimentação por sonda deve geralmente ser iniciada em até 24 horas após a cirurgia para pacientes que passaram por grande cirurgia de câncer de cabeça e pescoço ou grande cirurgia de câncer GI, se possível.[55,56] Além disso, recomenda-se que a NE seja iniciada precocemente em pacientes com trauma grave e em pacientes cirúrgicos que sofrem de desnutrição.[25,55,56] A presença de sons intestinais não é requerida para a implantação da alimentação enteral (ver a seguir). As diretrizes de prática clínica atuais[25,55,56] e as diversas metanálises[50,57] também favorecem a adoção precoce da NE pós-operatória para pacientes cirúrgicos e em estado grave internados em UTI, sem, porém, uniformidade de acordo[58,59] ou definição clara de "precoce". No final, a decisão de iniciar a intervenção enteral precoce não deve se basear apenas nas recomendações mencionadas anteriormente, e sim ser individualizada e ter como base a condição de cada paciente e suas circunstâncias específicas.

Via enteral

O acesso ao trato GI pode ser obtido na cabeceira do paciente, no departamento de radiologia, na sala para endoscopia ou na sala de cirurgia.[52-54] O estado do trato GI superior, o espaço de tempo antecipado em que a alimentação enteral será requerida e o risco potencial de aspiração determinarão o tipo de dispositivo de alimentação necessário e sua modalidade de colocação. Em geral, a NE por um período menor que 4 semanas pode ser fornecida por meio de cânulas nasais de comprimento (76 a 109 cm) e diâmetro variáveis, feitas geralmente de poliuretano e com diâmetro de 8 a 12 F. As alimentações por períodos mais longos requerem tubos mais permanentes, como os colocados de modo percutâneo, feitos de silicone e com diâmetro de 18 a 28 F (tubo de gastrostomia) ou de 8 a 12 F (tubos de jejunostomia).[60-63]

A extremidade da sonda de alimentação pode ser posicionada no estômago, no duodeno ou no intestino delgado proximal. Apesar das diversas técnicas para instalar corretamente tubos de alimentação,[52-54,64-69] a posição dos tubos de alimentação nasogástrico e nasoenteral deve ser confirmada radiologicamente antes do início da alimentação pelo tubo.[70,71] No paciente em estado grave, que precisa de alimentação enteral temporária, a predisposição à aspiração e à pneumonia torna o uso da sonda de alimentação em posição pós-pilórica mais clinicamente racional.[72] Além disso, demonstrou-se que a alimentação pós-pilórica permite o fornecimento de mais calorias e proteínas com menos vômito, em comparação com a alimentação por sonda nasogástrica.[73] A manutenção da posição do tubo nasoenteral sem deslocamento acidental é auxiliada pelo uso de uma cânula nasal, e o risco de necrose nasal é minimizado mediante o emprego de fita umbilical, em vez de cateter de borracha vermelha.[68]

No paciente pós-operatório, a alimentação por sonda nasogástrica pode ser arriscada em caso de esvaziamento gástrico deficiente e resíduos gástricos elevados, que podem levar a vômito e aspiração. Embora exista uma correlação fraca entre volumes residuais gástricos e risco de aspiração,[66] volumes residuais gástricos maiores que 200 a 500 mL devem alertar o clínico no sentido da adoção de medidas para minimizar o risco de aspiração, como elevar a cabeça do paciente da cama, evitar infusão do bolo alimentar, considerar o uso de agente pró-motilidade, como eritromicina, ou antagonista opioide, como naloxona e alvimopan, e considerar o uso de alimentação pós-pilórica.[73] Além disso, o uso de enxaguatório bucal com clorexidina pode reduzir o risco de pneumonia associada à ventilação mecânica.[74]

A complicação mais comum referente à alimentação enteral é a diarreia,[75-79] e sua causa é multifatorial. Geralmente, associa-se com medicações que contêm magnésio ou sorbitol, antibióticos, infecções, como as infecções por *Clostridium difficile*, e intolerância à fórmula. Etiologias infecciosas e inflamatórias, impactação fecal e medicações devem ser excluídas antes do início da administração de antidiarreicos. A redução da osmolalidade ou a adição de fibras solúveis ou probióticos pode ajudar.[78,79] Se a diarreia intratável persistir, o volume de alimentação enteral deverá ser reduzido até que seja tolerado, em consideração a enfrentar o déficit calórico por meio da NP.

Se a via enteral for requerida por quatro ou mais semanas, os tubos de alimentação poderão ser colocados de modo endoscópico, laparoscópico, fluoroscópico ou por cirurgia abdominal aberta.[54] A morbidez ou mortalidade referente aos tubos de alimentação colocados por meio de cirurgia aberta como razão única da operação é alta, principalmente em razão das condições médicas subjacentes do paciente. Diversas técnicas para gastrostomias cirúrgicas foram descritas.[54,80-94] No momento da laparotomia por outros motivos, a abordagem mais comum referente à colocação do tubo de gastrostomia é o procedimento de Stamm. Em 1980,[81,89] a introdução da gastrostomia endoscópica percutânea (GEP) revolucionou a técnica de obtenção de acesso enteral de longo prazo, e a GEP permanece o método mais usado para a colocação de tubos de gastrostomia. Ela reduziu muito a morbidez e a mortalidade associadas em pacientes adequadamente selecionados.[88-90] Os resultados benéficos do uso da GEP foram relatados para pacientes com câncer de cabeça e pescoço,[85] e com acidente vascular cerebral e traumatismo craniano,[86] enquanto seu uso em pacientes com demência é discutível.[88]

Muitas técnicas para obter acesso ao jejuno para NE foram descritas.[90-93] No momento de cirurgia por outros motivos, a jejunostomia à Witzel, ou uma modificação desta,[94] é geralmente utilizada. Os tubos gastrojejunais são indicados se a descompressão gástrica for necessária, e também com a alimentação jejunal, como ocorre em pacientes com motilidade gástrica deficiente e com motilidade e absorção normais do intestino delgado. Esses tubos podem ser colocados no momento da cirurgia ou de modo laparoscópico.

Fórmulas enterais

Após decidir-se por iniciar a alimentação enteral, e depois do acesso ter sido estabelecido, uma fórmula adequada deve ser selecionada. A seleção da fórmula enteral se baseia na compatibilidade da composição de uma fórmula com o quadro clínico do paciente, a função GI e os requisitos nutricionais. Uma infinidade de fórmulas enterais está comercialmente disponível para o clínico. Embora não exista uma terminologia padrão, essas fórmulas podem ser classificadas de acordo com a composição das fontes de macronutrientes, e são designadas como poliméricas ou hidrolisadas. Podem ser ainda divididas nas seguintes categorias: padrão, suplementada com fibras, específica para doença e imunomoduladora.

Fórmulas poliméricas

As fórmulas poliméricas são o grupo mais comum de produtos enterais e são normalmente utilizadas em pacientes hospitalizados, ambulatoriais e que requerem cuidado de longo prazo. Esses produtos contêm perfis de nutrientes que imitam uma dieta saudável, de modo que o consumo diário de 1,5 a 2 mil kcal forneça a ingestão dietética de referência relativa à maioria dos nutrientes. As proteínas constituem de 12 a 20% das calorias totais, sendo fornecidas como proteínas intactas de ovos, leite e purê de carne, ou proteína isolada de caseína, soro de leite, lactoalbumina, proteína de soja ou clara do ovo. O carboidrato, ingrediente importante por causa de suas ações de reposição de energia e de economia de proteínas, origina-se de sólidos de xarope de milho, amido de milho hidrolisado ou maltodextrina. Nessas fórmulas, as gorduras são incluídas como fonte de ácidos graxos essenciais, portadoras das vitaminas solúveis em gordura e fonte de energia caloricamente densa. Diversos óleos são utilizados, incluindo óleo de borragem, canola, milho, peixe, cártamo, soja ou girassol. As fórmulas poliméricas também contêm complementos de vitaminas, minerais, eletrólitos e oligoelementos, em 1 a 2 L. A maioria das fórmulas apresenta 1,0 kcal/mL, mas misturas com alta densidade calórica (1,2, 1,5 ou 2,0 kcal/mL) são úteis para os pacientes que requerem restrição de líquidos.

As fórmulas concentradas também podem ser benéficas em termos de redução das necessidades de volume em pacientes com demandas calóricas elevadas ou requisitos para alimentações cíclicas, noturnas ou de bolo alimentar. Por causa dos nutrientes fixos e da natureza sintética dessas fórmulas, os produtos podem carecer de alguns fitoquímicos, micronutrientes e fatores de crescimento não identificados, que estão presentes nos alimentos. Portanto, para os pacientes em NE de longo prazo, pode ser recomendável o uso de produtos processados em liquidificador, derivados de alimentos integrais e comercialmente disponíveis.

Fórmulas hidrolisadas

As fórmulas hidrolisadas, também conhecidas como fórmulas monoméricas, oligoméricas, pré-digeridas, quimicamente definidas, elementares ou semielementares, utilizam aminoácidos cristalinos ou proteínas hidrolisadas da caseína, do soro de leite ou da lactoalbumina para fornecer peptídeos de cadeia curta e aminoácidos livres. Entre as fontes de carboidratos, incluem-se amido de milho hidrolisado, dextrina e frutose. Em geral, o conteúdo das fórmulas hidrolisadas contribui com uma porcentagem menor de calorias totais, em comparação com os regimes poliméricos, e tem triglicérides de cadeia longa e média. As fórmulas hidrolisadas foram concebidas para pacientes com absorção deficiente e insuficiência pancreática, pois esses produtos, em teoria, requerem menos digestão pelas enzimas pancreáticas e da borda em escova. Dados limitados que comparam fórmulas hidrolisadas com alimentações poliméricas padrão estão disponíveis. Os estudos que avaliam o uso de produtos hidrolisados padrão em pacientes com doença de Crohn e doença grave[55,56] não encontraram diferença significativa em mortalidade, infecções, complicações e diarreia. No entanto, os pacientes com pancreatite aguda que receberam fórmula hidrolisada apresentaram uma redução significativa no tempo de internação hospitalar, em comparação com os pacientes que receberam nutrientes intactos.[95] Os estudos clínicos que documentam as vantagens do uso rotineiro de fórmulas hidrolisadas são limitados. Todos os produtos hidrolisados são onerosos e devem ser limitados aos pacientes com absorção deficiente, que não toleram fórmulas poliméricas padrão.

Fórmulas suplementadas com fibras

As fibras são o componente mais importante da dieta e possuem efeitos metabólicos e fisiológicos benéficos. Muitas fórmulas poliméricas foram suplementadas com fibras purificadas para promover a regularidade intestinal, controlar a diarreia ou impedir a constipação. O conteúdo de fibras das fórmulas enterais varia consideravelmente, tanto em quantidade como em tipo. Funcionalmente, a fibra é classificada por sua solubilidade em água. Fibras como a pectina e a goma guar hidrolisada são solúveis em água, apresentam baixa viscosidade e podem ser adicionadas facilmente a fórmulas enterais. Elas prolongam o esvaziamento gástrico e são rapidamente fermentadas pelas bactérias colônicas em ácidos graxos de cadeia curta.

As fibras insolúveis, como o polissacarídeo de soja e a celulose, passam em grande parte inalteradas. Elas aumentam o peso fecal, amolecem as fezes e encurtam o tempo de trânsito. Frequentemente, a fibra insolúvel é utilizada no paciente que é alimentado de modo enteral em longo prazo como meio de impedir a constipação. A pesquisa que avaliou a fórmula enteral que contém fibras no controle da diarreia não demonstrou resultados consistentes. Uma metanálise de cinco estudos randomizados controlados não conseguiu demonstrar efeitos significativos das fibras em relação à diarreia em pacientes alimentados de modo enteral.[96] A falta de resultados consistentes pode estar relacionada com as diferenças na quantidade e no tipo das fibras usadas em cada um dos estudos. Algumas fórmulas enterais incorporaram misturas de fibras solúveis e insolúveis para promover microfloras intestinais saudáveis. Em um estudo randomizado, duplo-cego e cruzado, o uso de fórmula enteral que contém fibras resultou no aumento significativo dos ácidos graxos de cadeia curta fecais e também em uma microbiota melhorada em pacientes que requeriam NE de longo prazo.[97]

Formulações específicas para doenças

Diversas fórmulas comerciais foram desenvolvidas para uso em condições específicas de doença.[98] A porção de macronutrientes e, em certos casos, de micronutrientes foi alterada para promover a melhor tolerância e otimizar as condições de recuperação.

Diabetes e fórmulas para controle de glicose

A dieta é um elemento importante para o controle metabólico e para a redução das complicações em pacientes com diabetes melito (DM). Diversas fórmulas enterais para diabéticos foram desenvolvidas para uso em cuidado intensivo com a intenção de melhorar o controle glicêmico e as concentrações lipídicas; assim, a composição dessas fórmulas possui menos carboidrato, mais gordura e adição de fibras insolúveis. As fontes de carboidrato incluem formas complexas, tais como oligossacarídeos, frutose e polissacarídeos de soja, para impedir a absorção rápida de glicose e o aumento da concentração de glicose no sangue. O conteúdo de gordura é maior em ácidos graxos monoinsaturados (AGMI) e menor em ácidos graxos poli-insaturados e saturados. Os lipídios fornecem cerca de 50% das calorias.

Poucos estudos randomizados controlados foram realizados para avaliar o uso e os resultados das fórmulas para diabéticos em pacientes hospitalizados. O controle glicêmico e lipídico dos pacientes internados com DM tipo 2 foi avaliado por meio de uma fórmula rica em gordura monoinsaturada e em carboidratos *versus* uma rica em gordura monoinsaturada e pobre em carboidratos.[99] A fórmula enteral para DM mais pobre em carboidratos e mais rica em AGMI teve efeito neutro sobre o controle glicêmico e o metabolismo lipídico, em comparação com uma fórmula mais rica em carboidratos e mais pobre em gorduras. Em um estudo randomizado, duplo-cego, controlado e multicêntrico, uma fórmula para DM, pobre em carboidratos e rica em AGMI, resultou na redução de requisitos de insulina, glicose no sangue em jejum e hemoglobina A1c.[100] As fórmulas comercializadas para DM também foram utilizadas em pacientes em estado grave. Em um estudo, o uso de um produto para DM em pacientes hiperglicêmicos internados em UTI resultou em melhor controle glicêmico e menores requisitos de insulina, mas não mostrou diferença em complicações infecciosas, tempo de internação em UTI, duração da ventilação mecânica ou mortalidade.[100] Em geral, as fórmulas para DM podem influenciar os níveis de glicose no sangue, mas a importância clínica do uso dessas fórmulas permanece incerta.[101]

Fórmulas para doença renal

Os produtos renais foram desenvolvidos para fornecer nutrição ideal aos pacientes com capacidade reduzida de depuração de diversos metabólitos.[102,103] Em geral, essas fórmulas são mais pobres em proteínas totais, mas mais ricas em aminoácidos essenciais e histidina, para minimizar os sintomas urêmicos. Algumas fórmulas apresentam maiores níveis de proteínas para uso durante a diálise. Elas também são densas em termos calóricos para controle dos líquidos e contêm níveis reduzidos de potássio, magnésio e fósforo, em comparação com fórmulas-padrão. Alguns produtos não contêm vitaminas ou oligoelementos, outros incluem quantidades reduzidas ou somente vitaminas solúveis em água. Nenhum estudo clínico comparou a eficácia das fórmulas enterais renais com produtos-padrão, mas elas podem ser úteis em certas situações clínicas;[55,102,103] isso dependerá do grau da função renal, da presença ou ausência de terapia de substituição renal (TSR), do estado nutricional e dos requisitos de nutrientes. Os pacientes que recebem TSR apresentam maiores requisitos de proteínas e não requerem restrição de líquidos. Na ausência de níveis elevados de potássio, magnésio e fósforo, os pacientes que passam por diálise devem continuar a receber fórmulas-padrão ou ricas em proteínas. No entanto, as fórmulas renais podem ser úteis nas circunstâncias em que a TSR é atrasada ou deve ser evitada. Além disso, quando houver hipercalemia, hipermagnesemia ou hiperfosfatemia persistentes, um produto renal especializado pode ser útil. Apesar da falta de estudos clínicos controlados que demonstrem resultados melhores, a intervenção com nutrição renal específica pode reduzir o grau de depleção proteica. Para pacientes intolerantes às fórmulas-padrão ou para aqueles que devem ter a diálise atrasada, o uso de fórmulas renais especializadas permitirá a provisão de nutrientes até que a diálise possa ser adotada ou que a função renal melhore.

Fórmulas para doença hepática

Os pacientes com disfunção hepática apresentam desafios únicos, pois muitas vezes estão desnutridos, mas são intolerantes à provisão de proteínas por causa de um desequilíbrio de aminoácidos de cadeia ramificada (AACR) e aminoácidos aromáticos (AAA), que resulta em encefalopatia hepática (EH). Os padrões anormais de aminoácidos plasmáticos se caracterizam por níveis elevados de metionina e AAA, fenilalanina, tirosina, triptofano livre, e níveis reduzidos de AACR, leucina, isoleucina e valina. Os dois grupos de aminoácidos competem pelo transporte através da barreira hematoencefálica e há maior absorção de AAA pelo cérebro. Esses AAA atuam como falsos neurotransmissores no sistema nervoso central e contribuem para a EH.[104] As fórmulas hepáticas apresentam maiores quantidades de AACR e menores quantidades de AAA para normalizar o padrão de aminoácidos e melhorar ou reverter a EH. Em um estudo duplo-cego, randomizado e prospectivo, os efeitos de um suplemento oral de AACR foram comparados com um suplemento de proteínas padrão isonitrogenadas ou de carboidratos isocalóricos, em pacientes com cirrose em estágio avançado.[105] Os pacientes que receberam AACR suplementares apresentaram uma redução em mortalidade e insuficiência hepática e demonstraram melhora no estado nutricional. Não houve diferença significativa na incidência de encefalopatia ou mortalidade entre os três grupos. Os achados iniciais de uma análise Cochrane de AACR demonstraram melhora da EH, em comparação com os controles. No entanto, ao incluir somente estudos com tamanhos adequados de amostra e boa qualidade metodológica, nenhuma diferença em EH, sobrevida ou eventos adversos ficou evidente.[106] Com base nos resultados conflitantes de alguns estudos, o uso rotineiro das fórmulas enterais hepáticas enriquecidas com AACR não é indicado. No entanto, para os pacientes que são refratários à terapia médica rotineira para EH e são incapazes de tolerar fórmulas de proteínas padrão sem a precipitação de EH, o uso das fórmulas de AACR pode ser justificado.[107]

Fórmulas para doença pulmonar

Enquanto a desnutrição, comum em pacientes com doença pulmonar, pode afetar desfavoravelmente a função respiratória,[108] a alimentação em excesso, sobretudo com produtos ricos em carboidratos, pode resultar em produção de dióxido de carbono (VCO_2) adicional e, assim, representar uma carga adicional para os pulmões já comprometidos.[109,110] As fórmulas pulmonares especializadas substituem os carboidratos por maiores quantidades de gordura para, teoricamente, reduzir o estresse metabólico induzido pela nutrição na doença pulmonar obstrutiva crônica (DPOC) e na síndrome do desconforto respiratório agudo (SDRA). Os estudos que comparam os efeitos dos produtos pulmonares com fórmulas enterais padrão têm sido conflitantes. Angelillo et al. demonstraram VCO_2 e quociente respiratório menores em pacientes ambulatoriais com DPOC e hipercapnia quando esses pacientes foram supridos com substrato rico em gorduras.[111] Em pacientes hospitalizados e ventilados, a VCO_2 e o tempo de ventilação mecânica foram significativamente reduzidos em pacientes que receberam NE rica em gorduras, em comparação com a fórmula enteral padrão com maiores cargas de carboidratos.[112-114] No entanto, outros estudos sugerem que as diferenças de VCO_2 e quociente respiratório podem ser influenciadas pela ingestão calórica excessiva em um grau maior do que a composição da fórmula. Nos pacientes ambulatoriais com DPOC que estavam recebendo fórmula rica em gorduras, não se demonstrou nenhuma diferença significativa do quociente respiratório com fórmula rica em gorduras.[113] Talpers et al. forneceram aos pacientes ventilados quantidades variadas de carboidratos (40%, 60%, 75%) ou calorias totais (1,0, 1,5 e 2,0 vezes o gasto energético basal).[114] Não houve diferença significativa em VCO_2 nos regimes de carboidratos distintos; no entanto, o VCO_2 aumentou acentuadamente quando a ingestão calórica total aumentou. Esses dados questionam a eficiência dos regimes pobres em carboidratos e ricos em gorduras[110] e sugerem que é mais importante simplesmente evitar a alimentação calórica em excesso em pacientes com comprometimento pulmonar.[55]

A SDRA, que se caracteriza pela hipoxemia, resulta de uma sucessão de eventos envolvendo a proliferação de radicais livres e a produção de eicosanoides pró-inflamatórios. Uma fórmula enteral especializada que inclui óleo de borragem e óleo de peixe como fontes de ácidos graxos ômega-3 (ácidos gamalinolênico e eicosapentaenoico) junto com antioxidantes em níveis maiores (betacaroteno e vitaminas C e E) foi formulada especificamente para uso em SDRA e lesão pulmonar aguda. O metabolismo de ácidos graxos e antioxidantes especializados promove um estado anti-inflamatório e vasodilatador, que melhora a hematose (troca de gases). Em um estudo randomizado multicentro, os pacientes que receberam um produto especializado para SDRA apresentaram melhoras significativas na oxigenação, menos dias de ventilação mecânica e menor tempo de internação em UTI, em comparação com o grupo-controle que recebeu fórmula-padrão.[115] Resultados similares foram relatados em estudos adicionais,[116-118] e também em uma metanálise.[119] Os resultados de um estudo, porém, não revelaram benefícios com a administração dessas fórmulas de NE em pacientes com insuficiência pulmonar internados em UTI.[120] Embora o uso de produtos enterais pulmonares para DPOC não seja apoiado firmemente pelas evidências apresentadas até hoje, o uso de fórmulas anti-inflamatórias na SDRA e na lesão pulmonar aguda talvez deva ser considerado de forma individual.

Fórmulas imunoestimuladoras

As fórmulas imunoestimuladoras referem-se aos produtos de NE que contêm quantidades variadas de nutrientes imunomoduladores específicos, tais como ácidos graxos ômega-3, glutamina, arginina, probióticos e/ou antioxidantes, que supostamente exercem efeitos benéficos nos processos imune, inflamatório e metabólico (Tab. 83.3); no entanto, isso permanece assunto de controvérsia e discussão.[119-123] Diversos estudos foram realizados em populações heterogêneas de pacientes submetidos a regimes de alimentação enteral, contendo um amplo espectro de diferenças quantitativas composicionais de nutrientes e indicadores de resultados. Para avaliar esses resultados e elaborar uma conclusão, diversas metanálises foram realizadas. Beale et al. conduziram uma análise sistemática de estudos, incluindo 1.557 pacientes em estado grave que apresentaram reduções significativas de infecções, duração da terapia de ventilação mecânica e do tempo de internação hospitalar, sem efeito prejudicial à mortalidade daqueles pacientes que receberam fórmulas imunoestimuladoras.[119] Outra metanálise de estudos envolvendo o uso de imunonutrição em pacientes cirúrgicos e com trauma, em estado grave, foi associada com significativa redução da incidência de complicações por feridas e do tempo de internação hospitalar dos pacientes que passaram por cirurgia GI e daqueles em estado grave.[121] No entanto, não houve diferenças em mortalidade ou incidência de pneumonia. Uma análise sistêmica de 24 estudos (3.013 pacientes) concluiu que a NE suplementada com óleo de peixe melhorou o resultado dos pacientes clínicos internados em UTI (com síndrome da resposta inflamatória sistêmica, sepse ou SDRA).[124] Uma metanálise da NE com imunonutrição em pacientes de cirurgia GI (21 estudos, 2.730 pacientes) concluiu que a imunonutrição perioperatória reduziu as complicações gerais, as infecções hospitalares e o tempo de internação sem impacto sobre a mortalidade.[125]

Tabela 83.3 Algumas características dos componentes das alimentações por tubo imunoestimuladoras

Arginina
Pode se tornar essencial sob certas condições em estados catabólicos
Necessária para linfócitos T e B normais e funções de macrófagos
Função na síntese de óxido nítrico
Glutamina
Pode se tornar essencial sob certas condições em estados catabólicos
Estímulo principal em células que se proliferam rapidamente, tais como enterócitos e células imunes
Protege a mucosa intestinal de lesão em modelos animais
Melhora a função imune e de barreira do trato gastrintestinal, reduzindo a translocação bacteriana e a sepse em modelos animais
Ácidos graxos ômega-3
Atenua a lesão inflamatória via citocina anti-inflamatória: rede de eicosanoides
Modula a imunidade via proliferação linfocitária e atividade fagocitária
Melhora a função da barreira intestinal em alguns modelos animais
Probióticos e prebióticos
Pode impedir ou reverter a disbiose da microbiota
Pode modular o sistema imune intestinal
Pode melhorar a função da barreira intestinal
Antioxidantes (vitamina A/betacaroteno, vitamina C, vitamina E, selênio, glutamina)
Os antioxidantes podem ter efeitos citoprotetores e reduzir a disfunção dos órgãos
Podem neutralizar os efeitos tóxicos dos radicais livres de oxigênio produzidos durante alguma doença grave

A glutamina foi considerada um aminoácido condicionalmente essencial durante os estados catabólicos, quando a produção endógena é insuficiente para satisfazer uma quantidade maior de requisitos.[24,126] Os resultados de diversos estudos amplos, cegos e randomizados a respeito de suplementação enteral com glutamina em pacientes internados em UTI foram variados, com alguns estudos mostrando uma redução de infecções[127] e outros não.[128] Os resultados de estudos em andamento, amplos, randomizados e controlados, que incorporaram a glutamina enteral, estarão disponíveis nos próximos anos para ajudar a determinar a utilidade desse nutriente se adicionado na NE de pacientes internados em UTI.[129]

Houve alguma preocupação a respeito do uso de produtos enriquecidos com arginina no subconjunto de pacientes com sepse, dado o potencial de indução de hipotensão pela produção de óxido nítrico.[130,131] No entanto, estudos mais recentes em pacientes não descreveram dano causado por imunoprodutos que contêm arginina.[131-133] Apesar das extensivas pesquisas pré-clínicas e de intervenção em pacientes, uma aplicação direta da evidência na prática não é possível atualmente, embora alguns estudos tenham identificado pacientes específicos para os quais as imunofórmulas oferecem benefícios. A recomendação atual é que esses produtos específicos sejam considerados como um auxiliar nutricional em pacientes que passam por grandes cirurgias facultativas e naqueles com trauma, queimaduras e câncer de cabeça e pescoço, e também em pacientes em estado grave submetidos à ventilação mecânica.[24,55]

Considerações de administração

A NE não é realizada sem possíveis complicações e requer administração e monitoramento adequados.[134-136] A escolha do método de administração é ditada pelo tipo e local de acesso. As alimentações por tubo podem ser administradas via métodos intermitentes, contínuos ou do bolo alimentar. As alimentações com bolo alimentar são administradas por gravidade ou seringa durante um curto período de tempo; frequentemente, cinco minutos ou menos. Em geral, o paciente é alimentado com um volume de 250 a 500 mL, de 4 a 6 vezes por dia. As alimentações fornecidas por meio desses métodos podem resultar em efeitos GI adversos, por causa do súbito fornecimento de uma grande fórmula hiperosmolar. As alimentações intermitentes são administradas por um período maior de tempo (geralmente, de 20 a 30 minutos), com o uso de um recipiente de alimentação e do gotejamento por gravidade. Por causa do tempo mais longo de infusão, em geral há menos intolerância GI nesse tipo de alimentação do que nas alimentações com bolo alimentar.

Em geral, os métodos intermitentes ou do bolo alimentar são reservados para alimentação gástrica, pois o estômago pode agir como reservatório para lidar com grandes volumes de fórmula em pouco tempo. Embora o grande lúmen dos tubos de gastrostomia permita a fácil administração com essas técnicas, as fórmulas também podem ser dadas através de tubos nasogástricos de diâmetro interno pequeno. As alimentações intermitentes e com bolo alimentar são o método mais fisiológico de administração, pois imitam o ato normal de comer, permitindo que o intestino repouse entre as alimentações. Além disso, são mais fáceis de administrar, exigindo poucos equipamentos. As alimentações podem ser fornecidas de modo contínuo e lento ao longo de 12 a 24 horas, geralmente com uma bomba de alimentação enteral. O uso de uma bomba é mais desejável do que uso do gotejamento por gravidade, pois uma taxa constante de infusão pode ser mantida, e o fornecimento acidental de bolo alimentar é menos provável de ocorrer. Em geral, a administração contínua é mais bem tolerada[134] e pode ser necessária quando os pacientes não conseguem tolerar os métodos intermitente ou de bolo alimentar. As alimentações transpilóricas exigem infusão contínua, pois o intestino delgado não é capaz de agir como reservatório para grandes volumes de alimentação fornecidos em pouco tempo. As fórmulas enterais são iniciadas com total intensidade, de 10 a 40 mL/hora, e avançam até o valor-alvo, com incrementos de 10 a 20 mL/hora, a cada 8 a 12 horas, se tolerado.[136] As alimentações por tubo podem ocorrer em ciclos nos pacientes que estão fazendo a transição de alimentação por sonda para alimentação oral, em uma tentativa de estimular o apetite, ou em pacientes que estão recebendo NE em casa, para permitir o repouso intestinal e algum tempo livre da bomba. As alimentações podem ser administradas à noite e descontinuadas durante o dia, para proporcionar maior mobilidade e oportunidade de comer ao paciente. Também podem ser infundidas continuamente, de maneira intermitente, para se adaptar ao estilo de vida e aos desejos do paciente.

Considerações finais

A terapia de NE é um modo seguro e eficaz de alimentar pacientes que são incapazes de comer. Não só se tornou uma alternativa de substituição alimentar, mas também, por meio de formulações especiais, pode otimizar a terapia metabólica do paciente em estado grave. É a técnica preferida para alimentar pacientes quando o trato intestinal funcional pode ser seguramente acessado. O uso das técnicas laparoscópica, endoscópica, radiológica e em cabeceira do paciente para a colocação da sonda de alimentação no trato intestinal torna a NE a primeira escolha factível para terapia nutricional em praticamente qualquer paciente.

Referências bibliográficas

1. Windsor AC, Kanwar S, Li AG et al. Gut 1998;42:431–5.
2. Petrov MS, Loveday BPT, Pylypchuk RD et al. Br J Surg 2009;96:1243–52.
3. Kudsk KA, Croce MA, Fabian TC et al. Ann Surg 1992; 215:503–13.
4. Heyland DK, Dhaliwal R, Drover JW et al. JPEN J Parenter Enteral Nutr 2003;27:355–73.
5. Kalfarentzos F, Kehagias J, Mead N et al. Br J Surg 1997;84:1665–9.
6. Peter JV, Moran JL, Phillips-Hughs J. Crit Care Med 2005;33: 213–20.
7. Bower RH, Talamini MA, Sax HC et al. Arch Surg 1986;121: 1040–5
8. Fukatsu K, Kudsk KA. Surg Clin North Am 2011;91:805–820.
9. Suchner C, Senftleben U, Eckart T et al. Nutrition 1996;12:13–22.
10. Simpson F, Doig GS. Intensive Care Med 2005;31:12–23.
11. Gramlich L, Kichian K, Pinilla J et al. Nutrition 2004;20:843–8.
12. Peng YZ, Yuan ZQ, Xiao GX et al. Burns 2001;27:145–9.
13. Moore FA, Moore EE, Jones TN et al. J Trauma 1989;29:916–23.
14. Herndon DN, Barrow RE, Stein M et al. J Burn Care Rehabil 1989;10:309–13

15. Miller KR, Kiraly LN, Lowen CC et al. JPEN J Parenter Enteral Nutr 2011;35:643–59.
16. Moore FA, Feliciano DV, Andrassy RJ et al. Ann Surg. 1992; 216:172–83.
17. Kudsk KA, Minard G, Croce MA et al. Ann Surg 1996;224:531–43.
18. Braunschweig CL, Levy P, Sheean PM, Wang X. Am J Clin Nutr 2001;74:534–42.
19. Taylor S, Fettes S, Jewkes C et al. Crit Care Med 1999;27:2525–31
20. Neumayer LA, Smout RJ, Horn HG et al. J. Surg Res 2001;95:73–7.
21. Trujillo EB, Young LS, Chertow GM et al. JPEN J Parenter Enteral Nutr 1999;23:109–13.
22. Farber MS, Moses J, Korn M. JPEN J Parenter Enteral Nutr 2005: 29:S562–9
23. Braga M, Gianotti L, Gentilini O et al. Crit Care Med 2001; 29:242–8.
24. McClave SA, Martindale RG, Vanek VW et al. JPEN J Parenter Enteral Nutr 2009;33:277–316.
25. Kirton OC, Windsor J, Wedderburn R et al. Chest 1998;113:1064–9.
26. Flynn MP. Crit Care Med 1991;19:627–41.
27. Matarese LE, Costa G, Bond G et al. Nutr Clin Pract 2007;22: 474–81.
28. Schunn CD, Daly JM. J Am Coll Surg 1995;180:410–16.
29. McClave SA, Change WK. Nutr Clin Pract 2003;18:279–84.
30. Melis M, Fichera A, Ferguson MK. Arch Surg 2006;141:701–4.
31. Zaloga GP, Roberts PR, Marik PE. Nutr Clin Pract 2003;18: 285–93.
32. Berger MM, Chiolero RL. JPEN J Parenter Enteral Nutr 2009; 33:702–9.
33. Metheny NA, Stewart BJ, McClave SA. JPEN J Parenter Enteral Nutr 2011;35:346–55
34. Atia A, Girard-Piper F, Hebuterne X et al. JPEN J Parenter Enteral Nutr 2011;35:229–40.
35. Nordgaard I, Hansen BS, Mortensen PB. Lancet 1994;343:373–6.
36. Nightingale JM, Lennard-Jones JE, Gertner DJ et al. Gut 1992; 33:1493–7.
37. Weser E. Clin Gastroenterol 1983;12:443–61.
38. Messing B, Crenn P, Beau P et al. Gastroenterology 1999;117: 1043–50.
39. Hoffman AF, Poley Jr. N Engl J Med 1969;281:397–402.
40. Nightingale JM, Kamm MA, van der Sijp JR et al. Gut 1996;39: 267–72.
41. Matarese LE, Steiger E. J Clin Gastroenterol 2006;40:S85–93.
42. Abu-Elmagd KM, Costa G, Bond GJ et al. Ann Surg 2009;250: 567–81.
43. Matarese LE, Costa G, Bond G et al. Nutr Clin Pract 2007;22: 474–81.
44. McClave SA, Heyland DK. Nutr Clin Pract 2009;24:305–15.
45. Colomb V, Goulet O. Curr Opin Clin Nutr Met Care 2009;12: 186–90.
46. O'Keefe SJ, Emerling M, Koritsky D et al. Am J Gastroenterol 2007;102:1093–1100.
47. Lewis SJ, Egger M, Sylvester PA, Thomas S. BMJ 2001;323:773–6.
48. Byrnes MC, Reicks P, Irwin E. Am J Surg 2010;199:359–63.
49. Ukleja A. Nutr Clin Pract 2010;25:16–25.
50. Doig GS, Simpson F, Finfer S et al. JAMA 2008;300:2731–41.
51. Doig GS, Heighes PT, Simpson F. Injury 2011;42:50–6.
52. Vanek VW. Nutr Clin Pract 2002;17:275–83.
53. Vanek VW. Nutr Clin Pract 2003;18:50–74.
54. Vanek VW. Nutr Clin Pract 2003;18:201–20.
55. Kreymann KG, Berger MM, Deutz NEP et al. Clin Nutr 2006; 25:210–23.
56. Weimann A, Braga M, Harsanyi L et al. Clin Nutr 2006;25;224–44.
57. Doig GS, Heighes PT, Simpson F et al Int Care Med 2009;35:2018–27.
58. Heighes PT, Doig GS, Sweetman EA et al. Anaesth Intensive Care 2010;38:167–74.
59. Bankhead RR, Fang JC. Enteral access devices. In Gottschlich MM, ed. The A.S.P.E.N. Nutrition Support Core Curriculum: A Case Based Approach-The Adult Patient. Silver Spring, MD: American Society for Parenteral and Enteral Nutrition, 2007:233–45.
60. Zaloga GP. Chest 1991;100:1643–6.
61. Baskin WN, Johansen JF. Gastrointest Endosc 1995;42:161–5.
62. Munera-Seeley V, Ochoa JB, Brown N et al. Nutr Clin Pract 2008;23:318–21.
63. Rivera R, Campana J, Hamilton C et al. JPEN J Parenter Enteral Nutr 2011;35:636–42.
64. Rassias AJ, Ball PA, Corwin HL. Crit Care 1998;2:25–8.
65. Marderstein EL, Simmons RL, Ochoa JB. J Am Coll Surg 2004; 199:39–47.
66. McClave SA, DeMeo MT, DeLegge MH et al. JPEN J Parenter Enteral Nutr 2002;26:S80–5.
67. Hsu CW, Sun SF, Lin SL et al. Crit Care Med 2009;37:1866–72.
68. Gunn SR, Early BJ, Zenati MS et al. JPEN J Parenter Enteral Nutr 2009;33:50–4.
69. Seder CW, Janczyk R. Nutr Clin Pract 2008;23:651–4.
70. Metheny NA, Schallom L, Oliver DA et al. Am J Crit Care 2008; 17:512–19.
71. McClave SA, Lukan JK, Stefater JA et al. Crit Care Med 2005;33:324–30.
72. Fraser RJL, Bryant L. Nutr Clin Pract 2010;25:26–31.
73. Hegazi RA, Wischmeyer PE. Crit Care 2011;15:234.
74. Bellissimo-Rodrigues F, Bellissimo-Rodrigues WT, Viana JM et al. Infect Control Hosp Epidemiol 2009;30:952–8.
75. Wierdsma NJ, Peters JH, Weijs PJ et al. Crit Care 2011;15:R264.
76. Reintam A, Parm P, Kitus R et al. Acta Anaesthesiol Scand 2009;53:318–24.
77. Ferrie S, East V. Aust Crit Care 2007;20:7–13.
78. Fuhrman MP. Nutr Clin Pract 1986;14:83–3.
79. Elia M, Engfer MB, Green CJ et al. Aliment Pharmacol Ther 2008; 15:120–45.
80. Gauderer MW, Stellato TA. Curr Prob Surg 1986;23:661–719
81. Gauderer MWL, Ponsky J, Izant RJ Jr. J Pediatr Surg 1980;15:872–5.
82. Steigman GV, Goff JS, Silas D et al. Gastrointest Endosc 1990;36:1–5.
83. Scott JS, De LaTorre RA, Unger SW. Am Surg 1991;57:338–40.
84. Light VL, Siezak FA, Porter JA. Gastrointest Endosc 1995;42:330–5.
85. Lee JH, Machtay M, Unger LD et al. Arch Otolaryngol Head Neck Surg 1998;124:871–5.
86. Kostadima E, Kaditis AG, Alexopoulos EI et al. Eur Resp J 2005; 26:106–11.
87. Murphy LM, Lipman TO. Arch Intern Med 2003;163:1351–3.
88. Garrow D, Pride P, Moran W et al. Clin Gastroenterol Hepatol 2007;1372–8.
89. Torosian MH, Rombeau JL. Surg Gynecol Obstet 1980; 150:918–27.
90. Ho CS. Nutr Clin Pract. 1997;12:S17–9.
91. Senkal M, Koch J, Hummel T et al. Surg Endosc 2004;18:307–9.
92. Mack LA, Kaklamanos IG, Livingstone AS et al. Ann Surg 2004;240:845–51.
93. DiSario JA, Baskin WN, Brown RD et al. Gastrointest Endosc 2002;55:901–8.
94. Gerndt SJ, Orringer MB. Surgery 1994;115:164–9.
95. Tiengou LE, Gloro R, Pouzoulet J et al. JPEN J Parenter Enteral Nutr 2006;30:1–5.
96. Yang G, Wu XT, Zhou Y et al. World J Gastroenterol 2005;11:3935–8.
97. Schneider SM, Giarard-Pipau F, Anty R et al. Clin Nutr 2006; 25:82–90.
98. Mesejo A, Acosta JA, Ortega C et al. Clin Nutr 2003;295–305
99. Pohl M, Mayr P, Mertl-Roetzer M et al. Eur J Clin Nutr 2005; 59:1121–32.
100. Leon-Sanz M, Garcia-Luna PP, Planas M et al. JPEN J Parenter Enteral Nutr 2005;29:21–9.

101. Elia M, Ceriello A, Laube H et al. Diabetes Care 2005;28:2267–79.
102. Kopple JD. JPEN J Parenter Enteral Nutr 1996;20:3–12.
103. Chiolero R, Berger MM. Contrib Nephrol 2007;156:267–74.
104. Fischer JR. Surgery 1975;78:276–90.
105. Marchesini G, Bianchi G, Merli M et al. Gastroenterology 2003; 124:1792–1801.
106. Als-Nielsen B, Koretz RL, Kjaergard LL et al. Cochrane Database Syst Rev 2003;(2):CD001939.
107. Stickel F, Hoehn B, Schuppan D et al. Aliment Pharmacol Ther 2003;18:357–73.
108. Arora NS, Rochester DF: J App Physiol 1982;52:65–70.
109. Covelli HD, Black JW, Olssen MS, Beekman JF. Ann Intern Med 1981;95:579–81.
110. Lochs H, Dejong C, Hammarquvist F et al. Clin Nutr 2006;25: 260–74.
111. Angelillo VA, Bdei S, Durfee D et al. Ann Intern Med 1985; 103:883–5.
112. Al-Saady NM, Blackmore CM, Bennett ED. Intensive Care Med 1989;15:290–5.
113. Akrabawi SS, Mobarhan S, Stoltz R et al. Nutrition 1996;12:260–5.
114. Talpers SS, Romberger DJ, Bunce SB et al. Chest 1992;102:551–5.
115. Gadek JE, DeMichele SJ, Karlstad MD et al. Crit Care Med 1999; 27:1409–20.
116. Tehila M, Gibstein L, Gordgi D et al. Clin Nutr 2003;22:S1–S20.
117. Singer P, Theilla M, Fisher H et al. Crit Care Med 2006;34:1033–8.
118. Pontes-Arruda A, Aragao AM, Albuquerque JD. Crit Care Med 2006;34:2325–33.
119. Beale RJ, Bryg DJ, Bihari DJ. Crit Care Med 1999;27:2799–2805.
120. Heys SD, Walker LG, Smith I et al. Ann Surg 1999;329:467–77.
121. Heyland DK. Nutr Clin Pract 2002;17:267–72.
122. Cook DJ, Heyland DK. JAMA 2011;306:1599–1600.
123. Wischmeyer P. Curr Opin Anaesthesiol 2011;24:381–8.
124. Marik PE, Zaloga GP. Intensive Care Med 2008;34:1980–90.
125. Cerantola Y, Hübner M, Grass F et al. Br J Surg 2011;98:37–48.
126. Wernerman J. Ann Intensive Care 2011;1:25.
127. Houdijk AP, Rijnsburger ER, Jansen J et al. Lancet 1998;352:772–6.
128. Schulman AS, Willcutts KF, Claridge JA et al. Crit Care Med 2005;33:2501–6.
129. Wischmeyer PE, Heyland DK. Crit Care Clin 2010;26:433–41.
130. Suchner U, Heyland DK, Peter K. Br J Nutr 2002;87(Suppl 1): S121–32.
131. Martindale RG, McCarthy MS, McClave SA. Minerva Anestesiol 2011;77:463–7.
132. Preiser JC, Luiking Y, Deutz N. Crit Care Med 2011;39:1569–70.
133. Drover JW, Dhaliwal R, Weitzel L et al. J Am Coll Surg 2011; 212:385–99.
134. Plauth M, Cabre E, Riggio O et al. Clin Nutr 2006;25:285–94.
135. Anker SD, John M, Pedersen PV et al. Clin Nutr 2006;25:311–18.
136. ASPEN Board of Directors. JPEN Parenter Enteral Nutr 2002: 26:18A–138SA.

Sugestões de leitura

ASPEN Board of Directors. Guidelines for the use of parenteral and enteral nutrition in adult and pediatric patients. JPEN J Parenter Enteral Nutr 2002:26:18A–138SA.

Gramlich L, Kichian K, Pinilla J et al. Does enteral nutrition compared to parenteral nutrition result in better outcomes in critically ill adult patients? A systematic review of the literature. Nutrition 2004;20:843–8.

Kreymann KG, Berger MM, Deutz NEP et al. ESPEN guidelines on enteral nutrition: intensive care. Clin Nutr 2006;25:210–23.

McClave SA, Martindale RG, Vanek VW et al. Guidelines for the provision and assessment of nutrition support therapy in the adult critically ill patient: Society of Critical Care Medicine (SCCM) and American Society for Parenteral and Enteral Nutrition (A.S.P.E.N.). JPEN J Parenter Enteral Nutr 2009;33:277–316.

Weimann A, Braga M, Harsanyi L et al. ESPEN guidelines on enteral nutrition: surgery including organ transplantation. Clin Nutr 2006;25;224–44.

84 Nutrição parenteral*

Rex O. Brown, Gayle Minard e Thomas R. Ziegler

A desnutrição (p. ex., perda de massa corporal magra significativa e/ou depleção ou deficiência franca de vitaminas, minerais e oligoelementos essenciais específicos) é comum em pacientes hospitalizados e naqueles incapazes de manter uma nutrição e uma hidratação adequadas pela via enteral. Vários fatores contribuem para a desnutrição proteico-energética e a perda de micronutrientes nesses quadros, incluindo liberação de hormônios catabólicos e citocinas, resistência a hormônios anabólicos, falta de ingestão alimentar oral adequada durante doença, perdas anormais de nutrientes (p. ex., por drenos, terapias de reposição hormonal, feridas, êmese, poliúria), jejum por via oral resultante de testes e procedimentos diagnósticos ou terapêuticos, além de aumento nas necessidades de macro e micronutrientes durante doenças específicas.

A determinação do estado nutricional requer avaliação e integração abrangentes do histórico médico e cirúrgico, estado clínico e hídrico atual, padrões do consumo alimentar, alterações do peso corporal, exame físico e testes bioquímicos selecionados. A via gastrintestinal (GI; enteral) deve ser a primeira escolha para a alimentação especializada no ambiente hospitalar, deixando as modalidades de nutrição parenteral (NP), por via periférica ou central, reservadas para aqueles pacientes aos quais nutrição enteral (NE) adequada não é possível. Assim, uma característica essencial da avaliação nutricional é a determinação de sinais e sintomas GI que podem impedir o uso da via enteral para a alimentação (p. ex., quadros graves de náusea, êmese, diarreia, obstrução intestinal parcial ou completa, sangramento, fístulas). Em tal minoria dos casos, a alimentação pela via intravenosa por suporte de NP pode ser indicada.

As diretrizes atuais sugerem que as metas de ingestão calórica entre 20 e 25 kcal/kg/dia, bem como de proteína e aminoácidos entre 1,2 e 1,5 g/kg/dia, são apropriadas para a maioria dos pacientes adultos hospitalizados. Essas metas podem ser facilmente atendidas em grande parte dos pacientes com as metodologias convencionais de NP descritas neste capítulo. É imprescindível o fornecimento de níveis adequados de vitaminas, minerais, eletrólitos, aminoácidos essenciais e gorduras essenciais, com base nas tolerâncias recomendadas para indivíduos saudáveis; embora as necessidades reais desses nutrientes em subtipos de pacientes hospitalizados sejam desconhecidas, a NP convencional fornece todos esses substratos, além de líquidos. Com as modalidades de alimentação por NP, podem ocorrer complicações metabólicas, infecciosas e mecânicas, que podem ser evitadas ou diminuídas com mo-

*__Abreviaturas:__ **AMA**, American Medical Association (Associação Médica Norte-americana); **ASPEN**, American Society for Parenteral and Enteral Nutrition (Associação Norte-americana de Nutrição Parenteral e Enteral); **Cr^{3+}**, cromo; **ESPEN**, European Society for Parenteral and Enteral Nutrition (Associação Europeia de Nutrição Parenteral e Enteral); **FDA**, Food e Drug Administration (Agência Reguladora de Medicamentos e Alimentos dos Estados Unidos); **Mn^{2+}**, manganês; **NE**, nutrição enteral; **NICE SUGAR**, *Normoglycemia in Intensive Care Evaluation and Surviving Using Glucose Algorithm Regulation* (Normoglicemia na Avaliação do Tratamento Intensivo e Sobrevivência Usando Regulação do Algoritmo da Glicose); **NP**, nutrição parenteral; **NPC**, nutrição parenteral central; **NPD**, nutrição parenteral domiciliar; **NPP**, nutrição parenteral periférica; **NPT**, nutrição parenteral total; **PICC**, cateter venoso central inserido por via periférica; **PVC**, cloreto de polivinila; **TCL**, triglicerídio de cadeia longa; **TCM**, triglicerídio de cadeia média; **UTI**, unidade de terapia intensiva.

nitoramento rigoroso e adesão aos padrões atuais da prática clínica. Foram conduzidos relativamente poucos ensaios controlados randomizados rigorosos no campo de NP especializada no ambiente hospitalar, e muitas áreas de incerteza permanecem. Contudo, muitos ensaios controlados randomizados multicêntricos de grande escala estão em andamento, o que ajudará a definir o emprego mais adequado dessa importante terapia nutricional adjuvante nos próximos anos.

Contexto histórico

Vinnars, Wilmore e Bistrian resumiram os principais aspectos históricos da terapia de nutrição parenteral.[1,2] A administração intravenosa de glicose foi descrita pela primeira vez por Beidle e Krauts, em 1896, enquanto a administração intravenosa de proteína (na forma de hidrolisado de fibrinogênio), por Elman, em 1937; além disso, ocorreu o desenvolvimento da primeira emulsão lipídica intravenosa (Lipomul®) nos Estados Unidos, em 1960.[1] Entre 1955 e 1965, durante períodos limitados, vários clínicos utilizaram NP periférica (NPP) com glicose a 5 ou 10%, hidrolisados proteicos, emulsões lipídicas intravenosas, eletrólitos e polivitamínicos. Efeitos colaterais graves levaram à retirada do Lipomul® intravenoso do mercado norte-americano no início da década de 1960. Isso criou um sério problema que exigia a administração de glicose ou em grandes volumes relativamente isotônicos, para infusão em veia periférica, ou na forma hiperosmolar, em caso de infusão através de uma veia calibrosa. Embora cateteres venosos centrais tivessem sido utilizados já em 1944, seu uso era pouco comum. Uma preparação lipídica intravenosa segura e eficaz (Intralipid®) foi desenvolvida por Wretlind em 1961[2] e aprovada para uso na maioria dos países europeus por volta de 1963; no entanto, ela não foi aprovada para uso no Canadá ou nos Estados Unidos até 1977. A disponibilidade do Intralipid® na Europa no início da década de 1960 levou ao crescente uso da NP através de veias periféricas.[1,2]

O aumento do interesse pela NP e sua maior utilização ocorreram depois da publicação dos artigos escritos por Dudrick et al. pela University of Pennsylvania em 1968.[3] Utilizando cateteres centrais percutâneos para a administração de soluções nutritivas com glicose como fonte de calorias não proteicas mais micronutrientes (vitaminas, minerais, oligoelementos), esses pesquisadores demonstraram de maneira convincente que a NP, como a única fonte de nutrientes, resultou em crescimento satisfatório de bebês desnutridos e balanço nitrogenado positivo, além de melhora nutricional e clínica em adultos desnutridos ao longo de períodos de muitas semanas.[3]

Diretrizes da prática clínica

Depois dos primeiros relatos de utilização bem-sucedida da NP central, aliado aos relatos de que a desnutrição era comum em pacientes hospitalizados, seu uso se expandiu com rapidez na prática clínica da terapia nutricional em pacientes incapazes de se alimentar adequadamente por via enteral. Muitas instituições que utilizavam NP com frequência formaram equipes multidisciplinares de terapia nutricional, compostas tipicamente de médicos, nutricionistas, enfermeiros e farmacêuticos. Nos Estados Unidos, a American Society for Parenteral and Enteral Nutrition (ASPEN) foi fundada em 1978, e um de seus objetivos era o de promover o uso seguro e eficaz da terapia nutricional especializada (NP e NE). O primeiro conjunto de diretrizes clínicas para uso da terapia nutricional especializada foi publicado pela ASPEN em 1993.[4] Em 2002, foi publicada uma revisão dessas diretrizes, o que proporcionou um aumento acentuado no aprofundamento e na abrangência da prática da terapia nutricional.[5] Um National Advisory Group (Grupo Consultivo Nacional) da ASPEN publicou, em 1998, um relatório sobre práticas seguras para formulações de NP; em 2004, foi publicada uma revisão dessas diretrizes.[6] A ASPEN (http://www.nutritioncare.org) publicou mais recentemente uma série de novas diretrizes para o uso de nutrição especializada em pacientes com doenças críticas e outras condições.[7,8] Do mesmo modo, a European Society for Parenteral and Enteral Nutrition (ESPEN; http://www.espen.org) publicou diretrizes da prática clínica sobre o uso de NP em várias condições;[9] as publicações do Canadian Critical Care Clinical Practice Guidelines Committee referem-se ao uso da NP em doenças críticas (http://www.criticalcarenutrition.com).[10]

Nomenclatura

Diversos termos descritivos são aplicados ao procedimento utilizado no fornecimento de terapia nutricional. O termo "hiperalimentação" ingressou no dicionário da nutrição clínica de diversos modos para indicar a necessidade de grandes quantidades de calorias e de outros nutrientes. Tanto no aspecto histórico como etimológico, o conceito de hiperalimentação implica a necessidade de fornecer quantidades de nutrientes que ultrapassem as necessidades normais (particularmente em relação à energia e aos aminoácidos). Atualmente, está claro que, utilizado dessa maneira, o termo tem uma conotação potencialmente equivocada, pois o fornecimento de quantidades excessivas de energia e determinados nutrientes não é muitas vezes desejável, conforme descrito adiante. Por essa razão, o termo não é mais utilizado. Ele, então, foi substituído pela designação "nutrição parenteral total" (NPT) e, mais recentemente ainda, pela designação geral de NP, considerando-se que muitos pacientes submetidos à NP também recebem pelo menos uma porção de sua ingestão de nutrientes pela via enteral.

Indicações

O objetivo principal da NP é manter ou melhorar o estado nutricional e metabólico de pacientes que, durante determinado período de tempo crítico, não podem ser devidamente nutridos por alimentação oral ou via sonda nasoentérica (ver Tab. 84.1). O valor e a utilização desse método terapêutico no tratamento de pacientes com problemas clínicos específicos também são abordados em capítulos relevantes deste livro, bem como nas diretrizes da ASPEN, ESPEN e Canadian Clinical Practice Guidelines.[5-10] São citadas as necessidades nutricionais normais para adultos e crianças, além das reco-

Tabela 84.1	Indicações comuns para o uso de nutrição parenteral
Após ressecção maciça do intestino delgado, com ou sem ressecção do cólon (síndrome do intestino curto)	
Distúrbios graves da motilidade intestinal (p. ex., pseudo-obstrução intestinal)	
Trato gastrintestinal imaturo, atresia gastrintestinal (pacientes pediátricos)	
Fístulas proximais de alto débito ou intestino delgado perfurado	
Diarreia ou êmese grave, obstrução parcial ou completa do intestino delgado, íleo paralítico grave	
Sangramento gastrintestinal grave ou instabilidade hemodinâmica grave que impede uma alimentação enteral adequada	

mendações específicas para terapia nutricional durante todo o ciclo biológico e para doenças frequentemente diagnosticadas nessas duas populações.

Para implementar a NP, é preciso que sejam levados em consideração diversos fatores, além do diagnóstico e prognóstico do paciente, conforme abordados nos capítulos relevantes. A NP não é substituta defensável para a alimentação oral ou por sonda nos casos em que se pode recorrer adequadamente a qualquer desses dois métodos. A maioria dos pacientes hospitalizados (> 85 a 90%), inclusive aqueles internados em unidade de terapia intensiva (UTI), pode ser alimentada por via enteral com dieta oral, suplementos nutricionais orais e/ou sondas gástricas ou intestinais. No entanto, em cerca 10 a 15% dos pacientes hospitalizados nos quais se considera a necessidade de terapia nutricional especializada, a NE é contraindicada; tais pacientes, no caso, recebem a NP como rotina, por veia periférica, e aqueles em UTI comumente por veia central.[5-7]

As condições para a implementação da NP, listadas na Tabela 84.1, são indicações geralmente aceitas em todo o mundo. Os efeitos terapêuticos da NP ocorrem por meio do fornecimento combinado de calorias (principalmente sob a forma de dextrose e componentes lipídicos, com uma contribuição menor vinda dos aminoácidos), ácidos graxos essenciais, aminoácidos essenciais e não essenciais, vitaminas, minerais e oligoelementos.[6] Tais nutrientes mantêm as funções orgânicas e celulares vitais, bem como a imunidade, a síntese proteica, a capacidade dos músculos esqueléticos e respiratórios, a cicatrização de feridas e o reparo dos tecidos. Contudo, o uso da NP em diversas outras condições é uma questão frequentemente controversa, por causa da escassez de estudos apropriados que forneçam dados estatísticos válidos que apoiem ou contradigam o valor da NP em situações específicas (i. e., embora esse tipo de nutrição salve vidas por meio do fornecimento de nutrientes essenciais quando a via enteral não está disponível, existe uma base mais fraca de evidências para as abordagens terapêuticas comumente utilizadas de NP).

A NP é claramente um tratamento adjuvante na maioria dos casos. Exemplificando, uma metanálise mais antiga de NP em pacientes criticamente enfermos demonstrou que essa técnica não afetava a mortalidade nessa população, mas diminuía as taxas de complicação, sobretudo em pacientes subnutridos.[11] Alguns dos dados que se refletem negativamente na NP têm mais a ver com hiperalimentação ou hiperglicemia induzida por essa técnica do que com o dano realmente causado pela própria NP. Estudos rigorosos começaram a abordar as muitas controvérsias que persistem em relação à composição e ao momento apropriados da NP em vários subgrupos de pacientes, particularmente nos pacientes com doenças críticas.[12-16]

Apesar do uso de rotina da NP em muitos quadros clínicos em todo o mundo (p. ex., em ambientes hospitalares de UTI ou não, em pacientes domiciliares com síndrome do intestino curto ou outras formas de falência intestinal), muitas áreas de incerteza no que diz respeito ao uso ideal dessa técnica de nutrição ainda persistem, dada a falta de pesquisas rigorosas de eficácia comparativa em grandes populações de pacientes bem alimentados (ver Tab. 84.2).[15,16] Os problemas com esses estudos mais precoces de NP incluem amostras de pequeno tamanho, características incertas ou heterogêneas do objeto de estudo (inclusive definições variadas da gravidade da doença) e estudo cego inapropriado ou inadequado.[6-16] Além disso, as doses de dextrose e calorias da NP utilizadas na maioria dos ensaios mais antigos (das décadas de 1980 a 1990) atualmente seriam consideradas excessivas e/ou resultariam em hiperglicemia, vista hoje em dia como um importante fator de risco de morbidade e mortalidade em UTI.[13-15]

Geralmente aceitas, embora não baseadas em evidências, as contraindicações à NP são as seguintes: quando o trato GI se encontra funcional e o acesso à alimentação enteral se mostra acessível; quando é improvável que a NP seja necessária por mais de 5 a 7 dias com expectativa de normalização da função GI, caso o paciente não consiga tolerar a carga de fluido intravenoso necessária para a NP; quando o paciente apresenta hiperglicemia grave ou alterações eletrolíticas acentuadas no momento em que o início da NP é planejado; e se a recolocação de um cateter venoso central exclusivamente para NP for considerado algo que represente riscos indevidos.[6,15]

Comparada com a NP, a NE é menos dispendiosa e pode manter a estrutura da mucosa intestinal, bem como as fun-

Tabela 84.2	Áreas atuais de incerteza a respeito do uso de nutrição parenteral
Impacto clínico de durações variadas sobre uma alimentação mínima ou nula em pacientes hospitalizados	
Momento ideal para o início da NP, isoladamente e em relação à nutrição enteral	
Eficácia de doses variadas de energia, aminoácidos, gordura e micronutrientes (vitaminas, minerais, oligoelementos) em diversos quadros clínicos	
Impacto de quantidades alteradas ou da composição geral de aminoácidos essenciais e não essenciais nas fórmulas de NP	
Eficácia de emulsões lipídicas alternativas na NP (p. ex., azeite de oliva, óleo de peixe, lipídios estruturados, triglicerídios de cadeia média, isoladamente ou em combinação)	
Eficácia de NP por tempo mais prolongado na fase hospitalar ou domiciliar pós-UTI	
Eficácia clínica da administração parenteral de nutrientes específicos (p. ex., micronutrientes ou aminoácidos específicos) para suplementar as alimentações enterais	

UTI, unidade de terapia intensiva; NP, formulações de nutrição parenteral intravenosa completa contendo dextrose, aminoácidos, emulsões lipídicas e micronutrientes.

Dados de Ziegler TR. Parenteral nutrition in the critically ill patient. N Engl J Med 2009;361:1088-97; e Ziegler TR. Nutrition support in critical illness: bridging the evidence gap. N Engl J Med 2011;365:562-4, com permissão.

ções de barreira e absorção do intestino, de forma mais eficiente (conforme claramente demonstrado em estudos com animais), além de estar associada a menos complicações mecânicas, metabólicas e infecciosas.[15] Portanto, depois de iniciar a NP, é prática-padrão que a NE seja iniciada com o retorno da função GI adequada e avançada conforme a tolerância do paciente, com a correspondente diminuição da quantidade de NP administrada.

Comparação da nutrição parenteral por veia periférica e veia central

A NP pode ser administrada por veia periférica (nutrição parenteral periférica [NPP]) ou veia central (nutrição parenteral central [NPC]); a NPC é tipicamente infundida através da veia jugular interna ou subclávia. Surpreendentemente, poucos dados de ensaios clínicos rigorosos de eficácia comparativa estão disponíveis sobre a eficácia da NPP, embora, de acordo com relatos, muitos especialistas de terapia nutricional acreditem que essa terapia seja muito útil para pacientes hospitalizados clinicamente estáveis que não estejam em UTI e consigam tolerar a carga de fluido necessária para se aproximar das necessidades estimadas de energia e aminoácidos.[17,18] A NPP pode ser útil para pacientes que precisem de terapia nutricional por um período curto e que tenham veias periféricas adequadas; no entanto, em razão dessas limitações, muitos profissionais não indicam esse tratamento rotineiramente.[17,18] A vantagem da NPP é que esse procedimento não requer a inserção e manutenção de um cateter venoso central. Na tentativa de minimizar o dano à veia periférica, emprega-se uma emulsão lipídica isotônica a 10 ou 20% como a principal fonte calórica, em vez das soluções hipertônicas de glicose tipicamente utilizadas na NPC. Uma comparação da composição típica de NPP *versus* NPC está ilustrada na Tabela 84.3.

Os eletrólitos na NP são ajustados, conforme indicação, pelas perdas GI, alterações da função renal e outros parâmetros clínicos, aliados com a monitorização seriada dos níveis sanguíneos, para manter os valores séricos ou plasmáticos dentro dos limites de normalidade.[6,7] Na presença de altos níveis sanguíneos, podem ser indicadas doses mais baixas (ou eliminação) de eletrólitos específicos na NP, em comparação com as faixas típicas listadas na Tabela 84.3 para NPP e NPC, respectivamente, até que esses níveis sanguíneos se normalizem. Concentrações maiores de dextrose na NPC tipicamente aumentam as necessidades de potássio, magnésio e fósforo, embora as doses desses nutrientes sejam mais elevadas na NPC em comparação com a NPP. Em ambas as técnicas, a porcentagem de sais de sódio e potássio sob a forma de cloreto pode ser aumentada para corrigir a alcalose metabólica, enquanto a porcentagem de sais sob a forma de acetato pode ser ampliada para corrigir acidose metabólica.[6] Insulina regular pode ser adicionada à NP, conforme a necessidade, para manter as concentrações de glicose no sangue na faixa-alvo (tipicamente entre 140 e 180 mg/dL no ambiente hospitalar). Tanto a NPP como a NPC fornecem todos os nove aminoácidos essenciais e vários aminoácidos não essenciais, com a possibilidade de fornecimento das concentrações mais altas de aminoácidos pela NPC (ver adiante e também a Tab. 84.3).

Tabela 84.3 Composição das formulações típicas de nutrição parenteral

Componente	Nutrição parenteral por veia periférica	Nutrição parenteral por veia central
Volume (L/d)	2-3	1,0-1,5
Dextrose (%)	5	10-25
Aminoácidos (%)	2,5-3,5	3-8
Lipídio (%)	3,5-5,0	2,5-5,0
Sódio (mEq/L)	50-150	50-150
Potássio (mEq/L)	20-35	30-50
Fósforo (mmol/L)	5-10	10-30
Magnésio (mEq/L)	8-10	10-20
Cálcio (mEq/L)	2,5-5,0	2,5-5,0
Vitaminas[a]		
Oligoelementos[a]		

[a]As preparações comerciais convencionais contendo misturas de vitaminas e oligoelementos essenciais são utilizadas respectivamente na nutrição parenteral (NP) por veia periférica e central. Embora as faixas típicas estejam indicadas na tabela, as quantidades de componentes específicos fora dos limites exibidos podem ser utilizadas em alguns casos. Ver o texto em busca de mais detalhes sobre a composição da NP.

Nos Estados Unidos, apenas emulsões lipídicas intravenosas à base de óleo de soja estão disponíveis para uso em NP (ver adiante). O lipídio intravenoso é fornecido sob a forma de emulsão a 20% quando administrado como uma infusão separada durante 10 a 12 horas/dia; ao se fazer uso de preparações farmacêuticas de NP, emulsões lipídicas de 20 ou 30% podem ser misturadas com dextrose, aminoácidos e micronutrientes na mesma bolsa de infusão (soluções de NP chamadas de mistura nutritiva total "tudo em um" ou solução 3 em 1).[5-8] Na Europa e em outros países, misturas intravenosas de óleo de peixe, azeite de oliva, óleo de soja/triglicerídio de cadeia média, bem como as combinações dessas misturas, são aprovadas para uso na NP.[9]

Os oligoelementos adicionados em um esquema diário à NPP e à NPC são misturas de cromo (Cr^{3+}), cobre, manganês (Mn^{2+}), selênio e zinco. Os minerais também podem ser suplementados individualmente. As vitaminas adicionadas em um esquema diário à NP são misturas de vitaminas A, B_1 (tiamina), B_2 (riboflavina), B_3 (niacinamida), B_6 (piridoxina), B_{12}, C, D e E, além de biotina, folato e ácido pantotênico (ver adiante). A vitamina K pode estar presente em algumas preparações multivitamínicas ou ser adicionada em um esquema individual (p. ex., em pacientes com cirrose). Também é possível a suplementação de vitaminas específicas individualmente.[6]

Uma preparação típica de 2,5 L de NPP composta de aminoácidos a 3% (4 kcal/g), lipídios a 4% (sob a forma de emulsão lipídica a 20%, 10 kcal/g), e dextrose a 5% (3,4 kcal/g) fornece 75 g de aminoácidos (equivalente a 12 g de nitrogênio) e 1.725 calorias, com uma osmolalidade em torno de 600 mOsm/L. Essa osmolalidade é muito menor do que a de uma solução típica de 1,5 L de NPC que pode ser composta de dextrose a 15 a 20%, aminoácidos a 5 a 7% e lipídios a 3 a 4%, que possui uma osmolalidade mais alta de aproximadamente 1.700 mOsm/L; tais soluções de NPC de alta osmolalidade não podem ser infundidas através das veias periféricas por causa do desenvolvimento de flebite. A NPP requer trocas frequentes do cateter venoso periférico (p. ex., a cada 3 dias) para evitar tromboflebite. Algumas instituições utilizam infusão de heparina em baixas doses (p. ex., 1.000 unidades/bolsa de NPP) e/ou corticosteroides (p. ex., 5 a 10 mg de hidrocortisona/bolsa de NPP) como uma estratégia para evitar flebite; no entanto, isso não se baseia em fortes evidências até o momento.

Conforme observado, o uso da NPP requer a administração significativa de fluido (p. ex., 2 a 3 L/dia) para fornecer níveis adequados de calorias e aminoácidos em grande parte dos pacientes. Dadas as baixas concentrações de dextrose e aminoácidos em NPP, a maioria das calorias é fornecida por meio da emulsão lipídica. Pacientes hospitalizados estáveis com pesos corporais de 70 kg ou menos, entretanto, podem muitas vezes receber doses de aminoácidos e calorias que se aproximam das necessidades estimadas com um volume tão pequeno quanto 2 L de NPP/dia. Por exemplo, caso se estime que um paciente de 60 kg necessite de 25 kcal/kg/dia e 1,3 g de aminoácidos/dia para atender às necessidades de calorias e aminoácidos, respectivamente (ver adiante), então 25 kcal/kg × 60 kg de peso corporal = uma meta calórica de 1.500 kcal/dia e 1,2 g × 60 kg = uma meta proteica de 72 g de aminoácidos/dia. Neste paciente, uma concentração de aminoácidos a 3% em uma solução de 2 L de NPP fornece 60 g de aminoácidos (1,0 aminoácido/kg/dia), com 240 kcal/dia de derivados do aminoácido (4 kcal/g); a concentração típica de dextrose a 5% na NPP fornece 100 g de dextrose/2 L × 3,4 kcal/g = 340 kcal vindos da dextrose, enquanto a concentração típica de lipídios a 4% na NPP fornece 80 g de lipídios/2 L × 10 kcal/g = 800 kcal. Assim, tal formulação de 2 L de NPP fornece 1,0 g de aminoácidos/kg/dia e 240 kcal vindos dos aminoácidos + 340 kcal da dextrose + 800 kcal dos lipídios, para um total de 1.380 kcal/dia (ou 23 kcal/kg/dia).

Cálculos semelhantes podem ser usados para determinar as proporções e porcentagens de aminoácidos, dextrose e lipídios, visando atender às metas estimadas quando se faz uso da NPC. Portanto, uma bolsa de infusão típica de 1,5 L/dia de NPC contendo aminoácidos a 6%, dextrose a 15% e emulsão lipídica a 3,5% para um paciente de 60 kg fornece 90 g de aminoácidos (1,5 g de aminoácidos/kg/dia), com 360 kcal/dia provenientes dos aminoácidos (4 kcal/g); a dextrose fornece 225 g de dextrose/1,5 L × 3,4 kcal/g = 765 kcal, enquanto o lipídio a 4% fornece 52,5 g de lipídio/1,5 L × 10 kcal/g = 525 kcal. Assim, tal formulação de 1,5 L de NPC fornece 1,5 g de aminoácidos/kg/dia e 360 kcal vindos dos aminoácidos + 756 kcal da dextrose + 525 kcal dos lipídios, para um total de 1.641 kcal/dia (ou 27 kcal/kg/dia). Conforme demonstrado anteriormente, o fornecimento de energia suficiente pela via central na NPC, sem que grande parte desse fornecimento se faça na forma de lipídios, exige a infusão de soluções hipertônicas de glicose (tipicamente, dextrose a 10 a 20%; ver Tab. 84.3). Consequentemente, a ponta do cateter deve ficar situada em um vaso com grande fluxo sanguíneo capaz de provocar uma rápida diluição, para minimizar a ocorrência de flebite e trombose.

Cateteres para administração de nutrição parenteral

São inúmeras as vias utilizadas para esse acesso vascular; as mais comuns são as veias subclávia, jugular e femoral. Há relatos de que os cateteres centrais inseridos através da veia subclávia tenham uma taxa de colonização bacteriana mais baixa, em comparação com as abordagens que utilizam a veia jugular interna ou a veia femoral.[19]

Cateteres venosos centrais inseridos por via periférica (PICC) são empregados para o período intermediário da NP (p. ex., < 30 dias). Se esses tipos de cateteres forem utilizados para NP, a ponta do cateter deverá ficar posicionada em uma veia central, como a veia cava superior ou inferior. Kearns et al.[20] relataram uma incidência significativamente mais elevada de trombose e infecção e uma diminuição do tempo de permanência do cateter, quando a ponta do PICC se situava na veia axilosubclávia-inominada, em comparação com o uso da veia cava superior. Cowl et al.[21] relataram uma taxa mais alta de trombose e dificuldade na colocação, quando os PICC foram comparados com abordagens de rotina através da veia subclávia/jugular interna.

Foram publicadas diversas revisões e diretrizes sobre a prevenção das complicações de cateteres.[22,23] Na tentativa de reduzir a incidência de infecção, foi introduzida a técnica de cateteres centrais canalizados em 1973. Estes não só estão associados a um menor risco de infecção, mas também podem permanecer no lugar e funcionais durante longos períodos de tempo. Esses cateteres costumam ser inseridos por via cirúrgica no interior da veia subclávia ou jugular, com a ponta na veia cava superior. A porção extravascular do cateter é "canalizada" antes de ser exteriorizada através da pele. Tipicamente, o cateter é fixado na saída da pele com um manguito de Dacron, eliminando a necessidade de suturas cutâneas. Esse dispositivo também serve como uma barreira contra bactérias.[22,23] Em outro método, realiza-se o implante subcutâneo de câmaras de silicone ou de outros elastômeros, chamados *portocath*. A câmara é conectada a um cateter, comumente posicionado no interior da veia subclávia com sua ponta situada na veia cava superior.[24] Faz-se a infusão da solução nutritiva na câmara, através de agulhas especiais inseridas por via transcutânea.

A inserção e o uso de um cateter venoso central de demora trazem vários riscos para o paciente, como pneumotórax, hemotórax, trombose, infecção, lesão vascular ou nervosa, reações de hipersensibilidade e contaminação microbiana. As taxas de complicação relatadas vão de 0,3 a 12%, variando de acordo com a definição de complicações, perícia do médico, preparação utilizada, frequência de manipulação do cateter e outros fatores.[25] A trombogenicidade varia com o material de confecção do cateter; os cateteres mais antigos e mais rígidos, fabricados com polivinila e polietileno, estavam associados a um maior porcentual de formação de trombos, em comparação com cateteres de silicone ou de poliuretano. Como o uso de cateteres com vários lumens aumentou, esses dispositivos permitem o acesso adicional para a infusão de medicamentos e de sangue, bem como para a coleta de amostras sanguíneas, sem que haja interferência na administração da NP. Existem relatos conflitantes acerca da frequência de sepse relacionada com o uso de cateteres.[26,27] O local de inserção está relacionado com as taxas de infecção; por exemplo, os acessos femorais e jugulares tendem a exibir porcentuais mais elevados do que o acesso subclávio.[27] Do mesmo modo, a canalização do cateter (p. ex., jugular) reduz a incidência de sepse de cateter[28] e também minimiza outros problemas, como o desalojamento.

Várias abordagens adicionais foram adotadas na tentativa de evitar infecções da corrente sanguínea relacionadas com o cateter em pacientes submetidos à NPC a curto e longo prazo.[29-33] Tais abordagens incluem: o uso de protocolos de inserção e manutenção de cateter rígido; técnicas assépticas adequadas, incluindo a higiene das mãos, com a inserção e manipulação do cateter; cateteres canalizados de NPC com manguito para infusões mais crônicas de NP (p. ex., em pacientes domiciliares que necessitam de NPC); evitar o uso dos cateteres venosos femorais; e uso de vários tipos de cateteres impregnados com agentes antimicrobianos ou clorexidina.[29-33] Outras intervenções associadas à diminuição nas infecções da corrente sanguínea (não conclusivamente comprovadas) consistem no uso de vários curativos no local de inserção do cateter com pomadas antibióticas ou antissépticas e selo de cateter, contendo heparina, vancomicina, citrato, taurolidina ou etanol.[29-33]

Também foi demonstrado que todos os tipos de complicações – não apenas infecciosas – são menos frequentes quando profissionais experientes (de preferência, os membros de uma equipe de terapia nutricional) tomam as devidas precauções, como uso de técnica asséptica na inserção e manutenção do cateter, colocação adequada por meio de estudo radiográfico antes do uso, e cuidados adequados no local de inserção. O uso de ultrassonografia pode facilitar a colocação de cateter central. Isso diminui o número de tentativas fracassadas de inserção e as taxas globais de complicação mecânica, particularmente nas mãos de profissionais inexperientes, mas não parece reduzir o tempo de inserção de forma expressiva.[34] Em 2011, o US Centers for Disease Control and Prevention publicou novas diretrizes abrangentes para a prevenção de infecções relacionadas com cateteres intravasculares.[35]

Sistemas de administração

Soluções nutritivas para NP são fornecidas exclusivamente a partir de bolsas plásticas com bombas eletrônicas. Em geral, as soluções de NPC são fornecidas utilizando bombas peristálticas de vários tipos. Essas bombas vêm se tornando cada vez mais sofisticadas, automatizadas e caras. Esses aparelhos garantem velocidades de fluxo homogêneo (uniforme), superam o aumento da resistência de filtros de pequena porosidade (especialmente nos casos de uso contínuo), minimizam a probabilidade de coagulação na ponta do cateter e reduzem a necessidade da vigilância frequente por parte do enfermeiro. A maioria dessas bombas possui um sistema de alarme para detecção da presença de ar no cateter, o que evita a ocorrência de embolia aérea.

O uso de bolsas plásticas flexíveis de diversos tamanhos elimina o perigo de ruptura, simplifica o transporte e armazenamento, além de diminuir a necessidade de espaço para armazenamento antes e depois do enchimento, em comparação com o uso de frascos de vidro ou de plástico rígido. As soluções aquosas habitualmente utilizadas nas formulações de nutrientes não extraem quantidades mensuráveis do plastificante ftalato, que é usado na manufatura das bolsas de cloreto de polivinila (PVC); contudo, albumina, lipídios e sangue absorvem o plastificante.[36] A quantidade de plastificante extraída dos equipamentos de administração de PVC por emulsões lipídicas é relativamente pequena, em comparação com a quantidade extraída das bolsas. Basicamente, os produtos manufaturados com PVC foram substituídos por bolsas e tubos de acetato de etilenovinila isentos de plastificante.

Existem bolsas plásticas de câmara dupla que permitem a mistura de macronutrientes imediatamente antes da infusão da NP. Essas bolsas são bastante convenientes para NPD, sobretudo para os pacientes submetidos a lipídios intravenosos em um esquema regular. As bolsas com duas câmaras são manufaturadas vazias ou já com os macronutrientes em seu interior (i. e., dextrose em uma câmara e aminoácidos na outra). Nos casos em que se faz uso de lipídio, a dextrose, os aminoácidos e os eletrólitos são adicionados à câmara inferior da bolsa vazia, enquanto a dose intravenosa desejada de lipídio à câmara superior. Antes da administração, remove-se o divisor plástico e, com isso, prepara-se a mistura com o lipídio. Isso aumenta a estabilidade, porque a mistura nutritiva total (MNT) não é preparada até imediatamente antes da infusão.

Os filtros continuam sendo recomendados durante a administração das formulações de NP.[37] Em geral, os filtros removem ou reduzem a infusão de matéria particulada, ar e microrganismos para o paciente. Materiais particulados são encontrados em injetáveis de grande volume. Foi constatado que materiais particulados coagulam os capilares pulmonares e, na verdade, provocam embolia pulmonar ao excederem 5 μm. Existe a possibilidade de deposição de materiais particulados em outros tecidos moles, como cérebro, baço, medula renal e pulmão. Nos centros onde se utiliza a NPP, há relatos de que filtros em linha diminuem a incidência de flebite.[5,6] Os dois filtros comumente utilizados durante a administração das formulações de NP são de 0,22 e 1,2 μm. O filtro de 0,22 μm é eficaz na remoção de microrganismos, material particulado e ar. Um filtro de 0,22 μm com membrana de náilon positivamente carregada tem a capacidade de remover pirógenos (p. ex., endotoxina gram-negativa) por meio de forças eletromagnéticas.[5,6] As MNT devem ser filtradas com filtros de 1,2 μm, porque as partículas lipídicas em uma emulsão estável medem entre 0,1 e 1 μm de diâmetro. Embora as partículas lipídicas possam ser forçadas através de um filtro de 0,22 μm, isso desestabilizaria a emulsão. O filtro de 1,2 μm remove microrganismos como *Candida albicans*, pois esses organismos são partículas grandes com medidas na faixa de 3 a 6 μm.

Os pacientes tratados com NPD deverão ter diversas bolsas de NP armazenadas em uma geladeira, para aumentar a compatibilidade antes da administração. Esses pacientes devem ser instruídos a retirar a formulação de NP de 2 a 3 horas antes da administração, para que o produto fique mais próximo da temperatura ambiente durante a infusão.

A adsorção de insulina ao cateter varia de forma considerável, dependendo das características ligantes dos nutrientes presentes, do tipo de plástico no sistema de administração, da presença de filtros e da concentração de insulina adicionada.[5] A adsorção de insulina é mínima nas MNT. Ao se adicionar a insulina às formulações de NP para pacientes diabéticos, a dose deve ser monitorada com rigor até ser devidamente ajustada.[5,38,39]

Componentes e necessidades

Líquidos

As necessidades de líquido para a maioria dos adultos giram em torno de 30 a 40 mL/kg/dia.[6] O componente líquido da NP somado a outros fluidos intravenosos com ou sem a entrada de qualquer fluido enteral deve atender às necessidades individuais, conforme determinado pela avaliação dos dados clínicos e laboratoriais (p. ex., achados do exame físico pertinentes ao estado hídrico, bem como às concentrações plasmáticas de sódio e ureia). É muito importante levar em consideração as inter-relações estreitas de água, eletrólitos, fatores hormonais e função orgânica ao se prescrever uma formulação de NP. Além dos fatores clínicos que podem causar retenção ou perda excessiva, deve-se levar em consideração a entrada de líquidos com medicamentos e infusões "para manter a veia", bem como as mudanças nas perdas insensíveis de água. É necessário um registro meticuloso da entrada e da saída de líquido. Em alguns pacientes criticamente enfermos, talvez haja necessidade da avaliação do estado volêmico por meio de monitorização hemodinâmica.

As misturas padrão de NP podem ser administradas ao paciente com necessidades aumentadas de líquidos, especialmente nos casos em que há o envolvimento de perdas extrarrenais, com uma solução intravenosa complementar para atender às necessidades em ambientes de cuidados críticos. No ambiente domiciliar, as necessidades adicionais de líquido podem ser acrescentadas à mistura de NP em uma bolsa plástica ou administradas separadamente. Para o paciente com sobrecarga líquida, a prescrição de NP deve ser o mais concentrada possível para minimizar a entrada de líquidos. É comum a ocorrência de expansão do líquido extracelular em pacientes hospitalizados com desnutrição, com aumento do peso corporal e diminuição das concentrações séricas de albumina, pré-albumina e outras proteínas, independentemente do estado nutricional.

Necessidades de energia e macronutrientes

As metas calóricas em pacientes adultos clinicamente estáveis sem doença crítica são estimadas pelas diretrizes atuais da prática clínica em cerca de 25 a 30 kcal (6,0 a 7,2 kJ)/kg de peso corporal/dia. Uma relação de gramas de nitrogênio e quilocalorias (N/kcal) de aproximadamente 1:130 a 1:150 (1:31 a 36 N/kJ) é uma fórmula prescrita rotineiramente em pacientes estáveis que não se encontram em UTI.[5,6] Shaw et al.[40] desenvolveram uma apresentação gráfica dos efeitos do nitrogênio e das ingestões calóricas sobre o equilíbrio de nitrogênio (balanço nitrogenado) e gordura em pacientes com depleção. A quantidade de proteína adicional necessária costuma ser proporcionalmente mais alta do que a de energia; por exemplo, para os pacientes adultos agudamente estressados por traumatismo, queimaduras ou infecção, a relação de N/kcal é comumente aumentada (p. ex., 1:100). Em pacientes internados em UTI, as necessidades calóricas precisas para melhores desfechos clínicos permanecem incertas, porém doses mais baixas (p. ex., 20 a 25 kcal/kg/dia) são recomendadas pelas diretrizes da prática clínica europeias e americanas/canadenses, dados os riscos associados às cargas calóricas mais altas no ambiente hospitalar de UTI (ver adiante).[7,9,14,15] As metas de energia para bebês e crianças que necessitam de NP são formuladas com base na idade e em outros fatores, mas estão além do escopo deste capítulo; elas, no entanto, são revisadas nas diretrizes da ASPEN.[8,41]

Atualmente, vários ensaios clínicos randomizados estão em andamento para definir com maior precisão as doses calóricas ideais de NP do ponto de vista clínico em pacientes internados ou não em UTI.[16] Embora as necessidades precisas de energia, proteínas e aminoácidos, calorias, gorduras e micronutrientes nos tipos de pacientes que necessitam de NP não sejam bem definidas por dados rigorosos, as diretrizes convencionais, estabelecidas com base em décadas de experiência com a administração desse tipo de nutrição, parecem ser geralmente seguras e eficazes para a maioria dos pacientes (ver Tab. 84.4).[6-16]

Tabela 84.4 Diretrizes gerais para a dosagem de macronutrientes em pacientes hospitalizados adultos

Substrato	Dose de calorias (g/kg/dia)[a,b,c,d]
Dose de energia	Clinicamente estável: GER × 1-1,3 (ou 20-30 kcal/kg/dia) UTI: GER × 1-1,2 (ou 20-25 kcal/kg/dia) Solicitação de NP inicial com 60-70% das calorias não provenientes de aminoácidos sob a forma de dextrose e 30-40% sob a forma de lipídios
Dose de aminoácidos essenciais + não essenciais (g/kg/dia)[e]	
Função renal e hepática normal	1,2-1,5
Insuficiência hepática (colestase)	0,6-1,0 (com base na função hepática)
Encefalopatia	0,6
Insuficiência renal aguda, não sob terapia de substituição renal	0,6-1,0 (com base na função renal)
Insuficiência renal, sob terapia de substituição renal	1,2-1,5

UTI, unidade de terapia intensiva; NP, nutrição parenteral; GER, gasto energético em repouso.

[a]Os aminoácidos da NP fornecem 4 kcal/g, a dextrose, 3,4 kcal/g e a emulsão lipídica convencional, 10 kcal/g.

[b]As necessidades calóricas podem ser estimadas por meio de calorimetria indireta; essas mensurações podem ser imprecisas em pacientes sob ventilação mecânica submetidos a altos níveis de oxigênio inspirado ou como resultado de vazamentos de ar ou outros problemas técnicos com o ventilador.

[c]A equação de Harris-Benedict pode ser usada para estimar o GER: homens (kcal/24 horas) = 66,5 + (13,8 × kg de peso corporal) + (5,0 × altura em cm) – (6,8 × idade em anos); mulheres (kcal/24 horas) = 655 + (9,6 × kg de peso corporal) + (1,8 × altura em cm) – (4,7 × idade em anos).

[d]Em indivíduos obesos, deve-se usar o peso corporal ajustado no cálculo das necessidades energéticas e proteicas por meio da equação a seguir:

Peso corporal ajustado = peso atual – peso corporal ideal (de tabelas ou equações-padrão) × 0,25 + peso corporal ideal

[e]Algumas diretrizes clínicas recomendam doses de proteínas e aminoácidos que chegam a 2,0 g/kg/dia (ou mais altas) em determinados subgrupos, como em casos de lesão por queimadura ou terapia de substituição renal.

Adaptado com permissão de Ziegler TR. Parenteral nutrition in the critically ill patient. N Engl J Med 2009;361:1088-97.

Aminoácidos

Conforme observado anteriormente, as formulações convencionais de NP fornecem todos os nove aminoácidos essenciais e diversos aminoácidos não essenciais, com a proporção ou quantidade exata de aminoácidos ou o volume variando em função da preparação comercial específica (ver Tab. 84.5). Soluções intravenosas de aminoácidos evoluíram dos hidrolisados originais de caseína ou fibrina do sangue para formulações de L-aminoácidos cristalinos de composições diferentes e concentrações variadas, com base em parte na composição de aminoácidos provenientes das proteínas de alta qualidade da dieta. As formulações de L-aminoácidos cristalinos foram desenvolvidas para problemas clínicos específicos, com alegações variadas em virtude de sua superioridade sobre as fórmulas mais genéricas para uso nas insuficiências renal e hepática, em casos de traumatismo e também para o crescimento de bebês.[4-8] Formulações comerciais diferem entre e dentro dos fabricantes na composição e nas concentrações de aminoácidos, dependendo da finalidade clínica; além disso, eles podem ter eletrólitos e/ou glicose adicionados. Aminoácidos-padrão concentrados em uma solução a 15 e 20% estão atualmente disponíveis para os pacientes que exibem sobrecarga líquida e necessitam de NP. Muitas farmácias que utilizam dispositivos automatizados armazenarão uma única concentração (geralmente 15 ou 20%) de aminoácidos-padrão para compor todas as formulações de NP, fazendo uso desse componente.[5,6]

A dose típica recomendada de aminoácidos para adultos é de 1,2 a 1,5 g/kg/dia; em circunstâncias especiais, no entanto, como na terapia de substituição renal contínua (diálise) ou lesões por queimadura (ver o capítulo sobre queimaduras e cicatrização de feridas), doses mais altas de aminoácidos (que chegam a 2 g/kg/dia) são recomendadas por alguns.[42,43] Também são necessárias doses superiores de aminoácidos na NP para bebês e crianças em crescimento.[8] A carga de aminoácidos na NP é ajustada para baixo ou para cima, dependendo do objetivo de dosagem desses nutrientes e em função do grau de disfunção renal e hepática, respectivamente.[6-8,15] Algumas diretrizes recomendam a adição rotineira de glutamina como um aminoácido condicionalmente essencial em pacientes internados em UTI (ver o capítulo sobre a glutamina).[9] Embora não se questione o

Tabela 84.5 Composição de produtos comerciais de aminoácidos para nutrição parenteral

	Prosol® (20%)	Aminoven® (15%)	Travasol® (10%)	Troph-amine® (10%)[a]	Glamin® (13,4%)[b]
Fabricante	Baxter	Fresenius Kabi	Baxter	B. Braun	Fresenius Kabi
Aminoácido (g ou mg/100 g de aminoácidos)					
Aminoácidos essenciais					
Valina	7,20 g	3,66 g	5,80 g	7,80 g	5,45 g
Lisina	6,75 g	7,39 g	5,80 g	8,20 g	6,71 g
Histidina	5,90 g	4,86 g	4,80 g	4,80 g	5,07 g
Isoleucina	5,40 g	3,46 g	6,00 g	8,20 g	4,18 g
Leucina	5,40 g	5,92 g	7,30 g	14,00 g	5,89 g
Fenilalanina	5,00 g	3,66 g	5,60 g	4,80 g	4,36 g
Treonina	4,90 mg	5,73 g	4,20 g	4,20 g	4,18 g
Metionina	3,80 mg	2,53 g	4,00 g	3,40 g	4,18 g
Triptofano	1,60 mg	1,07 g	1,80 g	2,00 g	1,42 g
Aminoácidos essenciais (%)	46%	38%	45%	57%	41%
Aminoácidos não essenciais					
Alanina	13,80 g	16,65 g	20,07 g	5,40 g	11,94 g
Glicina	10,30 g	12,32 g	10,30 g	3,60 g	Ver notas de rodapé
Arginina	9,80 g	13,32 g	11,50 g	12,00 g	8,43 g
Prolina	6,70 g	11,32 g	6,80 g	6,80 g	5,07
Ácido glutâmico	5,10 g	0	0	3,20 g	4,18 g
Serina	5,10 g	6,39 g	5,00 g	3,80 g	3,36
Ácido aspártico	3,00 mg	0	0	3,20 g	2,54 g
Tirosina	250 mg	266 mg	400 mg	2,4 g (sob a forma de tirosina e acetil-L-tirosina)	Ver notas de rodapé
Taurina	0	1,33 g	0	250 mg	0
Cisteína	0	0	0	240 mg (sob a forma de cloridrato de cisteína)	0
Glicil-glutamina[c]	0	0	0	0	22,58 g
Glicil-tirosina[d]					2,57 g
Aminoácidos não essenciais (%)	54%	62%	55%	43%	59%

NP, nutrição parenteral.

[a]Destinado para bebês e crianças pequenas (incluindo aqueles de baixo peso ao nascer).

[b]Fórmula contendo dipeptídio.

[c]A composição dipeptídica glicil-glutamina corresponde a 7,66 g de glicina e 14,92 g de glutamina.

[d]A composição dipeptídica glicil-tirosina corresponde a 701 mg de glicina e 1,70 g de tirosina.

Adaptado com permissão de Yarandi SS, Zhao VM, Hebbar G et al. Amino acid composition in parenteral nutrition: what is the evidence? Curr Opin Clin Nutr Metab Care 2011;14:75-82.

fato de que os aminoácidos essenciais e quantidades suficientes dos não essenciais devam ser fornecidos na NP em quantidades necessárias para manter a síntese proteica adequada e o metabolismo intermediário, é surpreendente que existam dados limitados disponíveis provenientes de ensaios controlados randomizados rigorosos devidamente alimentados para definir as doses ideais de aminoácidos totais ou individuais nesse tipo de nutrição.[44,45] Apesar de haver alguns dados promissores publicados, estão disponíveis poucos dados rigorosos acerca da eficácia clínica de doses alteradas de aminoácidos específicos na NP, incluindo a suplementação de arginina, aminoácidos de cadeia ramificada, cisteína ou taurina.[45]

É recomendável o fornecimento de um nível adequado de ácidos graxos essenciais e, nesse caso, as emulsões lipídicas intravenosas convencionais fornecem níveis suficientes dos ácidos linoleico e alfalinolênico; em geral, mais de 3% das quilocalorias totais fornecidas sob a forma de ácidos graxos essenciais são necessários para evitar a deficiência desses ácidos (ver adiante). Todos os eletrólitos, oligoelementos e vitaminas essenciais são fornecidos na NP completa convencional, mas as ingestões ideais de micronutrientes específicos para atender às necessidades individuais em quadros clínicos são basicamente desconhecidas; portanto, há necessidade de mais dados a respeito. Do ponto de vista clínico, uma abordagem razoável consiste em manter os micronutrientes específicos, quando mensurados, dentro da faixa de normalidade das concentrações plasmáticas. A deficiência de algum nutriente essencial pode levar a um balanço nitrogenado negativo. Por exemplo, a deficiência isolada de potássio, sódio, fosfato ou nitrogênio prejudica ou suprime a retenção de outros elementos, enquanto a depleção de zinco por si só pode causar um balanço nitrogenado negativo.[46,47]

Carboidratos

A glicose (dextrose) é o carboidrato comumente utilizado para a contribuição calórica na NP, além de ser a principal fonte de energia, tipicamente na ordem de 60 a 70% das calorias não provenientes de aminoácidos (ver Tab. 84.4). A glicose parenteral é veiculada na forma de monoidrato, em que 1 g fornece cerca de 3,4 kcal. A glicose está prontamente disponível em várias concentrações na forma líquida, além de ser relativamente barata e metabolizada com rapidez pela maioria dos pacientes. O uso exclusivo de glicose para atender às grandes necessidades de energia com um volume de líquido tolerável é tarefa que implica uma solução extremamente hipertônica (ver Tab. 84.6).

Tabela 84.6 Osmolalidades e valores energéticos de preparações intravenosas de dextrose[a]

Dextrose (%)	Osmolalidade (mOsm/kg de H_2O)	kcal/L
5	278	170
10	523	340
15	896	510
20	1.250	680
25	1.410	850

[a] Dextrose = 3,4 kcal/g.

Metabolismo da glicose e mudanças hormonais

A infusão de glicose intravenosa em seres humanos resulta em um aumento na secreção de insulina, levando com isso a uma elevação nas concentrações séricas desse hormônio. Em pacientes estáveis, essa resposta adaptativa é frequentemente adequada para a manutenção de concentrações séricas normais ou quase normais de glicose. A interrupção abrupta da NP pode resultar em hipoglicemia de rebote em alguns pacientes, pois a secreção de insulina não é imediatamente reduzida com a suspensão da infusão de NP. Portanto, a prática clínica impõe que a dextrose intravenosa (em geral, a 5 ou 10%) seja administrada depois da suspensão da NP, para evitar hipoglicemia, a menos que o paciente esteja comendo algum alimento que contenha glicose ou esteja sendo alimentado por meio de sonda.[48] A adaptação a cargas crescentes de glicose parenteral e de outros nutrientes diminuía conforme a duração da infusão era encurtada em indivíduos submetidos a teste. Tais indivíduos eram adultos relativamente estáveis que estavam sendo preparados para NPD ou já recebendo esse tipo de nutrição.[49] Tendo em vista que tais pacientes não são incomuns, deve-se verificar a tolerância à glicose antes que seja realizada a infusão de grandes quantidades de forma cíclica. Outros estudos em adultos constataram que a interrupção abrupta da NP raramente estava associada a episódios significativos de hipoglicemia ou a seus sintomas.[50] Foram publicadas diretrizes clínicas da ASPEN sobre a prevenção de hiper e hipoglicemia no neonato submetido à NP.[51] É possível evitar aumentos ou reduções súbitas na infusão de glicose pelo uso de bombas de infusão, capazes de aumentar a infusão da mistura de maneira gradativa e também de reduzi-la de forma automática, sem que haja necessidade de mudar a regulagem do aparelho.

O metabolismo da glicose em pacientes com traumatismo, lesão, queimaduras e sepse ou câncer avançado com consequente perda de peso difere significativamente do metabolismo dessa substância em pessoas normais em termos fisiológicos. O paciente razoavelmente estável pode oxidar a glicose administrada pela infusão em dióxido de carbono (CO_2) com eficiência até cerca de 14 mg/kg/minuto, ao passo que o paciente criticamente enfermo tem apenas metade dessa capacidade: 5 mg/kg/minuto em pacientes queimados e 6 a 7 mg/kg/minuto nos pós-operatórios. A infusão acima da velocidade limitante resulta na conversão de glicose em gordura, com aumento no gasto energético e elevação acima de 1 no quociente respiratório. A conversão do excesso de glicose em gordura depende de energia; depois da oxidação da gordura resultante, a energia derivada (como fonte de trifosfato de adenosina) equivale a 30% daquela teoricamente obtida pela oxidação direta da glicose convertida. O metabolismo alterado de substrato em pacientes hipercatabólicos é abordado em capítulos na seção sobre nutrição em cirurgia e traumatismo.

Controle das concentrações de glicose no sangue

Ao longo da história da NP, o controle da hiperglicemia é um componente importante no tratamento de pacientes que recebem esse tipo de intervenção. A administração de NP com um componente substancial de dextrose contribui para a hiperglicemia; contudo, essa administração, com a combinação de um estado patológico agudo (traumatismo, queimadura, sepse), uma doença crônica (diabetes melito) e/ou farmacoterapia concomitante (corticosteroides, inibidores das proteases), costuma resultar em hiperglicemia moderada a grave. Em particular, os pacientes criticamente enfermos apresentam maior risco de apresentar hiperglicemia induzida pelo estresse, um fator bem conhecido por predispor à infecção, possivelmente por prejudicar as funções imunológicas.[6,52]

Um ensaio clínico importante que abordou a hiperglicemia em pacientes criticamente enfermos foi publicado por Van den Berghe et al. em 2001. Nesse estudo, 1.548 pacientes hospitalizados em uma unidade de terapia intensiva foram randomizados para insulinoterapia intensiva ou padrão.[53] Durante o estudo, todos os pacientes estavam recebendo nutrição parenteral ou enteral. O grupo da insulinoterapia intensiva recebeu insulina regular sob a forma de infusão contínua, para que as concentrações séricas de glicose fossem mantidas na faixa normal, de 80 a 110 mg/dL (4,4-6,1 mmol/L). Já o grupo da insulinoterapia padrão recebia insulina regular sob a forma de infusão contínua, quando a concentração sérica de glicose excedia 215 mg/dL. Nesse grupo, o objetivo era manter as concentrações séricas de glicose entre 180 e 200 mg/dL (10-11,1 mmol/L). Os resultados desse importante estudo demonstraram uma redução da mortalidade no grupo submetido à insulinoterapia intensiva.[53] Diversas outras melhorias na morbidade hospitalar foram percebidas no grupo de insulinoterapia intensiva em pacientes que permaneceram mais de cinco dias na unidade de terapia intensiva: redução no tempo de estadia hospitalar na unidade de terapia intensiva, diminuição no tempo de uso de suporte ventilatório, menor prevalência de infecção renal aguda e queda na bacteremia.[53]

Tanto Van den Berghe et al.[54] como Finney et al.[55] publicaram dados sugestivos de que as melhorias na mortalidade e no desfecho clínico são decorrentes do controle da hiperglicemia, e não necessariamente da administração de insulina. Em um subsequente estudo multinacional e multicêntrico de grande escala (N = 6.104) de pacientes internados em UTI pelos pesquisadores do ensaio NICE SUGAR, os indivíduos foram randomizados dentro de 24 horas após a admissão hospitalar para serem submetidos a um controle glicêmico intensivo, com glicemia-alvo de 81 a 108 mg/dL (4,5 a 6,0 mmol/L), ou controle glicêmico convencional, com glicemia-alvo de 180 mg/dL ou menos (≤ 10,0 mmol/L).[56] Os dois grupos tinham características clínicas semelhantes como referência. A mortalidade foi leve, mas significativamente mais alta no grupo da insulinoterapia intensiva em 90 dias (27,5% para o controle intensivo *versus* 24,9% para o controle convencional; p = 0,02).[56] O efeito terapêutico não diferiu de forma expressiva entre os pacientes cirúrgicos e clínicos. Ocorreu hipoglicemia grave (nível de glicose no sangue ≤ 40 mg/dL [2,2 mmol/L] em 6,8% dos pacientes do grupo sob controle intensivo e 0,5% no grupo sob controle convencional (p < 0,001).[56] Não houve nenhuma outra diferença significativa de desfecho clínico entre os dois grupos terapêuticos.

Com base nesse importante ensaio e em outros estudos de controle glicêmico rigoroso resumido por Kavanagh e McCowen,[57] o padrão atual de cuidado em pacientes de UTI consiste na manutenção da glicemia entre 140 e 180 mg/dL (7,8 e 10,0 mmol/L) via infusão de insulina e no monitoramento clínico muito estreito para evitar hipoglicemia. Diretrizes da prática clínica estabelecidas pela Endocrine Society recomendam uma meta de glicose pré-prandial abaixo de 140 mg/dL (7,8 mmol/L) e uma glicemia aleatória menor que 180 mg/dL (10,0 mmol/L) para a maioria dos pacientes hospitalizados com doença não crítica.[58] Como não foram elaborados estudos para avaliar parâmetros de controle glicêmico estreito especificamente em pacientes submetidos à NP, essas diretrizes são recomendadas atualmente.

Emulsões lipídicas

O emprego clínico, bem como os efeitos metabólicos ou oxidativos, imunológicos e clínicos, das diversas emulsões lipídicas intravenosas disponíveis no momento para uso em NP foram amplamente revisados.[59-61]

Composição

As emulsões lipídicas parenterais consistem em gotículas diminutas (≤ 0,5 μm), com um núcleo de triglicerídio e colesterol derivado de fosfolipídios da gema do ovo, circundado por uma camada superficial solubilizante e estabilizante dos fosfolipídios emulsificantes.[6] Emulsões lipídicas intravenosas fornecem tanto ácidos graxos essenciais (ácidos linoleico e alfalinolênico) como energia. Nos Estados Unidos, estão disponíveis apenas emulsões à base de óleo de soja ou à base de óleo de soja + cártamo, principalmente aquelas que fornecem ômega-6 como fonte de ácido graxo de cadeia longa. Essas emulsões são tipicamente fornecidas sob a forma de infusões separadas como uma emulsão lipídica a 20% durante 10 a 12 horas/dia. Quando são utilizados compostos farmacêuticos de NP, emulsões lipídicas a 20 ou 30% podem ser misturadas com dextrose, aminoácidos e micronutrientes na mesma bolsa de infusão como soluções de misturas nutritivas totais e normalmente são fornecidas ao longo de 24 horas.[6-8,15]

Mais recentemente, emulsões lipídicas parenterais disponíveis para uso na Europa e em outros países fora dos Estados Unidos foram formuladas com a substituição parcial de óleo de soja/cártamo por óleos que contenham TCM, ácidos graxos monoinsaturados ômega-9 ou ácidos graxos poli-insaturados ômega-3.[59,60] Pequenos estudos, a maioria em pacientes internados em UTI, sugerem que doses maiores de emulsões lipídicas padrão à base de óleo de soja possam induzir a efeitos pró-inflamatórios e pró-oxidativos e, possivelmente, imunossupressão.[59-61] Esses efeitos podem se relacionar, em parte, ao ácido araquidônico derivado do componente de ácido graxo ômega-6 (ácido graxo linoleico) e mediadores pró-inflamatórios a jusante, incluindo leucotrienos e outros compostos.[59-61] Além disso, os marcadores de peroxidação lipídica no sangue aumentam, enquanto os níveis sanguíneos de α-tocoferol diminuem em alguns pacientes de UTI submetidos à emulsão lipídica à base de óleo de soja, um achado sugestivo de que doses mais altas de vitamina E possam ser necessárias.[61]

Um único ensaio controlado randomizado, não cego e de pequena escala em pacientes com trauma, revelou que o grupo submetido à emulsão lipídica à base de óleo de soja com NP tinha maior taxa de infecção hospitalar, ficava mais dias sob ventilação mecânica e permanecia por mais tempo no hospital do que o grupo-controle não submetido a lipídios com NP (com menos calorias totais).[62] Com base nesse estudo e em outros estudos observacionais não randomizados, alguns pesquisadores clínicos defendem a suspensão da emulsão lipídica à base de óleo de soja durante os primeiros dias da NP na UTI ou em casos de sepse grave.[7] Contudo, dados rigorosos publicados acerca das diferenças de desfecho clínico entre os tipos de emulsão lipídica permanecem limitados.

Os pacientes pediátricos, especialmente os neonatos, com falência intestinal (p. ex., síndrome do intestino curto) estão sob particular risco de colestase e disfunção hepática associadas à NP por mecanismos que permanecem incertos.[63] No entanto, essa complicação foi acentuadamente diminuída com a administração de NP à base de óleo de peixe em substituição a esse tipo de nutrição à base de óleo de soja em pequenos estudos.[64-66] A simples redução do lipídio à base de óleo de soja pode ser responsável por alguns desses benefícios ou grande parte deles.[67]

Vários ensaios clínicos randomizados bem alimentados estão atualmente em andamento para avaliar a eficácia clínica das emulsões lipídicas mais recentes, em comparação com lipídios à base de óleo de soja na NP em várias condições clínicas em adultos e, com relação ao óleo de peixe, em crianças que necessitam desse tipo de nutrição.[59-67] Por exemplo, em um ensaio clínico randomizado duplo-cego recente de grupos paralelos de 100 pacientes clínicos ou cirúrgicos de UTI com necessidade de NP, aqueles que receberam uma emulsão lipídica composta por 80% de azeite de oliva e 20% de óleo de soja na NP demonstraram semelhança nos desfechos clínicos (infecções, disfunção de órgãos, mortalidade), bem como nos níveis plasmáticos de indicadores de estresse oxidativo ou inflamatório e nas funções neutrofílicas, em comparação com pacientes submetidos à NP com emulsão lipídica convencional à base de óleo de soja.[68]

Na NPC, uma diretriz inicial razoável consiste em fornecer 30 a 40% de calorias não provenientes de aminoácidos sob a forma de emulsão de gordura (ver Tab. 84.4). A dose máxima recomendada de infusão de emulsão lipídica gira em torno de 1,0 a 1,3 g/kg/dia, com monitorização dos níveis sanguíneos de triglicerídios como base de referência e, em seguida, devendo-se monitorizar geralmente a cada semana, em particular nos pacientes com distúrbios lipídicos conhecidos, pancreatite ou hepato/nefropatia, para avaliar a depuração dos triglicerídios.[15] Os níveis desses triglicerídios devem ser mantidos abaixo de 400 a 500 mg/dL para diminuir o risco potencial de pancreatite e capacidade de difusão pulmonar reduzida em pacientes com doença pulmonar obstrutiva crônica grave, o que pode ocorrer com níveis muito altos de triglicerídios.

Metabolismo

Depois da infusão de emulsões lipídicas intravenosas em seres humanos, a lipoproteína lipase atua na porção triglicerídica desse produto, fazendo sua conversão para ácidos graxos livres. Esses ácidos graxos podem ingressar nas mitocôndrias via carnitina, onde serão diretamente oxidados para obtenção de energia, armazenados no tecido adiposo ou transportados até o fígado pela albumina, para serem sintetizados em lipídios complexos.[69] Quando a concentração de lipídios aumenta até o nível de saturação dos locais de ligação na lipoproteína lipase, é atingida uma capacidade de eliminação máxima. Em adultos fisiologicamente normais, essa taxa máxima é de aproximadamente 3,8 g de gordura/24 horas, o que corresponde a cerca de 35 kcal/kg/24 horas. Esse indicador aumenta em casos de inanição (~50%) e ainda mais em pacientes traumatizados.[70]

Estabilidade e fatores de segurança

O sistema de mistura é potencialmente instável. Foram revisadas as propriedades relevantes dos emulsificantes fosfatídicos e diversos fatores que influenciam a estabilidade das emulsões lipídicas na presença de vários aditivos na mistura.[71] Driscoll et al.[72] descobriram que o ferro-dextrano era o componente mais desagregador das MNT. Esses pesquisadores estudaram os efeitos de muitos aditivos, incluindo aminoácidos, lipídios e dextrose, além de íons mono, di e trivalentes. Com base nesses resultados e com o uso de análise mais sofisticada, não é incentivada a adição de qualquer dose de ferro-dextrano a uma MNT. Ocorre menor crescimento microbiano em um período de 24 horas nas MNT, em comparação com emulsões lipídicas intravenosas *per se*.[71,72] Esse achado levou os Centers for Disease Control and Prevention, do Serviço de Saúde Pública dos Estados Unidos, a recomendarem um tempo máximo de infusão de 12 horas para emulsão lipídica intravenosa não inclusa em MNT.

Efeitos adversos potenciais das infusões lipídicas

Pelo fato de a capacidade de metabolização dessas emulsões estar diretamente relacionada com a maturidade do bebê, o risco de acúmulo de lipídios no sangue, e suas sequelas, é maior no bebê prematuro e naquele com baixo peso ao nascer e pequeno para a idade gestacional, bem como na criança com depleção nutricional. Foi descrito o acúmulo de lipídios no sistema reticuloendotelial hepático, com a possibilidade de depressão das respostas imunológicas e sua competição com bilirrubina e outras substâncias pela ligação com albumina. Há relatos de casos (principalmente em crianças novas) de discrasia sanguínea em associação com elevadas concentrações plasmáticas de lipídios e plaquetas ingurgitadas com lipídios.[6] São variados os relatos de alteração da função pulmonar durante a hiperlipidemia aguda; enquanto alguns pesquisadores observaram uma diminuição da capacidade de difusão pulmonar, outros não constataram mudanças na dinâmica pulmonar, mas sim um declínio da oxigenação arterial.[6,73,74]

Pacientes com síndrome da angústia respiratória aguda que foram tratados com 500 mL de emulsão lipídica intravenosa a 20% ao longo de 8 horas (velocidade máxima de infusão sugerida nas bulas que acompanham o produto) demonstraram uma queda significativa na pressão parcial arterial de oxigênio (PaO_2), na fração de oxigênio inspirado (FiO_2) e na pressão arterial pulmonar média, além de um aumento expressivo na resistência vascular pulmonar e na mistura venosa pulmonar.[73,74] As emulsões lipídicas intravenosas devem ser administradas com cuidado por, no mínimo, 12 horas a pacientes com síndrome da angústia respiratória aguda. Uma vantagem das misturas nutritivas totais da NP, em que se misturam lipídios com outros constituintes desse tipo de nutrição, está no fato de que o componente lipídico é administrado tipicamente ao longo de 24 horas em pacientes hospitalizados. Diante das metas calóricas convencionais em pacientes de UTI (20 a 25 kcal/kg/dia, no máximo), 250 mL de um lipídio padrão à base de óleo de soja a 20%, o que fornece 50 g de lipídios e 500 kcal provenientes da gordura (10 kcal/g), é uma dose diária razoável. Essa dose de emulsão lipídica na NP pode ser diminuída de uma dosagem diária para duas a três vezes por semana (ou pode ser temporariamente descontinuada) se os triglicerídios plasmáticos subirem para mais de 400 mg/dL.[6,15]

O aumento na captação de lipídios de cadeia longa pelo sistema reticuloendotelial em pacientes com hepatoesplenomegalia e diminuição na depuração dos lipídios gerou preocupação quanto à possível depressão das respostas imunológicas com o uso dessas infusões e consequente aumento da suscetibilidade à infecção. Com o uso da depuração de coloide de enxofre marcado com tecnécio-99 como marcador da função do sistema reticuloendotelial, a administração, durante três dias, de emulsão lipídica intravenosa à base de óleo de soja resultou em um comprometimento significativo em seres humanos medicados com NP na dose de 0,13 g/kg/hora, diariamente, durante 10 horas. Foram necessários três dias da administração de lipídios para que ocorresse essa mensuração do comprometimento imunológico.[75] Um estudo de acompanhamento demonstrou pouca variação, em relação aos níveis basais, na depuração do coloide de enxofre marcado com tecnécio-99, quando se utilizou uma emulsão lipídica contendo triglicerídios tanto de cadeia longa como de cadeia média.[76]

Foram estudadas diversas funções imunes em pacientes desnutridos com câncer que estavam sendo mantidos com uma fórmula de NP à base de glicose ou com outra fórmula contendo glicose e lipídio. Observou-se uma depressão da imunidade mediada por células antes da implementação da NP, mas não se constatou nenhuma alteração nesses parâmetros nos pacientes sob a infusão de gordura.[77] Lenssen et al.[78] estudaram 512 pacientes submetidos a transplante autólogo ou alogênico de medula óssea. Todos os pacientes receberam NP no período pós-operatório, de modo que a alimentação oral e a NP proporcionaram 1,5 vezes o gasto energético basal. Em seguida, os pacientes foram estratificados de acordo com diversos fatores clínicos e randomizados para dose baixa ou dose padrão de lipídio intravenoso. A dose baixa era de 6 a 8% das calorias parenterais totais provenientes de lipídios intravenosos, enquanto a dose padrão era de 25 a 30% das calorias parenterais totais vindas também de lipídios intravenosos. Não foram observadas diferenças significativas na incidência de bacteremia e fungemia entre os dois grupos de doses de lipídios. Também não se constataram diferenças significativas entre os grupos quando o período de observação foi estendido para sessenta dias depois do transplante. Esses dados são fortemente sugestivos de que, nessa população de pacientes imunocomprometidos, doses moderadas de lipídios intravenosos não exercem nenhum efeito notável sobre a infecção.

Embora várias alterações associadas ao sistema imunológico na imunidade mediada por célula tenham sido demonstradas com a infusão de emulsões lipídicas à base de óleo de soja, tais estudos são de pequena escala até o momento, havendo, portanto, a necessidade de ensaios rigorosos de eficácia comparativa devidamente alimentados.[59,60] Conforme observado, um ensaio controlado randomizado duplo-cego não revelou nenhuma diferença em infecções ou funções imunológicas neutrofílicas ao comparar pacientes adultos internados em UTI sob emulsão lipídica à base de azeite de oliva com outra emulsão à base de óleo de soja em NP.[68]

Lipídios como veículos farmacológicos

Atualmente, alguns medicamentos são comercializados em emulsões lipídicas intravenosas à base de óleo de soja. Um exemplo é o propofol, originalmente comercializado para indução de anestesia, mas utilizado com maior frequência para sedação em unidade de terapia intensiva. O propofol é preparado pelo fabricante em emulsão lipídica a 10% (1,1 kcal/mL), mas alguns pacientes que necessitam de grandes doses de propofol recebem uma quantidade substancial de quilocalorias por dia a partir desse agente (p. ex., 20 mL de propofol/hora fornecem 528 kcal/dia vindos do componente lipídico).[79] Além disso, nos Estados Unidos, foram comercializadas diversas formulações lipídicas de anfotericina B; contudo, é desprezível a contribuição calórica das formulações lipídicas veiculadoras desse fármaco. Clevidipina é um bloqueador dos canais de cálcio intravenoso, utilizado algumas vezes para o controle de hipertensão pós-operatória; também é formulado em uma emulsão lipídica a 20%, fornecendo 2 kcal/mL provenientes da gordura. Assim, as quilocalorias lipídicas fornecidas por esses agentes, sobretudo o propofol, comumente administrado por alguns dias ou mais tempo em pacientes de UTI, devem ser levadas em consideração nas solicitações de NP para evitar complicações advindas do excesso de calorias (ver adiante).

Minerais

Sódio, potássio, cálcio, magnésio, fosfato e cloreto são nutrientes essenciais e todos, sem exceção, são fornecidos na NP convencional em um esquema individual (ver Tab. 84.3). Informações detalhadas sobre depleção e repleção de eletrólitos e minerais são fornecidas no capítulo sobre eletrólitos. Como muitos pacientes que recebem ou necessitam de NP sofrem de má absorção do trato digestório e/ou comprometimento da reabsorção renal, frequentemente em associação com grandes perdas hídricas iônicas, uma preocupação contínua no tratamento desses pacientes é a adequação do equilíbrio hidroeletrolítico.[6,7,80] Em geral, os pacientes com doença crítica tipicamente necessitam de monitoramento diário das concentrações de eletrólitos (sódio, potássio, cálcio, magnésio, fosfato) no sangue com ajustes da dosagem de NP, conforme a necessidade, e monitorização seriada rigorosa para acompanhamento.

As necessidades diárias básicas de pacientes com as funções cardiovascular, intestinal, renal e hormonal, bem como o estado de hidratação, razoavelmente normais são de 50 a 60 mEq (mmol) de sódio, 40 mEq (mmol) de cloreto e bicarbonato (inclusive aqueles associados a aminoácidos na forma de acetato) e de 40 a 60 mEq (mmol) de potássio. As perdas excessivas pelo intestino ou rim e a retenção anormal exigem mudanças adequadas, juntamente com uma monitoração apropriada, em caso de necessidade. As necessidades de minerais em bebês e crianças estão resumidas na literatura especializada.[6]

Cálcio e fósforo (sob a forma de fosfato inorgânico) são minerais necessários em quantidades relativamente grandes para os bebês; no entanto, quando esses dois elementos estão presentes em concentrações relativamente grandes, a solubilidade na solução de NP passa a ser problemática. Por isso, é recomendável a administração de glicerofosfato ou glicose fosfato com gluconato de cálcio ou glicerofosfato de cálcio, pois se trata das formas mais solúveis desses nutrientes. Foram elaboradas curvas de referência, com o objetivo de estimar a compatibilidade de cálcio e fosfato em soluções de NP comumente utilizadas para neonatos.[81] As concentrações pediátricas recomendadas de cálcio, fósforo e magnésio por litro de solução de NP são fornecidas por Greene et al.[82] Adultos necessitam entre 10 e 25 mEq de cálcio/dia via NP.

Pode ocorrer balanço negativo de cálcio relacionado com hipercalciúria em adultos medicados com NP, especialmente durante o período de infusão de NP cíclica; a suplementação com acetato de sódio ou de potássio (em substituição a quantidades equimolares de NaCl ou KCl) resultou em importantes quedas no cálcio urinário em pacientes medicados com NP de 24 horas e com NP cíclica, principalmente por causa do aumento na reabsorção tubular renal com declínio na excreção até níveis próximos dos da infusão.[83] Os relatos são contraditórios quanto à questão de se saber se a excreção urinária de cálcio com o uso da NP cíclica de 12 horas é superior ou não àquela com a utilização de infusão contínua de 24 horas.[83] Embora isso possa não ser relevante ao paciente tratado a curto prazo, pode ser importante em pacientes sob NP prolongada, porque um balanço negativo crônico de cálcio poderia resultar em perda desse mineral do esqueleto.

Em uma série de casos, seis pacientes medicados por um longo período de tempo com NP (média de 19 anos) demonstraram uma redução significativa da massa óssea, em comparação com voluntários fisiologicamente normais.[84] Os pacientes apresentavam concentrações séricas mais elevadas de paratormônio, em comparação com pessoas fisiologicamente normais, mas exibiram uma resposta anormalmente baixa às infusões de acetato de sódio. Isso sugeriu que esses pacientes tivessem hiperparatireoidismo secundário.[84] Doenças ósseas metabólicas, incluindo osteoporose e osteomalacia, são comuns em pacientes submetidos à NP. Antes considerada uma manifestação de toxicidade do alumínio causada pela contaminação da NP por tal elemento químico, a osteopatia metabólica durante esse tipo de nutrição é considerada atualmente como uma síndrome multifatorial, embora as causas exatas em pacientes individuais possam não ter sido esclarecidas.[85-87]

A hipofosfatemia tem múltiplas causas (ver o capítulo sobre fósforo); entretanto, em pacientes tratados com NP, essa situação é frequentemente associada à infusão súbita de glicose, cujo metabolismo estimula a transferência de fosfato do plasma para as células (ver discussão adiante sobre síndrome de realimentação). A hipofosfatemia pode ser tratada durante o fornecimento da NP, mediante o uso de um esquema de doses graduais com base na concentração sérica de fósforo em pacientes com função renal normal.[88] Para concentrações séricas de fósforo abaixo de 1,5 mg/dL, foi administrado 0,64 mmol/kg durante 8 horas; além disso, administraram-se doses de 0,32 mmol/kg ao longo de 4 a 6 horas e 0,16 mmol/kg ao longo de 4 horas para concentrações séricas de fósforo de 1,6 a 2,2 mg/dL e de 2,3 a 3,0 mg/dL, respectivamente.[88] Alguns dados apoiam uma reposição mais rigorosa de fósforo em pacientes com hipofosfatemia moderada a grave.[89]

A importância do magnésio e de seu balanço está sendo mais avaliada, especialmente no ambiente de terapia intensiva, onde as concentrações séricas desse eletrólito estão sendo determinadas com uma frequência mais alta; atualmente, os fatores de risco para depleção de magnésio são bem reconhecidos (ver capítulo sobre magnésio). Embora nem sempre a concentração sérica de magnésio reflita o estado desse eletrólito com precisão, uma baixa concentração costuma indicar deficiência de magnésio. No capítulo sobre magnésio e em outras partes deste livro, inclusive nas diretrizes da ASPEN sobre as necessidades diárias de eletrólitos e minerais para adultos e crianças, são fornecidas doses para o tratamento de deficiência moderada a grave em diversas situações clínicas para várias faixas etárias.[6,90] Pode ocorrer hipermagnesemia diante de uma função renal flutuante ou em progressiva deterioração ou, então, em caso de redução na perda intestinal ou renal de magnésio; há necessidade de monitorização periódica das concentrações sanguíneas de magnésio e ajuste na NP.

Oligoelementos

Uma evidência direta aceitável indica que elementos como ferro, iodeto, zinco, cobre, cromo (Cr^{3+}) e selênio são nutrientes essenciais para os seres humanos.[6] Os papéis bioquímicos e fisiológicos desses oligoelementos, bem como os efeitos de sua depleção em seres humanos e outras espécies, estão revisados nos capítulos pertinentes. As necessidades de oligoelementos em bebês e crianças foram resumidas por Mirtallo et al.[6] e nos capítulos sobre esses elementos. A Tabela 84.7 resume as recomendações diárias dos oligoelementos para formulações de NP e fornece a composição de um produto comercial convencional misto desses oligoelementos. Cada oligoelemento também pode ser adicionado à solução de NP para repleção.

O manganês (Mn^{2+}) foi considerado essencial para todas as espécies experimentais estudadas, embora não existam provas clínicas de deficiência desse elemento em seres humanos. Por outro lado, a toxicidade do Mn^{2+} em pacientes medicados com NP é bem conhecida. Em uma revisão, Hardy notou que a maioria dos produtos de NP contém Mn^{2+} como

Tabela 84.7 Recomendações da suplementação diária de oligoelementos para formulações de nutrição parenteral de adultos

Oligoelemento	Recomendação da dosagem-padrão de ingestão diária	Dose fornecida em produto comercial convencional[a]
Cromo	10-15 μg	10 μg
Cobre	0,3-0,5 mg	1,0 mg
Ferro	Não adicionado rotineiramente	Nenhum[c]
Manganês	60-100 μg[b]	500 μg
Selênio	20-60 μg	60 μg
Zinco	2,5-5,0 mg	5,0 mg

[a]Multitrace Concentrate (American Regent, Inc., Shirley, NY).

[b]A contaminação de manganês em vários componentes de nutrição parenteral (NP) pode contribuir para a ingestão total. O monitoramento sanguíneo seriado das concentrações de manganês é indicado com o uso da NP por tempo prolongado.

[c]O ferro-dextrano pode ser adicionado às formulações de NP que não contenham emulsão lipídica.

Adaptado com permissão de Mirtallo J, Canada T, Johnson D et al. Safe practices for parenteral nutrition. JPEN J Parenter Enteral Nutr 2004;28:S40-70.

um contaminante.[91] O manganês em excesso pode levar ao surgimento de hipermanganesemia e sintomas reversíveis semelhantes à síndrome de Parkinson. A exposição a Mn^{2+} em doses cinco vezes maiores que as necessidades diárias atuais, juntamente com a contaminação de NP, pode induzir à neurotoxicidade. Os níveis de Mn^{2+} no sangue total são precisos (exatos) para monitoramento e se correlacionam bem com o acúmulo desse elemento no cérebro em imagem obtida por ressonância magnética.[91] As misturas intravenosas atuais de oligoelementos contêm 500 mg de Mn^{2+}, o que pode ser excessivo em alguns pacientes; por isso, a monitorização sanguínea periódica é importante.

Podem ser feitas diversas generalizações acerca dos oligoelementos. Os oligoelementos catiônicos (ferro, zinco, cobre, Cr^{3+} e Mn^{2+}) em suas formas de sal são altamente regulados e tendem a ser absorvidos em pequenas quantidades a partir do alimento pelo intestino normal. Quando em excesso no corpo, todos esses elementos podem ser tóxicos. A administração desses elementos por via intravenosa acarreta o risco de retenção excessiva, porque os controles intestinais são contornados ou desviados. O ferro, em particular, é pouco excretado na urina após NP ou infusão sanguínea. Cobre, Mn^{2+} e (em um grau muito menor) molibdênio são excretados através da bile no trato intestinal; portanto, a administração contínua das quantidades habituais de cobre e Mn^{2+} na presença de disfunção hepática excretora representa um risco (ver adiante). Em contrapartida, todas as formas aniônicas de oligoelementos (iodeto, selenito ou molibdênio) são bem absorvidas e excretadas na urina; também nesse caso, o excesso traz consigo o risco de toxicidade. Muitos oligoelementos estão presentes na forma de contaminantes em componentes da NP e, por isso, contribuem variavelmente para o seu aporte.

Estima-se que a necessidade de ferro para o bebê a termo seja de aproximadamente 100 μg/kg/dia por via intravenosa; é provável que o bebê prematuro necessite do dobro dessa quantidade pela mesma via. Crianças de mais idade precisam de 1 a 2 mg/dia.[6] Mulheres não menstruadas e homens cujo nível se encontra estável precisam de cerca de 1 mg, enquanto mulheres menstruadas necessitam do dobro dessa quantidade por dia. A perda de ferro por meio de venopunções frequentes para diversos exames pode ser estimada com base em 1 mg de ferro perdido para cada mL de papa de hemácias removido (ver capítulo sobre ferro).

Quando evidências indicam uma depleção de ferro, esse mineral poderá ser administrado por via intravenosa na forma de solução diluída de ferro-dextrano em quantidades variáveis, depois de garantir que o paciente não tem hipersensibilidade a uma dose-teste. Outros produtos parenterais contendo ferro são sacarose de ferro e gluconato férrico de sódio. Como nenhum dos dois últimos produtos foi testado em formulações de NP, eles devem ser administrados separadamente da formulação de NP. Como já apontado anteriormente, a adição de ferro-dextrano e de outros sais de ferro promove a desestabilização da MNT.

Com o passar do tempo, pacientes que são medicados cronicamente com NP sem ferro em sua composição e que comem muito pouco desenvolvem invariavelmente deficiência de ferro. Nessa situação, deve-se adicionar ferro à solução de NP (de preferência, uma NP contendo dextrose/aminoácido), para prevenir ou tratar deficiência de ferro. Isso pode ser feito mediante a adição de pequenas doses diárias de ferro-dextrano à solução de NP (p. ex., de 1 a 2 mg/dia) ou pela administração de doses regulares de ferro-dextrano terapêutico via NP (p. ex., de 25 a 50 mg/dia durante o período de duas a quatro semanas). Os pacientes que possuem duodeno e jejuno proximal e consomem uma dieta normal durante o uso crônico de NP costumam absorver uma quantidade suficiente de ferro a ponto de evitar a deficiência. Esses pacientes talvez não precisem de suplementação de ferro via NP. A mensuração regular de hemoglobina, concentração sérica de ferro, volume corpuscular médio e concentração sérica de ferritina ajuda na avaliação das reservas de ferro. Durante quadros de estresses agudos, tais como infecções, a determinação das concentrações séricas de ferro e ferritina talvez não tenha utilidade no diagnóstico de deficiência de ferro, porque a concentração sérica desse mineral diminui enquanto a de ferritina aumenta.

Com frequência, o iodeto sérico permanece normal em bebês e adultos sem a adição desse eletrólito na NP. Durante quatro anos ou mais de observação, em pacientes adultos medicados durante longo período de tempo com NP domiciliar sem a adição de iodeto, os diversos parâmetros da função tireoidiana permaneceram dentro dos limites normais. Isso é explicado pela contaminação de vários aditivos minerais pelo iodeto, pela eficiente absorção no trato gastrintestinal superior de iodetos provenientes de qualquer alimento ingerido e pelo uso de soluções antimicrobianas tópicas contendo iodeto. Contudo, as diretrizes dos Centers for Disease Control and Prevention apoiam o uso de uma solução de clorexidina para os curativos de tratamento do local de inserção de cateteres centrais. Essa prática removeria a absorção de iodo através da pele, com o uso de soluções previamente recomendadas contendo esse oligoelemento. Para o paciente adulto ocasional com depleção prévia e má absorção, que pode exibir uma baixa concentração sérica de iodeto, parece adequada a dose de 1 μg/kg/dia durante o período de repleção. A mesma quantidade é recomendada para bebês, com o objetivo de evitar qualquer risco de deficiência ou de toxicidade.

Após a recomendação de um comitê de especialistas do Nutrition Advisory Group (Grupo de Consultoria em Nutrição) da American Medical Association para a US Food and Drug Administration (FDA) em 1979,[92] passaram a ser disponibilizadas soluções intravenosas comerciais de zinco, cobre, Mn^{2+} e Cr^{3+}, encerrando assim um período no qual tinham acesso a tais produtos apenas médicos e farmacêuticos que, pessoalmente, preparavam essas soluções. As diretrizes de 2002 e 2004 da ASPEN sugeriram decréscimos significativos tanto do cobre como do Mn^{2+} durante a administração de NP.[5,6] As recomendações originais do comitê da AMA[92] em relação ao zinco para pacientes estáveis e hipermetabólicos são consideradas razoáveis; no entanto, conforme observado, ainda há muito a se aprender sobre as necessidades de micronutrientes específicos para níveis bioquímicos e desfechos clínicos ideais em pacientes hospitalizados.[15,93] Como ocorre em adultos, uma diarreia grave secundária a doenças infecciosas e à síndrome do intestino curto em crianças está associada a um aumento nas perdas de zinco e na necessidade desse oligoelemento.[93] As diretrizes da prática clínica da ASPEN de 2004 para a NP são úteis para estimar as perdas intestinais de zinco, o que pode chegar a 12 a 15 mg/L de fezes.[6] Na NP, as necessidades foram estimadas por meio de estudos de equilíbrio como 3 mg/dia em pacientes sem perdas GI, mas uma média de 12 mg/dia naqueles com perdas por diarreia e fístulas.[94] Nessas circunstâncias, são essenciais verificações periódicas das concentrações séricas. A contaminação dos aditivos da NP por zinco é variável, dependendo de fontes específicas. Em consequência disso, o zinco total na formulação poderá chegar até 0,3 a 0,4 mg/L.[94]

O trabalho de Shike et al.[95] demonstrou que, ao contrário do zinco, o aumento do volume fecal não está associado a um incremento importante na excreção de cobre, enquanto as perdas urinárias tendem a ser baixas; assim, ocorre acúmulo de cobre no organismo quando esse eletrólito é administrado sob a forma de infusão em quantidades que excedam às necessárias para a manutenção do indivíduo. Com base neste e em outros achados, sugere-se que a faixa do cobre seja reduzida para 0,3 a 0,5 mg/dia para os pacientes estáveis (ver Tab. 84.7). É importante ter cautela na administração de cobre em casos de icterícia obstrutiva, porque a principal via excretora é a bile. Ocorria deficiência de cobre durante a administração de NP quando esse eletrólito era removido secundariamente à colestase.[96] A deficiência de cobre também foi observada (a) em pacientes submetidos à alimentação jejunal (que desvia o duodeno e o jejuno proximal, locais onde a maior parte do cobre é absorvida); (b) em várias condições de má absorção; (c) com certos medicamentos, (d) após ressecção gástrica parcial ou completa; e (e) com a cirurgia de *bypass* gástrico em Y de Roux para obesidade.[97,98]

O conteúdo de Mn^{2+} nos componentes da NP[99] e as concentrações sanguíneas detectadas em pacientes tratados com esse tipo de nutrição e submetidos a quantidades variadas de manganês[100] sugeriram uma redução apreciável nas recomendações da AMA. A contaminação por Mn^{2+} em vários aditivos de NP produzidos nos Estados Unidos pode resultar em um total de 8 a 22 μg/dia recebidos por um adulto (ver Tab. 84.7).[100] Pacientes tratados com NPD que recebiam 60 a 120 μg/dia (~1,5 a 3 μg/kg/dia) de Mn^{2+} adicionados exibiam concentrações séricas normais.[100] A possibilidade de retenção excessiva aumenta muito na presença de colestase, o que interfere na eliminação de Mn^{2+} do corpo, e ainda quando há um fornecimento contínuo da quantidade de Mn^{2+}, listada na Tabela 84.7, na NP.

Mesmo com uma função hepática normal, doses maiores em bebês e crianças[101,102] e em diversos adultos[103,104] submetidos à NP por um período de tempo prolongado resultaram em elevadas concentrações sanguíneas, associadas à alta intensidade de sinal na imagem ponderada em T1 nos gânglios basais.[101-104] Concentrações no plasma[105] ou no sangue total[100] de Mn^{2+} em crianças demonstraram uma correlação positiva significativa com os níveis de bilirrubina. A redução ou omissão do Mn^{2+} suplementar culminou em importantes declínios nos níveis sanguíneos desse eletrólito ao longo de períodos que variaram de semanas até meses[101-105] em crianças e adultos, e o sinal de alta intensidade na imagem cerebral por ressonância magnésia desapareceu. Sinais neurológicos estavam presentes em uma mulher adulta tratada durante um longo período de tempo com NP contendo de 1 a 2 mg/dia de Mn^{2+}; esses sinais melhoraram, e as concentrações séricas e urinárias de Mn^{2+} diminuíram, quando esse oligoelemento foi omitido da NP. Nove meses mais tarde, a paciente veio a óbito por causa de uma hemorragia gastrintestinal maciça, secundária a seu câncer. Na autópsia, o conteúdo de Mn^{2+} do núcleo caudado e do centro oval era de duas a três vezes superior àquele encontrado em alguns pacientes não submetidos à NP.[106] Em outro estudo, a supressão completa de Mn^{2+} resultou no decréscimo das concentrações séricas e da deposição cerebral desse mineral.[107]

Conforme observado no relatório de 1979 da AMA, não havia dados quantitativos sobre as necessidades de Cr^{3+} naquela época; por isso, as sugestões qualitativas baseavam-se em estimativas extraídas de dados de equilíbrio em pessoas saudáveis.[92] Hoje, a situação não é muito clara, em grande parte por causa da dificuldade de determinação das concentrações plasmáticas de Cr^{3+} (normalmente muito baixas), falta de informação sobre os níveis desse íon nos tecidos e carência de estudos controlados sobre ingestão muito baixa de Cr^{3+}. O Cr^{3+} parece atuar como um regulador da ação de insulina.[93,108,109]

O número relativamente pequeno de casos bem documentados de depleção sintomática de Cr^{3+} ocorreu em pacientes adultos tratados durante longos períodos com NP que recebiam pouca ou nenhuma suplementação desse elemento químico.[93] O problema foi associado à ocorrência súbita de intolerância à glicose, glicosúria, perda de peso e sintomas neurológicos, especialmente neuropatia periférica. Aparentemente, o desenvolvimento dos sintomas estava relacionado com infusões prolongadas de glicose e perdas intestinais de líquido – essas duas ocorrências aumentam as necessidades de Cr^{3+}. Os pacientes responderam satisfatoriamente à administração de

Cr^{3+}, frequentemente 250 µg do eletrólito sob infusão diária durante semanas.[108] Não foi observada toxicidade por Cr^{3+}, mesmo com o uso de doses superiores a 250 µg/dia. Conforme mencionado em uma revisão feita por Moukarzel, apesar das diretrizes publicadas para a suplementação de rotina de Cr^{3+} em NP, ainda existem grandes preocupações sobre a infusão de quantidades excessivas desse oligoelemento.[109] Embora alguns pacientes com má absorção possam vir a desenvolver deficiência, há poucas informações disponíveis sobre a dosagem adequada para o uso de Cr^{3+} na NP. Os dados até o momento sugerem que as quantidades listadas na Tabela 84.7 talvez tenham de ser reduzidas como uma regra geral tanto em adultos como em crianças.[109]

No relatório de 1979 da AMA, não foram propostas recomendações para o selênio. Naquele ano, vieram a público os primeiros relatos em língua inglesa relacionando deficiência de selênio com doença de Keshan na China (ver capítulo sobre selênio), além do relato de um caso de deficiência de selênio em um paciente medicado com NP.[110] Desde então, tem-se acumulado um volume considerável de informações clínicas e bioquímicas, inclusive sobre deficiência de selênio em pacientes submetidos à NP, em que algumas mortes foram associadas à ocorrência de miocardiopatia e relatos de sensibilidade muscular e astenia.

Baixas concentrações plasmáticas de selênio, inferiores a 10 µg/mL ou abaixo de 0,13 µmol/L, podem estar presentes em pacientes assintomáticos. Cohen et al.[79] acompanharam cinco pacientes sob NPD sem a adição de selênio, durante uma média de 18,6 meses. A enzima glutationa peroxidase dependente de selênio (GSHPx) no plasma atingiu níveis muito baixos (inferiores a 15% dos valores normais) em aproximadamente 1 ano; nos eritrócitos, a GSHPx chegou a esse nível em 1 a 2 anos.[79] O ácido selenioso (na forma de sais de selenito) está disponível para uso intravenoso. Comumente, a administração de 20 a 60 µg/dia na NP mantém concentrações plasmáticas normais durante o uso desse tipo de nutrição em curto prazo (ver Tab. 84.7). Os pacientes que precisam de NPD ou NP durante um período de tempo prolongado talvez necessitem de doses maiores, 100 a 120 µg/dia, para que sejam mantidas as concentrações séricas normais de selênio (a partir de uma ingestão alimentar reduzida, com ou sem perda fecal). A administração de 100 µg/dia no infusado aumentará as concentrações sanguíneas na maioria dos pacientes com depleção prévia e clinicamente estáveis medicados com NP para uma faixa plasmática normal.[79]

As concentrações plasmáticas de selenoproteína P (medidas por radioimunoensaio) têm boa correlação com selênio e GSHPx no meio extracelular como marcadores do nível de selênio em pacientes deficientes tratados com NP a longo prazo. Conforme observado em uma revisão feita por Shenkin, os pacientes criticamente enfermos ou aqueles com queimaduras graves podem ter necessidades mais altas de selênio.[111] Os ensaios controlados randomizados sugerem que até 400 mg/dia possam ser benéficos em pacientes com lesão por queimaduras, mas as evidências são inconclusivas a respeito dos benefícios de altas doses de selênio em casos de sepse ou doença crítica. Quando se faz uso de maior provisão de selênio ou de NP a longo prazo, o nível do selênio deve ser monitorizado pela mensuração da concentração plasmática desse elemento, com um marcador de inflamação sistêmica, como a proteína C-reativa.[111] Um ensaio controlado randomizado duplo-cego sugeriu que a administração de altas doses de selênio (500 mg) por 5 dias ou mais como uma injeção intravenosa separada estivesse associada à redução nas infecções hospitalares em pacientes internados em UTI e submetidos à combinação de NP e NE.[112]

Os produtos comercializados e de uso mais comum que combinam oligoelementos, contendo quatro a cinco metais individuais, estão listados na Tabela 84.7. Também se encontra disponível no mercado um produto de combinação, contendo seis oligoelementos (molibdênio, zinco, cobre, Mn^{2+}, Cr^{3+}, e selênio) e outro com sete oligoelementos (os seis mencionados anteriormente, mais iodo). O uso de múltiplos oligoelementos em uma fórmula fixa apresenta o risco de dosagem excessiva de um ou mais dos constituintes nos pacientes tratados com a fórmula durante longos períodos e acometidos por anormalidades metabólicas que exijam restrição ou omissão.[6] Além disso, evidências revisadas neste capítulo e recomendações na Tabela 84.7 sugerem que as necessidades de rotina para alguns oligoelementos sejam significativamente mais baixas do que aquelas recomendadas no relatório da AMA-FDA.[92] Talvez haja necessidade da combinação de oligoelementos individuais ou da redução do volume de determinada formulação que contenha múltiplos oligoelementos (se houver indicação para restrição de um ou mais dos oligoelementos presentes nesse produto, como na insuficiência hepática fulminante, em que o Mn^{2+} pode sofrer um rápido acúmulo).

O problema de toxicidade pela administração parenteral de chumbo, cádmio, mercúrio e alumínio presentes como contaminantes merece atenção, pois esses metais se desviam das barreiras normais do trato gastrintestinal.

O alumínio é particularmente preocupante, porque sua toxicidade foi bem descrita em pacientes com doença renal, tratados com antiácidos quelantes de fosfato contendo alumínio e/ou submetidos à água contaminada por alumínio na hemodiálise. As alterações neurológicas incluem anormalidades motoras apráxicas envolvendo a fala, mioclonia, crises convulsivas e demência. Também se observam quadros de osteomalacia refratária ao tratamento com análogos da vitamina D, cálcio ou fosfato; ostealgia; fraturas patológicas; deposição de alumínio no osteoide ósseo na região frontal; e anemia microcítica, sem indícios de deficiência de ferro.[113,114] A toxicidade do alumínio foi descrita em pacientes de todas as idades submetidos a diversas terapias, como diálise, agentes quelantes de fosfato e NP.[115]

Embora soluções de aminoácidos livres tenham quantidades muito menores de alumínio (p. ex., 26 ± 20 µg/L de uma solução a 10%), outros ingredientes da NP podem ter quantidades significativas, o que pode contribuir para a carga total. Bebês prematuros estão sob maior risco, em virtude da sua depuração renal insatisfatória.[116] Foram encontradas concentrações amplamente variáveis de alumínio no mesmo componente, proveniente de diferentes fabricantes ou em diferentes sais no mesmo mineral. Uma seleção cuidadosa poderá reduzir a contaminação por alumínio, de 288 µg/L de solução de NP para 10,9 µg/L.[116] Com base em um estudo realizado em Cambridge, na Grã-Bretanha, há evidência de que bebês pré-termos, tratados com NP durante um período médio de 9,5 dias (variação, 5 a 15 dias), com uma solução fornecendo 45 µg/kg/dia de alumínio, obtiveram redução de seu desenvolvimento na idade pós-termo de 18 meses, em comparação com um grupo-controle tratado com uma solução contendo de 4 a 5 µg/kg/dia de alumínio.[117] Conforme descrito por de Oliveira et al.[118] e por Mirtallo[119], os produtos atuais utilizados para preparar as soluções de NP e medicamenftos injetáveis apresentam problemas de contaminação por alumínio. Bolsas, buretas e seringas utilizadas para a administração de NP também podem estar contaminadas por alumínio até certo ponto e representar fontes adicionais do excesso desse metal, com aumento nos níveis sanguíneos de até 40% por meio do uso de alguns desses produtos.[118]

Vitaminas

Informações detalhadas sobre metabolismo, fatores associados à depleção e necessidades específicas de vitaminas em bebês, crianças e adultos são fornecidas nos capítulos sobre vitaminas específicas. Nos Estados Unidos, as formulações polivitamínicas parenterais originais eram feitas com base naquelas propostas em 1975 pelo Nutrition Advisory Group da AMA para formulações vitamínicas intravenosas.[120] A formulação adulta foi aprovada pela FDA em 1979, tendo sido nomeada aqui como fórmula adulta da AMA-FDA. Em 1984, sua fórmula pediátrica recomendada foi aprovada, mas essas diretrizes foram publicadas em 1988. Em 1985, um *workshop* patrocinado pela FDA/AMA propôs várias mudanças para as formulações vitamínicas parenterais. Em 2000, as novas diretrizes foram publicadas no *Federal Register*.[6] A principal mudança foi a inclusão da vitamina K (150 µg) na formulação adulta pela primeira vez. A ingestão diária adequada para a vitamina K pelo trato gastrintestinal em indivíduos saudáveis é de 90 µg para mulheres e 120 µg para homens; contudo, sabe-se que a vitamina K é sintetizada por bactérias no trato gastrintestinal. É provável que a dose parenteral dessa vitamina mimetize bem de perto o que o indivíduo normal necessitaria por via gastrintestinal em condições de saúde. Essa dose é muito mais baixa do que as doses parenterais previamente sugeridas de vitamina K durante a NP (de 5 a 10 mg/semana, ou 1 mg/dia). A Tabela 84.8 resume as recomendações vitamínicas diárias atuais para as formulações de NP[6] e fornece a composição de um produto vitamínico misto comercial convencional. Vitaminas individuais também podem ser adicionadas à solução de NP para repleção.

Pode ocorrer alguma adsorção e/ou destruição de vitaminas individuais mediante o contato com recipientes e tubos plásticos, bem como em sua passagem através de filtros, pela exposição à luz e ao calor, e ainda por interações com outras substâncias presentes em soluções. Foram revisados os fatores que afetam a solubilidade e estabilidade das vitaminas em diversas preparações farmacêuticas.[121] Quantidades apreciáveis de retinol parecem ser perdidas na solução, por uma combinação de adsorção e fotodegradação, se houver lentidão no fluxo através do cateter.[5,6] Isso é particularmente válido diante do aumento na intensidade luminosa, utilizado nos berçários neonatais. Com a exposição à luz solar intensa, pode ocorrer a perda total do retinol (100%) nas soluções de NP em 3 horas. O uso de cateteres de poliolefina, em vez de polivinila, diminui a perda de vitamina A. Nos sistemas de administração manufaturados com plástico, ocorre pouca perda de vitamina D. O DL-α-tocoferol permanece estável sob luz solar, embora possa ocorrer a perda de 50% da vitamina K nas soluções de NP em 3 horas. A riboflavina e a piridoxina também são instáveis quando expostas à luz solar direta em uma questão de horas. Tiamina, folato, riboflavina e piridoxina são estáveis em ambientes iluminados por luz fluorescente.[5,6]

Tabela 84.8 Recomendações da suplementação diária de vitaminas para formulações de nutrição parenteral de adultos

Vitamina	Recomendação da dosagem-padrão de ingestão diária[a]	Dose fornecida em produto comercial convencional[b]
Tiamina (vitamina B_1)	6 mg	6 mg
Riboflavina (vitamina B_2)	3,6 mg	3,6 mg
Niacina (vitamina B_3)	40 mg	40 mg
Biotina	60 µg	60 µg
Cianocobalamina	5 µg	5 µg
(vitamina B_{12})		600 µg
Ácido fólico	600 µg	15 mg
Ácido pantotênico	15 mg	6 mg
Piridoxina (vitamina B_6)	6 mg	3.300 UI (sob a forma de palmitato)
Vitamina A	3.300 UI[c]	200 mg
Vitamina C	200 mg	200 UI
(ácido ascórbico)	200 UI	(sob a forma de
Vitamina D		colecalciferol)
Vitamina E	10 UI	10 UI (sob a forma de α-tocoferol)
Vitamina K	150 µg	150 µg (sob a forma de vitamina K_1)

[a]Dosagens mínimas recomendadas pela Food and Drug Administration (FDA) para um produto vitamínico parenteral eficaz.

[b]Infuvite Adult Pharmacy Bulk Package Multiple Vitamins for Infusion (Sandoz Canada, Inc., Boucherville, QC, Canada).

[c]Unidades internacionais.

Adaptado com permissão de Mirtallo J, Canada T, Johnson D et al. Safe practices for parenteral nutrition. JPEN J Parenter Enteral Nutr 2004;28:S40-70.

A adição da solução polivitamínica a outros constituintes da NP apresenta a possibilidade de alguma perda de vitaminas específicas. A tiamina sofre degradação e perde a atividade biológica na presença de compostos de sulfeto, que são componentes das soluções de aminoácidos nos Estados Unidos; dessa forma, soluções polivitamínicas não devem ser acrescentadas diretamente a soluções não diluídas de aminoácidos, mas sim à solução final, imediatamente antes da infusão no paciente. Ocorre a perda progressiva de ácido ascórbico na presença do íon cobre (Cu^{2+}) e oxigênio.

A questão das necessidades vitamínicas de pessoas enfermas é preocupante há muito tempo e permanece incerta para subgrupos específicos de doenças e pacientes. As diretrizes clínicas atuais da ASPEN e a opinião de especialistas foram seguidas e adotadas para definir as doses de vitaminas utilizadas na NP (ver Tab. 84.8).[5,7,87] Quantidades variáveis de vitaminas foram administradas a pacientes pós-operatórios e a outros submetidos à NP, com intervalos diferentes entre os momentos de infusão das vitaminas e aqueles de coleta de amostras de sangue; os níveis sanguíneos foram utilizados como os critérios habituais, embora alguns pesquisadores tenham usado métodos enzimáticos. Poucos pesquisaram por completo todas as treze vitaminas. Boa parte dos dados publicados e obtidos em pacientes adultos gravemente enfermos baseia-se nas informações coletadas em períodos de algumas semanas a alguns meses, o período crítico para a maioria dos pacientes. Esses dados indicam uma faixa relativamente estreita de necessidades para alguns desses nutrientes, mas níveis sanguíneos adequados ou atividades enzimáticas afins podem ser obtidos em pacientes hipercatabólicos, com o uso de doses diárias de infusão para algumas vitaminas que, em alguns casos, estejam significativamente abaixo da antiga fórmula concentrada de MVI (infusão polivitamínica), abaixo das doses preconizadas para adultos pela AMA-FDA, ou não muito distantes dessas doses.[122]

Uma pesquisa com 290 pacientes internos revelou uma incidência de 57% para a deficiência de vitamina D, utilizando uma concentração sérica de 25-OH vitamina D como marcador.[123] Foram considerados como deficientes 22% dessa população. Baixa ingestão de vitamina D, estação do inverno e pessoas confinadas ou presas às suas próprias casas foram indicadores prognósticos independentes do nível de vitamina D. Uma alta taxa de depleção de vitamina D também é observada em pacientes submetidos à NPD.[124] É profundamente necessária a obtenção de informações atualizadas sobre o estado vitamínico de pacientes hospitalizados e domiciliares que precisam de NP.[16]

Há indícios de que as concentrações séricas de colina se encontram deprimidas em pacientes tratados durante longos períodos com NP.[125,126] O comprometimento da via de transulfuração da metionina até colina parece ser um mecanismo possível desse distúrbio. Em um pequeno estudo-piloto, a suplementação de colina a pacientes sob NPD demonstrou uma melhora significativa em um teste que mediu a memória verbal e visual, em comparação com aqueles sob NPD não submetidos à colina.[127] Compher et al.[128] sugeriram uma associação entre deficiência de vitamina B_{12} e deficiência de colina.

A adequação da formulação original para adultos da AMA-FDA foi testada em dezesseis adultos com má absorção ou obstrução intestinal grave que vinham recebendo NPD durante um período de 1 a 9 anos. Esses pacientes foram estudados de forma seriada ao longo de muitos meses com o uso dessa formulação (MVI-12).[129] O sangue foi coletado pelo menos 36 horas depois do término da infusão prévia de vitaminas. Os valores plasmáticos médios para a vitamina A estavam próximos ou acima do limite superior dos valores de referência, em parte porque cinco dos participantes sofriam de insuficiência renal; os valores altos estavam associados a níveis elevados da proteína ligadora de retinol. Os níveis de tiamina, piridoxina, niacina, biotina, riboflavina, vitamina B_{12} e folato estavam dentro das faixas de referência para todos os pacientes; os níveis de pantotenato tenderam a se situar dentro ou acima das faixas de referência; além disso, houve a tendência da tiamina ficar na metade inferior da faixa de referência, do mesmo modo que os níveis de vitamina E.[129] Além da quantidade citada no rótulo de 10 mg/dL de acetato de α-tocoferol, foi administrada uma quantidade adicional de vitamina E como constituinte do lipídio intravenoso. Os baixos níveis plasmáticos de lipídios desses pacientes tenderam a diminuir as concentrações circulantes de vitamina E. Alguns pacientes tinham valores de ácido ascórbico situados persistentemente abaixo de 0,3 mg/dL, o que pode ter sido causado pela perda dessa vitamina durante o armazenamento por 30 horas. As concentrações de 25-OH vitamina D e $1{,}25(OH)_2$ vitamina D em oito pessoas ao longo de 430 a 588 dias sob MVI-12 estavam dentro da faixa de referência, do mesmo modo que os níveis de paratormônio. Os tempos de protrombina normalizaram-se com a adição de 5 mg de óxido de vitamina K uma vez por semana.[129]

Em outro estudo, as concentrações plasmáticas de vitamina E, medidas em pacientes ao longo de 28 a 250 dias sob essa formulação, aumentaram de 2,1 ± 4,6 a 16,5 ± 4,6 μmol/L (média ± desvio-padrão).[130] Em um estudo que utilizou alguns dos mesmos pacientes do estudo feito por Shils et al.[129] sobre NPD, os mesmos polivitamínicos e o dobro do volume de Intralipid, os níveis plasmáticos de α-tocoferol de 17,5 ± 6,6 μmol em sete pacientes não foram estatisticamente diferentes dos valores no grupo-controle.[131] Quando uma fonte diferente de vitamina E foi administrada a pacientes sob tratamento prolongado com NPD, a concentração plasmática média de α-tocoferol foi de 11,14 μmol/L (normal, 18,11 μmol/L); além disso, foram detectados níveis de pentano no hálito (uma medida da peroxidação lipídica) significativamente mais altos que aqueles obtidos no grupo-controle.[132]

As emulsões lipídicas da NP contêm quantidades apreciáveis de vitamina K, com aproximadamente o dobro daquelas existentes nas emulsões apenas com óleo de soja em sua composição. Consequentemente, no caso de infusões lipídicas regulares, infusões separadas de vitamina K podem ser reduzidas ou eliminadas. Uma função importante da vitamina D é a melhor eficiência da absorção de cálcio e fosfato pelo intestino delgado. Se a NP contorna essa via, por que essa vitamina é incluída nas soluções parenterais? O calcitriol, como a forma ativa da vitamina D, desempenha um papel bastante estreito com o paratormônio no *turnover* (renovação) ósseo; a vitamina também tem certo papel na diferenciação celular (ver o capítulo sobre a vitamina K). Ainda precisa ser demonstrado se as recomendações atuais para a dose parenteral são adequadas ou não para essas funções.

Greene et al.[133] resumiram as pesquisas sobre concentrações de vitaminas em bebês com gestação a termo e crianças, bem como sobre problemas relacionados com as necessidades de bebês pré-termos e recém-nascidos abaixo do peso. Esses pesquisadores concluíram que as doses de vitaminas sugeridas para crianças no relatório de 1975 da AMA eram adequadas para uso contínuo em bebês a termo e crianças de até 11 anos de idade. Essa formulação está disponível no mercado em produtos pediátricos para vitaminas de NP.[6] Foi constatado que o uso dessa formulação para bebês abaixo do peso fazia com que o tocoferol sanguíneo atingisse níveis elevados; por causa disso, o fabricante e a FDA recomendaram que a dose diária fosse sucessivamente reduzida para 65% e, em seguida, para um terço de uma ampola para bebês pesando menos de 1.000 g. Vieram à tona novos problemas no fornecimento dessa formulação a bebês com peso corporal muito baixo ao nascer, incluindo grandes perdas de retinol através dos equipamentos de administração e concentrações plasmáticas elevadas de riboflavina e vitamina B_6.[133]

Os relatos de deficiência grave de tiamina em pacientes adultos tratados com NP continuam sendo publicados. Isso ocorre apesar (a) da disponibilidade e segurança de sua preparação parenteral em forma polivitamínica ou individual, (b) do amplo conhecimento do aumento na necessidade dessa substância com o uso de fórmulas com altos níveis de glicose, (c) de sua instabilidade conhecida em contato com o sulfeto nos aminoácidos, havendo necessidade de armazenamento mínimo em temperatura ambiente antes do uso, e (d) do início razoavelmente rápido (de 1 a 2 meses) de alterações metabólicas com risco de vida, características dessa deficiência. Infelizmente, o problema foi complicado por dificuldades periódicas da produção atual de preparações polivitamínicas intravenosas nos Estados Unidos, resultando em períodos de escassez nacional e vários casos de óbito por beribéri na década de 1990; diversos pacientes tiveram acidose láctica e neuropatia periférica e/ou ataxia grave.[134,135] Tais casos continuam sendo relatados quando vitaminas não são adicionadas à NP.[136] Sabe-se que a perda de tiamina e de outras vitaminas hidrossolúveis ocorre tanto com terapia diurética como com terapia de substituição renal; as necessidades de tiamina também aumentam em função da dosagem de dextrose na NP; no entanto, a depleção de tiamina induzida por realimentação pode facilmente resultar do uso dessa vitamina nas vias do metabolismo de carboidrato.[6,15]

Monitoramento da terapia de nutrição parenteral

Avaliação nutricional abrangente

O monitoramento da NP no ambiente hospitalar requer a avaliação diária de múltiplos fatores para determinar a necessidade contínua desse tipo de nutrição (*versus* NE ou uma combinação de NE e NP) e as mudanças de composição da NP que podem ser exigidas, dadas as condições clínicas (ver Tab. 84.9). O peso corporal ideal pode ser estimado em homens adultos como 48 kg por 1,52 m de altura mais 2,7 kg para cada 2,54 cm de altura acima de 1,52 m e em mulheres adultas como 45 kg por 1,52 m de altura mais 2,3 kg para cada 2,54 cm de altura acima de 1,52 m. As concentrações sanguíneas de albumina e pré-albumina em pacientes hospitalizados, sobretudo no ambiente de UTI, são acentuadamente reduzidas por fatores não nutricionais (inflamação, infecção, síntese hepática diminuída e/ou depuração elevada do sangue) e também podem ser aumentadas (depleção volêmica) ou reduzidas (sobrecarga volêmica) com base no estado hídrico. Em função da meia-vida circulante prolongada da albumina (de 18 a 21 dias), os níveis no sangue podem permanecer baixos por semanas apesar da alimentação adequada e ficam baixos até responder à repleção nutricional. Os níveis seriados de pré-albumina no sangue (meia-vida de 3 dias) podem ser úteis como um índice do estado proteico geral em pacientes normovolêmicos clinicamente estáveis no ambiente ambulatorial para monitorar a resposta à NP, com ou sem NE.

A integração dos fatores mostrados na Tabela 84.9 permite uma determinação subjetiva sobre se os pacientes podem: (a) ser adequadamente nutridos; (b) ter desnutrição proteico-energética leve, moderada ou grave; e/ou (c) provavelmente ser depletados de vitaminas, oligoelementos ou eletrólitos específicos. Em pacientes hospitalizados submetidos à NP, a glicemia deve ser monitorada várias vezes ao dia, mas as concentrações sanguíneas de eletrólitos e as provas de função renal devem ser determinadas em geral 1 vez ao dia ou pelo menos várias vezes por semana. Também é recomendável a mensuração dos níveis de triglicerídios no sangue como base de referência e, em seguida, semanalmente até a estabilidade. Embora não baseados em evidências, alguns centros médicos monitoram rotineiramente os níveis sanguíneos periódicos de cobre, selênio, zinco, tiamina, vitamina B_6, vitamina C e 25-hidroxivitamina D, com o entendimento de que a inflamação e o estado hídrico também podem influenciar as concentrações sanguíneas.[15]

As provas de função hepática devem ser mensuradas no mínimo algumas vezes por semana. Também é aconselhável o monitoramento do pH geralmente 1 vez ao dia em pacientes submetidos à ventilação quando as mensurações do pH

Tabela 84.9 Avaliação nutricional abrangente de pacientes hospitalizados

Rever o histórico médico e cirúrgico passado, tempo de doença atual, evolução hospitalar esperada e operações ou procedimentos iminentes.
Determinar o padrão de consumo alimentar e o uso prévio de terapia nutricional especializada.
Obter o histórico do peso corporal (porcentagem da perda de peso a partir do usual ao longo do tempo; peso em função do peso corporal ideal para a altura; IMC; tempo de perda ou recuperação do peso).[a]
Realizar o exame físico com atenção voltada para as funções dos órgãos, o estado hídrico do paciente e a evidência de desnutrição proteico-energética e/ou lesões compatíveis com deficiência vitamínico-mineral.
Avaliar a função do trato gastrintestinal quanto à capacidade estimada para tolerar a alimentação enteral.
Determinar a capacidade deambulatória e o estado mental.
Medir ou avaliar os testes sanguíneos padrão (índices de função orgânica, eletrólitos, pH, triglicerídios e vitaminas selecionadas, oligoelementos, além de minerais se houver risco de depleção).
Estimar as necessidades calóricas e proteicas (ver Tab. 84.4).
Estimar as necessidades de micronutrientes diante das condições clínicas e dos testes sanguíneos (ver Tabs. 84.7 e 84.8).
Avaliar o acesso enteral e parenteral para o fornecimento de nutrientes via NE e/ou NP.

IMC, índice de massa corporal (peso corporal em kg/altura [m^2]); NE, nutrição enteral; NP: nutrição parenteral.

[a]Pacientes com perda involuntária de peso corporal maior que 5 a 10% do peso corporal usual nas semanas ou meses prévios, pacientes que pesam menos de 90% de seu peso corporal ideal ou aqueles com IMC menor que 18,5 kg/m^2 devem ser cuidadosamente avaliados quanto à desnutrição.

nos gases sanguíneos arteriais estão disponíveis. O monitoramento da glicemia, dos eletrólitos e da função dos órgãos é uma prática de rotina no ambiente de UTI.[15]

Complicações

As complicações relacionadas com acesso vascular, sepse associada ao uso de cateter, problemas de concentração resultantes da composição da fórmula e doenças subjacentes foram abordadas anteriormente. Tais complicações podem ser evitadas ou minimizadas ao ter o peso da responsabilidade depositada sobre médicos, enfermeiros, nutricionistas e farmacêuticos experientes trabalhando como uma equipe que supervisiona de perto os pacientes internos e ambulatoriais com necessidade de NP[5-7,15] e pela atenção aos fatores abordados previamente e descritos na Tabela 84.9. Os distúrbios relacionados diretamente com NP, incluindo disfunção hepática, cálculos biliares e massa óssea reduzida, são tratados nesta seção.

Complicações metabólicas e clínicas das síndromes de hiperalimentação e realimentação

A Tabela 84.10 mostra as complicações metabólicas e clínicas usuais associadas à síndrome de hiperalimentação e realimentação, o que infelizmente continua sendo algo comum.[15,137-139] Os efeitos metabólicos adversos são muito menos frequentes em pacientes submetidos à NPP em comparação com aqueles que recebem NPC, dadas as doses mais baixas de dextrose e aminoácidos fornecidos. Contudo, esses efeitos ainda podem ocorrer e devem ser monitorados. Altas cargas de caloria, dextrose, aminoácido e gordura ("hiperalimentação") são facilmente administradas por veia central. Os fatores de risco para hiperglicemia induzida por NP incluem: uso de dextrose hipertônica em pacientes obesos, diabéticos e/ou sépticos; glicemia mal controlada no início da NP; uso inicial de altas cargas de dextrose (p. ex., > 150 g/dia); administração insuficiente de insulina e/ou monitoramento inadequado da glicemia; e administração concomitante de corticosteroides e agentes pressores.

Tabela 84.10 Complicações clínicas e metabólicas das síndromes de hiperalimentação e realimentação em pacientes submetidos à nutrição parenteral[a]
Hiperglicemia gerada pela provisão excessiva de dextrose com ou sem a administração inadequada de insulina
Desvio intracelular de magnésio, fósforo e/ou potássio por infusão rápida ou excessiva de dextrose, com consequente hiperinsulinemia por realimentação
Disfunção imune e infecção (por efeitos da hiperglicemia)
Insuficiência cardíaca ou arritmias (excesso de líquido, sódio e outros eletrólitos; desvios de eletrólitos induzidos por realimentação)
Disfunção neuromuscular (desvios de eletrólitos induzidos por realimentação; depleção de tiamina)
Azotemia (excesso de aminoácidos, provisão inadequada de energia em relação à dose dos aminoácidos)
Retenção de líquidos (hiperinsulinemia por realimentação; excesso de líquido e/ou sódio por NP)
Resultados aumentados nas provas de função hepática e/ou esteatose hepática (excesso de dextrose, emulsão lipídica ou calorias totais)
Aumento nos níveis de amônia no sangue (excesso de aminoácidos, sobretudo em pacientes com disfunção hepática ou com provisão inadequada de energia não proveniente de aminoácidos)
Hipercapnia (excesso de quilocalorias totais)
Insuficiência respiratória (hipofosfatemia induzida por realimentação; excesso de líquido, quilocaloria, carboidrato ou emulsão lipídica)
Hipertrigliceridemia (administração excessiva de carboidrato ou emulsão lipídica na NP)

NP, nutrição parenteral.

[a]Esses efeitos adversos são muito menos comuns em pacientes submetidos à NP por veia periférica do que naqueles sob NP por veia central.

Embora não constituam o cuidado padrão de acordo com as diretrizes atuais, as doses excessivas de dextrose, aminoácidos e gordura, bem como a administração total de calorias, continuam sendo uma prática comum em vários estados clínicos, particularmente fora dos principais centros médicos acadêmicos.[15,137-139] A hiperalimentação pode induzir a diversas complicações metabólicas de graus variados de gravidade, afetando vários sistemas orgânicos.[15] Um grande estudo descobriu que o uso de NP, a hiperalimentação e a sepse eram os principais fatores de risco para disfunção hepática em pacientes criticamente enfermos.[140] Assim, a NP deve ser introduzida com cuidado para atender às metas de ingestão de nutrientes, embora a composição deva ser ajustada com base nos resultados do monitoramento metabólico e clínico rigoroso realizado diariamente (ver Tab. 84.9).[15,139] As calorias (e os eletrólitos) fornecidos por fluidos intravenosos de manutenção não relacionados com a NP (p. ex., dextrose a 5% com potássio), a emulsão lipídica de óleo de soja como carreadora de propofol e outros medicamentos, bem como os nutrientes fornecidos em qualquer NE administrada, devem ser levados em conta na prescrição de NP para evitar hiperalimentação.

A síndrome de realimentação é relativamente comum em pacientes de risco, inclusive naqueles com desnutrição ou depleção eletrolítica preexistente e/ou períodos prolongados de inanição ou fluidoterapia intravenosa isolada.[15,137,138] A síndrome de realimentação com NP nesses quadros é basicamente mediada pela administração inicial excessiva de dextrose intravenosa (p. ex., > 150 a 250 g ou 1 L de NP com dextrose a 15-25% por dia). Isso estimula acentuadamente a secreção de insulina, o que pode reduzir com rapidez as concentrações sanguíneas de potássio, magnésio e, sobretudo, fósforo por causa dos desvios intracelulares e do uso em vias metabólicas. O metabolismo acelerado de carboidratos aumenta a utilização de tiamina, podendo precipitar o aparecimento de sinais e sintomas de deficiência dessa vitamina.[15,138] A insulina provoca retenção de líquido e sódio pelos rins; isso, aliado ao aumento na ingestão de sódio e líquido durante a realimentação, pode causar uma rápida expansão de volume do líquido extracelular em alguns pacientes de risco.[15] Juntamente com a diminuição dos eletrólitos sanguíneos (o que pode induzir a arritmias cardíacas), essas respostas podem, em casos raros, resultar em insuficiência cardíaca, particularmente em pacientes com doença cardíaca preexistente.[15,137,138]

A prevenção da síndrome de realimentação requer a identificação dos pacientes de risco e, nesses indivíduos, o uso de baixos níveis de dextrose na NP (p. ex., ~50% da dose-alvo por 2 a 3 dias) até que os níveis de eletrólitos sejam estabilizados; o fornecimento de doses mais altas de potássio, magnésio e fósforo na NP, com base nos níveis sanguíneos e na função renal; e a suplementação de tiamina na NP (p. ex., 100 mg/dia por 3 a 5 dias após o início da NP).

Disfunção hepática

Em casos de hiperalimentação e também em NP prolongada, podem ocorrer fígado gorduroso (esteatose), colestase intra-hepática e inflamação portal , particularmente em crianças, mas também em adultos.[63,140-142] Esses problemas podem evoluir para fibrose e infiltração do trato portal, insuficiência hepática e morte. Uma literatura especializada ampla e continuada confirmou a NP como um fator de risco que contribui para a disfunção hepatobiliar de grau e incidência variados.[63,140-142] As revisões das alterações bioquímicas, clínicas e histopatológicas em adultos e crianças enfatizaram a natureza multifatorial do problema.[63,140]

Em crianças, o grau de prematuridade, a ocorrência de infecção, a incapacidade de consumir alimentos por via oral, a extensão da disfunção intestinal, o número de procedimentos cirúrgicos, a duração da NP e a administração prolongada de quantidades excessivas de calorias são fatores de risco.[63,141,142] A imaturidade da função excretora hepática e da circulação entero-hepática, particularmente nos neonatos, é uma razão para o desenvolvimento de colestase. A colestase é relatada em várias séries, ocorrendo em uma proporção significativa de bebês submetidos à NP, com amplas variações entre populações, critérios, práticas hospitalares e condições clínicas diferentes.[63] O uso de óleo de peixe na NP para substituir a emulsão lipídica à base de óleo de soja foi descrito anteriormente.[64,65] Uma revisão de disfunção hepática associada à NP em crianças concluiu que apenas algumas associações concretas e protocolos terapêuticos foram estabelecidos para essa condição, havendo a necessidade de mais informações baseadas em evidências e provenientes de pesquisas rigorosas.[63]

Em adultos, a hepatopatia e outras doenças preexistentes como sepse, desnutrição preexistente, grau de ressecção e/ou dano intestinais (como aquele causado por radiação), excesso de calorias de origem não proteica, pouca ou nenhuma ingestão oral e duração do tratamento com NP também são fatores de risco associados para a doença hepática vinculada a esse tipo de nutrição.[140-142] Podem ocorrer aumentos nos níveis séricos de transaminase, fosfatase alcalina, gamaglutamiltransferase e, com menos frequência, bilirrubina, como indicadores de disfunção hepática.

Os pacientes adultos tratados com NP durante longos períodos (média de dezoito meses) e submetidos a excessos relativos de carboidrato, gordura e aminoácidos demonstraram alterações anormais colestáticas e da função hepática. Quando as quantidades desses macronutrientes foram reduzidas, ocorreu a reversão da icterícia; além disso, verificaram-se melhoras nos resultados das provas de função hepática e nos aspectos histológicos.[143] Outros pesquisadores observaram aumento na esteatose com a administração de quantidades excessivas de calorias, sob a forma de carboidrato e/ou lipídio.[144] Em um estudo, quarenta e três pacientes tratados com NP foram randomizados para receber glicose como a única fonte de calorias não proteicas, ou uma combinação de glicose e gordura. A dose de energia não proteica utilizada nesse estudo foi moderada, em comparação com aquela usada em muitos dos estudos anteriores. Embora os pacientes não fossem drasticamente hiperalimentados (1,5 vez o gasto energético basal calculado), a fosfatase alcalina e a gamaglutamiltransferase sofreram um aumento significativo em ambos os grupos. Observou-se um aumento maior de aspartato aminotransferase, alanina aminotransferase e bilirrubina direta no grupo que recebeu apenas glicose como caloria não proteica. Ao que parece, os resultados dos exames laboratoriais para as enzimas hepáticas são afetados pela administração de NP, mesmo quando o produto é utilizado em doses moderadas e quando parte da dose de energia é administrada sob a forma de emulsão lipídica intravenosa.[142,145]

Diversos agentes foram testados em pacientes medicados com NP, que passaram a exibir evidências de disfunção hepática significativa associada e necessitaram de continuação da NP.[63,87] A administração de uma mistura de TCM e TCL a pacientes tratados com NP como fonte lipídica intravenosa não provocou mudança no tamanho do fígado ou no valor da escala de cinza, enquanto a infusão de TCL aumentou esses dois parâmetros.[87] Com base no fato de que o metronidazol pode diminuir a formação de ácidos biliares potencialmente nocivos pelas bactérias intestinais, essa medicação foi testada em pacientes medicados com NP. Alguns pesquisadores relataram que o metronidazol diminui as anormalidades nas enzimas hepáticas, em comparação com indivíduos não tratados do grupo-controle.[146,147] Também estão sendo avaliados outros antibióticos, como neomicina, gentamicina e polimixina B. Foi proposta a teoria de que o uso de antibióticos enterais reduz a carga bacteriana intestinal, o que, por sua vez, diminui a quantidade de lipopolissacarídio que atravessa a barreira até a circulação portal.

O ácido ursodesoxicólico, um epímero do ácido quenodesoxicólico, foi administrado com sucesso em adultos[148] e crianças[149] tratados durante longos períodos com NP, que desenvolveram um quadro de hepatopatia colestática. A icterícia e as anormalidades enzimáticas regrediram e, então, verificou-se uma melhora do estado clínico dos pacientes. Foi relatado que a colestiramina, a colina e a lecitina diminuem a esteatose hepática.[126,149]

Cálculos biliares

Um "lodo" ou "lama" (i. e., um sedimento) na vesícula biliar é observado repetidamente como fator de risco associado ao uso de NP e ao repouso intestinal; essa situação pode evoluir para a formação de cálculos biliares, à medida que a duração da NP aumenta.[6] Os pacientes sob manutenção prolongada com NP, em decorrência de ressecção ou doença do íleo terminal, costumam exibir má absorção de sais biliares. Assim, ocorre redução do *pool* (reserva) dos sais biliares, restando níveis mais baixos desses sais na vesícula biliar. Essa situação, por sua vez, aumenta a tendência de precipitação de colesterol na bile, formando com isso o "ninho" (núcleo) dos cálculos biliares.[142] Também ocorre um aumento na bilirrubina não conjugada e no cálcio, presentes nas pedras que se formam a partir da lama ou lodo acumulado na vesícula biliar.[150] O comprometimento da contração da vesícula biliar é um aspecto importante. As ultrassonografias indicaram o desenvolvimento de lama ou lodo biliar em um prazo de doze dias do início da NP em 14 de 23 pacientes. Por volta de seis semanas, todos os pacientes apresentaram esse sedimento; seis deles desenvolveram pedras, dos quais três necessitaram de cirurgia. O sedimento desapareceu quatro semanas depois da instituição da alimentação oral.[151]

Os cálculos biliares constituem um problema significativo em adultos, mas ainda maior em crianças tratadas com NP. Por exemplo, 9 de 29 crianças submetidas à NP vieram a desenvolver colelitíase; 64% dessas crianças com distúrbios ou ressecções ileais formaram pedras;[152] 6 de 13 crianças com menos de 38 cm de intestino delgado remanescente necessitaram de colecistectomia.[153]

Esses problemas potenciais levaram à formulação das seguintes recomendações para o tratamento desses pacientes de risco: sempre que possível, a nutrição deve ser administrada por via enteral, na tentativa de diminuir a estase biliar; além disso, as provas de função hepática devem ser verificadas periodicamente. Também se deve utilizar a ultrassonografia liberalmente em pacientes com quadro colestático evidente caso sejam detectados cálculos biliares; se houver necessidade de laparotomia por qualquer motivo, deve-se considerar uma colecistectomia na mesma ocasião.

Doença óssea metabólica

A doença óssea metabólica costuma ser uma complicação em longo prazo, decorrente da administração de NP; contudo, essa osteopatia é prevalente em diversos estados patológicos, como síndrome do intestino curto, enteropatia inflamatória e câncer.[85-87,154,155] Os pacientes acometidos por esses estados patológicos representam uma parcela substancial de pessoas medicadas com NPD; assim, a doença óssea metabólica é um distúrbio multifatorial. A administração de corticosteroides também foi associada à doença óssea metabólica, porque esses medicamentos aumentam a reabsorção óssea e comprometem a atividade osteoblástica.[155] Pironi et al.[156] publicaram um trabalho em que foi abordada a prevalência de doença óssea metabólica em pacientes adultos tratados com NP durante longos períodos na Europa. De 165 pacientes, 84% tiveram escores-T com absorciometria por dupla emissão de raios X (Dexa) que sofreram redução em mais de 1 desvio-padrão do normal, o que vai de encontro aos critérios para osteopenia. Desses pacientes, 41% apresentaram escores-T que diminuíram em mais de 2,5 desvios-padrão do normal, atendendo aos critérios para osteoporose.[156] O equilíbrio de cálcio, fósforo, magnésio e sódio, sem exceção, podem ser fatores atuantes no desenvolvimento de doença óssea metabólica, do mesmo modo que a ingestão das vitaminas D e K. Altas doses de proteína, especialmente quando administradas por meio de NP cíclica, aumentam a excreção urinária de cálcio, o que pode contribuir para o desenvolvimento de doença óssea metabólica.

O raquitismo foi descrito em bebês tratados com PN. Ao que parece, o fator causal era a necessidade de mais cálcio e fosfato no pequeno volume de líquido exigido pelo neonato, em vez de mais vitamina D. Anteriormente, fez-se referência aos efeitos da contaminação por alumínio sobre os ossos.

Os aspectos histomorfológicos dos ossos foram examinados em relação à composição da fórmula em pacientes que foram medicados durante longos períodos com NPD e não estavam subsistindo ao hidrolisado de caseína contaminado com alumínio. Em um estudo prospectivo realizado na cidade de Toronto por Shike et al.,[157] as biopsias ósseas de pacientes tratados com NPD demonstraram em princípio um padrão hipercinético, possivelmente resultante da desnutrição inicial; em 6 a 73 meses sob NPD, ocorreu uma mudança nas características histológicas, em que 12 de 16 pacientes exibiram algum grau de osteomalacia. Nesse estudo, administram-se 500 UI de vitamina D_2 em dias alternados; além disso, todas as outras vitaminas foram fornecidas, exceto biotina. Considerando que sete desses pacientes estavam hipercalcêmicos e seis exibiam concentrações elevadas de 25(OH) vitamina D, realizaram-se estudos complementares em onze pacientes, antes e depois da suspensão (retirada) da vitamina D_2 (e, por necessidade, da vitamina A concomitante), durante seis meses.[157] Seis de dez pacientes apresentaram menos osteoide e aumento da captação de tetraciclina em decorrência da modificação vitamínica, mas havia evidência contínua da elevada taxa de *turnover* (renovação). Nos três pacientes sintomáticos, as dores ósseas (ostealgia) foram minimizadas e houve consolidação das fraturas; ademais, diminuiu-se a perda urinária de cálcio e fosfato. Outros pesquisadores observaram uma melhora nos pacientes tratados com NPD, com relação às fraturas e dores ósseas, após a retirada da vitamina D das formulações de NP.[158]

Sugeriu-se que os pacientes submetidos à NP perdem precocemente uma quantidade significativa de massa óssea, como resultado de hipocalcemia, que depois se estabiliza. A amenorreia e o tabagismo também são fatores a serem levados em consideração. Conclui-se não só que a osteopenia é característica de pacientes tratados com NP durante longos períodos, mas também que as modernas formulações de NP não causam necessariamente deterioração da saúde dos ossos, podendo trazer benefícios para alguns pacientes.[159] Pironi et al.[160] relataram a ocorrência de comprometimento da formação óssea em pacientes que vinham sendo tratados com NP por mais de um ano. Nessa população, houve correlação positiva entre malformação óssea e baixas concentrações séricas de osteocalcina. Dados substanciais demonstram que a administração parenteral de fósforo via NP em pacientes sob NPD diminui a hipercalciúria.[161,162] É provável que o fósforo provoque essa resposta favorável ao aumentar a absorção de cálcio pelos túbulos renais.[162] Os pacientes tratados com NPD devem ter suas concentrações de cálcio, fósforo e magnésio monitoradas regularmente. Uma quantidade suficiente de acetato deve ser administrada para o tamponamento dos ácidos tituláveis gerados pelo paciente. A vitamina K deve ser fornecida diariamente, seja como componente do produto vitamínico parenteral ou como componente separado, se ela não estiver contida na composição vitamínica.

Compatibilidade medicamentosa

A frequência de intervenções medicamentosas para enfermidades coexistentes ou complicações advindas do uso de NP exige a certeza de que a administração de um agente farmacológico como parte da solução de NP, ou juntamente com essa solução, não promoverá incompatibilidade ou reação adversa. A insulina regular é o medicamento mais comumente adicionado à NP, pois ela controla com eficácia a glicemia em grande parte dos pacientes, com ou sem infusão intravenosa isolada de insulina.[6-7,15] Foram resumidas informações importantes sobre a compatibilidade de medicamentos com a NP.[163-165] A Tabela 84.11 contém informações sobre a compatibilidade para soluções de NP e muitos medicamentos comumente utilizados. Medicamentos que podem ou devem ser administrados sob a forma de infusão contínua e são compatíveis com soluções de NP são aditivos ideais, sobretudo no ambiente de terapia intensiva, nos quais a entrada de líquidos precisa ser frequentemente regulada.

Nem todas as combinações de medicamentos e diferentes soluções de NP foram estudadas. Além disso, alguns medicamentos são compatíveis em soluções tradicionais de NP com dextrose/aminoácidos, mas não em MNT (p. ex., ferro-dextrano). Ademais, outros medicamentos são compatíveis em soluções de NP, por estarem diluídos em um grande volume de líquido; no entanto, são incompatíveis quando fornecidos durante a administração intravenosa com derivação em Y com a mesma solução de NP. Sem dúvida, esse problema ocorre porque a concentração do medicamento é alta quando se faz a coinfusão com NP através do mesmo tubo. Trissel et al. constataram que 82 de 102 medicamentos eram compatíveis durante a administração por derivação em Y com soluções de NP.[165]

Tabela 84.11 Compatibilidades de medicamentos selecionados com soluções de nutrição parenteral

Dextrose e aminoácidos compatíveis com	Albumina Ácido fólico Insulina humana regular Fitonadiona Cimetidina Heparina Ferro-dextrano Ranitidina Famotidina HCl Metoclopramida Tiamina
Misturas nutritivas totais compatíveis com	Albumina Heparina Fitonadiona Cimetidina Insulina humana regular Ranitidina Famotidina Metoclopramida Tiamina
Dextrose e aminoácidos incompatíveis com	Anfotericina B Fenitoína Ampicilina Metronidazol
Misturas nutritivas totais incompatíveis com	Anfotericina B Metildopa HCl Fenitoína Ferro-dextrano

Nutrição parenteral domiciliar

Desde que os primeiros pacientes receberam alta hospitalar e retornaram a suas casas para tratamento com NP em 1969 e no início da década de 1970, nos Estados Unidos e no Canadá,[1,2,166] floresceu o uso da NPD como a principal terapia nutricional para pacientes ambulatoriais. Ao longo de 1978 até 1983, a New York Academy of Medicine definiu um registro de NPD para os Estados Unidos e o Canadá, com o objetivo de coletar e compilar os dados obtidos por um número crescente de centros médicos que davam alta hospitalar a pacientes sob esse tipo de nutrição. Os dados eram distribuídos regularmente aos participantes e às partes interessadas. Em 1984, esse registro se transformou em um esforço conjunto da Oley Foundation e da ASPEN, o qual foi originalmente nomeado como Oasis Registry e, mais recentemente, como North American Home Parenteral and Enteral Nutrition Patient Registry (Registro de Pacientes em Nutrição Enteral e Parenteral Domiciliar dos Estados Unidos – HPEN Registry), produzido pela Oley Foundation.

Hoje, é muito difícil avaliar o número real de pacientes em tratamento com NPD, mas Delegge[167] estimou, por meio dos dados do Medicare de 2002, que, atualmente, são cerca de quarenta mil os pacientes beneficiados com essa terapia. Foram amplamente identificados os aspectos relacionados com adequação, treinamento, formulações e apoio domiciliar; além disso, criaram-se padrões para organização, seleção dos pacientes e manejo.[5,6] Atualmente, a ASPEN está redefinindo um registro abrangente de NPD.

Em 1995, Howard et al.[168] publicaram dados detalhados para 11 diagnósticos a respeito de sobrevida, probabilidade de reabilitação à função total e parcial, e frequência de complicações ligadas ou não à NPD. As taxas de sobrevida anual daqueles com doenças GI eram de 87% ou mais, com probabilidade de 50 a 73% de reabilitação completa em 1 ano, exceto para os pacientes com enterite ou obstrução por radiação com aderências crônicas. Nas três doenças GI mais comuns (doença de Crohn, doença intestinal isquêmica e distúrbios de motilidade), a taxa de sobrevida superior a 1 ano para os pacientes de 18 anos ou menos era de aproximadamente 95%; para aqueles de 35 a 55 anos de idade, era de 90%; e para os de 65 anos ou mais, girava em torno de 70%. Howard et al.[169] estimaram que entre 25 e 33% de todos os pacientes submetidos a terapia nutricional domiciliar tinham mais de 65 anos de idade. Como seus desfechos eram razoáveis, a idade não deve ser considerada uma barreira ao oferecimento desses meios de suporte. Era mais provável que os pacientes mais jovens retomassem uma nutrição oral completa e tivessem uma reabilitação mais plena; no entanto, eles exibiam mais admissões sépticas. A frequência de complicações relacionadas com NPD foi similar em todos os grupos diagnósticos: 1 a 2 novas hospitalizações por ano, metade por causa de sepse.[169] O registro recém-desenvolvido da ASPEN fornecerá dados extremamente necessários sobre os diagnósticos e desfechos em pacientes submetidos à NPD.

As complicações associadas ao uso de NPD foram responsáveis por apenas 5% dos óbitos. Se a experiência mais antiga continua válida, uma minoria de pacientes responde pela maioria das novas hospitalizações. Howard e Ashley[170] revisaram o tratamento das complicações comuns associadas à NPD.

A NPD gera vários tipos de tensões aos pacientes e membros da família,[171] inclusive a necessidade súbita de lidar com os aspectos técnicos, as demandas de tempo e as questões relativas à segurança da NPD, após a alta hospitalar. Além disso, outros fatores podem gerar preocupações para os acompanhantes do paciente: tratamento dos problemas resultantes de enfermidades primárias e secundárias e de suas terapias, custos/despesas e a excessiva dependência de outras pessoas por parte do paciente. Para que ocorra uma transição suave para a terapia domiciliar, serão necessários: (a) uma avaliação adequada antes da alta hospitalar e um treinamento do paciente e de sua família com o manejo da NPD e (b) um suporte criterioso e rigoroso pela equipe de profissionais da saúde por meio de contatos telefônicos e acompanhamento em casa ou no consultório do médico, para que haja a certeza de que o estado do paciente continua satisfatório.

Na casa do paciente, a ingestão nutricional e outros fatores podem depender de modificação da formulação da NP, com relação à formulação considerada adequada no quadro hospitalar. Existem dados provenientes de uma pesquisa de 178 famílias aleatoriamente selecionadas com um membro sob NPD durante 4,6 anos em média, com 116 questionários de acompanhamento.[172] As pontuações médias para os pacientes e cuidadores na família em termos de qualidade de vida, autoestima, satisfação com a vida, coesão familiar e qualidade da relação entre paciente e cuidador foram semelhantes às normas publicadas para outras populações saudáveis e outros grupos de pacientes cronicamente enfermos. As pontuações de adaptação e de enfrentamento da família com relação à NPD foram mais altas. Ocorreram tensões associadas a problemas financeiros, além de leve depressão nos pacientes, com relação à maior duração do uso de NP. Além disso, essas tensões também foram geradas pelo cerceamento em suas atividades profissionais (embora com capacidade para trabalhar), por causa de sua classificação de incapacidade.[172] Foram publicados relatos adicionais sobre várias medidas de qualidade de vida em pacientes tratados com NPD.[173,174]

As estimativas do custo da NPD variam, de US$ 75 mil a mais de 200 mil por paciente/ano, dependendo dos dias de NP/semana requeridos.[175-178] Muitos fatores participam do custo total de manutenção de um paciente sob NPD, incluindo as complicações associadas à NP e o monitoramento; essas despesas variam consideravelmente, dependendo, em parte, do método utilizado em suas estimativas e das diferenças nas perspectivas escolhidas para as análises, em particular a questão de estimar os benefícios obtidos e/ou a eficácia adquirida. Conforme resumido por Rhoda et al.,[179] a NPD é um tratamento capaz de salvar a vida de muitos pacientes com condições associadas à insuficiência intestinal. A colocação habilidosa e o cuidado adequado do cateter de acesso venoso central diminuem a incidência de complicações, enquanto o monitoramento rigoroso do estado hidroeletrolítico, bem como do nível de macro e micronutrientes, pode minimizar a hiperglicemia, a disfunção de órgãos importantes e outras complicações metabólicas. Uma equipe multidisciplinar de terapia nutricional integrada pode fazer com que os pacientes acometidos por insuficiência intestinal em necessidade de NPD tenham uma vida praticamente normal.[179]

Perspectivas futuras

Conforme observado anteriormente, o uso de NP é uma prática clínica de rotina em todo o mundo, embora ainda restem muitas áreas importantes de incerteza no que diz respeito à utilização ideal de NP completa e dos macro/micronutrientes parenterais em combinação com NE (ver Tab. 84.2).[15,16] No entanto, conforme referido em várias revisões e trabalhos perspectivos sobre NP, o futuro dessa terapia parece brilhante, dado o grande número de ensaios controlados randomizados em andamento, o melhor conhecimento das complicações relacionadas com a NP e como evitá-las, e o pensamento mais recente sobre como combinar a NP com NE em quadros clínicos.[180-184] Por exemplo, um grande ensaio controlado randomizado da Bélgica (4.640 pacientes) foi publicado sobre o efeito do início precoce *versus* início mais tardio da NP em indivíduos adultos, principalmente pacientes cirúrgicos de UTI que eram incapazes de tolerar quantidades adequadas de NE precoce.[14] No grupo de início precoce, a suplementação de NP para cumprir a meta calórica de 25 a 30 kcal/kg/dia foi iniciada no segundo dia em UTI. No grupo de início tardio, a suplementação de NP para atingir a meta calórica foi instituída no sétimo dia em UTI, segundo as diretrizes norte-americanas da prática clínica de 2009.[7] O início precoce da NP foi associado a um aumento modesto no tempo de hospitalização e UTI, nas complicações infecciosas, nos índices de disfunção orgânica e nos custos hospitalares totais, sem diferença nas taxas de mortalidade.[14] Contudo, a maioria dos pacientes nesse estudo não estava significativamente desnutrida na admissão hospitalar, mas aqueles que receberam NE ou NP especializada na entrada da UTI foram excluídos (grupos em que o uso da NP é comum nos ambientes de UTI). Apesar disso, esse importante estudo fornece as evidências necessárias de que o início da NP nos primeiros dias de uma internação na UTI para suplementar uma NE inadequada deve ser usado com critério e bom senso em adultos.[14] Esses resultados, somados com aqueles de outros ensaios controlados randomizados rigorosos em andamento, ajudarão a definir com maior precisão as estratégias terapêuticas mais adequadas de NP no futuro não muito distante.[16,180-184]

Referências bibliográficas

1. Vinnars E, Wilmore D. JPEN J Parenter Enteral Nutr 2003;27:225-31.
2. Bistrian BR. Nestle Nutr Workshop Ser Clin Perform Programme 2009;12:127-36.
3. Dudrick S, Wilmore DW, Vars HM et al. Surgery 1968;64:134-42.
4. Anonymous. JPEN J Parenter Enteral Nutr 1993;17:1SA-26SA.
5. Anonymous. JPEN J Parenter Enteral Nutr 2002;26:1SA-138SA.
6. Mirtallo J, Canada T, Johnson D et al. JPEN J Parenter Enteral Nutr 2004;28:S40-70.
7. McClave SA, Martindale RG, Vanek VW et al. JPEN J Parenter Enteral Nutr 2009;33:277-316.
8. Druyan ME, Compher C, Boullata JI et al. JPEN J Parenter Enteral Nutr 2012;36:77-80.
9. Preiser JC, Schneider SM. Clin Nutr 2011;30:549-52.
10. Cahill NE, Narasimhan S, Dhaliwal R et al. JPEN J Parenter Enteral Nutr 2010;34:685-96.
11. Heyland DK, MacDonald S, Leefe L et al. JAMA 1998;280:2013-9.
12. Thibault R, Pichard C. Crit Care Clin 2010;26:467-80.
13. Kutsogiannis J, Alberda C, Gramlich L et al. Crit Care Med 2011; 39:2691-9.
14. Casaer MP, Mesotten D, Hermans G et al. N Engl J Med 2011; 365:506-17.
15. Ziegler TR. N Engl J Med 2009;361:1088-97.
16. Ziegler TR. N Engl J Med 2011;365:562-4.
17. Gura KM. Nutr Clin Pract 2009;24:709-17.
18. Culebras JM, Martin-Peña G, Garcia-de-Lorenzo A et al. Curr Opin Clin Nutr Metab Care 2004;7:303-7.
19. Norwood S, Wilkins HE, Vallina VL et al. Crit Care Med 2000; 28:1376-82.
20. Kearns PJ, Coleman S, Wehner JH. JPEN J Parenter Enteral Nutr 1996;20:20-4.
21. Cowl CT, Weinstock JV, Al-Jurf A et al. Clin Nutr 2000;19:237-43.
22. McGee DC, Gould MK. N Engl J Med 2003;348:1123.
23. Pittiruti M, Hamilton H, Biffi R et al. Clin Nutr 2009;28:365-77.
24. Fonkalsrud EW, Berquist W, Burke M et al. Am J Surg 1982; 143:209-11.
25. Mansfield PF, Hohn DC, Fornage BD et al. N Engl J Med 1994; 331:1735-8.
26. Clark-Christoff N, Watters VA, Sparks W et al. JPEN J Parenter Enteral Nutr 1992;16:403-7.
27. Kemp L, Burge J, Choban P et al. JPEN J Parenter Enteral Nutr 1994;18:71-4.
28. Timsit JF, Sebille V, Farkas JC et al. JAMA 1996;276:1416-20.
29. Maki DG, Stolz SM, Wheeler S et al. Ann Intern Med 1997;127: 257-66.
30. Timsit JF, Schwebel C, Bouadma L et al. JAMA 2009;301:1231-41.
31. Camargo LF, Marra AR, Büchele GL et al. J Hosp Infect 2009; 72:227-33.
32. Oliveira C, Nasr A, Brindle M et al. Pediatrics 2012;129:318-29.
33. Timsit JF, Dubois Y, Minet C et al. Semin Respir Crit Care Med 2011;32:139-50.
34. Feller-Kopman D. Chest 2007;132:302-9.
35. O'Grady NP, Alexander M, Burns LA et al. Am J Infect Control 2011;39:S1-34.
36. O'Keefe SJ, Burnes JU, Thompson RL. JPEN J Parenter Enteral Nutr 1994;18:256-63.
37. Ball PA. Curr Opin Clin Nutr Metab Care 2003;6:319-25.
38. Alcutt A, Lort D, McCollum N. Br J Surg 1983;70:111.
39. Seres DS. Nutr Clin Pract 1990;5:111-7.
40. Shaw SN, Elwyn DH, Askanazi J et al. Am J Clin Nutr 1983;37:930-40.
41. Mehta NM, Compher C. JPEN J Parenter Enteral Nutr 2009; 33:260-76.
42. Rodriguez NA, Jeschke MG, Williams FN et al. JPEN J Parenter Enteral Nutr 2011;35:704-14.
43. Cano NJ, Aparicio M, Brunori G et al. Clin Nutr 2009;28:401-14.
44. Genton L, Pichard C. Int J Vitam Nutr Res 2011;81:143-52.
45. Yarandi SS, Zhao VM, Hebbar G et al. Curr Opin Clin Nutr Metab Care 2011;14:75-82.
46. Rudman E, Millikan WJ, Richardson TJ et al. J Clin Invest 1975; 55:94-104.
47. Starker PM, LaSala PA, Forse A et al. JPEN J Parenter Enteral Nutr 1985;9:300-2.
48. Kauffmann RM, Hayes RM, Jenkins JM et al. JPEN J Parenter Enteral Nutr 2011;35:686-94.
49. Byrne WJ, Lippe BM, Strobel CT et al. Gastroenterology 1981; 80:947-56.
50. Krzywda A, Andris DA, Whipple JK et al. JPEN J Parenter Enteral Nutr 1993;17:64-7.
51. Arsenault D, Brenn M, Kim S et al JPEN J Parenter Enteral Nutr 2012;36:81-95.
52. McCowen KC, Malhotra A, Bistrian BR. Crit Care Clin 2001; 17:107-24.
53. Van den Berghe G, Wouters P, Weekers F et al. N Engl J Med 2001; 345:1359-67.
54. Van den Berghe G, Wouters PJ, Bouillon R et al. Crit Care Med 2003;31:359-66.
55. Finney SJ, Zekveld C, Elia A et al. JAMA 2003;290:2041-7.
56. NICE-SUGAR Study Investigators, Finfer S, Chittock DR et al. N Engl J Med 2009;360:1283-97.
57. Kavanagh BP, McCowen KC. N Engl J Med 2010;363:2540-6.
58. Umpierrez GE, Hellman R, Korytkowski MT et al. J Clin Endocrinol Metab 2012;97:16-38.
59. Calder PC, Jensen GL, Koletzko BV et al. Intensive Care Med 2010;36:735-49.
60. Mirtallo JM, Dasta JF, Kleinschmidt KC et al. Ann Pharmacother 2010;44:688-700.
61. Wanten GJ, Calder PC. Am J Clin Nutr 2007;85:1171-84.
62. Battistella FD, Widergren JT, Anderson JT et al. J Trauma 1997; 43:52-8.
63. Rangel SJ, Calkins CM, Cowles RA et al. J Pediatr Surg 2012; 47:225-40.
64. de Meijer VE, Gura KM, Meisel JA et al. Arch Surg 2010;145:547-51.
65. Park KT, Nespor C, Kerner J Jr. J Perinatol 2011;31(Suppl 1): S57-60.
66. Deshpande G, Simmer K. Curr Opin Clin Nutr Metab Care 2011; 14:145-50.
67. Cober MP, Killu G, Brattain A et al. J Pediatr 2012;160:421-7.
68. Umpierrez GE, Spiegelman R, Zhao V et al. Crit Care Med 2012; 40:1792-8.
69. Kemin Q, Maysoon A, Seo T et al. JPEN J Parenter Enteral Nutr 2003;27:58-64.
70. Adamkin DH, Gelke KN, Andrews BE. JPEN J Parenter Enteral Nutr 1984;8:563-7.
71. Driscoll DF. JPEN J Parenter Enteral Nutr 2003;27:433-8.
72. Driscoll DF, Bhargava HN, Li L et al. Am J Hosp Pharm 1995; 52:623-34.
73. Venus B, Smith RA, Patel C et al. Chest 1989;95:1278-81.
74. Suchner U, Katz DP, Fürst P et al. Crit Care Med 2001;29:1569-74.
75. Seidner DL, Mascioli EA, Istfan NW et al. JPEN J Parenter Enteral Nutr 1987;13:614-9.
76. Jensen GL, Mascioli EA, Seidner DL et al. JPEN J Parenter Enteral Nutr 1990;14:467-71.
77. Ota DM, Jessup JM, Babcock GE et al. JPEN J Parenter Enteral Nutr 1985;9:23-7.
78. Lenssen P, Bruemmer BA, Bowden RA et al. Am J Clin Nutr 1998; 67:927-33.
79. Cohen HJ, Brown MR, Hamilton D et al. Am J Clin Nutr 1989; 49:132-9.
80. Maroulis J, Kalfarentzos F. Clin Nutr 2000;19:295-304.

81. Dunham B, Marcuard S, Khazanie PG et al. JPEN J Parenter Enteral Nutr 1991;15:608–11.
82. Greene HL, Hambidge M, Schanler R et al. Am J Clin Nutr 1988; 48:1324–42.
83. Berkelhammer CH, Wood RJ, Sitrin MD. Am J Clin Nutr 1988; 48:1482–9.
84. Goodman WG, Misra S, Veldhuis JD et al. Am J Clin Nutr 2000;71:560–8.
85. Acca M, Ragno A, Francucci CM et al. J Endocrinol Invest 2007; 30(Suppl):54–9.
86. Diamanti A, Bizzarri C, Basso MS et al. J Bone Miner Metab 2010; 28:351–8.
87. Wanten G, Calder PC, Forbes A. BMJ 2011;342:d1447.
88. Clark CL, Sacks GS, Dickerson RN et al. Crit Care Med 1995; 23:1504–11.
89. Charon T, Bernard F, Skrobik Y et al. Intensive Care Med 2003;29:1273–8.
90. Sacks GS, Brown RO, Dickerson RN et al. Nutrition 1997;13:303–8.
91. Hardy G. Gastroenterology 2009;137(Suppl):S29–35.
92. Shils ME, Burke AW, Greene HL et al. JAMA 1979;241:2051–4.
93. Btaiche IF, Carver PL, Welch KB. JPEN J Parenter Enteral Nutr 2011;35:736–47.
94. Jeejeebhoy K. Gastroenterology 2009;137(Suppl):S7–12.
95. Shike M, Roulet M, Kurian R et al. Gastroenterology 1981;81:290–7.
96. Spiegel JE, Willenbucher RF. JPEN J Parenter Enteral Nutr 1999; 23:169–72.
97. Griffith DP, Liff D, Ziegler TR et al. Obesity 2009;17:827–31.
98. Gletsu-Miller N, Broderius M, Frediani J et al. Int J Obes 2012; 36:328–35.
99. Kurkus J, Alcock NW, Shils ME. JPEN J Parenter Enteral Nutr 1984;8:254–7.
100. Shike M, Ritchie ME, Shils ME. Clin Res 1986;34:804A(abst).
101. Fell JME, Reynolds AP, Meadows N et al. Lancet 1996;347:1218–21.
102. Ono J, Harada K, Kodaka R et al. JPEN J Parenter Enteral Nutr 1995;19:310–2.
103. Ejima A, Imanura T, Nakamura S et al. Lancet 1992;339:426 (letter).
104. Takagi Y, Okada A, Sando K et al. Am J Clin Nutr 2002;75:112–8.
105. Hambidge KM, Sokol RJ, Fidanze SJ et al. JPEN J Parenter Enteral Nutr 1989;13:168–71.
106. Alves G, Thiebot J, Tracqui A et al. JPEN J Parenter Enteral Nutr 1997;21:41–5.
107. Bertinet DB, Tinivella M, Balzola FA et al. JPEN J Parenter Enteral Nutr 2000;24:223–7.
108. Verhage AH, Cheong WK, Jeejeebhoy K. JPEN J Parenter Enteral Nutr 1996;20:123–7.
109. Moukarzel A. Gastroenterology 2009;137(Suppl):S18–28.
110. Van Rijn AM, Thompson CD, McKenzie JM et al. Am J Clin Nutr 1979;43:2076–85.
111. Shenkin A. Gastroenterology 2009;137(Suppl):S61–9.
112. Andrews PJ, Avenell A, Noble DW et al. BMJ 2011;342: d1542.
113. Abumrad NN, Schneider AJ, Steel D et al. Am J Clin Nutr 1981; 34:2551–9.
114. Klein GA. Am J Clin Nutr 1995;61:449–56.
115. Wier HA, Kuhn RJ. Ann Pharmacother 2012;46:137–40.
116. Wu WW, Kaplan LA, Horn J et al. JPEN J Parenter Enteral Nutr 1986;10:591–5.
117. Bishop NJ, Morley R, Day JP et al. N Engl J Med 1997;336: 1557–61.
118. de Oliveira SR, Bohrer D, Garcia SC et al JPEN J Parenter Enteral Nutr 2010;34:322–8.
119. Mirtallo JM. JPEN J Parenter Enteral Nutr 2010;34:346–7.
120. Vanamee P, Shils ME, Burke AW et al. JPEN J Parenter Enteral Nutr 1979;3:258–62.
121. De Ritter EJ. Pharm Sci 1982;71:1073–96.
122. Kirkemo AK, Burt ME, Brennan M. Am J Clin Nutr 1982;35:1003–9.
123. Thomas MK, Lloyd-Jones DM, Thadhani RI et al. N Engl J Med 1998;338:777–83.
124. Thomson P, Duerksen DR. JPEN J Parenter Enteral Nutr 2011;35:499–504.
125. Anonymous. Nutrition 1999;15:92–6.
126. Buchman AL. Gastroenterology 2009;137(Suppl):S119–28.
127. Buckman AL, Sohel M, Brown M et al. JPEN J Parenter Enteral Nutr 2000;25:30–35.
128. Compher CW, Kinosian BP, Stoner NE et al. JPEN J Parenter Enteral Nutr 2002;26:57–62.
129. Shils ME, Baker H, Frank O. JPEN J Parenter Enteral Nutr 1985; 9:179–88.
130. Chen F, Boyce HW, Tripiett L. JPEN J Parenter Enteral Nutr 1983; 7:462–4.
131. Steephen AC, Traber MG, Ito Y et al. JPEN J Parenter Enteral Nutr 1991;15:647–52.
132. Lemoyne M, Gossum AV, Kurian R et al. Am J Clin Nutr 1988;48:1310–5.
133. Greene HL, Smith R, Pollack P et al. J Am Coll Nutr 1991;10:281–8.
134. Centers for Disease Control and Prevention. MMWR Morb Mortal Wkly Rep 1997;46:523–8.
135. Zak J, Burns D, Lingenfelser T et al. JPEN J Parenter Enteral Nutr 1991;15:200–1.
136. Ferrie S. Nutr Clin Pract 2012;27:65–8.
137. Palesty JA, Dudrick SJ. Surg Clin North Am 2011;91:653–73.
138. Byrnes MC, Stangenes J. Curr Opin Clin Nutr Metab Care 2011; 14:186–92.
139. Zhao VM, Ziegler TR. Crit Care Nurs Clin North Am 2010;22:369–80.
140. Grau T, Bonet A, Rubio M et al. Crit Care 2007;11:R10.
141. Buchman A. JPEN J Parenter Enteral Nutr 2002;26(Suppl):S43–8.
142. Cavicchi M, Beau P, Crenn P et al. Ann Intern Med 2000;132: 525–32.
143. Messing B, Colombel JF, Heresbach D et al. Nutrition 1992;8:30–6.
144. Wagner WH, Lowry AC, Silberman H. Am J Gastroenterol 1983;78:199–202.
145. Buchmiller CE, Kleiman-Wexler RL, Ephgrave KS et al. JPEN J Parenter Enteral Nutr 1993;17:301–6.
146. Payne-James JJ, Silk DB. Dig Dis Sci 1991;9:10–24.
147. Lambert JP, Thomas SM. JPEN J Parenter Enteral Nutr 1985;9:501–3.
148. Spagnuolo MM, Iorio R, Vegnente A et al. Gastroenterology 1996; 111:716–9.
149. Buchman AL, Dubin M, Venden D et al. Gastroenterology 1992; 102:1363–70.
150. Muller EL, Grace FA, Pitt HA. J Surg Res 1986;40:55–62.
151. Messing B, Bories C, Kustlinger F et al. Gastroenterology 1983; 84:1012–9.
152. Roslyn JJ, Berquist WE, Pitt HA et al. Pediatrics 1983;71:784–9.
153. Dorney SF, Ament ME, Berquist WE et al. J Pediatr 1985;107:521–5.
154. Seidner DL. JPEN J Parenter Enteral Nutr 2002;26(Suppl):S37–42.
155. Buchman AL, Moukarzel A. Clin Nutr 2000;19:217–31.
156. Pironi L, Morselli AM, Pertkiewicz M et al. Clin Nutr 2002;21:289–96.
157. Shike M, Harrison JE, Sturtridge WC et al. Ann Intern Med 1980; 92:343–50.
158. Verhage AH, Cheong WI, Allard JP et al. JPEN J Parenter Enteral Nutr 1995;19:431–6.
159. Saitta JC, Ou SM, Sherrard DJ et al. JPEN J Parenter Enteral Nutr 1993;17:214–9.
160. Pironi L, Zolezzi C, Ruggeri E et al. Nutrition 2000;16:272–7.
161. Wood RJ, Sitrin MD, Rosenberg IH. Am J Clin Nutr 1988;48:632–6.
162. Berkelhammer C, Wood RJ, Sitrin MD. JPEN J Parenter Enteral Nutr 1998;22:142–6.
163. Mühlebach S, Franken C, Stanga Z. Ger Med Sci 2009;7:doc18.
164. Trissel LA, Gilbert DL, Martinez JF et al. Am J Health Syst Pharm 1997;54:1295–300.

165. Trissel LA, Gilbert DL, Martinez JF et al. JPEN J Parenter Enteral Nutr 1999;23:67–74.
166. Shils ME, Wright WL, Turnbull A et al. N Engl J Med 1970;283:341–4.
167. Delegge MH. JPEN J Parenter Enteral Nutr 2002;26(Suppl):S60–2.
168. Howard L, Ament M, Fleming CR et al. Gastroenterology 1995; 109:355–65.
169. Howard L, Malone M. Am J Clin Nutr 1997;66:1364–70.
170. Howard L, Ashley C. Gastroenterology 2003;124:1651–61.
171. Gulledge AD, Srp F, Sharp JW et al. Nutr Clin Pract 1987;2: 183–94.
172. Smith CE. JPEN J Parenter Enteral Nutr 1993;17:501–506.
173. O'Neill JP, Shaha AR. Surg Clin North Am 2011;91:631–9.
174. Burnette B, Jatoi A. Curr Opin Support Palliat Care 2010;4:272–5.
175. Howard L, Heaphey L, Fleming CR et al. JPEN J Parenter Enteral Nutr 1991;15:384–93.
176. Spencer AU, Kovacevich D, McKinney-Barnett M. Am J Clin Nutr 2008;88:1552–9.
177. Fraher MH, Collins CJ, Bourke J et al. J Hosp Infect 2009;73: 129–34.
178. Walter E, Liu FX, Maton P et al. Eur J Clin Nutr 2012;66:639–44.
179. Rhoda KM, Suryadevara S, Steiger E. Surg Clin North Am 2011; 91:913–32.
180. Blackburn GL, Wollner S, Bistrian BR. Arch Surg 2010;145:533–8.
181. Wischmeyer PE, Heyland DK. Crit Care Clin 2010;26:433–41.
182. Bistrian BR. Crit Care Med 2011;39:1533–55.
183. Cahill NE, Wang M, Day AG et al. Crit Care Med 2011;39:2691–9.
184. McClave SA, Heyland DK, Martindale RG. JPEN J Parenter Enteral Nutr 2012;36:15–7.

Sugestões de leitura

Druyan ME, Compher C, Boullata JI et al. Clinical guidelines for the use of parenteral and enteral nutrition in adult and pediatric patients: applying the grade system to development of A.S.P.E.N. clinical guidelines. JPEN J Parenter Enteral Nutr 2012;36:77–80.

McClave SA, Martindale RG, Vanek VW et al. Guidelines for the provision and assessment of nutrition support therapy in the adult critically ill patient: Society of Critical Care Medicine and American Society for Parenteral and Enteral Nutrition. JPEN J Parenter Enteral Nutr 2009;33:277–316.

Mirtallo J, Canada T, Johnson D et al. Safe practices for parenteral nutrition. JPEN J Parenter Enteral Nutr 2004;28:S39–70.

Preiser JC, Schneider SM. ESPEN disease-specific guideline framework. Clin Nutr 2011;30:549–52.

Ziegler TR. Nutrition support in critical illness: bridging the evidence gap. N Engl J Med 2011;365:562–4.

85 Terapia nutricional em medicina hospitalar e ambulatorial*

Kris M. Mogensen e Malcolm K. Robinson

Pacientes com o aparelho digestivo debilitado, o sistema sensorial alterado ou acometidos de doenças graves com frequência requerem regimes nutricionais e alimentares especializados. Esses pacientes são, por definição, complexos. Consequentemente, a qualidade dos cuidados dispensados a esses pacientes melhora quando eles são assistidos, em parte, por uma equipe multidisciplinar de profissionais especializados na administração desse tipo de dieta.

Este capítulo aborda o papel da equipe multiprofissional de terapia nutricional (EMTN), os benefícios da abordagem de equipe à gestão nutricional e a administração das complexas terapias nutricionais em ambientes hospitalares e ambulatoriais.

Equipe multiprofissional de terapia nutricional

É possível que os pacientes necessitem de um regime de alimentação forçada quando impossibilitados de se alimentar via oral por períodos prolongados. Esses regimes alimentares consistem em alimentação enteral que dispensa ingestão por via oral, nutrição parenteral (NP) ou em uma combinação das duas. Ambos os tipos são analisados em detalhes nos capítulos sobre alimentação enteral e NP.

A administração de NP e nutrição enteral (NE) para aqueles que necessitam é tradicionalmente conhecida como *terapia nutricional*. Entretanto, *terapia nutricional* pode ser um termo mais adequado. O uso do termo *terapia* reconhece a capacidade da nutrição de afetar os resultados do paciente, bem como os evidentes riscos e benefícios da intervenção nutricional tanto em curto quanto em longo prazo. Além disso, os profissionais de saúde especializados em nutrição podem ajudar a otimizar a terapia como um todo para muitos pacientes incrementando os possíveis benefícios da intervenção nutricional e controlando, ao mesmo tempo, os riscos. A abordagem da equipe interdisciplinar no que tange ao gerenciamento de pacientes que recebem NE e NP é considerada benéfica desde o início da década de 1970. Atualmente, as equipes de terapia nutricional normalmente cogerenciam pacientes que recebem alimentação forçada.[1]

Estrutura e membros da equipe

O gerenciamento de pacientes que recebem NE ou NP pressupõe a atuação de clínicos qualificados tanto em clínica médica quanto em terapia nutricional. O conhecimento de ambas é necessário para o profissional elaborar um plano racional de intervenção nutricional dentro do contexto mais amplo dos objetivos gerais de assistência ao paciente. Os membros da equipe devem ser capazes de avaliar a condição nutricional, estimar as necessidades energéticas e proteicas e avaliar os níveis de micronutrientes do paciente. Eles devem também conhecer as interações entre medicamentos e nutrientes; saber calcular e compor fórmulas; e saber selecionar, instalar e cuidar dos dispositivos de acesso parenteral e enteral. Em razão da vasta gama de conhecimentos necessária para gerenciar a terapia nutricional, a equipe é necessariamente formada por vários clínicos especializados em todas essas áreas.[2]

A configuração clássica de uma equipe de terapia nutricional inclui um médico, um nutricionista, um enfermeiro e um farmacêutico. Cada membro da equipe tem uma função específica, mas as especialidades geralmente são coincidentes.[2] Com o crescente número de profissionais de saúde a ingressar no mercado de trabalho, atualmente as equipes podem contar também com a colaboração de paramédicos e enfermeiros. Outros profissionais de saúde, como patologistas especializados em problemas da fala e deglutição e fisioterapeutas, podem participar da equipe em caráter *ad hoc*. Isso é de particular importância no gerenciamento de pacientes com distúrbios de deglutição que possam predispô-los ao risco de aspiração du-

---

*__Abreviaturas__: **ASPEN**, American Society for Parenteral and Enteral Nutrition (Associação Norte-americana de Nutrição Parenteral e Enteral); **CRBSI**, infecção da corrente sanguínea relacionada ao uso de cateter vascular; **EMTN**, equipe multiprofisisonal de terapia nutricional; **GI**, gastrintestinal; **IRN**, índice de risco nutricional; **NE**, nutrição enteral; **NED**, nutrição enteral domiciliar; **NP**, nutrição parenteral; **NPD**, nutrição parenteral domiciliar.

rante a ingestão alimentar ou aqueles indivíduos seriamente debilitados que, além da nutrição, necessitam de uma fisioterapia agressiva para recuperar a massa corporal magra.[2]

A American Society for Parenteral and Enteral Nutrition (ASPEN) criou normas para a prática profissional baseadas em disciplinas específicas para os quatro membros principais (médico, nutricionista, enfermeiro e farmacêutico) da EMTN tradicional.[3-6] Avaliadas e revisadas regularmente, essas normas são elaboradas com a finalidade de orientar as competências clínicas na prestação da assistência adequada a pacientes que necessitam de suporte ou terapia. De acordo com a pesquisa de opinião realizada entre os membros da ASPEN em 2008, aproximadamente 63% dos grandes centros médico-acadêmicos possuem uma EMTN formal e abrangente.[2] No entanto, em hospitais de menor porte a equipe pode ser um grupo consultivo informal em que cada membro atua quase exclusivamente em sua área básica. O grupo só se reúne periodicamente quando é necessário discutir assuntos relacionados à assistência aos pacientes. Outras equipes são estruturadas em forma de comitê para desenvolver políticas e procedimentos gerais relacionados a terapias nutricionais, mas não oferecem consultas a pacientes individuais.[2]

Impacto da equipe dedicada

A ASPEN e outras sociedades, como a American Gastroenterological Association, publicaram diretrizes para a iniciação e administração da NP e da NE.[7-11] As diretrizes da ASPEN para o uso correto da NP encontram-se resumidas na Tabela 85.1 e as indicações típicas de NE estão sintetizadas na Tabela 85.2.[7-10] Essas diretrizes são detalhadas, podendo levar alguns a acreditar que as EMTN dedicadas sejam desnecessárias. Entretanto, a NE e a NP geralmente são utilizadas de maneira inadequada na falta de uma equipe dedicada especializada até mesmo nos grandes centros médico-acadêmicos.

Trujillo et al.[12] avaliaram o impacto de uma EMTN dedicada em um movimentado centro médico-acadêmico. Esses pesquisadores observaram 209 pacientes consecutivos que haviam começado a receber NP com e sem consulta à EMTN e utilizaram as diretrizes da ASPEN para determinar se a NP

Tabela 85.1 Indicações de uso de nutrição parenteral
Impossibilidade de utilização do trato GI por > 7-10 dias (3-5 dias na UTI)
Peritonite difusa
Fístula enterocutânea nos casos em que a nutrição enteral não é possível
Isquemia GI
Obstrução intestinal
Vômitos incontroláveis
Diarreia incontrolável
Insuficiência intestinal
Íleo prolongado
Exacerbação aguda de doença inflamatória intestinal
Sangramento grave do trato GI
Pancreatite aguda grave após insucesso na tentativa de administração de NE
Má absorção severa com intolerância à NE ou tentativa fracassada de administração de NE
Desnutrição severa com impossibilidade de utilização de NE

GI, gastrintestinal; NE, nutrição enteral; UTI, unidade de tratamento intensivo.

Tabela 85.2 Indicações de uso de nutrição enteral
Ingestão oral inadequada por > 7-10 dias (3-5 dias na UTI) com trato gastrintestinal em funcionamento
Fístula enterocutânea (se a sonda de alimentação puder ser inserida na região distal à fístula)
Câncer de cabeça ou pescoço
Ingestão oral inadequada para atender a uma alta demanda metabólica (p. ex., paciente vítima de trauma ou queimadura)
Desnutrição significativa com ingestão oral inadequada para reposição de nutrientes
Derrame ou outro comprometimento neurológico com disfagia significativa
Distúrbios da deglutição

UTI, unidade de tratamento intensivo.

era "indicada", "evitável" (i. e., poderia ter sido evitada se o acesso enteral adequado tivesse sido disponibilizado) ou "não indicada". Eles descobriram que a nutrição parenteral era indicada em apenas 56% dos casos e, obviamente, não era indicada para 18% dos pacientes que não haviam consultado a EMTN. Por outro lado, a NP era indicada em 82% dos casos e não era recomendável para apenas 4% dos pacientes que haviam consultado efetivamente a EMTN ($p = 0,004$).

Baseado no sucesso inicial da EMTN, o hospital adotou uma política que exigia a aprovação da EMTN para todos os casos de iniciação da NP e orientava a farmácia a não iniciar a NP sem o aval específico do médico da EMTN. Uma avaliação de acompanhamento do uso da NP realizada em 2008 revelou que a nutrição parenteral era claramente indicada para 87% dos pacientes e evitada em 13% dos casos se houvesse disponibilidade de acesso enteral (dados não divulgados). Não foram identificados pacientes para os quais a NP não fosse indicada (Fig. 85.1). Outros pesquisadores confirmaram as constatações de Trujillo et al., documentando, desse modo, o valor de uma equipe multiprofissional dedicada.[13-17]

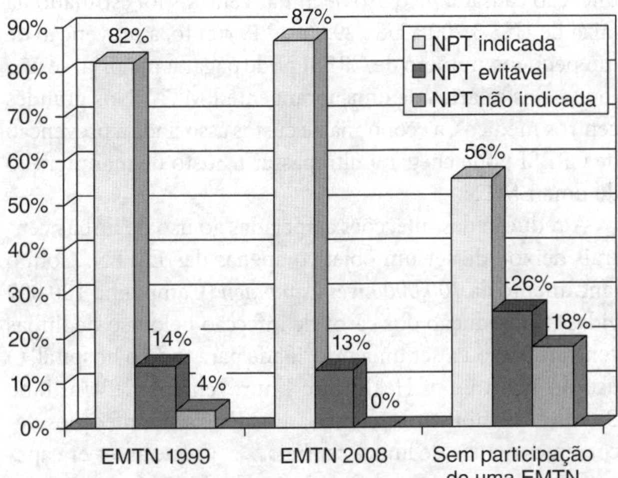

Figura 85.1 Aprovação obrigatória da equipe multiprofissional de terapia nutricional (EMTN) antes que a iniciação da nutrição parenteral total (NPT) produza um impacto sustentável na utilização inadequada da NPT. (Adaptado com permissão de Trujillo EB, Young LS, Chertow GM et al.. *Metabolic and monetary costs of avoidable parenteral nutrition use*. JPEN J Parenter Enteral Nutr 1999;23:109-13.)

Resultados clínicos e economia de custos

A diminuição do uso inadequado da nutrição parenteral por si só melhora os resultados dos pacientes e reduz os custos de assistência médica. A utilização da NP aumenta em até dez vezes[18,19] o risco de infecção da corrente sanguínea relacionada ao uso de cateter vascular (CRBSI). As EMTN têm sido um instrumento para a redução da taxa de CRBSI com a implementação de rigorosas técnicas assépticas para a inserção de cateter e protocolos para os cuidados adequados com cateteres venosos centrais. Por exemplo, Nehme[20] reportou uma taxa de complicações infecciosas de 1,3% envolvendo pacientes gerenciados por uma equipe multiprofissional de terapia nutricional, comparada a uma taxa de 26,2% em pacientes não gerenciados por uma EMTN. Da mesma forma, Faubion et al.[21] demonstraram uma redução de 24% para 3,5% dos casos de infecções relacionadas ao uso de cateteres com a implementação de uma equipe responsável pela inserção dos cateteres utilizados para a administração de nutrição parenteral; e a equipe credenciou funcionários para cuidar rotineiramente desses tubos. Além disso, a perda de um enfermeiro membro da EMTN informada em um relatório[22] levou a um aumento significativo do risco de infecção associado ao uso de linhas centrais, uma contratação que enfatiza a importância de uma EMTN habilitada para evitar essa séria complicação.

Dessa maneira, as equipes de terapia nutricional reduzem os riscos de infecção de duas maneiras. Primeiro, a iniciação de NP não indicada é minimizada, reduzindo, assim, o risco de CRBSI associado ao procedimento. Segundo, mesmo naqueles pacientes que estavam recebendo NP, as equipes de terapia nutricional conseguiram reduzir a incidência de CRBSI melhorando os padrões de inserção e manutenção dos cateteres.

A minimização das taxas de infecção pode ser traduzida em uma enorme economia de custos para as instituições médicas. Nos Estados Unidos, o custo do tratamento de uma infecção causada pelo uso de linhas centrais foi estimado na faixa de US$ 3.700 a US$ 29.000.[23] Portanto, a prevenção de um pequeno número de CRBSI pode pagar a maioria, se não todos, dos salários de uma abrangente EMTN. Nos grandes centros médicos, a economia de custos associada à prevenção de CRBSI pode chegar a ultrapassar o custo de manutenção de uma EMTN.

A redução das infecções associadas ao uso de linhas centrais deixou de ser um objetivo apenas das EMTN. Com o lançamento da *100,000 Lives Campaign* (Campanha 100.000 vidas),[24] a redução dos casos de infecção pelo uso de linhas centrais passou a ser uma prioridade para todo o hospital. O uso do Institute of Healthcare Improvement Central Line Bundle[25] demonstrou reduzir a incidência de infecções decorrentes do uso de linhas centrais.[26-28] O que antes era apenas uma pequena medida da eficácia das EMTN evoluiu para um indicador básico de qualidade para todos os hospitais.

Além disso, a inserção de linhas centrais implica um risco real de morbidade e mortalidade e gera custos financeiros. A inserção de cateteres pode provocar pneumotórax, lesão vascular e desconforto ao paciente. Raramente, o paciente pode entrar em óbito por complicações decorrentes de sangramento incontrolável resultante de lesão vascular ou administração de nutrição parenteral através de cateteres mal direcionados cujas extremidades acabam atingindo acidentalmente o pulmão ou o espaço pleural. Essas complicações, bem como os custos associados à inserção dos cateteres e ao tratamento dessas possíveis complicações mecânicas, podem ser evitadas com a limitação da administração inadequada da NP.

Por fim, a redução do uso inadequado da nutrição parenteral e o crescente uso da nutrição enteral geram economia de custos. A NP é inerentemente mais onerosa do que a NE, dado o custo de cada componente das fórmulas de PN e os custos farmacêuticos associados ao tempo de manipulação e aos complexos equipamentos. A economia é ainda maior se forem computados os custos de monitoramento, administração e cuidados de enfermagem associados à NP.[29]

Muitos estudos sobre a redução do uso inadequado da NP já avaliaram a economia de custos para o hospital. A economia informada varia de cerca de US$ 6.000 para instituições com baixas taxas de utilização inadequada do método[17] a mais de US$ 500.000/ano nos grandes hospitais em que o uso inadequado da NP foi considerado desenfreado.[12] Essa economia justifica facilmente a existência de uma EMTN.

O papel da equipe de terapia nutricional não se limita apenas a aprovar a administração de NP e NE e evitar as infecções associadas à NP. Vários estudos indicaram que essas *equipes* melhoram os resultados clínicos quando há indicação de alimentação forçada. Por exemplo, Trujillo et al.[12] avaliaram 209 pacientes que haviam começado a receber NP e constataram que os pacientes acompanhados pela equipe de terapia nutricional apresentaram uma incidência significativamente menor de complicações metabólicas, como desequilíbrios eletrolíticos e hiperglicemia (34% *versus* 66% dos dias de NP, p = 0,004). Da mesma forma, Nehme[20] avaliou 211 pacientes com nutrição parenteral gerenciados pela EMTN, em comparação com 164 pacientes cuja NP era gerenciada pela equipe médica ou cirúrgica básica. Somente 3% dos pacientes gerenciados pela EMTN apresentaram um desequilíbrio eletrolítico, comparados a 36% dos pacientes não gerenciados por uma EMTN. Além disso, nenhum dos pacientes gerenciados pela equipe de terapia nutricional apresentou quadro de hiperglicemia suficientemente grave para levar a uma desidratação hiperglicêmica não cetótica, em comparação a 7% dos pacientes não gerenciados por uma EMTN.

Por outro lado, ChrisAnderson et al.[30] avaliaram o impacto de uma EMTN nas complicações metabólicas associadas à NP em um grande hospital-escola e compararam a mudança da eletividade para a compulsoriedade da consulta a uma equipe de terapia nutricional, para todos os pacientes que estavam recebendo nutrição parenteral. Não foram associadas a essa mudança quaisquer diferenças significativas em relação às complicações metabólicas. Os pesquisadores achavam que, antes da implementação do regime de consulta obrigatória, a sua instituição possuía um sólido serviço de educação nutricional que minimizava o impacto da equipe.

Juntos, esses estudos sugerem que os hospitais devem ter um programa de educação nutricional abrangente e agressivo para evitar complicações metabólicas associadas à administração da NP. Na falta desse tipo de programa, é de se esperar um aumento indesejado dessas complicações na ausência de uma EMTN dedicada. Como os desequilíbrios eletrolíticos podem levar, por exemplo, a arritmias, e como a hiperglicemia é sabidamente associada a um maior risco de infecção, a educação e o monitoramento nutricional intensivo ou a qualificação em terapia nutricional são necessários para melhorar os resultados clínicos.

Embora muito menos estudada em comparação com os pacientes com nutrição parenteral, as EMTN desempenham um papel importante também no gerenciamento da nutrição enteral. Brown et al.[31] avaliaram um total de 102 pacientes internados que estavam recebendo NE gerenciados pela equipe básica (n = 52) em comparação com aqueles assistidos pela EMTN (n = 50). Os pacientes gerenciados pela EMTN apresentaram uma taxa significativamente mais baixa de complicações, como aspiração pulmonar, complicações mecânicas associadas à própria sonda de alimentação e complicações metabólicas, como hiperglicemia. Além disso, o número de pacientes gerenciado pela EMTN que recebeu a sua meta de ingestão calórica foi maior do que pacientes gerenciados pela equipe básica.

Gerenciamento do paciente hospitalizado

A desnutrição produz um profundo impacto nos resultados dos pacientes e nos custos de assistência médica - detalhados em outra seção deste volume. Não é de surpreender que a identificação da desnutrição no ambiente hospitalar tenha passado a receber atenção a partir da década de 1970 à medida que modernas opções de tratamento envolvendo NP e NE começaram a ser desenvolvidas e a intervenção e a terapia nutricionais passaram a ser realidades práticas. Apesar desses avanços, 50% dos pacientes hospitalizados ainda hoje apresentam algum grau de desnutrição.[32]

Para combater os custos humanos e financeiros associados à desnutrição, é imperativo investigar todos os pacientes hospitalizados ou aqueles com risco de desnutrição. A investigação da desnutrição é diferente de uma avaliação nutricional completa na medida em que a primeira deve ser administrada de modo rápido e eficiente para identificar aqueles pacientes cuja condição justifica uma avaliação nutricional completa conduzida por um especialista em nutrição.[33,34] Existem vários métodos de investigação nutricional, que podem ser conduzidos por profissionais de nutrição (p. ex., técnicos em nutrição ou nutricionistas credenciados) e enfermagem, ou até mesmo executados pelo paciente.[35] Algumas das ferramentas validadas adequadas são a *Malnutrition Universal Screening Tool* (Instrumento Universal de Triagem de Desnutrição), a *Nutritional Risk Screening* (Rastreamento de Risco Nutricional), o *Mini Nutrition Assessment* (Miniavaliação Nutricional), o *Short Nutritional Assessment Questionnaire* (Questionário Curto de Avaliação Nutricional), a *Malnutrition Screening Tool* (Instrumento de Triagem de Desnutrição) e a *Subjective Global Assessment* (Avaliação Subjetiva Global). Para uma descrição completa dessas ferramentas de investigação, o leitor deve consultar a avaliação de Anthony.[35]

Em vez de utilizar ferramentas de investigação validadas, algumas instituições desenvolveram suas próprias questões de investigação baseadas em sua experiência clínica, enquanto outras utilizam um processo de investigação laboratorial, como a investigação baseada nos níveis de albumina e pré-albumina, por exemplo. Apesar de algumas controvérsias em relação ao uso de proteínas circulantes,[36] Robinson et al.[37] constataram que existe uma correlação entre as baixas concentrações de pré-albumina e a identificação da presença de desnutrição pelo nutricionista. Independentemente do método de investigação utilizado, algum processo de investigação deve ser realizado.

A partir do momento em que o paciente é diagnosticado como correndo risco nutricional ou francamente desnutrido, normalmente cabe ao nutricionista conduzir uma abrangente avaliação nutricional. No caso de pacientes encaminhados à equipe de terapia nutricional para serem gerenciados, outros membros da equipe podem realizar a avaliação nutricional completa juntamente com o nutricionista.[2] A avaliação deve determinar a presença ou ausência de desnutrição, inclusive a deficiência de micronutrientes, devendo definir também a via de alimentação ideal para o paciente. As opções incluem a alimentação por via oral ou a alimentação forçada através de NP ou NE.

A avaliação nutricional deve incluir a otimização do momento da intervenção nutricional. Embora possa parecer irrelevante, o momento da intervenção nutricional pode ter um grande impacto nos resultados e nos custos. Por exemplo, uma metanálise do tratamento com NP em pacientes com quadro de pancreatite de grau leve a grave revelou que a iniciação da nutrição parenteral após cinco dias de internação piora o resultado e retarda a transição para a alimentação enteral. Portanto, é recomendável que se aguarde cinco dias antes de administrar NP àqueles pacientes com pancreatite aguda se ficar claro por ocasião da internação que a PN pode, em última análise, ser necessária.[38]

Por fim, deve-se avaliar o risco da síndrome da realimentação.[39] A síndrome da realimentação, fenômeno que ocorre quando a terapia nutricional é iniciada em pacientes desnutridos, é caracterizada por fatores como hipofosfatemia, hipocalemia, hipomagnesemia, deficiência de tiamina, hiperglicemia e intolerância a líquidos. Já houve vários casos de morte associados à síndrome da realimentação. Portanto, é essencial identificar os pacientes em risco antes de iniciar a terapia nutricional, corrigir adequadamente as deficiências de eletrólitos e iniciar lentamente a alimentação. Além dos pacientes desnutridos, outros pacientes em situação de risco são os alcoólatras e aqueles que estão recebendo líquidos por via intravenosa por tempo prolongado. A hábil EMTN é capaz de identificar os pacientes em risco e de iniciar e administrar cuidadosamente a terapia nutricional de modo a evitar complicações.

Concluída a avaliação, pode ser elaborado um plano nutricional adequado para resolver os problemas nutricionais identificados. A Tabela 85.3 sintetiza os componentes de uma avaliação nutricional abrangente.

Definição do método de terapia nutricional

Determinar o método ideal de intervenção nutricional é uma das decisões mais importantes para pacientes que ne-

Tabela 85.3 Componentes de uma avaliação nutricional clínica
Análise e avaliação de medidas antropométricas
Análise e avaliação de medidas bioquímicas
Recebimento e avaliação do histórico alimentar e/ou do recordatório alimentar de 24 horas e/ou do questionário de frequência alimentar
Realização de exame físico nutricional
Cálculo das necessidades energéticas, proteicas (e de outros macronutrientes para pacientes receptores de nutrição parenteral), de líquidos e de micronutrientes
Determinação do método ideal de terapia nutricional (i. e., via oral, enteral ou parenteral)
Elaboração de um plano de implementação e monitoramento

cessitam de alimentação forçada. O ideal é que o método seja o menos invasivo possível, o que significa a administração oral de uma alimentação completa constituída por alimentos saudáveis. Para aqueles que não podem receber a quantidade adequada de calorias e proteínas com uma dieta normal, os suplementos nutricionais administrados via oral geralmente constituem a primeira linha terapêutica para pacientes desnutridos. Para aqueles pacientes que não podem ou não querem se alimentar adequadamente via oral, mas cujo aparelho gastrintestinal (GI) se encontra em funcionamento, a alimentação enteral que dispensa a ingestão via oral é a opção seguinte de intervenção nutricional. O método requer a instalação de um dispositivo de acesso enteral.

O tipo de dispositivo de acesso enteral depende da duração da alimentação enteral e da função e acessibilidade do aparelho GI. Por exemplo, um paciente que precise receber alimentação enteral por um curto período estaria mais bem servido com uma sonda de alimentação nasoentérico, como uma sonda nasogástrica ou nasojejunal. Por outro lado, um paciente que necessite de terapia enteral por tempo prolongado deve receber uma sonda de gastrostomia ou jejunostomia, se possível. Os dispositivos de alimentação enteral são analisados em outra parte deste volume e nas avaliações de Vanek.[40-42]

O sucesso da alimentação enteral depende, em parte, de fatores inerentes ao paciente, como náuseas, vômitos, diarreia e dores abdominais. Muitas dessas condições podem ser administradas com a assistência de uma equipe de terapia nutricional. Por exemplo, as náuseas e os vômitos podem melhorar com a colocação de uma sonda no duodeno ou no jejuno, o que resolve problemas associados à gastroparesia. As equipes dedicadas habilitadas a instalar sondas de alimentação pós-pilóricas podem contribuir para o sucesso da colocação da sonda e o nível de tolerância à alimentação por sonda.[43,44] A diarreia pode ser sanada com um regime de dieta "antidiarreica" por sonda. A EMTN pode ajudar a selecionar o tipo mais adequado de fórmula de NE com base na avaliação clínica, podendo adaptar a escolha da fórmula, conforme necessário, de acordo com a resposta do paciente.

O sucesso da alimentação enteral depende também, em parte, de fatores relacionados às áreas médica e de enfermagem. Existe um amplo debate e nível de conforto em relação ao que são resíduos gástricos "aceitáveis" na administração de alimentação por sonda. Além disso, existem diversos protocolos sobre o prosseguimento da alimentação por sonda mesmo quando os resíduos gástricos são aceitáveis. As EMTN geralmente aceitam níveis mais elevados de resíduos gástricos e prosseguem mais rapidamente com o procedimento de alimentação por sonda. As EMTN criaram protocolos de prosseguimento de alimentação por sonda no intuito de auxiliar nesse processo. Essa iniciativa contribui para a obtenção de níveis mais elevados de sucesso com a administração de alimentação por sonda, permitindo que se alcancem as metas de ingestão calórica mais rapidamente.[45-48]

A NP é a única opção existente que permite alimentar por período prolongado o paciente cujo aparelho GI não se encontra em condições normais de funcionamento. O paciente hospitalizado possivelmente estará mais bem servido com a inserção de um cateter central (de inserção central) para uso por um curto período (p. ex., de 2 a 3 semanas), particularmente em um ambiente de unidade de tratamento intensivo. No caso de pacientes que recebem alta e continuam recebendo NP por um período intermediário de tempo (p. ex., de 6 a 8 semanas), um cateter central de inserção periférica seria uma opção razoável. Para pacientes que precisam receber NP por longos períodos, a melhor opção seria um cateter tunelizado. Aqueles que não necessitam de infusões diárias de NP, como pacientes com insuficiência intestinal que necessitam apenas de algumas infusões de PN por semana para manter a condição nutricional, por exemplo, um dispositivo de acesso venoso central totalmente implantável (i. e., um cateter totalmente implantável) seria uma opção adequada. As avaliações de Vanek[49,50] apresentam um debate profundo sobre os dispositivos de acesso venoso central.

Intervenção nutricional proativa

Em alguns casos, é possível formular um plano nutricional pré-operatório capaz de prever as necessidades que o paciente possa ter no período pós-operatório. Por exemplo, é de conhecimento geral na área de cirurgia traumatológica que a colocação profilática de uma sonda de jejunostomia por ocasião da laparotomia exploratória permite a administração de nutrição enteral precoce.[51] Os benefícios da alimentação precoce encontram-se descritos em outra seção deste volume.

Entretanto, os benefícios da colocação profilática da sonda de alimentação não se limitam apenas a pacientes vítimas de trauma. Os pacientes submetidos a duodenopancreatectomia (i. e., procedimento de Whipple) também demonstraram beneficiar-se do método. Baradi et al.[52] avaliaram a colocação de uma sonda de alimentação jejunal por ocasião do procedimento de Whipple e compararam o paciente com aqueles que não haviam recebido acesso enteral. A colocação da sonda durante o procedimento básico reduziu em 80% a necessidade de NP e foi associada à redução dos níveis de incidência de infecção, complicações posteriores e reinternação hospitalar. Em um estudo similar com pacientes com doença de Whipple, Mack et al.[53] constataram que a estratégia de instalar uma sonda de alimentação por ocasião da cirurgia diminuía a incidência de gastroparesia e estava associada à redução do tempo de internação e de custos em geral (ver Figs. 85.2 e 85.3).

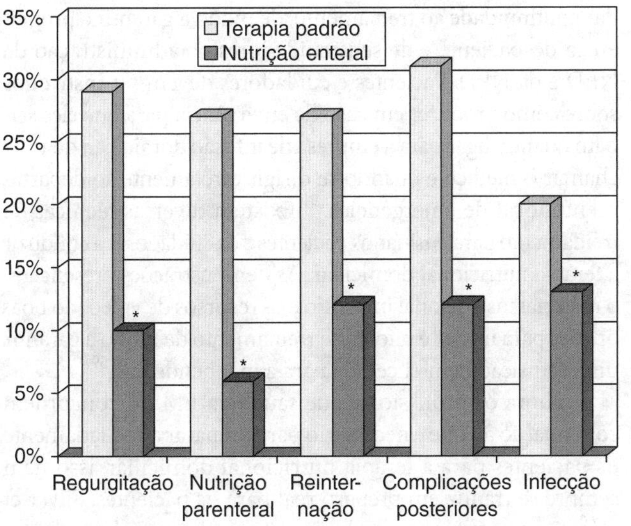

Figura 85.2 Benefícios dos procedimentos de acesso e alimentação enteral planejados após uma duodenopancreatectomia. (Adaptado com permissão de Baradi H, Walsh RM, Henderson JM et al.. *Postoperative jejunal feeding and outcome of pancreaticoduodenectomy*. J. Gastrointest Surg 2004;8:428-33.)

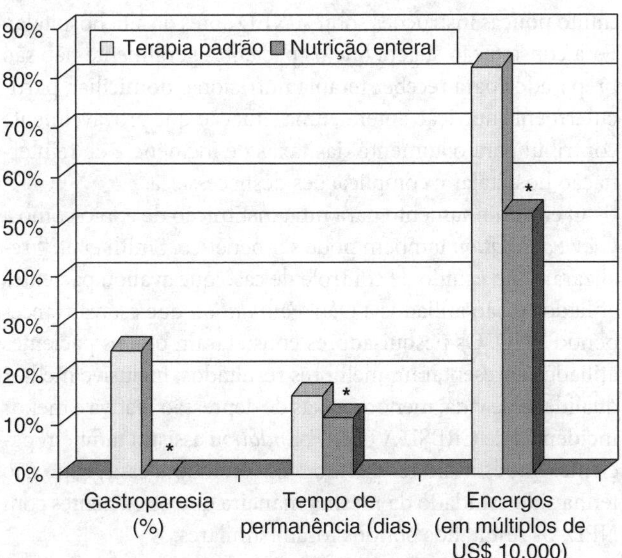

Figura 85.3 Benefícios dos procedimentos de acesso e alimentação enteral planejados após uma duodenopancreatectomia. (Adaptado com permissão de Mack LA, Kaklamanos IG, Livingstone AS et al. *Gastric decompression and enteral feeding through a double-lumen gastrojenunostomy tube improves outcomes after pancreaticoduodenectomy*. Ann Surg 2004;240:845-51.)

Em geral, os cirurgiões não pensam na hipótese de instalar sondas de alimentação durante cirurgias intra-abdominais complexas. Uma função importante da EMTN é recomendar a colocação de uma sonda de alimentação jejunal em pacientes com alto risco de gastroparesia prolongada, sobretudo se o paciente apresentar condições anatômicas pós-operatórias (p. ex., anastomose gástrica recente) que impeçam que a sonda seja introduzida através do nariz e instalada com segurança no estômago ou em sua região distal durante o período pós-operatório. O objetivo deve consistir em "planejar-se para a NE para evitar a NP".

Outra situação em que se justifica a intervenção nutricional proativa é no caso de pacientes com grave condição de desnutrição que devem ser submetidos a cirurgia eletiva de grande porte. O *Nutrition Risk Index* (Índice de Risco Nutricional - IRN) foi criado por Buzby et al.[54] como parte do protocolo para o *Veterans Affairs Total Parenteral Nutrition Cooperative Study Group* responsável por avaliar a eficácia da NP pós-operatória em pacientes desnutridos submetidos a cirurgia abdominal ou torácica de grande porte.[55] O IRN é um sistema de pontuação que avalia a gravidade da desnutrição utilizando a albumina sérica e a porcentagem usual de peso corporal (ver Tab. 85.4).

Os pacientes desnutridos foram selecionados aleatoriamente para receber NP por um período de 7 a 15 dias antes da cirurgia e durante três dias após a cirurgia, ou para não receber NP.[55] Todos os pacientes foram monitorados durante 30 dias para observação de grandes ou pequenas complicações. De um modo geral, os pacientes que receberam NP apresentaram maior incidência de complicações infecciosas em comparação com o grupo controle. Subanálises do grupo revelaram que aqueles pacientes com quadro de desnutrição iminente ou moderada de acordo com o IRN apresentaram uma taxa significativamente mais elevada de complicações infecciosas e nenhuma diferença em relação a complicações não infecciosas em comparação com aqueles que não receberam NP.

Vale ressaltar, por outro lado, que o grupo com quadro de desnutrição severa apresentou uma taxa significativamente mais baixa de complicações não infecciosas (p. ex., vazamento anastomótico, deiscência de ferida cirúrgica, insuficiência respiratória crônica) em comparação com o grupo controle (5,3% *versus* 42,9%), enquanto as complicações infecciosas ficaram em níveis comparáveis. Portanto, a NP perioperatória tem um papel decisivo na otimização da condição de pacientes severamente desnutridos submetidos a cirurgias de grande porte. EMTN pode calcular facilmente o IRN e ajudar a determinar os pacientes que apresentam quadro de desnutrição severa e que, como tal, se beneficiariam de 1 a 2 semanas de NP pré-operatória em ambiente hospitalar ou ambulatorial.

Tabela 85.4 Índice de risco nutricional

IRN: 1,519 × albumina sérica (G/L) + 0,417 × (peso atual/peso normal) × 100

Pontuação	Interpretação
> 97,5	Desnutrição iminente
83,5-97,5	Desnutrição moderada
< 83,5	Desnutrição severa

IRN, índice de risco nutricional.

Dados extraídos de Buzby GP, Knox LS, Crosby LO et al. *Study protocol: a randomized clinical trial of total parenteral nutrition in malnourished surgical patients.* Am J Clin Nutr 1988;47:366-81; e Veterans Affairs Total Parenteral Nutrition Cooperative Study Group. *Perioperative total parenteral nutrition in surgical patients.* N Engl J Med 1991;325:525-32, com permissão.

Transição para casa

A nutrição enteral domiciliar (NED) ou a nutrição parenteral domiciliar (NPD) pode ser indicada para uma série de pacientes com intolerância à alimentação por via oral. A transição do ambiente hospitalar para o ambiente domiciliar impõe vários desafios ao paciente que está recebendo NP ou NE. É imperativo que uma EMTN hospitalar ou ambulatorial participe desse processo, a fim de garantir uma transição tranquila e bem-sucedida.

Avaliação do ambiente domiciliar

Os pacientes com terapia nutricional domiciliar requerem um ambiente domiciliar seguro e solidário para garantir uma transição bem-sucedida. Essa complexa terapia exige que o paciente tenha acesso a água limpa, refrigeração e eletricidade. A casa precisa estar limpa, isenta de pragas, e deve possuir uma área para o armazenamento seguro do material de infusão domiciliar. Além disso, o paciente deve ser capaz de percorrer a casa com segurança, levando-se em consideração a maneira como ele circulará pela casa (inclusive para ir ao banheiro) com uma bomba de infusão e um suporte para o equipamento. Os clínicos da EMTN e aqueles envolvidos na coordenação do processo de alta do paciente podem conduzir a avaliação do ambiente domiciliar através de entrevista com o próprio paciente. Às vezes, uma visita domiciliar é necessária para identificar e corrigir quaisquer problemas que possam impedir a administração segura de NP ou NE.[56,57]

Um aspecto importante da ida para casa recebendo NE ou NP é a capacidade de independência do paciente com a terapia domiciliar. Na maioria dos casos, não é possível receber a visita de um clínico em casa todos os dias; consequentemente, o paciente ou o cuidador deve aprender a desempenhar as tarefas básicas relacionadas à terapia. No caso da NED, isso subentende aprender a despejar uma fórmula em uma bolsa de nutrição enteral, aprender a identificar e solucionar problemas com a bomba, e ter os cuidados básicos com o dispositivo de acesso enteral. Ao se tratar de NPD, por outro lado, isso significa aprender a técnica asséptica necessária para conectar a sonda a uma bolsa de NP, preparar a bomba de infusão, identificar e solucionar problemas com a bomba, e ter os devidos cuidados com o catéter venoso central. Essas tarefas podem ser exaustivas para o paciente, de modo que o apoio de um cuidador ou de alguns cuidadores (familiares ou um grupo de amigos) é importante para promover o sucesso da transição para o ambiente domiciliar. Isso vale especialmente para o paciente em fase de convalescência que pode estar demasiadamente debilitado para cuidar de si.[57,58]

Treinamento e suporte ao paciente e a seus cuidadores

O treinamento em relação à NED e a NPD deve começar logo no início do período de internação do paciente, a fim de facilitar a transição para o ambiente domiciliar. Em casa, os clínicos da empresa responsável pela administração da infusão domiciliar e/ou da agência de enfermagem domiciliar devem dar continuidade ao treinamento, de modo a garantir a proficiência do paciente e de seus cuidadores na administração da NED e da NPD. Pacientes e cuidadores devem ser instruídos sobre como proceder em caso de emergência para que eles saibam quando ligar para a empresa de infusão domiciliar, quando chamar o médico e quando se dirigir diretamente ao departamento local de emergências.[56] Existem diversas técnicas de treinamento para ensinar os pacientes e os cuidadores a conduzir a terapia nutricional domiciliar. As demonstrações presenciais, o material instrucional impresso e os recursos de vídeo são boas opções para iniciar e reforçar o treinamento de modo a garantir uma transição bem-sucedida para a independência.[59]

Embora os profissionais de saúde da EMTN concordem com relação ao que é necessário para preparar adequadamente os pacientes para a terapia nutricional domiciliar, isso nem sempre se traduz em preparo real para os pacientes. Silver et al.[60] conduziram um estudo com 30 cuidadores de pacientes que estavam recebendo NED, utilizando a *Preparedness for Caregiving Scale* para avaliar o grau de aptidão para atuar como cuidador. Essa escala é um subcomponente validado do *Family Caregiving Inventory*. As pontuações indicadoras do grau de aptidão foram muito baixas (média de 1,72 em uma escala de 5 pontos em que 0 significa *não preparado* e 4 indica *muito bem preparado*), e os participantes observaram que recebiam muito poucas instruções sobre a NED antes da alta hospitalar. Essa constatação sugere que os pacientes geralmente não são preparados para receber terapia nutricional domiciliar, particularmente nutrição enteral, uma situação que provavelmente contribui para o aumento das taxas de incidência de reinternação hospitalar e complicações desnecessárias.

O encaminhamento para uma instituição de apoio como a *Oley Foundation* também pode ser benéfico. Smith et al.[61] realizaram um estudo de controle de caso que avaliou pacientes afiliados e não afiliados à *Oley Foundation* que estavam recebendo PND. Os pesquisadores constataram que os pacientes afiliados apresentaram melhores resultados, inclusive melhor qualidade de vida, menores taxas de depressão reativa e menor incidência de CRBSI. A *Oley Foundation* assistiu também pacientes que estavam recebendo NED e, embora esse grupo não tenha sido estudado da mesma maneira que os pacientes com NPD, os resultados obtidos foram similares.

Cobertura de seguro

A cobertura de seguro da terapia nutricional conduzida no ambiente domiciliar não é garantida. Enquanto algumas empresas de seguros reconhecem a importância da cobertura domiciliar, outras não compartilham o mesmo pensamento. É essencial certificar-se de que a cobertura abrange todos os componentes da terapia nutricional. Por exemplo, é possível que a seguradora não cubra os medicamentos acrescentados a uma determinada fórmula de PN, embora os principais componentes da fórmula possam estar cobertos pela apólice. Portanto, a EMTN deve trabalhar em estreita colaboração com os especialistas da seguradora no intuito de garantir que o seguro cubra todos os aspectos da terapia e, desse modo, minimizar as despesas extras para o paciente.

Em um estudo realizado por Piamjariyakul et al.[62,63] com 80 pacientes receptores de NPD e suas famílias, os custos anuais para os pacientes (tanto de despesas extras quanto de custos não reembolsáveis relacionados à terapia) eram de US$ 30.866 por ano. Esses pesquisadores também observaram a qualidade de vida tanto dos pacientes quanto dos cuidadores, com uma amostra de 78 famílias participando desse segmento do estudo.[64] O estresse financeiro era a preocupação citada com mais frequência. Os clínicos devem ter em mente esse ônus financeiro e encaminhar adequadamente os pacientes para um serviço de assistência financeira logo no início do tratamento clínico. Além disso, vale lembrar que essa transição para a descontinuidade ou redução da nutrição domiciliar deve ser agressivamente buscada, tanto por razões financeiras quanto clínicas. A EMTN também pode auxiliar nessas questões.

Acompanhamento/monitoramento de rotina

Os pacientes que estão recebendo terapia nutricional domiciliar precisam ser rotineiramente monitorados para fins de avaliação da eficácia da terapia e suas respectivas complicações e elaboração de um plano de tratamento conforme indicado.[56] Em alguns hospitais, a EMTN hospitalar também é responsável pelo gerenciamento dos pacientes ambulatoriais que estão recebendo NE ou NP; em outros, o clínico geral, o cirurgião geral ou o gastroenterologista pode ser responsável pelo gerenciamento da terapia nutricional domiciliar. O ideal é que os pacientes que estão recebendo terapia nutricional domiciliar não fiquem sob os cuidados exclusivos do prestador de assistência médica básica. Embora as comparações entre pacientes receptores de terapia nutricional domiciliar gerenciados por EMTN e aqueles gerenciados por clínicos não afiliados a uma EMTN sejam limitadas, os receptores de NED e NPD têm necessidades médicas e nutricionais comprovadamente complexas.[58,60,65-68] Dadas essas complexidades, é mais indicado que esses pacientes sejam gerenciados por uma equipe multiprofissional de terapia nutricional, geralmente recomendada como um padrão de assistência.[2,56,67,69]

Deve ser elaborado um plano de monitoramento individual para o paciente, dependendo do tipo de terapia (i. e., NE ou NP), da doença subjacente e da complexidade do regime de terapia nutricional.[56] É possível que alguns pacientes precisem ir à clínica apenas uma vez por ano, enquanto outros podem necessitar de um acompanhamento mais frequente. O monitoramento da NE deve seguir as diretrizes normais de monitoramento hospitalar, mas pode ser realizado com menos frequência de acordo com a estabilidade do paciente. A boa prática clínica determina que seja feito pelo menos um acompanhamento anual para renovação da prescrição de dieta enteral.[66,67] O monitoramento da NP é mais intensivo do que o da NED por causa do maior risco de complicações metabólicas e infecciosas com essa terapia.

Os pacientes receptores de NPD normalmente recebem uma visita domiciliar semanal de um enfermeiro responsável por avaliar o dispositivo de acesso venoso central, prestar manutenção de rotina do catéter e conduzir uma avaliação clínica geral. À medida que os pacientes se tornam mais estáveis, o monitoramento clínico e o monitoramento laboratorial geral podem ocorrer com maior intervalo de tempo entre eles.[67,70] Os pacientes que recebem NPD correm grande risco de deficiência de micronutrientes. Por essa razão, convém que eles tenham um quadro de vitaminas e elementos residuais que deve ser verificado pelo menos duas vezes por ano, ou com mais frequência se houver presença de deficiências e a respectiva reposição estiver sendo feita.[71] A doença óssea metabólica é uma complicação conhecida da NP de longo prazo, razão pela qual é recomendável que seja feita também uma avaliação anual da densidade óssea.[70,72]

Quando os pacientes estão em fase de transição de um modo de terapia nutricional para outro (p. ex., da NP para a NE, ou da NP para a dieta por via oral), a frequência do monitoramento deve aumentar. Durante os períodos de transição, o paciente corre o risco de excesso ou insuficiência alimentar e de complicações metabólicas. Em geral, os pacientes devem participar de seu próprio monitoramento, pesando-se diariamente, fazendo uma avaliação básica do dispositivo de acesso para verificação de eventuais sinais ou sintomas de infecção ou desnutrição, e identificando problemas clínicos básicos que exijam pronta avaliação médica (p. ex., infecção da linha central ou deslocamento da sonda de alimentação enteral), avaliando a tolerância GI, se for o caso (p. ex., náuseas, vômitos, diarreia, constipação) e contatando o clínico responsável pela prescrição se os problemas se agravarem.

Considerações finais

A terapia de terapia nutricional é mais bem gerenciada por uma EMTN dedicada como forma de reduzir os riscos de complicações metabólicas e infecciosas, evitar o uso de terapias inadequadas e gerar economia de custos hospitalares. Parte essencial da assistência hospitalar, a investigação nutricional é capaz de identificar rapidamente pacientes desnutridos a serem avaliados pela EMTN. Uma vez iniciada a NE ou NP, a EMTN pode auxiliar na transição da terapia para o ambiente domiciliar conforme indicado. O gerenciamento em equipe pode continuar em casa, a fim de ajudar a evitar complicações, alcançar ou manter os níveis nutricionais ideais para os pacientes e acelerar a transição para a autonomia nutricional, se possível.

Referências bibliográficas

1. Wesley JR. Nutr Clin Pract 1995;10:219–28.
2. DeLegge M, Wooley JA, Guenter P et al. Nutr Clin Pract 2010;25:76–84.
3. Seashore JH, McMahon M, Wolfson M et al. Nutr Clin Pract 2003; 18:270–5.
4. Russell M, Stieber M, Brantley S et al. Nutr Clin Pract 2007;22: 558–86.
5. DiMaria-Ghalili RA, Bankhead R, Fisher AA et al. Nutr Clin Pract 2007;22:458–65.
6. Rollins C, Durfee SM, Holcombe BJ et al. Nutr Clin Pract 2008;23:189–94.
7. ASPEN Board of Directors. JPEN J Parenter Enteral Nutr 1986; 10:441–5.

8. ASPEN Board of Directors. JPEN J Parenter Enteral Nutr 1993; 17:1SA–52SA.
9. ASPEN Board of Directors. JPEN J Parenter Enteral Nutr 2002;26:1SA–138SA; errata 2002;26:144.
10. ASPEN Board of Directors. JPEN J Parenter Enteral Nutr 2009; 33:255–9.
11. Sitzmann JV, Pitt HA et al. Dig Dis Sci 1989;34:489–96.
12. Trujillo EB, Young LS, Chertow GM et al. JPEN J Parenter Enteral Nutr 1999;23:109–13.
13. Maurer J, Weinbaum F, Turner J et al. JPEN J Parenter Enteral Nutr 1996;20:272–4.
14. DeLegge M, Basel MD, Bannister C et al. Nutr Clin Pract 2007; 22:246–9.
15. Martin K, DeLegge M, Nichols M et al. JPEN J Parenter Enteral Nutr 2011;35:122–30.
16. Sriram K, Cyriac T, Fogg LF. Nutrition 2010;26:735–9.
17. Kohli-Seth R, Sinha R, Wilson S et al. Nutr Clin Pract 2009;24:728–32.
18. Kudsk KA, Croche MA, Fabian TC et al. Ann Surg 1992;215: 503–11.
19. Matsushima K, Cook A, Tyner T et al. Am J Surg 2010;200:386–90.
20. Nehme AE. JAMA 1980;243:1906–8.
21. Faubion WC, Wesley JR, Khalidi N et al. JPEN J Parenter Enteral Nutr 1986;10:642–5.
22. Goldstein M, Braitman LE, Levine GM. JPEN J Parenter Enteral Nutr 2000;24:323–7.
23. Soufir L, Timsit JF, Mahe C et al. Infect Control Hosp Epidemiol 1999;20:396–401.
24. Berwick DM, Calkins DR, McCannon JC et al. JAMA 2006; 295:324–7.
25. Haraden C. What is a Bundle? Disponível em: http://www.ihi.org/IHI/Topics/CriticalCare/IntensiveCare/ImprovementStories/WhatIsaBundle.htm. 2006. Acesso em 16 de março de 2011.
26. Galpern D, Guerrero A, Tu A et al. Surgery 2008;144:492–5.
27. Koll BS, Straub TA, Jalon HS et al. Jt Comm J Qual Patient Saf 2008;34:713–23.
28. Marra AR, Cal RG, Durao MS et al. Am J Infect Control 2010; 38:434–9.
29. Twomey PL, Patching SC. JPEN J Parenter Enteral Nutr 1985; 9:3–10.
30. ChrisAnderson D, Heimburger DC, Morgan SL et al. JPEN J Parenter Enteral Nutr 1996;20:206–10.
31. Brown RO, Carlson ST, Cowan GS et al. JPEN J Parenter Enteral Nutr 1987;11:52–6.
32. Norman K, Pichard C, Lochs H et al. Clin Nutr 2008;27:5–15.
33. Charney P. Nutr Clin Pract 2008;23:366–72.
34. Mueller C, Compher C, Druyan ME et al. JPEN J Parenter Enteral Nutr 2011;1:16–24
35. Anthony PS. Nutr Clin Pract 2008;23:373–82.
36. Fuhrman MP, Charney P, Mueller CM. J Am Diet Assoc 2004; 104:1258–64.
37. Robinson MK, Trujillo EB, Mogensen KM et al. JPEN J Parenter Enteral Nutr 2003;27:389–95.
38. McClave SA, Chang WK, Dhaliwal R et al. JPEN J Parenter Enteral Nutr. 2006;30:143–56.
39. Solomon SM, Kirby DF. JPEN J Parenter Enteral Nutr 1990;14: 90–7.
40. Vanek VW. Nutr Clin Pract 2002;17:275–83.
41. Vanek VW. Nutr Clin Pract 2003;18:50–74.
42. Vanek VW. Nutr Clin Pract 2003;18:201–20.
43. Powers J, Chance R, Bortenschlager L et al. Crit Care Nurse 2003; 23:16–24.
44. Marsland C. Nutr Clin Pract 2010;25:270–6.
45. Spain DA, McClave SA, Sexton LK et al. JPEN J Parenter Enteral Nutr 1999;23:288–92.
46. Heyland DK, Cahill NE, Dhaliwal R et al. JPEN J Parenter Enteral Nutr 2010;34:675–84.
47. McClave SA, Snider HL. JPEN J Parenter Enteral Nutr 2002;26:S43–S50.
48. Bankhead R, Boulatta J, Brantley S et al. JPEN J Parenter Enteral Nutr 2009;33:122–67.
49. Vanek VW. Nutr Clin Pract 2002;17:85–98.
50. Vanek VW. Nutr Clin Pract 2002;17:142–55.
51. Jacobs DG, Jacobs DO, Kudsk KA et al. J Trauma 2004;57: 660–79.
52. Baradi H, Walsh RM, Henderson JM et al. J Gastrointest Surg 2004;8:428–33.
53. Mack LA, Kaklamanos IG, Livingstone AS et al. Ann Surg 2004;240:845–51.
54. Buzby GP, Knox LS, Crosby LO et al. Am J Clin Nutr 1988;47: 366–81.
55. Veterans Affairs Total Parenteral Nutrition Cooperative Study Group. N Engl J Med 1991;325:525–32.
56. ASPEN Board of Directors. Nutr Clin Pract 2005;20:575–90.
57. Ireton-Jones C, DeLegge MH, Epperson LA et al. Nutr Clin Pract 2003;18:310–17.
58. DiBiase JK, Scolapio JS. Gastroenterol Clin N Am 2007;36:123–44.
59. Gifford H, DeLegge M, Epperson LA. Nutr Clin Pract 2010;25: 443–50.
60. Silver HJ, Wellman NS, Galindo-Ciocon D et al. J Am Diet Assoc 2004;104:43–50.
61. Smith CE, Curtas S, Werkowitch M et al. JPEN J Parenter Enteral Nutr 2002;26:159–63.
62. Piamjariyakul U, Ross VM, Yadrich DM et al. Nurs Econ 2010; 28:255–63.
63. Piamjariyakul U, Ross VM, Yadrich DM et al. Nurs Econ 2010; 28:323–9.
64. Smith CE, Piamjariyakul U, Yadrich DM et al. Nurs Econ 2010; 28:393–9, 414.
65. Howard L. Nutrition 2000;16:625–8.
66. DeLegge MH. JPEN J Parenter Enteral Nutr 2002;28:S4–S7.
67. Rhoda KM, Suryadevara S, Steiger E. Surg Clin North Am 2011; 91: 913–32.
68. Silver HJ, Wellman NS, Arnold DJ et al. JPEN J Parenter Enteral Nutr 2004;28:92–8.
69. Ross VM, Smith CE. Nutr Clin Pract 2011;26:656–64.
70. Seipler J. Nutr Clin Pract 2007;22:340–50.
71. Fuhrman MP. Nutr Clin Pract 2006;21:566–75.
72. Ferrone M, Geraci M. Nutr Clin Pract 2007;22:329–39.

Sugestões de leitura

Bankhead R, Boulatta J, Brantley S et al. Enteral nutrition practice recommendations. JPEN J Parenter Enteral Nutr 2009;33:122–67.

DeLegge M, Wooley JA, Guenter P et al. The state of nutrition support teams and update on current models for providing nutrition support therapy to patients. Nutr Clin Pract 2010;25:76–84.

DiBiase JK, Scolapio JS. Home parenteral and enteral nutrition. Gastroenterol Clin North Am 2007;36:123–44.

Mirtallo J, Canada T, Johnson D et al. Safe practices for parenteral nutrition. JPEN J Parenter Enteral Nutr 2004;28:S39–S70.

Trujillo EB, Young LS, Chertow GM et al. Metabolic and monetary costs of avoidable parenteral nutrition use. JPEN J Parenter Enteral Nutr 1999;23:109–13.

86 Epidemiologia da dieta e risco de câncer*

Walter C. Willett e Edward Giovannucci

Câncer como um problema de saúde pública

Depois das doenças cardiovasculares, câncer é a segunda maior causa de óbitos na maioria dos países desenvolvidos e também contribui significativamente para as taxas de mortalidade entre adultos nos países em desenvolvimento.[1,2] Nos Estados Unidos, cerca de uma em cada três pessoas será diagnosticada com câncer ao longo da vida e cerca de 60% das diagnosticadas morrerão por causa da doença.[3] Como as taxas de óbitos por doença cardiovascular estão caindo rapidamente e as taxas de mortalidade por câncer não sofreram alterações substanciais, é provável que o câncer passe a ser a causa de morte mais importante nos Estados Unidos.[2,4] Embora os índices gerais de câncer entre adultos variem pouco de um país para outro, os tipos de câncer são muito diferentes.[1,2] Na maioria dos países desenvolvidos, os cânceres de pulmão, cólon, mama e próstata são os que mais contribuem para a incidência e mortalidade. Em regiões de níveis sociais mais baixos e no Extremo Oriente, os cânceres de estômago, fígado, cavidade oral, esôfago e colo do útero são os mais importantes. No entanto, as taxas de incidência de câncer são muito dinâmicas; muitas regiões do mundo estão vivenciando uma transição dos padrões de incidência de câncer das regiões mais pobres para as mais ricas.[1] As taxas de câncer de mama e cólon estão aumentando em quase todos os países.

Embora a genética tenha um papel importante no desenvolvimento do câncer, as mutações genéticas não podem ser responsabilizadas pelas grandes diferenças das taxas de câncer vistas pelo mundo. Populações que migram de países que têm índices baixos de tipos específicos de câncer para áreas com índices altos, ou vice-versa, quase que invariavelmente atingem os índices característicos do novo país.[5-7] Contudo, o tempo necessário para atingir o novo índice pode variar – de várias décadas, no caso do câncer de cólon, a até três gerações, aproximadamente, para o câncer de mama.[7-10] As grandes alterações nas taxas de câncer dentro de um país mostram a importância dos fatores não hereditários. Por exemplo, no Japão, as taxas de mortalidade por câncer de cólon aumentaram cerca de 2,5 vezes entre 1950 e 1985.[11]

As variações drásticas nas taxas de câncer ao redor do mundo e as alterações ao longo do tempo mostram que essas doenças poderiam ser evitadas se fosse possível identificá-las e, em seguida, evitar os fatores causais. No caso de alguns tipos de câncer, as causas primárias são bem conhecidas – como o tabagismo no câncer de pulmão –, mas, na maioria dos casos, os fatores etiológicos não estão muito bem estabelecidos. No entanto, é provável que hábitos alimentares e nutricionais sejam responsáveis por muitas dessas variações nos índices de câncer. Primeiramente, foi sugerido por algumas observações o papel da dieta, segundo as quais os índices nacionais de cânceres específicos estão estreitamente relacionados aos aspectos da alimentação, tal como o consumo de gordura *per capita*.[12] Além disso, vários estudos em animais, inclusive uma série de experimentos detalhados conduzidos nos anos 1930,[13] mostram claramente que as manipulações da dieta influenciam fortemente a tumorigênese.

Foram identificadas várias etapas na patogênese do câncer, nas quais os fatores dietéticos podem, supostamente, atuar no aumento ou na diminuição da probabilidade do desenvolvimento de um câncer clínico. Por exemplo, os carcinógenos em alimentos que podem danificar diretamente o DNA serão abordados em outro ponto neste volume, além de outros fatores alimentares que podem bloquear a síntese endógena de carcinógenos ou induzir as enzimas envolvidas na ativação ou desativação de substâncias carcinogênicas exógenas.[14] É provável que o dano oxidativo ao DNA seja

*__Abreviaturas__: **EPIC**, *European Prospective Investigation into Cancer and Nutrition* (Estudo Prospectivo Europeu sobre Câncer e Nutrição); **HDL**, lipoproteína de alta densidade; **IGF**, fator de crescimento semelhante à insulina; **RR**, risco relativo; **SELECT**, *Selenium and Vitamin E Cancer Prevention Trial* (Ensaio sobre o Papel do Selênio e da Vitamina E na Prevenção do Câncer).

uma importante causa de mutações e possa ser intensificado por alguns fatores alimentares, como alguns ácidos graxos e ferro, ou reduzido por antioxidantes dietéticos ou nutrientes, que são cofatores de enzimas antioxidantes, como selênio ou cobre.[15] A ingestão inadequada dos fatores alimentares necessários para a síntese, o reparo e a metilação do DNA, como o ácido fólico, também pode influenciar o risco de mutação ou a expressão dos genes. A taxa de divisão celular influencia na replicação (ou não) das lesões de DNA e, portanto, pode influir na probabilidade do desenvolvimento de câncer.[15] Portanto, o balanço energético e os índices de crescimento, que podem sofrer a influência de vários nutrientes essenciais, podem afetar os índices de câncer. Fatores alimentares podem influenciar os níveis de hormônios endógenos, inclusive o estrogênio e diversos fatores de crescimento, que podem influir no ciclo celular e, consequentemente, na incidência de câncer. Substâncias estrogênicas encontradas em alguns alimentos vegetais também podem interagir com os receptores de estrogênio e, logo, poderiam mimetizar ou bloquear os efeitos dos estrogênios endógenos.[14] Vários outros aspectos da dieta podem alterar a proliferação ou diferenciação celular tanto por efeitos hormonais diretos (pelas vitaminas A ou D) quanto indiretos, por meio de ácidos graxos específicos, que podem ser precursores das prostaglandinas ou inibirem a sua síntese, influenciando processos de inflamação ou irritação . É possível citar vários outros exemplos em que os fatores dietéticos podem influenciar no desenvolvimento do câncer.[14,15]

Pesquisa epidemiológica sobre as relações entre dieta e câncer

Os fortes indícios provenientes de comparações internacionais, estudos em animais e pesquisas sobre mecanismo de ação, segundo os quais vários aspectos da alimentação podem exercer uma influência importante em relação ao risco de câncer, levantam dois grupos importantes de questões: quais fatores dietéticos são, realmente, determinantes importantes do câncer em seres humanos? Qual é a natureza das relações entre dose e resposta? A natureza das relações entre dose e resposta é particularmente importante, pois uma substância pode ser carcinogênica para seres humanos, embora não represente um risco importante dentro de sua faixa de ingestão normal. Por outro lado, um outro fator pode ser essencial para a proteção contra o câncer, mas é possível que todos os indivíduos da população já consumam quantidades suficientes para aproveitar seus benefícios ao máximo. Em qualquer um dos casos, não há potencial para redução dos índices de câncer pela alteração da ingestão atual. Os fatores importantes a serem identificados são aqueles que pelo menos parte da população consome em quantidades tóxicas ou insuficientes para se ter uma saúde ideal. Considerando que o desenvolvimento do câncer envolve várias etapas, a identificação da relação temporal também é fundamental.

É possível adotar diversas abordagens epidemiológicas para investigar as relações entre a alimentação e o câncer humano (Tab. 86.1). As relações entre dieta e incidência de cân-

Tabela 86.1 Comparações dos tipos de estudos que tratam do efeito da dieta no risco do câncer

	Tipo de estudo			
	Descritivo	Caso-controle	Coorte prospectiva	Intervencionista
Métodos	Índices de câncer em populações que têm dietas diferentes são comparados avaliando a ingestão média de nutrientes específicos e determinando a incidência ou mortalidade de câncer.	Dietas anteriores relatadas por pacientes com um determinado tipo de câncer são comparadas com as dietas relatadas por controles compatíveis sem câncer.	Comparação da incidência de câncer em pessoas cujas dietas e outros fatores possivelmente relevantes são determinados antes do início do acompanhamento.	É comparada a incidência de câncer em dois grupos aleatórios para intervenções específicas ou não intervenções.
Limitações	A dieta é apenas uma das muitas variáveis que estabelecem distinções entre as populações. É difícil coletar até mesmo dados brutos sobre a ingestão média de nutrientes. Talvez esse tipo de estudo seja mais indicado para criar hipóteses.	Pode haver viés de seleção se os controles não representarem com exatidão a população em que os casos surgiram. O viés de recordatório ocorre quando os pacientes são sistematicamente diferentes dos controles em relação à capacidade de se lembrar das dietas. A lembrança dos hábitos alimentares pode não ser perfeita nos pacientes e controles.* Nos estudos sobre tipos de câncer que levam rapidamente ao óbito, os pesquisadores frequentemente se baseiam na lembrança de terceiros, como os cônjuges.	Não deve ocorrer viés de seleção e de lembrança, mas os estudos de coorte devem envolver milhares ou até mesmo dezenas de milhares de pessoas e devem monitorar a saúde delas durante muitos anos para que se possa obter poder estatístico.	Muitas pessoas têm dificuldade em aderir a alterações consideráveis na dieta. Não é fácil "cegar" os indivíduos em relação ao seu estado. Pode ser difícil determinar as doses ideais (p. ex., de suplementos nutricionais) e as relações entre dose e resposta. Em geral, não se sabe a duração da intervenção necessária, mas ela pode levar décadas.

*As mensurações das vitaminas no sangue, às vezes, são substituídas por recordatórios da dieta em estudos caso-controle e coortes. Porém, essa estratégia não tem aplicação universal, porque os níveis no sangue nem sempre refletem com exatidão a ingestão. Por exemplo, os níveis sanguíneos de betacaroteno são um bom índice de ingestão alimentar, enquanto os níveis de retinol são relacionados fracamente. Os níveis sanguíneos devem ser interpretados com cautela nos estudos caso-controle, pois o câncer pode alterar o nível de uma vitamina no plasma.

cer em estudos epidemiológicos podem ser avaliadas coletando-se dados sobre ingestão dietética, usando indicadores bioquímicos de fatores dietéticos, ou medindo o tamanho e a composição corporal. Questionários de frequência alimentar têm sido aplicados para avaliar a dieta na maioria dos estudos epidemiológicos, pois fornecem informações referentes à dieta normal em um período longo e são suficientemente adequados para serem usados em populações grandes. Estes questionários se mostraram suficientemente válidos para detectar importantes relações entre a dieta e doenças em comparação com avaliações dietéticas mais detalhadas e indicadores bioquímicos.[16] Eles podem ser úteis em algumas situações, porém não existem indicadores bioquímicos que avaliam fatores dietéticos importantes, como a ingestão de gorduras totais, fibras e sódio. Foram coletadas amostras de DNA dos participantes de vários estudos, que permitem a análise das interações entre genes e dieta. Até pouco tempo atrás, a maioria das informações sobre dieta e câncer era obtida por meio de estudos caso-controle. No entanto, muitos estudos de coorte prospectivos e de grande porte relacionando dieta e câncer, realizados em vários países, vêm apresentando dados que estão transformando o entendimento epidemiológico com relação ao câncer e à alimentação. Consequentemente, as revisões sistemáticas e metanálises que reúnem estatisticamente os achados estão se tornando cada vez mais importantes. Entretanto, esses resumos são limitados pela possibilidade da publicação seletiva de resultados positivos, pela dificuldade de combinar os dados sobre alimentação, que podem ser expressos de muitas maneiras diferentes, e pelas variações no controle das covariáveis. As análises que combinam os dados básicos dos estudos originais, geralmente chamadas análises combinadas, vencem a maioria dessas limitações e constituem a forma mais confiável de sintetizar esses dados, mas são análises trabalhosas e nem sempre disponíveis.

As pesquisas epidemiológicas devem ser consideradas como complementos aos estudos em animais, às investigações *in vitro* e aos estudos metabólicos sobre dieta e marcadores intermediários, como os níveis hormonais. Embora o controle das condições seja muito maior nos estudos laboratoriais do que em populações humanas de vida livre, a relevância dos achados para os seres humanos será sempre incerta, principalmente no que diz respeito às relações temporais e de dose-resposta. Por fim, nosso conhecimento se fundamenta melhor com base em uma síntese de estudos epidemiológicos, metabólicos, animais, clínicos e mecanísticos.

Conhecimento atual sobre aspectos específicos da dieta

A dieta é um conjunto complexo de vários componentes alimentares, nutritivos e não nutritivos, e existem vários tipos de câncer humano, cada um deles com seus próprios mecanismos patogênicos. Desse modo, as combinações de fatores dietéticos específicos e câncer são praticamente ilimitadas. Essa breve visão geral enfoca particularmente os principais tipos de câncer das populações de países desenvolvidos e os aspectos dietéticos para os quais existem hipóteses consistentes e dados epidemiológicos substanciais. Vários aspectos que hipoteticamente desempenham papéis protetores são discutidos com mais detalhes no capítulo sobre quimioprevenção.

Balanço energético, índices de crescimento e tamanho corporal

Estudos realizados por Tannenbaum et al.[13,17] durante a primeira metade do século XX indicaram que a restrição energética poderia reduzir profundamente o desenvolvimento de tumores mamários em animais. Esse achado foi replicado de forma consistente em uma ampla variedade de modelos do tumor mamário e em vários outros tumores.[18-22] Por exemplo, a restrição de aproximadamente 30% na ingestão energética pode reduzir os tumores mamários em 90%.[23] A possibilidade de que essa relação, que é o efeito mais forte e consistente sobre dieta em modelos animais, pudesse ser aplicada em seres humanos até pouco tempo recebeu uma atenção relativamente baixa.

Ao avaliar o efeito da restrição energética sobre os índices de câncer em seres humanos, pode ser tentador analisar a associação entre ingestão energética e incidência de câncer. Porém, é provável que essa abordagem seja enganosa, pois, em populações de vida livre, a variação na ingestão energética é determinada, em grande parte, pelo gasto energético em forma de atividade física.[24] Portanto, a ingestão energética é inversamente associada, por exemplo, ao risco de doença cardíaca coronariana por causa do efeito protetor do exercício contra tal enfermidade.[16] Os indicadores mais sensíveis do equilíbrio entre a ingestão e o gasto energético são as taxas de crescimento e o tamanho corporal, que podem ser mensurados adequadamente em pesquisas epidemiológicas, embora também reflitam fatores genéticos e não nutricionais. Desse modo, a altura na idade adulta pode proporcionar um indicador indireto da nutrição pré-adulta; além disso, o ganho de peso e a obesidade em adultos refletem um balanço energético positivo em etapas posteriores da vida. Em populações que tinham tradicionalmente estatura baixa, como a japonesa, ganhos rápidos de altura ao longo das últimas décadas[25] corresponderam a um aumento nos índices de câncer de mama e cólon. O respaldo do importante papel das taxas de crescimento vem de estudos epidemiológicos sobre a idade da menarca. A menarca precoce é um fator de risco bem estabelecido para o câncer de mama. A diferença na idade tardia da menarca na China – até recentemente de cerca de 17 anos[26] –, em comparação com 12 e 13 anos nos Estados Unidos,[27] contribuiu significativamente para as variações nos índices do câncer de mama entre essas populações. O índice de massa corporal, a altura e o peso têm sido fortes determinantes ou têm sido correlacionados com a idade em que ocorre a primeira menstruação,[28-30] mas a composição da dieta parece ter pouca ou nenhuma influência quanto a isso. Coletivamente, esses estudos proporcionam indícios fortes, consistentes com os experimentos em animais, de que as taxas de crescimento rápido antes da puberdade desempenham um papel importante a fim de determinar o risco de câncer de mama e provavelmente de outros tipos de câncer no futuro.

Os dados disponíveis não permitem determinar se os achados epidemiológicos são causados apenas pela restrição da ingestão energética em relação aos requisitos para o crescimento máximo ou se a limitação de outros nutrientes, como os aminoácidos essenciais, também pode ter alguma influência.

Um balanço energético positivo durante a vida adulta e o acúmulo resultante de gordura corporal também contribuem significativamente para vários cânceres humanos. As relações mais bem estabelecidas estão ligadas aos cânceres de cólon, rim, pâncreas, esôfago (adenocarcinoma), endométrio e vesícula biliar.[31-38] A associação entre gordura corporal e câncer de mama é mais complexa. Antes da menopausa, as mulheres com mais gordura corporal têm menor risco de terem câncer de mama,[39,40] já após, observa-se uma associação positiva, porém fraca, com a adiposidade. Esses achados são, provavelmente, o resultado de ciclos menstruais anovulatórios em mulheres com mais gordura corporal antes da menopausa,[41] que devem diminuir o risco, e a síntese do estrogênio endógeno pelo tecido adiposo em mulheres na pós-menopausa,[42] que supostamente aumenta o risco do câncer de mama. Uma complexa relação entre tamanho corporal e câncer de próstata também pode existir.[43]

Em modelos animais, a redução no nível do fator de crescimento semelhante à insulina tipo I (IGF-I) medeia ao menos uma parte do efeito de redução energética.[44] Sabe-se que a insulina é um potente modulador do IGF-I biodisponível.[45] Em estudos com seres humanos, uma quantidade cada vez maior de indícios sugere que altos níveis de IGF-I e insulina circulante estão associados a um maior risco de alguns tipos de câncer que ocorrem nas populações de países desenvolvidos, particularmente o câncer de cólon.[45,46] No *Physicians' Health Study* (Estudo sobre a Saúde dos Médicos), realizado com médicos do sexo masculino,[47] verificou-se um aumento de 2,5 vezes do risco de câncer colorretal com crescentes níveis de peptídeo C no plasma (um marcador da secreção de insulina) na comparação entre os quintis extremos (o mais alto e o mais baixo). A relação cintura-quadril aumentada também está associada a um maior risco de câncer de cólon, independente do índice de massa corporal.[48] Na realidade, evidências indiretas[49] sugerem que os fatores relacionados ao equilíbrio energético e aos padrões alimentares que estimulam a secreção de insulina e IGF-1 durante toda a vida podem, em grande parte, ser responsáveis por cerca de um terço dos casos de câncer supostamente influenciados pela alimentação nos países ricos.[50]

Gordura alimentar e macronutrientes

Na importante revisão sobre alimentação, realizada pela National Academy of Sciences, em 1982,[51] a redução da ingestão de gordura para 30% do total de calorias foi a principal recomendação, que foi repetida nas recomendações dietéticas subsequentes.[52,53] Duas linhas de indícios estimularam o interesse na gordura da alimentação como causa de câncer.

Na primeira metade do século XX, estudos conduzidos por Tannenbaum et al.[13,17] indicaram que dietas ricas em gordura poderiam promover o crescimento de tumores em modelos animais. Uma vasta literatura sobre gordura do alimento e câncer em animais foi realizada subsequentemente (revisada em outros trabalhos).[22,51,54-56] Entretanto, embora tenha sido verificado nesses modelos que a ingestão de gorduras influencia a incidência de tumores,[57,58] isso não foi estabelecido de forma definitiva como sendo independente do efeito da ingestão energética como um todo.[22,23,54,55,59] Em segundo lugar, levantou-se a hipótese de uma possível relação entre a ingestão de gordura na alimentação e a incidência de câncer, porque as grandes diferenças de um país para o outro em relação aos índices de câncer de mama, cólon, próstata e endométrio estão fortemente correlacionadas ao aparente consumo de gordura animal *per capita*.[12,60-62]

Gordura e câncer de mama

Embora uma das principais fundamentações da hipótese de gordura na alimentação tenha sido a correlação internacional entre o consumo de gordura e a mortalidade por câncer de mama em cada país,[12] um estudo envolvendo 65 condados na China,[63] nos quais a ingestão de gordura *per capita* variava entre 6 e 25% da energia, observou apenas uma fraca associação positiva entre a ingestão de gordura e a mortalidade por câncer de mama. Deve-se ressaltar que cinco condados consumiam aproximadamente 25% da energia proveniente de gordura, mas essa população apresentou índices de câncer de mama muito inferiores aos das mulheres dos EUA, cuja ingestão de gordura é semelhante,[64] fornecendo, assim, fortes evidências de que outros fatores, além da ingestão de gorduras, são responsáveis pelas grandes diferenças internacionais. As taxas de incidência do câncer de mama subiram consideravelmente nos Estados Unidos, durante o século XX, assim como as estimativas do consumo de gordura *per capita*, baseando-se nos dados de disponibilidade de alimentos. Contudo, pesquisas baseadas em relatórios de ingestão individual real – e não na disponibilidade de alimentos – indicaram que o consumo de gordura, tanto como ingestão absoluta ou como porcentual energético, na verdade, diminuiu na última metade do século XX,[65,66] uma época em que a incidência de câncer de mama cresceu.[67]

Vários estudos caso-controle investigaram o efeito da gordura dietética no câncer de mama. Em um grande estudo,[68] a gordura animal e a ingestão total de gordura não foram associadas ao câncer de mama. Os resultados de 12 estudos menores de caso-controle foram resumidos em uma metanálise feita por Howe et al.[69], que incluiu 4.312 casos e 5.978 controles. O risco relativo (RR) combinado foi de 1,35 ($p < 0,0001$) para um aumento de 100 g na quantidade total de ingestão diária de gordura, embora o risco tenha sido um pouco superior para mulheres no período pós-menopausa (RR = 1,48; $p < 0,001$). No entanto, a magnitude da associação poderia ser compatível com os vieses de resultantes dos recordatórios alimentares ou seleção dos controles.[70]

Atualmente, um conjunto considerável de dados procedentes dos estudos de coorte está disponível para analisar, prospectivamente, a relação entre ingestão de gordura dietética e câncer de mama em países desenvolvidos. Em uma análise combinada de estudos prospectivos, que incluiu 4.980 casos de câncer de mama,[71] não se observou nenhuma associação global em relação à ingestão total de gordura na faixa de 20 a 45% do total de calorias. Observou-se uma falta de associação semelhante entre mulheres na pós-menopausa (somente) e para tipos específicos de gordura. Somente notou-se uma associação significante entre uma pequena quantidade de mulheres que consumiam menos que 15% da energia procedente de gordura, mas isso aconteceu no sentido oposto ao esperado: o risco de câncer de mama dobrou nesse grupo. Uma atualização da análise combinada envolvendo 7.329 casos[72,73] também respaldou a falta de associação à ingestão total de gordura, bem como um grande estudo prospectivo mais recente realizado na Europa com 7.119 participantes.[74] Em um grande coorte com mulheres americanas mais velhas (3.501 casos), observou-se uma fraca e pouco significativa associação positiva com a ingestão de gorduras totais (para a comparação entre o quintil mais alto e o mais baixo, um RR de 1,11 [intervalo de confiança de 95% = 1,00 a 1,24]).[75] No *Nurses' Health Study*, foram realizadas análises ao longo de 14 anos (2.956 casos)[73] – 20 anos para mulheres na pós-menopausa[76]– e com até seis avaliações sobre a ingestão de gordura, o que melhora a medição da ingestão em longo prazo. Não foi detectada nenhuma indicação do aumento de risco associado à alta ingestão de gordura.

Esses estudos incluíram, principalmente, mulheres na pós-menopausa. Um estudo realizado com 90.655 mulheres na pré-menopausa, com idades entre 26 a 46 anos, na fase inicial, constatou uma associação positiva estatisticamente significativa entre a gordura animal – procedente principalmente de carnes vermelhas e laticínios ricos em gordura – e o risco do câncer de mama na pré-menopausa.[77] Na mesma população, a ingestão de carne vermelha e gorduras totais (as quais não foi possível distinguir) durante a adolescência foi associada ao maior risco de câncer de mama pré-menopausa.[78] De um modo geral, os estudos prospectivos oferecem fortes evidências em relação a qualquer associação entre a ingestão de gorduras totais durante a meia-idade e a incidência de câncer de mama. A sugestão de que a ingestão de gordura animal ou carne vermelha durante a adolescência ou os anos anteriores à menopausa pode aumentar o risco em mulheres na pré-menopausa ainda precisa ser confirmada. É possível que a alimentação em uma fase posterior da vida tenha pouca influência no câncer de mama na pós-menopausa, enquanto a alimentação em uma fase mais precoce da vida pode ter impacto no câncer de mama antes da menopausa. O efeito da alimentação nessa fase da vida sobre o câncer de mama na pós-menopausa também precisa ser examinado.

O efeito da redução da ingestão de gordura no risco de câncer de mama foi avaliado em dois estudos randomizados. No ensaio *Women's Health Initiative* (Iniciativa de Pesquisa sobre a Saúde da Mulher), 48.000 mulheres foram selecionadas aleatoriamente para seguir uma dieta com baixo teor de gordura que tendia a ser mais rica em frutas, legumes e cereais integrais do que aquele que as participantes normalmente ingeriam.[79] Após uma média de aproximadamente 7 anos, uma queda insignificante de 9% para risco de câncer de mama foi verificada no grupo de intervenção.[80] Entretanto, em momento algum durante o ensaio foram observadas quaisquer diferenças nas concentrações plasmáticas de triglicerídeos ou na lipoproteína de alta densidade colesterol (HDL) entre os grupos. Essa constatação fornece uma clara evidência de que houve pouca diferença na ingestão de gordura, considerando que uma real diferença na ingestão de gordura, de fato, afeta essas frações lipídicas.[81] Até mesmo a pequena e insignificante redução na incidência de câncer de mama, nesse caso, pode ser atribuída à modesta diferença de peso entre os grupos, que é compatível com um efeito não específico da orientação nutricional. No segundo ensaio, conduzido no Canadá entre mulheres com um risco mais elevado de câncer de mama, conforme determinado por mamografia, observou-se um aumento não significativo de 19% de risco da doença entre aquelas participantes selecionadas aleatoriamente para seguir uma dieta com baixo de teor de gordura.[82] Nesse estudo, verificaram-se as alterações esperadas nas concentrações plasmáticas de colesterol HDL e triglicerídeos, confirmando que a hipótese de redução da ingestão de gordura foi efetivamente testada.

Embora a ingestão total de gordura não tenha sido relacionada ao câncer de mama em estudos epidemiológicos prospectivos, e os resultados de dois ensaios randomizados não tenham respaldado o benefício em reduzir a ingestão de gordura na meia-idade ou mais tarde, alguns indícios sugerem que o tipo de gordura pode ser importante. Em modelos animais de tumor mamário, o efeito promotor do tumor foi observado em dietas ricas em gorduras, representando cerca de 45% do total de energia, na presença de ácidos graxos poli-insaturados. [83,84] No entanto, em estudos prospectivos, a gordura poli-insaturada não tem sido associada ao alto risco de câncer de mama considerando a variação da ingestão de gorduras observada na dieta dos humanos.[72,73] Os índices relativamente baixos de câncer de mama nos países do Sul da Europa sugerem que o azeite de oliva, principal alimento fonte de gordura dessas populações, poderia reduzir o risco desse tipo de câncer. Em estudos caso-controle, realizados na Espanha e na Grécia, mulheres que consumiam mais azeite de oliva apresentaram menor risco de câncer de mama.[85,86] Além disso, mostrou-se, em alguns estudos em animais, que o azeite de oliva é protetor em relação a outras fontes de gordura.[54] Estudos prospectivos atualmente conduzidos na Europa Meridional devem fornecer mais evidências.

Gordura e câncer de cólon

Em comparações entre países, os índices do câncer de cólon são fortemente correlacionados à disponibilidade nacional *per capita* de gordura animal e de carne, com coeficientes de correlação que variam entre 0,8 e 0,9%.[12,62] Tais pesquisas epidemiológicas e estudos em animais levaram à hipótese de que a gordura dietética aumenta a excreção dos ácidos biliares, os quais podem ser convertidos em carcinogênicos colônicos ou promotores do câncer.[87] No entanto, indícios mais recentes de vários estudos indicam que o peso corporal mais alto aumenta o risco e os níveis mais altos de atividade física reduzem o risco de câncer de cólon, o que sugere que pelo menos uma parte dos índices superiores de câncer nos países desenvolvidos – anteriormente atribuídos à ingestão de gordura – provavelmente é o resultado do sedentarismo e do excesso na ingestão energética.

Com algumas exceções,[88-91] os estudos caso-controle geralmente mostraram uma associação entre o risco do câncer de cólon e a ingestão de gordura[92-99] ou carne vermelha.[100-105] Contudo, em vários desses estudos, observou-se também uma associação positiva entre a ingestão energética total e o risco do câncer de cólon.[92-96,98,99] Uma metanálise incluindo 13 estudos caso-controle realizada por Howe et al.[106] encontrou uma associação significativa entre a ingestão energética total e o câncer de cólon, porém as gorduras saturadas, monoinsaturadas e poli-insaturadas não foram associadas ao câncer de cólon, independentemente da ingestão energética total.

A associação entre a dieta e o câncer de cólon foi analisada em diversos estudos prospectivos de grande porte, os quais não confirmaram uma associação positiva à ingestão energética total nos estudos caso-controle,[107-111] um achado que sugere que os resultados dos estudos caso-controle foram distorcidos pelo viés de relato. A maioria das investigações não respaldou a associação entre a ingestão de gordura e o risco do câncer de cólon independente da ingestão energética. Uma exceção foi o *Nurses' Health Study*, que mostrou um risco do câncer de cólon aproximadamente duas vezes maior entre as mulheres no quintil mais alto referente à ingestão de gordura animal, comparado com o mais baixo.[107] Entretanto, em uma análise multivariada desses dados, que incluiu a ingestão de carnes vermelhas e gorduras animais no mesmo modelo, a ingestão de carne vermelha continuou sendo um importante preditivo do risco de câncer de cólon, ao passo que a associação à gordura animal foi eliminada. Uma metanálise de 13 estudos de coorte prospectivos não constatou nenhuma associação significativa entre a ingestão de gordura total, animal ou vegetal e o risco de câncer colorretal.[112] Em um ensaio randomizado sobre um padrão alimentar com baixo teor de gordura, não se observou nenhum efeito na incidência de câncer colorretal.[113]

Gordura e câncer de próstata

Associações entre a ingestão de gordura e o risco do câncer de próstata foram observadas em vários estudos caso-controle,[114-124] mas, às vezes, elas só foram notadas em subgrupos. Em um grande estudo caso-controle com vários grupos étnicos nos Estados Unidos,[125] foram vistas associações consistentes com o câncer de próstata em relação à gordura saturada, mas não aos outros tipos de gordura. Alguns desses estudos encontraram associações mais fortes para a ingestão de gordura e o risco de doença em estado avançado ou fatal do que para a incidência total de câncer de próstata.[121,125,126]

A associação entre a ingestão de gordura e o risco do câncer de próstata foi avaliada em diversos estudos de coorte. Em uma coorte de 8.000 japoneses residentes no Havaí, não se observou nenhuma associação entre a ingestão de gordura total ou insaturada.[127] Porém, nesse estudo, a dieta foi avaliada com apenas um recordatório de 24 horas, portanto a falta de associação pode não ser informativa. Em um estudo com 14.000 homens adventistas do sétimo dia que moram na Califórnia, observou-se uma associação positiva entre a porcentagem de calorias provenientes de gordura animal e o risco de câncer prostático, mas essa relação não foi estatisticamente significativa.[128] No *Health Professionals Follow-up Study*, realizado com 51.000 homens, encontrou-se uma associação positiva entre a ingestão de carnes vermelhas, gorduras total e animal, que foi limitada aos cânceres prostáticos agressivos.[129] Não se observou nenhuma associação às gorduras vegetais. Em outra coorte do Havaí, foram vistos riscos maiores do câncer de próstata relacionados ao consumo de carne bovina e gordura animal.[130] Dois pequenos estudos envolvendo homens com câncer de próstata sugeriram que a alta ingestão de gordura saturada na ocasião do diagnóstico está associada ao maior risco de falhas bioquímicas[131] e morte especificamente resultante do câncer de próstata.[132] Os achados mais consistentes relacionados à doença em estado avançado e sua progressão, se confirmados, sugerem que a gordura alimentar pode influenciar os estágios finais da carcinogênese. Entretanto, o estudo *European Prospective Investigation into Cancer and Nutrition – EPIC* (Estudo Prospectivo Europeu sobre Câncer e Nutrição), um grande estudo de coorte realizado na Europa, não encontrou qualquer associação entre a ingestão de gordura total, saturada ou monoinsaturada e o câncer de próstata em estágio avançado.[133]

Observou-se algo intrigante, a ingestão ou o nível sanguíneo de ácido alfa-linolênico – um ácido graxo que representa apenas 1%, aproximadamente, da ingestão energética total – foi associado a um maior risco do câncer de próstata (principalmente os cânceres avançados), em dois estudos prospectivos diferentes,[129,134] e também em cinco estudos caso-controle em populações diferentes: Uruguai,[135] Espanha,[136] Noruega,[137] China,[138] e Estados Unidos.[139] Entretanto, outros estudos não corroboram essa associação.[140-144] É fundamental determinar se essa associação é causal, pois esse ácido graxo é benéfico em casos de doença cardiovascular.[145,146] Embora seja recomendável dispor de mais dados, os indícios das correlações internacionais, dos estudos caso-controle e de coorte são razoavelmente consistentes e indicam uma associação entre o consumo de produtos animais que contêm gordura e a incidência do câncer de próstata, principalmente o câncer prostático avançado.

Outros tipos de câncer

Os índices dos outros tipos de câncer que são comuns em países desenvolvidos, incluindo os de endométrio e ovário, logicamente, também estão correlacionados à ingestão de gordura em vários países. Embora essas correlações tenham sido estudadas em um pequeno número de pesquisas de caso-controle, não foram observadas associações consistentes à ingestão de gordura.[147-156] Em um estudo prospectivo realizado com mulheres de Iowa,[157] não se encontrou nenhum indício de relação entre ingestão de gordura e risco de câncer de endométrio. Foi levantada a hipótese de associações positivas entre a ingestão de gordura e os riscos do câncer de pele[158] e de pulmão, mas os dados relevantes em seres humanos não a respaldam.[159,160] Um estudo de intervenção sobre o padrão alimentar de baixo teor de gordura sugeriu que um padrão de dieta pobre em gorduras pode reduzir o risco de câncer de ovário,[161] mas isso pode ter acontecido por mero acaso, uma vez que vários sítios diferentes de câncer foram examinados e a associação geral não teve nenhuma relevância estatística.

Resumo sobre gordura e câncer

À medida que surgiram achados de estudos prospectivos de grande porte, o respaldo de uma associação importante entre ingestão de gordura e risco de câncer de mama diminuiu consideravelmente. No tocante ao câncer de cólon, as associações à gordura animal observadas em vários países tiveram o respaldo de vários estudos caso-controle e de coortes. Contudo, achados mais recentes sugeriram que essa associação pode ser explicada por outros fatores da carne vermelha que não sejam simplesmente o seu conteúdo de gordura. Além disso, a importância do balanço energético em relação ao risco do câncer de cólon indica que as correlações internacionais provavelmente superestimam a contribuição da composição dietética para as diferenças na incidência do câncer de cólon. As evidências disponíveis apoiam fortemente uma associação entre o consumo de gordura animal e o risco do câncer prostático agressivo ou avançado. Entretanto, assim como no câncer de cólon, permanece a possibilidade de que outros fatores dos alimentos que contêm gordura animal contribuam para o risco.

Carboidratos

Simultaneamente à grande ênfase na diminuição das gorduras na alimentação ao longo das últimas décadas, o consumo de grãos nos Estados Unidos aumentou em 50%[162] (http://www.ers.usda.gov/publications/eib33/eib33.pdf). Supõe-se que determinadas formas de carboidratos aumentem o risco de câncer, causando picos nas concentrações pós-prandiais de glicose e insulina circulante no sangue.[45] Esses carboidratos com "alto índice glicêmico"[163] são associados a níveis mais elevados de insulina pós-prandial[164] e de insulina de jejum em estados insulinorresistentes.[165] As concentrações plasmáticas de insulina de jejum, por sua vez, têm relação inversa com a proteína de ligação do IGF (IGFBP-1) e, por essa razão, elevam as concentrações de IGF-1 bioativo.[45] Embora alguns estudos tenham associado dietas ricas em sacarose e a razão sacarose-fibras a um maior risco de câncer de cólon,[166] outros não observaram uma associação significativa entre o câncer de cólon e as dietas com alta carga glicêmica.[167] Em uma metanálise, um risco significativamente elevado de câncer colorretal foi associado com um maior índice e carga glicêmica, mas havia uma heterogeneidade significativa entre os estudos.[168] O índice e a carga glicêmicos não foram relacionados ao câncer de mama pós-menopausa em grande estudo de coorte prospectivo,[169] mas o foram em alguns estudos caso-controle.[170] Entretanto, o risco de câncer de pâncreas aumentou até 50% com uma dieta com alta carga glicêmica em um estudo com mulheres, e até 170% entre mulheres sedentárias com excesso de peso.[171] Uma metanálise demonstrou que as dietas com alta carga e alto índice glicêmicos estavam associadas a um maior risco de câncer do endométrio, um tipo de câncer fortemente associado à obesidade e a resistência à insulina.[168] Embora ainda haja a necessidade de muito trabalho, existem dados suficientes para sugerir que o metabolismo anormal da glicose e da insulina, principalmente em pessoas obesas e sedentárias, deve ser levado em conta quanto à carcinogênese.

Proteína

Estudos epidemiológicos não constataram uma associação clara entre a alta ingestão de proteína, pelo menos na idade adulta, e o risco de câncer. Na maioria dos estudos, não há evidências dos efeitos prejudiciais de algumas das principais fontes de proteínas, tais como peixe, aves e vegetais. A carne vermelha e os alimentos lácteos, que também são fontes importantes de proteína, serão abordados na seção a seguir.

Grupos alimentares

Carne

A ingestão de carne vermelha tem sido relacionada ao risco de vários tipos de câncer, principalmente de cólon, reto e próstata. O consumo de carne e o risco do câncer de cólon tem sido o foco de metanálises publicadas.[172,173] Em uma metanálise com 13 estudos prospectivos, foram observados um aumento de 12 a 17% do risco em cada incremento de 100 g diários na ingestão de carne vermelha, e 49% de risco aumentado para cada 25 g (cerca de 1 fatia) de carnes processadas consumidas no dia.[172] Esses achados foram amplamente confirmados em outras duas metanálises,[173,174] mas uma outra metanálise concluiu que os resultados não eram definitivos.[175] Observou-se uma associação positiva entre a ingestão de carne vermelha e o risco do câncer de cólon em muitos estudos caso-controle, apesar de as variáveis relacionadas à carne, ao método de avaliação e ao país de estudo serem bastante diversas.[176] Na população do estudo EPIC, o risco absoluto de desenvolver câncer colorretal em dez anos para um participante de 50 anos era de 1,71% para a categoria mais alta de ingestão de carnes vermelhas e processadas, comparado a 1,28% para a categoria mais baixa de ingestão.[177] A associação aparentemente mais forte e consistente com a carne vermelha em relação à gordura ainda precisa ser confirmada, mas poderia proceder se os componentes não gordurosos da carne, como o ferro heme ou os carcinógenos gerados a partir do preparo, fossem os fatores etiológicos primários. Essa questão tem importantes implicações práticas porque as atuais recomendações alimentares[178] respaldam o consumo diário de carne vermelha, desde que ela seja magra.

Em uma revisão sobre carne vermelha e câncer de próstata, 15 de 21 estudos constataram um aumento de mais de 30% nos riscos associados a ingestões mais altas de carne vermelha, nos quais seis foram estatisticamente significativos.[179] Seis de oito estudos prospectivos encontraram um risco aumentado de 40% e três deles foram estatisticamente significativos. Não se sabe claramente se a associação é um resultado do conteúdo de gordura ou de outros componentes da carne. Os indícios que relacionam a carne a outros tipos de câncer são menos coerentes. Em uma grande análise combinada incluindo oito estudos de coorte, não se observou nenhuma relação entre a ingestão de carne vermelha, a ingestão total de carne e o risco de câncer de mama.[180] Outros tipos de câncer (como os de bexiga, pâncreas e rim) também podem ser associados aos componentes da carne, mas nem todos os estudos são consistentes.[181]

Alimentos lácteos

Nos Estados Unidos, os alimentos lácteos são a principal fonte dietética de cálcio e de vitamina D e uma importante fonte de proteínas, gorduras saturadas e minerais. Além desses componentes, que parecem influenciar no risco de câncer, os alimentos lácteos também possuem outros componentes hipoteticamente protetores[182] e prejudiciais.[183] Estudos epidemiológicos sobre alimentos lácteos e risco de câncer colorretal dão forte respaldo a uma associação inversa.[184] Uma análise combinada de 10 estudos de coorte relatou que o alto consumo de leite estava associado a um menor risco de câncer colorretal.[185] Em uma metanálise mais recente de 19 estudos de coorte, a ingestão mais elevada de leite e derivados totais (mas não o queijo) foi associada a um risco reduzido de câncer de cólon, mas não de câncer retal.[186] No caso do câncer colorretal, o benefício parece vir, principalmente, do cálcio e da vitamina D. Estudos sobre o risco do câncer de mama[180] se mostraram inconsistentes e, principalmente, nulos, mas alguns sugerem uma possível redução do risco de incidência desses cânceres com uma maior ingestão de laticínios com baixo teor de gordura.[187,188] Em uma metanálise, observou-se um risco reduzido de câncer de mama com uma ingestão mais elevada de leite, apesar da heterogeneidade dos resultados entre os estudos.[189] No entanto, um estudo mostrou que alimentos lácteos com alto teor de gordura estão associados a um maior risco de câncer de mama na pré-menopausa.[77]

Ao contrário dos potenciais benefícios para o câncer colorretal e, possivelmente, o câncer de mama, a alta ingestão de laticínios foi associada a um maior risco de câncer de próstata em vários estudos do tipo caso-controle[190-194] e de coorte.[130,190,192,195-197] Observaram-se associações positivas para o câncer de próstata em relação à ingestão total de laticínios, bem como em relação, especificamente, à maior ingestão de leite,[192,197] queijo[198] e iogurte.[197] Uma metanálise de 11 estudos de coorte reportou sugestivos aumentos do risco associado à ingestão total de laticínios, leite e queijo.[199] A maioria dos estudos,[196-198,200,201] mas não todos,[202,203] publicados desde essa metanálise demonstrou tendência a respaldar a existência de uma associação entre um alto consumo de leite e derivados e o risco de câncer de próstata. Dados ambíguos também sugerem uma possível associação entre um alto consumo de leite e câncer de ovário.[204]

Frutas e hortaliças

As frutas e as hortaliças despertam muito interesse pois contêm várias substâncias com potencial atividade anticarcinogênica. Os resultados de mais de 250 estudos epidemiológicos sobre frutas, hortaliças e câncer foram resumidos em várias revisões de grande porte.[181,205,206] Estas concluíram que dietas ricas nesses alimentos estão consistentemente associadas à redução no risco de alguns tipos de câncer. No entanto, achados nulos ou fracos mais recentes sobre a relação entre frutas, hortaliças e câncer, procedentes dos estudos de coorte de grande porte, levantaram dúvidas acerca da força da associação entre frutas e hortaliças na prevenção do câncer. Por exemplo, estudos prospectivos sobre cânceres de estômago e cólon ou colorretal apresentaram associações mais fracas quanto a frutas e hortaliças, em comparação com aquelas encontradas nos estudos caso-controle.[207,208] Um estudo de intervenção que avaliou o consumo de frutas e hortaliças na recorrência de adenomas colorretais não constatou a redução do risco.[209] Uma análise combinada de grande porte, realizada com oito estudos de coorte prospectivos, constatou associações fracas entre frutas e hortaliças e câncer de mama.[210] Esses achados de estudos mais rigorosos indicaram que a influência direta destes alimentos na prevenção do câncer é menos significativa do que se pensava.

Vários fatores podem ser responsáveis pelos resultados aparentemente divergentes entre os estudos caso-controle mais antigos e os estudos prospectivos e de intervenção mais recentes. Primeiramente, em alguns dos estudos caso-controle, vieses de recordatório ou seleção podem ter ocorrido. Em segundo lugar, alguns fatores de risco para cânceres específicos surgiram em uma época relativamente recente (p. ex., tabaco, obesidade, inatividade física em relação ao câncer de cólon) e esses fatores não foram controlados em muitas das análises anteriores. Em terceiro lugar, a força dos resultados pode ser sido superestimada em alguns dos relatos prévios , pois vários subgrupos de frutas e hortaliças (p. ex., frutas cítricas) podem ter sido levados em conta, mas apenas os achados significativos foram enfatizados nos relatórios. Por fim, a fonte de agentes possivelmente protetores pode ter mudado; por exemplo, em vários estudos anteriores, as frutas e as hortaliças eram a principal fonte de folato, enquanto que, nos Estados Unidos, os multivitamínicos e alimentos enriquecidos são as fontes mais comuns associadas a ingestões mais altas. Para concluir, deve-se ressaltar que alguns tipos de frutas e hortaliças podem causar efeitos deletérios. Por exemplo, batatas e alguns sucos de frutas têm um alto índice glicêmico e aumentam a secreção de insulina. Nos Estados Unidos, 29% das frutas são consumidas em forma de suco, e a batata e seus derivados perfazem 27% do consumo total de alimentos vegetais, enquanto o brócolis (0,8%) e as verduras verde-escuras (1%) compõem uma pequena parcela do consumo total de vegetais.[211]

Embora atualmente seja improvável que a ingestão total de frutas e hortaliças desempenhe um forte papel protetor geral em relação ao risco global de câncer, esses alimentos contêm níveis variados de compostos que podem ser protetores para sítios específicos de câncer. A combinação de frutas e hortaliças nas análises pode obscurecer efeitos possivelmente protetores de certos subgrupos fitoquímicos ou botânicos em relação a alguns sítios de câncer. Do ponto de vista epidemiológico, algumas das relações promissoras envolvem o tomate ou alimentos que contêm licopeno e câncer de próstata;[212] vegetais crucíferos e vários sítios anatômicos de câncer, como próstata, bexiga e pulmão;[208,213] vegetais do gênero *allium* e câncer de estômago;[214] frutas e hortaliças ricas em folato e câncer de cólon;[215] e frutas cítricas e câncer de pulmão.[216,217]

As frutas e as hortaliças contêm muitas substâncias químicas biologicamente ativas, inclusive nutrientes reconhecidos e vários componentes não nutritivos que poderiam proteger contra o câncer.[14] A identificação dos componentes protetores específicos, ou de uma combinação de componentes, é uma tarefa hercúlea que talvez seja impossível de cumprir em sua totalidade. Uma quantidade maior de detalhes sobre os tipos e as quantidades de frutas e hortaliças que podem ser particularmente protetores poderia proporcionar uma orientação prática adicional para aqueles que escolhem ter uma dieta mais saudável.

Fibras alimentares e risco de câncer

O interesse nas fibras alimentares é resultado, em grande parte, do trabalho de Denis Burkitt, que observou baixos índices do câncer de cólon em regiões da África, em que o consumo de fibras e o volume de fezes são altos.[218] Embora, originalmente, as fibras fossem consideradas apenas como algo que proporciona volume para diluir possíveis carcinógenos e acelerar o trânsito dos mesmos pelo cólon, outras hipóteses sugeriram que as fibras podem atuar ligando as substâncias carcinogênicas,[219] alterando a flora colônica,[220,223] reduzindo o pH,[224] ou servindo como substrato para a geração de ácidos graxos de cadeia curta, os quais são o substrato preferencial para as células epiteliais do cólon.[225]

Uma metanálise de estudos caso-controle, realizada em 1992, pareceu reforçar a hipótese das fibras.[226] No entanto, uma nova análise desses dados, que levou em conta a heterogeneidade e limitou-se a estudos com instrumentos validados para avaliação de dietas, ofereceu menos respaldo.[227] Estudos prospectivos de coorte sobre fibras alimentares e risco do câncer de cólon, realizados, em sua maior parte, na década de 1990, geralmente não confirmaram uma associação.[107,108,110,228,229] Em contrapartida, resultados de um estudo europeu de grande porte envolvendo dez países publicados mais recentemente constataram um risco do câncer de cólon 25% menor associado à alta ingestão de fibras em comparação à baixa ingestão.[230] Porém, outros fatores possivelmente relacionados não foram incluídos na análise (p. ex., atividade física, tabagismo ou outros nutrientes das dietas ricas em fibras); portanto, é difícil isolar as fibras como o fator responsável. Em uma análise combinada de 13 estudos prospectivos, as fibras alimentares demonstraram uma associação inversa com o câncer colorretal nas análises ajustadas por idade, mas não no modelo multivariável completo.[231] Ensaios de intervenção com fibra de farelo de trigo,[232] *ispaghula husk* (fibra de *psyllium*),[233] e uma dieta rica em fibras e pobre em gorduras[209] não reduziram o risco de pólipos adenomatosos recorrentes. Como as fibras alimentares são complexas e heterogêneas, e as suas propriedades podem divergir de acordo com a fonte alimentar, não podemos descartar a possibilidade de que algum componente ingerido em maiores quantidades não possa ter benefícios sobre o câncer colorretal.

Também levantou-se a hipótese de que a alta ingestão de fibras reduz o risco do câncer de mama ao interromper a circulação entero-hepática de estrógenos.[234] No entanto, em estudos prospectivos, observou-se pouca ou nenhuma associação entre ingestão de fibras e risco do câncer de mama.[64,235-237]

Bebidas alcoólicas

O alto consumo de álcool, especialmente em combinação com o tabagismo, é comprovadamente uma causa de câncer da cavidade oral, laringe, esôfago e fígado.[238] Indícios substanciais provenientes dos estudos caso-controle e coorte indicaram que até mesmo pequenas quantidades, como uma ou duas doses por dia, aumentam o risco do câncer de mama.[239-241] A maioria das evidências indica que uma alta ingestão de álcool aumenta o risco de câncer colorretal.[242] Uma análise combinada de 8 estudos de coorte confirmou um aumento do risco em níveis de aproximadamente dois drinques por dia ou mais.[243] No trato gastrintestinal superior, os efeitos carcinogênicos do álcool podem ser o resultado de contato direto; no fígado, isso pode ser decorrente da toxicidade. Entretanto, no tecido mamário e no intestino grosso, os mecanismos ainda não foram esclarecidos. Não obstante, um mecanismo possível e intrigante pode envolver os comprovados efeitos antifolato do álcool.[244] Indícios de estudos realizados em animais e seres humanos mostram que dietas "pobres em metil" (alto nível de álcool e baixos níveis de metionina e de folato) estão associadas a aumentos de três a quatro vezes no risco de câncer e adenomas colorretais, em comparação com as dietas "ricas em metil" (dietas com baixo nível de álcool e altos níveis de metionina e folato).[245] Esses resultados são bastante consistentes em homens e menos consistentes em mulheres, talvez em razão da menor ingestão de álcool por parte delas.[246-248] Assim como com o câncer colorretal, o folato parece atenuar o aumento do risco de câncer de mama associado à ingestão de álcool[249] em alguns,[246,247,250-252] mas não todos[248] os estudos. Embora os efeitos do álcool na redução do risco de câncer tenham sido determinados, as evidências indicam também que o álcool está associado a um menor risco de câncer renal[253-256] e linfoma não Hodgkin.[257]

Suplementos vitamínicos e minerais

Cálcio

O cálcio já foi proposto como capaz de reduzir o risco de câncer colorretal através de sua ligação a ácidos biliares secundários tóxicos e ácidos graxos ionizados para formar sabões insolúveis no lúmen do cólon[258, 259] ou da redução direta da proliferação, estimulação da diferenciação e indução da apoptose na mucosa colônica.[260-262] Grandes estudos prospectivos têm demonstrado regularmente uma modesta e significativa associação inversa entre a ingestão de cálcio e o risco de câncer colorretal.[263] Em uma análise que combinou os resultados de 10 grandes estudos de coorte prospectivos, aqueles situados no quintil mais alto da ingestão de cálcio apresentaram uma redução de 22% do risco de câncer colorretal, em comparação com aqueles situados no quintil mais baixo.[185] Em alguns dados, a redução do risco é obtida com uma ingestão de 700 a 800 mg/dia, o que sugere um nível limítrofe acima do qual o cálcio deixa de ser benéfico.[188] Estudos randomizados placebo-controlados conduzidos entre pacientes com antecedentes de adenoma confirmaram os achados de estudos observacionais sobre a incidência de adenoma (especialmente de adenoma em estágio avançado).[233,264]

Ao contrário do câncer de cólon, a ingestão mais elevada de cálcio foi associada a um maior risco de câncer de próstata total ou em estágio avançado em vários estudos de caso-controle[191,193] e de coorte.[190,192,194,196,200,265] Além disso, uma ingestão muito elevada de cálcio, seja através de dieta ou suplementação, foi associada a riscos significativamente excessivos.[192,194,265] Vários estudos sugeriram uma associação mais forte para as formas agressivas de câncer de próstata, definidas pelo câncer de próstata de alto grau[266] ou em estágio avançado ou letal,[192,265] embora nem todos os estudos tenham confirmado uma associação positiva em relação ao cálcio.[126,267-269] Em estudos que consideraram simultaneamente a ingestão de laticínios e cálcio, as estimativas do RR para os laticínios foram atenuadas quando comparadas ao cálcio.[192,196,198] Em uma análise do estudo de coorte EPIC, a proteína e o cálcio provenientes dos laticínios foram igualmente associados ao risco de câncer de próstata.[200]

Foram relatados poucos estudos sobre cálcio e câncer de mama. Um estudo caso-controle em um hospital declarou um risco mais baixo estatisticamente (20%) significativo do câncer de mama com ingestão alta *versus* baixa de cálcio,[270] ao passo que os resultados de três outros estudos não foram significativos.[270-273] Um estudo prospectivo relatou uma associação inversa significativa entre cálcio e câncer de mama.[187]

Vitamina D

A vitamina D despertou interesse com base em estudos ecológicos que constataram que as populações mais expostas à luz ultravioleta apresentaram um risco menor do câncer de mama,[274] cólon,[275] e próstata.[276] A relação entre a vitamina D no organismo e o risco de câncer foi investigada por meio de diversas abordagens destinadas a estimar o *status* da vitamina D, incluindo a dosagem direta da concentração de 25(OH) vitamina D circulante, ou indicadores indiretos, como local de residência, ingestão e estimativa de exposição à luz solar. Várias linhas de evidências respaldam fortemente o papel da vitamina D na redução do risco de incidência do câncer colorretal. Os estudos que examinaram prospectivamente a 25(OH) D circulante – em relação ao risco de câncer colorretal ou adenoma – respaldaram, de um modo geral, a existência de uma associação inversa.[277-288] Embora a ingestão geralmente não seja o maior fator de contribuição para o *status* da vitamina D, a maioria dos estudos reportados constatou associações inversas entre a ingestão de vitamina D e câncer de cólon ou retal.[269,289-297] Esse achado se mostrou especialmente evidente nos estudos que levaram em consideração a vitamina D suplementada e nas populações em que o leite é fortificado com vitamina D.

Ao contrário do câncer colorretal, para o qual as evidências foram relativamente convincentes, os dados para outros tipos de câncer foram menos consistentes.[298-306] Embora os dados sobre o câncer de mama não tenham demonstrado consistência, uma metanálise de estudos sobre a ingestão de vitamina D sugeriu um possível modesto benefício somente nos estudos em que a ingestão foi superior a 400 UI/dia.[307] As evidências sugerem também um possível benefício moderado para o risco de câncer de ovário, especialmente em mulheres com excesso de peso.[302,308-310] Até o momento, a maioria dos estudos epidemiológicos examinou o *status* de vitamina D no organismo em relação à incidência de câncer, mas têm surgido evidências sugestivas de que a vitamina D pode ser importante para a progressão do câncer e a mortalidade por causa de diversas condições malignas.[311-316] São necessários estudos mais detalhados para determinar o papel da vitamina D em termos de quando, durante o tempo de vida, e em que estágios da carcinogênese a substância é relevante, definindo-se também os níveis ideais necessários.

Folato

O folato é importante para a metilação, o reparo e a síntese do DNA.[317-320] Estudos epidemiológicos relacionaram a baixa ingestão de folato ao aumento do risco de vários tipos de câncer, principalmente o colorretal,[245] o de mama,[247] e, possivelmente, o cervical.[247] O uso prolongado de suplementos multivitamínicos que contêm ácido fólico está associado a uma redução de 20 a 70% no risco do câncer de cólon.[321-323] Um estudo confirmou uma defasagem de, pelo menos, 12 a 14 anos entre a baixa ingestão de folato e o aumento do risco de câncer colorretal.[324] Estudos isolados em outros tipos de câncer, como o de esôfago[325] e a leucemia,[326] também sugerem que a inadequação no metabolismo ou na ingestão de folato pode contribuir para a carcinogênese em outros sítios. Os genótipos para a metilenotetrahidrofolato redutase (MTHFR), que é uma enzima conhecida por estar envolvida no metabolismo do folato, predizem o risco do câncer de cólon dependente da ingestão ou nível de folato.[245,327] Ao contrário dos estudos observacionais, os estudos randomizados sobre adenomas recorrentes em indivíduos com adenoma tenderam a não respaldar o benefício do ácido fólico administrado em doses de 0,5 ou 1 mg/dia.[328,329] Na realidade, um ensaio sugeriu haver uma associação entre um possível aumento do risco de recorrência de adenoma em estágio avançado ou de múltiplos adenomas e a ingestão/uso excessivo de folato.[330] Esses estudos indicam que um suplemento adicional de ácido fólico provavelmente não oferece nenhum benefício, podendo até ser prejudicial, àqueles que já têm uma neoplasia de cólon e uma ingestão adequada de folato.

Vitaminas C e E

Os subprodutos oxidantes do metabolismo normal, do ato de fumar ou de inflamações crônicas danificam o DNA, as proteínas e os lipídios. As enzimas reparadoras do DNA recuperam os danos com eficiência, mas as defesas antioxidantes são imperfeitas.[15] Os antioxidantes podem reduzir o risco de câncer neutralizando as espécies reativas de oxigênio ou radicais livres que podem danificar o DNA. A vitamina C é o principal antioxidante hidrossolúvel e o α-tocoferol é o principal antioxidante lipossolúvel localizado na membrana celular em seres humanos. No entanto, estudos epidemiológicos não atestam de forma consistente a relação entre o papel das vitaminas C e E quanto ao risco de câncer.[208] A vitamina C pode interferir na formação de nitrosaminas no estômago – carcinógenos formados endogenamente a partir de precursores presentes na alimentação e na fumaça do tabaco. Porém, os ensaios de quimioprevenção do câncer de estômago em populações de alto risco não garantem, de maneira conclusiva, o benefício dos suplementos de vitamina C,[331] embora vários nutrientes antioxidantes tenham sido associados à regressão de displasia gástrica.[332] No ensaio Alfa-tocoferol Betacaroteno (ATBC), não foi constatada nenhuma associação entre α-tocoferol suplementar e câncer de pulmão, mas foi observada uma incidência 34% mais baixa de câncer prostático entre a população de fumantes pesados.[333] Análises prospectivas subsequentes dos suplementos de vitamina E (geralmente na forma de alfa-tocoferol) no câncer de próstata apontam para a existência de uma possível função protetora que se limita aos fumantes[334] e não está presente em não fumantes.[335]

Selênio

O selênio funciona por meio das selenoproteínas, inclusive as glutationa peroxidases selênio-dependentes que promovem a defesa contra o estresse oxidativo. O conteúdo de selênio dos alimentos varia de acordo com aquele presente no solo em que as plantas são cultivadas ou os animais são criados. Como o conteúdo pode ter uma variação superior a dez vezes, os bancos de dados de nutrientes referentes ao selênio não são confiáveis.[336] A maior parte das evidências epidemiológicas sobre o papel anticarcinogênico do selênio vem dos estudos de intervenção e biomarcadores. O selênio foi fortemente associado à redução do risco do câncer de próstata (um objetivo secundário), em um ensaio da suplementação de selênio e câncer de pele.[337] Vários estudos prospectivos já respaldaram a existência de relações inversas entre os níveis de selênio nas unhas dos pés[338-340] – um marcador da ingestão de selênio no ano passado – ou no plasma ou soro.[341-343] Um estudo[343] sugeriu que o selênio pode ser importante para inibir a progressão do câncer de próstata. Contrariando esses achados, um estudo prospectivo conduzido na Finlândia, um país com baixa de ingestão de selênio durante o período de acompanhamento, não demonstrou nenhuma associação entre os níveis séricos de selênio e o risco de câncer de próstata.[344] Além disso, a partir de 1984, os fertilizantes passaram a ser fortificados com selênio na Finlândia. Apesar da acentuada elevação dos níveis de selênio no sangue desde então, as taxas de incidência de câncer de próstata continuaram a subir no país, possivelmente por causa da maior detecção, enquanto as taxas de mortalidade permaneceram relativamente estáveis. O *Selenium and Vitamin E Cancer Prevention Trial* – SELECT (Ensaio sobre o Papel do Selênio e da Vitamina E na Prevenção do Câncer),[345] um grande estudo de intervenção com selênio (200 mg) e vitamina E (400 UI), poderia ter definido o papel do selênio, mas o ensaio foi encerrado 4 anos mais cedo sem que os pesquisadores reportassem qualquer efeito protetor do selênio na incidência total de câncer de próstata.[346] Será importante acompanhar a progressão do câncer de próstata nos homens participantes do SELECT, embora não se saiba ao certo se 4 anos de exposição será um tempo adequado.

Resumo

Os indícios de estudos epidemiológicos e em animais indicam que, ao longo da vida, o excesso de ingestão energética em relação à necessidade aumenta o risco de câncer humano. A taxa de crescimento rápido na infância, que leva a estaturas maiores na idade adulta, aumenta o risco dos cânceres de mama, cólon, próstata e outros tipos. Já o acúmulo de gordura corporal na idade adulta está relacionado aos cânceres de cólon, rim, pâncreas e endométrio, bem como ao câncer de mama no período pós-menopausa. As evidências gerais sugerem que a porcentagem energética da dieta proveniente da gordura durante a meia-idade e as fases subsequentes da vida não é uma causa importante dos cânceres de mama ou cólon. A alta ingestão de carne e alimentos lácteos foi associada a um maior risco do câncer de próstata, o que pode estar relacionado a um componente específico da gordura. Além disso, o consumo de carne vermelha foi associado ao risco do câncer de cólon em diversos estudos, mas parece não estar relacionado ao conteúdo da gordura. De acordo com estudos prospectivos, uma dieta rica em frutas, hortaliças e fibras pode ser menos protetora contra o câncer do que se pensava. Contudo, alguns micronutrientes e fitoquímicos podem oferecer alguns benefícios contra tipos específicos de câncer. O consumo excessivo de álcool aumenta os riscos de câncer no trato gastrintestinal superior, e até mesmo a ingestão moderada parece aumentar o risco dos cânceres de mama e intestino grosso. Embora ainda exista muito a aprender, há fortes indícios de que o ato de permanecer fisicamente ativo e magro durante toda a vida, consumir hortaliças e frutas em grande quantidade e evitar altas ingestões de carne vermelha, de alimentos ricos em gordura animal, de carboidratos altamente processados e do álcool em excesso reduzirão, consideravelmente, o risco de câncer em seres humanos.

Referências bibliográficas

1. Parkin DM. Cancer Surveys 1994;19-20:519-61.
2. Parkin DM, Muir CS, Whelan SL et al, eds. Cancer Incidence in Five Continents. Lyon: International Agency for Research on Cancer Scientific Publications, 1992.
3. Cancer Facts and Figures. Atlanta: American Cancer Society, 1996.
4. Devesa SS, Blot WJ, Stone BJ et al. J Natl Cancer Inst 1995;87:175-82.
5. Haenszel W, Kurihara M. J Natl Cancer Inst 1968;40:43-68.
6. Buell P. J Natl Cancer Inst 1973;51:1479-83.
7. Shimizu H, Ross RK, Bernstein L et al. Br J Cancer 1991;63:963-6.
8. Thomas DB, Karagas MR. Cancer Res 1987;47:5771-6.
9. Kolonel LN, Hankin JH, Lee J et al. Br J Cancer 1981;44:332-9.

10. Ziegler RG, Hoover RN, Pike MC et al. J Natl Cancer Inst 1993;85:1819–27.
11. Aoki K, Hayakawa N, Kurihara M et al. Death Rates for Malignant Neoplasms for Selected Sites by Sex and Five-year Age Group in 33 Countries, 1953–57 to 1983–87. International Union Against Cancer. Nagoya, Japan: University of Nagoya Cooperative Press, 1992.
12. Armstrong B, Doll R. Int J Cancer 1975;15:617–31.
13. Tannenbaum A, Silverstone H. Adv Cancer Res 1953;1: 451–501.
14. Steinmetz KA, Potter JD. Cancer Causes Control 1991;2:427–42.
15. Ames BN, Gold LS, Willett WC. Proc Natl Acad Sci U S A 1995; 92:5258–65.
16. Willett WC. Nutritional Epidemiology. 2nd ed. New York: Oxford University Press, 1998
17. Tannenbaum A. Cancer Res 1942;2:468–75.
18. Ross MH, Bras G. J Natl Cancer Inst 1971;47:1095–113.
19. Weindruch R, Walford RL. Science 1982;215:1415–8.
20. Birt DF. J Nutr 1995;125(Suppl):1673S–6S.
21. Birt DF, Kris ES, Choe M et al. Cancer Res 1992;52(Suppl):2035s–9s.
22. Birt DF. Adv Exp Med Biol 1986;206:69–83.
23. Boissonneault GA, Elson CE, Pariza MW. J Natl Cancer Inst 1986; 76:335–8.
24. Willett WC, Stampfer MJ. Am J Epidemiol 1986;124:17–27.
25. Micozzi MS. Horm Res 1993;39(Suppl 3):49–58.
26. Chen J, Campbell TC, Junyao L et al. Diet, Life-Style, and Mortality in China: A Study of the Characteristics of 65 Chinese Counties. Oxford: Oxford University Press, 1990.
27. Wyshak G, Frisch RE. N Engl J Med 1982;306:1033–5.
28. Moisan J, Meyer F, Gingras S. Cancer Causes Control 1990;1:149–54.
29. Maclure M, Travis LB, Willett WC et al. Am J Clin Nutr 1991; 54:649–56.
30. Merzenich H, Boeing H, Wahrendorf J. Am J Epidemiol 1993; 138:217–24.
31. Austin H, Austin JM Jr, Partridge EE et al. Cancer Res 1991;51:568–72.
32. Goodman MT, Nomura AMY, Kolonel LN et al. In: Rao RS, Deo MA, Sanghvi LD, eds. Proceedings of the International Cancer Congress. New Delhi, India. Bologna, Italy: Monduzzi Editore, 1994.
33. Parazzini F, La Vecchia C, Bocciolone L et al. Gynecol Oncol 1991;41:1–16.
34. Tornberg SA, Carstensen JM. Br J Cancer 1994;69:358–61.
35. Garfinkel L. Cancer 1986;58(Suppl):1826–9.
36. Martinez ME, Giovannucci E, Spiegelman D et al. Am J Epidemiol 1996;143:S73.
37. Giovannucci E, Ascherio A, Rimm EB et al. Ann Intern Med 1995;122:327–34.
38. Calle EE, Rodriguez C, Walker-Thurmond K et al. N Engl J Med 2003;348:1625–38.
39. Tretli S. Int J Cancer 1989;44:23–30.
40. London SJ, Colditz GA, Stampfer MJ et al. JAMA 1989;262:2853–8.
41. Rich-Edwards JW, Goldman MB, Willett WC et al. Am J Obstet Gynecol 1994;171:171–7.
42. Hankinson SE, Willett WC, Manson JE et al. J Natl Cancer Inst 1995;87:1297–302.
43. Giovannucci E, Rimm EB, Liu Y et al. J Natl Cancer Inst 2003; 95:1240–4.
44. Kari FW, Dunn SE, French JE et al. J Nutr Health Aging 1999; 3:92–101.
45. Giovannucci E. J Nutr 2001;131:3109S–20S.
46. Pollak M. Eur J Cancer 2000;36:1224–8.
47. Ma J, Giovannucci E, Pollak M et al. J Natl Cancer Inst 2004;15: 581–589.
48. Larsson SC, Wolk A. Am J Clin Nutr 2007;86:556–65.
49. Giovannucci E, Rimm EB, Liu Y et al. Int J Epidemiol 2004;33:217–25.
50. Doll R, Peto R. J Natl Cancer Inst 1981;66:1191–308.
51. Waterhouse J, Muir CS, Shanmugaratnam K et al, eds. Cancer Incidence in Five Continents, Vol. IV. IARC Scientific Publications No. 42, Lyon, IARC, 1982.
52. Committee on Diet and Health, Food and Nutrition Board, Commission on Life Sciences, National Research Council. Diet And Health: Implications for Reducing Chronic Disease Risk. Washington, DC: National Academy Press, 1989.
53. Food and Nutrition Board, Institute of Medicine. Recommended Dietary Allowances. 10th rev ed. Washington, DC: National Academy of Sciences, 1989.
54. Welsch CW. Cancer Res 1992;52(Suppl 7):2040S–8S.
55. Freedman LS, Clifford C, Messina M. Cancer Res 1990;50:5710–9.
56. Albanes D. Cancer Res 1987;47:1987–92.
57. Sonnenschein E, Glickman L, Goldschmidt M et al. Am J Epidemiol 1991;133:694–703.
58. Appleton BS, Landers RE. Adv Exp Med Biol 1986;206:99–104.
59. Ip C. Quantitative assessment of fat and calorie as risk factors in mammary carcinogenesis in an experimental model. In: Mettlin CJ, Aoki K, eds. Recent Progress in Research on Nutrition and Cancer. Proceedings of a Workshop Sponsored by the International Union Against Cancer. Nagoya, Japan, November 1–3, 1989. New York: Wiley-Liss, 1990.
60. Carroll MD, Abraham S, Dresser CM. Dietary Intake Source Data: United States, 1976–1980, Series 11. Washington, DC: National Center for Health Statistics, 1983.
61. Prentice RL, Sheppard L. Cancer Causes Control 1990;1:81–97.
62. Rose DP, Boyar AP, Wynder EL. Cancer 1986;58:2263–71.
63. Marshall JR, Qu Y, Chen J et al. Eur J Cancer 1992;28A:1720–7.
64. Willett WC, Hunter DJ, Stampfer MJ et al. JAMA 1992;268: 2037–44.
65. Stephen AM, Wald NJ. Am J Clin Nutr 1990;52:457–69.
66. McDowell MA, Briefel RR, Alaimo K et al. Energy and Macronutrient Intakes of Persons Ages 2 Months and Over in the United States: Third National Health and Nutrition Examination Survey, Phase I 1988–1991. National Center for Health Statistics, Centers for Disease Control, Public Health Service. Hyattsville, MD: US Department of Health and Human Services, 1994.
67. Willett WC, Tamimi RM, Hankinson SE et al. Non-genetic factors in the causation of breast cancer. Chapter 20 in: Harris JR, Lippman ME, Morrow M et al, eds. Diseases of the Breast. 4th ed. Philadelphia: Lippincott Williams & Wilkins, 2010.
68. Graham S, Marshall J, Mettlin C et al. Am J Epidemiol 1982;116:68–75.
69. Howe GR, Hirohata T, Hislop TG et al. J Natl Cancer Inst 1990; 82:561–9.
70. Giovannucci E, Stampfer MJ, Colditz GA et al. Am J Epidemiol 1993;137:502–11.
71. Hunter DJ, Spiegelman D, Adami HO et al. N Engl J Med 1996; 334:356–61.
72. Smith-Warner SA, Spiegelman D, Adami HO et al. Int J Cancer 2001;92:767–74.
73. Holmes MD, Hunter DJ, Colditz GA et al. JAMA 1999;281:914–20.
74. Sieri S, Krogh V, Ferrari P et al. Am J Clin Nutr 2008;88:1304–12.
75. Thiebaut A, Kipnis V, Chang SC et al. J Natl Cancer Inst 2007; 99:451–62.
76. Kim EH, Willett WC, Colditz GA et al. Am J Epideimol 2006; 164(10):990–7.
77. Cho E, Spiegelman D, Hunter DJ et al. J Natl Cancer Inst 2003; 95:1079–85.
78. Linos E, Willett WC, Cho E et al. Cancer Epidemiol Biomarkers Prev 2008;17:2146–51.
79. Rossouw JE, Finnegan LP, Harlan WR et al. J Am Med Womens Assoc 1995;50:50–5.
80. Prentice RL, Caan B, Chlebowski RT et al. JAMA 2006;295:629–42.
81. Willett WC. Am J Clin Nutr 2010;91:829–30.
82. Martin LJ, Li Q, Melnichouk O et al. Cancer Res 2011;71:123–33.

83. Hopkins GJ, Carroll KK. J Natl Cancer Inst 1979;62:1009–12.
84. Hopkins GJ, Kennendy TG, Carroll KK. J Natl Cancer Inst 1981;66:517–22.
85. Martin-Moreno JM, Willett WC, Gorgojo L et al. Int J Cancer 1994;58:774–80.
86. Trichopoulou A, Katsouyanni K, Stuver S et al. J Natl Cancer Inst 1995;87:110–6.
87. Giovannucci E, Stampfer MJ, Colditz GA et al. J Natl Cancer Inst 1992;84:91–8.
88. Macquart-Moulin G, Riboli E, Cornee J et al. Int J Cancer 1986; 38:183–91.
89. Berta JL, Coste T, Rautureau J et al. Gastroenterol Clin Biol 1985; 9:348–53.
90. Tuyns AJ, Haelterman M, Kaaks R. Nutr Cancer 1987;10:181–96.
91. Meyer F, White E. Am J Epidemiol 1993;138:225–36.
92. Jain M, Cook GM, Davis FG et al. Int J Cancer 1980;26:757–68.
93. Potter JD, McMichael AJ. J Natl Cancer Inst 1986;76:557–69.
94. Lyon JL, Mahoney AW, West DW et al. J Natl Cancer Inst 1987;78:853–61.
95. Graham S, Marshall J, Haughey B et al. Am J Epidemiol 1988; 128:490–503.
96. Bristol JB, Emmett PM, Heaton KW et al. BMJ (Clin Res Ed) 1985; 291:1467–70.
97. Kune GA, Kune S, Watson LF. Nutr Cancer 1987;9:5–56.
98. West DW, Slattery ML, Robison LM et al. Am J Epidemiol 1989;130:883–94.
99. Peters RK, Pike MC, Garabrandt D et al. Cancer Causes Control 1992;3:457–73.
100. Manousos O, Day NE, Trichopoulos D et al. Int J Cancer 1983; 32:1–5.
101. La Vecchia C, Negri E, Decarli A et al. Int J Cancer 1988;41:492–8.
102. Miller AB, Howe GR, Jain M et al. Int J Cancer 1983;32:155–61.
103. Young TB, Wolf DA. Int J Cancer 1988;42:167–75.
104. Benito E, Obrador A, Stiggelbout A et al. Int J Cancer 1990;45:69–76.
105. Lee HP, Gourley L, Duffy SW et al. Int J Cancer 1989;43:1007–16.
106. Howe GR. Meeting Presentation. Advances in the Biology and Therapy of Colorectal Cancer. In: MD Anderson's Thirty-seventh Annual Clinical Conference. Houston: MD Anderson Cancer Center, 1993
107. Willett WC, Stampfer MJ, Colditz GA et al. N Engl J Med 1990; 323:1664–72.
108. Goldbohm RA, van den Brandt PA, van't Veer P et al. Cancer Res 1994;54:718–23.
109. Bostick RM, Potter JD, Kushi LH et al. Cancer Causes Control 1994;5:38–52.
110. Giovannucci E, Rimm EB, Stampfer MJ et al. Cancer Res 1994; 54:2390–7.
111. Thun MJ, Calle EE, Namboodiri MM et al. J Natl Cancer Inst 1992;84:1491–500.
112. Liu L, Zhuang W, Wang RQ et al. Eur J Nutr 2011;50:173–84.
113. Beresford SA, Johnson KC, Ritenbaugh C et al. JAMA 2006; 295:643–54.
114. Talamini R, La Vecchia C, Decarli A et al. Br J Cancer 1986;53:817–21.
115. Rotkin ID. Cancer Treat Rep 1977;61:173–80.
116. Mishina T, Watanabe H, Araki H et al. The Prostate 1985;6:423–36.
117. Talamini R, Franceschi S, La Vecchia C et al. Nutr Cancer 1992; 18:277–86.
118. Schuman LM, Mandel JS, Radke A et al. Some selected features of the epidemiology of prostatic cancer: Minneapolis-St. Paul, Minnesota case-control study, 1976–1979. In: Magnus K, ed. Trends in Cancer Incidence: Causes and Practical Implications. Washington, DC: Hemisphere Publishing, 1982:345–54.
119. Graham S, Haughey B, Marshall J et al. J Natl Cancer Inst 1983; 70:687–92.
120. Ross RK, Shimizu H, Paganini-Hill A et al. J Natl Cancer Inst 1987;78:869–74.
121. West DW, Slattery ML, Robison LM et al. Cancer Causes Control 1991;2:85–94.
122. Kolonel LN, Yoshizawa CN, Hankin JH. Am J Epidemiol 1988;127:999–1012.
123. Heshmat MY, Kaul L, Kovi J et al. Prostate 1985;6:7–17.
124. Kolonel LN. Cancer Causes Control 1996;7:83–94.
125. Whittemore AS, Kolonel LN, Wu AH et al. J Natl Cancer Inst 1995;87:652–61.
126. Hayes RB, Ziegler RG, Gridley G et al. Cancer Epidemiol Biomarkers Prev 1999;8:25–34.
127. Severson RK, Nomura AMY, Grove JS et al. Cancer Res 1989; 49:1857–60.
128. Mills PK, Beeson WL, Phillips RL et al. Cancer 1989;64:598–604.
129. Giovannucci E, Rimm EB, Colditz GA et al. J Natl Cancer Inst 1993;85:1571–79.
130. Le Marchand L, Kolonel LN, Wilkens LR et al. Epidemiology 1994;5:276–82.
131. Strom SS, Yamamura Y, Forman MR et al. Int J Cancer 2008; 122:2581–5.
132. Meyer F, Bairati I, Shadmani R et al. Cancer Causes Control 1999; 10:245–51.
133. Crowe FL, Allen NE, Appleby PN et al. Am J Clin Nutr 2008; 88:1353–63.
134. Gann PH, Hennekens CH, Sacks FM et al. J Natl Cancer Inst 1994;86:281–6.
135. De Stefani E, Deneo-Pellegrini H, Boffetta P et al. Cancer Epidemiol Biomarkers Prev 2000;9:335–8.
136. Ramon JM, Bou R, Romea S et al. Cancer Causes Control 2000; 11:679–85.
137. Harvei S, Bjerve KS, Tretli S et al. Int J Cancer 1997;71:545–51.
138. Yang YJ, Lee SH, Hong SJ et al. Clin Biochem 1999;32:405–9.
139. Newcomer LM, King IB, Wicklund KG et al. Prostate 2001;47:262–8.
140. Andersson SO, Wolk A, Bergström R et al. Int J Cancer 1996; 68:716–22.
141. Schuurman AG, van den Brandt PA, Dorant E et al. Cancer 1999; 86:1019–27.
142. Meyer F, Bairati I, Fradet Y et al. Nutr Cancer 1997;29:120–6.
143. Bairati I, Meyer F, Fradet Y et al. J Urol 1998;159:1271–5.
144. Freeman VL, Meydani M, Yong S et al. J Urol 2000;164:2168–72.
145. Ascherio A, Rimm EB, Giovannucci EL et al. BMJ 1996;313:84–90.
146. Colditz GA. Cancer Causes Control 2000;11:677–8.
147. Cramer DW, Welch WR, Hutchison GB et al. Obstet Gynecol 1984;63:833–8.
148. La Vecchia C, Decarli A, Negri E et al. J Natl Cancer Inst 1987;79:663–9.
149. Shu XO, Gao YT, Yuan JM et al. Br J Cancer 1989;59:92–6.
150. Byers T, Marshall J, Graham S et al. J Natl Cancer Inst 1983;71:681–6.
151. Slattery ML, Schuman KL, West DW et al. Am J Epidemiol 1989; 130:497–502.
152. Risch HA, Jain M, Marrett LD et al. J Natl Cancer Inst 1994; 86:1409–15.
153. Levi F, Franceschi S, Negri E et al. Cancer 1993;71:3575–81.
154. Barbone F, Austin H, Partridge EE. Am J Epidemiol 1993;137: 393–403.
155. Potischman N, Swanson CA, Brinton LA et al. Cancer Causes Control 1993;4:239–50.
156. Shu XO, Zheng W, Potischamn N et al. Am J Epidemiol 1993; 137:155–65.
157. Zheng W, Kushi LH, Potter JD et al. Am J Epidemiol 1995;142: 388–94.
158. Black HS, Herd JA, Goldberg LH et al. N Engl J Med 1994;330:1272–5.
159. van Dam RM, Huang ZP, Giovannucci E et al. Am J Clin Nutr 2000;71:135–41.

160. Smith-Warner SA, Ritz J, Hunter DJ et al. Cancer Epidemiol Biomarkers Prev 2002;11:987–92.
161. Prentice RL, Thomson CA, Caan B et al. J Natl Cancer Inst 2007; 99:1534–43.
162. Wells HF, Buzby JC. Dietary Assessment of Major Trends in U.S. Food Consumption, 1970–2005. Washington, DC: US Department of Agriculture, 2008.
163. Wolever TMS, Jenkins DJA. Am J Clin Nutr 1986;43:167–72.
164. Miller JC. Am J Clin Nutr 1994;59:747S–52S.
165. Pereira MA, Jacobs DR Jr, Pins JJ et al. Am J Clin Nutr 2002;75: 848–55.
166. Slattery ML, Benson J, Berry TD et al. Cancer Epidemiol Biomarkers Prevention 1997;6:677–85.
167. Terry PD, Jain M, Miller AB et al. J Natl Cancer Inst 2003;95:914–6.
168. Gnagnarella P, Gandini S, La Vecchia C et al. Am J Clin Nutr 2008;87:1793–801.
169. Jonas CR, McCullough ML, Teras LR et al. Cancer Epidemiol Biomarkers Prev 2003;12:573–7.
170. Augustin LSA, Dal Maso L, Vecchia CL et al. Ann Oncol 2001; 12:1533–8.
171. Michaud DS, Liu S, Giovannucci E et al. J Natl Cancer Inst 2002; 94:1293–300.
172. Sandhu MS, White IR, McPherson K. Cancer Epidemiol Biomarkers Prev 2001;10:439–46.
173. Norat T, Lukanova A, Ferrari P et al. Int J Cancer 2002;98:241–56.
174. Larsson SC, Wolk A. Int J Cancer 2006;119:2657–64.
175. Alexander DD, Weed DL, Cushing CA et al. Eur J Cancer Prev 2011;20:293–307.
176. Kushi L, Giovannucci E. Am J Med 2002;113:63S–70S.
177. Norat T, Bingham S, Ferrari P et al. J Natl Cancer Inst 2005;97:906–16.
178. U.S. Department of Agriculture and U.S. Department of Health and Human Services. Dietary Guidelines for Americans, 2010. 7th ed. Washington, DC: U.S. Government Printing Office, 2010.
179. Kolonel LN. Epidemiol Rev 2001;23:72–81.
180. Missmer SA, Smith-Warner SA, Spiegelman D et al. Int J Epidemiol 2002;31:78–85.
181. World Cancer Research Fund/American Institute for Cancer Research. Food, Nutrition, Physical Activity, and the Prevention of Cancer: A Global Perspective. Washington, DC: World Cancer Research Fund/American Institute for Cancer Research, 2007.
182. Parodi PW. J Nutr 1997;127:1055–60.
183. Outwater JL, Nicholson A, Barnard N. Medical Hypotheses 1997;48:453–61.
184. Platz EA, Giovannucci E. Vitamin D and calcium in colorectal and prostate cancers. In: Heber D, Blackburn GL, Go VL, eds. Nutritional Oncology. San Diego: Academic Press, 1999:223–52.
185. Cho E, Smith-Warner S, Spiegelman D et al. J Natl Cancer Inst 2004;96:1015–22.
186. Aune D, Lau R, Chan DS et al. Ann Oncol 2012:23:37–45.
187. Shin MH, Holmes MD, Hankinson SE et al. J Natl Cancer Inst 2002;94:1301–10.
188. Wu K, Willett WC, Fuchs CS et al. J Natl Cancer Inst 2002;94:437–46.
189. Dong JY, Zhang L, He K et al. Breast Cancer Res Treat 2011;127: 23–31.
190. Chan JM, Stampfer MJ, Ma J et al. Am J Clin Nutr 2001;74:549–54.
191. Kristal AR, Cohen JH, Qu P et al. Cancer Epidemiol Biomarkers Prev 2002;11:719–25.
192. Tseng M, Breslow RA, Graubard BI et al. Am J Clin Nutr 2005; 81:1147–54.
193. Chan JM, Giovannucci E, Andersson SO et al. Cancer Causes Control 1998;9:559–66.
194. Rodriguez C, McCullough ML, Mondul AM et al. Cancer Epidemiol Biomarkers Prev 2003;12:597–603.
195. Chan JM, Giovannucci E. Epidemiol Rev 2001;23:87–92.
196. Mitrou PN, Albanes D, Weinstein SJ et al. Int J Cancer 2007; 120:2466–73.
197. Kurahashi N, Inoue M, Iwasaki M et al. Cancer Epidemiol Biomarkers Prev 2008;17:930–70.
198. Kesse E, Bertrais S, Astorg P et al. Br J Nutr 2006;95:539–45.
199. Huncharek M, Muscat J, Kupelnick B. Nutr Cancer 2008;60:421–41.
200. Allen NE, Key TJ, Appleby PN et al. Br J Cancer 2008;98:1574–81.
201. Rohrmann S, Platz EA, Kavanaugh CJ et al. Cancer Causes Control 2007;18:41–50.
202. Park Y, Mitrou PN, Kipnis V et al. Am J Epidemiol 2007;166:1270–9.
203. Koh KA, Sesso HD, Paffenbarger RSJ et al. Br J Cancer 2006; 95:1582–5.
204. Genkinger JM, Hunter DJ, Spiegelman D et al. Cancer Epidemiol Biomarkers Prev 2006;15:364–72.
205. Block G, Patterson B, Subar A. Nutr Cancer 1992;18:1–29.
206. Steinmetz KA, Potter JD. Cancer Causes Control 1991;2:325–57.
207. Terry P, Terry JB, Wolk A. J Int Med 2001;250:280–90.
208. World Cancer Research Fund, American Institute for Cancer Research. Food, Nutrition and the Prevention of Cancer: A Global Perspective. Washington, DC: American Institute for Cancer Research, 1997.
209. Schatzkin A, Lanza E, Corle D et al. N Engl J Med 2000;342:1149–55.
210. Smith-Warner SA, Spiegelman D, Yaun SS et al. JAMA 2001; 285:769–76.
211. Krebs-Smith SM, Kantor LS. J Nutr 2001;131:487S–501S.
212. Giovannucci E. J Natl Cancer Inst 1999;91:317–31.
213. Talalay P, Fahey JW. J Nutr 2001;131:3027S–33S.
214. Milner JA. J Nutr 2001;131:1027S–31S.
215. Kim DH, Smith-Warner SA, Spiegelman D et al. Cancer Causes Control 2010;21:1919–30.
216. Smith-Warner SA, Spiegelman D, Yaun SS et al. Int J Cancer 2003; 107:1001–11.
217. Mannisto S, Smith-Warner SA, Spiegelman D et al. Cancer Epidemiol Biomarkers Prev 2004;13:40–8.
218. Burkitt DP. Cancer 1971;28:3–13.
219. Story JA, Kritchevsky D. Am J Clin Nutr 1978;31(Suppl):S199–S202.
220. Reddy BS, Mastromarino A, Wynder EL. Cancer Res 1975;35:3403–6.
221. Reddy BS. Fed Proc 1971;30:1772.
222. Reddy BS, Weisburger JH, Wynder EL. J Nutr 1975;105:878–84.
223. Klurfeld DM. Cancer Res 1992;52(Suppl):2055s–9s.
224. Cummings JH. Lancet 1983;1:1206–9.
225. Stephen AM, Cummings JH. Nature 1980;284:283–4.
226. Howe GR, Benito E, Castelleto R et al. J Natl Cancer Inst 1992; 84:1887–96.
227. Friedenreich CM, Brant RF, Riboli E. Epidemiology 1994;5:66–79.
228. Steinmetz KA, Kushi LH, Bostick RM et al. Am J Epidemiol 1994; 139:1–15.
229. Fuchs CS, Colditz GA, Stampfer MJ et al. N Engl J Med 1999; 340:169–76.
230. Bingham SA, Day NE, Luben R et al. Lancet 2003;361:1496–501.
231. Park Y, Hunter DJ, Spiegelman D et al. JAMA 2005;294:2849–57.
232. Alberts DS, Martinez ME, Roe DJ et al. N Engl J Med 2000; 342:1156–62.
233. Bonithon-Kopp C, Kronborg O, Giacosa A et al. Lancet 2000; 356:1300–6.
234. Gorbach SL, Goldin BR. Prev Med 1987;16:525–31.
235. Rohan TE, Howe GR, Friedenreich CM et al. Cancer Causes Control 1993;4:29–37.
236. Verhoeven DTH, Assen N, Goldbohm RA et al. Am J Epidemiol 1996;143(Suppl):S37.
237. Terry P, Jain M, Miller AB et al. Cancer Epidemiol Biomarkers Prev 2002;11:1507–8.
238. World Health Organization. Alcohol drinking. International Agency for Research on Cancer. IARC Monographs on the Evaluation of Carcinogenic Risks to Humans, vol 44. Lyon, France:

IARC Working Group, 1988. Disponível em: http://monographs.iarc.fr/ENG/Monographs/vol44/volume44.pdf
239. Longnecker MP, Newcomb PA, Mittendorf R et al. J Natl Cancer Inst 1995;87:923–9.
240. Longnecker MP. Cancer Causes Control 1994;5:73–82.
241. Smith-Warner SA, Spiegelman D, Yaun S-S et al. JAMA 1998; 279:535–40.
242. Giovannucci E. J Nutr 2004;134:2475S–81S.
243. Ferrari P, Jenab M, Norat T et al. Int J Cancer 2007;121:2065–72.
244. Hillman RS, Steinberg SE. Ann Rev Med 1982;33:345–54.
245. Giovannucci E. J Nutr 2002;132:2350S–5S.
246. Zhang SM, Willett WC, Selhub J et al. J Natl Cancer Inst 2003; 95:373–80.
247. Eichholzer M, Luthy J, Moser U et al. Swiss Med Wk 2001;131: 539–49.
248. Feigelson HS, Jonas CR, Robertson AS et al. Cancer Epidemiol Biomarkers Prev 2003;12:161–4.
249. Singletary KW, Gapstur SM. JAMA 2001;286:2143–51.
250. Rohan TE, Jain MG, Howe GR et al. J Natl Cancer Inst 2000; 92:266–9.
251. Zhang S, Hunter DJ, Hankinson SE et al. JAMA 1999;281:1632–7.
252. Sellers TA, Kushi LH, Cerhan JR et al. Epidemiology 2001;12:420–8.
253. Lew JQ, Chow WH, Hollenbeck AR et al. Br J Cancer 2011;104:537–41.
254. Allen NE, Balkwill A, Beral V et al. Br J Cancer 2011;104:1487–92.
255. Greving JP, Lee JE, Wolk A et al. Br J Cancer 2007;97:429–33.
256. Lee JE, Hunter DJ, Spiegelman D et al. J Natl Cancer Inst 2007;99:801–10.
257. Morton LM, Zheng T, Holford TR et al. Lancet Oncol 2005;6:469–76.
258. Newmark HL, Wargovich MJ, Bruce WR. J Natl Cancer Inst 1984;72:1323–5.
259. van der Meer R, de Vries HT. Biochem J 1985;229:265–8.
260. Fedirko V, Bostick RM, Flanders WD et al. Cancer Prev Res 2009;2:213–23.
261. Fedirko V, Bostick RM, Flanders WD et al. Cancer Epidemiol Biomarkers Prev 2009;18:2933–41.
262. Lipkin M, Newmark H. N Engl J Med 1985;313:1381–4.
263. Martinez ME, Willett WC. Cancer Epidemiol Biomarkers Prev 1998;7:163–8.
264. Baron JA, Beach M, Mandel JS et al. N Engl J Med 1999;340:101–7.
265. Giovannucci E, Liu Y, Stampfer MJ et al. Cancer Epidemiol Biomarkers Prev 2006;15:203–10.
266. Giovannucci E, Liu Y, Platz EA et al. Int J Cancer 2007;121:1571–8.
267. Berndt SI, Carter HB, Landis PK et al. Urology 2002;60:1118–23.
268. Schuurman AG, van den Brandt PA, Dorant E et al. Br J Cancer 1999;80:1107–13.
269. Park SY, Murphy SP, Wilkens LR et al. Am J Epidemiol 2007; 166:1259–69.
270. Negri E, La Vecchia C, Franceschi S et al. Int J Cancer 1996;65:140–4.
271. Katsouyanni K, Willett W, Trichopoulos D et al. Cancer 1988; 61:181–5.
272. Potischman N, Swanson CA, Coates RJ et al. Int J Cancer 1999; 82:315–21.
273. Levi F, Pasche C, Lucchini F et al. Int J Cancer 2001;91:260–3.
274. Garland FC, Garland CF, Gorham ED et al. Prev Med 1990;19: 614–22.
275. Garland CF, Garland FC. Int J Epidemiol 1980;9:227–31.
276. Hanchette CL, Schwartz GG. Cancer 1992;70:2861–9.
277. Garland CF, Comstock GW, Garland FC et al. Lancet 1989;2:1176–8.
278. Tangrea J, Helzlsouer K, Pietinen P et al. Cancer Causes Control 1997;8:615–25.
279. Feskanich D, Ma J, Fuchs CS et al. Cancer Epidemiol Biomarkers Prev 2004;13:1502–8.
280. Levine AJ, Harper JM, Ervin CM et al. Nutr Cancer 2001;39:35–41.
281. Peters U, McGlynn KA, Chatterjee N et al. Cancer Epidemiol Biomarkers Prev 2001;10:1267–74.
282. Platz EA, Hankinson SE, Hollis BW et al. Cancer Epidemiol Biomarkers Prev 2000;9:1059–65.
283. Grau MV, Baron JA, Sandler RS et al. J Natl Cancer Inst 2003; 95:1765–71.
284. Braun MM, Helzlsouer KJ, Hollis BW et al. Cancer Causes Control 1995;6:235–9.
285. Wactawski-Wende J, Kotchen JM, Anderson GL et al. N Engl J Med 2006;354:684–96.
286. Otani T, Iwasaki M, Sasazuki S et al. Br J Cancer 2007;97:446–51.
287. Jenab M, Bueno-de-Mesquita HB, Ferrari P et al. BMJ 2010; 340:b5500.
288. Woolcott CG, Wilkens LR, Nomura AM et al. Cancer Epidemiol Biomarkers Prev 2010;19:130–4.
289. Garland C, Shekelle RB, Barrett-Conner E et al. Lancet 1985;1:307–9.
290. Kearney J, Giovannucci E, Rimm EB et al. Am J Epidemiol 1996;143:907–17.
291. Bostick RM, Potter JD, Sellers TA et al. Am J Epidemiol 1993; 137:1302–17.
292. Martínez ME, Giovannucci EL, Colditz GA et al. J Natl Cancer Inst 1996;88:1375–82.
293. McCullough ML, Robertson AS, Rodriguez C et al. Cancer Causes Control 2003;14:1–12.
294. Benito E, Stiggelbout A, Bosch FX et al. Int J Cancer 1991;49:161–7.
295. Ferraroni M, La Vecchia C, D'Avanzo B et al. Br J Cancer 1994;70:1150–5.
296. Pritchard RS, Gerhardsson de Verdier M. Cancer Epidemiol Biomarkers Prev 1996;5:897–900.
297. Marcus PM, Newcomb PA. Int J Epidemiol 1998;27:788–93.
298. Gandini S, Boniol M, Haukka J et al. Int J Cancer 2011;128:1414–24.
299. Helzlsouer KJ. Am J Epidemiol 2010;172:4–9.
300. Abnet CC, Chen Y, Chow WH et al. Am J Epidemiol 2010;172: 94–106.
301. Zeleniuch-Jacquotte A, Gallicchio L, Hartmuller V et al. Am J Epidemiol 2010;172:36–46.
302. Gallicchio L, Helzlsouer KJ, Chow WH et al. Am J Epidemiol 2010;172:10–20.
303. Gallicchio L, Moore LE, Stevens VL et al. Am J Epidemiol 2010; 172:47–57.
304. Zheng W, Danforth KN, Tworoger SS et al. Am J Epidemiol 2010; 172:70–80.
305. Stolzenberg-Solomon RZ, Jacobs EJ, Arslan AA et al. Am J Epidemiol 2010;172:81–93.
306. Purdue MP, Freedman DM, Gapstur SM et al. Am J Epidemiol 2010;172:58–69.
307. Gissel T, Rejnmark L, Mosekilde L et al. J Steroid Biochem Mol Biol 2008;111:195–9.
308. Tworoger SS, Lee IM, Buring JE et al. Cancer Epidemiol Biomarkers Prev 2007;16:783–8.
309. Toriola AT, Surcel HM, Agborsangaya C et al. Eur J Cancer 2010; 46:364–9.
310. Toriola AT, Surcel HM, Calypse A et al. Eur J Cancer 2010;46: 2799–805.
311. Ng K, Meyerhardt JA, Wu K et al. J Clin Oncol 2008;26:2984–1991.
312. Zhou W, Heist RS, Liu G et al. J Clin Oncol 2007;25:479–85.
313. Goodwin PJ, Ennis M, Pritchard KI et al. J Clin Oncol 2009; 27:3757–63.
314. Newton-Bishop JA, Beswick S, Randerson-Moor J et al. J Clin Oncol 2009;27:5439–44.
315. Ng K, Wolpin BM, Meyerhardt JA et al. Br J Cancer 2009;101:916–23.
316. Tretli S, Hernes E, Berg JP et al. Br J Cancer 2009;100:450–4.
317. Duthie SJ, Narayanan S, Blum S et al. Nutr Cancer 2000;37:245–51.
318. Duthie SJ. Br Med Bull 1999;55:578–92.
319. Wickramasinghe SN, Fida S. Blood 1994;83:1656–61.
320. Blount BC, Mack MM, Wehr CM et al. Proc Natl Acad Sci U S A 1997;94:3290–5.

321. Jacobs EJ, Connell CJ, Patel AV et al. Cancer Causes Control 2001;12:927–34.
322. Giovannucci E, Rimm EB, Ascherio A et al. J Natl Cancer Inst 1995;87:265–73.
323. Giovannucci E, Stampfer MJ, Colditz GA et al. Ann Intern Med 1998;129:517–24.
324. Lee JE, Willett WC, Fuchs CS et al. Am J Clin Nutr 2011;93:817–25.
325. Prasad MP, Krishna TP, Pasricha S et al. Nutr Cancer 1992;18: 85–93.
326. Thompson JR, Gerald PF, Willoughby ML et al. Lancet 2001; 358:1935–40.
327. Chen J, Giovannucci E, Kelsey K et al. Cancer Res 1996;56:4862–4.
328. Logan RF, Grainge MJ, Shepherd VC et al. Gastroenterology 2008; 134:29–38.
329. Wu K, Platz EA, Willett WC et al. Am J Clin Nutr 2009;90:1623–31.
330. Cole BF, Baron JA, Sandler RS et al. JAMA 2007;297:2351–9.
331. Blot WJ, Li JY, Taylor PR et al. J Natl Cancer Inst 1993;85:1483–92.
332. Correa P, Fontham ET, Bravo JC et al. J Natl Cancer Inst 2000; 92:1881–8.
333. Anonymous. N Engl J Med 1994;330:1029–35.
334. Gann PH, Ma J, Giovannucci E et al. Cancer Res 1999;59:1225–30.
335. Chan JM, Stampfer MJ, Ma J et al. Cancer Epidemiol Biomarkers Prev 1999;8:893–9.
336. Food and Nutrition Board, Institute of Medicine. Dietary Reference Intakes for Vitamin C, Vitamin E, Selenium, and Carotenoids. Washington, DC: National Academy Press, 2000:529.
337. Clark LC, Combs GF Jr, Turnbull BW et al. JAMA 1996;276:1957–63.
338. Yoshizawa K, Willett WC, Morris SJ et al. J Natl Cancer Inst 1998;90:1219–24.
339. Vogt TM, Ziegler RG, Graubard BI et al. Int J Cancer 2003;103: 664–70.
340. Helzlsouer KJ, Huang HY, Alberg AJ et al. J Natl Cancer Instit 2000;92:1966–7.
341. Nomura AMY, Lee J, Stemmermann GN et al. Cancer Epidemiol Biomarkers Prev 2000;9:883–7.
342. Brooks JD, Metter EJ, Chan DW et al. J Urol 2001;166:2034–8.
343. Li H, Stampfer MJ, Giovannucci EL et al. J Natl Cancer Inst 2004;96:696–703.
344. Knekt P, Aromaa A, Maatela J et al. J Natl Cancer Inst 1990;82: 864–8.
345. Klein EA, Thompson IM, Lippman SM et al. J Urol 2001;166: 1311–5.
346. Lippman SM, Klein EA, Goodman PJ et al. JAMA 2009;301:39–51.

Sugestões de leitura

Kushi LH, Byers T, Doyle C et al. American Cancer Society guidelines on nutrition and physical activity for cancer prevention: reducing the risk of cancer with healthy food choices and physical activity. CA Cancer J Clin 2006;56:254–81.

Na HK, Oliynyk S. Effects of physical activity on cancer prevention. Ann N Y Acad Sci 2011;1229:176–83.

Ströhle A, Zänker K, Hahn A. Nutrition in oncology: the case of micronutrients. Oncol Rep 2010;24:815–28.

World Cancer Research Fund/American Institute for Cancer Research. Food, Nutrition, Physical Activity, and the Prevention of Cancer: A Global Perspective. Washington, DC: World Cancer Research Fund/ American Institute for Cancer Research, 2007.

87 Caquexia neoplásica*

Vickie E. Baracos

A presença de uma doença maligna geralmente é prenunciada por uma redução na ingestão de nutrientes; entretanto, é possível fazer distinções importantes entre a desnutrição simples e o estado tumoral. A fisiopatologia da caquexia neoplásica é caracterizada por um equilíbrio proteico-energético negativo determinado por uma combinação variável de ingestão alimentar reduzida e anomalias metabólicas concomitantes. Além da presença da anorexia primária, uma legião de sintomas de impacto nutricional dificulta a ingestão de alimentos. A sobreposição de hipermetabolismo e hipercatabolismo acelera a depleção das reservas fisiológicas de energia e proteínas. Convém reconhecer o momento em que a caquexia se instala para que as intervenções nutricionais e metabólicas destinadas a reduzir ou retardar o seu impacto possam ser implementadas. Nas fases mais avançadas, a caquexia pode se tornar clinicamente refratária por conta da presença de câncer de evolução rápida que não responde à terapia antineoplásica, quando a terapia deixa de ter como foco os resultados fisiológicos e funcionais para a melhoria do prazer alimentar e da qualidade vida.

*__Abreviaturas:__ **DPOC**, doença pulmonar obstrutiva crônica; **EPCRC**, *European Palliative Care Research Collaborative* (Pesquisa Colaborativa de Cuidados Paliativos Europeus); **IMC**, índice de massa corporal.

Caquexia: desnutrição associada à doença

A literatura especializada contém vários termos e definições designativos de desnutrição e síndromes debilitantes. Os grupos de consenso internacional têm se empenhado no sentido de oferecer definições precisas.[1-3] Uma primeira distinção importante é que o câncer não tem apenas na desnutrição ou inanição (i. e., definida como falta de reserva de nutrientes) a única causa de depleção das reservas corporais. O termo absoluto *desnutrição* é relevante no caso de deficiência nutricional – em condições médicas como a anorexia nervosa, por exemplo. Os pacientes com câncer são afetados por uma fisiopatologia mais complexa determinada por uma combinação variável de ingestão alimentar reduzida e metabolismo anormal, e essa sobreposição de cargas de alterações metabólicas constitui a distinção essencial entre caquexia e desnutrição simples (Fig. 87.1).[1,3] Dois termos atualmente encontrados na literatura, desnutrição associada à doença[2] e caquexia (usado a partir de agora neste capítulo), podem ser considerados equivalentes. A *desnutrição associada à doença* foi definida por um comitê de elaboração de diretrizes internacionais constituído com a finalidade de criar uma abordagem consensual a fim de definir a etiologia das síndromes da desnutrição para adultos no cenário clínico.[2] Esses autores definiram a desnutrição associada ao câncer como "uma doença crônica ou condição que estabelece um quadro de inflamação prolongado de grau leve a moderado". Na opinião de muitos pesquisadores e clínicos, um requisito básico para o desenvolvimento da caquexia é a presença de um processo inflamatório.[1,3-6] A presença de uma condição inflamatória parece ser responsável por anomalias aparentemente distintas, como alterações no eixo hipotalâmico-pituitário, disautonomia, hipermetabolismo, estresse oxidativo, síntese proteica muscular reduzida e aumento da degradação proteica muscular mediada pela ubiquitina-proteossoma, junto a outras alterações metabólicas, como a resistência à insulina, por exemplo.[7-13] Por meio de seu efeito em vários órgãos e tecidos, a inflamação crônica leva ao perfil fisiopatológico responsável pela caquexia.

Um grupo de consenso internacional reunido sob a égide do *European Palliative Care Research Collaborative* (EPCRC) desenvolveu uma estrutura conceitual para a definição de "caquexia neoplásica".[1] Esse grupo ressaltou também a importância das alterações metabólicas subjacentes que determinam a perda de peso do hospedeiro do tumor.

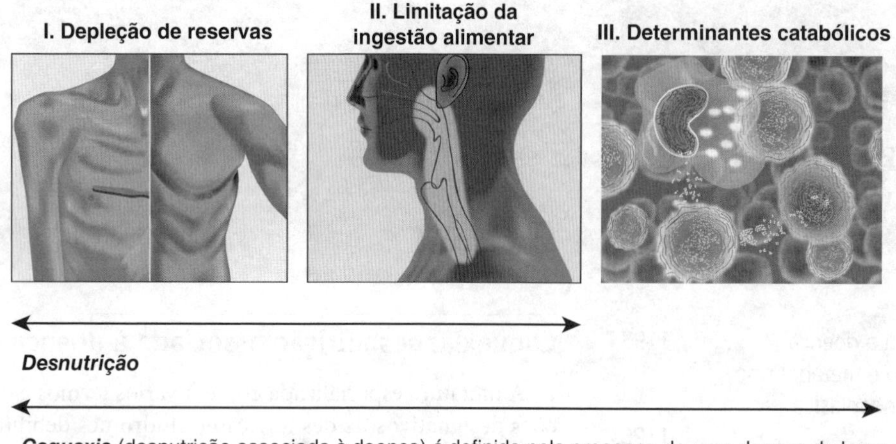

Caquexia (desnutrição associada à doença) é definida pela presença de uma doença de base, e é caracterizada pela contribuição variável da ingestão alimentar reduzida e um metabolismo anormal (catabólico)

Figura 87.1. Domínios conceituais da caquexia neoplásica. A desnutrição é caracterizada pela depleção progressiva das reservas corporais (peso corporal, tecido adiposo, musculatura esquelética) quando o aporte de nutrientes é limitado. Na caquexia, a perda de peso e a depleção das reservas corporais são maiores do que se poderia esperar, considerando-se somente a ingestão alimentar atual, já que é uma condição atribuída à presença de anormalidades metabólicas que intensificam o catabolismo.

Entretanto, embora reconhecendo a importância da inflamação, o grupo do EPCRC observou também que a caquexia pode existir sem inflamação sistêmica visível. Os elevados níveis de gasto energético e captação de substratos pelo tumor foram identificados como um determinante catabólico básico. Em um estudo em que foram utilizadas séries de exames de tomografia computadorizada, Lieffers et al.[14] acompanharam o crescimento das metástases tumorais em pacientes com câncer colorretal em estágio avançado. O peso médio da doença metastática (0,7 kg) e a alta taxa metabólica específica do tumor representaram uma contribuição quantitativamente importante do tumor para a taxa metabólica basal de todo o organismo. As anomalias endócrinas, como insulinorresistência, terapia prolongada com alta dosagem de corticosteroides (o que induz à atrofia muscular causada por síndrome de Cushing) e hipogonadismo, são alterações endógenas e exógenas adicionais que contribuem potencialmente para o catabolismo. Por fim, Fearon et al.[1] ressaltaram a capacidade dos baixos níveis de atividade física de potencializar os estímulos catabólicos como um fator exacerbante.

A desnutrição simples é revertida com a provisão de alimentos, exceto quando severa o suficiente para induzir alterações permanentes (p. ex., inibição do crescimento em crianças). Por outro lado, a caquexia não é totalmente reversível com a terapia nutricional convencional, fato considerado uma das características determinantes das síndromes da caquexia.[2] A suplementação nutricional por si só é capaz apenas de reverter parcialmente ou evitar o balanço energético negativo e a perda de proteínas musculares em estados inflamatórios agudos.[15] A eficácia da intervenção nutricional pode ser minada pela presença de anomalias metabólicas e catabólicas. Entretanto, é engano pensar que a terapia nutricional ao paciente com caquexia neoplásica seja inútil. A ingestão alimentar inadequada, em qualquer circunstância, agrava a perda de peso e tecido magro, enquanto a alimentação adequada pode ajudar a limitar essas perdas. A ingestão alimentar é um ponto básico de intervenção, seja por meio de orientação nutricional, agentes farmacológicos destinados a estimular o apetite ou de terapia nutricional artificial.

Controles de balanço energético e metabolismo em indivíduos com caquexia neoplásica e indivíduos saudáveis

Os controles de balanço energético e metabolismo associados ao câncer têm muitas variantes. A perda involuntária de peso associada ao câncer representa uma importante falha do controle normal do balanço energético. Ela geralmente é um sintoma presente e há muito considerado capaz de encurtar a sobrevida.[16] Por outro lado, a homeostase energética tem alta prioridade em adultos saudáveis, nos quais os controles metabólicos precisos auxiliam no armazenamento ideal da energia proporcionada pelos alimentos ou, em contrapartida, na mobilização de reservas em circunstâncias adequadas. Uma estreita relação entre ingestão e dispêndio calórico é um mecanismo de conservação de energia quando as reservas de alimentos são limitadas; por outro lado, isso permite também o gasto ou o armazenamento do excesso de calorias ingeridas. Em pessoas saudáveis, os alimentos saborosos e ricos em energia retêm um alto valor de incentivo mesmo após a satisfação das necessidades energéticas imediatas, o que promove o desenvolvimento de uma reserva de energia para possíveis carências alimentares futuras. Essa resposta varia de pessoa para pessoa, e os indivíduos mais suscetíveis demonstram baixo nível de saciedade a alimentos calóricos – preferindo alimentos com alto teor calórico àqueles com poucas calorias no período de saciedade pós-ingestão – e uma forte atração hedônica por alimentos saborosos.[17]

Ao contrário do rigoroso controle do balanço energético e da tendência ao armazenamento de energia em indivíduos saudáveis, os pacientes com câncer perdem controles que auxiliam na manutenção ou no ganho de peso. No paciente com câncer, a ingestão alimentar pode não ter correlação com o nível de ganho ou perda de peso da maneira usual.[18] As tentativas de suprir a ingestão alimentar por meio de consultas a um nutricionista ou de suplementação nutricional não impedem a perda progressiva de peso.[19] As evidências indicam que a ingestão deliberada de suplementos é neutralizada pela redução da ingestão de alimentos durante outras refeições do dia, mesmo em pacientes com câncer cuja ingestão seja menor do que aquela necessária para atender à demanda metabólica basal. Quando Fearon et al.[19] forneceram um suplemento nutricional rico em calorias a pacientes com câncer de pâncreas, esses consumiram 450 kcal/dia desse produto, mas tiveram um aumento líquido da ingestão calórica total de apenas 68 kcal/dia por causa da redução da ingestão durante outras refeições do dia. As reduções compensatórias da ingestão por via oral durante as refeições significam que, na pior das hipóteses, a suplementação pode ser completamente ineficaz, ou, na melhor delas, simplesmente ineficiente. O valor hedônico dos alimentos em geral, bem como aquele dos alimentos saborosos com alto teor calórico, também se perde em pacientes com câncer, e a idealização espontânea da comida e o prazer de apreciá-la desaparecem.[20,21]

A caquexia difere da desnutrição também no que tange às alterações verificadas na composição corporal. Durante a inanição simples, todos os órgãos perdem massa. No estado tumoral, os músculos, a pele, os ossos e o tecido adiposo são catabólicos, enquanto órgãos como o fígado e o baço e muitas partes do sistema imunológico são anabólicos e acumulam proteínas.[14] O estado anabólico do fígado excede o acúmulo proteico no órgão, visto que grande parte de seu anabolismo é refletida no aumento da produção de proteínas secretoras da resposta de fase aguda.[22] Durante a inanição, as reservas de gordura são mobilizadas e a maioria dos tecidos é convertida em combustíveis derivados de fontes de gordura (ácidos graxos livres, cetonas) para atender à demanda metabólica. O uso de cetonas em vez de glicose poupa o catabolismo proteico e a massa corporal magra. Por outro lado, a produção de glicose na caquexia neoplásica é mantida pela gliconeogênese, promovendo o catabolismo proteico e facilitando o enfraquecimento muscular e a depleção precoce da massa corporal magra.[23] O aumento da gliconeogênese durante a desnutrição é transitório, uma vez que a produção de glicose hepática é suplantada pela betaoxidação lipídica. Entretanto, a caquexia neoplásica não suprime a gliconeogênese e a produção de glicose no fígado.[24] Por fim, durante os períodos em que o apetite é estimulado, o ganho de peso em pacientes com câncer geralmente é transitório e está associado ao ganho de gordura, mas não de proteína.[25]

O metabolismo do hospedeiro é alterado na presença de um tumor, e muitos fatores são respostas características a infecções e lesões, bem como ao câncer.[26] Essas respostas do organismo hospedeiro ao câncer parecem ser altamente organizadas e conservadas.[26] Embora a mobilização das reservas de energia e proteína seja uma adaptação importante, os altos níveis de inflamação e catabolismo são prognósticos de redução – não de aumento – da sobrevida em pacientes com câncer.[5]

Insuficiência alimentar: anorexia e sintomas de impacto nutricional

A questão da ingestão alimentar de pacientes com doença maligna em estágio avançado já foi reportada. As taxas de ingestão individuais são bastante variadas. Os valores médios de ingestão alimentar são semelhantes às taxas metabólicas basais reportadas nas mesmas populações ou em populações similares (i. e., 22-24 kcal/kg/dia).[18,19,27] A ingestão, portanto, em geral é insuficiente para atender à demanda metabólica basal. Dois elementos principais contribuem para a insuficiência alimentar na caquexia: a desregulação (associada ao câncer) dos controles de apetite causadora da anorexia e os diversos sintomas de impacto nutricional relacionados à doença e ao tratamento.

Os pacientes com câncer têm falta de apetite e maior sensação de saciedade. Essas alterações emanam do cérebro, o local primário em que a ingestão alimentar é regulada.[28] Nesse órgão, núcleos hipotalâmicos específicos integram informações cognitivas, visuais e sensoriais, bem como sinais periféricos indicadores da situação das reservas de energia do organismo, da atividade do trato gastrintestinal e da ingestão de nutrientes. O controle básico do comportamento alimentar é alterado no estado tumoral, um efeito atribuído às citocinas pró-inflamatórias.[28]

Uma segunda dimensão potencialmente séria do problema da baixa ingestão alimentar em pacientes com câncer é um grupo de sintomas que impõem obstáculos que vão além da presença da anorexia. Esse componente costuma ser chamado de *caquexia secundária* ou, de forma mais específica, sintomas secundários que afetam o estado nutricional do paciente.[29-31] Alguns deles são náuseas, vômitos, constipação, diarreia, evacuação após as refeições (também chamada síndrome do esvaziamento gástrico rápido ou síndrome de *dumping*), dor epigástrica, abdominal e em outros locais, dispneia, fadiga, ansiedade, depressão, sensação de desespero, estomatite, disgeusia, problemas dentários, dificuldade para mastigar, disosmia, xerostomia, saliva espessa e disfagia. Os pacientes em geral têm dois, três, quatro ou mais desses sintomas concomitantemente. Aqueles com câncer de cabeça e pescoço e os com câncer em estágio avançado são atormentados sobretudo por uma pesada carga sintomática. Os sintomas são causados tanto pela doença primária como pelos tóxicos efeitos colaterais da terapia antineoplásica.

MacDonald et al.[8] enfatizaram que muitos dos sintomas de impacto nutricional são causas potencialmente tratáveis da insuficiência alimentar e que devem ser gerenciadas com cuidadosa atenção. Embora a abordagem detalhada dos sintomas fuja ao alcance deste capítulo, os clínicos devem lembrar-se de que esses sintomas constituem um obstáculo ao paciente que está tentando manter a ingestão oral de alimentos normais. O controle da dor é extremamente importante, qualquer que seja o local do corpo em que possa ocorrer. O câncer provoca muitas alterações emocionais, como ansiedade, depressão e sofrimento familiar e espiritual; e o paciente e a família podem vivenciar uma angústia direta diante da incapacidade do paciente para se alimentar e o desejo da família de que ele se alimente.[20,21,32,33] Vários problemas podem se apresentar na boca e no trato gastrintestinal superior, inclusive deterioração da condição dos dentes e dentaduras, feridas bucais, deterioração das mucosas, infecções bucais e boca seca (uma consequência especialmente severa dos danos da radiação às glândulas salivares). Pode haver dificuldades de deglutição em decorrência de envolvimento tumoral ou ressecção cirúrgica da boca, língua ou garganta, e a passagem dos alimentos pode ser afetada pela hipomotilidade do trato gastrintestinal. A constipação é um efeito colateral frequente e, em geral, severo do uso de analgésicos opioides utilizados no tratamento das dores do câncer; deve-se prestar meticulosa atenção também aos cuidados com o intestino.

Infelizmente, alguns sintomas de impacto nutricional frequentes e severos são pouco conhecidos e, em consequência, mal gerenciados. As anomalias quimiossensoriais são um bom exemplo desses incômodos problemas. As alterações demonstram um alto grau de variações individuais, podendo traduzir-se na perda ou distorção do paladar ou do olfato, alucinação olfativa (ou fantosmia), persistente gosto ruim na boca, hipersensibilidade a odores e sabores, e aversões alimentares com náusea.[34-38] Essas alterações limitam a ingestão alimentar na proporção de seu grau de severidade[36,37] e, naturalmente, a qualidade de vida autopercebida. As anomalias do paladar e do olfato são uma consequência direta das terapias citotóxicas para tratamento do câncer, que alteram ou modificam o ciclo de renovação dos receptores gustativos e olfativos, embora essas anomalias sejam reportadas também em até 90% dos pacientes com câncer em estágio avançado que não se encontram em tratamento ativo.[34,36,37] Essas constatações demonstram que outros fatores além da terapia ativa provavelmente contribuem para as alterações quimiossensoriais. Faltam provas empíricas para a maioria das abordagens de tratamento dos distúrbios gustativos e olfativos nas populações de pacientes com câncer. Uma tática é definir com clareza os aspectos clínicos das anomalias quimiossensoriais e integrar esses conhecimentos ao desenvolvimento de alimentos ricos em nutrientes com características de sabor, odor, textura e aparência que atendam às preferências e, desse modo, evitem especificamente as aversões dos pacientes com câncer. Alguns resultados promissores foram obtidos com a terapia com Δ-9 tetra-hidrocanabinol para o tratamento de distúrbios quimiossensoriais associados ao câncer.[38]

As três fases: pré-caquexia, caquexia e caquexia refratária

Os grupos de consenso internacional sobre a caquexia já tentaram classificar os extremos distais da trajetória da doença. A caquexia começa com manifestações inicialmente sutis (pré--caquexia) e evolui com o tempo, podendo culminar com a caquexia em estágio avançado. O estado de um paciente deficiente a um de emaciação, obviamente, é diferente daquele com perda limitada de peso. Somente em tempos recentes a literatura passou a dar atenção a esses estados distintos. Uma única publicação, em 2010, tentou definir pré-caquexia,[39] e o conceito de caquexia refratária foi proposto pela primeira vez em 2011.[1]

Instalação da caquexia

As manifestações iniciais da caquexia devem ser definidas de modo a identificar os indivíduos em risco e permitir as intervenções preventivas adequadas. As avaliações nutricionais recomendadas para pacientes com câncer sempre começam com o histórico de perda de peso, tanto recente (2 a 4 semanas) quanto em um prazo mais longo (3 a 6 meses) ou em relação ao estado de pré-morbidez. A perda de peso de baixo grau (2-5%) é uma pista inicial. Como a caquexia neoplásica é caracterizada por um balanço proteico-energético negativo, normalmente há alguma tentativa de avaliar a presença de perda de tecido muscular ou magro. Essa avaliação é baseada em exames físicos, de sangue e/ou avaliações diretas e indiretas da composição corporal. Os principais sinais biológicos preditores do desenvolvimento da caquexia devem ser determinados com exatidão e validados.

Várias alterações importantes nas características demográficas de peso corporal e composição corporal da população criam um contexto cada vez mais complexo para a identificação da caquexia em seus estágios iniciais. Em termos específicos, a obesidade e a sarcopenia (perda severa de massa e função muscular), condições descritas como de proporções epidêmicas, cada vez mais marcam o ponto de partida para a trajetória do câncer. O peso corporal normal de adultos com a idade média de um diagnóstico de câncer (65 anos) vem aumentando gradativamente nas últimas duas décadas. Essa tendência e a propensão bem caracterizada das pessoas obesas a desenvolver muitas formas de câncer[40] se refletem no elevado índice de massa corporal (IMC) reportado para pacientes contemporâneos com diagnóstico de câncer, tanto em estágio inicial quanto muito avançado da doença.[30] Embora pareça óbvio que a perda de peso em pessoas com peso adequado antes do câncer tenha um impacto e consequências diferentes da perda de proporções similares em uma pessoa inicialmente obesa, a hipótese de que a perda de peso em pacientes obesos com câncer não tem nenhuma consequência ou deve ser incentivada provavelmente não procede. Existe uma lacuna significativa nas diretrizes para o manejo nutricional e metabólico do paciente mais pesado, de peso corporal maior, com câncer que está perdendo peso.

Vários relatórios têm sido publicados sobre a prevalência da sarcopenia em pacientes com câncer.[41,42] Os valores de referência definidos por sexo e as medidas padronizadas são essenciais para a avaliação da perda de massa muscular esquelética. Em que pese a escassez de valores de referência relacionados a resultados específicos do câncer, uma definição de sarcopenia geralmente aceita é aquela que estipula uma massa muscular absoluta abaixo do percentil 5. Essa avaliação pode ser feita da seguinte maneira:[1]

- Área muscular do braço por antropometria (homens, < 32 cm^2; mulheres, < 18 cm^2)
- Índice de massa muscular esquelética apendicular determinado por absorciometria (ou absortometria) de feixe duplo (DEXA) (homens, 7,26 kg/m^2; mulheres, < 5,45 kg/m^2)
- Índice de massa muscular esquelética lombar determinado por tomografia computadorizada (homens, < 55 cm^2/m^2; mulheres, < 39 cm^2/m^2)

- Índice de massa corporal livre de gordura sem osso determinada por impedância bioelétrica (homens, < 14,6 kg/m^2; mulheres, < 11,4 kg/m^2)

A perda de massa muscular não se limita a indivíduos aparentemente magros ou debilitados e, em geral, é observada em indivíduos de peso adequado, com excesso de peso ou obesos.[41,42] Cada paciente com câncer apresenta um histórico específico de peso e composição corporal que define os recursos fisiológicos aos quais ele pode recorrer à medida que o câncer evolui.

Caquexia em estágio avançado

Apenas a metade dos diagnósticos atuais de câncer nos países ocidentalizados termina em cura. A disseminação do câncer para órgãos distantes do local do tumor primário se traduz em doença sistêmica, progressiva e essencialmente incurável. O câncer em estágio avançado pode ser acompanhado por uma *caquexia* profunda e *refratária*.[1] A caquexia pode ser clinicamente refratária em razão da presença de câncer rapidamente progressivo que não responde à terapia anticâncer. A anorexia associada ao câncer passa a ser total e irreversível em algum estágio da trajetória da doença. Esse estágio é marcado por taxas exponencialmente crescentes de perda de tecido muscular e adiposo, junto ao crescimento descontrolado da doença metastática resistente ao tratamento.[14] A definição desse estágio de caquexia é de natureza essencialmente clínica e enfatiza a insensibilidade à terapia anticâncer e a presença de intenso metabolismo. O desenvolvimento de critérios diagnósticos mais específicos para esse estágio de caquexia é aguardado; entretanto, a caquexia refratária é caracterizada por uma baixa performance (3 ou 4 pontos na escala da Organização Mundial da Saúde) e uma expectativa de vida de menos de 3 meses.

O estágio refratário delineia a caquexia em pacientes que estão entrando em uma fase da trajetória do câncer em que as considerações médicas e éticas mudam o ritmo e o foco da intervenção.[1] Nesse estágio, os pacientes provavelmente não se beneficiam das intervenções destinadas a reverter a perda de massa muscular e peso.[19] Esses pacientes devem ser gerenciados com intervenções terapêuticas que aliviem as consequências e complicações da caquexia, como o controle de sintomas (estimulação do apetite, náusea) ou angústia de pacientes e familiares em relação à alimentação.[20,21,32,33]

As dimensões psicológicas da experiência da anorexia neoplásica pela perspectiva de pacientes em estado terminal e seus familiares são importantes. A anorexia não é necessariamente angustiante, mas a sua consequência lógica na concepção dos pacientes e suas famílias (i. e., a morte), com certeza, é.[20,33] Os membros da família podem pressionar o paciente a comer, e embora isso possa ser feito com a sincera convicção de estar beneficiando o paciente e constitua uma forma de fortalecimento do paciente para controlar a doença, essa atitude pode acabar se transformando em uma considerável fonte de conflito entre o paciente e a família.[33] A capacidade de prestar apoio psicossocial a pacientes e familiares exige que os cuidadores levem em consideração o efeito psicológico da anorexia e da caquexia neoplásicas nesses indivíduos.

O ônus e os riscos da terapia nutricional agressiva provavelmente superam qualquer possível benefício na caquexia refratária. É preciso que o nutricionista, de certa forma, leve em consideração a expectativa de vida do paciente para atuar de modo confortável no período que antecede o estágio refratário da doença, de modo a evitar a adoção intempestiva de estratégias nutricionais agressivas. As diretrizes sobre a prática clínica para a iniciação da alimentação parenteral em pacientes com estágio avançado de câncer são baseadas explicitamente em uma expectativa de sobrevivência de mais de dois ou três meses.[43,44] A intenção é administrar a nutrição artificial somente quando o paciente estiver na iminência de morrer de inanição antes que quaisquer outras consequências da doença limitem o seu tempo de vida. A administração de alimentação parenteral a pacientes à beira da morte não é recomendável na medida em que os sobrecarrega com o aparelho de infusão e altos custos, além de expô-los aos riscos de implantação do cateter e infecção em um contexto em que eles pouco têm a ganhar com a terapia nutricional. O profissional de saúde nutricional pode se sentir constrangido com a previsão clínica do tempo de sobrevida do paciente, na qual é baseada a decisão de administrar dieta parenteral. Martin et al.[30] criaram um índice de prognóstico nutricional para pacientes com câncer em estágio avançado em um contexto paliativo que pode ser utilizado para informar a previsão clínica de sobrevida emitida pela equipe de assistência.

Princípios da terapia nutricional da caquexia neoplásica

A abordagem geral de manejo das síndromes debilitantes é baseada no conhecimento dos mecanismos que contribuem para a definição das metas de intervenção. Os aspectos mais importantes da caquexia neoplásica a serem levados em consideração por ocasião da elaboração das estratégias terapêuticas necessárias são a complexidade e as variações individuais da doença. Entre as avaliações importantes a serem realizadas estão as seguintes:

Nível de reservas corporais

Deve ser elaborado um histórico das alterações de peso e da atual composição corporal, inclusive da massa muscular. A presença de perda de tecido magro é uma consideração importante para definir o nível de ingestão proteica. Existem diretrizes nutricionais para o tratamento da sarcopenia.[45]

Avaliação da ingestão alimentar

Os alimentos, bebidas e suplementos nutricionais devem ser avaliados juntamente com as preferências, rejeições, alergias e intolerâncias alimentares. Os fatores psicossociais que contribuem para a ingestão alimentar, a segurança dos alimentos e as relações familiares em torno dos alimentos e da alimentação merecem ser avaliados.

Avaliação dos sintomas de impacto nutricional

Devem ser feitas uma investigação e uma avaliação profunda quando existem sintomas de impacto no estado nutricional do paciente, para que seja elaborado um plano de tratamento desses sintomas.

Avaliação dos determinantes catabólicos

A presença de inflamação, o hipogonadismo, a taxa metabólica basal e o nível de atividade física devem ser quantificados para a adoção de uma estratégia de assistência metabólica.

Histórico clínico

Deve ser elaborado um histórico clínico para identificar as condições e comorbidades que podem contribuir para a debilitação (p. ex., doença pulmonar obstrutiva crônica [DPOC], insuficiência cardíaca crônica), para as alterações metabólicas (p. ex., diabetes, obesidade) ou estar associadas a restrições alimentares (p. ex., hipercolesterolemia, diabetes, doença inflamatória intestinal). O planejamento nutricional também deve conter informações do plano de tratamento do câncer, como radiação, quimioterapia e cirurgia, além do prognóstico, da resposta do câncer ao tratamento e da expectativa do tempo de sobrevida do paciente. O detalhamento de todas as drogas pode ajudar a identificar medicamentos que talvez limitem ou alterem os processos catabólicos e o uso de nutrientes, bem como a função quimiossensorial.

Em regra, o anabolismo geral e o muscular são maximizados quando os nutrientes (aminoácidos para formar proteínas musculares, cofatores necessários e substratos) não são limitadores. Entretanto, a manutenção de um ambiente anabólico para o uso de nutrientes é otimizada pela atividade contrátil (especialmente atividade de resistência), pela presença de hormônios anabólicos (insulina e testosterona) e quando os fatores catabólicos e o grau de inflamação são mínimos. É cada vez mais frequente a adoção de uma abordagem integrada de assistência nutricional, exercícios resistidos e suporte metabólico e hormonal no tratamento da debilitação tanto de pessoas idosas[46] quanto de populações com doenças crônicas. Um tema central do tratamento da caquexia em pacientes com DPOC é a trilogia de estimulantes do apetite ou terapia nutricional, atividade física e esteroides anabólicos androgênicos, bem como de diversas combinações desses fatores.[47] Coletivamente, esses dados sugerem um alto nível de reversibilidade da debilitação decorrente da idade e demonstram considerável potencial para uma abordagem integrada ao tratamento de DPOC e outros tipos de caquexia. Essas abordagens ainda precisam ser plenamente avaliadas em pacientes com câncer. Entretanto, os resultados de outras condições catabólicas podem compartilhar mecanismos comuns com a caquexia neoplásica e ajudar a esclarecer importantes princípios terapêuticos.

Referências bibliográficas

1. Fearon K, Strasser F, Anker SD et al. Lancet Oncol 2011;12:489–95.
2. Evans WJ, Morley JE, Argilés J et al. Clin Nutr 2008;27:793–9.
3. Jensen GL, Mirtallo J, Compher C et al. JPEN J Parenter Enteral Nutr 2010;34:156–9.
4. Penet MF, Winnard PT Jr, Jacobs MA et al. Curr Opin Support Palliat Care 2011;5:327–33.
5. Fearon KC, Voss AC, Hustead DS. Am J Clin Nutr 2006;83: 1345–50.
6. Baracos VE. Annu Rev Nutr 2006;26:435–61.
7. Fearon KC. N Engl J Med 2011;11:365:565–7.
8. MacDonald N, Easson AM, Mazurak VC et al. J Am Coll Surg 2003;197:143–61.
9. Baracos VE. Cytokines and the pathophysiology of skeletal muscle atrophy. In: Anker SD, Hofbauer K, eds. The Pharmacotherapy of Cachexia. Boca Raton, FL: CRC Press, 2005:101–14.
10. de Alvaro C, Teruel T, Hernandez R et al. J Biol Chem 2004;279: 17070–8.
11. Lang CH, Hong-Brown L, Frost RA. Pediatr Nephrol 2005;20: 306–12.
12. Lundholm K, Daneryd P, Korner U et al. Int J Oncol 2004;24: 505–12.
13. Lundholm K, Gelin J, Hyltander A et al. Cancer Res 1994;54: 5602–6.
14. Lieffers JR, Mourtzakis M, Hall KD et al. Am J Clin Nutr 2009; 89:1173–9.
15. Zoico E, Roubenoff R. Nutr Rev 2002;60:39–51.
16. Dewys WD, Begg C, Lavin PT et al. Am J Med 1980;69:491–7.
17. Blundell JE, Stubbs RJ, Golding C et al. Physiol Behav 2005; 86:614–22.
18. Bosaeus I, Daneryd P, Svanberg E et al. Int J Cancer 2001; 93:380–3.
19. Fearon KC, von Meyenfeldt MF, Moses AG et al. Gut 2003;52: 1479–86.
20. Shragge JE, Wismer WV, Olson KL et al. Palliat Med 2007; 21:227–33.
21. Hopkinson JB, Fenlon DR, Okamoto I et al. J Pain Symptom Manage 2010;40:684–95.
22. Gabay C, Kushner I. N Engl J Med 1999;340:448–54.
23. Tisdale MJ. Nutrition 1997;13:1–7
24. Tayek JA. J Am Coll Nutr 1992;11:445–56.
25. Loprinzi CL, Schaid DJ, Dose AM et al. J Clin Oncol 1993; 11:152–4.
26. Soeters PB, Grimble RF. Clin Nutr 2009;28:583–96.
27. Hutton JL, Martin L, Field CJ et al. Am J Clin Nutr 2006;84: 1163–70.
28. Guijarro A, Laviano A, Meguid MM. Prog Brain Res 2006;153: 367–405.
29. Tong H, Isenring E, Yates P. Supp Care Cancer 2009;17:83–90.
30. Martin L, Watanabe S, Fainsinger R et al. J Clin Oncol 2010; 28:4376–83.
31. Kubrak C, Olson K, Jha N et al. Head Neck 2010;32:290–300.
32. Hopkinson JB. Curr Opin Support Palliat Care 2010;4:254–8.
33. McClement SE, Degner LF, Harlos MS. J Palliat Med 2003;6: 737–48.
34. Wismer WV. Curr Opin Support Palliat Care 2008;2:282–7.
35. Brisbois TD, de Kock IH, Watanabe SM et al. J Pain Symptom Manage 2011;41:673–83.
36. Sanchez-Lara K, Sosa-Sanchez R, Green-Renner D et al. Nutr J 2010;9:15.
37. Steinbach S, Hummel T, Böhner C et al. J Clin Oncol 2009;27: 1899–1905.
38. Brisbois TD, de Kock IH, Watanabe SM et al. Ann Oncol 2011; 22:2086–93.

39. Muscaritoli M, Anker SD, Argiles J et al. Clin Nutr 2010; 29:154–9.
40. Renehan AG, Tyson M, Egger M et al. Lancet 2008;371:569–78.
41. Baracos VE, Reiman T, Mourtzakis M et al. Am J Clin Nutr 2010;91:1133S–7S.
42. Prado CM, Lieffers JR, McCargar LJ et al. Lancet Oncol 2008;9:629–35.
43. Mirhosseini N, Fainsinger RL, Baracos V. J Palliat Med 2005;8: 914–8.
44. Orrevall Y, Tishelman C, Permert J et al. Palliat Med 2009;23: 556–64.
45. Morley JE, Argiles JM, Evans WJ et al. J Am Med Dir Assoc 2010;11:391–6.
46. Wolfe RR. J Am Coll Surg 2006;202:176–80.
47. King DA, Cordova F, Scharf SM. Proc Am Thorac Soc 2008; 5:519–23.

Sugestões de leitura

Baracos VE. Cancer-associated cachexia and underlying biological mechanisms. Annu Rev Nutr 2006;26:435–61.

Fearon KC. Cancer cachexia and fat-muscle physiology. N Engl J Med 2011;365:565–7.

Fearon K, Strasser F, Anker SD et al. Definition and classification of cancer cachexia: an international consensus. Lancet Oncol 2011;12:489–95.

Muscaritoli M, Anker SD, Argiles J et al. Consensus definition of sarcopenia, cachexia and pre-cachexia: joint document elaborated by Special Interest Groups (SIG) "cachexia-anorexia in chronic wasting diseases" and "nutrition in geriatrics." Clin Nutr 2010;29: 154–9.

Morley JE, Argiles JM, Evans WJ et al. Nutritional recommendations for the management of sarcopenia. J Am Med Dir Assoc 2010;11:391–6.

88 Terapia nutricional para pacientes com câncer*

David A. August e Maureen Huhmann

O câncer é um grande problema de saúde pública nos Estados Unidos e em todo o mundo. Estima-se que tenham ocorrido 1,5 milhão de casos "sérios" (i. e., com potencial risco de morte) de câncer nos Estados Unidos em 2009, e que cerca de 560 mil pessoas tenham morrido da doença no mesmo ano.[1] A projeção é de que até 2020 a incidência de câncer duplique em todo o mundo.[2] O câncer tem também um enorme impacto econômico. Nos Estados Unidos, as despesas médicas com o tratamento de câncer representam mais de US$ 200 bilhões em custos de assistência médica e uma significativa proporção dos gastos anuais com o Medicare.[3] A nutrição e a alimentação desempenham um papel importante no câncer. Os fatores alimentares constituem um importante componente do risco atribuível e identificável de câncer, a desnutrição é a causa de alguns dos sinais e sintomas clínicos significativos observados em paciente com câncer, e o estado nutricional é um importante fator prognóstico em pacientes com a doença.[4] A desnutrição e a perda de peso geralmente contribuem para a morte de pacientes com câncer.[1,4-6] Infelizmente, esses problemas persistem apesar de décadas de pesquisas básicas e clínicas e do maior nível de conscientização.

Prevalência e importância da desnutrição em pacientes com câncer

Risco atribuível da nutrição no câncer

Em 1981, Doll e Peto publicaram uma estimativa amplamente divulgada de que 35% das mortes por câncer podem ser evitadas com a adoção de mudanças alimentares.[7] Willet atualizou essa estimativa, restringindo a faixa de confiança, mas concluindo que aproximadamente 32% de todos os casos de câncer nos Estados Unidos podem ser evitados com algumas mudanças

*__Abreviaturas:__ **AEC**, água extracelular; **ASG**, Avaliação Subjetiva Global; **ASG-PPP**, Avaliação Subjetiva Global Produzida pelo Paciente; **CCS**, síndrome da caquexia neoplásica; **cGVHD**, doença crônica do enxerto contra o hospedeiro; **CRF**, fator de liberação de corticotropina; **DHA**, ácido docosa-hexaenoico; **EPA**, ácido eicosapentaenoico; **FML**, fator mobilizador de lipídios; **TNF-α**, fator de necrose tumoral alfa; **GI**, gastrintestinal; **GLN**, glutamina; **GVHD**, doença do enxerto contra o hospedeiro; **IFN-γ**, interferon-γ; **IGF-I**, fator de crescimento semelhante à insulina tipo I, **IL**, interleucina; **IMC**, índice de massa corporal; **MCC**, massa celular corporal; **MLG**, massa livre de gordura (ou massa magra); **n-3**, ômega-3; **NE**; nutrição enteral; **NP**, nutrição parenteral; **NPD**, nutrição parenteral domiciliar; **NPY**, neuropeptídeo Y; **PIF**, fator indutor de proteólise; **RR**, risco relativo; **TCTH**, transplante de células-tronco hematopoiéticas; a-MSH, hormônio estimulante de melanócitos.

alimentares (faixa de 20-42%).[8] Considerando-se o que se sabe sobre a relação entre a obesidade e o risco de câncer, uma estimativa atualizada provavelmente produziria números mais elevados.[9] Observam-se associações especialmente fortes entre a alimentação e o risco de câncer colorretal, câncer de mama, câncer de próstata, câncer de pâncreas, câncer de endométrio e câncer de vesícula biliar.[8] Esses dados são ainda mais significativos diante da maior tendência de sobrevida ao câncer. Mais pacientes estão sobrevivendo ao câncer e, consequentemente, correm mais risco de voltar a desenvolver algum tipo de câncer primário. Esses sobreviventes de câncer constituem um grupo acessível e receptivo à educação sobre a prevenção do câncer através da dieta e as intervenções secundárias.

Prevalência e importância: subnutrição

A anorexia e a perda de peso são constatações frequentes em pacientes com câncer. Quarenta por cento dos pacientes com câncer apresentam perda de peso, e a prevalência da síndrome da caquexia neoplásica (CCS; ver em outra seção deste volume) chega a ser de 80% naqueles com condições malignas em estágio avançado.[10,11] A perda de peso verificada na ocasião do diagnóstico é um importante prognóstico. No caso de qualquer tipo de tumor, o tempo de sobrevida é menor em pacientes com perda de peso significativa antes do tratamento (mais de 10% do peso habitual) (Tab. 88.1).[10,11] Uma perda de peso de mais de 2,75% por mês está relacionada a um menor tempo de sobrevida.[12] Além disso, a perda de peso contribui significativamente para o desconforto decorrente dos sintomas em pacientes com câncer. As alterações na imagem corporal e a fadiga associada à condição podem contribuir para a depressão e o isolamento social. A observação dessas alterações em um ente querido também pode ter efeitos profundos na família e nos amigos.[13-15] O reconhecimento precoce dessas consequências da perda de peso pode ser a melhor oportunidade de evitar as consequências debilitantes. Essas questões podem ser especialmente problemáticas em

Tabela 88.1 Relação entre a perda de peso e o prognóstico em pacientes com câncer

Tipo do câncer	Sobrevida média (semanas) Sem perda de peso	Com perda de peso
Leucemia aguda não linfocítica	8	4
Mama	70	45[b]
Cólon	43	2[b]
Gástrico (mensurável)	18	16
Gástrico (não mensurável)	41	27[c]
Pulmão (não pequenas células)	20	14[b]
Pulmão (pequenas células)	34	27[c]
Linforma não Hodgkin (favorável)	–	138[b]
Linfoma não Hodgkin (desfavorável)	107	55[c]
Pâncreas	14	12
Próstata	46	24[c]
Sarcoma	46	25[b]

[a]Resultados descritos como perda de peso de qualquer proporção.

[b]$p < 0{,}01$.

[c]$p < 0{,}05$.

crianças e idosos.[16] No arsenal terapêutico, a cirurgia é a modalidade utilizada com mais frequência para a cura efetiva do câncer. Diversos estudos realizados há pelo menos 75 anos demonstram morbidade e mortalidade aumentadas em pacientes desnutridos submetidos à cirurgias de grande porte.[17-20] Um estudo estimou um aumento de cinco vezes na mortalidade de pacientes com baixo peso (IMC < 18,5 kg/m^2) submetidos a cirurgia de câncer intra-abdominal de grande porte.[21] Na realidade, é possível que alguns pacientes não sejam candidatos a uma cirurgia de câncer potencialmente curativa por causa do enorme risco de complicações possivelmente fatais em decorrência da desnutrição.

Prevalência e importância: superalimentação

A superalimentação também está sendo observada com mais frequência em pacientes com câncer em consequência da maior incidência de sobrepeso e obesidade nos Estados Unidos e da ligação entre a obesidade e o risco de câncer. O impacto da superalimentação em pacientes com câncer ainda está sendo elucidado. O câncer normalmente é visto como uma doença debilitante. A perda de peso e a caquexia são características do câncer, da mesma forma que a tuberculose era chamada de "consumo" em razão do estado de subnutrição gradual e incessante que se desenvolvia no decorrer da doença e marcava sua evolução para uma condição letal. Embora esse seja o caso de alguns tipos de câncer em estágio inicial ou quando a doença se desenvolve e evolui para um estado avançado, a superalimentação também está se tornando um problema significativo em pacientes com câncer. A obesidade está associada ao maior risco de morte decorrente de vários tipos de câncer, entre os quais aqueles tradicionalmente associados à depleção, como câncer hepático, pancreático, gástrico e esofágico. Existem associações especialmente fortes em mulheres no caso de câncer uterino (6,25 de risco relativo [RR]), câncer de colo de útero (3,20 de RR) e câncer de mama (2,12 de RR). Estima-se que o excesso de peso contribua para 14% das mortes por câncer em homens e 20% em mulheres.[22] As causas disso não são claras, mas muitas hipóteses parecem plausíveis.[23] Existem fortes evidências em animais e alguns dados em humanos que indicam que a restrição calórica aumenta a longevidade e previne o câncer.[24] A obesidade pode interferir na detecção do câncer, visto que pode mascarar as descobertas do exame físico. É difícil dosar adequadamente a quimioterapia e planejar a radioterapia em pacientes com excesso de peso e obesos.[25,26] A morbidade cirúrgica é maior em pacientes obesos, e, do ponto de vista técnico, a obesidade pode dificultar a realização de uma cirurgia precisa que assegure margens adequadas e a retirada de nódulos linfáticos.[21] O ganho de peso e a atividade física são associados a um menor tempo de sobrevida em diversos tipos de câncer, inclusive o câncer de mama e o câncer colorretal, possivelmente em consequência do efeito do tecido adiposo sobre os mediadores hormonais, como os estrógenos, a insulina, o fator de crescimento semelhante à insulina tipo I (IGF-1) e as adipocinas, e do perfil inflamatório geral do hospedeiro.[27]

Causas da desnutrição em pacientes com câncer

Várias alterações metabólicas e induzidas pelas citocinas, bem como os fatores clínicos, contribuem para o desenvolvimento da desnutrição em pacientes com câncer (Tab. 88.2). Essas alterações são detalhadas na discussão sobre a CCS. Entretanto, a interação desses fatores varia de paciente para paciente. A anorexia contribui significativamente para a perda de peso em pacientes com câncer. As suas causas são complexas e provavelmente estão relacionadas a alterações do perfil metabólico resultantes da ação das citocinas e de distúrbios metabólicos.[28,29] Normalmente, a anorexia não é a causa primária da perda de peso; é um efeito secundário que contribui para o ciclo de depleção geralmente observado em pacientes com câncer que perdem peso. Várias linhas de evidência respaldam essa alegação. A terapia de nutrição parenteral (NP) pode ser usada para fornecer adequadamente a energia e os nutrientes necessários a pacientes subnutridos com câncer, mas isso normalmente não reverte a perda de peso ou as alterações metabólicas da CCS.[30] Os aspectos clínicos e metabólicos da inanição e da caquexia nos seres humanos diferem significativamente, sugerindo que a ingestão alimentar reduzida não constitui a causa subjacente da perda de peso associada ao câncer. Além disso, a perda de peso decorrente do câncer pode preceder alterações do apetite.[31] Por fim, em algumas situações, a anorexia percebida é, na realidade, uma redução adaptativa da ingestão alimentar em resposta à perda de peso.[32] Portanto, simplesmente dizer ao paciente que coma mais e melhor provavelmente não será suficiente para reverter a presença da CCS.

Outros fatores que contribuem para a perda de peso em pacientes com câncer são os fatores mecânicos, os efeitos colaterais da terapia contra o câncer e os fatores psicossociais. Entre os fatores psicológicos associados ao câncer que podem alterar a ingestão alimentar estão a dor, a ansiedade, a depressão e o isolamento social. As causas mecânicas podem ser um efeito direto do tumor, podendo estar relacionadas também a complicações decorrentes da terapia. Os tumores podem causar obstrução do trato gastrintestinal (GI); eles podem envolver ou comprimir as vísceras ocas, alterando a funcionalidade gástrica e do intestino delgado. O câncer e a cirurgia oncológica estão sujeitos a complicações resultantes do desenvolvimento de fístulas GI, com consequentes efeitos sobre o estado nutricional, a absorção de nutrientes e o equilíbrio hidroeletrolítico. Os sintomas relacionados a essas questões mecânicas envolvem alterações do paladar, saciedade precoce, dor, cólicas, vômitos, diarreia e constipação intestinal – todos podem exacerbar a anorexia. Os tratamentos de câncer podem induzir a anorexia e perda de peso. O estado pós-operatório é invariavelmente acompanhado por um estado catabólico temporário e uma redução da ingestão alimentar, o que pode se prolongar se ocorrerem complicações cirúrgicas. A quimioterapia geralmente induz a náusea transitória e vômitos ou lesões da mucosa GI, com um consequente quadro de estomatite, mucosite, diarreia e/ou tiflite. Esses sintomas podem ser particularmente severos em pacientes profundamente neutropênicos, como aqueles que estão recebendo quimioterapia como tratamento de leucemias e linfomas e aqueles submetidos a altas doses de quimioterapia com reconstituição autóloga ou alogênica de medula óssea. A radioterapia pode causar lesões gastrintestinais agudas, podendo causar também enterite crônica por radiação, com má absorção e estenose. Esses efeitos colaterais do tratamento podem causar muitos dos sintomas observados em relação aos fatores mecânicos.

Tabela 88.2 Causas de desnutrição em pacientes com câncer
Anorexia mediada por citocinas
Dor e outros sintomas desconfortáveis
Alterações no paladar
Distúrbio, obstrução, dismotilidade e má absorção gastrintestinal
Depressão e outros fatores psicossociais
Efeitos colaterais das terapias contra o câncer
Aversão alimentar condicionada
Alterações metabólicas induzidas por citocinas, peptídeos e hormônios

Modos de interação entre nutrientes e câncer

Em 1930, Warburg observou que as células neoplásicas dependem principalmente da conversão de glicose em lactatos – não da oxidação mitocondrial – para a produção de energia, mesmo na presença de uma oxigenação adequada. Posteriormente, Warburg admitiu a hipótese de que esse peculiar fenômeno metabólico, chamado conversão sustentada de glicose em lactato, combinada à supressão da função mitocondrial, é a alteração metabólica mais fundamental na transformação maligna.[33,34] Embora essa noção hoje pareça simplista, ela aponta para um papel importante do metabolismo, e secundariamente dos nutrientes, na etiologia e na patogênese do câncer. É importante conhecer os mecanismos pelos quais os alimentos e nutrientes afetam a carcinogênese, o desenvolvimento do câncer e a prevenção da doença quando os alimentos e nutrientes são utilizados para fins de prevenção e tratamento do câncer.[35] Uma análise completa está fora do escopo deste capítulo, mas vale considerar alguns dos possíveis mecanismos através dos quais os nutrientes podem afetar o câncer nos seres humanos.

Energéticos

Há muito já foi reconhecido que a restrição calórica com uma dieta criteriosamente balanceada evita deficiências específicas de nutrientes, aumenta a expectativa de vida e exerce efeitos preventivos contra o câncer em mamíferos e primatas; os dados sugerem que o mesmo vale também para os seres humanos. Os mecanismos apresentados invocam mudanças adaptativas ao estresse da restrição calórica, como a redução do estresse oxidativo, a redução dos níveis de citocinas inflamatórias no plasma, a menor produção de fatores anabólicos e hormônios, e a proteção contra a deterioração do sistema de vigilância imunológica em decorrência da idade. Além disso, a restrição calórica afeta vários processos relacionados à carcinogênese – inclusive o processo de reparação do DNA – e à remoção de células danificadas através de apoptose e autofagia.[36] Os IGF podem ser importantes mediadores desses efeitos.[37] Por outro lado, o excesso calórico pode levar a efeitos contrários, facilitando a carcinogênese. Esses efeitos podem ser um importante elemento de ligação entre câncer e obesidade. O excesso calórico pode afetar também cânceres existentes. Vários modelos animais demonstram estímulo do crescimento tumoral ao receber nutrição parenteral e enteral (NE). Isso pode acontecer também com seres humanos. Aparentemente, a carga calórica geral contribui significativamente para esse efeito.[38]

A obesidade influencia a regulação endócrina, em parte por meio dos efeitos do metabolismo do tecido adiposo sobre os níveis e a degradação dos hormônios sexuais. Essa pode ser a razão para a relação especialmente forte entre a obesidade e o risco de câncer de mama e do endométrio nas mulheres.[22] Além disso, a inter-relação da obesidade com a leptina está gradativamente sendo elucidada. Os dados sugerem possíveis ligações causais diretas entre a leptina e o câncer.[39]

Proliferação, apoptose e autofagia

A proliferação celular desregulada é uma característica marcante do câncer. A proliferação de células neoplásicas é sensível à presença dos nutrientes. Desse modo, aumenta a preocupação com o fato de que a alimentação em pacientes com câncer possa ter o efeito indesejado de estimular o crescimento tumoral. Foram realizados apenas alguns estudos relevantes com seres humanos. A administração de nutrição parenteral (NP) em pacientes com câncer já demonstrou afetar a ploidia e a proliferação tumoral,[40,41] o que pode depender da composição da terapia nutricional.[42,43] Outros estudos não demonstram tais efeitos.[38] Já foi sugerido que os possíveis efeitos estimulantes da proliferação tumoral provocados pela terapia nutricional podem, na realidade, ser utilizados de forma terapêutica para aumentar a eficácia da quimioterapia. Nesse sentido, um estudo com pacientes tratados com altas doses de quimioterapia e transplante de células-tronco demonstrou o benefício de um longo período de sobrevida em pacientes que estavam recebendo NP, em comparação com aqueles que recebiam uma dieta padrão por via oral.[44]

A apoptose e a autofagia são processos celulares importantes que ajudam a evitar a transformação maligna e podem ser exploradas para fins terapêuticos. A apoptose é o processo de morte celular programada pelo qual as células danificadas cometem "suicídio", em parte para evitar que o DNA danificado propague linhagens de células malignas. A autofagia envolve a degradação intracelular das organelas e proteínas citoplasmáticas. Orquestrando o "*turnover* (reciclagem) celular", a autofagia desempenha papéis essenciais no controle da qualidade dos componentes celulares e fornece nutrientes e materiais para estruturas celulares recém-construídas sob estresse metabólico. A relevância fisiológica da autofagia na formação e progressão tumoral ainda é controversa. A função citoprotetora da autofagia nas células sujeitas à inanição pode prolongar a sobrevida das células tumorais frequentemente sujeitas a estresse metabólico *in vivo*. Já foi sugerido também que a autofagia exerce uma função de supressão tumoral. A perda da autofagia pode induzir à instabilidade genômica, sugerindo que as vias autofágicas intactas contribuem para a supressão da formação e do crescimento de tumores.[45] Na realidade, o papel da desregulação da apoptose e da autofagia pode rivalizar com o da proliferação na transformação maligna de células normais. Ambos os processos são influenciados por nutrientes do meio. Os carotenoides (p. ex., licopeno), os flavonoides (genisteína), os estilbenos (resveratrol), os polifenóis (curcumina) e os isotiocianatos já demonstraram sua capacidade de induzir a apoptose preferencialmente em células neoplásicas, não em células normais.[46] O estresse metabólico induzido pela falta de nutrientes é o principal fator desencadeador da autofagia identificado até o momento. As células neoplásicas podem ser particularmente sensíveis a esse gatilho.[47]

Metabolismo da célula tumoral

As características essenciais das células neoplásicas (proliferação, apoptose e autofagia desreguladas) se confundem com as diferenças metabólicas intrínsecas e características, em comparação com as células normais. Já houve alusão anterior ao efeito Warburg sobre o metabolismo dos carboidratos. Observam-se alterações multiformes semelhantes no metabolismo celular nas vias sintéticas e degradativas dos lipídios, proteínas e nucleotídeos.[48] Essas características singulares das células neoplásicas poderiam ser exploradas para fins terapêuticos.[49,50] A glutamina (GLN) tem merecido especial atenção nesse sentido.[51] Até o momento, no entanto, não foram comprovadas quaisquer alterações alimentares benéficas em pacientes com câncer instalado.

Micronutrientes

Tanto os micronutrientes orgânicos quanto inorgânicos podem afetar o crescimento e a metástase de um tumor. Por exemplo, as vitaminas A e D têm efeitos sobre a angiogênese; a otimização da ingestão alimentar e os níveis teciduais desses micronutrientes podem ser explorados para suprimir o crescimento do tumor.[52] O folato ajuda a regular a expressão de DNA por meio de metilação, o que pode afetar o envelhecimento e o desenvolvimento dos cânceres relacionados à idade. Não se sabe ao certo se essa condição pode ser explorada para tratar cânceres instalados.[53] Da mesma forma, os micronutrientes inorgânicos, como o selênio, por exemplo, já se mostraram capazes de modular o crescimento do câncer *in vitro* e in vivo.[54] Até o momento, no entanto, não existe eficácia comprovada em seres humanos com câncer instalado.

Imunidade

Já se postulou que muitos nutrientes influenciam o risco e a progressão do câncer através de seus efeitos sobre a função imunológica. Esses efeitos são numerosos e variados.[55] As chamadas fórmulas de nutrição enteral imunomoduladoras à base de glutamina (GLN), arginina, ácidos nucleicos e ácidos graxos ômega-3 (n-3) parecem melhorar os resultados cirúrgicos em pacientes com câncer, mas não desempenham um papel direto óbvio na terapia contra o câncer. A GLN é o nutriente estudado mais extensamente. A análise do metabolismo da GLN no hospedeiro do tumor sugere que, em pacientes com câncer, a GLN pode ser condicionalmente essencial. As concentrações de GLN na musculatura periférica são reduzidas em pacientes com câncer. Admite-se a hipótese de que a suplementação com GLN em pacientes com câncer pode recuperar a imunocompetência e a função da barreira intestinal fornecendo substratos aos tecidos que necessitam de glutamina, como os linfócitos envolvidos no controle do câncer, que e se tornam condicionalmente deficientes pela presença de um tumor.[56]

Nutrigenômica

A nutrigenômica pode ser definida como a interação entre a nutrição e o genoma. Os polimorfismos genéticos podem alterar a resposta aos componentes alimentares influenciando a absorção, o metabolismo ou o local da ação. Da mesma forma, a variação dos padrões de metilação do DNA e outros eventos epigenéticos que influenciam a expressão gênica em geral podem modificar a resposta aos componentes alimentares e vice-versa. Além disso, a variação na capacidade dos componentes alimentares de aumentar ou diminuir a expressão gênica pode ser responsável por algumas das inconsistências observadas na resposta a esses componentes. É provável que esse campo emergente venha a desempenhar um papel cada vez mais importante no uso da alimentação e dos nutrientes no tratamento do câncer.[57,58]

A síndrome da caquexia neoplásica

Definição

A síndrome da caquexia neoplásica (CCS) é uma síndrome clínica complexa caracterizada por fatores como a depleção tecidual do hospedeiro, anorexia, fadiga, anemia, resistência à insulina e hipoalbuminemia.[29,59] A doença ocorre como resultado de uma complexa cascata de distúrbios fisiológicos e metabólicos.[29] Em nível metabólico, essa condição provoca distúrbios na síntese, concentração e degradação de lipídios, proteínas e carboidratos.[59] A depleção muscular observada na caquexia difere da depleção observada na inanição ou no envelhecimento. A perda de peso associada à CCS não tem como ser revertida apenas com aumento da ingestão de nutrientes[60] e normalmente persiste mesmo com um maior aporte de nutrientes.[61] Os estudos não indicam nenhum benefício resultante de uma maior ingestão de calorias em peso, sobrevida ou qualidade de vida.[62] A incidência da caquexia depende, em parte, do local do tumor primário.[59]

Sinais e sintomas clínicos

A perda de massa corporal observada em pacientes com tumores sólidos é, em grande parte, causada pela depleção dos tecidos muscular e adiposo.[63-67] A perda de massa proteica visceral tem efeitos generalizados em razão do papel do balanço nitrogenado na força muscular, na fisiologia muscular e na função orgânica. A reserva de energia e o metabolismo hormonal são afetados pela massa total de gordura corporal. Pacientes severamente debilitados retêm parte da gordura corporal e da massa visceral. A perda de musculatura esquelética é a forma primária de perda de massa corporal magra.[67,68]

Entre os sinais e sintomas clínicos da CCS estão a depleção tecidual do hospedeiro, a anorexia, a atrofia muscular esquelética, a anergia, a fadiga, a anemia e a hipoalbuminemia (Tab. 88.3). A perda de peso, a fraqueza (especialmente dos grandes músculos) e depleção muscular (em geral, especialmente pronunciado em forma de depleção temporal) normalmente são evidentes no exame físico. Na realidade, já foi demonstrado que o exame clínico à beira do leito por si só costuma ser tão preciso quanto os exames laboratoriais para a avaliação da presença e relevância clínica da desnutrição.[69] A anorexia, embora contribua com frequência para o desenvolvimento da CCS, pode também ser resultado da combinação da perda de peso e da depressão, o que gera um ciclo vicioso de baixa ingestão alimentar e mais perda de peso. A anergia observada em pacientes com CCS (analisada pela resposta aos exames de pele) é um elemento relevante de muitos índices prognósticos que demonstram uma correlação entre a presença de CCS e resultados cirúrgicos insatisfatórios.[19,20]

Da mesma forma, a hipoalbuminemia é um preditor do maior risco de complicações cirúrgicas. Não se sabe ao certo se a hipoalbuminemia é um marcador da desnutrição ou um indicador mais genérico da severidade da doença.[4]

A massa celular corporal (MCC) e a gordura corporal normalmente são reduzidas em pacientes com câncer.[67] A redução da MCC e a consequente expansão do volume de água

Tabela 88.3 Consequências clínicas e metabólicas da caquexia neoplásica

Clínicas:
Depleção tecidual
Anorexia
Perda de peso
Atrofia muscular
Fraqueza e letargia
Mialgia
Fadiga e letargia
Laboratoriais:
Anemia microcítica (anemia de doença crônica)
Hipoalbuminemia
Hiperlipidemia
Anergia ao teste cutâneo
+/- Marcadores de inflamação
Metabólicos:
Energética alterada (maior heterogeneidade das necessidades energéticas)
Aumento da ciclagem e *turnover* de substratos (aumento da síntese e do catabolismo de carboidratos, lipídios e proteínas)
Intolerância à glicose e resistência à insulina
Aumento da atividade do ciclo de Cori
Aumento da síntese proteica no fígado
Redução da síntese proteica da musculatura periférica
Redução das concentrações plasmáticas de aminoácidos de cadeia ramificada
Esgotamento das reservas lipídicas
Redução da atividade da lípase lipoproteica sérica

extracelular (AEC) criam uma proporção alterada de água extracelular-intracelular específica da caquexia.[70] Observa-se que pacientes desnutridos com câncer sofrem uma redução de 41% da MCC e um aumento de 25% do AEC.[71] Em um estudo realizado com pacientes com câncer de pulmão e índice de massa corporal (IMC) normal, massa livre de gordura (MLG) normal, volume total de água corporal normal e AEC normal, o percentual de AEC aumentou, indicando uma redução na MCC e no volume de água intracelular e uma expansão no volume de líquido extracelular.[72] Os pacientes com tumores de pulmão, do trato GI, de cabeça e pescoço sofrem perda de massa muscular e gordura.[64,65] A malignidade GI é associada às maiores reduções (> 50%) de massa muscular e conteúdo proteico, bem como uma perda de gordura corporal de 30-40%.[63] Pacientes com tumores sólidos chegam a perder até 1,34 kg de MLG em quatro semanas.[62] Essas alterações na composição corporal afetam os resultados cirúrgicos. Os pacientes com tumores malignos do trato GI submetidos à cirurgia estão sujeitos a taxas mais elevadas de complicações graves relacionadas à redução de massa corporal magra.[73]

Estabeleceu-se uma relação entre perda de peso e qualidade de vida em pacientes oncológicos.[74] A MCC aumentada em pacientes com câncer de cabeça, pescoço e pulmão tem sido associada a uma melhor qualidade de vida e à escala de capacidade funcional do Eastern Cooperative Oncology Group.[75] Esses dados sugerem oportunidades de melhoria dos resultados – especialmente da qualidade de vida – dos pacientes através de intervenções nutricionais destinadas a mediar alterações específicas na composição corporal de pacientes com câncer (em particular, a recuperação da massa corporal magra). São necessários mais dados para que se criem intervenções específicas com mais segurança.

Sequelas metabólicas

As alterações metabólicas observadas na CCS são múltiplas e variáveis, geralmente caracterizadas pela dissociação entre oferta e demanda, o que resulta no excesso de ciclagem e *turnover* de substratos.[67]

A característica mais marcante relacionada à energia da resposta metabólica ao câncer é a sua variabilidade. Comparados aos grupos controle, os pacientes com câncer podem apresentar um gasto energético reduzido, normal ou elevado.[76-81] A variabilidade é, em parte, causada pela heterogeneidade do "câncer", mas provavelmente é atribuída também às diferenças de resposta do hospedeiro ao tumor e à presença de comorbidades, como infecções, por exemplo. A estimativa das necessidades de pacientes com câncer é problemática por causa dessa heterogeneidade em relação ao dispêndio energético.

A redução da massa muscular esquelética é uma característica da CCS.[29,67] Em pacientes com câncer, existe uma aparente falha do mecanismo normal de adaptação do metabolismo proteico observado em uma condição de inanição simples.[82] Apesar do esgotamento proteico, o *turnover* de proteínas permanece normal ou é até maior, uma situação aparentemente resultante de uma combinação de síntese reduzida e proteólise elevada. O fator indutor de proteólise (PIF), detectado na urina de pacientes com câncer e caquexia, é associado a níveis reduzidos de aminoácidos plasmáticos e síntese proteica reduzida.[83] O PIF ativa uma proteína quinase dependente de RNA, a qual, por sua vez, ativa o fator nuclear kappa B (NF-kB). O NF-kB, por sua vez, ativa a via proteolítica da ubiquitina-proteassoma. Essa via do NF-kB é proposta como a via proteolítica primária na CCS.[59]

O esgotamento das reservas de gordura é um aspecto característico da CCS, responsável pela aparência debilitada de "pele e ossos" de muitos pacientes com câncer. Observa-se um *turnover* mais elevado de glicerol e ácidos graxos em comparação com indivíduos normais. A infusão de glicose não suprime a lipólise em pacientes com câncer.[84] As células adiposas de pacientes com caquexia demonstram um aumento da atividade lipolítica.[29] O TNF-α pode desempenhar um papel importante na lipólise inibindo a lípase lipoproteica, impedindo, desse modo, a capacidade dos adipócitos de extrair ácidos graxos das lipoproteínas circulantes (i. e., lipoproteína de baixa densidade).[59] O fator mobilizador de lipídios (FML) também já foi relacionado ao aumento da lipólise, do *turnover* dos ácidos graxos livres e do glicerol sérico. O FML parece aumentar a lipólise elevando a lípase sensível aos hormônios.[59] A elevação dos níveis lipídicos observados no sangue de pacientes com câncer parece ajudar o hospedeiro a alimentar o maior volume de *turnover* geral de substratos característico da CSS. Infelizmente, os mesmos lipídios podem ser utilizados também pelo tumor para suprir as suas necessidades de gorduras poli-insaturadas essenciais, como os ácidos graxos linolênico e araquidônico.[85]

Normalmente são observadas alterações também no metabolismo dos carboidratos em pacientes com caquexia neoplásica. A perda de peso na CCS geralmente é associada à intolerância à glicose e a uma menor sensibilidade à insulina,[86,87] o que pode ser uma consequência da insulinorresistência ou dos baixos níveis leptina, ou de ambos.[87,88] A gliconeogênese pode aumentar em decorrência da regulação positiva da atividade do ciclo de Cori em resposta à produção de ácido lático pelo tumor.[89,90] Observa-se o aumento da gliconeogênese hepática, possivelmente em decorrência da maior liberação periférica de outros precursores da glicose, especialmente de alanina e glicerol.[91,92] As citocinas mediadoras da CSS aumentam a demanda de glicose, o que induz as enzimas gliconeogênicas no fígado e determina a síntese da glicose.[89] O esgotamento da energia do hospedeiro pode ser uma consequência da elevação da gliconeogênese hepática. O *turnover* dos precursores da glicose é um processo que consome energia. A magnitude desse efeito pode ser clinicamente significativa em alguns pacientes.[82,93]

Mediadores e mecanismos da síndrome da caquexia neoplásica

A patogênese da CCS envolve uma série de fatores químicos, metabólicos e clínicos. Essa complexidade ajuda a explicar a histórica intratabilidade da CCS para fins de intervenção clínica.

Citocinas pró-inflamatórias e outros mediadores moleculares

As citocinas pró-inflamatórias, como o fator de necrose tumoral (TNF-α), o interferon-γ (IFN-γ) e as interleucinas 1 e 6 (IL-1 e IL-6), são consideradas importantes mediadores da CSS. Existe uma forte correlação entre os elevados níveis desses fatores e a presença de caquexia.[59] O tumor parece ser a fonte primária dessas citocinas. Os níveis de IL-6 normalmente são elevados na CCS.[29] A IL-6 induz a elevação da gliconeogênese hepática e a síntese proteica.[94] A elevação dos níveis séricos de TNF-α já foi associada ao aumento da lipólise e da proteólise.[59] O IFN-γ também está associado ao aumento da lipólise e da síntese proteica no fígado. A IL-1 induz a anorexia.[95] Todas essas citocinas podem agir tanto em nível periférico, alterando o metabolismo do hospedeiro, quanto em nível central, afetando o apetite e o eixo neuroendócrino do hospedeiro.

A patogênese da caquexia envolve vários neuropeptídeos. O neuropeptídeo Y (NPY) é orexigênico (estimula o apetite) em seu estado normal; com uma produção reduzida, causa anorexia. Os receptores de NPY são aparentemente resistentes ao NPY e a produção de NPY parece estar reduzida na caquexia neoplásica.[59] O hormônio estimulante de melanócitos (α-MSH) e o fator de liberação de corticotropina (CRF) são anorexigênicos em seu estado normal. A IL-1, a IL-6 e o TNF-α estimulam a produção do α-MSH e do FLC, podendo agir como mediadores dos efeitos dessas citocinas pró-inflamatórias. A sinalização de melanocortina também parece aumentar na CCS.[59]

A leptina, uma adipocitocina crucial para a regulação do peso corporal e modulação das respostas inflamatórias e imunes, controla diversos processos tanto do sistema nervoso central quanto dos tecidos periféricos. Já foi observado que a leptina é inibida em pacientes com câncer e em pacientes com caquexia.[96] Essa hipoleptinemia pode contribuir para a elevação da insulinorresistência observada em pacientes com câncer. Entretanto, ao contrário do que acontece com indivíduos saudáveis, os pacientes caquéticos com câncer parecem ser resistentes aos efeitos orexigênicos da hipoleptinemia.[87] O impacto exato da hipoleptinemia e o seu potencial como objetivo terapêutico na caquexia permanecem por ser elucidados.

Ingestão calórica deficiente

Embora a CCS seja fundamentalmente uma síndrome metabólica, a reduzida ingestão calórica exacerba as consequências da anomalia metabólica subjacente. A ingestão calórica deficiente é a causa mais significativa de desnutrição entre pacientes com câncer.[97,98] As alterações de paladar e apetite, as aversões alimentares adquiridas, a depressão e os distúrbios do trato gastrintestinal costumam prejudicar a ingestão calórica adequada de pacientes com câncer. Alguns dos sintomas mais comuns e angustiantes em pacientes com câncer em estágio avançado estão relacionados ao trato GI. Os sintomas incluem saciedade precoce, alterações do paladar e perda de apetite.[99,100] Os sintomas GI geralmente prevalecem desde o início da doença, podendo ser a primeira causa de depleção em pacientes cujo trato GI até então se encontrara em condições normais de funcionamento. Os pacientes com diversas doenças malignas, mas com status de performance favorável, podem apresentar sintomas de empachamento abdominal, dor, alterações do paladar, boca seca e constipação.[32,101]

Efeitos colaterais da terapia

Os efeitos colaterais indesejados do tratamento de câncer são uma causa importante da redução da ingestão alimentar e da desnutrição em alguns pacientes com a doença.[102]

A cirurgia induz uma resposta ao estresse caracterizada por condições como hipermetabolismo, depleção dos tecidos, anorexia e catabolismo – todos fatores que contribuem para a perda de peso.[102] Esses efeitos geralmente são observados em caso de comprometimento nutricional pré-existente, visto que os pacientes com câncer normalmente apresentam um quadro de desnutrição pré-operatória.[103] As grandes ressecções cirúrgicas de câncer podem exigir remoção em bloco de tecido normal adjacente com consequente perda de função. Por exemplo, pode ocorrer má absorção após ressecções GI, pancreáticas e hepáticas. É intuitivamente evidente que a incidência de complicações, o tempo de hospitalização, o tempo de duração da anorexia pós-operatória e o grau de desnutrição aumentam de acordo com a complexidade do procedimento cirúrgico.[103,104]

A quimioterapia e as terapias biológicas para o tratamento de câncer podem afetar a ingestão e absorção de alimentos, induzindo sintomas gastrintestinais como náuseas, vômitos, anorexia, dores abdominais, diarreia, febre, estomatite, mucosite e aversões alimentares.[105-107] Os sintomas podem ocorrer imediatamente ou em um momento posterior, podendo durar várias horas ou, até mesmo, dias.[100] A fadiga e a dor induzidas pela quimioterapia também afetam negativamente a ingestão alimentar.[100,105]

A radioterapia, especialmente na cabeça e no pescoço, no abdome e na pelve, tem o potencial de interferir na ingestão alimentar. Os efeitos da radioterapia aplicada à cabeça e ao pescoço podem ser tão severos que é comum determinar a via enteral (com sonda de gastrostomia ou jejunostomia instalada através de procedimento endoscópico ou cirúrgico) antes de ser dado início à terapia, a fim de reduzir a incidência de desnutrição.[108,109] Mais de 70% dos pacientes que recebem radiação na região pélvica desenvolvem alterações inflamatórias agudas nos intestinos grosso e delgado, e 50% podem chegar a desenvolver sintomas crônicos.[110,111] As lesões agudas do epitélio GI induzidas pela radiação manifestam-se em forma de diarreia e cólicas.[111] Esses sintomas podem levar a dor, desidratação e aversão alimentar. A fadiga também pode ser um efeito colateral proeminente da radioterapia, podendo prejudicar a ingestão alimentar em razão da falta de desejo de preparar ou consumir os alimentos.

Alterações de paladar e humor

A disgeusia, ou alteração do paladar, pode ser um angustiante sintoma que acompanha o câncer e a terapia contra a doença, interferindo na alimentação. A perda do paladar e do olfato gera desconforto, podendo afetar tanto aspectos psicológicos quanto somáticos da vida cotidiana.[106,107] A disgeusia é associada a vários fatores, como neurotoxicidade direta nas papilas gustativas, xerostomia e infecção. Podem ocorrer alterações de paladar com doses de radiação de apenas 200 a 400 centigray (cGy).[112] A disgeusia provavelmente está associada a lesões às fibras nervosas da língua, bem como à superfície externa das células do paladar.[113] Em alguns casos, a acuidade do paladar retorna no espaço de 2 a 3 meses após o término do tratamento; entretanto, no caso de disgeusia induzida por radiação, os pacientes podem desenvolver hipogeusia permanente.[113,114] Os poucos estudos que a investigaram essa ocorrência correlacionaram a disgeusia aos altos níveis de desconforto vivenciados pelos pacientes em decorrência dos sintomas. Esse desconforto raramente é reportado à equipe de saúde que assiste o paciente.[106,107]

Dor e outras consequências adversas do ato de comer

A dor é uma causa comum da anorexia e/ou aversão alimentar. A dor pode ser uma decorrência do próprio tumor ou um efeito colateral da terapia anticâncer. A experiência da dor em qualquer parte do corpo pode levar à deterioração nutricional.[105,115] Portanto, o controle da dor é um elemento significativo da assistência nutricional ideal. É importante observar, no entanto, que a dor relacionada ao ato de comer parece ter mais impacto na ingestão alimentar.[116,117] Por exemplo, a alta taxa de renovação das células da mucosa bucal a torna suscetível aos efeitos tóxicos da quimioterapia.[118] Mais de 50% dos indivíduos que recebem quimioterapia ambulatorial podem ter estomatite durante o tratamento.[119,120] A presença de irritações na boca durante o tratamento está associada a perda de peso e piora do estado nutricional.[121]

As consequências da dor e de outros tipos de desconforto de natureza sintomática envolvendo a alimentação podem ser exacerbadas pelo desenvolvimento de aversões alimentares condicionadas.[122] Até mesmo um episódio isolado de desconforto gastrintestinal associado ao tratamento quimioterápico e ao consumo de alimentos ou bebidas pode resultar em aversão alimentar.[123] A ocorrência de náuseas após o tratamento afeta a subsequente ingestão de alimentos consumidos até 24 horas após a administração de quimioterapia ou nas primeiras duas semanas de radioterapia.[123,124] Felizmente, essas aversões parecem durar pouco – a maioria se resolve no espaço de dois meses.[125]

Obstrução, fístula e má absorção

Os fatores mecânicos relacionados ao tumor ou complicações decorrentes da terapia podem comprometer a continuidade e motilidade normal do trato gastrintestinal. Esse efeito ocorre com mais frequência como resultado de obstrução maligna do esôfago, estômago, intestino delgado, cólon ou trato biliar, ou como consequência secundária de alterações induzidas pelo tumor na parede gástrica. O câncer e a cirurgia relacionada à doença são a causa mais comum de fístulas gastrintestinais.[126] Os sintomas relacionados aos fatores mecânicos podem incluir alterações na sensação do paladar, saciedade precoce, dor, cólicas, vômitos, diarreia e constipação.[127] A cirurgia ou a inserção endoscópica de *stent* geralmente são as melhores maneiras de lidar com essas complicações em pacientes com nível de risco aceitável. Infelizmente, antes da intervenção, esses sintomas podem levar a uma significativa perda de peso e à desnutrição.[128-130] Em outras circunstâncias, quando os pacientes são candidatos pouco prováveis a procedimentos invasivos ou quando questões relacionadas à terminalidade da vida prevalecem, a assistência paliativa destinada a gerenciar os sintomas é mais apropriada.[131,132]

A má absorção pode ocorrer em pacientes com câncer em decorrência do próprio tumor ou de tratamento cirúrgico. A ressecção de qualquer parte significativa do intestino delgado pode resultar na redução do tempo de trânsito, provocando, assim, a má absorção. A perda de partes do intestino delgado pode resultar em hipergastrinemia e esvaziamento gástrico acelerado. Um ambiente ácido no lúmen do intestino delgado inativa as enzimas digestivas e desconjuga os ácidos biliares, podendo resultar em má absorção. Uma ressecção significativa da parte inferior do jejuno e do íleo pode provocar a redução da absorção intestinal em decorrência da perda da superfície de absorção, ou síndrome do intestino delgado.[133] A ressecção da válvula ileocecal e de partes significativas do cólon pode provocar diarreia e proliferação bacteriana.[134,135]

As enzimas pancreáticas desempenham um papel importante na digestão de amidos, proteínas e lipídios. A deficiência de enzimas pancreáticas, seja causada por obstrução, ressecção ou desregulação do duto pancreático, manifesta-se em forma de má absorção de gordura e esteatorreia. Essa falta de enzimas pode ser compensada, até certo ponto, com a administração oral de enzimas pancreáticas, alterações alimentares e uma mudança fisiológica do local da digestão para a porção distal do intestino delgado.[136] Quando a secreção de enzimas pancreáticas é intempestiva, ocorre uma assincronia pancreática que resulta em má absorção. Isso ocorre com 16-43% dos pacientes com gastrectomia.[137]

Terapia nutricional para pacientes com câncer

Dados os efeitos nocivos da desnutrição no prognóstico de pacientes com câncer e sua qualidade de vida, faz sentido utilizar os recursos da terapia nutricional (fornecimento de nutrientes por via oral, enteral ou parenteral) para tentar reverter as alterações de composição e massa corporais associadas a resultados insatisfatórios. Na realidade, dada a relação entre estado nutricional e resultados insatisfatórios, parece óbvio que a terapia nutricional seja benéfica para esses pacientes. Entretanto, esse não é necessariamente o caso. Conforme observado, o mero fornecimento de substratos de nutrientes não resolve as consequências metabólicas da presença de câncer ou CCS. O fornecimento de nutrientes não garante que eles serão efetivamente utilizados. Examinado cuidadosamente em situações clínicas, o uso da terapia nutricional em pacientes com câncer demonstra grande eficácia quando limitada a circunstâncias especiais e bem definidas. Uma análise baseada em evidências[138] sugere que a terapia nutricional pode ser eficaz em pacientes com câncer que:

1. Estão recebendo tratamento ativo anticâncer
2. Apresentam um quadro de desnutrição de nível moderado a severo ou se mostram supostamente incapazes de ingerir ou absorver os nutrientes adequadamente por um período de tempo "prolongado" (7 a 14 dias em pacientes no período perioperatório e 14 dias ou mais em pacientes não cirúrgicos)

O uso "rotineiro" da terapia nutricional não é indicado para a prevenção da desnutrição em pacientes submetidos a procedimento cirúrgico ou que estejam recebendo radioterapia ou quimioterapia e não atendam aos critérios previstos.

O objetivo da intervenção nutricional em pacientes com câncer é preservar o anabolismo, a composição corporal, o estado funcional e a qualidade de vida.[139] Naquelas circunstâncias em que a terapia nutricional é utilizada, a assistência nutricional eficaz e situacionalmente adequada a pacientes com câncer requer um processo de assistência nutricional estruturado e formal. O processo deve identificar aqueles pacientes que se encontram em situação de risco nutricional, criar um plano de assistência, implantar esse plano, monitorá-lo e ajustá-lo de acordo com as mudanças dos fatores relacionados ao paciente e à doença. Em um contexto mais formal, a assistência nutricional deve conter os seguintes elementos: triagem nutricional, avaliação nutricional formal, formulação de um plano de assistência nutricional, implementação do plano, monitoramento do paciente, reavaliação do plano de assistência e, por fim, reformulação do plano ou encerramento da terapia.[140] Esse processo é iterativo e dinâmico, de modo a reconhecer e atender às circunstâncias mutáveis do paciente. A assistência nutricional é uma empreitada multidisciplinar de grande eficácia quando conta com a participação de médicos, enfermeiros, farmacêuticos, técnicos em nutrição, prestadores de serviços de assistência psicossocial e fisioterapeutas.[141]

Triagem e avaliação nutricional

A identificação precoce de pacientes em risco nutricional é vital para a prevenção de desnutrição severa. Entretanto, é difícil quantificar o estado nutricional. O peso atual e o histórico de peso (peso corporal habitual, peso corporal ideal, peso atual e perda de peso) são os parâmetros mais comuns utilizados para avaliar o estado nutricional dos pacientes.[142] A prevalência da perda de peso e da desnutrição em pacientes oncológicos varia de 9 a 100%, dependendo do local e do estágio do tumor.[11,143-146] A perda de peso é um indicador prognóstico negativo em pacientes com câncer.[147] Uma perda de peso superior a 10% está comprovadamente associada a maiores níveis de morbidade e mortalidade, independente do processo da doença ou do tratamento.[147] Embora simples, práticos, econômicos e úteis, o peso e o histórico de peso isoladamente não captam a extensão e real importância da perda tecidual em pacientes com caquexia.[148] A triagem nutricional tem por finalidade identificar indivíduos que correm risco de desnutrição ou encontram-se desnutridos. A triagem identifica a necessidade de uma avaliação nutricional formal mais extensa e profunda.

Várias ferramentas, como a Miniavaliação Nutricional, a Avaliação de Risco Nutricional e a Ferramenta de Triagem Nutricional, foram desenvolvidas para investigar a presença de desnutrição[19,146,149-151] (Tab. 88.4).[19,20,144] As ferramentas de triagem nutricional devem incorporar dados objetivos e subjetivos. Entretanto, uma ferramenta de triagem deve também ser fácil de usar, econômica, válida, confiável e sensível. Os dados objetivos normalmente contidos nas ferramentas de triagem nutricional são a altura, o peso, as alterações de peso, o diagnóstico primário, o estágio da doença e a presença de comorbidades.[140] Nenhuma medida objetiva isolada é suficiente para determinar o risco nutricional.[152] Em razão da incidência e importância da desnutrição em pacientes com câncer, é recomendável que todos os pacientes sejam submetidos a uma triagem nutricional como um componente de sua avaliação inicial.[140]

A Avaliação Subjetiva Global Produzida pelo Paciente (ASG-PPP),[147] uma ferramenta de triagem nutricional normalmente utilizada em oncologia, é baseada em uma ferramenta desenvolvida por Baker et al., a Avaliação Subjetiva Global (ASG).[147,149,153] Tanto a ASG quanto a ASG-PPP combinam indicadores prognósticos conhecidos, como perda de peso, capacidade funcional e sintomas relacionados à nutrição.[147] A ASG-PPP consiste em duas seções. A seção preenchida pelo paciente extrai informações relacionadas ao histórico de peso, aos sintomas apresentados, à ingestão alimentar recente e passada, e ao nível de atividades do dia a dia. A seção do profissional de saúde contém uma avalia-

Tabela 88.4 Ferramentas de triagem e avaliação nutricional para pacientes com câncer

Índice de Prognóstico Nutricional[a]: percentual de risco de complicação operatória = 158 – 16,6 (albumina sérica; g/dL) – 0,78 (DCT – dobra cutânea tricipital; mm) – 0,20 (transferrina sérica; g/dL) – 5,8 (reação de hipersensibilidade retardada mm). Validado prospectivamente.

Índice de Risco Nutricional[b]: 1,519 (albumina sérica; g/dL) + 41,7 (peso atual/peso habitual); utilizado em ensaio do *Veterans Affairs Total Parenteral Nutrition Cooperative Study Group* sobre nutrição parenteral perioperatória para a classificação de pacientes como bem nutridos ou levemente, moderadamente ou severamente desnutridos.

Avaliação Subjetiva Global Produzida pelo Paciente[c]: Histórico – Alteração de peso, alterações na ingestão alimentar, sintomas gastrintestinais, alterações na capacidade funcional, diagnóstico. Exame físico – Perda de gordura subcutânea, depleção muscular, edema nos tornozelos, edema sacral, ascite. Os elementos são combinados de modo a criar uma escala numérica para a classificação dos pacientes como levemente, moderadamente ou severamente desnutridos. Validado prospectivamente.

DCT, dobra cutânea tricipital.

[a]Dados extraídos de Buzby GP, Mullen JL, Matthews DC et al. Prognostic nutritional index in gastrointestinal surgery. Am J Surg 1980;139:160-7.

[b]Dados extraídos de The Veterans Affairs Total Parenteral Nutrition Cooperative Study Group. Perioperative toçtal parenteral nutrition in surgical patients. N Engl J Med 1991;325:525-32.

[c]Dados extraídos de Linn BS, Robinson DS, Klimas NG. Effects of age and nutritional status on surgical outcomes in head and neck câncer. Ann Surg 1988;207:267-73.

ção da demanda metabólica, da doença em relação às exigências nutricionais e das constatações do exame físico. A avaliação do paciente e do profissional de saúde são combinadas em uma escala numérica para categorizar os pacientes como levemente, moderadamente ou severamente desnutridos e orientar possíveis procedimentos de intervenção e monitoramento nutricional.[154] A ASG-PPP pode ser utilizada sequencialmente para avaliar alterações sutis no estado nutricional.[155]

Quando os pacientes são identificados como desnutridos ou em risco nutricional por uma ferramenta de triagem como a ASG-PPP, deve ser feita uma avaliação nutricional formal que inclua uma avaliação completa do histórico médico, do histórico alimentar, do exame físico, das medidas antropométricas e dos dados laboratoriais.[152] Uma análise da composição corporal é integrada aos dados sobre a doença e a condição clínica para avaliar o efeito sobre o metabolismo e as necessidades de nutrientes. A avaliação da doença e dos sintomas relacionados ao tratamento também é necessária para o planejamento das intervenções nutricionais. Esse processo leva a identificação e diagnóstico das questões nutricionais, as quais, por sua vez, servem de orientação para a intervenção nutricional.[156] O planejamento da intervenção nutricional requer a contribuição de todas as disciplinas envolvidas na assistência ao paciente. As causas da perda ou do ganho de peso, bem como a situação familiar e as questões socioeconômicas, devem ser levadas em consideração.[152,157] A consideração desses fatores deve ter como alvo o paciente, cujas preferências devem ajudar a orientar os planos de tratamento.[14] Os objetivo da intervenção devem ser documentados e reavaliados com frequência.[156] A intervenção deve ser individualizada para o paciente, levando em consideração o seu conforto e os seus desejos.[154,156] Embora variáveis entre os pacientes, os objetivos nutricionais consistem no manejo dos sintomas, na manutenção do peso e na preservação do estado funcional.[154] O cumprimento desses objetivos pode exigir mudanças alimentares, a prescrição de suplementos nutricionais administrados por via oral ou a indicação de nutrição enteral ou parenteral.

Equipes de assistência multidisciplinares

A *Joint Commission on Accreditation of Healthcare Organizations* (a *Joint Commision*) exige a avaliação do estado nutricional e o esclarecimento sobre as intervenções nutricionais da maioria dos pacientes com câncer.[158] Em situações de tratamento intensivo, esses serviços devem ser prestados por profissionais de nutrição, mas no ambiente ambulatorial, a *Joint Commission* não designa tal responsabilidade. Profissionais treinados de qualquer especialidade podem utilizar ferramentas padronizadas de triagem e avaliação nutricional*. Se necessário, um profissional de nutrição (ou técnico em nutrição) registrado ou outro profissional de assistência nutricional pode ser consultado para fins de atendimento.[159] Infelizmente, poucos centros oncológicos empregam um nutricionista devidamente habilitado para atender às necessidades específicas do paciente com câncer.[141,160]

Terapia nutricional por via oral

A terapia nutricional por via oral consiste no uso de alimentos combinados à administração de suplementos nutricionais por via oral. Esses suplementos podem ser administrados como módulos de nutrientes (p. ex., proteínas em pó ou líquidas) ou suplementos nutricionais líquidos ou em pó (p. ex., suplementos nutricionais completos administrados por via oral). A administração de terapia nutricional por via oral, combinada à orientação de um nutricionista, já demonstrou ser um recurso de auxílio para a manutenção do peso, a preservação da massa corporal magra, a melhoria da qualidade de vida e a funcionalidade física de pacientes com câncer. Vários estudos demonstraram que o aconselhamento nutricional individualizado com foco no estado nutricional e condições clínicas melhora a ingestão alimentar e a qualidade de vida em pacientes com câncer recebendo tratamento.[161-164] Por causa de segurança e relação custo-benefício das terapias nutricionais orais, a orientação nutricional e o uso de suplementos nutricionais devem constituir a abordagem inicial de terapia nutricional a pacientes com câncer.

Nutrição enteral

A terapia nutricional enteral gera ganho de peso e melhora o balanço de nitrogênio em pacientes com câncer (Tab. 88.5). Entretanto, mesmo se administrada por tempo prolongado, não melhora claramente os níveis de albumina sérica ou altera a cinética das proteínas no organismo como um todo.[143] Muitos ensaios já tentaram avaliar a eficácia da NE na assistência perioperatória.[191] Infelizmente, é difícil analisar esses ensaios em virtude da precariedade do desenho de estudo, do pequeno número de participantes, das diferentes definições de desnutrição e do uso de muitas fórmulas nutricionais e regimes de administração diferentes. Muitos desses estudos investigaram o uso da NE no período perioperatório. Em geral, a nutrição enteral é bem tolerada, mesmo no pós-operatório. Entretanto, os efeitos colaterais são comuns, especialmente náuseas, diarreia, cólicas e distensão abdominal.[192,193] Esses efeitos colaterais geralmente são amenizados com reduções temporárias do tempo de infusão, o que, por outro lado, pode reduzir a ingestão geral de nutrientes. Parece haver um benefício quando a morbidade e a mortalidade são usadas como parâmetros durante a administração de NE a pacientes no período perioperatório que provavelmente não conseguirão satisfazer às suas necessidades nutricionais por via oral durante um período de 7 a 10 dias, e cujo trato gastrintestinal se encontra em condições normais de funcionamento.[140] A terapia nutricional enteral não demonstrou beneficiar pacientes adequadamente nutridos que recebem quimioterapia.[194,195] O uso da

*N.R.C.: Nos Estados Unidos, a atuação dos profissionais de nutrição é diferente. No Brasil, qualquer profissional da saúde pode fazer a triagem nutricional, o que em geral fica a cargo da Enfermagem, porém a avaliação nutricional só pode ser feita por nutricionistas ou médicos, e a prescrição dietética é atribuição exclusiva do nutricionista.

Tabela 88.5 Resultados da terapia nutricional em pacientes com câncer

Caso	Estudos (Pacientes)	Descobertas (Referências)
Terapia nutricional pré-operatória	4 (449)	Melhores taxas de morbidade e mortalidade[165-168]
Terapia nutricional perioperatória	8 (1.659)	Melhores taxas de morbidade[165,167] e mortalidade[166,168-170]
Fórmulas enterais imunomoduladoras compostas por ARG, RNA, n-3FA,	9 (1.281)	Melhores parâmetros imunológicos[169-170] e resultados clínicos[171-173]
ARG, n-3FA		
ARG, n-3FA	1 (200)	Melhores parâmetros imunológicos e atividade intestinal profusa[171-178]
ARG:		Melhor função gastrintestinal[179]
ARG:, GLN:	2 (139)	Melhores parâmetros imunológicos[180,181]
GLN:	1 (28)	
Suporte NE *versus* suporte NP	11 (1.742)	Poucas diferenças quanto à morbidade[182] ou à mortalidade[182-186]; integridade intestinal[166,182,183,185] e marcadores imunológicos preservados[185,187-190], melhor manejo ou controle glicêmico com NE[169,184,189,190]

ARG, arginina; NE, nutrição enteral; GLN, glutamina; n-3FA, ácidos graxos ômega 3; NP, nutrição parenteral.

Adaptado com permissão de Huhmann M, August DA. General surgery. In: Marion M, Russel M, Shikora S, eds. Clinical Nutrition for Surgical Patients. Sudbury, MA: Jones & Bartlett, 2008.

nutrição enteral durante a radioterapia também já foi assunto explorado.[196-200] Os efeitos clínicos da NE em pacientes que recebem radioterapia são variáveis. Embora um estudo com pacientes com câncer do trato gastrintestinal superior tenha indicado uma menor perda de peso e menos interrupções do tratamento em pacientes que começaram a receber NE antes da radioterapia,[196] dois estudos com pacientes com câncer de cabeça e pescoço não demonstraram redução da perda de peso;[198] além disso, foi observado um tempo de sobrevida mais curto[199] entre pacientes que receberam a NE juntamente com a NP antes da radioterapia. É importante notar, no entanto, que pacientes que recebem radioterapia na cabeça, no pescoço e no esôfago geralmente desenvolvem mucosite, uma condição que impede uma ingestão alimentar adequada. Se esses pacientes estiverem desenvolvendo um quadro de desnutrição progressiva, a alimentação enteral através de sonda de gastrostomia ou jejunostomia é adequada.[140]

O interesse em determinar a via de preferência de administração da terapia nutricional é antigo. Vários estudos já examinaram o impacto da via de administração da terapia nutricional nos resultados. Os méritos relativos da NE e da NP foram de especial interesse. A terapia nutricional enteral é teoricamente mais fisiológica e menos dispendiosa. Entretanto, a nutrição parenteral não vem acompanhada dos efeitos colaterais gastrintestinais que ocorrem com a nutrição enteral e que podem interferir na capacidade de administrar regularmente a quantidade necessária de nutrientes. Embora a eficácia nutricional pareça equivalente, o risco de infecção associado à NE é menor.[138, 192,201] Portanto, quando a terapia nutricional for adotada, é preferível utilizar a NE se o trato gastrintestinal apresentar condições normais de funcionamento.[138,200,201]

Nutrição parenteral

O uso da NP deve se limitar àqueles pacientes com câncer que se encontram desnutridos, que estão recebendo tratamento ativo anticâncer, cujo trato gastrintestinal não está funcionando ou que não conseguem tolerar a NE, e que provavelmente não conseguem satisfazer às suas necessidades de nutrientes durante 14 dias ou mais (ver Tab. 88.5). A NP melhora o balanço de nitrogênio e proporciona um ganho de peso mais consistente do que a NE.[143] Entretanto, esse ganho de peso consiste basicamente em gordura corporal[202] e gera pouco benefício além de melhorar a sensação de conforto e bem-estar do paciente.[143,188]

Os estudos que investigaram o uso da NP em pacientes com câncer sofrem de muitas deficiências metodológicas. Os estudos consideraram populações heterogêneas. A composição e administração da NP foram amplamente variáveis entre os estudos, e em muitos deles o regime de NP hoje praticado seria considerado insatisfatório por causa da superalimentação e da composição inadequada de substratos.[191,203]

A administração de NP perioperatória não beneficia pacientes bem nutridos ou levemente desnutridos submetidos a cirurgia torácica ou gastrintestinal.[204] Um extenso estudo sobre a administração de NP perioperatória a pacientes submetidos a procedimentos abdominais ou torácicos de grande porte não demonstrou nenhum benefício em favor da NP administrada durante 7 a 15 dias no período pré-operatório e, pelo menos, três dias no pós-operatório, exceto em pacientes severamente desnutridos.[20] A NP aumentou o risco de complicações infecciosas perioperatórias – basicamente pneumonia e bacteremia – mas reduziu a incidência de complicações durante a recuperação (p. ex., deiscência de ferida cirúrgica, vazamento anastomótico). Esse benefício da cicatrização contrabalançou o maior risco de infecção a que estão sujeitos os pacientes moderadamente desnutridos (sem resultar em nenhum benefício líquido que favorecesse a NP sobre a alimentação líquida intravenosa) e beneficiou pacientes severamente desnutridos.[20] Uma importante metanálise da terapia nutricional perioperatória em pacientes cirúrgicos indicou que a administração de NP precoce no pós-operatório aumentou em aproximadamente 10% a incidência de complicações perioperatórias; muitos dos pacientes estudados não se encontravam especialmente desnutridos. A mesma metanálise sugeriu um possível benefício em favor da NP pré-operatória administrada durante 7 a 10 dias, conforme avaliação baseada na incidência de complicações perioperatórias.[203] É de consenso geral que a NP deve ser restrita àqueles pacientes que não conseguem tolerar alimentação administrada por via oral ou através de sonda enteral, e que se encontram severamente desnutridos ou incapacitados para tolerar uma alimentação suficiente fornecida por via oral ou através de sonda enteral por um período de, pelo menos, 7 a 10 dias.[140]

Estudos sobre a rotina do uso auxiliar da NP em pacientes que recebem quimioterapia (independente de sua condição nutricional ou da probabilidade de ingestão oral prejudicada) não demonstram nenhum benefício. A toxicidade (definida pela severidade da supressão da medula óssea) não é reduzida, e a resposta ao tumor e a sobrevida do paciente não são melhores. Na realidade, por causa do maior risco de infecção associado ao uso da NP (aproximadamente quatro vezes mais), o uso auxiliar, na verdade, é prejudicial. Essas constatações são reforçadas pelos resultados de três metanálises mais antigas, que chegaram a conclusões semelhantes.[205,207] É importante ressaltar que os pacientes oncológicos parecem preferir a NP à NE. O conforto percebido da alimentação intravenosa sobre a sonda de alimentação parece influenciar fortemente as escolhas dos pacientes nesse sentido.[208] Obviamente, são necessários mais dados sobre essa questão.

Existem poucos dados sobre o uso da NP na radioterapia. Um pequeno estudo retrospectivo com pacientes que receberam quimiorradiação pré-operatória para câncer esofágico constatou que, embora os pacientes que receberam NP fossem capazes de receber uma maior proporção de sua dose planejada de quimioterapia, não foram observadas quaisquer diferenças na incidência de complicações relacionadas à quimioterapia ou à radioterapia, na taxas de resposta do tumor ou nos níveis de morbidade ou mortalidade cirúrgica.[209]

A American Gastroenterological Association (2001) e a American Society for Parenteral and Enteral Nutrition (ASPEN) (2009) adotam posições semelhantes em relação ao uso da NP em pacientes oncológicos.[138,210] A NP não deve ser administrada como prática de rotina a pacientes submetidos a quimioterapia ou radioterapia contra o câncer. As diretrizes da American Society for Parenteral and Enteral Nutrition preveem ainda que a NP é adequada somente para pacientes desnutridos que provavelmente não conseguirão ingerir e/ou absorver quantidades adequadas de nutrientes por um período prolongado de tempo, definido como de 7 a 14 dias. A NP deve ser evitada na maioria dos casos se a expectativa de vida for inferior a 40 a 60 dias.[138,140]

Efeito da terapia nutricional no crescimento e na cinética tumorais ("alimentação do tumor")

O entusiasmo pelo uso da nutrição parenteral em pacientes com câncer é tradicionalmente quebrado com a preocupação de que o fornecimento de nutrientes possa estimular o crescimento e a metástase do tumor.[38] Os pesquisadores constataram que quando a NP é fornecida em proporções que excedem as necessidades energéticas, a taxa de crescimento tumoral é mais de duas vezes maior em modelos de murinos.[211-213] Os dados com seres humanos são limitados. Foi observado um aumento da proliferação de células tumorais e da síntese proteica em pacientes com câncer de cabeça e pescoço e câncer colorretal que estavam recebendo NP.[40,41,214] Um estudo com pacientes com câncer gástrico não constatou nenhum aumento na proliferação de células tumorais com o acréscimo da NP à dieta oral.[215] Uma revisão narrativa de 12 estudos que examinaram o impacto da terapia nutricional no crescimento tumoral constatou um maior número de marcadores de crescimento tumoral em mais da metade desses estudos. Esses autores concluíram que a NP deve ser reservada a pacientes desnutridos com alto risco de complicações.[38]

Manejo da caquexia neoplásica, distúrbios gastrintestinais e sintomas correlatos em pacientes com câncer

A caquexia neoplásica causa desconforto decorrente dos sintomas e prejudica a qualidade de vida em pacientes com câncer. A doença é associada a condições como fadiga, anorexia, saciedade precoce e isolamento social, bem como outros sintomas.[59-61,216,217] Além disso, o câncer e os tratamentos contra a doença são acompanhados do desconforto provocado pelos sintomas, como náuseas, vômitos, diarreia, constipação e má absorção. Alguns desses sintomas estão relacionados especificamente à natureza e ao local do câncer subjacente. Outros estão relacionados de forma mais geral ao perfil hormonal e das citocinas que acompanha a CCS. Embora muitas pesquisas tenham por objetivo procurar entender e mudar esse perfil na tentativa de amenizar os efeitos da CCS, é importante observar que as interações entre os hormônios, as citocinas, o tumor e o hospedeiro são bastante complexas. Portanto, é improvável que uma intervenção dirigida a qualquer componente do complexo patofisiológico subjacente tenha algum efeito benéfico significativo e duradouro.[59-61] Na realidade, esse quadro reflete a experiência até o momento. Conforme observado, é importante também ter em mente que a disfunção associada à CCS é o perfil metabólico alterado pela ação das citocinas e dos hormônios. Portanto, o mero fornecimento "forçado" de nutrientes por via oral, enteral ou parenteral não tem nenhum impacto significativo no estado nutricional e ignora a importância do desconforto sintomático vivenciado pelos pacientes com CCS.

Hormônios

O uso do hormônio do crescimento,[218,219] do IGF-I isoladamente[220] ou do IGF-I com insulina[221] em modelos de roedores com câncer pode atenuar significativamente a perda de peso induzida pelo tumor (Tab. 88.6). Nos ensaios clínicos, esses agentes proporcionam apenas um modesto ganho de peso, mas nenhum outro benefício e nenhuma melhoria na qualidade de vida em seres humanos.[222]

A grelina é um potente hormônio peptídico secretado pelo estômago em resposta a um tempo prolongado de jejum. Os níveis séricos aumentam com o jejum e depois diminuem em

Tabela 88.6 Manejo farmacológico da síndrome da caquexia neoplásica

Hormônios:
- Hormônio do crescimento humano com ou sem fator de crescimento semelhante à insulina: Nenhum benefício comprovado
- Grelina: Estimula o apetite e a ingestão calórica, mas pode também promover o crescimento tumoral
- Melatonina: Nenhum benefício comprovado
- Hormônio do crescimento humano: Nenhum benefício comprovado
- Acetato de megestrol: Ganho de peso e melhor qualidade de vida
- Esteroides anabólicos e corticosteroides: Efeitos nocivos
- Dronabinol: menos eficaz do que o acetato de megestrol
- Ciproeptadina: Nenhum benefício comprovado

Substâncias de combate às citocinas:
- Talidomida: Inibe o fator de necrose tumoral alfa; pode atenuar a perda de peso
- Pentoxifilina: Inibe o fator de necrose tumoral alfa; nenhum benefício clínico comprovado
- Ácidos graxos ômega-3: Nenhum benefício comprovado

Manejo dos sintomas:
- Antieméticos
- Antidepressivos
- Agentes antimotilidade

Opioides e outros analgésicos

resposta à ingestão de alimentos. O hormônio já demonstrou aumentar o apetite e a ingestão calórica em pessoas fisiologicamente normais[223] e em modelos animais de caquexia neoplásica.[224] Em ensaios realizados com uma dose única, aumenta o apetite em pacientes com caquexia neoplásica, mas o seu uso provavelmente será limitado pelas preocupações com o possível estímulo do crescimento tumoral através dos efeitos sobre o hormônio do crescimento e os níveis de IGF-I.[225]

A melatonina, o principal produto da glândula pineal, supostamente inibe a produção do TNF e, como tal, já foi sugerida para o tratamento da CCS. Os ensaios clínicos realizados até o momento não são definitivos.[226] Já foi sugerido que o hormônio do crescimento seja utilizado como agente anabólico em pacientes com CCS. Em modelos animais, o hormônio do crescimento sustenta preferencialmente a massa corporal magra em detrimento do crescimento tumoral.[218] Esse efeito já foi observado também em seres humanos.[227] Nenhum ensaio realizado com seres humanos demonstrou eficácia clínica.

Vários agentes hormonais já foram sugeridos como estimulantes do apetite para combater a anorexia e a saciedade precoce vivenciadas por pacientes com CCS. Os esteroides anabólicos não têm eficácia comprovada no tratamento da caquexia neoplásica. Em ensaios realizados com seres humanos, os corticosteroides proporcionaram uma melhoria transitória dos parâmetros nutricionais e do apetite, mas o uso contínuo desses elementos é associado a consequências como balanço negativo de nitrogênio, perda líquida de cálcio, intolerância à glicose e imunossupressão.[222] O acetato de megestrol e o acetato de medroxiprogesterona são agentes progestacionais que demonstraram melhorar o apetite e atenuar a perda de peso em estudos com pacientes com câncer e caquexia.[228,229] As doses estudadas variam de 160 a 1.280 mg/dia, e o ganho máximo de peso geralmente foi observado no espaço de oito semanas. Grande parte do consequente ganho de peso, no entanto, consiste em gordura, não em massa corporal magra.[228] Contudo, sinais de melhoria da qualidade de vida foram consistentemente demonstrados em vários estudos prospectivos de grande porte com pacientes acometidos de caquexia neoplásica tratados com acetato de megestrol – com efeitos colaterais mínimos.[230,231] O mecanismo de ação não está bem definido; entretanto, foi sugerido que ele é, em parte, mediado por alterações verificadas nos níveis de IL-6.[232] Nesse sentido, um estudo sugeriu que a combinação de acetato de megestrol com um coquetel de nutrientes anti-inflamatórios e antioxidantes pode oferecer um benefício extra.[233]

Em pequenos estudos realizados, o dronabinol, um derivado da maconha, demonstrou melhorar o apetite e proporcionar ganho de peso. Um ensaio randomizado envolvendo 469 pacientes com câncer e caquexia em estágio avançado comparou o dronabinol com o acetato de megestrol.[234] O percentual de pacientes tratados com acetato de megestrol que reportaram melhoria do apetite e ganho de peso foi maior do que o daqueles tratados com dronabinol. A terapia que combinou ambos os agentes não foi superior ao tratamento com o acetato de megestrol isolado. Tontura, ataxia e confusão mental foram alguns dos efeitos adversos reportados.

A ciproeptadina é um potente anti-histamínico e antagonista da serotonina que disputa com a histamina os receptores H1 presentes nas células efetoras do trato gastrintestinal, dos vasos sanguíneos e do trato respiratório. Embora tenha pouco efeito em geral em pacientes com câncer em estágio avançado, em pacientes com diarreia e perda de peso resultante da síndrome carcinoide, a ciproeptadina pode resultar em um ganho de peso significativo, provavelmente bloqueando diretamente o excesso de serotonina e histamina produzido pelo tumor.[235]

Terapias de combate às citocinas

As anomalias decorrentes da ação das citocinas parecem determinar a CCS (ver Tab. 88.6). Consequentemente, as terapias de combate às citocinas prometem reverter potencialmente a cascata de eventos metabólicos e hormonais que resultam na síndrome clínica. Os estudos realizados com animais são promissores. Até o momento, no entanto, embora alguns agentes tenham demonstrado efeitos clínicos em seres humanos, nenhum demonstrou ser clinicamente eficaz. Os ensaios são difíceis em virtude dos custos de muitos dos agentes envolvidos, da dificuldade de administração desses agentes (por via intravenosa), da longa duração da terapia que provavelmente seria necessária, e da escassez de agentes atualmente disponíveis.

Estudos já demonstraram que a talidomida inibe o TNF-α e tem vários outros efeitos antineoplásicos.[236] Um ensaio randomizado envolvendo pacientes com câncer de pâncreas demonstrou uma atenuação da perda de peso. A pentoxifilina, um derivado da metilxantina disponível para ser administrado por via oral, também inibe a produção do TNF-α em pacientes com câncer.[237] Entretanto, um ensaio prospectivo randomizado duplo-cego e placebo-controlado envolvendo 70 pacientes com caquexia neoplásica em estágio avançado não demonstrou qualquer melhoria de apetite ou ganho de peso.[238]

O ácido eicosapentaenoico (EPA) e o ácido docosa-hexaenoico (DHA) são ácidos graxos ômega-3 encontrados em altas concentrações em óleos de peixe. Estudos laboratoriais e clínicos demonstraram que o EPA tem vários efeitos potenciais anticaquexia, como atenuação da degradação proteica induzida pelo PIF, prevenção do *turnover* excessivo de proteína hepática, inibição da produção de IL-6 e inibição do FML derivado do tumor.[228] Os ácidos graxos n-3 também exibem atividades anti-inflamatórias.[61,239] O maior estudo prospectivo randomizado realizado até o momento, com a participação de 518 pacientes, não demonstrou nenhum benefício do uso do EPA sobre o placebo em pacientes com câncer gastrintestinal ou pulmonar e caquexia em estágio avançado, tendo a sobrevida, o peso e outros parâmetros nutricionais como desfechos.[239] Da mesma forma, uma análise sistemática que examinou os ensaios envolvendo o EPA e o DHA conclui não haver quaisquer evidências de efeitos benéficos.[240]

Medicamentos para aliviar os sintomas

O uso de medicamentos para aliviar os sintomas do câncer ou do tratamento da doença que prejudicam a ingestão alimentar por via oral é um importante fator adjuvante capaz de reduzir ou até mesmo eliminar a necessidade de terapia nutricional para muitos pacientes com câncer. Por exemplo, a terapia antiemética ideal hoje pode controlar adequadamente a êmese aguda ou retardada em 70-90% dos pacientes submetidos a tratamento quimioterápico.[241] Apesar dessa descoberta, a incidência de náuseas e êmese induzidas pela quimioterapia é subestimada por oncologistas e enfermeiros.[242] Esse fato ressalta a importância de um histórico e uma análise criteriosos dos sintomas durante a condução da avaliação nutricional de um paciente com câncer. Muitos pacientes com câncer pressupõem que náuseas e vômitos sejam sintomas normais durante o tratamento e não os reportam como um problema, a menos que lhes seja especificamente perguntado.

Os medicamentos antidepressivos devem ser considerados na ocasião da avaliação de um paciente com câncer e desnutrição. A depressão ocorre em 25-45% dos pacientes com câncer, podendo levar à perda de apetite e peso.[243,244] A farmacoterapia antidepressiva que utiliza inibidores seletivos da recaptação de serotonina ou antidepressivos tricíclicos é eficaz em pacientes com câncer.[243] O metilfenidato, um estimulante, também demonstrou ser eficaz para o tratamento da depressão relacionada ao câncer.[245] Embora o alívio da depressão possa melhorar o apetite, os inibidores seletivos da recaptação de serotonina e os antidepressivos tricíclicos estão associados a um ganho de peso que independe da resposta da depressão subjacente em pacientes sem câncer.[246] Estudos-piloto sugerem que esses medicamentos podem produzir ganho de peso também em pacientes com câncer.[247] O metilfenidato é associado à anorexia em pacientes sem câncer; entretanto, em pacientes com depressão e anorexia relacionadas ao câncer, o seu uso é associado ao alívio da anorexia.[248] Portanto, o metilfenidato pode ser utilizado para tratar a depressão em pacientes com câncer que têm depressão e desnutrição.

Náuseas, vômitos, diarreia e constipação são sintomas comuns em pacientes com câncer, podendo manifestar-se em consequência da doença subjacente, do tratamento da doença subjacente ou como efeito colateral do manejo dos sintomas (p. ex., constipação induzida por opioides em pacientes com dor). Podem ocorrer náuseas ou vômitos em até 70% e constipação em quase 90% dos pacientes com câncer em estado avançado.[249] A diarreia, embora menos comum, também pode ser uma causa de significativo desconforto decorrente dos sintomas. Esses sintomas podem levar a uma aversão à comida, com consequente perda de peso, podendo ser observados também durante o período pós-operatório em pacientes com doença em estágio inicial resultante do uso de opioides, síndrome de *dumping* (ou síndrome do esvaziamento gástrico rápido), insuficiência pancreática ou síndrome do intestino curto. Assim como com a depressão, a falta de questionamento aos pacientes sobre a presença e severidade desses sintomas pode resultar em um subdiagnóstico. Quando qualquer desses sintomas gastrintestinais se manifesta, é necessário buscar a causa subjacente para descartar problemas tratáveis, como obstrução intestinal, colite por *Clostridium difficile*, metástases cerebrais e má absorção. Diante da presença desses sintomas, uma avaliação e uma intervenção formais conduzidas por um nutricionista demonstraram ser um procedimento útil.[250] As abordagens gerais incluem o uso de antieméticos (ondansetrona, clorpromazina), agentes pró-motilidade (metoclopramida), antidiarreicos (opioides, loperamida, atropina), fibras, laxantes e, em caso de suspeita de insuficiência pancreática, reposição das enzimas pancreáticas. A *National Comprehensive Cancer Network* publicou um conjunto completo de diretrizes que inclui o manejo de sintomas gastrintestinais.[251] Várias fontes também discutem o assunto sob a ótica cirúrgica.[252]

Transplante de células-tronco hematopoiéticas

O transplante de células-tronco hematopoiéticas (TCTH) consiste na infusão intravenosa de células-tronco autólogas ou alogênicas extraídas da medula óssea, do sangue periférico ou do sangue do cordão umbilical para restabelecer a função hematopoiética. O TCTH é realizado após tratamentos com altas doses de quimioterapia, de modo a aproveitar o suposto benefício da densa dose de quimioterapia para melhorar a resposta tumoral. Essas altas doses, por outro lado, causariam lesões catastróficas e irreversíveis à função da medula óssea. A medula óssea ablacionada é reconstituída com o TCTH. Quanto é utilizado o TCTH alogênico, o transplante é seguido pelo uso de medicamentos imunossupressores para permitir o transplante alogênico e evitar a doença do enxerto contra o hospedeiro (GVHD) potencialmente fatal. Por causa das altas doses de quimioterapia utilizadas e do consequente prolongado período de leucopenia e trombocitopenia, o TCTH pode causar considerável sofrimento físico, social, psicológico e espiritual. Os sintomas físicos que geralmente ocorrem no TCTH incluem dor, náuseas, mucosite, diarreia e delírio. Entre os sintomas psicológicos estão a depressão, a ansiedade, o pesar, a perda, a desmoralização e a revolta.[253]

A incidência de desnutrição antes do tratamento em pacientes submetidos a TCTH não está bem definida. A desnutrição antes do TCTH é associada ao longo período de internação hospitalar. Todo paciente deve passar por uma avaliação nutricional de rotina antes do TCTH.[254]

A GVHD crônica (cGVHD) é uma complicação do TCTH alogênico. A cGVHD causa sensibilidade bucal, estomatite, xerostomia, anorexia, refluxo, diarreia e disgeusia, que contribuem para um estado nutricional insatisfatório.[255] Mais de 60% dos pacientes submetidos a TCTH alogênico apresentam um quadro de cGVHD, o que resulta em perda de peso em 28% dos pacientes.[255]

Os pacientes normalmente necessitam de nutrição parenteral no decorrer do TCTH em virtude da toxicidade gastrintestinal. A NP pode ser benéfica em pacientes submetidos a TCTH.[44,256-258] Embora não pareça reduzir a toxicidade, a NP pode reduzir o tempo de internação[44,259-261] e a perda de peso em pacientes transplantados.[258] Além disso, um estudo demonstrou a vantagem de uma longa sobrevida em pacientes que receberam NP.[44]

Nutracêuticos

Nutracêuticos são suplementos alimentares ou dietéticos que supostamente proporcionam benefícios à saúde (ver o capítulo sobre nutracêuticos).[180,185,262-287] São produtos normalmente acrescentados à dieta mediante o uso de um suplemento nutricional líquido fortificado com o(s) nutriente(s) de escolha.

Arginina

Em modelos animais, a arginina influencia o metabolismo do nitrogênio, a cicatrização de ferimentos, a imunocompetência e o metabolismo tumoral.[267] Trata-se de um aminoácido não essencial que pode se tornar condicionalmente essencial durante períodos de estresse fisiológico. É um substrato presente no ciclo da ureia que desempenha um papel importante na síntese das proteínas, da creatinina e da poliamina.[268] A suplementação parenteral de arginina em pacientes submetidos a ressecção de cólon demonstrou melhorar a resposta imune quando comparada a grupos controle não tratados.[265] A arginina não é acrescentada rotineiramente à NP. Os estudos clínicos sobre a NE suplementada com arginina geralmente não demonstram impacto na morbidade e mortalidade.[180,269,270] Um estudo sobre a suplementação enteral de arginina em pacientes com câncer de cabeça e pescoço submetidos a cirurgia sugeriu melhor cicatrização e menor tempo de internação.[271] Em um ensaio randomizado com pacientes desnutridos com câncer de cabeça e pescoço, um acompanhamento de dez anos indicou uma melhor sobrevida naqueles que receberam suplementação de arginina no período pré-operatório.[272]

Ácidos graxos ômega-3

Os ácidos graxos n-3, essenciais na dieta, favorecem a produção das prostaglandinas da série três (PGE_3) e dos leucotrienos nas cinco séries associadas à melhoria dos níveis de imunocompetência e à redução das respostas inflamatórias. Os ácidos graxos n-3 promovem também níveis reduzidos de PGE_2 e leucotrienos das quatro séries conhecidas como imunossupressoras e pró-inflamatórias.[273,274] Os ácidos graxos n-3 são fornecidos em diversas formas, inclusive por via enteral como comprimidos e em suplementos nutricionais líquidos, bem como por via parenteral. Estudos sobre a administração de ácidos graxos n-3 por via enteral a pacientes com câncer de pâncreas indicam que a suplementação de ácidos graxos n-3 na medida de 2-3 g/dia pode estabilizar o peso corporal.[275-277] A suplementação de ácidos graxos n-3 por via parenteral em pacientes com câncer colorretal resultou na elevação dos níveis de leucotrieno-5 e redução dos níveis de TNF.[278] Atualmente, pode ser benéfico fornecer suplementos de ácidos graxos n-3 a pacientes com câncer de pâncreas que apresentam perda de peso.

Glutamina

A GLN, o aminoácido mais abundante no corpo humano, é um importante substrato para a rápida proliferação de células como os linfócitos, os macrófagos, os enterócitos, os fibroblastos e o epitélio renal.[279] A GLN é um precursor da síntese das purinas, das pirimidinas e dos aminoácidos, e age como elemento transportador de nitrogênio entre os tecidos.[268] A nutrição parenteral padrão não contém glutamina por causa da instabilidade de sua forma livre. Quando utilizada na PN, a GLN é fornecida como um dipeptídeo. Os dipeptídeos de GLN comuns e estáveis em solução aquosa são a alanil-glutamina e a glicil-glutamina.[280] Uma metanálise dos estudos que utilizaram GLN na dieta parenteral no período pós-operatório constatou que a GLN parenteral está associada a um tempo de internação reduzido e uma menor incidência de complicações infecciosas.[281] Um estudo prospectivo randomizado sobre a GLN na dieta parenteral durante o perioperatório em pacientes com câncer colorretal indicou um melhor balanço de nitrogênio com a suplementação com GLN.[181] Os dados sobre a eficácia da GLN administrada por via enteral isoladamente são limitados, uma vez que a suplementação normalmente é feita em conjunto com outros nutrientes. Embora em um modelo com murinos a suplementação com GLN enteral tenha demonstrado uma redução nas lesões da mucosa intestinal provocadas pela cisplatina,[282] talvez por meio da inibição dos transportadores de GLN pela cisplatina, não existem dados de estudos realizados com seres humanos. Estudos complementares sobre a eficácia da glutamina no câncer já foram sugeridos.[56]

Fórmulas enterais imunomoduladoras

Vários estudos já investigaram o impacto da "imunonutrição" ou da suplementação nutricional com micronutrientes ou macronutrientes no intuito de preservar ou melhorar o estado imunológico. Os maiores ensaios clínicos que investigaram as intervenções nutricionais farmacológicas em pacientes com câncer durante o período perioperatório utilizaram basicamente uma fórmula enteral disponível comercialmente cuja composição continha suplemento de arginina, RNA e ácidos graxos n-3. Várias metanálises indicaram benefício em pacientes cirúrgicos com o uso de produtos administrados por via enteral que melhoram a resposta imune, entre os quais, menor incidência de infecções hospitalares, complicações com a ferida cirúrgica e tempo de internação.[283-287] Os maiores benefícios parecem advir da combinação de arginina, ácidos graxos n-3 e nucleotídeos.

Assistência nutricional a pacientes terminais

Apesar de algumas diretrizes publicadas afirmarem que o uso paliativo da terapia nutricional raramente é apropriado para pacientes com câncer, essa questão continua gerando controvérsias.[138] Entretanto, dada a frequência do uso da nutrição parenteral domiciliar (NPD) em pacientes com diagnóstico de câncer, é importante abordar a questão. Afinal, a qualidade de vida dos pacientes e recursos significativos de assistência médica estão em jogo.[288,289]

A decisão de iniciar a terapia nutricional em pacientes com câncer em estado avançado deve levar em consideração os desejos do paciente e da família, os possíveis riscos e benefícios, e a estimativa de sobrevida do paciente. O uso da terapia nutricional, nesse caso, tem por objetivo melhorar a qualidade de vida e prolongar a sobrevida com o controle de sintomas de natureza alimentar que causam desconforto.[131] Uma análise citou cinco estudos baseados em registros, dez séries retrospectivas, três estudos prospectivos e dois ensaios prospectivos randomizados relevantes para o uso da NPD em pacientes com câncer em estado terminal.[132] A obstrução, má absorção, fístula e enterite causada por radiação foram as indicações mais frequentes. É difícil avaliar os ensaios randomizados por causa da inexistência de uma análise da intenção de tratamento em um[290] e da sobrevida prolongada observada em ambos os grupos, no outro (sugerindo não se tratar de estágio iminentemente terminal).[291] Todavia, ambos sugerem algum benefício em relação à sobrevida. Os exemplos de pacientes com câncer em estado terminal que demonstraram uma resposta favorável à PND incluem pacientes com boa capacidade funcional (p. ex., escala de Karnofsky > 50); aqueles com obstrução intestinal inoperável; aqueles com sintomas mínimos da doença envolvendo órgãos importantes como o cérebro, o fígado e os pulmões; e aqueles com lenta progressão da doença. As diretrizes clínicas da ASPEN sugerem que para se beneficiar dessa terapia complexa, invasiva e onerosa, os pacientes (a) precisam estar fortemente motivados e fisicamente capacitados a participar do seu próprio processo de assistência; (b) devem ter uma expectativa de vida estimada em mais de 40 a 60 dias; e (c) necessitam de um sólido apoio social e financeiro em casa, inclusive de um dedicado cuidador.[138] Além disso, é preciso que eles não obtenham sucesso com tentativas de terapias menos invasivas, como o manejo médico agressivo com antieméticos, opioides, anticolinérgicos e antidepressivos. Aqueles pacientes com uma expectativa de vida de menos de quarenta dias geralmente são submetidos a terapia paliativa com soro intravenoso administrado em casa.[131] Muito poucos pacientes avaliados quanto à sua aptidão para receber assistência paliativa com NPD atendem a esses critérios. Uma conversa franca e compassiva com esses pacientes, suas famílias e seus médicos assistentes é fundamental para que as decisões ideais sejam tomadas e aceitas por todos os envolvidos.

Algoritmo clínico para o uso da terapia nutricional em pacientes com câncer

Os conceitos apresentados neste capítulo sugerem um algoritmo clínico para orientar o uso apropriado da terapia nutricional em pacientes com câncer. Um diagnóstico de câncer em si e por si só identifica o paciente como nutricionalmente em risco. Todo paciente hospitalizado com câncer, e muitos pacientes ambulatoriais, devem ser avaliados quanto ao seu estado nutricional para que se identifiquem aqueles que realmente estão desnutridos. Além disso, essa ocasião pode ser utilizada para orientar os pacientes quanto ao impacto nutricional do câncer e sugerir possíveis mudanças alimentares destinadas a amenizar os efeitos da doença e de seu tratamento.

Não existe nenhuma indicação para o uso *rotineiro* de terapia nutricional especializada em pacientes com câncer. Os dados são bastante claros no sentido de que os pacientes alimentados de forma adequada não se beneficiam da terapia nutricional "adjuvante", a qual, na realidade, pode até prejudicar alguns pacientes.

No caso de pacientes submetidos a cirurgia, deve-se considerar a terapia nutricional pré-operatória para aqueles que apresentam quadro de desnutrição moderada ou severa, conforme determinado pela avaliação nutricional formal. Eventualmente, os suplementos administrados por via oral podem ser adequados; em geral, é necessário terapia enteral ou parenteral para satisfazer às necessidades nutricionais e iniciar a reposição nutricional. São necessários, pelos menos, sete – e, de preferência, quatorze – dias de suporte pré-operatório para induzir o meio anabólico que melhor promova a recuperação pós-operatória e minimize as complicações de natureza nutricional. No caso de pacientes desnutridos cuja cirurgia não possa ser protelada, ou reconhecidos como provavelmente incapazes de satisfazer às suas necessidades nutricionais por via oral no prazo de sete dias antes da cirurgia, é importante que a terapia nutricional pós-operatória precoce seja iniciada. A constatação pré ou intraoperatória que identifique uma provável necessidade de terapia nutricional pós-operatória pode levar à introdução [intraoperatória] de um dispositivo de acesso para alimentação enteral (uma sonda de gastrostromia ou jejunostomia) durante um procedimento cirúrgico abdominal. A presença de acesso funcional GI pode simplificar a decisão de iniciar a terapia nutricional por via enteral. Em geral, a alimentação enteral é preferível à terapia nutricional parenteral. Entretanto, naqueles pacientes sem via enteral ou cujo trato gastrintestinal não se encontra em condições normais de funcionamento, deve ser utilizada a nutrição parenteral. Como as necessidades de nutrientes de pacientes com câncer são variáveis, e as necessidades perioperatórias geralmente são ditadas pela condição fisiológica do paciente, as demandas proteicas e calóricas devem ser mensuradas ou estimadas individualmente para cada paciente. Atualmente, não existe nenhuma função comprovada dos suplementos nutricionais farmacológicos.

Em pacientes que recebem quimioterapia ou radioterapia, a terapia nutricional deve ser reservada para aqueles indivíduos que estão moderada a gravemente desnutridos e para quem se espera que a ingestão oral seja inadequada em um período de tempo prolongado (≥14 dias).

Pacientes com doença em estágio terminal que não estejam recebendo tratamento ativo anticâncer raramente se beneficiam do suporte NE ou NP. O risco, o inconveniente e o desconforto superam o possível benefício paliativo. Pacientes que não conseguem satisfazer às suas necessidades de ingestão de líquidos por via oral podem se beneficiar da administração intermitente de soro intravenoso em uma unidade de atendimento ambulatorial ou em casa. Em raras ocasiões, o paciente em estado terminal que não esteja recebendo terapia ativa pode extrair algum benefício da NPD se a expectativa de vida for de mais de 40-60 dias, a sua capacidade funcional for satisfatória, se ele contar com a assistência de um cuidador dedicado e capacitado, e se os custos da terapia forem acessíveis.

Dada a equivalência fisiológica geral e nutricional entre a nutrição enteral e a nutrição parenteral em pacientes com câncer, a NE é o método de alimentação preferido sempre que possível. A nutrição enteral é mais simples, mais barata e mais segura se o trato GI estiver em condições normais de funcionamento e permitir que o acesso por via enteral se estabeleça com segurança.

Referências bibliográficas

1. Jemal A, Siegel R, Ward E et al. CA Cancer J Clin 2009;59:225–49.
2. Eaton L. BR MED J 2003;326:728.
3. Meropol NJ, Schulman KA. J Clin Oncol 2007;25:180–6.
4. August D, Huhmann M. Nutritional care of cancer patients. In: Norton J, Barie P, Bollinger R et al, eds. Surgery: Basic Science and Clinical Evidence. 2nd ed. New York: Springer, 2008:2123–49.
5. Warren S. Am J Med Sci 1932;185:610–5.
6. Inagaki J, Rodriguez V, Bodey GP. Cancer 1974;33:568–73.
7. Doll R, Peto R. J Natl Cancer Inst 1981;66:1191–308.
8. Willett WC. Environ Health Perspect 1995;103(Suppl):165–70.
9. Polednak AP. Cancer Detect Prev 2008;32:190–9.
10. DeWys WD. Cancer 1979;43:2013–9.
11. Dewys WD, Begg C, Lavin PT et al. Am J Med 1980;69:491–7.
12. Tan BH, Fearon KC. Curr Opin Clin Nutr Metab Care 2008;11:400–7.
13. McClement S. J Wound Ostomy Continence Nurs 2005;32:264–8.
14. Ottery FD. Semin Oncol 1995;22:98–111.
15. Puccio M, Nathanson L. Semin Oncol 1997;24:277–87.
16. MacDonald N. J Support Oncol 2003;1:279–86.
17. Studley H. JAMA 1936;106:458–60.
18. Smale BF, Mullen JL, Buzby GP et al. Cancer 1981;47:2375–81.
19. Buzby GP, Mullen JL, Matthews DC et al. Am J Surg 1980;139: 160–7.
20. The Veterans Affairs Total Parenteral Nutrition Cooperative Study Group. N Engl J Med 1991;325:525–32.
21. Mullen JT, Davenport DL, Hutter MM et al. Ann Surg Oncol 2008;15:2164–72.
22. Calle EE, Rodriguez C, Walker-Thurmond K et al. N Engl J Med 2003;348:1625–38.
23. Friedrich MJ. JAMA 2003;290:2790–1.
24. Fontana L. Eur J Cardiovasc Prev Rehabil 2008;15:3–9.
25. Hunter RJ, Navo MA, Thaker PH et al. Cancer Treat Rev 2009; 35:69–78.
26. Wong JR, Gao Z, Merrick S et al. Int J Radiat Oncol Biol Phys 2009;75:49–55.
27. Irwin ML, Mayne ST. Cancer J 2008;14:435–41.
28. Fletcher AL, Marks DL. Curr Opin Support Palliat Care 2007; 1:306–11.
29. Tisdale MJ. Curr Opin Gastroenterol 2010;26:146–51.
30. Skipworth RJ, Fearon KC. Eur J Gastroenterol Hepatol 2007; 19:371–7.
31. Penet MF, Winnard PT Jr, Jacobs MA et al. Curr Opin Support Palliat Care 2011;5:327–37.
32. Grosvenor M, Bulcavage L, Chlebowski RT. Cancer 1989;63:330–4.
33. Warburg O. Science 1956;123:309–14.
34. Warburg O, ed. The Metabolism of Tumours. London: Constable, 1930.
35. Kohlmeier L, Simonsen N, Mottus K. Environ Health Perspect 1995;103(Suppl):177–84.
36. Longo VD, Fontana L. Trends Pharmacol Sci 2010;31:89–98.
37. Roberts DL, Dive C, Renehan AG. Annu Rev Med 2010;61: 301–16.
38. Bozzetti F, Mori V. Clin Nutr 2009;28:226–30.
39. Paz-Filho G, Lim EL, Wong ML et al. Front Biosci 2011;16:1634–50.
40. Baron PL, Lawrence W Jr, Chan WM et al. Arch Surg 1986; 121:1282–6.
41. Frank JL, Lawrence W Jr, Banks WL et al. Cancer 1992;69:1858–64.
42. Franchi F, Rossi-Fanelli F, Seminara P et al. J Clin Gastroenterol 1991;13:313–5.
43. Bozzetti F, Gavazzi C, Mariani L et al. Clin Nutr 2004;23:417–21.
44. Weisdorf SA, Lysne J, Wind D et al. Transplantation 1987; 43:833–8.
45. Hoare M, Young AR, Narita M. Semin Cancer Biol 2011;21: 397–404.
46. Reed JC. J Clin Oncol 1999;17:2941–53.
47. Guenther GG, Edinger AL. Cell Cycle 2009;8:1122–6.
48. Kroemer G, Pouyssegur J. Cancer Cell 2008;13:472–82.
49. Pathania D, Millard M, Neamati N. Adv Drug Deliv Rev 2009; 61:1250–75.
50. Kaelin WG Jr, Thompson CB. Nature 2010;465:562–4.
51. DeBerardinis RJ, Cheng T. Oncogene 2010;29:313–24.
52. Enciso JM, Hirschi KK. Curr Cancer Drug Targets 2007;7:432–7.
53. Kim KC, Friso S, Choi SW. J Nutr Biochem 2009;20:917–26.
54. Cheng WH. Environ Mol Mutagen 2009;50:349–60.
55. Ferguson LR, Philpott M. Curr Cancer Drug Targets 2007;7: 459–64.
56. Kuhn KS, Muscaritoli M, Wischmeyer P et al. Eur J Nutr 2010; 49:197–210.
57. Trujillo E, Davis C, Milner J. J Am Diet Assoc 2006;106:403–13.
58. Davis CD, Milner J. Mutat Res 2004;551:51–64.
59. Fearon K, Strasser F, Anker SD et al. Lancet Oncol 2011;12:489–95.
60. MacDonald N, Easson AM, Mazurak VC et al. J Am Coll Surg 2003;197:143–61.
61. Muscaritoli M, Anker SD, Argiles J et al. Clin Nutr 2010; 29:154–9.
62. May P, Barber A, D'Olimpio J et al. Am J Surg 2002;183:471–9.
63. Thibault R, Cano N, Pichard C. Curr Opin Clin Nutr Metab Care 2011;14:261–7.
64. Cohn S, Gartenhaus W, Sawitsky A. Metabolism 1981;30:222–9.
65. Cohn S, Gartenhaus W, Vartsky D. Am J Clin Nutr 1981;34.
66. Cohn S, Sawitsky A, Vartsky D. Nutr Cancer 1980;2:67–71.
67. Fearon KC. N Engl J Med 2011;11: 365:565–7.
68. Marian M. Support Line 1998;20:3–12.
69. Baker JP, Detsky AS, Wesson DE et al. N Engl J Med 1982;306: 969–72.

70. Giacosa A, Frascio F, Sukkar S et al. Nutr Cancer 1996;12:s20–s3.
71. Shizgal HM. Cancer 1985;55:250–3.
72. Toso S, Gusella M, Menon A et al. Eur J Cancer 1997;33:s58–s9.
73. Fritz T, Hollwarth I, Romaschow M et al. Eur J Surg Oncol 1990;16:326–31.
74. Mariani L, Lo Vullo S, Bozzetti F. Support Care Cancer 2012; 20:301–9.
75. Tchekmedyian S, Fesen M, Price LM et al. Int J Radiat Oncol Biol Phys 2003;57:S283–4.
76. Falconer JS, Fearon KC, Plester CE et al. Ann Surg 1994;219: 325–31.
77. Hansell DT, Davies JW, Burns HJ. Ann Surg 1986;203:240–5.
78. Arbeit JM, Lees DE, Corsey R et al. Ann Surg 1984;199:292–8.
79. Knox LS, Crosby LO, Feurer ID et al. Ann Surg 1983;197:152–62.
80. Hyltander A, Drott C, Korner U et al. Eur J Cancer 1991;27:9–15.
81. Cao DX, Wu GH, Zhang B et al. Clin Nutr 2010;29:72–7.
82. Kern KA, Norton JA. JPEN J Parenter Enteral Nutr 1988;12:286–98.
83. Tisdale MJ. Physiology (Bethesda) 2005;20:340–8.
84. Shaw JH, Wolfe RR. Ann Surg 1987;205:368–76.
85. Hussey HJ, Tisdale MJ. Br J Cancer 1994;70:6–10.
86. Lundholm K, Holm G, Schersten T. Cancer Res 1978;38:4665–70.
87. Smiechowska J, Utech A, Taffet G et al. J Investig Med 2010;58:554–9.
88. Rofe AM, Bourgeois CS, Coyle P et al. Anticancer Res 1994;14: 647–50.
89. Bongaerts GP, van Halteren HK, Verhagen CA et al. Med Hypotheses 2006;67:1213–22.
90. Lelbach A, Muzes G, Feher J. Med Sci Monit 2007;13:RA168–73.
91. Doyle SL, Donohoe CL, Lysaght J et al. Proc Nutr Soc 2011; 3:1–9.
92. Lundholm K, Edstrom S, Karlberg I et al. Cancer 1982;50:1142–50.
93. Costa G, Bewley P, Aragon M et al. Cancer Treat Rep 1981;65(Suppl 5):3–7.
94. Argiles JM, Lopez-Soriano FJ. Med Res Rev 1999;19:223–48.
95. Ramos EJ, Suzuki S, Marks D et al. Curr Opin Clin Nutr Metab Care 2004;7:427–34.
96. Diakowska D, Krzystek-Korpacka M, Markocka-Maczka K et al. Cytokine 2010;51:132–7.
97. Fouladiun M, Korner U, Bosaeus I et al. Cancer 2005;103:2189–98.
98. Ollenschlaeger G, Konkol K, Wickramanayake PD et al. Am J Clin Nutr 1989;50:454–9.
99. Komurcu S, Nelson KA, Walsh D et al. Am J Hosp Palliat Care 2002;19:351–5.
100. Yamagishi A, Morita T, Miyashita M et al. J Pain Symptom Manage 2009;37:823–30.
101. Isenring EA, Bauer JD, Banks M et al. J Hum Nutr Diet 2009; 22:545–50.
102. Casey C, Chen LM, Rabow MW. Expert Rev Anticancer Ther 2011; 11:1077–89.
103. Dannhauser A, Van Zyl JM, Nel CJ. J Am Coll Nutr 1995;14:80–90.
104. Colleoni M, Li S, Gelber RD et al. Lancet 2005;366:1108–10.
105. Tong H, Isenring E, Yates P. Support Care Cancer 2009;17:83–90.
106. Bernhardson BM, Tishelman C, Rutqvist LE. Eur J Oncol Nurs 2009;13:9–15.
107. Bernhardson BM, Tishelman C, Rutqvist LE. Support Care Cancer 2008;16:275–83.
108. Nugent B, Parker MJ, McIntyre IA. J Hum Nutr Diet 2010;23:277–84.
109. Paccagnella A, Morello M, Da Mosto MC et al. Support Care Cancer 2010;18:837–45.
110. McGough C, Baldwin C, Frost G et al. Br J Cancer 2004;90:2278–87.
111. Zimmerer T, Bocker U, Wenz F et al. Z Gastroenterol 2008;46:441–8.
112. Conger AD. Rad Res 1973;53:338–47.
113. Hovan AJ, Williams PM, Stevenson-Moore P et al. Support Care Cancer 2010;18:1081–87.
114. Chasen MR, Bhargava R. Support Care Cancer 2009;17:1345–51.
115. Mohan A, Singh P, Kumar S et al. Asian Pac J Cancer Prev 2008; 9:557–62.
116. Marin Caro MM, Laviano A et al. Clin Nutr 2007;26:289–301.
117. Kwang AY, Kandiah M. Am J Hosp Palliat Care 2010;27:117–26.
118. Namukwaya E, Leng M, Downing J et al. Pain Res Treat 2011; 2011:393–404.
119. Brown CG, McGuire DB, Peterson DE et al. Cancer Nurs 2009; 32:259–70.
120. Brown CG, Beck SL, Peterson DE et al. Support Care Cancer 2009;17:413–28.
121. Murphy BA, Gilbert J, Cmelak A et al. Clin Adv Hematol Oncol 2007;5:807–22.
122. Scalera G. Nutr Neurosci 2002;5:159–88.
123. Schwartz MD, Jacobsen PB, Bovbjerg DH. Physiol Behav 1996; 59:659–63.
124. Mattes RD, Curran WJ Jr, Powlis W et al. Physiol Behav 1991; 50:1103–9.
125. Mattes RD, Curran WJ Jr, Alavi J et al. Cancer 1992;70:192–200.
126. Falconi M, Pederzoli P. Gut 2001;49(Suppl 4):iv2–10.
127. Nelson KA, Walsh D, Sheehan FA. J Clin Oncol 1994;12:213–25.
128. Lecleire S, Di Fiore F, Antonietti M et al. Gastrointest Endosc 2006;64:479–84.
129. Mourao F, Amado D, Ravasco P et al. Nutr Hosp 2004;19:83–8.
130. Ravasco P, Monteiro-Grillo I, Vidal PM et al. Support Care Cancer 2004;12:246–52.
131. Bachmann P, Marti-Massoud C, Blanc-Vincent MP et al. Br J Cancer 2003;89(Suppl 1):S107–10.
132. Mackenzie ML, Gramlich L. Appl Physiol Nutr Metab 2008;33:1–11.
133. ASPEN Board of Directors. JPEN J Parenter Enteral Nutr 2002;26:1SA–138SA.
134. De Groote MA, Frank DN, Dowell E et al. Pediatr Infect Dis J 2005;24:278–80.
135. Ziegler TR, Evans ME, Fernandez-Estivariz C et al. Annu Rev Nutr 2003;23:229–61.
136. Kahl S, Malfertheiner P. Best Pract Res Clin Gastroenterol 2004; 18:947–55.
137. Scholmerich J. Best Pract Res Clin Gastroenterol 2004;18:917–33.
138. August DA, Huhmann MB. JPEN J Parenter Enteral Nutr 2009; 33:472–500.
139. Bloch A. Semin Oncol Nurs 2000;16:122–7.
140. Huhmann MB, August DA. Nutr Clin Pract 2009;24:520–6.
141. McMahon K, Brown JK. Semin Oncol Nurs 2000;16:106–12.
142. Bloch A, Charuhas P. Cancer and cancer therapy. In: Gottschlich M, ed. The Science and Practice of Nutrition Support. Dubuque, IA: Kendall Hunt, 2001:148–64.
143. Bozzetti F. Nutrition 2002;18:953–9.
144. Linn BS, Robinson DS, Klimas NG. Ann Surg 1988;207:267–73.
145. Nguyen TV, Yueh B. Cancer 2002;95:553–62.
146. Andreoli A, De Lorenzo A, Cadeddu F et al. Eur Rev Med Pharmacol Sci 2011;15:469–80.
147. Ottery FD. Nutrition 1996;12:S15–9.
148. Wigmore SJ, Plester CE, Richardson RA et al. Br J Cancer 1997; 75:106–9.
149. Detsky AS, McLaughlin JR, Baker JP et al. JPEN J Parenter Enteral Nutr 1987;11:8–13.
150. Franch-Arcas G. Clin Nutr 2001;20:265–9.
151. Harvey KB, Moldawer LL, Bistrian BR et al. Am J Clin Nutr 1981; 34:2013–22.
152. Committee CoPCQM. J Am Diet Assoc 1994;94:838–9.
153. Isenring E, Bauer J, Capra S. Eur J Clin Nutr 2003;57:305–9.
154. Luthringer S, Kulakowski K. Medical nutrition therapy protocols. In: McCallum P, Polisena C, eds. The Clinical Guide to Oncology Nutrition. Chicago: American Dietetic Association, 2000:24–44.
155. Ferguson M. Oncology 2003;17:13–4; discussion 4–6.
156. Lacey K, Pritchett E. J Am Dietet Assoc 2003;103:1061–72.
157. Ralph JL, Von Ah D, Scheett AJ et al. Clin J Oncol Nurs 2011; 15:E114–21.

158. Tripp R. Health Care Food Nutr Focus 2005;22:3–8.
159. Robien K, Levin R, Pritchett E et al. J Am Diet Assoc 2006; 106:946–51.
160. Tesauro GM, Rowland JH, Lustig C. Cancer Pract 2002;10:277–83.
161. Isenring E, Bauer J, Capra S. Nutr Dietet 2004;61:46–9.
162. Isenring E, Capra S, Bauer J. J Hum Nutr Diet 2004;17:145–52.
163. Piquet MA, Ozsahin M, Larpin I et al. Support Care Cancer 2002;10:502–4.
164. Ravasco P, Monteiro-Grillo I, Vidal PM et al. J Clin Oncol 2005; 23:1431–8.
165. Foschi D, Cavagna G, Callioni F et al. Br J Surg 1986;73:716–9.
166. Meijerink WJ, von Meyenfeldt MF, Rouflart MM et al. Lancet 1992;340:187–8.
167. Muller JM, Brenner U, Dienst C et al. Lancet 1982;1:68–71.
168. Muller JM, Keller HW, Brenner U et al. World J Surg 1986;10:53–63.
169. Bozzetti F, Braga M, Gianotti L et al. Lancet 2001;358:1487–92.
170. Wu GH, Liu ZH, Wu ZH et al. World J Gastroenterol 2006;12:2441–4.
171. Daly JM, Lieberman MD, Goldfine J et al. Surgery 1992;112:56–67.
172. Daly JM, Weintraub FN, Shou J et al. Ann Surg 1995;221:327–38.
173. Di Carlo V, Gianotti L, Balzano G et al. Dig Surg 1999;16:320–6.
174. Braga M, Gianotti L, Vignali A et al. Crit Care Med 1998;26:24–30.
175. Senkal M, Zumtobel V, Bauer KH et al. Arch Surg 1999;134: 1309–16.
176. Gianotti L, Braga M, Nespoli L et al. Gastroenterology 2002; 122:1763–70.
177. Braga M, Gianotti L, Nespoli L et al. Arch Surg 2002;137:174–80.
178. Farreras N, Artigas V, Cardona D et al. Clin Nutr 2005;24:55–65.
179. Braga M, Gianotti L, Vignali A et al. Surgery 2002;132:805–14.
180. de Luis DA, Izaola O, Cuellar L et al. Eur J Clin Nutr 2004;58: 1505–8.
181. Morlion BJ, Stehle P, Wachtler P et al. Ann Surg 1998;227:302–8.
182. Gianotti L, Braga M, Vignali A et al. Arch Surg 1997;132:1222–9; discussion 9–30.
183. Sand J, Luostarinen M, Matikainen M. Eur J Surg 1997;163:761–6.
184. Shirabe K, Matsumata T, Shimada M et al. Hepatogastroenterology 1997;44:205–9.
185. Braga M, Gianotti L, Gentilini O et al. Crit Care Med 2001;29:242–8.
186. Aiko S, Yoshizumi Y, Sugiura Y et al. Surg Today 2001;31:971–8.
187. Jiang XH, Li N, Li JS. World J Gastroenterol 2003;9:1878–80.
188. Hyltander A, Drott C, Unsgaard B et al. Eur J Clin Invest 1991; 21:413–20.
189. Aiko S, Yoshizumi Y, Matsuyama T et al. Jpn J Thorac Cardiovasc Surg 2003;51:263–71.
190. Goonetilleke KS, Siriwardena AK. JOP 2006;7:5–13.
191. August D, Huhmann M. Nutritional care of cancer patients. In: Norton J, Barie P, Bollinger R et al, eds. Surgery: Basic Science and Clinical Evidence. 2nd ed. New York: Springer, 2008:2123–50.
192. Braunschweig CL, Levy P, Sheean PM et al. Am J Clin Nutr 2001; 74:534–42.
193. Koretz RL, Avenell A, Lipman TO et al. Am J Gastroenterol 2007; 102:412–29; quiz 68.
194. Tandon SP, Gupta SC, Sinha SN et al. Indian J Med Res 1984; 80:180–8.
195. Bozzetti F, Cozzaglio L, Gavazzi C et al. Tumori 1998;84:681–6.
196. Beer KT, Krause KB, Zuercher T et al. Nutr Cancer 2005;52:29–34.
197. Gavazzi C, Bhoori S, Lovullo S et al. Am J Gastroenterol 2006; 101:374–9.
198. Mangar S, Slevin N, Mais K et al. Radiother Oncol 2006;78:152–8.
199. Rabinovitch R, Grant B, Berkey BA et al. Head Neck 2006;28:287–96.
200. Bozzetti F. Clin Nutr 2011;30:714–7.
201. Huckleberry Y. Am J Health Syst Pharm 2004;61:671–82; quiz83–4.
202. Shike M, Russel DM, Detsky AS et al. Ann Intern Med 1984; 101:303–9.
203. Klein S, Kinney J, Jeejeebhoy K et al. JPEN J Parenter Enteral Nutr 1997;21:133–56.
204. Fearon KC, Luff R. Proc Nutr Soc 2003;62:807–11.
205. Klein S, Simes J, Blackburn GL. Cancer 1986;58:1378–86.
206. McGeer AJ, Detsky AS, O'Rourke K. Nutrition 1990;6:233–40.
207. American College of Physicians. Ann Intern Med 1989;110:734–6.
208. Scolapio JS, Picco MF, Tarrosa VB. JPEN J Parenter Enteral Nutr 2002;26:248–50.
209. Sikora SS, Ribeiro U, Kane JM 3rd et al. Support Care Cancer 2009;17:83–90
210. American Gastroenterological Association. Gastroenterology 2001;121:966–9.
211. Popp MB, Wagner SC, Brito OJ. Surgery 1983;94:300–8.
212. Daly J, Thorn A. Neoplastic diseases. In: Kinney J, Jeejeebhoy K, Hill G et al, eds. Nutrition and Metabolism in Patient Care. Philadelphia: Saunders, 1988:567–87.
213. Torosian MH. JPEN J Parenter Enteral Nutr 1992;16:72S–5S.
214. Heys SD, Park KG, McNurlan MA et al. Br J Surg 1991;78:483–7.
215. Pacelli F, Bossola M, Teodori L et al. JPEN J Parenter Enteral Nutr 2007;31:451–5.
216. Andrew IM, Waterfield K, Hildreth AJ et al. Palliat Med 2009; 23:680–8.
217. Reid J, McKenna H, Fitzsimons D et al. Int J Nurs Stud 2009; 46:606–16.
218. Bartlett DL, Stein TP, Torosian MH. Surgery 1995;117:260–7.
219. Wolf RF, Ng B, Weksler B et al. Ann Surg Oncol 1994;1:314–20.
220. Ng EH, Rock CS, Lazarus DD et al. Am J Physiol 1992;262: R426–31.
221. Tomas FM, Chandler CS, Coyle P, et al. Biochem J 1994;301:769–75.
222. Ottery FD, Walsh D, Strawford A. Semin Oncol 1998;25:35–44.
223. Wren AM, Seal LJ, Cohen MA et al. J Clin Endocrinol Metab 2001;86:5992.
224. Hanada T, Toshinai K, Kajimura N et al. Biochem Biophys Res Commun 2003;301:275–9.
225. DeBoer MD. Nutrition 2008;24:806–14.
226. Lissoni P. Support Care Cancer 2002;10:110–6.
227. Wolf RF, Pearlstone DB, Newman E et al. Ann Surg 1992;216:280–8.
228. Gullett NP, Mazurak VC, Hebbar G et al. Curr Prob Cancer 2011;35:58–90.
229. Loprinzi CL, Michalak JC, Schaid DJ et al. J Clin Oncol 1993; 11:762–7.
230. De Conno F, Martini C, Zecca E et al. Eur J Cancer 1998;34:1705–9.
231. Skarlos DV, Fountzilas G, Pavlidis N et al. Acta Oncol 1993;32:37–41.
232. Yeh S, Wu SY, Levine DM et al. J Nutr Health Aging 2000;4:246–51.
233. Mantovani G, Maccio A, Madeddu C et al. Nutrition 2008; 24:305–13.
234. Jatoi A, Windschitl HE, Loprinzi CL et al. J Clin Oncol 2002; 20:567–73.
235. Moertel CG, Kvols LK, Rubin J. Cancer 1991;67:33–6.
236. Fanelli M, Sarmiento R, Gattuso D et al. Expert Opin Invest Drugs 2003;12:1211–25.
237. Dezube BJ, Sherman ML, Fridovich-Keil JL et al. Cancer Immunol Immunother 1993;36:57–60.
238. Goldberg RM, Loprinzi CL, Mailliard JA et al. J Clin Oncol 1995;13:2856–9.
239. Fearon KC, Barber MD, Moses AG et al. J Clin Oncol 2006;24: 3401–7.
240. Mazzotta P, Jeney CM. J Pain Symptom Manage 2009;37:1069–77.
241. Licitra L, Spinazze S, Roila F. Crit Rev Oncol Hematol 2002;43: 93–101.
242. Grunberg SM, Deuson RR, Mavros P et al. Cancer 2004;100:2261–8.
243. Fisch M. J Natl Cancer Inst Monogr 2004:105–11.
244. Valente SM, Saunders JM, Cohen MZ. Cancer Pract 1994; 2:65–71.
245. Homsi J, Nelson KA, Sarhill N et al. Am J Hosp Palliat Care 2001; 18:403–7.
246. Kulkarni SK, Kaur G. Drugs Today (Barc) 2001;37:559–71.

247. Theobald DE, Kirsh KL, Holtsclaw E et al. J Pain Symptom Manage 2002;23:442–7.
248. Fernandez F, Adams F. Head Neck Surg 1986;8:296–300.
249. Abernethy AP, Wheeler JL, Zafar SY. Curr Opin Support Palliat Care 2009;3:41–9.
250. Huhmann MB. The Impact of Medical Nutrition Therapy by a Registered Dietitian on Clinical and Patient Oriented Outcomes in Cancer Patients. Newark, NJ: University of Medicine and Dentistry of New Jersey, 2008.
251. Network NCC. NCCN Clinical Practice Guidelines in Oncology: Palliative Care. In. Fort Washington, PA: National Comprehensive Cancer Network, 2010.
252. Lagman RL, Davis MP, LeGrand SB et al. Surg Clin North Am 2005;85:237–55.
253. Roeland E, Mitchell W, Elia G et al. J Support Oncol 2010;8:100–16.
254. Horsley P, Bauer J, Gallagher B. Bone Marrow Transplant 2005; 35:1113–6.
255. Lenssen P, Sherry ME, Cheney CL et al. J Am Dietet Assoc 1990;90:835–42.
256. Charuhas PM, Fosberg KL, Bruemmer B et al. JPEN J Parenter Enteral Nutr 1997;21:157–61.
257. Muscaritoli M, Conversano L, Torelli GF et al. Transplantation 1998;66:610–6.
258. Roberts S, Miller J, Pineiro L et al. Bone Marrow Transplant 2003; 32:715–21.
259. Szeluga DJ, Stuart RK, Brookmeyer R et al. Cancer Res 1987; 47:3309–16.
260. Ziegler TR, Young LS, Benfell K et al. Ann Intern Med 1992; 116:821–8.
261. Schloerb PR, Amare M. JPEN J Parenter Enteral Nutr 1993;17: 407–13.
262. Papapietro K, Diaz E, Csendes A et al. Rev Med Chil 2002;130: 1125–30.
263. De-Souza DA, Greene LJ. Crit Care Med 2005;33:1125–35.
264. Yao GX, Xue XB, Jiang ZM et al. Clin Nutr 2005;24:510–5.
265. Song JX, Qing SH, Huang XC et al. Di Yi Jun Yi Da Xue Xue Bao 2002;22:545–7.
266. Nakamura K, Kariyazono H, Komokata T et al. Nutrition 2005; 21:639–49.
267. Novaes MR, Lima LA, Novaes LC et al. Ann Nutr Metab 2004; 48:404–8.
268. Heys SD, Gough DB, Khan L et al. Br J Surg 1996;83:608–19.
269. van Bokhorst-De Van Der Schueren MA, Quak JJ, von Blomberg-van der Flier BM et al. Am J Clin Nutr 2001;73:323–32.
270. De Luis DA, Izaola O, Aller R et al. Ann Nutr Metab 2005;49:95–9.
271. De Luis DA, Izaola O, Cuellar L et al. Eur Rev Med Pharmacol Sci 2009;13:279–83.
272. Buijs N, van Bokhorst-de van der Schueren MA, Langius JA et al. Am J Clin Nutr 2010;92:1151–6.
273. Jho DH, Cole SM, Lee EM, et al. Integr Cancer Ther 2004;3:98–111.
274. Hardman WE. J Nutr 2002;132:3508S–12S.
275. Jatoi A, Rowland K, Loprinzi CL et al. J Clin Oncol 2004;22:2469–76.
276. Fearon K, von Meyenfeldt MF, Moses A et al. Eur J Cancer 2001; 37:S27–S8.
277. Moses AW, Slater C, Preston T. Br J Cancer 2004;90:996–1002.
278. Wachtler P, Konig W, Senkal M et al. J Trauma 1997;42:191–8.
279. Savarese DM, Savy G, Vahdat L et al. Cancer Treat Rev 2003; 29:501–13.
280. Scheid C, Hermann K, Kremer G et al. Nutrition 2004;20:249–54.
281. Wang Y, Jiang ZM, Nolan MT et al. JPEN J Parenter Enteral Nutr 2010;34:521–9.
282. Nose S, Wasa M, Tazuke Y et al. JPEN J Parenter Enteral Nutr 2010;34:530–7.
283. Marik PE, Zaloga GP. JPEN J Parenter Enteral Nutr 2010;34:378–86.
284. Waitzberg DL, Saito H, Plank LD et al. World J Surg 2006;30: 1592–604.
285. Beale RJ, Bryg DJ, Bihari DJ. Crit Care Med 1999;27:2799–805.
286. Cerantola Y, Hubner M, Grass F et al. Br J Surg 2011; 98:37–48.
287. Heys SD, Walker LG, Smith I et al. Ann Surg 1999;229:467–77.
288. Howard L. JPEN J Parenter Enteral Nutr 1992;16:93S–9S.
289. Orrevall Y, Tishelman C, Permert J et al. Palliat Med 2009; 23:556–64.
290. Lundholm K, Daneryd P, Bosaeus I et al. Cancer 2004;100:1967–77.
291. Shang E, Weiss C, Post S et al. JPEN J Parenter Enteral Nutr 2006; 30:222–30.

Sugestões de leitura

August DA, Huhmann MB. A.S.P.E.N. clinical guidelines: nutrition support therapy during adult anticancer treatment and in hematopoietic cell transplantation. JPEN J Parenter Enteral Nutr 2009;33:472–500.

Bozzetti F. Nutritional support in oncologic patients: where we are and where we are going. Clin Nutr 2011;30:714–7.

Grosvenor M, Bulcavage L, Chlebowski RT. Symptoms potentially influencing weight loss in a cancer population. Correlations with primary site, nutritional status, and chemotherapy administration. Cancer 1989;63:330–4.

Paccagnella A, Morello M, Da Mosto MC et al. Early nutritional intervention improves treatment tolerance and outcomes in head and neck cancer patients undergoing concurrent chemoradiotherapy. Support Care Cancer 2010;18:837–45.

Tong H, Isenring E, Yates P. The prevalence of nutrition impact symptoms and their relationship to quality of life and clinical outcomes in medical oncology patients. Support Care Cancer 2009;17:83–90.

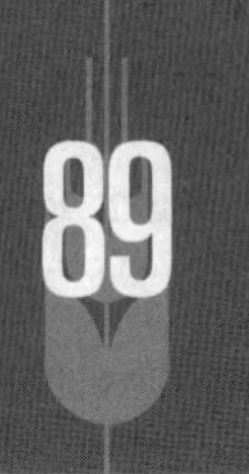

89 Biologia óssea na saúde e na doença*

Robert P. Heaney

*Abreviaturas: **Al**, alumínio; [Ca^{2+}], concentração de íons de cálcio; **CT**, calcitonina; **DMO**, densidade mineral óssea; **DXA**, absorciometria por dupla emissão de raio X; **FEC**, fluido extracelular; **OI**, osteogênese imperfeita; **PTH**, hormônio paratireóideo; **RANKL**, RANK ligante.

Composição e estrutura óssea

O osso é um tecido no qual as células correspondem a cerca de 2 a 5% do volume e a matéria inorgânica a cerca de 95 a 98%. É a matéria inorgânica que confere ao osso suas propriedades mecânicas de dureza, de rigidez e de resistência. Essa matéria inorgânica consiste em uma matriz proteica incrustada de minerais (também chamada osteoide), sendo uma metade do volume composta pela parte mineral e a outra pela matriz orgânica. Ao contrário de outros tecidos conjuntivos, aparentemente não há água livre no material ósseo em si. Em meio à matéria sólida, há células, chamadas osteócitos, localizadas nas lacunas da matriz e que se comunicam entre si por meio de uma extensa rede de longos processos celulares que se estendem pelos canalículos, rede de canais que se ramifica por todo o osso. Como consequência desse tipo de conformação, não há quase nenhum volume de osso normal a mais de alguns micrômetros de distância de alguma célula viva. Além disso, até mesmo na massa óssea densa das hastes dos ossos longos, há uma extensa rede de canais vasculares, de forma que o mais remoto dos osteócitos encontra-se tipicamente a não mais de 90 μm de distância de um capilar.

Minerais ósseos

A porção mineral dos ossos é rica em carbonatos e uma hidroxiapatita imperfeita com estequiometria variável. Esse mineral é composto por 37 a 40% de cálcio, 50 a 58% de fosfato e 2 a 8% de carbonato. Esses valores variam um pouco de espécie para espécie, e o componente carbonato é particularmente sensível ao estado sistêmico acidobásico (diminui na acidose e aumenta na alcalose). Além disso, a porção mineral dos ossos contém pequenas quantidades de sódio, potássio, magnésio, citrato e outros íons presentes no fluido extracelular (FEC) no momento em que o mineral é depositado, adsorvido pelas superfícies dos cristais ósseos, e ali mantido à medida que a água contida na matriz recém-depositada é desalojada pelo crescimento dos cristais minerais.

Matriz proteica

A matriz proteica dos ossos, como a dos tendões, dos ligamentos e da derme, é composta, predominantemente, de colágeno que compõe cerca de 90% da matriz orgânica. Nos ossos, o colágeno é do tipo I. O colágeno é uma proteína longa e fibrosa com formato de tripla hélice. Para que as moléculas da proteína se enrolem firmemente, as cadeias laterais não podem se projetar para fora da cadeia principal da cadeia peptídica na face interna. Por isso, todo terceiro aminoácido no corpo de uma molécula de colágeno é uma glicina, que não tem cadeia lateral. No entanto, as cadeias laterais de vários outros aminoácidos, como a lisina, se projetam para fora, o que permite a formação pós-translacional de ligações covalentes fortes entre as fibras de colágeno. Essa ligação cruzada ajuda a impedir que as fibras deslizem ao longo umas das outras, quando o osso é submetido a estresse ao longo do eixo das fibras.

Proteínas da matriz não colagenosa

As proteínas não colagenosas formam cerca de 10% da matriz orgânica dos ossos[1] e incluem uma família de proteínas na qual os resíduos de ácido glutâmico são carboxilados na posição γ, chamadas Gla-proteínas. Dessas, a mais estudada é a osteocalcina (ou Gla-proteína óssea) que compõe aproximadamente 1,5% das proteínas da matriz. Outras Gla-proteínas presentes são a osteonectina, a fibronectina, a Gla-proteína da matriz, a osteopontina e a sialoproteína óssea. Não se conhece claramente as funções de cada um desses componentes. Sem dúvida, alguns servem como quimioatrativos para os osteoclastos ou como pontos de aderência para o osteoclasto, enquanto outros estimulam os osteoblastos a formarem massa óssea nova. Em razão dessas propriedades das proteínas da matriz, o osso parece conter alguns dos sinais químicos para sua própria remodelação (ver adiante).

A forma e a estrutura tridimensional do osso são determinadas por sua matriz proteica. Um osso desmineralizado por completo em laboratório (embebido em etilenodiaminotetracético ou outro ácido) parece inteiramente normal e, quando seccionado, pigmentado e examinado sob o microscópio, revela todos os detalhes da sua estrutura. Na verdade, a desmineralização anterior é, tradicionalmente, o primeiro passo para o estudo histológico do osso (já que o osso mineralizado tende a danificar as navalhas para micrótomos utilizadas pelos histologistas para realizar suas secções).

Células ósseas e suas funções

As quatro principais células ósseas são as células de revestimento, os osteoblastos, os osteoclastos e os osteócitos. Elas são responsáveis pela manutenção das propriedades mecânicas do osso e pela mediação da função homeostática do cálcio nos ossos.

As células de revestimento são achatadas, semelhantes aos fibrócitos, e recobrem as superfícies livres dos ossos. É provável que sejam derivadas da linhagem celular dos osteoblastos ou estejam a ela estreitamente relacionadas. Formam uma membrana que recobre por completo as superfícies livres dos ossos e os isola das células e dos hormônios presentes na circulação sanguínea em geral, demarcando um compartimento virtual entre as células de revestimento de um lado e o osso maduro do outro. Esse compartimento é contínuo com o espaço canalicular em torno dos processos osteocíticos, podendo ter uma composição iônica diferente daquela do FEC localizado do lado de fora, isto é, entre as células de revestimento e os capilares ósseos. É possível que as células de revestimento, ajustando os fluxos iônicos entre o FEC e o compartimento ósseo, possam contribuir para a manutenção das concentrações de íons de cálcio no FEC.

Os osteoblastos são derivados das células estromais mieloides, as quais produzem massa óssea, inicialmente por sintetização, depósito e orientação das proteínas fibrosas da matriz, e depois desencadeiam as mudanças que possibilitam à matriz se mineralizar. Os osteoblastos depositam essa matriz no espaço que existe entre e sob eles, em uma superfície óssea preexistente, fazendo com que se desloquem para trás à medida que é adicionada a nova massa óssea.

A matriz óssea, quando recém-depositada, é composta de, aproximadamente, metade de proteína e metade de água, e não é mineralizada de imediato, assim como as estruturas similares à base de colágeno, tendões e ligamentos não se calcificam normalmente. Dessa forma, o osteoblasto ainda tem mais funções a desempenhar depois de formar e depositar a matriz. Os detalhes do processo não estão claros, mas envolvem a secreção de proteínas pelo osteoblasto na matriz já depositada anteriormente. Isso, de alguma forma, ajuda a criar uma configuração tridimensional que permite aos íons de cálcio e fosfato no FEC se organizarem na forma de hábito de cristais de apatita. Os osteoblastos também secretam uma enzima chamada fosfatase alcalina que hidrolisa diversos compostos de fosfato no ambiente local, aumentando, desse modo, a concentração de íons de fosfato no local de mineralização e removendo, ao mesmo tempo, os inibidores naturais da cristalização (p. ex., pirofosfato). Por fim, à medida que os minerais são depositados, desalojam a água da matriz original. Os cristais de apatita que se formam têm a forma de fuso e estão dispostos paralelamente às fibras de colágeno e entre elas.

Os osteoclastos são derivados da linhagem de células monócito-macrófago. Normalmente multinucleados, são as células que reabsorvem massa óssea. Para tal, aderem firmemente a uma superfície óssea microscópica e, depois, isolam uma pequena porção desta. A aderência envolve a ligação entre proteínas chamadas integrinas, na membrana celular do osteoclasto, e proteínas da matriz óssea, como a osteopontina, que exibe uma sequência específica de aminoácidos (RGD, i. e., arginina-glicina-asparagina). Uma vez firmemente aderidos, os osteoclastos secretam enzimas ácidas e proteolíticas dentro dessa área isolada. Estas dissolvem os minerais e digerem a matriz. Os osteoclastos, então, liberam esses produtos degradados no FEC ao redor do local de reabsorção, de onde são retirados pelo sangue circulante. Após exercerem sua função por um curto período de tempo (medido em dias), os osteoclastos sofrem morte celular programada (apoptose), deixando por conta dos osteoblastos a função de preencher novamente a porção escavada. O cálcio que eles dissolvem a partir dos minerais ósseos parece desencadear ou intensificar esse processo apoptótico, uma vez que os osteoclastos impedidos de produzir ácido acumulam-se nas superfícies ósseas e têm vida mais longa. Quando histologicamente examinados em seções ósseas, esses processos sempre se apresentam localizados. Entretanto, a atividade funciona como um "projeto" que se desenvolve ao longo de uma superfície óssea, na qual o trabalho dos osteoclastos vem primeiro, seguido pela formação dos osteoblastos que vêm atrás preenchendo os espaços.

O cálcio e o fósforo liberados na corrente sanguínea, em um local de reabsorção, geralmente serão utilizados para mineralizar áreas de remodelação em outros locais da estrutura óssea que estejam passando, no momento, pela fase de formação. Entretanto, os fragmentos de proteínas são metabolizados ou excretados. Alguns dos aminoácidos liberados durante a degradação do colágeno reentram no *pool* de aminoácidos corporais e podem ser reutilizados na síntese de proteínas em outros locais. No entanto, aqueles que sofreram modificação pós-translacional (p. ex., prolina para hidroxiprolina e aminoácidos envolvidos na ligação cruzada do colágeno) não podem ser reutilizados. Por isso, a remodelação óssea requer um suprimento contínuo de proteína dietética fresca.

Os osteócitos são osteoblastos que interromperam a síntese de matriz e foram envolvidos em tecido ósseo à medida que outras células formadoras de tecido ósseo ao redor continuam a adicionar novas camadas de matriz. Os osteócitos são responsáveis pela monitoração da quantidade de tensão (deflexão) que ocorre na área pela qual são responsáveis quando o osso é submetido à carga mecânica, e pela transmissão dessa informação às células de revestimento da superfície óssea anatômica ao redor, que podem, então, dar início a projetos de remodelação óssea no local. Para isso, eles secretam um hormônio, a esclerostina, que reduz a atividade dos osteblastos (ver a seguir). Não se conhece por completo suas funções, mas está claro que o osso com osteócitos mortos (independentemente da causa) é excessivamente frágil.

A atividade dessas células ósseas sofre influência de um grande número de agentes hormonais sistêmicos e locais. Além disso, as células influenciam a atividade umas das outras. A Tabela 89.1 lista alguns dos muitos agentes que influenciam os osteoblastos e os osteoclastos (ver seção a seguir sobre renovação do material ósseo). Esse é um campo de pesquisa em rápido desenvolvimento e há ainda muito a ser aprendido. Os osteoblastos, ou células da linhagem dos osteoblastos, ocupam uma posição central não só na formação dos ossos, mas também no processo de envio de sinais sistêmicos para o sistema de remodelação óssea (ver seção a seguir sobre renovação do material ósseo). Dessa forma, embora o hormônio paratireóideo (PTH) seja responsável pela estimulação da reabsorção óssea, não há receptores de PTH presentes nos osteoclastos. No entanto, esses receptores estão presentes nos osteoblastos (e células afins) que, em resposta à ligação de PTH, liberam ou expressam em suas superfícies agentes (p. ex., RANK ligante – RANKL) que estimulam a atividade dos osteoclastos. Por sua vez, os osteoclastos possuem receptores de calcitonina (CT) e são, portanto, capazes de responder rapidamente ao estímulo antirreabsortivo da CT.

Estrutura óssea

O osso consiste em um revestimento externo denso, ou córtex, e um sistema interno, compartimentalizado, de placas, bastões e espículas interconectadas, chamado osso trabecular ou canceloso (ver Fig. 89.1). Nas hastes dos ossos longos, predomina o componente cortical que cria um tubo oco, enquanto, nas áreas mais próximas às articulações, o córtex se torna mais fino e o interior é formado por um extenso entrelaçado de osso trabecular. Ossos como os das vértebras, pelve, esterno e escápulas possuem uma camada externa fina de córtex e uma distribuição relativamente uniforme de osso trabecular no interior. A estrutura interna tridimensional do osso trabecular se organiza ao longo das linhas de força a que um determinado osso é sujeito, o que fornece, portanto, força estrutural máxima com o mínimo de material.

As proporções de mineral e matriz de cálcio e de fósforo são essencialmente idênticas no osso cortical e no trabecular. A questão é, às vezes, controversa na literatura pela dificuldade

Tabela 89.1 Fatores humorais que agem nas células ósseas

Osteoblastos	Osteoclastos
Hormônio paratireóideo	Calcitonina
1,25(OH)$_2$ vitamina D	Bisfosfonatos (medicamentos)
Glicocorticoides	Interleucina-1
Fatores de crescimento semelhante à insulina (IGF)	Fator estimulante de colônia-1 (CSF-1)
Fator de crescimento transformador-β (TGF-β)	Fator de crescimento transformador-α (TGF-α)
Interleucina-6	Fator de crescimento transformador-β (TGF-β) RANK ligante (ou ligante de RANK)
Peptídeo relacionado ao hormônio paratireóideo (PTHrP)	Nitrato de gálio
Osteoprotegerina	
Proteína morfogenética óssea (BMP)	
Esclerostina	

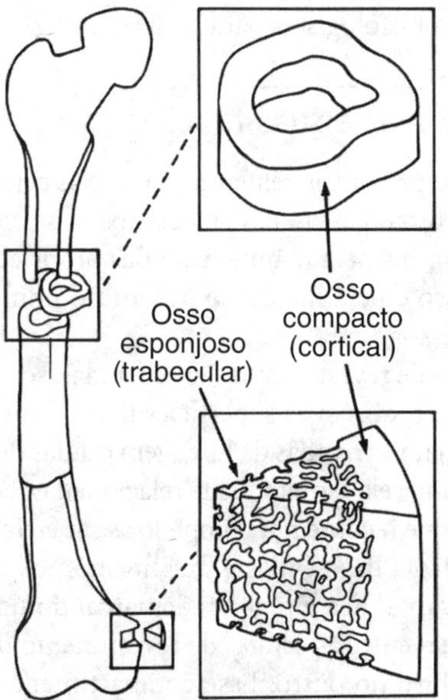

Figura 89.1 Macro e microarquitetura de um osso longo típico (Direitos autorais Robert P. Heaney, 1996).

de remover elementos mieloides aderentes das amostras de osso trabecular antes da análise química. No entanto, para todos os efeitos, osso é osso. Por outro lado, o osso trabecular se renova (remodela-se) com rapidez muito maior do que o osso cortical. Isso se deve, em parte, à maior superfície do osso trabecular. (A remodelação sempre advém de uma escavação microanatômica da superfície do osso em direção à matéria óssea. Ver seção a seguir sobre renovação de matéria óssea.) Resulta também, em parte, do maior contato do osso trabecular com a medula hematopoiética. Na verdade, é provável que a diferenciação entre osso com e sem medula vermelha seja mais importante do que a diferenciação entre osso trabecular e cortical.

Os segmentos terminais dos ossos são chamados epífises (ver Fig. 89.2). As hastes dos ossos longos são chamadas de diáfises, e a região mais larga da haste que se une à placa de crescimento é denominada metáfise. As células de revestimento no exterior do osso formam uma membrana ou folha resistente chamada periósteo, enquanto as células das superfícies internas, tanto do osso trabecular como do cortical, são chamadas de endósteo.

Os espaços entre as placas e as espículas trabeculares são preenchidos por medula óssea. No início da vida, grande parte dessa medula é hematopoiética, mas, com o passar do tempo, a medula produtora de sangue se limita aos ossos do tronco e os espaços mieloides dos ossos periféricos passam a ser, em grande parte, preenchidos por gordura.

No osso cortical denso, ao longo dos anos, a remodelação produz uma série de estruturas internas chamadas osteons ou sistemas Haversianos, nos quais camadas cilíndricas concêntricas de osso são depositadas ao longo do curso de um capilar. Esses sistemas são produzidos pelo processo normal de remodelação (ver adiante, na seção sobre renovação da matéria óssea). Inicialmente, cria-se uma cavidade tubular no osso por meio de reabsorção osteoclástica; depois, esta é preenchida por ondas sucessivas de osteoblastos que se movimentam de fora para dentro.

Em suas terminações, onde os ossos se encontram em uma articulação, a superfície óssea é coberta com uma camada de cartilagem, em vez de periósteo. Em indivíduos saudáveis, essa cartilagem é bastante hidratada e lubrificada pelo líquido sinovial, ali mantido por um saco de tecido conjuntivo resistente, a chamada cápsula articular. Esse tipo de arranjo garante que os ossos se movam uns sobre os outros com suavidade.

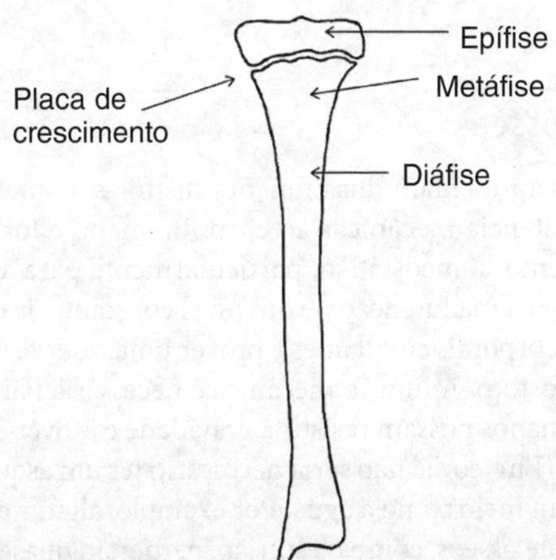

Figura 89.2 Principais regiões de um osso longo em crescimento (Direitos autorais Robert P. Heaney, 1996).

Desenvolvimento ósseo

Na vida intrauterina, a maioria dos ossos se forma, a princípio, como modelos cartilaginosos que são substituídos por tecido ósseo de maneira gradual. Durante esse processo, os vasos sanguíneos invadem a cartilagem e geram a calcificação, e a cartilagem calcificada é, então, removida pelos osteoclastos e substituída por tecido ósseo produzido pelos osteoblastos. Na infância, o crescimento e o desenvolvimento ósseo seguem um padrão similar. No entanto, para permitir o crescimento, a maior parte dos ossos apresenta uma ou mais placas de cartilagem perpendiculares ao eixo principal de crescimento que separam, por exemplo, o tecido ósseo localizado nas pontas de um osso longo do osso da diáfise. Essa estrutura, chamada placa de crescimento (ver Fig. 89.2), consiste em células cartilaginosas de proliferação rápida que, à medida que se multiplicam, fazem com que as pontas dos ossos se distanciem das diáfises ósseas. Os vasos sanguíneos invadem essas colunas de células cartilaginosas em proliferação a partir da porção lateral da diáfise e iniciam a calcificação da cartilagem e a substituição óssea, em um processo similar ao que ocorre no útero. Enquanto isso, as terminações dos ossos se distanciam cada vez mais, e continua a ocorrer uma sequência anatômica e temporal, que consiste em placa de crescimento, proliferação de cartilagem, calcificação de cartilagem e substituição óssea, que se dá ao longo da metáfise, a partir da epífise, em direção à diáfise.

O crescimento é interrompido quando o processo de ossificação se equipara à formação de cartilagem nova na placa de crescimento e pontes ósseas se desenvolvem por meio da placa de crescimento, desse modo, ancorando firmemente as terminações à diáfise óssea. Esse processo de fechamento se inicia em consequência dos altos níveis de estrogênio produzidos na puberdade, de meninos e meninas. Durante o período em que ocorre o crescimento longitudinal, o processo de modelação (ver adiante) forma o exterior dos ossos para que apresentem uma proporção adequada ao crescimento longitudinal. Na porção intermediária do osso, isso envolve, via de regra, a formação periosteal de osso novo e a reabsorção endosteal, enquanto na metáfise ocorrem reabsorção periosteal e formação endosteal.

Renovação do material ósseo

Embora o material ósseo intercelular, que corresponde a índices que variam de 95 a 98% do volume ósseo, seja inorgânico, ele é passível de renovação e substituição, assim como os tecidos conjuntivos, cujos constituintes celulares se renovam de maneira constante e invisível. Nos ossos, o processo de renovação ocorre em locais distintos e de fácil visualização no microscópio. Normalmente, o processo realiza primeiramente uma sequência estereotipada de ativação, depois reabsorção, reversão e, por fim, formação. Essa sequência está representada no diagrama da Figura 89.3.

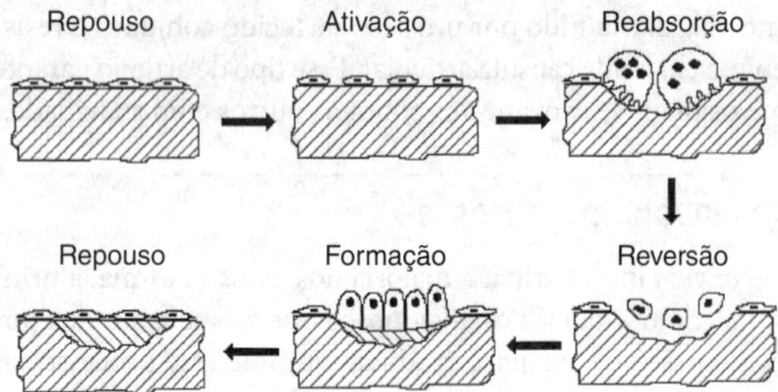

Figura 89.3 Diagrama esquemático de algumas das principais células ósseas, indicando seus papéis na sequência de remodelação óssea. No estado de repouso, a superfície do osso está coberta por células de revestimento, que se retraem em locais ativados. Os osteoclastos multinucleados entram em cena e escavam a cavidade. Então, após a reversão, os osteoblastos colunares depositam nova matriz óssea. Por fim, o estado de repouso se restabelece. (Direitos autorais Robert P. Heaney, 1996).

Durante o passo de ativação, as células de revestimento da superfície do osso se retraem, expondo a substância do osso diretamente ao sangue circulante. O osso mineralizado serve de atrativo químico para os precursores dos osteoclastos que migram para a região exposta, unem-se, ligam-se ao osso como osteoclastos e começam a erodir. Após a remoção de uma determinada porção do osso, os osteoclastos sofrem apoptose e desaparecem. (Porém, como vimos anteriormente, o processo se desenvolve ao longo de uma superfície óssea, e novos osteoclastos são recrutados para dar continuidade ao processo.) Segue-se uma fase reversa. Os osteoblastos entram em ação e começam a repor o osso removido da cavidade. Orientam as fibras de colágeno em arranjos paralelos, camada por camada, não raro alternando a direção das fibras a cada poucos micrômetros. Dessa forma, constroem o que se chama de *osso lamelar*, similar a um compensado (no qual as fibras da madeira seguem em direções variadas nas diferentes camadas). No adulto, os osteoblastos avançam em uma taxa de quase 0,5 μm/dia e a mineralização ocorre aproximadamente 10 dias após a deposição da matriz avançada. Alguns dos osteoblastos, conforme comentado, permanecem atrás nas cavidades do osso e se transformam em osteócitos.

Quando se encerra esse processo de renovação em determinado local, os osteoblastos de superfície remanescentes tornam-se inativos, mais achatados, transformando-se em células de revestimento que selam de forma eficaz a nova superfície do osso até que, mais tarde, um novo projeto de remodelação se inicie no local. Nos adultos saudáveis, essa sequência, do começo ao fim, dura aproximadamente 3 meses em qualquer local dado. A fase de reabsorção dura de 2 a 3 semanas aproximadamente, e a de formação de 2 a 3 meses. O processo é mais rápido nos neonatos e nas crianças pequenas, e mais lento nos idosos.

A coordenação dessa atividade de remodelação é mediada por uma crescente lista de sinais intercelulares e interações que tanto estimulam como inibem os processos de formação e reabsorção. Resumindo, as células da linhagem de osteoblastos secretam duas substâncias: o RANKL e a osteoprotegerina. O primeiro inicia a formação e diferenciação das células osteoclásticas e é necessário para promover a continuidade da função de reabsorção osteoclástica. A osteoprotegerina forma um complexo com o RANKL e impede sua ligação com RANK na superfície dos osteoclastos. Desse modo, os osteoblastos e as estreitas células estromais orquestram a reabsorção óssea. Ao mesmo tempo, os próprios osteoclastos secretam um fator ainda não identificado que estimula a formação óssea osteoblástica. Por fim, os osteócitos também entram nessa matriz de controle secretando esclerostina, uma glicoproteína que bloqueia a estimulação da formação de novos ossos pelos osteoblastos. A funcionalidade dessa última interação talvez seja mais fácil de entender: os osteócitos não podem funcionar se estiverem encravados nos ossos recém-formados a ponto de não terem acesso a uma fonte de fornecimento de sangue. Daí a esclerostina ser, em teoria, secretada pelos osteócitos no limite da cadeia de abastecimento, detendo efetivamente a formação de novos ossos em qualquer lugar específico.

O processo agora descrito é tecnicamente chamado de *remodelação*. Um dos seus principais objetivos é substituir porções danificadas do osso por tecido novo. Durante o crescimento, entretanto, e, na verdade, em qualquer momento em que o formato do osso se renova, os processos de reabsorção e de formação ocorrem, não no mesmo local, mas em diferentes partes do osso. As pequenas diáfises dos ossos longos de uma criança, por exemplo, alcançam o tamanho adulto por meio da formação de osteoblastos na superfície do periósteo e pela reabsorção correspondente de osteoclastos na superfície endosteal. Esse processo é tecnicamente chamado de *modelação* e é muito similar à remodelação em muitos aspectos, exceto pelo fato de que o osso novo é depositado em local diferente da região onde ocorreu a reabsorção.

Uma das formas de visualizar prontamente esse processo é a administração cuidadosa de doses de um composto fluorescente, como um dos antibióticos da tetraciclina. As moléculas desses marcadores se ligam aos locais onde há osso em mineralização e permanecem presas, por causa do depósito de novas camadas de tecido ósseo. Os marcadores tornam-se visíveis prontamente, parecendo anéis de crescimento arbóreo, quando os espécimes de biópsia de osso não descalcificado são analisados ao microscópio sob luz ultravioleta (ver Fig. 89.4).

Funções ósseas

Os ossos apresentam duas funções distintas: conferir rigidez e resistência mecânicas ao corpo humano e fornecer tamponamento homeostático, particularmente para ajudar o organismo na manutenção de um nível constante de cálcio nos fluidos corporais circulantes e prover uma reserva suplementar de fósforo. A função mecânica é necessária para que os seres humanos possam resistir à gravidade e mover-se em terra firme. (Em teoria, não seria necessário ter um esqueleto rígido em um meio como a água. Por exemplo, alguns peixes originalmente ósseos, como o esturjão, perderam quase todo o esqueleto ao longo dos milênios de evolução. No entanto, suas funções mecânicas são mantidas.) A função homeostá-

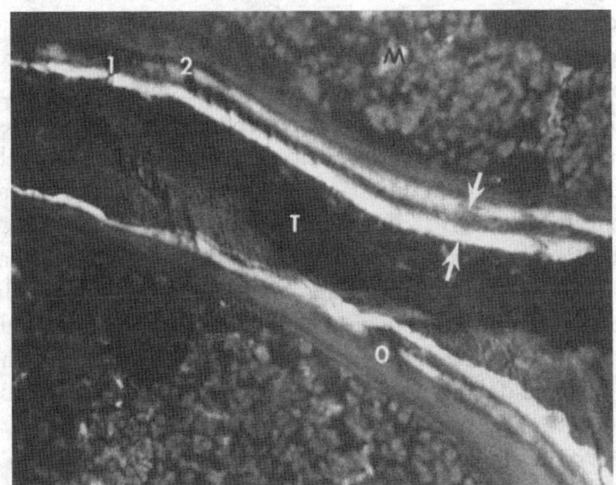

Figura 89.4 Secção de osso trabecular obtida da crista ilíaca. M, medula; T, osso trabecular; 1 e 2, primeiro e segundo marcadores de tetraciclina. A distância entre as setas representa a quantidade de osso depositada durante o período entre a administração dos dois marcadores de tetraciclina.

tica é a mais antiga das duas, do ponto de vista evolutivo, e, de certa forma, a mais fundamental, já que o corpo sacrifica a função estrutural antes de se arriscar a perder a homeostática. Em outras palavras, o corpo enfraquece a estrutura óssea para manter os níveis de cálcio no sangue e no FEC.

Funções mecânicas

Na função mecânica dos ossos, a natureza encontra um equilíbrio entre um esqueleto tão denso que seria capaz de resistir a quase qualquer força, mas que seria muito pesado para carregar, e um tão frágil que, apesar de suprir a demanda homeostática de cálcio, seria muito frágil para sustentar as forças mecânicas de esforços ou pequenas lesões. Os ossos encontram o meio-termo ao ajustar sua massa por meio clássico de *feedback* negativo, de forma a se curvarem, em suas rotinas, em índices que variam de 0,05 a 0,10% sob compressão ou tensão, e de 0,1 a 0,2% sob cisalhamento (ver Fig. 89.5). Esse ponto de início da flexão é um determinante importante do tamanho do osso durante o crescimento, e da densidade óssea durante a remodelação adulta.

Na operação desse ponto de controle, os osteócitos detectam a quantidade de flexão (ou tensão) em uma região do osso e enviam sinais para as células do sistema de remodelação adjacentes, que intermedeia o equilíbrio entre reabsorção e formação. O resultado é que, quando se submete o osso a uma carga tão grande a ponto de sua tensão ser maior do que o valor de referência (como quando há aumento da atividade física extenuante), os processos de modelação e remodelação entram em ação para aumentar a densidade local do osso. Quando o osso recebe carga menor e suas tensões são menores do que o valor de referência, a remodelação remove mais osso do que repõe, aliviando a estrutura e tornando-a menos rígida. Por exemplo, os ossos do braço dominante tendem a ser mais densos do que os do lado não dominante, e os ossos dos atletas mais densos do que os dos não atletas.[2] Esse efeito sobre a massa óssea está ilustrado na Figura 89.6, que mostra como essa diferença na massa óssea entre os braços dominante e não dominante é exagerada em tenistas profissionais, em relação aos não atletas.

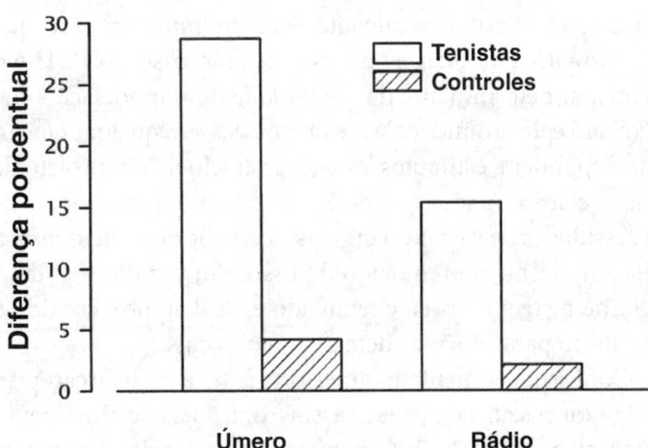

Figura 89.6 Diferença entre a massa óssea do úmero e do rádio nos braços dominante e não dominante de tenistas profissionais e controles não atletas. Mesmo nos controles, o maior uso do braço dominante resulta em mais osso nesse lado. Essa diferença é extremamente amplificada nos tenistas. (Fonte: Kannus P, Haapasalo H, Sievanen H et al. *The site-specific effects of long-term unilateral activity on bone mineral density and content. Bone* 1994;15:279-84; Direitos autorais Robert P. Heaney, 1996).

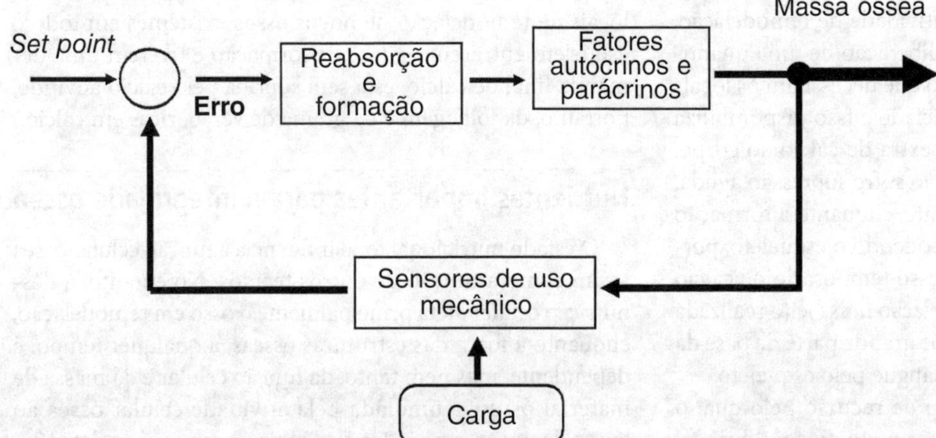

Figura 89.5 *Loop de feedback* que regula a massa óssea. Sensores mecânicos detectam a quantidade de flexão que ocorre com a carga, comparam essa quantidade com o valor de referência, ou *set point*, e, se os dois diferem, enviam sinais ao sistema de remodelação para que inicie a remodelação ou ajuste o equilíbrio entre reabsorção e formação (Direitos autorais Robert P. Heaney, 1990).

A força da estrutura óssea é aproximadamente proporcional ao quadrado da densidade óssea. Essa relação faz com que a força óssea seja sensível a alterações relativamente pequenas na densidade e ajuda a explicar a razão pela qual o risco de fraturas duplica para valores de densidade óssea apenas 10 a 15% inferiores aos normais.

É importante entender esse risco duplicado de fratura. Se o risco de fratura de uma pessoa é, por exemplo, em média, de 1 em 100, em qualquer idade, a duplicação do risco implica simplesmente no aumento para 2 em 100. O indivíduo comum não perceberá nenhuma diferença, já que a maioria não sofre fraturas (i. e., 98 de 100 não sofrerão fratura). No entanto, no âmbito populacional, o grupo composto por todos os indivíduos que apresentam esse declínio de massa óssea terá duas vezes mais fraturas no total, e os custos do atendimento médico ou demandas sobre o sistema de saúde aumentarão proporcionalmente.

Funções homeostáticas

O processo de remodelação óssea também intermedeia a função homeostática do osso. Enquanto o padrão de tensão sob carga é o fator determinante de maior importância no que diz respeito à *localização* da remodelação óssea, o PTH é o principal determinante da *quantidade* de remodelação que ocorrerá e da prontidão das células ósseas, em qualquer *locus*, em responder a estímulos locais para início de um projeto de remodelação. A secreção de PTH responde diretamente às necessidades de cálcio do organismo, embora o cálcio nunca seja simplesmente removido do osso. Em vez disso, todo o volume de tecido ósseo é removido e o cálcio nele contido é recolhido para suprir as demandas corporais.

Conforme comentado anteriormente, a reabsorção precede a formação. Isso produz assincronia local de movimento mineral: a remodelação, em qualquer local, primeiro disponibiliza cálcio e fósforo para o organismo (à medida que o mineral é removido durante a reabsorção). O mesmo local, mais tarde, cria demanda de cálcio e de fósforo à medida que o local em processo de mineralização extrai minerais do sangue circulante. Em toda a estrutura óssea, esses processos são, em média, equivalentes em qualquer período: novos locais de remodelação liberam tanto cálcio como os antigos depositam. No entanto, essa assincronia local também significa que, quando há aumento da atividade de remodelação, a reabsorção muda primeiro e há liberação de uma quantidade maior de cálcio pelos ossos do que necessitam os locais de remodelação anteriormente iniciados. Isso disponibiliza temporariamente um suprimento extra de cálcio ao corpo. Ao contrário, quando a remodelação sofre supressão aguda, a reabsorção decresce imediatamente, enquanto a formação iniciada anteriormente continua, podendo o esqueleto, portanto, ser capaz de absorver o excesso temporário de cálcio do sangue. A modulação da remodelação nesse jeito realizada pelos hormônios PTH e CT compõe grande parte da base da regulação dos níveis de cálcio no sangue pelo esqueleto.

Existe um segundo mecanismo de recurso pelo qual o osso sustenta o FEC [Ca^{++}], i. e., por meio do equilíbrio físico-químico entre os cristais de cálcio nas superfícies ósseas e os íons de cálcio nos fluidos corporais. Em razão da baixa solubilidade da hidroxiapatita, esse mecanismo mantém uma concentração com o FEC de apenas 50-60% do normal (i. e., concentrações séricas de cálcio de 5-6 mg/dL), razão pela qual pacientes com hipoparatireoidismo apresentam baixas concentrações séricas de cálcio. Entretanto, se o pH no espaço subjacente às células de revestimento das superfícies ósseas (ou nos espaços em torno dos osteócitos) cai, ainda que ligeiramente, a solubilidade dos minerais ósseos aumenta de forma substancial. A importância do segundo mecanismo na saúde e na doença ainda não está esclarecida e necessita de mais estudos e aprofundamento.

Dois exemplos de relevância nutricional ilustram como o sistema celular mais conhecido opera. Durante a absorção de grandes quantidades de cálcio a partir do leite ingerido pelo neonato, há secreção de CT para suprimir a atividade de reabsorção dos osteoclastos, o que reduz a liberação de cálcio dos ossos. Isso permite que o cálcio absorvido do leite supra as demandas do osso em rápido processo de mineralização e, ao mesmo tempo, impede que o cálcio absorvido cause um aumento perigoso da concentração de íons de cálcio ([Ca^{2+}]) no sangue. Depois, durante a fase pós-absortiva, os níveis de CT caem e os de PTH sobem para estimular de novo a reabsorção. Essa ação mantém os níveis sanguíneos normais de cálcio ([Ca^{2+}]) na presença de demandas minerais constantes de formação óssea e amplas variações de demanda de cálcio do intestino.

Outro exemplo é encontrado na formação dos chifres do veado. Como o ciclo de remodelação esquelética dura várias semanas em qualquer parte do corpo, a assincronia entre a disponibilização de cálcio na reabsorção e a demanda de cálcio na formação é capaz de fornecer um suporte prolongado das necessidades desequilibradas de cálcio. A cada primavera, as demandas do chifre em crescimento excedem a quantidade de cálcio disponibilizada pela folhagem do fim do inverno, que compõe a dieta do veado. Então, ocorre uma explosão de remodelação mediada por PTH em todo o esqueleto no momento em que começa a mineralização do chifre. Esse processo cria um aumento temporário da disponibilidade de cálcio decorrente da fase de reabsorção da remodelação esquelética, que é utilizada para mineralizar o osso do chifre rapidamente formado. Em um segundo momento, quando os locais de remodelação de novos ossos existentes em todo o esqueleto entrarem na fase de formação e tiverem uma demanda final de cálcio, esta será suprida pelo cálcio advindo, portanto, da folhagem e da grama de verão, ricas em cálcio.

Nutrientes importantes para a integridade óssea

O estado nutricional total influencia a função celular óssea assim como a função de outros tecidos. No entanto, a desnutrição celular afeta principalmente o osso em remodelação, enquanto a força das estruturas ósseas, a qualquer tempo, é dependente, mas nem tanto, da função celular e da massa de material ósseo acumulada pela atividade celular óssea ao longo de muitos anos. Por essa razão, é raro que as deficiências ou o estresse nutricional agudo produzam sintomas esqueléticos claros em adultos, mesmo quando há comprometimento grave da função celular óssea. As crianças e os animais em crescimento apresentam sinais com maior rapidez, pois apresentam menos capital ósseo armazenado em seus bancos de ossos, e a renovação ocorre em uma velocidade muito maior. Apesar disso, alguns nutrientes, quando deficientes, apresentam maior probabilidade de produzir manifestações esqueléticas do que outros. Entre eles, há o cálcio, o fósforo, a vitamina D e determinados minerais-traço.

Cálcio e fósforo

Além de tamponar as oscilações de absorção nos níveis de cálcio do sangue, os ossos servem de reserva nutricional de cálcio e fósforo. Essa reserva está para as funções corporais dependentes do cálcio (e do fósforo) assim como as reservas de gordura do corpo estão para o metabolismo energético. Ao contrário da maioria das reservas nutricionais, entretanto, essa reserva (óssea) adquiriu uma função distinta por si mesma, isto é, o suporte mecânico e estrutural. Em outras palavras, o homem anda sobre as suas reservas de cálcio. Logo, qualquer influência, nutricional ou não, que altere o tamanho das reservas de cálcio, alterará a resistência óssea.

Os ossos são uma fonte muito rica em cálcio: o cálcio total do esqueleto gira em torno de 1.100 a 1.500 g, e cada centímetro cúbico de osso contém mais cálcio do que o volume total de sangue circulante de um adulto. Logo, se comparada a outros nutrientes, a reserva de cálcio é enorme. Embora as dietas com baixo teor de cálcio geralmente levem à depleção das reservas ósseas, o processo é muito lento. Dessa forma, enquanto o risco de fratura no *âmbito populacional* aumenta de imediato, levará muitos anos até que a resistência óssea seja tão suficientemente reduzida para levar a um aumento perceptível do risco *individual* de fratura (ver seção anterior). A expressão lenta dos efeitos da deficiência de cálcio fez com que, no passado, vários cientistas de nutrição chegassem à conclusão errônea (e aparentemente sem sentido) de que o cálcio não era importante para a resistência óssea em adultos. No entanto, a deficiência nutricional que se desenvolve ao longo de trinta anos é tão verdadeira quanto a que se desenvolve ao longo de trinta dias.

A baixa ingestão de cálcio e fósforo pode limitar a aquisição óssea durante o crescimento e causar perda óssea após a maturidade. A ingestão de cálcio age de maneira mais direta na modulação da remodelação, conforme descrito anteriormente. No exemplo já citado do chifre do veado, se a folhagem de verão não fosse rica em cálcio, cada ciclo de formação do chifre geraria depleção do esqueleto, a reposição óssea deixaria de acontecer e a massa óssea decresceria, de maneira progressiva, ao longo da vida adulta do animal. Como as necessidades humanas de cálcio aumentam com a idade[3] e a ingestão de cálcio tende a decrescer nos idosos, precisamente, a depleção ocorre na maioria das populações humanas, conforme envelhecem.

A disponibilidade inadequada de fósforo também afeta os ossos, mas de forma diferente. O ambiente dos osteoblastos está em constante mineralização, com a matriz extraindo fosfato (além do cálcio) do fluido que banha as células formadoras de tecido ósseo. Embora o cálcio represente cerca de 40% do mineral ósseo, o fosfato (PO_4^{3-}) representa quase 60%. Dessa forma, o fósforo é tão importante para a formação óssea quanto o cálcio. O crescimento rápido não é possível sem altos níveis de fosfato no sangue, fato que explica os valores significativamente mais altos de fosfato em crianças. Quando os níveis de fosfato no sangue que entra nos ossos são baixos, a mineralização extrai a maior quantidade possível de fosfato do sangue e, ao fazer isso, cria um ambiente com grave depleção de fosfato. No entanto, os osteoblastos, como todas as células, necessitam de fosfato para seus próprios metabolismos. O resultado é uma séria interferência na função do osteoblasto: a deposição de matriz torna-se mais lenta e a iniciação da mineralização pelo osteoblasto é ainda mais reduzida. Essas anormalidades produzem o padrão histológico ósseo típico do raquitismo e da osteomalacia nos ossos (ver adiante).

Vitamina D

A vitamina D tem vários efeitos sobre os ossos, como a facilitação do desenvolvimento dos precursores dos osteoclastos em um *locus* de remodelação ativado e o aumento da resposta dos osteoclastos aos estímulos de reabsorção. Essa vitamina estimula também a síntese e a liberação de osteocalcina pelos osteoblastos (ver seção anterior). No entanto, seu principal efeito sobre os ossos é facilitar a absorção de cálcio (e até certo ponto do fósforo) da dieta. A deficiência grave de vitamina D causa raquitismo e osteomalacia (ver adiante). Deficiências mais leves da vitamina reduzem a disponibilidade de cálcio no organismo e levam à deficiência de cálcio, o que resulta na osteoporose. Em razão da tradicional (para não dizer simplista) identificação da deficiência de vitamina D com o raquitismo e a osteomalacia, é costume se referir a graus menos extremos de falta de vitamina D como *insuficiência*. Essa distinção deixou de ser útil. Todos os graus de inadequação de vitamina D que produzem doença devem ser chamados de *deficiência*.

Vitamina K

A vitamina K age na γ-carboxilação dos resíduos de ácido glutâmico de várias Gla-proteínas ósseas, das quais a mais estudada é a osteocalcina. A deficiência de vitamina K resulta na hipocarboxilação da osteocalcina e na redução da síntese dessa proteína. Não se sabe ao certo qual é o efeito intrínseco dessas alterações sobre a resistência ou a integridade óssea. No entanto, níveis baixos de vitamina K foram associados, em estudos epidemiológicos, a valores baixos de massa óssea, risco aumentado de fratura do quadril e de mortalidade cardiovascular.[4]

Micronutrientes

A vitamina C e determinados minerais-traços (principalmente cobre, zinco e manganês) são cofatores importantes para a síntese ou ligação cruzada da matriz proteica. O cobre e a vitamina C talvez sejam os mais estudados sob esse aspecto. O cobre é o cofator para a lisil-oxidase, enzima responsável pela ligação cruzada das fibrilas de colágeno. A interferência sobre a ligação cruzada leva ao enfraquecimento estrutural do osso. O ácido ascórbico também é um cofator necessário à ligação cruzada das fibrilas de colágeno, e, na ausência deste, a resistência óssea fica prejudicada. Graves anormalidades ósseas podem resultar da deficiência desses micronutrientes durante o crescimento. Tais anormalidades incluem o retardamento do crescimento, a deformidade óssea e a displasia epifisária. Não se sabe se os adultos podem desenvolver deficiências suficientes desses nutrientes a ponto de interferir de forma significativa na integridade óssea.

Distúrbios ósseos e suas relações nutricionais

Osteoporose

A osteoporose é uma condição multifatorial do esqueleto na qual a resistência óssea está reduzida o suficiente para que ocorra fratura mesmo nos traumas menores. Em geral, a osteoporose apresenta redução da massa óssea (i. e., matriz e mineral) e vários distúrbios microestruturais da estrutura óssea.[5] Um simples decréscimo na quantidade de tecido ósseo é, por vezes, chamado de osteopenia (literalmente "falta de osso"). De acordo com os padrões vigentes da Organização Mundial de Saúde, a massa óssea é medida pela absortometria por emissão de raio X como densidade areal, chamada densidade mineral óssea (DMO). A osteopenia caracteriza-se por um valor de DMO no quadril ou na coluna entre 1 e 2,5 desvios-padrão abaixo da média normal para adultos jovens. A DMO, com valores maiores de 2,5 desvios-padrão abaixo do adulto jovem normal, é atualmente chamada de osteoporose, com ou sem presença de fratura. Infelizmente, a DMO é uma forma ruim de representação da resistência estrutural óssea, pois elimina claramente a importante influência do tamanho do osso. Um osso maior com densidade mais baixa é, via de regra, mais resistente – menos provável de fraturar – do que um osso menor e mais denso.

Uma característica comum em muitos dos casos de osteoporose é a remodelação óssea elevada, em especial em mulheres na pós-menopausa.[6] A atividade de remodelação, embora projetada para consertar o osso enfraquecido, na verdade o torna temporariamente mais fraco durante o processo de remodelação e, quando essa atividade excede a necessidade mecânica, gera somente o enfraquecimento. A deficiência de estrogênio, a baixa ingestão de cálcio e a deficiência de vitamina D contribuem para o aumento nocivo pós-menopausa da remodelação óssea.

A falta de exercício e o abuso do álcool também contribuem para o desenvolvimento desse distúrbio. Dadas as dietas típicas dos idosos na Europa e na América do Norte, pode-se estimar que a ingestão inadequada de cálcio e a baixa de vitamina D sejam responsáveis por 1/3 a 2/3 das fraturas osteoporóticas. (Por essa razão, a Food and Drug Administration dos Estados Unidos permite a veiculação de um aviso de saúde sobre a osteoporose nos rótulos de determinados alimentos ricos em cálcio.)

Raquitismo e osteomalacia

O raquitismo é um distúrbio de crescimento ósseo (ver seção anterior) no qual a cartilagem de crescimento falha ao se mineralizar ou alcançar a maturidade de forma normal.[7] O crescimento é interrompido e ocorrem várias deformidades nas placas de crescimento. A osteomalacia é o distúrbio correspondente em adultos nos quais a matriz óssea de deposição recente falha ao se mineralizar de maneira adequada. A formação de matriz nova é mais lenta em ambas as condições, mas a mineralização é ainda mais retardada; portanto, a matriz não mineralizada se acumula nas superfícies ósseas microscópicas. Por essa razão, cai a proporção de mineral para matriz. Nos casos graves, o osso não mineralizado pode constituir uma porção tão extensa do esqueleto que os ossos individuais perdem sua rigidez e ficam gravemente deformados (pernas encurvadas e má-formação de pelve).

As formas estereotípicas de raquitismo e osteomalacia são aquelas associadas à deficiência de vitamina D. A principal patogênese dessas formas comuns decorre da absorção intestinal insuficiente principalmente do cálcio (e, em alguns casos do fósforo) na dieta. Na tentativa de manter os níveis sanguíneos de cálcio próximos do normal, o corpo aumenta a secreção de PTH. Um dos efeitos do PTH é o aumento da depuração renal de fosfato, logo essa resposta adaptativa faz com que as concentrações de fosfato no sangue, já diminuídas, cheguem a níveis tão baixos que levem à deficiência grave de fosfato, primeiramente circunscrita às proximidades dos osteoblastos e condrócitos, e depois em outros tecidos (produzindo, p. ex., fraqueza muscular, fragilidade e dor).

O raquitismo e a osteomalacia também se desenvolvem por razões alheias a deficiência de vitamina D, inclusive pela deficiência extrema de cálcio, toxicidade do flúor e pelo envenenamento por cádmio, assim como da associação a algumas raras doenças vasculares malignas. As toxinas ou alguns produtos do metabolismo dos tumores, como o fator de crescimento de fibroblastos 23 (FGF-23), interferem na função normal dos osteoblastos ou, alternativamente, diminuem o limiar renal de fósforo. É típico do último mecanismo um conjunto de anormalidades hereditárias de transporte renal de fosfato, sendo o mais comum a hipofosfatemia ligada ao cromossomo X.[8] Essas condições têm em comum a incapacidade de manter os níveis sanguíneos de fosfato necessários ao crescimento. Tais formas de raquitismos, assim como a deficiência de vitamina D, produzem seus efeitos ósseos somente por causa de hipofosfatemia grave. Esse grupo de distúrbios era chamado anteriormente de raquitismo resistente à vitamina D. Esses distúrbios não respondem às doses usuais de vitamina D (por isso o nome). O tratamento é direcionado para aumentar os níveis séricos de fosfato.

Doença óssea de Paget

A doença de Paget é um distúrbio local, mas geralmente, multifocal, do processo de remodelação óssea, e sua etiologia é incerta. A reabsorção se dá de maneira errática, e a formação preenche com osso novo logo em seguida. Há distúrbios da estrutura óssea e, até mesmo, da forma externa dos ossos. Durante o início da fase de reabsorção, o osso encontra-se excessivamente frágil e pode ser fraturado com facilidade. O alto nível de remodelação óssea é, muitas vezes, acompanhado por níveis altos de marcadores de remodelação (ver adiante), em particular, a fosfatase alcalina sérica. Quando o processo envolve o crânio, os crescimentos ósseos podem gerar constrição das passagens dos nervos craniais e levar, por exemplo, à surdez. Não há correlação nutricional conhecida nesse distúrbio.

Disfunção paratireoideana

O PTH é o principal fator determinante da quantidade de atividade de remodelação no esqueleto, logo, pode-se esperar manifestações esqueléticas significativas nos distúrbios da função paratireoideana. A realidade, entretanto, é complicada. Pacientes com hipoparatireoidismo apresentam diminuição da remodelação, um pouco maior que a massa óssea média, e, provavelmente, menos fraturas. Por sua vez, pacientes com hiperparatireoidismo grave e crônico podem apresentar diminuição da massa óssea, perda óssea subperiosteal, remodelação óssea disseminada e bastante ativa e mesmo cistos ósseos repletos de células parecidas com os osteoclastos. Casos como esses são muito raros hoje, e, em geral, os pacientes com hiperparatireoidismo primário não apresentam anormalidades esqueléticas detectáveis por meio de estudos ordinários com raios X. Sabe-se, entretanto, que o hiperparatireoidismo primário, leve e não tratado, resulta em aumento do risco de fraturas, que não decorre da diminuição da massa óssea, mas sim do aumento da remodelação óssea mediada pelo PTH. Quando a hipersecreção de PTH é pulsátil e os picos são de curta duração, o PTH é, na verdade, trófico para o osso e pode gerar aumentos bem grandes na densidade óssea da coluna. Por essa razão, o PTH 1-34 é agora um tratamento aprovado para a osteoporose.

Osteogênese imperfeita

A osteogênese imperfeita (OI) é um grupo de distúrbios hereditários no qual uma de várias mutações pode ocorrer nos genes que codificam as moléculas de colágeno que compõem a maior parte da matriz óssea.[9] Os pacientes com OI apresentam esqueletos frágeis com redução da massa óssea. Em uma das formas comuns de OI, os ossos longos apresentam diáfises estreitas assim como massa reduzida. É comum que os pacientes com OI sofram muitas fraturas ao longo da vida, o que começa geralmente durante a vida intrauterina. Quando algum outro aminoácido substitui a glicina na molécula de colágeno, a tripla hélice não se enrola de maneira adequada, a síntese de colágeno é reduzida e a matriz é anormal. A gravidade do defeito depende da posição da substituição na cadeia da molécula de colágeno. As fraturas cicatrizam normalmente. Outros tecidos conjuntivos à base de colágeno também são afetados em algumas formas da doença, inclusive a dentina, os ligamentos e tendões e a esclera. Apesar da manifestação da anormalidade da matriz óssea, não se conhece a razão da redução da massa óssea.

Manifestações ósseas de doenças dos sistemas não ósseos

É comum que os pacientes com doença hepática crônica, mas especialmente com cirrose biliar, apresentem uma doença óssea, basicamente a osteoporose.[10] Pacientes que serão submetidos a transplante de fígado frequentemente apresentam osteoporose grave, que pode ser atribuída à combinação entre a doença subjacente, a inevitável imobilização que acompanha a incapacidade grave desses pacientes muito doentes, e os tratamentos recebidos.

Muitas vezes, os pacientes em estágio terminal de doença renal apresentam uma doença óssea complexa que consiste em uma combinação variável de osteoescleroses, osteomalacia e doença óssea hiperparatireoideana.[11] A expressão exata dessas anormalidades variadas depende do regime médico ao qual o paciente é submetido, especificamente a forma como se maneja o metabolismo do cálcio, do fósforo e da vitamina D no paciente.

Os pacientes com uma gama de distúrbios do intestino delgado, mas especificamente aqueles com enteropatia sensível ao glúten, absorvem mal as vitaminas lipossolúveis e secretam cálcio e magnésio em excesso nos sucos digestivos. Como resultado, é comum a esses pacientes a deficiência de vitamina D, cálcio e magnésio. Com frequência, apresentam osteoporose grave e também podem ter osteomalacia.

É comum que os pacientes submetidos a transplante tenham osteoporose,[12] em parte porque já apresentavam massa óssea reduzida antes do transplante e também porque a própria terapia imunossupressiva utilizada para manter o transplante leva à perda óssea.

Alumínio e ossos

O alumínio (Al) não é exatamente um nutriente, mas é muito comum no ambiente, é importante componente dos antiácidos e é amplamente utilizado na fabricação de panelas. Somente uma pequena fração do Al ingerido é absorvida por indivíduos saudáveis, e essa quantidade é excretada, em seguida, na urina. No entanto, em pacientes com função renal gravemente comprometida, particularmente naqueles tratados com grandes doses de antiácidos que contêm Al para bloquear a absorção de fósforo, o Al se acumula nos locais de mineralização do processo de remodelação óssea. Pensava-se antes que o Al fosse responsável pelas características patológicas ósseas ímpares da doença renal terminal, mas agora é considerado apenas um fator contribuinte menor na osteopatia renal. Experimentalmente, o Al mostrou uma capacidade de aumentar a densidade dos ossos trabeculares em animais, particularmente quando combinado com o fluoreto. Ainda não se sabe o significado dessa descoberta.

Manifestações ósseas de deficiências nutricionais sistêmicas

Desnutrição proteico-calórica

Como comentado anteriormente, as células ósseas são tão dependentes da nutrição total como as demais células, e o osso sofre tanto quanto os outros tecidos na ausência de nutrientes. No entanto, a resistência óssea não é afetada de imediato na desnutrição aguda, especialmente nos adultos. Os efeitos ósseos da desnutrição proteico-calórica são mais óbvios em duas situações: durante o crescimento, quando a desnutrição retarda as taxas de crescimento e o acúmulo de massa óssea; e na cicatrização de fraturas, especialmente em idosos. A desnutrição proteico-calórica é comum entre os idosos, e a fratura de um osso, como o do quadril, pode provocar complicações sérias e até óbito. A suplementação proteica mostrou substancial redução dessas complicações e é um componente importante e necessário para o tratamento da maioria dos pacientes com fraturas de quadril.[13] A razão para o efeito trófico da proteína sobre o osso se deve, em parte, ao fato de que a proteína da dieta ajudar a manter as concentrações normais do fator-I de crescimento semelhante à insulina (IGF-1), necessárias ao crescimento e à cicatrização dos ossos,[14] e, em parte, ao fato de que a formação óssea necessita de proteína fresca na dieta, como discutido anteriormente.

Deficiência de magnésio

A deficiência de magnésio ocorre na má-absorção intestinal grave (p. ex., enteropatia sensível ao glúten, fístulas ou ressecção ileal, especialmente com dietas ricas em gordura) ou com perdas urinárias decorrentes de defeitos renais tubulares. Inicialmente, a deficiência de magnésio prejudica a rápida resposta óssea ao PTH, e, por isso, leva à hipocalcemia, apesar do aumento do nível de PTH. Com a progressão da deficiência, a resposta da paratireoide deixa de ocorrer e a secreção de PTH cai. A hipocalcemia da deficiência de magnésio é, portanto, resultado da deficiência no sistema regulatório do cálcio e não responde à suplementação de cálcio.[15] Graus menos graves de deficiência de magnésio nessas mesmas síndromes estão associados à redução da massa óssea, que também não responde à suplementação de cálcio. Além dos outros tratamentos necessários (p. ex., cálcio), a suplementação de magnésio é necessária a esses pacientes. Por fim, a silenciosa deficiência de magnésio geralmente acompanha as baixas reservas de vitamina D no organismo. O mecanismo é incerto. A deficiência se manifesta como uma incapacidade de elevar a secreção de PTH em resposta à baixa absorção de cálcio por deficiência de vitamina D.

Pesquisa dos efeitos dos nutrientes sobre o esqueleto

Como já comentado, os efeitos das deficiências nutricionais no esqueleto manifestam-se lentamente nos adultos. Por essa mesma razão, quaisquer tipos de efeitos nutricionais sobre o esqueleto são difíceis de detectar e passíveis de interpretação errônea.

Alterações da massa óssea

Como notado, o osso é composto de mineral e matriz, e a massa óssea se refere à quantidade de osso presente em todo o organismo (ou em uma região específica do corpo). Tecnicamente, alterações da massa óssea em si não podem ser medidas *in vivo*, pois não se conhece forma alguma para detectar o componente orgânico do composto. No entanto, na condição saudável e, na verdade, na maioria das doenças ósseas, a proporção de mineral e matriz é quase a mesma (50:50, por volume). Além disso, há bons métodos disponíveis para medir o mineral ósseo. O conteúdo mineral pode ser medido em todo o esqueleto ou em várias regiões de interesse pelos métodos absorciométricos com raios X (ver adiante). A *mudança* na massa óssea é medida tanto pelos clássicos métodos de equilíbrio metabólico como pela absorciometria serial.

A abordagem nutricional clássica ao estado nutricional é a medição do equilíbrio metabólico, nesse caso, equilíbrio do cálcio (ou do fósforo). Como mais de 99% do cálcio presente no organismo está no esqueleto, o equilíbrio de cálcio corporal total reflete, em grande parte, o equilíbrio ósseo. Além disso, como o cálcio nunca é removido ou adicionado ao tecido ósseo já formado (em vez disso, unidades do próprio tecido são retiradas ou adicionadas), logo o equilíbrio do cálcio corporal é uma medida direta do equilíbrio do tecido ósseo. O método do equilíbrio metabólico é, teoricamente, a forma ideal para avaliar as alterações na massa óssea, mas é caro e seu estudo é difícil de ser realizado com exatidão. A principal fonte de dificuldades para os nutrientes pouco absorvidos, como o cálcio, é que a maior parte do cálcio ingerido termina nas fezes. Registrar o tempo exato da excreção fecal é praticamente impossível. Além disso, o tempo decorrido entre a ingestão e a excreção fecal é de, em média, vários dias em adultos saudáveis, e a desconsideração desse tempo decorrido leva a sérias interpretações errôneas dos resultados do equilíbrio do cálcio.[16] Marcadores com pigmentação para a demarcação dos períodos de tratamento não são precauções adequadas. Em vez disso, a ingestão contínua de marcadores (p. ex., polietileno glicol [PEG 3350]) é necessária, e a eliminação das fezes deve ser controlada tanto para o conteúdo de polietileno glicol como para o tempo decorrido.

Uma abordagem mais nova e ideal para medir a quantidade de osso existente é a medição direta do mineral ósseo,[17] seja em uma região específica seja no esqueleto como um todo, por meio da técnica de absorciometria por dupla emissão de raio X (DXA). Coloca-se um feixe firmemente colimado de raios X para a frente e para trás ao longo do corpo (ou em uma das suas regiões), e a absorção de seus fótons é medida por um detector no lado oposto à fonte de raios X. A absorção é a função da quantidade de mineral presente no caminho do feixe. Esse método mede, por exemplo, o conteúdo mineral da coluna em 2 a 5 minutos e apresenta reprodutibilidade da ordem de 1 a 2% em adultos jovens saudáveis.

O cálcio corporal total em adultos varia de 900 a 1.500 g, e as alterações na massa óssea (em outras palavras, equilíbrio positivo ou negativo de cálcio) são raramente superiores a aproximadamente 100 mg/dia (e normalmente muito menores), logo as medidas repetidas a tempos curtos com DXA produzirão resultados de acordo com a margem de erro prevista para reprodutibilidade do método. Por essa razão, as medidas nos indivíduos devem ser geralmente espaçadas de 12 a 24 meses (um tempo inferior a esse não permitirá mudança mensurável). Portanto, embora a DXA permita uma medida rápida e exata da *massa* óssea, não é muito sensível aos tipos de *mudança na massa* que apresentam significância nutricional ou fisiológica.

Remodelação transitória

Qualquer intervenção, nutricional ou não, que altere a atividade de remodelação produzirá uma mudança transitória[18] no equilíbrio do cálcio (ou na massa óssea), que resulta da assincronia do ciclo de remodelação (ver seção anterior). A supressão da remodelação irá produzir aumento imediato, mas temporário, na massa óssea, por causa da separação temporal entre a reabsorção e a formação em cada local de remodelação (ver Fig. 89.7). Se isso ocorrer, por exemplo, após a administração de suplementação de cálcio, fósforo ou vitamina D, a retenção do mineral ósseo não deve ser interpretada como uma deficiência preexistente do paciente. (Tal deficiência pode estar presente, é claro, mas o equilíbrio positivo ocorrerá na presença ou não da deficiência, simplesmente porque, de início, o componente de reabsorção de remodelação é mais reduzido do que o de formação.) Como o ciclo de remodelação dura ao menos três meses em adultos jovens saudáveis, logo a massa óssea e o equilíbrio do cálcio continuam a variar sob a influência dessa remodelação assincrônica durante, pelo menos, esse período. Na verdade, o processo pode levar um ano ou mais em idosos, até que a formação e a reabsorção cheguem novamente ao equilíbrio. A resposta às intervenções nutricionais pode ser interpretada somente *após* o fim da fase transitória. Se, nesse momento,

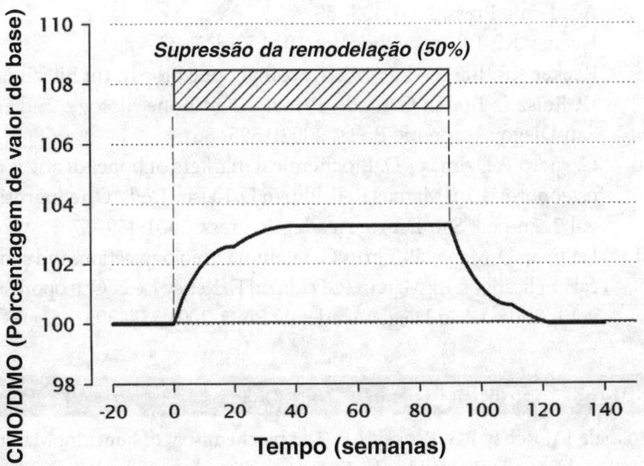

Figura 89.7 Remodelação óssea positiva transitória em um indivíduo saudável sem deficiência de cálcio, em resposta, primeiro, a um grande aumento da ingestão de cálcio (suficiente para suprimir a remodelação em 50%) e, depois, à retirada desta. O eixo vertical representa a massa óssea (i. e., conteúdo mineral ósseo [CMO] ou densidade mineral óssea [DMO]), expressa como porcentagem do valor de base. O aumento inicial da massa óssea não se mantém após um ciclo de remodelação (40 semanas nessa ilustração), e o tecido ósseo adquirido pela supressão da remodelação é perdido mais uma vez quando a remodelação volta ao seu nível anterior. (Direitos autorais Robert P. Heaney, 1996.)

o equilíbrio for mais positivo (ou a massa óssea pela DXA ainda está aumentando), somente então se pode dizer que os sujeitos necessitavam de mais daquele nutriente que vinham recebendo anteriormente. Como essas limitações raramente são acompanhadas, grande parte da literatura sobre o cálcio é contraditória e confusa.

Histomorfometria óssea

O termo *histomorfometria* significa a medida das formas em espécimes histológicos de osso.[19] Como apontado anteriormente, muitas substâncias se ligam aos cristais ósseos quando de sua formação e permanecem presas à medida que novas camadas de tecido ósseo são sobrepostas. Algumas dessas substâncias, como os antibióticos da tetraciclina, apresentam brilho fluorescente quando iluminados por luz ultravioleta. A histomorfometria se aproveita dessa propriedade e administra aos pacientes doses de tetraciclina pareadas e em intervalos regulares de tempo, por vários dias antes de colher a biópsia óssea (tipicamente da crista ilíaca). Os espécimes são seccionados em micrótomos especiais sem antes remover o mineral e então, são examinados com um microscópio ultravioleta. A Figura 89.4 apresenta uma fotomicrografia típica desse tipo de biópsia com marcador. A distância entre as linhas fluorescentes pode ser medida por meio de lentes calibradas ou por um *software* sensor de formas, e como o tempo de administração é conhecido, torna-se possível realizar uma estimativa direta e relativamente precisa da taxa na qual as células de remodelação trabalham e quão ativo pode ser o processo de remodelação. Entre outras características histológicas, não se mede somente a distância entre os marcadores, mas também o comprimento da superfície óssea coberta pelo marcador. Esse método é muito útil no estudo da biologia e das doenças ósseas, mas possui aplicabilidade limitada no estudo dos problemas nutricionais que afetam os ossos.

Marcadores bioquímicos da remodelação óssea

Na síntese do colágeno ósseo, as terminações das moléculas de colágeno são seccionadas à medida que a tripla-hélice se reúne, as moléculas de prolina da cadeia peptídica são convertidas em hidroxiprolina, e as ligações cruzadas se desenvolvem entre as cadeias laterais das fibrilas de colágeno adjacentes, que envolvem especialmente a lisina e a hidroxilisina que protraem da cadeia do peptídeo da coluna. Além disso, tanto a fosfatase alcalina como as proteínas não colagenosas são secretadas na matriz; nesse processo, algumas dessas substâncias vazam para a corrente sanguínea, onde podem ser mensuradas. Mais tarde, quando o osso for decomposto, os resíduos de hidroxiprolina e as ligações cruzadas, já que não podem ser reciclados, são metabolizados ou excretados. Todas essas atividades deixam resíduos ou produzem efeitos que podem ser mensurados na urina ou no soro. Ao conjunto dessas substâncias circulantes ou excretadas dá-se o nome de biomarcadores bioquímicos da remodelação óssea.[20] Eles refletem, de forma geral, o nível de atividade de remodelação óssea. A Tabela 89.2 resume

Tabela 89.2 Marcadores bioquímicos da remodelação óssea

Formação	Reabsorção
Fosfatase alcalina sérica	Hidroxiprolina urinária
Específica para os ossos	Ligações cruzadas de piridínio urinárias
Total	Piridinolina
Osteocalcina sérica	Deoxipiridinolina
Propeptídeo procolágeno sérico tipo I	Ligações cruzadas de peptídeo
Propeptídeo carboxiterminal (P1CP)	Ligações cruzadas aminoterminais (NTx) urinárias
	Ligações cruzadas carboxiterminais (CTx) urinárias
Propeptídeo aminoterminal (P1NP)	Ligações cruzadas carboxiterminais (CTx) séricas

os principais marcadores atualmente utilizados junto aos respectivos componentes da remodelação cuja atividade supostamente refletem mais diretamente. Nessa conexão, quando há variação da atividade de remodelação, em última instância, tanto a reabsorção como a formação variam quase sempre na mesma direção e muitas vezes na mesma proporção. Sob condições estáveis, portanto, um marcador para formação ou para reabsorção pode ser utilizado como índice da atividade de remodelação.

Embora a mensuração dos biomarcadores ósseos possa ser uma forma relativamente barata para avaliar a atividade de remodelação óssea em diferentes condições nutricionais, ela é, no máximo, apenas semiquantitativa. Em outras palavras, uma queda de 50% em um marcador de reabsorção não significa uma redução de 50% na quantidade de osso reabsorvido. Além disso, os marcadores apresentam discrepâncias importantes entre si. Por exemplo, a fosfatase alcalina sérica é alta no raquitismo nutricional apesar do nível geralmente baixo de nova aposição óssea, e $1{,}25(OH)_2$ de vitamina D eleva a osteocalcina sérica, sem alterar, aparentemente, a atividade de formação óssea vigente.[21]

Os efeitos das deficiências nutricionais na relação entre o nível de marcador e o processo que refletem não foram ainda estudados. No entanto, já que uma deficiência nutricional pode alterar a remodelação óssea, pode-se esperar que sejam encontradas variações correspondentes nos níveis dos marcadores de remodelação. Dessa forma, a perda óssea acelerada em idosos, que resulta da deficiência de cálcio, está associada à excreção elevada de deoxipiridinolina e hidroxiprolina. A suplementação de cálcio interrompe ou desacelera a perda óssea e reduz a excreção urinária desses marcadores de reabsorção.

Referências bibliográficas

1. Gokhale JA, Robey PG, Boskey AL. The biochemistry of bone. In: Marcus R, Feldman Kelsey J, eds. Osteoporosis, vol 1. 2nd ed. San Diego: Academic Press, 2001:107–88.
2. Kannus P, Haapasalo H, Sievanen H et al. Bone 1994;15:279–84.
3. NIH Consensus Conference. JAMA 1994;272:1942–8.
4. Vermeer C. Vitamin K and bone health. In: Burckhardt P, Dawson-Hughes B, Heaney RP, eds. Nutritional Aspects of Osteoporosis. 2nd ed. San Diego: Elsevier Academic Press, 2004:79–92.
5. Marcus R, Majumder S. The nature of osteoporosis. In: Marcus R, Feldman D, Kelsey J, eds. Osteoporosis, vol 2. 2nd ed. San Diego: Academic Press, 2001:3–17.
6. Heaney RP. Bone 2003;33:457–65.
7. Pettifor JM. Nutritional and drug-induced rickets and osteomalacia. In: Favus MJ, ed. Primer on the Metabolic Bone Diseases and Disorders of Mineral Metabolism. 5th ed. Washington, DC: American Society for Bone and Mineral Research, 2003:399–407.
8. Glorieux FH. Hypophosphatemic vitamin D resistant rickets. In: Favus MJ, ed. Primer on the Metabolic Bone Diseases and Disorders of Mineral Metabolism. 5th ed. Washington, DC: American Society for Bone and Mineral Research, 2003:414–7.
9. Shapiro JR. Osteogenesis imperfecta and other defects of bone development as occasional causes of adult osteoporosis. In: Marcus R, Feldman D, Kelsey J, eds. Osteoporosis, vol 2. 2nd ed. San Diego: Academic Press, 2001:271–301.
10. Herlong HF, Recker RR, Maddrey WC. Gastroenterology 1982; 83:103–8.
11. Goodman WG, Coburn JW, Ramirez JA et al. Renal osteodystrophy in adults and children. In: Favus MJ, ed. Primer on the Metabolic Bone Diseases and Disorders of Mineral Metabolism. 5th ed. Washington, DC: American Society for Bone and Mineral Research, 2003:430–47.
12. Epstein S. J Bone Miner Res 1996;11:1–7.
13. Delmi M, Rapin CH, Bengoa JM et al. Lancet 1990;335:1013–6.
14. Wüster C, Rosen C. Growth hormone, insulin-like growth factors: potential applications and limitations in the management of osteoporosis. In: Marcus R, Feldman D, Kelsey J, eds. Osteoporosis, vol 2. 2nd ed. San Diego: Academic Press, 2001:47–67.
15. Rude RK. Magnesium depletion and hypermagnesemia. In: Favus MJ, ed. Primer on the Metabolic Bone Diseases and Disorders of Mineral Metabolism. 5th ed. Washington, DC: American Society for Bone and Mineral Research, 2003:292–5.
16. Heaney RP. Bone Miner 1986;1:99–114.
17. Faulkner KG. Clinical use of bone densitometry. In: Marcus R, Feldman D, Kelsey J, eds. Osteoporosis, vol 2. 2nd ed. San Diego: Academic Press, 2001:433–58.
18. Heaney RP. J Bone Miner Res 1994;9:1515–23.
19. Recker RR, Barger-Lux MJ. Transilial bone biopsy. In: Bilezikian JP, Raisz L, Rodan GA, eds. Principles of Bone Biology. 2nd ed. San Diego: Academic Press, 2002:1595–664.
20. Garnero P, Delmas PD. Biochemical markers of bone turnover in osteoporosis. In: Marcus R, Feldman D, Kelsey J, eds. Osteoporosis, vol 2. 2nd ed. San Diego: Academic Press, 2001:459–77.
21. Feldman D, Malloy PJ, Gross C. Vitamin D: biology, action, and clinical implications. In: Marcus R, Feldman D, Kelsey J, eds. Osteoporosis, vol 1. 2nd ed. San Diego: Academic Press, 2001:257–303.

Sugestões de leitura

Gokhale JA, Robey PG, Boskey AL. The biochemistry of bone. In: Marcus R, Feldman D, Kelsey J, eds. Osteoporosis, vol. 1. 2nd ed. San Diego: Academic Press, 2001;108–88.

Heaney RP. Nutrition and risk for osteoporosis. In: Marcus R, Feldman D, Nelson D et al., eds. Osteoporosis. 3rd ed. San Diego: Elsevier, 2008:799–836.

Favus MJ, ed. Primer on the Metabolic Bone Diseases and Disorders of Mineral Metabolism. Washington, DC: American Society for Bone and Mineral Research.

90 Prevenção e manejo da osteoporose*

Katherine L. Tucker e Clifford J. Rosen

A osteoporose é uma deterioração progressiva da microarquitetura óssea associada à perda de densidade mineral óssea (DMO), o que, com o tempo, aumenta o risco de fraturas. A prevalência dessa condição nos Estados Unidos ultrapassa a marca de 12 milhões de adultos com 50 anos ou mais, além de outros 40 milhões de adultos mais velhos com alto risco de desenvolver osteoporose em decorrência de uma baixa DMO. A incidência total de fraturas entre a população norte-americana a partir dos 50 anos era estimada em mais de 2 milhões de pessoas em 2005, com as mulheres perfazendo 71% desse total.[1] Fazendo-se uma extrapolação para 2025, aproximadamente quatro em cada dez mulheres com mais de 50 anos no país poderão sofrer uma fratura. A prevalência de osteoporose e fraturas entre adultos negros é menor do que entre adultos brancos.[2] Alguns estudos já demonstraram que a densidade óssea e o risco de fraturas entre os hispânicos (ou latinos) estão situados em uma faixa entre aquela dos brancos de origem não hispânica e a dos negros. Entretanto, dados da *National Health and Nutrition Examination Survey* (NHANES) *III* (1988 a 1994) e da NHANES 2005 a 2008 sugerem que a prevalência de baixa DMO pode estar diminuindo entre brancos de origem não hispânica, mas aumentando entre hispânicos.[3,4]

Nos Estados Unidos, o custo da osteoporose que resulta em fraturas de quadril foi estimado em 17 a 20 bilhões de dólares anuais, incluindo a assistência médica necessária durante as fases aguda e de reabilitação.[5] Custos médicos à parte, o efeito de uma fratura de quadril pode ser devastador para a pessoa. Grande parte dos pacientes de mais idade que sofre uma fratura de quadril não recupera a capacidade de caminhar sem auxílio, aproximadamente um terço é internado em instituições de assistência de longo prazo, e a taxa excessiva de mortalidade varia de 10 a 20% no decorrer do ano seguinte à lesão.[6]

Densidade mineral óssea e osteoporose

A osteoporose é caracterizada por uma baixa DMO e pelo comprometimento da resistência óssea, levando a um maior risco de fraturas. O tecido ósseo osteoporótico demonstra deterioração da microarquitetura, com trabéculas mais finas, mineralização reduzida e afinamento das superfícies corticais em decorrência de uma maior porosidade cortical.[7] A DMO é resultante de um delicado equilíbrio entre a reabsorção óssea pelos osteoclastos e a formação óssea pelos osteoblastos durante um processo contínuo de remodelação. Na infância, o crescimento ósseo requer um equilíbrio em favor da aquisição de massa óssea e do pico de massa óssea, enquanto em jovens adultos a DMO tende a ser relativamente estável. Com a idade, a atividade osteoclástica começa a exceder a atividade osteoblástica, ocorrendo perda óssea.[8] Após o início da menopausa nas mulheres, a perda óssea se acelera de duas a seis vezes em relação às taxas pré-menopausa e depois sofre uma redução para cerca de 1% ao ano até dez anos após a menopausa.[9,10] Por outro lado, estudos longitudinais com homens mais velhos sugerem perda óssea consistente, embora lenta (i. e., ~1% por ano).[10]

Individualmente, as alterações na massa muscular refletem também várias vulnerabilidades que afetam o equilíbrio da remodelação. Portanto, a prevenção da osteoporose depende da otimização do pico de massa muscular, da minimização das exposições que levam à perda de massa óssea e da otimização

*__Abreviaturas__: **DASH**, *Dietary Approaches to Stop Hypertension* (Abordagens Alimentares de Combate à Hipertensão); **DMO**, densidade mineral óssea; **DXA**, absorciometria por dupla emissão de raio X; **FOS**, *Framingham Osteoporosis Study* (Estudo de Framingham sobre a Osteoporose); **FRAX**, Ferramenta de Avaliação do Risco de Fratura; **IGF-1**, fator de crescimento semelhante à insulina-1; **IOM**, Institute of Medicine; **NHANES**, *National Health and Nutrition Examination Survey* (Pesquisa Nacional sobre Saúde e Nutrição dos Estados Unidos); **NHS**, *Nurse's Health Study* (Estudo da Saúde dos Enfermeiros); **OMS**, Organização Mundial da Saúde; **OPG**, osteoprotegerina; **PTH**, paratormônio; **RANKL**, ligante do receptor ativador do fator nuclear kappa B; **RDA**, ingestão dietética recomendada; **WHI**, *Women's Health Initiative* (Iniciativa Saúde da Mulher).

das exposições nutricionais para manutenção da massa óssea durante toda a vida. O capítulo sobre a biologia dos ossos e articulações aborda de forma mais aprofundada a questão da biologia e composição ósseas. A Tabela 90.1 apresenta uma visão geral dos fatores correlatos, abordados com mais detalhes adiante.

Medição da densidade mineral óssea

Nas últimas três décadas, as medições da DMO melhoraram significativamente. O método mais utilizado é a absorciometria por dupla emissão de raio X (DXA), que captura a energia absorvida à medida que os raios X passam pelo osso, emitidos de uma fonte de energia de um lado para um detector de outro. A absorciometria por raio X simples também é amplamente utilizada, mas é adequada somente para áreas em que não haja muito tecido sobrejacente, como o pulso ou o calcanhar. Entre as técnicas mais novas estão a tomografia computadorizada quantitativa, para medir o osso trabecular metabolicamente ativo, e o ultrassom, que capta a modulação das ondas sonoras que passam pelo tecido.

O DXA serve para medir a DMO em locais específicos do quadril e da coluna, em g/cm^2. Essas medidas são comparadas com o padrão da população para gerar um *T-score*, uma escala utilizada pelos médicos para definir a osteoporose e a osteopenia. As pontuações indicam até que ponto um indivíduo está acima ou abaixo da densidade média ideal utilizando unidades de desvio padrão. Uma pontuação acima de –1 é considerada normal; entre –1 e –2,5 é considerada osteopenia (baixa massa óssea); e abaixo de –2,5 é osteoporose. O padrão de referência internacional da Organização Mundial da Saúde (OMS) para a descrição da osteoporose em mulheres na pós-menopausa e em homens a partir dos 50 anos utiliza, na NHANES III, as medidas do DXA no colo do fêmur de mulheres brancas, de origem não hispânica, na faixa de 20 a 29 anos.[11] Os *Z-scores*, escalas que relacionam a densidade óssea a indivíduos saudáveis da mesma idade e sexo, geralmente são utilizados em pessoas mais jovens. Com exceção da NHANES, poucos estudos foram conduzidos com minorias raciais e étnicas e, embora os médicos discutam se grupos raciais e étnicos diferentes devem ter padrões de referência diferentes, a OMS atualmente recomenda o uso de um único padrão para uma comparação ideal entre os grupos.

Densidade mineral óssea e o risco de fraturas

Medir a DMO para definir a osteoporose é importante porque existe uma relação inversa com o risco de fraturas em adultos mais velhos. Uma metanálise realizada com 12 coortes em diversas populações demonstrou que a DMO do colo do fêmur fornecida pela DXA era um forte preditor de um subsequente risco de fratura tanto para homens quanto para mulheres.[12] Embora a fratura de quadril seja a mais grave, outras fraturas também podem ter efeitos importantes na

Tabela 90.1 Mensagens básicas para a saúde óssea

Estatísticas de risco:
- Mais de 12 milhões de adultos com mais de 50 anos têm osteoporose nos Estados Unidos.
- Aproximadamente quatro em cada 10 mulheres com mais de 50 anos pode sofrer uma fratura.
- Um grande percentual de pacientes mais velhos com fratura de quadril não recuperam a capacidade de caminhar sem auxílio e são internados em instituições de assistência de longo prazo.
- A taxa excessiva de mortalidade varia de 10 a 20% durante o ano após uma fratura de quadril.

Fatores gerais de risco:
- Com a idade, o risco aumenta por causa de fatores como declínio da força muscular, perda de equilíbrio, dificuldades de locomoção, artrite, visão fraca e uso de medicamentos.
- Para calcular o risco de fraturas, a FRAX (ferramenta de avaliação do risco de fraturas) da OMS leva em consideração fatores como idade, sexo feminino, baixo IMC, ocorrência de fratura anterior, ocorrência de fratura de quadril eventualmente sofrida pelos pais, condição atual de fumante, uso prolongado de glicocorticoides, artrite reumatoide, condições que levam à osteoporose secundária (diabetes tipo 1, osteogênese imperfeita, hipertireoidismo não tratado, hipogonadismo ou menopausa precoce, desnutrição crônica ou má absorção, doença hepática crônica), e consumo de três ou mais doses de bebidas alcoólicas por dia.

Nutrientes e saúde óssea:
- Entre os nutrientes claramente protetores estão o cálcio, o magnésio, o potássio, a vitamina D e a vitamina K.
- Os prováveis nutrientes protetores incluem o silício, o estrôncio, a vitamina C, a vitamina E, a vitamina B_{12}, a vitamina B_6, o folato, os carotenoides e as proteínas.
- Possíveis efeitos negativos podem ser observados com altos níveis de ingestão de sódio, fósforo, ferro, fluoreto e vitamina A.

Cafeína e álcool:
- A cafeína em excesso é um fator de risco, mas pode ser compensada com a ingestão de cálcio.
- A ingestão moderada de álcool parece ter função protetora, mas o excesso representa um risco significativo.

Peso e composição corporais:
- Um baixo índice de massa corporal e a perda de peso são fatores de risco para uma baixa densidade mineral óssea e incidência de fraturas.
- Qualquer que seja o peso, no entanto, a gordura abdominal pode contribuir para o risco.

Atividade física:
- A atividade física de impacto e os exercícios de resistência protegem a densidade mineral óssea.
- Os exercícios de força e equilíbrio melhoram a função muscular e reduzem o risco de quedas.
- Os exercícios aeróbios são importantes durante o processo de redução de peso como fator de proteção contra a perda óssea decorrente da perda de peso.

Genética:
- O histórico familiar de fraturas e a identificação de polimorfismos genéticos sensíveis aos ossos demonstram que os fatores genéticos de risco são importantes. Entretanto, esse risco pode ser atenuado com uma boa alimentação, a prática de atividade física, limitação do consumo de álcool a níveis moderados e evitando-se o fumo.

saúde e na independência do indivíduo. As fraturas vertebrais por compressão, nas quais as vértebras assumem uma forma de cunha que resulta em cifose, ou coluna curvada, podem causar dor crônica e deficiência, sendo mais comuns em mulheres do que em homens.[13]

O risco de fraturas aumenta com a idade em decorrência de alterações na qualidade óssea, da diminuição da densidade óssea e de quedas, cuja incidência é maior com a idade em virtude de fatores como diminuição da força muscular, perda de equilíbrio, dificuldades de locomoção, artrite, visão fraca e uso de medicamentos.[14] No *Framingham Osteoporosis Study* (FOS) realizado com adultos mais velhos, a idade, o menor peso e a perda de peso foram fatores de risco importantes associados à perda óssea nas mulheres ao longo do tempo, enquanto o uso de estrogênio demonstrou função protetora; nos homens, a perda óssea foi associada ao fumo. Surpreendentemente, nenhuma associação entre perda óssea e atividade física, consumo de cafeína, ingestão de cálcio ou concentração sérica de vitamina D (25-OH-D) foi observada em homens ou mulheres.[15] No *Rotterdam Study* (Estudo de Rotterdam) com adultos mais velhos, a perda óssea foi associada ao menor peso e ao fumo, tanto nos homens quanto nas mulheres, enquanto a ingestão de cálcio teve função protetora nos homens, mas não nas mulheres.[16] Um grande estudo com 9.516 mulheres mais velhas nos Estados Unidos constatou que o risco de fraturas estava associado a fraturas anteriores, a uma maior estatura, estado de saúde autoavaliada como em condições razoáveis ou precárias, hipertireoidismo, tratamento com benzodiazepínicos ou anticonvulsivos, maior consumo de cafeína e permanência de até 4 horas/dia de pé.[17]

Para avaliar melhor o risco, a OMS desenvolveu a Ferramenta de Avaliação do Risco de Fratura (FRAX).[18] Essa ferramenta calcula o risco de fraturas em um intervalo de dez anos utilizando escalas que levam em consideração fatores como idade, sexo, IMC, ocorrência de fraturas anteriores por fragilidade, ocorrência de fratura de quadril eventualmente sofrida pelos pais, tabagismo atual, uso prolongado de glicocorticoides, artrite reumatoide, condições que levam à osteoporose secundária (p. ex., diabetes melito tipo 1, osteogênese imperfeita, hipertireoidismo não tratado, hipogonadismo, menopausa precoce [< 45 anos], desnutrição crônica ou má absorção, ou doença hepática crônica), consumo de três ou mais doses de bebida alcoólica por dia e DMO, se houver dados disponíveis.[19] Embora útil e amplamente utilizada, essa ferramenta está sendo constantemente atualizada e adaptada à medida que mais informações são disponibilizadas.[20] A FRAX não leva em consideração os determinantes nutricionais do risco, mas serve como uma base útil de pesquisa dos efeitos das variáveis nutricionais, após considerar outros fatores que contribuem para o risco.

Determinantes nutricionais da densidade óssea e do risco de fraturas

Como tecido vivo, com capacidade de constante reabsorção e reconstrução, os ossos parecem responder a uma ampla variedade de nutrientes. Alguns desses nutrientes somente há pouco tempo passaram a ser compreendidos, enquanto outros continuam a ser ativamente pesquisados. A Tabela 90.2 mostra as fontes alimentares dos minerais e vitaminas mais claramente associados à condição óssea.

Tabela 90.2 Boas fontes alimentares de nutrientes básicos para a saúde óssea

	Valor diário[a]	Alimentos
Cálcio	1.000 mg	Leite, iogurte e queijo Peixes pequenos ou enlatados com espinhas comestíveis (sardinhas, salmão) Tofu calcificado Leite de soja fortificado
Magnésio	400 mg	Grãos integrais e cereais de grãos integrais (farelo de trigo, germe de trigo, arroz integral, quinoa, aveia, farelo de passas, trigo triturado) Castanhas (amêndoas, castanhas de caju, amendoins, pasta de amendoim) Feijões maduros e ervilhas (soja, feijão rajado, feijão vermelho, feijão fradinho, lentilha) Verduras de folhas verdes escuras (espinafre, couve, acelga) Peixes (halibute, escamudo, atum, hadoque) Chocolate amargo, cacau
Potássio	3.500 mg	Batata cozida, batata doce Pasta de tomate, molho de tomate Feijões maduros (feijão vermelho, feijão branco, soja, feijão-manteiga, lentilha) Iogurte, leite Peixes (halibute, peixe-escorpião, bacalhau, truta) Abóbora-menina ou abóbora-grande Suco de laranja Banana
Vitamina D	400 UI (10 μg)	Peixes gordurosos (arenque, salmão, sardinhas, peixe-espada) Leite e iogurte fortificados Cereais matinais fortificados
Vitamina K	80 μg	Verduras de folhas verdes escuras (couve, acelga, espinafre) Folhas para saladas (alface, agrião, espinafre cru) Legumes crucíferos (brócolis, couve-de-bruxelas) Óleos vegetais (óleo de soja, óleo de canola)

[a]O valor diário é a ingestão sugerida para uma dieta de 2.000 kcal, que é a quantidade expressa nos rótulos dos alimentos. As necessidades individuais são variáveis.

Minerais

Embora o cálcio e a vitamina D há muito sejam conhecidos como elementos importantes para o risco de fraturas em longo prazo, pesquisas mais recentes demonstraram que a massa óssea é, na realidade, sensível a uma ampla variedade de exposições nutricionais. A ingestão alimentar é um fator modificável de fundamental importância no desenvolvimento do pico de massa óssea e na proteção contra a perda óssea decorrente da idade. Como os ossos passam por um processo de contínua remodelação, é necessária uma reserva adequada de nutrientes para sustentar a formação e preservação ósseas. A matriz óssea é composta por cálcio, fósforo, proteínas e oligoelementos (microminerais), como o magnésio, por exemplo, todos considerados de fundamental importância. Entretanto, outros componentes alimentares também afetam o equilíbrio da remodelação através de seus efeitos sobre a regulação do cálcio, o processo inflamatório, a metilação do DNA e outros processos reguladores que estimulam a reabsorção ou a formação óssea. É importante entender essas relações, na medida em que apontam a qualidade alimentar como um fator essencial para a condição óssea, ao contrário de uma abordagem anterior que visava principalmente à suplementação de cálcio para a prevenção de perda de massa óssea.[21,22]

Cálcio

O cálcio é o principal componente mineral da massa óssea, e aproximadamente 99% do cálcio existente no corpo humano adulto está contido nos ossos em forma de hidroxiapatita. As crianças necessitam de quantidades relativamente grandes de cálcio para a formação de novos ossos com o rápido crescimento. O Food and Nutrition Board de 1997 fixou a ingestão adequada em 1.300 mg (32,5 mmol) por dia para crianças de 9 a 18 anos, para fins de maximização do pico de massa óssea e proteção contra a osteoporose futura.[23] Entretanto, estudos sobre a suplementação em crianças demonstraram diferentes resultados. Uma análise conduzida em 2000 sobre a suplementação de cálcio e a estrutura óssea concluiu que o cálcio contribuía para uma maior DMO basicamente na região cortical dos ossos, era de extrema eficácia em populações com baixa ingestão de cálcio no primeiro cenário e era mais eficaz em crianças na puberdade do que em crianças pré-puberais.[24] Uma análise mais recente de 19 ensaios clínicos de suplementação envolvendo 2.859 crianças constatou que a suplementação de cálcio teve um pequeno efeito na DMO dos membros superiores, mas nenhum efeito no colo do fêmur ou na coluna lombar.[25] Não foi encontrada nenhuma evidência de modificação dos efeitos por fatores como sexo, ingestão de cálcio no primeiro cenário, fase puberal, etnia ou nível de atividade física; e foi concluído que é improvável que a suplementação de cálcio em crianças reduza o risco de fraturas, seja na infância ou mais tarde na idade adulta.

Uma análise mais ampla de estudos sobre o cálcio, incluindo adultos, constatou que apenas dois de 52 ensaios realizados demonstraram melhor equilíbrio ósseo resultante da intervenção com cálcio, redução da perda óssea com o envelhecimento, ou menor incidência de fraturas.[26] Por outro lado, uma metanálise mais recente de quatro ensaios clínicos, envolvendo 6.504 participantes e 139 fraturas de quadril, calculou um RR (risco relativo) combinado de 1,64 (intervalo de segurança de 95%, 1,02, 2,64) entre o cálcio e o placebo, indicando um risco mais elevado – e não mais baixo.[27] Um acompanhamento após um grande ensaio controlado por placebo de três anos sobre a suplementação de cálcio e vitamina D em homens e mulheres mais velhos demonstrou que a maioria dos benefícios da DMO aferidos durante o ensaio clínico se perdeu dois anos após o término da suplementação.[28] A falta de eficácia dos suplementos de cálcio foi observada também na *Women's Health Initiative* (WHI), na qual 36.282 mulheres de 50 a 79 anos no período pós-menopausa foram selecionadas aleatoriamente para receber 1.000 mg de cálcio e 400 UI (10 μg) de vitamina D_3 diariamente, em comparação à administração de placebo, e acompanhadas por sete anos. Embora tenha resultado em pequenas melhorias na DMO do quadril, a suplementação com cálcio e vitamina D não reduziu o risco de fraturas de quadril em todas as mulheres saudáveis que se encontravam na pós-menopausa. Entretanto, análises de subgrupos demonstraram que as mulheres com mais de 60 anos que receberam o suplemento – mas não mulheres mais jovens – apresentaram de fato menor risco de fraturas de quadril.[29] Juntos, esses estudos questionam a sabedoria convencional de que a suplementação de cálcio tem importantes efeitos de proteção contra o risco de fraturas. Entretanto, alguns estudos levaram em consideração a condição basal. Parece provável que aqueles com uma ingestão inadequada de cálcio se beneficiem mais dos suplementos do que aqueles com uma ingestão adequada.

É igualmente provável que as fontes alimentares de cálcio possam ser mais eficazes do que os suplementos de cálcio. Uma análise de acompanhamento da NHANES III constatou que uma baixa ingestão referida de leite durante a infância e adolescência estava associada a uma DMO do quadril significativamente mais baixa e ao dobro do risco de fraturas entre mulheres a partir dos 50 anos.[30] Um importante estudo de cinco anos realizado com adultos na Inglaterra constatou que o risco de fraturas era 75% maior entre mulheres com uma ingestão de cálcio no primeiro cenário de menos de 525 *versus* 1.200 mg ou mais por dia, e a associação revelou-se mais forte em mulheres com menos de 50 anos do que em mulheres mais velhas.[31] Entretanto, no *Nurses' Health Study* (NHS), não foram observadas diferenças significativas em relação à incidência de fraturas de quadril entre mulheres que afirmavam beber dois ou mais copos de leite por dia e aquelas que diziam beber, no máximo, um copo por semana.[32]

Estudos de intervenção com alimentos ricos em cálcio demonstraram efeitos benéficos sobre os ossos. Em um deles, mulheres na pré-menopausa que fizeram uso de laticínios para aumentar a ingestão de cálcio de 900 para 1.500 mg (22,5 para 37,5 mmol) por dia apresentaram uma perda óssea da coluna significativamente menor do que as integrantes do grupo controle.[33] Em outro estudo, três porções adicionais de iogurte por dia levaram a uma redução significativa da excreção urinária de marcadores de remodelação óssea em mulheres mais velhas.[34] O cálcio contido em alimentos como o leite e o iogurte pode ser utilizado de forma mais eficaz do que os suplementos, uma vez que vem combinado com outros nutrientes importantes que trabalham juntos, como a vitamina D, as proteínas, o potássio e o magnésio.

Fósforo

O fósforo é essencial para os ossos, mas o excesso de fósforo combinado a uma baixa ingestão de cálcio pode levar a uma redução da biodisponibilidade de cálcio e potencial perda óssea. Embora incomum, a deficiência de fósforo pode levar a uma mineralização reduzida e à reabsorção óssea. A deficiência foi observada em adultos mais velhos com desnutrição, má absorção intestinal ou que faziam uso prolongado de medicamentos que se ligam ao fósforo, como antiácidos.[35] Na população em geral, o excesso de fósforo preocupa mais do que a sua deficiência. A alimentação nos Estados Unidos tende a ser rica em fósforo em relação ao cálcio. A ingestão média de fósforo estipulada em um estudo da NHANES realizado entre 2007 e 2008 foi de 1.123 e 1.550 mg/dia, para homens e mulheres, em relação a uma ingestão dietética recomendada (RDA) de 700 mg; enquanto a ingestão média de cálcio foi de 833 e 1.038 para homens e mulheres em relação a uma RDA de 1.000 a 1.200 mg.[36,37]

O excesso de fosfato forma complexos com o cálcio que interferem na absorção de cálcio, o que, por sua vez, pode reduzir os níveis de cálcio sérico e levar à secreção de paratormônio (PTH), redução da produção de vitamina D 1,25$(OH)_2$, redução da absorção de cálcio pelo intestino e, consequentemente, reabsorção óssea para a liberação de cálcio dos ossos.[38] Estudos metabólicos de curto prazo documentaram alguns desses mecanismos.[39,40]

Uma das principais fontes do excesso de fósforo na alimentação nos Estados Unidos é o ácido fosfórico contido nas bebidas à base de cola. Dois estudos com adolescentes do sexo feminino constataram que o consumo de refrigerante de cola aumentava significativamente as chances de fraturas.[41] No FOS, a DMO do quadril das mulheres que consumiam refrigerante de cola diariamente era significativamente mais baixa do que a daquelas que consumiam o produto menos de uma vez por semana.[42] Por outro lado, um estudo metabólico de curto prazo demonstrou efeitos desprezíveis das bebidas que contêm ácido fosfórico na excreção urinária de cálcio e concluiu que os efeitos constatados em estudos observacionais podem ser causados pela substituição do leite.[43] Entretanto, a substituição do leite não explicou os significativos efeitos negativos observados em relação à cola no FOS, assim como não foi observado nenhum efeito de outros refrigerantes. É provável que a exposição regular ao ácido fosfórico possa causar pequenas perdas de DMO, o que acaba representando um acúmulo de perdas significativas ao longo do tempo.

Magnésio

O magnésio é importante para a formação de hidroxiapatita pura, podendo aumentar a resistência óssea através de sua participação na cristalização.[44] O magnésio é conhecido também por regular o transporte ativo de cálcio no intestino. Em estudos com animais, a deficiência experimental de magnésio reduziu o volume ósseo e a espessura trabecular, a massa óssea, o PTH, a concentração de vitamina D 1,25$(OH)_2$, e a osteoprotegerina (OPG), aumentando, por outro lado, o ligante do receptor ativador do fator nuclear kappa B (RANKL) e a osteoclastogênese.[45-48]

As concentrações de magnésio foram significativamente mais baixas em mulheres com osteoporose do que naquelas com massa óssea normal.[49] Em estudos observacionais, a ingestão de magnésio foi associada de forma significativamente positiva à DMO, demonstrando efeito protetor contra a perda óssea.[50-52] Trata-se de um fato importante pois a ingestão de magnésio tende a ser regularmente baixa; a ingestão média diária de acordo com dados da NHANES varia de 177 mg entre mulheres afro-americanas e 326 mg entre homens brancos de origem não hispânica, tomando-se por base a recomendação de 320 e 420 mg para mulheres e homens, respectivamente.[53] Alguns estudos de intervenção com magnésio demonstraram benefícios para a massa óssea em adolescentes do sexo feminino[54], para a supressão dos marcadores de remodelação óssea em jovens do sexo masculino,[55] e para a proteção contra a perda óssea em mulheres com osteoporose,[56] achados que sugerem que esse importante mineral pode estar sendo subestimado por seu relevante papel na saúde dos ossos. Entretanto, existem muito poucos ensaios randomizados controlados com magnésio para respaldar o uso generalizado da suplementação desse mineral na prevenção da osteoporose.

Potássio

O potássio promove a retenção de cálcio pelos rins e é importante também na neutralização da carga ácida da maioria das dietas, podendo ter caráter protetor contra a perda de cálcio dos ossos. A administração de potássio aumentou a concentração de osteocalcina sérica e diminuiu a excreção urinária de hidroxiprolina.[57] Vários estudos populacionais demonstraram associações protetoras entre a ingestão de potássio e a condição óssea. Em mulheres na pré-menopausa, foi observada uma diferença de 8% na DMO do colo do fêmur entre o quartil mais elevado e o mais baixo de ingestão de potássio.[58] Em mulheres na perimenopausa e no início da pós-menopausa, a ingestão de potássio foi associada a uma menor reabsorção óssea e uma maior DMO.[57] Em adultos mais velhos participantes do FOS, o potássio demonstrou uma relação de proteção com a DMO em homens e mulheres no primeiro cenário, e de menor perda de DMO em homens ao longo do tempo.[50] Em outro estudo com mulheres mais velhas, a maior excreção urinária de potássio no primeiro cenário foi associada a um aumento de 4% da DMO corporal total e de 11% da DMO trabecular depois de cinco anos.[59] Um autor observou que, em relação aos seres humanos da era pré-agrícola, a alimentação do ser humano moderno é deficiente em potássio (2.500 *versus* 7.000 mg/dia) e contém excesso de sódio (~4.000 *versus* 600 mg/dia).[60] Essa combinação pode ter efeitos particularmente negativos sobre os ossos.

Sódio

A ingestão de sódio nos Estados Unidos está consideravelmente acima dos níveis recomendados. Os dados da NHANES realizada entre 2007 e 2008 demonstraram que, em contraste com a recomendação de aproximadamente 1.500 mg, a ingestão média diária de sódio entre adultos no país era de 4.043 mg para os homens e 2.884 mg para as mulheres.[36,61] Essa condição provavelmente contribui para a excreção de cálcio pelos rins. Estudos demonstraram que cada 1.000 mg extras de sódio correspondiam a um aumento de 20 mg da perda urinária de cálcio – a provável quantidade a ser absorvida a partir de 80 mg de cálcio alimentar[62] – e, consequentemente, a uma DMO mais baixa. O balanço da ingestão ideal para a proteção dos ossos era de aproximadamente 1.000 mg de cálcio e menos de 2.000 mg de sódio por dia.

O efeito do sódio pode depender também da exposição ao potássio. Um estudo metabólico constatou que mulheres na pós-menopausa que receberam 5.175 mg de sódio por dia apresentaram níveis mais elevados de cálcio e N-telopeptídeo na urina, enquanto aquelas que receberam sódio e citrato de potássio apresentaram redução de cálcio e nenhum aumento nos níveis de N-telopeptídeo.[63] No ensaio das Abordagens Alimentares de Combate à Hipertensão (DASH) sobre o sódio, foi determinada aleatoriamente uma dieta rica em frutas, legumes, laticínios com baixo teor de gordura, e, consequentemente, rica em potássio, a ser seguida por trinta dias em comparação a uma dieta controle. A dieta DASH reduziu significativamente os marcadores séricos de remodelação óssea e, além de reduzir o sódio, levou a uma maior redução do PTH e diminuição osteocalcina sérica no grupo controle e baixou os níveis de cálcio na urina em ambos os grupos.[64] Em outro estudo com mulheres na pós-menopausa que reduziram a ingestão de sódio para menos de 2.000 mg/dia durante seis meses, a excreção urinária de cálcio e os marcadores de remodelação óssea diminuíram.[65] Entretanto, outros estudos foram menos claros em relação aos efeitos do sódio sobre os ossos;[66,67] e um deles não demonstrou nenhum efeito adverso de 3.000 mg de sódio sobre a DMO – em comparação com 1.500 mg/dia – quando os participantes receberam suplementação para garantir a ingestão adequada de cálcio e vitamina D.[68]

Fluoreto

O fluoreto, há muito conhecido por seu emprego na prevenção da cárie dentária, é adicionado à maioria das fontes de abastecimento de água nos Estados Unidos. O fluoreto substitui o grupo hidroxila na molécula de hidroxiapatita, formando a fluorapatita. O fluoreto demonstrou resultar em ossos com cristais maiores e DMO mais elevada, mas com menor elasticidade.[69] O efeito do fluoreto nas fraturas é controverso na medida em que são relatados tanto efeitos protetores quanto aumento de risco.[71,72] No maior ensaio randomizado controlado por placebo sobre o fluoreto de sódio do qual participaram mulheres na pós-menopausa com osteoporose, foi constatado aumento da DMO da coluna vertebral, mas também do risco de fraturas vertebrais.[71] Uma metanálise de 25 estudos demonstrou que o tratamento com fluoreto aumentava a DMO da coluna e do quadril, mas sem nenhum efeito sobre o risco de fraturas. Entretanto, o efeito protetor foi observado com doses baixas (≤ 20 mg/dia de equivalentes de fluoreto).[73] Uma comparação mais recente entre o tecido ósseo de moradores de municípios com e sem água fluoretada não demonstrou quaisquer diferenças nas características físicas dos ossos.[74] A suplementação de fluoreto, seja em forma de curta ou longa ação, não é aprovada pela US Food and Drug Administration (Agência de Administração de Alimentos e Medicamentos dos Estados Unidos) para a prevenção ou tratamento da osteoporose.

Ferro

O ferro é um cofator importante para as hidroxilases na formação de colágeno. Tanto a baixa ingestão quanto a sobrecarga de ferro já foram negativamente associadas aos ossos. A sobrecarga está associada à baixa DMO em pacientes com hemocromatose genética e hemossiderose africana.[75,76] Entretanto, a deficiência de ferro é uma preocupação maior na população em geral. Ratos submetidos a uma dieta com baixo teor de ferro demonstraram morfologia, resistência e densidade ósseas comprometidas e níveis reduzidos de osteocalcina sérica.[77,78] Estudos realizados com mulheres na pós-menopausa relataram que uma maior ingestão de ferro estava associada a uma DMO mais elevada no primeiro cenário[79] e, prospectivamente, com menor perda de DMO em um subgrupo de mulheres em terapia de reposição hormonal e tomando 800 mg de cálcio por dia.[80] Por outro lado, no entanto, um outro estudo não demonstrou nenhuma associação entre os níveis de ferro e a DMO em mulheres.[81]

Silício

O silício é importante para a formação de colágeno e glicosaminoglicano nos ossos e cartilagens, influenciando a formação da matriz orgânica. O silício é também um importante íon das células osteogênicas. O ácido ortosilícico, a forma de silício absorvida na alimentação, parece estar associado à formação óssea através da síntese mais ativa de colágeno tipo I e da estimulação dos osteoblastos.[82,83] Pintos que receberam uma alimentação com baixo teor de silício desenvolveram ossos com má formação,[84] enquanto a adição de silício à dieta de ratos exauridos resultou na redução do número de osteoclastos, maior formação óssea, remodelação óssea reduzida e menor DMO.[85,86]

Os poucos estudos conduzidos com seres humanos demonstraram efeitos protetores. No FOS, o silício alimentar foi positivamente associado à DMO na região do quadril em homens e mulheres na pré-menopausa, mas não em mulheres na pós-menopausa.[87] Pacientes franceses com osteoporose demonstraram melhorias significativas no volume ósseo trabecular com o tratamento com silício,[88] e a DMO femoral aumentou em pacientes do sexo feminino com osteoporose que receberam aplicação de silício por via intramuscular, comparadas a outras que receberam fluoreto, magnésio por via oral ou que participaram de grupos controle.[89] Esses resultados sugerem que uma maior ingestão de silício pode proteger a DMO, o que precisa ser confirmado por novos estudos.

Outros minerais

O cobre é um cofator para a lisil oxidase, que catalisa a ligação cruzada de lisina e hidroxiprolina no colágeno. Animais com deficiência induzida de cobre apresentaram resistência óssea reduzida[90] e maior perda óssea com o envelhecimento.[91] Nas mulheres, as concentrações de cobre plasmático já foram correlacionadas à DMO da coluna lombar,[92] enquanto em pacientes mais velhos com fraturas, foram observados níveis reduzidos de cobre – em comparação com os respectivos grupos controle.[93] Um estudo alimentar controlado realizado com homens demonstrou maior atividade dos marcadores de reabsorção óssea ao passar de uma dieta rica em cobre (6 mg/dia) para uma dieta com baixo teor de cobre (0,7 mg), um quadro que se reverteu com o retorno à dieta com alto teor do mineral.[94] Entretanto, um outro estudo não reproduziu esse efeito.[95]

O zinco pode afetar os ossos através de sua função no metabolismo dos ácidos nucleicos e proteínas.[96] Em pacientes com osteoporose,[97] foram observados níveis reduzidos de zinco sérico e ósseo e maiores níveis de zinco urinário. Em animais, o zinco demonstrou aumentar a fosfatase alcalina e a síntese de DNA, o que pode estimular a formação óssea.[98] A suplementação com gluconato de zinco demonstrou aumentar a atividade da fosfatase alcalina.[99] Em um determinado estudo, mulheres na pós-menopausa foram selecionadas aleatoriamente para tratamento com cálcio, cobre e zinco e com cálcio e amido de milho. Depois de dois anos, as mulheres com uma ingestão normal diária de zinco inferior a 8,0 mg beneficiaram-se dos suplementos de cobre e zinco, mas aquelas que consumiam quantidades adequadas de zinco na alimentação, na realidade, perderam mais DMO do que as participantes do grupo controle.[100]

A ingestão de boro pode proteger os ossos reduzindo as perdas de cálcio, fósforo e magnésio na urina e aumentando o estradiol sérico.[101] Em estudos realizados com ratos, a privação de boro alterou os ossos trabeculares e reduziu a força necessária para quebrar o fêmur, confirmando a importância do boro para a resistência dos ossos corticais e a microarquitetura óssea trabecular.[102] A administração sistemática de ácido bórico reduziu a perda óssea alveolar decorrente de doença periodontal em ratos.[103] Entretanto, não existem ensaios randomizados sobre a suplementação de boro para a prevenção de perda óssea ou fraturas.

O estrôncio possui similaridades com o cálcio e tem sido alvo de crescente interesse no tratamento da osteoporose. A administração de doses de 1 a 2 g/dia de ranelato de estrôncio durante dois ou mais anos aumentou em 2-3% a DMO de mulheres na pós-menopausa em relação ao placebo,[104] reduzindo tanto o risco de fraturas vertebrais quanto não vertebrais.[105,106] O aumento da DMO é previsível e ocorre em todo indivíduo tratado, devido à capacidade de incorporação do estrôncio ao cristal de hidroxiapatita. Entretanto, não se pode prever o risco de fraturas com base nesse aumento de DMO. Uma metanálise de dois ensaios clínicos de fase III demonstrou que o ranelato de estrôncio foi associado a uma redução de 31% das fraturas osteoporóticas clínicas e de 40% das fraturas vertebrais morfométricas.[107] As biópsias ósseas realizadas demonstraram que o estrôncio se incorporou preferencialmente às bolsas ósseas recém-formadas, sendo preservadas a proporção de ligações cruzadas de colágeno e a qualidade óssea.[108] O ranelato de estrôncio é aprovado para a prevenção e o tratamento de osteoporose pós-menopausa na Europa, mas não nos Estados Unidos.

O manganês também pode contribuir para a condição óssea, embora raramente tenha sido examinado de forma independente de outros oligoelementos (ou microminerais). Em ratos, a suplementação com manganês levou a um aumento significativo da DMO das vértebras lombares e elevou os níveis de osteocalcina sérica, sugerindo que o manganês contribui para a formação óssea.[109] Um estudo selecionou aleatoriamente mulheres na pós-menopausa para receber suplementação diária com oligoelementos (15 mg de zinco, 5 mg de manganês e 2,5 mg de cobre), placebo, 1.000 mg de cálcio elementar, ou cálcio e oligoelementos durante dois anos. Em relação a outros grupos, as mulheres que receberam cálcio e oligoelementos apresentaram menos perda óssea e maior DMO vertebral.[110]

Vitaminas

Vitamina D

A vitamina D (colecalciferol) promove o balanço positivo de cálcio e estimula a formação óssea, sendo geralmente considerada uma vitamina protetora para os ossos. No esqueleto, a vitamina D ativada [1,25$(OH)_2$D (calcitriol)] estimula a reabsorção óssea, bem como melhora a mineralização e a formação óssea.[37] A vitamina D é obtida a partir da alimentação principalmente como colecalciferol (vitamina D_3) proveniente de fontes animais, mas também como ergocalciferol (vitamina D_2) proveniente de fontes vegetais (sobretudo cogumelos expostos a luz ultravioleta). A vitamina D_3 é também sintetizada exclusivamente pela pele mediante exposição à luz solar (UVB) a partir do 7-deidrocolesterol (ver capítulo sobre vitamina D). Como as fontes alimentares são limitadas, a exposição à luz solar é importante para os níveis de vitamina D no organismo, cuja insuficiência pode ser mais comum do que anteriormente. Uma análise demonstrou que concentrações de 25(OH)D inferiores a 30 ng/mL (75 mmol/L) se mostraram prevalentes em todas as regiões do mundo estudadas, e que concentrações inferiores a 10 ng/mL (25 mmol/L) são comuns principalmente no Sul da Ásia e no Oriente Médio. Entre outros fatores associados aos baixos níveis de vitamina D estavam a obesidade, a idade mais avançada, o sexo feminino, as maiores latitudes, o inverno, a pigmentação mais escura da pele, um menor nível de exposição à luz solar e uma baixa ingestão alimentar de vitamina D.[111]

Uma análise sistemática[112] concluiu haver boas evidências de que os alimentos fortificados com vitamina D elevam os níveis de 25(OH)D sérica em adultos mais jovens e mais velhos e em adolescentes, e que a concentração de 25(OH)D está associada à DMO em crianças mais velhas, uma evidência razoável de que a 25(OH)D sérica é inversamente proporcional à concentração sérica de PTH e à DMO ou alteração de DMO em adolescentes e adultos mais velhos, mas uma evidência inconsistente em relação a fraturas. O relatório do

Institute of Medicine (IOM) de 2011 sobre o cálcio e a vitamina D observou que os estudos observacionais mais recentes geralmente condizem com essas descobertas, mas que os ensaios clínicos demonstram resultados diversos.[37]

Apesar da importância da luz solar para os níveis de vitamina D no organismo, a maioria dos estudos demonstra uma importante relação da ingestão alimentar de vitamina D com a 25(OH)D sérica e a condição óssea. Um grande estudo prospectivo com 76.507 mulheres na pós-menopausa constatou que uma ingestão de vitamina D superior a 600 UI (15 μg) comparada a menos de 200 UI (5 μg) estava associada a 27% menos chance de incidência de osteoporose. Um estudo realizado na Grécia revelou que os laticínios fortificados com 1.200 mg de cálcio e 22,5 μg por de vitamina D por dia resultavam em uma melhoria significativa da DMO em relação aos grupos controle.[113]

Vários estudos sugerem que a ingestão adequada de 25(OH)D sérica pode ser necessária para prevenir fraturas e respaldar a possível função protetora da suplementação com vitamina D, mas somente quando utilizada em conjunto com a suplementação de cálcio.[37] Um estudo de caso de coorte constatou que mulheres idosas com concentrações do metabólito ativo da vitamina D 1,25(OH_2)D inferiores ou iguais a 23 pg/mL (60 pmol/L) tinham uma probabilidade duas vezes maior de sofrer uma fratura de quadril em um espaço de aproximadamente quatro anos.[114] Em holandeses idosos, os níveis de 25(OH)D sérica inferiores ou iguais a 12 ng/mL (30 mmol/L), comparados a níveis mais elevados, foram associados a um risco de fratura três vezes maior ao longo de seis anos.[115] Da mesma forma, no acompanhamento da NHANES III, uma concentração de 25(OH)D sérica superior a 24 ng/mL (60 mmol/L), comparada a níveis mais baixos, foi associada a um risco de fratura de quadril 36% menor em idosos.[116] Por outro lado, no entanto, nenhuma associação significativa entre a 25(OH)D sérica e o risco de fratura em um espaço de onze anos foi observada em mulheres na pós-menopausa no estudo *Os des Femmes de Lyon*.[117]

A ingestão alimentar de vitamina D demonstrou também ter função protetora contra fraturas. Uma análise prospectiva desenvolvida ao longo de 18 anos com 72.337 mulheres na pós-menopausa revelou que uma ingestão de 500 UI (12,5 μg) ou mais por dia *versus* menos de 140 UI (3,5 μg) de vitamina D estava associada a um risco de fratura de quadril 37% menor.[32] A maioria dos ensaios com suplementos de vitamina D incluíram também o cálcio, de modo que não é possível separar os efeitos. Nos Estados Unidos, a suplementação combinada com vitamina D_3 e cálcio reduziu significativamente a incidência de fraturas não vertebrais em idosos em um espaço de três anos,[118] e resultados semelhantes foram constatados em mulheres idosas na França,[119] no Reino Unido[120] e na Finlândia.[121] Entretanto, a WHI não observou nenhuma redução no risco de fraturas no decorrer de sete anos entre mulheres na pós-menopausa selecionadas aleatoriamente para receber 1.000 mg de cálcio e 400 UI de vitamina D_3, em contraposição ao uso de placebo, embora em um subgrupo de mulheres de mais de 60 anos, o cálcio e a vitamina D tenham demonstrado função protetora contra fraturas de quadril.[29] Além disso, a suplementação com 400 UI (10 μg) de vitamina D_3 por dia não teve nenhum efeito na incidência de fraturas em idosos na Holanda,[122] e outros ensaios com baixas doses de vitamina D também tiveram resultados negativos.[123,124] Vários ensaios clínicos importantes não demonstraram nenhum benefício da suplementação com vitamina D, mesmo em doses mais elevadas (800 a 1.100 UI [20 a 27,5 μg]), sobre a incidência de fraturas, a DMO, os marcadores de remodelação óssea ou a absorção de cálcio pelo intestino.[125-129]

Metanálises de doze ensaios sobre a eficácia da suplementação oral de vitamina D para a prevenção de fraturas não vertebrais em idosos e oito ensaios sobre fratura de quadril concluíram que doses superiores a 400 UI (10 μg) por dia resultavam em uma redução de 18-20% das fraturas de quadril e não vertebrais, respectivamente, independentemente da suplementação adicional de cálcio.[130] Uma metanálise de seis estudos com crianças revelou uma tendência a uma DMO mais elevada com a suplementação de vitamina D (132 a 400 UI [0,33 a 10 μg] por dia) em relação ao placebo, mas esse resultado foi significativo somente para aqueles com baixos níveis basais de vitamina D.[131] Juntos, esses resultados sugerem que a suplementação de vitamina D pode ser eficaz em indivíduos com baixas reservas de vitamina D, mas que doses superiores a 400 UI (10 μg) podem ser necessárias para os adultos. Não foi determinado com precisão um nível limítrofe de 25(OH)D sérica ou dose de suplementação de vitamina D que previna fraturas em idosos, embora o IOM tenha concluído que em adultos com mais de 70 anos, 1.200 mg de cálcio e 800 UI de vitamina D sejam suficientes para prevenir fraturas. Entretanto, altas doses de vitamina D administradas uma vez por ano podem não oferecer nenhum benefício. Um ensaio randomizado controlado por placebo realizado com mulheres idosas com alto risco de fraturas demonstrou que a administração de 500.000 unidades de colecalciferol anualmente estava associada a um aumento de 25% do risco de fraturas e uma probabilidade de quedas 15% maior.[132]

Vitamina K

A vitamina K pode ser importante para a saúde dos ossos atuando como uma coenzima para a glutamato carboxilase, que medeia a conversão de glutamato em γ-carboxiglutamato (Gla).[133] Essa γ-carboxilação é essencial para as proteínas atraírem Ca^{2+} para incorporação aos cristais de hidroxiapatita. Uma alta concentração de osteocalcina subcarboxilada é um indicador de níveis inadequados de vitamina K no organismo.[134]

Nos alimentos, a vitamina K é encontrada como filoquinona (vitamina K_1) nas hortaliças e outras folhas, e como menaquinona (vitamina K_2) no fígado, nas carnes vermelhas, e nos alimentos fermentados, como o queijo. Em vários estudos observacionais, a baixa ingestão de vitamina K foi associada a uma baixa DMO e/ou maior incidência de fraturas.[135,136] Concentrações mais elevadas de osteocalcina subcarboxilada foram correlacionadas também a uma DMO mais baixa e a um maior risco de fraturas de quadril.[137,138]

Apesar das evidências de que a vitamina K tenha melhorado os perfis de remodelação óssea e reduzido os níveis de osteocalcina subcarboxilada[133], de um modo geral os estudos realizados sobre a suplementação de vitamina K não constataram nenhum efeito;[139,140] embora um deles, com uma dose de menaquinona-4 de 45 mg/dia, tenha demonstrado uma perda óssea reduzida em mulheres na pós-menopausa.[141] Nenhum ensaio randomizado demonstrou que a suplementação de vitamina K previne fraturas.

Vitamina C

A vitamina C é um cofator essencial para a hidroxilização de resíduos de lisina e prolina no procolágeno.[142] A deficiência em animais é associada a uma síntese defeituosa do colágeno tecidual e uma baixa DMO.[143] Na realidade, o ácido ascórbico é um nutriente essencial para a osteogênese *in vitro*. Estudos epidemiológicos da vitamina C em relação à DMO e à incidência de fraturas demonstraram resultados diversos e às vezes complexos, que podem estar relacionados a outras coexposições. Adultos mais velhos participantes do FOS e situados no tercil mais alto de ingestão de vitamina C (média de 313 mg/dia) apresentaram menor risco de fraturas ao longo de 15 a 17 anos de acompanhamento do que aqueles situados no tercil mais baixo (média de 94 mg/dia).[144] O grande *Swedish Mammography Cohort* relatou que a incidência de fraturas de quadril entre os fumantes com baixos níveis de ingestão de vitamina C era três vezes maior do que entre os não fumantes com uma ingestão adequada de vitamina C; com um risco quase cinco vezes maior entre os fumantes com baixos níveis de ingestão tanto de vitamina E quanto de vitamina C.[145] O *Utah Study of Nutrition and Bone Health* revelou que uma ingestão de até 488 mg/dia de vitamina C tinha função protetora em adultos mais velhos fumantes ou ex-fumantes, e que a partir desse limite a relação se estabilizava.[146] Juntas, as evidências sugerem que a vitamina C pode proteger a DMO e prevenir fraturas, mas essas relações são complexas e dependem de outros fatores, como adequação de outros nutrientes (cálcio e vitamina E), tabagismo e níveis de estrogênio.

Vitamina E

A vitamina E é um poderoso antioxidante e, assim como a vitamina C, pode proteger contra os efeitos negativos do estresse oxidativo sobre a reabsorção óssea. A perda óssea decorrente da idade já foi associada às prostaglandinas, às citocinas e aos fatores de crescimento no microambiente ósseo.[147] Existem evidências de que a vitamina E pode reduzir a produção de prostaglandina E_2 nos macrófagos, e a atividade da ciclo-oxigenase, a qual, por sua vez, pode proteger os ossos.[148] A vitamina E demonstrou melhorar a qualidade óssea em ratos velhos, com maior peso ósseo, transcritos de proteínas e mRNA para osteocalcina, colágeno tipo I e fator de crescimento semelhante à insulina (IGF-1),[149] além de manter a DMO em ratas ooforectomizadas.[150]

Em seres humanos, a suplementação de vitamina E foi associada a níveis séricos reduzidos de C-telopeptídeo, um marcador de reabsorção óssea.[151] Não foi observada nenhuma relação entre a ingestão de vitamina E e a DMO na WHI.[152] Em Utah, adultos mais velhos, fumantes e situados no quintil mais alto em relação àqueles situados no quintil mais baixo da ingestão de vitamina E demonstraram uma probabilidade aproximadamente 70% menor de risco de fraturas, mas nenhuma relação foi observada entre os não fumantes. Da mesma forma, na Suécia, a vitamina E demonstrou proteção contra fraturas de quadril em fumantes e, conforme observado para a vitamina C, o efeito foi maior com uma alta ingestão de ambas as vitaminas.[145]

Vitaminas do complexo B

O folato, a vitamina B_{12} e a vitamina B_6 desempenham papéis importantes na via metabólica de compostos de um carbono, fundamental para a síntese, metilação e reparação do DNA, podendo, portanto, afetar a formação óssea.[153] Relatos de casos anteriores identificaram deficiência de vitamina B_{12} em pacientes com osteoporose, maior risco de fraturas em pacientes com anemia perniciosa, e melhorias com a administração de terapia com vitamina B_{12}.[154] A vitamina B_{12} afeta a fosfatase alcalina e a atividade osteoblástica.[155,156] Além disso, existem evidências de que os baixos níveis de vitamina B_{12} e B_6 podem estimular uma maior atividade osteoclástica.[157] Uma recente análise das cabeças femorais de pacientes submetidos a artroplastia de quadril demonstrou haver uma relação entre uma espessura e uma superfície trabecular significativamente reduzidas e concentrações de folato sérico inferiores a 7,6 ng/mL (17,3 nmol/L), em comparação com níveis mais elevados, e entre um número de trabéculas significativamente menor e concentrações séricas de vitamina B_6 inferiores a 5,3 ng/mL (21,5 nmol/L), em comparação com níveis mais elevados.

Vários estudos identificaram a relação entre os níveis de folato no organismo e a DMO,[158,159] mas outros não.[160] Na Dinamarca, foram observadas relações em nível basal, mas não longitudinal.[159] Da mesma forma, alguns estudos, mas não todos, demonstraram haver uma relação com o risco de fraturas. Na Noruega,[161] mulheres com níveis de folato inferiores a 1,3, em comparação com níveis superiores ou iguais a 2,9 ng/mL (2,9 *versus* 6,6 nmol/L, respectivamente) demonstraram uma probabilidade 2,4 vezes maior de sofrer uma fratura de quadril em um espaço de 12 anos. Na Itália, adultos com níveis de ingestão de folato sérico inferiores ou iguais a 4,1 ng/mL (9,3 nmol/L), em comparação com níveis mais elevados, apresentaram um risco duas vezes maior de sofrer fraturas no decorrer de quatro anos.[162] Por outro lado, um outro estudo com quase 1.000 mulheres idosas não demonstrou nenhum relação entre o folato e o risco de fraturas.[163]

A vitamina B_{12} já foi associada também à condição óssea em estudos epidemiológicos. Os participantes da NHANES III com osteoporose apresentaram níveis séricos de vitamina B_{12} significativamente mais baixos e níveis de ácido metilmalônico mais elevados em relação àqueles que não sofriam da doença.[164] No FOS, as concentrações séricas de vitamina B_{12} inferiores a 200 pg/mL (148 pmol/L), comparadas a concentrações mais elevadas, foram significativamente associadas a uma menor DMO do quadril nos homens e da coluna vertebral nas mulheres.[165] Em holandeses idosos, a prevalência de osteoporose foi quase sete vezes maior em mulheres com níveis de vitamina B_{12} inferiores a 285 pg/mL (210 pmol/L), em comparação com níveis superiores a 434 pg/mL (320 pmol/L).[166] Longitudinalmente, nos Estados Unidos, mulheres idosas com concentrações de vitamina B_{12} inferiores ou iguais a 280 pg/mL (206 pmol/L), comparadas a concentrações mais elevadas, apresentaram maior declínio da DMO total do quadril ao longo de 42 meses.[167] Por outro lado, em dois estudos europeus, a vitamina B_{12} não foi associada a alterações longitudinais da DMO em mulheres na perimenopausa, ou ao risco de fraturas em idosos.[163]

O número de estudos conduzidos com a vitamina B_6 foi menor. Os participantes do *Rotterdam Study* situados no quartil mais alto da ingestão de vitamina B_6, em comparação ao quartil mais baixo, apresentaram maior DMO do colo do fêmur e um risco de fraturas de 23-45% menor.[168] No FOS, a perda óssea no decorrer de quatro anos foi inversamente associada à vitamina B_6 e ao risco de fratura de quadril, mas essas relações foram atenuadas após o controle da DMO basal, dos níveis séricos de vitamina D e da homocisteína.[169] Em outro estudo, pacientes com fratura de quadril apresentaram menores concentrações de vitamina B_6 e menos enzimas de ligações cruzadas do colágeno do que os participantes do grupo controle (6,5 *versus* 12,3 ng/mL [26,4 *versus* 49,8 nmol/L]), sugerindo que a vitamina B_6 pode operar por meio de mecanismos diferentes daqueles pelos quais o folato e a vitamina B_{12} operam.[170]

Essas três vitaminas são necessárias para manter as baixas concentrações de homocisteína, a qual já foi associada a defeitos na ligação cruzada de colágeno, reduzindo a resistência óssea e aumentando a suscetibilidade a fraturas.[171] Na Finlândia, as mulheres situadas no quartil mais alto das concentrações séricas de homocisteína tinham uma probabilidade 2,4 vezes maior de sofrer uma fratura de quadril ao longo de 12,6 anos do que aquelas situadas no quartil mais baixo,[161,172] enquanto em outro grupo de mulheres idosas, a perda óssea no quadril no tercil mais alto da homocisteína foi 2,6 vezes maior do que no tercil mais baixo, mas sem qualquer relação com fratura.[173] Por outro lado, no FOS, a homocisteína foi associada ao risco de fraturas, mas não à perda de DMO ao longo de quatro anos.[169] Um subgrupo de controle de caso da WHI constatou também uma relação significativa entre a homocisteína e o risco de fraturas de quadril, embora essa relação tenha sido atenuada com o ajuste da função renal.[174] Entretanto, em um grupo de mulheres mais velhas na França, não foi observada nenhuma relação entre a homocisteína e a incidência de fraturas.[175]

Apesar das fortes evidências da relação existente, os estudos realizados sobre a suplementação com vitaminas do complexo B demonstraram resultados diversos. Um ensaio randomizado com pacientes japoneses vítimas de derrame constatou que 5 mg de folato e 1.500 g de mecobalamina por dia durante dois anos, em comparação à administração de placebo, reduzia em 80% o risco de fraturas de quadril.[176] Dois estudos, no entanto, que combinaram suplementos de folato, vitamina B_{12} e vitamina B_6 durante 1 e 2 anos, não demonstraram nenhum efeito benéfico sobre os marcadores de remodelação óssea.[177,178] Além disso, um grande ensaio com 5.522 adultos revelou que a suplementação com todas essas vitaminas do complexo B não demonstrou nenhuma relação com fraturas de quadril ao longo de cinco anos.[179] Pelo menos um ensaio com a população em geral encontra-se em andamento e deve fornecer dados complementares.[180]

Vitamina A

Embora a deficiência de vitamina A seja relativamente comum em todo o mundo, o excesso de retinol é mais preocupante aos ossos. A vitamina A pré-formada é obtida através da alimentação em forma de retinol e ésteres de retinil provenientes de alimentos de origem animal e derivados de carotenoides de pró-vitamina A metabolizados principalmente no intestino (ver capítulos sobre vitamina A e carotenoides).

Em vários estudos com animais, a vitamina A demonstrou acelerar a reabsorção óssea e inibir a formação óssea.[156,181] Os ossos possuem receptores nucleares para as vitaminas A e D. As formas ativas das vitaminas A e D podem competir em nível de disponibilidade dos receptores X de retinoides utilizados tanto pelo ácido retinoico quanto pela vitamina D para fins de regulação gênica.[182]

Em seres humanos, a administração de retinil palmitato reduziu a elevação das concentrações séricas de cálcio em resposta à $1{,}25(OH)_2D$.[183] Em estudos observacionais, a maior ingestão de retinol foi associada a maior perda óssea e risco de fraturas de quadril. Em mulheres suecas com níveis de ingestão de vitamina A superiores a 1.500 μg/dia, em comparação com níveis inferiores a 500 μg/dia, a DMO foi de 10-14% menor no colo do fêmur e na coluna lombar, respectivamente, e o risco de fraturas de quadril duplicou.[184] Os homens suecos com níveis de retinol sérico acima de 75,6 contra 62,2 a 67,6 μg/dL (> 2,7 *versus* 2,2 a 2,4 μmol/L) apresentaram uma probabilidade 2,5 vezes maior de sofrer uma fratura de quadril ao longo de 30 anos.[185] No NHS, as mulheres com níveis de ingestão de retinol de mais de 2.000 *versus* menos de 500 μg/dia apresentaram uma probabilidade 1,9 vez maior de sofrer uma fratura de quadril ao longo de 18 anos, ao mesmo tempo que a ingestão de carotenoides não contribuiu para o risco de fraturas.[186]

Dois estudos demonstraram associações em "U" entre a vitamina A e a condição óssea; um deles demonstrou menor DMO basal e maior perda de DMO ao longo de quatro anos tanto com baixos quanto com altos níveis de ingestão de vitamina A,[187] enquanto o outro demonstrou um risco de fraturas duas vezes maior no quintil mais baixo ou mais alto do retinol sérico *versus* as categorias do quintil intermediário.[188] Entretanto, vários estudos não demonstraram nenhuma relação entre a vitamina A e a condição óssea, inclusive nenhuma associação entre os indicadores dos níveis de vitamina A no organismo e a saúde óssea.[189-191] Análises de incidentes com mais de 75 mil mulheres na pós-menopausa participantes da WHI não encontraram relações gerais entre ingestão de vitamina A e fratura, mas as mulheres com níveis de ingestão de vitamina D menor ou igual a 11μg/dia situadas no quintil mais alto da ingestão de vitamina A demonstraram um risco de fraturas 20% maior.[192]

Juntas, as evidências sugerem um possível aumento do risco de fraturas em decorrência do excesso de vitamina A. As variações nos efeitos podem resultar de diferenças nos níveis basais de vitamina A nas populações estudadas, erro de medição, falta de poder ou acompanhamento limitado. As constatações de risco são suficientes para gerar preocupação em relação à exposição excessiva ao retinol, o que pode ocorrer basicamente em razão do uso de suplementos.

Carotenoides pró-vitamina A

Os alimentos ricos em carotenoides não contribuem para a toxicidade de vitamina A; ao contrário, os carotenoides podem ter um efeito positivo nos ossos através de sua ação antioxidante. A beta-criptoxantina demonstrou ter um efeito anabólico na calcificação óssea, aumentando a ação da fosfatase alcalina e o teor de cálcio no tecido femoral de ratos, bem como estimulando diretamente a formação óssea e inibindo a reabsorção óssea.[193,194]

Vários estudos observacionais relataram os efeitos protetores dos carotenoides. Foram relatadas relações positivas significativas da beta-criptoxantina e do betacaroteno com a DMO em mulheres japonesas na pós-menopausa;[195] da ingestão alimentar de betacaroteno com a DMO da coluna lombar em mulheres australianas na pós-menopausa;[196] e da ingestão de licopeno com uma menor perda de DMO da coluna lombar nas mulheres em um espaço de quatro anos; e da ingestão de carotenoides totais com uma menor perda de DMO do trocânter ao longo de quatro anos nos homens participantes do FOS.[197] Os participantes do FOS situados no tercil mais alto da ingestão de carotenoides totais apresentaram um risco 50% menor de fraturas de quadril do que aqueles situados no tercil mais baixo durante um acompanhamento de 17 anos.[198] Um outro estudo com mulheres na pós-menopausa também demonstrou haver uma relação de proteção entre as concentrações séricas de licopeno, o estresse oxidativo e os marcadores de reabsorção óssea.[199] Por outro lado, a WHI não reportou quaisquer relações de proteção entre as concentrações séricas de carotenoides e a DMO em sua maior amostra de mulheres na pós-menopausa.[152]

Em ensaios controlados, a ingestão de sucos fortificados com beta-criptoxantina levou a um aumento significativo da concentração de osteocalcina beta-carboxilada e uma redução da atividade sérica da fosfatase ácida tartarato-resistente nos ossos e do N-telopeptídeo do colágeno tipo I,[200] enquanto a suplementação com licopeno reduziu o estresse oxidativo e o N-telopeptídeo do colágeno tipo I.[201] Juntamente com os efeitos observados da ingestão de frutas e legumes para a proteção dos ossos (ver adiante), as evidências sugerem que os carotenoides podem proteger a condição óssea.

Proteínas

Estudos metabólicos demonstraram que as altas concentrações de proteína levam à perda de cálcio, e a ideia é de que o cálcio é extraído do esqueleto para manter as concentrações séricas de cálcio diante de uma carga ácida.[202] Por outro lado, as proteínas demonstraram aumentar o IGF-1 circulante, associado ao crescimento ósseo, podendo neutralizar os efeitos do cálcio. Estudos que relacionaram a ingestão proteica aos marcadores de remodelação óssea demonstraram efeitos contraditórios: um deles demonstrou uma redução da deoxipiridinolina, um marcador de reabsorção óssea;[203] outro não relatou nenhuma alteração nos marcadores de remodelação óssea.[204]

Em contraste com a hipótese de que uma alta ingestão proteica leva à perda óssea, de um modo geral, os estudos observacionais constataram haver uma relação entre uma alta – e não baixa – ingestão de proteínas e uma maior DMO e um menor risco de fraturas. No FOS, a perda óssea no decorrer de quatro anos foi menor entre adultos mais velhos com níveis mais elevados de ingestão proteica.[205] Além disso, aqueles situados nos três quartis mais altos da ingestão proteica apresentam um risco significativamente menor de sofrer fraturas de quadril, comparados àqueles com os níveis baixos de ingestão.[206] Da mesma forma, foi observada uma relação inversa entre os quartis da ingestão proteica e o risco de fraturas de quadril nas mulheres do estado de Iowa.[207] Por outro lado, o NHS não demonstrou nenhuma relação entre a ingestão de proteínas e o risco de fraturas de quadril ao longo de 12 anos.[208] Em pacientes com fratura de quadril recente, a suplementação proteica durante seis meses reduziu significativamente a perda óssea do quadril no decorrer de um ano.[209]

No contexto das dietas normais, as atuais evidências sugerem que uma concentração mais elevada de proteínas é benéfica, e não prejudicial, para a proteção dos ossos. Entretanto, o efeito pode depender de outros componentes da alimentação. Na França, em mulheres na pós-menopausa, o aumento do risco de fraturas em decorrência de uma maior ingestão de proteína foi observado somente entre aquelas com baixos níveis de ingestão de cálcio.[210] Em um estudo realizado nos Estados Unidos, as proteínas alimentares pareceram ter mais efeito protetor contra a perda óssea entre aqueles que utilizavam suplementos de cálcio.[28] O equilíbrio acidobásico geral da alimentação pode afetar também a resposta às proteínas, com melhores resultados na presença de alimentos alcalinizantes.

Ácidos graxos

Os ácidos graxos são importantes para diversos aspectos do metabolismo. Os ácidos graxos poli-insaturados n-3 e n-6 podem influenciar a saúde óssea através de vários mecanismos complexos, inclusive efeitos contrários sobre as citocinas inflamatórias,[211,212] modulação da produção de prostaglandina E2,[213,214] e maior capacidade de transporte e retenção de cálcio.[215,216] Os ácidos graxos essenciais n-3 e n-6 e seus derivados agem também como ligantes para os receptores ativados por proliferador de peroxissomo,[217] envolvidos na diferenciação das células-tronco mesenquimais em adipócitos e osteoblastos.[218-220] As lipoxinas são sintetizadas a partir do ácido araquidônico, e as resolvinas são sintetizadas a partir do ácido eicosapentaenoico (EPA) e do ácido docosa-hexaenoico (DHA).[221,222] Ambos têm efeitos anti-inflamatórios e já foram associados à redução de perda óssea induzida por periodontite em modelos animais.[223-225]

Vários estudos com animais respaldam a existência de uma relação de proteção entre os ácidos graxos n-3 ou uma proporção mais elevada entre n-3 e n-6 e a saúde óssea. Poucos estudos foram conduzidos com seres humanos. Maiores proporções de ingestão entre ácidos graxos n-3 e n-6 foram associadas à redução da DMO do quadril no *Rancho Bernardo Study*,[226] e a ingestão de peixes que contêm ácidos graxos n-3 foi associada a uma menor perda óssea em astronautas.[227] No FOS, o consumo de três ou mais porções de peixes gordurosos por semana foi associado à proteção contra a perda de DMO do colo do fêmur no decorrer de quatro anos, embora tenham sido observadas interações entre os ácidos graxos n-3 e o ácido araquidônico. Mulheres com níveis de ingestão de EPA + DHA relativamente altos apresentaram uma DMO basal mais elevada no caso de ingestão de ácido araquidônico igualmente elevada; ao passo que os homens com níveis reduzidos de ingestão de EPA + DHA combinados a altos níveis de ingestão de ácido araquidônico perderam mais DMO com o tempo do que aqueles com baixas concentrações de ácido araquidônico, sugerindo que ambos os tipos de ácidos graxos devem ser adequados para uma boa proteção dos ossos.[228] Pode ocorrer que, na presença de altos níveis de ingestão de n-3, a produção de prostaglandina E2 seja suprimida, permitindo, assim, outros efeito positivos do ácido araquidônico. O ácido araquidônico pode ser sintetizado a partir do ácido linoleico, cujo consumo em grandes quantidades supostamente tem efeitos negativos para os ossos por causa da ativação do NF-kβ (fator nuclear kappa B).[229,230]

Os estudos sobre a ingestão de ácidos graxos e a incidência de fratura são escassos, e os poucos que existem relataram constatações contraditórias.[231-234] Os efeitos protetores da suplementação com óleo de peixe ou ácidos graxos n-3 sobre a DMO foram relatados em mulheres na pós-menopausa,[235,236] mas um outro estudo realizado não observou nenhum efeito sobre a DMO ou os marcadores de remodelação óssea nas mulheres que receberam óleo de peixe e cálcio e aquelas que receberam apenas cálcio durante 12 meses.[237] Adultos selecionados aleatoriamente para receber uma alimentação com alto teor de ácido α-linoleico, comparada à dieta da média dos americanos, apresentaram uma concentração sérica de N-telopeptídeo significativamente mais baixa.[238] A complexidade dessas relações sugere que o efeito de tipos específicos de ácidos graxos sobre a condição óssea e o risco de fraturas pode depender de outros fatores, e que talvez sejam necessários estudos mais amplos envolvendo análises mais complexas para esclarecer essas relações.

Outros componentes alimentares e padrões de dieta

Cafeína

Algumas evidências indicam que a cafeína tem um efeito negativo nos ossos, embora os resultados dos estudos variem. A DMO diminuiu significativamente em ratos em fase de crescimento que receberam 0,2% de suplemento de cafeína durante 20 semanas, comparados aos grupos controle, enquanto a osteoclastogênese das células da medula óssea isoladas dos ratos tratados com cafeína aumentou.[239] A viabilidade das células-tronco mesenquimais extraídas da medula óssea de ratos diminuiu de maneira dependente da concentração com os níveis mais elevados de cafeína administrados, com efeitos negativos na osteoblastogênese.[240] Nas células osteoblásticas humanas, o aumento gradativo da cafeína reduziu a expressão de RVD induzida pela $1{,}25(OH)_2D_3$ e a atividade da fosfatase alcalina, afetando a função osteoblástica.[241]

Em seres humanos, a cafeína é conhecida por aumentar a excreção urinária de cálcio em curto prazo.[242] Entretanto, uma análise conduzida em 2002 concluiu que a cafeína não teve nenhum efeito na excreção urinária total de cálcio em um período de 24 horas, e que o efeito negativo da cafeína sobre a absorção de cálcio pode ser compensada com "apenas uma a duas colheres de sopa de leite".[243] Estudos observacionais com mulheres na pós-menopausa revelaram consistentemente que o consumo de duas ou mais xícaras de café por dia estava associado a uma DMO reduzida somente naquelas participantes que não bebiam leite regularmente,[244] e que a perda óssea era maior com duas ou mais xícaras de café por dia somente quando a ingestão de cálcio era inferior a 800 mg/dia.[242] Da mesma forma, em um grupo de 31.527 suecas, a ingestão diária de quatro ou mais xícaras de café estava modestamente associada a um maior risco de fraturas, mas principalmente em mulheres com baixa ingestão de cálcio.[245] No FOS, a ingestão de cafeína foi associada ao risco de fraturas de quadril em mulheres idosas, mas não em homens.[246] Por outro lado, no entanto, na Suécia, os homens idosos – mas não as mulheres – que consumiam quatro ou mais xícaras de café por dia tinham uma DMO do quadril significativamente menor. Essa relação foi modificada pelos genótipos do citocromo P-450 1A2 (CYP1A2), associado ao metabolismo da cafeína, mas não à ingestão de cálcio.[247]

Álcool

A osteoporose normalmente é observada em casos de alcoolismo crônico.[248] O consumo abusivo de álcool está associado a diversas deficiências nutricionais que, conforme descrito ao longo de todo este capítulo, provavelmente têm seus efeitos negativos sobre os ossos. Além disso, o próprio etanol parece ter efeitos diretos sobre a remodelação óssea, afetando tanto a DMO quanto a resistência óssea. A administração prolongada (três meses) de álcool em uma dose equivalente a 1 L de vinho por dia em ratos adultos machos demonstrou uma redução de 10% da densidade óssea e uma redução de 12% da força mecânica do fêmur.[249] Uma análise conduzida em 2012 concluiu que a diminuição de massa e resistência ósseas observadas com o consumo excessivo de álcool é atribuída principalmente a uma redução da formação óssea, com evidência de apoptose osteocítica, estresse oxidativo e modulação da via de sinalização Wnt.[250]

Por outro lado, em vários estudos com adultos mais velhos, o consumo moderado de álcool já foi associado a uma DMO mais elevada[251,252] e uma menor perda óssea ao longo do tempo.[253] No FOS, foi observada uma DMO do quadril de 3 a 5% maior em homens que tomavam de um a dois drinques por dia de bebida destilada ou cerveja, e uma DMO do quadril e da coluna de 5 a 8% maior em mulheres na pós-menopausa que consumiam mais de dois drinques de bebida destilada ou vinho. Entretanto, nos homens, mais de dois drinques por dia de bebida destilada foram associados a uma DMO significativamente mais baixa. A tendência a associações mais consistentes entre a DMO e a cerveja ou o vinho, em relação à bebida destilada, sugere que outros componentes, que não o etanol, podem contribuir para a saúde óssea.[254] Juntas, são fortes as evidências que respaldam os efeitos benéficos do consumo moderado, mas também os efeitos nocivos do consumo excessivo de álcool para a condição óssea. Os mecanismos para os efeitos protetores poderiam incluir os efeitos estrogênicos do etanol, que estimula a conversão de androstenediona para estrona. Compostos complementares, como o silício ou os polifenóis contidos especificamente na cerveja e no vinho, podem oferecer benefícios adicionais.

Embora benéfico para a DMO, pouco se sabe sobre o consumo moderado de álcool e a incidência de fraturas. Uma metanálise de três estudos realizados no Canadá, na Austrália e na Holanda constatou que a ingestão de mais de dois drinques por dia, em comparação com quantidades menores, foi associada a um risco de fraturas de quadril quase 70% maior.[255] Outro estudo revelou uma associação em "U", na qual a incidência de fraturas de quadril era menor entre aqueles que consumiam até dois drinques por dia, em comparação com os abstêmios e usuários abusivos.[256]

Padrões de dieta

Está cada vez mais claro que os ossos são sensíveis a uma ampla variedade de nutrientes e exposições. Embora os estudos normalmente examinem um nutriente de cada vez para entender as associações e mecanismos, o efeito final depende de muitos componentes juntos. Portanto, convém examinar o padrão geral de dieta para ver se as combinações desses nutrientes na dieta têm um efeito possivelmente maior do que aquele de um único nutriente considerado isoladamente. Como são muitos os componentes alimentares que provavelmente afetam os ossos, inclusive uma vasta gama de fitonutrientes que ainda não são totalmente conhecidos, é de se esperar que as dietas saudáveis possam oferecer melhor suporte para o crescimento, a reparação e a manutenção dos ossos do que qualquer nutriente isolado ou até mesmo produto alimentício.

No FOS, os indivíduos foram divididos em grupos de padrão alimentar utilizando uma análise de agrupamentos.[257] Os homens que consumiam uma dieta rica em frutas, legumes e cereais no café da manhã tinham uma DMO do quadril maior do que todos os outros grupos de padrão alimentar, enquanto aqueles que mais consumiam doces tinham uma DMO significativamente menor. As mulheres que consumiam o padrão rico em doces também foram as que apresentaram a menor DMO, enquanto o padrão dos adeptos do álcool, além do padrão dos adeptos das frutas e legumes, apresentaram a DMO mais alta. Os grupos dos laticínios e das carnes demonstraram tendência a uma DMO intermediária. De acordo com as evidências em relação aos nutrientes individuais, o grupo das frutas e legumes apresentou os níveis mais elevados de ingestão de magnésio, potássio, vitamina C e vitamina K. Da mesma forma, em mulheres escocesas de 50 a 59 anos, um padrão "saudável" foi associado a níveis reduzidos de reabsorção óssea, enquanto um padrão caracterizado pelo consumo de lanches foi associado a uma menor DMO do colo do fêmur.[258] Um estudo realizado no Reino Unido com pares de gêmeas na pós-menopausa também revelou uma relação positiva entre a DMO do quadril e um padrão que incluía o vinho na dieta, mas uma relação negativa com a alimentação inglesa tradicional do século XX (peixe frito, batatas fritas, feijão cozido e carnes vermelhas e processadas, tortas salgadas e legumes crucíferos).[259] Outro estudo conduzido no Reino Unido constatou relações significativas entre um padrão com alta ingestão de frutas e a DMO da coluna vertebral em adolescentes e mulheres mais velhas e a DMO do colo do fêmur em adolescentes do sexo masculino.[260] Entre as mulheres australianas na faixa de 18 a 65 anos, um padrão alimentar à base de cereais, refrigerantes, batatas fritas, salsichas e carnes processadas, óleos vegetais, cervejas e comida pronta foi significativamente associado a uma DMO corporal total mais baixa em relação a outros padrões. Por outro lado, um padrão composto por leguminosas, frutos do mar, sementes, amêndoas, vinho, arroz e pratos à base de arroz, outros vegetais e pratos à base de vegetais foi positivamente associado à DMO do quadril e da coluna vertebral e à composição corporal total.[261] Mais recentemente, uma análise dos dados da NHANES de 1999 a 2002 não revelou nenhuma relação entre a escala do *Health Eating Index* de 2005 e os marcadores de remodelação óssea. Entretanto, ingestão de leite foi associada de forma significativamente negativa à relação urinária entre N-telopeptídeos e creatinina, e as mulheres com os níveis mais elevados de ingestão de açúcares foram as que apresentaram as maiores concentrações séricas de fosfatase alcalina óssea associadas à formação dos ossos, mas também a uma maior remodelação óssea.[262]

Um estudo canadense demonstrou que um padrão alimentar basal caracterizado por frutas, legumes e grãos integrais estava associado a um risco de fraturas 14% menor nas mulheres, com um padrão semelhante, mas sem significância estatística, entre os homens.[263] A intervenção do padrão alimentar também demonstrou ser eficaz. A dieta DASH (rica em frutas, legumes e laticínios com baixo teor de gordura) demonstrou uma remodelação óssea significativamente reduzida. O acréscimo de uma baixa ingestão de sódio reduziu a excreção de cálcio tanto no grupo DASH quanto nos grupos alimentares normais, reduzindo ainda mais os níveis de osteocalcina sérica no grupo DASH.[64] Outro estudo comparou os efeitos sobre a remodelação óssea entre quatorze dias de dieta do tipo DASH com baixo teor de sódio e uma dieta de baixas calorias rica em carboidratos (ambas > 800 mg de cálcio por dia). O grupo DASH demonstrou reduções significativas dos níveis de sódio e cálcio na urina, maiores concentrações de potássio na urina e redução dos marcadores de remodelação óssea em relação ao grupo da dieta de baixas calorias e rica em carboidratos.[264]

Juntas, as evidências respaldam o papel de uma alimentação geral saudável, além de uma ingestão adequada de cálcio, para uma boa saúde óssea. A análise dos padrões é consistente com as análises de nutrientes que indicam que as dietas ricas em frutas, legumes e laticínios com baixo teor de gordura, o consumo moderado de álcool, e uma baixa ingestão de sódio parecem ser importantes.

Outros fatores de risco para fratura osteoporótica

Peso corporal e composição corporal

Diversos estudos demonstram que um peso corporal total mais elevado está diretamente associado a uma maior DMO e um menor risco de fraturas. Além disso, a perda de peso está associada à perda de DMO. Uma análise sugeriu que cada 10% de perda de peso podem levar a 1-2% de perda óssea.[265] Entretanto, o peso total consiste em massa livre de gordura (massa magra) e tecido adiposo, e é bem provável que esses componentes tenham efeitos diversos sobre os ossos. Com o reconhecimento da gordura como um órgão endócrino, o efeito da massa gorda sobre os ossos pode ir além de sua carga mecânica sobre o esqueleto.

A gordura abdominal é metabolicamente mais ativa e produz hormônios, quimiocinas e citocinas que podem contribuir para os processos inflamatórios[266] e para a resistência à insulina,[267] ambos capazes de afetar negativamente os ossos e aumentar o risco de fraturas.[268,269] Alguns estudos[270,271] demonstraram que quando o efeito da carga mecânica do peso corporal era removida estatisticamente, a massa gorda era negativamente associada aos ossos. Em um estudo conduzido com homens e mulheres na Holanda, as relações iniciais entre as medidas de distribuição de gordura e a DMO foram positivas, tornando-se negativas após o ajuste do IMC. Entretanto, as concentrações de insulina ou adiponectina não explicaram as associações positivas nem negativas.[272] Outros estudos observaram que a gordura visceral – mas não a gordura subcutânea – tinha relações negativas com a resistência do fêmur em jovens do sexo feminino, com a DMO do quadril e da coluna vertebral de adolescentes obesas, e com a DMO de homens e mulheres coreanos.[273-276] Em adultos porto-riquenhos residentes em Boston, a probabilidade de osteopenia ou osteoporose no quadril aumentava de 10 a 16% para cada acréscimo de 100 g de gordura abdominal ajustada pelo peso.[277] Embora o peso corporal total melhore a DMO, a obesidade central pode ter efeitos negativos na condição óssea.

Atividade física

Além do efeito gravitacional do peso do corpo, existe uma clara relação entre exercícios de impacto e DMO.[278] Os exercícios de resistência também já demonstraram melhorar a massa óssea.[279] Os exercícios de força e equilíbrio melhoram a função muscular e reduzem as quedas, reduzindo também o risco de fraturas.[280] A intensificação dos exercícios aeróbicos durante a perda de peso é importante para amenizar a perda óssea observada com a redução de peso.[281] Um estudo geneticamente controlado com gêmeos demonstrou que a atividade física em longo prazo durante a idade adulta levava a córtices mais espessos nos eixos dos ossos longos, maior força de flexão, e maior densidade trabecular e força de compressão nos ossos distais.[282] Uma análise concluiu que os exercícios de alta força (levantamento de peso) ou alto impacto (salto) são os que produzem maior efeito nos ossos, enquanto os exercícios sem impacto, como a natação, por exemplo, não afetam os ossos.[278]

Genética

Embora seja óbvio que os ossos respondem a muitas exposições ambientais, os pesquisadores estimaram que aproximadamente 80% da variância do pico de massa óssea e uma menor proporção da variância da perda óssea em decorrência da idade podem resultar da hereditariedade.[283] A identificação das variantes genéticas importantes e das interações do ambiente genético é uma área de pesquisa ativa. Um histórico familiar da incidência de fraturas de quadril pode prever um risco de fraturas duas vezes maior. Estudos sobre possíveis polimorfismos genéticos e estudos de associação genômica identificaram os genes associados à DMO ou à incidência de fraturas por fragilidade, inclusive a codificação genética para a proteína 5 relacionada ao receptor de lipoproteína de baixa densidade (LRP5), o receptor alfa de estrogênio (ESR1) e a osteoprotegerina (OPG).[284] Uma grande análise de características quantitativas resultou na confirmação de 74 polimorfismos mononucleotídicos (SNP) em 32 locais em grupos de replicação de adultos islandeses, dinamarqueses e australianos, com três regiões próximas aos genes previamente identificados: o gene *RANKL*, a OPG e o ESR1, e duas regiões adicionais. Vários locais foram associados também a fraturas osteoporóticas, inclusive locais próximos ao gene *RANK*.[285] Uma análise observou que a maioria dos genes conhecidos envolvidos na osteoporose codifica componentes das vias envolvidas na síntese ou na reabsorção óssea, mas que somente uma pequena proporção da variação genética total envolvida na osteoporose foi identificada.[286]

Um dos primeiros marcadores genéticos examinados em relação a uma interação alimentar foi o do receptor de vitamina D, associado à DMO em várias populações.[287] As mulheres com o genótipo do receptor de vitamina D com baixa DMO apresentaram uma perda óssea mais acelerada e não conseguiram aumentar a absorção de cálcio em resposta aos baixos níveis de ingestão do mineral.[288,289] Em outro exemplo, mulheres na pós-menopausa portadoras do alelo A *versus* homozigotos GG do polimorfismo rs4988321 na LRP5 apresentaram baixa DMO da coluna vertebral somente no caso de ingestão de cálcio inferior a 680 mg/dia, uma constatação que sugere que a ingestão adequada de cálcio pode eliminar o efeito negativo desse polimorfismo sobre a DMO.[290] Outras interações relatadas entre genética e dieta que afetam os ossos incluem observações de que uma dieta altamente calórica tanto pode ser prejudicial quanto benéfica para a massa óssea, dependendo da presença de variantes alélicas específicas no gene *PPARG*, conforme demonstrado tanto em ratos quanto em seres humanos;[291] evidências de que ratos portadores do gene *Alox5–/–* submetidos a uma dieta altamente calórica ganharam mais massa gorda e perderam mais massa óssea em relação aos ratos selvagens do grupo controle[292]; e evidências de que a ingestão de grande quantidade de gorduras saturadas em mulheres com os genótipos APOE -219T/T e +113C/C é prejudicial para a condição óssea.[293] O conhecimento dos determinantes genéticos e das interações entre genética e meio ambiente ainda estão nas fases iniciais de pesquisa, e as expectativas são de que o progresso nessa área se acelere em um futuro próximo.

Estratégias de prevenção e manejo da osteoporose

Uma extensa pesquisa identificou diversos fatores de risco modificáveis para a incidência de osteoporose e fraturas. Hoje está claro que muitos aspectos alimentares e nutricionais são importantes para a saúde dos ossos, inclusive não apenas a ingestão adequada de cálcio e vitamina D, mas também de magnésio, potássio, outros oligoelementos, vitamina K, vitaminas do complexo B, carotenoides, vitaminas C e E, proteínas, e ácidos graxos essenciais. Ao mesmo tempo, é importante evitar a ingestão excessiva de fósforo, vitamina A e sódio, e manter níveis moderados de ingestão de álcool. Embora a osteoporose seja uma área em que o IMC demonstrou ter função protetora, hoje entendemos que a adiposidade abdominal pode ter efeitos negativos nos ossos mediante a liberação de determinadas citocinas. A atividade física com exercícios de impacto tem caráter protetor e é particularmente importante durante o processo de perda de peso, que pode levar também a perda óssea. Os exercícios de fortalecimento da musculatura também podem oferecer proteção contra a perda óssea associada à perda de peso e ajudar a fortalecer os músculos para reduzir o risco de quedas. O aumento da massa muscular também pode contribuir para uma maior resistência óssea entre indivíduos de todas as faixas etárias. Por fim, vale ressaltar que estamos apenas começando a entender as interações entre genética e nutrição e esperamos que, no futuro, orientações mais personalizadas possam ser dadas com base nos perfis genéticos para a prevenção da osteoporose.

No que tange ao manejo da osteoporose, particularmente para indivíduos que continuam na faixa de alto risco com base em fatores como histórico familiar, idade, ocorrência de fraturas anteriores ou baixa massa óssea, as recomendações nutricionais em relação ao cálcio e à vitamina D continuam a ser um importante elemento de base da abordagem de tratamento, a qual geralmente inclui o uso de agentes farmacológicos, como os bisfosfonatos. A maioria das sociedades e grupos de defesa recomenda uma ingestão mínima de 1.200 mg de cálcio por dia, seja a partir de fontes alimentares ou mediante a administração de suplementos, e pelo menos 600 a 800 UI de vitamina D por dia, ambos de acordo com as recomendações do IOM para a população em geral.[2,36,294-296]

O cálcio proveniente dos alimentos é a forma preferida para a obtenção da dosagem necessária de cálcio, uma vez que os dados da WHI sugerem que o excesso de cálcio (i. e., > 2.000 mg/dia) a partir de suplementos pode estar associado a um maior risco de nefrolitíase.[297] As concentrações séricas de 25(OH)D em pacientes osteoporóticos devem ser mantidas em, pelo menos, 20 ng/mL (50 nmol/L). Isso normalmente é possível com uma exposição adequada ao sol e especial atenção à alimentação, mas geralmente requer o acréscimo de um suplemento que contenha de 200 a 400 UI de vitamina D_3. Em pacientes com má absorção, enteropatia por glúten, doença hepática, *bypass* gástrico ou intestinal, ou pacientes que fazem uso prolongado de medicamentos antiderrame, uma dosagem de 1.000 a 2.000 UI/dia ou mais de vitamina D geralmente é necessária para manter as concentrações sanguíneas acima de 20 ng/mL. Alguns clínicos prescrevem 50.000 unidades de vitamina D_2 por semana para melhorar a conformidade e manter as concentrações séricas de 25(OH)D em pelo menos 20 ng/mL (50 nmol/L). Em suma, o cálcio e a vitamina D são componentes essenciais de qualquer regime de tratamento para osteoporose. Entretanto, as pesquisas sugerem que muitos aspectos da dieta e vários nutrientes contribuem para a saúde óssea, enfatizando a importância de se ter como foco a qualidade alimentar geral, além das abordagens médicas. A combinação da suplementação de vitamina D e cálcio, conforme necessário, com mudanças de estilo de vida e, em alguns casos, medicamentos, para prevenir maior perda óssea pode reduzir o risco de fraturas osteoporóticas devastadoras.

Agradecimentos

Este capítulo foi baseado em uma versão anterior escrita por Bess Dawson-Hughes. Não há creditos a serem notificados.

Referências bibliográficas

1. Burge R, Dawson-Hughes B, Solomon DH et al. J Bone Miner Res 2007;22:465–75.
2. US Department of Health and Human Services. Bone Health and Osteoporosis: A Report of the Surgeon General. Office of the Surgeon General. Rockville, MD, 2004.
3. Looker AC, Melton LJ 3rd, Borrud LG et al. Osteoporos Int 2012; 23:771–80.
4. Looker AC, Melton LJ 3rd, Borrud LG et al. Osteoporos Int 2012; 23:1351–60.
5. Becker DJ, Kilgore ML, Morrisey MA. Curr Rheumatol Rep 2010;12:186–91.
6. Dempster DW. Am J Manag Care 2011;17(Suppl):S164–9.
7. Dempster DW, Shane E, Horbert W et al. J Bone Miner Res 1986;1:15–21.
8. Heaney RP, Abrams S, Dawson-Hughes B et al. Osteoporos Int 2000;11:985–1009.
9. Ensrud KE, Palermo L, Black DM et al. J Bone Miner Res 1995; 10:1778–87.
10. Jones G, Nguyen T, Sambrook P et al. BMJ 1994;309:691–5.
11. World Health Organization. WHO Scientific Group on the Assessment of Osteoporosis at Primary Health Care Level. Geneva: World Health Organization, 2007.
12. Johnell O, Kanis JA, Oden A et al. J Bone Miner Res 2005;20:1185–94.
13. Cooper C, Atkinson EJ, O'Fallon WM et al. J Bone Miner Res 1992;7:221–7.
14. Grisso JA, Kelsey JL, Strom BL et al. N Engl J Med 1991;324:1326–31.
15. Hannan MT, Felson DT, Dawson-Hughes B et al. J Bone Miner Res 2000;15:710–20.

16. Burger H, de Laet CE, van Daele PL et al. Am J Epidemiol 1998;147:871–9.
17. Cummings SR, Nevitt MC, Browner WS et al. N Engl J Med 1995;332:767–73.
18. World Health Organization. Fracture Risk Assessment Tool (FRAX). World Health Organization Collaborating Centre for Metabolic Bone Diseases, University of Sheffield, UK. Disponível em: http://www.shef.ac.uk/FRAX/index.jsp. Acesso em 5 de fevereiro de 2012.
19. Kanis JA, McCloskey EV, Johansson H et al. Osteoporos Int 2010;21(Suppl):S407–13.
20. Kanis JA, Hans D, Cooper C et al. Osteoporos Int 2011;22: 2395–411.
21. Tucker KL, Bhupathiraju SN. Micronutrients and bone. Chapter 18 in: Cho KH, Michel JP, Buldau J et al, eds. Textbook of Geriatric Medicine, International. Seoul, Korea: Argos, 2010.
22. Tucker KL. Curr Osteoporos Rep 2009;7:111–7.
23. Food and Nutrition Board, Institute of Medicine. Dietary Reference Intakes for Calcium, Phosphorus, Magnesium, Vitamin D, and Fluoride. Washington, DC: National Academy Press, 1997.
24. Wosje KS, Specker BL. Nutr Rev 2000;58:253–68.
25. Winzenberg T, Shaw K, Fryer J et al. BMJ 2006;333:775.
26. Heaney RP. J Am Coll Nutr 2000;19:83S–99S.
27. Bischoff-Ferrari HA, Dawson-Hughes B, Baron JA et al. Am J Clin Nutr 2007;86:1780–90.
28. Dawson-Hughes B, Harris SS, Krall EA et al. Am J Clin Nutr 2000;72:745–50.
29. Jackson RD, LaCroix AZ, Gass M et al. N Engl J Med 2006;354:669–83.
30. Kalkwarf HJ, Khoury JC, Lanphear BP. Am J Clin Nutr 2003;77:257–65.
31. Key TJ, Appleby PN, Spencer EA et al. Public Health Nutr 2007;10:1314–20.
32. Feskanich D, Willett WC, Colditz GA. Am J Clin Nutr 2003;77:504–11.
33. Baran D, Sorensen A, Grimes J et al. J Clin Endocrinol Metab 1990;70:264–70.
34. Heaney RP, Rafferty K, Dowell MS. J Am Diet Assoc 2002;102:1672–4.
35. Lotz M, Zisman E, Bartter FC. N Engl J Med 1968;278:409–15.
36. US Department of Agriculture. What We Eat in America, NHANES 2007–2008. Nutrient Intakes from Food: Mean Amounts Consumed per Individual by Race/Ethnicity and Age, in the United States, 2007–2008. Disponível em: http://www.ars.usda.gov/ba/bhnrc/fsrg. 2010. Acesso em 5 de fevereiro de 2012.
37. Food and Nutrition Board, Institute of Medicine. Dietary References Intakes for Calcium and Vitamin D. Washington, DC: National Academies Press, 2011.
38. Clark I. Am J Physiol 1969;217:865–70.
39. Kemi VE, Karkkainen MU, Karp HJ et al. Br J Nutr 2008; 99:832–9.
40. Kemi VE, Karkkainen MU, Rita HJ et al. Br J Nutr 2010; 103:561–8.
41. Wyshak G, Frisch RE. J Adolesc Health 1994;15:210–5.
42. Tucker KL, Morita K, Qiao N et al. Am J Clin Nutr 2006;84:936–42.
43. Heaney RP, Rafferty K. Am J Clin Nutr 2001;74:343–7.
44. Li M, Hasegawa T, Masuki H et al. J Oral Biosci 2010;52:94–9.
45. Creedon A, Flynn A, Cashman K. Br J Nutr 1999;82:63–71.
46. Rude RK, Kirchen ME, Gruber HE et al. Miner Electrolyte Metab 1998;24:314–20.
47. Rude RK, Gruber HE, Wei LY et al. Nutr Metab 2005;2:24.
48. Rude RK, Gruber HE, Norton HJ et al. Bone 2005;37:211–9.
49. Mutlu M, Argun M, Kilic E et al. J Int Med Res 2007;35: 692–5.
50. Tucker KL, Hannan MT, Chen H et al. Am J Clin Nutr 1999;69:727–36.
51. Ryder KM, Shorr RI, Bush AJ et al. J Am Geriatr Soc 2005;53:1875–80.
52. New SA, Robins SP, Campbell MK et al. Am J Clin Nutr 2000;71:142–51.
53. Ford ES, Mokdad AH. J Nutr 2003;133:2879–82.
54. Carpenter TO, DeLucia MC, Zhang JH et al. J Clin Endocrinol Metab 2006;91:4866–72.
55. Dimai HP, Porta S, Wirnsberger G et al. J Clin Endocrinol Metab 1998;83:2742–8.
56. Stendig-Lindberg G, Tepper R, Leichter I. Magnes Res 1993;6:155–63.
57. Sebastian A, Harris ST, Ottaway JH et al. N Engl J Med 1994;330:1776–81.
58. Macdonald HM, New SA, Fraser WD et al. Am J Clin Nutr 2005;81:923–33.
59. Zhu K, Devine A, Prince RL. Osteoporos Int 2008;20:335–40.
60. Lanham-New SA. J Nutr 2008;138:172S–7S.
61. Institute of Medicine. Strategies to Reduce Sodium Intake in the United States. Washington DC: National Academies Press, 2010.
62. Devine A, Criddle RA, Dick IM et al. Am J Clin Nutr 1995;62:740–5.
63. Sellmeyer DE, Schloetter M, Sebastian A. J Clin Endocrinol Metab 2002;87:2008–12.
64. Lin PH, Ginty F, Appel LJ et al. J Nutr 2003;133:3130–6.
65. Carbone LD, Barrow KD, Bush AJ et al. J Bone Miner Metab 2005;23:506–13.
66. Greendale GA, Barrett-Connor E, Edelstein S et al. J Am Geriatr Soc 1994;42:1050–5.
67. Carbone LD, Bush AJ, Barrow KD et al. J Bone Miner Metab 2003;21:415–20.
68. Ilich JZ, Brownbill RA, Coster DC. Eur J Appl Physiol 2010; 109:745–55.
69. Grynpas MD, Chachra D, Limeback H. The action of fluoride on bone. Chapter 23 in: Henderson JE, Goltzman D, eds. The Osteoporosis Primer. New York: Cambridge University Press, 2000.
70. Pak CY, Sakhaee K, Adams-Huet B et al. Ann Intern Med 1995;123:401–8.
71. Riggs BL, Hodgson SF, O'Fallon WM et al. N Engl J Med 1990;322:802–9.
72. Kleerekoper M, Peterson EL, Nelson DA et al. Osteoporos Int 1991;1:155–61.
73. Vestergaard P, Jorgensen NR, Schwarz P et al. Osteoporos Int 2008;19:257–68.
74. Chachra D, Limeback H, Willett TL et al. J Dent Res 2010;89:1219–23.
75. Guggenbuhl P, Deugnier Y, Boisdet JF et al. Osteoporos Int 2005;16:1809–14.
76. Schnitzler CM, Macphail AP, Shires R et al. J Bone Miner Res 1994;9:1865–73.
77. Medeiros DM, Plattner A, Jennings D et al. J Nutr 2002;132: 3135–41.
78. Katsumata S, Tsuboi R, Uehara M et al. Biosci Biotechnol Biochem 2006;70:2547–50.
79. Harris MM, Houtkooper LB, Stanford VA et al. J Nutr 2003;133:3598–602.
80. Maurer J, Harris MM, Stanford VA et al. J Nutr 2005;135:863–9.
81. Unfer TC, Muller EI, de Moraes Flores EM et al. Clin Chim Acta 2007;384:113–7.
82. Reffitt DM, Ogston N, Jugdaohsingh R et al. Bone 2003;32: 127–35.
83. Jugdaohsingh R. J Nutr Health Aging 2007;11:99–110.
84. Carlisle EM. Ciba Found Symp 1986;121:123–39.

85. Hott M, de Pollak C, Modrowski D et al. Calcif Tissue Int 1993;53:174–9.
86. Rico H, Gallego-Lago JL, Hernandez ER et al. Calcif Tissue Int 2000;66:53–5.
87. Jugdaohsingh R, Tucker KL, Qiao N et al. J Bone Miner Res 2004;19:297–307.
88. Schiano A, Eisinger F, Detolle P et al. Rev Rhum Mal Osteoartic 1979;46:483–6.
89. Eisinger J, Clairet D. Magnes Res 1993;6:247–9.
90. Jonas J, Burns J, Abel EW et al. Ann Nutr Metab 1993;37:245–52.
91. Rico H, Roca-Botran C, Hernandez ER et al. Menopause 2000;7:413–6.
92. Chaudhri MA, Kemmler W, Harsch I et al. Biol Trace Elem Res 2009;129:94–8.
93. Conlan D, Korula R, Tallentire D. Age Ageing 1990;19:212–4.
94. Baker A, Harvey L, Majask-Newman G et al. Eur J Clin Nutr 1999;53:408–12.
95. Cashman KD, Baker A, Ginty F et al. Eur J Clin Nutr 2001;55:525–31.
96. Beattie J, Avenell A. Nutr Res Rev 1992;5:167–88.
97. Atik OS. J Am Geriatr Soc 1983;31:790–1.
98. Yamaguchi M, Yamaguchi R. Biochem Pharmacol 1986;35:773–7.
99. Peretz A, Papadopoulos T, Willems D et al. J Trace Elem Med Biol 2001;15:175–8.
100. Nielsen FH, Lukaski HC, Johnson LK et al. Br J Nutr 2011;106:1872–9.
101. Nielsen FH, Hunt CD, Mullen LM et al. FASEB J 1987;1:394–7.
102. Nielsen FH, Stoecker BJ. J Trace Elem Med Biol 2009; 23:195–203.
103. Demirer S, Kara MI, Erciyas K et al. Arch Oral Biol 2012;57:60–5.
104. Reginster JY, Bruyere O, Sawicki A et al. Bone 2009;45:1059–64.
105. Meunier PJ, Roux C, Ortolani S et al. Osteoporos Int 2009;20:1663–73.
106. Seeman E, Boonen S, Borgstrom F et al. Bone 2010;46:1038–42.
107. Kanis JA, Johansson H, Oden A et al. Osteoporos Int 2011;22:2347–55.
108. Roschger P, Manjubala I, Zoeger N et al. J Bone Miner Res 2010;25:891–900.
109. Bae YJ, Kim MH. Biol Trace Elem Res 2008;124:28–34.
110. Strause L, Saltman P, Smith KT et al. J Nutr 1994;124:1060–4.
111. Mithal A, Wahl DA, Bonjour JP et al. Osteoporos Int 2009;20:1807–20.
112. Cranney A, Horsley T, O'Donnell S et al. Evid Rep Technol Assess (Full Rep) 2007:1–235.
113. Moschonis G, Katsaroli I, Lyritis GP et al. Br J Nutr 2010;104:100–7.
114. Cummings SR, Browner WS, Bauer D et al. N Engl J Med 1998;339:733–8.
115. van Schoor NM, Visser M, Pluijm SM et al. Bone 2008; 42:260–6.
116. Looker AC, Mussolino ME. J Bone Miner Res 2008;23:143–50.
117. Garnero P, Munoz F, Sornay-Rendu E et al. Bone 2007; 40:716–22.
118. Dawson-Hughes B, Harris SS, Krall EA et al. N Engl J Med 1997;337:670–6.
119. Chapuy MC, Pamphile R, Paris E et al. Osteoporos Int 2002;13:257–64.
120. Trivedi DP, Doll R, Khaw KT. BMJ 2003;326:469.
121. Heikinheimo RJ, Inkovaara JA, Harju EJ et al. Calcif Tissue Int 1992;51:105–10.
122. Lips P, Graafmans WC, Ooms ME et al. Ann Intern Med 1996;124:400–6.
123. Meyer HE, Smedshaug GB, Kvaavik E et al. J Bone Miner Res 2002;17:709–15.
124. Komulainen MH, Kroger H, Tuppurainen MT et al. Maturitas 1998;31:45–54.
125. Grant AM, Avenell A, Campbell MK et al. Lancet 2005; 365:1621–8.
126. Porthouse J, Cockayne S, King C et al. BMJ 2005;330:1003.
127. Lyons RA, Johansen A, Brophy S et al. Osteoporos Int 2007;18:811–8.
128. Law M, Withers H, Morris J et al. Age Ageing 2006;35:482–6.
129. Zhu K, Bruce D, Austin N et al. J Bone Miner Res 2008;23:1343–8.
130. Bischoff-Ferrari HA, Willett WC, Wong JB et al. Arch Intern Med 2009;169:551–61.
131. Winzenberg T, Powell S, Shaw KA et al. BMJ 2011;342:c7254.
132. Sanders KM, Stuart AL, Williamson EJ et al. JAMA 2010;303:1815–22.
133. Bugel S. Vitam Horm 2008;78:393–416.
134. Sokoll LJ, Sadowski JA. Am J Clin Nutr 1996;63:566–73.
135. Booth SL, Broe KE, Gagnon DR et al. Am J Clin Nutr 2003;77:512–6.
136. Feskanich D, Weber P, Willett WC et al. Am J Clin Nutr 1999;69:74–9.
137. Szulc P, Chapuy MC, Meunier PJ et al. Bone 1996;18:487–8.
138. Luukinen H, Kakonen SM, Pettersson K et al. J Bone Miner Res 2000;15:2473–8.
139. Cashman KD, O'Connor E. Nutr Rev 2008;66:532–8.
140. Emaus N, Gjesdal CG, Almas B et al. Osteoporos Int 2010;21:1731–40.
141. Shiraki M, Shiraki Y, Aoki C et al. J Bone Miner Res 2000;15:515–21.
142. Peterkofsky B. Am J Clin Nutr 1991;54:1135S–40S.
143. Kipp DE, McElvain M, Kimmel DB et al. Bone 1996;18:281–8.
144. Sahni S, Hannan MT, Gagnon D et al. Osteoporos Int 2009;20:1853–61.
145. Melhus H, Michaelsson K, Holmberg L et al. J Bone Miner Res 1999;14:129–35.
146. Zhang J, Munger RG, West NA et al. Am J Epidemiol 2006;163:9–17.
147. Raisz LG. J Bone Miner Res 1993;8(Suppl):S457–65.
148. Wu D, Mura C, Beharka AA et al. Am J Physiol 1998;275:C661–8.
149. Arjmandi B, Juma S, Beharka A et al. J Nutr Biochem 2002;13:543.
150. Norazlina M, Ima-Nirwana S, Gapor MT et al. Exp Clin Endocrinol Diabetes 2000;108:305–10.
151. Pasco JA, Henry MJ, Wilkinson LK et al. J Womens Health (Larchmt) 2006;15:295–300.
152. Wolf RL, Cauley JA, Pettinger M et al. Am J Clin Nutr 2005;82:581–8.
153. Lucock M. Mol Genet Metab 2000;71:121–38.
154. Eastell R, Vieira NE, Yergey AL et al. Clin Sci (Lond) 1992;82:681–5.
155. Carmel R. Arch Intern Med 1988;148:1712–4.
156. Kim GS, Kim CH, Park JY et al. Metabolism 1996;45:1443–6.
157. Herrmann M, Schmidt J, Umanskaya N et al. Bone 2007;41:584–91.
158. Cagnacci A, Baldassari F, Rivolta G et al. Bone 2003;33:956–9.
159. Rejnmark L, Vestergaard P, Hermann AP et al. Calcif Tissue Int 2008;82:1–11.
160. Bozkurt N, Erdem M, Yilmaz E et al. Arch Gynecol Obstet 2009;280:381–7.
161. Gjesdal CG, Vollset SE, Ueland PM et al. J Bone Miner Res 2007;22:747–56.
162. Ravaglia G, Forti P, Maioli F et al. J Gerontol A Biol Sci Med Sci 2005;60:1458–62.

163. Yazdanpanah N, Zillikens MC, Rivadeneira F et al. Bone 2007;41:987–94.
164. Morris MS, Jacques PF, Selhub J. Bone 2005;37:234–42.
165. Tucker KL, Hannan MT, Qiao N et al. J Bone Miner Res 2005;20:152–8.
166. Dhonukshe-Rutten RA, Lips M, de Jong N et al. J Nutr 2003;133:801–7.
167. Stone KL, Bauer DC, Sellmeyer D et al. J Clin Endocrinol Metab 2004;89:1217–21.
168. Macdonald HM, McGuigan FE, Fraser WD et al. Bone 2004;35:957–64.
169. McLean RR, Jacques PF, Selhub J et al. J Clin Endocrinol Metab 2008;93:2206–12.
170. Saito M, Fujii K, Marumo K. Calcif Tissue Int 2006;79:160–8.
171. Lubec B, Fang-Kircher S, Lubec T et al. Biochim Biophys Acta 1996;1315:159–62.
172. Elshorbagy AK, Gjesdal CG, Nurk E et al. Bone 2009;44:954–8.
173. Zhu K, Beilby J, Dick IM et al. Osteoporos Int 2009;20: 1183–91.
174. Leboff MS, Narweker R, LaCroix A et al. J Clin Endocrinol Metab 2009;94:1207–13.
175. Perier MA, Gineyts E, Munoz F et al. Osteoporos Int 2007;18:1329–36.
176. Sato Y, Honda Y, Iwamoto J et al. JAMA 2005;293:1082–8.
177. Herrmann M, Umanskaya N, Traber L et al. Clin Chem Lab Med 2007;45:1785–92.
178. Green TJ, McMahon JA, Skeaff CM et al. Am J Clin Nutr 2007;85:460–4.
179. Sawka AM, Ray JG, Yi Q et al. Arch Intern Med 2007;167: 2136–9.
180. van Wijngaarden JP, Dhonukshe-Rutten RA, van Schoor NM et al. BMC Geriatr 2011;11:80.
181. Binkley N, Krueger D. Nutr Rev 2000;58:138–44.
182. Thompson PD, Jurutka PW, Haussler CA et al. J Biol Chem 1998;273:8483–91.
183. Johansson S, Melhus H. J Bone Miner Res 2001;16: 1899–905.
184. Melhus H, Michaelsson K, Kindmark A et al. Ann Intern Med 1998;129:770–8.
185. Michaelsson K, Lithell H, Vessby B et al. N Engl J Med 2003;348:287–94.
186. Feskanich D, Singh V, Willett WC et al. JAMA 2002;287: 47–54.
187. Promislow JH, Goodman-Gruen D, Slymen DJ et al. J Bone Miner Res 2002;17:1349–58.
188. Opotowsky AR, Bilezikian JP. Am J Med 2004;117:169–74.
189. Ballew C, Galuska D, Gillespie C. J Bone Miner Res 2001; 16:2306–12.
190. Sowers MF, Wallace RB. J Clin Epidemiol 1990;43:693–9.
191. Barker ME, McCloskey E, Saha S et al. J Bone Miner Res 2005;20:913–20.
192. Caire-Juvera G, Ritenbaugh C, Wactawski-Wende J et al. Am J Clin Nutr 2009;89:323–30.
193. Yamaguchi M, Uchiyama S. Biol Pharm Bull 2003;26: 1188–91.
194. Uchiyama S, Sumida T, Yamaguchi M. Biol Pharm Bull 2004;27:232–5.
195. Sugiura M, Nakamura M, Ogawa K et al. Osteoporos Int 2008;19:211–9.
196. Wattanapenpaiboon N, Lukito W, Wahlqvist ML et al. Asia Pac J Clin Nutr 2003;12:467–73.
197. Sahni S, Hannan MT, Blumberg J et al. Am J Clin Nutr 2009;89:416–24.
198. Sahni S, Hannan MT, Blumberg J et al. J Bone Miner Res 2009;24:1086–94.
199. Rao LG, Mackinnon ES, Josse RG et al. Osteoporos Int 2007;18:109–15.
200. Yamaguchi M, Igarashi A, Uchiyama S et al. J Health Sci 2004;50:619–24.
201. Mackinnon ES, Rao AV, Josse RG et al. Osteoporos Int 2011;22:1091–101.
202. Barzel US. J Bone Miner Res 1995;10:1431–6.
203. Arjmandi BH, Khalil DA, Smith BJ et al. J Clin Endocrinol Metab 2003;88:1048–54.
204. Roughead ZK, Johnson LK, Lykken GI et al. J Nutr 2003; 133:1020–6.
205. Hannan MT, Tucker KL, Dawson-Hughes B et al. J Bone Miner Res 2000;15:2504–12.
206. Misra D, Berry SD, Broe KE et al. Osteoporos Int 2011;22:345–9.
207. Munger RG, Cerhan JR, Chiu BC. Am J Clin Nutr 1999; 69:147–52.
208. Feskanich D, Willett WC, Stampfer MJ et al. Am J Epidemiol 1996;143:472–9.
209. Schurch MA, Rizzoli R, Slosman D et al. Ann Intern Med 1998;128:801–9.
210. Dargent-Molina P, Sabia S, Touvier M et al. J Bone Miner Res 2008;23:1915–22.
211. Kettler DB. Altern Med Rev 2001;6:61–77.
212. Albertazzi P, Coupland K. Maturitas 2002;42:13–22.
213. Watkins BA, Lippman HE, Le Bouteiller L et al. Prog Lipid Res 2001;40:125–48.
214. Watkins BA, Li Y, Lippman HE et al. Prostaglandins Leukot Essent Fatty Acids 2003;68:387–98.
215. Coetzer H, Claassen N, van Papendorp DH et al. Prostaglandins Leukot Essent Fatty Acids 1994;50:257–66.
216. Baggio B, Budakovic A, Nassuato MA et al. Kidney Int 2000;58:1278–84.
217. Krey G, Braissant O, L'Horset F et al. Mol Endocrinol 1997;11:779–91.
218. Lecka-Czernik B. Curr Osteoporos Rep 2010;8:84–90.
219. Barak Y, Nelson MC, Ong ES et al. Mol Cell 1999;4:585–95.
220. Rosen ED, Sarraf P, Troy AE et al. Mol Cell 1999;4:611–7.
221. Serhan CN, Hong S, Gronert K et al. J Exp Med 2002;196:1025–37.
222. Hong S, Gronert K, Devchand PR et al. J Biol Chem 2003;278:14677–87.
223. Serhan CN, Jain A, Marleau S et al. J Immunol 2003;171: 6856–65.
224. Hasturk H, Kantarci A, Ohira T et al. FASEB J 2006;20:401–3.
225. Herrera BS, Ohira T, Gao L et al. Br J Pharmacol 2008;155:1214–23.
226. Weiss LA, Barrett-Connor E, von Muhlen D. Am J Clin Nutr 2005;81:934–8.
227. Zwart SR, Pierson D, Mehta S et al. J Bone Miner Res 2010;25:1049–57.
228. Farina EK, Kiel DP, Roubenoff R et al. Am J Clin Nutr 2011;93:1142–51.
229. Dichtl W, Ares MP, Jonson AN et al. Metabolism 2002;51: 327–33.
230. Park HJ, Lee YW, Hennig B et al. Nutr Cancer 2001;41: 126–34.
231. Martinez-Ramirez MJ, Palma S, Martinez-Gonzalez MA et al. Eur J Clin Nutr 2007;61:1114–20.
232. Orchard TS, Cauley JA, Frank GC et al. Am J Clin Nutr 2010;92:1452–60.
233. Virtanen JK, Mozaffarian D, Cauley JA et al. J Bone Miner Res 2010;25:1972–9.
234. Farina EK, Kiel DP, Roubenoff R et al. J Nutr 2011;141: 1146–53.
235. Kruger MC, Coetzer H, de Winter R et al. Aging (Milano) 1998;10:385–94.

236. Terano T. World Rev Nutr Diet 2001;88:141–7.
237. Bassey EJ, Littlewood JJ, Rothwell MC et al. Br J Nutr 2000;83:629–35.
238. Griel AE, Kris-Etherton PM, Hilpert KF et al. Nutr J 2007;6:2.
239. Liu SH, Chen C, Yang RS et al. J Orthop Res 2011;29:954–60.
240. Zhou Y, Guan XX, Zhu ZL et al. Br J Pharmacol 2010;161: 1542–52.
241. Rapuri PB, Gallagher JC, Nawaz Z. J Steroid Biochem Mol Biol 2007;103:368–71.
242. Harris SS, Dawson-Hughes B. Am J Clin Nutr 1994;60:573–8.
243. Heaney RP. Food Chem Toxicol 2002;40:1263–70.
244. Barrett-Connor E, Chang JC, Edelstein SL. JAMA 1994; 271:280–3.
245. Hallstrom H, Wolk A, Glynn A et al. Osteoporos Int 2006;17:1055–64.
246. Kiel DP, Felson DT, Hannan MT et al. Am J Epidemiol 1990;132:675–84.
247. Hallstrom H, Melhus H, Glynn A et al. Nutr Metab 2010;7:12.
248. Kelepouris N, Harper KD, Gannon F et al. Ann Intern Med 1995;123:452–60.
249. Broulik PD, Vondrova J, Ruzicka P et al. Physiol Res 2010;59:599–604.
250. Maurel DB, Boisseau N, Benhamou CL et al. Osteoporos Int 2012;23:1–16.
251. Felson DT, Zhang Y, Hannan MT et al. Am J Epidemiol 1995;142:485–92.
252. Holbrook TL, Barrett-Connor E. BMJ 1993;306:1506–9.
253. Hansen MA, Overgaard K, Riis BJ et al. Osteoporos Int 1991;1:95–102.
254. Tucker KL, Jugdaohsingh R, Powell JJ et al. Am J Clin Nutr 2009;89:1188–96.
255. Kanis JA, Johansson H, Johnell O et al. Osteoporos Int 2005;16:737–42.
256. Mukamal KJ, Robbins JA, Cauley JA et al. Osteoporos Int 2007;18:593–602.
257. Tucker KL, Chen H, Hannan MT et al. Am J Clin Nutr 2002;76:245–52.
258. Hardcastle AC, Aucott L, Fraser WD et al. Eur J Clin Nutr 2011;65:378–85.
259. Fairweather-Tait SJ, Skinner J, Guile GR et al. Am J Clin Nutr 2011;94:1371–5.
260. Prynne CJ, Mishra GD, O'Connell MA et al. Am J Clin Nutr 2006;83:1420–8.
261. McNaughton SA, Wattanapenpaiboon N, Wark JD et al. J Nutr 2011;141:1516–23.
262. Hamidi M, Tarasuk V, Corey P et al. Am J Clin Nutr 2011;94:199–208.
263. Langsetmo L, Hanley DA, Prior JC et al. Am J Clin Nutr 2011;93:192–9.
264. Nowson CA, Patchett A, Wattanapenpaiboon N. Br J Nutr 2009;102:1161–70.
265. Shapses SA, Riedt CS. J Nutr 2006;136:1453–6.
266. Perry CD, Alekel DL, Ritland LM et al. Menopause 2008;15:619–27.
267. Girard J, Lafontan M. Diabetes Metab 2008;34:439–45.
268. Faulhaber GA, Premaor MO, Moser Filho HL et al. Bone Marrow Transplant 2009;43:953–7.
269. Melton LJ 3rd, Leibson CL, Achenbach SJ et al. J Bone Miner Res 2008;23:1334–42.
270. Hsu YH, Venners SA, Terwedow HA et al. Am J Clin Nutr 2006;83:146–54.
271. Zhao LJ, Liu YJ, Liu PY et al. J Clin Endocrinol Metab 2007;92:1640–6.
272. Zillikens MC, Uitterlinden AG, van Leeuwen JP et al. Calcif Tissue Int 2010;86:116–25.
273. Gilsanz V, Chalfant J, Mo AO et al. J Clin Endocrinol Metab 2009;94:3387–93.
274. Russell M, Mendes N, Miller KK et al. J Clin Endocrinol Metab 2010;95:1247–55.
275. Seo HJ, Kim SG, Kim CS. BMC Public Health 2008;8:253.
276. Kim CJ, Oh KW, Rhee EJ et al. Clin Endocrinol (Oxf) 2009;71:18–26.
277. Bhupathiraju SN, Dawson-Hughes B, Hannan MT et al. Am J Clin Nutr 2011;94:1063–70.
278. Guadalupe-Grau A, Fuentes T, Guerra B et al. Sports Med 2009;39:439–68.
279. Layne JE, Nelson ME. Med Sci Sports Exerc 1999;31:25–30.
280. Campbell AJ, Robertson MC, Gardner MM et al. BMJ 1997;315:1065–9.
281. Ryan AS, Nicklas BJ, Dennis KE. J Appl Physiol 1998;84:1305–10.
282. Ma H, Leskinen T, Alen M et al. J Bone Miner Res 2009;24:1427–33.
283. Eisman JA. Endocr Rev 1999;20:788–804.
284. Ferrari S. Best Pract Res Clin Endocrinol Metab 2008;22:723–35.
285. Styrkarsdottir U, Halldorsson BV, Gretarsdottir S et al. N Engl J Med 2008;358:2355–65.
286. Duncan EL, Brown MA. J Clin Endocrinol Metab 2010;95:2576–87.
287. Riggs BL, Nguyen TV, Melton LJ 3rd et al. J Bone Miner Res 1995;10:991–6.
288. Krall EA, Parry P, Lichter JB et al. J Bone Miner Res 1995;10:978–84.
289. Dawson-Hughes B, Harris SS, Finneran S. J Clin Endocrinol Metab 1995;80:3657–61.
290. Stathopoulou MG, Dedoussis GV, Trovas G et al. J Am Diet Assoc 2010;110:1078–83.
291. Ackert-Bicknell CL, Demissie S, Marin de Evsikova C et al. J Bone Miner Res 2008;23:1398–408.
292. Le P, Kawai M, Bornstein S et al. Endocrinology 2012;153:6–16.
293. Tolonen S, Mikkila V, Laaksonen M et al. Bone 2011;48:1058–65.
294. Norman AW, Bouillon R, Whiting SJ et al. J Steroid Biochem Mol Biol 2007;103:204–5.
295. Hanley DA, Cranney A, Jones G et al. CMAJ 2010;182:E610–8.
296. Dawson-Hughes B, Mithal A, Bonjour JP et al. Osteoporos Int 2010;21:1151–4.
297. Wallace RB, Wactawski-Wende J, O'Sullivan MJ et al. Am J Clin Nutr 2011;94:270–7.

Sugestões de leitura

Bischoff–Ferrari HA, Dawson-Hughes B, Baron JA et al. Calcium intake and hip fracture risk in men and women: a meta-analysis of prospective cohort studies and randomized controlled trials. Am J Clin Nutr 2007;86:1780–90.

Bischoff-Ferrari HA, Willett WC, Wong JB et al. Prevention of nonvertebral fractures with oral vitamin D and dose dependency: a meta-analysis of randomized controlled trials. Arch Intern Med 2009;169:551–61.

Burge R, Dawson-Hughes B, Solomon DH et al. Incidence and economic burden of osteoporosis-related fractures in the United States, 2005–2025. J Bone Miner Res 2007;22:465–75.

Food and Nutrition Board, Institute of Medicine. Dietary References Intakes for Calcium and Vitamin D. Washington, DC: National Academies Press, 2011.

US Department of Health and Human Services. Bone Health and Osteoporosis: A Report of the Surgeon General. Rockville, MD: Office of the Surgeon General, 2004.

World Health Organization. Fracture Risk Assessment Tool (FRAX). World Health Organization Collaborating Centre for Metabolic Bone Diseases, University of Sheffield, UK. Disponível em: http://www.shef.ac.uk/FRAX/index.jsp.

World Health Organization. WHO Scientific Group on the Assessment of Osteoporosis at Primary Health Care Level. Geneva: World Health Organization, 2007.

91 Nutrição e dieta em doenças reumáticas*

Sarah L. Morgan e Joseph E. Baggott

Visão geral e definição de doenças reumáticas e artrites

Definição e prevalência

"Doenças reumáticas são caracterizadas pela inflamação (vermelhidão e/ou calor, inchaço e dor) e perda da função de uma ou mais estruturas conectoras ou de suporte do corpo. Doenças reumáticas em geral afetam articulações, tendões, ligamentos, ossos e músculos, produzindo sintomas como dor, inchaço e enrijecimento. Algumas doenças reumáticas envolvem órgãos internos".[1] Alguns exemplos de doenças reumáticas são artrite infecciosa, osteoartrite (OA), artrite psoriásica, artrite reumatoide (AR), fibromialgia, lúpus eritematoso sistêmico, gota, polimiosite, bursite e tendinite. Artrite significa inflamação de uma articulação.[2] A National Arthritis Foundation relaciona mais de 100 tipos de artrite e doenças correlatas.[3] O National Arthritis Data Workgroup, utilizando dados da *National Health Interview Survey* (NHIS), estimou que aproximadamente 46,4 milhões de americanos sofram de artrite autorrelatada ou diagnosticada por médico.[4] Este capítulo discute os correlatos nutricionais e tratamentos da gota, osteoartrite (OA) e artrite reumatoide (AR).

Efeitos da artrite no estado nutricional

A artrite pode afetar o estado nutricional através de vários mecanismos. A ingestão de nutrientes pode ser prejudicada pela dificuldade em mastigar ou preparar os alimentos por causa de dores ou inchaço nas articulações em decorrência da enfermidade. Existem estratégias para auxiliar os pacientes no preparo do alimento.[5] Muitas ferramentas estão disponíveis para facilitar seu preparo, incluindo canudos maiores, tábuas de cortar, abridores de garrafa, trempes rolantes, tapetes antiderrapantes, utensílios fáceis de segurar, descanso de panelas e suportes para caixa de leite. Outros mecanismos

*__Abreviaturas:__ **AICA**, aminoimidazol carboxamida; **AR**, artrite reumatoide; **BIA**, análise de impedância bioelétrica; **BOKS**, *Boston Osteoarthritis of the Knee Study* (Estudo de Boston sobre a Osteoartrite de Joelho); **DMARD**, medicamento antirreumático modificador de doença; **DMO**, densidade mineral óssea; **DXA**, absorciometria por dupla emissão de raio X; **GER**, gasto energético de repouso; **HAQ**, *Health Assessment Questionnaire* (Questionário de Avaliação de Saúde); **IL**; interleucina; **ILI**, intervenção intensiva no estilo de vida; **IMC**, índice de massa corporal; **m-HAQ**, Questionário de Avaliação de Saúde Modificado de Stanford; **MAN**, miniavaliação nutricional; **MTX**, metotrexato; **NHANES III**, *Third National Health and Nutrition Examination Survey* (Terceira Pesquisa Nacional sobre Saúde e Nutrição dos Estados Unidos); **NHIS**, *National Health Interview Survey* (Pesquisa Nacional de Saúde dos Estados Unidos); **OA**, osteoartrite; **RDA**, ingestão dietética recomendada; **SGA**, *Subjective Global Assessment* (Avaliação Global Subjetiva); **TNF** fator de necrose tumoral; **WOMAC**, *Western Ontario and McMaster University Osteoarthritis Index* (Índice de Osteoartrite das Universidades de Ontario e McMaster).

incluem o aumento das necessidades energéticas por causa da inflamação (ver seção sobre AR) e as relações da obesidade com a gota e a OA (ver seções sobre gota e OA).

Interações entre medicamentos e nutrientes

Os medicamentos usados para tratar da artrite podem afetar e interagir com a necessidade de uma grande variedade de nutrientes.[6,7] Os medicamentos utilizados na terapia para artrite podem causar efeitos colaterais, como náusea e vômitos, que podem afetar a ingestão de nutrientes.[8] Além disso, diversos nutrientes podem afetar as terapias medicamentosas (ver a última discussão sobre as interações ácido fólico-metotrexato [MTX]).[9-14] Constatou-se também que os polimorfismos nas vias de nutrientes afetam a resposta às terapias para artrite, como a terapia com MTX.[15,16] Um exemplo de outra interação comum entre nutriente e medicamento é a deficiência de ferro causada pelo sangramento gastrintestinal por uso da aspirina ou anti-inflamatório não esteroidal. A Tabela 91.1 apresenta possíveis interações entre nutrientes e medicamentos.

A terapia com o MTX é amplamente vista como padrão-ouro atual no tratamento da artrite reumatoide.[17,18] Existem evidências de que uma dose baixa de MTX bloqueia a biossíntese do nucleotídeo de purina em um passo dependente do folato catalisado pela transformilase ribotídea (AICAR) aminoimidazol carboxamida (AICA), que produz imunossupressão pelo acúmulo de adenosina (Fig. 91.1).[19,20]

Como o MTX é um antifolato, o medicamento tem o poder de produzir uma deficiência funcional de folato.

Tabela 91.1 Interações entre medicamentos e nutrientes para artrite

Medicamento	Estado nutricional afetado
Aspirina	↓Folato, ↓ferro, ↓vitamina C
Salicilato	↓Folato
Anti-inflamatório não esteroidal	↓Ferro, ↓folato
Sulfasalazina	↓Folato
Metotrexato	↓Folato
Corticoesteroides	↓Cálcio, ↓vitamina D, ↓potássio, ↓zinco, ↓vitamina C, ↓magnésio, ↓folato, ↓selênio
Tetraciclina	↓Cálcio, ↓magnésio, ↓ferro
Colchicina	↓Vitamina B_{12}, ↓sódio, ↓potássio
D-Penicilamina	↓Vitamina B_6, ↓magnésio, ↓zinco, ↓cobre

Dados das referências 5 e 224 a 226.

Assim, Morgan et al. descobriram que existia deficiência funcional de folato em pacientes tratados com MTX;[11] e que certas toxicidades do MTX, como citopenia, lembram as encontradas em deficiências simples de folato, enquanto outras, como a toxicidade do fígado, provavelmente são efeito tóxico do MTX.[21,22] Como a toxicidade do MTX é um motivo importante para descontinuar seu uso, existem motivos convincentes para melhorar estes efeitos colaterais.[8]

Diversos estudos demonstraram que o ácido fólico suplementar em pacientes com artrite reumatoide tratados com MTX diminui a toxicidade do medicamento ao mesmo tempo que preserva sua eficácia.[23,27] O mecanismo não é conhecido; porém, é possível que o ácido fólico reforce os níveis de coenzima folato em órgãos suscetíveis à deficiência de folato induzida pelo MTX (p. ex., enterócito, fígado), enquanto tem pouco efeito na citotoxicidade do MTX em células imunológicas. A suplementação de folato pode também conferir outros benefícios relacionados ao metabolismo do MTX. Em um estudo realizado, as concentrações relativamente altas de AICA na urina de 24 horas foram correlacionadas a uma maior eficácia; e a suplementação com ácido folínico, não com ácido fólico, normalizou as concentrações urinárias de AICA.[28] Recomenda-se atualmente que pacientes com artrite reumatoide submetidos ao MTX também recebam ácido fólico.[29-33]

Gota

Definição

Gota é uma artrite cristalina que resulta de depósitos de ácido úrico nas articulações quando o ácido úrico atinge o seu limite de solubilidade.[34] Os cristais de ácido úrico causam inflamação, inchaço e dor na articulação afetada, principalmente no dedo maior (podagra).[35-38] O espectro clínico da doença pode variar de uma artrite aguda até o acúmulo de depósitos cristalinos de ácido úrico, chamado de tofo ou urolitíase por ácido úrico e, menos frequentemente, insuficiência renal (nefropatia da gota).[39]

Epidemiologia

A partir de dados da NHIS e da *Third National Health and Nutrition Examination Survey* (NHANES III), a estimativa é de que 3 milhões de adultos acima de 18 anos tenham tido gota no

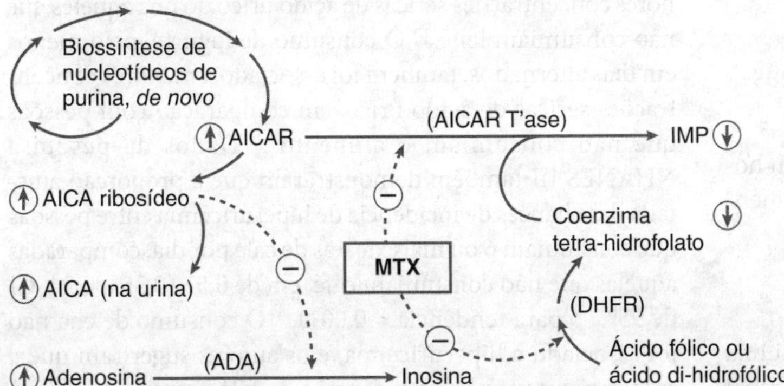

Figura 91.1 Mecanismo de ação proposto de dose baixa de medicação com metotrexato (MTX) para artrite reumatoide. *Linhas tracejadas com sinais negativos em círculos* indicam inibição de enzima; *círculos com flechas* indicam aumento ou diminuição dos níveis *in vivo*.) ADA, adenosina deaminase; AICA, aminoimidazol carboxamida; AICAR, AICA ribotídeo; AICAR T'ase, AICAR transformilase; DHFR, di-hidrofolato redutase.

ano anterior, e que 6,1 milhões de adultos nos Estados Unidos tenham tido gota antes.[40] A prevalência da gota está aumentando nos Estados Unidos e em todo o mundo.[34,36,41,42] A gota é muito mais frequente nos homens que nas mulheres; entretanto, em razão da maior longevidade, a doença está se tornando um crescente problema também entre as mulheres.[36,39,42,43]

Mecanismos de hiperuricemia

Ácido úrico é o produto final do catabolismo da purina em seres humanos. A xantina oxidase catalisa a oxidação da hipoxantina em xantina e, por fim, em ácido úrico. A hiperuricemia é definida como um nível de ácido úrico sérico maior que 7,0 mg/dL nos homens e maior que 6,0 mg/dL nas mulheres, e esta é uma característica comum em todos os tipos de gota. Embora a hiperuricemia seja um fator de risco para artrite gotosa, a maioria das pessoas com hiperuricemia não desenvolve gota.[36,44] Manifestações claras de gota são mais prováveis quando o nível sérico de ácido úrico é maior que 9,0 mg/dL e a excreção de ácido úrico urinário é maior que 800 mg/dia.[45]

Os mecanismos básicos da hiperuricemia são superprodução (~10% dos pacientes) e baixa excreção (~90% dos pacientes) de ácido úrico. A superprodução pode ser resultado de distúrbio mieloproliferativo, doenças malignas e anemias hemolíticas. Erros metabólicos que causam aumento da purina e da produção de urato incluem deficiência de hipoxantina-guanina fosforibosiltransferase, hiperatividade da síntese de fosforibosilpirofosfato e deficiência de glicose-6-fosfatase. Os inibidores da xantina oxidase geralmente são utilizados quando os pacientes produzem níveis excessivos de ácido úrico. A liberação debilitada de urato pode ser resultado de insuficiência renal, desidratação, cetoacidose diabética, consumo de etanol, diuréticos, ou uso de medicamentos específicos (ver adiante).[46] Os agentes uricosúricos podem ser considerados para o tratamento da excreção prejudicada de urato.

A gota pode ser classificada como primária ou secundária.[36] A gota primária está relacionada a um defeito congênito ou um defeito metabólico adquirido. Entre os exemplos de gota secundária, por outro lado, está o uso de medicamentos que aumentam as concentrações séricas de urato (diuréticos, tacrolimo, metoxiflurano, ciclosporina, etambutol, pirazinamida, quimioterapias citotóxicas, etanol, salicilatos [baixa dose], levodopa, ribavirina, interferon ou teriparatida).[36] Outros fármacos e nutrientes são conhecidos por reduzir as concentrações séricas de urato (ácido ascórbico, benzbromarona, calcitonina, citrato, estrogênio, fenofibrato, losartana, probenecida, salicilatos (alta dose) e sulfinpirazona).[47]

Perfis metabólicos e de estilo de vida de pessoas com hiperuricemia e gota

O perfil clássico de um paciente com gota é o de um homem obeso, hipertenso, de meia-idade que consome alimentos ricos em calorias e bebidas alcoólicas.[39]

Síndrome metabólica e gota

Existem muitas correlações entre a resistência à insulina e os níveis de ácido úrico, e entre a falha na liberação renal de ácido úrico e o grau de resistência à insulina.[48] Choi et al.[49] determinaram a relação entre a síndrome metabólica, definida como ≥ 3 dos seguintes critérios: obesidade abdominal (circunferência abdominal > 102 cm nos homens ou > 88 cm nas mulheres), hipertrigliceridemia (≥ 150 mg/dL), baixos níveis de colesterol da lipoproteína de alta densidade (< 40 mg/dL nos homens ou <50 mg/dL nas mulheres), hipertensão (> 130/85 mg Hg) e níveis elevados de glicemia de jejum (≥ 110 mg/dL)[50] e prevalência de gota. A prevalência da síndrome de metabólica foi de 62,8% (51,8 a 73,6%, intervalo de confiança [CI] de 95%) em pacientes com gota e de 25,4% (23,5 a 27,3%) em pacientes sem gota. Além disso, a existência de histórico da presença de gota demonstrou ser um fator de risco independente para o desenvolvimento de diabetes do tipo 2.[51]

Correlações alimentares da hiperuricemia e da gota

A purina dietética pode contribuir com 1/3 dos níveis de ácido úrico no corpo.[52] Entretanto, pacientes com gota que adotaram uma dieta livre de purina tiveram uma pequena mudança no nível de ácido úrico do plasma comparado ao nível do ácido úrico em uma dieta regular.[53] Existem relatos da existência de vários alimentos capazes de aumentar as concentrações séricas de ácido úrico e as crises de gota, entre o quais, as carnes, os pescados, as leveduras, os extratos de levedura, a ervilha, o feijão, a lentilha, o aspargo, o espinafre, os cogumelos e a cerveja e outras bebidas alcoólicas.[54] Dados da pesquisa NHANES III demonstraram que, após o ajuste de acordo com a idade, as concentrações de ácido úrico em adultos diferiram entre os quintis extremos em até 0,48 mg/dL para a ingestão total de carne (0,34 a 0,61, CI de 95%; p para tendência < 0,001), 0,16 mg/dL para o pescado (0,06 a 0,27, CI de 95%; p para tendência = 0,005), e inversamente em até 21 mg/dL para a ingestão total de laticínios (0,37 a 0,04. CI de 95%; p para tendência = 0,02), indicando que o maior consumo de carne e pescado, mas não de proteínas totais, pode estar relacionado à hiperuricemia.[42,55] No *Health Professionals Follow-up Study* (Estudo de Acompanhamento de Profissionais de Saúde), os homens situados nos quintis mais altos de ingestão de carne e pescado apresentaram um risco 41 e 51% maior de desenvolver gota, respectivamente, embora o consumo de vegetais ricos em purina não tenha sido associado ao risco.[42,56] As pessoas que consomem uma porção de leite uma ou mais vezes por dia apresentaram menores concentrações séricas de ácido úrico do que aqueles que não consumiam leite.[55] O consumo de iogurte, pelo menos em dias alternados, também foi associado a menores concentrações séricas de ácido úrico, em comparação com pessoas que não consumiam o alimento.[55] Dados da pesquisa NHANES III também demonstraram que a proporção ajustada das chances de incidência de hiperuricemia entre pessoas que consumiam 6 ou mais xícaras de café por dia, comparadas àquelas que não consumiam café, era de 0,57 (0,35 a 0,94, CI de 95%; p para tendência = 0,001).[57] O consumo de chá não foi associado à hiperuricemia, e os autores sugeriram que a associação inversa com a ingestão de café possa ser mediada por outros componentes que não a cafeína. Outro estudo que utilizou dados da pesquisa NHANES III constatou que o consumo de refrigerantes que continham frutose, mas não de refrigerantes artificialmente adoçados, estava associado a concentrações séricas mais elevadas de ácido úrico.[58] O metabolismo da frutose demonstrou gerar ácido úrico mais do que outros açúcares.[59] Dados do *Health Professionals Follow-up Study* demonstraram que uma maior ingestão de vitamina C estava associada a menores concentrações de ácido úrico.[60] Com uma ingestão de mais de 400 a 500 mg/dia de vitamina C, as concentrações séricas de ácido úrico se estabilizaram.[54,61] O risco de gota foi avaliado prospectivamente por um período de 23 anos entre 47.150 homens sem antecedentes da doença em níveis basais.[56] Observou-se uma associação positiva do risco mais elevado de gota com um maior consumo de carne, e uma associação inversa com uma maior ingestão de laticínios. Não foi observada qualquer relação com a ingestão de proteínas totais ou de vegetais ricos em purina.

Álcool, hiperuricemia e gota

Diversos mecanismos que associam a hiperuricemia e a gota ao consumo de álcool já foram postulados, como (a) a produção de acidose lática temporária; (b) a estimulação da produção de purina pela degradação acelerada de adenosina trifosfato em adenosina monofosfato através da conversão do acetato em acetil-coenzima A durante o metabolismo do álcool; (c) o alto teor de purina na cerveja, especialmente de guanosina, e (d) o consumo de álcool contaminado por chumbo, que provoca a redução da excreção renal de urato e o subsequente desenvolvimento da hiperuricemia.[54] Dados da pesquisa NHANES III demonstraram que a ingestão de cerveja e bebidas destiladas, após o ajuste de acordo com outros fatores de risco, prognosticava elevadas concentrações de ácido úrico.[62] Dados do *Health Professionals Follow-up Study* sugeriram uma relação dose-resposta positiva entre a ingestão total de álcool e o desenvolvimento de gota.[63] O risco relativo de hiperuricemia com o consumo de cerveja ou bebidas destiladas foi maior do que com a ingestão de vinho. Análises da *Nutrition and Health Survey* (Pesquisa sobre Nutrição e Saúde) em Taiwan constataram que uma ingestão mais elevada de cerveja estava independentemente associada à hiperuricemia (concentrações séricas de ácido úrico superiores a 6,6 mg/dL para as mulheres ou 7,7 mg/dL para os homens) nos homens, mas não nas mulheres.[61]

Terapia dietética

A terapia farmacológica com alopurinol ou febuxostato, que diminui a oxidação de purinas do ácido úrico, e agentes uricosúricos, como o probenecida e a sulfinpirazona, mudaram a terapia da gota. Pode-se considerar que as terapias dietéticas fornecem benefícios adicionais à terapia farmacológica, apesar de raras vezes diminuírem os níveis de ácido úrico sérico mais do que 1 mg/dL, mesmo com restrição grave de purina.[39,53,64,65] Porém, a manutenção da dieta da gota ainda é útil, principalmente durante uma crise.[66-68] A Figura 91.2 mostra o impacto dos componentes alimentares no risco de gota. O *Nutrition Care Manual* (Manual de Assistência Nutricional) da American Dietetic Association[69] recomenda que durante uma crise aguda de gota o paciente deve fazer o seguinte: (a) consumir de 8 a 16 copos de líquido/dia, pelo menos metade de água; (b) abster-se do consumo de álcool; (c) limitar os alimentos de origem animal; (d) ingerir uma quantidade moderada de proteína a partir de fontes recomendadas como laticínios com baixo teor ou zero de gordura, tofu, ovos e pastas de amêndoas; e (d) limitar o consumo de carne, peixe e ave a 113 a 170 gramas/dia. Durante a remissão de uma crise de gota, as recomendações são as seguintes: (a) consumir de 8 a 16 copos de líquidos/dia, pelo menos metade de água; (b) abster-se do consumo de álcool; (c) seguir um plano alimentar balanceado de acordo com as *Dietary Guidelines for Americans* e, conforme tolerado, consumir alimentos de origem animal e continuar com uma ingestão moderada de proteína; e (d) manter um peso corporal desejável e evitar o jejum ou dietas ricas em proteína que visem à perda de peso.[69] Choi[67] recomenda as seguintes diretrizes para pacientes com gota: (a) exercitar-se diariamente e perder peso; (b) limitar a ingestão de carne vermelha; (c) dosar a ingestão de pescado de acordo com risco individual de doença cardiovascular e considerar o uso de suplementos de ácidos graxos ômega-3; (d) tomar leite desnatado ou consumir diariamente até 2 porções de outros laticínios com baixo teor de gordura; (e) consumir proteína vegetal, oleaginosas, leguminosas e vegetais ricos em purina; (f) reduzir o consumo de bebidas alcoólicas a menos de 1 ou 2 drinques por dia para os homens ou 1 drinque para as mulheres; (g) limitar os refrigerantes adoçados com açúcar ou outras bebidas que contenham xarope de milho com alto teor de frutose; (h) permitir-se a ingestão de café, caso já consuma a bebida; e (i) considerar o consumo de suplementos de vitamina C.

Resumo

Infelizmente, as práticas alimentares efetivas de pacientes com gota parecem ser inconsistentes com as atuais diretrizes de terapia alimentar recomendadas.[70] Os novos objetivos para o controle da gota incluem uma ênfase maior na terapia dietética a fim de reduzir a resistência à insulina e produzir uma perda de peso em pacientes acima do peso.

Osteoartrite

Definição

A osteoartrite (OA), também conhecida como doença articular degenerativa, é um distúrbio progressivo das articulações causado pela perda gradual de cartilagem, o que resulta no desenvolvimento de esporões e cistos ósseos nas margens das articulações.[71]

Epidemiologia

Estimativas da pesquisa NHANES III e da NHIS indicam que 27 milhões de adultos nos Estados Unidos têm OA.[40] As articulações mais afetadas são os joelhos, os quadris e as mãos em pessoas de mais de 50 anos; e as mulheres geralmente são

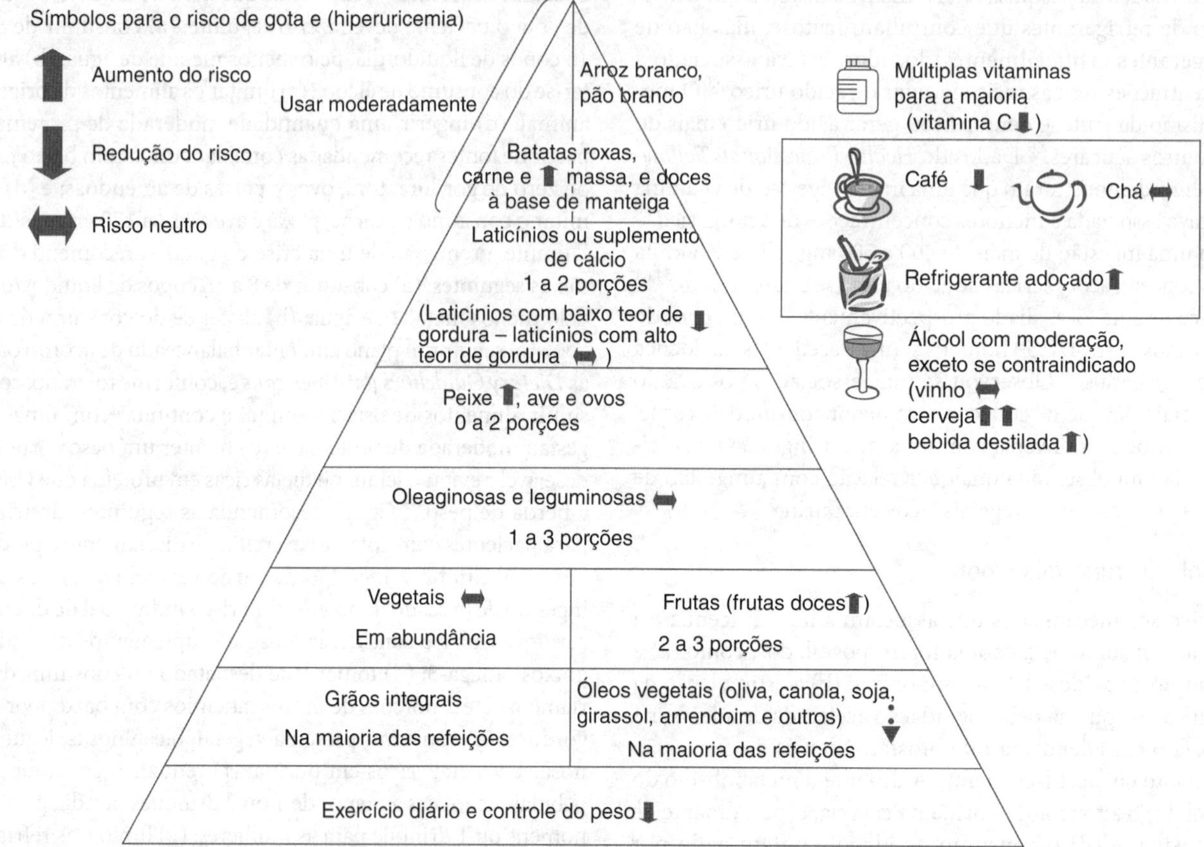

Figura 91.2 Risco alimentar de gota e a pirâmide da alimentação saudável. (Reproduzido com permissão a partir de Choi HK. A prescription for lifestyle change in patients with hyperuricemia and gout. Curr Op in Rheumatol 2010;22:165-72.)

mais afetadas do que os homens.[40] A prevalência de artrite radiográfica de joelho em adultos nos Estados Unidos com e sem sintomas foi estimada em 37,4 e 12,1%, respectivamente, de acordo com dados da pesquisa NHANES III.[72] Um índice de massa corporal (IMC) de 30 ou mais, a idade avançada, a raça negra de origem não hispânica e homens engajados em trabalho braçal são algumas das características demográficas associadas à artrite radiográfica de joelho.

Ingestão de nutrientes de pacientes com osteoartrite

Em uma série de 12 pacientes com osteoartrite mais de 50% adotavam uma dieta com menos de 67% da ingestão dietética recomendada (RDA) para ferro, zinco, vitamina E, folato e vitamina B_6.[73] De 82 pacientes ambulatoriais mais velhos, 80% apresentaram índice de massa corporal (IMC) maior ou igual a 27,[74] e 79% dos 77 pacientes que participavam de um programa multidisciplinar para o controle da OA eram obesos e o grau de obesidade estava relacionado à dor na articulação. O consumo alimentar de vitamina D, folato, piridoxina e zinco era em média menos de 80% do indicado pela RDA.[75] Em outro estudo, pacientes com OA estavam em média 6,8 kg acima do peso, enquanto os pacientes com artrite reumatoide estavam 4,5 kg abaixo do peso.[76]

Dois estudos avaliaram a relação das reservas de vitamina K no organismo com a OA. As radiografias de 672 participantes do *Framingham Offspring Study* demonstraram que o número médio de articulações de joelho com osteófitos diminuiu com uma maior concentração de filoquinona.[77] A prevalência da relação entre a OA, os osteócitos, o estreitamento do espaço articular e o número de articulações com as três características na mão também foram inversamente associadas à filoquinona. Um estudo japonês com 719 pessoas com 60 anos ou mais analisou as radiografias de joelho com graduação de Kellgren/Lawrence (0 = *normal* a 4 = *severa*) e constatou que 70,8% apresentavam um escore de 2 ou mais. A idade, o IMC e o sexo feminino demonstraram ser fatores preditivos da presença de OA.[78,79] O único fator alimentar inversamente associado à artrite radiográfica de joelho foi a vitamina K. As reservas de vitamina K no organismo poderiam ser importantes na gama-carboxilação das proteínas dependentes de vitamina K, como a proteína da matriz Gla. Entretanto, em um ensaio clínico, a suplementação de vitamina K não foi associada a uma maior densidade mineral óssea (DMO) ou a uma menor remodelação óssea em comparação com o placebo.[80]

Correlações nutricionais

No Estudo de Chingford[81], de 1.003 mulheres analisadas, foram encontradas evidências radiográficas de OA no joelho de 118 mulheres. A glicose sanguínea elevada e os níveis moderadamente elevados de colesterol sérico foram significativamente relacionados à evidência radiográfica de OA unilateral do joelho. Para a OA bilateral de joelho, as associações com a hipertensão e o colesterol elevado foram significativas. Por outro lado, o *Baltimore Longitudinal Study of Aging*[82] descobriu que nenhum fator metabólico (como pressão arterial, níveis de lipídio em jejum, ou teste de tolerância à glicose de 2 horas) estava relacionado à OA, mesmo após ajustar idade e obesidade em 464 homens e 275 mulheres com mais de 40 anos.

Obesidade

Vários estudos já demonstraram uma relação positiva entre a obesidade, um IMC elevado e a OA.[83-96] A distribuição da gordura corporal não parece afetar o risco de desenvolvimento de OA de joelho; entretanto, novos dados sugerem que uma massa corporal elevada está associada a maiores concentrações de mediadores inflamatórios e adipocinas que afetam as cartilagens e as articulações.[96]

No grupo de Framingham, Felson verificou que uma perda de 5.1 kg em 10 anos reduziu em 50% o risco do desenvolvimento de OA de joelho.[86] Em 142 pacientes obesos com evidência radiográfica de OA de joelho e relatos de deficiência relacionada à artrite,[97] cada quilograma de peso perdido foi associado a uma redução aproximada de 4 unidades das forças das articulações do joelho, como força compressiva, força resultante, momento de abdução e momento de rotação medial. Cada quilo de peso perdido foi associado a uma redução aproximadamente quatro vezes maior da carga sobre o joelho. O *Arthritis, Diet and Activity Promotion Trial* (Ensaio sobre a Artrite, a Dieta e a Promoção da Atividade Física), desenvolvido ao longo de 18 meses com 316 residentes comunitários com 60 anos ou mais,[98] demonstrou que a dieta combinada à intervenção com exercícios melhorou significativamente os escores do *Western Ontario and McMaster Universities Osteoarthritis Index* (WOMAC) em relação aos grupos do exercício isolado, da dieta isolada ou de controle. Tanto o grupo da dieta isolada como aquele da dieta combinada ao exercício apresentaram significativa perda de peso, mas somente o grupo da dieta combinada ao exercício apresentou uma redução significativa das dores autorrelatadas ($p \leq 0,05$) com uma redução de 30,3% da dor no decorrer da intervenção de 18 meses. Não houve nenhuma diferença na progressão radiográfica entre os grupos de intervenção. O mesmo estudo constatou que os biomarcadores séricos (proteína oligomérica da matriz da cartilagem, hialuronan, sulfato de queratina antigênico e fator transformador de crescimento β1) mantiveram-se relativamente estáveis durante 18 meses. Entretanto, as maiores concentrações séricas de hialuronan foram correlacionadas a uma pior classificação radiográfica, respaldando a ideia de que a OA é uma doença metabolicamente ativa.[99]

Outro ensaio clínico com pacientes obesos com OA e média de idade de 62,5 anos comparou uma dieta muito pobre em energia (415 kcal/dia) com uma dieta de baixo teor energético (810 kcal/dia) durante 16 semanas.[100] Depois de 8 semanas, ambos os grupos passaram a seguir uma dieta de 1.200 kcal/dia com alimentos normais e substitutos de refeição. Não houve nenhuma diferença significativa entre as dietas em termos de resposta à dor, e ambos os grupos apresentaram melhoras significativas dos sintomas.

O ensaio *Action for Health in Diabetes* avaliou prospectivamente 2.203 sujeitos de pesquisa obesos com dor basal no joelho, selecionados aleatoriamente para participar de um programa de intervenção intensiva no estilo de vida (ILI) (com apoio às mudanças de comportamento necessárias em relação à dieta e à prática de atividade física), *versus* um grupo de educação (educação geral sobre alimentação saudável e atividade física).[101] O grupo da ILI apresentou uma perda de peso maior (-9,02 *versus* -0,78 kg; $p < 0,001$) e um nível mais elevado de melhorias no escore WOMAC ($p < 0,001$) e na função física, em relação ao grupo de educação.

Os procedimentos de cirurgia bariátrica são cada vez mais utilizados para auxiliar na perda de peso.[102] Hooper et al. acompanharam 47 mulheres obesas e 1 homem (média de idade de 44 ± 9 anos, média de IMC = 51 ± 8 kg/m^2) que permaneceram 12 meses com um *bypass* gástrico em Y de Roux aberto ou laparoscópico.[103] A perda de peso média nas mulheres foi de 41 ± 15 kg. Elas reportaram uma redução de 51% no escore da dor no índice WOMAC, uma redução de 64% do enrijecimento e uma melhoria funcional de 74%. Outro estudo acompanhou durante dois anos 53 pacientes submetidos a cirurgia de banda gástrica e relatou uma perda de peso significativa e uma melhora substancial da OA.[104]

Resumindo, existe uma forte relação entre obesidade e OA. A relação entre as duas provavelmente está associada a fatores mecânicos, mas também a fatores metabólicos. As estratégias de redução do peso demonstraram diminuir tanto a manifestação como a progressão da OA nas articulações que sustentam o peso do corpo.

Vitamina D

A importância da vitamina D no metabolismo do colágeno e dos ossos tem despertado interesse no efeito das reservas de vitamina D na incidência e progressão da OA. Participantes do *Framingham Hearty Study* com baixo consumo alimentar de vitamina D e níveis baixos de 25-hidroxi-vitamina D (25-OH vitamina D) (< 30 ng/mL) têm mais chances de apresentar progressão de OA existente, mas estes fatores não afetaram o risco de desenvolvimento de OA.[105] Os autores levantaram a hipótese de que níveis baixos de vitamina D poderiam dificultar a resposta do osso ao dano na cartilagem.[105] Dados do *Study for Osteoporotic Fractures Research Group* demonstraram que mulheres mais velhas com níveis baixos de 25-OH vitamina D sérica tinham três vezes mais chances de desenvolver uma diminuição do espaço da articulação do quadril do que as mulheres com níveis mais altos.[106] Dados do *Framingham Osteoarthritis Study* e do *Boston Osteoarthritis of the Knee Study* (BOKS) não demonstraram nenhuma relação entre o nível de 25-OH vitamina D e a piora radiográfica da artrite.[107] Além disso, no ensaio BOKS, não se observou nenhuma relação da 25-OH vitamina D com a perda de cartilagem, conforme avaliado por exame de imagem por ressonância magnética. Em 880 participantes do *Tasmanian Older Adult Cohort Study*, com uma média de idade de 61 anos, a exposição à luz solar e as concentrações séricas de 25-OH vitamina D foram associadas à perda de cartilagem tibial lateral e medial nas mulheres e em pessoas com dores nos joelhos, mas não nos homens ou em pessoas sem OA radiográfica de joelho ou dores nos joelhos.[108]

Em 1.248 participantes do *Rotterdam Study of the Elderly* (período basal de 1991 a 1993 e período de acompanhamento de 1997 a 1999), a proporção ajustada das chances de progressão da OA de joelho foi de 7,7 (1,3 a 43,5, CI de 95%) para pessoas situadas no tercil mais baixo *versus* mais alto de ingestão de vitamina D.[109] Pessoas com baixo IMC demonstraram maior probabilidade de incidência de OA de joelho ($p = 0{,}03$) e as baixas reservas de vitamina D no organismo influenciaram sobretudo a progressão da OA em pessoas com baixo IMC. No *Osteoporotic Fractures in Men Study*,[110] as pessoas com artrite radiográfica de quadril em acompanhamento (4,6 anos) apresentaram mais dor no quadril e maior prevalência de insuficiência de vitamina D em níveis basais do que os participantes do grupo controle. Os autores concluíram que os homens com deficiência de vitamina D tinham uma probabilidade duas vezes maior de prevalência de OA radiográfica de quadril e sugeriram que a suplementação de vitamina D era justificável.

Embora já tenha sido sugerido que as baixas reservas de vitamina D no organismo estão transversalmente relacionadas à incidência e progressão de OA de quadril e joelho, nem todos os estudos confirmaram essa relação. Serão necessários ensaios de suplementação duplo-cegos controlados com placebo para determinar se existe uma relação causal.

Glicosamina e sulfato de condroitina como terapia

A suplementação nutricional com sulfato de glucosamina e do sulfato de condroitina para alívio da dor da OA é baseada na sua biodisponibilidade, em efeitos anabólicos como a maior proliferação de condrócitos, no aumento da biossíntese da matriz extracelular, na maior ingestão de sulfato e na redução dos efeitos catabólicos mediados pelas proteinases, citocinas e outros mediadores catabólicos. Vários ensaios que utilizaram compostos radiomarcados demonstraram uma elevação das concentrações sanguíneas após uma dose oral, juntamente com um aumento das concentrações sinoviais. Embora vários estudos *in vitro* confirmem esses efeitos, não há evidências deles em seres humanos, com a exceção do aumento da ingestão de sulfato.[111]

A eficácia clínica desses compostos é controversa. Um ensaio duplo-cego controlado com placebo que investigou os efeitos do sulfato de glucosamina (1.500 mg/dia) em pacientes com osteoartrite lombar concluiu não ter havido nenhum alívio da dor lombar depois de 6 ou 12 meses de terapia, em comparação com o placebo.[112] Um estudo maior duplo-cego, controlado por placebo, conduzido ao longo de 2 anos com 662 pacientes com OA de joelho que utilizaram sulfato de glucosamina (1.500 mg/dia), sulfato de condroitina (1.200 mg/dia), ou ambos, constatou que nenhum dos tratamentos reduziu significativamente o índice WOMAC em relação ao placebo.[113] O mesmo grupo não encontrou nenhuma evidência radiográfica de que esses tratamentos reduzam a progressão da OA de joelho.[114]

Um estudo não controlado com placebo demonstrou que o sulfato de glucosamina combinado com ácidos graxos ômega-3 mostrou-se superior à glucosamina isolada na redução do índice WOMAC em pacientes com AO de quadril ou joelho.[115] Outro estudo não controlado com placebo testou uma combinação de glucosamina, condroitina e quercetina em pacientes com OA e em pacientes com AR e relatou efeitos benéficos clínicos e bioquímicos (no líquido sinovial) somente nos pacientes com OA.[116] Sem um grupo placebo-controlado e a terapia combinada, é mais difícil tirar conclusões sobre os efeitos da glucosamina e/ou da condroitina isoladas.

Em 2009, uma grande análise sistemática dos ensaios realizados com a glucosamina e a condroitina concluiu haver apenas uma modesta redução da perda de espaço articular com a glucosamina, e que a possibilidade de o sulfato ser a substância ativa deveria ser testada.[111] O sulfato de glucosamina, até 2.000 mg/dia, e o sulfato de condroitina, até 1.200 mg/dia, são aparentemente seguros, não havendo relatos de quaisquer efeitos adversos com esses níveis de dosagem oral.[117]

Alimentos médicos

Uma abordagem terapêutica relativamente nova ao tratamento da OA envolve o uso de alimentos médicos, que surgiram em 1988.[118] Como mostra a Tabela 91.2, esses alimentos constituem uma classe de substâncias situada entre um suplemento dietético e um fármaco. Entre algumas distinções importantes em relação aos suplementos dietéticos estão uma lógica científica sensata para o seu uso e, assim como os fármacos, os alimentos médicos exigem prescrição e supervisão médicas. Trata-se de substâncias naturalmente existentes que ajudam a restaurar os processos fisiológicos e metabólicos homeostáticos em um paciente com algum tipo de doença, mas que não podem ser obtidas em quantidades suficientes a partir de uma dieta normal. Um exemplo seriam as enzimas digestivas utilizadas para tratar pacientes com fibrose cística e insuficiência pancreática exócrina.[118]

Morgan et al. testaram a segurança de um alimento médico, o flavocoxid (uma mistura patenteada de flavonoides livres do anel B e flavanas da raiz da *Scutellaria baicalensis* e da casca da *Acacia catechu*), para o tratamento de OA de joelho.[119] A lógica utilizada foi de que a dor e a inflamação mediadas por excesso de metabólitos do ácido araquidônico poderiam ter seus efeitos reduzidos pela inibição das enzimas ciclo-oxigenase e lipoxigenase – essenciais para a biossíntese de metabólitos do ácido araquidônico (p. ex., prostaglandinas, tromboxanos, prostaciclina, leucotrienos) – por ação do flavocoxid. Consequentemente, o paciente com OA apresenta liberação e metabolismo excessivos de ácido araquidônico (doença e desequilíbrio da homeostase), os quais podem, em parte, ser corrigidos pelo flavocoxid.[120]

Os ensaios sobre os efeitos do flavocoxid em seres humanos demonstraram que o flavocoxid bloqueia o metabolismo do ácido araquidônico tanto em nível sistêmico (soro) como local (fluido sinovial) e, possivelmente por consequência, reduz a produção de radicais livres no fluido sinovial.[121] Entretanto, o flavocoxid não inibiu substancialmente a produção de trom-

Tabela 91.2 Diferenças entre alimentos médicos, suplementos dietéticos e fármacos

Atributo da classe do produto	Suplemento dietético	Alimento médico	Fármaco
Regulação governamental	DSHEA	Orphan Drug Act (emendas, 1988)	Federal Food, Drug, and Cosmetic Act (1938, emendado pelo Modernization Act da FDA de 1997)
População-alvo	Saudável	Doente	Doente
Ingredientes	Nutricionais	Nutricionais, não na dieta comum	Principalmente sintéticos; podem ser nutricionais
Base do produto	"Expectativa geral" de desempenho desejado do produto	Necessidade dietética (o desequilíbrio metabólico pode ser restaurado por ingredientes especiais)	Seguro e eficaz para a doença e a população de pacientes
Norma de segurança	"Expectativa geral" de segurança (ingredientes no mercado antes do DSHEA)	GRAS (seguro para uso público)	Aprovado pela NDA ou ANDA ou utilizado como DESI ("isento")
Exigências científicas	Nenhuma	Ciência reconhecida (segue boas práticas científicas, aceito na prática clínica ou análise de iguais)	Ensaios pré-clínicos e fases I, II e III
Supervisão médica	Nenhuma	Necessária	Necessária em caso de medicamento obtido somente mediante prescrição médica
Dosagem	Oral	Oral ou enteral	Qualquer uma
Distribuição	Lojas de alimentos naturais, mercado de massa	Hospitais, farmácias	Hospitais, farmácias

ANDA, Abbreviated New Drug Application (Aplicação Simplificada de Novos Medicamentos); DESI, Drug Efficacy Study Implementation (Implementação de Estudo da Eficácia de Medicamentos); DSHEA, Dietary Supplements Health and Education Act, de 1994 (Lei de Saúde e Educação sobre Suplementos Alimentares dos Estados); FDA, Food and Drug Administration (Agência Reguladora de Medicamentos e Alimentos dos Estados Unidos); GRAS, Generally Recognized As Safe (reconhecido como seguro, de um modo geral); NDA, New Drug Application (Aplicação de Novos Medicamentos).

Adaptado com permissão a partir de Morgan SL, Baggott JE. Medical foods: products for the management of chronic diseases. Nutr Rev 2006;64:495-501.

boxanos e a agregação de plaquetas, nem aumentou o tempo de coagulação em sujeitos de pesquisa saudáveis.[122]

A segurança do flavocoxid foi determinada em um estudo duplo-cego de 12 semanas controlado com placebo.[119] Não foram relatados efeitos adversos do flavocoxid em relação ao placebo com uma dose de 250 mg duas vezes ao dia. Um ensaio menor relatou que o flavocoxid (500 mg duas vezes ao dia) mostrou-se tão eficaz quanto o naproxeno (500 mg duas vezes ao dia) na redução dos sinais e sintomas da OA.[123] O uso de alimentos médicos oferece ao clínico a opção de terapias alternativas que podem ter um perfil de eventos adversos mais seguro do que dos agentes farmacológicos.

Resumo

Existe uma forte superposição entre obesidade e a síndrome metabólica. A eficácia de suplementos nutricionais como o sulfato de glucosamina e o sulfato de condroitina é controversa. Os alimentos médicos podem ser úteis na OA de joelho.

Artrite reumatoide

Definição

Artrite reumatoide é uma doença inflamatória do revestimento sinovial das articulações que resulta em dor, rigidez, inchaço, danos à articulação e perda de suas funções. A inflamação, na maioria das vezes, afeta as articulações de mãos e pés, e tende a ser simétrica. Essa simetria auxilia a distinguir a artrite reumatoide das outras formas da doença.[124] Cerca de 1% da população dos Estados Unidos (aproximadamente 2,1 milhões de pessoas) possui artrite reumatoide".[125] Entre pacientes com artrite reumatoide é maior o número de mortes, deterioração radiográficas das articulações e estado funcional reduzido, apesar do tratamento com medicamentos antirreumáticos modificadores de doença (DMARD).[126-128]

Mecanismos que afetam o estado nutricional

A artrite reumatoide pode afetar o estado nutricional por meio de diversos mecanismos.[129-131] O inchaço e o aumento da articulação podem prejudicar o preparo de alimentos, o envolvimento da articulação temporomandibular pode impedir a mastigação, assim como o envolvimento da articulação geral pode dificultar a ingestão de alimentos. Além disso, os pacientes podem apresentar xerostomia, que pode diminuir o consumo de alimentos. Muitas das terapias farmacológicas usadas no tratamento da artrite reumatoide também possuem efeitos colaterais tais como náusea com o MTX ou a proteólise na terapia com corticoesteroides.[132,133] Além disso, os aspectos catabólicos e inflamatórios da doença também afetam o estado nutricional. A Tabela 91.3 mostra as formas pelas quais a RA pode afetar o estado nutricional.

Consumo de nutrientes e níveis vitamínicos em pacientes com artrite reumatoide

Em 1943, 31 pacientes com artrite reumatoide foram avaliados para determinar seu histórico dietético do ano anterior ao início da artrite reumatoide.[134] Apesar de seu consumo alimentar não ser substancialmente diferente do

Tabela 91.3 Efeitos colaterais da artrite reumatoide no estado nutricional

Necessidade aumentada de nutrientes
- Metabolismo aumentado e perdas de nitrogênio aumentam a necessidade de proteína.
- A inflamação aumenta a necessidade de micronutrientes (i.e., vitaminas antioxidantes).

Consumo diminuído
- Doenças articulares diminuem a capacidade de se autoalimentar, fazer compras e preparar alimentos.
- A rigidez matinal pode diminuir o apetite matinal.
- A disfunção da articulação temporomandibular (ATM) pode prejudicar a capacidade de mastigar.
- A depressão causada pela doença crônica pode prejudicar o consumo de alimentos.
- A síndrome de Sjögren e a xerostomia podem prejudicar o consumo de alimentos.

Absorção diminuída
- Anormalidades do intestino delgado, fígado e pâncreas podem diminuir a absorção de nutrientes.
- A terapia com medicamentos (p. ex., salicilatossulfapiridina) pode inibir a absorção de nutrientes.

Utilização inadequada
- A terapia com medicamentos (p. ex., metotrexato, salicilatossulfapiridina e medicamentos anti-inflamatórios não esteroidais) pode inibir as enzimas do metabolismo intermediário.
- A deficiência de vitamina B_{12} pode reduzir a captação de folato e a retenção pelas células.

Excreção aumentada
- Excreção urinária de nutrientes pode ser aumentada no estado catabólico da doença ativa e pelo tratamento com alguns medicamentos (ex. prednisona).
- Perda crônica de sangue a partir de agentes anti-inflamatórios não esteroidais pode aumentar a necessidade de precursores hematopoiéticos (p. ex., ferro).

consumo de um estudo transversal de famílias dos Estados do Atlântico Norte, mais de 2/3 dos pacientes tinham dieta deficiente em cálcio, tiamina e riboflavina, e cerca de 50% possuíam consumo baixo de vitamina C. Em 1996, Kremer[135] descobriu que pacientes com artrite reumatoide adotam dietas muito ricas em gordura total, muito pobres em fibras, e deficientes em micronutrientes. Em 41 pacientes com artrite reumatoide ativa, as dietas foram deficientes em piroxidina, zinco, magnésio, folato e cobre.

Morgan et al.[131,136] avaliaram o consumo de nutrientes e o estado nutricional de 32 adultos tratados com MTX.[131] O consumo de piroxidina, cálcio, magnésio e zinco foram menores que 33% dos valores do RDA de 1989. Trinta por cento dos pacientes tinham um nível deficiente de folato no plasma e 23% tinham um nível deficiente de folato nos eritrócitos antes do início da terapia com MTX. No estudo subsequente, 79 pacientes (homens de 53 anos; doentes em média há 9 anos) foram acompanhados por 1 ano após o início da terapia com o MTX.[136] Baseados em cinco recordatórios alimentares de 24 horas, os pacientes consumiram menos de 67% do consumo recomendado de folato, vitamina B_{12}, vitamina E, cálcio, ferro, magnésio, cobre e zinco. Antes do início da terapia com MTX, 47% possuíam nível deficiente de folato de plasma e 11%, níveis deficientes de folato nos eritrócitos.

Estado nutricional de pacientes com artrite reumatoide e artrite reumatoide juvenil e composição da massa muscular

Comorbidades da artrite reumatoide incluem perda de massa magra corporal, denominada caquexia reumática, que é um produto final do hipermetabolismo associado a esta doença.[137-141] Sir James Paget foi quem primeiro descreveu a caquexia, em 1873.[142] Em pacientes com caquexia reumatoide, pode haver um aumento de massa gorda com a perda coexistente de massa corporal magra, uma condição conhecida como caquexia obesa.[141]

Em 1984, Helliwell et al.[143] avaliaram 50 pacientes com artrite reumatoide e 50 indivíduos normais de controle usando medidas antropométricas e bioquímicas incluindo albumina sérica, transferrina, proteína de ligação do retinol, pré-albumina de ligação de tiroxina, zinco e níveis de ácido fólico. Os pacientes eram classificados como subnutridos se tivessem uma redução em uma medição antropométrica com duas ou mais anormalidades bioquímicas. A circunferência do músculo do braço estava baixa em 14% dos pacientes e a maioria das medidas bioquímicas (albumina sérica, transferrina, proteína de ligação do retinol, pré-albumina de ligação de tiroxina, zinco e níveis de ácido fólico) estava baixa. Treze dos 50 pacientes (26%) atenderam aos critérios para subnutrição (antropometria e duas ou mais medidas bioquímicas baixas) *vs.* nenhum do grupo controle.[143]

Collins et al.[144] estudaram 38 pacientes hospitalizados com artrite reumatoide.[144] Um índice provável de subnutrição foi calculado, incluindo níveis de folato sérico e vitamina C, prega cutânea do tríceps ou cálculo do IMC, área muscular do braço corrigida para área óssea, contagem total de linfócitos, albumina sérica e hematócrito. Baseados no índice, 27 dos 38 pacientes (71%) possuíam alta probabilidade de subnutrição.

Mody et al[145] avaliaram o estado nutricional de 220 pacientes com artrite reumatoide utilizando prega cutânea do tríceps, área de circunferência do braço, IMC, porcentagem de peso corporal ideal e albumina sérica. Quarenta e cinco dos 220 pacientes (20%) possuíam valor baixo em uma ou mais medidas antropométricas e 6 pacientes (3%) apresentavam baixo nível de albumina. A obesidade, definida como IMC maior do que 30, também foi encontrada em 10% dessa população. Por outro lado, Kalla et al.[146] compararam 65 pacientes com artrite reumatoide a 71 de um grupo controle pareado, utilizando medidas antropométricas e níveis de proteína sérica. A massa corporal magra era semelhante no grupo controle e nos pacientes. A terapia com corticoesteroides não gerou efeito nas medidas antropométricas.

Hernandez-Beriain et al.[147] avaliaram 75 pacientes ambulatoriais com artrite reumatoide e que possuíam classes funcionais variáveis, estado radiológico, estado de soropositividade para o fator reumatoide, presença de doença extra-articular e duração da doença. O estado nutricional foi avaliado por meio de peso, altura, circunferência do braço, prega cutânea do tríceps e cálculo da área muscular e de gordura do braço. A massa corporal magra, conforme avaliada pela circunferência do braço, foi menor nos pacientes com classe funcional menor de artrite reumatoide. Em 24% dos 75 pacientes ambulatoriais, as medidas foram menores que o 10º percentil e, em 14% dos pacientes, estavam abaixo do 5º percentil. Os autores concluíram que pacientes com uma classe funcional mais pobre, com mais doenças radiográficas graves ou com doenças extra-articulares, apresentaram pior estado nutricional e maior perda da massa magra corporal do que os pacientes com doença menos grave.

Munro & Capell[148] avaliaram IMC, massa de gordura do braço (uma estimativa da massa corporal de gordura) e área muscular do braço (uma estimativa da massa muscular do corpo somático) pelas medidas antropométricas. Semelhantemente, mais da metade dos pacientes com artrite reumatoide possuía valores no 10º percentil mais baixo para a área muscular do braço, uma descoberta que reflete a perda de depósitos de músculos somáticos e a natureza catabólica da doença. Além disso, em pacientes femininas existia uma correlação entre a baixa gordura corporal e os altos níveis de sedimentação de eritrócitos e proteínas C-reativa. Os pacientes também apresentaram mais disfunções em sua capacidade de desempenhar atividades diárias, conforme avaliado pelo *Health Assessment Questionnaire* (HAQ) que mede o estado funcional.

Roubenoff et al.[137] descobriram em um grupo de 24 pacientes que 67% eram caquéticos, e sua massa magra corporal estava inversamente associada aos números de articulações inchadas. A descoberta sugeriu que é necessário o catabolismo das proteínas e a gliconeogênese para manter um alto nível de atividade da doença. A deficiência calórica crônica não foi, aparentemente, a causa de uma redução da massa magra corporal. Níveis elevados de fator de necrose tumoral-α (TNF-α) foram encontrados em 3 dos 5 pacientes com articulações alargadas. Níveis de TNF-α não eram elevados em pacientes com menor doença ativa. Um estudo posterior mostrou que a massa magra corporal era 13% menor em pacientes considerados sob controle (sem alterações nas doses de medicação no último ano) do que naqueles com controle pareado, o que indicou uma perda de cerca de 1/3 de massa celular do músculo móvel.[149] A produção de citocina a partir das células mononucleares sanguíneas periféricas também aumentaram nestes pacientes, e uma produção maior de interleucina (IL)-1β e TNF-α foi associada ao aumento do gasto energético basal.

Morgan et al.[136] mediram o IMC em 79 pacientes que haviam acabado de iniciar o tratamento com MTX para artrite reumatoide. Sessenta por cento dos pacientes tinham IMC menor que 25, e 4% estavam bastante abaixo do peso (IMC < 18), mas 40% estavam acima do peso ou obesos. Roubenoff et al.[150] descobriram que baixos níveis de atividade física das mulheres com artrite reumatoide resultam em um gasto total menor de energia. Apesar de as pacientes com artrite reumatoide terem chance de apresentar caquexia, a má escolha de alimentos e a falta de atividade física também podem levá-las à obesidade.[151,152]

Um estudo mais recente[153] avaliou a composição corporal por absorciometria por dupla emissão de raio X (DXA) em 60 pacientes hospitalizados por AR. O IMC médio para mulheres e homens, respectivamente, foi de 24,4 e 26,9. Entretanto, pelo cálculo do índice de massa magra (massa magra/kg/m^2), 52% das mulheres e 30% dos homens apresentavam quadro de desnutrição. Foram avaliadas também as ferramentas de triagem da desnutrição da Subjective Global Assessment (SGA)[154-156] e da *Mini Nutritional Assessment* (MNA).[157,158] A MNA demonstrou baixa especificidade e boa sensibilidade, enquanto a SGA demonstrou boa especificidade e baixa sensibilidade para detectar a presença de desnutrição. Os autores sugeriram que a MNA pode ser utilizada como ferramenta de triagem, seguida por uma análise da composição corporal determinada por DXA. Em outro estudo com 80 pacientes ambulatoriais com AR, os mesmos pesquisadores[159] utilizaram mecanismos de avaliação como DXA, análise de impedância bioelétrica (BIA), IMC, MNA e medição da circunferência abdominal. Vinte e seis por cento das mulheres e 21% dos homens apresentaram baixo índice de massa magra e, nesse estudo de coorte, a MNA e a circunferência abdominal mostraram-se preditores insatisfatórios de caquexia reumatoide. A DXA e a BIA demonstraram uma boa concordância geral, mas, como os limites da concorrência são amplos, a conclusão foi de que a BIA pode ter utilidade limitada na prática clínica.

Outras pesquisas confirmaram, de um modo geral, a relação entre inflamação crônica e caquexia reumatoide/caquexia obesa.[141] Utilizando a medida do gasto energético de repouso (GER), a contagem articular para verificação da presença de sensibilidade e inchaço, e o HAQ modificado de Stanford (m-HAQ),[161,162] um estudo transversal com 14 pacientes com artrite não inflamatória[160] constatou um GER – ajustado pela massa magra – significativamente mais elevado nos pacientes com AR do que naqueles com artrite não inflamatória (1.498 ± 162 kcal *versus* 1.330 ± 206 kcal; $p <$ 0,031). Além disso, o GER e as concentrações de IL-6 foram mais altos, e a massa magra, mais baixa, em pacientes com artrite ativa, sugerindo que o hipermetabolismo e a perda de massa magra estão associados à doença inflamatória ativa.

Giles et al. compararam 189 homens e mulheres com AR com grupos controle sem AR, utilizando a DXA para determinar a composição corporal.[163] As mulheres, mas não os homens, com AR demonstraram maior probabilidade de incidência de sarcopenia, obesidade e obesidade sarcopênica do que aquelas sem AR. A presença de composição corporal anormal foi associada a escores de deficiência autorrelatada (m-HAQ) mais altos, concentrações mais elevadas de proteína C-reativa, maior deformidade das articulações, soropositividade do fator reumatoide e falta de tratamento atual com DMARD. Em outra pesquisa com 197 sujeitos,[164] escores de deficiência mais elevados (m-HAQ) foram prognosticados pelo aumento da massa gorda e redução da massa magra. O escore do m-HAQ foi 0,52 unidades mais alto para os participantes situados no quartil mais alto de massa gorda ($p <$ 0,001), em comparação com o quartil mais baixo, e 0,81 unidades mais alto para aqueles situados no quartil mais baixo de massa magra ($p <$ 0,001), em comparação com o quartil mais alto. Diversos mediadores inflamatórios foram associados à deficiência e à caquexia, entre o quais a relação IGF-1/IGFBP-1[165] (fator de crescimento semelhante à insulina Ie a sua proteína reguladora ligante, a proteína I de ligação do fator de crescimento semelhante à insulina).

Toms et al. avaliaram 400 pacientes com AR causada por síndrome metabólica.[166] A idade avançada e o alto escore HAQ foram associados a uma maior prevalência de síndrome metabólica, enquanto a terapia com MTX foi associada a uma baixa probabilidade de síndrome metabólica. Por outro lado, Stavropoulos-Kalinoglou correlacionaram a atividade física, a ingestão dietética a partir de um plano alimentar de 3 dias e a condição inflamatória (níveis de IL-6, IL-1 e TNF-α) ao IMC e à gordura corporal determinada por impedância bioelétrica.[167] Eles não constataram nenhuma relação entre os marcadores inflamatórios e o IMC ou a gordura corporal. Ao contrário, os níveis mais elevados de atividade foram mais associados a níveis reduzidos de gordura corporal e um baixo IMC.

Foram usadas várias estratégias para tentar alterar os efeitos prejudiciais do estresse crônico da artrite reumatoide na composição corporal.[168,169] O exercício de resistência física progressivo aumentou a força, mas não foi acompanhado de mudanças na composição corporal.[168,169] Rall et al.[170] mostraram que o tratamento com MTX normalizou a cinética da leucina, provavelmente como resultado da redução do catabolismo da proteína. Em um estudo com pacientes obesos com AR, um programa de redução de peso que enfatizou durante 12 semanas a restrição calórica, os suplementos proteicos e a prática de exercícios físicos demonstrou manter a massa celular magra e o funcionamento físico do corpo.[171]

Um estudo de intervenção utilizou ácido β-hidroxibutírico, glutamina e arginina *versus* uma mistura de placebo de alanina, ácido glutâmico, glicina e serina durante 12 semanas para tratar o hipermetabolismo na AR[172] de maneira semelhante à terapia nutricional de pacientes hospitalizados sob estresse metabólico. O ácido β-hidroxibutírico, a glutamina e a arginina não foram mais eficazes do que a mistura de placebo para reverter a caquexia em pacientes com AR.

Terapia dietética

Terapias nutricionais complementares e alternativas

O uso de abordagens alimentares complementares/alternativas para o tratamento de AR é comum. Em uma amostra de 296 pacientes, 60,5% admitiram utilizar algum tipo de terapia alternativa como ervas/algas ou componentes à base de cartilagem.[173] Diversos compostos foram estudados para a verificação de sua eficácia no tratamento da AR;[174] embora muitos tenham gerado dados preliminares, estudos mais aprofundados com seres humanos fazem-se necessários para a maioria deles. Não se constatou melhora dos sintomas da AR com o uso de suplemento probióticos.[175]

Efeitos de alimentos específicos nos sintomas reumáticos

Em um estudo de 742 pacientes com artrite reumatoide, artrite reumatoide juvenil, espondilite anquilosante, artropatia psoriásica, fibromialgia primária e OA, 1/3 dos pacientes com artrite reumatoide relatou uma piora nos sintomas com alimentos específicos.[176] Quarenta e três por cento dos pacientes com artrite reumatoide juvenil relataram uma exacerbação de sintomas com alimentos específicos. Os alimentos citados com maior frequência foram carne, vinho, álcool, café, doces, açúcar, chocolate, maçã e frutas cítricas.[177]

Alergia ao alimento

O fato de que a resposta alérgica ao alimento pode estar relacionada à artrite reumatoide é uma ideia antiga. No início dos anos de 1900, apareceram vários relatos de artrite causada por alimentos específicos.[178-186] Van der Laar et al.[187] relataram evidências detalhadas para uma relação entre a artrite reumatoide e a alergia aos alimentos. O intestino humano possui células imunologicamente ativas nas placas de Peyer.[187-191] Mecanismos que podem alterar o tratamento dos antígenos alimentares incluem gastrite atrófica, permeabilidade intestinal aumentada e alteração da flora intestinal.

Trinta e cinco pacientes, que relataram sintomas gastrintestinais relacionados a alimentos, foram avaliados para determinar se existia relação entre o inchaço das articulações ou artralgia e a presença de complexos imunes na circulação.[192] O número de pacientes com complexos imunes na circulação foi maior nos pacientes com artralgias do que nos sem, e os níveis destes complexos eram maiores nos pacientes com artralgia. Essas evidências sustentam a ideia de que os sintomas gastrintestinais relacionados à alimentação podem envolver mecanismos imunológicos ou alérgicos. Porém, o êxito das dietas básicas, que não contêm proteínas antigênicas, é variável.[193,194]

Em um estudo com 704 pacientes que relacionava a ingestão de alimentos aos sintomas da artrite, 28% acreditavam em uma associação entre alimentos específicos e atividade de sua doença.[177] Os alimentos que se acreditava terem efeito desfavorável na artrite incluíam conservantes, carnes bovina e suína, aditivos alimentares, leite e açúcar. Os pacientes com histórico de alergia a medicamentos ou com histórico familiar de alergia foram os que mais relataram uma associação entre alimentos e doença.

Panush et al.[195] descreveram o caso de uma paciente com artrite inflamatória cujos sintomas pioravam com o consumo de leite. Ela fez jejum por vários dias e depois fez uma dieta básica por 33 dias, até que foram realizados testes aleatórios de alimentos. Alimentos placebo como alface e cenoura não pioraram os sintomas das articulações. Quatro tipos de leite causaram aumento na rigidez matinal e inchaço das articulações. Estudos de imunidade sugeriram hiper-reatividade cutânea e atrasada ao leite. Outro caso documentou um paciente cuja artrite reumatoide piorou após o consumo de leite e queijo.[196]

A produção de óxido nítrico e a liberação de mieloperoxidase e proteína catiônica eosinofílica pelas mucosas foram medidas após desencadeamentos retais com leite de vaca e glúten em 27 pessoas com AR e 18 controles saudáveis,[197] mas não se observou nenhuma relação entre os sintomas de intolerância alimentar autorrelatados e a reatividade da mucosa. Em um estudo com 60 crianças com AR juvenil, 1 em 60 pacientes tinha intolerância ao leite associada a inchaço nos joelhos.[198]

Para concluir, é possível que a alergia aos alimentos influencie na artrite reumatoide de uma pequena porcentagem de pacientes; porém, na maior parte deles, não é um fator importante. Se os pacientes indicarem que possuem um surto de artrite associado ao alimento, será prudente evitar o alimento causador. Deve-se recorrer a um nutricionista registrado ou licenciado para certificar-se de que a dieta está nutricionalmente adequada e grupos de alimentos não estão completamente excluídos.

Dietas populares como terapia

Panush et al.[199] conduziram um estudo duplo-cego e controlado por placebo de dietoterapia para pacientes com artrite reumatoide ativa que atendiam ao critério do American College of Rheumatology. A dieta experimental foi moldada de acordo com a "*Dong Diet*"[200,201] e era livre de aditivos, conservantes, frutas, carne vermelha, ervas e produtos lácteos. A dieta placebo também excluía itens de alguns grupos importantes de alimentos, portanto, imitava a intervenção da dieta experimental. As avaliações clínicas ocorreram no início e no final do estudo de 10 semanas e não mostraram diferença entre a dieta experimental e a do placebo na avaliação global da doença pelos pacientes, na avaliação da doença pelos examinadores, duração da rigidez matinal, caminhada de 15 metros, força de preensão, número de articulações inchadas ou sensíveis e nos níveis de sedimentação de eritrócitos. Apenas 2 pacientes melhoraram bastante com a dieta experimental e decidiram continuá-la após o término do protocolo.

De acordo com o critério do American College of Rheumatology, 50 pacientes com artrite reumatoide foram acompanhados durante um estudo aleatório, duplo-cego de 24 semanas, com uma dieta balanceada *vs.* uma dieta pobre em gordura saturada, rica em gordura poli-insaturada e com alimentos "hipoalergênicos".[202] O conteúdo calórico da dieta experimental foi determinado para facilitar a perda de peso e atingir o peso ideal do paciente. Houve redução significativa no número de articulações sensíveis e no nível de sedimentação de eritrócitos entre a dieta experimental e a balanceada. Não houve diferença em nenhuma outra medida de atividade da doença. Estima-se que a perda de peso durante o registro tenha causado um efeito benéfico na atividade da doença.

Jejum e dietas vegetarianas

A adoção do jejum e de dietas vegetarianas foi extensivamente revisada.[178,180] Relatos anteriores da melhora na atividade da doença com o jejum levaram à especulação sobre a relação da artrite reumatoide com os antígenos dietéticos, já que o jejum poderia diminuir o estímulo dos antígenos na mucosa intestinal.

Em 1979, Sköldstam et al.[203] randomizaram pacientes com artrite reumatoide em dieta de controle ou em 10 dias de jejum, seguidos de uma dieta lactovegetariana. Os pacientes em jejum receberam 800 kcal/dia a partir de sucos de frutas e legumes. Esses pacientes eram limpos com óleo de rícino e recebiam 5 clisteres no primeiro dia do jejum. Após o jejum, os pacientes iniciaram uma dieta lactovegetariana por uma semana e então foram liberados e orientados a seguir a dieta durante 9 semanas. Os derivados do leite, com exceção do iogurte, não foram permitidos. Dez pacientes serviram como controle e adotaram uma dieta mais típica. Comparados ao grupo controle, 5 dos 15 pacientes tiveram uma redução de 10% no nível de sedimentação dos eritrócitos e uma queda de 5 ou mais pontos no índice articular de Ritchie na sensibilidade das articulações. Contudo, somente 1 dos 14 pacientes do grupo da dieta lactovegetariana apresentou melhora contínua após 9 semanas. Os pacientes em jejum perderam uma média de 3,5 kg durante o período de jejum, o que pode ter alterado a atividade da doença.

Em outro estudo com o mesmo grupo[204], 20 pacientes internados foram acompanhados durante muitos meses em dieta comum e então, após jejuarem por 10 dias, iniciaram uma dieta vegana que também não incluiu açúcar refinado, farinha de milho, sal, temperos fortes, conservantes, bebidas alcoólicas, chá e café. No final do experimento, os pacientes melhoraram quanto à percepção da dor, porém, não apresentaram mudanças significativas na força de preensão, no número de articulações sensíveis e no índice de sensibilidade de articulação em comparação com o período de controle. Como as melhorias em relação à atividade da doença observadas nos ensaios geralmente vêm acompanhadas de perda de peso, os autores conduziram um estudo de acompanhamento utilizando dados de ensaios clínicos que avaliaram os efeitos das dietas vegetariana, lactovegetariana ou mediterrânea.[205] A perda de peso corporal não contribuiu significativamente para melhoras no quadro da doença.

Kjeldsen-Kragh et al.[206] completaram um estudo randomizado e cego controlado de pacientes que ficaram em uma fazenda saudável por 4 semanas. Após um jejum inicial de 10 dias, os pacientes foram submetidos a uma dieta vegana livre de glúten por 3,5 meses e então a uma dieta lactovegetariana até o final do estudo. Um grupo controle ficou em uma casa de recuperação e adotou uma dieta geral. Comparado ao grupo controle, após um mês, o grupo da dieta apresentou melhora significativa no número de articulações sensíveis, no índice articular de Ritchie, no número de articulações inchadas, na classificação de dor, na duração da rigidez matinal, na força de preensão, no nível de sedimentação dos eritrócitos, no nível de proteína C-reativa e na classificação do HAQ. Os pacientes da casa de recuperação apresentaram uma diminuição somente na classificação da dor. Após 13 meses, uma melhora contínua foi observada no grupo da dieta comparado ao grupo controle na maioria dos índices. A classificação radiográfica piorou um pouco em ambos os grupos no final do estudo. Apesar da suspeita de alergia alimentar, os autores afirmaram que isso não explicaria os resultados. Eles especularam que as mudanças nos ácidos graxos da dieta ou a perda de peso poderiam ter afetado a atividade da doença. O IMC e a prega subcutânea do tríceps diminuíram significativamente no grupo da dieta *vs.* o grupo controle; no entanto, na área muscular do braço não foi diferente.[207] Não houve diferença significativa nos níveis de albumina sérica, hemoglobina, ferritina, zinco e cobre entre os dois grupos, o que sugere que o jejum e a dieta vegetariana têm efeito bem pequeno sobre o estado nutricional. A contagem de plaquetas, glóbulos brancos e total de imunoglobulinas (Ig) G, IgM fator reumatoide e fatores complemento C3 e C4 foram significativamente menores no grupo da dieta após um mês.[208] Depois de um ano, somente a contagem de glóbulos brancos, IgM fator reumatoide e C3 e C4 foram significativamente diferentes. Os indivíduos do grupo da dieta foram classificados como reagentes e não reagentes à dieta, com base na melhora subjetiva da atividade da doença na articulação. Os reagentes possuíam maiores declínios na contagem de plaquetas, C3 e C4 do que os não reagentes. A flora fecal mudou bastante quando os pacientes mudaram da dieta onívora para a vegana e se diferenciou bastante entre os pacientes com alta e baixa resposta.[209] Os autores especularam que mudanças na flora intestinal podem ser benéficas para a atividade da doença por meio da redução da inflamação intestinal e da absorção dos antígenos dietéticos e bacterianos.

Foram avaliadas diferenças nos fatores psicológicos entre os indivíduos que se ofereceram para o estudo e outros pacientes sem artrite reumatoide não participantes do estudo e entre reagentes e não reagentes à dieta.[210] Os pacientes submetidos à dieta acreditavam fortemente em sua capacidade de influenciar seu estado nutricional e acreditavam menos que o acaso afetasse sua saúde, também acreditavam mais na eficácia de tratamentos alternativos. Quando o grupo da dieta foi classificado como reagente e não reagente, o grupo reagente acreditava menos na eficácia do tratamento médico tradicional do que o não reagente. Esta descoberta sugeriu que pacientes com características psicológicas específicas foram selecionados para o estudo clínico e que as expectativas relacionadas à eficácia da terapia alternativa poderiam ter contribuído para o efeito da dieta vegetariana. Um acompanhamento de 2 anos dos pacientes do estudo descobriu que todos os reagentes à dieta e metade dos pacientes não reagentes ainda seguiam uma dieta modificada.[210] Não foi identificado nenhum item alimentar que piorasse a doença da articulação. Notou-se diferença significativa na classificação da dor, na duração da rigidez matinal, no número de articulações sensíveis, no índice de Ritchie e no número de articulações inchadas entre o grupo de reagentes à dieta e no de controle. Isso sugere que algum subgrupo de pacientes com artrite reumatoide pode se beneficiar de uma dieta vegetariana, e os resultados da dieta podem ser mantidos.

Nenonen et al.[211] submeteram 43 pacientes aleatoriamente a uma dieta controlada ou a uma dieta vegana composta de alimentos não cozidos, rica em lactobacilos. Metade do grupo da dieta apresentou náusea ou diarreia durante a intervenção dietética e parou a dieta antes do tempo. A classificação do HAQ, a duração da rigidez matinal e a dor em repouso e em movimento, o índice articular de Ritchie e os níveis de proteína C-reativa não foram diferentes entre o grupo controle e o da dieta aos 2 meses. Porém, a composição da Classificação da Atividade da Doença que identificou mudanças subjetivas na artrite melhorou significativamente no grupo de intervenção dietética comparado ao grupo controle. Houve diferença significativa na flora fecal entre os pacientes com melhora e aqueles com pouca melhora após um mês de dieta.[212]

Hafstrom et al. selecionaram aleatoriamente 66 pacientes com AR para seguir uma dieta vegetariana sem glúten ou uma dieta não vegetariana durante 1 ano (22 no grupo vegetariano sem glúten e 25 no grupo da dieta não vegetariana concluíram 9 meses de terapia);[213] 40,5% do grupo vegetariano apresentou uma melhoria ACR20 (uma medida do grau de melhoria das articulações) dos sintomas, comparados a 4% do grupo não vegetariano. Embora os anticorpos contra a gliadina e a β-lactoglobulina tenham diminuído no grupo da dieta vegetariana sem glúten, não houve alterações na progressão radiológica em nenhum dos dois grupos.

McDougall et al.[214] relataram uma intervenção de 4 semanas de dieta vegana, bem baixa em gordura (10% do total de calorias), em pacientes com artrite reumatoide não hospitalizados. Após 4 semanas, notou-se uma perda significativa no peso corporal destes pacientes, mas o nível de sedimentação dos eritrócitos, da proteína C-reativa e do fator reumatoide não mudaram. A classificação da sensibilidade e do inchaço da articulação, assim como a gravidade da rigidez matinal, diminuiu significativamente, mas não houve mudança na duração da rigidez matinal. Os pacientes que apresentaram maior grau de melhora tinham a doença mais ativa no início do estudo, e os que apresentavam a doença crônica mostraram pouca melhora. Os autores concluíram que uma dieta vegana poderia melhorar os sintomas dos pacientes e sugeriram que mudanças na permeabilidade intestinal para antígenos e níveis de antígenos alimentares e bacterianos poderiam ser os mecanismos.

Uma revisão Cochrane sobre as intervenções alimentares no tratamento da AR concluiu que era difícil reunir dados a partir de estudos distintos, mas observou que dois ensaios controlados aleatórios sobre jejum e a dieta mediterrânea demonstraram melhora da dor.[215] Essa e uma outra revisão[216] concluíram que os efeitos das dietas vegetarianas e de eliminação eram incertos e que muitas das dietas avaliadas apresentaram altas taxas de abandono da dieta e perda de peso como efeitos colaterais inesperados.

Em suma, o jejum e um tipo de dieta vegetariana podem ter efeitos benéficos em um subgrupo de pacientes. A alergia aos alimentos pode estar relacionada à atividade da doença na minoria dos pacientes. O jejum não é, obviamente, uma abordagem terapêutica de longo prazo para o controle da artrite reumatoide.

Ácidos graxos ômega-3 como terapia

Os efeitos anti-inflamatórios dos ácidos graxos ômega-3 na AR se devem à sua capacidade de reposição dos ácidos graxos ômega-6 (basicamente do ácido araquidônico) em enzimas que metabolizam ômega-6, convertendo-o em mediadores pró-inflamatórios.[217] Esse processo, na realidade, inibe o metabolismo do ômega-6. Os ácidos graxos ômega-3 também podem inibir a produção de citocinas e espécies reativas de oxigênio.[218] A dose normal é de 2 a 5 g/dia de ácido eicosapentaenoico e de 1 a 3 g/dia de ácido docosa-hexaenoico, normalmente oral, embora a infusão intravenosa em forma de emulsão também tenha se mostrado eficaz no tratamento da artrite adjuvante.[219] Uma dieta com um teor relativamente baixo de ácido araquidônico combinada a suplementos de ácidos graxos ômega-3 demonstrou produzir melhores resultados clínicos, juntamente com menores níveis de metabolismo de leucotrienos, tromboxanos e prostaglandina quando comparada a uma dieta ocidental.[220]

Em um estudo cruzado duplo-cego controlado com placebo, pacientes com AR receberam laticínios com ou sem suplementos de ômega-3.[221] Os biomarcadores de danos ao DNA e de estresse oxidativo permaneceram inalterados. Entretanto, esse tratamento reduziu a excreção de ligações cruzadas de hidroxipiridínio, indicando proteção do colágeno ósseo e da matriz cartilaginosa.

Existem relatos de que a adição de azeite de oliva (contém ácido oleico, um ácido graxo monoinsaturado ômega-9) a suplementos de ômega-3 produz melhores alterações clínicas em pacientes com AR.[222] A série de ácidos graxos ômega-9 pode ser metabolizada e convertida em compostos que inibem a síntese dos mediadores pró-inflamatórios da série de ácidos graxos ômega-6. Um relato da Suécia sugere que a ingestão moderada de óleo de peixe pode prevenir AR.[223] Esse relato é consistente com a baixa prevalência de AR nos esquimós da Groenlândia, que se alimentam de peixe.

Resumo

A capacidade reduzida para o preparo de alimentos e o baixo consumo de alimentos resultam em estado nutricional ruim para alguns pacientes. Nas últimas décadas, surgiram pacientes com artrite tanto acima como abaixo do peso. Para os que estão acima do peso, é especialmente importante emagrecer e normalizar a sensibilidade à insulina, o que, provavelmente, aliviará alguns sintomas de gota, OA e também de artrite reumatoide.

O estado hipermetabólico da artrite reumatoide leva à perda de massa magra corporal. A remoção de alimentos específicos da dieta e o jejum seguido de uma dieta vegetariana podem auxiliar um pequeno subgrupo de pacientes com artrite reumatoide. Dietas específicas, suplementos com glicosamina e sulfato de condroitina ainda não são comprovados como terapias para o tratamento de artrite reumatoide ou osteoartrite. Por outro lado, os suplementos de ácido graxo ômega-3 oferecem benefícios no tratamento da artrite reumatoide. Os alimentos médicos que interferem no metabolismo dos ácidos graxos ômega-6 podem ser úteis no tratamento da artrite reumatoide. Um exemplo de interação preventiva oposta de um nutriente e um medicamento é o uso de suplementos de ácido fólico para prevenir a toxicidade do MTX em pacientes com artrite reumatoide.

Referências bibliográficas

1. The Free Dictionary. Rheumatism. Disponível em: http://medical-dictionary.thefreedictionary.com/Rheumatic+diseases. Acesso em 15 de setembro de 2012.
2. MedicineNet.com. Arthritis. Disponível em: http://www.medterms.com/script/main/art.asp?articlekey=2337. Acesso em 15 de setembro de 2012.
3. Arthritis Foundation. Types of arthritis. Disponível em: http://www.arthritis.org/types-arthritis.php. Acesso em 15 de setembro de 2012.
4. Helmick CG, Felson DT, Lawrence RC AU et al. Arthritis Rheum 2008;58:15–25.
5. Arthritis Center and Department of Nutrition Sciences, University of Alabama at Birmingham. The Essential Arthritis Cookbook. Mankato, MN: Appletree Press, 1999.
6. Alonso-Aperte E, Varela-Moreiras G. Eur J Clin Nutr 2004; 54:S69–74.
7. Mason P. Proc Nutr Soc 2010;28:1–7.
8. Alarcón G, Tracy I, Blackburn W. Arthritis Rheum 1989; 32:671–6.
9. Kremer JM, Galivan J, Streckfuss A et al. Arthritis Rheum 1986;29:832–5.
10. Leeb BF, Witzmann G, Ogris et al. Clin Exp Rheumatol 1995; 13:459–63.
11. Morgan SL, Baggott JE, Altz-Smith M. Arthritis Rheum 1987; 30:1348–56.
12. Morgan SL, Baggott JE, Lee JY et al. J Rheumatol 1998; 25:441–6.
13. van Ede AE, Laan RF, Blom HJ et al. Semin Arthritis Rheum 1998;27:277–92.
14. Tishler M, Caspi D, Fishel B et al. Arthritis Rheum 1988; 31:906–8.
15. Toffoli G, De Mattia E. Pharmacogenomics 2008;9:1195–206.
16. Hughes LB, Beasley TM, Patel H et al. Ann Rheum Dis 2006;65:1213–8.
17. Bijlsma JW, Jacobs JW. Joint Bone Spine 2009;76:452–4.
18. Pincus T, Yazici Y, Sokka T et al. Clin Exp Rheumatol 2003; 21(Suppl 31):S179–85.
19. Baggott JE, Morgan SL, Ha TS et al. Clin Exp Rheum 1993; 11:101–5.
20. Baggott JE, Morgan SL, Sams WM et al. Arch Dermatol 1999; 135:813–7.
21. Morgan SL, Baggott JE, Vaughn WH et al. Arthritis Rheum 1990;33:9–18.
22. Morgan SL, Baggott JE, Vaughn WH et al. Ann Intern Med 1994;121:833–41.
23. Hornung N, Ellingsen T, Stengaard-Pedersen K et al. J Rheumatol 2004;31:2374–81.
24. Hunt PG, Rose CD, McIlvain-Simpson G et al. J Rheumatol 1997;24:2230–2.
25. Morgan SL, Baggott JE, Vaughn WH et al. Ann Intern Med 1994;121:833–41.
26. Morgan SL, Baggott JE, Vaughn WH et al. Arthritis Rheum 1990;33:9–18.
27. Stewart KA, Mackenzie AH, Clough JD et al. Semin Arthritis Rheum 1991; 20:332–38.
28. Morgan SL, Oster RA, Lee JY et al. Arthritis Rheum 2004; 50:3104–11.
29. Morgan SL, Baggott JE, Alarcón GS. Biodrugs 1997;8:164–75.
30. Diaz-Borjon A. Drugs Aging 2009;26:273–93.
31. Niehues T, Lankisch P. Pediatr Drugs 2006;8:347–56.
32. Pavy S, Constantin A, Pham T et al. Joint Bone Spine 2006; 73:388–95.
33. Visser K, Katchamart W, Loza E et al. Ann Rheum Dis 2009; 68:1086–93.
34. Luk AJ, Simkin PA. Am J Manag Care 2005;11:S436–42.
35. NIAMS. Health Information Index. 2002. Disponível em: http://www.niams.nih.gov/hi/topics/arthritis/artrheu.htm. Acesso em 15 de setembro de 2012.
36. Richette P, Bardin T. Lancet 2010;375:318–28.
37. NIAMS. Gout. Disponível em: http://www.niams.nih.gov/Health_Info/Gout/default.asp. Acesso em 15 de setembro de 2012.
38. Pascual E, Sivera F. Curr Opin Rheumatol 2007;19:122–7.

39. Boulware DW, Becker MA, Edwards NL. Gout and crystal induced synovitis. In: Koopman WJ, Boulware DW, Heudebert GR, eds. Clinical Primer of Rheumatology. Philadelphia: Lippincott Williams & Wilkins, 2003:262–77.
40. Lawrence RC, Felson DT, Helmick CG et al. Arthritis Rheum 2008;58:26–35.
41. Roddy E, Zhang W, Doherty M. Nat Clin Pract Rheumatol 2007;3:443–9.
42. Choi HK, Curhan G. Curr Opin Rheumatol 2005;17:341–5.
43. Yeomans A. Nurse Pract 1991;16:18–26.
44. Eggebeen AT. Am Acad Family Phys 2007;76:801–8.
45. Gutman A. Postgrad Med 1972;51:61–6.
46. Becker MA, Roessier BJ. Hyperuricemia and gout. In: Scriver CL, Beaudet AL, Sly WS et al, eds. The Metabolic and Molecular Bases of Inherited Disease. 7th ed. New York: McGraw-Hill, 1995:1655–77.
47. Terkeltaub R, Zelman D, Scavulli J et al. Joint Bone Spine 2009;76:444–46.
48. Lee SJ, Terkeltaub RA, Kavanaugh A. Curr Opin Rheumatol 2006;18:193–98.
49. Choi HK, Ford ES, Li C et al. Arthritis Rheum 2007;57:109–115.
50. National Institutes of Health. Third Report of the National Cholesterol Education Program Expert Panel on Detection, Evaluation, and Treatment of High Blood Cholesterol in Adult (Adult Treatment Panel III). Bethesda, MD: National Institutes of Health, 2001.
51. Choi HK, De Vera MA, Krishnan E. Rheumatology 2008; 47:1567–70.
52. Fam AG. J Rheumatol 2002;29:1350–54.
53. Porcelli B, Vannoni D, Leoneini R et al. Free oxypurines in plasma and urine of gout patients before and after purine-free diet. In: Sahota A, Taylor M, eds. Purine and Pyrimidine Metabolism in Man VIII. New York: Plenum Press, 1995:47–52.
54. Fam AG. J Rheumatol 2002;29:1350–5.
55. Choi HK, Liu S, Curhan G. Arthritis Rheum 2005;52:283–89.
56. Choi HK, Atkinson K, Karlson EW et al. N Engl J Med 2004;350:1093–1103.
57. Choi HK, Curhan G. Arthritis Care Res 2007;57:816–21.
58. Choi JW, Ford ES, Gao X et al. Arthritis Care Res 2008; 59:109–116.
59. Pillinger MH, Keenan RT. Bull NYU Hosp Jt Dis 2008; 66:231–9.
60. Gao X, Curhan G, Forman JP et al. J Rheumatol 2008;35:1853–8.
61. Yu KH, See LC, Huang YC et al. Semin Arthritis Rheum 2008; 37:243–50.
62. Choi HK, Curhann G. Arthritis Rheum 2004;51:1023–29.
63. Choi HK, Atkinson K, Karlson EW et al. Lancet 2004;363: 1277–81.
64. Emerson BT, N Engl J Med 1996;334:445–51.
65. Yu TF. Am J Med 1974;56:676–85.
66. Saag KG, Choi H. Arthritis Res Ther 2006;8(Suppl 1):S2–8.
67. Choi HK. Curr Opin Rheumatol 2010;22:165–72.
68. Zhang W, Dohert M, Bardin T. Ann Rheum Dis 2006;65: 1312–24.
69. Skipper A. Nutrition Care Manual. Chicago: American Dietetic Association, 2008.
70. Shulten P, Thomas J, Miller M et al. J Hum Nutr Diet 2009; 22:3–11.
71. The Free Dictionary. Osteoarthritis. Disponível em: http://medical-dictionary.thefreedictionary.com/osteoarthritis.
72. Dillon CF, Rasch EK, Gu Q et al. J Rheumatol 2006;33:2271–9.
73. Kowsari B, Finnie SK, Carter RL et al. J Am Diet Assoc 1983; 82:657–59.
74. White-O'Connor B, Sobal J, Muncie HL Jr. J Am Diet Assoc 1989;89:378–82.
75. White-O'Connor B, Sobal J. Clin Ther 1986;9:30–43.
76. Eising L. J Bone Joint Surg 1963;45:69–81.
77. Neogi T, Booth SL, Zhang YQ et al. Arthritis Rheum 2006; 54:1255–1261.
78. Menkes CJ. J Rheumatol Suppl, 1991;27:13–5.
79. Schiphof D, Boers M, Bierma-Zeinstra SM. Ann Rheum Dis 2008;67:1034–6.
80. Binkley N, Harke J, Krueger D et al. J Bone Miner Res 2009; 24:983–91.
81. Hart DJ, Doyle DV, Spector TD. J Rheumatol 1995;22: 1118–23.
82. Martin K, Lethbridge-Cejku M, Muller DC et al. J Rheumatol 1997;24:702–7.
83. Anderson JJ, Felson DT. Am J Epidemiol 1988;128:179–89.
84. Cicuttini FM, Baker JR, Spector TD. J Rheumatol 1996;23: 1221–6.
85. Cooper C, Snow S, McAlindon TE. Arthritis Rheum 2000; 43:995–1000.
86. Felson DT. Bull Rheum Dis 1992;4:6–7.
87. Felson DT, Anderson JJ, Naimark A. Ann Intern Med 1988; 109:18–24.
88. Felson DT, Chaisson CE. Baillieres Clin Rheumatol 1997;11: 671–81.
89. Felson DT, Zhang Y, Hannan MT et al. Arthritis Rheum 1997;40:728–33.
90. Gelber AC, Hochberg MC, Mead LA et al. Am J Med 1999; 107:542–8.
91. Hart DJ, Doyle DV, Spector TD. Arthritis Rheum 1999;42: 17–24.
92. Hart DJ, Spector TD. J Rheumatol 1993;20:331–5.
93. Oliveria SA, Felson DT, Cirillo PA et al.. Epidemiology 1999; 10:161–6.
94. Schouten JS, van den Ouweland FA, Valkenburg HA. Ann Rheum Dis 1992;51:932–7.
95. Spector TD, Hart DJ, Doyle DV. Ann Rheum Dis 1994; 53:565–8.
96. Teichtahl AJ, Wang Y, Wluka AE et al. Obesity 2008;16: 232–40.
97. Messier SP, Gutekunst DJ, Davis C et al.. Arthritis Rheum 2005;52:2026–32.
98. Messier SP, Loeser RF, Miller GD et al.. Arthritis Rheum 2004;50:1501–10.
99. Chua SD Jr, Messier SP, Legault C et al. Osteoarthritis Cartilage 2008;16:1047–53.
100. Riecke BF, Christensen R, Christensen P et al. Osteoarthritis Cartilage 2010;18:746–54.
101. Foy CG, Lewis CE, Hairston KG et al. Obesity (Silver Spring) 2011;19:83–93.
102. Bult MJF, van Dalen T, Muller AF. Eur J Endocrinol 2008; 158:135–45
103. Hooper MM, Stellato TA, Hallowell PT et al. Int J Obes (Lond) 2007;31:114–20.
104. Sultan S, Parikh M, Youn H et al. Surg Endosc 2009;23: 1569–73.
105. McAlindon TE, Felson DT, Zhang Y et al. Ann Intern Med 1996;125:353–9.
106. Lane NE, Gore LR, Cummings SR et al. Arthritis Rheum 1999; 42:854–60.
107. Felson DT, Niu J, Clancy M et al. Arthritis Rheum 2007; 56:129–36.
108. Ding C, Cicuttini F, Parameswaran V et al. Arthritis Rheum 2009;60:1381–89.
109. Bergink AP, Uitterlinden AG, Van Leeuwen JP et al. J Clin Rheumatol 2009;15:230–7.
110. Chaganti RK, Parimi N, Cawthon P et al. Arthritis Rheum 2010;62:511–14

111. Black C, Clar C, Henderson R. Health Tech Assess 2009; 13:1–148.
112. Wilkens P, Scheel IB, Grundnes O et al. JAMA 2010;304: 45–52.
113. Sawitzke AD, Shi H, Finco MF et al. Ann Rheum Dis 2010; 69:1459–64.
114. Sawitzke AD, Shi H, Finco MF et al. Arthritis Rheum 2008; 58:3183–91.
115. Gruenwald J, Petzold E, Busch R et al. Adv Ther 2009;26: 858–71.
116. Matsuno H, Nakamura H, Katayama K et al. Biosci Biotechnol Biochem 2009;73:288–92.
117. Hathcock JN, Shao A. Regul Toxicol Pharmacol 2007;47:78–83.
118. Morgan SL, Baggott JE. Nutr Rev 2006;64:495–501.
119. Morgan SL, Baggott JE, Moreland L. J Med Food 2009;12: 1143–8.
120. Levy RM, Pillai L, Burnett BP. Nutr Diet Suppl 2010;2: 27–38.
121. Vecka M, Prokes;ak L, Tvrzická et al. Klinicka Biochemie a Metabolismus 2008;16:27–32.
122. Pillai L, Levy RM, Yimam M et al. Adv Ther 2010;27:400–11.
123. Levy RM, Saikovsky R, Shmidt E. Nutr Res 2009;29: 298–304.
124. Arthritis Foundation. Disease index. Disponível em: http://www.arthritis.org/disease-center.php?disease_id=31 08/31/104.
125. Helmick CG, Felson DT, Lawrence RC et al. Arthritis Rheum 2008;58:15–25.
126. Myasoedova E, Davis JM 3rd, Crowson CS et al. Curr Rheumatol Rep 2010;12:379–85.
127. Sokka T, Abelson B, Pincus T. Clin Exp Rheumatol 2009; 26:S35–61.
128. Sokka T, Kautiainen H, Pincus T et al. Arthritis Res Ther 2010; 12:R42.
129. Martin R. Proc Nutr Soc 1998;57:231–4.
130. Touger-Decker R. J Am Diet Assoc 1988;88:327–31.
131. Morgan SL, Hine RJ, Vaughn WH et al. Arthritis Care Res 1993;6:4–10.
132. Heimburger DC, Weinsier RL. Therapeutic diets. In: Shanahan J, ed. Handbook of Clinical Nutrition. 3rd ed. St. Louis: Mosby, 1997:235–66.
133. Roubenoff R, Roubenoff RA, Ward LM et al. Am J Clin Nutr 1990;52:1113–7.
134. Bayles TB, Richardson H, Hall FC. N Engl J Med 1943; 229:319–24.
135. Kremer J. Lipids 1996;31:S243–7.
136. Morgan SL, Anderson AM, Hood SM et al. Arthritis Care Res 1997;10:9–17.
137. Roubenoff R, Roubenoff RA, Cannon JG et al. J Clin Invest 1994;93:2379–86.
138. Walsmith J, Roubenoff R. Int J Cardiol 2002;85:89–99.
139. Rall LC, Walsmith JM, Snydman L et al. Arthritis Rheum 2002;46:2574–7.
140. Zoico E, Roubenoff R. Nutrition 2002;60:39–51.
141. Summers GD, Deighton CM, Rennie MJ, Booth AH. Rheumatology 2008;47:1124–31.
142. Paget J. Lancet 1873;2:727–9.
143. Helliwell M, Coombes EJ, Moody BJ et al. Ann Rheum Dis 1984;43:386–90.
144. Collins R Jr, Dunn TL, Walthaw J et al. Clin Rheumatol 1987; 6:391–8.
145. Mody GM, Brown GM, Meyers OL et al. S Afr Med J 1989; 76:255–7.
146. Kalla AA, Brown GM, Meyers OL. S Afr Med J 1992;82:411–4.
147. Hernandez-Beriain JA, Segura-Garcia C, Rodriguez-Lozano B et al. Scand J Rheumatol 1996;25:383–7.
148. Munro R, Capell H. Ann Rheum Dis 1997;56:326–9.
149. Roubenoff R. J Nutr 1997;127:1014S–6S.
150. Roubenoff R, Walsmith J, Lundgren N et al. Am J Clin Nutr 2002;76:774–9.
151. Ahluwalia IB, Mack KA, Murphy W. MMWR CDC Surveill Summ 2003;52:1–80.
152. Haffner S, Taegtmeyer H. Circulation 2003;108:1541–5.
153. Elkan AC, Engvall IL, Tengstrand B. Eur J Clin Nutr 2008;62: 1239–47.
154. Detsky AS, McLaughlin JR, Baker JP et al. JPEN J Parenter Enteral Nutr 1987;11:8–13.
155. Detsky AS, McLaughlin JR, Baker JP et al. Nutr Hosp 2008; 23:400–7.
156. Persson MD, Brismar KE, Katzarski KS et al. J Am Geriatr Soc 2002;50:1996–2002.
157. Guigoz Y, Vellas B, Garry PJ. Nutr Rev 1996;54:S59–65.
158. Vellas B, Guigoz Y, Garry PJ et al. Nutrition 1999;15:116–22.
159. Elkan AC, Engvall IL, Cederholm T et al. Eur J Nutr 2009; 48:315–22.
160. Arshad A, Rashid R, Benjamin K. Mod Rheumatol 2007;17: 470–75.
161. Bruce B, Fries J. Clin Exp Rheumatol 2005;23:S14–18.
162. Pincus T, Summey JA, Soraci SA Jr et al. Arthritis Rheum 1983; 26:1346–53.
163. Giles JT, Ling SM, Ferrucci L et al. Arthritis Care Res 2008; 59:807–15.
164. Giles JT, Bartlett SJ, Andersen RE et al. Arthritis Rheum 2008; 59:1407–15.
165. Engvall IL, Elkan AC, Tengstrand B et al. Scan J Rheumatol 2008;37:321–28.
166. Toms TE, Panoulas VF, John H et al. Arthritis Res Ther 2009; 11:R110.
167. Stavropoulos-Kalinoglou A, Metsios GS, Smith JP et al. Int J Obes (Lond) 2010;34:295–301.
168. Rall LC, Roubenoff R. Arthritis Care Res 1996;9:151–6.
169. Rall LC, Roubenoff R, Cannon JG et al. Med Sci Sports Exerc 1996;28:1356–65.
170. Rall LC, Rosen CJ, Dolnikowski G et al. Arthritis Rheum 1996; 39:1115–24.
171. Engelhart M, Kondrup J, Høie LH et al. Clin Exp Rheumatol 1996;14:289–93.
172. Marcora S, Lemmey A, Maddison P. Clin Nutr 2005;24:442–54.
173. Ikuyama S, Imamura-Takase E, Tokunaga S et al. S Mod Rheumatol 2009;19:253–9.
174. Efthimiou P, Kukar M. Rheumatol Int 2010;30:571–86.
175. Lomax AR, Calder PC. Current Pharm Design 2009;15: 1428–1518.
176. Haugen M, Kjeldsen-Kragh J, Nordvåg BY et al. Clin Rheumatol 1991;10:401–7.
177. Tanner SB, Callahan LF, Panush R et al. Arthritis Care Res 1990;3:189–95.
178. Henderson C, Panush R. Rheum Dis Clin North Am 1999; 25:937–65.
179. Panush R. Rheum Dis Clin North Am 1991;17:259–72.
180. Panush RS. Diets, other "complementary" and "alternative" therapies, and the rheumatic diseases. In: Koopman WJ, ed. Arthritis and Allied Conditions: A Textbook of Rheumatology. 14th ed. Baltimore: Lippincott Williams & Wilkins, 2000.
181. Lewin P. Taub SJ. JAMA 1936;106:2144.
182. Hench BS, Bauer W, Dawson MH et al. Ann Intern Med 1940;13:1838–90.
183. Hench BS, Bauer W, Boland E et al. Ann Intern Med 1941; 15:1002–1108.
184. Marquardt JL, Snyderman R, Oppenheim JJ. Cell Immunol 1973;9:263–272.

185. Epstein S. Ann Allergy 1969;26:343–439.
186. Pottenger RT. Ann Intern Med 1928;12:323–33.
187. van de Laar M, van der Korst J. Semin Arthritis Rheum 1991;21:12–23.
188. Cunningham-Rundles C. Rheum Dis Clin North Am 1991;17: 287–307.
189. Inman RD. Rheum Dis Clin North Am 1991;17:309–21.
190. Sköldstam L, Magnusson KE. Rheum Dis Clin North Am 1991; 17:363–71.
191. Delafuente J. Rheum Dis Clin North Am 1991;17:203–12.
192. Bengtsson U, Hanson L, Ahlstedt S. Clin Exp Allergy 1996;26: 1387–94.
193. Kavanaghi R, Workman E, Nash P et al. Br J Rheumatol 1995; 34:270–3.
194. Holst-Jensen SE, Pfeiffer-Jensen M, Monsrud M et al. Scand J Rheumatol 1998;27:329–36.
195. Panush RS, Stroud RM, Webster EM. Arthritis Rheum 1986; 29:220–6.
196. Parke AL, Hughes G. Br Med J 1981;282:2027–9.
197. Lidén M, Kristjánsson G, Valtysdottir S et al. Scand J Rheumatol 2010;39 292–8.
198. Schrander JJ, Marcelis C, de Vries MP et al. Br J Rheumatol 1997;36:905–8.
199. Panush RS, Carter RL, Katz P et al. Arthritis Rheum 1983; 26:462–71.
200. Dong CH, Banks J. The Arthritic's Cookbook. New York: Thomas Y. Crowell, 1973.
201. Dong CH, Banks J. New Hope for the Arthritic. New York: Thomas Y. Crowell, 1975.
202. Sarzi-Puttini P, Comi D, Bosccassini L et al. Scand J Rheumatol 2000;29:302–7.
203. Sköldstam L, Larsson L, Lindström F. Scand J Rheumatol 1979; 8:249–55.
204. Sköldstam L. Scand J Rheumatol 1986;15:219–23.
205. Sköldstam L, Brudin L, Hagfors L et al. Nutr J 2005;4:15.
206. Kjeldsen-Kragh J, Haugen M, Borchgrevink CF et al. Lancet 1991;338:899–902.
207. Haugen MA, Kjeldsen-Kragh J, Skakkebaek N et al. Clin Rheumatol 1993;12:62–9.
208. Kjeldsen-Kragh J, Mellbye OJ, Haugen M et al. Scand J Rheumatol 1995;24:85–93.
209. Peltonen R, Kjeldsen-Kragh J, Haugen M et al. Br J Rheumatol 1994;33:638–43.
210. Kjeldsen-Kragh J, Haugen M, Førre O et al. Br J Rheumatol 1994;33:569–75.
211. Nenonen MT, Helve TA, Rauma AL et al. Br J Rheumatol 1998;37:274–81.
212. Peltonen R, Nenonen M, Helve T et al. Br J Rheumatol 1997; 36:64–8.
213. Hafström I, Ringertz B, Spångberg A et al. Rheumatology 2001;40:1175–9.
214. McDougall J, Bruce B, Spiller G et al. J Altern Complement Med 2002;8:71–5.
215. Hagen KB, Byfuglien MG, Falzon L et al. Cochrane Database Syst Rev 2009;(1):CD006400.
216. Smedslund G, Byfuglien MG, Olsen SU et al. J Am Diet Assoc 2010;110:727–35.
217. Lee S, Gura KM, Kim S. Nutr Clin Pract 2006;21:323–41
218. Calder PC. Am J Clin Nutr 2006;83:1505S–19S.
219. Bahadori B, Uitz E, Thonhofer R et al. JPEN J Parenter Enteral Nutr 2010;34:151–5.
220. Adam O. Eur J Clin Nutr 1995;49:703–17.
221. Dawczynski C, Schubert R, Hein G et al.. Br J Nutr 2009; 101:1517–26.
222. Berbert AA, Kondo CR, Almendra CL et al. Nutrition 2005; 21:131–6.
223. Rosell M, Wesley AM, Rydin K et al. Epidemiology 2009;20: 896–901.
224. Roe D. Diet and Drug Interactions. Ithaca, NY: Van Nostrand Reinhold, 1989.
225. Roe D. Drug-induced Nutritional Deficiencies. 2nd ed. 1985, Ithaca, NY: AVI, 1985.
226. Pelton R, LaValle JB, Hawkins EB. Drug-Induced Nutrient Depletion Handbook. Hudson, OH: Lexi-Comp, 2000

Sugestões de leitura

Choi HK. A prescription for lifestyle change in patients with hyperuricemia and gout. Curr Opin Rheumatol 2010;22:165–72.

Summers GD, Deighton CM, Rennie MJ et al. Rheumatoid cachexia: a clinical perspective. Rheumatology 2008;47:1124–31.

Teichtahl AJ, Wang Y, Wluka AE et al.Obesity and knee osteoarthritis: new insights provided by body composition studies.Obesity 2008;16:232–40.

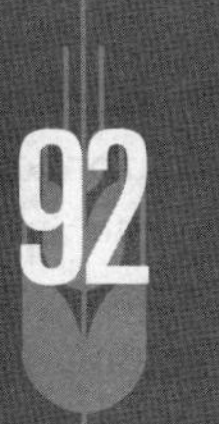

92 O estado hipercatabólico*

Stephen F. Lowry† e Susette M. Coyle

O estado hipercatabólico é induzido pela produção endógena de diversos mediadores em resposta a estímulos variados como trauma agudo e infecção grave (sepse) associadas a elevações da taxa metabólica sistêmica e a doenças inflamatórias crônicas que promovem apenas ligeiras alterações na taxa metabólica. Esse estado caracteriza-se por grave perda progressiva de proteína corporal, alterações no metabolismo dos carboidratos e aumento do volume extracelular, podendo resultar em insuficiência orgânica e que, atualmente, pode ser melhorado, até certo ponto, pela terapia nutricional, mas que pode ser revertido apenas por medidas paliativas importantes ou pela cura do processo patológico subjacente. Embora o estado hipercatabólico implique num desarranjo da homeostase metabólica normal, ele geralmente também atende ao propósito teleológico de cura e resolução da inflamação.

Desde o trabalho pioneiro de Cuthbertson e Stewart[1] em 1945, muitas pesquisas focaram nos mecanismos subjacentes destas respostas metabólicas às lesões ou doença, assim como suas variáveis, por exemplo, respostas via intervenção nutricional ou modulação do meio ambiente inflamatório. Este capítulo descreve os diversos fenótipos observados durante essa condições, os mediadores neuroimunoendócrinos e de citocinas dessa resposta, as consequências metabólicas de um hipermetabolismo prolongado para o indivíduo. Em geral, as características clínicas dessa resposta são qualitativamente parecidas, independentemente da natureza da lesão. Entretanto, as respostas catabólicas ao câncer e a estados imunocomprometidos, tais como o vírus da imunodeficiência humana (HIV), são diferentes e serão revisadas separadamente.

Respostas metabólicas à lesão e doença

A sequência cronológica dos eventos metabólicos pós-lesionais é bem conhecida por causa da avaliação cuidadosa realizada por muitos pesquisadores. Inicialmente, Cuthbertson e Stewart[1] estabeleceram a base para o entendimento da resposta biológica à lesão, ao descobrir que a excreção urinária de nitrogênio, potássio e fósforo estava significativamente aumentada em pacientes com fraturas de ossos longos. As concentrações relativas desses nutrientes excretados eram semelhantes às dos músculos; assim, Cuthbertson concluiu que o músculo era a origem dessas perdas. Esses estudos e os estudos subsequentes de diluição isotópica feitos por Moore et al.[2] caracterizaram as fases de fluxo e efluxo da resposta pós-lesional. A fase inicial de efluxo ocorre imediatamente depois da lesão, caracterizando-se por instabilidade hemodinâmica com diminuição do débito cardíaco e do consumo de oxigênio, baixa temperatura central e níveis elevados de glucagon, catecolaminas e níveis de ácidos graxos livres. Tipicamente, essa fase perdura de 12 a 24 horas, sendo modificada, em certa medida, pela extensão e adequação do fluido hídrico.

Durante a fase subsequente e mais prolongada de refluxo, aumentam o consumo de oxigênio corporal total, taxa metabólica e efluxo de aminoácidos provenientes de reservas da musculatura periférica; as concentrações dos hormônios contrarreguladores ficam elevadas; e aumentam as perdas urinárias de nitrogênio e graus variáveis de intolerância à glicose tecidual periférica (Tab. 92.1).[3] Com a resolução do evento incitante, segue-se um período de anabolismo de recuperação, em que é restabelecida a homeostase metabólica, em sincronismo com a reposição das reservas de gordura e de massa muscular. Considerando-se que o maior desafio para a função nutricional normalmente ocorre durante a fase de refluxo em caso de lesão ou doença, serão abordados mais adiante os mecanismos dessa fase de forma mais detalhada.

*__Abreviaturas: ACTH__, hormônio adrenocorticotrópico; **AIDS**, síndrome da imunodeficiência adquirida; **GER**, gasto energético em repouso; **GH**, hormônio do crescimento; **HIV**, vírus da imunodeficiência humana; **IFN-gama**, interferon-gama; **IL**, interleucina; **IL-1ra**, antagonista do receptor da interleucina-1; **SNC**, sistema nervoso central; **T_3**, tri-iodotironina; **T_4**, tiroxina; **TNF**, fator de necrose tumoral-alfa.

†*In memorian.*

Tabela 92.1 Alterações metabólicas depois da lesão

Fase de efluxo/declínio	Fase de fluxo/recuperação
Aumento da glicose no sangue	Glicose no sangue normal/pequeno aumento
Aumento dos ácidos graxos livres circulantes	Ácidos graxos livres normais/ pequeno aumento
Diminuição de insulina	Insulina normal/aumento
Aumento de catecolaminas	Aumento de catecolaminas
Diminuição do débito cardíaco	Aumento do débito cardíaco
Diminuição do consumo de oxigênio	Aumento do consumo de oxigênio
Redução na temperatura central	Elevação da temperatura central

Gasto energético

Lesão e sepse

Durante a fase de fluxo pós-lesão, o consumo de oxigênio corporal total aumenta, em sincronia com a maior oxidação das fontes de combustíveis (carboidratos, aminoácidos e lipídios). Até certo ponto, a elevação da taxa metabólica tem correlação com a causa e/ou gravidade da lesão inicial. O gasto energético pode aumentar minimamente em casos de lesão leve, 15 a 25% após fraturas de ossos longos, e pode até dobrar em casos de lesão por queimadura, abrangendo mais de 40% da superfície corporal total (Fig. 92.1).[3] As consequências fisiológicas da lesão na fase de fluxo servem como base para a terapia intensiva moderna, cujos suportes fundamentais podem ser: hemodinâmica cardíaca adequada, melhores estratégias de ventilação, administração de fluidos, monitoração do funcionamento dos órgãos e nutrição, que auxiliam o paciente em estado crítico.

O aumento da taxa metabólica implica a necessidade de mobilização das reservas de nutrientes no corpo, para que sejam fornecidos substratos para a maior demanda de energia. As reservas corpóreas de carboidratos, principalmente glicogênio, sofrem rápida depleção nas primeiras 24 horas após a lesão. Subsequentemente, na falta de fontes exógenas de nutrientes, a gordura e a proteína funcionam como as principais fontes de energia. No estado hipermetabólico, ocorre obrigatoriamente uma perda final de proteína que, em parte, serve

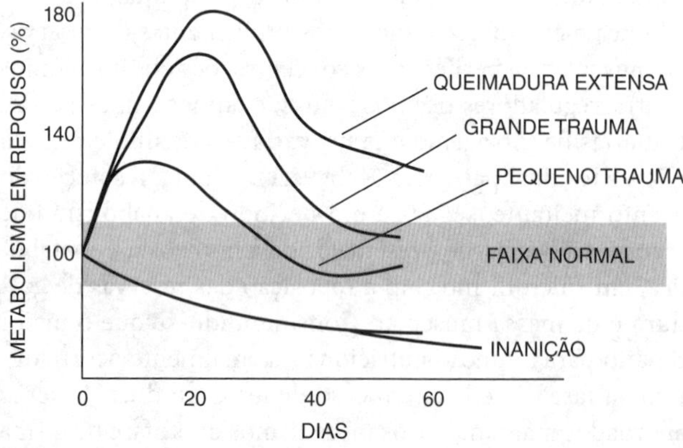

Figura 92.1 Efeito da lesão na taxa metabólica. (Adaptado de Wilmore DW. The Metabolic Management of the Critically Ill. New York: Plenum Medical Book, 1977, com permissão.)

para fornecer substratos para a gliconeogênese e aminoácidos para aumento da síntese de proteínas de fase aguda. Durante a fase de refluxo pós-lesão, ocorre um aumento na excreção urinária de nitrogênio, que geralmente está relacionada ao tamanho da lesão e a sua condição cura. Basicamente, a perda de nitrogênio ocorre na forma de ureia, mas outras perdas contributivas ocorrem na forma de creatinina, amônia, ácido úrico e aminoácidos excretados na urina. O músculo esquelético representa a maior parte dos tecidos contendo proteína, e a perda proteica final, característica da resposta catabólica, resulta na perda de massa muscular. Os triglicerídeos armazenados também são mobilizados e oxidados para proporcionarem substratos para o estado hipermetabólico, mas são incapazes de impedir o catabolismo das proteínas.

Durante esse estado, também ocorre aumento significativo nos hormônios contrarreguladores: glicocorticoides, catecolaminas e glucagon; em grande parte mediados pelo sistema nervoso central (SNC). O sistema nervoso central responde aos sinais periféricos da lesão emitidos por moléculas derivadas de células lesionadas[4,5] ou, no caso de infecção, por padrões moleculares conservados associados a patógenos.[6] A resposta sistêmica integrada à lesão é ativada por mediadores inflamatórios, como as citocinas, que têm efeitos mediados tanto por mecanismos endócrinos como parácrinos. Essas alterações agudas nas respostas metabólicas e hormonais servem para manter as funções dos tecidos (Fig. 92.2).

Câncer

Em contraste com o estado hipermetabólico observado após algum traumatismo, o hipermetabolismo não é um achado invariável em pacientes com câncer. Como os pacientes nos estágios avançados de câncer frequentemente se tornam caquéticos, foi levantada a hipótese de que essa perda de peso seria resultante do aumento do gasto energético e de um balanço energético final negativo. Alguns estudos indicam uma resposta metabólica variável ao câncer; alguns pesquisadores relataram uma resposta hipermetabólica, enquanto outros observaram não ter havido mudança, ou uma resposta hipometabólica (Fig. 92.3).[7-10]

Inúmeros estudos mostram que as variações no GER observadas em pacientes com câncer podem ser influenciadas pela histologia do tumor.[11-13] Elevados níveis de atividade e sensibilidade adrenérgica foram observados em animais com tumores e pacientes com câncer,[14] possivelmente, em parte, resultantes de fatores de comorbidade como inflamação sistêmica, resposta de estresse à inanição e anemia relacionada ao câncer.

Infecção pelo HIV

Outra população de pacientes em que se observa com frequência uma resposta hipermetabólica é a dos indivíduos infectados pelo HIV. Diversos estudos sugerem que o GER é elevado em pacientes infectados por HIV em fase inicial, aumentando ainda mais com o subsequente advento da síndrome da imunodeficiência adquirida (AIDS).[15-17] Esse aumento de GER pode ocorrer em um paciente assintomático com contagens normais

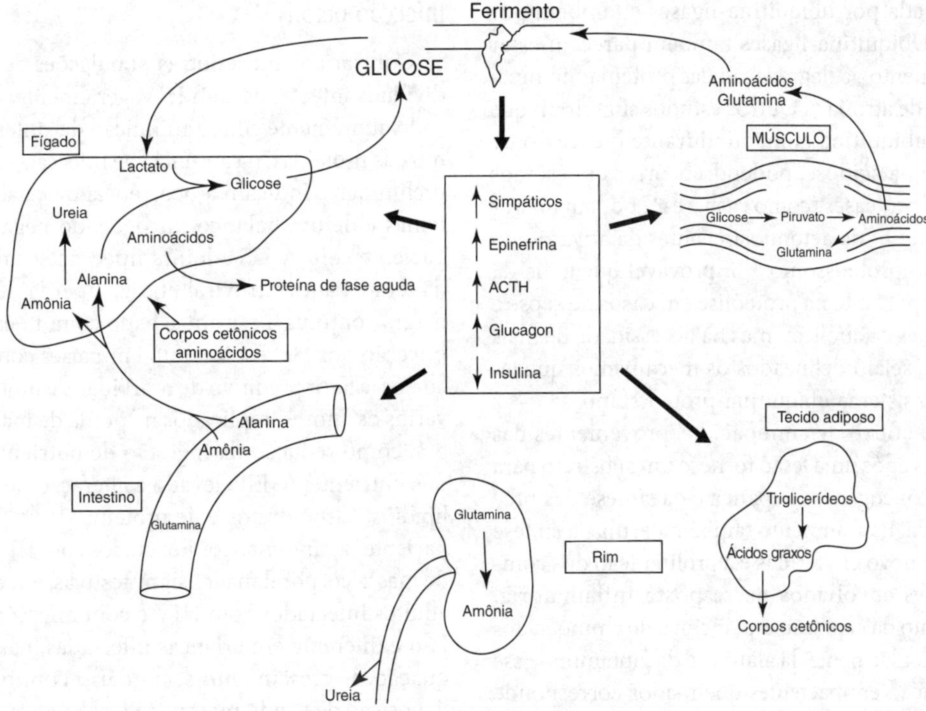

Figura 92.2 Consequências neuroendócrinas e metabólicas da lesão. ACTH, hormônio adrenocorticotrópico.

de linfócitos CD4.[18] Certas infecções secundárias podem causar elevações ainda maiores no GER. Um pequeno percentual de pacientes com AIDS apresentam taxas metabólicas parecidas com aquelas observadas em casos de inanição.[17]

Metabolismo das proteínas

Lesão e sepse

As grandes reservas de proteínas no músculo esquelético são rapidamente metabolizadas em resposta à crescente demanda de energia após uma lesão ou doenças inflamatórias

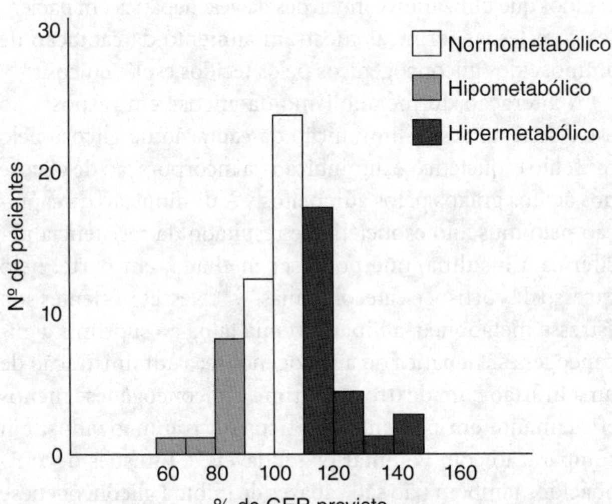

Figura 92.3 Gasto energético em repouso pré-operatório (GER) em pacientes com câncer. (Adaptado de Luketich JD, Mullen JL, Fuerer ID et al. Ablation of abnormal energy expenditure by curative tumor resection. Arch Surg 1990;125:337-41, com permissão.)

agudas, e o nível de perda de nitrogênio pela urina está relacionado a essa atividade. Essa aceleração do catabolismo das proteínas geralmente acompanha o aumento no consumo de oxigênio, representando uma fração constante da oxidação total, subsequente à lesão.[3]

Caso essa situação tenha prosseguimento sem que ocorra alguma diminuição, o catabolismo final das proteínas acarretará perda da massa muscular, o que, por sua vez, pode contribuir para uma disfunção ou falência orgânica. A proteína miofibrilar dos músculos é uma importante fonte de mobilizaçao de proteínas, e a redução da síntese proteica e a inibição da captação de aminoácidos pelos músculos são evidentes.[19] Em modelos animais, são mediadores importantes desse catabolismo durante a sepse: glicocorticoides, assim como certas citocinas, particularmente o fator de necrose tumoral (TNF-alfa) e interleucina-1 (IL-1).[20] Esses e outros mediadores inflamatórios que afetam o metabolismo das proteínas musculares podem ser produzidos pelos miócitos ou por células não miocíticas (p. ex., macrófagos) a partir do próprio sítio da lesão ou de sítio distante.[21]

Os mecanismos celulares envolvidos na degradação da proteína muscular em doenças catabólicas não foram ainda definidos com clareza; no entanto, estudos em animais indicam que, em algumas condições metabólicas (p. ex., sepse), pode ocorrer proteólise não lisossomal dependente de energia.[22] Esse processo envolve a ativação da via dependente de ubiquitina-proteossomo que aumenta os mRNAs codificadores da ubiquitina e dos proteossomos no músculo. Nessa via, as proteínas destinadas à degradação estão ligadas ao polipeptídeo ubiquitina, sendo então degradadas por uma protease que age em proteínas ubiquitinadas.[23] A ubiquitinação das proteínas destinadas a sofrer proteólise pelo proteossomo é regulada por ubiquitina-ligases e também por outras enzimas. Ubiquitina-ligases também parecem estar envolvidas no aumento da degradação das proteínas no músculo em processo de atrofia.[24] Outros estudos sugeriram que o mRNA para a ubiquitina aumenta durante o excesso de glicocorticoides e na acidose, podendo ocorrer em estados sépticos.[23] Outras proteases (como caspase-3) podem liberar proteínas constituintes da actomiosina antes da ativação do sistema ubiquitina-proteossomo.[25] É provável que a via da ubiquitina seja importante na proteólise em casos de sepse e em outras condições catabólicas, mas há necessidade de mais pesquisa para que sejam delineados os mecanismos que levam à ativação do sistema ubiquitina-proteossomo.

O aumento do efluxo de aminoácidos provenientes das reservas periféricas após uma lesão fornece um substrato para o aumento da gliconeogênese hepática e da síntese das proteínas de fase aguda. Esse aumento também permite a síntese de tecido proteico novo em feridas e a proliferação dos componentes celulares envolvidos na resposta inflamatória. Ocorre um aumento da captação esplâncnica de aminoácidos glicogênicos, particularmente da alanina e da glutamina. Esse aumento na captação em pacientes queimados corresponde à quantidade e à distribuição da liberação de aminoácidos nos tecidos periféricos.[26] O aumento na captação esplâncnica se dá pelo aumento da absorção de glutamina nos enterócitos intestinais, enquanto a alanina é liberada pelo trato gastrintestinal em quantidades crescentes durante o estresse.[27]

Durante a resposta pós-lesional, a alanina e a glutamina também são preferencialmente liberadas pelas reservas musculares. Embora esses aminoácidos representem aproximadamente 6% da proteína nas reservas musculares, eles constituem de 60 a 80% dos aminoácidos livres liberados em resposta ao dano.[28,29] A disponibilidade da glutamina pode se tornar limitada durante a enfermidade catabólica, e a mortalidade em pacientes críticos tem sido associada a baixos níveis de glutamina.[30]

Câncer

Pacientes com câncer e perda de peso significativa podem exibir cinética das proteínas semelhante àquelas observadas em pacientes traumatizados ou infectados. As taxas de *turnover* da proteína total do corpo estão aumentadas em alguns pacientes, ocorrendo aumentos na síntese e também no catabolismo das proteínas.[31,32] Contudo, há relatos conflitantes na literatura no que tange à diferença no *turnover* da proteína total do corpo entre pacientes com câncer e controles. Tentativas têm sido feitas para correlacionar o aumento nas taxas de *turnover* na proteína com mudanças no GER ou diante de perda de peso. Estudos de infusão de isótopos sugerem aumento significativo no catabolismo da proteína total do corpo em pacientes com câncer e caquexia, comparados com pacientes não caquéticos com câncer ou com doença benigna.[33] Entretanto, embora a taxa de *turnover* da proteína esteja aumentada em outros estudos, não parece haver correlação com o gasto de energia ou com perda de peso na maioria dos pacientes com câncer.[8]

Infecção pelo HIV

Contrariamente a outras populações de pacientes, os indivíduos infectados com HIV, geralmente, exibem GER elevado, juntamente com diminuição da síntese e do catabolismo das proteínas, na ausência de infecção secundária. Dados preliminares indicam a ocorrência de catabolismo das proteínas e de um balanço nitrogenado negativo quando um paciente com AIDS adquire infecção secundária.[15] Apesar da terapia antirretroviral eficaz, a perda de massa corporal magra continua a ser um achado comum em pacientes com infecção por HIV, sobretudo em países com escassez de recursos, e fator preditivo de morbidade e mortalidade.[34,35] São vários os fatores implicados na perda de massa corporal magra, como redução da ingestão de nutrientes, má-absorção dos nutrientes, GER elevado e alteração no metabolismo de lipídios, carboidratos e de proteínas.[17,36,37] Aparentemente, pacientes assintomáticos infectados com HIV não têm perdas de massa corporal magra significativas, em comparação com adultos infectados com HIV e com infecções secundárias.[38] Isso é diferente em crianças infectadas, nas quais há inadequação de crescimento secundário com baixos índices de deposição de tecido magro.[39] Essas crianças exibiam um balanço proteico reduzido, por causa da incapacidade de reduzir o catabolismo das proteínas.

Metabolismo da glicose

Lesão e sepse

A hiperglicemia é uma resposta comum à lesão séptica ou traumática. Ela resulta tanto do aumento da gliconeogênese hepática quanto da diminuição da captação de glicose por tecidos dependentes de insulina. Na fase de efluxo, os níveis de insulina diminuem, mas voltam à normalidade ou elevam-se durante a fase de refluxo, embora permaneçam menores em relação ao grau de hiperglicemia. A hiperglicemia persistente sugere resistência à insulina induzida pela lesão.[3] Além disso, estudos que utilizaram canulações da veia hepática em pacientes com lesões térmicas mostram aumento da captação de aminoácidos gliconeogênicos pelos tecidos esplâncnicos.[26]

A alteração do metabolismo da glicose em resposta ao estresse resulta em diminuição da captação de glicose pelo músculo esquelético e diminuição da incorporação de glicose nos ácidos graxos pelos adipócitos.[3] A diminuição da captação pelo músculo esquelético é resultado da resistência periférica à insulina, que pode ser mediada, em parte, pelo excesso de cortisol e catecolaminas.[40,41] Nesses pacientes sob estresse metabólico, a hiperglicemia falha ao suprimir a gliconeogênese hepática ou a glicogenólise; a administração de uma infusão com dextrose suprime a gliconeogênese menos eficazmente em pacientes sépticos ou traumatizados, em comparação com voluntários saudáveis.[42] Infusões de aminoácidos também não são capazes de inibir a gliconeogênese em pacientes traumatizados.[43]

Durante a resposta ao estresse, outra fonte de glicose resulta da mudança para a glicólise anaeróbica no músculo esquelético e no tecido hipóxico (i. e., a ferida), produzindo maiores quantidades de lactato. O lactato pode ser convertido em glicose no fígado pelo ciclo de Cori, que é aumentado tanto em pacientes queimados quanto em pacientes traumatizados.[44] Em pacientes com queimaduras, o lactato é o substrato gliconeogênico mais importante.[83] Em pacientes críticos, níveis elevados de lactato podem refletir um comprometimento da oxigenação dos tecidos; no entanto, pode ocorrer persistência de níveis elevados de lactato, apesar da evidência de uma oxigenação adequada dos tecidos. Nessas circunstâncias, os níveis mais elevados de lactato refletem uma produção excessiva de piruvato, como consequência da glicólise acelerada, que tem como causas o aumento da captação de glicose e a degradação de glicogênio, e não a hipóxia tecidual.[45]

A eficiência da oxidação de glicose fica alterada pela lesão[46] e em pacientes pós-operatórios[45] e com queimaduras.[47] Ao que parece, a capacidade oxidativa máxima da glicose está inversamente relacionada à gravidade da lesão. A diminuição na oxidação pode ser o resultado da atividade reduzida das vias metabólicas enzimáticas intracelulares, como a piruvato desidrogenase.[48]

Câncer

A intolerância glicêmica geralmente é associada à doença maligna e já foi comprovada em diversas populações com câncer em estágio avançado.[49-51] Essa intolerância à glicose pode estar relacionada, em parte, a outras influências do câncer, como a perda de peso, uma vez que a intolerância ocorre também em resposta à perda de peso atribuída à privação calórica em doença benigna.[31]

Inúmeros relatos indicaram aumento da produção de glicose endógena em pacientes com câncer,[49,52,53] com um aumento observado na taxa de *turnover* da glicose, afetada pelo estágio do tumor[52,54] e pela histologia.[50,52] Estudos comparativos de pacientes com malignidades gastrintestinais em fase inicial (limitadas à parede intestinal) e avançada (esôfago, estômago e pâncreas), as taxas de *turnover* da glicose estavam significativamente mais elevadas em pacientes com lesões avançadas.[50,52,54] A histologia do tumor também afeta as taxas de *turnover* da glicose. Estudos em pacientes com sarcoma[55] e leucêmicos[50] indicam uma taxa de *turnover* da glicose 2 a 3 vezes aquela observada em voluntários normais.[50] Outros estudos indicam que o aumento da taxa de *turnover* da glicose está relacionado especificamente ao câncer. O aumento na taxa de *turnover* da glicose está significativamente mais alto em pacientes com câncer e perda de peso, em comparação com a população livre de câncer com perda de peso comparável.[31] Outro estudo demonstrou que pacientes com câncer e perda de peso progressiva exibiam taxas de *turnover* da glicose significativamente elevadas, enquanto pacientes com câncer e peso estável tinham taxas de *turnover* da glicose parecidas com as de voluntários normais.[56] Esses achados contrastam com a diminuição das taxas de *turnover* da glicose em pacientes com perda de peso decorrente de uma inanição não complicada.[54]

A regulação da produção de glicose hepática altera-se em pacientes com câncer. Embora a infusão de glicose em indivíduos normais suprima a gliconeogênese hepática, a infusão da glicose reduz a produção desse açúcar em apenas 70% em pacientes com câncer gástrico, em fase inicial ou em estágio avançado.[52] Em pacientes com sarcoma ou leucêmicos, a produção de glicose hepática estava diminuída em menos de um terço.[50,57]

O aumento da gliconeogênese por meio do ciclo de Cori representa uma proporção substancial do aumento observado na taxa de *turnover* da glicose em pacientes com câncer. Durante esse ciclo, o lactato liberado da glicólise anaeróbica no tecido periférico é reciclado em glicose no fígado, em uma reação dependente de energia. O aumento da atividade do ciclo de Cori ocorre em pacientes com câncer, particularmente aqueles com perda de peso.[56] O aumento na atividade do ciclo de Cori parece ser uma resposta específica à neoplasia, não estando relacionada diretamente à perda de peso. A origem das moléculas de lactato permanece ainda um motivo de discussão. Outros estudos indicam que o próprio tumor pode exercer efeitos distais no metabolismo dos carboidratos do hospedeiro; as taxas de captação de glicose e liberação de lactato do tecido do antebraço de pacientes com câncer foram significativamente mais elevadas do que as taxas no tecido de indivíduos fisiologicamente normais.[31] Tudo considerado, parece provável que o aumento da glicólise tanto no tumor quanto nos tecidos do hospedeiro contribui para o aumento da produção de lactato. Aumento da oxidação de glicose também é observado em pacientes com câncer e perda de peso.[56]

Infecção pelo HIV

Hiperglicemia não parece ser um achado importante em pacientes HIV-positivos. Anormalidades da homeostase da glicose (resistência à insulina) e anormalidades metabólicas correlatas como hipertrigliceridemia, baixos níveis de lipoproteína de alta densidade ou desenvolvimento de um perfil aterogênico são associadas a alterações na composição corporal em pacientes infectados pelo HIV medicados com terapia anti-retroviral.[58,59] O comprometimento da tolerância à glicose é um resultado comum nos testes de rotina de tolerância à glicose oral em pacientes com lipodistrofia infectados pelo HIV. Foi documentada uma redução de 50% na sensibilidade à insulina em pacientes infectados com HIV com lipodistrofia, se comparado com aqueles soropositivos que não haviam tido redistribuição do tecido adiposo.[60] Ao que parece, a duração e a modalidade da terapia anti-retroviral contribuem para a resistência à insulina.[61]

Metabolismo dos lipídios

Lesão e sepse

Os lipídios são fonte importante de combustível para o corpo, representando 80% das reservas de energia de nosso organismo. Em resposta ao estresse, a mobilização e uso dos lipídios têm potencial de preservar as proteínas. Imediatamente após o trauma, ocorre aumento da lipólise, mediada pela estimulação simpática do tecido adiposo, assim como a ativação da lipase pela norepinefrina e glucagon.[3] A leptina, um hormônio que estimula a oxidação dos ácidos graxos e é expressa pelos adipócitos, é considerada atualmente um hormônio relacionado ao estresse. A leptina inibe a atividade de síntese adrenal e pode ser responsável pela insuficiência adrenal funcional observada em casos de sepse.[62] Sabe-se que a insulina, fator-I de crescimento similar à insulina (IGF-I), hormônios tireoidianos, glicocorticoides fatores de inibição da liberação de somatotropina, e agonistas β-adrenérgicos aumentam a produção de leptina.

Um quociente respiratório diminuído também é observado em pacientes com sepse em processo de deterioração, e estudos isotópicos corroboraram a ocorrência de aumento da oxidação de gorduras nesses pacientes.[63] Outros estudos demonstraram que, com o aumento da gravidade da sepse, diminuem a oxidação e a depuração de lipídios da corrente sanguínea - um achado sugestivo de uso inadequado que pode explicar a depleção proteica resistente à alimentação, acompanhada de preservação de depósitos de gordura, observada em casos de enfermidade crítica.[64]

Câncer

Muitas evidências indicam que quase toda a perda de peso observada na caquexia do câncer é resultante da depleção da gordura corporal.[54,65,66] Foi relatado que as taxas lipolíticas de todo o corpo, em pacientes com câncer, estão aumentadas ou normais.[67,68] Diversos mecanismos possíveis foram propostos para o aumento da lipólise em pacientes com câncer, incluindo aumento das taxas lipolíticas, causado pela diminuição da ingestão de alimentos e desnutrição; estimulação da lipólise causada pela resposta ao estresse com a estimulação da medula adrenal, aumento das catecolaminas circulantes e resistência à insulina; e liberação de fatores lipolíticos produzidos pelo tumor ou por células do tecido mieloide.[69] Consoante com as elevadas taxas de lipólise, existem relatos de maior oxidação lipídica em muitas populações de pacientes com câncer.[31,68]

Infecção pelo HIV

Em contraste com lesão e sepse, frequentemente ocorre conservação do tecido adiposo em pacientes com AIDS à custa da massa celular do corpo.[34] Foram descritas diversas alterações diretas e indiretas no metabolismo dos lipídios em pacientes infectados pelo HIV com lipodistrofia; resistência à insulina; hipertrigliceridemia; e baixos níveis de lipoproteína de alta densidade.[61] Ainda permanece não caracterizado em suas linhas gerais o papel dos inibidores da protease na lipodistrofia associada ao HIV; entretanto, estudos recentemente publicados indicam comprometimento na diferenciação dos pré-adipócitos, apoptose de adipócitos subcutâneos, e redução dos níveis de mRNA de fatores transcricionais fundamentais envolvidos na adipogênese, como a proteína de ligação do elemento 1c regulador dos esteróis e o receptor-gama ativado por proliferador de peroxissomo.[70-72] Grunfeld e Feingold, em sua revisão de distúrbios metabólicos em casos de HIV, descreveram diminuição da depuração de triglicerídeos, atribuível à redução na atividade da lipoproteína lipase; disso resultou uma trigliceridemia significativa.[15] Ocorre aumento da síntese hepática de ácidos graxos,[73] e os níveis de ácidos graxos livres circulantes são elevados.[74] Ao que parece, não existe correlação entre as alterações no metabolismo dos triglicerídeos e definhamento na AIDS.

Mediadores da resposta hipercatabólica

Uma resposta neuroendócrina pós-lesional característica costuma ocorrer durante as fases de baixo fluxo e refluxo pós-lesão, com um aumento nas catecolaminas e glicocorticoides.[3,75] No entanto, apesar da extensa pesquisa do meio hormonal e da resposta à lesão e ao estresse, os aumentos hormonais em indivíduos saudáveis não foram capazes de reproduzir a quantidade de catabolismo proteico observado em casos de lesão grave.[28] Isso indica que, *per se*, as alterações hormonais não podem explicar todas as consequências metabólicas do estresse e lesão graves. Portanto, a maior atenção a outros possíveis mediadores dos mecanismos do estresse hipercatabólico vem se concentrando no papel da regulação da resposta metabólica do hospedeiro à lesão por imunopeptídeos. Esses mediadores endógenos do hipermetabolismo pós-lesional, inclusive os mediadores humorais do sistema neuroendócrino, do sistema nervoso autônomo e citocinas, podem integrar e transferir informações do local lesionado, de modo a afetar uma resposta benéfica para o hospedeiro. Na próxima seção, nos concentraremos no papel desses mediadores na resposta pós-lesional.

Resposta neuroimunoendócrina

Os sistemas neuroendócrino e imunológico estão inter-relacionados pelo compartilhamento, em comum, de mediadores químicos (hormônios, citocinas, esteroides, neuropeptídeos e neurotransmissores) e seus receptores associados. Por sua vez, esses mediadores químicos e receptores compartilhados permitem uma resposta molecular integrada do sistema neuroimunoendócrino ao estresse, inflamação e infecção. Os neurônios simpáticos pós-ganglionares e aferentes sensitivos também influenciam a inflamação por secretarem neuropeptídeos pró-inflamatórios ou anti-inflamatórios, como a substância P e somatostatina, no local da inflamação.

Os primeiros estudos de Hume e Egdahl estabeleceram a importância de um SNC intacto na mediação da resposta inicial à lesão. Seus estudos originais demonstraram que a secção do nervo periférico, medula espinal cervical, ou medula oblonga (bulbo) em cães podia bloquear o aumento nos esteroides adrenocorticoides após uma lesão por queimadura.[76] Outros estudos clínicos demonstram uma liberação mais baixa do hormônio adrenocorticotrópico (ACTH) ou do hormônio do crescimento (GH) em resposta a pequenas lesões aos tecidos (herniorrafia) em pacientes que receberam anestesia espinal, diferente daqueles que receberam anestesia geral.[77] Ao que parece, o SNC também auxilia na resposta hipermetabólica à lesão. Um estudo demonstrou que a administração de anestesia por gás inerte a pacientes queimados hipermetabólicos baixou suas temperaturas centrais e taxas metabólicas.[78]

Sinais aferentes do local da lesão, de barorreceptores percebendo hipovolemia e infecção podem fazer com que mecanismos hipotalâmicos estimulem a secreção, pela hipófise anterior, de prolactina, ACTH, hormônio antidiurético e GH.[79] As fibras vagais aferentes são uma importante via sensorial para os estímulos intraperitoneais.[80,81] A liberação de ACTH estimula um aumento na secreção dos glicocorticoides adrenais. Foram observadas evidências de aumento da secreção de ACTH depois de operações eletivas, trauma extenso,[82] lesão térmica[83] e infecção.[84] Ao que parece, o cortisol não fica afetado e permanece elevado desde o início da fase de refluxo, enquanto os pacientes que vivenciam um estresse inflamatório mais ativo podem apresentar também uma redução da secreção ultradiana e circadiana de hormônios pituitários.[85] Não se sabe se essa perda de variabilidade contribui para a menor eficiência da terapia nutricional geralmente observada nesses pacientes.[79]

Não parece que os níveis dos hormônios estimulantes da tireoide sejam muito afetados pela lesão. Entretanto, um padrão característico de normalidade de tiroxina (T_4), elevação do receptor da tri-iodotironina (rT_3) e diminuição da tri-iodotironina (T_3) durante períodos prolongados de estresse também ocorre.[86] Em pacientes com essa síndrome do eutireoideo doente, os mecanismos propostos são: queda na resposta da tireoide ao hormônio estimulador da tireoide, redução da ligação sérica de hormônios tireoidianos e redução da conversão periférica de T_4 para T_3. Os glicocorticoides inibem a conversão enzimática de T_4 para T_3. Ao que parece, as citocinas não suspendem essa inibição (mediada por glicocorticoides) da conversão de T_4 a T_3.[87]

Catecolaminas

A produção de catecolaminas aumenta rapidamente em resposta a qualquer lesão grave. Níveis pós-lesionais das catecolaminas se correlacionam, até certo ponto, com a gravidade da lesão inicial. Os níveis elevados ficam mais pronunciados durante o período pós-lesional inicial (48 horas), diminuindo durante a recuperação.[75,88] A influência metabólica final das catecolaminas aumenta o gasto energético, a glicogenólise hepática, a glicólise e lipólise, resultando em aumento na concentração de ácidos graxos livres. Paradoxalmente, o excesso de catecolamina diminui agudamente o efluxo de aminoácidos do tecido periférico, ao mesmo tempo em que aumenta a liberação de lactato do músculo esquelético. Isso foi confirmado por estudos envolvendo infusão de epinefrina em indivíduos saudáveis.[28,89] Embora haja controvérsia acerca do efeito exato da estimulação adrenérgica na cinética das proteínas, estudos indicam que a β-estimulação promove gliconeogênese e pode limitar a perda de nitrogênio pelo músculo esquelético, enquanto a estimulação alfa-adrenérgica resulta em catabolismo proteico.[90,91] Um estudo sobre β-bloqueio em pacientes pediátricos com queimaduras graves demonstrou atenuação do hipermetabolismo e reversão do catabolismo das proteínas musculares.[92]

Cortisol

O excesso de glicocorticoides promove um balanço nitrogenado negativo,[89] mas mostra pouca influência no gasto enegético geral.[93] O cortisol promove ligeira elevação da concentração de ácidos graxos livres, promove a gliconeogênese hepática e aumenta o efluxo de aminoácidos do tecido periférico. Em indivíduos normais, a infusão de cortisol *per se* produziu a mesma perda final continuada de nitrogênio como aquela produzida pela infusão combinada de cortisol, epinefrina, norepinefrina e glucagon.[89] Os glicocorticoides promovem a mediação da atividade catabólica muscular, em parte, por meio da via ubiquitina-proteossomo e pela degradação de proteína dependente de cálcio.[23] Durante a sepse e em outras condições catabólicas, o uso de glutamina aumenta com o aumento da expressão e atividade da glutamina sintetase no músculo esquelético e pulmão. Em geral, os níveis de glutamina ficam reduzidos nos músculos durante enfermidades graves e foi proposto que sejam um mecanismo importante de degradação muscular estimulada e para a inibição da síntese das proteínas.[94] Aparentemente, os glicocorticoides regulam a expressão e atividade da glutamina sintetase no músculo esquelético; assim, é possível que essas substâncias desempenhem algum papel na degradação muscular mediada pela glutamina.[95]

Insulina

Inicialmente, os níveis de insulina diminuem durante a fase de efluxo após a lesão, mas ficam de leve a significativamente elevados durante o começo da fase de fluxo. A hiperglicemia e a hiperinsulinemia são características da resposta inicial ao estresse. Conforme dito anteriormente, o corpo se torna resistente à insulina em tais tecidos, como adipócitos e miócitos esqueléticos.[40] O papel da hiperinsulinemia característica, observada após a lesão, ainda não está elucidado, porque órgãos vitais como o SNC, células hematógenas, feridas e rim incorporam glicose de maneira não dependente de insulina. Não obstante, a infusão contínua de glicose e de insulina resultou na diminuição da excreção de nitrogênio derivado da ureia urinária, assim como do efluxo de aminoácidos e da diminuição da excreção de 3-metilistidina (um marcador do catabolismo das proteínas).[96] Estudos publicados recentemente que examinaram a relação entre insulina, glicose no sangue e resultados clínicos em pacientes criticamente enfermos demonstram uma redução na incidência de morbidade e mortalidade com a regulação mais rigorosa dos níveis glicêmicos por meio de infusões de insulina.[97,98] Entretanto, as diretrizes gerais para a insulinoterapia intensiva e os limites máximos de controle dos níveis de glicose no sangue entre pacientes gravemente enfermos continuam um tanto controversas, dado o risco de hipoglicemia com um controle glicêmico muito rigoroso.[98,99]

Glucagon

Os níveis circulantes de glucagon aumentam durante a fase pós-lesional hipermetabólica, com certa correlação com a gravidade da lesão.[82,100] O glucagon parece exercer pouca influência sobre o metabolismo dos tecidos periféricos,[101] mas é um potente estimulante do sistema AMPc (monofosfato cíclico de adenosina), facilitando a captação hepática dos aminoácidos[102] e a gliconeogênese.[103]

Citocinas

Peptídeos citocinas pró-inflamatórias

Originalmente, os peptídeos citocinas pró-inflamatórias foram estudados por seus efeitos na homeostase imunológica em diversas áreas, mas essas substâncias também exercem atividade potente para a regulação das respostas hemodinâmicas e metabólicas.[104] Durante o início da fase pós-lesional ou em condições infecciosas, é provável que a resposta inicial das citocinas a tais acometimentos promova a mediação de uma sinalização protetora benéfica do sistema imunológico.[105] Não obstante, a produção aguda excessiva de algumas citocinas, como o TNF-alfa, pode promover choque séptico.[106] A produção prolongada de citocinas teciduais mantém alguns efeitos metabólicos do estado hipercatabólico.[21]

Diversos tipos celulares, tanto de origem mieloide quanto não mieloide, produzem os peptídeos citocinas pró-inflamatórios. Essas proteínas podem funcionar por mecanismos de ação autócrinos (atuando na mesma célula), parácrinos (atuando em células das vizinhanças imediatas) ou sistêmicos. As citocinas pró-inflamatórias produzem respostas teciduais locais por interação intercelular em concentrações muito baixas, mas também podem exercer efeitos sistêmicos, se presentes em concentrações mais elevadas. Embora, atualmente, muitas das citocinas já tenham sido devidamente caracterizadas, aquelas que mostram as atividades pró-inflamatórias mais evidentes, como o TNF-alfa, IL-1, IL-6 e interferon-gama (IFN-gama), têm sido estudadas com maior profundidade de uma perspectiva metabólica (Tab. 92.2).

Fator de necrose tumoral-alfa

O TNF-alfa tem sido implicado como o sinal iniciador para diversos eventos celulares e metabólicos observados em pacientes criticamente enfermos. A administração de TNF-alfa a indivíduos saudáveis elicia uma resposta sistêmica que lembra aquela observada durante a septicemia,[106] incluindo aumento da liberação dos hormônios do estresse, elevação da temperatura e maior síntese das proteínas de fase aguda.[107] Ocorre replicação (senão ampla mediação) dos efeitos sistêmicos do lipossacarídeo bacteriano (endotoxina) pelo TNF-alfa, que pode circular predominantemente na forma de um complexo com seus receptores solúveis, dificultando mais a detecção do ligante bioativo. Observam-se níveis mais elevados desses receptores de TNF-alfa solúveis em resposta a vários estímulos inflamatórios, como sepse, câncer e AIDS. Não obstante, níveis elevados de TNF-alfa são detectados em muitos estados de doença, como infecção bacteriana, lesão térmica infectada, estado de formação tumoral, sepse e AIDS.[108] Aparentemente, os efeitos metabólicos do TNF-alfa e talvez das demais citocinas pró-inflamatórias promovem a redistribuição das proteínas do corpo e reservas lipídicas.[106]

Interleucina-1

A IL-1 é produzida por macrófagos/monócitos, neutrófilos, linfócitos e queratinócitos;[105] e exerce múltiplos efeitos imunológicos e metabólicos, inclusive a estimulação do ACTH, indução de febre, síntese das proteínas de fase aguda hepática, alteração do metabolismo energético inibição da síntese dos ácidos graxos e diferenciação de adipócitos.[109,110] Como a atividade de TNF-alfa, a atividade de IL-1 é regulada pela produção de receptores solúveis, e também pelo único antagonista dos receptores de ocorrência natural (IL-1ra).[111] A IL-1ra se liga ao receptor de IL-1 sem uma influência agonista. Camundongos com deficiência de IL-1ra exibem retardo do crescimento, resistência à obesidade induzida por dietas ricas em gordura e redução da atividade da lipoproteína lipase e exibem baixos níveis de insulina.[110]

Interleucina-6

A IL-6 é a citocina mais frequentemente detectada em pacientes com infecção aguda,[112] lesão e estados de formação tumoral[113] e depois de procedimentos cirúrgicos eletivos.[114] As ações biológicas dessa proteína são: a regulação da síntese das proteínas de fase aguda após a ocorrência da lesão; e diferenciação de linfócitos. Em um estudo, a administração de IL-6 em seres humanos levou a mudanças modestas na cinética da glicose e das proteínas.[115] Em grande parte, a IL-6 é produzida por tecido adiposo, e os níveis circulantes têm correlação com o índice de massa corporal, sensibilidade à insulina e tolerância à glicose.

Tabela 92.2 Principais citocinas envolvidas na resposta hipermetabólica

Citocina	Origem celular	Efeitos metabólicos
Fator de necrose tumoral-alfa	Monócitos/macrófagos, linfócitos, células de Kupffer, células gliais, células endoteliais, células *natural killer*, mastócitos	Redução da síntese de ácidos graxos livres Aumento da lipólise Aumento da perda de aminoácidos periféricos Aumento da captação de aminoácidos pelo fígado Febre
Interleucina-1	Monócitos/macrófagos, neutrófilos, linfócitos, ceratinócitos, células de Kupffer	Aumento do hormônio adrenocorticotrópico Aumento da síntese hepática de proteínas de fase aguda Febre
Interleucina-6	Monócitos/macrófagos, ceratinócitos, células endoteliais, fibroblastos, linfócitos T, células epiteliais	Aumento da síntese de proteínas de fase aguda Febre
Interferon-gama	Linfócitos, macrófagos pulmonares	Aumento da eclosão respiratória de monócitos

Reproduzido com permissão de Matarese G, La Cava A. The intricate interface between immune system and metabolism. Trends Immunol 2004;25:195-6.

Interferon-gama

O IFN-gama é secretado por linfócitos e macrófagos, exercendo efeitos antivirais assim como de proteção contra bactérias, fungos e parasitas. O IFN-gama promove a produção de TNF-alfa em resposta à endotoxina e aumenta a citotoxicidade de monócitos, possivelmente pelo aumento da atividade de explosão respiratória.[116] Em seres humanos, ainda não foi definido um papel direto para IFN-gama no direcionamento dos processos metabólicos alterados, embora sua administração realmente provoque caquexia e perda das reservas de proteínas e de lipídios em animais.[117]

Citocinas anti-inflamatórias

A regulação das diversas citocinas produzidas em resposta à lesão ou doença é um fenômeno complexo, envolvendo a contra-regulação por citocinas anti-inflamatórias como a IL-10, que reduz a secreção de citocinas pró-inflamatórias (i. e., TNF-alfa e IL-1), assim como suprime as funções de macrófagos e linfócitos T. É provável que os mecanismos de contra-regulação sejam importantes para manutenção de um contraponto à inflamação sistêmica sem oposição e ao hipercatabolismo. Além disso, podem desempenhar certo papel na restauração da homeostase metabólica e do anabolismo.[104]

Resposta neuroendócrina e citocinas

A resposta à lesão, infecção e isquemia/reperfusão está associada à ativação concomitante do eixo hipotalâmico-hipofisário-adrenal (HHA). A secreção de glicocorticoides, mediada pelo ACTH e indiretamente por meio de citocinas, é um mecanismo anti-inflamatório potente. O receptor de alfaglicocorticoides liga o hormônio esteroide, faz translocação até o núcleo, e se liga aos elementos reativos aos glicocorticoides. Alguns elementos responsivos aos glicocorticoides reduzem a transcrição de outros genes (p. ex., a maioria das citocinas) e impedem a transcrição iniciada por fatores transcricionais, como o fator nuclear-kB.[118] Os glicocorticoides podem inibir a produção de TNF-alfa ou IL-6 e a infusão de cortisol atenua a resposta de TNF-alfa endógeno à administração de endotoxina.[93] A infusão de catecolamina também inibe a produção de TNF-alfa induzida por endotoxina enquanto, simultaneamente, aumenta a liberação de IL-10.[119] As citocinas pró-inflamatórias, como TNF-alfa e IL-1, iniciam uma sequência de respostas inflamatórias, mediante a ativação do fator nuclear-kB no núcleo, o que, por sua vez, estimula os genes pró-inflamatórios. Os glicocorticoides ligados ao receptor de glicocorticoides interagem com o fator nuclear-kB no núcleo e alteram sua capacidade de promover a transcrição dos genes responsivos às citocinas.[120]

Assim, o meio neuroimunoendócrino estimulado por lesão, infecção, ou outras condições hipermetabólicas podem servir para alterar as atividades dos mediadores das citocinas. Ainda será determinado em qual extensão essas vias de sinalização paralelas orientam a resposta metabólica humana.

Vias anti-inflamatórias autonomicamente mediadas

Reconhece-se hoje que os sinais vagais eferentes provenientes do sistema nervoso central (SNC) também podem exercer influências anti-inflamatórias nos sistemas imunes periféricos.[121] Esse mecanismo, normalmente chamado "via anti-inflamatória colinérgica", foi originalmente descoberto como fator de alfa-7 nos macrófagos teciduais, embora hoje esteja claro que algumas projeções agem por meio de sinais provenientes dos terminais catecolaminérgicos. Embora a influência anti-inflamatória dos sinais vagalmente mediados tenha demonstrado apenas níveis reduzidos de TNF-alfa durante a estimulação vagal, os níveis de outras citocinas pró-inflamatórias são reduzidos em decorrência desse efeito.[122]

Embora a influência anti-inflamatória da sinalização vagal eferente em modelos animais seja bem definida, atualmente não existem evidências que essa condição influencie as consequências catabólicas de lesões ou outras doenças em animais. Além disso, as evidências que sugerem que a sinalização vagal está correlacionada a respostas inflamatórias em seres humanos gravemente enfermos são conflitantes.[123,124] Outro aspecto amplamente negligenciado da atividade vagal eferente é o padrão diurno dessa sinalização. Em condições salutares de vida independente normal, os seres humanos apresentam padrões circadianos de sinais (vagais) simpáticos e parassimpáticos.[125] Em condições de inflamação severa, esse padrão circadiano de sinalização autonômica pode ser atenuado[126] e as implicações tanto para a função imunológica como para a função metabólica ainda são amplamente desconhecidas. Embora se saiba que condições inflamatórias mais prolongadas também podem resultar em uma variação de amplitude e uma ritmicidade limitadas da atividade neuroendócrina,[85] as implicações dessa perda de variabilidade dos processos imunes e metabólicos periférico-dependentes que normalmente respondem a dinâmicas circadianas e ultradianas também são desconhecidas.[127,128]

Reações sistêmicas e orgânicas

O conceito de que pacientes submetidos a estresse inflamatório por períodos prolongados devem receber suplementação nutricional durante o tempo em que permanecem hospitalizados já foi objeto de muitas metanálises e diretrizes clínicas discutidas por outras fontes. Vários estudos clássicos sobre terapia nutricional em pacientes lesionados são instrutivos para o leitor interessado.[129-131]

Um objetivo fundamental da terapia nutricional para o paciente hipermetabólico é o fornecimento de fontes de energia não proteicas e de substratos proteicos para aliviar, ou atenuar significativamente, o catabolismo final das fontes endógenas de energia e proteína. A terapia nutricional, tanto na forma enteral como parenteral, em pacientes levemente estressados e debilitados melhora nitidamente o balanço nitrogenado durante a fase de recuperação pós-lesão.[132] O pensamento atual enfatiza claramente uma preferência pela administração de nutrientes por via enteral sempre que viável. A composição mais eficaz dessa alimentação e o nível mínimo de ingestão oral de nutrientes capaz de otimizar a função da barreira intestinal permanecem por ser definidos. Atualmente, parece que a ideia é de que as necessidades nutricionais devem, sempre que possível, ser supridas por via enteral para que esses benefícios da função intestinal sejam alcançados. Encontram-se atualmente em curso ensaios destinados a determinar se a suplementação da dieta enteral pode beneficiar a população de pacientes hipermetabólicos gravemente enfermos.

Os estudos sugerem a existência de um possível mecanismo por trás dos benefícios clínicos da alimentação enteral durante condições inflamatórias severas. Modelos animais de inflamação induzida demonstram que a administração intraluminal de lipídios ativa os receptores intestinais de colecistocinina e intensifica os sinais vagais aferentes. Dada a necessidade de circuitos vagais aferentes e eferentes intactos para regular a produção sistêmica de mediadores inflamatórios, essas observações respaldam o entendimento clínico de que a alimentação enteral é benéfica (Fig. 92.4).[133]

Terapia nutricional em situações de estresse prolongado

O paciente hipermetabólico que exibe uma resposta às intervenções terapêuticas evoluirá para um estágio anabólico de recuperação e, no final do processo, para um balanço positivo de nitrogênio. No entanto, alguns pacientes continuam em um estado hipermetabólico, podendo desenvolver falência múltipla dos órgãos. A patogênese da falência múltipla dos órgãos ainda não foi completamente elucidada, mas trata-se de um fenômeno multifatorial. Conforme observado anteriormente, no entanto, consideráveis evidências indicam que essa condição quase sempre está associada a uma variação reduzida dos sinais sistêmicos autonômicos e endócrinos. Não se sabe ao certo, no entanto, se esses ritmos desregulados respondem a intervenções nutricionais em condições prolongadas de estresse.[128,134]

Agradecimentos e nota

Contamos, em parte, com o apoio da concessão R01 GM34695 do United States Public Health Service (Serviço de Saúde Pública dos Estados Unidos). Não há conflitos de interesse em relação ao material apresentado.

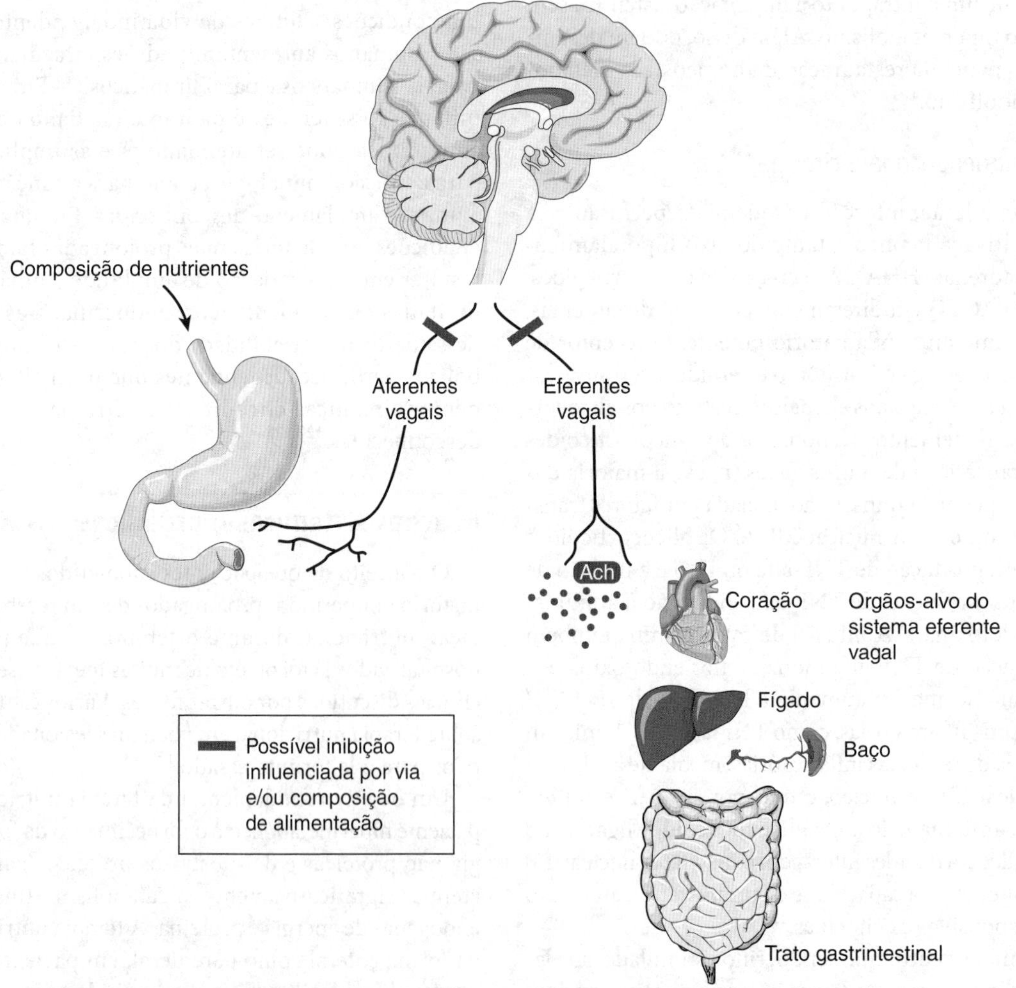

Figura 92.4 Os sinais aferentes vagais induzidos por nutrientes luminais (p. ex., lipídios) mantêm a atividade de sinais vagais eferentes que podem influenciar a função imune do tecido periférico. A interrupção ou atenuação de cada via de sinalização (*traços cinza*) pode afetar negativamente a resposta sistêmica do hospedeiro e/ou a função do órgão. Ach: acetilcolina. (Reproduzido com permissão de Lowry SF. A new model of nutrition influenced inflammatory risk. J Am Coll Surg 2007;205[Suppl 4]:S65–68).

Referências bibliográficas

1. Cuthbertson DP, Stewart CP. Br Med J 1945;2:815.
2. Moore FD. Metabolic Care of the Surgical Patient. Philadelphia: WB Saunders, 1959.
3. Balija TM, Lowry SF. Curr Opin Infect Dis 2011;24:248-53.
4. Matzinger P. Annu Rev Immunol 1994;12:991-1045.
5. Rock KL, Latz E, Ontiveros F et al. Annu Rev Immunol 2010;28:321-42.
6. Medzhitov R. Nature 2007;449:819-26.
7. Bozzetti F, Pagnoni AM, Del Vecchio M. Surg Gynecol Obstet 1980;150:229-34.
8. Skipworth RJ, Stewart GD, Dejong CH et al. Clin Nutr 2007;26:667-76.
9. Knox LS, Crosby LO, Feurer ID et al. Ann Surg 1983;197: 152-62.
10. Luketich JD, Mullen JL, Feurer ID et al. Arch Surg 1990;125:337-41.
11. Hursting SD, Berger NA. J Clin Oncol 2010;28:4058-65.
12. Falconer JS, Fearon KC, Plester CE et al. Ann Surg 1994;219:325-31.
13. Fredrix EW, Soeters PB, Wouters EF et al. Cancer Res 1991; 51:6138-41.
14. Drott C, Persson H, Lundholm K. Clin Physiol 1989;9:427-39.
15. Grunfeld C, Feingold KR. N Engl J Med 1992;327:329-37.
16. Hommes MJ, Romijn JA, Godfried MH et al. Metabolism 1990; 39:1186-90.
17. Melchior JC, Salmon D, Rigaud D et al. Am J Clin Nutr 1991;53: 437-41.
18. Hommes MJ, Romijn JA, Endert E et al. Am J Clin Nutr 1991;54: 311-15.
19. Zamir O, Hasselgren PO, Higashiguchi T et al. Mediat Inflamm 1992;1:247-50.
20. Aversa Z, Alamdari N, Hasselgren PO. Crit Rev Clin Lab Sci 2011;48:71-86.
21. Pedersen BK. J Appl Physiol 2009;107:1006-14.
22. Tiao G, Fagan JM, Samuels N et al. J Clin Invest 1994;94:2255-64.
23. Franch HA, Price SR. Curr Opin Clin Nutr Metab Care 2005;8:271-5.
24. Sacheck JM, Hyatt JP, Raffaello A et al. FASEB J 2007;21:140-55.
25. Du J, Wang X, Miereles C et al. J Clin Invest 2004;113:115-23.
26. Wilmore DW, Goodwin CW, Aulick LH et al. Ann Surg 1980; 192:491-504.
27. Souba WW, Wilmore DW. Surgery 1983;94:342-50.
28. Fong YM, Albert JD, Tracey K et al. J Trauma 1991;31:1467-76.
29. Fong YM, Tracey KJ, Hesse DG et al. Surgery 1990;107:321-6.
30. Oudemans-van Straaten HM, Bosman RJ et al. Intensive Care Med 2001; 27:84-90.
31. Eden E, Edstrom S, Bennegard K et al. Cancer Res 1984;44:1718-24.
32. Heber D, Chlebowski RT, Ishibashi DE et al. Cancer Res 1982;42:4815-9.
33. Shaw JH, Humberstone DA, Douglas RG et al. Surgery 1991; 109:37-50.
34. Kotler DP, Tierney AR, Wang J et al. Am J Clin Nutr 1989;50:444-7.
35. Suttajit M. Asia Pac J Clin Nutr 2007;16(Suppl):318-22.
36. Selberg O, Suttmann U, Melzer A et al. Metabolism 1995;44:1159-65.
37. Yarasheski KE, Zachwieja JJ, Gischler J et al. Am J Physiol 1998;275:E577-83.
38. Macallan DC, McNurlan MA, Milne E et al. Am J Clin Nutr 1995; 61:818-26.
39. Jahoor F, Abramson S, Heird WC. Am J Clin Nutr 2003;78:182-9.
40. Deibert DC, DeFronzo RA. J Clin Invest 1980;65:717-21.
41. Diethelm AG. Ann Surg 1977;185:251-63.
42. Nelson KM, Long CL, Bailey R et al. Metabolism 1992;41:68-75.
43. Long CL, Nelson KM, Geiger JW et al. J Trauma 1996;40:335-41.
44. Wolfe RR, Herndon DN, Jahoor F et al. N Engl J Med 1987;317: 403-8.
45. Wolfe RR, Martini WZ. World J Surg 2000;24:639-47.
46. Vanhorebeek I, Langouche L, Van den Berghe G. Crit Care Med 2007;35(Suppl):S496-502.
47. Burke JF, Wolfe RR, Mullany CJ et al. Ann Surg 1979;190:274-85.
48. Vary TC, Siegel JH, Nakatani T et al. Am J Physiol 1986;250: E634-40.
49. Holroyde CP, Skutches CL, Boden G et al. Cancer Res 1984; 44:5910-13.
50. Humberstone DA, Shaw JH. Cancer 1988;62:1619-24.
51. Lundholm K, Edstrom S, Karlberg I et al. Cancer 1982;50:1142-50.
52. Shaw JH, Wolfe RR. Surgery 1987;101:181-91.
53. Bozzetti F, Arends J, Lundholm K et al. Clin Nutr 2009;28:445-54.
54. Kokal WA, McCulloch A, Wright PD et al. Ann Surg 1983;198: 601-4.
55. Shaw JH, Humberstone DM, Wolfe RR. Ann Surg 1988;207:283-9.
56. Holroyde CP, Gabuzda TG, Putnam RC et al. Cancer Res 1975; 35:3710-4.
57. Waterhouse C. Ann N Y Acad Sci 1974;230:86-93.
58. Carr A, Samaras K, Burton S et al. AIDS 1998;12:F51-8.
59. Hadigan C, Meigs JB, Corcoran C et al. Clin Infect Dis 2001; 32:130-9.
60. Andersen O, Haugaard SB, Andersen UB et al. Metabolism 2003;52:1343-53.
61. Leung VL, Glesby MJ. Curr Opin Infect Dis 2011;24:43-9.
62. Bornstein SR, Uhlmann K, Haidan A et al. Diabetes 1997;46: 1235-8.
63. Stoner HB, Little RA, Frayn KN et al. Br J Surg 1983;70:32-5.
64. Tissot S, Normand S, Khalfallah Y et al. Am J Physiol 1995; 269:E753-8.
65. Coss CC, Bohl CE, Dalton JT. Curr Opin Clin Nutr Metab Care 2011;14:268-73.
66. Blum D, Omlin A, Baracos VE et al. Crit Rev Oncol Hematol 2011;80:114-44.
67. Eden E, Edstrom S, Bennegard K et al. Surgery 1985;97:176-84.
68. Legaspi A, Jeevanandam M, Starnes HF Jr et al. Metabolism 1987; 36:958-63.
69. Klein S, Wolfe RR. J Clin Invest 1990;86:1403-8.
70. Bastard JP, Caron M, Vidal H et al. Lancet 2002;359:1026-31.
71. Domingo P, Matias-Guiu X, Pujol RM et al. AIDS 1999;13:2261-7.
72. Dowell P, Flexner C, Kwiterovich PO et al. J Biol Chem 2000; 275:41325-32.
73. Hellerstein MK, Grunfeld C, Wu K et al. J Clin Endocrinol Metab 1993;76:559-65.
74. Grunfeld C, Kotler DP, Hamadeh R et al. Am J Med 1989;86:27-31.
75. Vanhorebeek I, Langouche L, Van den Berghe G. Nat Clin Pract Endocrinol Metab 2006;2:20-31.
76. Hume DM, Egdahl RH. Ann Surg 1959;150:697-712.
77. Newsome HH, Rose JC. J Clin Endocrinol Metab 1971;33:481-7.
78. Taylor JW, Hander EW, Skreen R et al. J Surg Res 1976;20:313-20.
79. Lowry SF. Surg Clin North Am 2009;89:311-26.
80. Goehler LE, Gaykema RP, Hansen MK et al. Auton Neurosci 2000; 85:49-59.
81. Maier SF, Goehler LE, Fleshner M et al. Ann N Y Acad Sci 1998; 840:289-300.
82. Meguid MM, Brennan MF, Aoki TT et al. Arch Surg 1974;109: 776-83.
83. Popp MB, Srivastava LS, Knowles HC Jr et al. Surg Gynecol Obstet 1977;145:517-24.
84. Beisel WR. Am J Clin Nutr 1977;30:1236-s47.
85. Van den Berghe G, de Zegher F, Bouillon RJ. Clin Endocrinol Metab 1998;83:1827-34.
86. van der Poll T, Van Zee KJ, Endert E et al. J Clin Endocrinol Metab 1995;80:1341-6.
87. Mebis L, Van den Berghe G. Best Pract Res Clin Endocrinol Metab 2011;25:745-57.

88. Jaattela A, Alho A, Avikainen V et al. Br J Surg 1975;62:177–81.
89. Gelfand RA, Matthews DE, Bier DM et al. J Clin Invest 1984; 74:2238–48.
90. Kraenzlin ME, Keller U, Keller A et al. J Clin Invest 1989;84:388–93.
91. Shaw JH, Holdaway CM, Humberstone DA. Surgery 1988;103:520–5.
92. Herndon DN, Hart DW, Wolf SE et al. N Engl J Med 2001;345:1223–9.
93. Barber AE, Coyle SM, Marano MA et al. J Immunol 1993;150:1999–2006.
94. MacLennan PA, Brown RA, Rennie MJ. FEBS Lett 1987;215: 187–91.
95. Lukaszewicz GC, Souba WW, Abcouwer SF. Shock 1997; 7:332–8.
96. Inculet RI, Finley RJ, Duff JH et al. Surgery 1986;99:752–8.
97. van den Berghe G, Wouters P, Weekers F et al. N Engl J Med 2001;345:1359–67.
98. NICE-SUGAR Study Investigators, Finfer S, Chittock DR. N Engl J Med 2009;360:1283–97.
99. Kavanagh BP, McCowen KC. N Engl J Med 2010;363:2540–6.
100. Alberti KG, Batstone GF, Foster KJ et al. JPEN J Parenter Enteral Nutr 1980;4:141–6.
101. Pozefsky T, Tancredi RG, Moxley RT et al. Diabetes 1976;25: 128–35.
102. Warren RS, Donner DB, Starnes HF Jr et al. Proc Natl Acad Sci U S A 1987;84:8619–22.
103. Felig P, Wahren J, Hendler R. J Clin Invest 1976;58:761–5.
104. Fong Y, Moldawer LL, Shires GT et al. Surg Gynecol Obstet 1990; 170:363–78.
105. Dinarello CA. Annu Rev Immunol 2009;27:519–50.
106. van der Poll T, Lowry SF. Shock 1995;3:1–12.
107. Michie HR, Spriggs DR, Manogue KR et al. Surgery 1988;104:280–6.
108. Lahdevirta J, Maury CP, Teppo AM et al. Am J Med 1988;85:289–91.
109. Haddad JJ, Saade NE, Safieh-Garabedian B. J Neuroimmunol 2002;133:1–19.
110. Matsuki T, Horai R, Sudo K et al. J Exp Med 2003;198:877–88.
111. Fischer E, Van Zee KJ, Marano MA et al. Blood 1992;79: 2196–2200.
112. Helfgott DC, Tatter SB, Santhanam U et al. J Immunol 1989;142: 948–53.
113. Gelin J, Moldawer LL, Lonnroth C et al. Biochem Biophys Res Commun 1988;157:575–9.
114. Shenkin A, Fraser WD, Series J et al. Lymphokine Res 1989;8:123–7.
115. Stouthard JM, Romijn JA, Van der Poll T et al. Am J Physiol 1995; 268:E813–9.
116. Nathan CF, Murray HW, Wiebe ME et al. J Exp Med 1983;158: 670–89.
117. Matthys P, Dijkmans R, Proost P et al. Int J Cancer 1991;49:77–82.
118. Scheinman RI, Gualberto A, Jewell CM et al. Mol Cell Biol 1995;15:943–53.
119. van der Poll T, Coyle SM, Barbosa K et al. J Clin Invest 1996; 97:713–9.
120. Webster JC, Oakley RH, Jewell CM et al. Proc Natl Acad Sci U S A 2001;98:6865–70.
121. Tracey KJ. Nature 2002;420:853–9.
122. van Westerloo DJ, Giebelen IA, Florquin S et al. Gastroenterology 2006;130:1822–30.
123. Huston JM, Tracey KJ. J Intern Med 2011;269:45–53.
124. Jan BU, Coyle SM, Macor MA et al. Shock 2010;33:363–8.
125. Bonnemeier H, Richardt G, Potratz J et al. J Cardiovasc Electrophysiol 2003;14:791–9.
126. Norris PR, Ozdas A, Cao H et al. Ann Surg 2006;243:804–12.
127. Haimovich B, Calvano J, Haimovich AD et al. Crit Care Med 2010;38:751–8.
128. Lowry SF, Calvano SE. J Leukoc Biol 2008;83:553–7.
129. Buzby GP, Williford WO, Peterson OL et al. Am J Clin Nutr 1988; 47:357–65.
130. Moore FA, Moore EE, Jones TN et al. J Trauma 1989;29: 916–22; discussion 922–3.
131. Muller JM, Brenner U, Dienst C et al. Lancet 1982;1:68–71.
132. Shenkin A, Neuhauser M, Bergstrom J et al. Am J Clin Nutr 1980; 33:2119–27.
133. Lowry SF. J Am Coll Surg 2007;205:S65–8.
134. Schibler U, Ripperger J, Brown SA. J Biol Rhythms 2003;18:250–60.

93 Terapia nutricional no tratamento do paciente com cirurgia, trauma ou sepse*

Kenneth A. Kudsk

A terapia nutricional especializada desempenha papel importante no cuidado pré e pós-operatório de pacientes submetidos a grandes procedimentos cirúrgicos ou após lesões graves quando os pacientes não conseguem se alimentar por via oral. Tanto a nutrição parenteral como a enteral reduzem a deiscência de ferimentos e vazamentos anostomóticos graves em populações selecionadas submetidas a grandes procedimentos de cirurgia geral (ver em outra seção deste volume). Nos casos em que a terapia é fornecida pela via enteral, promove redução das complicações sépticas, especialmente em pacientes traumatizados com lesões graves. A nutrição não desempenha um papel fundamental no tratamento da sepse *per se*, mas atua na sua prevenção; e o papel da nutrição no tratamento das complicações sépticas não está bem definido. A questão básica consiste no uso correto da nutrição e na escolha dos pacientes adequados para utilizar essa sofisticada terapia, uma vez que a terapia nutricional especializada pode tanto prejudicar como beneficar o paciente. Quando essa terapia é utilizada em pacientes que não estão em risco de complicações relacionadas à nutrição, verificam-se apenas as complicações advindas da terapia. Contudo, quando a terapia é aplicada a pacientes com maior risco de deiscência da ferida cirúrgica ou de complicações sépticas, a nutrição pode reduzir tais ocorrências.

História da terapia nutricional

Embora as técnicas para nutrição intragástrica estejam disponíveis há centenas de anos,[1] a nutrição parenteral (NP) é uma área relativamente nova e altamente técnica, que demonstrou rápido avanço durante a década de 1970.[2-6] Os objetivos da terapia nutricional são impedir a deterioração do estado nutricional, restabelecer as defesas e a massa magra do hospedeiro, melhorar o quadro clínico e auxiliar as terapias adjuvantes, o que, de outra forma, seria impossível em um paciente desnutrido e catabólico. Pacientes com perda intestinal total ou parcial, pacientes desnutridos com doença inflamatória intestinal crônica interferindo na absorção normal, ou pacientes com fístulas que impedem a ingestão adequada de nutrientes por via oral não poderiam sobreviver à doença sem terapia nutricional. Indicações definitivas para muitos pacientes são menos claras quando não há desnutrição preexistente, ou quando os pacientes retornam uma ingestão oral adequada em um período relativamente curto. Contudo, em algumas populações de pacientes, há evidências indicativas de que a terapia nutricional diminui o risco de complicações. Contudo, apesar da escassa evidência para a utilização da terapia nutricional em alguns pacientes, essa terapia é prescrita em função da relação bem estabelecida entre a desnutrição intensa e a morbidade e mortalidade; o elevado porcentual de desnutrição proteica em pacientes hospitalizados; a identificação de que o jejum prolongado

***Abreviaturas: AAG**, α-1-glicoproteína ácida; **ALB**, albumina; **ATI**, índice de trauma abdominal; **GEB**, gasto energético basal; **PCR**, proteína C reativa; **DH**, hipersensibilidade retardada; **DRI**, ingestões dietéticas de referência; **FDA**, Food and Drug Administration (Agência Reguladora de Alimentos e Medicamentos dos Estados Unidos); **GCS**, escala de coma de Glasgow; **GI**, gastrintestinal; **HGH**, hormônio do crescimento humano; **IGF-I**, fator de crescimento semelhante à insulina-I; **IL**, interleucina; **ISS**, escore de gravidade da lesão; **IVLE**, emulsão lipídica intravenosa; **LCFA**, ácidos graxos de cadeia longa; **LCT**, triglicerídeos de cadeia longa; **MAdCAM-1**, molécula de adesão celular da adressina da mucosa-1; **MCFA**, ácidos graxos de cadeia média; **MCT**, triglicerídeos de cadeia média; **MODS**, síndrome de disfunção orgânica múltipla; **NCJ**, jejunostomia com cateter; **NP**, nutrição parenteral; **PNI**, índice prognóstico nutricional; **PUFA**, ácido graxo poli--insaturado; **RQ**, quociente respiratório; **SDRA**, síndrome do desconforto respiratório agudo; **SGA**, avaliação subjetiva global; **SIADH**, síndrome da secreção inadequada de hormônio antidiurético; **ST**, triglicerídeos estruturados; **TFN**, transferrina; **TNF**, fator de necrose tumoral; **NPT**, nutrição parenteral total; **UTI**, unidade de terapia intensiva.

compromete a capacidade de cura; e a generalização de informações de estudos clínicos demonstrando benefícios em populações de pacientes em risco. Felizmente, os riscos da terapia nutricional são minimizados e os benefícios são maximizados quando profissionais experientes administram essa complexa terapia aos pacientes selecionados.

Identificação do paciente cirúrgico em risco

A identificação do paciente cirúrgico em risco é limitada pelas ferramentas disponíveis. Diversos sistemas de pontuação quantificam o risco de complicações, particularmente complicações sépticas em pacientes que sofreram trauma contuso ou penetrante. Em inúmeros experimentos, a manutenção da nutrição enteral melhora o resultado, por meio da redução das complicações sépticas, em comparação com pacientes em jejum ou sob nutrição parenteral.[7-12] Os pacientes de trauma não são tradicionalmente considerados "em risco", porque a maioria dos pacientes é jovem e bem nutrida, embora não seja rara a ocorrência de abuso de bebidas alcoólicas e drogas. Tem sido mais difícil estratificar pacientes de cirurgia geral, aqueles com deficiências nutricionais preexistentes, porque não existem sistemas de pontuação especializados, embora diversos princípios sejam aplicados. A albumina (ALB) pré-operatória é o único e melhor indicador de complicações pós-operatórias e de mortalidade após cirurgia de grande porte,[13] mas os baixos níveis de ALB podem indicar doença hepática, ressuscitação por fluidoterapia ou inflamação, em vez do estado nutricional.

Paciente de trauma

Na maioria dos estudos, tem sido utilizado o Escore de Gravidade da Lesão (ISS),[14] o Índice de Trauma Abdominal (ATI)[15] ou a combinação desses dois indicadores para classificar os pacientes conforme o risco de complicação. O ISS pontua as três (de seis) regiões do corpo mais gravemente lesionadas, que incluem cabeça e pescoço, sistema musculoesquelético, tecido mole, região abdominal, região torácica e cabeça. Esse escore tem correlação com mortalidade e com morbidade. Em estudos prospectivos randomizados, os pacientes com ISS superior a 18 até 20 melhoraram o resultado com a introdução precoce da nutrição enteral, em comparação com nutrição intravenosa ou jejum.[15]

O ISS, no entanto, subestima o risco quando lesões graves estão isoladas em apenas uma área do corpo. O ATI é eficaz na identificação de pacientes com lesões intra-abdominais graves (Tab. 93.1).[15] Cada órgão intra-abdominal tem seu próprio fator de risco, que, quando multiplicado pela magnitude da lesão do referido órgão, se correlaciona com a possibilidade de sepse em função da lesão ocorrida. As lesões do pâncreas, do cólon, das estruturas vasculares importantes, do duodeno e do fígado representam os mais altos riscos. O ATI pode ser rapidamente calculado durante uma cirurgia, somando-se os escores de cada órgão lesionado. Os pacientes com ATI superior a 20 até 25 apresentam maior risco de sofrer complicações sépticas subsequentes. Contudo, as taxas de complicações sépticas continuam altas com valores de ATI menores que 20 caso existam lesões pulmonares graves, lesões da parede torácica, traumatismos cranianos graves, lesões medulares, lesões dos tecidos moles principais ou múltiplas fraturas nos membros inferiores. Esses pacientes possuem ISS superior a 20. Com ATI superior a 20 até 25 ou ISS superior a 18 até 20, a nutrição enteral é geralmente tolerada e reduz as complicações sépticas.[9,12]

Pacientes de cirurgia geral

Pacientes gravemente desnutridos estão mais suscetíveis a deiscência da ferida, infecções, vazamentos anastomóticos e outras complicações. Sem ferramenta padrão-ouro para determinar o estado nutricional, um histórico completo e exame físico, determinação de mudanças de peso corporal, bem como a utilização de testes bioquímicos, ajudam a identificar o risco de complicações relacionadas com a nutrição.

A técnica de triagem mais simples e eficaz envolve a obtenção de anamnese e exame físico adequados, com identificação de perda de peso não intencional, pois existe forte correlação entre a depleção dos estoques proteicos e as complicações pós-operatórias.[16] Perda de peso não intencional superior a 10% ao longo dos últimos seis meses, com aumento das necessidades metabólicas, é um indício de risco nutricional. Comumente, são utilizados dois cálculos:[17]

$$\text{\% de perda de peso corpóreo} = \frac{\textit{peso habitual} - \textit{peso atual}}{\textit{peso habitual}} \times 100$$

ou

$$\text{\% do peso corpóreo habitual} = \frac{\textit{peso corpóreo atual}}{\textit{peso corpóreo habitual}} \times 100$$

Outros sintomas, como dores abdominais, diarreia crônica, anorexia ou letargia, geralmente acompanham essas mudanças de peso. Medidas antropométricas, índice de creatinina/altura e hipersensibilidade cutânea tardia para uma série de antígenos são procedimentos que não fazem mais parte da prática comum.[18-20] A avaliação por meio de contagem de linfócitos ou de transformação linfocitária não é específica. A desnutrição proteico-calórica diminui a síntese de ALB, mas o decréscimo simultâneo na degradação de proteína pode manter níveis séricos adequados. Isso pode ser observado em casos de marasmo quando tanto a ingestão de proteína como a de calorias estão intensamente limitadas. Níveis mais baixos de proteínas de transporte constitutivas como ALB ($t_{1/2}$ = 21 dias), transferrina (TFN; $t_{1/2}$ = 8 dias) ou pré-albumina ligante de tiroxina ($t_{1/2}$ = 2-3 dias) podem refletir o grau de desnutrição.[21] Contudo, condições inflamatórias (p. ex., trauma, sepse, peritonite) aumentam a interleucina-6 (IL-6) sérica, que estimula a resposta das proteínas de fase aguda[22] para estimular a produção de proteína C reativa (PCR) e de α-1-glicoproteína ácida (AAG) e reduzir a produção de proteínas constitutivas. Portanto, a avaliação inicial das proteínas deve incluir PCR com ALB ou pré-albumina. Baixas concentrações de proteínas constitutivas com baixo nível de PCR indicam desnutrição preexis-

Tabela 93.1 Risco calculado de sepse pelo índice de trauma abdominal[a]

Órgão lesionado	Fator de risco	Pontuação
Alto risco		
Pâncreas	(5)	1. Tangencial 2. Completo (ducto intacto) 3. Debridamento importante ou lesão ductal distal 4. Lesão ductal proximal 5. Pancreaticoduodenectomia
Intestino grosso	(5)	1. Lesão serosa 2. Lesão de parede simples 3. Lesão em ≤ 25% da parede 4. Lesão em > 25% da parede 5. Parede do cólon e irrigação sanguínea
Vasculatura importante	(5)	1. ≤ 25% da parede 2. > 25% da parede 3. Transecção completa 4. Enxerto de interposição ou *bypass* 5. Ligação
Risco moderadamente alto		
Duodeno	(4)	1. Parede simples 2. ≤ 25% da parede 3. > 25% da parede 4. Parede duodenal e irrigação sanguínea 5. Pancreaticoduodenectomia
Fígado	(4)	1. Periférico, sem sangramento 2. Com sangramento, central, de pequeno debridamento 3. Debridamento importante 4. Lobectomia 5. Lobectomia com reparo caval ou extenso debridamento bipolar
Risco moderado		
Estômago	(3)	1. Parede simples 2. Completo 3. Pequeno debridamento 4. Ressecção em cunha 5. > 35% de ressecção
Baço	(3)	1. Sem sangramento 2. Cautério ou agente hemostático 3. Pequeno debridamento ou sutura 4. Ressecção parcial 5. Esplenectomia
Baixo risco		
Rim	(2)	1. Sem sangramento 2. Pequeno debridamento ou sutura 3. Debridamento importante 4. Lesão pedicular ou caliceal importante 5. Nefrectomia
Ureter	(2)	1. Contusão 2. Laceração 3. Pequeno debridamento 4. Ressecção segmentar 5. Reconstrução
Bexiga	(1)	1. Parede simples 2. Completo 3. Debridamento 4. Ressecção em cunha 5. Reconstrução
Biliar extra-hepático	(1)	1. Contusão 2. Colecistectomia 3. ≤ 25% da parede 4. > 25% da parede 5. Reconstrução entérico-biliar
Osso	(1)	1. Periósteo 2. Córtex 3. Completo 4. Intra-articular 5. Perda óssea significativa
Intestino delgado	(1)	1. Parede simples 2. Completo 3. ≤ 25% da parede 4. > 25% da parede 5. Parede e irrigação sanguínea ou > 5 lesões
Vasculatura menor	(1)	1. Pequeno hematoma sem sangramento 2. Grande hematoma sem sangramento 3. Sutura 4. Ligação de vasos isolados 5. Ligação de vasos nomeados

[a] O índice de trauma abdominal (ATI) é calculado pela multiplicação do risco de sepse (coluna 2) pela gravidade da lesão (coluna 3) para cada órgão individual lesionado, seguido pela soma dos escores individuais para todas as lesões.

As informações são das referências 8, 15 e 57 e são utilizadas com permissão.

tente; PCR elevada com depressão dos níveis de proteínas constitutivas pode refletir inflamação, desnutrição proteico-calórica ou ambas.

Combinações desses parâmetros têm sido utilizadas em modelos prognósticos, com o objetivo de quantificar o risco de complicações pós-operatórias. O Índice Prognóstico Nutricional (PNI)[23] é calculado conforme se segue:

$$PNI\ (\%) = 158 - 16{,}6\ (ALB) - 0{,}78\ (TSF) - 0{,}20\ (TFN) - 5{,}8\ (DH)$$

em que PNI é o porcentual de risco de complicação, ALB é a albumina sérica em g/dL, TSF é a espessura da prega cutânea do tríceps em mm, TFN é a transferrina sérica em mg/dL, e DH é a hipersensibilidade cutânea tardia a um dos três antígenos inoculados. No caso de DH, 0 significa sem reação, 1 representa menos de 5 mm de endurecimento e 2 representa mais de 5 mm de endurecimento. Considerando que a DH não é mais de uso comum, uma alternativa é o uso do escore linfocitário de 0 a 2, em que 0 significa menos de 1.000 linfócitos totais/mm^3, 1 representa 1.000 a 2.000/mm^3 e 2 representa mais de 2.000/mm^3. A equação é mais afetada pela ALB, sendo suscetível a fatores não nutricionais como inflamação, doença hepática preexistente e edema. O PNI indica melhor a incidência de complicações, em comparação com a ALB utilizada isoladamente.[24]

O Índice Prognóstico Inflamatório e Nutricional (PINI)[23-25] correlaciona a recuperação com os níveis de proteínas da fase aguda e das proteínas constitutivas, como se segue:

$$\text{PINI} = \frac{\text{PCR} \times \text{AAG}}{\text{PA} \times \text{ALB}}$$

PCR, AAG e pré-albumina são medidas em mg/dL, enquanto ALB é medida em g/dL. Considerando que a elevação de AAG e a depleção de ALB são prolongadas e têm uma lenta recuperação, as respostas de PCR e pré-albumina refletem a recuperação do paciente, embora ocorra a perda da sensibilidade e da especificidade quando a AAG e a ALB não são incluídas no PINI.

A Avaliação Subjetiva Global (SGA)[26,27] avalia o estado nutricional mediante o exame de mudanças na função de órgãos, de alterações na composição corpórea, do processo da doença e da restrição da ingestão de nutrientes. Esse indicador é mais valioso do que as medidas antropométricas que padecem de uma variabilidade significativa de interobservadores, do estado de hidratação e da idade.

Algumas das operações gastrintestinais mais agressivas são a esofagectomia e os procedimentos pancreáticos. As complicações aumentam à medida que os níveis pré-operatórios de ALB diminuem na cirurgia eletiva nesses órgãos (Fig. 93.1).[28] Os pacientes submetidos a esofagectomia com níveis de ALB inferiores a 3,5 g/dL, ou a operações pancreáticas ou gástricas com níveis de ALB inferiores a 3,25 g/dL, possuem um risco significativamente maior de desenvolver sérias complicações pós-operatórias, pois os riscos aumentam à medida que os níveis de ALB diminuem.

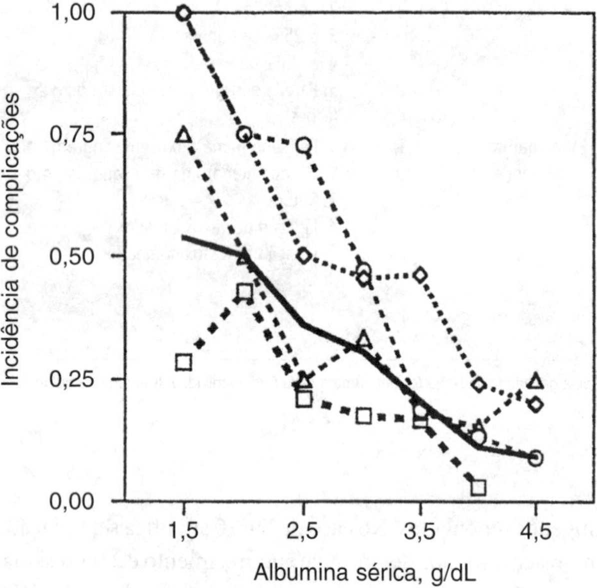

Figura 93.1 As complicações aumentam quando os níveis de albumina diminuem em populações cirúrgicas (*linha cheia*). Entretanto, os porcentuais de complicação variam conforme o procedimento cirúrgico. Os pacientes submetidos a procedimentos esofágicos (*quadrados conectados por pontos*) e pancreáticos (*círculos conectados por pontos*) sofreram complicações em maior porcentual ao mesmo nível de albumina, em comparação com pacientes submetidos a procedimentos gástricos (*triângulos conectados por linha tracejada*) ou cólon (*quadrados conectados por linha tracejada*). (Reproduzido de Kudsk KA, Tolley EA, DeWitt C et al. Preoperative albumin and surgical site identifies surgical risk of major post-operative complications. JPENJ Parenter Enteral Nutr 203;27:1-9, com permissão da American Society for Parenteral and Enteral Nutrition [ASPEN]. ASPEN não endossa o uso desse material por qualquer forma que não envolva sua totalidade.)

Resposta fisiológica à cirurgia e à lesão

As respostas metabólicas, fisiológicas, inflamatórias e das citocinas a cirurgias e lesões já foram descritas.[29-58] Essas reações encontram-se detalhadas também em outra seção deste volume.

Necessidades nutricionais

Estimativa das necessidades energéticas totais

A prescrição de nutrientes deve atender às demandas metabólicas do paciente. Deve-se evitar a sobrecarga na alimentação (*overfeeding*), porque aumenta o consumo de oxigênio, causa lipogênese hepática, que promove imunossupressão (secundária à hiperglicemia ou à deposição de lipídios) e aumenta a produção de dióxido de carbono.

O modo mais comum para determinar o gasto energético basal (GEB) consiste na aplicação da fórmula de Harris-Benedict:

Em homens: GEB = 66,5 + (13,8 × peso corpóreo em kg) + (5,0 × altura em cm) – (6,8 × idade em anos)

Em mulheres: GEB = 665 + (9,6 × peso corpóreo em kg) + (1,8 × altura em cm) – (4,7 × idade em anos)

Tradicionalmente, esses valores eram multiplicados por fatores de estresse e de atividade, mas o uso recente da calorimetria indireta demonstra que esses fatores frequentemente resultam em sobrecarga na alimentação.[59,60]

Na calorimetria indireta, mede-se o dióxido de carbono expirado e o consumo de oxigênio por meio do gás expirado, para determinar o gasto energético em repouso por meio da equação de Weir. Em condições controladas, as medições se aproximam da equação de Harris-Benedict com um intervalo de 5 a 10% – um achado que demonstra que os grandes fatores de estresse são desnecessários. O índice do quociente respiratório (RQ) analisa o substrato que está sendo utilizado pelo paciente, uma vez que cada combustível tem um RQ característico durante o metabolismo (RQ dos carboidratos = 1; RQ das proteínas = 0,8; RQ das gorduras = 0,7). Considerando que a lipogênese tem um valor de RQ aproximadamente igual a 8 e um RQ calculado superior a 1, o diagnóstico é de sobrecarga na alimentação. Infelizmente, pequenos erros porcentuais na medição do consumo de oxigênio inspirado ou expirado em pacientes que receberam elevada concentração de oxigênio, em função de perdas pela sonda torácica ou de vazamentos em torno de uma traqueostomia, podem causar erro de 100% no cálculo.[61] Portanto, os pacientes que poderiam se beneficiar mais com essas medições – aqueles mais criticamente enfermos que necessitam de ajuda significativa na ventilação – são aqueles com maior probabilidade de obter valores não fidedignos. A técnica é trabalhosa e exige pessoal dedicado e protocolos definidos. Tendo em vista que pacientes cirúrgicos criticamente enfermos raramente exibem aumentos superiores a 15% acima de seu GEB calculado, o fornecimento de 20 a 30 kcal/kg/dia permite que 90% dos pacientes atinjam suas necessidades energéticas, e a sobrecarga energética ocorre em apenas 10 a 20% dos pacientes.[59,60] As necessidades totais são atendidas pela administração de lipídios (10 kcal/g por via intravenosa ou 9,1 kcal/g por via enteral), carboidratos (4,0 kcal/g por via enteral e 3,4 kcal/g de glicose hidratada) e proteína (4,0 kcal/g).[59]

Uma ingestão calórica moderada pode alcançar melhores resultados clínicos em alguns pacientes críticos. É mais provável que pacientes internados em UTI clínicas que recebem entre aproximadamente 9 e 18 kcal/kg/dia de nutrição por via enteral e/ou parenteral obtenham ventilação espontânea antes de receber alta da UTI e apresentem maior sobrevida na alta hospitalar, em comparação com aqueles pacientes que recebem de 18 a 28 kcal/kg/dia.[62] Uma ingestão calórica moderada também apresenta melhores resultados em comparação com pacientes com a ingestão calórica entre 0 e 9 kcal/kg/dia. Pode existir uma faixa específica de ingestão calórica, para a qual calorias que excedem ou deixam de atingir essa ingestão podem ter impacto negativo nos resultados do paciente. Estudos traumatológicos demonstraram que pacientes tratados com nutrição enteral e que recebem apenas 40% da ingestão de nutrientes necessária ainda exibem números significativamente menores de complicações infecciosas, em comparação com pacientes submetidos a NP e que recebem mais da metade das calorias necessárias prescritas.[9] Independentemente de esse achado resultar na prevenção das complicações metabólicas decorrentes de uma nutrição excessiva ou decorrer de outro mecanismo desconhecido, a oferta de menos de 100% das necessidades energéticas calculadas pode ter efeito benéfico em pacientes críticos.

Evidências sugerem que a obesidade é um fator de risco independente para morte em UTI,[63,64] e a "subalimentação permissiva" tem sido utilizada no tratamento de pacientes obesos com nutrição parenteral no período pós-operatório. Um regime hipocalórico com alto teor de proteína promove a utilização das reservas endógenas de tecido adiposo para as necessidades energéticas em pacientes obesos e sob estresse, ao mesmo tempo que mantém a massa de tecido magro. Um estudo demonstrou que uma formulação de NP hipocalórica com alto teor de proteína administrada a pacientes obesos resultou em perda de peso média de 2,3 kg/semana ao longo de 48 dias. Em todos os pacientes, verificou-se a ocorrência de balanço nitrogenado positivo, assim como a cicatrização completa da deiscência de ferida, abscessos e fístulas.[65] As formulações hipocalóricas padrão de NP fornecem 22 kcal/kg/dia e 2 g/kg/dia baseados no peso corpóreo ideal para pacientes com IMC entre 30 e 40 e 25 kcal/kg/dia e 2,5 g de proteína/kg/dia para pacientes com IMC acima de 40. É necessário, porém, que se façam mais pesquisas sobre a dosagem calórica em pacientes catabólicos em virtude da relativa falta de rigorosos ensaios clínicos controlados nessa área.[66]

Necessidades de glicose

A gliconeogênese hepática causa hiperglicemia em decorrência do aumento da produção de glicose de 2 a 2,5 mg/kg/minuto, em condições normais, para 4 a 5 mg/kg/minuto em pacientes estressados.[56,57] A velocidade máxima de oxidação da glicose é 5 mg/kg/minuto (7,2 g/kg por dia), que é facilmente excedida.[68] Em um paciente que pesa 70 kg, 2 L de solução de dextrose a 25% contêm 500 g de glicose, que atinge o nível máximo. As recomendações tradicionais consistiam em manter os valores glicêmicos abaixo de 200 mg/dL, por causa dos efeitos nos neutrófilos. Porém, dados sugerem que mesmo um controle mais rígido (80-120 mg/dL) com insulina melhora o resultado clínico.[53] Em um grupo grande de pacientes em UTI (basicamente pacientes de cirurgia cardíaca), a mortalidade diminuiu. Não ficou claro se a insulina teve o efeito principal na resposta cardíaca ou foi fator secundário a outros efeitos, uma vez que os pacientes de cirurgia geral nesse estudo (inclusive pacientes traumatizados ou com procedimentos vasculares e outros procedimentos intra-abdominais) não demonstraram melhora significativa com a insulinoterapia agressiva. Há necessidade de mais estudos nesse campo, mas as recomendações atuais são que, quando possível, a glicose deve ser mantida em um nível muito inferior a 180 mg/dL, de preferência, na faixa ideal de 140 a 180 mg/dL (e possivelmente < 150 mg/dL em pacientes de UTI) por meio da infusão de insulina e de um rigoroso monitoramento clínico para evitar hipoglicemia.[56,69]

Necessidades de proteína

Deve-se administrar proteína (ou aminoácidos) em uma faixa de 1,2 a 1,5 g/kg/dia a pacientes adultos sem disfunção renal, embora essa recomendação não seja baseada em dados de processos clínicos rigorosos.[59] Podem ser indicadas maiores quantidades de proteína em determinadas condições (p. ex., pacientes com insuficiência renal que estão recebendo terapia de substituição renal, lesão por queimaduras). As crianças também requerem níveis mais elevados de proteína por quilograma para satisfazer às suas necessidades de crescimento.[59] Se o nitrogênio ureico sanguíneo aumentar para mais de 100 mg/dL, a proteína deve ser diminuída (p. ex., de 1,0 a 1,3 g/kg/dia). Com o uso da hemodiálise ou de técnicas adjuvantes renais, como hemodiálise arteriovenosa contínua ou hemodiálise venovenosa contínua, as necessidades de proteína aumentam de 1,5 a 2,0 g/kg/dia, para que sejam repostas as perdas de proteína ocorridas através das membranas dialisadoras. Caracteristicamente, pacientes queimados necessitam de 2,0 a 2,5 g/kg/dia, em função das excessivas perdas urinárias e as queimaduras.[59] A Tabela 93.2 resume as orientações clínicas práticas europeias e norte-americanas para as necessidades de proteína e aminoácido em pacientes catabólicos.[70,71]

Necessidades de gordura

A glicose deve ser responsável por aproximadamente 50 a 60% das necessidades energéticas totais (~ 70 a 80% das calorias não proteicas).[59,70,71] O equilíbrio das calorias não proteicas deve ser administrado na forma de gordura, na dose de 1,0 a 1,5 g/kg/dia, com níveis de triglicerídeos inferiores a 300 mg/dL.[70,71] Hiperlipidemia acompanhada de níveis de triglicerídeos superiores a 500 mg/dL implica a necessidade de suspender a administração de emulsão lipídica intrave-

Tabela 93.2 Orientações gerais para determinar as necessidades de proteína com base em estresse ou em alterações de disfunção orgânica

Situação clínica	Ingestão recomendada de proteína
Manutenção	1,0 g/kg/d PC real
Estresse ou repleção	1,3-2,0 g/kg/d PC real
Insuficiência renal/pré-diálise	0,8-1,0 g/kg/d PC seco
Insuficiência renal/hemodiálise	1,2-1,5 g/kg/d PC seco
Insuficiência renal/peritoneal/ CVVHD	1,5-2,0 g/kg/d PC seco
Lesão por queimadura	2,0-2,5 g/kg/d PC seco
Falência hepática	0,6-1,2 g/kg/d PC seco
Transplante de fígado	1,0-1,5 g/kg/d PC seco
Transplante de medula óssea	1,5-2,0 g/kg/d PC seco

PC, peso corporal; CVVHD, hemodiálise venovenosa contínua.

nosa (IVLE) em NP até que os níveis de triglicerídeos sejam reduzidos a um nível seguro. A dose recomendada máxima de lipídio intravenoso para adultos é 2,5 g/kg/dia, mas raramente deve-se usar essa dose.[70,71] Calorias derivadas de gordura podem ser aumentadas para 50% das necessidades de nutrientes em pacientes selecionados com hiperglicemia grave ou com elevada produção de dióxido de carbono, mas com a possível complicação de hiperlipidemia, colestase, imunossupressão e maior infecção.[59,70,71] Em geral, pacientes com suspeita de superalimentação com aumento da produção de dióxido de carbono devem ser tratados por meio da redução das calorias totais.[59,70,71]

Necessidades de vitaminas

Em abril de 2000, a FDA reformulou as exigências para a comercialização de formulações polivitamínicas parenterais "eficazes" para adultos e recomendou alterações na antiga formulação com doze polivitamínicos.[73] As alterações impostas pela FDA consistem em doses mais altas de vitaminas B_1 (tiamina), B_6 (piridoxina), C (ácido ascórbico) e de ácido fólico, além da adição de vitamina K (filoquinona) (Tab. 93.3). O teor vitamínico da fórmula original foi baseado nas necessidades nutricionais conhecidas de pessoas saudáveis para prevenir a deficiência de nutrientes. Profissionais sugeriram que as necessidades de vitaminas podem ser maiores em pacientes críticos que necessitam de nutrição especializada.[74] Além disso, doses mais altas de determinadas vitaminas, como C ou E, podem desempenhar papel fundamental na defesa antioxidante. A suplementação com vitamina E mostrou benefício para os pacientes que foram submetidos a tratamento cirúrgico de aneurisma aórtico abdominal[75] e que receberam vitamina E oral, na dose de 600 UI/dia, durante oito dias no pré-operatório. A vitamina E reduziu a evidência de lesão tecidual por isquemia-reperfusão nas biópsias de tecido muscular comparado com pacientes sem suplementação. Pacientes traumatizados, ou pacientes necessitando de cirurgia de emergência, foram designados randomicamente para um grupo de tratamento que recebeu vitaminas C e E (α-tocoferol, 1.000 UI a cada 8 horas por via oral e 1.000 mg de ácido ascórbico a cada 8 horas por via intravenosa, durante a internação na UTI, ou durante 28 dias) ou nada.[76] Nenhuma diferença com relação à pneumonia ou síndrome do desconforto respiratório agudo (SDRA) foi detectada, mas a taxa de síndrome de disfunção orgânica múltipla (MODS) foi significativamente menor com o tratamento vitamínico, embora a incidência de MODS em ambos os grupos tenha sido baixa. Embora as necessidades de micronutrientes para pacientes criticamente enfermos sejam desconhecidas, estudos adicionais sugerem que uma dose mais elevada para uma variedade de vitaminas, como A, C e D, é provavelmente mais elevada que a recomendada atualmente na Tabela 93.3.[59,71,74,77]

Foi documentado o efeito da resposta de fase aguda na distribuição dos líquidos e nas concentrações de vitaminas em pacientes submetidos a procedimentos cirúrgicos ortopédicos.[78] Concentrações plasmáticas diminuídas de vitaminas A e E e de 5-fosfato de piridoxal foram acompanhadas por aumento igualmente significativo nas concentrações plasmáticas de PCR após um período de sete dias. As concentrações das vitaminas retornaram aos valores basais com a resolução na resposta de fase aguda. Assim, a redução nas concentrações das vitaminas deve ser interpretada com cautela durante a resposta de fase aguda, e talvez não haja indicação de suplementação vitamínica, que só pode haver quando as baixas concentrações de vitaminas persistirem durante a ausência de resposta de fase aguda.

Tem-se associado doença ou lesão aguda com deficiências vitamínicas progressivas durante a fase de convalescença. Crianças com lesões térmicas abrangendo 40% ou mais da área de superfície total do corpo têm apresentado deficiência de vitamina D por até sete anos após a queimadura.[79] Baixas concentrações de 25-hidroxi-vitamina D circulante também tiveram correlação com os escores Z para densidade mineral óssea, o que sugere que a depleção de vitamina D após uma lesão por queimadura pode ser um fator que colabora para a perda de tecido ósseo pós-queimadura. Evidências recentes sugerem que um defeito na produção cutânea de colecalciferol, vitamina D_3, é o fator responsável pelas baixas concentrações séricas de vitamina D.[80] Observou-se uma redução de cinco vezes na conversão de 7-desidrocolesterol em pré-vitamina D_3 na pele cicatrizada após queimadura, em comparação com a pele não queimada. Isso faz com que se subentenda que os sobreviventes de grandes queimaduras devem ser avaliados para verificação da presença de hipovitaminose D, doença óssea e outras consequências da deficiência de vitamina D e sua reposição com base nos níveis de 25-hidroxivitamina D no sangue.

Necessidades de elementos-traço

Os elementos-traço devem ser adicionados às formulações parenterais diárias, porém como notado no caso das vitaminas, a necessidade exata de elementos-traço específicos em pacientes catabólicos é desconhecida. As soluções padrão de elementos-traço contêm selênio, cromo, zinco, cobre e manganês, minerais que desempenham papéis essenciais em inúmeras vias metabólicas. Podem ocorrer alterações bioquímicas e funcionais na vigência de estados de deficiência graves. A deficiência aguda de zinco resulta em diarreia, alterações de humor, dermatite que começa nas dobras nasolabiais e se espalha

Tabela 93.3 Recomendações antigas *versus* atuais da FDA para formulações polivitamínicas parenterais para adultos

Vitaminas	Recomendações antigas[a]	Recomendações atuais[b]
Vitamina A	3.300 UI (1 mg de retinol)	3.300 UI (1 mg de retinol)
Vitamina D_2	200 UI (5 μg de colecalciferol)	200 UI (5 μg de colecalciferol)
Vitamina E	10 mg (α-tocoferol)	10 mg (α-tocoferol)
Vitamina K	Nada	150 μg
Tiamina (B_1)	3 mg	6 mg
Riboflavina (B_2)	3,6 mg	3,6 mg
Piridoxina (B_6)	4 mg	6 mg
Niacina	40 mg	40 mg
Pantotenato	15 mg	15 mg
Biotina	60 μg	60 μg
Folato	400 μg	600 μg
Cianocobalamina (B_{12})	5 μg	5 μg
Ácido ascórbico (C)	100 mg	200 mg

[a]Dados do American Medical Association Department of Foods and Nutrition. Multivitamin preparations for parenteral use. A statement by the Nutrition Advisory Group. JPEN J Parenter Enteral Nutr 1979;3:258-62, utilizado com permissão.

[b]Dados da Food and Drug Administration. Parenteral multivitamin products: drugs for human use; Drug efficacy study implementation, Amendment. Fed Reg 2000;65:21200-1.

para a virilha, subsequente alopecia e maior incidência de infecções. As concentrações de zinco são altas nos fluidos do intestino delgado e devem ser suplementadas na presença de fístulas do intestino delgado em razão dos altos níveis no débito da ileostomia. As baixas concentrações de cobre produzem neutropenia (mas há ocorrência de neutrocitose na presença de infecção) e um quadro de anemia por deficiência de ferro, uma vez que o ferro não é transportado para a medula óssea a partir de sítios de destruição de glóbulos vermelhos. A deficiência de cromo está associada à intolerância à glicose, resultante dos baixos níveis do fator de tolerância à glicose. Reduções significativas no selênio plasmático foram associadas com porcentuais mais elevados de pneumonia relacionada ao uso de ventilador, falência orgânica e mortalidade em pacientes críticos, e alguns estudos mostram a eficácia da administração de alta dose de selênio em pacientes críticos.[81,82] Foram documentadas grandes perdas urinárias e cutâneas de selênio, zinco e cobre em pacientes queimados e traumatizados.[83] A suplementação desses três elementos-traço melhorou a resposta imune, além de reduzir o número de infecções pulmonares e proporcionar menor tempo de permanência na UTI de pacientes queimados, em comparação com aqueles que receberam doses-padrão da suplementação.[83] A excreção de cromo e zinco é realizada por via renal, enquanto o cobre e o manganês são excretados através do trato biliar. Se os níveis séricos de bilirrubina forem superiores a 10 mg/dL durante episódios de insuficiência hepática, as soluções de elementos-traço devem ser suspensas e apenas selênio, cromo e zinco devem ser administrados. Claramente são necessários mais dados para definir bioquimicamente e clinicamente as doses ideais de elementos-traço em pacientes internados, incluindo aqueles após trauma, operações e infecções.[59,84]

Vias de terapia nutricional

Nutrição enteral *versus* parenteral

Em geral, a via enteral é preferível em relação à NP em pacientes nos quais os acessos e o funcionamento do trato gastrintestinal permitem o fornecimento enteral de nutrientes.[70,71] Embora ocorra gastroparesia durante alguma condição crítica ou após uma lesão, o acesso diretamente no intestino delgado permite que o paciente seja nutrido em quantidades adequadas para que as necessidades nutricionais sejam atendidas. Experimentalmente, a NP diminui a atividade das hidrolases da borda em escova, provavelmente aumenta a permeabilidade da mucosa, resulta em atrofia das vilosidades com perda de sua altura e gera efeitos inibidores na imunidade da mucosa intestinal.[85-88] Cada um desses fatores é afetado de maneira benéfica pela nutrição enteral.

Dados clínicos importantes demonstram os benefícios da nutrição enteral. Muitos desses estudos foram realizados em pacientes traumatizados,[6-12] o que permitiu a randomização em NP, o não uso de nutrição especializada ou nos quais a canulação do intestino delgado durante a celiotomia permitiu acesso para nutrição enteral precoce. De forma praticamente uniforme, os estudos demonstraram reduções significativas da pneumonia e dos abscessos intra-abdominais com nutrição enteral (nos pacientes em risco de abscessos intra-abdominais). Em particular, os pacientes com ATI igual ou superior a 20 ou com ISS de 18 a 20 ou superior – os pacientes com maior risco de complicações infecciosas – foram aqueles com maior probabilidade de obter benefício.[9] Em pacientes com lesão craniana fechada isolada, a gastroparesia desaparece normalmente em um período que varia de três a quatro horas, a menos que os pacientes sejam mantidos em coma por barbitúrico, assim, a nutrição enteral deve ser instituída tão logo desapareça o quadro de gastroparesia. A nutrição precoce, por meio de uma sonda posicionada no intestino delgado com a ajuda de um endoscópio, não proporciona nenhum benefício adicional.[89] Se a gastroparesia persistir, uma sonda com rastreamento eletromagnético deverá ser introduzida com a ajuda do endoscópio ou mediante o uso de fluoroscopia, até a parte distal do duodeno ou na parte proximal do intestino delgado, para que o paciente receba nutrição enteral. Pelo fato de ocorrer o posicionamento em vias aéreas, em 1,5 a 2% dos pacientes, com colocação às cegas, muitas vezes com resultados letais, esta técnica não é aconselhada.

Resultados similares foram observados em estudos de pacientes submetidos à cirurgia geral. Em inúmeros estudos, a nutrição enteral precoce melhorou as infecções pós-operatórias, os parâmetros imunológicos e o funcionamento do trato gastrintestinal.[10,90-92] Contudo, não foi observado nenhum benefício com a nutrição enteral precoce em estudos com pacientes bem nutridos submetidos a procedimentos cirúrgicos importantes, para os quais é habitual um pós-operatório sem complicações.[93,94] Entretanto, estudos envolvendo quantidades significativas de pacientes com desnutrição demonstraram melhores resultados com a nutrição enteral e NP.[91,92,95,96] A nutrição pós-operatória precoce deve ser instituída com o objetivo de evitar grandes perdas de massa corpórea magra em razão do jejum e quando possível, os nutrientes devem ser administrados através do trato gastrintestinal, e não com nutrição parenteral. A nutrição enteral e a NP têm sido estudadas em pacientes com doença inflamatória intestinal,[97,98] após transplante,[99,100] e em pacientes com pancreatite leve a moderada.[101] De maneira uniforme, os achados desses estudos corroboraram a ideia dos efeitos benéficos com o uso da nutrição enteral, em vez da NP, quando os pacientes demonstravam tolerância clínica. Um grande estudo europeu com mais de 4.500 pacientes críticos adultos mostrou que a indicação de NP concomitante com alimentação enteral precoce (dentro dos primeiros dois dias) não foi benéfica em comparação com a espera sobre o início da NP até depois de sete dias.[102] Os pacientes em ambos os grupos receberam micronutrientes intravenosos idênticos (vitaminas, minerais e elementos-traço), enquanto o uso precoce de NP foi associado a mais infecções, disfunção orgânica e um longo tempo de internação comparado aos indivíduos que receberam apenas nutrição enteral precoce por meio de sonda e micronutrientes intravenosos, sem diferença na mortalidade entre os grupos.[84,102]

Terapia nutricional perioperatória

Inúmeros estudos avaliaram a terapia nutricional pré e pós-operatória, embora apresentem resultados conflitantes. Um aspecto crítico na interpretação desses dados é a seleção dos pacientes, uma vez que muitos estudos recrutaram pacientes que não estavam em risco de complicações relacionadas à nutrição. Particularmente quando um grupo do estudo estava recebendo NP, os resultados frequentemente demonstravam aumento das complicações sépticas em pacientes que, não fosse isso, poderiam não apresentar maiores complicações. O exemplo clássico é o estudo *Veterans Administration Cooperative Study*[95] que randomizou pacientes cirúrgicos pré-operatórios para receber NP durante um período de sete a quinze dias no pré-operatório ou para um grupo controle com acesso livre à dieta oral. A quantidade de NP administrada nesse estudo excedia as recomendações nutricionais, e isso pode ter agravado os efeitos negativos, incluindo hiperglicemia.[53,56] Em geral, foi observada uma tendência de redução das complicações da cicatrização (deiscência da ferida, deiscência anastomótica, formação de fístula) no grupo com nutrição parenteral, porém com um porcentual significativamente maior de complicações infecciosas, particularmente pneumonia. Após a estratificação pelo grau de desnutrição preexistente, os pacientes gravemente desnutridos foram nitidamente beneficiados com a NP, com redução significativa das complicações de cicatrização e sem aumento das complicações infecciosas (em alguns pacientes houve diminuição). Em estudos de nutrição perioperatória, praticamente todos com resultados negativos ou com um efeito negativo da nutrição haviam recrutado principalmente pacientes bem nutridos.[93-95] Contudo, estudos envolvendo grande número de pacientes desnutridos demonstraram benefícios significativos com a nutrição perioperatória.[91,92,95] Pode-se concluir que é improvável que pacientes nutridos – identificados após um cuidadoso exame físico e um histórico nutricional criterioso – não venham a ser beneficiados por meio de uma nutrição especializada, enquanto pacientes com deficiências nutricionais preexistentes serão beneficiados.

Existe uma exceção a essa observação. Uma metanálise mostrou que pacientes submetidos a procedimentos gastrintestinais eletivos que receberam uma dieta oral suplementada com arginina, ácidos graxos ômega-3 e nucleotídeos, foram beneficiados com uma melhora significativa em sua recuperação pós-operatória com a nutrição pré-operatória, com poucas infecções ou outras complicações, mas sem alteração na taxa de mortalidade *versus* pacientes que receberam nutrição enteral convencional.[103]

Papel do intestino na defesa do hospedeiro

Existe um consenso geral resultante de vários ensaios clínicos prospectivos randomizados com pacientes com trauma e pacientes submetidos a cirurgia geral[7-12,89-92] de que a nutrição pelo trato gastrintestinal é mais benéfica do que a nutrição parenteral quando o trato gastrintestinal está funcionando. Experimentalmente, alimentação parenteral resulta em atrofia muito rápida das vilosidades parenterais.[85] Essas mudanças também ocorrem com seres humanos, mas não na mesma extensão.[104] Lesão, choque hemorrágico, isquemia e sepse alteram a permeabilidade intestinal às macromoléculas e produzem também uma liberação de fatores de virulência em bactérias que aumenta sua toxicidade.[86,105] A permeabilidade intestinal realmente aumenta em pacientes traumatizados, mas retorna ao normal com bastante rapidez.[106,107] Fatores gastrintestinais não identificados liberados no duto torácico foram relacionados a várias disfunções orgânicas em modelos animais de isquemia-reperfusão.[108,109] Não se sabe ao certo também se o jejum potencializa a liberação desse fator em modelos animais.

O intestino desempenha papel essencial na imunidade da mucosa.[110-117] Normalmente, as bactérias estão em equilíbrio com a combinação de peristaltismo, competição com outras populações bacterianas, mucina, imunoglobulina A (IgA) e outros fatores. Experimentalmente, a ausência de nutrição enteral resulta na redução significativa das células T e B no interior da lâmina própria, nas placas de Peyer e no espaço intraepitelial[110] levando à redução das citocinas IL-4 e IL-10 estimuladoras de IgA, em proporção direta à diminuição dos níveis de IgA no interior do lúmen intestinal e nos pulmões.[111] As placas de Peyer são o local de entrada para os linfócitos T e B, que são destinados ao sistema imune da mucosa. Essas moléculas interagem com a molécula de adesão celular da adressina da mucosa-1 (MAdCAM-1) nas vênulas endoteliais altas para atrair as células T e B.[112,113] A expressão de MAdCAM-1 diminui quando o trato gastrintestinal não está recebendo nutrição.[114] Depois que as células são sintetizadas nas placas de Peyer pelos antígenos absorvidos do lúmen intestinal, são distribuídas de volta ao trato gastrintestinal e também a locais extraintestinais, como pulmão, trato geniturinário e glândula mamária na lactação.[115] Com a redução de MAdCAM-1 e um número menor de células adentrando o sistema imune da mucosa, o número de células T e B diminui nos tratos gastrintestinal e respiratório de camundongos resultando na perda das defesas respiratórias contra bactérias e vírus.[116,117] Não ocorre perda da memória imunológica, porque a reintrodução da nutrição enteral leva à rápida retomada dessas defesas imunológicas.

A proteção sistêmica e intraperitoneal também é afetada pela via de administração dos nutrientes. A nutrição enteral reduz a letalidade das bactérias intraperitoneais, em comparação com a NP. A nutrição parenteral perde a eficácia antes que a peritonite bacteriana suprima a liberação do fator de necrose tumoral (TNF) intraperitoneal que inibe a proliferação bacteriana,[118] resultando em uma maior resposta sistêmica do TNF à sepse intraperitoneal. Essa condição se confirmou em sujeitos de pesquisa humanos.[119]

Tipos de dieta

Dieta enteral

A gastroparesia complica o curso da maioria dos pacientes críticos, o que impede que o paciente seja nutrido precocemente pela via intragástrica. Uma exceção importante são os pacientes queimados, nos quais a gastroparesia é menos significativa quando são nutridos por sonda, em um prazo de 8 a 12 horas a partir da lesão.[120] Ao ocorrer gastroparesia, o acesso enteral obtido após o ligamento de Treitz permite a nutrição enteral. Em geral não há necessidade de dietas quimicamente definidas (fórmulas elementares),[86,121] sendo que essas fórmulas devem ser utilizadas para pacientes com alterações da mucosa ou com intolerância gastrintestinal significativa. Na maioria dos pacientes críticos, a administração de uma dieta isotônica que contém fibra solúvel pode ser administrada.[70,71] Isso evita a diarreia que, comumente, ocorre como efeito secundário a antibióticos, excessiva proliferação bacteriana, infecção por *Clostridium difficile,* agentes de motilidade gástrica ou soluções ricas em sorbitol, e não em função da fórmula enteral.[122,124] Em geral, dietas isotônicas que contêm 1 kcal/mL podem ser administradas por meio de sondas nasojejunais, jejunostomias com cateter de agulha (NCJ) 5F e 7F, ou cateteres de tamanho 14, 16 ou 18. As dietas administradas no intestino delgado devem ser iniciadas apenas em pacientes com estabilidade hemodinâmica, normalmente na faixa de 15 a 25 mL/hora, sendo o volume aumentado a cada 12 a 24 horas, conforme a tolerância do paciente. A nutrição intragástrica é iniciada em uma velocidade de administração mais rápida, comumente 50 mL/hora, servindo como teste para gastroparesia. Se os resíduos não forem elevados (> 200-250 mL, 4 horas após a instituição da nutrição), o volume das dietas poderá ser aumentado com mais rapidez até atingir a velocidade de administração estabelecida como objetivo.[120-122]

Substratos específicos

As evidências clínicas indicam que substratos específicos podem trazer benefícios para certos pacientes críticos ou com lesões muito graves. Os nutrientes glutamina, arginina, ácidos graxos ω-3 e nucleotídeos têm sido combinados em diversas fórmulas, comumente conhecidas como fármaco-nutrição ou "dietas imunomoduladoras".[70,103] A produção de glutamina, o aminoácido mais abundante no corpo humano, aumenta durante situações de estresse e sepse. Contudo, tanto os níveis séricos como os níveis intracelulares diminuem à medida que esse aminoácido específico passa a ser "condicionalmente essencial" durante situações de alta taxa metabólica.[125,126] A glutamina é utilizada como substrato para os enterócitos, para as células em rápida proliferação e para os linfócitos T. Foi demonstrado que, tanto em nutrição enteral como em NP, a suplementação com glutamina é eficaz.[12,125,126] Infelizmente, a glutamina é de difícil solubilização, e, diante do calor e da esterilização, esse aminoácido sofre degradação até amônia e piroglutamato, dois produtos tóxicos. Seu uso tem sido limitado na nutrição intravenosa (ver em outra seção deste volume). A arginina é precursora de óxido nítrico, nitritos e nitratos e promove a proliferação dos linfócitos T após estímulo. A arginina desempenha importante papel na imunidade celular e na proliferação dos fibroblastos, funcionando ainda como secretagogo para a produção de GH, prolactina, glucagon e insulina.[127] A administração de arginina há muito tempo é estudada na terapia nutricional (ver em outra seção deste volume).

Os ácidos graxos poli-insaturados (PUFA) contêm duplas ligações em diversas posições. Os ácidos graxos ω-6 são obtidos a partir de óleos vegetais, ao passo que os ácidos graxos ω-3 são encontrados em concentrações elevadas no óleo de peixe e no óleo de canola (óleo de colza). Os seres humanos não podem sintetizar esses PUFA, mas podem rapidamente incorporá-los à membrana celular. Os ácidos graxos ω-6 incorporados à membrana celular na forma de ácido araquidônico são metabolizados com a ajuda das fosfolipases, com subsequente produção de prostaglandina E_2, tromboxano A_2 e leucotrieno B_4. Os prostanoides e leucotrienos são imunossupressivos e pró-inflamatórios. Essas substâncias inibem a atividade das células *killer*, prejudicam a formação de anticorpos e diminuem a imunidade mediada por células. Os PUFA ω-3 são metabolizados até prostanoides das séries 3 e 5, inclusive prostaglandina PGI_3, tromboxano A_3 e leucotrieno B_5, por meio da via da lipo-oxigenase. Esses produtos não são imunossupressivos nem pró-inflamatórios. São necessárias mais pesquisas sobre produtos entereais enriquecidos com esses ácidos graxos.[70,71,84,103] Os nucleotídeos fornecem RNA para proliferação celular, síntese de DNA e RNA e função imunológica.[70] Fórmulas suplementadas com esses nutrientes têm apresentado resultados clínicos. Pacientes gravemente traumatizados ou aqueles submetidos à ressecção do trato gastrintestinal superior decorrente da presença de malignidades se beneficiaram significativamente com a redução de complicações infecciosas, permanência hospitalar e complicações totais.[12,91,92,128] Porém não foi observado nenhum benefício quando essas dietas foram administradas a pacientes nutridos que foram submetidos à cirurgia geral eletiva, com pouca probabilidade de apresentarem complicações no pós-operatório,[93,94] com a exceção de dois estudos que administraram, no pré-operatório, um litro dessas dietas aos pacientes antes da cirurgia colorretal.[96] Nessas circunstâncias, aparentemente houve benefícios para pacientes que não estavam desnutridos.

Mais recentemente, entretanto, foi questionado o uso dessas dietas em pacientes sépticos, e, embora esse tópico ainda seja objeto de controvérsia, alguns pesquisadores especularam que a arginina pode ser prejudicial para alguns pacientes com sepse.[70,129] Dados mais recentes demonstram que esse achado pode ser mais aplicável à maioria dos pacientes sépticos.[130] Felizmente, a maioria dos pacientes sépticos tolera a nutrição enteral, mas os médicos devem agir com cautela na administração de dietas enriquecidas com arginina para pacientes seriamente sépticos.[129] Os pacientes traumatizados demonstram aumento considerável da arginase celular, o que leva ao rápido metabolismo da arginina.[127] Nessas condições, a suplementação com arginina pode ser benéfica para a normalização dos níveis séricos. Entretanto, nos casos de sepse evidente, os níveis de arginas estão diminuídos e mais arginina pode ser metabolizada em óxido nítrico, o que pode aumentar a vasodilatação, tornando-o tóxico. No entanto, tendo em conta os emergentes dados de segurança e eficácia, tem sido defendido que os ensaios rigorosos sobre a administração de arginina em pacientes de UTI possam estar agora justificados.[130]

Vias de acesso à nutrição enteral

Na maioria dos casos, a nutrição enteral é fornecida até o interior do estômago, quando não foi obtido acesso cirúrgico ou não foi realizada uma celiotomia.[70,131,132] As sondas de pequeno calibre devem ser utilizadas uma vez que reduzem a incidência de complicações advindas de refluxo, necrose decorrente de pressão nas asas nasais com úlceras ou estenoses. O fio guia das sondas permite a passagem fácil, mas carrega um risco de colocação em vias respiratórias em 1,5 a 2% dos pacientes com pneumotórax em 30 a 40% dos tubos mal posicionados, o que pode ser fatal. A posição deve ser confirmada por aspiração do suco gástrico ou por meio de radiografias. A simples insuflação de ar não diferencia uma sonda colocada no lobo pulmonar inferior esquerdo de outro localizado no interior do estômago. Dados mostram que o rastreamento eletromagnético da sonda elimina qualquer risco de complicações das vias aéreas. No caso da utilização da via intragástrica, a cabeceira do leito do paciente deve ser elevada a pelo menos 30° a 35°, porque a junção gastroesofágica depende da posição supina dos pacientes.[132]

Em casos de quantidade de resíduos gástricos (≥ 330 a 350 mL) ou de evidências de aspiração ou refluxo recorrente das dietas veiculadas pela sonda, que retornam até a garganta, o acesso da sonda deverá ser obtido mais distalmente. Se não houver indicação para celiotomia, sondas de pequeno calibre poderão ser introduzidas através de rastreamento eletromagnético, de fluoroscopia ou endoscopia. Embora não haja fortes evidências indicando que o avanço da sonda além do estômago evitará a aspiração gástrica e refluxo, o avanço desta até o duodeno distal ou, mais precisamente, o final do intestino delgado, parece ser uma estratégia vantajosa em termos de proteção contra subsequente aspiração, pois a administração de dieta diretamente no intestino delgado raramente resulta em refluxo para o estômago. A nutrição intragástrica não é recomendável para pacientes que estejam com grave comprometimento neurológico ou que estejam com pneumonia recorrente, secundária ao refluxo. Uma desvantagem em relação ao uso de sondas nasojejunais ou jejunais é que frequentemente ocorre deslocamento desses dispositivos.[132]

Caso haja necessidade de celiotomia, o cirurgião deverá considerar a possibilidade de obter acesso como parte do plano pré e intraoperatório. Nos pacientes que têm problemas com pneumonia recorrente por aspiração ou com refluxo gastresofágico grave, ou nos quais há expectativa de gastroparesia, pode-se obter acesso direto ao intestino delgado com sondas de grande calibre (14F, 16F ou 18F) ou com sonda NCJ 5F e 7F, ou ainda com jejunostomias transgástricas. As NCJ são úteis, e pode-se esperar que esse método funcione durante um período que varia de três a quatro semanas, desde que o procedimento receba os devidos cuidados. Não se deve administrar medicamentos através das NCJ porque as soluções coagulam a dieta no interior da sonda, causando oclusão do tubo. As NCJ toleram dietas que contenham fibras comercialmente preparadas sem maiores problemas. Contudo, a vantagem das sondas 14F, 16F ou 18F é que, se ocorrer deslocamento ou coagulação, poderão ser removidas e substituídas por uma sonda de diâmetro semelhante. Essas sondas também toleram mais adequadamente a administração de medicamentos, desde que as sondas sejam irrigadas com 20 a 30 mL de água antes e depois da administração. Cateteres NCJ não podem ser substituídos se não solucionarem o problema de obstrução. Os pontos importantes na implantação de qualquer jejunostomia são: (a) a sonda deve estar localizada a uma distância suficiente de um ponto distal ao ligamento de Treitz, em uma área do intestino suficientemente longa; se o paciente sofrer distensão, o ponto de fixação no intestino delgado não será tracionado para fora da parede abdominal anterior. (b) Deve ser construído um túnel de Witzel em torno da sonda, de modo que, em nenhum ponto, a sonda entre em contato direto com a cavidade peritoneal, para evitar o seu deslocamento para o interior dessa cavidade. (c) A jejunostomia deve ser suturada à parede abdominal anterior por aproximadamente 4 cm, para evitar a ocorrência de vôlvulo no ponto de fixação. (d) A jejunostomia deve ser suturada à parede abdominal na borda lateral da bainha do reto, ou mais lateralmente, para reduzir a incidência de herniação do intestino delgado no local da jejunostomia. (e) A parte externa do cateter deve ser mantida curta, para minimizar a possibilidade de deslocamento inadvertido da sonda por pacientes mentalmente confusos.[70,132]

Sondas de nutrição podem ser administradas no intestino delgado tão logo o paciente esteja hemodinamicamente estável e não receba vasopressores para manter sua estabilidade hemodinâmica. A ressuscitação deve ser completa, com evidência de perfusão esplâncnica. Deve-se dar preferência às soluções isotônicas, em vez de soluções hipertônicas, para minimizar a possibilidade de diarreia. Além disso, é vantajoso considerar a suplementação com fibra, porque a fibra solúvel é metabolizada pelas bactérias e, dessa forma, há produção de ácidos graxos de cadeia curta (acetoacetato, butirato, propionato), que são substratos para o metabolismo dos colonócitos, permitindo que essas células preservem sua função de absorção hídrica. Fórmulas com triglicerídeos de cadeia média (MCT) podem ser mais bem toleradas do que aquelas que contêm triglicerídeos de cadeia longa (LCT), porque os MCT são digeridos com mais facilidade. Contudo, alguns LCT devem ser administrados simultaneamente, porque os MCT não possuem ácidos graxos essenciais. Distensão abdominal, êmese, diarreia, deslocamento da sonda e anormalidades de eletrólitos são as complicações mais comuns associadas ao fornecimento enteral de nutrientes. É mais provável a ocorrência de aspiração no paciente tratado com nutrição intragástrica e essa complicação pode ser minimizada com a administração de agentes procinéticos, elevação da cabeceira do leito do paciente em pelo menos 30°, verificação frequente dos resíduos e descontinuação das dietas ou avanço da sonda para além do ligamento de Treitz se houver muito resíduo presente ou se existir refluxo gástrico.[70]

Normalmente, a diarreia é resultante do uso de sorbitol e soluções utilizadas na administração de medicamentos, do uso de antibióticos com aumento do crescimento bacteriano, de infecção por *Clostridium difficile* ou da impossibilidade de descontinuação dos agentes da motilidade gástrica. Além disso, antiácidos que contenham magnésio podem causar diarreia. Em pacientes com diarreia, deve-se verificar a presença da toxina de *Clostridium difficile;* deve-se preferir dieta isotônica contendo fibra, e todas as medicações administradas por via enteral devem ser descontinuadas. Além disso, é necessário reavaliar a antibioticoterapia, e, se possível, descontinuá-la.

O deslocamento da sonda pode ser evitado basicamente por meio de cuidados e da vigilância da equipe de enfermagem durante os movimentos ou o reposicionamento do paciente. No caso das sondas de nutrição de pequeno calibre colocadas por procedimento cirúrgico, a parte externa deve ser mantida curta e com boa fixação no nível da pele.

Não é raro o desequilíbrio de eletrólitos em pacientes mantidos tanto com nutrição enteral como com NP. Também não é rara a síndrome da realimentação, com hipocalemia, hipofosfatemia, ou hipomagnesemia subsequente, garantindo assim a suplementação com os eletrólitos específicos. Além disso, quase todos os produtos enterais têm em sua composição apenas 30 a 40 mEq de sódio; assim, pode ocorrer hiponatremia principalmente se os fluidos intravenosos (particularmente com a técnica de *piggybacks*) forem D5W. Pode ocorrer hipernatremia quando forem utilizadas fórmulas concentradas. Deve-se administrar aproximadamente 1 mL de água para cada caloria, com o objetivo de manter a hidratação. Outras complicações raras são necrose do intestino delgado ou pneumatose intestinal. Embora a origem desse transtorno seja desconhecida, ela foi associada à nutrição no intestino delgado em pacientes medicados com agentes pressores, hemodinamicamente instáveis ou em estado de sub-ressuscitação. Ela também aparece como um distúrbio de motilidade em pacientes que receberam alimentação enteral com fibra após 5 a 7 dias, resultando em fecalização do intestino delgado distal. Nutrições intragástricas são seguras, mesmo em pacientes instáveis, porque uma pequena intolerância do intestino é manifestada por conta de altos resíduos, o que protege o intestino delgado. Se os resíduos permanecerem baixos, é um sinal de adequação da tolerância do intestino delgado, e os pacientes poderão avançar rapidamente para a velocidade de administração desejada.[70]

Dieta parenteral

Glicose

A forma monoidratada de glicose é utilizada nas formulações de NP com o objetivo de fornecer carboidrato e de atender às necessidades energéticas. Recentemente, o controle da glicose em pacientes cirúrgicos críticos recebeu notável atenção. Um estudo com pacientes cirúrgicos em terapia intensiva demonstrou redução drástica da mortalidade e das complicações infecciosas com um protocolo agressivo de administração de insulina, o que manteve as concentrações séricas de glicose na faixa de 80 a 108 mg/dL.[53] Embora esses resultados pareçam promissores, o efeito ocorreu principalmente em pacientes cirúrgicos cardíacos, não tendo impacto em pacientes submetidos a procedimentos relacionados a trauma, vasculares, transplante ou cirurgia geral. Em um segundo estudo realizado pelos mesmos autores, nenhum benefício foi encontrado em uma população de pacientes críticos.[56] Um terceiro estudo de ambos os pacientes clínicos e cirúrgicos (o estudo *NICE-SUGAR*) não conseguiu encontrar nenhum benefício com o rigoroso controle glicêmico existente.[69] Existem diferenças potencialmente importantes entre os estudos. Os doentes tratados com insulina no único estudo em UTI cirúrgica receberam 19 e 20 kcal/kg/dia (em via parenteral e/ou enteral) com cerca de 70 U de insulina/dia em um protocolo de insulina ajustado por dedicados enfermeiros pesquisadores.[53,56] No estudo *NICE-SUGAR*, pacientes em várias UTI receberam cerca de 10 kcal/kg/dia de alimentação enteral com 50 U de insulina/dia administrada pelas enfermeiras. Apesar dos resultados promissores no estudo UTI cirúrgica, por conta dessas diferenças é difícil chegar a uma conclusão sobre o papel do controle intensivo de glicose.[69] A maioria concorda que os níveis de glicose no sangue devem ser controlados a níveis inferiores a 180 mg/dL e, possivelmente, menor ou igual a 130 a 150 mg/dL em pacientes de UTI cirúrgica.[56]

Aminoácidos

Durante a NP, as soluções padrão de aminoácidos parecem ser comparáveis, no que se refere ao valor nutricional. Algumas fórmulas parenterais especiais para estresse, sepse, insuficiência hepática ou insuficiência renal estão disponíveis comercialmente, mas os benefícios advindos de seu uso ainda são desconhecidos.[70,71,84] Tem-se estudado a suplementação com glutamina em diferentes pacientes.[125] Nos Estados Unidos, a glutamina não está presente em soluções comerciais por causa de sua limitada estabilidade em solução e de sua degradação em subprodutos metabólicos potencialmente perigosos – ácido piroglutâmico e amônia. Para a administração segura de glutamina nos Estados Unidos, são utilizados processos de esterilização e filtração a frio, para assegurar a pureza e estabilidade da glutamina administrada por via intravenosa preparada a partir da glutamina em pó. Em diversos estudos clínicos, demonstrou-se que a suplementação com glutamina tem efeito benéfico sobre os linfócitos,[133,134] reduzindo a incidência de infecções clínicas em pacientes receptores de transplante de medula óssea.[135] Esses resultados não foram duplicados em pacientes com malignidades em órgãos sólidos. Os estudos em pacientes críticos têm sido limitados, mas tais pesquisas parecem demonstrar reduções na permanência hospitalar e melhora na sobrevida em alguns subgrupos de pacientes, como demonstrado neste livro.

Emulsões lipídicas intravenosas

Nos Estados Unidos, todas as emulsões lipídicas intravenosas (IVLE) disponíveis para administração parenteral são compostas de ácidos graxos derivados do óleo de soja ou de combinações de óleos de soja e cártamo. Esses óleos vegetais são ácidos graxos de cadeia longa (LCFA) e fornecem ácidos graxos essenciais, ácido linoleico (ω-6) e ácido α-linolênico (ω-3).[70,71,136] O ácido linoleico é o principal ácido graxo componente de IVLE, variando de 44 a 65%, e o ácido α‴ -linolênico está presente em concentrações muito menores, de 4 a 11%. Alterações na função imunológica foram associadas com grandes infusões de IVLE durante curtos períodos. Tais efeitos são resultado de produtos finais do metabolismo dos ácidos graxos ω-6, que são pró-inflamatórios e imunossupressores. Quando as infusões de IVLE excedem 0,12 g/kg/hora, parece haver maior tendência de comprometimento das funções dos neutrófilos ou monócitos/macrófagos.[136] Têm sido inconsistentes os estudos sobre a ação das IVLE sobre o comprometimento da imunidade celular, e ainda não foram publicados estudos documentando mudanças significativas na imunidade humoral com infusões de IVLE.

Infusão IVLE pode afetar a função pulmonar. Elevações na pressão média da artéria pulmonar, na mistura venosa pulmonar, e declínio na relação entre tensão de oxigênio arterial e a fração de oxigênio inspirado (PaO_2/FIO_2) foram observados em velocidades de infusão de IVLE maiores que 0,12 g/kg/hora em pacientes com síndrome do desconforto respiratório agudo (SDRA) com[137] e sem sepse.[138,139] Pacientes traumatizados que não receberam nenhuma infusão de IVLE via NP durante os primeiros dez dias de hospitalização apresentaram redução de quase duas semanas em ventilação mecânica, em comparação com pacientes randomizados que receberam NP com infusão de IVLE. Lamentavelmente, os efeitos no funcionamento pulmonar não podem ser exclusivamente atribuídos ao efeito deletério de IVLE; talvez o motivo seja o fato de o grupo de NP isento de lipídios também ter recebido menor quantidade de calorias.[70,71,140]

Na tentativa de contornar os problemas com o uso de IVLE à base de LCFA, pesquisadores avaliaram fontes lipídicas alternativas, como o MCT.[136] Os MCT possuem vantagens metabólicas em comparação com os LCFA. Os MCT são detectados mais rapidamente no soro, não dependem da carnitina para o transporte para dentro da mitocôndria e há menor probabilidade de serem depositados no fígado ou no tecido adiposo. Experimentos com MCT foram conduzidos em pacientes em ventilação mecânica; os MCT parecem ser tolerados, embora possam aumentar o consumo de oxigênio. Formulações exclusivamente compostas de MCT não fornecem os ácidos graxos essenciais, ácido linoleico e ácido α-linolênico; assim, os MCT sempre deverão ser combinados com LCFA. Os ácidos graxos de cadeia média (MCFA) também são cetogênicos e, por isso, devem ser utilizados com extrema cautela em pacientes diabéticos, e estão contraindicados em pacientes com cetose ou acidose. Os ácidos graxos de cadeia média (MCFA) e os ácidos graxos de cadeia longa (LCFA) foram combinados a emulsões lipídicas para minimizar quaisquer efeitos adversos do MCFA isolado. Existem combinações de duas formas: misturas físicas de MCFA e LCFA ou triglicerídeos estruturados (ST). Os ST se formam a partir da hidrólise e reesterificação dos MCFA e dos LCFA no mesmo grupo glicerol. Os ST fornecem tanto ácidos graxos essenciais quando MCFA, que são rapidamente removidos do soro. Os ST produzem um balanço nitrogenado mais positivo e um ganho de peso significativo com a maior remoção lipídica em pacientes catabólicos quando comparados às misturas físicas de MCFA/LCFA.[141] Os produtos combinados de IVLE não são comercializados atualmente nos Estados Unidos para uso na prática clínica.

Eletrólitos

Em resposta à cirurgia e à lesão, frequentemente ocorrem desequilíbrios hidroeletrolíticos, havendo necessidade de ajustes nas formulações de NP.[18,59,70] (Favor consultar mais detalhes em outros capítulos.)

Sódio. O sódio é o principal cátion extracelular. Sua inclusão na formulação da NP baseia-se na necessidade clínica. Habitualmente, a concentração de sódio é escolhida de modo a refletir uma solução salina a 0,45%; portanto, adicionam-se de 70 a 80 mEq/L de sódio à formulação da NP. A insuficiência cardíaca congestiva, os edemas, a cirrose ou a síndrome nefrótica levam a uma sobrecarga de líquidos que se manifesta em forma de hiponatremia hipervolêmica resultante de uma concentração total de sódio excessiva no organismo e um excesso ainda maior de água corporal total. É necessária uma severa restrição de sódio e sua retirada da nutrição parenteral.[18]

Uma causa menos comum de hiponatremia em pacientes críticos é a síndrome da secreção inadequada de hormônio antidiurético (SIADH). Danos ao sistema nervoso central, como lesão craniana, meningite e hemorragia subaracnóidea, estão associados a esse fenômeno clínico. Agentes farmacológicos, como carbamazepina, clorpropamida, antidepressivos tricíclicos, clonidina e ciclofosfamida também podem ser responsáveis pela alteração eletrolítica. A SIADH é determinada por uma combinação de baixo nível sérico de sódio (na ausência de sobrecarga de líquido), decréscimo na osmolaridade sérica, osmolaridade urinária elevada com relação à osmolaridade sérica e concentração urinária de sódio superior a 40 mEq/L.[18] Por causa do efeito do hormônio antidiurético no rim, a água é absorvida sem sódio; assim o sódio urinário e a tonicidade ficam elevados em relação ao soro. O tratamento apropriado é a restrição hídrica.

Por sua vez, pacientes com grandes perdas de líquido nasogástrico, altos volumes secretados por ileostomia ou fístula pancreática, ou por perdas significativas pelo intestino delgado, frequentemente necessitam de quantidades substanciais de sódio. Se essas perdas de sódio e de líquido não forem repostas, o paciente poderá ficar hipernatrêmico. Em geral, se o sódio sérico estiver acima de 150 mEq/L, não se devem adicionar mais que 40 mEq/dia desse mineral à formulação da NP. Os prontuários de medicação dos pacientes também devem ser revisados em busca de fontes "ocultas" de sódio, como ALB, medicações diluídas em salina a 0,9% e antibióticos contendo sódio. Outros medicamentos podem causar desidratação, como resultado da depleção de volume por causa de uma diarreia excessiva, como terapia com lactulose.

Potássio. O potássio é basicamente um cátion intracelular, assim, sua inclusão na NP dependerá da necessidade clínica. Se o funcionamento renal do paciente estiver normal, geralmente são suficientes 40 mEq/L de potássio para manutenção da homeostase.[18] As necessidades de potássio podem ser enormemente influenciadas pelo equilíbrio acidobásico. Durante a acidose metabólica (pH < 7,2), uma quantidade excessiva de íons de hidrogênio está presente na circulação, e o potássio troca sua posição intracelular, o que causa hipercalemia. No entanto, ocorre hipocalemia durante a alcalose metabólica.

A insuficiência renal (eliminação da creatinina < 30 mL/minuto) está também associada ao comprometimento da eliminação de potássio e à hipercalemia. Em geral, a ocorrência de hipercalemia em um quadro de insuficiência renal aguda justifica a remoção desse eletrólito da solução de NP. Tão logo os níveis tenham diminuído para 4,0 mEq/L, deve-se adicionar potássio em doses moderadas (p. ex., 10 mEq/L). Muitos medicamentos estão associados com alterações nas concentrações séricas de potássio. Exemplificando, o risco de ocorrência de hipercalemia aumenta em presença de medicamentos poupadores de potássio, como inibidores da enzima conversora da angiotensina, espironolactona, trianterenо e amilorida. A heparina é um antagonista da aldosterona capaz de causar perda de sódio e retenção de potássio. Constatou-se que tanto doses terapêuticas como doses baixas de heparina causam essa anormalidade, especialmente em pacientes diabéticos e com disfunção renal crônica. O trimetoprim é um componente da combinação do produto trimetoprim-sulfametoxazol, utilizado frequentemente para infecções sistêmicas causadas por bactérias gram-negativas. Trata-se de um diurético fraco, com atividade poupadora de potássio. A redução de potássio na formulação da NP se justifica quando os pacientes estão sendo medicados com esses agentes farmacológicos, mesmo nos casos em que a função renal está normal. Se as concentrações séricas de potássio excederem 5,1 mEq/L, não se deve incluir mais do que 20 mEq/dia desse eletrólito na formulação da NP.[18]

Os agentes farmacoterápicos associados com hipocalemia são os medicamentos causadores de depleção de potássio, como anfotericina B, aminoglicosídeos, penicilinas anti-pseudomonas (i. e., ticarcilina), diuréticos de alça e tiazídicos, glicocorticoides, insulina e β-agonistas inalados (i. e., albuterol).

Cálcio. Esse eletrólito é sempre administrado na forma de sal gluconato na NP, por ser mais estável e ter menor probabilidade de precipitação com sais de fósforo inorgânico. Até 98% do cálcio corporal total está presente nos ossos e pode ser rapidamente mobilizado em momentos de necessidade, sob a influência do paratormônio. A RDI parenteral para o cálcio é de aproximadamente 10 mEq ou 200 mg/dia. Certos pacientes, como aqueles com síndrome do intestino curto e aqueles que necessitam de grandes transfusões de sangue, podem necessitar de quantidades substancialmente maiores de cálcio na mistura da NP. São razoáveis aumentos de dose da ordem de 5 mEq/dia para a terapia intensiva e, durante essas ocasiões, é recomendável a monitoração simultânea do fósforo sérico. O cálcio liga-se fortemente às proteínas (especialmente à ALB). A fórmula a seguir pode ser utilizada no ajuste de concentrações séricas de cálcio para baixas concentrações de ALB:

$$\text{Cálcio corrigido} = [(4\text{-ALB}) \times 0{,}8] + \text{Cálcio medido}$$

Pode haver necessidade de pequenas quantidades de cálcio para pacientes com hiperfosfatemia, câncer metastásico ou hiperparatireoidismo. Normalmente, 10 mEq/dia é uma quantidade suficiente para acrecentar à formulação da NP.[18]

Magnésio. O magnésio está intimamente ligado ao metabolismo do cálcio. A RDI parenteral para magnésio é de aproximadamente 10 mEq ou 120 mg/dia.[18] Pacientes com síndrome do intestino curto, alcoolismo crônico e queimaduras frequentemente necessitam de doses maiores para obter a homeostase do magnésio; tais doses podem ser aumentadas gradualmente para 50% da RDI parenteral. Os medicamentos associados à perda de magnésio são anfotericina B, aminoglicosídeos, ciclosporina A, cisplatina, diuréticos de alça e de tiazídicos e piperacilina.[18] Disritmias, hipocalcemia (um problema não habitual em pacientes traumatizados) e irritabilidade são problemas evitados com monitoração do magnésio e tratamento apropriado. Comumente, há necessidade da instituição de terapia de reposição intravenosa de magnésio em pacientes com deficiência moderada a grave desse eletrólito, resultante da má-absorção dos sais orais de magnésio. Nos túbulos renais, o magnésio tem um limiar semelhante ao da glicose; assim, a rápida administração durante curto período (< 4 horas) irá resultar invariavelmente em grandes perdas urinárias e em nenhuma alteração dos níveis séricos. Foi desenvolvido um tratamento de dosagem com base no peso para deficiência de magnésio; nesse tratamento, faz-se infusão lenta das doses intravenosas ao longo de 12 a 24 horas, para criar melhores condições para uma retenção mais eficiente (ver Tab. 93.4). Também devem ser levados em consideração os níveis de magnésio durante a avaliação de um paciente hipocalêmico, porque magnésio é cofator importante na bomba de sódio-potássio/adenosina trifosfatase (Na-K ATPase). Deve ser considerada a instituição da terapia de reposição de magnésio diante de concentrações séricas baixas-normais desse eletrólito em presença de hipocalemia, porque o magnésio é um cátion intracelular, e as concentrações séricas talvez não reflitam de maneira exata a condição intracelular. Em geral, 12 mEq/L é adequado à nutrição parenteral total (NPT), dependendo do nível sanguíneo prevalecente, da dose de dextrose e da função renal. Comumente, ocorre hipermagnesemia em associação com disfunção ou falência renal. O magnésio deve ser removido da NP desses pacientes, até que a concentração sérica tenha retornado à sua faixa normal.[18,59]

Fósforo. O fósforo influencia inúmeros sistemas orgânicos, como respiração, função do miocárdio, das plaquetas, hemácias e leucócitos. A RDI parenteral para o fósforo é de aproximadamente 30 mmol ou 1.000 mg/dia. Se o fósforo for omitido das formulações de NPT, poderá ocorrer hipofosfatemia em um prazo de uma semana de tratamento com NP, representando risco à vida do paciente, se o fosfato não for adicionado à NP, principalmente em pacientes que se encontram em um quadro de desnutrição.[18,59] A hipofosfatemia é uma complicação metabólica comum em pacientes críticos recebendo terapia nutricional; verificou-se que essa complicação ocorre em, aproximadamente, 30% dos pacientes que recebem NP. Diversas populações de pacientes apresentam maior risco de sofrer deficiência de fósforo, como aqueles com histórico de abuso de bebidas alcoólicas, estado nutricional deficiente antes da lesão ou uso prolongado de antiácidos ou sucralfato. A hipofosfatemia induzida por medicação é resultante do desvio intracelular do fósforo ou das perdas urinárias. Os medicamentos associados com hipofosfatemia incluem antiácidos, sucralfato, diuréticos, teofilina e insulina. Em geral, deve-se adicionar de 15 a 30 mmol/dia de fósforo à formulação da NP, dependendo do nível sanguíneo prevalecente, da dose de dextrose e da função renal. O tratamento da hipofosfatemia é indicado em razão da gravidade do problema, sendo mais frequentemente utilizadas doses de reposição por via intravenosa.[18] Em pacientes que precisam tanto de potássio como de fosfato, pode-se adicionar fosfato de potássio (comumente, 15-22,5 mmol/L) à formulação da NP. Foi desenvolvido um esquema de reposição de fósforo em doses graduais, baseado na concentração sérica de fósforo do paciente como mostrado na Tabela 93.5.

A hiperfosfatemia é muito menos prevalente que a hipofosfatemia em pacientes cirúrgicos, estando comumente associada com comprometimento renal. As medicações associadas ao aumento das concentrações séricas de fósforo incluem IVLE e enemas contendo fósforo quando se verifica disfunção renal. Se o paciente apresentar disfunção renal, então será correto adicionar de 3 a 5 mmol/L de fósforo à formulação da NP.

O uso dos sais cloreto e acetato na NP deve ser baseado no estado acidobásico do paciente. Exemplificando, em casos de alcalose metabólica, devem ser empregados apenas sais cloreto de sódio ou de potássio. No entanto, em casos de acidemia, devem-se enfatizar os sais acetato de sódio ou potássio. Em nenhuma circunstância devem ser utilizados sais como cloreto de cálcio ou bicarbonato de sódio em uma formulação de NP, pois essas substâncias podem provocar a formação de precipitados insolúveis que poderão ser depositados na vasculatura pulmonar e causar falência respiratória fatal.

Monitoração da terapia nutricional

A situação dos líquidos no organismo deve ser avaliada diariamente.[18,70-72] A formulação da NP deve ser concentrada, com redução no seu conteúdo de sódio quando os pacientes ganham subitamente de 1 a 2 kg ao longo de um período de 24 horas. Os níveis de glicose, sódio, potássio, estado acidobásico e função renal devem ser checados todos os dias, enquanto medidas para cálcio, fósforo e magnésio devem ser obtidas pelo menos três vezes por semana. Concentrações de triglicerídeos, testes de função hepática, hemograma completo com contagem diferencial, tempo de protrombina e tempo de

Tabela 93.4 Recomendações para a terapia de reposição de magnésio em doses graduais

Concentração sérica de magnésio (mg/dL)[a]	Dose de magnésio/ período de infusão[b]
1,5-1,8	0,5 mEq/kg/12 h
1,1-1,4	1,0 mEq/kg/24 h
≤1	1,5 mEq/kg/24 h

[a]A concentração normal sérica de magnésio é de 1,7-2,3 mg/dL.
[b]Uso de 50% das doses recomendadas quando a depuração de creatinina for < 30 mL/min.

Tabela 93.5 Recomendações para a terapia de reposição de fósforo em doses graduais

Concentração sérica de fósforo (mg/dL)[a]	Dose de fósforo/ período de infusão[b]
2,3-3,0	0,16 mmol/kg/4 h
1,6-2,2	0,32 mmol/kg/4-6 h
≤ 1,5	0,64 mmol/kg/8 h

[a]A concentração sérica normal de fósforo é de 2,5-4,5 mg/dL.
[b]Uso de 50% da dose recomendada quando a depuração da creatinina for < 30 mL/min.

tromboblastina devem ser avaliados semanalmente durante a fase aguda da lesão nessa população de pacientes.[18,59]

Pode-se calcular o balanço nitrogenado depois da coleta de urina de 24 horas para volume e nitrogênio ureico sanguíneo, a fim de determinar a gravidade do catabolismo, com a ressalva de que as medidas de admissão e de saída devem ser estritamente precisas.[142] O balanço nitrogenado é definido como a diferença entre a ingestão de nitrogênio pela dieta e pela excreção de nitrogênio por meio da urina e das fezes.

Concentrações séricas de proteína podem ser verificadas como medida do estado nutricional, porque um aumento nas concentrações de certas proteínas pode refletir anabolismo proteico. A concentração sérica de ALB é a determinação proteica mais comumente utilizada na avaliação do estado nutricional. Contudo, este é um marcador impreciso para o estado nutricional em pacientes críticos por causa da redistribuição do espaço intravascular para o espaço intersticial, de sua meia-vida longa (~ 21 dias) e produção reduzida durante a resposta de fase aguda.[59,70] Durante o período de recuperação, outras proteínas séricas, como pré-albumina e TFN, são mais sensíveis à administração de terapia nutricional, por causa de suas meias-vidas mais curtas de 2 e 7 dias, respectivamente. A PCR sérica, uma proteína positiva de fase aguda, aumenta durante a inflamação e estresse e diminui durante uma recuperação rápida. Se a PCR estiver elevada e a concentração sérica de pré-albumina sofreu súbita queda, tal situação pode indicar a presença de uma condição inflamatória subjacente, em vez da ocorrência de deterioração no estado nutricional. Contudo, a combinação de baixas concentrações de pré-albumina e de PCR pode refletir um fornecimento inadequado de calorias ou de proteína. Esses princípios básicos podem ser utilizados pelo clínico para fazer os ajustes apropriados na terapia nutricional de seu paciente.

Agentes anabólicos

Alguns dados apoiam a administração do fator de crescimento semelhante à insulina-I (IGF-I) ou esteroides anabólicos a pacientes críticos, sendo que a maior parte do estudo foi realizada em pacientes com queimaduras e trauma. Verificou-se queda no porcentual de mortalidade em pacientes tratados com GH humano (HGH), quando comparados a pacientes controles (11 *versus* 37%, $p < 0{,}03$).[143] Pacientes pediátricos queimados medicados com 0,2 mg/kg/dia de HGH demonstraram queda significativa nos tempos de cicatrização dos locais doadores na primeira coleta (9,1 ± 0,4 *versus* 7,4 ± 0,6, $p < 0{,}05$, respectivamente) e na segunda coleta (9,0 ± 0,7 *versus* 5,7 ± 0,3, $p < 0{,}05$, respectivamente) em comparação com o tratamento com placebo. A permanência hospitalar (dividida pelo porcentual da superfície da área corpórea total) também foi menor pelo uso de GH recombinante (rGH).[144]

Os resultados animadores foram, de certa forma, refreados pela FDA em 1997, quando essa organização publicou um alerta farmacológico informando um elevado porcentual de mortalidade em pacientes críticos medicados com HGH. O alerta da FDA se deu em resposta a dois estudos paralelos realizados na Finlândia e em outros países da Europa. Foi publicado um estudo multicêntrico, duplo-cego, randomizado e placebo-controlado, envolvendo um total de 532 pacientes em UTI. A população de pacientes consistia de quatro grupos distintos: de cirurgia cardíaca, cirurgia abdominal, politraumatizados e com falência respiratória aguda.[145] Os pacientes foram medicados com uma dose diária de 0,10 ± 0,02 mg/kg de HGH ou placebo até terem recebido alta da UTI, ou durante um período máximo de 21 dias. Os pacientes que foram medicados com HGH exibiram maior mortalidade causada por falência múltipla de órgãos, hiperglicemia, infecção não controlada e choque séptico em 39% *versus* 20% com placebo no estudo finlandês e 44% *versus* 18% no estudo europeu ($p < 0{,}001$). O risco relativo de morte para pacientes medicados com HGH foi de 1,9 (intervalo de confiança de 95%, 1,3-2,9) no estudo finlandês, e 2,4 (intervalo de confiança de 95%, 1,6-3,5) no estudo europeu. O aumento da mortalidade persistiu mesmo depois de realizada a análise dos dados, levando em conta grupo diagnóstico, escore *Acute Physiology and Chronic Health Evaluation II* (APACHE II) e idade. A maior parte das mortes no estudo europeu (sem participação de finlandeses) ocorreu nos primeiros dez dias de tratamento, enquanto 50% das mortes no estudo finlandês ocorreram durante os primeiros dez dias de tratamento; o restante ocorreu mais de três semanas depois da inclusão dos pacientes no protocolo da pesquisa.

Ainda não foram esclarecidos os fatores responsáveis pelo aumento da mortalidade. Takala et al.[145] apresentaram a hipótese que o HGH causou modulação na função imunológica. Verificou-se que o HGH aumenta ou inibe a produção de espécies reativas de oxigênio e de citocinas proinflamatórias; além disso, esse medicamento reduz ou aumenta a suscetibilidade à endotoxina ou à agressão bacteriana em animais. Assim, dependendo do problema clínico subjacente, o uso de HGH pode ser benéfico ou prejudicial.[146] A causa da hiperglicemia tem sido atribuída a uma distribuição defeituosa da glicose não oxidativa, ao aumento na liberação de glicose esplâncnica e ao aumento na resistência periférica.[147] Além disso, a resistência à insulina induzida pelo HGH pode privar as células da glicose, levando a um déficit energético.

A administração de IGF-I foi estudada em pacientes sob cuidados intensivos para reduzir ou bloquear o processo catabólico. Kudsk et al.[148] estudaram o IGF-I recombinante administrado em doses de 0,01 mg/kg/hora com uma nutrição parenteral agressiva baseada na relação CD4/CD8 em pacientes com trauma cranioencefálico com uma Escala de Coma de Glasgow (GCS) de 4 a 10. A administração do IGF-I aumentou a relação CD4/CD8 e elevou os níveis de IGF-I.

Em um segundo estudo de pacientes com lesão craniana que receberam NP, esses pacientes tratados com IGF-I demonstraram ganho de peso apesar de um significativo aumento do gasto energético e da menor ingestão de calorias ($p = 0{,}02$), diminuição da excreção de nitrogênio e melhora do balanço nitrogenado. Também foram observadas melhoras nos escores do GCS nos pacientes medicados com IGF-I.[149]

Utiliza-se a terapia nutricional com esteroides anabólicos para preservar a massa corporal magra após cirurgia ou trauma. Os primeiros estudos que investigaram o uso de nandrolona e estanozolol constataram melhoras no balanço nitrogenado como resultado de reduções na excreção de nitrogênio.[150-153] Gervasio et al.[153] investigaram a administração de 10 mg de oxandrolona duas vezes ao dia em pacientes politraumatizados em um estudo prospectivo, duplo-cego e controlado por placebo com nutrição enteral precoce. Ambos os grupos se encontravam altamente catabólicos no início do estudo. Ao longo de todo o estudo, o balanço nitrogenado foi negativo e não foram detectadas diferenças significativas nas concentrações séricas de pré-albumina ao longo do tempo, na duração da permanência hospitalar, em permanência na UTI e na frequência de pneumonia ou sepse. O uso de agentes anabolizantes em pacientes de UTI e em pacientes com alta da UTI claramente requer estudos mais aprofundados. O uso nascente de novos moduladores farmacológicos de resposta hipercatabólica à doença crítica surgiu, incluindo estudos sobre o uso de metformina, agonistas peptídeo-I do tipo glucagon e agonistas do receptor ativado por proliferadores de peroxissoma.[154]

Referências bibliográficas

1. Dudrick SJ, Palesty JA. Surg Clin North Am 2011;91:945-64.
2. Wilmore DW. JPEN J Parenter Enteral Nutr 2000;24:1-4.
3. Dudrick SJ, Wilmore DW, Vars HM et al. Surgery 1968;64:134-6.
4. Rhoads JE, Dudrick SJ. History of intravenous nutrition. In: Rombeau JL, ed. Clinical Nutrition: Parenteral Nutrition. 2nd ed. Philadelphia: Saunders, 1993:1-10.
5. Kudsk KA, Carpenter G, Petersen S et al. J Surg Res 1981;31:105-10.
6. Kudsk KA, Stone JM, Carpenter G et al. J Trauma 1983;23:605-9.
7. Moore EE, Jones TN. J Trauma 1986;26:874-879.
8. Moore FA, Moore EE, Jones TN et al. J Trauma 1989;29:916-23.
9. Kudsk KA, Croce MA, Fabian TC et al. Ann Surg 1992;215:503-11.
10. Doig GS, Heighes PT, Simpson F et al. Injury 2011;42:50-56.
11. Moore FA, Feliciano DV, Andrassy RJ et al. Ann Surg 1992;216: 172-83.
12. Kudsk KA, Minard G, Croce MA. Ann Surg 1996;224:531-40.
13. Khuri SF, Daley J, Henderson W et al. J Am Coll Surg 1997;185: 315-27.
14. Baker SP, O'Neill B. J Trauma 1976;16:822-85.
15. Borlase BC, Moore EE, Moore FA. J Trauma 1990;30:1340-4.
16. Winsor JA, Hill GL. Ann Surg 1988;208:209-14.
17. Blackburn GL, Bistrian BR, Maini BS et al. JPEN J Parenter Enteral Nutr 1977;1:11-22.
18. ASPEN Board of Directors and Clinical Guidelines Task Force. JPEN J Parenter Enteral Nutr 2002;26(Suppl):1SA-138SA.
19. Hall JC, O'Quigley J, Giles GR et al. Am J Clin Nutr 1980;33:1846-51.
20. Jensen GL, Wheeler D. Curr Opin Crit Care 2012;18:206-11.
21. Kudsk KA, Jacobs DO. Perioperative management. In: Norton JA, Bollinger RR, Chang AE et al, eds. Surgery: Scientific Basis and Current Practice. New York: Springer, 2000:123-50.
22. Kudsk KA, Minard G, Wojtysiak SL et al. Surgery 1994;116:516-23.
23. Buzby GP, Mullen JL, Mathews DC et al. Am J Surg 1980;139:160-7.
24. Kyle UG, Pirlich M, Schuetz T et al. JPEN J Parenter Enteral Nutr 2004;28:99-104.
25. Dessi M, Noce A, Agnoli A et al. Nutr Metab Cardiovasc Dis 2009;19:811-15.
26. Detsky AS, McLaughlin JR, Baker JP et al. JPEN J Parenter Enteral Nutr 1987;11:8-13.
27. Gupta D, Vashi PG, Lammersfeld CA et al. Ann Nutr Metab 2011; 59:96-106.
28. Kudsk KA, Tolley EA, DeWitt RC et al. JPEN J Parenter Enteral Nutr 2003;27:1-9.
29. Hassan-Smith Z, Cooper MS. Best Pract Res Clin Endocrinol Metab 2011;25:705-17.
30. Hermans G, Vanhorebeek I, Derde S et al. Crit Care Med 2009; 37:S391-7.
31. Robinson K, Prins J, Venkatesh B. Crit Care 2011;15:221.
32. Cuthbertson DP. JPEN J Parenter Enteral Nutr 1979;3:108-29.
33. Deitrick JE, Whedon GD, Shorr E. Am J Med 1948;4:3-13.
34. Cerra FB. Nutrition in the care of the patient with surgery. In: Mattox KL, Feliciano DV, Moore EE, eds. Trauma. 3rd ed. Stamford, CT: Appleton & Lange 1996:1155-76.
35. Shaw-Delanty SN, Elwyn DH, Askanazi J et al. Clin Nutr 1990; 9:305-10.
36. Shaw JHF, Wolfe RR. Ann Surg 1989;207:63-72.
37. Shaw JHF, Klein S, Wolfe RR. Surgery 1985;97:557-68.
38. Threlfall CJ, Maxwell AR, Stoner HB. J Trauma 1984;24:516-23.
39. Wilmore DW, Smith RJ, O'Dwyer ST et al. Surgery 1988;104:917-23.
40. Souba WW. Annu Rev Nutr 1991;11:285-308.
41. Balija TM, Lowry SF. Curr Opin Infect Dis 2011;24:248-53.
42. Lowry SF. Surg Clin North Am 2009;89:311-26.
43. Long CL, Kinney JM, Geiger JW. Metabolism 1976;25:193-201.
44. Ohzato H, Yoshizaki, K, Nishimoto N et al. Surgery 1992;111:201-9.
45. Stoner HB, Frayn KN, Barton RN et al. Clin Sci 1979;56:563-573.
46. Nanni G, Siegel JH, Coleman B et al. J Trauma 1984;24:14-30.
47. Kenler AS, Swails WS, Driscoll DF et al. Ann Surg 1996;223:316-33.
48. Vogel TR, Dombrovskij VY, Carlson JL et al. Ann Surg 2010; 252: 1065-71.
49. Wolfe R, O'Donnell T, Stone M et al. Metabolism 1980;29:892-900.
50. McHoney M, Eaton S, Pierro A. Eur J Pediatr Surg 2009;19:275-85.
51. van Hall G. Curr Opin Clin Nutr Metab Care 2012;15:85-91.
52. Blackburn GL. Surg Clin North Am 2011;91:467-80.
53. van den Berghe G, Wouters P, Weekers F et al. N Engl J Med 2001; 345:1359-67.
54. Tracey KJ, Beutler B, Lowry SF et al. Science 1986;234:470-4.
55. Besedovsky H, Del Rey A, Sorkin E et al. Science 1986;233:652-4.
56. Kavanagh BP, McCowen KC. N Engl J Med 2010;363:2540-6.
57. Kudsk K, Brown R. Acute care surgery: principles and practice. In: Moore EE, Feliciano DV, Mattox KI eds. Trauma. 4th ed. New York: McGraw-Hill, 2000:1369-1405.
58. Vanhorebeek I, Gubnst J, Derde S et al. J Clin Endocrinol Metab 2012;97:E59-64.
59. Ziegler TR. N Engl J Med 2009;361:1088-97.
60. Hwang TL, Hwang SL, Chen MF. J Trauma 1993;34:247-51.
61. Campbell SM, Kudsk KA. JPEN J Parenter Enteral Nutr 1988; 12:610-12.
62. Krishnan JA, Parce PB, Martinez A et al. Chest 2003;124:297-305.
63. Goulenok C, Monchi M, Chicke JD et al. Chest 2004;125:1441-5.
64. Bercault N, Boulain T, Kuteifan K et al. Crit Care Med 2004;32: 998-1003.
65. Dickerson RN, Rosato EF, Mullen JL. Am J Clin Nutr 1986;44: 747-55.
66. Heyland DK, Dhaliwal R, Jiang X et al. Crit Care 2011;15:R268.
67. Long CL, Schaffel N, Geiger JW et al. JPEN J Parenter Enteral Nutr 1979;3:452-56.
68. Wolfe R, Allsop J, Burke J. Metabolism 1979;28:210-20.
69. NICE-SUGAR Study Investigators, Finfer S, Chittock DR et al. N Engl J Med 2009;1283-97.
70. McClave SA, Martindale RG, Vanek VW et al. JPEN J Parenter Enteral Nutr 2009; 33:277-316.
71. Singer P, Berger MM, Van den Burghe G et al. Clin Nutr 2009; 28:387-400.
72. Talpers SS, Romberger DJ, Dunce SB et al. Chest 1992;102:551-55.
73. Food and Drug Administration. Fed Reg 2000;65:20.
74. Luo M, Fernandez-Estivariz C, Jones DP et al. Nutrition 2008; 24:37-44.
75. Novelli GP, Adembri C, Gandini E et al. Am J Surg 1997;173:206-9.

76. Nathens AB, Neff MJ, Jurkovich GJ et al. Ann Surg 2002;236:814–22.
77. Fukushima R, Yamazaki E. Curr Opin Clin Nutr Metab Care 2010;13:662–8.
78. Louw JA, Werbeck A, Louw ME et al. Crit Care Med 1992;20:934–41.
79. Klein GL, Langman CB, Herndon DN. J Trauma 2002;52:346–50.
80. Klein GL, Chen TC, Holick MF et al. Lancet 2004;363:291–92.
81. Andrews PJ, Avenell A, Noble DW et al. BMJ 2011;343:d1542
82. Manzanares W, Biestro A, Torre MH et al. Intensive Care Med 2011;37:1120–7.
83. Berger MM, Spertini FS, Shenkin A et al. Am J Clin Nutr 1998; 68:365–71.
84. Ziegler TR. N Engl J Med 2011;365:562–4.
85. Levine GM, Derin JJ, Steiger E et al. Gastroenterology 1974;67:975–82.
86. Hegazi RA, Wischmeyer PE. Crit Care 2011;15:234.
87. Kudsk KA. Amer J Surg 2002;183:370–98.
88. van der Meij BS, van Bokhorst-de van der Schueren MA, Langius JA et al. Am J Clin Nutr 2011;94:1248–65.
89. Minard G, Kudsk KA, Melton S et al. JPEN J Parenter Enteral Nutr 2000;24:145–9.
90. Fan St, Lo CM, Lai EC et al. N Engl J Med 1994;331:1547–52.
91. Daly JM, Liebernab MD, Goldfine J et al. Surgery 1992;112:56–67.
92. Daly JM, Weintraub FN, Shou J et al. Ann Surg 1995;221:327–38.
93. Brennan MF, Pisters PWT, Posner M et al. Ann Surg 1994;220:436–44.
94. Heslin MJ, Latkany L, Leung D et al. Ann Surg 1997;226:567–77.
95. The Veteran Affairs Total Parenteral Nutrition Cooperative Study Group. N Engl J Med 1991;325:525–32.
96. Braga M, Gianotti L, Nespoli L et al. Arch Surg 2002;137:174–80.
97. Ginzalez-Huix F, Fernandez-Banares F, Esteve-Comas M et al. Am J Gastroenterol 1993;88:227–32.
98. Gonzalez-Huix F, de Leon R, Fernandez-Banares F et al. Gut 1993;34:778–82.
99. Wicks C, Somasundaram S, Bjarnason I et al. Lancet 1994;344:837–40.
100. Hasse JM, Blue LS, Liepa GU et al. JPEN J Parenter Enteral Nutr 1995;19:437–43.
101. McClave SA, Greene LM, Snider HL et al. JPEN J Parenter Enteral Nutr 1997;21:14–20.
102. Casaer MP, Mesotten D, Hermans G et al. N Engl J Med 2011; 365:506–17.
103. Cerantola Y, Hubner M, Grass F et al. Br J Surg 2011;98:37–48.
104. van der Hulst RRWJ, von Meyenfeldt MF, van Kreel BK et al. Lancet 1993;341:1363–15.
105. Deitch EA. Perspect Crit Care 1988;1:1–13.
106. Janu P, Li J, Minard G et al. Surg Forum 1996;47:7–9.
107. Moore FA, Moore EE, Poggetti R et al. J Trauma 1991;31:629–36.
108. Deitch EA, Shi HP, Lu Q et al. Crit Care Med 2004;32:533–8.
109. Adams CA Jr, Hauser CJ, Adams JM et al. Shock 2002;18:513–7.
110. Li J, Gocinski B, Henken B et al. J Trauma 1995;39:44.
111. Wu Y, Kudsk KA, DeWitt RC et al. Ann Surg 1999;229:662–8.
112. Gomez EE, Lan J, Kang W et al. JPEN J Parenter Enteral Nutr 2007;31:47–52.
113. Ikeda S, Kudsk KA, Fukatsu K et al. Ann Surg 2003;237:677–85.
114. Zarzaur BL, Fukatsu K, Johnson CJ et al. Surg Forum 2001;52:194–6.
115. Fukatsu K, Kudsk KA. Surg Clin North Am 2011;91:755–70.
116. Kudsk KA, Li J, Renegar KB. Ann Surg 1996;223:629.
117. King BK, Kudsk KA, Li J et al. Ann Surg 1999;229:272–8.
118. Lin MT, Saito H, Fukushima R et al. Ann Surg 1996;223:84–93.
119. Fong Y, Marano MA, Barber E et al. Ann Surg 1989;210:449–56.
120. McDonald WS, Sharp CW Jr, Deitch EA. Ann Surg 1991;213:177–83.
121. Collier P, Kudsk KA, Glezer J et al. Nutr Clin Pract 1994;9:101–3.
122. Yuan Y, Ren J, Gu G et al. Nutr Clin Prac 2011;26:688–94.
123. Eisenberg PG. Nutr Clin Pract 1993;8:119–23.
124. Guenter PA, Settle RG, Permutter S et al. JPEN J Parenter Enteral Nutr 1991;15:277–80.
125. Yarandi SS, Zhao VM, Hebbar G et al. Curr Opinion Clin Nutr Metab Care 2011;14:75–82.
126. Griffiths RD, Jones C, Palmer TE. Nutrition 1997;13:295–302.
127. Kirk SJ, Barbul A. JPEN J Parenter Enteral Nutr 1990;14:226S–9S.
128. Moore FA, Moore EE, Kudsk KA et al. J Trauma 1994;37:607–15.
129. Heyland DK, Novak F, Drover J et al. JAMA 2001;286:944–53.
130. Manzanares W, Heyland DK. Crit Care Med 2012;40:350–2.
131. Bertolini G, Iapchino G, Radrizzani D et al. Intensive Care Med 2003;29:834–40.
132. Vanek VW. Nutr Clin Prac 2003;18:201–20.
133. Chang WK, Yang KD, Shaio MF. Clin Immunol 1999;93:294–301.
134. Wilmore DW, Shabert JK. Nutrition 1998;14:618–26.
135. Ziegler TR, Young LS, Benfell K et al. Ann Intern Med 1992; 116:821–8.
136. Wanten GL, Calder PC. Am J Clin Nutr 2007;13:180–6.
137. Smirniotis V, Kostopanagiotou G, Vassiliou J et al. Intensive Care Med 1998;24:1029–33.
138. Hwang TL, Huang SL, Chen MF. Chest 1990;97:934–8.
139. Venus B, Smith RA, Patel C et al. Chest 1989;95:1278–81.
140. Battistella FD, Widergren JT, Anderson JT et al. J Trauma 1997; 43:52–60.
141. Kruimel JW, Naber TH, van der Vliet JA et al. JPEN J Parenter Enteral Nutr 2001;25:237–44.
142. Miller SJ. Hosp Pharm 1990;25:61–5, 70.
143. Knox J, Demling R, Wilmore D et al. J Trauma 1995;39:526–32.
144. Herndon DN, Barrow RE, Kunkel KR et al. Ann Surg 1990;212:424–73.
145. Takala J, Ruokonen E, Webster NR et al. N Engl J Med 1999; 341:785–92.
146. Taylor BE, Buchman TG. Curr Opin Crit Care 2008;14:438–44.
147. Jeevanandam M, Holaday NJ, Peterson SR. Metabolism 1996; 45:450–6.
148. Kudsk KA, Mowatt-Larssen C, Bukar J et al. Arch Surg 1994; 129:66–70.
149. Hatton J, Rapp RP, Kudsk KA et al. J Neurosurg 1997;86:779–86.
150. Debroy MA, Wolf SE, Zhang XJ et al. J Trauma 1999;47:904–10.
151. Hausmann DF, Nutz V, Rommelsheim K et al. JPEN J Parenter Enteral Nutr 1990;14:111–14.
152. Hansell DT, Davies JW, Shenkin A et al. JPEN J Parenter Enteral Nutr 1989;13:349–58.
153. Gervasio JM, Dickerson RN, Swearingen J et al. Pharmacotherapy 2000;20:1328–31.
154. Gauglitz GG, Williams FN, Herndon DN et al. Curr Opin Clin Nutr Metab Care 2011;14:176–81.

Sugestões de leitura

ASPEN Board of Directors and Clinical Guidelines Task Force. Guidelines for the use of parenteral and enteral nutrition in adult and pediatric patients. JPEN J Parenter Enteral Nutr 2002;26(Suppl):1SA–138SA.

Casaer MP, Mesotten D, Hermans G et al. Early versus late parenteral nutrition in critically ill adults. N Engl J Med 2011;365:506–17.

Dudrick SJ, Palesty JA. Historical highlights of the development of enteral nutrition. Surg Clin North Am 2011;91:945–64.

Fukatsu K, Kudsk KA. Nutrition and gut immunity. Surg Clin North Am 2011;91:755–70.

McClave SA, Martindale RG, Vanek VW et al. Guidelines for the Provision and Assessment of Nutrition Support Therapy in the Adult Critically Ill Patient: Society of Critical Care Medicine (SCCM) and American Society for Parenteral and Enteral Nutrition (ASPEN). JPEN J Parenter Enteral Nutr 2009;33:277–316.

94 Nutrição em lesões por queimaduras*

Marc G. Jeschke, Celeste C. Finnerty, Rachael A. Harrison e David N. Herndon

As lesões graves por queimadura geralmente provocam uma resposta hipermetabólica devastadora e persistente. Essa resposta está associada a um aumento de dez vezes das catecolaminas plasmáticas, do cortisol e dos mediadores inflamatórios que levam ao catabolismo de todo o organismo e, em particular, ao esgotamento das proteínas musculares. A incapacidade de atender às exigências energéticas e proteicas após uma lesão por queimadura pode aumentar a suscetibilidade a infecções, comprometer a cicatrização das feridas, induzir a vários distúrbios orgânicos e aumentar a mortalidade. Uma boa terapia nutricional é fundamental para garantir a assistência adequada, atenuando a resposta hipermetabólica, favorecendo a cicatrização das feridas, minimizando o catabolismo e reduzindo a morbidade e a mortalidade. As recomendações e diretrizes apresentadas neste capítulo são baseadas em ensaios prospectivos, análises retrospectivas e pareceres emitidos por profissionais especializados em queimaduras.

Resposta catabólica e hipermetabólica pós-queimadura

As lesões graves por queimadura desencadeiam uma resposta hipermetabólica profunda que pode persistir por dois anos após a lesão.[1,2] As características dessas respostas são as seguintes: taxas metabólicas suprafisiológicas, circulação hiperdinâmica, catabolismo aberrante de ossos e músculos, suscetibilidade a infecções, insulinorresistência e retardamento do crescimento em crianças.[1-5] Além disso, essa resposta se desenvolve em duas fases. A primeira, conhecida como fase de choque (ou fase inicial do trauma), caracteriza-se pela perfusão e metabolismo teciduais reduzidos logo após a lesão.[6] Segue-se rapidamente a fase de fluxo, na qual o paciente apresenta elevadas taxas metabólicas e circulação hiperdinâmica. Se não for tratada de forma adequada, a fase de fluxo induz à exaustão fisiológica, e a lesão, então, leva ao óbito.[7-10]

A fase hipermetabólica de fluxo é caracterizada por diversas alterações, entre as quais: alteração da função hepática; insulinorresistência; considerável elevação da glicólise, lipólise e proteólise; e perda de massa corporal magra (MCM) e massa corporal total.[11-17] As consequências das perdas significativas de MCM sofridas em decorrência de doença crônica ou hipermetabolismo podem ser críticas. Uma perda de 10% é associada ao comprometimento da função imunológica, uma perda de 20%, à lenta cicatrização das feridas, de 30%, a uma maior incidência de úlceras por pressão e pneumonia, e de 40%, à morte.[18]

A resposta catabólica pós-queimadura é basicamente mediada pelas catecolaminas, corticosteroides e citocinas inflamatórias.[19] A elevação (de 10 a 50 vezes) dos níveis plasmáticos das catecolaminas e dos glicocorticoides persiste por até um ano após a queimadura.[20,21] A lesão por queimadura desencadeia alterações imediatas na produção de hormônios, citocinas inflamatórias, proteínas de fase aguda e proteínas constitutivas. Esses fatores não retornam aos níveis normais durante a fase aguda de internação hospitalar,[20] e alguns conservam concentrações anormais vários anos após a lesão.[22]

A perda líquida de proteínas leva não apenas à perda de MCM (trazendo os seus próprios problemas citados), mas também a um sério enfraquecimento muscular que reduz a força e impede uma reabilitação completa.[23,24] Essa perda proteica é resultado direto do hipermetabolismo, podendo persistir por até nove meses após uma queimadura crítica, e em geral produz balanços de nitrogênio significativamente negativos em todo o organismo e *cross-leg*.[23,25,26] As lesões graves provocadas por queimadura induzem perdas de nitrogênio de até 25 g/m^2 da área de superfície total do corpo (TBSA) por dia.[26,27] Sem intervenção, o catabolismo letal torna-se iminente em menos de 30 dias.[27] Além disso, em crianças pequenas queimadas, a perda proteica leva a um retardamento pronunciado do crescimento que se estende por mais de um ano após a lesão.[3]

*__Abreviaturas: GER__, gasto energético em repouso; **GLN**, glutamina; **IGF**, fator de crescimento semelhante à insulina; **IGFBP**, proteína de ligação do fator de crescimento semelhante à insulina; **MCM**, massa corporal magra; **NE**, nutrição enteral; **NP**, nutrição parenteral; **PPAR**, receptor ativado por proliferadores de peroxissomo; **rhGH**, hormônio do crescimento humano recombinante; **TBSA**, área de superfície total do corpo.

Os dados obtidos a partir da medição dos isótopos estáveis indicam distúrbios significativos das principais vias de consumo de energia (i. e., gliconeogênese, produção de ureia e ressíntese proteica). Os estudos já demonstraram também que a ciclagem glicolítica/gliconeogênica pode aumentar até 250% durante a resposta hipermetabólica pós-queimadura, e esse aumento é acompanhado por uma elevação ainda maior (450%) dos ácidos graxos de triglicerídeos.[5] Juntos, esses eventos aumentam a circulação dos precursores glicogênicos, da gliconeogênese e da glicogenólise e levam à resistência insulínica em nível pós-receptor e à hiperglicemia.[4] O fornecimento de glicose aos tecidos periféricos é elevado em até três vezes e acompanhado pela oxidação limitada da glicose, levando a elevados níveis glicêmicos. Uma parcela de glicose é fornecida à ferida da queimadura para que as células inflamatórias, as endoteliais e os fibroblastos possam executar o metabolismo anaeróbico.[28,29] Durante esse estado hiperinsulinêmico, a gliconeogênese no fígado deveria ser suprimida, mas não é, provavelmente por causa da resistência hepática à insulina. Entretanto, a consequente oxidação anaeróbica da glicose produz lactato, utilizado para produzir mais glicose no fígado por meio da gliconeogênese regulada de forma inadequada e para dar continuidade ao ciclo hiperglicêmico.[26]

Os níveis séricos de insulina e glicose são consideravelmente elevados durante a fase aguda de internação hospitalar (a glicose, por causa da resistência à insulina).[20] A elevação da glicose disponível produz energia para atenuar a quebra proteica após uma lesão grave por queimadura.[20,30-32] Entretanto, estudos realizados em pacientes criticamente enfermos demonstraram que esses altos níveis glicêmicos estão associados a resultados insatisfatórios se não forem tratados.[30,33,34]

Os hormônios catabólicos contribuem para os distúrbios metabólicos após a queimadura por meio da neutralização das ações anabólicas da insulina e, com isso, induzindo a proteólise, a lipólise e a hiperglicemia.[19] Para atender à considerável demanda energética durante o hipermetabolismo, o organismo utiliza rapidamente (embora de forma ineficiente) as proteínas e lipídios após a ocorrência de grandes queimaduras.[35-37] A principal fonte de combustível, então, passa a ser de origem musculoesquelética, com todas as prováveis complicações associadas à perda de MCM.

Outras perturbações que ocorrem com o paciente gravemente queimado também podem aumentar o catabolismo. Por exemplo, pacientes que desenvolvem sepse apresentam taxas de catabolismo proteico até 40% mais elevadas do que naqueles com queimaduras de proporções semelhantes sem sepse.[1,38] Os pacientes nesse estado catabólico têm mais probabilidade de desenvolver sepse em razão do comprometimento da função imunológica, criando, assim, um ciclo vicioso. Essas situações são agravadas por organismos resistentes a diversos medicamentos, possivelmente causando infecções que podem levar à sepse e à morte.[39,40] Em resposta às feridas e infecções causadas por feridas de queimadura, as células inflamatórias metabolizam de forma anaeróbica a glicose, transformando-a em piruvato e lactato.[41] Esses substratos retornam ao fígado para promover a gliconeogênese, fornecer energia para os leucócitos e fibroblastos da ferida da queimadura e contribuir para a hiperglicemia, conforme anteriormente mencionado.[28,42]

Atenuação da resposta hipermetabólica

Modalidades não farmacológicas

Terapia nutricional de pacientes gravemente queimados

Os fatores determinantes do sucesso de um tratamento inicial para queimaduras são um agressivo procedimento inicial de ressuscitação (inclusive de nutrição), controle de infecção e fechamento imediato da ferida da queimadura. Em geral, a terapia nutricional tem por objetivo básico fornecer uma reserva adequada de energia e os nutrientes necessários de suporte à vida e às funções orgânicas. Os nutrientes alimentares devem ser ingeridos, digeridos, absorvidos e processados antes que os substratos coletados sejam utilizados, armazenados ou gastos para produzir energia. A alimentação enteral precoce e agressiva oferece o máximo de benefício ao paciente na medida em que alivia o catabolismo e melhora os resultados.[43,44] Por outro lado, o uso apenas da alimentação oral em pacientes com queimaduras cobrindo 40% da TBSA resultou em uma redução de 25% do peso pré-internação em um espaço de 21 dias após a lesão.[13] Entretanto, a hiperalimentação em forma de excesso calórico e proteico é ineficaz e está associada a maiores complicações, como hiperglicemia, retenção de dióxido de carbono e azotemia.[45] Consequentemente, a terapia nutricional tem por finalidade básica satisfazer de forma adequada às necessidades metabólicas incomuns de pacientes queimados, promover a cicatrização das feridas, aumentar a resistência a infecções e atenuar a persistente perda de proteína muscular que caracteriza as lesões por queimadura, evitando, ao mesmo tempo, a exacerbação das complicações existentes.

A prática clínica atual consiste em administrar a nutrição por via enteral sempre que possível, dadas as fortes evidências fornecidas pelos estudos clínicos e pré-clínicos, bem como pela comparação clínica entre a nutrição oral e aquela administrada através de sonda gástrica ou sonda de alimentação inserida no intestino delgado.[25,44] A nutrição enteral (NE), em particular, demonstrou reduzir a bacteremia (relacionada à translocação de bactérias dos intestinos) e a sepse, manter a motilidade intestinal e preservar o fornecimento da primeira passagem de nutrientes para o fígado em um modelo animal de lesão por queimadura grave.[43] Em pacientes aos quais a NE não se aplica (p. ex., aqueles com íleo prolongado ou intolerância à NE), a nutrição parenteral (NP) deve ser utilizada para manter a ingestão adequada de macro e micronutrientes (ver capítulos sobre NE e NP). A NP continua a ser de fundamental importância em pacientes com queimaduras que não podem receber uma terapia nutricional adequada ou naqueles cujas necessidades calóricas não têm como ser satisfeitas apenas com a NE.

Além da *via* nutricional de administração, um importante determinante dos resultados para pacientes com queimaduras graves é o *tempo*, uma vez que quaisquer atrasos na ressuscitação levam a resultados insatisfatórios.[46] Em curto prazo, lesões significativas presentes na mucosa intestinal levam a uma maior translocação de bactérias em decorrência de anomalias no funcionamento da barreira intestinal e da capacidade reduzida de absorção de nutrientes.[47,48] Consequentemente, a terapia nutricional ideal para o paciente com queimaduras graves é mais bem administrada por meio da iniciação precoce (dentro de 12 horas após a lesão) da NE.[49] Vários estudos em modelos animais já respaldaram essa recomendação e demonstraram que a instituição precoce da NE pode modular de forma significativa as respostas hipermetabólicas a queimaduras graves, conforme descrito anteriormente.[43,44] Esses estudos demonstraram de maneira específica que, até duas semanas após as queimaduras, os animais que receberam NE contínua de modo precoce (através de sonda no espaço de duas horas após as queimaduras) apresentaram taxas metabólicas significativamente mais baixas do que os alimentados três dias após as queimaduras; essa constatação aponta os benefícios da alimentação administrada no lúmen intestinal tão logo quanto possível.[43] A NE precoce reduziu significativamente os níveis de catecolaminas e preservou a integridade da mucosa intestinal nesses modelos.[50]

Em estudos com seres humanos, a administração precoce de NE contínua supriu adequadamente as necessidades calóricas calculadas (com base no gasto energético em repouso) até três dias após a lesão, atenuou a resposta hipermetabólica e reduziu de forma significativa os níveis de circulação de catecolaminas, cortisol e glucagon.[50,51] A hipoperfusão intestinal (íleo) secundária decorrente de atrasos na ressuscitação pode ser revertida por reperfusão ou procedimento de ressuscitação adequado. O íleo pós-queimadura poupa o intestino delgado e afeta basicamente o estômago e o cólon.[52] Pacientes com lesões por queimadura grave podem receber com segurança alimentação enteral administrada no duodeno ou no jejuno no espaço de seis horas após a queimadura, quer suas funções gastroduodenais estejam totalmente intactas ou não.[53] Portanto, a alimentação nasojejunal ou nasoduodenal deve ser administrada o quanto antes a fim de facilitar a plena ressuscitação do paciente gravemente queimado.

Necessidades nutricionais

Atualmente, as necessidades energéticas em estado de repouso de pacientes queimados costumam ser calculadas com o uso de equações que levam em consideração a massa corporal, a idade e o sexo. Tradicionalmente, o desempenho dessas equações é avaliado em relação ao gasto energético em repouso (GER) (medido por calorimetria indireta), embora a exatidão e a precisão do GER não sejam bem definidas em se tratando de queimaduras. Além disso, investigações realizadas demonstraram que o GER exige um fator de correção de +20 a 40% para manter o peso corporal adequado.[54,55] A análise de validação e ajuste de fórmulas, como da Harris-Benedict, Schofield HW, Curreri e Organização Mundial da Saúde, demonstraram que, embora baseadas em fatores específicos do paciente, como idade, sexo, peso e extensão das queimaduras, essas fórmulas podem superestimar de forma significativa as necessidades calóricas de pacientes com queimaduras, aumentando, consequentemente, o risco de superalimentação e seus subsequentes efeitos nocivos.[54,56] Após considerar o significativo custo de aquisição e manutenção do equipamento para a realização de calorimetria indireta no leito, mais pesquisadores e instalações especializadas hoje buscam identificar equações novas e mais precisas a fim de garantir a utilidade e o benefício do equipamento. A equação adaptada de Toronto pode ser uma dessas equações, uma vez que os resultados calculados correspondem com bastante precisão ao GER de dez pacientes adultos.[56] A esperança é que, à medida que essas fórmulas e a própria calorimetria indireta continuam a ser testadas, o método ideal de quantificação da terapia nutricional em adultos e crianças com queimaduras seja aprimorado.[2,57,58] Embora imperfeita, a medição do dispêndio energético em repouso por meio do método atual de calorimetria indireta ainda é capaz de fornecer um valor próximo às necessidades calóricas reais.[2,54,57] Goran et al.[57] descobriram que, alimentando pacientes com 1,2 vez de GER, é possível preservar o peso corporal, com uma perda de 10% de MCM e ganhos em termos de deposição de gordura.[54,58] Essa constatação enfatiza a necessidade de melhorar a satisfação das necessidades nutricionais porque a preservação da MCM deve ser o objetivo básico da terapia nutricional em pacientes com queimaduras graves.

A principal fonte de energia para pacientes com queimaduras deve ser os carboidratos, que servem de combustível durante a cicatrização das feridas, poupando, desse modo, as proteínas da oxidação para produzir energia e permitindo que elas sejam utilizadas de forma mais adequada (p. ex., a síntese proteica realizada pelo fígado para cicatrização das feridas). Estima-se que pacientes queimados em estado crítico tenham necessidades calóricas que excedam em muito a capacidade do organismo de assimilar glicose, o que já foi calculado em 5 mg/kg/minuto ou aproximadamente 7 g/kg/dia (2.240 kcal para um homem de 80 kg).[59-61] Entretanto, o fornecimento de uma quantidade limitada de gordura reduz a necessidade de carboidratos e melhora a tolerância à glicose.

Embora a resposta hipermetabólica a queimaduras graves estimule a lipólise, a proporção de utilização dos lipídios para a produção de energia é limitada. Consequentemente, a gordura deve consistir em, no máximo, 30% das calorias não proteicas ou cerca de 1 g/kg/dia de lipídios intravenosos na NP.[62] Na realidade, até mesmo 30% pode ser uma quantidade excessiva para pacientes com queimaduras. Em um estudo com animais, a função imunológica se mostrou ainda mais comprometida com dietas que continham mais de 15% de lipídios, uma constatação que respalda a administração de dietas de baixas calorias a pacientes gravemente queimados.[63] Infelizmente, embora de interesse para alguns pesquisadores clínicos, esses resultados não produziram nenhum impacto notável no gerenciamento de pacientes em estado crítico. Novas pesquisas realizadas têm demonstrado que a composição da gordura administrada é mais importante do que a quantidade. As fontes mais comuns de lipídios contêm ácidos graxos poli-insaturados ômega-6, como ácido linoleico, que são metabolizados e convertidos em ácido araquidônico, um precursor das moléculas inflamatórias, como a prostaglandina E_2.[2,66] Os ácidos graxos ômega-3 são metabolizados sem produzir compostos pró-inflamatórios. As dietas ricas em ácidos graxos ômega-3 já foram associadas a uma melhor resposta inflamatória, melhores resultados e menor incidência de hiperglicemia.[64,66]

A proteólise também é um marco da resposta hipermetabólica após lesões graves por queimaduras, podendo ultrapassar 150 g/dia de músculo esquelético.[45] O aumento do catabolismo proteico leva à redução da capacidade de cicatrização das feridas, à falta de imunocompetência e à perda de MCM.[45] Consequentemente, crescentes evidências sugerem que uma maior reposição proteica é útil no caso de lesões graves por queimaduras.[2,67,68] Embora as pesquisas mostrem que indivíduos saudáveis necessitem de cerca de 1 g/kg/dia de ingestão proteica,[69,70] estudos cinéticos *in vivo* sobre as taxas de oxidação dos aminoácidos demonstram que a frequência de uso em pacientes com queimaduras é, pelo menos, 50% mais alta do que em pacientes saudáveis em jejum.[67,68,71] Consequentemente, pelo menos de 1,5 a 2,0 g/kg/dia de proteína devem ser administrados a pacientes com queimaduras.[2,45,72,73] As suplementações em maiores quantidades devem ser evitadas porque podem deixar de melhorar a síntese de proteínas nos músculos ou a MCM, podendo servir apenas para aumentar a produção de ureia.[74]

Muitos aminoácidos desempenham papéis fundamentais na recuperação após as lesões. A alanina e a glutamina (GLN), por exemplo, são importantes aminoácidos de transporte que se criam no músculo esquelético para fornecer energia ao fígado e auxiliar na cicatrização das feridas.[75] A GLN atua também como fonte básica de alimentação para os enterócitos e linfócitos e ajuda a manter a integridade do intestino delgado, preservando a função imunológica associada ao intestino e limitando a permeabilidade intestinal após lesões agudas.[76,77] A GLN esgota-se rapidamente tanto do soro quanto do músculo após lesões graves por queimaduras, limitando, assim, a síntese proteica visceral.[75,78] Essa constatação ressalta a importância da reposição de GLN após lesões graves por queimaduras. Estudos-piloto demonstraram que, quando a GLN enteral ou intravenosa é administrada a pacientes gravemente queimados em doses de 25 a 40 g/dia, a incidência de infecções diminui, os níveis de proteína nas vísceras melhoram, o tempo de internação hospitalar é menor e a mortalidade é reduzida.[79-81] De acordo com as evidências existentes, a administração de GLN por via enteral após queimaduras graves é benéfica, embora a dose ideal, a iniciação e o tempo de administração ainda precisem ser determinados.[77] Um grande ensaio conduzido por vários centros especializados que investigam a suplementação de GLN em pessoas com queimadura encontra-se atualmente em curso (clinicaltrials.gov, o número do estudo NCT00985205). Os resultados atuais indicam que a reposição de aminoácidos de cadeia ramificada melhora o balanço de nitrogênio, mas não produz nenhum efeito na sobrevivência.[82]

As vitaminas e outros micronutrientes também são profundamente afetados pelas respostas hipermetabólica e hipercatabólica decorrentes de lesões por queimaduras (ver Tab. 94.1).[83] Os níveis reduzidos de vitaminas A, C e D, bem como de ferro, cobre, zinco e selênio, têm implicações nas deficiências de cicatrização das feridas e nos distúrbios imunológicos após lesões causadas por queimaduras graves.[83,84] A reposição de vitamina A é de particular importância para a cicatrização das feridas e o crescimento do tecido epitelial.[85,86] A vitamina

Tabela 94.1 Necessidades de vitamina e oligoelementos e composição dos produtos disponíveis no mercado

Idade/fórmula nutricional	Vit. A (UI)	Vit. C (MG)	Vit. E (UI)	Vit. D (UI)	Vit. K (MG)	Ácido fólico (μg)	Ferro (mg)	Cálcio (mg)	Fósforo (mg)	Zinco (mg)	Cobre (mg)	Selênio (μg)
Ingestão alimentar diária recomendada (por idade)												
< 1 ano	506	50	4	200	2,5	80	11	210-270	275	3	0,22	15
1-3 anos	300	15	6	200	30	150	7	500	460	3	0,34	20
4-8 anos	400	25	7	200	50	200	10	800	500	5	0,44	30
Adulto	900	75	15	400	100	400	15	1.100	700	10	0,90	55
Suplementação recomendada para pacientes com queimaduras, além do preparo diário completo de micronutrientes (por 1.000 kcal)												
< 3 anos	1.500			500					110			
> 3 anos	1.000								220			
Suplementação administrada a partir de fórmulas nutricionais pediátricas (por 1.000 kcal)												
Compleat® Pediatric®	3.300	96	21	330	38	350	13	1.440	1.000	12	1,2	52
Pediasure® Enteral Formula®	1.603	100	23	510	59	300	14	970	844	6	1,0	32
Vivonex® Pediatric®	3.125	125	38	625	50	250	12,5	1.213	1.000	15	1,5	38
Suplementação administrada a partir de fórmulas nutricionais para adultos (por 1.000 kcal)												
Crucial®	10.000	667	67	267	50	360	12	667	667	24	2	67
Impact®	6.700	80	60	270	67	400	12	800	800	15	1,7	100
Nutren Replete®	5.000	340	60	272	50	540	18	1.000	1.000	24	2	100
Oxepa®	7.990	563	211	283	67	567	13	707	707	16	1,5	51
Osmolite® 1 Cal	3.575	217	33	288	58	429	13,2	717	717	17	1,5	51
Cernevit-12®	3.500	125	11,2	200	0	414	0	0	0	0	0	0

Vit., vitamina.

C é primordial para a síntese das ligações cruzadas de colágeno em caso de queimadura, e pacientes queimados geralmente necessitam de doses equivalentes a até vinte vezes a ingestão diária recomendada.[84,85] Os níveis de vitamina D são baixos em crianças queimadas, e um nível de vitamina D adequado provavelmente é essencial para atenuar a perda de minerais ósseos após a ocorrência de queimaduras.[84]

Os oligoelementos (microminerais), basicamente o ferro, o zinco, o selênio e o cobre, são necessários para a imunidade humoral e celular.[87,88] O ferro é também um cofator importante nas proteínas transportadoras de oxigênio.[45] A suplementação de zinco auxilia na cicatrização das feridas, da replicação do DNA, na função dos linfócitos e na síntese proteica.[89] A reposição de selênio melhora a imunidade mediada pelas células e ativa o fator de transcrição NF-κB, um importante modulador da resposta inflamatória.[87,90] O cobre é fundamental para a síntese do colágeno e a cicatrização das feridas.[87] A deficiência de cobre, em particular, é associada a arritmias fatais e resultados insatisfatórios.[87,91] Em razão da maior excreção urinária e de perdas cutâneas significativas, os níveis plasmáticos desses oligoelementos caem bastante por períodos prolongados após a incidência de lesões agudas causadas por queimaduras.[91-94] A reposição desses micronutrientes diminuiu a morbidade em pacientes gravemente queimados.[95-97] Portanto, uma suplementação multivitamínico-mineral completa deve ser administrada diariamente por via enteral ou parenteral. Entretanto, é necessária uma investigação mais profunda para determinar as doses adequadas e a duração do tratamento com oligoelementos em pacientes com queimaduras.

Fórmulas nutricionais

O leite (42% de carboidratos, 44% de gorduras, 14% de proteínas) era utilizado anteriormente como dieta padrão em crianças com queimaduras.[16] Essa dieta com alto teor de gorduras – uma dieta isocalórica-isoproteica – era bem tolerada. Entretanto, dados mais recentes demonstram que os carboidratos, e não as gorduras, são a melhor fonte de energia após a ocorrência de queimaduras. Pacientes com dietas à base de leite sofrem persistente degradação proteica e obtêm apenas pequenos ganhos de MCM. Por outro lado, as dietas ricas em carboidratos (82% de carboidratos, 15% de proteínas, 3% de gorduras) aumentam a MCM, a síntese proteica e a produção de insulina.[16] Os crescentes níveis de insulina endógena, estimulados pelo fornecimento de altos teores de carboidratos, podem melhorar o anabolismo das proteínas musculares.[16] Para mais informações, ver capítulo sobre nutrição enteral.

As fórmulas de nutrição parenteral em geral contêm um total de aproximadamente 70% de calorias em forma de dextrose, de 15 a 20% como aminoácidos, e o restante como emulsões lipídicas. Esses níveis podem ser ajustados para atender às necessidades estimadas de calorias, proteínas e aminoácidos dos pacientes. As fórmulas completas de PN são suplementadas com eletrólitos, vitaminas e medicamentos como insulina e bloqueadores H_2. A NP é associada não apenas a complicações mecânicas e infecciosas que acompanham a inserção e manutenção de cateteres centrais, mas também ao aumento das citocinas pró-inflamatórias, dos distúrbios pulmonares e da mortalidade.[2,98-101] Consequentemente, toda fórmula de NP deve ser reservada a pacientes com intolerância à NE (para mais detalhes sobre formulações e métodos de NP, ver capítulo sobre nutrição parenteral).

Modalidades farmacológicas

Hormônio do crescimento humano recombinante

Os usos aprovados do hormônio do crescimento humano recombinante (rhGH) incluem o tratamento de condições como síndrome do intestino curto, doença da imunodeficiência adquirida, hipopituitarismo, insuficiência renal com atrofia e baixa estatura idiopática. Durante a fase aguda de lesões provocadas por queimadura, a administração de rhGH (0,2 mg/kg diário por via intramuscular) tem efeitos benéficos sobre os seguintes aspectos mediante sinalização do fator de crescimento semelhante à insulina I (IGF-I): cinética das proteínas musculares, crescimento muscular, resposta hepática de fase aguda, gasto energético em repouso, débito cardíaco e cicatrização das feridas.[106-108] Em pacientes tratados com rhGH, os níveis séricos de IGF-I e proteínas de ligação do fator IGF (IGFBP)-3 são o dobro daqueles presentes em indivíduos saudáveis.[102,103] Apesar dos claros benefícios constatados em pacientes gravemente queimados, o uso do rhGH em pacientes em estado crítico cessou após a publicação de um ensaio cego randomizado e controlado de investigação da administração do rhGH em pacientes em estado crítico não vitimados por queimaduras. Altas doses desse composto (~0,10 mg/kg/dia) aumentaram o risco de morbidade e mortalidade.[103] Em pacientes com queimaduras, os efeitos colaterais da terapia com rhGH limitaram-se à insulinorresistência; um quadro de hiperglicemia também foi associado a essa terapia.[104,105] Não foi constatado aumento do risco de mortalidade após a administração do rhGH por curto ou longo prazo em pacientes gravemente queimados.[106,107]

Fator de crescimento semelhante à insulina

Considerando-se que os efeitos do hormônio do crescimento são mediados pelo IGF-I, não é de surpreender que a infusão concomitante de IGF-I humano recombinante e de sua proteína de ligação IGFBP-3 (administradas em quantidades equimolares) melhorem o metabolismo proteico em pacientes catabólicos adultos e pediátricos. Além disso, essa combinação terapêutica causa menos hipoglicemia do que o rhGH. Em crianças gravemente queimadas, essa infusão dupla tem efeitos benéficos na mucosa intestinal e reduz a destruição muscular,[108] além de ter efeitos favoráveis sobre a função imunológica, em virtude da capacidade do IGF-I e do IGFBP-3 de elevar os níveis séricos das proteínas constitutivas, enfraquecer as respostas de fase aguda no fígado (tipos 1 e 2) e direcionar o uso das proteínas do organismo para a cicatrização das feridas.[108-118] Por outro lado, o IGF-I por si só pode ser ineficaz em pacientes não vitimados por queimaduras que se encontram gravemente enfermos.[119]

A terapia com IGF-I atualmente é aprovada somente para crianças com condição severa de baixa estatura decorrente de insensibilidade ao hormônio do crescimento, de defeitos genéticos nos receptores do hormônio do crescimento, de mecanismos pós-receptores ou do desenvolvimento de anticorpos desativadores do hormônio do crescimento.

Oxandrolona

A oxandrolona há muito é aprovada para o tratamento de perda de peso associada a cirurgias e outros estados catabólicos.[119] Ela é derivada da testosterona e possui apenas uma pequena parcela (5%) de sua atividade virilizante. Em pacientes com queimaduras, esse esteroide anabólico inibe a perda de peso, neutraliza a quebra de proteínas musculares aumentando a eficiência da síntese proteica, e acelera a cicatrização das feridas.[112] Estudos prospectivos randomizados revelaram que a oxandrolona reduz o tempo de internação hospitalar (10 mg a cada 12 horas administrados por via enteral)[113] e preserva a MCM, afeta favoravelmente a composição corporal, melhora a síntese proteica no fígado e reduz o tempo de internação durante a fase aguda independente de idade (0,1 mg/kg a cada 12 horas).[114] Pacientes pediátricos são mais receptivos a tratamentos prolongados com esse agente anabólico durante a reabilitação ambulatorial, dada a sua administração por via oral, e não parenteral. Em suma, a oxandrolona neutraliza de forma efetiva as ações que o hipermetabolismo exerce sobre o corpo, aumentando, consequentemente, o conteúdo mineral ósseo (até 12 meses após a lesão), a MCM (até 12 meses após a lesão) e a massa corporal.[115] Comparada ao rhGH, a oxandrolona produz poucas complicações. Embora os agentes anabólicos como a oxandrolona possam aumentar a MCM, a força deve ser desenvolvida concomitantemente com o auxílio de exercícios de reabilitação.[116]

Propranolol

O propranolol, um bloqueador de receptores beta-adrenérgicos, talvez seja um dos tratamentos anticatabólicos mais eficazes para pacientes com queimaduras. Durante a fase aguda de assistência ao queimado, o tratamento de longo prazo com propranolol (titulado para reduzir a frequência cardíaca em 15 a 20%) reduz o trabalho cardíaco e a esteatose hepática.[117] Esta é resultante de alterações no manuseio de substratos com subsequente regulação positiva da lipólise periférica. A redução da lipólise periférica e do fornecimento e absorção de palmitato pelo fígado diminui a deposição de gordura nesse órgão. Essa condição, por sua vez, reduz a probabilidade de efeitos adversos sobre a respiração, normalmente afetada pelo aumento do fígado. O propranolol reduz as perdas de MCM induzidas pelas queimaduras e o enfraquecimento do músculo esquelético, conforme avaliado por análises de isótopos estáveis e composição corporal.[16,118] A maneira como o propranolol produz esses efeitos não é clara, embora já tenha demonstrado aumentar a síntese proteica apesar da lipólise periférica reduzida e da quebra contínua de proteínas.[119] Após a ocorrência de lesões por queimadura, o propranolol (4 mg/kg/24 horas) reduz sensivelmente a concentração de insulina necessária para bloquear a elevação da glicose (dados não divulgados). Portanto, esse medicamento pode ser útil para neutralizar a insulinorresistência pós-queimadura.

Atenuação da hiperglicemia pós-queimadura

Insulina

A insulina remove a glicose circulante inibindo a gliconeogênese no fígado e estimulando a captação de glicose pelo tecido adiposo e pelo músculo esquelético, além de aumentar a produção de ácidos graxos e proteínas (regulando a absorção de aminoácidos) e reduzir a proteólise e a replicação do DNA.[120] A capacidade da insulina de modular o metabolismo proteico aponta para a possível utilidade desse fator no tratamento da hiperglicemia após a ocorrência de lesões causadas por queimaduras, a qual induz uma forte resposta catabólica. Na realidade, a administração de insulina durante a fase aguda após a ocorrência de lesões por queimaduras aumenta a síntese proteica no músculo, ajuda a evitar a perda de MCM, acelera a cicatrização das feridas e suprime a resposta de fase aguda.[120] Surpreendentemente, a insulina tem também efeitos anti-inflamatórios. Esses efeitos podem ser atribuídos à capacidade da insulina de restabelecer a euglicemia (e, consequentemente, reduzir as ações inflamatórias da glicose ou glicotoxicose), bem como um possível efeito anti-inflamatório direto.[121] Os efeitos benéficos da insulina foram confirmados em um grande estudo de referência com pacientes em estado crítico submetidos a procedimento cirúrgico. Nesse estudo, a manutenção da glicose em níveis inferiores a 110 mg/dL com insulina demonstrou reduzir a incidência de infecções, sepse, falência múltipla dos órgãos associada a sepse e morte.[34] A terapia intensiva com insulina demonstrou também reduzir a necessidade de ventilação mecânica, acelerar a alta hospitalar e da unidade de tratamento intensivo, e aliviar as lesões renais sofridas.[122] Os benefícios da insulina vão além da hospitalização. Quando administrada a pacientes em estado crítico durante a fase aguda, ela produz melhores resultados durante a fase aguda de hospitalização, bem como durante a reabilitação e a reintegração à sociedade ao longo de um ano.[123,124] O efeito clínico mais significativo ocorre quando os níveis glicêmicos são rigorosamente controlados para manter a normoglicemia. Essa constatação abriu um debate. Crescem as preocupações no sentido de que doses elevadas de insulina possam aumentar os episódios de hipoglicemia, enquanto alguns pesquisadores acreditam que o controle rigoroso da glicose oferece benefícios que superam esse risco.[34] Um ensaio europeu envolvendo pacientes com infecções graves e sepse (*Efficacy of Volume Substitution and Insulin Therapy in Severe Sepsis*) revelou que a terapia intensiva com insulina não aumenta o risco de morte, embora esteja associada a um risco de eventos hipoglicêmicos quatro vezes maior do que a terapia convencional.[125] Confirmando essa constatação, um grande ensaio de pesquisa do uso de um *clamp* hiperinsulinêmico (euglicêmico) contínuo revelou que a incidência de eventos hipoglicêmicos era sensivelmente maior em pacientes em estado crítico.[126] Hoje em dia, estão sendo conduzidos ensaios com a finalidade de identificar os níveis ideais de glicose para pacientes em estado crítico, bem como para aqueles com queimaduras. As recomendações disponíveis indicam níveis de glicose inferiores ou iguais a 180 mg/dL (estudo *NICE-SUGAR*)[127] ou inferiores a 150 mg/dL (*Surviving Sepsis Campaign*).[128] Infelizmente, manter a euglicemia com *clamps* hiperinsulinêmicos contínuos representa um desafio em pacientes queimados por se tratar de procedimento a ser realizado concomitantemente com a alimentação enteral, necessária para o fornecimento contínuo de um grande número de calorias. A NE em geral é interrompida para atender a trocas de curativos e procedimentos cirúrgicos, perturbando a motilidade intestinal e tornando os pacientes suscetíveis à hipoglicemia.[26]

Metformina

Uma terapia alternativa para hiperglicemia após a ocorrência de lesões causadas por queimaduras graves é a metformina biguanida.[129] Esse composto aumenta a sensibilidade insulínica periférica e suprime a gliconeogênese, dois fatores que contribuem de forma direta para a hiperglicemia resultante de lesões por queimaduras graves. A hipoglicemia é uma ocorrência rara com esse medicamento, possivelmente evitando, desse modo, a necessidade de a insulina exercer um controle rigoroso da glicemia. Um pequeno estudo com pacientes com queimaduras graves revelou que a metformina não apenas reduzia a produção e as concentrações plasmáticas de glicose, mas também acelerava a eliminação de glicose.[129] Essas observações se confirmaram em um estudo subsequente em que foi demonstrado que, nos músculos, a metformina melhorava tanto a taxa fracional de síntese proteica quanto o balanço proteico líquido.[130] Consequentemente, assim como a insulina, a metformina pode ter duplo efeito terapêutico em pacientes em estado crítico: a neutralização da hiperglicemia e a promoção do anabolismo das proteínas musculares. Assim como com outras biguanidas, a metformina tem a potencial desvantagem da acidose lática, razão pela qual deve ser evitada em pacientes com hipóxia tecidual ou com a função hepática ou renal comprometida (i. e., eliminação reduzida de lactatos). Além disso, a metformina deve ser utilizada com cautela no período subagudo após a ocorrência de lesões por queimaduras.

Novas opções terapêuticas

Outras abordagens de tratamento da hiperglicemia após lesões por queimaduras graves estão sendo atualmente pesquisadas por meio de ensaios, inclusive as diferentes combinações de medicamentos para diabetes, peptídeo-1 semelhante ao glucagon (uma incretina produtora de insulina) e agonistas de receptores ativados por proliferadores de peroxissomo gama (PPAR-γ). Os agonistas de PPAR-γ, que incluem a pioglitazona e o fenofibrato, aumentam a sensibilidade à insulina em indivíduos diabéticos. Um estudo duplo-cego, controlado e randomizado demonstrou que o fenofibrato aumentava a oxidação mitocondrial da glicose e melhorava a sensibilidade à insulina, servindo, portanto, para reduzir os níveis de glicose no plasma.[131] Além disso, uma comparação entre o tecido muscular de pacientes tratados com placebo e o daqueles tratados com fenofibrato revelou que, após o *clamp* hiperinsulinêmico (euglicêmico), os pacientes tratados com fenofibrato apresentaram melhor sinalização do receptor de insulina, conforme observado pela maior fosforilação da tirosina do receptor e do substrato-1 do receptor de insulina.[131] A pesquisa ativa desses agentes é contínua e definirá a sua possível utilidade em um futuro próximo.

Considerações finais

Pacientes com queimaduras graves têm necessidades nutricionais exclusivas e profundas por causa da prolongada resposta hipermetabólica e hipercatabólica pós-queimadura. A terapia nutricional enteral deve ser iniciada de forma precoce, de modo a otimizar a assistência geral ao paciente queimado. A medida contribui muito para inibir de modo significativo a perda de massa corporal magra observada em pacientes gravemente catabólicos.[20] Além disso, nem as estratégias não farmacológicas nem as farmacológicas são suficientes para bloquear totalmente as respostas desencadeadas por queimaduras severas. Ao contrário, todas essas abordagens terapêuticas ajudam a reduzir a morbidade e a mortalidade. A modulação da resposta hipermetabólica e uma alimentação adequada são aspectos importantes da assistência a queimados, pois são primordiais para a recuperação estrutural e funcional.

Referências bibliográficas

1. Hart DW, Wolf SE, Mlcak R et al. Surgery 2000;128:312–9.
2. Reiss E, Pearson E, Artz CP. J Clin Invest 1956;35:62–77.
3. Rutan RL, Herndon DN. Arch Surg 1990;125:392–5.
4. Wilmore DW, Mason AD Jr, Pruitt BA Jr. Ann Surg 1976;183:314–20.
5. Yu YM, Tompkins RG, Ryan CM et al. JPEN J Parenter Enteral Nutr 1999;23:160–8.
6. Cuthbertson D. Lancet 1942;1:433–6.
7. Goldstein DS, Kopin IJ. Stress 2007;10:109–20.
8. Selye H. Br Med J 1950;1:1383–92.
9. Selye H. Nature 1951;168:149–50.
10. Selye H, Fortier C. Psychosom Med 1950;12:149–57.
11. Herndon DNEA. J Trauma 1981;21:701–5.
12. Lee JO, Herndon DN. Nestle Nutr Workshop Ser Clin Perform Programme 2003;8:39–49; discussion 56.
13. Newsome TW, Mason AD Jr, Pruitt BA Jr. Ann Surg 1973;178:215–7.
14. Barrow RE, Hawkins HK, Aarsland A et al. Shock 2005;24:523–8.
15. Barrow RE, Wolfe RR, Dasu MR et al. Ann Surg 2006;243:115–20.
16. Herndon DN, Hart DW, Wolf SE et al. N Engl J Med 2001;345:1223–9.
17. Wolfe RR, Herndon DN, Peters EJ et al. Ann Surg 1987;206:214–21.
18. Chang DW, DeSanti L, Demling RH. Shock 1998;10:155–60.
19. Wilmore DW, Long JM, Mason AD Jr et al Ann Surg 1974;180:653–69.
20. Jeschke MG, Chinkes DL, Finnerty CC et al. Ann Surg 2008; 248:387–401.
21. Wilmore DW, Aulick LH. Surg Clin North Am 1978;58:1173–87.
22. Jeschke MG, Gauglitz GG, Kulp GA et al. PLoS One 2011;6:e21245.
23. Hart DW, Wolf SE, Chinkes DL et al. Ann Surg 2000;232: 455–65.
24. Bessey PQ, Jiang ZM, Johnson DJ et al. World J Surg 1989;13: 465–70; discussion 71.
25. Jahoor F, Desai M, Herndon DN, Wolfe RR. Metabolism 1988; 37:330–7.

26. Herndon DN, Tompkins RG. Lancet 2004;363:1895–902.
27. Kinney JM, Long CL, Gump FE et al. Ann Surg 1968;168: 459–74.
28. Wilmore DW, Aulick LH, Mason AD et al. Ann Surg 1977;186:444–58.
29. Carter EA, Tompkins RG, Babich JW et al. Metabolism 1996;45:1161–7.
30. Gauglitz GG, Herndon DN, Kulp GA et al. J Clin Endocrinol Metab 2009;94:1656–64.
31. Long CL, Spencer JL, Kinney JM et al. J Appl Physiol 1971; 31:110–6.
32. Wolfe RR, Durkot MJ, Allsop JR et al. Metabolism 1979; 28:1031–9.
33. Tappy L, Schwarz JM, Schneiter F et al. Crit Care Med 1998; 26:860–7.
34. van den Berghe G, Wouters P, Weekers F et al. N Engl J Med 2001;345:1359–67.
35. Jahoor F, Shangraw RE, Miyoshi H et al. Am J Physiol 1989;257:E323–31.
36. Shaw JH, Wolfe RR. Ann Surg 1989;209:63–72.
37. Wolfe RR, Herndon DN, Jahoor F et al. N Engl J Med 1987;317:403–8.
38. Greenhalgh DG, Saffle JR, Holmes JHT et al. J Burn Care Res 2007;28:776–90.
39. Murray CK, Loo FL, Hospenthal DR et al. Burns 2008; 34:1108–12.
40. Pruitt BA Jr, McManus AT, Kim SH et al. World J Surg 1998; 22:135–45.
41. Im MJ, Hoopes JE. J Surg Res 1970;10:459–64.
42. Falcone PA, Caldwell MD. Clin Plast Surg 1990;17:443–56.
43. Mochizuki H, Trocki O, Dominioni L et al. Ann Surg 1984; 200:297–310.
44. Dominioni L, Trocki O, Fang CH et al. JPEN J Parenter Enteral Nutr 1985;9:269–79.
45. Saffle JR. Nutritional support of the burned patient. In: Herndon DN, ed. Total Burn Care. 3rd ed. Philadelphia: WB Saunders, 2007:398–419.
46. Wolf SE, Rose JK, Desai MH et al. Ann Surg 1997;225: 554–65; discussion 65–9.
47. Deitch EA. Surgery 1990;107:411–6.
48. van Elburg RM, Uil JJ, de Monchy JG et al. Scand J Gastroenterol Suppl 1992;194:19–24.
49. Hart DW, Wolf SE, Chinkes DL et al. J Trauma 2003;54: 755–61; discussion 61–4.
50. Mochizuki H, Trocki O, Dominioni L et al. Curr Surg 1985;42:121–5.
51. McDonald WS, Sharp CW Jr, Deitch EA. Ann Surg 1991;213:177–83.
52. Tinckler LF. Br J Surg 1965;52:140–50.
53. Raff T, Hartmann B, Germann G. Burns 1997;23:19–25.
54. Gore DC, Rutan RL, Hildreth M et al. J Burn Care Rehabil 1990;11:400–4.
55. Smith LC, Mullen JL. Surg Clin North Am 1991;71:449–57.
56. Suman OE, Mlcak RP, Chinkes DL et al. Burns 2006;32: 335–42.
57. Goran MI, Peters EJ, Herndon DN et al. Am J Physiol 1990; 259:E576–85.
58. Hart DW, Wolf SE, Herndon DN et al. Ann Surg 2002; 235:152–61.
59. Wolfe RR, Allsop JR, Burke JF. Metabolism 1979;28: 210–20.
60. Sheridan R, Choucair R, Donelan M et al. J Burn Care Rehabil 1998;19:528–30.
61. Wolfe RR. JPEN J Parenter Enteral Nutr 1998;22:190.
62. Demling RH, Seigne P. World J Surg 2000;24:673–80.
63. Mochizuki H, Trocki O, Dominioni L et al. JPEN J Parenter Enteral Nutr 1984;8:638–46.
64. Alexander JW, Saito H, Trocki O et al. Ann Surg 1986; 204:1–8.
65. Huschak G, Zur Nieden K, Hoell T et al. Intensive Care Med 2005;31:1202–8.
66. Mayes T, Gottschlich MM, Kagan RJ. J Burn Care Res 2008; 29:82–8.
67. Wolfe RR, Goodenough RD, Burke JF et al. Ann Surg 1983; 197:163–71.
68. Yu YM, Ryan CM, Burke JF et al. Am J Clin Nutr 1995;62: 960–8.
69. Melville S, McNurlan MA, McHardy KC et al. Metabolism 1989;38:248–55.
70. Hoerr RA, Matthews DE, Bier DM et al. Am J Physiol 1993; 264:E567–75.
71. Yu YM, Young VR, Castillo L et al. Metabolism 1995;44: 659–66.
72. Matthews DE, Marano MA, Campbell RG. Am J Physiol 1993;264:E109–18.
73. Norbury WB. Modulation of the hypermetabolic response after burn injury. In: Herndon DN, ed. Total Burn Care. 3rd ed. Philadelphia: WB Saunders 2007:420–33.
74. Patterson BW, Nguyen T, Pierre E et al. Metabolism 1997;46: 573–8.
75. Soeters PB, van de Poll MC, van Gemert WG et al. J Nutr 2004;134:1575S–82S.
76. De Souza DA, Greene LJ. Crit Care Med 2005;33:1125–35.
77. Souba WW. Annu Rev Nutr 1991;11:285–308.
78. Gore DC, Jahoor F. Arch Surg 1994;129:1318–23.
79. Garrel D. JPEN J Parenter Enteral Nutr 2004;28:123.
80. Wischmeyer PE, Lynch J, Liedel J et al. Crit Care Med 2001;29:2075–80.
81. Zhou YP, Jiang ZM, Sun YH et al. JPEN J Parenter Enteral Nutr 2003;27:241–5.
82. Cerra FB, Mazuski JE, Chute E et al. Ann Surg 1984;199: 286–91.
83. Gamliel Z, DeBiasse MA, Demling RH. J Burn Care Rehabil 1996;17:264–72.
84. Gottschlich MM, Mayes T, Khoury J et al. J Am Diet Assoc 2004;104:931–41; quiz 1031.
85. Mayes T, Gottschlich MM, Warden GD. J Burn Care Rehabil 1997;18:365–8; discussion 4.
86. Rock CL, Dechert RE, Khilnani R et al. J Burn Care Rehabil 1997;18:269–78; discussion 8.
87. Berger MM, Shenkin A. J Trace Elem Med Biol 2007;21: 44–8.
88. Berger MM, Spertini F, Shenkin A et al. Am J Clin Nutr 1998;68:365–71.
89. Selmanpakoglu AN, Cetin C, Sayal A et al. Burns 1994;20: 99–103.
90. Hunt DR, Lane HW, Beesinger D et al. JPEN J Parenter Enteral Nutr 1984;8:695–9.
91. Cunningham JJ, Leffell M, Harmatz P. Nutrition 1993;9: 329–32.
92. Gosling P, Rothe HM, Sheehan TM et al. J Burn Care Rehabil 1995;16:481–6.
93. Shakespeare PG. Burns Incl Therm Inj 1982;8:358–64.
94. Voruganti VS, Klein GL, Lu HX et al. Burns 2005;31:711–6.
95. Berger MM, Baines M, Raffoul W et al. J Clin Nutr 2007; 85:1293–300.
96. Berger MM, Binnert C, Chiolero RL et al. Am J Clin Nutr 2007;85:1301–6.
97. Berger MM, Eggimann P, Heyland DK et al. Crit Care 2006;10:R153.
98. Battistella FD, Widergren JT, Anderson JT et al. J Trauma 1997;43:52–8; discussion 8–60.
99. Fong YM, Marano MA, Barber A et al. Ann Surg 1989;210:449–56; discussion 56–7.

100. Herndon DN, Barrow RE, Stein M et al. J Burn Care Rehabil 1989;10:309–13.
101. Herndon DN, Stein MD, Rutan TC et al. J Trauma 1987; 27:195–204.
102. Klein GL, Wolf SE, Langman CB et al. J Clin Endocrinol Metab 1998;83:21–4.
103. Takala J, Ruokonen E, Webster NR et al. N Engl J Med 1999; 341:785–92.
104. Demling RH. Burns 1999;25:215–21.
105. Gore DC, Honeycutt D, Jahoor F et al. J Surg Res 1991; 51:518–23.
106. Ramirez RJ, Wolf SE, Barrow RE et al. Ann Surg 1998; 228:439–48.
107. Branski LK, Herndon DN, Barrow RE et al. Ann Surg 2009; 250:514–23.
108. Herndon DN, Ramzy PI, DebRoy MA et al. Ann Surg 1999; 229:713–20; discussion 20–2.
109. Spies M, Wolf SE, Barrow RE et al. Crit Care Med 2002; 30:83–8.
110. Jeschke MG, Herndon DN, Barrow RE. Ann Surg 2000;231: 408–16.
111. Cioffi WG, Gore DC, Rue LW 3rd et al. Ann Surg 1994;220: 310–6; discussion 6–9.
112. Demling RH, Orgill DP. J Crit Care 2000;15:12–7.
113. Wolf SE, Edelman LS, Kemalyan N et al. J Burn Care Res 2006;27:131–41.
114. Jeschke MG, Finnerty CC, Suman OE et al. Ann Surg 2007;246:351–62.
115. Murphy KD, Thomas S, Mlcak RP et al. Surgery 2004;136: 219–24.
116. Suman OE, Thomas SJ, Wilkins JP et al. J Appl Physiol 2003; 94:2273–81.
117. Baron PW, Barrow RE, Pierre EJ et al. J Burn Care Rehabil 1997; 18:223–7.
118. Gore DC, Honeycutt D, Jahoor F et al. Ann Surg 1991; 213:568–73; discussion 73–4.
119. Pereira CT, Jeschke MG, Herndon DN. Novartis Found Symp 2007;280:238–48; discussion 48–51.
120. Gauglitz GG, Herndon DN, Jeschke MG. J Burn Care Res 2008;29:683–94.
121. Dandona P, Chaudhuri A, Mohanty P et al. Curr Opin Clin Nutr Metab Care 2007;10:511–7.
122. Van den Berghe G, Wilmer A, Hermans G et al. N Engl J Med 2006;354:449–61.
123. Ellger B, Debaveye Y, Vanhorebeek I et al. Diabetes 2006; 55:1096–105.
124. Ingels C, Debaveye Y, Milants I et al. Eur Heart J 2006; 27:2716–24.
125. Brunkhorst FM, Engel C, Bloos F et al. N Engl J Med 2008; 358:125–39.
126. Langouche L, Vanhorebeek I, Van den Berghe G. Nat Clin Pract 2007;3:270–8.
127. Finney SJ, Zekveld C, Elia A et al. JAMA 2003;290:2041–7.
128. Dellinger RP, Levy MM, Carlet JM et al. Crit Care Med 2008;36:296–327.
129. Gore DC, Wolf SE, Herndon DN et al. J Trauma 2003;54:555–61.
130. Gore DC, Herndon DN, Wolfe RR. J Trauma 2005;59: 316–22; discussion 22–3.
131. Cree MG, Zwetsloot JJ, Herndon DN et al. Ann Surg 2007;245: 214–21.

Sugestões de leitura

Branski LK, Herndon DN, Barrow RE et al. Randomized controlled trial to determine the efficacy of long-term growth hormone treatment in severely burned children. Ann Surg 2009;250:514–23.

Gauglitz GG, Williams FN, Herndon DN et al. Burns: where are we standing with propranolol, oxandrolone, recombinant human growth hormone, and the new incretin analogs? Curr Opin Clin Nutr Metab Care 2011;14:176–81.

Herndon DN, Tompkins RG. Support of the metabolic response to burn injury. Lancet 2004;363:1895–902.

Jeschke MG, Chinkes DL, Finnerty CC et al. Pathophysiologic response to severe burn injury. Ann Surg 2008;248:387–401.

Williams FN, Branski LK, Jeschke MG et al. What, how, and how much should patients with burns be fed? Surg Clin North Am 2011;91:609–29.

Nutrição nos distúrbios do sistema nervoso*

Gustavo C. Román

A função cerebral depende, de modo intrínseco, de um constante suprimento dietético de nutrientes apropriados. Lamentavelmente, grande parte da população mundial tem acesso limitado aos produtos alimentícios considerados básicos. Apesar do aumento da produção agrícola, a fome ainda é um amplo problema mundial decorrente da pobreza, da guerra, do deslocamento populacional e da agitação social. A fome cria um ciclo vicioso de saúde precária, falta de energia e debilidade mental, que reduz a capacidade de trabalho das pessoas, aumentando, assim, a pobreza.

Conforme a Food and Agriculture Organization, aproximadamente 30% da população mundial, cerca de 777 milhões de pessoas, são subnutridas.[1] Isso representa mais de 35% da população da África tropical, cerca de 25% das pessoas na Índia e de 5 a 20% das populações da América Latina e do Caribe. Dentre esses números, 150 milhões de crianças no mundo estão abaixo do peso e 182 milhões estão com o desenvolvimento físico e cognitivo comprometidos. Além disso, a desnutrição proteico-calórica é responsável pela morte de 5 milhões de crianças por ano.

Menos reconhecidos, entretanto, são os efeitos decorrentes da desnutrição no sistema nervoso. Eles podem variar desde o comprometimento isolado do sistema nervoso periférico (que gera cegueira, surdez, paralisia ou deficiências sensoriais), até lesões mais complexas da medula espinal e do sistema nervoso central (SNC) (que podem acarretar retardo mental, disfunção cognitiva e limitações da marcha). As deficiências nutricionais que afetam o sistema nervoso não estão restritas somente aos países em desenvolvimento. Grupos específicos de países desenvolvidos também sofrem com as consequências neurológicas resultantes de dietas inadequadas. As populações de risco incluem: pobres, moradores de ruas, pessoas viciadas em álcool ou outras substâncias, alguns pacientes sob condições psiquiátricas crônicas e idosos que apresentam distúrbios mentais. São afetadas também as pessoas que têm hábitos dietéticos peculiares, como os vegetarianos radicais ou pessoas que sofrem de transtornos alimentares como bulimia e anorexia nervosa, assim como pacientes com absorção de nutrientes prejudicada em função de síndromes de má-absorção intestinal.

Uma forma peculiar de desnutrição em países desenvolvidos é a obesidade, frequentemente acompanhada de síndrome metabólica, hipertensão e diabetes, que podem vir acompanhados de manifestações neurológicas secundárias, resultantes de acidente vascular cerebral (AVC), apneia obstrutiva do

*__Abreviaturas:__ **1,25 $(OH)_2D$**, 1,25-desidroxivitamina D; **$5MH_4F$**, 5-metiltetrahidrofolato; **ALA**, ácido α-linolênico; **ATP**, trifosfato de adenosina; **CoA**, coenzima A; **DDI**, distúrbios por deficiência de iodo; **DSC**, degeneração subaguda combinada; **EM**, esclerose múltipla; **FAO**, Food and Agriculture Organization (Organização das Nações Unidas para Alimentação e Agricultura; **FI**, fator intrínseco; **GABA**, ácido gama-aminobutírico; **HIV**, vírus da imunodeficiência humana; **LCE**, líquido cerebrospinal; **LDL**, lipoproteína de baixa densidade; **MMA**, ácido metilmalônico; **NAD**, nicotinamida-adenina nucleotídeo; **NADP**, nicotinamida adenina dinucleotídeo fosfato; **NPT**, nutrição parenteral total; **PG**, prisioneiros de guerra; **SAMe**, S-adenosil metionina; **SNC**, sistema nervoso central; **SWF**, síndrome de Wernicke-Korsakoff; **T_3**, tridotironina; **T_4**, tiroxina; **TSH**, hormônio estimulador da tireoide.

sono e neuropatias periféricas. De acordo com a FAO, a obesidade também está começando a afetar as nações em desenvolvimento, uma situação que resulta na coexistência, na mesma população, de subnutrição e obesidade. Este problema é chamado de "dupla incidência de má nutrição".[1]

Nutrição e função cognitiva

O fornecimento constante de nutrientes adequados, incluindo glicose, aminoácidos, ácidos graxos, vitaminas e minerais, é necessário para o funcionamento normal do cérebro.[2] A alimentação também é necessária para manter a integridade das membranas do cérebro e a produção dos neurotransmissores.[3] Embora o cérebro represente somente 2% da massa corporal, ele consome 20% da energia fornecida pela dieta e 20% do oxigênio inalado. As crianças consomem duas vezes mais glicose se comparadas aos adultos e o cérebro do recém-nascido requer 60% da energia fornecida pela dieta. Portanto, os efeitos da hipoglicemia prolongada podem ser devastadores para os recém-nascidos e para as crianças, já que o cérebro é totalmente dependente da glicose dietética e as reservas de glicogênio são limitadas. Muitas das mortes e sequelas permanentes resultantes de malária cerebral, em crianças, são causadas por hipoglicemia severa induzida pela infecção por malária e pelo tratamento com quinino,[4] além do dano direto induzido pelo parasita.[5] Em pessoas mais velhas, o desempenho cognitivo diminuído ocorre com hipoglicemia relativamente moderada.[6] De forma similar, a disfunção cognitiva piora o efeito do tratamento em pacientes com diabetes tipo 2.[7]

O cérebro necessita de um suprimento dietético apropriado de aminoácidos para sintetizar neurotransmissores e proteínas no sistema nervoso. A qualidade das proteínas dietéticas influencia a formação de proteínas no cérebro. O triptofano, um precursor da serotonina (5-hidroxitriptamina) – o neurotransmissor responsável pelo apetite e pela saciedade, pelo sono, pela pressão sanguínea, sensibilidade à dor e pelo humor –, é particularmente importante porque a 5-hidroxitriptamina não pode cruzar a barreira hematoencefálica. As regiões ativas no cérebro do ponto de vista metabólico, como o hipotálamo, o hipocampo e a gânglia basal, são bem sensíveis aos efeitos da desnutrição, da perda de energia e do suprimento de aminoácido.

Estudos em cobaias e em seres humanos demonstram a importância de uma nutrição apropriada durante períodos cruciais (e relativamente breves) do desenvolvimento do cérebro.[8-12] Os neurônios e a glia se formam e iniciam a migração durante 22 semanas de gestação, e o período final da gravidez é marcado pelas proliferações neural e axonal, que resultam em um desenvolvimento substancial do cérebro. O peso do cérebro ao nascimento é de cerca de 350 g, aumentando durante o primeiro ano de vida por volta de 1.100 g ou 70% do peso do cérebro de um adulto. Em 1969, Winick e Rosso[13,14] demonstraram que uma desnutrição precoce interrompe o crescimento e o desenvolvimento do cérebro. As crianças que morrem em razão de desnutrição intensa durante a gravidez e desnutrição marasmática no início da vida apresentavam circunferências menores da cabeça, peso reduzido do cérebro e menor conteúdo total de proteína, DNA e RNA no cérebro, quando comparado aos padrões normais. A desnutrição precoce também afeta os processos envolvidos na maturação do cérebro, como neurogênese, migração glial e neuronal, quantidade de sinapses e graus de mielinização.

Estas mudanças são irreversíveis e causam deficiências cognitivas permanentes.[11,15,16] A extensão dos danos neurológicos e cognitivos depende de fatores relativos à gravidade e duração da deficiência nutricional, do estágio de desenvolvimento do cérebro e de doenças associadas, como a diarreia causada por *Giardia lamblia*;[17] depende também de outras causas, como fatores familiares, sociais, culturais e econômicos. Contudo, evidências substanciais indicam que a amamentação reduzida, o baixo peso ao nascer, a deficiência de ferro e de iodo e a desnutrição proteico-energética estão associados com longos períodos de déficit na função psicomotora do cérebro.[12] Os estudos de acompanhamento da desnutrição perinatal, 15 a 20 anos mais tarde, mostraram déficits residuais no tamanho do cérebro, na cognição e nas conquistas psicossociais.[6,11] Ivanovic et al.[18] e Leiva et al.[19] demonstraram, dentre alunos de ensino médio no Chile, os efeitos residuais da desnutrição precoce, manifestada pelas circunferências menores das cabeças e pelos volumes dos cérebros, determinados por imagens de ressonância magnética. Um baixo coeficiente de inteligência (QI) aliado às graves dificuldades de aprendizado resultaram em desempenhos escolares inferiores, maior evasão escolar e baixo índice de admissão em universidades naqueles com histórico de desnutrição precoce, quando comparados aos colegas com desempenho socioeconômico normal, cujos históricos nutricionais eram normais.

Os problemas também ocorrem, de forma similar mas menos grave, em lactentes prematuros e com baixo peso ao nascer.[20] Experiências clínicas comparando o leite materno com a fórmula para bebês pré-termo isoladamente ou como suplemento ao leite materno em lactentes pré-termo pesando menos de 1.200 g mostraram que as crianças alimentadas pelo banco de leite materno demoraram mais para atingir 2.000 g do que aquelas alimentadas com a fórmula para bebês pré-termo rica em proteína. Lucas et al.[21] concluíram que os QI, a memória recente e a atenção, aos 8 anos de idade, eram melhores em crianças alimentadas com leite materno, mesmo após uma adaptação à formação materna e à classe social. O leite materno reduz a lipoproteína de baixa densidade (LDL) transportadora de colesterol e a proteína C-reativa, e os achados indicam risco reduzido de aterosclerose em idade avançada.[22]

O leite materno contém uma série de componentes, principalmente lipídios, que promovem a maturação do cérebro nos períodos de crescimento rápido. Sessenta por cento da estrutura cerebral é constituída por lipídios e depende de uma dieta à base de lipídios. A ausência dos ácidos linoleico e α-linoleico (ALA) é incompatível com a vida. De maior importância dietética são os ácidos graxos ômega-3 da família ALA.[2] Os ácidos araquidônico e docosahexaenoico são grandes contribuintes das membranas sem mielina e devem ser fornecidos pela dieta. A diferenciação e o funcionamento das células do cérebro, dos oligodendrócitos e astrócitos, necessitam de ALA e dos ácidos graxos ω-3. O desenvolvimento do cérebro, da retina e visual de modo geral são afetados pelas dietas com quantidades insuficientes de ácidos graxos essenciais, como aqueles encontrados em produtos cujas fórmulas são baseadas em óleo de soja.[20]

Em adultos, a redução dos níveis dietéticos dos ácidos graxos ω-3 (principalmente os provenientes do consumo de peixe) aumenta o risco de doença cardiovascular e derrame,[23] depressão,[24] principalmente de depressão pós-parto, assim como declínio cognitivo e demência.[25,26] Uma ingestão alimentar apropriada com ácidos graxos ω-3 durante o envelhecimento poderá prevenir um metabolismo fosfolipídico anormal, assegurando, então, a manutenção da membrana e a função cerebral.[27,28]

Deficiências de micronutrientes e função cognitiva

Do ponto de vista da saúde pública, o iodo é o micronutriente mais importante para a prevenção dos distúrbios cerebrais que causam funcionamento intelectual mais lento, retardo psicomotor e retardo mental.[29] A iodização universal do sal pode resolver o problema mundial relacionado aos distúrbios por deficiência de iodo (DDI). A Organização Mundial da Saúde considera que 50 milhões de pessoas têm algum grau de deficiência mental causada pelos DDI.[30,31]

Outro item de grande importância para a saúde pública está relacionado à deficiência de outros micronutrientes capazes de afetar o sistema nervoso, dentre eles as deficiências de ferro, zinco e selênio, assim como de vitamina B_{12}, folato e vitamina A. A magnitude desses problemas é alarmante:[31] por exemplo, 2 bilhões de pessoas (mais de 30% da população mundial) sofrem de anemia falciforme, e sua ocorrência se dá com mais frequência nos países em desenvolvimento, estando associada à malária e às infecções parasitárias. A anemia contribui com 20% de todas as mortes maternas de gestantes. Entre 100 e 140 milhões de crianças possuem deficiência de vitamina A; destas, por volta de 250 a 500 mil ficam cegas a cada ano, sendo que metade delas morre prematuramente. O enriquecimento alimentar com multinutrientes parece ser um tratamento de custo eficaz.[32]

Distúrbios por deficiência de iodo

Os DDI ocorrem em áreas do planeta onde o iodo foi removido do solo em função dos efeitos da chuva, das glaciações e das enchentes. Esses locais incluem áreas sujeitas a inundações e regiões montanhosas, como Alpes, Bálcãs, Andes, Himalaia e terras altas da Nova Guiné.[33] As populações dessas regiões sofrem de alto predomínio de cretinismo endêmico, bócio, estatura baixa e surdez. A importância neurológica dos DDI consiste em risco definitivo referente aos distúrbios no cérebro do feto, que resultam em deficiência hormonal na tireoide durante os períodos cruciais do desenvolvimento do cérebro, tanto no útero como no período logo após o parto.[34,35]

A gravidez normal causa um aumento progressivo de hormônio estimulador da tireoide (TSH) junto com um aumento correspondente da tiroglobulina de soro. Em áreas com deficiência dietética de iodo, uma diminuição estável da tiroxina livre (T_4) ocorre durante a gestação; o TSH aumenta, o que resulta em um aumento de 20 a 30% do volume da tireoide que leva ao bócio.[35] Os valores de TSH no soro e tiroglobulina são até mesmo mais altos nos recém-nascidos de mães com deficiência de iodo. Essas mudanças no TSH neonatal frequentemente ocorrem com níveis de deficiência de iodo materno que não afetariam a função da tireoide em adultas não gestantes.

Nas áreas com deficiência moderada de iodo (ingestão de I = 20-49 μg/dia), as crianças e os adultos eutireóideos clínicos geralmente têm anormalidades no desenvolvimento psicomotor e intelectual, apresentando QI mais baixo, desempenhos visuais e motores mais lentos, perda da capacidade motora fina, déficits nas capacidades neuromotoras e perceptivas, apatia e baixos quocientes de desenvolvimento.[35] A metanálise de 19 estudos em oito países envolveu 2.676 indivíduos com idades de 2 a 30 anos, que moravam em regiões deficientes em iodo. A deficiência de iodo resultou em uma diminuição média de 13,5 pontos do QI em escala mundial, ou seja, 82% das crianças com ingestão normal de iodo pontuaram melhor quando comparadas àquelas com deficiência de iodo.[36] A perda da capacidade intelectual e a surdez decorrentes dos DDI representam problemas na saúde pública, com grande impacto no desenvolvimento socioeconômico.

Cretinismo endêmico e outras formas de distúrbios da deficiência de iodo

O cretinismo endêmico é um distúrbio congênito do SNC manifestado por surdo-mutismo, retardo mental, diplegia espástica, estrabismo e sinais de distúrbios bulbares.[37] Manifestações parciais incluem a surdez isolada ou o surdo-mutismo e o retardo mental sem sinais do trato piramidal. Em alguns locais endêmicos (Nova Guiné, Tailândia, Indonésia, Andes), os sinais comuns de mixedema infantil (pele infiltrada áspera, macroglossia, hérnia umbilical, baixa estatura e desproporção esquelética) raramente ocorrem; por outro lado, esses sinais predominam em outras áreas endêmicas (China, Congo). Portanto, duas formas da síndrome do cretinismo endêmico são reconhecidas: neurológica e mixedematosa.

O cretinismo endêmico é diferente do hipotireoidismo congênito, cuja ocorrência é de 1 a cada 3.500 recém-nascidos.[38] O hipotireoidismo congênito resulta da função deficiente da tireoide no feto e no recém-nascido, proveniente de fatores endócrinos que não estão relacionados à deficiência dietética de iodo.

Halpern et al.[39] estudaram as características neurológicas associadas em ambos os tipos de cretinismo endêmico em 104 indivíduos com cretinismo mixedematoso na China, e em 35 pessoas em Java Central, Indonésia, que apresentavam, predominantemente, a forma neurológica. Ambos os tipos de cretinismo endêmico apresentavam um padrão similar de comprometimento neurológico, associados ao retardo mental, aos sinais piramidal proximal e extrapiramidal, ao estrabismo, à surdez, aos reflexos primitivos e ao andar típico sem firmeza com deformidade nas juntas. Os indivíduos com hipotireoidismo acentuado apresentaram calcificação dos gânglios basais, de acordo com a tomografia computadorizada cerebral. Portanto, ambas as formas de cretinismo endêmico representam o grau mais rigoroso do distúrbio do cérebro no hipotireoidismo útero-maternal e fetal, resultantes da deficiência dietética do iodo. O tipo mixedematoso é explicado pela deficiência do hormônio da tireoide no período pós-natal associado ao crescimento prejudicado, ao retardo esquelético e à imaturidade sexual. A toxicidade do tiocianato no consumo da mandioca atua no cretinismo endêmico mixedematoso. O efeito combinado da deficiência de iodo e de selênio também é relevante.

Toxicidade do tiocianato. Nos trópicos, vários alimentos básicos contêm grandes quantidades de glicosídeos cianogênicos. A mandioca é um deles (*Manihot esculenta* Crantz: *yuca* em espanhol, *manioc* em francês), outros são: o inhame, a batata-doce, o sorgo, o painço (*Sorghum* sp.), os brotos-de-bambu e os feijões, como o *Phaseolus vulgarius.*[40] A fumaça do tabaco (*Nicotiana tabacum*) também contém quantidades consideráveis de cianido (150-300 μg por cigarro). A hidrólise dos glicosídeos das plantas libera o cianido na forma de ácido hidrociânico. A intoxicação aguda ocorre em razão da rápida absorção do cianido por meio do trato gastrintestinal ou dos pulmões. A desintoxicação é feita principalmente pelo tiocianato em uma reação mediada por uma transferase do enxofre (rodanase), que converte o tiosulfato em tiocianato e sulfito. Os aminoácidos que contêm enxofre, cistina, cisteína e metionina, fornecem o enxofre para estas reações de desintoxicação. A vitamina B_{12} também é importante, com a conversão da hidroxocobalamina em cianocobalamina.

O tiocianato da mandioca é bociogênico;[41] ele inibe a peroxidase da tireoide e previne a incorporação do iodo na tiroglobulina.[42] O tiocianato também pode formar a tiureia. Estes mecanismos explicam os efeitos neurológicos causados pelo cianido, dietas pobres em aminoácidos que contêm enxofre e baixa ingestão dietética de iodo.

Selênio. Em 1990, Vanderpas et al.[43] descobriram a deficiência de iodo e de selênio combinados associada ao cretinismo no norte do Zaire (Congo). O selênio está presente em altas concentrações na tireoide normal[34] e na glutationa peroxidase e na dismutase superóxida, as enzimas para desintoxicação de derivados tóxicos do oxigênio. O selênio também está presente na deiodinase, a enzima para conversão periférica da tiroxina (T_4) em tri-iodotironina (T_3). A deficiência do selênio reduz o catabolismo da T_4 e permite a produção excessiva de peróxido (H_2O_2) com a destruição da célula da tireoide, fibrose e falência da tireoide.[34]

Patogênese de lesões cerebrais induzidas pela deficiência de iodo

Os hormônios da tireoide afetam a diferenciação neuronal, a migração, a rede neural e a sinaptogênese, por meio de uma ponte de T_3 até os receptores nucleares, regulando a expressão genética nas diferentes regiões do cérebro.[44] Os receptores do hormônio da tireoide estão presentes no feto humano por volta da oitava semana de gestação, e aumentam cerca de dez vezes mais entre a 10ª/18ª semana de gestação. Kester et al.[45] descobriram que o T_3 é solicitado pelo córtex cerebral humano antes da metade da gestação. O T_4 proveniente da mãe é a única fonte e se correlaciona com a atividade deiodinase no córtex. Por esses motivos, mesmo os níveis maternos de T_4 moderadamente baixos podem prejudicar o feto. Haddow et al.[46] descobriram que em mães com aumento do hormônio estimulante da tireoide, durante o segundo trimestre de gestação, o prognóstico mais evidente do desenvolvimento mental infantil estava presente nos níveis livres de T_4 das mães na 12ª semana de gestação. Além disso, baixos níveis livres de T_4, tanto em 12 como em 32 semanas de gestação, mostraram piores resultados cognitivos no recém-nascido.

Recentemente, Lavado-Autric et al.[47] e Ausó et al.[48] produziram em ratos um modelo experimental de hipotiroxinemia materna transitória (baixo T_4, mas T_3 normal). Demonstraram que as reduções da função transitória e suave da tireoide na mãe durante o início da gestação produziram anormalidades permanentes na citoarquitetura, com a presença de migração neuronal heterotópica no hipocampo e no córtex somatossensorial. A migração dos neurônios corticais ao longo da estrutura fornecida pela glia radial é regulada pelo sistema sinalizador *reelin-dab*. Reelin é uma proteína extracelular secretada pelos neurônios Cajal-Retzius que se une às membranas receptoras nos neurônios migrantes, fosforilando o homólogo 1 inativo (Dab1) para guiar as células a seus destinos. O hipotireoidismo reduz a expressão da reelin e aumenta a expressão do Dab1, o que poderia explicar essas anormalidades migratórias.[49,50] Baseado nos mecanismos supracitados, Román[51] propôs que a hipotiroxinemia materna precoce poderia induzir o autismo.

Tratamento e prevenção

Os resultados dos programas de iodação do sal na Suíça oferecem evidências importantes dos seus efeitos benéficos em escalas populacionais.[52] Antes de 1922, a prevalência de cretinismo em alguns distritos ou regiões da Suíça era de 0,5%, e 100% das crianças em fase escolar tinham bócio; 30% dos homens jovens eram dispensados do serviço militar em razão do bócio em grandes proporções. A iodação do sal começou em 1922 em níveis baixos. Por volta de 1930, não foi detectado nenhum caso de cretinismo e o bócio desapareceu rapidamente entre as crianças em fase escolar. Em alguns distritos ou regiões que permitiram a iodação do sal somente em 1952, esses feitos foram tardios. Houve redução da incidência de surdez isolada, deficiência mental e baixa estatura após a implantação da iodação do sal.

Em 1971, Pharoah et al.[53] demonstraram os efeitos do iodo na prevenção do cretinismo congênito em uma triagem de caso controlado no Jimi Valley, Nova Guiné. Em cada família, de forma alternada, foram aplicadas injeções intramusculares de iodo em óleo, enquanto as famílias controles receberam injeções salinas. Dentre as mulheres que receberam o placebo, 534 crianças nasceram, das quais 26 possuíam cretinismo endêmico. Entre as 498 crianças cujas mães foram tratadas, 7 crianças apresentavam o cretinismo endêmico, mas

6 destas mulheres já estavam grávidas quando receberam as injeções de iodo. Em 1994, Cao et al.[54] estudaram uma área com deficiência crítica de iodo: Xinjiang, China. O iodo por via oral foi fornecido para 689 crianças com idades entre 0 e 3 anos e para 295 mulheres a cada trimestre da gestação. As anormalidades neurológicas ocorreram em 2% das crianças que nasceram das mães tratadas desde o início, contra 9% dentre aquelas que iniciaram o tratamento no terceiro trimestre. A microcefalia diminuiu de 27% no grupo sem tratamento para 11% nas crianças tratadas, e os quocientes de desenvolvimento em crianças com 2 anos de idade também aumentaram. O tratamento no terceiro trimestre da gestação, ou após o parto, não melhorou o estado neurológico, mas o crescimento da cabeça e os quocientes de desenvolvimento melhoraram um pouco. O tratamento durante o primeiro trimestre melhorou o resultado neurológico. Em resumo, com base nessas e em outras triagens clínicas controladas, o tratamento com óleo iodado ou sal iodado antes ou no início da gestação previne o cretinismo endêmico e o dano cerebral. O fornecimento de sal iodado é a estratégia mais eficaz em relação ao custo.[55]

Efeitos cognitivos da deficiência de ferro

O ferro é um cofator essencial por causa das inúmeras proteínas envolvidas na função neuronal. Tanto a anemia por deficiência de ferro como o acúmulo excessivo de ferro no cérebro estão associados a distúrbios neurológicos. O cérebro tem acesso limitado ao ferro plasmático, por causa da barreira hematoencefálica.[56] A apatia e a privação de movimentos têm sido observadas em crianças com deficiência de ferro. Um exame feito por Grantham-McGregor e Ani[57] mostrou que as crianças anêmicas geralmente têm cognição fraca e desempenho escolar mais baixo, quando comparadas às crianças que não são anêmicas. Com tratamento, a maioria das crianças tende a melhorar; entretanto, o desempenho escolar geralmente permanece mais baixo naquelas com anemia prévia por deficiência de ferro do que nos não anêmicos. Lozoff e Brittenham[58] mostraram que a deficiência crônica e grave de ferro na infância continua causando desenvolvimento e comportamento lentos por mais de 10 anos após o tratamento com ferro. A deficiência de ferro provoca resultados cognitivos, motores, de atenção e de desenvolvimento mais baixos, incluindo falhas em responder aos testes de estímulo, período de atenção reduzido, tristeza, medo acentuado, retração e tensão corporal aumentada. Em adultos, a anemia limita o desempenho físico máximo, a resistência e a atividade espontânea.

Ao envelhecer, há um acúmulo no cérebro de moléculas que contêm ferro, principalmente nas doenças de Alzheimer e Parkinson, talvez causado pela geração aumentada de espécies reativas ao oxigênio (ERO) e com maior vulnerabilidade neuronal. O acúmulo de ferro também ocorre em outros distúrbios neurológicos, como aceruloplasminemia congênita, ataxia de Friedreich, doença de Hallervorden-Spatz, neuroferritinopatia, neurodegeneração em razão de acúmulo de ferro no cérebro e síndrome das pernas inquietas.[56]

Efeitos cognitivos da deficiência de zinco

A deficiência dietética de zinco é um distúrbio nutricional comum em todo o mundo.[29] O tratamento de crianças com deficiência de zinco melhora o crescimento, a imunidade e o desenvolvimento motor em bebês e em crianças entre 1 e 3 anos. Durante os períodos de crescimento acelerado, a falta de zinco prejudica o desenvolvimento sexual e do cérebro. Há poucos estudos sobre as mudanças cognitiva, motora e comportamental associadas à deficiência e suplementação de zinco em crianças.[59,60]

Efeitos neurológicos da deficiência de cobre

O cobre é um cofator essencial para inúmeras enzimas, tais como cobre-zinco superóxido dismutase, ceruloplasmina ferroxidase e citocromo oxidase. A doença de Menkes e a de Wilson são anormalidades metabólicas congênitas de cobre, resultantes de mutações de dois genes relacionados, MNK e WND, que codificam os transportadores de cátion de proteínas pertencentes ao tipo P-adenosina trifosfatase (ATPase).[61] A doença de Menkes é causada pelas mutações do gene ATP7A resultante de absorção intestinal de cobre anormalmente baixa, ceruloplasmina baixa, e deficiência secundária nas enzimas mitocondriais dependentes de cobre no cérebro, pele, cabelo ("cabelo crespo"), vasos sanguíneos, e outros órgãos. Por outro lado, a doença de Wilson (degeneração hepatolenticular) resulta de mutações do gene ATP7B, com ceruloplasmina no plasma diminuída e excesso de cobre no sangue e na urina, assim como depósito excessivo de cobre no cérebro, fígado, olhos e outros órgãos. O tratamento inclui dieta baixa em cobre e uso de agentes quelantes (penicilamina, trietina) ou inibidores de absorção intestinal (acetato de zinco).

A deficiência de cobre pode também resultar de nutrição parenteral total (NPT), anterior à deficiência de vitamina B_{12}, má-absorção intestinal de ressecção gástrica ou cirurgia bariátrica[62] e sobrecarga de zinco, particularmente, com uso de cremes para fixação de dentadura que contêm zinco.[63] A deficiência de cobre pode imitar a deficiência de cobalamina, manifestando com anemia por mielodisplasia,[64] envolvimento da medula espinal, com degeneração subaguda combinada (DSC),[65] neuropatia periférica, neuropatia ótica, e lesões de substância branca periventricular.[66] A suplementação oral de cobre melhora as atividades funcionais da vida diária de pacientes com deficiência deste elemento.[67]

Neuropatias e mieloneuropatias nutricionais

As polineuropatias observadas em associação ao alcoolismo geralmente são consideradas nutricionais, embora a vitamina específica não possa ser identificada como causal. O álcool pode atuar de forma neurotóxica secundária, mas ele também substitui os alimentos nas dietas, aumenta as demandas metabólicas pelas vitaminas do complexo B e reduz a absorção de tiamina, ácido fólico e vitaminas lipossolúveis por causa da função pancreática prejudicada. Os sintomas variam desde fraqueza, disestesias e dor até pacientes assintomáticos, sem reflexos no calcanhar. Os déficits sensoriais e motores predominam de maneira distal e simétrica nas pernas; a face e o tronco não são afetados. Geralmente, há sensibilidade à pressão das paralisias. Em um exame neuropatológico, as neuropatias nutricionais apresentam degeneração predominantemente sensorial axonal.

Parece insensato incriminar um fator particular como a causa de uma polineuropatia que aparece sob condições de restrição dietética grave, alcoolismo ou má-absorção disseminada. Contudo, as deficiências da vitamina do complexo B foram consideradas, por muito tempo, a principal causa dos distúrbios nutricionais, particularmente quando associadas ao alcoolismo.

Os sinais neurológicos ocorrem relativamente tarde, durante a desnutrição. Os sintomas surgem quando a combinação de fatores leva a uma deficiência dos nutrientes essenciais que seja grave o suficiente para danificar o sistema nervoso, ou quando os nutrientes protetores (como os aminoácidos que contêm enxofre e os carotenoides antioxidantes, como o licopeno) tornam-se indisponíveis. Os elementos mais sensíveis são os neurônios metabólicos altamente ativos, tais como: os gânglios da raiz dorsal, os axônios distais mielinizados, neurônios bipolares da retina e neurônios cocleares. Esses são os primeiros a sofrerem os danos e a manifestarem os sintomas iniciais. Os axônios precisam de mecanismos de transporte ativos para manter a integridade dos neurotúbulos e assegurar o fluxo axonal. Os neurotransmissores precursores, as glicoproteínas, os lipídios e os aminoácidos são transportados desde a soma até o axônio distal com taxas de 200 a 410 mm/dia. Também existe um sistema de transporte retrógrado. As deficiências nutricionais e os produtos tóxicos rompem a produção de trifosfato de adenosina (ATP) e com isso o fluxo axonal começa a falhar em um padrão típico de neuropatia de fibras longas (*dying-back*). Os finais distais dos axônios mais longos e mais largos são os primeiros a mostrar alterações patológicas. As consequências clínicas são a distribuição em bota e luva e os sintomas sensoriais e motores.

Além do alcoolismo, as neuropatias nutricionais também são observadas em dietas (como a dos vegetarianos estritos e dos adeptos a dietas da moda), com má-absorção (espru, anemia perniciosa, ressecamento do trato gastrintestinal, cirurgia bariátrica), antivitaminas (isoniazido), uso excessivo de piridoxina e terapia parenteral prolongada e inadequada. Uma origem nutricional foi pressuposta em neuropatias tropicais e mieloneuropatias.[68,69] Nestas incluem-se a neuropatia jamaicana de Strachan (1888), caracterizada por sintomas sensoriais dos pés e das mãos, marcha atáxica, ausência de reflexos nos joelhos e redução da visão e da audição; e a neuropatia ótica retrobular cubana de Mádan (1898), considerada idêntica à ambliopia tabaco-álcool em pacientes subnutridos privados de líquidos.[70] As neuropatias nutricionais e as mieloneuropatias eram comuns entre os prisioneiros de guerra mantidos em campos de prisões japonesas nas regiões tropical e subtropical, principalmente no extremo leste, durante a Segunda Guerra Mundial.[71] Uma condição similar foi a neuropatia da Guerra Civil Espanhola de Peraita (1939).

Mais recentemente, de 1993 a 1994, uma epidemia de neuropatia nutricional em Cuba afetou mais de 50 mil pessoas e gerou uma das piores epidemias neurológicas nutricionais do século XX.[72] Esse fenômeno enfatiza a importância e o estabelecimento da nutrição como uma causa de problemas neurológicos.

Neuropatia epidêmica cubana

A neuropatia epidêmica em Cuba[70,72-77] começou como um surto epidêmico de neuropatia ótica; entretanto, foram observadas outras síndromes nutricionais afetando os nervos periféricos e a medula espinal (Tab. 95.1).

Epidemiologia

Um total de 50.862 pacientes foram diagnosticados e tratados na ilha durante a epidemia com uma taxa de incidência de 462/100.000, com taxas balanceadas, predominantemente para formas óticas (242/100.000) e formas periféricas (219/100.000). Ocorreram poucos casos em crianças, adolescentes e idosos. A maioria dos casos (87%) ocorreu entre as idades de 25 e 64 anos. As formas óticas predominaram em homens com idades entre 45 e 64 anos e as formas periféricas em mulheres com idades entre 25 e 44 anos. O padrão geográfico oeste-a-leste de incidência decrescente mostrou que as taxas mais altas estavam na província plantadora de tabaco de Pinar del Rio. Os fatores de risco incluem: dieta irregular, perda de peso, fumo de charuto, álcool e consumo excessivo de açúcar.[76]

Manifestações clínicas

Os sintomas neurológicos foram precedidos por perda de peso, anorexia, fadiga crônica, falta de energia, irritabilidade, distúrbios do sono e dificuldades de concentração e de memória.

Neuropatia ótica. Os pacientes reclamaram de visão turva, fotofobia, acuidade visual reduzida e perda da visão em relação às cores vermelha e verde. O exame mostrou escoto-

Tabela 95.1 Síndromes clínicas observadas durante a epidemia de neuropatia nutricional em Cuba e as possíveis causas

Manifestações clínicas	Possíveis causas
Neuropatia ótica	
Acuidade visual reduzida	Deficiência de folato e vitamina B_{12} e metanol
Escotoma cecocentral	
Discromatopsia	Cianido (tabaco)
Mielopatia dorsolateral	
Perda proprioceptiva	Deficiência de vitamina B_{12}
Fraqueza do trato piramidal	
Surdez neurossensorial	
Perda de alta frequência (4-8 kHz)	Deficiência de folato e vitamina B_{12}
Neuropatia periférica	
Perda sensorial em bota e luva	Deficiência de tiamina
Arreflexia	
"Pés queimando"	Deficiências de niacina, ácido pantotênico, tiamina, piridoxina
Mieloneuropatia	Deficiência multivitamínica, incluindo vitamina E

mata central e cecocentral, perda dos axônios no feixe maculopapilar e palidez do disco temporal em casos mais avançados.[73] Um terço dos pacientes também apresentou queilose, glossite, dermatite, neuropatia periférica ou comprometimento da medula espinal funicular e 20% apresentaram perda de audição. A visão melhorou com o tratamento utilizando vitaminas do complexo B via parenteral e com ácido fólico.

Mielopatia dorsolateral. Os pacientes apresentaram fraqueza nas pernas, dificuldade ao caminhar, aumento da frequência urinária, impotência em homens, reflexos reduzidos do joelho, reações cruzada do adutor, contrastando com a diminuição dos reflexos do joelho, porém os sinais de espasticidade e de Babinski estavam geralmente ausentes. A fraqueza motora proximal estava presente em 1/3 desses casos, com a perda do senso de posição nos pés, sinal Romberg positivo e ataxia sensorial nos casos graves. A deficiência de vitamina B_{12} provavelmente foi responsável pela maioria dos casos que se pareciam com degeneração subaguda combinada (DSC).

Surdez sensorioneural. Os pacientes tiveram o tinido ou acúfeno em grau elevado e perda de audição bilateral e simétrica em alta frequência (4-8 kHz). Nenhum sintoma associado foi relatado. A perda de audição está associada à deficiência de folato-cobalamina na terceira idade.

Neuropatia periférica. Os sintomas incluíram uma disestesia dolorosa das solas dos pés e das palmas das mãos, "pés queimando", dormência, cãibras, parentesia e sensibilidade dos nervos à pressão, porém com o mínimo de comprometimento motor. Os sinais objetivos eram geralmente leves e incluíram perda ou redução na percepção de vibração, toque leve e uma sensação de picada de agulha de forma distal nos membros, em padrão luva e bota. Os reflexos no tendão do calcâneo foram ausentes ou reduzidos. As velocidades de condução do nervo motor foram normais e houve redução nas amplitudes potenciais do nervo sensorial somente nos casos graves. Alguns pacientes apresentaram a pele quente e suor ou frio excessivos, bem como hiperhidrose das mãos e dos pés. As biópsias do nervo sural em 34 pacientes[74] mostraram uma neuropatia axonal com perda predominante das fibras mielinizadas de grosso calibre e uma perda menos importante das fibras de pequeno calibre.

Mieloneuropatia. Os pacientes apresentaram uma combinação de polineuropatia sensorial distal periférica e comprometimento da medula espinal funicular, manifestado por meio de uma marcha espástica atáxica, distúrbios no esfíncter, reflexos ativos nos joelhos e ausência de reflexos no tornozelo.

Etiologia e tratamento

As neuropatias cubanas ocorreram em razão das deficiências nutricionais produzidas por má-alimentação, decorrentes de problemas políticos e econômicos.[77,78] O déficit das vitaminas do complexo B, principalmente da vitamina B_{12}, associado à falta de aminoácidos essenciais contendo enxofre e carotenoides, tal como o licopeno, parece ser a causa imediata. A partir de uma quantidade de agentes tóxicos investigados, somente a fumaça do cigarro e o álcool foram contribuintes. O tratamento por meio das vitaminas do complexo B via parenteral e da oferta de multivitaminas à população cubana controlou o surto epidêmico.

Distúrbios neurológicos associados a vitaminas específicas

Vitamina A

Deficiência de vitamina A

As causas da deficiência de vitamina A incluem a ingestão dietética insuficiente da vitamina A pré-formada (ésteres de retinil) de origem animal ou de frutas, verduras e legumes contendo carotenoides provitamina A, ou provenientes da absorção intestinal alterada, tais como nas infecções parasitárias (giardíase, ascarídiase e estrongiloidíase), ou, de forma mais rara, por meio de abetalipoproteinemia, ou então, após sofrer uma cirurgia biliopancreática por *bypass*. Os grãos de soja crus contêm a enzima *lipoxidase*, que oxida e destrói o caroteno.

As principais manifestações da deficiência de vitamina A ocorrem nos olhos,[77-79] onde ela é necessária para a síntese de RNA e glicoproteínas na córnea e na conjuntiva. O retinol é o cromóforo essencial que combina com as opsinas do cone e do bastonete para formar a rodopsina para a fototransdução. As manifestações clínicas da deficiência da vitamina A incluem cegueira noturna, xerose conjuntival, manchas de Bitot e xerose corneal, que pode evoluir à ulceração corneal e à queratomalacia.[78,79] A deficiência de vitamina A também afeta as funções metabólicas e imunológicas, além de piorar a morbidade e a mortalidade em crianças.[80,81] A vitamina A atenua a gravidade da diarreia e do sarampo.[82]

Intoxicação por vitamina A

A ingestão excessiva de vitamina A produz aumento da pressão intracraniana, com irritabilidade, anorexia, confusão, dor de cabeça, vômito, letargia, mal-estar, dor abdominal, hepatomegalia e mialgias. O exame fundoscópico revela papiledema compatível com um pseudotumor cerebral na ausência de sinais neurológicos focais. Além das fórmulas farmacêuticas, os alimentos ricos em vitamina A incluem o fígado de urso polar e o fígado do peixe hipoglosso.

A ingestão excessiva de vitamina A (> 10.000 UI/dia) aumenta o risco de fenda palatina, lábio leporino, macroglossia, anormalidades oculares e hidrocéfalo. Os retinoides são derivados de vitamina A utilizados em dermatologia. A isotretinoína (Acutano) aumenta os lipídios do sangue e possui efeitos teratogênicos substanciais estimados de 15 a 45% de exposição no útero, principalmente no primeiro trimestre de gestação. O risco persiste até 1 mês após a descontinuidade do medicamento.[83] As más-formações atingem a face, as orelhas, o SNC e o coração. Ocorre, também, uma taxa de 20 a 30% de absorção espontânea.

Vitamina B_1 (tiamina) e beribéri

As principais manifestações dessa deficiência são a neuropatia periférica axonal sensoriomotora (beribéri seco) e lesão cardíaca (beribéri *Shoshin*), também chamada de beribéri úmido por causa de um edema secundário à insuficiência cardíaca congestiva. O beribéri foi a maior causa de morbidade e mortalidade nas populações dependentes do arroz polido, contido em sua dieta de cereais (China, Japão, Indonésia, Filipinas), mas também ocorreu entre crianças e adultos mal nutridos no subcontinente indiano, no Oriente, na África e na América do Sul tropical. Na década de 1950, em razão do enriquecimento universal do arroz, dos grãos e dos produtos farináceos com tiamina, foi alcançado um controle significativo do beribéri em todo o mundo.

O beribéri continua ocorrendo, principalmente em pacientes alcoolistas, idosos subnutridos e, de maneira mais rara, em mulheres grávidas, como consequência da hiperemese gravídica. Nos trópicos, o beribéri ocorre sob condições de baixa ingestão de tiamina, dietas ricas em carboidratos e alto gasto energético. A tiamina não é armazenada no organismo e todos seus sinais de redução ocorrem em apenas 18 dias de uma dieta deficiente em tiamina[84,85] ou com uma nutrição parenteral total (NPT). Em 1997, uma escassez multivitamínica na NPT, nesses países, resultou em relatos sobre acidose láctica decorrente de deficiência de tiamina.[86] Insuficiência cardíaca sem possibilidade de tratamento é uma outra manifestação comum do beribéri não diagnosticado.[87]

Patogênese

A tiamina é necessária para a produção de energia em todos os tecidos metabolicamente ativos, e é encontrada em altas concentrações no músculo esquelético, no coração, no fígado, nos rins e no cérebro. A tiamina serve como coenzima para o complexo da enzima piruvato desidrogenase mitocondrial (piruvato desidrogenase e α-cetoglutarato desidrogenase) e para a transcetolase.

Piruvato desidrogenase. A tiamina é crucial para a produção de energia mitocondrial por meio da glicólise, isto é, a sequência de reações do citosol que converte a glicose em piruvato; logo após, ocorre a descarboxilação oxidativa do piruvato para formar a coenzima acetil A (CoA) dentro da matriz mitocondrial. Como um cofator para o complexo da enzima piruvato desidrogenase mitocondrial, a tiamina está em um ponto de ligação muito importante entre a glicólise e o ciclo do ácido cítrico – o caminho final comum para a oxidação das moléculas-combustíveis, como aminoácidos, ácidos graxos e carboidratos, resultando em transferências de elétron e produção de ATP. Não causa surpresa o fato de que a infusão de glicose intravenosa em pacientes com deficiência de tiamina pode consumir todas as reservas de tiamina e precipitar um coma, resultante de encefalopatia aguda de Wernicke.

α-cetoglutarato desidrogenase. Essa enzima catalisa a descarboxilação oxidativa do α-cetoglutarato para formar o succinilo CoA no ciclo de Krebs. Como resultado, no beribéri os níveis de piruvato e α-cetoglutarato no sangue são mais altos do que o normal, especialmente após a ingestão de glicose.

Transcetolase. Essa enzima transfere duas unidades de carbono de um açúcar para outro pela via fosfato pentose, utilizando nicotinamida adenina dinucleotídeo fosfato (NADPH) reduzida como doador de hidrogênio e elétron, por meio de reações reduzidas. Na deficiência de tiamina, a atividade da transcetolase nas hemácias é baixa; esse é o teste de diagnóstico mais preciso para o beribéri.

Independente da sua função no metabolismo do carboidrato, a tiamina também está ativa nos neurônios, nas membranas axonais e no transporte axonal e na retenção do sódio nas membranas neuronais. Além disso, a perda da atividade de α-cetoglutarato desidrogenase pode ser responsável pelas alterações de vários neurotransmissores durante a deficiência de tiamina, incluindo o ácido gama-aminobutírico (GABA), o glutamato e o aspartato.[84]

Manifestações clínicas

A maioria das manifestações da deficiência de tiamina envolve o sistema cardiovascular (beribéri úmido ou *shoshin*), o sistema nervoso periférico (beribéri seco ou neuropatia beribéri) e o SNC (síndrome de Wernicke-Korsakoff [SWF]).

Cetoacidose alcoólica. O beribéri pode apresentar-se como *cetoacidose alcoólica*, caracterizada pelos níveis aumentados de lactato proveniente da glicólise anaeróbia do piruvato, resultante da obstrução da descarboxilação oxidativa do piruvato. Também pode ocorrer uma acidose láctica inexplicada, proveniente da deficiência de tiamina em pacientes nas unidades de terapia intensiva com sérias doenças sistêmicas, insuficiência hepática, hemodiálise, vômito grave, malignância gástrica, obstrução intestinal, estenose pilórica, gastrite grave, após uma gastrectomia ou recebimento de NPT com insuficiência de tiamina.[86]

Beribéri cardíaco (*shoshin*). A manifestação típica em pacientes com alcoolismo é a insuficiência cardíaca de alto gasto, com taquicardia e a pressão do pulso aumentada. São comuns a cardiomegalia, o edema pedal e o edema pulmonar. O beribéri cardíaco pode se manifestar em hospitais ocidentais, por meio de insuficiência cardíaca sem possibilidade de tratamento, circulação periférica obstruída, acidose láctica e choque.[87] Com a tiamina intravenosa, a insuficiência cardíaca responde de maneira dramática, com diurese massiva, correção de acidose, redução na pressão da cunha pulmonar-capilar e normalização hemodinâmica. Em regiões tropicais, o beribéri cardíaco pode ocorrer em crianças com menos de 6 meses de vida, nascidas de mães mal nutridas com sinais de neuropatia ou edema pedal. A criança torna-se inquieta, com pulso rápido, edema abdominal e choque cardiogênico, que responde somente à tiamina.

O beribéri cardíaco pode ocorrer em adultos jovens saudáveis, que vivem nos trópicos e fazem exercícios árduos. Um surto epidêmico em uma base militar na Colômbia[88] foi caracterizado de forma clínica por meio de perda progressiva de resistência, edema pedal, disestesia dos pés, pé caído frequente, insuficiência cardíaca congestiva aguda, edema pulmonar e mortalidade elevada. O beribéri *shoshin* resultante da deficiência de tiamina foi confirmado por meio das lesões típicas no coração. O grande gasto energético de soldados que treinavam em condições tropicais úmidas, a ingestão de tiamina, uma dieta rica em carboidratos e a possível presença da tiamina do peixe na dieta provavelmente contribuíram para esse surto epidêmico.[88] Um tratamento urgente deve ser iniciado com base em uma suspeita clínica isolada. A dose recomendada de tiamina na cetoacidose alcoólica ou no beribéri *shoshin* cardíaco é de 100 mg por via intravenosa, seguida por 100 mg, por via intramuscular, por 5 dias seguidos.

Neuropatia beribéri. O beribéri produz uma neuropatia periférica sensoriomotora simétrica distal.[89,90] Apesar do nome "beribéri seco", os sinais de polineuropatia geralmente coexistem com o edema pedal proveniente do *shoshin*. A quadriplegia aguda com reflexos ativos no beribéri *shoshin* pode ocorrer a partir da mielinólise pontina-central.[91] A teoria de que a neuropatia vagal no beribéri causou insuficiência cardíaca está ultrapassada. A insuficiência cardíaca no beribéri é resultado da insuficiência de energia mitocondrial, a qual é rapidamente revertida pela tiamina.

A neuropatia beribéri começa devagar, com formigamento dos dedos dos pés, dolorosa sensação de "pés queimando" ou com frio e incapacidade de deixar os pés aquecidos. Cruickshank[90] coletou anotações em 400 casos de beribéri que ele tratou na prisão Changi, em Cingapura. Ele escreveu:

> Os homens reclamavam de dormência, formigamento ou sensações de agulhadas nas pontas dos dedos das mãos e dos pés que, às vezes, se espalhavam por todo o corpo, mas, em alguns casos, somente ao redor da boca ou do umbigo, ou ao lado das coxas. Os homens reclamavam de "não sentir o chão", o que os forçava a andar sem estabilidade. Todos possuíam sensações obtusas nas mãos e nos pés, como se eles sempre usassem luvas e meias. Dor contínua, rigidez e tensão ou căibras nas panturrilhas após um dia de trabalho e uma tendência em arrastar os pés também eram evidentes. Entretanto, a manifestação mais comum da deficiência de tiamina nesses homens era o inchaço dos pés, presente em 317 dos 400 primeiros pacientes. Isso era acompanhado de dispneia, lassidão e fraqueza na metade dos casos, e de taquicardia e palpitações cardíacas em frações menores.

Sensibilidade na panturrilha e dores agudas com sensações de agulhadas nos pés ao andar eram típicas. Suor reduzido, hiperidrose dos pés, vermelhidão, secura e atrofia da pele e perda distal de cabelo são indícios de envolvimento autonômico. O pé caído ocorre com o andar "falho", geralmente proveniente de uma sensibilidade de compressão do nervo peronial lateral na cabeça da fíbula com fraqueza dos músculos tibiais anteriores. As crianças frequentemente têm afonia, em razão da paralisia dos nervos laringeais recorrentes. Ocorre arreflexia global e perda de todas as modalidades sensoriais em uma típica distribuição de provisão, gerando um comprometimento tardio das mãos. Cerca de 80% dos pacientes com SWF têm a neuropatia beribéri coexistente.

Recentemente, Koike et al.[92] confirmaram que a neuropatia pós-gastrectomia é clínica e patologicamente idêntica ao beribéri, com atividade transcetolase eritrocitária, níveis de tiamina e biópsia dos nervos similares. As velocidades de condução dos nervos sensoriais e motores estavam normais, entretanto o músculo composto e os potenciais de ação sensorial estavam reduzidos. As biópsias do nervo sural mostraram a degeneração axonal com perda predominante das fibras mielinizadas largas; porém, as fibras mielinizadas menores e as não mielinizadas reduziram de forma suave. O edema subperineurial estava presente na maioria dos casos. Cerca de 46% das fibras emaranhadas apresentaram degeneração axonal e 5% tiveram desmielinização e remielinização segmental. O beribéri segue um padrão progressivo, com um comprometimento de sensações superficial e profunda, e fraqueza motora. A dose de tiamina recomendada para a neuropatia beribéri é de 100 mg por via intravenosa, seguida por 100 mg por via intramuscular, por 10 dias seguidos, e uma manutenção permanente por via oral. Além disso, a neuropatia beribéri e o beribéri *shoshin* geralmente coexistem. Na presença do edema, existe um risco de morte cardíaca repentina, por isso o tratamento intravenoso com tiamina deve ser iniciado imediatamente.

Síndrome de Wernicke-Korsakoff. Os dois componentes da SWF são a encefalopatia de Wernicke e a psicose amnésica-confabulatória de Korsakoff com polineuropatia.[93] Há uma predisposição genética aparente à SWF.[94] Os fibroblastos dos pacientes com a SWF mostraram uma redução na ponte da transcetolase para a tiamina difosfato em comparação com as linhas das células controle. A deficiência de transcetolase persistiu apesar do excesso de tiamina, um resultado que indica uma anormalidade genética em vez de anormalidade dietética. A transcetolase nos fibroblastos dos pacientes com SWF apresentou-se imperfeita, do ponto de vista catalítico.[95]

Encefalopatia de Wernicke. Esse distúrbio é caracterizado pelo início dos sintomas agudos do nistagmo, paralisia do olhar conjugado e abdução, ataxia ao andar e confusão mental em razão de lesões do núcleo no nível do terceiro e do quarto ventrículo e à substância cinzenta periaquedutal. O distúrbio pode iniciar-se com ataxia, seguido de nistagmo e confusão. As anormalidades oculares comuns são nistagmos horizontal e vertical, paralisia bilateral e lateral do reto e fraqueza do olhar conjugado. A oftalmoplegia internuclear é comum, e os pacientes em casos avançados podem apresentar oftalmoplegia completa. A ataxia é grave, com uma postura ampla, andar lento e incerto, com passos curtos; uma marcha tandem pode ser impossível. O tremor intencional está ausente. Sonolência, confusão, apatia e perda de memória e de atenção ocorrem no estágio agudo. Os sinais oculares e a confusão respondem rapidamente à tiamina intravenosa, mas a ataxia e os déficits de memória podem não apresentar melhora.

Os resultados das pesquisas neuropatológicas referentes à encefalopatia de Wernicke incluem as lesões simétricas das regiões periventriculares do tálamo e do hipotálamo, além do comprometimento característico dos corpos mamilares. As lesões afetam a substância cinzenta periaquedutal, o núcleo motor dorsal do nervo vago, o núcleo vestibular e o verme cerebelar superior. A histologia dessas lesões apresenta necrose, perda neuronal, edema do tecido, vacuolização, pequenos focos de hemorragia, proeminência dos capilares e proliferação endotelial. As células de Purkinje e as outras camadas do córtex cerebelar são afetadas, particularmente no verme superior, com proliferações astrocítica e microglial tardias.

O tratamento da encefalopatia de Wernicke é considerado uma emergência neurológica em razão do risco de morte por comprometimento da haste do cérebro, ou pela demência crônica da Síndrome de Korsakoff. Deve-se evitar a glicose por via oral ou as infusões intravenosas de glicose em pacientes com histórico de alcoolismo, no qual é provável que haja um déficit de tiamina. A tiamina deve ser administrada somente se houver uma suspeita clínica. A dose de tiamina recomendada para a encefalopatia de Wernicke é de 100 mg na forma intravenosa, seguida por 100 mg intramuscular durante 10 dias seguidos. A manutenção das doses orais de tiamina e das vitaminas do complexo B em pacientes alcoolistas deve ser contínua e por tempo indeterminado.

Síndrome de Korsakoff. Essa síndrome é considerada uma fase crônica da encefalopatia de Wernicke. Em geral, os pacientes estão completamente amnésicos dos eventos que ocorreram durante a fase aguda da doença. A perda de memória afeta tanto o aprendizado recente (amnésia anterógrada) como a memória remota (amnésia retrógrada). Os déficits mais graves são aqueles relacionados ao aprendizado e armazenamento de novas informações. Os pacientes também exibiram disfunção executiva, perda da organização espacial e problemas com abstrações visual e verbal. A síndrome de Korsakoff está associada não somente ao comprometimento da memória, mas também com disfunção executiva e déficits globais[96] indicativos do comprometimento das conexões do lobo frontal. A interrupção do trato mamilotalâmico-hipocampo em vários níveis (corpos mamilares, medial dorsal e núcleo talâmico anterior) explica a amnésia grave. Outros déficits comportamentais e cognitivos resultam da interrupção dos circuitos corticosubcorticais pré-frontais, que motivam a função executiva e a atenção. A confabulação é típica da síndrome de Korsakoff, principalmente durante a fase inicial de confusão. Mesmo com o tratamento oportuno de tiamina, somente cerca de 20% dos pacientes se recuperaram dos déficits de memória. O donepezil, um inibidor de colinesterase, é utilizado em pacientes com síndrome de Korsakoff crônica e apresenta alguns resultados positivos.

Ataxia cerebelar. A degeneração alcoólica cerebelar é parecida com a ataxia da deficiência de tiamina. Há perda das células de Purkinje no verme cerebelar anterior e superior, manifestada pelas anormalidades de marcha, de posição e ataxia truncal. A ataxia epidêmica nigeriana sazonal, observada após a ingestão do bicho-da-seda africano (*Anaphe venata*), é provavelmente o resultado de uma tiaminase resistente ao calor que induz à deficiência de tiamina.[97]

Ambliopia nutricional. A ambliopia nutricional também é conhecida como ambliopia por fumo e álcool, deficiência por ambliopia, neuropatia ótica nutricional e ambliopia tropical (Mádan, 1898). A lesão patológica parece estar restrita ao feixe maculopapilar, resultando em escotomata central ou cecocentral, perda da visão colorida e palidez do lado temporal do disco ótico. A ambliopia nutricional também foi observada entre os prisioneiros de guerra do Oriente no período de 1942 a 1945.[71,98-104] Cruickshank[71] descreveu a cegueira do campo visual como:

> Durante o exame, houve acuidade visual reduzida de um ou dos dois olhos, dificultando a leitura. As escotomatas central ou paracentral imediatamente acima ou abaixo do ponto de fixação eram verificadas de maneira constante. Elas tinham tamanhos variados, mas em geral eram maiores no vermelho do que no preto ou no branco. A oftalmoscopia revelou um fundo normal nos estágios iniciais na maioria dos casos. Em pacientes com sintomas de longa duração, desenvolveu-se a palidez do lado temporal do disco, o que corresponde, de maneira frequente, com o feixe maculopapilar.

O déficit específico que é responsável pela ambliopia nutricional ainda não foi estabelecido. A combinação dos déficits de tiamina, vitamina B_{12}, folato e talvez de riboflavina já foi executada. Nos pacientes com a neuropatia ótica cubana, Sadun[105,106] avaliou uma insuficiência de energia mitocondrial adquirida dos neurônios maculares resultantes de uma combinação deficiente na dieta com ácido fólico e na ingestão de doses baixas de metanol, manifestadas pela elevação do formato no soro e no líquido cerebrospinal (LCE). A mitocôndria retinal pode ser geneticamente prejudicada (neuropatia ótica hereditária de Leber), por meio do déficit nutricional do folato e da vitamina B_{12} ou pelos fatores tóxicos (metanol, etambutol ou cianido). Essas neuropatias óticas metabólicas são caracterizadas pela bilaterabilidade simétrica visual prejudicada com perda da acuidade visual central, discomatopsia, defeitos no campo visual cecocentral, pela atrofia temporal do disco óptico e pela perda específica da camada de fibra do nervo no feixe maculopapular. A falta de alcance mitocondrial restante poderá conduzir à eliminação da ATP, que compromete o transporte axonal.

"Pés queimando". Conforme Bruyn e Poser,[107] os "pés queimando" foram descritos pela primeira vez em 1826 por J. Grierson, um médico oficial britânico no exército indiano. Este sintoma complexo também era muito encontrado nos campos de prisioneiros de guerra onde era conhecido como "pés alegres", provavelmente porque a dor mantinha os pacientes andando à noite. Cruickshank,[108] que estudou 500 casos de "pés queimando", descreveu os seguintes sintomas que apareciam entre os prisioneiros de guerra após 3 meses de prisão:

> Os homens que sofriam desse mal não dormiam, porque havia uma dor aguda de queimadura nas solas dos pés. O primeiro sinal era um latejamento constante nas saliências dos pés, que aparecia no final da tarde de um dia de trabalho. As dores eram sempre piores à noite, mantendo o paciente acordado. Os pacientes ficavam cansados por causa da dor e perda do sono. Ocorria também uma rápida perda de peso e o apetite diminuía. Os homens obtinham algum alívio apertando os pés firmemente com as mãos e massageando-os, e adotaram uma atitude característica na cama, que era sentar-se com as pernas cruzadas, segurando firmemente os pés. No exame, os rostos dos pacientes tinham uma expressão de sofrimento e olheiras bem escuras. A dor constante e a perda do sono deixam o paciente exausto, irritado e com os olhos vermelhos. Alguns até choram de dor. Os únicos resultados anormais nos pés foram hiperaestesia a formigamento e leve sensibilidade na maioria; suor excessivo em alguns dos casos graves; déficits sensoriais na distribuição em "bota e luva" e reflexos reduzidos ou ausentes do calcanhar, sem paresia grave.

Na experiência de Cruickshank, as deficiências de tiamina e riboflavina não foram as prováveis causas dos "pés queimando" entre os prisioneiros de guerra. Ele utilizou ácido nicotínico (niacina) com bons resultados em 68% dos 500 casos, mas a deficiência isolada de pelagra ou niacina não é uma provável causa dessa síndrome. O ácido pantotênico foi útil em alguns pacientes. A deficiência experimental de ácido pantotênico em porcos produz mielopatia dorsal e neuropatia sensorial. A deficiência de ácido fólico por si está associada com casos de mielopatia e de neuropatia sensorial em seres humanos. O tratamento dos "pés queimando" mantém-se sintomático.

Recentemente, a condição conhecida como "pés queimando" é um sintoma dos pacientes com neuropatia sensorial distal, proveniente da infeção por vírus da imunodeficiência humana (HIV).[109] Pacientes infectados por HIV e "pés queimando" mostram uma degeneração axonal tipo *dying-back* dos axônios longos nas regiões distais, perda de fibras não mielinizadas e grau variável de infiltração macrofágica nos nervos periféricos e gânglios da raiz dorsal. As biópsias cutâneas[109] mostram redução na densidade da fibra do nervo, aumento na frequência de varicosites e fragmentação das fibras do nervo cutâneo.

Deficiência de vitamina B_2 (riboflavina)

A arriboflavinose está associada a sinais não específicos, como queilose angular, glossite (língua vermelho-carne), dermatite progressiva, a anemia normocítica normocrômica e a ceratite intersticial superficial. Recomenda-se tratamento com vitamina do complexo B, que, em geral, contém uma mistura de riboflavina, tiamina, niacina, ácido fólico, vitamina B_{12}, ácido pantotênico e biotina. Na presença de uma síndrome de deficiência com ceratite intersticial, a vitamina A também é recomendada.

Deficiência de niacina (pelagra)

Desde os anos de 1600, a pelagra (do italiano, *pelle*, pele; e *agra*, áspera) foi epidêmica na Europa Mediterrânea e no norte da África. No sudeste dos Estados Unidos, de 1910 até 1935, a incidência alcançou 170.000 casos/ano. A pelagra continua ocorrendo entre os pacientes alcoolistas, com síndromes de má absorção e em populações subnutridas e com doenças crônicas, que consomem milho como principal fonte alimentar. A niacina, assim como a nicotinamida, é um componente essencial de NAD e NADP, duas coenzimas cruciais nas reações de oxidação-redução. O ácido nicotínico é usado para o tratamento da hiperlipidemia, principalmente no diabetes tipo 2.[110]

Os seres humanos obtêm niacina pela dieta ou por meio do triptofano. Uma dieta com leucina, encontrada em vários cereais na Ásia e na África, bloqueia a conversão de triptofano em niacina. O tratamento tradicional nas Américas Central e do Sul do milho com limão alcalino antes de cozinhar as tortilhas aumenta a quantidade de niacina. A pelagra pode ocorrer na síndrome de carcinoide como resultado da conversão de triptofano em serotonina pelo tumor, assim como na doença de Hartnup, causada pela absorção intestinal incompleta de vários aminoácidos.

Os três "d" – dermatite, diarreia e demência – caracterizam as manifestações clínicas da pelagra. A dermatite ocorre comumente em áreas expostas à luz solar, incluindo o pescoço (colarinho de Casal, 1762). A dermatite da pelagra aguda começa como um eritema, que se parece com uma queimadura de sol com pouco bronzeado e exacerbação pela luz solar. Também ocorrem queimadura oral, sensações de queimadura da língua, glossite, anorexia, dor abdominal e frequentes acessos de diarreia. A demência é precedida por insônia, fadiga, nervosismo, irritabilidade e depressão. Outra ocorrência comum era o suicídio por afogamento. Os déficits cognitivos incluem confusão, incapacidade mental, apatia e comprometimento da memória. As lesões neuropatológicas típicas da pelagra afetam as células de Betz no córtex motor, os neurônios corticais piramidais menores, os gânglios basais dos neurônios maiores e do núcleo cranial motor, os núcleos dentados e as células do corno anterior. Os neurônios parecem inchados, arredondados, com o núcleo excêntrico e com perda das partículas de Nissl. Alguns pacientes alcoólatras possuem lesões parecidas no cérebro na ausência da pelagra clínica. Não há distinção entre a neuropatia pelagra e a neuropatia beribéri, mas há falha na resposta ao tratamento isolado com niacina; é recomendado o tratamento com vitamina do complexo B.

Diagnóstico e tratamento

Não há teste laboratorial definitivo para pelagra. O diagnóstico é feito com base em níveis baixos de niacina no soro, triptofano, NAD e NADP. Uma excreção combinada de *N*-metilnicotinamida e piridona menor que 1,5 mg/24 horas indica uma deficiência grave de niacina. O tratamento é realizado com niacina (ácido nicotínico) ou com nicotinamida, o qual não causa a ruborização que a niacina provoca. A dose para adulto com pelagra aguda é de 100 mg de nicotinamida por via oral a cada 6 horas, durante vários dias, ou até curar a maioria dos sintomas agudos, seguido por administração oral de 50 mg a cada 8 a 12 horas, até todas as lesões cutâneas desaparecerem. Nos casos graves, com comprometimento neurológico, deverá ser ministrado 1 g de três a quatro vezes ao dia, inicialmente pela via de acesso parenteral. A dose para as crianças é de 10 a 50 mg por via oral, a cada 6 horas, até que os sintomas e os sinais da pelagra sejam eliminados. A terapia também deve incluir outras vitaminas do complexo B, zinco, cobre e magnésio, assim como uma dieta rica em calorias. Alguns dados mantêm o uso de niacina em pacientes infectados pelo HIV, porque este vírus induz à eliminação da niacina.

Vitamina B_6 (piridoxina)

A vitamina B_6 está disponível em três formas naturais: piridoxol, piridoxal e piridoxamina. O piridoxol ingerido é fosforilado e depois oxidado em piridoxal fosfato, uma coenzima importante no metabolismo dos aminoácidos, incluindo a conversão de α-cetoglutarato em glutamato e a de glutamato em GABA. A deficiência de vitamina B_6 pode causar deficiência de niacina como resultado do metabolismo prejudicado do triptofano. A homocisteína aumentada reage à piridoxina, à vitamina B_{12} ou ao folato, dependendo do tipo de eliminação.

Deficiência de vitamina B_6

A piridoxina é encontrada em praticamente todos os alimentos, por isso torna-se pouco provável uma deficiência dietética, embora o aumento das necessidades ocorra nas seguintes situações: durante a gravidez e a lactação, com o uso de estrógeno, na presença de hipertireoidismo, em dietas ricas em proteínas e na velhice. A preparação defeituosa pode destruir a piridoxina nas fórmulas para bebês, resultando em convulsões infantis. Os lactentes de mães com deficiência de vitamina B_6 poderão também sofrer convulsões neonatais. Os dois últimos mecanismos das causas de convulsões são diferentes da dependência de piridoxina, um distúrbio recessivo autossômico raro que gera convulsões intratáveis em recém-nascidos e lactentes.

As manifestações clínicas da deficiência de piridoxina provenientes do uso da desoxipiridoxina antagonista incluem dermatite seborreica, queilose angular, glossite, neuropatia periférica e convulsões. A deficiência de piridoxina é comum em pacientes alcoolistas em razão do deslocamento do fosfato piridoxal pelo acetaldeído. A isoniazida e a penicilamina combinam com o fosfato piridoxal para inativá-lo. O tratamento a longo prazo da tuberculose utilizando a isoniazida pode resultar em uma neuropatia distal e simétrica, a qual pode evoluir para a ataxia sensorial e fraqueza dos membros. Um exame patológico revela degeneração e regeneração axonais das fibras mielinizadas e não mielinadas. A acetilação da isoniazida pela *N*-acetiltransferase é um polimorfismo determinado de maneira genética; a droga acetilada é excretada com mais facilidade pelo rim. Nas populações ocidentais, metade são acetiladores lentos, com um aumento do risco em desenvolver uma neuropatia (e hepatotoxicidade) com doses-padrão. A neuropatia por isoniazida pode ser revertida com a interrupção da droga ou da suplementação com vitamina B_6. A overdose aguda por isoniazida é caracterizada pela tríade clínica de convulsões repetitivas: a falta da resposta aos anticonvulsivos, acidose metabólica com uma diferença de ânions elevada, e coma. Recomenda-se tratamento com piridoxina para casos de intoxicação por isoniazida. A prevenção da neuropatia em pacientes em tratamento com isoniazida é feita com piridoxina por via oral, com doses de 50 a 100 mg/dia.

Intoxicação por vitamina B_6

Megadoses de piridoxina superiores a 200 mg/dia estão associadas à neuropatia sensorial e à ataxia grave, mas sem fraquezas.[111] Em cobaias,[112] um exame histológico revelou uma degeneração neuronal disseminada pelos gânglios da raiz dorsal e pelos gânglios gasserianos, assim como uma degeneração das fibras do nervo sensorial nos nervos periféricos, da coluna dorsal da medula espinal e do trato espinal descendente do nervo trigeminal. O mecanismo de ação das megadoses de piridoxina que produzem uma neuropatia sensorial periférica tóxica permanece sem esclarecimento. O tratamento é sintomático.

Vitamina B_{12} (cobalamina)

Absorção da vitamina B_{12}

A absorção da cobalamina é muito complexa e envolve pelo menos cinco diferentes moléculas de ligação de cobalamina, receptores e transportadores.[113,114] Na boca, a cobalamina está ligada à haptocorrina na saliva; no estômago, ao fator intrínseco (FI) produzido pelas células parietais gástricas. O complexo FI-cobalamina passa por dentro do íleo distal, onde há uma alta afinidade de ligação aos receptores do FI às células epiteliais do íleo. A colabamina é absorvida no intestino delgado distal e liberada para se ligar à transcobalamina II (TcII). O complexo TcII-cobalamina é transportado através da célula para ser liberado na circulação. Todas as células do corpo têm receptores de superfície para o complexo TcII-cobalamina. Entretanto, 90% da cobalamina no plasma é ligação proteica para TcI e TcIII, provavelmente como formas de armazenagem.

Patogênese da deficiência de cobalamina

A deficiência de cobalamina prejudica a conversão de L-metilmalonil-coenzima A em Succinil-coenzima A, o que aumenta o ácido metilmalônico (MMA) e prejudica as reações de metilação como a síntese de metionina, um componente importante para a síntese de S-adenosil metionina (SAMe). A disponibilização de grupos metil ativados pela SAMe é o resultado final do ciclo metil ativado, importante na síntese de neurotransmissores, tais como a norepinefrina e glutamato, assim como na síntese de mielina. A metionina pode ser regenerada pela transferência de hemocisteína de um grupo de metiltetrahidrofolato (MTH_4F). Esta reação é catalisada pela hemocisteína metiltransferase, uma reação crucial dependente de metilcobalamina. Na doença de Alzheimer, a metilação é importante para a regulação de expressão de presenilina-I, formação da beta-amiloide ($A\beta$), e fosforilação da Tau. Além disso, a hemocisteína elevada prejudica a recuperação em neurônios e aumenta a toxicidade de $A\beta$ pela formação de conformação de folha-beta de citotoxicidade de beta-fibrilose. Tanto a homocisteína quanto o ácido homocisteico são análogos do N-metil D-aspartato (NMDA) receptor do glutamato de neurotransmissor excitotóxico.

Além da adição das alterações metabólicas citadas acima, manifestações neurológicas da deficiência de vitamina B_{12} também parecem ser mediadas pela produção anormal de citoquinas (fator de necrose tumoral alfa, interleucina-6) e déficit de fator de crescimento epidérmico – um fator neurotrófico.[115]

Deficiência de vitamina B_{12}

Vários fatores podem causar a deficiência de cobalamina, incluindo ausência de suprimento nutricional (vegetarianos estritos), menor produção de saliva (síndrome de Sjögren),[116] anticorpos contra o FI (anemia perniciosa), gastrectomia, antiácidos como inibidores de bomba de prótons e antagonistas de receptor H_2 de histamina,[117] gastrite envolvendo células parietais no fundo gástrico, síndromes de má absorção (espru tropical), medicamento metiformina para tratamento do diabetes,[118] ressecção cirúrgica ou *bypass* do íleo distal, competição pela vitamina B_{12} (por meio da proliferação bacteriana no intestino na síndrome da alça cega, ou pelo parasitismo intestinal com a tênia do peixe *Diphyllobotrium latum*), e raras deficiências enzimáticas genéticas (acidúria metilmalônica).

A inalação repetida do óxido nitroso na anestesia ou como uma droga recreacional produz uma deficiência de cobalamina.[115] Óxido nítrico irreversivelmente oxida o átomo de cobalto reduzido (CO^{+}) de cobalamina para as formas oxidadas (CO^{2+}, Co^{3+}) restituindo a vitamina B_{12} inativa.[119] Assim, o óxido nítrico inativa a síntese de metionina, uma enzima chave dependente de vitamina B_{12}, no metabolismo de metionina e folato. Pacientes idosos que estão no limite ou com níveis baixos de vitamina B_{12}, assim como crianças com susceptibilidade genética à deficiência de metilenotetrahidrofolato redutase dependente de folato (MTHFR),[119] estão em risco aumentado. A inalação de óxido nítrico resulta na elevação da homocisteína e na alteração de reações de transferência do grupo metil e de um carbono contribuinte que são fundamentais para síntese de mielinização, purina, timidilato e DNA.

Epidemiologia. A anemia perniciosa é comum em todo o mundo,[120,121] principalmente em descendentes de europeus ou de africanos. A deficiência nutricional da vitamina B_{12} está aumentando no vegetarianismo, em particular na Ásia e América do Norte. Os lactentes amamentados por mães vegetarianas estritas com deficiência de vitamina B_{12} correm o risco de ter anormalidades graves no desenvolvimento, crescimento insuficiente, anemia, baixo desempenho acadêmico, déficit de atenção e comportamento delinquente.[121] A deficiência nutricional de vitamina B_{12} é um problema grave no subcontinente indiano, no México, nas Américas Central e do Sul e em alguns países africanos.[120]

Está se tornando altamente reconhecido que pessoas idosas são propensas à deficiência de vitamina B_{12}.[122,123] Cerca de 10 a 15% dos idosos possuem níveis de cobalamina menores do que 150 pmol/L, e quase a metade (43%) possui elevações no soro de marcadores sensíveis como a homocisteína ou o MMA. Mais de 65% dos pacientes com boca seca por falta de saliva pela síndrome de Sjögren possuem níveis baixos de vitamina B_{12};[116] a haptocorrina (também conhecida como proteína R) na saliva protege a cobalamina da digestão ácido péptica no estômago. A gastrite atrófica ocorre em 20 a 50% dos idosos e resulta em acloridria gástrica e baixa secreção de pepsinogênio que evita a liberação de complexos de proteína de cobalamina do alimento e causa alcalinização do intestino delgado e crescimento exacerbado de bactérias, o que diminui a biodisponibilidade de cobalamina. Drogas como inibidores de bomba de prótons ou antagonistas de receptor H2 inibem a absorção da cobalamina.[117] A metaformina, um agente hipoglicêmico geralmente usado no diabetes, bloqueia a entrada dependente de cálcio do complexo de cobalamina FI pelos receptores de membrana FI nas células do íleo,[118] o que resulta em níveis baixos de cobalamina no soro. Há casos raros de deficiência familiar de haptocorrina/TcI;[124] entretanto, a holotranscobalamina do plasma não é um marcador precoce da deficiência de cobalamina.[125] O erro congênito raro cblF do metabolismo de vitamina B_{12} é provavelmente causado por um LMBDI anormal, uma membrana lisossomal exportadora para cobalamina.[126]

A homocisteína no derrame e na demência. A homocisteína é um aminoácido que contêm enxofre produzido por demetilação do aminoácido essencial metionina. A vitamina B_{12}, a vitamina B_6 e o ácido fólico são cofatores fundamentais para várias enzimas no metabolismo da metionina e na produção de homocisteína. Reações metabólicas que diminuem a homocisteína incluem uma via de remetilação que requer cobalamina e ácido fólico, a via de transsulfuração dependente de vitamina B_6, e a via de transmetilação.

A elevação dos níveis de homocisteína no soro é associada ao aumento no risco de doença vascular cerebral, derrame, doença cardiovascular, declínio cognitivo e demência.[127,128] As lesões vasculares causadas por homocisteína resultam de dano endotelial e da proliferação de células de músculo liso, alterações das plaquetas e linfócitos, e degradação e inibição da formação de colágeno, elastina, e proteoglicanos ao afetar pontes de dissulfeto cisteína e resíduos do aminoácido lisina em proteínas. A homocisteína também afeta o tônus vascular diminuindo óxido nítrico endotelial pela inibição de transporte de L-arginina. Os efeitos aterogênicos da homocisteína resultam em dano oxidativo pelas espécies de oxigênio reativo, oxidação de tióis, e promoção de oxidação ferro-dependente de LDL, tais como oxidação enzimática de ácido araquidônico. A vitamina C protege LDL de oxidação mediada por homocisteína.

A hiperhomocisteinemia é um fator de risco vascular, e cada aumento de 5 μmol/L no nível de homocisteína (> 10 μmol/L) aumenta o risco de eventos de doença coronariana em torno de 20%, independente de fatores de risco vascular tradicionais.[127] O Rotterdam Scan Study[129] encontrou uma associação entre níveis de homocisteína, infartos cerebrais silenciosos, e lesões na substância branca. Garcia e Zanibbi[130] descobriram que níveis aumentados de homocisteína acima de 2,3 anos relacionavam-se a mudanças na função executiva. No estudo de Framingham,[131] a homocisteína do plasma total foi determinada como base e oito anos mais tarde, em um grupo de 1.092 voluntários sem demência (667 mulheres e 425 homens, média de idade 76 anos), descobriu-se que o risco de demência recém-diagnosticada dobrava (após ajuste por idade, sexo, apolipoproteína E, risco vascular, folato e vitaminas B_{12} e B_6) em pessoas com nível de homocisteína do plasma acima de 14 μmol/L na base. Outros estudos confirmaram aqueles achados.[132,133] Além disso, um ensaio clínico[134] demonstrou que o tratamento com vitamina B em 168 voluntários com hiperhomocisteinemia e deficiência cognitiva leve resultou na diminuição da taxa de atrofia cerebral medida por imagem de ressonância magnética. A taxa de atrofia nos participantes com homocisteinemia acima de 13 μmol/L foi 53% menor do que no grupo de tratamento ativo ($p = 0{,}001$), comparada àqueles que receberam placebo.

Os níveis de homocisteína podem ser reduzidos pela suplementação com vitamina B_{12}, vitamina B_6 e ácido fólico. O enriquecimento de produtos de grãos com ácido fólico tem sido implementado em inúmeros países para evitar defeitos de tubo neural e, em particular, da espinha bífida; entretanto, a prevenção de derrame e infarto de miocárdio deveria também ser esperada. Em pacientes com homocisteína aumentada, apesar da ingestão de folato, injeções intramusculares de cianobobalamina, 1.000 μg todo mês, deveria ser iniciada. Os efeitos danosos da homocisteína no endotélio podem também ser reduzidos pelo consumo de antioxidantes, tais como vitamina C, vitamina E, licopeno e selênio.

Manifestações neurológicas. As manifestações da deficiência de vitamina B_{12} estão relacionadas na Tabela 95.2. Os sinais de comprometimento neurológico relacionados à deficiência de vitamina B_{12} podem ocorrer antes do desenvolvimento da anemia megaloblástica e, raramente, com níveis séricos normais de vitamina B_{12}. Os aumentos séricos de MMA, homocisteína e ácido metilcítrico são indicadores mais sensíveis do dano neurológico. A medula espinal, o cérebro, os nervos ópticos e os nervos periféricos podem ser afetados pela deficiência de vitamina B_{12}.

Degeneração combinada subaguda. As lesões típicas da deficiência de vitamina B_{12} na medula espinal são referentes à degeneração das colunas posterior e lateral causando DSC, manifestada por uma tríade da ataxia sensorial, espasticidade e fraqueza nos membros inferiores.[135] Os sintomas iniciam-se com as parestesias, o formigamento e com sensações de picadas de agulhas nos pés e, depois, nas mãos; o sinal de Lhermitte pode estar presente. Estes sintomas são constantes e evoluem em sentido à marcha sem firmeza, proveniente da fraqueza, da perda de propriocepção e do senso postural, assim como do sinal de Romberg. Conforme a doença progride, desenvolve-se rigidez e fraqueza das pernas, com reflexos rápidos do joelho, respostas adutoras cruzadas e sinal de Babinski. Em muitos pacientes com anemia perniciosa,[136] os sintomas mais comuns incluíam a perda da sensibilidade cutânea, fraqueza, incontinência urinária ou fecal e hipotensão ortostática. Cerca de um em cada quatro pacientes não possuía evidência de anemia. O último estágio nos casos sem tratamento é uma paraplegia atáxica, com espasticidade e contraturas; a paraplegia flácida pode acometer alguns pacientes, com comprometimento grave do nervo periférico. A resposta ao tratamento era inversamente relacionada à duração e à gravidade dos sintomas neurológicos e da anemia antes do diagnóstico.

Tabela 95.2 Lesões neurológicas e manifestações da deficiência de vitamina B_{12} (cobalamina)

Degeneração combinada subaguda
Lesão de mielina nas colunas lateral e dorsal com aparência típica de favo de mel
Tríade clínica: ataxia sensorial, espasticidade e fraqueza nas pernas
Neuropatia óptica
Perda de células do gânglio macular e dos axônios do feixe maculopapilar
Sinais clínicos: diminuição da acuidade visual, escotomata cecocentral, discromatopsia
Neuropatia periférica
Neuropatia sensorial axonal
Perda sensorial em bota e luva, arreflexia
Sintomas neuropsiquiátricos
Comprometimento da mielina cerebral
Episódios confusionais, comportamento maníaco-depressivo, declínio cognitivo, demência
Sintomas menos comuns
Paralisia das cordas vocais
Mudanças de paladar e olfato
Tinido e perda da audição
Dores do tipo tabética
Limitações do olhar fixo
Sinais cerebelares

As mudanças patológicas iniciais envolvem separação da disposição lamelar da mielina, vacuolização e dano axional com gliose mínima, envolvendo, em primeiro lugar, as colunas dorsais da cervical e a espinha torácica superior. As lesões tardias são disseminadas de maneira irregular no funículo posterior e lateral, os quais revelam uma típica aparência do tipo favo de mel. A mielopatia vacuolar, patologicamente idêntica à DSC, ocorre em pacientes com a síndrome da imunodeficiência adquirida.[137] Uma tríade clínica com L-metionina foi completada, mas os resultados foram negativos;[138] ela se baseava em uma anormalidade postulada da transmetilação dependente de cobalamina, que conduzia às reduções da SAMe. Como mencionado anteriormente, baixos níveis de cobre podem imitar manifestações clínicas de anemia perniciosa e DSC como resultado da deficiência de cobalamina.

Neuropatia óptica. Os sintomas visuais resultantes do envolvimento dos nervos ópticos ocorrem com regularidade na anemia perniciosa não tratada. Do ponto de vista clínico, os pacientes têm perda da acuidade visual e da visão colorida e escotomata cecocentral, similares às de neuropatias ópticas nutricionais anteriormente discutidas. Na autópsia, geralmente é encontrada degeneração esponjosa dos nervos ópticos. Em um modelo de deficiência nutricional relacionada a vitamina B_{12} em macacos,[139] um exame neuropatológico revelou a perda das células do gânglio na mácula, com comprometimento inicial dos feixes maculopapilares, estendendo-se até a porção retrobulbar dos nervos ópticos. As mudanças no SNC dos macacos ocorreram após 33 a 45 meses da deficiência, similares ao tempo necessário para produzir a deficiência de vitamina B_{12} em seres humanos. Um modelo animal mais fácil é obtido de um morcego frutífero exposto à inalação de óxido nítrico.[140]

Neuropatia periférica. Uma forma mais branda da neuropatia periférica sensorial ocorre, provavelmente, com a deficiência da vitamina B_{12}, em uma distribuição típica do tipo luva e bota; porém, a maioria dos sintomas sensoriais resulta do comprometimento da coluna dorsal. Uma revisão dos estudos clínicos eletrofisiológicos realizados em DSC[141] mostrou uma disfunção posterior da coluna e um distúrbio à via de acesso motora central. Alguns pacientes adquiriram uma neuropatia axonal e, mais raramente, uma neuropatia desmielinizada. As potenciais respostas motoras e somatossensoriais medianas tornaram-se normais no tratamento com a cobalamina, mas as potenciais respostas somatossensoriais da tíbia permaneceram anormais na maioria dos pacientes.

Outras formas de apresentação. Há formas não tão comuns de apresentação da deficiência de vitamina B_{12},[142] dentre as quais se incluem neuropatias cranianas com rouquidão, por meio da paralisia da corda vocal, distúrbios do paladar e do olfato, tinido, dores noturnas do tipo tabético, limitação do olhar fixo lateral ou ascendente, disfunção cerebelar e distúrbios do movimento, que ocorrem em adição às manifestações mais típicas de DSC.

Sintomas neuropsiquiátricos. Os sintomas mentais são frequentes na anemia perniciosa e variam entre episódios confusionais e comportamento maníaco-depressivo até depressão e declínio progressivo da memória cognitiva, da orientação e da mentalidade, indicando demência. As lesões na substância branca, típicas da deficiência de vitamina B_{12}, são os prováveis substratos neuropatológicos. Os sintomas neuropsiquiátricos estão correlacionados com os níveis reduzidos de LCE de SAMe.[143,144]

Diagnóstico e tratamento. O diagnóstico da deficiência de vitamina B_{12} proveniente de anemia perniciosa, em geral, é feito na presença de anticorpos positivos anti-FI, baixos níveis de vitamina B_{12} e de níveis aumentados de MMA e de homocisteína. A anemia macrocítica e a polissegmentação do neutrófilo podem não estar presentes.

As complicações neurológicas, em razão das deficiências de vitamina B_{12}, geralmente respondem às administrações intramusculares de 1.000 μg de vitamina B_{12}, por 5 dias seguidos, para repor os estoques, seguidas por injeções mensais de 500 a 1.000 μg de maneira indefinida. A forma sublingual da vitamina B_{12} também está disponível. Para o tratamento preventivo, as fórmulas para ingestão por via oral de vitamina B_{12} parecem ser adequadas.

Ácido fólico

Após a absorção intestinal, entra na circulação principalmente o 5-metiltetrahidrofolato ($5MH_4F$); as reservas do folato são limitadas e os déficits podem acontecer após poucos meses de balanço negativo. Os tetrahidrofolatos agem como receptores dos fragmentos de um carbono para a síntese de purinas, metionina e deoxitimidina monofosfato para a síntese do DNA. A absorção reduzida está presente em pacientes alcoólatras e na má absorção, assim como na ingestão de fenitoína e contraceptivos orais. As necessidades do ácido fólico aumentam durante a gravidez e na lactação, nos lactentes, nos adolescentes, nos pacientes com hematopoiese ativa e câncer.

Manifestações neurológicas decorrentes de deficiência do folato

A deficiência do folato produz a anemia megaloblástica idêntica àquela da deficiência da vitamina B_{12}, mas a deficiência isolada do ácido fólico raramente produz o DSC e a neuropatia periférica. A deficiência do ácido fólico pode produzir um aumento isolado de homocisteína.

Recentemente, Ramaekers e Blau[145] descreveram uma síndrome neurológica chamada deficiência do folato idiopático cerebral em crianças com níveis baixos de LCE de $5MH_4F$, mas com metabolismo normal do folato externo ao sistema nervoso. O início dos sintomas ocorre em torno dos 4 meses de vida, com cansaço, irritabilidade e sono alterado, seguido por retardo psicomotor, ataxia cerebelar, paraplegia espástica, discinesias e perda visual e auditiva; um terço das crianças tem convulsões. Também ocorre a desmielinização periventricular e a atrofia cerebral. A síndrome é causada pelo receptor mediado LCE não funcional do receptor do folato da proteína 1 (FR1). Os casos responderam, em geral, à suplementação oral de folato. As formas secundárias da deficiência cerebral de folato incluem o uso prolongado de drogas antifolato e anticonvulsivantes, a síndrome de Rett, a síndrome de Aicardi-Goutieres, a deficiência de 3-fosfoglicerato desidrogenase, a deficiência da desidropteridina redutase, a deficiência do aminoácido aromático descarboxilase e a síndrome Kearns-Sayre.

Os erros congênitos do metabolismo do folato incluem[146] a deficiência de metilenetetrahidrofolato redutase, caracterizada por retardo mental, convulsões, esquizofrenia ou doença vascular, sem anormalidades hematológicas. Este é o erro congênito mais comum do metabolismo do folato. Os testes laboratoriais mostram baixo folato sérico, nas hemácias e LCE, associado à homocistinuria. A deficiência da metionina sintase causa anemia megaloblástica associada a retardo mental. A deficiência de glutamato formiminotransferase-ciclodeaminase apresenta um retardo mental grave. A deficiência de desidrofolato redutase raramente ocorre com a anemia megaloblástica neonatal responsiva ao folato.

Defeitos do tubo neural e folato. Um das más formações mais comuns do SNC é a espinha bífida, resultante da falha da fusão do tubo neural caudal. Até 70% dos casos de espinha bífida podem ser prevenidos pela suplementação materna com ácido fólico.[147] Outras causas incluem as anormalidades cromossômicas, os distúrbios de um único gene e a exposição teratogênica. O mecanismo de proteção é desconhecido, mas ele pode incluir os genes que regulam o transporte e o metabolismo do folato. Os fatores de risco maternos também incluem a baixa ingestão de ferro, magnésio e niacina[148] na dieta, assim como o uso materno de algumas drogas antiepiléticas que aumentam o risco de defeitos de tubo neural.[149] Ingerir chá durante a gravidez pode aumentar o risco em razão das catequinas do chá que inibem a atividade da redutase de di-hidrofolato de enzima.[150]

Suscetibilidade genética a deficiência de folato ocorre em pessoas com mutações de genes da enzima 5, 10-metilenotetrahidrofolato redutase (MH_4FR). Uma mutação comum do gene (C677T) resulta em atividade reduzida desta enzima[151] e níveis de homocisteína aumentados. Os efeitos são provavelmente piorados por níveis baixos de folato e também, possivelmente, de riboflavina; esta mutação pode aumentar o risco de depressão em idosos como resultado da disfunção da via metabólica de metilação fundamental para a síntese de norepinefrina e serotonina.[151]

Tratamento da deficiência de folato

A deficiência de folato responde prontamente à modificação dietética e suplementos orais de ácido fólico. Doses orais de 1 mg de ácido fólico por dia são consideradas seguras. Entretanto, antes de instituir tratamento de ácido fólico, é obrigatório excluir a deficiência de cobalamina concorrente, isso porque, na presença de deficiências combinadas de folato e cobalamina, a terapia de folato sozinha pode resultar em melhoria hematológica com deterioração neurológica simultânea – e, às vezes, irreversível.

Ácido pantotênico

O pantotenato está ligado ao CoA, um componente crucial do metabolismo do carboidrato e do ácido graxo, por isso ele age contra a apoptose e o dano celular pela extensão dos radicais livres de oxigênio. Recentemente, a síndrome de Hallervorden-Spatz foi ligada ao gene *PANK2* no cromossomo 20, que codifica o pantotenato quinase, um passo essencial para a síntese de CoA do pantotenato,[152] causando, desse modo, anormalidades na síntese de ácido graxo e no metabolismo energético e aumento da concentração dos depósitos de cisteína e ferro nos gânglios basais. A síndrome de Hallervorden-Spatz é caracterizada, em sua patologia, por depósitos de ferro e esferoides axonais nos gânglios basais.

Vitamina E (α-tocoferol)

Esta vitamina lipossolúvel foi identificada inicialmente como um nutriente indispensável para a fertilidade dos animais; entretanto, o α-tocoferol também é um antioxidante potente que previne a lesão da membrana da célula, proveniente da peroxidação do lipídio. O tocoferol é absorvido pelos quilomícrons dentro do intestino delgado e é transportado ligado à proteína de transferência de α-tocoferol.

A deficiência de vitamina E ocorre em razão de dietas deficientes, má absorção,[153] síndromes do intestino curto e da alça cega,[154] fibrose cística,[155] doença celíaca e doença crônica do fígado colestático, assim como na abetalipoproteinemia e nos defeitos genéticos isolados da proteína de transferência de α-tocoferol. A forma italiana de ataxia decorrente de deficiência da vitamina E[156] é um distúrbio recessivo autossomal raro, causado pelas mutações no gene da proteína de transferência de α-tocoferol no cromossomo 8q13. Os pacientes afetados apresentam síndrome espinocerebelar progressiva e níveis baixos do plasma da vitamina E.[156] A deficiência da vitamina E também é discutida em pacientes com mieloneuropatias tropicais, provavelmente associadas à deficiência nutricional e má absorção tropical.[157]

Há uma síndrome rara da deficiência de vitamina E isolada, com manifestações neurológicas iniciadas na infância, sem má absorção de gordura.[158] Os sintomas incluem tremor, fala disártrica, ataxia da marcha decorrente da perda da propriocepção e da sensação vibratória, como também arreflexia global. Os déficits cerebelares incluem dismetria, movimentos vagorosos dos dedos e tremor postural. A marcha tem aspectos amplos, com lordose proeminente e *genu recurvatum* com a extensão pseudodistônica dos joelhos e a inversão dos pés. Oftalmoplegia, retinite pigmentosa, disartria, fraqueza generalizada dos músculos e respostas plantar do extensor estão presentes em alguns casos. Os sintomas progridem da hiporeflexia, ataxia, limitações do olhar fixo ascendente e estrabismo, até os defeitos de longo trato, fraqueza e constrição do campo visual. Os pacientes com deficiência prolongada grave podem desenvolver cegueira completa, demência e arritmias cardíacas.[158] Na neuropatologia, a deficiência da vitamina E mostra uma neuropatia sensorial axonal de fibra longa, com dano nos gânglios da raiz dorsal, junto a um distúrbio espinocerebelar com esferoides axonais típicos, ou seja, axônios inchados e distróficos que envolvem o funículo posterior e as colunas de Clarke. Em razão da baixa amplitude dos potenciais de ação do nervo sensorial, as velocidades de condução desse nervo podem estar ausentes.

O tratamento deve ser feito de acordo com a causa latente da deficiência da vitamina E, além de incluir uma suplementação oral ou parenteral de vitamina E. Mesmo nos casos genéticos, a terapia com vitamina E permitiu uma estabilização neurológica na maioria dos pacientes, embora poucos tenham desenvolvido espasticidade e retinite pigmentosa.[158] Quanto mais avançado os déficits, mais limitada será a resposta à terapia. Contudo, é essencial que os pacientes sob o risco da deficiência da vitamina E façam prontamente o tratamento, os exames neurológicos e oftalmológicos periódicos e as determinações dos níveis sorológicos da vitamina E.

A vitamina E é muito recomendada no tratamento da demência na doença de Alzheimer,[159] por causa de suas propriedades antioxidantes; entretanto, os resultados obtidos por meio dos testes clínicos são bem diversos. Da mesma forma, apesar da quantidade de testes, nenhuma evidência convincente foi reportada a respeito de um efeito protetor da vitamina E na doença cardiovascular ou no AVC.[160]

Vitamina D

Em seres humanos, a vitamina D produzida pela exposição à luz do sol é metabolizada no fígado e depois no rim para 1,25-desidroxivitamina D (1,25$(OH)_2$D). Os receptores da vitamina D estão presentes no intestino e nos ossos, assim como no cérebro, no coração, no estômago, no pâncreas, nos linfócitos T e B ativados, na pele e nas gônodas.[161] O 1,25$(OH)_2$D é um dos mais potentes inibidores da proliferação da célula, tanto na célula normal como na célula hiperproliferativa, induzindo-as à maturidade.[162] A vitamina D é um imunorregulador natural com ação anti-inflamatória. A vitamina D regula a célula T-helper (Th1) e a função da célula dendrítica, enquanto induz à função reguladora da célula-T.[161,162] O nível baixo de vitamina D implica na etiologia das doenças autoimunes,[163] como a esclerose múltipla (EM).[164]

A esclerose múltipla ocorre com baixa frequência nas regiões equatoriais, que estão altamente expostas à luz solar; nos países nórdicos com poucos dias de luz solar há uma frequência muito maior da esclerose múltipla. Munger et al.[163] estudaram a ingestão dietética de vitamina D em relação à incidência na esclerose múltipla, em duas coortes dos Estados Unidos, representando mais de 187 mil mulheres (os estudos I e II da Saúde de Enfermeiras) acompanhadas de 1980 a 2000 e de 1991 a 2001. O consumo alimentar de vitamina D mais elevado, a partir de suplementos, foi inversamente associado ao risco de esclerose múltipla (proporção do risco: 0,59; 95% de intervalo de confiança = 0,38-0,91; p para tendência = 0,006).

Além disso, nas encefalomielites alérgicas experimentais, um modelo de esclerose múltipla experimental, o metabólito ativo 1,25-$(OH)_2D$ preveniu e reduziu a atividade da doença modulando a célula dendrítica e a função da célula-T e regulando os macrófagos.[164]

Em resumo, embora os testes clínicos controlados não tenham sido concluídos, a exposição à luz solar[165,166] e a suplementação com vitamina D podem ser consideradas para pacientes com esclerose múltipla e a pessoas em risco. A dose de vitamina D recomendada para suplementos administrados por via oral é de 400 UI /dia (10 µg/dia). Uma ingestão suplementar da vitamina D é proveniente, na maioria das vezes, de multivitaminas e, em geral, também inclui as vitaminas A, C e E, o ácido fólico e as vitaminas do complexo B.

Tratamentos dietéticos e vitamínicos na neurologia

Várias doenças neurológicas, variando entre enxaqueca, AVC e encefalopatia hepática, até os distúrbios metabólicos mais raros, responderam ao tratamento dietético ou a vitaminas específicas.

Enxaqueca

As recomendações dietéticas mais comuns em neurologia são dadas aos pacientes com enxaqueca; os conselhos incluem: evitar alimentos congelados, a hipoglicemia, os nitratos, o glutamato monossódico e as aminas biogênicas, em particular a tiramina e a feniletilamina. Apesar da importância dessas recomendações na prática diária, alguns testes clínicos[167] não mostraram uma relação conclusiva entre as aminas biogênicas no vinho tinto e a intolerância ao vinho, tiramina na enxaqueca, ou feniletilamina no chocolate e crises de dores de cabeça nas pessoas com esta dor. A suplementação com riboflavina auxilia na prevenção da enxaqueca recorrente.

Dieta mediterrânea

Dieta mediterrânea é o nome genérico de uma dieta típica de pessoas que vivem em áreas de oliveiras na bacia do Mediterrâneo.[168-170] Consequentemente, o azeite de oliva é o ingrediente básico desta dieta e a principal fonte de gordura dietética, que fornece mais calorias do que qualquer outro alimento individual. Outros componentes importantes da dieta são de origem vegetal e incluem quantias generosas de frutas e vegetais, leguminosas, grãos, nozes, cereais cozidos com especiarias, e adoçantes naturais, como mel e xarope de suco de uva. Vinho, leite e produtos lácteos, peixe e quantias relativamente pequenas de gorduras saturadas, carne e aves são também características desta dieta.

A dieta mediterrânea[168] tem mostrado efeito protetor vascular em estudos baseados na população e em ensaios de intervenção.[170] Os principais componentes da dieta mediterrânea incluem: azeite de oliva; peixe e frutos do mar; probióticos de soro de leite, iogurte, e outros produtos lácteos e flavonoides e polifenóis em grãos, vegetais, frutas, especiarias e bebidas como vinho tinto, chá, chocolate e café. A dieta do Mediterrâneo é rica em frutas e vegetais, leguminosas, grãos, nozes e cereais com quantias mínimas de gorduras saturadas, carnes, e aves, o que provê equilíbrio saudável de ácidos graxos ω-3 e ω-6.

Essa dieta reduz o risco de doença cardiovascular, mortalidade cardiovascular e do miocárdio, AVC, obesidade, artrite, câncer e, mais recentemente da doença de Alzheimer.[171,172] Ela fornece uma abordagem apetitosa e de saúde pública útil para prevenção de AVC e disfunção cognitiva. A Tabela 95.3 lista as características mais importantes da dieta mediterrânea.

Acidente vascular cerebral (AVC)

Um conselho dietético para a prevenção do AVC e para o tratamento pós-AVC,[173] assim como aos pacientes com doenças cardiovasculares, inclui as recomendações para reduzir a ingestão de gorduras animais saturadas e de sódio para controlar a hipertensão, a hiperlipidemia e o índice de massa corporal. A dieta DASH (Abordagem Dietética para Parar a Hipertensão) aconselha a redução do consumo alimentar de sódio para 150, 100 ou 50 mmol/dia, conforme a gravidade da hipertensão, e recomenda o aumento do consumo de frutas, sucos, legumes e verduras.[174] Como mencionado anteriormente, a dieta mediterrânea é uma abordagem dietética excelente para prevenção de derrame.[171]

Hipotensão ortostática

Para aumentar o volume da circulação, os pacientes com hipotensão ortostática são aconselhados a aumentar a ingestão de sódio para 150 a 250 mEq/dia (10 a 20 g de sal) e elevar a ingestão de líquidos para 591 mL/dia (20 oz/dia), com uma suplementação alta de potássio, quando eles ingerirem fludrocortisona.

Encefalopatia hepática

O termo *encefalopatia hepática* refere-se às manifestações neuropsiquiátricas dos pacientes com doença hepática, em

Tabela 95.3	Características gerais da dieta mediterrânea
1.	Alimentos vegetais abundantes (frutas, vegetais, pães, outras formas de cereais, feijões, nozes e sementes)
2.	Alimentos minimamente processados, frescos da estação e cultivados na região
3.	Frutas frescas como sobremesa diária típica, doces baseados em nozes, azeite de oliva e açúcares concentrados ou mel consumido durante festividades
4.	Azeite de oliva como principal fonte de lipídios dietéticos
5.	Produtos lácteos (principalmente queijo e iogurte) consumidos em quantidade baixa ou moderada
6.	Menos de quatro ovos consumidos por semana
7.	Carne vermelha consumida com pouca frequência e quantidades; o consumo de peixe muda de acordo com a região
8.	Vinho consumido em quantidade baixa ou moderada, geralmente com as refeições

Adaptado com permissão de Serra-Majem L, Román B, Estruch R. Scientific evidence of interventions using the Mediterranean diet: a systematic review. Nutr Rev 2006;64:S27-47.

particular cirrose alcoólica ou pós-hepatite e após as anastomoses portossistêmicas (mais conhecida como anastomose transjugular intraepática portossistêmica), que altera o ciclo normal da ureia. As manifestações vão desde lentidão cognitiva, asterixe e sonolência até coma, com as típicas ondas trifásicas lentas mostradas pelo eletroencefalograma. A patogênese provavelmente envolve os níveis elevados de amônia, falsos neurotransmissores, ativação da neurotransmissão inibitória de GABA-benzodiazepina, alterações dos canais de sódio/potássio dependentes de ATP, deficiência de zinco e excesso de manganês no cérebro.

Embora tradicionalmente seja aconselhada uma dieta com pouca proteína, estudos recentes mostram que dietas com conteúdo proteico normal podem ser administradas, de modo seguro, durante os episódios de encefalopatia hepática resultantes de cirrose.[175] As constantes revisões dos testes aleatórios não encontraram evidências suficientes em relação ao benefício do uso de dissacarídeos não absorvidos, como a lactulose (β-galactosidofrutose), ou o lactitol (β‴-galactosidosorbitol) para elevar a remoção intestinal de amônia e dos produtos relacionados.[175] Há, também, resultados misturados com o uso do zinco, um cofator de enzimas no ciclo da ureia. Em contrapartida, o uso da L-ortinina-L-aspartato,[176] um substrato para a conversão de amônia em ureia e glutamina, mostrou resultados positivos nos testes clínicos controlados, reduzindo os níveis de amônia no sangue e melhorando a função cerebral em pacientes com encefalopatia hepática avançada.

Hipertensão intracranial idiopática

Esta síndrome é caracterizada por dor de cabeça, papiledema e ausência de sinais neurológicos focais. Isso pode resultar em trombose dos seios venosos e de algumas condições endócrinas. As duas causas nutricionais mais comuns são obesidade e hipervitaminose A. A redução de peso, tanto pela dieta como por meio de cirurgia bariátrica, é eficaz no controle dos sintomas. Uma dieta com pouco sal e restrição de líquidos ajuda no alívio do edema.

Epilepsia na infância

A dieta cetogênica tem sido usada por muitos anos no tratamento da epilepsia infantil, em especial nos casos resistentes, como na síndrome de Lennox-Gastaut.[177,178] É importante manter a cetose, evitando as calorias e restringindo a ingestão de líquidos.[178] A dieta cetogênica também é utilizada nas convulsões neonatais, provenientes da deficiência do transportador da glicose e de alguns distúrbios mitocondriais (deficiência benigna do complexo piruvato desidrogenase).

As outras diversas abordagens dos nutrientes únicos ou múltiplos são utilizadas em pacientes com diversos erros inatos do metabolismo com manifestações neurológicas, incluindo os distúrbios do metabolismo do carboidrato, os distúrbios do metabolismo dos ácidos graxos, os distúrbios mitocondriais, o metabolismo do cobre, o acúmulo de ácido fitânico (doença de Refsum) e a abetalipoproteinemia. Essas doenças estão resumidas na Tabela 95.4.

Tabela 95.4 Erros inatos do metabolismo com manifestações neurológicas que respondem ao tratamento nutricional

Condição	Características clínicas principais	Tratamento
Neuropatias		
Abetalipoproteinemia	Diarreia, esteatorreia, ataxia, retinite pigmentosa	Vitaminas A, E, K
Doença de Refsum	Ataxia cerebelar, retinite pigmentosa, proteína LCE, distúrbio peroxissomal	Ácido fitânico, restrição dietética
Distúrbios mitocondriais	MELAS, MERFF, Leigh, NARP, ataxia sensorial	Creatina, coenzima Q10, L-carnitina, vitaminas C, B_1, B_2, K
Miopatias		
Doença de McArdle (GSD V)	Deficiência de miofosforilase, intolerância ao exercício, miopatia, rabdomiólise	Aminoácidos de cadeia ramificada, dieta rica em proteína, vitamina B_6, reforço de carboidrato antes de se exercitar
Doença de Cori-Forbes (GSD III)	Deficiência de enzima desramificadora, hipoglicemia	Normoglicemia
Doença de Pompe (GSD IIa)	Deficiência de maltase ácida, miopatia, cardiomiopatia	Dieta rica em proteína
Doença de Tarui (GSD VII)	Deficiência de fosfofrutoquinase no músculo, intolerância ao exercício, miopatia, rabdomiólise, hemólise	Reforço de carboidrato antes de se exercitar
Defeito no transportador de glicose	Hipoglicemia, glicose LCE baixa, convulsões neonatais, ataxia, microcefalia, retardo	Reforço de carboidrato, ácido tiótico
Distúrbios da carnitina	Miopatia, rabdomiólise, hipoglicemia	Dieta rica em carboidrato e baixa em gordura, sem jejum, vitaminas B_2, A, E, K
Deficiência da cadeia muito longa de acil-CoA desidrogenase	Miopatia, rabdomiólise, hipoglicemia, cardiomegalia	Cadeia média de triglicérides,[a] vitaminas A, E, K
Doença de Smith-Lemli-Opitz	7-desidrocolesterol elevado, microcefalia, retardo	Dieta rica em colesterol
Miopatias mitocondriais	Desidrogenase do piruvato do tipo de Leigh	Dieta cetogênica
	Complexo de desidrogenase do piruvato benigno	Dieta cetogênica, tiamina, ácido lipoico, creatina, coenzima Q10, vitaminas C, B_2, K

(continua)

Tabela 95.4 Erros inatos do metabolismo com manifestações neurológicas que respondem ao tratamento nutricional (*continuação*)

Condição	Características clínicas principais	Tratamento
Distúrbios hereditários pela falta de vitamina		
Deficiência de piridoxina (B_6)	Convulsões neonatais	Piridoxina (vitamina B_6)
Deficiência de biotina	Carboxilases dependentes da biotina, acidúria orgânica, convulsões, hipotonia, retardo, erupção cutânea, alopécia	Biotina
Deficiência de biopterina	Desenvolvimento atrasado, convulsões, hipotonia	Tetrahidrobiopterina, 5OH-triptofano, L-dopa
Deficiência de cobalamina (vitamina B_{12})	Acidemia metilmalônica, homocisteinemia	Cobalamina (vitamina B_{12})
	Anemia megaloblástica, convulsões, mielopatia, retardo	Restrição à proteína, carnitina, betaína
Aminoacidopatias		
Doença de Hartnup	Aminoacidúria neutral, ataxia, mudanças de comportamento	Triptofano
Doença do xarope de bordo	Acidúria dos aminoácidos de cadeia ramificada (leucina, isoleucina, valina), vômito, espasticidade	Restrições dietéticas, vitamina B
Fenilcetonúria	Fenilalanina, espastidade, retardo	Restrição dietética
Homocistinúria	Homocisteína, subluxação do cristalino, AVC, convulsões, retardo	Restrição dietética, piridoxona (vitamina B_6), betaína
Acidemia propiônica	Hipotonia, convulsões, acidose	Restrição à proteína, carnitina
Acidemia isovalérica	Vômito, cetose, acidose	Restrição à proteína, glicina, carnitina
Acidemia glutárica tipo I	Macrocefalia, espasticidade, distonia	Restrição ao triptofano, restrição à lisina, carnitina, vitamina B_2

GSD, doença do acúmulo de glicogênio; LCE, líquido cerebrospinal; MELAS, acidez lática da encefalomiopatia mitocondrial e episódios próximos de AVC; MERFF, epilepsia mioclônica com fibras rotas vermelhas; NARP, neuropatia, ataxia e rinite pigmentosa.

[a]O tratamento com triglicérides de cadeia média é formalmente contraindicado em pacientes com deficiência de acil-CoA desidrogenase de cadeia média.

Referências bibliográficas

1. Food and Agriculture Organization. The Spectrum of Malnutrition. Disponível em: http://www.fao.org/worldfoodsummit/english/fsheets/malnutrition.pdf and http://www.fao.org/Ag/Magazine/0602sp1.htm. Acesso em 21 de junho de 2012.
2. Bourre JM. Rev Neurol 2004;160:762–92.
3. Hernández-Rodríguez J, Manjarrez-Gutiérrez G. Nutr Rev 2001;59:S49–57.
4. White NJ, Warrell DA, Chanthavanich P et al. N Engl J Med 1983; 309:61–6.
5. Murphy SC, Breman JG. Am J Trop Med Hyg 2001;64(Suppl 1): 57–67.
6. Benton D. Nutr Rev 2001;59:S20–1.
7. de Galan BE, Zoungas S, Chalmers J et al. Diabetologia 2009;52:2328–36.
8. Stoch MB, Smythe PM. Arch Dis Child 1963;68:546–52.
9. Stoch MB, Smythe PM. S Afr Med J 1967;41:1027–30.
10. Dobbing J. Am J Dis Child 1970;120:411–5.
11. Morgane P, Austin-Lafrance R, Bronzino J et al. Neurosci Biobehab Rev 1993;17:91–128.
12. Grantham-McGregor SM, Walker SP, Chang S. Proc Nutr Soc 2000;59:47–54.
13. Winick M, Rosso P. Pediatr Res 1969;3:181–4.
14. Winick M, Rosso P. J Pediatr 1969;74:774–8.
15. Stoch MB, Smythe PM. Arch Dis Child 1976;51:327–36.
16. Stoch MB, Smythe PM, Moodie AD et al. Dev Med Child Neurol 1982;24:419–36.
17. Berkman DS, Lescano AG, Gilman RH et al. Lancet 2002;359:564–71.
18. Ivanovic D, Leiva B, Pérez H et al. Nutrition 2000;16:1056–63.
19. Leiva B, Inzunza N, Pérez H et al. Arch Latinoamer Nutr 2001;51:64–71.
20. Gordon N. Brain Dev 1997;19:165–70.
21. Lucas A, Morley R, Cole TJ et al. Lancet 1992;339:261–4.
22. Singhal A, Cole TJ, Fewtrell M et al. Obstet Gynecol Surv 2005; 60:19–21.
23. Nahab F, Le A, Judd S et al. Neurology 2011;76:154–8.
24. Freeman MP. Ann Clin Psychiatry 2000;12:159–65.
25. Standridge JB. Am J Geriatr Pharmacother 2004;2:119–32.
26. Appel LJ. Am Fam Physician 2004;70:34–5.
27. Bourre J Nutr Health Aging 2004;8:163–74.
28. Gao Q, Niti M, Feng L et al. J Nutr Health Aging 2011;15:32–35.
29. Black MM. J Nutr 2003;133:3927S–31S.
30. World Health Organization/UNICEF/International Council for the Control of Iodine Deficiency Disorders. Indicators for Assessing Iodine Deficiency Disorders and Their Control through Salt Iodization. (WHO/NUT/94.6), Geneva: World Health Organization, 1994:1–55.
31. World Health Organization. Iodine. In: Trace Elements in Human Nutrition and Health. Geneva: World Health Organization, 1996:49–71.
32. Best C, Neufingerl N, Del Rosso JM et al. Nutr Rev 2011;69: 186–204.
33. Delange F, Bürgi H, Chen ZP et al. Thyroid 2002;12:915–24.
34. Hetzel BS. J Nutr 2000;130:493S–5S.
35. Berbel P, Obregón MJ, Bernal J et al. Trends Endocrinol Metab 2007;18:338–43.
36. Bleichrodt N, Born MP. A metaanalysis of research on iodine and its relationship to cognitive development. In: Stanbury JB, ed. The Damaged Brain of Iodine Deficiency. New York: Cognizant Communication, 1994:195–200.
37. Hornabrook RW. Endemic cretinism. In: Hornabrook RW, ed. Topics in Tropical Neurology. Philadelphia: FA Davis, 1975:91–108.
38. Gillam MP, Kopp P. Curr Opin Pediatr 2001;13:358–63.
39. Halpern JP, Boyages SC, Maberly GF et al. Brain 1991;114:825–41.
40. Conn EC. Acta Horticulturae 1994;375:31–43.
41. Delange F, Ekpechi LO, Rosling H. Acta Horticulturae 1994; 375: 289–93.

42. Chandra AAK, Mukhopaadhyay S, Lahari D et al. Indian J Med Res 2004;119:180–5.
43. Vanderpas JB, Contempre B, Duale NL et al. Am J Clin Nutr 1990;52:1087–93.
44. Bernal J. Vitam Horm 2005;71:95–122.
45. Kester MHA, Martinez de Mena R, Obregon MJ et al. J Clin Endocrinol Metab 2004;89:3117–28.
46. Haddow JE, Palomaki GE, Allan WC et al. N Engl J Med 1999; 341:549–55.
47. Lavado-Autric R, Ausó E, García-Velasco JV et al. J Clin Invest 2003;111:1073–82.
48. Ausó E, Lavado-Autric R, Cuevas E et al. Endocrinology 2004; 145:403–7.
49. Zoeller RT. J Clin Invest 2003;111:954–57.
50. Forrest D. Endocrinology 2004;145:4034–6.
51. Román GC. J Neurol Sci 2007;262:15–26.
52. Burgi H, Supersaxo Z, Selz B. Acta Endocrinol (Copen) 1990; 123:577–90.
53. Pharoah POD, Buttfield IH, Hetzel BS. Lancet 1971;1:308–10.
54. Cao XY, Jiang XM, Dou ZH et al. N Engl J Med 1994;331:1739–4.
55. Delange F. Bull World Health Organ 1996;74:101–8.
56. Zecca L, Youdim MBH, Riederer P et al. Nat Rev Neurosci 2004;5:863–73.
57. Grantham-McGregor S, Ani C. J Nutr 2001;131:649S–66S.
58. Lozoff B, Brittenham GM. Hematol Oncol Clin North Am 1987; 1:449–64.
59. Salgueiro MJ, Weill R, Zubillaga M et al. Biol Trace Elem Res 2004;99:49–69.
60. Manger MS, Strand TA, Taneja S et al. J Nutr 2011;141:1108–13.
61. Bull PC, Cox DW. Trends Genet 1994;10:246–52.
62. Choi EH, Strum W. Ann Nutr Metab 2010;57:190–2.
63. Nations SP, Boyer PJ, Love LA et al. Neurology 2008;71:639–43.
64. Gregg XT, Reddy V, Prchal JT. Blood 2002;100:1493–5.
65. Bolamperti L, Leone MA, Stecco A et al. Neurol Sci 2009;30:521–4.
66. Jaiser SR, Winston GP. J Neurol 2010;257:869–81.
67. Prodan CI, Rabadi M, Vincent AS et al. J Clin Neuromuscul Dis 2011;12:122–28.
68. Román GC. Tropical neuropathies. In: Dyck PJ, Thomas PK, eds. Peripheral Neuropathy, vol 2. 4th ed. Philadelphia: Saunders, 2005:2063–80.
69. Román GC. Curr Opin Neurol 1998;11:539–45.
70. Ordunez-Garcia PO, Nieto FJ, Espinosa-Brito AD et al. Am J Public Health 1996;86:738–43.
71. Cruickshank BK. Effects of malnutrition on the central nervous system and the nerves. In: Vinken PJ, Bruyn GW, eds. Handbook of Clinical Neurology, vol 28. Amsterdam: Elsevier, 1976.
72. Román GC. J Neurol Sci 1994;127:11–28.
73. Sadun AA, Martone JF, Reyes L et al. JAMA 1994;271:663–4.
74. Borrajero I, Perez JL, Dominguez C et al. J Neurol Sci 1994;127:68–76.
75. Thomas PK, Plant GT, Baxter P et al. J Neurol 1995;242:629–38.
76. Cuba Neuropathy Field Investigation Team. N Engl J Med 1995; 333:1176–82.
77. Román GC. Neurology. 1994;44:1784–6.
78. Diniz A da S, Pacheco Santos LM. J Pediatr (Rio J) 2000;76 (Suppl):S311–22.
79. Biesalski HK, Nohr D. J Nutr 2004;134 (Suppl):3453S–7S.
80. Smith J, Steinemann TL. Int Ophthalmol Clin 2000;40:83–91.
81. Beaton GH, Martorell R, L'Abbé KA et al. Bol Sanit Panam 1994; 117:506–18.
82. D'Souza RM, D'Souza R. J Trop Pediatr 2002;48:323–7.
83. Collins MD, Mao GE. Annu Rev Pharmacol Toxicol 1999;39: 399–430.
84. Singleton CK, Martin PR. Curr Mol Med 2001;1:197–207.
85. Galvin R, Bråthen G, Ivashynka A et al. Eur J Neurol 2010;17: 1408–18.
86. Silverman B, Franklin GM, Bolin R et al. MMWR Morb Mortal Wkly Rep 1997;46:523–8.
87. Smith SW. J Emerg Med 1998;16:587–91.
88. Martínez M, Román GC, de la Hoz F et al. Biomédica (Colombia)1996;16:41–51.
89. Spillane JD. Nutritional Disorders of the Nervous System. Edinburgh: E & S Livingstone, 1947.
90. Cruickshank EK. Proc Nutr Soc 1946;5:121–7.
91. Aguiar AC, Costa VM, Ragazzo PC et al. Arq Neuropsiquiatr 2004;62:733–6.
92. Koike H, Iijima M, Mori K et al. Nutrition 2004;20:961–6.
93. Victor M, Adams RD, Collins GH. The Wernicke-Korsakoff Syndrome: A Clinical and Pathological Study of 245 Patients, 82 with Post-Mortem Examinations. Philadelphia: FA Davis, 1971.
94. Blass JP, Gibson GE. N Engl J Med 1977;297:1367–70.
95. Jung EH, Sheu KF, Blass JP. J Neurol Sci 1993;114:123–7.
96. Brokate B, Hildebrandt H, Eling P et al. Neuropsychology 2003; 17:420–8.
97. Adamolekun B, McCandless DW, Butterworth RF. Metab Brain Dis 1997;12:251–8.
98. Fisher CM. Can Serv Med J 1955;11:157–99.
99. Denny-Brown D. Medicine (Baltimore) 1947;26:41–113.
100. Wilkinson PB, King A. Lancet 1944;1:528–31.
101. Spillane JD, Scott GI. Lancet 1945;2:261–4.
102. Clarke CA, Sneddon IB. Lancet 1946;1:734–7.
103. Hobbs HE, Forbes FA. Lancet 1946;2:149–53.
104. Smith DA. Brain 1946;69:209–22.
105. Sadun A. Trans Am Ophthalmol Soc 1998;96:881–923.
106. Sadun A. Semin Ophthalmol 2002;17:29–32.
107. Bruyn GW, Poser CM. The History of Tropical Neurology: Nutritional Disorders. Canton, MA: Science History Publications, 2003:19–28.
108. Cruickshank EK. Lancet 1946:2:369–71.
109. Pardo CA, McArthur JC, Griffin JW. J Peripher Nerv Syst 2001;6:21–7.
110. Grundy SM, Vega GL, McGovern ME et al. Arch Intern Med 2002;162:1568–76.
111. Schaumburg H, Kaplan J, Windebank A et al. N Engl J Med 1983;309:445–8.
112. Krinke G, Schaumburg HH, Spencer PS et al. Neurotoxicology 1981;2:13–24.
113. Andrès E, Goichot B, Schlienger JL. Arch Intern Med 2000; 160:2061–2.
114. Russell-Jones GJ, Alpers DH. Pharm Biotechnol 1999;12:493–520.
115. Hathout L, El-Saden L. J Neurol Sci 2011:301:1–8.
116. Andrès E, Goichot B, Perrin AE et al. Rheumatology (Oxford) 2001;40:1196–7.
117. Andrès E, Noel E, Ben Abdelghani M. Ann Pharmacother 2003;37:1730.
118. Andrès E, Noel E, Goichot B. Arch Intern Med 2002;162:2251–2.
119. Selzer RR, Rosenblatt DS, Laxova R et al. N Engl J Med 2003; 349:45–50.
120. Stabler SP, Allen RH. Annu Rev Nutr 2004;24:299–326.
121. Rogers LM, Boy E, Miller JW et al. Am J Clin Nutr 2003;77:433–40.
122. Andrès E, Loukili NH, Noel, E et al. CMAJ 2004;171:251–9.
123. Wolters M, Strohle A, Hahn A. Prev Med 2004;39:1256–66.
124. Carmel R. Clin Chem 2003;49:1367–74.
125. van Asselt DZ, Thomas CM, Segers MF et al. Ann Clin Biochem 2003;40:65–9.
126. Gailus S, Höhne W, Gasnier B et al. J Mol Med 2010;88:459–66.
127. Humphrey LL, Fu R, Rogers K et al. Mayo Clin Proc 2008;83: 1203–12.
128. Dufouil C, Alperovitch A, Ducros V et al. Ann Neurol 2003;53:214–21.
129. Vermeer SE, Van Dijk EJ, Koudstaal PJ et al. Ann Neurol 2002; 51:285–9.

130. Garcia A, Zanibbi K. CMAJ 2004;171:897–904.
131. Seshadri S, Beiser A, Selhub J et al. N Engl J Med 2002;346:476–83.
132. Garcia A, Haron Y, Evans L et al. J Am Geriatr Soc 2004;52:66–71.
133. Homocysteine Studies Collaboration. JAMA 2002;288:2015–22.
134. Smith D, Smith SM, de Jager CA et al. PLoS 2010;5:e12244.
135. Scalabrino G, Buccellato FR, Veber D et al. Clin Chem Lab Med 2003;41:1435–7.
136. Healton EB, Savage DG, Brust JC et al. Medicine (Baltimore) 1991; 70:229–45.
137. Petito CK, Navia BA, Cho ES et al. N Engl J Med 1985;312:874–9.
138. Di Rocco A, Werner P, Bottiglieri T et al. Neurology 2004;63: 1270–5.
139. Chester EM, Agamanolis DP, Harris JW et al. Acta Neurol Scand 1980;61:9–26.
140. van der Westhuyzen J, Fernandes-Costa F, Metz J. Life Sci 1982; 31:2001–10.
141. Hemmer B, Glocker FX, Schumacher M et al. J Neurol Neurosurg Psychiatry 1998;65:822–7.
142. Ahn TB, Cho JW, Jeon BS. Eur J Neurol 2004;11:339–41.
143. Bottiglieri T, Hyland K. Acta Neurol Scand 1994;154 (Suppl): 19–26.
144. Stanger O, Fowler B, Pietrzik K et al. Expert Rev Neurother 2009; 9:1393–412.
145. Ramaekers VT, Blau N. Dev Med Child Neurol 2004;46:843–51.
146. Zittoun J. Baillieres Clin Haematol 1995;8:603–16.
147. Mitchell LE, Adzick NS, Melchionne J et al. Lancet 2004;364: 1885–95.
148. Groenen PM, van Rooij IA, Peer PG et al. J Nutr 2004;134:1516–22.
149. Frey L, Hauser WA. Epilepsia 2003;44(Suppl):4–13.
150. Ye R, Ren A, Zhang L et al. Epidemiology 2011;22:491–6.
151. Almeida OP, Flicker L, Lautenschlager NT et al. Neurobiol Aging 2005;26:251–7.
152. Gordon N. Eur J Paediatr Neurol 2002;6:243–7.
153. Harding AE, Muller DPR, Thomas PK et al. Ann Neurol 1982; 12:419–24.
154. Brin MF, Fetell MR, Green PH. Neurology 1985;35:338–42.
155. Sitrin MD, Lieberman F, Jensen WE et al. Ann Intern Med 1987; 107:51–4.
156. Mariotti C, Gellera C, Rimoldi M et al. Neurol Sci 2004;25:130–7.
157. Tranchant D, Darracq R, Ticolat R. Presse Med 1986;15:1729–30.
158. Tanyel MC, Mancano LD. Am Fam Physician 1997;55:197–201.
159. Berman K, Brodaty H. CNS Drugs 2004;18:807–25.
160. Jialal I, Devaraj S. J Nutr 2005;135:348–53.
161. Holick MF. J Cell Biochem 2003;88:296–307.
162. Cantorna MT, Mahon BD. Exp Biol Med 2004;229:1136–42.
163. Munger KL, Zhang SM, O'Reilly E et al. Neurology 2004;62:60–5.
164. VanAmerongen BM, Dijkstra CD, Lips P et al. Eur J Clin Nutr 2004;58:1095–109.
165. Dumas M, Jauberteau-Marchan MO. Med Hypotheses 2000; 55:517–20.
166. McMichael AJ, Hall AJ. Neuroepidemiology 2001;20:165–7.
167. Jansen SC, van Dusseldorp M, Bottema KC et al. Ann Allergy Asthma Immunol 2003;91:233–40.
168. Matalas AL, Zampelas A, Stavrinos V et al, eds. The Mediterranean Diet: Constituents and Health Promotion. CRC Press Modern Nutrition Series. Boca Raton, FL: CRC Press, 2001.
169. Trichopoulou A, Tina Costacou T, Trichopoulos D. N Engl J Med 2003;348:2599–608.
170. Serra-Majem L, Román B, Estruch R. Nutr Rev 2006;64:S27–47.
171. Estruch R, Martinez-Gonzalez MA, Corella D et al. Ann Intern Med 2006;145:1–11.
172. Scarmeas N, Stern Y, Tang MX et al. Ann Neurol 2006;59:912–21.
173. Lambert M. Am Fam Physician 2011;83:993–1001.
174. Ard JD, Coffman CJ, Lin PH et al. Am J Hypertens 2004;17:1156–62.
175. Shawcross D, Jalan R. Lancet 2005;365:431–3.
176. Kircheis G, Wettstein M, Dahl S et al. Metab Brain Dis 2002; 17:453–62.
177. Freeman JM, Kelly MT, Freeman JB. The Epilepsy Diet Treatment: An Introduction to the Ketogenic Diet. New York: Demo Publications, 1994.
178. Vaisleib II, Buchhalter JR, Zupanc ML. Pediatr Neurol 2004; 31:198–202.

96 Distúrbios comportamentais que afetam a ingestão alimentar: transtornos alimentares e outras condições psiquiátricas*

Janelle W. Coughlin, Margaret Seide e Angela S. Guarda

Os transtornos alimentares são distúrbios comportamentais que resultam em danos funcionais significativos e, em casos extremos, em morte. Ocorrem em longo prazo e, consequentemente, os limites do diagnóstico com frequência não são claros. A quarta edição do *Manual de Diagnóstico e Estatística de Distúrbios Mentais* (DSM-IV)[1] distingue as três maiores categorias de transtornos alimentares: anorexia nervosa (AN), bulimia nervosa (BN) e distúrbio alimentar não especificado (EDNOS). O transtorno de compulsão alimentar periódica (TCAP) é normalmente acompanhado de obesidade e é inserido na categoria de EDNOS. O TCAP atualmente é considerado um transtorno alimentar distinto no DSM-V e tornou-se foco significativo de atenção clínica e científica.

Ao contrário do TCAP, acredita-se que a AN e a BN sejam "distúrbios da dieta".[2] Ambas são caracterizadas por um medo supervalorizado da obesidade que leva a uma série de comportamentos compensatórios, incluindo restrição de ingestão alimentar, compulsão alimentar, prática excessiva de atividade física, vômito autoinduzido e abuso de laxativos, diuréticos e drogas para emagrecer. O comprometimento com estes comportamentos, junto às consequências psicológicas da inanição e/ou do ciclo compulsão-purgação-restrição, sustenta e aumenta a preocupação com a comida e os distúrbios da imagem corporal. Este capítulo revisa o diagnóstico, a epidemiologia, a etiologia, as complicações e o tratamento dos transtornos alimentares e se encerra com um resumo de outras condições psiquiátricas e medicamentos psicotrópicos frequentemente prescritos que podem afetar a ingestão alimentar. Apesar de a obesidade ser consequência da ingestão excessiva e/ou compulsiva de alimentos, é sobretudo uma condição clínica e será discutida em um capítulo destinado apenas para esse tópico.

Revisão de transtornos alimentares

Anorexia nervosa

A AN é uma síndrome de autoinanição caracterizada pela perda de peso a um nível menor que 85% do peso corporal estimado. A perda de peso é acompanhada de medo de engordar e, em meninas e mulheres, de amenorreia ou ausência de três ou mais ciclos menstruais consecutivos (amenorreia secundária). A AN é subdividida em dois subtipos: restritiva (AN-R) ou compulsão periódica/purgativa (AN-P). Os indivíduos com AN-R restringem a ingestão alimentar, praticam atividade física em excesso e preocupam-se demasiadamente em perder peso, mas não comem compulsivamente ou ingerem laxantes. Em contrapartida, a AN-P inclui comportamento de compulsão periódica e/ou comportamento purgativo regulares (p. ex., vômito autoinduzido e abuso de laxantes, diuréticos e uso de enemas ou lavagem intestinal).

Bulimia nervosa

A BN é um transtorno alimentar caracterizado por episódios de comer compulsivamente seguido de comportamento

---

*__Abreviaturas: AN__, anorexia nervosa; **BN**, bulimia nervosa; **DSM**, *Diagnostic and Statistical Manual of Mental Disorders* (Manual de Diagnóstico e Estatística de Distúrbios Mentais); **EDNOS**, distúrbio alimentar não especificado; **IMC**, índice de massa corporal; **NPT**, nutrição parenteral total; **PTI**, psicoterapia interpessoal; **TCAP**, transtorno de compulsão alimentar periódica; **TCC**, terapia cognitivo-comportamental; **TDAH**, transtorno do déficit de atenção e hiperatividade.

compensatório com o objetivo de evitar o ganho de peso. A compulsão alimentar é definida como a ingestão de uma quantidade de alimento definitivamente maior do que a quantidade que a maioria das pessoas comeria no mesmo período, sob as mesmas circunstâncias, e está associado a uma sensação de perda de controle sobre a alimentação. Os alimentos típicos da compulsão são os com alto teor de gordura e calorias, considerados "proibidos", sendo que as quantidades consumidas estão entre 1.000 a 2.000 calorias ou mais por compulsão.[3] Nos períodos entre as compulsões, os indivíduos com bulimia restringem a ingestão e ingerem somente alimentos "seguros", com baixo teor de caloria e gordura. Outros comportamentos compensatórios seguidos da compulsão podem incluir purgação por meio de vômitos, abuso de laxantes ou diuréticos ou atividade física em excesso. Como na AN, a dieta e a preocupação com a magreza tornam-se uma obsessão destruidora difícil de ser interrompida e que prejudica a função psicológica e social. A diferença entre a AN-P e a BN é, inicialmente, o peso; ou seja, indivíduos que comem compulsivamente e eliminam a comida, mas estão 85% abaixo do peso ideal ou com índice de massa corporal (IMC) por volta de 17,5 kg/m^2 e são amenorreicas, são diagnosticadas com AN-P, ao passo que os indivíduos que estão um pouco abaixo do peso, ou geralmente com o peso ideal ou acima deste, são diagnosticados com BN. Os dois subtipos da BN são a purgativa (BN-P) e a não purgativa (BN-NP). Os indivíduos com BN-NP não provocam o vômito nem abusam de laxantes ou diuréticos; na realidade, os episódios de compulsão alimentar alternam-se com jejuns ou atividade física em demasia para evitar o ganho de peso.

Transtorno alimentar não especificado

O EDNOS é uma categoria diagnóstica heterogênea. Inclui casos de síndromes parciais de AN e BN, TCAP e transtornos alimentares atípicos. Para síndrome parcial de AN ou BN, o diagnóstico de EDNOS não implica em uma relevância clínica menor. De fato, esses casos podem estar associados à morbidade igual ou maior do que os casos de síndrome completa de AN ou BN.[4] Um exemplo seria um indivíduo com obesidade que desenvolve um medo intenso de engordar e um comportamento exagerado de dieta, perde mais de 40% do seu peso e mesmo assim não consegue atender ao critério de baixo peso estabelecido para AN ou o critério de frequência de compulsão estabelecido para BN.

O TCAP é definido como uma compulsão alimentar regular, que ocorre duas vezes por semana ou mais, associado ao senso subjetivo de perda de controle sobre a alimentação, mas sem os comportamentos compensatórios típicos da BN. O TCAP diferencia-se da BN de diversas maneiras. Os indivíduos com BN tendem a restringir a alimentação e a ingestão de calorias quando não estão comendo compulsivamente, mas ainda assim são mais impulsivos e ingerem mais calorias durante a compulsão do que os indivíduos com TCAP. Os pacientes com TCAP comem demasiadamente e com mais frequência durante o dia do que os pacientes com BN,[5] e é mais provável que estejam acima do peso ou apresentem obesidade.

Exemplos de transtornos alimentares atípicos incluem globo histérico, ou medo de engolir, resultando em perda de peso grave e dano funcional, e síndrome de vômito psicogênico. Em alguns casos, esses distúrbios podem ser artificiais, condições nas quais o comportamento persiste em parte porque o papel de doente tornou-se compensador para o indivíduo afetado.

Epidemiologia

Os dados epidemiológicos em relação aos transtornos alimentares são limitados por diversos motivos. Tanto a AN quanto a BN têm baixa prevalência na população em geral. Além disso, a maioria dos pacientes é ambivalente no que se refere a buscar tratamento e minimizar os sintomas. A minoria dos casos chama a atenção clínica, portanto a pesquisa das amostras clínicas inevitavelmente subestima a incidência verdadeira destas condições clínicas.[6]

A prevalência de AN entre mulheres jovens é de aproximadamente 0,3%, sendo que as meninas e as mulheres são dez vezes mais suscetíveis ao desenvolvimento de AN do que os meninos e os homens.[6] A incidência relacionada à idade e ao sexo na população em geral é de cerca de oito casos por cem mil pessoas por ano. Ao longo da expectativa de vida, é mais provável que a AN tenha seu início dentre as meninas e mulheres com 15 a 19 anos de idade, as quais abrangem uma estimativa de 40% dos novos casos documentados. Em uma amostra epidemiológica, os índices de incidência nesta faixa etária aumentaram constantemente de 1935 a 1989.[7] Não está claro o modo pelo qual este aumento reflete na melhor detecção e no aumento de procura por ajuda, já que o conhecimento do diagnóstico entre os clínicos e o público em geral aumentou.

As taxas de incidência de BN são consistentemente maiores do que as relatadas em estudos cruzados com a AN, chegando a doze casos por cem mil pessoas por ano.[6] Provavelmente, esses valores foram subestimados em razão da natureza mais rara deste distúrbio e porque os indivíduos afetados não têm o hábito de passar fome que torna a AN mais fácil de ser detectada. A maior incidência e prevalência de BN também são explicadas pela pesquisa, que sugere que cerca de 40% dos pacientes com AN progridem para BN ao longo do tempo como resultado dos desafios para manter um peso baixo por meio de comportamentos de restrição.[8] Comparada à da AN, a idade de início da BN é mais tardia, sendo que a faixa etária entre 20 e 24 anos para as mulheres é a de maior risco. A taxa de prevalência de BN entre meninas e mulheres é de 1%, e entre meninos e homens é de 0,1%, a mesma distribuição em relação ao sexo encontrada na AN.[6]

O EDNOS é um grupo fenomenologicamente heterogêneo, e as informações epidemiológicas sobre ele são escassas, embora a prevalência de síndrome parcial do transtorno alimentar seja pelo menos duas vezes maior do que a do transtorno alimentar de síndrome completa.[9] Somente três estudos de populações com prevalência de TCAP foram concluídos, e eles revelaram um índice de prevalência de 2 a 3%, uma distribuição mais equivalente entre pessoas do sexo feminino e masculino (cerca de 2:1) e uma idade de início mais tardia do que a da AN ou BN, na faixa etária entre 30 e 50 anos.[10]

Os índices de TCAP são muito maiores, na ordem de aproximadamente 25%, em amostras clínicas de indivíduos com obesidade que buscam tratamento para perder peso.[11]

Etiologia: fatores de risco e de suscetibilidade

Embora o conhecimento em relação à patogênese dos transtornos alimentares seja limitado, sabe-se que a etiologia destas condições é multifatorial e, na maioria dos casos, inclui a interação de predisposição tanto de fatores genéticos como ambientais. Essas interações e sua contribuição para o risco são desconhecidas; acredita-se que elas variem, de forma significativa, entre os indivíduos.

Genética

Estudos sobre famílias, gêmeos e moléculas sugerem que os transtornos alimentares são influenciados pela genética. A transmissão cruzada de AN, BN e EDNOS, dentro das famílias, sugere uma tendência familiar comum.[12] A prevalência de transtornos alimentares em parentes de pessoas com alimentação inadequada é de sete a doze vezes maior se comparada ao grupo controle, e gêmeos monozigóticos apresentam índices de concordância maiores de AN e BN do que seus congêneres dizigóticos;[13] porém, os transtornos alimentares não têm necessariamente as características dos pais (i. e., parentes de indivíduos com AN têm porcentagens maiores de AN ou BN, e não porcentagens elevadas de AN em específico). Estudos sobre gêmeos relataram uma estimativa de hereditariedade de 58 a 76% para AN, 54 a 76% para BN, 38 a 61% para TCAP e 32 a 72% para atitudes frequentemente associadas aos transtornos alimentares (p. ex., descontentamento com o corpo e preocupação com o peso).[13,14] Tentativas de identificar marcadores biológicos para AN e BN levaram alguns pesquisadores a investigar polimorfismos nos genes relacionados à serotonina e dopamina. Outros estudos visaram estudar os receptores de leptina e estrógenos, genes envolvidos na regulação do peso, alimentação e gasto de energia.[15] Apesar de serem promissoras, as pesquisas sobre estes marcadores biológicos produziram resultados inconsistentes e, portanto, são necessárias mais pesquisas.

Personalidade

As pesquisas identificaram diversos traços de personalidade associados aos transtornos alimentares, incluindo fuga da dor,[15] características de personalidade neurótica e baixa autoestima.[16] O perfeccionismo, a rigidez, a persistência e a obsessão são características próprias da AN, ao passo que a impulsividade elevada, a busca pela novidade, a emotividade negativa, a reação ao estresse e os traços de personalidade associados aos transtornos de personalidade antissocial, limítrofe, falso e narcisista estão mais associados à BN.[15,17] Estudos abrangendo famílias relataram níveis elevados de alguns desses traços em parentes de primeiro grau de indivíduos com transtornos alimentares, uma descoberta que sugere que a hereditariedade da AN e da BN pode estar relacionada, em parte, à hereditariedade dessas características de personalidade.[17]

Fatores de desenvolvimento

Os transtornos alimentares são significativamente mais predominantes em meninas e mulheres em idade fértil do que em meninas em idade pré-puberal, uma descoberta que implica um papel dos hormônios ovarianos e do desenvolvimento sexual na ativação do transtorno alimentar.[18] A sensação de estar acima do peso na fase pré-puberal[19] e o início prematuro da menarca[20] surgiram como aspectos específicos da puberdade que podem aumentar a vulnerabilidade aos transtornos alimentares. As meninas que amadurecem precocemente têm uma adiposidade maior antes da menarca, estão mais insatisfeitas com seu corpo e são mais suscetíveis a envolverem-se em esforços para perder peso do que as meninas que passam pela puberdade na época certa ou ulteriormente.[20] Mudanças de ambiente associadas à transição para a faculdade, incluindo níveis altos de estresse, exigências quanto ao desempenho e às conquistas, e alterações de papéis e de identidade são fatores importantes relacionados à alimentação inadequada[21] e podem fazer com que este marco de desenvolvimento leve adolescentes mais velhas ao risco de desenvolverem transtornos alimentares. Um trauma do passado, como o abuso sexual na infância, pode aumentar o risco de desenvolvimento de um transtorno alimentar; porém, o abuso sexual na infância está associado a outras condições psiquiátricas, sendo difícil determinar se há uma relação direta entre os transtornos alimentares e o abuso sexual, ou se este abuso e a saúde mental estão mais relacionados.[22]

Fatores socioculturais

O modelo sociocultural em relação aos transtornos alimentares pressupõe que estes e os distúrbios da imagem do corpo sejam resultados de uma pressão persuasiva da sociedade sobre as mulheres para que sejam magras. De acordo com esse modelo, as mensagens que permeiam a magreza são transmitidas para os indivíduos da sociedade pelos meios de comunicação de massa, pelos grupos sociais de faixa etária semelhante e pelos familiares. Apesar de este modelo explicar por que os transtornos alimentares são mais comuns nas culturas ocidentais, que valorizam a magreza, somente uma minoria da população os desenvolve; portanto, apenas os fatores socioculturais não explicam de modo suficiente o desenvolvimento do transtorno alimentar. Contudo, a pressão para que um indivíduo seja magro, no início da puberdade, pode motivar o comportamento de dieta em indivíduos vulneráveis.

Meios de comunicação de massa

As modelos magras e as imagens (p. ex., desenhos, computações gráficas) saturam os meios de comunicação de massa da cultura ocidental. A internalização ou aceitação desses padrões de magreza ditados pela sociedade pode levar à baixa autoestima, falta de afeto, dieta e/ou transtornos alimentares em meninas e mulheres.[23] Estudos experimentais mostraram que meninas e mulheres expostas às imagens de magreza dos meios de comunicação apresentam maior descontentamento com o corpo em comparação às expostas às imagens de mais peso ou normais.[24] O efeito negativo dessas imagens é maior quando as meninas e mulheres que veem imagens de magreza internalizaram ideais de beleza ou possuem valores de referência elevados de perturbação em relação à imagem do corpo.

Grupos sociais de faixa etária semelhante

A pressão exercida pelos grupos sociais de faixa etária semelhante em relação à necessidade de ser magra[25] e o histórico composto de provocações relacionadas ao peso[26] podem provocar o descontentamento com o corpo entre as meninas e mulheres e aumentar o risco de ocorrência de transtornos alimentares; no entanto, ao menos um estudo relatou que a provocação relacionada ao peso não pode prever a insatisfação com o corpo em meninas adolescentes.[27] Como os estudos, em sua maioria, são retrospectivos, eles também são afetados pela recaída, que pode ser maior nos indivíduos descontentes com o corpo, os quais demonstram uma probabilidade maior de apresentar transtornos alimentares. Paralelamente, apesar de os grupos de meninas adolescentes com frequência apresentarem níveis comparáveis de distúrbio da imagem do corpo, não se sabe se a imagem do corpo é diretamente influenciada pelos grupos sociais de faixa etária semelhante ou se as adolescentes simplesmente buscam grupos homogêneos dentre os grupos sociais de faixa etária semelhante. Nas repúblicas das faculdades, os comportamentos de comer compulsivamente e eliminar o que foi ingerido são transmitidos de um indivíduo a outro, de maneira semelhante à disseminação de uma doença (um efeito contagioso); essa descoberta sugere a influência social direta de grupos sociais de faixa etária semelhante no transtorno alimentar.[28]

Família

Os pais representam o fator sociocultural mais dominante que afeta crianças mais novas, e os comentários diretos dos pais em relação ao peso de seus filhos, particularmente o das mães, foi identificado como o fator mais consistente associado às preocupações e aos comportamentos das crianças em relação ao peso e à aparência.[29,30] A dinâmica familiar também é um fator predisponente no transtorno alimentar. As meninas que comem sozinhas, que têm pais separados[31] ou que percebem como insuficientes a comunicação familiar, a atenção dos pais e as expectativas destes[32] correm grande risco de apresentar uma alimentação desorganizada. De fato, pesquisadores sugeriram que o apoio social da família tido como insatisfatório, somado à baixa autoestima, à grande preocupação com o corpo e ao uso de estratégias de fuga da realidade, expõem as mulheres ao alto risco de desenvolver transtornos alimentares.[33]

Consequências e complicações

Complicações de âmbito social e de desenvolvimento

A alimentação é uma atividade altamente social, e os transtornos alimentares, inevitavelmente, prejudicam a função interpessoal. Os indivíduos afetados isolam-se socialmente como uma tentativa de esconder ou evitar um confronto relacionado às suas escolhas alimentares ou quantidades ingeridas, dando mais prioridade aos rituais de alimentação e à rotina de atividades físicas em relação aos envolvimentos sociais apropriados para a idade. A formação de relacionamentos interpessoais e as funções sexuais são prejudicadas pelo efeito causado pela fome na libido e no aumento das preocupações com a aparência. Como no início afetam meninas e mulheres jovens, a AN e a BN em geral resultam na interrupção de tarefas de desenvolvimento normais, incluindo separação e individualização em relação aos pais, formação de identidade e desenvolvimento de relações importantes entre os grupos sociais de idade semelhante.

Complicações psicológicas

Os indivíduos com transtornos alimentares apresentam uma preocupação constante e intensa com a alimentação e o peso, e esta preocupação ocupa grande parte do tempo em que estão acordados, piorando quando estão com fome. Além disso, a fome resulta em uma síndrome caracterizada por mau humor, apatia, anedonia e concentração e energia atenuadas que é indistinguível da depressão, mas que pode ser revertida em questão de dias ou semanas de realimentação.[34] Além de a fome estar relacionada ao aumento da preocupação excessiva com a alimentação e o peso e aos sintomas depressivos, estudos com famílias confirmaram índices maiores de distúrbios afetivos, abuso de álcool e distúrbios de ansiedade em parentes de primeiro grau de indivíduos com AN e BN.[17] Essa descoberta sugere que condições psiquiátricas comórbidas são comuns e podem complicar o curso do tratamento, a menos que sejam levadas em consideração paralelamente com o transtorno alimentar. Por fim, o desencorajamento e a perda da autoestima em geral acompanham a tentativa dos pacientes de controlar seus comportamentos e o resultado destes comportamentos sobre seu funcionamento.

Complicações físicas e sinais clínicos

As complicações físicas surgem como consequência do estado de inanição e/ou da eliminação do que foi ingerido. O grupo de diagnóstico com maior risco é o AN-P, pacientes com peso abaixo do ideal que fazem uso de técnicas de purgação em favor da perda de peso. Além das próprias complicações do transtorno alimentar, o tratamento e a realimentação estão associados com riscos clínicos potenciais.

Complicações relacionadas à inanição

A desnutrição e a inanição na AN estão associadas a inúmeros sinais físicos e sintomas. Os pacientes com frequência têm uma aparência emagrecida, com perda muscular e fraqueza perceptíveis durante a avaliação, podendo desenvolver o lanugo, crescimento de uma penugem difusa. As respostas fisiológicas da autoinanição são voltadas para a conservação de energia e incluem bradicardia, hipotensão, hipotermia e interrupção do eixo hipotalâmico-pituitário-ovariano. O estrógeno, hormônio folículo-estimulante, e o hormônio luteinizante são revertidos para níveis pré-puberais, como resultado de distúrbios na pulsatilidade do hormônio liberador de gonadotropina, resultando em amenorreia e infertilidade. Em pacientes pré-puberais, características sexuais secundárias normais, tais como o desenvolvimento das mamas e da altura, podem ser interrompidos pela desnutrição.[35] Os pacientes normalmente reclamam de intolerância ao frio, fadiga e sintomas gastrintestinais, incluindo inchaço, saciedade precoce e constipação. A inanição também resulta em retardo do esvaziamento gástrico, retardo da motilidade gastrintestinal e constipação.[36] A anemia é comum, podendo ocorrer pancitopenia e supressão da medula óssea em pacientes com desnutrição grave.[37] A osteoporose é uma consequência irreversível da AN, manifestando-se relativamente cedo no decurso do distúrbio; a maioria das meninas e mulheres afetadas desenvolve diminuições significativas na densidade óssea no decorrer de um ano após o início; a osteoporose também pode ser uma complicação em meninos e homens com AN.[38] A osteoporose resulta em alto risco de fratura, e pacientes com AN crônica também correm risco de fraturas debilitantes de quadril e fraturas de compressão espinhal. Ao contrário da osteoporose da menopausa, poucas evidências sugerem um papel protetor para o estrógeno na prevenção de perda óssea, e a restauração do peso é a única intervenção conhecida para interromper a perda mineral óssea.[39] Por fim, a hipoglicemia é comum na inanição; e os estoques esgotados de glicogênio na AN complicam a regulação da glicose sérica. A hipoglicemia crônica também pode ser a base de alguns dos transtornos neuroendócrinos observados nessa doença. Os transtornos dos hormônios contrarreguladores da glicose na AN incluem alterações no hormônio de crescimento, no cortisol e nas catecolaminas. Essas alterações, por sua vez, podem contribuir para a manutenção dos comportamentos e pensamentos anoréxicos.[40]

Complicações relacionadas à eliminação de alimentos

Os pacientes que induzem o vômito podem apresentar aumento bilateral da parótida e hipertrofia da glândula salivar e o sinal de Russell – calos no dorso da mão como resultado de mordidas excessivas durante a estimulação manual do reflexo de ânsia para induzir o vômito. Cáries dentárias e erosão do esmalte da superfície lingual dos dentes também são comuns. O vômito recorrente pode causar esofagite e refluxo, e alguns pacientes ruminam ou mastigam e expelem comida como parte do distúrbio.[41] O uso demasiado de xarope de Ipeca é bastante perigoso, porque seu ingrediente ativo, a emetina, é cardiotóxico e tem uma meia-vida longa, acumulando-se no músculo cardíaco e aumentando o risco de miocardiopatia, que pode causar a morte.

Os indivíduos que abusam de laxativos em geral utilizam grandes quantidades destes diariamente, podendo desenvolver dependência e constipação. Além de desidratação aguda e sintomas pré-sincopais ou sincopais, o uso crônico de laxantes e o abuso de diuréticos podem levar ao dano renal e à nefrocalcinose. Tanto o vômito quanto o abuso de laxativos podem resultar em desequilíbrio acidobásico e de eletrólito, assim como em desidratação. O desequilíbrio de eletrólito mais comum é a hipocalemia, que aumenta o risco de arritmia cardíaca potencialmente letal.

Síndrome da realimentação

O termo síndrome da realimentação é usado para descrever uma gama de anormalidades metabólicas que podem surgir na AN como resultado da rápida restauração de peso.[42] Essas complicações podem ocorrer com mais frequência com realimentação parenteral ou enteral do que com realimentação oral, mas há riscos em pacientes gravemente subnutridos. Em pacientes gravemente subnutridos, com índice de massa corporal (IMC, que é calculado dividindo-se o peso em quilogramas pela altura em metros ao quadrado) menor ou igual a 14 kg/m^2, a realimentação deve ser iniciada gradativamente, começando-se com 1.200 a 1.500 kcal/dia e avançando para 3.500 kcal/dia, com aumento de até 500 calorias a cada 2 a 3 dias.[43] A dieta inicial deve possuir baixo teor de sal, lactose e gordura para minimizar a má absorção e edema.

A hipofosfatemia grave, uma complicação potencial séria da realimentação, resulta da troca intracelular de fosfato sérico necessário para a regeneração de trifosfato de adenosina, 2,3-difosfoglicerato e glicerol-3-fosfato envolvidos nos processos anabólicos celulares. A hipofosfatemia está associada às disfunções cardíacas e neuromusculares e a disfunções hematológicas de eritrócitos e leucócitos. Trocas intracelulares de potássio e magnésio que resultam em níveis séricos baixos destes dois eletrólitos contribuem para um risco maior de arritmia cardíaca, assim como de complicações gastrintestinais e neuromusculares. A expansão rápida de fluidos extracelulares que resultam em edema periférico é comum em pacientes subnutridos durante a realimentação precoce, e, em casos extremos, a insuficiência cardíaca congestiva é um risco. A interrupção brusca do uso de laxantes ou diuréticos e do vômito podem contribuir para a retenção de líquidos. Os pacientes que eliminam o alimento usando essas técnicas tendem a apresentar níveis crônicos elevados de aldosterona pela alcalose metabólica induzida pela depleção de volume, que pode demorar muitas semanas para normalizar.[44] Por fim, os pacientes gravemente abaixo do peso correm o risco de apresentar encefalopatia de Wernicke, relacionada à deficiência de tiamina. Recomenda-se a suplementação de tiamina intramuscular ou intravenosa antes da realimentação em pacientes com inanição grave.[45]

Tratamento

A AN e BN são distúrbios do comportamento e, como vícios, uma vez estabelecidos, tendem a ter vida própria. Apesar de certos fatores de estresse e de risco estarem associados ao início do distúrbio, os padrões de alimentação inadequada normalmente se sustentam. Os objetivos do tratamento inicial incluem normalização dos padrões de alimentação e restauração do peso em pacientes abaixo do peso. A inanição perpetua a preocupação com a comida,[34] e a restauração do peso é estabelecida como necessária, se não for suficiente, para a recuperação da AN.[46] Da mesma maneira, na BN o envolvimento repetido com o ciclo de compulsão-purgação-restrição exacerba as preocupações sintomáticas com o peso, a forma e a vontade de fazer dieta. A psicoterapia, focada na elucidação das vulnerabilidades individuais fundamentais desses distúrbios, pode oferecer uma narrativa significativa para os pacientes, ao ajudá-los a entender o desenvolvimento de seu distúrbio, porém normalmente não produz mudança de comportamento. A princípio, a terapia cognitivo-comportamental é mais bem empregada em um estágio mais avançado do tratamento, depois que o comportamento alimentar estiver normalizado.

Os pacientes com AN ou BN tendem a ser ambivalentes quanto ao tratamento, porque, para eles, suas dietas são tidas como uma recompensa e, por essa razão, não querem interrompê-las. O tratamento bem-sucedido necessita de uma mudança cognitiva ou conversão, isto é, o paciente deixa de considerar a dieta como solução e passa a vê-la como um dano inicial à função saudável. Os terapeutas ou clínicos geralmente deparam-se com uma batalha de vontades diante de pacientes que negam ou minimizam a gravidade de seus problemas. Para motivar os pacientes com AN ou BN a mudar seu comportamento, é necessária uma indução significativa de papel e a construção de uma forte aliança terapêutica entre o médico e o paciente. O médico deve confrontar repetidamente o paciente sobre as consequências autodestrutivas de seu comportamento quando houver resistência do paciente à mudança.

Tratamento com base em evidências

Até hoje, as diretrizes práticas mais abrangentes para o tratamento dos transtornos alimentares são as da American Psychiatric Association (Associação Norte-americana de Psiquiatria)[46] e as do National Institute for Clinical Excellence (Instituto Nacional para a Excelência Clínica dos Estados Unidos).[47] As decisões relacionadas ao ambiente apropriado para o tratamento e à introdução de farmacoterapia devem ser determinadas por profissionais familiarizados com essas diretrizes, que sejam capazes de avaliar os fatores psiquiátricos, comportamentais e clínicos associados ao transtorno alimentar. O tratamento normalmente necessita de comunicação e colaboração entre os membros de uma equipe multidisciplinar, a qual deve incluir psiquiatras, clínicos gerais, psicólogos, assistentes sociais, nutricionistas, enfermeiros e/ou terapeutas ocupacionais.

Tratamento de pacientes ambulatoriais

Estudos clínicos randomizados fornecem forte evidência clínica empírica em apoio à terapia cognitivo-comportamental (TCC) dos transtornos alimentares, particularmente da BN e do TCAP,[47] com uma resposta precoce ao tratamento, sendo o melhor preditor de um bom resultado em 1 ano.[48] A TCC envolve diversos componentes: (a) normalização do comportamento alimentar, (b) a automonitoração e manutenção dos registros de hábitos alimentares, (c) correção das distorções cognitivas que sustentam os hábitos alimentares desordenados e (d) técnicas de prevenção de recaídas. A psicoterapia interpessoal (PTI), um tratamento que foca nos padrões e relações interpessoais mal-adaptados, é uma alternativa eficaz à TCC para o tratamento tanto da BN quanto do TCAP; porém, a PTI em geral é de longa duração e há poucos estudos que comprovam sua eficácia em comparação com a TCC.

Ao contrário da BN e do TCAP, poucas pesquisas controladas abordam o tratamento ambulatorial de pacientes com AN. Uma exceção é a AN de curta duração em adolescentes. Descobriu-se que esse subgrupo de pacientes responde melhor à terapia em família de pacientes ambulatoriais que instrui os pais a controlarem a ingestão de alimentos de seu filho.[49] A terapia em família é eficaz, sejam o paciente e a família tratados juntos ou separadamente. Contudo, entre os clínicos, é mais fácil aprender e disseminar as técnicas de treinamento para os pais e terapia separada da família do que a terapia em família em conjunto com o paciente.[50,51] No caso de AN em adultos, os estudos com base em evidências de intervenções de pacientes ambulatoriais são escassos e repletos de problemas metodológicos, tais como o alto índice de desistência. Além disso, a maioria desses pacientes não conseguiu atingir a reestruturação de seu peso em um grupo de pacientes hospitalizados. Um estudo duplo-cego controlado de TCC para a prevenção da reincidência de AN, entretanto, sugere que, uma vez restabelecido o peso no paciente hospitalizado, o acompanhamento da TCC em pacientes ambulatoriais é mais eficaz do que o aconselhamento nutricional na prevenção de reincidência em acompanhamentos de um ano.[52]

Tratamento de pacientes hospitalizados e hospitalização parcial

A presença de comorbidade psiquiátrica, IMC perigosamente baixo, complicações ou anormalidades metabólicas, atitudes suicidas, gravidez, diabetes tipo 1 e comportamento autodestrutivo frequentemente comprometem a hospitalização de pacientes com transtornos alimentares.[46] A maioria dos pacientes internados em unidades hospitalares especializadas em transtornos alimentares apresenta AN, já que a BN simples pode geralmente ser tratada em unidades ambulatoriais. Somente os pacientes com BN resistentes ao tratamento ou com comorbidades clínicas ou psiquiátricas graves são admitidos para internação. Apesar de existirem poucos estudos clínicos randomizados, estudos naturalistas chegaram a certas conclusões sobre a eficácia do tratamento em hospital para AN aguda. As unidades de comportamento costumam apresentar bons resultados em relação à restauração rápida do peso em pacientes gravemente abaixo do peso, que passam a ganhar aproximadamente 1 a 2 kg/semana.[43,46] Mesmo um ambiente menos estruturado de hospitalização parcial pode ser eficaz na restauração do peso, porém, os índices de ganho de peso são mais lentos, com uma média de 0,2 a 1 kg/semana, e alguns pacientes não podem ser tratados nesse ambiente em razão dos problemas de aderência. O tratamento de hospitalização parcial também pode ser útil quando aplicado à sequência decrescente, em um nível transicional de atenção entre o tratamento hospitalizado e o ambulatorial semanal. Nesse modelo, a internação é utilizada para coibir comportamentos alimentares inadequados e para estabelecer padrões alimentares sadios; assim, os pacientes passam a possuir um nível maior de independência em relação à alimentação, ao serem transferidos para um ambiente menos restritivo.

Medicamentos

O papel da farmacoterapia no tratamento dos transtornos alimentares é limitado. A maioria dos estudos controlados randomizados é de curta duração, e muitos não têm dados de acompanhamento adequado. Apesar da descoberta de diversos agentes úteis, especialmente para o tratamento da BN e do TCAP, nenhum agente atual mostrou-se útil para pacientes com AN cujo objetivo seja ganhar peso sem um programa de realimentação comportamental estruturado hospitalizado. Alguns estudos de amostras abertas não controlados sugerem que os antipsicóticos atípicos, em particular a olanzapina, podem ser promissores em pacientes com AN gravemente abaixo do peso.[53] Pouquíssimos estudos sobre a medicação avaliaram a utilidade do tratamento farmacológico na prevenção de recaída após a recuperação do peso, por meio de terapia comportamental em regime de internação. Um pequeno estudo controlado e randomizado sugeriu que a fluoxetina pode ser útil na prevenção de reincidência em pacientes com peso restaurado que tiveram AN;[54] no entanto, um estudo multicêntrico mais abrangente não conseguiu reproduzir esse achado.[55]

No caso da BN, diversos estudos controlados relataram que os antidepressivos são úteis nos casos menos graves de compulsão e purgação, apesar de seu efeito ser, normalmente, menor do que o da TCC. O melhor antidepressivo estudado na BN é a fluoxetina, que, em doses altas de 60 a 80 mg/dia, mostrou-se superior ao placebo em comportamentos bulímicos menores.[56] Porém, doses mais baixas são ineficazes, e poucos pacientes atingem abstinência somente com a medicação. É importante salientar que o efeito antibulímico da fluoxetina parece não depender de seus efeitos antidepressivos.

No caso do TCAP, os dados mais promissores são de um estudo controlado recente do anticonvulsivante topiramato, que foi eficaz na diminuição da compulsão e na perda de peso significativa de pacientes com TCAP.[57] Esse agente, porém, não é muito tolerado e causa efeitos colaterais desconfortáveis, incluindo parestesias e confusão, bem como risco de acidose e oligohidrose metabólica.

Papel do nutricionista

No caso da AN e da BN, as instruções sobre a alimentação normal devem orientar o paciente a consumir três refeições regulares por dia, ingerir porções de comidas normais, expandir o repertório de alimentos, que muitas vezes é limitado, e evitar alimentos dietéticos. Os pacientes devem ser estimulados a consumir todos os tipos de alimentos com moderação, em combinações normais, e evitar produtos dietéticos ou sem gordura. Uma exceção quanto a este último pode ser o caso de pacientes com TCAP ou BN que estão acima do peso. É provável que estes pacientes beneficiem-se de orientações adicionais em relação ao consumo reduzido de produtos com alto teor de calorias e gordura, consumindo mais frutas, verduras e produtos integrais e envolvendo-se em um programa de atividades físicas regulares, com diminuição de atividades sedentárias, tais como assistir à televisão. O vegetarianismo desenvolvido após o início do comportamento de dieta é comum na AN e BN e deve ser desestimulado porque é utilizado para ocultar a dieta. O questionamento cuidadoso geralmente revela que os alimentos vegetarianos preferidos são limitados àqueles com poucas calorias.

A orientação do sistema de mudança para diabetes como um método para tamanhos de porções estimadas é facilmente adaptável ao tratamento de transtornos alimentares, e este sistema é útil ao ensinar tamanhos de porções sem concentrar-se na contagem de calorias. Os pacientes com BN ou TCAP devem ser orientados a consumir cerca de 2.000 kcal/dia com o objetivo inicial de manter o peso. Apesar de pacientes com BN, em sua maioria, não estarem satisfeitos com a forma de seu corpo e quererem perder peso, é importante enfatizar que a interrupção do comportamento bulímico e a manutenção do peso são os objetivos iniciais do tratamento. É provável que a restrição da ingestão em favor da perda de peso exacerbe o comportamento compulsivo, a menos que a bulimia esteja diminuída por seis meses ou mais. No caso do TCAP, muitos médicos acreditam que as estratégias comportamentais de manutenção da perda de peso podem exacerbar a compulsão, a menos que sejam introduzidas após o estabelecimento de um padrão de alimentação normal. Os dados sobre as dietas com teor muito baixo de calorias e estratégias comportamentais de perda de peso em relação ao TCAP estão atualmente misturados, apesar de alguns estudos sugerirem que a combinação da TCC e de estratégias comportamentais de perda de peso possa ser eficaz ao ser instituída em um tipo complementar.

Os pacientes com AN que precisam ganhar peso devem ser instruídos a consumir a mesma dieta normal, saudável, de 2.000 kcal, mais suplementos líquidos com muita caloria entre as refeições, totalizando um adicional de 1.000 a 1.500 kcal/dia para ganhar peso. Estes suplementos devem ser considerados como "medicação prescrita". Em uma dieta de 3.000 a 3.500 kcal/dia, os pacientes devem ganhar cerca de 0,5 a 2 kg/semana. Os pacientes devem interromper todas as atividades físicas quando estiverem seguindo uma dieta para ganhar peso, pois, caso contrário, não ganharão peso. Para pessoas que estão muito abaixo do peso, com IMC igual a 14,5 kg/m^2 ou menor, as calorias devem ser dosadas mais lentamente para minimizar o risco do edema de realimentação (ver a seção anterior sobre síndrome da realimentação). A avaliação compulsiva do peso deve ser desestimulada, e os pacientes devem ser orientados a pesarem-se uma vez por semana na presença de um nutricionista ou terapeuta. Isso dá ao paciente a oportunidade de discutir e processar suas reações a qualquer mudança em seu peso juntamente com a equipe médica. O nutricionista responsável pelo tratamento deve instruir os pacientes a manter um registro dos alimentos e revisar as anotações semanalmente, já que a automonitoração é uma das ferramentas mais eficazes para atingir uma mudança comportamental. Nos casos de AN e BN, os pacientes estão fortemente orientados a restringirem a sua ingestão de alimentos de baixa caloria, e têm medo de ganhar peso.

Encorajamento, persuasão e orientação persistentes para a mudança dos padrões dietéticos geralmente são necessários para alcançar uma mudança de comportamento nesta população. Sintomas gastrintestinais e queixas de náusea, azia, dor abdominal, gases e constipação são comuns durante os primeiros estágios da realimentação.[58] Acredita-se que esses sintomas sejam secundários à lentidão do esvaziamento gástrico e do tempo de trânsito gástrico ou à doença do refluxo gastresofágico, que são consequências comuns da purgação e inanição nos transtornos alimentares. Educar e tranquilizar o paciente de que esses sintomas se resolverão após várias semanas de realimentação são importantes para melhorar a adesão do paciente à dieta prescrita.

O tratamento ambulatorial de pacientes com transtornos alimentares muitas vezes necessita de uma abordagem multidisciplinar e pode inicialmente envolver sessões semanais com um nutricionista, um psicólogo e um médico de transtorno alimentar. A boa comunicação entre estes clínicos é essencial para a abordagem desta equipe, e esta deve estar atenta à possibilidade de "separação" durante o tratamento do distúrbio. Isto ocorre quando os pacientes distorcem as recomendações de um clínico no seu relatório para outro membro da equipe.

Alimentação enteral e parenteral

A AN é caracterizada pela recusa em comer, mais do que pela incapacidade de comer ou por um trato gastrintestinal defeituoso. Portanto, a alimentação por via oral é o método mais seguro de recuperação do peso, tanto do ponto de vista fisiológico quanto pelo fato de que esse transtorno é marcado pelo estreitamento do repertório alimentar e pelo condicionamento de evitar alimentos com alto teor calórico. Em pacientes internados para tratamento especializado, demonstrou-se que a variedade de alimentos consumidos no momento da alta estava relacionada ao desfecho.[59] Esses dados, juntamente com a experiência clínica, sugerem que a exposição repetida a diversos alimentos de densidades calóricas diferentes e a normalização dos padrões de alimentação são componentes importantes do tratamento. Apesar de a alimentação nasogástrica noturna suplementar ter sido preconizada por alguns autores para estimular o ganho de peso alcançado pela alimentação oral, em um programa de terapia comportamental em pacientes internados[60] ela não demonstrou resultar em taxas de ganho de peso como as dos programas de realimentação oral baseados em técnicas comportamentais especializadas.[61,62] Porém, quando o acesso a um programa especializado de internação para tratamento comportamental de transtornos alimentares é limitado, pode-se tentar instituir nutrição parenteral em indivíduos criticamente abaixo do peso que não estejam ganhando peso com a alimentação oral. O uso de nutrição parenteral total (NPT) foi descrito como um meio de suplementação para pacientes com AN que recusam alimentação oral ou nasogástrica. Porém, a NPT deve ser reservada para pacientes com complicações gastrintestinais graves que impeçam o funcionamento normal do trato gastrintestinal, pois pacientes gravemente caquéticos são imunodeprimidos e apresentam um elevado risco de sepse ou infecções oportunistas, como a candidíase, quando submetidos à NPT.[63] Ademais, foi demonstrado que a NPT prejudica o esvaziamento gástrico e a motilidade intestinal, que geralmente já estão prejudicados nesta população,[63] e está associada à atrofia intestinal.[64] Por fim, tanto a NPT como a alimentação enteral incorrem em um risco maior de síndrome de realimentação do que a alimentação oral, e nenhuma das duas resolve a questão do repertório limitado de alimentos e o hábito de evitar alimentos com alto teor de calorias, que são característicos do comportamento alimentar anoréxico. Assim, o uso de NPT ou alimentação enteral deve ser considerado apenas como uma medida temporária para alcançar um peso medicamente estável, antes de se proceder a um programa de tratamento comportamental especializado.

Prognóstico e consequências

Os estudos de resultados de AN e BN sugerem que aproximadamente 50% dos pacientes com transtornos alimentares se recuperam completamente, 25 a 30% melhoram consideravelmente e 15 a 20% permanecem com os transtornos alimentares contínuos após o tratamento, com índices de mortalidade entre 1 a 13% na AN e 0 a 3% na BN.[65,66] Estudos naturalistas revelam que o risco de reincidência nestes distúrbios é substancial, e a recuperação é caracterizada por um curso instável com readmissões frequentes e exacerbações.[67] Pouco se sabe sobre as consequências do tratamento a longo prazo do TCAP; no entanto, o distúrbio parece ser instável, crescendo ou diminuindo com ou sem tratamento e respondendo bem ao placebo e às condições de lista de espera.[68]

Outras condições psiquiátricas que afetam a ingestão alimentar

Distúrbios do humor

Embora as mudanças significativas do peso corporal estejam normalmente associadas aos transtornos alimentares, não é raro indivíduos clinicamente deprimidos perderem ou ganharem peso. A depressão maior é caracterizada pelo humor depressivo e pela falta de interesse em atividades prazerosas, acompanhada de mudanças nos padrões de sono, dificuldade de concentração, perda da libido, falta de energia, sentimento de inutilidade ou culpa, pensamentos de morte ou suicídio e distúrbios no apetite.[1] Crianças depressivas ficam irritadas em vez de tristes ou chorosas, e podem não ganhar peso conforme o esperado.

Ao contrário dos transtornos alimentares, as mudanças no apetite durante os episódios de depressão não são causadas pelo medo de engordar nem pela obsessão por dieta e comida. Em vez disso, os indivíduos com depressão normalmente relatam perda do interesse em comer e tendem a identificar sua perda de peso como um problema. Estes indivíduos têm menos propensão a tornarem-se angustiados diante do pensamento ou da realidade de retomar sua alimentação normal, e podem até expressar esse desejo. Além disso, seu padrão de alimentação não reflete a restrição de gorduras, doces e alimentos com alto teor de calorias, o que é típico na AN. Ao contrário, eles apenas comem menos e descrevem a perda do desejo de comer. Os padrões de alimentação nesta população também podem refletir uma diminuição no consumo de peixe, frutas e verduras, possivelmente em função de uma redução da motivação para cozinhar ou preparar alimentos.[69]

Porém, nem todos os indivíduos com depressão apresentam diminuição do apetite; alguns revelam um aumento considerável de apetite e desejos, e percebem que têm de lidar com a tristeza pelo excesso de comida e cedem ao desejo de alimentos calóricos. Constatou-se que um histórico de privação alimentar ou uma restrição calórica autoimposta moderam a probabilidade de se comer em excesso durante um episódio agudo de distúrbio do humor,[70,71] e parece haver uma complicada associação bidirecional entre obesidade e depressão. Dados longitudinais e transversais associam a depressão a um maior risco de obesidade pela vida toda em mulheres; porém, o inverso também é verdadeiro, ou seja, a obesidade é preditiva de um futuro episódio depressivo.[72]

Além da depressão, transtornos de ajustamento em resposta aos estímulos agudos que causam estresse e reações de tristeza também podem ser caracterizados pela anorexia transitória ou perda de apetite, acompanhada de perda de peso.

Esquizofrenia

A esquizofrenia é um distúrbio psicótico em que ilusões, alucinações, comportamento e fala incoerentes e falta de afetividade estão normalmente presentes.[1] Os indivíduos em geral tornam-se paranoicos em resposta aos pensamentos ilusórios, os quais são percepções errôneas, muitas vezes bizarras, da realidade, nas quais eles acreditam fielmente, mesmo na presença de claras evidências contraditórias. Apesar de o conteúdo das ilusões incluírem diversos temas, eles às vezes envolvem alimentos. Um exemplo de ilusão que envolve alimentos é a crença do indivíduo de que a sua comida está contaminada ou de que está sendo observado enquanto come. Tal pensamento paranoico resulta, muitas vezes, na recusa em se alimentar e, consequentemente, em perda de peso. O tratamento psiquiátrico, que inclui medicamentos antipsicóticos, psicoterapia de suporte e intervenções com apoio da família, é normalmente recomendado para indivíduos que apresentam sintomas ilusórios e psicóticos. A interrupção de pensamentos ilusórios é em geral necessária para a melhora de comportamentos como a alimentação e o autocuidado.

Distúrbios do uso de substâncias

Os distúrbios do uso de substâncias podem afetar o peso e a alimentação. O efeito de diferentes substâncias na ingestão alimentar varia de acordo com a classe de substância e o nível de uso. A dependência de substância é caracterizada pela tolerância, abstinência, uso extensivo e persistente, dano funcional e uso contínuo na presença de consequências físicas e psicológicas.[1] O abuso de substâncias não apresenta a tolerância e a abstinência que caracterizam a dependência da substância, mas inclui consequências adversas e nocivas significativas relacionadas à substância, tais como problemas legais ou o não cumprimento das obrigações sociais. A intoxicação por substância é uma reação psicológica e comportamental mais reversível, e não implica, necessariamente, em um uso frequente e persistente.

O uso da maconha está associado ao aumento de apetite e ingestão alimentar, e os sintomas da interrupção de seu uso incluem alta irritabilidade, depressão e diminuição da ingestão alimentar.[73] O alcoolismo está associado a comportamentos consumatórios anormais e suscetibilidade a ganho de peso, obesidade e transtornos alimentares.[74] Os pacientes com alcoolismo grave muitas vezes se alimentam esporadicamente e obtêm a maior parte de sua ingestão calórica a partir do álcool, o que resulta em deficiência nutricional, incluindo o risco de apresentar a síndrome de Wernicke-Korsakoff pelo consumo de uma quantidade inadequada de tiamina. Embora a obesidade seja prevalente em indivíduos com um histórico de consumo significativo de álcool, não é comum o ganho de peso nos estágios avançados do alcoolismo, durante os quais a disfunção múltipla do órgãos, muitas vezes irreversível, é acompanhada de distúrbios graves, perda de peso e desnutrição. A cocaína e outras anfetaminas estimulam o sistema nervoso central e, em geral, diminuem o apetite e a ingestão de alimentos, resultando em perda de peso, que pode ser grave. Às vezes, indivíduos com transtornos alimentares podem abusar destas substâncias para perder peso.

Os distúrbios na ingestão alimentar induzidos pelo uso de medicamentos não são revertidos facilmente sem que haja mudanças no uso destas substâncias. Portanto, o tratamento dos efeitos induzidos pelas substâncias no apetite é secundário ao tratamento de dependência, abuso e intoxicação de substâncias.

Transtorno do déficit de atenção e hiperatividade

Com uma prevalência de 2 a 18%, o transtorno do déficit de atenção e hiperatividade (TDAH) é um dos transtornos psiquiátricos mais comuns da infância.[75,76] Supõe-se que a causa dele seja multifatorial, com contribuições tanto dos genes como do ambiente.[77] Um fator ambiental que pode desempenhar um papel no surgimento ou na manutenção do TDAH é a alimentação. A noção popular de que dietas com alto teor de açúcar pioram ou precipitam a TDAH foi proposta, pela primeira vez, em 1922.[78] No entanto, uma revisão de estudos clínicos duplo-cegos controlados por placebo que avaliaram os efeitos da ingestão de açúcar sobre o comportamento de crianças não apoia essa hipótese.[79] Uma outra visão popular, proposta pela primeira vez por Ben Feingold, na década de 1970, refere-se ao suposto efeito dos aditivos alimentares, inclusive os corantes artificiais, sobre o comportamento infantil.[80] Diferentemente do que ocorre com a ingestão de açúcar, há extensas evidências associando os corantes artificiais à piora dos sintomas do TDAH em crianças. Uma metanálise de ensaios clínicos duplo-cegos controlados por placebo, publicada em 2005, sugeriu que, em crianças com TDAH, corantes alimentícios artificiais pioram os sintomas do transtorno.[81] O mecanismo pelo qual isto pode ocorrer ainda é incerto. Os corantes azoicos causam urticária em alguns indivíduos, e o efeito da liberação de histamina no sistema nervoso central tem sido postulado como um mediador para a piora sintomática em crianças com TDAH.[77] Outros autores sugeriram que o corante alimentício amarelo tartrazina aumenta a excreção de zinco urinário, resultando em deficiência de zinco. Como o zinco é um cofator essencial para mais de 100 enzimas, a deficiência de zinco interfere com os processos celulares relevantes para a função sadia do cérebro, incluindo o metabolismo da serotonina e dopamina e as vias de conversão dos ácidos graxos essenciais.[76] Um estudo epidemiológico transversal constatou um aumento na razão de chances para TDAH em adolescentes de 14 anos que consumiram um padrão dietético ocidental, em comparação aos que ingeriram uma dieta mais saudável. A dieta ocidental era rica em alimentos processados com alto teor de gorduras saturadas, açúcares refinados e sódio, e pobre em ácidos graxos livres ômega-3, fibra e folato.[82] Essa dieta ocidental também era presumivelmente mais rica em aditivos alimentícios, inclusive corantes artificiais e conservantes, embora isso não tenha sido diretamente avaliado no estudo. Em 2004, Jim Stevenson, da University of Southampton, no Reino Unido, demonstrou que crianças apresentaram um aumento na hiperatividade (avaliada pelos pais, professores e observadores treinados) após a administração de conservantes e corantes artificiais. O estudo de Southampton levou a British Food Standards Agency a aconselhar os pais a eliminarem os corantes alimentícios da dieta de crianças que apresentam comportamentos hiperativos, e pedir aos fabricantes de alimentos que retirassem os corantes artificiais dos alimentos anunciados para crianças. Em contrapartida, a FDA nunca emitiu um aviso semelhante para regulamentar os corantes alimentícios nos alimentos anunciados para crianças nos Estados Unidos. Um segundo estudo do grupo de Stevenson analisou o efeito dos aditivos alimentícios sobre o comportamento hiperativo, em uma amostra comunitária de crianças de 3 a 8 e 9 anos. O ensaio utilizou um delineamento randomizado, duplo-cego, controlado por placebo, do tipo *crossover*, que consistiu em uma prova de tolerância alimentar com uma mistura de corantes alimentícios e benzoato de sódio, um conservante amplamente utilizado.[83] Os resultados reproduziram o estudo prévio do grupo, indicando um possível papel dos aditivos alimentícios na exacerbação de comportamentos hiperativos (desatenção, impulsividade e hiperatividade), em uma amostra comunitária (não clínica) de crianças pequenas.

O consumo aumentado de alimentos processados pode piorar os sintomas do TDAH em algumas crianças, não só pelo aumento da ingestão de aditivos alimentícios, mas também pelas deficiências nutricionais associadas a uma dieta ocidental rica em alimentos processados. Vários estudos encontraram deficiências de ômega-3 em crianças com TDAH. Estudos de neuroimagem documentaram um fluxo sanguíneo reduzido no lobo frontal em crianças com TDAH,[84] e, como o fluxo sanguíneo ideal para o cérebro depende de vários nutrientes, inclusive ácidos graxos ômega-3, tiamina, piridoxina e ácido fólico, deficiências desses compostos podem responder pela piora dos sintomas do TDAH.[75] Esses dados aumentaram o interesse nas intervenções à base dos suplementos de ácidos graxos essenciais.[76,85] Porém, até o momento, nenhum ensaio randomizado controlado demonstrou de maneira convincente que a suplementação com ácidos graxos essenciais exerce efeitos de tratamento comportamental.[86] Estudos de suplementação dietética que examinaram um ou mais micronutrientes também não desenvolveram dados que indicassem melhora comportamental em pacientes com TDAH.[87]

Medicamentos psicotrópicos: efeitos na ingestão de alimentos

Muitos agentes psicofarmacológicos usados no tratamento de distúrbios psiquiátricos afetam o apetite e a ingestão de alimentos.[88] A avaliação regular do peso dos pacientes que tomam medicamentos psicotrópicos é crucial para reconhecer os efeitos colaterais relacionados ao peso no início do tratamento. Se ocorrerem problemas, a substituição do medicamento por outro com um agente que não influencie no peso ou a diminuição da dose podem ser intervenções úteis e proporcionarão maior condescendência do paciente ao medicamento. Diversos antidepressivos, estabilizadores de humor e antipsicóticos estão associados ao ganho de peso e aumento de apetite, ao passo que medicamentos estimulantes usados no tratamento do TDAH tendem a reduzir o apetite, resultando em perda de peso.

Dentre os antidepressivos, os medicamentos tricíclicos mais antigos, especialmente a amitriptilina e imipramina, assim como o agente mais novo, a mirtazapina, estão associados a grandes ganhos de peso. Os inibidores de monoamina oxidase, fenelzina e tranilcipromina estão menos associados à alteração de peso, mas necessitam da adesão a uma dieta rígida com baixo teor de tiramina, a fim de evitar o risco de uma crise de hipertensão. Por este motivo, os últimos agentes citados são escolhas inadequadas para pacientes que, provavelmente, não seguirão a dieta prescrita. Os dois estabilizadores de humor mais usados, o lítio e o valproato, podem resultar em ganho de peso. O lítio também pode causar retenção de líquido e edema em alguns pacientes. Ao contrário, o estabilizador mais novo, topiramato, tem sido associado à perda de peso significativa e supressão de apetite, com uma média de perda de peso aproximada de 3 a 10 kg após algumas semanas.

Diversos agentes antipsicóticos estão associados ao ganho de peso. Dentre os neurolépticos convencionais, a clorpromazina e a tioridazina possuem os índices mais altos de ganho de peso. Embora os novos neurolépticos atípicos – clozapina, olanzapina e quetiapina – possuam um perfil de efeito colateral mais favorável em outros aspectos quando comparados aos agentes convencionais, eles, muitas vezes, resultam em ganho de peso significativo e podem afetar o metabolismo da glicose e dos lipídios, dando novamente início ao diabetes melito tipo 2 ou hiperlipidemia. Em pacientes que estão usando estes medicamentos, recomenda-se uma cuidadosa avaliação basal e acompanhamento do peso, circunferência abdominal, glicemia de jejum e perfil lipídico em jejum para monitorar o risco de síndrome metabólica.[89]

Os medicamentos psicoestimulantes usados no tratamento de distúrbios de déficit de atenção com hiperatividade, incluindo dextroanfetamina, pemolina, metilfenidato, diminuem o apetite e podem resultar em perda de peso, apesar de que apenas uma minoria dos pacientes provavelmente reclamarão deste efeito colateral aos seus médicos.[90] Estimulantes também podem suprimir o crescimento e resultar em baixa estatura quando administrados por um longo tempo em crianças. Todas as crianças tratadas com psicoestimulantes devem ser monitoradas com a utilização de gráficos de desenvolvimento de crescimento e medições periódicas do peso e da altura, e deve-se realizar uma cuidadosa revisão dos diversos aparelhos e sistemas em cada consulta. A perda de peso ocorre tipicamente nos primeiros meses de tratamento, seguida por atenuação, enquanto os efeitos sobre a altura levam pelo menos 1 ano para tornarem-se completamente evidentes.[91]

Em 2002, a FDA aprovou um agente não estimulante para o tratamento do TDAH, que é a atomoxetina. Apesar de não ser um estimulante, taxas semelhantes da perda de peso são observadas em usuários desta medicação, embora a perda de peso com atomoxetina possa estar relacionada mais com os efeitos colaterais gastrintestinais de náusea, vômito e dispepsia deste medicamento do que com uma perda do apetite em si, como aquela provocada pelos estimulantes.[91]

Referências bibliográficas

1. American Psychiatric Association. Diagnostic and Statistical Manual of Eating Disorders. 4th ed. Washington, DC: American Psychiatric Association, 2000:583-95.
2. Beumont PJV, Touyz SW. Eur Child Adolesc Psychiatry 2003;12(Suppl):120S-4S.
3. Fairburn CG, Harrison PJ. Lancet 2003;361:407-16.
4. Watson TL, Andersen AE. Acta Psychiatr Scand 2003;108:175-82.
5. Walsh BT, Boudreau G. Int J Eat Disord 2003;34(Suppl):30S-8S.
6. Hoek HW, van Hoeken D. Int J Eat Disord 2003;34:383-96.
7. Lucas AR, Crowson CS, O'Fallon WM et al. Int J Eat Disord 1999; 148:397-405.
8. Eckert ED, Halmi KA, Marchi P et al. Psychol Med 1995;25: 143-56.
9. Shisslak CM, Crago M, Estes LS. Int J Eat Disord 1995;18:209-19.
10. Dingemans AE, Bruna MJ, van Furth EF. Int J Obes 2003;26: 299-307.
11. Yanovski SZ. Int J Eat Disorders 2003;34(Suppl):117S-20S.
12. Strober M, Freeman R, Lampert C et al. Am J Psychiatry 2000; 157:393-401.
13. Klump KL, Kaye WH, Strober M. Psychiatr Clin North Am 2001;24:215-25.
14. Bulik CM, Sullivan, PF, Kendler KS. Int J Eat Disord 2003;33: 293-8.
15. Klien DA, Walsh BT. Int J Psychiatry 2003;15:205-16.
16. Cervera S, Lahortiga F, Martinez-Gonzalez MA et al. Int J Eat Disord 2003;33:271-80.
17. Lilenfeld LR, Kaye WH, Greeno CG et al. Arch Gen Psychiatry 1998;55:603-10.
18. Klump KL, McGue M, Iacono WG. Int J Eat Disord 2003;33: 287-92.
19. Ackard DM, Peterson CB. Int J Eat Disord 2001;29:187-94.
20. Striegel-Moore RH, McMahon RP, Biro FM et al. Int J Eat Disord 2001;30:421-33.
21. Rosen JC, Compas BE, Tacy B. Int J Eat Disord 2001;29:280-8.
22. Everill JT, Waller G. Int J Eat Disord 1995;53:1-11.
23. Thompson JK, Stice E. Curr Directions Psychol Sci 2001;10:181-3.
24. Groesz LM, Levine MP, Murnen SK. Int J Eat Disord 2002;31:1-16.
25. Stice E, Maxfield J, Wells T. Int J Eat Disord 2003;34:108-17.
26. Lunner K, Werthem EH, Thompson JK et al. Int J Eat Disord 2000;28:430-5.
27. Stice E, Whitenton K. Dev Psychol 2002;38:669-78.
28. Crandall CS. J Pers Soc Psychol 1988;55:588-98.
29. Thelen MH, Cormier JF. Behav Ther 1995;26:85-99.
30. Smolak L, Levine MP, Schermer F. Int J Eat Disord 1999;25: 263-71.
31. Martinez-Gonzalez MA, Gual P, Lahortiga F et al. Pediatrics 2003; 111:315-20.
32. Neumark-Sztainer D, Story M, Hannan PJ et al. Int J Eat Disord 2000;28:249-58.
33. Ghaderi A. Eat Behav 2003;3:387-96.
34. Keys A, Brozek J, Henschel A et al. The Biology of Human Starvation 2. Minneapolis: University of Minnesota Press, 1950.
35. Russell GF. J Psychiatr Res 1985;19:363-9.
36. Hadley SJ, Walsh BT. Curr Drug Targets CNS Neurol Disord 2003;2:1-9.
37. Devuyst O, Lambert M, Rodhain J et al. Q J Med 1993;86:791-9.
38. Bachrach LK, Guido D, Katzman DK et al. Pediatrics 1990;86:440.
39. Mehler PS. Int J Eat Disord. 2003;33:113-26.
40. Mattingly D, Bhanji S. J R Soc Med 1995;88:191-5.
41. Guarda AS, Coughlin JW, Cummings M et al. Eat Behav 2004; 5:231-9.
42. Solomon SM, Kirby DF. JPEN J Parenter Enteral Nutr 1990;14: 90-7.
43. Guarda AS, Heinberg LJ. Inpatient and partial hospital approaches to the treatment of eating disorders. In: Thompson JK, ed. Handbook of Eating Disorders and Obesity. New York: John Wiley and Sons, 2003:297-322.
44. Schulte M, Mehler P. Metabolic abnormalities in eating disorders. In: Mehler PS, Andersen AE, eds. Eating Disorders: A Guide to Medical Care and Complications. Baltimore: Johns Hopkins University Press, 1999:76-86.
45. Winston AP, Jamieson CP, Madira W et al. Int J Eat Disord 2000; 28:451-4.
46. American Psychiatric Association. Am J Psychiatry 2000; 157(Suppl):1S-39S.
47. National Institute for Clinical Excellence. Eating Disorders: Core Interventions in the Treatment and Management of Anorexia Nervosa, Bulimia Nervosa and Related Eating Disorders. Clinical Guideline 9. London: National Collaborating Center for Mental Health, 2004:1-35.
48. Fairburn CG, Agras WS, Walsh BT et al. Am J Psychiatry 2004; 161:2322-4.
49. Lock J, Le Grange D, Agras WS et al. Arch Gen Psychiatry 2010; 67:1025-32.
50. Eisler I, Dare C, Hodes M et al. J Child Psychiatry Psychol 2000; 41:727-36.
51. Lock J, Le Grange D, Agras WS et al. Treatment Manual for Anorexia Nervosa: A Family-Based Approach. New York: Guilford Press, 2001.
52. Pike KM, Walsh BT, Vitousek K et al. Am J Psychiatry 2003;160: 2046-9.
53. Bissada H, Tasca GA, Barbar AM et al. Am J Psychiatry 2008;165: 1281-8.
54. Kaye WH, Nagata T, Weltzin TE et al. Biol Psychiatry 2001;49: 644-52.
55. Walsh BT, Kaplan AS, Attia E et al. JAMA 2006;295:2605-12.
56. Romano S, Halmi K, Sarkar NP et al. Am J Psychiatry 2002;159: 96-102.
57. McElroy SL, Arnold LM, Shapira NA et al. Am J Psychiatry 2003; 160:255-61.

58. Rigaud D, Bedig G, Merrouche M et al. Dig Dis Sci 1988;33: 919–25.
59. Schebendach JE, Mayer LE, Devlin MJ et al. Am J Clin Nutr 2008 ;87:810–6.
60. Robb AS, Silber TJ, Orrell-Valente JK et al. Am J Psychiatry 2002; 159:1347–53.
61. Guarda AS. Physiol Behav 2008;94:113–20.
62. Attia E, Walsh BT. N Engl J Med 2009;360:500–6.
63. Melchior JC, Corcos M. J Adolesc Health 2008;44:410–11.
64. Zaloga GP. Lancet 2006;367:1101–11.
65. Agras WS, Brandt HA, Bulik CM et al. Int J Eat Disord 2004;35: 509–21.
66. Keel PK, Mitchell JE. Am J Psychiatry 1997;154:313–21.
67. Strober M, Freeman R, Morrell W. Int J Eat Disord 1997;22:339–60.
68. Stunkard AJ, Allison KC. Int J Eat Disord 2003;34(Suppl): 107S–16S.
69. Tanskanen A, Hibbeln JR, Hintikka J et al. Arch Gen Psychiatry 2001;58:512–3.
70. Van Strien T. Int J Eat Disord 1996;19:83–92.
71. Ouwens MA, van Strien T, van Leeuwe JF. Appetite 2009;53:245–8.
72. Simon GE, Von Korff M, Saunders K et al. Arch Gen Psychiatry 2006;63:824–30.
73. Haney M. J Clin Pharmacol 2002;42(Suppl):34S–40S.
74. Thiele T, Navarro M, Sparta DR et al. Neuropeptides 2003;37:321–37.
75. Cruz NV, Bahna SL. Pediatr Ann 2006;35:744–5,748–54.
76. Sinn N. Nutr Rev 2008;66:558–68.
77. Stevenson J, Sonuga-Barke E, McCann D et al. Am J Psychiatry 2010;169:1108–15.
78. Shannon WR. Am J Dis Child 1922;24:89–94.
79. Wolraich ML, Wilson DB, White JW. JAMA 1995;274:1617–21.
80. Feingold MJ. Am J Nurs 1975;75:797–803.
81. Schab DW, Trinh NHT. J Dev Behav Pediatr 2004;25:423–34.
82. Howard AL, Robinson M, Smith GJ et al. J Atten Disord 2011; 15:403–11.
83. McCann D, Barrett A, Cooper A et al. Lancet 2007;370:1560–67.
84. Bradley JD, Golden CJ. Clin Psychol Rev 2001;21:907–29.
85. Curtis LT, Patel K. J Altern Complement Med 2008;14:79–85.
86. Raz R, Gabis L. Dev Med Child Neurol 2009;51:580–92.
87. Sinn N, Bryan J. J Dev Behav Pediatr 2007;28:82–91.
88. Vanina Y, Podolskaya A, Sedky K et al. Psychiatr Serv 2002;53:842–7.
89. Marder SR, Essock SM, Miller AL et al. Am J Psychiatr 2004; 161:1334–49.
90. Cascade E, Kalali AH, Wigal SB. Psychiatry (Edgmont) 2010;7:13–5.
91. Vitiello B. Child Adolesc Psychiatr Clin North Am 2008;17: 459–74, xi.

Sugestões de Leitura

American Dietetic Association. Nutrition intervention in the treatment of anorexia nervosa, bulimia nervosa, and eating disorders not otherwise specified (EDNOS). J Am Diet Assoc 2001;101:810–9.

American Psychiatric Association Work Group on Eating Disorders. Practice guidelines for the treatment of patients with eating disorders (revision). Am J Psychiatry 2000;157(Suppl):1–39.

Keys A, Brozek J, Henschel A et al. The Biology of Human Starvation. Minneapolis: University of Minnesota Press, 1950.

97 Nutrição, dieta e o rim*

Joel D. Kopple

Função renal

O rim tem três funções principais: excretora, endócrina e metabólica. As três funções podem ser prejudicadas por doenças renais e podem afetar o estado nutricional do paciente e seu tratamento. Quando uma lesão, necrose ou fibrose do parênquima renal provoca perda da função renal, a quantidade de substâncias filtradas pelo rim diminui. Entretanto, muitos aspectos da função renal passam por mudanças adaptativas que preservam a homeostase e minimizam os distúrbios nas concentrações plasmáticas e teciduais de substâncias normalmente excretadas pelos rins. Destacam-se entre estas adaptações a hipertrofia dos néfrons e o aumento do fluxo sanguíneo e da taxa de filtração glomerular (TFG) nos néfrons remanescentes. A doença renal crônica (DRC) é classificada em cinco estágios, como mostrado na Tabela 97.1.[1]

A água e muitos compostos orgânicos e minerais se acumulam na falência renal.[2] Dietas restritas em proteínas, diversos minerais e outros compostos reduzem o acúmulo de muitas dessas substâncias. Por fim, a DRC pode se tornar tão grave a ponto de os mecanismos de adaptação mencionados anteriormente não serem mais adequados para manter a homeostase, mesmo com uma terapia dietética especial que restrinja a ingestão de líquidos, eletrólitos e proteínas. O acúmulo destes compostos, os distúrbios endócrinos e metabólicos e os sinais e sintomas clínicos resultantes de insuficiência renal são conhecidos como uremia. Se esta condição não for tratada com hemodiálise de manutenção (HDM), diálise peritoneal crônica (DPC) ou transplante renal, poderão ocorrer deterioração clínica e morte.

*__Abreviaturas: Apo__, apolipoproteína; __BRA__, bloqueadores de receptores de angiotensina; __CVVH__, hemofiltração venovenosa contínua; __CVVHD__, hemofiltração venovenosa contínua com hemodiálise concomitante; __DEP__, depleção energético-proteica; __DP__, diálise peritoneal; __DPC__, diálise peritoneal crônica; __DRC__, doença renal crônica; __DRI__, ingestão dietética de referência; __DRET__, doença renal em estágio terminal; __ECA__, enzima conversora de angiotensina; __GH__, hormônio do crescimento; __HD__, hemodiálise; __HDL__, lipoproteína de alta densidade; __HDM__, hemodiálise de manutenção; __IDL__, lipoproteína de densidade intermediária; __IECA__, inibidores da enzima conversora de angiotensina; __IGF-1__, fator de crescimento semelhante à insulina-1; __IL__, interleucina; __IMC__, índice de massa corporal; __KDOQI__, *Kidney Disease Outcomes Quality Initiative* (Iniciativa de Qualidade em Resultados de Insuficiência Renal); __LDL__, lipoproteína de baixa densidade; __LRA__, lesão renal aguda; __MDRD__, *Modification of Diet in Renal Disease* (Estudo de Modificação da Dieta nas Doenças Renais); __NKF__, National Kidney Foundation (Fundação do Rim dos Estados Unidos); __nPNA__, equivalente proteico do aparecimento de nitrogênio; __NPT__, nutrição parenteral total; __NUS__, nitrogênio ureico sérico; __PCA__, peso corporal ajustado; __PCR__, proteína C-reativa; __PTH__, paratormônio; __RDA__, ingestão dietética recomendada; __TAU__, taxa de aparecimento de nitrogênio ureico; __TFG__, taxa de filtração glomerular; __TGF-β__, fator de crescimento transformador-β; __TLC__, *Therapeutic Lifestyle Changes* (Mudanças Terapêuticas de Estilo de Vida); __TNF-α__, fator de necrose tumoral-α; __UTI__, unidade de tratamento intensivo; __VLDL__, lipoproteína de muito baixa densidade.

Tabela 97.1 Estágios da doença renal crônica[a]

Estágio	Descrição	TFG (mL/min/1,73m^2)	Tratamento
1	Dano renal com TFG normal ou aumentada	≥ 90	
2	Dano renal com TFG levemente diminuída	60-89	Estágios 1-5T se o paciente for transplantado
3	TFG moderadamente diminuída	30-59	
4	TFG gravemente diminuída	15-29	
5	Insuficiência renal	< 15 (ou recebendo diálise)	5D se o paciente for dialisado (hemodiálise ou diálise peritoneal crônica)

[a]Doença renal crônica é definida como dano renal ou taxa de filtração glomerular (TFG) < 60 mL/min/1,72 m^2 por 3 meses. Dano renal é definido como anormalidades patológicas ou marcadores de lesão, incluindo nos exames de sangue, urina ou de imagem.

Reproduzido com a permissão dos editores do American Journal of Kidney Diseases da National Kidney Foundation KDOQI clinical practice guidelines for bone metabolism and disease in chronic kidney disease. Am J Kidney Dis 2003;42(Suppl 3):S1–201.

A excreção e regulação da água, dos minerais e dos compostos orgânicos corporais são, sem dúvida, as funções mais importantes dos rins. Sem a função excretora renal, é raro os pacientes viverem mais que 4 ou 5 semanas - normalmente resistem menos que 10 dias –, em especial se estiverem hipercatabólicos. Por outro lado, pacientes anéfricos podem ser mantidos vivos por anos com HDM ou DPC intermitentes, mesmo se muitos dos distúrbios endócrinos e metabólicos que ocorrem com a insuficiência renal não forem completamente corrigidos.

O rim produz alguns hormônios que possuem diversos efeitos metabólicos, incluindo 1,25-di-hidroxicolecalciferol, eritropoietina, renina e calicreínas, conforme demonstrado em estudos.[3-6] A vitamina D_3 (colecalciferol) é hidroxilada no fígado para formar 25-hidroxicolecalciferol. Este composto é então convertido no rim para 1,25-di-hidroxicolecalciferol (1,25-di-hidroxivitamina D), a forma natural mais potente de vitamina D (ver capítulo sobre vitamina D). Na DRC, a síntese deficiente de 1,25-di-hidroxivitamina D contribui para um estado de deficiência de vitamina D associado à absorção intestinal de cálcio prejudicada, o hiperparatireoidismo, a resistência à ação do hormônio da paratireoide (PTH) nos ossos e o desenvolvimento de osteodistrofia renal. Dados epidemiológicos sugerem que a 25-hidroxivitamina D e a 1,25-di-hidroxivitamina D podem ter outros efeitos benéficos, incluindo redução do risco de câncer e doença cardiovascular e da mortalidade.[7-9] Essas possibilidades necessitam ser confirmadas por estudos clínicos prospectivos controlados.[10-11]

A eritropoietina estimula a eritropoiese na medula óssea,[6,12] e a anemia na DRC é causada principalmente pela eritropoiese prejudicada resultante da produção reduzida de eritropoietina que ocorre nos rins doentes. Os compostos que se acumulam em caso de insuficiência renal também podem suprimir a eritropoiese, e, com frequência, uma leve hemólise contribui para o surgimento de anemia. A eritropoietina humana recombinante é comumente usada para aumentar os níveis sanguíneos de hemoglobina de pacientes com DRC avançada e daqueles submetidos à diálise de manutenção.[13]

A renina estimula a conversão de angiotensinogênio para angiotensina I, que, por sua vez, é convertida em angiotensina II pela enzima conversora de angiotensina (ECA). A angiotensina II é um potente agente vasoconstritor que eleva a pressão arterial e pode também estimular a formação de colágeno e proliferação de células nos rins e, provavelmente, em outros tecidos. A secreção renal de renina é estimulada pela isquemia renal (p. ex., na estenose da artéria renal) e, algumas vezes, por outras doenças renais; níveis aumentados de renina plasmática podem causar hipertensão. Doenças renais, em particular a insuficiência renal, também podem provocar hipertensão por meio de outros mecanismos, incluindo a retenção de cloreto de sódio e água.

Inter-relações entre nutrientes e função renal

A função renal regula e também é influenciada pelas reservas e concentrações corporais de água, minerais e muitos outros nutrientes e seus metabólitos.

Efeitos da desnutrição nos rins

A desnutrição pode ter muitos efeitos, geralmente reversíveis, na função renal.[14] Em seres humanos, a desnutrição diminui a TFG e a capacidade de concentrar e acidificar a urina.[14-17] Se a ingestão alimentar melhorar, estas funções podem se normalizar. A TFG diminui de modo reversível em indivíduos obesos tratados com dieta de redução de peso ou cirurgia bariátrica.[18]

A baixa ingestão de proteínas também contribui para a diminuição do fluxo sanguíneo renal e da TFG.[14,15] As dietas hipoproteicas em ratos levam à redução de quase 35% na TFG, aumento da resistência nas arteríolas que chegam no glomérulo (aferentes) e nas que saem dele (eferentes), uma redução de 25% no fluxo plasmático capilar glomerular e uma diminuição de quase 50% no coeficiente de ultrafiltração glomerular.[19] Uma redução nos níveis de fator de crescimento semelhante à insulina-I (IGF-1) pode contribuir com estas alterações.[20,21] Redução na água corporal extracelular e no volume de sangue circulante também pode diminuir o fluxo sanguíneo renal e a TFG. Aumento da ingestão de cloreto de sódio e água revertem essa condição.

Indivíduos desnutridos apresentam, com frequência, gravidade específica mais baixa em amostras de urina aleatórias e, assim, volumes diários de urina aumentados. A falha na capacidade de concentração provavelmente contribui para a noctúria, que pode ocorrer na presença de desnutrição. A incapacidade do paciente desnutrido de concentrar a urina parece resultar, em geral, da baixa ingestão de proteína e consequente redução na taxa de síntese de ureia.[16] A ureia é crucial para a concentração urinária normal. Parte da ureia filtrada pelos glomérulos é reabsorvida pelo túbulo renal. A ureia se acumula no interstício da medula renal, onde, quando os receptores aquaporina dos dutos coletores estão expressos, a ureia e outras substâncias químicas atraem água do lúmen do túbulo distal e duto coletor por meio da pressão osmótica. A perda de água do lúmen do túbulo distal e do ducto coletor por pressão osmótica aumenta a concentração da urina. Quando uma quantidade menor de ureia se acumula na medula renal, a capacidade de atrair água do ducto coletor e, por consequência, a capacidade de concentração urinária é diminuída. A capacidade de diluir a urina é normal na desnutrição.

Indivíduos desnutridos têm maior probabilidade de desenvolver acidose após carga ácida.[17] Fosfato urinário e amônia são os primeiros carregadores de ácido na urina. A secreção do íon hidrogênio no lúmen do néfron distal diminui o pH do fluido tubular e converte HPO_4^- em $H_2PO_4^-$ e estimula a produção e a conversão de amônia em NH_4^+. Em indivíduos que tenham baixa ingestão de fósforo, o fosfato filtrado pelos rins é reabsorvido de forma ampla, e esta resposta conserva os depósitos de fosfato. Porém, menos fósforo é excretado na urina, reduzindo a capacidade dos rins de excretar ácidos. Infusões de fosfato aumentam a excreção urinária de ácido titulável em pacientes desnutridos.[17] A produção e a excreção renais de amônia também são reduzidas em caso de desnutrição, tanto em condições basais quanto após carga ácida.[17]

Durante inanição prolongada, o rim pode ser responsável por até 45% da produção endógena de glicose, embora parte do aumento da contribuição renal da síntese total de glicose seja resultado de uma queda da produção de glicose corporal total.[22] Na inanição prolongada, também ocorrem a excreção renal de lactato, piruvato, aminoácidos e glicerol.[21] O esqueleto de carbono nestes compostos é convertido quase por completo em glicose. Durante a inanição prolongada, ácidos graxos livres e β-hidroxibutirato também são extraídos dos rins, e há liberação de acetoacetato.[22]

A inanição aguda e outras doenças associadas ao catabolismo aumentado de ácidos nucleicos, purinas e aminoácidos, como pode ocorrer em decorrência da quimioterapia para tratar leucemia e certos tumores, podem causar um aumento acentuado da produção de ácido úrico. A hiperuricemia pode provocar depósitos sedimentares de ácido úrico nos rins e trato urinário inferior e pode causar insuficiência renal aguda (IRA). O tratamento consiste no uso de alopurinol, que inibe a síntese de ácido úrico; na manutenção de uma boa hidratação e um grande fluxo de urina; e na alcalinização da urina, pelo fato de a solubilidade do ácido úrico aumentar consideravelmente em soluções alcalinas.[23]

Efeitos da ingestão de proteína e aminoácidos na função renal

A ingestão de proteína parece desencadear tanto um aumento imediato como a longo prazo no fluxo sanguíneo renal e na TFG em seres humanos. Um aumento transitório no fluxo sanguíneo renal e na TFG de cerca de 20 a 28% ocorre cerca de 2 horas após a ingestão de uma carga de proteína ou aminoácidos e, em geral, dura em torno de 1 hora.[24,25] O fluxo sanguíneo renal e a TFG aumentam de forma transitória e mais rápida após a administração de uma infusão intravenosa de uma mistura de aminoácidos essenciais e não essenciais[26] ou de uma infusão de 30 minutos de hidrocloridrato de arginina.[27] A ingestão prolongada de dietas hiperproteicas ou hipoproteicas está geralmente associada, respectivamente, ao aumento crônico ou à diminuição de fluxo sanguíneo renal e TFG.

Efeitos da ingestão alimentar na taxa de progressão da insuficiência renal

Mecanismos de progressão

Há décadas sabe-se que os pacientes com doenças renais crônicas que sofreram uma perda substancial da TFG frequentemente continuam a ter perda progressiva da função renal até desenvolverem a insuficiência renal terminal.[28-31] Embora a taxa de progressão de insuficiência renal varie muito entre os pacientes, a queda da função renal é linear em muitos indivíduos.[28-30] A porcentagem de pacientes com doença renal que progridem para insuficiência renal não é conhecida, mas parece provável que a maioria dos pacientes com uma perda de TFG de 60% ou mais apresente progressão contínua da insuficiência renal. Esta condição pode progredir em virtude da atividade contínua da doença renal subjacente ou em decorrência da sobreposição de outras doenças que podem contribuir para a lesão renal, como hipertensão, efeitos colaterais de medicamentos nefrotóxicos (como, p. ex., antibióticos ou material de radiocontraste), obstrução, infecção renal, hipercalcemia ou hiperuricemia. Entretanto, é comum a progressão da insuficiência renal mesmo após a causa inicial da doença renal parecer ter desaparecido ou quando doenças sobrepostas não estão mais presentes.[32-35] Por exemplo, a progressão da insuficiência renal pode continuar em pacientes que tenham alívio da obstrução do trato urinário, controle da hipertensão, tratamento com drogas nefrotóxicas interrompido ou recuperação parcial de insuficiência renal aguda.

Estudos de doenças renais crônicas ou insuficiência renal em animais e em modelos *in vitro* levaram às seguintes observações. Há um conjunto relativamente comum de respostas fisiológicas e bioquímicas à perda crônica da função renal que é, em grande parte, independente do tipo de doença renal subjacente. Em geral, quando a perda de néfrons funcionantes é suficiente para causar insuficiência renal, os néfrons remanescentes são, em geral, submetidos a um aumento no fluxo de plasma glomerular, na TFG e no tamanho, tanto dos glomérulos como dos túbulos (hipertrofia dos néfrons).[36,37] O fluxo de sangue capilar dos glomérulos remanescentes aumenta, assim como o gradiente de pressão arterial através da parede dos capilares.[37,38] Além disso, as barreiras elétricas, químicas e de tamanho dos poros para o movimento de proteínas do plasma através do glomérulo para o túbulo renal são prejudicadas. Isso pode levar tanto à proteinúria (perda de proteína pela urina) como à deposição de proteínas no tecido renal, o que, por sua vez, pode estimular a migração de leucócitos e monócitos, agregação plaquetária, deposição de colágeno, proliferação celular e outras alterações inflamatórias e fibrosas.[39,40] Esses processos podem contribuir para lesão renal progressiva. Acredita-se que muitas dessas alterações, algumas das quais podem ser consideradas respostas fisiológicas adaptativas, provoquem lesão renal posterior. Esses fatores, assim como a atividade continuada de doenças renais preexistentes, podem levar à insuficiência renal progressiva.

As causas potenciais de insuficiência renal progressiva atualmente aceitas estão resumidas na Tabela 97.2. A maior parte destes processos foi investigada apenas em modelos animais, e infere-se que eles possam representar um papel nas doenças renais em seres humanos. É pertinente que muitos destes mecanismos pareçam ser suscetíveis à melhora ou à reversão por meio da adoção da terapia nutricional (ver Tab. 97.2). Por exemplo, dietas de restrição de proteína mostraram reduzir o fluxo sanguíneo renal, a TFG e a proteinúria em seres humanos com doença renal.[27] A albuminúria por si só é um fator de risco para uma progressão mais rápida da DRC, e a magnitude da albuminúria, em geral, encontra-se correlacionada com a taxa de progressão da DRC.

Tabela 97.2 Causas potenciais e mecanismos de progressão da insuficiência renal[a]

Atividade continuada da doença renal subjacente
Hipertensão sistêmica[b]
Dieta com alto teor de proteína[b]
Dieta com alto teor de fósforo[b]
Dieta com alto teor de gorduras totais ou colesterol[b]
Níveis altos de produtos de cálcio e fósforo no soro[b]
Overdose de vitamina D (causando hipercalcemia)[b]
Níveis séricos altos de oxalato (pode ser aumentado pela alta ingestão de ácido ascórbico)[b]
Proteinúria[b]
Angiotensina II[b]
Aldosterona[b]
Hiperuricemia
Acidemia
Resposta inflamatória do rim com liberação de citocinas e monocinas
Agregação plaquetária no rim
Aumento da produção de matriz mesangial
Depósito de outras proteínas nos glomérulos
Depósito de lipoproteínas e lipídios nos glomérulos
Liberação de fatores de crescimento no rim
Hipertrofia glomerular e tubular
Pressão capilar intraglomerular e fluxo sanguíneo capilar
Pressão hidráulica transcapilar glomerular
Aumento da geração de metabólitos reativos de oxigênio nos néfrons funcionais remanescentes
Depósito de fosfato de cálcio ou oxalato de cálcio no rim
Medicamentos nefrotóxicos (p. ex., material de radiocontraste, antibióticos aminoglicosídeos)
Geração tubular renal de amônia aumentada levando à ativação de complementos
Toxicidade de chumbo e cádmio

[a]Para muitos desses fatores, evidências de que possam causar insuficiência renal progressiva foram obtidas com modelos animais ou sistemas *in vitro*.
[b]Essas causas de insuficiência renal progressiva podem agir por meio de um ou mais mecanismos listados na metade inferior desta tabela.

Evidências experimentais dos efeitos da ingestão alimentar e do estado nutricional na progressão da doença renal crônica

Proteínas e aminoácidos

Em animais experimentais apresentando doença renal, uma dieta com alto teor de proteínas estimulou o aumento da TFG, do fluxo sanguíneo capilar glomerular, dos gradientes de pressão arterial por meio da parede capilar glomerular e do tamanho de néfrons isolados, enquanto uma dieta hipoproteica diminuiu ou preveniu essa resposta.[37] Além disso, ratos normais com lesão renal submetidos à dieta com alto teor de proteínas desenvolveram insuficiência renal, e, quando submetidos à dieta hipoproteica, a progressão da insuficiência renal desses animais foi retardada ou interrompida.[41-43] Foi sugerido que a alta ingestão de proteína, ao aumentar tanto o fluxo sanguíneo capilar glomerular como a pressão hidráulica transcapilar glomerular, causa lesão renal progressiva da membrana basal (parede filtradora) do glomérulo.[38,44,45]

Dietas com alto teor de proteína também podem provocar insuficiência renal por meio de outros mecanismos. Esses mecanismos incluem: indução de hipertrofia dos néfrons com ativação de fatores de crescimento que estimulam a hipertrofia celular, proliferação e fibrose do glomérulo; taxas de oxidação aumentadas no néfron com aumento da geração de espécies reativas de oxigênio;[46] uma carga ácida que estimule a produção renal de amônia e ativação do complemento e produção de endotelinas;[47] geração de angiotensina II, aldosterona e outros hormônios que podem promover proteinúria ou fibrose;[48,49] e produção de citocinas pro-inflamatórias. Ao prevenir ou reduzir esses fenômenos, uma dieta hipoproteica retarda ou interrompe a lesão renal progressiva.

O fator de crescimento transformador-beta (TGF-β) desempenha um papel principal na formação de fibrose no rim doente.[50] O TGF-β age sobre muitos outros mediadores que provocam fibrose renal e acúmulo de matriz de proteína.[51] O grau em que estes processos podem ser modificados ou retardados por modificações da ingestão de nutrientes não é claro. A maioria destes mecanismos de progressão da doença renal foi estudada apenas em animais, e infere-se que sejam operantes em seres humanos. Dietas que fornecem proteína de soja, uma proteína vegetal, em comparação com caseína, uma proteína animal, podem retardar de forma mais eficaz a progressão de insuficiência renal em ratos com rins remanescentes[52] e possivelmente em pacientes humanos com doenças renais crônicas (DRC) (ver adiante).

Ratos diabéticos com hiperglicemia moderada desenvolvem hipertrofia renal e aumento da hemodinâmica,[53] e anomalias semelhantes parecem ocorrer nos rins intactos de seres humanos com diabetes melito. No início do aparecimento do diabetes melito, os pacientes desenvolvem aumento do fluxo sanguíneo renal, aumento da TFG e rins aumentados.[54] Por fim, em um grande número destes pacientes, ocorrem glomeruloesclerose e insuficiência renal.[55,56] Nos estágios iniciais do diabetes, o controle rigoroso da glicose pode reverter esse fenômeno.

Metabólitos do triptofano, e especialmente o indoxil sulfato, podem causar fibrose renal e uma progressão mais rápida da doença renal. Um medicamento à base de carvão ativado que prende esses metabólitos no trato gastrintestinal apresentou capacidade de reduzir a fibrose nos rins de ratos com DRC e retardar a progressão de DRC tanto em ratos quanto em humanos.[57-59] Um grande estudo clínico para examinar os efeitos desse medicamento na progressão da DRC está sendo realizado nos Estados Unidos.

Fósforo e cálcio

Como discutido anteriormente, uma ingestão baixa de fósforo independente da ingestão de proteína parece retardar a progressão da insuficiência renal.[60-62] Uma teoria sobre o mecanismo de ação da ingestão baixa de fósforo é da diminuição dos depósitos de fosfato de cálcio no tecido renal que pode provocar danos renais posteriores.[61-64] De fato, no tecido renal obtido por biópsia ou necrópsia, existe uma correlação direta entre o conteúdo de cálcio e a concentração de creatinina sérica.[63] De modo geral, a concentração de cálcio do tecido renal é maior no rim doente com grandes alterações renais histopatológicas. Os quelantes de fósforo melhoram a eficácia da dieta de restrição de fósforo ao reduzir a progressão da insuficiência renal em animais.[60,62] Esses fármacos têm especial valor como auxiliares à dieta de restrição de fósforo, porque é difícil diminuir a ingestão de fósforo aos níveis necessários sem tornar a dieta altamente restritiva e difícil de ser seguida.

Obesidade e ingestão excessiva de energia

A obesidade é um contribuinte comum ao desenvolvimento da DRC. Indivíduos obesos com frequência apresentam fluxo de plasma renal, TFG e fração de filtração aumentados.[65] A probabilidade de albuminúria, glomerulomegalia e glomeruloesclerose é maior. A obesidade aumenta o risco de DRC por favorecer o desenvolvimento de neuropatia diabética, nefroesclerose hipertensiva e esclerose glomerular segmental sem diabetes melito.[65] Pessoas com obesidade também apresentam um maior risco de cálculos urinários de oxalato de cálcio e de urato, além de maior risco de carcinoma de célula renal. Em pessoas com DRC estabelecida, é mais provável que a obesidade esteja associada com uma maior magnitude de albuminúria e uma taxa de progressão mais rápida.

Lipídios e lipoproteínas

Muitos estudos em animais sugerem um papel patogênico da ingestão dietética de gordura e da hiperlipoproteinemia. Ratos, coelhos e porcos alimentados com uma dieta com alto teor de colesterol desenvolvem hipercolesterolemia, glomeruloesclerose progressiva e insuficiência renal.[66-68] A composição lipídica do tecido cortical renal é alterada, e tanto a celularidade mesangial quanto a formação de matriz sofrem aumento.[67] A pressão glomerular aumenta mesmo que a pressão arterial sistêmica não esteja muito elevada. A lesão renal induzida pelo colesterol é muito maior quando ratos que recebem suplementos de colesterol apresentam doenças renais subjacentes. As células mesangiais e os monócitos têm receptores para certas lipoproteínas.[69] Os monócitos podem ingerir o colesterol LDL e outras lipoproteínas, que podem iniciar uma série de processos fisiológicos bioquímicos que provocam lesão dos tecidos. Drogas que diminuem os níveis séricos de lipoproteína podem melhorar a lesão glomerular em ratos.[70] Alguns estudos clínicos em humanos sugerem que a redução dos lipídios séricos com inibidores da HMG-CoA redutase (estatinas) pode retardar a progressão da DRC.[71]

Além de vários fatores de crescimento (ver anteriormente), muitos outros compostos podem afetar a fisiologia renal e a progressão de insuficiência renal.[2,6] Estes incluem diversos eicosanoides, angiotensina e, provavelmente, aldosterona. O ácido graxo essencial, o ácido linoleico, pode ser metabolizado no rim em várias famílias de eicosanoides, inclusive prostaglandinas. As prostaglandinas têm muitos efeitos no fluxo sanguíneo e na pressão sanguínea intraglomerular, na propensão das plaquetas a coagularem no glomérulo e no processo inflamatório. Os eicosanoides podem ter efeito antagonista, alguns aumentam o fluxo e a pressão sanguínea glomerular e podem prejudicar a adesão plaquetária, enquanto outros fazem o oposto e podem continuar a estimular uma resposta inflamatória. Na insuficiência renal, a produção de certos eicosanoides e outras citocinas é aumentada no rim,[72,73] e essas substâncias parecem representar um papel importante nos processos complexos de adaptação a que os néfrons são submetidos com a deterioração da função renal.[74,75] Em vários modelos de doença renal crônica (DRC) em ratos, alimentação ou infusões de ácido linoleico, prostaglandinas vasodilatoras ou injeções de tromboxano ou leucotriena B_4 podem retardar a progressão de insuficiência renal.[76-80] Em ratos com nefrite de Heymann, a proteína dietética por si só reduz a síntese de eicosanoides.[81] Assim, os efeitos benéficos da restrição dietética de proteína podem ser causados, em parte, por seus efeitos na produção eicosanoide.

Medicamentos

Embora os estudos recentes em animais indiquem um importante papel da restrição dietética de proteína e fósforo e da redução ou aumento de certas gorduras dietéticas para controlar a insuficiência renal progressiva, há evidências de que certos medicamentos podem substituir ou aumentar os benefícios da restrição de nutrientes. A angiotensina II causa vasoconstrição, altera a permeabilidade glomerular às proteínas séricas e pode estimular a proliferação de células mesangiais e a secreção de aldosterona.[5] Os inibidores da enzima conversora de angiotensina (IECA) (medicamentos que diminuem a pressão arterial por meio da inibição da enzima que catalisa a conversão de angiotensina I em angiotensina II) e bloqueadores de receptores de angiotensina (BRA) também diminuem o fluxo sanguíneo capilar glomerular e os gradientes de pressão arterial através da parede capilar glomerular em ratos com insuficiência renal.[5,82] Estes agentes diminuem a pressão sanguínea elevada e retardam a insuficiência renal progressiva em animais e seres humanos, especialmente, mas não exclusivamente, nos pacientes diabéticos.[83-87] IECA e BRA reduzem a excreção urinária de proteína em pacientes com doença renal e reduzem ou cessam a microalbuminúria em pacientes diabéticos e não diabéticos.[88,89] A aldosterona aumenta a atividade das enzimas nos rins, assim como em outros órgãos. Estas mudanças dão origem à ativação de várias citocinas que provocam fibrose renal e formação da matriz de colágeno.[90]

Medicamentos que impedem a ligação da aldosterona aos receptores de aldosterona reduzem a proteinúria nos ratos e pessoas com DRC e retarda a progressão da DRC nos ratos.[91,92] Os efeitos desses bloqueadores na progressão de DRC em humanos não estão bem estabelecidos; pacientes em uso de bloqueadores de receptores da aldosterona devem ser monitorados, pois há risco de hipercalemia induzida por esses bloqueadores.[91,92] Medicamentos anti-hipertensivos também retardam a progressão da DRC por reduzirem a pressão arterial.

Estudos dos efeitos de manejo alimentar na progressão da doença renal crônica em seres humanos

Até onde os dados obtidos com animais são aplicáveis aos pacientes? Desde meados da década de 1970 até os dias de hoje, muitos estudos dietéticos, mas não todos, conduzidos em seres humanos com insuficiência renal indicaram que a baixa ingestão dietética de proteína e fósforo retarda a taxa de progressão da insuficiência renal.[93-104] Algumas evidências indicam que baixas ingestões de proteína ou fósforo podem agir independentemente para retardar a insuficiência renal progressiva.[61] Estudos anteriores sobre esse assunto em seres humanos tinham uma ou mais falhas graves no desenvolvimento experimental. Estudos posteriores, em geral, foram mais bem desenvolvidos. Em geral, estudos dietéticos avaliaram dietas com baixo teor de proteína e de fósforo, que forneciam cerca de 0,40 a 0,60 g de proteína/kg peso corporal/dia, ou uma dieta com teor muito baixo de proteína contendo cerca de 0,28 g/kg/dia (p. ex., ≈ 16-25 g de proteína/dia). Essa última dieta foi suplementada com 10 a 20 g/dia dos nove aminoácidos essenciais.[93,95-98,100,103] Essas dietas foram comparadas com dietas mais liberais contendo cerca de 1,0 g ou mais de proteína/kg/dia e mais fósforo.

Os análogos de cetoácidos ou hidroxiácidos são estruturalmente idênticos aos aminoácidos essenciais correspondentes, com exceção do grupo amino (NH_2) ligado ao segundo carbono (α) dos aminoácidos que é substituído por um grupo ceto ou hidroxi, de forma respectiva. Os análogos de cetoácidos e hidroxiácidos podem ser transaminados no corpo nos respectivos aminoácidos, embora alguns dos análogos sejam degradados em vez de transaminados. Por não possuírem o grupo amina no carbono α, os cetoácidos e hidroxiácidos fornecem ao paciente uma carga menor de nitrogênio. Conforme são degradados no corpo, eles devem formar poucos subprodutos que geralmente se acumulam na insuficiência renal. Os análogos de cetoácidos de aminoácidos de cadeia ramificada, de leucina em particular, têm mais probabilidade de gerar o anabolismo de proteína, possivelmente pela diminuição da degradação de proteína.[105,106]

O maior e mais extenso estudo sobre a possibilidade de dietas com baixo teor de proteína e de fósforo retardarem a taxa de progressão de doença renal foi o *Modification of Diet in Renal Disease Study* (Estudo de Modificação da Dieta nas Doenças Renais – MDRD), financiado pelo Instituto Nacional de Saúde dos Estados Unidos.[103,104] Este projeto investigou, em uma análise de intenção de tratamento, os efeitos dos três níveis de ingestão dietética de proteína e fósforo e duas formas de controle da pressão sanguínea na progressão de doenças renais crônicas (DRC). Um total de 840 adultos com doença renal, excluindo-se diabetes melito, foi dividido em dois grupos de estudo de acordo com a TFG.

No Estudo A, foram examinados 585 pacientes com a TFG de 25 a 55 mL/1,73 m^2/minuto medida por meio da depuração de 148 I-iotalamato. Foi atribuída aos pacientes, de forma aleatória, uma dieta usual de proteína e fósforo (1,3 g/kg padrão de peso corporal/dia de proteína e 16-20 mg/kg/dia de fósforo) ou uma dieta com baixo teor de proteína e de fósforo (0,58 g/kg/dia de proteína e 5-10 mg/kg/dia de fósforo), assim como uma meta de atingir uma pressão arterial moderada ou grave: pressão arterial média de 107 mmHg (113 mmHg para indivíduos ≥ 61 anos de idade) ou 92 mmHg (98 mmHg para indivíduos ≥ 61 anos de idade). O estudo B incluiu 255 pacientes com TFG basal de 13 a 24 mL/1,73 m^2/minuto. Atribuiu-se aos pacientes, de forma aleatória, uma dieta com baixo teor de proteína e de fósforo ou uma dieta com teor muito baixo de proteína e de fósforo (0,28 g/kg/dia de proteína e 4-9 mg/kg/dia de fósforo) suplementada com aminoácidos e cetoácidos (0,28 g/kg/dia). Eles também foram designados aleatoriamente para os grupos controle de pressão arterial moderada ou grave, como no Estudo A. A adesão à prescrição de proteína dietética nos dois grupos foi boa.[103]

Entre os participantes do Estudo A, aqueles a quem foi prescrita a dieta hipoproteica apresentaram, de forma significativa, diminuições mais rápidas na TFG durante os quatro primeiros meses em comparação com as daqueles a quem foi prescrita a dieta usual de proteína. Subsequentemente, a diminuição da TFG no grupo de dieta com baixo teor de proteína e de fósforo foi significativamente mais lenta que no grupo alimentado com a dieta usual de proteína e fósforo. No decorrer de todo o período de tratamento, não houve diferença na taxa geral de progressão de insuficiência renal nos dois grupos dietéticos. Entretanto, é provável que a grande queda inicial da TFG nos pacientes que receberam a prescrição de dieta hipoproteica possa refletir uma resposta hemodinâmica à redução na ingestão de proteína mais que uma maior taxa de progressão da doença renal parenquimal. Esta resposta pode, na verdade, ser benéfica, refletindo a redução da hiperfiltração e hipertensão intrarrenais. Se esta explicação estiver correta (e não está provado que esteja), a subsequente taxa mais lenta de progressão da doença, após os primeiros quatro meses de tratamento dietético, é consistente com os efeitos benéficos desta intervenção sobre a doença renal. No Estudo B, o grupo da dieta com teor muito baixo de proteína apresentou um declínio marginalmente mais lento da TFG que o grupo da dieta hipoproteica; a taxa de diminuição média não diferiu de modo significante entre os dois grupos ($p = 0{,}066$).

No estudo MDRD, a dieta com baixo teor de proteína, com suplementos de aminoácidos e cetoácidos, não foi comparada com a dieta de ingestão usual de proteína. Além disso, é possível que a ausência de efeitos significativos da dieta hipoproteica na progressão da insuficiência renal possa ser reflexo da duração média curta do tratamento no estudo MDRD, de 2,2 anos. De fato, se a tendência de uma progressão da insuficiência renal mais lenta nos grupos da dieta hipoproteica apresentada ao término do estudo MDRD tivesse persistido por um período de acompanhamento mais longo, uma progressão mais lenta estatisticamente significante teria sido observada com uma dieta de 0,60 g/kg de proteína no Estudo A e na dieta com teor muito baixo de proteína, com suplementos de aminoácidos e cetoácidos no Estudo B. Várias outras características da população de pacientes e do desenvolvimento do estudo MDRD podem ter levado à ausência de diferenças estatisticamente significantes na progressão da insuficiência renal entre os dois grupos de dieta.[107]

Também foi relatado que dietas hipoproteicas vegetarianas que fornecem proteína de soja podem retardar a progressão de DRC de forma mais efetiva que dietas com conteúdo semelhante de proteína que contenham proteína animal.[52,108,109] Os mecanismos de tais efeitos não são conhecidos, mas podem estar relacionados ao conteúdo total e à composição diferente das gorduras na dieta vegetariana. Foi relatado que essa última dieta melhora o perfil lipídico sérico em pacientes com doenças renais crônicas (DRC) e síndrome nefrótica.[109,110]

Vários estudos de metanálise avaliaram diversos ensaios clínicos sobre os efeitos das dietas hipoproteicas na taxa de progressão da insuficiência renal. De modo geral, as dietas hipoproteicas também possuíam baixo teor de fósforo. Cada metanálise avaliou estudos clínicos diferentes, e apenas alguns incluíam o estudo MDRD.[111-114] Três delas usaram, como desfecho, a doença renal em estágio terminal (DRET), como determinado pelo paciente com DRC que iniciava tratamento de HDM, DPC ou que recebia transplante renal.[111,112,114] Estas metanálises relataram reduções estatisticamente significantes no risco relativo dos pacientes com DRC que seguiam uma dieta hipoproteica, atingindo um valor final de 0,54, cerca de 0,67 e 0,61, respectivamente. Uma metanálise usou a diminuição da TFG como desfecho.[113] Este último estudo mostrou um retardo na progressão de insuficiência renal de apenas 6%, que, embora estatisticamente significante, tinha seu significado clínico questionável.

A discrepância entre os resultados dos achados pode ser explicada, em parte, pelo fato de a ingestão de reduzida quantidade proteica levar à redução na geração de produtos metabólicos de proteína e aminoácidos, e alguns desses produtos metabólicos serem tóxicos. De fato, tem sido relatado que pacientes que ingerirem reduzida quantidade de proteínas iniciam o tratamento de HDM ou DPC mais tardiamente que pessoas com uma maior ingestão de proteínas. O fato de as dietas hipoproteicas poderem melhorar os sintomas da uremia e retardarem o início da diálise ou o transplante renal pode ser considerado uma vantagem inerente de tais dietas, mesmo se o grau de retardamento da taxa de progressão da DRC não for muito grande. Nesse aspecto, em outro estudo, pacientes idosos com TFG de 5 a 7 mL/min/1,73m^2 receberam aleatoriamente tratamento com diálise de manutenção ou com uma dieta hipoproteica suplementada com cetoácidos e aminoácidos. Os últimos foram tratados com a dieta com cetoácidos por 1,0 a 58,1 meses (mediana, 10,7 meses).[115] Os pacientes que receberam a dieta com cetoácidos pareceram ter uma boa evolução tanto clínica quanto nutricional, assim como os que iniciaram a diálise.

As metanálises mencionadas anteriormente também examinaram estudos clínicos que utilizaram a análise de intenção de tratar, na qual os dados dos indivíduos que receberam intervenção dietética foram incluídos nos resultados independentemente de aderiram ou não à prescrição dietética ou mesmo de estarem ou não disponíveis para os exames de acompanhamento. Portanto, estes estudos não excluem a possibilidade de que pessoas que aderem firmemente a tais dietas hipoproteicas possam não retardar significativamente a taxa de progressão da DRC.

Uma das metanálises analisou os resultados de cinco estudos clínicos prospectivos sobre os efeitos de tais dietas na progressão da insuficiência renal em pacientes com diabetes melito insulino-dependente.[112] Essa análise indicou que as dietas hipoproteicas também retardam a progressão da doença nesses pacientes. Entretanto, os resultados foram muito menos definitivos, em virtude do pequeno número de pacientes avaliados; em 2 dos 3 estudos clínicos, não houve grupo controle randomizado, e os desfechos foram bem menos definitivos.

Em uma análise secundária do Estudo B, no qual a diminuição da TFG foi correlacionada com a quantidade real de proteína ingerida, não houve efeitos da ingestão de dieta hipoproteica, em comparação com a dieta com teor muito baixo de proteína suplementada com aminoácidos e cetoácidos na progressão da insuficiência renal.[104] Entretanto, no Estudo A, quando os dados dos dois grupos foram combinados e, então, analisados, houve uma relação inversa significativa entre a ingestão de proteína realmente ingerida, conforme determinada pela taxa de aparecimento de nitrogênio ureico (TAU) (ver adiante), e a diminuição da TFG.[104] A real ingestão dietética de proteína associada à menor taxa de declínio da TFG foi em torno de 0,62 g/kg/dia. Mais recentemente, pelo menos mais um pequeno estudo controlado e randomizado comparou o tratamento com a dieta hipoproteica suplementada com cetoácidos e aminoácidos com uma dieta de 0,6 g/dia de proteína em pacientes com DRC. Os resultados indicaram que a dieta com cetoácidos foi mais eficaz em retardar a progressão da DRC.[116]

O mecanismo de ação pelo qual a dieta com cetoácidos retarda a progressão da insuficiência renal não é claro. Estudos sugerem que a alcalinização da urina pode retardar a progressão da insuficiência renal.[117-119] Como os cetoácidos nos suplementos dietéticos são apresentados em forma de sais alcalinos, talvez seja o conteúdo alcalino destes suplementos que realmente retarde a progressão da insuficiência renal (se a taxa de progressão é de fato retardada).

Uma recente análise de acompanhamento de doze anos foi conduzida nos pacientes do Estudo A MDRD em relação à taxa de risco, ajustada pelas características iniciais, da ocorrência de DRET ou uma combinação de DRET ou todas as outras causas de mortalidade.[120] A DRET foi definida como o início de terapia de diálise ou o recebimento de transplante renal. Esse estudo indicou que, durante os seis primeiros anos após o estabelecimento da prescrição dietética de proteína, houve uma significante menor taxa de risco ajustada de ocorrência de DRET, ou da combinação de DRET ou mortalidade, naqueles designados a uma dieta de 0,60 g de proteína/kg/dia em comparação àqueles designados a uma dieta de 1,3 g de proteína/kg/dia.[120] Essa diferença tende a reverter-se no segundo período de seis anos de acompanhamento.

Em pacientes do Estudo B, aqueles a quem foi atribuída a dieta com suplementos de cetoácidos apresentaram uma taxa de risco significativamente mais alta, ajustada para fatores do início do estudo, para óbito após o desenvolvimento de DRET durante os doze anos posteriores à prescrição dietética.[121] Esses dados são particularmente intrigantes pelo fato de os pacientes terem sido monitorados apenas, em média, durante os primeiros 2,2 anos de acompanhamento e, então, terem sido encaminhados de volta aos seus médicos. Além disso, com algumas exceções, a mistura de cetoácidos não estava disponível nos Estados Unidos, exceto para os participantes do estudo MDRD durante o período no qual esta dieta foi orientada. Assim, seria muito difícil para os pacientes do Estudo B continuarem a ingerir cetoácidos durante a maior parte desse período de observação de 12 anos. Um estudo prospectivo maior, realizado na França, não confirmou nenhuma diferença na taxa de mortalidade de longo prazo em pacientes com DRC aos quais foram prescritas dietas com cetoácidos.[122] Porém, esse estudo comparou a sobrevida desses últimos pacientes com os dados de sobrevida dos registros de diálise da França e com pacientes que passaram por procedimentos de transplante em Bordeaux. É possível que os pacientes que concordaram em receber a dieta com cetoácidos fossem um grupo de indivíduos mais motivados, capazes, disciplinados e também saudáveis; e poderia mesmo imaginar-se que sua taxa de sobrevida deveria ser muito maior do que a média dos pacientes em diálise na França.

O *Nurses' Health Study* (Estudo de Saúde das Enfermeiras) comparou a ingestão espontânea de proteínas de indivíduos com diferentes níveis de TFG, determinados a partir das concentrações de creatinina sérica.[123] Nesse estudo, 1624 mulheres, com idade entre 42 e 68 anos, tiveram sua ingestão de proteína avaliada em 1990, e novamente em 1994, por meio de um questionário semiquantitativo de frequência alimentar. As mulheres com níveis basais levemente reduzidos que estimaram níveis de TFG maiores do que 55 mL/minuto/1,73 m^2, mas menores do que 80 mL/minuto/1,73 m^2, apresentaram uma redução na TFG de -1,69 mL/minuto/1,73 m^2/10-g de aumento na ingestão de proteína. Entretanto, após ajuste da medida de erro, a alteração na TFG estimada foi de -7,72 mL/minuto/1,73 m^2/10-g de aumento na ingestão de proteína. Essa associação foi de significância estatística limítrofe. Uma alta ingestão de proteína animal não derivada do leite em casos de insuficiência renal leve foi associada a uma queda significantemente maior na TFG estimada (-1,21 mL/minuto/1,73 m^2/10-g de aumento na ingestão de proteína animal não derivada do leite). Um estudo retrospectivo conduzido em indivíduos que receberam transplante renal indicou que aqueles que ingeriram dietas com maiores conteúdos de proteína de forma espontânea experimentaram maiores perdas da TFG.[124]

Considerados em conjunto, a análise *post hoc* dos dados do Estudo MDRD, os resultados de aproximadamente doze anos de acompanhamento do Estudo MDRD, o Estudo de Saúde das Enfermeiras, o estudo de indivíduos que receberam transplante e as quatro metanálises e os mais recentes estudos randomizados das dietas com cetoácidos apontam para a probabilidade de a dieta hipoproteica retardar a taxa de progressão de insuficiência renal em pacientes com DRC. Além disso, pelo fato de essas dietas normalmente produzirem menor toxicidade urêmica para um dado nível de redução da função renal, pacientes em uso dessas dietas podem ser capazes de evitar terapias de HDM ou DPC ou transplante renal em níveis de TFG que exigiriam que pacientes com ingestão mais alta de proteínas tivessem que iniciar tais tratamentos.

Uma pergunta interessante é se as dietas podem promover ou retardar o desenvolvimento de insuficiência renal em pessoas sem doença renal. Até o presente momento, não existem respostas claras para esta questão.

Outra questão não esclarecida é se a dieta hipoproteica retarda a progressão de insuficiência renal em pacientes que estejam recebendo IECA e/ou BRA. Pelo fato de a restrição dietética de proteínas provocar os mesmos efeitos hemodinâmicos e outros efeitos fisiológicos nos rins que os IECA e BRA,[44,45,125] é possível que os efeitos de proteção renal da dieta hipoproteica, quando combinada com IECA e BRA, sejam duplicados, e não apenas somados. Em um estudo menor, atribuiu-se aleatoriamente a 82 pacientes com diabetes melito tipo 1, uma dieta hipoproteica (0,60 g de proteína/kg/dia) ou uma dieta de proteína habitual;[126] a maior parte dos pacientes recebeu IECA. Neste estudo de quatro anos de duração, o grupo da dieta hipoproteica apresentou uma incidência de morte ou DRET de 10% em comparação a 27% nos pacientes com uma dieta usual de proteína ($p < 0,042$). Não houve diferença na diminuição da TFG nos dois grupos.[126]

Já que a proteinúria está associada à maior progressão de insuficiência renal e ao aumento do risco de doença cardiovascular, e pelo fato de o IECA e BRA, mesmo combinados, poderem reduzir a proteinúria, mas não erradicá-la, pode existir um papel da dieta hipoproteica, pelo menos em pacientes persistentemente proteinúricos. É clara a necessidade de mais pesquisas nesta área.

Alterações nutricionais na síndrome nefrótica

A síndrome nefrótica é um distúrbio renal caracterizado por perdas de grandes quantidades de proteína na urina (≥ 3,0 g/dia), baixas concentrações de albumina sérica, níveis séricos elevados de colesterol e outras gorduras e acúmulo de excesso de água corporal formando edema.[127] Essa condição é causada por doenças que afetam os glomérulos e aumentam a permeabilidade glomerular à proteína. Pelo fato de pacientes com síndrome nefrótica apresentarem grande perda urinária de proteína e, em geral, pouco apetite, com frequência eles desenvolvem desnutrição proteica e debilidade. Certas vitaminas e a maioria dos oligoelementos são proteínas ligadas no plasma, e estes pacientes também correm risco de desenvolver deficiências destes nutrientes quando essas proteínas são perdidas na urina. Perdas urinárias excessivas de ferro, cobre e vitamina D e deficiência de vitamina D foram observadas em pacientes com síndrome nefrótica.[127,128] A desnutrição pode ocorrer em pacientes nefróticos mesmo quando eles não apresentam insuficiência renal avançada. Para um dado tipo de doença renal, a proteinúria grave está associada a uma progressão mais rápida da insuficiência renal, possivelmente pela incorporação de proteínas pelo mesângio glomerular, que pode causar esclerose ou respostas inflamatórias.[129] Muitos fatores de crescimento e outras substâncias bioativas se ligam a proteínas filtradas pelos glomérulos vazantes em pacientes com síndrome nefrótica. Acredita-se que alguns desses compostos bioativos, quando filtrados e expostos ao lúmen tubular renal ou ao interstício renal, podem provocar dano renal progressivo.[130] Conforme descrito anteriormente, dietas de restrição de proteína, IECA, BRA e antagonistas de receptores de aldosterona podem reduzir a perda renal de proteína.[131-134] É aconselhável o uso destes medicamentos para reduzir a proteinúria e, ao mesmo tempo, manter uma alta ingestão de proteína suficiente para elevar tanto a albumina quanto a proteína corporal total.

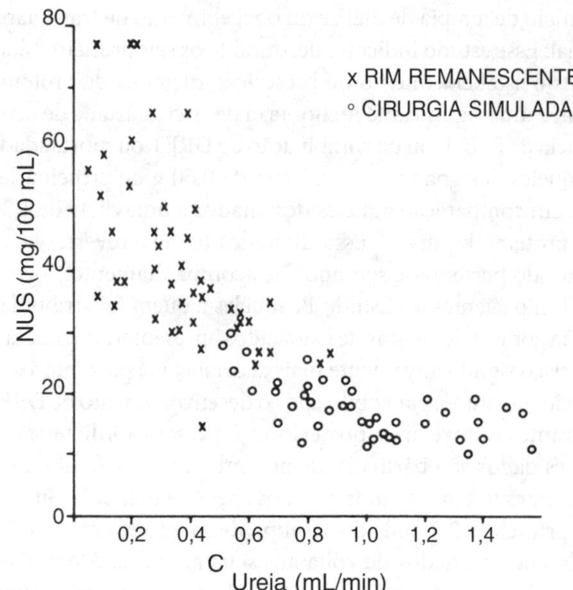

Figura 97.1 Relação entre o nitrogênio ureico sérico (NUS) e a taxa de filtração glomerular como indicado pela eliminação de ureia em ratos Sprague-Dawley com doença renal crônica e controles submetidos à simulação de cirurgia (*sham-operated*). A doença renal crônica foi induzida por meio da ligação de dois terços a três quartos do suprimento arterial para o rim esquerdo e nefrectomia contralateral. (De Kopple JD. Nutrition and the kidney. In: Alfin-Slater RB, Kritchevsky D, eds. Human Nutrition: A Comprehensive Treatise, Vol 4. New York: Plenum Publishing, 1979:409-57, reproduzido com permissão.)

Consequências nutricionais e metabólicas da doença renal crônica

A DRC causa distúrbios metabólicos e nutricionais disseminados que afetam quase todos os sistemas de órgãos. Essas anormalidades serão revisadas brevemente.

Distúrbios clínicos, nutricionais e metabólicos

A DRC avançada é um distúrbio complexo causado por uma redução acentuada nas funções excretora, endócrina e metabólica dos rins. Os pacientes com esta condição, consequentemente, desenvolvem uremia, que se refere ao acúmulo de metabólitos nitrogenados no sangue, combinados com sinais e sintomas clínicos de insuficiência renal avançada. A maior parte destes compostos é produto do metabolismo de aminoácidos e proteínas. Quantitativamente, os mais importantes são ureia, creatinina, outros compostos de guanidina e ácido úrico (ver Fig. 97.1). De forma geral, acredita-se que alguns destes compostos são tóxicos quando em altas concentrações.

Os sinais e sintomas de uremia incluem fraqueza, mal-estar, insônia, fadiga, perda de apetite, náusea, vômito, perda de peso, diarreia, coceira, cãibras musculares, soluços, espasmos ou contrações das extremidades, fasciculações, tremores, irritabilidade emocional e diminuição da concentração e compreensão. Um hálito fétido característico está presente com frequência, causado pelo menos parcialmente pela exalação de metilaminas.

Concentrações séricas alteradas de outros eletrólitos e a acidose (acúmulo excessivo de íon de hidrogênio no sangue) podem ocorrer, assim como intensos efeitos nos processos fisiológicos e no metabolismo corporal, que podem acarretar risco de morte (ver Fig. 97.1). As anormalidades no equilíbrio de água e eletrólitos e acidose são causadas pela deficiência na capacidade dos rins em regular, por meio da excreção, o conteúdo de água, sais e ácidos no corpo. Os distúrbios de água e sódio associados à insuficiência renal podem levar à insuficiência cardíaca congestiva e hipertensão ou, caso ocorra diminuição excessiva de sódio, redução no volume de fluido extracelular e queda na pressão arterial. Quando a insuficiência renal não é terminal ou quase terminal, a maior parte destes distúrbios clínicos e metabólicos pode ser melhorada ou prevenida com terapia dietética e medicamentosa. A uremia não tratada pode provocar letargia, perda de consciência, coma, convulsões e morte.

A DRC avançada provoca alterações na absorção, na excreção ou no metabolismo de muitos nutrientes. Esses distúrbios são: acúmulo de produtos químicos do metabolismo de proteína;[2] habilidade diminuída do rim de excretar uma grande carga de sódio ou conservar o sódio rigorosamente quando o sódio dietético é restringido;[135] prejuízo da capacidade renal de excretar água, potássio, cálcio, magnésio, fósforo, oligoelementos, ácidos, além de outros compostos; uma tendência de reter fósforo;[136-140] diminuição da absorção intestinal de cálcio[137] e possivelmente de ferro;[140] e um alto risco de desenvolver certas deficiências vitamínicas, em particular de vitamina B_6, vitamina C, ácido fólico e da forma conhecida mais potente de vitamina D, 1,25-di-hidroxicolecalciferol.[138,141] O paciente com DRC também pode acumular certas substâncias químicas potencialmente tóxicas, como alumínio, que, em geral, são ingeridas em pequenas quantidades e excretadas na urina.[140]

A uremia também é uma poliendocrinopatia, e muitas das manifestações metabólicas e clínicas de uremia são causadas por distúrbios endócrinos. Muitas concentrações de hormônios estão elevadas na insuficiência renal, as de hormônios peptídicos em particular, em virtude do prejuízo na capacidade renal de degradar peptídeos. Esses hormônios peptídicos elevados incluem hormônio da paratireoide, leptina, glucagon, insulina, hormônio do crescimento, prolactina, hormônio luteinizante, com frequência hormônio folículo estimulante, e gastrina.[137,142-150] A secreção aumentada de alguns hormônios, como o hormônio da paratireoide e insulina, pode contribuir para elevar os níveis plasmáticos. Pacientes com DRC apresentam alterações nos níveis de hormônio da tireoide que são semelhantes aos da síndrome da doença eutiroide, mas o hipotireoidismo não é comum.[151] Dos hormônios produzidos pelos rins, a eritropoietina plasmática e 1,25-di-hidroxicolecalciferol encontram-se reduzidos,[5-8,138] e a atividade da renina no plasma pode ficar aumentada, normal ou diminuída.

Os níveis séricos de IGF-1, em geral, são normais na insuficiência renal, mas há resistência a sua atividade.[152,153] Há um aumento na sensibilidade à ação do glucagon, que é revertida com hemodiálise, embora a hiperglucagonemia persista.[143] Ocorre resistência à ação periférica da insulina.[154] Esses efeitos na insulina e no glucagon contribuem com a leve intolerância à glicose presente frequentemente nos pacientes não diabéticos com DRC.[144] A obesidade, que é comum em pacientes com DRC, pode contribuir para a intolerância à glicose. A ação prejudicada dos hormônios na uremia pode ser causada pelos inibidores séricos circulantes, regulação negativa do número de receptores ou falhas pós-receptoras no sistema de transdução de sinais. O cálcio citosólico participa de certos sistemas de sinalização das células. O cálcio citosólico basal elevado, induzido por hiperparatireoidismo, parece ser um dos distúrbios de sinal pós-receptor induzidos pela DRC.[155]

A maior parte do acúmulo de produtos do metabolismo na insuficiência renal ocorre como resultado da excreção diminuída. A capacidade dos rins em sintetizar ou metabolizar muitos compostos, incluindo aminoácidos, também é prejudicada. Na DRC, os rins apresentam catabolismo reduzido de glutamina, falha na síntese de alanina e conversão diminuída de glicina em serina e citralina em ureia.[156,157] Com frequência, os níveis séricos e teciduais de taurina são baixos.

De modo quantitativo, o produto final mais importante do metabolismo de nitrogênio é a ureia.[158] Em um paciente com DRC clinicamente estável que consuma pelo menos 40 g de proteína/dia, a quantidade líquida de ureia produzida a cada dia contém uma quantidade de nitrogênio em torno de 80 a 90% da ingestão diária de nitrogênio. O próximo produto final mais abundante do metabolismo de nitrogênio são as guaninas. Os compostos de guanidina incluem a creatinina, a creatina e o ácido guanidinosuccínico.[2,158] Muitos polipeptídeos e pequenas proteínas também se acumulam na DRC.[158] Provavelmente, muitos compostos contribuem para a toxicidade urêmica. Os principais suspeitos de serem toxinas urêmicas incluem ureia, compostos de guanidina, ácidos fenólicos, moléculas médias, citocinas pró-inflamatórias (ver adiante) e alguns dos hormônios elevados no plasma urêmico, em particular o hormônio da paratireoide e, possivelmente, o glucagon.[2,143,155,158-160]

A função gastrintestinal alterada pode afetar o metabolismo do nitrogênio em pacientes com DRC. O trato gastrintestinal metaboliza ureia, ácido úrico, creatinina e colina, e sintetiza ou libera moléculas maiores de dimetilamina, trimetilamina, amônia, sarcosina, metilamina e metilguanidina.[158] O metabolismo ou síntese intestinal de muitos destes compostos sofrem aumento na DRC, possivelmente pelo aumento da quantidade da flora bacteriana intestinal.[161]

Algumas das alterações metabólicas na uremia são respostas homeostáticas adaptativas que trazem tanto benefícios quanto desvantagens ao paciente.[159] O hiperparatireoidismo é um exemplo. Com a incapacidade dos rins, a excreção prejudicada de fósforo leva a sua retenção. Ao mesmo tempo, o parênquima renal doente e fibrosado é menos capaz de converter o 25-hidroxicolecalciferol no metabólito mais potente de vitamina D, 1,25-di-hidroxicolecalciferol, um poderoso supressor de secreção do hormônio paratireoide.[138] As baixas concentrações plasmáticas de 1,25-di-hidroxicolecalciferol levam a um aumento na secreção do hormônio paratireoide.

Além disso, a deficiência de 1,25-di-hidroxicolecalciferol prejudica a absorção intestinal de cálcio e provoca resistência à ação do hormônio da paratireoide nos ossos.[137,138] Estas alterações também provocam hipocalcemia e contribuem para o desenvolvimento do hiperparatireoidismo. Elevações séricas do hormônio da paratireoide reduzem a reabsorção renal tubular de fósforo (aumentando a excreção de fósforo na urina), diminuem os níveis séricos de fósforo, provocam a síntese renal de 1,25-di-hidroxicolecalciferol, mobilizam cálcio dos ossos e aumentam a absorção intestinal de cálcio, embora a absorção intestinal de cálcio permaneça, em geral, baixa, ou normal, em casos de insuficiência renal leve. Os benefícios destas ações homeostáticas são a manutenção de concentrações plasmáticas de fósforo e cálcio em pacientes com insuficiência renal de leve a avançada. A desvantagem é o desenvolvimento de hiperparatireoidismo.[159,160] Acredita-se que o hormônio da paratireoide é uma toxina urêmica que afeta de forma negativa muitos órgãos e tecidos e contribui para a síndrome urêmica.[160] O fator de crescimento de fibroblastos-23 (FGF23) é outro hormônio que regula a homeostase do fósforo, ao reduzir a reabsorção do fósforo nos túbulos renais e promover a excreção urinária do fósforo urinário.[139] A anemia, geralmente a primeira consequência da falha na eritropoiese causada por deficiência de eritropoietina, pode ser tratada de forma efetiva com esse hormônio.[8] Para reduzir os riscos, inclusive de mortalidade possivelmente maior, e o alto custo da terapia, geralmente é administrada eritropoietina suficiente para elevar o hematócrito apenas em cerca de 11 a 12 g/dL.[162,163] Grandes doses de ferro são geralmente administradas via intravenosa para pacientes submetidos a diálise de manutenção e por via oral ou intravenosa para pacientes com DRC, para atingir uma saturação de ferro sérica total mais elevada. A eritropoietina e outros agentes estimulantes da eritropoiese são caros e, em altas doses, são possivelmente perigosos, e esses níveis mais elevados de ferro sérico geralmente vão diminuir a quantidade necessária desses medicamentos para manter os níveis de hemoglobina almejados.[164]

Quando a insuficiência renal é uma complicação de uma doença sistêmica subjacente, como diabetes melito, hipertensão ou lupus eritematoso, outras manifestações dessas doenças subjacentes podem também afetar o paciente de maneira adversa e ser progressivas. Esses problemas não afetam de forma grave todos os pacientes, e muitos pacientes com DRC ou em terapia de diálise levam vidas plenas e produtivas.

A terapia dietética ou o tratamento com HDM ou DPC diminuem os níveis sanguíneos de muitos produtos metabólicos que se acumulam no plasma urêmico, e o paciente pode obter melhora clínica. A HDM ou DPC possibilitam que os pacientes vivam por muitos anos sem nenhuma função renal. Apesar dessa melhora, entretanto, muitos distúrbios clínicos e metabólicos podem persistir ou até progredir. Esses distúrbios incluem: estresse oxidativo e carbonílico; inflamação; hiperlipidemia tipo IV e outros distúrbios do metabolismo de lipídios;[165,166] uma alta incidência de doenças cardiovasculares, cerebrovasculares e vasculares periféricas;[167] osteodistrofia com formação óssea prejudicada, osteoporose ou osteomalacia (a toxicidade do alumínio muitas vezes contribui para a osteomalacia);[137,168] anemia;[6-8] função imunológica prejudicada e resistência diminuída a infecções; leve disfunção do sistema nervoso periférico e central; fraqueza e atrofia muscular; ocorrência frequente de hepatite viral;[169] impotência sexual e infertilidade; depleção energético-proteica generalizada (DEP);[170-178] mal-estar generalizado e depressão; e reabilitação prejudicada.[179] A maior parte destas complicações pode ser agravada pela ingestão alimentar reduzida ou melhorada com uma boa nutrição.

As considerações já mencionadas indicam que a absorção intestinal, a excreção e/ou o metabolismo de quase todos os nutrientes podem estar alterados na DRC. Além disso, a ingestão diminuída de alimentos e ingestão excessiva de certos minerais, como fósforo, sódio ou potássio, podem alterar o estado clínico ou nutricional. A terapia medicamentosa também pode afetar de forma negativa o metabolismo de nutrientes na insuficiência renal. Por exemplo, medicamentos anticonvulsivos podem causar deficiências de vitamina D e ácido fólico; hidralazina, isoniazida e outros medicamentos podem causar deficiência de vitamina B_6.[180] Parte do desafio da terapia dietética para tais pacientes é fornecer o necessário para as demandas alteradas e tolerância de muitos nutrientes que ocorrem na DRC.

Depleção energético-proteica

Os pacientes com DRC, especialmente aqueles submetidos a HDM ou DPC, apresentam com frequência evidências de depleção grave ou desnutrição energético-proteica (DEP) (ver Tab. 97.2). O termo síndrome da depleção grave tem sido sugerido já que nem todas as causas de desnutrição são resultado da ingestão inadequada de nutrientes.[170-178,181,182]

Indícios de DEP incluem diminuição do peso corporal relativo (ou seja, o peso corporal do paciente dividido pelo peso de pessoas fisiologicamente normais da mesma idade, altura, sexo e tamanho do esqueleto); do índice de massa corporal (IMC); da espessura das dobras cutâneas (uma estimativa da gordura corporal total); da massa muscular do braço; do nitrogênio e potássio corporais totais; avaliação global subjetiva (SGA); baixas taxas de crescimento em crianças; concentrações séricas diminuídas de muitas proteínas, incluindo albumina, transtiretina (pré-albumina) e transferrina; e baixo teor muscular de proteínas solúveis em pH alcalino. O padrão dos aminoácidos plasmáticos, que é patognomônico para insuficiência renal, também é semelhante ao encontrado na desnutrição.

Os achados característicos da DEP são às vezes observados em pacientes com DRC que não fazem diálise, mas a prevalência é maior em pacientes submetidos a HDM ou DPC. Nem todo paciente em diálise apresenta evidências destes distúrbios; entretanto, quase todas as pesquisas com pacientes submetidos à diálise de manutenção indicam que, como um todo, esses pacientes apresentam evidências de desnutrição energético-proteica.[170-178,181] A desnutrição energético-proteica é apenas leve a moderada na maioria dos pacientes desnutridos submetidos à diálise crônica. Cerca de 6 a 8% dos pacientes tratados com diálise têm depleção grave. Além da DEP, pacientes com DRC estão sob um risco maior de deficiência de ferro, zinco e certas vitaminas, incluindo vitamina B_6, vitamina C, ácido fólico, 1,25-di-hidroxicolecalciferol e, possivelmente, carnitina.[183-188]

Há muitas causas para a depleção grave ou DEP na DRC (ver Tab. 97.3).[171] Primeiro, a ingestão dietética é frequentemente inadequada, especialmente para a demanda energética.[170,175,189,190] A baixa ingestão dietética é resultante principalmente de anorexia. Esta condição é causada pela toxicidade urêmica, um estado inflamatório relacionado à DRC, à superposição de efeitos anorexígenos de doenças agudas ou crônicas e à depressão. As doenças associadas podem também prejudicar a habilidade física do paciente de procurar, ingerir ou digerir alimentos ou de receber alimentação por meio de sondas. Além disso, a prescrição dietética na insuficiência renal, que é restrita em proteínas e outros nutrientes e que pode ser impalatável ou difícil de preparar, pode resultar em um menor consumo alimentar.

Segundo, as doenças superpostas geralmente encontradas em pacientes com DRC induzem, com frequência, a um estado catabólico.[191-193] Terceiro, o próprio procedimento de diálise pode induzir ao estado de depleção. A HD e DP removem aminoácidos livres, peptídeos ou aminoácidos ligados,[194-197] vitaminas solúveis em água,[141] proteínas (na DP e, raramente, na HD),[195,198] glicose (durante HD com dialisado livre de glicose)[199] e, provavelmente, outros compostos bioativos. A HD também aumenta a degradação de proteína, especialmente pela ativação do sistema complemento e indução da liberação de citocinas catabólicas (ver adiante).[200,201] Quarto, o acúmulo excessivo de ácido no sangue (acidemia) pode provocar catabolismo de proteínas.[202] Quinto, pacientes com DRC sofrem perdas sanguíneas. Pelo fato de o sangue ser uma fonte rica em proteínas, essas perdas podem contribuir para a diminuição de proteínas. Os sangramentos são causados pela frequente coleta de sangue para exames laboratoriais, ocorrência comum de sangramento gastrintestinal oculto e sequestro de sangue pelo aparelho e tubos de hemodiálise.[203]

Tabela 97.3 Evidências de desnutrição energético-proteica em pacientes com doença renal crônica avançada[a]

Reduzidos
- Peso corporal
- Altura (crianças)
- Crescimento (crianças)
- Gordura corporal (dobras cutâneas)
- Sólidos livres de gordura
- Água intracelular
- Massa muscular (circunferência muscular do braço)
- Potássio corporal total (pacientes não dialíticos)
- Nitrogênio corporal total (pacientes submetidos à diálise peritoneal crônica)
- Total de massa de albumina, síntese e catabolismo
- Depósitos de valina (pacientes não dialíticos)
- Soro
  - Proteína total
  - Albumina
  - Transferrina
  - Pré-albumina
  - C3
  - Ativador do C3
  - Colinesterase
- Plasma
  - Leucina
  - Isoleucina
  - Triptofano total
  - Valina
  - Tirosina
  - Relação valina/glicina
  - Relação aminoácidos essenciais/não essenciais
- Músculo
  - Proteína solúvel em pH alcalino
  - Relação RNA/DNA
  - Valina
  - Tirosina

Normal a elevado
- Plasma
  - Glicina

[a]Pacientes com doença renal crônica podem apresentar valores normais desses parâmetros, mas comparações estatísticas indicam que esses níveis frequentemente estão anormais nessas pessoas.

Outras causas possíveis, mas não estabelecidas, de depleção grave são: alterações na atividade endócrina, em particular da resistência à insulina[154] e GH e IGF-1,[152,153] hiperglucagonemia,[143] hiperparatireoidismo[137,155,159,160] e deficiência de 1,25-di-hidroxicolecalciferol;[137] toxinas urêmicas endógenas; toxinas urêmicas exógenas, como o alumínio; e perda das funções metabólicas dos rins. Pelo fato de o rim ser um órgão metabólico que sintetiza ou degrada muitos compostos biologicamente importantes, incluindo os aminoácidos,[156,157] é possível que a perda dessas atividades na insuficiência renal atrapalhe o metabolismo corporal e promova depleção grave.

Inflamação, estresse oxidativo e carbonila na doença renal crônica e em pacientes submetidos à hemodiálise de manutenção

Pacientes com DRC na fase não dialítica e aqueles submetidos à diálise frequentemente apresentam evidências de inflamação. Essas evidências incluem níveis séricos aumentados de proteínas de fase aguda como a proteína C-reativa, amiloide A sérica e ceruloplasmina. Os níveis séricos de proteínas negativas de fase aguda, incluindo albumina, transferrina, transtiretina (pré-albumina) e lipoproteínas carreadoras de colesterol, podem diminuir não apenas como resultado de DEP, mas também como resultado direto de inflamação.[190,204-210] A maior parte das pesquisas sugere que o nível sérico de proteína C-reativa esteja aumentado em cerca de 30 a 50% dos norte-americanos e europeus tratados por HDM e talvez diminuído em pacientes asiáticos tratados da mesma forma.[207] Citocinas pró-inflamatórias séricas, incluindo fator de necrose tumoral-α (TNF-α), interleucina-l (IL-1) e interleucina-6, estão comumente elevados em pacientes com DRC avançada.[207] Em pacientes com esta condição e naqueles submetidos à diálise de manutenção, também há um acúmulo sérico de compostos que causam estresse oxidativo ou carbonílico.[207,211,212] O estresse oxidativo refere-se ao dano celular causado por exposição da célula a compostos que oxidam substâncias químicas na célula.[211] O estresse carbonílico refere-se ao dano celular causado por compostos de carbono que reagem com outros compostos na célula.[212] A homocisteína é um destes compostos reativos ao carbonil que apresenta nível sérico elevado em pacientes com DRC, inclusive naqueles submetidos à diálise, e que, quando elevado, exerce uma série de efeitos colaterais no endotélio vascular.[213-217]

As causas de inflamação em pacientes com DRC incluem as comorbidades, a própria DRC (que por si só leva a um aumento nos níveis séricos de vários oxidantes, compostos carbonil reativos e citocinas pró-inflamatórias), estresse oxidativo e carbonílico, infecções crônicas de baixo grau como a causada por clamídia, reação ao acesso vascular necessário para realizar a HD, o próprio aparelho de HD, o cateter de DP (para pacientes tratados com DPC) e tubos de diálise ou dialisado não puro (para pacientes tratados com HDM ou DPC).[205,206,210,218]

Por que a desnutrição energético-proteica e a inflamação são grandes preocupações para os nefrologistas?

A razão para o grande interesse atual em DEP e inflamação é o fato de a medida destas duas condições estar ligada de forma epidemiológica ao aumento do risco de morbidade e mortalidade de pacientes submetidos à diálise de manutenção.[19,209-211,219] Os marcadores de inflamação têm sido especialmente ligados à aterosclerose e à morbidade e mortalidade cardiovascular.[206-208,217] Além disso, pesquisas laboratoriais indicam que certas proteínas de fase aguda, oxidantes, compostos carbonil reativos e citocinas pró-inflamatórias podem ser diretamente tóxicas para o endotélio. Esses compostos podem provocar inflamação, proliferação celular e aumento da deposição de matriz no endotélio com a formação de placas ateroscleróticas inflamadas, que podem romper-se e aumentar a probabilidade de enfarte do miocárdio ou derrame. O risco aumentado de morbidade e mortalidade em pacientes tratados com diálise de manutenção que apresentam DEP e/ou inflamação é de particular importância pelo fato de a taxa ajustada de mortalidade de pacientes tratados com diálise de manutenção nos Estados Unidos ser muito alta, aproximadamente de 21 a 22% por ano.[193] Assim, em uma população que já está sob alto risco de morbidade e mortalidade, a identificação de características clínicas que demonstrem a presença de um subgrupo com um risco ainda maior desses resultados adversos é motivo de alarme. Ao mesmo tempo, é uma grande oportunidade para o desenvolvimento de intervenções que possam melhorar um prognóstico tão ruim.

Há uma sobreposição entre as manifestações de DEP e inflamação. Por isso, tanto a DEP quanto a inflamação apresentam níveis séricos reduzidos de tais proteínas negativas de fase aguda, como albumina, transferrina, transtiretina e lipoproteínas carregadoras de colesterol.[204,206,209,210,218,220] Os níveis séricos mais baixos dessas proteínas são geralmente encontrados na inflamação, e não na DEP. A inflamação pode provocar DEP ao induzir a anorexia (p. ex., o fator de necrose tumoral-α e a interleucina-6 são anorexígenos) e também ao provocar um estado hipercatabólico.[206,220-222] Ainda não é certo se a DEP pode predispor a inflamação, por exemplo, pelo aumento do risco de infecção ou aumento da resposta inflamatória a outros estímulos.

As contribuições relativas da DEP e da inflamação às altas morbidade e mortalidade de pacientes com DRC são controversas, especialmente porque a síndrome de DEP compartilha muitas manifestações clínicas com a inflamação. Pelo fato de os processos inflamatórios poderem causar danos ao endotélio e/ou predispor a aterosclerose e trombose vascular, é fácil perceber por que há uma relação causal entre a inflamação, a morbidade e a mortalidade provocadas por doença vascular.

Essas considerações levaram alguns pesquisadores a questionar se a DEP por si só é prejudicial ou se é um importante fator de risco para morbidade e mortalidade quando ocorrem em associação à inflamação.[223] De forma intuitiva, parece que uma ingestão de nutrientes inadequada para manter uma quantidade saudável de massa muscular ou que não forneça energia adequada pode, por fim, colocar o paciente sob maior risco de morbidade e mortalidade. Suspeita-se que a DEP possa, entre outras consequências adversas, predispor inflamação e doenças vasculares. Essa é uma questão que exige maior pesquisa. É tão comum a ocorrência em conjunto de DEP e inflamação em pacientes com DRET que alguns pesquisadores as descreveram como componentes de uma única síndrome chamada síndrome do complexo desnutrição e inflamação.[224]

Alguns pesquisadores apontaram recentemente que as relações entre os fatores de risco tradicionais e mortalidade são acentuadamente alteradas ou até invertidas em pacientes submetidos à diálise de manutenção em comparação com a população em geral. Essas relações alteradas, chamadas de fator de risco reverso, fatores de risco paradoxais ou epidemiologia reversa, foram observadas em relação ao índice de massa corporal (IMC) ou peso para uma dada altura, colesterol sérico total pré-dialise, colesterol LDL, creatinina pré-diálise, nitrogênio ureico sérico (NUS), TAU (aparecimento de nitrogênio ureico; ver adiante), pressão arterial, magnitude da acidose e, possivelmente, níveis séricos de homocisteína e hormônio da paratireoide.[209,210,219,225-234]

Embora existam diversas explicações para esses fenômenos, o mecanismo mais provável está relacionado à síndrome do complexo desnutrição e inflamação.[225,227,231,232] Os pacientes tratados com diálise que não se alimentam de forma adequada, que apresentam sérias condições de comorbidade ou que possuam inflamação sistêmica têm maior probabilidade de ter baixo IMC e baixos níveis séricos de colesterol e homocisteína, assim como de estar sob um maior risco de mortalidade. Os indivíduos saudáveis têm maior probabilidade de apresentar um apetite maior e ter maior peso corporal, de ingerir maiores quantidades de proteína e, por conseguinte, ter uma maior TAU e uma maior produção metabólica de ácido e acidose metabólica. Os níveis séricos de colesterol total, colesterol LDL e homocisteína tendem a ser mais altos em pessoas saudáveis com uma maior ingestão de alimentos. Em razão de sua maior massa muscular e seu maior apetite, estas pessoas geralmente têm maiores concentrações séricas pré-diálise de creatinina. É menos provável que elas sofram de insuficiência da bomba cardíaca e de baixa pressão arterial. Além disso, por serem saudáveis, é provável que elas vivam por mais tempo.

O viés de sobrevida também pode ser responsável por alguns dos fatores de risco paradoxais, isto é, pessoas com um nível maior do que o fator de risco normal provavelmente morrem mais cedo, antes mesmo de iniciarem a diálise. Essas explicações não esclarecem completamente a epidemiologia reversa em pacientes em diálise, porque pessoas acentuadamente obesas (aqueles com IMC $\geq$ 45 kg/m^2) têm uma maior taxa de mortalidade não ajustada em um período de dois anos do que aqueles pacientes com sobrepeso ou levemente obesos.[228,235] Certamente, mais pesquisas são necessárias nessa área.

Manejo dietético na doença renal crônica na fase não dialítica e dialítica

A recomendação de ingestão de nutrientes para pacientes com DRC na fase não dialítica e também para pacientes submetidos à HDM e DPC encontra-se na Tabela 97.4. O texto a seguir aborda a conduta dietética para estes pacientes.

Princípios gerais de terapia dietética

Os vários distúrbios metabólicos, a frequente DEP, obesidade e diabetes, a alta incidência de doenças cardiovasculares, cerebrovasculares e vasculares periféricas e a possibilidade de a dieta retardar a progressão de insuficiência renal indicam que o manejo nutricional é um aspecto crucial do tratamento da DRC. Os cinco objetivos da terapia dietética são: prevenir ou corrigir a DEP; prevenir ou tratar a obesidade e o diabetes melito; prevenir ou minimizar a toxicidade urêmica e os desarranjos metabólicos da insuficiência renal; reduzir fatores de risco para doença vascular e cardíaca; e retardar ou impedir a taxa de progressão da insuficiência renal.

As dietas especializadas são difíceis e estressantes para a maioria dos pacientes e seus familiares. Em geral, elas exigem que os pacientes passem por grandes mudanças nos seus padrões de comportamento e esqueçam suas fontes tradicionais de prazer diário. O paciente precisa buscar alimentos específicos, preparar receitas especiais, evitar a ingestão de muitos alimentos favoritos e, muitas vezes, ingerir alimentos que não são do seu agrado. Tempo, esforço e suporte emocional da

Tabela 97.4 Ingestão recomendada de nutrientes para pacientes com doença renal crônica na fase não dialítica e pacientes submetidos à hemodiálise e diálise peritoneal

	Doença renal crônica[a]	Hemodiálise ou diálise peritoneal[b]
Proteína	Dieta com baixo teor de proteína: 0,60-0,75 g/kg/dia ≥ 0,35 g/kg/dia de proteína de alto valor biológico (Onde os suplementos de cetoácidos/aminoácidos essenciais estiverem disponíveis, pode-se prescrever aproximadamente 0,28 g/kg/dia deles com uma dieta hipoproteica (0,3 g/kg/dia de proteína, independentemente de sua qualidade biológica)	Hemodiálise[b] 1,1-1,2 g/kg/dia ≥ 50% de proteína de alto valor biológico DPC 1,2-1,3 g/kg/dia ≥ 50% de proteína de alto valor biológico. Pacientes submetidos à DPC podem receber até 1,5 g/kg/dia
Energia[c]	≥ 35 kcal/kg/dia, a menos que o peso corporal relativo do paciente seja > 120% ou que ele ganhe peso não desejado	
Gordura (% ingestão total de energia)[d,e]	30-40	30-40
Proporção de ácido graxo poli-insaturado/saturado[e]	1,0:1,0	1,0:1,0
Carboidratos[f]	Restante de calorias não proteicas	
Ingestão total de fibras[e]	20-25 g	20-25 g
Minerais	Faixa de ingestão	
Sódio	1.000-3.000 mg/dia[g]	750-1.000 mg/dia[g]
Potássio	40-70 mEq/dia	40-70 mEq/dia
Fósforo	5-10 mg/kg/dia[h,j,k]	8-17 mg/kg/dia[h,k]
Cálcio	800 mg/dia[i]	800 mg/dia[i]
Magnésio	200-300 mg/dia	200-300 mg/dia
Ferro	≥ 10-18 mg/dia[j]	Ver texto
Zinco	15 mg/dia	15 mg/dia
Água	≤ 3.000 mL/dia, conforme tolerado[g]	750-1.500 mL/dia[g]
Vitaminas	Dietas a serem suplementadas com estas quantidades	
Tiamina	1,5 mg/dia	1,5 mg/dia
Riboflavina	1,8 mg/dia	1,8 mg/dia
Ácido pantotênico	5 mg/dia	5 mg/dia
Niacina	20 mg/dia	20 mg/dia
Piroxidina HCl	5 mg/dia	10 mg/dia ou 5 mg/dia
Vitamina B_{12}	3 μg/dia	3 μg/dia
Vitamina C	70 mg/dia	70 mg/dia
Ácido fólico	Cerca de 1 mg/dia	1 mg/dia
Vitamina A	Não adicionar	Não adicionar
Vitamina D	Ver texto	Ver texto
Vitamina E	15 UI/dia	15 UI/dia
Vitamina K	Nenhuma[k]	Nenhuma[k]

DPC, diálise peritoneal crônica.

[a]TFG > 4-5 mL/1,73 m^2/min e ~ 75 mL/1,73 m^2 ou inferior (ver texto).

[b]A ingestão de proteína por pacientes tratados com hemodiálise geralmente deve ficar em torno de 1,2 g/kg/dia; para pacientes tratados com DPC que não estejam desnutridos ela deve ser de ~ 1,2-1,3 g/kg/dia.

[c]Isso inclui a ingestão de energia do dialisado de pacientes tratados com DPC.

[d]Refere-se à porcentagem da ingestão total de energia (dieta mais dialisado); se os níveis de triglicerídeos estiverem acentuadamente elevados, a porcentagem de gordura na dieta pode ser aumentada para 40% do total de calorias; caso contrário, é preferível mantê-la em 30% do total de calorias.

[e]Essas recomendações dietéticas são consideradas menos cruciais que outras, a menos que haja hipercolesterolemia (ver texto).

[f]Devem ser principalmente carboidratos complexos, se tolerados pelo paciente.

[g]Pode ser mais alta em pacientes tratados com DPC ou naqueles não dialisados com doença renal crônica e indivíduos submetidos à diálise que têm grandes perdas urinárias.

[h]Fixadores de fosfato são geralmente necessários também.

[i]As necessidades alimentares de cálcio variam de acordo com o quadro clínico do paciente e com outros componentes do regime terapêutico (ver texto).

[j]10 mg/dia para pacientes do sexo masculino e do sexo feminino que não estejam menstruando; ≥ 18 mg/dia para mulheres que estejam menstruando; pode ser aumentado com terapia com eritropoietina.

[k]Suplementos de vitamina K podem ser necessários para pacientes que não estejam se alimentando e que estejam recebendo antibióticos.

família ou de pessoas próximas são necessários. Assim, é tarefa do profissional não prescrever mudanças radicais na ingestão dietética sem uma clara indicação de que essas mudanças possam ser benéficas ao paciente. Para assegurar uma terapia dietética eficaz, os pacientes com insuficiência renal precisam passar por extensos treinamentos acerca dos princípios da terapia dietética nutricional e do preparo de dietas, e precisam de encorajamento contínuo em relação à adesão dietética. Quando a ingestão nutricional não é cuidadosamente monitorada, a adesão a prescrições dietéticas tende a ser menor. É provável que eles ingiram quantidades insuficientes de certos nutrientes em vez de excessivas.

Uma abordagem em equipe da terapia dietética pode melhorar a adesão à dieta especial. A equipe deve incluir o médico, o nutricionista, membros da família mais próximos, a equipe de enfermagem e, quando disponíveis, psiquiatras ou assistentes sociais. O planejamento da dieta deve levar em conta as preferências individuais do paciente. Uma abordagem voltada aos problemas de adesão à dieta pode ser muito eficaz.[207] Em cada visita, o médico deve monitorar a ingestão dietética e discutir os resultados com o paciente. O médico deve apoiar completamente os esforços do nutricionista para treinar e aconselhar o paciente e também para conseguir adesão à dieta. A família do paciente e pessoas próximas podem dar apoio moral ao paciente e ajudá-lo na compra e no preparo dos alimentos. Para que o paciente possa aderir à dieta, toda a equipe médica deve assumir uma postura firme, positiva e solidária. Pesquisas indicam que as técnicas atuais podem fazer com que muitos pacientes mantenham níveis de adesão dietética aceitáveis.[236]

Os pacientes com insuficiência renal avançada estão sob risco de ingestão inadequada de energia. Pelo fato de as dietas prescritas serem, com frequência, baixas em alguns nutrientes, como proteína, e alta em outros, como fontes energéticas, e a desnutrição não ser rara, é importante avaliar o estado nutricional do paciente de forma periódica e também se a dieta está sendo adequada. Estas avaliações devem incluir a avaliação do estado nutricional proteico-energético, minerais, metabolismo ósseo, níveis da paratireoide, densitometria óssea e fatores de risco para doença cardiovascular (p. ex., altos níveis séricos de fósforo e PCR e excreção de albumina urinária, incluindo a presença de microalbuminúria). As recomendações da Kidney Disease Outcome Quality Initiative (KDOQI) da National Kidney Foundation (NKF) em alimentações na doença renal crônica para avaliação do estado nutricional de pacientes submetidos à diálise de manutenção estão apresentadas na Tabela 97.5.

O nutricionista normalmente é o mais qualificado para realizar a antropometria. Para manter uma boa adesão dietética e monitorar distúrbios de fluidos e eletrólitos, e o estado clínico e nutricional, é geralmente preferível que o médico e o nutricionista atendam os pacientes com DRC de estágios 3 a 5 mensalmente. Pacientes com insuficiência renal de progressão lenta leve ou moderada, sob certas circunstâncias, podem ser atendidos pelo médico e pelo nutricionista com menos frequência.

Estudos de corte transversal recentes indicam que a ingestão dietética de proteína e energia começa a diminuir e que o estado nutricional proteico-energético começa a se deteriorar quando a TFG diminui para quase a metade da normal (~ 50 a 55 mL/minuto).[237] A piora do estado nutricional é gradual e geralmente de leve a moderada até que a TFG diminua de forma drástica para menos que 10 mL/minuto, e quando o paciente está iniciando terapia de diálise.[170,189,237,238] Embora o estado nutricional possa sofrer melhora durante os primeiros meses de terapia dialítica,[239] o estado nutricional proteico-energético no início do tratamento de diálise parece ser um bom preditor do estado nutricional, ao longo de 2 ou 3 anos, e de longevidade.[170,240] Assim, deve haver um esforço especial para prevenir a desnutrição quando o paciente se aproxima do momento de iniciar a diálise e durante as primeiras semanas de terapia em diálise. Esse esforço deve estar voltado para a manutenção de uma boa ingestão nutricional durante este período, instituindo-se rapidamente a terapia para as doenças sobrepostas e mantendo uma boa ingestão na vigência dessas doenças.

Aparecimento de nitrogênio ureico e razão entre nitrogênio ureico sérico e creatinina sérica

O controle da ingestão de proteína é crucial para a terapia nutricional de pacientes com insuficiência renal aguda ou DRC. Assim, deve-se monitorar precisamente a ingestão de nitrogênio. Felizmente, isso é possível com a maioria dos pacientes. Aqueles que estão em equilíbrio de nitrogênio devem ter uma geração de nitrogênio igual à ingestão de nitrogênio

Tabela 97.5 Medidas recomendadas para monitoramento do estado nutricional de pacientes submetidos à diálise

Categoria	Teste	Frequência mínima da avaliação
I. Testes que devem ser realizados rotineiramente em todos os pacientes	Albumina sérica pré-diálise ou estável	Mensal
	% de peso corporal pós-diálise usual (HDM) ou pós-drenagem (DPC)	Mensal
	% de peso corporal padrão (NHANES II)	A cada 4 meses
	Avaliação global subjetiva	A cada 6 meses
	Entrevista dietética e/ou diário	A cada 6 meses
	nPNA	HDM mensal, DPC a cada 3-4 meses
II. Testes que podem ser úteis para confirmar ou ampliar os dados obtidos nos da categoria I	Pré-albumina sérica pré-diálise ou estável	Conforme necessário
	Dobra cutânea	Conforme necessário
	Área muscular do braço, circunferência ou diâmetro	Conforme necessário
	Absorciometria por raio X de dupla energia	Conforme necessário
III. Testes clinicamente úteis que, com valores baixos, sugerem a necessidade de um exame mais rigoroso do estado nutricional proteico-energético	Medidas séricas: pré-diálise ou estável	
	Creatinina	Conforme necessário
	Nitrogênio ureico	Conforme necessário
	Colesterol	Conforme necessário
	Índice de creatinina	

HDM, hemodiálise de manutenção; nPNA, equivalente proteico do aparecimento de nitrogênio; DPC, diálise peritoneal crônica; NHANES, National Health and Nutrition Examination Survey.

De National Kidney Foundation DOQI clinical practice guidelines for nutrition in chronic renal failure. Am J Kidney Dis 35[Suppl 2]:1S-140S, 2000, com permissão.

menos aproximadamente 0,5 g nitrogênio/dia para a perda não mensurável do crescimento de pele, cabelos e unhas e de suor, respiração, flatulência e sangue retirado.[241] Para fins clínicos, um equilíbrio levemente positivo ou negativo não altera de forma substancial o uso da geração de nitrogênio para estimar a ingestão. Se os pacientes estão em um equilíbrio muito positivo ou negativo, como os gerados pela gestação ou infecção grave, a geração de nitrogênio pode não refletir a ingestão. Entretanto, é geralmente detectável se o paciente está em um equilíbrio muito positivo ou negativo e se a geração de nitrogênio irá refletir a ingestão.

A avaliação da geração total de nitrogênio é muito trabalhosa e cara para ser aplicada em larga escala em práticas clínicas. Entretanto, pelo fato de a ureia ser o principal produto nitrogenado da degradação de proteína e aminoácidos, a TAU pode ser usada para estimar a geração total de nitrogênio e, dessa forma, a ingestão de nitrogênio.[242-244] A TAU refere-se à quantidade de ureia que surge ou se acumula nos fluidos corporais e todas as geradas, como na urina, dialisato e drenagem de fístula. O termo TAU é usado em vez de produção ou geração de ureia porque uma parte da ureia é degradada no trato gastrintestinal; a amônia liberada da ureia é amplamente transportada para o fígado e convertida de novo em ureia.[242,246] Dessa forma, o ciclo entero-hepático da ureia tem poucos efeitos na economia total de ureia ou nitrogênio, e esse ciclo pode ser ignorado sem que haja comprometimento da capacidade da TAU de estimar a geração total de nitrogênio ou ingestão com precisão. Além disso, a reciclagem de ureia não pode ser medida sem o emprego de caros e demorados estudos com uso de isótopos.

O cálculo da TAU é feito como descrito a seguir:

Equação 1:

$$\text{TAU (g/dia)} = \text{nitrogênio ureico urinário (g/dia)} + \text{nitrogênio ureico dialisato (g/dia)} + \text{alterações no nitrogênio ureico corporal (g/dia)}$$

Equação 2:

$$\text{Alterações no nitrogênio ureico corporal (g/dia)} = (NUS_f - NUS_i\text{, g/L/dia}) \times PC_i\text{ (kg)} \times (0{,}60\text{ L/kg}) + (PC_f - PC_i\text{, kg/dia}) \times NUS_f\text{(g/L)} \times (1{,}0\text{ L/kg})$$

em que i e f são os valores inicial e final do período medido, NUS é o nitrogênio ureico sérico (gramas por litro), PC é o peso corporal (quilogramas), 0,60 é uma estimativa da fração de peso corporal composto de água e 1,0 é a distribuição fracional de ureia no peso que é ganho ou perdido (p. ex., 100%).

A proporção estimada de peso corporal constituído de água pode estar aumentada em pacientes edemaciados ou magros e diminuída em pessoas obesas ou muito jovens. Alterações no peso corporal durante o período de avaliação de TAU de 1 a 3 dias são resultados de alterações na água corporal. Em pacientes submetidos à hemodiálise, a concentração de ureia no dialisato é baixa e difícil de ser medida com precisão, e a TAU pode ser calculada durante o intervalo entre as diálises e, então, normalizado em 24 horas. Pelo fato de muitos dos pacientes submetidos à diálise apresentarem pouca ou nenhuma excreção urinária, a equação para calcular sua TAU durante o intervalo entre as diálises muitas vezes pode ser simplificada para a Equação 2.

Em nossos estudos metabólicos, a relação entre a TAU e o aparecimento de nitrogênio total (geração) em pacientes cronicamente urêmicos não dialíticos é a seguinte:[244]

Equação 3:

$$\text{Aparecimento de nitrogênio total (g/dia)} = 1{,}19\text{ TAU (g/dia)} + 1{,}27$$

Se o paciente estiver mais ou menos em equilíbrio neutro de nitrogênio, a TAU irá se correlacionar corretamente com a ingestão de nitrogênio. A Equação 4 descreve a relação observada entre a TAU e a ingestão dietética de nitrogênio em pacientes urêmicos clinicamente estáveis em grande parte dos pacientes com DRC em estágio 5 que estão em balanço neutro de proteína.

Equação 4:

$$\text{Ingestão dietética de nitrogênio (g/dia)} = 1{,}20\text{ TAU (g/dia)} + 1{,}74$$

A multiplicação da Equação 3 por 6,25 irá converter a geração total de nitrogênio em degradação de proteína (g/dia), ou seja, a diferença entre as taxas absolutas de degradação de proteína e a síntese de proteínas. A multiplicação da Equação 4 por 6,25 irá converter a ingestão dietética de nitrogênio em ingestão dietética de proteína (g/dia). Quando tanto a ingestão de nitrogênio quanto a TAU são conhecidas, o balanço de nitrogênio pode ser estimado a partir da diferença entre a ingestão de nitrogênio e a geração de nitrogênio estimado a partir da TAU. Se o paciente estiver em condição anabólica, como no caso de gestação, em especial nos últimos estágios, a Equação 4 irá subestimar a ingestão de nitrogênio. Para pacientes que têm grandes perdas de proteína, como na síndrome nefrótica ou diálise peritoneal, ou que estejam com acidose metabólica e apresentem função renal suficiente para excretar grande quantidade de amônia, as Equações 3 e 4 irão subestimar tanto a geração quanto a ingestão de nitrogênio. Na maioria das circunstâncias, entretanto, essas condições não estão presentes, e a TAU é uma poderosa ferramenta para a monitoração da geração e ingestão de nitrogênio ou para a estimativa de equilíbrio. Maroni et al. e outros pesquisadores descreveram técnicas semelhantes para a monitoração destes parâmetros.[241,243]

As relações entre a TAU, o aparecimento total de nitrogênio e a ingestão dietética de nitrogênio em pacientes submetidos à diálise peritoneal ambulatorial contínua estão mostradas nas Equações 5 e 6.[244] Outros pesquisadores descreveram equações semelhantes.[247] Em razão de as perdas de proteína no dialisato de pacientes em diálise peritoneal serem variáveis, adiciona-se a algumas equações um termo independente para as perdas de nitrogênio diárias nas proteínas do dialisato. Como indicado anteriormente, a multiplicação desses termos por 6,25 pode converter as equações em geração de proteína (g/dia) ou, em pacientes clinicamente estáveis que estão em balanço quase neutro de proteína, em ingestão dietética de proteína (g/dia).

Equação 5:

$$\text{Aparecimento total de nitrogênio (g/dia)} = 0{,}94\ \text{TAU} + 5{,}54$$

Equação 6:

$$\text{Ingestão dietética de nitrogênio (g/dia)} = 0{,}97\ \text{TAU} + 6{,}80$$

A TAU (também chamada de Gu) pode ser calculada em pacientes em HD por meio do modelo da cinética da ureia.[242,248] Essa técnica envolve essencialmente a NUS pré-diálise e pós-diálise e peso corporal, as características de eliminação de ureia na diálise, fluxo sanguíneo, fluxo do dialisato e duração da terapia de diálise.

As relações entre a TAU, a degradação de proteína e a ingestão dietética de proteína em pacientes em HDM foram descritas em outros estudos.[244,248] A degradação de proteína em pacientes em diálise, normalizada para o peso corporal, geralmente é chamada de taxa de catabolismo proteico (nPCR) ou, como preferimos, equivalente proteico do aparecimento de nitrogênio (nPNA).[249] Uma crítica sobre a precisão e reprodutibilidade desses cálculos está apresentada em outros trabalhos.[244,248] A nPCR ou o nPNA frequentemente relatados referem-se à degradação total de proteína corporal, que subestima a ingestão total de proteína (comparar as Equações 3 e 4 com as Equações 5 e 6).

A taxa de NUS para creatinina sérica também está diretamente correlacionada com a ingestão dietética de aminoácidos ou proteínas em pacientes urêmicos não dialíticos. Essa relação pode ser usada para estimar a ingestão diária recente de tais pacientes. Embora essa taxa não seja tão precisa como a TAU e seja influenciada por certos fatores clínicos,[250] sua mensuração é fácil e de baixo custo.

Prescrição dietética

Para fins de prescrição nutricional, o peso corporal neste capítulo refere-se ao peso corporal ideal (normal) dos dados do *National Health and Nutrition Examination Survey* (NHANES) dos Estados Unidos,[251] com exceção de pessoas obesas (p. ex., > 115% do peso corporal ideal) e pessoas abaixo do peso (p. ex., < 90% do peso corporal ideal). Para esses pacientes, o peso corporal ajustado (chamado de PCA na próxima equação) pode ser usado para o termo peso corporal.[252] O peso corporal ajustado parece ter conquistado popularidade, mas ainda não foi validado. O peso corporal ajustado, modificado do relatório da American Dietetic Association (Associação Dietética Americana)[252] é o seguinte:

$$\text{PCA} = \text{PCA ideal (normal)} + ([\text{PCA livre de edema} - \text{PC ideal (normal)}] \times 0{,}25)$$

Ingestão de proteína

Quando a taxa de filtração glomerular é > 70 mL/1,73 m²/minuto. Praticamente não existem dados relativos à ingestão dietética ideal de proteína e fósforo para pacientes com doença renal crônica e leve disfunção da função renal. No momento, não se restringe de modo rotineiro a ingestão de proteínas para pacientes com TFG > 70 mL/1,73 m²/minuto, exceto talvez para 0,80 a 1,0 g/kg/peso corporal/dia, a menos que haja claro declínio da função renal. Neste último caso, o paciente é tratado como indicado no próximo parágrafo.

Quando a taxa de filtração glomerular é de 25 a 70 mL 1,73 m²/minuto. Os estudos, inclusive a metanálise (ver anteriormente), que indicam que dietas com baixo teor de proteína e de fósforo podem retardar a necessidade de diálise crônica, diálise ou transplante renal devem ser avaliados, por ainda não ser certo se essas dietas serão eficazes em pacientes recebendo IECA e/ou BRA. Por outro lado, se acompanhada adequadamente, uma dieta hipercalórica que fornece 0,6 g de proteína/peso corporal/dia é segura. Isso dever ser explicado ao paciente, mas foi enfatizado que, a despeito da restrição ou não restrição de proteína, muitos outros aspectos da terapia dietética não podem ser ignorados. Se o paciente concordar com a terapia dietética, deve-se então oferecer a ele uma dieta que forneça 0,60 g/proteína/kg/dia, das quais pelo menos 35 g/kg/dia sejam de proteína de alto valor biológico, para assegurar uma ingestão suficiente dos aminoácidos essenciais. Esta quantidade de proteína deve manter o balanço neutro ou positivo de nitrogênio[243,244,253,254] e, para muitos pacientes, isso não deve ser muito árduo. Se essa dieta for muito difícil de seguir ou se o paciente não conseguir manter uma ingestão de energia adequada, a ingestão de proteína pode ser aumentada para até 0,75 ou 0,80 g/kg/dia. Uma abordagem alternativa é prescrever uma dieta que forneça de 7 a 10 g/dia dos nove aminoácidos essenciais e 0,5 a 0,73 g/kg/dia de proteína de qualidade mista. A maior quantidade de proteína de baixa qualidade que pode ser ingerida com esta última dieta talvez melhore a palatabilidade e facilite o paciente a ingerir energia suficiente.

Quando a taxa de filtração glomerular é < 25 mL/1,73 m²/minuto sem diálise. Neste nível de insuficiência renal, as vantagens potenciais de uma dieta com baixo teor de proteína e de fósforo são mais atraentes. Primeiro, nesse grau de insuficiência renal, produtos potencialmente tóxicos do metabolismo de nitrogênio começam a se acumular em grande quantidade. A dieta hipoproteica gera menos metabólitos nitrogenados potencialmente tóxicos. Segundo, pelo fato de a dieta hipoproteica geralmente conter menos fósforo e potássio, a ingestão desses minerais pode ser reduzida com mais prontidão (ver seções posteriores sobre recomendação de ingestão de fósforo e potássio). Como resultado desses dois primeiros fatores, o paciente pode apresentar menos uremia do que o esperado para um dado baixo nível de TFG e pode ser capaz de retardar o início da diálise com segurança. Como indicado anteriormente, estas dietas também podem retardar a progressão da DRC. Terceiro, alguns pacientes com doença renal crônica ingerem muito pouca proteína, em vez de grandes quantidades. Treinamento e encorajamento específicos para a dieta prescrita podem aumentar a probabilidade de o paciente não ingerir uma quantidade muito restrita em proteína. Deve-se prescrever aos pacientes uma ingestão de proteína conforme descrito no parágrafo anterior (ver Tab. 97.4).

Apesar de não existirem evidências do estudo MDRD de que dietas com teor muito baixo de proteína suplementadas com aminoácidos e cetoácidos retardam a taxa de progressão da insuficiência renal, e também pelo fato de que essas dietas podem não ser seguras (ver anteriormente),[121] elas não são recomendadas. Além disso, como os suplementos de cetoácidos e aminoácidos essenciais não estão disponíveis nos Estados Unidos, seu uso também não é recomendado. Como indicado anteriormente, estudos mais recentes sugerem que as dietas hipoproteicas suplementadas com cetoácidos e aminoácidos podem retardar a progressão da DRC.[116] A experiência em pesquisa é insuficiente para avaliar a segurança e o potencial das dietas com teor muito baixo de proteína que fornecem por volta de 0,30 g de proteína/kg/dia suplementada com aproximadamente 15 a 20 g de aminoácidos essenciais para retardar a progressão, por isso não são recomendadas.

Quando a taxa de filtração glomerular cai para menos de 5 mL/1,73 m^2/minuto, não há evidências de que pacientes se sairão tão bem com o LPD como com a diálise regular e alto valor de proteína ingerido. Em virtude desses pacientes com baixa TFG estarem sujeitos a um alto risco de desnutrição e sequelas da toxicidade urêmica a longo prazo,[170,189,237,238] recomenda-se que o tratamento com diálise de manutenção ou o transplante renal seja realizado. Um estudo indicou que pacientes idosos com TFG de 5 a 7 mL/min/1,73m^2 parecem ter uma evolução clínica tão boa quando são alimentados com dietas hipoproteicas suplementadas com uma mistura de cetoácidos e aminoácidos como quando são submetidos à diálise e uma dieta com maior teor de proteínas, o que pode fundamentar uma abordagem alternativa.[115] Se os pacientes não conseguirem manter uma ingestão de energia alta o suficiente para manter o peso corporal e não houver outra causa identificável para a perda de peso, a terapia crônica de diálise deve ser considerada.[255] Isso é especialmente importante já que existem evidências de que a DEP no início da terapia de diálise de manutenção é um indicador de alta mortalidade.

Síndrome nefrótica. Evidências indicam que uma dieta com teor relativamente baixo de proteínas (p. ex., 0,80 g de proteína/kg/dia) pode diminuir a progressão de insuficiência renal, causar uma redução da excreção de proteína na urina e manter ou até aumentar levemente os níveis séricos de albumina.[132,133,256] Esse fato levou à recomendação de uma restrição de proteína na dieta dos pacientes nefróticos. Uma dieta hipoproteica vegetariana, baseada em soja, também diminui a proteinúria e os níveis séricos de lipídios em pacientes nefróticos.[108-110] Até que mais informações estejam disponíveis, recomenda-se que pacientes com síndrome nefrótica recebam a prescrição de uma dieta com cerca de 0,70 g de proteína/kg/dia e um adicional de 1,0 g/dia de proteína de alto valor biológico para cada grama de proteína perdida na urina por dia acima do valor de 5,0 g/dia. Os IECA e BRA reduzem a proteinúria,[131] diminuem a pressão arterial, retardam a progressão de insuficiência renal e podem proteger contra doença aterosclerótica, e assim devem ser escolhidos para o tratamento de hipertensão nestes pacientes.[84-87] As dietas hipoproteicas, quando combinadas com IECA e BRA, podem posteriormente reduzir a proteinúria. Antagonistas dos receptores de aldosterona também podem reduzir a proteinúria,[81] mas o potássio sérico deve ser monitorado de forma cuidadosa com IECA, BRA e antagonistas do receptor de aldosterona, pois essas três classes de drogas podem reduzir a excreção urinária de potássio e provocar hipercalemia de risco. Pacientes com a síndrome nefrótica devem receber multivitamínicos, incluindo suplementos de vitamina D, e devem ter monitoradas suas perdas de proteína e de nutrientes ligados à proteína, incluindo análogos de vitamina D e oligoelementos.

Terapia dialítica de manutenção. Embora poucos estudos de necessidades dietéticas de proteína tenham sido conduzidos em pacientes submetidos à HDM,[257,258] parece claro que esses pacientes têm uma maior demanda de proteína em razão da retirada de aminoácidos e peptídeos pelos procedimentos de diálise[194-196] e, provavelmente, por causa de outros distúrbios metabólicos como inflamação, ativação de complementos e outros estímulos catabólicos da HD.[201,256] Baseado nas evidências disponíveis dos estudos de balanço nitrogenado e da monitoração clínica de pacientes ambulatoriais, as Diretrizes de Práticas Clínicas da National Kidney Foundation – KDOQI recomendam que pacientes em HDM recebam de 1,1 a 1,2 g de proteína/kg/dia (ver Tab. 97.4).[255] Nossos estudos confirmam que os pacientes em tratamento dialítico mais estáveis clinicamente manterão o equilíbrio proteico com uma dieta que forneça uma ingestão adequada de energia e 1,0 g de proteína/kg/dia, mas uma ingestão segura que mantenha o equilíbrio para a maioria dos pacientes provavelmente exigirá por volta de 1,15 g de proteína/kg/dia. Pacientes tratados com DPC perdem diariamente na diálise por volta de 9 g de proteína, uma pequena quantidade de peptídeos e por volta de 2,5 a 4,0 g de aminoácidos, e também estão sujeitos a estímulos inflamatórios e catabólicos.[196,198] Baseado em estudos de balanço nitrogenado, essas diretrizes recomendam que os pacientes em DPC recebam a prescrição de 1,2 a 1,3 g de proteína/kg/dia.[255,259] Para os pacientes submetidos à DPC com deficiência de proteína pode-se prescrever até 1,5 g de proteína/kg/dia. Pelo menos 50% da ingestão diária de proteína de todos os pacientes submetidos à diálise deve ser de alto valor biológico.

Alguns médicos sugerem que pacientes submetidos a HDM ou DPC podem manter a massa corporal de proteína com uma ingestão de proteínas mais baixa (p. ex., ~ 0,9 g de proteína/kg/dia). Essas recomendações mencionadas, apesar de baseadas em um número relativamente pequeno de estudos, foram desenvolvidas para manter uma boa nutrição de proteínas para a maioria dos pacientes (p. ex., ~ 97%) submetidos à diálise de manutenção. Isto é compatível com as deliberações usadas pela Organização Mundial de Saúde para determinar a ingestão dietética de proteínas recomendada a adultos fisiologicamente normais.[260] Dessa forma, embora alguns pacientes possam manter uma boa nutrição de proteína com uma baixa ingestão diária de proteínas, não há um método para identificar quais pacientes podem manter o equilíbrio de nitrogênio com essas dietas com baixo teor de proteína. Em função da alta incidência de desnutrição proteica nesses pacientes,[169-178,181,207] sugere-se que a alta ingestão de proteínas recomendada neste capítulo seja prescrita.

De maneira compatível com as recomendações anteriores, a Diretriz de Nutrição *European Best Practice Guidelines* (EBPG) preconiza pelo menos 1,1 g de proteína/kg peso corporal ideal/dia para pacientes tratados com HDM,[261] e as diretrizes baseadas em evidências da Austrália e Nova Zelândia para o manejo nutricional da DRC recomendam 1,2 a 1,4 g de proteína/kg peso corporal ideal/dia para pacientes em hemodiálise de manutenção clinicamente estáveis e de pelo menos 1,2 g de proteína/kg peso corporal ideal/dia para pacientes em DPC clinicamente estáveis, sendo pelo menos 50% de proteína de alto valor biológico.[262]

Energia

Os estudos conduzidos em pacientes em fase não dialítica da DRC e aqueles submetidos à HDM indicam que o gasto energético é normal ou quase normal quando os pacientes estão deitados ou sentados, após a ingestão de uma refeição padrão e durante exercício definido.[263-265] Estudos de balanço nitrogenado em pacientes não dialíticos nos estágios 4 e 5 da DRC que estejam ingerindo dietas que forneçam de 0,55 a 0,60 g de proteína/kg/dia e 15, 25, 35 ou 45 kcal/kg/dia indicam que a ingestão de energia necessária para assegurar o balanço nitrogenado neutro ou positivo é de cerca de 35 kcal/kg/dia.[263] Achados semelhantes foram obtidos em estudos de balanço nitrogenado de pacientes em HDM que ingeriam 1,1 g de proteína por kg/dia e 25, 35 ou 45 kcal/kg/dia.[266] Entretanto, os estudos de avaliação da ingestão energética em pacientes na fase dialítica da DRC nos estágios 4 ou 5 e naqueles submetidos a HDM ou DPC indicam que, em média, a ingestão dietética é menor do que isso e, em geral, substancialmente menor do que 30 kcal/kg/dia.[267-271] Em pacientes não dialíticos com DRC e naqueles em HDM, a observação de que – a menos que eles fossem obesos antes de desenvolverem DRC – a gordura corporal diminuída é uma das alterações mais proeminentes no estado nutricional mostra que esses pacientes precisam de mais energia do que eles geralmente ingerem.[267,269-271] Por outro lado, os pacientes tratados com DPC comumente ganham gordura, provavelmente pelo aporte adicional de energia proveniente da glicose absorvida do dialisato na cavidade peritoneal e o aumento subsequente dos níveis circulantes de insulina.

As diretrizes da National Kidney Foundation – KDOQI recomendam que os pacientes com menos de 60 anos de idade submetidos a HDM e DPC ingiram, pelo menos, 35 kcal/kg/dia e aqueles com 60 anos ou mais, 30 kcal/kg/dia.[255] A mesma ingestão de energia, ajustada por idade, é recomendada para pacientes com TFG menor do que 50 kcal/kg/dia. Os pacientes obesos e com peso corporal livre de edema maior que 120% do peso corporal desejável podem ser tratados com baixa ingestão calórica. Alguns pacientes, particularmente aqueles com insuficiência renal leve e mulheres jovens ou de meia-idade, podem tornar-se obesos com essa ingestão ou se recusar a ingerir as calorias recomendadas por temer a obesidade. Esses pacientes podem requerer uma prescrição mais baixa de energia.

Muitos suplementos alimentares altamente calóricos que substituem as refeições têm baixos teores de proteína, fósforo, sódio e potássio. Um nutricionista especializado em nefrologia pode recomendar esses alimentos, além de outros com baixo teor de proteína e ricos em calorias, que podem ser preparados com facilidade em casa.

Lipídios

Pacientes em estágios 4 e 5 da DRC e pacientes submetidos a HDM e DPC apresentam uma alta incidência de níveis séricos elevados de triglicerídeos, lipoproteína de densidade intermediária (IDL), lipoproteína de muito baixa densidade (VLDL) e lipoproteína sérica (a); HDL colesterol é frequentemente baixo em pacientes com DRC e naqueles em HDM.[165,272-276] Pacientes submetidos à DPC apresentam, com frequência, níveis séricos totais mais altos de colesterol, triglicerídeos, LDL colesterol e níveis de apolipoproteína B (Apo-B) mais altos que os de pacientes em HDM.[277,278] As mudanças qualitativas nas concentrações de apolipoproteína também podem ocorrer, entre elas está o aumento na LDL pequena e densa (sd LDL).[279]

Uma das maiores anormalidades metabólicas em pacientes com DRC é a diminuição da taxa de catabolismo de lipoproteínas ricas em triglicerídeos. Essas taxas catabólicas reduzidas levam ao aumento das quantidades de apolipoproteína B que contém lipoproteínas ricas em triglicerídeos IDL e VLDL e à diminuição das concentrações de HDL. A alteração-chave nos níveis de apolipoproteína parece ser a taxa diminuída de apoproteína A-1 para apoproteína C-III.[280]

Além disso, o fato de as dietas para pacientes com DRC serem geralmente restritas em proteína, sódio, potássio e água pode tornar difícil o fornecimento de energia suficiente sem necessidade de ingestão de grande quantidade de açúcares, que podem aumentar a produção de triglicerídeos. As atividades plasmática e hepática das lipoproteínas lipase e lecitina colesterol aciltransferase são diminuídas.[281] Às vezes, também podem estar presentes problemas na função da carnitina.[282,283]

Os pacientes com síndrome nefrótica geralmente têm hipertrigliceridemia com aumentos dos níveis séricos de colesterol total e LDL colesterol. Há aumento de LDL, IDL, VLDL e lipoproteína (a),[258] e o HDL sérico tende a ser baixo. Também estão aumentados os fosfolipídios e apoproteínas B, C-II, C-III e E séricos, enquanto as apoproteínas A-I e A-II estão normais.[284] A elevação do colesterol sérico é causada por uma maior síntese hepática de lipoproteínas e colesterol e por redução na atividade dos receptores de LDL que representa um importante papel na eliminação de IDL. Essas mudanças são estimuladas pelas perdas urinárias de albumina. A atividade diminuída da lipoproteína lipase contribui para os níveis séricos elevados de triglicerídeos. A proteína de transferência de ésteres de colesterol está elevada no plasma, e o catabolismo de LDL apolipoproteína está diminuída, pelo menos pelo caminho mais típico do receptor.

Os pacientes que receberam transplante renal podem apresentar hiperlipidemia tipo II b com colesterol total sérico e LDL colesterol elevados. As lipoproteínas LDL e IDL estão aumentadas. Com frequência, hiperlipidemia tipos II-a e IV também estão presentes após transplante renal, especialmente se a insuficiência renal persistir.[285-287] A terapia medicamentosa (glucocorticoides, ciclosporina, sirolimus, tacrolimus, diuréticos, anti-hipertensivos), insuficiência renal, hiperinsulinemia e obesidade, que ocorre com frequência após transplante renal, podem contribuir para a alta incidência de distúrbios lipídicos nos indivíduos transplantados.

Em razão de essas anormalidades lipídicas e da apolipoproteína poderem contribuir para a alta incidência de aterosclerose e doença cardiovascular em pacientes com DRC, pacientes submetidos à diálise de manutenção e pacientes que receberam transplante renal, uma atenção especial tem sido focada para a redução dos níveis séricos de colesterol e triglicerídeos e aumento do colesterol HDL. Atualmente, recomenda-se um plano dietético baseado no Programa Nacional de Educação sobre o Colesterol e sobre Mudanças Terapêuticas de Estilo de Vida (TLC) dos Estados Unidos para pacientes com DRC, pacientes submetidos a HDM e DPC, pacientes com síndrome nefrótica e indivíduos transplantados, especialmente se seus níveis séricos de LDL forem maiores do que 100 mg/dL.[288] Por esses pacientes estarem sob alto risco de doença cardiovascular, cerebrovascular e doença vascular periférica, preferiu-se estabelecer um ponto de corte de LDL colesterol de 70 mg/dL.

A dieta TLC fornece o seguinte:[288] não mais que 25 a 35% de calorias totais provenientes de gordura, ácidos graxos poli-insaturados fornecendo até 10% das calorias totais, ácidos graxos monoinsaturados fornecendo até 20% das calorias totais, ácido graxos saturados fornecendo menos de 7% das calorias totais e um conteúdo de colesterol de 200 mg/dia ou menos. A ingestão de carboidratos deve ser de 50 a 60% das calorias totais e proveniente principalmente de alimentos ricos em carboidratos complexos. A ingestão de fibras deve ser de 20 a 30 g/dia.[288] A hipertrigliceridemia é tratada por modificações dietéticas ou farmacológicas adicionais quando os níveis de triglicerídeos séricos estiverem cerca de 400 mg/dL ou mais altos. A ingestão de energia do paciente deve ser monitorada nessa dieta para assegurar que ela não diminua, mas os pacientes devem ser encorajados a controlar a ingestão de calorias para evitar o sobrepeso ou a obesidade (i. e., IMC > 28 kg/m^2).

A terapia mais potente para diminuir o colesterol LDL é a administração da coenzima A hidroximetil glutarato (i. e., estatinas).[289] Esses medicamentos diminuem, com frequência, o LDL colesterol em até 35%, e algumas estatinas aumentam os níveis séricos de HDL colesterol em até 2 a 4 mg/dL. As estatinas parecem proteger também a vasculatura por meio de suas propriedades anti-inflamatórias. Embora vários efeitos adversos graves possam ser causados pelas estatinas, incluindo alterações nos testes de funções renais e potencialmente miopatia grave, em geral essas complicações não são comuns.

Um recente estudo prospectivo randomizado controlado em pacientes diabéticos submetidos à HDM não conseguiu demonstrar quaisquer benefícios para os eventos cardiovasculares adversos ou sobrevida pela terapia com estatina.[290] Um segundo estudo clínico com pacientes tratados com hemodiálise de manutenção que usaram um medicamento diferente de estatina também não demonstrou redução em mortalidade por causas cardiovasculares, infarto do miocárdio não fatal, AVC não fatal ou mortalidade por todas as causas.[291] Ademais, estudos epidemiológicos demonstraram que o colesterol sérico baixo está associado com a mortalidade total e cardiovascular.[292-294] Esses achados têm sido atribuídos ao fato que as lipoproteínas tendem a ser proteínas de fase aguda negativas, cujos níveis diminuem em estados inflamatórios.[292-294] Ainda assim, consideradas conjuntamente, estas observações levantam sérias questões em pessoas com DRC avançada e em pacientes sob tratamento dialítico no que diz respeito ao papel do colesterol sérico elevado em causar doença vascular aterosclerótica e eventos cardiovasculares adversos e em relação aos benefícios da terapia dietética ou do uso de medicamentos, incluindo estatinas, para melhorar a saúde e reduzir a mortalidade desses indivíduos. Porém, alguns estudos em ratos e em humanos sugerem que diminuir os níveis de colesterol sérico ou outros lipídios séricos pode retardar a taxa de progressão da DRC.[71,295]

Diversos pesquisadores relataram que os triglicerídeos séricos podem diminuir se os pacientes com hipertrigliceridemia submetidos à diálise ingerirem L-carnitina, um composto que está frequentemente reduzido no plasma e, possivelmente, nos músculos desses pacientes (ver adiante).[296,297] Entretanto, outros pesquisadores não confirmaram estes efeitos.[298,299] Os ácidos fíbricos (p. ex., genfibrozil) também diminuem os níveis de triglicerídeos séricos em pacientes urêmicos, mas em virtude da farmacocinética alterada desta droga na insuficiência renal, o risco de desenvolvimento de miopatia ou outra toxicidade é alto.[300] Os ácidos graxos ômega-3, como o ácido eicosapentaenoico e ácido docosaexaenoico, que são encontrados no óleo de peixe, diminuem os níveis séricos de triglicerídeos e colesterol total, assim como os fosfolipídios; por essa razão, podem ser administrados.[301] O óleo de peixe também diminui a agregação plaquetária e produz efeitos anti-inflamatórios.[301] Algumas evidências sugerem que os ácidos graxos ômega-3 ou o óleo de peixe retardam a progressão da DRC, particularmente quando ela é causada por nefropatia por imunoglobulina A.[302] A ingestão de carvão ativado pode baixar os níveis séricos de colesterol e de triglicerídeos em ratos urêmicos.[303]

Se os níveis de triglicerídeos séricos estiverem aumentados de modo substancial, a carnitina sérica deve ser medida. Se a carnitina sérica estiver baixa, 0,5 a 1,0 g/dia via oral pode ser oferecida para pacientes não dialíticos com DRC e a pacientes submetidos à diálise de manutenção. De maneira alternativa, pacientes submetidos à HD podem receber 1,5 g de L-carnitina via oral ou intravenosa, ao final de cada diálise de manutenção. Deve-se tentar o uso de suplementos de óleo de peixe para hipertrigliceridemia grave.[304]

Não existe um tratamento estabelecido para baixas concentrações séricas de HDL em pacientes urêmicos, embora uma pequena quantidade de álcool (p. ex., uma taça de vinho tinto/dia) e exercício possam aumentar seus níveis.[265] Como indicado anteriormente, visto que é raro que pacientes em HDM ganhem quantidades substanciais de gordura corporal, pacientes submetidos à DPC geralmente ganham gordura corporal em excesso, provavelmente por causa das 400 a 700 kcal adicionais que recebem da glicose absorvida do dialisato.

Carnitina

A L-carnitina é um nutriente essencial que é tanto sintetizado pelo corpo quanto ingerido. A carnitina facilita a transferência de ácido graxos de cadeia longa (> 10 carbonos) para a mitocôndria e, provavelmente, para outras estruturas celulares.[305] Os ácidos graxos são a maior fonte de combustível para os músculos esqueléticos e do miocárdio em repouso e durante exercício leve a moderado, o que faz com que esse processo seja considerado necessário para a função normal dos músculos esqueléticos e do miocárdio.

Os pacientes com DRC em estágios 4 e 5 têm carnitina sérica livre normal e aumento das acilcarnitinas (compostos de ácido graxo e carnitina).[298,299] Nos pacientes submetidos à HDM, particularmente naqueles em HDM por, pelo menos, um ano, a carnitina sérica livre é baixa, as acilcarnitinas são aumentadas, e, naqueles recebendo HDM por, pelo menos, três ou quatro anos, a carnitina livre nos músculos esqueléticos também é reduzida.[306,307] A causa dos baixos níveis séricos de carnitina sérica e carnitina no músculo esquelético é provavelmente a perda primária por meio da diálise, mas a síntese reduzida e, possivelmente, a ingestão dietética de carnitina diminuída podem contribuir para esses baixos níveis.[298,299] Foi sugerido que as ações da carnitina podem ser prejudicadas na DRC, possivelmente pela interferência do aumento das concentrações de acilcarnitinas.

Os estudos clínicos de pacientes com DRC sugerem que a carnitina pode melhorar a capacidade para realizar exercícios físicos, reduzir os sintomas relacionados à diálise de manutenção, incluindo câibras dos músculos esqueléticos e hipotensão, melhorar a sensação geral de bem-estar, elevar os níveis sanguíneos de hemoglobina, reduzir as arritmias cardíacas, melhorar a função cardíaca, aumentar o balanço de proteínas e, possivelmente, reduzir a inflamação.[308-317] Muitos nefrologistas ainda não se convenceram dos fatos apresentados pela pesquisa anteriormente citada, em parte por causa do modelo experimental subótimo de muitos destes estudos, dado que muitos dos benefícios relatados não são fáceis de quantificar e também pelos estudos clínicos da terapia com carnitinina, com frequência, apresentarem resultados conflitantes. A L-carnitina parece ser um medicamento seguro.

Até que informações mais definitivas estejam disponíveis, considera-se o uso de L-carnitina para pacientes que satisfaçam os seguintes critérios: fraqueza muscular ou cardiomiopatia debilitante ou muito limitante, câibras musculares ou hipotensão durante tratamento de HD, mal-estar grave ou anemia refratária à terapia com eritropoietina sem razão aparente; e quando os distúrbios citados anteriormente não respondem a tratamento-padrão. É dado ao paciente um teste com L-carnitina por um período de 3 a 6 meses (9 meses para anemia refratária). Se os sintomas não apresentarem melhoras até o final do período de tratamento, a terapia com carnitina é descontinuada. A L-carnitina pode ser administrada via oral, via intravenosa ou por meio do dialisato. A L-carnitina oral é mais barata, mas sua absorção intestinal é algo imprevisível em pessoas não urêmicas e ainda não foi bem estudada em pacientes com DRC. A dose ideal de carnitina não está definida. A carnitina pode ser infundida por via intravenosa, de 10 a 20 mg/kg, ao final de cada HD, três vezes por semana, ou administrada via oral cerca de 0,50 g/dia.[308,311]

Carboidratos

O paciente deve ser encorajado a consumir carboidratos complexos em vez de carboidratos simples para reduzir a síntese de triglicerídeos e, quando pertinente, melhorar a tolerância à glicose.

Fibras

Estudos com a população fisiologicamente normal sugerem que uma alta ingestão dietética de fibras pode reduzir a incidência de constipação, síndrome do intestino irritável, diverticulite e neoplasia do cólon.[313] As fibras podem melhorar a tolerância à glicose em pacientes diabéticos, incluindo aqueles com DRC.[314] As fibras solúveis, que se dissolvem no lúmem intestinal, mas não são absorvidas, incluem pectinas, certas gomas e psílio. Os suplementos de fibras dietéticas solúveis também podem reduzir o colesterol total no plasma e os níveis de LDL colesterol em homens com hipercolesterolemia[315] e podem diminuir os triglicerídeos em jejum em pacientes com hipertrigliceridemia e diabetes melito.[316] Uma alta ingestão dietética de fibras também pode reduzir a NUS por meio da diminuição da formação de amônia por colônia de bactérias e aumento da excreção fecal de nitrogênio.[317] A alta ingestão de fibras também pode provocar perda fecal de oligoelementos. Os alimentos ricos em fibra são, com frequência, altos em potássio, fósforo e proteínas de baixo valor. Assim, deve-se ter cautela na prescrição de dietas com alto teor de fibra para pacientes com insuficiência renal. Pelo fato de esses pacientes se beneficiarem com a ingestão de fibras, eles são atualmente encorajados a consumir um total de 20 a 25 g/dia de fibra.

Fósforo

Em pacientes com DRC, uma alta ingestão dietética de fósforo pode levar ao aumento plasmático de fósforo no plasma e de produtos cálcio-fósforo elevando o risco de deposição de fosfato de cálcio em tecidos moles, inclusive artérias.[137,139] Além disso, a hiperfosfatemia, ao reduzir o cálcio sérico, promove um forte estímulo para o desenvolvimento de hiperparatireoidismo, uma complicação grave da DRC. Provavelmente como resultado destas últimas complicações do fósforo sérico elevado, muitos estudos epidemiológicos em pacientes com DRC, incluindo em fase terminal, associam a alta ingestão de fósforo, a hiperfosfatemia e o não uso de quelantes de fosfato com aumento da morbidade e mortalidade.[318,319] Como discutido anteriormente, estudos tanto com animais quanto com seres humanos sugerem que a baixa ingestão de fósforo possa reduzir a progressão de DRC.[60,61,63]

A ingestão dietética ideal de fósforo para pacientes com DRC moderada (estágios 3 e 4) ainda não foi bem estabelecida. Uma abordagem é manter a ingestão dietética de fósforo em cerca de 1.000 a 1.200 mg/dia. A diretriz *Clinical Practice Guideline for the Diagnosis, Evaluation, Prevention, and Treatment of*

Chronic Kidney Disease – Mineral and Bone Disorder (CKD-MBD) da iniciativa *Kidney Disease: Improving Global Outcome* (KDIGO) sugere que, para pacientes com DRC estágios 3 a 5, os níveis de fósforo sérico sejam mantidos dentro da faixa normal.[320] Para pacientes com DRC estágio 5D, sugere-se que o fósforo sérico elevado seja reduzido até a faixa da normalidade.[320] A diferença nas recomendações reflete pelo menos parcialmente a dificuldade em reduzir e manter normais os níveis de fósforo sérico nos pacientes em diálise (ou seja, com DRC estágio 5D). Pode haver um efeito levemente benéfico em manter-se os valores séricos de paratormônio ligeiramente elevados em pacientes com DRC estágio 5D, para manter o *turnover* ósseo mais normal.[320] Existe uma correlação aproximada entre os teores de proteína e fósforo da dieta; portanto, é mais fácil restringir o fósforo quando a ingestão de proteína é reduzida. Isso geralmente representa um dilema ao tentar-se manter uma ingestão ideal de proteína enquanto limita-se o fósforo da dieta para aderir às diretrizes previamente mencionadas para pacientes dialisados. Por outro lado, pacientes submetidos à diálise diária ou quase diária em geral têm pouca dificuldade em manter os níveis séricos de fósforo normais.

Para alcançar níveis normais de fósforo sérico, os pacientes com DRC estágios 3 e 5 geralmente precisam de uma baixa ingestão de fósforo, por volta de 800 a 1.000 mg/dia, especialmente quando seus níveis de fósforo sérico são maiores do que 4,6 mg/dL nos estágios 3 e 4 da DRC e maiores que 5,5 mg/dL no estágio 5. É muito difícil aderir a dietas com teor mais baixo de fósforo, a menos que o paciente esteja seguindo uma dieta hipoproteica (ou seja, 20 g de proteína/dia com suplementação de cetoácidos e aminoácidos). Os níveis de fósforo sérico devem ser monitorados mensalmente desde o início da restrição de fósforo dietético, para assegurar que o fósforo sérico permaneça dentro da faixa normal. O uso de sais de fósforo como aditivos alimentícios tornou-se comum, e o teor de fósforo dos alimentos publicado nas tabelas alimentares e programas de computador é em geral erroneamente baixo. Esse problema se aplica especialmente aos alimentos processados, mas não se limita a eles. A absorção de fósforo do trato intestinal também pode variar de acordo com o tipo de alimento ingerido (isto é, alimentos vegetarianos *versus* produtos lácteos *versus* alimentos que podem conter mais fosfato inorgânico, como refrigerantes).[321,322]

No estágio 5 da DRC, este grau de restrição de fósforo da dieta geralmente não mantém o fósforo sérico dentro dos limites normais. Portanto, os quelantes de fosfato, que ligam o fosfato no trato intestinal e o tornam indisponível para absorção, também são usados. Tradicionalmente, os dois quelantes de fosfato mais comumente usados são o carbonato de alumínio e o hidróxido de alumínio. Geralmente, são necessárias duas a quatro cápsulas de 500 mg, tomadas três a quatro vezes ao dia. Doses maiores podem ser usadas se necessário. Como resultado de evidências que osteomalacia, anemia e possivelmente demência induzidas por alumínio podem ser causadas pelos quelantes de fosfato à base de alumínio, tais medicamentos são usados apenas como último recurso.[323,324]

Outros quelantes de fosfato incluem o carbonato de cálcio, o acetato de cálcio, o citrato de cálcio, o cloridrato de sevelamer, o carbonato de sevelamer[325,326] e o carbonato de lântano.[320,327,328] Dados preliminares indicam que quelantes de fosfato à base de ferro também são capazes de quelar o fosfato e, possivelmente, também podem aumentar de maneira modesta os níveis de ferro sérico.[329] Os quelantes de fosfato geralmente são tomados de três a quatro vezes ao dia, em doses divididas, junto com as refeições. O acetato de cálcio pode ser ligeiramente mais potente do que o carbonato de cálcio como quelante do fosfato no trato intestinal, onde o citrato de cálcio parece ser menos eficaz dentre os quelantes à base de cálcio.[330-333] O surgimento de desconforto gastrintestinal pode ser mais provável com o acetato de cálcio.[333] Não se deve usar citrato de cálcio em pacientes que também estejam tomando quelantes à base de alumínio, pois o ânion citrato pode formar complexos com o alumínio e aumentar a absorção intestinal deste.[330]

Sais de cálcio não devem ser administrados a menos que o fósforo sérico esteja normal ou quase normal, para evitar precipitação de fosfato de cálcio nos tecidos moles. Assim, pacientes hiperfosfatêmicos podem ser tratados com outros quelantes de fosfato até que o fósforo sérico caia para níveis normais ou quase normais; a partir deste momento, pode-se realizar a troca para carbonato de cálcio ou acetato de cálcio. As doses de quelantes à base de cálcio não devem fornecer mais do que 1.500 mg de cálcio elementar por dia e a ingestão total de cálcio (soma da ingestão dietética e da fornecida pelos quelantes) não deve exceder 2.000 mg/dia, para evitar acúmulo excessivo de cálcio nos tecidos moles.[1] O cálcio compreende 40% do carbonato de cálcio, 25% do acetato de cálcio, 21% do citrato de cálcio e 9% do gluconato de cálcio.

O cloridrato de sevelamer é geralmente bem tolerado, embora alguns indivíduos desenvolvam desconforto ou náusea e possam até mesmo se tornar acidóticos em razão do alto teor de cloridrato deste preparado. O carbonato de sevelamer foi desenvolvido por este motivo.[320] O carbonato de lântano parece ser pelo menos tão eficaz quanto o cloridrato de sevelamer e os sais de cálcio como quelante de fosfato. Pequenas quantidades de lântano se acumularam no plasma de pacientes submetidos a diálise com doses diárias; não há indícios de que isso seja danoso ao paciente. Se pacientes submetidos a diálise permanecem hiperfosfatêmicos (fósforo sérico > 5,5 mg/dL), estes últimos quelantes de fosfato podem precisar ser administrados em combinação com outros quelantes. Em geral, os quelantes de fosfato quelam apenas 300 a 400 mg de fósforo por dia, mesmo quando administrados em doses máximas. Portanto, o uso de quelantes de fosfato não substitui a necessidade de restrição de fósforo da dieta.

Cálcio, vitamina D e paratormônio

Pacientes com DRC, incluindo aqueles submetidos à terapia de diálise de manutenção, geralmente têm uma demanda dietética aumentada de cálcio por apresentarem tanto deficiência de vitamina D quanto resistência às ações da vitamina D. Esses distúrbios, que levam a falhas na absorção intestinal de cálcio, são potencializados pelo baixo conteúdo do mineral nas dietas para pacientes urêmicos. Uma dieta de 40 g de proteína, com baixo teor de fósforo, por exemplo, fornece, em geral, apenas cerca de 300 a 400 mg de cálcio diariamente. A ingestão dietética de cálcio é baixa pois muitos alimentos ricos em cálcio são também ricos em fósforo, como os alimentos lácteos, que são restritos para pacientes com DRC.

É difícil recomendar um padrão dietético de cálcio diário para DRC nos estágios 3 a 5D (ver Tab. 97.1) pelas seguintes razões: tanto as diretrizes KDOQI sobre metabolismo e doença óssea quanto as diretrizes KDIGO sobre minerais e transtornos ósseos nas doenças renais crônicas concentram-se na doença óssea, no hiperparatireoidismo, nos níveis séricos de fósforo e cálcio, no metabolismo da vitamina D, na doença e mortalidade cardiovasculares e nas taxas de mortalidade gerais.[1,320] A questão da nutrição de cálcio e fósforo ou da carga corporal de cálcio ou fósforo tem sido secundária, a menos que os pacientes desenvolvam osteoporose franca ou osteopenia, e o monitoramento clínico de rotina da condição óssea geralmente não é muito sensível para a detecção desses transtornos. Assim, por exemplo, as diretrizes KDIGO recomendam que o cálcio sérico para pacientes com estágio 3 a 5D deva ser mantido dentro da faixa normal.[320] As metas da KDIGO para o fósforo sérico para estágio 3 a 5D foram descritas anteriormente e recomendam que a ingestão de cálcio dietético e fósforo seja planejada de modo a alcançar essas metas. A identificação das metas adequadas para cálcio e fósforo dietético é ainda mais complicada pelo fato de que as ingestões dietéticas para alcançar esses níveis ou para manter o equilíbrio de cálcio e fósforo podem ser profundamente afetadas pela quantidade e pelo tipo de medicamentos à base de vitamina D administrados; a dose de cinacalcete prescrita (se houver); o teor de cálcio da solução de diálise; o tipo e a quantidade de quelantes de fosfato administrados; e a frequência e duração da diálise (por exemplo, três vezes por semana *versus* hemodiálise de manutenção diária ou, em pacientes submetidos à DPC, o número de trocas de solução por dia).

Os pacientes não dialisados com DRC de estágio 5 geralmente necessitam de 1.200 a 1.600 mg/dia de cálcio para manter um equilíbrio neutro ou positivo de cálcio, a menos que eles estejam recebendo suplementação com 1,25-di-hidroxicolecalciferol (calcitriol) ou outro análogo ativo da vitamina D (ver adiante).[138,298] Os pacientes com DRC estágio 3 a 5D, inclusive os pacientes submetidos à diálise de manutenção, devem receber suplementação com calcitriol ou análogos de vitamina D com ação semelhante e/ou colecalciferol ou ergocalciferol e por volta de 800 mg/dia de cálcio, a menos que estejam em uso de alta dose de vitamina D para controlar hiperparatireoidismo. Nesse caso, ingestões menores de cálcio dietético, próximas a 600 mg/dia, podem ser preferíveis. Se o paciente estiver tomando quelantes de fosfato de ação intestinal que contenham cálcio, a ingestão diária total de cálcio – somando o fornecido por esses quelantes e pelos alimentos ingeridos – provavelmente não deve exceder 2.000 mg/dia, para reduzir o risco de calcificação dos tecidos moles, inclusive as artérias.

A suplementação de cálcio, incluindo quelantes de fosfato intestinal à base de cálcio, não deve ser iniciada a menos que a concentração de fósforo sérico esteja normal (por exemplo, 2,5 a ~5,5 mg/dL) ou quase normal, para evitar deposição de fosfato de cálcio nos tecidos moles. O monitoramento frequente do cálcio sérico é importante porque pode ocorrer hipercalcemia, especialmente se o fósforo sérico cair para níveis próximos ao limite inferior da normalidade ou abaixo dela. É especialmente provável que isto aconteça se o paciente também tiver hiperparatireoidismo, uma complicação comum da DRC.[137]

Como indicado anteriormente, a ingestão total de cálcio elementar dietético e fornecido por quelantes de fosfato à base de cálcio não deve exceder 2.000 mg/dia. O produto do cálcio-fósforo sérico deve ser mantido inferior a $55 mg^2/dL^2$. Isto deve ser alcançado principalmente pelo controle dos níveis séricos de fósforo dentro das faixas-alvo indicadas anteriormente. Se o cálcio sérico total corrigido for menor do que o limite inferior usado pelo laboratório (< 8,4 mg/dL), o paciente deve ingerir mais cálcio para aumentar os níveis séricos de cálcio se houver sinais clínicos de hipocalcemia ou se o nível de paratormônio intacto no plasma exceder a faixa-alvo para DRC. Por aumentar a absorção intestinal de cálcio, o tratamento com análogos da vitamina D reduz a necessidade diária de cálcio.

Pode-se calcular a albumina sérica corrigida pela seguinte fórmula:[1]

$$\text{Cálcio sérico corrigido (mg/dL)} = \text{cálcio total sérico (mg/dL)} \times 0{,}0704 \times [34 - \text{albumina sérica (g/dL)}]$$

Uma equação mais simples, e quase tão exata, é a seguinte:

$$\text{Cálcio total corrigido (mg/dL)} = \text{cálcio total (mg/dL)} + 0{,}8 \times [4 - \text{albumina sérica (g/dL)}]$$

Para reduzir a carga de cálcio total diária para o paciente dialisado que está tomando quelantes de fosfato à base de cálcio, costuma-se reduzir o teor de cálcio da solução de diálise. Atualmente, isso é mais eficaz na DPC do que na HDM. Em geral, a concentração de cálcio no dialisado de pacientes tratados com hemodiálise de manutenção ou DPC deve ser entre 2,5 e 3 mEq/L (entre 5,0 e 3,0 mg/dL).[320] As diretrizes KDIGO também recomendam que o PTH intacto sérico deve ser mantido dentro dos limites normais.[320] Para pacientes submetidos a diálise de manutenção (ou seja, DRC estágio 5D), o PTH intacto sérico deve ser mantido em aproximadamente 2 a 9 vezes acima do limite superior da normalidade para o ensaio.[320]

Vitamina D e seus análogos. O calcitriol aumenta a absorção intestinal de cálcio e fósforo, eleva o cálcio sérico, abaixa o PTH sérico, diminui a atividade da fosfatase alcalina sérica, reduz a reabsorção óssea, diminui a fibrose endosteal e geralmente melhora a osteomalacia.[137,138] A terapia com calcitriol ou outros esteróis ativos da vitamina D é indicada no hiperparatireoidismo, na osteíte fibrosa, na osteomalacia mista e na hipocalcemia grave.

Alguns pacientes com DRC em estágio 5 e deficiência de vitamina D desenvolvem miopatia, principalmente dos músculos proximais dos membros, e podem apresentar fraqueza grave. A terapia com vitamina D pode melhorar a força.[334] O calcitriol exerce muitos efeitos imunológicos *in vitro*,[335,336] mas não se sabe se o tratamento com esta substância melhora a função imunológica em pacientes com insuficiência renal. Crianças com DRC em estágios 3 a 5 necessitam de análogos de vitamina D para seu crescimento. Estudos de observação indicam que a vitamina D e seus análogos podem ter muitos outros efeitos benéficos na população em geral e provavelmente também em pacientes com DRC. Estes efeitos benéficos incluem melhora da saúde óssea e, possivelmente, redução dos riscos de hipertensão e câncer.[8,9,138,209,337] Porém, estudos clínicos prospectivos randomizados com amostras de tamanho adequado serão necessários para confirmar essas observações.[10,11]

Vários estudos retrospectivos em grande número de pacientes submetidos à HDM indicam que o tratamento destes pacientes com calcitriol ou com paricalcitol, outro análogo da vitamina D, está associado a uma taxa menor de mortalidade.[8,9,299,338] Análises retrospectivas indicam que o paricalcitol pode reduzir a mortalidade mais do que o calcitriol nos pacientes submetidos à HDM[299,338] do que em pacientes que recebem $1{,}25(OH)_2$. Um outro medicamento para o tratamento de hipertireoidismo secundário em pacientes com DRC em estágios 4 e 5 e naqueles submetidos a diálise é o cinacalcete. Esse medicamento aumenta a sensibilidade dos receptores de cálcio na glândula paratireoide para que os níveis mais baixos de cálcio sérico suprimam a secreção de PTH. O cinacalcete suprime o hiperparatireoidismo em pacientes com DRC e reduz os níveis de cálcio sérico e fósforo e o produto cálcio-fósforo sérico.[339]

O National Institute of Medicine dos Estados Unidos propôs que a ingestão dietética recomendada (RDA) de vitamina D (colecalciferol) para homens e mulheres fisiologicamente normais entre 1 e 70 anos de idade seja de 600 UI/dia.[340] Para homens e mulheres com 71 anos de idade ou mais velhos, propõe-se uma ingestão recomendada diária de 800 UI/dia de vitamina D. Estas recomendações baseiam-se na quantidade de vitamina D dietética, estimada pela literatura científica, necessária para promover o crescimento e a manutenção óssea em pessoas saudáveis.[340] Como a vitamina D pode ter outros efeitos benéficos, é possível que uma ingestão adequada de vitamina D para alcançar esses outros benefícios necessite de doses mais altas. Essa é com certeza uma área que requer mais pesquisas.

Atualmente, preconiza-se a suplementação com 800 UI/dia de vitamina D_3 (colecalciferol) para pacientes com DRC em estágios 3 a 5. Alguns pacientes não conseguem manter níveis normais de 25-hidroxicolecalciferol sérico com esta dose. Como alternativa, pode-se medir os níveis de 25-hidroxicolecalciferol sérico. Se estiverem inferiores a 30 ng/mL (20 ng/mL cobre as necessidades de $\geq$ 97,5% da população em geral de acordo com o National Institute of Medicine),[340] doses maiores de colecalciferol podem ser prescritas, até 1200 ou mesmo 2.000 UI/dia, se necessário. Alguns médicos prescrevem vitamina D_2 (ergocalciferol) em vez de colecalciferol. Em pacientes com DRC em estágios 3 a 5, também se pode solicitar o exame de 1,25-di-hidroxicolecalciferol sérico (calcitriol). Se estiver baixo, pode-se prescrever um esterol ativo da vitamina D (calcitriol, alfacalcidol, paricalcitol ou doxercalciferol). Porém, estes exames de sangue não são baratos. Para pacientes com DRC estágio 5D, deve-se realizar sempre a terapia com um esterol ativo de vitamina D. Não se sabe se tais pacientes com DRC estágio 5D também necessitam de suplementação de vitamina D_2 e D_3.

O tratamento de pacientes não dialisados com DRC estágios 3 a 5 com calcitriol ou outros esteróis de vitamina D geralmente é iniciado com doses de 0,25 a 0,50 μg/dia. O cálcio sérico deve ser monitorado cuidadosamente; se estiver baixo e não subir a pelo menos 0,5 mg/dL com nenhuma dose em particular, a dose talvez precise ser escalonada em 0,25 a 0,50 μg/dia a cada 4 a 6 semanas. Em caso de hipercalcemia, faz-se a suspensão temporária do calcitriol. Em última instância, o melhor critério para um tratamento eficaz com 1,25-di-hidroxicolecalciferol é a melhora na anatomia óssea, determinada histológica e radiograficamente e por densitometria, apesar de esse monitoramento em geral não ser necessário. A melhora na função muscular ou a eliminação de hipocalcemia grave também podem indicar a dose apropriada de calcitriol. Com o tempo, os requisitos para o 1,25-di-hidroxicolecalciferol e a tolerância para esta vitamina podem diminuir, e a dose de manutenção pode precisar ser reduzida. Esta mudança pode ocorrer depois de ter havido cura óssea suficiente para que o esqueleto não sirva mais como reservatório de cálcio e fósforo.

O calcitriol não deve ser iniciado se o cálcio sérico estiver elevado (faixa normal, ~8,4 a 9,5 mg/dL), se o fósforo sérico não estiver mais do que ligeiramente aumentado e se o produto cálcio-fósforo for menor do que 55 mg^2/dL^2. As indicações para outros esteróis de vitamina D foram descritas anteriormente. Como já indicado, os níveis séricos de cálcio e fósforo devem ser monitorados durante a terapia para assegurar que as concentrações estejam normais. Na insuficiência renal, muitos dos efeitos benéficos do 1,25-di-hidroxicolecalciferol (calcitriol) podem ser reproduzidos administrando-se outros esteróis de vitamina D, geralmente com menos risco de hipercalcemia (ver anteriormente).

Uma síndrome chamada doença óssea aplástica ou hiperplástica foi descrita em pacientes submetidos à diálise crônica.[137,341-343] Ela é caracterizada por concentrações séricas relativamente baixas do hormônio da paratireoide, diminuição dos osteoblastos ósseos e redução acentuada no remanejamento ósseo. A síndrome pode ser causada pela toxicidade ao alumínio, mas também ocorre na ausência desta toxicidade.[137,341,342] Postulou-se que o tratamento com grandes doses de quelantes de fosfato à base de cálcio ou vitamina D com consequente supressão do hormônio da paratireoide seria a causa deste distúrbio.[137,341,343]

Magnésio

As pessoas com DRC estágio 5 têm uma absorção final de aproximadamente 50% do magnésio ingerido do trato intestinal (absorção final é a diferença entre a ingestão dietética e a excreção fecal).[341] O magnésio absorvido é excretado principalmente pelos rins. Portanto, pode ocorrer hipermagnesemia na DRC.[344] Em virtude de as dietas restritas dos pacientes urêmicos possuírem baixo teor de magnésio (em geral

~ 100-300 mg/dia para uma dieta de 40 g de proteína), seus níveis de magnésio sérico são geralmente normais ou ligeiramente elevados, a menos que esses pacientes ingiram substâncias ricas em magnésio, como antiácidos ou laxativos.[298,344] Pacientes urêmicos na fase não dialítica precisam de cerca de 200 mg/dia de magnésio para manter um balanço neutro.[298] A ingestão dietética de magnésio ideal para os pacientes submetidos à diálise crônica ainda não foi bem definida. Ela é influenciada pelo nível de magnésio no dialisato; nas atuais concentrações de magnésio no dialisato, a ingestão ideal de magnésio é provavelmente cerca de 200 a 250 mg/dia.

Sódio e água

O sódio é livremente filtrado pelo glomérulo. No rim normal, os túbulos renais reabsorvem bem mais de 99% do sódio filtrado. Conforme a insuficiência renal progride, tanto a TFG quanto a reabsorção de sódio tubular fracional diminuem de maneira progressiva. Assim, muitos pacientes com insuficiência renal são capazes de manter o balanço de sódio com a ingestão normal de sal. Normalmente, apenas cerca de 1 a 3 mEq/dia de sódio é excretado nas fezes; em uma pessoa que não transpira, apenas alguns miliequivalentes/dia de sódio são perdidos através da pele. Apesar de uma redução adaptativa na reabsorção tubular renal de sódio quando a DRET se instala, muitos pacientes podem ser incapazes de excretar a quantidade de sódio ingerida e podem desenvolver edema, hipertensão ou insuficiência cardíaca congestiva. A ocorrência dessa síndrome é particularmente provável quando a TFG é inferior a 4 a 10 mL/minuto. Quando a insuficiência renal é complicada pela insuficiência cardíaca congestiva, ou doença hepática avançada, a propensão à retenção de sódio é maior. Com a diminuição da capacidade de excretar sódio, pode haver a necessidade de restrição da ingestão de sódio e água e do uso de medicamentos diuréticos. Na insuficiência renal, muitas vezes a hipertensão é controlada com mais facilidade com a restrição de sódio e pode ser acentuada com a ingestão aumentada de sódio, provavelmente por causa da expansão do volume de fluido extracelular.[345]

Além disso, os pacientes com DRC estágio 4 a 5 apresentam, normalmente, uma incapacidade de conservar o sódio de modo normal.[135,136] A baixa ingestão de sódio pode não ser suficiente para repor as perdas urinárias e extrarrenais de sódio, e pode ocorrer perda de sódio, diminuição no volume do fluido extracelular, volume sanguíneo e fluxo sanguíneo renal e uma posterior redução na TFG. Pode ser difícil detectar a diminuição no volume. Uma perda de peso inexplicável ou diminuição da pressão arterial podem ser sinais dessa condição. Pacientes com DRC não dialíticos sem evidências de sobrecarga de fluidos, hipertensão ou insuficiência cardíaca podem receber, com alguma cautela, uma ingestão maior de sódio para determinar se a TFG pode ser ligeiramente melhorada pela expansão do volume extracelular.

De modo geral, quando o balanço de sódio está bem controlado, a sede regula o balanço de água de maneira adequada. Entretanto, quando a TFG diminui para menos de 2 a 5 mL/minuto, há um risco particular de super-hidratação. Em pacientes diabéticos, a hiperglicemia também pode aumentar a sede e o balanço positivo de água. Para pacientes com insuficiência renal muito avançada cujo total de água corporal esteja no nível desejado (conforme indicado por uma pressão arterial normal ou próxima do normal, ausência de edema e sódio sérico normal), o volume urinário pode ser um bom indicador da ingestão de água. A ingestão diária de água deve ser igual à eliminação de urina mais aproximadamente 500 mL para repor as perdas não perceptíveis.

Na maioria dos pacientes com insuficiência renal aguda não dialisados, uma ingestão diária de 1.000 a 3.000 mg (40 a 130 mEq) de sódio e 1.500 a 3.000 mL de líquidos mantém o equilíbrio de sódio e água. Entretanto, a necessidade de sódio e água varia muito, e cada paciente deve ser tratado individualmente. Os pacientes submetidos a HDM ou DPC, em geral, tornam-se oligúricos ou anúricos após algumas semanas ou 1 a 2 anos de tratamento. Para pacientes em HDM, a ingestão de sódio e fluido total, em geral, deve ser restringida a 1.000 a 1.500 mg/dia e 750 a 1.500 mL/dia, respectivamente. Os pacientes submetidos à DPC geralmente toleram uma maior ingestão de sódio e água, pois o sal e a água podem ser removidos com facilidade a cada dia com o uso de dialisado hipertônico, que aumenta o fluxo de água do corpo para a cavidade peritoneal, onde ele pode ser drenado. A manutenção de uma grande ingestão dietética de sódio e água permite que a quantidade de fluido removida do paciente em DPC seja maior e, assim, o volume do dialisado diário também é maior. Esse aumento pode ser vantajoso, pois a eliminação diária de pequenas moléculas na DPC está diretamente relacionada ao volume de saída do dialisado. Em pacientes urêmicos não dialíticos ou naqueles submetidos à diálise que não estejam anúricos e recebam sódio ou água em excesso, apesar das tentativas de restrição dietética, um potente diurético de alça, como a furosemida ou bumetanida, pode ser usado para aumentar a excreção urinária de sódio e água.

Potássio

Geralmente, os rins são a principal via de excreção do potássio. Na insuficiência renal, a retenção de potássio pode ocorrer e levar rapidamente à hipercalemia fatal. Dois fatores agem para provocar esse processo na insuficiência renal. Primeiro, enquanto a produção de urina permanecer em aproximadamente 1.000 mL/dia ou mais, a secreção tubular de potássio nos néfrons funcionantes remanescentes tende a ser maior, e assim a eliminação renal de potássio não diminui de maneira tão acentuada quanto a TFG. Segundo, a excreção fecal de potássio é maior em virtude da maior secreção do intestino grosso.[253] Dessa forma, pacientes com DRC geralmente não se tornam hipercalêmicos, exceto nas seguintes circunstâncias: ingestão em excesso de potássio; acidose, oligúria ou hipoaldosteronismo (p. ex., secundária à secreção diminuída de renina provocada por doença renal ou resistência tubular renal à ação da aldosterona); ou estresse catabólico. Pacientes com TFG em estágio 4 ou 5 (TFG < 29 mL/minuto), incluindo os submetidos à HDM, em geral, não devem receber mais que 70 mEq de potássio/dia. Alguns pacientes, particularmente aqueles com DRC menos avançada, podem tolerar altas ingestões de potássio. Eles podem ter a liberação do potássio dietético e cuidadoso monitoramento dos níveis séricos de potássio. Conforme enfatizado anteriormente, o uso comum de IECA, BRA e/ou bloqueadores do receptor de aldosterona aumenta o risco de hipercalemia ao reduzir a secreção ou ação da aldosterona. Até pessoas com função renal normal podem precisar de restrição da ingestão de potássio caso tomem esses medicamentos e desenvolvam hipercalemia.

Oligoelementos

Diversos fatores tendem a aumentar ou diminuir a carga corporal de certos oligoelementos em pacientes com insuficiência renal.[346-348] Muitos oligoelementos são excretados principalmente na urina, e podem sofrer acúmulo na insuficiência renal.[347,349] Elementos como ferro, zinco e cobre, que são ligados às proteínas, podem ser perdidos em quantidades excessivas quando há grandes perdas urinárias de proteína, como na síndrome nefrótica.[349] A exposição ocupacional ou pica podem aumentar a carga de alguns oligoelementos. Os efeitos da ingestão dietética alterada de pacientes urêmicos nos depósitos corporais de oligoelementos são desconhecidos.[348] Pelo fato de muitos oligoelementos ligarem-se avidamente às proteínas séricas, quando presentes mesmo em pequenas quantidades no dialisato, eles podem ser levados para o sangue e provocar toxicidade. Recomenda-se assim que, como prática de rotina, o dialisato seja purificado de oligoelementos antes do uso. Sob certas circunstâncias, as doses terapêuticas de oligoelementos podem ser administradas por meio da diálise de manutenção, como feito com o zinco.[350] A avaliação de depósitos de oligoelementos em pacientes com insuficiência renal é difícil pois as concentrações de proteínas de ligação séricas ou de afinidade com certos oligoelementos podem estar alteradas e os níveis de oligoelementos em hemácias podem não refletir as concentrações em outros tecidos.

As necessidades dietéticas de oligoelementos não foram bem definidas em pacientes urêmicos (ver Tab. 97.5). A suplementação de oligoelementos deve ser feita com cautela porque a excreção urinária prejudicada pode aumentar o risco de superdosagem.

Suplementos orais de ferro são, com frequência, administrados por pacientes que apresentam deficiência de ferro ou como tratamento de rotina para pacientes que tenham propensão de desenvolver deficiência de ferro (p. ex., aqueles que frequentemente apresentam ferro sérico limítrofe ou baixo, porcentagem reduzida de saturação da capacidade de ligação do ferro ou níveis reduzidos de ferritina). As necessidades de ferro são maiores quando a terapia com eritropoietina é iniciada e a síntese de hemoglobina aumenta. Pode-se usar 300 mg de sulfato ferroso, até três vezes ao dia, meia hora após as refeições. Alguns pacientes desenvolvem anorexia, náusea, constipação ou dor abdominal com o sulfato ferroso e podem tolerar melhor outros compostos de ferro como fumarato, gluconato ou lactato ferrosos. Pacientes intolerantes a suplementos orais de ferro ou aqueles em quem a terapia oral não mantém níveis séricos de ferro adequados podem ser tratados com ferro intramuscular ou, mais usualmente, intravenoso.[351,352] O uso de doses maiores de ferro por via intravenosa é comumente necessário, pois concentrações um pouco mais elevadas de ferro sérico reduzem as doses de agentes estimulantes de eritropoiese necessárias para manter os níveis de hemoglobina do sangue. Como mencionado anteriormente, o citrato férrico, que já foi proposto como um quelante de fosfato intestinal, talvez também possa elevar modestamente os níveis de ferro sérico e suplantar a necessidade de ferro intravenoso em alguns pacientes com DRC.[329]

O conteúdo de zinco da maioria dos tecidos é normal na insuficiência renal,[348] embora o zinco esteja geralmente reduzido no sangue e no cabelo e elevado nas hemácias.[347,350,353,354] Em pacientes urêmicos não dialíticos, a excreção urinária fracional de zinco é maior; entretanto, em virtude da TFG ser reduzida, a excreção urinária total de zinco pode ser normal ou reduzida.[346] O zinco fecal é elevado,[353] e a ingestão dietética maior do que a ingestão dietética de referência (DRI)[355] pode ser necessária para manter os depósitos normais de zinco. São necessários mais estudos para que isso seja confirmado. Há alguns relatos de que a disgeusia, a ingestão inadequada de alimentos e a função sexual prejudicada, que são problemas comuns do paciente urêmico, podem ser melhoradas com a administração de suplementos de zinco aos pacientes.[350,353,356,357] Entretanto, outros estudos não confirmaram isso.[303]

Como indicado anteriormente, em pacientes urêmicos não dialíticos e nos que recebem diálise de manutenção, o aumento da carga corporal de alumínio foi implicado como causa da síndrome de demência progressiva (em particular em pacientes em HDM), osteomalácia, fraqueza muscular dos membros proximais e anemia.[137,323,324,341,342] Embora a contaminação do dialisato com alumínio fosse anteriormente a maior causa de toxicidade por alumínio em muitos centros de diálise de manutenção, os métodos atuais de tratamento da água removeram quase todo o alumínio do dialisato. Atualmente, a ingestão de quelantes de fosfato à base de alumínio é talvez a maior causa de carga corporal excessiva de alumínio.[323,324] Em consequência, muitos nefrologistas usam hoje quelantes à base de alumínio com parcimônia ou nem os usam, e confiam mais em dietas com baixo teor de fósforo e quelantes de fosfato sem alumínio (ver anteriormente) para controlar os níveis séricos de ferro.[330-333] A toxicidade do alumínio pode ser tratada diminuindo a ingestão de alumínio e por meio de infusões intravenosas de desferrioxamina, um quelante de alumínio.[357] Esse quelante pode ser removido do corpo por HD ou DP.

Vitaminas (além da vitamina D)

Os pacientes com DRC mais avançada (i. e., estágios 3 a 5) têm tendência a desenvolver deficiências de vitaminas hidrossolúveis, a menos que recebam suplementos.[141] As deficiências vitamínicas ocorrem pelas razões a seguir. Primeiro, a ingestão de vitaminas é frequentemente baixa em razão da anorexia e da ingestão alimentar inadequada e também porque muitos alimentos ricos em vitaminas solúveis em água são restringidos em virtude do elevado conteúdo de potássio. A dieta típica para pacientes com DRC não dialíticos e para pacientes submetidos à diálise de manutenção é muitas vezes menor do que as DRI para certas vitaminas hidrossolúveis.[358,359] Segundo, o metabolismo de certas vitaminas hidrossolúveis tende a estar alterado na DRC.[360,361] Terceiro, muitos medicamentos interferem na absorção intestinal, no metabolismo ou na ação das vitaminas.[180,200] Quarto, o tratamento de diálise de manutenção remove as vitaminas hidrossolúveis.

A vitamina B_6, a vitamina C e o ácido fólico são as vitaminas solúveis em água com maior probabilidade de deficiência nos pacientes com DRC não dialíticos e naqueles submetidos à HDM. A deficiência de vitamina B_{12} é incomum na DRC porque sua necessidade diária é pequena (2,4 μg/dia para adultos e mulheres não grávidas e não lactantes),[359] o corpo pode armazenar quantidades relativamente grandes dessa vitamina, e a vitamina B_{12} está ligada às proteínas no plasma e, por essa razão, é pouco dialisada.

Alguns estudos sugerem que muitos pacientes submetidos à HDM podem subsistir por meses sem suplementação de vitaminas e sem desenvolver deficiências de vitaminas hidrossolúveis.[362] Entretanto, esses últimos estudos não demonstraram que, sem a suplementação de vitaminas, uma quantidade pequena, mas substancial, de pacientes não desenvolverão deficiência de vitaminas solúveis em água, especialmente após um ano ou mais de tratamento em diálise de manutenção. Pelo fato de as deficiências de vitaminas solúveis em água nesses pacientes serem causadas por vários fatores, por elas se desenvolverem de forma gradual nesses pacientes, após meses ou anos de tratamento com diálise de manutenção, e em decorrência da segurança dos suplementos de vitamina solúveis em água, parece prudente continuar com o seu uso rotineiro.

Os suplementos diários da maioria das vitaminas ainda não estão bem definidos na insuficiência renal.[141] As evidências indicam que, além da ingestão de vitaminas provenientes de alimentos, os suplementos diários de vitaminas indicados na Tabela 97.4 previnem ou corrigem deficiências vitamínicas: hidrocloreto de piroxidina, 5 mg em pacientes não dialíticos e 10 mg naqueles submetidos a HDM ou DPC;[363] ácido fólico, 1 mg; e as DRI de indivíduos normais para as outras vitaminas solúveis em água.[358,359] Os pacientes com insuficiência renal provavelmente precisam de menos de 1,0 mg/dia de ácido fólico; entretanto, por essa vitamina ser segura e algumas evidências sugerirem que possa haver interferência competitiva com suas ações,[360,364] pode ser desejável prescrever esta dose de ácido fólico até que estudos mais definitivos dessas necessidades sejam conduzidos. Um suplemento de apenas 3 μg/dia de vitamina B_{12} é aconselhável, porque esta ingestão de vitamina B_{12} é considerada segura para indivíduos normais e para pacientes com insuficiência renal, e a RDA para vitamina B_{12} de 2,4 μg/dia é portanto arredondada para cima.

É aconselhável uma suplementação de apenas 70 mg/dia de vitamina C. Isto é menos do que a RDA de 90 mg/dia de vitamina C para os homens e 75 mg/dia para mulheres não grávidas e não lactantes.[358] Essa quantidade de suplementação de vitamina C é recomendada porque o ácido ascórbico pode ser metabolizado em oxalato. Doses maiores de ácido ascórbico têm sido associadas com níveis elevados de oxalato no plasma em pacientes com insuficiência renal.[365,366] O oxalato é altamente insolúvel, e existe a preocupação de que altas concentrações de oxalato plásmico possam levar à sua precipitação nos tecidos moles. Em pacientes não dialisados com DRC nos estágios 3 a 5, é possível que a deposição de oxalato nos rins cause uma perda ainda maior da função renal. Ademais, esta é a recomendação para suplementação de vitamina C; espera-se que os pacientes ingiram vitamina C adicional por meio da alimentação.

Como os níveis séricos de proteína de ligação ao retinol e vitamina A encontram-se elevados na uremia,[367] não é recomendado o uso rotineiro de suplementação de vitamina A, especialmente pelo fato de que até mesmo doses relativamente pequenas de vitamina A (ou seja, 7.500 a 15.000 UI/dia) podem causar toxicidade óssea.[368] A suplementação das vitaminas E e K provavelmente não é necessária. Porém, pacientes que recebem antibióticos por longos períodos e que não ingerem alimentos com alto teor de vitamina K podem precisar de suplementação de vitamina K.[369] As necessidades vitamínicas das pessoas com DRC estágios 2 a 4 foram revistas.[370] Infelizmente, sabe-se menos sobre os requisitos de vitamina destes indivíduos do que sobre as necessidades das pessoas com DRET ou em uso de diálise.

Acidose e álcalis

A acidose metabólica, com frequência, ocorre em pacientes com DRC não dialíticos em virtude da capacidade prejudicada dos rins de excretar metabólitos acídicos. Nos primeiros estágios da DRC, a acidose metabólica também pode ser causada pela excessiva perda renal de bicarbonato. A acidose se refere a um ou mais processos que causam acúmulo de ácido (prótons) no corpo; a acidose indica um excesso de prótons no sangue. A taxa da produção de ácido é provavelmente normal ou inferior à normal em pacientes estáveis com DRC avançada. A acidemia pode causar muitos efeitos adversos (ver Tab. 97.6), inclusive aumento da degradação de proteínas, aumento da reabsorção óssea e redução de massa óssea, progressão mais rápida da insuficiência renal e sintomas de letargia e fraqueza.[117-119,371-376]

As diretrizes clínicas da NKF/KDOQI, tanto para nutrição na doença renal quanto para metabolismo ósseo e mineral nos distúrbios renais, recomendam que o bicarbonato sérico seja mantido em 22 mEq/L ou mais alto.[1,255] Porém, estudos mais recentes sugerem que, para evitar perdas aumentadas de proteína corporal e retardar a progressão da insuficiência renal, é necessário um pH no sangue arterial superior a 7,36 a 7,38 e possivelmente tão alto quanto 7,43 a 7,45, ou um nível sérico de bicarbonato por volta de 24 a 25 mEq/L.[376]

A ingestão de dietas com baixo teor de nitrogênio pode prevenir ou reduzir a gravidade da acidose por meio da diminuição da geração de produtos acídicos do metabolismo de proteína. Os suplementos de álcali são, em geral, eficazes na prevenção ou no tratamento da acidose de DRC. Comprimidos de bicarbonato de sódio ou soluções de citrato, tais como Bicitra ou solução de Shohl, podem ser tomadas via oral em doses diárias divididas. Em geral, sais alcalinos à base de potássio devem ser evitados para preve-

Tabela 97.6 Consequências adversas da acidemia metabólica

1. Aumento do catabolismo proteico e redução da proteína corporal
2. Doença óssea e perda óssea
3. Progressão acelerada da nefropatia
4. Múltiplos transtornos endócrinos
5. Aumento dos níveis séricos de algumas citocinas pró-inflamatórias
6. Inflamação sistêmica
7. Aumento da β_2-microglobulina
8. Hipertrigliceridemia
9. Hipotensão (na acidemia grave)
10. Mal-estar e fraqueza (na acidemia grave)

nir hipercalemia. A dose de álcali necessária não está bem definida. Uma dose de citrato de sódio que fornecia o equivalente a 1,0 mEq de bicarbonato/kg peso corporal/dia, dividida em três doses, foi utilizada em um estudo.[118] Em outro estudo, uma dose média de aproximadamente 22 mmol/dia de bicarbonato de sódio foi dada em três doses divididas.[119] A TFG estimada para inclusão no primeiro estudo foi 20 mL/minuto ou mais, mas inferior a 60 mL/minuto; no segundo estudo, o critério de inclusão foi DRC estágio 4 ou 5.

Uma abordagem para retardar a progressão da DRC é dar álcali suficiente com frequência suficiente para manter a urina constantemente alcalinizada (por exemplo, com pH aproximado de ≥ 7,00). Outra abordagem seria dar álcali suficiente para manter o bicarbonato sérico em 24 ou 25 mEq/L. Deve-se ter cautela com este regime em pacientes com propensão a formar cálculos urinários, que são menos solúveis em urina alcalina. Se o paciente não dialisado com DRC não está oligúrico e não apresenta probabilidade de desenvolver edema, o sódio é geralmente excretado rapidamente quando administrado na forma de bicarbonato ou citrato de sódio. Em pacientes com DRET, a acidemia pode geralmente ser controlada rapidamente com hemodiálise ou diálise peritoneal.

Prioridade dos objetivos dietéticos

Os números e a magnitude das modificações dietéticas para pacientes com DRC são tantos que, se forem apresentados para o paciente de uma só vez, é provável que ocorra desmotivação e não aderência à dieta. Assim, frequentemente são estabelecidos objetivos para o tratamento dietético de acordo com as prioridades. O controle da ingestão de sódio, potássio, proteína, fósforo, energia, cálcio e magnésio é, em geral, enfatizado. Em geral, as necessidades de cálcio e a restrição de magnésio são fáceis de manejar em pacientes aos quais foi prescrita uma dieta hipoproteica; às vezes, o uso de quelantes de fosfato à base de cálcio é necessário. As necessidades vitamínicas são, em geral, facilmente atendidas com o uso de suplementos. A menos que o paciente apresente dislipidemia com alto risco de doença aterosclerótica, as recomendações a respeito dos tipos e quantidades de carboidratos e lipídios na dieta são menos priorizadas. Além disso, uma alta ingestão dietética de fibras também é menos priorizada.

Paciente obeso, doença renal crônica e hipertensão

A obesidade, que se tornou uma grande epidemia na maior parte do mundo, predispõe tanto à DRC quanto à hipertensão arterial sistêmica. Estes tópicos foram amplamente revisados[65,377] e encontram-se brevemente resumidos aqui. Em mais ou menos 70% dos pacientes com DRET, ou o diabetes melito (principalmente do tipo 2) ou a hipertensão são a causa de sua nefropatia.[378] Muitas das causas da hipertensão são provavelmente relacionadas à nutrição, especialmente as associadas à obesidade ou à ingestão excessiva de cloreto de sódio.[65,377] Além disso, a obesidade pode levar à DRC através de mecanismos que não envolvem diabetes melito nem hipertensão (ver adiante). Por conseguinte, teoricamente, a maioria dos casos de DRET poderia ser prevenida se as pessoas seguissem diretrizes nutricionais adequadas.

A obesidade tem muitos efeitos nos rins.[65] A obesidade predispõe ao diabetes melito e à nefropatia diabética. A obesidade causa hipertensão e nefroesclerose hipertensiva. A obesidade está associada a um aumento na incidência de DRC, um aumento na incidência de glomeruloesclerose focal e segmental não diabética, progressão mais rápida da insuficiência renal, aumento na incidência de proteinúria e maior magnitude de proteinúria independentemente do tipo de DRC, aumento na incidência de urolitíase, e aumento na incidência de carcinoma de células renais. É interessante notar que indivíduos obesos com insuficiência renal avançada, e especialmente os pacientes obesos submetidos à diálise de manutenção, na verdade apresentam maior sobrevida.[379,380] Muitas hipóteses foram aventadas para explicar este padrão de risco alterado, mas os mecanismos responsáveis por este fenômeno ainda não foram esclarecidos.[210,381]

A pressão arterial correlaciona-se diretamente com o tamanho e/ou o número de células adiposas.[382] A distribuição da gordura influencia a pressão arterial.[377] A relação entre a circunferência abdominal e a medida do quadril (relação cintura/quadril) correlaciona-se diretamente com a pressão arterial; ou seja, a distribuição de gordura no homem está diretamente associada com a hipertensão arterial. Em pessoas obesas, a perda de peso encontra-se associada com uma redução da pressão arterial.[377]

Muitas manobras terapêuticas já foram tentadas para evitar o ganho de peso na população geral e para induzir a perda de peso em indivíduos obesos que não têm comorbidades ou que têm diabetes melito tipo 2, hipertensão e/ou DRC. Os limites de espaço não permitem uma revisão ampla do assunto; recomenda-se ao leitor que consulte o capítulo sobre o manejo da obesidade para uma discussão mais aprofundada deste tópico.

Terapia nutricional na insuficiência renal aguda

A insuficiência renal aguda é caracterizada por uma súbita redução ou interrupção da TFG. As causas mais comuns de insuficiência renal aguda incluem choque, infecção grave, trauma, medicamentos, obstrução e certos tipos de glomerulonefrite. Na maioria dos casos, se os pacientes sobrevivem às doenças subjacentes, eles se recuperam da insuficiência renal aguda. Com esta condição, é provável que eles desenvolvam distúrbios de fluidos e eletrólitos, toxicidade urêmica e depleção proteico-energética grave. É mais provável que esses distúrbios se desenvolvam caso o paciente apresente-se tanto oligúrico quanto hipercatabólico, complicações comuns da insuficiência renal aguda.

Os pacientes com insuficiência renal aguda, e em particular aqueles com doenças catabólicas subjacentes, sofrem frequentemente alterações metabólicas que promovem degradação de proteína e aminoácidos e consumo de substratos de energia. O gasto energético é frequentemente aumentado.[383] Estudos *in vitro* com tecido muscular de ratos indicam que a degradação de proteínas é aumentada e a síntese de proteínas, reduzida.[384,385] Além disso, a gluconeogênese hepática é aumentada. Se o fígado destes animais for perfundido ou incubado com aminoácidos, a produção já elevada de glicose e ureia será ainda maior.[386] As alterações metabólicas que promovem catabolismo são geralmente graves em pacientes com insuficiência renal aguda, figurando-os entre os pacientes mais doentes e mais metabolicamente prejudicados no ambiente hospitalar. Como resultado desses desarranjos metabólicos, esses pacientes muitas vezes são incapazes de usar proteínas, aminoácidos e substratos de energia de maneira eficaz. Assim, pode ser difícil manter e melhorar o estado nutricional destes pacientes por meio de nutrição enteral ou parenteral.[387-389]

Princípios gerais

Em virtude de os dados disponíveis sobre a terapia nutricional ideal para pacientes com insuficiência renal aguda serem limitados e conflitantes, não é possível que se justifique com firmeza qualquer plano de tratamento. A abordagem terapêutica a seguir é baseada em uma análise da literatura e experiências pessoais.

O balanço de fluidos e minerais deve ser monitorado com cuidado nos pacientes com insuficiência renal aguda para prevenir hiper-hidratação ou distúrbios de eletrólitos. A ingestão de água, em geral, deve ser igual à geração da urina e de todas as outras fontes medidas (p. ex., aspirado nasogástrico e drenagem de fístula) mais 400 mL/dia. Esse regime leva em consideração as contribuições da produção de água endógena do metabolismo e das perdas insensíveis de água (por meio da respiração e da pele) para o balanço de água. Em geral, se o paciente estiver catabólico, deve-se permitir que o peso seja diminuído em 0,2 a 0,5 kg/dia para evitar o acúmulo excessivo de fluido. A ingestão de sódio, potássio, fósforo e magnésio deve ser restrita para evitar acúmulo desses materiais. A ingestão de energia e, se possível, de proteínas deve satisfazer às necessidades nutricionais do paciente, que podem ser maiores do que as normais. Com o controle da ingestão de água e eletrólitos e a redução da TAU, pode-se reduzir a necessidade de tratamentos de diálise.

A ingestão de nutrientes desejável para o paciente depende de seu estado nutricional, da taxa catabólica, da TFG residual e das indicações clínicas para iniciar a terapia de diálise de manutenção. Por exemplo, no paciente que apresenta depleção energético-proteica, há a tendência de se administrar um excesso de nutrientes e fornecer diálise de manutenção se necessário. Um paciente com insuficiência renal aguda que apresente uma alta TFG residual também pode receber maiores quantidades de nutrientes, porque há um menor risco de desenvolvimento de distúrbios de fluidos e eletrólitos ou acúmulo de metabólitos potencialmente tóxicos. Por outro lado, para um paciente que tenha pouco ou nenhum fluxo de urina e não esteja muito catabólico ou urêmico, a ingestão de pequenas quantidades de água, minerais e aminoácidos pode reduzir a necessidade de diálise; essa abordagem pode ser especialmente benéfica se for antecipado que o paciente não tolera bem o procedimento. Da mesma forma, um paciente que esteja começando a se recuperar de insuficiência renal aguda pode receber este último tratamento para evitar a diálise de manutenção por poucos dias até que a função renal se torne adequada. Nestes últimos pacientes, dietas com alto teor de caloria que forneçam pequenas quantidades de aminoácidos essenciais ou cetoácidos com pouca ou nenhuma proteína podem ser usadas por períodos curtos.

Sempre que possível, os pacientes com insuficiência renal aguda devem receber nutrição oral. Se o paciente não se alimenta de forma adequada, deve-se considerar o uso de fórmulas de dieta líquidas, dietas elementares e alimentação por sondas ou enterostomia. A nutrição parenteral frequente é a única técnica que fornece uma ingestão adequada de nutrientes (ver Tab. 97.4).

Ingestão de nutrientes específicos

Ingestão de proteína e aminoácidos. Diferentes quantidades de nitrogênio e várias fórmulas de aminoácidos com diferentes composições foram propostas para administração enteral ou parenteral a pacientes com LRA. Os estudos de Abel et al. sugerem benefícios advindos da nutrição parenteral com dextrose hipertônica e 12 a 30 g/dia de aminoácidos essenciais, mas sem aminoácidos não essenciais, para pacientes com LRA.[390-392] Estes pesquisadores relataram que os níveis séricos de ureia, potássio, fósforo e magnésio geralmente estabilizavam ou diminuíam e que era possível adiar ou mesmo evitar a diálise. Um estudo prospectivo, randomizado e duplo-cego comparou a infusão de glicose hipertônica e aminoácidos essenciais ao tratamento com infusão isocalórica de glicose hipertônica sem aminoácidos.[392] Os pacientes que receberam glicose e aminoácidos essenciais tiveram uma sobrevida significantemente maior até a recuperação da função renal; a sobrevida hospitalar também aumentou ligeiramente, mas não de maneira significante. Em estudos retrospectivos com controles não concomitantes, a nutrição parenteral com aminoácidos essenciais e não essenciais aparentemente melhorou a morbimortalidade, especialmente em pacientes com quadros clínicos mais complicados.[393,394]

Leonard et al. relataram que a nutrição parenteral com glicose hipertônica e cerca de 21 g/dia de aminoácidos essenciais não apresentou vantagem em relação às infusões isocalóricas somente com glicose no que diz respeito à ureia sérica, ao equilíbrio de nitrogênio ou à sobrevida em pacientes com LRA.[395] Feinstein et al. realizaram um estudo prospectivo randomizado duplo-cego com indivíduos com LRA que eram incapazes de se alimentar adequadamente.[387] Trinta pacientes foram tratados com uma a três formulações isocalóricas parenterais: glicose hipertônica sem aminoácidos, glicose hipertônica com 21 g/dia de aminoácidos essenciais ou glicose hipertônica com 21 g/dia de aminoácidos essenciais e 21 g/dia de aminoácidos não essenciais. A duração mediana do estudo foi de 9,2 dias por paciente. Os dados do equilíbrio metabólico indicaram que muitos destes pacientes estavam gravemente catabólicos com taxas líquidas de degradação de proteína, determinada a partir da diferença entre a ingestão de nitrogênio e o aparecimento de nitrogênio ureico, que chegava a 240 g/dia. O aparecimento de nitrogênio ureico tendia a ser mais baixo com o regime de aminoácidos essenciais. O equilíbrio de nitrogênio e as taxas de mortalidade não foram diferentes com nenhum dos três regimes de infusões, mas também tenderam a ser menos adversos com a ingestão de aminoácidos essenciais.

Foi sugerido que mais do que 40 g/dia de uma mistura de aminoácidos essenciais e não essenciais pode ser mais eficaz na melhora do equilíbrio de proteína. Feinstein et al. testaram esta hipótese em um estudo prospectivo randomizado.[338] Os pacientes receberam nutrição parenteral total (NPT) que fornecia 21 g/dia de aminoácidos essenciais ou NPT com aminoácidos essenciais e não essenciais fornecidos numa proporção de 1,0:1,0. Com este último tratamento, foram feitas tentativas de infundir uma quantidade de nitrogênio igual ao aparecimento de nitrogênio ureico. Treze pacientes com LRA foram alocados aleatoriamente para receber um dos dois tratamentos. Os resultados obtidos nesta pequena população de pacientes indicaram que, apesar de a ingestão de nitrogênio ter sido cinco vezes maior com o último regime, o equilíbrio de nitrogênio, determinado pela diferença entre ingestão e aparecimento de nitrogênio ureico, não foi diferente. O aparecimento de nitrogênio ureico caiu significativamente apenas nos pacientes que receberam aminoácidos essenciais, e tendeu a subir no outro grupo.

Esses dados sugerem que soluções com alto teor de caloria que forneçam cerca de 21 g/dia de aminoácidos essenciais podem ser usadas de maneira mais eficaz que as preparações isocalóricas que contenham de 40 a 70 g/dia de aminoácidos essenciais e não essenciais fornecidos em uma proporção de aminoácidos essenciais para não essenciais de 1,0:1,0.[389] As soluções de aminoácidos essenciais parecem reduzir a TAU e a geração de nitrogênio total mais que os aminoácidos essenciais e não essenciais. Em consequência, o balanço nitrogenado parece ser mais negativo com a primeira preparação, mas o acúmulo de metabólitos nitrogenados é menor. Estudos conduzidos em pacientes com DRC clinicamente estáveis também indicam que dietas que forneçam pequenas quantidades de aminoácidos essenciais como fontes apenas de nitrogênio mantêm o balanço nitrogenado de modo mais eficaz que dietas que forneçam quantidades semelhantes de proteína.[396] Seria interessante examinar a resposta a um regime de NPT que forneça maiores quantidades de aminoácidos essenciais e não essenciais e também a um regime que contenha uma proporção maior de aminoácidos essenciais.

Essas observações conflitantes são provavelmente resultados dos seguintes fatores: o curso clínico de pacientes com insuficiência renal aguda é tão complexo e variável que seria necessário o estudo de um grande número de pacientes para mostrar os benefícios clinicamente significativos da terapia nutricional, caso eles existam; muitos desses estudos foram retrospectivos ou não randomizados e controlados, e estes modelos podem ter levado a vieses não intencionais nos resultados; a composição ideal de nutrientes nas soluções de nutrição parenteral total (NPT) não foi definida, e pode ser que o uso de formulações de nutrientes subótimas reduzam os benefícios clínicos da terapia nutricional; e pacientes catabólicos com insuficiência renal aguda podem precisar tanto de uma boa nutrição quanto de intervenção metabólica para suprimir os processos catabólicos e promover o anabolismo; o fornecimento de nutrientes sem intervenção metabólica pode não ter efeitos benéficos no estado nutricional ou nos resultados clínicos, particularmente nos primeiros dias após o estabelecimento da insuficiência renal aguda.

É pertinente mencionar que os estudos prospectivos de nutrição parenteral em pacientes com insuficiência renal aguda compararam diferentes regimes de terapia nutricional: a infusão de soluções altamente calóricas contendo aminoácidos *versus* infusões isocalóricas sem aminoácidos; e a administração de soluções isocalóricas com aminoácidos essenciais *vs.* aminoácidos essenciais e não essenciais.[387,388,392,395] Nenhum estudo randomizado e prospectivo comparou o curso clínico de pacientes recebendo terapia nutricional com o de pacientes que não estejam recebendo nenhuma terapia nutricional.

A política que adotamos atualmente para a ingestão de proteínas ou aminoácidos para pacientes com insuficiência renal aguda está descrita a seguir (ver Tab. 97.7). Pode-se prescrever aos pacientes uma baixa ingestão enteral ou intravenosa de nitrogênio se houver uma TAU baixa (i. e., ≤ 4-5 g N/dia), se eles não apresentarem nenhuma evidência de desnutrição de proteínas grave, caso se antecipe que o paciente irá recuperar a função renal dentro de 1 ou 2 semanas, e caso haja indicação para evitar a terapia com diálise de manutenção.[389] Sob tais condições, pode-se prescrever 0,3 a 0,5 g/kg/dia principalmente de proteína de alto valor biológico ou aminoácidos essenciais, de preferência com arginina. Não se deve fornecer mais que 0,4 g/kg/dia de aminoácidos essenciais como uma única fonte de nitrogênio, pois grandes quantidades dos nove aminoácidos essenciais podem causar desequilíbrios graves de aminoácidos.[389,397]

Dietas que forneçam 0,10 a 0,30 g/kg/dia de proteína mista e 10 a 20 g/dia de aminoácidos essenciais ou cetoácidos podem também ser administradas em pacientes que conseguem se alimentar. Esses regimes devem minimizar a taxa de acúmulo de metabólitos nitrogenosos e, a menos que o paciente esteja gravemente catabólico, geralmente irão manter um balanço nitrogenado neutro ou apenas levemente negativo. Assim, a necessidade de terapia de diálise de manutenção pode ser minimizada ou evitada. Essa abordagem terapêutica não é usada como rotina, porque soluções intravenosas con-

Tabela 97.7 Composição típica das soluções para nutrição parenteral total em pacientes com insuficiência renal aguda[a]

	Quantidades ou concentrações de infusão diária	
Volume	Litros	1,0
Aminoácidos cristalinos livres essenciais e não essenciais (4,25-5,0%)[b] ou	g/L	42,5-50
aminoácidos essenciais (5%)[b]	g/L	12,5-25
Dextrose (D-glicose)[c]	g/L	350
Emulsão lipídica[c]	10 ou 20%	50 ou 100 g/500 mL
Energia (aprox.)[c]	kcal/L	1.140
Eletrólitos[d]		
Sódio[e]	mmol/L	40-50
Cloreto[e]	mmol/L	25-35
Potássio	mmol/dia	≥ 35
Acetato	mmol/dia	35-40
Cálcio	mmol/dia	5
Fósforo	mmol/dia	8
Magnésio	mmol/dia	4
Ferro	mmol/dia	2
Oligoelementos		Ver texto
Vitaminas		
Vitamina A[f]		Ver texto
Vitamina D		Ver texto
Vitamina K[g]	mg/semana	7,5
Vitamina E[h]	UI/dia	10
Niacina	mg/dia	20
Tiamina HCl (B_1)	mg/dia	2
Riboflavina (B_2)	mg/dia	2
Ácido pantotênico (B_3)	mg/dia	10
Piridoxina HCl (B_6)	mg/dia	10
Ácido ascórbico (C)	mg/dia	70
Biotina	μg/dia	100
Ácido fólico	mg/dia	2
Vitamina B_{12}	μg/dia	3

[a]Estes nutrientes estão presentes em cada frasco contendo 500 mL de aminoácidos cristalinos a 8,5-10% ou 250-500 mL de aminoácidos essenciais a 5% e 500 mL de dextrose a 70%. As vitaminas e os oligoelementos são uma exceção porque são adicionados a apenas um frasco por dia. O estado de fluido, os eletrólitos séricos e a glicose do paciente devem ser monitorados com atenção. A composição e o volume do infusato podem precisar de alterações se o paciente estiver muito urêmico, acidótico ou com sobrecarga de volume; se as concentrações séricas de eletrólitos não estiverem normais ou estiverem sofrendo alterações; ou se a terapia de diálise de manutenção não estiver prontamente disponível ou for particularmente prejudicial ao paciente (ver texto).

[b]Para pacientes que estejam mais catabólicos (p. ex., presença de nitrogênio ureico ≥ 5 g/dia), que sejam submetidos a tratamentos de diálise de manutenção regulares (particularmente para ≥ 2 semanas) ou que estejam com depleção grave pode-se infundir aminoácidos essenciais ou não essenciais: ~ 1,0-1,2 g/kg/dia para pacientes em HD e 1,2-1,3 g/kg/dia para pacientes recebendo DP ou intermitente (ver texto). Para pacientes que estejam com menos depleção, menos catabólicos e não sejam submetidos a terapia de diálise regular, e não irão receber nutrição parenteral total por mais de 2 ou 3 semanas, pode-se infundir 0,30-0,50 g/kg/dia dos nove aminoácidos essenciais (de preferência com arginina). Os pacientes submetidos a hemofiltração venovenosa contínua (CVVH) ou hemodiálise mais de 3 vezes por semana usando taxas baixas de fluxo de dialisado podem receber até 1,5-2,5 g/kg/dia de aminoácidos essenciais e não essenciais, dependendo de seu estado clínico e metabólico. Ver texto para discussão das formulações de aminoácidos.

[c]Para obter uma ingestão de energia de 30-35 kcal/kg/dia, adiciona-se 70% de dextrose conforme necessário (ver texto). Ingestões de energia mais baixas podem ser usadas com pacientes muito obesos ou quando maiores quantidades de aminoácidos são administradas. Para os níveis mais altos de ingestão de energia (i. e., 35 kcal/kg/d), pode-se adicionar 70% de dextrose às soluções. Para equilibrar as fontes de calorias e prevenir a deficiência de ácidos graxos essenciais, podem ser usadas emulsões lipídicas. Para pacientes sépticos ou sob alto risco de septicemia, cerca de 10-20% das calorias ou menos devem ser fornecidas na forma de lipídios. Para pacientes mais estáveis, 20-30% das calorias podem ser fornecidas na forma de lipídios. As emulsões lipídicas devem ser infundidas por, pelo menos, 12 horas, ou até 24 horas, para reduzir a hiperlipidemia que ocorre com a infusão intravenosa de emulsões lipídicas (ver texto). As emulsões lipídicas podem ser infundidas em uma linha separada ou mista com as soluções de aminoácidos e dextrose e devem sê-lo logo após o preparo (ver texto). Uma solução lipídica a 20% pode ser usada para reduzir a carga de água. Os valores aproximados de calorias são os seguintes: dextrose monoidrato, 3,4 kcal/g; aminoácidos, 3,5 kcal/g; emulsões lipídicas 10%, 1,1 kcal/mL; 20%, 2,0 kcal/mL.

[d]Na administração de eletrólitos, devem ser levadas em conta as quantidades intrinsecamente presentes na solução de aminoácidos.

[e]Refere-se às concentrações finais de eletrólitos após a adição extra de 70% de dextrose ou outras soluções.

[f]Deve-se provavelmente evitar o uso de vitamina A, a menos que a nutrição parenteral total continue por vários dias (ver texto).

[g]Deve ser administrada oral ou parenteralmente, e não na solução para nutrição parenteral total por causa de antagonismos.

[h]Pode precisar ser aumentada com o uso de emulsões lipídicas.

tendo apenas os nove aminoácidos essenciais não estão prontamente disponíveis no mercado, e os médicos não estão familiarizados com o uso de tais soluções. Se o paciente tem uma função renal residual substancial (p. ex., TFG de 5-10 mL/minuto) e não está muito catabólico, pode-se tratar o indivíduo como um paciente com DRC não dialítico. O paciente receberia 0,55 a 0,60 g de proteína ou aminoácidos/kg de peso corporal desejável/dia.

Para pacientes que estejam mais catabólicos e tenham uma maior TAU (> 5 g N/dia), que estejam com depleção proteico-energética grave ou estejam submetidos à terapia de diálise de manutenção regular e que tenham (ou espera-se que tenham) insuficiência renal aguda por períodos maiores do que duas semanas, tende-se a prescrever uma ingestão maior de proteína ou aminoácidos, de até 1,0 a 1,2 g/kg peso corporal/dia. Se tolerados, 1,2 g de proteína ou aminoácidos/kg/dia é preferível. Em comparação a pequenas quantidades de aminoácidos essenciais, essa maior ingestão de nitrogênio pode melhorar o balanço nitrogenado, principalmente após a primeira ou segunda semana de tratamento de diálise de manutenção. Entretanto, de forma quase invariável, a TAU sempre sofre aumento; a maior azotemia nos pacientes recebendo NPT e as maiores quantidades de fluido necessárias para fornecer essa quantidade de aminoácidos podem aumentar a necessidade de diálise de manutenção.

Hemofiltração venovenosa contínua com ou sem hemodiálise concomitante

A hemofiltração venovenosa contínua (CVVH) ou CVVH com hemodiálise concomitante usando taxas baixas de fluxo de solução de diálise (CVVHD) é usada cada vez mais para o manejo de pacientes em estado crítico com LRA ou outras doenças com intolerância de fluido ou nitrogênio (por exemplo, insuficiência renal ou cardíaca congestiva grave). Na CVVH ou CVVHD, as veias calibrosas (como a veia femoral) são cateterizadas[398] e o sangue flui através de um pequeno filtro, onde um pouco da água do plasma é filtrada; o sangue remanescente é devolvido para a veia.

Algumas vantagens da CVVH e da CVVHD são as seguintes: grandes quantidades de água, eletrólitos e produtos metabólicos podem ser removidos a cada dia; pelo fato de a taxa de remoção de água e eletrólitos ser lenta, é pouco provável que a CVVH ou a CVVHD causem ou piorem hipotensão ou induzam a outras mudanças fisiológicas adversas (por exemplo, arritmias cardíacas); e a grande eliminação de água e pequenas moléculas (inclusive dejetos metabólicos) com a CVVHD permite uma administração mais segura de grandes quantidades de aminoácidos e outros nutrientes ao paciente. De fato, com a CVVHD, tais pacientes, mesmo quando são hipercatabólicos com LRA grave, podem ser tratados nutricionalmente como seria tratado qualquer paciente hipercatabólico sem redução da função renal.

Para pacientes em tratamento com CVVHD, geralmente prescreve-se uma mistura de aminoácidos essenciais e não essenciais por via intravenosa a uma dose de 1,5 a 2,5 g/kg/dia ou quantidades semelhantes de proteína por via enteral. As perdas de aminoácidos com a CVVH ou CVVHD são geralmente por volta de 4 a 7 g/dia e são ligeiramente mais altas quando os pacientes estão recebendo infusões de aminoácidos do que quando não recebem tais infusões.[399,400]

Pacientes com LRA que recebem terapia nutricional também podem receber hemodiálise por várias horas ao dia, todos os dias, em vez de três vezes por semana, que é o tratamento normal para pacientes clinicamente estáveis em hemodiálise de manutenção. Se a LRA persistir por mais de 2 a 3 semanas, os pacientes submetidos à hemodiálise regular são geralmente tratados como se estivessem em HDM, com aproximadamente 1,0 a 1,2 g/kg/dia de proteína ou aminoácidos para pacientes tratados com hemodiálise ou 1,2 a 1,5 g/kg/dia para pacientes tratados com diálise peritoneal.

Outras técnicas nutricionais para reduzir o hipercatabolismo

Alguns pesquisadores propuseram adicionar aminoácidos e glicose à solução de diálise em pacientes submetidos a DPC ou HDM.[401,402] Os nutrientes seriam difundidos pelo corpo durante a diálise. No momento, estas técnicas podem fornecer suplementação nutricional, mas não podem ser usadas para terapia nutricional total.

Como o estado metabólico do paciente geralmente facilita o catabolismo da proteína, dos aminoácidos e de outros substratos energéticos,[384-389,395] pode haver vantagens em administrar-se agentes que promovam processos anabólicos ou atenuem as vias catabólicas. Como mencionado anteriormente, a ingestão de nitrogênio parece ser usada de maneira mais eficaz se uma proporção maior dos aminoácidos administrados for essencial.[387,389,396] Essa hipótese anda não foi testada clinicamente. Além disso, estudos em pacientes catabólicos sem insuficiência renal sugerem que infusões intravenosas nas quais uma grande proporção dos aminoácidos é composta de aminoácidos de cadeia ramificada (ou seja, isoleucina, leucina e valina) podem ter um efeito anabólico específico.[403,404] Nem todos os estudos confirmam esses achados. Análogos cetoácidos dos aminoácidos de cadeia ramificada também mostraram promover anabolismo, tanto quando estudados em preparações *in vitro* como quando administrados a indivíduos sem uremia nem hipercatabolismo.[105,106] Foi relatado que a infusão intravenosa de complexos de sal de alfacetoglutarato e ornitina em pacientes no pós-operatório recebendo NPT reduz o aparecimento de nitrogênio ureico e aumenta o equilíbrio de nitrogênio.[405] Pacientes gravemente estressados sem insuficiência renal apresentam uma rápida queda no teor intracelular de glutamina nos músculos.[406] A administração de glutamina melhora o equilíbrio proteico nestes pacientes.[406,407] A arginina também pode melhorar o equilíbrio de nitrogênio.[408]

Os esteroides anabolizantes, muitos dos quais são androgênicos e semelhantes à testosterona, têm sido usados em pacientes com LRA.[409,410] Esses agentes podem reduzir o aparecimento de nitrogênio ureico e aumentar o equilíbrio de nitrogênio; também parecem diminuir a necessidade de diálise. Estudos *in vitro* do músculo esquelético de ratos com LRA indicam que a insulina pode aumentar a síntese e reduzir a degradação de proteínas.[385] Estudos realizados em pacientes catabólicos sem insuficiência renal indicam que a insulina pode diminuir o aparecimento de nitrogênio ureico.[411,412] Foi relatado que infusões de insulina combinadas a um rígido controle glicêmico reduzem a mortalidade em pacientes internados em UTI.[413-416] Não está claro se essa redução na mortalidade resulta mais das maiores quantidades de glicose infundidas do que das infusões de insulina e/ou do rígido controle dos níveis glicêmicos.[414] Em contrapartida, variações mais amplas nos níveis glicêmicos e episódios mais frequentes de hipoglicemia durante as infusões de insulina e glicose estão associados com aumento da mortalidade em pacientes de UTI que estão recebendo infusões de insulina para controle glicêmico rígido.[413-415]

Assim, os resultados de ensaios prospectivos randomizados sobre a insulinoterapia intensiva não foram uniformes, e muitos dos ensaios sugerem que a insulinoterapia intensiva (ou seja, com a meta de manter a glicemia entre 80 e 110 mg/dL) não melhora a sobrevida e pode até mesmo aumentar o risco de mortalidade, possivelmente por causar hipoglicemia ou variações mais amplas na glicemia. Diretrizes mais recentes sugerem que, em pacientes de UTI que desenvolvam hipoglicemia, as concentrações de glicose no sangue devem ser mantidas mais altas; alguns peritos sugerem níveis de glicemia entre 140 e 180 mg/dL.[416] Há algoritmos disponíveis para facilitar o emprego das infusões de insulina e glicose.[416] A glicemia deve ser monitorada intensamente nestes pacientes. Algoritmos computadorizados para cálculo das infusões de insulina podem ser especialmente úteis.[416]

O hormônio de crescimento humano recombinante tem sido usado para melhorar o equilíbrio de nitrogênio em pacientes em situações de estresse agudo, sem insuficiência renal, no pós-operatório, com resultados encorajadores.[417,418] Também foi demonstrado que este hormônio melhora o equilíbrio de nitrogênio em pacientes estáveis porém desnutridos submetidos à diálise de manutenção.[419] Contudo, indivíduos que estão agudamente estressados em razão de infecção ou traumatismo ou que consomem baixas quantidades de nutrientes às vezes tornam-se refratários ao GH, possivelmente em razão de uma infrarregulação dos receptores de GH e redução da capacidade de expressar IGF-1.[420] Além disso, no paciente de UTI em estado crítico, o uso de GH tem sido associado a um aumento da mortalidade,[421] possivelmente em razão do aumento da glicemia causado pelas injeções de GH. Portanto, no momento, considera-se que o GH não deve ser administrado a pacientes com quadros muito graves.

Em ratos com LRA isquêmica ou induzida por toxinas, o IGF-1 pode melhorar a recuperação da função renal.[422,423] Porém, estudos com pacientes de UTI com LRA sugerem que a terapia com IGF-1 melhora a taxa de recuperação da função renal, reduz a necessidade de diálise ou mesmo melhora a sobrevida.[424] Como o IGF-1 aparentemente estimula o crescimento de células diferenciadas, nem o GH nem o IGF-1 devem ser dados a pacientes com malignidades ativas.

Há relatos de que vários outros fatores de crescimento – fator de crescimento epidérmico,[425] fator de crescimento de hepatócitos,[426] hormônios (tiroxina,[427] peptídeo atrial natriurético[428]) e nucleotídeos de adenina[429] – aumentem a recuperação da função renal em animais experimentais ou em estudos preliminares em seres humanos. Não houve ainda nenhuma demonstração de que estes agentes melhorem a função renal em estudos clínicos bem controlados em seres humanos com insuficiência renal aguda.

Energia

Pacientes com LRA parecem ter o mesmo gasto energético e a mesma necessidade energética dos indivíduos com doenças coexistentes de tipo e gravidade semelhante, mas sem insuficiência renal. A exceção é o paciente com LRA que está recebendo pequenas quantidades de aminoácidos ou proteína em uma tentativa de diminuir a geração de toxinas urêmicas e assim reduzir ou evitar totalmente a necessidade de diálise (ver seção anterior). Pesquisas sugerem (mas não demonstram de modo definitivo) que, quando são administradas pequenas quantidades de aminoácidos ou proteínas, ingestões maiores de energia podem melhorar a eficácia da utilização destes nutrientes e reduzir a desnutrição proteica.[383,387,388,395]

Em dois estudos de pacientes com insuficiência renal aguda que não foram randomizados para ingestão de energia, os que morreram apresentaram um maior gasto energético e um balanço de energia mais negativo[383] ou uma ingestão de energia menor[383,387] do que aqueles que sobreviveram. Baseado nestas descobertas, geralmente administra-se cerca de 30 kcal/kg de peso corporal padrão (normal)/dia (ver Tab. 97.4),[251,430] exceto para os pacientes obesos (p. ex., > 125% do peso corporal padrão).[222]

As ingestões mais altas (i. e., cerca de 35 kcal/kg/dia) são usadas para pacientes tratados com pequenas quantidades de aminoácidos ou proteína em uma tentativa de evitar a diálise ou a CVVHD três vezes por semana ou mais, ou em pacientes que apresentam uma grande necessidade energética como estimada pelas técnicas a seguir. As necessidades de energia do paciente podem ser estimadas com a multiplicação da equação de Harris-Benedict[431] ou das recentes equações da Organização Mundial da Saúde,[432] para o cálculo da demanda energética de pessoas fisiologicamente saudáveis, por um fator de estresse para ajustá-la à doença apresentada pelo paciente,[433] e por 1,25. Este último fator (1,25) é incluído para fornecer uma grande quantidade de energia para gerar metabolismo ou para diminuir a taxa de catabolismo do paciente; o valor deste termo ainda não foi demonstrado de forma clara. O gasto energético mensurado por meio de calorimetria indireta também pode ser multiplicado por 1,25 para estimar a demanda do gasto energético diário. Algumas autoridades recomendam menor ingestão de energia (próxima a 20-30 kcal/kg/dia) para pacientes com LRA,[434] apesar de o valor de tais ingestões reduzidas não ter sido testado em grandes ensaios clínicos.

Como indicado anteriormente, com o uso quase rotineiro de CVVHD ou formas de diálise com frequências que excedem três vezes por semana para tratar o paciente hipercatabólico com LRA que, por exemplo, apresenta síndrome de resposta inflamatória sistêmica (SIRS), as ingestões de aminoácidos ou proteína são comumente aumentadas para mais ou menos 1,5 a 2,5 g/kg/dia. Neste nível de ingestão de aminoácidos e proteína, aumentar a ingestão de energia (isto é, multiplicar-se a necessidade de energia calculada por 1,25) pode ser desnecessário. Infelizmente, estudos prospectivos que testam essa hipótese não estão disponíveis.

As ingestões maiores de energia não são usadas, pois parece haver pouco benefício nutricional de uma maior administração de calorias a pacientes catabólicos. De fato, a maior ingestão de energia gera mais dióxido de carbono a partir dos carboidratos e gordura infundidos e pode provocar hipercapnia se a função pulmonar estiver prejudicada.[435] É particularmente provável que ocorra retenção de dióxido de carbono com cargas de carboidrato muito altas. Além disso, altas ingestões de energia podem causar obesidade e esteatose hepática[436] e aumentar a carga de água para o paciente.

Em virtude de a maior parte dos pacientes com insuficiência renal aguda não tolerar uma grande ingestão de água, geralmente administra-se glicose em uma solução de 70%. Novamente, a exceção comum é o paciente em tratamento com CVVH ou CVVHD ou hemodiálise frequente ou diálise peritoneal. As soluções de glicose e aminoácidos são misturadas, assim os aminoácidos e a energia são fornecidos de maneira simultânea (ver Tab. 97.6). Os pacientes recebendo NPT por períodos maiores do que cinco dias devem receber emulsões lipídicas. Os pacientes precisam de cerca de 25 g/dia de emulsões lipídicas para prevenir a deficiência de ácidos graxos essenciais. Alguns pesquisadores recomendam a administração de até 30 a 40% das calorias na forma de emulsões lipídicas para fornecer ácidos graxos suficientes para órgãos que normalmente usam lipídios como sua maior fonte de energia e para se aproximar da ingestão dietética norte-americana normal. Entretanto, alguns pesquisadores relataram que infusões de grandes quantidades de gordura, como de, por exemplo, 50 g em um período de 8 a 12 horas, podem prejudicar a função do sistema do retículo endotelial.[437] Esses pesquisadores questionaram a possibilidade de a infusão com emulsões lipídicas baixar a resistência do hospedeiro. Uma abordagem prudente pode ser a infusão de emulsões lipídicas por um período de, pelo menos, 12 ou 24 horas, para prevenir aumentos acentuados dos lipídios no plasma. Para pacientes que estejam sépticos ou sob risco de sepse grave, provavelmente não se deve fornecer mais que 10 a 20% de calorias totais provenientes da gordura. Para pacientes que não estejam sépticos e nem apresentem alto risco de infecção, cerca de 20 a 30% de calorias podem ser fornecidas na forma de emulsões lipídicas. Estão disponíveis para administração intravenosa emulsões lipídicas a 10% (1,1 kcal/mL) e 20% (2,0 kcal/mL). Tradicionalmente, as emulsões lipídicas são infundidas separadamente das misturas de glicose e aminoácidos. Tomando-se muito cuidado com a assepsia, as emulsões lipídicas podem ser misturadas à glicose e aos aminoácidos – as misturas devem ser infundidas logo após o preparo.[438]

Minerais

A prescrição de minerais com administração parenteral na insuficiência renal aguda está mostrada na Tabela 97.7. Qualquer ingestão recomendada de minerais é uma tentativa e deve ser ajustada de acordo com o estado clínico do paciente. Se a concentração sérica de um eletrólito estiver aumentada, é aconselhável que se reduza a quantidade infundida ou que ele não seja administrado no início da nutrição parenteral. O paciente deve ser monitorado cuidadosamente, pois as mudanças hormonais e metabólicas que ocorrem com frequência no início da nutrição parenteral podem fazer com que os eletrólitos séricos diminuam de forma rápida. Isso ocorre particularmente com o potássio e o fósforo séricos. Porém, a baixa concentração de minerais pode indicar uma necessidade maior que a usual deste elemento. Novamente, as alterações metabólicas e a TFG prejudicada podem provocar um rápido aumento nas concentrações séricas durante a reposição.

Provavelmente não é necessário adicionar oligoelementos às soluções de nutrição parenteral fornecidas a pacientes catabólicos com insuficiência renal aguda, a menos que este seja o único recurso de terapia nutricional por, pelo menos, 2 a 3 semanas. As necessidades nutricionais de oligoelementos ainda não foram estabelecidas para pacientes urêmicos recebendo NPT.

Vitaminas

As necessidades vitamínicas ainda não foram estabelecidas para pacientes com insuficiência renal aguda. As recomendações sugeridas de ingestão de vitaminas para pacientes recebendo nutrição parenteral estão mostradas na Tabela 97.7. Grande parte da ingestão recomendada é baseada em informações obtidas de estudos com pacientes cronicamente urêmicos, pessoas fisiologicamente normais ou pacientes não urêmicos cronicamente doentes. Deve-se evitar a vitamina A nos primeiros dias de terapia nutricional, já que os níveis séricos de vitamina A estão elevados, e há relatos de que pequenas doses de vitamina A causem toxicidade a pacientes cronicamente urêmicos.[367,378] Após os primeiros dias de terapia nutricional, pode ser administrada diariamente uma dose de vitamina A entre a metade e o total da DRI[355] para indivíduos normais.

A vitamina D é solúvel em gordura, e os depósitos de vitamina não devem diminuir durante os poucos dias ou semanas em que a maior parte dos pacientes com insuficiência renal aguda recebem nutrição parenteral. Porém, muitos indivíduos normais, e especialmente pessoas idosas, têm apresentado insuficiência (15 a < 30 nM) ou deficiência (< 15 nM) de 25-hidroxicolecalciferol sérico. Pode ser útil checar os níveis séricos para este hormônio em pacientes com LRA e suplementar com colecalciferol ou ergocalciferol se os níveis séricos estiverem baixos. Entretanto, o *turnover* de seu análogo ativo 1,25-di-hidroxicolecalciferol é muito mais rápido que o do 25-hidroxicolecalciferol. Assim, esse análogo pode ser necessário em pacientes com insuficiência renal aguda.[336]

Embora a vitamina K seja lipossolúvel, a deficiência de vitamina K foi relatada em pacientes não urêmicos que não estejam se alimentando ou estejam recebendo antibióticos.[369] Assim, a vitamina K dever ser fornecida rotineiramente a pacientes recebendo nutrição parenteral (ver Tab. 97.7). Recomenda-se o uso de 10 mg/dia de hidrocloreto de piridoxina (8,2 mg/dia de piridoxina), pois estudos com pacientes clinicamente estáveis ou doentes recebendo HDM indicam que essa quantidade pode ser necessária para prevenir ou corrigir a deficiência de vitamina B_6.[363] Os pacientes provavelmente não devem receber mais que 60 mg de ácido ascórbico/dia em razão do maior risco de produção de oxalato.[365,366]

A ingestão de nutrientes de pacientes com insuficiência renal aguda deve ser cuidadosamente reavaliada a cada dia e, muitas vezes, com uma frequência maior. Essa reavaliação é particularmente importante, já que esses pacientes podem sofrer mudanças rápidas de estado clínico e metabólico.

Nutrição parenteral periférica

A nutrição parenteral através de uma veia periférica evita o risco de se inserir um cateter em um dos grandes vasos, como a veia cava superior. Se uma veia periférica é usada, a osmolalidade da solução de infusão precisa ser restrita para diminuir o risco de tromboflebite. Além disso, é preciso que se use um volume maior de fluido e/ou uma menor concentração de nutrientes. As duas abordagens podem ter consequências indesejáveis para pacientes com insuficiência renal aguda. Discutiu-se que o custo financeiro de NPT administrada por uma veia periférica é quase o mesmo ou maior que o custo da administração por uma veia central, em razão das grandes quantidades de emulsões lipídicas isotônicas usadas para fornecer a energia necessária quando as veias periféricas são utilizadas.

A nutrição parenteral periférica parcial pode ser vantajosa para pacientes com insuficiência renal aguda que tenham capacidade de ingerir ou de ser alimentados por meio de sondas para receber parte de suas necessidades nutricionais diárias. As infusões periféricas podem habilitar estes pacientes a receber uma nutrição adequada sem o uso de NPT por uma veia de alto fluxo. Nesses pacientes, geralmente é mais prático realizar a infusão de uma solução de 8,5 a 10% de aminoácidos ou de 20% de emulsões lipídicas em uma veia periférica e administrar a maior quantidade possível de outros nutrientes essenciais, inclusive carboidratos, por meio do trato enteral.

O acesso vascular periférico usado para HD pode também ser usado para nutrição parenteral. Já que há um grande fluxo sanguíneo através do acesso vascular usado para HD, podem ser usadas soluções hipertônicas, e a carga de água dada ao paciente pode ser reduzida. Essa técnica, entretanto, provavelmente aumenta o risco de infecção ou trombose no acesso vascular, e não deve ser usada em pacientes que precisarão do acesso à HD por longos períodos.

Nutrição parenteral intradialítica ou suplementar

A infusão de aminoácidos e glicose e/ou lipídios pode ser fornecida como suplemento nutricional a pacientes com insuficiência renal aguda ou DRC que não se alimentam de maneira adequada. Os suplementos de aminoácidos, glicose e/ou lipídios podem ser convenientemente administrados por meio de infusão durante o procedimento de HD. A maior parte dos pacientes que necessitam de suplementação nutricional têm ingestão diminuída, tanto de aminoácidos quanto de energia, o que permite a sugestão de uma infusão de 40 a 42 g de aminoácidos essenciais e não essenciais e 200 g de D-glicose (150 g de D-glicose se o hemodialisado contiver glicose). Esse preparado é infundido durante o procedimento de HD de maneira constante no sangue ao sair do dialisador. Essa técnica minimiza a queda normal nos depósitos de aminoácidos e glicose resultantes da diálise destes nutrientes. A maior parte da glicose e dos aminoácidos infundidos são retidos; as perdas de aminoácidos para o dialisado aumentam em apenas cerca de 4 a 5 g.[194] As infusões lipídicas foram substituídas por uma parte da glicose infundida, mas são mais caras e possivelmente apresentam algum risco de diminuir a resistência do hospedeiro a infecções.[437] Os pacientes que têm baixas concentrações séricas de fósforo ou potássio no início do tratamento de diálise podem exigir suplementos destes eletrólitos durante a suplementação com aminoácidos e glicose. Para prevenir a hipoglicemia reativa, a infusão não deve ser interrompida até o final da HD, e o paciente deve consumir uma fonte de carboidrato de 20 a 30 minutos antes do final da infusão.

Ainda há controvérsias se os suplementos intravenosos contendo aminoácidos, glicose e/ou lipídios três vezes por semana por 3 a 4 horas durante a HD são benéficos aos pacientes submetidos à HDM que se alimentam mal.[439] Duas análises retrospectivas sugerem que, em pacientes desnutridos submetidos à HDM, a nutrição parenteral intradialítica pode reduzir a taxa de mortalidade.[440,441] Um estudo indicou que este benefício foi observado apenas quando o nível sérico de albumina era de 3,3 g/dL ou mais baixo.[441] A nutrição parenteral intradialítica deve ser usada apenas em pacientes que não são capazes de aumentar sua ingestão de alimentos ou ingerir suplementos orais ou enterais. Os suplementos intravenosos devem ser mantidos apenas se a avaliação clínica ou nutricional indicar que são benéficos. Essa é claramente uma área que requer mais pesquisa.

Aminoácidos que podem predispor à insuficiência renal aguda

Diversos estudos em ratos sugerem que a ingestão de aminoácidos ou proteína pode aumentar a suscetibilidade à insuficiência renal aguda causada por isquemia ou nefrotoxicidade aminoglicosídica.[442-445] Os nutrientes parecem aumentar tanto a incidência como a gravidade da LRA induzida por estes agentes. Embora alguns estudos tenham demonstrado esses efeitos com grandes doses de aminoácidos intravenosos ou proteína dietética,[442-445] as quantidades de aminoácidos e proteína que podem ser prescritas para os pacientes com base no peso corporal podem também levar à predisposição à insuficiência renal em estudos com animais.[443,444] A D-serina, DL-etionina e L-lisina parecem ser particularmente nefrotóxicas.[443,445] Não se sabe se a ingestão de aminoácidos ou proteína leva à predisposição à insuficiência renal em seres humanos. Em qualquer um dos casos, os pacientes que recebem medicamentos nefrotóxicos ou que apresentam alto risco de isquemia renal podem se beneficiar da baixa ingestão de aminoácidos ou proteínas durante aqueles períodos de tempo em que apresentam alto risco. Porém, estudos *in vitro* também indicaram que alguns aminoácidos, particularmente a L-glicina e a L-alanina, podem proteger as células tubulares renais de danos isquêmicos ou nefrotóxicos.[446] Certamente, há necessidade de mais pesquisas nessa área.

Referências bibliográficas

1. National Kidney Foundation. Am J Kidney Dis 2003;42(Suppl 3):S1–201.
2. Lindholm B, Heimbürger O, Stenvinkel P et al. Uremic toxicity. In: Kopple JD, Massry SG, eds. Nutritional Management of Renal Disease. 2nd ed. Philadelphia: Lippincott Williams & Wilkins, 2003:63–98.
3. Takeda M, Endou H. Renal cell metabolism. In: Massry SG, Glassock RJ, eds. Massry & Glassock's Textbook of Nephrology, vol 1. 4th ed. Philadelphia: Lippincott Williams & Wilkins, 2001:110–21.
4. Hausmann MJ, Rabkin R, Dahl DC. Role of kidney in hormone metabolism. In: Massry SG, Glassock RJ, eds. Massry & Glassock's Textbook of Nephrology, vol 1. 4th ed. Philadelphia: Lippincott Williams & Wilkins, 2001:141–50.
5. Don BR, Schambelan M, Lo JC. Endocrine hypertension: effects of hormones on renal function. In: Greenspan FS, Gardner DG, eds. Basic and Clinical Endocrinology. 7th ed. New York: McGraw-Hill, 2004:414–38.
6. Hausmann MJ, Rabkin R. Kidney and endocrine system. In: Massry SG, Glassock RJ, eds. Massry & Glassock's Textbook of Nephrology, vol 1. 4th ed. Philadelphia: Lippincott Williams & Wilkins, 2001:139–230.
7. Jean G, Terrat JC, Vanel T et al. Nephrol Dial Transplant 2008;23:3670–6.
8. Wolf M, Betancourt J, Chang Y et al. J Am Soc Nephrol 2008;19:1379–88.
9. St Peter WL, Li S, Liu J et al. Pharmacotherapy 2009;29:154–64.
10. Palmer SC, McGregor DO, Craig JC et al. Cochrane Database Syst Rev 2009;(4):CD008175.
11. Palmer SC, McGregor DO, Craig JC et al. Cochrane Database Syst Rev 2009;(4):CD005633.
12. Kokko KE, Montero A, Lakkis FG et al. Hormones and the kidney. In: Schrier RW, ed. Diseases of the Kidney, vol 1. 7th ed. Philadelphia: Lippincott Williams & Wilkins, 2001:265–313.
13. Eschbach JW, Kelly MR, Haley R et al. N Engl J Med 1989;321: 158–62.
14. Rabkin R, Landau, D. Effect of nutritional status and changes in protein intake on renal function. In: Kopple JD, Massry SG, Kalantar-Zadeh K, eds. Nutritional Management of Renal Disease. 3rd ed. New York: Academic Press, 2013.
15. Klahr S, Tripathy K. Arch Intern Med 1966;118:322–5.
16. Klahr S, Tripathy K, Garcia FT et al. Am J Med 1967;43:84–96.
17. Klahr S, Tripathy K, Lotero H. Am J Med 1970;48:325–31.
18. Ibrahim HN, Weber ML. Curr Opin Nephrol Hypertens 2010;19:534–8.
19. Ichikawa I, Purkerson ML, Klahr S et al. J Clin Invest 1980;65: 982–8.
20. Hirschberg R, Kopple JD, Blantz RC et al. J Clin Invest 1991;87:1200–6.
21. Hirschberg R, Kopple JD. J Am Soc Nephrol 1991;1:1034–40.
22. Owen OE, Felig P, Morgan AP. J Clin Invest 1969;48:574–83.
23. Gutman AB, Yu TF. Am J Med 1968;45:756–79.
24. Bosch JP, Lew S, Glabman S et al. Am J Med 1986;81:809–15.
25. Smoyer WE, Brouhard BH, Rassin DK et al. J Lab Clin Med 1991;118:166–75.
26. Castellino P, Hunt W, DeFronzo RA. Kidney Int 1987;32(Suppl 22):S15–20.
27. Hirschberg R, Kopple JD. Kidney Int 1987;32:382–7.
28. Mitch WE, Walser M, Buffington GA et al. Lancet 1976;2:1326–28.
29. Rutherford WE, Blondin J, Miller JP et al. Kidney Int 1977; 11:62–70.
30. Barsotti G, Guiducci A, Ciardella F et al. Nephron 1981;27:13–117.
31. Cotran R. Kidney Int 1982;21:528.
32. McCormack LJ, Beland JE, Schnekloth RE et al. Am J Pathol 1958;34:1011–22.
33. Kleinknecht C, Grunfeld JP, Gomez PC et al. Kidney Int 1973;4:390–400.
34. Rodriguez-Iturbe B, Garcia R, Rubio L et al. Clin Nephrol 1976;5:198–206.
35. Torres VE, Velosa JA, Holley KE et al. Ann Intern Med 1980;92:776–84.
36. Deen WM, Maddox DA, Robertson CR et al. Am J Physiol 1974;227:556–62.
37. Hostetter TH, Olson JL, Rennke HG et al. Am J Physiol 1981;241:F85–93.
38. Hostetter TH, Troy JL, Brenner BM. Kidney Int 1981;19:410–5.
39. Olson JL, Hostetter TH, Rennke HG et al. Proceedings of the American Society of Nephrology. Thorofare, NJ: Charles B. Slack, 1979:87A.
40. Olson JL, Hostetter TH, Rennke HG et al. Kidney Int 1982;22: 112–26.
41. Farr LE, Smadel JE. J Exp Med 1939;70:615–27.
42. Addis T. Glomerular Nephritis: Diagnosis and Treatment. New York: Macmillan, 1948.
43. Kirsch R, Frith L, Black E et al. Nature 1968;217:578–9.
44. Brenner BM, Meyer TW, Hostetter TH. N Engl J Med 1982;307:652–9.
45. Meyer TW, Lawrence WE, Brenner BM. Kidney Int 1983;24(Suppl 16):S243–7.
46. Schrier RW, Harris DCH, Chan L et al. Am J Kidney Dis 1988;12:243–9.
47. Nath KA, Hostetter MK, Hostetter TH. J Clin Invest 1985;76: 667–75.
48. Paller MS, Hostetter TH. Am J Physiol 1986;251:F34–9.
49. Williams M, Young JB, Rosa RM et al. J Clin Invest 1986;78: 1687–93.
50. Wang S, Hirschberg R. J Biol Chem 2004;279:23200–6.
51. Wang S, Wilkes MC, Leof EB et al. FASEB J 1005;19:1–11.
52. Walls J, Williams SJ. Contr Nephrol 1988;60:179–87.
53. Mauer S, Steffes MW, Azar S et al. Kidney Int 1989; 35:48–59.
54. Mogensen CE. Diabetes 1976;25:872–9.
55. Mogensen CE, Steffes MW, Deckert T et al. Diabetologia 1981;21:89–93.
56. Mogensen CE, Christensen CK, Vittinghus E. Diabetes 1983;32(Suppl 2):64–78.
57. Niwa T, Nagoya J. Med Sci 2010;72:1–11.
58. Niwa T. J Ren Nutr 2010;20(Suppl):S2–6.
59. Niwa T. Ther Apher Dial 2011;15:120–4.
60. Ibels LS, Alfrey AC, Haut L et al. N Engl J Med 1978;298: 122–6.
61. Barsotti G, Giannoni A, Morelli E et al. Clin Nephrol 1984; 21:4–59.
62. Lumlertgul D, Burke TJ, Gillum OM et al. Kidney Int 1986;29: 658–66.
63. Gimenez LF, Solez K, Walker GW. Kidney Int 1987;31:93–9.
64. Harris DCH, Hammond WS, Burke TJ et al. Kidney Int 1987; 31:41–6.
65. Kopple JD, Feroze U. J Ren Nutr 2011;21:66–71.
66. French SW, Yamanaka W, Ostwald R. Arch Pathol 1967; 83:204–10.
67. Kasiske BL, O'Donnell MP, Schmitz PG et al. Kidney Int 1990;37:880–91.
68. Wellmann K, Wolk BW. Lab Invest 1970;22:144–5.
69. Keane WF, O'Donnell MP, Kasiske BL et al. J Am Soc Nephrol 1990;1:S69–74.
70. Kasiske BL, O'Donnell MP, Cleary MP et al. Kidney Int 1988; 33:667–72.

71. Campese VM, Park J. Clin J Am Soc Nephrol 2007;2:1100–3.
72. Barcelli UO, Weiss M, Pollack VE. J Lab Clin Med 1982;100: 786–97.
73. Susuki S, Shapiro R, Mulrow PJ et al. Prostaglandins Med 1980;4:377–82.
74. Knecht A, Fine LG, Kleinman KS et al. Am J Physiol 1991;261: F292–9.
75. Komers R, Meyer TW, Anderson S. Pathophysiology and nephron adaptation in chronic renal failure. In: Schrier RW, ed. Diseases of the Kidney, vol 3. 7th ed. Philadelphia: Lippincott Williams & Wilkins, 2001:2689–718.
76. Zurier RB, Damjanov O, Sayadoff DM et al. Arthritis Rheum 1977;20:1449–56.
77. Kelley VE, Winkelstein A, Izui S. Lab Invest 1979;41:531–7.
78. McLeish KR, Gohara AF, Cunning WT III. J Lab Clin Med 1980;96:470–9.
79. Rahman MA, Nakazawa M, Emancipator SN et al. Kidney Int 1986;29:343 (abstr).
80. Badr KF, Brenner BM, Wasserman M et al. Kidney Int 1986;29: 328 (abstr).
81. Don BR, Blake S, Hutchison FN et al. Am J Physiol 1989;256:F711–8.
82. Anderson S, Meyer TW, Rennke HG et al. J Clin Invest 1985; 76:612–9.
83. Tolins JP, Raij L. Hypertension 1990;16:452–61.
84. Ruggenenti P, Perna A, Benini R et al. J Am Soc Nephrol 1999; 10:997–1006.
85. Brenner BM, Cooper ME, de Zeeuw D et al. N Engl J Med 2001; 345:861–9.
86. Lewis EJ, Hunsicker LG, Clarke WR et al. N Engl J Med 2001; 345:851–60.
87. Ruggenenti P, Perna A, Gherardi G et al. J Kidney Dis 2000;35:1155–65.
88. Lewis EJ, Hunsicker LG, Bain RP et al. N Engl J Med 1993;329: 1456–62.
89. Viberti G, Mogensen CE, Groop LC et al. JAMA 1994;271:275–9.
90. Blasi ER, Rocha R, Rudolph AE et al. Kidney Int 2003;63: 1791–800.
91. Campese VM, Park J. J Hypertens 2006;24:2157–9.
92. Ku E, Campese VM. Pediatr Nephrol 2009;24:2301–7.
93. Walser M. Clin Nephrol 1975;3:180–6.
94. Maschio G, Oldrizzi L, Tessitore N et al. Kidney Int 1982;22:371–6.
95. Alvestrand A, Ahlberg M, Bergstrom J. Kidney Int 1983; 24(Suppl 16):S268–72.
96. Barsotti G, Morelli E, Giannoni A et al. Kidney Int 1983;24 (Suppl 16):S278–84.
97. Gretz N, Korb E, Strauch M. Kidney Int 1983;24(Suppl 16):S263–7.
98. Mitch WE, Walser M, Steinman TI et al. N Engl J Med 1984; 311:623–9.
99. Rosman JB, Meijer S, Sluiter WJ et al. Lancet 1984;2:1291–5.
100. Walser J, LaFrance ND, Ward L et al. Kidney Int 1987; 32:123–8.
101. Ihle BU, Becker GJ, Whitworth JA et al. N Engl J Med 1989;321:1773–7.
102. Zeller J, Whittaker E, Sullivan L et al. N Engl J Med 1991;324: 78–84.
103. Klahr S, Levey AS, Beck GJ et al. N Engl J Med 1994;330:877–84.
104. Levey AS, Adler S, Caggiula AW et al. Am J Kidney Dis 1996;27:652–63.
105. Mitch WE, Walser M, Sapir DG. J Clin Invest 1981;67:553–62.
106. Tischler ME, Desautels M, Goldberg AL. J Biol Chem 1982; 257:1613–21.
107. Kopple, JD. Nutritional management of nondialyzed patients with chronic renal failure. In: Kopple JD, Massry SG eds. Nutritional Management of Renal Disease. 2nd ed. Philadelphia: Lippincott Williams and Wilkins, 2004:379–432.
108. Williams AJ, Baker F, Walls J. Nephron 1987;46:83–90.
109. D'Amico G, Gentile MG, Manna G et al. Lancet 1992; 339:1131–4.
110. D'Amico G, Remuzzi G, Maschio G et al. Clin Nephrol 1991; 35:237–42.
111. Fouque D, Laville M, Boissel JP et al. BMJ 1992;304:216–20.
112. Pedrini MT, Levey AS, Lau J et al. Ann Intern Med 1996; 124:627–32.
113. Kasiske BL, Lakatua JD, Ma JZ et al. Am J Kidney Dis 1998;31: 954–61.
114. Fouque D, Wang P, Laville M et al. Nephrol Dial Transplant 2000;12:1986–92.
115. Brunori G, Viola BF, Parrinello G et al. Am J Kidney Dis 2007; 49:569–80.
116. Mircescu G, Gârneata L, Stancu SH et al. J Ren Nutr 2007;17: 179–88.
117. Shah SN, Abramowitz M, Hostetter TH et al. Am J Kidney Dis 2009;54:270–77.
118. de Brito-Ashurst I, Varagunam M, Raftery MJ et al. J Am Soc Nephrol 2009;20:2075–84.
119. Phisitkull S, Khannal A, Simon J et al. Kidney Int 2010;77:617–23.
120. Levey AS, Greene T, Sarnak MJ et al. Am J Kidney Dis 2006; 48:879–88.
121. Menon V, Kopple JD, Wang X et al. Am J Kidney Dis 2009;53: 208–17.
122. Chauveau P, Couzi L, Vendrely B et al. Am J Clin Nutr 2009;90: 969–74.
123. Knight EL, Stampfer MJ, Hankinson SE et al. Ann Intern Med 2003;138:460–7.
124. Bernardi A, Biasia F, Pati T et al. Am J Kid Dis 2003;41:S146–52.
125. Hostetter TH, Rosenberg ME. J Am Soc Nephrol 1990;1:S55–8.
126. Hansen HP, Tauber-Lassen E, Jensen BR et al. Kidney Int 2002;62:220–8.
127. Schnaper HW, Robson AM. Nephrotic syndrome: minimal change disease, focal glomerulosclerosis, and related disorders. In: Schrier RW, ed. Diseases of the Kidney, vol 2. 7th ed. Philadelphia: Lippincott Williams & Wilkins, 2001:1773–831.
128. Kaysen GA. Nutritional and non-nutrtional management of the nephrotic syndrome. In: Kopple JD, Massry SG, Kalantar-Zadeh K, eds. Nutritional Management of Renal Disease. 3rd ed. New York: Academic Press, 2013.
129. Ibels LS, Gyory AZ. Medicine 1994;73:79.
130. Hirschberg R, Wange S. Curr Opin Nephrol Hypertens 2005;14: 43–52.
131. Taguma Y, Kitamoto Y, Futaki G et al. N Engl J Med 1985;313: 1617–20.
132. Kaysen GA, Gambertoglio J, Jimenez I et al. Kidney Int 1986; 29:572–7.
133. Zeller KR, Raskin P, Rosenstock J et al. Kidney Int 1986;29:209.
134. Kaysen GA, Davies RW. J Am Soc Nephrol 1990;1:S75–9.
135. Gonick HC, Maxwell MH, Rubini ME et al. Nephron 1966;3:137–52.
136. Hebert LA, Haddad N, Shim RL. Nutritional management of water, sodium, potassium, chloride and magnesium in renal disease. In: Kopple JD, Massry SG, Kalantar-Zadeh K, eds. Nutritional Management of Renal Disease. 3rd ed. New York: Academic Press, 2013.
137. Martin K. Calcium, parathyroid hormone and bone disease in kidney disease and chronic kidney failure. In: Kopple JD, Massry SG, Kalantar-Zadeh K, eds. Nutritional Management of Renal Disease. 3rd ed. New York: Academic Press, 2013.
138. Thadhani RI, Christov M. Vitamin D in kidney disease. In: Kopple JD, Massry SG, Kalantar-Zadeh K, eds. Nutritional Management of Renal Disease. 3rd ed. New York: Academic Press, 2013.
139. Houston J, Isakova T, Wolf F. Phosphorus and FGF23 in chronic kidney disease. In: Kopple JD, Massry SG, Kalantar-Zadeh

K, eds. Nutritional Management of Renal Disease. 3rd ed. New York: Academic Press, 2013.
140. Swaminathan S. Trace element metabolism in kidney disease. In: Kopple JD, Massry SG, Kalantar-Zadeh K, eds. Nutritional Management of Renal Disease. 3rd ed. New York: Academic Press, 2013.
141. Chazot C, Kopple JD. Vitamin metabolism and requirements in kidney disease and kidney failure. In: Kopple JD, Massry SG, Kalantar-Zadeh K, eds. Nutritional Management of Renal Disease. 3rd ed. New York: Academic Press, 2013.
142. Rabkin R, Simon NM, Steiner S et al. N Engl J Med 1970;282:182–7.
143. Sherwin RS, Bastl C, Finkelstein FO et al. J Clin Invest 1976; 57:722–31.
144. Vajda FJE, Martin TJ, Melick RA. Endocrinology 1969;84:162–4.
145. Cuttelod S, Lemarchand-Beraud T, Magnenat P et al. Metabolism 1974;23:101–3.
146. Davidson WD, Moore TC, Shippey W et al. Gastroenterology 1974;66:522–5.
147. Samaan N, Freeman RM. Metabolism 1970;19:102–13.
148. Nagel TC, Frenkel N, Bell RH et al. J Clin Endocrinol Metab 1973;36:428–32.
149. Lim VS, Fang VS. Am J Med 1975;58:655–62.
150. Tourkantonis A, Spiliopoulos A, Pharmakioltis A et al. Nephron 1981;27:271–2.
151. Hershman JM, Krugman LG, Kopple JD et al. Metabolism 1979;27:755–9.
152. Fouque D, Peng SC, Kopple JD. Kidney Int 1995;47:876–83.
153. Ding H, Gao CL, Hirschberg R et al. J Clin Invest 1996;97: 1064–75.
154. McCaleb ML, Wish JB, Lockwood DH. Endocrinol Res 1985;11:113–25.
155. Fadda GZ, Hajjar SM, Perna AF et al. J Clin Invest 1991;87:255–61.
156. Kopple JD, Fukuda S. Am J Clin Nutr 1980;33:1363–72.
157. Tizianello A, De Ferrari G, Garibotto B et al. J Clin Invest 1980;65:1162–73.
158. Kopple JD. Products of nitrogen metabolism and their toxicity. In: Massry SG, Glassock RJ, eds. Massry & Glassock's Textbook of Nephrology, vol 2. 4th ed. Philadelphia: Lippincott Williams & Wilkins, 2001:1262–78.
159. Bricker NS. N Engl J Med 1972;286:1093–9.
160. Massry SG, Smogorzcwski M. Semin Nephrol 1994;14:219–31.
161. Simenoff ML, Burke JF, Saukkonen JJ et al. Lancet 1976;2:818–21.
162. Locatelli F, Aljama P, Canaud B et al. Nephrol Dial Transplant 2010;25:2846–50.
163. Clement FM, Klarenbach S, Tonelli M et al. Arch Intern Med 2009;169:1104–12.
164. Besarab A, Coyne DW. Nat Rev Nephrol 2010;6:699–710.
165. Krol E, Rutkowski B, Wroblewska M et al. Miner Electrolyte Metab 1996;22:13–5.
166. Attmann PO, Alaupovic P. Nephron 1991;57:401–10.
167. Lindner A, Charra B, Sherrard D et al. N Engl J Med 1974;290: 697–701.
168. Malluche HH, Faugere MC. Kidney Int 1990;38:193–211.
169. Briggs WA, Lazarus JM, Birtch AG et al. Arch Intern Med 1973;132:21–8.
170. Kopple JD. Nutrition in renal failure: causes of catabolism and wasting in acute or chronic renal failure. In: Robinson RR, ed. Nephrology, vol 2. Proceedings of the IXth International Congress of Nephrology. New York: Springer, 1984:1498–515.
171. Cianciaruso B, Brunori G, Kopple JD et al. Am J Kidney Dis 1995;26:475–86.
172. Canada-USA Peritoneal Dialysis Study Group. J Am Soc Nephrol 1996;7:198–207.
173. Woodrow G, Oldroyd B, Turney JH et al. Nephrol Dial Transplant 1996;11:1613–8.
174. Palop L, Martinez JA. Am J Clin Nutr 1997;66:498S–503S.
175. Dwyer JT, Cunniff PJ, Maroni BJ et al. J Renal Nutr 1998;8:11–20.
176. Aparicio M, Cano N, Chauveau P et al. Nephprol Dial Transplant 1999;14:1679–86.
177. Chung S, Na MH, Lee SH et al. Perit Dial Int 1999;19:S517–22.
178. Williams AJ, McArley A. J Ren Nutr 1999;9:157–62.
179. Carlson DM, Duncan DA, Naessens JM et al. Mayo Clin Proc 1984;59:769–75.
180. Hirschberg R. Drug-nutrient interactions in renal failure. In: Kopple JD, Massry SG, Kalantar-Zadeh K, eds. Nutritional Management of Renal Disease. 3rd ed. New York: Academic Press, 2013.
181. Lowrie EG, Lew NL. Am J Kidney Dis 1990;15:458.
182. Fouque D, Kalantar-Zadeh K, Kopple J et al. Kidney Int 2008;73:391–8 (erratum in Kidney Int 2008;74:393).
183. Delano BG, Manis JG, Manis T. Nephron 1977;19:26.
184. Lawson DH, Boddy K, King PC et al. Clin Sci 1971;41:345–51.
185. Mahajan SK, Prasad AS, Lambujon J et al. Am J Clin Nutr 1980;33:1517–21.
186. Kopple JD, Mercurio K, Blumenkrantz MJ et al. Kidney Int 1981; 19:694–704.
187. Sprenger KBG, Bundschu D, Lewis K et al. Kidney Int 1983; 24(Suppl 16):S315–8.
188. Bellinghieri G, Savica V, Mallamace A et al. Am J Clin Nutr 1983; 38:523–31.
189. Kopple JD, Berg R, Houser H et al. Kidney Int 1989;36(Suppl 27): S184–94.
190. Velasquez M, Mehrotra M, Wing M, Raj D. Causes of protein--energy wasting in chronic kidney failure. In: Kopple JD, Massry SG, Kalantar-Zadeh K, eds. Nutritional Management of Renal Disease. 3rd ed. New York: Academic Press, 2013.
191. Grodstein GP, Blumenkrantz MJ, Kopple JD. Am J Clin Nutr 1980;33:1411–6.
192. Keane WF, Collins AJ. Am J Kidney Dis 1994;24:1010–8.
193. US Renal Data System. Am J Kidney Dis 2005;45(Suppl 1):S1–280.
194. Wolfson M, Jones MR, Kopple JD. Kidney Int 1982;21:500–6.
195. Ikizler TA, Flakoll PJ, Parker RA et al. Kidney Int 1994;46:830–7.
196. Kopple JD, Blumenkrantz MJ, Jones MR et al. Am J Clin Nutr 1982;36:395–402.
197. Chazot C, Shahmir E, Matias B et al. Kidney Int 1997;52:1663–70.
198. Blumenkrantz MJ, Gahl GM, Kopple JD et al. Kidney Int 1981;19:593–602.
199. Wathen RL, Keshaviah P, Hommeyer P et al. Am J Clin Nutr 1978;31:1870–5.
200. Gutierrez A, Alvestrand A, Wahren J et al. Kidney Int 1990;38:487–94.
201. Gutierrez A, Bergström J, Alvestrand A. Clin Nephrol 1992;38:20.
202. Mehrotra R, Kopple JD, Wolfson M. Kidney Int Suppl 2003;88: S13–25.
203. Linton AL, Clark WF, Driedger AA et al. Nephron 1977;19:95–8.
204. Kopple JD. Dietary considerations in patients with chronic renal failure, acute renal failure, and transplantation. In: Schrier RW, ed. Diseases of the Kidney. 7th ed. Philadelphia: Lippincott Williams & Wilkins, 2001:3085–138.
205. Kopple JD, Coburn JW. Medicine 1973;52:597–607.
206. Carrero JJ, Stenvinkel P. Inflammation. In: Kopple JD, Massry SG, Kalantar-Zadeh K, eds. Nutritional Management of Renal Disease. 3rd ed. New York: Academic Press, 2013.
207. Kalantar-Zadeh K, Stenvinkel P, Pillon L et al. Adv Ren Replace Ther 2003;10:155–59.
208. Kalantar-Zadeh K, Kopple JD, Kamranpour N et al. Kidney Int 2007;72:1149–56.
209. Rambod M, Kovesdy CP, Bross R et al. Am J Clin Nutr 2008; 88:1485–94.
210. Rambod M, Bross R, Zitterkoph J et al. Am J Kidney Dis 2009;53:298–309.

211. Shah S. Oxidative stress. In: Kopple JD, Massry SG, Kalantar-Zadeh K, eds. Nutritional Management of Renal Disease. 3rd ed. New York: Academic Press, 2013.
212. Miyata T. Carbonyl stress in kidney disease and kidney failure. In: Kopple JD, Massry SG, Kalantar-Zadeh K, eds. Nutritional Management of Renal Disease. 3rd ed. New York: Academic Press, 2013.
213. Bachmann J, Tepel M, Raidt H et al. J Am Soc Nephrol 1995;6:121–5.
214. Robinson K, Gupta A, Dennis V et al. Circulation 1996;94:2743–8.
215. Kalantar-Zadeh K, Block G, Humphreys MH et al. J Am Soc Nephrol 2004;15:442–53.
216. Welch GN, Loscalzo J. N Engl J Med 1998;338:1042–50.
217. Kopple JD. Am Soc Artificial Int Organs J 1997;43:246–50.
218. Kalantar-Zadeh K, Kopple JD. Nutritional management of patients undergoing maintenance hemodialysis. In: Kopple JD, Massry SG, Kalantar-Zadeh K, eds. Nutritional Management of Renal Disease. 3rd ed. New York: Academic Press, 2013.
219. Noori N, Kovesdy CP, Dukkipati R et al. Am J Clin Nutr 2010;92:1060–70.
220. Bologa RM, Levine DM, Parker TS et al. Am J Kidney Dis 1998;32:107–14.
221. Garcia-Martinez C, Llovera M, Agell N et al. Biochem Biophys Res Commun 1994;201:682–6.
222. Sarraf P, Frederich RC, Turner EM et al. J Exp Med 1997;185:171–5.
223. Stenvinkel P, Heimburger O, Lindholm B et al. Nephrol Dial Transpl 2000;15:953–60.
224. Kalantar-Zadeh K, Kopple JD. Am J Kidney Dis 2001;38:1343–50.
225. Kopple JD, Zhu X, Lew NL et al. Kidney Int 1999;56:1136–48.
226. Port FK, Ashby VB, Dhingra RK et al. J Am Soc Nephrol 2002;13:1061–6.
227. Kalantar-Zadeh K, Block G, Humphreys MH et al. Kidney Int 2003;63:793–808.
228. Liu Y, Coresh J, Eustace JA et al. JAMA 2004;291:451–9.
229. Kalantar-Zadeh K, Block G, Humphreys MH et al. J Am Soc Nephrol 2004;15:442–53.
230. Kalantar-Zadeh K, Kopple JD, Humphreys MH et al. Nephrol Dialysis Transplant 2004;19:1507–19.
231. Johansen KL, Young B, Kaysen GA et al. Am J Clin Nutr 2004;80:324–32.
232. Leavey SF, McCullough K, Hecking E et al. Nephrol Dial Transplant 2001;16:2386–94.
233. Kalantar-Zadeh K, Kilpatrick RD, McAllister CJ et al. 2004 (submitted).
234. Kalantar-Zadeh K, Kilpatrick RD, McAllister CJ et al. J Am Soc Nephrol 2004;15:126A.
235. Kopple JD. Am J Clin Nutr 2005;81:1257–66.
236. Martino S, Chwastiak L, Finkelstein F. Motivating the kidney disease patient to dietary adherence and other healthy lifestyle activities. In: Kopple JD, Massry SG, Kalantar-Zadeh K, eds. Nutritional Management of Renal Disease. 3rd ed. New York: Academic Press, 2013.
237. Kopple JD, Greene T, Chumlea WC et al. Kidney Int 2000;57:1688–703.
238. Ikizler TA, Greene JH, Wingard RL et al. J Am Soc Nephrol 1995;6:1386–91.
239. Mehrotra R, Berman N, Alistwani A et al. Am J Kidney Dis 2002;40:133–42.
240. Salusky I, Fine RN, Nelson P et al. Proceedings of the American Society of Nephrology 15th Annual Meeting [abstract]. December 1982:66A.
241. Calloway DH, Odell ACF, Margen SJ. Nutr 1971;101:775–86.
242. Sargent JA, Gotch FA. J Am Diet Assoc 1979;75:547–51.
243. Maroni BJ, Steinman TI, Mitch WE. Kidney Int 1985;27:58–65.
244. Kopple JD, Gao XL, Qing DP. Kidney Int 1997;52:486–94.
245. Varcoe R, Halliday D, Carson ER et al. Clin Sci Mol Med 1975;43:379–90.
246. Walser M. J Clin Invest 1974;53:1385–92.
247. Bergström J, Fürst P, Alvestrand A et al. Kidney Int 1993;44:1048–57.
248. Blake P, Daugirdas J. Quantification and prescription: general principles. In: Jacobs C, Kjellstrand CM, Koch KM et al. eds. Replacement of Renal Function by Dialysis. 4th rev ed. Dordrecht, Kluwer Academic Publishers, 1996:619–56.
249. Kopple JD, Jones MR, Keshaviah PR et al. Am J Kidney Dis 1995;26:963–81.
250. Kopple JD, Coburn JW. JAMA 1974;227:41–4.
251. Frisancho AR. Am J Clin Nutr 1984;40:808.
252. American Dietetic Association. Manual of Clinical Dietetics. Chicago: American Dietetic Association, 1988:623.
253. Kopple JD, Coburn JW. Medicine 1973;52:583–95.
254. Kopple JD. Treatment with low protein and amino acid diets in chronic renal failure. In: Barcelo R, Bergeron M, Carriere S, eds. Proceedings of the VIIIth International Congress of Nephrology. Basel, S. Karger, 1978:497–507.
255. National Kidney Foundation. Am J Kidney Dis 2000;35(Suppl 2):S1–140.
256. Kaysen GA, Al-Bander H. Am J Nephrol 1990;10:36.
257. Borah MF, Schoenfeld PY, Gotch FA et al. Kidney Int 1978;14:491–500.
258. Kopple JD, Shinaberger JH, Coburn JW et al. Trans Am Soc Artif Intern Organs 1969;15:302–8.
259. Blumenkrantz MJ, Kopple JD, Moran JK et al. Kidney Int 1982;21:849–61.
260. World Health Organization. Energy and Protein Requirements. Report of a Joint FAO/WHO/UNU Expert Consultation. Geneva: World Health Organization, 1985:1–206. Technical Report series No. 724.
261. Fouque D, Vennegoor M, Ter Wee P et al. Nephrol Dial Transplant 2007;22(Suppl 2):ii45–87.
262. Australia and New Zealand Renal Guidelines Taskforce. Evidence based practice guidelines for the nutritional management of chronic kidney disease. Nutrition & Dietetics 2006;63(Suppl. 2):S35–S45.
263. Kopple JD, Monteon FJ, Shaib JK. Kidney Int 1986;29:734–42.
264. Monteon FJ, Laidlaw SA, Shaib JK et al. Kidney Int 1986;30:741–7.
265. Schneeweiss B, Graninger W, Stockenhuber F et al. Am J Clin Nutr 1990;52:596–601.
266. Slomowitz LA, Monteon FJ, Grosvenor M et al. Kidney Int 1989;35:704–11.
267. Wolfson M, Strong CJ, Minturn D et al. Am J Clin Nutr 1984;39:547–55.
268. Marckmann P. Clin Nephrol 1988;29:75–8.
269. Kopple JD. Kidney Int 1978;14:340–8.
270. Kluthe R, Luttgen FM, Capetianu T et al. Am J Clin Nutr 1978;31:1812–20.
271. Blumenkrantz MJ, Kopple JD, Gutman RA et al. Am J Clin Nutr 1980;33:1567–85.
272. Appel G. Kidney Int 1991;39:169–83.
273. Attman PO. Nephrol Dial Transplant 1993;8:294.
274. Cocchi R, Viglino G, Cancarini G et al. Miner Electrolyte Metab 1996;22:22–5.
275. Wanner C, Bartens W, Nauck M et al. Miner Electrolyte Metab 1996;22:26–30.
276. Vaziri, ND. Altered lipid metabolism and serum lipids in kidney disease and kidney failure. In: Kopple JD, Massry SG, Kalantar-Zadeh K, eds. Nutritional Management of Renal Disease. 3rd ed. New York: Academic Press, 2013.
277. Roncari DAK, Breckenridge WC, Khanna R et al. Perit Dial Bull 1988;1:136–41.

278. Boeschoten EW, Zuyderhoudt FMJ, Krediet RT et al. Perit Dial Bull 1988;19:8–13.
279. Deighan CJ, Caslake MJ, McConnell M et al. Am J Lidney Dis 2000;35:852–62.
280. Samuelsson O, Attmann PO, Knight-Gibson C et al. Nephrol Dial Transplant 1991;9:1580–5.
281. Chan MK, Varghese Z, Moorhead JF. Kidney Int 1981;19: 625–37.
282. Ciman M, Rizzoli V, Moracchiello M et al. Am J Clin Nutr 1980; 33:1489–92.
283. Bellinghieri G, Savica V, Mallamace A et al. Am J Clin Nutr 1983; 38:523–31.
284. Joven J, Villabona C, Vilella E et al. N Engl J Med 1990;323: 579–84.
285. Ibels LS, Alfrey AC, Weil R III. Am J Med 1978;64:634.
286. Nelson J, Beauregard H, Gélinas M et al. Transplant Proc 1988; 20:1264–70.
287. Dimény E, Fellström B, Larsson E et al. Transplant Proc 1992;24:366.
288. Expert Panel on Detection, Evaluation, and Treatment of High Blood Cholesterol in Adults. JAMA 2001;285:2486–97.
289. Thomas ME, Harris KPG, Ramaswamy C et al. Kidney Int 1993;44:1124–9.
290. Wanner C, Krane V, Marz W et al. N Engl J Med 2005;353: 238–48 (erratum in N Engl J Med 2005;353:1640).
291. Fellstrom BC, Jardine AG, Schmieder RE et al. N Engl J Med 2009; 360:1395–407.
292. Liu Y, Coresh J, Eustace JA et al. 2004;291:451–9.
293. Kovesdy CP, Anderson JE, Kalantar-Zadeh K. J Am Soc Nephrol 2007;18:304–11.
294. Kilpatrick RD, McAllister CJ, Kovesdy CP et al. J Am Soc Nephrol 2007;18:293–303.
295. Tonelli M, Moyé L, Sacks FM et al. J Am Soc Nephrol 2003;14: 1605–13.
296. Ciman M, Rizzoli V, Moracchiello M et al. Am J Clin Nutr 1980; 33:1489–92.
297. Bellinghieri G, Savica V, Mallamace A et al. Am J Clin Nutr 1983; 38:523–31.
298. Guarnieri G, Toigo G, Crapesi L et al. Kidney Int 1987;32 (Suppl 22):S116–27.
299. Wanner C, Horl WH. Nephron 1988;50:89.
300. Pierides AM, Alvarez-Ude F, Kerr DNS et al. Lancet 1979;2: 1279–82.
301. Leaf A, Weber PC. N Engl J Med 1988;318:549.
302. Donadio JV Jr, Bergstralh EJ, Offord KP et al. N Engl J Med 1994;331:1194–9.
303. Manis T, Deutsch J, Finestein EI et al. Am J Clin Nutr 1980;33: 1485–8.
304. Hamazaki T, Nakazawa R, Tateno S et al. Kidney Int 1984;26:1–84.
305. Bremer J. Physiol Rev 1983;63:1420.
306. Vacha GM, Corsi M, Giorcelli G et al. Curr Ther Res 1985;37:505.
307. Hiatt WR, Koziol BJ, Shapiro JI et al. Kidney Int 1992;41:1613–9.
308. Golper TA, Wolfson M, Ahmad S et al. Kidney Int 1990; 38:904–11.
309. Ahmad S, Robertson HT, Gloper TA et al. Kidney Int 1990;38:912–8.
310. van Es A, Henny FC, Kooistra MP et al. Contrib Nephrol 1992; 98:28–35.
311. Golper TA, Ahmad S. Semin Dial 1992;5:94–98.
312. Labonia WD. Am J Kidney Dis 1995;26:757–64.
313. Symposium on Role Dietary Fiber in Health. Am J Clin Nutr 1978;31:S1–S291.
314. Parillo M, Riccardi G, Pacioni D et al. Diabetes Care 1985;8:620.
315. Anderson JW, Zettwoch N, Feldman T et al. Arch Intern Med 1988;148:292.
316. Anderson JW, Chen WL. Am J Clin Nutr 1979;32:346.
317. Rampton DS, Cohen SL, Crammond V De B et al. Clin Nephrol 1984;21:159–63.
318. Noori N, Kalantar-Zadeh K, Kovesdy CP et al. Clin J Am Soc Nephrol 2010;5:683–92.
319. Kovesdy CP, Kuchmak O, Lu JL et al. Am J Kidney Dis. 2010;56:842–51. (comment in: Am J Kidney Dis 2010;56:813–6).
320. Kidney Disease: Improving Global Outcomes (KDIGO) CKD-MBD Work Group. Kidney Int 2009;76(Suppl 113):S1–130.
321. Kalantar-Zadeh K, Gutekunst L, Mehrotra R et al. Clin J Am Soc Nephrol 2010;5:519–30.
322. Noori N, Sims JJ, Kopple JD et al. Iran J Kidney Dis 2010;4:89–100.
323. Cannata JB, Briggs JD, Junor BJR. BMJ 1983;286:1937–8.
324. Sedman AB, Miller NL, Warady BA et al. Kidney Int 1984;26:201–4.
325. Chertow GM, Burke SK, Raggi P. Kidney Int 2002;62:245–52.
326. Chertow GM. J Am Soc Nephrol 2003;14:S310–4.
327. Al-Baaj F, Speake M, Hutchison AJ. Nephrol Dial Transplant 2005;20:775–82.
328. Lacour B, Lucas A, Auchere D et al. Kidney Int 2005;67:1062–9.
329. Geisser P, Philipp E. Clin Nephrology 2010;74:4–11.
330. Nolan CR, Califano JR, Butzin CA. Kidney Int 1990;38:937–41.
331. Schaefer K, Scheer J, Asmus G et al. Nephrol Dial Transplant 1991;6:170–5.
332. Mai ML, Emmett M, Sheikh MS et al. Kidney Int 1989;36:690–5.
333. Pflanz S, Henderson IS, McElduff N et al. Nephrol Dial Transplant 1994;9:1121.
334. Boudville N, Inderjeeth C, Elder GJ et al. Clin Endocrinol 2010;73:299–304.
335. Kopple JD, Massry SG. Am J Nephrol 1988;8:437–48.
336. Reichel H, Koeffler HP, Norman AW. N Engl J Med 1989;320:980–91.
337. Boudville N, Inderjeeth C, Elder GJ et al. Clin Endocrinol 2010;73:299–304.
338. Teng M, Wolf M, Ofsthun MN et al. J Am Soc Nephrol 2005; 16:1115–25.
339. Drüeke TB, Ritz E. Clin J Am Soc Nephrol 2009;4:234–41.
340. Food and Nutrition Board, Institute of Medicine. Dietary Reference Intakes for Calcium and Vitamin D. Washington, DC: National Academies Press, 2011.
341. Sherrard DJ, Hercz G, Pei Y et al. Kidney Int 1993;43:436–42.
342. Faugere MC, Malluche HH. Kidney Int 1986;30:717–22.
343. Hercz G, Pei Y, Greenwood C et al. Kidney Int 1993;44:860–6.
344. Randall RE Jr, Cohen MD, Spray CC Jr et al. Ann Intern Med 1964;61:73–8.
345. Koomans HA, Roos JC, Boer P et al. Hypertension 1982;4:190–7.
346. Lawson DH, Boddy K, King PC et al. Clin Sci 1971;41:345–51.
347. Chen SM. J Formosan Med Assoc 1990;89:220.
348. Rudolph H, Alfrey AC, Smythe WR. Trans Am Soc Artif Intern Organs 1973;19:456–65.
349. Cartwright GE, Gubler CJ, Wintrobe MM. J Clin Invest 1954; 33:685.
350. Sprenger KBG, Bundschu D, Lewis K et al. Kidney Int 1983; 24(Suppl 16):S315–8.
351. Taylor JE, Peat N, Porter C et al. Nephrol Dial Transplant 1996;11:1079–83.
352. Ahsan N. J Am Soc Nephrol 1998;9:664–8.
353. Mahajan SK, Bowersox EM, Rye DL et al. Kidney Int 1989;27: S269–73.
354. Mansouri K, Halsted JA, Gombos EA. Arch Intern Med 1970;125:88–93.
355. Food and Nutrition Board, Institute of Medicine. Dietary Reference Intakes for Vitamin A, Vitamin K, Arsenic, Boron, Chromium, Copper, Iodine, Iron, Manganese, Molybdenum, Nickel, Silicon, Vanadium, and Zinc. Washington, DC: National Academy Press, 2002.
356. Mahajan SK, Abraham J, Hessburg T et al. Kidney Int 1983;24(Suppl 16): S310–4.

357. Antoniou LD, Shalhoub RJ, Sudhakar T et al. Lancet 1977;2:895–8.
358. Food and Nutrition Board, Institute of Medicine. Dietary Reference Intakes for Vitamin C, Vitamin E, Selenium, and Carotenoids. Washington, DC: National Academy Press, 2000.
359. Food and Nutrition Board, Institute of Medicine. Dietary Reference Intakes for Thiamin, Riboflavin, Vitamin B6, Vitamin B12, Pantothenic Acid, Biotin, and Choline. Washington, DC: National Academy Press, 1998.
360. Jennette JC, Goldman ID. J Lab Clin Med 1975;86:834–43.
361. Spannuth CL Jr, Warnock LG, Wagner C et al. J Lab Clin Med 1977;90:632–7.
362. Descombes E, Hanck AB, Fellay G. Kidney Int 1993;43:1319–28.
363. Kopple JD, Mercurio K, Blumenkrantz MJ et al. Kidney Int 1981; 19:694–704.
364. Kopple JD, Swendseid ME. Kidney Int 1975;7(Suppl 2):S79–84.
365. Balcke P, Schmidt P, Zazgornik J et al. Ann Intern Med 1984; 101:344–5.
366. Pru C, Eaton J, Kjellstrand C. Nephron 1985;39:112–6.
367. Smith FR, Goodman DS. J Clin Invest 1971;50:2426–36.
368. Yatzidis H, Digenis P, Fountas P. Br Med J 1975;2:352–3.
369. Udall JA. J Am Med Assoc 1965;194:127.
370. Steiber AL, Kopple JD. J Ren Nutr 2011;21:355–68.
371. May RC, Kelly RA, Mitch WE. J Clin Invest 1987;79:1099–103.
372. Reaich D, Channon SM, Scrimgeour CM et al. Am J Physiol 1992;263:E735–9.
373. Mehrotra R, Kopple JD, Wolfson M. Kidney Int 2003; 88(Suppl):S13–25.
374. Ballmer PE, McNurlan MA, Hulter HN et al. J Clin Invest 1995; 95:39–45
375. Sonikian M, Gogusev J, Zingraff J et al. J Am Soc Nephrol 1996; 7:350–6.
376. Mehrotra R, Bross R, Wang H et al. Am J Clin Nutr 2009;90:1532–40.
377. Savica V, Bellinghieri G, Kopple JD. Annu Rev Nutr 2010;30: 365–401.
378. US Renal Data System. 2005 Annual Data Report. Disponível em: http://www.usrds.org. Acesso em 22 de junho de 2012.
379. Kalantar-Zadeh K, Kopple JD, Kilpatrick RD et al. Am J Kidney Dis 2005;46:489–500.
380. Kalantar-Zadeh K, Kuwae N, Wu DY et al. Am J Clin Nutr 2006; 83:202–10.
381. Kovesdy CP, Kalantar-Zadeh K. Semin Nephrol 2009;29:3–14.
382. Dornfeld LP, Maxwell MH, Waks A et al. Kidney Int 1987;22: S254–58.
383. Mault JR, Bartlett RH, Dechert RE et al. Trans Am Soc Artif Intern Organs 1983;29:390–4.
384. Flugel-Link RM, Salusky IB, Jones MR et al. Am J Physiol 1983; 244:E615–23.
385. Clark AS, Mitch WE. J Clin Invest 1983;72:836–45.
386. Frohlich J, Scholmerich J, Hoppe-Seyler G et al. Eur J Clin Invest 1974;4:453–8.
387. Feinstein EI, Blumenkrantz MJ, Healy H et al. Medicine 1981; 60:124–37.
388. Feinstein EI, Kopple JD, Silberman H. Kidney Int 1983;26(Suppl 16):S319–23.
389. Kopple JD. JPEN J Parenter Enteral Nutr 1996;20:3–12.
390. Abel RM, Abbott WM, Beck CH Jr et al. Am J Surg 1974;128: 317–23.
391. Abel RM, Shih VE, Abbott WM et al. Ann Surg 1974;180:350–5.
392. Abel RM, Beck CH Jr, Abbott WM et al. N Engl J Med 1973; 288:695–9.
393. Baek SM, Makabali GG, Bryan-Brown CW et al. Surg Gynecol Obstet 1975;141:405–8.
394. McMurray SD, Luft FC, Maxwell DR et al. Arch Intern Med 1978; 138:950–5.
395. Leonard CD, Luke RG, Siegel RR. Urology 1975;6:154–7.
396. Kopple JD, Swendseid ME. Am J Clin Nutr 1974;27:806–12.
397. Nakasaki H, Katayama T, Yokoyama S et al. JPEN J Parenter Enteral Nutr 1993;17:86–90.
398. Mehta RL. Semin Nephrol 1994;14:64–82.
399. Davenport A, Roberts NB. Crit Care Med 1989;17:1010.
400. Davies SP, Reaveley DA, Brown EA et al. Crit Care Med 1991; 19:1510.
401. Feinstein EI, Collins JF, Blumenkrantz MJ et al. Prog Artif Organs 1984;1:421–6.
402. Kopple JD, Bernard D, Messana J et al. Kidney Int 1995;47:1148–57.
403. Cerra FB, Upson D, Angelico R et al. Surgery 1982;92:192–200.
404. Daly M, Mihranian MH, Kehoe JI et al. Surgery 1983;94:151–9.
405. Leander U, Fürst P, Vesterberg K et al. Clin Nutr 1985;4:43–51.
406. Hammarqvist F, Wernerman J, Ruston A et al. Ann Surg 1989; 209:455–61.
407. Stehle P, Zander J, Mertes N et al. Lancet 1989;1:231–3.
408. Daly JM, Reynolds J, Thom A et al. Ann Surg 1988;208:512–23.
409. McCracken BH, Parsons FM. Lancet 1958;2:885–6.
410. Gjorup S, Thaysen JH. Acta Med Scand 1960;167:227–38.
411. Hinton P, Allison SP, Littlejohn S et al. Lancet 1971;1:767–9.
412. Woolfson AMJ, Healtley RV, Allison SP. N Engl J Med 1979;300:14–7.
413. Meyfroidt G, Keenan DM, Wang X et al. Crit Care Med 2010; 38:1021–9.
414. Marik PE, Preiser JC. Chest 2010;137:544–51.
415. Hermanides J, Bosman RJ, Vriesendorp TM et al. Crit Care Med 2010;38:1430–4.
416. Kavanagh BP, McCowen KC. N Engl J Med 2010;363:2540–6.
417. Ponting GA, Halliday D, Teale JD et al. Lancet 1988;1:438–40.
418. Wilmore DW. N Engl J Med 1991;325:695.
419. Kopple JD, Brunori G, Leiserowitz M et al. Nephrol Dial Transpl 2005;20:952–8.
420. Dahn MS, Lange P, Jacobs LA. Arch Surg 1988;123:1409.
421. Takala J, Ruokonen E, Webster NR et al. N Engl J Med 1999; 341:785–92.
422. Miller SB, Martin DR, Kissane J et al. Proc Natl Acad Sci USA 1992;89:11876–80.
423. Ding H, Kopple JD, Cohen A et al. J Clin Invest 1993;91:2281–7.
424. Hirschberg R, Kopple JD, Lipsett P et al. Kidney Int 1999;55: 2423–32.
425. Humes HD, Cieslinski DA, Coimbra TM et al. J Clin Invest 1989; 84:1757–61.
426. Miller SB, Martin DR, Kissane J et al. Am J Physiol 1994;266: F129–34.
427. Siegel NJ, Gaudio KM, Katz LA et al. Kidney Int 1984;25:906–11.
428. Rahman SN, Kim GE, Mathew AS et al. Kidney Int 1994;45: 1731–8.
429. Siegel NJ, Glazier WB, Chaudry IH et al. Kidney Int 1980;17: 338–49.
430. Kopple JD, Jones MR, Keshaviah PR et al. Am J Kidney Dis 1995; 26:963–81.
431. Harris JA, Benedict FG. A Biometric Study of Basal Metabolism in Man. Publication no. 279. Washington, DC: Carnegie Institute, 1919.
432. Garrel DR, Jobin N, de Jonge LHM. Nutr Clin Pract 1996;11: 99–103.
433. Wilmore DW. The Metabolic Management of the Critically Ill. New York: Plenum Press, 1977:314.
434. Druml W. Nutritional management of acute kidney injury. In: Kopple JD, Massry SG, Kalantar-Zadeh K, eds. Nutritional Management of Renal Disease. 3rd ed. New York: Academic Press, 2013.
435. Askanazi J, Elwyn DH, Silverberg BS et al. Surgery 1980;87:596–8.
436. Jeejeebhoy KN, Langer B, Tsallas G et al. Gastroenterology 1976;71:943–53.
437. Seidner DL, Mascioli EA, Istfan NW et al. JPEN J Parenter Enteral Nutr 1989;13:614–9.

438. Driscoll DF, Baptista BJ, Bistrian BR et al. Am J Hosp Pharm 1986;43:416–9.
439. Dukkipati R, Kalantar-Zadeh K, Kopple JD. Am J Kidney Dis 2010;55:352–64.
440. Capelli JP, Kushner H, Camiscioli TC et al. Am J Kidney Dis 1994; 23:808–16.
441. Chertow GM, Ling J, Lew NL et al. Am J Kidney Dis 1994;24:912–20.
442. Zager RA, Johannes G, Tuttle SE et al. J Lab Clin Med 1983; 101:130–40.
443. Zager RA, Venkatachalam MA. Kidney Int 1983;24:620–5.
444. Malis CD, Racusen C, Solez K et al. J Lab Clin Med 1984;103: 660–76.
445. Andrews PM, Bates SB. Kidney Int 1987;32(Suppl 22):S76–80.
446. Weinberg JM. Semin Nephrol 1990;10:491–500.

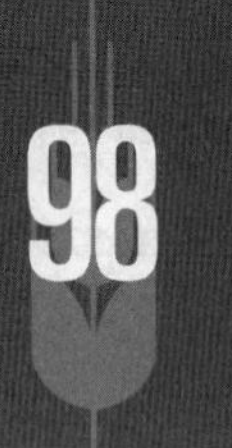

Aspectos hematológicos da deficiência de ferro e das anemias nutricionais menos comuns*

Christopher R. Chitambar e Aśok C. Antony

*Abreviaturas: **GV**, glóbulo vermelho; **HIV**, vírus da imunodeficiência humana; **OMS**, Organização Mundial da Saúde; **sTfR**, receptor solúvel de transferrina; **VCM**, volume corpuscular médio; **ZPP**, zinco protoporfirina.

A deficiência de ferro é o distúrbio nutrológico mais comum e mais difundido do mundo. Além de afetar grande quantidade de crianças e mulheres nos países em desenvolvimento, é a única deficiência alimentar que também é significativamente predominante nos países industrializados. Os números são desconcertantes: 2 bilhões de pessoas – mais de 30% da população mundial – são anêmicas, muitas devido à deficiência de ferro, e, em áreas privadas de recursos, isso é muitas vezes exacerbado por doenças infecciosas. A malária, o HIV/AIDS, a ancilostomíase e outras infecções, como a tuberculose, são fatores particularmente importantes que contribuem para a alta prevalência de anemia em certas áreas.

A deficiência de ferro afeta mais pessoas do que qualquer outra condição, constituindo uma condição de saúde pública de proporções epidêmicas. Mais sutil em suas manifestações do que, por exemplo, a desnutrição energético-proteica, a deficiência de ferro cobra seu preço mais alto em termos de doenças, morte prematura e prejuízo financeiro.

A deficiência de ferro e a anemia reduzem a capacidade de trabalho do paciente e de populações inteiras, acarretando graves consequências econômicas e criando obstáculos ao desenvolvimento nacional. Em geral, são os mais vulneráveis, os mais pobres e os menos educados que são desproporcionalmente afetados pela deficiência de ferro, e são eles os que mais têm a ganhar com sua redução.

— Relatório da Organização Mundial da Saúde (OMS) a respeito da anemia ferropriva.[1]

Conceitos gerais

A deficiência de ferro é um dos fatores mais importantes que contribuem para a prevalência mundial de anemia, que afeta um terço da população do mundo e apresenta sérias consequências para a saúde materna e perinatal e para o desenvolvimento infantil.[2] Em diversos países em desenvolvimento, mais da metade de grupos específicos de pessoas são afetados. Mesmo nos países desenvolvidos, o problema da deficiência de ferro é significativo (ver Tab. 98.1). A citação da OMS mencionada acima sintetiza o problema fundamental que este capítulo tem o objetivo de destacar. Junto com o diagnóstico de deficiência de ferro, está o imperativo de identificação de todas as causas básicas subjacentes, que devem ser abordadas para impedir a reincidência da anemia ferropriva após a reposição do ferro.

Do ponto de vista da saúde pública, os nutrientes hematopoéticos são o ferro, o ácido fólico e a vitamina B_{12}. Esses

Tabela 98.1 Prevalência da deficiência de ferro. Dados de *National Health and Nutrition Examination Surveys* norte-americanos, de 1988 a 1994 e de 1999 a 2000[a]

Grupos por sexo e faixa etária	1988-1994		1999-2000	
	%	(IC de 95%)[a]	%	(IC de 95%)
Ambos os sexos				
1-2 anos	9	(6-11)	7	(3-11)
3-5 anos	3	(2-4)	5	(2-7)
6-11 anos	2	(1-3)	4	(1-7)
Homens				
12-15 anos	1	(0,1-2,0)	5	(2-8)
16-69 anos	1	(0,6-1,0)	2	(1-3)
≥ 70 anos	4	(2-3)	3	(2-7)
Mulheres (não grávidas)				
12-15 anos	9	(6-12)	9	(5-12)
16-19 anos	11	(7-14)	16	(10-22)
20-49 anos	11	(10-13)	12	(10-16)
Brancos, não hispânicos	8	(7-9)	10	(7-13)
Afro-americanos, não hispânicos	15	(13-17)	19	(14-24)
Mexicano-americanos	19	(17-21)	22	(17-27)
50-69 anos	5	(4-7)	9	(17-27)
≥ 70 anos	7	(5-8)	6	(4-9)

IC, intervalo de confiança.

[a]Todos os grupos raciais e étnicos, exceto onde indicado.

Adaptado com permissão dos Centers for Disease Control and Prevention. Iron Deficiency: United States, 1999-2000. MMWR Morb Mortal Wkly Rep 2002;51:897–9.

nutrientes são discutidos em capítulos distintos. Embora outros oligominerais e oligovitaminas contribuam para a hematopoese normal, seus papeis clínicos independentes dos três nutrientes principais são de importância menor para a saúde pública. No entanto, quando os pacientes continuam a ter anemia apesar da repleção com ferro, ácido fólico e vitamina B_{12} e outras causas da anemia foram excluídas, o papel adicional de outros oligominerais e oligovitaminas deve ser pesquisado. Define se a anemia como baixa concentração de hemoglobina no sangue. A Tabela 98.2 apresenta os valores ideais de hemoglobina, em diferentes faixas etárias.

Ferro e hematopoese

De um total de 4 a 5 g de ferro do organismo, cerca de 3 g estão na hemoglobina – que é o transportador de oxigênio nos eritrócitos (glóbulos vermelhos [GV]) –, enquanto alguma quantidade de ferro está na mioglobina; o restante está em diversas enzimas heme e não heme, incluindo os citocromos, necessários para as reações oxidativas que produzem energia. O ferro também é decisivo para a proliferação celular, pois a ribonucleotídeo redutase, enzima dependente do ferro, é necessária para a síntese de DNA. Uma vez que a maior demanda por ferro no organismo é para hemoglobina nos GV, uma manifestação inicial da deficiência de ferro é a anemia.

A formação de células sanguíneas (hematopoese) ocorre na cavidade medular da medula óssea de praticamente todos os ossos no recém-nascido, mas, nos adultos, a formação ativa de sangue está confinada no esqueleto central (crânio, coluna vertebral, costelas e pelve) e nas extremidades superiores do úmero e do fêmur. Todas as células hematopoéticas

Tabela 98.2 Cortes de hemoglobina utilizados para definir anemia ao nível do mar[a]

Grupos por sexo e faixa etária	Hemoglobina menor que os valores (g/dL) define anemia
Homens	13,0
Mulheres não grávidas	12,0
Mulheres grávidas	11,0
Crianças (de 6 meses a 5 anos)	11,0
Crianças (de 5 a 11 anos)	11,5
Crianças (de 12 a 13 anos)	12,0

[a]O valor ideal de hemoglobina deve ser maior do que esses valores para diversas faixas etárias e sexo. Em geral, o valor do hematócrito é três vezes o valor da hemoglobina. Os indivíduos que vivem numa altitude igual ou superior a 1.200 metros apresentam valores sanguíneos normais maiores. A hemoglobina deve ser 1g/dL *maior*, aproximadamente, para pessoas que moram em altitudes de 2.000 a 2.100 metros.

Dados de Gleason G. e Scrimshaw, N. An overview of the functional significance of iron deficiency. In: Kraeme K. e Zimmerman M. B., eds. Nutritional Anemia. Basel: Sight and Life Press, 2007:45–58; e Biesalki H. K. e Erhardt J. Diagnosis of nutritional anemia: laboratory assessment of iron status. In: Kraeme K. e Zimmerman M. B., eds. Nutritional Anemia. Basel: Sight and Life Press, 2007:37–43, com permissão.

são provenientes de uma população muito pequena de células-tronco com autorrenovação, que, sob a influência de diversos fatores de crescimento, originam GV, glóbulos brancos (neutrófilos, eosinófilos e basófilos polimorfonucleares, monócitos, linfócitos) e plaquetas. Como a renovação das células sanguíneas é geralmente maior do que a dos outros tecidos do corpo humano, a deficiência de algum dos três nutrientes importantes – ferro, vitamina B_{12} (cobalamina) e ácido fólico (folacina ou ácido pteroil-L-glutâmico) – pode se tornar limitante para a hematopoese. A medula óssea, com sua prodigiosa produção de GV (2×10^{11} GV /dia/adulto), pode aumentar a eritropoese em seis vezes em resposta à perda de sangue ou hemólise usando o ferro armazenado na ferritina e na hemossiderina do fígado, do baço e da medula óssea. O ferro está incorporado nas células eritroides imaturas, que sintetizam hemoglobina na medula via endocitose mediada por receptores de transferrina do ferro ligado à transferrina. O receptor de transferrina é maior nos primeiros estágios do desenvolvimento eritroide, quando ocorre a síntese de hemoglobina, e se perde quando essas células amadurecem nos GV que são liberados para a circulação.[3]

A deficiência de ferro e suas consequências clínicas

Adaptação fisiológica à deficiência de ferro

A deficiência da produção normal de GV resulta numa queda da concentração de hemoglobina (anemia), da contagem de GV, e em volume de glóbulos vermelhos empacotados (hematócrito) abaixo dos níveis apresentados na Tabela 98.2. A diminuição da hemoglobina leva à redução da capacidade de transporte de oxigênio do sangue e à deficiência de fornecimento de oxigênio aos tecidos. Três respostas fisiológicas distintas atuam para compensar o desenvolvimento da anemia: em primeiro lugar, há uma mudança na ligação da hemoglobina ao oxigênio, para que o oxigênio seja descarregado de maneira mais eficiente dos GV para os tecidos. Em segundo lugar, o débito cardíaco do sangue aumenta, para que mais sangue (e oxigênio) seja fornecido ao resto do organismo. Em terceiro lugar, um aumento do nível de hormônio estimulante da eritropoese – a eritropoetina – estimula a produção de GV na medula óssea.

Quando a anemia se desenvolve ao longo de um período prolongado de tempo, esses mecanismos compensatórios permitem que o paciente continue a atividade normal com sintomas mínimos ou nenhum sintoma. De fato, a gravidade da anemia é muitas vezes desproporcional aos sintomas. A maioria dos pacientes, porém, torna-se sintomática quando a hemoglobina cai para menos do que 7 a 8 g/dL. Outros fatores, tais como idade do paciente, condicionamento fisiológico e a presença de outros problemas médicos determinarão muitas vezes se os sintomas se desenvolvem em um nível específico de hemoglobina. Por exemplo, pacientes com disfunção cardíaca subjacente podem desenvolver sintomas referentes à anemia depois que a anemia cai para menos que 10 g/dL.

Causas da deficiência de ferro

Como no caso da maioria das deficiências de micronutrientes, as principais causas de deficiência envolvem ingestão alimentar reduzida, absorção deficiente, perdas maiores ou necessidades aumentadas (e, menos importante para a saúde pública, falhas na utilização do ferro). E mais frequentemente regra do que exceção, diversas causas podem ser encontradas no mesmo paciente.

Entre os principais fatores que contribuem para difundir a deficiência de ferro nos países em desenvolvimento, incluem-se as dietas pobres em ferro biodisponível sobrepostas a demandas maiores por ferro que não podem ser satisfeitas durante a gravidez e o crescimento; menorragia (metrorragia) em mulheres em idade reprodutiva; e hemorragia gastrintestinal. As duas últimas condições são as causas principais da deficiência de ferro em adultos dos países desenvolvidos.

A absorção deficiente de ferro pode ocorrer após ressecção do estômago (gastrectomia total ou parcial) ou cirurgia de *bypass* do duodeno, acloridria gástrica e esprú tropical ou não tropical (doença celíaca).

Entre as causas comuns da hemorragia do trato gastrintestinal, incluem-se úlcera péptica, erosões gástricas resultantes de uso crônico de anti-inflamatórios não esteroidais (AINE, incluindo aspirina) ou esteroidais, hérnia de hiato gastresofágica, diverticulose colônica ou pólipos, angiodisplasia da mucosa gastrintestinal, doença maligna (câncer) e parasitismo.

A perda de ferro pela urina pode resultar de lesões no interior do trato geniturinário (incluindo pedras) e hemólise dos GV (principalmente pela malária).

Poliparasitismo e perda de sangue decorrente de parasitas

Em diversos países em desenvolvimento, as hemorragias gastrintestinais a partir da infecção por tênia com *Ancylostoma duodenale* ou *Necator americanus* é a principal causa da anemia ferropriva. Cerca de 740 milhões de pessoas do mundo inteiro estão infectadas com ancilostomíase. Cada verme se liga ao duodeno e ao jejuno do trato gastrintestinal e suga sangue e proteína sérica, resultando em deficiência de ferro e desnutrição. Com infecção leve por tênia, a perda de sangue é de 2 mL/dia, mas com infecção pesada pode ser de 100 mL/dia, aproximadamente. O *N. americanus* consome 0,03 mL de sangue/verme/dia, enquanto a *A. duodenale* consome muito mais, de 0,15 a 0,23 mL de sangue/verme/dia. Com infestação por 40 a 160 vermes, ocorrem valores de hemoglobina inferiores a 11 g/dL. Nas fezes, a quantidade de ovos de tênia pode servir como medida indireta de carga parasitária. Com cerca de mil ovos/g de fezes, o paciente pode ter uma perda de sangue equivalente a 1 mg de ferro/dia. Mesmo a infecção pela nematoda *Trichuris trichiura* (tricocéfalo) pode levar a perda de 0,005 mL de sangue/verme/dia. A esquistossomose (*Schistosoma hematobium*) da bexiga também pode levar a uma perda de sangue significativa na urina, causando deficiência de ferro.[4]

A infecção e a infestação com diversos parasitas são a regra nas regiões tropical e subtropical e tendem a ter impacto importante sobre a nutrição e especialmente sobre a anemia.[5] Mais de metade das crianças observadas em diversas regiões geográficas abrigam alta carga parasitária de *Ascaris, Trichuris* e tênias,[6,7] e também de amebíase e, em áreas endêmicas, esquistossomose. As mulheres jovens também são vítimas comuns de poliparasitismo, e cerca de 44 milhões de mulheres grávidas estão infectadas com tênias em todo o mundo, incluindo 7,5 milhões somente na África subsaariana.[8]

Um programa universal de grande escala, que se baseou em uma estrutura de saúde pública existente, lidou com o problema da anemia entre 52 mil mulheres vietnamitas em idade reprodutiva.[9,10] O fundamental era melhorar o *status* férrico e o nível de hemoglobina dessas mulheres antes de ficarem grávidas, dando-lhes semanalmente suplementação de ferro e ácido fólico, em combinação com um programa regular de exterminação de vermes.[9] Essa abordagem inovadora é aplicável em milhares de mulheres em idade reprodutiva no Sudeste da Ásia e na África, onde quase metade delas possui, principalmente, deficiência de ferro, muitas vezes acompanhada por deficiência de ácido fólico e de vitamina B_{12}.

Apresentações clínicas da deficiência de ferro

Nos primeiros estágios da deficiência de ferro, os pacientes podem estar inteiramente assintomáticos; e a descoberta da anemia ferropriva pode se dar somente como resultado de um exame de sangue de rotina. Com o tempo, porém, os pacientes com deficiência de ferro desenvolverão sintomas atribuídos à anemia. Uma queixa inicial da maioria dos pacientes com anemia significativa é que eles se sentem cansados ou se cansam com facilidade devido ao esforço. A alotriofagia (apetite por materiais como gelo, barro, papel e sujeira) pode ser observada, sobretudo em crianças. O consumo obsessivo de gelo (pagofagia) pode ser específico da deficiência de ferro, desaparecendo dentro de uma a duas semanas de tratamento com ferro; o consumo de gelo foi observado em cerca de 8% das 553 mulheres afro-americanas com deficiência de ferro na gravidez.[11] Os pacientes com deficiência de ferro também podem se queixar de sensação de formigamento (parestesia) nas mãos e nos pés. Palpitações (consciência do próprio batimento cardíaco), zumbidos (ruídos de toque ou assobio nos ouvidos ou na cabeça), dor de cabeça forte, irritabilidade, vertigem e fraqueza generalizada podem estar presentes. A anemia é capaz de produzir dispneia devida ao esforço, acompanhada de taquicardia.

Em pacientes mais velhos com anemia grave, podem se desenvolver dor pré-cordial (angina) e insuficiência cardíaca. Entre os sintomas adicionais relacionados com a deficiência de ferro, incluem-se rachaduras nos cantos da boca (estomatite angular) (ver Fig. 98.1), dificuldade de deglutição e sensação de nó na garganta (disfagia). Alguns pacientes se queixam de dor na boca e na língua (devido à regeneração prejudicada do epitélio escamoso por causa da deficiência de ferro), que pode se agravar com bebidas quentes ou alimentos apimentados (ver Fig. 98.2).

O exame físico de pacientes com anemia ferropriva revela palidez da conjuntiva e da pele, esclera de cor azul claro, e unhas disformes, que quebram com facilidade e podem ter forma de colher (coiloníquia) (ver Fig. 98.3). As frequências cardíaca e de pulso podem ser rápidas, e um sopro cardíaco sistólico pode ser detectado na ausculta cardíaca. É possível o desenvolvimento de insuficiência cardíaca, caracterizada por edema pulmonar, congestão hepática e edema das extremidades inferiores. Em pacientes com anemia grave duradoura, o baço pode estar inchado, com a extremidade do baço palpável sob a margem costal esquerda. A avaliação radiográfica dos pacientes com disfagia pode revelar a causa como uma rede pós-cricoide no esôfago (ver Fig. 98.4); esses pacientes correm maior risco de desenvolver câncer de esôfago.

Os pacientes com anemia ferropriva podem apresentar outras queixas e achados clínicos que não são resultado da anemia em si, mas estão relacionados com a causa subjacentes da deficiência de ferro. Por exemplo, melena ou fezes de cor vermelho vivo sugerem perda de ferro em virtude da hemorragia gastrintestinal, enquanto urina cor de sangue ou escura como refrigerante tipo cola sugere perda urinária de ferro por causa da hemorragia geniturinária ou hemólise intravascular, respectivamente.

Sinais e sintomas de deficiência de ferro entre grupos especiais

As crianças podem apresentar déficit cognitivo, menor capacidade física e imunidade reduzida. Em geral, o desenvolvimento motor e social das crianças (e dos adultos jovens) com deficiência de ferro é insatisfatório. Essas crianças são menos responsivas, exibem menor atividade no recreio, apresentam maior fadiga (e outros sintomas indefinidos relacionados a maior carga parasitária) e desenvolvem anorexia.

Também há relação clara referente a maior suscetibilidade a infecções entre crianças com deficiência de ferro.[12] Essas crianças se ausentam com mais frequência (por causa das repetidas infecções) e são menos propensas a ir à escola; e quando vão à escola, o desempenho escolar geral pode ser insatisfatório. A melhora do desempenho escolar das crianças por meio de suplementos de ferro leva a um progresso substancial em três meses;[13] na Tailândia, as crianças anêmicas tinham notas menores em tailandês, matemática e outras matérias, em comparação com crianças com níveis normais de ferro. Para os países em desenvolvimento, esse resultado possui implicações óbvias se as crianças com deficiência de ferro não forem tratadas. Outra característica da deficiência de ferro grave entre crianças é sua incapacidade de manter a temperatura corporal em climas frios (precisam de roupas protetoras).

Em mulheres adultas, a deficiência de ferro leva ao processamento imperfeito de informações e ao desenvolvimento cognitivo deficiente, e há melhora da aprendizagem verbal e da memória com a administração de ferro.[14] Essas mulheres devem ser visadas para a otimização do estado férrico; essas intervenções podem melhorar a resistência física, as variações de humor e a capacidade de se concentrar, mesmo quando não possuem evidência de anemia.

Na Indonésia e no Sri Lanka, mesmo entre adultos que trabalham no campo (como seringueiros e trabalhadores em plantações de chá e arroz), a reposição de ferro leva a uma melhora geral na produtividade, gerando salários maiores[12] e, portanto, maior capacidade de obter uma renda regular. Mesmo quando um incentivo financeiro foi retirado, o desempenho geral foi melhor entre os adultos tratados com ferro.

Efeitos não hematológicos da deficiência de ferro

Desenvolvimento e desempenho no trabalho

Na gravidez, a deficiência de ferro é acompanhada por maior morbidez materna, incluindo parto prematuro e bebês com baixo peso ao nascer.[15] Os estudos humanos e animais revelaram que a deficiência de ferro nos tecidos produz uma redução de desempenho no trabalho, mesmo quando a hemoglobina está dentro da faixa normal, e o desempenho no trabalho melhora com suplementação de ferro.[12] Até os atletas com deficiência crônica de ferro podem apresentar sintomas de menor resistência sem a presença de anemia.

Efeitos neurológicos

O ferro está presente em grandes quantidades em certas partes do cérebro e é necessário para a atividade das enzimas, que são componentes do metabolismo neurotransmissor, decisivo para a cognição normal. O conteúdo de ferro de partes do cérebro é comparável com o do fígado e continua a aumentar até a terceira década de vida. Nas crianças, o desenvolvimento mental deficiente foi observado em casos em que os níveis de hemoglobina eram menores do que 10 g/dL, aos 5 anos.[16] As crianças com deficiência de ferro apresentaram atenção reduzida e desempenho insatisfatório de aprendizagem. Isso se manifestou em pontuações menores da função mental e motora, que voltaram ao normal quando os testes foram repetidos após o tratamento com ferro.

Imunidade

A imunidade mediada por células (linfócito T) e o extermínio por neutrófilo da bactéria fagocitada podem ser prejudicados em pacientes com deficiência de ferro.[6] Os neutrófilos ingerem e exterminam os organismos mediante a produção de espécies reativas ao oxigênio; um processo denominado *burst oxidativo*, que depende da atividade das enzimas que contêm ferro. De modo oposto, como os microrganismos precisam de ferro para o seu crescimento, a abordagem parenteral com ferro pode precipitar infecções latentes.[17] Diversos estudos revelaram aumento de ataques de malária em crianças após o tratamento da deficiência de ferro sem profilaxia antimalária simultânea.[18]

Problemas de deficiência de ferro específicos a estágios da vida

Recém-nascidos e bebês

Um recém-nascido normal possui cerca de 75 mg de ferro/kg de peso, dos quais dois terços são hemoglobina. Os prematuros (baixo peso ao nascer) dispõem de muito menos depósitos de ferro e precisam de ferro da alimentação numa idade mais jovem do que os bebês de gestação completa. Os bebês nascidos de mulheres com anemia ferropriva correm maior risco de mortalidade neonatal em virtude do nascimento prematuro e do baixo peso ao nascer. Cerca de 50% do ferro para um bebê normal de 6 meses pode ser obtido do leite materno. No entanto, com 6 meses, os depósitos de ferro recebidos no nascimento são utilizados para o crescimento normal; assim, se a mãe for anêmica, a criança também terá depleção de ferro mais cedo. O ferro dextrano administrado a crianças prematuras por via intramuscular pode beneficiar os depósitos totais de ferro;[19] contudo, também se reconhece que a ingestão de ferro por via oral seria mais segura se a criança pudesse ser acompanhada a longo prazo. A partir de agora, qualquer ferro administrado por via parenteral aos recém-nascidos deve estar no âmbito de um estudo clínico controlado.

O leite materno humano contém cerca de 0,5 mg de ferro/L. A biodisponibilidade é alta, com 50% de ferro absorvido. Isso contrasta com as fórmulas à base de leite de vaca ou com o leite de vaca não fortificado, em que somente 10 a 20% do ferro está disponível para absorção. Portanto, as fórmulas à base de leite de vaca são, em geral, fortificadas com ferro para fornecer de seis a 12 mg/L. O leite materno fornece ferro suficiente para os bebês de gestação completa, para satisfazer suas necessidades nos primeiros quatro a cinco meses de vida. Como os alimentos durante o desmame muitas vezes consistem em cereais com ferro de baixa biodisponibilidade, muitos desses cereais são enriquecidos com ferro e ácido ascórbico. Esses alimentos são a principal fonte de ferro no primeiro ou até segundo ano de vida.

Na infância, a maior parte do ferro é necessária entre 6 e 18 meses. É o período de maior risco, quando a deficiência de ferro nutricional pode se manifestar em deficiência intelectual grave e potencialmente permanente, com deficiência cognitiva e desenvolvimento social insatisfatório.[20] Nos Estados Unidos, mesmo recém-nascidos com deficiência de ferro limítrofe, que não tinham anemia evidente, responderam ao ferro suplementar com aumento significativo de pontos do índice de desenvolvimento mental (+21,6 pontos), medido pela Bayles Scales of Mental Development.[21]

Atualmente, o clampeamento tardio do cordão umbilical, 120 segundos depois da passagem dos ombros do recém-nascido, revelou ter efeito benéfico sobre os depósitos de ferro do bebê, de 27 a 47 mg quando medido em 6 meses.[22] Esse procedimento possui o impacto de mais GV, ferritina, ferro corporal total e maior volume corpuscular médio (VCM). Um estudo confirmatório, que também considerou o clampeamento tardio do cordão umbilical, revelou maior hematócrito venoso médio imediatamente após o nascimento.[23] Portanto, essa é uma maneira simples e eficiente de aumentar os depósitos de ferro do bebê no nascimento.

Crianças

A questão relativa aos suplementos de ferro poderem aumentar o risco de infecções foi respondida. Uma revisão sistemática de 22 estudos randomizados controlados, envolvendo mais de 7 mil crianças, concluiu que a suplementação de ferro (por via oral ou parenteral), a fórmula fortificada ou os cereais *não* apresentam efeito prejudicial evidente sobre a incidência geral de doenças infecciosas em crianças, exceto risco pequeno de diarreia, que foi considerada improvável de ter impacto sobre a saúde pública.[24] Além disso, todas as crianças com anemia por deficiência de ferro em áreas de alta prevalência de malária devem receber ferro suplementar como componente de intervenção proativa, que também inclui o fornecimento de mosquiteiros e remédios antimalária.[12]

Adolescentes

O próximo surto de crescimento que ocorre na adolescência e na menarca marca a outra fase em que as necessidades de ferro chegam ao máximo. É o período em que a mulher corre o risco de complicações adicionais se ficar grávida; uma ocorrência não incomum, sobretudo no mundo em desenvolvimento. Um estudo transversal entre adolescentes do Sri Lanka revelou que 50% dos garotos e quase 60% das garotas tinham anemia, sobretudo devido à deficiência de ferro.[25]

Mulheres e gravidez

A anemia com hemoglobina menor que 7 g/dL expõe as mulheres grávidas a risco grave de maior mortalidade materna (insuficiência cardíaca durante o trabalho de parto por causa de anemia, baixa tolerância à perda de sangue hemorrágica durante o trabalho de parto, tempo de cicatrização mais lento e também maior risco de infecção). De fato, como o ferro administrado por via intravenosa durante esse tempo pode aumentar significativamente o risco de infecções, o ferro profilático ingerido por via oral bem antes do trabalho de parto é uma opção melhor.[26]

As mulheres em menstruação precisam de 2,8 mg/dia de ferro (enquanto os homens precisam de 0,9 mg/dia). As mulheres precisam de 0,8 mg/dia no primeiro trimestre de gravidez, de 4 a 5 mg/dia no segundo trimestre, e de mais de 6 mg/dia no terceiro trimestre. Assim, as mulheres precisam de um extra de 1.000 mg de ferro para satisfazer as necessidades de uma gravidez normal (220 mg de ferro durante o período final

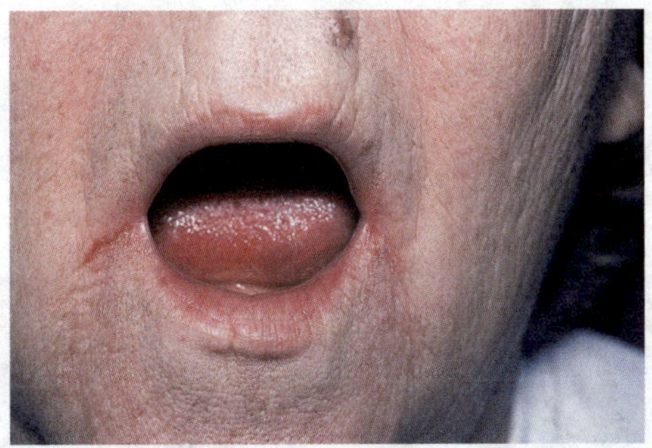

Figura 98.1 Estomatite angular (rachaduras nos cantos da boca) na deficiência de ferro.

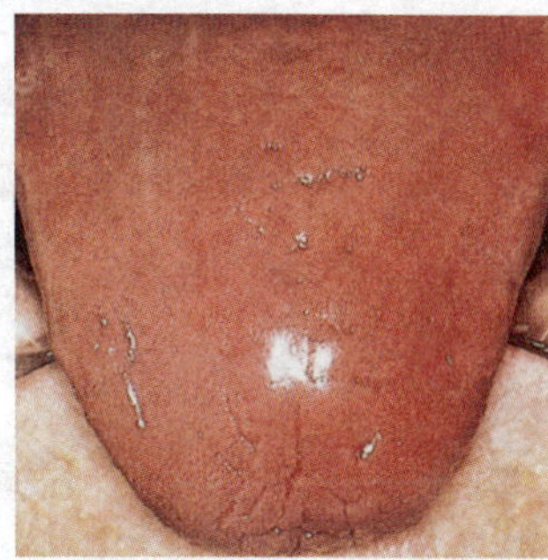

Figura 98.2 Glossite.

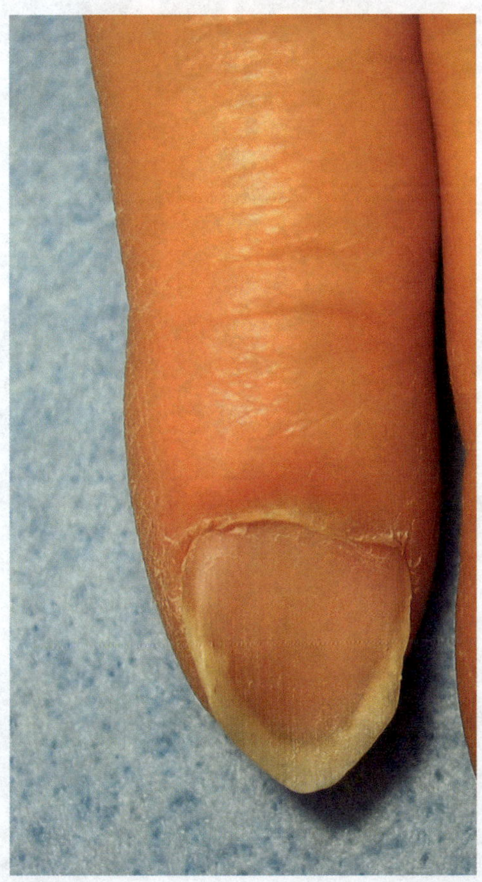

Figura 98.3 Coiloníquia.

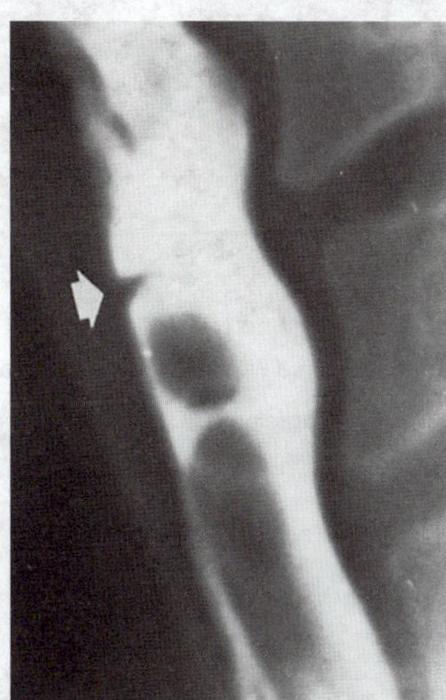

Figura 98.4 Rede no esôfago na deficiência de ferro.

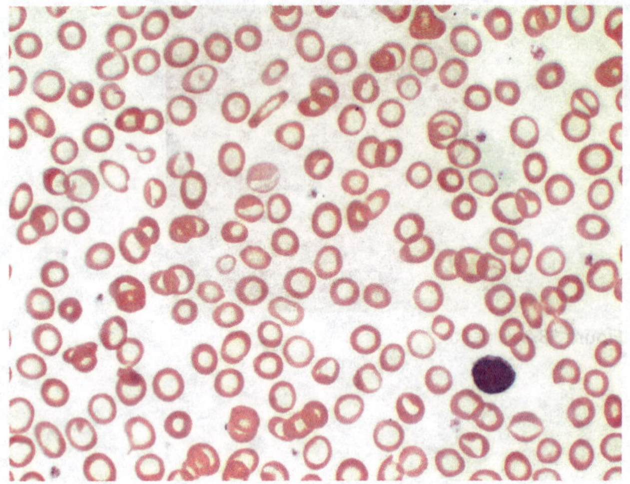

Figura 98.5 Anemia ferropriva: glóbulos vermelhos.

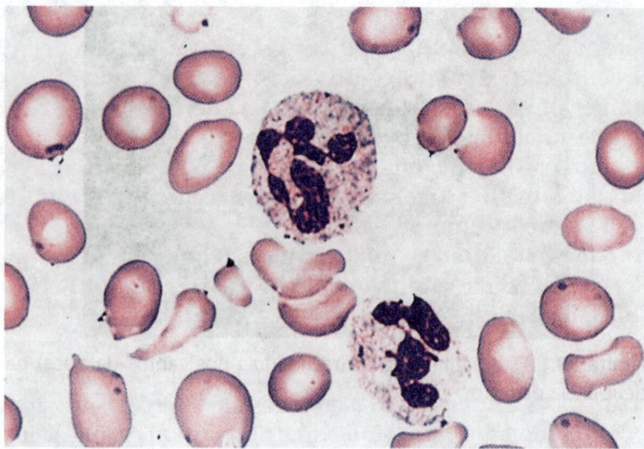

Figura 98.6 Esfregaço de sangue, na deficiência de vitamina B_{12}, revelando hipersegmentação (mais de cinco lóbulos nos núcleos) dos neutrófilos.

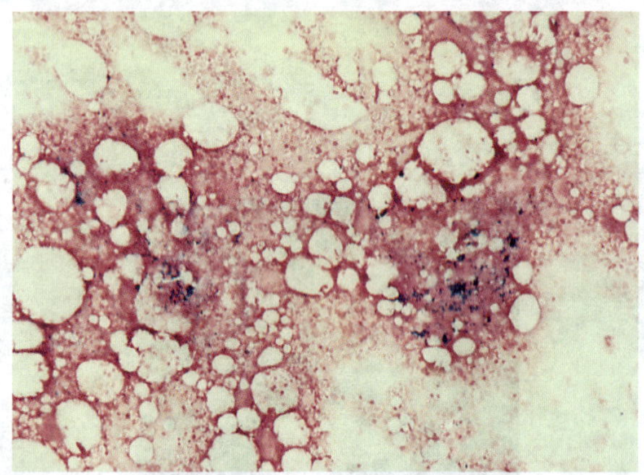

Figura 98.7 Coloração azul da Prússia do ferro na medula óssea.

da gravidez) para expandir sua massa de GV (500 mg) e para fornecer ferro para a placenta e desenvolver o feto. No momento do parto, o feto possui cerca de 290 mg de ferro, e a placenta, cerca de 25 mg de ferro. Na lactação, as mulheres precisam de 2,4 mg/dia.[27] Tudo isso deve se contrapor aos 2.500 mg de ferro corporal total presentes na mulher adulta, com absorção de ferro normal de 1 a 2 mg/dia. Essa quantidade de ferro é mais do que pode ser fornecida por uma boa dieta; assim, os níveis de ferro sérico e ferritina caem constantemente durante a gravidez. Dessa maneira, na gravidez, a deficiência de ferro resulta de maiores demandas por ferro, que não podem ser satisfeitas por depósitos e dieta. O problema enfrentado por mulheres com anemia preexistente é que, quando ficam grávidas, há maior risco de morte materna, parto prematuro, desenvolvimento fetal deficiente, bebês com baixo peso ao nascer e maior mortalidade neonatal. Além disso, como a deficiência de ferro materna prediz deficiência de ferro no feto, pode haver questões adicionais de desenvolvimento cognitivo e adverso no recém-nascido. Portanto, a suplementação profilática com ferro por via oral durante a gravidez é invariavelmente necessária e é a melhor abordagem.[26]

Um estudo duplo-cego, randomizado por grupos e controlado realizado na China ocidental rural demonstrou uma gestação mais longa e uma redução do risco da mortalidade neonatal precoce de 54% em mulheres que ingeriram ferro e ácido fólico, em comparação com aquelas que só ingeriram ácido fólico.[28] Nos Estados Unidos, resultados similares entre mulheres não anêmicas demonstraram menor incidência de baixo peso ao nascer e menos partos prematuros em mulheres que ingeriram suplementação de ferro.[29,30]

Idosos

Enquanto um homem adulto possui cerca de 500 a 1.000 mg de ferro armazenado, e homens mais velhos, ainda mais, os depósitos de ferro em mulheres raramente alcançam 500 mg. Nos idosos, a anemia que causa redução da capacidade de transporte de oxigênio do sangue leva à fadiga, complicações cardiovasculares (incluindo insuficiência cardíaca) e capacidade física insatisfatória derivada de força muscular reduzida,[31] maior incapacidade com pior desempenho e maior mortalidade por todas as causas entre residentes de casas de repouso.[32] Para as pessoas com deficiência de ferro e insuficiência cardíaca leve ou moderada com disfunção sistólica ventricular, demonstrou-se a eficácia da infusão de ferro por via intravenosa na melhora dos sintomas e dos benefícios mensuráveis da qualidade de vida; até quatro semanas após o início do tratamento, essas pessoas foram capazes de aumentar a distância percorrida em mais de trinta metros, num teste de caminhada de seis minutos.[33]

Diagnóstico de deficiência de ferro

Exames de laboratório

O desenvolvimento da anemia ferropriva com suas mudanças morfológicas características dos GV é precedida por estágios de depleção de ferro e eritropoese deficiente em ferro. Nos primeiros estágios da *depleção de ferro*, ocorre a redução nos depósitos de ferro nas células reticuloendoteliais da medula óssea, com uma diminuição dos níveis de ferritina plasmática para cerca de 20 mg/mL. Em geral, não é observada uma mudança marcante nos níveis de ferro sérico nesse estágio inicial. No entanto, a redução da porcentagem da transferrina saturada com ferro (saturação da transferrina) e o aumento da capacidade de ligação do ferro da transferrina são observados. Nesse estágio, também ocorre o aumento da absorção de ferro.

Com a progressão da *eritropoese deficiente em ferro*, os depósitos de ferro nas células reticuloendoteliais são depletados, e os níveis de ferritina e ferro plasmático diminuem para abaixo dos valores normais. (Para a ferritina, o valor normal varia de 30 a 400 ng/mL para os homens e de 13 a 150 ng/mL para as mulheres.) Além disso, a saturação da transferrina diminui para menos de 15% (normal = 16 a 50%), e o zinco protoporfirina (ZPP) nos GV sobe para mais de 30 mg/dL. Nesse estágio, observa-se uma redução leve da hemoglobina, mas os GV parecem normais em tamanho e aparência (denominados normocíticos e normocrômicos).

Com o aparecimento de *anemia ferropriva* evidente, há uma redução maior da hemoglobina (ver Tab. 98.2), com uma diminuição da ferritina plasmática para menos de 10 mg/mL e do VCM para menos de 80 fentolitros/célula. Esses GV menores (denominados micrócitos) contêm menos hemoglobina do que os GV normais e, assim, a concentração de hemoglobina corpuscular média também é reduzida. Nesse estágio, também se observa uma redução adicional do ferro sérico e da saturação da transferrina para menos de 10%, com um aumento da capacidade de ligação do ferro à transferrina e dos GV protoporfirina.

Embora o desenvolvimento dos GV microcíticos e hipocrômicos seja característico da anemia ferropriva, a redução da hemoglobina, em geral, precede o aparecimento da microcitose. Portanto, na anemia ferropriva inicial, o VCM é normal, e a população de GV menores na circulação pode estar plenamente hemoglobinizada e não estar hipocrômica. No entanto, posteriormente, o esfregaço de sangue periférico exibe GV com conteúdo reduzido de hemoglobina, que se manifesta como área reduzida da palidez central (hipocromia) no GV, que se torna mais proeminente com a piora da anemia. (Os GV normocrômicos apresentam palidez central que ocupa um terço da célula.) Na anemia ferropriva grave, a morfologia do GV pode se tornar significativamente alterada, com os GV aparecendo como anéis finos com formas estranhas (ver Fig. 98.5).

Quando a anemia ferropriva coexiste com deficiência de vitamina B_{12} ou deficiência de ácido fólico (anemia megaloblástica), o esfregaço de sangue periférico apresenta aumento da segmentação nuclear nos neutrófilos (hipersegmentação) (ver Fig. 98.6), marca característica da anemia megaloblástica. Em contraste com a anemia ferropriva, que produz microcitose dos GV, a anemia megaloblástica associa-se com o aumento do VCM (macrocitose); os dois tipos de células podem ser observados no esfregaço do sangue periférico. Portanto, com uma combinação de deficiência de ferro e vitamina B_{12} ou ácido fólico, o VCM médio de micrócitos e macrócitos – quando medidos por um contador automático – está, em geral, na faixa normal (megaloblastose mascarada).[34] A anemia ferropriva não está associada com mudanças no número de glóbulos brancos; no entanto, muitas vezes se observa um aumento da contagem de plaquetas.

Embora o diagnóstico de deficiência de ferro como causa da anemia possa geralmente ser estabelecido pelas medições de ferro sérico, transferrina e capacidade de ligação do ferro sérico e pela análise do esfregaço do sangue periférico, em certas condições essas medições podem não ser indicadores confiáveis da deficiência de ferro. Por exemplo, as condições inflamatórias crônicas (p. ex., tuberculose, artrite, hepatite, enterite) podem estar associadas com a anemia microcítica leve sugestiva de deficiência de ferro. No entanto, nessas situações, o nível de ferritina plasmática pode estar elevado em virtude da reação de fase aguda e, portanto, não é marcador confiável do estado de ferro. A análise da medula óssea para demonstrar a *ausência* de ferro que pode apresentar coloração na medula foi considerada por muito tempo o "padrão-ouro" para o estabelecimento da deficiência de ferro. A Figura 98.7 apresenta a coloração normal do ferro na medula.

Embora não muito usados na medicina clínica, outros testes para detectar a deficiência de ferro precoce se mostraram úteis. Em geral, o ZPP está presente em quantidade ínfima nos GV durante a síntese de hemoglobina. Com a incapacidade de fornecimento de ferro para a síntese de hemoglobina, o nível de ZPP se acumula nos GV, resultando no aumento de GV na proporção entre ZPP/heme. Estudos em populações pediátricas mostraram que uma maior proporção entre ZPP/heme é indicador confiável de eritropoese deficiente de ferro.[35-37] No entanto, existem preocupações a respeito do uso do ZPP como marcador da deficiência de ferro; o teste é sensível à interferência de medicamentos e componentes plasmáticos, e uma quantidade significativa de GV sendo analisados deve incluir GV novos sintetizados no estado deficiente de ferro.[38]

Outro marcador, o receptor solúvel de transferrina (sTfR), revelou-se presente em níveis maiores na circulação, na deficiência de ferro. A medição do nível de sTfR sérico e o cálculo da proporção de sTfR/log ferritina é maior na deficiência de ferro. Um obstáculo presente no uso rotineiro das medições do sTfR para determinação da deficiência de ferro parece ser a falta de padronização entre as análises disponíveis.[39]

Considerações clínicas no diagnóstico e no tratamento

Um fator importante que agrava a deficiência de ferro é a maior necessidade por ferro em pacientes com reservas preexistentes de ferro reduzidas. Isso pode ocorrer em diversas circunstâncias clínicas: quando os pacientes contraem malária ou apresentam perdas de sangue por causa das altas cargas parasitárias; quando as mulheres estão no último trimestre da gravidez, estão amamentando ou estão desmamando seus bebês; e nos adolescentes durante o surto de crescimento.

Nos países em desenvolvimento, diversas deficiências de micronutrientes coexistem frequentemente num mesmo paciente e, assim, muitas vezes é impossível distinguir os fatores etiopatológicos que geram a anemia. Considera-se que a deficiência de ferro – resultante da ingestão inadequada de ferro, que coexiste frequentemente com a hemólise relacionada à infecção dos GV (malária) e a perda excessiva de sangue devido à infestação parasitária do intestino (tênia, *Trichuris trichiura*) ou da bexiga (esquistossomose) – é a principal responsável por metade dos casos de anemia nessas populações.[40]

A deficiência de outros micronutrientes (p. ex., vitamina B_{12}, ácido fólico, riboflavina e vitamina A, individualmente ou em combinação) ou as doenças infecciosas (p. ex., malária, infecção por vírus da imunodeficiência humana [HIV] ou tuberculose, individualmente ou em combinação), e as hemoglobinopatias que protegem contra a malária (anemia falciforme, talassemia, deficiência de glicose-6-fosfato desidrogenase) são a causa das restantes. As deficiências de vitamina A e de zinco resultam em maior suscetibilidade às doenças respiratória e diarreica,[41, 42] que contribuem ainda mais como componentes da anemia de doença crônica. Malawi, país da África oriental, forneceu um bom exemplo da abundância de fatores etiológicos que contribuem para a anemia em crianças.[43] Portanto, o tratamento deve ser individualizado, com todos os fatores coexistentes que perpetuam a anemia abordados juntos com a suplementação dos minerais e micronutrientes deficientes.

Diagnóstico diferencial

Enquanto a anemia microcítica hipocrômica é o achado característico da anemia ferropriva, a morfologia similar do GV pode ser observada em algumas outras condições que devem ser diferenciadas da deficiência de ferro, para evitar exame de diagnóstico e tratamento inadequados. Por exemplo, a redução da síntese de globina que ocorre nas síndromes talassêmicas também produz anemia microcítica hipocrômica de leve a moderada em pacientes com traço talassêmico. O diagnóstico de talassemias pode ser excluído mediante a eletroforese de hemoglobina e exames mais especializados.

A anemia de doença crônica pode se assemelhar à deficiência de ferro porque ambas apresentam GV pequenos e baixo nível de ferro sérico; no entanto, a capacidade de ligação de ferro sérico é normal ou baixa na anemia de doenças crônicas, enquanto, na deficiência de ferro, é alta. Como a ferritina é um reagente de fase aguda, seus níveis podem ser elevados na anemia secundária à doença crônica. A concentração de sTfR não é elevada na doença crônica (em contraste com a ferritina) e, portanto, a medição da proporção de sTfR/log ferritina foi sugerida como meio de diferenciar entre a anemia ferropriva e a anemia de doença crônica. A distinção entre deficiência de ferro e anemia de doença crônica ainda pode demandar exame direto da medula em relação aos depósitos de ferro. As medições dos marcadores de inflamação, coma a proteína C-reativa, também podem ser úteis para estabelecer a presença de inflamação como causa de anemia.[39]

Prevenção e tratamento da deficiência de ferro

Suplementação de ferro e fortificação de alimentos com ferro

A fortificação de alimentos e a suplementação alimentar são métodos tradicionais de reposição de grupos vulneráveis específicos com um ou mais micronutrientes. Enquanto os suplementos alimentares podem fornecer quantidades suficientes de micronutrientes em montantes específicos, o número de pacientes que se beneficiam é muito menor do que com a fortificação de alimentos, que abrange populações inteiras a um custo muito menor, desde que o veículo utilizado para a fortificação realmente atinja toda a população-alvo.[44] Diversos alimentos básicos tradicionalmente consumidos, utilizados como alimentos-veículo (i. e., são alimentos apropriadamente contextualizados), foram empregados para a fortificação de alimentos com ferro; entre esses, incluem-se molho de soja e de peixe, farinha de trigo e de milho e cereais, arroz, sal, *curry* em pó e leite em pó. A fortificação direcionada para grupos específicos, como recém-nascidos, com pré-misturas de multinutrientes (Sprinkles) para adição em alimentos em casa (também conhecida como fortificação caseira), recai entre as duas formas tradicionais de reposição.[45]

A fortificação de alimentos com ferro está entre as intervenções mais eficazes em termos de custo para impedir a deficiência de ferro. No entanto, o sucesso na redução da morbidade e mortalidade de mulheres e crianças vulneráveis requer programas adicionais, que são tecidos juntos na trama que protege essas pessoas. Essa abordagem requer a integração de diversos serviços, que envolvem o seguinte: água potável; melhor saneamento; controle de doenças infecciosas; ensino de nutrição nas escolas; para adolescentes, destacar a importância de otimizar a nutrição, o aprendizado do valor da amamentação, e a melhora da segurança alimentar. Outros programas para redução da pobreza, incluindo microcrédito e criação de pequenos animais, também integram essas iniciativas.

Geralmente, como os alimentos não vegetarianos ricos em ferro são mais caros, a maioria das famílias de baixa renda dos países em desenvolvimento consome dieta pobre em ferro, monótona, vegetariana ou semivegetariana, como resultado da pobreza (i. e., uma dieta quase vegetariana imposta pela pobreza, que é muitas vezes deficiente em ferro e vitamina B_{12} e, muitas vezes, em ácido fólico).[46] Nessas populações, a educação das adolescentes sobre o conceito de preparação adequada para a gravidez deve incluir informações a respeito de amamentação e consumo de uma dieta diversificada e nutritiva. Do ponto de vista prático, essas garotas devem ser ensinadas que, por meio do uso de algumas estratégias simples,[47] podem melhorar a biodisponibilidade de ferro em suas dietas: pelo consumo de vitamina C e outros ácidos orgânicos, que são encontrados em cítricos e frutas e verduras azedas (lima da pérsia, limão, laranja, lima, manga, tamarindo e tomates), incluindo o uso de espinafre ou de folhas do fruto semelhante à vagem da acácia-branca (*Moringa oleifera*), que são ricos em vitamina C e ferro;[48-50] pela imersão e germinação de feijões, grãos e sementes; pelo uso de levedura para fermentar a massa para a fabricação de pães;[51] e pelo emprego de diversos alimentos fermentados ou em salmoura.

Entre essas populações, a inclusão de pequenas quantidades de carnes e peixes e também de verduras fermentadas ou molho de soja em cada refeição, pode melhorar a absorção de ferro heme e de ferro não heme. Se for culturalmente aceitável, essa educação também deverá incluir orientações específicas a respeito da criação e do consumo de pequenos animais (p. ex., cabras, galinhas, coelhos, peixes, porquinhos da Índia) em lagos comunitários de peixes e de criações de animais. Isso pode ser conseguido mediante pomares e hortas domiciliares ou comunitárias de pequena escala; além disso, a horticultura na escola, que está vinculada com o programa de alimentação escolar, pode produzir frutas e verduras ricas em ferro e vitamina C. O marketing social é bastante importante para divulgar o valor dessas intervenções em grande escala.[9]

Tratamento da deficiência de ferro com compostos de ferro específicos

Ferro por via oral

A anemia ferropriva é tratada com sais de ferro: sulfato ferroso (pastilha de 325 mg contendo 65 mg de ferro elementar), gluconato ferroso (pastilha de 325 mg contendo 36 mg de ferro elementar), fumarato ferroso (pastilha de 325 mg contendo 108 mg de ferro elementar) e cápsulas de ferro polissacarídeo, que são geralmente dosadas pelo conteúdo de ferro (um preparo geralmente utilizado contém 150 mg de ferro elementar). O sulfato ferroso é o menos caro e o mais frequentemente prescrito. Uma pastilha de 325 mg de sulfato ferroso administrada três vezes por dia fornece de maneira eficaz a quantidade de ferro necessária para se obter uma resposta hematológica ideal. Quando administrados em doses contendo quantidades equivalentes de ferro elementar, os efeitos colaterais e a eficácia dos diferentes compostos de ferro parecem ser similares.

Os pacientes com anemia ferropriva precisam ser tratados com pastilhas de ferro durante pelo menos seis meses *após* sua hemoglobina ter se normalizado para restaurar os depósitos de ferro aos níveis normais. Para maximizar a absorção do ferro, os pacientes são aconselhados a ingerir pastilhas de ferro sem alimentos e de estômago vazio. Infelizmente, isso se associa muitas vezes com sintomas de náusea, azia, câimbra abdominal, diarreia ou constipação. Esses sintomas podem desestimular os pacientes a ingerir as pastilhas de ferro durante o longo período de tempo necessário. Como os sintomas gastrintestinais estão relacionados com a dose de ferro ingerido, a diminuição da dose de ferro pode reduzir esses efeitos colaterais. Além disso, como esses sintomas melhoram à medida que a tolerância aos sais de ferro se desenvolve, é razoável começar o tratamento com uma dose menor de sais de ferro e, depois, aumentar gradualmente. O ferro ingerido com as refeições ou perto delas é menos absorvido que o ferro ingerido de estômago vazio, mas é mais tolerado e, portanto, mais propenso a ser aceito pelos pacientes.

Essas estratégias de redução dos efeitos colaterais gastrintestinais do ferro ingerido por via oral são importantes para assegurar a conformidade do paciente com o tratamento. Nesse contexto, em geral, pequenas doses de suplemento de ferro durante um longo período de tempo são mais eficazes que as grandes doses em curto período. Além disso, como discutido anteriormente, a absorção de ferro é maior na presença de ácido ascórbico (como no suco de laranja) e carne e é menor na presença de chá, leite e cereais. Uma resposta à terapia com ferro é evidenciada pelo benefício clínico caracterizado pelo aumento do nível de hemoglobina de cerca de 1 g/dL/semana.

Ferro por via parenteral

Apesar de a deficiência de ferro ser tratada de modo eficaz com compostos de ferro ingeridos por via oral, e essa via de administração ser sempre preferível, em certas condições clínicas, a repleção dos depósitos de ferro requer a administração por via parenteral dos preparados de ferro solúveis. Entre essas condições, incluem-se absorção gastrintestinal de ferro deficiente, doença inflamatória intestinal, incapacidade de tolerar ingestão oral de ferro ou incompatibilidade, sangramento gastrintestinal crônico resultando em deficiência de ferro que não pode ser superada pela ingestão de ferro por via oral, e insuficiência renal em pacientes sujeitos à diálise, que não conseguem alcançar um balanço positivo de ferro apenas com a terapia oral. Nos países em desenvolvimento, onde as instalações para transfusão de sangue são limitadas, ou quando o exame de sangue local é inadequado para descartar a possibilidade de doenças infecciosas no doador de sangue, como contaminação por HIV, hepatite ou malária, a presença de deficiência de ferro grave é ainda outra indicação em favor da terapia de ferro por via parenteral. Nos Estados Unidos e em outros países, as Testemunhas de Jeová que não aceitam transfusões de sangue por causa de suas crenças religiosas recebem, de forma semelhante, ferro por via parenteral com eritropoetina.

Entre os compostos de ferro parenterais disponíveis, incluem-se o complexo de ferro dextrano de baixo peso molecular (Imferon), o gluconato de sódio férrico (Ferrlecit), o complexo ferro-sacarose (Venofer) e o ferumoxitol (Feraheme). Todos esses compostos podem ser administrados por via intravenosa. A quantidade total de ferro (em miligramas) necessária para corrigir o déficit de hemoglobina pode ser determinada por meio de uma calculadora disponível *on-line*, em http://www. globalrph.com/irondextran.htm. Como alternativa, pode ser utilizada a fórmula a seguir para restaurar a hemoglobina ao nível normal e repor os depósitos de ferro do organismo:

Peso corporal (kg) × 2,3 × (15 – hemoglobina do paciente em gramas/decilitro) + 500 mg

Embora o complexo de ferro dextrano também possa ser administrado de modo intramuscular, a via intravenosa gera muito menos desconforto ao paciente e é recomendada. No entanto, o ferro dextrano intravenoso associa-se com o risco de reações anafiláticas e tardias. Uma pequena dose de teste dessa droga para determinar a tolerância do paciente antes do tratamento completo é aconselhável. O gluconato de sódio férrico e a sacarose de ferro apresentam perfis mais seguros e são preferíveis em relação ao ferro dextrano.

Para reduzir o risco de efeitos colaterais, a dose total necessária de ferro intravenoso é administrada em doses fracionadas (p. ex., 100 mg de sacarose de ferro/semana durante dez semanas). Em certas situações, sobretudo quando há preocupações acerca da conformidade do pacientes ou de recursos limitados, a dose total de ferro diluída em grande volume pode ser fornecida *lentamente*, numa sessão única e durante muitas horas, com monitoramento cuidadoso quanto às reações.[52,53]

O ferro como faca de dois gumes

Alguns pesquisadores consideraram a anemia de doença crônica (ou de inflamação crônica) como importante base evolucionária na privação de possíveis patógenos do ferro (retenção de ferro). O tratamento agressivo com ferro intravenoso em pacientes gravemente desnutridos, que estão colonizados com parasitas e bactérias, pode facilitar o desenvolvimento desses patógenos, permitindo, assim, que os parasitas subjuguem o hospedeiro bem antes da restauração da imunidade.

Como os parasitas da malária também prosperam no ferro, a administração inadvertida de ferro também pode ter efeitos colaterais adversos em recém-nascidos *repletos de ferro*, a menos que exista um programa coordenado para prevenção e tratamento da malária. Mesmo assim, cada agência de serviço das Nações Unidas, a OMS e o Programa Mundial de Alimentação reconhecem a importância de reverter até mesmo a anemia ferropriva leve, especialmente durante a infância, por causa do potencial de deficiência intelectual permanente. Uma metanálise não identificou evidência de efeitos adversos do tratamento com ferro em crianças das áreas endêmicas de malária.[54] Além disso, um estudo importante também demonstrou benefício significativo da suplementação de ferro e ácido fólico no período pré-natal, em combinação com tratamento preventivo adequado intermitente de malária durante a gravidez para reduzir a mortalidade neonatal em regiões endêmicas de malária.[55]

Anemias nutricionais menos comuns

Esta seção aborda o contexto clínico das descrições hematológicas de deficiências de minerais e vitaminas menos comuns. Os capítulos anteriores oferecem mais detalhes a respeito do aspecto nutricional de cada um desses minerais e vitaminas.

Zinco

O zinco é necessário para catalisar enzimas. É parte integrante das proteínas e dos ácidos nucleicos, é regulador da transcrição gênica e é essencial para a proliferação, diferenciação e metabolismo celular. A deficiência de zinco pode afetar gravemente o crescimento fetal e o desenvolvimento dos tecidos (incluindo o cérebro) e, ao prejudicar a integridade do sistema imune, resulta em reduzida imunidade, tanto humoral quanto mediada por célula.[56]

O consumo reduzido de carne, acompanhado de consumo alimentar elevado de ácido fítico e polifenóis, pode predispor a deficiências alimentares de ferro e zinco.[57] Frequentemente, essas deficiências coexistem, mais entre dietas vegetarianas, em comparação com não vegetarianas.[58]

A deficiência de zinco associa-se com maior risco de diarreia e doenças respiratórias, e a suplementação de zinco reduz a incidência de diarreia e pneumonia; as duas causas principais de mortalidade infantil.[41] A deficiência de zinco também predispõe a infecções frequentes, que podem gerar a anemia de doença crônica.

Quase três quartos das mulheres grávidas pobres de vilarejos na região Norte da Índia, que consomem dietas monótonas, sofrem de deficiência simultânea de ferro e zinco.[59] Mesmo nos Estados Unidos, muitas mulheres no período anterior à menopausa apresentam baixa ingestão de ferro e zinco, acompanhada de baixos níveis de ferritina sérica; a rejeição ao consumo de carne vermelha aumenta o risco de deficiências de ferro e zinco.[60] Parece haver uma relação mutuamente excludente ainda mal compreendida entre a absorção de zinco e ferro que se presume que seja decorrente da competição pela absorção. Além disso, a administração de zinco pode inibir a absorção de cobre.

A deficiência de zinco pode manifestar acrodermatite, atraso de cicatrização e anormalidades hematológicas que se assemelham à anemia ferropriva. A deficiência de zinco também pode se manifestar como anemia multifatorial, considerada resultante de uma combinação de hipoproliferação (decorrente da redução dos precursores eritroides em associação com a redução de eritropoetina), interrupção de diferenciação e maior apoptose com maior hemólise, decorrente de menor vida útil dos GV em virtude do estresse oxidativo. No entanto, o efeito direto do zinco sobre a eritropoese, independentemente do ferro, ainda é incerto.

Diretriz clínica

Na ausência de doença crônica associada, a presença de deficiência de zinco com deficiência de ferro pode complicar o diagnóstico de deficiência de ferro, em que uma baixa capacidade total de ligação de ferro se associa com baixos níveis de ferro e ferritina. Portanto, um paciente que não é plenamente responsivo ao ferro pode responder à administração de zinco com um aumento sistematicamente maior de hemoglobina e reticulocitose, em comparação com a resposta a um ou outro mineral sozinho.[61]

Cobre

Por causa da raridade da deficiência de cobre na população, a importância na saúde pública em relação à deficiência de cobre se limita a grupos específicos de pacientes que sofrem de desnutrição.

Diretriz clínica

A deficiência de cobre adquirida ocorre principalmente em *recém-nascidos prematuros com peso ao nascer muito baixo*, como resultado de baixas reservas de cobre concedidas pela mãe. Essa deficiência também pode ser encontrada em recém-nascidos alimentados exclusivamente com leite de vaca, que possui menor conteúdo de cobre que o leite materno. Esses recém-nascidos e essas crianças podem apresentar diarreia prolongada e/ou periódica, em que nenhum organismo patogênico é encontrado. Invariavelmente, a diarreia contínua agrava a deficiência e leva a um nível de cobre insuficiente para dar suporte ao estirão de crescimento na metade final da infância. Quando o recém-nascido recebe suplementos de zinco e ferro, isso também pode reduzir ainda mais a absorção de cobre, pois esses suplementos são capazes de predispor de modo independente à deficiência de cobre.

A deficiência de cobre pode se desenvolver quando os pacientes recebem *alimentação parenteral total ou enteral de longo prazo* sem suplementação com cobre; anos depois, esses pacientes podem apresentar anemia microcítica hipocrômica, em associação com trombocitopenia e neutropenia leve, com sideroblastos em anel na medula óssea.[62,63] A anemia, que pode ser grave (hemoglobina de 6,5 g/dL, aproximadamente) e levar à dependência de transfusões, responde bem à suplementação alimentar com cobre. Em outro caso, a terapia de zinco prolongada induziu uma deficiência de cobre.[64] Além disso, as crianças e os adultos podem desenvolver deficiência de cobre quando têm síndromes graves de absorção deficiente (esprú tropical ou não tropical [doença celíaca]), fibrose cística ou ressecção pós-cirúrgica do intestino, que interfere na absorção de cobre.

Quando as *crianças que sofrem de desnutrição* recebem suplementação nutricional, há um imediato estirão de crescimento, que se estima que seja pelo menos dez vezes maior que o normal para a idade da criança. Nesse período de recuperação, pode ser induzida uma deficiência de cobre. Então, a criança pode apresentar anemia responsiva ao cobre, com normócitos ou macrócitos, e a contagem de reticulócitos é baixa. Os níveis de ferro são baixos (mas não há resposta ao ferro sozinho). A neutropenia também é observada na maioria dos recém-nascidos. O exame da medula óssea pode revelar mudanças megaloblásticas, junto com a vacuolização significativa dos progenitores eritroides e mieloides, em associação com a interrupção da maturação dos precursores mieloides, e a coloração azul da Prússia pode revelar sideroblastos em anel. Essas mudanças revertem com a suplementação de cobre.[65]

Riboflavina (vitamina B_2)

A riboflavina participa de diversas reações redox que são fundamentais para o metabolismo humano (por meio dos cofatores flavina adenina dinucleotídeo e flavina mononucleotídeo, que atuam como transportadores de elétrons). A riboflavina é abundante em dietas que contêm leite ou produtos lácteos, carne, peixe, verduras ou frutas. A deficiência de riboflavona, se grave e prolongada por causa da carência alimentar, pode produzir anemia normocítica normocrômica, possivelmente por meio da interferência na absorção de ferro ou mobilização de ferro dos depósitos existentes. De fato, a correção da deficiência de riboflavina em mulheres grávidas ou lactantes, homens adultos e crianças em idade escolar melhorou a resposta hematológica geral em relação à suplementação de ferro.[66] Como um terço das crianças quenianas apresenta baixo nível de riboflavina nos GV,[67] e como a suplementação de riboflavina dada simultaneamente com o ferro melhora a resposta à suplementação de ferro em homens adultos e crianças em idade escolar,[68] a reposição de riboflavina é muito importante em países em desenvolvimento.

Iodo, hipotireoidismo e ferro

Alimentos como soja, verduras crucíferas e batata-doce contêm goitrogênios naturais. Um desequilíbrio na dieta por consumo excessivo desses alimentos ou a combinação de um consumo monótono desses alimentos entre moradores de áreas bociosas, onde o nível de iodo alimentar é baixo pode levar ao hipotireoidismo; isso, por sua vez, pode levar à metromenorragia, com consequente anemia ferropriva entre as mulheres afetadas.[69]

Um estudo randomizado controlado mostrou que, para os pacientes com deficiência de ferro que não respondem à reposição de ferro, o tratamento do hipotireoidismo subclínico melhora significativamente o resultado terapêutico em doze semanas.[70] De fato, a combinação de levotiroxina e sulfato ferroso levou a um aumento impressionante de hemoglobina de 1,9 g/dL, aproximadamente, com terapia combinada, em comparação com o mero aumento de hemoglobina de 0,4 g/dL, aproximadamente, nos pacientes que só receberam ferro.

Piridoxina (vitamina B_6)

A piridoxina possui um papel como cofator da enzima limitante de velocidade na biossíntese do heme (síntese do ácido δ-aminolevulínico), e a deficiência de piridoxina pode levar à anemia sideroblástica (com níveis de hemoglobina variando de 4 a 10 g/dL), no cenário de desnutrição. No entanto, a apresentação mais comum consiste em neuropatia periférica e dermatite. O esfregaço de sangue pode revelar pontilhado basofílico, hipocromia e microcitose, mas as células podem ser normocíticas.

Vitamina C (ácido ascórbico)

A vitamina C melhora a absorção do ferro alimentar. Portanto, no escorbuto, pode haver efeito independente da deficiência de vitamina C na redução da absorção de ferro e em outro mecanismo referente à hemorragia crônica a partir da mucosa frágil do trato gastrintestinal.[71]

Vitamina A

A vitamina A é importante para a resposta imune inata e adquirida; assim, com a deficiência, pode ocorrer anemia induzida por inflamação crônica. Um estudo marroquino bem controlado em crianças sugeriu que a suplementação de vitamina A pode melhorar modestamente a hemoglobina (0,2 a 1 g/dL) e, assim, reduzir a anemia.[72] Além disso, embora o aumento seja pequeno (0,5 g/dL, aproximadamente), o tratamento de mulheres grávidas indonésias com ferro e vitamina A durante oito semanas quase dobrou o aumento da hemoglobina, em comparação com o fornecimento apenas de ferro;[73] esse resultado destaca a importância da vitamina A na prevenção da anemia, embora o mecanismo exato ainda seja incerto.[74]

Vitamina E

A deficiência de vitamina E em recém-nascido prematuro se associa com a anemia hemolítica, que responde à reposição específica mediante o aumento da contagem de hemoglobina e a redução da contagem de reticulócitos. Portanto, tornou-se rotina incluir suplementos de vitamina E para recém-nascidos prematuros.[75]

Diretriz clínica

Doses terapêuticas de ferro (sem vitamina E) podem aumentar a hemólise dos GV durante a deficiência de vitamina E na infância.[76]

Selênio

O selênio é componente de diversas selenoproteínas, incluindo a glutationa peroxidase (antioxidante-chave nos GV) e outros antioxidantes, mas a evidência clínica é insuficiente para acusar causalidade para anemia. No entanto, há indícios tentadores: uma forma de anemia é encontrada entre gados que se alimentam de *Brassica rapa* (mostarda do campo) – apropriadamente denominada anemia brássica – em que a hemólise decorrente do estresse oxidativo pode ser prevenida pela suplementação de selênio.[77] Portanto, podemos querer saber se há paralelos entre os vegetarianos que vivem nessas regiões e aqueles que consomem dietas monótonas.

Pobreza, insegurança alimentar e deficiências múltiplas de micronutrientes

A insegurança alimentar existe quando as pessoas não possuem acesso físico, social ou econômico adequado aos alimentos,[78] e a pobreza é um determinante importante das escolhas alimentares. Em consequência, embora os alimentos consumidos pelos pobres ajudem a evitar a fome, da mesma maneira, a insegurança alimentar relacionada à pobreza também força o consumo de uma dieta monótona e desequilibrada. Essa dieta é composta principalmente de alimentos básicos locais – na África, o painço, o sorgo ou a farinha de milho (*ugali*, no Quênia) e, na Ásia, o arroz ou o pão ázimo achatado de farinha de trigo (*chapatti*) – com muito poucas porções de lentilhas e/ou verduras sazonais e um condimento.

Em 2009, o relatório da Food and Agricultural Organization (Organização das Nações Unidas para a Agricultura e Alimentação – FAO)[78] revelou que mais de um bilhão de pessoas passam fome e sofrem de subnutrição, e mais de 20 milhões de crianças com menos de 5 anos sofrem de desnutrição grave. Além disso, um milhão de crianças morrem de desnutrição por ano. A deficiência de ferro é bastante comum entre os membros marginalizados muito pobres da sociedade, que provavelmente sofrem a maior incidência da doença. Ademais, muitas vezes as estimativas de anemia nutricional baseadas em indicadores populacionais excluem essas pessoas nas avaliações publicadas e, assim, esses números tendem a ser subestimados.

A resolução da 63ª Assembleia Mundial da Saúde da OMS observou: "Vinte milhões de pessoas sofrem da forma mais fatal de desnutrição aguda grave todos os anos; e esses fatores de risco nutricional, incluindo peso abaixo do normal, amamentação abaixo do ideal e deficiências de vitaminas e minerais, especialmente de vitamina A, ferro, iodo e zinco, são responsáveis por 3,9 milhões de mortes (35% das mortes totais)".[79] Com a disponibilidade de exames complementares mais sensíveis de diagnóstico, há crescente reconhecimento da deficiência mundial de vitamina B_{12} e ácido fólico.[34,46,80-83] Cerca de 75% das crianças subnutridas vivem em apenas 20 países, em 4 regiões: África, Ásia, Pacífico ocidental e Oriente Médio. Os 8 estados mais pobres da Índia possuem mais pessoas na pobreza - segundo as estimativas, 421 milhões de pessoas - do que nos 26 países mais pobres da África, e cerca de 42% das crianças indianas com menos de 5 anos têm peso abaixo do normal.[84]

Entre os pobres, os mais vulneráveis em relação à deficiência de micronutrientes e à anemia nutricional são mulheres em idade reprodutiva, mulheres grávidas e lactantes, crianças pequenas e aqueles que vivem em áreas onde há uma linha tênue entre dieta de subsistência e fome. Em regiões da África subsaariana (Eldoret, no Quênia, p. ex.), um terço das famílias se preocupa com a falta de alimentos, quase metade não possui recursos para obter alimentos de boa qualidade, quase dois terços consomem uma variedade limitada de alimentos, e um terço consome menos e menores refeições. Previsivelmente, muitas famílias consomem apenas uma xícara de chá com leite como única refeição noturna. Portanto, uma dieta monótona relacionada à pobreza é deficiente em diversos micronutrientes (ferro, ácido fólico, vitamina B_{12}, vitamina C), e também em gordura alimentar, que é crucial para a absorção de vitaminas lipossolúveis (A, D, E e K), também necessária para energia e proteínas. Isso destaca a probabilidade de que esses pacientes terão múltiplas causas de anemia, todas as quais devem ser abordadas para otimizar os valores de hemoglobina.

Infelizmente, de forma imperdoável, há uma grande população de crianças - coletivamente estimada em dezenas de milhões - nos países em desenvolvimento, que não atingem seu pleno potencial intelectual e físico por causa da deficiência de micronutrientes e minerais. Como essa situação pode afetar o desenvolvimento social e econômico dos países, reverter esse estado lamentável de coisas deve ser prioridade urgente entre os ministérios de saúde desses governos.

Finalmente, é fato consagrado que a chave para a saúde de comunidades inteiras reside na saúde das mulheres. Como a deficiência de ferro leva ao processamento deficiente de informações e ao desenvolvimento cognitivo comprometido em mulheres adultas, e há melhora da aprendizagem verbal e da memória com a administração de ferro,[14] as adolescentes devem ser urgentemente orientadas para a otimização do seu estado de ferro. Isso as preparará para a fantástica responsabilidade da maternidade e da saúde de seus países.

Referências bibliográficas

1. World Health Organization. Micronutrient Deficiencies: Iron Deficiency Anaemia. Geneva: World Health Organization, 2010. Disponível em: http://www.who.int/nutrition/topics/ida/en/index.html. Acessado em 21 de junho de 2012.
2. World Health Organization. The World Health Report 2002: Reducing Risks, Promoting Healthy Life. Geneva: World Health Organization, 2002. Disponível em: http://www.who.int/whr/2002/en/. Acessado em 21 de junho de 2012.
3. Horton MA. Exp Cell Res 1983;144:361–6.
4. Hotez PJ, Brooker S, Bethony JM et al. N Engl J Med 2004;351:799–807.
5. Pullan R, Brooker S. Parasitology 2008;135:783–94.
6. Crompton DW, Nesheim MC. Annu Rev Nutr 2002;22:35–59.
7. Kightlinger LK, Seed JR, Kightlinger MB. J Parasitol 1995;81:159–69.
8. Bundy DA, Chan MS, Savioli L. Trans R Soc Trop Med Hyg 1995;89:521–2.
9. Casey GJ, Phuc TQ, Macgregor L et al. BMC Public Health 2009;9:261.
10. Phuc TQ, Mihrshahi S, Casey GJ et al. BMC Public Health 2009;9:266.
11. Edwards CH, Johnson AA, Knight EM et al. J Nutr 1994;124:954S–62S.
12. Gleason G, Scrimshaw N. An overview of the functional significance of iron deficiency. In: Kraeme K, Zimmerman MB, eds. Nutritional Anemia. Basel: Sight and Life Press, 2007:45–58.
13. Pollitt E, Hathirat P, Kotchabhakdi NJ et al. Am J Clin Nutr 1989;50:687–96; discussion 696–87.
14. Bruner AB, Joffe A, Duggan AK et al. Lancet 1996;348:992–6.
15. Lieberman E, Ryan KJ, Monson RR et al. Am J Obstet Gynecol 1988; 159:107–14.
16. Lozoff B, Jimenez E, Wolf AW. N Engl J Med 1991;325:687–94.
17. Brock J. Iron in infection, immunity, inflammation and neoplasia. In: Brock JH, Pippard MJ, Powell LW, eds. Iron Metabolism in Health and Disease. Philadelphia: Saunders, 1994:354–89.
18. Prentice AM. J Nutr 2008;138:2537–41.
19. James JA, Combes M. Pediatrics 1960;26:368–74.
20. Lozoff B, Jimenez E, Hagen J et al. Pediatrics 2000;105:E51.
21. Oski FA, Honig AS, Helu B et al. Pediatrics 1983;71:877–80.
22. Chaparro CM, Neufeld LM, Tena Alavez G et al. Lancet 2006;367:1997–2004.
23. Ceriani Cernadas JM, Carroli G, Pellegrini L et al. Pediatrics 2006;117:e779–86.
24. Gera T, Sachdev HP. BMJ 2002;325:1142.
25. Hettiarachchi M, Liyanage C, Wickremasinghe R et al. Asia Pac J Clin Nutr 2006;15:56–63.
26. Bencaiova G, von Mandach U, Zimmermann R. Eur J Obstet Gynecol Reprod Biol 2009;144:135–9.
27. Bothwell TH. Am J Clin Nutr 2000;72:257S–64S.
28. Zeng L, Dibley MJ, Cheng Y et al. BMJ 2008;337:a2001.
29. Cogswell ME, Parvanta I, Ickes L et al. Am J Clin Nutr 2003;78:773–81.
30. Siega-Riz AM, Hartzema AG, Turnbull C et al. Am J Obstet Gynecol 2006;194:512–9.
31. Cesari M, Penninx BW, Lauretani F et al. J Gerontol A Biol Sci Med Sci 2004;59:249–54.

32. Lipschitz D. J Am Geriatr Soc 2003;51:S10–13.
33. Anker SD, Comin Colet J, Filippatos G et al. N Engl J Med 2009;361:2436–48.
34. Antony AC. Megaloblastic anemias. In: Hoffman R, Benz EJJ, Shattil SJ et al, eds. Hematology: Basic Principles and Practice. Philadelphia: Churchill Livingstone, 2009:491–524.
35. Labbe RF, Dewanji A, McLaughlin K. Clin Chem 1999;45:146–8.
36. Rettmer RL, Carlson TH, Origenes ML et al. Pediatrics 1999; 104:e37.
37. Griffin IJ, Reid MM, McCormick KP et al. Arch Dis Child Fetal Neonatal Ed 2002;87:F49–51.
38. Goodnough LT, Skikne B, Brugnara C. Blood 2000;96:823–33.
39. Cook JD, Flowers CH, Skikne BS. Blood 2003;101:3359–64.
40. Zimmermann MB, Hurrell RF. Lancet 2007;370:511–20.
41. Bhutta ZA, Black RE, Brown KH et al. J Pediatr 1999;135:689–97.
42. Bhandari N, Bahl R, Taneja S et al. BMJ 2002;324:1358.
43. Calis JC, Phiri KS, Faragher EB et al. N Engl J Med 2008;358:888–99.
44. Dary O. The importance and limitations of food fortification for the management of nutritional anemias. In: Kraeme K, Zimmerman MB, eds. Nutritional Anemia. Basel: Sight and Life Press, 2007:315–36.
45. Zlotkin S, Tondeur M. Successful approaches: Sprinkles. In: Kraeme K, Zimmerman MB, eds. Nutritional Anemia. Basel: Sight and Life Press, 2007:269–83.
46. Antony AC. Am J Clin Nutr 2003;78:3–6.
47. Sandberg AS, Brune M, Carlsson NG et al. Am J Clin Nutr 1999;70: 240–6.
48. Fleming DJ, Jacques PF, Dallal GE et al. Am J Clin Nutr 1998;67: 722–33.
49. Tuntipopipat S, Zeder C, Siriprapa P et al. Int J Food Sci Nutr 2009;60(Suppl 1):43–55.
50. Nnam N. Int J Food Safety Nutr Public Health 2009;2:158–64.
51. Craig WJ, Mangels AR. J Am Diet Assoc 2009;109:1266–82.
52. Lee DT, Robinson SC. Can Med Assoc J 1967;97:377–9.
53. Koutroubakis IE, Oustamanolakis P, Karakoidas C et al. Dig Dis Sci 2010;55:2327–31.
54. Ojukwu JU, Okebe JU, Yahav D et al. Cochrane Database Syst Rev 2009;(3)CD006589.
55. Titaley CR, Dibley MJ, Roberts CL et al. Am J Clin Nutr 2010;92: 235–43.
56. Fraker PJ, King LE. Annu Rev Nutr 2004;24:277–98.
57. Lonnerdal B. J Nutr 2000;130:1378S–83S.
58. Hunt JR. Am J Clin Nutr 2003;78:633S–9S.
59. Pathak P, Kapil U, Kapoor SK et al. Indian J Pediatr 2004;71: 1007–14.
60. Yokoi K, Alcock NW, Sandstead HH. J Lab Clin Med 1994;124: 852–61.
61. Nishiyama S, Irisa K, Matsubasa T et al. J Am Coll Nutr 1998;17:291–5.
62. Fuhrman MP, Herrmann V, Masidonski P et al. JPEN J Parenter Enteral Nutr 2000;24:361–6.
63. Miyoshi I, Saito T, Iwahara Y. Br J Haematol 2004;125:106.
64. Todd LM, Godber IM, Gunn IR. Ann Clin Biochem 2004;41: 414–6.
65. Cordano A. Am J Clin Nutr 1998;67:1012S–6S.
66. Powers HJ. Am J Clin Nutr 2003;77:1352–60.
67. Siekmann JH, Allen LH, Bwibo NO et al. J Nutr 2003;133: 3972S–80S.
68. Ajayi OA, Okike OC, Yusuf Y. Eur J Haematol 1990;44:209–12.
69. Messina M, Redmond G. Thyroid 2006;16:249–58.
70. Cinemre H, Bilir C, Gokosmanoglu F et al. J Clin Endocrinol Metab 2009;94:151–6.
71. Berkram P, Bedano PM, Kahi CJ et al. Gastrointest Endosc 2007;66:1065–6.
72. Zimmermann MB, Biebinger R, Rohner F et al. Am J Clin Nutr 2006;84:580–6.
73. Suharno D, West CE, Muhilal et al. Lancet 1993;342:1325–8.
74. Semba RD, Bloem MW. Eur J Clin Nutr 2002;56:271–81.
75. Oski FA, Barness LA. J Pediatr 1971;79:569–80.
76. Prache S. Vet Res 1994;25:497–520.
77. Prache S. Vet Res 1994;25:497–520.
78. Food and Agriculture Organization. The State of Food Insecurity in the World 2009: Economic Crises—Impacts and Lessons Learned. Rome: Food and Agriculture Organization, 2009. Disponível em: http://www.fao.org/docrep/012/i0876e/i0876e00.htm. Acessado em 21 de junho de 2012.
79. World Health Organization. Infant and Young Children Nutriton. World Health Assembly Resolutions Related to Nutrition (WHO 6323 agenda item 116). Geneva: World Health Organization, 2010. Disponível em: http://www.who.int/nutrition/en/. Acessado em 21 de junho de 2012.
80. Antony AC. Am J Clin Nutr 2001;74:157–9.
81. Stabler SP, Allen RH. Annu Rev Nutr 2004;24:299–326.
82. Antony AC. Am J Clin Nutr 2007;85:598S–603S.
83. Antony A. Megaloblastic anemias. In: Goldman L, Schafer A, eds. Cecil Medicine, 24th ed. Philadelphia: Saunders, 2011;1075–1083.
84. Sengupta S. As Indian Growth Soars, Child Hunger Persists. New York Times, March 12, 2009. Disponível em: http://www.nytimes.com/2009/03/13/world/asia/13malnutrition.html. Acessado em 21 de junho de 2012.

99 Impacto da nutrição na fisiologia das doenças pulmonares*

Neal M. Patel e Margaret M. Johnson

A respiração celular é essencial para o funcionamento de todos os tecidos. O substrato alimentar é convertido em energia aproveitável pela formação de ligações de fosfato altamente energéticas. O oxigênio (O_2) é combustível para esse processo, e o dióxido de carbono (CO_2) é formado como um subproduto. O sistema respiratório fornece o O_2 necessário e elimina o CO_2 produzido. Uma nutrição adequada é essencial para o desenvolvimento, a maturação e o funcionamento do sistema respiratório. Este capítulo resume a estrutura e a função normais do sistema respiratório, as alterações encontradas na presença das doenças mais comuns e o impacto do estado nutricional na epidemiologia e fisiologia de doenças pulmonares.

*Abreviaturas: CO_2, dióxido de carbono; **DPOC**, doença pulmonar obstrutiva crônica; **FC**, fibrose cística; **GEB**, gasto energético basal; **IMC**, índice de massa corporal; O_2, oxigênio; **Pemax**, pressão expiratória máxima; **Pimax**, pressão inspiratória máxima; **SDRA**, síndrome do desconforto respiratório agudo; **UTI**, unidade de terapia intensiva; **VA**, ventilação alveolar por minuto; **VC**, volume corrente; **VE**, volume expirado por minuto.

Estrutura e função do sistema respiratório

Controle da respiração

Sinais aferentes originados na porção pontomedular do tronco cerebral controlam os padrões rítmicos e em repouso da respiração. *Inputs* voluntário e involuntário, vindos de centros cerebrais superiores, e alterações no pH e na pressão arterial parcial de O_2 (PaO_2) e de CO_2 ($PaCO_2$) podem rejeitar esses impulsos rítmicos e alterar os padrões respiratórios, se necessário, para atender a mudanças metabólicas do organismo.

Músculos ventilatórios

A inspiração se dá quando uma pressão intratorácica negativa é gerada pela contração ativa dos músculos inspiratórios, o que leva à expansão da caixa torácica. A pressão intratorácica negativa que é gerada cria um gradiente de pressão entre a boca e os espaços distais de ar, os alvéolos. Ao diminuir esse gradiente, o ar enche os pulmões até que haja equilíbrio entre os alvéolos e a pressão atmosférica. O relaxamento dos músculos inspiratórios faz com que a caixa torácica volte à posição de repouso, revertendo assim o gradiente de pressão e ocasionando a expiração.

O diafragma, que é o principal músculo da respiração, tem o formato de uma "cúpula", quando em repouso. Com a contração, ele torna-se plano e se movimenta para baixo, aumentando as dimensões vertical e anteroposterior da caixa torácica. O diafragma não possui propriedades de automaticidade intrínsecas, como o músculo cardíaco, e por isso pode fadigar-se quando a demanda exceder o fornecimento. Tanto a fadiga,[1] uma inabilidade reversível de um músculo gerar força sustentável, como a fraqueza, uma inabilidade crônica de manter a força necessária, podem causar ventilação inadequada.

Doenças que afetam diretamente os músculos respiratórios são incomuns, mas esses músculos respiratórios constituem um importante mecanismo compensatório em doenças pulmonares. Em casos de demanda elevada, como na prática de exercícios, ou na presença de disfunção muscular por desnutrição, os mecanismos compensatórios não são suficientes e há diminuição da capacidade funcional.

Parênquima pulmonar

Os pulmões são formados pelas vias aéreas de transporte, os alvéolos, pelos leitos capilares pulmonares, que formam as unidades de trocas gasosas, pelas estruturas intersticiais de suporte, pela vasculatura pulmonar e pelas células imunoefetoras.

Árvore traqueobrônquica (vias aéreas de condução)

As vias aéreas de condução são várias ramificações progressivas de estruturas tubulares que se estendem a partir da traqueia. A traqueia e as principais vias aéreas proximais, os brônquios, fornecem suporte estrutural às vias aéreas, mas não participam diretamente das trocas gasosas, que ocorrem no nível dos bronquíolos respiratórios distais e nos alvéolos. A árvore traqueobronquial é revestida por células epiteliais bronquiais ciliadas caliciformes e por glândulas submucosas que umidificam, aquecem e filtram o ar inspirado, e contribuem para a camada de muco brônquico.[2]

Músculos lisos, com inervação parassimpática, não adrenérgica e não colinérgica, revestem a árvore traqueobronquial. A contração muscular garante rigidez às vias aéreas e reduz o calibre do lúmen da passagem do ar, aumentando a resistência ao fluxo de ar. Edema das vias aéreas, inflamação e excesso de muco também contribuem para o estreitamento da via aérea,[2] diminuindo o fluxo de gás.

Unidades respiratórias terminais

A unidade respiratória terminal, que consiste em bronquíolos respiratórios, ductos alveolares e alvéolos, é a unidade de trocas gasosas. A troca gasosa ocorre na membrana alveolocapilar, que consiste em epitélio alveolar e endotélio capilar, membranas basais, espaço intersticial contíguo e revestimento surfactante.[2] O surfactante é uma mistura de proteínas e fosfolipídeos complexos, produzidos por pneumócitos tipo II, que reduzem a tensão superficial dos alvéolos e dessa forma diminuem sua tendência de colapso na presença de baixos volumes pulmonares.

Fisiologia pulmonar

A função principal do sistema respiratório é transferir O_2 do ar inspirado para a corrente sanguínea e CO_2 da corrente sanguínea para o ar expirado. Os sistemas respiratório e cardíaco trabalham em conjunto para garantir o fornecimento contínuo de sangue oxigenado para os tecidos periféricos. Após a circulação periférica na qual o O_2 é extraído, o sangue retorna para o lado direito do coração e é bombeado através das artérias pulmonares para os capilares pulmonares. Na interface alveolocapilar, o O_2 é difundido através do gradiente de concentração de gás alveolar rico em O_2, para os capilares sanguíneos pulmonares. A maior parte do O_2 transferido liga-se à hemoglobina nos eritrócitos, e uma pequena porcentagem dissolve-se no plasma. Ao mesmo tempo, o CO_2 é difundido através do gradiente de concentração do sangue capilar para os alvéolos.

O gás rico em O_2 deve ser continuamente reabastecido aos alvéolos pela inspiração. Cerca de 30% do conteúdo de cada inspiração permanece nas vias aéreas condutoras e assim não participa da troca de gases. O volume de ar que fica nas vias aéreas de condução é chamado de espaço morto anatômico. Uma pequena fração do conteúdo de cada inspiração chega aos alvéolos, que não são perfundidos e por isso não permitem transferência de gases. Esse volume de gás é conhecido como espaço morto fisiológico. A junção do espaço morto anatômico e fisiológico é chamada de espaço morto total. A ventilação alveolar por minuto (VA) é a diferença entre o volume de ar por minuto (VE) total e a ventilação de espaço morto (Tab. 99.1).

Para ser eficaz, a troca de gases depende do fornecimento de gás aos alvéolos perfundidos. O fluxo de gás inadequado faz com que os alvéolos perfundidos não sejam ventilados. A ausência completa de ventilação nos alvéolos perfundidos é chamada de *shunt*. O fornecimento do ar inspirado aos alvéolos não perfundidos aumenta o espaço fisiológico morto, diminuindo assim o volume corrente (VC) efetivo. Isso é frequentemente observado em casos de enfisema pulmonar resultante da obliteração do leito capilar.

O VE elevado pode, no início, compensar o desequilíbrio entre os fluxos sanguíneo e gasoso. Entretanto, caso a demanda metabólica exceda esses mecanismos compensatórios, anomalias na troca de gases irão se desenvolver.

Funções adicionais do sistema respiratório

Além da função de trocas gasosas, o pulmão age como "filtro" para o sangue e também exerce diversas funções metabólicas. Esse órgão sintetiza surfactantes e outras substâncias, entre elas histamina e ácido araquidônico. Os efeitos da nutrição sobre essas funções são pouco conhecidos.

Fisiopatologia das principais doenças pulmonares

Várias doenças podem afetar o sistema respiratório e por fim comprometer a troca gasosa. O fluxo de ar pode ser diminuído pela obstrução das vias aéreas ou por restrição. Em doenças obstrutivas, o lúmen das vias aéreas apresenta-se diminuído, o que cria uma maior resistência ao fluxo. Doenças obstrutivas típicas incluem asma, enfisema pulmonar e bronquite crônica. A complacência reduzida do sistema respiratório ocasiona doença restritiva. A perda de complacência pode resultar de anomalias no parênquima pulmonar, músculos respiratórios ou parede torácica. A fibrose pulmonar, uma típica doença restritiva, é caracterizada pela perda de complacência do parênquima pulmonar resultante de fibrose intersticial. Outras doenças, como pneumonia e edema pulmonar, diminuem a complacência, pois preenchem os espaços alveolares. Essa diminuição eleva a carga de trabalho necessária para manter o fluxo de gás adequado.

Exames da função pulmonar medem o volume de gás exalado e as taxas de fluxo. As anomalias da pressão inspiratória máxima e da pressão expiratória máxima podem identificar a função anormal dos músculos respiratórios. A gasometria arterial, que mede o pH arterial, a $PaCO_2$ e a PaO_2, pode avaliar a eficiência das trocas gasosas. Outros exames, inclusive o teste de caminhada dos 6 minutos (TC6M) e a ergoespirometria, podem avaliar de maneira mais abrangente a interação dos sistemas cardíaco e respiratório com os músculos periféricos. Esses exames permitem que se meça o impacto de várias intervenções nutricionais na função pulmonar.

Efeitos da desnutrição no desenvolvimento, na estrutura e na função do sistema respiratório

Desenvolvimento

Pesquisas realizadas tanto em animais como em seres humanos mostraram que uma nutrição inadequada durante o desenvolvimento fetal é deletério à maturação dos órgãos. Em animais, a desnutrição fetal pode resultar em hipoplasia pulmonar.[3,4] A ingestão inadequada de proteínas durante o desenvolvimento diminui a síntese de colágeno e elastina e causa alterações patológicas semelhantes às causadas por enfisema pulmonar.[5] A época em que a deficiência nutricional ocorreu influencia suas manifestações: desnutrição em estágios precoces resulta em animais menores, porém com tamanho proporcional, enquanto sua ocorrência em estágios mais avançados do desenvolvimento resulta em pulmões desproporcionalmente pequenos em relação ao corpo.[6] Em seres humanos, existe uma correlação direta entre baixo peso corporal ao nascer e subsequente diminuição da função pulmonar.[7,8]

Músculos ventilatórios

O peso do diafragma está relacionado ao peso corporal em cobaias e em seres humanos saudáveis ou enfisematosos.[9-11] Pacientes desnutridos apresentam diminuição da força máxima do músculo respiratório na avaliação das Pimax e Pemax.[11] A extensão da perda de força muscular excede a perda de massa muscular, uma descoberta que sugere miopatia coexistente do restante do músculo.[11]

O diafragma é formado por fibras tipo I e II, e os efeitos da desnutrição afetam essas fibras de maneiras diversas. Animais com grave déficit alimentar e desnutrição proteica apresentam importante redução da área transversal das fibras de ambos os tipos, mas as fibras de contração rápida (tipo II) são mais afetadas do ponto de vista quantitativo.[12-14] Essas observações sugerem que a desnutrição deveria produzir sinais clínicos da diminuição da geração de pico de pressão, mas teria um efeito mais limitado na resistência.

Drive (controle) respiratório

O impacto da nutrição no *drive* respiratório não é completamente compreendido. Restrições calóricas e de nutrientes diminuem o *drive* respiratório à hipóxia em indivíduos normais.[15,16] A anorexia nervosa grave diminui o VE, um efeito possivelmente reversível com a melhora do aporte calórico (ou da alimentação).[17]

Defesas do hospedeiro

A desnutrição aumenta a suscetibilidade geral a infecções, mas altera de maneira específica os mecanismos de defesa pulmonares. Cobaias com desnutrição grave também demonstraram contagem menor de macrófagos alveolares,[18] fagocitose e extermínio de bactérias.[19] Em pacientes com traqueostomia, o estado nutricional é inversamente proporcional à colonização da via aérea inferior por bactérias.[20] Pacientes subnutridos apresentam predisposição a infecções pulmonares em razão da remoção inadequada de secreções respiratórias causada por tosse ineficaz decorrente de fraqueza muscular e maior propensão a colapso alveolar (atelectasia).

Doenças pulmonares típicas: relação com o estado nutricional

Doenças críticas e insuficiência respiratória aguda

Pacientes em estado crítico apresentam falência múltipla dos órgãos, que comumente inclui o sistema respiratório. Em geral, a disfunção respiratória é causada por SDRA, uma síndrome caracterizada por infiltrados radiográficos difusos e insuficiência respiratória hipoxêmica aliados a doença sistêmica crítica e grave ou doença pulmonar isolada. Nesta seção, iremos revisar a suplementação nutricional administrada ao paciente em estado crítico, com foco especial na SDRA.

Nutrição em estados críticos: necessidades metabólicas

O cenário nutricional de estados críticos é caracterizado pelo hipermetabolismo, catabolismo de proteínas e resistência à insulina causando utilização deficiente da glicose, e hiperglicemia. Em razão das complicações inerentes tanto do excesso quanto da falta de ingestão de alimentos, uma estimativa apropriada das necessidades calóricas é uma tarefa essencial, porém difícil de ser realizada. A demanda energética pode ser estimada com a utilização de fórmulas de regressão padrão baseadas na população, como a equação de Harris-Benedict.[21] Entretanto, fórmulas de previsão foram obtidas com indivíduos fisiologicamente normais e não abordam o estresse e hipercatabolismo de estados críticos. "Correções dos fatores de estresse", variando de 1,2 a 1,5 vez o gasto energético de repouso, são sugeridas, mas sua correlação com a medição indireta da calorimetria está abaixo do ideal.[22,23]

O consumo de O_2 ($\dot{V}O_2$), que pode ser usado para estimar as calorias necessárias, pode ser calculado através da equação de Fick:

$$\dot{V}O_2 = DC \div (CaO_2 - CVO_2)$$

na qual DC é o débito cardíaco, e CaO_2 e CVO_2 são o conteúdo de O_2 do sangue arterial e venoso, respectivamente. Essa abordagem requer monitoramento invasivo por um cateter na artéria pulmonar e requer que o paciente esteja relativamente estável.

Como alternativa, o $\dot{V}O_2$ pode ser medido com o uso de uma tabela metabólica que mede diretamente os gases exalados. Essa técnica não está disponível em todos os países e requer equipamentos caros, conhecimentos técnicos e uma fração instável de O_2 inspirado. Apesar dessas limitações, esta técnica oferece a vantagem de medições contínuas, em vez de valores intermitentes das necessidades calóricas de um indivíduo.

O $\dot{V}O_2$ (mL/min) obtido tanto pela equação de Fick quanto pelo método da troca gasosa é convertido para quilocalorias/dia usando-se o valor calórico de O_2 (4,69 – 5,05 kcal/L de O_2 consumido) ou com o uso de equação de Weir modificada caso o VCO_2 (produção de CO_2) também seja conhecido.[24]

Suplementação de substratos: implicações na necessidade de ventilação

Pacientes com insuficiência respiratória aguda geralmente estão em estado hipercatabólico e dependem, em parte, da proteólise dos depósitos de proteína para atender a suas necessidades metabólicas imediatas. Intervenções nutricionais podem poupar o consumo de proteínas endógenas, embora a quantidade de glicose necessária difira da requerida por adultos saudáveis em jejum.[25] Emulsões gordurosas intravenosas também podem poupar proteínas se forem administradas em conjunto com um mínimo de 500 kcal/dia de carboidratos,[26] e a suplementação com proteínas exógenas também pode limitar a proteólise.[26]

A combinação apropriada de carboidratos, gordura e calorias proteicas deve ser individualizada. Carboidratos produzem mais CO_2 durante a oxidação do que gordura ou proteína. Para cada molécula de glicose completamente oxidada, seis moléculas de CO_2 são produzidas, resultando em um coeficiente respiratório igual a 1 (ver Tab. 99.1), enquanto a oxidação de gordura ou de proteína produz menos CO_2, com um coeficiente respiratório de 0,7 e 0,8, respectivamente. Para manter uma pressão parcial normal do $PaCO_2$ arterial na presença da maior produção de CO_2, a VA deve ser elevada. Na presença de doença pulmonar subjacente, a capacidade de aumentar a VA é limitada.

Tabela 99.1 Definição dos termos de fisiologia respiratória e suas abreviações

Termo	Definição
Volume corrente (VC)	Volume de gás movimentado durante uma única respiração
Ventilação por minuto (VE)	Quantidade de ar movimentado para dentro e para fora dos pulmões em 1 minuto; VE = VC × FR (frequência respiratória)
Ventilação do espaço morto (VM)	Quantidade de ar inspirado que não participa das trocas gasosas; ventilação de alvéolos não perfundidos
VM/VC	Fração de cada volume corrente que é espaço morto
Ventilação alveolar por minuto (VA)	Quantidade de ar inspirado capaz de participar das trocas gasosas; a ventilação alveolar é a diferença entre a ventilação total por minuto e a ventilação do espaço morto
Capacidade vital forçada (CVF)	Volume de gás que pode ser expirado forçadamente após inspiração máxima
Volume expiratório forçado no primeiro segundo (VEF_1)	Volume de gás expirado no primeiro segundo de uma expiração forçada
Volume sistólico (VS)	Quantidade de sangue bombeada pelo coração em uma única contração
Débito cardíaco (DC)	Volume de sangue bombeado pelo coração em um minuto (FC × VS)
PaO_2	Pressão parcial de oxigênio no sangue arterial
$PaCO_2$	Pressão parcial de dióxido de carbono no sangue arterial
$\dot{V}O_2$	Consumo de oxigênio (mL/min)
$\dot{V}CO_2$	Produção de dióxido de carbono (mL/min)
Complacência	Mudança no volume por alteração em unidade de pressão
Quociente respiratório (QR)	Moléculas de oxigênio utilizadas/moléculas de dióxido de carbono produzidas
Sangue venoso misto	Sangue desoxigenado que retorna ao coração; amostras para teste são obtidas através de um cateter na artéria pulmonar

Vias de administração da terapia nutricional e horário da dieta

A desnutrição concomitante com doenças críticas está associada a desfechos ruins, ao passo que a terapia nutricional está associada a melhores desfechos clínicos.[27] Porém, a composição e o momento ideais para o início da alimentação permanecem incertos.[28]

Alimentação enteral e problemas pulmonares. A alimentação enteral é mais bem realizada por meio de uma sonda nasogástrica ou nasoenteral. Riscos mecânicos em potencial estão associados com sondas de alimentação enteral, inclusive o mau posicionamento na árvore traqueobronquial ou espaço pleural, assim, a confirmação radiográfica do correto posicionamento é obrigatória antes do início da alimentação. Não está claro se o risco de aspiração difere entre a alimentação gástrica e a duodenal.[29,30] Deve-se considerar a sondagem pós-pilórica em pacientes com risco significativo de doença do refluxo gastroesofágico, alto risco de aspiração, altas doses de sedação/curarização ou intolerância à alimentação gástrica. Manter os pacientes em uma posição semi-inclinada, em vez de supina, parece diminuir o risco de aspiração pulmonar.[31]

Nutrição parenteral e problemas pulmonares. A nutrição parenteral é fornecida através de uma veia periférica ou central. Em veias centrais, a infusão permite o fornecimento de soluções mais concentradas e minimiza assim as necessidades obrigatórias de líquidos. Em pacientes com SDRA, a restrição do consumo de líquidos encurta o tempo de ventilação mecânica.[32] O uso de heparina,[33] utilização de um cateter estéril e o uso do cateter exclusivamente para alimentação[34] podem minimizar as complicações associadas à cateterização, tais como trombose e infecção. A infusão de emulsões lipídicas reduz a capacidade de difusão e a saturação de oxigênio, pois provoca desequilíbrio na relação ventilação-perfusão; portanto, quando possível, se evita o seu uso.

Síndrome do desconforto respiratório agudo/lesão aguda dos pulmões

O papel da terapia nutricional específica em casos de SDRA/LPA foi estudado. Pacientes com essa síndrome apresentam níveis mais baixos de antioxidantes dietéticos, entre eles vitaminas E, C, retinol e betacaroteno, em comparação a grupos controle saudáveis.[35] Concentrações plasmáticas reduzidas de tocoferol e de vitamina E e aumentadas de lipoperóxidos, que indicam dano oxidativo, são comumente vistas em pacientes com SDRA,[36] observações que permitem especulações sobre como os benefícios da suplementação com antioxidantes podem ser favoráveis. Entretanto, um estudo randomizado prospectivo que pretendia examinar a eficácia da suplementação com α-tocoferol e vitamina C mostrou que não houve alterações na mortalidade pulmonar ou no desenvolvimento da SDRA; o grupo que sofreu a intervenção apresentou uma incidência significativamente mais baixa de falência múltipla dos órgãos, internações mais curtas na unidade de terapia intensiva e um número menor de dias com ventilação mecânica.[37]

O lipídeo dietético específico altera o perfil dos eicosanoides produzidos por células inflamatórias, e essa descoberta pode ter relevância clínica. O ácido linoleico, um ácido graxo n-6, é convertido em ácido araquidônico, que é o precursor de muitas prostaglandinas pró-inflamatórias e leucotrienas.[38] Por outro lado, o ácido linolênico, um ácido graxo n-3, é convertido em ácido eicosapentanoico, que produz um efeito inflamatório muito menor.[38]

Gadek et al. avaliaram os efeitos de alimentação enteral enriquecida com ácido eicosapentaenoico (e óleo de peixe), ácido γ-linolênico e antioxidantes em 98 pacientes com SDRA. Comparados ao grupo controle, os pacientes do grupo sob tratamento passaram menos dias ligados ao ventilador e internados na unidade de terapia intensiva, houve melhora mais rápida na oxigenação, menor incidência de falência de outros órgãos e uma tendência pouco significativa de diminuição da mortalidade (16% *vs.* 25%; p = 0,31).[39]

Atualmente, a ARDS Network está realizando um ensaio clínico randomizado prospectivo do uso inicial de nutrição enteral trófica seguida de nutrição enteral plena em comparação à instauração precoce de nutrição enteral plena. Este ensaio será realizado ao mesmo tempo de um estudo que comparará suplementação de ácidos graxos n-3, ácido γ-linolênico e antioxidantes a uma intervenção comparadora.

Doenças pulmonares crônicas

Doenças pulmonares crônicas são geralmente classificadas como obstrutivas ou restritivas, com base na anomalia fisiológica primária, como foi discutido anteriormente. Doenças pulmonares obstrutivas incluem asma, bronquite crônica, enfisema pulmonar, fibrose cística (FC) e bronquiectasia. Enfisema pulmonar e bronquite crônica são na imensa maioria das vezes resultado do consumo excessivo de tabaco e recebem o nome coletivo de DPOC.

Doenças restritivas incluem doenças infiltrativas ou fibróticas do parênquima pulmonar, e também processos extrapulmonares como fraqueza muscular, anomalias da caixa torácica e doenças neurológicas que resultem em deficiências fisiológicas semelhantes. Estudos das relações entre a nutrição e doenças pulmonares crônicas centraram sua atenção em DPOC, asma e FC.

Doença pulmonar obstrutiva crônica

DPOC leva a crescente e substancial morbidade e mortalidade nos Estados Unidos e ao redor do mundo. Um desequilíbrio de proteases e antiproteases que resulta na destruição da matriz de colágeno e de elastina causa o enfisema pulmonar. Neutrófilos, que migram para o pulmão em resposta à exposição à fumaça de tabaco, liberam elastase e outras proteases. Os oxidantes inalados junto com a fumaça de tabaco e liberados da atividade de células anti-inflamatórias recrutadas nas vias aéreas comprometem as antiproteases endógenas.

Vários antioxidantes naturais estão presentes na via aérea inferior para neutralizar o efeito de oxidantes inalados. Ainda não se estabeleceu a extensão da proteção fornecida por suplementação dietética com antioxidantes contra o tabaco ou outros danos pulmonares de causa ambiental. Existem preocupações sobre os efeitos da suplementação com betacaroteno (ver posteriormente a seção sobre câncer de pulmão).

Aproximadamente 25% dos fumantes crônicos desenvolvem DPOC clinicamente relevante,[40] e a quantidade de tabaco a que foram expostos parece não ser totalmente responsável pelo desenvolvimento da doença. O que nos leva à hipótese de que a dieta pode ter papel tanto de proteção quanto de predisposição ao desenvolvimento de DPOC. A observação de mudanças patológicas semelhantes ao enfisema pulmonar em pacientes com anorexia nervosa dá suporte a essa hipótese.[41]

A ingestão de antioxidantes dietéticos e a função pulmonar são inversamente proporcionais.[42-45] Os níveis séricos de betacaroteno e retinol estão ligados à manutenção da função ventilatória no *Beta-Carotene and Retinol Efficacy Trial* (Estudo de Eficácia do betacaroteno e Retinol).[46] Esses achados assemelharam-se aos de um ensaio anterior.[47] Porém, os dados basais dos participantes do estudo *Atherosclerosis Risk in Communities* (Risco de Ateroesclerose em Comunidades) não demonstraram essa relação.[48]

Já que o tipo de gordura dietética ingerida pode afetar a inflamação sistêmica, o estudo *Atherosclerosis Risk in Communities* investigou a relação entre a ingestão dietética de ácidos graxos n-3 e subsequente desenvolvimento de DPOC em 8.960 fumantes ou ex-fumantes. Houve uma relação dependente da quantidade inversamente proporcional entre os dois após a triagem pela intensidade do uso de tabaco.[49] Sharp et al. e Schwartz et al. demonstraram resultados semelhantes em 6.346 e 2.526 indivíduos, respectivamente.[44,50]

Mecanismos da desnutrição

A desnutrição afeta até 60% dos pacientes com DPOC[51-53] e está associada com resultados ruins.[54-56] Pessoas que estejam com menos que 90% do PI apresentam maior mortalidade nos cinco anos após a correção da severidade da doença pulmonar.[51] Em um grupo com 4.088 pacientes, a sobrevivência em cinco anos foi de 24% naqueles com índice de massa corporal (IMC) inferior a 20, e 59% naqueles com um IMC maior que 30 (Fig. 99.1).[54] Estudos demonstraram que pacientes abaixo do peso e com ingestão nutricional inadequada apresentam maior incidência de exacerbações da DPOC.[57] A nutrição inadequada pode ser um fator modificável para risco de des-

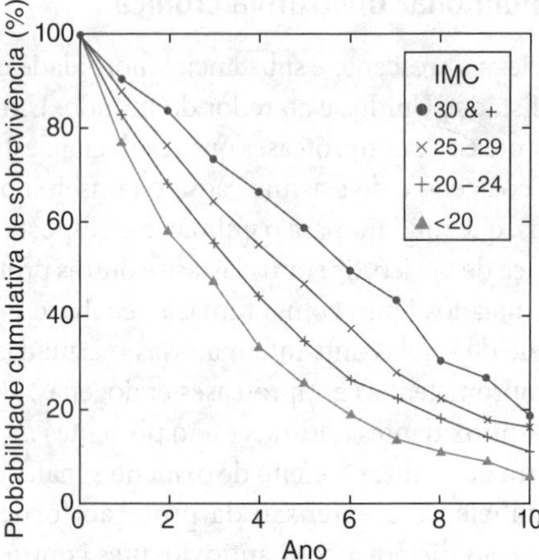

Figura 99.1 Influência do índice de massa corporal no prognóstico de pacientes com doença pulmonar obstrutiva crônica. IMC = índice de massa corporal. (Reproduzido com permissão de De Chailleux E, Laaban JP, Veale D. Prognostic value of nutritional depletion in patients with COPD treated by long-term oxygen therapy: data from the ANTADIR observatory. Chest 2003;123:1463.)

fechos deletérios na DPOC; a intervenção nutricional melhora a sobrevida e a capacidade funcional.[58]

Desnutrição e perda de peso, associadas com doença pulmonar avançada, a síndrome de caquexia pulmonar, resultam da ingestão insuficiente causada por hiperinflação induzida, saciedade rápida e inflamação sistêmica crônica.[59] Pacientes com DPOC geralmente são hipermetabólicos. O GEB medido excede o GEB previsto pela equação Harris-Benedict em pacientes com DPOC apresentando ou não perda de peso.[11,60-61] O trabalho respiratório aumentado e o maior gasto energético em atividade dos músculos respiratórios são responsáveis pelo aumento no GEB. Além disso, a termogênese induzida pela dieta e o gasto de O_2 associado com a alimentação limitam a capacidade de se consumir as calorias adequadas para ganhar peso novamente.

Exames sobre o consumo adequado de calorias são desafiadores. Muitos dependem do paciente lembrar-se do que ingeriu, o que é de imprecisão inerente.[62] De maneira geral, a ingestão é adequada para atender as necessidades de energia em repouso, mas insuficiente para as demandas metabólicas de atividade ou na presença de doenças.[58,62-63] Schols et al. descobriram que embora pacientes com DPOC, com ou sem perda de peso, apresentem GEB semelhantes, os que apresentavam perda de peso tinham uma ingestão dietética inadequada em comparação com seu gasto energético.[64] Estudos também apoiam a hipótese de uma maior demanda metabólica para a atividade física em pacientes com DPOC, se comparados com o controle.[65]

A DPOC caracteriza-se por um maior estado inflamatório que resulta de inflamação crônica das vias aéreas e mediadores de inflamação circulantes que podem contribuir para a desnutrição.[66] A perda de músculos esqueléticos pode ser associada aos níveis circulantes de mediadores de inflamação em pacientes com DPOC estável, uma observação que sugere que a perda de peso e perda de massa magra estão associadas com um aumento do estado inflamatório do paciente.[59] Além disso, o fator de necrose tumoral-a, uma citocina que induz a caquexia, encontra-se elevado em pacientes com perda de peso e DPOC, mesmo na ausência de infecção aguda.[67] A combinação de suplementação nutricional e exercícios de baixa intensidade não apenas melhora o peso, o condicionamento físico e a qualidade de vida, como também reduz significantemente os níveis de vários marcadores pró-inflamatórios.[68]

Suplementação nutricional

Vários pesquisadores estudaram os possíveis efeitos da terapia nutricional prolongada (> 2 semanas) em pacientes com DPOC (Tab. 99.2). A maioria desses estudos é pequena, o que limita suas conclusões. Embora a heterogeneidade do projeto dos estudos limite a utilidade de metanálise, uma revisão recente dos dados disponíveis sugere não haver benefício significativo para a função pulmonar, medidas antropométricas ou capacidade para o exercício em DPOC estável.[69]

Reconhecendo-se as variações individuais, intervenções nutricionais individualizadas baseadas em necessidades específicas têm maior probabilidade de resultarem em intervenções mais adequadas. Slinde et al. demonstraram melhoras antropométricas e funcionais significativas em intervenções nutricionais individualizadas de um ano em pacientes submetidos a reabilitação.[70] Idade avançada, anorexia e uma resposta inflamatória sistêmica elevada são características de uma pessoa incapaz de alcançar ganho de peso.[71]

Administração de esteroides anabolizantes/hormônio do crescimento

A administração de hormônio do crescimento suplementar e de esteroides anabolizantes foi estudada como uma terapia coadjuvante para a melhoria do estado nutricional em pacientes com DPOC. Vários pesquisadores demonstraram melhoras no balanço de nitrogênio,[72] peso corporal, massa magra corporal[73,74] e pressões inspiratórias máximas com o uso de hormônio do crescimento.[75] Rudman et al. mostraram que a suplementação com hormônio do crescimento contribui para o aumento da massa magra corporal e a redução da massa de tecido adiposo.[76] Burdet et al. demonstraram um aumento da massa corporal magra com o hormônio do crescimento, mas nenhum efeito na força dos músculos inspiratórios ou periféricos.[74] O uso de hormônio do crescimento exógeno pode permitir a síntese de proteínas enquanto minimiza os efeitos termogênicos da suplementação nutricional com a redução das calorias necessárias para o anabolismo. Schols et al. compararam os efeitos da suplementação nutricional com ou sem esteroides anabolizantes com placebo em pacientes com DPOC que participavam de um programa de reabilitação. Terapia nutricional associada com esteroides anabolizantes aumentou a massa corporal magra e a Pimax em indivíduos subnutridos tidos como parâmetro.[77] Em 23 pacientes subnutridos com DPOC que apresentavam força reduzida dos músculos respiratórios, o uso de testosterona sintética melhorou o IMC, peso e massa corporal magra, mas

Tabela 99.2 Estudos randomizados controlados avaliando a terapia nutricional na doença pulmonar obstrutiva crônica

Autor, ano	Nº	Duração (semanas)	Houve ganho de peso?	Outros resultados
Wilson, 1986	6	3	Sim	Melhora da Pimax
Lewis, 1987	10	8	Não	Não houve alteração da Pimax
Knowles, 1988	25	8	Não	Não houve alteração da Pimax
Efthimiou, 1988	7	12	Sim	Melhora da Pimax
Otte, 1989	28	13	Sim	Não houve alteração da função pulmonar
Fuenzalida, 1990	9	21	Sim	Melhora da resposta imune
Whittaker, 1990	6	2,3	Sim	Melhora da Pimax
Rogers, 1992	15	4	Sim	Melhora da Pimax
Schols, 1995	135	8	Sim	Melhora da Pimax
Creutzberg, 2003	64	8	Sim	Melhora da Pimax, força e sintomas
Cai, 2003	60	3	Sim	VEF_1 aumentada

VEF_1, volume expiratório forçado no primeiro segundo; Pimax, pressão inspiratória máxima.

não afetou a capacidade para exercícios.[78] Em dois estudos desenvolvidos de modo similar, a suplementação com hormônio do crescimento aumentou a massa corporal magra, mas não melhorou as capacidades funcionais.[73,74,79] Ao se reconhecer que o peso corporal é um indicador independente de sobrevivência, suplementos que aumentem o peso deveriam melhorar os resultados, mas não há dados suficientes para validar esta suposição. Em um único estudo, o acetato de megestrol, um estimulante do apetite, produziu ganho de peso em pacientes com DPOC, mas não melhorou a função dos músculos respiratórios nem a tolerância ao exercício.[80]

Composição dos nutrientes e administração

Como descrito anteriormente, a oxidação de carboidratos produz mais CO_2 para cada mol de O_2 consumido do que gorduras. Por isso, foi sugerido que uma dieta rica em gorduras seria melhor que uma dieta rica em carboidratos para pacientes com reserva ventilatória limitada. Angelillo et al. randomizaram pacientes portadores de DPOC com hipercapnia com uma dieta rica em carboidratos (74% calorias de carboidratos) ou uma dieta pobre em carboidratos (28% calorias de carboidratos).[81] A dieta pobre em carboidratos resultou em produção mais baixa de CO_2 e menor $PaCO_2$ arterial e PaO_2 mais alta. Kwan e Mir documentaram observações semelhantes em pacientes alimentados com uma dieta pobre em carboidratos. O impacto da composição nutricional no desempenho nos exercícios é pouco claro. Brown et al. mostraram uma redução na distância de um teste de caminhada de 12 minutos após a ingestão de uma grande refeição contendo carboidratos em pacientes com DPOC.[82] Em indivíduos normais, entretanto, a alteração das proporções de gordura dietética e de carboidratos não provocou mudanças na troca gasosa em exercício ou o VE médio.[83]

Deficiências eletrolíticas, entre elas hipocalemia, hipocalcemia e hipofosfatemia, também podem ter efeitos adversos na função do músculo respiratório (ver capítulos específicos neste livro). A contratilidade diafragmática melhora após a reposição de fósforo em pacientes hipofosfatêmicos.[84] Esta observação é particularmente relevante para pacientes com DPOC que necessitam de ventilação mecânica, pois as trocas intracelulares de fósforo seguem a correção da acidose respiratória com o suporte ventilatório. As manifestações clínicas da hipofosfatemia são causadas pela depleção do fósforo intracelular resultante de hipofosfatemia crônica. Aubier et al. também relataram que a diminuição aguda do cálcio sérico pode também reduzir a contratilidade máxima do diafragma.[85] A restauração das concentrações intracelulares normais destes íons pode melhorar a força dos músculos respiratórios.

Apesar da falta de dados que comprovem os efeitos benéficos da suplementação nutricional em pacientes com DPOC subnutridos, recomenda-se que sejam feitas intervenções para restaurar ou manter um IMC normal. Esta suplementação deve ser instituída em conjunto com um programa de exercícios regular e avaliações de rotina do progresso do paciente e de seu estado nutricional.

Asma

Prostanoides liberados pelas células inflamatórias contribuem muito para as alterações fisiopatológicas da asma, e a composição da gordura dietética pode alterar a produção de prostanoides. Estudos epidemiológicos das décadas de 1960 e 1970 demonstraram uma baixa incidência de asma em populações cujas dietas eram ricas em óleo de peixe, que contém ácido eicosapentaenoico.[85] Investigações clínicas da suplementação com óleo de peixe demonstraram alterações nas células inflamatórias, mas efeitos variáveis sobre marcadores clínicos de doença.[86,87] Uma revisão de estudos randomizados não substanciou os papéis terapêuticos do ácido eicosapentaenoico dietético ou suplementar.[88]

Sugeriu-se que suplementos de magnésio inalados ou intravenosos pudessem auxiliar na terapia padrão β-agonista em asma aguda. Embora a eficácia da terapia com magnésio esteja melhor estabelecida em populações pediátricas do que em adultos,[89] um estudo com 55 adultos avaliou o efeito da suplementação oral de magnésio em pacientes asmáticos na faixa etária dos 21 aos 55 anos. O grupo intervenção apresentou melhora em medidas objetivas da hiper-reatividade brônquica à metacolina, medidas do fluxo expiratório máximo e medidas subjetivas de controle da asma e qualidade de vida.[90]

A suplementação com antioxidantes foi sugerida como um meio de modular os efeitos de lesões das vias aéreas em pacientes com asma expostos ao ozônio ou outros poluentes. Crianças com asma na Cidade do México foram randomizadas para receber ou um suplemento combinado de vitaminas E e C ou placebo. A suplementação atenuou a diminuição da função das vias aéreas menores em crianças acometidas por formas moderada ou grave da doença.[91]

Câncer de pulmão

O câncer de pulmão é a maior causa de morte por câncer. A maioria dos casos foi atribuída ao consumo excessivo de tabaco, com uma relação direta entre o quanto e por quanto tempo se fumou e a incidência da doença. No entanto, apenas de 10 a 20% dos fumantes crônicos desenvolvem câncer de pulmão, uma descoberta que sugere tanto um papel genético ou predisposições ambientais.

Retinol, carotenoides e α-tocoferol

Estudos epidemiológicos sugerem que a ingestão diminuída de carotenoides ou retinoides esteja relacionada com uma maior incidência de câncer de pulmão. O National Cancer Institute (Instituto Nacional do Câncer) em Milão examinou o uso de retinoides na prevenção de tumores secundários em pacientes com câncer de pulmão.[92] Pacientes que apresentavam a doença localizada foram randomizados para o grupo de tratamento com retinil palmitato ou para um grupo controle. Um maior intervalo livre de doença e um número menor de novas malignidades relacionadas ao uso do tabaco foram observadas no grupo sob tratamento, mas não houve melhora na sobrevivência geral. Posteriormente o *Alpha-Tocopherol, Beta-Carotene Cancer Prevention Group* (Grupo de Prevenção ao Câncer Alfa-tocoferol, betacaroteno) randomizou 29.133 fumantes do sexo masculino com α-tocoferol, betacaroteno, ambos ativos ou com placebo.[93] A suplementação com α-tocoferol ou betacaroteno não diminuiu a incidência de câncer de pulmão. Entretanto, a mortalidade total foi 8% mais alta entre os participantes que receberam betacaroteno do que entre os que não receberam, principalmente pelo aumento da mortalidade por câncer de pulmão e doenças cardíacas isquêmicas. No Estudo da Eficácia do Betacaroteno e Retinol, ex-fumantes, fumantes e trabalhadores em contato com asbesto foram randomizados para receber betacaroteno e vitamina A ou placebo. O grupo que recebeu a intervenção teve um risco relativo 1,28 maior de desenvolver câncer de pulmão.[94] Estes resultados perturbadores trouxeram preocupações ainda não resolvidas em relação aos efeitos cancerígenos do betacaroteno e provocaram o encerramento precoce do estudo.

Por outro lado, o *Physicians Health Study* (Estudo da Saúde dos Médicos) randomizou 22 mil médicos do sexo masculino para receber suplementação de betacaroteno (50 mg) ou placebo dia sim, dia não, por um período de doze anos em média. Não foram observadas diferenças nas taxas de malignidades total ou de nenhum tipo específico.[95] Por fim, 1.024 trabalhadores em contato com asbesto foram avaliados na África do Sul em um estudo não cego, no qual se comparou a suplementação de betacaroteno (30 mg) e retinol (25.000 UI). A incidência de mesotelioma maligno foi significativamente mais baixa no grupo tratado com retinol em comparação com o grupo tratado com betacaroteno, porém a incidência total de câncer de pulmão foi a mesma.[96] No momento, não é recomendada a suplementação nem com betacaroteno nem com α-tocoferol, ou outros suplementos estudados, como flavonoides, *N*-acetilcisteína ou isotretinoína, para prevenção química do câncer de pulmão.

Frutas, legumes e verduras

Dietas ricas em frutas, legumes e verduras podem diminuir a incidência de câncer de pulmão. Mais de dez estudos demonstraram uma relação inversamente proporcional entre a ingestão de frutas, legumes e verduras e a incidência de malignidades no pulmão, independentemente do histórico do consumo de tabaco.[97-99] Deve ser dada uma atenção especial à ingestão de cenouras. O consumo de cinco ou mais cenouras por semana foi associado à diminuição do risco de câncer de pulmão em mulheres .[100,101]

Gordura da dieta

Dados epidemiológicos da década de 1980 mostraram uma relação em potencial entre a ingestão dietética de gordura saturada e o câncer de pulmão.[102] Estudos posteriores de caso-controle demonstraram uma associação positiva entre a ingestão de gordura saturada e a incidência de câncer de pulmão[103-105] e mortalidade associada. Em um estudo realizado em vários países, incluindo mais de 12.000 participantes, mostrou-se a correlação entre o consumo de gordura saturada e mortalidade por câncer de pulmão.[106]

Fibrose cística

A fibrose cística (FC) é um distúrbio autossômico recessivo caracterizado pelo transporte deficiente de cloreto em vários órgãos. Suas manifestações clínicas incluem bronquiectasia, infecções respiratórias recorrentes e disfunção do pâncreas que leva à deficiência de vitaminas lipossolúveis. A desnutrição é extremamente comum na FC e o ganho inadequado de peso, em geral, é observado mais comumente em crianças. O estado nutricional foi relacionado diretamente com a mortalidade e a morbidade,[107] e a manutenção de uma nutrição adequada é um objetivo vital da terapia.

Inúmeros fatores levam à desnutrição na FC. A má-absorção em razão da disfunção pancreática é o fator de maior influência. Além disso, semelhante aos pacientes com DPOC, o GEB é 25 a 80% maior em pacientes com FC,[108] principalmente em decorrência do maior esforço para respirar.[109]

A função mitocondrial celular anormal também contribui para um VO_2 aumentado.[110] Embora o mecanismo não esteja completamente delineado, é provável que o gene de anomalias da FC altere a respiração aeróbia celular.

Em razão da infecção crônica, citocinas inflamatórias, catecolaminas e cortisol encontram-se elevados na FC, com aumentos concomitantes no GEB.[111] O tratamento antimicrobiano das infecções pulmonares pode reduzir o GEB e promover ganho de peso,[109] mas a cronicidade e a recorrência da infecção podem dificultar a obtenção de resultados sustentáveis.

Avaliações nutricionais devem ser realizadas na época do diagnóstico e periodicamente após garantir a ingestão adequada de nutrientes. Geralmente, recomenda-se que um paciente com FC consuma de 120 a 150% da ingestão calórica recomendada para os controles de mesmo sexo e idade.[112]

Insuficiência pancreática diminui a absorção de nutrientes lipossolúveis como o betacaroteno e as vitaminas K, A, D e E. A deficiência de betacaroteno é comum em pacientes com FC, e a suplementação é recomendada.[113] A deficiência de vitamina K ocorre tipicamente apenas em conjunto com o uso de antibióticos, assim, sua suplementação é recomendada nesses casos.[114]

Até 50% dos pacientes têm deficiência de vitamina A, o que provoca alterações visuais em até 18% deles.[115] Níveis baixos de vitamina A estão relacionados com uma função insatisfatória dos pulmões e têm valor prognóstico.[116] A medição sérica de vitamina A ou proteína transportadora do retinol deve ser feita quando o paciente estiver livre de infecções, pois os níveis variam muito na presença de inflamação.

A osteoporose é um problema persistente na FC, que é frequentemente acompanhado de deficiência de vitamina D. Má-absorção, exposição inadequada à luz solar e função hepática ruim são fatores contribuintes para essa deficiência. Recomenda-se a suplementação tanto de cálcio quanto de vitamina D para assegurar a saúde dos ossos.

A vitamina E é altamente lipossolúvel e relaciona-se bem com a má-absorção de gorduras. Estados de deficiência grave são caracterizados por anemia hemolítica, degeneração neuromuscular e déficits cognitivos. Exames anuais dos níveis de vitamina E e suplementação quando necessário, são recomendados.

As deficiências de ferro e de zinco são comuns na FC. Suplementos de ferro são indicados na presença de anemia ferropriva. A suplementação de zinco é recomendada em crianças que não estejam se desenvolvendo apropriadamente.[112] A suplementação de ácidos graxos n-3 pode ser benéfica, mas ainda faltam pesquisas que confirmem sua eficácia.[117]

Apesar dos avanços na compreensão do fator genético da FC, o tratamento ainda é amplamente de suporte. É recomendada uma dieta hipercalórica, rica em proteínas com suplementação de enzimas pancreáticas e multivitamínicos. A intervenção nutricional agressiva, mesmo utilizando alimentação enteral quando indicado, pode ajudar na manutenção do peso e melhorar a função pulmonar.[118]

Transplante de pulmão

O transplante de pulmão é uma opção terapêutica para pacientes com doenças pulmonares em estado terminal resultante de uma série de doenças. A desnutrição e a obesidade são problemas conhecidos tanto antes quanto depois do transplante de pulmão, e têm um impacto direto no desenvolvimento clínico do paciente.

A desnutrição é diagnosticada em até 60% dos pacientes que buscam avaliação para transplante de pulmão.[119] Um IMC menor que 17 kg/m^2 está associado com um risco aumentado de mortalidade.[120] Ainda não está claro se uma melhora pós-operatória da desnutrição melhora os resultados[121,122] e postergar o transplante de pulmão para melhorar o estado nutricional pode ter efeitos adversos no resultado.[123]

O transplante de pulmão pode reverter a desnutrição. Em 37 pacientes acompanhados após o transplante de pulmão, o peso total e a massa magra apresentaram aumento de 16,6 e 14%, respectivamente, no primeiro ano após o transplante.[124] Um ganho de peso maior após transplantes está associado com uma maior sobrevivência.[125]

A obesidade pré-transplante também foi reconhecida como um grande indicador de mortalidade,[120,126] e recomenda-se frequentemente aos pacientes que percam peso antes da inclusão na lista de espera. A redução do peso pode melhorar a função suficientemente em alguns pacientes para adiar ou evitar a necessidade de transplante.[127]

Outras considerações clínicas

Um estado nutricional comprometido pode exacerbar ou ser exacerbado por uma doença respiratória. Por exemplo, a desnutrição proteica que causa hipoalbuminemia altera o limiar de transudação do fluido para o parênquima pulmonar e o espaço pleural, e resulta em edema pulmonar e efusões pleurais.

Certas doenças respiratórias específicas geram demandas nutricionais específicas. Pacientes portadores de doenças malignas com metástase na pleura podem drenar grandes quantidades de proteína para o espaço pleural. Toracocenteses repetidas com o intuito de drenar esse fluido resultam em grave desperdício de proteínas. Pacientes com quilotórax causado pelo rompimento do ducto pleural podem perder quantidades imensas de proteínas, de gordura e de eletrólitos para o espaço pleural. A alimentação parenteral ou a administração de triglicérides de cadeia média, geralmente, são benéficas na reposição de nutrientes perdidos.

Corticoesteroides sistêmicos, que são usados em várias doenças pulmonares, apresentam inúmeros efeitos colaterais deletérios em potencial, inclusive retenção de líquidos e ganho de peso, resultando em aumento do esforço respiratório. Em modelos animais, os esteroides foram associados a aumento da atrofia das fibras tipo II do diafragma.[128] Em 64 pacientes com DPOC com deficiência nutricional, os efeitos benéficos da suplementação nutricional foram atenuados nos que estavam recebendo esteroides sistêmicos.[129] Supressores de apetite, inclusive aminorex e fenfluramina (Redux), foram associados com o desenvolvimento de hipertensão pulmonar.[130]

Embora o foco deste capítulo seja os efeitos respiratórios adversos da desnutrição e o baixo peso corporal, a obesidade também afeta profundamente a função respiratória. Peso excessivo no peito e elevação da hemicúpula diafragmática causada por pressão abdominal aumentada podem causar deficiência ventilatória restritiva. Em casos extremos, essas alterações mecânicas interagem com anomalias do centro respiratório (sensibilidade diminuída à hipoxemia e hipercarbia) e culminam na síndrome de obesidade e hipoventilação. Além disso, o peso corporal aumentado é um grande fator de risco para apneia do sono obstrutiva, que pode levar ao desenvolvimento de hipertensão pulmonar. A perda de peso é o primeiro tratamento em ambos os casos.

Referências bibliográficas

1. Roussos C, Macklem PT. N Engl J Med 1982;307:786–97.
2. Murray JF. The Normal Lung: The Basis for Diagnosis and Treatment of Pulmonary Disease. 2nd ed. Philadelphia: WB Saunders, 1986.
3. Lechner AJ, Winston DC, Bauman JE. J Appl Physiol 1986; 60:1610–4.
4. Fariday EE. J Appl Physiol 1975;39:535–40.
5. Kalenga M, Shaheen S, Barker DJ. Thorax 1994;49:533–6.
6. Eeckhout Y. Pediatr Res 1989;26:125–7.
7. Shaheen S, Barker DJ. Thorax 1994;49:533–6.
8. Chan KN, Noble-Jamieson CM, Elliman A et al. Arch Dis Child 1989;64:1284–93.
9. Barker DJ, Godfrey KM, Fall C et al. BMJ 1991;303:671–5.
10. Rochester DF, Pradel-Guena M. J Appl Physiol 1973;34:68–74.
11. Goldberg AL, Odessey R. Am J Physiol 1972;223:1384–91.
12. Lewis MI, Sieck GC, Fournier M et al. J Appl Physiol 1986;60: 596–603.
13. Goldspink G, Ward PS. J Physiol (Lond) 1979;296:453–69.
14. Oldfors A, Mair WG, Sourander P. J Neurol Sci 1983;59: 291–302.
15. Doekel RC Jr, Zwillich CW, Scoggin CH et al. N Engl J Med 1976;295:358–61.
16. Baier H, Somani P. Chest 1984;85:222–5.
17. Ryan CF, Whittaker JS, Road JD. Chest 1992;102:1286–8.
18. Moriguchi S, Sone S, Kishino Y. J Nutr 1983;113:40–6.
19. Shennib H, Chiu RC, Mulder DS et al. Surg Gynecol Obstet 1984;158:535–40.
20. Niederman MS, Merrill WW, Ferranti RD et al. Ann Intern Med 1984;100:795–800.
21. Harris JA, Benedict FG. Standard Basal Metabolism Constants for Physiologists and Clinicians: A Biometric Study of Basal Metabolism in Man. Philadelphia: JB Lippincott, 1919:223.
22. Weissman C, Kemper M, Askanazi J et al. Anesthesiology 1986;64:673–9.
23. Liggett SB, Renfro AD. Chest 1990;98:682–6.
24. Damask MC, Schwarz Y, Weissman C. Crit Care Clin 1987;3: 71–96.
25. Elwyn DH, Kinney JM, Jeevanandam M et al. Ann Surg 1979;190:117–27.
26. Edens NK, Gil KM, Elwyn DH. Clin Chest Med 1986;7:3–17.
27. Alberda C, Gramlich L et al. Int Care Med 2009;35:1728–37.
28. Heighes PT, Doig GS, Simpson F et al. Anaesth Int Care 2010;38:167–74.
29. Zaloga GP. Chest 1991;100:1643–6.
30. Strong RM, Condon SC, Solinger MR et al. JPEN J Parenter Enteral Nutr 1992;16:59–63.
31. Torres A, Serra-Batlles J, Ros E et al. Ann Intern Med 1992;116: 540–3.
32. Wiedemann HP, Wheeler AP et al. N Engl J Med 2006; 354:2564–75.
33. Imperial J, Bistrian BR, Bothe A Jr et al. J Am Coll Nutr 1983;2: 63–73.
34. Kruse JA, Shah NJ. Nutr Clin Pract 1993;8:163–70.
35. Metnitz PG, Bartens C, Fischer M et al. Int Care Med 1999; 25:180–5.
36. Richard C, Lemonnier F, Thibault M et al. Crit Care Med 1990;18:4–9.
37. Nathens AB, Neff MJ, Jurkovich GJ et al. Ann Surg 2002; 236:814–22.
38. Zaloga GP. Nutrition and prevention of systemic infection. In: Taylor RW, Shoemaker WC, eds. Critical Care State of the Art. Fullerton, CA: Society of Critical Care Medicine, 1991:31–80.
39. Gadek JE, DeMichele SJ, Karlstad MD et al. Crit Care Med 1999;27:1409–20.
40. Lokke A, Lange P et al. Thorax 2006;61:935–9.
41. Chan IH, Birmingham CL, Mayo JR. In: 89th Scientific Assembly and Annual Meeting of the Radiological Society of North America. Chicago: Radiological Society of North America, 2003.
42. Britton JR, Pavord ID, Richards KA et al. Am J Respir Crit Care Med 1995;151:1383–7.
43. Strachan DP, Cox BD, Erzinclioglu SW et al. Thorax 1991;46: 624–9.
44. Schwartz J, Weiss ST. Am J Clin Nutr 1994;59:110–4.
45. Schwartz J, Weiss ST. Am J Epidemiol 1990;132:67–76.
46. Chuwers P, Barnhart S, Blanc P et al. Am J Respir Crit Care Med 1997;155:1066–71.
47. Morabia A, Menkes MJ, Comstock GW et al. Am J Epidemiol 1990;132:77–82.
48. Shahar E, Folsom AR, Melnick SL et al. Am J Respir Crit Care Med 1994;150:978–82.
49. Shahar E, Folsom AR, Melnick SL et al. N Engl J Med 1994;331: 228–33.
50. Sharp DS, Rodriguez BL, Shahar E et al. Am J Respir Crit Care Med 1994;150:983–7.
51. Wilson DO, Rogers RM, Wright EC et al. Am Rev Respir Dis 1989;139:1435–8.
52. Sahebjami H, Doers JT, Render ML et al. Am J Med 1993; 94:469–74.
53. Schols AM, Soeters PB, Dingemans AM et al. Am Rev Respir Dis 1993;147:1151–6.
54. Chailleux E, Laaban JP, Veale D. Chest 2003;123:1460–6.
55. Gray-Donald K, Gibbons L, Shapiro SH et al. Am J Respir Crit Care Med 1996;153:961–6.
56. Thomas DR. Clin Geriatr Med 2002;18:835–9.
57. Hallin R, Janson C et al. Respir Med. 2006;100:561–7.
58. Schols AM, Slangen J, Volovics L et al. Am J Respir Crit Care Med 1998;157:1791–7.
59. Eid AA, Ionescu AA, Nixon LS et al. Am J Respir Crit Care Med 2001;164:1414–8.
60. Goldstein SA, Thomashow BM, Kvetan V et al. Am Rev Respir Dis 1988;138:636–44.
61. Donahoe M, Rogers RM, Wilson DO et al. Am Rev Respir Dis 1989;140:385–91.
62. Ryan CF, Road JD, Buckley PA et al. Chest 1993;103:1038–44.
63. Wilson DO, Rogers RM, Sanders MH et al. Am Rev Respir Dis 1986;134:672–7.
64. Schols AM, Soeters PB, Mostert R et al. Am Rev Respir Dis 1991;143:1248–52.
65. Baarends EM, Schols AM, Pannemans DL et al. Am J Respir Crit Care Med 1997;155:549–54.
66. Vernooy JH, Kucukaycan M, Jacobs JA et al. Am J Respir Crit Care Med 2002;166:1218–24.
67. Di Francia M, Barbier D, Mege JL et al. Am J Respir Crit Care Med 1994;150:1453–5.
68. Sugawara K, Takahashi H. Respir Med 2010;102:970–7.
69. King DA, Cordova F, Scharf SM. Proc Am Thorac Soc 2008;5: 519–23.

70. Slinde F, Gronberg AM, Engstrom CR et al. Respir Med 2002;96: 330–6.
71. Creutzberg EC, Schols AM, Weling-Scheepers CA et al. Am J Respir Crit Care Med 2000;161:745–52.
72. Suchner U, Rothkopf MM, Stanislaus G et al. Arch Intern Med 1990;150:1225–30.
73. Casaburi R, Porszasz J, Burns MR et al. Am J Respir Crit Care Med 1997;155:1541–51.
74. Burdet L, de Muralt B, Schutz Y et al. Am J Respir Crit Care Med 1997;156:1800–6.
75. Pape GS, Friedman M, Underwood LE et al. Chest 1991;99:1495–500.
76. Rudman D, Fellor AG, Angraj HS. N Engl J Med 1991;323:1–6.
77. Schols AM, Soeters PB, Mostert R et al. Am J Respir Crit Care Med 1995;152:1268–74.
78. Ferreira IM, Verreschi IT, Nery LE et al. Chest 1998;114:19–28.
79. Sharma S, Arneja A et al. Chron Respir Dis 2008;5:169–76.
80. Weisberg J, Wanger J et al. Chest 2002;121:1070–8.
81. Angelillo VA, Bedi S, Durfee D et al. Ann Intern Med 1985;103:883–5.
82. Brown SE, Nagendran RC, McHugh JW et al. Am Rev Respir Dis 1985;132:960–2.
83. Sue CY, Chung MM, Grosvenor M et al. Am Rev Respir Dis 1989;139:1430–4.
84. Aubier M, Murciano D, Lecocguic Y et al. N Engl J Med 1985;313:420–4.
85. Horrobin DF. Med Hypoth 1987;22:421–8.
86. Arm JP, Horton CE, Spur BW et al. Am Rev Respir Dis 1989;139:1395–400.
87. Thien FC, Mencia-Huerta JM, Lee TH. Am Rev Respir Dis 1993;147:1138–43.
88. Woods RK, Thien FC, Abramson MJ. Cochrane Database Syst Rev 2002:CD001283.
89. Ciarallo L, Sauer AH, Shannon MW. J Pediatr 1996;129:809–14.
90. Kazaks AG, Uriu-Adams JY et al. J Asthma 2010;47:83–92.
91. Romieu I, Sienra-Monge JJ, Ramirez-Aguilar M et al. Am J Respir Crit Care Med 2002;166:703–9.
92. Pastorino U, Infante M, Maioli M et al. J Clin Oncol 1993; 11:1216–22.
93. Alpha-Tocopherol, Beta-Carotene Cancer Prevention Study Group. N Engl J Med 1994;330:1029–35.
94. Omenn GS, Goodman GE, Thornquist MD et al. N Engl J Med 1996;334:1150–5.
95. Hennekens CH, Buring JE, Manson JE et al. N Engl J Med 1996;334:1145–9.
96. de Klerk NH, Musk AW, Ambrosini GL et al. Int J Cancer 1998;75: 362–7.
97. Brennan P, Fortes C, Butler J et al. Cancer Causes Control 2000;11: 49–58.
98. Jansen MC, Bueno-de-Mesquita HB, Rasanen L et al. Int J Cancer 2001;92:913–8.
99. Voorrips LE, Goldbohm RA, Verhoeven DT et al. Cancer Causes Control 2000;11:101–5.
100. Speizer FE, Colditz GA, Hunter DJ et al. Cancer Causes Control 1999;10:475–82.
101. Rachtan J. Acta Oncol 2002;41:389–94.
102. Byers TE, Graham S, Haughey BP et al. Am J Epidemiol 1987;125:351–63.
103. Hinds MW, Kolonel LN, Lee J et al. Am J Clin Nutr 1983;37:192–3.
104. Jain M, Burch JD, Howe GR et al. Int J Cancer 1990;45:287–93.
105. Stefani ED, Boffetta P, Deneo-Pellegrini H et al. Nutr Cancer 1999;34:100–10.
106. Mulder I, Jansen MC, Smit HA et al. Int J Cancer 2000;88:665–71.
107. Corey M, McLaughlin FJ, Williams M et al. J Clin Epidemiol 1988;41:583–91.
108. Pencharz P, Hill R, Archibald E et al. J Pediatr Gastroenterol Nutr 1984;3(Suppl):147S–53S.
109. Bell SC, Saunders MJ, Elborn JS et al. Thorax 1996;51:126–31.
110. Feigal RJ, Shapiro BL. Nature 1979;278:276–7.
111. Elborn JS, Cordon SM, Western PJ et al. Clin Sci (Lond) 1993; 85:563–8.
112. Borowitz D, Baker RD, Stallings V. J Pediatr Gastroenterol Nutr 2002;35:246–59.
113. Renner S, Rath R, Rust P et al. Thorax 2001;56:48–52.
114. Beker LT, Ahrens RA, Fink RJ et al. J Pediatr Gastroenterol Nutr 1997;24:512–7.
115. Rayner RJ, Tyrrell JC, Hiller EJ et al. Arch Dis Child 1989;64: 1151–6.
116. Duggan C, Colin AA, Agil A et al. Am J Clin Nutr 1996;64:635–9.
117. Innis SM, Davidson AG. Annu Rev Nutr 2008;28:55–72.
118. Steinkamp G, von der Hardt H. J Pediatr 1994;124:244–7.
119. Calanas-Continente AJ, Cervero Pluvins C, Munoz Gomariz E et al. Nutr Hosp 2002;17:197–203.
120. Madill J, Gutierrez C, Grossman J et al. J Heart Lung Transplant 2001;20:288–96.
121. Forli L, Bjortuft O, Vatn M et al. Ann Nutr Metab 2001; 45:159–68.
122. Forli L, Pedersen JI, Bjortuft O et al. Respiration 2001;68: 51–7.
123. Snell GI, Bennetts K, Bartolo J et al. J Heart Lung Transplant 1998;17:1097–103.
124. Kyle UG, Nicod L, Romand JA et al. Transplantation 2003;75: 821–8.
125. Singer LG, Brazelton TR, Doyle RL et al. J Heart Lung Transplant 2003;22:894–902.
126. Kanasky WF Jr, Anton SD, Rodrigue JR et al. Chest 2002;121:401–6.
127. Forsythe J, Cooley K, Greaver B. Prog Transplant 2000;10:234–8.
128. Lewis MI, Monn SA, Sieck GC. J Appl Physiol 1992;72:293–301.
129. Creutzberg EC, Wouters EF, Mostert R et al. Nutrition 2003; 19:120–7.
130. Abenhaim L, Moride Y, Brenot F et al. N Engl J Med 1996;335: 609–16.

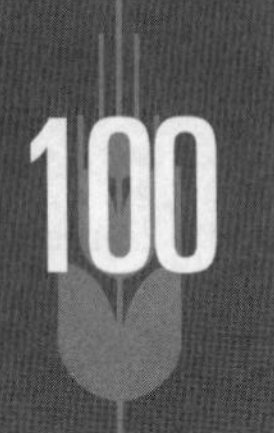

100 Nutrição e doenças infecciosas*

Alice M.Tang, Ellen Smit e Richard D. Semba

Panorama histórico

A relação entre nutrição e doenças infecciosas foi uma característica predominante do século XX. Na primeira metade do século, determinadas "substâncias", "aspectos alimentares secundários" ou "vitaminas" essenciais para a saúde passaram a ser considerados;[1-3] e o conhecimento a respeito das vitaminas e doenças causadas por deficiências cresceu rapidamente após 1912.[4] O estudo da nutrição e das doenças infecciosas foi facilitado pelo desenvolvimento no campo da imunologia, como a descrição dos anticorpos humorais, testes sorológicos para o diagnóstico de doenças infecciosas e avaliações para medir o nível de proteção imunológica.[5] No final da década de 1930 e início dos anos 1940, o fato de que algumas deficiências alimentares poderiam aumentar o risco de doenças infecciosas[6-8] passou a ser amplamente aceito. Com o enriquecimento dos alimentos, a melhora na alimentação e a elevação do padrão de vida, as deficiências de micronutrientes diminuíram, deixando de ser um problema de saúde pública nos países desenvolvidos.

Em 1968, o comitê especializado da Organização Mundial da Saúde (OMS) analisou as associações entre nutrição e infecção[9] e concluiu o seguinte:

> As infecções têm probabilidade de gerar consequências mais sérias em pessoas com quadro de desnutrição clínica ou subclínica, e as doenças infecciosas têm a capacidade de transformar deficiências limítrofes de nutrientes em desnutrição severa. Desse modo, a desnutrição e a infecção podem agravar-se mutuamente e gerar consequências mais sérias para o paciente do que a possível soma dos efeitos individuais das duas condições.

Esse trabalho serviu de base para as pesquisas sobre nutrição e infecção subsequentes, em grande parte realizadas em países em desenvolvimento, onde as deficiências de micronutrientes são mais prevalentes.

Princípios gerais

A infecção patogênica normalmente desencadeia uma série de respostas que variam de acordo com o agente infeccioso. A resposta à infecção bacteriana tem início com a liberação de produtos microbianos, como os lipopolissacarídeos e os peptidoglicanos provenientes das paredes das células bacterianas, do DNA bacteriano e das exotoxinas; as infecções virais começam com a liberação de RNA viral de cadeia dupla e de glicoproteínas virais. Dependendo do tipo de patógeno e de sua capacidade de escapar à resposta imune, do local da infecção, da condição de imunidade do hospedeiro, entre outros fatores, pode ocorrer uma resposta localizada com um influxo de leucócitos polimorfonucleares, macrófagos e células assassinas naturais (*natural killer*). As células polimorfonucleares liberam os mediadores inflamatórios contidos nos grânulos, inclusive intermediários reativos de oxigênio, como radicais hidroxila, peróxido de hidrogênio e ânion superóxido, e enzimas antimicrobianas, como a lisozima, as proteases, as colagenases e as fosfolipases. Os macrófagos podem fagocitar antígenos e expressar citocinas – como a interleucina (IL)-1 – que atraem linfócitos T para o local da inflamação. O sistema complementar pode ser ativado. Se o patógeno não for contido, esses eventos localizados podem se ampliar e levar a uma condição sistêmica de maiores proporções – a resposta de fase aguda – caracterizada por sintomas como febre, sonolência, anorexia e caquexia, e acompanhada por alterações metabólicas como perda de massa muscular e balanço nitrogenado negativo, catabolismo lipídico e gliconeogênese. A resposta de fase aguda pode ser desencadeada também por outros fatores, entre os quais, traumas, queimaduras, cirurgias, necrose de tecidos, exposição a substâncias químicas ou radiação, e câncer em estado avançado.

*__Abreviaturas: AIDS__, síndrome da imunodeficiência adquirida; **DALY**, ano de vida perdido ajustado por incapacidade; **HAART**, terapia antirretroviral altamente ativa; **HIV**, vírus da imunodeficiência humana; **IFN**, interferon; **IL**, interleucina; **IRA**, infecção respiratória aguda; **MHC**, complexo principal de histocompatibilidade; **NF-κB**, fator nuclear kappa B; **OMS**, Organização Mundial da Saúde; **TB**, tuberculose; **TNF**, fator de necrose tumoral; **UNICEF**, Fundo das Nações Unidas para a Infância; **VDR**, receptor de vitamina D.

Durante a resposta de fase aguda, ocorrem alterações em muitas proteínas plasmáticas, ou proteínas de fase aguda, definidas como proteínas cujas concentrações plasmáticas aumentam (proteínas positivas de fase aguda) ou diminuem (proteínas negativas de fase aguda), pelo menos, um quarto durante distúrbios inflamatórios.[10,11] O fígado é o principal local de sintetização da maioria das proteínas de fase aguda. A proteína C-reativa,[10] a α-1 glicoproteína ácida[12] e a proteína amiloide sérica A[13] estão entre as proteínas positivas de fase aguda mais bem caracterizadas. Outras proteínas positivas de fase aguda são a ferritina, a haptoglobina e a ceruloplasmina; entre as proteínas negativas de fase aguda estão a albumina e a transtiretina.

As citocinas desempenham um papel importante na resposta de fase aguda como indutoras de proteínas de fase aguda e hormônios, moduladoras da inflamação e ativadoras e inibidoras das funções do sistema nervoso central relacionadas ao apetite e ao metabolismo.[14] Entre as citocinas envolvidas na anorexia que ocorre durante a infecção estão a IL-1β, a IL-6 e o fator de necrose tumoral alfa (TNF-α).[14] A IL-1β e o TNF-α são produzidos basicamente por macrófagos e podem ser desencadeados por estímulos como produtos da parede bacteriana, lipopolissacarídeos, vírus, parasitas e superantígenos microbianos. A IL-6, produzida por monócitos, linfócitos T, células endoteliais e fibroblastos, é um importante estimulante da produção de proteínas de fase aguda no fígado. Essas citocinas podem ter efeito direto nos neurônios hipotalâmicos envolvidos no apetite e em outros mediadores neurais, com o aumento da serotonina, o fator de liberação de corticotropina e o hormônio estimulante de beta-melanócitos, diminuindo a dopamina e no neuropeptídeo Y. Pode haver aumento de citocinas na circulação e no cérebro que modulam o apetite durante a resposta de fase aguda.[15]

Desnutrição e doenças infecciosas específicas

As consequências nutricionais das infecções, independentemente de seus microrganismos causadores, tendem a ser previsíveis. Qualquer infecção, sintomática ou assintomática, é acompanhada pela perda de alguns nutrientes do organismo e redistribuição de outros. A magnitude dessas alterações depende da gravidade e da duração da infecção. Respostas metabólicas e nutricionais específicas de determinados organismos ocorrem quando a infecção se localiza em um único sistema de órgãos. Por exemplo, as infecções diarreicas causam perdas significativas de líquidos e eletrólitos, enquanto as formas paralíticas de infecção resultam em perda de massa óssea e muscular. Se a infecção puder ser curada ou eliminada naturalmente pelo sistema imunológico do hospedeiro, a perda de nutrientes do organismo pode então ser recuperada em um período de algumas semanas ou alguns meses. Se o processo infeccioso não for eliminado ou se transformar em uma condição crônica, no entanto, a composição corporal pode sofrer notáveis alterações, enquanto o balanço de nutrientes do organismo pode alcançar um novo equilíbrio em nível caquético ou extremamente emagrecido.

O impacto da desnutrição na gravidade da infecção foi extensamente investigado em crianças com sarampo, doenças diarreicas, infecções respiratórias e malária, bem como em crianças e adultos com tuberculose (TB) e infecção pelo vírus da imunodeficiência humana (HIV).

Sarampo

O sarampo é uma doença altamente contagiosa causada por vírus. Estima-se que 278.358 casos de sarampo e 164.000 mortes decorrentes da doença tenham sido reportados no ano de 2008.[16,17] O número de óbitos em 2008 reflete uma redução de 78% no número de ocorrências desde 2000, após o lançamento da *Measles Initiative*, uma campanha de vacinação conduzida em países de alto risco por iniciativa conjunta da Cruz Vermelha Americana, da Fundação das Nações Unidas, dos US Centers for Disease Control and Prevention, do Fundo das Nações Unidas para a Infância (UNICEF) e da Organização Mundial da Saúde (OMS). A maioria das mortes por sarampo continua a ocorrer na região do Sudeste Asiático, conforme registrado pela OMS.[16] As mortes pela doença são, em grande parte, resultantes de uma maior suscetibilidade a infecções virais e bacterianas secundárias, e o mecanismo subjacente inclui a deficiência imunológica associada à desnutrição – especialmente à deficiência de vitamina A.[18] Podem ocorrer complicações em 10-30% dos casos, entre as quais pneumonia, diarreia, desnutrição, otite média, úlceras bucais, ceratite epitelial da córnea (ou ceratite do epitélio corneano), ulceração da córnea e cegueira.

O vírus do sarampo é um vírus encapsulado de RNA pertencente ao gênero *Morbillivirus* da família *paramyxoviridae*. O sarampo possui apenas um sorotipo conhecido e oito clados (A a H). A doença se espalha quando uma pessoa suscetível inala gotículas aerossolizadas que contenham o vírus do sarampo. A replicação viral ocorre inicialmente nos macrófagos do tecido linfoide da nasofaringe, da mucosa respiratória e dos pulmões.[19] O vírus do sarampo entra nas células humanas através de um receptor da superfície celular conhecido como molécula sinalizadora de ativação de linfócitos.[20] A viremia permite que o vírus do sarampo se propague para vários órgãos, entre os quais a pele, o fígado e a conjuntiva, ocorrendo um pródromo de febre, tosse e conjuntivite aproximadamente 14 dias após a infecção.

A resposta imune ao sarampo é considerada compatível com as respostas imunes TH2 (T auxiliar tipo 2) em que predominam respostas de anticorpos determinadas pela IL-4, IL-6 e IL-10. A resposta dos anticorpos contra as proteínas do vírus do sarampo é detectável no início da erupção. A deficiência imunológica geralmente acompanha a infecção por sarampo e aumenta a suscetibilidade a infecções secundárias. Em geral, as respostas aos testes cutâneos de hipersensibilidade retardada e a proliferação *in vitro* de linfócitos de defesa contra os antígenos virais são mínimas ou inexistentes na infecção por sarampo.[19] Os bebês estão protegidos contra o vírus do sarampo através da aquisição passiva de anticorpos maternos contra a doença.

Embora a maioria das pessoas se recupere do sarampo, aquelas que sofrem de desnutrição ou de coinfecções correm maior risco de complicações.[21-24] Na clássica pesquisa inicial de um surto de sarampo conduzida por Peter Panum e August Manicus nas Ilhas Faroe em 1846, os casos mais graves de doença diarreica e as taxas de mortalidade mais elevadas foram verificados entre aqueles pacientes mais pobres e que tinham uma alimentação precária.[25] As crianças subnutridas estão sujeitas a doenças mais graves e correm maior risco de morte.[26,27] Foram reportados também casos mais persistentes de infecção por sarampo e transmissão viral[23] em crianças subnutridas.[21] Existe uma grande sinergia entre o sarampo e a deficiência de vitamina A. Um estudo realizado no Zaire revelou que crianças com deficiência grave de vitamina A tinham uma probabilidade três vezes maior de morrer de sarampo do que aquelas com maiores reservas de vitamina A antes da infecção.[28] Crianças com sarampo e deficiência de vitamina A apresentam um risco muito maior de xeroftalmia, ulceração corneana, ceratomalácia e subsequente cegueira.[29]

A suplementação de vitamina A provou reduzir a morbidade e a mortalidade por sarampo entre crianças em idade pré-escolar.[30-34] A suplementação de vitamina A parece reduzir as complicações da infecção associadas à deficiência imunológica pelo sarampo, como pneumonia e doenças diarreicas – efeitos associados à modulação das respostas imunes pela vitamina A.[35,36] Em um ensaio clínico controlado randomizado conduzido na África do Sul, crianças com quadro grave de sarampo que receberam suplementação de vitamina A se recuperaram mais rápido das complicações e permaneceram hospitalizadas por um tempo significativamente menor. Essas crianças apresentaram um risco de morte ou de complicações graves 50% menor do que aquelas que não receberam o tratamento.[32] Uma metanálise dos estudos realizados no Reino Unido, na África do Sul e na Tanzânia demonstrou que a terapia com vitamina A para o tratamento do sarampo reduzia a taxa de mortalidade em até 67%.[37] Outra metanálise de cinco ensaios clínicos controlados randomizados revelou que, pelo menos, duas doses de 200.000 UI de vitamina A em dias consecutivos eram necessárias para reduzir significativamente a mortalidade por sarampo. Embora uma única dose não fosse suficiente para produzir efeitos significativos, duas doses resultavam em uma redução de 62% na taxa de mortalidade.[38] A terapia com altas doses de vitamina A hoje é aceita como parte do tratamento-padrão recomendado de infecção por sarampo nos países em desenvolvimento. O aumento das reservas de vitamina A no organismo e a da cobertura de imunização também é fundamental para os atuais esforços de prevenção do sarampo.

Malária

A malária é causada por uma infecção parasitária provocada por protozoários do gênero *Plasmodium*. Em 2008, as estimativas indicavam a ocorrência de 247 milhões de casos de malária e aproximadamente 1 milhão de óbitos decorrentes da doença em todo o mundo, com mais de 85% dos casos registrados na África.[39] Das quatro espécies de *Plamodium* que infectam os seres humanos (*Plasmodium falciparum, Plasmodium vivax, Plasmodium malariae* e *Plasmodium ovale*), as condições mais graves de morbidade e mortalidade são causados pelo *P. falciparum*.[40] A infecção malárica tem início quando uma fêmea do mosquito *Anopheles* pica um ser humano e libera esporozoítos da glândula salivar na corrente sanguínea do hospedeiro. Os esporozoítos se alojam nos hepatócitos e, no ciclo pré-eritrocítico, crescem e se desenvolvem no fígado, produzindo milhares de merozoítos. Os hepatócitos, então, liberam os merozoítos, que invadem os eritrócitos. No ciclo eritrocítico assexuado, os merozoítos se transformam em esquizontes, e os eritrócitos se rompem, liberando mais merozoítos capazes de invadir os eritrócitos. Na fase sexuada, alguns merozoítos se desenvolvem em gametócitos, que são engolidos por um mosquito durante uma refeição de sangue e dentro dele se desenvolvem em microgametas e macrogametas.

Além do tipo de parasita, o grau de transmissão e da doença depende da espécie do vetor *Anopheles*, da imunidade humana e do clima. Em termos específicos, as espécies de vetor que têm um ciclo de vida longo e aquelas que preferem picar seres humanos a animais aumentam as chances de transmissão entre os seres humanos. Os adultos podem desenvolver imunidade parcial – mas não total – à malária depois de anos de exposição à doença, mas a transmissão é maior em condições de temperatura e umidade mais elevadas.[39] O uso de mosquiteiros tratados com inseticida e de inseticidas em *spray* para aplicação em ambientes internos pode reduzir significativamente os níveis de transmissão.

Os sintomas da malária incluem febre, calafrios e mal-estar semelhante ao da gripe; e, se não for tratada, a doença pode evoluir para uma condição grave e até levar ao óbito. Em geral, o tratamento envolve a administração de medicamentos antimaláricos, embora o regime de aplicação dependa do país e da região de ocorrência da infecção. Estudos de história natural sugerem que a gravidade da malária pode estar relacionada às condições nutricionais do paciente. Alguns estudos encontrados na literatura mais antiga reportam que a desnutrição, e especificamente a desnutrição proteico-energética, oferece proteção contra a malária. Em particular, a realimentação após o período de inanição parecia aumentar o risco de malária, especialmente entre pessoas portadoras da doença.[41,42] Todavia, análises abrangentes sobre a desnutrição proteico-energética demonstraram que pessoas em melhor situação nutricional contraem formas menos graves de malária e correm menos risco de morte.[40,43-45]

Nutrientes específicos já demonstraram afetar a morbidade da malária. A vitamina A, em particular, influencia a incidência e a morbidade relacionadas à malária.[46-48] Um ensaio clínico randomizado controlado com placebo foi conduzido em Papua Nova Guiné para examinar os efeitos da suplementação de vitamina A (60 mg de equivalentes de retinol a cada 3 meses) sobre a morbidade da infecção malárica em crianças em idade pré-escolar.[49] As crianças com idades entre 6 e 60 meses foram selecionadas aleatoriamente para receber vitamina A ou placebo a cada 3 meses. Foi criado um sistema de vigilância semanal da morbidade e de vigilância baseada em parâmetros clínicos para monitorar os casos de malária aguda e, durante um ano, as crianças foram monitoradas. A vitamina A reduziu significativamente a incidência dos ataques de malária – de 20 a 50% – em todos os casos, exceto aqueles com níveis extremamente elevados de parasitemia. Da mesma forma, a suplementação de vitamina A reduziu os ataques de malária clinicamente assistidos, que consistiam em visitas voluntárias ao médico por parte de mães que achavam que seus filhos deveriam ser examinados por apresentarem sintomas de febre. A suplementação de vitamina A teve pouco impacto em crianças com menos de 12 meses de idade, e o maior efeito foi verificado entre crianças na faixa de 13 a 36 meses.

Os estudos dos benefícios do zinco na taxa de incidência e morbidade da malária demonstraram resultados conflitantes. Vários estudos demonstraram que a suplementação de zinco reduz a mortalidade por malária.[50-54] Em Gâmbia, 110 crianças foram selecionadas aleatoriamente para receber 70 mg de zinco ou placebo duas vezes por semana durante 1,24 ano. A suplementação de zinco foi associada a uma redução de 30% na incidência de episódios clínicos de malária.[50] Em Papua Nova Guiné, 274 crianças em idade pré-escolar, na faixa de 6 a 60 meses, receberam 10 mg de zinco ou placebo/dia durante 46 semanas. A suplementação de zinco reduziu em 38% a taxa de morbidade da malária.[51] Outros ensaios controlados randomizados de suplementação de zinco em crianças demonstraram uma redução de 50% nos ataques de malária (*P.vivax*) e uma redução da taxa de mortalidade pela doença.[52,53] Por outro lado, um ensaio clínico realizado em Burkina Faso, no qual as crianças receberam uma suplementação de 12,5 mg de zinco ou placebo/dia durante 6 meses, não demonstrou qualquer efeito da suplementação de zinco nos episódios clínicos de malária.[55] Aparentemente, a suplementação de zinco também não reduziu a morbidade da malária (redução da febre e da parasitemia) quando administrada como terapia auxiliar com cloroquina a crianças de 6 meses a 5 anos de idade com ataque agudo de malária falciparum não complicada.[56] As diferenças metodológicas na avaliação da malária podem explicar os resultados conflitantes, e as pesquisas precisam ser intensificadas para determinar os benefícios da suplementação do zinco na malária.

A anemia por deficiência de ferro é uma condição generalizada entre as regiões endêmicas de malária, e a suplementação de ferro geralmente é um componente básico dos esforços de auxílio emergencial. Uma metanálise da suplementação de ferro em regiões endêmicas da doença, no entanto, demonstrou uma tendência à presença de um número mais elevado de parasitas em indivíduos que receberam suplementação de ferro.[57] Por outro lado, uma revisão sistemática da pesquisa publicada pela *Cochrane Review* em 2009 não reportou aumento do risco de malária com a suplementação de ferro em áreas com serviços de vigilância regular e tratamento da doença.[58] Consequentemente, os pesquisadores concluíram que a suplementação de ferro não deveria ser descontinuada em áreas em que a malária é endêmica.

Doenças diarreicas

As doenças diarreicas, a segunda principal causa de morte em crianças com menos de 5 anos, são responsáveis por aproximadamente 1,5 milhão de óbitos por ano.[59] As principais causas de doenças diarreicas entre crianças nos países em desenvolvimento são o rotavírus e as bactérias *Escherichia coli*, *Shigella*, *Vibrio cholerae* e *Salmonella*. A epidemiologia, os aspectos clínicos, a imunologia e a patogênese da diarreia diferem de acordo com as características do patógeno em termos de produção de toxinas, invasão dos tecidos, perda de líquidos e eletrólitos, e local da infecção.

A diarreia geralmente é definida como a condição em que ocorrem três ou mais evacuações líquidas em um período de 24 horas.[60] Nos países em desenvolvimento, os estudos comunitários sugerem que crianças com menos de 5 anos de idade têm uma incidência média de três episódios diarreicos por ano.[59,60] Em geral, as defesas do hospedeiro no trato gastrintestinal incluem a acidez gástrica, a presença de uma microflora normal, a motilidade gastrintestinal, a produção de muco, a integridade das microvilosidades, secreção local de anticorpos e imunidade celular. A desnutrição de micronutrientes pode debilitar algumas dessas defesas do hospedeiro. Bebês e crianças desnutridos apresentam maior risco de diarreia, o que, por sua vez, pode exacerbar o quadro de desnutrição, resultando em uma condição mais grave e no aumento da taxa de mortalidade por diarreia.[59,61,62]

A diarreia pode levar à desidratação, ao desequilíbrio eletrolítico e má absorção de macronutrientes e micronutrientes. As deficiências de vitamina A, D e B_{12}, cobre, folato, ferro, magnésio, zinco e selênio já foram todas descritas durante a ocorrência de doença diarreica.[60] Episódios frequentes de doença diarreica podem também provocar lesões significativas no revestimento gastrintestinal e prejudicar a colonização normal da flora intestinal, alterações que podem exacerbar ainda mais o grau de precariedade do estado nutricional e da função imunológica.

O aleitamento materno exclusivo durante os primeiros 4 a 6 meses de vida diminui tanto a gravidade quanto a incidência da diarreia entre os bebês.[63] A amamentação reduz especificamente as preocupações com a higiene em relação a outras formas de alimentação infantil e elimina a necessidade de fontes limpas de água potável.

A suplementação de micronutrientes específicos pode desempenhar um papel terapêutico importante no controle das doenças diarreicas. Em um estudo comunitário realizado na Índia, as crianças que recebiam suplementação de micronutrientes com zinco se recuperavam 23% mais rápido após um episódio diarreico e tinham uma probabilidade 39% menor de que o episódio se prolongasse por mais de 7 dias, em comparação com as crianças que recebiam suplementação de micronutrientes sem zinco.[64] O zinco foi associado também à redução dos níveis de gravidade das doenças diarreicas. Em uma análise envolvendo quatro ensaios clínicos com crianças com diarreia persistente, o zinco foi associado a uma recuperação 29% mais rápida e uma taxa de insucesso do tratamento ou mortalidade 49% mais baixa.[65] Em 2004, a OMS e a UNICEF recomendaram conjuntamente que o zinco fosse utilizado como terapia para toda criança com doença diarreica.[66]

A deficiência de vitamina A está associada a uma maior incidência de doenças diarreicas, as quais, por sua vez, estão associadas a uma incidência mais elevada de deficiência de vitamina A em crianças.[67-72] Embora os estudos iniciais sobre suplementação e fortificação com vitamina A tenham demonstrado uma redução das taxas de morbidade e mortalidade das doenças diarreicas entre crianças em idade pré-escolar, ensaios mais recentes apresentaram resultados conflitantes.[60,73] O benefício da vitamina A parece limitado para crianças com deficiência da substância ou desnutridas, ou para crianças com shigelose, e a recomendação atual da OMS não inclui a vitamina A como parte do tratamento da diarreia.

Estão surgindo evidências dos benefícios dos probióticos, das lectinas, dos ácidos graxos de cadeia curta e das fibras, embora sejam necessários estudos mais profundos para confirmar o papel dessas substâncias no tratamento da diarreia.[60]

Infecções respiratórias agudas

As infecções respiratórias agudas (IRA) são causas importantes de morbidade e mortalidade entre bebês e crianças nos países em desenvolvimento. De acordo com um relatório da OMS divulgado em 2009, essas infecções são responsáveis por aproximadamente 2 milhões de mortes por ano.[74] As IRA são a principal causa de anos de vida perdidos ajustados por incapacidade (DALY) entre as doenças infecciosas, que respondem por 6,4% do total de DALY em 2004. As principais causas de infecção aguda das vias respiratórias inferiores em crianças são: vírus sincicial respiratório, adenovírus, vírus parainfluenza, vírus influenza, *Streptococcus pneumoniae* e *Haemophilus influenzae*.[75] As defesas imunológicas não específicas do trato respiratório consistem nos cílios da árvore traqueobrônquica, na secreção de muco pelas células caliciformes e pela atividade fagocítica dos macrófagos alveolares.[75]

Vários fatores nutricionais têm um papel a desempenhar na incidência das IRA. A evidência mais forte de proteção está no zinco. Ensaios clínicos controlados demonstraram que a suplementação de zinco reduziu a incidência de IRA e pneumonia entre as crianças.[76-82] Uma análise conjunta de quatro ensaios randomizados revelou que a suplementação de zinco diminuiu em 41% a incidência de pneumonia.[83] Uma análise de ensaios clínicos realizados reportou também que a suplementação de zinco aplicada a populações com deficiência de zinco poderia prevenir 25% das IRA.[84] Entre outros fatores que provaram ter caráter protetor estão a prevenção do baixo peso no nascimento e redução da desnutrição.[75] Por outro lado, a suplementação de vitamina A demonstrou pouco ou nenhum efeito na redução da incidência de IRA entre crianças em idade pré-escolar.[84,85]

A nutrição desempenha um papel importante também no tratamento e redução da morbidade e mortalidade associadas às IRA. Entre os bebês e crianças pequenas, a suplementação de zinco reduziu a morbidade da infecção aguda das vias respiratórias inferiores e da pneumonia.[86,87] Embora alguns ensaios tenham demonstrado que as pastilhas de zinco tomadas no espaço de 24 horas após o início de um resfriado podem reduzir a duração e a gravidade dos sintomas, as análises dos efeitos do zinco foram inconclusivas.[88,89] Existem poucas evidências do benefício da vitamina A no tratamento das IRA, salvo em caso de coincidência com uma condição de infecção por sarampo.[90] Por outro lado, começam a surgir algumas evidências dos benefícios do selênio, embora sejam necessários estudos mais profundos para confirmar seu papel no tratamento das IRA.[75]

Infecção por tênia (ou teníase)

A OMS estima que a teníase afete cerca de 740 milhões de pessoas no mundo inteiro.[91] A doença é uma importante causa de anemia e desnutrição proteica. Duas espécies de tênia, a *Ancylostoma duodenale* e a *Necator americanus*, são responsáveis por significativas taxas de morbidade e mortalidade humana. A tênia normalmente se transmite de pessoa para pessoa através da contaminação do solo e da vegetação com fezes que contenham ovos do parasita. No solo, os ovos se desenvolvem e se transformam em larvas capazes de penetrar na pele humana por contato. A larva infectiva pode provocar uma erupção papulovesicular prurítica na pele ("coceira da terra"). A larva da tênia migra por meio da pele para os alvéolos pulmonares, de onde podem ser expelidos através da tosse e ingeridos. As tênias se prendem à mucosa intestinal, causando perda crônica de sangue e esgotamento das reservas de ferro.[92] As tênias desencadeiam anticorpos e respostas imunocelulares nos seres humanos, mas poucas evidências sugerem que essas respostas imunes ofereçam qualquer tipo de proteção contra a infecção.[93] A teníase é associada ao retardo do crescimento em bebês e crianças, à deficiência de ferro e ao comprometimento do desenvolvimento mental em crianças em idade escolar, bem como à fadiga e diminuição da capacidade de trabalho entre adultos.[94] Os maus hábitos de higiene são um importante fator de risco para a teníase, e a infecção por tênia, por sua vez, aumenta o risco de deficiência de ferro e de outros micronutrientes.

Estudos pioneiros conduzidos na primeira metade do século XX nos Estados Unidos demonstraram que a desverminação de crianças em idade escolar altamente infectadas melhorava as concentrações de hemoglobina e o crescimento.[95,96] A teníase foi associada a um baixo desenvolvimento mental,[97,98] e o tratamento da doença em crianças infectadas melhorou o desempenho nos testes de desenvolvimento mental, em comparação com crianças infectadas que não receberam tratamento.[99] Esses estudos foram realizados em uma época em que a teníase era comum no sul dos Estados Unidos.[100] Estudos mais recentes conduzidos em países em desenvolvimento demonstraram que o tratamento da infecção por tênia em crianças em idade escolar era associado a uma melhor condição de reserva de ferro no organismo[101] e um melhor crescimento,[102] enquanto a combinação do tratamento da teníase à suplementação de ferro era associada a um melhor desempenho cognitivo[103] e um maior crescimento.[104] Além disso, o tratamento anti-helmíntico em mulheres no início da gestação reduz a anemia na fase final da gravidez.[105]

Tuberculose

A tuberculose (TB) é uma das infecções mais disseminadas no mundo. Estima-se que haja 1,8 bilhões de pessoas, ou quase um terço da população mundial, infectadas com o bacilo *Mycobacterium tuberculosis* ou bactéria correlata; e cerca de 9,4 milhões de novos casos de TB ocorreram em todo o mundo só em 2008.[106] A maioria dos incidentes foi registrada na Ásia (55%) e na África (30%); a Índia e a China juntas totalizaram 35% de todos os novos casos. A pobreza, a superpopulação, a desnutrição e a infecção subjacente por HIV são os fatores de risco mais fortes para a contração de TB.[107,108]

O espectro da TB varia de infecção latente assintomática à doença ativa. O *M. tuberculosis* permanece em estado latente na maioria das pessoas infectadas. Uma vez infectada, a pessoa tem um risco aproximado de 10% de desenvolver a doença ativa durante a vida. A TB ativa, a forma da doença que altera a fisiologia normal do hospedeiro para produzir sintomas, geralmente é classificada como doença pulmonar ou extrapulmonar. A doença pulmonar corresponde a aproximadamente 80% dos casos, e as manifestações clínicas incluem tosse crônica e, às vezes, hemoptise, dispneia e dor torácica. Outros sintomas constitucionais incluem febre, sudorese noturna e perda de peso. A doença extrapulmonar representa cerca de 20% dos casos de TB ativa. Os locais extrapulmonares mais comuns são os linfonodos cervicais, a pleura, os rins, as meninges e os ossos ou articulações. A TB ativa tem cura, e o tratamento consiste na administração de doses diárias de vários antibióticos durante 6 a 8 meses. A interrupção ou a adesão incorreta ao tratamento pode levar à resistência da doença a diversos medicamentos, atualmente um problema generalizado em, pelo menos, 27 países.[106]

A tuberculose continua sendo uma das principais causas infecciosas de morte. Se não for tratada, a taxa de mortalidade do caso é de aproximadamente 50% após cinco anos.[108] Em 2008, a tuberculose foi a causa dc 1,8 milhão de óbitos. Entre esses, 1,3 milhão de mortes envolveu pacientes HIV negativos com incidência de TB (incluindo 0,5 milhões de mulheres), além de 0,5 milhões de mortes de pacientes HIV positivos com incidência da doença. Considerando-se que cerca de um quarto dos 2 milhões de mortes anuais relacionadas ao HIV são causadas por tuberculose, os esforços de controle conjunto da tuberculose e do HIV são fundamentais.[107]

O *M. tuberculosis* é transmitido através de partículas em aerossol de indivíduos infectados para indivíduos suscetíveis. Quando infectado, o indivíduo com a tosse da doença ativa produz um aerossol de minúsculas gotículas que contêm bacilos vivos. O indivíduo suscetível é infectado ao inalar quantidades mínimas desses bacilos, que se alojam nos brônquios. A interação inicial entre o sistema imunológico do hospedeiro e o *M. tuberculosis* ocorre nos alvéolos, onde os macrófagos pulmonares absorvem, processam e apresentam os antígenos micobacterianos juntamente com moléculas de classe II do complexo principal de histocompatibilidade (MHC).

Quando o complexo de antígeno micobacteriano e a molécula de MHC são reconhecidos pelos linfócitos CD4 antígeno-específicos, os linfócitos liberam interferon-γ (IFN-γ) e IL-2. O IFN-γ serve para ativar os macrófagos e melhorar a capacidade deles em conter as micobactérias. Entretanto, as micobactérias possuem seus próprios mecanismos de defesa que impedem a destruição normal dos bacilos pelos macrófagos.[109,110] Os macrófagos ativados liberam determinadas citocinas, como o TNF-α,[111] a IL-1[112] e a IL-6,[113] responsáveis pelo recrutamento de células para o local da infecção e pela formação de um granuloma para conter a disseminação da infecção. A infecção pode então permanecer latente por muitos anos até que uma condição de função imunológica debilitada (p. ex., causada por HIV ou desnutrição) resulte na ativação da doença.

A relação entre tuberculose e desnutrição se encontra bem documentada na literatura. Existem várias análises bastante abrangentes sobre esse tópico.[108,114-117] Em suma, na falta de uma quimioterapia eficaz, a tuberculose é caracterizada pela debilitação e alta mortalidade. A associação da má nutrição com a tuberculose é evidente nos termos mais antigos designativos da TB, como o termo grego *phthisis* (exaurir), e *consumir*. Na era pré-antibiótico, os estudos sobre os tratamentos para tuberculose eram, em grande parte, voltados para as terapias nutricionais.[118-121] O óleo de fígado de bacalhau (rico em vitaminas A e D) era uma terapia amplamente aceita para o tratamento da tuberculose, e as dietas com alto teor proteico, ricas em ovos e leite, geralmente eram recomendadas.[115] Entretanto, com o advento de terapias mais baratas e eficazes utilizando medicamentos para o tratamento da TB ativa, o foco das atenções se voltou, em grande parte, para a administração e consumo de medicamentos.

Tanto a desnutrição generalizada quanto as deficiências de micronutrientes específicos podem levar ao comprometimento da resposta imune à infecção por tuberculose e aumentar o risco de desenvolvimento da doença ativa. A TB ativa já foi associada a deficiências de micronutrientes específicos, como vitamina A, complexo B, C, D, E e selênio.[122] Existe um interesse renovado no papel da vitamina D na tuberculose.[109,123] As células imunes, como os macrófagos, produzem uma enzima que converte a vitamina D circulante, 25-OH, na forma mais ativa de vitamina D, 1,25$(OH)_2$. Essa forma de vitamina D, 1,25$(OH)_2$, por sua vez, suprarregula o receptor de vitamina D (VDR), o que induz a produção de um peptídeo antimicobacteriano, a catelicidina.[109,123,124] Os pesquisadores criaram a hipótese de que o maior risco de tuberculose associado à deficiência de vitamina D está relacionado à falta de atividade antimicobacteriana adequada por parte do receptor de vitamina D.

Embora a associação entre desnutrição e tuberculose seja bem conhecida, alguns ensaios clínicos controlados foram conduzidos para investigar se um melhor padrão de nutrição reduz o risco de desenvolvimento da doença ativa ou melhora o resultado clínico da TB. Uma revisão sistemática de ensaios controlados randomizados da *Cochrane Review* comparando qualquer suplemento nutricional oral sem nenhuma intervenção nutricional, placebo ou orientação alimentar somente entre pessoas em tratamento para tuberculose ativa demonstraram os efeitos dos suplementos altamente energéticos ou de combinação de vários micronutrientes, inclusive do zinco e da vitamina A no ganho de peso, mas, de modo geral, pouca evidência de qualquer tipo de efeito sobre outros resultados clínicos da TB.[125] Algumas evidências indicaram que a suplementação com diversos micronutrientes, com exceção do zinco, reduzia o número de pacientes com cultura de escarro positiva há um período de 1 a 8 meses entre participantes HIV positivos cujas culturas passaram a apresentar resultado negativo após 1 mês de tratamento.[126] Além disso, vários micronutrientes, inclusive o zinco, podem reduzir a mortalidade em pessoas com HIV e coinfecção por tuberculose.[127] Esses resultados precisam ser replicados em outras populações.

Em suma, não existem evidências claras do papel da terapia nutricional na tuberculose. Embora as taxas de transmissão da TB sejam mais altas entre as populações carentes e desnutridas, não se sabe ao certo se a correção da desnutrição leva a melhores resultados no curso da doença.

Infecção pelo vírus da imunodeficiência humana

Em 2009, aproximadamente 33,3 milhões de pessoas foram infectadas com o HIV em todo o mundo, com 2,6 milhões de novos casos e 1,8 milhão de mortes somente naquele ano.[128] Atualmente, cerca de metade das pessoas portadoras do HIV são mulheres, e 2,5 milhões são crianças com menos de 15 anos. A infecção por HIV provoca uma queda progressiva de imunidade que pode levar à síndrome da imunodeficiência adquirida (AIDS), e, se não for tratada, à morte. O HIV é transmitido de pessoa para pessoa de três maneiras principais: contato sexual, transmissão de mãe para filho (durante a gravidez ou a amamentação) e produtos de contato com o sangue, como agulhas e seringas compartilhadas. A síndrome consumptiva (ou síndrome do emagrecimento), caracterizada pela perda involuntária de mais de 10% do peso corporal, era comum entre adultos infectados com o HIV nos países industrializados antes do advento da terapia antirretroviral altamente ativa (HAART), por volta de 1995. A síndrome consumptiva ainda é altamente prevalente entre adultos infectados com o vírus na África Subsaariana, na Ásia Meridional e no Sudeste Asiático, onde o acesso à HAART permanece limitado, e entre determinados subgrupos de pessoas portadoras do HIV nos países ocidentais.

A má nutrição pode desempenhar um papel importante na progressão da doença em pessoas infectadas com o HIV.[129] Durante a infecção pelo HIV, a ingestão nutricional pode ser afetada pela anorexia, por doenças do sistema nervoso central, pela disfagia e pela odinofagia (dor durante a deglutição).[130] A candidíase esofágica não é incomum durante a infecção pelo HIV e normalmente causa disfagia e odinofagia. Mesmo em adultos assintomáticos infectados com o HIV, pode ocorrer redução da ingestão alimentar, uma condição associada a uma perda de peso significativa.[131] No início da década de 1990, muitos indivíduos infectados com o HIV não consumiam nem ao menos a quantidade nutricional recomendada de algumas vitaminas do complexo B, vitamina E e zinco,[132,133] e os pesquisadores sugeriam que as quantidades nutricionais recomendadas fossem maiores para portadores do vírus.[134] Se a infecção pelo HIV não for tratada, pode ocorrer diarreia e má absorção de gorduras, carboidratos e vitamina B_{12} em todas as fases da infecção. Os criptosporídeos, os microsporídeos, o *Cytomegalovirus* e o *Mycobacterium avium-intracellulare* são grandes responsáveis pela diarreia em pacientes com AIDS não tratados, podendo levar à grave perda de peso e à morte.[135]

A atrofia das vilosidades do jejuno e do duodeno – com ou sem hiperplasia críptica – ocorre em todas as fases da doença do HIV.[136] Na infecção assintomática pelo HIV, continua a ocorrer uma maior permeabilidade intestinal, podendo aumentar o risco de progressão da doença do HIV e morte.[137-139] Estudos fisiológicos de biópsias duodenais humanas demonstraram que os pacientes com diarreia infectados com o HIV apresentam defeitos na barreira epitelial, uma constatação que sugere que um vazamento passivo de íons, substratos e água poderia contribuir para a diarreia durante a infecção pelo HIV.[140] Com o advento da HAART em meados da década de 1990 nos países desenvolvidos, a prevalência de muitos dos problemas nutricionais mais graves associados à infecção pelo HIV diminuiu. Entretanto, a maioria das pessoas infectadas com o HIV vive em países com escassez de recursos e acesso limitado à HAART.

Demanda energética

Em maio de 2003, a OMS, após consulta técnica a especialistas da área, emitiu recomendações sobre a demanda de nutrientes para pessoas portadoras do HIV.[141] Baseado em uma análise dos dados publicados sobre o gasto energético em repouso entre adultos assintomáticos infectados pelo vírus, a comissão de especialistas recomendava um aumento de aproximadamente 10% da demanda energética para manter o peso corporal e a atividade física em adultos assintomáticos, e o crescimento em crianças assintomáticas. Nas fases sintomáticas do HIV e da AIDS, a OMS recomendou um aumento de aproximadamente 20-30% da demanda energética para manter o peso corporal de um adulto; e para crianças com perda de peso, a recomendação era que a ingestão energética fosse aumentada em 50-100% em relação à demanda normal. Após a divulgação dessas recomendações, dois outros estudos sobre o assunto demonstraram que o gasto energético em repouso era de 14-20% maior em homens com HIV ou AIDS sem intervenção terapêutica comparados com indivíduos saudáveis, mas o tamanho das amostras em ambos os estudos foi muito pequeno.[142,143] O gasto energético em repouso, – e, consequentemente, a demanda energética – em pacientes infectados com o HIV que estão recebendo HAART parece ser mais variável.[144-147]

Demanda de micronutrientes

Antes da era da HAART, eram reportadas deficiências de micronutrientes em muitos grupos de risco de pessoas infectadas com o HIV.[129] A deficiência de vitamina A era comum entre gestantes[148,149] e crianças[150] infectadas nos países em desenvolvimento. Alguns estudos sugeriam que as concentrações séricas de vitamina C eram menores entre adultos infectados comparados com adultos saudáveis.[151] Muitos adultos infectados com o HIV pareciam apresentar níveis mais baixos de vitamina B_6,[152,153] vitamina B_{12}[154] e folato.[155] A deficiência de ferro era comum entre gestantes infectadas,[156] mulheres usuárias de drogas injetáveis[157] e crianças.[158,159] Baixas concentrações de zinco no sangue e baixos níveis séricos e plasmáticos de selênio compatíveis com a deficiência eram descritos em adultos infectados com o HIV.[152,160,161]

Os nutrientes podem ser envolvidos na patogênese da infecção pelo HIV por meio de seus papéis como antioxidantes e na função imune. Nutrientes antioxidantes como os carotenoides, os tocoferóis, a vitamina C e o selênio têm sido envolvidos na patogênese da infecção pelo HIV através de suas interações com intermediários reativos de oxigênio e fator nuclear kappa B (NF-κB), um promotor transcricional das proteínas envolvidas nas respostas inflamatória e de fase aguda. O NF-κB é envolvido na transcrição do HIV-1. Consequentemente, os antioxidantes podem estar potencialmente envolvidos na patogênese da infecção pelo HIV por seus efeitos sobre os intermediários reativos de oxigênio e interações das espécies reativas de oxigênio com o NF-κB, com a subsequente suprarregulação da expressão genética do HIV. A vitamina A desempenha um papel essencial no crescimento e na função das células T e B, nas respostas dos anticorpos e na manutenção do epitélio da mucosa, inclusive dos tratos respiratório, gastrintestinal e geniturinário.[162] O zinco desempenha um papel importante no crescimento, no desenvolvimento e na função dos neutrófilos, macrófagos, células exterminadoras naturais e linfócitos T e B.[163]

Estudos observacionais sugeriram que determinadas deficiências de micronutrientes estavam associadas à maior morbidade e mortalidade durante a infecção pelo HIV. Os níveis séricos e plasmáticos de vitamina A eram associados à progressão acelerada do HIV,[164] à maior taxa de mortalidade[165] e, nas crianças, à falta de crescimento.[166] Os altos níveis séricos de vitamina E eram associados a um menor risco de evolução para a AIDS.[167] O risco de evolução para a AIDS era mais alto naquelas pessoas com deficiência de vitamina B_{12}.[153] Os baixos níveis séricos de zinco eram associados à redução da função secretora do timo[168] e da progressão da doença do HIV.[164,169] As baixas concentrações séricas ou plasmáticas de selênio eram associadas à evolução para a AIDS e à maior taxa de mortalidade.[170-172]

Em 2003, o relatório emitido pela OMS continha também a demanda recomendada de micronutrientes para pessoas infectadas pelo HIV.[141] Na época, havia poucas evidências científicas em forma de ensaios clínicos controlados randomizados que recomendassem uma ingestão de micronutrientes maior do que a quantidade nutricional recomendada. Desde então, dados de diversos ensaios clínicos sobre a suplementação de vários micronutrientes em adultos infectados pelo HIV foram publicados.[173-180] O primeiro e o maior desses trabalhos, um ensaio realizado na Tanzânia com gestantes infectadas pelo vírus, demonstrou que a suplementação multivitamínica comparada ao placebo produziu vários resultados benéficos nas gestantes infectadas, inclusive um maior aumento do número de células T durante e após a gravidez, bem como melhores resultados no nascimento (menor incidência de óbitos fetais e baixo peso no nascimento)[181] e melhor ganho de peso durante a gestação.[182] O constante monitoramento das mesmas mulheres ao longo de vários anos demonstrou os contínuos benefícios de vários micronutrientes no número de células T, uma carga viral mais baixa, menor progressão do HIV e melhores taxas de sobrevivência em geral.[173] Análises mais detalhadas envolvendo essas participantes do ensaio demonstraram um efeito benéfico dos micronutrientes sobre a debilitação materna,[183] os níveis de hemoglobina da mãe e da criança,[184] a depressão materna e a qualidade de vida.[185]

Os demais ensaios clínicos publicados desde 2003 foram muito menores e conduzidos em diferentes regiões geográficas (Sudeste Asiático, África, Estados Unidos) com diferentes características populacionais (inclusive diferentes níveis de deficiência de micronutrientes no início dos trabalhos) e utilizando diferentes combinações e dosagens de vários micronutrientes, dificultando, assim, quaisquer conclusões generalizáveis. Alguns desses estudos foram realizados entre gestantes,[179] outros, entre pessoas coinfectadas com TB,[176,177] e apenas um em uma população tratada com terapia antirretroviral.[180] Portanto, não é surpresa que os resultados desses ensaios fossem variados. Dois ensaios demonstraram o benefício da suplementação de vários micronutrientes no sentido de melhorar a contagem de CD4.[175,180] Três ensaios demonstraram uma redução nas taxas de mortalidade,[174,176,178] embora essa redução tenha se verificado apenas em subgrupos específicos da população participante de dois desses estudos.[174,176] Como a duração do acompanhamento na maioria desses ensaios foi inferior a um ano, os efeitos da suplementação de micronutrientes em longo prazo ainda são desconhecidos.

Enfim, algumas evidências dos ensaios clínicos indicam que a suplementação de múltiplos micronutrientes pode beneficiar alguns subgrupos de pessoas infectadas pelo HIV. Entretanto, esses ensaios foram, em grande parte, conduzidos em uma época em que as populações infectadas tinham pouco ou nenhum acesso à terapia antirretroviral. Atualmente, as pessoas com HIV em muitos países com escassez de recursos estão começando a ter acesso à terapia antirretroviral, de modo que os efeitos da suplementação de micronutrientes sobre os resultados do HIV precisam ser reavaliados à luz dessa mudança. Além disso, embora a maioria desses ensaios utilizasse altas doses de vários micronutrientes e não medisse as reservas subjacentes de micronutrientes dos participantes, ainda não se sabe ao certo quais seriam as doses mínimas e mais eficazes necessárias para melhorar os resultados relacionados ao HIV em diferentes circunstâncias.

Resumo

As causas da desnutrição são complexas e envolvem alimentação, sociedade, saúde e práticas de assistência. A estrutura teórica utilizada pela UNICEF classifica as causas da desnutrição como imediatas (nível individual), subjacentes (nível domiciliar ou familiar) e básicas (nível social).[186] Uma criança desnutrida apresenta baixos níveis de imunidade a infecções, podendo sofrer episódios de doença mais graves e frequentes. Doenças como a diarreia podem reduzir o apetite, agravar a má absorção de nutrientes, acelerar as perdas de nutrientes e, consequentemente, perpetuar um ciclo de desnutrição e infecção. Em nível domiciliar, podem existir problemas com a segurança dos alimentos (i. e., acesso a alimentos seguros, de qualidade e em quantidade suficientes para garantir a manutenção adequada da saúde de todos os membros da família). A qualidade e a quantidade dos alimentos devem atender às demandas de proteína, energia e micronutrientes. O acesso aos alimentos pode depender de fatores financeiros, sociais e físicos. Dada a estreita relação entre desnutrição e infecção, os fatores relacionados à higiene em nível domiciliar, como água limpa e saneamento, afetam a desnutrição. As práticas inadequadas de assistência materna e infantil também são causas subjacentes da desnutrição em nível domiciliar. A falta e a interrupção prematura do aleitamento materno, a falta de alimentos complementares seguros e de qualidade, a suspensão da oferta de alimentos e líquidos a uma criança com diarreia, as práticas inadequadas de compartilhamento de alimentos à mesa, os poucos conhecimentos de higiene pessoal e a falta de imunizações são alguns exemplos específicos de práticas que constituem causas subjacentes de desnutrição em nível domiciliar.[186] Em nível social, o *status* de risco das mulheres, os serviços inadequados de saúde, a falta de empregos e a pobreza são causas subjacentes à desnutrição.

A estrutura teórica da UNICEF para definir as causas da desnutrição sugere vários níveis de intervenção destinados a reduzir as taxas de morbidade e mortalidade decorrentes das doenças infecciosas, indicando também que as estratégias envolvem desde melhores estradas e condições de saneamento, educação materna e imunizações até o enriquecimento de alimentos e a suplementação de micronutrientes.

Referências bibliográficas

1. Grijns G. Geneeskundig Tijdschrift Nederl Indië 1901;41:3.
2. Hopkins FG. Analyst 1906;31:385–404.
3. Funk C. J State Med 1912;20:341–68.
4. Carpenter KJ. J Nutr 2003;133:3023–32.
5. Silverstein AM. A History of Immunology. San Diego: Academic Press, 1989.
6. Heilbron IM, Jones WE, Bacharach AL. Vitam Horm 1944;2:155–213.
7. Robertson EC. Medicine 1934;13:123–206.
8. Clausen SW. Physiol Rev 1934;14:309–50.
9. Scrimshaw NS, Taylor CE, Gordon JE. Interactions of Nutrition and Infection. Geneva: World Health Organization, 1968.
10. Gabay C, Kushner I. N Engl J Med 1999;340:448–54.
11. Gitlin JD, Colten HR. Molecular biology of acute phase plasma proteins. In: Pick E, Landy M, eds. Lymphokines, vol 14. San Diego: Academic Press, 1987:123–53.
12. Fournier T, Medjoubi N, Porquet D. Biochim Biophys Acta 2000;1482:157–71.
13. Uhlar CM, Whitehead AS. Eur J Biochem 1999;265:501–23.
14. Langhans W. Nutrition 2000;16:996–1005.
15. Plata-Salaman CR. Int J Obes Relat Metab Disord 2001;25:S48–S52.
16. Ebrahim GJ. J Trop Pediatr 2010;56:219–20.
17. Centers for Disease Control and Prevention. MMWR Morb Mortal Wkly Rep 2009;58:1321–6.
18. Perry RT, Halsey NA. J Infect Dis 2004;189:S4–S16.
19. Griffin DE. Curr Top Microbiol Immunol 1995;191:117–34.
20. Tatsuo H, Ono N, Tanaka K et al. Nature 2000;406:893–7.
21. Dossetor J, Whittle HC, Greenwood BM. Br Med J 1977;1:1633–5.
22. Chen LC, Rahman M, Sarder AM. Int J Epidemiol 1980;9:25–33.
23. Koster FT, Curlin GC, Aziz KM et al. Bull World Health Org 1981;59:901–8.
24. World Health Organization. WHO Vaccine Preventable Diseases: Monitoring System, 2004 Global Summary. Geneva: World Health Organization, 2004.
25. Manicus A. Ugeskrift Laeger 1847;6:189–210.
26. Smedman L, Lindeberg A, Jeppsson O et al. Ann Trop Paediatr 1983;3:169–76.
27. Alwar AJ. East Afr Med J 1992;69:415–8.
28. Markowitz LE, Nzilambi N, Driskell WJ et al. J Trop Pediatr 1989;35:109–12.
29. Semba RD, Bloem MW. Surv Ophthalmol 2004;49:243–55.
30. Ellison JB. Br Med J 1932;2:708–11.
31. Barclay AJ, Foster A, Sommer A. Br Med J (Clin Res Ed) 1987;294:294–6.
32. Hussey GD, Klein M. N Engl J Med 1990;323:160–4.
33. Coutsoudis A, Broughton M, Coovadia HM. Am J Clin Nutr 1991;54:890–5.
34. Ogaro FO, Orinda VA, Onyango FE et al. Trop Geogr Med 1993; 45:283–6.
35. Coutsoudis A, Kiepiela P, Coovadia HM et al. Pediatr Infect Dis J 1992;11:203–9.
36. Benn CS, Balde A, George E et al. Lancet 2002;359:1313–4.
37. Glasziou PP, Mackerras DE. BMJ 1993;306:366–70.
38. Sudfeld CR, Navar AM, Halsey NA. Int J Epidemiol 2010;39 (Suppl 1):i48–i55.
39. World Health Organization. Malaria. Fact sheet no. 94. Geneva: World Health Organization, 2010.
40. Shankar AH. Malaria. In: Semba RD, Bloem MW, eds. Nutrition and Health in Developing Countries. Totowa, NJ: Humana Press, 2001:177–207.
41. Murray J, Murray A. Perspect Biol Med 1977;20:471–83.
42. Murray MJ, Murray AB, Murray NJ et al. Am J Clin Nutr 1978;31:57–61.
43. Caulfield LE, Richard SA, Black RE. Am J Trop Med Hyg 2004; 71:55–63.
44. Murray MJ, Murray AB, Murray MB et al. Lancet 1976;1:1283–5.
45. Famine Inquiry Commission: Report on Bengal. New Delhi: Government of India, 1945.
46. Stürchler D, Tanner M, Hanck A et al. Acta Trop 1987;44:213–27.
47. Galan P, Samba C, Luzeau R et al. Int J Vitam Nutr Res 1990; 60:224–8.
48. Friis H, Mwaniki D, Omondi B et al. Am J Clin Nutr 1997; 66: 665–71.
49. Shankar AH, Genton B, Semba RD et al. Lancet 1999;354:203–9.
50. Bates CJ, Evans PH, Dardenne M et al. Br J Nutr 1993;69:243–55.
51. Shankar AH, Genton B, Baisor M et al. Am J Trop Med Hyg 2000;62:663–9.
52. Sazawal S, Black RE, Ramsan M et al. Lancet 2007;369:927–34.
53. Richard SA, Zavaleta N, Caulfield LE et al. Am J Trop Med Hyg 2006;75:126–32.
54. Shankar AH. J Infect Dis 2000;182(Suppl):S37–S53.
55. Müller O, Becher H, van Zweeden AB et al. BMJ 2001;322:1567.
56. Zinc Against Plasmodium Study Group. Am J Clin Nutr 2002; 76:805–12.
57. International Nutritional Anemia Consultative Group. Safety of Iron Supplementation Programs in Malaria-Endemic Regions. Washington, DC: International Life Science Institute, 2000.
58. Ojukwu JU, Okebe JU, Yahav D et al. Cochrane Database Syst Rev 2009;CD006589.
59. World Health Organization. Diarrheal Disease. Fact sheet number 330.2009.

60. Lanata CF, Black RE. Diarrheal diseases. In: Semba RD, Bloem MW, eds. Nutrition and Health in Developing Countries. 2nd ed. Totowa, NJ: Humana Press, 2008:139–78.
61. Black RE, Brown KH, Becker S. Am J Clin Nutr 1984;39:87–94.
62. Chen LC, Huq E, Huffman SL. Am J Epidemiol 1981;114:284–92.
63. Gartner LM, Morton J, Lawrence RA et al. Pediatrics 2005;115: 496–506.
64. Sazawal S, Black RE, Bhan MK et al. N Engl J Med 1995;333: 839–44.
65. Bhutta ZA, Bird SM, Black RE et al. Am J Clin Nutr 2000;72: 1516–22.
66. United Nations Children's Fund/World Health Organization. Clinical Management of Acute Diarrhoea: Joint statement. 2004:1–13.
67. McLaren DS, Shirajian E, Tchalian M et al. Am J Clin Nutr 1965; 17:117–30.
68. Cohen N, Rahman H, Sprague J et al. World Health Stat Q 1985; 38:317–30.
69. Khatry SK, West KP Jr, Katz J et al. Arch Ophthalmol 1995;113: 425–9.
70. Schaumberg DA, O'Connor J, Semba RD. Eur J Clin Nutr 1996; 50:761–4.
71. Doesschate JT. Causes of Blindness in and Around Surabaja, East Java, Indonesia. Doctoral Thesis. University of Jakarta, Indonesia, 1968.
72. Sommer A. Nutritional Blindness: Xerophthalmia and Keratomalacia. New York: Oxford University Press, 1982.
73. Beaton GH, Martorell R, L'Abbe KA et al. Effectiveness of Vitamin A Supplementation in the Control of Young Child Morbidity and Mortality in Developing Countries. ACC/SCN state-of-the--art nutrition policy discussion paper no. 13. New York: United Nations, 1993.
74. World Health Organization. Initiative for Vaccine Research: Acute Respiratory Infections. 2009. Disponível em: http://www.who.int/vaccine_research/diseases/ari/en/index.html. Acesso em 13 de setembro de 2012.
75. Lanata CF, Black RE. Acute lower-respiratory infections. In: Semba RD, Bloem MW, eds. Nutrition and Health in Developing Countries. 2nd ed. Totowa, NJ: Humana Press, 2008:179–214.
76. Brown KH, Peerson JM, Baker SK et al. Food Nutr Bull 2009; 30:S12–S40.
77. Ninh NX, Thissen JP, Collette L et al. Am J Clin Nutr 1996;63:514–9.
78. Sazawal S, Black RE, Bhan MK et al. Am J Clin Nutr 1997;66:413–8.
79. Sazawal S, Black RE, Jalla S et al. Pediatrics 1998;102:1–5.
80. Meeks GJ, Witter MM, Ramdath DD. Eur J Clin Nutr 1998;52:34–9.
81. Penny ME, Peerson JM, Marin RM et al. J Pediatr 1999; 135:208–17.
82. Bhandari N, Bahl R, Taneja S et al. BMJ 2002;324:1358–60.
83. Bhutta ZA, Black RE, Brown KH et al. J Pediatr 1999;135:689–97.
84. Roth DE, Caulfield LE, Ezzati M et al. Bull World Health Org 2008;86:356–64.
85. Vitamin A and Pneumonia Working Group. Bull WHO 1995; 73:609–19.
86. Mahalanabis D, Lahiri M, Paul D et al. Am J Clin Nutr 2004;79: 430–6.
87. Brooks WA, Yunus M, Santosham M et al. Lancet 2004;363: 1683–8.
88. Marshall I. Cochrane Database Syst Rev 2000;CD001364.
89. Hulisz D. J Am Pharm Assoc 2004;44:594–603.
90. Beaton GH, Martorell R, L'Abbe KA et al. Effectiveness of Vitamin A Supplementation in the Control of Young Child Morbidity and Mortality in Developing Countries. ACC/SCN state-of-the--art nutrition policy discussion paper no. 13. New York: United Nations, 1993.
91. World Health Organization. Initiative for Vaccine Research: Parasitic Disease. 2011. Disponível em: http://www.who.int/vaccine_research/diseases/soa_parasitic/en/index2.html. Acesso em 13 de setembro de 2012.
92. Pawlowski ZS, Schad GA, Stott GJ. Hookworm Infection and Anemia: Approaches to Prevention and Control. Geneva: World Health Organization, 1991.
93. Loukas A, Prociv P. Clin Microbiol Rev 2001;14:689–703.
94. Hotez PJ, Brooker S, Bethony JM et al. N Engl J Med 2004;351: 799–807.
95. Smillie WG, Augustine DL. Am J Dis Child 1926;31:151–68.
96. Smillie WG, Augustine DL. South Med J 1926;19:19–28.
97. Smillie WG, Spencer CR. J Educ Psychol 1926;17:314–21.
98. Waite JH, Neilson IL. J Am Med Assoc 1919;73:1877–9.
99. Strong EK. Effects of Hookworm Disease on the Mental and Physical Development of Children. New York: Rockefeller Foundation, 1916. International Health Commission Publication No. 3.
100. Semba RD. Nutrition: epidemiology and public health overview. In: Ward JW, Warren C, eds. Safer and Healthier America: The Advancement of Public Health in the 20th Century. New York: Oxford University Press, 2005.
101. Stoltzfus RJ, Albonico M, Chwaya HM et al. Am J Clin Nutr 1998; 68:179–86.
102. Stephenson LS, Latham MC, Kurz KM et al. Am J Trop Med Hyg 1989;41:78–87.
103. Boivin MJ, Giordani B. J Pediatr Psychol 1993;18:249–64.
104. Dossa RA, Ategbo EA, de Koning FL et al. Eur J Clin Nutr 2001; 55:223–8.
105. Christian P, Khatry SK, West KP Jr. Lancet 2004;364:981–3.
106. World Health Organization. Global Tuberculosis Control: A Short Update to the 2009 Report. Geneva: World Health Organization, 2009.
107. Atun R, Raviglione M, Marais B et al. Lancet 2010;376:940–1.
108. USAID Africa's Health in 2010 project. Nutrition and Tuberculosis: A Review of the Literature and Considerations for TB Control Programs. Washington, DC: US Agency for International Development, 2008.
109. Chocano-Bedoya P, Ronnenberg AG. Nutr Rev 2009;67:289–93.
110. Houben EN, Nguyen L, Pieters J. Curr Opin Microbiol 2006;9:76–85.
111. Takashima T, Ueta C, Tsuyuguchi I et al. Infect Immun 1990; 58:3286–92.
112. Wallis RS, Vjecha M, mir-Tahmasseb M et al. J Infect Dis 1993; 167:43–8.
113. Ogawa T, Uchida H, Kusumoto Y et al. Infect Immunol 1991; 59: 3021–5.
114. Macallan DC. Diagn Microbiol Infect Dis 1999;34:153–7.
115. van Lettow M, Whalen C. Tuberculosis. In: Semba RD, Bloem MW, eds. Nutrition and Health in Developing Countries. 2nd ed. Totowa, NJ: Humana Press, 2008:275–306.
116. Gupta KB, Gupta R, Atreja A et al. Lung India 2009;26:9–16.
117. van LM, Fawzi WW, Semba RD. Nutr Rev 2003;61:81–90.
118. Munro WT, Leitch I. Proc Nutr Soc 1945;3:155–64.
119. Getz HR, Long ER, Henderson HJ. Am Rev Tuberc 1951;64:381–93.
120. Thorn PA, Brookes VS, Waterhouse JA. Br Med J 1956;1:603–8.
121. Downes J. Milbank Mem Fund Q 1950;28:127–59.
122. Cegielski JP, McMurray DN. Int J Tuberc Lung Dis 2004;8:286–98.
123. Blumenthal A, Isovski F, Rhee KY. Transl Res 2009;154:7–14.
124. Liu PT, Stenger S, Li H et al. Science 2006;311:1770–3.
125. Abba K, Sudarsanam TD, Grobler L et al. Cochrane Database Syst Rev 2008;(4):CD006086.
126. Villamor E, Mugusi F, Urassa W et al. J Infect Dis 2008;197: 1499–505.
127. Range N, Andersen AB, Magnussen P et al. Trop Med Int Health 2005; 10:826–32.
128. Joint United Nations Programme on HIV/AIDS. Global Report: UNAIDS Report on the Global AIDS Epidemic 2010. Geneva: Joint United Nations Programme on HIV/AIDS, 2010.
129. Semba RD, Tang AM. Br J Nutr 1999;81:181–9.

130. Castetbon K, Kadio A, Bondurand A et al. Eur J Clin Nutr 1997;51:81–6.
131. McCorkindale C, Dybevik K, Coulston AM et al. J Am Diet Assoc 1990;90:1236–41.
132. Tang AM, Graham NMH, Kirby AJ et al. Am J Epidemiol 1993; 138:937–51.
133. Baum M, Cassetti L, Bonvehi P et al. Nutrition 1994;10:16–20.
134. Baum MK, Shor-Posner G, Bonvehi P et al. Ann N Y Acad Sci 1992;669:165–74.
135. Sharpstone D, Gazzard B. Lancet 1996;348:379–83.
136. Kotler DP, Goetz H, Lange M et al. Ann Intern Med 1984;101:421–8.
137. Keating J, Bjarnason I, Somasundaram S et al. Gut 1995;37:623–9.
138. Sandler NG, Wand H, Roque A et al. J Infect Dis 2011;203:780–90.
139. Brenchley JM, Douek DC. Curr Opin HIV AIDS 2008;3:356–61.
140. Stockmann M, Fromm M, Schmitz H et al. AIDS 1998;12:43–51.
141. WHO. Nutrient Requirements for People Living with HIV/AIDS: Report of a Technical Consultation, 13–15 May 2003. Geneva: World Health Organization, 2004.
142. Crenn P, Rakotoanbinina B, Raynaud JJ et al. J Nutr 2004;134: 2301–6.
143. Ware LJ, Jackson AG, Wootton SA et al. Br J Nutr 2009;102: 1038–46.
144. Shevitz AH, Knox TA, Spiegelman D et al. AIDS 1999;13:1351–7.
145. Fitch KV, Guggina LM, Keough HM et al. Metabolism 2009;58: 608–15.
146. Kosmiski LA, Kuritzkes DR, Lichtenstein KA et al. AIDS 2001; 15:1993–2000.
147. Kosmiski LA, Kuritzkes DR, Sharp TA et al. Metabolism 2003;52: 620–5.
148. Semba RD, Miotti PG, Chiphangwi JD et al. Lancet 1994;343: 1593–7.
149. Phuapradit W, Chaturachinda K, Taneepanichskul S et al. Obstet Gynecol 1996;87:564–7.
150. Semba RD, Ndugwa C, Perry RT et al. Nutrition 2005;21:25–31.
151. Tang AM, Smit E. Vitamins C and E, and HIV infection. In: Friis H, ed. Micronutrients and HIV Infection. Boca Raton, FL: CRC Press, 2001:111–34.
152. Beach RS, Mantero-Atienza E, Shor-Posner G et al. AIDS 1992; 6:701–8.
153. Tang AM, Graham NMH, Chandra RK et al. J Nutr 1997;127: 345–51.
154. Paltiel O, Falutz J, Veilleux M et al. Am J Hematol 1995;49:318–22.
155. Boudes P, Zittoun J, Sobel A. Lancet 1990;335:1401–2.
156. Semba RD, Kumwenda N, Hoover DR et al. Eur J Clin Nutr 2000; 54:872–7.
157. Semba RD, Shah N, Strathdee SA et al. J Acquir Immune Defic Syndr 2002;29:142–4.
158. Mueller BU, Tannenbaum S, Pizzo PA. J Pediatr Hematol Oncol 1996;18:266–71.
159. Totin D, Ndugwa C, Mmiro F et al. J Nutr 2002;132:423–9.
160. Koch J, Neal EA, Schlott MJ et al. Nutrition 1996;12:515–8.
161. Mantero-Atienza E, Sotomayor MG, Shor-Posner G et al. Nutr Res 1991;11:1237–50.
162. Semba RD. Nutr Rev 1998;56:S38–S48.
163. Shankar AH, Prasad AS. Am J Clin Nutr 1998;68:447S–63S.
164. Baum MK, Shor-Posner G, Lu Y et al. AIDS 1995;9:1051–6.
165. Semba RD, Graham NMH, Caiaffa WT et al. Arch Intern Med 1993;153:2149–54.
166. Semba RD, Miotti P, Chiphangwi JD et al. J Acquir Immune Defic Syndr Hum Retrovirol 1997;14:219–22.
167. Tang AM, Graham NMH, Semba RD et al. AIDS 1997;11:613–20.
168. Falutz J, Tsoukas C, Gold P. J Am Med Assoc 1988;259:2850–1.
169. Graham NMH, Sorenson D, Odaka N et al. J Acquir Immune Defic Syndr 1991;4:976–80.
170. Baum MK, Shor-Posner G, Lai S et al. J Acquir Immune Defic Syndr Hum Retrovirol 1997;15:370–4.
171. Campa A, Shor-Posner G, Indacochea F et al. J Acquir Immune Defic Syndr Hum Retrovirol 1999;20:508–13.
172. Kupka R, Msamanga GI, Spiegelman D et al. J Nutr 2004;134: 2556–60.
173. Fawzi WW, Msamanga GI, Spiegelman D et al. N Engl J Med 2004; 351:23–32.
174. Jiamton S, Pepin J, Suttent R et al. AIDS 2003;17:2461–9.
175. McClelland RS, Baeten JM, Ov erbaugh J et al. J Acquir Immune Defic Syndr 2004;37:1657–63.
176. Range N, Changalucha J, Krarup H et al. Br J Nutr 2006;95:762–70.
177. Semba RD, Kumwenda J, Zijlstra E et al. Int J Tuberc Lung Dis 2007; 11:854–9.
178. Kelly P, Katubulushi M, Todd J et al. Am J Clin Nutr 2008;88:1010–7.
179. Kawai K, Kupka R, Mugusi F et al. Am J Clin Nutr 2010;91:391–7.
180. Kaiser JD, Campa AM, Ondercin JP et al. J Acquir Immune Defic Syndr 2006;42:523–8.
181. Fawzi WW, Msamanga GI, Spiegelman D et al. Lancet 1998; 351:1477–82.
182. Villamor E, Msamanga G, Spiegelman D et al. Am J Clin Nutr 2002;76:1082–90.
183. Villamor E, Saathoff E, Manji K et al. Am J Clin Nutr 2005;82:857–65.
184. Fawzi WW, Msamanga GI, Kupka R et al. Am J Clin Nutr 2007;85: 1335–43.
185. Smith Fawzi MC, Kaaya SF, Mbwambo J et al. HIV Med 2007; 8:203–12.
186. UNICEF. The State of the World's Children. New York: Oxford University Press, 1998.

Sugestões de leitura

Beaton GH, Martorell R, L'Abbe KA et al. Effectiveness of Vitamin A Supplementation in the Control of Young Child Morbidity and Mortality in Developing Countries. ACC/SCN state-of-the-art nutrition policy discussion paper no. 13. New York: United Nations, 1993.

Beisel WR. Nutrition and infection. In: Linder MC, ed. Nutritional Biochemistry and Metabolism, with Clinical Applications. New York: Elsevier, 1985:369–94.

Scrimshaw NS, Taylor CE, Gordon JE. Interactions of Nutrition and Infection. Geneva: World Health Organization, 1968.

Semba RD, Bloem MW, eds. Nutrition and Health in Developing Countries. Totowa, NJ: Humana Press, 2001:177–207.

World Health Organization. Nutrient Requirements for People Living with HIV/AIDS: Report of a Technical Consultation, 13–15 May 2003. Geneva: World Health Organization, 2004.

101 Aditivos, contaminantes e tóxicos naturais alimentares e avaliação dos riscos*

Steve L. Taylor e Joseph L. Baumert

Os alimentos podem ser considerados misturas complexas de substâncias químicas. Pode-se perceber ao longo de todo o livro que muitas dessas substâncias químicas são nutrientes necessários à manutenção da vida, contudo, nos alimentos também existem muitas substâncias que não são nutrientes. Alguns desses componentes não nutricionais – aditivos alimentares, contaminantes alimentares, agentes tóxicos induzidos por processamento e agentes tóxicos de ocorrência natural – podem ser tóxicos em determinadas circunstâncias de exposição, mas não oferecem risco em circunstâncias normais. Os contaminantes alimentares e os agentes tóxicos de ocorrência natural são exemplos de componentes químicos com maior probabilidade de risco. Os agentes tóxicos induzidos por processamento formam-se sob determinadas condições, especialmente de tratamentos com fontes de calor. Como os tratamentos de processamento prolongam a validade dos alimentos e protegem contra riscos microbianos, o desenvolvimento de agentes tóxicos induzidos por processamento representa um clássico enigma do tipo risco *versus* benefício. Alguns componentes nutricionais dos alimentos também podem ser tóxicos em certas circunstâncias de exposição, e diversas situações desse tipo são exemplificadas neste capítulo. Entretanto, isso ocorre principalmente quando os nutrientes são utilizados como aditivos ou suplementos, e não como consequência das quantidades habitualmente ingeridas durante as práticas tradicionais de nutrição. Nas últimas décadas, a ciência da toxicologia alimentar emergiu como uma abordagem que visa ao entendimento e à avaliação dos riscos representados pelos aditivos, contaminantes alimentares e agentes tóxicos de ocorrência natural.

A toxicologia alimentar pode ser definida como a ciência que estabelece a base de avaliação sobre a segurança das substâncias químicas derivadas de alimentos.[1] O axioma central da toxicologia, conforme definição de Paracelso no século XVI, declara que "Tudo é veneno. Apenas a dose determina se uma substância é ou não venenosa." Assim, todas as substâncias químicas presentes nos alimentos, sejam naturais ou sintéticas, intrínsecas, acidentais ou adicionadas – inclusive os nutrientes –, são potencialmente tóxicas. A maioria das substâncias presentes nos alimentos não oferece risco em condições habituais de exposição. Isso se dá porque a dose ingerida com as dietas tradicionais é insuficiente para causar dano. O grau de risco decorrente da exposição a qualquer agente químico específico presente nos alimentos é determinado pela dose, duração e frequência da exposição ou, no caso das alergias, pelo grau de sensibilidade da pessoa. A sabedoria ancestral que apregoa os benefícios da ingestão de quantidades moderadas de uma dieta variada protege a maioria dos consumidores de danos. Em alguns casos, dietas pouco comuns podem resultar em respostas tóxicas causadas por substâncias químicas que, normalmente, seriam consideradas seguras e desejáveis em circunstâncias mais habituais de exposição.

Reações adversas agudas a alimentos podem ser definidas como aquelas que ocorrem após algumas horas ou até alguns dias após a exposição a determinados alimentos e componentes alimentares. As intoxicações alimentares agudas normalmente resultam na rápida manifestação de sintomas.

*__Abreviaturas__: **BHT**, hidroxitolueno butilado; **BPA**, bisfenol A; **DDT**, diclorodifeniltricloretano; **FD&C**, *Food, Drug and Cosmetic Act* (Lei Federal Norte-americana de Alimentos, Medicamentos e Cosméticos); **FDA**, Food and Drug Administration (Agência Reguladora de Medicamentos e Alimentos dos Estados Unidos); **FEMA**, Flavor and Extract Manufacturers Association (Associação dos Fabricantes de Aromatizantes e Extratos); **GRAS**, geralmente reconhecido como seguro; **MSG**, glutamato monossódico; **PBB**, bifenilas polibromadas; **PCB**, bifenilas policloradas.

Entretanto, o diagnóstico de intoxicação alimentar crônica é complicado, uma vez que o desenvolvimento dos sintomas é mais lento em condições de exposição prolongada. As intoxicações associadas à ingestão alimentar são causadas por agentes químicos presentes nos alimentos, embora o grau de toxicidade dos componentes químicos dos alimentos seja variável. Todo consumidor está sujeito à maioria das intoxicações alimentares. Este capítulo aborda as diversas categorias de componentes químicos presentes nos alimentos (aditivos alimentares, incluindo aditivos nutricionais, contaminantes alimentares industrializados e de ocorrência natural, agentes tóxicos induzidos por processamento e componentes não nutricionais que podem ser classificados como agentes tóxicos de ocorrência natural). Cada caso apresenta exemplos ilustrativos.

Aditivos alimentares

É sabido que inúmeras substâncias químicas são adicionadas aos alimentos com o objetivo de proporcionar benefícios técnicos bastante distintos, incluindo nutrientes (Tab. 101.1). Existem alguns milhares de aditivos, mas muitas dessas substâncias químicas são utilizadas em quantidades bem pequenas. Nos Estados Unidos, os aditivos alimentares podem ser classificados com base em sua posição regulatória: (a) substâncias geralmente reconhecidas como seguras (GRAS), (b) aromas e extratos, (c) aditivos diretos e (d) aditivos corantes. Os aditivos alimentares são intencionalmente acrescentados aos alimentos e cuidadosamente avaliados quanto à segurança. Em geral, esses componentes não oferecem risco em circunstâncias normais de exposição.

Ainda nos Estados Unidos, substâncias GRAS são aqueles ingredientes alimentares que se encontravam em uso rotineiro antes da última versão da Food, Drug, and Cosmetic Act (FD&C), promulgada em 1958. Essa lei, que trata dos alimentos, medicamentos e cosméticos naquele país, exigia aprovação da Food and Drug Administration (FDA) para qualquer aditivo alimentar recém-desenvolvido, mas reconhecia o longo histórico do uso seguro de muitos aditivos.

Tabela 101.1 Categorias de aditivos alimentares

Acidulantes	Ácido acético
Agentes antiendurecimento	Silicato de magnésio
Agentes antimicrobianos	Benzoato de sódio
Agentes antidouração	Bissulfito de sódio
Antioxidantes	Hidroxianisol butilado
Agentes emulsificantes	Lecitina
Nutrientes	Ácido ascórbico
Sequestrantes	Ácido cítrico
Estabilizantes	Goma guar
Condimentos	Canela
Oleorresinas e extratos	Óleo de funcho (erva-doce)
Aromatizantes	Etil butirato
Enzimas	Glicose isomerase
Corantes artificiais	Amarelo FD&C n. 5
Corantes naturais	Urucum
Adoçantes	Sacarose
Adoçantes não nutritivos	Aspartame

Na lista GRAS da FDA há mais de 600 substâncias químicas registradas, inclusive materiais como sacarose, sal, hidroxitolueno butilado (BHT) e condimentos. Muitos ingredientes nutricionais também fazem parte da lista GRAS. A maioria dos ingredientes alimentícios constantes na lista GRAS estavam em uso rotineiro antes de 1958. Sob o ponto de vista legal, as substâncias GRAS não são realmente aditivos, mas raramente essa distinção é feita pelo consumidor e, embora estivessem em uso comum antes de 1958, isso não implica necessariamente que houvesse dados toxicológicos catalogados em quantidade substancial para todas essas substâncias. Exemplificando, a preocupação acerca dos níveis de sódio na dieta e o risco de hipertensão veio à tona muito depois de 1958, e o sal e outros ingredientes contendo sódio, como o glutamato monossódico (MSG), foram acrescentados à lista GRAS antes que essa informação científica fosse disponibilizada. Revisões da segurança das substâncias GRAS têm sido realizadas desde 1958; foram identificadas e, em alguns casos, corrigidas, deficiências nas informações acerca de sua toxicidade. Algumas substâncias, ou certos usos delas, podem ser removidas(os) da lista GRAS se a FDA obtiver prova de algum risco para os consumidores.

Aromatizantes e extratos representam grande porcentual do número total de aditivos alimentares. Nos Estados Unidos, a Flavor and Extract Manufacturers Association (FEMA) mantém uma lista de aromatizantes e extratos adotados. A FEMA é também responsável pela avaliação da segurança das substâncias químicas que constam na lista. Essencialmente, essa é uma lista GRAS para aromas e extratos. A lista da FEMA tem mais de 1.000 substâncias químicas, embora algumas delas não sejam mais utilizadas.

Aditivos alimentares diretos formam uma categoria que abrange os novos aditivos aprovados pela FDA desde 1958. Na realidade, nos últimos anos foram poucos os novos aditivos aprovados para uso. Para que seja obtida a aprovação da FDA, há necessidade da obtenção de dados de segurança volumosíssimos e dispendiosos. O aspartame, um adoçante não nutritivo, é um dos mais notáveis aditivos alimentares diretos em uso nos Estados Unidos (e em muitos outros países). Há alguns anos, o aspartame foi aprovado como adoçante não nutritivo para certos tipos de usos, tornando-se substancial o seu consumo. Mais recentemente, olestra, um substituto não calórico da gordura, foi aprovado para alguns fins, como a fabricação de batatas fritas por imersão em gordura. Aspartame e olestra são exemplos dos tipos de substâncias para os quais os níveis de utilização são suficientemente grandes a ponto de justificar o custo de aquisição da informação toxicológica necessária para obter a aprovação como aditivo alimentar.

Aditivos corantes são regulamentados em uma parte distinta da Lei FD&C. Os novos corantes artificiais devem ser aprovados pela FDA, do mesmo modo que são aprovados os novos aditivos alimentares. Alguns corantes vêm sendo banidos desde 1958, em razão das preocupações acerca de sua possível toxidade crônica. Um bom exemplo é o vermelho FD&C n. 2, que está banido nos Estados Unidos, embora seu uso seja permitido no Canadá e em outros países. Por outro lado, o vermelho FD&C n. 40 tem seu uso permitido nos Estados Unidos, mas está banido no Canadá.

O grau de risco associado à presença de aditivos em nossos alimentos é bastante baixo por diversas razões. Primeiramente, o nível de exposição à maioria dos aditivos alimentares, especialmente ingredientes aromatizantes, é bastante baixo. Além disso, a toxicidade oral dos aditivos alimentares tende a ser extremamente baixa, sobretudo com relação à toxicidade aguda. Surgiram algumas preocupações acerca da toxicidade crônica de alguns dos muitos aditivos alimentares, como sacarina, ciclamato, etc. Outra razão para o baixo risco associado aos aditivos alimentares é a segurança já estabelecida para muitos deles, pois foram submetidos a avaliações de segurança em animais de laboratório. Nesses casos, a toxicidade desses aditivos alimentares é bem conhecida e a exposição pode ficar limitada a níveis muito abaixo de qualquer dose que possa ser prejudicial. Em contrapartida, frequentemente não se conhece a toxicidade de substâncias químicas de ocorrência natural em alimentos e não é possível ter certeza de que não existam circunstâncias de risco em certas condições de exposição. Outros ingredientes alimentares, particularmente as substâncias GRAS, têm longos históricos de uso seguro, mesmo nos casos em que avaliações toxicológicas clássicas em animais de laboratório não tenham sido exaustivamente realizadas.

A segurança de alguns aditivos alimentares tem sido questionada. Em alguns casos, as dúvidas estão relacionadas a evidência de uma fraca atividade carcinogênica em animais de laboratório. Alguns aditivos, por exemplo o vermelho FD&C n. 2 e o ciclamato, foram banidos em razão de tal evidência. Há necessidade do uso de alertas nos rótulos para a sacarina. Além da carcinogenicidade, surgiram ainda outras preocupações, como o papel do açúcar nas cáries dentárias e em alterações de comportamento, o papel do MSG na asma, o do aspartame nas dores de cabeça e em outras reações comportamentais e neurológicas, e o papel do olestra em certas queixas gastrintestinais. As inquietações variam desde toxicidade aguda – como o aspartame, relacionado a dores de cabeça, ou o MSG, relacionado a asma – até a toxicidade crônica, por exemplo sacarina e câncer de bexiga, ou açúcar e cárie dentária. Embora esteja além dos objetivos deste capítulo discutir detalhadamente todos esses tópicos, basta dizer que muitas dessas assertivas foram questionadas e ainda estão à espera de validação.

Alguns exemplos ilustrativos serão discutidos mais adiante. Os exemplos incluem alguns aditivos alimentares que causaram enfermidade aguda sob certas condições de exposição. Habitualmente, essas intoxicações são resultado de um consumo excessivo ou da ingestão por um indivíduo com grau anormal de sensibilidade ao aditivo. O uso inadequado de aditivos alimentares por consumidores ou processadores de alimentos também já ocasionou algumas situações de risco. A sacarina será brevemente discutida como exemplo de aditivo para o qual existem preocupações acerca da toxicidade crônica. Muitos outros exemplos em relação a preocupações sobre a toxicidade crônica podem ser citados, como o ciclamato e o vermelho FD&C n. 2.

Sorbitol e hexitóis

O sorbitol e diversos outros hexitóis são comumente usados como adoçantes alternativos. A diarreia por alimentos dietéticos associada a esses aditivos alimentares da classe dos polióis é um bom exemplo de intoxicação resultante do consumo excessivo de um aditivo alimentar. Os hexitóis e o sorbitol são adoçantes muito utilizados em alimentos dietéticos. Essas substâncias são especialmente comuns em gomas de mascar e doces não cariogênicos. Embora a absorção desses álcoois do açúcar não seja tão fácil como a do açúcar, depois de absorvidos eles são igualmente calóricos. Por causa de sua lenta absorção, esses adoçantes podem causar diarreia do tipo osmótica, caso venha a ocorrer um consumo excessivo. Foram descritos vários casos em que os consumidores estavam ingerindo mais de 20 g desses adoçantes por dia.[2,3] Os níveis de hexitóis e/ou sorbitol utilizados nos alimentos variam, mas, em um caso, a ingestão de 12 balas duras em curto período forneceu ao consumidor 36 g de sorbitol, tendo provocado diarreia.[2]

Sulfitos

Os sulfitos (metabissulfito de sódio e de potássio, o bissulfito de sódio e de potássio, o sulfito de sódio, o dióxido de enxofre) são amplamente utilizados como aditivos alimentares há muitos anos. Eles atendem a diversas funções tecnológicas importantes, inclusive como agentes antimicrobianos, inibidores da douração enzimática e não enzimática e agentes branqueadores. A asma induzida por sulfito é um bom exemplo de sensibilidade a um aditivo alimentar que acomete apenas um pequeno porcentual da população.

Tartrazina (amarelo FD&C n. 5)

A tartrazina, também conhecida como amarelo FD&C n. 5, é um corante artificial aprovado para uso alimentício. Esse corante é amplamente utilizado em alimentos e medicamentos há muitos anos. A tartrazina é outro exemplo de aditivo, nesse caso um aditivo corante, que foi associado a reações adversas (asma e urticária crônica) em uma subpopulação sensível de consumidores.[4] Contudo, ao contrário da situação da asma induzida por sulfito, é controversa a associação de tartrazina na indução de asma e de urticária crônica. Alguns estudos demonstraram uma relação de causa e efeito, enquanto outros não chegaram a essa conclusão.[5] Tanto a asma como a urticária são enfermidades crônicas com sintomas que tendem a se exacerbar em momentos imprevisíveis. Em alguns dos estudos clínicos de tartrazina, agentes farmacológicos cruciais para o tratamento foram suspensos antes do teste com a substância. Se o estudo não for elaborado cuidadosamente, a exacerbação da asma ou da urticária em pesquisas desse tipo poderá ser decorrente tanto da administração da tartrazina como da suspensão da medicação. A abundância de estudos clínicos mal planejados envolvendo tartrazina levou diversos grupos a concluir que, na verdade, essa substância talvez não provoque asma ou urticária crônica.[5,6]

Olestra

Nos Estados Unidos, recentemente a olestra recebeu aprovação como aditivo alimentar e pode ser utilizada como substituto de gorduras. Tendo em vista que a olestra é de difícil absorção e não é metabolizada, ela não fornece as calorias que seriam obtidas com gordura em produtos similares. Entretanto, o seu uso foi associado a queixas gastrintestinais agudas, inclusive perdas anais involuntárias.[7] Apenas alguns consumidores parecem ser afetados, no entanto, a prevalência e a gravidade dessas queixas é objeto de controvérsia.[8] Obviamente, muitos consumidores ocasionalmente apresentam distúrbios gastrintestinais pós-prandiais, o que torna bastante questionável a associação dessas queixas com um ingrediente específico.

Sacarina

A sacarina foi um dos primeiros adoçantes não nutritivos aprovados para uso alimentar nos Estados Unidos. Foi demonstrado que doses elevadas de sacarina provocam câncer da bexiga em animais de laboratório.[9] No entanto, a extrapolação desses resultados para seres humanos, que comumente ingerem níveis muito mais baixos do ingrediente, tem dado margem a controvérsia. Portanto, é no mínimo incerta a carcinogenicidade da sacarina em seres humanos em níveis habituais de ingestão, e essa substância continua sendo comercializada nos Estados Unidos. Apesar da incerteza quanto aos dados toxicológicos, permanecem os alertas nos rótulos de produtos contendo sacarina, indicando que essa substância sabidamente causa câncer em animais de laboratório.

Aditivos alimentares nutricionais

Muitos aditivos alimentares, inclusive vitaminas e minerais, exercem funções nutricionais. Embora essas funções sejam consideradas ampla e apropriadamente benéficas, ocasionalmente os nutrientes podem estar associados a reações adversas. Considerando que os nutrientes são substâncias químicas, e que todas as substâncias químicas são tóxicas em determinada dose, os nutrientes podem exercer efeitos tóxicos sob certas condições de exposição. Na verdade, a última versão das diretrizes sobre os níveis de ingestão alimentar recomendados pela US National Academy of Sciences fornece os níveis máximos de ingestão toleráveis para muitos micronutrientes.[8] Embora com frequência sejam escassos os dados sobre toxicidade de micronutrientes, em certas situações níveis elevados de nutrientes são evidentemente perigosos. Exemplificando, a ingestão de grandes quantidades de vitamina A foi perigosa para exploradores polares que consumiam grandes quantidades de fígado de ursos polares.[10] Contudo, esse seria um dos pouquíssimos exemplos nos quais a ingestão de alimento (embora um alimento atípico) foi responsável por toxicidade por nutriente. É mais comum que os níveis de ingestão máximos toleráveis sejam ultrapassados apenas com o uso de suplementos ou pela adição inadequada de níveis elevados dessas substâncias nas situações em que elas são utilizadas como aditivos. Vários exemplos são abordados a seguir.

Niacina

À guisa de exemplo, o consumo excessivo de niacina (uma vitamina do complexo B) pode provocar o surgimento agudo de rubor, prurido, erupção e sensação de queimação ou de calor na pele, especialmente no rosto e parte superior do tronco,[11] embora alguns pacientes também apresentem desconforto gastrintestinal.[12] Já ocorreram surtos por causa do enriquecimento excessivo da farinha utilizada para a produção de pães de centeio integral[12] ou da farinha (fubá) de milho.[13] Esses episódios ocorreram como resultado de rotulagem imprecisa ou inadequada dos recipientes com os ingredientes alimentares. A quantidade de niacina necessária para promover essas reações adversas é de, pelo menos, 50 vezes a ingestão diária recomendada.[12,13] Os sintomas de intoxicação por niacina são agudos, autolimitados e não deixam sequelas.

Vitamina A

Além do exemplo do fígado de urso polar descrito anteriormente, a toxicidade por vitamina A também pode ser ilustrada por outras escolhas nutricionais mais convencionais, mas também desaconselháveis. Intoxicação por vitamina A foi descrita em lactentes gêmeos que receberam uma dieta consistindo em grande parte de purê de fígado de galinha, purê de cenoura, leite e suplementos vitamínicos.[2] Aparentemente, a mãe iniciou essa dieta por não confiar em alimentos industrializados específicos para bebês. Depois de algumas semanas, eles começaram a vomitar e passaram a apresentar erupção cutânea. Os sintomas desapareceram ao ser instituída uma dieta mais normal. A ingestão estimada de vitamina A e caroteno era de 44.000 UI/dia, em comparação com a ingestão diária recomendada de 1.500 a 4.500 UI/dia para bebês.

Aditivos alimentares não seguros

A discussão anterior se concentrou no uso de ingredientes aprovados por alguns órgãos reguladores para serem adicionados aos alimentos. É claro que a adição ilegal e inescrupulosa de aditivos químicos não aprovados para tal fim, que não foram testados quanto à sua segurança de uso nem têm uma longa história de uso seguro, pode ser bastante perigosa. Podemos citar várias situações dignas de nota, entre as quais, a síndrome do óleo tóxico ocorrida na Espanha há várias décadas e a mais recente adulteração com melamina de fórmulas para bebês e rações para animais na China.

Síndrome do óleo tóxico

No início da década de 1980, ocorreu na Espanha uma epidemia envolvendo mais de 10.000 casos e mais de 300 mortes em decorrência da ingestão de óleos de cozinha sem rótulo e ilegalmente comercializados.[14,15] O óleo de cozinha ilícito continha óleos desnaturados para fins de uso industrial, não alimentar. A toxina causativa presente nos óleos permanece desconhecida, embora as anilinas de ácidos graxos resultantes do processo de desnaturação sejam supostamente, pelo menos em parte, os responsáveis.[16]

As manifestações clínicas dessa doença envolviam vários sistemas de órgãos.[16] Inicialmente, as pessoas afetadas apresentavam sintomas como febre, calafrios, dor de cabeça, taquicardia, tosse, dor no peito e prurido. O exame físico demonstrou graus variáveis de exantema cutâneo, esplenomegalia e adenopatia generalizada. Foram observados infiltrados pulmonares em 84% das pessoas afetadas, provavelmente como resultado do aumento da permeabilidade capilar. A fase intermediária da doença durou da segunda até a oitava semana após a ingestão. Durante essa fase, houve predomínio de sintomas gastrintestinais, basicamente dores abdominais, náusea e diarreia. Nesse estágio, o exame clínico demonstrou eosinofilia significativa em 42% dos pacientes, níveis elevados de imunoglobulina E, trombocitopenia, padrões de coagulação anormais e evidência de disfunção hepática, com detecção de níveis enzimáticos anormais. Algumas pessoas desenvolveram icterícia e muitas apresentaram hepatomegalia. A fase final da enfermidade, caracterizada inicialmente por envolvimento neuromuscular e articular, ocorreu em 23% dos casos, tendo seu início depois de dois meses de enfermidade. Mais tarde, algumas pessoas nesse estágio avançado apresentaram vasculite e uma síndrome semelhante à esclerodermia. Os indivíduos afetados se queixavam de dores musculares intensas, edema e astenia muscular progressiva. Em algumas pessoas houve atrofia muscular evidente. O envolvimento neurológico consistiu em depressão dos reflexos dos tendões profundos, anestesia e disestesia. Ocorreram problemas respiratórios por causa da debilitação neuromuscular; esses problemas progrediram para hipertensão pulmonar e fenômenos tromboembólicos. Os sintomas similares à esclerodermia foram fenômeno de Raynaud, síndrome seca, disfagia e contraturas causadas pelo espessamento do colágeno na pele. Foram observadas lesões vasculares em todos os órgãos; aparentemente, essas lesões foram resultado de proliferação endotelial e trombose. Todos os pacientes no grupo avançado tinham anticorpo antinuclear e muitos tinham anticorpos contra tecido muscular (liso e esquelético).[17] Esses achados patológicos e clínicos são compatíveis com um mecanismo autoimune de enfermidade. Considerando que não foram descobertos exatamente o agente causal nem seu mecanismo de ação, essa epidemia tão grave pode ocorrer novamente caso venham a se desenvolver circunstâncias parecidas. Além disso, tendo em vista a não identificação do agente causal, não há conhecimento sobre se a toxina pode estar presente em pequenas quantidades em outros alimentos – havendo então a possibilidade de produção ou agravamento de outros problemas clínicos.

Melamina

A melamina (2,4,6-triamino-1,3,5-triazina [Fig. 101.1]) é um componente químico industrial utilizado para a fabricação de plásticos, adesivos, tecidos e retardantes de chama. Há vários anos, a melamina era intencionalmente acrescentada a rações de animais e laticínios, inclusive em fórmulas para bebês, na China, para aumentar o "aparente" teor proteico desses produtos.[18,19] A melamina produz um resultado altamente positivo nos métodos Kjedahl e Dumas para determinação de nitrogênio, geralmente utilizados para avaliação do teor proteico dos alimentos. Em 2007, o glúten de trigo procedente da China era adulterado com melamina e posteriormente utilizado para produção de rações para animais. Muitos animais de estimação na América do Norte sofreram episódios de toxicidade renal após o consumo de ração contaminada com melamina e a substância correlata, o ácido cianúrico.[18] Quando a melamina e o ácido cianúrico são consumidos juntos, cristais de cianurato de melamina se formam prontamente nos túbulos renais, provocando insuficiência renal aguda. Um número desconhecido de cães e gatos de estimação morreu em consequência de insuficiência renal. Posteriormente, em 2008, foi constatada na China a adulteração com melamina de fórmulas alimentares para bebês e de outros produtos lácteos; não foi detectada a presença de ácido cianúrico nesse episódio. Estima-se que 294.000 bebês e crianças pequenas na China tenham sido afetados pelos alimentos contaminados,[19] ocasionando 50.000 hospitalizações e, pelo menos, 6 mortes. Como no episódio da ração para animais, a toxicidade renal foi a manifestação principal. Aparentemente, a melamina por si só pode, em algumas condições, levar também à formação de cristais nos túbulos renais, causando nefrolitíase.

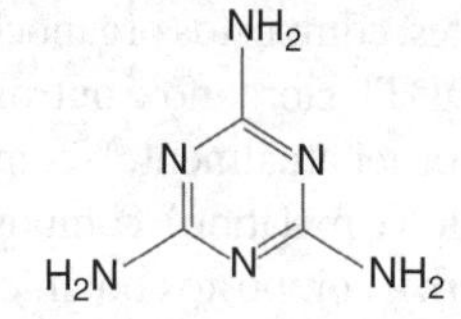

NH_2 N N H_2N N NH_2

Figura 101.1 Estrutura da melamina.

Contaminantes alimentares

Agentes químicos potencialmente perigosos podem contaminar os alimentos a partir de diversas fontes, como contaminantes naturais, agentes químicos agrícolas, contaminantes industriais e contaminantes induzidos por processamento. Entre os contaminantes naturais estão as micotoxinas geradas por fungos, as ficotoxinas produzidas por algas marinhas e as toxinas bacterianas. Outros contaminantes são fabricados e têm fins úteis, mas não para uso em alimentos.

Agentes químicos agrícolas

Muitas substâncias químicas diferentes são utilizadas nas práticas da agricultura moderna. Podem ocorrer resíduos desses agroquímicos em alimentos *in natura* e nos processados. Nos Estados Unidos, as agências reguladoras federais avaliam a segurança desses agentes químicos, regulamentando e monitorando seu uso em produtos alimentares vegetais e em animais produtores de alimentos.[2] As principais categorias de agentes químicos agrícolas são inseticidas, herbicidas, fungicidas, fertilizantes e medicamentos de uso veterinário, incluindo antibióticos.

Inseticidas

Inseticidas são aplicados às colheitas destinadas à alimentação no intuito de controlar pragas. Eles se enquadram em várias categorias importantes: compostos organoclorados (diclorodifeniltricloroetano [DDT], clordano e outros, muitos dos quais com uso proibido por lei atualmente), compostos organofosforados (p. ex., paration e malation), compostos carbamatos (p. ex., carbaril e aldicarb), compostos botânicos (p. ex., nicotina e piretro) e compostos inorgânicos (p. ex., arseniacais).

Resíduos de inseticidas em alimentos não são particularmente perigosos, especialmente em uma situação aguda, por causa dos níveis de resíduos excepcionalmente baixos encontrados na maioria dos alimentos; mas é certo que grandes doses podem ser tóxicas para o ser humano. Alguns inseticidas são neurotoxinas, como os organofosforados e carbamatos, que são inibidores da colinesterase e funcionam pelo bloqueio da transmissão nas sinapses nervosas. A presença de resíduos de inseticidas nos alimentos significa baixo risco por diversas razões: (a) o nível de exposição é muito baixo, (b) alguns inseticidas não são muito tóxicos para o ser humano, (c) alguns se decompõem rapidamente no ambiente, e (d) são utilizados muitos inseticidas diferentes, o que limita a exposição a um inseticida em particular.[1]

São excepcionalmente raros os incidentes agudos de intoxicação alimentar atribuíveis ao uso adequado de inseticidas em alimentos. Na maioria das vezes, os episódios de intoxicação por pesticida resultaram do seu uso equivocado na preparação do alimento, por terem sido utilizados indevidamente como ingredientes alimentares (p. ex., como açúcar, ou sal), e por seu uso inadequado na agricultura, em culturas nas quais não caberia a aplicação de tais inseticidas.[20]

A intoxicação por aldicarb é um dos melhores exemplos de episódios de intoxicação alimentar aguda associada a pesticidas. Em um episódio digno de nota, em 1985, ocorreu um surto de intoxicação por aldicarb após o consumo de melancias na costa oeste dos Estados Unidos.[21] O uso de aldicarb em melancias é ilegal, porque níveis excessivos desse inseticida ficam concentrados na parte comestível da fruta. Nesse incidente, diversos fazendeiros utilizaram ilegalmente aldicarb, o que resultou em enfermidades entre consumidores e no recolhimento e destruição de milhares de frutos. O surto envolveu um total de 1.373 notificações de enfermidades, e 78% foram classificados como casos prováveis ou possíveis de intoxicação por aldicarb.[21,22] Assim, esse episódio é o maior surto conhecido de intoxicação por pesticida de que se tem notícia na América do Norte.[21,22] O aldicarb também esteve envolvido em diversos outros episódios de intoxicação alimentar. Esses incidentes foram associados com a ingestão de pepinos de cultivo hidropônico.[22,23] Os sintomas da intoxicação por aldicarb são náusea, vômito, diarreia e leves manifestações neurológicas, como tontura, dores de cabeça, perturbações da visão e perda do equilíbrio.[21-23]

Há muito tempo existe preocupação com intoxicações crônicas resultantes da presença de resíduos de pesticidas em alimentos.[24] Exemplificando, o DDT é um conhecido carcinógeno animal. Considerando as preocupações com a saúde humana e com o acúmulo potencial de inseticidas no ambiente, muitos pesticidas organoclorados foram proibidos ou tiveram seu uso permitido apenas em condições de utilização muito restritas. Apesar dessas preocupações, a evidência de que as baixas quantidades residuais de inseticidas nos alimentos representem risco carcinogênico para consumidores humanos não é suficientemente sólida.

Recentemente, várias culturas agrícolas importantes, inclusive o milho e a batata, foram modificadas por engenharia genética, objetivando a obtenção de resistência a insetos. Essas culturas resistentes a insetos contêm um gene novo que produz uma toxina proteica inseticida de ocorrência natural derivada do *Bacillus thuringiensis* (Bt). As toxinas Bt são utilizadas há décadas na agricultura orgânica. As proteínas Bt produzidas pelas culturas vegetais e modificadas por engenharia genética foram minuciosamente examinadas; ao que parece, são bastante seguras para o consumo humano.[25]

Herbicidas

Herbicidas são aplicados às culturas agrícolas com o objetivo de controlar o crescimento de ervas daninhas. As classes de herbicidas incluem compostos clorofenóxis (p. ex., 2,4-D), dinitrofenóis (p. ex., dinitroortocresol), bipiridilas (p. ex., paraquat), derivados da ureia (p. ex., monuron), carbamatos (p. ex., profan) e triazinas (p. ex., simazina).

Na maioria das circunstâncias, resíduos de herbicidas em alimentos não representam qualquer perigo para os consumidores. Jamais qualquer incidente de intoxicação alimentar resultou do uso adequado de herbicidas nas culturas de vegetais para alimentação humana. A ausência de risco com relação aos resíduos de herbicidas está associada ao baixo nível de exposição, baixo grau de toxicidade desses produtos para o ser humano, a toxicidade seletiva para as plantas, e o uso de diferentes herbicidas, o que limita a exposição a um herbicida em particular.[2] A maioria dos herbicidas apresenta pouco risco para o ser humano simplesmente por serem seletivamente tóxicos para as plantas. As bipiridilas são uma exceção. Os herbicidas à base de bipiridila, como diquat e paraquat, não são seletivos e são bastante tóxicos para seres humanos. Os herbicidas dessa classe tendem a exercer seus efeitos tóxicos nos pulmões.[26] Todavia, nenhum incidente de intoxicação alimentar jamais foi atribuído ao uso inadequado de compostos de bipiridilas.

Fungicidas

Fungicidas são utilizados para limitar o crescimento de bolores nas culturas de vegetais para alimentação humana. Suas categorias mais importantes são: captan, folpet, ditiocarbamatos, pentaclorofenol e compostos mercuriais. São ínfimos os riscos decorrentes da presença de fungicidas em alimentos, porque a exposição é bastante baixa, a maioria deles não apresenta acúmulo no ambiente e, no geral, não são muito tóxicos.[2] Existem várias exceções, como os compostos mercuriais e o hexaclorobenzeno. Com frequência, fungicidas mercuriais são utilizados no tratamento de sementes, para evitar o crescimento de fungos durante o armazenamento. Tipicamente, essas sementes apresentam uma coloração rósea, servindo para o plantio, e não para o consumo. Contudo, especialmente em épocas de falta extrema de víveres, os consumidores ficam tentados a ingerir essas sementes. Em diversas ocasiões, consumidores ingeriram essas sementes tratadas e sofreram intoxicação por mercúrio.[20] Em diversos episódios graves ocorreram mortes, mas o mais comum é a ocorrência de casos leves. Estes casos de intoxicação por mercúrio podem se manifestar por meio de sintomas gastrintestinais, como cólicas abdominais, náusea, vômito e diarreia, e sintomas dermatológicos, por exemplo acrodinia e prurido.[20]

O hexaclorobenzeno causou um dos episódios mais significativos de intoxicação por pesticida de que se tem conhecimento na história. Mais de 3.000 pessoas foram afetadas em um incidente na Turquia, de 1955 até 1959; nesse período, houve consumo das sementes usadas para o plantio.[27] O hexaclorobenzeno havia sido utilizado no tratamento das sementes. Os sintomas foram bastante graves e 10% das pessoas intoxicadas morreram. Foram observados porfiria cutânea tardia, lesões cutâneas ulceradas, alopecia, porfirinúria, hepatomegalia e crescimento da tireoide.[27]

Fertilizantes

Geralmente, fertilizantes são combinações de compostos de nitrogênio e fósforo. No solo, os fertilizantes nitrogenados são oxidados até nitrato e nitrito. Ambos representam risco para seres humanos caso sejam ingeridos em grandes quantidades.[2] Lactentes são particularmente suscetíveis à intoxicação por nitrato e nitrito.[2] Na maioria das situações de rotina, os fertilizantes apresentam pouco ou nenhum risco para os consumidores. Entretanto, algumas plantas, como o espinafre, podem acumular nitrato até níveis de risco, caso seja permitido seu crescimento em campos excessivamente fertilizados.[28,29] Tendo em vista que o nitrito é mais tóxico que o nitrato, a situação poderá piorar se nesses alimentos for permitida a proliferação de bactérias redutoras de nitrato. Como outro exemplo, o armazenamento inadequado de suco de cenoura permitiu a proliferação de bactérias redutoras de nitrato, o que resultou no acúmulo de níveis de risco de nitrito no produto.[30] Em baixas doses, os sintomas são: rubor na face e nas extremidades, desconforto gastrintestinal e dores de cabeça; em doses maiores, podem ocorrer cianose, metemoglobinemia, náusea, vômito, dores abdominais, colapso e morte.[26] Em adultos, estima-se que a dose letal de nitrito seja de aproximadamente 1 g.[28]

Medicamentos e antibióticos de uso veterinário

Animais produtores de alimentos para o consumo humano podem ser tratados com diversos medicamentos veterinários, especialmente antibióticos. No geral, se tais produtos forem usados adequadamente, os resíduos nos alimentos serão bastante baixos. Não ocorreram até hoje incidentes de intoxicação alimentar aguda como resultado da utilização adequada de medicamentos de uso veterinário, inclusive antibióticos e hormônios,[2] mas surgiram dúvidas com relação a sua utilização. Um dos melhores exemplos é a penicilina. Trata-se de um antibiótico comum, usado tanto em animais como em seres humanos. Alguns consumidores são alérgicos a esta substância, basicamente em decorrência do uso desse antibiótico na medicina humana. Existem dúvidas com relação à possibilidade de reações alérgicas a resíduos de penicilina em função de seu uso em animais produtores de alimento. Contudo, é bastante remota a probabilidade de reações alérgicas nos níveis muito baixos de resíduos de penicilina encontrados nos alimentos.[31]

Migração de agentes químicos provenientes de materiais de embalagens e recipientes

Com frequência, os alimentos são embalados por uma questão de conveniência, estabilidade na prateleira e proteção contra agentes microbianos. Essas embalagens e recipientes também contêm agentes químicos e, em determinadas circunstâncias, essas substâncias químicas podem migrar do material da embalagem para a parte comestível dos alimentos. Substâncias químicas que migram de materiais utilizados na embalagem até os alimentos e bebidas não representam risco significativo. Diversas substâncias químicas, como monômeros plásticos, plastificantes, estabilizadores, tintas de impressão, etc., realmente migram em níveis extremamente baixos para os alimentos. Surgiram preocupações com a possibilidade de migração da potencial toxicidade crônica do bisfenol A (BPA) dos materiais de embalagem para os alimentos.[32] Além do BPA, a migração de chumbo, zinco, estanho e outros resíduos de metais pesados dos materiais de embalagem ou recipientes de conservação para os alimentos são preocupações antigas.[33] O armazenamento de alimentos ácidos em determinados tipos de embalagens ou recipientes podem resultar na infiltração desses metais pesados tóxicos para o alimento.

Bisfenol A

O BPA é um monômero utilizado na produção de plásticos, inclusive das resinas de policarbonato empregadas na fabricação de mamadeiras e garrafas de água, e das resinas de epóxi utilizadas como revestimento interno de latas para refrigerantes e cervejas. Os resíduos do BPA podem migrar para os alimentos e bebidas armazenados em recipientes que contenham o material.[33] O *National Toxicology Program* (NTP) indicou a existência de algumas preocupações com os efeitos adversos do BPA no cérebro, no comportamento e nas glândulas prostáticas de fetos, lactentes e crianças nos níveis atuais de exposição.[32] Há um considerável debate em relação à magnitude do risco associado a esses níveis de exposição e pouca preocupação com o risco para os adultos expostos. Apesar do debate, existem esforços no sentido de reduzir o grau de exposição ao BPA.

Chumbo

A exposição ambiental ao chumbo é um grande problema de saúde pública. No entanto, a exposição ao chumbo por meio dos alimentos sempre correspondeu a uma parcela relativamente moderada do total das exposições ambientais a esse metal pesado. Antigamente, havia alguma preocupação com a migração de chumbo proveniente de latas soldadas com esse metal. Entretanto, nos Estados Unidos, foi bem-sucedida a suspensão do uso de latas soldadas com chumbo.

Atualmente, a principal preocupação com a contaminação decorre do uso ocasional de esmaltes à base de chumbo em utensílios cerâmicos ou em vidrarias que possam entrar em contato com alimentos ou bebidas ácidas. O chumbo é um agente tóxico bem conhecido que pode afetar o sistema nervoso, os rins e os ossos.

Estanho

As latas metálicas para armazenamento de alimentos são tipicamente fabricadas com folhas de estanho. Essas latas possuem superfícies internas revestidas por um material laqueado sempre que se destinam ao armazenamento de bebidas ou alimentos ácidos. O uso de latas não laqueadas para o armazenamento de produtos alimentícios ácidos (p. ex., extrato de tomate ou coquetel de frutas) resultou em casos de intoxicação aguda por estanho.[34] Considerando que o estanho é de difícil absorção, os sintomas iniciais são distensão abdominal, náusea, cólicas, vômito, diarreia e dores de cabeça. Essa sintomatologia aparece entre 30 minutos e 2 horas após o consumo do alimento ácido.[34]

Zinco

O armazenamento inadequado de bebidas ou alimentos ácidos em recipientes galvanizados pode resultar em intoxicação aguda por zinco.[33,35] Os episódios já ocorridos envolveram produtos como sucos e extratos de tomate e ponches de frutas.[33] O zinco é um emetizante poderoso. Os sintomas da intoxicação incluem irritação da boca, garganta e do abdome; náusea; vômito; tontura e colapso.[2]

Agentes químicos industriais

Ocasionalmente, poluentes industriais e/ou ambientais têm o potencial de migrar para alimentos. Na maioria dos casos, são detectadas quantidades residuais bastante pequenas e sem maiores consequências (sob a perspectiva da saúde humana). Em raras ocasiões, níveis perigosos desses agentes químicos penetram nos estoques de alimentos, frequentemente com consequências devastadoras, tanto sob o ponto de vista da saúde como sob o aspecto econômico. Alguns exemplos significativos ilustrarão a magnitude potencial desse problema.

Bifenilas policloradas e bifenilas polibromadas

A contaminação alimentar com bifenilas policloradas (PCB) e bifenilas polibromadas (PBB) já ocorreu em diversas ocasiões.[2] As PCB e PBB são muito resistentes no ambiente. Esses compostos são lipossolúveis e, assim, tendem a se acumular nos depósitos de gordura de diversos organismos; com frequência, as concentrações se acumulam ao longo da cadeia alimentar. As PCB e PBB são consideradas poluentes tóxicos derivados de práticas industriais. Comumente, as PBB são utilizadas como retardadores de incêndios e as PCB são utilizadas no fluido de transformadores. As PCB e PBB não são particularmente preocupantes como agentes tóxicos agudos em alimentos. Contudo, uma vez que são substâncias lipossolúveis, elas são eliminadas do corpo lentamente, sendo preocupantes os efeitos crônicos da exposição dos alimentos a esses contaminantes. As PBB estavam envolvidas em um dos mais infames incidentes de contaminação industrial já ocorridos nos Estados Unidos, envolvendo a contaminação acidental de ração para gado leiteiro em Michigan.[36] Esse incidente resultou no abate de muitas vacas e destruição de seu leite. Embora as consequências desse incidente para a saúde ainda permaneçam incertas, o impacto econômico foi considerável. As PCB foram responsáveis por casos de enfermidade humana associada com óleo de farelo de arroz contaminado no Japão, em um dos piores episódios internacionais de contaminação industrial de alimentos fora dos Estados Unidos.[37] As PCB vazaram de um trocador de calor utilizado na desodorização do óleo. Os japoneses batizaram a síndrome resultante de *yusho* (que significa "doença do óleo"). A *yusho* se caracterizava por cloracne (acne clórica), fraqueza, dormência dos membros, pálpebras inchadas, secreções oculares, pigmentação escura da pele e lesão hepática.[37,38] Os sintomas agudos tornavam-se evidentes em doses de exposição de somente 0,5 g. Os efeitos tóxicos foram crônicos em muitas das vítimas, persistindo por oito anos ou mais após a exposição. Os sintomas prolongados foram cloracne, distúrbios menstruais, fadiga, dores de cabeça, febre, tosse, distúrbios digestivos e dormência das extremidades.[37,38] Os incidentes continuam a ocorrer periodicamente, embora – felizmente – sem as perdas de vidas humanas ocorridas no episódio do *yusho*. Transformadores com vazamento têm contribuído para a contaminação de rações com PCB, o que levou ao abate de galinhas, destruição de ovos e derivados.[2]

Mercúrio

A doença de Minamata, causada pela intoxicação com mercúrio, é outro exemplo clássico de contaminação alimentar por poluentes industriais. O episódio ocorreu ao longo de anos, tendo sido causado por uma indústria localizada às margens da baía de Minamata, no Japão, que descartava detritos contendo mercúrio desde 1953 até o início da década de 1960. Na baía, bactérias no sedimento convertiam o mercúrio inorgânico em metilmercúrio, uma forma altamente tóxica. Embora o mercúrio elementar seja fracamente absorvido pelo trato gastrintestinal, compostos organomercuriais, incluindo o metilmercúrio, são absorvidos de maneira muito mais eficiente; portanto, são mais tóxicos como contaminantes alimentares. Os peixes na baía de Minamata ficaram contaminados com o metilmercúrio e os consumidores acabaram doentes após o consumo desses peixes. Ocorreram mais de 1.200 casos de intoxicação por mercúrio entre consumidores de peixe da baía de Minamata.[39] Os sintomas eram tremores e outros efeitos neurotóxicos, além de insuficiência renal.

Derramamento de óleo no Golfo do México

Em 2010, ocorreu um maciço derramamento de óleo no Golfo do México causado pela ruptura de um poço de petróleo. O Golfo do México é uma fonte muito rica de frutos do mar. A captura foi temporariamente suspensa em virtude da possibilidade de resíduos petroquímicos afetarem o pescado. Embora nenhuma doença tenha sido comprovada, esse desastre ambiental gerou preocupação para o consumidor e dificuldades econômicas. Portanto, até mesmo a ameaça de contaminação dos alimentos com poluentes industriais pode ser nociva. A avaliação do risco/segurança do consumo de frutos do mar após um derramamento de óleo impõe muitos desafios.

Contaminantes naturais

Os contaminantes também podem atingir os estoques de alimentos por diversos meios naturais. Toxinas bacterianas, micotoxinas provenientes de mofos e ficotoxinas provenientes de algas marinhas são exemplos importantes.

Toxinas bacterianas

Caracteristicamente, as bactérias patogênicas causam doenças transmitidas por alimento pela via infecciosa. O mecanismo de patogênese envolve a invasão de células e tecidos, multiplicação e desencadeamento de sintomatologia como resultado de lesão celular, inflamação e/ou perturbação de processos fisiológicos essenciais. Embora as bactérias infecciosas sejam apropriadamente consideradas contaminantes dos alimentos, este capítulo se concentra nos contaminantes químicos. Os patógenos infecciosos são microrganismos vivos e, portanto, não serão mais abordados neste capítulo.

Algumas bactérias são toxicogênicas, produzindo toxinas exógenas em alimentos, antes de estes serem ingeridos. No caso dessas bactérias, a ingestão das toxinas inicia o processo patológico mesmo se as bactérias forem destruídas durante o processamento ou o preparo dos alimentos. Os melhores exemplos de intoxicações bacterianas são as enterotoxinas estafilocócicas e as toxinas botulínicas.

As enterotoxinas estafilocócicas presentes em alimentos podem ser produzidas por certas linhagens de *Staphylococcus aureus*.[41] O *S. aureus* se desenvolve em alimentos sob certas condições, por exemplo temperaturas entre 10°C e 45°C, produzindo a enterotoxina durante o crescimento. Quando ingeridas, essas enterotoxinas proteicas causam náusea e vômito; os sintomas surgem rapidamente, depois de 1 a 6 horas. A intoxicação alimentar estafilocócica é uma das formas mais comuns de doença transmitida por alimentos nos Estados Unidos. Níveis baixos de enterotoxinas estafilocócicas (em microgramas) já são suficientes para provocar o surgimento dos sintomas.[41] Foram identificadas nove enterotoxinas distintas (mas estruturalmente aparentadas) produzidas por diversas linhagens de *S. aureus*.[41] As enterotoxinas são pequenas proteínas com pesos moleculares de 25.000 a 29.000 daltons. Elas se ligam a algum sítio ainda não identificado no intestino delgado e transmitem um sinal para o centro do vômito no cérebro. São mais estáveis à digestão do que a maioria das proteínas; além disso, são bastante termorresistentes. Por essas razões, a intoxicação alimentar estafilocócica é frequentemente associada a alimentos cozidos que tiveram um armazenamento inadequado, possibilitando a proliferação de *S. aureus*.

As toxinas botulínicas são neurotoxinas potentes, que podem estar presentes em alimentos, e que são produzidas em condições anaeróbicas por *Clostridium botulinum*.[42] A formação das toxinas pode ocorrer em alimentos enlatados que foram inadequadamente processados. O processo de envasamento comercial está baseado na destruição desse microrganismo e de seus esporos, para que eles não germinem, não cresçam, nem produzam toxinas em condições de armazenamento do produto enlatado. Foram identificados sete tipos de toxinas produzidas por diversas linhagens de *C. botulinum*, embora os tipos A, B e E sejam os mais comumente associados com doenças transmitidas por alimento.[42] As toxinas botulínicas são proteínas com peso molecular de apropriadamente 150 kDa,[42] A neurotoxina inibe a liberação de acetilcolina nas sinapses; portanto, afeta o sistema nervoso periférico. As toxinas botulínicas encontram-se entre as toxinas mais potentes de que se tem conhecimento. Os sintomas clínicos começam a surgir de 12 a 48 horas após a exposição à toxina, ocorrendo fraqueza, tontura e secura na boca, ocasionalmente acompanhadas por náusea e vômito. Seguem-se os sintomas neurológicos, como visão turva, incapacidade de deglutição, afasia e astenia da musculatura esquelética. No final, os sintomas podem progredir para paralisia respiratória e morte. A célula vegetativa do *C. botulinum* e as toxinas botulínicas são facilmente destruídas pelo calor. No entanto, os esporos de *C. botulinum* são termorresistentes e, por isso, sobreviverão a um processamento térmico impróprio, e germinarão e crescerão sob condições anaeróbicas adequadas,[42] Botulismo em lactentes é enfermidade correlata. Neste caso, os esporos penetram no trato gastrintestinal no início da vida, antes que a microflora competidora esteja pronta para se opor à germinação e ao crescimento do *C. botulinum*.[42] Ocorre crescimento desse microrganismo no trato intestinal, onde há produção da toxina, resultando em grave enfermidade. O mel é uma das fontes mais frequentes de esporos na dieta dos lactentes.[42]

Existem vários outros exemplos de toxinas produzidas pela proliferação de bactérias nos alimentos, como (a) histamina associada basicamente à intoxicação escombroide pelo consumo de pescado[43] e (b) as síndromes diarreica e emética causadas por *Bacillus cereus*, outro micro-organismo formador de esporos que pode eventualmente provocar doença causada pela ingestão de alimentos contaminados.[44]

Micotoxinas

As micotoxinas são produzidas por uma enorme variedade de bolores que podem crescer em diversos alimentos.[45] A primeira identificação das micotoxinas surgiu da observação de animais domésticos que receberam alimentos de origem animal embolorados. Embora seus efeitos em seres humanos não estejam claramente estabelecidos, muitas das micotoxinas são potencialmente perigosas para a espécie humana. As aflatoxinas e as fumonisinas serão abordadas como os exemplos principais.

Sabe-se que os fungos da espécie *Aspergillus* produzem vários tipos de micotoxinas, principalmente aflatoxinas e ocratoxinas.[45] As aflatoxinas são produzidas principalmente pelo *A. flavus* e pelo *A. parasiticus*, fungos que frequentemente contaminam o amendoim e o milho. Foram identificados vários tipos de aflatoxinas em leguminosas e cereais, como as aflatoxinas B e G. É sabido que vacas leiteiras alimentadas com cereais ou óleos de sementes contaminados com aflatoxina veiculam uma forma da substância (aflatoxina M) em seu leite. Aflatoxinas são carcinógenos potentes, afetando particularmente o fígado.[45] Ainda é incerto o papel desempenhado por elas na carcinogênese humana, mas essas toxinas se encontram entre os mais potentes carcinógenos animais conhecidos.

Os fungos da espécie *Fusarium* produzem uma série de micotoxinas diferentes, entre as quais, os tricotecenos, as fumonisinas e a zearalenona,[45] mas somente as fumonisinas serão discutidas como exemplo. As fumonisinas são produzidas basicamente pelo *Fusarium verticillioides* e várias outras espécies de *Fusarium*.[45] Esses fungos contaminam diversos grãos e a soja, mas representam particularmente um problema com o milho. As fumonisinas já foram implicadas na causa da leucoencefalomalácia equina, uma síndrome neurotóxica fatal em equinos, caracterizada por extensa necrose da matéria encefálica branca.[45] O fungo é um conhecido carcinógeno para roedores. Embora os seus efeitos em seres humanos ainda sejam desconhecidos, um baixo nível de contaminação de grãos por fumonisinas parece ser uma ocorrência relativamente comum.

Toxinas de algas (ficotoxinas)

As algas marinhas são capazes de produzir uma série de substâncias potencialmente perigosas; estima-se que de 60 a 80 espécies entre aproximadamente 4.000 fitoplânctons marinhos conhecidos produzam florescências de algas altamente tóxicas.[47] Essas toxinas são ingeridas por crustáceos e peixes, resultando no desenvolvimento de pescados potencialmente perigosos. Essas toxinas das algas atravessam a cadeia alimentar passando de organismos menores para organismos maiores; os maiores geralmente são os mais tóxicos. Entretanto, em todos os casos, os peixes e os crustáceos só são tóxicos em circunstâncias em que tenham oportunidade de se alimentarem de algas marinhas tóxicas. Várias doenças agudas são associadas a esses pescados, e a intoxicação por ciguatera, a intoxicação paralisante por crustáceos, a intoxicação amnésica por crustáceos e a intoxicação por tetrodotoxina serão discutidas como exemplos.[48-50]

Intoxicação por ciguatera

A intoxicação por ciguatera é resultado da ingestão de peixes que se alimentaram de algas dinoflageladas. A intoxicação por ciguatera é provavelmente a causa mais comum de doença transmitida por alimento de causa química em todo o mundo. Essa enfermidade transmitida pelo alimento é comum em toda a região do Caribe e em grande parte do Pacífico, mas atualmente pode ser observada no mundo todo, por causa da melhora na distribuição de peixes.[49,50] Nos Estados Unidos, a enfermidade ocorre mais frequentemente na Flórida, no Havaí e nas Ilhas Virgens.[49] Os peixes que habitam recifes e áreas costeiras em regiões temperadas, por exemplo garoupa, vermelho, bicuda (barracuda), charuteiro, peixe-rei, cavalinha espanhola, mahi-mahi, perca, peixe-cirurgião e enguia são as espécies mais comumente relacionadas, embora muitas outras espécies possam estar envolvidas.[49] Esses peixes adquirem o agente (ou agentes) tóxico pela ingestão de peixes menores que, por sua vez, obtêm a toxina das algas planctônicas venenosas.[49] São diversas as espécies de algas dinoflageladas capazes de produzir toxinas do tipo associado à intoxicação por ciguatera; *Gambierdiscus toxicus* é uma das principais.[49,50]

Diversas toxinas podem estar envolvidas na intoxicação, mas a principal toxina é um composto poliéter lipossolúvel com peso molecular de 1.112 conhecido como ciguatoxina,[50] que tem propriedades ionofóricas.[50] Apesar de as toxinas se acumularem no fígado e nas vísceras dos peixes, uma quantidade suficiente pode penetrar nos tecidos musculares, resultando em envenenamento por ciguatera em consumidores que ingeriram peixes intoxicados.[49] As toxinas são termoestáveis e, portanto, não são afetadas pelo processamento ou pelas práticas de cocção.[49]

Os sintomas de intoxicação por ciguatera são um tanto variáveis. Talvez essa observação confirme o papel de diversas algas dinoflageladas e de diversas toxinas igualmente diferentes nessa síndrome.[49] A sintomatologia predominante é composta de manifestações gastrintestinais e neurológicas,[49,51] embora em alguns casos haja predomínio dos sintomas gastrintestinais, ao passo que em outros casos predominam os sintomas neurológicos.[51] As queixas gastrintestinais são náusea, vômito, diarreia e cólicas abdominais. Os sintomas neurológicos são disestesia, parestesia (sobretudo na região perioral e nas extremidades), prurido, vertigem, astenia muscular, mal-estar, dores de cabeça e mialgia. Em cerca de 65% dos pacientes ocorre uma peculiar inversão das sensações de quente e frio.[51] Nos casos graves, as manifestações neurológicas podem evoluir até delírio, prurido, dispneia, prostração, bradicardia e coma.[51] Muitos pacientes se recuperam depois de transcorridos alguns dias ou algumas semanas. Contudo, o tratamento pode ser difícil e já ocorreram algumas mortes por colapso cardiovascular.[49,51]

Intoxicação paralítica por mariscos

Esse tipo de intoxicação ocorre como resultado da ingestão de moluscos, como mariscos, mexilhões, amêijoas e vieiras, que se contaminaram ao se alimentarem de algas dinoflageladas tóxicas.[49,52] A intoxicação paralisante por mariscos ocorre em todo o mundo, com uma estimativa de 2.000 casos a cada ano.[52] As algas dinoflageladas tóxicas pertencentes a três gêneros – *Alexandrium, Gymnodinium* e *Pyrodinium* – são apontadas como causa.[52] Como a florescência dessas algas é bastante esporádica, a maioria dos crustáceos só oferece risco nos períodos de florescência.[49] Na maioria das espécies de moluscos, as toxinas são eliminadas de seus sistemas poucas semanas após o final da eclosão dos dinoflagelados.[49] Entretanto, algumas espécies, como o mexilhão-manteiga do Alasca, parecem reter a toxina por longos períodos.[49] Saxitoxinas são os agentes causais envolvidos na intoxicação paralítica por molusco.[49,53] As saxitoxinas se ligam aos canais de sódio nas membranas nervosas, bloqueando-os.[49,53] O processamento e a cocção não afetam a toxicidade das saxitoxinas (que são termoestáveis) nos moluscos.[49] Considerando que as saxitoxinas podem bloquear a transmissão nervosa, essas substâncias são neurotoxinas muito potentes. Os sintomas de intoxicação paralítica por molusco são: sensação de formigamento e dormência dos lábios, da língua e das pontas dos dedos, seguida por dormência nas pernas, nos braços e no pescoço; ataxia; vertigem; cambaleio; sonolência; fala incoerente progredindo para afasia; erupção; febre e paralisia respiratória e muscular.[49] Ocorrem com alguma frequência casos de morte por insuficiência respiratória, em geral dentro de 2 a 12 horas, dependendo da dose ingerida.[49] Não há antídoto conhecido, embora o prognóstico seja bom se a vítima sobreviver às primeiras 24 horas da enfermidade.[49]

Intoxicação amnésica por molusco

Essa intoxicação foi diagnosticada pela primeira vez em 1987, como resultado de um episódio no Canadá.[54] Esse episódio, que envolveu a ingestão de mexilhões da Ilha do Príncipe Eduardo, foi associado com mais de 100 casos e com pelo menos quatro mortes.[54,55] Uma alga planctônica, *Pseudo-nitzschia*, que estava em plena eclosão em uma área isolada daquela ilha por ocasião do episódio, foi implicada como sendo a origem da toxina.[56] A toxina foi identificada como ácido demoico, um aminoácido neuroexcitatório.[57] A intoxicação amnésica por molusco caracteriza-se por sintomas gastrintestinais e por anormalidades neurológicas peculiares.[54] Os sintomas gastrintestinais são vômito, cólicas abdominais e diarreia, comumente ocorrendo nas primeiras 24 horas após o início da enfermidade. Os sintomas neurológicos, que no episódio canadense se iniciaram dentro de 48 horas, foram dores de cabeça intensas e incapacitantes, confusão, perda da memória recente e, em alguns casos, convulsões e coma. Os pacientes gravemente afetados apresentaram sequelas neurológicas de longo prazo, como deficiências de memória e neuronopatia ou axonopatia motora ou sensoriomotora.[55]

Intoxicação por tetrodotoxina ou por consumo de baiacu

A intoxicação por tetrodotoxina é apresentada nesta seção por ser uma enfermidade relacionada ao consumo de frutos do mar. Entretanto, é provável que as tetrodotoxinas sejam produzidas por bactérias, não por algas marinhas. A intoxicação por consumo de baiacu ocorre principalmente no Japão e na China, porque essas são as principais regiões do mundo em que é frequente o consumo desse peixe.[58] Em todo o mundo, há mais de trinta espécies de baiacu, embora a maioria não seja considerada tóxica.[49] O baiacu mais perigoso pertence ao gênero *Fugu;* no Japão e na China, esse peixe é considerado uma iguaria.[58] Em alguns lugares, o baiacu é também conhecido como peixe-balão. No baiacu, há uma neurotoxina potente chamada tetrodotoxina.[49] Durante muitos anos, acreditou-se que a toxina era produzida pelo peixe. Mais recentemente, nova evidência sugere que a toxina pode ter sua origem em bactérias marinhas.[59] As tetrodotoxinas são termoestáveis e, como as saxitoxinas, funcionam bloqueando os canais de sódio nas membranas da célula nervosa.[49] Os sintomas da intoxicação comumente têm início com uma sensação de formigamento nos dedos das mãos e dos pés, nos lábios e na língua, seguidos de náusea, vômito, diarreia e dor no epigastro.[60] Frequentemente essa sintomatologia é sucedida por contrações, tremores, ataxia, paralisia e morte.[60] Nos casos não tratados, o porcentual de letalidade é de aproximadamente 60%.[60] As tetrodotoxinas se acumulam no fígado, nas vísceras e na ova do baiacu. É fundamental que seja feita uma limpeza cuidadosa do peixe antes da ingestão do músculo comestível, como precaução contra a intoxicação por tetrodotoxina.[49] Embora antigamente a tetrodotoxina fosse considerada uma entidade química isolada,[49] hoje sabe-se que diversas bactérias pertencentes a espécies como *Altermonas, Vibrio* e outras podem produzir formas diferentes (mas correlacionadas) de tetrodotoxina, com potência variável.[58] Apesar da intoxicação com tetrodotoxina ser basicamente associada a peixes do gênero *Fugu,* ocorrem toxinas parecidas – senão idênticas – em salamandras, sapos, lesmas marinhas, polvos, caranguejos, estrelas-do-mar e outras espécies marinhas.[61]

Agentes tóxicos induzidos por processamento

Os agentes tóxicos induzidos por processamento formam-se em determinadas condições de processamento, especialmente de tratamentos de calor. Como os tratamentos de processamento prolongam a validade dos alimentos e protegem contra riscos microbianos, o desenvolvimento de agentes tóxicos induzidos por processamento representa um clássico enigma do tipo risco *versus* benefício. Vários exemplos de agentes tóxicos induzidos por processamento, como as aminas aromáticas heterocíclicas, o hidroximetilfurfural, os produtos finais de glicação avançada, a nitrosaminase e a acrilamida, formam-se como resultado do processamento e da preservação de alimentos normalmente utilizados na indústria alimentícia e em casa. A formação da acrilamida durante o processo de aquecimento de alimentos com alto conteúdo de carboidratos e resíduos de asparagina tem sido objeto de extensos estudos, o que constitui um bom exemplo de agentes tóxicos induzidos por processamento.

Acrilamida

A acrilamida (2-propenamida) é um sólido cristalino incolor e inodoro utilizado na produção de copolímeros de poliacrilamida e acrilamina empregado nas indústrias têxtil e de celulose, como floculantes no tratamento de águas residuais, agentes condicionantes do solo e agentes cimentantes para a construção de fundações de barragens, túneis e tubulações de esgoto.[62,63] A associação da acrilamida à indústria alimentícia se estabeleceu quando os pesquisadores investigavam a ocorrência de mortandade de peixes, paralisia bovina e sintomas neurotóxicos manifestados por construtores de túneis ferroviários na Suécia no final da década de 1990. O polímero de acrilamida era usado como selante na construção do túnel, e parte desse material entrava nas correntes hídricas próximas, levando à contaminação da água local. Os pesquisadores encontraram altos níveis de adutos de acrilamida-hemoglobina no organismo dos trabalhadores, no peixe e no gado existente nas proximidades, mas detectaram a presença desses adutos em níveis subliminares mais elevados em seres humanos não expostos à água contaminada do que em peixes e bovinos não expostos à água.[63] Isso levou os pesquisadores a questionar se os alimentos preparados poderiam ser a fonte da exposição à acrilamida em seres humanos. O primeiro estudo com animais conduzido com a finalidade de examinar essa questão constatou que os ratos alimentados com alimentos fritos apresentavam níveis mais elevados de adutos de acrilamida-hemoglobina do que aqueles submetidos a uma dieta padrão.[64] Desde a realização desse estudo, várias agências reguladoras em todo o mundo e pesquisadores independentes têm analisado e reportado os níveis de acrilamida encontrados nos alimentos. As batatas fritas, os cereais consumidos no café da manhã, os biscoitos, o café passado, os pães e torradas, e os bolos e tortas são os alimentos presentes na dieta norte-americana que contêm os níveis mais elevados de acrilamida.[65]

A acrilamida se forma nos alimentos durante a reação de Maillard, que resulta no desenvolvimento da cor, do sabor e do aroma desejáveis nos alimentos preparados. A formação da acrilamida é uma decorrência da reação entre o aminoácido, a asparagina e os açúcares redutores, como a glicose e a frutose, sob temperaturas elevadas (acima de 120°C) e em condições de baixa umidade. Os níveis mais elevados de acrilamida se encontram nos alimentos fritos, assados e grelhados, mas a substância não se forma nos alimentos cozidos ou preparados no forno de micro-ondas.[66] A acrilamida é rapidamente absorvida pelo trato gastrintestinal e distribuída para todo o corpo, onde é metabolizada para formar glicidamida, um epóxido reativo supostamente responsável pelos efeitos genotóxicos da exposição à acrilamida.[63] A acrilamida demonstrou também ter efeitos neurotóxicos e carcinogênicos em modelos animais, levando a International Agency for Research on Cancer (IARC) a classificá-la como carcinógeno de categoria 2A (substância provavelmente carcinogênica para os seres humanos). Vários estudos epidemiológicos investigaram a relação entre a exposição oral à acrilamida a partir de fontes alimentares e a incidência de vários tipos de câncer em seres humanos; entretanto, nenhum desses estudos conseguiu estabelecer uma relação de causa e efeito.[63]

Agentes tóxicos naturais

Além dos contaminantes de ocorrência natural, constituintes naturais dos alimentos podem ser perigosos sob certas circunstâncias de exposição. Fungos, plantas e, ocasionalmente, animais podem conter níveis perigosos de diversos agentes tóxicos de ocorrência natural. Certamente, tais fungos, plantas e animais não devem ser consumidos como alimento, mas às vezes são, seja acidentalmente, seja intencionalmente. Disso resultam enfermidades veiculadas por alimentos. Além das espécies venenosas, muitas outras plantas e animais contêm níveis de agentes tóxicos de ocorrência natural que, provavelmente, não oferecem risco aos seres humanos se consumidos em quantidades habituais. No entanto, a ingestão de quantidades anormalmente altas desses alimentos e de seus agentes tóxicos de ocorrência natural pode representar risco. Em algumas plantas, os agentes tóxicos de ocorrência natural são inativados ou removidos durante o processamento ou o preparo das refeições, mas se os métodos de processamento e as práticas de preparo não forem seguidos, poderá ocorrer doença transmitida por alimento.

Animais venenosos

São pouquíssimas as espécies animais causadoras de intoxicações agudas, embora saibamos da existência de diversas espécies de peixes e de outros animais marinhos que são venenosos.[67] O baiacu é o exemplo citado com mais frequência, embora atualmente se suspeite de uma origem bacteriana para a toxina existente nesse peixe.[58] Além disso, em geral os tecidos e produtos de origem animal não são perigosos se não forem ingeridos em quantidades anormalmente elevadas – pelo menos não de forma aguda. É claro que essa afirmativa não leva em conta a problemática nutricional, como, por exemplo, com o colesterol e as gorduras saturadas. Embora o consumo crônico excessivo de colesterol e de gorduras saturadas possa ser considerado potencialmente deletério para a saúde, em geral essas substâncias não são consideradas agentes tóxicos. Na verdade, os tecidos e produtos de origem animal contêm pouquíssimos agentes tóxicos naturais. O melhor exemplo é a vitamina A.[2,10] Às vezes, o leite pode conter substâncias perigosas, mas são tipicamente contaminantes secretados no leite depois de a vaca ter consumido uma planta tóxica.[68] Ovomucoide, uma proteína existente na clara do ovo, é inibidor da tripsina, mas sua atividade é diminuída pelo processo de cozimento.[69] Os moluscos podem conter compostos arseniacais, mas geralmente em níveis que não são considerados particularmente perigosos.[70] É difícil encontrar outros exemplos.

Plantas tóxicas

Por outro lado, existe um número muito grande de plantas tóxicas na natureza.[71] Classicamente, plantas como cicuta e erva-moura (beladona) foram utilizadas no envenenamento de inimigos. Consumidores que compram alimentos de fontes comerciais comumente conseguem evitar a ingestão de plantas tóxicas. Contudo, todos os anos ocorrem intoxicações entre pessoas que colheram seus próprios alimentos em locais agrestes.[72] Exemplificando, um casal de idosos morreu depois de ter preparado um chá de ervas com plantas que haviam coletado na mata que circundava sua casa. Eles confundiram dedaleira com confrei; a dedaleira contém digital, uma substância cardiotóxica potente.[73] Em outro exemplo, um membro da equipe de um curso de sobrevivência no deserto morreu depois de ter ingerido uma salada preparada em parte com saia-branca (estramônio, planta venenosa da família da erva-moura).[72] O estramônio contém alcaloides do tropano, incluindo a atropina. Essa substância tem propriedades anticolinérgicas potentes, e indivíduos que ingerem estramônio e outras plantas contendo alcaloides do tropano sofrem efeitos neurotóxicos. Embora o digital e a atropina sejam agentes farmacológicos de grande utilidade, sua ingestão a partir de fontes naturais e em doses não controladas pode ser fatal. Poderiam ser citados muitos outros exemplos.

Produtos alimentícios derivados de plantas com origem comercial raramente causam intoxicações. Contudo, existem exceções ocasionais. Em um episódio bem investigado, um chá de ervas industrializado, vendido para a população mexicano-americana do Arizona, estava contaminado com *Senecio longilobus*, uma planta tóxica bem conhecida.[74] O chá de ervas era chamado *yerba gordolobo*; segundo o anunciado, curava cólica, infecções virais e congestão nasal em bebês. Não é conhecido o número de bebês e de outras pessoas que ingeriram esse perigoso chá, mas seis bebês morreram. Esse chá continha 1,5% de peso seco de alcaloides pirrolizidínicos e estima-se que um dos bebês que faleceram tenha consumido 66 mg dos alcaloides durante um período de quatro dias. As plantas do gênero *Senecio* contêm um grupo de agentes químicos conhecidos como alcaloides pirrolizidínicos, que podem causar sintomas agudos e crônicos.[75] Baixas doses ingeridas cronicamente causam câncer de fígado e cirrose.[75] Os sintomas agudos associados com o chá de ervas contaminado foram: ascite, hepatomegalia, hepatopatia venooclusiva, dores abdominais, náusea, vômito, dores de cabeça e diarreia.[74] Os lactentes que morreram sofreram falência hepática.

Embora o episódio do chá tenha envolvido intoxicação aguda, os alcaloides pirrolizidínicos também podem causar intoxicações crônicas, caso sejam ingeridos em menores quantidades durante períodos mais prolongados.[75,76] Diante desse tipo de ingestão, os efeitos no fígado são cumulativos, e a lesão hepática irreversível ocorrerá em pequenos incrementos ao longo de meses, ou mesmo anos. No final do processo, cirrose e câncer de fígado serão as principais manifestações da intoxicação crônica com alcaloides pirrolizidínicos. Vários deles são carcinógenos bem documentados em animais de laboratório. A ingestão durante a vida de fitoterápicos contendo baixos níveis de alcaloides pirrolizidínicos traz consigo riscos carcinogênicos desconhecidos. Exemplificando, é comum que muitos chás de ervas contenham níveis mais baixos de alcaloides pirrolizidínicos que não são, a rigor, perigosos no seu uso agudo. Confrei (*Symphytum officinale*) contém tipicamente um nível total de alcaloides de 0,003 a 0,02%, inclusive um alcaloide pirrolizidínico, a sinfitina. Ao que tudo indica, tais concentrações são insuficientes para promover doença aguda. Não sabemos se a ingestão crônica do chá de confrei aumentaria de forma significativa o risco de ocorrência de câncer de fígado. São conhecidos milhares de alcaloides com graus variáveis de toxicidade presentes em tecidos vegetais.[76,77] Alguns deles, como os alcaloides pirrolizidínicos contidos no *Senecio*, são muito perigosos, enquanto outros representam risco muito menor. Alguns alimentos vegetais de consumo frequente contêm alcaloides em níveis que não são considerados agudamente tóxicos nos padrões habituais de consumo. O chá de confrei é um exemplo.

Em alguns casos, alimentos derivados de plantas contêm agentes tóxicos de ocorrência natural em doses que não são agudamente tóxicas nos padrões habituais de consumo, mas que podem ser se forem consumidas grandes quantidades do alimento. São exemplos a solanina e a chaconina nas batatas, os oxalatos no espinafre e no ruibarbo, os compostos furanos em batatas-doces infestadas por mofo e glicosídeos cianogênicos no feijão-verde (fava-de-lima), na mandioca e em muitos caroços de frutas.[76] Tendo em vista o grande número de exemplos possíveis, os glicosídeos cianogênicos servirão como exemplo ilustrativo.[78] Os glicosídeos cianogênicos podem liberar cianeto por ação enzimática durante o período de armazenamento e processamento dos alimentos, ou ao contato com o ácido gástrico. Embora variedades silvestres da fava-de-lima possam conter níveis elevados e potencialmente perigosos de glicosídeos cianogênicos, as variedades comerciais desse vegetal contêm quantidades mínimas dessas substâncias tóxicas, com uma produção de cianeto de hidrogênio de 10 mg/100 g de fava-de-lima (peso úmido). Considerando que a dose oral letal de cianeto para seres humanos é 0,5 mg/kg, um adulto pesando 70 kg teria que ingerir 35 mg de cianeto, uma quantidade que implicaria a ingestão de pelo menos 350 g de fava-de-lima. Esses níveis de consumo são bastante improváveis; não foram comunicados casos de enfermidade humana por intoxicação com cianeto em decorrência da ingestão de favas-de-lima comercialmente cultivadas. Variedades silvestres desse vegetal contêm níveis muito maiores de glicosídeos cianogênicos (até 300 mg de cianeto de hidrogênio/100 g). Também existem outras fontes vegetais de glicosídeos cianogênicos. Na África e na América do Sul, têm ocorrido intoxicações por cianeto com a ingestão de mandioca.[78,79] Em algumas situações, a mandioca é ingerida em grandes quantidades nesses continentes por causa da carência de outros alimentos. Também já ocorreu intoxicação aguda por cianeto com a ingestão de caroços de frutas,[80] inclusive com a trituração dos caroços junto com a fruta em processadores de alimentos durante a preparação de geleias e vinhos. Os sintomas da intoxicação por cianeto são: surgimento rápido de dormência periférica e de tontura, confusão mental, estupor, cianose, tremores, convulsões, coma e morte.[78]

Em alguns casos, os alimentos vegetais podem ser perigosos se forem ingeridos *in natura* (crus), mas seu processamento e preparação garantem a sua segurança. Nessas situações, os constituintes tóxicos das plantas são inativados ou removidos durante o processamento e a preparação. Exemplificando, grãos de soja crus contêm inibidores da tripsina, lectinas, inibidores da amilase, saponinas e diversas substâncias antivitamínicas.[81] Felizmente, esses agentes tóxicos são inativados durante os processos de aquecimento e fermentação utilizados para a soja. Se esses agentes tóxicos não forem removidos ou inativados, poderá ocorrer doença transmitida por alimento. Por exemplo, o feijão comum cru contém lectinas que são tipicamente inativadas durante o cozimento. Na Grã-Bretanha, imigrantes que não reconheciam a importância de cozinhar completamente o feijão ingeriram o alimento mal cozido, o que provocou o aparecimento de náusea, vômito, dores abdominais e diarreia sanguinolenta por causa das lectinas.[82]

Cogumelos venenosos

Com frequência os cogumelos são venenosos; assim, a coleta de cogumelos silvestres pode ser uma prática arriscada. Todos os anos ocorrem incidentes de envenenamento por cogumelos no mundo.[83] Cogumelos venenosos contêm diversos agentes tóxicos de ocorrência natural que podem ser classificados em grupos de I a VI.[84]

As toxinas do grupo I são as mais perigosas. São toxinas desse grupo a amatoxina e a falotoxina. Caracteristicamente, amatoxina é produzida por *Amanita phalloides*, o cogumelo "chapéu da morte". A intoxicação aguda por amatoxina ocorre em três estágios. No primeiro, a pessoa desenvolve dores abdominais, náusea, vômito, diarreia e hiperglicemia dentro de 6 a 24 horas após a ingestão dos cogumelos. Em seguida, ocorre breve período de remissão. No terceiro estágio – frequentemente fatal – uma grave disfunção hepatorrenal conduz a hipoglicemia, convulsões, coma e morte. A morte, resultante de choque hipoglicêmico, ocorre 4 a 7 dias após o surgimento dos sintomas. As toxinas do grupo II são hidralazinas. Giromitrina, produzida por *Gyromitra esculenta* (cogumelo *false morel*), é o exemplo mais conhecido. Os sintomas provocados pela ingestão desses cogumelos são: sensação de distensão abdominal, náusea, vômito, diarreia aquosa ou sanguinolenta, dores abdominais, cãibras musculares, desmaios e ataxia, que ocorrem 6 a 12 horas após a ingestão. Muscarina é a mais característica das toxinas do grupo III que afetam o sistema nervoso autônomo. A muscarina está presente no cogumelo *Amanita muscaria*, ou agárico (*fly agaricum*), em alguns casos associada com toxinas do grupo I. Os sintomas são: transpiração, salivação, lacrimejamento acompanhado de visão turva, cólicas abdominais, diarreia aquosa, constrição das pupilas, miose, hipotensão e pulso lento. Esses sintomas ocorrem rapidamente após a ingestão dos cogumelos venenosos.

Coprina é uma toxina do grupo IV que causa sintomas apenas quando ingerida com bebidas alcoólicas. Ela é produzida por *Coprinus atramentarius*. Os sintomas são: rubor do pescoço e da face, distensão das veias do pescoço, inchaço e formigamento das mãos, gosto metálico na boca, taquicardia e hipotensão, com evolução para náusea e vômito. Os sintomas têm início dentro de 30 minutos após a ingestão dos cogumelos, (mas apenas se a vítima também consumiu bebidas alcoólicas simultaneamente), e podem persistir por até cinco dias.

As toxinas dos grupos V e VI são alucinógenas e exercem suas ações amplamente sobre o sistema nervoso central, causando alucinações. As toxinas do grupo V incluem o ácido ibotênico e o muscimol e causam tontura, sonolência seguida por atividade hipercinética, confusão, delírio, ataxia, marcha cambaleante, espasmos musculares, amnésia parcial, sono semelhante ao coma e alucinações. Esses sintomas têm início 30 minutos a 2 horas após a ingestão dos cogumelos. A *Amanita muscaria* (agárico) é uma fonte importante de toxinas do grupo V. As toxinas do grupo VI são psilocibina e psilocina. Os seus sintomas são um estado de espírito agradável ou agressivo, ansiedade, gargalhadas e hilaridade sem motivo, movimentos compulsivos, astenia muscular, alucinações e sonolência. Os cogumelos mexicanos (*Psilocybe mexicana*) contêm toxinas do grupo VI. Comumente, os sintomas têm início dentro de 30 a 60 minutos após a ingestão dos cogumelos e com frequência a recuperação é espontânea, ocorrendo em 5 a 10 horas. Quando a dose das toxinas do grupo VI é elevada, o usuário pode ficar com sequelas prolongadas e graves, ou até mesmo morrer.

Referências bibliográficas

1. Taylor SL. Food toxicology. In: Metcalfe DD, Sampson HA, Simon RA, eds. Food Allergy: Adverse Reactions to Foods and Food Additives. 3rd ed. Elmsford, NY: Blackwell, 2003:475–86.
2. Taylor SL. Chemical intoxications. In: Cliver DO, Riemann HP, eds. Foodborne Diseases. 2nd ed. San Diego: Academic Press, 2002:305–16.
3. Taylor SL, Byron B. J Food Prot 1984;47:249.
4. Lockey S. Ann Allergy 1959;17:719–25.
5. Bush RK, Taylor SL, Hefle SL. Adverse reactions to food and drug additives. In: Adkinson NF, Yunginger JW, Busse WW et al, eds. Middleton's Allergy Principles and Practice. 6th ed. St. Louis: Mosby, 2003:1645–63.
6. Stevenson DD. Tartrazine, azo, and non-azo dyes. In: Metcalfe DD, Sampson HA, Simon RA, eds. Food Allergy: Adverse Reactions to Foods and Food Additives. 3rd ed. Elmsford, NY: Blackwell, 2003:351–9.
7. Cheskin LJ, Miday R, Zorich N et al. JAMA 1998;279:150–2.
8. Food and Nutrition Board, Institute of Medicine. Dietary Reference Intakes: A Risk Assessment Model for Establishing Upper Intake Levels for Nutrients. Washington, DC: National Academy Press, 1998.
9. Munro IC. In: Taylor SL, Scanlan RA, eds. Food Toxicology: A Perspective on the Relative Risks. New York: Marcel Dekker, 1989:151–67.
10. DiPalma JR, Ritchie DM. Annu Rev Pharmacol Toxicol 1977; 17:133–48.
11. Press E, Yeager L. Am J Public Health 1962;52:1720–8.
12. Campana L, Redmond S, Nitzkin JL et al. JAMA 1983;250:160.
13. Burkhalter J, Shore M, Wollstadt L et al. MMWR Morb Mortal Wkly Rep 1981;30:11–2.
14. Kilbourne EM, Rigau-Perez JG, Heath CW Jr et al. N Engl J Med 1983;309:1408–14.
15. de la Paz MP, Philen RM, Borda IA et al. Food Chem Toxicol 1996;34:251–7.
16. World Health Organization. Toxic Oil Syndrome: Current Knowledge and Future Perspectives. Copenhagen: WHO Regional Publications, European series no. 42, 1992.
17. Rodriguez M, Nogura AE, Del Villaras S et al. Arthritis Rheum 1982;25:1477–80.
18. Dobson RLM, Motlagh S, Quijano M et al. Toxicol Sci 2008; 106:251–62.
19. Ingelfinger JR. N Engl J Med 2008;359:2745–8.
20. Ferrer A, Cabral R. Food Addit Contam 1991;8:755–76.
21. Green MA, Heumann MA, Wehr HM et al. Am J Public Health 1987;77:1431–4.
22. Goldman LR, Beller M, Jackson RL. Arch Environ Health 1990; 45:141–7.
23. Goes EA, Savage EP, Gibbons G et al. Am J Epidemiol 1980; 111:254–60.
24. Concon JM. Food Toxicology: Part B, Contaminants and Additives. New York: Marcel Dekker, 1988.
25. Sanders PR, Lee TC, Groth ME et al. Safety assessment of insect-protected corn. In: Thomas JA, ed. Biotechnology and Safety Assessment. 2nd ed. London: Taylor & Francis, 1998:241–56.

26. Taylor SL, Nordlee JA, Kapels LM. Pediatr Allergy Immunol 1992;3:180–7.
27. Schmid R. N Engl J Med 1960;268:397–8.
28. Fassett DW. Nitrates and nitrites. In: Committee on Food Protection. Toxicants Occurring Naturally in Foods. 2nd ed. Washington, DC: National Academy of Sciences, 1973:7–25.
29. Spinios A. Munchen Med Wochenschr 1964;106:1180–2.
30. Keating JP, Lell ME, Straus AW et al. N Engl J Med 1973; 288:825–6.
31. Dewdney JM, Edwards RG. J R Soc Med 1984;77:866–77.
32. NTP-CERHR. Monograph on the Potential Health Reproductive and Developmental Effects of Bisphenol A. Bethesda, MD, National Institutes of Health, 2008. NIH publication 08-5994.
33. Hughes JM, Horwitz MA, Merson MH et al. Am J Epidemiol 1977;105:233–44.
34. Barker WH Jr, Runte V. Am J Epidemiol 1972;96:219–26.
35. Brown MA, Thom JV, Orth GL et al. Arch Environ Health 1964;8:657–60.
36. Hecht A. FDA Consum 1976 Dec-1977 Jan:21–5.
37. Kuratsune M, Yoshimura T, Matsuzaka J et al. Environ Health Perspect 1972;1:119–28.
38. Higuchi K, ed. PCB Poisoning and Pollution. New York: Academic Press, 1976.
39. Kurland LT, Faro SN, Siedler H. World Neurol 1960;1: 370–95.
40. Gilroy DJ. J Toxicol Environ Health A 2000;60:317–29.
41. Balaban N, Rasooly A. Int J Food Microbiol 2000;61:1–10.
42. Parkinson NG, Ito K. Botulism. In: Cliver DO, Riemann HP, eds. Foodborne Diseases. 2nd ed. San Diego: Academic Press, 2002:249–59.
43. Hungerford JM. Toxicon 2010;56:231–43.
44. Griffiths MW, Schraft H. Bacillus cereus food poisoning. In: Cliver DO, Riemann HP, eds. Foodborne Diseases. 2nd ed. San Diego: Academic Press, 2002:261–70.
45. Richard JL. Int J Food Microbiol 2007;119:3–10.
46. Howard PC, Eppley RM, Stack ME et al. Environ Health Perspect 2001;109(Suppl 2):277–82.
47. Smayda TJ. Limnol Oceanogr 1997;42:1137–53.
48. James KJ, Carey B, O'Halloran J et al. Epidemiol Infect 2010; 138:927–40.
49. Taylor SL. Food Technol 1988;42:94–8.
50. Dickey RW, Plakas SM. Toxicon 2010;56:123–136.
51. Farstad DJ, Chow T. Wilderness Environ Med 2001;12:263–9.
52. Van Dolah FM. Environ Health Perspect 2000;108(Suppl 1): 133-41.
53. Shimizu Y. The chemistry of paralytic shellfish toxins. In: Tu AT, ed. Handbook of Natural Toxins, vol. 3. Marine Toxins and Venoms. New York: Marcel Dekker, 1988:63–85.
54. Perl TM, Bedard L, Kosatsky T et al. N Engl J Med 1990; 322:1775–80.
55. Teitelbaum JS, Zatorre RJ, Carpenter S et al. N Engl J Med 1990;322:1781–7.
56. Bates SS, Bird CJ, DeFreitas ASW et al. Can J Fish Aquatic Sci 1989;46:1203–15.
57. Wright JLC, Boyd RK, DeFreitas ASW et al. Can J Chem 1989;67:481–90.
58. Hwang DF, Noguchi T. Adv Food Nutr Res 2007;52: 142–236.
59. Yasumoto T, Yasumura D, Yotsu M et al. Agric Biol Chem 1986;50:793–5.
60. Mines D, Stahmer S, Shepherd SM. Emerg Med Clin North Am 1997;15:157–77.
61. Wakely JF, Fuhrman GJ, Fuhrman FA et al. Toxicon 1966; 3:195–203.
62. Zhang YU, Zhang Y. Crit Rev Food Sci Nutr 2007:521–42.
63. Mills C, Mottram DS, Wedzicha BL. Acrylamide. In: Stadler RH, Lineback DR, eds. Process-Induced Food Toxicants: Occurrence, Formation, Mitigation, and Health Risks. Hoboken, NJ: John Wiley, 2009:23–50.
64. Tareke E, Rydberg P, Karlsson P et al. Chem Res Toxicol 2000;13:517–22.
65. Roach JAG, Andrzejewski ML, Gay D et al. J Agric Food Chem 2003;51:7547–54.
66. Tareke E, Rydberg P, Karlsson P et al. J Agric Food Chem 2002;50:4998–5006.
67. Halstead BW. Other poisonous marine animals. In: Hui YH, Gorham JR, Murrell KD et al, eds. Foodborne Disease Handbook: Diseases Caused by Hazardous Substances, vol 3. New York: Marcel Dekker, 1994:497–528.
68. Beier RC, Nigg HN. Toxicology of naturally occurring chemicals in foods. In: Hui YH, Gorham JR, Murrell KD et al, eds. Foodborne Disease Handbook: Diseases Caused by Hazardous Substances, vol 3. New York: Marcel Dekker, 1994:1–186.
69. Doell BH, Ebden CJ, Smith CA. Qual Plant Foods Hum Nutr 1981;31:139– 44.
70. Whanger PD. Factors affecting the metabolism of nonessential metals in foods. In: Hathcock JN, ed. Nutritional Toxicology, vol. I. New York: Academic Press, 1982:163–208.
71. Smith RA. Poisonous plants. In: Hui YH, Gorham JR, Murrell KD et al, eds. Foodborne Disease Handbook: Diseases Caused by Hazardous Substances, vol 3. New York: Marcel Dekker, 1994:187–226.
72. Huxtable RJ. Perspect Biol Med 1980;24:1–14.
73. Cooper L, Grunenfelder G, Blackmon J et al. MMWR Morb Mortal Wkly Rep 1977;26:257–9.
74. Stillman AE, Huxtable R, Consroe P et al. Gastroenterology 1977;73:349–53.
75. Coulombe RA. Adv Food Nutr Res 2003;45:61–99.
76. Sinden SL, Deahl KL. Alkaloids. In: Hui YH, Gorham JR, Murrell KD, Cliver DO, eds. Foodborne Disease Handbook: Diseases Caused by Hazardous Substances, vol 3. New York: Marcel Dekker, 1994:227–59.
77. Rietjens IM, Martena MJ, Boersma MG et al. Mol Nutr Food Res 2005;49:131–58.
78. Vetter J. Toxicon 2000;38:11–36.
79. Cliff J, Muquingue H, Nhassico D et al. Food Chem Toxicol 2011;49:631–5.
80. Morse DL, Harrington JM, Heath CW. N Engl J Med 1976;295:1264.
81. Liener IE. Crit Rev Food Sci Nutr 1994;34:31–67.
82. Rodhouse JC, Haugh CA, Roberts D et al. Epidemiol Infect 1990;105:485–91.
83. Diaz J. Crit Care Med 2005;33:419–26.
84. Spoerke DG Jr. Mushrooms: epidemiology and medical management. In: Hui YH, Gorham JR, Murrell KD et al, eds. Foodborne Disease Handbook: Diseases Caused by Hazardous Substances, vol 3. New York: Marcel Dekker, 1994:433–62.

Sugestões de leitura

Botana LM, ed. Phycotoxins: Chemistry and Biochemistry. Ames, IA: Blackwell, 2007.

Reddy CS, Hayes AW. Foodborne toxicants. In: Principles and Methods of Toxicology. 5th ed. New York: Informa Healthcare, 2007:633–92.

Riemann HP, Cliver DO, eds. Foodborne Infections and Intoxications. Amsterdam: Elsevier/Academic Press, 2006.

Stadler RH, Lineback DR, eds. Process-Induced Food Toxicants: Occurrence, Formation, Mitigation, and Health Risks. Hoboken, NJ: John Wiley, 2009.

102 Alergias alimentares e intolerâncias*

Steve L. Taylor e Joseph L. Baumert

Séculos atrás, o filósofo romano Lucrécio afirmou: "O que é alimento para alguns é veneno amargo para outros". Alergias alimentares e doenças relacionadas podem ser chamadas coletivamente de "reações adversas *individualizadas* aos alimentos". Essas doenças afetam certas pessoas de uma população, mas não outras. Embora essas reações adversas individualizadas estejam frequentemente agrupadas sob a denominação geral de "alergia alimentar", de fato, uma gama de diferentes tipos de doenças está envolvida. Vários tipos diferentes de reações individualizadas a alimentos acontecem, apresentando diferentes sintomas, gravidade, prevalência e fatores causais, embora esse fato não seja reconhecido por alguns médicos e por muitos consumidores.

Quando corretamente diagnosticadas por profissionais da área médica, as alergias alimentares e doenças relacionadas podem ser tratadas com sucesso e os sintomas podem ser evitados com adoção de dietas de restrição específicas. Conselhos nutricionais geralmente são desejáveis na elaboração de dietas restritivas seguras e efetivas. Entretanto, os consumidores, às vezes, não buscam acompanhamento médico para essas doenças, e em vez disso confiam no autodiagnóstico ou no diagnóstico dos pais, com relação a doenças ocorridas em lactentes ou crianças pequenas. Os consumidores percebem que as alergias alimentares são bem comuns;[1] no entanto, na verdade, muitos casos autodiagnosticados de alergia alimentar associam incorretamente alimentos a alguma doença em particular ou creem que inúmeras formas suaves de desconforto alimentar pós-prandial estejam relacionados a essa categoria de doenças. Como resultado disso, alguns consumidores tentam erroneamente evitar certos alimentos. Embora o resultado dessas dietas restritivas desnecessárias seja inofensivo em muitos casos, podem ocorrer problemas nutricionais, em especial quando se tenta evitar vários alimentos.

Definição e classificação

A maioria dos consumidores e alguns médicos classificam erroneamente qualquer resposta anormal à ingestão de ali-

*__Abreviaturas__: **CAP**, teste immunoCAP; **DBPCFC**, teste de provocação alimentar duplo-cego, placebo-controlado; **ELISA**, teste imunoabsorvente de ligação enzimática; **FAO**, Food and Agriculture Organization (Organização das Nações Unidas para a Agricultura e Alimentação); **G6PD**, glicose-6-fosfato desidrogenase; **GSH**, glutationa; **IgE**, imunoglobulina E; **NADPH**, nicotinamida adenina dinucleotídeo fostato; **OAS**, síndrome da alergia oral; **SPT**, *prick test* da pele.

mentos como alergia alimentar. De fato, sabe-se que ocorrem vários tipos diferentes de reações adversas individualizadas, mas apenas certos tipos de reações podem ser classificados de modo correto como alergias alimentares verdadeiras.

Um esquema de classificação dos diferentes tipos de reações adversas individualizadas ou sensibilidades a alimentos que ocorrem em associação à ingestão de alimentos é apresentado na Tabela 102.1. São conhecidos dois grupos principais de sensibilidade a alimentos: alergias alimentares verdadeiras e intolerâncias a alimentos.[2] As alergias alimentares verdadeiras envolvem mecanismos imunológicos anormais, enquanto as intolerâncias a alimentos não envolvem. As diferenças entre alergias alimentares *imunológicas* e intolerâncias a alimentos *não imunológicas* são significativas para a pessoa afetada. As intolerâncias alimentares podem geralmente ser tratadas pela limitação da quantidade de alimento ou ingrediente alimentar que é ingerido; em geral, a restrição total não é necessária em casos de intolerâncias a alimentos. Por outro lado, a *restrição total* do alimento responsável é geralmente necessária em casos de alergias alimentares verdadeiras. Além disso, podem ocorrer intoxicações semelhantes à alergia com certos alimentos.[3] Embora essa forma de intoxicação alimentar seja, algumas vezes, clinicamente confundida com alergias alimentares, ela é diferente, já que todos os consumidores são potencialmente suscetíveis.

As *alergias alimentares* são respostas imunológicas anormais a um alimento ou componente deste em particular, geralmente uma proteína encontrada na natureza.[4,5] As reações de hipersensibilidade imediata e tardia são tipos de respostas imunológicas bem documentadas que podem ocorrer em certas pessoas com a ingestão de alimentos específicos. As reações de hipersensibilidade imediata são as mediadas pela imunoglobulina E (IgE), e os sintomas aparecem minutos após a ingestão do alimento responsável. As reações de hipersensibilidade tardia são as mediadas por células, e os sintomas se desenvolvem de 48 a 72 horas após a ingestão do alimento responsável. O papel das reações mediadas por células em alergias alimentares é bem menos claro, com exceção da doença celíaca, o único tipo de hipersensibilidade tardia discutido neste capítulo.

Tabela 102.1 Classificação das reações adversas individualizadas a alimentos

Alergias alimentares verdadeiras
Alergias alimentares mediadas por anticorpos
Alergias alimentares mediadas por imunoglobulina E (p. ex., amendoim, leite de vaca, etc.), inclusive a síndrome de alergia oral
Alergias alimentares relacionadas ao exercício
Alergias alimentares mediadas por células
Doença celíaca
Enterocolite induzida por proteína alimentar
Enteropatia induzida por proteína alimentar
Proctite induzida por proteína alimentar
Outros tipos de hipersensibilidade tardia
Mediadas por anticorpos e/ou células
Gastroenterite eosinofílica alérgica
Esofagite eosinofílica alérgica
Intolerâncias alimentares
Reações anafilactoides
Distúrbios metabólicos por alimentos
Intolerância à lactose
Favismo
Reações idiossincráticas
Asma induzida por sulfito

Por outro lado, as *intolerâncias alimentares* não envolvem respostas anormais do sistema imune.[6] São reconhecidas três formas de intolerâncias alimentares com mecanismos diferentes: reações anafilactoides, distúrbios alimentares metabólicos e reações idiossincráticas.

Como o nome já diz, as *intoxicações semelhantes à alergia* são frequentemente confundidas com as alergias alimentares verdadeiras, pois os sintomas são idênticos.[3] A intoxicação por histamina é o principal exemplo de uma intoxicação semelhante à alergia.

Alergias alimentares mediadas por imunoglobulina E

As alergias alimentares mediadas por IgE são possivelmente o grupo mais importante de sensibilidade a alimentos. Embora o número de pessoas afetadas seja relativamente pequeno, as reações em algumas pessoas desse grupo podem levar a risco de vida, principalmente se uma grande quantidade do alimento responsável tiver sido ingerida de modo inadvertido. Além disso, o grau de tolerância ao alimento responsável é pequeno, o que torna mais difícil a implementação de dietas restritivas eficazes e seguras.

Mecanismo

As reações de hipersensibilidade mediadas por IgE (ou reações de hipersensibilidade imediata) estão associadas ao início rápido de sintomas, geralmente dentro de minutos ou poucas horas após a ingestão do alimento responsável. As reações de hipersensibilidade imediata são mediadas por um anticorpo alérgeno-específico IgE, como mostrado na Figura 102.1.[4] Os alérgenos alimentares são proteínas encontradas naturalmente nos alimentos.[7] Em alergias alimentares mediadas por IgE, a exposição ao alérgeno estimula a produção de anticorpos alérgeno-específicos da classe IgE por plasmócitos em pessoas suscetíveis.[5,6] A IgE alérgeno-específica se liga à superfície dos mastócitos de vários tecidos e a basófilos no sangue. Esse processo é conhecido como sensibilização.

Durante a fase de sensibilização, a pessoa suscetível formará anticorpos IgE alérgeno-específicos ao ser exposta a uma proteína alimentar específica. Entretanto, mesmo entre pessoas suscetíveis geralmente a exposição a proteínas alimentares não resulta na formação de anticorpos IgE. Em indivíduos fisiologicamente normais, a exposição a uma proteína alimentar no trato gastrintestinal resulta em tolerância oral por meio da formação de anticorpos IgG, IgM específicos contra a proteína, ou de anticorpos IgA, ou pela ausência total de qualquer resposta imunológica (anergia clonal).[8,9] A hereditariedade e outros fatores fisiológicos são importantes na predisposição que certos indivíduos podem ter de desenvolver alergias me-

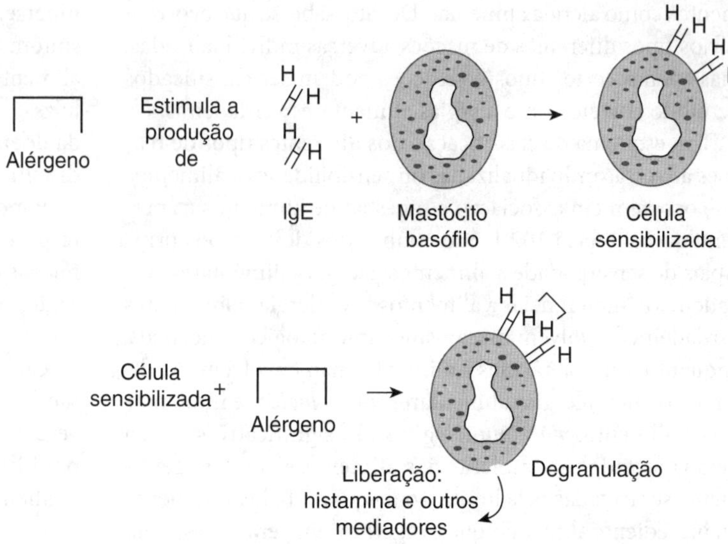

Figura 102.1 Mecanismo da alergia alimentar mediada por imunoglobulina E.

diadas por IgE, inclusive alergias alimentares.[10] Gêmeos monozigóticos e dizigóticos demonstraram que a genética é um parâmetro extremamente importante e que gêmeos idênticos podem herdar até a probabilidade de responder ao mesmo alimento alergênico, como, por exemplo, o amendoim.[11,12] Cerca de 65% dos pacientes com alergias clinicamente documentadas têm parentes de primeiro grau que apresentam doenças alérgicas.[10] Condições que aumentem a permeabilidade da mucosa do intestino delgado a proteínas, como gastrenterite viral, parto prematuro e fibrose cística, também parecem aumentar o risco de desenvolvimento de alergias alimentares.

Embora o processo de sensibilização não apresente sintomas, a pessoa afetada está agora predisposta a uma reação alérgica. Na exposição subsequente ao alimento alergênico, o alérgeno tem reação cruzada com moléculas de IgE na superfície do mastócito ou da membrana do basófilo, fazendo que essas células liberem vários mediadores de reação alérgica na corrente sanguínea e nos tecidos. Dúzias de mediadores fisiologicamente ativos da reação alérgica foram identificados.[13] A histamina é um dos mediadores mais importantes da reação de hipersensibilidade imediata e pode desencadear inflamação, prurido, e contração dos músculos lisos nos vasos sanguíneos, no trato gastrintestinal e no trato respiratório.[6] Outros mediadores importantes são os leucotrienos e as prostaglandinas.[6,13] Os mediadores liberados interagem com receptores de vários tecidos, provocando uma vasta gama de respostas fisiológicas. Os mediadores são liberados na corrente sanguínea, o que pode provocar reações sistêmicas envolvendo múltiplos tecidos e órgãos.

Alergias a pólen, esporos de fungos, epitélio de animais, ácaros presentes na poeira, certas drogas (p. ex., penicilina) e veneno de abelhas ocorrem por meio desse mesmo mecanismo mediado por IgE. Pessoas suscetíveis podem formar IgE alérgeno-específicas para uma ou mais substâncias, incluindo alérgenos alimentares. Sabe-se também que alergias alimentares ocupacionais podem ocorrer se as pessoas tiverem contato pela pele ou por inalação do alimento responsável, em vez de sua ingestão.[14]

Sintomas

Numerosos sintomas podem ser associados às alergias alimentares mediadas por IgE, sintomas estes que variam de leves e desconfortáveis a graves e com risco de vida (Tab. 102.2).[2] Apenas alguns desses sintomas estarão aparentes para cada pessoa alérgica. A natureza e a gravidade dos sintomas dependem de vários fatores, entre eles a pessoa em particular, a quantidade de alimento prejudicial ingerido, os receptores teciduais que foram afetados e o período de tempo decorrido desde a última exposição.

Como mostrado na Tabela 102.2, os sintomas das reações mediadas por IgE podem envolver o trato gastrintestinal, a

Tabela 102.2	**Sintomas associados a alergias alimentares mediadas por imunoglobulina E**
Gastrintestinais	
Náusea	
Vômito	
Diarreia	
Cólica abdominal	
Síndrome da alergia oral	
Cutâneo	
Urticária	
Dermatite ou eczema	
Angioedema	
Prurido	
Respiratórios	
Rinite	
Rinoconjuntivite	
Asma	
Edema laríngeo	
Síndrome de Heiner	
Generalizado	
Choque anafilático	

Para mais informações, ver Sellge G, Bischoff SC. The immunological basis of IgE-mediated reactions. In: Metcalfe DD, Sampson HA, Simon RA, eds. Food Allergy: Adverse Reactions to Foods and Food Additives. 4.ed. Malden, MA: Blackwell Science, 2008: 15-28.

pele ou o trato respiratório. Os sintomas cutâneos e gastrintestinais fazem parte das manifestações mais comuns de alergias alimentares mediadas por IgE. Embora os sintomas respiratórios sejam encontrados com uma frequência muito menor em reações alérgicas a alimentos, pessoas com manifestações respiratórias de alergias alimentares têm maior probabilidade de apresentar reações graves e potencialmente fatais.[15] Há maior probabilidade de se encontrar sintomas respiratórios leves (p. ex., rinite e rinoconjuntivite) em exposições a alérgenos ambientais como pólen ou epitélios de animais, que são espalhados pelo ar e inalados diretamente até o trato respiratório. Embora esses sintomas respiratórios leves sejam na maioria das vezes desconfortáveis, as poucas pessoas que são alérgicas a alimentos e experimentam manifestações respiratórias graves (p. ex., asma e edema de laringe) causadas pela ingestão inadvertida do alimento prejudicial têm maior probabilidade de apresentar risco de vida.[15]

Dentre os inúmeros sintomas envolvidos nas alergias alimentares mediadas por IgE, o choque anafilático é a manifestação mais grave, e pode acometer vários sistemas (p. ex., gastrintestinal, respiratório, cutâneo e cardiovascular) e manifestar vários sintomas. Complicações respiratórias e cardiovasculares associadas a hipotensão grave podem levar ao óbito. Comparativamente, poucas pessoas são suscetíveis a tais reações graves com a ingestão de alimentos. A gravidade de uma reação alérgica depende do grau de sensibilidade do indivíduo e da quantidade de alimento prejudicial ingerido.[2] A ingestão inadvertida de alimentos alergênicos já resultou em óbito.[15-18] O choque anafilático é uma causa comum desses óbitos. Ocorreram mortes causadas com a maioria dos alimentos alergênicos comuns, embora amendoim, nozes e castanhas e crustáceos pareçam estar mais frequentemente relacionados a alergias alimentares graves do que alguns dos outros alimentos alergênicos comuns. A prevalência de reações alérgicas graves a alimentos é um pouco incerta. Embora não haja registro do número de óbitos ocorridos na maioria dos países por alergias alimentares mediadas por IgE acredita-se que cerca de 100 mortes ocorram nos Estados Unidos a cada ano.[2,17]

Embora reações alérgicas graves e potencialmente fatais, como o choque anafilático, sejam sem dúvida o foco de maior preocupação, é importante observar que há maior probabilidade de ocorrência de sintomas leves em vez de graves em casos de alergias alimentares mediadas por IgE. Talvez a forma mais comum e possivelmente a mais leve das alergias alimentares mediadas por IgE seja a chamada síndrome da alergia oral (OAS).[19] Os sintomas da OAS estão limitados à região orofaríngea, e incluem prurido, urticária e angioedema. A OAS está mais frequentemente associada à ingestão de várias frutas, legumes e verduras frescos.[19] A OAS é uma reação mediada por IgE a proteínas específicas presentes em frutas, legumes e verduras frescos.[19] Esses alérgenos de frutas, legumes e verduras são aparentemente bastante suscetíveis à digestão pelas proteases do trato gastrintestinal,[19] dessa forma, as reações sistêmicas a esses alimentos são raramente encontradas. Essas frutas, legumes e verduras também são aparentemente termolábeis,[19] já que as versões processadas pelo calor desses alimentos não estão em geral envolvidas no desencadeamento da OAS. Um alérgeno mais estável chamado proteína de transferência de lipídeos tem sido envolvido em reações alérgicas a certas frutas, e tais reações têm maior probabilidade de serem sistêmicas e graves.[19] As pessoas acometidas pela OAS são inicialmente sensibilizadas por um ou mais tipos de pólen do ambiente, como pólen de bétula e artemísia, que tem reação cruzada com proteínas encontradas em frutas, legumes e verduras frescos.[19] Com a OAS, a sensibilização ao pólen aumenta a probabilidade de sensibilização a alimentos específicos.

Alergias alimentares induzidas por exercício são uma subcategoria das reações de hipersensibilidade imediata a alimentos. Nesses casos, o indivíduo deve realizar exercícios concomitantemente com a ingestão do alimento para que ocorram os sintomas.[20] Elas já foram associadas a inúmeros alimentos, entre eles crustáceos, trigo, aipo e pêssego. Os sintomas das alergias alimentares induzidas por exercício são individuais, variáveis e semelhantes àqueles envolvidos em outras alergias alimentares. Mas também podem ocorrer sem nenhuma história de ingestão de alimentos.[20] O mecanismo dessa doença ainda não é bem compreendido, embora pareça haver envolvimento de anticorpos de IgE.

Fontes

A Food and Agriculture Organization (FAO) estabeleceu que amendoim, soja, peixe, mariscos, leite, ovos, nozes e castanhas, e trigo são os alimentos alergênicos mais comuns no mundo todo.[21] Até 90% de todas as alergias alimentares mediadas por IgE podem ser causadas por esses oito alimentos, ou grupos de alimentos, conhecidos como "grupo dos oito". O grupo dos oito, na verdade, inclui muito mais de oito alimentos, já que vários grupos alimentares estão incluídos. Peixe se refere a todas as espécies de peixe com barbatanas, apesar de algumas espécies de peixe, como bacalhau e salmão, serem mais comumente alergênicas do que outras.[22,23] Camarão, pitu, siri, lagosta e lagostim estão incluídos na categoria dos crustáceos; a maioria das pessoas com alergia a crustáceos é sensível a todos os animais dessa espécie.[24] Pessoas alérgicas a ovos são alérgicas a ovos de todas as espécies de aves.[25] Além disso, tanto a clara quanto a gema contêm alérgenos,[26] embora a clara seja considerada a fração com maior potencial sensibilizante. Pessoas alérgicas a leite são primariamente sensíveis a leite de vaca, mas são também tipicamente reativas a leite de outras espécies, entre elas, cabra e ovelha.[27] As nozes e castanhas comumente alergênicas incluem amêndoas, nozes, nozes-pecãs, castanhas-de-caju, nozes de nogueiras, castanhas-do-brasil, macadâmias, pistache, avelãs (aveleira), pinhões e castanhas.[2] Coco, nozes-de-cola, e nozes de carité, apesar de serem considerados castanhas e nozes, raramente são alergênicos. As reações cruzadas não ocorrem obrigatoriamente com alimentos similares. Embora existam centenas de espécies de leguminosas comestíveis, o amendoim e a soja são responsáveis pela maioria das alergias alimentares relacionadas a leguminosas. Entretanto, vários outros tipos de legumes como lentilha, feijão e grão-de-bico, têm ocasionalmente causado reações alérgicas graves.[28,29]

Embora os oito alimentos e grupos de alimentos alergênicos mais comuns sejam responsáveis por mais de 90% de todas as alergias alimentares mediadas por IgE no mundo todo, há mais de 160 outros alimentos documentados pela literatura médica que já desencadearam alergias alimentares em uma ou mais ocasiões.[30] Qualquer alimento que contenha proteína tem o potencial de provocar sensibilização alérgica de forma menos frequente. Em geral, alimentos que são grandes fontes de proteína e que são consumidos com frequência na dieta apresentam uma maior probabilidade de causar reações alérgicas. Todavia, certos alimentos considerados boas fontes de proteína, como carne de vaca, de porco, frango e peru, raramente são alergênicos.[30]

Embora a lista da FAO contendo os oito alimentos ou grupos de alimentos alergênicos mais comuns seja razoavelmente bem-aceita, vários órgãos reguladores estabeleceram suas próprias listas dos alimentos alergênicos mais comuns (Tab. 102.3). Essas listas são usadas para a regulamentação dos rótulos de alimentos nessas áreas, e refletem o fato de que padrões dietéticos culturais particulares podem afetar a prevalência comparativa de alimentos alergênicos específicos. Por exemplo, as listas no Canadá, na União Europeia e na Austrália/Nova Zelândia incluem sementes de gergelim, um alimento comumente alergênico entre certas culturas asiáticas e do Oriente Médio.[31] Por outro lado, a alergia a sementes de gergelim parece ser comparativamente incomum nos Estados Unidos. Apesar das listas europeias mais antigas incluírem as sementes de gergelim, a mostarda e o aipo (alergênico existente somente na Europa Central, em que o aipo-rábano ou salsão de raiz é um ingrediente alimentício mais comum), o desenvolvimento de uma abordagem científica para a criação destas listas na Europa[32] levou à decisão de acrescentar moluscos e um alimento alergênico emergente, o tremoço,[33] à lista da União Europeia. Os moluscos também estão na lista do Canadá. A mostarda faz parte da lista de alimentos alergênicos comuns na União Europeia, embora a prevalência de alergia à mostarda não esteja ainda bem estabelecida; esse tipo de alergia foi registrado principalmente na França e na Espanha, por razões inexplicáveis.[34] O trigo-sarraceno está incluído na lista dos alimentos alergênicos mais comuns no Japão e Coreia e parece ser um alimento que causa alergias frequentes nesses países, provavelmente pela exposição frequente ao macarrão de lámen.[35]

Alérgenos alimentares

Quase todos os alérgenos presentes em alimentos são proteínas que ocorrem naturalmente.[7] Entretanto, alimentos contêm milhões de proteínas e apenas uma pequena porcentagem delas é conhecida como alergênica. A alergenicidade parece não ser uma propriedade inerente às proteínas, embora todas elas sejam certamente capazes de provocar reações imunológicas sob circunstâncias especiais de exposição. Alguns dos alimentos alergênicos comuns, entre eles amendoim, ovos, leite e soja contêm múltiplos alérgenos.[7] Outros alimentos alergênicos comuns parecem conter um único alérgeno principal, entre eles, bacalhau, camarão e castanha-do-brasil.[7] Os alérgenos principais são em geral definidos como proteínas contra as quais 50% ou mais dos pacientes alérgicos estudados têm IgE específica.[7] Alimentos alérgenos provenientes de plantas tendem a se encaixar em certas categorias funcionais, como algumas proteínas relacionadas à patogênese ou certas classes de proteínas de depósito.[36] Por exemplo, as albuminas 2S, proteínas de depósito ricas em aminoácidos que contêm enxofre, são os principais alérgenos nas castanhas-do-brasil, sementes de gergelim, nozes, sementes de girassol e mostarda.[37] De forma semelhante, vários pan-alérgenos parecem existir em espécies animais alergênicas, como a parvalbumina em peixes[38] e a tropomiosina em crustáceos.[39]

Prevalência

As doenças alérgicas afetam uma porção significativa da população em geral, estimada entre 10 a 25%.[4] A prevalência de alergias alimentares mediadas por IgE nos Estados Unidos pode ser estimada em 3,5 a 4,0% da população total. Essa estimativa é baseada em pesquisas que indicam a prevalência de alergias a camarão em 1,9, amendoim em 0,76%, nozes e castanhas em 0,62% e peixe em 0,4% da população total.[40,41] Alergias alimentares mediadas por IgE são mais comuns entre lactentes e crianças pequenas que entre adultos; a preva-

Tabela 102.3 Alimentos alergênicos prioritários por região

Alimento	Estados Unidos	Canadá	União Europeia	Austrália/Nova Zelândia
Amendoim	X	X	X	X
Castanhas	X	X	X	X
Soja	X	X	X	X
Trigo[a]	X	X	X	X
Leite	X	X	X	X
Ovos	X	X	X	X
Peixe	X	X	X	X
Crustáceos	X	X	X	X
Moluscos		X	X	
Semente de gergelim		X	X	X
Mostarda		X	X	
Aipo			X	
Tremoço			X	

[a]Ou cereais com glúten, inclusive o trigo.

lência em crianças com menos de 3 anos de idade está na faixa de 5 a 8%.[42] Embora as alergias alimentares desenvolvam-se mais frequentemente nos primeiros anos de vida, elas também podem se desenvolver mais tarde. Por exemplo, os crustáceos figuram entre os alimentos alergênicos mais comuns entre adultos,[41] mas essas alergias alimentares em particular raramente são vistas em crianças pequenas, provavelmente pela rara ingestão de crustáceos.

A prevalência de alergias alimentares mediadas por IgE a alimentos específicos foi avaliada primariamente por pesquisas aleatórias por telefone.[40,41] Para certos tipos de alergias alimentares, inclusive reações de hipersensibilidade imediata associadas a sintomatologia intensa, estas pesquisas telefônicas são relativamente precisas. Entretanto, a confirmação clínica dessas estimativas não foi obtida, tornando as estimativas de prevalência incertas.[43] Um grande esforço está sendo concluído na Europa, por meio de um projeto chamado EuroPrevall, a fim de preparar uma estimativa mais confiável de prevalência, baseada na confirmação clínica. Como observado anteriormente, há um consenso geral de que a maioria das alergias alimentares mediadas por IgE é causada pelos oito alimentos ou grupos de alimentos.[21] Essa afirmação é baseada, em primeiro lugar, na prevalência de estudos comparativos conduzidos em clínicas de alergia com grupos de pacientes alérgicos.[44]

Um número menor de estudos tentou determinar a prevalência de alergias alimentares específicas entre a população em geral. A prevalência de reações adversas a alimentos, como foi confirmado pelo teste de provocação alimentar duplo-cego, placebo-controlado (DBPCFC), durante os três primeiros anos de vida, em 480 lactentes nascidos consecutivamente, em uma comunidade do Colorado, foi de 8%.[45] Dessas crianças, suspeitava-se que 25 (5,2%) fossem alérgicas a leite de vaca, mas o DBPCFC confirmou a sensibilidade ao leite de vaca em apenas 11 (2,3%) desses lactentes.[45] Em um estudo prospectivo com 1.749 recém-nascidos de um único hospital na Dinamarca, durante 1985, observou-se que 39 (2,2%) apresentaram reações adversas ao leite de vaca.[46] De modo similar, Jakobsson e Lindberg[47] acompanharam uma coorte de 1.079 recém-nascidos suecos e observaram que 1,9% desenvolveu sensibilidade ao leite de vaca. A taxa de prevalência de 2,8% foi observada em estudos de provocação conduzidos com um grupo de lactentes holandeses.[48] A prevalência total de alergias alimentares em uma coorte de recém-nascidos na Austrália foi estimada em cerca de 8,5%, com 3,2% para ovo, 2,0% para leite, 1,9% para amendoim e 0,42% para semente de gergelim.[49]

Persistência

Muitas crianças pequenas superam suas alergias alimentares na primeira infância, dentro de poucos meses a vários anos após o início da hipersensibilidade.[6,50] Até 80 a 87% das crianças alérgicas a alimentos são capazes de tolerar os alimentos prejudiciais aos 3 anos de idade.[50] As alergias a certos alimentos, como leite de vaca, são superadas mais comumente do que alergias a outros alimentos, como o amendoim.[50] Existem exceções, já que até 20% dos indivíduos alérgicos ao amendoim tornam-se tolerantes,[51] enquanto uma subpopulação das crianças alérgicas ao leite de vaca jamais alcança a tolerância com o tempo.[50] Os mecanismos envolvidos na perda da sensibilidade a alimentos específicos não são conhecidos em detalhes, mas o desenvolvimento de tolerância imunológica está certamente envolvido.[9] A emergência de tolerância foi examinada de perto em crianças com alergia ao leite de vaca e ovo, demonstrando que aquelas que estão destinadas a alcançar a tolerância primeiro são capazes de tolerar esses alimentos na forma assada.[52,53] Hipoteticamente, esses pacientes reagem aos epítopos conformacionais das proteínas do leite e ovo, que têm maior probabilidade de serem rompidos pelas altas temperaturas do cozimento. Em contrapartida, as crianças que não se tornam tolerantes tendem a reagir a sequências lineares de aminoácidos no leite e nos ovos, que não são afetadas pelo processamento alimentar.

Prevenção

A prevenção da sensibilização alérgica e do desenvolvimento de alergias alimentares mediadas por IgE em lactentes requer a identificação precoce dos bebês de alto risco. As alergias alimentares mediadas por IgE têm maior probabilidade de se desenvolverem em lactentes de alto risco, aqueles nascidos de pais com histórico de doenças alérgicas de qualquer tipo (p. ex., pólen, esporos de fungo, epitélios de animais, veneno de abelha e alimentos). Já foram defendidas várias estratégias para a prevenção da sensibilização alérgica em bebês de alto risco, embora não se tenha chegado a um consenso sobre a melhor abordagem. Dentre as estratégias estão a exclusão dos alimentos comumente alergênicos, como leite de vaca, ovos e amendoins, da dieta do bebê, amamentação prolongada, possível uso de fórmulas infantis hipoalergênicas; e a exclusão dos alimentos comumente alergênicos da dieta das mães que estão amamentando.[54,55] Vários estudos mostraram que restrições dietéticas feitas à mãe durante a gestação (com exceção dos alimentos alergênicos comuns, como amendoim) não evitaram o desenvolvimento de alergias alimentares em lactentes,[54,55] o que sugere que a sensibilização não ocorre no útero. No entanto, a abstinência de amendoins durante a gestação foi defendida por alguns médicos.[56] Apesar de a exclusão de alimentos comumente alergênicos do ambientes de bebês de alto risco parecer lógica, esta abordagem não é baseada em evidências clínicas a respeito de sua eficiência. Na verdade, as evidências sugerem que a introdução precoce de amendoim nas dietas de bebês pode reduzir a probabilidade de sensibilidade ao amendoim.[57] Há algumas décadas, o aleitamento materno prolongado vem sendo preconizado para bebês de alto risco. No entanto, as evidências sugerem que, na verdade, a amamentação por períodos prolongados retarda, mas não previne o desenvolvimento de alergias alimentares mediadas por IgE.[58]

Foi observado que, às vezes, lactentes podem ser sensibilizados a alimentos alergênicos por meio da exposição de alérgenos do leite da mãe.[59,60] Aparentemente, certas proteínas de alimentos alergênicos são resistentes à digestão, são absorvidas, pelo menos, em pequenas quantidades pelo intestino delgado e são secretadas no leite materno, causando a sensibilização. Defende-se a abstinência dietética da mãe em relação a certos alimentos alergênicos comuns, como o amendoim durante o período de lactação, pois isso pode evitar a sensibilização por meio do leite materno. Todavia, a eliminação de outros alimentos alergênicos comuns, como leite e ovos, não é recomendada para lactantes, pois esses alimentos são geralmente considerados muito importantes para a nutrição.

Evidências recentes indicam que o uso de probióticos durante a lactação também pode ajudar a minimizar a probabilidade de sensibilização alérgica.[61] Contudo, resultados de ensaios clínicos com probióticos foram inconclusivos e prejudicados pela heterogeneidade do delineamento dos estudos.[62] Em geral, os probióticos parecem ser benéficos,[61] porém o seu uso ainda não é rotineiro na maioria dos países. Fórmulas infantis hipoalergênicas também podem evitar o desenvolvimento de alergias alimentares em lactentes de alto risco,[63,64] embora essas fórmulas sejam mais frequentemente usadas para prevenir reações após ocorrida a sensibilização. O uso, em particular, de fórmulas de proteínas do soro parcialmente hidrolisadas foi defendido nestes casos, pois a hidrólise parcial tem maior probabilidade de evitar a sensibilização do que leite em pó feito com leite integral.[65] O leite em pó formulado com proteínas do soro do leite parcialmente hidrolisadas também é mais palatável para o bebê. Os lactentes de alto risco ainda podem desenvolver alergias alimentares quando os alimentos sólidos são introduzidos na dieta.[58]

Diagnóstico

O diagnóstico de alergias alimentares e doenças relacionadas pode ser abordado de várias maneiras. O autodiagnóstico ou o diagnóstico feito pelos pais é uma prática comum, mas também pouco confiável.[66] Sem assistência médica especializada, as pessoas geralmente identificam alimentos como um fator causal quando ele, na verdade, não é, ou ainda, identificam os alimentos errados ou um excesso de alimentos. O diagnóstico incorreto obviamente leva a dietas de restrição desnecessárias, que podem causar prejuízos nutricionais em algumas circunstâncias. Assim, o estabelecimento de um diagnóstico correto é essencial para o tratamento apropriado da condição.

O primeiro passo é a confirmação do papel de um ou mais alimentos específicos como fatores causais da doença. Uma anamnese cuidadosa levará geralmente a uma lista relativamente curta de alimentos suspeitos, especialmente em casos de hipersensibilidade imediata, na qual o início rápido dos sintomas após a ingestão de alimentos permite a identificação mais fácil do alimento responsável. Se o número de alimentos suspeitos for limitado a um ou a número limitado, e especialmente se os sintomas forem notórios, um diário alimentar deve ser mantido. Esse diário deve relatar todos os alimentos consumidos e quaisquer sintomas que ocorram com a ingestão concomitante desses alimentos. Isso ajudará o médico a determinar se a reação adversa ocorre após a ingestão de certos alimentos em particular.

Uma vez que se suspeite que um alimento em particular provoque a reação adversa, deve-se buscar confirmação. Isso pode ser abordado com a simples eliminação do alimento da dieta para ver se os sintomas desaparecem (particularmente no caso de sintomas que tendem a ser duradouros, como dermatite atópica ou eczema). Se a reação adversa não é especialmente grave, os alimentos podem ser reintroduzidos na dieta para que se determine se os sintomas reaparecerão. No entanto, o procedimento diagnóstico mais confiável é o DBPCFC.[67] O DBPCFC ligará de modo inequívoco a ingestão de alimentos específicos ao desencadeamento de um grupo de sintomas específicos. O DBPCFC não deve ser usado em caso de histórico de anafilaxia com risco de vida a um alimento suspeito, a menos que doses muito baixas do alimento causador sejam administradas no início.[67,68] O DBPCFC é particularmente útil quando o papel de um alimento ou alimentos específico(s) em uma reação é impreciso. Testes de provocação abertos ou simples-cegos podem ser uma alternativa útil em algumas situações.

A confirmação de uma alergia alimentar mediada por IgE requer um esforço diagnóstico adicional. O *prick test* na pele (SPT) ou o teste radioalergoadsorbente (RAST) e imunoensaios similares são os procedimentos mais comuns usados para confirmar a existência de um mecanismo mediado por IgE.[66] O procedimento mais simples é o SPT,[66] que envolve a aplicação de uma pequena quantidade de extrato do alimento na pele, geralmente na face interna do antebraço ou no dorso. O local é perfurado com uma agulha para permitir a penetração do extrato (antígeno). O aparecimento de rubor no local demonstra que a IgE na pele reagiu com alguma proteína no extrato. O exame do soro sanguíneo para anticorpos IgE alérgeno-específicos é um teste *in vitro*, em que o soro é reagido com um alérgeno ligado a alguma matriz sólida. O grau de ligação da IgE alérgeno-específica no soro à fase sólida do alérgeno é avaliada com IgE anti-humana radiomarcada. Embora os resultados do RAST sejam considerados tão confiáveis quanto os do SPT, os primeiros são consideravelmente mais caros. Entretanto, esse deve ser o teste escolhido para pacientes com sensibilidades extremas, já que o SPT pode ser prejudicial a tais pacientes.[69] O método RAST tornou-se altamente padronizado com algumas abordagens, tais como o teste immunoCAP (CAP). Para alguns alimentos, os resultados do RAST em sistemas comerciais específicos foram correlacionados aos resultados do DBPCFC, excluindo a necessidade de se realizar o DBPCFC em todos os casos.[70]

Abordagem

O tratamento ou abordagem de alergias alimentares mediadas por IgE pode ter duas abordagens. As reações alérgicas podem ser tratadas para resolver os sintomas. Entretanto, de preferência, a abstinência de certos alimentos alergênicos prevenirá a ocorrência de reações alérgicas.

Anti-histamínicos são úteis para o tratamento da maioria das reações alérgicas, de leves a moderadas, e agem ao bloquear receptores de histamina nos tecidos.[71] A epinefrina (ou adrenalina) é a droga mais potente com a capacidade de resolver reações anafiláticas graves em muitos casos. Esses pacientes com histórico de reações com risco de morte a alimentos são aconselhados a carregar seringas com epinefrina consigo o tempo todo.[72]

A principal forma de tratamento de alergias alimentares verdadeiras é a adoção de uma dieta específica de abstinência.[73] Após a identificação do(s) alimento(s) prejudicial(is) por meio dos procedimentos diagnósticos mencionados anteriormente, o paciente deve evitar o(s) alimento(s) para evitar reações. Por exemplo, se o paciente é alérgico a amendoim, deve simplesmente evitar esse alimento de todas as maneiras. Muita responsabilidade é dada a essas pessoas que precisam adquirir um conhecimento considerável sobre a composição dos alimentos. Os nutricionistas podem ajudar os clientes a interpretar rótulos de alimentos para detectar ingredientes feitos a partir dos alimentos prejudiciais. A conformidade com essas dietas restritivas é maior se o número de alimentos eliminados for mantido pequeno. Assim, o diagnóstico preciso é um importante passo inicial.

Apenas alguns alimentos hipoalergênicos estão disponíveis para o uso por tais pacientes. No caso de lactentes com alergia a leite de vaca, várias fórmulas alternativas podem ser usadas na alimentação. As fórmulas infantis à base de soja funcionam bem em muitos casos,[74] embora alguns bebês desenvolvam alergia à soja como resultado dessa exposição.[75] As fórmulas de caseína hidrolisada também podem ser usadas com sucesso na maioria dos casos.[76] Essa fórmula é a base da caseína extensivamente hidrolisada. Embora a caseína seja um alérgeno comum do leite de vaca,[7] a hidrólise da caseína até um combinado de peptídeos muito pequenos e aminoácidos elimina a alergenicidade. Ainda assim, foram relatados alguns poucos casos excepcionais de reações alérgicas à caseína hidrolisada.[77,78]

Na elaboração de dietas restritivas, seguras e eficientes, sempre surgem perguntas sobre a necessidade de se evitar ingredientes derivados de fontes comumente alergênicas. Ingredientes derivados de alimentos alergênicos comuns também serão alergênicos caso contenham resíduos de proteína do material original. Óleos comestíveis, proteínas hidrolisadas, lecitina, flavorizantes, gelatina, lactose, amido, molho de soja e ictiocola são exemplos de ingredientes derivados das fontes alergênicas comuns.

Os óleos comestíveis podem ser derivados de fontes alergênicas comuns, como amendoim e soja, ou de outros alimentos alergênicos já descritos, como sementes de girassol ou de gergelim. O processamento dos óleos comestíveis remove virtualmente toda a proteína do material de origem quando é realizada a extração por solvente quente. Óleos refinados, clareados e desodorizados, de amendoim, soja e semente de girassol foram considerados seguros para ingestão por pessoas alérgicas ao material de origem pelos estudos clínicos de provocação.[79] Porém, alguns óleos de outras fontes, como semente de gergelim e nozes e castanhas, podem ser submetidos a menor processamento e conter resíduos alergênicos.[80,81] Os óleos prensados a frio também podem conter resíduos alergênicos.[82]

Hidrolisados de proteína regularmente derivam das fontes alergênicas comuns, como soja, trigo, leite e amendoim. Vários processos hidrolíticos diferentes podem ser usados na sua produção, inclusive hidrólise ácida e hidrólise enzimática. O grau de hidrólise dos produtos de proteína hidrolisada varia de acordo com o uso funcional, fonte e método de hidrólise. Caso as proteínas sejam apenas parcialmente hidrolisadas, é provável que tenham retido a alergenicidade delas.[6] Caso tenham sido amplamente hidrolisadas, elas podem ser seguras para a maioria das pessoas alérgicas ao material de origem.[6] No entanto, como já observado, a caseína hidrolisada de modo extensivo em fórmulas infantis hipoalergênicas pode às vezes desencadear reações alérgicas em lactentes extremamente sensíveis a leite de vaca.[77,78] Todavia, fórmulas à base de produtos de soro de leite parcialmente hidrolisado apresentam probabilidade ainda maior de provocar reações alérgicas em lactentes alérgicos a leite de vaca do que aquelas extensivamente hidrolisadas.[83]

Existem várias fontes comerciais de lecitina, inclusive soja e ovos, embora a soja seja, de longe, a fonte mais comum. A lecitina de soja comercial contém vestígios residuais de proteínas de soja, e contém resíduos de proteína de soja, inclusive proteínas ligadas a IgE.[84,85] No entanto, os níveis de alérgenos da soja presentes na lecitina de soja podem ser insuficientes para provocar reações alérgicas na maioria das pessoas alérgicas à soja, e muitos dos alérgicos à soja não evitam a lecitina.

Embora flavorizantes, especialmente flavorizantes naturais, possam ocasionalmente ser derivados de fontes alergênicas, a maioria das formulações de flavorizantes não contém proteína. Todavia, algumas formulações de flavorizantes contêm componentes derivados de fontes alergênicas.[86] Ocorreram reações alérgicas aos flavorizantes, mas apenas em raras ocasiões.[87,88]

As carnes de vaca e porco são as fontes mais comuns da gelatina usada em alimentos. Essa gelatina, em geral, não é considerada alergênica quando ingerida. Contudo, a gelatina também pode ser derivada do peixe. A gelatina de peixe parece não suscitar reações em indivíduos alérgicos ao peixe.[89-91] O maior alérgeno proveniente do peixe é a parvalbumina, que é encontrada no tecido muscular comestível, enquanto que a gelatina é extraída do colágeno.[7] O colágeno de peixe pode ser um alérgeno para pelo menos algumas das pessoas alérgicas a peixe,[92] embora essa observação não indique necessariamente que gelatina de peixe seja alergênica.

A lactose é derivada do leite de vaca. Comercialmente, a lactose contém proteína advinda de uma fração do soro do leite. Porém, não há relatos bem documentados de reações alérgicas à lactose usada como ingrediente alimentar entre pessoas alérgicas a leite.[93] O amido usado como ingrediente alimentar deriva com maior frequência do milho, que não é uma fonte comum de alergias alimentares.[30] Ocasionalmente, o amido pode derivar do trigo. Não existe evidência de reações alérgicas mediadas por IgE ao amido de trigo,[94] embora se saiba que este contém resíduos de proteínas de trigo.

Dois tipos gerais de molho de soja estão disponíveis no mercado americano. Uma das formas é fermentada naturalmente usando-se trigo e soja como substratos de fermentação. A outra é uma simples combinação de proteína de soja amplamente hidrolisada, sal, corante caramelo e água. O molho de soja fermentado de forma natural apresenta atividade de ligação da IgE muito reduzida, mas ainda presente.[95] O segundo tipo de molho de soja não apresenta atividade de ligação da IgE residual. Embora o molho de soja fermentado de forma natural retenha alguma atividade de ligação da IgE, o risco apresentado a pessoas alérgicas ao trigo e à soja não é comprovado. Não existem casos documentados de reações alérgicas ao molho de soja.[94]

A ictiocola também é um ingrediente à base de colágeno de peixe. Ela é comercialmente usada para remover partículas finas de várias bebidas, como cervejas, ales, vinhos e champanhes. É derivada da bexiga natatória de várias espécies de peixes tropicais. Não há relatos de reações alérgicas à ictiocola.[91] Níveis residuais de ictiocola nas bebidas são prognosticados como extremamente baixos.

Na elaboração de dietas restritivas seguras e eficazes, surgem também dúvidas com frequência sobre o potencial de alergenicidade de alimentos similares. Reações cruzadas ocorrem entre alimentos com relações próximas no caso de alguns grupos alimentares, mas não de outros, o que torna impossível um aconselhamento uniforme neste aspecto em particular. Como observado anteriormente, é conhecida a ocorrência de reações cruzadas entre várias espécies de crustáceos (p. ex., camarão, caranguejo, lagosta e lagostim),[24] diferentes espécies de ovos de aves,[25] e leite de vaca e de cabra.[26] Por outro lado, pacientes alérgicos a uma ou mais espécies de peixe podem, às vezes, consumir outras espécies de peixe sem apresentar reações adversas,[96] embora a parvalbumina pareça ser um pan-alérgeno presente em todas as espécies de peixe.[91] Assim, os padrões da alergia a peixes parecem ser variáveis de pessoa a pessoa,[96] mas o assunto merece mais estudos clínicos. Além disso, algumas pessoas alérgicas a amendoim são alérgicas a outras leguminosas como a soja[97] e o tremoço,[98] mas isso não ocorre com frequência.[99] A hipersensibilidade clínica a um vegetal, como amendoim ou soja, não indica a exclusão de toda essa família da dieta, a menos que as alergias a cada um dos vegetais sejam confirmadas por estudos clínicos de desafio.[99] Recomenda-se cautela aos indivíduos alérgicos ao amendoim que desejem adicionar o tremoço às suas dietas.[98] Entretanto, reações cruzadas não são inevitáveis entre espécies relacionadas. Sabe-se que ocorrem reações cruzadas entre certos tipos de pólen e alimentos, especialmente com a presença de OAS. Alguns exemplos são pólen e melão de tasneira, pólen de artemísia e aipo, pólen de artemísia e avelãs, pólen de bétula e vários outros alimentos, como cenouras, maçãs, avelãs e batatas.[100] Também são conhecidas reações cruzadas entre alergias a látex de borracha natural e certos alimentos, como bananas, castanhas e abacates.[100]

Dose de elicitação mínima (limiar)

Muitas pessoas com alergias alimentares mediadas por IgE são extremamente sensíveis aos alimentos prejudiciais.[101] Esse limiar baixo para os alimentos prejudiciais também complica a elaboração de uma dieta restritiva segura e eficaz. A baixa dose de elicitação resulta da interação de um grupo relativamente pequeno de alérgenos com anticorpos IgE na superfície dos mastócitos e basófilos, que desencadeiam a liberação de grandes quantidades de mediadores biologicamente ativos. Consequentemente, a exposição a uma pequena dose de alérgeno pode elicitar uma reação clinicamente significativa.

Nestas pessoas, ocorrem reações adversas após a exposição a quantidades infinitesimais dos alimentos prejudiciais, que podem surgir por vários erros de processamento ou de preparação.[102] Os erros no processamento de alimentos podem incluir a limpeza inadequada de equipamentos compartilhados, o uso de retrabalho (uma prática comum em certos segmentos da indústria que envolve a incorporação de sobras ou quantidades mal-formuladas de um produto alimentar nas porções subsequentes de produtos relacionados que apresentem formulações idênticas ou relacionadas), e a adição inadvertida de um ingrediente que não deveria estar na formulação.[87,103,104] Contudo, em alimentos embalados, a maioria dos ingredientes alimentares é descrita na lista de ingredientes no rótulo da formulação. Além disso, por precaução, muitos fabricantes de alimentos começaram a adicionar avisos nos rótulos, que incluem termos como "produzido em equipamento compartilhado com amendoim" ou "pode conter amendoim". Esse tipo de rótulo alerta consumidores alérgicos para a possível presença de resíduos prejudiciais de alimentos alergênicos no produto. No entanto, a propagação de rótulos preventivos levou alguns consumidores com alergia alimentar a começarem a ignorar tais indicações.[105]

Os restaurantes e outros locais que servem alimentos geralmente apresentam desafios maiores aos consumidores alérgicos a alimentos. A existência de alimentos sem rótulo em restaurantes ou outros estabelecimentos é um dos maiores desafios à implementação de dietas restritivas eficazes. Já ocorreram muitas reações adversas em tais locais.[15,16] Além disso, podem ocorrer erros na preparação dos alimentos, que incluem o uso compartilhado de utensílios de cozinha ou aqueles usados para servir o prato ou superfícies usadas na preparação, e erros ou substituições nas receitas posteriores.[102]

Por razões práticas, deve-se enfatizar que a pessoa alérgica evite completamente os alimentos prejudiciais. No entanto, existem doses de elicitação mínimas ou limiares, que não farão que pessoas alérgicas apresentem reações adversas. É possível determinar doses limiares para alimentos específicos em pacientes individuais por meio do uso de DBPCFC de baixa dose para o diagnóstico.[106] No caso do amendoim, a modelagem da distribuição de doses limiares em 450 indivíduos alérgicos ao amendoim mostrou que a ED_{10} (a dose prevista para causar uma reação alérgica em 10% da população) foi de 12,3 mg do amendoim inteiro.[68] A faixa de doses limiares individuais foi bastante ampla, variando de 0,4 mg até 10 g do amendoim inteiro.[68] Ainda não existe um consenso sobre os limiares na população em geral, mas o estabelecimento de um consenso para tais limiares pelas autoridades de saúde pública poderia ser usado a fim de limitar o uso excessivo de rotulação preventiva.

Apesar de existir uma quantidade considerável de informação a respeito dos limiares para o amendoim, não há tantos dados a respeito de outros alimentos alergênicos no momento. Pesquisas clínicas iniciais documentaram que as doses mínimas de reação para o leite de vaca e os ovos são semelhantes, na faixa de poucos miligramas, para os indivíduos mais sensíveis, embora exista uma variação individual considerável.[107] Alguns autores preconizam a modelagem da distribuição de doses como uma abordagem transparente e cientificamente substanciada para a estimação segura de doses aos indivíduos alérgicos, usando dados obtidos de estudos desafiadores já existentes.[108] A modelagem de distribuição de doses pode ser abordada mais facilmente se os dados desafiadores forem adquiridos mediante o uso de um protocolo clínico consistente.[106]

Detecção de resíduos de alimentos alergênicos

As alergias alimentares são cada vez mais reconhecidas como fontes de doenças pelas agências reguladoras. Um dos maiores e mais crescentes motivos do recolhimento de alimentos embalados nos Estados Unidos é a presença não declarada de alimentos alergênicos.[109] Ultimamente ocorreram avanços consideráveis na capacidade de se detectar de maneira confiável a presença de resíduos de alimentos alergênicos contaminando outros alimentos.[110,111] Essa capacidade de se detectar a presença não declarada de alérgenos em alimentos forneceu as ferramentas necessárias, para que a indústria alimentícia garantisse que suas práticas de manufatura fossem adequadas para eliminar tais ocorrências, e para que as agências reguladoras, com as ferramentas necessárias, reforçassem a exibição de rótulos nos alimentos embalados. Os testes imunoabsorventes de ligações enzimáticas (ELISA) com limites de detecção bastante baixos, na faixa de partes por milhão (mg/kg), estão disponíveis para detectar resíduos de amendoim, ovos, leite de vaca, amêndoas, glúten (p. ex., trigo, centeio e cevada), nozes, noz-pecã, camarão e avelãs.[112,113]

Efeitos do processamento na alergenicidade

A maioria das operações de processamento de alimentos tem pouco efeito na alergenicidade de muitos deles. As proteínas de alimentos alergênicos tendem a ser bastante estáveis nas condições de processamento de alimentos.[114] É difícil determinar a alergenicidade residual de alimentos processados. A melhor abordagem é empregar estudos clínicos desafiadores em indivíduos alérgicos a fim de documentar a destruição dos alérgenos. Essa abordagem é usada para testar fórmulas infantis hipoalergênicas.[115] O uso de imunoensaios para detectar os resíduos de proteínas alergênicas em alimentos após o processamento pode não ser confiável. Imunoensaios detectam a presença de proteínas solúveis, e o processamento alimentar pode diminuir a solubilidade de suas proteínas, enquanto as proteínas insolúveis podem reter a sua alergenicidade. Além disso, se o imunoensaio e o IgE sérico dos indivíduos alérgicos não forem dirigidos ao mesmo epitopo na proteína, até mesmo alérgenos solúveis podem ser indetectáveis em imunoensaios.

Evidências empíricas indicam que a maioria das proteínas alergênicas dos alimentos são termoestáveis, pois indivíduos com alergia alimentar reagem aos alimentos processados.[114] Existem várias exceções. Por exemplo, os alérgenos em algumas frutas, legumes e verduras são sensíveis ao calor.[116] Além disso, os alérgenos presentes em algumas espécies de peixe podem ser destruídos no processo pelo qual são enlatados, embora outros processos de aquecimento não pareçam afetar esses alérgenos.[117] Além disso, alimentos alérgenos tendem a ser resistentes à proteólise, permitindo que essas proteínas sobrevivam a processos digestórios e cheguem ao intestino em sua forma imunologicamente ativa.[114,118] Assim, alérgenos alimentares podem sobreviver total ou parcialmente aos métodos de hidrólise ácida e enzimática, usados no preparo de hidrolisados de proteína.[114] A dificuldade encontrada em se hidrolisar a caseína de maneira suficiente para a fabricação de fórmulas infantis hipoalergênicas já foi descrita.

Alergenicidade de alimentos produzidos por meio de biotecnologia agrícola

O desenvolvimento de alimentos geneticamente modificados por meio de biotecnologia é uma área que causa preocupação no que diz respeito a alergias alimentares. Os alimentos geneticamente modificados irão conter uma ou várias proteínas novas. Já que a maioria dos alérgenos alimentares são proteínas, existe a possibilidade de se transferir os alérgenos na modificação genética dos alimentos. Contudo, apenas algumas das milhares de proteínas encontradas na natureza são alérgenos. Uma abordagem para a avaliação da potencial alergenicidade dos alimentos geneticamente modificados tem sido desenvolvida.[119,120] Essa estratégia leva em consideração a origem do material genético, a possível homologia da sequência de aminoácidos com alérgenos conhecidos, a reatividade imunológica da(s) nova(s) proteína(s) e a estabilidade da proteína à hidrólise enzimática pela pepsina. A oportunidade de transferência de um alérgeno é maior quando o material genético é obtido por meio de uma fonte alergênica conhecida. Até o momento, foi documentado apenas um caso de transferência de um alérgeno por meio da modificação genética. O desenvolvimento de uma variedade de soja geneticamente modificada, com níveis mais elevados de metionina, foi conseguido com a transferência de uma proteína rica em metionina advinda da castanha-do-brasil, mas essa proteína específica foi subsequentemente identificada como o principal alérgeno da castanha-do-brasil, e o interesse comercial nessa variedade de soja transgênica caiu.[121] As safras geneticamente modificadas comercializadas hoje em dia contêm níveis relativamente baixos de novas proteínas e não apresentam praticamente nenhum risco de desencadear sensibilização ou reações alérgicas.[122]

Reações de hipersensibilidade tardia

Reações de hipersensibilidade tardia estão associadas a sintomas que aparecem de 6 a 24 horas ou mais após a ingestão. Essa reação se desenvolve lentamente, muitas vezes atingindo seu pico em 48 horas ou mais após a ingestão. As respostas inflamatórias associadas a reações de hipersensibilidade tardia também diminuem lentamente. As reações de hipersensibilidade tardia envolvem a estimulação de células sensibilizadas, como linfócitos teciduais e células T, que liberam citocinas e linfocinas, produzindo uma resposta inflamatória localizada.[4] Nas reações de hipersensibilidade tardia induzidas por alimentos, os sintomas estão restritos primariamente ao trato gastrintestinal. Há pouco tempo, várias moléstias gastrintestinais que afetam principalmente lactentes foram identificadas como reações imunomediadas.[4] A IgE pode ter participação em algumas dessas doenças, embora não possa ser considerada o único fator envolvido. As células T e outras células efetoras do sistema imune também podem estar envolvidas. Como proprõe este capítulo, a doença celíaca é discutida como o principal exemplo de reações de hipersensibilidade tardia associadas a alimentos, sendo talvez o exemplo mais estudado, embora o mecanismo dessa doença ainda não tenha sido devidamente esclarecido.

Doença celíaca

A doença celíaca, também conhecida como espru celíaco, espru não tropical e enteropatia sensível ao glúten, é uma síndrome de má-absorção que ocorre em pessoas sensíveis ao consumo de trigo, centeio, cevada ou grãos semelhantes, conforme ilustrado na Tabela 102.4.[5] A doença celíaca serve como um bom exemplo de reações de hipersensibilidade tardia associadas aos alimentos.

Mecanismo

A doença celíaca está associada a uma reação inflamatória localizada e mediada por células no trato intestinal.[5,123] A reação inflamatória resulta na chamada lesão "mucosa careca" no intestino. A reação imunológica mediada por células no intestino é caracterizada pela atrofia das vilosidades aliada à hiperplasia da cripta, infiltração linfoide do epitélio, edema da lâmina própria e redução da função de absorção do epitélio, com aumento da secreção de fluidos e aumento da permeabilidade.[124] O epitélio de absorção do intestino delgado é lesado por esse processo inflamatório. Isso resulta em um número menor de células epiteliais, que têm função importante na digestão e absorção. As enzimas da mucosa necessárias para a digestão e absorção também estão alteradas nas células lesadas. Dessa forma, as células de absorção estão funcionalmente comprometidas. Esse dano da mucosa leva à má-absorção de nutrientes.[6] Parece que uma deficiência no processamento da gliadina pela mucosa em pacientes celíacos provoca a formação de peptídeos tóxicos que contribuem para a resposta imunológica anormal e a posterior reação inflamatória.[125]

Tabela 102.4 Cereais fontes de glúten
Trigo
Centeio
Cevada
Espelta
Kamut
Triticale
Trigo duro ou semolina
Trigo compacto (tipo clube)
Emmer
Einkorn
Farro

Sintomas e sequelas

O processo inflamatório que ocorre na doença celíaca resulta de uma síndrome grave de má-absorção caracterizada por diarreia, distensão abdominal, perda de peso, anemia, dor nos ossos, fadiga crônica, fraqueza, várias deficiências nutricionais, cãibras e, em crianças, déficit de crescimento.[124,126] Embora o risco de morte seja baixo,[127] caso não tratada, a doença celíaca está associada a um desconforto considerável em muitos portadores celíacos. Pessoas que sofrem de doença celíaca por longos períodos também têm risco aumentado de desenvolver linfomas de células T[124,128] Os pacientes celíacos também têm maior probabilidade de apresentar várias outras doenças, especialmente as de origem autoimune, do que outros pacientes.[126] Como, por exemplo, dermatite herpetiforme, doenças da tireoide, doença de Addison, anemia perniciosa, trombocitopenia autoimune, sarcoidose, diabetes melito dependente de insulina, nefropatia por IgA e síndrome de Down.[126]

Fontes

A doença celíaca está associada à ingestão de trigo, centeio, cevada e triticale.[22,129] Embora se acreditasse que a aveia fosse um fator causador de doença celíaca, ela já foi inocentada.[130] Contudo, a aveia está muitas vezes contaminada com trigo no comércio, sendo necessária cautela quanto à ingestão de aveia por portadores de doença celíaca.[6] Acredita-se que espelta, *kamut*, *einkorn*, *emmer* e trigo compacto (tipo clube), que são basicamente variedades de trigo, também provoquem doença celíaca em pessoas suscetíveis.[6] O triticale, um cruzamento entre o trigo e o centeio, também deve ser evitado.

Fator causal

As frações de prolamina do trigo, centeio e cevada estão implicadas na causa da doença celíaca. Por essa fração de prolamina ser conhecida como glúten, às vezes refere-se à doença celíaca como enteropatia sensível ao glúten. No trigo, a gliadina ou fração solúvel em álcool é o componente da fração de glúten que está envolvido no desencadeamento da doença celíaca, apesar da glutenina, ou fração insolúvel em álcool, também estar provavelmente envolvida.[125,131] Por serem as prolaminas as principais proteínas de armazenamento nesses grãos, todas as variedades de trigo, centeio e cevada são consideradas nocivas aos portadores de doença celíaca.

Prevalência e persistência

A prevalência da doença celíaca continua sendo objeto de intensos estudos. Seu diagnóstico pode ser difícil em muitas ocasiões. A doença celíaca parece estar latente ou subclínica em algumas pessoas, com sintomas que só se apresentam ocasionalmente.[132,133] Sua prevalência parece ser mais alta em algumas populações europeias e da Austrália,[126,134] embora tal prevalência possa estar relacionada à investigação diagnóstica mais abrangente nesses países. A doença celíaca pode ocorrer em até uma de cada 250 pessoas em alguns grupos europeus.[126] Nos Estados Unidos, a prevalência da doença celíaca é muitas vezes reconhecida como muito mais baixa. Contudo, o diagnóstico mais preciso levou a uma estimativa mais alta de sua prevalência nos Estados Unidos, uma em cada 133 pessoas,[135] embora muitas delas apresentem doença celíaca latente. É observada uma variabilidade considerável na prevalência da doença celíaca em várias populações europeias.[126,134,136] A doença celíaca é uma patologia que acompanha o paciente por toda a vida. Embora possa ocorrer de forma latente em algumas pessoas afetadas, não parece ocorrer tolerância oral às proteínas do glúten.

Dose de elicitação mínima e tratamento

Como as alergias alimentares mediadas por IgE, a doença celíaca é tratada com a adoção de uma dieta restritiva.[137] Os portadores de doença celíaca tentam evitar todas as fontes de trigo, centeio, cevada e grãos semelhantes, além de uma grande variedade de ingredientes alimentares comuns derivados desses grãos.[137] A necessidade de evitar ingredientes que não contenham proteína dos grãos envolvidos é, de certa forma, controversa, mas muito praticada.[6] A maioria dessas pessoas também evita aveia, o que é aconselhável, levando-se em consideração a contaminação frequente da aveia com trigo nas fazendas, equipamentos de colheita e instalações de armazenamento que têm contato com ambos os grãos.[6] Os alimentos sem glúten estão disponíveis comercialmente. O que define um alimento como sendo "sem glúten" na maioria dos países é que ele apresente uma taxa de glúten inferior a 20 ppm. Nos Estados Unidos, não há uma definição para "sem glúten", mas um limite de 20 ppm está sendo considerado. A dose de elicitação mínima para trigo, centeio, cevada e grãos semelhantes entre os portadores de doença celíaca é desconhecida. Muitos portadores de doença celíaca vão a extremos para evitar todas as fontes de trigo, centeio, cevada e triticale. Embora isso não tenha sido provado de forma conclusiva, alguns estudos isolados concluíram que níveis de 10 mg/dia de gliadina são bem tolerados pela maioria dos pacientes com doença celíaca.[138]

Detecção

Um teste imunoabsorvente de ligação enzimática (ELISA) foi desenvolvido para a detecção de glúten e de proteínas relacionadas derivadas do trigo, centeio e cevada.[139] Os kits de ELISA presentes no mercado atualmente permitem a detecção de níveis de glúten de 5 ppm ou mais. Tais testes são usados para assegurar que produtos livres de glúten sejam rotulados de maneira apropriada.

Intolerâncias alimentares

Como observado anteriormente, intolerâncias alimentares são a outra principal categoria de reações adversas associadas a alimentos que afetam apenas certas pessoas na população. Intolerâncias alimentares incluem todas aquelas reações adversas individuais a alimentos, nas quais o sistema imune não esteja diretamente envolvido na patogênese da doença. As principais categorias incluem reações anafilactoides, distúrbios no metabolismo de alimentos e reações idiossincráticas. As reações anafilactoides estão associadas à liberação de histamina e de outros mediadores da reação alérgica pelos mastócitos, sem a mediação de IgE.[6] Alguns alimentos podem conter substâncias que desestabilizam as membranas dos mastócitos, causando a liberação espontânea de histamina. Contudo, tais substâncias nunca foram identificadas em alimentos, então a existência dessa categoria particular de intolerância a alimentos continua sendo controversa.

Distúrbios no metabolismo de alimentos resultam de uma deficiência genética hereditária na capacidade de metabolizar um componente alimentar ou da sensibilidade genética hereditária a componentes alimentares que estão ligados a processos metabólicos importantes. Os principais exemplos de distúrbios no metabolismo de alimentos são a intolerância à lactose e o favismo. A intolerância à lactose resulta da deficiência hereditária da enzima β-galactosidase na mucosa intestinal.[140] No favismo, a deficiência hereditária da enzima glicose-6-fosfato desidrogenase (G6PD) nos eritrócitos resulta em uma sensibilidade aumentada a vários compostos oxidantes encontrados na natureza e presentes na fava.[141]

As reações idiossincráticas são reações adversas a alimentos que ocorrem por meio de mecanismos desconhecidos.[6] Obviamente, uma grande gama de mecanismos pode, em tese, estar envolvida nessas reações idiossincráticas, e uma grande variedade de sintomas pode ocorrer. No entanto, o papel dos alimentos em muitas dessas reações ainda não está bem estabelecido. A asma induzida por sulfito é discutida como um exemplo, já que a relação de causa e efeito está bem estabelecida neste caso.

Intolerância à lactose

A intolerância à lactose é um distúrbio no metabolismo de alimentos associado à deficiência da enzima β-galactosidase ou lactase na mucosa intestinal.[140] Em consequência disso, a lactose, o principal açúcar do leite e derivados, não pode ser metabolizada em seus monossacarídeos componentes, galactose e glicose. Ao contrário dos monossacarídeos, a lactose não digerida não pode ser absorvida pela mucosa do intestino delgado. A lactose não digerida passa assim para o cólon, onde é metabolizada em CO_2, H_2 e H_2O pelas bactérias lá presentes. Os sintomas característicos da intolerância à lactose são distensão abdominal, flatulência, cólica abdominal e diarreia espumosa.[6,140]

Fontes, propriedades e ocorrência em alimentos

A lactose é o principal açúcar presente no leite e seus derivados. Ela é um dissacarídeo, a 4'-(β-D-galactopiranosídeo)-D-glicopiranose. Esse dissacarídeo é bastante singular e encontrado exclusivamente no leite e derivados, incluindo leite, sorvete, queijo cottage e iogurte. As variedades de queijos mais duros contêm apenas pequenas quantidades de lactose. O tratamento habitual para essa intolerância é a abstinência de produtos que contenham lactose. As pessoas com intolerância à lactose parecem tolerar melhor iogurte e leite acidófilo do que outros produtos lácteos, embora esses produtos contenham quantidades consideráveis de lactose.[142,143] Ao que parece, esses produtos fermentados têm atividade inerente de lactase, que é parcialmente capaz de sobreviver aos processos digestivos e auxiliar no metabolismo da lactose no intestino delgado.[140]

Prevalência

A intolerância à lactose afeta um grande número de pessoas no mundo todo. Ocorre com uma frequência maior entre negros norte-americanos, índios norte-americanos, hispânicos, asiáticos, judeus e árabes, afetando cerca de 60 a 90% das pessoas nos grupos citados.[144] A prevalência entre norte-americanos não hispânicos brancos é de cerca de 6 a 12%.[145] Os níveis de β-galactosidase são altos em quase todos os bebês ao nascimento.[140] No entanto, após a infância, as pessoas dos grupos étnicos citados anteriormente perdem 90% da atividade intestinal da β-galactosidase.[146,147] Esse padrão normal de perda da atividade da β-galactosidase é transmitido por um gene recessivo e deve ser considerado um evento fisiológico normal.[140] Os níveis de β-galactosidase encontrados em lactentes persistem até a vida adulta em algumas poucas populações, como as populações brancas, presumivelmente por adaptação ao amplo uso histórico de produtos lácteos nessas culturas.[140] A persistência da β-galactosidase é herdada como uma característica autossômica dominante.[148] Embora a intolerância à lactose genuína afete muitas pessoas em todo o mundo, 15 a 30% das pessoas que se autodiagnosticaram intolerantes à lactose, nos Estados Unidos, apresentam níveis satisfatórios de β-galactosidase e, assim, não devem apresentar os sintomas de intolerância à lactose na ingestão de produtos lácteos.[149]

Dose de elicitação mínima e tratamento

Ao contrário das alergias alimentares mediadas por IgE, pessoas intolerantes à lactose podem tolerar uma certa quantidade de lactose em suas dietas.[2] Na maioria das pessoas intolerantes à lactose, os sintomas após o consumo de 12 g de lactose, uma quantidade equivalente a 1 xícara de leite, são mínimos.[149] A frequência e a gravidade dos sintomas aumentam quando a dose de lactose excede 12 g.[148,150] Essas pessoas apresentam alguma variabilidade em sua tolerância individual à lactose.[140] A lactose ingerida em uma refeição contendo grandes quantidades de sólidos ou gordura é mais bem tolerada que uma quantidade similar de lactose em leite líquido,[140] e a lactose no iogurte e leite acidófilo é mais bem tolerada do que a lactose de outros laticínios.[142,143] A maioria dos adultos consome menos de 25 g/dia de lactose, enquanto bebês geralmente consomem mais de 50 g/dia.[140]

A intolerância à lactose não é uma doença grave. Os sintomas limitam-se ao trato gastrintestinal e geralmente são bem leves.[6] A gravidade dos sintomas pode variar de pessoa a pessoa, dependendo da atividade da β-galactosidase, período de trânsito gastrintestinal, carga de lactose e fermentação no cólon.[140,147] Os sintomas de intolerância à lactose podem ser evitados com a adoção de uma dieta com abstinência de produtos lácteos.[6] Contudo, pelo fato de os laticínios fornecerem 75% da ingestão de cálcio das dietas norte-americanas, a adoção de uma dieta de abstinência de produtos lácteos desde a infância pode aumentar o risco de se desenvolver osteoporose após a menopausa.[140] O surgimento no mercado nos últimos anos de produtos lácteos feitos com lactose hidrolisada permite outros meios para que pessoas intolerantes à lactose controlem o aparecimento de reações. Embora a intolerância à lactose possa afetar um grande número de pessoas, os sintomas são geralmente muito mais leves, e a tolerância à lactose na dieta concorre para um menor número de problemas na adoção de uma dieta restritiva segura e eficaz.

Favismo

O favismo resulta de uma intolerância ao consumo de favas ou da inalação do pólen da planta *Vicia faba*. As pessoas sensíveis desenvolvem anemia hemolítica aguda com a exposição.[141] Os sintomas característicos de favismo incluem palidez, fadiga, dispneia, náusea, dor abdominal e/ou nas costas, febre e calafrios. Raramente irão ocorrer hemoglobinúria, icterícia e insuficiência renal. O período de início dos sintomas é bem rápido, geralmente ocorre de 5 a 24 horas após a ingestão. A recuperação é rápida e espontânea, caso não haja exposição posterior. O favismo ocorre com maior frequência em áreas onde a planta é cultivada e a safra é colhida e vendida em mercados locais. O favismo tem maior prevalência quando a planta *Vicia faba* está florescendo, o que aumenta os níveis de pólen dispersos no ar, e também quando as favas estão disponíveis no mercado.

Pessoas suscetíveis ao favismo herdaram deficiência de G6PD eritrocitária.[140] A G6PD é uma enzima fundamental para os eritrócitos, sendo essencial para a manutenção de níveis adequados das formas reduzidas de glutationa (GSH) e nicotinamida adenina dinucleotídeo fosfato (NADPH), que previnem danos oxidativos às células. Desse modo, eritrócitos de pessoas com deficiência de G6PD são mais suscetíveis a danos oxidativos. As favas contêm vários oxidantes encontrados na natureza, entre eles vicina e convicina, que são capazes de lesar os eritrócitos de pessoas com deficiência de G6PD. A deficiência de G6PD é o defeito enzimático mais comumente herdado por seres humanos no mundo todo, afetando 100 milhões de pessoas.[140] Ela ocorre com maior frequência entre comunidades de judeus sefarditas em Israel, sardenhos, greco-cipriotas, negros norte-americanos e certas populações africanas. Tal deficiência quase não existe em nações do norte europeu, índios norte-americanos e esquimós. O favismo ocorre principalmente na Região Mediterrânea, no Oriente Médio, na China e na Bulgária, onde o traço genético é bastante prevalente e as favas são consumidas com frequência. O diagnóstico da deficiência de G6PD é feito por meio de um teste da atividade enzimática da G6PD em eritrócitos isolados. Está claro que pessoas suscetíveis podem prevenir o favismo, evitando a ingestão de favas e/ou a inalação do pólen da planta.

Asma induzida por sulfito

A sensibilidade a sulfito é uma reação idiossincrática com mecanismo indefinido associada à ingestão de sulfito proveniente de alimentos ou medicamentos.[151] Embora existam relatos isolados de outras manifestações de sensibilidade a sulfito, inclusive de anafilaxia,[151,152] a asma é o único sintoma que foi claramente relacionado à ingestão de sulfito em vários indivíduos como resultado de estudos clínicos de provocação cuidadosamente controlados.[151,153]

Fontes, propriedades e ocorrência em alimentos

Os sulfitos são usados em aditivos alimentares em uma grande variedade de alimentos.[154] Existem em várias formas: dióxido de enxofre, metabissulfito de sódio, metabissulfito de potássio, bissulfito de sódio e de potássio e sulfito de sódio, embora todos esses ingredientes tenham propriedades químicas similares nos alimentos, dependendo do pH.[154] Os sulfitos também podem ocorrer naturalmente em alimentos, especialmente em alimentos fermentados, como resultado de sua formação por leveduras.[154] Os níveis residuais de sulfitos nos alimentos variam de menos de 10 ppm em muitos produtos alimentares até mais de 2.000 ppm em certas frutas secas.[154] Os níveis de sulfitos que ocorrem naturalmente são tipicamente bastante baixos. Os sulfitos são adicionados a alimentos por várias razões, entre elas o controle do escurecimento enzimático e não enzimático (p. ex., de batatas), a prevenção de crescimento indesejado de bactérias (p. ex., trituração úmida do milho e na produção de vinhos), o condicionamento das massas (p. ex., alguns produtos de massa congelados), prevenção da oxidação e clareamento de determinados produtos (p. ex., cerejas ao marasquino e canjica). Quando adicionado aos alimentos, o destino dos sulfitos é complexo.[154] Em alimentos ácidos, os sulfitos podem ser liberados dos alimentos para a atmosfera como gás SO_2. Os sulfitos podem também reagir com vários componentes alimentares, entre eles, carboidratos, proteínas e outros. Essas reações podem ser tanto reversíveis como irreversíveis, dependendo de sua natureza. Muito pouco do sulfito não ligado permanece na maioria dos alimentos sulfitados, com poucas exceções, como a alface.[155]

Prevalência e gravidade

Embora a asma seja o sintoma mais proeminente envolvido na sensibilidade ao sulfito, apenas alguns pacientes com asma apresentam essa sensibilidade.[156] Estudos de provocação indicam que pacientes com asma grave ou dependente de esteroides, aproximadamente 20% da população total de asmáticos, têm risco maior, embora apenas 5% desses pacientes com asma grave sejam sensíveis ao sulfito.[156] Extrapolações dos resultados desses estudos de provocação indicam que talvez existam 150.000 pacientes com asma sensíveis ao sulfito na população norte-americana. Apesar do pequeno número de indivíduos de risco na população, os sulfitos podem causar graves reações em pessoas sensíveis. O desencadeamento da asma pode gerar risco à vida em algumas situações. Ocorreram óbitos pela ingestão de sulfitos por pacientes com asma sensível ao sulfito.[151,157] A anafilaxia parece ser outra manifestação rara, mas grave, da sensibilidade ao sulfito.[152] Contudo, foram descritos apenas poucos casos na literatura médica.

Tratamento

Os pacientes com asma sensível ao sulfito devem evitar a ingestão de sulfitos em suas dietas.[154] Felizmente, a presença de sulfitos tem de ser declarada nos rótulos dos alimentos industrializados quando os níveis residuais excederem 10 ppm.[2] Além disso, o uso de sulfito foi banido de muitos produtos alimentícios frescos, como a alface, na qual os níveis residuais altos estavam associados ao desencadeamento de reações particularmente graves.[158] Contudo, os pacientes com asma sensíveis ao sulfito podem tolerar a ingestão de pequenas quantidades de sulfito.[153,156] Os resultados de provocação apoiam a hipótese de que pacientes com asma sensíveis ao sulfito são mais tolerantes ao sulfito em alimentos do que ao sulfito inorgânico em cápsulas ou outros veículos comuns dos testes de provocação.[151,158] Aparentemente, a reação dos sulfitos com componentes alimentares remove um pouco do sulfito desses alimentos, reduzindo a capacidade de desencadear reações asmáticas em pessoas sensíveis.[158] A tolerância a alimentos sulfitados parece variar com a natureza dos alimentos, o que sugere que a forma ligada do sulfito é provavelmente uma questão importante.[158] Pela liberação de vapor SO_2, pacientes com asma sensíveis ao sulfito podem ser mais sensíveis a bebidas aciduladas do que a outras formas de sulfito em alimentos.[158,159] Os pacientes com asma sensíveis ao sulfito também parecem ser mais sensíveis a resíduos de sulfitos, não ligados, em alimentos, como a alface,[158] do que a alimentos sulfitados que contenham sulfitos ligados, como camarão e batatas.[158] Os pacientes com asma sensíveis a sulfito podem tolerar um pouco de sulfito em suas dietas, mas os limiares são baixos em algumas pessoas.

Intoxicações semelhantes a alergias (intoxicação por histamina)

A intoxicação por histamina é a intoxicação semelhante à alergia mais comumente encontrada.[3] Surtos de intoxicação por histamina são frequentemente chamados de intoxicação por peixe escombroide, e ocorrem com alguma frequência nos Estados Unidos, na Europa, no Japão e em outros países.

Sintomas e características

Como observado anteriormente, a histamina é um dos principais mediadores liberados pelos mastócitos em alergias alimentares mediadas por IgE. Assim, sintomas similares ocorrem na intoxicação por histamina e em alergias alimentares mediadas por IgE. Nessas alergias, os sintomas podem ser variáveis e não são particularmente definidos, embora a doença seja em geral bem leve.[160] Sintomas gastrintestinais, como náusea, vômito, diarreia e cólicas abdominais, são comuns. Frequentemente ocorrem na boca formigamento, coceira e sensação de queimação. Os sintomas cutâneos incluem eritema, urticária e angioedema, e também podem surgir outras erupções cutâneas com coceira. Hipotensão é uma manifestação comum.

Outros sintomas comuns incluem dor de cabeça e palpitações. Em um estudo de uma série de surtos no Reino Unido, os sintomas mais comuns foram erupções cutâneas, diarreia, rubor e sudorese, e dor de cabeça.[161] Tais sintomas não são particularmente definidos, o que leva ao frequente diagnóstico errado de intoxicação por histamina. Embora a intoxicação por histamina seja geralmente leve, complicações cardíacas e respiratórias graves podem ocorrer em raras ocasiões.[3,162]

Os sintomas de intoxicação por histamina aparecem tipicamente entre poucos minutos e algumas horas após a ingestão dos alimentos prejudiciais.[3] A intoxicação por histamina é uma doença autolimitada, e os sintomas geralmente desaparecem dentro de poucas horas, mesmo sem tratamento. No entanto, quando não tratados, os sintomas podem persistir por até 24 a 48 horas.[3] A dose de exposição e/ou suscetibilidade da pessoa afetada pode interferir na duração dos sintomas. O tratamento efetivo (ver adiante) leva à pronta resolução dos sintomas.

Diagnóstico e tratamento

O diagnóstico da intoxicação por histamina é, muitas vezes, associado à ingestão de um ou mais alimentos comumente implicados com o aparecimento rápido de sintomas típicos da intoxicação por histamina.[3] Uma resposta favorável do paciente a anti-histamínicos fortalece esse diagnóstico.[3] O diagnóstico de intoxicação por histamina pode ser confirmado apenas pela análise de alimentos suspeitos, com a detecção de níveis anormalmente altos de histamina.[3] As amostras dos alimentos suspeitos devem ser procuradas imediatamente sempre que se suspeitar de intoxicação por histamina. O procedimento aceito para a análise de histamina nos alimentos suspeitos envolve extração, limpeza e análise fluorométrica.[163] Nos casos em que amostras do alimento não estejam disponíveis, o vômito e/ou conteúdo estomacal podem ser analisados em busca de histamina, mas dados dos níveis basais de histamina nesses materiais não estão prontamente disponíveis.[3]

Em razão da semelhança nos sintomas e dos efeitos benéficos dos anti-histamínicos, a intoxicação por histamina é, muitas vezes, erroneamente diagnosticada como reação alérgica a alimentos. Entretanto, a intoxicação por histamina pode ser rapidamente diferenciada de alergias alimentares mediadas por IgE.[3] Na intoxicação por histamina, o paciente normalmente não possui histórico anterior de reações alérgicas implicado aos alimentos. Por outro lado, o paciente tem claro conhecimento de alergias alimentares mediadas por IgE existentes. Além disso, os SPT realizados com extratos comerciais dos alimentos serão negativos se não houver alergias mediadas por IgE no paciente. Contudo, se um extrato é feito a partir do alimento suspeito vigente, o SPT pode ser positivo por causa da presença de histamina no extrato.[3] Em muitas situações, a presença de sintomas em pessoas que compartilharam a mesma refeição oferece outra pista. Com a intoxicação por histamina, as taxas de ataque em surtos em grupo são geralmente de 50 a 100%, enquanto, nas alergias alimentares mediadas por IgE, parece raro encontrar duas pessoas que compartilharam a mesma refeição e apresentaram a mesma alergia alimentar. Por fim, a intoxicação por histamina pode ser diferenciada de alergias alimentares mediadas por IgE por meio da análise dos alimentos suspeitos e pela detecção dos níveis de histamina anormalmente altos.

Anti-histamínicos são o tratamento mais eficaz na intoxicação por histamina. Tanto os antagonistas H_1 quanto H_2 são eficazes.[164,165] Mesmo sem tratamento, os sintomas de intoxicação por histamina irão geralmente desaparecer dentro de poucas horas.[3]

Fontes e formação

A causa mais comum de intoxicação por histamina é a ingestão de certos tipos de peixes deteriorados.[3] Essa doença é, algumas vezes, chamada de intoxicação por peixe escombroide por sua frequente associação aos peixes das famílias *Scomberesocidae* e *Scombridae*, como atum, peixe-serra, cavalinha e bonito. Entretanto, essa denominação é de certa forma errônea, pois certos tipos de peixe não escombroides também estão comumente envolvidos, entre eles: dourado; enchovas; carapaus; sardinhas; olho-de-boi; anchovas; e arenque. Nos Estados Unidos, o dourado tornou-se um dos alimentos mais frequentemente prejudiciais em casos de intoxicação por histamina.[3] Essas espécies de peixe não desencadeiam intoxicação por histamina, a menos que contenham níveis elevados de histamina; a Food and Drug Administration (FDA) considera que a quantidade de 50 mg de histamina por 100 g de peixe é nociva no atum, com base em pesquisa de inúmeros surtos.[166]

Surtos de intoxicação por histamina com queijo ocorrem com uma frequência muito menor do que episódios envolvendo peixes.[3] O queijo suíço está envolvido em vários episódios de intoxicação por histamina nos Estados Unidos.[3,167] Em geral, os conteúdos de histamina nos queijos são bem baixos. A formação de histamina pode ser uma das causas de intolerância ao vinho,[168] embora poucos estudos clínicos tenham sido conduzidos para confirmar essa possibilidade. Em um estudo de provocação com 125 mL de vinho tinto contendo 50 μg de histamina, 22 dos 28 pacientes experimentaram um aumento significativo da histamina no plasma dentro de 30 minutos, além de alguns sintomas consistentes relacionados à intoxicação por histamina.[168]

A formação de histamina em alimentos está associada ao crescimento de bactérias que possuem a enzima histidina decarboxilase, que é capaz de converter o aminoácido histidina em histamina. Poucas espécies de bactérias são capazes da formação prolífica de histamina necessária para o desenvolvimento de níveis nocivos em produtos alimentícios. No peixe, *Morganella morganii* e *Klebsiella pneumoniae* são duas espécies com tais capacidades.[3,169] Quando peixes, como o atum, contendo altos níveis de histidina livre em seus tecidos comestíveis, estão contaminados com tais bactérias produtoras de histamina (e a maioria não está), as bactérias podem converter grandes quantidades de histidina em histamina em um período relativamente curto de tempo se o peixe for mantido em altas temperaturas. O peixe não necessariamente aparentará estar estragado, embora contenha níveis nocivos de histamina. No queijo, é provável que certas espécies de lactobacilos sejam responsáveis pela formação de histamina. A formação de histamina é uma característica incomum entre lactobacilos.[3] Vários fatores podem contribuir para a formação de histamina no queijo, entre eles temperaturas de maturação mais altas, proteólise excessiva, pH alto e concentrações baixas de sal.[170] O processo de fabricação de queijo suíço, em especial, provoca a formação de histamina, sendo que os níveis de histamina no queijo suíço parecem depender primariamente do número de bactérias produtoras de histamina no leite cru usado como matéria-prima.[170]

Toxicologia

A histamina é muito menos potente quando administrada por via oral do que quando é liberada ou administrada por via intravenosa.[171] Os seres humanos podem tolerar níveis de miligramas de histamina administrada de maneira oral sem efeitos inesperados.[172] A ausência de toxicidade de histamina administrada por via oral não é particularmente surpreendente, pois seres humanos possuem várias enzimas na mucosa intestinal, diamina oxidase e histamina-N-metil-transferase, que são capazes de metabolizar histamina.[171]

Na verdade, o papel da histamina na intoxicação por peixe escombroide tem sido questionado.[173,174] Não foi observada uma correlação entre a dose de histamina e a probabilidade de uma reação adversa quando seres humanos consumiram amostras de cavalinhas relacionadas a episódios de intoxicação por peixe escombroide.[173,174] Entretanto, o anti-histamínico clorfeniramina eliminou os efeitos adversos observados em algumas pessoas com amostras específicas de cavalinhas estragadas.[174] Assim, Ijomah et al.[174] postularam que o peixe estragado contém uma substância ainda não identificada que induz a liberação de histamina endógena pelos mastócitos, e que a intoxicação por peixe escombroide resulta da liberação endógena de histamina, em vez da ingestão de histamina exógena. Dessa forma, a intoxicação por histamina poderia ser uma possível reação anafilactoide, como descrito anteriormente. Por outro lado, Morrow et al.[175] afirmaram que a histamina exógena foi o provável agente causador na intoxicação por peixe escombroide, pois os altos níveis de histamina e de um de seus metabólitos, a N-metil-histamina, foram encontrados na urina de três pessoas que sofreram intoxicação por peixe escombroide com a ingestão de marlim. Eles não conseguiram encontrar níveis urinários elevados do metabólito da prostaglandina D_2, o 9α,11β-dihidróxi-15-oxo-2,3,18,19-tetranorprost-5-ene-1,20-ácido dioico, o que sugere que a degranulação dos mastócitos não ocorreu.[175] É preferível o uso de triptase como medidor da degranulação de mastócitos, mas pelo que se sabe, o seu uso nunca foi tentado.

É provável que ocorra alguma variabilidade individual na suscetibilidade à intoxicação por histamina.[3] Foi observada uma variabilidade considerável na suscetibilidade individual à ingestão de filés de cavalinha, que foram implicados em um surto de intoxicação por peixe escombroide.[173] Algumas pessoas provavelmente têm comprometida a sua capacidade de eliminar a toxicidade da histamina e excretá-la.[3] Várias drogas, entre elas a isoniazida, podem inibir a detoxificação da histamina e, com isso, podem provavelmente potencializar sua toxicidade. A isoniazida tem sido implicada como fator auxiliar em vários surtos de intoxicação por histamina.[176,177] Por outro lado, as pessoas que tomam anti-histamínicos por várias razões podem ter um certo grau de proteção aos efeitos da histamina.[3]

Medidas preventivas

Embora o papel da histamina exógena permaneça ainda controverso, a maior parte das evidências científicas sugere que a histamina desempenha um papel central na intoxicação por peixe escombroide. A chave para a prevenção da intoxicação por histamina é prevenção da deterioração e da formação de histamina.[3] Embora esforços tenham sido direcionados para a prevenção da formação de histamina, o fator liberador de histamina, caso presente, deve também ser formado durante a deterioração, já que peixe recém-pescado e/ou submetido a refrigeração ou congelamento adequados não provoca doenças.[3] A manutenção do peixe em temperaturas abaixo de 5°C após a pesca previne a formação de histamina.[171] A maioria das bactérias formadoras de histamina em peixes são bactérias entéricas, então o manuseio do peixe por seres humanos após a pesca parece ser a fonte da contaminação. No queijo, a formação de histamina pode ser controlada com a redução do número de bactérias formadoras de histamina no leite cru.[170] Dessa forma, o risco deve ser bem reduzido em qualquer queijo feito com leite pasteurizado.[3]

Considerações finais

As alergias alimentares e outras reações adversas individuais a alimentos afetam apenas uma pequena porcentagem da população. Todavia, as reações podem ser bem graves e até apresentar risco de vida em alguns casos de alergias alimentares mediadas por IgE e na asma induzida por sulfito. A estratégia primária para tratamento dessas doenças é a abstinência dos alimentos ou ingredientes alimentares prejudiciais. Entretanto, a abstinência de um alimento específico pode ser uma tarefa diária exaustiva e com poucas chances de sucesso.

As alergias alimentares mediadas por IgE são bem compreendidas e relativamente fáceis de diagnosticar. O tratamento pode ser relativamente difícil. A prevalência de alergias alimentares mediadas por IgE parece estar aumentando nos Estados Unidos, e a conscientização das consequências das alergias alimentares mediadas por IgE está aumentando ao redor do mundo. Nos últimos anos, foram obtidos muitos avanços nas pesquisas de identificação e caracterização das proteínas alergênicas em alimentos, nos métodos para a detecção dos resíduos alergênicos em alimentos e nas práticas da indústria alimentícia para controle de resíduos alergênicos. No entanto, alguns problemas permanecem não resolvidos, como o claro estabelecimento de doses de elicitação mínima que permitem o desenvolvimento de diretrizes reguladoras eficazes e seguras; a alergenicidade de ingredientes alimentares derivados de fontes alergênicas; a previsão de alergenicidade a novas proteínas contidas em alimentos geneticamente modificados; métodos para prevenção de sensibilização alérgica em lactentes; e melhores modalidades de tratamento para portadores de alergias alimentares.

O papel das reações de hipersensibilidade tardia é bem menos claro. Decerto, a doença celíaca pode ser muito mais comum do que se acreditava anteriormente. Além disso, graves consequências, como uma maior prevalência de linfoma, podem estar associadas à doença celíaca. Uma melhor compreensão do papel de outros alimentos nas reações de hipersensibilidade tardia será útil no tratamento das pessoas afetadas. O papel de certos ingredientes alimentares nas intolerâncias alimentares, como na intolerância à lactose e na asma induzida por sulfito, é bem conhecido. Todavia, as intolerâncias alimentares e o papel dos alimentos ou aditivos alimentares envolvidos nessas doenças são bem menos claros. Nesse caso, a pesquisa deve ser dirigida ao estabelecimento de relações de causa e efeito claras. A intoxicação por histamina pode ser confundida no momento do diagnóstico com alergia alimentar. Porém, essa intoxicação pode ser prontamente diferenciada, em muitas circunstâncias, pela presença de múltiplos casos entre pessoas que compartilharam a mesma refeição. A intoxicação por histamina não é uma reação adversa individual a alimentos e pode ser contida com o controle da formação bacteriana de histamina nos alimentos.

Referências bibliográficas

1. Sloan AE, Powers ME. J Allergy Clin Immunol 1986;78:127–33.
2. Taylor SL, Hefle SL. Food Technol 2001;55(9):68–83.
3. Taylor SL, Hefle SL. Allergylike intoxications from foods. In: Frieri M, Kettelhut B, eds. Food Hypersensitivity and Adverse Reactions: A Practical Guide for Diagnosis and Management. New York: Marcel Dekker, 1999:141–53.
4. Sellge G, Bischoff SC. The immunological basis of IgE-mediated reactions. In: Metcalfe DD, Sampson HA, Simon RA, eds. Food Allergy: Adverse Reactions to Foods and Food Additives. 4th ed. Malden, MA: Blackwell Science, 2008:15–28.
5. Rubio-Tapia A, Murray J. Gluten-sensitive enteropathy. In: Metcalfe DD, Sampson HA, Simon RA, eds. Food Allergy: Adverse Reactions to Foods and Food Additives. 4th ed. Malden, MA: Blackwell Science, 2008:211–22.
6. Taylor SL, Hefle SL. Allergic reactions and food intolerances. In: Kotsonis FN, Mackey MA, eds. Nutritional Toxicology. 2nd ed. New York: Taylor & Francis, 2002:93–121.
7. Breiteneder H, Mills ENC. Food allergens: molecular and immunological characteristics. In: Metcalfe DD, Sampson HA, Simon RA, eds. Food Allergy: Adverse Reactions to Foods and Food Additives. 4th ed. Malden, MA: Blackwell Science, 2008:43–61.
8. Sicherer SH, Sampson HA. Clin Exp Allergy 1999;29:507–12.
9. Bjorksten B. Development of immunological tolerance to food antigens. In: Metcalfe DD, Sampson HA, Simon RA, eds. Food Allergy: Adverse Reactions to Foods and Food Additives. 4th ed. Malden, MA: Blackwell Science, 2008:90–8.
10. Chandra RK. Food allergy: setting the theme. In: Chandra RK, ed. Food Allergy. St. John's, Newfoundland, Canada: Nutrition Research Education Foundation, 1987;3–5.
11. Lack G, Fox DES, Golding J. J Allergy Clin Immunol 1999;103:S95.
12. Sicherer SH, Furlong TJ, Maes HH et al. J Allergy Clin Immunol 2000;106:53–6.
13. Hsu ID, Boyce JA. Biology of mast cells and their mediators. In: Adkinson NF Jr, Holgate ST, Bochner BS et al, eds. Middleton's Allergy: Principles and Practice. 7th ed. St. Louis: Mosby Elsevier, 2009;311–28.
14. Sikora M, Cartier A, Aresery M et al. Occupational reactions to food allergens. In: Metcalfe DD, Sampson HA, Simon RA, eds. Food Allergy: Adverse Reactions to Foods and Food Additives. 4th ed. Malden, MA: Blackwell Science, 2008:223–50.
15. Sampson HA, Mendelson L, Rosen J. N Engl J Med 1992; 327:380–4.
16. Yunginger JW, Sweeney KG, Sturner WQ et al. JAMA 1988; 260:1450–2.
17. Bock SA, Munoz-Furlong A, Sampson HA. J Allergy Clin Immunol 2007;119:1016–8.
18. Pumphrey RSH, Gowland MH. J Allergy Clin Immunol 2007;119:1018–9.
19. Wang J. Oral allergy syndrome. In: Metcalfe DD, Sampson HA, Simon RA, eds. Food Allergy: Adverse Reactions to Foods and Food Additives. 4th ed. Malden, MA: Blackwell Science, 2008:133–43.
20. Williams AN, Simon RA. Food-dependent exercise- and pressure-induced syndromes. In: Metcalfe DD, Sampson HA, Simon RA, eds. Food Allergy: Adverse Reactions to Foods and Food Additives. 4th ed. Malden, MA: Blackwell Science, 2008:584–95.
21. Food and Agriculture Organization. Report of the FAO Technical Consultation on Food Allergies, Rome, Italy, November 13–14. Food and Agricultural Organization of the United Nations, 1995.
22. Bernhisel-Broadbent J, Scanlon SM, Sampson HA. J Allergy Clin Immunol 1992;89:730–7.
23. Hansen TK, Bindslev-Jensen C. Allergy 1992;47:610–7.
24. O'Neill CE, Lehrer SB. Food Technol 1995;49:103–16.
25. Langeland T. Allergy 1983;39:399–412.
26. Anet J, Back JF, Baker RS et al. Int Arch Allergy Appl Immunol 1985;77:364–71.
27. Dean TP, Adler BR, Ruge F et al. Clin Exp Allergy 1993; 23:205–10.
28. Lopez-Torrejon G, Salcedo G, Martin-Esteban et al. J Allergy Clin Immunol 2003;112:1208–15.
29. Martinez San Ireneo M, Ibanez MD, Fernandes-Caldes E et al. Int Arch Allergy Immunol 2008;147:222–30.
30. Hefle SL, Nordlee JA, Taylor SL. Crit Rev Food Sci Nutr 1996;36S:69–89.
31. Taylor SL, Hefle SL, Soylemez G et al. Food Allergy Intolerance 2002;3:115–22.
32. Bjorksten B, Crevel R, Hischenhuber C et al. Reg Toxicol Pharmacol 2008;51:42–52.
33. European Commission. Official J Eur Union L 2007;310:11–14.
34. Rance F, Dutau G, Abbal M. Allergy 2000;55:496–500.
35. Imai T, Akasawa A, Iikura Y. Int Arch Allergy Immunol 2001;124:312–4.
36. Breiteneder H, Ebner C. J Allergy Clin Immunol 2000;106: 27–36.
37. Pastorello EA, Pravettoni V, Calamari M et al. Allergy 2002; 57(Suppl 72):106–10.
38. Bugajska-Schretter A, Elfman L, Fuchs T. J Allergy Clin Immunol 1998;101:67–74.
39. Reese G, Ayuso R, Lehrer SB. Int Arch Allergy Immunol 1999;119:247–58.
40. Sicherer SH, Munoz-Furlong A, Godbold JH et al. J Allergy Clin Immunol 2010;125:1322–6.
41. Sicherer SH, Munoz-Furlong A, Sampson HA. J Allergy Clin Immunol 2004;114:159–65.
42. Sampson HA. Curr Opinion Immunol 1990;2:542–7.
43. Rona RJ, Keil T, Summers C et al. J Allergy Clin Immunol 2007;120:638–46.

44. Sampson HA, McCaskill CC. J Pediatr 1985;107:669–75.
45. Bock SA. Pediatrics 1987;79:683–8.
46. Host A, Halken S. Allergy 1990;45:587–96.
47. Jakobsson I, Lindberg T. Acta Pediatr Scand 1979;68:853–9.
48. Schrander JJP, van den Bogart JPH, Forget PP et al. Eur J Pediatr 1993;152:640–4.
49. Hill DJ, Hosking CS, Zhie CY et al. Environ Toxicol Pathol 1997;4:101–10.
50. Wood RA. Natural history of food allergy. In: Metcalfe DD, Sampson HA, Simon RA, eds. Food Allergy: Adverse Reactions to Foods and Food Additives. 4th ed. Malden, MA: Blackwell Scientific, 2008:461–9.
51. Skolnick HS, Conover-Walker MK, Koerner CB et al. J Allergy Clin Immunol 2001;107:367–74.
52. Lemon-Mule H, Sampson HA, Sicherer SH et al. J Allergy Clin Immunol 2008;122:977–83.
53. Nowak-Wegrzyn A, Bloom KA, Sicherer SH et al. J Allergy Clin Immunol 2008;122:342–7.
54. Zeiger RS, Heller S, Mellon MH et al. J Allergy Clin Immunol 1989;84:72–89.
55. Muraro A, Dreborg S, Halken S et al. Pediatr Allergy Immunol 2004;15:291–307.
56. Warner JO, Jones CA, Kilburn SA et al. Pediatr Allergy Immunol 2000;13S:6–8.
57. du Toit G, Katz Y, Susieni P et al. J Allergy Clin Immunol 2008; 122:984–91.
58. Zeiger RS, Heller S. J Allergy Clin Immunol 1995;95:1179–90.
59. Van Asperen PP, Kemp AS, Mellis CM. Arch Dis Child 1983;58:253–256.
60. Gerrard JW. Ann Allergy 1979;42:69–72.
61. Isolauri E, Rautava S, Kalliomaki M. Curr Opinion Allergy Clin Immunol 2002;2:263–71.
62. Lee J, Seto D, Bielory L. J Allergy Clin Immunol 2008; 121:116–21.
63. Businco L, Dreborg S, Einarsson R et al. Pediatr Allergy Immunol 1993;4:101–11.
64. von Berg A, Filipiak-Pittroff B, Kramer U et al. J Allergy Clin Immunol 2008;121:1442–7.
65. Vandenplas Y, Hauser B, Van den Borre C et al. Eur J Pediatr 1995;154:488–94.
66. Nowak-Wegrzyn A, Sampson HA. Med Clin North Am 2006;90:97–127.
67. Bock SA, Sampson HA, Atkins FM et al. J Allergy Clin Immunol 1988;82:986–97.
68. Taylor SL, Moneret-Vautrin DA, Crevel RWR et al. Food Chem Toxicol 2010;48:814–9.
69. Metcalfe DD. Nutr Rev 1984;42:92–7.
70. Sampson HA, Ho DG. J Allergy Clin Immunol 1997;100:444–51.
71. Simons FER, Akdis CA. Histamine and H1 antihistamines. In: Adkinson NF Jr, Holgate ST, Bochner BS et al, eds. Middleton's Allergy: Principles and Practice. 7th ed. St. Louis: Mosby Elsevier, 2009:1517–47.
72. Kemp SF, Lemanske RF Jr, Simons FER. Allergy 2008;63: 1061–70.
73. Taylor SL, Bush RK, Busse WW. N Engl Reg Allergy Proc 1986;7:527–32.
74. Cordle CT. J Nutr 2004;134:1213S–19S.
75. Zeiger RS, Sampson HA, Bock SA et al. J Pediatr 1999;134: 614–22.
76. Kleinman RE, Bahna S, Powell GF, Sampson HA. Pediatr Allergy Immunol 1991;4:146–55.
77. Saylor JD, Bahna SL. J Pediatr 1991;118:71–4.
78. Rosenthal E, Schlesinger Y, Birnbaum Y et al. Acta Paediatr Scand 1991;80:958–60.
79. Hefle SL, Taylor SL. Food Technol 1999;53:62–70.
80. Teuber SS, Brown RL, Haapanen LAD. J Allergy Clin Immunol 1997;99:502–7.
81. Kanny G, de Hauteclocque C, Moneret-Vautrin DA. Allergy 1996;51:952–7.
82. Hoffman DR, Collins-Williams C. J Allergy Clin Immunol 1994;93:801–2.
83. Businco L, Cantani A, Longhi M et al. Ann Allergy 1989;62:333–5.
84. Muller U, Weber W, Hoffmann A et al. Z Lebensm Unter Forsch 1998;207:341–51.
85. Gu X, Beardslee T, Zeece M et al. Int Arch Allergy Immunol 2001;126:218–25.
86. Taylor SL, Dormedy ES. Adv Food Nutr Res 1998;42:1–44.
87. Gern JE, Yang E, Evrard HM et al. N Engl J Med 1991; 324:976–9.
88. McKenna C, Klontz KC. Ann Allergy Asthma Immunol 1997; 79:234–6.
89. Hansen TK, Poulsen LK, Stahl Skov P et al. Food Chem Toxicol 2004;42:2037–44.
90. Andre F, Cavagna S, Andre C. Int Arch Allergy Immunol 2003;130:17–24.
91. Taylor SL, Kabourek JL, Hefle SL. J Food Sci 2004;69:R175–80.
92. Hamada Y, Nagashima Y, Shiomi K. Biosci Biotechnol Biochem 2001;65:285–91.
93. Taylor SL, Hefle SL. Curr Allergy Clin Immunol 2001;14:12–18.
94. Taylor SL, Hefle SL. Can J Allergy 2000;5:106–10.
95. Herian AM, Taylor SL, Bush RK. J Food Sci 1993;58:385–88.
96. Bernhisel-Broadbent J, Scanlon SM, Sampson HA. J Allergy Clin Immunol 1992;89:730–7.
97. Herian AM, Taylor SL, Bush RK. Int Arch Allergy Appl Immunol 1990;92:193–8.
98. Moneret-Vautrin D, Guerin L, Kanny G et al. J Allergy Clin Immunol 1999;104:883–8.
99. Bernhisel-Broadbent J, Sampson HA. J Allergy Clin Immunol 1989;83:435–40.
100. Sicherer SH. Hidden and cross-reacting food allergens. In: Metcalfe DD, Sampson HA, Simon RA, eds. Food Allergy: Adverse Reactions to Foods and Food Additives. 4th ed. Malden, MA: Blackwell Science, 2008:310–22.
101. Taylor SL, Hefle SL, Bindslev-Jensen C et al. J Allergy Clin Immunol 2002;109:24–30.
102. Taylor SL, Baumert JL. Curr Allergy Asthma Rep 2010; 10:265–70.
103. Yunginger JW, Gauerke MB, Jones RT et al. J Food Prot 1983; 46:625–8.
104. Laoprasert N, Wallen ND, Jones RT et al. J Food Prot 1998; 61:1522–4.
105. Hefle SL, Furlong TJ, Niemann L et al. J Allergy Clin Immunol 2007;120:171–6.
106. Taylor SL, Hefle SL, Bindslev-Jensen C et al. Clin Exp Allergy 2004;34:689–94.
107. Taylor SL, Hourihane JO'B. Food allergen thresholds of reactivity. In: Metcalfe DD, Sampson HA, Simon RA, eds. Food Allergy: Adverse Reactions to Foods and Food Additives. 4th ed. Malden, MA: Blackwell Science, 2008:82–9.
108. Threshold Working Group. J Food Prot 2008;71:1043–88.
109. Vierk K, Falci K, Wolyniak C, Klontz KC. J Allergy Clin Immunol 2002;109:1022–6.
110. Taylor SL, Nordlee JA. Food Technol 1996;50:231–4, 238.
111. Poms R, Klein CL, Anklam E. Food Addit Contam 2004;21: 1–31.
112. Niemann L, Taylor SL, Hefle SL. J Food Sci 2009;74:T51–7.
113. Lee PW, Hefle SL, Taylor SL. J Food Sci 2008;73:T62–8.
114. Taylor SL, Lehrer SB. Crit Rev Food Sci Nutr 1996;36:S91–118.
115. Sicherer SH, Noone SA, Barnes-Koerner C et al. J Pediatr 2001;138:688–93.

116. Jankiewicz A, Baltes W, Bogl K et al. J Sci Food Agric 1997;75:357–70.
117. Bernhisel-Broadbent J, Strause D, Sampson HA. J Allergy Clin Immunol 1992;90:622–9.
118. Astwood JD, Leach JN, Fuchs RL. Nature Biotechnol 1996;14: 1269–73.
119. Codex Alimentarius Commission. Alinorm 03/34: Joint FAO/WHO Food Standard Programme, Codex Alimentarius Commission, Twenty-Fifth Session, Rome, 30 June–5 July, 2003. Appendix III: Guideline for the Conduct of Food Safety Assessment of Foods Derived from Recombinant-DNA Plants; and Appendix IV: Annex on the Assessment of Possible Allergenicity, 2003:47–60.
120. Goodman RE, Vieths S, Sampson HA et al. Nature Biotechnol 2008;26:73–81.
121. Nordlee J, Taylor SL, Townsend JA et al. N Engl J Med 1996;334: 688–92.
122. Taylor SL, Goodman RE. Cereal Foods World 2007;52:174–8.
123. Strober W. J Allergy Clin Immunol 1986;78:202–11.
124. Marsh MN. 1992. Gastroenterology 1992;102:330–54.
125. Cornell HJ. Amino Acids 1996;10:1–19.
126. Troncone R, Greco L, Auricchio S. Pediatr Clin North Am 1996;43: 355–73.
127. Logan RFA, Rifkind EA, Turner ID et al. Gastroenterology 1989;97:265–71.
128. O'Mahoney S, Ferguson A. Gluten-sensitive enteropathy (celiac disease). In: Metcalfe DD, Sampson HA, Simon RA, eds. Food Allergy: Adverse Reactions to Foods and Food Additives. Boston: Blackwell Scientific, 1991:186–98.
129. Anand BS, Piris J, Truelove SC. Q J Med 1978;47:101–10.
130. Janatuinen EK, Pikkarainen PH, Kemppainen TA et al. N Engl J Med 1995;333:1033–7.
131. Wieser H. Acta Pediatr Suppl 1996;412:3–9.
132. Duggan JM. Med J Aust 1997;166:312–5.
133. Troncone R. Acta Pediatr 1995;34:1252–7.
134. Logan RFA. Descriptive epidemiology of celiac disease. In: Branski, D, Rozen,P, Kagnoff MF, eds. Gluten-Sensitive Enteropathy, Frontiers Gastrointestinal Research, vol 19. Basel: Karger, 1992:1–14.
135. Fasano A, Berti I, Gerarduzzi T et al. Arch Intern Med 2003;163: 286–92.
136. George EK, Mearin ML, van der Velde EA et al. Pediatr Res 1995; 37:213–8.
137. Hartsook EI. Cereal Foods World 1984;29:157–8.
138. Hekkens WTJM, van Twist de Graaf M. Nahrung 1990;34:483–7.
139. Skerritt JH, Hill AS. J Assoc Off Anal Chem 1991;74:257–64.
140. Suarez FL, Savaiano DA. 1997. Food Technol. 1997;51:74–6.
141. Mager J, Chevion M, Glaser G. Favism. In: Liener IE, ed. Toxic Constituents of Plant Foodstuffs. 2nd ed. New York: Academic Press, 1980:265–94.
142. Gallagher CR, Molleson AL, Caldwell JH. Cult Dairy Prod J 12977;10:22–4.
143. Kolars JC, Levitt MD, Aouji M et al. N Engl J Med 1984;310:1–3.
144. Kocian J. Int J Biochem 1988;20:1–5.
145. Sandine WE, Daly M. J Food Prot 1979;42:435–7.
146. Gilat T, Russo S, Gelman-Malachi E et al. Gastroenterology 1972;62:1125–7.
147. Scrimshaw NS, Murray EB. Am J Clin Nutr 1988;48:1083–159.
148. Johnson AO, Semenya JG, Buchowski MS. Am J Clin Nutr 1993;57:399–401.
149. Suarez FL, Savaiano DA, Levitt MD. N Engl J Med 1995;333:1–4.
150. Reasoner J, Maculan TP, Rand AG et al. Am J Clin Nutr 1981; 34:54–60.
151. Bush RK, Taylor SL. Adverse reactions to food and drug additives. In: Adkinson ND Jr, Holgate ST, Bochner BS et al, eds. Middleton's Allergy Principles and Practices. 7th ed. St. Louis: Mosby Elsevier, 2008:1169–87.
152. Prenner BM, Stevens JJ. Ann Allergy 1976;37:180–82.
153. Stevenson DD, Simon RA. J Allergy Clin Immunol 1981;68:26–32.
154. Taylor SL, Higley NA, Bush RK. Adv Food Res 1986;30:1–76.
155. Martin LB, Nordlee JA, Taylor SL. J Food Prot 1986;49:126–9.
156. Bush RK, Taylor SL, Holden K et al. Am J Med 1986;81:816–21.
157. Yang WH, Purchase ECR, Rivington RN. J Allergy Clin Immunol 1986;78:443–9.
158. Taylor SL, Bush RK, Selner JC et al. J Allergy Clin Immunol 1988;81:1159–67.
159. Delohery J, Simmul R, Castle WD et al. Am Rev Respir Dis 1984;130:1027–32.
160. Taylor SL, Stratton JE, Nordlee JA. Clin Toxicol 1989;27:225–40.
161. Bartholomew BA, Berry PR, Rodhouse JC et al. Epidemiol Infect 1987;99:775–782.
162. Borysiewicz L, Krikler D. Br Med J 1981;282:1434.
163. Anonymous. Histamine in seafood: fluorometric method. In: Helrich K, ed. Official Methods of Analysis of the Association of Analytical Chemists, 15th ed. Arlington, VA: Association of Official Analytical Chemists, 1990:876–7.
164. Dickinson G. Ann Emerg Med 1982;11:487–9.
165. Blakesley ML. Ann Emerg Med 1983;12:104–6.
166. Food and Drug Administration. Decomposition and histamine: raw, frozen tuna and mahi-mahi; canned tuna; and related species. Compliance Policy Guide 7108.24. Washington, DC: US Government Printing Office, 1995.
167. Taylor SL, Keefe TJ, Windham ES et al. J Food Prot 1982;45:455–7.
168. Wantke F, Gotz M, Jarisch R. N Engl Reg Allergy Proc 1994;15:27–32.
169. Halasz A, Barath A, Simon-Sarkadi L et al. Trends Food Sci Technol 1994;5:42–9.
170. Sumner SS, Roche F, Taylor SL. J Dairy Sci 1990;73:3050–8.
171. Taylor SL. CRC Crit Rev Toxicol 1986;17:91–128.
172. Weiss S, Robb GP, Ellis LB. Arch Intern Med 1932;49:360–2.
173. Clifford MN, Walker R, Ijomah P et al. Food Addit Contam 1991;8:641–52.
174. Ijomah P, Clifford MN, Walker R et al. Food Addit Contam 1991;8: 531–42.
175. Morrow JD, Margolies GR, Rowland J et al. N Engl J Med 1991; 324:716–20.
176. Uragoda CG, Kottegoda SR. Tubercle 1977;58:83–9.
177. Senanayake N, Vyravanathan S. Toxicon 1981;19:184–5.

Sugestões de leitura

Adkinson NF Jr, Holgate ST, Bochner BS et al, eds. Middleton's Allergy: Principles and Practice. 7th ed. St. Louis: Mosby Elsevier, 2009.

Bulush A, Poole S, Deeth C et al. Biogenic amines in fish: roles in intoxication, spoilage and nitrosamine formation: a review. Crit Rev Food Sci Nutr 2009;49:369–77.

Freeman HJ, Chopra A, Clandinin MT et al. Recent advances in celiac disease. World J Gastroenterol 2011;17:2259–72.

Metcalfe DD, Sampson HA, Simon RA, eds. Food Allergy: Adverse Reactions to Foods and Food Additives. 4th ed. Malden, MA: Blackwell Science, 2008.

103 Interações fármaco-nutrientes*

Lingtak-Neander Chan

Uma interação fármaco-nutriente é definida como o resultado de uma relação física, química, fisiológica ou fisiopatológica entre um fármaco e o estado das reservas de nutrientes no organismo, um nutriente, múltiplos nutrientes ou alimentos em geral.[1] As causas das interações fármaco-nutrientes mais significativas do ponto de vista clínico normalmente são de natureza multifatorial. Falhas ao identificar e administrar as interações fármaco-nutrientes podem levar a consequências muito graves.[2] Por exemplo, ao se tratar uma infecção, algumas interações entre medicamento e nutriente podem acarretar em absorção reduzida de alguns antibióticos orais e levar a concentrações insuficientes no local da infecção.[2,3] Essa condição predispõe o paciente ao insucesso do tratamento e à resistência a antibióticos no futuro. Uma interação fármaco-nutriente pode também pesar nos custos de assistência médica se as suas complicações correlatas, como insucesso do tratamento ou ocorrências adversas, resultarem em um maior tempo e custo de hospitalização. Em certas doenças, a repercussão de interações não reconhecidas e não interrompidas pode levar anos para se manifestar. A doença óssea metabólica secundária à carência de vitamina D, em pacientes que receberam transplante ou em pacientes epiléticos, normalmente leva meses ou anos para evoluir.[4-8] Sem o controle adequado dos níveis de minerais e vitaminas e a pronta intervenção, pode ocorrer uma aceleração da perda óssea ou mesmo de fraturas.

Preditores

As pesquisas têm mostrado que os principais preditores para que haja interação fármaco-nutriente em um determinado paciente são a idade mais avançada, a presença de múltiplas doenças crônicas e o uso concomitante de muitos medicamentos e suplementos.[9] Pacientes criticamente enfermos – especialmente aqueles que recebem alimentação enteral contínua – também podem correr o risco de desenvolver interações fármaco-nutrientes.[10,11] A presença de polifarmácia (i. e., o uso de vários medicamentos para tratar diferentes estados patológicos) aumenta ainda mais o risco de os pacientes desenvolverem interações fármaco-nutriente problemáticas.[12] Pacientes idosos, desnutridos ou em risco nutricional, bem como pacientes obesos, têm mais probabilidade de apresentar eventos adversos mais severos resultantes da interação fármaco-nutriente devido às alterações na composição corporal e nas reservas fisiológicas.[13-18] Pacientes com múltiplas doenças crônicas também são mais propensos a apresentar eventos adversos. A genética pode ser um fator importante na determinação da dose apropriada e na resposta clínica a um determinado medicamento ou nutriente. O polimorfismo do gene da metileno tetra-hidrofolato redutase (MTHFR) pode afetar a quantidade de piridoxina, cobalamina, ácido fólico e riboflavina necessária, desempenhando um papel importante na definição do limite de ingestão para evitar determinadas interações fármaco-nutrientes.[19-21] Embora a importância clínica não esteja bem documentada, é possível que alguns polimorfismos genéticos tenham também um efeito protetor contra o desenvolvimento de interações fármaco-nutriente clinicamente significativas.

Classificação

A interação fármaco-nutriente pode resultar em uma alteração da *farmacocinética* ou *farmacodinâmica* de um medi-

*__Abreviaturas__: **ATP**, trifosfato de adenosina; **AUC**, área abaixo da curva de concentração *vs.* tempo; **CYP**, citocromo P450; **GI**, gastrintestinal; **GLP1**, peptídeo semelhante a glucagon 1; **MAO**, monoamina oxidase; **MAOI**, inibidores da monoamina oxidase; **MTHFR**, metileno tera-hidrofolato redutase, **P-gp**, glicoproteína-P; **$t_{máx}$**, tempo para alcançar a máxima concentração sérica ou plasmática; **TPGS**, succinato de D-α-tocoferol-polietilenoglicol-1000.

camento ou nutriente.[22] A magnitude das alterações determina se a interação é clinicamente significativa e se requer intervenção. A *farmacocinética* refere-se à descrição quantitativa da disposição do medicamento, que compreende absorção, distribuição, metabolismo e excreção do composto. Frequentemente, recorre-se a parâmetros farmacocinéticos, como meia-vida, biodisponibilidade, tempo de alcance da concentração máxima ($t_{máx}$) e área abaixo da curva de concentração *vs.* tempo (AUC), para fazer comparações quantitativas. Meia-vida é o tempo em que a concentração (geralmente no plasma) de uma substância cai pela metade. Normalmente serve para indicar a velocidade de remoção, ou depuração, do medicamento pelo organismo. A biodisponibilidade refere-se à fração do medicamento administrado que se torna disponível no organismo. Por definição, administração intravenosa propicia 100% de biodisponibilidade. A administração oral, em muitos casos, proporciona biodisponibilidade mais baixa por causa de absorção incompleta ou perda do componente ativo por efeito pré-sistêmico. A biodisponibilidade oral geralmente é o parâmetro mais importante, influenciada pelas interações fármaco-nutriente, ainda que a velocidade de absorção, depuração metabólica e distribuição tecidual dos compostos também possam ser alteradas. O parâmetro $t_{máx}$ é utilizado para determinar o tempo para alcançar a concentração plasmática máxima de um determinado composto. Se o medicamento ou nutriente for administrado por via oral, o $t_{máx}$ reflete a taxa de absorção oral. A idade, as condições clínicas subjacentes, os tipos de alimento consumidos, as intervenções cirúrgicas no trato gastrointestinal e os medicamentos concomitantes podem afetar o $t_{máx}$. O parâmetro AUC é utilizado para refletir a exposição total do paciente a um medicamento e é afetado pela biodisponibilidade oral, pela depuração e, em alguns casos, pela taxa de absorção. A deposição e a cinética de um nutriente (i. e., a nutricinética) também podem ser descritas por esses parâmetros matemáticos. Por exemplo, pode-se estimar o efeito de um medicamento sobre a deposição de vitamina D, comparando-se à taxa de biodisponibilidade, distribuição e eliminação de calcidiol e calcitriol antes e depois da introdução de um medicamento.

A *farmacodinâmica* refere-se aos efeitos clínicos ou fisiológicos da substância. Por exemplo, a administração simultânea de ácido fólico a um paciente que toma o antiepilético fenitoína pode levar à redução da concentração sérica de fenitoína (efeito farmacocinético). Se a redução da concentração de fenitoína for clinicamente significativa, o paciente poderá ter ataques epilépticos mais frequentes ou com maior duração (efeito farmacodinâmico).

Os quatro tipos de interações fármaco-nutriente são classificados com base na natureza e nos mecanismos das interações.[22] Cada tipo é resumido nos parágrafos seguintes e são utilizados os termos "agente objeto" e "agente precipitante". O *agente objeto* é o medicamento ou elemento nutricional afetado pela interação. O *agente precipitante* é o medicamento ou elemento nutricional causador da interação.

Tipo I: Bioinativações *ex vivo*, referentes à interação entre o medicamento e o elemento ou preparado nutricional resultante de reações bioquímicas ou físicas. São exemplos desse tipo: hidrólise, oxidação, neutralização, precipitação e complexação. Essas reações em geral ocorrem antes de entrarem no organismo, e normalmente se dão quando as substâncias interagentes entram em contato físico direto. Em outras palavras, essas interações costumam acontecer no dispositivo de administração.

Tipo II: Interações que comprometem a absorção de medicamentos e nutrientes administrados apenas por via oral ou por via enteral. Essas interações causam aumento ou diminuição da biodisponibilidade do agente objeto. Os agentes precipitantes podem modificar a função de uma *enzima* (interação *tipo A*) ou de um *mecanismo de transporte* (interação *tipo B*), responsável pela biotransformação ou pelo transporte do agente objeto antes de alcançar a circulação sistêmica. Em alguns casos, ocorrem no trato GI *complexação, ligação e/ou outros processos inativadores* (interação *tipo C*) que prejudicam a absorção do agente objeto.

Tipo III: Interações que afetam a disposição sistêmica/fisiológica e que acontecem depois de o medicamento ou elemento nutricional ser absorvido pelo trato GI e entrar na circulação sistêmica. Os mecanismos consistem em modificação da distribuição celular ou tecidual, transporte ou metabolismo sistêmico ou penetração em um órgão ou tecidos específicos pelo composto objeto. Em alguns casos, a interação entre o agente precipitante e o agente objeto pode acarretar modificação do funcionamento de outros cofatores (p. ex., fatores de coagulação) ou hormônios.

Tipo IV: Interações que afetam a eliminação ou depuração de medicamentos ou nutrientes, as quais podem envolver a modulação, o antagonismo ou a insuficiência da eliminação renal ou entero-hepática.

Fatores que afetam as interações fármaco-nutrientes

Os dois fatores que desempenham o papel mais importante nas interações fármaco-nutrientes são o hospedeiro e o medicamento (ou nutriente) (Fig. 103.1). O fator hospedeiro diz respeito à resposta do indivíduo a um medicamento ou nutriente. Essa resposta pode ser influenciada por idade, gênero, tamanho e composição corporal, estilo de vida, doenças subjacentes e condições médicas e genética (Tab. 103.1). O fator fármaco ou nutriente sempre sofre interferência da quantidade, do tempo e da via de administração. Por exemplo, a interação tipo II ocorre exclusivamente quando ambos, medicamento e nutriente, são administrados via oral ou enteral, e é evitada essencialmente quando são aplicados por via intravenosa. Muitas interações tipo IIC (complexação no trato GI) podem ser evitadas simplesmente espaçando-se mais o intervalo entre as ingestões. As interações tipo I são muito mais comuns com remédios e nutrientes administrados por via intravenosa. A possibilidade de interação fármaco-nutriente cresce de modo exponencial com a introdução de cada novo medicamento ou suplemento dietético.[23]

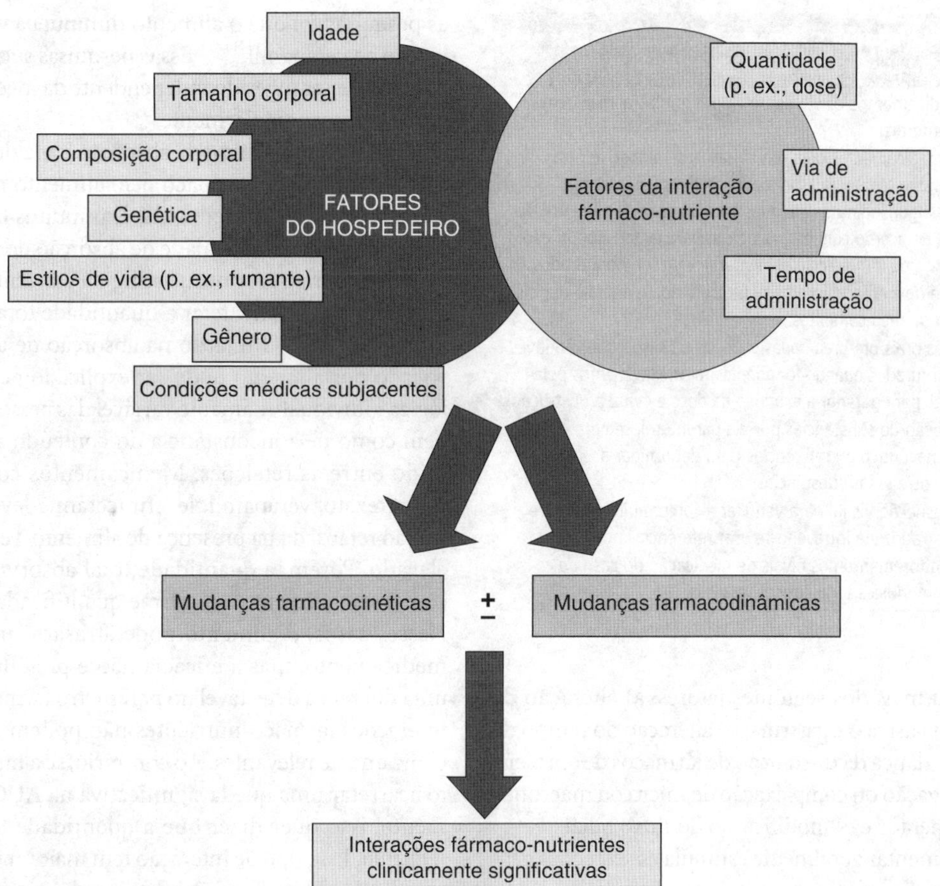

Figura 103.1 Fatores que contribuem para interações fármaco-nutrientes. Nem todas as alterações farmacocinéticas ou farmacodinâmicas levam a interações clinicamente importantes.

Tabela 103.1 Populações de pacientes expostos a alto risco de efeitos adversos causados por interações fármaco-nutrientes
Pacientes com síndrome da imunodeficiência adquirida
Pacientes com câncer
Pacientes idosos
Pacientes desnutridos
Pacientes com disfunções do trato gastrintestinal ou cirúrgicos (p. ex., cirurgia bariátrica, doença de Crohn)
Pacientes que recebem alimentação enteral
Gestantes
Receptores de transplante

Mecanismo

Bioinativações *ex vivo*

Antes de alcançar o trato GI ou o sangue venoso (no caso de aplicação intravenosa), fármacos e nutrientes às vezes são misturados no sistema de administração, onde podem ocorrer reações físico-bioquímicas *ex vivo* entre medicamentos e nutrientes em um veículo ou sonda de administração, em cujo caso os ingredientes ativos podem ser desativados antes de serem absorvidos. A consequente alteração biofísica resultante da interação é descrita como incompatibilidade física. Isso acontece mais comumente com produtos parenterais, uma vez que a incompatibilidade física geralmente é associada à formação de precipitados em uma solução. Algumas incompatibilidades físicas podem até ser visualmente detectadas. A precipitação provocada pelos sais de cálcio e fosfato é um exemplo clássico de incompatibilidade física resultante da formação de partículas insolúveis. Todavia, a inspeção visual não é a abordagem mais precisa para descartar a presença da incompatibilidade física, uma vez que alguns dos precipitados formados podem ser demasiadamente pequenos para serem visualizados a olho nu.[24] Produtos lipídicos para uso intravenoso são formulados como emulsões opacas (óleo misturado em água). Assim, a incompatibilidade física não pode ser percebida pela inspeção visual. Como regra geral, não se deve confiar na inspeção visual para detectar uma interação tipo I (Tab. 103.2).

Efeito da ingestão alimentar sobre a absorção de medicamentos e nutrientes

A ingestão de alimento e administração de medicamento simultaneamente podem interferir na absorção do medicamento e dos nutrientes; essa situação é um exemplo de interação tipo II. O resultado pode ser a modificação da velocidade de absorção, da magnitude de absorção, ou de ambas. Os mecanismos que influenciam na absorção de medicamento ou nutriente com ingestão concomitante de alimento geralmente

Tabela 103.2 Condutas sugeridas para minimizar a interação fármaco-nutriente tipo I

- Não misturar medicamentos diretamente com fórmulas alimentares (enterais ou parenterais).
- Não administrar medicamentos pela sonda nasoenteral logo após a alimentação enteral; o tempo de espera para medicamentos como fenitoína varia de alguns minutos até duas horas. A taxa de alimentação deve ser ajustada de acordo com essa condição para evitar subnutrição. Os sinais e sintomas de intolerância alimentar devem ser monitorados.
- Enxaguar a sonda nasoenteral internamente com água, antes e depois da administração de medicamentos.
- Empregar soluções orais pré-preparadas, xaropes ou suspensões ao invés de comprimidos triturados quando for administrar medicamentos pela sonda nasoenteral, para garantir a exatidão da dose e evitar a obstrução.
- Para a administração de substâncias por via parenteral, sempre consultar um farmacêutico ou referências para determinar a compatibilidade entre essas substâncias.
- Não confiar na inspeção visual para verificar a compatibilidade entre produtos administrados via intravenosa; usar referências publicadas.
- Considerar o monitoramento dos níveis de medicação no caso de medicamentos com índices terapêuticos restritos.

envolvem um ou mais dos seguintes fatores: a) alteração da secreção de ácido gástrico e gastrina; b) alteração do tempo de trânsito GI; c) mudança da dissolução de fármacos de apresentação sólida; d) ligação ou complexação de micro ou macronutrientes com alimentos e e) modificação do fluxo biliar.[25-27]

A ingestão alimentar geralmente estimula as secreções gástricas e intestinais,[28,29] o que, teoricamente, favorece a dissolução do medicamento a partir de sua dosagem sólida e facilita a absorção. Alimentações com alto teor de gordura estimulam a liberação de sais biliares, que favorecem a captação intestinal de compostos altamente lipofílicos.[30] Além disso, alimentos muito gordurosos também promovem a liberação de colecistoquinina, que desacelera a motilidade GI e prolonga o tempo de contato entre as moléculas dos medicamentos e os tecidos epiteliais do intestino.[31] Todos esses fatores, em conjunto, favorecem a absorção máxima de certos medicamentos e nutrientes. Por exemplo, a biodisponibilidade oral de albendazol e griseofulvina é muito maior quando ingeridos com uma refeição gordurosa.[32,33] No entanto, as interações físico-químicas potenciais, a afinidade que pode existir entre os componentes individuais do remédio e do alimento, a dose de remédio administrada e a composição das refeições fazem com que a absorção do medicamento na presença de alimento seja errática e imprevisível. Por isso, a ingestão concomitante de alimento, na verdade, interfere na variação da magnitude da interação fármaco-nutriente.[26] Por exemplo, os dados sobre como o alimento interfere na biodisponibilidade de verapamil, um bloqueador dos canais de cálcio usado no tratamento de hipertensão e arritmias cardíacas, são muito inconsistentes. Uma pequena redução de biodisponibilidade oral de verapamil, causada pela ingestão simultânea de alimento, foi observada em alguns estudos, enquanto um número similar de estudos falhou em demonstrar qualquer alteração clínica relevante na biodisponibilidade de verapamil. Em geral, as AUC do verapamil verificadas eram semelhantes quando tomadas com alimento ou sem ele. O único achado consistente entre as pesquisas foi que o alimento diminuía a velocidade de absorção de verapamil.[34-37] Essas pesquisas sugerem que o verapamil pode ser ingerido independente da ingestão de alimento, desde que seja regularmente.

É importante distinguir absorção lenta de reduzida. A absorção lenta de um fármaco pelo alimento não leva necessariamente à absorção reduzida. Em muitos casos, o alimento pode prejudicar a velocidade de absorção do fármaco, medida pelo tempo transcorrido até atingir a concentração sérica máxima (ou $t_{máx}$), sem afetar a quantidade total absorvida, medida pela AUC. O retardo na absorção de um fármaco provocado por alimento pode ser explicado pela resposta fisiológica individual altamente variável das pessoas à alimentação, bem como pela inconstância do conteúdo alimentar consumido entre as refeições. Medicamentos como famciclovir, metotrexato, verapamil, levetiracetam e levodopa têm a absorção retardada na presença de alimento, verificada pelo $t_{máx}$ elevado. Porém, a quantidade total absorvida é comparável com e sem alimento, conforme quantificada pelas AUC.[38-44] Nesses casos, o alimento pode atrasar o início da ação do medicamento; mas a eficácia não é prejudicada. Apesar de uma diferença detectável no parâmetro farmacocinético, essas interações fármaco-nutrientes não podem ser consideradas clinicamente relevantes. Ao contrário, se a ingestão de alimento acarretar uma queda significativa na AUC de um medicamento, isso quer dizer que a quantidade total absorvida é *reduzida*. Esse tipo de interação tem maior importância clínica e pode acarretar alterações farmacodinâmicas. Neste caso, os pacientes devem receber instruções específicas quanto à manutenção de seu remédio com relação à refeição. A adesão ao medicamento deve ser enfatizada e acompanhada para garantir respostas estáveis e constantes ao medicamento e para evitar efeitos indesejados ou falha terapêutica.

A presença de alimento provoca distensão do estômago e estimula o sistema nervoso autônomo a alterar o tônus GI.[45,46] Em conjunto com as mudanças endocrinológicas induzidas pelo conteúdo alimentar (p. ex., liberação de insulina, colecistoquinina, gastrina), cresce também o fluxo esplâncnico.[47-49] O aumento da oferta de sangue para o fígado pela veia porta hepática pode acelerar o metabolismo pré-sistêmico. No entanto, visto que o metabolismo da maioria dos fármacos depende inicialmente da depuração intrínseca do hospedeiro (i. e., a quantidade e a disponibilidade das enzimas metabolizadoras) e não do fluxo sanguíneo hepático, o aumento do fluxo esplâncnico e hepático induzido pelo alimento raramente causa interações fármaco-nutrientes importantes clinicamente. Uma exceção é o etanol, uma substância com alto índice de extração, cujo metabolismo parece ser muito influenciado pelo fluxo sanguíneo hepático. A ingestão concomitante de um alimento com 530 kcal acelera o metabolismo pré-sistêmico do etanol em até 49%, na qual homens apresentam aumento mais acentuado que as mulheres.[50] O fluxo sanguíneo hepático pode ser calculado pelo método da aplicação venosa de indocianina verde.[51] As Tabelas 103.3 e 103.4 resumem as medicações recomendadas a serem tomadas com alimento ou com o estômago vazio, respectivamente.

Tabela 103.3 Medicamentos que devem ser ingeridos com alimento para garantir absorção máxima

Albendazol	Cetoconazol
Amiodarona	Lítio
Atazanavir	Lopinavir
Atovaquona	Lovastatina
Cefuroxima	Mefloquina
Etilsuccinato de eritromicina	Nelfinavir
Ganciclovir	Rifapentina
Griseofulvina	Ritonavir
Hidralazina	Saquinavir
Itraconazol (apenas em cápsulas)	

Tabela 103.4 Medicamentos que não devem ser ingeridos com alimento para obter absorção máxima

Ampicilina[a]	Isoniazida[a]
Captopril[b]	Norfloxacina[c]
Ciprofloxacina[c]	Ofloxacina[c]
Didanosina[a,c]	Rifampina[b]
Dicloxacilina[a]	Tetraciclina[c]
Doxiciclina[c]	Voriconazol[b]
Indinavir[d]	Zafirlukast[b]

[a]Suscetibilidade a ácidos; ingestão de alimento pode inativar o medicamento.
[b]Mecanismo desconhecido.
[c]Quelação e/ou ligação a conteúdo alimentar ou cátions divalentes e trivalentes (p. ex., cálcio, magnésio).
[d]Alimento pode inativar o medicamento por precipitação.

Em resumo, a ingestão de um medicamento com alimento ou com o estômago vazio depende, em sua maior parte, das características do medicamento. Em caso de dúvida, os dados e resultados da literatura básica devem ser utilizados para orientar as decisões clínicas. Medicamentos cuja absorção é reduzida pela presença de alimento conforme sugerido por uma redução de AUC devem ser ingeridos com o estômago vazio. Medicamentos cuja absorção é retardada, mas não diminuída, na presença de alimento, conforme descrito por uma alteração em $t_{máx}$, mas nenhuma alteração em AUC, podem ser tomados sem preocupação com a ingestão de alimentos.

Modulação da motilidade gastrintestinal

O esvaziamento gástrico e o tempo de trânsito intestinal podem alterar a velocidade e a quantidade da absorção do medicamento ou do nutriente pelo trato GI. A motilidade GI é regulada por quatro componentes principais – os neurotransmissores presentes no sistema nervoso entérico, como a acetilcolina, a serotonina e a dopamina; os peptídeos gástricos, como a grelina, o peptídeo semelhante a glucagon 1 (GLP1); a atividade elétrica, como o ritmo e a regulação determinados pela célula intersticial de Cajal e a concentração sérica de glicose no sangue.[52,53] A motilidade do trato GI superior aumenta com a fome. A ingestão contínua de alimento conduz à liberação de neuroendócrinos inibidores e peptídeos, como GLP1 e colecistoquinina, que inibem o esvaziamento gástrico e, eventualmente, causam saciedade.[54-56] O decréscimo da motilidade GI prolonga o tempo de contato do fármaco ou nutriente com o tecido epitelial GI, o que potencialmente permite uma absorção mais completa das moléculas ou nutrientes do medicamento para dentro da veia porta.

O sistema nervoso autônomo influencia tanto a motilidade como as secreções do trato GI. O aumento das secreções GI exerce um efeito complementar na absorção e no processo digestivo.[57,58] A estimulação vagal reforça a contração do trato GI superior e diminui as contrações do esfíncter pilórico. Como resultado, o esvaziamento gástrico é promovido e o tempo que o medicamento ou nutriente leva para chegar ao intestino delgado é reduzido. Com um tempo mais curto de esvaziamento gástrico, a absorção do medicamento pode ser prejudicada, por conta de sua dissolução incompleta (nas formas sólidas) e do menor tempo de contato físico entre as moléculas do medicamento e os tecidos epiteliais. Em contrapartida, a absorção de fármacos e nutrientes pode ser aumentada pela administração simultânea de derivados opioides, que desaceleram a motilidade GI, ou de substâncias anticolinérgicas (p. ex., anti-histamínicos sedativos, fenotiazinas, antidepressivos tricíclicos), que bloqueiam o nervo vago. Contudo, o efeito anticolinérgico pode também reduzir a secreção no intestino e afetar a absorção de nutrientes. Em termos gerais, um tônus GI muito diminuído pode precipitar toxicidade decorrente de máxima absorção, enquanto a motilidade elevada pode levar à falha no tratamento.

Efeito da secreção de ácido gástrico

Alguns nutrientes necessitam de ácido gástrico para ampliar sua absorção pelo trato GI. A cobalamina (vitamina B_{12}) proveniente da dieta, por exemplo, é fortemente ligada ao conteúdo proteico do alimento. Ela depende do ácido gástrico e da pepsina para ser liberada da proteína da dieta para poder ligar-se ao carreador de vitamina do hospedeiro, a proteína-*R* salivar. Esse complexo de cobalamina-proteína-*R* pode então ser hidrolisado pela enzima pancreática no duodeno a fim de produzir cobalamina livre, que em seguida se liga ao fator intrínseco no jejuno, garantindo a absorção adequada no íleo terminal.[59,60] O uso prolongado de substâncias redutoras de ácido, como os inibidores da bomba de prótons e os antagonistas dos receptores da histamina tipo 2 (H_2), pode causar má absorção de cobalamina, levando à anemia megaloblástica.[61-63]

Modulação da depuração pré-sistêmica

A depuração pré-sistêmica, antes conhecida como metabolismo de primeira passagem, refere-se ao metabolismo de compostos ingeridos por via oral, que são processados antes de alcançarem a circulação sistêmica (p. ex., da veia porta para o fígado para metabolização). Esse processo geralmente é catabólico, o que diminui a quantidade de compostos ativos disponíveis para a circulação sistêmica. Porém, ele pode igualmente promover a ativação metabólica de compostos, como é o caso de pró-medicamentos. A extensão da depuração pré-sistêmica pode interferir na potência e eficácia de um determinado fármaco ou nutriente. Foi claramente demonstrado em pesquisas que tanto o intestino como o fígado são responsáveis pela maior parte do metabolismo pré-sistêmico em seres humanos.[64,65] O estômago tem um papel secundário. A desidrogenase alcoólica classe III, por exemplo, encontra-se na mucosa gástrica e é responsável pela ativação de algumas aminas biogênicas, esteroides e, em menor grau, pela degradação dos derivados alcoólicos ingeridos.[66]

Uma quantidade significante e bem maior de enzimas metabolizadoras de fármacos, representadas pelo citocromo P450 (CYP) 3A4, encontra-se nos tecidos epiteliais intestinais. O CYP3A4 desempenha um papel central na regulação da biodisponibilidade oral de grande número de fármacos e, talvez, de nutrientes. A alteração do CYP3A4, seja por indução ou por inibição, pode ter profundo impacto na quantidade de fármacos ou nutrientes absorvidos. Como resultado, a potência de fármacos ou nutrientes pode ser afetada. Além disso, o modo como os substratos são apresentados a essas enzimas parece ser regulado por proteínas de transporte. Enquanto a maioria dos transportadores intestinais facilita a absorção de medicamentos ou nutrientes, alguns expelem moléculas já absorvidas no citoplasma do enterócito de volta para a luz intestinal, reduzindo desse modo a biodisponibilidade de certos compostos. Esse sistema de efluxo parece minimizar a exposição xenobiótica do hospedeiro. Essas bombas de efluxo regulam a taxa de fármacos que são apresentados às enzimas citoplasmáticas, e previnem a saturação dessas enzimas. A glicoproteína-P (P-gp) é representativa desse tipo de sistema de efluxo. A P-gp pertence à família dos transportadores ABC (*binding cassette*). Esse transportador utiliza ATP e mobiliza solutos contra o gradiente de concentração. A P-gp intestinal e o CYP3A4 combinados são os fatores mais importantes que regulam a biodisponibilidade oral da maioria dos medicamentos. Acredita-se que a P-gp regule a taxa de substratos apresentados ao CYP3A4 para proporcionar uma atividade mais estável e constante de metabolismo pré-sistêmico.[67-69] Por exemplo, a ciclosporina é um conhecido substrato tanto para CYP3A4 como para P-gp. Depois da administração oral, a absorção da ciclosporina através do epitélio do intestino delgado é limitada pelo efluxo da P-gp e pelo metabolismo pré-hepático de CYP3A4. A P-gp, localizada principalmente no ápice dos enterócitos, regula a velocidade e a quantidade de ciclosporina que deve chegar às enzimas do CYP3A4, presentes no retículo endoplasmático dos enterócitos. O mecanismo de efluxo da P-gp transportará algumas das moléculas de ciclosporina já absorvidas do citosol dos enterócitos de volta para a luz intestinal. Essa ação oferece, às enzimas do CYP3A4, oportunidades repetidas de metabolizar o medicamento quando entram novamente no enterócito. Um nutriente pode romper a harmonia desse sistema acoplado de transporte metabólico e causar uma interação fármaco-nutriente clinicamente relevante.

Modulação de enzimas no trato gastrintestinal (interações tipo IIA)

A indução ou inibição de enzimas no intestino por nutrientes pode levar a uma mudança significativa na biodisponibilidade oral de medicamentos ou vice-versa. Alguns produtos alimentícios e suplementos dietéticos interferem na atividade do CYP3A4 intestinal e modificam o perfil farmacocinético dos fármacos objeto. O suco de *grapefruit* é um exemplo clássico de inibidor seletivo de CYP3A4 intestinal. Esse suco causa uma interação tipo IIA com certos fármacos, inativando e destruindo enzimas do CYP3A4. Foi relatado que a exposição a alguns medicamentos objeto pode ser ampliada mais de cinco vezes quando tomados com suco de *grapefruit*.[70,71] É necessário reduzir a dose do medicamento objeto ou evitar o suco, especialmente em pacientes que tomam medicamentos com estreito intervalo terapêutico, para prevenir graves reações adversas, como convulsões e insuficiência renal (Tab. 103.5). O início dessa interação é imediato. Um aumento significativo na absorção dos medicamentos objeto pode ser percebido já com o primeiro copo de suco consumido. A magnitude da inibição enzimática cresce com o consumo repetido do suco dessa fruta. Considerando que o mecanismo de inibição envolve a degradação das enzimas do CYP3A4, não há como evitar essa interação apenas espaçando o tempo entre a ingestão dos medicamentos e o suco de *grapefruit*.[72] Interrompendo o consumo desse suco, espera-se que a absorção aumentada dos medicamentos objeto persista por mais 3 a 5 dias. As interações mais notáveis ocorrem quando os pacientes ingerem sucos feitos com a polpa da fruta congelada em vez de suco preparado com a fruta fresca. Mas

Tabela 103.5 Medicamentos cuja absorção é aumentada quando ingeridos oralmente com suco de *grapefruit* e associação com possíveis reações adversas

Albendazol[a,b,c]	Nifedipina[j,p]
Amiodarona[d]	Nimodipina[j]
Artemetere[e]	Nicardipina[j]
Atorvastatina[f]	Nislodipina[j]
Buspirona[g,h]	Nitrendipina[j]
Carbamazepina[i]	Praziquantel[b,c]
Carvedilol[e,j]	Saquinavir[b]
Ciclosporina[c,k,l,m]	Sertralina[i]
Diazepam[i]	Sidenafil[b,j,p,q]
Etinilestradiol	Sinvastatina[f]
Eritromicina[b,g,n]	Tacrolimo[g,k]
Escopolamina[i]	Triazolam[c,i]
Felodipina[j]	Verapamil[d,e,g]
Midazolam[i,o]	

[a]Elevação dos resultados dos testes de função hepática.
[b]Desconforto gastrintestinal.
[c]Sintomas do sistema nervoso central.
[d]Bloqueio cardíaco.
[e]Bradicardia.
[f]Rabdomiólise.
[g]Sintomas cardiovasculares.
[h]Reações distônicas.
[i]Sonolência, sedação prolongada.
[j]Hipotensão.
[k]Insuficiência renal aguda.
[l]Cefaleia.
[m]Convulsões.
[n]Prolongamento de QT, torsades de pointes.
[o]Depressão respiratória.
[p]Infarto do miocárdio.
[q]Priapismo

não há provas de que o consumo moderado da fruta ao natural resulte em inibição detectável das enzimas do CYP3A4.

A erva-de-são-joão, um suplemento fitoterápico amplamente vendido sem receita médica, causa igualmente interações fármaco-nutrientes tipo IIA. Essa erva é um *indutor* muito potente de CYP3A4.[73,74] Como resultado, a biodisponibilidade oral e a exposição geral (medida pela AUC) de muitos medicamentos receitados pode ser reduzida, resultando em falha terapêutica. Visto que o mecanismo dessa interação fármaco-nutrientes envolve a super-regulação do *gene* CYP3A4, a atividade de CYP3A4 permanece elevada por algumas semanas depois da descontinuação da erva-de-são-joão.[75] É necessário monitoramento cuidadoso do medicamento objeto por um período prolongado para minimizar o risco de falha terapêutica. Foram relatados casos em que houve grande diminuição da concentração de medicamento ou perda de potencial terapêutico gerados pela erva-de-são-joão em uso simultâneo com alprazolam, ciclosporina, digoxina, fexofenadina, imatinib, indinavir, irinotecam, metadona, contraceptivos orais, sinvastatina, tacrolimus e verapamil.[76-87] A erva-de-são-joão causou uma média de redução de 50% da AUC com a maioria dos fármacos de interação estudados. Foi relatada rejeição aguda de aloenxerto em um paciente que tinha recebido um transplante cardíaco, rejeição esta resultante de interação. Como mais da metade dos medicamentos existentes no mercado é metabolizada por CYP3A4, é provável que a eficácia e a segurança de muitos outros medicamentos possam ser afetadas pela erva-de-são-joão.

Modulação de transportadores no trato gastrintestinal (interações tipo IIB)

A vitamina E solúvel em água (também conhecida como succinato de D-α-tocoferol-polietilenoglicol-1000, ou TPGS) é um exemplo clássico para mostrar como as interações podem acontecer pela inibição da P-gp intestinal (interação tipo IIB) por um nutriente. A administração concomitante de TGPS a pacientes receptores de transplante de fígado e a voluntários saudáveis elevou a biodisponibilidade oral de ciclosporina em até 80%.[6] A inibição de P-gp por TGPS foi confirmada por meio de modelos *in vitro*.[88,89] O TGPS a 400 UI tomado duas vezes ao dia também elevou a AUC da digoxina em voluntários saudáveis, ainda que não fossem observadas alterações farmacodinâmicas importantes (p. ex., bradicardia, bloqueio atrioventricular).[90] A ausência de efeito adverso cardiovascular pode ser explicada pela idade da população da amostragem (pessoas jovens saudáveis). Essa interação fármaco-nutriente possui elevado significado clínico, considerando que a vitamina E se encontra disponível comercialmente e é tida como suplemento nutricional seguro. A falta de acompanhamento apropriado de pacientes em tratamento com substratos de TPGS e P-gp incluindo estreito índice terapêutico pode levar a graves reações adversas, com sério dano à saúde ou até mesmo à morte. Essa interação parece ocorrer apenas com TPGS. Outras formulações de vitamina E, como acetato de α-tocoferol em cápsulas, até agora não desencadearam interações fármaco-nutrientes clinicamente importantes com substratos de P-gp.[90] É provável que o surfactante acrescentado à vitamina E em formulação líquida seja responsável pela interação fármaco-nutriente.[89] A erva-de-são-joão, além de ser um indutor do CYP3A4, é também um indutor de P-gp.[91] Pacientes que tomavam a erva-de-são-joão apresentavam concentrações séricas consideravelmente mais baixas de medicamentos substratos de P-gp, como digoxina, ciclosporina e indinavir.[76]

Interações de ligação e quelação no trato gastrintestinal (interações tipo IIC)

Há décadas, tem sido documentado que a alimentação enteral pode interferir na absorção dos medicamentos. Aparentemente, esse método é o mais indicado para assegurar uma nutrição adequada e proporcionar fácil administração de medicamentos aos pacientes impossibilitados de deglutir, mas há extensa documentação na literatura sobre as falhas terapêuticas resultantes da administração de medicamentos específicos na sonda nasoenteral. Alguns dados sugerem que o componente proteico dos preparados nutricionais possa ligar-se a moléculas dos fármacos e assim reduzir sua biodisponibilidade. Ligação entre fórmula alimentícia e medicamento tem sido sugerida nos casos da varfarina e fenitoína.[16] Outros exemplos de interação fármaco-nutriente tipo IIC é a quelação entre cátions bi e trivalentes e medicamentos. Acredita-se que as tetraciclinas e fluoroquininonas interajam com alimentos e fórmulas alimentícias por meio desse mecanismo.[27]

Um tipo de interação fármaco-nutriente tipo II bem conhecido é o que acontece entre fórmulas alimentícias e o antiepilético fenitoína. Essa interação foi relatada pela primeira vez por Bauer, em 1982, numa série de pacientes neurocirúrgicos. A fenitoína introduzida em dose padronizada não estava atingindo concentrações terapêuticas em pacientes alimentados continuamente por sonda nasogástrica. Porém, a média de concentração de fenitoína quadruplicou uma vez descontinuado esse tipo de alimentação. De modo semelhante, em pacientes que antes tinham apresentado concentrações séricas estáveis de fenitoína, a introdução da alimentação enteral contínua resultou em uma redução de mais de 70% na concentração sérica média de fenitoína. Essa descoberta foi comprovada quando o pesquisador recrutou cinco voluntários saudáveis para tomar uma dose única de suspensão de fenitoína e depois ingerir por via oral uma preparação alimentícia para uso nasogástrico a uma velocidade de 100 mL/h. As concentrações séricas de fenitoína decresceram 71,6% com o consumo da sonda de alimentação preparada.[92]

Até agora, muitos artigos e resumos foram publicados como relatos de casos e estudos clínicos envolvendo esta interação, com resultados variáveis. Uma revisão sistemática desse assunto revelou que 25 relatórios confirmaram a presença dessa interação, enquanto apenas quatro a refutaram.[93] Até 80% de redução na concentração de fenitoína foi relatada em pelo menos um estudo. Os quatro estudos negativos usaram voluntários saudáveis como objetos de estudo ao invés de pacientes; o método de alimentação enteral contínua foi usado em apenas um desses quatro trabalhos, enquanto nos outros três foi administrada alimentação intermitente.

Pode-se, portanto, concluir que a interação se dá em pacientes que recebem alimentação enteral contínua e resulta em absorção diminuída de fenitoína pelo trato GI. Todavia, o mecanismo exato dessa interação permanece controverso e é provavelmente multifatorial; ao menos cinco mecanismos foram propostos. De modo geral, o padrão e a natureza dessa interação se assemelham a uma interação fármaco-nutriente tipo IIC, mesmo que tenha sido aventada a hipótese de adsorção de fenitoína na sonda nasoenteral, levando a uma perda da substância. Cuidadosa e frequente verificação da concentração de fenitoína (p. ex., duas a três vezes por semana) é altamente recomendada em pacientes que recebem alimentação enteral contínua.

Estados de doença, dieta e genética nas respostas a medicamentos

A biotransformação ou o metabolismo de fármacos e nutrientes ocorre em quase todos os órgãos do corpo humano. O sistema enzimático responsável pelo metabolismo da maioria dos nutrientes e fármacos é a superfamília enzimática CYP, localizada principalmente no retículo endoplasmático dos hepatócitos e enterócitos. Jejum prolongado, mudanças na dieta, genética e alguns estados de doenças coexistentes podem interferir na atividade das enzimas CYP.[94,95] O uso exclusivo de administração parenteral de alimento parece inibir a atividade das enzimas CYP1A e CYP2C, mas acentua a atividade do CYP2E1.[96-98] A variação na qualidade da dieta também pode afetar as atividades enzimáticas. Dietas vegetarianas podem ser associadas com a diminuição da enzima CYP1A em asiáticos, mas não em brancos não hispânicos.[99-100] É possível que o decréscimo da atividade dos CYP esteja relacionado a uma diminuição geral da ingestão de proteína. Alimento rico em carvão vegetal induz a enzima CYP1A em seres humanos. A indução de enzimas CYP normalmente acentua o risco de falha terapêutica, em virtude do aumento da depuração dos medicamentos. Por outro lado, inibição ou supressão das atividades enzimáticas dos CYP aumenta o risco de toxicidade medicamentosa.

Existem diferenças farmacocinéticas e farmacodinâmicas entre os sexos, provavelmente relacionadas às expressões e atividades enzimáticas intrínsecas.[101] Algumas enzimas CYP exibem polimorfismo genético. De 8 a 10% dos brancos não hispânicos, especialmente aqueles de descendência escandinava, são metabolizadores lentos de CYP2D6, enquanto menos de 1% dos asiáticos são metabolizadores de CYP2D6 fracos. Por outro lado, metabolizadores fracos de CYP2C19 são encontrados entre até 20% dos chineses, coreanos e japoneses e supostamente em menos de 5% dos brancos não hispânicos.[102-104] Os pacientes considerados metabolizadores fracos de CYP2C19 podem ser mais suscetíveis à má absorção de vitamina B_{12} induzida pelos inibidores da bomba de prótons.[63] A mutação do gene CYP27B1, o qual é responsável pelo passo final da ativação da forma biologicamente ativa de vitamina D, está vinculada com o raquitismo tipo I vitamina D-dependente.[105] São exemplos de outros genes polimórficos intimamente ligados a respostas nutricionais alteradas a apolipoproteína E (APOE), MTHFR e o receptor-γ2 (PPARγ2) ativado pelo proliferador de peroxissoma.[106,107]

Interações fármaco-nutrientes que envolvem alteração de funções fisiológicas

O mecanismo de muitas interações fármaco-nutrientes consiste na interferência direta das ações farmacológicas do fármaco ou nas funções fisiológicas e biológicas dos nutrientes. Em alguns casos, um fármaco foi concebido para antagonizar a função fisiológica de um nutriente. O consumo aumentado ou interrompido de um nutriente específico pode alterar o efeito farmacológico dessa substância. Um exemplo clássico é a interação entre a varfarina e a vitamina K. A varfarina é o anticoagulante mais receitado no mundo. Ele é usado na administração de muitos estados de doenças e condições médicas que precisam de anticoagulação crônica, as quais incluem fenômenos tromboembólicos (p. ex., embolia pulmonar, infarto isquêmico, trombose venosa profunda), distúrbios adquiridos de hipercoagulação e prevenção de formação de coágulos após o implante de dispositivos vasculares mecânicos (p. ex., válvulas cardíacas mecânicas, filtros de veia cava inferior, *stents* arteriais). A varfarina compete com a vitamina K em seus sítios de ligação e inibe, dessa maneira, a síntese dos fatores de coagulação II, VII, IX e X dependentes da vitamina K, e as proteínas C e S inibidoras da coagulação.[108] A administração de altas doses de vitamina K pode reverter o efeito anticoagulante da varfarina. Por essa razão, as dietas que contêm grande quantidade de vitamina K afetam negativamente a eficácia da varfarina. Além disso, a falta de regularidade na ingestão dietética de vitamina K também altera o efeito farmacodinâmico da varfarina. Um estudo relatou que um aumento médio de 100 μg da ingestão dietética de vitamina K, por um período de 4 dias, causou apenas uma redução de 0,2 na International Normalized Ratio – INR (Relação Internacional Normatizada).[109] Para minimizar essa possível interação fármaco-nutriente, a abordagem mais prática consiste em orientar os pacientes a manterem uma ingestão de vitamina K relativamente constante e estável. As verduras, determinados óleos vegetais e os alimentos processados que contêm esses óleos, como produtos de panificação, margarinas e molhos de salada, são algumas das fontes alimentares de vitamina K. Quando há suspeita de interação entre a varfarina e a ingestão de vitamina K a partir de fontes alimentares, os clínicos devem rever cuidadosamente com os pacientes não apenas a ingestão de verduras, mas também o tipo de óleo utilizado no preparo de seus alimentos.

Um medicamento pode reduzir o catabolismo de determinados elementos nutricionais responsáveis pela biossíntese de hormônios, neurotransmissores e outros peptídeos biologicamente ativos. Como resultado, o paciente pode apresentar uma resposta biológica mais elevada em decorrência da interação fármaco-nutriente. A combinação de alimentos ricos em tiramina e inibidores da monoamina oxidase (MAOI) é um exemplo clássico.[110] A tiramina é estruturalmente similar à dopamina. Trata-se de uma amina traço com atividades simpatomiméticas formada pela descarboxilação da L-aminoácido aromático tirosina descarboxilase. Dependendo da dieta, a ingestão de alimentos pode ser uma fonte significativa de tiramina para algumas pessoas.[111] Além disso, os alimentos fermentados e aqueles com alto teor proteico que começam a se deteriorar contêm também outras aminas biogênicas (p. ex., 2-feniletilamina) com atividades simpatomiméticas.[112] A tiramina é inativada basicamente pelas enzimas monoamina oxidases (MAO). Os medicamentos que demonstram efeito inibitório sobre as MAO podem reduzir o catabolismo da tiramina (Tab. 103.6). Essa interação fármaco-nutriente pode levar a uma resposta exagerada do paciente à catecolamina, que pode variar de sintomas como dor de cabeça, alucinações e vômitos a emergências hipertensivas e morte.[113,114] Os pacientes que tomam medicamentos capazes de inibir a MAO devem receber orientação e monitoramento nutricionais específicos. A ingestão de alimentos ricos em tiramina deve ser minimizada ou evitada (Tab. 103.7). Felizmente, o uso de MAOI (inibidores das monoaminas oxidases) não seletivos de primeira geração (p. ex., fenelzina e tranilcipromina) caiu em descrédito em virtude de seus perfis de efeitos colaterais e da eficácia mais bem comprovada das gerações mais novas de antidepressivos, como os inibidores seletivos da recaptação de serotonina (SSRIs) (p. ex., fluoxetina, paroxetina, sertralina). O risco de interações fármaco-nutrientes relacionadas à "reação do queijo" está, portanto, tornando-se menos comum.

Tabela 103.6 Produtos alimentícios que são fontes de tiramina

Produtos
Abacate
Anchovas
Chocolates
Creme azedo (*sour cream*)
Creme de leite pasteurizado
Extratos de carne
Extratos proteicos hidrolisados
Feijão (especialmente favas)
Framboesa
Iogurte (especialmente caseiro)
Levedura de cerveja
Queijo (exceto *cream cheese* e cottage)
Produtos de carne processados (p. ex., linguiças, patê, produtos de fígado)
Produtos envelhecidos e fermentados (p. ex., chucrute, produtos fermentados de soja)
Suplementos proteicos em pó ou líquidos

Tabela 103.7 Medicamentos com efeito inibidor das monoamino-oxidases, passíveis de causar interação fármaco-nutriente de importância clínica com alimentação que contém alto teor de tiramina

Medicamento	Aplicação clínica mais comum
Furazolidona	Infestações parasitárias (giardíase)
Isocarboxazida	Depressão
Linezolida	Infecção bacteriana (especialmente bactérias Gram-positivas)
Fenelzina	Depressão
Selegilina[a]	Doença de Parkinson, normalmente usado com levodopa/carbidopa
Tranilcipromina	Depressão
Kava[b]	Suplemento dietético

[a]Inibe em primeiro lugar a monoamino-oxidase tipo B (MAO-B). A magnitude da interação com tiramina deve ser menos profunda do que com os inibidores da MAO não seletivos, como os antidepressivos.

[b]Altamente suspeito, embora seja desconhecida sua repercussão clínica.

Em alguns casos, um fármaco e um nutriente competem pelo mesmo mecanismo de transporte ou pela mesma via metabólica intracelular. No decorrer do tempo, tal interação pode suscitar uma resposta exagerada por causa do acúmulo do composto objeto, ou uma deficiência clínica do composto em razão da captação intracelular inadequada. Esse é o caso da interação entre carnitina e ácido valproico. Embora o mecanismo não seja certo, o ácido valproico é conhecido por causar hiperamonemia idiopática mesmo que não haja hepatite. Essa manifestação é frequentemente acompanhada da deficiência de carnitina. Segundo pesquisas, o ácido valproico interfere na captação da carnitina através de muitas vias, as quais compreendem competição entre os transportadores de carnitina nos tecidos; alteração da β-oxidação pelo ácido valproico, prejudicando a reciclagem metabólica da carnitina; e inibição de enzimas intramitocondriais de β-oxidação.[115] Seja qual for o mecanismo, a maioria dos casos de deficiência de carnitina induzida por ácido valproico pode facilmente ser tratada com suplementação de carnitina.

Interações fármaco-nutrientes associadas com suplementos dietéticos

Uma das questões que emergem com a interação fármaco-nutriente é aquela entre suplementos dietéticos e medicamentos prescritos. Suplementos como ervas, produtos naturais e produtos homeopáticos estão amplamente disponíveis em mercearias e lojas de conveniência. Nos Estados Unidos, definem-se os suplementos dietéticos como "... produto (diferente de tabaco) destinado a complementar a dieta, que contém um ou mais dos seguintes ingredientes: vitamina, mineral, ervas ou outros ingredientes botânicos, aminoácidos, uma substância nutricional acrescentada pelo ser humano para aumentar a ingestão alimentar diária; ou um concentrado, metabólito, constituinte, extrato ou combinação de quaisquer dos ingredientes citados anteriormente, destinado à ingestão em forma de cápsulas, pó, cápsulas gelatinosas ou cápsula de gel, não representado como alimento convencional ou como item único de uma refeição ou dieta". Esses produtos são regulamentados pelo *Dietary Supplement Health and Education Act* (DSHEA). De acordo com esse estatuto e com as regulamentações atuais, os suplementos dietéticos não estão sujeitos ao mesmo rigor dos testes de segurança e eficácia antes de entrarem para o mercado, como os remédios e outros itens de prescrição médica. Além disso, a Food and Drug Administration (Agência Reguladora de Medicamentos e Alimentos dos Estados Unidos) não controla os processos de fabricação das empresas que distribuem esses produtos, e a responsabilidade pela procedência das informações constantes do rótulo é do fabricante.[116-121] Em decorrência disso, os riscos e possíveis efeitos adversos de muitos desses suplementos dietéticos não foram investigados formalmente.

Abordagem clínica do tratamento

Na verdade, todas as interações fármaco-nutrientes de repercussão clínica podem ser evitadas ou tratadas adequadamente, sem causar transtornos para os pacientes. O primeiro passo principal para identificar possíveis interações fármaco-nutrientes é obter o histórico médico, dietético e medicamentoso completo e preciso. O uso regular de produtos como suco de *grapefruit* ou suplementos dietéticos deve ser incluído como parte do histórico do paciente. Muitos pacientes veem no consumo de suplementos alimentares um meio de conservar uma boa saúde, e não percebem seu potencial de interferência no tratamento medicamentoso. Por isso, o consumo de suplementos e outros produtos alimentícios tende a ser mais alto do que o relatado nas histórias clínicas. Um processo de triagem mais minucioso e sua completa documentação ajudarão a identificar se uma possível interação fármaco-nutriente existe.

A presença de uma combinação passível de interação por si só não significa uma ocorrência clínica que necessita de intervenção. Muitas interações hipotéticas entre medicamento e nutriente não têm repercussão clínica na maioria dos pacientes, graças a adequadas compensações fisiológicas (especialmente em pacientes mais jovens), à magnitude relativamente limitada das interações e consequentes alterações farmacodinâmicas não significativas, à natureza extremamente variável da dieta humana e do conteúdo alimentar, ou a uma combinação desses fatores. Deve-se usar o bom senso ao avaliar a probabilidade clínica e a importância das interações. A dose (quantidade) em questão, o tempo de uso, se o medicamento ou o nutriente tem uma janela terapêutica relativamente restrita e a severidade dos sintomas associados ao efeito supraterapêutico/subterapêutico são alguns dos fatores a serem considerados ao se determinar a probabilidade e a gravidade das interações. Fármacos ou nutrientes capazes de modular as atividades de enzimas metabólicas ou transportadores têm maior probabilidade de causar interações importantes. Algumas interações farmacológicas podem levar muito tempo até que algum sintoma seja detectado. Por exemplo, o paciente com deficiência de vitamina D associada à fenitoína leva meses, ou até mesmo anos, para manifestar sintomas associados à doença óssea. É, então, importante que o acompanhamento seja feito por um longo período de tempo, de modo que qualquer sinal associado com as interações fármaco-nutrientes seja percebido o mais rápido possível. Em caso de dúvida, convém monitorar e seguir os parâmetros clínicos ou laboratoriais expressivos e consultar o farmacêutico da instituição ou outros peritos para lidar com as reações medicamentosas adversas relevantes.

Caso seja percebida uma interação fármaco-nutriente já estabelecida em um paciente, a conduta do médico deve consistir em a) mudar imediatamente o tratamento, ou b) não mudar o tratamento instituído e prosseguir (Tab. 103.8). Os médicos devem avaliar os riscos *versus* benefícios antes de fazer qualquer intervenção. Em alguns casos, o risco ao modificar o esquema terapêutico supera os benefícios por causa da ineficácia dos medicamentos substitutos. Às vezes, não há outra abordagem disponível. Por isso, a opção mais sensata é continuar no controle dos efeitos terapêuticos e evitar toxicidade.

Caso seja necessário mudar o regime terapêutico estabelecido, os médicos podem escolher o uso de agentes alternativos, ajustar a dose do agente objeto, complementar o agente objeto para compensar a deficiência ou usar uma combinação desses métodos. Em alguns casos, outro medicamento da mesma classe terapêutica pode ser usado, porque nem sempre há uma interação fármaco-nutriente com todos os fármacos da mesma classe. A interação da classe IIC ocorre com ciprofloxacina e ofloxacina; no entanto, o alimento não reduz a biodisponibilidade de outros antibióticos do tipo fluoroquinolona, como a levofloxacina. A levofloxacina pode ser uma opção melhor para pacientes que recebem alimentação enteral contínua e que não toleram bem a administração de bolos alimentares intermitentes (Tab. 103.7). Em alguns casos, a interação pode ser evitada ou minimizada mudando-se a via de administração. Conhecer o mecanismo da interação fármaco-nutriente é de extrema ajuda para decidir qual a conduta mais indicada ou preferida. Infelizmente, por falta de investigações sistemáticas, como mencionado anteriormente, ainda não foram elucidados os mecanismos exatos das interações fármaco-nutrientes de maior importância clínica.

Atenção especial deve ser dada aos pacientes que recebem remédios e alimentos por sonda nasoenteral ou aqueles que necessitam de terapia nutricional especializada (ver Tabs. 103.2 e 103.8). Os fármacos sabidamente influenciados por interações tipos I e II precisam ser identificados. Os parâmetros de monitoramento adequados, como as concentrações séricas dos medicamentos ou nutrientes, devem ser seguidos conforme necessário. Persiste a controvérsia em relação à hipótese de adotar rotineiramente a prática de suspensão da alimentação enteral antes da administração de medicamentos. Os dados constantes na literatura existente – em parte influenciados pelos vieses das publicações – sugerem que, na maioria dos casos, a suspensão da alimentação enteral é as-

Tabela 103.8 Condutas em caso de interação fármaco-nutriente constatada, com importância clínica conhecida

1. Não mudar os tratamentos instituídos; continuar observando o paciente quanto a sinais e sintomas de possíveis complicações vinculadas com a interação (p. ex., dosar as concentrações de soro de fármacos e nutrientes, ou realizar outros exames laboratoriais cabíveis).
2. Mudar imediatamente o esquema de tratamento em uso.
   a. Substituir o elemento causador por substância que sabidamente não produz interações semelhantes. Às vezes, fármacos da mesma classe terapêutica podem não ter o mesmo perfil de interação fármaco-nutriente.
   b. Fazer o ajuste necessário da dose do medicamento objeto.
   c. Complementar a perda ou deficiência do nutriente.
   d. Mudar a via de administração do medicamento objeto.

sociada à melhor absorção dos medicamentos. Vários estudos sugerem que a suspensão por, pelo menos, 1 hora pode melhorar significativamente a absorção oral da fenitoína, da varfarina, da levotiroxina e de determinados antibióticos administrados por via oral.[93,117-119] Do ponto de vista puramente cinético de absorção, a suspensão da alimentação não afeta negativamente a absorção dos medicamentos no paciente que está recebendo nutrição enteral. As exceções são os medicamentos cuja absorção é otimizada com a ingestão concomitante de alimentos (p. ex., griseofulvina, cápsula oral de itraconazol). Portanto, se a preocupação clínica básica é a eficácia, a suspensão da alimentação enteral antes da administração de medicamentos não deve diminuir a eficácia do medicamento. Todavia, a interrupção da alimentação pode resultar no fornecimento insuficiente de calorias e nutrientes se o regime alimentar, como a taxa de infusão por hora, não for ajustado de modo a evitar o déficit calórico. No caso de medicação administrada várias vezes ao dia, seria um enorme desafio gerenciar a suspensão da alimentação durante várias horas por dia, uma vez que a taxa de "recuperação" da infusão de alimentos poderia ser demasiadamente elevada e causar intolerância alimentar. O uso empírico de um agente procinético pode melhorar alguns dos sintomas da intolerância alimentar. Entretanto, esse agente pode também interferir na absorção dos medicamentos, inclusive com uma possível interação do tipo medicamento-medicamento. Mudar a fórmula alimentar em uso, suplementar determinados nutrientes, se for o caso, optar por submeter o paciente a uma subalimentação por um curto período, considerar o uso concomitante de nutrição enteral e parenteral, ou trocar a medicação do paciente por outra via de administração, se for o caso, constituem outras opções de gerenciamento a serem consideradas para minimizar a possibilidade de interações fármaco-nutrientes em pacientes que recebem alimentação enteral contínua.

De maneira geral, deve-se fazer uma boa análise clínica antes de se decidir por uma intervenção. Consultar a literatura, mesmo quando consiste apenas em relatos não documentados, pode ainda ser útil, pois o relato desses casos mostra a experiência de outros em lidar com uma interação específica e os resultados obtidos. A finalidade de enfrentar o problema da interação fármaco-nutriente clinicamente importante é evitar falhas terapêuticas sem prejudicar os objetivos e resultados do tratamento.

Outros fatores que alteram o aproveitamento de medicamentos e nutrientes

Muitos outros fatores, além da interação entre fármaco-nutriente, podem modificar o aproveitamento de fármacos ou de nutrientes. Às vezes, a má absorção de um fármaco pode ser atribuída ao posicionamento da sonda nasoenteral. Alteração de absorção e metabolismo da digoxina, ciprofloxacina, fenitoína e tacrolimo foi reportada, quando esses agentes foram administrados via sonda de jejunostomia.[120-123] A mudança na absorção dos fármacos mostrada nesses exemplos deve-se às características farmacocinéticas dos fármacos e é precipitada pelo elemento técnico da alimentação enteral e administração do medicamento. Provavelmente, o perfil farmacocinético de muitos fármacos é diferente quando eles são administrados por via gástrica ou pelo intestino delgado. Essas alterações, porém, não estão diretamente vinculadas a interações fármaco-nutrientes. Da mesma forma, o perfil de absorção de um medicamento ou nutriente pode ser alterado por cirurgia do trato gastrointestinal, como um *bypass* gástrico em Y de Roux ou uma pequena ressecção intestinal. Com o crescente número de cirurgias bariátricas realizadas em todo o mundo, as pesquisas que descrevem o impacto desses procedimentos cirúrgicos na farmacocinética e na nutricinética continuam muito limitadas.

Ocasionalmente, o uso de certos fármacos pode interferir no funcionamento do trato GI e levar à perda de eletrólitos e líquidos do organismo. Isso pode ser atribuído tanto ao princípio ativo do medicamento como ao excipiente da formulação. Por exemplo, o sorbitol é apresentado, para uso por via oral, em veículo líquido que também serve para mascarar o sabor.[124] Os pacientes podem ter diarreia provocada por excesso de sorbitol, distúrbio que, por sua vez, pode conduzir a problemas de má absorção. Nesse caso, a má absorção do medicamento ou do nutriente não significa uma interação, mas uma reação a um medicamento ou produto. Mudar a apresentação do produto pode, às vezes, aliviar os sintomas. Os médicos devem avaliar cuidadosamente cada paciente, sua história clínica, queixas e tratamentos, para que se saiba se é uma interação fármaco-nutriente que está ocasionando o quadro do paciente.

Resumo

A maioria das interações fármaco-nutrientes pode ser evitada ou manipulada de modo correto, fazendo-se uma completa e minuciosa revisão e análise do histórico do paciente e regimes de tratamentos. Pacientes idosos e graves, desnutridos e que recebem diversos medicamentos simultaneamente estão expostos a um risco consideravelmente mais alto de sofrer efeitos relacionados à interação fármaco-nutriente. É necessário haver dados epidemiológicos para ajudar os médicos a identificar importantes interações fármaco-nutrientes. Esses dados permitirão aos médicos dedicar mais atenção à população de pacientes mais suscetíveis a essas sérias reações. Os mecanismos da maioria das interações fármaco-nutrientes requerem mais pesquisas para que condutas específicas e eficazes possam ser estudadas e comparadas. Uma vez que esses dados comparativos tornam-se disponíveis, um sistema de *ranking* científico e de utilidade clínica e uma interação fármaco-nutriente e de sua gravidade poderiam ser desenvolvidos, o que permitiria a identificação ainda mais exata das interações fármaco-nutrientes e de conduta mais eficiente. Enquanto um sistema como esse não for criado e validado, os médicos devem continuar baseando-se em relatos de casos, conceitos básicos de farmacocinética e farmacodinâmica e extrapolação sensata de dados *in vitro*, e utilizar o bom senso clínico na conduta com as interações fármaco-nutrientes na prática.

Referências bibliográficas

1. Santos CA, Boullata JI. Pharmacotherapy 2004;25:1789-1800.
2. Radandt JM, Marchbanks CR, Dudley MN. Clin Infect Dis 1992;14:272-84.
3. Neuvonen PJ. Drugs 1976;11:45-54.
4. Offermann G, Pinto V, Kruse R. Epilepsia 1979;20:3-15.
5. Farhat G, Yamout B, Mikati MA et al. Neurology 2002;58: 1348-53.
6. Mikati M, Wakim RH, Fayad M. J Med Liban 2003;51: 71-3.
7. Drezner MK. Epilepsy Behav 2004;5(Suppl 2):S41-7.
8. Fitzpatrick LA. Epilepsy Behav 2004;5(Suppl 2):S3-15.
9. Lewis CW, Frongillo EA Jr, Roe DA. J Am Diet Assoc 1995;95:309-15.
10. Btaiche IF, Chan LN, Pleva M et al. Nutr Clin Pract 2010; 25:32-49.
11. Magnuson BL, Clifford TM, Hoskin LA et al. Nutr Clin Pract 2005;20:618-24.
12. Salazar JA, Poon I, Nair M. Expert Opin Drug Saf 2007;6: 695-704.
13. Akamine D, Filho MK, Peres CM. Curr Opin Clin Nutr Metab Care 2007;10:304-10.
14. MacDonald L, Foster BC, Akhtar H. J Pharm Pharm Sci 2009;12:367-77.
15. Noble RE. Metabolism 2003;52(Suppl 2):27-30.
16. Cheymol G. Clin Pharmacokinet 2000;39:215-31.
17. Murry DJ, Riva L, Poplack DG. Int J Cancer Suppl 1998; 11:48-51.
18. Krishnaswamy K. Clin Pharmacokinet 1989;17(Suppl 1):68-88.
19. Varela-Moreiras G. Biomed Pharmacother 2001;55:448-53.
20. Bailey LB, Gregory JF III. J Nutr 1999;129:919-22.
21. Carmel R, Green R, Rosenblatt DS et al. Hematology (Am Soc Hematol Educ Program) 2003:62-81.
22. Chan LN. Curr Opin Clin Nutr Metab Care 2002;5:327-32.
23. Hansten PD. Sci Med 1998;Jan/Feb:16-25.
24. Mirtallo JM. J Infus Nurs 2004;27:19-24.
25. Fleisher D, Li C, Zhou Y. Clin Pharmacokinet 1999;36: 233-54.
26. Singh BN. Clin Pharmacokinet 1999;37:213-55.
27. Schmidt LE, Dalhoff K. Drugs 2002;62:1481-502.
28. Pedrazzoni M, Ciotti G, Davoli L et al. J Endocrinol Invest 1989;12:409-12.
29. Borovicka J, Schwizer W, Mettraux C et al. Am J Physiol 1997;273:G374-80.
30. Costarelli V, Sanders TA. Br J Nutr 2001;86:471-7.
31. Konturek JW, Thor P, Maczka M et al. Scand J Gastroenterol 1994;29:583-90.
32. Ogunbona FA, Smith IF, Olawoye OS. J Pharm Pharmacol 1985;37:283-4.
33. Lange H, Eggers R, Bircher J. Eur J Clin Pharmacol 1988; 34:315-7.
34. Conway EL, Phillips PA, Drummer OH et al. J Pharm Sci 1990;79:228-31.
35. Hoon TJ, McCollam PL, Beckman KJ et al. Am J Cardiol 1992;70:1072-6.
36. Hashiguchi M, Ogata H, Maeda A et al. J Clin Pharmacol 1996;36:1022-8.
37. Waldman SA, Morganroth J. J Clin Pharmacol 1995;35:163-9.
38. Gill KS, Wood MJ. Clin Pharmacokinet 1996;31:1-8.
39. Oguey D, Kolliker F, Gerber NJ et al. Arthritis Rheum 1992;35:611-4.
40. Kozloski GD, DeVito JM, Kisicki JC et al. Arthritis Rheum 1992;35:761-4.
41. Hamilton RA, Kremer JM. J Rheumatol 1995;22:630-2.
42. Dupuis LL, Koren G, Silverman ED et al. J Rheumatol 1995;22:1570-3.
43. Patsalos PN. Clin Pharmacokinet 2004;43:707-24.
44. Crevoisier C, Zerr P, Calvi-Gries F et al. Eur J Pharm Biopharm 2003;55:71-6.
45. Wiley J, Tatum D, Keinath R et al. Gastroenterology 1988;94: 1144-9.
46. Kaneko H, Sakakibara M, Mitsuma T et al. Am J Gastroenterol 1995;90:603-9.
47. Brundin T, Wahren J. Am J Physiol 1991;260:E232-7.
48. Dauzat M, Lafortune M, Patriquin H et al. Eur J Appl Physiol Occup Physiol 1994;68:373-80.
49. Szinnai C, Mottet C, Gutzwiller JP et al. Scand J Gastroenterol 2001;36:540-4.
50. Ramchandani VA, Kwo PY, Li TK. J Clin Pharmacol 2001;41: 1345-50.
51. Gao L, Ramzan I, Baker AB. Anaesth Intensive Care 2000; 28:375-85.
52. Janssen P, Vanden Berghe P, Verschueren S et al. Aliment Pharmacol Ther 2011;33:880-94.
53. Soffer EE, Thongsawat S, Hoodwerf BJ et al. Dig Dis Sci 1999;44:50-5.
54. Schirra J, Katschinski M, Weidmann C et al. J Clin Invest 1996;97:92-103.
55. Levanon D, Zhang M, Orr WC et al. Am J Physiol 1998;274: G430-4.
56. Chey WY, Chang TM. J Gastroenterol 2003;38:1025-35.
57. Rezek M, Novin D. J Nutr 1976;106:812-20.
58. Moran TH, Ladenheim EE, Schwartz GJ. Int J Obes Relat Metab Disord 2001;25(Suppl 5):S39-41.
59. Herzlich B, Herbert V. Am J Gastroenterol 1986;81:678-80.
60. Neal G. Gut 1990;31:59-63.
61. Howden CW. J Clin Gastroenterol 2000;30:29-33.
62. Ruscin JM, Page RL II, Valuck RJ. Ann Pharmacother 2002;36:812-6.
63. Sagar M, Janczewska I, Ljungdahl A et al. Aliment Pharmacol Ther 1999;13:453-8.
64. Hall SD, Thummel KE, Watkins PB. Drug Metab Dispos 1999;27;161-6.
65. Ito K, Kusuhara H, Sugiyama Y. Pharm Res 1999;16:225-31.
66. Lee SL, Wang MF, Lee AI et al. FEBS Lett 2003;544:143-7.
67. Wacher VJ, Salphati L, Benet LZ. Adv Drug Deliv Rev 2001;46:89-102.
68. van Waterschoot RA, Schinkel AH. Pharmacol Rev 2011;63: 390-410.
69. Benet LZ, Cummins CL, Wu CY. Int J Pharm 2004;277:3-9
70. Dresser GK, Spence JD, Bailey DG. Clin Pharmacokinet 2000;38:41-57.
71. Huang SM, Hall SD, Watkins P et al. Clin Pharmacol Ther 2004;75:1-12.
72. Lown KS, Bailey DG, Fontana RJ et al. J Clin Invest 1997; 99:2545-53.
73. Zhou S, Gao Y, Jiang W et al. Drug Metab Rev 2003;35: 35-98.
74. Henderson L, Yue QY, Bergquist C et al. Br J Clin Pharmacol 2002;54:349-56.
75. Mannel M. Drug Saf 2004;27:773-97.
76. Mucksavage JJ, Chan LN. Dietary supplement interactions with medications. In: Boullata JI, Armenti VT, Malone M, eds. Handbook of Drug-Nutrient Interactions. Totowa, NJ: Humana Press, 2004:217-33.
77. Mai I, Bauer S, Perloff ES et al. Clin Pharmacol Ther 2004;76:330-40.
78. Bauer S, Stormer E, Johne A et al. Br J Clin Pharmacol 2003;55:203-11.
79. Frye RF, Fitzgerald SM, Lagattuta TF et al. Clin Pharmacol Ther 2004;76:323-9.
80. Smith P. Pharmacotherapy 2004;24:1508-14.
81. Mueller SC, Uehleke B, Woehling H et al. Clin Pharmacol Ther 2004;75:546-57.

82. Tannergren C, Engman H, Knutson L et al. Clin Pharmacol Ther 2004;75:298–309.
83. Morimoto T, Kotegawa T, Tsutsumi K et al. J Clin Pharmacol 2004;44:95–101.
84. Hebert MF, Park JM, Chen YL et al. J Clin Pharmacol 2004;44:89–94.
85. Hall SD, Wang Z, Huang SM et al. Clin Pharmacol Ther 2003;74:525–35.
86. Pfrunder A, Schiesser M, Gerber S et al. Br J Clin Pharmacol 2003;56:683–90
87. Markowitz JS, Donovan JL, DeVane CL et al. JAMA 2003;290:1500–4.
88. Dintaman JM, Silverman JA. Pharm Res 1999;16:1550–6.
89. Johnson BM, Charman WN, Porter CJ. AAPS PharmSci 2002;4:E40.
90. Chan L, Humma LM, Schriever CA et al. Clin Pharmacol Ther 2004;75:P95.
91. Hennessy M, Kelleher D, Spiers JP et al. Br J Clin Pharmacol 2002;53:75–82.
92. Bauer LA. Neurology 1982;32:570–2.
93. Au Yeung SC, Ensom MH. Ann Pharmacother 2000;34: 896–905.
94. Guengerich FR. Am J Clin Nutr 1995;61:651S–8S.
95. Ioannides C. Xenobiotica 1999;29:109–54.
96. Cashman JR, Lattard V, Lin J. Drug Metab Dispos 2004; 32:222–9.
97. Dickerson RN, Charland SL. Pharmacotherapy 2002;22: 1084–90.
98. Earl-Salotti GI, Charland SL. J Parenter Enteral Nutr 1994;18:458–65.
99. Wilmana PF, Brodie MJ, Muclow JC et al. Br J Clin Pharmacol 1979;8:523–8.
100. Brodie MJ, Boobis AR, Toverud EL et al. Br J Clin Pharmacol 1980;9:523–5.
101. Gandhi M, Aweeka F, Greenblatt RM et al. Annu Rev Pharmacol Toxicol 2004;44:499–523.
102. Evans WE, McLeod HL. N Engl J Med 2003;348:538–49.
103. Mizutani T. Drug Metab Rev 2003;35:99–106.
104. Evans WE, Relling MV. Nature 2004;429:464–8.
105. Nebert DW, Russell DW. Lancet 2002;360:1155–62.
106. Paoloni-Giacobino A, Grimble R, Pichard C. Clin Nutr 2003;22:429–35.
107. Loktionov A. J Nutr Biochem 2003;14:426–51.
108. Booth SL, Centurelli MA. Nutr Rev 1999;57:288–96.
109. Khan T, Wynne H, Wood P et al. Br J Haematol 2004;124: 348–54.
110. Volz HP, Gleiter CH. Drugs Aging 1998;13:341–55.
111. Youdim MB, Weinstock M. Neurotoxicology 2004;25:243–50.
112. Suzzi G, Gardini F. Int J Food Microbiol 2003;88:41–54.
113. Brown C, Taniguchi G, Yip K. J Clin Pharmacol 1989;29:529–32.
114. Yamada M, Yasuhara H. Neurotoxicology 2004;25:215–21.
115. Tein I. J Inherit Metab Dis 2003;26:147–69.
116. Dietary Supplement Health and Education Act of 1994. Pub L No. 103-417 (October 25 1994). Codified at 42 USC 287C-11.
117. Dickerson RN, Garmon WM, Kuhl DA et al. Pharmacotherapy 2008;28:308–13.
118. Dickerson RN. Nutrition 2008;24:1048–52.
119. Dickerson RN, Maish GO 3rd, Minard G et al. Nutr Clin Pract 2010;25:646–52.
120. Ehrenpreis ED, Guerriero S, Nogueras JJ et al. Ann Pharmacother 1994;28:1239–40.
121. Healy DP, Brodbeck MC, Clendening CE. Antimicrob Agents Chemother 1996;40:6–10.
122. Rodman DP, Stevenson TL, Ray TR. Pharmacotherapy 1995;15:801–5.
123. Hasegawa T, Nara K, Kimura T et al. Pediatr Transplant 2001;5:204–9.
124. Madigan SM, Courtney DE, Macauley D. Clin Nutr 2002;21: 531–2.

Sugestões de leitura

Bailey DG. Fruit juice inhibition of uptake transport: a new type of food--drug interaction. Br J Clin Pharmacol 2010;70:645–55.

MacDonald L, Foster BC, Akhtar H. Food and therapeutic product interactions: a therapeutic perspective. J Pharm Pharm Sci 2009;12: 367–77.

Santos CA, Boullata JI. An approach to evaluating drug-nutrient interactions. Pharmacotherapy 2005;25:1789–800.

Seden K, Dickinson L, Khoo S et al. Grapefruit-drug interactions. Drugs 2010;70:2373–407.

Wohlt PD, Zheng L, Gunderson S et al. Recommendations for the use of medications with continuous enteral nutrition. Am J Health Syst Pharm 2009;66:1458–67.

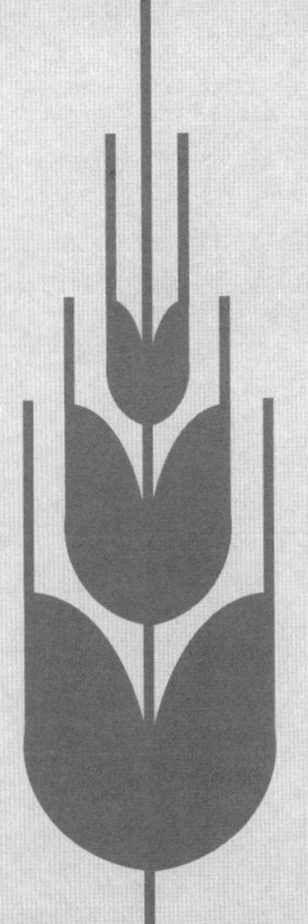

PARTE V

NUTRIÇÃO DAS POPULAÇÕES

104 Fundamentos de uma dieta saudável*

Walter C. Willett e Meir J. Stampfer

A ciência nutricional tem fornecido uma abundância de dados que vão desde descrições moleculares detalhadas dos nutrientes e suas ações até achados epidemiológicos de amplos estudos prospectivos, bem como de pesquisas randomizadas controladas, em grupos populacionais selecionados. Compilar esta vasta literatura para a descrição de dieta saudável é um desafio, mas, ainda assim, um passo essencial para proporcionar ao público e aos profissionais responsáveis pela elaboração de programas alimentares as melhores informações sobre suas opções de alimentos. Os esforços para descrever uma dieta saudável incluem o *US Dietary Guidelines for Americans*,[1] uma síntese produzida pelo Institute of Medicine (IOM)[2] e as recomendações da Organização Mundial da Saúde (OMS).[3] Tendo em vista que as informações sobre dieta e saúde se acumulam rapidamente, estas sínteses de informação dietética exigem atualização frequente, fato reconhecido pela determinação de que as diretrizes do *US Dietary Guidelines for Americans* sejam revisadas a cada cinco anos. Neste capítulo, abordam-se as considerações sobre o desenvolvimento da definição de uma dieta saudável, e alguns dos seus aspectos mais importantes são revisados brevemente, porém ressaltando que serão abordados com mais detalhes ao longo deste capítulo. E, por fim, serão descritas várias representações alternativas para uma dieta saudável.

Até recentemente, o principal foco da nutrição humana consistia na prevenção da deficiência nutricional e tinha como objetivo central atingir os valores da ingestão dietética recomendada (RDA)[4] para os nutrientes essenciais. Essa abordagem resultou no desenvolvimento dos sete grupos de alimentos durante a Segunda Guerra Mundial e, posteriormente, os "quatro básicos" (carne, alimentos lácteos, grãos e frutas, verduras e legumes) como definição de uma dieta saudável a ser transmitida ao público.[5] Esse esforço bem-sucedido resultou na eliminação das deficiências nutricionais clinicamente visíveis nos Estados Unidos e na Europa. Nas últimas décadas, a definição de dieta saudável foi ampliada para incluir a melhora da saúde a longo prazo. O motivo para essa modificação foi a constatação epidemiológica de que as doenças arteriais coronarianas (DAC) e o câncer haviam se tornado as principais causas de morte nos países ocidentais. Assim, as considerações referentes a uma dieta saudável passaram a incluir a composição de macronutrientes e seus aspectos qualitativos (como índice glicêmico), constituintes alimentares não considerados nutrientes (como fibras e carotenoides) e os possíveis benefícios dos nutrientes essenciais em ingestões superiores àquelas conhecidas como preventivas de deficiências.

Ao conceituar uma dieta saudável, um aspecto imediato consiste em definir se ela deve ser expressa por meio de alimentos ou de nutrientes. O emprego de alimentos é atraente porque fornece uma forma fácil de comunicação reconhecida por todos. Embora desejável a princípio, a tentativa de descrever uma dieta ideal apenas por alimentos pode se tornar um grande desafio. A principal razão é que os mesmos alimentos podem ser preparados de várias maneiras. Por exemplo, um biscoito pode ser feito com banha, óleo vegetal parcialmente hidrogenado ou com óleo de milho não hidrogenado, e as verduras e legumes servidos em um restaurante podem ser preparados na manteiga, com margarina de composição desconhecida ou em azeite de oliva. As implicações para a saúde variam amplamente. Esta questão torna-se mais importante na medida em que a proporção de alimentos processados ou

*__Abreviaturas__: __DAC__, doença arterial coronariana; __FDA__, Food and Drug Administration (Agência Reguladora de Medicamentos e Alimentos dos Estados Unidos); __HDL__, lipoproteína de alta densidade; __HEI__, Índice de Alimentação Saudável; __HIV__, vírus da imunodeficiência humana; __IOM__, Institute of Medicine (Instituto de Medicina Norte-americano); __LDL__, lipoproteína de baixa densidade; __MTHFR__, metilenotetraidrofolato redutase; __OMS__, Organização Mundial da Saúde; __PKU__, fenilcetonúria; __RDA__, ingestão dietética recomendada; __USDA__, United States Department of Agriculture (Departamento de Agricultura dos Estados Unidos).

de refeições realizadas fora de casa aumenta. A maioria dos grupos envolvidos com estas questões desenvolveu diretrizes híbridas, utilizando uma combinação de alimentos e nutrientes. Por exemplo, muitas das diretrizes estabelecidas incluem uma descrição quantitativa da ingestão de gorduras e sugestões sobre as quantidades de frutas, verduras e legumes. Todavia, quando as diretrizes dietéticas são indicadas na forma de um gráfico (p. ex., uma pirâmide alimentar), frequentemente são utilizados apenas alimentos, uma abordagem que pode não transmitir todas as informações-chave.

Quantidade *vs.* qualidade da dieta

A gordura corporal excessiva, resultante de um desequilíbrio entre ingestão e gasto energético, constitui o problema nutricional mais importante nos países desenvolvidos e está rapidamente se tornando uma epidemia global; qualquer definição de dieta saudável que não aborde esse problema seria deficiente. Algumas diretrizes são altamente prescritivas em termos de consumo de energia ou de porções diárias de cada grupo alimentar. Um problema fundamental é que mesmo a combinação mais saudável de alimentos, consumida em ligeiro excesso, em apenas um ou dois por cento, durante um período prolongado, levará a excesso de peso. Mesmo com o melhor dos métodos, as avaliações de ingestão não são suficientemente precisas para quantificar estas diferenças sutis e as determinações de gasto energético são, no mínimo, imperfeitas. Este problema é agravado ainda mais pela estimativa altamente imprecisa das quantidades de alimentos consumidas individualmente pelas pessoas, e mesmo por diferenças nas definições de tamanhos das porções entre os diferentes segmentos do governo (p. ex., a FDA e o USDA). Por essas razões, quaisquer tentativas de abordar o excesso de peso por meio de definições detalhadas de ingestão de energia nas diretrizes alimentares não serão bem-sucedidas. No entanto, o peso é facilmente mensurado e representa um indicador sensível do equilíbrio de longo prazo entre ingestão e gasto de energia. Por essa razão, uma definição de dieta saudável precisa estar intimamente ligada à importância de manter um peso ideal e à necessidade de se realizar ajustes na ingestão ou na atividade física, caso haja um desequilíbrio. Os aspectos qualitativos da dieta que eventualmente podem contribuir para facilitar o controle do peso serão abordados posteriormente neste capítulo.

As diretrizes alimentares precisam ser individualizadas?

Há muitos anos, os nutricionistas reconhecem que as pessoas diferem nas respostas à ingestão de nutrientes (p. ex., na resposta do colesterol sérico ao colesterol da dieta[6] ou da pressão sanguínea à ingestão de sódio[7]). Nos casos extremos de erros inatos do metabolismo, como fenilcetonúria (PKU), as dietas-padrão podem ser letais. A elucidação do genoma humano e a rápida identificação dos polimorfismos em quase todos os genes estão criando novas oportunidades para a individualização de uma diretriz dietética. Por exemplo, um polimorfismo em homozigose para o gene da metilenotetrahidrofolato redutase (MTHFR), presente em aproximadamente 10% da população, aumenta a quantidade de ácido fólico dietético necessária para diminuir os níveis sanguíneos de homocisteína.[8] Isto significa que há necessidade de uma diretriz especial para a dieta daquelas pessoas? Embora, atualmente, seja possível rastrear os polimorfismos de MTHFR e proporcionar a estas pessoas orientações diferentes para suas dietas, esta talvez não seja uma estratégia lógica, e diferentes recomendações para o conteúdo de ácido fólico na dieta para diferentes pessoas resultariam em considerável complexidade para as populações e, até mesmo, para as famílias. Como é provável que estas variações existam para quase todos os nutrientes, as combinações possíveis são quase infinitas e isso significa que cada pessoa teria uma recomendação dietética personalizada. Uma alternativa seria definir dietas saudáveis com conteúdos relativamente elevados de ácido fólico para atender às necessidades deste subgrupo populacional. Esta foi a abordagem geral quando se estabeleceram as RDA, em que uma margem de erro foi adicionada às necessidades médias de nutrientes para incluir variações individuais. Esta é uma abordagem adequada para os casos em que as variações das necessidades são conhecidas e não se dispõe de uma forma prática para identificar os indivíduos com necessidades distintas ou as razões para estas diferenças e, esta ainda, será uma estratégia razoável, mesmo que se tenha potencial para determinar exigências individuais diferentes.

A possibilidade de identificar pessoas com necessidades nutricionais diversas permitirá estudos mais detalhados, assegurando que suas necessidades sejam atendidas. Além disso, para algumas mutações genéticas criteriosamente selecionadas, diferentes abordagens dietéticas podem ser adequadas (p. ex., fenilcetonúria, conforme mencionado anteriormente). É bem provável, também, que dietas redutoras dos níveis de colesterol no sangue sejam eventualmente prescritas com base nas informações genéticas.

A variabilidade genética é apenas um dos vários fatores que podem influenciar as necessidades nutricionais e talvez nem seja o mais importante. Idade, tamanho corporal, nível de atividade física e gestação são, de longa data, reconhecidas como fatores a serem considerados, e as necessidades são frequentemente específicas para determinadas faixas etárias e mulheres grávidas. Todavia, conforme apontado por Hegsted,[9] se as necessidades são expressas em termos de qualidade da dieta (p. ex., como densidade de nutrientes), muitas das suas diferenças serão minimizadas. Uma influência fundamentalmente importante na resposta à dieta é o grau de resistência à insulina, descrito por Jeppesen et al.,[10,11] que observaram que os efeitos adversos do alto teor de ingestão de carboidratos nos marcadores metabólicos da síndrome de resistência à insulina estavam fortemente correlacionados com a resistência basal a este hormônio. Esta relação foi confirmada em estudos populacionais, demonstrando uma relação muito mais forte entre a carga glicêmica da dieta e os níveis de triglicerídeos no sangue[12] e o risco de DAC[13] entre pessoas com um índice de massa corporal mais elevado – o principal determinante da resistência à insulina. A implicação disto é que uma pessoa magra e ativa pode apresentar melhor tolerância a uma dieta rica em carboidratos do que uma pessoa menos ativa e com excesso de peso. Este dado também tem implicações importantes em nível populacional, devido às evidências que demonstram que as populações asiáticas têm maior prevalência de resistência à insulina por razões genéticas quando comparadas com as populações europeias.[14] Neel[15] descreveu anteriormente esta característica como o "gene eficiente". Até recentemente, as pessoas nestas populações eram, no geral, muito ativas e magras e, assim, se encontravam protegidas dos efeitos colaterais desta predisposição genética. Todavia, com as reduções na atividade física e com o ganho de peso corporal que tipicamente acompanham o estilo de vida moderno, há uma diminuição na capacidade de tolerar dietas ricas em carboidratos refinados. Ainda assim, isto não exige necessariamente recomendações dietéticas diferenciadas se dietas com baixo teor de carboidratos refinados, mesmo não sendo tão extremas, fossem recomendadas para outras populações.

Considerações específicas na formulação de uma dieta saudável

Tradicionalmente, os estudos experimentais com animais e pequenos estudos metabólicos em humanos constituíram a base das recomendações dietéticas, com base nos efeitos de curto prazo ou intensos, tais como deficiência aparente. Inevitavelmente, o estudo de doenças crônicas em seres humanos exigiu abordagens epidemiológicas. Até recentemente, essas abordagens consistiam, principalmente, em comparações internacionais e estudos de caso-controle, que examinavam os fatores dietéticos retrospectivamente, relacionando-os ao câncer e a outras doenças. Atualmente, amplos estudos prospectivos envolvendo milhares de pessoas estão fornecendo dados com base em indicadores bioquímicos da dieta e em questionários sobre dieta rigorosamente validados.[16] Idealmente, cada relação entre dieta e desfecho saudável seria avaliada em um ensaio randomizado,[17] porém isso nem sempre é possível em função de limitações práticas. A melhor evidência disponível será baseada em uma síntese dos estudos epidemiológicos, metabólicos, com animais e de mecanismos. Os principais aspectos da dieta serão discutidos, brevemente, a seguir.

Gordura e ácidos graxos específicos na dieta

Até recentemente, as revisões sobre dieta e saúde recomendavam enfaticamente a redução na ingestão total de gordura, geralmente para 30% de energia ou menos,[17-19] para reduzir DAC e câncer. A hipótese clássica dieta-coração baseava-se solidamente em observações de que os níveis séricos de colesterol total eram preditivos de risco de DAC; o colesterol sérico funcionava, então, como um marcador substituto do risco em centenas de estudos metabólicos. Estes estudos, resumidos por Keys[20] & Hegsted[21] como equações, indicavam que, comparadas aos carboidratos, as gorduras saturadas e o colesterol da dieta aumentavam o colesterol sérico e as gorduras poli-insaturadas o diminuíam, enquanto a gordura monoinsaturada não exercia influência alguma. Essas equações amplamente utilizadas, embora válidas para o colesterol total, tornaram-se menos relevantes com o reconhecimento de que a fração do colesterol de lipoproteína de alta densidade (HDL) está forte e inversamente associada ao risco de DAC e que a razão entre colesterol total e HDL é um melhor preditor.[22-25] A substituição dos carboidratos por gordura saturada (a base das dietas da American Heart Association) tende a diminuir o HDL, bem como o colesterol total e de lipoproteína de baixa densidade (LDL); dessa forma, não há alteração significativa da razão entre colesterol total e HDL.[26] Em contrapartida, a substituição da gordura monoinsaturada pela saturada reduz o LDL sem interferir no HDL, proporcionando, desta forma, uma razão melhor.[26] Além disso, as gorduras monoinsaturadas, comparadas aos carboidratos, reduzem o açúcar sanguíneo e os triglicerídeos em pessoas com diabetes do tipo 2.[27]

Embora a influência das diferentes gorduras saturadas nos níveis de LDL possa variar,[28] isso geralmente não tem uma importância prática, porque as ingestões das várias gorduras saturadas estão fortemente relacionadas entre si, e não há evidência relevante indicando que o ácido esteárico é um fator de risco menos significativo para DAC do que outros ácidos graxos saturados.[29]

Incertezas sobre a ingestão ideal de gordura poli-insaturada

Os primeiros estudos metabólicos preditivos de colesterol sérico total[20,21] sugerem que a ingestão de gorduras poli-insaturadas deve ser maximizada e a American Heart Association recomendou ingestões de até 10% da energia consumida (em comparação com as médias americanas de 3%, na década de 1950, e 6%, atualmente). As preocupações surgiram a partir de estudos com animais em que a gordura poli-insaturada ômega-6 (tipicamente presente em óleo de milho) promovia o crescimento de tumores[30] e a possibilidade de que altas ingestões de ácidos graxos ômega-6, em relação aos ômega-3, poderiam provocar trombose coronariana. Todavia, conforme será descrito posteriormente, evidências disponíveis de estudos com seres humanos não sustentaram essas preocupações com níveis de ingestão de ácidos graxos ômega-6 inferiores a 10% das calorias.

Gordura na dieta e incidência de doença arterial coronariana

No estudo ecológico pioneiro realizado por Keys sobre as dietas e DAC em sete países,[31,32] a ingestão total de gordura apresentou pouca associação com as taxas de DAC nas populações estudadas; na verdade, as menores taxas foram encontradas em Creta, que apresentou a maior ingestão de gordura como resultado do alto consumo de azeite de oliva. A ingestão de gordura saturada, contudo, apresentou relação positiva com DAC. Em contraste com as comparações internacionais, que são potencialmente confundidas por vários fatores diferentes, pouca relação foi observada com a ingestão de gordura saturada nos estudos prospectivos de indivíduos quando comparada com a mesma porcentagem de energia proveniente de carboidratos.[33,34] Porém, a gordura poli-insaturada, principalmente o ácido linoleico, apresentou uma associação inversa com o risco de DAC nestes estudos prospectivos, especialmente quando comparada à ingestão de gordura saturada. Da mesma forma, estudos de intervenção mostraram, de modo geral, pouco efeito na incidência de DAC quando os carboidratos substituem a gordura saturada, mas a substituição das gorduras saturadas por poli-insaturadas reduziu a incidência de DAC.[35] Com ingestões dentro da recomendação, os benefícios dos ácidos graxos ômega-3, aparentemente, situam-se na prevenção das arritmias fatais que podem complicar a DAC, e não tanto a prevenção do infarto.[36,37] A quantidade de ácidos graxos ômega-3 necessária para prevenir a arritmia é relativamente pequena – da ordem de 250 mg/dia – e o consumo de peixe duas vezes por semana parece exercer o maior potencial na redução das mortes súbitas.[38] O ácido graxo ômega-3 de 18 carbonos (ácido alfa-linolênico) também parece reduzir o risco de DAC[39,40] e pode ser particularmente importante quando há baixa ingestão de peixe. Com base em evidências teóricas sobre competição nas vias de elongação e dessaturação, alguns autores levantaram a hipótese de que os ácidos graxos ômega-6, principalmente o ácido linoleico, são pró-inflamatórios e contra-atacam os benefícios dos ácidos graxos ômega-3; assim, alguns propuseram que a relação entre ácidos graxos ômega-6 para ômega-3 é especialmente importante como preditora da doença cardíaca.[41] Porém, parece que o ácido linoleico tem efeitos anti-inflamatórios mediados por outras vias e não aumenta os marcadores inflamatórios em humanos.[42] Também, pelo fato de ambos os ácidos graxos ômega-3 e ômega-6 serem essenciais e reduzirem o risco de doença cardíaca, sua relação tem sido dissociada do risco;[43] o consumo de quantidades adequadas de ambos é importante.[44] A quantidade ideal de ácido linoleico na dieta não está clara; na população dos Estados Unidos, os benefícios contra a doença cardíaca parecem aumentar seguindo uma função constante com ingestões maiores, mas poucos indivíduos consomem mais do que 10% de sua energia dessa fonte.

Ácidos graxos trans

Os ácidos graxos *trans* são formados pela hidrogenação parcial dos óleos vegetais utilizados na produção da margarina e gorduras vegetais, e podem constituir até 40% destes produtos. Os ácidos graxos *trans* aumentam o LDL e reduzem o HDL,[45] elevam a proporção das partículas LDL pequenas, densas e aterogênicas,[46] aumentam a lipoproteína (a)[47,48] e aumentam os marcadores inflamatórios relacionados ao risco de DAC.[49,50] Nos estudos prospectivos, a ingestão de ácidos graxos *trans* apresentou uma forte associação com o risco de DAC[33] e, conforme prenunciado por estudos metabólicos, esta associação era mais evidente do que com as gorduras saturadas. A associação entre ingestão de ácidos graxos *trans* e o risco de DAC foi confirmada em outros estudos prospectivos.[51] A FDA determinou, desde 2006, que os rótulos dos alimentos devem informar o conteúdo de gordura *trans* nos alimentos, o que resultou em uma diminuição importante nas quantidades usadas,[52] e a proibição das gorduras *trans* em restaurantes em Nova York e em outros lugares levou a maioria das cadeias de restaurantes norte-americanas a eliminá-las de seus produtos.

Relação entre a gordura da dieta e o risco de diabetes do tipo 2. A relação entre a gordura da dieta e o risco de diabetes do tipo 2 parece ser semelhante àquela para o risco de DAC.[53] A porcentagem total de gordura aparentemente não está relacionada ao risco. No entanto, a gordura poli-insaturada está inversamente associada ao risco, consistente com seu efeito na resistência à insulina, e a gordura *trans* foi associada positivamente ao risco,[53,54] consistente com evidências de seus efeitos nos marcadores inflamatórios referidos anteriormente. O consumo de carne vermelha, particularmente de carne vermelha processada, tem sido associado a um risco maior.[55,56]

Gordura da dieta e câncer. Uma justificativa para as dietas com baixo teor de gordura tem sido a crença de que elas reduzem a incidência de cânceres de mama, cólon, reto e próstata.[18,57] A evidência primária foi a de que países com ingestão de baixo teor de gordura (mesmo em áreas menos ricas) têm tido baixas taxas desses cânceres.[57,58] Essas correlações foram encontradas principalmente com gordura animal e ingestão de carne, e não com o consumo de gordura vegetal.

A hipótese de que o consumo de gordura aumenta o risco de câncer de mama foi confirmada pela maioria dos estudos com experimentos em animais,[59,60] embora nenhuma associação tenha sido observada em um estudo grande que não empregou um agente indutor.[61] Além disso, muitos dos efeitos da gordura na dieta em estudos com animais parecem resultar de um aumento no consumo total de energia, e a restrição energética reduz profundamente a incidência de doença.[30,59,61] Foram publicados dados de muitos estudos prospectivos amplos, incluindo aproximadamente 8 mil casos em mais de 300 mil mulheres.[62] Em nenhum desses estudos, o risco de câncer de mama aumentou significativamente em mulheres com taxas mais elevadas de consumo de gordura e a razão de risco relativo para as categorias com alto e baixo consumo de gordura na dieta foi da ordem de 1,03.[62] Em um estudo mais amplo, não foi observada nenhuma redução de risco mesmo com 20% menos de energia.[63] Em dois grandes ensaios randomizados, intervenções para reduzir a ingestão de gordura total não influenciaram significativamente o risco de câncer de mama.[64,65] Assim, considerando o intervalo de ingestão de gordura consumida pelas mulheres de meia-idade nesses estudos, a gordura total na dieta parece não aumentar o risco de câncer de mama. Durante a adolescência e início da fase adulta, o consumo mais elevado de gordura de origem animal, sobretudo de alimentos lácteos, mostrou uma associação com maior risco de câncer de mama na pré-menopausa.[66-68] Nesse estudo, não se encontrou relação entre gordura vegetal e risco de câncer de mama, um achado que sugere que alguns componentes do alimento de origem animal, e não a gordura em si, podem aumentar este risco.

Apesar de terem sido constatadas associações entre a gordura da dieta e o risco de câncer colorretal em estudos retrospectivos recentes do tipo caso-controle, pouca relação tem sido observada em estudos prospectivos.[69] Todavia, as associações entre consumo de carne vermelha (particularmente de carnes processadas) e câncer colorretal têm sido observadas em estudos caso-controle e de coorte [69] Estes dados sugerem que as relações com a carne vermelha são resultado de componentes que não sejam gordura, como os carcinógenos induzidos por calor[70] ou o alto conteúdo de ferro com alta biodisponibilidade.[71] Assim como as taxas de câncer de cólon e de mama, as de câncer de próstata são muito mais elevadas nos países industrializados quando comparadas às dos países subdesenvolvidos e orientais.[58] Estudos epidemiológicos mais detalhados são escassos, mas ingestão de gordura total em geral não tem sido associada com esse tipo de câncer.[69] Uma associação positiva tem sido observada com a ingestão de ácido α-linolênico em alguns estudos, mas todas as evidências são insuficientes até o presente momento.[72]

A obesidade é uma causa importante de morbidade e mortalidade, e estudos de curto prazo sugerem que a redução do conteúdo de gordura na dieta induz a perda de peso.[73] Entretanto, em estudos randomizados que duraram um ano ou mais, a redução da gordura em 20 a 25% da energia apresentou efeitos mínimos no peso corporal total a longo prazo.[74]

Em resumo, poucas evidências indicam que a gordura dietética por si só está associada com o risco de DAC. Dados metabólicos e epidemiológicos são consistentes com a sugestão de que a ingestão de gorduras vegetais parcialmente hidrogenadas deveria ser minimizada. Estudos metabólicos, epidemiológicos e ensaios randomizados indicam que a substituição da gordura saturada por gordura poli-insaturada reduz o risco de DAC, mas os benefícios são mínimos se o carboidrato, em vez da gordura insaturada, substituir a gordura saturada. Apesar de a evidência ser mais limitada, estudos de lipídeos sanguíneos em ambientes com alimentação controlada, assim como a experiência de populações do sul da Europa, sugerem que há uma associação entre consumir uma proporção substancial de energia como gordura monoinsaturada, na forma de azeite de oliva, e baixos índices de doença arterial coronariana. Evidências disponíveis também sugerem que a redução da gordura total exerce pouco efeito no risco de câncer de mama, embora a redução no consumo de carne vermelha possa, talvez, reduzir a incidência de doença arterial coronariana, diabetes, câncer de cólon e, possivelmente, câncer de mama na pré-menopausa.

Carboidratos

Tendo em vista que as proteínas variam apenas modestamente nas mais diversas dietas humanas, o consumo mais elevado de carboidratos é, na prática, a recíproca de uma dieta pobre em gordura. Pelas razões abordadas no tópico de gorduras, uma dieta rica em carboidratos pode apresentar consequências metabólicas adversas. Em especial, estas dietas estão associadas com um aumento nos níveis de triglicerídeos e com uma redução no colesterol HDL,[25] e estas respostas adversas são agravadas no contexto de resistência à insulina.[10,75,76]

Carboidratos complexos

A distinção tradicional entre carboidratos simples e complexos não é útil nas recomendações dietéticas porque algumas formas de carboidratos complexos, como o amido presente nas batatas, são rapidamente metabolizados em glicose. Em vez disso, a ênfase deve ser maior para os grãos integrais e outros carboidratos complexos menos refinados, em oposição aos produtos altamente refinados e ao açúcar, geralmente consumido nos Estados Unidos. As consequências adversas dos grãos altamente refinados parecem ser resultado da digestão e absorção rápidas destes alimentos, bem como a perda das fibras e dos micronutrientes no processo de moagem. A resposta glicêmica após a ingestão de carboidratos, que foi caracterizada pelo índice glicêmico, é maior com alimentos altamente refinados, em comparação com grãos integrais, menos refinados.[77] A maior resposta glicêmica resultante dos carboidratos altamente refinados é acompanhada por níveis elevados de insulina plasmática e contribui para o aumento de outras alterações metabólicas adversas causadas pelo consumo de carboidratos, observadas anteriormente, em maior grau do que com os alimentos menos refinados.[12] O maior consumo de amido e açúcar refinados, particularmente quando associado com menor consumo de fibras,[78] está associado ao aumento do risco de diabetes do tipo 2[79,80] e de DAC.[13,78] Em contrapartida, o consumo mais elevado de fibras proveniente de grãos tem sido consistentemente associado a riscos menores de DAC e diabetes.[53,81] Ainda não está suficientemente claro se esses benefícios são mediados apenas pela fibra ou, em parte, pelos micronutrientes associados, mas, para questões práticas, essa distinção não é essencial.

Na maioria dos estudos prospectivos, não foi possível confirmar redução do risco de câncer de cólon por dietas com alto teor de fibras oriundas dos grãos.[82] Por outro lado, o melhor funcionamento do intestino, com redução da constipação e menor risco de doença diverticular do cólon,[83] são benefícios evidentes destas dietas.

A importância dos micronutrientes na prevenção de muitas condições crônicas tem reenfatizado o problema das "calorias vazias", associado com dietas ricas em açúcar e carboidratos altamente refinados. Na moagem padrão da farinha branca, são perdidos entre 60 a 90% das vitaminas B_6 e E, folato e outros nutrientes;[84] isso pode ser nutricionalmente importante para pessoas com consumos até então marginais. Tiamina, riboflavina, folato e niacina são substituídos, atualmente, por fortificação, mas outros nutrientes permanecem substancialmente reduzidos.

Proteínas

O consumo médio de proteínas nos Estados Unidos excede substancialmente as recomendações convencionais,[18] apesar do consumo adequado poder ser mantido em dietas balanceadas. A ingestão ideal de proteínas foi intensamente debatida, e consumos elevados são preconizados em muitas dietas populares, mas os dados de longo prazo são limitados. A substituição de proteínas por carboidratos melhora os níveis de lipídeos sanguíneos[85] e tem sido associada ao menor risco de DAC.[86]

Fontes de proteína

Os alimentos fontes de proteínas têm importantes implicações para a saúde a longo prazo, provavelmente mais relacionadas aos outros constituintes destes alimentos do que às proteínas em si. Conforme mencionado anteriormente, o consumo de peixe está relacionado ao menor risco de morte súbita por problemas cardíacos, provavelmente devido ao conteúdo de ácidos graxos ômega-3. Além disso, múltiplos estudos têm demonstrado que o consumo regular de nozes está relacionado ao menor risco de DAC[87] e diabetes do tipo 2,[88] provavelmente em função do alto conteúdo de ácidos graxos insaturados e também, possivelmente, pelo alto teor de micronutrientes e outros fitoquímicos. Os produtos derivados de soja são ricos em ácidos graxos poli-insaturados e podem, presumivelmente, ser benéficos em relação ao risco de DAC, embora sejam poucas as evidências diretas, e o mesmo se aplica a outras leguminosas. A gordura proveniente de aves é relativamente insaturada, em comparação com a da carne vermelha, que é a principal contribuinte para o consumo de gordura saturada na dieta americana. Não surpreendentemente, a proporção na dieta de carne vermelha em relação à carne de frango e de peixe tem mostrado uma relação positiva para o risco de DAC.[89] Conforme mencionado anteriormente, o consumo de carne vermelha, em especial de carnes processadas, também se relaciona aos riscos de vários tumores e diabetes do tipo 2. Este amplo corpo de evidências confirma que a substituição da carne vermelha por uma combinação de nozes, peixes, aves e leguminosas como fontes de proteínas é benéfico para a saúde a longo prazo.

Verduras, legumes e frutas

Conselhos e recomendações para o consumo de uma quantia considerável de legumes, verduras e frutas[18] vêm sendo amplamente justificados devido às reduções de casos de câncer e de doença cardiovascular. Todavia, estudos de coorte mais recentes passaram a demonstrar uma relação muito mais fraca – ou até mesmo nenhuma relação – entre o consumo geral de frutas, verduras e legumes com os riscos de cânceres mais comuns.[90,92] Porém, relações inversas têm sido constatadas para carcinoma de células renais[93] e câncer de mama negativo para receptores de estrogênio.[94] Existe a possibilidade de um benefício pequeno, apenas relacionado a determinadas verduras, legumes e frutas, para determinados tipos de tumores. Por exemplo, evidências consideráveis sugerem que o licopeno, especialmente encontrado nos produtos de tomate, reduz o risco de câncer de próstata, mas o consumo de frutas não tem nenhuma relação com o risco.[69,95]

Em contraposição aos dados de câncer, as evidências epidemiológicas confirmam de maneira muito consistente os benefícios do consumo elevado de frutas, verduras e legumes na prevenção de doenças cardiovasculares.[96] Há evidências de que níveis sanguíneos elevados de homocisteína constituem um fator de risco independente para DAC e doença cerebrovascular[97,98] e estes níveis podem ser reduzidos pelo aumento da ingestão de ácido fólico, sugerem um mecanismo.[99] O consumo elevado de verduras e legumes reduz a pressão sanguínea;[100] o fator ativo ainda é desconhecido, mas o potássio pode ser um contribuidor.[101] Outros benefícios da maior ingestão de verduras, legumes e frutas provavelmente incluem o menor risco de defeitos do tubo neural, a mais comum e grave deficiência ao nascimento,[102] como resultado da maior ingestão de ácido fólico. A ingestão dos carotenoides luteína e zeaxantina, encontrados nos vegetais de folhas verdes, mostrou-se inversamente relacionada com o risco de desenvolvimento de cataratas.[103,104]

Cálcio e alimentos lácteos

As recomendações para o consumo de grandes quantidades de alimentos lácteos, pelo menos três porções diariamente,[1] advêm, principalmente, da importância do cálcio na manutenção da resistência óssea. Os suplementos de cálcio, em associação com a vitamina D, apresentaram uma redução na incidência de fraturas espontâneas em alguns estudos,[104,105] mas os benefícios do cálcio não podem ser distinguidos daqueles da vitamina D. Ainda existem incertezas no que se refere a uma ingestão ideal de cálcio. Ingestões iguais ou superiores a 1.200 mg/dia são recomendadas para mulheres com mais de 50 e homens com mais 70 anos, nos Estados Unidos. Porém, a base dos níveis recomendados – estudos de equilíbrio que duraram menos de 2 semanas[106] – é fundamentalmente falha, pois tais estudos de prazo muito curto provavelmente refletem os movimentos transitórios do cálcio para dentro e para fora dos ossos. Uma revisão mais recente sobre as recomendações de cálcio no Reino Unido concluiu que 700 mg/dia é o adequado[107] enquanto a OMS determinou que 500 mg/dia são suficientes.[3] Muitas populações apresentam baixas taxas de fraturas, apesar de um consumo diário mínimo de alimentos lácteos e baixa ingestão de cálcio por indivíduos adultos.[108,109]

Em estudos prospectivos amplos, o consumo mais elevado de cálcio[110] ou de alimentos lácteos[111] em indivíduos adultos não apresentou associação consistente com a menor incidência de fraturas. Embora os ensaios randomizados de cálcio sem vitamina D realizados até o momento tenham sido poucos, não foi encontrada uma redução significante no risco de fratura no geral,[110] e o risco de fratura no quadril foi aumentado. Na melhor das hipóteses, os benefícios do consumo elevado de cálcio são menores em comparação com os benefícios advindos da atividade física regular[112,113] ou da suplementação com vitamina D.[114]

Associações inversas foram relatadas entre ingestão de cálcio e pressão arterial em alguns estudos,[115] mas em uma revisão dos ensaios que utilizaram suplementação, pouco efeito foi observado.[116] Em uma metanálise de ensaios randomizados de cálcio sem vitamina D, foi constatado um risco maior de doença cardiovascular.[117] A baixa ingestão de cálcio e o baixo consumo de alimentos lácteos estão associados com um risco modestamente elevado de câncer de cólon,[118] mas, aparentemente, a maior parte dos benefícios pode ser alcançada com ingestão de cálcio em torno de 800 mg/dia. As evidências de que a suplementação com cálcio, obtidas de um ensaio randomizado, reduz modestamente os riscos de recorrência do câncer de cólon contribuem com evidências importantes aos estudos epidemiológicos sobre a causalidade da doença.[119]

Embora as ingestões recomendadas de cálcio possam ser alcançadas com um consumo mais elevado de folhas e outros vegetais, quantidades muito mais altas seriam necessárias para a maioria dos adultos alcançarem a ingestão de cálcio recomendada nos Estados Unidos através da dieta, sem um consumo elevado de leite e outros produtos lácteos. Porém, estas ingestões recomendadas de cálcio parecem ser substancialmente maiores do que o necessário. A OMS e o Reino Unido recomendaram que ingestões adequadas para adultos podem ser alcançadas por meio de uma dieta razoável com uma porção ao dia. Alternativamente, uma suplementação modesta de cálcio (por exemplo, 500 mg/dia) com vitamina D (ver a seguir) alcançaria estas ingestões sem nenhuma caloria ou gordura saturada. Assim, o consumo dos alimentos lácteos pode ser considerado um componente opcional ao invés de necessário na dieta. O entusiasmo em relação ao consumo elevado de alimentos lácteos deve ser considerado com moderação, uma vez que muitos estudos sugerem uma associação com o aumento do risco de câncer de próstata.[69,120] O que ainda permanece sem resposta é se o risco aumentado é resultado do cálcio, dos hormônios endógenos ou de outros fatores no leite.

Sal e carnes processadas

A redução da ingestão de sal (cloreto de sódio) de uma média aproximada de 8 a 10 g/dia para menos de 6 g/dia irá, em média, reduzir a pressão sanguínea para um valor menor. Law et al.[121] concluíram que uma redução de 3 g/dia poderia reduzir a incidência de derrames na ordem de 22%, e de DAC em 16%. Embora a redução do risco de doença cardiovascular alcançado com a redução do consumo do sal seja modesta para a maioria das pessoas, o número total de mortes potencialmente evitadas é grande, com estimativa de 50 mil a 90 mil por ano nos Estados Unidos,[122] apoiando, desta forma, as políticas de redução no consumo de sal, particularmente nos alimentos processados e pelas instituições. Em muitos estudos de caso-controle, o consumo de alimentos salgados e em conserva foi associado ao câncer de estômago.[69] Todavia, como esse tipo de câncer é relativamente raro nos Estados Unidos, e o benefício adicional na redução da ingestão de sal seria pequeno.

Álcool

Muitos dos efeitos adversos do consumo excessivo de álcool são bem conhecidos, mas o consumo moderado possui tanto efeitos benéficos como prejudiciais, complicando, desta forma, as decisões para os indivíduos. Dados epidemiológicos fidedignos indicam que o consumo moderado (1 a 2 drinques/dia) reduz o risco de infarto do miocárdio[123,124] em aproximadamente 30 a 40%. Embora este efeito hipoteticamente seja resultado de antioxidantes presentes no vinho tinto, efeitos protetores semelhantes para quantidades equivalentes de álcool foram observados em todos os tipos de bebidas alcoólicas.[125,126] Por outro lado, associações positivas moderadas com o risco de incidência de câncer de mama foram observadas em mais de 30 estudos[127] para níveis similares de ingestão de álcool, provavelmente porque o álcool aumenta os níveis de estrogênio endógeno.[128,129] O efeito do álcool, representado pela mortalidade geral, pode ser benéfico se ingerido em doses de até dois drinques diários por indivíduos do sexo masculino.[130] No total, uma relação similar com a mortalidade geral pode ser vista entre as mulheres, mas nenhum efeito foi observado entre pessoas com baixo risco de DAC, em função da menor idade ou ausência de fatores de risco coronariano.[131] Vários estudos sugerem que os efeitos adversos do álcool sobre o risco de câncer possam ser minimizados pela ingestão adequada de folato, mas as evidências são inconsistentes.

Suplementos vitamínicos

O papel dos suplementos vitamínicos e da fortificação de alimentos tem sido debatido tanto do ponto de vista filosófico quanto científico. Alguns profissionais da área de nutrição acreditavam, como uma questão de princípio, que as necessidades nutricionais deveriam ser supridas somente pela dieta. Entretanto, frequentemente isso não é possível, por exemplo, quando os níveis de iodo no solo são baixos, e a suplementação com iodo tem se mostrado um avanço na área da saúde pública. Além disso, uma grande porcentagem da população dos Estados Unidos aparenta ter níveis sanguíneos de vitamina D abaixo do ideal, especialmente em função da exposição limitada ao sol na latitude da região norte, durante os meses de inverno. Além do mais, a baixa renda e o acesso limitado podem ser barreiras importantes à ingestão ideal de alimentos; os custos para atingir a recomendação de 400 μg/dia de ácido fólico apenas pela dieta podem ser muito altos. Muitas destas limitações podem ser contornadas de maneira eficiente e eficaz por algumas combinações de fortificação e suplementação alimentar.

O benefício estabelecido com mais certeza de suplementação de vitaminas no contexto da dieta ocidental é o de que os suplementos com ácido fólico, nas quantidades contidas nos multivitamínicos, podem reduzir os riscos de defeitos do tubo neural em, aproximadamente, 70%.[132] Isso provavelmente é um indicador das consequências mais disseminadas da ingestão insatisfatória de folato. Por exemplo, uma ingestão mais alta de folato e uso prolongado de múltiplas vitaminas têm sido associados com risco mais baixo de neoplasias colônicas.[133,134] A baixa ingestão de folato, com níveis insuficientes de vitamina B_6, provavelmente contribui para níveis elevados de homocisteína no sangue e para o risco de doença cardiovascular.[98,135] Em ensaios randomizados entre pacientes com doença cardíaca avançada e AVC, a suplementação de folato teve pouco efeito,[136] mas entre pessoas saudáveis com baixas ingestões de folato, os suplementos podem contribuir na prevenção da doença cardiovascular, principalmente o AVC.[137] Desde 1998, os produtos a base de grãos, nos Estados Unidos, vêm sendo enriquecidos com ácido fólico; não se sabe até que ponto isso reduziu o consumo de ácido fólico suplementar, mas alguns residentes nos Estados Unidos ainda têm ingestões de ácido fólico inferiores à RDA de 400 μg/dia.

Muitas pessoas idosas apresentam uma condição deficiente de vitamina B_{12}, principalmente devido à diminuição do ácido gástrico, que é necessário para liberar esta vitamina presente nas fontes alimentares. Em contrapartida, a vitamina B_{12} nos suplementos ou nos alimentos fortificados é prontamente absorvida na ausência de ácido gástrico. As consequências do *status* limítrofe de vitamina B_{12} para a saúde permanecem indefinidas, mas as interações com a ingestão de folato podem ser importantes na função cognitiva.[138]

A vitamina D tem papéis estabelecidos na saúde óssea e potencialmente na redução do risco de alguns tipos de câncer, doença cardiovascular, diabetes, doenças infecciosas e outras. Em um relatório de 2010, um painel do IOM concluiu que apenas os dados sobre a saúde óssea eram suficientes para fazer recomendações, que uma concentração de sangue de 50 nmol/L (20 ng/mL) era adequada para 97% da população adulta dos Estados Unidos, a RDA foi de 600 a 800 UI/dia para adultos,[106] e o limite máximo deveria ser de 4000 UI/dia. Apesar de aproximadamente 33% dos adultos terem concentrações sanguíneas inferiores a 50 nmol/mL e muito poucos adultos obterem o valor de RDA pela dieta,[139] o painel não recomendou o uso de suplementos ou triagem para concentrações baixas de vitamina D no sangue. Este relatório tem sido extraordinariamente polêmico, porque suas conclusões parecem ilógicas, e concentrações sanguíneas maiores do que 75 nmol/L têm sido associadas a riscos menores de quedas,[140] câncer colorretal,[141] perda de densidade mineral óssea[142] e outros desfechos de saúde, no entanto estas relações foram estabelecidas por ensaios randomizados apenas para quedas. Isso ilustra bem a situação frequente na qual dados ideais não existem. O painel do IOM tomou uma posição em uma ponta do espectro, ou seja, de que ensaios randomizados com desfechos clínicos são necessários para fazer recomendações para ingestões maiores. Porém, as decisões devem ser tomadas com a melhor evidência disponível; uma posição alternativa razoável, de acordo com dados atuais, é suplementar com 1.000 a 2.000 UI/dia, o que levará a maioria das pessoas a um nível de 75 nmol/L (apesar de algumas pessoas precisarem de mais, principalmente as de pele escura e com pouca exposição ao sol). Até mesmo alcançar a atual RDA é muito difícil usando apenas os alimentos, porque as fontes naturais de vitamina D são poucas (principalmente peixe), e as recomendações para aumentar a exposição ao sol poderiam levar à elevação de câncer de pele. Mais dados são necessários para refinar as recomendações, mas pode não ser possível excluir benefícios para alguns desfechos clínicos (como risco de câncer) usando ensaios randomizados, porque a duração da suplementação não é clara, e a adesão nos ensaios tipicamente diminui com o tempo.

Muitos adultos nos Estados Unidos, em especial as mulheres, tomam suplemento de cálcio principalmente para reduzir o risco de osteoporose e fraturas. Porém, como visto, as evidências para as altas ingestões de cálcio atuais estão baseadas em estudos de equilíbrio de curto prazo que podem ser enganosos, e achados oriundos de ensaios randomizados e estudos prospectivos não apoiam uma redução no risco de fratura com ingestões maiores. Em contrapartida, em uma metanálise de ensaios randomizados de suplementação de cálcio sem vitamina D, aqueles que receberam os suplementos apresentaram um risco duas vezes maior de fratura de quadril em comparação aos grupos placebo.[140] Suplementos de cálcio também podem aumentar o risco de pedras nos rins[143] e infarto do miocárdio.[117,144] Assim, a evidência atual sugere que pessoas que consomem ao menos uma porção de leite ou outro alimento lácteo por dia e que alcançam a ingestão adequada de 500 mg/dia proposta pela OMS não devem tomar um suplemento de cálcio. Para aqueles que não consomem produtos lácteos diariamente, um suplemento de 500 mg/dia pode ser considerado, mas não há evidência clara de que isso seja benéfico no contexto de uma dieta saudável.

A prevalência da deficiência de ferro nos Estados Unidos, determinada pelo uso de três biomarcadores plasmáticos, é de 9 a 12% nas mulheres adolescentes e adultas com idade entre 12 e 49 anos.[145] Entre as mulheres negras não-hispânicas e de ascendência mexicana, a prevalência é de 19 a 22%. Estas taxas são muito mais altas do que em homens ou em mulheres mais velhas (aproximadamente 5%) e resultam principalmente mais de perda menstrual do que de dietas deficientes. As atuais *U.S. Dietary Guidelines* recomendam aumento no consumo de carne magra vermelha para resolver a deficiência de ferro em mulheres na pré-menopausa.[1] Contudo, o ferro heme continua a ser absorvido e acumulado mesmo se os estoques de ferro forem adequados, e ingestões maiores de carne vermelha e ferro heme têm sido associadas com um aumento no risco de doença arterial coronariana[89] e diabetes do tipo 2,[146,147] provavelmente, em parte, devido ao excesso de estoques de ferro. Assim, a inclusão da quantidade de RDA de ferro inorgânico – cuja absorção é mais bem regulada – em um multivitamínico/multimineral para uso por mulheres na pré-menopausa parece ser uma solução melhor. Em contraste com a carne vermelha, o suplemento de ferro inorgânico não tem gordura saturada, colesterol ou energia excessiva, e custa muito menos.

Poucos ensaios de longo prazo sobre multivitaminas foram finalizados. Em um ensaio randomizado conduzido em uma região da China, com baixo consumo de frutas, legumes e verduras, uma suplementação contendo betacaroteno, vitamina E e selênio resultou em menor incidência de câncer de estômago.[148] Em um estudo recente, conduzido na Tanzânia, com mulheres soropositivas, um complexo multivitamínico contendo vitaminas B, E e C reduziu a evolução da doença e a mortalidade relacionada ao HIV.[149] O ensaio francês Su.Vi.Max, que analisou uma combinação de zinco e uma baixa dose de antioxidantes, produziu uma redução significante de 31% na incidência de câncer e uma diminuição na mortalidade total em homens, mas os resultados não foram significantes entre as mulheres, que tinham um melhor *status* nutricional basal.[150] Ainda não está claro se esses benefícios seriam observados no contexto do consumo alimentar nos Estados Unidos.

Qualquer recomendação para o uso de suplementos nutricionais deve considerar, criteriosamente, os possíveis efeitos adversos. Um dos poucos efeitos adversos do uso da suplementação com vitamina nos níveis da RDA aparenta estar relacionado ao aumento no risco de fraturas de quadril, resultante do consumo de 5.000 UI/dia de vitamina A, na forma de retinol. Estudos prospectivos demonstraram uma associação entre um risco maior de fratura do quadril e níveis muito elevados de ingestão da vitamina A (retinol),[151,152] e os altos riscos foram observados tanto para o uso de multivitamínicos quanto para os suplementos específicos de vitamina A. Ademais, níveis séricos de retinol têm sido associados com risco de fraturas.[153] Estes efeitos podem ser resultantes da competição pelo receptor da vitamina D,[154] que pode não ocorrer quando os níveis de vitamina D estiverem adequados. A quantidade de retinol na maioria dos multivitamínicos vem sendo reduzida.

Como as ingestões de muitos micronutrientes parecem ser limítrofes para muitos americanos,[155,156] e muito poucos conseguem aderir a todas as diretrizes dietéticas atuais,[157] os riscos do uso de um complexo vitamínico com teor no nível da RDA parecem ser mínimos; o uso de um complexo vitamínico diário com 1.000 a 2.000 UI de vitamina D parece racional para muitos americanos. O custo é baixo, principalmente se comparado com o custo de consumir frutas e verduras frescas. Qualquer sugestão sobre suplementação não deve substituir os esforços para melhorar as dietas, mas melhorias dietéticas importantes são desafiadoras para muitos, e algumas deficiências não são causadas simplesmente por uma dieta pobre (por exemplo, ferro para mulheres na pré-menopausa, vitamina B_{12} para idosos, e vitamina D para pessoas que trabalham em ambientes internos ou têm pele mais escura).

Resumo

Qualquer descrição de uma dieta saudável deve ser feita com o reconhecimento de que as informações atualmente disponíveis são incompletas, e as conclusões estão sujeitas a alterações com o surgimento de novos dados. A maioria das principais doenças que contribui com a morbidade e a mortalidade nos Estados Unidos se desenvolve ao longo de muitas décadas, e estudos epidemiológicos nutricionais de larga escala estavam apenas se iniciando nos últimos 25 anos; assim, um panorama completo da relação entre dieta e doença necessitará de mais outras décadas de pesquisa criteriosa. Não obstante, ao combinar evidências metabólicas, clínicas e epidemiológicas disponíveis, várias conclusões gerais que provavelmente não sofrerão alterações substanciais podem ser apontadas.

1. A manutenção do peso ideal e a atividade física rotineira exercerão efeitos positivos e importantes na saúde. Como, hoje em dia, a maioria das pessoas nos países desenvolvidos exerce atividade profissional sedentária, o controle do peso geralmente exige atividade física consciente e diária, bem como algum esforço para evitar o consumo excessivo de calorias.
2. As gorduras na dieta devem estar principalmente na forma de óleos vegetais não hidrogenados. Manteiga, toicinho e gordura da carne vermelha, quando e se utilizados, devem ser consumidos com moderação, e os ácidos graxos *trans* de óleos vegetais parcialmente hidrogenados devem ser minimizados.
3. Os grãos devem ser consumidos com alto teor de fibras e minimamente refinados. A ingestão de amidos refinados e açúcares simples deve ser baixa. Bebidas adoçadas com açúcar não devem ser consumidas, exceto ocasionalmente.
4. Verduras, legumes e frutas devem ser consumidos em grande quantidade (cinco porções/dia, no mínimo), incluindo folhas verdes e legumes alaranjados, diariamente. O consumo de suco de fruta deve ser limitado a não mais do que aproximadamente um copo pequeno por dia.
5. A carne vermelha deve ser consumida apenas ocasionalmente e em pequenas quantidades, se e quando consumidas; o consumo moderado de nozes, leguminosas, aves e peixes é uma alternativa saudável.
6. A ingestão ideal de alimentos lácteos e cálcio não é conhecida, mas os alimentos lácteos devem ser considerados como opcionais. O consumo elevado de leite (p. ex., mais de 2 porções/dia) provavelmente não resultará em benefícios a adultos de meia-idade e mais velhos e pode aumentar o risco de câncer de próstata. A ingestão adequada de cálcio pode ser particularmente importante para crianças em fase de crescimento, adolescentes e lactantes; os suplementos (inclusive vitamina D) devem ser considerados quando as fontes na dieta são pequenas.
7. Para a maioria das pessoas, a ingestão diária da quantidade recomendada na RDA de multivitamínicos que contenham 1.000 a 2.000 UI de vitamina D propicia um conteúdo nutricional seguro. Como as perdas menstruais de ferro podem não ser adequadamente repostas com a ingestão de ferro, em razão de dietas pobres em energia consumidas por mulheres em uma sociedade sedentária, é aconselhável que a maioria das mulheres no período pré-menopausa consumam complexos multivitamínicos contendo ferro também.
8. A ingestão de sal deve ser mantida em níveis baixos. A meta da American Heart Association de 1.500 mg/dia é razoável para a maioria das pessoas.[158]

Representação de uma dieta saudável e validação

A fim de informar ao público e fornecer diretrizes para programas e serviços alimentares, foram elaboradas muitas representações concisas de dieta saudável. As abordagens incluem diretrizes em formato de relatórios, gráficos e índices ou pontuações dietéticos.

Diretrizes e pirâmides

Os exemplos de diretrizes de dietas incluem a *Dietary Guidelines for Americans*,[1] atualizadas a cada cinco anos; o *Population Nutrient Intake Goals* criado pela Organização Mundial da Saúde;[3] e aqueles desenvolvidos por organizações profissionais como a American Heart Association e American Cancer Society (ver Tab. 104.1). Estas geralmente são criadas por comitês de especialistas, que utilizam as melhores evidências disponíveis de maneira adequada. Contudo, na realidade, a consistência com versões anteriores de uma mesma diretriz e com outras diretrizes tem prioridade, mesmo quando as outras diretrizes se baseiam em evidências pouco consistentes. Assim, estes procedimentos são de evolução inerentemente lenta e podem não contemplar evidências consideravelmente disponíveis.

As representações gráficas de uma dieta saudável têm sido utilizadas, frequentemente, para reunir informações para o

Tabela 104.1 Exemplos de diretrizes alimentares

Fator	Diretrizes alimentares americanas[a]	Objetivos alimentares da OMS[b]	Plano de alimentação da American Heart Association para a saúde dos americanos[c]	Diretrizes nutricionais e de atividade física segundo a American Cancer Society[d]
Controle de peso	IMC < 25	IMC < 25	Ajustar as calorias para manter o peso ideal	Manter o peso ideal ao longo da vida; buscar IMC < 25
Gordura	<10% E de gordura saturada, minimizar trans	15-30% E	<30% E,< 10% poli-insaturada,<15% monoinsaturada	
Proteína	Escolher variedade	10-15% E	—	Enfatizar as fontes vegetais
Carboidrato	Pelo menos metade de todos os grãos deve ser integral	55-75% E	6 ou mais porções de grãos, vegetais ricos em amido	Escolher grãos integrais
Frutas, verduras e legumes	Metade do prato	400 g/dia	5 ou mais porções/dia	5 ou mais porções/dia
Alimentos lácteos	Leite desnatado ou semidesnatado	—	2-4 porções/dia	
Álcool	0-1 porção/dia, para mulheres 0-2 porções/dia, para homens	—	0-1 porção/dia, para mulheres 0-2 porções/dia, para homens	0-1 porção/dia, para mulheres 0-2 porções/dia, para homens
Açúcar, doces	Beber água em vez de bebidas adoçadas	Açúcares livres: < 10% da E		
Atividade física	Suficiente para manter o equilíbrio calórico	30 min na maioria dos dias	30 min/dia	30-45 minutos, 5 ou mais vezes/semana
Outros	< 1.500 mg de sódio para a maioria das pessoas < 300 mg colesterol		< 2.400 mg de sódio, 300 mg de colesterol	Carne vermelha

E, energia; IMC, índice de massa corporal.
[a]US Department of Agriculture, US Department of Health and Human Services. Nutrition and Your Health: Dietary Guidelines for Americans 2010. 7th edition. Washington, DC: US Government Printing Office, 2010.
[b]World Health Organization, Food and Agriculture Organization. Diet, Nutrition and the Prevention of Chronic Diseases: Report of a Joint WHO/FAO Expert Consultation. Geneva: World Health Organization, 2003. Technical Report Series No. 916.
[c]Krauss RM, Eckel RH, Howard B et al. AHA Dietary Guidelines: revision 2000: A statement for healthcare professionals from the Nutrition Committee of the American Heart Association. Stroke 2000;31:2751–66.
[d]Byers T, Nestle M, McTiernan A et al. American Cancer Society guidelines on nutrition and physical activity for cancer prevention: Reducing the risk of cancer with healthy food choices and physical activity. CA Cancer J Clin 2002;52:92–119.

público de maneira mais didática e eficiente. Entre os exemplos, incluem-se a Pirâmide Alimentar Americana (*US Food Guide Pyramid*),[159] o ícone de prato[160] (http://www.choosemyplate.gov/), figuras baseadas nas *Guidelines for Americans* e a *Healthy Eating Pyramid* desenvolvida pela Harvard School of Public Health[161] (ver Fig. 104.1). Muitos outros países e organizações construíram gráficos semelhantes, e não existe um consenso sobre a forma ou os métodos ideais de reunir as informações. Condensar toda a vasta literatura sobre dieta e saúde em uma única ilustração é um desafio e exige que somente as informações mais importantes sejam exibidas. Também não está claro se estas ilustrações deveriam representar volume, energia ou frequência de consumo.

Índices

Os índices ou pontuações alimentares foram criados para representar uma dieta saudável, baseando-se, geralmente, em informações obtidas *a priori* de muitas fontes, e têm sido utilizados para orientar dietas individuais ou programas alimentares (ver Tab. 104.2). Um exemplo disso é o Índice de alimentação saudável (Healthy Eating Index – HEI),[162] projetado como uma medida quantitativa da adesão às *Dietary Guidelines for Americans* e à Pirâmide Alimentar. Conceitualmente, este índice se revelou um avanço importante, porque fornece um método para a determinação do grau de consistência dos programas federais norte-americanos de alimentação com as diretrizes; uma versão atualizada foi criada para representar a *Dietary Guidelines*.[163] Outros índices incluem aqueles projetados para resumir os fatores importantes da dieta no risco preditivo de DAC[164] e da dieta mediterrânea.[165] Uma abordagem alternativa para criar uma pontuação dietética consiste em utilizar uma regressão escalonada ou outras técnicas multivariadas para gerar uma pontuação preditiva baseada em um resultado saudável em uma população específica. Esta abordagem foi utilizada para criar um valor preditivo para o câncer de cólon.[166]

Validação dos índices alimentares

O valor de qualquer índice ou pontuação alimentar dependerá da adesão maior estar ou não relacionada a uma saúde melhor. Se o índice enfatizar aspectos irrelevantes da dieta ou não salientar diferenças importantes, sua utilidade estará comprometida. Uma avaliação direta da validade do índice consiste em determinar se os indivíduos com pontuações mais elevadas apresentam melhores resultados para a saúde a longo prazo, levando em conta outros fatores de risco. Como exemplo, o HEI tem sido amplamente utilizado para avaliar dietas individuais e programas alimentares, mas até

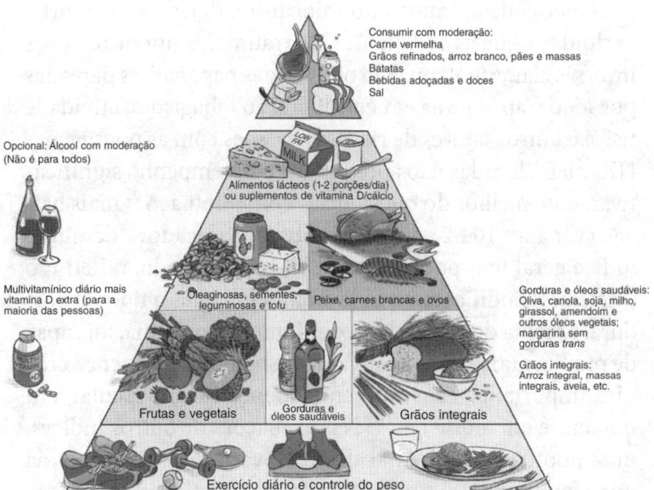

FIGURA 104.1 Exemplos de representações gráficas de uma dieta saudável: a Pirâmide Alimentar do U.S. Department of Agriculture (USDA), o prato *Choose MyPlate* do USDA e a Pirâmide da Alimentação Saudável (*Healthy Eating Pyramid*, HEP). HEP reproduzida com permissão da Harvard School of Public Health. Healthy Eating Pyramid, 2000. Disponível em <http://www.hsph.harvard.edu/nutritionsource/>. Acesso em 03 março de 2015.

Tabela 104.2 Apresentação de uma dieta saudável por meio de índices

Índice para dieta saudável[a]	Índice revisado para dieta saudável[b]	Índice dietético para doença arterial coronariana[c]	Pontuação de dieta mediterrânea[d]
Grãos (porções/dia)	Verduras e legumes (porções/dia)	Baixo teor de gordura trans	Verduras e legumes (g/dia)
Verduras e legumes (porções/dia)	Frutas (porções/dia)	Razão elevada de gordura poli-insaturada–saturada	Leguminosas (g/dia)
Frutas (porções/dia)	Nozes e proteína de soja (porções/dia)	Alto conteúdo de fibras derivadas de cereais	Frutas e nozes (g/dia)
Leite (porções/dia)	Razão carne vermelha – carne branca	Alto teor de ácidos graxos de alimentos marinhos omega-3	Cereais (g/dia)
Carne (porções/dia)	Fibras derivadas de cereais (g/dia)	Alto teor de folato	Peixe (g/dia)
Gordura total (% E)	Gordura trans (% E)	Carga glicêmica baixa	Carne vermelha, aves (g/dia)
Gordura saturada (% E)	Razão gordura poli-insaturada – saturada		Alimentos lácteos (g/dia)
Colesterol (mg/dia)	Duração do uso de multivitaminas		Álcool
Sódio (mg/dia)	Álcool (porções/dia)		Razão gordura monoinsaturada: saturada
Variedades			
Cada item avaliado de 0-10, intervalo da pontuação total, 0-100	Cada item avaliado de 1-10, exceto o uso de multivitaminas 2,5-7,5 Pontuação 2,5-87,5	Cada item avaliado de 1-5 (quintis) Intervalo da pontuação 6-30	Cada item avaliado de 0-1 por adesão Para os itens de 1-5, ≥ pontuação mediana de intervalo da ingestão = 1. Para os itens de 6-9, ≥ pontuação = 0. Intervalo da mediana de ingestão pontuação, 0-9

E, energia.
[a]US Department of Agriculture. The Healthy Eating Index. Washington, DC: US Government Printing Office, 1995.
[b]McCullough ML, Feskanich D, Stampfer MJ et al. Diet quality and major chronic disease risk in men and women: moving toward improved dietary guidance. Am J Clin Nutr 2002;76:1261–71.
[c]Stampfer MJ, Hu FB, Manson JE et al. Primary prevention of coronary heart disease in women through diet and lifestyle. N Engl J Med 2000;343:16–22.
[d]Trichopoulou A, Costacou T, Bamia C et al. Adherence to a Mediterranean diet and survival in a Greek population. N Engl J Med 2003;348:2599–608.

recentemente, a validade do índice não foi analisada. Para abordar esta questão, McCullough et al.,[167,168] em estudos paralelos de 67.272 mulheres e 38.622 homens, examinaram se as pontuações mais elevadas no HEI eram preditivas de risco futuro de doença crônica importante, definida como qualquer câncer, infarto do miocárdio, derrame ou morte, excluídas aquelas resultantes de trauma. Embora relações inversas claras tenham sido observadas nas análises pareadas por idade, após levar em consideração tabagismo, atividade física e outros fatores de risco, as pessoas com as pontuações HEI mais elevadas não apresentaram desempenho significativamente melhor do que aquelas com pontuações mais baixas (ver Fig. 104.2), uma descoberta indicadora de que o índice geral tem pouco valor. Um HEI revisado, refletindo diretrizes modificadas que levaram em conta o tipo de gordura, a forma do carboidrato e as fontes de proteína, foi capaz de predizer taxas significativamente menores de doença crônica importante, especialmente doença cardiovascular, em homens e em mulheres.[169] Nas avaliações de outros índices, uma pontuação alimentar de cinco variáveis, desenvolvida por Stampfer, foi um preditor significativo de menor risco de DAC[164] (ver Fig. 104.3). A combinação de não tabagismo, atividade física regular, ausência de sobrepeso e consumo moderado de álcool indicou que mais de 80% das DAC podem ser evitadas com alterações na dieta e no estilo de vida. Em uma outra análise, o índice dietético mediterrâneo se mostrou um preditor de menor risco cardiovascular, de câncer e de mortalidade total, em uma população grega.[170]

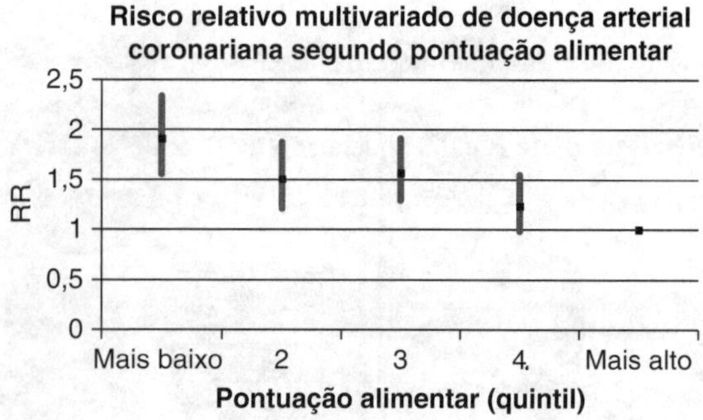

Figura 104.3 Risco relativo multivariado de doença coronariana segundo pontuação alimentar. A pontuação baseia-se na ingestão de gordura *trans*, na proporção de ácidos graxos poli-insaturados–saturados, ácidos graxos de cadeia longa ômega-3, fibras derivadas de cereais e carga glicêmica. (Dados de Stampfer MJ, Hu FB, Manson JE et al. N Engl J Med 2000; 343:16-22.)

Considerações finais

Uma vez que as taxas de doença cardiovascular e da maior parte dos cânceres têm diminuído em populações específicas, há muito tempo se reconhece que estas condições não são inevitáveis, e os fatores dietéticos são considerados importantes. Uma junção de evidências metabólicas, clínicas e epidemiológicas tem identificado aspectos específicos da dieta que contribuem para a causa ou a prevenção destas doenças. Quando combinados, estes fatores dietéticos podem ter um impacto importante. As diretrizes e os índices dieté-

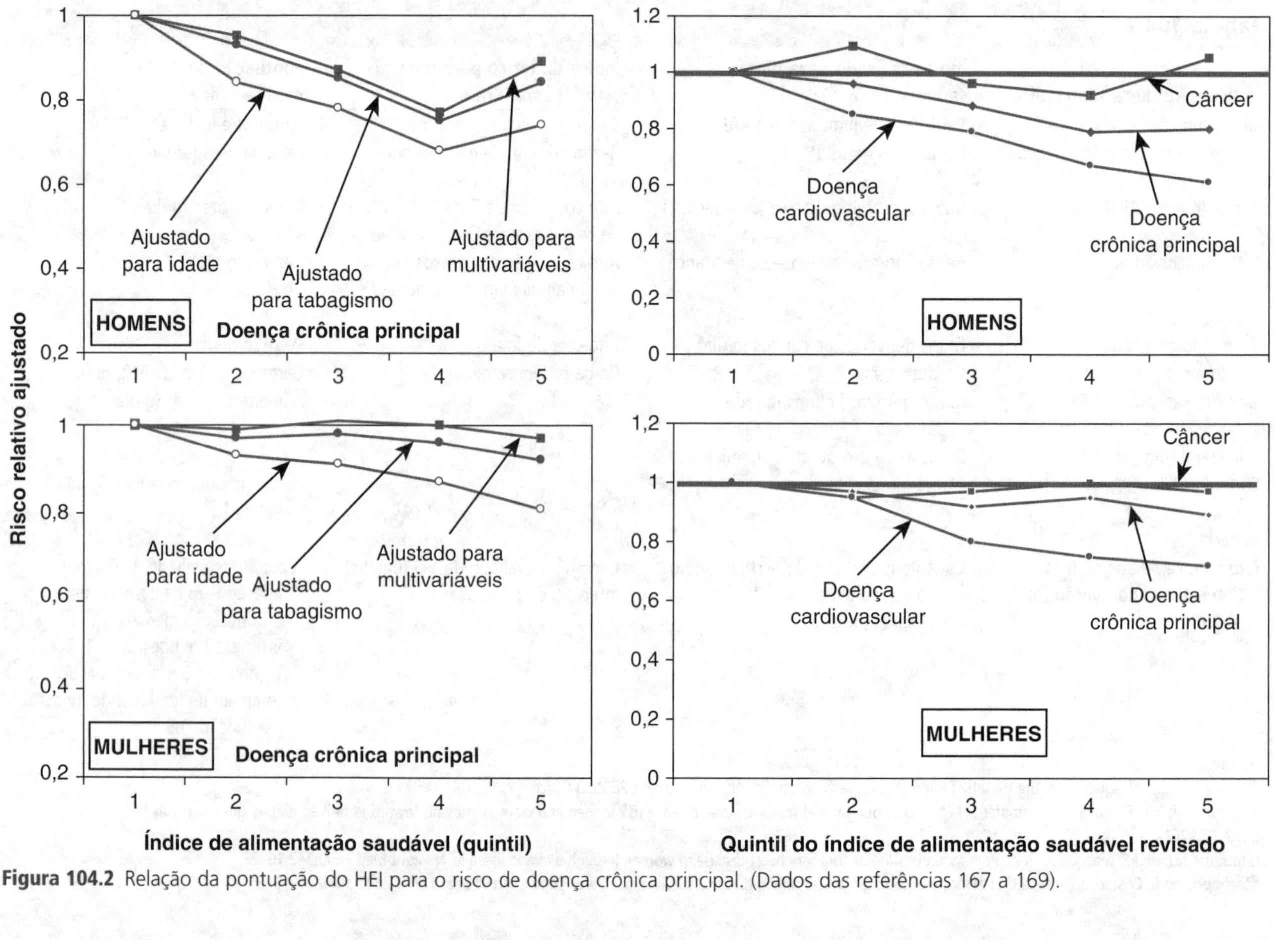

Figura 104.2 Relação da pontuação do HEI para o risco de doença crônica principal. (Dados das referências 167 a 169).

ticos devem estar sujeitos à validação empírica, porque as diretrizes amplamente utilizadas nem sempre se mostraram úteis. Pesquisas futuras devem ser mais refinadas para a compreensão da dieta ideal, especialmente no que se refere aos efeitos das escolhas dietéticas durante a infância e na vida adulta jovem na saúde a longo prazo.

Referências bibliográficas

1. US Department of Agriculture, US Department of Health and Human Services. Dietary Guidelines for Americans, 2010. 7th ed. Washington, DC: US Government Printing Office, 2010.
2. Food and Nutrition Board, Institute of Medicine. Dietary Reference Intakes for Energy, Carbohydrate, Fiber, Fat, Fatty Acids, Cholesterol, Protein, and Amino Acids (Macronutrients). Washington, DC: National Academy of Sciences, 2002. Disponível em: http://www.nap.edu/catalog/10490.html. Acesso em 14 de setembro de 2012.
3. World Health Organization, Food and Agriculture Organization. Diet, Nutrition and the Prevention of Chronic Diseases: Report of a Joint WHO/FAO Expert Consultation. Geneva: World Health Organization, 2003. Technical Report Series No. 916.
4. Food and Nutrition Board. Recommended Dietary Allowances. 10th rev ed. Washington, DC: National Academy Press, 1989.
5. Hayes O, Trulson MF, Stare FJ. J Am Diet Assoc 1955;31:1103-7.
6. Katan MB, Beynen AC, de Vries JH et al. Am J Epidemiol 1986;123:221-34.
7. Beeks E, Kessels AG, Kroon AA et al. J Hypertens 2004;22:1243-9.
8. Bailey LB, Gregory JF 3rd. J Nutr 1999;129:919-22.
9. Hegsted DM. Clin Nutr 1985;4:159-63.
10. Jeppesen J, Chen YDI, Zhou MY et al. Am J Clin Nutr 1995;61: 787-91.
11. Jeppesen J, Chen YD, Zhou MY et al. Am J Clin Nutr 1995;62: 1201-5.
12. Liu S, Manson JE, Stampfer MJ et al. Am J Clin Nutr 2001;73:560-6.
13. Liu S, Willett WC, Stampfer MJ et al. Am J Clin Nutr 2000;71: 1455-61.
14. Dickinson S, Colagiuri S, Faramus E et al. J Nutr 2002;132:2574-9.
15. Neel J. Am J Human Genet 1962;14:353-62.
16. Willett WC. Nutritional Epidemiology. 2nd ed. New York: Oxford University Press, 1998.
17. US Department of Health and Human Services. Dietary Guidelines for Americans, 2005. Washington, DC: US Government Printing Office, 2005.
18. National Research Council Committee on Diet and Health. Diet and Health. Implications for Reducing Chronic Disease Risk. Washington, DC: National Academy Press, 1989.
19. Department of Health and Human Services. The Surgeon General's Report on Nutrition and Health. Washington, DC: US Government Printing Office, 1988. DHHS publication (PHS) 50210.
20. Keys A. Am J Clin Nutr 1984;40:351-9.
21. Hegsted DM. Am J Clin Nutr 1986;44:299-305.
22. Castelli WP, Abbott RD, McNamara PM. Circulation 1983;67:730-4.
23. Ginsberg HN, Barr SL, Gilbert A et al. N Engl J Med 1990; 322:574-9.
24. Mensink RP, Katan MB. Lancet 1987;1:122-5.
25. Mensink RP, Katan MB. Arterioscler Thromb 1992;12:911-19.
26. Mensink RP, Zock PL, Kester AD et al. Am J Clin Nutr 2003;77:1146-55.
27. Garg A, Grundy SM, Koffler M. Diabetes Care 1992;15:1572-80.
28. Kris-Etherton PM. Am J Clin Nutr 2009;90:13-4.
29. Hu FB, Stampfer MJ, Manson JE et al. Am J Clin Nutr 1999;70:1001-8.
30. Welsch CW. Cancer Res 1992;52(Suppl 7):2040S-8S.
31. Keys A. Seven Countries: A Multivariate Analysis of Death and Coronary Heart Disease. Cambridge, MA: Harvard University Press, 1980.
32. Verschuren WM, Jacobs DR, Bloemberg BP et al. JAMA 1995; 274:131-6.
33. Hu F, Stampfer MJ, Manson JE et al. N Engl J Med 1997;337:1491-9.
34. Jakobsen MU, O'Reilly EJ, Heitmann BL et al. Am J Clin Nutr 2009;89:1425-32.
35. Sacks F. J Cardiovasc Risk 1994;1:3-8.
36. GISSI-Prevention Investigators. Lancet 1999;354:447-55.
37. Albert CM, Campos H, Stampfer MJ et al. N Engl J Med 2002;346:1113-8.
38. Albert CM, Hennekens CH, O'Donnell CJ et al. JAMA 1998;279:23-8.
39. de Lorgeril M, Renaud S, Mamelle N et al. [Erratum in: Lancet 1995;345:738]. Lancet 1994;343:1454-9.
40. Campos H, Baylin A, Willett WC. Circulation 2008;118:339-45.
41. Simopoulos AP, Leaf A, Salem N Jr. Prostaglandins Leukot Essent Fatty Acids 2000;63:119-21.
42. Willett WC. J Cardiovasc Med (Hagerstown) 2007;8(Suppl 1):S42-5.
43. Hu FB, Stampfer MJ, Manson JE et al. Am J Clin Nutr 1999; 69:890-7.
44. Goyens PL, Spilker ME, Zock PL et al. Am J Clin Nutr 2006;84: 44-53.
45. Ascherio A, Katan MB, Zock PL et al. N Engl J Med 1999;340: 1994-8.
46. Lichtenstein AH, Ausman LM, Jalbert SM et al. N Engl J Med 1999;340:1933-40.
47. Nestel P, Noakes M, Belling B. J Lipid Res 1992;33:1029-36.
48. Mensink RP, Zock PL, Katan MB et al. J Lipid Res 1992;33:1493-1501.
49. Mozaffarian D, Pischon T, Hankinson SE et al. Am J Clin Nutr 2004;79:606-12.
50. Baer DJ, Judd JT, Clevidence BA et al. Am J Clin Nutr 2004;79: 969-73.
51. Mozaffarian D, Katan MB, Ascherio A et al. N Engl J Med 2006;354: 1601-13.
52. Mozaffarian D, Jacobson MF, Greenstein JS. N Engl J Med 2010;362:2037-9.
53. Hu FB, van Dam RM, Liu S. Diabetologia 2001;44:805-17.
54. Riserus U, Willett WC, Hu FB. Prog Lipid Res 2009;48:44-51.
55. van Dam RM, Willett WC, Rimm EB et al. Diabetes Care 2002;25:417-24.
56. Fung TT, Schulze MB, Manson JE et al. Arch Intern Med 2004;164:2235-40.
57. Prentice RL, Sheppard L. Cancer Causes Control 1990;1:81-97.
58. Armstrong B, Doll R. Int J Cancer 1975;15:617-631.
59. Ip C. Quantitative assessment of fat and calorie as risk factors in mammary carcinogenesis in an experimental model. In: Mettlin CJ, Aoki K, eds. Recent Progress in Research on Nutrition and Cancer: Proceedings of a Workshop Sponsored by the International Union Against Cancer, Held in Nagoya, Japan, November 1-3, 1989. New York: Wiley-Liss, 1990:107-17.
60. Freedman LS, Clifford C, Messina M. Cancer Res 1990;50: 5710-19.
61. Appleton BS, Landers RE. Adv Exp Med Biol 1986;206:99-104.
62. Smith-Warner SA, Spiegelman D, Adami HO et al. Int J Cancer 2001;92:767-74.
63. Hunter DJ, Spiegelman D, Adami HO et al. N Engl J Med 1996;334:356-61.
64. Prentice RL, Caan B, Chlebowski RT et al. JAMA 2006;295: 629-42.
65. Martin LJ, Li Q, Melnichouk O et al. Cancer Res 2011;71:123-33.
66. Cho E, Spiegelman D, Hunter DJ et al. J Natl Cancer Inst 2003;95:1079-85.

67. Linos E, Willett WC, Cho E et al. Cancer Epidemiol Biomarkers Prev 2008;17:2146–51.
68. Cho E, Chen WY, Hunter DJ et al. Arch Intern Med 2006;166: 2253–9.
69. World Cancer Research Fund/American Institute for Cancer Research. Second Expert Report: Food, Nutrition, Physical Activity, and the Prevention of Cancer: A Global Perspective. London: WCRF, 2007.
70. Gerhardsson de Verdier M, Hagman U, Peters RK et al. Int J Cancer 1991;49:520–5.
71. Babbs CF. Free Radic Biol Med 1990;8:191–200.
72. Carayol M, Grosclaude P, Delpierre C. Cancer Causes Control 2010;21:347–55.
73. Bray GA, Popkin BM. Am J Clin Nutr 1998;68:1157–73.
74. Willett WC, Leibel RL. Am J Med 2002;113(Suppl 9B): 47S–59S.
75. Jeppesen J, Hollenbeck CB, Zhou MY et al. Arterioscler Thromb Vasc Biol 1995;15:320–4.
76. Willett WC, Stampfer M, Chu N et al. Am J Epidemiol 2001;154: 1107–12.
77. Jenkins DJ, Wolever TM, Taylor RH et al. Am J Clin Nutr 1981;34: 362–6.
78. Barclay AW, Petocz P, McMillan-Price J et al. Am J Clin Nutr 2008;87:627–37.
79. Salmeron J, Manson JE, Stampfer MJ et al. JAMA 1997;277:472–7.
80. Salmeron J, Ascherio A, Rimm EB et al. Diabetes Care 1997;20:545–50.
81. Hu FB, Willett WC. JAMA 2002;288:2569–78.
82. Park Y, Hunter DJ, Spiegelman D et al. JAMA 2005;294:2849–57.
83. Aldoori WH, Giovannucci EL, Rockett HR et al. J Nutr 1998;128: 714–9.
84. Schroeder HA. Am J Clin Nutr 1971;24:562–73.
85. Appel LJ, Sacks FM, Carey VJ et al. JAMA 2005;294:2455–64.
86. Hu FB, Stampfer MJ, Manson JE et al. Am J Clin Nutr 1999;70: 221–7.
87. Hu FB, Stampfer MJ. Curr Atheroscler Reports 1999;1:204–9.
88. Jiang R, Manson JE, Stampfer MJ et al. JAMA 2002;288:2554–60.
89. Bernstein AM, Sun Q, Hu FB et al. Circulation 2010;122(9):876–83.
90. Koushik A, Hunter DJ, Spiegelman D et al. J Natl Cancer Inst 2007;99:1471–83.
91. Smith-Warner SA, Spiegelman D, Yaun SS et al. JAMA 2001;285: 769–76.
92. Smith-Warner SA, Spiegelman D, Yaun SS et al. Int J Cancer 2003; 107(6):1001–11.
93. Lee JE, Giovannucci E, Smith-Warner SA et al. Cancer Epidemiol Biomarkers Prev 2006;15:2445–52.
94. Fung TT, Hu FB, Holmes MD et al. Int J Cancer 2005;116:116–21.
95. Giovannucci E. J Natl Cancer Inst 1999;91:317–31.
96. Hung HC, Joshipura K, Jiang R et al. J Natl Cancer Inst 2004;21:1577–84.
97. Stampfer MJ, Malinow MR, Willett WC et al. JAMA 1992;268: 877–81.
98. Selhub J, Jacques PF, Bostom AG et al. N Engl J Med 1995;332: 286–91.
99. Tucker KL, Olson B, Bakun P et al. Am J Clin Nutr 2004;79: 805–11.
100. Sacks FM, Svetkey LP, Vollmer WM et al. N Engl J Med 2001;344: 3–10.
101. Sacks FM, Willett WC, Smith A et al. Hypertension 1998;31:131–8.
102. Werler MM, Shapiro S, Mitchell AA. JAMA 1993;269:1257–61.
103. Chasan-Taber L, Willett WC, Seddon JM et al. Am J Clin Nutr 1999;70:509–16.
104. Brown L, Rimm EB, Seddon JM et al. Am J Clin Nutr 1999;70:517–24.
105. Chapuy MC, Arlof ME, Duboeuf F et al. N Engl J Med 1992;327: 1637–42.
106. Institute of Medicine. Dietary Reference Intakes for Calcium and Vitamin D. Washington, DC: National Academy of Sciences, 2010.
107. Scientific Advisory Committee on Nutrition (SACN). Key Dietary Recommendations. London: SACN, 2002.
108. Nordin BEC. Clin Orthop 1966;45:17–20.
109. Hegsted DM. J Nutr 1986;116:2316–19.
110. Bischoff-Ferrari HA, Dawson-Hughes B, Baron JA et al. Am J Clin Nutr 2007;86:1780–90.
111. Bischoff-Ferrari HA, Dawson-Hughes B, Baron JA et al. J Bone Miner Res 2010; 21: 1121–32.
112. Feskanich D, Willett W, Colditz G. JAMA 2002;288:2300–6.
113. Wickham CAC, Walsh K, Cooper C et al. BMJ 1989;299:889–92.
114. Bischoff-Ferrari HA, Willett WC, Wong JB et al. Arch Intern Med 2009;169:551–61.
115. McCarron DA, Morris CD, Henry HJ et al. Science 1984;224:1392–8.
116. Cutler JA, Brittain E. Am J Hypertens 1990;3:137S–146S.
117. Bolland MJ, Avenell A, Baron JA et al. BMJ 2010;341:c3691.
118. Cho E, Smith-Warner S, Spiegelman D et al. J Natl Cancer Inst 2004;96:1015–22.
119. Baron JA, Beach M, Mandel JS et al. N Engl J Med 1999;340:101–7.
120. Giovannucci E. Nutritional and environmental epidemiology of prostate cancer. In: Kantoff PW, Carroll PR, D'Amico AV, eds. Prostate Cancer: Principles and Practice. Philadelphia: Lippincott Williams & Wilkins, 2002:117–39.
121. Law MR, Frost CD, Wald NJ. BMJ 1991;302:819–24.
122. Bibbins-Domingo K, Chertow GM, Coxson PG et al. N Engl J Med 2010;362:590–9.
123. Klatsky AL, Armstrong MA, Friedman GD. Am J Cardiol 1990;66:1237–42.
124. Hines LM, Stampfer MJ, Ma J et al. N Engl J Med 2001;344:549–55.
125. Hines LM, Rimm EB. Postgrad Med J 2001;77:747–52.
126. Mukamal KJ, Conigrave KM, Mittleman MA et al. N Engl J Med 2003;348:109–18.
127. Smith-Warner SA, Spiegelman D, Yaun SS et al. JAMA 1998;279:535–40.
128. Reichman ME, Judd JT, Longcope C et al. J Natl Cancer Inst 1993;85:722–27.
129. Hankinson SE, Willett WC, Manson JE et al. J Natl Cancer Inst 1995;87:1297–1302.
130. Boffetta P, Garfinkel L. Epidemiology 1990;1:342–8.
131. Fuchs CS, Stampfer MJ, Colditz GA et al. N Engl J Med 1995;332:1245–50.
132. MRC Vitamin Study Research Group. Lancet 1991;338:131–7.
133. Lee JE, Willett WC, Fuchs CS et al. Am J Clin Nutr 2011;93:817–25.
134. Kim DH, Smith-Warner SA, Spiegelman D et al. Cancer Causes Control 2010;21:1919–30.
135. Rimm EB, Willett WC, Hu FB et al. JAMA 1998;279:359–64.
136. Clarke R, Halsey J, Lewington S et al. Arch Intern Med 2010;170:1622–31.
137. Wang X, Qin X, Demirtas H et al. Lancet 2007;369:1876–82.
138. Selhub J, Morris MS, Jacques PF et al. Am J Clin Nutr 2009;89:702S–6S.
139. Looker AC, Johnson CL, Lacher DA et al. Vitamin D status: United States, 2001–2006. NCHS Data Brief 2011:1–8.
140. Bischoff-Ferrari HA, Dawson-Hughes B, Staehelin HB et al. BMJ 2009;339:b3692.
141. Lee JE, Li H, Chan AT et al. Cancer Prev Res (Phila) 2011;4:735–43.
142. Bischoff-Ferrari HA, Dietrich T, Orav EJ et al. Am J Med 2004;116: 634–9.
143. Jackson RD, LaCroix AZ, Gass M et al. N Engl J Med 2006; 354:669–83.

144. Bolland MJ, Grey A, Avenell A et al. BMJ 2011;342:d2040.
145. Centers for Disease Control. MMWR Morb Mortal Wkly Rep 2002;51:897–9.
146. Rajpathak S, Ma J, Manson J et al. Diabetes Care 2006;29:1370–6.
147. Qi L, Meigs J, Manson JE et al. Diabetes 2005;54:3567–72.
148. Blot WJ, Li JY, Taylor PR et al. J Natl Cancer Inst 1993; 85:1483–92.
149. Fawzi WW, Msamanga GI, Spiegelman D et al. N Engl J Med 2004;351: 23–32.
150. Hercberg S, Galan P, Preziosi P et al. Arch Intern Med 2004;164: 2335–42.
151. Feskanich D, Singh V, Willett WC et al. JAMA 2002;287:47–54.
152. Melhus H, Michaelsson K, Kindmark A et al. Ann Intern Med 1998;129:770–78.
153. Michaelsson K, Lithell H, Vessby B et al. N Engl J Med 2003;348: 287–94.
154. Johansson S, Melhus H. J Bone Miner Res 2001;16:1899–905.
155. Block G, Patterson B, Subar A. Nutr Cancer 1992;18:1–29.
156. Block G, Abrams B. Ann N Y Acad Sci 1993;678:244–54.
157. Krebs-Smith SM, Guenther PM, Subar AF et al. J Nutr 2010;140: 1832–8.
158. Appel LJ, Frohlich ED, Hall JE et al. Circulation 2011;123:1138–43.
159. US Department of Agriculture. The food guide pyramid. Home and Garden Bulletin No. 252. Washington, DC: GPO, 1992:30.
160. US Department of Agriculture. ChooseMyPlate, 2011. Disponível em: http://www.choosemyplate.gov. Acesso em 26 de março de 2012.
161. Harvard School of Public Health. Healthy Eating Pyramid. 2000. Disponível em: http://www.hsph.harvard.edu/nutritionsource/. Acesso em 14 de setembro de 2012.
162. Kennedy ET, Ohls J, Carlson S et al. J Am Diet Assoc 1995;95:1103–8.
163. Guenther PM, Reedy J, Krebs-Smith SM et al. Development and Evaluation of the Healthy Eating Index 2005: Technical Report. Washington, DC: US Department of Agriculture, Center for Nutrition Policy and Promotion, 2007.
164. Stampfer MJ, Hu FB, Manson JE et al. N Engl J Med 2000;343:16–22.
165. Trichopoulou A, Lagiou P, Kuper H et al. Cancer Epidemiol Biomarkers Prev 2000;9:869–73.
166. McCullough ML, Robertson AS, Rodriguez C et al. Cancer Causes Control 2003;14:1–12.
167. McCullough ML, Feskanich D, Stampfer MJ et al. Am J Clin Nutr 2000;72:1214–22.
168. McCullough ML, Feskanich D, Rimm EB et al. Am J Clin Nutr 2000;72:1223–31.
169. McCullough ML, Feskanich D, Stampfer MJ et al. Am J Clin Nutr 2002;76:1261–71.
170. Trichopoulou A, Costacou T, Bamia C et al. N Engl J Med 2003;348:2599–2608.

Sugestões de leitura

McCullough ML, Feskanich D, Stampfer MJ et al. Diet quality and major chronic disease risk in men and women: moving toward improved dietary guidance. Am J Clin Nutr 2002;76:1261–71.

Stampfer MJ, Hu FB, Manson JE et al. Primary prevention of coronary heart disease in women through diet and lifestyle. N Engl J Med 2000;343: 16–22.

Trichopoulou A, Costacou T, Bamia C et al. Adherence to a Mediterranean diet and survival in a Greek population. N Engl J Med 2003;348: 2599–608.

US Department of Agriculture, US Department of Health and Human Services. Nutrition and Your Health: Dietary Guidelines for Americans. 5th ed. Washington, DC: US Government Printing Office, 2000.

Willett WC. Eat, Drink and Be Healthy: The Harvard Medical School Guide to Healthy Eating. New York: Simon & Schuster, 2001.

105 Padrões alimentares*

Katherine L. Tucker

Embora boa parte da história da nutrição tenha envolvido o estudo de nutrientes isoladamente, as implicações de suas deficiências e a determinação de seus mecanismos de ação e necessidades, são os alimentos que nos fornecem nutrientes e as dietas que contêm uma ampla variedade de nutrientes e de elementos fitoquímicos que atuam em conjunto influenciando a nossa saúde. Já aprendemos muito sobre as importantes ações de certos nutrientes, com base em estudos *in vitro*, experimentos com animais e estudos metabólicos com seres humanos, e já conseguimos combater muitas doenças carenciais por meio da fortificação ou da suplementação. Com base nesses resultados, quase sempre de curto prazo, também estimamos a exposição ideal aos nutrientes para prevenção de desfechos específicos, incluindo doenças cardíacas e câncer. Esses pressupostos foram testados em estudos epidemiológicos — alguns corroboraram os achados originais, outros não.

O próximo passo nesse processo científico foi a transposição dos resultados altamente consistentes para estudos clínicos de grande porte, nos quais geralmente se fornecem suplementos nutricionais de modo a testar sua eficácia na prevenção de doenças. Há exemplos notáveis desses estudos, incluindo vários estudos de grande repercussão sobre betacaroteno, conduzidos nos Estados Unidos. Com base em resultados altamente consistentes de muitos diferentes estudos, esperava-se uma contribuição do betacaroteno para a prevenção do câncer de pulmão. Entretanto, em total contraste com as expectativas, esses estudos mostraram que o suplemento tende a não ter efeito quando comparado ao placebo ou, em certos casos, a ter um efeito adverso. No estudo *Alpha-Tocopherol, Beta-Carotene Cancer Prevention* (ATBC – Estudo sobre Prevenção de Câncer com Alfatocoferol e Betacaroteno), que incluiu 29.133 indivíduos do sexo masculino fumantes, os suplementos de betacaroteno, em vez de serem protetores, foram associados a um aumento de 18% na incidência de cânceres de pulmão e de 8% na mortalidade geral.[1] De modo semelhante, o *Beta-Carotene and Retinol Efficacy Trial* (CARET – Estudo de Eficácia do Betacaroteno e do Retinol), em 18.314 homens e mulheres de meia-idade e alto risco, mostrou incidência 28% maior de câncer de pulmão e mortalidade 17% maior,[2] embora um terceiro estudo de betacaroteno, integrante do Estudo sobre a saúde de médicos (*Physicians' Health Study*), não tenha constatado qualquer efeito sobre a mortalidade de homens mais jovens, com menor risco de câncer de pulmão.[3] Essa abordagem da nutrição por meio de modelos médicos acarretou várias surpresas, que nos alertaram para a necessidade de redirecionar a pesquisa sobre nutrição para dietas e alimentos e, mais além, para padrões alimentares que melhorem a saúde geral.

Mesmo quando se estudam intervenções alimentares, os resultados são, frequentemente, frustrantes quando a pesquisa se concentra basicamente em nutrientes específicos. Por exemplo, muito da orientação nutricional da segunda metade do século XX se concentrou em dietas de baixo teor de gordura e colesterol, visando à prevenção da doença cardiovascular (DCV), com base em diversos estudos de curto prazo sobre marcadores metabólicos intermediários, que mostraram resultados consistentes. Esse foco levou a adoção de vários comportamentos que, vistos em retrospecto, não foram necessariamente os ideais para a saúde, incluindo o desenvolvimento de produtos com baixo teor de gordura, que aumentaram a exposição das pessoas a carboidratos refinados, e uma rejeição excessiva de alimentos como os ovos que, em diversos aspectos, são saudáveis.

Um dos maiores estudos de intervenção alimentar já realizados, o *Women's Health Initiative* (WHI), que incluiu 48.835 mulheres na pós-menopausa, acompanhadas por 8,1 anos, teve

*__Abreviaturas__: **AN**, adequação de nutrientes; **ACP**, análise de componentes principais; **CC**, cardiopatia coronariana; **DCV**, doença cardiovascular; **DASH**, *Dietary Approaches to Stop Hypertension* (Abordagens Alimentares de Combate à Hipertensão); **EDM**, Escore da Dieta Mediterrânea; **FGP**, pirâmide alimentar; **HDL**, lipoproteína de alta densidade; **IAQD**, Índice Alternativo de Qualidade da Dieta; **IMC**, índice de massa corporal; **IQD**, Índice de Qualidade da Dieta; **LDL**, lipoproteína de baixa densidade; **USDA**, United States Department of Agriculture (Departamento de Agricultura dos Estados Unidos); **WHI**, *Women's Health Initiative* (Estudo com Iniciativa na Saúde da Mulher).

como foco primário a mudança para uma dieta de baixo teor de gordura — 20% de calorias — em paralelo a um aumento da ingestão de frutas e hortaliças para cinco porções diárias e de cereais ("grãos") para seis porções diárias.[4] A intervenção resultou, por dia, em redução de 8,2% das calorias totais provenientes da ingestão de gordura, aumento de 1,1 de porção do consumo de frutas e hortaliças, e aumento da ingestão de 0,5 de porção de cereais. Entretanto, a dieta não teve qualquer efeito significativo na incidência de cardiopatia coronariana (CC), DCV ou acidente vascular cerebral (AVC). Desde então, aumentou a percepção de que o foco na baixa ingestão de gorduras totais era equivocado, e que o efeito de diferentes ácidos graxos na saúde é complexo e envolve um equilíbrio das gorduras saudáveis, e não a retirada de todas as gorduras da dieta.

Estudar a dieta como um todo se justifica pelas limitações metodológicas do estudo de alimentos ou nutrientes isolados.[5] Essas limitações incluem a colinearidade entre nutrientes, que dificulta definir com certeza se um nutriente está exercendo um determinado efeito ou se está se confundindo com outro nutriente presente na mesma dieta. Isso pode fazer com que uma associação seja superestimada ou subestimada, porque o ajuste para outro nutriente colinear pode mascarar a associação verdadeira. Um exemplo simples e bem conhecido dessa questão é dado pelas hipóteses conflitantes de que uma dieta com alto teor de gordura estaria associada ao câncer de cólon e, ao contrário, as fibras alimentares protegeriam contra essa doença. Como a maioria das dietas ricas em gordura é pobre em fibras, os resultados iniciais não foram conclusivos.[6] Mais importante ainda é ressaltar que as conhecidas interações de muitos nutrientes provavelmente resultam em efeitos que são mais que a soma das partes, e tais efeitos só podem ser avaliados quando se considera a alimentação como um todo. À medida que a compreensão dos mecanismos de ação dos nutrientes se tornou mais sofisticada, cada vez se reconhece mais claramente que, exceto nos casos em que se necessita corrigir uma deficiência, grandes doses de nutrientes isolados ingeridos fora da dieta nem sempre se comportam da mesma maneira que quando esses nutrientes são obtidos em sua forma natural, dentro dos alimentos, com outros nutrientes e fitonutrientes interagindo com eles.

Em conjunto, essa evolução das pesquisas sobre alimentos e saúde levou a um exame mais minucioso dos padrões alimentares, visando a esclarecer como a alimentação afeta a nossa saúde.[7] Por sua natureza, os padrões alimentares são complexos e podem ser medidos de várias maneiras. As estratégias de medida evoluíram com o tempo, de simples escores e índices de adequação para escores baseados em evidências e, mais recentemente, para padrões empíricos observados na população (Tab. 105.1).

Tabela 105.1 Medida dos padrões alimentares

A priori (baseada em evidências)	*A posteriori* (baseada em dados)
Adequação de nutrientes (AN)	Escores de adesão da Análise de Componentes Principais
Escore de variedade ou diversidade alimentar	Grupos de indivíduos da análise de *cluster*
Índice de Qualidade da Dieta	
Índice Alternativo de Qualidade da Dieta	
Abordagens Alimentares de Combate à Hipertensão (dieta DASH)	
Escore da dieta mediterrânea	

Das necessidades e recomendações nutricionais aos escores dietéticos

Os primeiros escores de padrão alimentar eram simples e baseados em nutrientes. Eles incluíam a adequação de nutrientes (AN), definida como a ingestão média diária de um nutriente dividida pela ingestão recomendada, e a adequação média (AM), definida como a soma de AN dividida pelo número de nutrientes incluídos.[8]

Como diferentes alimentos contêm diferentes nutrientes, há muito tempo a base das recomendações nutricionais é a inclusão de alimentos variados. Por isso, outro escore que foi usado com efetividade por algum tempo foi o de diversidade ou variedade alimentar. Consumir alimentos variados foi claramente associado, em muitos contextos, a uma alimentação de qualidade.[9] O conceito de diversidade alimentar foi usado, desde há muito tempo, em países em desenvolvimento, nos quais ele foi um indicador confiável do estado nutricional de populações cuja dieta é limitada e depende em grande parte do consumo de farináceos.[10] Mais recentemente, esse conceito foi retomado no estudo da alimentação em países em desenvolvimento, onde a diversidade alimentar mostrou correlação consistente com o crescimento infantil.[11,12]

A diversidade ou variedade alimentar já foi medida de várias maneiras, como a contagem de alimentos diferentes ou número de grupos alimentares consumidos em um determinado período.[13] Nos Estados Unidos, foi comprovado que a variedade está associada à qualidade da dieta[14] e também ao risco de doença crônica e à mortalidade total.[15,16] Por outro lado, em situações nas quais existe ampla escolha de alimentos, os pesquisadores notaram que a simples contagem da variedade de alimentos pode estar relacionada a um elevado consumo de calorias e à obesidade. Um exame mais detalhado mostra que essa associação resulta, sobretudo, da variedade de doces, guloseimas e carboidratos, enquanto a variedade de vegetais foi associada a menor índice de massa corporal (IMC).[17] No entanto, mesmo no contexto dos países desenvolvidos, a variedade medida pelo número total de alimentos diferentes foi associada, em adultos de mais idade, a um melhor perfil de ingestão de nutrientes.[18]

A análise dos dados de uma pesquisa nos Estados Unidos mostrou que todos os escores de variedade alimentar — fossem eles definidos pela contagem de alimentos básicos consumidos, pela contagem de códigos de alimentos relatados, pela contagem dos cinco grupos de alimentos da pirâmide alimentar ou pela contagem de 22 subgrupos de alimentos da pirâmide consumidos — indicaram associação positiva com o índice médio de adequação de 15 nutrientes e foram inversamente associados à ingestão de alimentos com adição de açúcar e gorduras saturadas. As associações mais claras foram observadas com a medida que usou 22 grupos de alimentos.[19] O uso das medidas por grupos alimentares corrobora, portanto, o conceito de que se deve consumir alimentos verdadeiramente diversificados. Outras medidas atuais têm como foco somente alimentos recomendados. A variedade de frutas e hortaliças, por exemplo, foi associada a níveis mais baixos de marcadores de inflamação.[20]

Escores de padrão alimentar mais complexos se baseiam em múltiplas diretrizes alimentares. Nos Estados Unidos, o índice de qualidade da dieta (IQD) do Departamento de Agricultura dos Estados Unidos (USDA)[21] é um escore baseado no grau de adesão à pirâmide alimentar e às diretrizes alimentares norte-americanas (USDG). O escore é revisado periodicamente pelo USDA para incorporar informações atualizadas[22] (http://www.cnpp.usda.gov/healthyeatingindex.htm), e foi reinterpretado por terceiros para inclusão de novas informações científicas.[23] O escore original tinha 10 itens, cada um com um subescore de 1 a 10, para medir o grau de cumprimento de cada critério (porções de cereais, vegetais, carne e leite, além da ingestão recomendada de gorduras totais, gorduras saturadas, colesterol e sódio, e da variedade).

Entre outros aspectos, o IQD foi associado a menor frequência de obesidade,[24] menos obesidade abdominal,[25] menor escore de depressão,[26] melhor desempenho físico,[27] menor incidência de catarata senil[28] e menor risco de doença cardíaca.[29] Além dos componentes originais, o IQD alternativo (IAQD) enfatiza a escolha por gorduras insaturadas em vez de saturadas ou *trans*, a inclusão de peixe e fibras provenientes de cereais, bem como o consumo moderado de álcool. Em diversos estudos, constatou-se que o IAQD teve maior relação com vários desfechos de saúde do que o IQD original (ver o capítulo sobre os fundamentos de uma dieta saudável) e foi associado a menor risco de diabetes tipo 2,[30] DCV,[31] câncer colorretal[32] e, mais recentemente, com a mortalidade, na Grã-Bretanha.[33]

Padrões alimentares específicos para determinadas condições de saúde: a dieta DASH

Uma das intervenções alimentares mais bem-sucedidas é a dieta DASH (Abordagens Alimentares de Combate à Hipertensão). Essa abordagem utilizou evidências provenientes de pesquisas passadas para elaborar uma dieta que pudesse ajudar a reduzir a pressão arterial.[34] A dieta prioriza frutas, hortaliças, cereais integrais, laticínios com baixo teor de gordura, peixe, frango e carnes magras, e foi projetada para conter pouca gordura saturada e colesterol, teor moderadamente elevado de proteínas e alto teor de potássio, magnésio, cálcio e fibras.

Inicialmente, o estudo DASH comparou essa dieta com outra que se assemelhava ao atual padrão alimentar típico dos EUA e com uma dieta que priorizava somente frutas e hortaliças. Ao contrário do WHI, no qual as pacientes recebiam orientação alimentar para cumprirem o padrão prescrito de baixo teor de gordura, no estudo DASH os participantes receberam os alimentos para garantir sua adesão. Depois de oito semanas, as reduções da pressão arterial sistólica e diastólica foram significativamente maiores nos indivíduos que seguiram a dieta DASH em relação aos que seguiram a dieta de controle: 5,5 e 3,0 mmHg, respectivamente. A dieta DASH também acarretou maior redução da pressão arterial do que a dieta que priorizava apenas frutas e hortaliças: 2,7 e 1,9 mmHg.[35] Os resultados de outros indicadores mostraram que a dieta também levou à melhora dos lipídeos plasmáticos,[36] da concentração de homocisteína[37] e do escore de risco de Framingham.[38]

Depois do estudo original, a dieta DASH foi testada com redução do sódio (DASH-sódio), e ficou comprovado que a combinação de ambos reduziu mais a pressão arterial do que cada abordagem isoladamente.[39] Uma análise secundária também mostrou que os efeitos benéficos da dieta DASH levaram a redução dos marcadores de remodelação óssea osteocalcina sérica (8 a 11%) e telopeptídeo C-terminal do colágeno tipo I (16 a 18%), com redução adicional da osteocalcina e da excreção urinária de cálcio mediante a adição do baixo teor de sódio.[40] Ao final de um ano de acompanhamento, observaram-se benefícios no comportamento alimentar e na pressão arterial.[41] A replicação da dieta DASH no Irã resultou em melhora da pressão arterial e também do peso corporal, da glicemia de jejum, da hemoglobina glicosilada e da lipoproteína de baixa densidade (LDL) do colesterol. Também se observou aumento da lipoproteína de alta densidade (HDL) do colesterol em adultos com diabetes tipo 2 que vinham seguindo a dieta DASH.[42]

A dieta DASH emprega uma abordagem que integra todo o padrão alimentar. Sua eficácia foi claramente demonstrada no estudo em que os alimentos foram fornecidos e, desde então, vários estudos empregaram intervenções de base comunitária, com educação alimentar e encorajamento, visando a demonstrar sua efetividade em um contexto mais amplo. O estudo ENCORE testou a dieta em adultos obesos ou com sobrepeso que apresentavam pressão arterial acima do normal, mas usou uma abordagem híbrida: os pesquisadores forneceram os alimentos por duas semanas, e a seguir conduziram sessões semanais de educação alimentar e motivação para os pacientes continuarem a dieta de modo independente. Os participantes foram randomizados para receberem a dieta DASH, a dieta DASH mais exercício físico e controle de peso, ou a dieta habitual. Depois de quatro meses, o grupo que usou apenas a dieta DASH apresentou melhora significativa da pressão arterial (declínio de 11,2 e 7,5 mmHg [sistólica e diastólica] *versus* 3,4 e 3,8 mmHg no grupo controle). O grupo da dieta DASH mais exercício físico apresentou declínios ainda maiores, de 16,1 e 9,9 mmHg, respectivamente.[43]

O estudo PREMIER foi delineado para testar a dieta com uma intervenção que consistiu apenas em orientação. Adultos mais velhos com pressão arterial acima da ideal foram randomizados para um de três grupos: um grupo controle que recebeu apenas orientação padrão, um grupo ao qual foi aplicada uma intervenção comportamental estabelecida visando a perda de peso e redução de sódio, ou a mesma intervenção comportamental mais os cardápios da dieta DASH e instruções. Depois de seis meses, a resposta foi escalonada: a prevalência de hipertensão mudou, em relação ao valor basal, de 38 para 26, 17 e 12%, respectivamente, nos grupos 1 a 3. O efeito mais pronunciado foi observado com a dieta DASH, embora não tenha havido diferença significativa em relação à intervenção comportamental básica.[44] O grupo da dieta DASH relatou maior aumento da ingestão de frutas, hortaliças e laticínios com baixo teor de gordura, em relação aos outros grupos, mas, aparentemente, as mudanças não foram suficientes para se observar um efeito estatisticamente significativo sobre a hipertensão por meio da perda de peso e a redução de sódio quando comparado à intervenção básica. No entanto, uma análise subsequente mostrou que somente o grupo da dieta DASH teve melhora significativa da sensibilidade à insulina.[45]

Em decorrência do sucesso dos estudos controlados, os dados de diversos estudos de coorte foram examinados quanto à adesão à dieta DASH, por meio de escores criados com base nos relatos sobre as dietas seguidas pelas pessoas na vida normal. Na Suécia, mulheres classificadas no quartil mais elevado do escore de dieta DASH tiveram incidência 37% menor de insuficiência cardíaca, em sete anos, do que as mulheres do quartil mais baixo.[46] Em um estudo paralelo, homens suecos classificados no quartil mais elevado do escore de dieta DASH tiveram incidência 22% menor de insuficiência cardíaca, do que os homens do quartil mais baixo.[47] Nos Estados Unidos, a adesão à dieta DASH foi associada a menor risco de doença cardíaca e AVC em mulheres,[48] e a uma incidência mais baixa de diabetes tipo 2 em adultos. No estudo sobre aterosclerose e resistência à insulina (*Insulin Resistance Atherosclerosis Study* [IRAS]), adultos classificados no tercil mais elevado do escore de adesão à dieta DASH tiveram probabilidade 69% menor que os adultos do tercil mais baixo de desenvolverem diabetes ao longo de 5 anos.[49] No entanto, um estudo de coorte que usou um escore de dieta DASH não identificou associações com hipertensão ou mortalidade cardiovascular em uma grande coorte de mulheres dos EUA; os investigadores comentaram que a adesão ao escore pode ter sido muito baixa para se observar um efeito.[50]

Os escores de dieta DASH também foram examinados em jovens. Uma intervenção em adolescentes com pré-hipertensão ou hipertensão, designados aleatoriamente para receberem dieta-padrão ou dieta DASH, mostrou que o grupo que usou a dieta DASH teve declínio mais acentuado da pressão arterial sistólica.[51] Entre jovens de 10 a 22 anos de idade com diabetes tipo 1, os que apresentaram escores de dieta DASH no tercil mais alto tiveram pressão arterial significativamente mais baixa,[52] menor relação colesterol LDL/colesterol HDL, e menores níveis de hemoglobina glicosilada do que os jovens no tercil inferior.[53] Prospectivamente, meninas adolescentes do Estudo Prospectivo Nacional sobre Crescimento e Saúde, nos EUA, ganharam menos IMC em 10 anos quando estavam no quintil mais alto *versus* o mais baixo do escore de dieta DASH.[54]

Em conjunto, há fortes evidências favoráveis à dieta DASH para prevenção de doenças crônicas. Embora tenha sido idealizada especificamente para diminuir a pressão arterial, foi demonstrado que essa dieta tem efeitos benéficos em outros indicadores metabólicos, o que sugere que ela possa ser um comportamento benéfico à saúde da maioria das pessoas. Nos Estados Unidos, em razão do amplo sucesso da dieta DASH, ela foi recomendada para uso da população geral pelo National Heart, Lung, and Blood Institute,[55] pela Mayo Clinic,[56] pela American Heart Association[57] e também em um livro bem conhecido.[58]

Padrões alimentares observados em populações saudáveis: o escore da dieta mediterrânea

No entanto, a dieta DASH não é a única estratégia de alimentação saudável. O IAQD, descrito acima, foi uma modificação do IQD original, que passou a incluir evidências adicionais sobre alimentação e saúde, particularmente aspectos de um padrão alimentar observado que foi associado ao menor risco de doença crônica, em comparação a outros padrões regionais: a dieta mediterrânea. Essa dieta foi destacada pela primeira vez em 1970, por Ancel Keys, em seu estudo de sete países.[59] Observou-se menor incidência de cardiopatia coronariana na região do Mediterrâneo em relação a outras partes do mundo, embora a ingestão total de gorduras — sobretudo na forma de azeite de oliva — não fosse baixa. Em 1995 foi lançada uma pirâmide alimentar mediterrânea depois de uma conferência de especialistas patrocinada pelo Oldways Preservation & Exchange Trust (http:// www.oldwayspt.org/mediterraneandiet) e pelo centro de estudos colaborativos de epidemiologia nutricional da Organização Mundial da Saúde/Organização das Nações Unidas para a Agricultura e a Alimentação, na Faculdade de Saúde Pública de Harvard, em Boston.[60] Essa pirâmide se baseou nos padrões alimentares de Creta, de outras partes da Grécia e do sul da Itália nos anos 1960.[61] Nos anos 1960, a dieta mediterrânea se caracterizava por consumo elevado de frutas, hortaliças, pães e cereais, batatas, leguminosas, nozes e sementes, com azeite de oliva como principal fonte de gordura, ingestão baixa ou moderada de queijo e iogurte, peixe, frango e ovos, quantidades moderadas de vinho, consumido principalmente às refeições, e baixo consumo de carne vermelha. Essa dieta tem baixo teor de gorduras saturadas (≤ 8% das calorias), e as gorduras totais representam de 25 a 35% ou mais.

O primeiro escore específico de adesão à dieta mediterrânea tradicional foi desenvolvido na Grécia e atribuía um ponto a cada um de seis itens em que o indivíduo estivesse acima da média para o sexo (relação entre gorduras monoinsaturadas e saturadas; consumo de álcool; consumo de leguminosas; consumo de cereais, pão e batatas; consumo de frutas e consumo de hortaliças) e um ponto para cada um de dois itens nos quais o indivíduo estivesse abaixo da média (consumo de carne e derivados e consumo de leite e derivados).[62] Em uma amostra relativamente pequena de idosos acompanhados por quatro a cinco anos, cada ponto adicional no escore foi associado a menos 17% no risco de mortalidade. A associação do escore total com a mortalidade foi consideravelmente mais forte do que a de qualquer dos componentes individuais. Em seguida, essa análise foi realizada para uma população grega mais ampla (quase 26.000 adultos), acompanhada por 3,7 anos em média, com adaptações do escore de modo a limitar o consumo de álcool a 10 a 50 g/dia para homens e 5 a 25 g/dia para mulheres, além de adicionar um alto consumo de peixe, o que levou o novo escore a nove pontos possíveis.[63] Novamente, os pesquisadores observaram que a maior adesão à dieta mediterrânea se associou a uma redução de 25% na mortalidade total associada ao incremento de dois pontos no escore, com taxas de risco de 0,76 (intervalo de confiança de 95% de 0,59 a 0,98) para mortalidade por câncer e 0,67 (0,47 a 0,94) para cardiopatia coronariana.

Desde então, esse escore (ou uma versão adaptada) foi usado em muitos estudos, cujos resultados mostraram proteção contra CC e contra mortalidade por câncer em vários países, incluindo estudos de grande porte feitos nos Estados Unidos.[64] Entre outros aspectos, os estudos mostraram que escores mais altos de adesão à dieta mediterrânea foram associados a menor risco de vários tipos de câncer,[65] hipertensão,[66] obesidade,[67] obesidade abdominal[68] e diabetes.[69] Além disso, a adesão à dieta mediterrânea foi associada a menor risco de doença de Alzheimer[70] e doença de Parkinson,[71] bem como a melhora da fertilidade[72] e melhores resultados das gestações.[73] Intervenções que usaram essa dieta também tiveram sucesso no tratamento da síndrome metabólica (quando suplementada com nozes/amêndoas),[74] na perda de peso (comparada a uma dieta de baixo teor de gordura)[75] e melhor controle dos sintomas de artrite.[76]

Padrões alimentares empíricos: análises de *clusters* e de componentes principais

Os padrões descritos até aqui foram bem testados e seus resultados confirmam a importância de uma abordagem alimentar total para a saúde. Entretanto, é provável que múltiplas combinações de constituintes da dieta possam ser benéficas e é importante continuarmos a compreender como as pessoas escolhem sua alimentação e que relação essa escolha tem com a evolução da sua saúde. Sob essa perspectiva, é crescente o interesse na obtenção de informações sobre comportamentos alimentares padrão de grupos populacionais existentes. Esses dados são importantes para compreendermos cada vez melhor os tipos de dietas que possam ser benéficos para diferentes grupos de indivíduos, assim como os comportamentos existentes que possam servir de base para mudanças.

Os métodos mais comumente utilizados para se derivarem padrões a partir de dados são, entre outros, a análise de componentes principais (ACP), que identifica fatores dentro da matriz de correlação, e a análise de *clusters*, que maximiza a separação de indivíduos em grupos com padrões de alimentação semelhantes *versus* diferentes.[77] Ambas as abordagens exigem uma definição inicial das variáveis de grupo de alimentos a partir dos dados da dieta. Dada a natureza empírica desses métodos, não há uma lista claramente aceita de grupos de alimentos, e muitas premissas diferentes já foram empregadas. Essas premissas variam desde o uso de códigos de alimentos individuais[78] (que tende a ter um desempenho não muito bom, devido à multiplicidade de zeros e à colinearidade de alguns itens, que podem receber um peso excessivo no padrão geral por entrarem em receitas, como por exemplo, itens de saladas) até um pequeno número de grupos alimentares principais,[79] que podem mascarar importantes diferenças no padrão real e suas associações com outros alimentos (p. ex., agrupamento de todos os laticínios, em vez de identificar produtos com baixo teor de gordura).

Os grupos de alimentos podem ser incluídos na análise de várias maneiras. As duas formas mais comuns são o percentual de contribuição para as calorias totais, que permite discernir um padrão relativo a necessidades ou consumo, e o número de porções de cada grupo de alimentos, útil quando não se dispõe do consumo total de calorias.

As primeiras análises empregavam geralmente o consumo do alimento em gramas, o que pode ser problemático quando se criam grupos de alimentos, dadas as variações de peso por conta do teor de água. Com o tempo, houve uma tendência de uso de grupos de alimentos semelhantes de tamanhos intermediários que variavam, na maior parte, de 30 a 50 grupos, representando um equilíbrio que minimiza os zeros e a distorção da colinearidade sobre os dados, mas preserva a separação de comportamentos dentro dos grupos de alimentos tradicionais.[77]

Análise de componentes principais

A ACP identifica dimensões de correlações dos dados, de modo a criar fatores que expliquem a variância na matriz de correlação ou de covariância. Embora existam variações na abordagem à ACP, a abordagem padrão usada mais frequentemente nos estudos de epidemiologia nutricional é definir os fatores presentes dentro da matriz de correlação do consumo dos grupos de alimentos. Isso resulta em combinações lineares ponderadas de grupos de alimentos que são intercorrelacionados e, dessa forma, descreve um padrão alimentar da população com graus contínuos de adesão (Tab. 105.2). Como outros fatores continuam sendo gerados, com variância decrescente explicada sequencialmente até o número de variáveis inseridas, faz-se necessário selecionar o número de fatores relevantes que serão retidos. Geralmente, isso se faz com base em autovalores, ou *eingenvalues* (percentual da variância explicado), gráficos de sedimentação ou *scree plots* (gráficos visuais da variância sequencial explicada) e interpretabilidade.

Uma vez identificados os fatores retidos, estes são rotacionados, geralmente por um procedimento de rotação varimax, para melhorar sua clareza e remover a superposição de variâncias. Dada a considerável subjetividade não apenas das definições de grupos de alimentos, mas também das decisões de análise, inicialmente, o uso da ACP gerou preocupações quanto à sua capacidade de fornecer soluções reprodutíveis. Entretanto, à medida que houve uma evolução nessa área do conhecimento e se verificou que os resultados e padrões eram reprodutíveis, esse método foi mais aceito e, atualmente, é utilizado com regularidade.[80]

Uma vez extraídos os fatores rotacionados, cada indivíduo recebe um escore fatorial para cada fator derivado. O escore é calculado como a soma das cargas de fatores de cada grupo de alimentos dentro daquele fator, que representa a correlação entre o grupo de alimentos e a intercorrelação geral do fator (variando de –1,0 a +1,0), multiplicada pelo consumo real do respectivo grupo de alimentos pelo indivíduo. Essa soma gera escores individuais únicos, expressos na forma de escore Z pa-

Tabela 105.2 Exemplo de padrões alimentares determinados pela análise de componentes principais[a]

Grupo de alimentos	Padrão prudente	Padrão ocidental
Outras hortaliças	0,75	
Vegetais folhosos verdes	0,64	
Vegetais amarelo-escuro	0,63	
Vegetais crucíferos	0,63	
Leguminosas	0,61	
Frutas	0,57	
Tomates	0,56	
Peixe	0,51	
Alho	0,42	
Aves	0,36	
Cereais integrais	0,35	
Carne vermelha		0,63
Carne processada		0,59
Cereais refinados		0,49
Doces e sobremesas		0,47
Batatas fritas		0,46
Laticínios com alto teor de gorduras		0,45
Ovos		0,39
Bebidas açucaradas		0,38
Salgadinhos		0,37
Condimentos		0,36
Margarina		0,34
Batatas		0,33
Manteiga		0,31

[a]Valores absolutos < 0,030 não constam da lista.

Adaptado com permissão de Hu FB, Rimm EB, Stampfer MJ et al. Prospective study of major dietary patterns and risk of coronary heart disease in men. Am J Clin Nutr 2000;72:912-21. Dados do Estudo de acompanhamento de profissionais de saúde [Health Professionals Follow-Up Study].

dronizado.[81] O resultado é um conjunto de variáveis contínuas do escore fatorial que pode, então, ser usado em análises subsequentes com desfechos na área da saúde. O uso do método descrito anteriormente resulta em variáveis ortogonais, de modo que todos os fatores retidos podem ser inseridos no mesmo modelo como variáveis lineares, sem influenciar as outras. Na prática, muitos estudos dividem os fatores em quintis ou outras separatrizes, para associar o consumo a resultados de saúde.

Schwerin et al.[79,82] foram pioneiros na derivação de padrões alimentares por meio de análise fatorial; eles usaram dados de uma pesquisa feita em dez estados e do levantamento nacional, nos EUA, de saúde e nutrição NHANES I (*National Health and Nutrition Examination Survey I*). Esses pesquisadores usaram o peso em gramas de 15 grupos de alimentos como variáveis de entrada e retiveram sete padrões. Eles observaram que certos padrões alimentares tinham associação significativa com uma saúde melhor, indicada pela ausência de deficiências bioquímicas e sintomas clínicos, e enfatizaram que a compreensão dos padrões alimentares existentes é importante porque "... esses dados nos permitem saber como as pessoas realmente comem, e não o que elas deveriam comer".[82] Eles também constataram que essas informações são importantes para uma mudança de comportamento porque "a experiência de comunicação e educacional nos ensina que a mudança tem maior chance de sucesso quando ela parte da base de comportamentos e atitudes atuais do indivíduo, e não da meta que a pessoa tenta alcançar".[82]

Usando esse método em um estudo de caso-controle sobre câncer de cólon em vários centros dos EUA, Slattery et al.[83] foram os primeiros a designar dois padrões principais como "prudente", caracterizado por uma alta carga fatorial de frutas frescas, vegetais crucíferos, cenouras e tomates, leguminosas, folhas e outros vegetais, e "ocidental", caracterizado por alta carga de carnes processadas, carne vermelha, ovos, cereais refinados e açúcares adicionados. Esses pesquisadores constataram que a maior adesão ao padrão ocidental foi associada a um risco significativamente maior de câncer de cólon, tanto em homens quanto em mulheres, enquanto a adesão ao padrão prudente foi associada a menor risco. Posteriormente, Hu et al.[84,85] identificaram padrões semelhantes em um estudo sobre profissionais de saúde do sexo masculino e mostraram seu poder preditivo de CC. O padrão prudente de Hu et al. se caracterizou por maior consumo de hortaliças, frutas, leguminosas, cereais integrais, peixe e frango, e o padrão ocidental, por maior ingestão de carne vermelha, carnes processadas, cereais refinados, doces e sobremesas, batatas fritas e laticínios com alto teor de gordura. Depois do ajuste para idade e fatores de risco de CC, os indivíduos classificados no quintil mais alto (*versus* o mais baixo) do escore do padrão prudente tiveram probabilidade 30% menor de apresentar um episódio de CC (infarto do miocárdio não fatal ou CC fatal) em oito anos de acompanhamento, enquanto os que foram classificados no quintil mais alto (*versus* o mais baixo) do escore do padrão ocidental tiveram probabilidade 64% maior de apresentar um episódio de CC. Desde então, os estudos vêm mostrando associações protetoras com o padrão prudente e associações de risco com o padrão ocidental, com inúmeros desfechos de saúde em diversas populações.

Uma revisão feita em 2004 identificou 58 estudos que usaram análise fatorial para derivar padrões alimentares.[86] Nessa ocasião, a maioria dos estudos identificou algum tipo de alimentação prudente ou saudável e muitos identificaram algum tipo de alimentação ocidental ou rica em carnes. Embora essa terminologia tenha sido amplamente adotada e os padrões "saudáveis" sejam geralmente designados como prudentes, enquanto os padrões com alto consumo de carnes e cereais refinados sejam ditos ocidentais, sempre existe variação de um estudo para outro, por vezes considerável, na carga de alimentos específicos atribuída a cada fator.[77] Outros padrões frequentemente relatados incluíram "sobremesas e doces" ou "bebidas alcoólicas".

Em muitos estudos diferentes, os padrões foram significativamente associados a medidas de DCV, CC, obesidade, cânceres, síndrome metabólica, hipertensão, hiperlipidemia, diabetes e mortalidade por todas as causas. Estudos mais recentes incluem uma revisão e uma metanálise que mostram, como estimativa, uma queda de 11% no risco de câncer de mama nas categorias mais altas (*versus* mais baixas) de padrão alimentar prudente e saudável ($p = 0,02$) em estudos de coorte consolidados, e um aumento de 21% no risco das categorias mais altas (*versus* mais baixas) de consumo de álcool ($p = 0,01$).[87] Outro estudo, com participantes de meia-idade, mostrou que o padrão alimentar que privilegia alimentos processados foi associado a sintomas depressivos cinco anos mais tarde, enquanto o padrão que prefere alimentos integrais foi protetor.[88]

O estudo de padrões alimentares por ACP também foi aplicado à saúde materno-infantil. No estudo norueguês de coorte materno-infantil (MoBa), 23.423 gestantes primíparas responderam a um questionário de frequência alimentar entre a 17ª e a 22ª semanas de gestação. A ACP identificou padrões alimentares que foram designados como vegetais, alimentos processados, batata e peixe, e bolos e doces. As mulheres classificadas no tercil mais alto (*versus* o mais baixo) do padrão caracterizado na ACP por vegetais, alimentos derivados de vegetais e óleos vegetais tiveram 28% menos probabilidade de desenvolver pré-eclâmpsia, enquanto as mulheres do tercil mais alto (*versus* o mais baixo) do padrão caracterizado por carnes processadas, salgadinhos e bebidas doces tiveram probabilidade 21% maior de desenvolver essa patologia.[89] Outro estudo não encontrou qualquer associação entre o padrão alimentar materno e a asma infantil aos três anos de idade.[90]

Análise de *clusters*

A análise de *cluster* é uma alternativa muito utilizada, em lugar da ACP, para extração de padrões alimentares *a posteriori*. Em vez de analisar variáveis correlacionadas em combinações lineares que resultam em escores individuais, a análise de *cluster* agrupa os indivíduos em categorias mutuamente excludentes com base nas semelhanças entre seus comportamentos alimentares. Nesse método, o algoritmo avalia a semelhança das variáveis de cada indivíduo e, em seguida, agrupa os indivíduos com padrões semelhantes em espaço multidimensional, minimizando as diferenças dentro dos grupos e maximizando as diferenças entre os grupos.[91] A maioria dos estudos que emprega análise de *cluster* usa a abordagem de K-médias (*K-means*) para o agrupamento, que é eficiente em amostras grandes e já teve sua boa reprodutibilidade demonstrada no estudo de padrões alimentares.[92] Um estudo comparou diferentes abordagens e confirmou que a K-médias (*K-means*) produz os agrupamentos de padrões alimentares mais reprodutíveis.[92]

Esse método é iterativo e cria agrupamentos com base no consumo médio, ou centrais, das variáveis inseridas. Uma vez definidos os grupos preliminares, todos os indivíduos são novamente designados para o centro de agrupamento mais próximo (por distância euclidiana) até que não haja mais qualquer designação, maximizando-se, dessa forma, a separação. Esse método tem a vantagem de descrever diretamente o consumo médio dos subgrupos, fornecendo, assim, informações quantitativas sobre as dietas dos subgrupos e seu risco com variáveis associadas (Tab. 105.3). Embora seja mais intuitivo que os escores fatoriais, esse tipo de agrupamento resulta em uma perda de poder estatístico em comparação às medidas de fatores contínuos descritas anteriormente. Por isso ele é mais útil em grandes amostragens. O método de *cluster* exige que o número de aglomerados seja pré-especificado, o que introduz alguma subjetividade na seleção final, não diferindo do que ocorre com a ACP. A maior parte dos pesquisadores testa vários conjuntos de aglomerados e toma uma decisão final com base na distribuição dos indivíduos e na interpretabilidade dos padrões.

Um exemplo clássico de análise por *cluster* identificou quatro padrões entre adultos mais velhos da área de Boston.[93] Foram identificados quatro padrões principais, nos quais era relativamente alto o consumo de: álcool; leite, cereais e frutas; pão e

Tabela 105.3 Exemplo de padrões alimentares determinados pela análise de *clusters*[a]

	Raízes e tubérculos (n=174)	Doces e cereais em grãos (n=173)	Arroz, feijão e óleo (n=170)	Saudável (n=170)	Leite integral (n=138)
Raízes e tubérculos	**9,9 ± 7,6**	0,7 ± 1,8	4,6 ± 4,7	1,5 ± 2,4	3,6 ± 3,9
Aves	**8,0 ± 5,5**	4,0 ± 3,5	**8,0 ± 5,4**	5,7 ± 4,2	5,7 ± 4,9
Bolos e tortas	1,6 ± 2,7	**10,4 ± 9,4**	1,0 ± 1,9	2,3 ± 3,0	2,5 ± 3,9
Pão	5,6 ± 4,5	**9,0 ± 6,6**	4,4 ± 3,9	6,9 ± 4,7	5,2 ± 4,4
Massa	1,5 ± 2,0	**4,6 ± 5,7**	1,9 ± 3,2	3,4 ± 4,1	1,6 ± 2,3
Balas e açúcares	1,8 ± 3,1	**3,9 ± 6,1**	1,7 ± 4,0	1,9 ± 3,1	2,2 ± 2,9
Carne	4,6 ± 3,7	**6,2 ± 4,4**	4,5 ± 3,8	3,6 ± 3,1	3,6 ± 3,0
Sobremesas lácteas	3,4 ± 3,0	**4,8 ± 4,9**	2,2 ± 2,1	3,3 ± 3,2	3,0 ± 2,6
Arroz	12,2 ± 4,0	2,7 ± 3,8	**22,7 ± 4,8**	5,0 ± 4,7	10,1 ± 6,0
Feijão e leguminosas	4,9 ± 3,3	2,1 ± 3,3	**6,7 ± 4,2**	2,4 ± 2,3	3,4 ± 2,8
Óleo e gorduras adicionados	8,2 ± 3,4	6,2 ± 4,4	**12,4 ± 2,9**	5,3 ± 3,6	7,1 ± 3,2
Cereal matinal	4,3 ± 4,3	4,8 ± 4,7	2,4 ± 3,5	**12,9 ± 8,1**	5,8 ± 5,2
Leite desnatado	2,2 ± 3,8	2,2 ± 3,1	2,0 ± 4,0	**7,7 ± 9,6**	0,2 ± 0,7
Frutas cítricas	4,1 ± 4,0	3,0 ± 3,0	2,4 ± 3,4	**5,0 ± 6,2**	3,2 ± 3,3
Outras frutas	6,7 ± 5,7	4,4 ± 4,6	3,3 ± 3,2	**7,3 ± 5,2**	3,7 ± 3,2
Leite integral	3,7 ± 3,9	3,9 ± 4,7	5,6 ± 5,7	4,1 ± 4,2	**20,3 ± 7,5**
Refrigerantes	2,2 ± 3,5	3,0 ± 4,9	2,8 ± 3,8	1,5 ± 3,5	**3,8 ± 5,1**

[a]Os valores são percentuais das calorias totais de cada grupo de alimentos. Grupos de alimentos que contribuem com menos de 3,5% das calorias para qualquer grupo de padrão alimentar foram omitidos para fins de simplificação. Números em negrito identificam o padrão (coluna) correspondente ao maior consumo daquele grupo de alimentos, em relação a outros padrões.

Adaptado com permissão de Lin H, Bermudez OI, Tucker KL. Dietary patterns of Hispanic elders are associated with acculturation and obesity. J Nutr 2003;133:3651-7. Dados do Estudo de idosos hispânicos de Massachusetts [Massachusetts Hispanic Elders Study].

aves; ou carne e batatas. O grupo cujo padrão era leite, cereais matinais e frutas apresentou o maior consumo e as maiores concentrações plasmáticas de micronutrientes; o grupo de carne e batatas apresentou o menor consumo de micronutrientes e as menores concentrações plasmáticas de folato e vitamina B_6; o grupo do álcool apresentou as menores concentrações plasmáticas de riboflavina e vitamina B_{12}, porém a mais elevada concentração de colesterol HDL; e o grupo cujo padrão era pão e aves teve o maior IMC médio. Esses achados confirmaram os padrões esperados e reforçaram a ideia de que o padrão alimentar global pode indicar o estado nutricional. Padrões alimentares saudáveis identificados por análise de *cluster* foram associados a menores índices de sinais subclínicos de doença cardíaca,[94, 95] menor ganho de IMC ou circunferência da cintura ao longo do tempo,[96] triglicerídeos plasmáticos mais baixos,[97] maior sensibilidade à insulina e menor inflamação sistêmica em idosos,[98] maior densidade mineral óssea,[99] mais anos de vida saudável,[100] menor incidência de diabetes e eventos coronarianos[101] e menor risco de adenocarcinoma do esôfago e do estômago.[102]

Mais recentemente, o estudo CARDIA (*Coronary Artery Risk Development in Young Adults*), sobre desenvolvimento do risco de doença coronariana em adultos jovens, identificou os mesmos padrões — prudente (maior consumo de frutas, cereais integrais, leite, nozes e sementes) e ocidental (maior consumo de refeições rápidas [alimentos tipo *fast food*], carne e aves, pizza e salgadinhos industrializados) — frequentemente apontados na ACP.[103] Após 20 anos de acompanhamento, esses pesquisadores avaliaram a interação do consumo de refrigerantes *diet* com esses padrões para o risco de síndrome metabólica. Os indivíduos que seguiam o padrão prudente, não consumidores de refrigerantes não *diet*, tiveram o menor risco de circunferência da cintura elevada, triglicerídeos elevados e síndrome metabólica, quando comparados aos consumidores do padrão ocidental.

Quando se estudam grupos mais específicos, os resultados mostram que, em adultos mais velhos, embora o subgrupo que consome carne e batatas tenha apresentado, como esperado, os maiores ganhos de IMC ao longo do tempo, um subgrupo de alto consumo de cereais refinados teve os maiores ganhos em circunferência da cintura em quatro anos.[96] O estudo ABC da Saúde mostrou que adultos mais velhos classificados no subgrupo de consumo de laticínios com alto teor de gorduras ou no subgrupo de doces e assados tiveram risco 40% maior de mortalidade em comparação ao subgrupo mais saudável, ao longo de vários anos de acompanhamento.[104]

Comparação entre a análise de componentes principais e a análise de *cluster*

A comparação da ACP com a análise de *cluster* mostrou boa replicabilidade geral dos padrões. No Estudo longitudinal de Baltimore sobre envelhecimento,[97] padrões semelhantes foram identificados por ambos os métodos. Ambos identificaram um padrão saudável, nos dois casos associados a triglicerídeos plasmáticos mais baixos que os de outros padrões. Além disso, os padrões com consumo de álcool identificados por ambos os métodos foram associados a colesterol total mais elevado. Um grande estudo do Reino Unido com crianças constatou que tanto a ACP quanto a análise de *cluster* identificaram três padrões semelhantes, que apresentavam relações semelhantes com as variáveis sociodemográficas.[105] Um grande estudo dos EUA comparou também os padrões derivados por esses dois métodos com o IQD-2005, buscando prever o risco de câncer de cólon em cinco anos.[106] Os pesquisadores identificaram três padrões fatoriais e três padrões por *cluster* para mulheres, mas quatro para homens. Nos homens, observou-se menor risco com todos os padrões de consumo de frutas e hortaliças, independentemente do método, e maior risco com os padrões de consumo de carne. Os resultados nas mulheres foram semelhantes. Os pesquisadores concluíram que os métodos chegavam a resultados semelhantes, reforçando, assim, a importância da alimentação saudável, qualquer que seja a metodologia empregada para sua definição.

Considerações culturais

A constatação de que dietas saudáveis ou prudentes e ocidentais podem ser identificadas em múltiplos conjuntos de dados e têm associações razoavelmente consistentes com desfechos de saúde foi útil para destacar a importância de uma alimentação saudável. No entanto, quando examinamos detalhadamente do que se compõe, de fato, uma alimentação saudável, vemos que há variações culturais, dentro dos países e entre eles. Essas variações precisam ser mais exploradas.

Não surpreende que, ao se estudarem subpopulações dos Estados Unidos, tenham sido identificados padrões divergentes. A análise de *cluster* do estudo cardíaco de Jackson sobre adultos afro-americanos identificou quatro padrões: ocidental, com elevado consumo de refeições rápidas (*fast food*), salgadinhos, refrigerantes e sobremesas elaboradas (bolos e tortas); "sulista", com elevado consumo de derivados de milho, pães e carnes processadas; prudente, com consumo relativamente alto de cereais matinais, leite, frutas e hortaliças; e um padrão "suco", que se destacava pelo consumo muito elevado de sucos de frutas. O maior subgrupo era o do padrão *fast food*, que apresentou concentrações séricas significativamente mais baixas de luteína, zeaxantina, β-criptoxantina e α-tocoferol, comparado aos padrões prudente ou "suco".[107] Nesse estudo, a análise de componentes principais também identificou padrões semelhantes do tipo *fast food*, sulista e prudente;[108] os padrões sulista e *fast food* foram, cada um deles, significativamente associados, no corte transversal, com alta prevalência de adiposidade visceral abdominal, hipertensão, diabetes e síndrome metabólica, enquanto o padrão prudente foi significativamente associado a menor probabilidade de hipertensão. Entre adultos porto-riquenhos de Boston, um subgrupo cujo padrão era um alto consumo de arroz branco foi associado aos valores mais altos de IMC e circunferência da cintura, enquanto um subgrupo que consumia muito leite foi associado ao menor IMC.[109]

A análise de *cluster* também detectou outros padrões alimentares na avaliação global. Na França, um subgrupo alimentar francês tradicional foi associado a colesterol HDL mais alto, enquanto os triglicerídeos foram os mais elevados nos homens que consumiam uma dieta do tipo ocidental, "não saudável", assim como entre mulheres que pertenciam a um subgrupo de dieta à base de "doces".[110] Na Suécia, o risco de obesidade abdominal foi menor nos indivíduos que consumiam pães integrais, e a hiperinsulinemia foi menor no padrão de consumo de laticínios.[111] No Japão, uma sobrevida mais longa foi associada a um subgrupo de padrão alimentar relativamente rico em laticínios.[112] Na China, foram também identificados vários padrões: um padrão tradicional do sul, com elevado consumo de arroz e vegetais e consumo moderado de alimentos de origem animal, um padrão tradicional do norte, com produtos à base de cereais refinados, batatas e vegetais com adição de sal, e um padrão do tipo ocidental, com elevado consumo de carne de vaca, frutas, ovos, aves e frutos do mar.[113] Nesse estudo, a dieta tradicional do norte e a ocidental foram associadas ao maior risco de AVC e a dieta tradicional do sul ao menor risco dessa ocorrência.

A expansão da ACP para outras populações resultou em outros padrões interessantes. No México, onde a sociedade vem passando por um processo de transição alimentar, foram identificados três grandes padrões alimentares que diferem consideravelmente da dieta prudente e da dieta ocidental encontradas em países mais desenvolvidos.[114] Os padrões mexicanos incluem um padrão designado como "alimentos refinados", com alto consumo de refrigerantes, álcool, pão branco, *fast food*, doces e salgadinhos industrializados, um segundo padrão, designado "diversificado", com alto consumo de laticínios, arroz e massas, aves, ovos, frutas e hortaliças, e um terceiro, dito "tradicional", com alto consumo de milho e derivados, além de leguminosas. Tanto o padrão refinado quanto o diversificado foram associados ao maior risco de obesidade, em relação ao padrão tradicional.

Resumo

Depois de muitos avanços na ciência de nutrição obtidos pelo estudo de nutrientes isoladamente e tratamento de deficiências, ficou claro que nenhum nutriente isolado é responsável pela ocorrência de doenças crônicas ou suficiente para preveni-las. Em vez disso, o que parece ser mais importante é o padrão alimentar, incluindo macronutrientes, micronutrientes e substâncias fitoquímicas. O campo de estudo dos padrões alimentares cresceu rapidamente e emprega várias abordagens para estimar o consumo alimentar e sua relação com a saúde. De um lado, escores obtidos *a priori* com base nas evidências acumuladas sobre nutrientes e alimentos avaliam a adesão a padrões alimentares recomendados; por outro lado, métodos *a posteriori* permitem separar subgrupos de comportamentos alimentares presentes na população. Ambas as abordagens são comprovadamente muito úteis.

Um estudo comparou os diferentes tipos de índices obtidos *a priori* (IQD-2005, IAQD, escore de dieta mediterrânea [EDM]) e padrões obtidos *a posteriori* (ACP e análise de *cluster*) e sua relação com o risco de câncer de cólon, em um grande estudo sobre saúde e alimentação de pessoas aposentadas (*National Institutes of Health – American Association of Retired Persons Diet and Health Study*) que incluiu 492.306 registros. Os pesquisadores constataram que as duas abordagens tinham resultados semelhantes. No sexo masculino, o grupo de frutas e legumes, o fator de frutas e legumes, o fator de alimentos *diet* e com redução do teor de gordura e todos os índices *a priori* foram associados a menor risco de câncer de cólon, enquanto o fator carne e batatas foi associado a um risco aumentado. No sexo feminino, o IQD-2005 foi associado a um menor risco e o fator carne e batatas foi associado a um maior risco.[106] Da mesma forma, a incidência de DCV na Grécia, em cinco anos, mostrou relações semelhantes com padrões alimentares criados *a priori* (EDM) ou *a posteriori* (ACP), ambos os métodos tendo revelado boa qualidade de ajuste e capacidade de discriminação.[115]

É bom saber que padrões semelhantes, medidos de modo diferente, geram resultados semelhantes. À medida que mais dados se acumulam, torna-se mais clara a importância da alimentação para a saúde. Embora ainda precisemos compreender melhor os papéis de alimentos ou nutrientes específicos em determinadas doenças, os resultados gerais da pesquisa sobre padrões alimentares, independentemente do tipo de método usado para extração do escore, mostram importantes efeitos protetores contra a maioria dos indicadores de doença crônica nas pessoas que consomem dietas com muitas frutas e legumes, cereais integrais, laticínios com baixa quantidade de gorduras, óleos vegetais e peixe, e maior risco para quem consome dietas ricas em carnes vermelhas, carnes processadas, cereais refinados e açúcares adicionados. Esses achados corroboram as diretrizes nutricionais e permitem que se eduque a população quanto à nutrição, para que esse conhecimento convença as pessoas de que sua alimentação pode fazer diferença. Portanto, eles podem servir de estímulo a melhores políticas que privilegiem a qualidade e disponibilidade dos alimentos e, em última análise, levem a melhoria do comportamento alimentar e, consequentemente, da saúde da população.

Referências bibliográficas

1. Alpha-Tocopherol Beta Carotene Cancer Prevention Study Group. N Engl J Med 1994;330:1029–35.
2. Omenn GS, Goodman GE, Thornquist MD et al. N Engl J Med 1996;334:1150–5.
3. Hennekens CH, Buring JE, Manson JE et al. N Engl J Med 1996;334:1145–9.
4. Howard BV, Van Horn L, Hsia J et al. JAMA 2006;295:655–66.
5. Hu FB. Curr Opin Lipidol 2002;13:3–9.
6. Wayne MS, Cath A, Pamies RJ. Arch Fam Med 1995;4: 357–66.
7. Moeller SM, Reedy J, Millen AE et al. J Am Diet Assoc 2007; 107:1233–9.
8. Guthrie HA, Scheer JC. J Am Diet Assoc 1981;78:240–5.
9. Krebs-Smith SM, Smiciklas-Wright H, Guthrie HA et al. J Am Diet Assoc 1987;87:897–903.
10. Sanjur D. Social and Cultural Perspectives in Nutrition. Englewood Cliffs, NJ: Prentice-Hall, 1982.
11. Ruel MT. J Nutr 2003;133:3911S–26S.
12. Arimond M, Ruel MT. J Nutr 2004;134:2579–85.
13. Kant AK, Block G, Schatzkin A et al. J Am Diet Assoc 1991; 91:1526–31.
14. Kant AK, Schatzkin A, Block G et al. J Am Diet Assoc 1991; 91:1532–7.
15. Kant AK. J Am Diet Assoc 1996;96:785–91.

16. Kant AK, Schatzkin A, Harris TB et al. Am J Clin Nutr 1993; 57:434–40.
17. McCrory MA, Fuss PJ, McCallum JE et al. Am J Clin Nutr 1999 69:440–7.
18. Bernstein MA, Tucker KL, Ryan ND et al. J Am Diet Assoc 2002 ;102:1096–104.
19. Murphy SP, Foote JA, Wilkens LR et al. J Am Diet Assoc 2006;106:425–9.
20. Bhupathiraju SN, Tucker KL. Am J Clin Nutr 2011;93:37–46.
21. Kennedy ET, Ohls J, Carlson S et al. J Am Diet Assoc 1995;95:1103–8.
22. Guenther PM, Reedy J, Krebs-Smith SM. J Am Diet Assoc 2008;108:1896–901.
23. McCullough ML, Willett WC. Public Health Nutr 2006;9:152–7.
24. Guo X, Warden BA, Paeratakul S et al. Eur J Clin Nutr 2004; 58:1580–6.
25. Tande DL, Magel R, Strand BN. Public Health Nutr 2010;13:208–14.
26. Kuczmarski MF, Cremer Sees A, Hotchkiss L et al. J Am Diet Assoc 2010;110:383–9.
27. Xu B, Houston DK, Locher JL et al. J Gerontol A Biol Sci Med Sci 2012;67:93–9.
28. Moeller SM, Taylor A, Tucker KL et al. J Nutr 2004;134:1812–9.
29. McCullough ML, Feskanich D, Rimm EB et al. Am J Clin Nutr 2000;72:1223–31.
30. de Koning L, Chiuve SE, Fung TT et al. Diabetes Care 2011; 34:1150–6.
31. McCullough ML, Feskanich D, Stampfer MJ et al. Am J Clin Nutr 2002; 76:1261–71.
32. Reedy J, Mitrou PN, Krebs-Smith SM et al. Am J Epidemiol 2008; 168:38–48.
33. Akbaraly TN, Ferrie JE, Berr C et al. Am J Clin Nutr 2011;94:247–53.
34. Sacks FM, Obarzanek E, Windhauser MM et al. Ann Epidemiol 1995;5:108–18.
35. Appel LJ, Moore TJ, Obarzanek E et al. N Engl J Med 1997; 336:1117–24.
36. Obarzanek E, Sacks FM, Vollmer WM et al. Am J Clin Nutr 2001; 74:80–9.
37. Appel LJ, Miller ER 3rd, Jee SH et al. Circulation 2000;102:852–7.
38. Chen ST, Maruthur NM, Appel LJ. Circ Cardiovasc Qual Outcomes 2010;3:484–9.
39. Sacks FM, Svetkey LP, Vollmer WM et al. N Engl J Med 2001; 344:3–10.
40. Lin PH, Ginty F, Appel LJ et al. J Nutr 2003;133:3130–6.
41. Ard JD, Coffman CJ, Lin PH et al. Am J Hypertens 2004;17:1156–62.
42. Azadbakht L, Fard NR, Karimi M et al. Diabetes Care 2011;34:55–7.
43. Blumenthal JA, Babyak MA, Hinderliter A et al. Arch Intern Med 2010;170:126–35.
44. Appel LJ, Champagne CM, Harsha DW et al. JAMA 2003;289: 2083–93.
45. Ard JD, Grambow SC, Liu D et al. Diabetes Care 2004;27:340–7.
46. Levitan EB, Wolk A, Mittleman MA. Arch Intern Med 2009; 169:851–7.
47. Levitan EB, Wolk A, Mittleman MA. Am J Cardiol 2009;104:1416–20.
48. Fung TT, Chiuve SE, McCullough ML et al. Arch Intern Med 2008;168:713–20.
49. Liese AD, Nichols M, Sun X et al. Diabetes Care 2009;32:1434–6.
50. Folsom AR, Parker ED, Harnack LJ. Am J Hypertens 2007; 20:225–32.
51. Couch SC, Saelens BE, Levin L et al. J Pediatr 2008;152:494–501.
52. Gunther AL, Liese AD, Bell RA et al. Hypertension 2009;53:6–12.
53. Liese AD, Bortsov A, Gunther AL et al. Circulation 2011;123: 1410–7.
54. Berz JP, Singer MR, Guo X et al. Arch Pediatr Adolesc Med 2011; 165:540–6.
55. National Heart Lung and Blood Institute. Your Guide to Lowering Blood Pressure with DASH. Disponível em: http://www.nhlbi.nih.gov/health/public/heart/hbp/dash/new_dash.pdf. Acesso em 9 de janeiro de 2012.
56. Mayo Clinic. DASH Diet: Healthy Eating to Lower Your Blood Pressure. Disponível em: http://www.mayoclinic.com/health/dash-diet/HI00047. Accesso em 9 de janeiro de 2012.
57. Martinez E. Dash Diet by the American Heart Association. Disponível em: http://www.livestrong.com/article/361177-dash-diet-by-the--american-heart-association/. Accesso em 9 de janeiro de 2012.
58. Heller M. The DASH Diet Action Plan: Proven to Boost Weight Loss and Improve Health. New York: Grand Central Life & Style, 2011.
59. Keys A. Circulation 1970;41:1–211.
60. Oldways Preservation Trust. What Is The Mediterranean Diet? 2010. Disponível em: http://www.oldwayspt.org/mediterranean-diet. Accesso em 12 de março de 2012.
61. Willett WC, Sacks F, Trichopoulou A et al. Am J Clin Nutr 1995; 61:1402S–6S.
62. Trichopoulou A, Kouris-Blazos A, Wahlqvist ML et al. BMJ 1995; 311:1457–60.
63. Trichopoulou A, Costacou T, Bamia C et al. N Engl J Med 2003; 348:2599–608.
64. Mitrou PN, Kipnis V, Thiebaut AC et al. Arch Intern Med 2007; 167:2461–8.
65. La Vecchia C. Nutr Rev 2009;67(Suppl 1):S126–9.
66. Nunez-Cordoba JM, Valencia-Serrano F, Toledo E et al. Am J Epidemiol 2009;169:339–46.
67. Schroder H, Marrugat J, Vila J et al. J Nutr 2004;134:3355–61.
68. Romaguera D, Norat T, Mouw T et al. J Nutr 2009;139:1728–37.
69. Panagiotakos DB, Polystipioti A, Papairakleous N et al. Asia Pac J Clin Nutr 2007;16:331–7.
70. Scarmeas N, Luchsinger JA, Schupf N et al. JAMA 2009;302:627–37.
71. Gao X, Chen H, Fung TT et al. Am J Clin Nutr 2007;86:1486–94.
72. Vujkovic M, de Vries JH, Lindemans J et al. Fertil Steril 2010;94:2096–101.
73. Vujkovic M, Steegers EA, Looman CW et al. BJOG 2009;116:408–15.
74. Salas-Salvado J, Fernandez-Ballart J, Ros E et al. Arch Intern Med 2008;168:2449–58.
75. Shai I, Schwarzfuchs D, Henkin Y et al. N Engl J Med 2008;359:229–41.
76. Skoldstam L, Hagfors L, Johansson G. Ann Rheum Dis 2003;62:208–14.
77. Newby PK, Tucker KL. Nutr Rev 2004;62:177–203.
78. Randall E, Marshall JR, Graham S et al. Am J Clin Nutr 1990; 52:739–45.
79. Schwerin HS, Stanton JL, Riley AM Jr et al. Am J Clin Nutr 1981; 34:568–80.
80. Tucker KL. Appl Physiol Nutr Metab 2010;35:211–8.
81. Jackson JE. A User's Guide to Principal Components. New York: John Wiley & Sons. 1991. (Published online in 2004: doi: 10.1002/0471725331.fmatter.)
82. Schwerin HS, Stanton JL, Smith JL et al. Am J Clin Nutr 1982; 35:1319–25.
83. Slattery ML, Boucher KM, Caan BJ et al. Am J Epidemiol 1998; 148:4–16.
84. Hu FB, Rimm E, Smith-Warner SA et al. Am J Clin Nutr 1999; 69:243–9.
85. Hu FB, Rimm EB, Stampfer MJ et al. Am J Clin Nutr 2000;72:912–21.
86. Kant AK. J Am Diet Assoc 2004;104:615–35.
87. Brennan SF, Cantwell MM, Cardwell CR et al. Am J Clin Nutr 2010;91:1294–302.
88. Akbaraly TN, Brunner EJ, Ferrie JE et al. Br J Psychiatry 2009; 195:408–13.
89. Brantsaeter AL, Haugen M, Samuelsen SO et al. J Nutr 2009; 139:1162–8.
90. Lange NE, Rifas-Shiman SL, Camargo CA Jr et al. J Allergy Clin Immunol 2010;126:250–5, 255e1–4.

91. Aldenderfer MS, Blashéeld RK. Cluster Analysis. Newbury Park, CA: Sage Publications, Inc., 1984.
92. Lo Siou G, Yasui Y, Csizmadi I et al. Am J Epidemiol 2011;173: 956-67.
93. Tucker KL, Dallal GE, Rush D. J Am Diet Assoc 1992;92:1487-91.
94. Millen BE, Quatromoni PA, Nam BH et al. Prev Med 2002;35: 540-7.
95. Millen BE, Quatromoni PA, Nam BH et al. J Am Diet Assoc 2004; 104:208-14.
96. Newby PK, Muller D, Hallfrisch J et al. Am J Clin Nutr 2003; 77:1417-25.
97. Newby PK, Muller D, Tucker KL. Am J Clin Nutr 2004;80:759-67.
98. Anderson AL, Harris TB, Tylavsky FA et al. Eur J Clin Nutr 2012; 66:18-24.
99. Tucker KL, Chen H, Hannan MT et al. Am J Clin Nutr 2002; 76:245-52.
100. Diehr P, Beresford SA. J Clin Epidemiol 2003;56:1224-35.
101. Brunner EJ, Mosdol A, Witte DR et al. Am J Clin Nutr 2008; 87:1414-21.
102. Chen H, Ward MH, Graubard BI et al. Am J Clin Nutr 2002; 75:137-44.
103. Duffey KJ, Steffen LM, Van Horn L et al. Am J Clin Nutr 2012; 95:909-15.
104. Anderson AL, Harris TB, Tylavsky FA et al. J Am Diet Assoc 2011; 111:84-91.
105. Smith AD, Emmett PM, Newby PK et al. Eur J Clin Nutr 2011; 65:1102-9.
106. Reedy J, Wirfalt E, Flood A et al. Am J Epidemiol 2010;171:479-87.
107. Talegawkar SA, Johnson EJ, Carithers TC et al. J Am Diet Assoc 2008;108:2013-20.
108. Liu J, Hickson DA, Musani SK et al. Obesity (Silver Spring) 2012 Jun 12 [Epub ahead of print].
109. Lin H, Bermudez OI, Tucker KL. J Nutr 2003;133:3651-7.
110. Martikainen P, Brunner E, Marmot M. Soc Sci Med 2003;56: 1397-410.
111. Wirfalt E, Hedblad B, Gullberg B et al. Am J Epidemiol 2001; 154:1150-9.
112. Shimizu K, Takeda S, Noji H et al. J Nutr Sci Vitaminol (Tokyo) 2003;49:133-8.
113. Li Y, He Y, Lai J et al. J Nutr 2011;141:1834-9.
114. Flores M, Macias N, Rivera M et al. J Nutr 2010;140:1869-73.
115. Panagiotakos DB, Pitsavos C, Stefanadis C. J Food Sci 2009; 74:H218-24.

Sugestões de leitura

Kant AK. Dietary patterns and health outcomes. J Am Diet Assoc 2004; 104:615-35.

National Heart Lung and Blood Institute. Your Guide to Lowering Blood Pressure with DASH. http://www.nhlbi.nih.gov/health/public/heart/hbp/dash/new_dash.pdf.

Newby PK, Tucker KL. Nutr Rev 2004;62:177-203.

Oldways Preservation & Exchange Trust. http://www.oldwayspt.org/mediterraneandiet.

Reedy J, Wirfalt E, Flood A et al. Am J Epidemiol 2010;171:479-87.

US Department of Agriculture. Healthy Eating Index. http://www.cnpp.usda.gov/healthyeatingindex.htm.

106 Ingestão dietética de referência (DRI)*

Christine Lewis Taylor e Linda D. Meyers

Qualquer discussão sobre valores de ingestão dietética de referência (DRI) dá margem a diversas perguntas: o que é a DRI? Como ela surgiu? Como deve ser usada? A DRI inclui diversos tipos de valores de referência de nutrientes; em essência, é uma ferramenta para avaliação e planejamento da dieta. Como qualquer ferramenta, seu uso é melhor quando compreendemos seus princípios e a finalidade a que se propõe.

Os valores de referência de nutrientes foram desenvolvidos há mais de 70 anos com o objetivo de contribuir para o planejamento do suprimento alimentar a grandes grupos populacionais e programas de alimentação, e para se poder avaliar a adequação da dieta de uma população, de modo geral. Com a evolução dos conceitos, sua aplicação na orientação para indivíduos exigiu novas considerações, já que não se conhece a real necessidade de nutrientes de um indivíduo em particular. Ademais, embora os valores de referência de nutrientes tenham passado por fases em que seu foco eram as deficiências e, depois, o interesse na ingestão adequada para promover a saúde, novas pesquisas também apontaram para os problemas ligados ao excesso de um determinado nutriente. É compreensível que os valores de referência de nutrientes mudem em resposta à evolução da ciência que cerca seu desenvolvimento.

Este capítulo descreve os valores de DRI e os fatores que sustentam seu desenvolvimento e sua aplicação. Também são destacadas duas questões emergentes. É importante ressaltar que os valores de DRI são voltados para especificar as necessidades de componentes essenciais dos alimentos que sejam fundamentais ou importantes para a saúde, mas não abordam a questão mais ampla da orientação alimentar ou dos padrões alimentares desejáveis. No entanto, as *Dietary Guidelines for Americans*[1] (Diretrizes Alimentares Norte-americanas) fazem uso dos valores de DRI, como também o faz o *Canadian Food Guide*[2] (Guia Alimentar Canadense).

Fundamentos

No início dos anos 1940, durante a guerra, surgiram preocupações com a saúde nutricional dos soldados americanos e com a adequação de um suprimento de alimentos que garantisse uma população sadia e com boa forma física.[3] A National Academy of Sciences (NAS) dos Estados Unidos começou, então, a trabalhar para desenvolver valores de referência de nutrientes que pudessem ser usados para avaliar a adequação do fornecimento de alimentos nos EUA e planejar dietas que contivessem os nutrientes essenciais para os militares, os alunos de escolas e outros programas de alimentação.

Os primeiros valores, conhecidos como ingestão dietética recomendada (RDA), foram divulgados em abril de 1941 por uma entidade que viria a se tornar o *Food and Nutrition Board* (FNB) do NAS.[4] Os dados sofreram revisões a cada cinco anos, aproximadamente, até 1989. Os valores de referência de nutrientes do FNB foram reconfigurados em 1994 como valores de DRI, em resposta aos avanços nos conhecimentos científicos e estatísticos e no reconhecimento de que, para muitos nutrientes, um único valor de referência não cobria as necessidades dos usuários.[5] O Canadá adotou os valores de RDA em 1944[6] e mais tarde, em 1948, começou a divulgar seus próprios valores de referência, conhecidos como ingestão recomendada de nutrientes. Nos anos 1990, o Canadá se uniu ao governo dos EUA e apoiou o desenvolvimento dos valores de DRI pelo FNB.[7]

Houve várias mudanças importantes no desenvolvimento dos valores de referência de nutrientes, descritas em 1994[5] e incorporadas aos valores de DRI. São elas:

*__Abreviaturas:__ **AI**, ingestão adequada; **AMDR**, distribuição aceitável de macronutrientes; **DRI**, ingestão dietética de referência; **EAR**, necessidade média estimada; **EER**, necessidade energética estimada; **FNB**, *Food and Nutrition Board* (Conselho de Alimentos e Nutrição); **IOM**, Institute of Medicine (Instituto de Medicina Norte-americano); **LOAEL**, menor nível com efeito adverso observado; **NAS**, National Academy of Sciences (Academia Nacional de Ciências dos Estados Unidos); **NOAEL**, nível sem efeito adverso observado; **RDA**, ingestão dietética recomendada; **RSBE**, revisão sistemática baseada em evidências; **UL**, níveis de ingestão máxima tolerável.

- Esclarecimento de que o desenvolvimento dos valores de DRI se baseia em probabilidade e risco, e que o conceito estatístico de distribuição constitui a base do seu desenvolvimento e aplicação.
- Especificação de uma necessidade média, além do nível recomendado de ingestão adequado para atender às necessidades nutricionais conhecidas de praticamente todas as pessoas sadias (aproximadamente 97,5%).
- Identificação do nível de ingestão máxima tolerável, dadas as variações do suprimento de alimentos, incluindo o uso crescente de suplementos alimentares.
- Maior consideração pelos resultados desejados em doenças crônicas, bem como por parâmetros mais tradicionais de determinação da adequação dos nutrientes ou efeitos adversos para a saúde.

Além disso, a lista original de vitaminas, minerais, proteínas e calorias especificada em 1941 se expandiu, com o tempo, passando a incluir uma série de substâncias nutricionais, incluindo componentes dos alimentos, como fibras totais e água. A Tabela 106.1 mostra o número crescente de substâncias nutricionais cujos valores de referência foram desenvolvidos.

Os valores de DRI servem, agora, como padrão científico para orientações nutricionais do governo e são o padrão – de direito ou de fato – para praticamente todo programa de assistência nutricional de qualquer país. Com o tempo, esses valores passaram a ser aplicados no dia a dia, por exemplo, em julgamentos de processos de falência, para determinar o orçamento para despesas alimentares, e foram sendo cada vez mais utilizados por nutricionistas, em contextos muito diferentes dos imaginados nos anos 1940, quando as preocupações eram manter um suprimento alimentar adequado e soldados bem preparados. Hoje, esses valores constituem a base dos padrões nutricionais de diversos outros países.

Componentes-chave

Nos anos 1990, os valores de DRI eram vistos como um conjunto de dados que incluía mais que a RDA; especificamente, foram agregados valores que passaram a ser conhecidos como necessidade média estimada (EAR) e nível de ingestão máxima tolerável (UL). As atividades desenvolvidas a partir de 1997 adicionaram outros tipos de valores de referência de nutrientes aos valores de DRI. Os tipos de valores que englobavam os dados de DRI naquele momento são mostrados na Tabela 106.2 e discutidos na próxima seção.

Os valores de DRI e sua descrição estão contidos em seis volumes publicados pelo NAS entre 1997 e 2004 (http://www.iom.edu/dris). Essas publicações representam a primeira geração de valores de DRI. Para ajudar os usuários a compreenderem a aplicação da DRI, foram criadas duas publicações de orientação geral. Uma é voltada para as aplicações relacionadas à avaliação alimentar,[8] e a outra, para as aplicações no planejamento alimentar.[9] Em 2006, o NAS publicou *Dietary Reference Intakes: The Essential Guide to Nutrient Requirements*,[10] também disponível em francês. Essa publicação traz um resumo abrangente dos valores de DRI até 2004. Depois de uma mesa redonda, em 2007, na qual se discutiram as experiências associadas ao desenvolvimento dos valores iniciais de DRI,[11] um novo relatório deu início à segunda geração de valores de DRI. Especificamente, de 2009 a 2010, foram revisados e atualizados os valores de DRI do cálcio e da vitamina D, e um relatório foi publicado em 2011.[12] Tabelas que contêm todos os valores atuais de DRI

Tabela 106.1 Nutrientes com valores de referência estabelecidos: 1941-2010

1941	1989[a]	1997–2004/2010[b]
Proteína	Proteína	Proteína
Cálcio	Cálcio	Cálcio
Ferro	Ferro	Ferro
Vitamina A	Vitamina A	Vitamina A
Tiamina	Tiamina	Tiamina
Vitamina C	Vitamina C	Vitamina C
Riboflavina	Riboflavina	Riboflavina
Ácido nicotínico	Ácido nicotínico	Niacina
Vitamina D	Vitamina D	Vitamina D
Calorias	Energia	Energia e atividade física
	Vitamina K	Vitamina K
	Vitamina B_6	Vitamina B_6
	Folato	Folato
	Vitamina B_{12}	Vitamina B_{12}
	Vitamina E	Vitamina E
	Magnésio	Magnésio
	Fósforo	Fósforo
	Iodo	Iodo
	Selênio	Selênio
	Zinco	Zinco
	Cromo	Cromo
	Cobre	Cobre
	Flúor	Flúor
	Ácido pantotênico	Ácido pantotênico
	Biotina	Biotina
	Manganês	Manganês
	Molibdênio	Molibdênio
	Potássio	Potássio
	Sódio	Sódio
	Cloro	Cloro
	Água total	Água total
	Colina	Colina
	Carboidratos	Carboidratos
	Fibras totais	Fibras totais
	Ácido linoleico (n-6)	Ácido linoleico (n-6)
	Ácido α-linolênico (n-3)	Ácido α-linolênico (n-3)
		Arsênio
		Boro
		Níquel
		Silício
		Vanádio
		Aminoácidos

[a]Os valores para cromo, cobre, flúor, ácido pantotênico, biotina, manganês e molibdênio foram expressos, em 1989, como uma estimativa da ingestão dietética diária adequada e segura. O potássio foi expresso como necessidade mínima estimada.

[b]A vitamina D e o cálcio foram revisados em 1997 e novamente em 2010. Todos os demais nutrientes foram revisados uma vez durante o período de 1997 a 2004. Os carotenoides foram revisados, mas não foi estabelecido o valor de ingestão dietética de referência (DRI).

Adaptado com permissão de Yates AA. Dietary reference intakes: rationale and application. In: Shils ME, Shike M, Ross AC et al. Modern Nutrition in Health and Disease. 10th ed. Baltimore: Lippincott Williams & Wilkins, 2006:1672–7.

Tabela 106.2 Valores de referência de nutrientes que compõem a Ingestão Dietética de Referência[a]

Valores de referência de nutrientes	Descrição
Necessidade Média Estimada (EAR)	Reflete a necessidade média diária estimada, sendo particularmente apropriada para o planejamento e a avaliação de consumo por grupos de pessoas
Ingestão dietética recomendada (RDA)	Valor derivado da EAR e destinado a cobrir as necessidades de 97 a 98% da população
Nível de ingestão máxima tolerável (UL)	Maior ingestão média diária com pouca probabilidade de acarretar risco
Ingestão adequada (AI)	Valor usado quando não é possível definir valores de EAR/RDA; nível de ingestão diária média recomendada com base em consumo observado ou experimental
Distribuição aceitável de macronutrientes (AMDR)	Faixa de consumo de uma fonte de energia associada a redução do risco de doença crônica
Necessidade energética estimada (EER)	Ingestão média de calorias alimentares que supostamente mantém o balanço energético de um adulto saudável de determinada idade, sexo, peso, altura e grau de atividade física compatível com a boa saúde

[a]Os valores de DRI em itálico indicam os que foram desenvolvidos depois do plano inicial de DRI.

Adaptado com permissão de: Food and Nutrition Board, Institute of Medicine. How Should the RDAs Be Revised? Washington, DC: National Academy Press, 1994.

podem ser encontradas na página de internet http://www.iom.edu/dris. Diversas agências governamentais dos EUA e do Canadá apoiaram o desenvolvimento dos valores de DRI.

Os atuais grupos de estágio de vida associados aos valores de DRI foram determinados simultaneamente ao desenvolvimento desses valores, com base na nova abordagem de 1994 relativa aos valores de referência de nutrientes. O agrupamento por estágios de vida levou em consideração diferenças de gênero e de desenvolvimento, bem como fatores adicionais, como a idade em que as crianças pequenas começam a receber alimentação fora de casa, a data da menarca e a idade em que as pessoas geralmente se aposentam, já que todos esses fatores podem influenciar suas necessidades calóricas.[13] Além disso, essas diferenças entre os estágios de vida implicam variações nos parâmetros de interesse para a determinação da necessidade de um nutriente ou do nível de ingestão máxima tolerável. Os grupos de estágio de vida específicos para os valores de DRI podem ser encontrados na página da internet que contém as tabelas de DRI.

Matriz para desenvolvimento

A tarefa básica para o desenvolvimento dos valores de DRI parece simples: identificar o desfecho clínico afetado por um nutriente e, em seguida, determinar quanto desse nutriente causa aquele efeito, de modo que se possa especificar a necessidade do nutriente em questão. No caso dos níveis de ingestão máxima tolerável, deve-se identificar o efeito adverso e, da mesma forma, o nível que causa esse efeito precisa ser determinado. Por exemplo, podemos perguntar quanto do nutriente X garante ossos saudáveis ou quanto do nutriente Y reduz o risco de cardiopatia coronariana. Na prática, o processo é complexo e detalhado. Frequentemente, os dados se limitam a certas situações e alguns grupos de estágio de vida, o que requer capacidade de julgamento científico.

Os desfechos clínicos que interessam para os valores de DRI – às vezes chamados "indicadores" ou "parâmetros" – são relacionados ao efeito direto da ingestão sobre aquele aspecto da saúde, como se vê na linha superior da Figura 106.1. É mais comum que o indicador utilizado se relacione a um efeito indireto, ou seja, considera-se o efeito da ingestão sobre um marcador do desfecho clínico (última linha da Fig. 106.1) e não sobre a medida do desfecho propriamente dito. Por exemplo, mede-se o número e tipo de pólipos, não o aparecimento de um câncer.

O desafio é garantir que o marcador seja válido para o desfecho clínico que interessa. Com raras exceções, a identificação e validação desses marcadores não estão tão bem desenvolvidas para nutrientes quanto para outras substâncias, como produtos farmacêuticos e toxinas. É frequente a confusão e a sobreposição involuntária entre marcadores de ingestão e marcadores de efeito, e as orientações básicas para garantir a adequação de marcadores relacionados a nutrientes não são exatamente claras. Outro problema é que os estudos raramente examinam uma faixa de valores de ingestão – ou seja, não são delineados para identificar a relação dose-resposta. Em geral eles utilizam um único nível de dose/ingestão. Como será descrito a seguir, a capacidade de se identificar uma relação dose-resposta é essencial para o desenvolvimento de valores de DRI. Frequentemente, exigem-se mais estudos sobre a relação dose-resposta e sobre a relação entre um marcador de desfecho clínico e o próprio resultado que ele deveria refletir.[11,14]

A escolha dos desfechos clínicos para desenvolvimento de valores de DRI geralmente se relaciona com os seguintes fatores:

- Evidências que demonstrem relação causal
- Escolha de desfechos clínicos que contribuam para a proteção à saúde pública
  - Adequação: Preferência por desfechos clínicos ligados a uma ingestão relativamente alta – não necessariamente os desfechos que tenham mais dados ou dados mais robustos
  - Nível máximo: Preferência por desfechos clínicos ligados a uma ingestão relativamente baixa – não necessariamente os desfechos mais "severos"
- A escolha pode variar de um grupo de estágio de vida para outro

A Tabela 106.3 mostra alguns exemplos de indicadores (ou seja, os desfechos clínicos e seus marcadores) usados no desenvolvimento de valores de DRI para ingestão adequada.

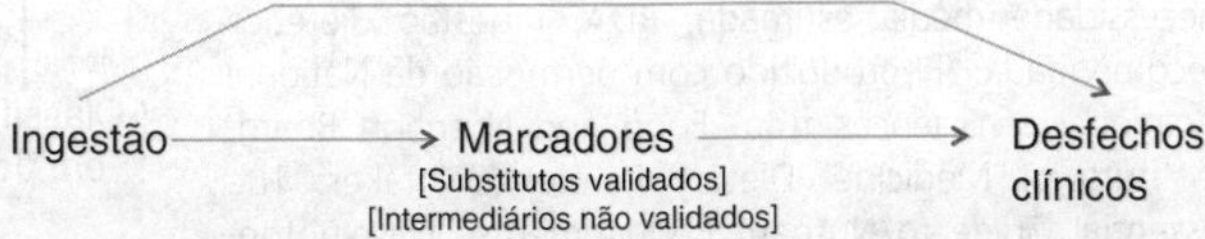

Figura 106.1 Impacto da ingestão de nutrientes sobre um desfecho na saúde: medida direta *versus* indireta.

Tabela 106.3 Exemplos de indicadores (efeitos e marcadores) usados para o desenvolvimento dos valores de Ingestão Dietética de Referência adequados

Nutriente	Valor	Indicador	Tipo de indicador
Tiamina	EAR	Excreção urinária de tiamina	Bioquímico
Vitamina C	EAR	Funções antioxidantes nos leucócitos	Funcional
Vitamina A	EAR	Quantidade de vitamina A de origem alimentar necessária para manter um determinado *pool* orgânico em adultos bem nutridos	Modelo fatorial
Magnésio	EAR	Estudos de balanço do magnésio	Balanço nutricional
Flúor	AI	Prevenção de cáries dentárias	Clínico
Ácido pantotênico	AI	Consumo de ácido pantotênico	(Estimativa direta)

AI, ingestão adequada; EAR, necessidade média estimada

Adaptado, com permissão, de um artigo de base elaborado pela Dra. Margaret Cheney para uma mesa redonda de 2007. Food and Nutrition Board, Institute of Medicine. The Development of DRIs 1994–2004: Lessons Learned and New Challenges: Workshop Summary. Washington, DC: National Academies Press, 2008.

Os indicadores podem ser descritos e rotulados de várias maneiras, por exemplo, como parâmetros "clínicos", "bioquímicos" e "funcionais". Também são usados modelos fatoriais e estudos sobre balanço de nutrientes.

Princípios de distribuição

A base para o desenvolvimento de valores de DRI e, consequentemente, a justificativa para os tipos de valores de DRI, é a especificação de uma distribuição, ou seja, um arranjo de valores de dados que mostre a frequência de ocorrência ao longo de uma faixa de valores possíveis.[10] A distribuição específica de interesse é a quantidade de um nutriente que afeta o desfecho clínico, como mostra a Figura 106.2 (partindo-se da premissa de que as necessidades de nutrientes tenham distribuição normal). O eixo *y*, à esquerda da figura, delimita a frequência com a qual o nível de ingestão atende à necessidade ou, mais precisamente, impacta o desfecho clínico. Nas condições de normalidade, a frequência mais alta é a da mediana, média e moda da distribuição, nesse caso refletindo a quantidade consumida para impactar o desfecho.

Os responsáveis por desenvolver valores de DRI precisam examinar os dados disponíveis a fim de determinar a distribuição de frequência das necessidades. A distribuição, por sua vez, é a base para determinação dos valores de EAR e RDA. Como ilustra a Figura 106.2, a tarefa é baseada em estatística: a EAR é a mediana (bem como a média) da distribuição identificada, e a RDA é o nível que fica no extremo da distribuição e que é maior que as necessidades da maior parte da população (97,5%). Resumindo, a EAR é o ponto no qual metade da população tem necessidades abaixo do valor e a outra metade tem necessidades acima dele. A RDA é calculada com base no princípio de que dois desvios padrão acima daquele valor mediano/médio refletem um nível de ingestão maior que as necessidades de quase 98% do grupo.

Uma pergunta-chave é: por que os relatórios de DRI especificam esses dois valores? Afinal, por muitos anos antes da

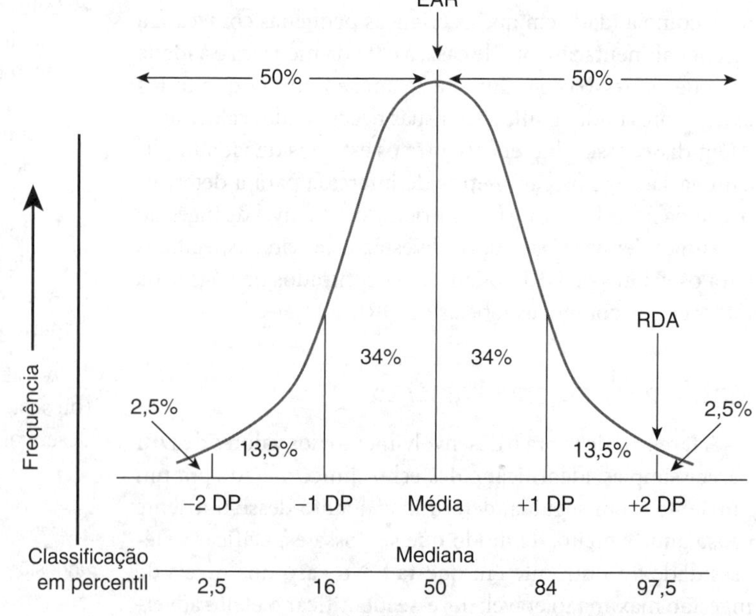

Figura 106.2 Distribuição genérica de frequência da ingestão necessária para afetar um desfecho clínico. EAR, necessidade média estimada; RDA, ingestão dietética recomendada. (Reproduzido com permissão da National Academy of Sciences from Food and Nutrition Board, Institute of Medicine. Dietary Reference Intakes: The Essential Guide to Nutrient Requirements. Washington, DC: National Academies Press, 2006. Cortesia da National Academies Press, Washington, DC.)

década de 1990, só estava estabelecido um único valor (a RDA). As discussões científicas em torno das aplicações dos valores de DRI[8,9] determinaram que, no planejamento e avaliação de dietas, diferentes tipos de valores de referência de nutrientes deveriam ser usados, dependendo de sua aplicação e se o foco for um grupo de pessoas ou um indivíduo (ver a seção sobre aplicações). Pela perspectiva da utilidade, especialmente em base internacional, a EAR é o valor de referência "fundamental".[11,14] Trata-se de uma estimativa das necessidades humanas de nutrientes, determinada cientificamente. A RDA, ao contrário, é o valor de ingestão recomendado para cobrir as necessidades de 97,5% da população. De fato, o ponto de corte aplicado ao valor de ingestão recomendada poderia variar de situação para situação ou de país para país. Isso significa que alguns podem preferir estabelecer uma ingestão recomendada de base populacional que cubra um percentual diferente da população. A variância em torno da EAR pode ser outro fator de influência na definição da ingestão recomendada.[11,14]

Às vezes, pode ser difícil, para quem ainda não conhece bem o conceito de DRI, captar a relevância e a importância de serem especificadas distribuições de necessidades ao invés de se identificar um único nível de ingestão que tem benefícios reconhecidos. Isso é compreensível, porque muitos cientistas têm bons conhecimentos sobre o que pode ser chamado de modelo "clínico" ou "médico", no qual o objetivo é atender às necessidades de um indivíduo específico que se apresenta ao médico e requer orientação específica sobre um tratamento. Os valores de DRI, por outro lado, têm relação com um modelo de "saúde pública", no qual a meta é descrever as necessidades populacionais e utilizar essa abordagem em diversas situações.

Em princípio, a determinação do nível de ingestão máxima tolerável (UL) também buscaria descrever uma distribuição, ou seja, uma faixa de ingestão que causa eventos adversos quando níveis mais altos são consumidos. Entretanto, como o estudo dos níveis de ingestão prejudiciais esbarra em considerações éticas e só poderia ser conduzido em condições clínicas rigorosas ou por meio de relatos de casos de superdosagem acidental, são limitados os dados que descrevem essas relações dose-resposta. Para obter melhores dados que descrevam o UL, precisaremos aguardar tecnologias inovadoras e modelos de simulação. Enquanto não dispomos desses recursos, o processo de determinação dos valores de DRI geralmente identifica parâmetros conhecidos como nível sem efeito adverso observado (NOAEL) ou menor nível com efeito adverso observado (LOAEL) e, depois, especifica um UL com base nessas observações sobre consumo e efeitos adversos.

Os demais valores de referência, como ingestão adequada (AI), distribuição aceitável de macronutrientes (AMDR) e necessidade energética estimada (EER), listados na Tabela 106.2, não se baseiam na especificação de uma distribuição de necessidades ou de níveis prejudiciais. O valor de referência de AI de nutrientes foi usado pela primeira vez para determinar necessidades de lactentes, pois estudos sobre necessidades nutricionais deste grupo populacional são extremamente desafiadores e limitados. À medida que o processo de definição dos valores de DRI se desenvolvia, nos anos 1990, o conceito de uma AI emergiu como passível de uso para grupos segundo os vários estágios da vida, em situações nas quais não havia estudos de dose-resposta e, portanto, não se podia especificar um valor de EAR (e, por conseguinte, uma RDA).[13] A AI é um valor de ingestão diária média recomendada, mas não é rotulado como RDA porque seu desenvolvimento é diferente – baseia-se em aproximações observadas ou determinadas experimentalmente de níveis de ingestão que parecem compatíveis com uma população aparentemente saudável.[10,13] Os valores de AI foram identificados como problemáticos pelo menos para alguns usuários dos valores de DRI porque, embora sejam úteis como guia para recomendação de um nível de consumo individual, não podem ser prontamente usados em cálculos estatísticos para planejamento e avaliação de dietas de grupos de pessoas,[11,14] conforme descrito na seção sobre aplicações.

A AMDR reflete uma faixa de consumo de uma fonte de energia (ou seja, macronutrientes – proteínas, aminoácidos, carboidratos, gorduras e ácidos graxos) associada ao risco de doença crônica. As faixas levam em conta a necessidade de se garantir uma ingestão adequada dos nutrientes essenciais contidos nessas fontes de energia.[10,15] Há questionamentos quanto à possibilidade de uma abordagem mais sistemática desses valores no futuro e quanto ao modo como eles devem ser utilizados.[11,14]

A EER é definida como a ingestão média de energia que supostamente mantém o balanço energético de um adulto saudável de determinada idade, sexo, peso, altura e nível de atividade física compatível com a boa saúde.[10,15] A EER se baseia em equações de previsão para indivíduos de peso normal; no entanto, ela não representa o exato consumo calórico necessário para manter o balanço energético de um indivíduo específico. Em vez disso, a EER reflete as necessidades médias das pessoas com as características especificadas, como por exemplo, peso, altura, idade e sexo.[10]

Por fim, os valores de referência para ingestão de água foram estabelecidos em 2005 como valores de AI.[16] Eles se baseiam no consumo total mediano de água proveniente de dados de pesquisa dos EUA e representam a ingestão considerada capaz de prevenir os efeitos da desidratação.[10,16] Os níveis especificados se referem à água *total*, que inclui a água contida nos alimentos e bebidas, além da água pura.

Princípios fundamentais dos métodos de avaliação de risco

A prática da avaliação de risco, conforme desenvolvida em outros campos que não o da nutrição, foi reconhecida como uma estrutura de organização útil e relevante para determinação dos valores de DRI.[11] Embora o termo "risco" possa soar estranho para nutricionistas quando se trata dos efeitos de um nutriente, na verdade, os valores de referência de nutrientes abordam a questão do risco nutricional visando a evitar os riscos da carência bem como do excesso. A Figura 106.3 mostra os níveis de risco associados aos valores de referência de nutrientes.

Os fundamentos conceituais da avaliação de risco derivam de um relatório de 1983 do National Research Council[17] sobre como as deliberações científicas devem ser organizadas

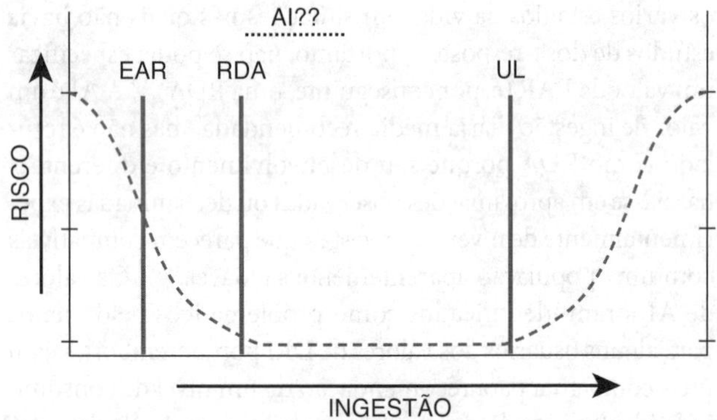

Figura 106.3 Nível de risco de adequação associada à necessidade média estimada (EAR) e à ingestão dietética recomendada (RDA) e de eventos adversos associados ao nível de ingestão máxima tolerável (UL). Risco de ingestão adequada (AI) é aproximadamente o valor de RDA, embora existam fatores desconhecidos que cercam os riscos associados a este valor de referência.

para avaliar risco de modo a atender às necessidades dos usuários mantendo, ao mesmo tempo, a integridade científica da avaliação. A matriz conceitual parte do pressuposto de que os "avaliadores de risco" (nesse caso, os comitês de DRI) lidam com a ciência e identificam os valores de referência, enquanto os "gestores de risco" (nesse caso, os usuários dos valores de DRI, que incluem desde funcionários do governo até profissionais de saúde individuais) determinam como aplicar e integrar esses valores no desenvolvimento de uma política de saúde, normas, programas de assistência e outros usos relacionados. A importância da separação entre as atividades de avaliação científica e definição de políticas de saúde pública consta de um relatório internacional divulgado por duas agências das Nações Unidas.[18] Nesse relatório, são apresentados exemplos dessas diferentes atividades.

A avaliação de risco é uma abordagem que tem respaldo na necessidade de (a) tornar a avaliação científica transparente e bem documentada e (b) ser bem estruturada para levar em conta incertezas, além de aplicar e descrever um julgamento científico apropriado. No campo da proteção à saúde pública – que frequentemente constitui o objetivo final da avaliação de risco – emitir um julgamento científico mesmo que com base em dados limitados é preferível à alternativa de não dar qualquer orientação porque os dados são limitados. Na falta de conclusões científicas dos avaliadores de risco (mesmo que seja apenas um parecer científico), os gestores de risco ficam sem qualquer base sobre como proceder para a proteção da saúde pública, de um lado, e com protocolos de pesquisa, de outro.

O esquema de organização que deriva da avaliação de risco para desenvolvimento de valores de DRI constitui um processo em quatro etapas (que podem ser iterativas):

1. Identificação de desfechos: conduzir e descrever uma revisão da literatura para identificar desfechos clínicos potenciais que tenham interesse como base para o valor de referência de um nutriente.
2. Especificação da relação dose-resposta: avaliar e descrever os dados, determinando o resultado que oferecerá proteção à saúde pública. Descrever a relação dose-resposta com base nos dados disponíveis. Estabelecer valores de referência.
3. Avaliação do consumo: conduzir uma comparação dos valores de referência estabelecidos com o consumo real, a fim de identificar possíveis problemas de saúde pública ou outras questões que possam ser importantes para gestores de risco ou outros usuários quando forem aplicar os valores de DRI.
4. Implicações/caracterização do risco: caracterizar a avaliação de risco geral, destacando os principais desafios e incertezas, obstáculos ao uso dos valores, populações especiais em termos de risco e próximos passos para melhores avaliações futuras.

Desafio da revisão da literatura e avaliação

O volume de dados que um comitê de DRI precisa revisar cresceu ao longo dos anos e pode ser considerável, dependendo do nutriente em questão. Os estudos devem ser primeiro organizados de modo sumário e classificados quanto à qualidade do desenho, depois integrados para que possa emergir um quadro claro da totalidade das evidências. O relatório de DRI mais recente sobre cálcio e vitamina D lançou mão de diversas técnicas de apresentação de dados, incluindo mapas de evidências e gráficos denominados *forest plots*.[12] Em seguida, os comitês devem analisar detalhadamente os estudos mais relevantes, às vezes verificando ou reanalisando os dados contidos nos relatórios. Quando essas reanálises levam o comitê a conclusões diferentes das expressas pelos autores da publicação, a reanálise é documentada e explicada no relatório de DRI.

Para auxiliar os comitês de DRI na organização e resumo dos dados, defende-se o uso da técnica de revisão sistemática baseada em evidências (RSBE).[11,19,20] Certamente, há muito tempo se avaliam e se aplicam evidências no desenvolvimento dos valores de DRI, mas há um novo interesse no apoio aos comitês por meio de compilações sistemáticas independentes, elaboradas por grupos como a Agency for Healthcare Research and Quality, dos EUA (http://www.ahrq.gov). Para conduzir a RSBE, cientistas treinados em resumir estudos relativos à saúde criam, de modo independente, arranjos de dados abrangentes e documentados. A adequação e a relevância desses sumários para a DRI dependem de atividades que incorporem um painel consultivo ou outro tipo de orientação especializada, que defina as perguntas e critérios a serem seguidos pelos analisadores de dados, de modo a garantir sua relevância para o uso a que se destinam, por exemplo, a determinação de valores de DRI.[19] Além disso, a inclusão da RSBE no processo de determinação de DRI não substitui o comitê na tomada de decisões nem elimina o papel deste na extensiva avaliação e integração dos dados. Mesmo assim, há quem expresse preocupação por considerar que esses sumários podem ser excessivamente controlados por metodologistas que ignoram questões-chave, ou que a RSBE possa usurpar o processo de tomada de decisões dos comitês.[11] No entanto, a inclusão da RSBE no desenvolvimento de valores de DRI e em outros relatórios científicos do FNB parece ter sido bem-

-sucedida.[12,21] Processos de RSBE bem conduzidos são dispendiosos e complexos, por isso seu papel no futuro desenvolvimento de valores de DRI deve ser bem avaliado, além de levar em conta o tamanho da base de dados disponível.

Processo do Comitê do Institute of Medicine

Nos EUA, o desenvolvimento de um relatório de DRI e de outros relatórios de consenso emitidos pelo NAS e pelo Institute of Medicine (IOM), ramo da saúde do NAS que abriga o FNB, obedece a um processo que garante um resultado independente, objetivo e apartidário (http://www.nationalacademies.org/studyprocess/index.html). Os membros do comitê são escolhidos de modo a reunir uma variedade de especialistas apropriada para o estudo em pauta, mantendo um equilíbrio de perspectivas. Os membros do comitê devem ser avaliados quanto a possíveis conflitos de interesses. Todos são voluntários e atuam como especialistas individualmente, não como representantes de organizações ou grupos de interesse, e cada membro é solicitado a contribuir para o trabalho com base em seu conhecimento e seu próprio julgamento científico das evidências.

Comitês de consenso como os utilizados para desenvolver valores de DRI operam sob certas condições estabelecidas na Seção 15 da lei norte-americana do Federal Advisory Committee (http:// www.nationalacademies.org/coi/bi-coi_form-0.pdf), que trata de relatórios para uso governamental desenvolvidos sob os auspícios do NAS. Se as especificações da Seção 15 forem seguidas na constituição de comitês e na elaboração de relatórios, o governo poderá usar prontamente os pareceres e recomendações contidos em relatórios acadêmicos. O processo do comitê envolve, como regra geral, o seguinte:

- Criação de páginas de internet para postagem do *Curriculum vitae* dos membros propostos para o comitê, abertas a comentários e inserção de informações e dados.
- Reuniões fechadas do comitê para deliberação, nas quais deve haver um debate franco entre os membros, que podem emitir diferentes pareceres científicos e, por isso, precisam trabalhar para encontrar conclusões de consenso.
- Condução de seminários para reunião de informações públicas e designação de sessões do comitê abertas ao público.

Depois da avaliação dos dados e das discussões detalhadas no comitê, é gerado um relatório inicial. No processo acadêmico, essa versão do relatório é então revisada por um grupo separado de especialistas. Os comentários escritos desses revisores são compilados. A resposta do comitê e as alterações feitas como resultado dos comentários dos revisores são verificadas pelo monitor e coordenador do relatório, nomeado pelo NAS e pelo IOM. O processo de revisão proporciona outras perspectivas sobre o tópico e garante que o embasamento das conclusões do comitê seja bem apresentado, claramente justificado e possa resistir à crítica esperada.

Quando as contribuições dos revisores são consideradas satisfatórias para o monitor e coordenador, o relatório é divulgado publicamente pelo IOM e, em seguida, publicado em meio impresso. O comitê não conhece a identidade dos revisores durante o processo de revisão. Uma vez finalizado o relatório, os nomes dos revisores são citados na publicação.

Aplicações: grupos e indivíduos

Os valores de DRI representam padrões de uma boa nutrição e servem como instrumento de medida da tendência em direção a essa meta.[10] Eles se aplicam à população geral (às vezes chamada população saudável, normal) e não se destinam a atender às necessidades de pessoas doentes. Na falta de uma diretriz mais apropriada, e se não for contraindicado, os valores de DRI podem ser usados, ocasionalmente, para planejar e avaliar dietas para pessoas doentes.[11] Como já mencionado, a DRI é uma ferramenta para avaliação e planejamento de dietas. Portanto, sua aplicação é ampla e diversificada, e ela se baseia nos princípios de distribuições – relativos a necessidades e ingestão. A aplicação desses princípios, aliada à adoção anterior de uma abordagem probabilística para avaliar a prevalência de inadequação nutricional em grupos, e sua estratégia substitutiva de ponto de corte de EAR,[22] necessitavam de especificações para os usuários sobre como aplicar os valores de DRI no contexto real, a fim de planejar e avaliar a ingestão de nutrientes. Dois relatórios elaborados por subcomitês de DRI[8,9] orientam o usuário sobre a aplicação, incluindo a aplicação apropriada dos valores de DRI na avaliação e planejamento para fins específicos e aplicações inapropriadas, premissas adequadas sobre distribuições de necessidades e ingestão, ajustes necessários para minimizar erros potenciais nos dados de ingestão dietética e uso correto dos valores de DRI de determinados nutrientes.

O valor de DRI a ser usado – sobretudo EAR *versus* RDA – depende do tipo de atividade que esteja sendo conduzida. As aplicações são classificadas segundo sua finalidade – avaliar ou planejar dietas – e segundo seu foco – no grupo ou no indivíduo. Por exemplo, a meta da *avaliação* da ingestão de nutrientes por grupos é determinar a prevalência de inadequação (ou ingestão excessiva) em um determinado grupo de pessoas; e a meta do *planejamento* da ingestão de nutrientes por grupos é alcançar níveis habituais de ingestão que atendam às necessidades da maioria dos indivíduos, mas que não sejam excessivos.[10]

O conceito de planejamento e avaliação para grupos *versus* indivíduos foi representado como uma "tabela 2 x 2", conforme se vê na Tabela 106.4. Em linhas gerais, os valores de EAR estão relacionados a grupos, enquanto os valores de RDA estão relacionados a indivíduos. Quando é preciso usar os valores de AI porque não se dispõe dos valores de EAR e RDA, o nível de incerteza aumenta. A Tabela 106.2 inclui breves resumos das aplicações estipuladas, descritos mais extensivamente na publicação resumo de 2006,[10] mas recomenda-se aos usuários dos valores de DRI a leitura completa dos documentos de orientação.[8,9]

Para ilustrar a aplicação desse paradigma no contexto real, no âmbito norte-americano, a Tabela 106.5 identifica o uso feito pelo governo dos EUA dos componentes da tabela 2 x 2. As aplicações no Canadá são frequentemente semelhantes às dos Estados Unidos. Como se vê na tabela, algumas ativida-

Tabela 106.4 Tabela 2 X 2 para aplicação dos valores de Ingestão Dietética de Referência

Avaliação de grupos	Planejamento para grupos
A meta é determinar a prevalência de níveis de ingestão excessivos ou inadequados de um nutriente por um grupo de indivíduos.	A meta é a baixa prevalência de níveis de ingestão inadequados; exigiu definição de baixa prevalência aceitável
Os níveis de ingestão devem ser ajustados para representar os níveis habituais	Considera a distribuição integral dos níveis habituais de ingestão do nutriente
Uso da EAR, abordagem probabilística e método de EAR como ponto de corte	Não deve ser usado o valor de RDA
Avaliação de indivíduos	**Planejamento para indivíduos**
A meta é determinar se o nível de ingestão atende às necessidades do indivíduo	A meta é alcançar uma baixa probabilidade de inadequação sem exceder o UL de cada nutriente
Considerações qualitativas e quantitativas. Não deve ser usado o valor de RDA	RDA costuma ser usada como guia

EAR, necessidade média estimada; RDA, ingestão dietética recomendada; UL, nível de ingestão máxima tolerável.

Para mais detalhes, ver: Food and Nutrition Board, Institute of Medicine. Dietary Reference Intakes: The Essential Guide to Nutrient Requirements. Washington, DC: National Academies Press, 2006, do qual esta tabela foi extraída.

Tabela 106.5 Exemplos de atividades de avaliação e planejamento alimentar do governo dos EUA que usam os valores de Ingestão Dietética de Referência

Atividade	Foco	Programa governamental
Avaliação	Grupos	Healthy People 2010
		Abastecimento nacional de alimentos
		Revisão de aditivos alimentares
	Indivíduos	MyPyramid
	Grupos e indivíduos	Índice de Qualidade da Dieta
Planejamento	Indivíduos	Plano de alimentação Thrifty
		Sistema de orientação alimentar MyPyramid
	Grupos e indivíduos	Educação nutricional
Avaliação e planejamento	Grupos	Programas de pesquisa em nutrição humana
	Grupos e indivíduos	Diretrizes alimentares para norte-americanos
		Programa alimentar para o cuidado de crianças e adultos
		Programa de refeições de verão
		Programas nacionais de merenda escolar – café da manhã e almoço
		Programa de suplementação nutricional para mulheres, crianças e lactentes

Adaptado, com permissão, de um artigo elaborado pelo comitê diretor de DRI do governo federal dos EUA para uma mesa redonda de 2007, in: Food and Nutrition Board, Institute of Medicine. The Development of DRIs 1994–2004: Lessons Learned and New Challenges: Workshop Summary. Washington, DC: National Academies Press, 2008.

des são classificadas, ao mesmo tempo, como avaliação e planejamento. Embora seja reconhecida como um importante avanço nas aplicações dos valores de DRI, houve discussão sobre o funcionamento da tabela 2 x 2, tanto do ponto de vista conceitual quanto durante o processo de implementação.[11] Alguns questionaram se haveria problemas especiais quando um programa se encaixa em mais de um quadro da tabela. Além disso, embora os valores de DRI sejam especificados para nutrientes isolados, sua aplicação se dá no contexto da dieta total, criando algumas dificuldades para os usuários. Outros argumentam que o universo emergente dos métodos estatísticos e a aplicação dos valores de DRI (particularmente no trabalho com indivíduos) requerem mais pesquisas. Também foi levantada a questão da possibilidade de simplificar a aplicação dos valores de DRI para uso pelos profissionais no dia a dia.[11] A aplicação dessa abordagem no desenvolvimento de padrões nutricionais para grupos pode ser encontrada em três relatórios do IOM: cestas de alimentos para mulheres, lactentes e crianças (http:// www.iom.edu/Reports/2005/WIC-Food-Packages-Time-for-a-Change.aspx); padrões para a merenda escolar (http://www .iom.edu/Reports/2009/School-Meals-Building-Blocks-for-Healthy-Children.aspx); e orientações para programas de alimentação no cuidado de crianças e adultos (http://www.iom.edu/Reports/2010/Child-and-Adult-Care-Food-Program-Aligning-Dietary-Guidance-for-All.aspx).

Questões emergentes

Incorporação de desfechos de doenças crônicas

O interesse de se incorporar doenças crônicas (p. ex., câncer, doenças cardíacas ou degeneração macular) no espectro de desfechos clínicos relevantes para os valores de DRI gerou discussões particularizadas. Por outro lado, existe consenso de que o uso de indicadores de doença crônica para definir valores de referência de nutrientes não implica que seja aceitável o uso de dados de qualidade inferior aos dos usados para doenças não crônicas. Ao contrário, continua sendo fundamental garantir que seja estabelecida uma relação causal e que se possa afastar os fatores de confusão associados aos parâmetros de medida da doença crônica. Não obstante, é preciso determinar de que maneira o desenvolvimento de valores de DRI pode exigir adaptações quando o desfecho de interesse é uma doença crônica. Em julho de 2009, o IOM organizou uma reunião informal de planejamento para discutir possíveis abordagens para elucidar e resolver as dificuldades da inclusão de indicadores de doenças crônicas no desenvolvimento dos valores de DRI. A reunião foi presidida conjuntamente por Stephanie Atkinson e Elizabeth Yetley, e os pontos incluídos aqui provêm das discussões ocorridas nessa reunião. Várias questões merecem ser exploradas:

- O atual modelo baseado na determinação de um limiar de efeito benéfico para todas as pessoas do grupo pode não ser aplicável às doenças crônicas.
- Um "modelo" para doenças crônicas pode exigir a obtenção de uma distribuição de efeitos (tanto benéficos quanto

prejudiciais) examinando-se as distribuições de ingestão relativas a múltiplos indicadores, em vez de se escolher um único indicador, como é típico do modelo que utiliza a EAR como ponto de corte.

- Se forem usados múltiplos (ou um conjunto de) desfechos clínicos às doenças crônicas, serão necessários critérios para se determinar, na prática, quantas doenças faz sentido considerar ou como priorizar os desfechos clínicos se eles gerarem curvas de ingestão-resposta muito diferentes.
- O desenvolvimento de valores de referência com base nos desfechos relacionados às doenças crônicas provavelmente exigirá exatidão na quantificação do nível de consumo associado à saúde, em comparação com as diferenças relativas frequentemente relatadas nos estudos de pesquisa.

Além disso, no caso do uso de estudos associativos, as ramificações da probabilidade da relação dose-resposta para o risco de doença crônica pode não ser linear.[11] Esse tópico foi discutido por Susan Mayne durante uma mesa redonda em 2007 que tratou das lições aprendidas no desenvolvimento dos valores de DRI.[11] O texto incluído se baseia nos comentários desse encontro. Diferentes abordagens estatísticas são usadas para analisar nutrientes com relação ao risco de doença crônica. Na abordagem de estudos individuais, examina-se a ingestão de nutrientes ou a situação relativa a uma doença crônica. A abordagem típica consiste em expressar a ingestão ou os dados de situação em quantis, depois examinar as relações entre esses quantis e aplicar testes estatísticos de tendência linear. A ingestão ou situação relativa aos nutrientes também pode ser estudada como variável contínua.[11] A relação entre a ingestão ou a situação do nutriente X e a doença Y pode ser modelada por meio da regressão. Essas duas abordagens pressupõem tipicamente uma relação linear, que pode ou não ser uma premissa válida.

A Figura 106.4 ilustra o exemplo hipotético da situação do folato e risco de câncer de mama. Embora alguns estudos mostrem efeitos protetores de níveis mais elevados de folato, outros identificam sinais sugestivos de efeitos adversos ou, no mínimo, nenhum benefício. Os achados divergentes talvez sejam explicados pelo fato de a relação entre folato e risco de câncer de mama não ser linear.[23] A linearidade da relação depende do trecho da curva de dose-resposta no qual ela se encontra (ver Fig. 106.4). Assim, outro aspecto de se lidar com doenças crônicas para o desenvolvimento dos valores de DRI é a consciência de que as associações dose-resposta entre nutrientes e doença crônica podem não ser lineares; por isso, é muito importante ter cuidado ao descrever a relação dose-resposta.

Atualização dos valores de Ingestão Dietética de Referência

No passado, os valores de referência de nutrientes eram revisados periodicamente, e esses esforços eram empreendidos para todos os nutrientes simultaneamente. Com o advento da abordagem de DRI para desenvolvimento dos valores de referência de nutrientes,[13] foram feitas revisões abrangentes de seis agrupamentos relacionados:

- Cálcio, vitamina D, fósforo, magnésio e flúor
- Folato, vitamina B_{12}, vitaminas do complexo B e colina
- Vitaminas C e E, selênio, betacaroteno e outros carotenoides
- Vitaminas A e K, arsênio, boro, cromo, cobre, ferro, iodo, manganês, molibdênio, níquel, silício, vanádio e zinco
- Energia, carboidratos, fibras, gorduras, ácidos graxos, colesterol, proteínas e aminoácidos
- Água, sódio, potássio, cloreto e sulfato

Os relatórios foram emitidos no período de 1997 a 2004 e, como mostra a Tabela 106.1, abordaram mais de 30 substâncias nutricionais. Uma vez concluídas as revisões iniciais, a experiência foi examinada e foi avaliado o método a ser aplicado nas futuras atualizações.[11] Hoje, parece não ser nem prático nem necessário realizar, rotineiramente, uma revisão abrangente de todos os valores de referência de nutrientes. Dados que justifiquem mudanças dos valores de DRI não necessariamente surgem para todos os nutrientes durante um determinado período; em vez disso, alguns nutrientes podem despertar um repentino ou inesperado interesse dos pesquisadores e gerar achados relevantes. Em outras palavras, a atualização dos valores de referência de nutrientes evoluiu para uma atividade realizada conforme necessário. Portanto, como se discutiu durante a mesa redonda de 2007 a respeito

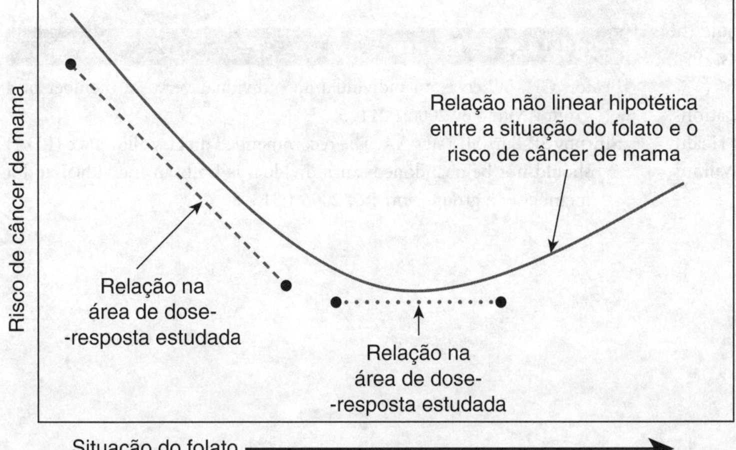

Figura 106.4 Relação não linear hipotética entre a situação do folato e o risco de câncer de mama – comparação das relações em diferentes áreas da curva de dose-resposta. (Modificado com permissão da American Society for Nutrition de Ulrich CM. Folate and cancer prevention: a closer look at a complex picture. Am J Clin Nutr 2007:86:271–3.)

de lições aprendidas no desenvolvimento de valores de DRI,[11] o novo desafio reside em identificar os fatores que "desencadeiam" uma atualização.

Os governos dos EUA e do Canadá empreenderam um esforço do tipo "gatilho" relevante para os valores de DRI da vitamina D.[24] Um grupo de trabalho composto por cientistas dos governos dos EUA e do Canadá delinearam uma estratégia e critérios para decidir se era necessário uma revisão dos valores de DRI de vitaminas estabelecidos em 1997. Eles consideraram que a necessidade de uma nova revisão de um nutriente deveria ser avaliada com base em critérios definidos *a priori*. Depois de selecionarem como critério pesquisas significativas, recentes e relevantes, o grupo de trabalho usou os resultados de uma revisão sistemática e dois congressos sobre vitamina D e saúde para avaliar se haviam surgido evidências científicas significativas, recentes e relevantes.[24] Esse esforço foi cuidadosamente definido de modo a não pré-julgar se as novas evidências mudariam, de fato, os valores de DRI existentes, considerando apenas se dados relevantes adicionais haviam se tornado disponíveis. As decisões sobre se e como os valores de DRI para um determinado nutriente deveriam ser revisados foram deixadas, especificamente, a cargo do comitê do IOM. Atualmente, os órgãos governamentais patrocinadores e o IOM estão compilando a experiência sobre cálcio e vitamina D e explorando meios de identificar outros nutrientes que precisem ser revisados.

Nota

A responsabilidade pelo conteúdo deste capítulo é nossa e não necessariamente representa a opinião do Institute of Medicine (IOM) ou de seus comitês.

Referências bibliográficas

1. US Department of Agriculture, US Department Health and Human Services. Dietary Guidelines for Americans, 2010. 7th ed. Washington, DC: US Government Printing Office, 2010.
2. Health Canada. Eating Well with Canada's Food Guide. Ottawa, ON: Health Promotion and Programs Branch, Minister of Public Works and Government Services Canada, 2007.
3. Dupont JL, Harper AE. Nutr Rev 2002;60:342–8.
4. National Research Council. Recommended Dietary Allowances: Protein, calcium, iron, vitamin A, vitamin B (thiamin), vitamin C (ascorbic acid), riboflavin, nicotinic acid, vitamin D. Washington, DC. 1941.
5. Food and Nutrition Board, Institute of Medicine. How Should the RDAs Be Revised? Washington, DC: National Academy Press, 1994.
6. Roberts LJ. N Y State J Med 1944;44:59–65.
7. Yates AA. Dietary reference intakes: rationale and applications. In: Shils ME, Shike M, Ross AC et al. Modern Nutrition in Health and Disease. 10th ed. Baltimore: Lippincott Williams & Wilkins, 2006:1672–7.
8. Food and Nutrition Board, Institute of Medicine. Dietary Reference Intakes: Applications in Dietary Assessment. Washington, DC: National Academy Press, 2000.
9. Food and Nutrition Board, Institute of Medicine. Dietary Reference Intakes: Applications in Dietary Planning. Washington, DC: National Academy Press, 2003.
10. Food and Nutrition Board, Institute of Medicine. Dietary Reference Intakes: The Essential Guide to Nutrient Requirements. Washington, DC: National Academies Press, 2006.
11. Food and Nutrition Board, Institute of Medicine. The Development of DRIs 1994–2004: Lessons Learned and New Challenges: Workshop Summary. Washington, DC: National Academies Press, 2008.
12. Food and Nutrition Board, Institute of Medicine. Dietary Reference Intakes for Calcium and Vitamin D. Washington, DC: National Academies Press, 2011.
13. Food and Nutrition Board, Institute of Medicine. Dietary Reference Intakes for Calcium, Phosphorus, Magnesium, Vitamin D, and Fluoride. Washington, DC: National Academy Press, 1997:1–432.
14. Taylor CL. Framework for DRI Development: Components "Known" and Components "To Be Explored." Washington, DC: National Academies Press, 2008. Disponível em: http://www.iom.edu/dris. Acesso em 15 de setembro de 2012.
15. Food and Nutrition Board, Institute of Medicine. Dietary Reference Intakes for Energy, Carbohydrate, Fiber, Fat, Fatty Acids, Cholesterol, Protein, and Amino Acids. Washington, DC: National Academy Press, 2002.
16. Food and Nutrition Board, Institute of Medicine. Dietary Reference Intakes for Water, Potassium, Sodium, Chloride and Sulfate. Washington, DC: National Academy Press, 2004.
17. National Research Council. Risk Assessment in the Federal Government: Managing the Process. Washington, DC, National Academy Press, 1983.
18. World Health Organization. A Model for Establishing Upper Levels of Intake for Nutrients and Related Substances: A Report of a Joint FAO/WHO Technical Workshop on Food Nutrient Risk Assessment. Geneva: World Health Organization, 2006.
19. Russell R, Chung M, Balk EM et al. Am J Clin Nutr 2009;89: 728–33.
20. Chung M, Balk EM, Ip S et al. Am J Clin Nutr 2010;92:273–6.
21. Institute of Medicine and National Research Council. Weight Gain During Pregnancy: Reexamining the Guidelines. Washington, DC: The National Academies Press, 2009.
22. National Research Council. Nutrient Adequacy: Assessment Using Food Consumption Surveys. Washington, DC: National Academy Press, 1986.
23. Ulrich CM. Am J Clin Nutr 2007:86:271–3.
24. Yetley EA, Brule D, Cheney MC et al. Am J Clin Nutr 89:719–27.

Sugestões de leitura

Beaton GH. When is an individual an individual versus a member of a group? Nutr Rev 2006;1:211–5.

Murphy SP, Barr SI, Yates AA. The recommended dietary allowance (RDA) should not be abandoned: an individual is both an individual and a member of a group. Nutr Rev 2006;1:313–8.

Rotulagem de alimentos*

F. Edward Scarbrough

***Abreviaturas: CDCP**, Centers for Disease Control and Prevention (Centros de Controle e Prevenção de Doenças); **Codex**, Comitê do *Codex Alimentarius*; **CSPI**, Center for Science in the Public Interest (Centro para a Ciência a Favor do Interesse Público); **DRI**, ingestão dietética de referência; **DSHEA**, *Dietary Supplement Health and Education Act* (Lei de Saúde e Educação sobre Suplementos Alimentares dos EUA); **EPA**, Environmental Protection Agency (Agência de Proteção Ambiental); **FAO**, Food and Agriculture Organization (Organização das Nações Unidas para Alimentação e Agricultura); **FDA**, Food and Drug Administration (Agência Reguladora de Medicamentos e Alimentos dos EUA); **FD&C Act**, *Food, Drug and Cosmetic Act of 1938* (Lei de Alimentos, Medicamentos e Cosméticos de 1938 dos EUA); **FDAMA**, *Food and Drug Administration Modernization Act* (Lei de Modernização da Food and Drug Administration); **FMIA**, *Federal Meat Inspection Act* (Lei de Inspeção Federal de Carnes dos EUA); **FNB**, *Food and Nutrition Board* (Conselho de Alimentos e Nutrição); **FPLA**, *Fair Packaging and Labeling Act* (Lei de Embalagem e Rotulagem dos EUA); **FSIS**, Food Safety and Inspection Service (Serviço de Inspeção e Segurança Alimentar dos EUA); **FTC**, Federal Trade Commission (Comissão Federal de Comércio dos EUA); **IOM**, Institute of Medicine (Instituto de Medicina); **NAS**, National Academy of Sciences (Academia Nacional de Ciências); **NLEA**, *Nutrition Labeling and Education Act* (Lei de Rotulagem e Educação Nutricional dos EUA); **NOAA**, National Oceanic and Atmospheric Administration (Agência Oceânica e Atmosférica dos EUA); **OMC**, Organização Mundial do Comércio; **OMS**, Organização Mundial da Saúde; **OWG**, Obesity Working Group (Grupo de Trabalho sobre Obesidade); **PDCAAS**, *Protein Digestibility–Corrected Amino Acid Score* (Escore de aminoácidos corrigido pela digestibilidade proteica); **PPIA**, *Poultry Products Inspection Act* (Lei de Inspeção de Derivados de Aves dos EUA); **RACC**, quantidades de referência; **RDA**, ingestão dietética recomendada; **RDI**, referência de ingestão diária; **REP**, relação de eficiência proteica; **RNI**, ingestão de nutrientes recomendada; **TTB**, Alcohol and Tobacco Tax and Trade Bureau (Secretaria Comercial e Fiscal de Álcool e Tabaco dos EUA); **USDA**, United States Department of Agriculture (Departamento de Agricultura dos EUA); **VD**, valor diário; **VDR**, valor diário de referência.

Nos Estados Unidos, a responsabilidade pela regulamentação de alimentos é compartilhada por várias agências federais. Os Centros de Controle e Prevenção de Doenças (CDCP), a Agência de Proteção Ambiental (EPA), a Comissão Federal de Comércio (FTC), a Agência Oceânica e Atmosférica (NOAA) e o Secretaria Comercial e Fiscal de Álcool e Tabaco (TTB), todos têm seu papel na regulamentação de alimentos. No entanto, quando se discute a rotulagem relacionada a nutrição e saúde, devemos nos concentrar apenas na Food and Drug Administration ou FDA (Agência Reguladora de Medicamentos e Alimentos) e no Serviço de Inspeção e Segurança Alimentar (FSIS). A FDA é responsável pela rotulagem de todos os alimentos, exceto produtos de carne, aves e ovos, que são de responsabilidade do FSIS.

Bases legais da rotulagem de alimentos nos Estados Unidos

Em 1906, em parte como resposta à indignação pública causada pela publicação da obra *The Jungle,* de Upton Sinclair,[1] que descrevia com detalhes as terríveis condições de trabalho e sanitárias dos abatedouros, o congresso americano aprovou as leis federais de alimentos e medicamentos[2] e de inspeção de carnes,[3] que autorizavam o governo federal a regulamentar a segurança e a qualidade dos alimentos. Ambas as leis proibiam que alimentos com falsa rotulagem fossem comercializados passando por fronteiras interestaduais.

Em 1938, a *Federal Food and Drugs Act* (Lei Federal de Alimentos e Medicamentos) foi substituída pela *Federal Food, Drug, and Cosmetic Act* (Lei Federal de Alimentos, Medicamentos e Cosméticos), a lei FD&C, que continua sendo a lei fundamental nos Estados Unidos.[4] Essa lei e suas interpretações subsequentes, por portarias e decisões judiciais, provaram ser uma ferramenta valiosa para controle dos rótulos de alimentos pela FDA.

Em 1967, a lei FD&C foi reforçada pela aprovação da Lei de Embalagem e Rotulagem (FPLA). Entre outras coisas, a FPLA exige que os rótulos de alimentos processados e embalados contenham o nome do alimento, o conteúdo líquido e informações para contato com o fabricante ou distribuidor.

Informações nutricionais

Histórico nos Estados Unidos

Em 1969, foi organizada pela Casa Branca a Conferência sobre Alimentos, Nutrição e Saúde, cujo objetivo era analisar deficiências da alimentação nos Estados Unidos.[5] A conferência recomendou que a FDA considerasse a possibilidade de desenvolver um sistema para identificar as qualidades nutricionais dos alimentos.[6]

Em 1971, principalmente em resposta às recomendações da conferência da Casa Branca, a FDA propôs normas para rotulagem de alimentos com informações sobre os teores de colesterol, gorduras e ácidos graxos;[7] em 1972, foram propostas as normas para inclusão no rótulo das informações nutricionais.[8] As normas definitivas foram publicadas em 1973[9] e entraram em vigor em 1975. Uma característica essencial dessas normas era que as informações nutricionais no rótulo só eram necessárias quando um nutriente era intencionalmente adicionado ao alimento, quando o rótulo continha uma alegação ou nos anúncios que apresentavam as propriedades nutricionais do alimento. Em 1984, as normas foram expandidas, quando a FDA acrescentou o sódio à lista de nutrientes que deveriam constar das informações nutricionais. O potássio também foi acrescentado como nutriente opcional.[10]

Nos anos 1980, o interesse continuado no papel da alimentação na saúde e na doença motivou o início de diversos estudos importantes. Entre eles, destacamos a divulgação, em 1988, do *Surgeon General's Report on Nutrition and Health*.[11] Esse relatório representa o primeiro reconhecimento formal pelo governo norte-americano do papel da alimentação em certas doenças crônicas. Em 1989, a National Academy of Sciences (NAS) publicou *Diet and Health: Implications for Reducing Chronic Disease Risk*,[12] artigo que apresentava evidências adicionais da crescente aceitação da dieta como fator de desenvolvimento de doenças crônicas, como a cardiopatia coronariana e o câncer. Além disso, o *Food and Nutrition Board* (FNB), da NAS, mediante um contrato com a FDA e o FSIS do USDA, reuniu um comitê para avaliar como os rótulos dos alimentos poderiam ser melhorados para ajudar o consumidor a adotar ou aderir a dietas saudáveis. O relatório do comitê, *Nutrition Labeling: Issues and Directions for the 1990s*,[13] apresentou uma série de recomendações ao governo.

Em resposta, o secretário de Serviços Humanos e de Saúde, Louis Sullivan, anunciou que a reforma da rotulagem de alimentos era uma das prioridades da FDA,[14] e, juntamente com o FSIS, a FDA conduziu uma série de encontros públicos em todo o país.[15] Em 1990, a FDA propôs amplas mudanças na rotulagem de alimentos, incluindo a obrigatoriedade das informações nutricionais na maioria deles.[16] No entanto, antes que a FDA publicasse suas normas definitivas, o congresso americano, que já vinha discutindo a questão dos rótulos de alimentos, aprovou, em 8 de novembro de 1990, a *Nutrition Labeling and Education Act* (Lei de Rotulagem e Educação Nutricional) (NLEA).[17] Em muitos aspectos, as exigências da NLEA refletem as normas propostas pela FDA em 1990. Talvez o aspecto mais importante da NLEA seja o fato de que a nova lei concedeu à FDA, explicitamente, autoridade para exigir a inclusão das informações nutricionais e para controlar as alegações nutricionais e mensagens relativas à saúde nos rótulos de alimentos. Um importante artigo da NLEA, a chamada cláusula martelo,[18] exigia que a FDA publicasse uma proposta de regulamentação dentro de um ano a partir da aprovação da lei (do contrário, a lei se tornaria vigente sem interpretação regulamentar) e publicasse a regulamentação final dentro de dois anos (do contrário, a regulamentação proposta passaria a ser considerada definitiva). Em 1991, a FDA divulgou mais de 20 propostas para implementação da NLEA.[19] Além dessas, a agência emitiu uma norma final sobre a inclusão *voluntária* de informações nutricionais sobre peixe cru e hortaliças frescas, no ponto de venda. Em 1992, a FDA publicou a regulamentação definitiva, que entrou em vigor em 1993.[20] Embora o Departamento de Agricultura dos Estados Unidos (USDA) não estivesse sujeito à NLEA, o FSIS, em conjunto com a FDA, emitiu, simultaneamente, propostas e normas finais para inclusão obrigatória de informações nutricionais nos rótulos de carnes e aves processadas e para inclusão *voluntária* dessas informações sobre carnes e aves cruas, no ponto de venda. Em 2003, a FDA modificou as normas de rotulagem para exigir a inclusão de dados sobre o teor de ácidos graxos *trans* nas informações nutricionais.[21]

Exigências

FDA

Gerais. As informações nutricionais devem estar presentes no rótulo de todos os alimentos regulamentados pela FDA, com algumas exceções, como mostra a Tabela 107.1.

Quando o alimento não for vendido embalado, as informações nutricionais podem ser fornecidas por meio de uma tabuleta colocada no balcão, cartão ou etiqueta, ou em folhas soltas destacadas de um fichário.

Tamanho da porção. As normas da FDA exigem que as informações nutricionais sejam expressas com base em um "tamanho de porção". Em muitos outros países, como vere-

Tabela 107.1 Alimentos isentos de rotulagem nutricional

Alimentos fabricados por pequenas empresas (venda bruta anual de alimentos abaixo de 50 mil dólares)
Alimentos servidos em restaurantes e assemelhados ou entregues em domicílio, prontos para consumo
Alimentos finos (*delicatessen*), produtos de panificação e confeitaria vendidos diretamente ao consumidor no local onde são preparados
Alimentos que não têm propriedades nutricionais significativas (exemplos são café instantâneo [puro, não adoçado] e a maioria dos condimentos)
Alimentos para lactentes e crianças (exceto fórmulas infantis) de até quatro anos de idade (essas categorias têm normas de rotulagem apropriadas para a idade e modificadas)
Suplementos alimentares (outras normas se aplicam)
Nutrição médica[a]
Alimentos a granel enviados para processamento ou embalagem antes da venda no varejo
Vegetais *in natura* e frutos do mar (um programa voluntário de rotulagem engloba esses alimentos, usando meios apropriados como rótulos em prateleiras, tabuletas e cartazes)
Alimentos doados ou distribuídos gratuitamente ao consumidor (não vendidos).
Peixes processados por encomenda e carnes de caça

[a]Seção 5(b) da lei sobre droga órfã: "[Nutrição médica] é um alimento formulado para ser consumido ou administrado por via enteral, sob supervisão de um médico, para tratamento dietético específico de uma doença ou problema de saúde que tenha exigências nutricionais particulares, com base em princípios científicos reconhecidos, definidas após avaliação médica.".

mos adiante, as informações nutricionais são expressas com base em um peso ou volume específico, como 100 g ou 100 mL. A FDA e muitos defensores dos direitos do consumidor argumentam, no entanto, que a informação sobre o teor em 100 g, por exemplo, não é relevante, já que muitos alimentos são consumidos em quantidades maiores ou menores que 100 g ou 100 mL. O argumento contrário é que nem todos os consumidores comem a mesma quantidade de um alimento ao se servirem de uma porção, e o peso ou volume específico torna muito mais fácil a comparação entre os diferentes alimentos.

Até 1990, a única exigência é que a indústria de alimentos optasse por um tamanho de porção "razoável". Nos anos que antecederam a aprovação da NLEA, muitos consumidores achavam que os fabricantes manipulavam os tamanhos de porções, declarando porções menores para mostrar um teor favorável dos nutrientes que as pessoas desejavam consumir em menor quantidade, ou porções maiores, para ressaltar o teor dos nutrientes positivos.

Um aspecto importante da NLEA é que ela obriga a FDA a "estabelecer normas que definam o tamanho da porção ou outra unidade de medida". Este capítulo da lei, como ficou comprovado, foi um dos mais difíceis de serem colocados em prática, dado o vasto número de alimentos, o constante lançamento de novos produtos alimentícios no mercado e as mudanças nos padrões de consumo, além do fato de que o consumo de um alimento em particular varia significativamente de uma pessoa para outra. Para levar a cabo essa tarefa, a FDA recorreu à consulta de pesquisas de âmbito nacional sobre o consumo de alimentos (primariamente, os censos alimentares de 1977 a 1978 e de 1987 a 1988, conduzidos pelo USDA),[22] e considerou, para cada categoria de produtos, três estimativas estatísticas, ou seja, a média, a mediana (percentil 50) e a moda (valor mais frequente). Usando esse procedimento, a FDA definiu as quantidades de referência habitualmente consumidas (RACC), expressas em gramas ou mililitros, de aproximadamente 150 categorias de alimentos diferentes, e forneceu aos fabricantes um processo para derivar das RACC os tamanhos de porção.

Dada sua complexidade, sempre houve preocupação com os tamanhos de porção declarados nas embalagens de alimentos, particularmente no que diz respeito à medida de uma única porção. Por exemplo, o Center for Science in the Public Interest (CSPI) encaminhou uma petição[23] à FDA em 2004 solicitando aumento da porção definida para três categorias de alimentos: bebidas não alcoólicas, *muffins* e salgadinhos em pacote. O CSPI também sugeriu que a FDA considerasse a possibilidade de aumentar o ponto de corte de outras categorias de alimentos cuja "porção única" é avantajada, como doces em barra, sopas liofilizadas, pratos congelados, massa de pizza e potes de frutas cortadas. Por exemplo, uma porção de refrigerante é definida como 240 mL (8 oz) e as garrafas de 480 mL (16 oz), 600 mL (20 oz) e 720 mL (24 oz) são rotuladas indicando que contêm múltiplas porções.

Outra área de preocupação foi o aumento do tamanho das porções tipicamente consumidas pelos americanos.[24-26] Muitos nutricionistas acreditam que essas porções maiores sejam um importante fator de contribuição para o problema crítico da obesidade nos Estados Unidos.[27] Em 2003, a FDA criou o Grupo de Trabalho sobre Obesidade (OWG), encarregado de elaborar um plano de ação para ajudar o consumidor a ter uma vida mais saudável por meio de uma melhor nutrição. A principal missão do OWG foi "desenvolver uma abordagem para aperfeiçoar e melhorar os rótulos de alimentos, de modo a ajudar o consumidor a evitar o ganho de peso e reduzir a obesidade". Em seu relatório final, o OWG recomendou à FDA que reavaliasse a regulamentação sobre tamanhos de porção, verificando especificamente: (a) se os alimentos cujo conteúdo da embalagem possa ser consumido, em condições normais, de uma só vez não devem declarar a embalagem toda como uma única porção; (b) quais categorias de alimentos, se houver, necessitam de uma atualização da RACC; e (c) se é válido mostrar informações comparativas sobre o teor calórico de porções menores de alimentos idênticos.[28]

Em 2005, para lidar com as questões que vinham sendo levantadas sobre os tamanhos de porções, a FDA publicou uma minuta de portaria sobre tamanhos de porções e a submeteu a consulta pública.[29]

Nutrientes que constam do painel de informações nutricionais. Os seguintes nutrientes precisam estar no quadro de informações nutricionais ou podem ser incluídos voluntariamente:

- Calorias (também podem ser expressas como calorias totais): O teor calórico por porção é declarado a incrementos de cinco até 50 calorias e, a partir daí, em incrementos de 10 calorias. O teor energético também pode ser expresso em quilojoules (kJ), entre parênteses. As normas da FDA indicam vários métodos para determinação do teor calórico, incluindo (a) fatores de conversão de Atwater;[30] (b) fatores gerais, 4, 4, e 9, para proteínas, carboidratos e gorduras, respectivamente, ou os mesmos fatores gerais, mas subtraindo-se as fibras insolúveis dos carboidratos totais; (c) fatores específicos aprovados pela FDA; ou (d) bomba calorimétrica. O termo "energia" pode ser adicionado entre parênteses depois de "Calorias totais".
- Calorias provenientes de gorduras: As calorias provenientes de gorduras e seus incrementos são declaradas do mesmo modo que as calorias. Se uma porção contiver menos de 0,5 g de gordura, as calorias provenientes de gorduras podem ser omitidas e a frase "Não é uma fonte significativa de calorias provenientes de gorduras" deve constar no final da tabela de informações nutricionais.
- Calorias provenientes de gorduras saturadas: A declaração sobre calorias provenientes de gorduras saturadas é *opcional.*
- Gorduras (gorduras totais): São definidas como ácidos graxos totais.* As quantidades devem ser arredondadas de 0,5 em 0,5 g até 5 g e de 1 em 1 g acima de 5 g, e podem ser declaradas como zero se a porção contiver menos de 0,5 g.

*N.R.C: É válido observar que quimicamente as gorduras são sintetizadas pela união de três ácidos graxos e uma molécula de glicerol, formando um éster. Elas são chamadas de triacilgliceróis. Entre as gorduras totais estão incluídas as gorduras saturadas e as insaturadas (monoinsaturadas e polinsaturadas).

- Gorduras saturadas (ou saturadas): As gorduras saturadas precisam ser citadas, com os mesmos incrementos e arredondamentos das gorduras totais.
- Gorduras *trans* (ou *trans*): São definidas como a soma de todos os ácidos graxos insaturados que contêm uma ou mais ligações duplas isoladas (ou seja, não conjugadas) em configuração *trans*, e precisam ser declaradas com os mesmos incrementos e arredondamentos das gorduras totais.
- Gorduras poli-insaturadas (ou poli-insaturadas): São definidas como ácidos graxos poli-insaturados com ligações duplas em configuração *cis*-, *cis*-metileno-interrompidos e sua inclusão no rótulo é opcional. Elas devem constar como um subitem das gorduras totais.
- Gorduras monoinsaturadas (ou monoinsaturadas): São definidas como ácidos graxos monoinsaturados que contêm apenas uma ligação *cis* e sua inclusão no rótulo é *opcional*, exceto se as gorduras poli-insaturadas forem declaradas ou se o rótulo contiver uma alegação sobre ácidos graxos ou colesterol.
- Colesterol: O colesterol é expresso em miligramas por porção, em incrementos de 5 mg, e pode ser declarado como zero se a porção contiver menos de 2 mg e se o rótulo do produto não contiver qualquer alegação sobre gorduras, ácidos graxos ou colesterol. Se não for necessário declarar o teor de colesterol, a frase "Não é uma fonte significativa de colesterol" deve constar no final da tabela de informações nutricionais.
- Sódio: O sódio deve ser declarado em miligramas por porção, a incrementos de 5 mg quando a porção contiver de 5 a 140 mg de sódio e a incrementos de 10 mg quando a porção contiver mais de 140 mg. O sódio pode ser declarado como zero se a porção contiver menos de 5 mg.
- Potássio: A inclusão do teor de potássio no rótulo é opcional e deve seguir as mesmas unidades e critérios do sódio.
- Carboidratos totais: A tabela de informações nutricionais precisa conter uma declaração sobre o teor de carboidratos, expresso em gramas. Se uma porção contiver menos de 1 g de carboidratos, o rótulo deve declarar "menos de 1 grama". Porções que contenham menos de 0,5 g de carboidratos podem ser declaradas como teor zero de carboidratos. O teor de carboidratos é determinado por diferença, ou seja, subtraindo-se, do peso total do alimento, a soma de proteína bruta, gorduras totais, umidade e cinzas.[31]
- Fibras alimentares: O teor de fibras alimentares precisa ser declarado segundo os mesmos critérios aplicados aos carboidratos totais.
- Fibras solúveis e fibras insolúveis: O teor de fibras solúveis e/ou insolúveis por porção é de declaração opcional, segundo os mesmos critérios aplicados às fibras alimentares.
- Açúcares: São definidos como a soma de todos os monossacarídeos e dissacarídeos livres (p. ex., glicose, frutose, lactose, sacarose), são declarados em gramas, novamente segundo os mesmos critérios aplicados aos carboidratos totais.
- Poliol (álcool de açúcar): Quando um alimento contém polióis, o teor destes por porção, em gramas, deve constar da tabela de informações nutricionais. Os polióis são definidos como a soma dos derivados de sacarídeos nos quais um radical hidroxila substitui um radical cetona ou aldeído, e cujo uso em alimentos tenha sido aprovado pela FDA (p. ex., manitol, xilitol, sorbitol).
- Outros carboidratos: São definidos como a diferença entre os carboidratos totais e a soma de fibras alimentares, açúcares e álcool de açúcar, e seu teor por porção é de declaração opcional.
- Proteínas: São declaradas em gramas por porção que contenha mais de 1 g de proteína. O teor de proteína é calculado multiplicando-se por 6,25 o teor de nitrogênio da porção (outros fatores podem ser aplicados a alimentos específicos).[32] A FDA também estipula diversos critérios de qualidade das proteínas. A qualidade da proteína é determinada por seu escore de aminoácidos corrigido pela digestibilidade proteica (PDCAAS).[33] Exceto no caso dos alimentos para crianças abaixo dos quatro anos de idade, a qualidade da proteína deve ser pelo menos 20%; do contrário, o rótulo deve indicar que o alimento não é uma fonte significativa de proteína. No caso dos alimentos comercializados para crianças abaixo dos quatro anos de idade, o PDCAAS deve ser de pelo menos 40% para que o alimento seja qualificado como fonte significativa de proteína. No caso dos alimentos para lactentes, a antiga relação de eficiência proteica (REP, um ensaio biológico da qualidade de uma proteína específica, medida pelo ganho de peso de um animal por grama de proteína ingerido) ainda é citada como medida de qualidade da proteína, e a REP deve ser pelo menos 40% do padrão de referência – a caseína – para que o alimento seja considerado fonte de proteína.
- Vitaminas e minerais: São expressos em percentual do valor diário (VD). Devem constar da lista, nesta ordem, vitamina A, vitamina C, cálcio e ferro. Pode-se declarar quaisquer outras vitaminas ou minerais citados na Tabela 107.2, a menos que o nutriente seja adicionado ao alimento ou que seja feita alguma alegação sobre o nutriente, caso em que o percentual do VD terá de ser declarado. Há exceções, como os nutrientes presentes em alimentos padronizados (p. ex., tiamina, riboflavina e niacina na farinha enriquecida) *e* quando o alimento padronizado é usado como ingrediente de outro alimento. Também estão isentos os nutrientes adicionados aos alimentos com finalidade estritamente tecnológica (p. ex., ácido ascórbico adicionado como antioxidante). Os percentuais de vitaminas e minerais são expressos em números arredondados a incrementos de 2% até o nível de 10%, a incrementos de 5% acima de 10% e até 50% e a incrementos de 10% a partir do nível 50%. Teores de vitaminas e minerais menores que 2% da referência de ingestão diária (RDI) podem ser declarados como zero.

RDA, VDR, RDI, VD, RNI e DRI. Essa verdadeira "sopa de letrinhas" tem uma história interessante e ainda em evolução. A ingestão dietética recomendada (RDA) foi estabelecida durante a Segunda Guerra Mundial por um comitê do *Food and Nutrition Board* da NAS, a pedido das forças armadas dos EUA, com o intuito de investigar problemas nutricionais que pudessem afetar a defesa nacional. O comitê criou uma

Tabela 107.2 Referências de ingestão diária

Nutriente	Referência de ingestão diária (RDI)
Vitamina A	5.000 UI
Vitamina C	60 mg
Cálcio	1.000 mg
Ferro	18 mg
Vitamina D	400 UI
Vitamina E	30 UI
Vitamina K	80 µg
Tiamina	1,5 mg
Riboflavina	1,7 mg
Niacina	20 mg
Vitamina B6	2 mg
Folato	400 µg
Vitamina B12	6 µg
Biotina	300 µg
Ácido pantotênico	10 mg
Fósforo	1.000 mg
Iodo	150 µg
Magnésio	400 mg
Zinco	15 mg
Selênio	70 µg
Cobre	2,0 mg
Manganês	2,0 mg
Cromo	120 µg
Molibdênio	75 µg
Cloreto	3.400 mg

série de recomendações sobre o consumo diário padrão de cada nutriente, que poderiam ser usadas para gerar recomendações nutricionais para militares, civis e para projetos de ajuda humanitária no exterior. As diretrizes definitivas, RDA (*recommended dietary allowance*), foram publicadas em 1941. O *Food and Nutrition Board* tem revisado periodicamente as RDA e, sempre que necessário, elas são retificadas. Mais recentemente, em um esforço conjunto dos governos do Canadá e dos Estados Unidos, o *Food and Nutrition Board* substituiu os valores de RDA (Estados Unidos) e os valores de ingestão de nutrientes recomendada (RNI) (Canadá) pelos valores de ingestão dietética de referência (DRI) e continua divulgando uma série de relatórios que visam a estabelecer valores de RDI ou referência de ingestão diária. Por exemplo, em 2005, foi publicado um relatório sobre energia e os macronutrientes carboidratos, fibras, gorduras, ácidos graxos, colesterol, proteína e aminoácidos.[34] Também foi divulgado outro relatório da série, sobre cálcio e vitamina D. A página de Internet da NAS IOM contém uma listagem dos valores de DRI de diversos nutrientes e grupos populacionais.[35]

Na proposta de rotulagem obrigatória de alimentos de 1990, a FDA substituiu os valores de US RDA (valores de referência no rótulo baseados em RDA, nos EUA), por dois grupos de valores de referência, a RDI de vitaminas e minerais e o valor diário de referência (VDR) dos macronutrientes, sódio e potássio. Embora a FDA considerasse necessário distinguir entre RDI e VDR para fins regulatórios, a agência não considerou a distinção importante para esclarecimento dos consumidores acerca das informações nutricionais apresentadas nos rótulos dos alimentos. Por sua própria conta, a FDA acabou definindo um único termo, o valor diário (VD), a ser usado nos rótulos. Com base em estudos, a agência havia determinado que muitos consumidores interpretavam os valores de RDA, VDR e DRI como exigências, e não como recomendações. Além disso, o VDR é usado, em certos casos, para planejamento alimentar, no sentido de limitar a ingestão de certos nutrientes (p. ex., gorduras), enquanto outros representam metas de ingestão adequada (p. ex., fibras). Em 2007, a FDA publicou uma consulta sobre uma minuta de portaria, solicitando comentários sobre a definição de novos valores de referência (ou seja, RDI e VDR).[36]

O atual VDR, mostrado na Tabela 107.3, baseia-se em uma ingestão calórica de referência de 2000 calorias diárias.

Formato. Um aspecto significativo das normas da FDA que colocaram em prática a NLEA foi a criação da tabela de informações nutricionais, hoje presente nos rótulos da maioria dos alimentos embalados dos Estados Unidos. Kessler et al.[37] descreveram o processo aplicado pela FDA no desenvolvimento da tabela de informações nutricionais para rotulagem. As normas são bem específicas na definição de tamanhos de fontes, cores, espaçamento entre caracteres e elementos gráficos obrigatórios.[38] A Figura 107.1 mostra um exemplo de formato básico de rotulagem.

As normas permitem o uso de outros formatos em condições específicas. Por exemplo, se não houver espaço suficiente para o formato básico no rótulo, é permitido usar um formato vertical em embalagens pequenas. Embalagens que contenham dois ou mais alimentos distintos podem usar um formato de rotulagem agregado. Pode haver dizeres de rotulagem em outros idiomas, desde que o inglês seja o primeiro. As informações nutricionais dizem respeito ao produto *embalado*, mas podem ser inseridas informações adicionais sobre o teor de nutrientes na preparação (p. ex., uma mistura para bolo pode declarar o teor de nutrientes da mistura e do bolo, depois de assado conforme as instruções). Pode-se usar um formato simplificado se o produto contiver quantidades insignificantes de oito ou mais dos seguintes nutrientes: calorias, gorduras totais, gorduras saturadas, gorduras *trans*, colesterol, sódio, carboidratos totais, fibras alimentares, açúcares, proteínas, vitamina A, vitamina C, cálcio e ferro.

Conformidade. As normas da FDA especificam os métodos analíticos usados pela agência para verificar a exatidão das informações nutricionais. Os fabricantes têm liberdade de

Tabela 107.3 Valores diários de referência

Componente do alimento	Unidade de medida	Valor diário de referência (VDR)
Gordura	gramas (g)	65
Ácidos graxos saturados	gramas (g)	20
Colesterol	miligramas (mg)	300
Carboidratos totais	gramas (g)	300
Fibras	gramas (g)	25
Sódio	miligramas (mg)	2.400
Potássio	miligramas (mg)	3.500
Proteína	gramas (g)	50

INFORMAÇÃO NUTRICIONAL

Porção: 1 xícara (228 g)
2 porções por embalagem

Quantidade por porção	
Calorias 260	Calorias provenientes de gorduras 120
	% do VD*
Gorduras totais 13 g	**20%**
Gorduras saturadas 5 g	**25%**
Gorduras trans 2 g	
Colesterol 30 mg	**10%**
Sódio 660 mg	**28%**
Carboidratos totais 31 g	**10%**
Fibra alimentar 0 g	**0%**
Açúcares 5 g	
Proteínas 5 g	
Vitamina A 4% •	Vitamina C 2%
Cálcio 15% •	Ferro 4%

*As porcentagens dos valores diários (VD) são baseadas em uma dieta de 2.000 calorias. Seus valores diários podem ser mais altos ou mais baixos, dependendo de sua necessidade calórica:

	Calorias	2.000	2.500
Gorduras totais	Inferior a	65 g	80 g
Gorduras saturadas	Inferior a	20 g	25 g
Colesterol	Inferior a	300 mg	300 mg
Sódio	Inferior a	2.400 mg	2.400 mg
Carboidratos totais		300 g	375 g
Fibra alimentar		25 g	30 g

Calorias por grama:
Gorduras 9 • Carboidratos 4 • Proteínas 4

Figura 107.1 Exemplo de rótulo com tabela de informações nutricionais.

usar qualquer método analítico para determinar os teores de nutrientes, mas em caso de controvérsia, será usado o método da FDA. A FDA definiu duas classes de nutrientes para fins de conformidade: *classe I* (nutrientes adicionados em alimentos fortificados ou industrializados) e *classe II* (nutrientes naturalmente presentes nos alimentos). Na *classe I* – vitaminas, minerais, proteínas, fibras alimentares ou potássio – o teor do nutriente deve ser pelo menos igual ao valor daquele nutriente declarado no rótulo. Na *classe II* – vitaminas, minerais, proteínas, carboidratos totais, fibras alimentares, outros carboidratos, gorduras mono- ou poli-insaturadas ou potássio – o teor do nutriente deve ser pelo menos 80% do valor declarado no rótulo. O rótulo do alimento será considerado incorreto se o teor declarado de calorias, açúcares, gorduras totais, gorduras saturadas, gorduras *trans*, colesterol ou sódio for menor de 80% do encontrado no alimento. São aceitáveis excessos razoáveis de vitaminas, minerais, proteínas, carboidratos totais, fibras alimentares, outros carboidratos, gorduras poli-insaturadas, gorduras monoinsaturadas ou potássio em relação ao teor expresso no rótulo. Também são aceitáveis deficiências razoáveis de calorias, açúcares, gorduras totais, gorduras saturadas, gorduras *trans*, colesterol ou sódio em relação aos teores expressos no rótulo. A FDA também fornece orientação para a criação de base de dados para determinação de valores de nutrientes.[39]

Departamento de Agricultura dos Estados Unidos

O FSIS é responsável por regulamentar a rotulagem de derivados de carne e aves de acordo com a Lei de Inspeção Federal de Carnes (FMIA) e a Lei de Inspeção de Derivados de Aves (PPIA)[40] e também está autorizado a regulamentar os rótulos de alimentos derivados de espécies exóticas de animais, de acordo com a lei de comércio de produtos agrícolas de 1946.[41] Portanto, como a NLEA só apresentou emenda à lei federal de alimentos, medicamentos e cosméticos, o USDA não foi obrigado a adotar as normas obrigatórias de rotulagem para os alimentos que se encontram dentro do seu âmbito de controle. No entanto, de modo coordenado com a FDA, o USDA adotou voluntariamente novas normas abrangentes, que obrigam a maioria dos alimentos a exibir no rótulo as informações nutricionais. Atualmente, as informações nutricionais devem estar presentes nos rótulos de todos os derivados de carnes e aves destinados ao consumo humano e postos à venda, exceto em produtos crus, de um único ingrediente e outros casos de isenção.[42] As exigências para derivados de carnes e aves são virtualmente idênticas às dos alimentos regulamentados pela FDA.

Rotulagem para restaurantes

No passado, a FDA orientava quanto às informações nutricionais de refeições servidas em restaurantes.[43] No parágrafo 101.10 do Código de Normas Federais, a agência indicava que, mediante solicitação, qualquer restaurante deveria fornecer informações nutricionais sobre alimentos ou refeições servidos com alegações sobre teor de nutrientes ou benefício à saúde. A norma exigia que fosse fornecida a informação sobre o teor do nutriente objeto da alegação. Por exemplo, a alegação de que uma refeição ou alimento tinha baixo teor de gordura deveria ser acompanhada da informação sobre o conteúdo total de gordura, em gramas, naquele alimento ou refeição. O teor de nutrientes poderia ser determinado com base em receitas, livros de culinária, bases de dados etc., sem qualquer formato específico obrigatório. Várias jurisdições, como a cidade de Nova York, Filadélfia, os estados de Massachusetts e Califórnia, e vários condados importantes obrigaram os restaurantes a exibir informações nutricionais sobre os alimentos.[44]

Em 23 de março de 2010, o presidente Obama assinou a lei de reforma da saúde.[45] A seção 4205 da nova lei expandiu as disposições da NLEA, estabelecendo novas exigências de informações nutricionais para itens padrão do cardápio de "restaurantes ou estabelecimentos semelhantes de venda de alimentos no varejo, integrantes de cadeias com 20 ou mais pontos de venda que operem sob o mesmo nome (independentemente de quem seja o proprietário de cada ponto) e que coloquem à venda substancialmente os mesmos itens de cardápio". Os estabelecimentos sujeitos às novas exigências devem estabelecer, de modo claro e bem visível, as seguintes informações:

- Número de calorias contidas no item padrão do cardápio
- Uma declaração sucinta sobre a ingestão calórica diária sugerida

Além disso, os restaurantes também devem fornecer outras informações nutricionais, como o teor de gorduras, e devem disponibilizar informações sobre outros nutrientes aos consumidores que as solicitarem. Essas informações adicionais devem estar disponíveis em forma escrita, nas dependências do restaurante ou do estabelecimento de varejo. Alguns alimentos estão isentos do cumprimento dessas exigências, como itens não listados no cardápio (p. ex., condimentos, prato especial do dia) ou itens temporários do cardápio que sejam oferecidos por menos de 60 dias do ano calendário.

Em 21 de março de 2011, a FDA divulgou uma minuta de portaria para implantar as novas exigências. As normas abordam a padronização de receitas e métodos de preparo, variações razoáveis no tamanho das porções e formulação de itens de cardápio, espaço nos cardápios e lousas, erro humano inadvertido, treinamento de funcionários do setor de alimentação, variações de ingredientes e exigências sobre o modo e o formato de exibição do teor de nutrientes. A FDA também baixou normas para determinação e divulgação do teor de nutrientes em itens padrão do cardápio disponíveis em diversos sabores, variedades ou combinações, porém citados uma só vez no cardápio (p. ex., refrigerantes, sorvete, pizza, rosquinhas, menu infantil).

As máquinas automáticas de venda de alimentos também estão sujeitas às novas regulamentações, com algumas exceções. O teor calórico deve ser informado pelo operador da máquina quando um alimento vendido dessa forma não permitir que o comprador examine a tabela de informações nutricionais antes de comprá-lo, ou não contenha informações nutricionais visíveis no ponto de venda.

Em 7 de julho de 2010, a FDA anunciou que uma consulta pública estava sendo conduzida para buscar informações que ajudassem a agência a implantar a nova lei federal.[46] Nos Estados Unidos, a lei de reforma da saúde se antecipa a leis estaduais e municipais sobre informações nutricionais. As novas exigências de rotulagem criam um padrão nacional que tem precedência sobre as exigências municipais e estaduais.

Rotulagem de suplementos alimentares

Nos Estados Unidos, a rotulagem de suplementos alimentares é normatizada pela Lei de Saúde e Educação sobre Suplementos Alimentares de 1944 (DSHEA),[47] que tem algumas diferenças em relação ao disposto na NLEA. Com base na DSHEA, a FDA definiu normas para regulamentar o seguinte:

- Rotulagem com informações nutricionais, declaração de identidade e rotulagem de ingredientes[48]
- Teor de nutrientes e alegações de benefício à saúde, alegações de percentuais comparativos e declarações obrigatórias de isenção de alegações sobre a relação estrutura/função[49]
- Requisitos para uso da declaração de conteúdo de nutrientes de "alta potência" e "antioxidantes"[50]
- Definição de alegações de relação estrutura/função que podem ser usadas em suplementos alimentares[51]
- Alerta obrigatório em suplementos que contenham ferro e requisitos de embalagens especiais para suplementos de ferro de alta potência[52]

Os suplementos alimentares e seus respectivos rótulos serão abordados em outro capítulo.

Informações nutricionais internacionais

Codex

O Comitê *Codex Alimentarius* (Codex), órgão das Nações Unidas copatrocinado pela Organização das Nações Unidas para a Agricultura e Alimentação (FAO) e pela Organização Mundial da Saúde (OMS), foi criado em 1963 com o intuito de desenvolver padrões alimentares de consenso internacional que protegessem a saúde dos consumidores e garantissem práticas justas no comércio de alimentos.[53] O Codex é reconhecido pela Organização Mundial do Comércio (OMC) como referencial na resolução de conflitos que envolvam segurança alimentar.[54] O Codex elaborou diretrizes que exigem a inclusão obrigatória de informações nutricionais nos rótulos de alimentos que façam alegações sobre nutrição; nos demais casos, a inclusão dessas informações é opcional.[55] Nos casos em que se aplica a rotulagem com informações nutricionais, deve ser declarado o teor de calorias, proteínas, carboidratos disponíveis (excluindo-se fibras alimentares), gorduras e qualquer outro nutriente que seja objeto de uma alegação. Quando existe uma alegação sobre o tipo ou quantidade de carboidratos, a quantidade total de açúcares precisa ser declarada. Quando existe uma alegação sobre a quantidade e/ou o tipo de ácidos graxos ou sobre o teor de colesterol, as quantidades de ácidos graxos saturados, monoinsaturados e poli-insaturados e de colesterol devem ser declaradas. Muitos países seguem as diretrizes do Codex para estabelecer suas normas de rotulagem de alimentos.[56]

Outros países

Em janeiro de 2012, aproximadamente 63 países já faziam algum tipo de exigência sobre a inclusão de informações nutricionais nos rótulos de alimentos.[57] Muitos países exigem a inclusão das informações nos rótulos de alimentos com alegações nutricionais ou de alimentos para fins especiais (p. ex., União Europeia [UE], Equador, Hungria, Indonésia, Japão, Cingapura, África do Sul, Tailândia e Vietnã). Outros exigem esse tipo de rótulo em certos alimentos para fins especiais e outros especificam categorias de alimentos (p. ex., países membros do Conselho de Cooperação do Golfo [Bahrein, Kuwait, Omã, Qatar, Arábia Saudita e Emirados Árabes Unidos], Costa Rica, Croácia, Maurício, Marrocos, Nigéria, Peru, Filipinas e Venezuela). A rotulagem com informações nutricionais é exigida para a maioria dos alimentos pré-embalados em vários países – Estados Unidos, Canadá, Austrália, Nova Zelândia, Argentina, Brasil, Paraguai, Uruguai, Israel, Malásia e Índia. Vários países serão abordados resumidamente nas próximas seções.

China, Hong Kong e Taiwan. Em 21 de abril de 2010, a China notificou a OMC a respeito da norma TBT/N/CHN/734, que trata do padrão para rotulagem nutricional de alimentos pré-embalados, emitido pelo órgão nacional responsável por segurança alimentar. Essa medida "prescreve os princípios básicos e as exigências para inclusão de alegações e de informações nutricionais nos rótulos de alimentos pré-embalados fornecidos diretamente ao consumidor". As normas chinesas entraram em vigor em 1º de janeiro de 2013.[57] Em 28 de maio de 2008, o conselho legislativo de Hong Kong aprovou uma norma de rotulagem nutricional que entrou em vigor em 1º de julho de 2010. Segundo essa nova regulamentação, todo alimento pré-embalado vendido em Hong Kong deve incluir no rótulo o teor de calorias e de sete nutrientes, incluindo proteínas, carboidratos, gorduras, gorduras saturadas, gorduras *trans*, sódio e açúcares. Taiwan enviou uma notificação sobre a intenção de exigir informações nutricionais no rótulo de todos os produtos fabricados depois de 1º de janeiro de 2008. Os elementos a serem exigidos no rótulo incluem calorias, proteínas, gorduras (saturadas e *trans*), carboidratos, sódio e qualquer outro nutriente sobre o qual seja feita uma alegação. O teor dos nutrientes deve ser expresso em unidades de 100 g ou gramas por porção. Também deve ser declarado o número de porções na embalagem.

México. O México propôs que as informações nutricionais no rótulo sejam obrigatórias, não opcionais.

Canadá. O Canadá exige a inclusão de informações nutricionais no rótulo da maioria dos alimentos pré-embalados, em uma tabela semelhante à dos Estados Unidos, com a diferença de ser bilíngue (em inglês e francês), naturalmente. As normas de rotulagem de alimentos no Canadá foram publicadas em 2003,[58] com emendas subsequentes em 2005.[59] As normas canadenses controlam rigorosamente o formato da tabela de informações nutricionais, sendo usada uma árvore de decisão para escolha entre quase 30 formatos principais, cada um deles com diversos subformatos. Por exemplo, a preferência é por formatos verticais, seguidos de horizontais ou lineares.

Austrália e Nova Zelândia. Alimentos comercializados na Austrália e Nova Zelândia são regulamentados por uma agência binacional, a Food Standards Australia New Zealand. Os alimentos embalados vendidos nos dois países, com algumas exceções especificadas, precisam conter em seu rótulo a tabela de informações nutricionais. A declaração de percentual do VD é opcional. As normas de rotulagem de alimentos na Austrália e Nova Zelândia podem ser consultadas nos padrões australianos.[60]

Argentina, Brasil, Paraguai e Uruguai. Esses países implantaram as informações nutricionais obrigatórias nos rótulos de alimentos embalados, com algumas exceções específicas, desde agosto de 2006. Em 2006, o Mercosul definiu que todos os rótulos de alimentos incluíssem informações sobre o teor de ácidos graxos *trans*.[61] As informações nutricionais são apresentadas por porção, incluindo os nutrientes obrigatórios (calorias, carboidratos, proteínas, gorduras totais, gorduras saturadas, gorduras *trans*, fibras alimentares e sódio). Também deve ser declarado o percentual do VD, segundo as recomendações da FAO/OMS, exceto no caso das gorduras *trans*, que não têm valor recomendado. No caso do sódio, em vez do VD, é usada a meta de 2400 mg. Permite-se a inclusão de alguns nutrientes opcionais, como carboidratos específicos (açúcares, polióis, amido), outros componentes lipídicos (colesterol, ácidos graxos mono- e poli-insaturados) e fibras solúveis e insolúveis. Vitaminas e minerais só podem ser incluídos se o seu teor por porção for mais de 5% da RDI estabelecida pela FAO/OMS.

Israel. Israel é notável por ter implantado em 1993 a obrigatoriedade das informações nutricionais nos rótulos de alimentos pré-embalados, nos quais devem ser citados os quatro principais componentes (calorias, gorduras, proteínas e carboidratos). Os nutrientes são declarados "por 100 g/100 mL" (a menção "por porção" é opcional).

Malásia e países do sudeste asiático. O Ministério da Saúde da Malásia elaborou uma emenda às normas sobre alimentos em 29 de setembro de 2005, tornando obrigatória a inclusão das informações nutricionais nos rótulos de certos alimentos, além de regulamentar alegações de nutrição e saúde. As normas da Malásia seguem, em grande parte, as diretrizes do Codex sobre informações nutricionais, em termos de formato dos rótulos, componentes a serem incluídos e modo de expressão. Em outros países do sudeste asiático – notadamente Indonésia, Filipinas, Cingapura e Tailândia – a tabela de informações nutricionais é opcional, a menos que o alimento seja fortificado ou que sejam feitas alegações. A Tailândia também exige as informações nutricionais no rótulo de alguns produtos embalados, como batatas fritas, pipoca, salgadinhos, bolachas, biscoitos e *wafers* recheados. A Tailândia e as Filipinas regulamentaram as normas de modo muito semelhante às exigências da NLEA dos Estados Unidos.[62]

Índia. Desde 2008, alimentos embalados vendidos na Índia precisam conter informações nutricionais no rótulo.[63] O rótulo também deve conter o selo de um dos três organismos responsáveis por verificar as informações (da International Organization for Standardization, da Food Products Order, regulada pelo ministério das indústrias de processamento de alimentos, ou do Agricultural Information Network, que pertence ao ministério da agricultura).

União Europeia. A rotulagem de alimentos está harmonizada em toda a União Europeia. A matéria é normatizada pela Diretriz do Conselho 90/496/EEC,[64] publicada em 1990, e suas emendas, das quais a mais importante é a Diretriz do Conselho 2008/100/EC, de 28 de outubro de 2008, sobre as definições de ingestão diária recomendada.[65] A inclusão de informações nutricionais nos rótulos passaria a ser obrigatória para todos os alimentos comercializados na UE a partir de 1º de janeiro de 2014.[66] Somente são permitidas alegações sobre calorias, proteínas, carboidratos, gorduras, fibras alimentares, sódio, vitaminas e minerais. As informações estampadas no rótulo incluem calorias, proteínas, carboidratos e gorduras, a menos que haja alguma alegação sobre açúcares, ácidos graxos saturados, fibras alimentares ou sódio, caso em que as quantidades desses elementos também deverão ser incluídas. Também podem ser expressas as quantidades de ácidos graxos monoinsaturados, ácidos graxos poli-insaturados, colesterol, vitaminas e minerais. O teor dos nutrientes é declarado em 100 g ou 100 mL, mas também pode ser expresso por porção ou por embalagem. As informações sobre vitaminas e minerais devem ser expressas em percentuais da ingestão dietética recomendada (RDA).

Alegações

Alegações sobre teor de nutrientes

Estados Unidos

Outro aspecto significativo da NLEA é que a FDA foi solicitada a desenvolver, por regulamentação, definições padronizadas das alegações sobre teor de nutrientes. Essas alegações descrevem o teor de um nutriente ou substância alimentar (p. ex., fibra) no produto, usando termos como "isento de", "alto teor de" ou "baixo teor de", ou comparam o teor de um nutriente no alimento com o de outro alimento, usando termos como "mais", "teor reduzido de" ou "*light*". A FDA e o USDA definiram diversas alegações básicas (p. ex., "isento de", "baixo teor de", "magro", "extra magro", "alto teor de", "boa fonte de", "teor reduzido de", "menor quantidade de", "*light*", "menos") e diversos sinônimos para essas expressões. Por exemplo, "isento de" pode ser também expresso como "zero", "sem", "ausência de", "fonte mínima de", "fonte desprezível de" e "fonte insignificante de". Os sinônimos de "baixo teor de" incluem "pouco(s)/pouca(s)" (para calorias), "contém pequenas quantidades de", e "baixa fonte de". O uso de alegações sobre teor de nutrientes em alimentos convencionais limita-se aos nutrientes que tenham um VD definido, com base nas recomendações de ingestão daquele nutriente contidas nas diretrizes alimentares do Estados Unidos ou na NAS. A página de Internet da FDA contém informações sobre os critérios de uso das alegações sobre teor de nutrientes.[67]

É importante ressaltar alguns pontos sobre termos que continuam a confundir o consumidor. Primeiramente, "isento de" não significa zero. Em vez disso, como o zero absoluto é difícil de se medir e garantir, "isento de" indica uma quantidade insignificante do nutriente em termos da alimentação diária. Em segundo lugar, alimentos naturalmente "isentos de" ou que têm "baixo teor de" um nutriente sem processamento adicional devem indicar esse fato ao fazerem uma alegação. Certas afirmativas, como "brócolis, um alimento isento de gordura" ou "aipo, um alimento de baixa caloria" são exigidas com a intenção de ajudar o consumidor a entender que estes brócolis ou este aipo não são diferentes de outros da sua espécie.

Em uma das emendas mais recentes às normas sobre teor de nutrientes, a FDA e o USDA definem "saudável" como sendo uma alegação implícita sobre um teor de nutrientes que caracteriza um alimento cujos teores de gorduras totais, gorduras saturadas, colesterol e sódio são "saudáveis".[68]

Considerações internacionais

Vários países permitem alegações sobre teor de nutrientes. O Codex também estabeleceu diretrizes para as alegações sobre teor de nutrientes. Segundo as diretrizes do Codex, as únicas alegações permitidas sobre teor de nutrientes são as relativas a calorias, proteínas, carboidratos, gorduras e seus componentes (p. ex., gorduras saturadas ou *trans*), fibras, sódio, vitaminas e minerais, para os quais o Codex adota valores de referência. Diferentemente das normas dos Estados Unidos, as alegações orientadas pelo Codex são baseadas em 100 g para alimentos sólidos e 100 mL para líquidos. Por exemplo, "baixo teor de" gordura pode ser afirmado sobre alimentos com 3 g de gordura ou menos por 100 g de alimento sólido ou com 1,5 g ou menos de líquido. Mais informações sobre as diretrizes do Codex para alegações sobre teor de nutrientes podem ser encontradas na publicação do Codex intitulada *Food Labelling*,[69] disponível na página de Internet do Codex.[70]

Alegações de benefício à saúde

Estados Unidos

Uma "alegação de benefício à saúde" indica uma relação entre o alimento ou componente do alimento e menor risco de uma doença ou problema de saúde. Uma alegação de benefício à saúde tem dois componentes essenciais: uma substância (alimento ou componente de alimento) e uma doença ou problema de saúde. Uma afirmativa que não contenha nenhum desses elementos não se enquadra na definição de alegação de benefício à saúde, segundo as autoridades regulatórias. Por exemplo, afirmativas sobre o papel de certos padrões alimentares ou categorias gerais de alimentos (p. ex., frutas e legumes) na saúde são consideradas orientações alimentares, não alegações de benefício à saúde. Orientações alimentares usadas em rótulos de alimentos devem ser verdadeiras e não podem ser enganosas. Afirmativas sobre o papel de uma substância específica na manutenção das estruturas ou funções normais e saudáveis do corpo (p. ex., "o cálcio fortalece os ossos") são consideradas alegações de propriedades estruturais/funcionais. Diferentemente das alegações de benefício à saúde, as orientações alimentares e alegações de propriedades estruturais/funcionais não estão sujeitas a análise e autorização pela FDA.

Os três meios pelos quais a FDA fiscaliza as alegações de benefício à saúde são: (a) alegações de benefício à saúde autorizadas pela NLEA, (b) alegações de benefício à saúde baseadas em parecer de autoridade e (c) alegações de benefício à saúde com ressalvas.

1. Alegações de benefício à saúde autorizadas pela NLEA: A NLEA prevê a inserção nos rótulos de alimentos de alegações de benefício à saúde que caracterizem uma relação entre um alimento, componente de alimento ou ingrediente alimentar e o risco de uma doença (p. ex., "uma alimentação rica em cálcio pode reduzir o risco de osteoporose"), desde que tais alegações sejam autorizadas por uma norma da FDA. A FDA autoriza esses tipos de alegações de benefício à saúde com base em extensivas revisões da literatura científica, geralmente a partir do recebimento de uma petição sobre uma alegação de benefício à saúde, usando um padrão de *consenso científico significativo* para determinar se a relação entre o nutriente

e a doença está bem estabelecida. As alegações autorizadas pela NLEA incluem: cálcio e osteoporose;[71] sódio e hipertensão;[72] gordura e câncer;[73] gorduras saturadas/colesterol e doença arterial coronariana;[74] cereais, frutas e legumes que contêm fibras e câncer;[75] cereais, frutas e legumes que contêm fibras, particularmente fibras solúveis, e doença arterial coronariana;[76] frutas e legumes, e câncer;[77] folato e defeitos do tubo neural;[78] edulcorantes de carboidratos não cariogênicos e cáries dentárias;[79] fibras solúveis de certos alimentos e doença arterial coronariana;[80] proteína de soja e doença arterial coronariana;[81] e ésteres vegetais de esteróis e estanóis, e doença arterial coronariana.[82]

2. Alegações de benefício à saúde baseadas em parecer de autoridade. A Lei de Modernização da Food and Drug Administration de 1997 (FDAMA)[83] prevê uma segunda forma de uso de alegações de benefício à saúde nos alimentos. A FDAMA permite, após notificação à FDA, a inclusão de alegações de benefício à saúde baseadas em um "parecer de autoridade" proveniente de um organismo científico do governo dos EUA ou da NAS. As alegações notificadas segundo a FDAMA incluem cereais integrais e doenças cardíacas e certos tipos de câncer ("Dietas ricas em cereais integrais e outros alimentos de origem vegetal, alimentos com baixo teor de gordura total, gordura saturada e colesterol podem reduzir o risco de doença cardíaca e alguns tipos de câncer"); potássio e pressão arterial elevada e acidente vascular cerebral ("Dietas que contenham boas fontes de potássio e baixo teor de sódio podem reduzir o risco de pressão arterial elevada e acidente vascular cerebral"); água fluoretada e cáries dentárias ("O consumo de água fluoretada pode reduzir o risco de [cáries dentárias ou deterioração dos dentes]"); e gorduras saturadas, colesterol e gorduras *trans*, e doença cardíaca ("Dietas com baixo teor de gorduras saturadas e colesterol, e com o menor teor possível de gorduras *trans* podem reduzir o risco de doença cardíaca").
3. Alegações de benefício à saúde com ressalvas. O projeto de 2003 da FDA, intitulado Informações de Saúde ao Consumidor para uma Melhor Nutrição, previa o uso de alegações de benefício à saúde com ressalvas, quando existissem novas evidências de uma relação entre um alimento ou componente de alimento e menor risco de doença ou problema de saúde.[84] Nesse caso, as evidências não são suficientemente estabelecidas para atender o padrão de consenso científico significativo exigido pela FDA para emitir uma norma de autorização. Exemplos de alegações cujas evidências a FDA considera insuficientes para estabelecer uma regulamentação incluem tomate e/ou molho de tomate e cânceres de próstata, ovário, estômago e pâncreas; cálcio e câncer colorretal e cálcio e pólipos colônicos/retais recorrentes; chá-verde e câncer; amêndoas e afins, e doença cardíaca; ácidos graxos monoinsaturados do azeite de oliva e doença arterial coronariana; ácidos graxos insaturados do óleo de canola e doença arterial coronariana; óleo de milho e doença cardíaca; fosfatidilserina e disfunção cognitiva e demência; picolinato de cromo e diabetes; e cálcio e hipertensão, hipertensão gestacional e pré-eclâmpsia.

Essas alegações devem ser acompanhadas de textos que as qualifiquem como afirmativas cujas evidências de apoio são limitadas. São exemplos de ressalvas: "Embora existam evidências científicas de apoio a essa alegação, tais evidências não são conclusivas", "Algumas evidências científicas sugerem... no entanto, a FDA determinou que tais evidências são limitadas e não conclusivas", e "Pesquisas científicas preliminares e muito limitadas sugerem...mas a FDA concluiu que há pouca evidência científica em apoio a essa alegação".

Internacionais

Codex. O Codex elaborou diretrizes bem gerais sobre alegações de benefício à saúde, que recomendam:

> As alegações de benefício à saúde devem ser baseadas em evidências científicas atuais e relevantes, e o grau de comprovação deve ser suficiente para consubstanciar o tipo de efeito alegado e sua relação com a saúde, conforme reconhecido por revisões científicas geralmente aceitas dos dados, e o embasamento científico deve ser revisado à medida que surjam novos conhecimentos. As alegações de benefício à saúde devem conter duas partes: 1. Informações sobre o papel fisiológico do nutriente ou sobre uma relação aceita entre dieta e saúde, seguidas de 2. Informações sobre a composição do produto relevantes para o papel fisiológico do nutriente ou para a relação aceita entre dieta e saúde, a menos que a relação se baseie em um alimento ou alimentos completos, caso em que a pesquisa não estabeleça uma ligação com elementos específicos da composição do alimento.

Qualquer alegação de benefício à saúde precisa ser aceita ou ser considerada aceitável para as autoridades competentes do país onde o produto é comercializado.

União Europeia. Um dos processos mais interessantes, no cenário internacional, foi a tentativa da União Europeia de regulamentar as alegações de benefício à saúde nos rótulos de alimentos. Em dezembro de 2006, o Conselho e Parlamento Europeu adotou uma norma sobre alegações de benefício à saúde e nutrição relativas a alimentos.[85] Essa norma define regras harmonizadas em toda a União Europeia para uso de alegações de benefício à saúde, como por exemplo, "redução do colesterol sanguíneo". A Agência Europeia de Segurança Alimentar deve validar as alegações com base em estudos científicos apresentados pelos fabricantes. A agência está analisando mais de 4.000 alegações de benefício à saúde e, até agora, já rejeitou mais de 80% delas. Um exemplo de alegação rejeitada é a de que o chá verde é bom para a pressão arterial, para os níveis de colesterol, para os ossos e dentes, ou que funciona como antioxidante, reduzindo os efeitos do envelhecimento.[86]

Uso de selos nas embalagens

O uso de símbolos, logotipos e ícones no painel principal das embalagens com o objetivo de transmitir informações nutricionais sobre o alimento tornou-se uma prática de mercado comum em muitos países (p. ex., Reino Unido, Suécia, Austrália e Estados Unidos). Diferentes sistemas usam diferentes critérios para permitir o uso desses selos, e alguns são marcas registradas. Isso levou à preocupação de que o significado dos diferentes sistemas de classificação pudesse gerar confusão na mente do consumidor. A FDA, em conjunto com a CDCP, solicitou à NAS uma revisão dos símbolos e sistemas de classificação nutricional usados nas embalagens de alimentos. O comitê analisou os benefícios potenciais de um único sistema de orientação para uso nas embalagens de alimentos, padronizado e regulamentado pela FDA. O comitê também elaborou conclusões sobre qual(ais) sistema(s) são mais efetivos na promoção da saúde e como maximizar o uso e eficácia do(s) sistema(s).[87] A FDA também anunciou o início de duas pesquisas quantitativas com consumidores sobre a efetividade relativa dos esquemas existentes e alternativos de rotulagem como auxiliares na tomada de melhores decisões alimentares pela população dos EUA.[88]

O site da *National Policy and Legal Analysis Network to Prevent Childhood Obesity*, do Centro de Saúde Pública da Faculdade de Direito William Mitchell College,[89] apresenta uma excelente revisão dos vários sistemas de classificação nutricional usados em diversos países.

Outros rótulos de interesse em saúde pública

Rotulagem de ingredientes

Exigências

As normas da FDA exigem que os ingredientes sejam listados no rótulo em ordem decrescente de predominância por peso.[90] Dois ingredientes, não nutrientes, que são o sal e o açúcar, atraíram grande interesse em termos de saúde pública.

Questões relevantes

Sal adicionado. A maior parte do sódio ingerido por qualquer pessoa vem do sal adicionado a alimentos processados e refeições preparadas por fabricantes de alimentos, restaurantes e estabelecimentos afins. A preocupação com o elevado consumo de sódio levou o Congresso, em 2008, a solicitar que a NAS elaborasse um relatório estratégico sobre consumo de sódio. O relatório, patrocinado pela FDA, pelo CDC e pelo *National Heart, Lung, and Blood Institute* e publicado em 2010, apresentava à FDA várias recomendações.[91] Ele recomendava que a FDA definisse padrões para a adição de sal aos alimentos processados e refeições prontas, e que o órgão reduzisse gradualmente o teor máximo de sal que se pode adicionar aos alimentos, por meio de uma sequência de reduções crescentes. O comitê também recomendou que o VD do sódio fosse modificado dos atuais 2.400 mg por dia para 1.500.

Açúcar adicionado. Outro ingrediente que continua gerando muita controvérsia é o açúcar adicionado. As atuais normas de rotulagem de informações nutricionais exigem que, quando o teor de açúcar do alimento é declarado, todos os açúcares, incluindo os naturais (p. ex., lactose no leite) sejam incluídos. Nos Estados Unidos, principalmente em razão da epidemia de obesidade, muitos grupos exigiram que a FDA se concentrasse nos açúcares adicionados como um problema de saúde. Na edição mais recente das *Dietary Guidelines for Americans*, o Comitê Consultivo de Diretrizes Alimentares recomendou que a adição de açúcar se limite a 25% das calorias totais consumidas.[92] A FDA está examinando a questão.

Referências bibliográficas

1. Sinclair U. The Jungle. New York: Doubleday, Jabber & Company, 1906.
2. Federal Food and Drugs Act of 1906. Pub L No. 59-384, 34 Stat 768 (1906), 21 USC § 1-15 (1934). Repealed in 1938 by 21 USC § 329(a)
3. Federal Meat Inspection Act of 1906, 34 Stat 674. Amended by Pub L No. 59-242, 34 Stat 1260 (1967). Codified at 21 USC §§ 601 et seq.
4. Federal Food, Drug, and Cosmetic Act, 21 USC §341-350f.
5. White House Conference on Food, Nutrition and Health. J Nutr 1969;99:257–60.
6. White House Conference on Food, Nutrition and Health: Final Report. Washington, DC: US Government Printing Office, 1969.
7. Fed Regist 1971;33:11521–2.
8. Fed Regist 1972;34:6493–7.
9. Fed Regist 1973;38:2125–32.
10. Fed Regist 1984;49:15510–35.
11. US Department of Health and Human Services, Public Health Service. Aging. In: The Surgeon General's Report on Nutrition and Health. Washington, DC: US Government Printing Office, 1988. DHHS (PHS) publication 88-50210.
12. National Research Council, Diet and Health. Implications for Reducing Chronic Disease Risk. Washington, DC: National Academy Press, 1989.
13. National Academy of Sciences. Nutrition Labeling: Issues and Directions for the 1990s. Washington, DC: National Academy Press, 1990.
14. Hilts PJ. New York Times, March 8, 1990.
15. Fed Regist 1989;54:32610.
16. Fed Regist 1990;55:29476–533.
17. NLEA, Public Law 101-585, Nov. 8, 1990.
18. Magill ME. Food Drug Law J 1995;50:149–90.
19. Fed Regist 1991;56:6036–878.
20. Fed Regist 1993;58:2066–941.
21. Fed Regist 2003;68:41433–506.
22. Fed Regist 1993;58:2236–7.
23. Center for Science in the Public Interest. Petition for Rulemaking on Nutrition Labeling for Food and Beverages Sold in Single-Serving Containers, 2004.
24. US Department of Health and Human Services, National Institutes of Health, National Heart, Lung, and Blood Institute. Portion Distortion! Do You Know How Food Portions Have Changed in 20 Years? Disponível em: http://hin.nhlbi.nih.gov/portion/index.htm. Acesso em 15 de setembro de 2012.
25. Smiciklas-Wright H, Mitchell DC, Mickle SJ et al. J Am Diet Assoc 2003;103:41–7.
26. Nielsen SJ, Popkin BM. JAMA 2003;289:450–3.
27. Young LR, Nestle M. J Am Diet Assoc 2003;103:231–4.
28. Working Group on Obesity. Calories Count. 2004. Disponível em: http://www.fda.gov/Food/LabelingNutrition/ReportsResearch/ucm081696.htm. Acesso em 15 de setembro de 2012.
29. Fed Regist 2005;70:17010–14.
30. Atwater WO. US Farmers' Bull 1910;142:48.
31. Merrill AL, Watt BK. USDA Handbook. Washington, DC: US Government Printing Office, 1973.
32. Official Methods of Analysis of the AOAC International. 15th ed. Arlington, VA: The Association of Official Analytical Chemists, 1990.
33. Food and Agriculture Organization/World Health Organization. Report of the Joint FAO/WHO Expert Consultation on Protein Quality Evaluation. Rome: Food and Agriculture Organization, 1991.

34. Food and Nutrition Board, Institute of Medicine. Dietary Reference Intakes for Energy, Carbohydrate, Fiber, Fat, Fatty Acids, Cholesterol, Protein, and Amino Acids. Washington, DC: National Academies Press, 2005.
35. Dietary Reference Intakes. Disponível em: http://www.iom.edu/Reports/2006/Dietary-Reference-Intakes-Essential-Guide-Nutrient-Requirements.aspx. Acesso em 15 de setembro de 2012.
36. Fed Regist 2007;72:62149–75.
37. Kessler DA, Mande JR, Scarbrough FE et al. Harvard Health Policy Review 2003;4(2):13–24.
38. 21 Code of Federal Regulations 101.9(d).
39. Bender MM, Scarbrough FE. The World of Ingredients 1995:54-6.
40. Poultry Products Inspection Act of 1957. Public Law 85-172, as amended.
41. Agricultural Marketing Act of 1946. As Amended Through Public Law 110–246.
42. 9 Code of Federal Regulations 317.400 (meat); 9 Code of Federal Regulations 381.500 (poultry)
43. 21 Code of Federal Regulations 101.10.
44. State and local laws/bills/regulations: 2009–2010. Disponível em: http://www.cspinet.org/new/pdf/ml_bill_summaries_09.pdf.
45. Patient Protection and Affordable Care Act of 2010. Pub L No. 111-148.
46. Fed Regist 2010;75:39026–8.
47. Dietary Supplement Health and Education Act of 1994. Pub L 103-417.
48. Fed Regist 1997;62:49825–58.
49. Fed Regist 1997;62:49859–68.
50. Fed Regist 1997;62:49868–81.
51. Fed Regist 2000;65:999–1050.
52. Fed Regist 1997;62:2217–50.
53. Codex Alimentarius Commission. Procedural Manual, 20th ed. Disponível em: ftp://ftp.fao.org/codex/Publications/ProcManuals/Manual_20e.pdf. Acesso em 15 de setembro de 2012
54. World Trade Organization. Disponível em: http://www.wto.org/english/thewto_e/coher_e/wto_codex_e.htm. Acesso em 15 de setembro de 2012.
55. Guidelines on Nutrition Labelling, CAC/GL 2-1985. Disponível em: http://www.codexalimentarius.org/standards/list-of-standards/en/. Acesso em 15 de setembro de 2012
56. Lewis CJ, Randell A, Scarbrough FE. Food Control 1996;7:285–293.
57. European Food Information Council. Global Update on Nutrition Labelling, 2012, Executive Summary. Disponível em: http://www.eufic.org/upl/1/default/doc/GlobalUpdateExecSumJan2012_PUBLIC_Final.pdf. Acesso em 15 de setembro de 2012.
58. Canada Gazette. Part II. 2003;1:154–403.
59. Canada Gazette. Part I. 2005;1:1570–1620.
60. Food Standards Australia New Zealand. Disponível em: http://www.foodstandards.gov.au/foodstandards/foodstandardscode.cfm. Acesso em 15 de setembro de 2012
61. Mercosul Technical Regulation for Nutritional Labeling of Packaged Foods 12/12/2003 [English translation] Montevideo: Mercosul, 2003. Disponível em: http://www.anvisa.gov.br/alimentos/informacao_nutricional_alegacoes_saude_cenaario_global_regulamentacoes.pdf. Acesso em 15 de setembro de 2012.
62. E-Siong Tee, Tamin S, Ilyas R et al. J Clin Nutr 2002;11:S80–6.
63. Prevention of Food Adulteration. Disponível em: http://www.pfndai.com/Gazette%20pdfs/002_664_2008.pdf. Acesso em 15 de setembro de 2012.
64. European Parliament and Council. Nutrition Labelling Rules of Foodstuffs. Council Directive 90/496/EEC, 1990.
65. European Parliament and Council. Recommended Daily Allowances Definitions. 2008 Council Directive. Disponível em: http://eur-lex.europa.eu/LexUriServ/LexUriServ.do?ur=OJ:L:2008:285:0009:0012:EN:PDF.
66. Regulation EU No 1169/2011 of the European Parliament and the Council of 25 October 2011 on the provision of food information to consumers. Disponível em: http://eur-lex.europa.eu/LexUriServ/LexUriServ.do?uri=OJ:L:2011:304:0018:0063:EN:PDF. Acesso em 15 de setembro de 2012
67. Criteria for the Use of Nutrient Content Claims. Disponível em: http://www.fda.gov/Food/GuidanceComplianceRegulatoryInformation/default.htm. Acesso em 15 de setembro de 2012.
68. 21 Code of Federal Regulations §101.65.
69. FAO/WHO. Food Labelling. 5th ed. Rome: Food and Agriculture Organization, 2007.
70. Codex Alimentarius, Thematic Compilations. Disponível em: ftp://ftp.fao.org/codex/Publications/Booklets/Labelling/Labelling_2007_EN.pdf. Acesso em 15 de setembro de 2012.
71. 21 Code of Federal Regulations 101.72.
72. 21 Code of Federal Regulations 101.74.
73. 21 Code of Federal Regulations 101.73.
74. 21 Code of Federal Regulations 101.75.
75. 21 Code of Federal Regulations 101.76.
76. 21 Code of Federal Regulations 101.77.
77. 21 Code of Federal Regulations 101.78.
78. 21 Code of Federal Regulations 101.79.
79. 21 Code of Federal Regulations 101.80.
80. 21 Code of Federal Regulations 101.81.
81. 21 Code of Federal Regulations 101.82.
82. 21 Code of Federal Regulations 101.83.
83. The Food and Drug Administration Modernization Act of 1997. Pub L 105-115.
84. Consumer Health Information for Better Nutrition Initiative: Task Force Final Report. Disponível em: http://www.fda.gov/Food/LabelingNutrition/LabelClaims/QualifiedHealthClaims/QualifiedHealthClaimsPetitions/ucm096010.htm. Acesso em 15 de setembro de 2012
85. European Parliament and Council. Nutrition and Health Claims Made on Foods. Regulation (EC) No 1924/2006, 2006.
86. European Food Safety Authority. Disponível em: http://www.efsa.europa.eu/en.
87. Institute of Medicine, Front-of-Package Nutrition Rating Systems and Symbols: Promoting Healthier Choices, Washington DC, National Academies Press, 2012
88. Fed Regist 2009;74:62786–92.
89. Armstrong K. 2010. Stumped at the Supermarket; Making sense of nutrition rating systems. Disponível em: http://changelabsolutions.org/publications/stumped-supermarket. Acesso em 15 de setembro de 2012.
90. 21 Code of Federal Regulations §101.4
91. Henney JE, Taylor CL, Boon CS, eds. Strategies to Reduce Sodium Intake in the United States. Washington, DC: National Academies Press, 2010.
92. Fed Regist 2010;75:33759–60.

Sugestões de leitura

Armstrong K. Childhood Obesity. St. Paul, MN: Public Health Law Center, William Mitchell College of Law, 2010. Disponível em: http://nplan.org.

FDA Consumer Information. How to Understand and Use the Nutrition Facts Label. Disponível em: http://www.fda.gov/Food/ResourcesForYou/Consumers/NFLPM/ucm274593.htm.

FDA Consumer Information. Make Your Calories Count: Use the Nutrition Facts Label for Healthy Weight Management. Disponível em: http://www.fda.gov/Food/ResourcesForYou/Consumers/NFLPM/ucm275438.htm.

FDA Consumer Information. Spot the Block Using the Nutrition Facts Label to Make Healthy Food Choices: A Program for Tweens. Disponível em: http://www.fda.gov/Food/ResourcesForYou/Consumers/KidsTeens/ucm115810.htm.

Taylor C, Wilkening V. J Am Diet Assoc 2008;(Part 1)107:437–42; (Part 2) 107:618–23.

World Health Organization. Nutrition labels and health claims: the global regulatory environment. Disponível em: http://whqlibdoc.who.int/publications/2004/9241591714.pdf.

108 Programas de assistência alimentar*

Craig Gundersen

As famílias de baixa renda nos Estados Unidos enfrentam vários desafios. Um desafio fundamental são as limitações da capacidade de adquirir alimentos suficientes para a família. Em 2010, por exemplo, 14,5% dos norte-americanos não tinham segurança alimentar (i. e., eles não tinham certeza se teriam, ou se conseguiriam adquirir, alimentos suficientes para todos os membros de suas famílias por não disporem de dinheiro suficiente ou outros recursos).[1] Essas proporções eram substancialmente mais elevadas entre determinados subgrupos da população, inclusive crianças e famílias de baixa renda.

O fato de milhões de pessoas nos Estados Unidos não terem comida suficiente é uma questão séria e uma preocupação em relação às políticas vigentes. Além disso, existe um conjunto bem definido de consequências associado à insegurança alimentar. As pesquisas mostram que as crianças em lares que sofrem com a insegurança alimentar têm mais probabilidade de apresentar condições razoáveis ou precárias de saúde em geral,[2-9] problemas psicossociais,[8,10-13] dores frequentes de estômago e de cabeça,[10] maiores chances de serem hospitalizadas,[3] maior propensão de necessitar de auxílio psicológico,[10] problemas comportamentais,[14,15] menor absorção de nutrientes importantes,[16-18] piores resultados de desenvolvimento,[19-21] maior incidência de doenças crônicas,[8] funcionamento orgânico prejudicado,[13] proficiência mental comprometida[22] e níveis mais elevados de deficiência de ferro com anemia[23-24] do que aquelas que vivem em lares seguros do ponto de vista alimentar. Adultos que vivenciam a insegurança alimentar demonstraram menor ingestão de diversos nutrientes,[25-28] uma série de problemas com a saúde física,[29-33] desafios relacionados à saúde mental[31,34] e doenças crônicas,[35,36] inclusive diabetes do tipo 2.[29,35,37] Entre adultos de meia-idade, em particular, as consequências negativas da insegurança alimentar para a saúde incluem menor ingestão de diversos nutrientes,[38,39] menor espessura da dobra cutânea,[38] maior probabilidade de reportar condições razoáveis ou precárias de saúde,[38-40] maiores níveis de depressão,[39-41] níveis mais baixos de qualidade de vida[41] e menores níveis de desempenho físico.[41]

Embora as pesquisas sobre insegurança alimentar e suas consequências sejam relativamente recentes, o governo dos Estados Unidos há muito reconheceu que milhões de norte-americanos enfrentam sérios desafios nutricionais. Em resposta, os Estados Unidos criaram uma rede de segurança de assistência alimentar composta por vários programas distintos. O maior programa de assistência alimentar do país é o Programa de Assistência Nutricional Suplementar (SNAP –

*__Abreviaturas: CACFP__, *Child and Adult Care Food Program* (Programa de Assistência Alimentar a Crianças e Adultos); **CCFP**, *Child Care Food Program* (Programa de Assistência Alimentar Infantil); **NSLP**, *National School Lunch Program* (Programa Nacional de Almoço Escolar); **SBP**, *School Breakfast Program* (Programa de Café da Manhã Escolar); **SNAP**, *Supplemental Nutrition Assistance Program* (Programa de Assistência Nutricional Suplementar); **SSI**, *Supplemental Security Income* (Renda Suplementar de Seguridade); **TANF**, *Temporary Assistance for Needy Families* (Assistência Temporária para Famílias Necessitadas); **TEFAP**, *Emergency Food Assistance Program* (Programa de Assistência Alimentar Emergencial); **USDA**, United States Department of Agriculture (Departamento de Agricultura dos Estados Unidos); **WIC**, *Special Supplemental Nutrition Program for Women, Infants, and Children* (Programa de Nutrição Especial Suplementar para Mulheres, Bebês e Crianças).

Supplemental Nutrition Assistance Program). Três programas complementares dirigidos às crianças são o Programa de Nutrição Especial Suplementar para Mulheres, Bebês e Crianças (WIC - *Special Supplemental Nutrition Program for Women, Infants, and Children*) ; o Programa Norte-americano de Almoço Escolar (NSLP - *National School Lunch Program*); e o Programa de Café da Manhã Escolar (SBP - *School Breakfast Program*). Programas menores, mas importantes, incluem o Programa de Assistência Alimentar Emergencial (TEFAP - *Emergency Food Assistance Program)* e o Programa de Assistência Alimentar a Crianças e Adultos (CACFP - *Child and Adult Care Food Program*).

Programa de Assistência Nutricional Suplementar (SNAP)

O SNAP (*Supplemental Nutrition Assistance Program*), antigamente conhecido como *Food Stamp Program*, é, sem comparação, o maior programa de assistência alimentar dos Estados Unidos, tendo atendido a cerca de 46 milhões de pessoas em 2011, com uma distribuição anual de benefícios na ordem de US$ 75,7 bilhões. Os participantes recebem benefícios para a compra de alimentos em pontos de venda do ramo. Esses benefícios são distribuídos por meio de um cartão para a transferência eletrônica de benefícios, operacionalmente semelhante a um cartão eletrônico de débito. O nível dos benefícios recebidos por uma família é determinado pelo nível de renda e pelo tamanho da família. Em 2010, a média mensal de benefícios era de US$ 288/mês para uma família de quatro pessoas, com um máximo de US$ 668 para uma família desse porte. O principal objetivo do SNAP é ser um componente essencial da rede de segurança contra a fome.[42]

História

A primeira versão do SNAP (vales-alimentação) começou em 1939, quando as pessoas de baixa renda podiam comprar vales da cor laranja em proporção equivalente às suas despesas normais com alimentação, e depois receber vales complementares azuis no valor de 50% das despesas normais de alimentação da família. Embora os vales laranja pudessem ser utilizados para a aquisição de qualquer produto alimentício, os azuis só poderiam ser usados para a compra de alimentos que o Departamento de Agricultura dos Estados Unidos (USDA) determinasse como superávit. Em 1961, um programa-piloto manteve os vales comprados, mas eliminou aqueles específicos para alimentos excedentes. Em 1964, foi aprovada a Lei do Vale-Alimentação (*The Food Stamp Act*), segundo a qual, entre outros aspectos, cada estado criou as normas de elegibilidade para serem praticadas dentro de suas fronteiras. Os beneficiários adquiriam os seus vales por um valor correspondente às suas despesas normais de alimentação e recebiam uma quantidade predeterminada deles - com base no que era considerado necessário - para ter uma alimentação de baixo custo e nutricionalmente adequada (condição de compra). Todo produto alimentício, exceto bebidas alcoólicas e produtos importados, era considerado adequado para compra com vale-alimentação.

A Lei do Vale-Alimentação de 1977 fez uma importante alteração ao eliminar a chamada condição de compra, considerada um fator de desmotivação à participação. Com a eliminação da condição de compra em 1º de janeiro de 1979, houve um aumento de 1,5 milhão de participantes em relação ao mês anterior. Na década de 1980, o reconhecimento da fome como uma questão grave nos Estados Unidos levou a outras melhorias no Programa, como a eliminação dos impostos de vendas sobre a compra de vales-alimentação, a reimplantação do sistema de elegibilidade por categorias (abordada mais adiante) e o aumento do limite de recursos.

Nas duas últimas décadas, foram feitas outras alterações no Programa. A Lei Mickey Leland de Alívio da Fome Infantil (*Mickey Leland Childhood Hunger Relief Act*), de 1993, permitiu que famílias com crianças obtivessem acesso mais fácil aos benefícios necessários do SNAP elevando o limite de deduções por assistência a dependentes e simplificando a definição de família. A Lei de Conciliação entre Responsabilidades Pessoais e Oportunidades Profissionais (PRWORA - *Personal Responsibility and Work Opportunities Reconciliation Act*) de 1996, aprovou outras mudanças importantes, como restrições à elegibilidade para a maioria dos imigrantes legais, prazos para o recebimento de vale-alimentação para adultos saudáveis sem dependentes menores e exigências para que os estados implementassem o sistema de transferência eletrônica de benefícios.

Em 2002, a Lei de Segurança Alimentar e Investimento Rural (*Food Security and Rural Investment Act*) restabeleceu o sistema de elegibilidade para qualificar os imigrantes legais, alterou o limite padrão de deduções, que passou a ser variável de acordo com o tamanho da família e a inflação; e ofereceu incentivos para que os estados mantivessem altos padrões de administração do programa.

A Lei de Recuperação e Reinvestimento dos Estados Unidos (*American Recovery and Reinvestment Act Plan*) de 2009 levou a algumas mudanças temporárias no SNAP, como ampliação dos benefícios mensais dos participantes do programa, extensão da elegibilidade a adultos desempregados e aporte de recursos federais complementares de apoio à administração do programa.

Critérios de elegibilidade

A elegibilidade para o SNAP é dada em nível familiar. Mais especificamente, uma família é definida como aquela formada por pessoas que moram juntas e compram seus alimentos e preparam suas refeições juntas. Para serem elegíveis ao programa, as famílias precisam primeiro ser aprovadas em um teste de renda bruta mensal. De acordo com esse critério, a renda de uma família (antes de quaisquer deduções) deve ser inferior a 130% da linha da pobreza. Por exemplo, em 2010, uma família participante do SNAP com três pessoas e rendimentos mensais abaixo de US$ 1.984 estaria elegível em termos de renda bruta. Entretanto, o teste da renda bruta não se aplica a todas as famílias; aquelas com, pelo menos, um membro idoso ou um membro com deficiência estão dispensadas desse teste.

As famílias com um membro idoso ou com deficiência, e a maioria de outras famílias, precisam atender aos critérios da renda líquida, de acordo com os quais esta é definida como a renda bruta depois de efetuadas determinadas deduções. As deduções permissíveis incluem uma dedução (a) padrão para todas as famílias; (b) de 20% sobre a renda recebida; (c) por assistência a dependente que necessitar de auxílio para trabalho, treinamento ou educação; (d) por pagamentos de pensão alimentícia devida por lei aos filhos; (e) de despesas médicas com pessoas idosas ou com deficiência; e (f) por custos excedentes com moradia. Para ser elegível, essa renda líquida precisa estar abaixo da linha da pobreza. Por exemplo, em 2010, uma família participante do SNAP com rendimentos líquidos inferiores a US$ 1.526/mês seriam elegíveis em termos de renda líquida. As famílias em que todos os membros recebam Renda Suplementar de Seguridade (SSI) ou Assistência Temporária para Famílias Necessitadas (TANF) são consideradas automaticamente elegíveis para o SNAP e não precisam passar no teste de renda bruta ou de renda líquida.

O teste final de elegibilidade para o SNAP é o patrimonial. Na maioria dos casos, o patrimônio total da família deve ser inferior a US$ 2.000. Ao determinar a elegibilidade em relação ao patrimônio, alguns recursos não são levados em consideração, como a casa da pessoa e um automóvel com valor justo de mercado de até US$ 4.650 por membro adulto da família. Da mesma forma, pode ser deduzido o valor de um automóvel por membro adolescente da família se o adolescente utilizar o veículo para o trabalho, assim como não conta o valor do veículo necessário para o transporte de um membro da família com deficiência. As exceções a essas regras são as seguintes: famílias com pessoa idosa ou com deficiência têm um teto patrimonial de US$ 3.000; aquelas em que todos recebam SSI ou TANF estão dispensadas do teste patrimonial. Muitos estados têm competência para abrir mão do teste.

Adultos fisicamente capazes sem dependentes na faixa do 18 a 50 anos devem estar empregados para receber os benefícios do SNAP. Caso não estejam, eles podem perder os benefícios. Em regiões com taxas de desemprego particularmente elevadas ou oportunidades de emprego limitadas, essa chamada exigência do adulto fisicamente capaz sem dependentes é dispensada.

Avaliações das pesquisas

Determinantes de participação

Uma alta proporção de famílias elegíveis ao SNAP não participa. Isso se deve a três fatores principais. Primeiro, a existência do possível estigma associado ao recebimento de benefícios do SNAP. O estigma envolve diversas fontes, do próprio desagrado da pessoa em receber tais benefícios ao receio da desaprovação das pessoas por ser beneficiário do SNAP e a possível reação negativa dos assistentes sociais.[43,44] Segundo, os custos de transação podem diminuir a atratividade da participação. Alguns desses custos incluem o tempo de deslocamento até a agência do SNAP e o tempo de permanência no local; o ônus de levar crianças para a agência ou de arcar com os custos dos serviços de creche; e os custos diretos de transporte. Uma família incorre nesses custos repetidas vezes, na medida em que precisa renovar o seu certificado de elegibilidade. Terceiro, o nível de benefícios pode ser bastante baixo – para algumas famílias, apenas US$ 10 por mês.

Como a Lei de Desempenho e Resultados do Governo (*Government Performance and Results Act*) de 1993 exige que os legisladores avaliem os efeitos dos programas federais norte-americanos, a proporção da falta de participação de famílias elegíveis é acompanhada de perto. Para esse fim, a participação nacional no SNAP, definida como um percentual das pessoas elegíveis que realmente recebem vale-alimentação, é utilizada para avaliar o desempenho do programa há quase 25 anos. Em 2008, foi estabelecido um objetivo de desempenho de dois anos de 68% da população elegível.

Os dados mais recentes da participação no programa de vale-alimentação demonstram que cerca de 67% das pessoas elegíveis nos Estados Unidos receberam o benefício em 2008.[45] Entretanto, a participação variou muito de estado para estado. Missouri, Tennessee, Oregon, Maine, West Virginia, Michigan, Louisiana e Kentucky tiveram taxas de participação significativamente mais altas do que dois terços dos estados restantes, enquanto Wyoming, Nevada, Califórnia e Utah apresentaram taxas significativamente mais baixas. Em 2007, entre a população trabalhadora pobre elegível que trabalha – aqueles que, mesmo trabalhando, passam necessidade –, 56% receberam vale-alimentação. No caso de todas as pessoas elegíveis, a participação dos trabalhadores pobres variou de forma ampla entre os estados. As razões para essa variação entre os estados incluem, entre outros fatores, as diferenças de condições macroeconômicas e políticas sociais.[46]

Impactos nos resultados da saúde

Dado o grande número de beneficiários do SNAP e o custo total dos benefícios oferecidos, os legisladores e administradores do programa têm grande interesse no sucesso do SNAP em melhorar a saúde e o bem-estar de seus beneficiários. O programa tem como objetivo fundamental aliviar a insegurança alimentar.

As comparações entre as famílias elegíveis participantes e não participantes do SNAP demonstram que a prevalência da insegurança alimentar é substancialmente maior entre os participantes. Por exemplo, de acordo com os dados da *Current Population Survey* de 2003, a insegurança alimentar era 52% entre os participantes.[47] Essa diferença, que persiste mesmo depois de se estabelecer o controle de outros fatores, é estarrecedora para os legisladores porque sugere que o SNAP não está conseguindo alcançar o seu objetivo fundamental. Entretanto, a realidade é mais complexa.

Os pesquisadores têm abordado esse resultado paradoxal basicamente de duas maneiras: primeiro, as taxas mais elevadas de insegurança alimentar poderiam ser atribuídas à seleção adversa, uma vez que as famílias mais sujeitas a enfrentar insuficiência alimentar são aquelas que também têm mais probabilidade de participar do SNAP, e incentivar a participação daqueles que mais correm risco de insegurança alimentar é um objetivo essencial do programa.[48] Depois de controlar esses fatores, os pesquisadores constataram que os beneficiários do SNAP estão igualmente ou menos sujeitos à insegurança alimentar que os não beneficiários.[49,50] Outra possível questão é o erro de medição em relação à participação no SNAP. As informações sobre a participação no programa são prestadas de forma incorreta nas grandes pesquisas de opinião, quando a probabilidade de erros resultantes de omissão (i. e., a pessoa declara não receber benefícios do SNAP quando, na realidade, os recebe) é muito maior do que de erros decorrentes de comissão.[51,52] Essas informações sistematicamente incorretas podem levar a conclusões tão incorretas quanto sobre a relação entre o SNAP e a insegurança alimentar. Um estudo constatou que, mesmo com baixos níveis de informações erradas, a associação em geral positiva entre o SNAP e a insegurança alimentar desaparece.[47]

Programa de Nutrição Especial Suplementar para Mulheres, Bebês e Crianças (WIC)

O objetivo do WIC (*Special Supplemental Nutrition Program for Women, Infants, and Children*) na rede de segurança social dos Estados Unidos é "fornecer alimentos suplementares nutritivos como auxílio à boa saúde durante as fases críticas de crescimento e desenvolvimento [durante a gestação, o período pós-parto, a pré-infância e início da infância], a fim de prevenir a ocorrência de problemas de saúde"[94] A fim de alcançar esse objetivo, o WIC oferece aos participantes alimentos nutritivos, educação nutricional e encaminhamento a serviços de saúde e outros serviços sociais. O programa é dirigido a mulheres de baixa renda, em situação de risco nutricional, gestantes, no período puerperal e que estejam amamentando, bem como crianças até cinco anos. O WIC não é um programa de subvenção, o que significa que o Congresso não reserva fundos para permitir que todo indivíduo elegível participe do programa. Em vez disso, o WIC é um programa federal norte-americano de concessões para o qual o Congresso autoriza um determinado montante de recursos a cada ano. O Serviço de Alimentação e Nutrição (FNS –*Food and Nutrition Service*) do USDA (Departamento de Agricultura dos Estados Unidos) fornece esses recursos aos órgãos estaduais, como as secretarias de saúde estaduais, para financiar o fornecimento de alimentos, os serviços de educação nutricional e os custos administrativos de responsabilidade WIC. O WIC opera através de 2 mil agências locais, 10 mil instituições clínicas, 50 secretarias estaduais de saúde, 34 Organizações Indígenas e Tribais, o Distrito de Columbia e 5 territórios.

História

O WIC foi lançado como um programa-piloto em 1972, transformado em permanente em 1974. Antigamente conhecido como WIC, seu nome foi mudado para enfatizar o seu papel como programa nutricional regido pela Lei das Refeições Saudáveis para Norte-Americanos Saudáveis (*Healthy Meals for Healthy Americans Act*), de 1994. Diversas instituições estaduais e municipais colaboram com a prestação dos benefícios de alimentação e assistência médica, com mais de 47 mil estabelecimentos em todo o país que aceitam os cupons do WIC.

A participação no WIC cresceu ao longo dos anos. Em 1974, eram 88 mil participantes. Em 1980, esse número já estava na casa do 1,9 milhão. Em 1990, o número de participantes mais do que duplicou, alcançando 4,5 milhões. Em 2004, a participação média mensal era de aproximadamente 7,9 milhões de pessoas. Dos 7,9 milhões de pessoas que recebiam os benefícios do WIC, cerca de 4 milhões eram crianças, 2 milhões de bebês e 1,9 milhão de mulheres. Atualmente, o WIC serve a 45% de todos os bebês (durante o primeiro ano de vida) nascidos nos Estados Unidos.

Em 2009, os custos totais projetados para o WIC eram de US$ 6,4 bilhões, com US$ 4,6 bilhões cobrindo os custos com alimentos, e o restante, os custos administrativos e do serviço de nutrição. A título de comparação, a apropriação do programa WIC era de US$ 21 milhões em 1974, passando a US$ 750 milhões em 1980.

Critérios de elegibilidade

Ao contrário do SNAP, a elegibilidade para o programa WIC ocorre em nível individual. Mulheres grávidas ou no puerpério e crianças até cinco anos são elegíveis. Junto a esses critérios de categorização, os participantes devem atender aos parâmetros de renda e ser individualmente considerados "em situação de risco nutricional", conforme determinado por um profissional de saúde. Para ser elegível, a renda familiar do candidato deve ser igual ou inferior a 185% da linha de pobreza, que era de US$ 40.793 em 2008 para uma família de quatro pessoas. Uma pessoa que participe ou tenha membros da família que participem de outros programas de benefícios (p. ex., do SNAP) atende automaticamente ao requisito da elegibilidade baseada na faixa de renda.

Além da exigência da renda, o indivíduo deve estar na faixa de risco nutricional. Dois tipos principais de risco nutricional são reconhecidos para elegibilidade ao WIC. O primeiro inclui riscos de natureza médica, como anemia, baixo peso, excesso de peso, histórico de complicações gestacionais ou maus resultados gestacionais. O segundo envolve os riscos alimentares, como não atendimento das recomendações nutricionais ou práticas nutricionais inadequadas. Essa triagem de saúde é gratuita para os candidatos ao programa.

Como o WIC não tem como atender a todos, é utilizado um sistema de prioridades para o preenchimento das vagas. Quando uma agência local do WIC alcança a sua capacidade máxima de casos atendidos, as vagas passam a ser preenchidas com base nesse sistema de níveis de prioridades. A maior prioridade é dada a gestantes, mulheres que estejam amamentando e bebês considerados em situação de risco nutricional em decorrência de condição clínica relacionada a fatores nutricionais. A segunda prioridade mais alta é concedida a bebês de até seis meses de idade com sérios problemas clínicos cujas mães participam ou poderiam participar do WIC. Crianças consideradas em situação de risco nutricional em razão de problema de saúde relacionado a fatores nutricionais vêm em terceiro lugar nessa lista. A prioridade seguinte é para mulheres grávidas ou que estejam amamentando e bebês em situação de risco nutricional por causa de um padrão alimentar inadequado, seguidos por crianças em situação de risco nutricional também atribuído a um padrão alimentar inadequado. O sexto nível de prioridade é reservado a mulheres no período puerperal que não estejam amamentando e apresentem qualquer tipo de risco nutricional. O último nível nesse sistema de prioridades corresponde a indivíduos em situação de risco nutricional resultante de sua condição de sem-teto ou migrantes, bem como a atuais participantes que, sem os alimentos concedidos pelo WIC, poderiam continuar a ter problemas médicos ou alimentares.

Avaliações das pesquisas

Fatores determinantes da participação

Assim como no SNAP, um grande número de pessoas elegíveis não participa do WIC. Estima-se que mais de um em cada quatro bebês, e seis em cada dez crianças não recebam os benefícios do WIC.[53] Três das principais razões para a falta de participação são o estigma, os custos de transação e os baixos níveis dos benefícios. O estigma pode ser menos do que em relação ao SNAP, uma vez que os benefícios são concedidos a crianças e a mulheres grávidas e no período puerperal (grupos geralmente considerados parte dos "pobres que merecem"), e porque os benefícios só podem ser utilizados para a compra de alimentos saudáveis (ao contrário do SNAP, que permite a compra de alguns alimentos que podem não ser considerados saudáveis). Além disso, os custos de transação para a pessoa se inscrever no WIC geralmente são menores do que no SNAP.

Os níveis de benefício proporcionalmente baixos podem ser a principal razão para a falta de participação no WIC. Análises realizadas constataram que as famílias com nível de renda mais elevado (medido pela renda atual ou futura) têm menos probabilidade de participar do que as famílias de baixa renda.[54] Outras pesquisas constataram que as famílias menos necessitadas, conforme definido pela condição de insegurança alimentar, também têm menos probabilidade de participar.[55] Entretanto, estudos demonstram que um grande número de famílias aparentemente muito necessitadas do WIC não participa.[54,55]

Outra razão para a falta de participação pode ser atribuída à estrutura do WIC. O valor monetário da cesta de benefícios do WIC para bebês, por incluir fórmulas para bebês, é bastante alto; e os bebês em geral não têm como rejeitar as opções contidas na cesta do programa. Entretanto, à medida que as crianças crescem, suas expressões de gosto ou desagrado por determinados alimentos tornam-se mais relevantes. Consequentemente, se as crianças não gostarem dos alimentos contidos na cesta do WIC, a família pode decidir sair do programa. As taxas de participação tão mais baixas entre crianças de quatro anos, em comparação com as de crianças de um ano, são condizentes com essa situação.

Impactos nos desfechos clínicos

O WIC tornou-se um programa popular entre os legisladores nos Estados Unidos. Isso se deve, em parte, ao sucesso do programa em sua tarefa de melhorar os níveis de ingestão de nutrientes e os desfechos clínicos. Estudos já demonstraram que, comparados aos não participantes elegíveis, os beneficiários do WIC compraram alimentos mais nutritivos[56] e apresentam níveis mais elevados de ingestão de nutrientes.[57-60] Em comparação com os não participantes elegíveis, os estudos demonstram que os beneficiários do WIC apresentam menores taxas de nascimento de crianças pequenas para a idade gestacional,[61-63] redução da mortalidade infantil,[64] melhores condições de crescimento,[65] maior peso de nascimento,[66-68] menor incidência de anemia materna,[69,70] melhores resultados gestacionais,[71] concentrações mais elevadas de hemoglobina,[72] são mais saudáveis,[73] têm maior probabilidade de receber assistência médica,[74] e demonstram menores taxas de registro de casos de abuso e abandono,[75] melhores práticas de nutrição infantil[76] e melhores resultados durante o nascimento, de acordo com diversos parâmetros de avaliação.[77] Entretanto, alguns estudos constataram resultados mais heterogêneos,[78-80] sobretudo em relação à amamentação.[81-85]

Programa Norte-americano de Almoço Escolar (NSLP)

O NSLP (*National School Lunch Program*) é um programa de alimentação subsidiado pelo governo norte-americano que opera em mais de 101 mil escolas públicas e particulares sem fins lucrativos e instituições de assistência infantil residencial. O programa oferece às crianças opções de almoço nutricionalmente balanceadas, econômicas ou gratuitas em todos os dias letivos. Em 2009, mais de 31 milhões de estudantes participaram do NSLP. Desses, cerca de 16,3 milhões receberam almoço gratuito, e 3,2 milhões, almoço a preços reduzidos. Além disso, 11,9 milhões de estudantes pagaram preço integral em escolas que recebem subsídios federais. Do número total de refeições escolares servidas em 2009, mais de três em cada cinco foram fornecidas gratuitamente ou a preços reduzidos. Além de quaisquer mercadorias que as escolas tenham recebido, os pagamentos em espécie efetuados às escolas pela participação no NSLP em 2009 totalizaram quase US$ 9,8 bilhões.

História

O programa foi criado em 1946 pela Lei Norte-americana do Almoço Escolar (*National School Lunch Act*). Em 1998, o Congresso ampliou o NSLP, que passou a incluir o reembolso de lanches servidos a todas as crianças participantes de programas educacionais e de enriquecimento ministrados fora do horário escolar. Em nível federal, o programa é administrado pelo USDA. Em nível estadual, o NSLP normalmente é administrado pelos órgãos estaduais de educação que operam o programa por meio de acordos com autoridades locais do setor de alimentação escolar.

Critérios de elegibilidade

Em geral, as escolas públicas e privadas sem fins lucrativos e as instituições de assistência infantil residencial podem participar do NSLP. Os distritos escolares e as escolas independentes que optam por participar do programa de almoço recebem subsídios em espécie e mercadorias doadas pelo USDA por cada refeição servida. Em troca, essas instituições servem opções de almoço que atendem às exigências federais, com, no máximo, 30% do teor calórico individual constituído por gorduras, menos de 10% de gorduras saturadas e um terço das recomendações nutricionais de proteína, vitamina A, vitamina C, ferro, cálcio e calorias. Os distritos escolares devem oferecer almoço gratuitamente ou a preços reduzidos às crianças elegíveis. Além disso, as autoridades da área de alimentação escolar também podem ser reembolsadas por lanches servidos a crianças de até 18 anos participantes de programas educacionais ou de enriquecimento ministrados fora do horário escolar.

A elegibilidade para o NSLP começa em nível individual. Qualquer criança matriculada em uma escola participante pode comprar refeições por meio do programa. (As crianças que têm aulas domiciliares ou que já deixaram a escola não têm direito ao benefício.) Entre as crianças matriculadas nessas escolas, as famílias com renda igual ou inferior a 130% do nível de pobreza são consideradas elegíveis para receber refeições gratuitas. As crianças com renda familiar entre 130 e 185% do nível de pobreza têm direito a receber refeições a preços reduzidos, que não podem ultrapassar 40 centavos de dólar. Embora os filhos de famílias com renda acima de 185% do nível de pobreza paguem preço integral, suas refeições, até certo ponto, também são subsidiadas. Embora as autoridades locais do setor de alimentação escolar fixem seus próprios preços para as refeições integralmente pagas, elas devem operar seus serviços de refeições como programas sem fins lucrativos. Além disso, os lanches servidos fora do horário escolar são oferecidos às crianças com base nos mesmos critérios de elegibilidade por faixa de renda utilizados para as refeições escolares. Entretanto, as escolas em que pelo menos 50% dos alunos sejam elegíveis para receber refeições gratuitas ou a preços reduzidos têm direito a ser reembolsadas por todos os lanches servidos.

Avaliação das pesquisas

O objetivo essencial do NSLP é melhorar o nível de ingestão de nutrientes entre as crianças em idade escolar. De acordo com esse objetivo, as pesquisas demonstram que, em comparação com as crianças elegíveis que não recebem refeições gratuitas ou a preços reduzidos, as participantes apresentam níveis mais elevados de ingestão de nutrientes básicos e fibras.[86,87] Além disso, as reformas ao NSLP têm por objetivo também melhorar os níveis de ingestão de nutrientes medidos pelo Índice de Alimentação Saudável (*Healthy Eating Index*).[88] O efeito do NSLP na obesidade infantil tem se mostrado mais heterogêneo, e alguns estudos demonstram que o recebimento de refeições gratuitas ou a preços reduzidos aumenta a probabilidade de incidência da obesidade,[89] enquanto outros demonstram que o benefício reduz essa probabilidade.[90]

Ao contrário do SNAP, o NSLP não tem por objetivo explícito a redução da insegurança alimentar. Todavia, como o almoço é uma das três refeições que as crianças geralmente devem fazer, o programa tem o potencial de produzir um grande impacto na insegurança alimentar. Esse impacto foi demonstrado em dois estudos. Evidências indiretas da potencial relevância do NSLP foram demonstradas pelas taxas mais elevadas de insegurança alimentar entre as crianças nos meses de verão, em comparação com os meses em que elas estavam na escola.[91] Hipóteses de que a falta de almoço na escola era, pelo menos em parte, a razão para essas taxas mais elevadas de insegurança alimentar. Evidências diretas da relação entre o NSLP e a insegurança alimentar também foram observadas. Em um determinado estudo, os pesquisadores constataram que, após controlar a opção de adesão ao NSLP e as possíveis informações incorretas da condição de participação no programa, os participantes que recebiam almoço gratuitamente ou a preços reduzidos estavam menos sujeitos à insegurança alimentar do que os não participantes elegíveis.[90] Esses efeitos podem ser bastante acentuados. A estimativa é de que haveria uma redução de até 15% na insegurança alimentar se todas as crianças elegíveis recebessem almoço gratuitamente ou a preços reduzidos, em comparação com uma situação em que as crianças não recebessem esses benefícios.

Programa de Café da Manhã Escolar (SBP)

O SBP (*School Breakfast Program*) é um programa de refeições subsidiado pelo governo federal dos Estados Unidos que opera em escolas públicas e privadas sem fins lucrativos e em instituições de assistência infantil residenciais. Em 2009, mais de 11,1 milhões de crianças participaram. Dessas, mais quatro em cada cinco crianças receberam café da manhã gratuitamente ou a preços reduzidos. Para 2009, o orçamento do programa era de US$ 2,9 bilhões.

História

O SBP começou como um projeto-piloto em 1966 com a finalidade de subsidiar as escolas que serviam café da manhã a crianças necessitadas que tinham que percorrer longas distâncias até a escola ou que frequentavam escolas localizadas em áreas pobres. O programa-piloto foi ampliado várias vezes no decorrer dos anos seguintes, resultando em uma série de modificações. Em 1971, o Congresso priorizou aquelas escolas em que havia necessidade de melhorar as práticas nutricionais e alimentares dos filhos de mães que trabalhavam fora e dos filhos de famílias de baixa renda. Em 1973, o sistema de reembolso de concessões por categoria foi substituído por um específico por refeição. Em 1975, o SBP passou a ser um programa permanente de fornecimento de refeições subsidiado pelo governo federal norte-americano. O Congresso corroborou o seu objetivo de que ele fosse disponibilizado a todas as escolas em que houvesse necessidade de fornecer uma nutrição adequada às crianças que as frequentavam. Além disso, a legislação continuou a promover a participação de escolas extremamente carentes oferecendo-lhes níveis de reembolso mais elevados.

A participação no SBP cresceu ao longo dos anos. Em 1970, cerca de 500 mil crianças participavam; em 1975, o número subiu para 1,8 milhão de crianças e, em 1980, para 3,6 milhões. Vinte anos mais tarde, a participação já ultrapassava a marca dos 7,5 milhões de crianças; e, mais recentemente, em 2009, mais de 11,1 milhões de crianças recebiam refeições pelo programa.

Critérios de elegibilidade

O SBP é administrado em nível federal pelo USDA. Em nível estadual, o programa normalmente é administrado por seus órgãos de educação, que o operam por meio de acordos com as autoridades locais do setor de alimentação escolar em cerca de 84 mil escolas e instituições. Qualquer escola pública ou privada sem fins lucrativos ou instituição residencial de assistência infantil pode participar do programa. Os distritos escolares e escolas independentes que optam por participar do programa de café da manhã recebem do USDA subsídios em espécie por cada refeição servida. Em troca, devem servir opções de café da manhã que atendam às exigências federais, com, no máximo, 30% do teor calórico individual constituído por gorduras, menos de 10% de gorduras saturadas e um quarto das recomendações nutricionais de proteína, cálcio, ferro, vitamina A, vitamina C e calorias.

Qualquer criança que frequente uma escola participante pode comprar refeições por meio do SBP. Para que a criança tenha direito a refeições gratuitas, sua família deve ter uma renda igual ou inferior a 130% do nível de pobreza estabelecido pelo governo federal norte-americano. Os filhos de famílias com renda entre 130 e 185% do nível de pobreza têm direito a receber refeições a preços reduzidos. Embora os filhos de famílias com renda acima de 185% do nível de pobreza paguem preço integral, suas refeições, até certo ponto, também são subsidiadas.

As escolas podem habilitar-se a níveis de reembolso mais elevados se servirem uma parte de suas refeições gratuitamente ou a preços reduzidos. Esses pagamentos a escolas extremamente carentes chegam a ser de 24 centavos de dólar a mais do que os reembolsos normais por cafés da manhã servidos a preços reduzidos. As escolas são remuneradas por sua condição de necessidade extrema por cerca de 65% dos cafés da manhã servidos por meio do SBP. Elas não podem cobrar mais de 30 centavos de dólar por um café da manhã fornecido a preço reduzido. E embora tenham autonomia para fixar seus próprios preços por cafés servidos a alunos que pagam preço integral, elas devem operar seus serviços de refeições como programas sem fins lucrativos para poder participar.

Avaliações das pesquisas

As pesquisas sobre o SBP são mais limitadas do que sobre o NSLP. Até o momento, no entanto, elas chegaram a conclusões semelhantes àquelas envolvendo o NSLP, ressaltando-se que, em comparação com as crianças elegíveis não participantes, aquelas que recebem refeições gratuitas ou a preços reduzidos por meio do SBP apresentaram melhores níveis de ingestão de nutrientes[92,93] e menor probabilidade de insegurança alimentar.[94] Além disso, em contraste com os resultados heterogêneos do NSLP, o SBP tem sido associado a uma menor probabilidade de incidência de obesidade infantil.[89]

Programa de Assistência Alimentar Emergencial (TEFAP)

O TEFAP (*Emergency Food Assistance Program*) é um programa federal norte-americano de suplementação alimentar que atende a pessoas de baixa renda em situações de emergência. No ano fiscal de 2009, o Congresso apropriou US$ 299,5 milhões para o TEFAP.

História

O TEFAP foi autorizado a operar inicialmente como o Programa Temporário de Assistência Alimentar Emergencial em 1981 para distribuir às famílias o excedente da produção de gêneros alimentícios básicos. Com o Projeto de Lei Agrícola (*Farm Bill*) de 1990, o nome do programa foi alterado para TEFAP. O programa tinha por finalidade reduzir os estoques federais de alimentos e seus respectivos custos de armazenamento, ao mesmo tempo, prestando assistência a famílias carentes. Como em 1988 alguns dos estoques de alimentos anteriormente considerados superávit já haviam se esgotado, a Lei de Prevenção da Fome (*Hunger Prevention Act*) de 1988 autorizou a apropriação de recursos para a compra de alimentos básicos especificamente para o TEFAP. Os alimentos adquiridos com esses recursos apropriados são acrescidos a quaisquer alimentos básicos excedentes doados ao TEFAP pelo USDA.

Critérios de elegibilidade

De acordo com o TEFAP, o USDA disponibiliza alimentos básicos para as agências distribuidoras estaduais. Em todos os Estados Unidos, a quantidade de alimentos que cada estado recebe a partir de um montante total fornecido pelo governo federal é baseada no número de pessoas desempregadas e no número de pessoas com renda abaixo do nível de pobreza naquele estado específico. Os estados fornecem os alimentos às agências locais – em geral, bancos de alimentos – que, por sua vez, os distribuem para instituições locais, como sopões e despensas de alimentos que servem diretamente ao público. Os estados doam os alimentos também a outros tipos de instituições locais, como agências de ação comunitária, que os distribuem diretamente para as famílias necessitadas. Os alimentos doados são repassados a pessoas de baixa renda para que sejam consumidos pela própria família ou utilizados no preparo de refeições servidas em centros comunitários, como aqueles que atendem aos sem-teto.

A elegibilidade para o TEFAP é baseada na necessidade. Os requisitos de elegibilidade do participante são estabelecidos de acordo com as necessidades da instituição sem fins lucrativos e da família específica, incluindo os sem-teto. As instituições públicas ou privadas sem fins lucrativos que prestam assistência alimentar a pessoas carentes através da distribuição de gêneros alimentícios básicos para uso doméstico ou para o preparo de refeições devem determinar a elegibilidade da família estabelecendo padrões de renda para a distribuição para uso doméstico e/ou, no caso de fornecimento de refeições prontas, demonstrar que esses alimentos se destinam a servir predominantemente a pessoas carentes.

Cada estado estabelece os seus próprios critérios a fim de determinar as famílias elegíveis para receber alimentos para uso doméstico. Os padrões de renda estabelecidos podem, a critério de cada estado, ser atendidos pela participação em outros programas federais, estaduais ou municipais existentes para os quais a elegibilidade seja baseada na renda familiar. Como os estados estabelecem seus próprios critérios, eles podem modificar os critérios de renda no intuito de garantir que seja prestada assistência somente às famílias mais necessitadas. Aqueles que recebem refeições prontas, no entanto, são considerados carentes e não estão sujeitos à exigência do nível de renda. Pessoas sem teto, especificamente, podem receber refeições prontas preparadas em um centro comunitário sem necessidade de inscrição prévia. Entretanto, caso não receba refeições prontas e queira receber os benefícios do TEFAP, o sem-teto deve atender aos requisitos de elegibilidade estabelecidos pelo estado.

Programa de Assistência Alimentar a Crianças e Adultos (CACFP)

O CACFP (*Child and Adult Care Food Program*) serve refeições e lanches nutritivos a adultos e crianças em centros de acolhimento. Nesse processo, os objetivos consistem em melhorar a qualidade dos centros de acolhimento e torná-los mais acessíveis. Todos os dias, mais de 3,2 milhões de crianças e 112 mil adultos recebem refeições e lanches nutritivos por meio do *CACFP*.

História

O CACFP começou com um programa-piloto em 1968, formado pelo Programa de Assistência Alimentar Infantil (CCFP - *Child Care Food Program*) e pelo Programa de Verão de Serviços de Alimentação (*Summer Food Service Program*) , com a finalidade de ajudar a fornecer refeições às crianças durante o recesso escolar. Em 1975, o CCFP e o *Summer Food Service Program* foram desmembrados em dois programas distintos. Como parte dessa mudança, o CCFP foi transformado em um programa permanente, e o seu nome foi alterado para CACFP, passando a incluir a participação autorizada de centros elegíveis de acolhimento para adultos. Desde então, foram feitas mudanças no sentido de melhorar a definição dos alvos dos benefícios e fortalecer a gestão do programa.

Critérios de elegibilidade

O USDA administra o CACFP por meio de concessões aos estados. O programa é administrado por órgãos estaduais de educação ou por órgãos alternativos, como secretarias de saúde ou serviços sociais. Centros e entidades patrocinadores independentes firmam acordos com os órgãos administradores de seus estados para assumir a responsabilidade administrativa e financeira pelas operações do CACFP. Esses centros e instituições locais, então, passam a fornecer refeições e lanches nutritivos a crianças e adultos elegíveis que se inscrevem para receber assistência nas instituições participantes, como creches, casas de acolhimento diurna e casas de repouso para adultos em regime de semi-internato. São fornecidas refeições também a crianças residentes em abrigos emergenciais e lanches a jovens participantes de programas assistenciais ministrados fora do horário escolar.

As pessoas elegíveis incluem crianças até doze anos (até quinze anos para filhos de trabalhadores migrantes) que frequentem uma instituição de assistência infantil, pessoas de qualquer idade com uma ou mais deficiências e que estejam inscritas em uma instituição participante, crianças de até dezoito anos residentes em abrigos emergenciais e, no caso de centros de acolhimento a crianças em situação de risco fora do horário escolar, aquelas até dezoito anos no início do ano letivo. São considerados elegíveis adultos com incapacidade funcional ou acima de sessenta anos que frequentem uma casa de repouso para adultos em regime de semi-internato. Os adultos residentes em instituições assistenciais não são elegíveis para os benefícios do CACFP.

Juntamente com esses critérios de elegibilidade por categoria, as famílias devem atender também aos requisitos de elegibilidade por padrão de renda para participar do CACFP. De acordo com esse critério, os participantes de famílias com renda igual ou inferior a 130% do nível de pobreza têm direito a receber refeições gratuitas. Os participantes de centros assistenciais com renda familiar entre 130 e 185% do nível de pobreza são elegíveis para receber refeições a preços reduzidos. Os centros devem determinar a elegibilidade dos participantes para receber as refeições gratuitas ou a preços reduzidos servidas no local.

Considerações finais

Os programas de assistência alimentar constituem um componente vital da rede de segurança social nos Estados Unidos.

Agradecimentos

Linlin Fan prestou uma excelente assistência de pesquisa para a produção deste capítulo. Gundersen agradece o suporte financeiro do US Department of Agriculture (USDA), Cooperative State Research, Education and Extension Service (CSREES) (Serviço Cooperativo de Pesquisa, Educação e Extensão do Departamento de Agricultura dos Estados Unidos), projeto Hatch nº. ILLU-470-331.

Referências bibliográficas

1. Coleman-Jensen A, Nord M, Andrews M, Carlson S. Household Food Security in the United States in 2010. Economic Research Report No. (ERR-125). 2011.
2. Chilton M, Black M, Berkowitz C et al. Am J Public Health 2009; 99:556–62.
3. Cook J, Frank D, Berkowitz C et al. J Nutr 2004;134:1348–1432.
4. Cook J, Frank D, Levenson S et al. J Nutr 2006;136:1073–6.
5. Dunifon R, Kowaleski-Jones L. Soc Serv Rev 2003;77:72–92.
6. Gundersen C, Kreider B. J Health Econ 2009;28:971–83.
7. Kirkpatrick S, McIntyre L, Potestio M. Arch Pediatr Adolesc Med 2010;164:754–62.
8. Weinreb L, Wehler C, Perloff J et al. Pediatrics 2002;110:e41.
9. Yoo J, Slack K, Hall J. Am J Public Health 2009;99:829–836.
10. Alaimo K, Olson C, Frongillo E. Pediatrics 2001;108:44–53.
11. Alaimo K, Olson C, Frongillo E. J Nutr 2002;132:719–25.
12. Kleinman R, Murphy J, Little M et al. Pediatrics 1998;101:e3.
13. Murphy J, Wehler C, Pagano M et al. J Am Acad Child Adolesc Psychiatry 1998;37:163–70.
14. Slack K, Yoo J. Soc Serv Rev 2005;79:511–36.
15. Whitaker R, Phillips S, Orzol S. Pediatrics 2006;118:e859–e68.
16. Kaiser L, Melgar-Quinonez H, Lamp C et al. J Am Diet Assoc 2002;102:924–9.
17. Kaiser L, Melgar-Quinonez H, Townsend M et al. J Nutr Educ Behav 2003;35:148–53.
18. Matheson D, Varady J, Varady A et al. Am J Clin Nutr 2002;76:210–17.
19. Hernandez D, Jacknowitz A. J Nutr 2009;139:1517–24.
20. Jyoti D, Frongillo E, Jones S. J Nutr 2005;135:2831–9.
21. Rose-Jacobs R, Black M, Casey P et al. Pediatrics 2008;121:65–72.
22. Zaslow M, Bronte-Tinkew J, Capps R et al. Matern Child Health J 2009;13:66–80.
23. Eicher-Miller H, Mason A, Weaver C et al. Am J Clin Nutr 2009;90: 1358–71.
24. Skalicky A, Meyers A, Adams W et al. Matern Child Health J 2006;10: 177–85.
25. Bhattacharya J, Currie J, Haider S. J Health Econ 2004;23:839–62.
26. Dixon L, Winkelby M, Radimer K. J Nutr 2001;131:1232–46.
27. McIntyre L, Glanville T, Raine K et al. Can Med Assoc J 2003; 168:686–91.
28. Olson C. Top Clin Nutr 2005;20:321–8.
29. Nelson K, Cunningham W, Andersen R et al. J Gen Intern Med 2001; 16:404–11.
30. Pheley A, Holben D, Graham A et al. J Rural Health 2002;18:447–54.
31. Siefert K, Heflin C, Corcoran M et al. Women Heath 2001;32:159–77.
32. Stuff J, Casey P, Szeto K et al. J Nutr 2004;134:2330–5.
33. Vozoris N, Tarasuk V. J Nutr 2003;133:1200–6.
34. Huddleston-Casas C, Charnigo R, Simmon L. Public Health Nutr 2009; 12:1133–40.
35. Biros M, Hoffman P, Resch K. Acad Emerg Med 2005;12:310–17.
36. Sullivan A, Clark S, Pallin D et al. J Emerg Med 2010;38:524–8.
37. Seligman H, Bindman A, Vittinghoff E et al. Soc Gen Intern Med 2007;22:1018–23.
38. Lee J, E. Frongillo J. Nutr 2001;131:1503–9.
39. Ziliak J, Gundersen C, Haist M. The Causes, Consequences, and Future of Senior Hunger in America. Special report by the University of Kentucky Center for Poverty Research for the Meals on Wheels Association of America Foundation. Lexington, KY: University of Kentucky Center for Poverty Research, 2008.
40. Holben D, Barnett M, Holcomb J. J Hunger Environ Nutr 2006; 1:89–99.
41. Klesges L, Pahor M, Shorr R et al. Am J Public Health 2001;91:68–75.
42. US Department of Agriculture Food and Nutrition Service. Annual Historical Review: Fiscal Year 1997. Washington, DC: US Department of Agriculture, 1999.
43. Ranney C, Kushman J. South Econ J 1987;53:1011–27.
44. Moffitt R. Am Econ Rev 1983;73:1023–35.
45. US Department of Agriculture Food and Nutrition Service. Current Perspective on SNAP Participation. Washington, DC: US Department of Agriculture, 2009.
46. Ziliak J, Gundersen C, Figlio D. South Econ J 2003;69:903–19.
47. Gundersen C, Kreider B. J Hum Resour 2008;43:352–82.
48. Gundersen C, Jolliffe D, Tiehen L. Food Policy 2009;34:367–76.
49. Gundersen C, Oliveira V. Am J Ag Econ 2001;84:875–87.
50. DePolt R, Moffitt R, Ribar D. Pacific Econ Rev 2009;14:445–73.
51. Bollinger C, David M. J Am Stat Assoc 1997;92:827–35.
52. Bollinger C, David M. J Bus Econ Stat 2001;19:129–41.
53. Bitler M, Currie J, Scholz J. J Hum Resour 2003;38:1139–79.
54. Gundersen C. Child Youth Serv Rev 2005;27:99–114.
55. Bitler M, Gundersen C, Marquis G. Rev Ag Econ 2005;27(3):433–8.
56. Arcia G, Crouch L, Kulka R. Am J Agric Econ 1990;72:218–26.
57. Basiotis P, Kramer-LeBlanc C, Kennedy E. Fam Econ Nutr Rev 1998;11:4–16.
58. Oliveira V, Gundersen C. US Department of Agriculture Economic Research Service: Food Assistance and Nutrition Research Report 5. Washington, DC: US Department of Agriculture, 2000.
59. Siega-Riz A, Kranz S, Blanchette D et al. J Pediatrics 2004;144:229–34.
60. Swensen A, Harnack J, Ross J. J Am Diet Assoc 2001;101:903–8.
61. Ahluwalia I, Hogan V, Grummer-Strawn et al. Am J Public Health 1998;88:1374–7.
62. Brown H, Watkins K, Hiett A. Am J Obstet Gynecol 1996;174:1279–83.
63. Gueorguieva R, Morse S, Roth J. Matern Child Health J 2009; 13:479–88.
64. Moss N, Carver K. Am J Public Health 1998;88:1354–61.
65. Black M, Cutts D, Frank D et al. Pediatrics 2004;114:169–76.
66. Devaney B, Bilheimer L, Schore J. J Policy Anal Manag 1992; 11:573–92.
67. Figlio D, Hamersma S, Roth J. J Pub Econ 2009;93:235–45.
68. Kowaleski-Jones L, Duncan G. Am J Public Health 2002;92:799–804.
69. Kim I, Hungerford D, Kuester S et al. MMWR 1992;41:26–42.
70. Yip R, Pravanta I, Scanlon K et al. MMWR 1992;41:1–24.
71. El-Bastawissi A, Peters R, Sassen K et al. Matern Child Health J 2007;11:611–21.
72. Altucher K, Rasmussen K, Barden E et al. J Am Diet Assoc 2005; 105:709–15.
73. Carlson A, Senauer B. Am J Agric Econ 2003;85:479–91.
74. Buescher P, Horton S, Devaney B et al. Am J Public Health 2003; 93:145–150.
75. Lee B, Mackey-Bilaver L. Child Youth Serv Rev 2007;29:501–17.
76. Jacknowitz A, Novillo D, Tiehen L. Pediatrics 2007;119:281–89.
77. Bitler M, Currie J. J Policy Anal Manag 2005;24:73–93.
78. Jiang M, Foster M, Gibson-Davis C. Child Youth Serv Rev 2010;32:264–73.
79. Joyce T, Gibson D, Colman S. J Policy Anal Manag 2005;24:661–85.
80. Joyce T, Racine A, Yunzal-Butler C. J Policy Anal Manag 2008; 27:277–303.
81. Beal A, Kuhlthau K, Perrin J. Public Health Rep 2003;118:368–76.
82. Chatterji P, Brooks-Gunn J. Am J Public Health 2004;94:1324–7.
83. Houghton M, Graybeal T. J Am Diet Assoc 2001;101:245–7.
84. McCann M, Baydar N, Williams R. J Hum Lact 2007;23:314–24.
85. Ryan A, Zhou W. Pediatrics 2005;117:1136–46.
86. Gleason P, Suitor C. Am J Agric Econ 2003;85:1047–61.
87. Akin J, Guilkey D, Popkin B. Am J Agric Econ 1983;65:477–85.
88. Grainger C, Senauer B, Runge C. J Cons Affairs 2007;41:265–84.

89. Millimet D, Tchernis R, Husain M. J Hum Resour 2010;45:640–54.
90. Gundersen C, Kreider B, Pepper J. J Econometrics 2012;166:79–91.
91. Nord M, Romig K. J Children Poverty 2006;12:141–58.
92. Devaney B, Fraker T. Am J Agric Econ 1989;71:932–48.
93. Sampson A, Dixit S, Meyers A et al. Ambulatory Child Health 1995; 1:14–22.
94. Bartfeld J, Ahn H. J Nutr 2011;141:470–5.

Sugestões de leitura

Gundersen C, Kreider B, Pepper J. The Economics of Food Insecurity in the United States. Applied Economic Perspectives and Policy, 2011;33(3): 281–303.

Jolliffe D, Ziliak J, eds. Income Volatility and Food Assistance in the United States. Kalamazoo, MI: WE Upjohn Institute for Employment Research, 2008.

Institute of Medicine. Planning a WIC Research Agenda: Workshop Summary. Washington, DC: National Academies Press, 2011.

Institute of Medicine. School Meals: Building Blocks for Healthy Children. Washington, DC: National Academies Press, 2010.

Nord M, Coleman-Jensen A, Andrews M et al. Household Food Security in the United States, 2009. Economic Research Report 108. Washington, DC: US Department of Agriculture Economic Research Service, 2009.

Oliveira V. Informing Food and Nutrition Assistance Policy: 10 Years of Research at ERS. Miscellaneous publication 1598. Washington, DC: U.S. Department of Agriculture Economic Research Service, 2007.

109 Transição nutricional: tendências globais na alimentação, no estilo de vida e nas doenças não transmissíveis*

Benjamin Caballero

Desde o início dos tempos, a alimentação sempre teve um papel central na sobrevivência da humanidade. Ao longo dos séculos, os seres humanos têm se esforçado não só para garantir uma alimentação suficiente para a sobrevivência, mas também para atingir um tamanho corporal que otimize as chances de sobrevida, a produtividade e a reprodução. No século passado, o drástico aumento no acesso à energia da dieta por milhões de pessoas no mundo em desenvolvimento e a redução relativa na carga de doenças infecciosas, pela primeira vez na história, levaram a um incremento no tamanho do corpo da espécie humana que excede os limites desejáveis. Por volta do ano de 2002, foi alcançada uma espécie de marco: o número de pessoas com excesso de peso no planeta excedeu o número daquelas abaixo do peso.[1] Hoje, enfrentamos uma epidemia global de sobrepeso e obesidade, o que está levando inevitavelmente a um aumento substancial nos casos de diabetes, doenças cardiovasculares e outras condições associadas ao excesso de massa corporal. Além disso, em muitos países, a subnutrição (subpeso) coexiste com a supernutrição (sobrepeso), mesmo dentro da mesma casa.[2,3] Cerca de 1 bilhão de adultos está acima do peso ideal, e mais de 300 milhões estão clinicamente obesos.

*__Abreviaturas__: **HIV**, vírus da imunodeficiência humana; **IMC**, índice de massa corporal; **OMS**, Organização Mundial de Saúde; **ONU**, Organização das Nações Unidas; **PIB**, produto interno bruto; **PNB**, produto nacional bruto.

Problema persistente da subnutrição

Em torno de 20 milhões de crianças no mundo estão gravemente subnutridas e metade delas virá a óbito todos os anos — mais de 1.000 por hora. A Organização Mundial de Saúde (OMS) estimou que mais de dois terços dessas mortes sejam passíveis de prevenção por meio de intervenções relativamente simples de baixo custo,[4] porque as principais causas de óbito (diarreia, pneumonia e malária) são tratáveis ou evitáveis. A pobreza continua sendo um fator subjacente importante na carga persistente de subnutrição e doenças evitáveis em crianças. Aproximadamente metade da população mundial vive com menos de U$2 por dia, enquanto 20% destes com uma quantia abaixo de U$1 por dia. O nível de pobreza se correlaciona fortemente com a prevalência de subpeso. O papel da condição socioeconômica sobre a transição nutricional será abordado mais adiante.

Epidemia global de obesidade

O sobrepeso e a obesidade constituem um importante fator de risco de morte, ocupando o quinto lugar entre os principais riscos de mortalidade e sendo responsáveis por 7 a 8% das mortes em todo o mundo. O excesso de peso representa um problema de saúde pública de longa data nos países desenvolvidos, mas o enfoque naqueles em desenvolvimento é relativamente recente. O relatório técnico da OMS n. 894, um dos primeiros dedicados à "epidemia global" de obesidade, foi publicado em 2000.[5] Desde então, o foco e a pesquisa sobre a obesidade mundial, bem como sobre os distúrbios crônicos não transmissíveis associados ao excesso de peso, sofreram uma considerável expansão.[6]

A epidemia global de obesidade continua sua tendência ascendente na maioria dos países e regiões. Uma análise feita por Finucane et al.[7] forneceu evidências dessa progressão contínua. Entre o período avaliado, de 1980 a 2008, o índice de massa corporal (IMC) aumentou em todos, exceto oito, dos 199 países estudados. Tendências planas foram observadas em alguns países da Europa Oriental em mulheres, bem como na África Central e sul da Ásia em homens. Os dados também revelaram uma ampla variedade de IMC médio em diferentes populações, de 19,9 em homens do Congo a 35 em mulheres de Nauru. Os autores estimaram que, a partir de 2008, havia 1,46 bilhões de pessoas no mundo com peso corporal em excesso (IMC ≥ 25), dos quais cerca de 35% eram obesos

(IMC > 30). Os dados demonstraram um excesso moderado de obesidade em mulheres em relação aos homens, mas com amplas variações entre países e regiões. As Figuras 109.1 e 109.2 retratam as mudanças na prevalência de obesidade entre 1980 e 2008. Existem ressalvas bem reconhecidas na interpretação do conjunto de dados combinados de diferentes países, particularmente com o uso de um único ponto de corte para definir o sobrepeso e a obesidade entre as regiões. Apesar disso, esses dados fornecem uma importante avaliação das tendências na epidemia da obesidade desde 1980.

A prevalência da obesidade também está em ascensão em crianças pequenas (de 0 a 5 anos). Estimativas indicam que a prevalência global de sobrepeso e obesidade nesse grupo etário aumentou de 4,2% em 1990 para 6,7% em 2010.[8] Isso equivale a 43 milhões de crianças com excesso de peso ou obesas, dos quais 35 milhões se encontram nos países em desenvolvimento. Esse mesmo relato projetou que, até o ano de 2020, a prevalência atingirá 9,1% ou aproximadamente 60 milhões de crianças.

Transição nutricional

O termo "transição" foi usado inicialmente para descrever a transição epidemiológica,[9] mas foi aplicado por Popkin et al. para descrever tendências associadas à dieta, ao consumo alimentar e às doenças crônicas que vêm ocorrendo nos países em desenvolvimento.[10,11] Essa transição nutricional pode ser vista como parte das mudanças que moldaram a saúde humana na segunda metade do século XX, a saber, as mudanças demográficas, econômicas e tecnológicas sofridas pelos países em desenvolvimento naquele período.[12,13] A transição nutricional é regida por três fatores principais: mudanças na disponibilidade global de alimentos e no consumo da dieta; urbanização e estilo de vida caracterizado por baixos níveis de atividade física. Avanços técnicos nas comunicações também têm desempenhado um papel importante, facilitando a rápida e extensa divulgação de tendências culturais e estilos de vida.

Tendências alimentares

Desde os anos 1980 e 1990, ocorreram mudanças significativas na composição e nas quantidades alimentares pelo mundo. A disponibilidade de energia *per capita* sofreu um aumento acentuado. Nos países em desenvolvimento (exceto a África subsaariana), esse acréscimo variou em torno de 600 kcal/dia e na China chegou até 1.000 kcal/dia.[14] De modo geral, nos países de baixa e média rendas, o consumo de

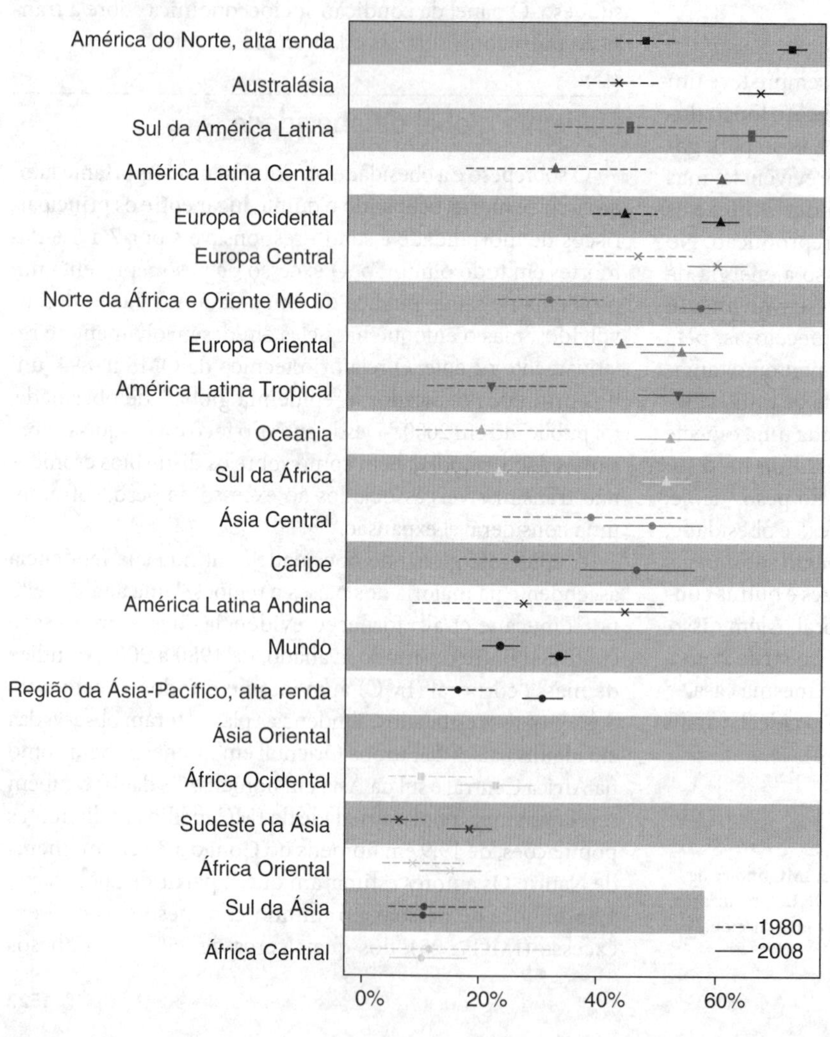

Figura 109.1. Prevalência global da obesidade, em homens. Mudanças na prevalência entre 1980 e 2008 em países selecionados. (Reproduzido com permissão de Finucane MM, Stevens GA, Cowan MJ et al. National, regional, and global trends in body-mass index since 1980: systematic analysis of health examination surveys and epidemiological studies with 960 country-years and 9.1 million participants. Lancet 2011;377:557-67.)

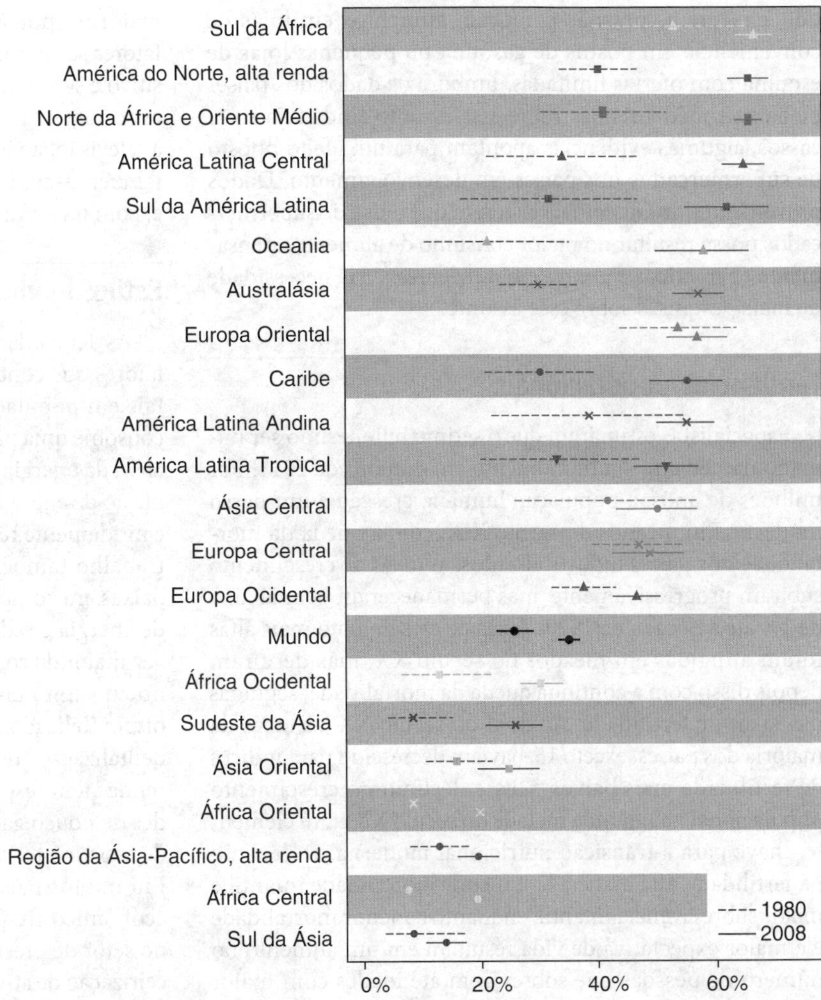

Figura 109.2. Prevalência global da obesidade, em mulheres. Mudanças na prevalência entre 1980 e 2008 em países selecionados. (Reproduzido com permissão de Finucane MM, Stevens GA, Cowan MJ et al. National, regional, and global trends in body-mass index since 1980: systematic analysis of health examination surveys and epidemiological studies with 960 country-years and 9.1 million participants. Lancet 2011;377:557-67.)

cereais e leguminosas teve um decréscimo moderado, enquanto o de alimentos de origem animal cresceu. No entanto, ainda é preocupante o baixo consumo de frutas e vegetais. Os alimentos que mais contribuem para o aumento do consumo de energia total são os óleos vegetais e carboidratos refinados (açúcares). As projeções indicam que as gorduras e o açúcar continuarão sendo os principais fatores no aumento da energia alimentar disponível.[15]

A relação prévia entre renda e alimentação em países pobres levou ao conceito tradicional de que um baixo produto nacional bruto (PNB) *per capita* está associado a uma dieta com muitas plantas, de baixa densidade energética; esse perfil de alimentação tem sofrido uma mudança progressiva gerada pelas tendências globais na produção e comercialização de alimentos. O balancete da alimentação e outros dados de pesquisas de países em desenvolvimento[16,17] mostraram que as dietas atuais consumidas por países de baixa e média rendas têm proporções crescentes de calorias derivadas de gordura (principalmente óleos vegetais) e carboidratos refinados. Uma série de fatores pode explicar essas mudanças na composição alimentar. Em primeiro lugar, houve um aumento mundial na disponibilidade de óleo vegetal relativamente barato.[18,19] Em segundo lugar, as percepções culturais da qualidade alimentar, influenciadas por anúncios comerciais, levaram ao consumo de mais produtos alimentícios processados, muitos contendo açúcares refinados. A busca por conveniência e variedade (i. e., refeições prontas) também foi citada como um fator importante.[20] Em um modelo que visa avaliar o impacto da urbanização, Drewnowski e Popkin previram um aumento substancial no consumo de adoçantes calóricos com o crescimento da urbanização.[21] A expansão contínua do mercado de *fast food* nos países de baixa e média rendas também é preocupante. Mais da metade da receita da indústria norte-americana de *fast food* é obtida fora dos Estados Unidos, principalmente pelo rápido crescimento de estabelecimentos de refeições de serviço rápido nos países de baixa e média rendas.[22] Outro fator importante que determina o acesso e a qualidade dos alimentos nos países em desenvolvimento é a impressionante expansão das redes de varejo (supermercados). Em muitos países de baixa e média rendas, quase metade das calorias diárias é obtida atualmente a partir dos supermercados, e essa tendência continua crescendo.

Nos Estados Unidos, os supermercados parecem ter um efeito favorável sobre a qualidade dos alimentos, em parte porque eles podem fornecer mais variedade e quantidade de produtos e opções mais saudáveis de alimentos processados.[23] Assim, a preocupação nos países desenvolvidos concentra-se nos "desertos alimentares", áreas sem supermercados, em que as pessoas compram alimentos em lojas de conveniência em postos de gasolina ou pequenas lojas de esquina com ofertas limitadas. Embora os dados dos países de baixa e média rendas sobre esse assunto ainda sejam escassos, algumas evidências apontam para um efeito oposto de supermercados nos países em desenvolvimento. Dados provenientes da Guatemala sugerem que o uso de supermercados possa resultar no maior consumo de alimentos densamente energéticos e pobres em nutrientes.[24] Há necessidade de mais pesquisas sobre esse assunto.

Tendências populacionais

Especialistas estimaram que o sétimo bilionésimo ser humano nasceu em algum momento em outubro de 2011. Por milhões de anos, a população humana cresceu a um passo modesto. Em meados do século XIX, com a queda da mortalidade nos países industrializados, as taxas de crescimento subiram progressivamente, mas permaneceram bem abaixo de 1% até a década de 1920. Taxas de crescimento mais altas foram atingidas em meados do século XX, mas decaíram depois disso com a contínua queda da mortalidade, seguidas das taxas de fertilidade. Ao final do século XX, as taxas da maioria dos países, exceto 16, haviam decrescido para índices de fertilidade mais baixos.[25] Esse declínio no crescimento populacional na segunda metade do século XX é um elemento-chave para a transição nutricional moderna. O declínio na fertilidade está associado à menor mortalidade infantil e maior sobrevivência infantil, enquanto a menor mortalidade e a maior expectativa de vida resultam em um aumento no número de pessoas que sobrevivem até idades com maior prevalência de doenças crônicas não transmissíveis. As projeções de crescimento para as próximas décadas preveem um aumento drástico na população de pessoas com mais de 60 anos. Esse envelhecimento da população mundial será indubitavelmente associado a um aumento no número de pessoas com risco de doenças crônicas.

Urbanização

O mundo prossegue sua trajetória rumo à plena urbanização. Apesar do crescimento abaixo do previsto nas áreas urbanas, a porcentagem de pessoas que vivem em um ambiente urbano continua crescendo. Em algumas regiões, como na América Latina, aproximadamente 80% da população já está urbanizada. As previsões sugerem que a maioria das pessoas acrescidas à população mundial nos próximos 20 anos residirá em áreas urbanas.[25] A moradia urbana apresenta diversas características que afetam significativamente o consumo alimentar e o balanço energético. Em primeiro lugar, os gastos de energia em atividades básicas de sobrevivência (p. ex., garantir água e comida) tendem a ser substancialmente mais baixos. Em segundo lugar, as demandas laborais de energia também são reduzidas em relação ao trabalho típico do campo. De modo similar, a disponibilidade de alimento difere em termos de quantidade e composição, geralmente com um aumento da energia dietética total e uma maior proporção de gordura e açúcares refinados.[17] Esses fatores se combinam, facilitando um balanço energético positivo e subsequente ganho de peso em excesso. Outros fatores característicos da vida urbana, como o hábito de assistir à televisão, a violência das ruas e a falta de espaços abertos, também facilitam um estilo de vida mais caseiro e sedentário e, com isso, um maior declínio no gasto de energia.

Estilo de vida sedentário

As demandas de energia na vida cotidiana são importantes fatores que contribuem para as necessidades energéticas totais em populações rurais. Garantir comida, água e lenha consome uma parte significativa da tolerância calórica diária, além da energia gasta no trabalho.[26] No meio urbano, a produção de energia necessária para atividades de sobrevivência é nitidamente reduzida; além disso, os tipos mais comuns de trabalho também apresentam demandas energéticas mais baixas em comparação com a atividade rural. Como o gasto de energia é reduzido, as pessoas têm uma dificuldade cada vez maior de combinar isso com um decréscimo equivalente no consumo energético alimentar, sobretudo quando são disponibilizados tantos alimentos altamente calóricos. A "ocidentalização" do estilo de vida nos países de baixa e média rendas tem resultado em um aumento contínuo em atividades de pouco gasto energético e sedentárias, incluindo o ato de assistir à televisão e o uso de *videogames* e computadores. Em muitos países de baixa e média rendas, o crescimento econômico frequentemente envolve a criação de trabalhos no setor de prestação de serviços, movida em parte pela terceirização de atividades relacionadas com esse tipo de serviço a partir dos países desenvolvidos em busca de mão de obra mais barata.[27] Esses tipos de trabalhos geralmente envolvem atividades sedentárias, reduzindo ainda mais o gasto energético diário.[28] O modelo de zoneamento com comunidades centradas no uso de carros, típico de muitos países industrializados, limita as oportunidades de caminhadas e ciclismo como parte das atividades diárias. Em muitas comunidades, a segurança pública e a violência urbana são outros fatores que impedem as atividades físicas externas (ou seja, ao ar livre), particularmente para crianças. O resultado disso é uma redução crônica no gasto energético diário que, juntamente com a ampla disponibilidade e o consumo de alimentos com alta densidade calórica, leva quase inevitavelmente a um balanço energético positivo e excesso de ganho de peso.

Pobreza e transição nutricional

A visão tradicional de que a obesidade afeta principalmente os mais abastados e prósperos da sociedade foi desafiada pela transição nutricional. Uma análise dos dados de 37 países em desenvolvimento[29] sugere que, embora os países de baixa renda (PIB ~US$ 800/ano) tenham em geral uma baixa prevalência de obesidade, essa prevalência sobe rapidamente nos países em desenvolvimento com PNB intermediário (~US$ 2.000/ano). Um bom exemplo dessa associação entre a obesidade e as tendências socioeconômicas é o Brasil, um país em rápida transição socioeconômica. Na década de 1980, a subnutrição era mais prevalente e o sobrepeso menos prevalente em grupos de nível socioeconômico inferior. Dez anos depois, a prevalência tanto de subnutrição como sobrepeso era maior entre os pobres.[29] Dados provenientes da China também sugerem que o aumento da renda possa exercer um efeito negativo sobre a dieta da população urbana mais pobre.[30] Apesar de as causas dessas mudanças serem complexas, é provável que, em populações de baixa renda, a disponibilidade dos alimentos seja um fator limitante para a ingestão de energia, além disso, infecções frequentes associadas a ambientes contaminados aumentam ainda mais as necessidades energéticas. Com o aumento da renda, o acesso a alimentos densamente calóricos pode aumentar (apesar de seu baixo valor nutricional), possibilitando maior ingestão energética total.

A urbanização, muitas vezes associada ao desenvolvimento econômico, não melhora necessariamente a condição socioeconômica entre os pobres. Com base nos dados do Banco Mundial, Haddad et al. relataram um aumento global na pobreza urbana em países menos desenvolvidos nos últimos 20 anos do século XX.[31] Em 11 dos 14 países avaliados, a prevalência de crianças com subpeso em áreas urbanas também aumentou. Os mesmos dados revelam que o dobro do PNB *per capita* produziu apenas uma redução de 10% na prevalência de subpeso em crianças. Além disso, alguns indicadores de saúde mostram uma brecha maior entre os mais ricos e os mais pobres nas populações urbanas em comparação com as rurais.[32,33]

A pobreza também pode ter consequências mais negativas nas áreas urbanas do que nas rurais. No ambiente urbano dos países de baixa e média rendas, as famílias costumam depender de sua renda para comprar comida e, por esse motivo, são altamente vulneráveis às manipulações dos mercados, aos anúncios/propagandas e aos preços dos alimentos.[34] Quando as famílias precisam gastar 50% ou mais de sua renda em comida, como é o caso de muitos países menos desenvolvidos, o preço dos alimentos torna-se um importante fator que rege a escolha alimentar. A associação entre desenvolvimento econômico (mensurado por ganhos em termos de PIB *per capita*) e obesidade é altamente variável, sendo condicionada em parte pelo estágio de transição alimentar, estilo de vida e renda de cada país. Uma avaliação de dados transversais sobre mulheres de 54 países[35] descobriu uma modesta correlação positiva entre IMC e PIB *per capita*.

Dupla carga de doenças entre os pobres

A prevalência crescente de obesidade nos países de baixa e média rendas resulta na coexistência de sub e supernutrição na mesma população, até mesmo na mesma família.[3,36,37] Por meio de algumas estimativas, até 60% dos lares no sudeste da Ásia pode ter pelo menos 1 membro com peso abaixo do ideal e outro com peso acima do ideal, frequentemente o par mãe e filho (mãe com sobrepeso e filho com subpeso).[38] Essa "dupla carga" representa um grande desafio ao desenvolvimento de programas integrados de prevenção.

Subnutrição no início da vida e doenças na fase adulta

A relação entre estado nutricional no início da vida e doenças na idade adulta foi trazida à tona por uma série de observações epidemiológicas que descrevem a associação entre baixo peso ao nascer e diabetes, doenças cardiovasculares e distúrbios respiratórios na fase adulta.[39-42] Outros estudos ampliaram essas associações e incluíram a deficiência de crescimento extrauterino e a subsequente fase de crescimento acelerado ("recuperação") como importantes determinantes de obesidade tardia em crianças de idade mais avançada e adultos.[43-46] Com base nos prontuários médicos da população holandesa que sofreu profunda privação alimentar durante a Segunda Guerra Mundial, Susser e Stein[47] identificaram associações semelhantes entre o crescimento fetal prejudicado e o subsequente risco de doenças na idade adulta. De modo geral, esses dados apontam para um período crítico no início da vida quando ocorre a diferenciação estrutural e funcional, período durante o qual as condições nutricionais alteradas podem produzir efeitos duradouros.[48-51] As implicações desse fenômeno nos países em desenvolvimento são significativas por causa da alta prevalência de um crescimento fetal e pós-natal comprometido, o que resultaria em uma carga de risco adicional para populações adultas que, no momento, enfrentam a transição nutricional. Especialistas admitem a existência de uma estreita janela de oportunidades no início da vida para restabelecer o crescimento normal em crianças vulneráveis, antes que tais esforços carreguem consigo as consequências adversas a longo prazo descritas previamente.[52] Também está claro que a subnutrição no feto e no início da vida, fatores de risco relevantes para as doenças de adultos, pode e deve ser tratada no âmbito dos programas tradicionais de política de saúde, focados na saúde materna e infantil.

Surgimento de doenças crônicas não transmissíveis

As tendências mundiais na dieta e no estilo de vida também estão promovendo um aumento alarmante das condições relacionadas, algumas delas mediadas pelo excesso de ganho de peso. De acordo com a OMS,[53] os fatores de risco de doença mais prevalentes no mundo são a pressão arterial elevada (13% de óbitos), o tabagismo (9%), o alto nível de glicose no sangue (6%), a falta de atividade física (6%) e o sobrepeso/obesidade (5%). Esses fatores, juntamente com o baixo consumo de frutas e vegetais, são responsáveis por mais de 50% das mortes por doença cardiovascular, que representa a principal causa de óbito em nível mundial (Tabela 109.1). Portanto, não é de se surpreender que, no mundo todo, o sobrepeso e a obesidade provoquem mais mortes do que o subpeso e, ainda, que a carga de doenças associadas à dieta e falta de atividade física em países de baixa e média rendas equivalha àquelas da síndrome da imunodeficiência humana/infecção pelo HIV e tuberculose combinadas.[53]

Tabela 109.1 Principais causas de mortalidade atribuível e carga de doenças no mundo todo

Mortalidade atribuível (%)		DALY atribuíveis (%)	
1. Pressão arterial elevada	12,8	1. Subpeso na infância	5,9
2. Tabagismo	8,7	2. Sexo não seguro	4,6
3. Altos níveis de glicose no sangue	5,8	3. Consumo de bebidas alcoólicas	4,5
4. Falta de atividade física	5,5	4. Água contaminada, falta de saneamento, más condições de higiene	4,2
5. Sobrepeso e obesidade	4,8	5. Pressão arterial elevada	3,7
6. Altos níveis de colesterol	4,5	6. Tabagismo	3,7
7. Sexo não seguro	4,0	7. Aleitamento materno abaixo do ideal	2,9
8. Consumo de bebidas alcoólicas	3,8	8. Altos níveis de glicose no sangue	2,7
9. Subpeso na infância	3,8	9. Fumaça em ambientes internos proveniente de combustíveis sólidos	2,7
10. Fumaça em ambientes internos proveniente de combustíveis sólidos	3,3	10. Sobrepeso e obesidade	2,3
59 milhões de óbitos no total em 2004		1,5 bilhão de DALY no total em 2004	

DALY, anos de vida perdidos ajustados por incapacidade.

Adaptado com permissão da Organização Mundial de Saúde. Global Health Risks: Mortality and Burden of Disease Attributable to Selected Major Risks. Geneva: World Health Organization, 2009.

A epidemia de obesidade também constitui o principal fator responsável por outra epidemia, a do diabetes tipo 2. O número de pessoas com diabetes aumentou de 153 milhões em 1980 para 347 milhões em 2008.[54] Do mesmo modo, o número de pessoas com altos níveis de glicose plasmática em jejum (um antecedente de diabetes tipo 2) também aumentou, mais notavelmente na América do Norte, Oceania e Arábia Saudita. Dos 10 países com a maior prevalência de diabetes, seis deles se encontram no mundo em desenvolvimento, liderados por Índia e China.[55] Há previsão de que, nos próximos 10 anos, o número de diabéticos na Índia chegue a 60 milhões.

Implicações políticas

As evidências que apoiam o grave impacto exercido pela transição nutricional sobre a saúde nos países em desenvolvimento têm se acumulado de forma constante e regular por mais de uma década. Hoje, algumas doenças crônicas associadas à alimentação e ao estilo de vida são responsáveis por mais da metade das mortes no mundo. Há um amplo consenso quanto à existência de três fatores de risco modificáveis: tabagismo, dieta pouco saudável e falta de atividade física. Nos últimos anos, organizações internacionais, como a OMS, definiram uma estrutura operacional global para o controle do tabagismo[56] e uma estratégia para quesitos como alimentação, atividade física e saúde.[14] Além disso, as enormes implicações econômicas de doenças crônicas quanto aos custos relacionados com os cuidados de saúde e à produtividade nos países em desenvolvimento estão se tornando cada vez mais evidentes. No entanto, o apoio e as verbas para dar uma resposta enérgica ao problema são limitados até o momento e apenas alguns países incluíram estratégias bem definidas para prevenir doenças não transmissíveis em seus programas de saúde pública. O fato de que muitos desses fatores de risco são o resultado de mudanças profundas na produção e no comércio mundial de alimentos, influências culturais e adoção de determinados modelos de desenvolvimento econômico constitui, sem dúvida, um grande desafio. Esses não são fatores que podem ser modificados de um dia para o outro, mas eles certamente são modificáveis. Iniciativas no Brasil, na China e em vários outros países trazem a esperança de que uma vontade política tão necessária esteja emergindo.

Os Objetivos de Desenvolvimento do Milênio[57] fornecem um modelo unificador para os esforços de eliminar a pobreza e as doenças do mundo em desenvolvimento. A principal meta é reduzir a subnutrição, o que resultaria em um declínio importante no risco de doenças crônicas associadas a deficiências de crescimento no início da vida, conforme discutido. O objetivo de melhorar a saúde materna também teria um efeito positivo sobre o desempenho gestacional e o crescimento fetal, outro fator associado à obesidade e a doenças crônicas na vida adulta.

Melhorar o ambiente alimentar, tornando os alimentos saudáveis disponíveis e acessíveis e restringindo a comercialização daqueles pouco saudáveis, sobretudo para as crianças, é outro desafio contínuo. Conforme observado anteriormente, em função da alta elasticidade de preço dos alimentos nos países em desenvolvimento, não é uma tarefa fácil mudar os padrões alimentares sem alguma forma de regulação e controle do mercado, o que pode colidir com os princípios do mercado livre exigidos por muitos credores internacionais. Além disso, muitos governos não têm cacife para superar as pressões financeiras e políticas que se opõem a essa regulamentação, geralmente sob a bandeira da liberdade de comércio. Apesar disso, uma ampla gama de iniciativas está tomando forma em níveis nacionais, multinacionais e locais. Uma grande parte dos governos se comprometeu a implantar a estratégia da OMS para Alimentação e Atividade Física, bem como o Quadro para o Controle do Tabaco. A crescente preocupação dos governos culminou na reunião de cúpula das Nações Unidas sobre doenças crônicas em setembro de 2011, a segunda vez na história do sistema das Nações Unidas em que os chefes de Estado se reuniram exclusivamente para se concentrar em um tema de saúde.[58] Na frente não governamental, esforços de base para a criação de comunidades que incorporem a atividade física, bem como condições de vida saudáveis e sustentáveis, estão surgindo em todo o mundo.[59,60]

Referências bibliográficas

1. Gardner G, Halweil B. Overfed and Underfed: The Global Epidemic of Malnutrition. Washington, DC: Worldwatch Institute, 2000.
2. Doak CM, Adair LS, Monteiro C et al. J Nutr 2000;130:2965–71.
3. Caballero B. 2005. N Engl J Med 352:1514–6.
4. World Health Organization. World Health Report. Geneva: World Health Organization, 2010.
5. World Health Organization. Report of a WHO Consultation. Geneva: World Health Organization, 2000.
6. Caballero B. Epidemiol Rev 2007;29:1–5.
7. Finucane MM, Stevens GA, Cowan MJ et al. Lancet 2011; 377:557–67.
8. de Onis M, Blossner M, Borghi E. Am J Clin Nutr 2010;92:1257–64.
9. Omran AR. Milbank Mem Fund Q 1971;49:509–38.
10. Popkin BM. Nutr Revs 1994;52:285–98.
11. Caballero B, Popkin BM. The Nutrition Transition: Diet and Disease in the Developing World. London: Academic Press, 2002: 1–8.
12. Popkin BM. World Dev 1999;27:1905–16.
13. Popkin BM. Am J Clin Nutr 2006;84:289–98.
14. World Health Organization, Food and Agriculture Organization. Report of a Joint WHO/FAO Expert Consultation. Geneva: World Health Organization, 2002.
15. Food and Agriculture Organization. World Agriculture: Towards 2015/2030. Rome: Food and Agriculture Organization, 2002.
16. Food and Agriculture Organization. Food Production. 2011. Disponível em: http://www.fao.org/docrep/014/i2280e/i2280e00.htm. Acesso em 20 de setembro de 2012.
17. Popkin BM. Proc Nutr Soc 2011;70:82–91.
18. Popkin BM, Gordon-Larsen P. Int J Obes Relat Metab Disord 2004;28:S2–S9.
19. Caballero B, Popkin BM, eds. The Nutrition Transition: Diet and Disease in the Developing World. London: Academic Press, 2002:109–128.
20. US Department of Agriculture Economic Research Service. Changing Structure of Global Food Consumption and Trade. Washington, DC: US Department of Agriculture Economic Research Service, 2001.
21. Drewnowski A, Popkin BM. Nutr Revs 1997;55:31–43.
22. Fast Food: Global Industry Guide. Limassol, Cyprus: Market Publishers, 2010.
23. Franco M, Diez-Roux AV, Nettleton JA et al. Am J Clin Nutr 2009;89:897–904.
24. Asfaw A. Dev Policy Rev 2008;26:16.
25. Caballero B, Popkin BM, eds. The Nutrition Transition: Diet and Disease in the Developing World. London: Academic Press, 2002: 147–164.
26. Immink MD, Blake CC, Viteri FE et al. Arch Latinoam Nutr 1986;36: 247–59.
27. Worth RF. In New York Tickets, Ghana Sees Orderly City. The New York Times. October 19, 2002.
28. Weng X, Caballero B. Obesity and Related Diseases in China: The Impact of the Nutrition Transition in Urban and Rural Adults. New York: Cambria Press, 2007.
29. Monteiro CA, Conde WL, Lu B et al. Int J Obes Relat Metab Disord 2004;28(Suppl 3):S2–S9.
30. Du S, Mroz TA, Zhai F et al. Soc Sci Med 2004;59:1505–15.
31. Haddad L, Ruel MT, Garrett JL. World Dev 1999;27:1891–904.
32. Menon P, Ruel M, Morris SS. Socioeconomic Differentials in Child Stunting Are Consistently Larger in Urban Than in Rural Areas. 2000. Disponível em: http://www.ifpri.org/publication/socio-economic-differentials-child-stunting-are-consistently-larger-urban-rural-areas-0. Acesso em 20 de setembro de 2012.
33. Gwatkin DR, Guillot M, Heuveline P. Lancet 1999;354:586–9.
34. Regmi A, Deepak MS, Seale JL et al. Cross-Country Analysis of Food Consumption Patterns. Washington, DC: US Department of Agriculture Economic Research Service, 2001.
35. Subramanian SV, Perkins JM, Ozaltin E et al. Am J Clin Nutr 2011;93:413–21.
36. Doak CM, Adair LS, Bentley M et al. Int J Obes (Lond) 2005; 29: 129–36.
37. Garrett JL, Ruel MT. Food Nutr Bull 2005;26:209–21.
38. Popkin BM, Horton SH, Kim S. Food Nutr Bull 2001;22:3–57.
39. Cheung YB, Low L, Osmond C et al. Hypertension 2000;36:795–800.
40. Eriksson JG, Forsen T, Tuomilehto J et al. Diabetes 1999;48:A72-A.
41. Eriksson JG, Forsen T, Tuomilehto J et al. Br Med J 2001;322:949–53.
42. Martorell R, Stein AD, Schroeder DG. J Nutr 2001;131:874S–80S.
43. Ong KK, Loos RJ. Acta Paediatrica 2006;95:904–8.
44. Ibanez L, Ong K, Dunger DB et al. J Clin Endocrinol Metab 2006;91:2153–8.
45. Ibanez L, Suarez L, Lopez-Bermejo A et al. J Clin Endocrinol Metab 2008;93:925–8.
46. Ong KK, Ahmed ML, Emmett PM et al. BMJ 2000;320:967–71.
47. Susser M, Stein Z. Nutr Revs 1994;52:84–94.
48. Symonds ME, Gardner DS. Curr Opin Clin Nutr Metab Care 2006;9:278–83.
49. Caballero B. J Pediatr 2006;149:S97–S9.
50. Morrison JL. Clin Exp Pharmacol Physiol 2008;35:730–43.
51. Kawamura M, Itoh H, Yura S et al. Endocrinology 2007;148:1218–25.
52. Victora CG, de Onis M, Hallal PC et al. Pediatrics 2010;125:e473–80.
53. World Health Organization. Global Health Risks: Mortality and Burden of Disease Attributable to Selected Major Risks. Geneva: World Health Organization, 2009.
54. Danaei G, Finucane MM, Lu Y et al. Lancet 2011;378:31–40.
55. Wild S, Roglic G, Green A et al. Diabetes Care 2004;27:1047–53.
56. World Health Organization. Framework Convention for Tobacco Control. 2005. Disponível em: http://www.who.int/fctc/en/index.html. Acesso em 20 de setembro de 2012.
57. United Nations. Millenium Development Goals. 2011. Disponível em: http://www.un.org/millenniumgoals/. Acesso em 20 de setembro de 2012.
58. United Nations. High-Level Meeting on Noncommunicable Disease Prevention and Control. 2011. Disponível em: http://www.who.int/nmh/events/un_ncd_summit2011/en/. Acesso em 20 de setembro de 2012.
59. Cicliovias Recreativas. Disponível em: http://www.cicloviasrecreativas.org/. Acesso em 20 de setembro de 2012.
60. 8-80 Cities. Disponível em: http://www.8-80cities.org. Acesso em 20 de setembro de 2012.

Sugestões de leitura

Ahsan Karar Z, Alam N, Streatfield PK. Epidemiological transition in rural Bangladesh, 1986–2006. Global Health Action 2009;2.

Caballero B, Popkin BM. The Nutrition Transition: Diet and Disease in the Developing World. London: Academic Press, 2002.

Prentice A, Webb F. Obesity amidst poverty. Int J Epidemiol 2006;35:24–30.

110 Diretrizes dietéticas baseadas em alimentos para populações saudáveis: considerações internacionais*

Ricardo Uauy, Sophie Hawkesworth e Alan D. Dangour

A abordagem moderna para definir a adequação nutricional das dietas progrediu nos dois últimos séculos em paralelo com a compreensão científica das bases bioquímicas e fisiológicas das necessidades nutricionais humanas na saúde e na doença. A definição dos nutrientes essenciais e das necessidades de nutrientes proporcionou as bases científicas para as recomendações dietéticas baseadas em nutrientes, que agora existem para quase todos os nutrientes essenciais conhecidos.[1-6] Contudo, existem limitações para a abordagem reducionista baseada em nutrientes, porque as pessoas consomem alimentos, e não nutrientes. Além disso, o efeito de alimentos específicos e dos padrões dietéticos na saúde vai muito além da combinação de nutrientes essenciais que os alimentos possam conter.

Dada a compreensão atual das relações alimento-saúde, parece provável que uma grande variedade de alimentos possa ser combinada em quantidades diversas para proporcionar uma dieta saudável. Porém, é difícil determinar precisamente a ingestão indispensável de cada alimento que pode, quando combinado com outros alimentos, proporcionar uma dieta adequada do ponto de vista nutricional em qualquer circunstância. A visão que prevalece é que um grande conjunto de combinações de alimentos é compatível com a adequação nutricional, mas que nenhum conjunto de alimentos pode ser extrapolado como necessidade absoluta ou suficiente em diferentes ambientes. As tendências de globalização para a oferta de alimentos proporcionam uma clara evidência de que os padrões dietéticos e até mesmo alimentos locais tradicionais podem se mover através de nichos geográficos.

As ingestões de nutrientes recomendadas (RNI) são habitualmente definidas como a ingestão de energia e nutrientes específicos necessária para satisfazer as necessidades de um grupo de indivíduos saudáveis. Estas serão discutidas mais adiante no capítulo sobre ingestões dietéticas de referência (DRI). Esta abordagem baseada em nutrientes foi importante para o progresso da ciência, mas nem sempre promoveu o estabelecimento de prioridades nutricionais e dietéticas compatíveis com os interesses da saúde de um público mais amplo nos âmbitos nacional e internacional. Por exemplo, a ênfase na qualidade da proteína de cada alimento supervalorizou os de origem animal e deixou de considerar as complementaridades dos aminoácidos, que aumentam a qualidade das proteínas de misturas de alimentos de origem vegetal. Agora sabemos que as necessidades humanas de proteína também podem ser atendidas com proteínas predominantemente de origem vegetal. Em contrapartida a esta abordagem baseada em nutrientes, as diretrizes dietéticas baseadas em alimentos (FBDG) tratam das preocupações relacionadas a deficiências, excessos ou desequilíbrios dietéticos de uma perspectiva mais ampla, considerando a totalidade dos efeitos de um dado padrão dietético.[7] Elas estão mais intimamente ligadas às relações dieta-saúde importantes para um país ou região de interesse particular.[8] Além disso, levam em conta o padrão dietético habitual, os alimentos disponíveis e os fatores que determinam o consumo dos alimentos. Elas consideram as condições ecológicas, os fatores socioeconômicos e culturais e o ambiente biológico e físico que afeta a saúde e a nutrição de determinada população ou comunidade. Finalmente, são fáceis de entender e acessíveis a toda população.

*__Abreviaturas:__ **Apo-E**, apolipoproteína-E; **ATPU**, alimento terapêutico pronto para uso; **DRI**, ingestão dietética de referência; **EAR**, necessidade média estimada; **FAO**, Food and Agriculture Organization (Organização das Nações Unidas para Alimentação e Agricultura); **FBDG**, diretrizes dietéticas baseadas em alimentos; **DDI**, distúrbios de deficiência de iodo; **LDL**, lipoproteína de baixa densidade; **OMS**, Organização Mundial de Saúde; **RNI**, ingestão de nutrientes recomendada; **SNP**, polimorfismo de nucleotídeo único.

Este capítulo examinará os passos necessários para o desenvolvimento das FBDG, estratégias que podem ser empregadas para melhorar a ingestão nutricional e concluirá com uma discussão das perspectivas futuras para as FBDG.

Considerações básicas na definição das diretrizes dietéticas baseadas em alimentos

A Consulta Conjunta da Organização das Nações Unidas para a Agricultura e a Alimentação (FAO)/Organização Mundial da Saúde (OMS) sobre Elaboração e Uso das Diretrizes Dietéticas Baseadas em Alimentos[8] indicou a necessidade de considerar os nove fatores seguintes para o desenvolvimento de FBDG nacionais:

- Evidências científicas no que diz respeito à relação dieta-saúde.
- A prevalência de problemas de saúde pública relacionados à dieta.
- O padrão de consumo de alimentos da população.
- As necessidades nutricionais.
- O potencial de suprimento de alimentos.
- A composição dos alimentos, incluindo as práticas de preparação de alimentos.
- A biodisponibilidade de nutrientes fornecidos pela dieta local.
- Fatores socioculturais relacionados à escolha e disponibilidade dos alimentos.
- O custo dos alimentos.

A próxima seção discutirá alguns destes fatores em maiores detalhes, incluindo a necessidade da compreensão das necessidades nutricionais da população em questão, suas preocupações com a saúde relacionadas à nutrição e que precisam de atenção, e sua ingestão nutricional habitual, compreensão da composição dos alimentos e sua disponibilidade.

Necessidades nutricionais

Uma definição clara das necessidades nutricionais da população é um componente fundamental contido nas FBDG para melhoria da nutrição, da saúde e do bem-estar. Neste contexto, as ingestões de nutrientes recomendadas (RNI) são utilizadas como critérios básicos para avaliar se a dieta proposta é adequada para atender às recomendações nutricionais estabelecidas. As RNI também podem ser utilizadas para apoiar ações educacionais na implementação de diretrizes dietéticas e para fornecer uma base para a informação do consumidor sobre a adequação nutricional de alimentos específicos.

Os critérios utilizados para estimar as necessidades nutricionais sofreram alterações ao longo do tempo, conforme descrito em outra parte deste texto. As principais abordagens utilizadas no estabelecimento das recomendações internacionais são as seguintes:

1. A abordagem clínica baseia-se na necessidade de corrigir ou prevenir doenças nutricionais específicas associadas com ingestão deficiente (os sinais e sintomas de deficiência e/ou excesso nutricional são abordados nos capítulos específicos de nutrientes deste livro). Esta metodologia é altamente específica, mas, por razões éticas, constitui um método claramente inadequado para estabelecer respostas às doses dos nutrientes. Contudo, as informações esporadicamente obtidas de casos não previstos de deficiências ou excessos podem ser utilizadas para definir os níveis de ingestão nos quais os sinais ou sintomas clínicos se manifestam.
2. Os indicadores funcionais de adequação nutricional (moleculares, celulares, bioquímicos, fisiológicos) podem ser utilizados para avaliar a normalidade nutricional e para definir os limites de deficiência ou excesso de nutrientes específicos. Esta abordagem baseia-se em um conjunto definido de biomarcadores sensíveis às alterações do estado nutricional e que, ao mesmo tempo, são específicos em termos de identificação das condições subclínicas de deficiência. O conjunto de biomarcadores que podem ser utilizados para definir as necessidades inclui medidas de reservas de nutrientes, *turnover* dos nutrientes ou *pool* de nutrientes nos tecidos/órgãos mais importantes. O emprego dos dados de equilíbrio para definir as necessidades deve ser evitado sempre que possível, porque a adaptação do organismo à ingestão de nutrientes pode levar a um equilíbrio em uma variedade significativamente ampla de ingestões.[8] O mesmo se aplica aos níveis sanguíneos de nutrientes, porque estes níveis geralmente refletem aqueles de ingestão e absorção, não o estado funcional.
3. Os níveis habituais de consumo das populações "saudáveis" servem de base para estabelecer uma variedade de ingestões adequadas. Na ausência de estimativas quantitativas baseadas nos indicadores clínicos ou funcionais de suficiência, este critério permanece como a primeira aproximação para o estabelecimento das necessidades.
4. Mais recentemente, surgiu o conceito da ingestão ideal de nutrientes, que influenciou os cientistas e o público em geral. A ideia da ingestão ideal de nutrientes baseia-se na busca de melhoria da funcionalidade, seja em termos de força muscular, função imunológica ou capacidade intelectual. A questão "Ideal para quê?" geralmente é respondida pela sugestão de que a dieta ou os nutrientes específicos podem aprimorar ou potencializar uma determinada função, melhorar o declínio funcional relacionado com a idade ou reduzir a carga de doenças associadas com a perda de função. O objetivo é acrescentar anos de vida saudável e prevenir a incapacidade, utilizando anos de vida ajustados à incapacidade como uma medida de saúde. Entretanto, o conceito de ingestão ideal é amplo demais para ser avaliado quantitativamente e, no geral, não é apoiado pelos devidos estudos populacionais controlados. Assim, a melhor abordagem consiste em definir claramente o objetivo que é de interesse à saúde pública no que se refere à ingestão de um nutriente específico ou determinado alimento. O objetivo selecionado deve relacionar-se diretamente com uma função de relevância para a saúde ou qualidade de vida.

As estimativas das RNI derivadas destas várias abordagens podem diferir para qualquer nutriente, embora as implicações de tais diferenças no estabelecimento das FBDG sejam geralmente inferiores.[9,10] Outros capítulos deste livro ilustram as várias abordagens usadas para definir RNI e indicam as bases e estimativas numéricas usadas por vários grupos nacionais e internacionais. As RNI servem como base para estabelecer os objetivos da ingestão de nutrientes, os quais correspondem às ingestões desejadas que resultarão em melhor saúde e nutrição para uma certa população em um determinado contexto ecológico. O propósito é promover a saúde geral e/ou controlar a doença nutricional específica induzida pelo excesso ou deficiência, bem como reduzir os riscos à saúde considerando a natureza multifatorial da doença. Uma vez definidos os objetivos da ingestão de nutrientes, as FBDG podem ser estabelecidas levando-se em conta o padrão dietético habitual, os alimentos disponíveis e os fatores que determinam o consumo de alimentos, indicando quais aspectos devem ser modificados.

Composição nutricional dos alimentos e biodisponibilidade

A informação exata a respeito da composição química dos alimentos é necessária para avaliar dietas, prevenir e controlar deficiências de micronutrientes, fornecer informações corretas aos consumidores por meio dos rótulos nutricionais e proporcionar dietas saudáveis. Infelizmente, os dados sobre a composição dos alimentos em muitas regiões do mundo são insuficientes ou inadequados, limitando, desta forma, a avaliação qualitativa da dieta e a eficácia das intervenções propostas. A demanda por dados sobre a composição dos nutrientes nos alimentos, resultante do processo de geração das FBDG, deve servir de argumento em favor de informações mais completas e atualizadas sobre a composição dos alimentos ao redor do mundo. Estimular o interesse sobre a composição dos alimentos entre governo, indústria e consumidores é crucial para esse processo.

O reconhecimento das diversas situações nas quais as deficiências ocorrem, na presença de conteúdo adequado de micronutrientes no suprimento alimentar, gerou um grande interesse no estabelecimento da proporção de nutrientes disponíveis nos alimentos para utilização pelo organismo (biodisponibilidade). As metodologias de última geração usadas para avaliar a biodisponibilidade dos micronutrientes são descritas em detalhes em diferentes capítulos deste livro. Serão destacados neste texto alguns aspectos de particular relevância na definição de combinações ideais de alimentos ao se estabelecer as FBDG.

Tanto a preparação dos alimentos quanto as práticas alimentares precisam ser consideradas quando se deseja alcançar níveis adequados de vitamina A, vitamina C, folato, ferro e zinco na dieta, com base nas abordagens baseadas em alimentos. Por exemplo, é importante recomendar o cozimento ou fervura das verduras e legumes ricos em vitamina C, folato e outras vitaminas hidrossolúveis ou termolábeis em pequenas quantidades de água, por períodos breves. No caso da biodisponibilidade do ferro, é essencial reduzir a ingestão dos inibidores da absorção e aumentar a ingestão dos potencializadores em uma certa refeição. Acompanhando esta estratégia, recomenda-se o aumento da ingestão de sementes germinadas, cereais fermentados e/ou processados no calor, carnes e frutas, verduras ou legumes ricos em vitamina C. Também é recomendado reduzir a ingestão de alimentos ricos em fibras e em polifenol, como chá, café, chocolate e chás de ervas, bem como distanciá-los das refeições ricas em ferro.[11] No caso do zinco, os alimentos à base de carne melhoram a sua absorção, enquanto as dietas ricas em fitatos, particularmente aquelas baseadas em cereais não refinados, inibem a absorção do mineral. A disponibilidade do zinco pode ser estimada de acordo com a proporção de fitato/zinco (molar) da refeição.[12]

As principais dietas baseadas em cereais/tubérculos são claramente pobres em vitamina A, vitamina C, folato, ferro e zinco, em termos de conteúdo e biodisponibilidade. Embora a inclusão de poucos alimentos ricos em micronutrientes possa ser utilizada com sucesso para obter uma dieta adequada, os níveis ideais de folato, ferro e zinco comumente necessitam de uma pequena quantidade de carne animal como fonte de micronutrientes. Essa adição melhora a densidade dos nutrientes bem como a biodisponibilidade do ferro presente em fontes vegetais. Uma combinação cuidadosa de alimentos vegetais, incluindo leguminosas, alimentos fermentados, sementes germinadas e extratos vegetais, como levedura de cerveja, também pode fornecer os micronutrientes essenciais necessários para os grupos que optam por limitar ou excluir alimentos de origem animal de sua dieta.

A Figura 110.1 ilustra como a combinação de alimentos pode complementar determinados alimentos fornecendo um equilíbrio de nutrientes específicos. A figura apresenta informações sobre micronutrientes-chave e mostra a adequação da dieta em termos de densidade recomendada dos nutrientes. Está claro que o arroz, isolado, consumido em quantidades que satisfaçam as necessidades energéticas, não basta para atender às necessidades de micronutrientes. Porém, se combinado com cinco ou seis pequenas porções (por volta de 50 g) de outros alimentos, pode fornecer a densidade necessária de nutrientes, atendendo às densidades nutricionais recomendadas.

Adequação nutricional das ingestões dietéticas das populações

Uma dieta saudável pode ser obtida de várias maneiras, desde que seja possível combinar uma variedade de alimentos. Na prática, o conjunto de combinações alimentares compatíveis com a adequação nutricional é restringido pela produção sustentável de alimentos em um certo contexto ecológico e populacional. Na maioria dos países, essa restrição tem sido contornada porque os alimentos importados podem fornecer um suprimento alimentar estável, independentemente do local de produção do alimento. As restrições econômicas de maior significado são as que limitam o suprimento alimentar no ambiente doméstico, frequentemente a verdadeira causa básica das deficiências nutricionais. O desenvolvimento das FBDG reconhece essa variabilidade intrínseca e focaliza nas combinações de alimentos que melhor atendem às necessidades de nutrientes, em vez de se preocupar em como garantir que cada nutriente específico seja fornecido em quantidades adequadas.

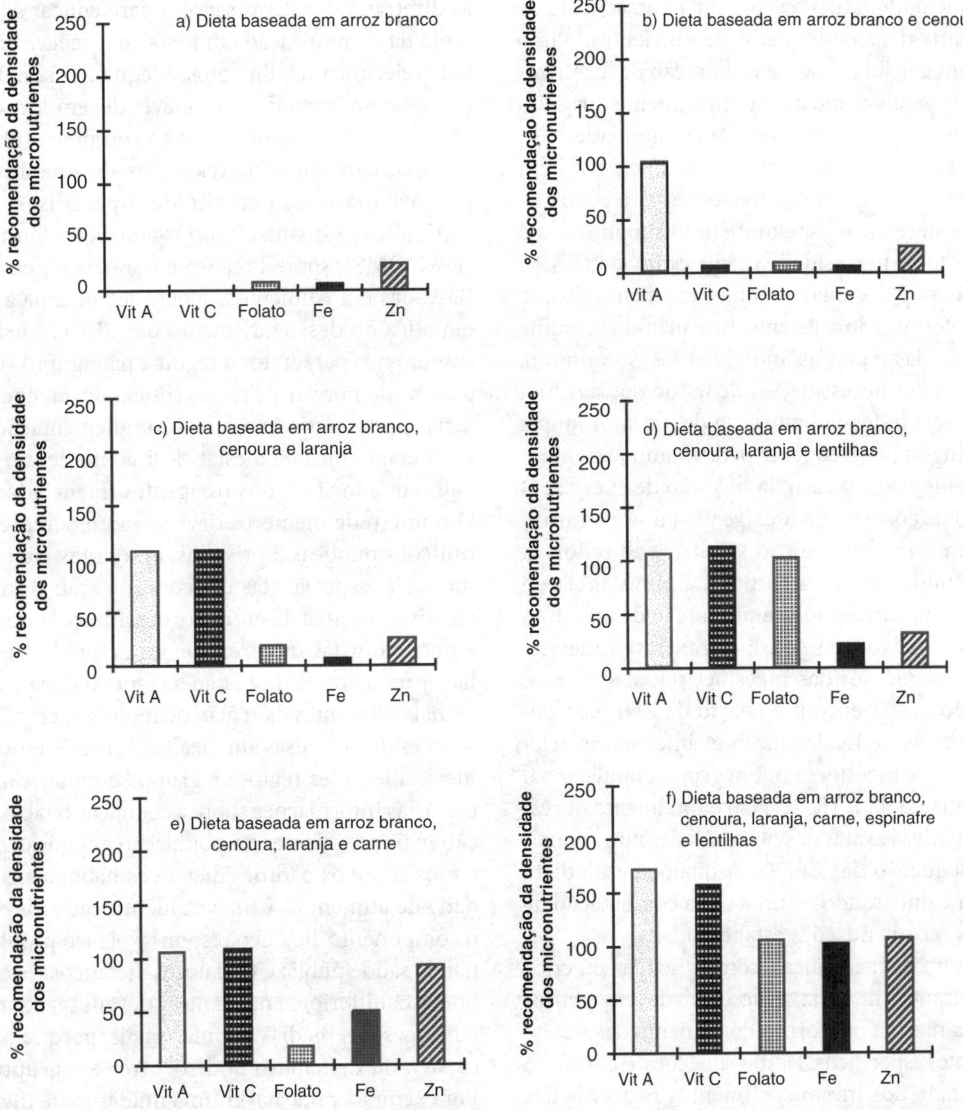

Figura 110.1 Exemplo de diversificação da dieta baseada em alimentos para atender às necessidades de micronutrientes. Uma dieta baseada em arroz branco foi enriquecida com uma pequena quantidade de alimentos ricos em micronutrientes: adequação de vitamina A, vitamina C, folato, ferro e zinco é expressa como uma porcentagem dos valores da recomendação da densidade de nutrientes, conforme proposto na referência 8. Os detalhes sobre o conteúdo de nutrientes e quantidade de alimentos nas combinações podem ser encontrados em outra parte.[33]

O emprego das recomendações dietéticas na análise de adequação da ingestão de nutrientes pelas populações exige informação quantitativa de boa qualidade sobre a distribuição das ingestões normais de nutrientes, bem como dos conhecimentos sobre a distribuição das necessidades. A análise da ingestão deve incluir todas as fontes da ingestão de nutrientes, ou seja, alimentos, água e suplementos. Como abordado anteriormente, dados adequados sobre as composições dietética e alimentar são essenciais para atingir uma estimativa válida das ingestões. A variação diária nas ingestões individuais pode ser reduzida pela coleta de dados sobre a ingestão ao longo de vários dias. Estimativas diretas do consumo individual de alimentos por uma população são geralmente derivadas de pesquisas realizadas em amostras representativas nacionalmente. Quando realizadas de maneira apropriada, os dados de ingestão dietética individual da população advindos dessas pesquisas geralmente podem ser subdivididos por categorias de idade e sexo e usados para investigar variações regionais e socioeconômicas. Porém, existe uma surpreendente escassez de pesquisas nacionalmente representativas até mesmo em países de alta renda, em parte por causa das complexidades e dos custos envolvidos na realização regular de coleta e análise de dados de alta qualidade.[13]

Pesquisas de orçamentos familiares (POF) são realizadas em muitos países e fornecem informações sobre disponibilidade de alimentos em nível familiar com base nos gastos familiares. Como a família é a unidade básica para o consumo de alimentos na maioria dos casos, se há alimento suficiente, membros individuais da família podem consumir uma dieta dentro dos valores recomendados de densidade de nutrientes para atender suas necessidades por nutrientes específicos. Porém, este método não trata o problema da distribuição desigual de alimentos intrafamiliar, a qual pode afetar a ingestão de certos subgrupos, tais como crianças, mulheres e pessoas idosas, que podem não receber uma porção justa de alimentos com uma densidade maior de nutrientes.[14] Isso deve ser levado em consideração na elaboração de diretrizes dietéticas, tanto as gerais como as especificamente dirigidas às necessidades de grupos vulneráveis da comunidade.

Existe uma série de métodos estatísticos que permitem estimar a prevalência de ingestões inadequadas a partir de sua distribuição e necessidades. Um método simplificado é o do ponto de corte da necessidade média estimada (EAR), que define a fração populacional que consome menos do que a EAR para um determinado nutriente. Esse método presume que a variabilidade das ingestões individuais é, no mínimo, tão ampla quanto a das necessidades, de modo que a distribuição de ambas seja independente uma da outra. A ampla variabilidade da ingestão é frequente para vitaminas e minerais, mas claramente não é o caso da ingestão de energia. O método do ponto de corte da EAR exige uma única amostra populacional com uma distribuição simétrica ao redor da média. Se estas condições são atendidas, a prevalência do consumo inadequado corresponde à proporção de ingestões que se encontram abaixo da EAR. É claramente indevido examinar os valores médios das ingestões populacionais e tomar a proporção que se encontra abaixo da RNI para definir o grupo em risco de inadequação. A informação relevante é a proporção de ingestões em um grupo populacional que se encontra abaixo da EAR.[8,15] Não é totalmente necessário definir estimativas exatas das necessidades nutricionais para avaliar a adequação das FBDG. A qualidade da dieta pode ser avaliada comparando-se uma certa combinação de alimentos com as recomendações estabelecidas.

Sob certas condições fisiológicas, como gravidez ou crescimento rápido durante a infância, as necessidades energéticas não aumentam na mesma proporção do aumento das necessidades de nutrientes específicos. Nestas situações, o consumo de maior quantidade dos mesmos alimentos não assegura ingestão adequada de proteínas, vitaminas ou minerais para atender às ingestões recomendadas para estes casos. Por estes motivos, as FBDG geralmente excluem crianças com menos de 2 anos e mulheres grávidas e lactantes. Diretrizes específicas para estes grupos foram estabelecidas por alguns grupos de especialistas e organizações internacionais.[16,17]

Etapas no desenvolvimento de diretrizes dietéticas baseadas em alimentos

Como mostrado, as FBDG são um instrumento e uma expressão das políticas alimentares e nutricionais e devem ser diretamente baseadas nas relações entre dieta e doença, de relevância particular para cada país. As prioridades ao estabelecer diretrizes dietéticas, portanto, devem abordar preocupações com saúde pública relevantes, sejam elas relacionadas com excesso ou deficiência dietética, ou uma combinação dos dois. Neste contexto, o atendimento às necessidades nutricionais da população ocorre como um dos componentes das metas de políticas nutricionais e alimentares, junto com as prioridades incluídas nas FBDG, para melhorar a saúde e a nutrição de uma certa comunidade. Além disso, as diretrizes dietéticas servem para educar a população por meio da comunicação em massa e fornecer um guia prático para selecionar os alimentos, adequando-se a dieta. As orientações sobre uma dieta saudável devem fornecer uma descrição qualitativa e quantitativa compreendida pelos indivíduos, com informações referentes ao tamanho e número das porções diárias. O comitê de especialistas da Food and Agriculture Organization/Organização Mundial de Saúde (FAO/OMS), sobre Preparo e Uso das Diretrizes Dietéticas Baseadas em Alimentos, sugere seguir uma abordagem sistemática no desenvolvimento das FBDG.[8] Este modelo, resumido nos parágrafos a seguir e na Figura 110.2, foi testado e utilizado por vários países com as adaptações locais necessárias para assegurar a melhor implementação.

A etapa inicial é o estabelecimento de um grupo de trabalho que inclui todos os agentes financiadores relevantes. O número de membros deve ser amplo, representando instituições públicas e privadas, agroindústria e indústria alimentícia, especialistas em comunicação e antropologistas, cientistas na área de nutrição, organizações de consumidores e nutricionistas das áreas de saúde pública e clínica. Deve haver uma ampla discussão a respeito dos problemas nutricionais relevantes da região de interesse, com base em informações de pesquisas atualizadas, representando, de maneira ideal, diferentes regiões e grupos populacionais. Serão necessárias informações sobre as doenças relacionadas à nutrição mais prevalentes na população em questão, assim como dados sobre os padrões dietéticos habituais e a disponibilidade de alimentos. Uma vez identificado, deve ser definido o componente dietético responsável pelo problema nutricional de saúde pública. Os fatores dietéticos (excesso, carência ou desequilíbrio de nutrientes) devem ser examinados além das ingestões médias populacionais, porque o consumo excessivo ou deficitário pode ocorrer em grupos específicos. Por exemplo, pode haver uma mudança na ingestão geral da população ou uma subpopulação distinta que não consome o nutriente específico. Esses problemas deveriam ser abordados diferentemente, no primeiro caso, aumentando a ingestão de nutrientes para toda a população enquanto, no segundo, a ação deve ser no sentido de aumentar a ingestão do subgrupo populacional específico de subconsumidores. Isso pode, entretanto, representar um problema prático, pois, em alguns casos, pode ser praticamente impossível identificar tais subgrupos, enquanto que, em outras situações, as estratégias de implementação não podem ser direcionadas somente a um grupo em particular.

O grupo de trabalho deve discutir e priorizar o conjunto de problemas nutricionais públicos importantes que serão abordados pelas FBDG e explorar os alimentos disponíveis a fim de melhorar o problema nutricional. Pode ser necessário avaliar a possibilidade de modificar o padrão da produção agrícola e da distribuição dos alimentos, assim como alterar os subsídios para os alimentos, aparentes ou não, ou outras políticas governamentais que afetem o consumo alimentar. As restrições econômicas na implementação das abordagens baseadas em alimentos devem ser consideradas, bem como possíveis soluções. Isto será, evidentemente, di-

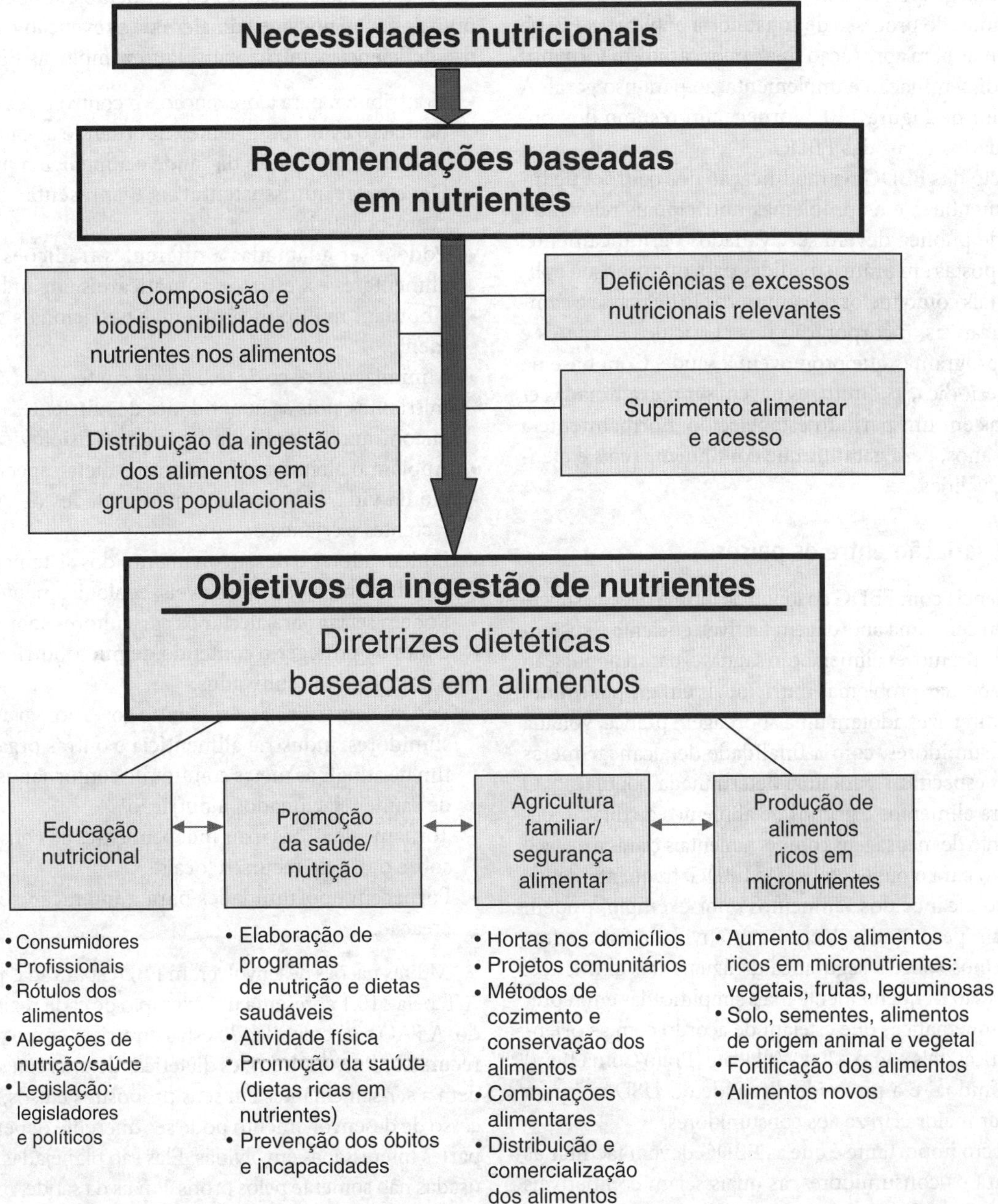

Figura 110.2 Representação esquemática resumindo o processo de definição das diretrizes alimentares baseadas em alimentos (FBDG). Descrições detalhadas de cada etapa podem ser encontradas no texto. O painel inferior apresenta o emprego final das FBDG e fornece exemplos específicos.

ferente para as sociedades urbanas, as quais dependem de um suprimento alimentar industrializado e de fazendeiros autossuficientes, os quais consomem aquilo que produzem.

O grupo de trabalho deve então definir um conjunto de FBDG que aborde a ingestão de nutrientes e os padrões alimentares que necessitam de modificações e, ao mesmo tempo, considerar os fatores sociais, culturais e econômicos relevantes. Cada diretriz deve apoiar-se, tecnicamente, em uma afirmação discutida e aprovada por todos os membros do grupo de trabalho. Isto pode incluir circulação do esboço e recebimento de sugestões das partes técnicas não presentes no grupo de trabalho. Todas as iterações necessárias para chegar ao consenso técnico também devem ser exploradas. O esboço final desta etapa, incluindo as mensagens que chegarão ao consumidor, deve ser submetido a um teste-piloto com grupos de consumidores e modificado para garantir a compreensão pelo público-alvo. Os resultados deste ensaio devem ser utilizados para determinar as diretrizes revisadas.

O conjunto final de diretrizes e as declarações técnicas de apoio devem ser, então, divulgadas para uma ampla e importante revisão pública por todos os grupos relevantes. O apoio de especialistas técnicos internacionais e agências das Nações Unidas pertinentes pode ser útil nesta etapa. A experiência recente sugere que a internet pode ser utilizada para melhorar a inclusão dos grupos de consumidores. Após as modificações resultantes do processo de consultoria pública, as FBDG estarão prontas para aprovação final, publicação em formatos variados e disseminação e implementação para uso geral. A parte inferior da Figura 110.2 fornece um resumo dos potenciais usuários finais das FBDG.

O impacto das FBDG na modificação dos padrões de ingestões alimentares e os problemas nutricionais relevantes para a saúde pública devem ser avaliados periodicamente. Devem ser postas em prática medidas para otimizar sua aplicabilidade, tais como meios de comunicação de massa e campanhas educativas, incorporação nos currículos escolares e em outros programas que promovem a saúde. Com base na avaliação periódica, as diretrizes devem ser reexaminadas e/ou revisadas em um período estabelecido, normalmente a cada 5 a 10 anos, para garantir que continuem atuais e cientificamente válidas.

Eficácia e variação entre os países

A experiência com FBDG ao longo da última década sugere que elas oferecem uma abordagem factível, eficiente e sustentável a fim de promover alimentação saudável para a população em geral e abordar problemas nutricionais em grupos vulneráveis. Tais diretrizes adotam uma abordagem prática, voltada para os consumidores, com a finalidade de alcançar metas nutricionais específicas para uma determinada população. O enfoque para alimentos e grupos de alimentos auxilia no desenvolvimento de mensagens comportamentais claras e de fácil compreensão para o público-alvo. As FBDG, frequentemente, vão além do alcance dos "alimentos", por exemplo, podem promover um peso saudável, encorajar atividade física e fornecer conselhos sobre a segurança da água e dos alimentos. As diretrizes são frequentemente mais simplificadas em representações esquemáticas que estejam de acordo com as orientações dietéticas, tais como o Eat Well Plate (Prato Coma Bem) do Reino Unido[18] e a pirâmide da saúde do USDA,[19] para proporcionar maior clareza aos consumidores.

Um aspecto importante é que as FBDG devem facilitar as escolhas para os consumidores, as quais sejam compatíveis com suas preferências, cultura alimentar e recursos econômicos. Tipicamente, essas diretrizes recomendam um número mínimo de porções de cada um dos quatro a sete grupos de alimentos básicos. Comumente, as FBDG também recomendam a necessidade de limitar a ingestão de certos componentes dos alimentos, como ácidos graxos saturados e *trans*, açúcares de adição e sal. Por exemplo, uma das recomendações-chave das Diretrizes Dietéticas dos EUA é "consumir uma variedade de alimentos e bebidas com alta densidade de nutrientes intra e entre os grupos básicos de alimentos, assim como a escolha de alimentos que limitem a ingestão de ácidos graxos saturados e gorduras *trans*, colesterol, açúcares adicionados, sal e álcool".[20] As FBDG também devem levar em conta as necessidades de subgrupos da população, principalmente aqueles particularmente em risco, e em geral especificam diretrizes para estes grupos, tais como idosos ou mulheres em idade fértil.

As estratégias baseadas em alimentos também oferecem muitos benefícios que vão além da prevenção e do controle das deficiências nutricionais. Por exemplo, as FBDG:

- Contribuem para a prevenção e o controle das deficiências de macro e micronutrientes, abordando as causas de base.
- Apoiam a promoção da saúde e a medicina preventiva.
- Devem ser autossustentáveis e apresentar boa relação custo-benefício.
- Podem ser adaptadas a diferentes tradições culturais e alimentares e a estratégias praticáveis em ambiente local.
- Abordam múltiplos problemas nutricionais simultaneamente.
- Minimizam o risco de toxicidade e interações adversas dos nutrientes, pois as quantidades de nutrientes consumidas encontram-se dentro de parâmetros fisiológicos normais.
- Apoiam o aleitamento materno e dieta específica no início da vida, bem como as necessidades de cuidado dos lactentes e crianças.
- Podem adotar o desenvolvimento dos sistemas de produção de alimentos sustentáveis, ecologicamente corretos.
- Podem servir para alertar os agricultores sobre as necessidades de proteger o conteúdo de micronutrientes do solo e dos produtos cultivados.
- Podem construir parcerias entre governos, grupos de consumidores, indústria alimentícia e outras organizações, a fim de atingir as metas comuns de contornar os problemas de saúde relacionados à nutrição.
- Tornam as pessoas mais independentes ao conscientizá-las sobre o uso de recursos locais.
- Fornecem oportunidades para a interação social e a recreação.

Muitas nações desenvolveram FBDG para suas populações. A Tabela 110.1 apresenta um exemplo de cada região do mundo. A FAO está compilando estas diretrizes como parte de um recurso online.[21] Diretrizes dietéticas de diferentes países tendem a ser semelhantes em seus propósitos e usos, mas o processo de desenvolvimento pode ser diferente dependendo das partes interessadas envolvidas. Elas são planejadas para serem usadas não somente pelos profissionais da saúde, mas também pela população em geral, sendo assim em sua maior parte escritas em termos simples e concretos. As semelhanças entre as diretrizes são notáveis: todas colocam ênfase no equilíbrio, na moderação (principalmente em relação a: gordura, açúcar, sal e álcool) e na variedade, e todas destacam a importância de consumir porções suficientes de frutas, verduras e grãos. Porém, elas também diferem bastante, tanto nos termos usados como no nível de detalhes fornecidos ao consumidor.

Uma vez desenvolvida a FBDG, ela deve ser colocada em prática para ser eficiente; ou seja, o público em geral deve estar consciente das diretrizes e ser incentivado a segui-las. Existe um número importante de barreiras à eficiência das FBDG em âmbito nacional.[22] Estas barreiras vão desde o demorado e difícil processo de consulta inicialmente necessário para desenvolver as diretrizes até a falta de envolvimento do consumidor no desenvolvimento, de modo que suas necessidades não são compreendidas ou colocadas como

Tabela 110.1 Diversidade das Diretrizes Dietéticas baseadas em alimentos (por país)

País	Diretrizes dietéticas baseadas em alimentos
África do Sul, 2004[57]	Para adultos e crianças acima de 7 anos: • Apreciar uma variedade de alimentos. • Ser ativo. • Fazer dos amidos a base da maioria das refeições. • Comer feijões secos, ervilhas, lentilhas e soja regularmente. • Frango, peixe, leite, carne vermelha ou ovos podem ser ingeridos diariamente. • Beber muita água pura e segura. • Comer muitas verduras e frutas diariamente. • Comer gorduras moderadamente. • Usar sal moderadamente. • Ingerir alimentos e bebidas adoçados com moderação e não entre as refeições. • Se você toma bebidas alcoólicas, beba com bom senso.
Índia, 1998[58]	• Uma dieta nutricionalmente adequada deve ser consumida através de uma variedade de alimentos. • Alimentos adicionais e cuidados extras são necessários durante a gravidez e lactação. • A amamentação exclusivamente com leite materno deve ser praticada entre os 4 e 6 meses de idade. A amamentação pode continuar até os 2 anos. • Alimentos complementares devem ser introduzidos para bebês entre 4 e 6 meses de idade. • Uma dieta adequada e apropriada deve ser seguida por crianças e adolescentes, tanto na saúde como na doença. • Muitos vegetais de folhas verdes, outras verduras e frutas devem ser consumidos. • Óleos de cozinha e alimentos animais devem ser usados com moderação, e *vanaspati/ghee*/manteiga devem ser usados com moderação. • Comer em excesso deve ser evitado para prevenir o sobrepeso e a obesidade. Atividade física apropriada é essencial para manter um peso corporal desejável. • Sal deve ser usado com moderação. • Os alimentos consumidos devem ser limpos e seguros. • Conceitos de alimentação e práticas culinárias saudáveis e positivas devem ser adotados. • Água deve ser consumida em quantidades adequadas e bebidas devem ser consumidas com moderação. • Alimentos processados e prontos para consumo devem ser usados com sabedoria. • Açúcar deve ser usado com moderação. • Idosos devem ter uma dieta rica em nutrientes para se manterem em forma e ativos.
Reino Unido, 2006[59]	O Ministério da Saúde recomenda que todos os indivíduos saudáveis devam consumir uma dieta que contenha: • Muitos alimentos com amido como arroz, pão, macarrão e batatas (escolhendo o tipo integral sempre que possível). • Muitas frutas e verduras; ao menos cinco porções de uma variedade de frutas e verduras por dia. • Quantidades moderadas de alimentos ricos em proteína tais como carne vermelha, peixe, ovos, e alternativas como nozes e leguminosas. • Quantidades moderadas de leite e derivados, escolhendo as versões reduzidas em gordura ou comendo quantidades menores da versão com gordura total, ou comendo-a menos frequentemente. • Menos gordura saturada, sal e açúcar.
Chile, 2005[60]	• Consumir leite e derivados três vezes ao dia (leite, iogurte, queijos macios), dar preferência aos com pouca gordura ou sem gordura. • Comer ao menos duas verduras e três frutas por dia (selecionar frutas e verduras de cores diferentes). • Comer feijões, grão de bico, lentilhas ou ervilha ao menos duas vezes por semana; elas podem substituir a carne vermelha. • Comer peixe ao menos duas vezes por semana, cozido, no vapor ou grelhado. • Preferir alimentos com baixo teor de gordura saturada e sal. • Reduzir o consumo de sal e açúcar. • Beber de seis a oito copos de água por dia.
Omã, 2009[61]	• Varie sua dieta, tornando-a saudável e equilibrada. • Escolha grãos e cereais integrais e consuma batatas com casca. • Consuma de três a cinco porções de verduras diariamente. • Consuma de duas a quatro porções de frutas por dia. • Consuma peixe, aves, ovos ou carne magra. • Consuma uma porção de leguminosas diariamente. • Consuma leite ou derivados diariamente. • Limite sua ingestão de guloseimas e escolha-as com sabedoria. • Siga as cinco chaves para um alimento mais seguro. • Seja ativo, exercite-se regularmente e beba muita água.
Canadá, 2007[62]	• Coma ao menos uma verdura verde-escura e uma cor de laranja todos os dias. • Aprecie verduras e frutas preparadas com pouco ou sem qualquer açúcar, gordura ou sal. • Consuma verduras e frutas mais do que sucos. • Escolha grãos integrais para ao menos metade de cada grão consumido. • Escolha grãos que tenham baixo teor de gordura, açúcar e sal. • Beba leite semidesnatado (1 a 2%) todo dia. • Consuma com frequência alimentos alternativos para a carne, como feijões, lentilhas e tofu. • Coma ao menos duas porções de peixe por semana. • Selecione uma carne magra e alternativas preparadas com pouco ou nenhum sal; o mesmo vale para a gordura. • Inclua uma pequena quantidade de gordura insaturada por dia. • Mate a sede com água. • Limite alimentos e bebidas com alto teor de calorias, gorduras, açúcar ou sal. • Seja ativo diariamente.

centro do processo. As FBDG podem ser ineficientes pela falta de compreensão e/ou compreensão errada pelos consumidores ou por conta da influência de outros fatores geralmente mais poderosos na escolha dos alimentos.[22] Uma revisão da implementação das FBDG em quatro países (Chile, Alemanha, Nova Zelândia e África do Sul) descobriu que, em geral, elas geralmente não eram incluídas em estratégias mais amplas de promoção de saúde e sua eficiência não era avaliada de forma suficiente. Os pesquisadores sugeriram várias recomendações para a melhoria da implementação das FBDG em âmbito nacional.[22]

- Governos de cada país devem monitorar a implementação de FBDG regularmente, com indicadores intermediários, e identificar barreiras ao sucesso.
- Governos de cada país devem apoiar a FBDG e liderar sua implementação, assegurando que seu valor também seja compreendido por profissionais que não são da saúde e que a diretriz seja usada como base para a indústria nacional de alimentação.
- A promoção das FBDG deve ser conduzida fazendo uso de vários meios de comunicação de massa.
- As FBDG devem ser usadas para alinhar políticas mais amplas de agricultura, alimentos e nutrição e devem apoiar estratégias nacionais de saúde.

Estratégias para melhorar a qualidade da dieta em ações internacionais de saúde pública e nutrição

No âmbito da nutrição em saúde pública, as ingestões recomendadas de nutrientes podem ser aplicadas para avaliar a adequação das dietas e as FBDG usadas para melhorar a qualidade da dieta e, consequentemente, da saúde. Com a crescente sofisticação do entendimento do papel da nutrição no desenvolvimento e na prevenção de doenças, a necessidade de assegurar que os indivíduos estejam consumindo uma dieta adequada em quantidade e qualidade torna-se cada vez mais aparente. Uma dieta que consista em uma gama variada de diferentes tipos de alimentos, como traçado pelas FBDG nacionais, deve ser suficiente para atender às necessidades nutricionais da população e assegurar ingestões ideais para uma vida saudável. Na prática, muitas dietas não estão alcançando estas diretrizes, e estratégias alternativas para melhorar a ingestão de nutrientes devem ser consideradas. As FBDG podem ser apenas um de muitos passos que objetivem melhorar a saúde por meio da melhoria da qualidade da dieta. A seção a seguir vai explorar outras estratégias disponíveis para melhorar o *status* nutricional, especialmente em países de baixa renda.

Segurança alimentar

As populações nos países em desenvolvimento, normalmente, consomem uma dieta pouco variada e aquém das necessidades, e não por opção, mas porque o acesso a diferentes alimentos é constantemente limitado por fatores econômicos. A porcentagem de aumento no consumo de um item alimentar quando a renda aumenta em 1% é denominada elasticidade do consumo do item em questão. A maioria dos alimentos básicos, como arroz, trigo e milho, possui baixa elasticidade de renda, ou seja, mesmo que a renda aumente de forma significativa, o aumento na quantidade destes alimentos ingeridos será pequeno. Por outro lado, carne e produtos de origem animal possuem alta elasticidade de renda, ou seja, existe um efeito amplo da renda sobre os padrões de consumo. Isso pode ser claramente observado pelo fato de a quantidade de alimentos ricos em proteínas de origem animal, consumidos pelos 20% mais ricos do mundo, ser quatro vezes maior do que aqueles consumidos pelos 20% mais pobres.

Se o acesso aos alimentos não dependesse da renda, mas da necessidade, o alimento disponível globalmente seria suficiente para atender às demandas da humanidade. Uma consequência desta afirmativa condicional é que, a menos que as restrições econômicas no consumo de alimentos sejam contornadas, a diversificação da dieta não terá sucesso. Prevenir a desnutrição em mulheres e crianças, por meio de dieta em grupos populacionais economicamente menos favorecidos, não surtirá bons resultados a menos que as pessoas tenham acesso aos alimentos em quantidade e qualidade adequadas. Isso é parte da abordagem baseada em direitos humanos: o direito à alimentação.[23] A segurança alimentar não pode ser determinada baseando-se apenas na disponibilidade da energia alimentar; a segurança nutricional exige que todos os micronutrientes essenciais sejam garantidos pelo suprimento alimentar. Na ausência de alterações importantes na distribuição de renda em determinados países em desenvolvimento e/ou de acelerações importantes no crescimento econômico na maioria desses países, outras possíveis alternativas devem ser buscadas para serem alcançadas ingestões adequadas na dieta. Algumas das estratégias mais comuns serão discutidas nas próximas seções.

Melhoria na diversidade dietética

As deficiências de micronutrientes são observadas em países de baixa e média renda assim como em determinados grupos de populações em países de alta renda. Apesar da dificuldade em calcular precisamente a prevalência, estima-se que as deficiências em micronutrientes essenciais respondam por uma proporção substancial do ônus global das doenças.[24] Estratégias públicas de saúde para melhorar a ingestão de micronutrientes variam desde abordagens baseadas em alimentos focadas na diversidade dietética até programas de suplementação.

Acredita-se que aumentar a diversidade dietética entre os pobres para alcançar a complementação das dietas baseadas em cereais/tubérculos com alimentos ricos em micronutrientes seja a opção mais sustentável para melhorar a ingestão de nutrientes em longo prazo. Porém, esta diversidade pode levar mais tempo para ser implementada do que estratégias alternativas, porque, entre outros motivos, iniciativas geralmente necessitam que a renda familiar alcance um nível suficiente para proporcionar dietas densas em nutrientes de alta qualidade.[25] As seguintes estratégias já foram usadas para promover uma diversificação dietética em diferentes ambientes.

Hortas comunitárias para produção de verduras, legumes e frutas em pequena escala

Esses projetos devem aumentar a produção e o consumo de alimentos ricos em micronutrientes em nível comunitário ou domiciliar. O sucesso de tais projetos exige conhecimento e compreensão das condições locais, assim como participação de mulheres e da comunidade em geral. São elementos cruciais para apoiar, alcançar e sustentar as modificações nutricionais benéficas em nível domiciliar. Além disso, a disponibilidade de terra e suprimento de água podem ser limitações comuns que, em geral, exigem intervenção ou apoio dos governos locais.

Produção domiciliar de aves, peixes e outros pequenos animais

Esses animais são excelentes fontes de micronutrientes essenciais altamente biodisponíveis, tais como vitamina A, ferro e zinco. A produção de alimentos de origem animal em nível domiciliar permite que as comunidades tenham acesso a alimentos que, de outra forma, não estariam disponíveis, em função de seu alto custo. Esses tipos de projetos também necessitam de apoio para contornar as limitações dos gastos de implementação e de treinamento dos produtores.

Implementação da produção comercial de frutas, verduras e legumes em larga escala

Essa iniciativa tem por objetivo fornecer alimentos ricos em micronutrientes a preços razoáveis, por meio de mercados eficientes e competitivos que reduzam os custos aos consumidores sem decrescer os preços pagos aos produtores.

Redução das perdas pós-colheita e valor nutricional de alimentos ricos em micronutrientes

A melhoria no armazenamento e na preservação das frutas e verduras reduz significativamente as perdas pós-colheita. Nas residências, o emprego de métodos eficazes de cocção (cocção mínima de vegetais) e maneiras práticas de preservar os alimentos (secagem ao sol de alimentos sazonais ricos em micronutrientes, como uva, manga, pêssego e damasco) pode aumentar, de maneira significativa, o acesso a alimentos ricos em micronutrientes biodisponíveis. Comercialmente, as práticas de classificação, armazenagem, transporte e comercialização podem reduzir as perdas e otimizar a geração de renda.

Fortificação de alimentos de origem vegetal e animal

A fortificação alimentar pode ser uma intervenção de saúde pública com um bom custo-benefício, já que é utilizada como parte de uma abordagem baseada em alimentos, na qual as dietas costumam falhar. A fortificação deve ser vista como um complemento das estratégias baseadas em alimentos e não como uma substituição da diversificação da dieta, e costuma servir como uma medida para combater deficiências de micronutrientes.[25] Três condições essenciais devem ser atendidas em qualquer programa de fortificação: (a) o fortificante deve ser eficaz, biodisponível, aceitável e acessível; (b) o veículo alimentar selecionado deve ser de fácil acesso e ingerido em quantidades regulares por todos os setores da sociedade; e (c) instruções detalhadas sobre a produção e os procedimentos de monitoração devem estar disponíveis e assegurados pela legislação.

Biofortificação

A biofortificação se refere à adição de valor nutricional aos produtos agrícolas durante a produção. Os avanços na tecnologia, tais como a melhoria dos solos e o aumento do conteúdo de micronutrientes, por meio de seu cultivo tradicional ou sua modificação genética, se tornaram uma área promissora para futuras pesquisas sobre o método mais eficaz de melhorar as ingestões nutricionais. Desenvolvimentos na modificação genética, por exemplo, são promissores para alcançar suficiência de micronutrientes a partir dos alimentos básicos. Um dos exemplos mais conhecidos é o "arroz de ouro" geneticamente modificado, que fornece betacaroteno para aumentar a ingestão de vitamina A[26] e que pode causar impactos importantes na saúde pública se for amplamente adotado.[27] A eliminação de fatores antinutricionais que afetam a biodisponibilidade dos minerais, seja pelo cruzamento tradicional, seja por modificações genéticas, também pode aumentar a utilização do ferro e do zinco em alimentos vegetais.

A qualidade nutricional dos alimentos de origem animal também pode ser afetada pelas práticas de produção. Por exemplo, o tipo e a quantidade de gordura presente em animais monogástricos podem ser determinados pelo alimento fornecido aos animais. Assim, se as aves são criadas com alimentação livre, elas apresentarão menor teor de gordura total e mais ácidos graxos n-3 do que se tivessem sido alimentadas com ração à base de milho e permanecessem confinadas. Os ovos podem ser enriquecidos com ácidos graxos n-3 de cadeia longa, caso sejam servidos aos animais alimentos à base de peixe ou semente de linhaça. A qualidade nutricional da gordura suína pode ser melhorada se os animais receberem alimentos ricos em ácidos graxos poli-insaturados (p. ex., óleo de soja).[28] O leite e a carne de ruminantes são mais difíceis de alterar por meio da dieta porque a fermentação microbiana no rúmen modifica significativamente os nutrientes ingeridos. Entretanto, as novas técnicas de microencapsulação permitem a liberação de nutrientes após o rúmen. O gado que vive em confinamento e recebe alimentos à base de cereais possui um teor de gordura total mais elevado do que os animais mantidos em pasto. A modificação genética também permite alterações drásticas na composição dos ácidos graxos dos tecidos animais; a introdução de um gene para a dessaturação do n-3 do verme nematoide *Caenorhabditis elegans* em camundongos produziu um aumento surpreendente no conteúdo de ácido docosaexaenoico do leite e do músculo de tais mamíferos.[29]

Novos métodos como estes fornecem uma maneira de potencializar a qualidade nutricional das dietas, sem a necessidade de alterar drasticamente os padrões de consumo. Essas abordagens podem se mostrar aceitáveis para os produtores de alimentos, os quais relutam em modificar seus sistemas tradicionais de produção de alimentos, e permitirão aos consumidores manter sua dieta habitual e, ainda assim, atingir as metas desejadas de ingestão de nutrientes. Porém, muitas destas técnicas permanecem controversas, e são necessárias evidências de sua eficiência e segurança antes que possam ser amplamente implementadas.

Fortificação de produtos agrícolas

Tradicionalmente, a fortificação diz respeito ao processamento final da cadeia alimentar, o qual engloba a adição de nutrientes (geralmente micronutrientes) aos alimentos processados. A fortificação pode ser simples, com a adição de apenas um nutriente (fortificante), ou múltipla, para incluir dois ou mais nutrientes. Programas para a fortificação de alimentos estão bem estabelecidos nos países de alta renda: cereais, margarina e leite geralmente são fortificados com micronutrientes. Cada vez mais, a fortificação está sendo considerada como uma opção de bom custo-benefício para combater deficiências de micronutrientes em países de baixa renda. Alguns exemplos são mostrados a seguir.

Ferro. A deficiência de ferro é a deficiência de micronutriente mais comum; estima-se que haja mais de 2 bilhões de pessoas anêmicas no mundo.[30] A fortificação de alimentos com ferro foi implementada em vários países, mas faltam dados sobre a eficácia dessas intervenções. A fortificação de fórmulas infantis com ferro nos Estados Unidos e das farinhas de trigo e milho na Venezuela tem sido associada com a redução da anemia em crianças.[31,32]

A escolha de um composto de ferro adequado é uma característica-chave de qualquer estratégia de fortificação, pois aqueles com biodisponibilidade maior geralmente podem causar alterações deletérias à palatabilidade do alimento escolhido como veículo.[25] O efeito da fortificação na biodisponibilidade de micronutrientes está ilustrado na Figura 110.3, com exemplos da fortificação do trigo e do milho.[33] A presença de inibidores no milho significa que o ferro a ele adicionado possui menor biodisponibilidade do que o ferro adicionado ao trigo, e isso requer o uso de compostos de ferro que possam ser mais bem absorvidos. Ao mesmo tempo, estes compostos reagem com a matriz dos alimentos, limitando a quantidade que pode ser usada sem afetar as propriedades organolépticas e a vida útil dos produtos alimentícios. Assim, o composto de ferro e a compatibilidade com a matriz de alimentos são fundamentais para determinar a quantidade de ferro que pode ser adicionada ao alimento e efetivamente absorvida.[34]

Iodo. A deficiência de iodo é a segunda deficiência de micronutrientes mais comum no mundo, com impactos profundos na saúde e no desenvolvimento.[35] O iodo é distribuído de forma esparsa na superfície da terra, e alimentos produzidos em solos pobres ou com falta de iodo não fornecem quantidades adequadas deste micronutriente na dieta. Apenas alimentos de origem marinha são fontes naturalmente ricas de iodo; por conseguinte, os distúrbios de deficiência de iodo (DDI) são muito difundidos. A iodação do sal mostrou ser um meio eficaz de controlar os DDI nos países em que foi adotada,[25] e a OMS recomenda a iodação universal do sal (ou seja, a iodação de todos os sais para consumo humano) como uma estratégia para controlar os DDI.[36] Porém, a meta de erradicação dos DDI até o ano 2000 ainda não foi alcançada, em razão dos problemas de implementação e sustentabilidade que geralmente constituem um desafio até aos mais eficazes programas de fortificação.[37]

Fortificação com ácido fólico. O processo de moagem dos cereais remove muito do seu teor de micronutrientes, principalmente das vitaminas do complexo B como o ácido fólico. Como resposta, produtos cereais tais como farinhas geralmente são fortificados com estes micronutrientes. A fortificação obrigatória dos grãos com ácido fólico foi introduzida nos Estados Unidos em 1998, e muitos outros países adotaram esta prática desde então. Estudos de eficácia sugeriram que a fortificação obrigatória nos Estados Unidos reduziu a taxa de defeitos no tubo neural em 26%,[38] enquanto que no Chile, foram relatadas reduções de até 50%.[39] Apesar dos claros efeitos benéficos, alguns países tomaram a decisão de não adotar a fortificação obrigatória, tendo em vista a preocupação de que ingestões maiores possam ter efeitos adversos na função neurológica de pessoas com ingestões baixas de vitamina B_{12}, especialmente os idosos.[40]

Alimentos terapêuticos prontos para uso. O leite em pó fortificado com micronutrientes apropriados tem sido usado para tratar desnutrição aguda em crianças, um desastre humanitário que continua a afetar mais de 20 milhões de crianças menores de 5 anos.[41] Produtos à base de lipídeos com consistência similar foram desenvolvidos e possuem eficácia comprovada no tratamento da desnutrição na comunidade.[42] Uma grande vantagem dos alimentos terapêuticos prontos para uso (ATPU) é que eles não precisam ser misturados na água e são estáveis no armazenamento, tornando-os apropriados para o uso na comunidade. A OMS agora recomenda o uso de ATPU para tratamento de desnutrição aguda grave sem complicações na comunidade.[42] Também há considerável interesse no uso dos ATPU como agentes para prevenção de deficiências nutricionais, mas ainda há controvérsias a respeito e, no momento, não há uma base forte de evidências.[43]

Suplementação nutricional

Foi estabelecido na Conferência Internacional de Nutrição de 1992[44] que a suplementação deveria ser restrita aos grupos vulneráveis que não atingem suas necessidades de nutrientes por meio da alimentação. Estes grupos incluem: mulheres em idade fértil, bebês e crianças pequenas, idosos, pessoas com *status* socioeconômico baixo, populações deslocadas, refugiados e aqueles em outras situações de emergência. A suplementação geralmente é a maneira mais rápida e eficiente de controlar deficiências nutricionais em uma população, mas os programas podem estar atrelados a custos altos, à falta de um sistema eficiente de distribuição e à necessidade de adesão.[25] Os suplementos podem ser em forma de pílulas, cápsulas ou géis que contenham um ou mais micronutrientes. Atualmente, os programas de suplementação são um método consagrado de combate às deficiências de micronutrientes; duas das suplementações mais frequentes são descritas a seguir.

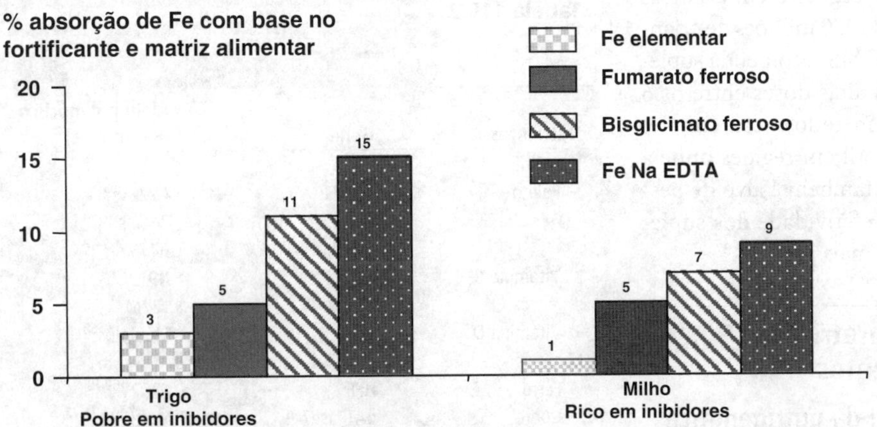

Compatibilidade com a matriz do alimento
Carga máxima de Fe (mg/kg)

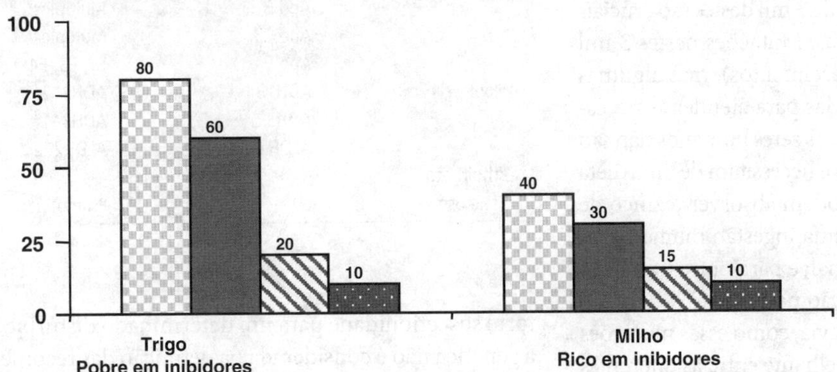

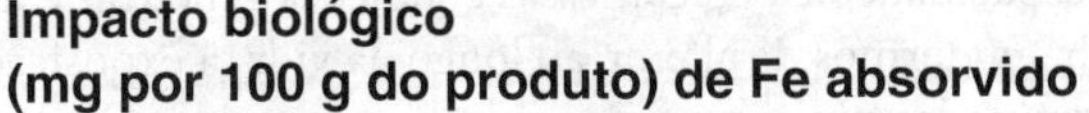

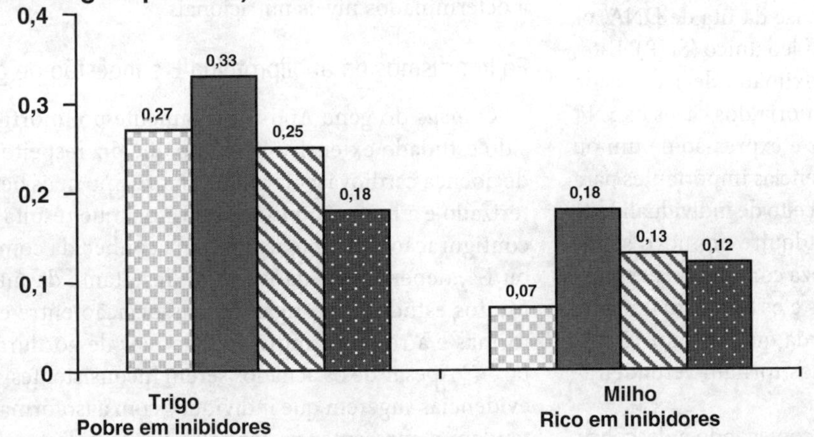

Figura 110.3 O impacto biológico da fortificação do ferro depende da interação do ferro fortificante com a matriz do alimento, que determina a porcentagem de absorção, a carga máxima de ferro compatível com o alimento e o ferro absorvido, resultante do consumo de 100 g de alimento fortificado. A farinha de trigo refinada tem baixa quantidade de inibidores, enquanto o milho industrialmente processado e produzido para manufatura de massas para pães é um exemplo de matriz com alto teor de inibidores [fitatos, $Ca(OH)_2$]. Os números na parte superior das barras correspondem aos respectivos valores. O impacto biológico é produto da porcentagem do ferro absorvido e da carga máxima de ferro, dependendo do fortificante utilizado e da matriz do alimento; uma pequena quantidade de ferro derivado da matriz foi incluída no cálculo final. (Adaptado com permissão de Uauy R, Hertrampf E, Reddy M. Iron fortification of foods: overcoming technical and practical barriers. J Nutr 2002; 132 [Suppl]:849s–52s.)

Suplementação de ferro e folato para gestantes

A maior parte do mundo tem uma ingestão dietética baixa de ferro biodisponível e, como resultado, a deficiência de ferro é altamente prevalente. Anemia na gravidez é um importante fator de risco para mortalidade materna e desfechos neonatais adversos.[24] Ferro e suplementos de folato combinados para gestantes são recomendados na maioria dos países, e têm se mostrado eficazes em aumentar os níveis de hemoglobina.[45] Foi sugerido que a suplementação semanal de ferro e ácido fólico para mulheres em idade reprodutiva pode ser ainda mais eficaz para melhorar a saúde, por ter como objetivo mulheres vulneráveis antes da gravidez.[46]

Suplementação de vitamina A para bebês e crianças

A oferta de suplementos de vitamina A para bebês e crianças até os 6 anos mostrou ser um método eficaz para redução da mortalidade nos contextos nos quais estas intervenções foram estudadas, na Ásia.[45] A deficiência de vitamina A também é uma das principais causas de cegueira em crianças pequenas e acredita-se que afete mas de 250 milhões de crianças no mundo inteiro. Atualmente, a OMS recomenda suplementação regular de vitamina A em altas doses entre os 6 meses e os 6 anos de idade como um método eficaz, simples e barato para melhorar a saúde infantil em regiões onde a ingestão é baixa. O período neonatal também é alvo de pesquisa, com o intuito de investigar a efetividade dos suplementos de vitamina A nesse período mais precoce.[47]

Considerações futuras para diretrizes dietéticas baseadas em alimentos

Polimorfismos genéticos e papel da nutrigenética

Os atuais conhecimentos sobre genômica indicam que, aproximadamente, 30 mil genes codificam a base biológica do que nos faz ser *Homo sapiens*, e por volta de 3 mil destes são cruciais para a maioria das funções orgânicas. Mutações nestes 3 mil genes são raras (1 a 0,01 por mil nascimentos), mas algumas resultam em necessidades modificadas para atender às necessidades nutricionais individuais. Alguns seres humanos não são capazes de metabolizar a fenilalanina e necessitam de uma dieta livre desta substância; outros não podem absorver o zinco de maneira eficiente e necessitam de uma ingestão muitas vezes maior do que a recomendação normal; e para outros, ainda, a ingestão média de cobre da população pode ser tóxica, como no caso da doença de Wilson.[48] Todavia, como essas mutações são raras e ocorrem de maneira semelhante entre as diferentes regiões do mundo, não é necessário estabelecer recomendações específicas para diferentes populações.[49-51]

Mais recentemente, começou-se a desvendar o significado das alterações em um dado par de base da fita de DNA, os chamados polimorfismos de nucleotídeo único (SNP). Estes ocorrem com uma frequência aproximada de 1 em cada 1.000 pares de base e, embora na maioria dos casos os SNP sejam silenciosos, eles podem afetar a expressão de um ou mais genes havendo, assim, consequências importantes para o metabolismo dos nutrientes. O conceito de individualidade bioquímica expresso por Garrod[52] adquire um novo significado com a compreensão da natureza complexa da expressão gênica e interação entre os genes e os SNP. Atualmente, a maioria dos pesquisadores concorda que existam 15 milhões de SNP distintos e que eles nos tornam verdadeiramente únicos.

Neste momento, estamos apenas começando a descobrir as implicações das influências genéticas e epigenéticas nas necessidades nutricionais de indivíduos e grupos populacionais. Ainda precisa ser confirmado se a individualidade bioquímica ou genômica leva à individualidade nutricional e, se este for o caso, podemos redefinir a abordagem utilizada para estabelecer recomendações dietéticas. A Tabela 110.2 resume os polimorfismos genéticos que definem as necessidades nutricionais específicas com base nos conhecimentos atuais, e o exemplo de apolipoproteína E-(Apo-E) será discutido adiante. Por ora, a menos que os fatores genéticos definam uma necessidade nutricional específica que estabeleça uma

Tabela 110.2 Polimorfismos genéticos humanos que interferem nas ingestões recomendadas de nutrientes

Nutrientes	Gene	Alelo polimórfico (Referência)
Vitaminas		
Folato	MTHFR	A222V[63]
	CBS	844ins68[64]
	GCPII	H475Y[65-67]
Vitamina B_{12}	MTR	N919G[64]
	MTRR	122M[64]
Vitamina D	VDR	Múltiplos[68]
Minerais		
Ferro	HFE	C282Y[69,70]
Cobre	pATPase7-B	Múltiplos[71,72]
Zinco	SLC39A4	Vários[73]
Lipídeos		
	FABP-2	Múltiplos[74]
	Apo B	Múltiplos[75,76]
	Apo C3	Múltiplos[77]
	Apo E	E2, E3, E4[78]
Álcool	ADH1B	ADH2*2[79-81]
	ADH3	ADH3*1[82]
	ALDH2	ALDH2*2[82]
Carboidrato		
Lactose	LD	Promotor[83]

forte suscetibilidade para um determinado distúrbio à saúde, a genética não é considerada na definição das recomendações nutricionais. Isso pode mudar na medida em que aumenta a nossa capacidade de detectar essas condições genéticas e de intervir, em termos de alterar, ao longo da vida, a exposição a determinados níveis nutricionais.

Polimorfismos da apoliproteína E e ingestão de gordura

O *locus* do gene Apo-E é altamente polimórfico e tem sido estudado extensivamente no que diz respeito ao risco de doença cardiovascular. O polimorfismo mais bem caracterizado é a mutação *missense* épsilon, que resulta em uma configuração diferente da proteína conhecida como E2, E3 ou E4, dependendo da isoforma resultante da mutação.[53] Muitos estudos investigaram a associação entre estas isoformas e a resposta individual ao teor de gordura da dieta.[54,55] Apesar de os achados serem inconsistentes, algumas evidências sugerem que indivíduos com a isoforma Apo-E4 tendem a apresentar maior resposta do colesterol LDL às intervenções sobre a gordura na dieta.[54] Estudos demonstraram que as respostas do colesterol LDL a uma ingestão maior de peixe podem variar individualmente, com alguns indivíduos apresentando redução do LDL, e outros apresentando níveis elevados. O polimorfismo Apo-E do indivíduo foi sugerido como uma possível explicação para essas diferentes respostas.

Este exemplo demonstra a importância potencial das interações entre genótipo e nutrição para explicar os perfis do risco de doenças para subsidiar as orientações dietéticas como parte de uma estratégia integrada de saúde pública.

Diretrizes dietéticas globais baseadas em alimentos: possíveis, desejáveis e realizáveis?

As FBDG têm o potencial de ser um método eficaz para melhorar a saúde de uma população. Conforme os padrões das doenças relacionadas à nutrição se afastam dos causados pela falta de um único nutriente em direção a interações mais complexas entre deficiência e excesso, tornou-se ainda mais importante concentrar-se nos alimentos, e não nos nutrientes, ao definir orientações dietéticas. Apesar de as FBDG serem um método consagrado para abordar esses problemas, as necessidades de nutrientes ainda formam a base de muitos rótulos de alimentos e orientações ao consumidor. Alguns pesquisadores argumentam que o conceito de RNI induz ao erro e é contraproducente, principalmente quando aplicado aos macronutrientes.[56] Assim, será importante reorientar as diretrizes nutricionais para que enfoquem os alimentos em vez dos nutrientes. FBDG eficazes e bem implementadas serão o fundamento desta abordagem, e uma questão pertinente: FBDG globais são possíveis e desejáveis?

A possibilidade de definir um conjunto de diretrizes dietéticas é, na verdade, atraente, considerando ser necessária a uniformidade para a população global. Por que uma dieta ideal deveria ser diferente de uma população para outra? Diferenças étnicas e/ou culturais podem resultar na seleção de alimentos específicos por determinados grupos para atender às necessidades nutricionais dos seres humanos, mas não necessariamente implicam diferentes diretrizes dietéticas. A única justificativa para isso seria uma base genética sólida sobre a individualidade nutricional.

No entanto, as diretrizes globais apresentam problemas novos, bem como novos desafios. Um conjunto unificado de diretrizes não conseguirá atender à diversidade cultural e às interações sociais, econômicas e políticas complexas entre seres humanos e suprimentos alimentares. As necessidades atuais dos usuários das FBDG mudaram. Não é mais suficiente prevenir doenças da mente e do corpo; agora queremos ampliar nossos anos de vida saudável e minimizar a perda da função associada com a idade. O painel inferior do esquema apresentado na Figura 110.1 exemplifica os diferentes usos das diretrizes dietéticas e também das expectativas que podem estar associadas com esses diferentes grupos.

As diretrizes unificadas são realizáveis? A resposta para esta pergunta é que, para algumas diretrizes, isto certamente é possível, embora não possamos ter uma abordagem universal. As diretrizes podem, muito provavelmente, ser harmonizadas seguindo uma abordagem unificada para defini-las, mas deve haver espaço para acomodar a individualidade nutricional. As diretrizes globais não serão bem-sucedidas a menos que forneçam as opções necessárias para que os indivíduos e as sociedades possam selecionar os alimentos de sua preferência e combiná-los da maneira que melhor se adapte aos seus paladares e outras necessidades sensoriais. A maioria dos consumidores concordará que a alimentação é, de longe, importante demais para ser deixada apenas nas mãos de especialistas.

Referências bibliográficas

1. Food and Agriculture Organization/World Health Organization. Calcium Requirements. Geneva: World Health Organization, 1962. WHO Technical Report Series No. 230.
2. Food and Agriculture Organization/World Health Organization. Requirements of Vitamin A, Thiamine, Riboflavin and Niacin. Geneva: World Health Organization, 1962. WHO Technical Report Series No. 326.
3. Food and Agriculture Organization/World Health Organization. Requirements of Ascorbic Acid, Vitamin D, Vitamin B12, Folate and Iron. Geneva: World Health Organization, 1970. WHO Technical Report Series No. 452.
4. Food and Agriculture Organization/World Health Organization. Human Vitamin and Mineral Requirements: Report of a Joint FAO/WHO Expert Consultation. Rome: Food and Agriculture Organization, 2002.
5. Food and Agriculture Organization/World Health Organization/ United Nations University. Human Energy Requirements: Report of a Joint FAO/WHO/UNU Expert Consultation. Geneva: World Health Organization, 2004.
6. Food and Agriculture Organization/World Health Organization /UNU. Protein and Amino Acid Requirements in Human Nutrition. Geneva: World Health Organization, 2007. WHO Technical Report Series No. 935.
7. Uauy R, Hertrampf E. Food-based dietary recommendations: possibilities and limitations. In: Bowman B, Russell R, eds. Present Knowledge in Nutrition. 8th ed. Washington, DC: ILSI Press, 2001:636–49.
8. Food and Agriculture Organization/World Health Organization. Preparation and Use of Food-Based Dietary Guidelines: Report of a Joint FAO/WHO Expert Consultation. Geneva: World Health Organization, 1996.
9. US Department of Agriculture. Dietary Guidelines for Americans. 5th ed. Washington DC: US Departments of Agriculture and of Health and Human Services, 2000.
10. Young VR. J Nutr 2002;132:621–9.
11. Viteri FE. Prevention of iron deficiency. In: Howson CP, Kennedy ET, Horwitz A, eds. Prevention of Micronutrient Deficiencies: Tools for Policymakers and Public Health Workers. Washington, DC: National Academy Press, 1998:45–102.
12. Food and Agriculture Organization/World Health Organization / IAEA. Zinc. In: Trace Elements in Human Nutrition and Health. Geneva: World Health Organization, 1996.
13. Hawkesworth S, Dangour A, Johnston D et al. Philos Trans R Soc 2010;365:3083–97.
14. Messer E. Soc Sci Med 1997;44:1675–84.
15. Food and Nutrition Board, National Academy of Medicine. Dietary Reference Intakes: Applications in Dietary Assessment. Washington DC: National Academy Press, 2001.
16. Lutter CK, Dewey KG. J Nutr 2003;133:3011S–20S.
17. Nestel P, Briend A, de Benoist B et al. J Pediatr Gastroenterol Nutr 2003;36:316–28.
18. UK Food Standards Agency. The Eatwell Plate. Disponível em: http://www.eatwell.gov.uk. Acesso em 18 de agosto de 2010.
19. US Department of Agriculture. My Pyramid. Disponível em: http://www.mypyramid.gov. Acesso em 18 de agosto de 2010.
20. US Department of Health and Human Services and U.S. Department of Agriculture. Dietary Guidelines for Americans. 6th ed. Washington, DC: U.S. Government Printing Office, 2005.
21. Food and Agriculture Organization. Food-Based Dietary Guidelines. Disponível em: http://www.fao.org/ag/humannutrition/nutritioneducation/fbdg. Acesso em 18 de agosto de 2010.
22. Keller I, Lang T. Public Health Nutr 2008;11:867–74.

23. Food and Agriculture Organization. Rome Declaration on World Food Security and World Food Summit Plan of Action. Rome: Food and Agriculture Organization, 1996.
24. Black RE, Allen LH, Bhutta ZA et al. Lancet 2008;371:243–60.
25. Allen L, de Benoist B, Dary O et al. Guidelines on Food Fortification with Micronutrients. Geneva: World Health Organization and Food and Agriculture Organization of the United Nations, 2006.
26. Paine JA, Shipton CA, Chaggar S et al. Nat Biotechnol 2005;23: 482–7.
27. Stein AJ, Sachdev HP, Qaim M. Nat Biotechnol 2006;24:1200–1.
28. Stewart JW, Kaplan ML, Beitz DC. Am J Clin Nutr 2001;74179–87.
29. Kang JX, Wang J, Wu L et al. Nature 2004;427:504.
30. World Health Organization. Iron Deficiency Anaemia: Assessment, Prevention and Control. A Guide for Programme Managers. Geneva: World Health Organization, 2001.
31. Yip R, Walsh KM, Goldfarb MG et al. Pediatrics 1987;80:330–4.
32. Layrisse M, Chaves JF, Mendez C et al. Am J Clin Nutr 1996; 64: 903–7.
33. Oyarzun MT, Uauy R, Olivares S. Arch Latinoam Nutr 2001; 51(1): 7–18.
34. Uauy R, Hertrampf E, Reddy M. J Nutr 2002;132(Suppl):849S–52S.
35. de Benoist B, Andersson M, Egli I et al. Iodine Status Worldwide: WHO Global Database on Iodine Deficiency. Geneva: World Health Organization, 2004.
36. World Health Organization. Progress Towards the Elimination of Iodine Deficiency Disorders (IDD). Geneva: World Health Organization, 1999.
37. Hetzel BS. Bull World Health Organ 2002;80:410–3; discussion 3–7.
38. Williams LJ, Mai CT, Edmonds LD et al. Teratology 2002;66:33–9.
39. Hertrampf E, Cortes F. Nutr Rev 2004;62:S44–S48; discussion S49.
40. Scientific Advisory Committee on Nutrition. Folate and Disease Prevention. London: The Stationary Office, 2006.
41. United Nations Children's fund. Tracking Progress on Child and Maternal Nutrition: A Survival and Development Priority. New York: United Nations Children's Fund, 2009.
42. World Health Organization/World Food Programme/United Nations University. Community-Based Management of Severe Acute Malnutrition. A Joint Statement by WHO, WFP, and the UN. Geneva: World Health Organization, 2007.
43. Hendricks KM. Nutr Rev 2010;68:429–35.
44. Food and Agriculture Organization, World Health Organization. International Conference on Nutrition: World Declaration and Plan of Action for Nutrition Rome: Food and Agriculture Organization, 1992.
45. Bhutta ZA, Ahmed T, Black RE et al. Lancet 2008;371:417–40.
46. World Health Organization. Weekly Iron–Folic Acid Supplementation (WIFS) in Women of Reproductive Age: Its Role in Promoting Optimal Maternal and Child Health. Position Statement. Geneva: World Health Organization, 2009.
47. World Health Organization. Technical Consultation on Neonatal Vitamin A Supplementation Research Priorities: Meeting Report. Geneva: World Health Organization, 2009.
48. Uauy R, Maass A, Araya M. Am J Clin Nutr 2008;88:867S–71S.
49. Risch NJ. Nature 2000;405:847–56.
50. Davey Smith G, Ebrahim S. Int J Epidemiol 2003;32:1–22.
51. Stover PJ. Physiol Genomics 2004;16:161–5.
52. Garrod A. Lancet 1902;2:1616–20.
53. Rall SC Jr, Weisgraber KH, Mahley RW. J Biol Chem 1982;257:4171–8.
54. Masson LF, McNeill G, Avenell A. Am J Clin Nutr 2003;77:1098–111.
55. Masson LF, McNeill G. Curr Opin Lipidol 2005;16:61–7.
56. Mozaffarian D, Ludwig DS. JAMA 2010;304:681–2.
57. Department of Health. South African Guidelines for Healthy Eating. Pretoria, South Africa: Nutrition Directorate, 2004.
58. National Institute of Nutrition. Dietary Guidelines for Indians: A Manual. Hyderabad, India: Indian Council of Medical Research, 1998.
59. Food Standards Agency. FSA Nutrient and Food Based Guidelines for UK Institutions. London: Food Standards Agency, 2006.
60. Ministry of Health Chile. Guidelines for a Healthy Life: Food, Physical Activity and Tobacco. Santiago, Chile: Ministry of Health, 2005. Disponível em: http://www.minsal.cl.
61. Ministry of Health Oman. The Omani Guide to Healthy Eating. Oman: Ministry of Health, 2009.
62. Health Canada. Eating Well with Canada's Food Guide. Ottawa: Health Canada, 2007.
63. Bailey LB. J Nutr2003;133(Suppl 1):3748S–53S.
64. Jacques PF, Bostom AG, Selhub J et al. Atherosclerosis 2003;166:49–55.
65. Devlin AM, Ling EH, Peerson JM et al. Hum Mol Genet 2000;9:2837–44.
66. Ordovas JM. Biochem Soc Trans 2002;30:68–73.
67. Afman LA, Trijbels FJ, Blom HJ. J Nutr 2003;133:75–7.
68. Uitterlinden AG, Fang Y, Bergink AP et al. Mol Cell Endocrinol 2002;197:15–21.
69. Griffiths W, Cox T. Hum Mol Genet 2000;9:2377–82.
70. Lee P, Gelbart T, West C et al. Blood Cells Mol Dis 2002;29:471–87.
71. Bull PC, Thomas GR, Rommens JM et al. Nat Genet 1993;5:327–37.
72. Hsi G, Cullen LM, Moira Glerum D et al. Genomics 2004; 83:473–81.
73. Dufner-Beattie J, Wang F, Kuo YM et al. J Biol Chem 2003;278: 33474–81.
74. Weiss EP, Brown MD, Shuldiner AR et al. Physiol Genomics 2002; 10:145–57.
75. Hubacek JA, Pistulkova H, Skodova Z et al. Ann Clin Biochem 2001;38:399–400.
76. Bentzen J, Jorgensen T, Fenger M. Clin Genet 2002;61:126–34.
77. Brown S, Ordovas JM, Campos H. Atherosclerosis 2003; 170:307–13.
78. Fullerton SM, Clark AG, Weiss KM et al. Am J Hum Genet 2000;67:881–900.
79. Bosron WF, Li TK. Hepatology 1986;6:502–10.
80. Ferguson RA, Goldberg DM. Clin Chim Acta 1997;257:199–250.
81. McCarver DG. Drug Metab Dispos 2001;29:562–5.
82. Loew M, Boeing H, Sturmer T et al. Alcohol 2003;29:131–5.
83. Poulter M, Hollox E, Harvey CB et al. Ann Hum Genet 2003; 67:298–311.

111 Métodos para impedir deficiências de micronutrientes*

Lindsay H. Allen

Perspectiva histórica

Desde a década de 1930, ocorreu importante evolução no entendimento a respeito das intervenções nutricionais apropriadas para populações subnutridas. O termo "subnutridas" inclui sinais de desnutrição proteico-calórica, déficit de crescimento e evidências de deficiências de nutrientes específicos. Na década de 1930, considerava-se que o principal problema nutricional era a carência de proteínas, porém, na década de 1960, o conceito se modificou gradualmente, sendo adotada a hipótese geral de que a desnutrição proteico-calórica era o problema subjacente e, na década de 1970, reconheceu-se que, exceto nos casos graves de privação de alimentos (fome) ou em que a base alimentar era pobre em proteínas (p. ex., mandioca), a deficiência proteica não era o problema. No final da década de 1970, o foco passou a ser impedir a subnutrição por meio da promoção da amamentação e da melhoria da alimentação complementar, adicionando alimentos como leguminosas. Na década de 1980, o *Nutrition Collaborative Research Support Program* investigou a defasagem energética (a partir da falta de alimentos) como possível causa da subnutrição crônica, mas esse estudo revelou que a qualidade dietética insatisfatória e a falta de micronutrientes específicos eram os indicadores mais fortes do déficit de crescimento, dos atrasos no desenvolvimento infantil e de diversos outros efeitos adversos.[1,2]

*__Abreviaturas__: **HFP**, Homestead Food Production (Produção de alimentos em propriedade rural familiar); **LNS**, suplemento nutricional à base de lipídio; **NaFeEDTA**, ácido etilenodiamino tetracético de ferro e sódio; **NTD**, defeito do tubo neural; **OMS**, Organização Mundial da Saúde; **UL**, níveis de ingestão máxima tolerável; **USI**, iodização universal de sal.

Na década de 1980, a necessidade e a oportunidade de intervenções com micronutrientes começaram a receber maior atenção. Durante décadas, sabia-se que deficiências graves de vitamina A, ferro, iodo e outros micronutrientes aumentavam a mortalidade e a morbidade, e prejudicavam o desenvolvimento infantil. No entanto, antes da década de 1980, havia pouco conhecimento de que as deficiências marginais de micronutrientes pudessem afetar desfavoravelmente o metabolismo humano, e que muito mais funções do que se podia ver eram afetadas a partir dos sintomas clínicos de deficiência grave. Depois que essa realidade foi reconhecida, junto com a prevalência das diversas deficiências de micronutrientes resultantes das dietas de baixa qualidade, a comunidade científica, as agências, os governos e outras instituições envolvidas com a melhoria da nutrição testaram e desenvolveram inúmeras intervenções, incluindo as seguintes: suplementos alimentares únicos e, depois, múltiplos; fortificantes de um único micronutriente ou múltiplos micronutrientes; e melhorias com base em alimentos.

Este capítulo descreve as opções para o fornecimento de micronutrientes de maior importância para a saúde pública. Para a obtenção de outros detalhes a respeito da avaliação e da função dos micronutrientes, consulte os capítulos referentes aos nutrientes específicos.

Vitamina A

A Organização Mundial da Saúde (OMS) estima que 5,2 milhões de crianças em idade pré-escolar e 7 milhões de mulheres grávidas sofrem de sinais clínicos de deficiência de vitamina A (geralmente, cegueira noturna), e 190 milhões apresentam a deficiência sem sintomas clínicos. A maioria dessas pessoas vive no sul e sudeste asiático e na África subsaariana.

Em meados da década de 1980, reconheceu-se a necessidade de intervenções em grande escala para impedir a deficiência de vitamina A, quando a mortalidade de crianças em idade pré-escolar, em Sumatra – onde a deficiência prevalecia – foi reduzida em 34% por meio da ingestão de cápsulas com alta dosagem (200 mil UI), semestralmente.[3] Tempos depois, isso foi confirmado mediante uma metanálise e estudos adicionais.[4] Atualmente, mais de 70% das crianças de 6 a 59 meses de idade recebem altas doses dos suplementos recomendados, duas vezes por ano (100 mil UI, para as crianças de 6 a 11 meses de idade, e 200 mil UI, para aquelas de 12 a 59 meses de idade). Muitas vezes, a distribuição eficaz dos suplementos é apoiada por campanhas de saúde pública, incluindo os "dias da vitamina A" ou as promoções combinadas de vacinação e vitamina A. Uma metanálise de 21 estudos revelou que a suplementação neonatal com altas doses reduziu a mortalidade geral independente de causas em 12%, mas não teve efeito durante os 6 primeiros meses de vida.[5] Em crianças de 6 a 59 meses de idade, a mortalidade reduziu-se em 25% e a diarreia em 30%. Não houve efeito significativo em relação às mortes por sarampo ou meningite, embora a redução de mortes a partir dessas condições alcançasse quase 30%.

Os benefícios de oferecer doses menores de vitamina A para mulheres que começam o período periconcepcional foram investigados em dois estudos adequadamente desenhados para determinar o efeito sobre a mortalidade materna e infantil. Os suplementos forneceram a ingestão diária recomendada, numa dose semanal única. O primeiro estudo, na zona rural do Nepal, revelou uma redução de 40% na mortalidade referente à gravidez com o uso do retinol como suplemento e uma redução de 49% com o uso de betacaroteno.[6] No entanto, quando o estudo foi reproduzido na zona rural de Bangladesh, esses suplementos não tiveram efeito na mortalidade durante a gestação, fato atribuído pelos pesquisadores a menores taxas de mortalidade em razão da melhoria nos serviços de saúde e da concentração de vitamina A nas mulheres bengalis.[7] O fornecimento de doses altas de suplementos para recém-nascidos produziu efeitos inconsistentes sobre a mortalidade infantil.[8] Outros experimentos a respeito dessa questão estão em andamento na Índia, em Gana e na Tanzânia.

Para mulheres em idade reprodutiva, a suplementação com altas doses de vitamina A pré-formada (200 mil UI) restringe-se às 6 primeiras semanas pós-parto, quando há baixo risco de nova gravidez. Isso mitiga a preocupação de que uma alta dose pode ter efeitos teratogênicos no embrião; o nível de ingestão máxima tolerável (UL) de vitamina A é de 3 mil UI (µg de equivalente de retinol [RE]) por dia, para mulheres em idade reprodutiva. O betacaroteno não apresenta esse risco. No início da amamentação, a suplementação de mães lactantes aumenta a secreção de retinol no leite materno e melhora a concentração de vitamina A do recém-nascido. De fato, a concentração de vitamina A no leite materno é um bom indicador da efetividade dos programas de intervenção com vitamina A para as mulheres e os recém-nascidos.[9] Após as primeiras 6 semanas pós-parto, quando altas doses de suplementos não podem mais ser utilizadas, a ingestão maternal pode ser incrementada por meio de baixa dose de suplementos ou alimentos ricos em vitamina A pré-formada ou betacaroteno.

As fontes alimentares são altamente variáveis em seus conteúdos de vitamina A e dos seus carotenoides precursores. Os alimentos de origem animal, incluindo leite, ovos e fígado, são boas fontes de retinol. Algumas frutas e verduras contêm betacaroteno e outros carotenoides, que podem ser convertidos em vitamina A e melhorar a biodisponibilidade desta vitamina.[10] Uma das fontes naturais mais concentradas de carotenoides é o óleo de palma-vermelha, no qual esses nutrientes estão presentes na forma precursora e não são removidos pelo processamento.[11] A biofortificação para melhoria da concentração de vitamina A pode ser alcançada eficazmente por meio do consumo de batatas-doces de polpa alaranjada e arroz dourado. Por exemplo, em Moçambique, os *Reaching Agents of Change Project* e a *Helen Keller International* estão fornecendo batatas-doces com polpa alaranjada para 600 mil famílias. A mandioca rica em vitamina A também está sendo investigada.

Ferro

Frequentemente, menciona-se o ferro como a deficiência de nutriente mais comum do mundo. Sem dúvida, é predominante, sobretudo em mulheres no período menstrual e em bebês e crianças, embora a deficiência de nutrientes "negligenciados", como riboflavina e vitamina B_{12} possam ser também causas comuns de anemias. No aguardo de dados mais conclusivos, a OMS declara que cerca de 50% da anemia no mundo resulta de deficiência de ferro. As causas restantes não são completamente entendidas, mas incluem malária, talassemias, deficiência de vitamina A e infecções parasitárias, como ancilostomíase e esquistossomose. Nenhuma estratégia para controlar a deficiência de ferro será completa se as infecções não forem controladas.

As intervenções para prevenir e tratar a deficiência de ferro são justificáveis, pois essa deficiência aumenta o risco de anemia, reduz a capacidade de trabalho e o desempenho, eleva o risco de depressão e prejudica o desenvolvimento cognitivo das crianças.[12] Na infância, a anemia por deficiência de ferro pode afetar as vias de metabolização da dopamina, levando a respostas ineficientes nos controles inibitórios e nas funções executivas na infância e na vida adulta.[13]

O ferro pode ser fornecido como sulfato ferroso ou outro sal de ferro, em comprimidos ou em xarope, para bebês e crianças pequenas. Podem tratar a anemia num período de 2 a 3 meses, ou podem impedir o desenvolvimento de deficiência de ferro em crianças pequenas e mulheres grávidas. A dose diária recomendada é de 3 mg/kg, para crianças com até 5 anos, e 60 mg para adultos; 60 mg é o UL recomendado, por causa do risco de indisposição intestinal com níveis maiores. Frequentemente, doses maiores são dadas, na suposição equivocada de que serão mais eficazes para o aumento da hemoglobina, mas a absorção do ferro é regulada para baixo em função do incremento da ingestão, e, em alguns experimentos, 20 mg/dia foram tão eficazes quanto 60 mg para mulheres grávidas.

Os suplementos de ferro não precisam ser consumidos diariamente para ser eficazes, e o uso de um suplemento uma vez por semana pode reduzir o risco de anemia por deficiência de ferro. A OMS recomenda a suplementação de ferro (60 mg de ferro elementar correspondem a 300 mg de sulfato ferroso, 180 mg de fumarato ferroso ou 500 mg de gluconato ferroso) e ácido fólico (2.800 µg), uma vez por semana, para mulheres jovens e adultas com menstruação, vivendo em áreas onde a prevalência de anemia nesse grupo é igual ou maior a 20%.[14] A suplementação pode ser interrompida durante três meses e reiniciada por mais três meses. Geralmente, a eficácia do tratamento contra anemia depende da quantidade total de ferro fornecida e não da frequência do fornecimento; em Bangladesh, em geral, a resposta da hemoglobina aos suplementos de 60 mg/dia ocorreu com os primeiros 20 comprimidos, e a resposta se estabilizou após 40 comprimidos.[15] Nas mulheres grávidas, as demandas por ferro são especialmente altas; assim, recomenda-se suplementação diária, em vez de semanal (60 mg/dia, junto com 400 μg de ácido fólico).[14] Em áreas onde a prevalência de anemia são maiores que 40%, os suplementos devem ser mantidos por 3 meses após o parto.

É possível que o ferro suplementar exacerbe os efeitos adversos da malária em bebês e crianças pequenas, sobretudo naqueles que, inicialmente, não apresentam deficiência de ferro, e em áreas onde a profilaxia da malária e os serviços de saúde são insatisfatórios.[16] As pesquisas estão em andamento para determinar os mecanismos subjacentes e se os efeitos adversos podem ser evitados mediante o fornecimento de ferro com as refeições ou em alimentos fortificados.

A fortificação dos alimentos com ferro é uma estratégia comum para a prevenção da deficiência de ferro. Esse método evita problemas frequentes nos programas de suplementação, como falta de distribuição de comprimidos e má adesão dos participantes. Uma análise discutiu os motivos pelos quais a anemia por deficiência de ferro continua a ser tão prevalente, embora os primeiros programas de fortificação de farinha (no Canadá, nos Estados Unidos e no Reino Unido) remetem à década de 1940.[17] Entre essas questões, incluem-se preocupações a respeito da segurança da suplementação e da fortificação, limitações técnicas da adição de ferro nos alimentos, complexidades da avaliação da concentração de ferro, e falta de conhecimento acerca das consequências adversas da deficiência de ferro.

Uma análise a respeito da efetividade da fortificação da farinha de trigo com ferro concluiu que apenas 7 entre 78 países avaliados tendiam a detectar o efeito positivo, mesmo se o programa fosse implantado de maneira eficaz.[18] O principal motivo disso é que os donos de moinho usaram compostos de ferro menos biodisponíveis, como pós de ferro atomizados ou reduzidos por hidrogênio, porque custam menos e não causam reações adversas de sabor e cor nos alimentos; no entanto, essas substâncias são absorvidas de maneira insatisfatória. Formas de ferro menos reativas, mas biodisponíveis, como fumarato ferroso, NaFeEDTA e pirofosfato férrico micronizado, estão sendo utilizadas cada vez mais em farinhas, condimentos (sal, *curry*, molho de peixe, molho de soja), e alimentos complementares para bebês. Quando de 150 a 300 mg de farinha de trigo são consumidos diariamente, a recomendação é adicionar 20 ppm de ferro como NaFeEDTA ou 30 ppm como fumarato ferroso seco ou sulfato ferroso.[18] Em caso de ocorrência de problemas sensoriais, ou para redução de custos, 60 ppm de ferro eletrolítico podem ser utilizados. Somente o NaFeEDTA é recomendado para farinha de trigo com alto grau de extração.

Em geral, as estratégias baseadas em alimentos para melhorar a concentração de ferro foram menos eficazes do que a suplementação ou a fortificação. Muitas vezes, a carne e os produtos com carne são caros, e mesmo o consumo de 70 g por dia, durante 9 meses, não melhorou a biodisponibilidade de ferro das crianças pequenas guatemaltecas (Allen et al., dados inéditos). O aumento do consumo de alimento rico em ácido ascórbico não melhorou a concentração de ferro das mulheres mexicanas, ainda que sua dieta fosse rica em ferro insatisfatoriamente disponível.[19] Em diversas dietas à base de plantas, a biodisponibilidade de ferro é insatisfatória por causa do alto conteúdo de fitatos e/ou taninos. Embora a absorção desses alimentos possa ser melhorada por meio de encharcamento ou pré-tratamento com fitases, isso não é comum, nem é uma prática popular.

A biofortificação dos alimentos básicos revela alguma esperança de melhorar a biodisponibilidade de ferro das populações. Por exemplo, o arroz rico em ferro (que só adicionou 1,4 mg/dia ao consumo dietético habitual) melhorou um pouco os estoques de ferro das mulheres filipinas.[20] Os feijões biofortificados e o milheto-pérola estão sendo investigados pela Harvest Plus.

Iodo

Em muitas regiões do mundo, a deficiência de iodo é endêmica por causa da baixa quantidade de iodo na água, no solo, nas plantas e nos animais dessas regiões. Essa deficiência afeta dois bilhões de pessoas. As doenças por deficiência de iodo ocorrem em relação ao grau da deficiência, que pode variar de leve a grave. Entre as consequências, incluem-se cretinismo (como resultado da deficiência maternal durante a gravidez, sendo muitas vezes irreversível) e bócio como deficiência grave, baixo peso ao nascimento e déficit de crescimento, letargia e perda de até 13 pontos de QI. A intervenção principal é a iodização do sal e a iodização universal do sal (USI), um dos primeiros exemplos de fortificação em grande escala, para impedir a deficiência de micronutrientes. Atualmente, cerca de 70% dos domicílios dos países em desenvolvimento consomem sal iodizado de modo adequado; pequenas quantidades de iodo são adicionadas no sal de cozinha como iodeto de sódio, iodeto de potássio e/ou iodato de potássio, para alcançar uma concentração de mais de 15 ppm de iodo. Os sais de iodo também podem ser adicionados em outros alimentos, tais como farinha, água e leite. A biodisponibilidade de iodo da população e a suficiência (ou excesso) de USI devem ser monitoradas mediante a medição do iodo urinário em crianças em idade escolar. Cerca de um terço das crianças em idade escolar ainda apresentam consumo insuficiente de iodo, embora a situação tenha melhorado nos últimos anos.

A deficiência de iodo também é um problema em diversos países industrializados,[21] e tem ressurgido em alguns países por causa do menor uso de iodóforos pela indústria de laticínios, que eram utilizados para aumentar o conteúdo de iodo do leite. No países mais ricos em risco, a melhor situação é assegurar que os fabricantes de alimentos utilizem sal iodizado, pois cerca de 90% do sal é consumido em alimentos processados. Nesses países, muitas vezes há a preocupação a respeito de utilizar o sal como veículo fortificante por causa dos seus riscos à saúde, mas ainda é possível adicionar iodo suficiente em até 5 g de sal por dia. Onde o sal iodizado não é consumido de modo adequado, o óleo iodizado pode ser fornecido em cápsulas, embora isso seja mais oneroso *per capita*. Nos países europeus, para as inúmeras mulheres grávidas com baixa concentração de iodo, recomenda-se suplementação diária de 150 μg, para impedir o mau funcionamento da tireoide na mãe e no bebê, e efeitos adversos no desenvolvimento mental das crianças.[22] Os bebês em amamentação também podem estar em risco porque os níveis de iodo estão baixos no leite das mulheres destituídas de iodo, e os bebês consomem baixas quantidades de sal.[23] Esses bebês precisam de alimentos complementares adequadamente iodizados.

Ácido fólico e vitamina B_{12}

Os programas de suplementação e fortificação com ácido fólico são implantados com o objetivo principal de impedir o nascimento de crianças com defeito do tubo neural (NTD). Em mulheres com alto risco de parto de crianças com NTD, a biodisponibilidade baixa de ácido fólico interage com fatores de riscos genético e ambiental, gerando bebês com NTD. A condição não é provocada somente pela deficiência de ácido fólico.

Ao menos 52 países exigem a fortificação da farinha com ácido fólico. Isso reduziu a incidência de NTD de 19 a 40%, onde o impacto foi monitorado.[24] O nível de redução é maior nas populações com maior prevalência de NTD e biodisponibilidade mais baixa de ácido fólico antes da fortificação. A prevalência mundial de deficiência de ácido fólico é incerta, e, possivelmente, essa deficiência é mais comum nos países industrializados do que nos em desenvolvimento. As leguminosas são uma boa fonte de ácido fólico, assim como muitas frutas e verduras, mas a farinha refinada e outros cereais não são.[25]

A prevalência do NTD varia de 5 a 8 por 10 mil habitantes, em países com programas eficazes de fortificação com ácido fólico (a maioria dos quais visa à oferta de 400 μg/dia), a 40 por 10 mil habitantes. A quantidade de NTD impedidos por ano é muito pequena quando comparada com a população exposta ao ácido fólico adicional; no Reino Unido, onde a fortificação não foi implantada, estimou-se que, se a farinha fosse fortificada com 300 μg de ácido fólico/100 g, de 77 a 162 defeitos de nascença seriam impedidos, enquanto de 370 mil a 780 mil pessoas ficariam expostas ao excesso de ácido fólico.[26] Portanto, a fortificação desnecessária ou excessiva deve ser evitada. Entre as preocupações a respeito da segurança da fortificação com ácido fólico, incluem-se possível proliferação de tumores colorretais preexistentes (embora possa proteger contra sua iniciação), efeitos adversos sobre a função imunológica e exacerbação dos efeitos funcionais da deficiência de vitamina B_{12}. Por exemplo, nos Estados Unidos, as pessoas idosas com deficiência de vitamina B_{12}, aquelas com maior concentração sérica de ácido fólico, apresentavam maior risco de anemia e déficit cognitivo e também evidência de metabolismo alterado de vitamina B_{12}, embora a maior concentração sérica de ácido fólico protegesse contra déficit cognitivo aquelas com concentração adequada de vitamina B_{12}.[27] Provavelmente, as pessoas com maior concentração sérica de ácido fólico consumiam suplementos, além de produtos fortificados com ácido fólico.

A OMS recomenda que os suplementos de ferro para mulheres grávidas devam conter 400 μg de ácido fólico. É uma recomendação antiga, pois, na época, a evidência sugeria que o ácido fólico adicional impediria a anemia megaloblástica na gravidez de algumas populações, embora atualmente essa condição seja rara. Essa recomendação se manteve depois que se demonstrou que o ácido fólico conseguia impedir os NTD. No entanto, os suplementos são eficazes para impedir essa condição só se são consumidos do período anterior à fecundação até as primeiras 4 a 6 semanas após a fecundação. Como o suplemento de ácido fólico muitas vezes diminui o nível de homocisteína plasmática, um fator de risco para resultados insatisfatórios de gravidez, e pode impedir outros defeitos de nascença, a recomendação para incluir ácido fólico com ferro provavelmente não mudará. Não foi investigado se a suplementação com ácido fólico na gravidez é benéfica onde a farinha é fortificada com vitamina, e como o consumo de ácido fólico seria maior nessa situação, o potencial para exacerbação da deficiência de vitamina B_{12} deveria ser estudado.

A deficiência e a depleção de vitamina B_{12} são muito comuns em populações cujo consumo de alimentos de origem animal é baixo.[28] Ao contrário da crença popular, não é necessário ser estritamente vegetariano para desenvolver essa deficiência. A fortificação da farinha com vitamina B_{12}, em 2 μg/100 g, é recomendada para essas populações,[28] embora sua eficácia em relação aos programas obrigatórios de fortificação ainda não tenha sido avaliada. A fortificação dupla, com ácido fólico e vitamina B_{12}, reduziria a preocupação a respeito dos possíveis efeitos adversos da fortificação com ácido fólico sobre a concentração da vitamina B_{12}, e a vitamina B_{12} também pode contribuir para a redução da prevalência dos NTD. No mundo todo, as pessoas idosas estão em risco de deficiência de vitamina B_{12}, por causa da baixa secreção de ácido gástrico, que prejudica a liberação da vitamina dos alimentos. Recomenda-se que essas pessoas obtenham uma proporção substancial da sua necessidade diária como vitamina sintética, em suplementos ou alimentos fortificados, que seriam mais facilmente absorvidos.

Zinco

A deficiência de zinco ocorre em populações que consomem pouco zinco biodisponível, pois suas dietas básicas são pobres em alimentos de origem animal e ricas em fitatos, que inibem a absorção de zinco. As perdas principais de zinco ocorrem nas doenças diarreicas e, principalmente, na diarreia crônica, contribuindo para o déficit de crescimento. Uma estimativa da prevalência mundial de deficiência de zinco é de 30%, sendo mais prevalente em crianças com menos de 5 anos. Pode ser um número superestimado, pois os biomarcadores da concentração de zinco são insatisfatórios, e a prevalência da deficiência é estimada a partir da prevalência do déficit de crescimento (que é multicausal) e das dietas pobres em zinco biodisponível.

Há um consenso razoável que o zinco, quando suplementado sozinho, beneficia o crescimento linear, com um ganho de altura de 0,37 (± 0,25) cm, em crianças com menos de 5 anos, quando 10 mg/dia são fornecidos por 24 semanas.[29] É improvável, porém, que o zinco sozinho seja dado como suplemento, exceto para o tratamento da diarreia, e quando o zinco é combinado com o ferro em um suplemento, parece ser menos eficaz para aumentar o crescimento.[29] As perdas de zinco aumentam muito durante a diarreia, e a oferta de suplementos na presença dos sintomas reduz a duração e a severidade do evento, e também da incidência da diarreia nos 2 a 3 meses subsequentes. A recomendação é iniciar a suplementação com zinco no começo do episódio de diarreia: 10 mg/dia, durante 14 dias, para bebês com menos de 6 meses, e 20 mg/dia, para bebês mais velhos e crianças.[30]

Nos experimentos randomizados de suplementação com zinco, controlados com placebo, os suplementos (em geral, 10 mg de zinco) reduziram a mortalidade infantil e a morbidade relativa a infecções gastrintestinais e respiratórias,[31] e também à morbidade da malária. A metanálise mais recente revelou que os suplementos reduzem a mortalidade geral em 9%, a mortalidade específica à diarreia em 13%, e a mortalidade específica à pneumonia em 19%, mas nenhum desses efeitos é estatisticamente significativo. Nenhum efeito sobre a mortalidade específica à malária foi observado.[32]

A fortificação da farinha ou de outros cereais com zinco não se mostrou muito eficaz para melhorar a concentração de zinco, embora o zinco pareça ser absorvido. No entanto, não há motivos para não incluir o zinco como fortificante de farinha quando possível. A quantidade a ser adicionada depende do tipo de farinha e das populações-alvo e subgrupos-alvo.[33] Os métodos utilizados para fortificação incluem o encharcamento e a fermentação, processos que permitem que as fitases endógenas liberem zinco do fitato.[34] O arroz biofortificado está sendo testado em Bangladesh e na Índia, e o trigo, na Índia e no Paquistão.

Vitamina D

A deficiência de vitamina D está difundida em populações com limitada síntese da vitamina na pele, o que requer radiação ultravioleta. Essas populações incluem pessoas em latitudes mais setentrionais e meridionais, grupos com pele mais pigmentada, grupos cuja roupa cobre quase todo o corpo, e indivíduos que se expõem raramente à luz solar ou que utilizam protetores solares intensos. Nessas situações, poucos alimentos são capazes de fornecer suficiente vitamina D; entre as exceções, inclui-se peixe gorduroso, fígado de peixe e ovos. O leite de vaca é fortificado com vitamina em diversos países; nos Estados Unidos (100 UI/copo) e no Canadá (35 a 40 UI/100 mL), essa fortificação reduziu a incidência de raquitismo em crianças pequenas e melhorou o *status* do restante da população desde a década de 1930. Frequentemente, a margarina e os cereais do café da manhã são fortificados com a vitamina.

Os bebês em amamentação apresentam maior risco de deficiência de vitamina D, pois o leite materno é pobre em vitamina D. Recomenda-se que bebês em amamentação, de modo tanto exclusivo como parcial, sejam suplementados com 400 UI/dia até o desmame, e consumam ao menos 1.000 UI/dia de leite em pó ou fortificado.

As pessoas idosas apresentam maior risco de deficiência de vitamina D, por causa da propensão de passar menos tempo ao ar livre e da capacidade consideravelmente reduzida da pele de sintetizar a forma precursora da vitamina. Muitas vezes, os suplementos são recomendados para essa faixa etária, e impedem a perda óssea e as fraturas de quadril.

Intervenções com múltiplos micronutrientes

Frequentemente, a qualidade dietética é inadequada nas populações pobres, principalmente por causa do baixo consumo de alimentos de origem animal. Esses alimentos são boas fontes de vitamina A pré-formada, riboflavina, ferro e zinco biodisponível, colina, vitamina D e cálcio, entre outros nutrientes, e a única fonte de vitamina B_{12}. Portanto, essas populações são tipicamente deficientes em múltiplos micronutrientes, sendo muitas vezes mais eficiente, e também necessário, elaborar intervenções para lidar com todas essas deficiências simultaneamente.

Bebês e crianças

Recomenda-se a amamentação exclusiva para os 6 primeiros meses de vida; em seguida, os alimentos complementares densos em nutrientes devem ser introduzidos. Em diversas circunstâncias, é difícil prover crianças pequenas com alimentos complementares, adequados para fornecer os micronutrientes que elas precisam, além do leite materno;[35] a criança deve gostar e ser capaz de consumir esses determinados alimentos. Por exemplo, isso pode ser uma dificuldade com carne, e o alimento deve ser acessível e disponível. O papel dos profissionais de saúde, que tomam decisões a respeito do que é factível, saudável e acessível, é decisivo em todas as intervenções de fornecimento de micronutrientes para crianças pequenas.[36]

Nessa faixa etária, uma abordagem cada vez mais popular para impedir multideficiências é o uso de pós com micronutrientes. Esses preparos têm a vantagem de poderem ser adicionados aos alimentos familiares habituais, sua biodisponibilidade é boa, e a aceitação pode ser melhor do que com suplementos. São especialmente úteis para adições em cereais e alimentos familiares utilizados como alimentos complementares para bebês e crianças pequenas. A anemia foi reduzida mesmo quando os cuidadores utilizaram os pós "flexivelmente" durante 4 meses.[37] Uma análise do uso do pó com micronutrientes em programas em grande escala, que incluíram *marketing* social, concluiu que existiram melhorias na anemia em alguns subgrupos, mas não em outros; uma redução do déficit de crescimento no Nepal e no Quênia, mas não em Bangladesh; e um aumento de casos de diarreia em crianças nepalesas.[38] O principal desafio é alcançar a utilização adequada e sustentável pelos beneficiários.

Outra estratégia para fornecer múltiplos micronutrientes para essa faixa etária é com suplementos nutricionais à base de lipídio (LNS). Os LNS foram desenvolvidos para dar suporte à recuperação de crianças com desnutrição grave, e, atualmente, estão sendo pesquisados em termos de eficácia e efetividade para impedir o déficit de crescimento. Em geral, os LNS são fabricados a partir de uma base de leguminosa, como amendoim, com ou sem leite em pó, e consumidos a partir de um saquinho ou um recipiente, sozinho ou misturado com cereais ou alimentos familiares para bebês. Entre as vantagens, incluem-se a estabilidade dos micronutrientes na matriz lipídica, a capacidade de ajustar a dose com a idade, e o consumo fácil pelas crianças. Sugeriu-se que os ácidos graxos, sobretudo o ômega-3, conteúdo dos LNS, podem promover o crescimento e o desenvolvimento, e experimentos que examinam essa questão estão em andamento. Os LNS tendem a ser mais caros que os comprimidos (ou pós com micronutrientes); assim, os cuidadores devem ter recursos para comprá-los, ou os LNS precisam ser subsidiados ou então doados. Os LNS também podem ser utilizados por mulheres grávidas ou lactantes.

A fortificação dos alimentos complementares especiais para bebês e crianças pequenas é outra estratégia habitual para impedir deficiências de múltiplos micronutrientes. Frequentemente, ocorre por meio da adição de micronutrientes em produtos comerciais. Na China, uma parceria público-privada fornece um exemplo útil de como desenvolver e comercializar com sucesso um alimento complementar fortificado produzido com produtos locais (pó de soja rico em gordura).[39] Uma metanálise de experimentos randomizados controlados revelou que o fornecimento de múltiplos micronutrientes em alimentos fortificados é tão eficaz quanto a suplementação para a melhoria do crescimento linear de crianças pequenas.[40] Deve-se dar atenção especial à formulação desses alimentos e às formas dos fortificantes.

Grávidas e lactantes

Ao reconhecer que as deficiências de múltiplos micronutrientes são comuns e que há um aumento de custo relativamente pequeno quando os suplementos para mulheres grávidas fornecem múltiplos micronutrientes, em vez de somente ferro ou ferro e ácido fólico, os benefícios dessas duas estratégias foram comparados numa série de estudos que utilizaram principalmente o suplemento da United Nations International Multiple Micronutrient Preparation (Unimmap), contendo o consumo diário recomendado de 14 micronutrientes. Embora os experimentos fossem realizados de maneira um tanto independente ao longo de alguns anos, uma metanálise foi realizada, permitindo que conclusões fossem extraídas de todos os dados disponíveis. Em comparação com os suplementos com ferro e o ácido fólico sozinhos (nenhum experimento tinha controle com placebo), os múltiplos micronutrientes reduziram significativamente o baixo peso ao nascimento (em 11%) e os recém-nascidos pequenos para a idade gestacional (em 10%), mas não tiveram nenhum outro impacto claro.[41] Uma metanálise mais recente incluiu experimentos mais novos referentes a um total de 17 estudos, e também concluiu que os múltiplos micronutrientes não tinham efeito adicional sobre o ferro e o ácido fólico na redução da anemia, no terceiro trimestre, e que os recém-nascidos pequenos para a idade gestacional foram reduzidos em 9% e nas mulheres com índice de massa corporal de 22 kg/m^2, no mínimo.[42] Para mulheres dando à luz em casa, houve um risco 47% maior de morte do bebê logo após o parto, mas não onde mais de 60% dos partos ocorreram em instalações de saúde. Geralmente, a mortalidade neonatal não aumentou, mas as preocupações a respeito de maior risco de mortalidade devem ser solucionadas antes que suplementos de múltiplos micronutrientes sejam recomendados, em vez de suplementos com ferro e ácido fólico. Outra questão não solucionada é se o aumento da dose de micronutrientes ou o fornecimento delas em alimentos fortificados é mais eficaz que as quantidades diárias recomendadas de micronutrientes sozinhos.[43]

Há poucas recomendações claras referentes a intervenções com micronutrientes direcionadas para mulheres lactantes. Isso não deixa de ser surpreendente, pois os requisitos de nutrientes maternos são consideravelmente maiores na lactação do que são na gravidez, e a quantidade de diversos nutrientes secretados no leite materno depende do consumo e *status* materno. Entre os nutrientes, incluem-se todas as vitaminas B, exceto o ácido fólico; as vitaminas A, C e D; o selênio e o iodo.[44] Há pesquisas em andamento para determinar a proporção que a concentração desses nutrientes no leite materno pode ser aumentada pela suplementação materna e, subsequentemente, melhorar o *status* infantil.

Intervenções na agricultura

O uso da agricultura como plataforma para impedir deficiências de micronutrientes possui diversas vantagens potenciais. A Homestead Food Production (HFP) é uma intervenção especialmente atraente, que está gerando muito interesse. A HFP pode aumentar o consumo de micronutrientes com culturas agrícolas ricas em micronutrientes, sobretudo frutas e verduras, e cereais fortificados e outros alimentos básicos. Os últimos foram bem-sucedidos em termos de vitamina A (carotenoides) e estão sendo desenvolvidos em relação ao ferro e ao zinco. A produção de alimentos de origem animal precisa ser incrementada, para melhorar o consumo dos nutrientes só existentes em tais alimentos (por exemplo, vitamina B_{12}), ou que são mais biodisponíveis a partir desses alimentos (por exemplo, ferro, zinco e vitamina A). Entre os exemplos bem-sucedidos de produção de alimentos de origem animal, incluem-se o apoio e a educação com pequenos empréstimos, resultando em maior renda com as vendas, que podem beneficiar as mulheres, em particular (ver http://www.partnership-africa.org/content/hidden-hunger-story-enam-project-ghana-and-child-nutrition). Embora a maioria desses programas seja relativamente pequena em escala e inadequadamente avaliada,[45] a Helen Keller International ampliou a HFP em Bangladesh, melhorando a segurança alimentar de 5 milhões de pessoas. A melhoria do consumo de micronutrientes por meio da agricultura pode beneficiar toda a unidade familiar, enquanto os programas de suplementação são muitas vezes direcionados somente para mulheres grávidas e crianças pequenas.

Pontos fortes e fracos das distintas abordagens

Olney et al.[45] analisaram distintos programas (suplementação, fortificação e modificação dietética) e plataformas (abordagens baseadas em saúde, agricultura e mercado, e programas de proteção social), que podem fornecer micronutrientes com base em sete critérios de desempenho: alvo, eficácia, qualidade de implementação, utilização, impacto, escopo e sustentabilidade. Frequentemente, o fornecimento de micronutrientes ocorre mediante programas em centros de saúde existentes, geralmente direcionados como suplementos ou pós com micronutrientes para mulheres grávidas e crianças, e como alimentos complementares fortificados. Por exemplo, essas estratégias são apoiadas pelo programa *Integrated Management of Childhood Illness* (IMCI), da OMS. Quando essas estratégias são fornecidas com a educação apropriada, sua importância, sua aceitação e seu escopo são geralmente bons. As advertências óbvias são que o fornecimento de micronutrientes deve ser confiável, os clientes devem utilizar os serviços de saúde com regularidade, e o pessoal deve ser capacitado para fornecer informações educacionais.

Os pesquisadores concluíram que todos os programas e as plataformas precedentes podem ser eficazes se os elementos-chave do programa estão funcionando. Entre esses elementos, destacam-se a necessidade de educar os consumidores e os programas acerca da importância dos micronutrientes e como devem ser utilizados; a garantia de que a oferta de produtos e a qualidade das intervenções é adequada, incluindo o acesso a pessoal capacitado; as avaliações rigorosas da efetividade, do fornecimento e do impacto das intervenções, dando apoio ao objetivo de ampliação para populações maiores; e a disseminação em tempo hábil dos resultados dessas avaliações para formuladores de políticas e para executores do programa.

O programa e as plataformas não devem ser uma escolha do tipo "ou... ou", pois a diversificação de abordagens pode significar um melhor escopo. No entanto, deve-se tomar cuidado para que os consumos de micronutrientes não superem as recomendações diárias, condição em que a presença de algum grau de toxicidade é possível, como em relação à vitamina A e ao ácido fólico. Os consumos que se aproximam da toxicidade são improváveis usando-se as abordagens baseadas em alimentos, mas serão certamente possíveis se a fortificação for combinada com a suplementação, sobretudo se também houver o uso difundido de fortificantes em alimentos comerciais.

Agradecimentos e notas

Sou beneficiária do apoio à pesquisa do National Institutes of Health, do Departamento de Agricultura dos Estados Unidos, e da Fundação Bill e Melinda Gates. Não tenho nenhuma declaração informativa a relatar.

Referências bibliográficas

1. Allen LH. Nutr Rev 1993;51:255–67.
2. Neumann CG, Bwibo NO, Murphy SP et al. J Nutr 2003;133:3941S–9S.
3. Sommer A, Tarwotjo I, Djunaedi E et al. Lancet 1986;1:1169–73.
4. Beaton GH, Martorell R, Aronson KJ et al. Effectiveness of Vitamin A Supplementation in the Control of Young Child Morbidity and Mortality in Developing Countries. Geneva: United Nations Administrative Committee on Coordination Subcommittee on Nutrition, 2003.
5. Imdad A, Yakoob MY, Sudfeld C et al. BMC Public Health 2011;11(Suppl 3):S20.
6. West KP Jr, Katz J, Khatry SK et al. BMJ 1999;318:570–5.
7. West KP Jr, Christian P, Labrique AB et al. JAMA 2011;305:1986–95.
8. Kirkwood B, Humphrey J, Moulton L et al. Lancet 2010;376:1643–4.
9. Stoltzfus RJ, Underwood BA. Bull World Health Organ 1995; 73:703–11.
10. Haskell MJ, Pandey P, Graham JM et al. Am J Clin Nutr 2005; 81:461–71.
11. Rice AL, Burns JB. J Am Coll Nutr 2010:29;302S–13S.
12. Lozoff B. Food Nutr Bull 2007;28:S560–71.
13. Lozoff B. J Nutr 2011;141:740S–6S.
14. World Health Organization. Intermittent Iron and Folic Acid Supplementation in Menstruating Women. Geneva: World Health Organization, 2011.
15. Ekstrom EC, Hyder SM, Chowdhury AM et al. Am J Clin Nutr 2002;76:1392–400.
16. Prentice AM, Ghattas H, Doherty C et al. Food Nutr Bull 2007;28:S524–39.
17. Lynch SR. J Nutr 2011;141:763S–8S.
18. Hurrell R, Ranum P, de Pee S et al. Food Nutr Bull 2010;31:S7–21.
19. Garcia OP, Diaz M, Rosado JL et al. Am J Clin Nutr 2003;78:267–73.
20. Haas JD, Beard JL, Murray-Kolb LE et al. J Nutr 2005;135:2823–30.
21. Zimmermann MB. Proc Nutr Soc 2010;69:133–43.
22. Zimmermann M, Delange F. Eur J Clin Nutr 2004;58:979–84.
23. Andersson M, Aeberli I, Wust N et al. J Clin Endocrinol Metab 2010:5217–24.
24. Heseker HB, Mason JB, Selhub J et al. Br J Nutr 2009;102:173–80.
25. Allen LH. Food Nutr Bull 2008:S20–34; discussion S5–7.
26. Smith AD, Kim YI, Refsum H. Am J Clin Nutr 2008;87:517–33.
27. Selhub J, Morris MS, Jacques PF et al. Am J Clin Nutr 2009; 89: 702S–6S.
28. Allen LH, Rosenberg IH, Oakley GP et al. Food Nutr Bull 2010; 31:S36–46.
29. Imdad A, Bhutta ZA. BMC Public Health 2011;11(Suppl 3):S22.
30. US Agency for International Development, United Nations Children's Fund, World Health Organization. Diarrhoea Treatment Guidelines Including New Recommendations for the Use of ORS and Zinc Supplementation for Clinic-Based Healthcare Workers. Arlington, VA: MOST Project, 2005.
31. Brown KH, Peerson JM, Baker SK et al. Food Nutr Bull 2009; 30:S12–40.
32. Yakoob MY, Theodoratou E, Jabeen A et al. BMC Public Health 2011;11(Suppl 3):S23.
33. Brown KH, Hambidge KM, Ranum P. Food Nutr Bull 2010;31:S62–74.
34. Gibson RS, Anderson VP. Food Nutr Bull 2009;30:S108–43.
35. Vossenaar M, Solomons NW. Am J Clin Nutr 2012;95:859–66.
36. Pelto GH, Armar-Klemesu M. Maternal Child Nutr 2011; 7(Suppl 3):66–81.
37. Ip H, Hyder SM, Haseen F et al. Eur J Clin Nutr 2009;63:165–72.
38. Rah JH, dePee S, Kraemer K et al. J Nutr 2012;142:191S–6S.
39. Sun J, Dai Y, Zhang S et al. Maternal Child Nutr 2011; 7(Suppl 3):96–111.
40. Allen LH, Peerson JM, Olney DK. J Nutr 2009;139:1022–30.
41. Fall CH, Fisher DJ, Osmond C et al. Food Nutr Bull 2009; 30:S533–46.
42. Haider BA, Yakoob MY, Bhutta ZA. BMC Public Health 2011; 11(Suppl 3):S19.
43. Huybregts L, Roberfroid D, Lanou H et al. Am J Clin Nutr. 2009; 90:1593–600.
44. Allen LH. Adv Hum Nutr 2012;3 (in press).
45. Olney DK, Rawat R, Ruel MT. J Nutr 2012;142:178S–85S.

Sugestões de leitura

Black RE, Allen LH, Bhutta ZA et al. Maternal and child undernutrition: global and regional exposures and health consequences. Lancet 2008;371:243–60.

Bhutta ZA, Ahmed T, Black RE et al. What works? Interventions for maternal and child undernutrition and survival. Lancet 2008;371:417–40.

Klemm RDW, Harvey PWJ, Wainwright E et al. Scaling Up Micronutrient Programs: What Works and What Needs More Work. Washington DC: Micronutrient Forum, 2009 (http://www.micronutrientforum.org/innocenti/Innocenti_Report.pdf).

Olney DK, Rawat R, Ruel MT. Identifying potential programs and platforms to deliver multiple multiple micronutrient interventions. J Nutr 2012;142:178S–85S.

112 Atividade física, condicionamento físico e saúde*

Gary R. Hunter

Este capítulo aborda as interações entre treinamento por exercício e gasto energético relacionado com atividade e os efeitos independentes de cada um sobre a manutenção da saúde e o risco de doença. Obviamente, o treinamento físico e o gasto energético relacionado com atividade estão relacionados. Entretanto, é possível gastar quantidades relativamente grandes de energia relacionada com atividade, cuja intensidade seja insuficiente para criar um efeito de treinamento. Como o treinamento intenso e o gasto energético relacionado com atividade estão inter-relacionados, é difícil identificar seus efeitos de modo separado em relação à manutenção de saúde e ao risco de doenças. Primeiro, tanto o condicionamento do sistema cardiorrespiratório como o de força têm um componente genético;[1] por essa razão, não é fácil separar o componente genético do condicionamento daquele induzido por treinamento. Segundo, a medição do gasto energético relacionado com atividade regular é difícil de ser feita; a maioria das técnicas disponíveis é imprecisa, restritiva para um envolvimento de vida livre ou muito cara. Terceiro, a composição corporal, assim como a distribuição da gordura, exerce influência sobre o risco de doenças e ela, por sua vez, é afetada pelo treinamento por exercícios e pelo gasto energético relacionado com atividade. Antes de discutir os efeitos interativos do treinamento físico e da atividade física, é interessante rever algumas das descobertas recentes mais importantes que servem de base para a compreensão dos efeitos fisiológicos do gasto energético relacionado com atividade e do treinamento na obtenção do condicionamento físico.

Em 1813, o inglês William Prout demonstrou que a produção de dióxido de carbono acabava atingindo determinado patamar durante o exercício de intensidade moderada[2] Esse trabalho introduziu o conceito de exercício "*steady-state*" (estado estacionário), isto é, um exercício durante o qual ocorre o aumento da frequência cardíaca e do consumo de oxigênio até um nível em que elas se mantêm constantes. Em meados do século XIX, Edward Smith, um médico britânico, determinou a produção relativa de dióxido de carbono para realizar um trabalho físico pesado e descobriu que a produção desse gás sofria um aumento de 66% no decorrer de um período de trabalho de sete horas e meia.[2] Ele também constatou que a produção de ureia não era responsável pelo drástico aumento da produção de dióxido de carbono, uma descoberta sugestiva de que o metabolismo da proteína não era responsável pela maior parte do gasto energético relacionado com atividade. Dois alemães, Adolf Eugen Fick e Johannes Wislicenus, determinaram que a produção de ureia durante uma escalada de montanhas era semelhante à que seria esperada em repouso e concluíram que o metabolismo da proteína não poderia ser o principal combustível durante o trabalho.[2] Rose e Himwich[3] demonstraram pela primeira vez a importância da gordura como combustível em 1927, com a descrição dos quocientes respiratórios.

As descobertas de A.V. Hill sobre a produção de calor durante a prática de exercícios prepararam o caminho para uma compreensão mais abrangente do metabolismo energético.[2] Durante os anos de 1923 e 1924, W.O. Fenn demonstrou que a produção de calor é maior quando um músculo sofre encurtamento do que durante contrações estáticas.[4] Em 1925, Meyerhof relacionou a produção de lactato com

---

*__Abreviaturas__: **ADP**, difosfato de adenosina; **ATP**, trifosfato de adenosina; **CoA**, coenzima A; **H$^+$**, íon de hidrogênio; **HDL**, lipoproteína de alta densidade; **LDH**, lactato desidrogenase; **LDL**, lipoproteína de baixa densidade; **NAD**, nicotinamida adenina dinucleotídeo; **NADH**, nicotinamida adenina dinucleotídeo reduzida; **Pi**, fosfato inorgânico; **$\dot{V}O_{2máx}$**, consumo máximo de oxigênio.

a contração muscular. Essa descoberta, associada à constatação de que o trifosfato de adenosina (ATP)[5] é utilizado para impulsionar o músculo sob circunstâncias normais, aumentou ainda mais nossa compreensão sobre a energética da contração muscular. Por fim, o desenvolvimento do analisador micrométrico de gás de Scholander, em 1947, permitiu a medição de quantidades relativamente pequenas de dióxido de carbono e oxigênio no gás expirado. Esse aparelho representa uma ferramenta de medição do gasto de energia durante a prática de exercícios.[2]

A mensuração precisa do gasto energético de vida livre é um problema. Câmaras calorimétricas (calorimetria direta) são capazes de medir o gasto de energia e as taxas de oxidação do combustível com precisão, mas são muito restritivos para uma verdadeira avaliação das condições de vida livre. O gasto energético de vida livre pode ser medido com relativa acurácia, observando o desaparecimento diferencial de dois isótopos estáveis (hidrogênio, ^{2}H; e oxigênio, ^{18}O) dos líquidos corporais. Essa técnica foi utilizada pela primeira vez para a estimativa do gasto de energia em camundongos em 1955.[6] Em 1982, Schoeller e van Santen validaram a técnica em seres humanos.[7]

A compreensão da função e da estrutura muscular aumentou durante o século XIX. Ranvier fez a distinção entre fibras musculares vermelhas e brancas em 1873, mas Knoll relatou variações no tamanho das fibras musculares em 1891.[8] A utilização das técnicas histoquímicas e fisiológicas permitiu a identificação e a descrição dos diferentes tipos de fibras musculares durante a primeira metade do século XX.[8] Em 1954, a teoria do filamento deslizante da contração muscular foi proposta independentemente por A.F. Huxley e Niedergerke e por H.E. Huxley e Hanson.[5] O desenvolvimento dos métodos microscópicos de análise em 1936, por Hevesy e Levi, e a criação de uma agulha especial de biopsia por Bergstrom, em 1962,[9] facilitaram o estudo do músculo esquelético dos seres humanos. O advento do espectroscópio por ressonância magnética com fósforo-31 (^{31}P MRS), em 1980, por Chance et al.,[10] permitiu o estudo do metabolismo durante a prática de exercícios na musculatura dos seres humanos *in vivo*.

Definição de condicionamento físico

A maior parte da literatura científica especializada acerca da interação entre condicionamento físico e bem-estar está intimamente relacionada com a resistência cardiorrespiratória (e, também, o condicionamento aeróbio) e a força muscular. Por essa razão, o presente capítulo aborda esses dois componentes do condicionamento físico. Entende-se como condicionamento cardiorrespiratório a habilidade de os sistemas cardiovascular e respiratório suprirem o oxigênio para os músculos que trabalham durante a prática de exercícios dinâmicos, intensos e prolongados.[11] Em geral, o condicionamento cardiorrespiratório é avaliado, mensurando-se o consumo máximo de oxigênio ($\dot{V}O_{2máx}$) durante um teste de exercício gradual e progressivo em uma esteira ou bicicleta ergométrica. Define-se força muscular como a força ou tensão máxima que pode ser gerada por um músculo. Tal força é mensurada por meio da determinação de quanto peso alguém é capaz de levantar em um dado movimento ou quanta força ou torque alguém pode exercer durante uma contração isométrica (sem movimento) ou isocinética (com velocidade constante).

Utilização de substrato durante o exercício

A seguir, uma revisão sucinta sobre a transferência de energia bioquímica durante a prática de exercício.[12] A clivagem do fosfato terminal do ATP formando o difosfato de adenosina (ADP) fornece energia para o trabalho muscular ($ATP \xrightarrow{\text{miosina ATPase}} ADP + P_i$ [fosfato inorgânico] + energia). Apenas uma pequena quantidade de ATP está armazenada na célula. Portanto, as contrações musculares intensas, que duram mais de alguns milissegundos, exigem fontes de energia para repor o fosfato necessário à formação de ADP. A fonte mais imediata de energia para a manutenção dos níveis de ATP durante o trabalho muscular é a reação da creatinoquinase ($ADP + \text{creatina-fosfato} \xrightarrow{\text{creatinoquinase}} ATP + \text{creatina}$) e, em menor extensão, a reação mioquinase ($2ADP \xrightarrow{\text{mioquinase}} ATP + \text{adenosina monofosfato}$). Como essas reações ocorrem quase que instantaneamente, o ATP e a creatina-fosfato são considerados como um *pool* (reservatório) de fosfato de alta energia disponível para contrações musculares de alta intensidade. Embora em uma quantidade maior que o ATP, apenas uma pequena porção de creatina-fosfato está armazenada no músculo; por essa razão, as contrações musculares que persistem por mais de alguns segundos dependem de outras fontes de energia a fim de manter os níveis de ATP.

A degradação de glicose ou glicogênio em piruvato durante a glicólise pode fornecer energia em uma velocidade um pouco mais lenta. O rendimento de energia a partir do processo de glicólise é relativamente pequeno (glicose + P_i + 2ADP + $2NAD^+$ [nicotinamida adenina dinucleotídeo] $\Rightarrow$ 2 piruvato + 2ATP + 2NADH [NAD reduzida] + $2H_2O$). Esse fenômeno também não é capaz de prosseguir a uma taxa elevada por um período superior a alguns segundos, a não ser que a NADH sofra oxidação (perde seu íon de hidrogênio [H^+]). Tal ocorrência pode se dar por um curto período de tempo pela conversão catalítica do ácido pirúvico em lactato ($\text{piruvato} + NADH + H^+ \xrightarrow{LDH} \text{lactato} + NAD^+$) por meio da lactato desidrogenase (LDH). A armazenagem temporária do íon de hidrogênio nessa conversão de ácido pirúvico em lactato propicia o desaparecimento dos produtos finais da glicólise rápida. O lactato pode rapidamente se difundir na corrente sanguínea, onde pode ser utilizado por outras fibras musculares (em especial as do tipo I), ou pelo músculo cardíaco, podendo servir de combustível para a nova síntese de ATP. No entanto, enquanto os níveis de lactato e H^+ aumentam no músculo e no sangue, a fadiga se instala e o exercício precisa diminuir a intensidade ou parar. A fadiga é causada provavelmente por diversos fatores, mas pesquisadores acreditam que o aumento da acidez inativa as enzimas envolvidas na transferência de energia no músculo esquelético. A glicólise, cujo produto final é o lactato, recebe o nome de *glicólise anaeróbia* ou *rápida*.

Ocorre uma produção muito maior de ATP durante a glicólise aeróbia ou lenta. Não se forma o lactato porque a molécula de $NADH^+$ é transportada para a mitocôndria (supondo a existência de uma quantidade suficiente de mitocôndrias e oxigênio na fibra muscular), deixando assim a molécula de NAD^+ livre para uma reação posterior durante a glicólise. O H^+ é utilizado na geração de energia durante o transporte de elétrons. O piruvato também é transportado para a mitocôndria, onde é convertido em acetilcoenzima A (acetil-CoA) e utilizado para gerar ainda mais substrato para a geração de ATP pela cadeia de transporte de elétrons. A degradação completa da glicose em água e dióxido de carbono durante a glicólise lenta produz 36 a 38 moléculas de ATP por molécula de glicose *versus* 2 moléculas de ATP resultantes, geradas durante a glicólise anaeróbia. Entretanto, a glicólise aeróbia é relativamente lenta, exigindo oxigênio e alta densidade mitocondrial. Durante um exercício de alta intensidade, como uma corrida de ~400 m, é possível que se ativem algumas fibras musculares com baixa densidade mitocondrial. Por essa razão, pode não haver oxigênio disponível em quantidade suficiente para completar a oxidação do piruvato em água e dióxido de carbono, aumentando com isso a dependência da glicólise rápida. A Figura 112.1 ilustra as contribuições relativas estimadas de diferentes sistemas de energia para eventos de resistência de durações distintas.

A oxidação da gordura também ocorre no músculo esquelético durante as contrações musculares. Tanto o triglicerídio intracelular como o armazenado em células adiposas são fonte de ácidos graxos. Depois de penetrarem na mitocôndria, os ácidos graxos são degradados em uma série de reações chamadas betaoxidação e transformados em diversas moléculas de acetilcoenzima A e H^+. Um grande número de

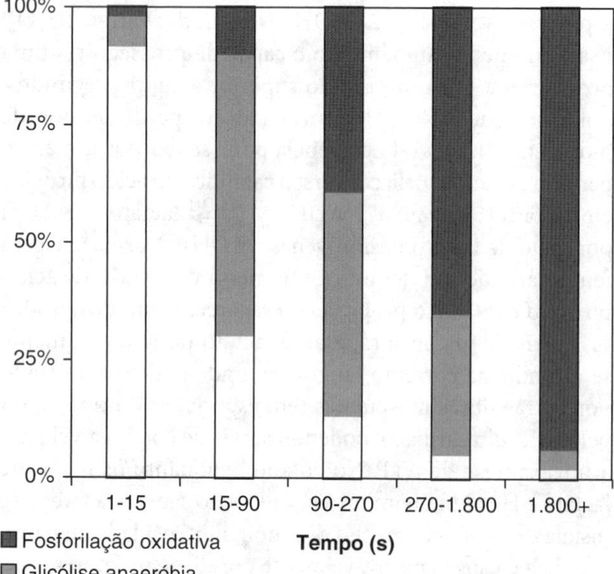

Figura 112.1 Contribuições aproximadas de diferentes sistemas de energia para eventos de resistência de durações distintas. ATP-CP, trifosfato de adenosina e creatina-fosfato.

moléculas de ATP resultantes (147 moléculas de ATP para uma de ácido graxo com molécula de 18 carbonos na cadeia) é, então, formado por meio do ciclo de Krebs e do transporte de elétrons.

Estima-se que 5 a 15% da energia gasta durante a realização de um exercício é obtida a partir da oxidação de aminoácidos, sobretudo de leucina, isoleucina, valina, glutamina e aspartato. A remoção de nitrogênio por transaminação pode ocorrer no tecido muscular e no fígado. Uma vez que o nitrogênio é removido do aminoácido, o "esqueleto carbônico" remanescente costuma ser semelhante a um dos compostos reativos na transferência ativa de energia. Por exemplo, depois de perder o grupo que contém nitrogênio e ganhar uma ligação dupla, a alanina forma o ácido pirúvico. Inúmeros fatores influenciam as taxas de combustível utilizado.

Uma dieta rica em carboidratos aumenta a armazenagem de glicogênio no músculo esquelético e, assim, eleva a taxa de utilização de carboidrato.[2] Já uma dieta rica em gordura aumenta a armazenagem de lipídio miocelular e eleva a taxa de queima de gordura durante o exercício.[13,14] A intensidade do exercício também afeta as taxas de oxidação do substrato. Quanto mais intenso o exercício, mais dependentes as fibras musculares serão do metabolismo de carboidratos. Por exemplo, uma pessoa que coma uma dieta mista obteria cerca de 55% da energia a partir da oxidação de carboidrato durante uma corrida a 65% do $\dot{V}O_{2máx}$ e em torno de 85% da energia a partir da oxidação de carboidrato durante uma corrida a 80% do $\dot{V}O_{2máx}$. O treinamento físico, em especial o de longa distância em ritmo lento, aumenta a habilidade do músculo esquelético em utilizar a gordura como combustível e pode ter um efeito de poupar o glicogênio em exercícios como maratona.[15] A duração do exercício aumenta a capacidade oxidativa do músculo esquelético.

Tipos de fibras musculares

Dois tipos de fibras, o tipo I e o tipo II, foram identificados no músculo do ser humano. As fibras musculares do tipo I (de contração lenta) têm velocidades de contração mais lentas, porém são mais resistentes à fadiga que as do tipo II (de contração rápida). As fibras musculares do tipo I têm mais mitocôndrias, maior atividade enzimática oxidativa, níveis mais altos de mioglobina, maior reserva de lipídios e capilarização mais intensa que as fibras musculares do tipo II. As fibras musculares do tipo II têm maior capacidade glicolítica e são capazes de produzir maior força e energia. Existem duas subcategorias principais de fibras musculares do tipo II: tipo IIa (oxidativa glicolítica de contração rápida) e tipo IIx (glicolítica de contração rápida). As fibras musculares do tipo IIa têm características metabólicas mais semelhantes às do tipo I, enquanto as fibras do tipo IIx dependem principalmente da glicólise para a geração de ATP.

A distribuição da fibra muscular do tipo I está relacionada com a remoção melhorada da glicose e a redução da pressão arterial, talvez em virtude das diferenças na microcirculação.[16] Também é possível que a distribuição da fibra muscular do tipo II e a atividade das enzimas oxidativas estejam ligadas ao ganho de peso e à obesidade.[16] As fibras musculares do tipo II também necessitam de mais ATP para gerar força que as do tipo I. Tal propriedade, por sua vez, torna as pessoas que possuem mais fibras musculares do tipo II menos produtivas durante o trabalho. A Tabela 112.1 resume as diferenças nos tipos de fibras musculares.

Geração de força

Diversos fatores afetam a geração de força. A produção de força é proporcional ao número de pontes cruzadas de miosina que se acoplam aos filamentos de actina a qualquer momento. Uma maior quantidade de íons de cálcio em uma miofibrila (domínio existente no interior de uma fibra muscular que contém os componentes contráteis, a saber: miosina e actina) resulta em mais ligações entre as pontes cruzadas de miosina com os filamentos de actina e, com isso, cria maior tensão intramuscular. A quantidade de íons de cálcio liberada a partir do retículo sarcoplasmático está ligada à frequência com que o neurônio motor estimula o músculo. Assim, a ativação aumentada de um neurônio motor resulta em um aumento na força desenvolvida na unidade motora daquele neurônio motor (neurônio motor e fibras musculares inervadas por ele). A força de pico para uma unidade motora é normalmente atingida em uma frequência de potencial de ação neural de cerca de 50 Hz (uma frequência mais baixa para unidades motoras lentas e uma mais alta para unidades motoras rápidas). Além disso, uma força maior é gerada quando se ativam mais unidades motoras.

Uma área mais ampla de corte transversal do músculo aumenta o número de cabeças das pontes cruzadas de miosina disponíveis para se combinar com os filamentos de actina e o potencial para a máxima produção de força. A estrutura anatômica também pode influenciar a produção de força. A força máxima é medida na extremidade de um sistema de alavanca (p. ex., a mão durante a realização de uma rosca direta de bíceps). A razão da extensão dessas alavancas e o ponto de fixação do tendão do músculo ao osso (p. ex., a extensão do antebraço até o eixo de rotação do cotovelo em relação à distância de inserção do músculo bíceps braquial ao eixo de rotação) afeta a força aplicada na extremidade do sistema de alavanca.

Outros fatores afetam a produção máxima de força, incluindo o ângulo de penação muscular (fibras musculares penadas que se estendem em um ângulo a partir do tendão, como ocorre com as bárbulas [filamentos] que saem da haste principal de uma pena). Um ângulo de penação mais agudo aumenta a força. O tipo de fibra também influencia a produção de força e energia; as fibras musculares do tipo II têm maior potencial de produção de força e energia que as do tipo I. Como a atividade da creatina quinase e da mioquinase está relacionada com a força, independentemente do tamanho do músculo, e pelo fato de ambas parecerem aumentadas em pessoas com treinamento em força, é provável que a disponibilidade do fosfato de alta energia na miofibrila possa ser limitante para a expressão de força máxima.[17]

Condicionamento cardiorrespiratório (condicionamento aeróbio)

Fatores como tipo de exercício, hereditariedade, condicionamento físico, sexo e idade podem, sem exceção, afetar o $\dot{V}O_{2máx}$ de uma pessoa. Esse parâmetro é geralmente avaliado durante a realização de algum tipo de exercício progressivo, que exija o envolvimento de grandes grupos musculares. Uma caminhada ou corrida na esteira resulta em uma taxa mais elevada de $\dot{V}O_{2máx}$ para a maioria das pessoas. Como valores máximos levemente mais baixos de consumo de oxigênio costumam ser encontrados durante outras atividades, como ciclismo, o $\dot{V}O_{2máx}$ deve ser definido como o pico de captação desse gás caso exista a probabilidade de que um valor mais alto possa ser obtido com outra modalidade de teste.

O $\dot{V}O_{2máx}$ é normalmente descrito em relação à massa corporal (mililitros de oxigênio por quilograma de peso corporal por minuto) quando se utiliza o condicionamento cardiorrespiratório para avaliar a habilidade de um indivíduo em movimentar sua massa corporal (i. e., durante uma caminhada ou corrida). Entretanto, as estimativas de capacidade fisiológica são confundidas pelas variações na massa adiposa quando se fazem ajustes na massa corporal, pois a primeira massa aumenta a segunda, mas não contribui de forma acentuada para o consumo de oxigênio durante a prática de exercício. O ajuste para a massa livre de gordura (mililitros de oxigênio por quilograma de massa livre de gordura por minuto) é feito quando o $\dot{V}O_{2máx}$ em relação à massa livre de gordura fisiologicamente ativa se torna relevante.

Esforços foram empreendidos para determinar a proporção de $\dot{V}O_{2máx}$ relacionada com hereditariedade ou treinamento.[2] O treinamento pode aumentá-la muito mais em algumas pessoas do que em outras, mas o efeito genético do condicionamento aeróbio é provavelmente cerca de 40%.[2] Um programa de treinamento de resistência aeróbia para uma pessoa não treinada aplicado de maneira adequada

Tabela 112.1 Variações dos tipos de fibras

Tipo I	Tipo IIA	Tipo IIB ou Tipo IIX
Contração lenta	Glicolítica-oxidativa de contração rápida	Glicolítica de contração rápida
Muitas mitocôndrias	Mitocôndrias intermediárias	Poucas mitocôndrias
Alta capacidade oxidativa	Capacidade oxidativa moderada a alta	Baixa capacidade oxidativa
Eficiente	Ineficiente	Ineficiente
Resistente à fadiga	Intermediária	Fadiga rápida
Baixa energia	Alta energia	Alta energia
Contração e relaxamento lentos	Contração e relaxamento rápidos	Contração e relaxamento rápidos

aumenta o $\dot{V}O_{2máx}$ em aproximadamente 20% em um período de 12 a 16 semanas. No entanto, em algumas pessoas, essa melhora pode ser menor que 10% e, em outras, de até 50%. A capacidade aeróbia das mulheres é tipicamente cerca de 10 a 30% mais baixa que a dos homens, até mesmo entre atletas treinados. A Tabela 112.2 ilustra os valores típicos de $\dot{V}O_{2máx}$ para diversos grupos.

Fatores genéticos provavelmente são responsáveis por uma variação significativa na distribuição de gordura corporal, bem como na capacidade aeróbia. Ratos não treinados que possuem alto nível de condicionamento aeróbio têm também menor conteúdo de gordura visceral e risco metabólico reduzido em comparação com ratos não treinados com baixo nível de condicionamento.[18] Independentemente do gasto energético relacionado com atividade e da gordura corporal total, mulheres que apresentam condicionamento aeróbio relativamente elevado exibem um nível de gordura visceral relativamente baixo.[19] Tomados em conjunto, esses dois estudos sugerem uma ligação genética entre alto nível de condicionamento aeróbio e distribuição mais favorável de gordura corporal.

Envelhecimento

Por volta dos 30 anos de idade, tanto o condicionamento do sistema cardiorrespiratório como o de força declinam a uma taxa de aproximadamente 1% ao ano.[2,17] A taxa de declínio do condicionamento pode ser minimizada, mas não interrompida, apesar de altos níveis de atividade contínua. O declínio do condicionamento cardiorrespiratório está relacionado com função central e periférica reduzida.[20] A frequência cardíaca máxima declina a uma taxa de cerca de 1 batimento por ano, sendo o principal fator que contribui para a redução do débito cardíaco máximo. Também ocorre perda de massa muscular, da capacidade do fluxo sanguíneo periférico e da capacidade musculoesquelética de gerar ATP a partir de processos oxidativos.

A principal causa para o declínio no condicionamento de força com o avanço da idade é a atrofia da musculatura esquelética, definida como sarcopenia. A sarcopenia do músculo esquelético é caracterizada pela atrofia das fibras musculares tipo I e tipo II. Não obstante, a sarcopenia ocorre mais rapidamente nas fibras musculares tipo II. Ocorre não só necrose das fibras musculares, mas também aumento do conteúdo intramuscular de tecido adiposo e conjuntivo com o envelhecimento.[17,21] Esses efeitos provavelmente contribuem para a diminuição da qualidade muscular (força por unidade de área do músculo) com o envelhecimento.[22]

A energia (unidade de tempo para a realização de esforço) diminui proporcionalmente mais do que a força conforme as pessoas envelhecem. A atrofia preferencial da fibra muscular tipo II responde por parte da perda acelerada de energia com a idade, porque a velocidade máxima de encurtamento e a produção de energia são mais altas nas fibras tipo II do que nas do tipo I. A diminuição na produção de força ou energia também parece advir do dano ao sistema de acoplamento excitação-contração,[23] uma vez que a liberação de cálcio e a expressão do receptor di-hidropiridina diminuem com a idade.[17] Os adultos perdem apenas 5 a 10% da massa muscular entre 30 e 50 anos de idade, mas podem perder de 30 a 40% a mais entre os 50 e 80 anos. Além disso, a gordura visceral aumenta com a idade. Esse aumento é notável, quadruplicando nas mulheres[24] e dobrando nos homens entre os 25 e 65 anos de idade.[25] Três principais fatores parecem ser responsáveis por esse incremento da gordura visceral: ganho de peso, perda de massa livre de gordura e desvio da gordura da periferia para as vísceras.

Interação entre condicionamento físico e atividade física com mortalidade e risco de doença

Os debates giram em torno das contribuições relativas do condicionamento e da atividade física para a boa saúde e o bem-estar geral. Tanto a atividade física (contração do músculo esquelético que aumente o gasto de energia) como o condicionamento cardiorrespiratório estão inversamente relacionados com doença cardíaca, diabetes, alguns tipos de câncer e todas as causas de mortalidade de homens e mulheres.[1,26,27]

Existe uma relação dose-resposta com as pessoas mais fisicamente ativas e com melhor condicionamento físico, apresentando taxas de mortalidade menores do que a metade daquelas de pessoas muito pouco ativas ou com baixo condicionamento físico.[26] Não está claro, entretanto, se os efeitos favoráveis da atividade física são obtidos totalmente pelo maior gasto de energia ou se os efeitos favoráveis adicionais relacionados com a saúde podem ser obtidos pelo envolvimento em atividade física de intensidade suficiente para criar um efeito de treinamento.

Diversos estudos sugerem que a atividade intensa e vigorosa oferece algumas vantagens a mais do que a atividade física de intensidade leve a moderada.[26] Por exemplo, algumas publicações sugerem que a insensibilidade à insulina, a dislipidemia e a hipertensão são mais fortemente afetadas por treinamento que inclua o condicionamento cardiorrespiratório.[28]

Tabela 112.2 Valores típicos de consumo máximo de oxigênio em pessoas saudáveis[a]

Faixa etária	Não treinados	Treinados	Atletas de resistência de elite
Homens jovens (20-30 anos)	40-45	57-62	75-85
Homens mais velhos (50-60 anos)	33-38	47-53	58-64
Mulheres jovens (20-30 anos)	32-36	45-52	63-70
Mulheres mais velhas (50-60 anos)	25-30	36-42	45-52

[a]Em mililitros de oxigênio por quilo de peso corporal/minuto.

Todavia, o problema é complexo, porque a adiposidade visceral está relacionada com perfil lipídico adverso, pressão arterial elevada, insensibilidade à insulina, doença cardiovascular, diabetes e mortalidade.[29] Obviamente, tanto as pessoas mais ativas como as mais condicionadas possuem níveis mais baixos de gordura visceral.[30,31] Poucos estudos avaliaram os efeitos independentes de atividade física, condicionamento aeróbio e adiposidade visceral sobre o risco de doenças, embora estudos populacionais disponíveis sugiram que mudanças metabólicas associadas à perda de peso possam ser responsáveis pela diminuição na incidência de doença cardiovascular encontrada em homens mais ativos.[32] Por meio do uso das técnicas mais avançadas e atuais para a medição de atividade física (combinação de água duplamente marcada e calorimetria indireta), condicionamento aeróbio ($\dot{V}O_{2máx}$) e gordura visceral (tomografia computadorizada), Hunter et al.[24] revelaram que a gordura visceral está relacionada de maneira adversa com a sensibilidade à insulina e os lipídios sanguíneos, independentemente da atividade física e do condicionamento aeróbio. Apesar de não estar relacionada de forma tão intensa, a atividade física foi independentemente vinculada com o colesterol total e a lipoproteína de baixa densidade (LDL), ao passo que o condicionamento cardiorrespiratório foi, do mesmo modo, ligado à lipoproteína de alta densidade (HDL) e sensibilidade à insulina. Em conformidade com esses resultados, Thompson et al.[33] sugeriram que a atividade física de intensidade relativamente alta ($\geq$ 75% $\dot{V}O_{2máx}$) possa ser necessária para melhorar o metabolismo da glicose e, ainda, que a prática de exercício prolongado seja imprescindível para produzir mudanças no colesterol LDL. Em todo caso, é provável que tanto a atividade física de intensidade baixa a moderada como o treino para condicionamento cardiorrespiratório exerçam efeitos positivos independentes sobre o risco de doenças. No entanto, alguns dos efeitos positivos da participação em atividades físicas e treinamento cardiorrespiratório podem ser mediados por seus efeitos sobre a adiposidade visceral.[34,35]

Atividade física e manutenção do peso

Muitos estudos demonstraram que o gasto energético total está relacionado com obesidade e subsequente ganho de peso. Isso se torna particularmente um problema à medida que as pessoas envelhecem, porque tanto o gasto de energia em repouso como aquele relacionado com atividade declinam com a idade. A redução é ainda mais pronunciada no gasto energético relacionado com atividade.[17] Uma revisão feita por Westerterp[36] indicou que o gasto energético relacionado com atividade diária diminui de 35% do gasto total de energia aos 20 anos de idade para 25% aos 90 anos. A diminuição no gasto energético relacionado com atividade pode ter um importante efeito adverso sobre a manutenção do peso; diversos estudos mostraram que as pessoas fisicamente ativas têm mais êxito na manutenção do peso do que as menos ativas.[17] De fato, em um estudo utilizando água duplamente marcada, pesquisadores demonstraram que 77% das diferenças em ganho de peso entre os que ganham e aqueles que mantêm o peso foram atribuídas ao gasto energético relacionado com atividade física.[37] Presumiu-se que o restante do ganho de peso foi causado por aumento na ingestão de energia pelos que ganharam peso. Após a perda de peso, o treino com exercícios físicos pode retardar o ganho de peso.[38] Além disso, vários estudos mostraram que o alto condicionamento aeróbio é associado a uma redução da gordura visceral[39] e que esse tipo de gordura é preferencialmente perdido com treinamento físico.[40-43] Mais recentemente, foi demonstrado que esse treinamento físico evita qualquer ganho de gordura visceral por 1 ano, seguindo uma perda de peso de ~11 kg, embora a recuperação do peso fosse, em média, em torno de 3 kg.[38]

Quanta atividade física é necessária?

Estudos realizados com o uso da água duplamente marcada para medição do gasto energético sugerem que seriam precisos cerca de 80 minutos por dia de atividade física para prevenir o ganho de peso.[37,44] O relatório de consenso sobre atividade física da International Association for the Study of Obesity First Stock Conference em 2002 recomendou 60 a 90 minutos por dia de exercício de intensidade moderada ou menos tempo de atividade de alta intensidade.[45] Define-se o exercício de intensidade moderada como aquele de 3 a 4 equivalentes metabólicos. Um equivalente metabólico corresponde a um incremento de taxa metabólica em repouso. Por exemplo, um exercício individual de 4 equivalentes metabólicos teria uma intensidade correspondente a quatro vezes o gasto de energia em repouso. Significativas melhoras no estado de saúde geral podem ser obtidas com apenas 30 minutos por dia de exercício de intensidade moderada. Entretanto, pelo menos 80 minutos diários de exercício com esse tipo de intensidade (um estudo sugere o equivalente a 101 minutos) podem ser necessários para prevenir o ganho de peso, caso não se pratique uma dieta restritiva (ver Fig. 112.2).[17] Uma vez que muitas pessoas não têm tempo nem motivação para realizar 100 ou até mesmo 80 minutos de atividade física por dia, é necessária uma restrição da dieta e um estilo de vida ativo para a manutenção do peso. É evidente que a relação entre atividade física e bem-estar deve ser considerada como uma sequência contínua, sendo melhor a realização de qualquer atividade do que nenhuma. Também se deve considerar um aumento adicional da atividade física associado à melhora da saúde até que se atinja um "efeito teto", provavelmente ao exceder os 80 a 100 minutos de exercício de intensidade moderada.

É óbvio que um aumento no gasto energético, em particular aquele relacionado com atividade, pode ser benéfico para a manutenção de peso. Como o exercício de intensidade baixa a moderada é supostamente mais bem tolerado, esforços para aumentar a atividade física se concentraram nesse tipo de exercício.[31] No entanto, o exercício de alta intensidade pode ser importante para programas de atividade física, acrescentando componentes que não podem ser alcançados apenas com exercícios de intensidade baixa a moderada. Por exemplo, Kraus et al.[46] descobriram que exercícios equivalentes à caminhada ou à corrida em ritmo moderado de ~19 quilômetros por semana foram associados

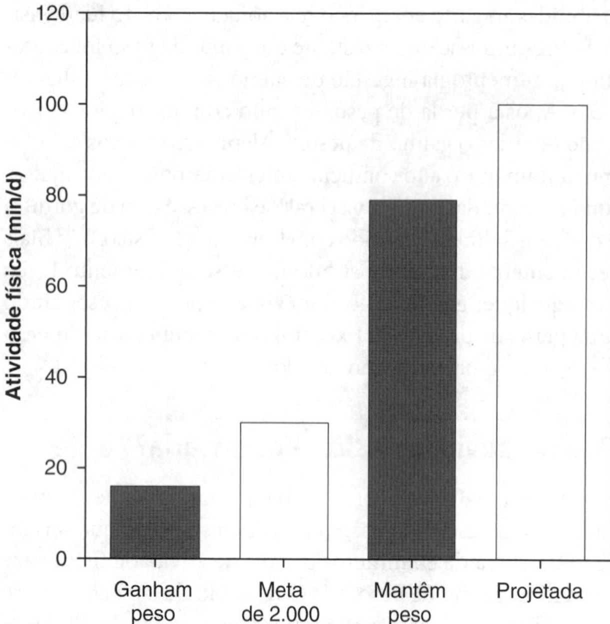

Figura 112.2 Tempo estimado necessário para prevenir ganho de peso (minutos/dia). Com base na diferença no gasto energético entre grupos que mantêm e ganham peso, os que mantêm peso teriam de restringir o consumo de energia para mantê-lo. Sem restrição na dieta dos que mantêm o peso (diferenças no gasto energético relacionado com atividade, respondendo por toda a diferença no tempo gasto em atividade física entre os que ganham peso e os que o mantêm), seriam necessários 101 minutos, em vez de 79 minutos, de exercícios de intensidade moderada para a manutenção do peso (grupo de amostragem). (Adaptado com permissão de Weinsier RL, Hunter GR, Desmond RA et al. Free-living activity energy expenditure in women successful and unsuccessful at maintaining a normal body weight. Am J Clin Nutr 2002;75:499-504.)

a alguma melhora no perfil lipídico do sangue. Os mesmos pesquisadores[32] também constataram que níveis mais altos (32 km por semana) de exercício de alta intensidade (corrida em ritmo moderado a uma taxa de 65 a 80% do pico de consumo de oxigênio) foram necessários para aumentar o colesterol HDL. Além disso, o treinamento com exercícios de alta intensidade e duração relativamente curta está relacionado com diminuições mais acentuadas das pregas (dobras) subcutâneas do que o treinamento com exercícios de baixa intensidade e duração mais prolongada, que produzia um gasto energético duas vezes maior.[31]

Exercício de alta intensidade e gasto de energia

Além da possível relação entre condicionamento cardiorrespiratório e aumento do colesterol HDL e sensibilidade à insulina, o treinamento com exercícios de alta intensidade parece ter algumas vantagens potenciais para o aumento do gasto energético total e a diminuição da probabilidade de ganho de gordura visceral metabolicamente nociva.[31] Primeiro, o volume de trabalho e, consequentemente, de sua energia despendida, é muito maior com exercícios de alta intensidade durante qualquer tempo de exercício similar. Segundo, à medida que a intensidade de muitas tarefas de exercício aumenta, a eficiência ou a economia diminui. A corrida é uma das poucas atividades em que isso parece não acontecer. A magnitude da variação pode ser grande, aumentando mais de 300% em um amplo espectro de intensidades de exercício. Por exemplo, 22% a mais de energia são necessários para pedalar a 100 *watts* por 30 minutos do que pedalar a 50 *watts* por 60 minutos, enquanto a conclusão de 1 supino a 80% da força máxima exige doze vezes mais energia em comparação com 1 supino a 20% do máximo.[31] Embora se desconheça a razão definitiva, o aumento na dependência de fibras musculares tipo II ineficientes em intensidades maiores é provavelmente um fator que contribui para isso.[47]

Treinamento físico e gasto de energia em repouso

O exercício de alta intensidade pode ter algum efeito sobre o gasto energético em repouso. Estudos cruzados demonstraram que os atletas participantes de treinamento de alta intensidade têm gastos de energia em repouso 5 a 20% mais alto do que os de não atletas.[31] Além disso, uma simples sessão de exercício cardiorrespiratório de pelo menos 70% de $\dot{V}O_{2máx}$ aumenta o gasto energético em repouso por até 48 horas.[31] Os aumentos na atividade do sistema nervoso simpático[48] e o *turnover* (renovação) de proteína[31] são fatores que provavelmente contribuem para essa elevação transitória no gasto de energia em repouso.

Fisiculturistas apresentam gastos energéticos em repouso 5 a 31% mais altos do que o esperado para homens e mulheres jovens da mesma idade e com a mesma massa corporal.[31] Ademais, programas de treinamento de força de quatro a seis meses em pessoas não treinadas resultam em aumentos da massa livre de gordura entre 1 a 3 kg.[17] Esse aumento na massa livre de gordura é associado a uma elevação no gasto de energia em repouso entre 5 e 10%. O aumento na massa livre de gordura e, como consequência, no gasto energético em repouso pode ocorrer com um investimento de tempo relativamente baixo de 30 minutos de treinamento duas vezes por semana.[31]

Melhora funcional da atividade física

Um declínio no condicionamento do sistema cardiorrespiratório e de força começa em torno dos 30 anos de idade. A atividade física ativa não é capaz de impedir essa queda, conforme evidenciado pelo declínio progressivo no desempenho de atletas altamente treinados.[17] É provável que inúmeros fatores provoquem esse declínio, incluindo diminuição da função pulmonar, da frequência cardíaca máxima e do débito cardíaco, do tamanho e da qualidade do músculo e da capacidade metabólica do músculo esquelético. Além desse declínio, ocorre o aumento da massa de gordura.[2,17] Na verdade, a causa provável de metade ou mais desse declínio no condicionamento é a diminuição na quantidade e na intensidade da atividade física.[2] Essa situação cria um circuito de *feedback* positivo que pode levar a níveis cada vez mais baixos de atividade física e ganho de peso: (a) a diminuição na atividade física leva tanto à redução do condicionamento funcional como ao ganho de peso; (b) a diminuição do condicionamento funcional e o aumento do trabalho exigido para remover o peso adicional (a partir do ganho de peso) durante a atividade física acarretam maior dificuldade de se tornar fisicamente ativo e consequente redução nessa atividade; e (c) as reduções adicionais na atividade física levam a decréscimos extras no condicionamento funcional.

Treinamento físico e perda de peso podem interromper esse circuito de *feedback*

Embora a perda de peso induzida pela dieta esteja associada a um aumento na facilidade de caminhar e subir escadas,[49] a maioria das pessoas que perdem peso também o recuperam. É óbvio que também são necessárias outras intervenções.

As melhoras induzidas por treino no condicionamento funcional diminuem a taxa de ganho de peso.[38] O condicionamento cardiorrespiratório está negativamente relacionado com o ganho de peso por mais de um ano. Além disso, as mulheres que mantêm o peso por mais de um ano são mais fortes (ver Fig. 112.3) e apresentam melhor economia metabólica muscular (produzem mais força por unidade de ATP) (ver Fig. 112.4) do que as que ganham peso. A economia metabólica muscular, o $\dot{V}O_{2máx}$ e a força do quadríceps estão independentemente relacionados à taxa de ganho de peso; esses achados sugerem que o treinamento que aumenta o $\dot{V}O_{2máx}$, a força e a economia metabólica muscular possa evitar o ganho de peso.

A força do quadríceps e a capacidade oxidativa muscular medida via espectroscopia por ressonância magnética com

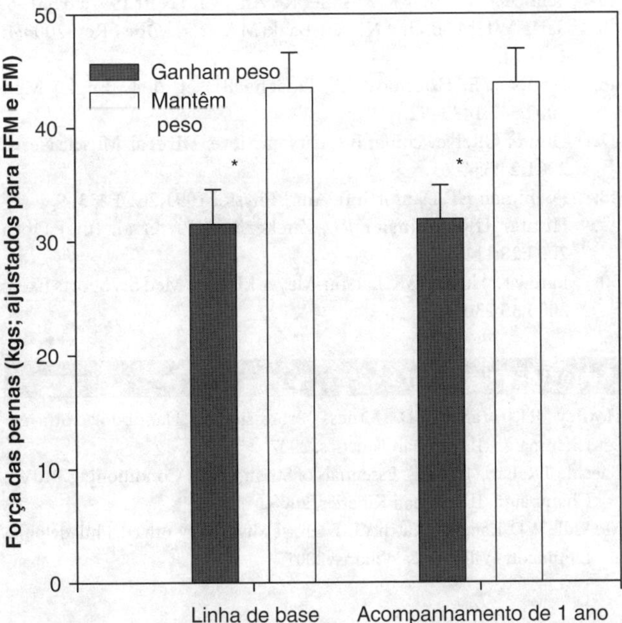

Figura 112.3 Força das pernas de mulheres na pré-menopausa que ganharam e mantiveram o peso durante um ano. FM, massa de gordura; FFM, massa livre de gordura. (Adaptado com permissão de Weinsier RL, Hunter GR, Desmond RA et al. Free-living activity energy expenditure in women successful and unsuccessful at maintaining a normal body weight. Am J Clin Nutr 2002;75:499-504.)

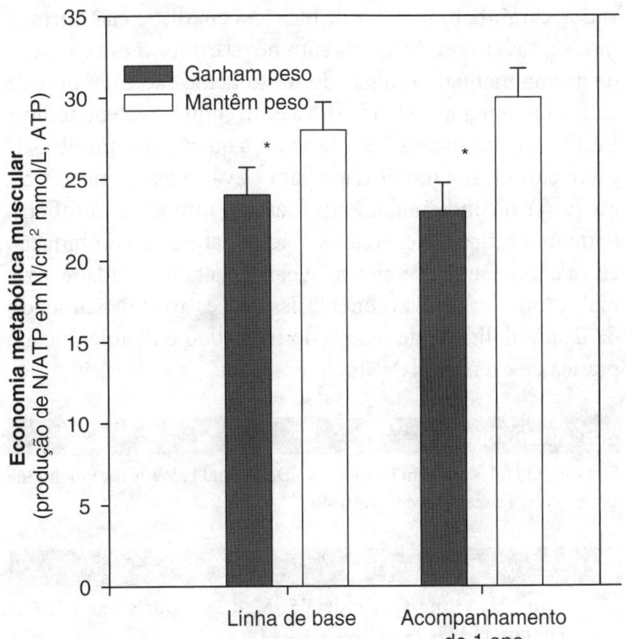

Figura 112.4 Economia metabólica muscular (medida via espectroscopia por ressonância magnética com fósforo-31) em mulheres que ganharam peso e naquelas que mantiveram o peso durante um ano. ATP, trifosfato de adenosina. (Extraído de dados não publicados do nosso laboratório.)

^{31}fósforo (taxa de recuperação de ADP após exercício *versus* volume muscular/peso corporal) estão independentemente relacionadas com o tempo de exaustão em um teste de resistência.[50] Tanto a força como a capacidade aeróbia influenciam de maneira independente a resistência da caminhada de nível. Não é incomum que a capacidade oxidativa esteja relacionada a alguma tarefa de resistência. Entretanto, é interessante observar que a força está independentemente relacionada com a resistência. Uma explicação possível para a relação entre força física e desempenho de resistência é a necessidade de menos ativação muscular para a realização de uma tarefa quando o músculo é mais forte,[31] diminuindo com isso a dependência de fibras musculares de contração rápida (fatigáveis e ineficientes) e retardando a fadiga.

O treinamento de resistência melhora a economia de exercício, inclusive a corrida de corredores treinados.[17] A facilidade de desempenho das tarefas diárias, como o ato de se levantar de uma cadeira e de carregar mantimentos, melhora em dezesseis semanas do treinamento de resistência.[17] Essa melhora pode ajudar no aumento da atividade física e na probabilidade de manutenção do peso.

Existem dados sugestivos de que programas de manutenção do peso deveriam incluir alguma combinação de atividade física de alta e de baixa a moderada intensidade. O exercício de baixa intensidade, se o praticante preferir, pode ser feito com maior frequência e esse será o exercício em que se gastará a maior parte da energia. Grande parte do exercício de baixa intensidade pode não ser um treinamento de exercícios formais, mas pode consistir em esforços para aumentar a atividade de vida diária. Preferir o uso de escada ao do elevador, caminhar ou andar de bicicleta em distâncias curtas a moderadas em vez de dirigir automóvel e utilizar um cortador de grama manual no lugar do motorizado são exemplos de como aumentar a atividade física, sem comprometer o tempo. Entretanto, talvez seja necessária uma quantidade mínima de exercícios de alta intensidade para elevar o gasto energético, melhorar o condicionamento e, assim, minimizar a dificuldade na prática do exercício. Não se sabe se a combinação entre a prática de exercícios de baixa e alta intensidade seria mais produtiva. Provavelmente, isso deve variar, dependendo da disponibilidade de tempo do indivíduo e da tolerância à prática de exercícios de alta intensidade.

Agradecimentos

Este capítulo foi escrito em memória do Dr. Roland L. Weinsier, um grande amigo, colega e cientista em Nutrição.

Referências bibliográficas

1. Blair SN, Yiling C, Holder JS. Med Sci Sports Exerc 2001; 33(Suppl):S379–99.
2. McArdle WD, Katch FI, Katch VL. Exercise Physiology. Philadelphia: Lippincott Williams & Wilkins, 2001.
3. Rose MI, Himwich HE. Am J Physiol 1927;81:485–6.
4. Ford LE. Muscle Physiology and Cardiac Function. Traverse City, MI: Cooper Publishing Group, 2000.
5. Huxley AF. The Origin of Force in Skeletal Muscle: Energy Transfer in Biological Systems. New York: Ciba Foundation 1975:271–99.
6. Lifson N, Gordon GB, McClintock R. J Appl Physiol 1955;7: 704–10.
7. Schoeller DA, van Santen E. J Appl Physiol 1982;53:955–9.
8. Pette D, Staron RS. Rev Physiol Biochem Pharmacol 1990;116:1–76.
9. Bergstrom J. Scand J Clin Lab Invest 1962;68:1–110.
10. Chance B, Eleff S, Leigh GS. Proc Natl Acad Sci U S A 1980; 77:7430–4.
11. Howley ET. Med Sci Sports Exerc 2001;33(Suppl):S364–9.
12. Houston ME. Biochemistry Primer for Exercise Science. Champaign: Human Kinetics, 1995.
13. Larson DE, Newcomer BR, Hunter GR Am J Physiol 2004;282: E95–106.
14. Muoio DM, Leddy JJ, Horvath PJ et al. Med Sci Sports Exerc 1994;26:81–8.
15. Hargreaves M. Exerc Sport Sci Rev 1997;25:21–39.
16. Bassett DR Jr. Med Sci Sports Exerc 1994;26:957–66.
17. Hunter GR, McCarthy JP, Bamman MM. Sports Med 2004;34: 329–48.
18. Wisloff U, Najjar SM, Ellingsen O et al. Science 2005;307:418–20.
19. Brock DW, Irving BA, Gower BA et al. Int J Obes 2010;18:982–86.
20. Roy JLP, Hunter GR, Fernandez JR et al. Am J Hum Biol 2006;18:454–60.
21. Lexell J. J Gerontol A Biol Sci Med Sci 1995;50(Spec No):11–6.
22. Lynch NA, Metter EJ, Lindle RS et al. J Appl Physiol 1999;86: 188–94.
23. Lowe DA, Baltgalvis KA, Greising SM. Exerc Sport Sci Rev 2010;38:61–7.
24. Hunter GR, Lara-Castro C, Byrne NM et al. Int J Body Comp Res 2005;3:55–61.
25. Kekes-Szabo T, Hunter GR, Nyikos I et al. Obes Res 1994;2:450–457.
26. Lee IM, Paffenbarger RS Jr. Exerc Sport Sci Rev 1996;24: 135–71.
27. Michaud DS, Giovannucci E, Willett WC et al. JAMA 2001; 286:921–9.
28. Shephard RJ. Med Sci Sports Exerc 2001;33:S400–18.
29. Despres JP, Lemarche B. Physical activity and the metabolic complications of obesity. In: Claude Bouchard, ed. Physical Activity and Obesity. Champaign, IL: Human Kinetics 2000:331–54.
30. DiPietro L. Exerc Sport Sci Rev 1995;23:275–303.
31. Hunter GR, Weinsier RL, Bamman MM et al. Int J Obes 1998;22:489–93.
32. Williams PT. Med Sci Sports Exerc 2001;33(Suppl):S611–21.
33. Thompson PD, Crouse SF, Goodpaster B et al. Medi Sci Sports Exerc 2001;33(Suppl):S438–45.
34. Hunter GR, Kekes-Szabo T, Snyder S et al. Med Sci Sports Exerc 1997;29:362–9.
35. Hunter GR, Kekes-Szabo T, Treuth MS et al. Int J Obes 1996;20: 860–5.
36. Westerterp KR. Curr Opin Clin Nutr Metab Care 2000;3:485–8.
37. Weinsier RL, Hunter GR, Desmond RA et al. Am J Clin Nutr 2002;75:499–504.
38. Hunter GR, Brock DW, Byrne NM et al. Obesity 2010; 18:690–5.
39. Hunter GR, Chandler-Laney PJ, Brock DW et al. Obesity 2009;18:274–81.
40. Hunter GR, Bryan DR, Wetzstein CJ et al. Med Sci Sports Exerc 2002;34:1023–8.
41. Treuth MS, Hunter GR, Kekes-Szabo T et al. J Appl Physiol 1995;78:1425–31.
42. Kohrt WM, Obert KA, Holloszy JO. J Gerontol 1992;47:M99–105.
43. Oppert JM, Nadeau ATA, Despres JP et al. Am J Physiol 1997;272:E248–54.
44. Schoeller DA, Shay K, Kushner RF. Am J Clin Nutr 1997;66:551–6.
45. Saris WHM, Blair SN, van Baak MA et al. Obes Rev 2003;4: 101–14.
46. Kraus WE, Houmard JA, Duscha BD et al. N Engl J Med 2002;347:1483–92.
47. Hunter GR, Newcomer BR, Larson-Meyer DE et al. Muscle Nerve 2001;24:654–61.
48. Poehlman ET, Danforth E. Am J Physiol 1991;261:E233–9.
49. Hunter GR, Weinsier RL, Zuckerman PA et al. Int J Obes 2004;28:1111–7.
50. Larew K, Hunter GR, Larson-Meyer EE et al. Med Sci Sports Exerc 2003;35:230–6.

Sugestões de leitura

Howley ET, Franks BD. Fitness Professionals Handbook. 5th ed. Champaign, IL: Human Kinetics, 2007.

Baechle TR, Earle RW, eds. Essentials of Strength and Conditioning. 3rd ed. Champaign, IL: Human Kinetics, 2008.

McArdle WD, Katch FI, Katch VL. Exercise Physiology. 6th ed. Philadelphia: Lippincott Williams & Wilkins, 2007.

113 Nutrição esportiva*

Melvin H. Williams

A prática esportiva – um fenômeno internacional – caracteriza-se pela busca da excelência. Para qualquer atleta, a excelência no desempenho esportivo depende da combinação de natureza (genética) e aprendizado (ambiente). O dote genético, com atributos físicos e mentais importantes para um esporte específico, é fundamental para o sucesso esportivo, assim como os efeitos ambientais comuns, tais como nutrição esportiva e programas de treino adequados.[1]

A nutrição esportiva evoluiu consideravelmente ao longo de 50 anos, e, atualmente, inúmeros nutricionistas esportivos consideram que ela possui diversos objetivos importantes:

- Promoção da saúde.
- Promoção de adaptações ao treino.
- Recuperação rápida após cada sessão de treino.
- Desempenho ideal durante a competição.

Esses objetivos incluem certas aplicações para ajudar a otimizar o desempenho de esportes específicos, como alcançar massa e composição corporal adequadas, proporcionar quantidades apropriadas de substrato energético, impedir uma deficiência nutricional capaz de prejudicar o desempenho e prevenir o aparecimento prematuro da fadiga.

Em geral, a dieta ideal para a saúde também é ideal para o desempenho da maioria dos atletas. No entanto, em posicionamento oficial conjunto sobre nutrição e desempenho atlético, a American Dietetic Association (ADA), os Dietitians of Canada (DC) e o American College of Sports Medicine (ACSM)[2] indicaram que alguns atletas podem se beneficiar da maior ingestão de macronutrientes específicos, sobretudo carboidratos e proteínas, outros podem precisar de micronutrientes específicos, incluindo vitaminas e minerais, e ainda outros podem se beneficiar de suplementos esportivos específicos.

Este capítulo destaca algumas das conclusões básicas da pesquisa a respeito de nutrição esportiva, com foco na melhoria do desempenho. As leituras e referências mencionadas no final do capítulo fornecem mais detalhes. A posição oficial da ADA, dos DC e do ACSM,[2] baseada em evidências, fornece recomendações detalhadas para atletas de 18 a 40 anos, enquanto outras análises oferecem recomendações para atletas mais jovens[3] e mais velhos.[4] A versão anterior deste capítulo[5] fornece detalhes de suplementos não abordados aqui. Além disso, para obter informações detalhadas referentes a um macronutriente ou micronutriente específico discutido, consulte os respectivos capítulos deste livro.

*__Abreviaturas__: **2,3-DPG**, 2,3-difosfoglicerato; **ACR**, aminoácidos de cadeia ramificada; **ACSM**, American College of Sports Medicine (Colégio Norte-Americano de Medicina do Esporte); **ADA**, American Dietetic Association (Associação Dietética Americana); **AGL**, ácido graxo livre; **AMDR**, faixa de distribuição aceitável de macronutrientes; **ATP**, trifosfato de adenosina; **CLA**, ácido linoleico conjugado; **DC**, Dietitians of Canada (Nutricionistas do Canadá); **DHA**, ácido docosahexaenoico; **EPA**, ácido eicosapentaenoico; **hGH**, hormônio de crescimento humano; **HMB**, β-hidroxi-β-metilbutirato; **ISSN**, International Society of Sports Nutrition (Sociedade Internacional de Nutrição Esportiva); **PCr**, fosfocreatina; **RDA**, ingestão dietética recomendada; **SCE**, soluções de carboidratos e eletrólitos; **TCM**, triglicerídeo de cadeia média; **TGIM**, triglicerídeo intramuscular; **$\dot{V}O_2$máx**, consumo máximo de oxigênio; **WADA**, Agência Mundial de Antidoping.

Energia e desempenho esportivo

Os nutrientes nos alimentos que consumimos possuem três funções básicas: fornecer energia, regular o metabolismo e promover o crescimento e o desenvolvimento. Embora todas elas sejam importantes para os atletas, a produção energética e o balanço energético são os fatores essenciais.

A produção de energia muscular fornece movimento para todas as atividades esportivas. Em resumo, os músculos contêm diversas formas de depósitos de energia, cuja contribuição para a produção de energia muscular depende principalmente da intensidade do exercício; a hierarquia a seguir apresenta fontes de energia muscular, variando da maior para a menor intensidade do exercício:

- Trifosfato de adenosina (ATP): fonte imediata de energia para o exercício de alta intensidade.
- Fosfocreatina (PCr): restitui o ATP muito rapidamente durante o exercício anaeróbico de alta intensidade.
- Glicogênio: restitui o ATP rapidamente durante o exercício anaeróbico de alta intensidade e de maneira moderadamente rápida durante o exercício de resistência aeróbica.
- Ácidos graxos: restituem o ATP de maneira menos rápida durante o exercício de resistência aeróbica.

O carboidrato alimentar e a gordura alimentar fornecem glicose e ácidos graxos que, respectivamente, também podem ingressar nas vias de energia muscular e ajudar a repor os depósitos de glicogênio e triglicerídeos musculares. A proteína alimentar fornece aminoácidos que podem ser utilizados como fonte de energia muscular, embora os aminoácidos não sejam fontes energéticas muito importantes durante o exercício. Outros nutrientes, como a creatina, também podem ajudar a aumentar depósitos específicos de energia muscular. O balanço energético é a chave para o controle de peso, e a massa e a composição corporais são considerações importantes para a maioria dos atletas. O aumento da massa corporal, sobretudo da massa muscular, pode melhorar o desempenho de grande variedade de esportes, como na competição de levantamento de peso, em que a força e a potência são os principais determinantes do sucesso. A redução da massa corporal, sobretudo da massa gorda, também pode melhorar o desempenho esportivo, como em corrida de fundo, em que a economia de movimento é importante. A discussão a respeito do controle de peso corporal está além do escopo deste capítulo, mas os métodos utilizados para determinar as necessidades energéticas, os ganhos de massa muscular e a perda do excesso de gordura corporal para a melhoria do desempenho esportivo foram fornecidos em posicionamento oficial do ACSM.[2,6,7] Todas as posições oficiais do ACSM discutidas neste capítulo podem ser acessadas em http://www.acsm-msse.org.

Carboidrato alimentar e desempenho esportivo

A utilização de carboidrato cresce progressivamente com o aumento da intensidade do exercício, sendo a fonte de energia mais importante para o exercício anaeróbico de alta intensidade e o exercício aeróbio de intensidade moderadamente alta e de alta intensidade. A fadiga durante o exercício anaeróbico está associada com efeitos adversos da acidez das células musculares por causa da maior produção de ácido láctico durante a glicólise anaeróbica, enquanto a fadiga durante o exercício aeróbico prolongado pode estar associada com a baixa glicose no sangue (hipoglicemia), que pode prejudicar as funções do sistema nervoso central, incluindo fraqueza muscular e fadiga. Além disso, baixos níveis de glicogênio muscular podem reduzir a produção de energia a partir da glicólise anaeróbica e aeróbica. Portanto, a ingestão adequada de carboidratos será uma preocupação nutricional importante para atletas de esportes intermitentes, tanto de resistência aeróbica como de alta intensidade, ajudando a manter níveis ideais de glicose no sangue e de glicogênio muscular.[8,9]

Carboidratos na dieta diária

O slogan *train high and compete high* refere-se ao conceito de treinar e competir adotando dieta rica em carboidratos. Durante os treinos, uma ingestão diária rica em carboidratos ajuda a sustentar altos níveis de intensidade. O ACSM, a ADA e os DC[2] consideram que, durante momentos de atividade física intensa, as necessidades de energia e macronutrientes, sobretudo de carboidratos, devem ser satisfeitas. A recomendação de carboidratos para atletas varia de 6 a 10 g/kg de peso corporal por dia, com a quantidade dependendo do gasto energético total diário, do tipo de esporte, do gênero e das condições ambientais. Por exemplo, a quantidade de carboidratos necessária para um atleta que se exercita para perder peso é bastante diferente do que a necessária para outro que treina para correr uma maratona. A ingestão recomendada de carboidratos para atletas satisfaz ou supera o nível superior da faixa de distribuição aceitável de macronutrientes (AMDR) de 45 a 65% de ingestão energética diária.

Em geral, os atletas devem consumir carboidratos *saudáveis*, principalmente cereais e arroz integrais, leguminosas, frutas e verduras, dentro de uma dieta balanceada geral. Um modelo excelente é a dieta OmniHeart (Optimal MacroNutrient Intake – Ingestão Ideal de Macronutrientes), baseada no consumo de carboidratos, gorduras e proteínas saudáveis. No entanto, dado o gasto energético total diário e as maiores recomendações de carboidratos alimentares para muitos atletas, essas dietas podem ser complementadas com alguns alimentos de alto índice glicêmico para repor o glicogênio muscular.

Carboidratos antes e durante o exercício

O consumo de carboidratos antes e/ou durante o treino ou competição pode ajudar ou não a melhorar o desempenho. Se os níveis de glicose no sangue e de glicogênio muscular estiverem dentro do ideal, a ingestão de carboidratos não melhorará o desempenho no exercício em atividades que duram menos de 45 minutos, aproximadamente. No entanto, se os níveis de glicose no sangue e de glicogênio muscular forem baixos ou a duração do exercício for maior que 45 minutos, aproximadamente, então a ingestão de carboidratos poderá melhorar o desempenho. Durante o treino, os atletas devem experimentar diversos tipos e concentrações de carboidratos, tanto antes como durante o exercício, que podem ser utilizados na competição. A ingestão de quantidades excessivas de diversas formas de carboidratos pode provocar distúrbios gastrintestinais.[10]

Se consumido cerca de quatro horas antes do exercício, a ingestão de carboidratos pode ser de 4 a 5 g/kg de peso corporal, aproximadamente. Essas refeições antes do exercício contêm conteúdo balanceado de macronutrientes, mas o foco deve ser os carboidratos, pois são mais facilmente digeridos e podem ajudar a reforçar os depósitos de glicogênio muscular. O consumo de 1 a 2 g/kg de peso corporal, aproximadamente, pode ser apropriado cerca de uma hora antes do exercício.[10] Carboidratos simples podem ser recomendados, especialmente bebidas esportivas, pois a hidratação pré-exercício também é uma consideração importante.

Diversos estudos respaldam a eficácia da suplementação com carboidratos para melhorar o desempenho durante exercício aeróbico prolongado.[10] Por exemplo, os maratonistas que tomaram bebidas com carboidratos, em comparação com placebo, foram capazes de correr com maior intensidade durante uma maratona competitiva, mas as avaliações psicológicas de percepção de esforço foram similares nos dois grupos de corredores, sugerindo que os carboidratos podem ter permitido que eles corressem em uma velocidade maior com esforço psicológico similar.[11] A pesquisa também respalda o papel benéfico dos carboidratos para o exercício prolongado e intermitente de alta intensidade, como os diversos *sprints* dos jogadores no futebol.[12]

Uma revisão[13] fornece as diretrizes para a ingestão de carboidratos durante exercícios de duração variada.

- Exercício de esforço máximo por menos de 45 minutos: nenhum consumo necessário.
- Exercício de esforço máximo por 45 a 60 minutos, aproximadamente: menos de 30 g.
- Prática esportiva em equipe por 90 minutos, aproximadamente: 50 g/hora.
- Exercício de esforço submáximo por mais de 2 horas: até 60 g/hora.
- Exercício de esforço máximo ou perto do máximo por mais de 2 horas: de 50 a 70 g/hora.
- Atividades de ultrarresistência: de 60 a 90 g/hora.

A glicose, a sacarose, os polímeros de glicose e os carboidratos sólidos parecem ser igualmente eficazes como meios de melhorar o desempenho, mas a frutose pode ser mais propensa a causar desconforto gastrintestinal se utilizada sozinha. As combinações de carboidratos consumidas durante o exercício, como glicose, frutose, sacarose e maltodextrinas, parecem otimizar a quantidade de carboidratos exógenos que podem ser oxidados.[10] As bebidas esportivas contêm carboidratos e são discutidas de maneira resumida na seção de líquidos e eletrólitos.

O carregamento de carboidratos envolve uma dieta muito rica nesse nutriente e um regime de adelgaçamento pelo exercício vários dias antes da competição de resistência aeróbica prolongada e é projetada para elevar as reservas endógenas de glicogênio muscular e postergar a fadiga. Alguns nutricionistas esportivos recomendam o consumo de cerca de 10 a 12 g/kg de peso corporal por dia, de 2 a 3 dias antes das provas de resistência prolongada. As conclusões da pesquisa são ambíguas em relação à sua efetividade. Embora o carregamento de carboidratos possa ser uma técnica eficaz para melhorar o desempenho de esportes de resistência aeróbica prolongada, a pesquisa sugere que o protocolo mais eficaz é a carga de carboidratos da dieta e o consumo de carboidratos durante o evento.[10]

Carboidratos após o exercício para promover a recuperação

Os atletas podem treinar intensamente a cada dia, ou até treinar diversas vezes por dia, e podem precisar repor glicogênio muscular para sustentar essas altas cargas de treino. Revisões sobre as estratégias alimentares para promover a síntese do glicogênio após o exercício indicaram que a suplementação em intervalos de 30 minutos, a uma taxa de 1,2 a 1,5 g de carboidrato/kg de peso corporal/hora, parece maximizar a síntese por um período de 4 a 5 horas após o exercício.[10] Os carboidratos com alto índice glicêmico podem facilitar a reposição de glicogênio muscular se consumidos imediatamente após o exercício e a cada 2 horas depois disso.

Metabólitos de carboidratos e desempenho no exercício

Segundo algumas teorias, diversos metabólitos de carboidratos possuem potencial ergogênico. Pela teoria, o piruvato, metabólito da glicólise contendo três átomos de carbono, acelera o ciclo de Krebs ou utiliza a glicose de modo mais eficiente. No entanto, pesquisas limitadas sugerem que a suplementação com piruvato não é ergogênica.[5,14] A ribose é um monossacarídeo de cinco carbonos, que inclui a porção de açúcar do ATP. Teoricamente, a suplementação aumentaria a ressíntese do ATP e promoveria a recuperação mais rápida e o desempenho no exercício. No entanto, análises de estudos[10,15,16] indicam que a suplementação com ribose não possui efeito sobre o desempenho de uma grande variedade de exercícios e modalidades esportivas.

Gordura alimentar e desempenho esportivo

A gordura pode ser importante fonte de energia durante o exercício. Embora os depósitos de gordura endógena não consigam produzir energia de maneira anaeróbica, os ácidos graxos livres (AGL) podem contribuir significativamente para a produção de energia muscular via lipólise aeróbica durante o exercício de resistência. A oxidação do AGL pode ser derivada dos triglicerídeos intramusculares (TGIM) ou fornecida aos músculos via AGL do sangue derivados dos triglicerídeos das células adiposas ou do fígado. O treino para exercício de resistência, ao ativar múltiplos mecanismos, melhora o uso da gordura destinada à energia durante o exercício aeróbico. Os atletas de *endurance* queimam melhor as gorduras.

No entanto, diversas revisões[17,18] constataram que, apesar de considerável avanço, nossa compreensão da maneira pela qual a oxidação lipídica é controlada durante o exercício permanece pouco clara. A pesquisa indica que a taxa de oxidação lipídica alcança um pico em 50 a 60% do consumo máximo de oxigênio ($\dot{V}O_{2máx}$), a partir do qual a contribuição de lipídios diminui em termos relativos e absolutos. Em um exercício maior que 60% de $\dot{V}O_{2máx}$, os subprodutos metabólicos da maior oxidação de carboidratos, entre outros fatores, podem prejudicar a oxidação lipídica. Teoricamente, pode ser vantajoso para atletas de *endurance* otimizar o uso de gordura como fonte de energia, para poupar bastante glicogênio hepático e muscular para os últimos estágios de uma competição de resistência aeróbica.

Gorduras na alimentação diária

A posição oficial da ADA, dos DC e do ACSM[2] considera que a gordura – fonte de energia, ácidos graxos essenciais e vitaminas lipossolúveis – é importante nas dietas dos atletas e recomenda que os atletas devem obter cerca de 20 a 35% de ingestão energética total a partir de gordura, que é a AMDR. A posição oficial também considera que consumir menos de 20% de energia a partir de gordura não beneficia o desempenho. Assim como os carboidratos *saudáveis*, as dietas para atletas devem se concentrar em gorduras *saudáveis*, que são estimuladas na dieta OmniHeart. Em geral, o objetivo é substituir as gorduras saturadas, os açúcares e os amidos refinados por gorduras monoinsaturadas e poli-insaturadas, tais como azeite de oliva, óleo de canola e oleaginosas sem sal, como amêndoas e pecãs.

Maior quantidade de gordura alimentar e desempenho no exercício

Diversos nutricionistas esportivos desafiaram o dogma de que os atletas de *endurance* precisam de dietas ricas em carboidratos, e sugerem que o desempenho de resistência pode se beneficiar de dietas ricas em gorduras, mesmo uma que inclua mais de 50% do aporte energético diário sob a forma de gordura.[19] Os defensores das dietas ricas em gorduras sugerem que os atletas podem se adaptar a dietas gordurosas e pobres em carboidratos e manter a capacidade de resistência física; as dietas ricas em gorduras podem aumentar a concentração muscular de triglicerídeos, além de aumentar o uso da gordura como reserva energética durante o exercício e reduzir o uso de carboidratos, gerando maior resistência no exercício aeróbico prolongado.[19] O termo "carregamento de gorduras" foi utilizado para descrever as técnicas alimentares agudas (de um a dois dias) e crônicas (de uma a duas semanas) que, pela teoria, aumentam o conteúdo de triglicerídeo intramuscular (TGIM) e a oxidação de gorduras durante o exercício.[10] O carregamento de gorduras demonstrou aumentar o conteúdo de TGIM e a oxidação de gorduras durante o exercício,[20] mas, como mencionado,[5] sua capacidade de melhorar o desempenho no exercício não foi bem documentada. As práticas de carregamento de gorduras, aguda ou crônica, podem aumentar o uso de gorduras durante o exercício de resistência, mas não parecem melhorar o desempenho no exercício ou no esporte. Um estudo indicou que as dietas ricas em gorduras podem realmente prejudicar o desempenho em algumas modalidades, como trechos de *sprint* em provas de ciclismo de 100 km.[21] A posição oficial da ADA, dos DC e do ACSM não recomenda dietas ricas em gorduras para atletas.[2]

Metabólitos e reguladores de gorduras e desempenho no exercício

Algumas teorias sustentam que diversos tipos diferentes de gorduras, ácidos graxos e reguladores do metabolismo das gorduras melhoram o desempenho no exercício. Também em teoria, os ácidos graxos ômega-3, principalmente o ácido eicosapentaenoico (EPA) e o ácido docosahexaenoico (DHA), melhoram o desempenho no exercício de diversas maneiras. Como mencionado,[5] a suplementação com ácido graxo ômega-3 não promove o anabolismo muscular durante o exercício de resistência, e uma pesquisa mais recente com o ácido graxo α-linolênico, outro ômega-3, também relata efeito mínimo sobre a massa e força muscular durante o treino de resistência.[22] Os estudos relatam que a suplementação com EPA e DHA pode aumentar o volume sistólico e o débito cardíaco,[23] bem como reduzir a frequência cardíaca e o consumo de oxigênio[24] durante o exercício de esforço submáximo. No entanto, outros estudos não relataram efeitos da suplementação com óleo de peixe (EPA e DHA) no consumo máximo de oxigênio ou na carga máxima do exercício,[24] no metabolismo energético de glicose ou de lipídios,[25] ou no desempenho de ciclistas treinados em prova contrarrelógio de 10 km.[26] Em geral, as pesquisas atuais indicam que a suplementação com ácido graxo ômega-3 não melhora o desempenho esportivo.

Pela teoria, os triglicerídeos de cadeia média (TCM) seriam ergogênicos por causa da absorção mais rápida na circulação portal, da entrada facilitada nas mitocôndrias das células musculares e da taxa de oxidação comparável com a dos carboidratos exógenos. A suplementação com TCM, sozinhos ou combinados com carboidratos, foi investigada como meio de melhorar o desempenho no exercício de resistência. No entanto, como mencionado aqui,[5] e na revisão subsequente,[10] a pesquisa indica que a suplementação com TCM não melhora e ainda pode prejudicar o desempenho no exercício de resistência. Além disso, o consumo de uma solução de TCM com carboidratos não fornece benefícios adicionais, em comparação com uma solução somente de carboidratos.

O ácido linoleico conjugado (CLA) é um termo coletivo para um grupo de isômeros de ácido linoleico que, pela teoria, reduziria a absorção de lipídios por meio de adipócitos. Supõe-se que suplementação com CLA apresente diversos benefícios à saúde, mas foi estudada principalmente por seu potencial de reduzir a gordura corporal. A perda de excesso de gordura pode ser benéfica para alguns atletas. No entanto, embora os estudos com camundongos revelassem efeitos significativos sobre a redução de gordura corporal, as descobertas de pesquisa com seres humanos não foram tão substanciais. Em duas metanálises de 18 estudos,[27,28] demonstrou-se que a suplementação com CLA produziu uma perda muito modesta de gordura corporal (cerca de 0,05 kg/semana) e um pequeno aumento total (< 1%) de massa corporal magra. Os estudos que envolvem sujeitos ativos fisicamente são limitados. Em um estudo bem elaborado, a suplementação com CLA resultou em mudanças mínimas na composição corporal e em nenhuma mudança nos testes de força de homens e mulheres envolvidos em treino de resistência.[29] Os pesquisadores indicam que os mecanismos antiobesidade da ação do CLA são obscuros, e seu uso em seres humanos é discutível.[30] Mais pesquisas são necessárias, principalmente com indivíduos atletas.

Os fosfolipídeos representam uma classe de lipídios encontrados na maioria das membranas celulares e que contêm diglicerídeos (glicerol e dois ácidos graxos), um grupo fosfato e outra molécula como a colina. Diversos suplementos com fosfolipídeos – lecitina e fosfatidilcolina – foram estudados em razão de um possível efeito ergogênico. Muitos estudos mais antigos sugeriam que a suplementação com lecitina poderia aumentar a força e a potência, mas o desenho experimental utilizado foi impróprio. Uma pesquisa subsequente bem controlada não relatou efeitos ergogênicos da suplementação com lecitina.[31] Mais recentemente, algumas teorias passaram a sustentar que a suplementação com fosfatidilserina melhoraria o desempenho no exercício de diversas maneiras, incluindo efeitos diretos sobre o transporte das membranas celulares e sobre as respostas hormonais ao exercício.[32] Uma pesquisa em andamento proveniente de um laboratório e diversos estudos sugeriram que a suplementação com fosfatidilserina pode aumentar o tempo de corrida e pedalada até a exaustão.[10] Esses resultados são interessantes, mas a pesquisa sobre suplementação com fosfatidilserina e desempenho no exercício está nos estágios preliminares, sendo necessária pesquisa adicional.

A carnitina é sintetizada a partir de aminoácidos do organismo. Duas formas são produzidas, e a L-carnitina é a mais ativa fisiologicamente. A L-carnitina está presente nos músculos e ajuda a transportar os ácidos graxos para dentro das mitocôndrias, para oxidação. Teoricamente, níveis maiores de L-carnitina facilitariam a oxidação dos ácidos graxos e melhorariam o desempenho no exercício de resistência. Análises importantes relativas ao efeito da suplementação oral com L-carnitina, e também com outras formas de carnitina, foram publicadas. Os itens a seguir são os pontos-chave dessas revisões.[10,33]

- A suplementação aumenta os níveis plasmáticos de carnitina, mas não parece aumentar os níveis musculares.
- A suplementação não parece aumentar a oxidação de gorduras durante o exercício.
- Nem suplementação oral aguda nem crônica (por seis dias) melhora o desempenho no exercício de resistência aeróbica.
- A suplementação não induz perda de peso em indivíduos obesos, sendo improvável que isso aconteça em atletas em boa forma.

No entanto, uma revisão[33] sugeriu que a carnitina muscular elevada pode ter alguns efeitos benéficos para o desempenho no exercício. O problema é achar um meio prático pelo qual o atleta comum possa aumentar o conteúdo de carnitina muscular.

Em geral, diversas estratégias e suplementos alimentares que se acreditava serem capazes de aumentar a oxidação da gordura durante o exercício e melhorar o desempenho prolongado de resistência aeróbica não se demonstraram efetivos.[10]

Proteína alimentar e desempenho esportivo

As proteínas sempre foram consideradas um dos alimentos básicos da dieta dos atletas. As proteínas são necessárias para diversas funções metabólicas importantes relativas ao desempenho no exercício, incluindo a promoção do crescimento e da restauração dos músculos e de outros tecidos, e a síntese dos hormônios e dos neurotransmissores.[10,34] Tanto o treino de força como de resistência induzem o catabolismo proteico durante o exercício, mas a síntese proteica predomina no período de recuperação pós-exercício, e o tipo de proteína sintetizada é específico ao tipo do exercício.[10,35] Esses achados estimularam a pesquisa para avaliar o efeito da suplementação proteica sobre o desempenho no exercício.

Proteínas na alimentação diária

A ingestão dietética recomendada (RDA) de proteínas se baseia no peso corporal do indivíduo, e a quantidade necessária por unidade de peso corporal é maior durante a infância e a adolescência do que durante a idade adulta. A RDA de proteínas para adultos é de 0,8 g/kg de peso corporal. A AMDR referente às proteínas é de 10 a 35% de ingestão energética diária.

A questão de se os atletas precisam de maior quantidade do que a RDA de proteínas é motivo de discussão. Ao estabelecer a RDA de proteínas, a National Academy of Sciences[36] concluiu que, por causa da falta de evidência irrefutável do contrário, nenhuma proteína alimentar adicional é sugerida para adultos saudáveis realizarem exercícios de resistência. Além disso, alguns cientistas sustentam que as pessoas fisicamente ativas provavelmente podem lidar de maneira perfeitamente adequada com menos proteína.[37] No entanto, a posição oficial da ADA, dos DC e do ACSM[2] considera que a recomendação de ingestão de proteínas além da RDA para manter o desempenho físico ideal é, em geral, realizada na prática, e menciona recomendações de 1,2 a 1,4 g/kg por dia, para atletas de *endurance*, e de 1,2 a 1,7 g/kg por dia, para atletas de força. Em outro posicionamento oficial, a International Society of Sports Nutrition (ISSN) recomendou que uma ingestão de proteínas de 1,4 a 2,0 g/kg pode melhorar as adaptações do organismo à prática do exercício.[38] Alguns pesquisadores recomendam que indivíduos mais velhos, incluindo atletas, podem evitar a sarcopenia do envelhecimento consumindo cerca de 25 a 30 g de proteína de alta qualidade em cada refeição,[39] o que ao longo do dia excederá a RDA de proteínas.

Embora esses pontos de vista sejam divergentes, os dados científicos disponíveis sugerem que talvez seja prudente que os atletas, sobretudo aqueles em modalidades com controle de peso corporal, que possam correr risco por insuficiência de proteínas, consumam mais proteínas do que a RDA, como recomendado pela ADA, pelos DC, pelo ACSM e pela ISSN. Além disso, essas recomendações podem ser alcançadas mediante o consumo de fontes alimentares naturais. Por exemplo, 10% de ingestão energética de proteínas fornecem 75 g de proteínas, ou 1,0 g/kg, para um atleta de 75 kg, que consome 3.000 kcal/dia. O aumento da porcentagem de ingestão de proteínas para 15 ou 20% fornece 1,5 e 2,0 g/kg, respectivamente, o que satisfaz as quantidades recomendadas pela ADA, pelos DC e pelo ACSM,[2] bem como pela ISSN,[38] e recai dentro da recomendação da AMDR de 10 a 35% de energia diária derivada de proteínas.

Assim como os carboidratos *saudáveis* e as gorduras *saudáveis*, as dietas para atletas devem ser compostas de alimentos proteicos *saudáveis*. A dieta OmniHeart pode conter de 15 a 25% de energia proteica. As fontes de origem animal fornecem proteínas de alta qualidade, mas devem conter menor teor de gorduras, como cortes magros de carne, peixe e aves; leite e seus derivados desnatados e semidesnatados; cereais integrais e ricos em proteínas (p. ex., triguilho e painço); e leguminosas, oleaginosas e sementes. A combinação de proteínas animais e vegetais em uma refeição, como leite e cereal ou verduras fritas e carne, aumenta a qualidade proteica da refeição.

Suplementação proteica e recuperação após o exercício

Uma quantidade maior de proteína antes, durante e após o exercício foi estudada como meio de facilitar a recuperação após o exercício, promover a síntese muscular e melhorar o desempenho no exercício de resistência e força. Na maioria dos estudos, os suplementos proteicos, como proteína do soro do leite, colostro ou proteína hidrolisada (um suplemento alimentar rico em uma solução de aminoácidos e peptídeos preparada a partir de proteínas intactas por meio de hidrólise), foram adicionados à dieta. Em geral, os suplementos proteicos continham todos os aminoácidos essenciais. As revisões de diversos especialistas indicaram que a diferença da resposta anabólica entre a ingestão proteica pré-exercício e pós-exercício não é evidente, sendo incerto se a ingestão de aminoácidos imediatamente antes do exercício melhora o acúmulo de proteínas nos músculos, em associação com a ingestão proteica durante a recuperação.[10] Em geral, a pesquisa revelou que o consumo de suplementos proteicos com todos os aminoácidos essenciais durante as primeiras horas de recuperação do exercício de resistência pesado produz um aumento temporário (fração de síntese) no balanço das proteínas musculares.[10]

Diversos estudos também combinaram proteínas com carboidratos, e a recomendação geral é uma proporção de cerca de 3 a 4 g de carboidrato para cada grama de proteína, preferentemente em uma forma líquida altamente digestível. A pesquisa de um grupo de destaque[40] relatou que a ingestão de um suplemento de proteínas e carboidratos aumentou os marcadores de síntese proteica durante a recuperação após o exercício aeróbico. No entanto, um especialista indicou que, se proteínas adequadas estiverem disponíveis, não há necessidade de carboidratos para promover a síntese proteica dos músculos, e também observou que, como o exercício de resistência utiliza glicogênio muscular, os carboidratos podem ajudar a repor o glicogênio muscular.[41]

Em geral, embora o consumo de soluções adequadas de proteínas ou proteínas/carboidratos durante a prática do exercício possa proporcionar um meio favorável ao anabolismo proteico dos músculos, certos pesquisadores sustentaram que a pesquisa é insuficiente para respaldar o efeito ergogênico dessas soluções sobre o desempenho no exercício de resistência aeróbica além daqueles associados apenas com o treino.[5,42] No entanto, algumas descobertas de pesquisas, sobretudo com suplementos proteicos de soro de leite e colostro, revelaram efeitos ambíguos, mas geralmente positivos, em relação ao potencial ergogênico da suplementação com soro de leite para indivíduos treinados em resistência. Pequenos ganhos em força e massa corporal magra foram relatados, mas novas pesquisas são necessárias.[10]

Suplementação proteica e exercício de resistência aeróbica

A suplementação proteica para atletas de *endurance* aeróbica foi estudada por causa dos seus efeitos na recuperação quando fornecida após o exercício, e do seu efeito no desempenho quando fornecida durante o exercício, geralmente em combinação com carboidratos. Quanto à recuperação, uma revisão concluiu que o consumo de soluções de proteínas e carboidratos se associou com marcadores reduzidos de danos musculares e menor dor muscular.[43] No entanto, outros pesquisadores sustentaram que as vantagens de proteínas adicionadas com carboidratos na redução de danos musculares verdadeiros após o exercício de resistência ainda precisam ser comprovadas.[44]

Quanto ao desempenho de resistência aeróbica, alguns estudos antigos relataram melhor desempenho com soluções de proteínas e carboidratos, mas um pesquisador[43] apontou limitações nesses estudos: o principal fator era que, nos estudos revelando melhor desempenho, as proteínas fornecidas na bebida estavam em adição aos carboidratos, proporcionando, assim, mais energia. Em uma revisão, um especialista[45] indicou que não existe nenhum mecanismo estabelecido pelo qual a ingestão proteica durante o exercício melhorará o desempenho de resistência aguda, e outra revisão de estudos bem controlados respalda esse ponto de vista.[10] Além disso, a substituição de carboidratos por proteínas durante o exercício prolongado de resistência aeróbica realmente pode prejudicar o desempenho em cerca de 1%, conforme documentado em um estudo.[46] As dietas ricas em proteínas e moderadas em carboidratos, com conteúdo energético igual, consumidas ao longo de uma semana podem prejudicar o desempenho de resistência no ciclismo em quase 20%, em comparação com uma dieta rica em carboidratos.[47]

Para atletas de *endurance*, os carboidratos são a fonte de energia principal. A adição de proteínas na estratégia alimentar que fornece carboidratos adequados durante ou após o exercício não melhora o desempenho ou a ressíntese de glicogênio durante a recuperação.[10,40,45]

Metabólitos proteicos, aminoácidos e desempenho no exercício

Os aminoácidos individuais, ou em combinações, e também de diversos metabólitos proteicos, podem induzir respostas metabólicas capazes de melhorar o desempenho no exercício. Os detalhes são fornecidos em outra referência,[10,48] mas o descrito a seguir representa um breve resumo dos resultados da pesquisa.

A suplementação com arginina pode induzir diversos processos metabólicos, considerados ergogênicos pela teoria, como maior fluxo sanguíneo e menor acúmulo de ácido láctico.[49-51] No entanto, pesquisas atuais não respaldam um efeito benéfico sobre o fluxo sanguíneo durante exercício de resistência, sobre o desempenho em exercício anaeróbico intermitente por atletas bem treinados do sexo masculino, ou sobre o desempenho em uma prova de ciclismo contrarrelógio de esforço máximo.[52-54] A arginina, em combinação com outros aminoácidos (ornitina, lisina, citrulina, aspartato), também foi estudada quanto à promoção de vasodilatação ou aumento da produção de hormônio de crescimento humano (hGH). No entanto, uma análise de estudos relacionados não revelou efeito ergogênico dessa suplementação.[10]

A β-alanina é um aminoácido de ocorrência natural, mas ao contrário da forma normal da alanina, não é utilizado na formação proteica. No entanto, pode ser utilizada nos músculos para aumentar a quantidade de carnosina, um peptídeo que pode ajudar a tamponar o ácido láctico e melhorar a capacidade de exercício anaeróbico.[10] Um estudo não relatou efeito ergogênico da suplementação com β-alanina, mas o exercício executado não parece ser dependente da glicólise anaeróbica e da produção de ácido láctico.[55] Por outro lado, uma revisão concluiu que a ingestão oral crônica de β-alanina pode elevar substancialmente o conteúdo de carnosina do músculo esquelético humano, agir como tampão ácido e gerar melhor desempenho no exercício de alta intensidade realizado por indivíduos treinados e não treinados, e também considerou que são necessários novos estudos para documentar possíveis efeitos colaterais.[56]

Os aspartatos de potássio e magnésio são sais do ácido aspártico, que é um aminoácido. Foram utilizados como ergogênicos, possivelmente por atenuar o acúmulo de amônia durante o exercício. Uma revisão notou que, geralmente, o efeito da suplementação com aspartato sobre exercícios de resistência parece favorável nos seres humanos, mas o mecanismo básico para melhora do desempenho não foi confirmado.[57]

O L-triptofano é um precursor da serotonina, um neurotransmissor cerebral que, pela teoria, suprime a dor. O triptofano livre entra nas células cerebrais para formar a serotonina. Portanto, a suplementação com triptofano foi utilizada para aumentar a produção de serotonina, em uma tentativa de elevar a tolerância à dor durante o exercício intenso. No entanto, uma pesquisa bem controlada indica que a suplementação com L-triptofano não melhora o desempenho de corrida ou ciclismo de alta intensidade nem o desempenho de resistência aeróbica, a 70 a 75% de $\dot{V}O_{2máx}$.[10]

Os aminoácidos de cadeia ramificada (BCAA; leucina, isoleucina, valina) são componentes importantes do tecido muscular, e a suplementação com BCAA foi estudada como meio de promover a recuperação ou melhora do desempenho no exercício. Como mencionado em uma revisão, a suplementação com BCAA antes ou depois do exercício, comparável com a suplementação com proteínas, pode ter efeitos benéficos na redução dos danos musculares induzidos por exercício, na promoção da síntese proteica muscular e na melhora das funções imunes.[58] No entanto, pouca evidência respalda o efeito de melhora de desempenho referente à suplementação com BCAA.[10,58] A suplementação apenas com leucina foi estudada, mas quando adicionada a um suplemento proteico completo não apresentou efeito anabólico adicional.[59]

Pela teoria, a glutamina é considerada um anabólico, que aumenta os níveis de hGH ou o volume das células musculares e estimula a síntese proteica, promovendo maior força. A glutamina também é alimento importante para algumas células do sistema imune, e a suplementação foi recomendada como meio de melhorar a função imunológica em termos de recuperação mais rápida, diminuir a frequência de infecções do trato respiratório e prevenir os sintomas do chamado *overtraining*, ou sobre treinamento. No entanto, duas revisões indicaram que essas afirmações não são respaldadas por estudos científicos bem controlados em seres humanos saudáveis e bem alimentados.[60,61]

O β-hidroxi-β-metilbutirato (HMB) é subproduto do metabolismo da leucina no organismo humano e é comercializado atualmente como cálcio-HMB-monoidratado. Embora o mecanismo ergogênico seja desconhecido, os pesquisadores especulam que o HMB pode ser incorporado nos componentes celulares ou influenciar a atividade enzimática celular, de certa forma inibindo o colapso do tecido muscular durante exercício extenuante e facilitando a resposta ao treino.[62] Os estudos referentes à suplementação com HMB focaram principalmente as respostas de força e massa corporal magra ao treino de resistência. Ao longo de quase 20 anos, os resultados das pesquisas têm sido ambíguos em relação ao potencial ergogênico da suplementação com HMB, com destaque para as respostas distintas em indivíduos treinados, em comparação com não treinados. Uma revisão mais antiga concluiu que o uso de HMB por atletas envolvidos em exercícios regulares de alta intensidade não se mostrou benéfico quando diversas variáveis são avaliadas.[63] Uma metanálise mais recente[64] de nove estudos qualificados revelou que o aumento de força média geral foi insignificante, embora a incerteza leve em conta um pequeno benefício. Os efeitos sobre a massa gorda e livre de gordura foram insignificantes. Os resultados também revelam que a suplementação com HMB durante o treino de resistência agrega ganhos de força geral e nas pernas pequenos, porém claros, em homens não treinados, mas os efeitos em levantadores de peso treinados são insignificantes. O efeito do HMB sobre a composição corporal é irrelevante. Os autores concluíram que uma explicação para os ganhos de força em levantadores de peso previamente não treinados requer novos estudos.

Em geral, embora diversas hipóteses interessantes tenham sido levantadas, os suplementos individuais de aminoácidos e demais metabólitos proteicos atualmente não são considerados efetivos como meio de melhorar o desempenho no exercício. No entanto, a β-alanina e os aspartatos merecem pesquisa adicional.

Vitaminas, minerais e desempenho esportivo

As vitaminas e os minerais são classificados como micronutrientes, pois suas necessidades são medidas em miligramas ou microgramas, e a RDA foi estabelecida para cerca de 25 micronutrientes essenciais. Diversas vitaminas e minerais são necessários para uma grande variedade de processos fisiológicos fundamentais ao desempenho no exercício e no esporte, incluindo contração muscular, transporte de oxigênio, funções de coenzimas necessárias para produção de energia a partir de macronutrientes, formação de neurotransmissores e hormônios, prevenção do estresse oxidativo associado ao exercício, função imune e crescimento e desenvolvimento de tecido ósseo. Os nutricionistas esportivos indicam que o exercício pode estressar diversas vias metabólicas, demandando vitaminas e minerais, e também consideram que a prática do exercício pode aumentar as necessidades de micronutrientes.[2,65]

Uma dieta saudável e balanceada, com grande variedade de alimentos (p. ex., a dieta OmniHeart) e que forneça energia, carboidratos, gorduras e proteínas adequados, deve satisfazer as necessidades de vitaminas e minerais necessários para a maioria dos atletas, que devem se concentrar em alimentos com alta densidade de micronutrientes.[10] No entanto, certos atletas, sobretudo aqueles praticantes de esportes com controle de peso corporal, podem ter que consumir dietas restritas de micronutrientes específicos ou ingestão energética, e, portanto, sofrer de deficiências de micronutrientes, que podem prejudicar o desempenho no exercício. Em tais casos, a suplementação com vitaminas e minerais pode ser benéfica.

Como vitaminas e minerais específicos desempenham papéis metabólicos importantes durante o exercício, a suplementação, teoricamente, melhoraria o desempenho. Os pesquisadores discordam quanto ao fato de se os atletas precisam ou não de mais micronutrientes, mas uma autoridade no assunto indica que a intensidade, a duração e a frequência da prática do esporte ou exercício, bem como as ingestões energéticas e de nutrientes gerais do indivíduo, têm impacto sobre se os micronutrientes são ou não necessários em maiores quantidades.[65] Quase todas as vitaminas essenciais, oito minerais essenciais, e até diversos minerais não essenciais foram estudados em termos de seu potencial ergogênico.

Vitaminas e desempenho esportivo

A maior parte das pesquisas de nutrição na atividade física enfocou suplementos de vitaminas do complexo B, multivitamínicos ou multivitamínicos/minerais, suplementos de antioxidantes, especialmente vitaminas C, E e β-caroteno. Algumas pesquisas com vitamina D podem ter aplicação em atletas mais velhos.

A deficiência de vitaminas do complexo B pode prejudicar o desempenho físico, geralmente interferindo com alguma fase do processo de produção de energia. Em alguns casos, o dano pode ser visto em duas a quatro semanas de dieta deficiente.[10,66] Atletas mais velhos, com mais de 50 anos, podem sofrer de menor absorção de vitamina B_{12} alimentar, essencial para a produção de glóbulos vermelhos, e podem se beneficiar mediante seu consumo a partir de alimentos fortificados ou suplementos.[10] No entanto, embora a deficiência de vitaminas do complexo B possa prejudicar o desempenho no exercício, os atletas que atingem ingestão energética adequada, sobretudo de alimentos com carboidratos e proteínas de alta qualidade, não devem passar por essa deficiência.[66]

Os suplementos multivitamínicos, incluindo combinações de vitaminas do complexo B e formulações multivitamínicas/minerais, foram estudados em relação a seus efeitos sobre o desempenho no exercício. A revisão geral da literatura respalda o ponto de vista de que os suplementos multivitamínicos/minerais são desnecessários para atletas e outros indivíduos fisicamente ativos, que consomem dieta bem balanceada e com ingestão energética adequada. Diversos estudos bem controlados forneceram suplementos multivitamínicos/minerais durante períodos prolongados (até oito meses), e não relataram efeitos significativos tanto em testes de laboratório como em modalidades específicas em relação ao desempenho físico.[67,68]

As vitaminas antioxidantes (p. ex., β-caroteno, vitamina C, vitamina E) foram estudadas isolada ou conjuntamente (muitas vezes com selênio), em tentativas de melhorar o desempenho no exercício por diversos meios, atenuar os efeitos adversos do exercício extenuante sobre as funções do sistema imune, ou reduzir os índices de dano do tecido muscular após o exercício. Uma análise mais antiga de estudos de suplementação com antioxidantes, com vitaminas antioxidantes isoladas ou combinadas, encontrou pouca evidência de melhor desempenho no exercício.[69] Os estudos confirmam esses resultados e não relatam efeitos de seis meses de suplementação com vitamina E sobre os índices de desempenho físico e composição corporal em adultos sedentários mais velhos submetidos a treino aeróbico,[70] e não relatam efeitos de três meses de suplementação com vitaminas C e E sobre a força, a velocidade ou a capacidade aeróbica em jogadores profissionais de futebol.[71] Uma possível exceção envolve a suplementação com vitamina E e a melhora do exercício de resistência aeróbica em grandes altitudes, uma descoberta que precisa de confirmação por meio de novas pesquisas.[5] Os antioxidantes, especialmente a vitamina C, também foram considerados capazes de fortalecer o sistema imune e prevenir as infecções do trato respiratório superior em indivíduos fisicamente ativos. No entanto, os estudos indicam que a suplementação com vitamina C ou com vitaminas antioxidantes combinadas não é uma medida eficaz contra a imunossupressão induzida pelo exercício.[72,73] Os suplementos com antioxidantes também foram estudados como meio de impedir o dano do tecido muscular durante o exercício extenuante. Como mencionado,[5] os especialistas ficaram divididos em relação aos efeitos terapêuticos dos suplementos com antioxidantes, e alguns estudos conclusivos não forneceram evidência clara de seu efeito profilático sobre diversos tipos de dano muscular pós-exercício nem de outros efeitos favoráveis conclusivos sobre a peroxidação lipídica e o dano muscular induzido por exercício. Mais recentemente, os estudiosos concluíram que, embora as vitaminas C e E, isoladas ou combinadas, possam reduzir os índices de estresse oxidativo, pouca evidência respalda o papel da vitamina C e/ou da vitamina E na proteção contra o dano muscular.[74] Além disso, diversos estudos e análises sugerem que a suplementação com antioxidantes pode na verdade interferir com alguns efeitos celulares benéficos relacionados a espécies reativas de oxigênio, prejudicando a recuperação muscular e, assim, afetando adversamente o desempenho muscular.[74-76] Alguns estudiosos sustentam que, como existe o potencial de dano em longo prazo, o uso casual de altas doses de antioxidantes pelos atletas e por outras pessoas talvez deva ser evitado.[74]

A suplementação com vitamina D pode ser de interesse de atletas mais velhos. A pesquisa sugere que a suplementação com vitamina D possa reduzir o risco de fraturas ósseas em pessoas mais velhas mediante o aumento da força, o que ajudaria a manter o equilíbrio e a prevenir quedas. Uma metanálise relatou uma tendência de redução no risco de queda entre pacientes tratados com vitamina D_3.[77] A suplementação com vitamina D também pode ser recomendada para atletas que vivem em latitudes setentrionais extremas ou treinam principalmente em local fechado ao longo de todo o ano, como ginastas.[2]

Minerais e desempenho esportivo

A deficiência de minerais pode prejudicar o desempenho no exercício. Os principais minerais em nível baixo nas dietas dos atletas que apresentam ingestão energética pobre e das pessoas que restringem ou evitam produtos animais são o cálcio, o ferro, o zinco e o magnésio.[2] A correção da deficiência de minerais via suplementação pode melhorar o desempenho no exercício ou fornecer outros benefícios para a saúde de indivíduos fisicamente ativos. No entanto, diversos suplementos minerais foram utilizados por atletas bem nutridos em tentativas de melhorar diversos desempenhos esportivos, incluindo resistência aeróbica, força e potência.

O cálcio é utilizado principalmente para a formação óssea, mas também está envolvido em diversos processos metabólicos, incluindo a contração muscular. A maior parte da pesquisa envolvendo suplementação com cálcio e exercício teve como foco a saúde óssea, e provou-se que o exercício físico melhora a massa óssea, sobretudo em sítios ósseos que sofrem carga mecânica.[78] O National Institutes of Health[79] indicou que a suplementação com cálcio, junto com vitamina D, pode ser necessária para a saúde óssea ideal em pessoas que não alcançam a ingestão alimentar recomendada. Portanto, os suplementos com cálcio podem ser recomendados para alguns atletas, especialmente aqueles envolvidos em exercício extenuante de modalidades com controle de peso corporal. Pela teoria, a maior ingestão de cálcio também promoveria a perda de peso,[80] o que pode ser do interesse de alguns atletas. Estudos antigos, principalmente de um laboratório de pesquisa, relataram efeitos benéficos de alimentos ricos em cálcio na perda de peso.[10] No entanto, uma metanálise de 13 estudos concluiu que a suplementação com cálcio não possui associação estatisticamente significativa com a redução de peso corporal.[81] Os estudos envolvendo a suplementação com cálcio e o desempenho no exercício são quase inexistentes, como aquele que avaliou um suplemento com cálcio (500 mg) no metabolismo durante uma corrida de 90 minutos ou no desempenho em uma corrida de 10 km subsequente.[82]

Os fosfatos são encontrados como componentes de diversos compostos do organismo, incluindo o 2,3-difosfoglicerato (2,3-DPG), essencial para a liberação de oxigênio da hemoglobina. Um nível maior de 2,3-DPG é a teoria predominante que sustenta a suplementação com fosfatos para atletas de *endurance*. Embora nem todos os estudos tenham mostrado efeitos ergogênicos após a suplementação com fosfatos, aumentos bastante similares no $\dot{V}O_{2máx}$ e no desempenho no exercício de resistência foram documentados em quatro estudos referentes à suplementação com fosfato de sódio realizados na década de 1990.[10] Para respaldar esses resultados prévios, um estudo mais recente constatou que o carregamento com fosfato de sódio teve a tendência de aumentar o consumo de oxigênio e melhorou significativamente a potência média de ciclistas treinados sob condições de laboratório. O desempenho também foi significativamente melhor em uma prova contrarrelógio de 16,1 km, em comparação com placebo, mas sem a condição de controle.[83] No entanto, algumas variáveis de confusão nesse estudo e nos anteriores foram identificadas, e novas pesquisas são necessárias.

Pela teoria, a suplementação com magnésio desempenharia papel significativo na promoção da força e da função cardiorrespiratória em pessoas saudáveis e em atletas. Aparentemente, o exercício extenuante aumenta as perdas urinárias e por sudorese, que podem aumentar as necessidades de magnésio de 10 a 20%.[84] A suplementação com magnésio ou a maior ingestão alimentar de magnésio possui efeitos benéficos sobre o desempenho no exercício em indivíduos deficientes de magnésio. No entanto, uma análise e uma metanálise concluíram que a suplementação com magnésio em indivíduos fisicamente ativos, com estado de magnésio adequado, não melhorou o desempenho físico, incluindo atividades aeróbicas, anaeróbicas-lática e de força.[84,85]

O ferro é um dos minerais mais críticos, com implicações no desempenho esportivo, especialmente em atletas de *endurance* aeróbica. O ferro é um componente da hemoglobina, da mioglobina, dos citocromos e de diversas enzimas nas células musculares, todos os quais envolvidos no transporte e no metabolismo do oxigênio para produção aeróbica de energia. As perdas de ferro podem resultar de diversos mecanismos durante o exercício, tais como a hematúria, a sudorese e o sangramento gastrintestinal, e, geralmente, as deficiências de ferro são observadas entre atletas, sobretudo mulheres.[2] Muitas atletas são diagnosticadas como deficientes em ferro; no entanto, existe evidência contrária quanto à gravidade da deficiência e o efeito sobre o desempenho.[86] Alguns nutricionistas esportivos sustentam que a deficiência de ferro, com ou sem anemia, pode prejudicar a função muscular e limitar a capacidade do exercício.[2] A cura da anemia ferropriva melhora o desempenho no exercício. Embora exista alguma discussão sobre se a suplementação com ferro pode melhorar o desempenho de atletas deficientes em ferro, mas que não têm anemia,[10] os nutricionistas esportivos recomendam que as atletas sejam testadas periodicamente em relação ao estado de ferro e sugerem que pode ser vantajoso iniciar a intervenção alimentar antes do desenvolvimento da anemia ferropriva.[2] Essa intervenção pode incluir mais ferro na dieta e também suplementação. Em um estudo, a suplementação com ferro, em comparação com placebo, fornecida para mulheres militares durante oito semanas de intenso treinamento militar básico, melhorou o desempenho em uma corrida de 3,2 km.[87] Os atletas de *endurance*, que iniciam o treino em altitude, melhoram a produção de glóbulos vermelhos e, assim, podem se beneficiar aumentando a ingestão de ferro alimentar ou consumindo suplementos de ferro.[10] Doses de 100 mg foram eficazes.[2] Um suplemento multivitamínico-mineral comum contém de 0 a 18 mg.

O zinco, o cromo, o vanádio, o boro e o selênio também foram estudados em relação a seu potencial ergogênico. O zinco é necessário para a atividade de mais de 300 enzimas, com diversas delas envolvidas nas vias principais do metabolismo energético. O cromo é um cofator da insulina, e, pela teoria, seu efeito ergogênico seria baseado na função da insulina de facilitar o transporte de BCAA para o músculo. Foi recomendado para atletas de força, para ganhar músculos e perder gordura. O vanádio também foi recomendado por seu potencial anabólico, supostamente melhorando a atividade da insulina. O boro também foi comercializado como mineral anabólico, teoricamente aumentando a testosterona sérica. O selênio atua como antioxidante e, teoricamente, preveniria danos no tecido muscular durante o exercício intenso.[5] Embora uma deficiência de qualquer um desses minerais provavelmente prejudique o desempenho no exercício, as análises indicam que não parece haver muita evidência científica para respaldar o efeito ergogênico da suplementação com zinco, cromo, vanádio, boro ou selênio para atletas bem nutridos.[5,10,88,89]

Em resumo, o uso de suplementos de vitaminas e minerais não melhora o desempenho em indivíduos que consomem dietas nutricionalmente adequadas.[2] Além disso, a ingestão excessiva de algumas vitaminas e minerais pode impor sérios riscos à saúde.

Fluidos, eletrólitos e desempenho esportivo

O calor do ambiente pode afetar o desempenho no exercício de diversas maneiras, incluindo a desidratação causada pela sudorese excessiva.[10] A reposição de fluidos é fundamental durante o exercício prolongado, sobretudo sob condições ambientais quentes, e é uma das áreas mais estudadas da nutrição esportiva. A reposição de eletrólitos, especialmente o sódio, também é uma consideração importante durante o exercício muito prolongado. Como mencionado, a ingestão de carboidratos durante o exercício pode melhorar o desempenho de resistência, e as soluções de carboidratos e eletrólitos (SCE) ou as bebidas esportivas foram desenvolvidas para ajudar a satisfazer as necessidades dos atletas.

Evidências científicas significativas documentam os efeitos deletérios da hipo-hidratação (água corporal total reduzida) sobre o desempenho no exercício de resistência, e uma revisão crítica também indica que a hipo-hidratação pode limitar a força, a potência e o desempenho no exercício de resistência de alta intensidade.[90] Portanto, a manutenção da euidratação (estado de água corporal ideal) é o objetivo principal das estratégias de hidratação. O exercício sob condições ambientais quentes também pode predispor os atletas a doenças causadas pelo calor, como câibras musculares, exaustão pelo calor e insolação. O ACSM estabeleceu posições oficiais a respeito de exercício e reposição de líquidos[91] e de distúrbios provocados pelo calor durante treino e competição[92] e, junto com outras revisões e estudos relevantes, as seções a seguir destacam os pontos-chave desses posicionamentos. No entanto, é importante notar que os atletas precisam desenvolver uma estratégia de hidratação personalizada, que leva em conta o estado de hidratação antes do exercício e as necessidades de fluidos, eletrólitos e substratos antes, durante e depois do período do exercício.[93] As taxas de sudorese individuais podem ser avaliadas mediante medição do peso corporal antes e depois do exercício.[10]

Estratégias de hidratação antes do treino ou da competição

O objetivo das diretrizes do ACSM é começar em um estado de euidratação com níveis normais de eletrólitos no plasma. Os pontos-chave a seguir foram retirados da posição oficial do ACSM[91] e de outras fontes.[10]

- Um dia antes da competição, beba o suficiente para assegurar hidratação adequada.
- Lentamente, beba cerca de 5 a 7 mL de líquido/kg de peso corporal, ao menos 4 horas antes do exercício.
- Beba mais 3 a 5 mL/kg de peso corporal cerca de 2 horas antes do exercício, se nenhuma urina for produzida ou se a urina estiver escura ou altamente concentrada.
- Beba SCE com carboidratos (6 a 8%) para ajudar a elevar os depósitos corporais de glicose e glicogênio, para uso em períodos prolongados de exercício.
- Beba SCE com sódio (20 a 50 mEq/L) e/ou coma alimentos ou petiscos salgados para ajudar a estimular a sede e reter os líquidos.
- Não beba em excesso, pois isso pode aumentar o risco de hiponatremia diluicional se os líquidos forem repostos agressivamente durante e após o exercício.

O glicerol adicionado na água tem sido estudado como técnica de hiperidratação, e alguns cientistas esportivos indicam que, em comparação com a água pura, a técnica claramente possui a capacidade de melhorar a retenção de fluido corporal,[94,95] mas os benefícios documentados como meio de melhorar o desempenho no exercício permanecem inconsistentes.[96] As diretrizes para uso do glicerol na hiperidratação foram estabelecidas.[96,97]

Estratégias de hidratação durante o treino ou competição

O objetivo das diretrizes do ACSM é impedir a desidratação excessiva (> 2% de perda de peso corporal por déficit de água) e as mudanças excessivas no equilíbrio eletrolítico, para evitar o comprometimento do desempenho. A quantidade e a taxa de reposição de líquido dependem da taxa de sudorese individual, da duração do exercício e das oportunidades de reidratação. A seguir, estão os pontos essenciais da posição oficial do ACSM[91] e de outras fontes:[10]

- Determine a perda por sudorese para uma determinada intensidade e duração de exercício no calor. Isso irá estimar sua necessidade de ingestão de líquido durante o exercício.
- Reidrate-se cedo nas modalidades de resistência, pois a sede só se desenvolve quando cerca de 1 a 2% do peso corporal foi perdido.
- Beba à vontade cerca de 0,4 a 0,8 L de líquidos por hora. As quantidades podem ser ajustadas de acordo com preferências individuais.
- Beba água gelada se a ingestão de carboidratos for de pouco ou nenhum interesse, por exemplo, em provas de resistência de menos de 50 a 60 minutos.
- Beba SCE com 6 a 8% de carboidratos ou líquidos com gel esportivo durante exercício prolongado, intermitente de resistência ou de alta intensidade, consumindo o suficiente para fornecer cerca de 30 a 80 g de carboidratos por hora.
- Utilize SCE contendo fontes diversas de carboidratos, incluindo glicose, sacarose, frutose ou maltodextrinas, para facilitar a absorção.
- Beba SCE contendo pequenas quantidades de eletrólitos, cerca de 460 a 690 mg/L de sódio e de 78 a 195 mg/L de potássio, quantidades presentes em diversas bebidas esportivas comerciais. Alguns especialistas recomendam o consumo de cerca de 700 a 1.150 mg/L de sódio e de 120 a 225 mg/L de potássio para atletas praticantes de modalidade de ultrarresistência.

Estratégias de hidratação após o treino ou competição

O objetivo das diretrizes do ACSM é repor qualquer déficit de líquido e eletrólitos. Se houver pouco tempo até a próxima sessão de exercício, a reidratação agressiva será importante. A seguir, estão os pontos essenciais da posição oficial do ACSM[91] e de outras fontes.[10,98,99]

- Reposição rápida
  - Beba 1,5 L de líquido para cada quilo de peso corporal perdido.
  - Consuma cerca de 1,0 a 1,5 g/kg de peso corporal de carboidratos por hora, durante 3 a 4 horas.
  - Consuma sódio adequadamente. Petiscos salgados podem ser boas fontes de sódio e carboidratos.
  - Tomar uma bebida hipertônica de glicose-sódio pode ser mais eficaz para restaurar e manter a hidratação após o exercício.
  - O uso de estratégias de hidratação com glicerol também foi recomendado na recuperação.
- Reposição lenta (recuperação em 24h)
  - Faça uma dieta rica em alimentos naturais e saudáveis, aderindo a práticas de alimentação saudável, para ajudar a repor os carboidratos e eletrólitos necessários.
  - Adicione sal extra nas refeições quando as perdas de sódio são altas, ou consuma alimentos e petiscos salgados. O sódio é necessário para assegurar o balanço de fluidos.
  - O consumo de uma bebida esportiva com proteínas pode ajudar a promover a recuperação muscular, de acordo com algumas pesquisas.

O Gatorade Sports Science Institute[100] fornece informações muito úteis a respeito de grande variedade de temas em nutrição esportiva, especialmente informações relativas às práticas de hidratação adequadas, para ajudar a melhorar o desempenho e impedir doenças causadas pelo calor durante o exercício em clima quente.

Suplementos alimentares e desempenho esportivo

Os suplementos alimentares, conhecidos como suplementos esportivos, são utilizados por atletas no mundo inteiro como parte do treino e competição, e podem ser usados por cerca de 85% dos atletas de elite em algumas modalidades.[101] Como mencionado em seções anteriores deste capítulo, diversos suplementos alimentares, incluindo vitaminas, minerais e metabólitos de carboidratos, gorduras e proteínas, têm o objetivo de pretensamente melhorar o desempenho esportivo. Essa seção destaca, brevemente, os efeitos de outros suplementos alimentares comercializados para atletas, principalmente ingredientes alimentares que também podem ser classificados como drogas, produtos fitoterápicos e suplementos relacionados.

A cafeína é classificada como alimento, droga e suplemento alimentar. O uso da cafeína por atletas foi proibido no passado, mas a proibição foi removida da lista da Agência Mundial de Antidoping (WADA), em 2004. No entanto, instituições norte-americanas como a National Collegiate Athletic Association recomendam limites para o uso. Atualmente, a cafeína é um suplemento esportivo muito popular e pode ser encontrada em bebidas esportivas, bem como em barras, géis e doces esportivos. Diversos mecanismos específicos foram propostos para fundamentar o efeito ergogênico da cafeína, mas poucas evidências respaldam a hipótese original de que a cafeína possui efeitos ergogênicos como resultado da melhora na oxidação de gorduras.[102] Um estudioso do assunto observou que a cafeína pode afetar tanto o sistema nervoso central como o binômio excitação-contração do músculo esquelético, sugerindo que os efeitos ergogênicos da cafeína são mediados, por um lado, pela melhora na força contrátil e, por outro, pela redução da percepção de esforço, possivelmente por meio de embotamento do esforço ou da dor.[103] No entanto, atualmente, o mecanismo responsável pela melhora no desempenho não foi determinado.[104] Embora nem todos os estudos tenham demonstrado efeitos ergogênicos da suplementação com cafeína, os seguintes pontos básicos apresentados nas posições oficiais da ISSN[105] e da ADA, dos DC e do ACSM,[2] e também em diversas e amplas análises e metanálises,[104,106-109] respaldam o efeito ergogênico.

- Doses de cafeína de cerca de 3 a 6 mg/kg de peso corporal são eficazes, mas além desse patamar, não há efeito ergogênico adicional.
- A cafeína pode melhorar o exercício de resistência máxima prolongado, incluindo desempenho contrarrelógio, para simular eventos competitivos, em práticas de exercício de 60 minutos ou mais.
- A cafeína pode melhorar o desempenho no exercício de resistência em velocidade, com duração de 60 a 180 segundos, mas parece ter efeito mínimo em práticas de até 30 segundos, como o teste de Wingate.
- A cafeína pode melhorar o desempenho em práticas de exercício anaeróbico prolongado e intermitente de alta intensidade, como aqueles encontrados em modalidades em equipe, como futebol e rúgbi.
- A cafeína demonstrou pequeno efeito benéfico tanto na força de contração voluntária máxima como na resistência muscular, em uma metanálise de 34 estudos de exercício de resistência, mas alguns outros estudiosos consideram os resultados duvidosos e recomendam mais pesquisas.
- A diurese induzida pela cafeína não parece ter efeitos adversos sobre a regulação da temperatura corporal durante o exercício.
- O uso da cafeína pode causar efeitos adversos em certos indivíduos, como ansiedade, nervosismo e distúrbios gastrintestinais, e, de fato, por prejudicar o desempenho.

A efedrina é encontrada na *Ephedra* chinesa, ou *Ma Huang*, uma solução fitoterápica, que tem sido comercializada como suplemento alimentar para perda de peso e aumento de energia. A efedrina, como a cafeína, é um estimulante e foi estudada como droga para melhora do desempenho. Como mencionado, algumas pesquisas demonstraram efeitos ergogênicos positivos da efedrina isolada e também um efeito adicional quando combinada com cafeína, mas nenhum teste de *ephedra* fitoterápica e desempenho esportivo foi relatado.[5,10] O uso da efedrina é proibido pela WADA. Além disso, o uso impróprio da efedrina pode estar associado com riscos significativos à saúde, como hipertensão, palpitações cardíacas, taquicardia, derrame e morte em alguns indivíduos.[110]

Desde a década de 1890, o álcool etílico (etanol) foi estudado em relação a possíveis efeitos ergogênicos e foi utilizado pelos maratonistas nas Olímpiadas de Paris, em 1900.[10] Teoricamente, o álcool, que é produzido a partir de carboidratos, melhoraria o desempenho de diversas maneiras. Em primeiro lugar, o álcool contém 7 kcal/g, sendo considerado fonte de energia durante o exercício de resistência aeróbica. Em segundo lugar, considera-se que exerceria efeitos favoráveis sobre os processos metabólicos durante o exercício. Em terceiro lugar, considera-se que provocaria a liberação de dopamina, um neurotransmissor associado ao centro de prazer do cérebro, que pode modificar as percepções psicológicas da fadiga.[10] No entanto, uma revisão indicou que, embora o álcool contenha energia considerável, as evidências disponíveis sugerem que não é utilizado em grau significativo durante o exercício. Além disso, a pesquisa respalda a conclusão de que o álcool em pequenas quantidades não afeta de maneira benéfica o $\dot{V}O_{2máx}$ – ou outras variáveis fisiológicas associadas com a produção de energia durante o exercício aeróbico[111] –, mas pode reduzir o uso de glicose e aminoácidos pelos músculos esqueléticos e prejudicar o processo metabólico durante o exercício.[112] Pequenas quantidade de álcool não parecem melhorar ou prejudicar o desempenho de resistência aeróbica. No entanto, quantidades maiores podem prejudicar o desempenho, incluindo a resistência aeróbica e, em particular, o desempenho em modalidades que envolvem habilidades motoras complexas.[10] Além disso, em sua posição oficial sobre reposição de líquidos, o ACSM indicou que o consumo de álcool pode aumentar a produção de urina e retardar a reidratação plena.[91]

O bicarbonato de sódio é um sal alcalino, descrito como antiácido na farmacopeia dos Estados Unidos, mas também pode ser utilizado como fermento, e tem sido estudado desde a década de 1930 como ergogênico nutricional. A suplementação com bicarbonato de sódio (0,3 g/kg de peso corporal) pode aumentar a reserva alcalina e ajudar a tamponar o ácido láctico nas células musculares, possivelmente prevenindo a fadiga ao impedir mudanças prejudiciais no equilíbrio ácido-base das células musculares.[113] O citrato de sódio, em uma dose levemente maior, também tem sido estudado por razões similares. O uso desses tampões para melhorar o desempenho no exercício foi designado como *regulação do tampão* ou *carregamento de bicarbonato de sódio* e, pela teoria, melhoram o desempenho esportivo em modalidades do tipo anaeróbicas, que dependem principalmente de glicólise anaeróbica. Ao longo dos anos, nem todos os estudos relataram efeitos benéficos sobre o desempenho, e essa tendência continua, com evidência de melhora de desempenho na prova de natação de 200 metros[114] e nenhuma melhora no prova de ciclismo de até 3 minutos de duração.[115] Em geral, porém, as pesquisas indicam que a suplementação com sal tampão aumenta o pH sérico e pode melhorar o desempenho em práticas de exercício, sobretudo em modalidades de exercício repetitivo, que maximizam a produção de energia de 1 a 6 minutos.[2,10] Geralmente, a ingestão desses sais tampões é considerada segura, mas pode provocar distúrbios gastrintestinais agudos e diarreia. A suplementação com doses menores durante um período de tempo mais longo pode ser eficaz e menos propensa a provocar problemas intestinais.[2,10]

A suplementação com creatina, geralmente na forma de creatina mono-hidratada, pode ser um meio eficaz de aumentar os níveis de PCr e creatina livre nos músculos. O consumo de cerca de 20 g por dia, em quatro doses iguais de 5 g cada, durante 4 a 5 dias, revelou-se um protocolo de carregamento eficaz. Níveis maiores de creatina nos músculos podem ser mantidos com uma dose de 2 a 5 g por dia. A melhora do desempenho foi associada com a melhora da ressíntese de ATP a partir do aumento da concentração de PCr e de maior taxa de ressíntese de PCr a partir da creatina livre.[10] A suplementação com creatina foi alvo de uma posição oficial da ISSN,[116] debatida na posição oficial da ADA, dos DC e do ACSM[2] e analisada criticamente em estudos,[10,117,118] cujos pontos-chave são apresentados a seguir:

- A suplementação com creatina pode melhorar o desempenho de práticas do exercício repetitivo, de curta duração, de alta intensidade e de breve recuperação, como testes de resistência isométricos e isocinéticos, protocolos de corrida de curta distância em cicloergômetro, corrida de curta distância e partidas simuladas de modalidades com corrida intermitente, que são dependentes principalmente de PCr.
- A suplementação com creatina parece aumentar sistematicamente a massa corporal; os ganhos de curto prazo podem ser principalmente água, mas os ganhos de longo prazo associados com treino de resistência podem ser massa muscular, o que inclui a prevenção de sarcopenia nos idosos.
- A suplementação com creatina não melhora o desempenho de resistência aeróbica, como corrida de distância.
- A suplementação com creatina em doses recomendadas não prejudica a capacidade corporal de dissipar calor, não afeta negativamente o equilíbrio dos líquidos corporais do atleta durante o exercício no calor e não causa câibras musculares.
- A suplementação com creatina em doses recomendadas parece ser segura, e nenhum efeito adverso foi associado com o uso em longo prazo em indivíduos saudáveis. A ingestão em excesso pode causar diarreia. Além disso, os indivíduos com doenças renais ou hepáticas devem consultar seus profissionais de saúde em relação à suplementação.

Ademais, a suplementação com creatina pode ter efeitos benéficos sobre o sistema nervoso central,[119] e afetar o metabolismo energético de diversas doenças neurodegenerativas, possivelmente desempenhando papel terapêutico em muitas doenças caracterizadas por atrofia muscular e fraqueza, como distrofia muscular.[120,121]

Teoricamente, os suplementos alimentares fitoterápicos (ervas e plantas) induzem efeitos ergogênicos de diversas maneiras, incluindo melhor produção de energia, maior atividade do miocárdio, maior concentração de hemoglobina, maior massa muscular e menor massa gorda. Os suplementos de *ginseng* estiveram disponíveis por muitos anos e foram pesquisados de modo bastante amplo com relação a possível ajuda ergogênica. No entanto, como foi indicado,[5] e como foi concluído em uma revisão,[122] o melhor desempenho físico após a administração de *ginseng* em pesquisas bem elaboradas precisa ser demonstrado. Mais recentemente, a quercetina, isto é, um flavonoide alimentar encontrado em diversas plantas, foi estudado em razão de seu potencial ergogênico. Pode funcionar como antioxidante, ser anti-inflamatório, promover a formação de mitocôndrias, e foi estudado por seus efeitos no sistema imune durante o exercício. Diversos estudos relataram que a suplementação com quercetina em jovens adultos não treinados foi associada com pequenas melhoras na capacidade de resistência,[123,124] com um dos estudos também relatando aumentos modestos, mas significativos, dos marcadores da biogênese mitocondrial.[124] Em contraste, outro estudo concluiu que a suplementação com quercetina não foi ergogênica em homens não treinados, não tendo efeito sobre a capacidade oxidativa muscular, sobre os determinantes da percepção do desempenho no exercício prolongado, ou sobre o desempenho do ciclismo.[125] Além disso, as pesquisas com indivíduos treinados no exercício são limitadas, e as disponíveis não fornecem evidência de efeitos ergogênicos significativos sobre a utilização de substrato energético, sobre a eficiência do exercício, ou sobre a percepção de esforço, mesmo durante provas de ultramaratona.[126-128] Pesquisas adicionais são necessárias para avaliar os efeitos ergogênicos da suplementação com quercetina.

Diversos outros suplementos alimentares foram estudados em razão do potencial ergogênico, mas a discussão de cada um está além do escopo deste capítulo. As sugestões de leitura no final deste capítulo fornecem informações detalhadas a respeito de suplementos específicos, e a posição oficial da ADA, dos DC e do ACSM[2] fornece uma lista de suplementos alimentares que: (a) funcionam conforme a alegação; (b) podem funcionar conforme a alegação, mas as evidências são insuficientes; (c) não funcionam conforme a alegação; ou (d) são perigosos, proibidos ou ilegais. Em relação a esse último grupo, alguns suplementos esportivos, sobretudo aqueles comercializados para aumentar a massa muscular, podem conter substâncias, adicionadas intencionalmente ou contaminadas inadvertidamente, que podem levar a um teste positivo de doping.[129] Entre os exemplos de contaminantes, estão hGH, androstenediona, deidroepiandrosterona e outros esteroides anabolizantes androgênicos.[2] Outros ingredientes, como efedrinas e alguns fitoterápicos, podem representar sérios riscos à saúde para alguns indivíduos.[10] Informações confiáveis sobre a segurança dos suplementos alimentares estão disponíveis na Internet, no site do National Institutes of Health.[130] Quando se trata de suplementos esportivos, o risco é do consumidor.

Resumo e considerações finais

Os atletas se beneficiam muito do consumo de uma dieta saudável, balanceada e variada, mas o uso de algumas estratégias nutricionais e suplementos alimentares pode beneficiar os atletas envolvidos em certas modalidades. Os indivíduos podem responder de maneira diferente a diversas estratégias nutricionais ou suplementos alimentares; assim, os atletas e sua equipe técnica devem estar preparados para experimentar estratégias e suplementos específicos, para otimizar tanto o treinamento como o desempenho.

Referências bibliográficas

1. Brutsaert TD, Parra EJ. Med Sport Sci 2009;54:11–27.
2. American College of Sports Medicine. Med Sci Sport Exerc 2009;41:709–31.
3. Nemet D, Eliakim A. Curr Opin Clin Nutr Metab Care 2009;12:304–9.
4. Tarnopolsky MA. Clin J Sport Med 2008;18:531–8.
5. Williams MH. Sports nutrition. In: Shils ME, Shike M, Ross AC et al. Modern Nutrition in Health and Disease. 10th ed. Baltimore: Lippincott Williams & Wilkins, 2006:1723–40.
6. Donnelly JE, Blair SN, Jakicic JM et al. Med Sci Sports Exerc 2009;41:459–71.
7. American College of Sports Medicine. Med Sci Sports Exerc 2009;41:687–708.
8. Bangsbo J, Mohr M, Krustrup P. J Sports Sci 2006;24:665–74.
9. Coyle E. 2007. Sports Med 2007 37:306–11.
10. Williams MH. Nutrition for Health, Fitness, and Sport. New York: McGraw-Hill, 2010.
11. Utter AC, Kang J, Robertson RJ. Med Sci Sports Exerc 2002;34:1779–84.
12. Welsh RS, Davis JM, Burke JR. Med Sci Sports Exerc 2002;34:723–31.
13. Jeukendrup A. Sports Sci Exchange 2007;20:1–6.
14. Koh-Banerjee PK, Ferreira MP, Greenwood M et al. Nutrition 2005;21:312–9.
15. Dunne L, Worley S, Macknin M. Clin J Sport Med 2006;16:68–71.
16. Kerksick C, Rasmussen C, Bowden R et al. Int J Sport Nutr Exerc Metab 2005;15:653–64.
17. Sahlin K, Harris RC. Acta Physiol 2008;194:283–91.
18. Sahlin K, Sallstedt EK, Bishop D et al. J Physiol Pharmacol 2008;59(Suppl):19–30.
19. Brown R, Cox C. Am J Med Sports 2001;3:75–86.
20. Shaw CS, Clark J, Wagenmakers AJ. Annu Rev Nutr 2010;30:13–34.
21. Havemann L, West SJ, Goedecke JH et al. J Appl Physiol 2006;100:194–202.
22. Cornish SM, Chilibeck PD. Appl Physiol Nutr Metab 2009;34:49–59.
23. Walser B, Stebbins CL. Eur J Appl Physiol 2008;104:455–61.
24. Peoples GE, McLennan PL, Howe PR et al. J Cardiovasc Pharmacol 2008;52:540–7.
25. Bortolotti M, Tappy L, Schneiter P. Clin Nutr 2007;26:225–30.
26. Nieman DC, Henson DA, McAnulty SR et al. Int J Sport Nutr Exerc Metab 2009;19:536–46.
27. Whigham LD, Watras AC, Schoeller DA. Am J Clin Nutr 2007;85:1203–11.
28. Schoeller DA, Watras AC, Whigham LD. Appl Physiol Nutr Metab 2009;34:975–8.
29. Pinkoski C, Chilibeck PD, Candow DG et al. Med Sci Sports Exerc 2006;38:339–48.
30. Kennedy A, Martinez K, Schmidt S et al. J Nutr Biochem 2010;21:171–9.
31. Williams MH. Nutritional Aspects of Human Physical and Athletic Performance. Springfield, IL: Charles C Thomas, 1985.
32. Kingsley M. Sports Med 2006;36:657–69.
33. Stephens FB, Constantin-Teodosiu D, Greenhaff PL. J Physiol 2007;581:431–44.
34. Kreider RB, Campbell B. Phys Sportsmed 2009;37:13–21.
35. Fielding RA, Parkington J. Nutr Clin Care 2002;5:191–6.
36. Food and Nutrition Board, Institute of Medicine. Dietary Reference Intakes for Energy, Carbohydrates, Fiber, Fat, Protein and Amino Acids (Macronutrients). Washington, DC: National Academy Press, 2002.
37. Rennie MJ. Int J Sport Nutr Exerc Metab 2001;11:S170–76.
38. Campbell, B., Kreider, RB, Ziegenfuss T et al. J Int Soc Sports Nutr 2007;4:8.
39. Paddon-Jones D, Rasmussen BB. Curr Opin Clin Nutr Metab Care 2009;12:86–90.
40. Howarth KR, Moreau NA, Phillips SM et al. J Appl Physiol 2009;106:1394–402.
41. van Loon L. Int J Sport Nutr Exerc Metab 2007;17:S104–S117.
42. Gibala MJ. Sports Sci Exchange 2002;15:1–4.
43. Saunders M. Int J Sport Nutr Exerc Metab 2007;17:S87–S103.
44. Millard-Stafford M, Childers WL, Conger SA et al. Curr Sports Med Rep 2008;7:193–201.
45. Gibala, M. Sports Med 2007;37:337–40.
46. Toone RJ, Betts JA. Int J Sport Nutr Exerc Metab 2010;20:34–43.
47. Macdermid, P, Stannard, S. J Sport Nutr Exerc Metab 2006;16:65–77.
48. Williams MH. Int J Soc Sports Nutr 2005;2:63–67.
49. Wu G, Bazer FW, Davis TA et al. Amino Acids 2009;37:153–68.
50. Liu TH, Wu CL, Chiang CW et al. J Nutr Biochem 2009;20:462–8.
51. McConell G. Curr Opin Clin Nutr Metab Care 2007;10:46–51.
52. Fahs CA, Heffernan KS, Fernhall B. Med Sci Sports Exerc 2009;41:773–9.
53. Liu TH, Wu CL, Chiang CW et al. J Nutr Biochem 2009;20:462–8.
54. McConell GK, Huynh NN, Lee-Young RS et al. Am J Physiol Endocrinol Metab 2006;290:E60–E66.
55. Sweeney KM, Wright GA, Glenn Brice A et al. J Strength Cond Res 2010;24:79–87.
56. Derave W, Everaert I, Beeckman S et al. Sports Med 2010;40:247–63.
57. Trudeau, F. Sports Med 2008;38:9–16.
58. Negro M, Giardina S, Marzani B et al. J Sports Med Phys Fitness 2008;48:347–51.
59. Tipton KD, Elliott TA, Ferrando AA et al. Appl Physiol Nutr Metab 2009;34:151–61.
60. Gleeson M. J Nutr 2008;138:2045S–49S.
61. Phillips G. Curr Sports Med Rep 2007;6:265–68.
62. Nissen S, Sharp R, Ray M et al. J Appl Physiol 1996;81:2095–2104.
63. Palisin T, Stacy J. Curr Sports Med Rep 2005;4:220–23.
64. Rowlands DS, Thomson JS. J Strength Cond Res 2009;23:836–46.
65. Volpe S. Clin Sports Med 2007;26:119–30.
66. Woolf K, Manore M. Int J Sport Nutr Exerc Metab 2006;16:453–84.
67. Singh A, Moses DM, Deuster PA. Med Sci Sports Exerc 1992;24:726–32.
68. Telford R, Catchpole EA, Deakin V et al. Int J Sport Nutr 1992;2:135–53.
69. Powers SK, Hamilton K. Clin Sports Med 1999;18:525–36.
70. Nalbant O, Toktas, N, Toraman NF et al. Aging Clin Exp Res 2009;21:111–21.
71. Zoppi CC, Hohl R, Silva FC et al. J Int Soc Sports Nutr 2006;13:37–44.
72. Nieman DC. Can J Appl Physiol 2001;26:S45–55.
73. Nieman DC, Henson DA, McAnulty SR et al. J Appl Physiol 2002;92:1970–7.
74. McGinley C, Shafat A, Donnelly AE. Sports Med 2009;39:1011–32.
75. Teixeira VH, Valente HF, Casal SI et al. Med Sci Sports Exerc 2009;41:1752–60.
76. Close GL, Ashton T, Cable T et al. Br J Nutr 2006;95:976–81.
77. Jackson C, Gaugris S, Sen SS et al. QJM 2007;100:185–92.
78. Maïmoun L, Sultan C. Calcif Tissue Int 2009;85:277–86.
79. National Institutes of Health. Ann Intern Med 2006;145:364–71.
80. Zemel M. J Am Coll Nutr 2005;24:537S–46S.
81. Trowman R, Dumville JC, Hahn S et al. Br J Nutr 2006;95:1033–8.
82. White KM, Lyle RM, Flynn MG et al. Int J Sport Nutr Exerc Metab 2006;16:565–79.
83. Folland JP, Stern R, Brickley G. J Sci Med Sport 2008;11:464–8.
84. Nielsen F, Lukaski H. Magnes Res 2006;19:180–9.

85. Newhouse IJ, Finstad EW. Clin J Sport Med 2000;10:195–200.
86. Peeling P, Dawson B, Goodman C et al. Eur J Appl Physiol 2008;103:381–91.
87. McClung JP, Karl JP, Cable SJ et al. Am J Clin Nutr 2009;90: 124–31.
88. Lukaski HC. Can J Appl Physiol 2001;26:S13–22.
89. Volpe SL. Curr Sports Med Rep 2008;7:224–9;
90. Judelson DA, Maresh CM, Anderson JM et al. Sports Med 2007;37:907–21.
91. American College of Sports Medicine, Sawka MN, Burke LM et al. Med Sci Sports Exerc 2007;39:377–90.
92. American College of Sports Medicine, Armstrong LE, Casa DJ et al. Med Sci Sports Exerc 2007;39:556–72.
93. Maughan RJ, Shirreffs SM. Int J Sport Nutr Exerc Metab 2008;18:457–72.
94. Nelson JL, Robergs RA. Sports Med 2007;37:981–1000.
95. Goulet ED, Aubertin-Leheudre M, Plante GE et al. Int J Sport Nutr Exerc Metab 2007;17:391–410.
96. van Rosendal SP, Osborne MA, Fassett RG et al. Nutr Rev 2009;67:690–705.
97. Goulet ED. J Strength Cond Res 2010;24:74–8.
98. Evans GH, Shirreffs SM, Maughan RJ. Nutrition 2009;25:905–13.
99. van Rosendal SP, Osborne MA, Fassett RG et al. Sports Med 2010;40:113–29.
100. Gatorade Sports Science Institute. Disponível em: http://www.gssiweb.com. Acesso em 10 de maio de 2010.
101. Maughan RJ, Depiesse F, Geyer H et al. J Sports Sci 2007;25(Suppl): S103–13.
102. Graham TE, Battram DS, Dela F et al. Appl Physiol Nutr Metab 2008;33:1311–8.
103. Tarnopolsky MA. Appl Physiol Nutr Metab 2008;33:1284–9.
104. Davis JK, Green JM. Sports Med 2009;39:813–32.
105. Goldstein ER, Ziegenfuss T, Kalman D et al. J Int Soc Sports Nutr 2010;7:5.
106. Burke LM. Appl Physiol Nutr Metab 2008;33:1319–34.
107. Astorino TA, Roberson DW. J Strength Cond Res 2010;24:257–65.
108. Ganio MS, Klau JF, Casa DJ et al. J Strength Cond Res 2009;23:315–24.
109. Warren GL, Park ND, Maresca RD et al. Med Sci Sports Exerc 42:1375–87.
110. Haller CA, Benowitz NL. N Engl J Med 2000;343:1833–8.
111. Coiro V, Casti A, Saccani Jotti G et al. Neuro Endocrinol Lett 2007;28:145–8.
112. El-Sayed MS, Ali N, El-Sayed Ali Z. Sports Med 2005;35:257–69.
113. McNaughton LR, Siegler J, Midgley A. Curr Sports Med Rep 2008;7:230–6.
114. Lindh AM, Peyrebrune MC, Ingham SA et al. Int J Sports Med 2008;29:519–23.
115. Vanhatalo A, McNaughton LR, Siegler J et al. Med Sci Sports Exerc 2010;42:563–70.
116. Buford TW, Kreider RB, Stout JR et al. J Int Soc Sports Nutr 2007;30;4:6.
117. Lopez RM, Casa DJ, McDermott BP et al. J Athl Train 2009;44:215–23.
118. Dalbo VJ, Roberts MD, Stout JR et al. Br J Sports Med 2008;42:567–73.
119. Adhihetty PJ, Beal MF. Neuromol Med 2008;10:275–90.
120. Andres RH, Ducray AD, Schlattner U et al. Brain Res Bull 2008; 76:329–43.
121. Gualano B, Artioli GG, Poortmans JR et al. Amino Acids 2010;38: 31–44.
122. Bahrke MS, Morgan WP, Stegner A. Int J Sport Nutr Exerc Metab 2009;19:298–322.
123. Davis JM, Carlstedt CJ, Chen S et al. Int J Sport Nutr Exerc Metab 2010;20:56–62.
124. Nieman DC, Williams AS, Shanely RA et al. Med Sci Sports Exerc 2010;42:338–45.
125. Cureton KJ, Tomporowski PD, Singhal A et al. J Appl Physiol 2009;107:1095–104.
126. Dumke CL, Nieman DC, Utter AC et al. Appl Physiol Nutr Metab 2009;34:993–1000.
127. Utter AC, Nieman DC, Kang J et al. Res Sports Med 2009;17:71–83.
128. Quindry JC, McAnulty SR, Hudson MB et al. Int J Sport Nutr Exerc Metab 2008;18:601–16.
129. Geyer H, Parr MK, Koehler K et al. J Mass Spectrom 2008;43:892–902.
130. National Institutes of Health. Disponível em: http://nccam.nih.gov/health/supplements. Acesso em 25 de maio de 2010.

Sugestões de leitura

Burke L, Deakin V. Clinical Sports Nutrition. New York: McGraw-Hill, 2009.

Clark N. Nancy Clark's Sports Nutrition Guidebook. Champaign, IL: Human Kinetics, 2008.

Dunford M, ed. Sports Nutrition. Chicago: American Dietetic Association, 2005.

Jeukendrup A, Gleeson M. Sport Nutrition. Champaign, IL: Human Kinetics, 2010.

Williams MH. Nutrition for Health, Fitness, and Sport. New York: McGraw-Hill, 2010.

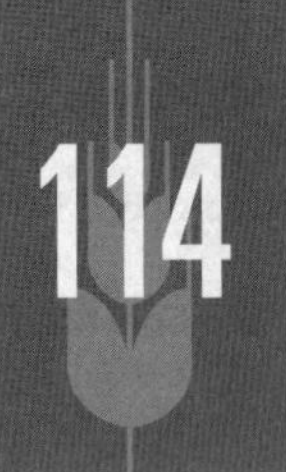

114 A ciência em evolução dos suplementos alimentares*

Christine A. Swanson, Paul R. Thomas e Paul M. Coates

Os suplementos alimentares são um grupo heterogêneo de produtos que contêm um ou mais nutrientes, plantas medicinais ou vários outros ingredientes, principalmente originários de fontes naturais, das quais são extraídos ou obtidos por síntese química e então transformados em produtos acabados. Os suplementos alimentares estão disponíveis de forma ampla para compra sem receita médica e são vendidos na forma de cápsulas, comprimidos, soluções e inúmeras outras formas farmacêuticas. As propagandas de suplementos e, cada vez mais, de alimentos convencionais que contêm ingredientes suplementares, com frequência apregoam potenciais benefícios à saúde, além da nutrição básica.

A suplementação alimentar não é um conceito novo. No início do século XX, o óleo de fígado de bacalhau e seus concentrados eram vendidos nos Estados Unidos como fonte suplementar das vitaminas A e D. Suplementos com esses e outros nutrientes passaram a ser vendidos em mercearias em meados da década de 1930, e os primeiros multivitamínicos em forma de comprimido foram lançados no início da década de 1940.[1,2] O número e a variedade dos suplementos alimentares expandiram-se enormemente e passaram a incluir não nutrientes; hoje, estima-se que há dezenas de milhares de produtos disponíveis no mercado, cujas vendas somente nos Estados Unidos ultrapassaram US$30 bilhões em 2011.[3]

Nos Estados Unidos, os suplementos alimentares são fiscalizados principalmente pela Food and Drug Administration (FDA), assim como os medicamentos e a maioria dos alimentos. O *Dietary Supplement Health and Education Act* (DSHEA), de 1994, criou o primeiro marco regulatório para essa classe de produtos. Os suplementos alimentares foram definidos juridicamente como produtos que contivessem vitaminas, minerais, plantas medicinais ou drogas vegetais, aminoácidos, "uma substância alimentar... para suplementar a dieta mediante aumento da ingestão alimentar total [p. ex., enzimas ou tecidos provenientes de órgãos ou glândulas]" ou "concentrado, metabólito, componente, extrato ou combinação" de qualquer um destes ingredientes.[4] A descrição também assinala que o produto deve ser destinado ao uso por via oral, não pode ser representado como alimento convencional nem como único alimento de uma refeição ou da dieta e sua rotulagem deve indicar que é um suplemento alimentar. Mais detalhes a respeito das responsabilidades da FDA no tocante à regulamentação dos suplementos alimentares e das responsabilidades dos fabricantes norte-americano em relação à comercialização desses produtos estão disponíveis no *site* http://www.fda.gov/Food/DietarySupplements/default.htm.[5]

Conforme o DSHEA, os suplementos alimentares são considerados alimentos e, portanto, não requerem prévia aprovação formal pela FDA. Contudo, fabricantes que desejem utilizar um "novo ingrediente alimentar" precisam notificar a FDA antes de iniciar a comercialização. Como não são medicamentos, os suplementos alimentares não podem ser promovidos como prevenção, tratamento ou cura para quaisquer doenças ou agravos específicos.[6] Porém, após a compra, o

*__Abreviaturas__: **AMRM**, *Analytical Methods and Reference Materials* (Métodos Analíticos e Materiais de Referência); **ATBC**, *Alpha-Tocopherol, Beta Carotene Cancer Prevention Study* (Estudo sobre Prevenção de Câncer com Alfatocoferol e Betacaroteno); **DSHEA**, *Dietary Supplement Health and Education Act* (Lei de Educação e Saúde de Suplementação Dietética); **ECR**, ensaio clínico randomizado; **FDA**, Food and Drug Administration (Agência Reguladora de Medicamentos e Alimentos dos Estados Unidos); **MCA**, medicina complementar e alternativa; **NCCAM**, National Center for Complementary and Alternative Medicine (Centro Nacional de Medicina Complementar e Alternativa dos Estados Unidos); **NEA**, notificação de evento adverso; **NHANES**, *National Health and Nutrition Examination Survey* (Pesquisa Nacional sobre Saúde e Nutrição dos Estados Unidos); **NHIS**, *National Health Information Survey* (Pesquisa Nacional sobre Informação de Saúde dos Estados Unidos); **NIH**, National Institutes of Health (Instituto Nacional de Saúde dos Estados Unidos); **ODS**, Office of Dietary Supplements (Escritório de Suplementos Dietéticos); **SNVNM**, suplementos não vitamínicos e não minerais.

consumidor pode usá-los para esses fins. Nos Estados Unidos, a Federal Trade Commission é responsável pela regulação e fiscalização da propaganda de suplementos alimentares disponíveis no mercado.[7]

Nos Estados Unidos, é comum o uso de suplementos alimentares como parte de rotinas pessoais e proativas de saúde para garantir a ingestão adequada de nutrientes, manter a saúde, prevenir doenças e, em alguns casos, tratar ou controlar vários problemas de saúde e moléstias, alguns de menor gravidade (p. ex., indigestão leve) e outros que exigem supervisão médica. Alguns consumidores e profissionais da saúde consideram o uso de suplementos alimentares essencial para a obtenção da saúde ideal, juntamente com a atenção à nutrição adequada, o condicionamento físico, o controle do estresse e o desenvolvimento emocional e espiritual. Em muitos casos, o uso de suplementos é recomendado aos pacientes por profissionais da saúde convencional e por praticantes da medicina complementar e alternativa (MCA). Esse grupo tende a dar maior destaque à atenção holística em saúde e frequentemente inclui os naturopatas – médicos que enfatizam o uso de remédios "naturais".

Muitos dos suplementos alimentares atuais contêm ingredientes derivados de plantas medicinais que são usadas há milênios por povos de todo o mundo, principalmente em sistemas de medicina como a tradicional chinesa, a ayurvédica indiana e a Unani dos países árabes.[8] O alho (*Allium sativum* L.), por exemplo, já foi consumido como alimento, usado como especiaria e, mais recentemente, ingerido como suplemento por consumidores que esperam que seu uso reduza a pressão sanguínea e os níveis de colesterol no sangue. As populações mais pobres do mundo ainda dependem das plantas medicinais como medicamentos na atenção primária à saúde.[9]

Os profissionais da saúde devem perguntar a seus pacientes quais suplementos alimentares estão tomando, inclusive produtos fitoterápicos. Infelizmente, a maioria dos médicos alopatas e naturopatas nos Estados Unidos possui conhecimento inadequado da história, do embasamento em evidências e do uso apropriado dos fitoterápicos. O uso dessa prática, outrora acolhida por importantes farmacologistas que apreciavam a farmacognosia, requer perícia em uma gama diversa e desafiadora de disciplinas que vão da etnobotânica aos métodos contemporâneos em química de produtos naturais. Outros conhecimentos indispensáveis incluem a bioquímica vegetal, inclusive a compreensão do papel e das funções dos metabólitos secundários das plantas e sua farmacologia no organismo humano.[10] Muitos destes metabólitos secundários de origem vegetal foram transformados em ingredientes farmacêuticos amplamente usados nos dias de hoje.[11] As plantas com potenciais propriedades medicinais contêm inúmeros componentes bioativos, e podem ter efeitos benéficos, adversos ou mesmo não ter efeito observável sobre a saúde. Ao frisar uma abordagem científica e multidisciplinar ao estudo dos fitofármacos, é possível que a "fitoterapia racional", como dizia Varo Tyler,[12] venha a ressurgir como disciplina respeitável nos Estados Unidos e nos países da Europa Ocidental, onde outrora floresceu.

Uso de suplementos alimentares nos Estados Unidos

O uso de suplementos alimentares nos Estados Unidos é avaliado por grandes pesquisas transversais com amostras representativas da população norte-americana. O padrão-ouro das pesquisas sobre o estado de saúde e comportamentos relacionados à saúde da população estadunidense civil e não institucionalizada é a *National Health and Nutrition Examination Survey* (NHANES). Essa pesquisa incorpora métodos de avaliação com o intuito de mensurar a exposição aos ingredientes de suplementos alimentares e vem sendo usada para monitorar o uso de suplementos desde a década de 1970. Coletam-se dados de prevalência para avaliar a exposição das populações pesquisadas a nutrientes e ingredientes não nutrientes. Embora dados de comercialização indiquem um aumento no uso de ingredientes específicos, os dados de levantamentos como este são a única maneira de quantificar a exposição a suplementos e descrever seu uso por diferentes grupos populacionais (p. ex., crianças, grávidas, idosos).

Pesquisas de alcance nos Estados Unidos

As primeiras informações abrangentes sobre o uso de suplementos pela população dos EUA após o DSHEA foram obtidas a partir de dados da NHANES coletados entre 1999 e 2002.[13,14] Os entrevistadores perguntaram sobre o uso de suplementos (com e sem receita médica) no mês anterior, e a maioria dos participantes forneceu as embalagens daqueles consumidos, dos quais foram obtidas informações sobre ingredientes e doses. A Figura 114.1 ilustra a prevalência do uso de qualquer suplemento entre lactentes, crianças e adultos.

Observou-se que o uso de suplementos foi menos prevalente entre os lactentes, aumentou até os 5 anos de idade e diminuiu durante a adolescência. Quase um terço das crianças consumia ao menos um suplemento alimentar, e a maioria consumia multivitamínicos, com ou sem minerais. O uso de suplementos provavelmente contribuiu consideravelmente à ingestão total de nutrientes.[14] O consumo de suplementos contendo um só ingrediente de origem vegetal (p. ex., equinácea) foi mínimo, como em outra pesquisa populacional realizada em crianças.[15]

À tendência linear de aumento no uso de suplementos entre adultos de 19 a 65 anos, seguiu-se uma estabilização.[13] Cinquenta e dois por cento relataram uso de suplementos, na seguinte ordem: multivitamínico com ou sem minerais (35%), cálcio ou antiácidos com cálcio na fórmula (35%), vitaminas E e C (12 a 13%) e vitaminas do complexo B (5%). Entre os usuários de suplementos, a maioria relatou uso diário, e aproximadamente metade relatou o uso de apenas um produto. Em comparação ao constatado na NHANES de 1988 a 1994, o uso de suplementos por adultos aumentou de forma considerável. O uso de fitoterápicos compostos de uma só planta medicinal foi mínimo.

A *National Health Information Survey* (NHIS), outro levantamento periódico de uma amostra representativa da população civil não institucionalizada dos EUA, serve de fonte primária de informações a respeito do uso da MCA. Como a

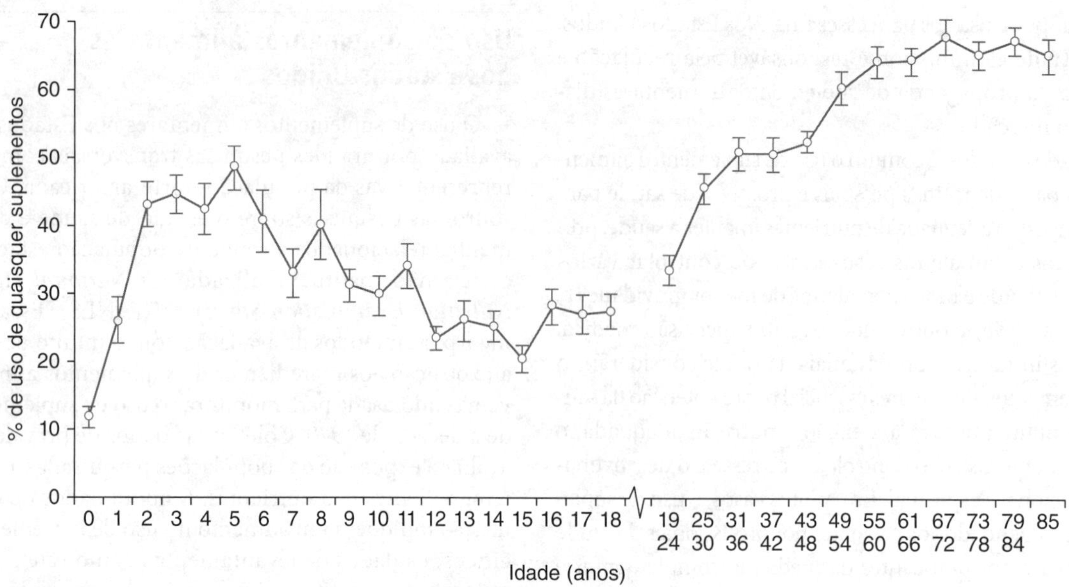

Figura 114.1 Prevalência e erro padrão do uso de suplementos alimentares nos últimos 30 dias, dividida por faixa etária, NHANES 1999-2002. (Reproduzido com permissão de Picciano MF, Dwyer JT, Radimer KL et al. Dietary supplement use among infants, children, and adolescents in the United States, 1999-2002. Arch Pediatr Adolesc Med 2007;161:978-85.)

NHANES, a NHIS é realizada pelo National Center of Health Statistics, Centers for Disease Control and Prevention, nos Estados Unidos. Desde 1988, a NHIS inclui questões a respeito do uso de suplementos não vitamínicos e não minerais (SNVNM), definidos como produtos que não contêm vitaminas nem minerais. A pesquisa de 2007 constatou que quase 18% dos adultos e 4% das crianças haviam consumido SNVNM nos últimos 30 dias.[16] Entre adultos, os cinco SNVNM mais comumente utilizados foram óleo de peixe/ácidos graxos ômega-3, glucosamina, equinácea, linhaça e ginseng. Os mais consumidos pelas crianças foram equinácea, óleo de peixe/ácidos graxos ômega-3, combinações de fitoterápicos e produtos à base de linhaça. O uso de produtos fitoterápicos diminuiu entre a pesquisa de 2002 e a de 2007, mas os períodos de exposição foram diferentes nas duas pesquisas, o que tornou um pouco incerta esta alteração observada ao longo do tempo.

Contribuição dos suplementos à ingestão total de nutrientes

O uso de suplementos alimentares que contêm nutrientes ajuda algumas pessoas a atingirem a ingestão recomendada de vitaminas e minerais, mas faz outras consumirem mais que o necessário (ou pode mesmo ter os dois efeitos na mesma pessoa, dependendo do nutriente). Ambas as situações já foram observadas.[17,18] Embora as estimativas de ingestão de nutrientes dependam da qualidade dos alimentos e de bancos de dados sobre suplementos alimentares, as avaliações da adequação ou do excesso da ingestão de nutrientes também refletem a validade dos valores de referência utilizados.

Métodos de avaliação da exposição

Como observado com os métodos para avaliação da ingestão alimentar, não há uma abordagem padrão para a obtenção de dados qualitativos ou quantitativos a respeito do uso de suplementos alimentares. O registro com exatidão do consumo habitual pode ser uma tarefa complicada do ponto de vista cognitivo.[19] Tendo em vista a variação das questões a respeito do uso de suplementos, é improvável que entrevistados descrevam seu uso de tais produtos de maneira padronizada, o que dificulta as comparações entre estudos. Os próprios pesquisadores usam enfoques bastante diferentes para a classificação dos suplementos, principalmente dos de origem vegetal. Além disso, muitos pesquisadores não levam em consideração a incerteza qualitativa inerente à avaliação da exposição aos suplementos.[20,21] A exposição se baseia nos produtos comercializados, cuja composição difere entre uma marca e outra. Alguns pesquisadores não deixam claro se foram usados valores-padrão ou dados referentes à composição de suplementos específicos. Mesmo a obtenção de informações diretamente da rotulagem dos suplementos não garante a exatidão da avaliação quantitativa, pois os dados declarados no rótulo em geral não são baseados em métodos validados de análise química. O impacto destes erros depende do uso e da interpretação dos dados. Recentemente, várias agências federais nos EUA vêm colaborando para melhorar os métodos utilizados para avaliar o uso de suplementos alimentares e medir a exposição a ingredientes em produtos específicos com maior exatidão.[22]

Perfil dos usuários de suplementos

Segundo pesquisas, os adultos usuários de suplementos diferem dos não usuários em vários aspectos demográficos, de estilo de vida e de saúde. Com mais frequência, os usuários são do sexo feminino, mais velhos, com maior escolaridade, de raça ou etnia branca e não hispânica, fisicamente ativos e eutróficos ou abaixo do peso, e têm maior probabilidade de relatar saúde excelente ou muito boa.[13,23] Os usuários de suplementos fitoterápicos também podem diferir dos que só consomem suplementos à base de nutrientes. Por exemplo, as evidências indicam que o uso de fitoterápicos está associado à falta de seguro-saúde e ao acesso limitado a serviços convencionais de atenção à saúde.[24]

Qualidade e segurança dos suplementos alimentares

Tanto os consumidores como as agências reguladoras esperam que o conteúdo declarado nos rótulos dos suplementos corresponda com exatidão ao conteúdo do produto comercializado, e que os suplementos sejam seguros quando utilizados conforme indicado. A ConsumerLab.com, uma empresa que já testou mais de 2.400 suplementos alimentares ao longo de mais de 11 anos, constatou que aproximadamente 1 em cada 4 destes produtos apresenta problemas de qualidade; o mais comum é a insuficiência quantitativa ou qualitativa dos ingredientes, seguido pela contaminação por metais pesados.[25] Neste contexto, as agências que financiam pesquisas relacionadas aos suplementos alimentares esperam que os pesquisadores que solicitam apoio financeiro sejam capazes de caracterizar de forma adequada as intervenções a serem utilizadas em suas pesquisas pré-clínicas e clínicas. Essas expectativas são definidas pela qualidade dos produtos, o que também é essencial para a segurança dos produtos.

Qualidade dos produtos naturais

A qualidade dos produtos é determinada em grande parte pela identidade, pureza e composição química de seus ingredientes. A avaliação dessas propriedades está intrinsecamente ligada à disponibilidade de métodos analíticos qualitativos e quantitativos. O contexto e os desafios associados ao desenvolvimento de um programa de métodos analíticos fogem ao propósito deste capítulo, mas se encontram resumidos na literatura.[22,26] No que diz respeito aos EUA, a evolução do programa *Analytical Methods and Reference Materials* (AMRM) do *Office of Dietary Supplements* (ODS) dos National Institutes of Health (NIH) é atualizada periodicamente no site do ODS (http://ods.od.nih.gov).

Em 2003, o programa de métodos analíticos do ODS estava progredindo em ritmo acelerado como resultado de uma convergência de eventos envolvendo várias partes com interesse direto nos suplementos alimentares. Quando a FDA anunciou sua intenção de instituir boas práticas de fabricação (GMP) para suplementos alimentares, a indústria de suplementos reconheceu e assinalou a necessidade de métodos analíticos apropriados para facilitar sua adesão às novas regulamentações da FDA.[27] Mais ou menos na mesma época, os pesquisadores que solicitavam apoio financeiro do NIH para pesquisas relacionadas a suplementos alimentares enfrentavam cada vez mais dificuldades de obter financiamento, pois não conseguiam atender às diretrizes de integridade de produto, especificamente as determinadas pelo National Center for Complementary and Alternative Medicine (NCCAM). O propósito dessas diretrizes, que foram convertidas em política pública (http://nccam.nih.gov/research/policies/naturalproduct.htm),[28] era aprimorar a qualidade das pesquisas propostas e assegurar a interpretabilidade e reprodutibilidade das pesquisas financiadas pela organização. Diretrizes parecidas já foram propostas por vários periódicos atuantes na área de pesquisa em produtos naturais.[29-31] O NIH patrocinou uma oficina para abordar a pesquisa clínica sobre várias intervenções com produtos à base de soja. Foram debatidas várias questões, inclusive a heterogeneidade e caracterização inadequada das intervenções com soja, e foi publicada uma diretriz para futuras pesquisas clínicas sobre essas intervenções.[32]

O ODS foi instruído a liderar os esforços para atender as necessidades de análise dos vários interessados diretos no setor de suplementos alimentares e facilitar a colaboração entre vários grupos científicos e profissionais. Talvez o melhor indicador da evolução do programa AMRM seja a publicação de mais de cem métodos analíticos oficiais e validados para ingredientes de suplementos alimentares, a maioria publicada no Journal of the American Organization of Analytical Chemists International. Antes do programa, esse periódico jamais havia publicado um artigo do tipo. Uma das primeiras tarefas, e talvez uma das mais desafiadoras, foi o desenvolvimento de métodos validados para suplementos multivitamínicos-minerais. A lista de métodos disponíveis ao público também inclui vários nutrientes e compostos fitoquímicos não nutrientes, tanto em forma de matéria-prima como de produto acabado. Mais métodos analíticos validados são necessários para continuar o desenvolvimento de um banco de dados de ingredientes de suplementos alimentares baseado em análises químicas.[33]

O programa AMRM também financia pesquisas organizadas por cientistas nos National Institutes of Standards and Technology dos EUA para o desenvolvimento de *Standard Reference Materials** (SRM). Os SRM são utilizados para vários fins, como na elaboração de métodos analíticos exatos por laboratórios de pesquisa e para assegurar o desempenho e a adequação a longo prazo de programas de garantia da qualidade em análises. Já estão disponíveis SRM relevantes ao setor de suplementos alimentares, inclusive para o produto mais amplamente usado pelos consumidores (multivitamínicos e minerais), para ingredientes de suplementos alimentares utilizados como materiais de teste ou agentes de intervenção pela comunidade acadêmica (p. ex., carotenoides em forma de extrato) e para análises (p. ex., 25-hidroxivitamina D) em matrizes relevantes para o monitoramento nutricional da população[34] e para a prática clínica.

Segurança dos suplementos alimentares

Por lei, todo fabricante de suplementos alimentares é responsável por assegurar que seus produtos sejam seguros antes de comercializá-los. A FDA é responsável por tomar providências contra suplementos que apresentem riscos significativos ou inadmissíveis à saúde descobertos após a comercialização. Ela realiza essas atividades de vigilância pós-comercialização mediante acompanhamento e avaliação de notificações de eventos adversos (NEA) e revisão da literatura científica a respeito de segurança. Qualquer profissional da saúde ou consumidor pode notificar um evento adverso à FDA em caráter voluntário, por telefone, correio eletrônico, carta ou *on-line*, por meio do sistema *MedWatch*. Além disso,

*N.T.: São materiais de referência certificados pelo NIST que atendem a uma série de critérios específicos.

desde 2008, é compulsória a notificação à FDA pelos fabricantes de suplemento de qualquer evento adverso sério que seja informado ao laboratório.[35]

As NEA não provam que um ingrediente é perigoso, pois a integralidade e a qualidade dessas notificações variam muito, assim como a quantidade de informações clínicas detalhadas nelas contidas, e pode haver fatores de confusão envolvidos na associação entre o produto e o evento adverso (p. ex., uso concomitante de medicamentos). Mesmo assim, as NEA ajudam a agência a identificar sinais precoces de que um produto possa apresentar risco à segurança do consumidor. Em 2011, a FDA recebeu 1.777 NEA referentes a suplementos alimentares.[36] Utilizando as NEA e a literatura científica, a FDA já identificou vários suplementos alimentares problemáticos e tomou as devidas providências. Por exemplo, em 2004, a agência proibiu a comercialização de produtos que contenham alcaloides da efedrina. A efedra, um estimulante, já foi largamente utilizada para perda de peso e para aumentar os níveis de energia e o desempenho esportivo, mas sua ação farmacológica assemelha-se à das anfetaminas. O uso da efedra, principalmente em combinação com plantas que são fonte de cafeína, como o guaraná, provocou óbitos, acidentes vasculares cerebrais (AVC), convulsões e lesões cardíacas e no sistema nervoso central. A FDA também emitiu avisos advertindo contra o uso de suplementos que contenham kava (hepatotoxicidade), ácido aristolóquico (nefropatia) e confrei (danosos ao fígado e a outros órgãos).

Suplementos alimentares nas doenças crônicas

Nos Estados Unidos e em vários outros países ocidentalizados, deixou-se de enfatizar a prevenção e o tratamento das doenças relacionadas a deficiências nutricionais e popularizaram-se as intervenções nutricionais que objetivam a prevenção das doenças crônicas. Essa tendência se deve, em grande parte, aos resultados de estudos de coorte prospectivos, muitos dos quais identificaram certos padrões alimentares ou nutrientes individuais como fatores de risco modificáveis que apresentam potencial significativo para reduzir a morbidade.

Os ensaios clínicos randomizados (ECR) são amplamente considerados de um nível de evidência superior ao dos estudos observacionais, graças à vantagem da alocação aleatória dos participantes do ensaio para grupos-placebo e tratamento de modo a eliminar a possibilidade de vieses. Entre todos os ECR já realizados sobre dieta e doenças crônicas, o câncer foi o tema que mais recebeu atenção. Ao contrário dos resultados promissores obtidos com estudos observacionais, os achados de ECR realizados com o intuito de examinar a eficácia da modificação da dieta e da suplementação alimentar para prevenir o câncer têm sido decepcionantes.

Suplementação com nutrientes

A eficácia da suplementação com vários nutrientes antioxidantes foi um dos primeiros temas a ser abordado em grandes ensaios clínicos com desfechos relacionados ao câncer. A ligação entre nutrientes antioxidantes e redução do risco de câncer foi inferida a partir de padrões alimentares associados com tal redução de risco, constatados em estudos observacionais, e também embasada por dados pré-clínicos. Em retrospectiva, foi precipitado atribuir os efeitos benéficos de dietas ricas em frutas e vegetais a componentes específicos com ação antioxidante.

O ensaio Alpha-Tocopherol, Beta-Carotene Cancer Prevention Study (ATBC)[37] proporcionou importantes lições a respeito da possibilidade de a suplementação ter consequências inesperadas. O ensaio foi concebido para avaliar a eficácia da suplementação com alfatocoferol e betacaroteno em reduzir o risco de câncer de pulmão entre fumantes finlandeses do sexo masculino. Inesperadamente, constatou-se uma associação entre a intervenção com betacaroteno e um aumento, em vez de redução, no risco de câncer de pulmão. Logo depois, constatou-se que a combinação de betacaroteno e retinol também estava associada a um maior risco de câncer de pulmão entre homens tabagistas ou com antecedentes de tabagismo.[38] Estudos experimentais subsequentes realizados em animais providenciaram uma possível explicação bioquímica para o maior risco observado quando a suplementação com betacaroteno é combinada com a exposição à fumaça de cigarro.[39] O ensaio ATBC foi duramente criticado, mas esta pesquisa foi bem-feita e realizada em parte para abordar uma importante questão relacionada de forma direta a condutas clínicas propostas, pois estava-se considerando seriamente recomendar a suplementação com antioxidantes para fumantes sem que houvesse qualquer evidência da eficácia desta intervenção.

Outros pesquisadores[40-43] opinaram a respeito das imperfeições e armadilhas em potencial dos ECR que envolvem modificação da dieta e suplementação com nutrientes. Uma crítica comumente dirigida às pesquisas com suplementação é a visão reducionista que contrapõe o uso de nutrientes à modificação da dieta. Embora essa crítica seja razoável, a superioridade das abordagens holísticas para a prevenção de doenças crônicas na população não é fato consumado. O estado nutricional basal pode ser um determinante importante da resposta, como indicam os resultados de intervenções nutricionais realizadas em uma amostra de adultos chineses com desnutrição documentada e altos índices de cânceres de esôfago e estômago.[44] Constatou-se redução da mortalidade total em adultos randomizados para receber selênio, vitamina E e betacaroteno em doses não superiores a duas vezes a ingestão dietética recomendada (valores de 1980). A redução do risco de óbito foi atribuída principalmente a uma redução na incidência de câncer.

Suplementação com fitoterápicos

Por vários motivos, inclusive a falta de métodos adequados para avaliação da exposição, o uso de plantas medicinais como fitofármacos não se presta facilmente ao estudo observacional. Os resultados dos poucos ECR de intervenções fitoterápicas para prevenção e tratamento de doenças crônicas realizados com apoio financeiro do NIH têm sido decepcionantes, porém instrutivos. O patrocínio de ECR de intervenções fitoterápicas pelo NIH é relativamente recente, e essas intervenções apresentam uma série de desafios à pesquisa bem diferentes dos habituais. Aqui, este tema será ilustrado por um único ECR com enfoque em tratamento.

Um dos primeiros ECR com apoio financeiro do NIH relevantes para o tema da suplementação alimentar envolveu a planta medicinal chamada erva-de-são-joão (*Hypericum perforatum* L.). O apoio financeiro do NCCAM e do ODS ao ensaio foi motivado em grande parte pela disponibilidade cada vez maior de produtos à base de erva-de-são-joão para o tratamento da depressão, geralmente sem supervisão médica. O *H. perforatum* L. contava com uma longa história do uso de produtos bem caracterizados e vendidos com receita médica na Europa. O NIH determinou que era necessário avaliar a eficácia e segurança da erva-de-são-joão para o tratamento da depressão maior em uma população supervisionada de pacientes estadunidenses.

Pesquisadores do NIH e colaboradores de outras instituições acadêmicas conceberam e realizaram um ECR[45] a fim de avaliar a eficácia de um extrato de *H. perforatum* L. bem caracterizado e cuja efetividade havia sido relatada em estudos clínicos realizados na Alemanha. Os pacientes foram randomizados para receber placebo, o extrato de erva-de-são-joão ou um medicamento comparador ativo (sertralina) por 8 semanas. O delineamento do estudo levou em consideração a possibilidade de dosagem variável do extrato vegetal e da sertralina, o que permitia o aumento escalonado das doses. A composição química das plantas, sobretudo no tocante aos seus metabólitos secundários, pode ser altamente variável e influenciada por inúmeros fatores, inclusive clima, condições de plantio e processamento inicial. Ao contrário de nutrientes isolados ou agentes farmacêuticos individuais obtidos de forma sintética, os extratos vegetais são impossíveis de replicar com precisão, pois tendem a ser misturas complexas de compostos químicos. Isso é importante, pois a sinergia entre vários componentes ativos em um extrato vegetal pode ser essencial para a eficácia do produto.[46] Os desafios enfrentados na padronização dos produtos de origem vegetal já foram descritos na literatura.[47]

Da mesma maneira que os nutrientes nos primeiros grandes ECR, o *H. perforatum* L. não demonstrou benefício em comparação com o placebo. A interpretação geral foi que o estudo havia demonstrado a ineficácia da erva-de-são-joão, apesar da observação que o medicamento comparador ativo (sertralina) também havia demonstrado resultados semelhantes ao placebo em dois desfechos primários. O estudo também foi criticado porque o mecanismo de ação exato do extrato vegetal não havia sido identificado antes da realização do ECR. É pouco sabido que, na maioria dos medicamentos, o mecanismo de ação exato relacionado com sua eficácia em geral ainda é incerto durante a realização de ECR essenciais para a aprovação ou mesmo após o início da comercialização. A aspirina (ácido acetilsalicílico) e seus "parentes" de venda livre, por exemplo, são amplamente utilizados para tratar dor e inflamação e são considerados eficazes, mas seus mecanismos de ação ainda são incertos.[48,49]

Não é raro que os primeiros ECR de um medicamento falhem e sejam repetidos com modificações na esperança de demonstrar benefícios e obter a aprovação do produto pela FDA. Um segundo ECR a respeito da eficácia do *H. perforatum* L. para tratamento de depressão menor já foi concluído, mas ainda não foi publicado (código identificador no sistema ClinicalTrials.gov: NCT00048815).

Perspectivas para a pesquisa em suplementos alimentares

Aprimoramento dos ensaios clínicos

A Women's Health Initiative, o maior e mais caro ECR já realizado, testou a eficácia da terapia de reposição hormonal com estrogênio, modificação da dieta e suplementação alimentar a fim de reduzir o risco de doenças crônicas em mulheres na pós-menopausa. Nem uma dieta hipolipídica, nem a suplementação com cálcio e vitamina D reduziram o risco de incidência de câncer de mama ou de fratura de fêmur, respectivamente.[50,51] Após a publicação destes resultados, o NIH marcou uma reunião para debater métodos para o aprimoramento dos ensaios clínicos.[52] Foram assinalados tanto o custo e a complexidade dos ECR como as vantagens desses ensaios. Entre outras conclusões, foi determinado que os estudos de coorte prospectivos relacionados à dieta deveriam ser incentivados, pois os estudos observacionais, se bem delineados, podem complementar e subsidiar futuros ECR. Porém, as metodologias atuais para avaliação da dieta e o erro de medição inerente a elas[53] permanecem como o maior impedimento à consecução desta meta.

Biomarcadores

Os desafios são inerentes às pesquisas clínicas destinadas a investigar o papel da nutrição (inclusive da suplementação alimentar) na redução do risco de doenças crônicas, mas não são exclusivos a essas intervenções. Sempre que os desfechos de interesse de uma pesquisa resultam de um processo patológico de evolução lenta (p. ex., câncer, doenças cardíacas e perda de funções cognitivas), o tempo necessário para estudá-los pode ser bastante longo. Portanto, têm sido feitas várias tentativas de identificar marcadores durante o processo de evolução clínica que poderiam ser utilizados para indicar se uma intervenção está realmente tendo impacto sobre o desfecho da doença. Alguns exemplos são os pólipos adenomatosos como marcadores do câncer colorretal e o colesterol associado às lipoproteínas de baixa densidade (colesterol LDL) como marcador da doença arterial coronariana.

Biomarcadores substitutos poderiam permitir a concepção de ensaios clínicos mais rápidos e mais eficientes e talvez sejam úteis para orientar escolhas relacionadas à saúde, mas o uso de tais indicadores depende da qualidade dos dados que os embasam e do contexto no qual serão utilizados.[54] O Institute of Medicine desenvolveu uma estrutura para a avaliação de biomarcadores que inclui validação (demonstração da validade analítica do biomarcador mensurado), qualificação (avaliação das evidências a respeito das associações entre biomarcadores e estados patológicos, incluindo dados que demonstrem os efeitos de intervenções tanto sobre os marcadores como sobre desfechos clínicos) e uso (análise contextual baseada no uso específico proposto).[54]

A qualificação de biomarcadores substitutos é um dos maiores desafios em pesquisa, sobretudo em estudos de intervenções dietéticas e com nutrientes, pois espera-se que a magnitude de efeito seja relativamente modesta. Para que um biomarcador possa servir de forma efetiva como substituto, é preciso que um teste da intervenção e do desfecho substituto dê o mesmo resultado que a condução do estudo até o desfecho real,[55] o que é um procedimento caríssimo para a qualificação. Além disso, a qualificação de um desfecho substituto para uma exposição não implica qualificação para todas as exposições,[56] como amplamente demonstrado em medicamentos para tratamento de cardiopatias.[54] Não há evidências de que este problema não se aplique a outras exposições, como padrões alimentares, nutrientes, compostos fitoquímicos ou extratos vegetais. Finalmente, o pressuposto de que intervenções dietéticas ou nutricionais agiriam sobre um desfecho de doença crônica por uma única via biológica é conveniente, mas de uma ingenuidade incontestável.[57]

Revisões baseadas em evidências da eficácia e segurança dos suplementos alimentares

Nos Estados Unidos, o NIH financia a maioria das pesquisas sobre suplementos alimentares, investindo de US$250 a US$300 milhões por ano em botânica e química básica, pesquisas pré-clínicas e clínicas, além de levantamentos populacionais para exploração dos padrões de uso. Em 2002, o ODS implantou uma abordagem baseada em evidências para informar melhor a elaboração de agendas de pesquisa para esses produtos. O ODS já financiou revisões sistemáticas sobre mais de uma dúzia de temas, inclusive o uso de efedra para perda de peso e aprimoramento do desempenho esportivo[58] e o de multivitamínicos e multiminerais para prevenção de doenças crônicas.[59]

A revisão sistemática é um instrumento poderoso para avaliação da literatura a respeito dos efeitos de determinada intervenção sobre a saúde. Esse método envolve várias etapas,[60] e a primeira é a organização de um grupo de pesquisa. O tópico de uma revisão sistemática é enquadrado por uma série de perguntas elaboradas com precisão e cuidado. Selecionam-se critérios de elegibilidade para os estudos a serem incluídos na revisão com base nessas perguntas. Os avaliadores localizam, resumem e avaliam as evidências proporcionadas pelos estudos disponíveis que se encaixem nesses critérios; constroem tabelas de evidências e resumos; e avaliam a qualidade metodológica dos estudos. Também realizam metanálises quando apropriado. Faz-se uma síntese dos resultados e, finalmente, uma banca de avaliação técnica e pareceristas externos avaliam o relatório da revisão.

Várias revisões sistemáticas de suplementos alimentares foram de valor incalculável como insumos para pesquisas subsequentes, como nos casos da soja e dos ácidos graxos ômega-3. No caso da efedra, todos os produtos que continham essa droga vegetal foram retirados do mercado nos EUA, logo após a publicação de um relatório baseado em evidências financiado pelo NIH. Ampliando-se o leque de aplicações das revisões sistemáticas, elas já foram utilizadas para a elaboração de valores de ingestão dietética de referência,[61] das *Dietary Guidelines for Americans*[62] e das diretrizes e dos protocolos clínicos da American Dietetic Association.[63]

Ressalvas a respeito da metodologia de revisão sistemática, especificamente aplicada a tópicos em nutrição, incluem a escassez de dados de ensaios clínicos em muitos casos; as pequenas magnitudes de efeitos, que muitas vezes são mascaradas pela heterogeneidade das populações de estudo; a dificuldade em generalizar os resultados obtidos em um grupo de pacientes para uma população saudável; e o fato de que estudos não intervencionais raramente são incluídos nestas revisões. Todavia, essas ressalvas não diminuem a importância de se abordar o estudo das intervenções dietéticas (inclusive a suplementação alimentar) de maneira sistemática e transparente.

Resumo

É um tanto irônico que a maior disponibilidade e variedade dos suplementos alimentares tenha ocasionado um aumento das pesquisas com o objetivo de determinar ou reavaliar os possíveis benefícios e riscos para a saúde de nutrientes usados há décadas como ingredientes de suplementos. De forma inesperada, o DSHEA também estimulou a realização de pesquisas de ingredientes relativamente pouco utilizados nos EUA (p. ex., fitoterápicos) e promoveu pesquisas a respeito de ingredientes que são de interesse tanto para a comunidade acadêmica e clínica quanto aos consumidores (p. ex., glucosamina, ácidos graxos ômega-3 e vitamina D).

A fim de iniciar o desenvolvimento de uma base científica relevante para a suplementação alimentar, várias agências estatais reconheceram a necessidade de estabelecer prioridades de pesquisa, e grande parte desta atividade concentrou-se inicialmente na identificação de brechas de conhecimento. Ao ODS, por exemplo, foi dada a responsabilidade de elaborar um programa de métodos analíticos e materiais de referência. A disponibilidade de métodos analíticos validados e o controle de qualidade laboratorial são indispensáveis para as atividades de pesquisa relacionadas a suplementos alimentares, pois permitem aos pesquisadores monitorar o estado nutricional das populações e avaliar tendências ao longo do tempo. Bancos de dados utilizados para a avaliação de exposição aos suplementos devem ser baseados em métodos validados para caracterização química; este trabalho ainda está em curso. A fim de permitir a avaliação, interpretação, comparação e reprodução de estudos, é necessário que todos os materiais de teste estejam adequadamente caracterizados. A necessidade de caracterização adequada dos materiais de teste não é exclusividade da pesquisa sobre suplementos alimentares, mas nesta área, essa caracterização é particularmente útil às agências de fomento, aos cientistas que precisam de apoio financeiro, aos pesquisadores que realizam revisões baseadas em evidências e, em última instância, ao consumidor.

A eficácia dos ingredientes de suplementos alimentares para reduzir o risco de doenças crônicas ainda carece de esclarecimento, em grande parte por causa das dificuldades associadas à concepção e realização de ECR. São necessários mais ensaios clínicos randomizados de intervenções baseadas em suplementos, mas o número destes ensaios será limitado. Nesse ínterim, estudos de coorte prospectivos poderiam servir como insumo para futuros ECR, mas somente se a questão do erro de medição inerente aos métodos de avaliação nutricional for resolvida, o que é um desafio hercúleo. Talvez fosse melhor discutir menos a respeito de qual método de avaliação nutricional proporciona a resposta desejada e mais a respeito de qual método (ou combinação de métodos) proporciona a resposta correta.

Nos Estados Unidos, as plantas medicinais e os componentes delas derivados têm suscitado sentimentos contraditórios na comunidade científica. Muitos dos componentes químicos derivados de plantas consumidas como alimento ou especiarias são em geral considerados inofensivos, mas com potencial para melhorar a saúde. Em contrapartida, as plantas ditas medicinais e os fitofármacos são amplamente desprezados como ineficazes ou mesmo inseguros. Essa atitude crítica poderia ser muito mais equilibrada agora se a farmacognosia tivesse sido preservada como disciplina integrante da farmacologia nos Estados Unidos. Muito se fala a respeito da importância da sinergia entre os componentes internos de uma planta medicinal ou entre combinações de diferentes plantas, mas o embasamento científico é de difícil documentação, assim como o conceito de holística em nutrição. A resolução desses problemas é fundamental para o avanço da ciência em ambas as áreas e é um tema que se prestaria bem ao estudo interdisciplinar.

Agradecimentos

Os autores agradecem as contribuições da equipe do ODS e, principalmente, o trabalho da falecida Mary Frances Picciano, Ph.D., pesquisadora sênior em Nutrição do ODS de 1999 a 2010. Não há conflitos de interesse a declarar.

Referências bibliográficas

1. NIH State-of-the-Science Panel. Am J Clin Nutr 2007;85:257S–64S.
2. Apple RD. Vitamania: Vitamins in American Culture. New Brunswick, NJ: Rutgers University Press, 1996.
3. Anonymous. Nutr Bus J 2012;17:5.
4. Dietary Supplement Health and Education Act of 1994. Public Law 103–417. Disponível em: http://ods.od.nih.gov/About/DSHEA_Wording.aspx. Acesso em 14 de setembro de 2012.
5. US Food and Drug Administration. Dietary Supplements. Disponível em: http://www.fda.gov/Food/DietarySupplements/default.htm. Acesso em 14 de setembro de 2012.
6. US Food and Drug Administration. Overview of Dietary Supplements. Disponível em: http://www.fda.gov/Food/Dietary Supplements/ConsumerInformation/default.htm. Acesso em 14 de setembro de 2012.
7. Federal Trade Commission. Dietary Supplements: An Advertising Guide for Industry. Disponível em: http://business.ftc.gov/documents/bus09-dietary-supplements-advertising-guide-industry. Acesso em 17 de setembro de 2012.
8. World Health Organization. WHO Traditional Medicine Strategy 2002–2005. Geneva: World Health Organization, 2002.
9. Fowler MW. J Sci Food Agr 2006;86:1797–804.
10. Barnes S, Prasain J. Curr Opin Plant Biol 2005;8:324–8.
11. Newman DJ, Cragg GM. J Nat Prod 2007;70:461–77.
12. Robbers JE, Tyler VE. Tyler's Herbs of Choice: The Therapeutic Use of Phytomedicinals. New York: Haworth Herbal Press, 1999.
13. Radimer K, Bindewald B, Hughes J et al. Am J Epidemiol 2004; 160:339–49.
14. Picciano MF, Dwyer JT, Radimer KL et al. Arch Pediatr Adolesc Med 2007;161:978–85.
15. Briefel R, Hanson C, Fox MK et al. J Am Diet Assoc 2006;106:S52–65.
16. Barnes PM, Bloom B, Nahin RL. Natl Health Stat Report 2008:1–23.
17. Murphy SP, White KK, Park SY et al. Am J Clin Nutr 2007;85:280S–4S.
18. Bailey RL, Dodd KW, Gahche JJ et al. Am J Clin Nutr 2010;91:231–7.
19. Subar AF, Thompson FE, Smith AF et al. J Am Diet Assoc 1995; 95:781–8.
20. Park SY, Murphy SP, Wilkens LR et al. J Nutr 2006;136:1359–64.
21. Yetley EA. Am J Clin Nutr 2007;85:269S–76S.
22. Dwyer JT, Holden J, Andrews K et al. Anal Bioanal Chem 2007; 389:37–46.
23. Rock CL. Am J Clin Nutr 2007;85:277S–9S.
24. Gardiner P, Graham R, Legedza AT et al. Altern Ther Health Med 2007;13:22–9.
25. Cooperman T. Third party dietary supplement testing: ConsumerLab.com. In: Bonakdar RA. The H.E.R.B.A.L. Guide: Dietary Supplement Resources for the Clinician. Philadelphia: Lippincott Williams & Wilkins, 2010:126–30.
26. Betz JM, Fisher KD, Saldanha LG et al. Anal Bioanal Chem 2007;389:19–25.
27. Food and Drug Administration. Current Good Manufacturing Practices (CGMPs): Dietary Supplements. Disponível em: http://www.gpo.gov/fdsys/pkg/FR-2003-03-13/html/03-5401.htm. Acesso em 17 de setembro de 2012.
28. National Center for Complementary and Alternative Medicine, NIH. NCCAM Policy: Natural Product Integrity. Disponível em: http://nccam.nih.gov/research/policies/naturalproduct.htm.
29. Swanson CA. Am J Clin Nutr 2002;75:8–10.
30. Williamson EM. Phytomedicine 2001;8:401–9.
31. Gagnier JJ, Boon H, Rochon P et al. Ann Intern Med 2006;144:364–7.
32. Klein MA, Nahin RL, Messina MJ et al. J Nutr 2010;140:1192S–204S.
33. Dwyer JT, Picciano MF, Betz JM et al. J Food Comp Anal 2008; 21:S83–S93.
34. Looker AC, Pfeiffer CM, Lacher DA et al. Am J Clin Nutr 2008; 88:1519–27.
35. Food and Drug Administration. Dietary Supplements. Adverse Event Reporting. Disponível em: http://www.fda.gov/Food/GuidanceComplianceRegulatoryInformation/GuidanceDocuments/DietarySupplements/ucm171383.htm. Acesso em 17 de setembro de 2012.
36. Kux L. Federal Register 2012;77:31622–4.
37. The Alpha-Tocopherol, Beta-Carotene Cancer Prevention Study Group. N Engl J Med 1994;330:1029–35.
38. Omenn GS, Goodman GE, Thornquist MD et al. J Natl Cancer Inst 1996;88:1550–9.
39. Russell RM. Pure Appl Chem 2002;74:1461–7.
40. Byers T. CA Cancer J Clin 1999;49:353–61.
41. Byers T. Am J Epidemiol 2010;172:1–3.
42. Prentice RL. Am J Clin Nutr 2007;85:308S–13S.
43. Gann PH. JAMA 2009;301:102–3.
44. Blot WJ, Li JY, Taylor PR et al. J Natl Cancer Inst 1993;85:1483–92.
45. Hypericum Depression Trial Study Group. JAMA 2002;287:1807–14.
46. Kinghorn AD. J Pharm Pharmacol 2001;53:135–48.
47. Barrett M, Koetter U. Standardization of botanical preparations: what it does and does not tell us. In: Barrett M, ed. The Handbook of Clinically Tested Herbal Remedies. New York: Haworth Press, 2004:37–48.
48. Weissmann G. Sci Am 1991;264:84–90.
49. Amann R, Peskar BA. Eur J Pharmacol 2002;447:1–9.
50. Prentice RL, Caan B, Chlebowski RT et al. JAMA 2006;295:629–42.
51. Jackson RD, LaCroix AZ, Gass M et al. N Engl J Med 2006;354:669–83.
52. Kramer BS, Wilentz J, Alexander D et al. PLoS Med 2006;3:e144.
53. Prentice RL. J Natl Cancer Inst 2010;102:583–5.
54. Institute of Medicine. Evaluation of Biomarkers and Surrogate Endpoints in Chronic Disease. Washington, DC: National Academies Press, 2010.
55. Schatzkin A, Gail M. Nat Rev Cancer 2002;2:19–27.
56. Fleming TR, DeMets DL. Ann Intern Med 1996;125:605–13.

57. Heng HH, Bremer SW, Stevens JB et al. J Cell Physiol 2009;220:538–47.
58. Shekelle PG, Hardy ML, Morton SC et al. JAMA 2003;289:1537–45.
59. Huang HY, Caballero B, Chang S et al. Am J Clin Nutr 2007; 85:265S–8S.
60. Lichtenstein AH, Yetley EA, Lau J. J Nutr 2008;138:2297–306.
61. Yetley EA, Brule D, Cheney MC et al. Am J Clin Nutr 2009;89:719–27.
62. 2010 Dietary Guidelines Advisory Committee. NEL Evidence-Based Systematic Reviews. 2010. Disponível em: http://www.nutritionevidencelibrary.com/category.cfm?cid=21. Acesso em 14 de setembro de 2012
63. American Dietetic Association. ADA Method of Creating Evidence-Based Nutrition Practice Guidelines. 2010. Disponível em: http://www.adaevidencelibrary.com/category.cfm?cid=16&cat=0&library=EBG. Acesso em 14 de setembro de 2012

Sugestões de leitura

Dwyer JT, Picciano MF, Betz JM et al. Progress in developing analytic and label-based dietary supplement databases at the NIH Office of Dietary Supplements. J Food Compos Anal 2008;21:S83–S93.

Prentice RL, Anderson GL. The Women's Health Initiative: lessons learned. Annu Rev Public Health. 2008;29:131–50.

Lichtenstein AH, Yetley EA. Application of systematic review methodology to the field of nutrition. J Nutr 2008;138:2297–2306.

Looker AC, Pfeiffer CM, Lacher DA et al. Serum 25-hydroxyvitamin D status of the US population: 1988–1994 compared with 2000–2004. Am J Clin Nutr 2008;88:1519–27.

Ross AC, Russell RM, Miller SA et al. Application of a key events dose--response analysis to nutrients: a case study with vitamin A (retinol). Crit Rev Food Sci Nutr 2009;49:708–17.

Apêndice

A. Catharine Ross*

*Abby S. Bloch e Maurice E. Shils editaram os Apêndices da 10ª edição do livro *Nutrição moderna na saúde e na doença*, dos quais os Apêndices desta nova edição foram atualizados.

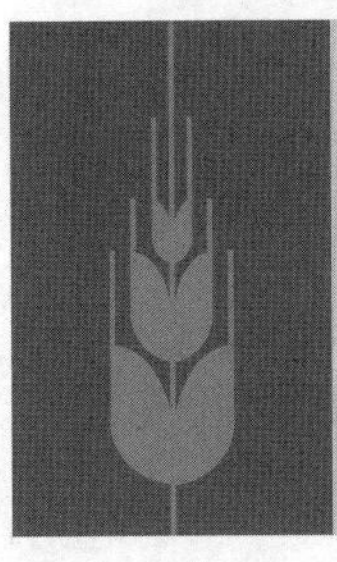

Seção I

Sites de interesse para agências profissionais e organizações norte-americanas e internacionais

Sites de organizações

Academy of Nutrition and Dietetics (antiga American Dietetic Association)	www.eatright.org
American Heart Association	www.heart.org
American Society for Parenteral and Enteral Nutrition	www.nutritioncare.org
Behavioral Counseling in Primary Care to Promote a Healthy Diet	www.uspreventiveservicestaskforce.org/uspstf/uspsdiet.htm
Codex Alimentarius (Food and Agriculture Organization/OMS)	www.codexalimentarius.org
Department of Agriculture, Economic Research Service	www.ers.usda.gov/about-ers.aspx
Department of Health and Human Services Nutrition for Seniors (National Institutes of Health, National Library of Medicine)	www.nlm.nih.gov/medlineplus/seniorshealth.html
Healthy Eating Index report	www.cnpp.usda.gov/HealthyEatingIndex.htm
Health Canada	www.hc-sg.gc.ca
International Bibliographic Information on Dietary Supplements (IBIDS) – banco de dados	www.ods.od.nih.gov/Health_Information/IBIDS.aspx
International Food Information Council Foundation	www.foodinsight.org
National Heart, Lung, and Blood Institute (NHLBI): alcançar um peso saudável	www.nhlbi.nih.gov/health/public/heart/obesity/lose_wt/index.htm
National Institute of Diabetes and Digestive and Kidney Diseases (NIDDK)	www.niddk.nih.gov
National Institute of Diabetes and Digestive and Kidney Diseases (NIDDK): controle e perda de peso	www.win.niddk.nih.gov
National Institutes of Mental Health: transtornos alimentares	www.nimh.nih.gov/health/publications/eating-disorders/complete-index.shtml

National Kidney Foundation	www.kidney.org
Nutrition and Aging information (National Resource Center on Nutrition, Physical Activity and Aging)	www.nutritionandaging.fiu.edu
Nutrition Facts Panel on Food Labels	www.nutrition.gov/shopping-cooking-meal-planning/food-labels
Office of Dietary Supplements (ODS), National Institutes of Health ODS Fact Sheets	www.ods.od.nih.gov
Oxalosis and Hyperoxaluria Foundation	www.ohf.org
The Obesity Society (antiga North American Association for the Study of Obesity)	www.obesity.org
US Department of Agriculture Food and Nutrition Information Center	www.fnin.nal.usda.gov
US Department of Agriculture Searchable Nutrient Database	www.ndb.nal.usda.gov
U.S. Government Official Web Portal	www.usa.gov

Serviços de busca e revistas médicas

A pesquisa de revistas médicas na internet, por meio de qualquer serviço de busca, apresenta uma ampla gama de opções. Por exemplo, utilizando o Yahoo e selecionando saúde como tópico, após digitar "revistas médicas" no quadro de busca, são apresentadas categorias de periódicos. Outras fontes para o acesso de publicações *on-line* são listadas a seguir.

National Library of Medicine: NLM Gateway	www.gateway.nlm.nih.gov/gw/Cmd/about.jsp
American Journal of Clinical Nutrition	www.ajcn.nutrition.org
British Journal of Nutrition	www.nutritionsociety.org/publications
Journal of the Academy of Nutrition and Dietetics	www.adajournal.org
Journal of Clinical Oncology	www.jco.ascopubs.org
Journal of the National Cancer Institute	www.jnci.oxfordjournals.org
Journal of Parenteral and Enteral Nutrition	www.pen.sagepub.com
Lista de periódicos *on-line*, Sociedades de Oncologia e Serviços da McGill University	www.internatlibs.mcgill.ca/ejournals.htm
American Cancer Society	www.cancer.org/index

Cancer Information Service (CIS)	www.cancer.gov/aboutnci/cis
CancerNet	www.cancer.gov
National Cancer Data Base (NCDB)	www.facs.org/cancer/ncdb/index.html
National Center for Complementary and Alternative Medicine	www.nccam.nih.gov
Office of Cancer Complementary and Alternative Medicine	www.cam.cancer.gov
OncoLink	www.oncolink.org
Commercial Nutrition Product Websites do Nestlé Nutrition Institute	www.nestle-nutrition.com
Ross Products, uma divisão do Abbott Laboratories	www.abbottnutrition.com
SHS North America/AllegroMedical.com	www.allegromedical.com

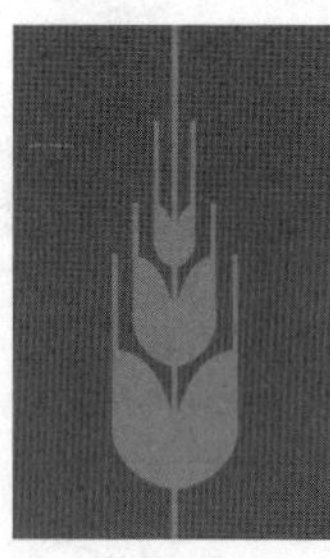

Seção II
Fatores de conversão, pesos, medidas e formação metabólica da água

Uma lista útil de pesos atômicos pode ser encontrada em: www.chem.qmul.ac.uk/iupac/AtWt (em inglês). As tabelas a seguir apresentam fatores de conversão de determinados componentes de interesse para unidades alternativas de concentração.

Fatores para conversão de nutrientes expressos e unidades métricas ou miliequivalentes em unidades do Sistema Internacional (SI).

1. Definições
   a. Peso equivalente (EW) = peso atômico do elemento/valência da forma iônica. Exemplo com o magnésio: peso atômico = 24; valência = 2+; consequentemente, EW = 12
   b. Quantidade de um eletrólito em miliequivalentes por litro (mEq/L) = mg de eletrólito/L/EW. Por exemplo: 48 mg de magnésio/L/12 = 4 mEq/L
   c. Quantidade de um eletrólito em mg/dL = (mEq/L × EW)/10
   d. Para converter mg/dL (= mg%) de um eletrólito em mEq/L: mg/dL × 10/EW = mEq/L
   e. 1 mol = 1 peso molecular ou atômico do elemento ou do composto em gramas (GMWt). Em soluções, isto é usualmente expresso como mol/L; isto é, 1 mol/L = 1 M; 1 mM (mmol) = 1 mol × 10^{-3}, 1 μM (μmol) = 1 mol × 10^{-6}; 1 nM (nmol) = 1 mol × 10^{-9}
   f. (1) Para converter mEq/L de um eletrólito ou de outros íons em solução em mmol/L: mEq/L dividido pela valência = mmol/L; p. ex., (a) 2 mEq/L de magnésio (Mg^{2+}) = 2/2 = 1 mmol/L; por exemplo, (b) 140 mEq de Na^{+}/L = 140/1 = 140 mmol/L
      (2) Para converter mg/dL em mmol/L: (mg/dL × 10/EW) dividido pela valência = mmol/L; p. ex., 2 mg/dL de magnésio = (2 × 10/12) dividido por 2 = 0,83 mmol/L
      (3) Para substâncias orgânicas: mmol/L = peso em mg/L/MW (em mg)
2. Unidades SI para expressar dados laboratoriais clínicos

   Atualmente, essas unidades são amplamente utilizadas e cada vez mais exigidas para a apresentação de dados científicos em publicações de física, biologia e biomedicina. Tabelas de conversão SI abrangentes foram publicadas juntamente com uma explicação da base racional para seu uso e aspectos técnicos de utilização (1)

II.1 Fatores de conversão entre unidades tradicionais e SI para determinados componentes de interesse nutricional[a]

Componente	(1) Unidade presente	(2) Fator de conversão	(3) Símbolo da unidade SI	(4) Fator de conversão de massa
Albumina (s)	g/dL	10	g/L	–
Alumínio (s)	μg/L	37,04	nmol/L	μg/27 = mol
Nitrogênio de aminoácido (p)	mg/dL	0,714	mmol/L	mg/14 = mmol
Ácido ascórbico (p)	mg/dL	56,78	μmol/L	mg/176 = mmol
Cálcio (s)	mg/dL	0,250	mmol/L	mg/40 = mmol
Cálcio (s)	mEq/dL	0,500	mmol/L	mEq/2 = mmol
Betacaroteno[b] (s)	μ/dL	0,0186	μmol/L	μg/536,85 μmol
Cloreto (s)	mEq/L	1,00	mmol/L	mEq = mmol
Colesterol (p)	mg/dL	0,0259	mmol/L	mg/386,6 = mmol
Cobalamina (B_{12})	pg/mL	0,738	pmol/L	pg/1355 = pmol
Cobre (s)	μg/dL	0,157	μmol/L	μg/63,5 = μmol
Etanol (p)	mg/dL	0,217	mmol/L	mg/46 = mmol
Ácido fólico	ng/mL	2,265	nmol/L	ng/441,4 = nmol
Glicose (p)	mg/dL	0,0555	mmol/L	mg/180,2 = mmol
Ferro (s)	μg/dL	0,179	μmol/L	μg/55,9 = μmol
Fosfato (p) (como fósforo)	mg/dL	0,323	mmol/L	mg/31 = mmol
Potássio (s)	mEq/L	1,000	mmol/L	mEq = mmol
Potássio	mg/dL	0,256	mmol/L	mg/39,1 = mmol
Magnésio (s)	mg/dL	0,411	mmol/L	mg/24,3 = mmol
Piridoxal (S)	ng/mL	5,981	nmol/L	ng/167 = nmol
Retinol[b] (p,s)	μg/dL	0,0349	μmol/L	μg/286 = μmol
Riboflavina (s)	μg/dL	26,57	nmol/L	μg/376 = nmol

(continua)

II.1 Fatores de conversão entre unidades tradicionais e SI para determinados componentes de interesse nutricional[a] *(continuação)*

Componente	(1) Unidade presente	(2) Fator de conversão	(3) Símbolo da unidade SI	(4) Fator de conversão de massa
Sódio (s)	mEq/L	1,00	mmol/L	mEq = mmol
Cloridrato de tiamina HCl (U)	μg/24 h	0,00298	μmol/d	μg/337 = μmol
alfa-tocoferol (p)	mg/dL	23,22	μmol/L	μg/431 = μmol
Vitamina D_3	μg/dL	26,01	nmol/L	μg/384 = μmol
Calcidiol	ng/mL	2,498	nmol/L	ng/400 = nmol
Zinco (s)	μg/dL	0,153	μmol/L	μg/65,4 = μmol

[a] Para converter unidade métrica ou equivalente por unidade de volume (coluna 1) em unidades SI por litro (coluna 3), multiplicar pelo fator de conversão da coluna 2. p, plasma; s, soro; S, sangue; U, urina.

[b] Ver item II.2 do Apêndice para valores de conversão detalhados para o retinol e caroteno.

Dados retirados de Young DS. Ann Intern Med 1987;106:114. Ver também Katz A, Ferraro M, Sluss PM et al. N Engl J Med 2004;351:1548-63.

3. Prefixos e símbolos para múltiplos e submúltiplos decimais

Fator	Prefixo	Símbolo	Fator	Prefixo	Símbolo
10^9	giga	G	10^{-3}	mili	m
10^6	mega	M	10^{-6}	micro	μ
10^3	quilo	k	10^{-9}	nano	n
10^2	hecto	h	10^{-12}	pico	p
10^1	deca	da	10^{-15}	fento	f
10^{-1}	deci	d	10^{-18}	ato	a
10^{-2}	centi	c			

II.2 Fatores e fórmulas utilizados na interconversão de unidades de vitamina A e carotenoides

Massa molecular:
- 1 mol de retinol = 286,44 g
- 1 mol de betacaroteno = 536,88 g
- 1 mol de alfa-caroteno = 536,88 g
- 1 mol de beta-criptoxantina = 552,88 g

Unidades e fatores de conversão:

1 μg de equivalente de atividade de retinol (RAE)[a]
- = 1 μg de *all-trans* retinol
- = 2 μg de *all-trans* betacaroteno de suplementos
- = 12 μg de *all-trans* betacaroteno de alimentos[b]
- = 24 μg de outros *all-trans* carotenoides provitamina A
- = 3,49 nmol de *all-trans* retinol
- = 22,35 nmol de *all-trans* betacaroteno
- < 43,4 nmol de outros *all-trans* carotenoides provitamina[c]

1 IU_a[d] (Unidade Internacional)
- = 0,3 μg de *all-trans* retinol
- = 0,3 μg de RAE
- = 0,6 μg de betacaroteno de suplementos
- = 3,6 μg de betacaroteno de frutas e vegetais
- = 7,2 μg de outros *all-trans* carotenoides provitamina A
- = 1,05 nmol de *all-trans* retinol
- = 1,12 nmol de betacaroteno de suplementos
- = 6,7 nmol de betacaroteno de frutas e vegetais
- = 13 nmol de outros *all-trans* carotenoides provitamina A

1 IU_c[e]
- = 0,05 μg de RAE
- = 0,6 μg de *all-trans* betacaroteno de suplementos
- = 3,6 μg de betacaroteno de frutas e vegetais
- = 7,2 μg de outros *all-trans* carotenoides provitamina A

Exemplos de cálculos (são consideradas configurações *all-trans* de retinol e carotenoides):

1. 1 μg de RAE = μg de retinol + μg de betacaroteno de alimentos/12 + μg de carotenoides provitamina A/24
   Uma dieta contém 500 μg de retinol, 1.800 μg de betacaroteno e 2.400 μg de carotenoides provitamina A. Então:
   500 + 1.800/12 + 2.400/24 = 750 μg de RAE
2. μg de RAE = IU_a/3,33 + IU_c/20
   Uma dieta contém 1.667 IU_a de retinol e 3.000 IU_c de betacaroteno. Então:
   1.667/3,33 + 3.000/20 = 650 μg de RAE
3. μg de RAE = μg de betacaroteno/12 + μg de outros carotenoides provitamina A/24
   Uma porção de batata-doce contém 2.400 μg de betacaroteno e 480 μg de outros carotenoides provitamina A. Então:
   2.400/12 + 480/24 = 220 μg de RAE
4. Um suplemento contém 5.000 UI de vitamina A (metade como betacaroteno)[f]. Então:
   5.000/3,33 = 1.500 μg de RAE

[a]A base racional da unidade equivalente de atividade de retinol (RAE, *retinol activity equivalent*), a qual substitui o equivalente de retinol (RE, *retinol equivalent*) é discutida em "Dietary Reference Intakes for Vitamin A, Vitamin K, Arsenic, Boron, Chromium, Copper, Iodine, Iron, Manganese, Molybdenum, Nickel, Silicon, Vanadium, and Zinc". Washington, DC: National Academy Press, 2001, e no Capítulo 17.

[b]O betacaroteno em alimentos refere-se ao betacaroteno em frutas e vegetais, não em suplementos consumidos com alimentos.

[c]Essa conversão é aproximada porque a massa molecular de diferentes espécies de carotenoides provitamina A difere discretamente da do betacaroteno e entre si.

[d]IU_a, para o retinol, e IU_c, para o betacaroteno, são atualmente termos desatualizados que devem ser substituídos, sempre que possível, por RAE. O termo UI e fatores de conversão aproximados são incluídos aqui com o objetivo de converter valores em UI da literatura mais antiga para os equivalentes atuais de RAE. 1 μg retinol = 3,33 UI de atividade da vitamina A do retinol (*WHO Expert Committee on Biological Standardization Eighteenth Report*. Technical Report Series n. 329. Geneva: WHO, 1966); 10 UI de betacaroteno = 3,33 retinol (WHO, 1966), em que o valor de 10 UI é baseado em 3,33 UI de atividade de vitamina A × 3 (a atividade relativa da atividade de vitamina do betacaroteno em suplementos *vs.* dietas). Para converter UI de betacaroteno de alimentos para μg de RAE, a UI é dividida por 20 (duas vezes o valor prévio de 10).

[e]A equivalência de 1 IU_a = 1 IU_c é uma suposição utilizada no *United States Department of Agriculture's Handbook 8* (8.1–8.10). A equivalência de IU_c e μg de RAE é baseada nos fatores de conversão do *2001 DRI*, nota de rodapé a.

[f]Considera-se que a porção de vitamina A do betacaroteno já foi convertida em um equivalente UI de atividade de vitamina A.

Preparado por A. Catharine Ross.

II.3 Pesos e medidas

Volumes: Apotecário Medida farmacêutica (EUA)	Métrica	Doméstica
1 dracma líquida	4 mililitros (mL)	1 colher de chá
2 dracmas líquidas	8 mL	1 colher de sobremesa
½ onça líquida	15 mL	1 colher de sopa (3 colheres de chá)
1 onça líquida	30 mL	2 colheres de sopa (⅛ de xícara)
1-½ onça líquida	45 mL	1 coqueteleira
2 onças líquidas	59 mL	4 colheres de sopa (¼ de xícara)
2-⅔ onças líquidas	80 mL	5⅓ colheres de sopa (⅓ de xícara)
4 onças líquidas	118 mL	8 colheres de sopa (½ de xícara)
8 onças líquidas	237 mL	1 xícara
16 onças líquidas	473 mL	1 quartilho
32 onças líquidas	947 mL	1 quarto
128 onças líquidas	3.785 mL	1 galão
3,38 onças líquidas	1 decilitro (dL) (100 mL)	
2,11 quartilhos	1 litro (L) (1.000 mL)	

Pesos: Avoirdupois (EUA)	Métrico
	1 fentograma (fg) (10^{-15} g)
	1 picograma (pg) (10^{-12} g)
	1 nanograma (ng) (10^{-9} g)
	1 micrograma (mg) (10^{-6} g)
1 grão (g)	0,065 g (65 mg)
1 grama (0,035 oz)	15,432 g
1 *scruple* (20 g)	1,296 g
1 dracma (dr) (27,3 g)	1,77 g
1 onça (16 dr)	28,35 g
1 libra (16 oz)	453,59 g
1 tonelada (2.000 lb)	0,91 ton métrica
1,015 g	1 miligrama (mg) (10^{-3} g)
	1 centigrama (cg) (10^{-2} g)
	1 decigrama (dg) (10^{-1} g)
15,4 g (0,035 oz)	1 grama (g)
2,2 lb	1 quilograma (kg) (10^{3} g)

Comprimento/área (EUA)	Métrico
1 angstrom (Å)	10 milímetros (mm)
1/2500 polegada (in)	1 mícron (μ) (10^{23} mm) = micrômetro (μm)
0,039 polegada	1 mm
0,39 polegada	1 centímetro (cm)
1 polegada	2,54 cm
1 pé (ft) (12 in)	30,5 cm
39,4 in	1 metro (m)
1 jarda (yd) (3 ft)	0,9 m
1 *rod* (5,5 yd)	4,95 m
1093,6 yd (0,62 milha)	1 quilômetro (km)
1 milha (mi) (5.280 ft)	1,61 km
1 acre (160 *rods* quadrados)	0,4 hectare

Conversões de temperatura
F para C: (F – 32) × 5/9
C para F: (9 × C) / 5 + 32

Dados sobre eletrólitos:

íon		Peso atômico (1)	Valência (2)	Peso equivalente 1/2
Bicarbonato	HCO_3^-	61,0	1	61,0
Cálcio	Ca^{2-}	40,1	2	20,0
Cloreto	Cl^-	35,5	1	35,5
Magnésio	Mg^{2-}	24,3	2	12,2
Fosfato	HPO_4^{2-}	96,0	2	48,0
Potássio	K^+	39,1	1	39,1
Sódio	Na^+	23,0	1	23,0
Sulfato	SO_4^{2+}	96,1	2	48,0

II.4 Água formada no metabolismo tecidual e fontes calóricas

Fonte	Quantidade
Músculo	1 g produz 0,85 mL (0,1 mL de proteínas + 0,75 mL de água celular)
Tecido misto	100 kcal produzem 10 mL
Gorduras	1 g produz 1,0 mL
Proteínas	1 g produz 0,4 mL
Glicose	1 g produz 0,64 mL
Glicose • H2O	1 g produz 0,60 mL
Dieta mista	100 kcal produzem 20 mL
Exemplo: solução de NPT rica em glicose	
750 mL de aminoácidos 10% = 300 kcal produzem 30 mL de H_2O	
1.175 mL de solução 50% glicose/água = 2.000 kcal produzem 353 mL de H_2O	
143 mL de lipídeos 10% = 157 kcal produzem 14 mL de H_2O	
Total: 2.068 mL = 2.457 kcal produzem 397 mL de H_2O	
Exemplo: solução de NPT com glicose e lipídeos	
750 mL de aminoácidos 10% = 300 kcal produzem 30 mL de H_2O	
750 mL de solução 50% glicose/água = 1.275 kcal produzem 225 mL de H_2O	
500 mL de lipídeos 20% = 1.000 kcal produzem 100 mL de H_2O	
Total: 2.000 mL = 2.575 kcal produzem 355 mL de H_2O	

NPT, nutrição parenteral total.

Preparado por M. E. Shils.

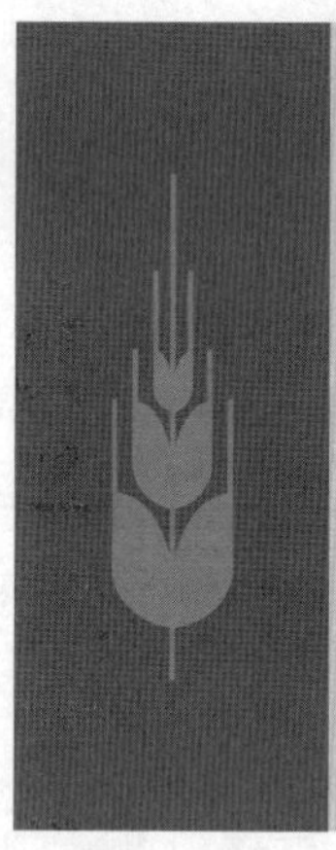

Seção III

Gráficos de crescimento do Centers for Disease Control and Prevention e da Organização Mundial da Saúde; cálculo do Índice de massa corporal pelo National Institute of Health e gráficos selecionados para uso de pessoas com deficiência

O Centers for Disease Control and Prevention (CDC, Atlanta, EUA) e a Organização Mundial da Saúde (OMS, Genebra, Suíça) publicaram recentemente gráficos de crescimento que estão disponíveis *on-line* e podem ser usados para monitorar o crescimento individual por idade e gênero. Para acessar os gráficos do CDC e da OMS, acessar: www.cdc.gov/growcharts/index.htm (em inglês).

Para monitorar o peso corporal adequado em relação à altura, também estão disponíveis informações úteis e gráficos para calcular o índice de massa corporal (IMC) tanto de adultos como de crianças e adolescentes. Para o cálculo do IMC em adultos, acessar: www.nhlbi.nih.gov/guidelines/obesity/bmi_tbl.htm (em inglês). Para informações adicionais sobre o cálculo do IMC em crianças, acessar: www.cdc.gov/healthyweight/assessing/bmi/childrens_bmi/about_childrens_bmi.html (em inglês).

III.1 Relações entre a altura e o peso na definição de obesidade

Classificação de sobrepeso e obesidade por IMC, circunferência abdominal e riscos associados de doença				
			Risco de doença[a] em relação ao peso e à circunferência abdominal normal[b]	
	IMC (kg/m²)	Classe de obesidade	Homens ≤ 102 cm Mulheres ≤ 88 cm	> 102 cm > 88 cm
Subpeso	< 18,5		–	–
Normal	18,5–24,9		–	–
Sobrepeso	25,0–29,9		Aumentado	Alto
Obesidade	30,0–34,9	I	Alto	Muito alto
	35,0–39,9	II	Muito alto	Muito alto
Obesidade extrema	$ 40	III	Extremamente alto	Extremamente alto

[a]Risco de diabetes tipo 2, hipertensão arterial e doença cardiovascular.

[b]O aumento da circunferência abdominal também pode ser um indicador de maior risco, mesmo em indivíduos com peso adequado.

Do US Department of Health and Human Services, National Institutes of Health, National Heart, Lung, and Blood Institute. Clinical guidelines on the identification, evaluation, and treatment of overweight and obesity in adults. The evidence report. Bethesda, MD; 1998:228pp.

Unidades de IMC selecionadas, categorizadas por polegadas (cm) e libras (kg)			
	IMC 25 kg/m²	IMC 27 kg/m²	IMC 30 kg/m²
Altura em polegadas (cm)		**Peso corporal em libras (kg)**	
58 (147,32)	119 (53,98)	129 (58,51)	143 (64,86)
59 (149,86)	124 (56,25)	133 (60,33)	148 (67,13)
60 (152,40)	128 (58,06)	138 (62,60)	153 (69,40)
61 (154,94)	132 (59,87)	143 (64,86)	158 (71,67)
62 (157,48)	136 (61,69)	147 (66,68)	164 (74,39)
63 (160,02)	141 (63,96)	152 (68,95)	169 (76,66)
64 (162,56)	145 (65,77)	157 (71,22)	174 (78,93)
65 (165,10)	150 (68,04)	162 (73,48)	180 (81,65)
66 (167,64)	155 (70,31)	187 (75,75)	186 (84,37)
67 (170,18)	159 (72,12)	172 (78,02)	191 (86,64)
68 (172,72)	164 (74,39)	177 (80,29)	197 (89,36)
69 (175,26)	169 (76,66)	182 (82,56)	203 (92,08)
70 (177,80)	174 (78,93)	188 (85,28)	207 (93,90)
71 (180,34)	179 (81,19)	193 (87,54)	215 (97,52)
72 (182,88)	184 (83,46)	199 (90,27)	221 (100,25)
73 (185,42)	189 (85,73)	204 (92,53)	227 (102,97)
74 (187,96)	194 (88,00)	210 (95,26)	233 (105,69)
75 (190,50)	200 (90,72)	216 (97,98)	240 (108,86)
76 (193,04)	205 (92,99)	221 (100,25)	246 (111,59)

Fórmula de conversão métrica = peso (kg)/altura (m)^2 **Fórmula de conversão não métrica = [peso (libras)/altura^2 (polegadas)] × 704,5**

Exemplo de cálculo do IMC:
Um indivíduo que pesa 78,93 kg e mede 1,77 m apresenta um IMC de 25:
peso (78,93 kg)/altura (1,77 m)^2 = 25

Exemplo de cálculo do IMC:
Um indivíduo pesa 164 libras e mede 68 polegadas (ou 5 polegadas e 8 pés) apresenta um IMC de 25:
[peso (164 libras)/altura (68 polegadas)^2] × 704,5 = 25

De US Department of Health and Human Services, National Institutes of Health, National Heart, Lung, and Blood Institute. Clinical guidelines on the identification, evaluation, and treatment of overweight and obesity in adults. The evidence report. Bethesda, MD; 1998:228pp.

Prevalência de sobrepeso (IMC 25 a 29,9) e de obesidade (IMC ≥ 30) ajustadas à idade, de 20 a 74 anos

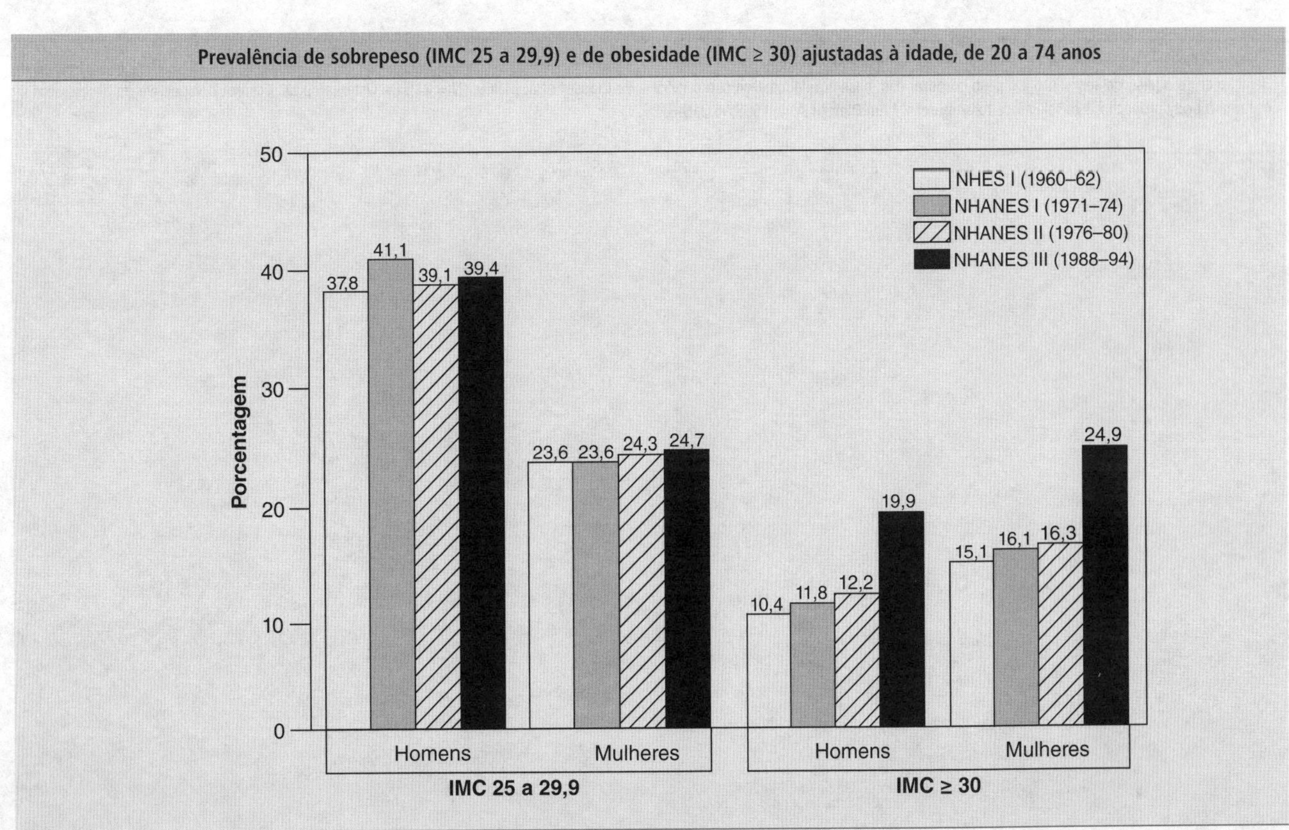

Do Centers for Disease Control and Prevention. National Center for Health Statistics. United States 1960-94.

III.2 Proporções do corpo humano para avaliação de amputados

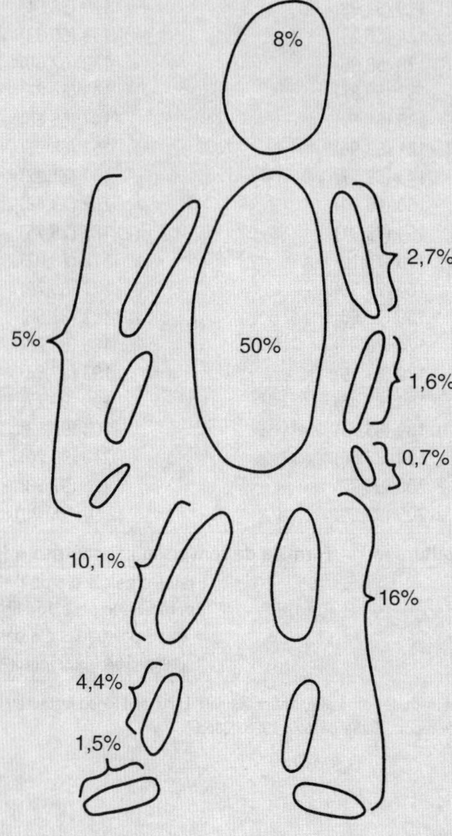

Relação entre o peso do segmento e o peso corporal com base em dados, Dempster, 1955, e de Clauser et al., 1969, (N = 21). De Osterkamp LK. Current perspective on assessment of human body proportions of relevance to amputees. J Am Dietetic Assn 1995;95:215-8.

III.3 Equações recomendadas para a previsão da estatura em indivíduos incapazes de ficar em pé

Grupo	Faixa etária	Equação[a]
Homens brancos	18–60	Estatura = 1,88 (altura do joelho) + 71,85
	17–67	Estatura = 2,31 (altura do joelho) + 51,1
	60–80	Estatura = 2,08 (altura do joelho) + 59,01
	17–67	Estatura = 2,30 (altura do joelho) – 0,063 (idade) + 54,9
	17–67	Estatura = 0,762 (amplitude do membro superior) + 40,7
Homens negros	18–60	Estatura = 1,79 (altura do joelho) + 73,42
	60–80	Estatura = 1,37 (altura do joelho) + 95,79
Mulheres brancas	18–60	Estatura = 1,87 (altura do joelho) – 0,06 (idade) + 70,25
	22–71	Estatura = 1,84 (altura do joelho) + 70,2
	22–71	Estatura = 1,91 (altura do joelho) – 0,098 (idade) + 71,3
	60–80	Estatura = 1,91 (altura do joelho) – 0,17 (idade) + 75,00
	22–71	Estatura = 0,693 (amplitude do membro superior) + 50,3
Mulheres negras	18–60	Estatura = 1,86 (altura do joelho) – 0,06 (idade) + 68,10
	60–80	Estatura = 1,96 (altura do joelho) + 58,72
Meninos brancos	6–18	Estatura = 2,22 (altura do joelho) + 40,54
Meninos negros	6–18	Estatura = 2,18 (altura do joelho) + 39,60
Meninos chineses	4–16	Estatura = 1,75 (segmento inferior) + 26,56
	4–16	Estatura = 0,92 (amplitude do membro superior) + 10,84
Meninas brancas	6–18	Estatura = 2,15 (altura do joelho) + 43,21
Meninas negras	6–18	Estatura = 2,02 (altura do joelho) + 46,59
Meninas chinesas	4–16	Estatura = 1,81 (segmento inferior) + 22,75
	4–16	Estatura = 0,93 (amplitude do membro superior) + 10,34

[a]Amplitude do membro superior, altura do joelho e estatura são apresentadas em cm; segmento inferior (comprimento subisquial do membro inferior) em cm = altura em pé menos altura sentado; e idade em anos.

Do Capítulo 56 da 9ª edição de *Modern Nutrition in Health and Disease*.

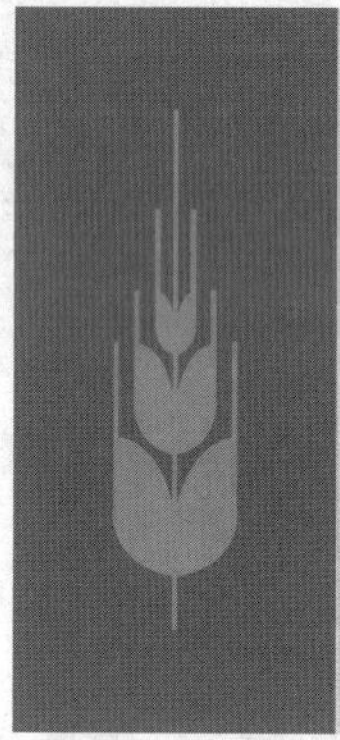

Seção IV

Conceitos de ingestão dietética de referência, ingestão dietética recomendada e nível de ingestão máxima tolerável: vitaminas, elementos, distribuição de macronutrientes e água

Estados Unidos e Canadá: ingestões dietéticas de referência (1997–2012)

As ingestões dietéticas de referência (DRI) foram desenvolvidas num esforço conjunto norte-americano e canadense e são listadas como valores para ambos os países. Foram publicados volumes da *Recommended Dietary Allowances of the Food and Nutrition Board, National Academy of Sciences,* entre 1941 e 1989, e as *Recommended Nutrient Intakes* (RNI) que foram publicadas no Canadá foram sucedidas por publicações cooperativas intituladas *Dietary Reference Intakes.* Em ordem de publicação, elas estão listadas a seguir. No entanto, no texto abaixo, a referência da fonte é identificada como Instituto de Medicina (IOM) com o ano adequado:

Food and Nutrition Board, IOM. Institute of Medicine. Dietary Reference Intakes for Calcium, Phosphorus, Magnesium, Vitamin D, and Fluoride. Washington, DC: National Academy Press, 1997:432.

Food and Nutrition Board, IOM. Dietary Reference Intakes for Thiamin, Riboflavin, Niacin, Vitamin B_6, Folate, Vitamin B_{12}, Pantothentic Acid, Biotin, and Choline. Washington, DC: National Academy Press, 1998:564.

Food and Nutrition Board, IOM. Dietary Reference Intakes for Vitamin C, Vitamin E, Selenium, and Carotenoids. Washington, DC: National Academy Press, 2000b:506.

Food and Nutrition Board, IOM. Dietary Reference Intakes for Vitamin A, Vitamin K, Arsenic, Boron, Chromium, Copper, Iodine, Iron, Manganese, Molybdeum, Nickel, Silicon, Vanadium, and Zinc. Washington, DC: National Academy Press, 2001:772.

Food and Nutrition Board, IOM. Dietary Reference Intakes for Energy, Carbohydrate, Fiber, Fat, Fatty Acids, Cholesterol, Protein, and Amino Acids. Washington, DC: National Academy Press, 2002.

Food and Nutrition Board, IOM. Dietary Reference Intakes for Water, Potassium, Sodium, Chloride, and Sulfate. Washington, DC: National Academy Press, 2004.

Food and Nutrition Board, IOM. Dietary Reference Intakes for Calcium e Vitamin D. Washington, DC: National Academy Press, 2011.

Além dos volumes de DRI, foram publicados outros volumes relacionados à revisão e à aplicação, como os seguintes:

Food and Nutrition Board, IOM. How Should the Recommended Dietary Allowances Be Revised? Washington, DC: National Academy Press, 1994.

Dietary Reference Intakes: Applications in Dietary Assessment. Washington, DC: National Academy Press, 2000.

Qualquer volume do IOM pode ser encomendado ou consultado *on-line* em http://www.nap.edu. Cada um dos volumes inclui revisão extensa da literatura pertinente, demandas nutricionais, indicações para a estimativa das demandas, aspectos bioquímicos, fisiológicos e metabólicos dos nutrientes, além dos valores de referência de vários nutrientes. Em 2002, o IOM também "forneceu orientação sobre a distribuição de macronutrientes que supostamente reduzem o risco de doença, incluindo doenças crônicas" apresentando "faixas de distribuição aceitáveis de macronutrientes" (*acceptable macronutrient distribution ranges* – AMDR). Esse volume também resume dados de pesquisas relacionados à doença, com recomendações (p. ex., nível de atividade física e consumo energético que supostamente mantêm a saúde e reduzem o risco de doença).

O projeto global é um esforço amplo, envolvendo um grande número de indivíduos ativos nas ciências e na medicina relacionadas à nutrição e foi realizado pelo DRI Committee of Food and Nutrition Board, IOM, National Academy of Science em colaboração com o Health Canada.

O texto é palavra por palavra o conteúdo dos volumes do DRI, incluindo as definições e o uso de várias formas de DRI definidas, de modo que os dados nas tabelas de nutrientes específicos sejam inteligíveis. Todo o texto, as tabelas e os gráficos são reimpressões com permissão da National Academy of Sciences e National Academies Press, Washington, D.C. Informações adicionais sobre as DRI são apresentadas no Capítulo 106, escrito por Taylor Meyers.

IV.1 Definição de ingestão dietética de referência

Ingestão dietética recomendada (RDA): a média do nível de ingestão diária de nutrientes dietéticos suficiente para suprir as necessidades nutricionais de praticamente todos os indivíduos saudáveis (97–98%) em um determinado estágio de vida ou sexo.

Ingestão adequada (AI): a média do nível de ingestão diária recomendado com base em dados aproximados ou estimativas sobre a ingestão de nutrientes, observados ou determinados experimentalmente, relacionados a um grupo (ou grupos) de pessoas aparentemente saudáveis que são tidas como apropriadas – utilizada quando uma RDA não pode ser estabelecida.

Nível de ingestão máxima tolerável (UL): quantidade máxima diária de ingestão de nutrientes que é atribuída a nenhum risco de efeitos adversos à saúde para quase todos os indivíduos da população em geral. Uma ingestão superior ao UL pode aumentar o risco potencial de efeitos adversos.

Necessidade média estimada (EAR): a média do nível de ingestão diária de nutrientes estimada para suprir a necessidade de metade dos indivíduos saudáveis em um estágio de vida específico e de determinado sexo.[a]

[a]No caso da energia, uma necessidade estimada de energia (EER) é suprida; é a quantidade média de ingestão dietética de energia predita para manter o equilíbrio energético em um adulto saudável, de idade, sexo, peso, estatura e nível de atividade física definidos, de acordo com uma boa saúde. Em crianças, gestantes e lactantes, a EER é tomada para abranger as necessidades associadas ao acúmulo de tecidos ou à produção de leite em níveis consistentes com uma boa saúde.

IV.2 Relações da ingestão dietética de referência

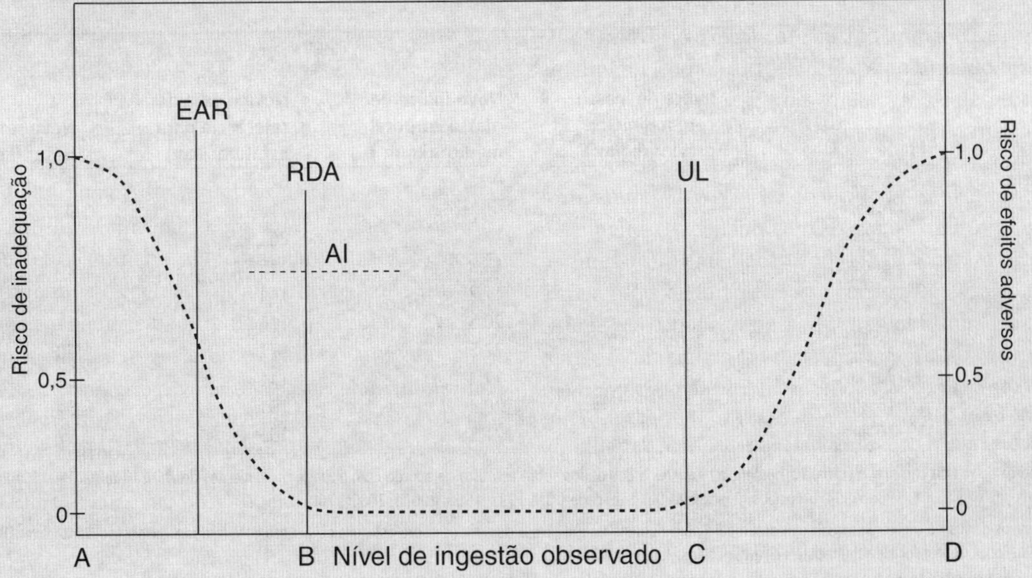

A figura mostra que a necessidade média estimada (EAR) é a ingestão na qual o risco de inadequação é estimado como sendo de 0,5 (50%) para um indivíduo. A ingestão dietética recomendada (RDA) é a ingestão na qual o risco de inadequação deve ser pequeno – apenas 0,02 a 0,03 (2–3%). Em ingestões entre a RDA e o nível de ingestão máxima tolerável (UL), os riscos de inadequação e o excesso são estimados como próximos a 0. Em ingestões acima do UL, o risco potencial de efeitos adversos pode aumentar. É utilizada uma linha tracejada porque a forma real da curva não foi determinada experimentalmente.

IV.3 Uso da ingestão dietética de referência para grupos e indivíduos saudáveis

Tipos de uso	Para um indivíduo[a]	Para um grupo[b]
Avaliação	**EAR:** utilizada para avaliar a probabilidade de a ingestão usual ser inadequada.	**EAR:** utilizada para estimar a prevalência de ingestões inadequadas dentro de um grupo.
	EER[c]: utilizada para avaliar a probabilidade de a ingestão de energia ser inadequada.	**EER:** utilizada para estimar a prevalência de ingestões inadequadas de energia dentro de um grupo.
	RDA: ingestão habitual em níveis iguais ou superiores aos da RDA tem uma pequena probabilidade de ser inadequada.	**RDA:** não utilizada para avaliar ingestões dos grupos.
	AI[d]: ingestão habitual em níveis iguais ou superiores aos da AI tem uma pequena probabilidade de ser inadequada.	**AI[d]:** consumo habitual médio em nível igual ou superior à AI compreende baixa prevalência de ingestões inadequadas.
	UL: ingestão habitual em nível superior ao UL pode expor o indivíduo ao risco de efeitos adversos provenientes da ingestão excessiva de nutrientes.	**UL:** utilizado para estimar a porcentagem da população sob risco de efeitos adversos a partir do consumo excessivo de nutrientes.
Planejamento	**RDA:** meta para esta ingestão.	**EAR:** utilizada para elaborar uma distribuição de consumo com baixa prevalência de ingestões inadequadas.
		EER: utilizada para elaborar uma distribuição de ingestão de energia com baixa prevalência de ingestões inadequadas.
	AI[d]: meta para esta ingestão.	**AI[d]:** utilizada para elaborar a ingestão média.
	UL: utlizado como um guia para limitar a ingestão; a ingestão crônica de maiores quantidades pode aumentar a probabilidade de risco de efeitos adversos.	**UL:** utilizado para elaborar a distribuição de consumo com baixa prevalência de ingestões com potencial de risco de efeitos adversos.

RDA, ingestão dietética recomendada. EAR, necessidade média estimada. AI, ingestão adequada. UL, nível de ingestão máxima tolerável.

[a]Avaliação do estado nutricional real requer dados clínicos, bioquímicos e antropométricos.

[b]Necessita de valores aproximados estatisticamente válidos de distribuição de consumo habitual.

[c]Necessidade estimada de energia (EER) pode ser utilizada como a EAR para estes casos.

[d]Para os nutrientes aqui apresentados, as AI são estabelecidas para crianças em relação a todos os nutrientes e, para grupos de outro estágio de vida, em relação às fibras e aos ácidos graxos *n*-6 e *n*-3. A AI pode ser utilizada como um guia para crianças como reflexo da ingestão média obtida a partir do leite humano. Crianças que consomem fórmulas com a mesma composição nutricional do leite humano consomem uma quantidade adequada após ajustes feitos para a diferença na biodisponibilidade. Quando a AI para nutrientes não for baseada em ingestões médias de populações saudáveis, a avaliação será feita com menor confiança.

IV.4 Referências para peso e estatura para crianças e adultos nos Estados Unidos

Sexo	Idade	Índice de massa corporal médio prévio[a] (kg/m²)	Novo índice de massa corporal médio[b] (kg/m²)	Nova média de referência para estatura[b] (cm)	Nova referência para peso[c] (kg)
Homens, mulheres	2–6 meses	–	–	62	6
	7–12 meses	–	–	71	9
	1–3 anos	–	–	86	12
	4–8 anos	15,8	15,3	115	20
Homens	9–13 anos	18,5	17,2	144	36
	14–18 anos	21,3	20,5	174	61
	19–30 anos	24,4	22,5	177	70
Mulheres	9–13 anos	18,3	17,4	144	37
	14–18 anos	21,3	20,4	163	54
	19–30 anos	22,8	21,5	163	57

[a]Retirados do índice de massa corporal médio para homens e mulheres e dos dados sobre estatura de acordo com a idade provenientes do Third National Health and Nutrition Examination Survey (NHANES III), 1988–1994; utilizados na primeira DRI publicada (IOM 1997, 1998, 2000a, 2000b, 2001).

[b]Retirados dos novos dados do índice de massa corporal médio para homens e mulheres e dos dados sobre estatura de acordo com a idade, ambos do Centers for Disease Control and Prevention/National Center for Health Statistics Growth Charts (Kuczmarski et al., 2000).

[c]Calculado a partir de CDC/NCHS Growth Charts (Kuczmarski et al., 2000); índice de massa corporal médio e estatura média para idades de 4 anos a 19 anos.

Do Food and Nutrition Board, IOM. Dietary Reference Intakes for Energy, Carbohydrate, Fiber, Fat, Fatty Acids, Cholesterol, Protein, and Amino Acids. Washington, DC: National Academy Press, 2002.

IV.5 Critérios e valores das ingestões dietéticas de referência para energia, por indivíduos ativos e por estágio de vida[a]

Estágio de vida	Critérios	EER para PAL[b] ativa (kcal/dia)	
		Homens	Mulheres
0 a 6 meses	Gasto energético mais depósito de energia	570	520 (3 meses)
7 a 12 meses	Gasto energético mais depósito de energia	743	676 (9 meses)
1 a 2 anos	Gasto energético mais depósito de energia	1.046	992 (24 meses)
3 a 8 anos	Gasto energético mais depósito de energia	1.742	1.642 (6 anos)
9 a 13 anos	Gasto energético mais depósito de energia	2.279	2.071 (11 anos)
14 a 18 anos	Gasto energético mais depósito de energia	3.152	2.368 (16 anos)
> 18 anos	Gasto energético	3.067[c]	2.403[c] (19 anos)
Gestação			
14 a 18 anos	EER para as adolescentes mais alteração da TEE mais depósito de energia na gestação		
1º trimestre			2.368 (16 anos)
2º trimestre			2.708 (16 anos)
3º trimestre			2.820 (16 anos)
19 a 50 anos	EER para adultas mais alteração da TEE mais depósito de energia na gestação		
1º trimestre			2.403[c] (19 anos)
2º trimestre			2.743[c] (19 anos)
3º trimestre			2.855[c] (19 anos)
Lactação			
14 a 18 anos	EER para adolescentes mais energia liberada no leite menos perda de peso		
Primeiros 6 meses			2.698 (16 anos)
6 a 12 meses			2.768 (16 anos)
19 a 50 anos	EER para mulheres mais energia liberada no leite menos perda de peso		
Primeiros 6 meses			2.733[c] (19 anos)
6 a 12 meses			2.803[c] (19 anos)

[a]Para americanos e canadenses saudáveis moderadamente ativos.

[b]PAL, nível de atividade física; EER, necessidade estimada de energia; TEE, gasto energético total. O consumo que reúne o gasto energético médio de indivíduos em referência a estatura, peso e idade.

[c]Subtrair 10 kcal/dia para homens e 7 kcal/dia para mulheres para cada ano acima dos 19 anos de idade.

As EER durante a gestação são derivadas da soma do TEE de mulheres não grávidas mais alteração média no TEE de 8 kcal/semana mais a energia acumulada durante a gestação de 180 kcal/dia. Em razão de pequenas alterações no TEE e do ganho de peso ser menor durante o primeiro trimestre, a energia adicional é recomendada apenas durante o segundo e o terceiro trimestres (IOM, 2002:5–62).

Do Food and Nutrition Board, IOM. Dietary Reference Intakes for Energy, Carbohydrate, Fiber, Fat, Fatty Acids, Cholesterol, Protein, and Amino Acids. Washington, DC: National Academy Press, 2002.

IV.6 Ingestão recomendada e ingestão dietética de referência para indivíduos, sobre vitaminas, do Food and Nutrition Board, Institute of Medicine, National Academy of Sciences

Estágio de vida	Vitamina A (mg/dia)[a]	Vitamina C (mg/dia)	Vitamina D (mg/dia)[b,c]	Vitamina E (mg/dia)[d]	Vitamina K (mg/dia)	Tiamina (mg/dia)	Riboflavina (mg/d)
Lactentes							
0–6 meses	400*	40*	10*	4*	2,0*	0,2*	0,3*
7–12 meses	500*	50*	10*	5*	2,5*	0,3*	0,4*
Crianças							
1–3 anos	**300**	**15**	15	**6**	30*	**0,5**	**0,5**
4–8 anos	**400**	**25**	15	**7**	55*	**0,6**	**0,6**
Homens							
9–13 anos	**600**	**45**	15	**11**	60*	**0,9**	**0,9**
14–18 anos	**900**	**75**	15	**15**	75*	**1,2**	**1,3**
19–30 anos	**900**	**90**	15	**15**	120*	**1,2**	**1,3**
31–50 anos	**900**	**90**	15	**15**	120*	**1,2**	**1,3**
51–70 anos	**900**	**90**	15	**15**	120*	**1,2**	**1,3**
> 70 anos	**900**	**90**	20	**15**	120*	**1,2**	**1,3**
Mulheres							
9–13 anos	**600**	**45**	15	**11**	60*	**0,9**	**0,9**
14–18 anos	**700**	**65**	15	**15**	75*	**1,0**	**1,0**
19–30 anos	**700**	**75**	15	**15**	90*	**1,1**	**1,1**
31–50 anos	**700**	**75**	15	**15**	90*	**1,1**	**1,1**
51–70 anos	**700**	**75**	15	**15**	90*	**1,1**	**1,1**
> 70 anos	**700**	**75**	20	**15**	90*	**1,1**	**1,1**
Gestação							
14–18 anos	**750**	**80**	15	**15**	75*	**1,4**	**1,4**
19–30 anos	**770**	**85**	15	**15**	90*	**1,4**	**1,4**
31-50 anos	**770**	**85**	15	**15**	90*	**1,4**	**1,4**
Lactação							
14–18 anos	**1.200**	**115**	15	**19**	75*	**1,4**	**1,6**
19–30 anos	**1.300**	**120**	15	**19**	90*	**1,4**	**1,6**
31–50 anos	**1.300**	**120**	15	**19**	90*	**1,4**	**1,6**

Nota: esta tabela (retirada dos relatos de DRI, ver www.nap.edu) apresenta ingestões dietéticas recomendadas (RDA) **em negrito** e Ingestões Adequadas (AI) em fonte regular seguida por um asterisco (*). As RDA são estabelecidas para suprir as demandas de quase todos (97-98%) os indivíduos em um grupo. Ela é calculada a partir da necessidade média estimada (EAR). Se não houver evidência científica suficiente para estabelecer a EAR e, portanto, calcular a RDA, normalmente uma AI é estabelecida. Para lactentes saudáveis alimentados com leite materno, a AI é a ingestão média. Acredita-se que a AI para outros grupos etários e sexo cubra as demandas de todos os indivíduos do grupo, mas a falta de dados ou a incerteza dos mesmos impede que seja especificado com confiança a porcentagem de indivíduos supridos por essa ingestão.

[a]Como equivalentes de atividade do retinol (RAE). 1 RAE = 1 μg de retinol, 12 μg de alfa-caroteno, 24 μg de betacaroteno ou 24 μg de beta-criptoxantina. A RAE pró-vitamina A é duas vezes maior que os equivalentes do retinol (REs); por outro lado, a RAE para a vitamina A pré-formada é igual ao RE.

[b]Calciferol. 1 μg de calciferol = 40 UI de vitamina D.

[c]Na ausência de exposição adequada aos raios solares.

[d]Como alfa-tocoferol. O alfa-tocoferol inclui o RRR-alfa-tocoferol, a única forma de alfa-tocoferol que ocorre naturalmente nos alimentos, e as formas estereoisoméricas 2R de alfa--tocoferol (RRR, RSR, RRS e RSS-alfa-tocoferol) presentes em alimentos fortificados e suplementos. Ele não inclui as formas esteroisoméricas 2S de alfa-tocoferol (SRR, SSR, SRS e SSS-alfa-tocoferol), também encontradas em alimentos fortificados e suplementos.

[e]Como equivalentes de niacina (NE). 1 mg de niacina = 60 mg de triptofano; 0-6 meses = niacina pré-formada (não NE).

[f]Como equivalentes de folato dietético (DFE). 1 DFE = 1 μg de folato alimentar = 0,6 μg de ácido fólico de alimento fortificado ou como suplemento consumido com alimento = 0,5 μg de um suplemento tomado com o estômago vazio.

[g]Embora as AI tenham sidos estabelecidas para a colina, existem poucos dados para avaliar se um suprimento dietético de colina é necessário em todos os estágios da vida e pode ser que a demanda de colina possa ser suprida pela síntese endógena em alguns desses estágios.

[h]Como 10 a 30% dos indivíduos idosos podem apresentar má-absorção de vitamina B_{12} ligada a alimentos, é aconselhável que, para atingir a RDA, indivíduos com mais de 50 anos consumam alimentos fortificados com vitamina B_{12} ou um suplemento contendo vitamina B_{12}.

[i]Tendo em vista as evidências ligando a ingestão de folato com defeitos do tubo neural no feto, recomenda-se que todas as mulheres em idade fértil consumam 400 μg a partir de suplementos ou alimentos fortificados além da ingestão do folato alimentar por meio de uma dieta variada.

[j]Presume-se que as mulheres consumirão 100 μg a partir de suplementos ou alimentos fortificados até que sua gravidez ser confirmada e ela iniciarem os cuidados de pré-natal, o que ocorre naturalmente após o fim do período periconcepcional, no qual ocorre o momento crítico de formação do tubo neural.

De Food and Nutrition Board, IOM. Dietary Reference Intakes for Calcium, Phosphorus, Magnesium, Vitamin D, and Fluoride. Washington, DC: National Academy Press, 1997; Food and Nutrition Board, IOM. Dietary Reference Intakes for Thiamin, Riboflavin, Niacin, Vitamin B_6, Folate, Vitamin B_{12}, Pantothenic Acid, Biotin, and Choline. Washington, DC: National Academy Press, 1998; Food and Nutrition Board, IOM. Dietary Reference Intakes for Vitamin C, Vitamin E, Selenium, and Carotenoids. Washington, DC: National Academy Press, 2000; From Food and Nutrition Board, IOM. Dietary Reference Intakes for Vitamin A, Vitamin K, Arsenic, Boron, Chromium, Copper, Iodine, Iron, Manganese, Molybdenum, Nickel, Silicon, Vanadium, and Zinc. Washington, DC: National Academy Press, 2001; Food and Nutrition Board, IOM. Dietary Reference Intakes for Water, Potassium, Sodium, Chloride, e Sulfate. Washington, DC: National Academy Press, 2005; and Food and Nutrition Board, IOM. Dietary Reference Intakes for Calcium and Vitamin D. Washington, DC: National Academy Press, 2011. Estes artigos podem ser acessados via www.nap.edu.

Niacina (mg/d)[e]	Vitamina B_6 (mg/d)	Folato (mg/dia)[f]	Vitamina B_{12} (mg/dia)	Ácido pantotênico (mg/d)	Biotina (mg/dia)	Colina (mg/dia)[g]
2*	0,1*	65*	0,4*	1,7*	5*	125*
4*	0,3*	80*	0,5*	1,8*	6*	150*
6	0,5	150	0,9	2*	8*	200*
8	0,6	200	1,2	3*	12*	250*
12	1,0	300	1,8	4*	20*	375*
16	1,3	400	2,4	5*	25*	550*
16	1,3	400	2,4	5*	30*	550*
16	1,3	400	2,4	5*	30*	550*
16	1,7	400	2,4[h]	5*	30*	550*
16	1,7	400	2,4[h]	5*	30*	550*
12	1,0	300	1,8	4*	20*	375*
14	1,2	400[i]	2,4	5*	25*	400*
14	1,3	400[i]	2,4	5*	30*	425*
14	1,3	400[i]	2,4	5*	30*	425*
14	1,5	400	2,4[h]	5*	30*	425*
14	1,5	400	2,4[h]	5*	30*	425*
18	1,9	600[j]	2,6	6*	30*	450*
18	1,9	600[j]	2,6	6*	30*	450*
18	1,9	600[j]	2,6	6*	30*	450*
17	2,0	500	2,8	7*	35*	550*
17	2,0	500	2,8	7*	35*	550*
17	2,0	500	2,8	7*	35*	550*

IV.7 Ingestão recomendada e ingestão dietética de referência para indivíduos, sobre elementos, do Food and Nutrition Board, Institute of Medicine, National Academy of Sciences

Estágio de vida	Cálcio (mg/d)	Cromo (mg/d)	Cobre (mg/d)	Fluoreto (mg/d)	Iodo (mg/d)	Ferro (mg/d)	Magnésio (mg/d)
Lactentes							
0–6 meses	210*	0,2*	200*	0,01*	110*	0,27*	30*
7–12 meses	260*	5,5*	220*	0,5*	130*	**11**	75*
Crianças							
1–3 anos	700*	11*	**340**	0,7*	**90**	**7**	**80**
4–8 anos	1.000*	15*	**440**	1*	**90**	**10**	**130**
Homens							
9–13 anos	1.300*	25*	**700**	2*	**120**	**8**	**240**
14–18 anos	1.300*	35*	**890**	3*	**150**	**11**	**410**
19–30 anos	1.000*	35*	**900**	4*	**150**	**8**	**400**
31–50 anos	1.000*	35*	**900**	4*	**150**	**8**	**420**
51–70 anos	1.200*	30*	**900**	4*	**150**	**8**	**420**
> 70 anos	1.200*	30*	**900**	4*	**150**	**8**	**420**
Mulheres							
9–13 anos	1.300*	21*	**700**	2*	**120**	**8**	**240**
14–18 anos	1.300*	24*	**890**	3*	**150**	**15**	**360**
19–30 anos	1.000*	25*	**900**	3*	**150**	**18**	**310**
31–50 anos	1.000*	25*	**900**	3*	**150**	**18**	**320**
51–70 anos	1.200*	20*	**900**	3*	**150**	**8**	**320**
> 70 anos	1.200*	20*	**900**	3*	**150**	**8**	**320**
Gestação							
14–18 anos	1.300*	29*	**1.000**	3*	**220**	**27**	**400**
19–30 anos	1.000*	30*	**1.000**	3*	**220**	**27**	**350**
31–50 anos	1.000*	30*	**1.000**	3*	**220**	**27**	**360**
Lactação							
14–18 anos	1.300*	44*	**1.300**	3*	**290**	**10**	**360**
19–30 anos	1.000*	45*	**1.300**	3*	**290**	**9**	**310**
31–50 anos	1.000*	45*	**1.300**	3*	**290**	**9**	**320**

Nota: esta tabela (retirada dos relatórios de ingestão dietética de referência, disponível – em inglês – em www.nap.edu) apresenta ingestões dietéticas recomendadas (RDA) **em negrito** e ingestões adequadas (AI) em fonte regular seguida por um asterisco (*). As RDA são estabelecidas para suprir as demandas de quase todos (97–98%) os indivíduos num grupo. Ela é calculada a partir da necessidade média estimada (EAR). Se não houver evidência cienífica suficiente para estabelecer a EAR e, portanto, calcular a RDA, normalmente uma AI é estabelecida. Para lactentes saudáveis alimentados com leite materno, a AI é a ingestão média. Acredita-se que a AI para outros grupos etários e sexo cubra as demandas de todos os indivíduos do grupo, mas a falta de dados ou a incerteza dos mesmos impede que seja especificado com confiança a porcentagem de indivíduos supridos por essa ingestão.

De Food and Nutrition Board, IOM. Dietary Reference Intakes for Calcium, Phosphorus, Magnesium, Vitamin D, and Fluoride. Washington, DC: National Academy Press, 1997; Food and Nutrition Board, IOM. Dietary Reference Intakes for Thiamin, Riboflavin, Niacin, Vitamin B6, Folate, Vitamin B[12], Pantothenic Acid, Biotin, and Choline. Washington, DC: National Academy Press, 1998; Food and Nutrition Board, IOM. Dietary Reference Intakes for Vitamin C, Vitamin E, Selenium, and Carotenoids. Washington, DC: National Academy Press, 2000; From Food and Nutrition Board, IOM. Dietary Reference Intakes for Vitamin A, Vitamin K, Arsenic, Boron, Chromium, Copper, Iodine, Iron, Manganese, Molybdenum, Nickel, Silicon, Vanadium, and Zinc. Washington, DC: National Academy Press, 2001; Food and Nutrition Board, IOM. Dietary Reference Intakes for Water, Potassium, Sodium, Chloride, and Sulfate. Washington, DC: National Academy Press, 2005; e Food and Nutrition Board, IOM. Dietary Reference Intakes for Calcium and Vitamin D. Washington, DC: National Academy Press, 2011. Estes artigos podem ser acessados via www.nap.edu.

Manganês (mg/d)	Molibdênio (mg/d)	fósforo (mg/d)	Selênio (mg/d)	Zinco (mg/d)	Potássio (g/d)	Sódio (g/d)	Cloreto (g/d)
0,003*	2*	100*	15*	2*	0,4*	0,12*	0,18*
0,6*	3*	275*	20*	3	0,7*	0,37*	0,57*
1,2*	17	460	20	3	3,0*	1,0*	1,5*
1,5*	22	500	30	5	3,8*	1,2*	1,9*
1,9*	34	1.250	40	8	4,5*	1,5*	2,5*
2,2*	43	1.250	55	11	4,7*	1,5*	2,3*
2,3*	45	700	55	11	4,7*	1,5*	2,3*
2,3*	45	700	55	11	4,7*	1,5*	2,3*
2,3*	45	700	55	11	4,7*	1,3*	2,0*
2,3*	45	700	55	11	4,7*	1,2*	1,8*
1,6*	34	1.250	40	8	4,5*	1,5*	2,3*
1,6*	43	1.250	55	9	4,7*	1,5*	2,3*
1,8*	45	700	55	8	4,7*	1,5*	2,3*
1,8*	45	700	55	8	4,7*	1,5*	2,3*
1,8*	45	700	55	8	4,7*	1,3*	2,0*
1,8*	45	700	55	8	4,7*	1,2*	1,8*
2,0*	50	1.250	60	13	4,7*	1,5*	2,3*
2,0*	50	700	60	11	4,7*	1,5*	2,3*
2,0*	50	700	60	11	4,7*	1,5*	2,3*
2,6*	50	1.250	70	14	5,1*	1,5*	2,3*
2,6*	50	700	70	12	5,1*	1,5*	2,3*
2,6*	50	700	70	12	5,1*	1,5*	2,3*

IV.8 Ingestões dietéticas de referência: tolerâncias dietéticas recomendadas e ingestões adequadas para água total e macronutrientes (Food and Nutrition Board, Institute of Medicine, National Academy of Sciences)

Grupo de estágio de vida	Água total[a] (L/d)	Carboidrato (g/d)	Fibra total (g/d)	Gordura (g/d)	Ácido linoleico (g/d)	Ácido alfalinolênico (g/d)	Proteína[b] (g/d)
Lactentes							
0-6 meses	0,7*	60*	ND	31*	4,4*	0,5*	0,1*
6-12 meses	0,8*	95*	ND	30*	4,6*	0,5*	**11,0**
Crianças							
1-3 anos	1,3*	**130**	19*	ND[c]	7*	0,7*	**13**
4-8 anos	1,7*	**130**	25*	ND	10*	0,9*	**19**
Homens							
9-13 anos	2,4*	**130**	31*	ND	12*	1,2*	**34**
14-18 anos	3,3*	**130**	38*	ND	16*	1,6*	**52**
19-30 anos	3,7*	**130**	38*	ND	17*	1,6*	**56**
31-50 anos	3,7*	**130**	38*	ND	17*	1,6*	**56**
51-70 anos	3,7*	**130**	30*	ND	14*	1,6*	**56**
> 70 anos	3,7*	**130**	30*	ND	14*	1,6*	**56**
Mulheres							
9-13 anos	2,1*	**130**	26*	ND	10*	1,0*	**34**
14-18 anos	2,3*	**130**	26*	ND	11*	1,1*	**46**
19-30 anos	2,7*	**130**	25*	ND	12*	1,1*	**46**
31-50 anos	2,7*	**130**	25*	ND	12*	1,1*	**46**
51-70 anos	2,7*	**130**	21*	ND	11*	1,1*	**46**
> 70 anos	2,7*	**130**	21*	ND	11*	1,1*	**46**
Gestação							
14-18 anos	3,0*	**175**	28*	ND	13*	1,4*	**71**
19-30 anos	3,0*	**175**	28*	ND	13*	1,4*	**71**
31-50 anos	3,0*	**175**	28*	ND	13*	1,4*	**71**
Lactação							
14-18 anos	3,8*	**210**	29*	ND	13*	1,3*	**71**
19-30 anos	3,8*	**210**	29*	ND	13*	1,3*	**71**
31-50 anos	3,8*	**210**	29*	ND	13*	1,3*	**71**

Nota: Esta tabela (extraída de relatos da ingestão dietética de referência – DRI –, consultar www.nap.edu) apresenta as ingestões dietéticas recomendadas (RDA) em **negrito** e as ingestões adequadas (AI) em redondo, acompanhadas de um asterisco (*). Uma RDA corresponde ao nível de ingestão dietética diária média suficiente para atender às necessidades de nutrientes de quase todos (97-98%) os indivíduos saudáveis em um grupo. É calculada a partir de uma necessidade média estimada (EAR). Se não houver evidências científicas suficientes disponíveis para estabelecer uma EAR e, consequentemente, para calcular uma RDA, uma AI geralmente será desenvolvida. Para lactentes saudáveis, a AI refere-se à ingestão média. Acredita-se que a AI para outros grupos de estágio de vida e gênero cubra as necessidades de todos os indivíduos saudáveis do grupo, embora a falta de dados e a incerteza desses dados impeçam a especificação da porcentagem de indivíduos abrangidos por essa ingestão de forma fidedigna.

[a]Água total inclui toda a água contida nos alimentos, bebidas e água potável.

[b]Com base em g de proteína por kg de peso corporal para o peso corporal de referência (p. ex., para adultos 0,8 g/kg de peso corporal para o peso corporal de referência).

De Food and Nutrition Board, IOM. Dietary References Intakes for Energy, Carbohydrate, Fiber, Fat, Fatty Acids, Cholesterol, Protein, and Amino Acids. Washington, DC: National Academy Press, 2002 e 2005. Esse relato pode ser acessado via www.nap.edu.

IV.9 Ingestões dietéticas de referência: faixas de distribuição aceitável de macronutrientes (Food and Nutrition Board, Institute of Medicine, National Academy of Sciences)

	Faixa (% de energia)		
Macronutrientes	**Crianças, 1-3 anos**	**Crianças, 4-18 anos**	**Adultos**
Gordura	30-40	25-35	20-35
Ácidos graxos poli-insaturados n-6[a] (ácido linoleico)	5-10	5-10	5-10
Ácidos graxos poli-insaturados n-3[a] (ácido alfalinolênico)	0,6-1,2	0,6-1,2	0,6-1,2
Carboidrato	45-65	45-65	45-65
Proteína	5-20	10-30	10-35

Aproximadamente 10% do total pode ser oriundo de ácidos graxos n-3 ou n-6 de cadeia mais longa.

De Food and Nutrition Board, IOM. Dietary References Intakes for Energy, Carbohydrate, Fiber, Fat, Fatty Acids, Cholesterol, Protein, and Amino Acids. Washington, DC: National Academy Press, 2002 e 2005. Esse relato pode ser acessado via www.nap.edu.

IV.10 Ingestões dietéticas de referência: recomendações adicionais de macronutrientes (Food and Nutrition Board, Institute of Medicine, National Academy of Sciences)

Macronutrientes	**Recomendações**
Colesterol da dieta	O mais baixo possível enquanto se consome uma dieta nutricionalmente adequada
Ácidos graxos *trans*	O mais baixo possível enquanto se consome uma dieta nutricionalmente adequada
Ácidos graxos saturados	O mais baixo possível enquanto se consome uma dieta nutricionalmente adequada
Açúcares adicionados[a]	Limitados a não mais do que 25% da energia total

[a]Não se trata de uma ingestão recomendada. Não foi definida uma ingestão diária de açúcares adicionados que os indivíduos devem consumir para obter uma dieta saudável.

De Food and Nutrition Board, IOM. Dietary References Intakes for Energy, Carbohydrate, Fiber, Fat, Fatty Acids, Cholesterol, Protein, and Amino Acids. Washington, DC: National Academy Press, 2002 e 2005. Esse relato pode ser acessado via www.nap.edu.

IV.11 Nível de ingestão máxima tolerável e ingestão dietética de referência de vitaminas do Food and Nutrition Board, Institute of Medicine, National Academy of Sciences

Estágio de vida	Vitamina A (μg/d)[a]	Vitamina C (mg/d)	Vitamina D (μg/d)	Vitamina E (mg/d)[b,c]	Vitamina K	Tiamina	Riboflavina
Lactentes							
0–6 meses	600	ND[e]	25	ND	ND	ND	ND
6–12 meses	600	ND	38	ND	ND	ND	ND
Crianças							
1–3 anos	600	400	63	200	ND	ND	ND
4–8 anos	900	650	75	300	ND	ND	ND
Homens							
9–13 anos	1.700	1.200	100	600	ND	ND	ND
14–18 anos	2.800	1.800	100	800	ND	ND	ND
19–30 anos	3.000	2.000	100	1.000	ND	ND	ND
31–50 anos	3.000	2.000	100	1.000	ND	ND	ND
51–70 anos	3.000	2.000	100	1.000	ND	ND	ND
> 70 anos	3.000	2.000	100	1.000	ND	ND	ND
Mulheres							
9–13 anos	1.700	1.200	100	600	ND	ND	ND
14–18 anos	2.800	1.800	100	800	ND	ND	ND
19–30 anos	3.000	2.000	100	1.000	ND	ND	ND
31–50 anos	3.000	2.000	100	1.000	ND	ND	ND
51–70 anos	3.000	2.000	100	1.000	ND	ND	ND
> 70 anos	3.000	2.000	100	1.000	ND	ND	ND
Gestação							
14–18 anos	2.800	1.800	100	800	ND	ND	ND
19–30 anos	3.000	2.000	100	1.000	ND	ND	ND
31–50 anos	3.000	2.000	100	1.000	ND	ND	ND
Lactação							
14–18 anos	2.800	1.800	100	800	ND	ND	ND
19–30 anos	3.000	2.000	100	1.000	ND	ND	ND
31–50 anos	3.000	2.000	100	1.000	ND	ND	ND

UL, nível de ingestão máxima tolerável diária do nutriente que possivelmente não apresenta risco de efeitos adversos. A não ser que seja especificado, o UL representa a ingestão total de alimentos, água e suplementos. Por causa da falta de dados adequados, os UL não puderam ser estabelecidos para vitamina K, tiamina, riboflavina, vitamina B_{12}, ácido pantotênico, biotina ou carotenoides. Na ausência de UL, uma maior cautela é justificada no que diz respeito ao consumo de níveis acima das ingestões recomendadas. Recomenda-se que a população em geral não exceda o UL rotineiramente. O UL não é aplicável para pessoas predispostas a desenvolver doenças que afetam sua sensibilidade em relação ao nutriente.

[a]Apenas como vitamina A pré-formada.

[b]Como alfa-tocoferol; aplica-se a qualquer forma de alfa-tocoferol suplementar.

[c]Os UL para a vitamina E, niacina e folato aplicam-se para as formas sintéticas obtidas de suplementos, alimentos fortificados ou uma combinação dos dois.

[d]Suplementos de betacaroteno são aconselhados apenas como fonte de provitamina A para indivíduos com risco de deficiência de vitamina A.

[e]ND, não determinável por causa da ausência de dados de efeitos adversos nesse estágio de vida e da preocupação em relação à falta de capacidade de lidar com quantidades excessivas. A fonte deve ser apenas de alimentos para prevenir altos níveis de ingestão.

De Food and Nutrition Board, IOM. Dietary Reference Intakes for Calcium, Phosphorus, Magnesium, Vitamin D, and Fluoride. Washington, DC: National Academy Press, 1997; Food and Nutrition Board, IOM. Dietary Reference Intakes for Thiamin, Riboflavin, Niacin, Vitamin B_6, Folate, Vitamin B_{12}, Pantothenic Acid, Biotin, and Choline. Washington, DC: National Academy Press, 1998; Food and Nutrition Board, IOM. Dietary Reference Intakes for Vitamin C, Vitamin E, Selenium, and Carotenoids. Washington, DC: National Academy Press, 2000; From Food and Nutrition Board, IOM. Dietary Reference Intakes for Vitamin A, Vitamin K, Arsenic, Boron, Chromium, Copper, Iodine, Iron, Manganese, Molybdenum, Nickel, Silicon, Vanadium, and Zinc. Washington, DC: National Academy Press, 2001; Food and Nutrition Board, IOM. Dietary Reference Intakes for Water, Potassium, Sodium, Chloride, and Sulfate. Washington, DC: National Academy Press, 2005; e Food and Nutrition Board, IOM. Dietary Reference Intakes for Calcium and Vitamin D. Washington, DC: National Academy Press, 2011. Estes artigos podem ser acessados via www.nap.edu.

Niacina (mg/d)[c]	Vitamina B_6 (mg/d)	Folato (μg/d)[c]	Vitamina B_{12}	Ácido pantotênico	Biotina	Colina (g/d)	Carotenoides[d]
ND	ND	ND	ND	ND	ND	ND	ND
ND	ND	ND	ND	ND	ND	ND	ND
10	30	300	ND	ND	ND	1,0	ND
15	40	400	ND	ND	ND	1,0	ND
20	60	600	ND	ND	ND	2,0	ND
30	80	800	ND	ND	ND	3,0	ND
35	100	1.000	ND	ND	ND	3,5	ND
35	100	1.000	ND	ND	ND	3,5	ND
35	100	1.000	ND	ND	ND	3,5	ND
35	100	1.000	ND	ND	ND	3,5	ND
20	60	600	ND	ND	ND	2,0	ND
30	80	800	ND	ND	ND	3,0	ND
35	100	1.000	ND	ND	ND	3,5	ND
35	100	1.000	ND	ND	ND	3,5	ND
35	100	1.000	ND	ND	ND	3,5	ND
35	100	1.000	ND	ND	ND	3,5	ND
30	80	800	ND	ND	ND	3,0	ND
35	100	1.000	ND	ND	ND	3,5	ND
35	100	1.000	ND	ND	ND	3,5	ND
30	80	800	ND	ND	ND	3,0	ND
35	100	1.000	ND	ND	ND	3,5	ND
35	100	1.000	ND	ND	ND	3,5	ND

IV.12 Nível de ingestão máxima tolerável e ingestão dietética de referência sobre elementos do Food and Nutrition Board, Institute of Medicine, National Academy of Sciences

Estágio de vida	Arsênico[a]	Bório (mg/d)	Cálcio (mg/d)	Cromo	Cobre (μg/d)	Fluoreto (mg/d)	Iodo (μg/d)	Ferro (mg/d)	Magnésio (mg/d)[b]
Lactentes									
0–6 meses	ND	ND	1.000	ND	ND	0,7	ND	40	ND
6–12 meses	ND	ND	1.500	ND	ND	0,9	ND	40	ND
Crianças									
1–3 anos	ND	3	2.500	ND	1.000	1,3	200	40	65
4–8 anos	ND	6	2.500	ND	3.000	2,2	300	40	110
Homens									
9–13 anos	ND	11	3.000	ND	5.000	10	600	40	350
14–18 anos	ND	17	3.000	ND	8.000	10	900	45	350
19–30 anos	ND	20	2.500	ND	10.000	10	1.100	45	350
31–50 anos	ND	20	2.500	ND	10.000	10	1.100	45	350
51–70 anos	ND	20	2.500	ND	10.000	10	1.100	45	350
> 70 anos	ND	20	2.000	ND	10.000	10	1.100	45	350
Mulheres									
9–13 anos	ND	11	3.000	ND	5.000	10	600	45	350
14–18 anos	ND	17	3.000	ND	8.000	10	900	45	350
19–30 anos	ND	20	2.500	ND	10.000	10	1.100	45	350
31–50 anos	ND	20	2.500	ND	10.000	10	1.100	45	350
51–70 anos	ND	20	2.000	ND	10.000	10	1.100	45	350
>70 anos	ND	20	2.000	ND	10.000	10	1.100	45	350
Gestação									
14–18 anos	ND	17	3.000	ND	8.000	10	900	45	350
19–30 anos	ND	20	2.500	ND	10.000	10	1.100	45	350
31–50 anos	ND	20	2.500	ND	10.000	10	1.100	45	350
Lactação									
14–18 anos	ND	17	3.000	ND	8.000	10	900	45	350
19–30 anos	ND	20	2.500	ND	10.000	10	1.100	45	350
31–50 anos	ND	20	2.500	ND	10.000	10	1.100	45	350

UL, nível de ingestão máxima tolerável diária do nutriente que possivelmente não apresenta risco de efeitos adversos. A não ser que seja especificado, o UL representa a ingestão total de alimentos, água e suplementos. Por causa da falta de dados adequados, UL não puderam ser estabelecidos para vitamina K, tiamina, riboflavina, vitamina B_{12}, ácido pantotênico, biotina ou carotenoides. Na ausência de UL, uma maior cautela é justificada no que diz respeito ao consumo de níveis acima das ingestões recomendadas. Recomenda-se que a população em geral não exceda o UL rotineiramente. O UL não é aplicável para pessoas predispostas a desenvolver doenças que afetam sua sensibilidade em relação ao nutriente.

[a]Embora o UL não tenha sido determinado para o arsênico, não existe justificativa para a adição de arsênico a alimentos ou suplementos.

[b]Os UL para o magnésio representam apenas a ingestão de agentes farmacológicos e não incluem ingestões de alimento e água.

[c]Embora não tenha sido demonstrado que o silicone cause efeitos adversos em humanos, não há justificativa para se adicionar silicone a suplementos.

[d]Embora não tenha sido demonstrado que o vanádio no alimento cause efeitos adversos em humanos, não há justificativa para se adicionar vanádio a alimentos, e suplementos de vanádio devem ser utilizados com cautela. O UL é baseado em efeitos adversos observados em estudos com animais e esses dados podem ser utilizados para se estabelecer um UL para adultos, mas não para crianças e adolescentes.

[e]ND, não determinável por falta de dados de efeitos adversos nesse estágio de vida e de preocupação em relação à falta de capacidade de lidar com quantidades excessivas. A fonte deve ser somente de alimentos para prevenir altos níveis de ingestão.

De Food and Nutrition Board, IOM. Dietary Reference Intakes for Calcium, Phosphorus, Magnesium, Vitamin D, and Fluoride. Washington, DC: National Academy Press, 1997; Food and Nutrition Board, IOM. Dietary Reference Intakes for Thiamin, Riboflavin, Niacin, Vitamin B_6, Folate, Vitamin B_{12}, Pantothenic Acid, Biotin, and Choline. Washington, DC: National Academy Press, 1998; Food and Nutrition Board, IOM. Dietary Reference Intakes for Vitamin C, Vitamin E, Selenium, and Carotenoids. Washington, DC: National Academy Press, 2000; From Food and Nutrition Board, IOM. Dietary Reference Intakes for Vitamin A, Vitamin K, Arsenic, Boron, Chromium, Copper, Iodine, Iron, Manganese, Molybdenum, Nickel, Silicon, Vanadium, and Zinc. Washington, DC: National Academy Press, 2001; Food and Nutrition Board, IOM. Dietary Reference Intakes for Water, Potassium, Sodium, Chloride, and Sulfate. Washington, DC: National Academy Press, 2005; e Food and Nutrition Board, IOM. Dietary Reference Intakes for Calcium and Vitamin D. Washington, DC: National Academy Press, 2011. Estes artigos podem ser acessados via www.nap.edu.

Manganês (mg/d)	Molibdênio (μg/d)	Níquel (mg/d)	Fósforo (g/d)	Selênio (μg/d)	Silicone[c]	Vanádio (mg/d)[d]	Zinco (mg/d)	Sódio (g/d)	Cloreto (g/d)
ND	ND	ND	ND	45	ND	ND	4	ND	ND
ND	ND	ND	ND	60	ND	ND	5	ND	ND
2	300	0,2	3	90	ND	ND	7	1,5	2,3
3	600	0,3	3	150	ND	ND	12	1,9	2,9
6	1.100	0,6	4	280	ND	ND	23	2,2	3,4
9	1.700	1,0	4	400	ND	ND	34	2,3	3,6
11	2.000	1,0	4	400	ND	1,8	40	2,3	3,6
11	2.000	1,0	4	400	ND	1,8	40	2,3	3,6
11	2.000	1,0	4	400	ND	1,8	40	2,3	3,6
11	2.000	1,0	3	400	ND	1,8	40	2,3	3,6
6	1.100	0,6	4	280	ND	ND	23	2,2	3,4
9	1.700	1,0	4	400	ND	ND	34	2,3	3,6
11	2.000	1,0	4	400	ND	1,8	40	2,3	3,6
11	2.000	1,0	4	400	ND	1,8	40	2,3	3,6
11	2.000	1,0	4	400	ND	1,8	40	2,3	3,6
11	2.000	1,0	3	400	ND	1,8	40	2,3	3,6
9	1.700	1,0	3,5	400	ND	ND	34	2,3	3,6
11	2.000	1,0	3,5	400	ND	ND	40	2,3	3,6
11	2.000	1,0	3,5	400	ND	ND	40	2,3	3,6
9	1.700	1,0	4	400	ND	ND	34	2,3	3,6
11	2.000	1,0	4	400	ND	ND	40	2,3	3,6
11	2.000	1,0	3,5	400	ND	ND	40	2,3	3,6

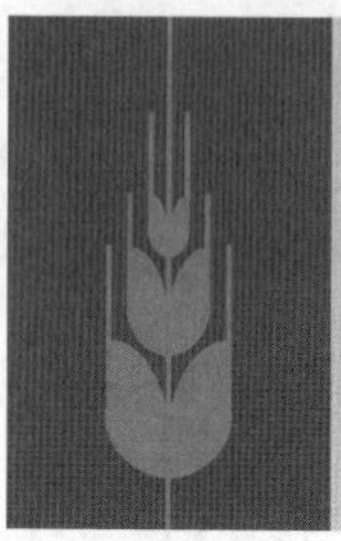

Índice remissivo

A

B

C

E

F

G

H

I

J

L

M

N

O

S

T

U

V

X

Z